彩图限量版

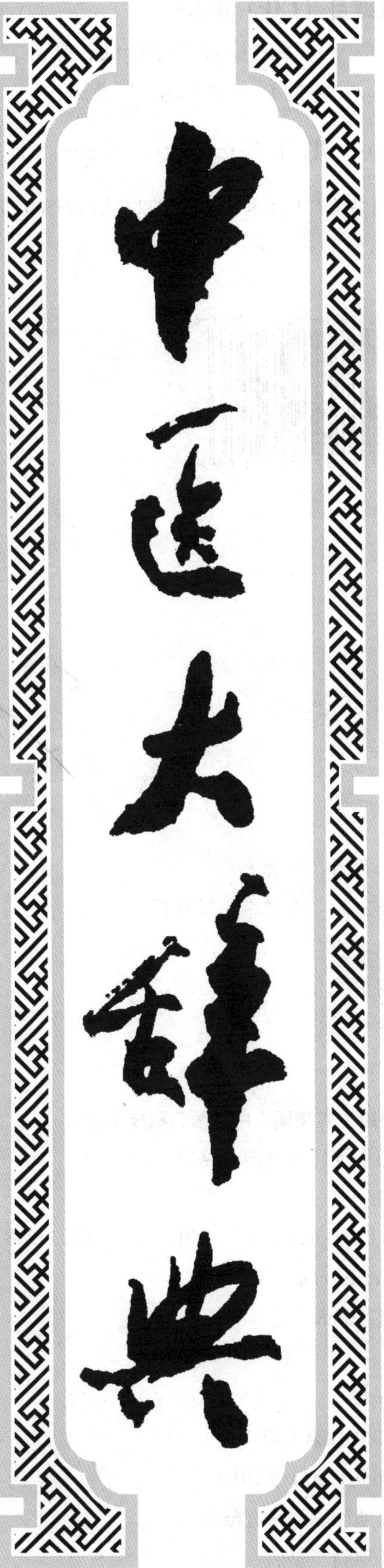

第3版

李经纬　余瀛鳌　王振瑞　主编

中医大辞典

"十四五"国家重点图书出版规划项目

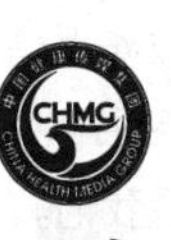

中国健康传媒集团
中国医药科技出版社

图书在版编目（CIP）数据

中医大辞典：彩图限量版 / 李经纬，余瀛鳌，王振瑞主编．—北京：中国医药科技出版社，2023.9

ISBN 978-7-5214-3457-6

Ⅰ．①中… Ⅱ．①李… ②余… ③王… Ⅲ．①中国医药学-词典 Ⅳ．①R2-61

中国版本图书馆 CIP 数据核字（2022）第 193380 号

策划编辑 张同君 李青青

责任编辑 董 臻 牛逸群 臧颖颖

美术编辑 陈君杞

版式设计 南博文化

出版 **中国健康传媒集团**｜中国医药科技出版社

地址 北京市海淀区文慧园北路甲 22 号

邮编 100082

电话 发行：010-62227427 邮购：010-62236938

网址 www.cmstp.com

规格 880×1230mm 1/16

印张 123

字数 6262 千字

版次 2023 年 9 月第 1 版

印次 2023 年 9 月第 1 次印刷

印刷 北京盛通印刷股份有限公司

经销 全国各地新华书店

书号 ISBN 978-7-5214-3457-6

定价 1980.00 元

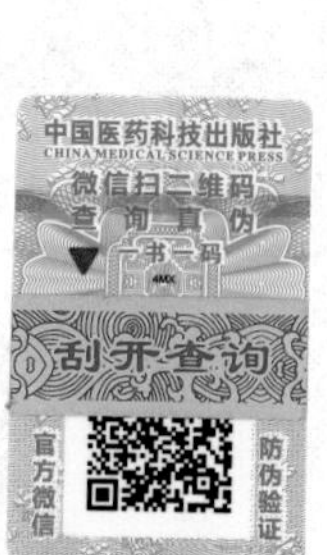

获取新书信息、投稿、为图书纠错，请扫码联系我们。

此书荣获

国家中医药管理局中医药基础研究部级二等奖（1997）

国家科技进步三等奖（1998）

立夫中医药学术著作奖（台北，2001）

2023 年第 3 版编辑委员会

主　　编　李经纬　余瀛鳌　王振瑞

主编助理　甄　艳　吴文清　农汉才　侯如艳

参加修订、编写人员（以姓氏笔画为序）

丁　侃　王旭光　王振瑞　牛兵占
牛逸群　田　博　成　莉　刘　东
刘绍燕　农汉才　孙立虹　孙灵芝
杜　菁　李青青　李经纬　李智华
李鸿涛　吴文清　余瀛鳌　沈澍农
张一昕　张金中　和中浚　侯如艳
彭华胜　董　臻　靳红微　甄　艳
路雪婧

2005年第2版编辑委员会

主　　编　中国中医研究院：李经纬　余瀛鳌　蔡景峰　张志斌

广州中医药大学：区永欣　邓铁涛　欧　明

主编助理　中国中医研究院：王振瑞　朱建平　伊广谦　梁　峻　陶广正　廖　果

广州中医药大学：吴弥漫　刘焕兰　黎敬波　古继红　王　藜

参加修订、编写人员（以姓氏笔画为序）

马　赟　马小兰　王　藜　王秀云　王洪琦　王振瑞　王锦鸿
区永欣　邓铁涛　古继红　石历闻　史欣德　成晓燕　朱建平
乔宝璋　伊广谦　刘玉玮　刘训红　刘亚林　刘焕兰　许　茜
许占民　李志东　李经纬　李智华　杨金生　吴弥漫　吴承德
吴贻谷　余瀛鳌　沈晓明　张一昕　张小虎　张志斌　张尊如
陈　茜　陈仁寿　陈玉琦　林　涵　杭爱武　明　岚　封　静
赵延红　胡　玲　胡晨霞　高忻洙　郭振球　陶广正　曹　宜
曹丽静　梁　峻　董书平　傅　芳　程东旗　甄　艳　裘沛然
虞　舜　蔡景峰　廖　果　廖品正　熊大经　黎敬波　戴　慎

编委会办公室主任　李经纬

副主任　区永欣

1995 年第 1 版主编单位与合编单位

主编单位 中国中医研究院

广州中医药大学

合编单位 上海中医药大学

广州中医药大学

中国中医研究院

辽宁中医学院

成都中医药大学

安徽中医学院

河北医科大学

陕西中医学院

南京中医药大学

南京医科大学

湖南中医学院

1995 年第 1 版编辑委员会

1981—1987年原八大分册编写、审阅人员

（以姓氏笔画为序）

《基础理论分册》（1982）

广州中医学院编

主要编写人员 区永欣 邓铁涛 林建德 欧 明

参加编写人员 叶春华 田传瑶 刘仕昌 刘绍辉 许大辉 杨文辉 李国光 沈炎南 陈纪藩 林丽芳 林晓东 周敬平 黄德明 彭胜权 熊曼琪

审 阅 人 员 印会河 任应秋 李克光 李经纬 吴考槃 余瀛鳌 罗元恺 金寿山 赵明山 梁乃津

《中药分册》（1982）

南京中医学院 南京医学院编

主要编写人员 丁绪亮 刘天培 杨树信 吴贻谷 宋立人 施仲安 洪 恂 倪和宪 彭怀仁

参加编写人员 王鲁芬 丘志昌 李 锄 李鸿逵 李德兴 陈立行 武仲颐 饶曼人 臧载阳

审 阅 人 员 林启云 周序斌 赵守训 高成芝 颜正华

《方剂分册》（1983）

河北医学院编

主要编写人员 王云凯 许占民 杨医亚 李彬之 陈孟恒 蔡元盛

审 阅 人 员 王绵之 倪和宪 桑 林

《针灸、推拿、气功、养生分册》（1986）

安徽中医学院编

主要编写人员 严隽陶 李洪涛 张自云 金德康 金义成 孟昭威 赵善祥 查少农 高忻洙 曹仁发

参加编写人员 赵文恒 韩宪英

审 阅 人 员 郝金凯 彭静山

《内科分册》（1987）

上海中医学院编

主要编写人员 王啸山　严以平　肖敏才　何传毅　茹十眉
郭镜我　裘沛然

参加编写人员 王灵台　包明惠　朱宝贵　华蓓苓　阮圣川
李孝刚　陈　照　林廉洁　陶御风

审 阅 人 员 邓铁涛　印会河　余瀛鳌

《妇科、儿科分册》（1981）

辽宁中医学院　湖南中医学院编

主要编写人员 白万超　陈玉琦　陈寿熙　易建纯　胡振洲
姜裕琴　夏禹甸　郭振球

参加编写人员 王秀云　赵有臣

审 阅 人 员 王伯岳　刘弼臣　江育仁　余瀛鳌　罗元恺
曾敬光　谢剑南　虞佩兰

《外科、骨伤、五官科分册》（1987）

陕西中医学院　成都中医学院编

主要编写人员 孙绍良　杜雨茂　徐廷素　郭仲轲　曾樨良
廖品正　熊大经　翟静明

参加编写人员 王友和　乔宝璋　刘松元　孙　铎　李治牢
邹学熹　赵冠群　夏蓉茜　高光超

审 阅 人 员 于文忠　干祖望　王正宇　王德鉴　朱仁康
张志礼　庞赞襄　顾伯华　唐由之　黄耀燊
曹吉勋　蔡　荣

《医史文献分册》（1981）

中医研究院编

主要编写人员 马继兴　马堪温　李经纬　余瀛鳌　蔡景峰

参加编写人员 王致谱　李慕才　盛亦如　熊同俭

审 阅 人 员 邓铁涛　宋大仁　耿鉴庭　程之范

1975年《中医大辞典》编辑委员会委员、顾问

（以姓氏笔画为序）

主任委员	李永春
副主任委员	王树岐　刘汝深　许德良　张鼎臣
委　　员	丁绪亮　区永欣　邓铁涛　许占民　杨医亚 杨树藩　李经纬　李慕才　肖敏才　吴贻谷 何传毅　余瀛鳌　张自云　张启光　陈玉琦 林建德　欧　明　贾维诚　徐廷素　高忻洙 郭振球　裘沛然　蔡景峰　廖品正　谭日强
顾　　问	朱仁康　任应秋　米伯让　金寿山　黄星垣 鲁之俊

编辑委员会办公室主任　李经纬

第3版前言

新中国成立后，中医工具书的编撰工作是在国家领导人的关怀、关注下从1971年开始的。中国中医科学院、广州中医药大学主编的《中医名词术语选释》（1973），《简明中医辞典》（1979），《中医大辞典》8个分册（1981—1987）、《中医大辞典》合订本（1995）先后出版，逐步构成了适用于不同读者群体的小型、中型、大型中医工具书系列，多年来为中医学术和事业的发展发挥了重要作用，受到了国内外学术界的广泛好评。

《中医大辞典》合订本即第1版出版10年后的2005年，修订出版了《中医大辞典》第2版，在规范化、实用性等方面有了进一步的提高。工具书的编撰是一项十分繁难的工作，无论选辞还是释义，错讹或欠妥之处总是在所难免，而时代的进步和学术的发展又总是提出新的需求，所以工具书的修订将是一个连续不断的长期工作。"十二五"期间，中国中医科学院曾将修订《中医大辞典》作为重点项目列入科研计划，但由于种种原因未能落实。2017年6月，李经纬先生根据学术发展的需要和读者建议，向中国中医科学院领导提出了修订《中医大辞典》的书面申请，于是，"修订《中医大辞典》"作为中国中医科学院第十一批院级自主选题研究项目于2017年12月正式立项，王振瑞、李经纬担任课题负责人。以课题组成员为主的修订编写人员经过几年的努力，克服了种种困难，于2021年10月基本完成了修订稿，之后又与出版社编辑同仁通力合作，进一步修改完善文稿，《中医大辞典》第3版终于与读者见面了。

本次修订，依然坚持规范化、实用性、时代性的指导思想，主要做了以下几方面工作：

1. 删除合并重复辞目。原版中辞目重复现象，既有辞形相同的重复，又有辞形不同的重复。前者如"陈文治"重出，二条释义均欠详细，修订时将二条合并，重新撰写了释文；后者如"脏结"与"藏结"，"小趾次趾"与"小指（趾）次指（趾）"，"刮痧"与"刮痧法"，"表寒里热"与"表寒里热证"等，辞头重复而释义不同，修订时对此类辞目的释文均进行了重新撰写和整合。另外，还有个别错误辞目"重出"的现象，如"安金藏"与"金安藏"被排在不同笔画之下，而"金安藏"是错误辞目，径直删除。

2. 补充订正定义词。辞目释文应尽量首先标注定义词。本次修订，对缺失、错误或欠妥的定义词进行了补充和订正。如，第2版绝大部分古代医著辞目的定义词为"书名"，有些辞目没有定义词，修订时根据《中国中医古籍总目》分类和古籍的具体内容，尽量将定义词具体化，如"内经刺法"条，补充定义词"针灸著作"；"内经知要"条，将定义词"书名"改为"医经著作"。再如，第2版中绝大部分中药辞目的定义词为"药名"，而中成药辞目的定义词为"中成药"，为使定义词更加准确，逻辑更加严谨，将定义词"药名"改为"中药材"，以与"中成药"相对应。又如，原版中定义词"病名""证名""病证名""症状名"使用比较混乱，修订时根据当代医学界对"病""证""症""症状""体征"的理解做了一些修改，如将“急喉风”条的定义词“病证名”改为“病名”；“牙齿焦黑”定义词“症状名”改为“症名”。

3. 补充义项。原版中有些辞目所列义项不够全面，修订时做了补充。如“肝脾不调”只有“病机”一个义项，修订时补充了“证候名”作为第二个义项；“种痘法”义项只有“痘苗接种法”，修订时增加了另一义项“痘疹专著”。

4. 订正义项序号。本版《凡例》规定“多义辞目的不同义项，以‘❶’‘❷’‘❸’等序号分别叙述”。而原版很多辞目的释文中将同一义项之下并列的内容，标注了“❶”“❷”“❸”等，修订时改成了“①”“②”“③”等，使之与《凡例》相符而层次更加合理、分明。

5. 订正引文。对释文中古籍引文进行了核对和订正；依据中华书局2014年版裘锡圭《长沙马王堆汉墓简帛集成》，对第2版中所引马王堆汉墓帛书释文进行了修改。

6. 补充释文。原版中有些辞目的释文缺乏实质内容，例如被编入某一丛书的医书，释文中只注明参见某丛书条，而某丛书条的释文中并未对该书内容做任何说明。修订时对一些此类辞目的释文进行了补充，如“罗谦甫治验案”条，将释文“见医药丛书条”改为：“医案著作。2卷。近人裘吉生将元代医家罗天益（谦甫）《卫生宝鉴》（1283）各卷中散见的治疗验案单独摘录成册，编为2卷，名为《罗谦甫治验案》，刻入《医药丛书》初二集。见‘医药丛书’条。”

7. 修改或重写释文。参照最新版《中华人民共和国药典（一部）》，借鉴10余年来医史文献研究成果，对中药材、中成药及常见的病机、病证、治法、人物、著作类学术性较强的重要辞目释文进行了必要的修改或重新表述，力求更恰当、更准确、更精练。

8. 增删辞目。增加了当代中医文献中常见而《中医大辞典》未收的名词术语700余条。除前述因重复而合并删除的辞目外，另删除了过于生僻的字词和临床不再使用的中成药辞目100余条。

9. 增配图片。为了比较形象生动地表述内容，加深读者对释文的理解，在一些中药材、医药古籍、经络腧穴、历史人物辞目之下，增配图片共计800余幅，以期图文互参，相得益彰。

10. 改变正文辞目排序方法。鉴于逐渐变化的读者群体越来越习惯于使用汉语拼音检索查阅，将正文辞目排序方法由笔画排序法改为汉语拼音排序法，文后增加《笔画索引》，以供按笔画查阅者使用。辞目排序方法的改变，不仅使检索查阅更为便利，而且纠正了原版中生僻字后括号内注音的一些错误，更重要的是，明确标注多音字、生僻字的读音，可为我国医学生、外国留学生等初学者提供阅读便利，必定更有利于中医学术的国内外传播。

本书自20世纪70年代开始，有多个版本先后出版，诸多参编机构名称发生变化，为保留原貌，文前既往版本前言的参编单位仍保留当时机构名称，不作修改。本次修订所涉内容较广，工作难度较大，稿件交付出版社后，又曾多次解决编辑提出的诸多问题。对中国健康传媒集团中国医药科技出版社的大力支持以及诸位编辑同仁的艰辛劳动，在此一并表示衷心的感谢！

虽然本次修订使《中医大辞典》的编校质量和学术水平有了较大提高，但因编者能力所限，定然仍有不少错讹和欠妥之处，欢迎广大读者在使用过程中发现问题，批评指教，为下一次修订提出宝贵意见和建议，使这部深受读者喜爱的大型中医工具书得以不断完善。

编者

2023年5月

第2版前言

《中医大辞典》是一部较全面反映中医学术的综合性辞书，是供医疗、教学和科研工作应用的大型中医工具书。它的编写，应当说始于1971年，当时中国中医研究院院长鲁之俊教授在向中央领导汇报中医工作时，周恩来同志指出：中医的名词术语不好懂，你们应当做一些解释工作。鲁院长回院后向我提出编写一部中医名词术语注解的工具书。我们当即与人民卫生出版社联系，很巧，出版社正在考虑广州中医药大学同样的选题，这就是我们两院合编《中医名词术语选释》（1973）的缘由。该书出版后颇受读者的欢迎，为了提供中央领导了解中医的参考，还另印了四号字本分送副总理、副委员长及有关部长等。该书30多年来已10多次印刷，累计印数达50多万册，并有香港商务、台湾及日译本出版发行。广大读者强烈的不满足，纷纷提出希望在此基础上编写中医辞典。1974年1月，经卫生部批准并委托中国中医研究院、广州中医药大学两院主编，共组织全国11个中医院校分工协作进行选辞、释文等工作。1979年3月，首先完成了本辞书的中型本《简明中医辞典》，当时收载词目12176条，先后修订3次，11次印刷，发行近40万册。在此基础上，各编写单位在原数以万计辞目、释文基础上，从1981～1987年间，先后出版了《医史文献分册》《基础理论分册》《中药分册》《方剂分册》《内科分册》《妇科、儿科分册》《外科、骨伤、五官科分册》《针灸、推拿、气功、养生分册》共8本，分别作为各学科辞书的试用本，多次重印总计已逾20多万册，并为本辞典的修订合编奠定了基础。

从《选释》《简明》本和第一版八大分册出版至《中医大辞典》的合编，是一个过程很长、工作又很繁重的系统工程。《选释》《简明》本和八大分册初稿完成后，各编写单位均邀请名老中医及有关专家审阅修改，后由主编单位、人民卫生出版社再次邀请在京各学科专家进行审订。一版八分册出版后，各编写单位综合在使用过程中发现的问题及广大读者意见和建议，结合我国改革开放10多年来中医药面向世界的趋势，不断地收集和积累资料，编写人员也从中总结经验，掌握编写中医辞书的基本规律，切实地提高选词、撰写和编排整理的质量，力求选词与释文之规范。《中医大辞典》一版与八大分册比较，有48.6%的条目经修改订正，并新增2080条。着重扩大收载文献范围，发掘传统的治疗方法，以及对现代中医术语和养生、食疗、气功等领域讲行较大充实。对于现代处方、方剂及针灸穴位，均按照国家标准进行计量及标记。在文字规范与编排方法上也有更严谨的要求。整个合编修订工作的指导思想，始终力求真实地、全面地反映中国医药学体系的内涵及其发展的历史继承性，同时反映当代中医药的面貌及中西医结合的状况，力求辞书的稳定性与时代先进性的统一，便于实践工作中查阅应用。

《中医大辞典》1995年出版以来，颇受国内外学术界的欢迎，以历史的系统继承与全面发扬，规范的要求与客观科学的反映中医药学的方方面面，以及严肃、严格、严谨的实事求是精神，得到广泛的肯定。

《中医大辞典》先后获得中国中医研究院中医药基础研究一等奖（1996），国家中医药管理局中医药基础研究部级二等奖（1997），国家科技进步三等奖（1998），广州仲景中医药杰出成果奖（1998），立夫中医药学术著作奖（台北，2001）。20多年的编纂工作，以及中医大、中、小型综合性工具书、中医专科工具书，为中医药学名词、术语的规范化作出了重要贡献，也奠定了初步基础。1999年国家科技名词审定委员会起动中医药基本名词的审定，《中医大辞典》成为重要的查证依据。《中医大辞典》在国内外中医药学教学、科研、医疗工作的使用、查阅过程中，得到普遍的赞誉。

中医学术源远流长，医林浩翰，虽经试行出版和三轮修改，局限与误漏之处仍属难免。从《中医大辞典》1995年出版后，至今10年，中医药在现代条件下取得了相应的发展，中医药科技名词审定、中医证候规范、中医药现代剂型、中医药规划教材编写、若干中医药专科辞典出版，以及近10年来中医药事业的进步，新病谱的中医疗法等相继出现，也由于IT技术普及和中医药走向世界等背景的变化，对中医名词术语及其概念和内涵的阐释提出了新的要求。为此，我们本着承前启后，与时俱进的精神，以原编写班子为基础架构，培养了新一代的编写骨干，修订出《中医大辞典》第2版，为这一全面系统的中医工具书注入新的活力。按照上述原则要求，第2版在规范化、实用性与现代化方面有了进一步的提高，经初步统计：与原版比较，经修改订正辞目共约10000条，约占28%；新增辞目共2217条，约占6%；删除辞目41条，占1%。虽然如此，我们仍认为这次修定还会存在一些问题，诚恳地希望大家提出宝贵意见，以便将来继续得以修改提高。

最后，我们深切地缅怀已谢世的王伯岳、朱仁康、任应秋、米伯让、江育仁、孙绍良、李永春、杨医亚、杨树藩、吴考槃、沈炎南、宋大仁、张志礼、林建德、罗元恺、金寿山、耿鉴庭、贾维诚、郭仲轲、梁乃津、徐廷素、彭静山、鲁之俊、曾榉良、谭日强等著名研究员、教授，他们生前曾为《中医大辞典》系列工具书的编写、审阅，作出重要贡献。同时，对参加原编写与修订合编的全体编者和支持协作的单位，以及进行审稿与提供意见的同志们，对中国中医研究院曹洪欣院长给于此次修订的关怀与支持，表示诚挚的谢意。

本书题笺，是原中国科学院郭沫若院长生前手写的，专此志念。

《中医大辞典》编辑委员会
李经纬　区永欣
2004年2月

第1版前言

《中医大辞典》是一部较全面反映中医学术的综合性辞书，是供医疗、教学和科研工作应用的大型中医工具书。它的编写，始于1974年2月，经卫生部批准并委托中国中医研究院、广州中医学院两家主编，共组织全国11个中医院校分工协作进行的。1979年3月，首先完成了本辞书的普及试用本《简明中医辞典》，当时收载词目12176条，先后7次印刷，发行33万3千余册。在此基础上，各编写单位进行分科整理扩充，从1981年至1987年间，先后出版了《医史文献分册》《基础理论分册》《中药分册》《方剂分册》《内科分册》《妇科、儿科分册》《外科、骨伤、五官科分册》《针灸、推拿、气功、养生分册》共8本，合计收词近4万条，分别作为各学科辞书的试用本，并为本辞典的修订合编奠定了基础。

从《简明》本和八大分册出版至（中医大辞典》的合编，是一个过程很长、工作又很繁重的系统工程。《简明》本和八大分册初稿完成后，各编写单位均邀请名老中医及有关专家审阅修改，后由主编单位、人民卫生出版社再次邀请在京各学科专家进行审订。一版八分册出版后，各编写单位综合在使用过程中发现的问题及广大读者意见和建议，结合我国改革开放十多年来医学的发展和中医药面向世界的趋势，不断地收集和积累资料，编写人员也从中总结经验，掌握编写中医辞书的基本规律，切实地提高选词、撰写和漏排整理的质量，力求选词与释文之规范。合编本与八大分册比较，有48.6%的条目经修改订正，并新增2080条。着重扩大收载文献范围，发掘传统的治疗方法，以及在现代中医术语和养生、食疗、气功等领域进行较大充实。对于现代处方和方剂及针灸穴位，均按照国家标准进行计量及标记。在文字规范与编排方法上也有更严谨的要求。整个合编修订工作的指导思想，始终力求真实地、全面地反映中国医药学体系的内涵及其发展的历史继承性，同时表现当代中医药的面貌及中西医结合的状况，力争辞书的稳定性与时代的先进性得以统一，便于实践工作中查阅应用。但由于中医学术源远流长，医林浩瀚，虽经试行出版和三轮修改，局限与误漏之处仍属难免，诚恳地希望大家提出宝贵意见，以便将来继续得以修改提高。

最后，我们深切地缅怀参加过编写和审阅《中医大辞典》系列书而已谢世的专家们，并对参加原编写与修订合编的全体编者和支持协作的单位，以及进行审稿与提供意见的同志们，表示诚挚的谢意。

本书题笺，是原中国科学院郭沫若院长生前手写的，专此志念。

《中医大辞典》编辑委员会
1992年12月

凡　例

一、本辞典作为大型中医工具书，共收中医基础理论、诊断、药物、方剂、临床各科、历史人物、医学著作等方面的常用辞目44000余条。

二、选收辞目力图较全面、系统地反映中医学术体系的实际内容，同时也选收了现代临床与科研实践中出现的新词和中西医结合学科的常用词，旨在更好地为中医学的继承与创新服务。

三、释文一般先定性，后释义；个别实难定性的辞目，则直接释义。释文尽量言简意赅，通俗易懂，引文力求意义完整，文字简要。多音多义辞目，只选与中医学相关者加以解释。多音辞目，按照汉语拼音音序分别排列。多义辞目的不同义项，标以“❶”“❷”“❸”等序号分别叙述；同一义项下的并列项，标以“①”“②”“③”等序号分别叙述。

四、应当并能够确定文献出处的辞目，均注明所出文献，以便核查。可确定为原始出处的文献，冠以“出”字；不能确定为原始出处的文献，则冠以“见”字。

五、释文所征引的文献，如为本辞典所收词目，则不再标注时代与作者；如为未收辞目，则标注时代与作者，卷帙较多者，注明所出卷次或篇名。

六、辞目释文中所涉及的方剂，如为本辞典所收辞目，则不再注明药物组成和出处；如为未收辞目，则尽量注明药物组成和出处。方剂中的药物剂量，清代以前者原方照录，清代以后者折合为克（g），原书无剂量者不予增补，中成药的药物剂量从略。

七、辞目释文除引文之外，原则上一律采用1964年中国文字改革委员会颁布的《简化字总表》规定的简体字，但对某些容易混淆或简化后失去中医学原义的字，则仍用繁体字，如“癥”等。

八、本辞典所引古籍原文，一般只将繁体字改为相应简体字，而保留了一些古字和异体字，如“脏（臟）”的古字“藏”；“喑”的异体字“瘖”。古籍原有辞形是读者直接查阅的对象，为便于查阅并与引文用字相对应，有些辞头保持了含有古字和异体字的辞形作为副辞目；同时，为与现代汉语规范用字相一致，又将辞头中的古字和异体字替换为现代规范正体字，作为正辞目与副辞目并出互见，如“脏象”与“藏象”并出互见；“喑痱”与“瘖痱”并出互见。

九、所有辞目均按辞头首字的汉语拼音字母次序排列。首字同音的辞目，以首字笔画多少为序，笔画少者在前，笔画多者在后，如“按诊”在前，“暗产”在后；首字相同的辞目，依第2字的汉语拼音字母次序排列，如“艾叶”在前，“艾炷”在后；前二字相同者，依第3字的汉语拼音字母次序排列，如“安胃片”在前，“安胃饮”在后。以此类推。

十、为了方便按笔画查阅辞目，在辞典正文之后增列了《笔画索引》，可以通过此索引查到辞目首字在辞典正文中的页码。

拼音检字表

Y

目录

A

a

ai

an

ao

B

ba

bai

ban

bang

bao

bian

biao

bie

C

ca

cai

can

cang

cao

ce

cen

ceng

cha

chai

cheng

chi

chuai

chuan

chuang

cong

cou

cu

cuan

cui

cun

dang

dao

de

deng

di

dian

diao

die

ding

du

duan

dui

F

fa

fei

fen

feng

G

ga

gang

gao

gua

guai

guan

guang

gui

gun

guo

H

ha

hai

han

hang

hao

he

hei

hua

hui

hun

huo

J

ji

jia

jian

jing

jiong

jiu

lian

liang

liao

lie

lin

ling

long

lou

lu

lü

mai

N

na

nai

nan

nang

nao

nei

nen

neng

ni

nian

niao

nie

ning

niu

nong

nu

nü

pian

piao

pin

ping

Q

qi

qia

qian

qiang

qiong

qiu

qu

quan

que

qun

R

ran

rang

rao

re

ren

ri

shang

shao

she

shen

shou

shu

shuai

shuan

shuang

shui

shun

shuo

si

song

sou

su

tiao

tie

ting

tong

tou

tu

wan

wei

wen

weng

wo

wu

X

xi

xiao

xie

xin

xuan

xue

ye

yin

ying

yuan

zan

zang

zao

ze

zei

zeng

zhao

zhe

zhen

zhou

zhu

zhua

zhuai

zhuan

zhuang

zhui

zhun

zhuo

zi

zong

zou

zu

zuan

zui

zun

zuo

A

-A-

a

阿勃参ābóshēn　中药材。见《酉阳杂俎》。为秘鲁香胶之别称，详该条。

阿儿七ā'érqī　中药材。见《陕西中草药》。即窝儿七，详该条。

阿芙蓉āfúróng　中药材。见《本草纲目》。为鸦片之别名，详该条。

阿克萨拉依ākèsàlāyī　维吾尔医学著作。毛拉艾外孜·和田尼用阿拉伯文著成于1703年。全书3卷。第一卷4篇，论述维吾尔医四物质（火、气、水、土），四属性（热、寒、干、湿），四体液（血液质、黏液质、胆液质、黑胆质），器官学说，素质学说，四气学说（生命气、感觉气、活动气、主气），形与动的气质学说，人体形态、生理病理及特征，疾病分类、诊断和治疗方法。第二卷论述神经、五官、呼吸、心血管、消化、生殖、泌尿、皮肤及关节的疾病。第三卷记载各种急性病、慢性病、传染病、骨伤、整形整容术、中毒等的治疗和预防措施。所用药物多属当地盛产，具有浓厚的民族特色，是学习维吾尔医的必读著作。

阿利藤ālìténg　中药材。见《福建民间草药》。又名念珠藤、瓜子藤、满山香、七里香。为夹竹桃科植物链珠藤 *Alyxia sinensis* Champ. ex Benth. 的全株或根。分布于贵州、广西、广东、湖南、福建、江西、浙江。微苦、辛，温，有小毒。祛风利湿，活血止痛。治风湿痹痛，腰痛，胃痛，脾虚泄泻，湿性脚气，经闭，跌打损伤。煎服：15～30g。孕妇忌服。

阿片āpiàn　中药材。见《本草纲目》。即鸦片，详该条。

阿是穴āshìxué　凡以压痛点或其他病理反应点作穴治病，这个穴位则称阿是穴。《备急千金要方》："吴蜀多行灸法，有阿是之法，言人有病痛，即令捏其上，若里当其处，不问孔穴，即得便快成（或）痛处，即云阿是，灸刺皆验，故曰阿是穴。"这类穴位既没有固定名称，也没有固定位置，与《灵枢·经筋》所说的"以痛为输"意同。亦称不定穴、天应穴等。

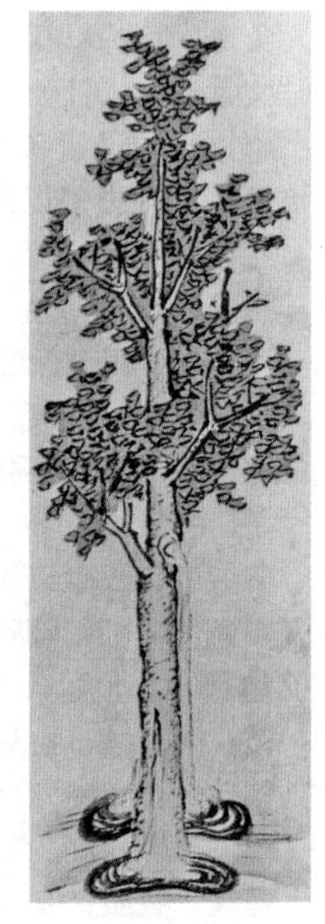

阿魏

阿魏āwèi　中药材。出《新修本草》。又名臭阿魏。为伞形科植物新疆阿魏 *Ferula sinkiangensis* K. M. Shen 或阜康阿魏 *Ferula fukanensis* K. M. Shen 的树脂，主产于新疆。过去进口之阿魏为同属植物阿魏草 *Resina Ferulae assafoetida* L. 的油胶树脂，产于伊朗、阿富汗等国家。苦、辛，温。归脾、胃经。消积，化癥，散痞，杀虫。用于肉食积滞，瘀血癥瘕，腹中痞块，虫积腹痛。多入丸散和外用膏药，1～1.5g。孕妇忌服。胶阿魏草的油胶树脂含挥发油、树脂和树胶。挥发油内含多种有机含硫化合物和少量香草醛等，树脂中主含阿魏树脂鞣酸、阿魏酸酯和游离的阿魏酸，树胶内含法呢费醇A、B、C。新疆阿魏油胶树脂的成分和胶阿魏草油胶树脂的成分大致相同。水浸剂能延长狗、大鼠血凝时间。煎剂在体外对人型结核杆菌有抑制作用，能引起离体豚鼠子宫的强烈收缩。阿魏酸有抑制血小板聚集和^{3}H－5HT从血小板中释放的作用。

阿魏膏āwèigāo　《内科摘要》卷下方。羌活、独活、玄参、官桂、赤芍药、穿山甲、生地黄、两头尖、大黄、白芷、天麻、红花、槐枝、柳枝、桃枝各半两，木鳖子（去壳）十枚，头发一团。用麻油二斤四两，将药炸枯，去渣入发，再煎，发化去渣，入樟丹，再调入阿魏、苏合油、芒硝、乳香、没药各五钱，麝香三钱，收膏，摊成膏药，外贴患处。治一切痞块。若肝积，加芦荟末同熨。

阿魏化坚膏āwèihuàjiāngāo　《医宗金鉴·外科心法要诀》卷六十四方。即飞龙阿魏化坚膏，详该条。

阿魏化痞膏āwèihuàpǐgāo　《北京市中药成方选集》方。大蒜、香附、大黄、生川乌、三棱、当归、莪术、穿山甲、白芷、使君子仁、厚朴、蓖麻子、木鳖子、生草乌、蜣螂、胡黄连各60g。上药碎断，用香油7.5kg炸枯，去渣过滤，炼至滴水成珠，入黄丹3000g，搅匀成膏，取出入水中，出火毒后，加热融化，另兑入乳香、没药、芦荟、血竭各36g，阿魏240g，樟脑、雄黄、官桂各180g。每500g药油，兑药粉15g，搅匀摊成膏药，微火化开，贴于脐部。功能化痞消积，杀虫止痛。治积聚痞块，胸胁胀满，肚腹疼痛，以及妇女瘕血块。

阿魏化痞散āwèihuàpǐsǎn　《外科正宗》卷四方。阿魏、川芎、当归、白术、赤茯苓、红花、鳖甲（酥炙，研）各一钱，大黄（酒炒）八钱，炒荞麦面一两。为末，每服三钱，空腹酒调下。治痞癖初起，腹中自觉有小块，牵引作疼，久则渐大成形，甚者翕翕内动。

阿魏麝香散āwèishèxiāngsǎn　《张氏医通》卷十三方。阿魏（酒煮）、肉桂各五钱，麝香一钱，雄黄三钱，水红花子四钱，炒神曲、人参、生白术各一两。为粗末，每服三钱，用荸荠三个，去皮捣烂和药，早、晚各一次，砂仁煎汤送下。功能化积消痞，治肠覃、诸积、痞块。

阿魏丸āwèiwán　❶《济生方》卷四方。①木香、槟榔各半两，胡椒、阿魏（用醋化开）各二钱半。为细末，用阿魏膏并粟米饭杵和为丸，梧桐子大。每服四十丸，生姜皮煎汤送下。治气积，肉积，脘腹胀满作疼，或引胁肋疼痛，或疼连背膂，不思饮食。②阿魏（酒浸化）、官桂、炮莪术、炒麦芽、炒神曲、青皮、炒莱菔子、白术、炮姜

A

各半两，百草霜三钱，巴豆（去壳、油）三至七个。为细末，薄糊为丸，绿豆大，每服二十丸，姜汤送下，面食伤用面汤送下，生果伤用麝香煎药送下。治脾胃素弱，伤食停滞中焦而致的腹胀疼痛，呕吐不欲食，大便或利或秘者。❷《痧胀玉衡》卷下方。又名七号晋象方。延胡索、苏木、五灵脂、天仙子各一两，莪术、陈皮、枳实、三棱、厚朴、槟榔、姜黄各七钱，乌药五钱，降香、沉香各三钱，阿魏二钱，香附四钱，莱菔子一两。为细末，水泛为丸，绿豆大，每服十五丸，砂仁煎汤稍冷送下。治食积壅阻痧毒，气滞血凝，疼痛难忍，头面黑色，手足俱肿，胸腹胀闷。

ai

焕āi 热，热甚。指烧曝炙热。《素问·藏气法时论》："禁犯焠焕热食。"谓禁过热饮食。

癌ái 病名。出《卫济宝书》卷上。❶其症肿块凹凸不平，边缘不齐，坚硬难移，状如岩石，故名。溃后血水淋漓，臭秽难闻，不易收敛，甚则危及生命。即恶性肿瘤。本病发无定处，多按生长部位或症状命名，如乳岩（岩通癌）、肾癌等。癌生腹内者多属癥瘕积聚范畴。❷发的一种，见"癌发"条。

癌发áifā 病名。《外科启玄》卷四："此疮发于神道、灵台二穴，乃督脉并膀胱经，多血少气。初起时不作寒热疼痛，紫黑色不破，里面先自黑烂。二十岁以后，不慎房事。积热所生。四十岁以上血亏气衰，厚味过多，所生十全一二。皮黑者难治。"

嗳腐àifǔ 症名。指嗳气有腐臭味。多因脾胃虚弱，饮食失节，食滞不化，停积胃肠所致。《类证治裁·症》："但由脾虚，饮食不化，吐沫嗳腐，治宜健运。六君子汤加砂仁、鸡内金……食后嗳腐，保和丸。"参见"宿食病""伤食"条。

嗳气àiqì 症名。见《丹溪心法·嗳气》。指气从胃中上逆，冒出有声之症。其声沉长，不似呃逆之声短促。常伴见胃脘饱胀。多因脾胃虚弱，胃气不和，或夹气、食、痰、火，使胃气上逆所致。也有因肺气不降而嗳者。治宜和胃降逆为主。胃虚者，旋覆代赭汤；脾肾虚寒者，理阴煎；胃虚气滞者，十味保和汤；胃有宿食者，曲术丸、保和丸；胃寒饮食难化者，养中煎或理中丸；胃虚夹痰者，和胃二陈煎；胃有痰火者，星夏栀子汤；肺气不降而嗳者，苏子降气汤。

矮地茶ǎidìchá 中药材。见《湖南药物志》。又名平地木、叶下红、雪里珠、矮脚茶、矮茶子、金牛草、老勿大、铺地凉伞、野枇杷叶等。为紫金牛科植物紫金牛 *Ardisia japonica*（Thunb.）Blume 的干燥全草。产于长江以南各地。辛、微苦，平。归肺、肝经。化痰止咳，清利湿热，活血化瘀。用于新久咳嗽，喘满痰多，湿热黄疸，经闭瘀阻，风湿痹痛，跌打损伤。煎服 15～30g。全草含挥发油，去油后可得岩白菜素，全草还含有紫金牛酚Ⅰ及Ⅱ，2－甲基腰果二酚、冬青醇、槲皮素等。其煎剂及岩白菜素对电刺激猫喉上神经所引起的咳嗽及氨水喷雾引起的小鼠咳嗽都有明显的抑制作用，并有抗菌与抗病毒作用。

矮瓜ǎiguā 中药材。见《广州植物志》。为茄子之别名，详该条。

矮脚苦蒿ǎijiǎokǔhāo 中药材。见《昆明民间常用草药》。为金龙胆草之别名，详该条。

矮松ǎisōng 中药材。见《安徽中草药》。为千层塔之别名，详该条。

矮桐ǎitóng 中药材。见《江西民间草药》。为臭牡丹之别名，详该条。

矮陀陀ǎituótuó 中药材。见《贵州草药》。又名千年矮、小罗伞、七匹散、白花矮陀陀、金丝矮陀陀、地黄连。为楝科植物滇地黄连 *Munronia henryi* Harms 的全株。分布于贵州、云南等地。辛、微苦，凉，有小毒。清热解毒，行气活血。①治感冒高热，咳喘，咽喉炎，疟疾，胃腹胀痛，风湿痹痛，跌打损伤。煎服：6～9g。②治痈肿疔毒。煎服并用叶捣敷或研末调敷。

艾斗àidǒu 针灸器具。其上部为金属丝绕制的弹簧斗，下部为石棉制成的衬垫，两旁有丝带以供固定之用。可用于温灸或间接灸。

艾附暖宫丸àifùnuǎngōngwán 《仁斋直指方论》卷二十六方。香附（醋制）六两，艾叶、当归（酒洗）各三两，黄芪、吴茱萸、川芎、白芍药（酒炒）各二两，地黄（酒蒸）一两，官桂五钱，续断一两半。为末，醋糊为丸，梧桐子大，每服五十至七十丸，食远淡醋汤送下。功能温暖子宫，调经止痛。治妇人子宫虚冷，带下白淫，面色萎黄，四肢酸痛，倦怠无力，饮食减少，经脉不调，面色无泽，肚腹时痛，婚久不孕。

艾宏àihóng 明代医家。监利（今属湖北）人。精研医理，善诊脉，以针灸名于时。治多效验，不责其报。荐为太医院医官。

艾灸补泻àijiǔbǔxiè 亦称火补火泻。《灵枢·背腧》："以火补者，毋吹其火，须自灭也；以火泻者，疾吹其火，传其艾，须其火灭也。"凡火力由小到大，慢慢深入，待火燃尽，灼伤皮肉者为补法，有温阳补虚的作用。如用口吹其火，使之速燃，使病人觉烫，不待烧及皮肉即除去艾炷香为泻法，有祛寒散结的作用。

艾灸疗法àijiǔliáofǎ 针灸疗法的一大类。简称灸法。指以艾绒为主要材料制成艾炷或艾条，点燃后熏熨或温灼体表穴位，给人体以温热刺激的一种治疗方法。战国时期的书籍中就有"七年之病，求三年之艾"的记载，说明灸法当时是一种通行的医疗方法。《灵枢·官能》曰："针所不为，灸之所宜。"说明灸法可以弥补针刺的不足。以后的医学文献，如《针灸甲乙经》《肘后备急方》《备急千金要方》《外台秘要》《备急灸法》《神灸经纶》等，对灸法都有所发展。灸法多以陈艾作为灸火材料。《名医别录》曰："艾，味苦，微温，无毒，主灸百病。"有温经通络、升阳举陷、行气活血、祛寒逐湿、消肿散结、回阳救逆等作用，并可用于保健。艾灸疗法适应范围较广，对慢性虚弱性病证和风、寒、湿邪为患的疾病尤为适宜。

艾卷àijuǎn 即用棉纸包裹艾绒制成的圆柱状长卷。又称艾条。一般长 20cm，直径 1.5cm，重约 10g。艾卷可以用纯艾绒或艾绒掺药制作，前者称纯艾卷，后者称药艾卷。

艾卷灸àijuǎnjiǔ 即艾条灸。见该条。

艾纳香àinàxiāng 中药材。出《开宝重定本草》。又名冰片艾。为菊科植物艾纳香 *Blumea balsamifera*（L.）DC. 的嫩枝叶。主产于广西、广东、贵州、云南等地。辛、苦，温。祛风除湿，温中活血。①治风湿痹痛，腹痛，腹泻，痛经。煎服：9～18g。②治跌打损伤，疮疖痈肿，湿疹，癣疾，皮炎。捣敷或煎水洗。本品含挥发油，主成分为左旋龙脑，并含少量桉叶素、左旋樟脑、花椒油素等，还含糖苷。提取物对动物有降压、扩张血管及抑制交感神经作用。浸剂能利尿。本品含有的化学成分具有抗肿瘤、抗炎、抗氧化作用。

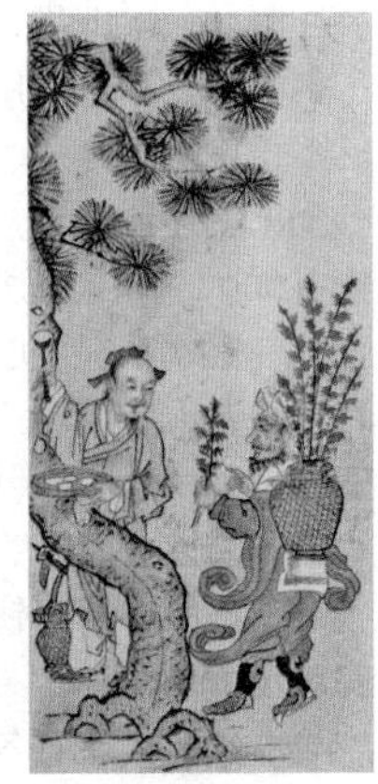
艾纳香

艾纳香根ài'nàxiānggēn 中药材。见广州部队后勤部卫生部编《常用中草药手册》。为菊科植物艾纳香 *Blumea balsamifera*（L.）DC. 的根。分布于广东、广西、云南、贵州。辛，温。祛风止痛，活血调经。治风湿痹痛，跌打瘀痛，腹痛，腹泻，月经不调，痛经。煎服：9～15g。

艾片àipiàn 中药材。见《增订伪药条辨》。为冰片药材之一种，详该条。

艾绒àiróng 由干艾叶制成。以其色泽灰白，柔软如绒，故名。艾绒有粗细之分。粗者多用于温针或制作艾条，细者多用于制作艾炷。质地以陈年者为佳。

艾条àitiáo 即艾卷，详该条。

艾条灸àitiáojiǔ 又称艾卷灸。指用艾条在穴位或病变部位进行熏灼的方法。此法从古代太乙神针和雷火针灸法简化而来。使用简便，效果良好，为目前临床所常用。艾条灸按其操作方法，可分为悬起灸和实按灸二种，详各条。

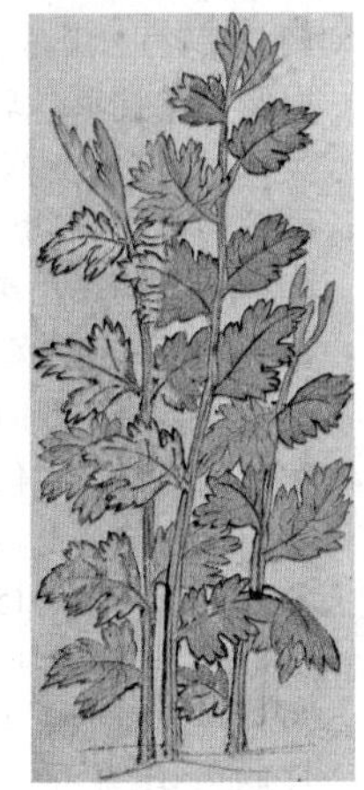
艾叶

艾叶àiyè 中药材。出《名医别录》。又名蕲艾、灸草。为菊科植物艾 *Artemisia argyi* H. Lév. & Vaniot 的干燥叶。我国大部分地区均产。苦、辛，温，有小毒。入脾、肝、肾经。温经止血，散寒，止痛，安胎。治月经不调，痛经，崩漏，带下，宫冷不孕，胎动不安，腹中冷痛，吐血，衄血，便血，血痢。近用治慢性气管炎，煎服 3～9g。治疥，癣，湿疹，研末调敷或煎水熏洗。止血炒炭用。干叶捣绒，制成艾卷、艾炷，供灸疗用。本品含挥发油，内含桉叶素、β－丁香烯、松油烯醇、芳樟醇、蒿属醇、樟脑、龙脑等。艾叶油、β－石竹烯及松油烯醇对豚鼠有镇咳及明显的平喘作用，对小鼠有祛痰作用。艾叶油在体外对表皮葡萄球菌、甲型溶血性链球菌、奈瑟菌、肺炎球菌及多数革兰阴性杆菌有抑制作用。此外，艾叶油对豚鼠有抗过敏性休克的作用。

艾元英àiyuányīng 元代医家。山东东平人。精医术，撰有《如宜方》2 卷。

艾炷àizhù 艾绒制成的圆锥形艾团，其大小根据需要而定，小的如米粒，多用于直接灸；大的如蚕豆，多用于间接灸。制作时务求紧实。《北史·酷吏传·李洪之》："洪之志性慷慨，多所堪忍。疹病灸疗，艾炷围将二寸，首足十余处，一时俱下，言笑自若。"唐代韩愈《谴疟鬼》诗："灸师施艾炷，酷若猎火围。"

艾炷灸àizhùjiǔ 是将艾炷直接或间接置于穴位上施灸的一种方法。临床上可分为直接灸和间接灸两法。施灸时艾炷的大小、多少，当与疾病的性质、病情的轻重和施灸的部位结合考虑。如初病体质强壮，艾炷宜大，壮数宜多；久病体质虚弱，艾炷宜小，壮数宜少。头面胸部不宜大炷多壮；腹部腰背则艾炷宜大，壮数宜多；四肢末端皮薄骨多，不可多灸；肩背和四肢皮厚肉多之处，多灸无妨。妇孺宜少，壮男可多。

艾子àizǐ 中药材。出《本草图经》。为食茱萸之别名，详该条。

爱庐方案àilúfāng'àn 医案著作。见"爱庐医案"条。

爱庐医案àilúyī'àn 医案著作。清代张仲华撰。张氏医案最早整理本名《爱庐方案》，共分 76 门，100 余案，刊于咸丰年间。1882 年柳宝诒从抄本中选录 24 案，并加按语，编入《柳选四家医案》，改名《爱庐医案》。分内伤杂病、内风、伏气、疫邪、外疡、妇人等 18 门。张氏医案记述治疗经过较详，审证、用药、列方契合病情，可供临床参考。

爱薛àixuē（？—1320?） 元代大臣。祖籍拂林（古东罗马）人。通西域语，工星历、医学。中统四年（1263），掌西域星历、医药二司事，后改"广惠司"，仍命领之。大德元年（1297）授平章事。元仁宗时（1312—1320）封秦国公。

碍产àichǎn 病证名。指分娩时，因脐带绕颈，绊肩，而引起的难产。又名碍肩生、绞脐、背包生、坐碍、凝产。杨子建《十产论》："碍产者，言儿身已顺，门路已正，儿头已露，因儿转身，脐带绊其肩，以致不能生。令产母仰卧，稳婆轻推儿向上，以中指按儿肩，脱脐带仍令儿身正顺，产母努力，儿即生。"属脐带绕颈，脐带绊肩之类。

碍肩生àijiānshēng 病证名。周纪常《女科辑要》卷五："儿已露顶。因脐带攀肩，而不能下者，名碍肩生。"相当于脐带绊肩。参见"碍产"条。

碍气嗽àiqìsòu 病证名。指瘀血阻于气道所致的咳嗽。《不居集》卷十五："碍气嗽者，血碍气作嗽也。"治以活血祛瘀，如桃仁、大黄、姜汁等。参见"瘀血咳"条。

叆叇àidài 眼镜别名。宋代有一种提高老人视力的器物，名"叆叇"，作用与今之眼镜同，但形状暂不可考。北宋《暇日记》："取水精十数种以入，初不喻，既而知案牍故暗者，以水精呈目照之则见。"南宋《洞天清录》："叆叇，老人不辨细书，以此掩目则明。"明代《南都繁绘景物图》记有戴眼镜的老人，可见当时眼镜在市井中已经比较流行。

噫ài 症名。又称嗳气。出《素问·脉解》。《景岳全书·杂证谟》："噫者，饱食之息，即嗳气也。"详"嗳气"条。

噫醋àicù 症名。指嗳气吞酸。《诸病源候论·呕哕诸病》："噫醋者，由上焦有停痰，脾胃有宿冷，故不能消谷。谷不消则胀满而气逆，所以好噫而吞酸，气息醋臭。"宜用半夏丸、丁香散、曲术丸等方。

噫奶àinǎi 症名。见《小儿卫生总微论方》。即哯乳。见该条。

噫气àiqì 症名。见《伤寒论·辨太阳病脉证并治下》。即嗳气。《证治准绳·杂病》："噫气，《内经》所谓噫，即今所谓嗳气也。"详该条。

餲塘医话àitángyīhuà 医话医论著作。1 卷。书末有补编 2 卷，名曰《医谈录》。清代张鲁峰撰于 1851 年。内容以论述有关内科杂病证治心得体会为重点。补编则以医论为主，包括温热病、舌诊、崩漏及妇女湿温病等内容。现有《中国医学大成》本。

A

an

安斑散ānbānsǎn 《证治准绳·幼科》集之四方。升麻、赤茯苓、羌活、黄芪、人参、炒桔梗、枳壳（麸炒）、甘草各等分。为细末，每服一钱，加薄荷、紫草少许，水煎服。功能解毒凉血，生肌宽肠。治小儿疮疹有热。

安冲汤ānchōngtāng 《医学衷中参西录》方。炒白术、黄芪、龙骨、牡蛎、生地黄各18g，白芍药、茜草各9g，续断、乌贼骨各12g。水煎服。功能补气摄血。治妇女经水行时多而且久，过期不止，或不时漏下。

安虫散ānchóngsǎn 《小儿药证直诀》卷下方。铅粉（炒黄）、炒鹤虱、槟榔、川楝子各二两，干漆（炒烟尽）二分，白矾、雄黄、巴豆霜各一分。为细末，每服一字，大者半钱，痛时温米汤送下。治小儿虫积腹痛。《聚珍本》无干漆、雄黄、巴豆霜。

安虫丸ānchóngwán 《小儿药证直诀》卷下方。又名苦楝丸。干漆（炒烟尽）三分，雄黄、巴豆霜各一钱。为细末，打糊为丸，黍米大，每服五至三十丸，发作时用石榴根煎汤送下；痛者，煎苦楝根汤或芜荑汤送下。治上、中二焦虚，或胃寒虫动及痛。

安奠二天汤āndiàn'èrtiāntāng 《傅青主女科》卷下方。人参、熟地黄（九蒸）、白术（土炒）各一两，炙甘草一钱，杜仲（炒黑）三钱，枸杞子二钱，山茱萸（蒸，去核）、炒山药、炒扁豆各五钱。水煎服。治妊娠少腹作痛，胎动不安。

安肺宁嗽丸ānfèiníngsòuwán 《医学衷中参西录》方。桑叶、儿茶、硼砂、炒苏子、甘草各30g。为细末，炼蜜为丸，每丸重9g，早、晚各服一丸，开水送下。功能清热化痰。治肺郁痰火及肺虚热作嗽。

安凤ānfèng 明代医生。新泰（今属山东）人。好学，业精内外科。永乐（1403—1424）年间曾掌惠民局，赖以全活者甚众。

安宫牛黄散āngōngniúhuángsǎn 即安宫牛黄丸作散剂。治证同。见“安宫牛黄丸”条。

安宫牛黄丸āngōngniúhuángwán 《温病条辨》卷一方。牛黄、郁金、犀角、黄连、朱砂、栀子、雄黄、黄芩各一两，珍珠五钱，冰片、麝香各二钱五分。为细末，炼蜜为丸，金箔为衣，每丸重一钱，每服一丸。脉虚者，人参煎汤送下；脉实者，金银花、薄荷煎汤送下。日二至三次，小儿服半丸，不知再服半丸。功能清热解毒，豁痰开窍。治温热病，热邪内陷心包，症见高热烦躁，神昏谵语，舌红或绛，脉数。并治小儿瘀热内闭之惊厥，也用于流行性脑脊髓膜炎、中毒型痢疾、尿毒症、脑血管意外、中毒性肺炎等病属痰热内闭的昏厥者。方中牛黄清心解毒，豁痰开窍；犀角清心、凉血、解毒；麝香开窍安神；黄芩、黄连、栀子助牛黄、犀角、麝香散邪火而清热毒；雄黄助牛黄以豁痰解毒；郁金、冰片芳香去秽，通窍开闭，且助牛黄、麝香内透包络；朱砂、珍珠、金箔镇心安神；蜜和胃调中。实验研究表明，本方有镇静、抗惊厥、解热、抗炎、降血压、降低机体耗氧量的作用，对细菌内毒素性脑损害细胞有一定的保护作用。

安宫止血颗粒āngōngzhǐxuèkēlì 中成药。见《中华人民共和国药典（一部）》（2020）。益母草2184g，马齿苋2184g。以上二味，按颗粒剂工艺制成，每袋装4g或5g。温开水冲服。一次1袋，一日3次，7～10天为一疗程。活血化瘀，清热止血。用于瘀热内蕴所致的恶露不净，症见恶露不止、小腹疼痛、口燥咽干；人工流产及产后子宫复位不全见上述证候者。

安谷āngǔ 指能正常进食，不发生格拒呕吐，和疾病的预后有一定联系。《史记·扁鹊仓公列传》：“安谷者过期，不安谷者不及期。”

安蛔散ānhuísǎn 《张氏医通》卷十四方。乌梅肉三钱，黄连、蜀椒、藿香、槟榔各一钱，铅粉、白矾各半钱。为末，每服三至四钱，水煎，空腹服。治吐蛔属热者。

安魂汤ānhúntāng 《医学衷中参西录》方。龙眼肉18g，炒酸枣仁、代赭石各12g，生龙骨、生牡蛎各15g，清半夏、茯苓各9g。水煎服。功能燥湿化痰，息风止惊。治心中气血虚损，兼心下痰饮而致的惊悸不眠。

安济坊ānjìfáng 宋代医疗福利设施，据载系专为收养贫病之人而设。

安骥集ānjìjí 兽医著作。

安金藏ānjīnzàng（？—711） 唐代医家。京兆长安（今陕西西安）人。初为太常工籍（医匠），后迁右武卫中郎将等职。载初元年（689），武则天称制，有诬皇嗣异谋者，武后诏来俊臣问状，金藏剖心以明皇嗣不反，引佩刀自剖腹，肠出被地，眩而仆。武后闻大惊，舆至禁中，命高医纳肠，以桑皮线缝合，经一宿而复苏。

安坤赞育丸ānkūnzànyùwán 见《中药制剂手册》。沙参、没药（醋炙）、川芎、白术各1500g，菟丝子（盐水炒）、鸡血藤、炙甘草、琥珀、桑寄生、红花各500g，龟甲（醋炙）、秦艽、艾炭、茯苓、锁阳、鳖甲（醋炙）、黄柏、白薇、杜仲（盐水炒）、延胡索（醋炙）、泽泻、远志（甘草水炙）、山茱萸（酒蒸）、橘红各900g，肉苁蓉（酒蒸）、乳香（醋炙）、枸杞子、红鸡冠花、黄芪、鹿角胶、藁本、柴胡、煨肉豆蔻、青蒿、赤石脂（醋煅）各720g，鹿茸、阿胶、砂仁、白术（麸炒）各3000g，血余炭、丹参、丝棉炭、人参、木香各240g，炒黄芩、续断、龙眼肉各1200g，沉香1560g，乌药360g，紫河车2500g，天冬1380g，当归、白芍药、熟地黄、生地黄、炒酸枣仁各2000g，川牛膝、怀牛膝、陈皮各1680g，紫苏叶600g，补骨脂（盐水炒）1320g，鹿尾900g，香附（醋炙）12000g，藏红花96g。为细末，炼蜜为丸，每丸重9g，每服一丸，温开水送下，日二次。功能滋阴益气，养血调经。治气血亏损而致的月经不调，腰腿酸痛，大便溏泻，崩漏带下，骨蒸潮热，精神不振。

安老汤ānlǎotāng 《傅青主女科》卷上方。人参、黄芪、熟地黄（酒蒸）各一两，白术（土炒）、当归（酒洗）、山茱萸（蒸）各五钱，阿胶（蛤粉炒）、荆芥穗炭、甘草、木耳炭各一钱，香附（酒炒）五分。水煎服。功能补气摄血。治老年妇女月经已绝，忽而经水复行，或下紫血块，或下血淋漓。

安乐菜ānlècài 见清代汪双池《医林纂要·药性》。为马齿苋之别名，详该条。

安眠ānmián 经外奇穴名。位于翳风与翳明两穴连线之中点。主治失眠、偏头痛、精神分裂症等。直刺1～1.5寸。

安眠穴ānmiánxué 经外奇穴名。位于翳风与风池两穴连线之中点。在胸锁乳突肌肌腱中部，深部有头夹肌及枕动、静脉，枕小神经及耳大神经分支。主治失眠、眩晕、头痛、心悸、精神疾病等。直刺1～1.5寸。

安丘望之ānqiūwàngzhī　西汉时巫医。京兆长陵（今陕西咸阳附近）人。受道家影响，讲求“恬静”，著有《老子章句》一书。

安荣汤ānróngtāng　❶《校注妇人良方》卷十五方。麦冬、通草、滑石、当归、灯心、甘草、人参、细辛各五分。水煎服。治子淋。❷《妇科玉尺》卷三方。熟地黄、白芍药、川芎、桑寄生、当归、阿胶、香附、白术、砂仁、黄芩各一钱，糯米百粒。水煎服。功能清热安胎。治胎动不安而有热者。❸《罗氏会约医镜》卷十四方。当归（去尾）三至五钱，熟地黄五至六钱，丹参二钱，山药三钱，白芍药（酒炒）一钱五分，牡丹皮一钱二分，阿胶（蛤粉炒）二钱，川断二钱，炙甘草一钱。水煎。另以血余炭、百草霜、棕榈炭、蒲黄（炒黑）各等分，研末，每用一钱调服。治血热，崩漏日久，六脉虚弱，体亏无神等症。若实火盛，迫血妄行，口渴，舌黄，便燥，六脉洪滑，加黄柏、黄芩、栀子之类，或加生地、赤芍、青蒿各二三钱，不应，再加黄连。

安神ānshén　❶治疗神志不安、心悸失眠的方法。适用于阳气躁动，心悸、失眠、惊痫、狂妄、烦躁易怒等病症。分重镇安神和养心安神。如因胆气虚或胆热引起心烦失眠，则用温胆安神或清胆安神。❷养生术语。指收摄精神，使精神内守。《后汉书·仲长统传》：“安神闺房，思老氏之玄虚；呼吸精和，求至人之仿佛。”

安神补心汤ānshénbǔxīntāng　《古今医鉴》卷八方。当归、生地黄、茯神、黄芩各一钱三分，麦冬二钱，白芍药、白术各一钱，远志、酸枣仁各八分，川芎七分，玄参五分，甘草三分。水煎服。功能补血养心。治心肝两虚，怔忡惊悸，神情怏悒不快。

安神补心丸ānshénbǔxīnwán　研制方。见《中华人民共和国药典（一部）》（2020）。丹参 300g，五味子（蒸）150g，石菖蒲 100g，安神膏（合欢皮、菟丝子、墨旱莲各 3 份，女贞子 4 份，首乌藤 5 份，地黄 2 份，珍珠母 20 份）560g。浓缩丸，每 15 粒重 2g，每服 15 粒，一日 3 次。功能养心安神。用于心血不足、虚火内扰所致的心悸失眠、头晕耳鸣。

安神定志丸ānshéndìngzhìwán　❶《医学心悟》卷四方。茯苓、茯神、人参、远志各一两，石菖蒲、龙齿各五钱。为细末，炼蜜为丸，梧桐子大，朱砂为衣，每服二钱，开水送下。功能养心安神。治惊恐不安，睡卧不宁，梦中惊跳怵惕。❷《杂病源流犀烛·脏腑门》卷六方。人参、白术、茯苓、茯神、菖蒲、远志、麦冬、酸枣仁、牛黄、朱砂。为细末，龙眼肉熬膏，作蜜丸服，日三次。功能补血养心，开窍化痰。治健忘。

安神法ānshénfǎ　即安神，详该条。

安神散ānshénsǎn　《普济方·婴儿初生门》卷三百六十一方。人参、白术、茯苓、荆芥穗各一钱，甘草二钱，朱砂、天麻、茯神各五分，全蝎七个。为末，每服半钱，荆芥煎汤送下。功能补气健脾，息风止惊。治小儿惊啼。

安神生化汤ānshénshēnghuàtāng　《傅青主女科·产后编》卷上方。川芎、茯神各二钱，柏子仁一钱，人参一至二钱，当归二至三钱，桃仁十二粒，炮姜、炙甘草各四分，炒益智仁八分，陈皮三分。加大枣，水煎服。功能化瘀生新，养心安神。治产后块痛未止，妄言妄见。

安神丸ānshénwán　❶《小儿药证直诀》卷下方。马牙硝、茯苓、麦冬、山药、寒水石、甘草各五钱，朱砂一两，冰片一字。为细末，炼蜜为丸，芡实大，每服半丸，沙糖水送下。功能清心安神。治面黄颊赤，身壮热及心虚肝热，神思恍惚。❷见《中药制剂手册》。合欢花、女贞子各 500g，生地黄、玄参各 250g，合欢皮、夜交藤各 1000g，丹参 1500g，桑椹 1200g。先将前四味轧为细粉和匀，再将后四味水煎浓缩成膏，后入药粉泛制成丸，以胭脂红包糖衣，每服 15～20 粒，日 3 次。功能养心安神。治心神不安，头晕烦躁，失眠多梦等症。❸见《兰室秘藏·杂病门》。即朱砂安神丸第一方，见“朱砂安神丸”条。

安神镇惊丸ānshénzhènjīngwán　《保婴撮要》卷三方。天竺黄、人参、茯神、天南星（姜制）各五钱，炒酸枣仁、麦冬、当归（酒洗）、生地黄（酒洗）、炒赤芍药各三钱，薄荷、木通、黄连（姜汁炒）、炒栀子、朱砂、牛黄、煅龙骨各二钱，青黛一钱。为细末，炼蜜为丸，绿豆大，每服三至五丸，淡姜汤送下。功能安心神，养气血。用于急惊风，惊退后的调理。

安肾汤ānshèntāng　《温病条辨》卷三方。鹿茸、胡芦巴、茯苓、菟丝子、补骨脂各三钱，大茴香、附子、苍术各二钱，韭子一钱。水煎，分三次服。功能温阳化湿。治湿温日久，脾肾阳虚。大便溏者，加赤石脂。

安肾丸ānshènwán　❶《太平惠民和剂局方》卷五方。又名局方安肾丸。肉桂、炮川乌各十六两，桃仁（麸炒）、白蒺藜（炒去刺）、巴戟天、山药、茯苓、肉苁蓉（酒浸，炙）、炙石斛、萆薢、白术、补骨脂各四十八两。为细末，炼蜜为丸，梧桐子大，每服三十丸，空腹、食前温酒或盐汤送下；小肠气，炒茴香、盐、酒送下。功能补元阳，益肾气。治肾经久积阴寒，膀胱虚冷，下元衰惫，耳重唇焦，腰腿肿疼，脐腹撮疼，两胁刺胀，小腹坚痛，下部湿痒，夜梦遗精，恍惚多惊，皮肤干燥，面无光泽，口淡无味，不思饮食，大便溏泄，小便滑数，精神不爽，事多健忘。❷《杂病源流犀烛·脏腑门》卷七方。胡芦巴、补骨脂、川楝子、茴香、续断各一两半，杏仁、桃仁、山药、茯苓各一两。为末，炼蜜为丸，盐汤送下。功能温补肾阳，行气利湿。治肾阳虚衰，阴囊湿冷。

安胎āntāi　指对胎动不安，或有滑胎史的孕妇进行预防流产的治疗。出《经效产宝》。治则有二：因母病以致胎动者，应治母病，其胎自安；胎气不固以致母病者，安胎母自愈。治法参见“胎动不安”“滑胎”条。

安胎白术散āntāibáizhúsǎn　《证治准绳·女科》卷四方。白术、川芎各一两，吴茱萸（汤泡）五钱，炙甘草一两半。为细末，每服二钱，食前温酒调下。功能补荣卫，养胎气。治妊娠宿有冷，胎萎不长，或失于将理，伤胎多坠。

安胎和气散āntāihéqìsǎn　《妇科玉尺》卷二方。白术（土炒）一钱半，香附（盐水炒）二钱，茯苓八分，白芍药、陈皮（盐水炒）、黄芩（酒炒）各一钱，川芎、炙甘草各五分，当归身（酒洗）一钱六分。水煎，分二次服。治妊娠四月，倦卧不安，或口苦，头痛，脚弱及浮肿。若热多，加焦栀子一钱。

安胎和气饮āntāihéqìyǐn　《伤科补要》卷三方。当归、白芍药、生地黄、川芎、黄芩、白术、砂仁。水煎服。功能养血安胎。治孕妇跌打损伤。

安胎寄生汤āntāijìshēngtāng　《外台秘要》卷三十三方。桑寄生、白术各五分，茯苓四分，炙甘草十分。水煎，分三次服。治妊娠胎动下血。若体壮者，可加芍药八分；胎不安腹痛，加干姜四分。

A

安胎四物饮āntāisìwùyǐn 《妇科玉尺》卷二方。熟地黄、当归、白芍药、川芎、肉桂、厚朴、枳壳、槟榔。水煎服。治妊娠诸痛。

安胎丸āntāiwán ❶《寿世保元》卷七方。当归（酒洗）、川芎、白芍药（酒炒）、黄芩、炒白术各一两。为细末，酒糊为丸，梧桐子大，每服五十丸，空腹，茶或温开水送下。功能健脾清热，养血安胎。治胎动不安，火旺或半产者。❷《妇科玉尺》卷三方。黄芩、白术。为丸，白水送下。功能清热安胎。治胎动不安由于火热者。

安胎饮āntāiyǐn ❶《寿世保元》卷七方。当归身（酒洗）、白芍药（酒炒）、陈皮、熟地黄（酒蒸）各一钱，川芎、苏梗各八分，黄芩一钱五分，炒白术、砂仁（微炒）各二钱，甘草四分。为粗末，水煎服。功能养血清热，健脾安胎。治妊娠气血虚弱不能养胎而致的半产。如下血不止，加炒蒲黄、炒阿胶各一钱；腹痛，加醋炒香附、麸炒枳壳各一钱。❷《妇科玉尺》卷二方。人参、白术、甘草、陈皮、川芎、当归、白芍药、苏梗、黄芩、香附、砂仁。水煎服。治胎动不安。❸《揣摩有得集》方。泽兰叶五钱，炒黄芩三钱，沙参六钱，白芍药二钱，生甘草、炒砂仁各一钱，地骨皮、麦冬各一钱半。加竹叶、灯心，水煎服。治妊娠血热，胎动不安。

安胎止痛汤āntāizhǐtòngtāng 《外台秘要》卷三十三引《小品方》方。当归、炙阿胶、干地黄、黄连、芍药各一两，鸡子一枚，秫米一升。为粗末，加入鸡子搅和，另煮秫米至开花，纳前药再煮，分四次服。治妊娠坠下，痛引腰背。

安胃片ānwèipiàn 经验方。见《中药制剂手册》。原名二〇四胃药。延胡索（醋炙）7.5kg，枯矾粉 30kg，乌贼骨粉 22.5kg，蜂蜜 15kg，淀粉 6kg，硬脂酸镁 240g。制成片剂，每片重 6g，每服 5～7 片，食后 1 小时温开水送服，日 3～4 次。功能安胃止痛。治胃及十二指肠溃疡。

安胃汤ānwèitāng 《脾胃论》卷下方。黄连、五味子、乌梅肉、生甘草各五分，熟甘草三分，升麻梢二分。为粗末，分作二服，水煎，食远服。治因饮食汗出，日久心中虚，风邪袭入而致半身不遂。

安胃饮ānwèiyǐn ❶《景岳全书·新方八阵》卷五十一方。陈皮、山楂、麦芽、木通、泽泻、黄芩、石斛。水煎，食远服。治胃火上冲，呃逆不止。如胃火热甚，脉滑实者，加石膏。❷《医学衷中参西录》方。清半夏、赤石脂各 30g，青黛 9g。水煎，取清汁，调入蜂蜜 60g，徐徐温服。治妊娠恶阻。若服后吐仍不止，或大便燥结者，去赤石脂，加生赭石 30g。

安慰法ānwèifǎ 给予积极鼓励以唤起患者战胜伤病、残疾的信心和勇气的疗法。

安息香ānxīxiāng 中药材。出《新修本草》。为安息香科植物白花树 *Styrax tonkinensis*（Pierre）Craib ex Hart. 的干燥树脂。产于广东、广西、云南等地。辛、苦，平。归心、脾经。开窍醒神，豁痰辟秽，行气活血，止痛。治中风痰厥，卒中暴厥，惊痫昏迷，心腹疼痛，产后血晕，小儿惊痫，风痹肢节疼痛，研末服 0.6～1.5g，或入丸剂。忌见火。本品含树脂，主要成分为苯甲酸及苯甲酸松柏醇酯。在醇浸出物的总香脂酸中，苯甲酸占 98% 以上。本品具祛痰作用。

安邪ānxié 经穴别名。出《针灸甲乙经》。《备急千金要方》作安耶。即仆参，见该条。

安耶ānyē 见“安邪”条。

安中ānzhōng 指调理安定脾胃气机的治法。分和胃、调和肝胃等法。详各条。

安自良ānzìliáng 宋代医家。曾任翰林医官。开宝六年（973）奉诏与刘翰、马志等校定《开宝新详定本草》20 卷。

桉叶ānyè 中药材。见《药材资料汇编》。为桃金娘科植物蓝桉 *Eucalyptus globulus* Labiil. 或大叶桉 *E. robusta* Smith 等的叶。我国西南部和南部都有栽培。苦、辛，凉。入肺、胃、脾、肝经。疏风清热，解毒，杀虫。①治普通感冒、流行性感冒、支气管炎、肺炎、肠炎、痢疾、间日疟、泌尿系感染、丝虫病、钩虫病。煎服：9～15g（鲜品 15～30g）。②治小儿头疮、烧烫伤、神经性皮炎、疥癣。煎水洗；丹毒、蜂窝织炎、深部脓肿、带状疱疹，创伤感染，水煎服，并用 20% 溶液湿敷。本品有刺激性，临产妇忌服，消化道溃疡患者慎用。蓝桉叶含挥发油，油中主含桉叶素、蒎烯、莰烯、蓝桉醇、表蓝桉醇、喇叭醇、番橙烯等。还含大果桉醛、蓝桉醛、没食子酸、原儿茶酸、白杨素等。并含桉树素、芸香苷、金丝桃苷、槲皮苷、槲皮素等。大叶桉叶含挥发油，油中主含蒎烯、桉叶素、α－水芹烯。还含大叶桉二醛、3β－羟基乌苏－11－烯－28－酸－13（28）内酯、三十烷醇等。又含大叶桉酚 A 及 B、熊果醇、黄酮类化合物等。煎剂在体外对金黄色葡萄球菌、奈瑟卡他球菌、铜绿假单胞菌、福氏志贺菌及宋内氏志贺菌等有抑制作用。桉叶油在试管内有抗结核菌作用。浸剂和桉叶油内服有祛痰作用。大叶桉叶可使动物血压下降。挥发油阻断蟾蜍坐骨神经冲动传导等。

庵罗果ānluóguǒ 中药材。出《开宝重定本草》。为杧果之别名，详该条。

庵闾ānlǘ 中药材。出《神农本草经》。又名覆闾、臭蒿。为菊科植物菴闾 *Artemisia keiskeana* Miq. 的全草。分布于东北地区及河北、山东、江苏、浙江、安徽等地。辛、苦，温。散瘀血，祛风湿。治血瘀经闭，跌打损伤，风湿痹痛。煎服 6～15g。

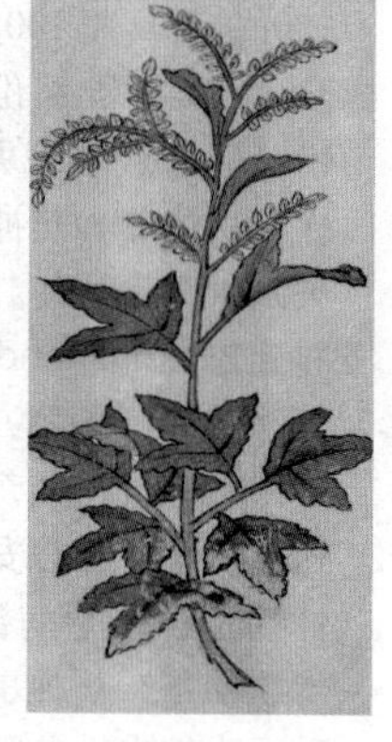

庵闾子

庵闾子ānlǘzǐ 中药材。出《神农本草经》。为菊科植物庵闾 *Artemisia keiskeana* Miq. 的果实。苦、辛，温。入肝、肾经。益气壮阳，祛风湿，消瘀血。治阳痿，风湿痹痛，妇女经闭，产后停瘀腹痛，跌打损伤。煎服：6～15g。

庵摩勒ānmólè 中药材。出《新修本草》。又名余甘子、油甘子、滇橄榄。为大戟科植物油柑 *Phyllanthus emblica* L. 的果实。产于四川、广东、广西、贵州、云南等地。苦、甘，寒。祛风，化痰，止咳，生津，利咽，解毒。①治感冒发热，咳嗽，哮喘，烦渴，咽喉肿痛，风火牙痛。煎服：6～12g。②治维生素 C 缺乏症。煎服，或用甘草、盐水浸渍后常吃。果实含大量鞣质和丰富的维生素 C。果皮含没食子酸和油柑酸。种子含脂肪油 26%。醇提取物在体外对葡萄球菌、伤寒杆菌、副伤寒杆菌、大肠埃希菌及痢疾杆菌均有抑制作用；对兔有增加体重及血中总蛋白含量的作用。果实有抗氧化、抗细胞毒、抗突变作用。

鹌鹑ānchún 中药材。出崔禹锡《食经》。又名鹑鸟、宛鹑。为雉科动物鹌鹑 *Coturnix coturnix*（L.）的肉或全体。分布于全国各地。甘，平。补中气，壮筋骨，止泄泻，利水湿。治久病体虚，小儿疳积，肠炎，痢疾，大腹水肿。蒸食或煮食，每次1~2只。

鹌子嘴ān·zizuǐ 中药材。见《山东中药》。为老鹳草之别名，详该条。

按àn 切脉指法。切脉时用不同的指力和手法候测脉象，用重指力按脉，以求沉分之脉象。《诊家枢要》："持脉之要有三：曰举，曰按，曰寻。轻手循之曰举，重手取之曰按，不轻不重委曲求之曰寻。"参见"举""寻"条。

按法ànfǎ ❶刺法名。本法历代医家所述不一。《针经指南》："以手捻针，无得进退，如按切之状是也。"《针灸问对》："欲补之时，以手紧捻其针，按之如诊脉之状，毋得挪移，再入每次按之，令细细吹气五口，故曰按以添气，添助其气也。"系指捻针时以手指按压穴位的方法，用于补法。《针灸大全·金针赋》："重沉豆许曰按。"《医学入门》明确指出："按者，插也。"今多从后说。❷推拿手法名。出《素问》。又名抑法。用手指、手掌或屈曲的指间关节突起部按压穴位。有活血止痛，开通闭塞等作用。《素问·举痛论》："按之则血气散，故按之痛止""按之则热气至，热气至则痛止矣"。《医宗金鉴·正骨心法要旨》："按者，谓以手往下抑之也""按其经络，以通郁闭之气"。《厘正按摩要术·按法》："按而留之者，以按之不动也。按字从手从安，以手探穴而安于其上……以言手法，则以右手大指面直按之，或用大指背屈而按之，或两手对过合按之，其于胸腹则又以掌心按之。"

按脊法ànjǐfǎ 推拿方法名。即点脊法。见该条。

按季ànjì 见上海中医文献研究馆《调经专辑》。即居经。详该条。

按脉ànmài 即切脉。详该条。

按摩ànmó ❶泛指防治疾病的一门学科。出《内经》。又称推拿、乔（矫）摩、按跷。是在人体一定部位上，运用各种按摩手法和进行特定的肢体活动来防治疾病的方法。《灵枢·九针》："形数惊恐，筋脉不通，病生于不仁，治之以按摩醪药。"按摩有疏通经络，滑利关节，促进气血运行，调整脏腑功能，增强人体抗病能力等作用。常用于内、儿、妇、伤、外、眼、喉科多种病症的防治，并在长期的发展过程中逐步形成了保健按摩、整骨推拿、小儿推拿等。❷正骨八法之一。包括按法和摩法。用一手或双手在患部向下按压并徐徐揉摩，以收舒筋散瘀消肿之功。适用于骨未折断的皮肤筋肉损伤、肿硬疼痛或麻木之证。

按摩博士ànmóbóshì 太医署教师职称。负责掌管按摩正骨专业的教授和考核，官阶为从九品下。参见"太医署"条。

按摩法ànmófǎ 正骨八法之一。出《灵枢·九针》卷一。有舒筋活络、散瘀消肿之功。《医宗金鉴》卷八十七："按者，谓以手往下抑之也。摩者，谓徐徐揉摩之也。此法盖为皮肤筋肉受伤，但肿硬麻木，而骨未断折者设。"适用于骨未断的皮肤筋肉损伤、肿硬疼痛或麻木之证。

按摩麻醉ànmómázuì 即推拿麻醉。详该条。

按摩推拿法ànmótuīnáfǎ 中西医结合的正骨八法之一。按患部的肌肉走向，双手先由上而下，再由下而上，徐徐按摩，顺骨捋筋。本法可调理骨折周围的软组织，使扭转错位的肌肉、肌腱随着骨折的复位而舒畅通达，不但可以促进骨折愈合，而且能防止关节僵直等并发症。尤其适用于近关节部位的骨折和关节内骨折的治疗。

按摩助教ànmózhùjiào 太医署教师职称。负责协助按摩博士的教学活动，官阶为从九品下。参见"太医署""按摩博士"条。

按跷ànqiāo 推拿的古称。中医古籍作按蹻。"按"与"跷"是推拿中的两种手法。《素问·异法方宜论》："中央者，其地平以湿……故其病多痿厥寒热，其治宜导引按跷。"唐代王冰注："按，谓抑按皮肉；跷，谓捷举手足。"意指按压和活动肢体的手法。《素问·金匮真言论》明代吴崑注："按，手按也；跷，足蹈也。"意指按法和踩法。也有说"跷"系指穴位，如《类经·论治类》张介宾注："按，捏按也；跷，即阳跷、阴跷之义。盖谓推拿溪谷穴以除疾病也。"详见"推拿"条。

按蹻ànqiāo 推拿的古称。详"按跷"条。

按弦搓摩ànxiáncuōmó 小儿推拿方法名。亦名按弦搓摩。出陈氏《小儿按摩经》。操作方法有3种：①先运八卦，后搓儿手、前臂，经关上、关中、关下，再拿儿手摇动（见《针灸大成》卷十）。②左手拿儿手，掌向上，右手、大食二指自阳池穴轻轻按摩，经三关至曲池，再经六腑至阴池。属阳证，关轻腑重。属阴证，腑轻关重。再用两手搓摩前臂，最后以左手捏肘，右手捏儿大指，往外摇动（见《厘正按摩要术》卷三）。③用两大指搓儿手与肱之背面各几下，再拿儿手慢慢摇动（见《增图考释推拿法》上卷）。此法能消痰化积，去痞块。

按弦走搓摩ànxiánzǒucuōmó 小儿推拿方法名。详"按弦搓摩"条。

按胸腹ànxiōngfù 切诊内容之一。切按患者的胸腹部，以了解病痛的部位、范围、冷热、硬度及喜按、拒按等，是对痞满、积液和癥瘕积聚等一类病变的检查方法。

按压行气法ànyāxíngqìfǎ 即指压行气法。见该条。

按诊ànzhěn 即触诊。详该条。

案扤ànwán 按摩和活动肢体。案同桉，扤通玩。又作案玩。曾误作案扤、案杬。出《史记·扁鹊仓公列传》。清代张文虎《校刊史记集解索隐正义札记》："案扤，《索隐》、宋本、中统、游、凌、毛并作'杌'，王、柯讹'杬'，凌引一本作'亢'。《考异》云：《索隐》音玩，谓按摩而玩弄身体，当作'抏'，从手从元。"

案玩ànwán 按摩和活动肢体。即案扤，见该条。

暗变蒸ànbiànzhēng 初生小儿有胎气禀实。当其变蒸之候，皆无形证，自然一一变易知觉，此为暗变蒸（《古今医统》）。小儿生机蓬勃，发育迅速。变蒸者，以长气血；变者性情变易，蒸者身体蒸热，全不见候而暗变者，是为胎盛的正常发育。

暗产ànchǎn 病证名。指胚胎初结未足一月而流产。因此时胚胎尚未成形，人多不知有胎。古人认为多由郁怒不舒，房室不节所致（见《景岳全书》卷三十九）。李梴《达生撮要》："种子须防暗产，初交之后，最宜将息。弗复交接，以扰其子宫，盗泄母阴，夺养胎之气。盖浮火一动，则摇撼肾脉，胞门亦由之而不闭，胎始堕矣。"

暗疔àndīng 病证名。出《疡医准绳》卷二。《外科备要》："未发之先，腋下忽然坚肿散漫无头，次肿阴囊，睾丸突兀，状如筋头，身发寒热，筋脉拘急，肿处焮痛。"不用针刺，宜汗解。见"疔疮"条。

暗风ànfēng 病名。❶见《素问玄机原病式》。指由脏腑失调所致的风阳上亢的疾患，与内风相似。因在不知不觉中自内部逐渐发生，故称“暗”。以头晕目花为主要证候。《医钞类编·头痛门》：“暗风，头旋眼黑，昏眩倦怠，痰涎壅甚，骨节疼痛。”治疗可用羚犀汤等方。参见“肝阳眩晕”“肝火眩晕”“风痰眩晕”条。❷见《小儿卫生总微论方》。即暗痫。详该条。

暗经ànjīng 见《医宗金鉴·妇科心法要诀》。指妇女终身不见月经，而仍能孕育者。

暗乳蛾ànrǔ'é 病证名。亦称鸡心蛾。系指乳蛾生于喉中因其小而不易见者。《喉科种福》卷四：“蛾生喉中，其痛倍常，医不能见。俗名鸡心蛾。”多由肺胃热蕴，复感外邪，风热邪毒上冲咽喉所致。属乳蛾类。详“乳蛾”条。

暗痧ànshā 病证名。痧证之一。❶《痧胀玉衡·暗痧》：“心中闷闷不已，欲食不食，行坐如常，即饮温热，不见凶处，更无心腹腰背疼痛之苦，但渐渐憔悴，日甚一日，若不知治，亦成大害，此痧之慢而轻者也，放之即愈。亦有头痛发热，心中作胀，类于伤寒；亦有寒热往来，似疟非疟，闷闷不已；亦有咳嗽烦闷，有似伤风；亦有头面肿胀，两目如火；亦有四肢红肿，身体重滞，不能转侧，此痧之慢而重者也。误服热汤、热酒、热物，遂乃沉重，或昏迷不醒，或痰喘气急，狂乱见凶。如遇是症，必先审脉辨症的确果系何因，在表者刮，在中者放，在里者或丸，或散，或煎剂，必须连进数服，俟其少安，渐为调理。”方用宝花散、蒺藜散、沉香郁金散等。❷即妇女倒经痧。《杂病源流犀烛·痧胀源流》：“妇女倒经痧，经行之际，适遇痧发，经阻逆行，或鼻红，或吐红，肚腹肿胀，卧床不能转侧，肚腹不痛，亦为暗痧。若痧毒攻坏脏腑者不治，急放痧。宜五十三号大壮方。”

暗山公ànshāngōng 中药材。见《生草药性备要》。为山大颜之别名，详该条。

暗痫ànxián 病证名。见《小儿卫生总微论方》。又名暗风。遇阴暗地即发生的痫证。小儿气血怯嫩，而肝热较旺，易夹痰涎上犯心神。阴暗之地，小儿常致惊恐，故容易发作。其症特点，每至阴暗地即僵卧，气乱不省人事，手足动弹战掉，抽搦，喉中痰响，吐痰沫，或作吼声叫，发作时间，长则一日或半日，短则一二小时，发作过后即能起声，一如常人。

頞àn 解剖部位。出《灵枢·经脉》。❶又名山根、下极、王宫。指两目内眦间的鼻梁部分，为足阳明经的起点。❷指整个鼻梁。《证治准绳·杂病》：“頞亦作齃……俗呼鼻梁。”

黯疔àndīng 病名。出《医宗金鉴》卷六十七。由肝脾二经火毒而成。生于腋下，坚硬若钉头，痒且痛，色紫黑，身有寒热，四肢拘急，烦躁作呕，痛引半身。宜服麦灵丹、蟾酥丸之类汗之。

ao

敖氏伤寒金镜录áoshìshānghánjīnjìnglù 舌诊著作。简称《伤寒金镜录》。元代杜清碧撰于1341年，是现存较早的舌诊专著。世传较早的刊本为明代薛己所传，后再刻于《摄生众妙方》卷下。清代王琢崖复刻于《医林指月》中，并有其他多种袖珍本。其中以《摄生众妙方》刻本为精，讹误较少。全书叙述三十六舌，并附简图，每种病理舌均记载其证候、治法和方药，或辨明类似症的轻重缓急、寒热虚实，不仅能辨伤寒外感病的传变，对于杂症、内伤病的虚实，亦可从此类推。此书后经重订，1949年后有排印本。

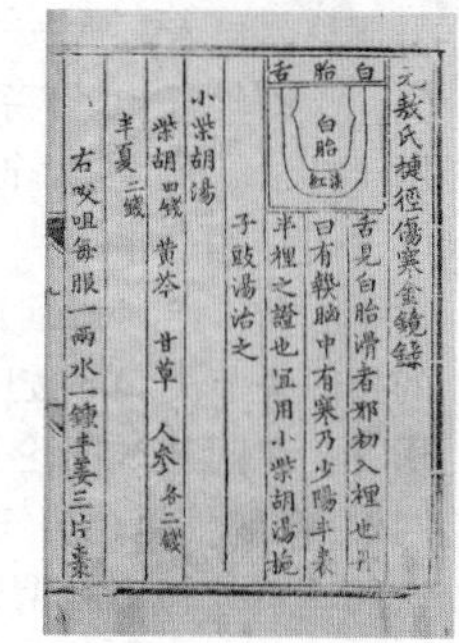
元 敖氏傷寒金鏡錄
白胎舌
白胎
舌見白胎滑者邪初入裡也丹
田有熱胸中有寒乃少陽半表
半裡之證也宜用小柴胡湯梔
子豉湯治之
小柴胡湯
柴胡四錢 黄芩 甘草 人參各二錢
半夏二錢
右㕮咀每服一兩水一鐘半薑三片棗

敖氏伤寒金镜录

䯠ǎo 见李濂《身经通考》。腰骨的别名。

傲冬疮àodōngchuāng 病名。即冬令皮炎。出《外科证治全书》卷四。由寒气收敛腠理，阳气不能发越，怫郁而作。多在秋冬季节，项背或周身发疮，如疥如癣；或如疙瘩作痒，浸水结痂，至交春暖即愈。宜内服荆防败毒散解表，再以补中益气汤实表，外搽绣球丸。

懊侬àonáo 症名。指心胸烦热，闷乱不宁之状。见《素问·六元正纪大论》。又名心中懊侬。详该条。

B

-B-

ba

八百棒bābǎibàng　中药材。见《全国中草药汇编》。为铁棒锤之别名，详该条。

八宝丹bābǎodān　《疡医大全》卷九方。珍珠（布包，豆腐煮一伏时）一钱，牛黄五分，象皮、琥珀、煅龙骨、轻粉各一钱五分，冰片三分，煅炉甘石三钱。为细末，撒疮口。功能生肌长肉。治疮疡，疮口不敛。

八宝红灵丹bābǎohónglíngdān　即绛雪，见该条。

八宝回春汤bābǎohuíchūntāng　《杂病源流犀烛·六淫门》卷十二方。白芍药二分，黄芪八分，白术六分，茯神、半夏各五分，附子、人参、麻黄、黄芩、防己、香附、杏仁、川芎、当归、陈皮、防风、肉桂、干姜、甘草、熟地黄、生地黄各四分，沉香、乌药、川乌各三分，生姜三片，大枣二枚。水煎服。治风痱，身无痛，缓者四肢不举，或一臂不遂，或左瘫右痪，急则一身皆仰。

八宝坤顺丹bābǎokūnshùndān　《集验良方》卷五方。即坤顺丹，见该条。

八宝片子癀bābǎopiànzǐhuáng　即片仔癀。

八宝汤bābǎotāng　《寿世保元》卷四方。黄连、黄芩、黄柏、栀子、连翘、槐花各一钱五分，细辛、甘草各四分。为粗末，水煎，空腹服。治脏毒下血，便后下血（即远血）。

八宝眼药bābǎoyǎnyào　见《全国中药成药处方集》（兰州方）。制炉甘石60g，冰片18g，琥珀、珊瑚各4.5g，硼砂6g，珍珠、麝香各1.2g，朱砂3g，熊胆7.5g。为细末，用骨簪蘸清水沾药少许，点入大眼角内，一日3次。功能消炎去翳，明目止痛。治暴发火眼，两眼肿痛，羞明畏光，见风流泪，眼边赤烂。本方由《丹溪心法附余》光明拨云锭子加减而来。

八宝止血药墨bābǎozhǐxuèyàomò　《全国中药成药处方集》沈阳方。京墨560g，红花、冰片各6g，麝香3g，熊胆12g，冰糖30g，阿胶48g。为细末，杵为坨，每服4.2g，开水送下。功能清热镇静，止血。治吐血，衄血，大小便血，急怒暴热，骤然吐血。

八宝治红丹bābǎozhìhóngdān　《全国中药成药处方集》天津方。铁树叶、大蓟、木通、甘草、香墨各1kg，鲜荷叶5kg，侧柏叶、生地炭、荷叶炭、陈皮、牡丹皮、黄芩、百合各2kg，棕榈炭0.5kg，橘络、生地黄各1.25kg，石斛1.5kg，浙贝母0.75kg。为末，炼蜜为丸，每丸重9g，每服1丸。功能清热化痰止血。治吐血，咯血，衄血，唾血，痰中带血，胸中积血，两胁刺痛，阴虚咳嗽。

八冲bāchōng　经外奇穴名。《备急千金要方》："凡脚气初得脚弱，使速灸之……其足十趾去趾奇一分，两足凡八穴，曹氏名曰八冲。"即八风穴。见"八风"条。

八触bāchù　气功术语。指气功锻炼过程中，在身心松静情况下出现的8种感觉。❶隋智的《童蒙止观》中指动触、痒触、轻触、重触、冷触、腹触、涩触、滑触。❷另一种说法是一掉（摆动）、二猗（长而美）、三冷、四热、五浮、六沉、七竖、八软。

八达bādá　八方。《素问·上古天真论》："视听八达之外。"

八大锤bādàchuí　中药材。见《江西草药》。为梵天花之别名。详该条。

八段锦bāduànjǐn　❶传统健身功法。由以下8套连绵不断的柔畅动作组成：两手擎天理三焦，左右开弓似射雕，调理脾胃须单举，五劳七伤望后瞧，摇头摆尾除心火，背后七颠百病消，攒拳努目增气力，两手攀足固肾腰。❷小儿指纹名称之一。又称八片锦。见《四诊抉微》。指小儿指纹形状及其伸延方向的各种类型的合称。如鱼刺形主惊风痰热，垂针形主伤风、泄泻，"水"字形主食积，"乙"字形主肝病惊风，环形主疳积吐逆，珠形主病危。此外还有乱纹形、虫纹形，计8种，故名。其中有些指纹临床较为少见，有待探讨。

八段锦导引法bāduànjǐndǎoyǐnfǎ　气功功法。一般有内外两种，此指内八段锦。《遵生八笺》载：闭目冥心坐（冥心盘趺而坐），握固静思神。叩齿三十六，两手抱昆仑（两手交叉在颈后数九息不令耳闻）。左右鸣天鼓，二十四度闻（将两手移向两耳，用第2指压中指弹脑后左右各24次）。微摆撼天柱（手先握固头，继头左右摆动，肩亦随动，左右各24次），赤龙搅水津（用舌搅口齿和左右颊，生津后准备咽下）。漱津三十六（把唾液漱36次），神水满口匀。一口分三咽（把口内唾液分3次咽下有声），龙行虎自奔（液是龙，气是虎）。闭气搓手热（用鼻吸气，闭气少许，搓手到极热，将气慢慢出），背摩后精门（精门是腰后的外肾，用手摩后，收回握固）。尽此一口气（再闭气），想火烧脐轮（闭气想心火向下烧丹田觉热极）。左右辘轳转（低头摆两肩左右各36次。想火自丹田透双关入脑户，鼻引清气，闭少许），两脚放舒伸（两脚放直）。叉手双虚托（两手相叉掌心向上托空3次或9次），低头攀足频（两手向前攀足心12次，收足再盘坐）。以候逆水上（待口中唾液生。如未生即急用舌搅如前），再漱再吞津。如此三度毕，神水九次吞（即再漱36次。共作3次，咽9次）。咽下汩汩响，百脉自调匀。河车搬运讫（摆肩和身24次，转辘轳24次），发火遍烧身（想丹田火自下而上，烧遍全身。想时口鼻闭气少许）。邪魔不敢近，梦寐不能昏。寒暑不能入，灾病不能迍。子后午前作，造化合乾坤。循环次第转，八卦是良因。

八二丹bā'èrdān　经验方。见《外伤科学》（广州中医学院编）。煅石膏24g，升丹6g。为细末，掺于疮面，或制成药线插入疮中，外用膏药或油膏贴盖。功能提脓祛腐。治溃疡脓流不畅。

八法bāfǎ　8种治疗方法。见《医学心悟》。即汗、吐、下、和、温、清、消、补。这是前人在长期医疗实践中，通过八纲辨证，概括对多种病证的治疗，总结出来的基本方法。一般来说，病邪在表用汗法；病邪在里、在上，属实，用吐法；在里、在中，属实，用下法；病邪半表半里，气机不调，用和法；病的性质属寒，用温法；病的性质属热，用清法；积聚、积滞，属实，用消法；正气虚弱，功能不足的虚证，用补法。早在东汉张仲景所著《伤寒杂病论》中已介绍了八法的内容，至今仍有现实意义。后世确立的各种治法，基本上都是由八法演变而来。

八风bāfēng ❶指大自然不同方向吹来的8种风。出《素问·八正神明论》。王冰据《灵枢·岁露论》注曰："八风者，东方婴儿风、南方大弱风、西方刚风、北方大刚风、东北方凶风、东南方弱风、西南方谋风、西北方折风也。"古代认为不同方向吹来之风，其伤人的严重程度及所伤的脏腑部位不同，故命以不同名称，而统称"八风"。❷经外奇穴名。代号EX－LE10。出《奇效良方》。位于足背侧各趾间趾蹼缘上赤白肉际处，左右共8穴。主治头痛，牙痛，月经不调，蛇咬伤，脚气，脚背红肿，足趾麻木等。斜刺0.5～1寸，或点刺出血。

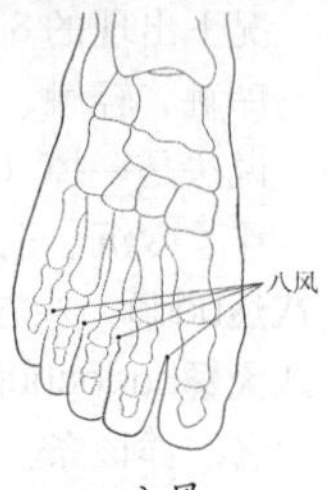

八风

八风散bāfēngsǎn ❶《备急千金要方》卷七方。菊花三两，石斛、天雄各一两半，人参、附子、甘草各一两六钱，钟乳石、山药、续断、黄芪、泽泻、麦冬、远志、细辛、龙胆、秦艽、石韦、菟丝子、牛膝、菖蒲、杜仲、茯苓、干地黄、柏子仁、蛇床子、防风、白术、干姜、萆薢、山茱萸各一两，五味子、乌头各半两，肉苁蓉二两。为末，每服一至二方寸匕，酒送下，日三次。治风虚面色青黑呈土色，畏见日光，脚气痹弱。❷《太平惠民和剂局方》卷一方。藿香半斤，白芷、前胡各一斤，黄芪、甘草、人参各二斤，羌活、防风各三斤。为细末，每服二钱，加薄荷少许，水煎，食后服，或每服一钱，腊茶水调下。小儿虚风，每服半钱，乳香、腊茶水调下。治风气上攻，头目昏眩，肢体拘急痛烦，或皮肤风疮痒痛。并治寒壅不调，鼻塞声重。

八纲bāgāng 辨证的8个基本纲领。《医学心悟》："病有总要，寒、热、虚、实、表、里、阴、阳八字而已。"参见"八纲辨证"条。

八纲辨证bāgāngbiànzhèng 辨证的基本方法之一。运用阴阳、表里、寒热、虚实八纲，对病证进行分析、归纳，为施治提供依据。表里辨病位的浅深，寒热辨病证的性质，虚实辨邪正的盛衰，阴阳则是统摄其他六纲的总纲。表、热、实属阳，里、寒、虚属阴。八纲的4对矛盾是相对的，互相联系、互相转化的。临床上错综复杂的证候都可以将它作为分析归纳的基本方法。

八纲证候bāgāngzhènghòu 将临床表现按八纲辨证分析、判断、归类的8种证候，即表证、里证、寒证、热证、虚证、实证、阴证、阳证。参见各条。

八谷bāgǔ 指8种谷物。有二说。❶《本草注》为黍、稷、稻、粱、禾、麻、菽、麦。❷《续古文苑》引隋代李播《天文大象赋注》为稻、黍、大麦、小麦、大豆、小豆、粟、麻。

八股牛bāgǔniú 中药材。见《东北植物药图志》。为白鲜皮之别名，详该条。

八卦bāguà 推拿穴位名。见陈氏《小儿按摩经》，又称内八卦。围绕掌心周围8个穴位的总称。依离、坤、兑、乾、坎、艮、震、巽八卦为序排列。近第3掌骨小头处为离，近第3掌骨底处为坎，拇指侧为震，小指侧为兑，坎与兑之间为乾，离与兑之间为坤，坎与震之间为艮，离与震之间为巽。运八卦，能开胸化痰，除气闭。治气喘痰多，饮食不进等症。《针灸大成》卷十："运八卦，除胸肚膨闷，呕逆气吼噫，饮食不进用之。"

八卦部位bāguàbùwèi 儿科面部望诊的部位。见《丹台玉案·小儿科》。眉心离宫主心火；颞部，右坤宫主命门，左巽宫主小肠；耳门前，右兑宫主肺金，左震宫主肝木；口角旁，右乾宫主大肠，左艮宫主肾水；颏坎宫主肾水。中央戊巳土，疏黄无辛苦，见紫黑色，便是木来克土。这种按八卦区分面部部位的望诊方法，与一般面部望诊方法互有异同，临床运用时须根据具体情况与其他诊法互参。

八关bāguān 八邪穴的别名，见《经穴汇解》。参"八关大刺"条。

八关大刺bāguāndàcì 针刺八邪穴出血的方法。《素问病机气宜保命集》："大烦热，昼夜不息，刺十指间出血，谓之八关大刺。"

八号大有方bāhàodàyǒufāng 《杂病源流犀烛·内伤外感门》卷二十一方。即沉香丸，详该条。

八华bāhuá 经外奇穴名。见《针灸孔穴及其疗法便览》。位于背部，以两乳间距离的1/4（即2寸）为边，作等边三角形。将一角顶置于大椎穴上，底边呈水平，下两角是穴。再将此三角形角顶放在上一三角形底边中点，其下两角也是穴。如此再向下重复2次，共得8穴，称为八华。上6穴称六华。主治虚弱羸瘦，骨节疼痛，咳嗽，盗汗等。艾炷灸3～7壮。

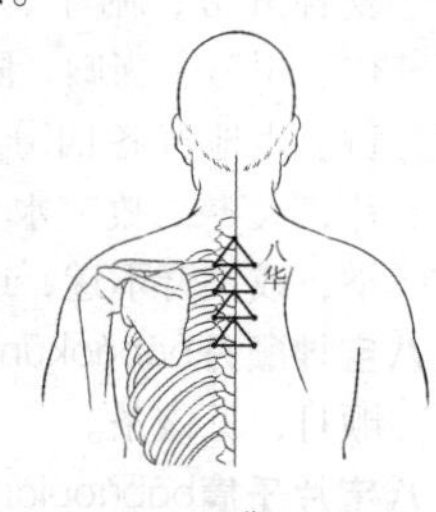

八华

八会bāhuì ❶八会穴。指脏、腑、气、血、筋、脉、骨、髓八者精气汇聚的8个穴位。《难经·四十五难》："经言八会者，何也？然，府会太仓（中脘），藏会季胁（章门），筋会阳陵泉，髓会绝骨（悬钟），血会膈俞，骨会大杼，脉会太渊，气会三焦外一筋直两乳内也（膻中）。热病在内者，取其会之气穴也。"现在临床应用，并不局限于热病。凡与八者有关的病症皆可据情取用。❷经外奇穴名。《备急千金要方》："狂走易骂，灸八会随年壮，穴在阳明下五分。"近代《针灸经外奇穴图谱》将本穴定于手背侧，鼻烟窝中点（阳溪）下0.5寸处。治癫狂，白内障，近视，高血压，脑卒中，卵巢疾患等。

八极bājí 八方。《素问·五运行大论》："临观八极。"张志聪注："地之八方也。"

八纪bājì 指立春、春分、立夏、夏至、立秋、秋分、立冬、冬至8个节气。《素问·阴阳应象大论》："天有八纪。"

八瘕bājiǎ 病证名。见《诸病源候论》卷三十八："八瘕者，皆胞胎生产，月经往来，血脉精气不调之所生也。"即黄瘕、青瘕、燥瘕、血瘕、脂瘕、狐瘕、蛇瘕、鳖瘕。详各条。

八将丹bājiàngdān 《药启秘》方。牛黄（飞）四钱，冰片四分，蝉蜕二钱，炙蜈蚣十条，炙蝎尾十个，炙五倍子八钱，炙穿山甲三钱，麝香三分。为细末，掺膏药内贴患处。治一切痈疽大毒，未溃者即消。

八胶bājiāo 即八髎。详该条。

八角bājiǎo 出清代赵其光《本草求原》。为八角茴香之别名，详该条。

八角茶bājiǎochá 中药材。见《本草从新》。为枸骨叶之别名，详该条。

八角刺bājiǎocì 中药材。见《广西中药志》。为枸骨叶之别名，详该条。

八角儿bājiǎo·er 中药材。见《本草纲目》。为天牛之别名，详该条。

八角枫bājiǎofēng 中药材。出清代罗思举《简易草药》。又名白金条、白龙须、八角梧桐。为八角枫科植物八角枫 *Alangium chinense*（Lour.）Harms 或瓜木 *A. platanifolium* Harms 的侧根及须状根。前者分布于长江及珠江流域，后者分布于辽宁、河北、山西、河南、福建、台湾及长江流域。辛、苦，微温，有毒（须根毒性较侧根大）。祛风活络，散瘀镇痛。治风湿性及类风湿关节炎，麻木瘫痪，劳伤腰痛，跌打损伤，精神分裂症。煎服：须根（白龙须）1.5～3g；侧根（白金条）3～6g。小儿和年老体弱者慎用，孕妇忌服。八角枫须根含消旋毒藜碱、喜树次碱。瓜木含水杨苷。生物碱为去极化与非去极化的双相型横纹肌松弛剂，对平滑肌有轻度兴奋作用，对心脏有一定抑制作用；可兴奋呼吸，过量引起呼吸停止。长期应用可能对肝、肾功能产生一定影响。八角枫有一定毒性，轻度中毒时可见头昏、乏力；重时可引起心律失常，呼吸抑制。心、肝、肾、肺功能欠佳者应慎用。

八角茴香bājiǎohuíxiāng 中药材。出《本草品汇精要》。又名大茴香、八角、五香八角、舶茴香。为木兰科植物八角茴香 *Illicium verum* Hook. f. 的干燥成熟果实。分布于广东、广西、云南、福建、贵州。辛，温。归肝、肾、脾、胃经。温阳散寒，理气止痛。用于寒疝腹痛，肾虚腰痛，胃寒呕吐，脘腹冷痛。煎服：3～6g。本品含挥发油，油中主要含茴香脑，还有茴香醛、对丙烯基苯基异戊烯醚等。尚含黄酮类和有机酸类成分。挥发油中的茴香脑具有刺激作用，能促进肠胃蠕动，缓解腹部疼痛，并能增进呼吸道分泌而用以祛痰。醇提取物在试管中能抑制金黄色葡萄球菌、肺炎球菌及白喉杆菌、大肠埃希菌、伤寒与副伤寒杆菌、痢疾杆菌等，对真菌也有一定抑制作用。茴香脑还有升高白细胞的作用。

八角金盘bājiǎojīnpán 中药材。见《江西草药》。为八角莲之别名。详该条。

八角莲bājiǎolián 中药材。见《福建民间草药》。又名鬼臼、一把伞、八角金盘、独叶一枝花。为小檗科植物六角莲 *Dysosma pleiantha*（Hance）Woods. 或八角莲 *D. versipellis*（Hance）M. Cheng 等的根茎。前者分布于台湾、福建、浙江、安徽、湖北、广西等地，后者分布于长江流域各地。苦、辛，凉，有毒。功能解毒，散瘀，消肿。①瘿瘤、瘰疬，煎汤5～10g。②治毒蛇咬伤、肿毒疔疮、跌打损伤，捣汁酒冲服或煎服，渣敷患处（蛇伤敷伤口周围）。③治淋巴结炎、腮腺炎、带状疱疹，烧酒或醋磨涂患处。孕妇忌服。六角莲和八角莲均含鬼臼毒素、去氧鬼臼毒素、山柰酚。六角莲还含鬼臼毒酮、紫云英苷、金丝桃苷、槲皮素等。煎剂在体外对金黄色葡萄球菌有一定的抑菌作用。六角莲成分可兴奋动物心脏和子宫。全草中所含的树脂能引起动物吐、泻、死亡。鬼臼毒素为细胞毒，有抗癌作用，但因毒性太大，仅作外用。

八角铜盘bājiǎotóngpán 见《浙江民间常用草药》。为红马蹄草之别名。详该条。

八角乌bājiǎowū 中药材。见《全国中草药汇编》。又名活血莲、莲蓬草、独脚莲。为菊科植物大吴风草 *Farfugium japonicum*（L.）Kitam. 的全草，分布于我国东南部各地。辛、甘、微苦，凉。清热解毒，活血止血。①治感冒咳嗽，咽喉肿痛，咯血，吐血，尿血，便血，月经不调，煎服：9～15g（鲜品30～60g）。②治痈肿疔毒，跌打损伤，乳腺炎。捣烂敷。叶含挥发油，主成分为β，γ-己烯醇。根和叶含克氏千里光碱、大吴风草素、α-香树脂醇等。克氏千里光碱对肝、肺有显著毒性，能致肝癌。

八角梧桐bājiǎowútóng ❶见《全国中草药汇编》，为八角枫之别名。❷见清代汪连仕《采药书》，为臭梧桐之别名。详各条。

八脚虫疮bājiǎochóngchuāng 病名，见《外科证治全书》卷三。即阴虱疮。详该条。

八节bājié 两侧髋、膝、肘、腕共8个关节。《灵枢·九针论》："风者，人之股肱八节也。"马莳注："人之手足，各有股肱关节计八，故谓八节。"

八颗叶下珠bākēyèxiàzhū 中药材。见《浙江天目山药用植物志》。为一叶萩之别名。详该条。

八廓bākuò 见《秘传眼科龙木论》。八廓是指中医眼科在外眼划分的8个部位（或方位）。历代命名繁多，一般多用自然界8种物质现象或八卦名称来命名。即天（乾）廓、地（坤）廓、风（巽）廓、雷（震）廓、泽（兑）廓、山（艮）廓、火（离）廓、水（坎）廓。称之为廓，系取其有如城郭护卫之意。至于八廓的位置、内应脏腑以及临床意义等，历来各家说法不一。如《审视瑶函》认为八廓在眼各有定位，可凭（气）轮上血丝"或粗细连断，或乱直赤紫，起于何位，侵犯何部，以辨何脏何腑之受病"；《银海精微》认为八廓"有位无名"；《医宗金鉴》主张八廓分属于六腑、包络和命门，因脏腑相应，其位又多与五轮相重。八廓在临床上的应用远不如五轮普遍。

八棱麻bāléngmá 中药材。见《药材学》。为八楞木之别名。详该条。

八楞风bāléngfēng 中药材。见《福建民间草药》。为六棱菊之别名。详该条。

八楞木bāléngmù 中药材。见《饮片新参》。又名八棱麻、青竹标。为菊科植物风毛菊 *Saussurea japonica*（Thunb.）DC. 的全草。分布于东北、华北、西北、华东及华南地区。辛、苦，平。祛风活血，止痛。治风湿痹痛，跌打损伤。内服：煎汤，9～15g；或浸酒饮。

八厘麻bālímá 中药材。见《全国中草药汇编》。为闹羊花之别名。详该条。

八厘麻子bālímá·zi 中药材。见南京药学院《中草药学》。为六轴子之别名。详该条。

八厘散bālísǎn ❶《医宗金鉴·正骨心法要旨》卷八十八方。苏木面半两，红花、番木鳖（油炸去毛）各一钱，自然铜（醋淬七次）、乳香、血竭各三钱，麝香一分，丁香五分。为细末，黄酒或童便调下。功能接骨散瘀。治跌打损伤。❷《疡医大全》卷三十六方。䗪虫、乳香、没药、血竭各一钱，生半夏、酒当归、巴豆霜、砂仁、雄黄、甜瓜子各五分。为细末，每服八厘，小儿三厘，酒调下。治遍身打伤。

八厘丸bālíwán 《杂病源流犀烛·身形门》卷三十方。䗪虫

(头足全，纸包焙燥)、自然铜（醋煅七次)、血竭、无名异、乳香、没药、当归尾各三钱，硼砂（甘草汁飞）四钱，巴豆霜十五粒。为末，酒糊为丸，每丸干重八厘，量伤势轻重服，总不过五丸。治杖伤，夹伤。

B

八里脉bālǐmài 脉象分类之一。《脉诀》把二十四脉分为七表、八里、九道3类。八里即微、沉、缓、涩、迟、伏、濡、弱8种脉。

八利bālì 见《小儿卫生总微论方》。即八痢。详该条。

八痢bālì 病证名。又称八利。指8种不同类型的痢疾。❶《小儿卫生总微论方》痢作利，以水谷利、冷利、热利、滞利、积利、疳利、蛊利、休惜利（亦名休息利）为八利。❷《普济方》以冷痢、热痢、疳痢、惊痢、冷热不调痢、休息痢、瀼痢、蛊毒痢为八痢。

八窌bāliáo 即八髎。详该条。

八髎bāliáo 亦作“八窌”，即经穴上髎、次髎、中髎、下髎之合称。《素问·骨空论》：“八髎在腰尻分间。”具体部位相当于骶骨上的4对骶后孔。左右共8穴，故名。

八淋bālìn 病证名。指8种淋证。❶指冷、热、气、劳、膏、砂、虚、实八淋，见《华氏中藏经·论淋沥小便不利》。❷指劳、血、热、气、石、膏、砂、冷八淋，见《东医宝鉴·内景篇》。

八漏bālòu 病证名。出《外科启玄》卷七。即气漏、风漏、阴漏、冷漏、痔漏、血漏、瘘漏、痿腮漏的合称。

八麻子bāmá·zi 中药材。见《山东中草药手册》。为蓖麻子之别名。详该条。

八脉bāmài 奇经八脉之简称。《难经·二十七难》：“凡此八脉者，皆不拘于经，故曰奇经八脉也。”

八脉八穴配穴法bāmàibāxuépèixuéfǎ 指以奇经八脉的8个穴位配伍应用的方法，见《针灸指南》。其法将八脉八穴按作用相合配为4对。如内关与公孙相配，主治心、胸、胃部疾病；外关与临泣相配，主治目、头侧、面颊部疾病；后溪与申脉相配，主治颈、项、肩胛部疾病；列缺与照海相配，主治咽喉、胸膈部疾病。

八脉交会穴bāmàijiāohuìxué 特定穴分类名。见《针经指南》。又称流注八会、交经八会等。是四肢上与奇经八脉脉气相通的8个穴位。即脾经的公孙（通冲脉)、心包经的内关（通阴维脉)、小肠经的后溪（通督脉)、膀胱经的申脉（通阳跷脉)、胆经的足临泣（通带脉)、三焦经的外关（通阳维脉)、肺经的列缺（通任脉)、肾经的照海（通阴跷脉)。这些穴位临床上常配合应用，如公孙配内关治心、胸和胃部疾患，后溪配申脉治目内眦、颈项、耳、肩髆、小肠、膀胱部疾患，临泣配外关治目外眦、耳后、颊、颈、肩、缺盆、胸膈部疾患，列缺配照海治咽喉、胸膈部疾患。如配合天干、地支、八卦等应用，则成灵龟八法。详见该条。

八脉主病bāmàizhǔbìng 小儿食指三关8种脉纹主病。《幼幼新书》引《水镜·八脉主病要括》：“形如鱼刺物惊痓，形似悬针泻痢多。水字肺惊证已见，乙知疳疾要调和”“形如曲虫疳患久，如环肾积细详看。逢纹乱后知虫犯，流米通身莫望安”。参见“小儿指纹”条。

八木条bāmùtiáo 中药材。见《东北常用中草药手册》。为珍珠梅之别名。详该条。

八片锦bāpiànjǐn 即八段锦。详该条。

八十一难经bāshíyīnànjīng 医经著作。原名《黄帝八十一难经》，简称《难经》。旧题秦越人撰。约成书于秦汉之际。以问答形式论述了以基础理论为主（也分析了一些病证）的81个问题。其中一难至二十二难论脉，二十三难至二十九难论经络，三十难至四十七难论脏腑，四十八难至六十一难论病，六十二难至六十八难论腧穴，六十九难至八十一难论针法。内容简要，辨析精微。创独取寸口的诊脉方法，记载了丰富的脏腑解剖学知识，首提消化系统七冲门概念，对命门和三焦的论述亦较《内经》有所发展。现存多种刊本和注本。

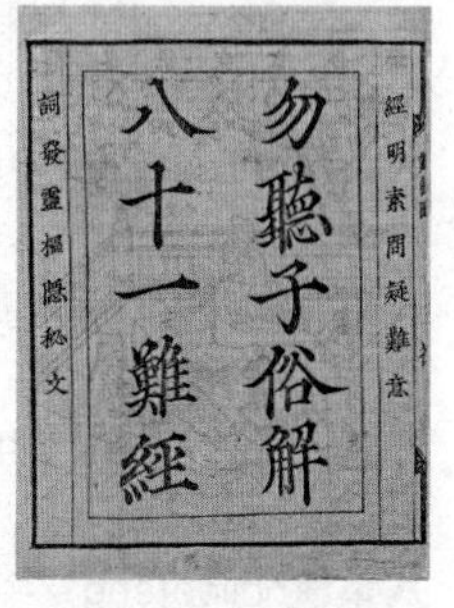

勿听子俗解八十一难经

八十一难经图解bāshíyīnànjīngtújiě 医经著作。又名《扁鹊八十一难经》，1卷。明代聂尚恒注。约刊于17世纪初。本书是聂氏所撰《医学汇函》的第2卷（无单刻本)。书中对《难经》的原文做了简要的注释，每条问难各附一个图解。

八石bāshí 道家服食的8种矿产品，也是炼丹的原料。见《抱朴子内篇·论仙》。关于八石的组成，历代记载不一。王明《抱朴子内篇校释·论仙注》为丹砂、雄黄、雌黄、石留黄（即硫黄)、曾青、矾石、磁石、戎盐。此外又有丹砂、雄黄、雌黄、空青、硫黄、云母、戎盐、硝石之说。

八树bāshù 中药材。见《中国树木分类学》。为鬼箭羽之别名。详该条。

八味地黄丸bāwèidìhuángwán ❶《傅青主女科·产后编》卷上方。山茱萸、山药、牡丹皮、茯苓、熟地黄各八钱，泽泻、五味子各五钱，炙黄芪一两。为末，炼蜜为丸，每晚服。治产后虚汗不止。❷《证治准绳·幼科》集七方。即肾气丸。见该条。

八味肾气丸bāwèishènqìwán 《备急千金要方》卷十九方。即肾气丸。见该条。

八味顺气散bāwèishùnqìsǎn 《重订严氏济生方》方。炒白术、茯苓、青皮、白芷、陈皮、乌药、人参各一两，炙甘草五钱。为粗末，每服三钱，水煎服。治气厥身冷，喉间涎壅，牙关紧急，状似中风者。

八味汤bāwèitāng 《杨氏家藏方》卷六方。吴茱萸（汤洗七次)、炮姜各二两，木香、橘红、肉桂（去粗皮)、丁香、人参、当归（洗焙）各一两。为粗末，每服五钱，水煎，不拘时服。治脾胃虚寒，气不升降，心腹刺痛，脏腑滑泻。

八味丸bāwèiwán 《太平惠民和剂局方》卷四方。即肾气丸。见该条。

八味逍遥散bāwèixiāoyáosǎn 《医学入门》卷七方。即加味逍遥散第一方。见该条。

八物定志汤bāwùdìngzhìtāng 《医垒元戎》方。人参一两半，菖蒲、远志（去心)、茯神（去心)、茯苓各一两，朱砂一钱，白术、麦冬（去心）各五钱，牛黄二钱。为细末，炼蜜为丸，梧桐子大，朱砂为衣，每服三十丸，米汤送下。功能安神定志，祛痰清热。治心虚痰热，心烦惊悸，魂魄不定。若髓竭不足，加生地黄、当归；肺气不足，加天冬、麦冬、五味子；心气不足，加党参、茯神、菖蒲；脾气不足，加白术、白芍药、益智仁；肝气不足，加天麻、川芎；肾气不足，加熟地黄、远志、牡丹皮；胆气不足，加细辛、酸枣仁、地榆；神昏不足，加朱砂、预知子、茯神。

八物汤bāwùtāng ❶《三因极一病证方论》卷四方。桂心、当归、川芎、前胡、防风各三分，芍药一两半，炙甘草、茯苓各半两。为粗末，每服四钱，加生姜五片，大枣三枚，水煎，食前服。功能养血和血，疏风散邪。治厥阴伤风，恶风而倦，自汗，小腹急痛，寒热如疟，骨节烦疼，其脉尺寸俱微而迟者。❷《医垒元戎》方。①当归（酒浸炒）、川芎、白芍药、熟地黄（酒洒蒸）、延胡索、苦楝子（打碎，炒焦）、槟榔、木香各一两，为粗末，水煎服。治妇人经事欲行，脐腹绞痛。②当归（酒浸炒）、川芎、白芍药、熟地黄（酒洒蒸）、黄芪、甘草、茯苓、白术各一两，为粗末，水煎服。治妇人伤寒下后，饮食减少，血虚者。《证治准绳·类方》第一册亦有本方，但有人参无甘草。治虚劳气血不足之证。

八溪bāxī 肉之小会为溪。上肢的肘关节、腕关节，下肢的膝关节、踝关节，左右共8处，故称八溪。《素问·五藏生成》："此四支（肢）八溪之朝夕也。"

八谿bāxī 谿同溪。见"八溪"条。

八仙草bāxiāncǎo 中药材。❶出《滇南本草》。为猪殃殃之别名。❷见《南京民间药草》。为景天三七之别名。详各条。

八仙长寿丸bāxiānchángshòuwán 《寿世保元》卷四方。又名麦味地黄丸。生地黄（酒洗净入沙锅内蒸黑为度，如病弱畏滞，再加生姜汁拌匀，再蒸半响，取出，手掐断入后药，同捣成饼）八两，山茱萸（酒蒸剥去核，取肉晒干）、山药各四两，茯苓（去皮）、牡丹皮、泽泻各三两，五味子、麦冬（去心）各二两（一方有炒益智仁二两，无泽泻）。为细末，炼蜜为丸，梧桐子大，每服三钱，空腹温酒或炒盐汤，夏秋用热开水调下。功能滋补肺肾。治年高之人阴虚筋骨柔弱无力，面无光泽或黯淡，食少痰多，或喘或咳，或便溺数涩，阳痿，足膝无力，以及形体瘦弱无力，憔悴盗汗，发热作渴等症。若腰痛，加木瓜、续断、鹿茸、当归；消渴，加五味子、麦冬各二两。

八仙丹bāxiāndān ❶《景岳全书·新方八阵》卷五十一方。即赤金豆。❷见《疡医大全》卷七。即提毒丹。详各条。

八仙糕bāxiāngāo 《外科正宗》卷一方。人参、山药、茯苓、芡实、莲子肉各六两，糯米三升，粳米七升，白糖霜二斤半，蜂蜜一斤。前七味为末，再将白糖和蜜隔汤炖化，随将药粉乘热和匀，摊铺笼内，切成条糕蒸熟，火上烘干。每日清晨或饥时泡服数条。治痈疽脾胃虚弱，精神短少，饮食无味，食不作饥及脾虚，食少呕泄者。

八仙花bāxiānhuā 中药材。出《植物名实图考》。又名紫阳花、粉团花。为虎耳草科植物绣球 *Hydrangea macrophylla* (Thunb.) Ser. 的叶。我国各地多有栽培。苦、微辛，寒，有小毒。抗疟，清热解毒。①治疟疾，心热惊悸，烦躁，喉痹。煎服：9～12g。②治阴囊湿疹，疥癞，煎水洗或研末调涂患处。本品含茵芋苷、八仙花酚及其糖苷等。叶的醇提取液对鸡疟有显著疗效，总生物碱也有疗效，但易引起呕吐，毒性较大。对麻醉猫静脉注射可引起短暂血压下降，心收缩振幅加大。对动物子宫有兴奋作用。

八仙汤bāxiāntāng 《嵩崖尊生全书》卷十二方。人参、茯苓、白术、甘草、川芎、当归身、白芍药、地黄、羌活、半夏、陈皮、秦艽、牛膝、柴胡、桂枝、防风，水煎服。治浑身麻木。

八仙逍遥汤bāxiānxiāoyáotāng 《医宗金鉴·正骨心法要旨》卷八十八方。防风、荆芥、川芎、甘草各一钱，当归（酒洗）、黄柏各二钱，苍术、牡丹皮、川椒各三钱，苦参五钱。共合一处，装白布袋内扎口，水熬滚，熏洗患处。治跌仆损伤，肿硬疼痛，及风寒湿侵于筋骨血肉，肢体酸痛诸症。

八邪bāxié ❶指风、寒、暑、湿、饥、饱、劳、逸8种致病邪气。❷经外奇穴名。代号 EX－UE9。出《医经小学》。在手背，第1～5指间趾蹼缘后方赤白肉际处，左右共8穴。《奇效良方》从桡侧向尺侧方向依次称大都、上都、中都、下都。主治烦热、目痛、头痛、项强、咽痛、牙痛、手指麻木、毒蛇咬伤、手臂红肿等。斜刺0.5～1寸，或点刺出血。

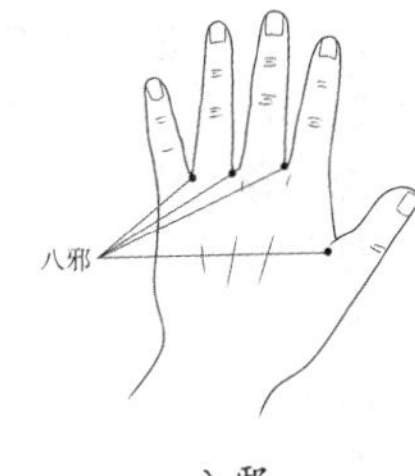

八邪

八性bāxìng 藏医学名词。指藏医药物具有的8种性能，即重、润、凉、热、轻、糙、钝、锐。

八虚bāxū 指五脏病邪随经脉留客于肘、腋、髀、腘等八处关节。《灵枢·邪客》："人有八虚……以候五藏……肺心有邪，其气留于两肘；肝有邪，其气留于两腋；脾有邪，其气留于两髀；肾有邪，其气留于两腘。凡此八虚者，皆机关之室，真气之所过，血络之所游，邪气恶血，固不得住留，住留则伤筋络骨节，机关不得屈伸，故拘挛也。"

八要bāyào 指虚、实、冷、热、邪、正、内、外，为治病八要。《医门法律》："治病有八要，八要不审，病不能去……其一曰虚，五虚是也。脉细、皮寒、气少、泄泻前后、饮食不进，此为五虚。二曰实，五实是也。脉盛、皮热、腹胀、前后不通、闷瞀，此五实也。三曰冷，脏腑受其积冷是也。四曰热，脏腑受其积热是也。五曰邪，非脏腑正病也。六曰正，非外邪所中也。七曰内，病不在外也。八曰外，病不在内也。审此八要，参以脉候病机，乃不至有误。"

八月白bāyuèbái 中药材。见《浙江中药资源名录》。为鹅脚板之别名。详该条。

八月瓜bāyuèguā 中药材。见《四川中药志》。为墨地之别名。详该条。

八月兰bāyuèlán 中药材。见《分类草药性》。为建兰花之别名。详该条。

八月霜bāyuèshuāng 中药材。见《浙江民间常用草药》。为红管药之别名。详该条。

八月札bāyuèzhá 中药材。见《饮片新参》。又名预知子。详该条。

八月炸bāyuèzhà 中药材。见《南京民间药草》。即八月札。详该条。

八月炸藤bāyuèzhàténg 中药材。见《江苏药材志》。为木通之别名。详该条。

八月章bāyuèzhāng 病名。出《万氏妇人科》卷一。指孕妇滋养太过，体质肥盛，胎儿过大，孕至七八个月，腹大令孕妇坐卧不安。为防其难产，宜予服瘦胎之药，方用瘦胎丸（枳壳、白术、当归、甘草），蜜小丸，口服。

八爪金龙bāzhǎojīnlóng 中药材。出清代刘士季《草木便方》。又名八爪龙、开喉剑、大罗伞、珍珠伞。为紫金牛科植物百两金 *Ardisia crispa* (Thunb.) A. DC. 的根及根茎。分布于中南、西南地区及浙江、福建等地。苦、辛，凉。清热利咽，祛痰，利湿。①治咽喉肿痛，咳嗽，咯痰不爽，风湿痹痛，湿热黄疸，白浊，睾丸肿痛，肾炎水肿，痢疾。煎服：15～30g。②煎水含漱治牙痛。本品含生物碱、岩白菜素、紫金牛酸、百两金皂苷等。八爪金龙醇提物可抗炎解热。其成分可收缩子宫。

八爪龙 bāzhǎolóng　中药材。见清代刘士季《草木便方》。即八爪金龙。详该条。

八珍 bāzhēn　古代烹饪中的8种珍品。对八珍的组成，有数说。❶《周礼·天官》膳夫"珍用八物"注为淳熬、淳母、炮豚、炮牂、珍、渍、熬、肝膋。❷《渊鉴类函》又有二说。①龙肝、凤髓、豹胎、鲤尾、炙、猩唇、熊掌、酥酪蝉；②醍醐、吭、野驼蹄、鹿唇、驼乳糜、天鹅炙、紫云浆、玄玉浆。

八珍散 bāzhēnsǎn　❶《瑞竹堂经验方》卷四方。当归、川芎、熟地黄、白芍药、人参、白术、茯苓（去皮）、炙甘草各一两。为粗末，每服三钱，加生姜五片，大枣一枚，水煎服。功能调畅营卫，滋养气血。治月水不调，脐腹疼痛，全不思食，脏腑怯弱，泄泻，小腹坚痛，时作寒热。实验研究表明，本方对处于急性失血状态的动物有促进红细胞再生的作用，且能使血压很快恢复正常，并维持一定的时间。❷《普济本事方》卷二方。人参、白术、黄芪（蜜水炙）、山芋、茯苓（去皮）、炒粟米、炙甘草、白扁豆（蒸）各一两。为细末，每服二钱，加生姜、大枣，水煎服，日三至四次。治病后脾胃虚弱，不思饮食。

八珍汤 bāzhēntāng　❶《丹溪心法》卷四方。当归、赤芍药、川芎、熟地黄、人参、茯苓、甘草、砂仁各等分，加生姜三片，大枣二枚，水煎服。功能和血气，理脾胃。治少气懒言，食欲不振。❷《正体类要》卷下方。即八珍散第一方作汤剂，治证同。见"八珍散"条。

八珍丸 bāzhēnwán　❶《丹溪心法》卷四方。乳香、没药、代赭石、生穿山甲各三钱，羌活、生草乌各五钱，炒全蝎二十一个，生川乌（不去皮尖）一两。为末，醋糊为丸，梧桐子大，每服二十一丸，温酒送下。治痛风走注脚疾。❷《证治准绳·类方》第二册方。朱砂半两，犀角（镑）、羚羊角（镑）、茯神（去木）、牛黄、冰片各二钱半，胆南星、硼砂各一两。为细末，炼蜜为丸，芡实大，每服一丸，食后细嚼，人参、荆芥煎汤送下。治膈痰结实，满闷喘逆。❸即八珍散第一方作蜜丸。治证同。见"八珍散"条。

八珍益母丸 bāzhēnyìmǔwán　《景岳全书·妇人规古方》卷六十一方。益母草四两，人参、炒白术、芍药（醋炒）、川芎各一两，熟地黄、酒当归各二两，炙甘草五钱。为细末，炼蜜为丸，弹子大，每服一丸，空腹蜜汤或酒送下。功能益气养血，活血通经。治妇人气血两虚，脾胃并弱，不思饮食，四肢无力，月经不调，或腰酸腹胀，或断或续，赤白带下，经久不孕，或胎动不安。若脾胃虚寒多滞者，加砂仁（姜汁炒）一两；腹中胀闷者，加山楂肉（饭上蒸熟）一两；多郁者，加香附（酒制）一两。

八阵 bāzhèn　方剂分类方法。出《景岳全书》。张景岳把方剂分为补阵、和阵、攻阵、散阵、寒阵、热阵、固阵、因阵八类，前人成方称为古方八阵，自制方剂称为新方八阵。

八蒸候 bāzhēnghòu　古代医家研究小儿生理性周期变易的一种说法。《幼幼新书》引五关贯云："儿生八蒸候，每四十五日一蒸，变各有所属。一蒸肝，令目瞳子光明；二蒸肺，通于鼻，令嚏嗽；三蒸心，生神，令儿能语笑；四蒸脾，生智，令儿举动任意；五蒸肾生精志，骨髓气通流；六蒸筋脉伸，蒸后筋脉通行九窍，津液转流，儿能立；七蒸骨，神定气力渐加，蒸后儿能脚行；八蒸呼吸无停息，以正一万三千五百息，呼出心与肺，吸入肾与肝，故令儿呼吸有数，血脉通流五十周。"这些说法尚待研究。

八蒸十变 bāzhēngshíbiàn　出《外台秘要》卷第三十五。详"大小蒸"条。

八正 bāzhèng　❶指二分（春分、秋分）、二至（夏至、冬至）、四立（立春、立夏、立秋、立冬）8个时令。《素问·八正神明论》："凡刺之法，必候日月星辰四时八正之气，气定，乃刺之。"❷指东、南、西、北、东南、西南、东北、西北8个方向。《素问·八正神明论》："八正之虚邪而避之勿犯也。"

八正散 bāzhèngsǎn　《太平惠民和剂局方》卷六方。车前子、瞿麦、萹蓄、滑石、栀子仁、炙甘草、木通、大黄（面裹煨，去面焙干）各一斤。为粗末，每服二钱，加灯心，水煎，食后、临卧服。功能清热泻火，利水通淋。治心经邪热，一切蕴毒，口干咽燥，大渴引饮，心忪面热，烦躁不宁，目赤睛疼，唇焦鼻衄，口舌生疮，咽喉肿痛，小便赤涩或癃闭不通，热淋，血淋等症。近代常用于急性膀胱炎、尿道炎、前列腺炎等属下焦湿热者。瞿麦、萹蓄、木通、车前子、滑石、清热利水通淋。栀子、灯心草清心利尿，引湿热火毒从小便出；大黄泻火通便，引湿热火毒从大便出。二味相合，使心火清而不下移小肠、膀胱。甘草调和诸药，缓急止痛。全方相合，既可作清热泻火之剂，又可作利尿通淋之方。

八正神明论篇 bāzhèngshénmínglùnpiān　《素问》篇名。八正，即二分（春分、秋分）、二至（夏至、冬至）、四立（立春、立夏、立秋、立冬）。本篇一是论述四时八正，日月星辰的变化，以及其与人体气血虚实和针刺补泻的关系；二是论述望、闻、问、切应结合阴阳四时的虚实，着重掌握形和神的病变。故名。

八柱散 bāzhùsǎn　《寿世保元》卷三方。人参、煨肉豆蔻、煨诃子、罂粟壳（蜜炒）各二钱，炒干姜、煨附子各八分，白术一钱五分。为粗末，加生姜一片，乌梅一个，灯心一团，水煎服。治滑泻日夜无度，肠胃虚寒不禁。

八椎下 bāzhuīxià　经外奇穴名。见《针灸孔穴及其疗法便览》。位于背正中线，当第8、9胸椎棘突之间。主治疟疾。微向上斜刺0.5～1寸。艾炷灸3～5壮，或艾条灸5～10分钟。

八字蓼 bāzìliǎo　中药材。见《闽东本草》。为荭草之别名。详该条。

巴达杏仁 bādáxìngrén　中药材。见《本草通玄》。即巴旦杏仁。详该条。

巴旦杏仁 bādànxìngrén　中药材。出《本草纲目》。又名巴达杏仁、叭哒杏仁。为蔷薇科植物甜巴旦杏 *Prunus amygdalus* Batsch var. dulcis Schneider 或苦巴旦杏 *P. amygdalus* Batsch var. amara Schneider 的种子。产于新疆、陕西等地。甘，平，有小毒。润肺止咳，滑肠通便。治肺虚久咳，肠燥便秘。煎服：4.5～9g。本品含苦杏仁苷、苦杏仁酶、脂肪油等。甜巴旦杏仁不含或仅含少量苦杏仁苷，而脂肪油的含量则较苦巴旦杏仁为多。苦杏仁苷可在体内水解产生氢氰酸，引起中毒，成人服巴旦杏仁50～60个即可致死。但服小量杏仁产生的微量氢氰酸不致引起中毒，且可镇静呼吸中枢，奏镇咳、平喘的功效。苦杏仁油有驱虫、杀菌作用，对蛔虫、钩虫、蛲虫均有效。

巴豆bādòu　中药材。出《神农本草经》。又名刚子、江子、巴果、双眼龙。为大戟科植物巴豆 *Croton tiglium* L. 的干燥成熟果实。产于广东、广西、福建、台湾、四川、云南、湖北。辛，热，有大毒。入胃、大肠经。泻下寒积，逐痰，行水，杀虫。①治寒积停滞，胸腹胀满急痛，大便不通，痰饮，水肿，腹水，癫痫，痴狂。内服：巴豆榨去油取霜用（巴豆霜），每次 0.1～0.3g，入丸、散。②治泻痢，巴豆炒焦至内外黑透，研末，蜂蜡为丸，每丸含巴豆 75mg，成人每次服 4 丸，每日 1～3 次，空腹服用。③治白喉，巴豆仁与朱砂同研贴眉心；恶疮、疥癣，研末涂或以纱布包擦患处。孕妇忌服。不宜与牵牛子同用。巴豆油中含巴豆醇二酯十余种，去氧巴豆醇三酯多种，以及巴豆酸、巴豆油酸、亚油酸、花生酸等的甘油酯。还含蛋白质，内有巴豆毒素。又含巴豆苷、氨基酸等。巴豆油对皮肤及黏膜均有极强的刺激作用，服半滴至一滴，口腔及胃黏膜即有烧灼感，呕吐，多次大量水泻，伴有剧烈腹痛，造成严重的胃肠炎。服巴豆油 1g，可中毒致死。外用可引起皮肤发红、发疱甚至坏死。巴豆油乳剂对感染乙型脑炎病毒的小鼠有保护作用。巴豆油对小鼠有致癌或促进致癌物质产生肿瘤的作用。煎剂或水浸剂对钉螺有杀灭作用。巴豆毒素系原浆毒，能引起局部细胞坏死，溶解红细胞。巴豆醇二酯有抗癌作用。

巴豆树根bādòushùgēn　中药材。出《本草纲目》。又名挡蛇剑、独行千里。为大戟科植物巴豆 *Croton tiglium* L. 的根。辛，温，有毒。温中散寒，祛风消肿。①治风湿痹痛，胃寒痛。煎服：3～6g。②治跌打损伤，痈疽，疔疮，蛇咬伤。煎汤洗或捣烂敷。本品含生物碱、酚类、糖类与鞣质。

巴豆贴脐法bādòutiēqífǎ　水肿的外治法。用巴豆、水银粉、硫黄，共研匀成饼，先用新棉一片，包药布脐上，外用纱布缚约一时许，自然泻下恶水，待下三五次，去药。食粥调补止泻。适用于湿盛，水肿腰以下为重，男儿阴囊皆肿，兼有腹痛者（《医宗金鉴》）。

巴豆丸bādòuwán　《证治准绳·女科》卷三方。巴豆（去皮心，醋煮）二钱半，硇砂、炒大黄各一两，五灵脂、桃仁各七钱半，木香半两。为末，炼蜜为丸，绿豆大，每服五丸，空腹淡醋汤或热酒送下。治妇人癥瘕及血气疼痛。

巴豆叶bādòuyè　中药材。见《南宁市药物志》。又名双眼龙叶。为大戟科植物巴豆 *Croton tiglium* L. 的叶。辛，温，有毒。①治疟疾。研末开水冲服 30～90mg。②治带状疱疹，跌打损伤，蛇咬伤，鲜叶捣烂敷（蛇伤敷伤口周围）；治冻疮，煎水洗。本品的盐水浸出液在体外对大肠埃希菌有抑制作用。

巴豆中毒bādòuzhòngdú　病名。因药服或误服巴豆过量而出现中毒症状者。症见口咽热痛，面赤，五心烦热，剧烈腹痛腹泻。严重者可致昏迷、黄疸、肾脏损害，甚至休克死亡。治疗宜中西医结合。《本草纲目》卷四载有解巴豆毒的药物，如黄连汁、菖蒲汁、甘草汁、葛根汁、白药子、黑豆汁、生藿汁、芦荟、冷水、寒水石等。文献又有食稀粥，并忌一切热性药物的记载。可参考。

巴尔撒米油bā'ěrsǎmǐyóu　中药材。见《寒秀草堂笔记》。为秘鲁香胶之别称。详该条。

巴尔萨木油bā'ěrsàmùyóu　中药材。见清宫内务府造办处档案雍正十二年正月奏。为秘鲁香胶之别称。详该条。

巴膏bāgāo　《医宗金鉴·外科心法要诀》卷六十二方。象皮、穿山甲各六钱，栀子八十个，儿茶二钱，血余一两二钱，血竭一钱，硇砂三钱，黄丹适量，香油四斤，桑、槐、柳、桃、杏枝各五十寸。将桑、槐、桃、柳、杏五枝，用香油炸枯捞出，次入象皮、穿山甲、血余炸化，再入栀子炸枯，滤去药渣，将油复入锅内煎滚，离火少顷，每油一斤入黄丹六两，搅匀，用慢火熬至滴水成珠，将锅取起，再入血竭、儿茶、硇砂等末搅融，用冰水一盆，将膏药倾入水内，用手扯药千余遍，换水数次，拔去火气收贮，用时将膏炖化，摊贴患处。功能化腐生肌。治痈疽发背恶疮。

巴果bāguǒ　中药材。见《中药形性经验鉴别法》。为巴豆之别名。详该条。

巴戟bājǐ　中药材。出《本草图经》。为巴戟天之简称。详该条。

巴戟散bājǐsǎn　《太平圣惠方》卷二十七方。巴戟天、柏子仁、石龙芮、天麻、牛膝、煅牡蛎、菟丝子（酒浸）、炮天雄、肉苁蓉（酒浸，去皱皮，炙）各一两，萆薢、防风、当归、羌活、炙桑螵蛸各三分，肉桂二两。为细末，每服二钱，空腹及晚食前温酒调下。治风劳，气血不足，脏腑虚伤，肢节烦疼，腰膝无力，形体羸瘦，面色萎黄，小便频多，卧即盗汗。

巴戟天bājǐtiān　中药材。出《神农本草经》。又名巴戟、鸡肠风、兔子肠。为茜草科植物巴戟天 *Morinda officinalis* How 的干燥根。产于福建、广东、广西等地。辛、甘，微温。入肝、肾经。补肾阳，强筋骨，祛风湿。治肾虚阳痿，遗精，早泄，腰膝酸软，小便不禁，子宫虚冷，风寒湿痹，煎服 3～10g。本品含甲基异茜黄素及其 1－甲醚，水晶兰苷、β－谷甾醇、维生素 C 等。本品具有增强免疫和强壮作用。

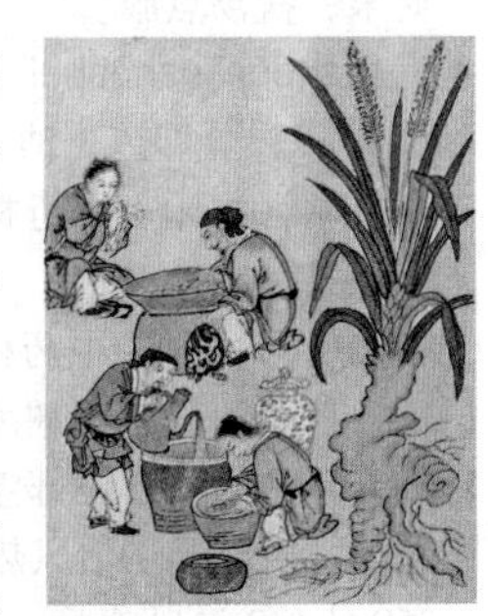

巴戟天

巴戟丸bājǐwán　❶《圣济总录》卷五十三方。巴戟天一两半，桑螵蛸（切破麸炒，令麸黑色为度）、肉苁蓉、山芋、炮附子、续断、干地黄（木臼内捣）各一两，鹿茸（酥炙）、龙骨、菟丝子（酒浸，另捣）、五味子、远志、杜仲、石斛、山茱萸、桂枝各三分。为末，与另捣者相和，炼蜜为丸，梧桐子大，每服三十丸，空腹温酒下，日三次。治胞痹脐腹痛，小水不利。❷《医学发明》卷九方。五味子、巴戟天（去心）、肉苁蓉、人参、菟丝子、熟地黄、覆盆子、白术、炒益智仁、骨碎补、龙骨、茴香、牡蛎各等分。为细末，炼蜜为丸，梧桐子大，每服三十丸，空腹食前米饮送下。治肝肾俱虚，遗精盗汗，面色白而不泽者。

巴山虎bāshānhǔ　中药材。见清代赵学楷《百草镜》。为羊踯躅根之别名。详该条。

巴霜顶bāshuāngdǐng　《串雅内编》卷三方。又名丹溪喉闭丸。雄黄一钱，郁金五分，巴豆（去壳）七粒。为末，醋糊为丸，麻子大，冰片、麝香各少许为衣，每服五分，清茶水送下。如喉噤塞用竹管纳药入喉中，须臾吐痰立解，未解再服。治缠喉风闭，先胸膈气紧，蓦然咽喉肿痛，气不能通，手足厥冷等。

巴岩草bāyáncǎo 中药材。见《湖南药物志》。为石吊兰之别名。详该条。

巴岩香bāyánxiāng 中药材。❶见《中药志》。为海风藤之别名。❷见《广西中草药》。为假蒟之别名。详各条。

巴应奎bāyīngkuí 明代医家。歙县（今属安徽）人。生活于16世纪。以医客居都下（今北京）。隆庆二年（1568）《一体堂宅仁医会录》中载其与徐春甫等成立宅仁医会，该医会为我国早期医学学术团体。著《伤寒明理论补》及《阐明伤寒论》4卷，今佚。

叭哒杏仁bādāxìngrén 见《要药分剂》。即巴旦杏仁。详该条。

芭蕉根bājiāogēn 中药材。出《日华子诸家本草》。又名芭蕉头。为芭蕉科植物芭蕉 *Musa basjoo* Sieb. et Zucc. 的根茎。甘，寒。入胃、肝、脾经。清热解毒，利尿，消肿。①治热病头痛狂躁，消渴，黄疸，水肿，脚气，血尿，血崩，白带，高血压病。内服：煎汤，15～30g（鲜品加倍）；或捣汁饮。②捣敷治痈肿，发背，疔疮，丹毒。

芭蕉花bājiāohuā 中药材。出《日华子诸家本草》。为芭蕉科植物芭蕉 *Musa basjoo* Sieb. et Zucc. 的花。山东至长江流域以南各地常见栽培。甘，微辛，凉。化痰消痞，散瘀，止痛。治胃痛，吐酸，呕吐痰涎，胸膈饱胀，痢疾，怔忡不安，心绞痛，经行不畅。煎服6～9g。心痹痛，烧存性，研末，盐汤点服。

芭蕉树水bājiāoshùshuǐ 中药材。见《中级医刊》[1959（5）：57]。即芭蕉油。详该条。

芭蕉头bājiāotóu 中药材。见《分类草药性》。即芭蕉根。详该条。

芭蕉油bājiāoyóu 中药材。出《日华子诸家本草》。又名蕉油、芭蕉汁、芭蕉树水。为芭蕉科植物芭蕉 *Musa basjoo* Sieb. et Zucc. 近根部茎中的液汁。甘，寒。疏风，清热，止渴，解毒。①治风热头痛，烦渴，红丝疔。内服：50～250ml。②治风痫病，晕闷欲倒。服后取吐。③治痈疽肿毒，烫伤，外涂患处；中耳炎，滴入耳内。

芭蕉汁bājiāozhī 中药材。出《卫生杂兴》。即芭蕉油。详该条。

拔萃丹bácuìdān 《疡医大全》卷七方。生铅、水银、硝石、白矾、青盐各一两。同研至水银不见星为度，入瓦罐内，铁盏盖好，盐泥封固，先文后武火烧三炷香，冷定，开看盏内升药，刮下研细，加冰片研匀收贮，每用少许，掺患处。功能提脓，生肌。治一切疮疡。

拔萃良方bácuìliángfāng 方书。又称《集验良方拔萃》。见该条。

拔地麻bádìmá 中药材。见《陕西中草药》。为缬草之别名。详该条。

拔疔毒丸bádīngdúwán 《治疗汇要》卷下方。雄黄、大黄、巴豆（去油，去膜、心、壳）各等分。为细末，以飞面陈醋煮面糊为丸，如凤仙子大，轻者每服十三丸，重者二十三丸，热水送下，服后待泻四至五次，饮新汲水，泻即止。若病重不省人事，速将丸化开灌服，扶坐片刻，一泻即醒。功能拔毒散结。治各种疔毒，重至走黄。孕妇忌服。

拔疔红膏bádīnghónggāo 《治疔大全》方。银朱（水飞）三钱，蓖麻仁、制松香各二钱，黄丹一钱，轻粉五分。捣成膏，以针将疔头挑破，用膏一小团放患处，另贴膏药。功能拔疔脚，消阳毒。治疔疮，并治肿毒。

拔疔散bádīngsǎn 《医宗金鉴·外科心法要诀》卷六十五方。硇砂、白矾、朱砂、食盐各等分。用铁锈刀烧红，将白矾、食盐放刀上煅之，为细末，搽患处。治牙疔，每生于两旁牙缝，肿起一粒，形如粟米，痛连腮项。

拔毒膏bádúgāo 《中药制剂手册》方。白蔹、苍术、连翘、黄芩、白芷、木鳖子、穿山甲、赤芍药、栀子、大黄、蓖麻子、金银花、生地黄、当归、黄柏、黄连各96g，蜈蚣、乳香、没药、血竭、儿茶、轻粉、樟脑、红升丹各18g。先将前十七味，用麻油7.2kg，加热炸枯，过滤为药油，取油微炼，下丹，取香膏7.5kg，加热融化，待爆音停止，水气去尽，晾温，兑入后七味细粉搅匀，制成膏药，温热化开，贴患处。功能拔毒止痛。治痈疽肿痛，已溃未溃，疼痛不止。本方由《疡科选粹》拔毒散加减而来。

拔毒散bádúsǎn ❶中药材。出《滇南本草》。又名小黄药、小克麻、迷马桩棵。为锦葵科植物拔毒散 *Sida szechuensis* Matsuda 的全株。分布于西南地区及广西。苦，微寒。下乳，活血，利湿，解毒。①治乳汁不下，小便淋涩，泄泻，痢疾，闭经。煎服：9～15g。②捣敷痈疽疔疮，跌打损伤。孕妇忌服。❷《太平惠民和剂局方》卷八方。生寒水石、生石膏各四两，黄柏、甘草各一两。为细末，水调或油调敷患处。治热毒丹肿，游走不定。❸《儒门事亲》卷十二方。寒水石不拘量。烧赤，为末，水调，搽患处。治诸疮肿毒。❹《证治准绳·幼科》集三引张涣方。朴硝一两，栀子仁半两。为末，醋调涂患处。治小儿丹毒，发于两胁及腋下腿上者。❺《证治准绳·幼科》集三方。生黄芩、生黄连、生白矾、雄黄各五钱，铜绿（痒甚加之）二钱，松香一两。为细末，干掺或油调涂患处。治小儿胎毒，头面生癞，或延及遍身，痒痛不安，浸淫不愈，及疥癞疮癣。❻《证治准绳·疡医》卷一方。天南星一两，草乌、白芷各半两，木鳖子仁一个。为细末，醋入蜜调，分二次敷纱贴患处。治痈疽肿结。❼《证治准绳·疡医》卷三方。乳香少许，泥蜂窠适量。为末，醋调涂患处，干则以醋润之。治毒疮生于手指，赤肿坚硬，彻骨疼痛不可忍。❽《证治准绳·疡医》卷五方。天花粉、无名异、黄柏、黄芩、木鳖子、大黄、牡蛎各等分。为细末，醋调敷患处。功能消肿去毒。治恶疮。❾《疡科选粹》卷五方。大黄、黄柏、白及、石膏、黄芩、黄连、白蔹、栀子、朴硝各等分。为末，用井水调涂患处。治痔疮肿痛。

拔法báfǎ 推拿手法名。即拉法。《备急千金要方·养性》："左右换，前后拔。"

拔罐法báguànfǎ 是用排除杯、筒或罐内空气以产生负压，使其吸附于体表，以治疗疾病的方法。古代有以兽角或竹筒为工具的，所以又称为"角法"或"火罐气"，并有称为吸筒疗法及拔筒法者。通常多用竹筒，或陶瓷罐、玻璃罐等。它是通过局部的温热和负压作用而引起局部组织充血和皮内轻微的瘀血，促使该处的经络通畅，气血旺盛。具有活血、行气、止痛、消肿、散结、退热、祛风、散寒、除湿、拔毒等作用。此法在《肘后备急方》《外台秘要》《苏沈良方》中都有记述。适用于感冒、咳嗽、肺炎、哮喘、头痛、胸胁痛、风湿痹痛、扭伤、腰腿痛、消化不良、胃痛、高血压、疮疖痈肿、毒蛇咬伤（排除毒液）等症。使用时应注意以下事项：选用的罐口应光滑，大小要适宜；拔罐部位以肌肉丰满和毛发较少的地方为宜；拔罐的时间不宜过长，每次10～15分钟即可。常用拔罐方法有投火拔罐法、抽气罐法、水罐法。

拔脓膏bánónggāo 中药材。见《广西药用植物名录》。为雾水葛之别名。详该条。

拔脓消bánóngxiāo 中药材。见《广西中药志》。为黄花母之别名。详该条。

拔伸báshēn 正骨手法之一。即牵引。出《仙授理伤续断秘方》。在伤肢远端，沿其纵轴进行稳而有力的拔拉牵引，以对抗肌肉的收缩力，使移位的断骨或脱臼的关节恢复正常位置。

拔伸牵引法báshēnqiānyǐnfǎ 中西医结合的正骨八法之一。主要是用手或器械在患者一定部位进行拔拉牵引，以利于骨折和脱臼的整复。有克服肌肉拉力，矫正骨折重叠移位，恢复肢体长度的作用，为正骨的基本手法之一。

拔筒法bátǒngfǎ 见《外科正宗》卷二。即拔罐法。详该条。

拔针bázhēn 出《灵枢·官针》。即出针。

菝葜báqiā 中药材。出《名医别录》。又名山梨儿、沟骨刺、马甲、饭巴铎、金刚根、铁菱角、冷饭头、铁刺苓。为百合科植物菝葜 *Smilax china* L. 的根茎。主产于浙江、江苏、广西等地。甘、微苦、涩，平。归肝、肾经。利湿去浊，祛风除痹，解毒散瘀。用于小便淋浊，带下量多，风湿痹痛，疔疮痈肿，煎服 10～15g。外用，捣烂敷。本品含薯蓣皂苷、纤细薯蓣皂苷及薯蓣皂苷元等，还含菝葜素，异黄杞苷、齐墩果酸、山萘酚、β－谷甾醇及其糖苷等。煎剂在体外对金黄色葡萄球菌、大肠埃希菌和铜绿假单胞菌有抑制作用。醇提取物可抗炎。以菝葜为主的复方有镇痛作用。本品还能抗肿瘤。

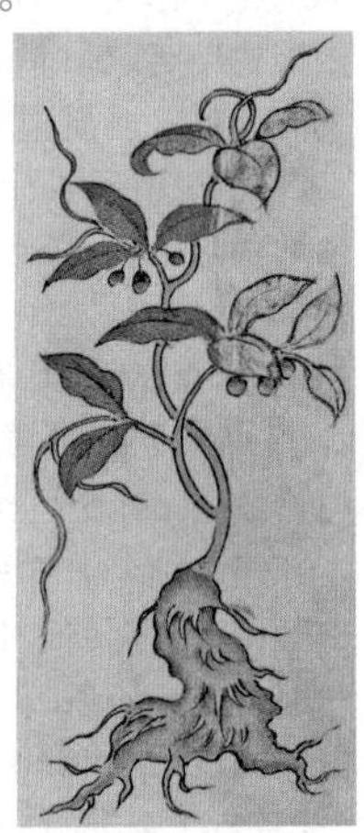

菝葜

菝葜叶báqiāyè 中药材。出《日华子诸家本草》。为百合科植物菝葜 *Smilax china* L. 的叶。分布于华东、中南、西南地区。甘，平，祛风，利湿解毒。①治疮疖肿毒，臁疮，蜈蚣螫伤，用鲜叶捣敷；烫伤，鲜叶烤干研末，麻油调涂；钩蚴皮炎，嫩叶同米泔水捣汁外搽。②治糖尿病，鲜叶 30～60g。煎汤代茶。本品含芸香苷，还含高级醛类、高级伯醇类、棕榈酮等。本品可抑制炭疽杆菌。

霸王鞭bàwángbiān 中药材。见《植物名实图考》。为火秧簕之别名。详该条。

霸王树bàwángshù 中药材。见《植物学大辞典》。为仙人掌之别名。详该条。

bai

白bái ❶淫浊。《素问·玉机真藏论》："出白。"指小便出白色的浊液，又称白淫。❷白带。《本草纲目》马齿苋条："服之长年不白，治痈疮，杀诸虫。"❸肺和秋金之气的代名词。如方剂的泻白散。《素问·气交变大论》："白乃不复。"

白菝葜báibáqiā 中药材。见《日华子诸家本草》。为萆薢之别名。详该条。

白斑鸠窝báibānjiūwō 中药材。见《四川中药志》。为鸡眼草之别名。详该条。

白薄干苔舌báibáogāntāishé 舌苔白薄，津少而干的舌象。见于外感燥气或外感未解，肺津又伤。治宜辛凉甘寒，透表润肺（见《外感温热篇》）。

白薄滑苔舌báibáohuátāishé 舌苔薄白而滑润的舌象，较白微滑苔舌的苔津液多，似米汤敷于舌面。主外感寒湿，或体内素有寒痰宿饮（见《伤寒舌鉴》）。前者宜祛寒化湿，后者当温化痰饮。

白背风báibèifēng 中药材。见《广西药用植物名录》。为羊耳菊之别名。详该条。

白背枫báibèifēng 中药材。见《广东中草药》。为半枫荷之别名。详该条。

白背三七báibèisānqī 中药材。见《云南中草药》。又名三百棒、鸡菜、土生地、土田七。为菊科植物白子菜 *Gynura divaricata*（L.）DC. 的根或全草。分布于我国南部及西南部。甘，寒，有小毒。清热凉血，舒筋散瘀。①治痈肿，跌打损伤，骨折，创伤出血，水火烫伤。鲜品捣敷。②治支气管炎，肺结核，崩漏。煎服 6～9g。

白背丝绸báibèisīchóu 中药材。见《生草药手册》。为白鹤藤之别名。详该条。

白背叶báibèiyè 中药材。❶见《岭南草药志》。又名白膜叶、叶下白。为大戟科植物白背叶 *Mallotus apelta*（Lour.）Muell.－Arg. 的叶。分布于河南、安徽、浙江、江西、湖南、广东、广西等地。消炎，止血。治化脓性中耳炎，煎液滴耳；新生儿鹅口疮，煎水抹患处；跌打扭伤，鲜叶捣敷；皮肤湿痒，煎水洗；外伤出血，研粉撒。0.5% 煎剂或浸剂能抑制钉螺活动。❷见萧步丹《岭南采药录》。为蔓荆子叶之别名。详该条。❸见萧步丹《岭南采药录》。为黄荆叶之别名。详该条。

白背叶根báibèiyègēn 中药材。见《岭南草药志》。又名白膜根、白朴根。为大戟科植物白背叶 *Mallotus apelta*（Lour.）Muell.－Arg. 的根。微苦、涩，平。疏肝活血，清热祛湿，收涩固脱。①治慢性肝炎，肝脾肿大，肠炎腹泻。②治淋浊，白带，疝气，脱肛，子宫脱垂。煎服：15～30g。本品预试含酚类、氨基酸、鞣质等。煎剂在体外对金黄色葡萄球菌有抑制作用。

白崩báibēng 病证名。出《脉经》。指崩下血内有大量白色液体，质稀如水或如黏胶等。多因忧思过度，劳伤心脾，或因虚冷劳积伤于胞脉所致。劳伤心脾者，兼见心悸气短，失眠，饮食少进。治宜养心安神，健脾。方用平补镇心丹，用人参或龙眼肉汤送服；或用豆花散空腹服；或用《世医得效方》方，棕榈炭、丝瓜络各等分，细末米饮调服。虚冷劳积者，症见虚乏倦怠，形寒畏冷，小腹寒凉，治宜温经补虚，方用金锁正元丹。

白鼻痧báibíshā 病名。见《重刻烂喉痧辑要》。即白面痧之别称。详该条。

白疕báibǐ 病名。皮损状如松皮，形如疹疥，搔起白皮的红斑鳞屑性皮肤病。见《外科大成》卷四。又名蛇虱、疕风、松皮癣。因风寒或风热郁于肌肤，营卫失调；或营血不足，运行不畅，瘀于肌表，致使肌肤失养而成此病。多发于四肢伸侧，次为头皮及躯干，常对称发生。初起皮肤上出现边缘明显、大小不等的红色丘疹，形如疹疥，逐渐扩大成片，上覆多层银白色皮屑。刮去表面皮屑则现红光皮面，再刮即可见筛状如露水珠样出血点。呈不同程度瘙痒。病程长，易反复发作。初起宜清热解毒，祛风润燥，内服搜风顺气丸或防风通圣散，血热者服犀角地黄汤或凉血地黄汤。日久宜养血润燥，活血祛瘀，服养血润肤汤或血府逐瘀汤。外用牛皮癣药膏搽患处，亦可用苦参汤药浴。

B

白避瘟散báibìwēnsǎn 见《全国中药成药处方集》（北京、承德方）。绿豆粉、生石膏各2.5kg，滑石、白芷各250g。为细粉，每1.9kg细粉兑入麝香1.8g，冰片180g，薄荷冰150g，甘油360g。共研匀，每服0.6g，凉开水送下；或每用少许，闻入鼻窍。功能清暑散风，通窍解毒。治夏令暑热，头目眩晕，呕吐恶心，饮酒过度，晕车晕船，蝎螫虫咬。

白扁豆báibiǎndòu 中药材。见《太平惠民和剂局方》。为扁豆之处方名。详该条。

白扁豆散báibiǎndòusǎn 《普济本事方》卷五方。白扁豆、生姜各五钱，枇杷叶、半夏、人参、白术各一分，白茅根三分。为粗末，水煎去渣，调槟榔末一钱，分四次服。治久嗽咯血而致肺痿，吐白涎，胸膈满闷，食少。

白驳风báibófēng 病名。见《圣济总录》卷十八。即白癜风。详该条。

白残花báicánhuā 中药材。见《药材资料汇编》。为蔷薇花之别名。详该条。

白侧耳báicè'ěr 中药材。见《贵州民间药草》。为鸡肫草之别名。详该条。

白岑báicén 唐代外科医生。生活于约8世纪。时遇高人授予《发背方》，有效验，却以之卖弄求利。后于九江为虎所食。驿吏在其囊中得《发背方》真本，由太原王昇之写以传世。

白缠喉báichánhóu 病名。白喉早期的名称，俗称白菌。《喉白阐微》："喉间白腐一证，俗名白菌，即白缠喉是也。"《重楼玉钥》卷上："喉间起白如腐一症，其害甚速……患此者甚多，惟小儿尤甚，且多传染，一经误治，遂至不救。"

白缠喉风báichánhóufēng 病名。多由痰火邪毒内蕴，或过食膏粱厚味、煎炒炙煿，火毒上炎所致。症见咽喉肿起，疼痛难咽，两腮赤肿。《焦氏喉科枕秘》卷一："缠喉风肿噤难言，左右腮边肿赤。"治宜泻火解毒、消肿止痛。可选用三黄凉膈散、五味消毒饮、普济消毒饮等加减。脓成以刀针刺破排脓。参见"缠喉风"条。

白菖báichāng 中药材。出《名医别录》。为水菖蒲之别名。详该条。

白肠báicháng 出《难经·三十五难》。即大肠。见该条。

白虫病báichóngbìng 病名。即寸白虫病。《金匮要略·禽兽鱼虫禁忌并治》："食生肉……变成白虫。"《备急千金要方·九虫》："三曰白虫，长一寸……白虫相生，子孙转多，其母转大，长至四五丈，亦能杀人。"详"寸白虫病"条。

白丑báichǒu 中药材。见《本草纲目》。为牵牛子之种皮呈淡黄白色者。

白茨叶báicíyè 中药材。见《分类草药性》。为白簕薳之别名。详该条。

白带báidài ❶健康女子润泽于阴道内的无色无味的黏液。❷病名。见《备急千金要方》卷四。亦名带下白候。妇女阴道经常流出白色黏液，绵绵如带，称为白带。一般在经期前后或妊娠期白带量可能略多，属正常生理现象。若量过多有异味，并伴有腰腹酸痛等，则属病态。多因脾虚肝郁，湿热之邪下注，带脉失约，任脉不固所致。因于脾虚者，白带量多，兼见神疲，面黄，肢冷，便溏等症。治宜健脾除湿。方用完带汤；因于肝郁者，白带时多时少，兼见精神不畅，头眩，胸闷乳胀等症，治宜疏肝解郁，方用加减逍遥散；湿热下注者，带下有腥臭气味，兼有阴痒，头晕倦怠等症，治宜清热利湿，方用龙胆泻肝汤。此外，虚寒、虚热、痰湿等均可引起白带增多。

白带腹痛báidàifùtòng 病证名。见《竹林女科证治》。多因脾肾阳虚以致白带日久不止，量多，质清稀，脐腹冷痛。治宜温阳止带。方用九霄丸（艾叶、牡蛎、龙骨、干姜、当归、吴茱萸、白芍、山药、白石脂）。

白带丸báidàiwán 《良朋汇集》卷四方。艾叶、当归（酒洗）、熟地黄各二两，香附（醋浸）、川芎、人参各一两三钱，白术、苍术、黄柏、（酒炒）、阿胶（蛤粉炒）、白芍药（酒炒）、椿根皮各一两，地榆七钱，茯苓八钱，煅白石脂六钱。为细末，醋糊为丸，梧桐子大，每服五十至六十丸，早晚各一次，白水送下。治白带。

白丹báidān 病名。《诸病源候论》卷三十一："白丹者，初发痒痛，微虚肿，如吹疹，疹起不痛不赤而白色。由挟风冷故使色白也。"用大黄为末，以马齿苋自然汁调涂，或烧鹿角作灰，调膏敷之。

白淡透明舌báidàntòumíngshé 舌苔淡白而透明，似苔非苔的舌象。多属虚寒之证，因年老胃气不足，或久服汤药，胃气伤损所致，宜补中益气（见《伤寒舌鉴》）。

白地黄瓜báidìhuángguā 中药材。见《四川中药志》。为地白草之别名。详该条。

白地榆báidìyú 中药材。见《云南中草药选》。为管仲之别名。详该条。

白灯笼báidēng·long 中药材。见《生草药性备要》。为鬼灯笼之别名。详该条。

白蒂梅báidìméi 中药材。出《本草品汇精要》。为杨梅之别名。详该条。

白癜风báidiànfēng 病名。为局限性的皮肤色素脱失。见《备急千金要方》卷二十三。又名白驳风。多因风湿搏于肌肤，气血失和，血不荣肤而成。本病发无定处，初起皮肤出现边缘清楚、大小不等的白色斑片，可以单发，亦可泛发。周围皮色较深，斑内毛发亦变白，表面光滑。无自觉症状，发展缓慢，偶有自行消退者。多见于青壮年，亦可发于儿童及老年人。治宜祛风胜湿、活血理气。可服乌蛇散、浮萍丸或白驳丸。外用海螵蛸、密陀僧、硫黄各等分共研细末，以鲜姜片蘸药末外搽，或用补骨脂酊外搽。

白丁báidīng 病名。❶出《中藏经》卷三。五丁之一，发于右鼻下，初如粟米，根赤头白，麻木或痛痒，使人憎寒头重，状若伤寒，不欲食，胸膈闷喘，治同疔疮。❷出《外科启玄》卷二。肺疔之别名。见该条。

白疔báidīng 病名。《外科图说》卷三："白疔者，根在肺，起于右鼻。"面疔的一种。参见"疔"条。

白豆蔻báidòukòu 中药材。出《本草拾遗》。又名白蔻、白蔻仁、豆蔻、蔻米。为姜科植物白豆蔻 *Amomum kravanh* Pierre ex Gagnep. 或爪哇白豆蔻 *A. Compactum* Solomd ex Maton 的果实（用时去果壳）。主产于越南、泰国，我国南部有引种栽培。辛，温，入肺、脾、胃经。化湿，行气，暖胃，消滞，解酒。治湿阻气滞，胸闷腹胀，脘腹冷痛，宿食不消，嗳气，呃逆，呕吐，反胃。煎服：1.5～6g，后下。本品含挥发油，其主要成分为右旋龙脑、右旋樟脑、桉叶素、松油醇等。酊剂或醑剂有良好的芳香健胃作用。其挥发油对豚鼠实验性结核能轻度增强小

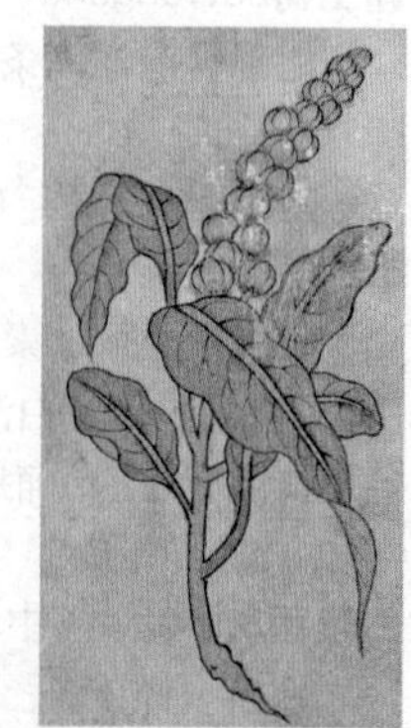

白豆蔻

剂量链霉素的作用。

白豆蔻壳báidòukòuké　中药材。出《药性切用》。又名白蔻衣、豆蔻壳、蔻壳。为姜科植物白豆蔻 *Amomum kravanh* Pierre ex Gagnep. 的果壳。微辛，温。化湿，行气，温胃，消滞。治脘腹胀闷，胃呆，呕吐。煎服：1.5～6g。白豆蔻的花称豆蔻花，功用与壳同。

白对叶肾báiduìyèshèn　中药材。见《浙江民间常用草药》。为扶芳藤之别名。详该条。

白垩丹bái'èdān　《太平惠民和剂局方》卷九方。煅牡蛎、白垩、细辛、煅禹余粮、煅白石脂、煅龙骨各一两半，瞿麦穗、炮附子、乌贼骨炭、芍药、石韦、白蔹、黄连、茯苓、肉桂、白芷、当归、炮姜、人参、炙甘草各一两，炒川椒半两。为细末，炼蜜为丸，梧桐子大，每服三十至五十丸，空腹温酒送下。治妇人内伤，崩中漏下，身瘦手足热，恶风怯寒，咳逆烦满，拘急短气，心胁腰背腹肚与子脏相引痛，漏下五色，心常恐惧，遇恚怒忧劳即发。

白垩丸bái'èwán　《济生方》卷六方。煅白垩、煅禹余粮、鳖甲（醋炙）、乌贼骨（醋炙）、当归（酒浸）、鹊巢灰、炮姜、煅紫石英、炮附子、狗脊、川芎、鹿茸（醋炙）各一两，艾叶炭半两。为细末，醋煮米糊为丸，梧桐子大，每服七十丸，空腹温酒或米饮送下。治妇人白带，久而不止，面色黖黯，绕脐疼痛，腰膝冷痛，日渐虚困。

白耳子bái'ěr·zi　中药材。见《贵州民间方药集》。即白木耳。详该条。

白发báifà　病证名。出《诸病源候论》卷二十七。多由肝肾亏损，阴血不足，发失濡养而成。其症为青少年或中年即见头发散在性花白，甚至全白。治宜滋补肝肾，益气养血。内服首乌延寿丹；亦可用何首乌一味，泡茶常饮；或常服桑椹糖浆。

白矾báifán　中药材。出《雷公炮炙论》。又名矾石、明矾。为矿物明矾经加工提炼而成的结晶体。产于浙江、安徽、山西、湖北等地。酸、涩，寒。入肺、脾、胃经。祛痰，燥湿，止血，止泻，杀虫止痒。①治癫痫，喉痹，痰涎壅盛，黄疸，消化性溃疡，吐血，咯血，衄血，便血，崩漏，久痢，久泻，白带。研末装胶囊服：0.6～1.5g。②治湿疹，疥癣，急、慢性中耳炎，稻田性皮炎，外伤出血，煅存性研末撒或油调敷；蝎子螫伤，醋调敷。③治各种内痔及混合痔合并黏膜脱垂，制成明矾注射液注入痔核。本品含十二水硫酸铝钾。低浓度白矾液有消炎、收敛、防腐作用，高浓度可造成溃烂。

白矾散báifánsǎn　❶《太平圣惠方》卷六十五方。枯矾、硫黄、雌黄、铅粉、黄连各一两，蛇床子七钱半。为细末，以猪膏调如糊状，先以盐水洗患处，拭干再涂此药。治疥。❷《证治准绳·类方》第八册方。白矾、硫黄、乳香各等分。为细末，擦患处。治酒皶鼻。❸《证治准绳·疡医》卷四方。①枯矾一两，麝香、芦荟、蚺蛇胆各半分。为细末，先以浆水洗疮，后敷药，日二三次。治甲疽。②枯矾、煅石胆各半两，麝香、血竭、朱红各一分。为细末，每用少许，掺患处，日二三次。治甲疽，疮久不愈，胬肉裹甲，疼痛出血不止者。❹《证治准绳·女科》卷三方。白矾半两，甘草半分，大黄一分。为细末，每用如枣大，绵裹纳入阴中，日换药二次。治妇人阴肿坚痛。

白矾汤báifántāng　《辨证录》卷十方。白芍药三两，白矾五钱，当归、牡丹皮各一两，柴胡三钱，附子一钱。水煎服。治钩吻中毒。

白饭花báifànhuā　中药材。见《福建中草药》。为木槿花之别名。详该条。

白粉散báifěnsǎn　《小儿药证直诀》卷下方。乌贼骨、白及各三分，轻粉一分。为末，洗净患处，外敷。治疮疡。

白粉霜báifěnshuāng　中药材。见《药材资料汇编》。即粉霜。详该条。

白凤膏báifènggāo　《十药神书》方。黑嘴白鸭一只，大枣二升，参苓平胃散一升，陈煮酒一瓶。先将鸭缚定，按患者酒量，取酒烫温，将鸭项割开，滴血入酒，搅匀饮之；再将鸭去毛，于胁边开孔，取去内脏，拭干，次将大枣去核，每枚内放参苓白术散末，将此填满鸭肚，用麻扎定，以砂瓶一个，置鸭在内，四围用火慢煨，将陈煮酒作三次添入，煮干为度，然后食鸭，枣药阴干，随意用人参煎汤送下。治病久虚惫，咳嗽吐痰，咯血发热。

白凤饮子báifèngyǐn·zi　《疫喉浅论·新编会厌论》方。乌嘴白雄鸭（取头颈骨连喉管及肺嗓嗉，不刺破，不落水）一只，玄参四钱，生地黄五钱，蜗牛二个，地龙二条，古文钱四枚，白盐梅三个，枇杷叶（绢包）三钱。春加蚕食过桑叶三钱，夏加荷花蒂连须七个，秋加荸荠苗梢（寸许）九枝，冬加青果汁一小酒杯（冲）。水煎，临饮时每一盅加柿霜一钱和匀，缓缓饮服。治疫喉白腐，会厌腐溃，口出臭气。

白茯苓báifúlíng　中药材。见《素问玄机原病式》。为茯苓之处方名。详该条。

白附子báifùzǐ　中药材。出《名医别录》。又名禹白附、鸡心白附。为天南星科植物独角莲 *Typhonium giganteum* Engl. 的干燥块茎。主产于河南、陕西、四川、湖北。辛、温，有毒。入肝、胃经。祛风痰，定惊搐，镇痉，止痛，解毒散结。治中风痰壅，口眼㖞斜，面神经麻痹，偏正头痛，癫痫，小儿惊风，破伤风，痈肿，瘰疬痰核，喉痹肿痛，蛇虫咬伤。煎服3～6g，或入丸、散服。一般炮制后用。外用以鲜品捣敷，或熬膏涂。孕妇忌服。本品含肌醇、皂苷、β－谷甾醇及葡萄糖苷等。动物实验证明有镇静作用，炮制后此作用增强。本品还具有抗结核杆菌、抗凝血等作用。

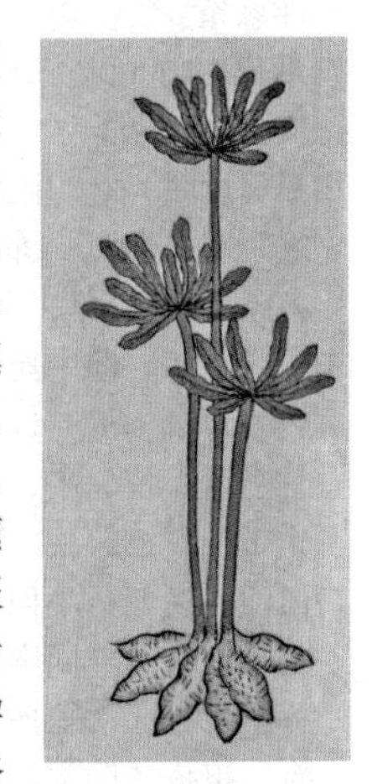

白附子

白附子散báifùzǐsǎn　《普济本事方》卷二方。炮白附子一两，麻黄、炮川乌、炮天南星各半两，全蝎五个，炮姜、朱砂、麝香各一分。为细末，每服一字，酒调下。治风寒客于头中，偏头痛牵引两目，甚至失明。

白附子汤báifùzǐtāng　《审视瑶函》卷五方。荆芥穗、防风、菊花、甘草、炮白附子、苍术、木贼、羌活、白蒺藜、人参各等分。为粗末，每服三钱，水煎服。治乌风内障初起，两眼黑花昏昏。

白附子丸báifùzǐwán　《仁斋直指方论》卷十一方。炒全蝎半两，炮白附子、炮天南星、半夏、旋覆花、菊花、天麻、川芎、橘红、炒僵蚕、干姜各一两。为细末，生姜半斤取汁。打糊为丸，梧桐子大。每服五十丸，荆芥煎汤送下。治风痰上厥，眩晕头疼。

白干苔满黑刺舌báigāntáimǎnhēicìshé　指舌苔白而干，满布黑芒刺的舌象。应辨寒热真假。《辨舌指南》："白苔黑刺满舌者，如刮之黑刺即净，光润不干，渴不多饮，在杂病为真寒假热。若刺刮之不净，干燥粗涩，乃表经皆热极，传入阳明里证。”当结合证因予以治疗。

B

白疳báigān　病证名。出《诸病源候论》卷十八。五疳之一。详“五疳”条。

白膏药báigāo · yao　❶《证治准绳 · 疡医》卷六方。铅粉二两，煅炉甘石、煅白石脂、龙骨、乳香、没药、枫香、樟脑、水银各一钱，麝香、冰片各一分，黄蜡五钱，柏蜡一两，猪油一两半。为末，先熔蜡，次加油和匀，候冷调药末搅匀，油纸摊药贴患处。治杖疮及臁疮。❷《医宗金鉴 · 外科心法要诀》卷六十二方。巴豆仁、蓖麻子仁各十二两，香油三斤，虾蟆五个（各人发一团），活鲫鱼十条。先将巴豆、蓖麻入油浸三日，再将虾蟆浸一夜，临熬时入鲫鱼，共炸焦去滓，慢火熬油滴水成珠，再加铅粉二斤半，乳香末五钱，搅匀冷定，再用热汤炖化，薄纸摊贴患处。治诸疮肿毒，溃破流脓。

白根báigēn　中药材。出《吴普本草》。为白及之别名。详该条。

白梗通báigěngtōng　中药材。见《本草正义》。为梗通草之别名。详该条。

白骨藤báigǔténg　中药材。见《广西中草药》。为昆明鸡血藤之别名。详该条。

白瓜báiguā　中药材。出《神农本草经》。为冬瓜之别名。详该条。

白瓜皮báiguāpí　中药材。见《全国中草药汇编》。即冬瓜皮。详该条。

白瓜子báiguāzǐ　中药材。❶出《神农本草经》。为冬瓜子之别名。❷见《东北药用植物志》。为南瓜子之别名。详各条。

白果báiguǒ　❶中药材。出《日用本草》。为银杏科植物银杏 *Ginkgo biloba* L. 的干燥成熟种子。我国各地均有栽培。甘、苦、涩，平，有毒。入肺、肾经。敛肺气，定喘嗽，止带浊，缩小便。①治支气管哮喘，慢性气管炎，白带，白浊，遗精，小便频数，煎服 5 ~ 10g。②治肺结核。秋季采嫩银杏，连同肉质外种皮浸菜油中百日，每次食种仁一枚，每日 3 次，连食 3 个月。③外用捣敷治无名肿毒，头癣，疳疮，阴部虱痒。本品含蛋白质、脂肪、糖、维生素 B_2、胡萝卜素和钙、磷、铁等的化合物，并含少量氰苷。肉质外种皮内含有毒成分白果酸、白果酚等，可引起皮肤发炎，口服可引起胃肠炎与肾炎。有溶血作用。❷病证名。见《证治准绳 · 杂病》。青黄牒出一证，经治之后“珠上膏水斑杂结为翳，状如白混障者，南人呼为白果”。参见“蟹睛”及“旋螺突起”条。

白果叶báiguǒyè　中药材。出《本草品汇精要》。为银杏叶之别名。详该条。

白果中毒báiguǒzhòngdú　病名。因服食生白果肉过量或皮肤接触白果而导致的中毒。内服者可见发热，呕吐，腹泻，惊厥，抽搐，皮肤青紫，脉弱而乱，甚至昏迷，死亡。接触种仁及其外皮者，可患皮炎。严重者宜中西医结合救治。《随息居饮食谱》等载有白果壳、白鲞头、麝香解毒。可参考。

白汗báihàn　症名。指冷汗。《素问 · 经脉别论》：“真虚痛心，厥气留薄，发为白汗。”真气虚，心酸痛，厥气影响经脉而出汗。《金匮要略 · 腹满寒疝宿食病脉证治》：“寒疝绕脐痛，若发则白汗出，手足厥冷，其脉沉紧者，大乌头煎主之。”谓因疼痛而汗出肢冷。

白河车báihéchē　中药材。❶见《浙江民间常用草药》。为七叶一枝花之别名。❷见《江苏省植物药材志》。为万年青之别名。详各条。

白鹤花báihèhuā　中药材。见《本草品汇精要》。为玉簪花之别名。详该条。

白鹤藤báihèténg　中药材。出清代赵其光《本草求原》。又名银背藤、一匹绸、白背丝绸。为旋花科植物白鹤藤 *Argyreia acuta* Lour. 的茎叶。分布于广西、广东、海南及云南。微酸、微苦，凉。祛风利湿，化痰止咳，止血，消肿，解毒。①治风湿痹痛，肾炎水肿，肝硬化腹水，肺热咳嗽痰喘，吐血，崩漏，带下，跌打损伤。煎服：6 ~ 15g。②治疮疖痈肿，湿疹。鲜叶开水烫软贴患处，或煎水洗患处。本品含裸麦角碱 I、麦角酰胺、麦角新碱。

白鹤仙báihèxiān　中药材。见《本草纲目》。为玉簪花之别名。详该条。

白鹤展翅báihèzhǎnchì　练功方法，见杜自明《中医正骨经验概述》。取弓箭步，两肩放松，两手交叉，一手搁于对侧肩上，另一手搁于对侧腋下，然后两手张开呈侧平举状，两手一上一下，交替进行。适用于肩部疾患。

白红菜báihóngcài　中药材。见《福建民间草药》。为番杏之别名。详该条。

白喉báihóu　病名。见《时疫白喉捷要》。又名白缠喉、白菌。系一种急性传染病。流行于秋末冬初，以学龄前儿童发病率最高。《重楼玉钥》：“喉间起白如腐一症，其害甚速……患此者甚多，惟小儿尤甚，且多传染。”发病多因时行疫疠之毒从口鼻而入；或肺胃素虚，复感风热，热毒结于咽喉所致。症见咽喉疼痛，吞咽尤甚，继之一侧或两侧喉核处出现白点，白点迅速蔓延，成为乳白色或灰白色边界清楚有光泽之白膜，其白膜迅速蔓延至悬雍垂及喉关内外，白膜不易削脱，若用力剥除，则易出血，并迅速为新的白膜所覆盖。白膜坚韧不易捣碎。并兼有头痛，身疼，微热，或寒热交作，疲乏，胸闷烦躁，口臭鼻塞。若白膜蔓延至喉关内或会厌下，则呼吸困难，鼻扇唇青，心悸怔忡等。白喉的病理多属阴虚肺燥，宜养阴清肺为主，方用养阴清肺汤。有表证者当先解表；如初起阳热偏盛，症见咽喉痛闭，饮水作呛，目红声嘶，口出臭气者，用神仙活命汤；属阴虚者，宜养阴清热，用养阴清肺汤加减；若痰火阻塞，喉声如锯，宜清肺降痰，用猴枣散（《中医儿科》：猴枣、川贝母、天竺黄、沉香、朱砂、仙半夏）加土牛膝根、葶苈子、大黄、礞石、竹沥之类。针刺取合谷、少商、天突、足三里、内庭。白喉治疗禁忌，诸家主张纷纭，归纳起来有下列几点：忌升提涌吐，忌温散发汗，忌大下亡津，忌刀针，忌病重药轻，忌苦寒助燥。本病具有传染性，发现患者应隔离，消毒，并报告疫情。此外，对某些虚寒性之咽喉疾患，亦习惯谓其白喉，如虚寒白喉、痨证白喉、寒痹白喉等，故宜详辨。

白喉败象báihóubàixiàng　见《白喉忌表抉微》。该书把几种在白喉病中出现的重症视为不治之症，故称败象。这些证候包括“七日满白不退，服药大便不通，颌下发肿不消，服药呕吐不止，音哑鼻塞，鼻孔流血，喉干无涎，白块自落，天庭黑黯，两目直视，面唇俱青，角弓反张，痰壅气喘，汗出如浆，药不能下，肢胀神倦，未服药大便泄及服药腹泻不止”。

白喉次将báihóucìjiàng　见《白喉忌表抉微》。指治疗白喉中比较次要的药物。云："白喉初起，辨别不明及症之轻者，与凡风邪之症，皆以此等药、中层消药及下层导药四种。"详"药将条"及其他各条。

白喉忌表báihóujìbiǎo　白喉治法注意事项之一。清代耐修子《白喉治法忌表抉微》认为"（白喉毒邪）一经表散，仅能纷窜于经络之中，而不能透出于皮肤之外，愈入愈深，有入无出"。因而提出养阴清肺的治法。其实忌表仅适用于肺燥无表证者。《白喉条辨》："白喉为太阴肺经伏燥，苟无时邪感触，自不宜无故表散……若确属夹有时感表证者，则解表自难容缓。"在临床上，白喉初起夹温热者，辛凉解表，可用薄荷、荷叶、连翘、金银花之类；夹风寒者，辛温发散，如麻黄、紫苏等皆可酌用，绝不可拘泥于忌表。参见"白喉"条。

白喉忌表抉微báihóujìbiǎojuéwēi　白喉专著。见"白喉治法忌表抉微"条。

白喉捷要báihóujiéyào　白喉专著。见"时疫白喉捷要"条。

白喉咙báihóulóng　病名。见《时疫白喉捷要》。即白喉之俗称。详"白喉"条。

白喉猛将báihóuměngjiàng　见《白喉忌表抉微》。系治疗白喉中比较重的药。云："非急重之症，以及误服禁忌之药，渐见败象者，不可轻用。"其中又分为上层镇药、次层润药、中层消药及下层导药四者。详"药将"条及其他各条。

白喉全生集báihóuquánshēngjí　书名。1卷。清代李纪方撰。编于1882年。书中将白喉分为寒证、热证、寒热错杂证等三大纲，并对白喉的兼证、坏证，妇人白喉、小儿白喉分别介绍治疗方药及针灸等。内容简要，切于实用。1949年后有排印本（与《时疫白喉捷要》合刊）。

白喉三不可báihóusānbùkě　见《白喉忌表抉微》。即一不可刮破，刮破则毒气涣散；二不可近火，恐外火引动内火，病必加重；三不可多卧，人卧则气上逆，毒气难骤降。此三不可是指治疗过程中的注意或禁忌。虽不尽然，但有参考价值。

白喉条辨báihóutiáobiàn　白喉专著。又名《瑞安陈氏白喉条辨》。1卷。清代陈葆善撰。刊于1887年。作者原撰有《白喉订正论》1卷，未刊行；后删其繁而成本书。全书共条辨15条，包括白喉的病原、所中经络、辨脉、辨色，手太阴、手少阳、手少阴三经病症治，救误、善后、外治、禁忌等内容。陈氏对白喉的治疗能汇集诸家之长，参酌个人的经验予以补充发挥，内容比较系统。1949年后有排印本。

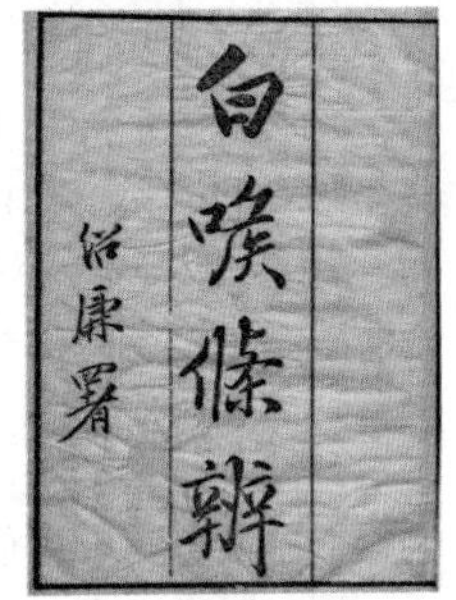

白喉条辨

白喉正将báihóuzhèngjiàng　见《白喉忌表抉微》。该书把治白喉的最上品药称为正将。云："此系大中至正之药，极稳极效。"并进一步分为上层镇药、次层润药、中层消药及下层导药四者。详"药将"及其他各条。

白喉证治通考báihóuzhèngzhìtōngkǎo　白喉专著。见"医药丛书"条。

白喉治法忌表抉微báihóuzhìfǎjìbiǎojuéwēi　白喉专著。又名《白喉忌表抉微》《白喉治法抉微》。1卷。清代耐修子撰。刊于1891年。作者参考郑梅涧、张绍修二家治法，结合个人经验撰成此书。书中反对用发表之剂治疗白喉，推崇养阴清肺之法，并介绍了若干验方。现有多种近代刊本，流传颇广。

白喉治法抉微báihóuzhìfǎjuéwēi　白喉专著。见"白喉治法忌表抉微"条。

白厚干苔舌báihòugāntāishé　舌苔白厚而干燥的舌象。为脾胃热滞或邪在少阳之证（见《辨舌指南》）。

白厚滑苔báihòuhuátāi　舌象。舌中根部白厚滑苔，舌质边尖淡红。为有寒湿表现，表里证均可见。若伤寒邪在太阳，恶寒、发热、头痛、身痛、无汗、口不干、舌不燥、胸闷等症见此苔者，为风寒夹湿表证，治宜解表化湿。若杂病里证见此苔者，为中焦脾胃有寒湿，治宜温散寒湿。

白厚滑苔舌báihòuhuátāishé　舌苔白厚而滑的舌象。表里证皆可见。伤寒邪在太阳，舌苔纯白而厚，口不干，舌不燥，发热头痛，无汗，恶寒，身痛，脉浮紧，可用麻黄汤发汗解表。杂病里证，多为痰湿，宜健脾燥湿祛痰（见《伤寒舌鉴》）。

白胡椒báihújiāo　中药材。见《本草纲目拾遗》。为胡椒药材之一种。详"胡椒"条。

白蝴蝶báihúdié　中药材。见《闽南民间草药》。为山甘草之别名。详该条。

白虎承气汤báihǔchéngqìtāng　《重订通俗伤寒论》方。生石膏八钱，生大黄三钱，生甘草八分，知母四钱，玄明粉二钱，陈仓米三钱（荷叶包）。水煎服。功能泻火通便。治胃火炽盛，高热烦躁，大汗出，口渴多饮，大便燥结，小便短赤，甚则谵语狂躁，或昏不识人，舌赤老黄起刺，脉弦数有力。

白虎飞尸báihǔfēishī　病名。《仙传外科集验方》。云："附骨疽，又名白虎飞尸。"详"附骨疽"条。

白虎风báihǔfēng　病证名。见《肘后备急方》卷三。《太平圣惠方》卷二十二："夫白虎风病者，是风寒暑湿之毒，因虚所起，将摄失理，受此风邪，经脉结滞，血气不行，蓄于骨节之间，或在四肢，肉色不变，其疾昼静而夜发，即彻骨髓酸疼，其痛如虎之啮，故名曰白虎风病也。"详"痛风""历节风"条。

白虎候báihǔhòu　病证名。出《诸病源候论》卷四十八。即白虎证似痫。详该条。

白虎化斑汤báihǔhuàbāntāng　《张氏医通》卷十五方。石膏、知母、甘草、蝉蜕、麻黄、大黄、黄芩、连翘、玄参、竹叶。水煎服。治痘为火郁，不得透发。

白虎加苍术汤báihǔjiācāngzhútāng　《类证活人书》卷十八方。又名苍术白虎汤。知母六两，炙甘草二两，石膏一斤，苍术、粳米各三两。为粗末，每服五钱，水煎服。功能清热祛湿。治湿温多汗，身重足冷。

白虎加桂枝汤báihǔjiāguìzhītāng　《金匮要略》方。又名桂枝白虎汤。知母六两，炙甘草二两，石膏一斤，粳米二合，桂枝（去皮）三两。为粗末，每服五钱，水煎温服，汗出愈。治温疟，其脉如平，身无寒但热，骨节疼烦，时呕。近代也用于风湿性关节炎属热痹证者。

白虎加人参汤báihǔjiārénshēntāng　《伤寒论》方。又名人参白虎汤。知母六两，石膏一斤，炙甘草二两，粳米六合，人参三两。水煎，米熟汤成，去滓，分三次温服。功能清热除烦，益气生津。治伤寒表邪已解，热盛于里，津气两伤，烦渴不解；夏季中暑，身热而渴，汗出恶寒；火热伤肺，上消多饮者。方用白虎汤清热除烦，生津止渴，加人参益气生津。实验研究表明，本方有降血糖作用。

白虎历节风báihǔlìjiéfēng 古病名。简称白虎历节，又名痛风。《丹溪心法》：“痛风，四肢百节走痛是也。他方谓之白虎历节风证。”《张氏医通·痿痹门》：“按痛风一证……《金匮》名曰历节，后世更名白虎历节。”详“痛风”“历节风”条。

白虎汤báihǔtāng 《伤寒论》方。知母六两，石膏一斤，炙甘草二两，粳米六合。水煎至米熟，去渣，分三次服。功能清热生津。治阳明经热盛，或温热病气分热盛，症见高热头痛，口干舌燥，烦渴引饮，面赤恶热，大汗出，舌苔黄燥，脉洪大有力或滑数。现代也用于乙型脑炎有气分实热证者。方中石膏清热生津，止渴除烦，为君药；知母清热养阴，为臣药；甘草、粳米益胃护津，使大寒之剂无损伤脾胃之虑，共为佐使。实验研究表明，本方具有显著退热作用，并能提高感染乙型脑炎病毒小鼠的存活率。

白虎摇头báihǔyáotóu 针刺手法。出明代徐凤《金针赋》。又名赤凤摇头。其法进针后先插针左转，再提针右转，并左右摇动如手摇铃状，如此反复操作6次或6的倍数次。有行血的作用，适用于血瘀等证。

白虎证似痫báihǔzhèngsìxián 病证名。急惊风类证之一。出明代万全《幼科发挥》。《诸病源候论》卷四十八作“白虎候”。并载“其状身微热，有时啼唤，有时小冷，屈指如数，似风痫，但手足不瘈疭耳”。万全谓为客忤之轻证。

白花矮陀陀báihuā'ǎituótuó 中药材。见《云南中草药》。为矮陀陀之别名。详该条。

白花白头翁báihuābáitóuwēng 中药材。见《中药形性经验鉴别法》。为毛大丁草根之别名。详该条。

白花菜báihuācài 中药材。见《东北药用植物志》。为野芝麻之别名。详该条。

白花菜子báihuācàizǐ 中药材。见《国药提要》。为白花菜科植物白花菜 *Cleome gynandra* L. 的种子。分布于河北、河南、山东、江苏、安徽、台湾、广西、广东、四川、贵州等地。苦、辛，温，有小毒。祛风散寒，活血消肿，止痛。①治风湿痹痛，筋骨酸痛、麻木，腰痛，跌打损伤，捣敷；痔疮，煎水熏洗。②治疟疾，研末，于疟发前2～3小时黄酒冲服。白花菜的全草名羊角菜，又名臭菜，功用与白花菜子同，又止下痢、白带。煎服：6～12g。一次服用大量或少量多次服用可致中毒。种子含辛味挥发油、脂肪油、白花菜子苷、醉蝶花素。叶有轻度刺激作用，可引起局部皮肤发红。

白花丹báihuādān 中药材。出《生草药性备要》。又名白雪花、白皂药、一见消、白花岩陀。为蓝雪科植物白花丹 *Plumbago zeylanica* L. 的根或叶。分布于云南、四川、贵州、广西、广东、福建、台湾。辛、苦，温。有毒。祛风止痛，散瘀消肿。①治风湿痹痛，胃痛，肝脾肿大，血瘀经闭。煎服：根，9～15g（须久煎3小时以上）。②治跌打扭伤，蛇咬伤，疥、癣。鲜叶捣敷，一般不宜超过30分钟，局部有灼热感即除去。孕妇忌服。根含矾松素、3－氯矾松素和3′－双矾松素。矾松素有抗肿瘤、抗菌、抗凝血、抗生育、祛痰作用。矾松素对中枢及妊娠子宫有兴奋作用。

白花膏báihuāgāo 《济生方》卷二方。款冬花、百合（蒸）各等分。为细末，炼蜜为丸，龙眼大，每服一丸，临卧细嚼姜汤送下，或噙化。治喘嗽不已，或痰中有血。

白花鬼灯笼báihuāguǐdēng·long 中药材。见《海南岛常用中草药手册》。即鬼灯笼。详该条。

白花箭báihuājiàn 中药材。见《修订增补天宝本草》。为杏叶防风之别名。详该条。

白花散báihuāsǎn 《卫生宝鉴》卷十七引申显卿方。朴硝不拘量。为末，每服二钱，茴香煎汤。食前调下。治膀胱有热，小便不通。

白花蛇báihuāshé 中药材。出《开宝重定本草》。为蕲蛇之别名。详该条。

白花蛇散báihuāshésǎn ❶《圣济总录》卷十方。白花蛇（酒炙）、威灵仙、荆芥穗、旋覆花各二两，何首乌（酒浸）、牛膝（酒浸）、蔓荆子各四两。为末，每服一钱匕，睡前温酒调下。治中风肢节疼痛，言语謇涩。❷《圣济总录》卷十八方。①白花蛇（酒炙）二两，麻黄、天麻、何首乌、制南星、制白附子、肉桂、萆薢、白鲜皮、羌活、蔓荆子、炒僵蚕、防风、犀角各五钱，煅磁石一两，炒蚕蛾一分。为末，每服二钱匕，食前温酒调下。治紫癜风。②白花蛇（酒炙）、乌梢蛇（酒炙）、炒全蝎、炒僵蚕各一两，炒地龙五钱，雄黄（醋煮）五分，炒蜈蚣十五条，炒蝎虎十五枚，蜜蜂一分，朱砂一两，炒黄蜂一分，炒胡蜂一分，冰片五分。为末，每服一钱匕，温蜜水调下，日三至五次。治疠疡风，须眉堕落，皮肉已烂成疮者。❸《三因极一病证方论》卷十五方。白花蛇（酒浸）二两，犀角五分，青皮五钱，黑牵牛五钱（半生，半炒）。为末，每服二钱，加轻粉五分，研匀，糯米饮调下，十余日后再进一剂。治久漏瘰疬，发于项腋间，憎寒发热，或痛或不痛。

白花蛇舌草báihuāshéshécǎo 中药材。见《广西中药志》。又名蛇舌草、蛇舌癀、蛇脷草、蛇总管、二叶葎、羊须草。为茜草科植物白花蛇舌草 *Hedyotis diffusa* Willd. 的全草。分布于长江以南各地。苦、甘，寒。入胃、大肠、小肠经。清热，解毒，利尿，消痈。①治肠痈，痢疾，黄疸，尿路感染，小便不利，肺热咳嗽，咽喉肿痛，近用于治疗多种肿瘤。煎服：15～30g。②捣敷痈肿疮疖，毒蛇咬伤。本品含鸡屎藤次苷及其甲脂、车叶草苷酸、去羟栀子苷酸、熊果酸、齐墩果酸、对香豆酸及β－谷甾醇等。还含有挥发油和从中提取的化合物。本品具有抗肿瘤、提高免疫功能、增强肾上腺皮质功能等作用。

白花蛇丸báihuāshéwán ❶《证治准绳·类方》第五册方。防风、金银花、枸杞子、蝉蜕、槐花、苦参、生地黄各二两，荆芥穗一两半，川芎、黄芩、黄连、栀子、黄柏、全蝎（醋浸）、乌药、何首乌、牛膝、牛蒡子、连翘、天花粉、白蒺藜、威灵仙、细辛、狗脊、炒胡麻仁、蔓荆子各一两，漏芦四两，白花蛇、乌梢蛇各一条。为细末，米糊为丸，梧桐子大，每服五十至六十丸，清茶送下，日二次。治疠风。若头面肿，加白芷一两；肌肉溃烂，加皂角一两。❷《证治准绳·疡医》卷五方。白花蛇（酒浸）三钱，苦参二两，麦冬一两半，黄芩、防风、白鲜皮、炙甘草、炒枳壳、栀子仁、赤芍药、大黄、苍耳子、羌活、黄芪、白蒺藜各一两。为细末，炼蜜为丸，梧桐子大，每服三十丸，食后薄荷酒送下。治风癣疮，皮肤瘙痒，日久不愈。❸《疡医大全》卷二十八方。白花蛇（去皮骨，酒浸炒）一条，川芎、天麻、羌活、炒白附子、当归、蔓荆子、独活、威灵仙、蝉蜕、赤芍药、雷丸、苍耳子、枳壳、萆薢、雄黄、石菖蒲、甘草、大枫子、防风、何首乌、乌药、白僵蚕、牛膝、苦参、皂角各等分。为末，酒煮米糊和丸，梧桐子大，每服三十丸，温酒送下。治大麻风。

白花射干báihuāshègān 中药材。出《植物名实图考》。又名冷水丹、扁蒲扇、白射干。为鸢尾科植物白花射干 *Iris dichotoma* Pall. 的全草或根茎。分布于东北、华北地区和陕西、甘肃、山东、安徽、江苏等地。苦，寒，有小毒。清热解毒，活血消肿。①治咽喉肿痛，扁桃体炎，肝炎，肝肿大，胃痛，乳腺炎。煎服：3~9g。②治牙龈肿痛。鲜根茎捣汁内服，或将根茎切片贴痛牙处。根茎含鸢尾黄酮苷、鸢尾苷等异黄酮类。鸢尾苷有利尿、改善毛细血管渗透性作用。鸢尾黄酮苷能抑制透明质酸酶而抗炎。

白花石竹báihuāshízhú 中药材。见《安徽中草药》。为脱力草之别名。详该条。

白花夏枯草báihuāxiàkūcǎo 中药材。见《青海常用中草药》。又名白甜蜜蜜、异叶青兰。为唇形科植物白花枝子花 *Dracocephalum heterophyllum* Benth. 的全草。分布于青海、甘肃、宁夏、新疆及西藏等地。苦、辛，寒。清肝火，散郁结，止咳祛痰。治高血压，目翳，淋巴结结核，淋巴结炎，肺热咳嗽。煎服：9~12g。小鼠口服本品的酸醇提取物，有止咳和祛痰作用。

白花岩陀báihuāyántuó 中药材。见《云南中草药》。为白花丹之别名。详该条。

白花益母草báihuāyìmǔcǎo 中药材。见《植物名实图考》。为錾菜之别名。详该条。

白花珍珠草báihuāzhēnzhūcǎo 中药材。见《上海常用中草药》。为喉咙草之别名。详该条。

白滑半边舌báihuábànbiānshé 白滑苔见于舌之一侧的舌象。可见于半表半里之少阳证或痰饮壅盛于肺。少阳证用和解法，痰饮内停用温肺散寒法（见《伤寒舌鉴》）。

白滑黑黄舌báihuáhēihuángshé 舌上白苔或左或右，余见黄黑的舌象。见于寒热错杂证。例如素有脾肾阳虚，四肢不温，脉沉细，又有大肠湿热下利、腹痛。宜清热利湿兼温肾健脾（见《四诊抉微》）。

白滑腻苔báihuánìtāi 舌象。苔白而厚腻，苔上津液较多，如稠厚豆腐浆敷在舌上。多因脾阳不振，寒湿痰饮停聚所致，宜温中健脾，化湿祛痰。

白滑苔黑心舌báihuátāihēixīnshé 苔白滑，中心黑苔的舌象。其证有寒有热。白滑苔，刮之可净，为真寒假热；若刮之不净，舌粗涩干燥，为里实热证，或为表邪入里之候（见《伤寒舌鉴》）。

白滑苔尖灰刺舌báihuátāijiānhuīcìshé 白滑苔，舌尖微黄而有灰刺的舌象，表里寒热证俱可见此候。外感寒湿，内有湿浊，舌白滑而尖灰，宜辛温燥湿。湿热困脾或热邪入里，热迫心脾，苔白干厚，尖黄而布灰刺，宜清热祛湿，或通里攻下（见《伤寒舌鉴》）。

白环藤báihuánténg 中药材。出《本草拾遗》。为萝藦之别名。详该条。

白环俞báihuánshù 经穴名。代号 BL30。出《针灸甲乙经》。别名玉环俞、玉房俞。属足太阳膀胱经。位于骶部，平第4骶后孔，距骶正中线1.5寸处。一说“除脊各寸半”（《针灸资生经》）。布有臀下皮神经，第3、4骶神经后支的外侧支和臀下神经，并有臀下动、静脉通过，深层为阴部内动、静脉。主治遗精，疝气，白带，血崩，大小便不利，腰髋痛及坐骨神经痛、下肢瘫痪等。直刺1~1.5寸。艾炷灸3~7壮，或艾条灸5~15分钟。

白黄báihuáng 病证名。三十六黄之一。《圣济总录》卷六十一：“病人颜色干枯，目下赤，口干舌缩，心中恍惚，四肢烦重，此是白黄。”治用灸烙法，内服地黄当归汤。参见黄疸有关条。

白火丹草báihuǒdāncǎo 中药材。见《浙江民间常用草药》。为狗舌草之别名。详该条。

白芨báijī 中药材。见《证治准绳》。即白及。详该条。

白鸡儿báijī · er 中药材。见《草药手册》。为白及之别名。详该条。

白及báijí 中药材。出《神农本草经》。又名白芨、白根、白鸡儿、地螺丝。为兰科植物白及 *Bletilla striata* (Thunb.) Reichb. f. 的干燥块茎。主产于贵州、四川、湖南、湖北、河南、安徽、浙江、陕西等地。苦、甘、涩，微寒。归肺、肝、胃经。敛肺止血，消肿生肌。治肺结核咯血，支气管扩张出血，胃、十二指肠溃疡病出血，衄血。煎服，6~15g；或研末服，3~6g。治痈肿疮毒，外伤出血，水火烫伤，手足皲裂，研末调敷或鲜品捣敷。反乌头。块茎含挥发油、黏液质等。块茎含联苄类化合物3，3′-二羟基-4-（对羟苄基）-5-甲氧基联苄、3′，3-二羟基-2-（对羟苄基）-5-甲氧基联苄等。还含山药素Ⅲ、3′-*O*-甲基山药素等。另外，还含白及葡萄糖配甘露聚糖。白及细粉或煎煮所得胶状物，局部应用有良好的止血作用。对胃黏膜具有保护作用，具抗癌和抗菌作用。

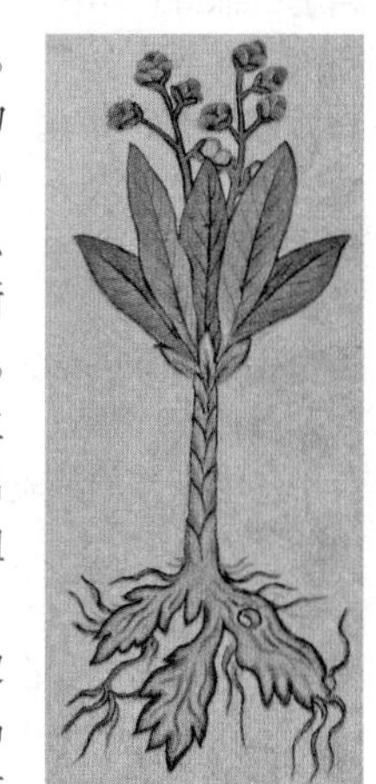

白及

白及散báijísǎn 《症因脉治》卷二方。白及，飞曲（此药待考）。为细末，白水调服。治脉络损伤，喘咳吐血。

白棘báijí 中药材。出《神农本草经》。为棘针之别名。详该条。

白蒺藜báijí · li 中药材。出《药性论》。即刺蒺藜。详该条。

白蒺藜散báijí · lisǎn ❶《太平圣惠方》卷二十二方。炒白蒺藜、白鲜皮、防风、炒大黄、赤芍药、栀子仁、黄芩、麦冬、玄参、桔梗、炙甘草、前胡各等分。为细末，每服二钱，食后薄荷煎汤送下。治热毒疮疡，瘙痒心烦。❷《证治准绳·疡医》卷五方。白蒺藜、秦艽、炒枳壳、独活、防风各二两，人参、苦参、玄参、丹参、沙参、菊花、栀子仁、黄芩、茯神、山茱萸、细辛、麻黄各二钱半，乌梢蛇（酒浸）四两。为细末，每服二钱，食前温酒调下。治疥癣风痒等症。❸《张氏医通》卷十五方。炒白蒺藜、菊花、蔓荆子、决明子、炙甘草、连翘各等分，青葙子量减半。为粗末，每服三至四钱，水煎服。治肝肾虚热生风，目赤多泪。

白尖红根舌báijiānhónggēnshé 舌尖薄白苔，余无苔而见红舌的舌象。舌色鲜红发亮，可见于津亏血少的外感，并以邪在少阳，郁热不解，既不出太阳，又未深入阳明时为多见（见《伤寒舌鉴》）。

白尖黄根舌báijiānhuánggēnshé 舌尖白苔，舌根黄苔的舌象。为表里同病，里证多于表证之候。可先解表而后攻里，亦可表里同治（见《伤寒金镜录》）。

白尖中红黑根苔báijiānzhōnghónghēigēntāi 舌尖白苔，舌根灰黑苔而舌中质红的舌象。若黑苔不多而润，舌不甚红，多为脾虚有湿；若舌根黑多而干，舌质较红，多为胃热炽盛，肠已燥结（见《伤寒舌鉴》）。脾虚有湿当健脾利湿；胃热、大便燥结者，宜清胃润肠。

白茧唇báijiǎnchún　病名。本病由伤寒或发惊后所致。唇白而肿，多兼眉棱骨痛，厥逆眩晕，气秽颐浮，齿击狂逆等症。治宜清火解毒，可用清瘟败毒饮加减。参见“茧唇”条。

白姜báijiāng　中药材。见《本草纲目》。为干姜之别名。详该条。

白浆藤báijiāngténg　中药材。见《云南中草药》。为古钩藤之别名。详该条。

白僵蚕báijiāngcán　中药材。出《神农本草经》。即僵蚕。详该条。

白僵蚕散báijiāngcánsǎn　❶《证治准绳·类方》第七册方。炒白僵蚕、甘草、细辛、旋覆花、木贼各五钱，荆芥二钱半，桑叶一两。水煎，食后服。治迎风泪出。❷《证治准绳·女科》卷二方。炒白僵蚕一两，麝香二钱半，炒乌梢蛇肉、炒蝉蜕、炒桑螵蛸、犀角、天麻、独活、炮天南星、炮川乌、炮白附子、朱砂、防风各半两。为细末，每服二钱，温酒调下，日三次。治妇人中风，角弓反张，口噤不语，皮肤顽麻，筋脉抽掣。❸《证治准绳·女科》卷四方。炒白僵蚕、天麻、独活各一两，麻黄一两半，犀角七钱半，炮白附子、姜半夏、炮天南星、藿香各半两，冰片二钱半。为细末，每服一钱，生姜、薄荷煎汤送下，日三次。治妊娠中风，口噤不语，痰涎壅滞，四肢强直。

白降丹báijiàngdān　❶《医宗金鉴·外科心法要诀》卷六十二方。朱砂、雄黄各二钱，水银一两，硼砂五钱，火硝、食盐、白矾、皂矾各一两五钱。先将朱砂、雄黄、硼砂三味研细，入食盐、白矾、皂矾、火硝、水银共研匀，以水银不见星为度。用阳城罐一个，放微炭火上，徐徐起药入罐化尽，微火烘令干取起，再用一阳城罐合上。用绵纸截半寸宽，将罐子泥、草鞋灰、铅粉三物研细，以盐滴卤汁调极湿，一层泥、一层纸糊合口四五层，及糊有药罐上二三层。地下挖一小潭，用饭碗盛水放潭底，将无药罐放于碗内，以瓦挨潭口四边齐地，有药罐上以生炭火盖之，不可有空处。约三炷香，去火冷定，开启取丹。用时研末，每用一至六厘，水调外敷或干撒于疮头上，或下药捻插入疮口。功能消肿，溃脓，脱腐。治痈疽，发背，疔毒。实验研究表明，本方具有较强的杀菌、防腐作用，尤其对大肠埃希菌、铜绿假单胞菌、金黄色葡萄球菌、乙型溶血性链球菌作用最强。❷见《药材资料汇编》。又名降丹。为二氯化汞和氯化亚汞的混合结晶。各地均有制造。辛，热，有毒。功能拔毒，祛腐，杀虫。治疮疡痈疽，瘘管，瘰疬，瘿瘤，疣痣，息肉，顽癣等。研末掺敷患处。本品有大毒，切忌内服，外用亦宜微量。

白降雪散báijiàngxuěsǎn　《医宗金鉴·外科心法要诀》卷六十六方。煅石膏一钱五分，硼砂一钱，火硝、胆矾各五分，玄明粉三分，冰片二分。为细末，吹喉。治喉风，咽喉肿痛，声音难出，汤水不下，痰涎壅塞。

白胶báijiāo　中药材。出《神农本草经》。为鹿角胶之别名。详该条。

白胶香báijiāoxiāng　中药材。出《新修本草》。又名枫香脂、白云香。为金缕梅科植物枫香 *Liquidambar formosana* Hance 的树脂。产于浙江、江西、福建、云南等地。辛、苦，平。活血，止血，止痛，生肌，解毒。①治跌打损伤，衄血，吐血，胃痛。研末服，1.5～3g；或入丸散用。②治牙痛，研末擦牙；骨折，痈疽，瘰疬，熬膏敷贴；创伤出血，癣疮，研末敷。本品含挥发油，内有萜类物质和桂皮酸类物质等。

白接骨báijiēgǔ　中药材。见《浙江民间草药》。又名玉龙盘、玉接骨、无骨苎麻。为爵床科植物白接骨 *Asystasiella chinensis*（S. Moore）E. Hossain 的根茎或全草。分布于江苏、浙江、江西、河南、湖北、湖南、广东、广西、四川、云南等地。甘、淡，平。入肺经。止血，去瘀，清热解毒。①治吐血，便血，跌打损伤，咽喉肿痛。煎服：3～9g（鲜品 15～30g）。②治创伤出血，根晒干研末撒；疖肿，下肢溃疡，全草捣敷。

白芥丸báijièwán　《杂病源流犀烛·六淫门》卷十四方。即连萝丸。见该条。

白芥子báijièzǐ　中药材。出《新修本草》。又名芥菜子、辣菜子。为十字花科植物白芥 *Sinapis alba* L. 的种子。主产于安徽、河南、山东、四川、河北、陕西、山西等地。辛，温。入肺，胃经。利气豁痰，温胃散寒，通络止痛，散结消肿。①治支气管哮喘，慢性气管炎，结核性胸膜炎，反胃吐食，胃寒疼痛，寒湿痹痛，面神经麻痹。煎服：3～9g。②治阴疽，痰核，煎服或研末调敷。③扭伤、挫伤，各种神经痛，研末醋调敷。外敷皮肤有灼热感时即除去。本品含白芥子苷、芥子碱、芥子酶等。白芥子苷水解后的产物有较强的刺激作用，可致充血、发疱。白芥子内服可催吐、祛痰，过量可致胃肠炎。其水浸剂在试管中对某些致病真菌有一定的抑制作用，具有平喘作用。

白芥子灸báijièzǐjiǔ　药物发泡灸之一。用白芥子研末调敷有关穴位上使之发泡的治疗方法。敷贴时间 1～3 小时，以局部起疱为度。用治肺结核，哮喘，口眼㖞斜等。也有加用其他药物专治冷哮的。《张氏医通》治冷哮法用白芥子净末、延胡索各一两，甘遂、细辛各五钱，共为末，入麝香五分，杵匀，调敷肺俞、膏肓、百劳等穴，涂后麻瞀疼痛，切勿便去，候二炷香足去之，十日后涂一次。

白金条báijīntiáo　中药材。见《分类草药性》。为八角枫之侧根。详“八角枫”条。

白金丸báijīnwán　❶《外科全生集·新增马氏试验秘方》方。又名矾郁丸、白玉化痰丸、癫痫白金丸。白矾、郁金各等分。为细末，皂角汁为丸（现多制成糊丸及水丸，每服一至二钱，日一二次）。功能豁痰开窍。治喉风、乳蛾，及痰阻心窍而致的癫痫发狂，烦躁不安，神志不清。❷《医方集解》方。白矾三两，郁金七两。薄荷糊丸。功能化痰开窍。治痰血迷心之癫狂。

白筋báijīn　推拿穴位。又名阴筋。出陈氏《小儿按摩经》。位于腕部掌侧横纹，正对无名指处。性微凉，能退热。治胸膈胀满，头昏痰盛。

白睛báijīng　眼的部位。出《诸病源候论》卷二十八。又名白眼、白仁、白珠、白轮、眼白。包括今之球结膜与巩膜。前端与黑睛紧连，共组成眼珠外层。彼此病变常牵累。白睛内应于肺，为五轮中之气轮，肺与大肠相表里，故白睛疾患常与肺或大肠有关。

白睛抱红báijīngbàohóng　病证名。梁翰芬《眼科学讲义》：“白睛抱红之证，此邪火乘金，水衰反制之病也。”即抱轮红。详该条。

白睛飞血báijīngfēixuè　病证名。见梁翰芬《眼科学讲义》。即目飞血，详该条。

白睛浮壅 báijīngfúyōng 病证名。见秦伯未《中医临床备要》。即状如鱼胞。详该条。

白睛红赤 báijīnghóngchì 症名。白睛周边的浅层血络充血，其色鲜红，呈树枝状，推之可以移动。多见于风热侵于白睛表层的疾患。参见“目赤”“目飞血”条。

白睛乱脉症 báijīngluànmàizhèng 病证名。见梁翰芬《眼科学讲义》。即赤丝乱脉证。详该条。

白睛凝脂 báijīngníngzhī 病证名。见梁翰芬《眼科学讲义》。即色似胭脂证。详该条。

白睛青蓝 báijīngqīnglán 病证名。又名目珠俱青、白珠俱青、目青。《证治准绳·杂病》：“乃目之白珠变青蓝色也。”常出现于火疳症之后期，白睛病变处红肿消退，遗留紫蓝色或青灰色斑。参见“火疳”条。

白睛溢血 báijīngyìxuè 病证名。见广州中医学院（现广东中医药大学）《中医眼科学讲义》。即色似胭脂证。详该条。

白敬宇眼药 báijìngyǔyǎnyào 《北京市中药成方选集》方。又名白氏眼药。珍珠（豆腐炙）15g，麝香7.5g，熊胆60g，冰片506g，硇砂3g，煅炉甘石515g，煅石决明300g，乌贼骨283.5g。为极细粉，用玻璃针沾冷开水及药粉少许点入大眼角内。或将药粉加入凡士林油及液状石蜡，混合为膏，用少许点入大眼角内。功能明目消肿，散风止痒。治暴发火眼，角膜赤红，眼边刺痒，溃烂肿痛。

白镜子 báijìng·zi 中药材。见《全国中草药汇编》。为照山白之别名。详该条。

白菌 báijūn 病名。感受温邪疫疠之邪，喉间疼痛，腐溃并覆有色白如菌状膜，故名。为白缠喉，即白喉之俗名。《喉白阐微》：“喉间白腐一证，俗名白菌，即白缠喉是也。”详“白喉”条。

白口疮 báikǒuchuāng 病证名。见《幼幼集成》。痘后余毒，舌上生疮，其疮白者，名白口疮，此热在心肺二经。内服洗心散，外用朱矾散敷之。

白蔻 báikòu 中药材。见《本草经解》。为白豆蔻之简称。详该条。

白蔻仁 báikòurén 中药材。见《中国药学大辞典》。为白豆蔻之处方名。详该条。

白蔻衣 báikòuyī 见《中药大辞典》。为白豆蔻壳之处方名。详该条。

白蜡 báilà 中药材。❶见《丹溪心法》。即虫白蜡。❷出《名医别录》。为蜂蜡之一种。详各条。

白蜡膏 báilàgāo 《杂病源流犀烛·身形门》卷二十八方。生地黄、当归各一两。用麻油一两，煎药至枯黑，去渣，入白蜡一两，熔化搅匀，冷凝成膏，每用少许，搽于患处。治痈疽，发背，烫伤等。

白癞 báilài 病证名。麻风病的一种类型。见《诸病源候论》卷二。由恶风侵袭皮肤血分之间，郁遏化火，耗伤血液而成，或接触传染而得。初起皮色逐渐变白，四肢顽木，肢节发热，手足无力，患部肌肉如针刺样作痛；或声音嘶哑，两眼视物不清。内服白花蛇散。便秘者先服醉仙散，次服通天再造散。相当于结核样型麻风。

白兰 báilán 中药材。见《广州植物志》。为白兰花之简称。详该条。

白兰花 báilánhuā 中药材。见《四川中药志》。又名白兰、白玉兰。为木兰科植物白兰花 *Michelia alba* DC. 的花。我国长江流域各地均有栽培。辛、苦，温。止咳，行气，化浊。治慢性气管炎，前列腺炎，白浊，白带。煎服：9～15g。花含挥发油，油中主要含α-甲基丁酸甲酯。本品具有麻醉、镇痛、镇静、镇咳、祛痰、平喘、抗菌和抗病毒等作用。

白榄 báilǎn 中药材。见《广东新语》。为橄榄之别名。详该条。

白榄根 báilǎngēn 中药材。见萧步丹《岭南采药录》。又名橄榄根。为橄榄科植物橄榄 *Canarium album*（Lour.）Raeusch. 的根。分布于福建、台湾、广西、广东、四川、云南等地。微苦，平。祛风除湿，舒筋活络，清咽解毒。治风湿痹痛，脚气，白浊，产后风瘫，手脚麻木。煎服：30～60g。治乳蛾。水煎加醋含漱。

白烂 báilàn 病证名。《喉白阐微》：“春温、夏热、秋燥、冬寒，四时皆患白烂。”泛指急性喉病伴有脓性糜烂面或似伪膜者。

白狼毒 báilángdú 中药材。见《中药志》。又名狼毒、猫眼根。为大戟科植物狼毒大戟 *Euphorbia fischeriana* Steud. 或月腺大戟 *E. ebracteolata* Hayata 的根。主产于黑龙江、吉林、辽宁、内蒙古、河北、河南、山东、江苏、安徽等地。辛，平，有大毒。入肝、脾经。破积，杀虫，除湿，止痒。①治淋巴结结核，皮肤结核。本品250g放锅内加水煮，大枣500g放笼上蒸，至熟为度。每次服枣7枚，日服2～3次。②治痰饮咳逆上气，癥瘕积聚，虫积。醋制后用。煎服：0.9～2.4g。③治牛皮癣，神经性皮炎，熬膏涂；疥癣，酒齄鼻，顽固性皮肤溃疡，研末油调敷。本品极易中毒，内服宜慎。中毒症状为恶心，呕吐，出冷汗，面色苍白，抽风等，重者可致死亡。体弱及孕妇忌服。畏密陀僧。本品含茴芹香豆素、异茴芹香豆素、牛防风素、狼毒素等。

白簕根 báilègēn 中药材。出《生草药性备要》。为刺三加之别名。详该条。

白簕花叶 báilèhuāyè 中药材。见《陕西中草药》。为白簕蓪之别名。详该条。

白簕蓪 báilèwěi 中药材。出《生草药性备要》。又名白茨叶、白簕花叶。为五加科植物白簕 *Acanthopanax trifoliatus*（L.）Merr. 的嫩枝叶。分布于西南、华南、华中各地。苦、辛，寒。止痛，消肿，解毒。①治胃痛。煎服：9～15g。②治痈疖疔毒，创伤，捣敷患部；湿疹，疥癞，皮肤热毒，煎水洗。茎含正十五烷酸、棕榈酸、十七烷酸、硬脂酸及花生酸。又含以二十九烷为主的链烷混合物。尚含豆甾醇、β-谷甾醇、蒲公英甾醇及其乙酸酯等。

白冷风 báilěngfēng 中药材。见《浙南本草新编》。为翅茎香青之别名。详该条。

白痢 báilì 病证名。痢疾类型之一。古称白滞痢。因便下白色黏冻或脓液，故名。有属寒属热之分。《太平圣惠方》卷五十九：“白痢者，由肠虚而冷气客之，搏于肠间，津液凝滞成白，故为白痢也。”其症便下如冻胶或鼻涕，可兼见腹痛，后重，不能食，小便清利，或手足厥冷等。由寒湿凝滞，脾阳受伤所致者，治宜温中化湿。可选用当归散、除湿汤、十补汤等方。本证可见于过敏性结肠炎、慢性细菌性痢疾等病。若症见痢下白色，黏冻多脓，腹痛，里急后重，小便赤涩者，属湿热为患。《素问玄机原病式·热类》：“下迫窘痛，后重里急，小便赤涩，皆属燥热，而下痢白者，必多有之。”《张氏医通》卷七：“白痢初起，里急后重，频欲登圊，及去而所下无多，才起而腹中复急，皆湿热凝滞所致。胃苓汤加木香、砂仁。”也可用香连丸、黄芩丸等。

白蔹膏báiliǎngāo 《秘传眼科龙木论》卷四方。白蔹、白及、白芷各一两，突厥子一两半。为细末，用牛酥五两煎膏，涂眼内。治胃气受风，肝膈积热，壅毒在睑而致流泪不止，眼睑外翻。

白蔹丸báiliǎnwán 《太平圣惠方》卷七十三方。鹿茸（醋蒸）二两，白蔹、狗脊各一两。为细末，用艾、醋煎汁，打糯米糊为丸，梧桐子大，每服五十丸，空腹温酒送下。治室女冲任虚寒，带下纯白。

白蔹薏苡汤báiliǎnyìyǐtāng 《备急千金要方》卷八方。白蔹、薏苡仁、芍药、桂心、牛膝、酸枣仁、干姜、甘草各一升，附子三枚。为粗末，以醇酒二斗浸渍一夜，再以微火煎三沸，去渣，每服一升（不耐酒者服五合），日三次。治筋挛不可屈伸。

白龙船花báilóngchuánhuā 中药材。见《广西本草选编》。为臭茉莉之别名。详该条。

白龙粉báilóngfěn 中药材。出《御药院方》。为玄明粉之别名。研极细，外用少许点眼。治肾水虚衰，肝经邪热，视物不明，或生障翳，胬肉攀睛，或迎风泪出，眼见黑花，或睛涩肿痛，或痒不可忍（《证治准绳·类方》第七册）。

白龙散báilóngsǎn 《证治准绳·类方》第八册方。枯矾、铅丹、龙骨各半两，麝香一钱。为细末，去净耳内脓水后，掺耳内，日二次。治小儿耳流脓汁，疼痛。

白龙须báilóngxū 中药材。出清代罗思举《简易草药》。为八角枫之须根。详八角枫条。

白漏báilòu 病证名。出《备急千金要方》卷四。经血漏下夹有白色液体，淋沥不断者为白漏。多因脾肺气虚所致。《诸病源候论》卷三十八：“劳伤血气，冲任之脉皆起于胞内，为经脉之海，手太阳、少阴二经，主下为月水，伤损经血，冲任之气虚，故血非时而下，淋沥不断而成漏下，五脏皆禀血气，肺脏之色白，漏下白者，是肺脏之虚损，故漏下而挟白色也”。治宜补益脾肺。方用补中益气丸、人参养荣汤，或用马蹄丸（白马蹄、禹余粮各四两，龙骨三两，乌贼骨、白僵蚕、赤石脂各二两，共为细末，蜜小丸，每服二三钱，空心黄酒送下）。

白露báilù 二十四节气之一。《素问·六元正纪大论》：“寒风晓暮，蒸热相薄，草木凝烟，湿化不流，则白露阴布以成秋令。”此时我国大部分地区天气渐凉。

白露医法从新báilùyīfǎcóngxīn 蒙医著作。伊舍巴勒只尔用藏文著于18世纪。全书除对各种疾病论述外，重点介绍了脉诊、尿诊的方法，临床各种泄剂（腹泄剂、脉泄剂、涌吐剂）药物的应用剂量，药物代用品，药物增补和药物炮制方法，针刺放血的穴位等内容。现存木刻本。

白轮báilún 眼的部位。见《证治准绳·杂病》。即白睛。详该条。

白螺壳báiluóqiào 中药材。出《肘后方》。即白螺蛳壳。详该条。

白螺蛳壳báiluósīqiào 中药材。出《本草纲目》。又名白螺壳。为田螺科动物方形环棱螺 *Bellamya quadrata*（Benson）或其同属动物的陈旧螺壳。产于浙江、江苏等地。甘、淡，平。化痰，止痛，散结，敛疮。①治热痰咳嗽，胃痛吐酸，反胃。煅存性研末服，3～9g，或入丸剂。②治瘰疬、溃疡久不收口，烫火伤。研末撒或调敷。本品主要含碳酸钙。

白履忠báilǚzhōng 唐官吏。号梁丘子。汴州浚仪（今河南开封）人。景云（710—711）年间为召书郎。开元十年（722）入阁侍读，后以病老辞，拜朝散大夫。贯知文史，曾注《黄庭内景经》，已佚。

白麻báimá 中药材。❶见《本草纲目》。为苘麻之别名，详该条。❷病证名。麻疹的一种证型。又名白疹。《麻证新书》：“麻疹之粒头高耸，色红淡润而肤白者，此肺胃之火原轻。”见于麻疹轻证。如兼面色白，神疲，肢冷，则为正气虚弱，不能载毒外出。治宜益气透疹。用人参败毒散加减。

白马分鬃báimǎfēnzōng 练功方法。见杜自明《中医正骨经验概述》。取骑马势，躬腰，两手交叉于膝前，挺腰，两臂随之上举至头前方，然后掌心向外，两上肢左右分开作回旋运动。适用于治疗肩部疾患。

白马骨báimǎgǔ 中药材。出《本草拾遗》。又名满天星、曲节草、路边姜、凉粉草、鸡脚骨。为茜草科植物六月雪 *Serissa japonica*（Thunb.）Thunb. 或白马骨 *Serissa serissoides*（DC.）Druce. 的全株。分布于我国东南部和中部各地。苦、辛，凉。疏风解表，清热利湿，活血消肿。①治感冒，咳嗽，急性扁桃体炎，咽喉炎，目赤肿痛，急、慢性肝炎，高血压头痛，肠炎，痢疾，风湿腰腿痛，慢性肾炎水肿，小儿疳积，妇女白带过多。煎服：9～15g（鲜品30～60g）。②治痈肿，蛇伤。捣敷。白马骨根，煎服治肠风，脏毒，咳嗽痰中带血，尿血。白马骨全株含苷类及鞣质，根含皂苷。六月雪全株含熊果酸及β-谷甾醇，又含皂苷、鞣质。本品具有抗炎作用。

白马胎báimǎtāi 中药材。见《广东中草药》。即走马胎。详该条。

白马尾báimǎwěi 中药材。见《安徽中草药》。为白薇之别名。详该条。

白麦饭石báimàifànshí 中药材。出李肇《国史补》。为麦饭石之别名。详该条。

白鳗báimán 中药材。见《中国动物图谱·鱼类》。即鳗鲡鱼。详该条。

白蟒吐舌báimǎngtǔshé 推拿手法。见杜自明《中医正骨经验概述》。使上肢作前伸动作。常用于漏肩风、肩部扭伤等症。

白毛蛇báimáoshé 中药材。见《广西实用中草药新选》。为草石蚕之别名。详该条。

白毛藤báimáoténg 中药材。❶出清代赵学楷《百草镜》。又名蜀羊泉、排风藤、毛风藤、葫芦草。为茄科植物白英 *Solanum lyratum* Thunb. 或欧白英 *S. dulcamara* L. 的全草。前者分布于甘肃、陕西、河南、山东及长江以南各地，后者分布于云南、四川。苦，凉。清热解毒，祛风，利湿，抗癌。①治风热感冒，发热，咳嗽，黄疸型肝炎，胆囊炎，风疹，肾炎水肿，血淋，白带，肺癌。煎服，9～15g（鲜品15～30g）。②治风湿性关节炎。泡酒服并捣敷。③治痈肿疔毒，煎服并捣敷；中耳炎，捣汁滴耳。白英全草含有β-羟基甾体生物碱苷，动物实验具有抑制肿瘤作用。欧白英含多种苦茄碱及蜀羊泉胺等生

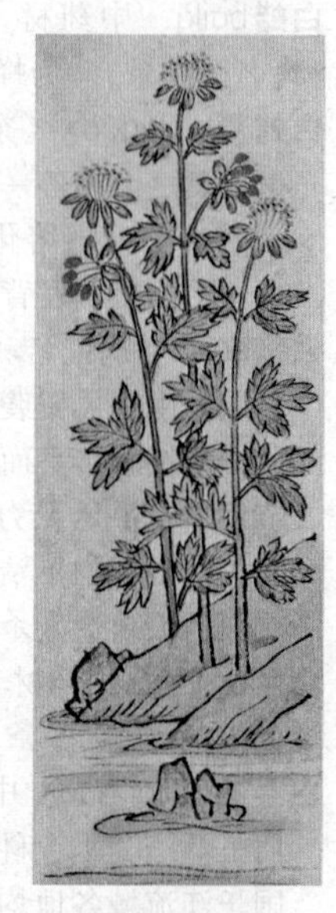

白毛藤

物碱。白英（和红枣）能增强机体非特异性的免疫生物学反应。β-苦茄碱对小鼠肉瘤-180有抑制作用。❷见《江苏省植物药材志》。为寻骨风之别名。详该条。

白毛藤根báimáoténggēn 中药材。见《福建民间草药》。为茄科植物白英 *Solanum lyratum* Thunb. 或欧白英*S. dulcamara* L. 的根。苦，凉。治风火牙痛，头痛，崩漏带下，瘰疬，痈肿，痔漏。煎服15~30g，外用捣敷。欧白英根含15α-羟基蜀羊泉碱、15α-羟基澳洲茄胺、15α-羟基番茄胺和15α-羟基番茄烯胺等生物碱苷，都有抗真菌的活性。

白毛夏枯草báimáoxiàkūcǎo 中药材。出《本草纲目拾遗》。又名散血草、金疮小草、雪里青、叶下红。为唇形科植物筋骨草 *Ajuga decumbens* Thunb. 的全草。分布于华东、中南及西南地区。苦，寒。清热解毒，止咳化痰，凉血止血。入肺经。①治上呼吸道感染，急性扁桃体炎，咽喉肿痛，急、慢性支气管炎，肺炎，肺脓疡。②治肝炎，赤痢，胃肠炎，阑尾炎，阑尾脓肿。③治咯血，衄血，吐血，便血，高血压。煎服：9~15g（鲜品30~60g）。④治跌打损伤，外伤出血，痈肿疮疖，烧烫伤，蛇咬伤。鲜品捣烂敷，或焙干研末加蜂蜜调敷。本品含蜕皮甾酮、杯苋甾酮和少量的筋骨草甾酮B、C，筋骨草内酯，又谓含木犀草素（黄酮）等。杯苋甾酮有雌激素样作用；木犀草素有抗菌、抗炎活性，对动物有止咳作用，大量使用有平喘及降血胆固醇作用。

白茅根báimáogēn 中药材。出《本草经集注》。又名茅根、地菅、地节根、茅草根、丝毛草根。为禾本科植物白茅 *Imperata cylindrica* Beauv. var. *major* (Nees) C. E. Hubb. 的干燥根茎。全国各地均产。甘，寒。入肺、胃、膀胱经。清热，凉血，止血，利尿。治热病烦渴，胃热呕吐，肺热咳嗽，吐血，衄血，咳血，尿血，急性肾炎水肿，黄疸。煎服9~30g。本品含白茅萜酮醇及白茅酚A、B，还含多量蔗糖、葡萄糖、钾盐，少量草酸、柠檬酸等。根茎中含薏苡素，动物实验中，有镇静、镇痛、解热作用，对骨骼肌也有抑制作用。

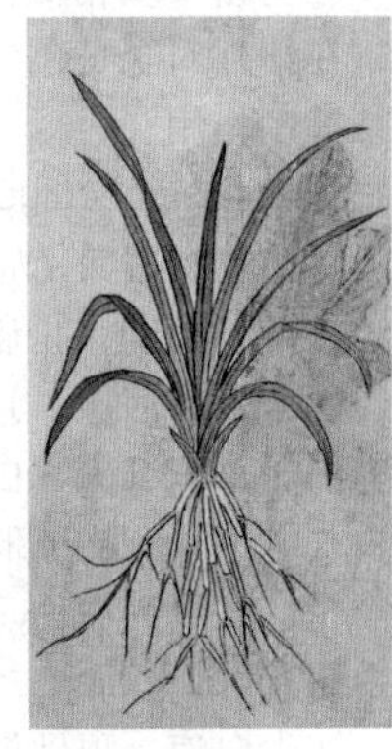
白茅根

白茅花báimáohuā 中药材。出《日华子诸家本草》。又名茅盔花、茅针花。为禾本科植物白茅 *Imperata cylindrica* Beauv. var. *major* (Nees) C. E. Hubb. 的花序。甘，凉。止血。治衄血，吐血，咯血。煎服：4.5~9g。外敷创伤出血。

白梅花báiméihuā 中药材。见《本草纲目》。为绿萼梅花之别名。详该条。

白霉苔báiméitāi 舌面生白衣或糜点如饭粒。多因胃中热极，津液化腐，蒸腾而上所致。一般先见于舌根部，逐渐布满舌面，病属严重。急用甘淡养胃之法救治。可见于温毒、湿温、伏暑等病。

白蜜báimì 中药材。出《药性论》。为蜂蜜之白色至淡黄色者。详“蜂蜜”条。

白面风báimiànfēng 中药材。见《江西民间草药》。为寻骨风之别名。详该条。

白面姑báimiàngū 中药材。见《广西中兽医药用植物》。为三白草之别名。详该条。

白面痧báimiànshā 病证名。❶指麻疹出现皮疹而面色苍白者。临床见于伴有大热、大汗或泄泻及体弱的患儿。由中气亏虚，脾阳不运所致。其症以疹点突然隐退或疹透不全，面色苍白，唇及肢端青紫，四肢冰冷为特征。治宜补中益气汤以益气升阳，加紫草、红花以活血通络。见于麻疹并发肺炎而兼感染性休克者。参见“白麻”条。❷指烂喉痧。《重刻烂喉痧辑要》喉痧有烂喉、白喉之异，云：“其有颜若渥丹，痧不出肌者……亦有余处皆见，面部独否者，即俗呼为白面痧、白鼻痧也。”指痧症唯面部或鼻部不发疹者，故名。详“烂喉痧”条。

白面水鸡báimiànshuǐjī 中药材。见《全国中草药汇编》。为独脚乌桕之别名。详该条。

白膜báimó 病证名。出《神农本草经》卷二。眼生膜障，其血丝色淡而稀疏者，称白膜。

白膜蔽睛báimóbìjīng 病证名。俗称赤觑、赤瞎。清代黄庭镜《目经大成》卷二：“此症初起，势甚轻微，次后始赤涩有泪，浑睛生障，多脉与眵，日久诸轮廓皆坏，虽略能行走，瞳子不见影动，且障稍高于睛。”其睑内常有椒粟颗粒。类今之沙眼角膜血管翳。参见“赤膜下垂”条。

白膜根báimógēn 中药材。见《岭南草药志》。为白背叶根之别名。详该条。

白膜侵睛báimóqīnjīng 病证名。《古今医统》：“此症肝虚肺盛，故有白膜侵上黑睛。白珠多赤，亦肺有火邪。”治宜清热养阴，明目退翳等法。

白膜叶báimóyè 中药材。见《岭南草药志》。即白背叶。详该条。

白膜遮睛báimózhējīng 病证名。见清代王子固《眼科百问》。指黑睛生白色翳膜甚至遮障视区的证候。参见“翳”条。

白木耳báimù'ěr 中药材。出清代叶小峰《本草再新》。又名白耳子。为银耳科植物银耳 *Tremella fuciformis* Berk. 的子实体。主产于四川、贵州、福建，江苏、浙江、湖北等地亦产。甘、淡，平。滋阴，润肺，益气。治劳咳，肺痿，咯血，痰中带血，崩漏，便秘，高血压病，血管硬化及病后虚弱，白细胞减少。煨食：3~9g。本品含酸性多糖A、B及C，依米丹宁A、B及C，白木耳多糖，麦角甾醇等。本品具有增强免疫力、抗肿瘤、抗溃疡、抗凝血等作用。

白木通báimùtōng 中药材。❶见《湖南药物志》。为女萎之别名。❷见《四川中药志》。为川木通之别名。详各条。

白木香báimùxiāng 中药材。见《浙江中药手册》。为防己之别名。详该条。

白幕báimù 中药材。出《名医别录》。为白薇之别名。详该条。

白硇砂báináoshā 中药材。见《药材资料汇编》。为硇砂药材之一种。详该条。

白内障针拨套出术báinèizhàngzhēnbōtàochūshù 在金针拨障术基础上发展起来的中西医结合的白内障手术方法。其拨障手术与金针拨障术大致相同，但因用特制器械将拨下的晶状体从切口套出，避免了脱落的晶状体存积于眼内可能引起的后患。

白黏腻苔báiniánnìtāi 舌象。舌面白苔上罩着一层浑浊黏液，状如鸡蛋清样，附于苔面，苔的颗粒互相粘连，合成一片。主痰湿，多属寒证。若口中黏腻而带甜味，涎沫浓稠，胸脘痞闷，则属脾热湿聚之证。《温热论》：“舌上白苔黏腻……乃湿热气聚，与谷气相搏，土有余也。盈满则上泛。”

白牛胆báiniúdǎn 中药材。见《泉州本草》。为羊耳菊之别名。详该条。

白牛膝báiniúxī 中药材。出《滇南本草》。又名九股牛膝、长深根。为石竹科植物狗筋蔓 *Cucubalus boccifer* L. 的根。分布于我国南北各地。甘、淡，温。祛风除湿，利尿消肿，散瘀止痛。①治风湿关节痛，肾炎水肿，尿路感染，小儿疳积，肺结核，闭经，赤白带下，跌打损伤。煎服9～15g。②治痈疖，瘰疬。捣敷或煎服。孕妇忌服。本品含多种低聚糖，内有剪秋罗糖、异剪秋罗糖、棉子糖。

白脓疳靛báinónggāndiàn 病证名。出《颅囟经》。即白脓痢。详该条。

白脓疳痢báinónggānlì 病证名。出《颅囟经》。指疳痢伴有腹痛，痢下白色或青蓝色黏液的症状。治法见"冷毒疳痢"条。

白脓痢báinónglì 病证名。见《证治准绳·幼科》。又名白脓疳靛。指小儿肠寒，下利似白脓的痢疾。多见于素体阳虚的小儿。因阳虚者易为寒湿所袭，寒湿内阻，蕴蓄于肠，气机失利，故见此证。治宜温中利气。用胃苓汤。

白痦báipēi 病名。❶指皮肤上发出的白色水疱。见《温热经纬》卷三。又名晶痦、白疹。由于湿热之邪郁于肌表，不能透泄而发。颈项初生水疱，渐及胸腹，亦可见于四肢，先少后密，状如水晶，显示湿热有外透之机。破之出淡黄色浆液，有腐臭味，常伴有身热，数天后身热渐低，水疱干燥脱屑而愈。重者可缠延日久，水疱呈枯白色，称为枯痦。是气阴枯竭之候。治宜清热除湿宣透。服氤氲汤，气阴两虚时可加入人参、沙参、石斛。善后用薏苡竹叶散。相当于白色粟粒疹。❷白喉之别名。《白喉阐微·附录》"炼斋偶记"烂喉风项："或曰白前，或曰白缠喉，又曰白痦，其名种种不一。"

白苹báipíng 中药材。见《滇南本草》整理本。为马尿花之别名。详该条。

白朴根báipǔgēn 中药材。见《岭南草药志》。为白背叶根之别名。详该条。

白气báiqì 即金气，肺气代名词。金在脏为肺，其色白，故称。《素问·气交变大论》："心气晚治，上胜肺金，白气乃屈。"

白气貍báiqìlí 古病名。指发于秋季的一种疫病。见《伤寒总病论》卷五。《三因极一病证方论·叙疫论》："夫疫病者……秋时应凉，而热气抑之，则责邪在肺，病曰白气貍。"其症"乍寒乍热，损肺伤气，暴嗽，呕逆，或体热，发斑，喘咳，引气"。治宜清解疫毒为主。选用石膏杏仁汤、石膏葱白汤或治白气貍方。

白牵牛散báiqiānniúsǎn 《医宗金鉴·外科心法要诀》卷七十六方。白牵牛子（半生，半熟）、炙甘草、橘红、白术（土炒）、桑白皮、木通各一钱。水煎服。治婴儿阴肿，四肢肿，二便不利。

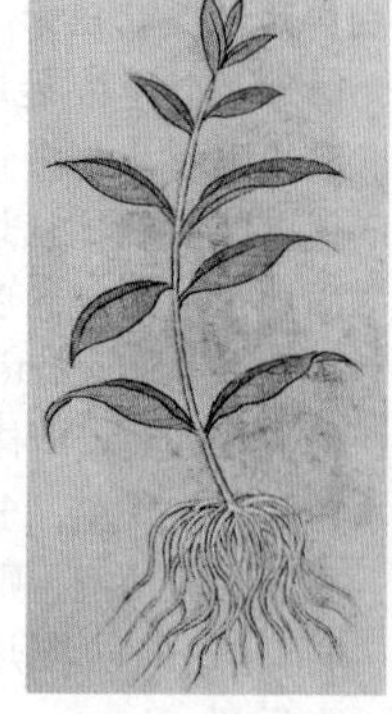
白前

白前báiqián 中药材。出《雷公炮炙论》。又名嗽药。为萝藦科植物柳叶白前 *Cynanchum stauntonii* (Decne.) Schltr. ex Li 或芫花叶白前 *C. glaucescens* (Decne.) Hand. -Mazz. 的干燥根茎及根。主产于浙江、安徽。辛、苦，微温。入肺经。降气，祛痰，止嗽。治肺气壅实，咳嗽痰多，喘息，煎服 3～10g。根含白前皂苷 10 种，另含白前新皂苷 A、B 和白前双糖。

白前汤báiqiántāng 《备急千金要方》卷十八方。白前、紫菀、半夏、大戟各二两。为粗末，水煎，分三次服。治咳逆上气，身体浮肿，短气胀满，昼夜不得平卧，喉中如水鸡声。

白壳疮báiqiàochuāng 病名。《外科启玄》卷七："白壳疮者即癣也。"有 4 种：风癣、杨梅癣、花癣、牛皮癣。多因毛孔受湿之邪所生。证治详见各条。

白青báiqīng 中药材。出《神农本草经》。为扁青之别名。详该条。

白屈菜báiqūcài 中药材。出《救荒本草》。又名土黄连、山黄连、断肠草、雄黄草。为罂粟科植物白屈菜 *Chelidonium majus* L. 的干燥全草。分布于东北、华北及河南、山东、江苏、江西、四川、新疆、陕西等地。苦，凉，有毒。解痉止痛，镇痛，止咳平喘，利尿，解毒。治胃痛，腹痛，泻痢，慢性气管炎，百日咳，黄疸，肝硬化腹水，煎服 9～18g。外治稻田性皮炎，疥癣，疖肿，毒虫咬伤，青年扁平疣，捣汁局部涂擦。本品含白屈菜碱、原阿片碱、小檗碱、黄连碱等生物碱。还含芸香苷、槲皮苷、强心苷和多量维生素 C 等。流浸膏对小鼠有轻度祛痰作用，煎剂有平喘作用。白屈菜碱能轻度镇痛，松弛平滑肌的作用与罂粟碱相似而稍弱，对小鼠实验性肿瘤有抑制作用。在体外对金黄色葡萄球菌、大肠埃希菌及絮状表皮癣菌有抑制作用。

白屈菜根báiqūcàigēn 中药材。见《陕西中草药》。为罂粟科植物白屈菜 *Chelidonium majus* L. 的根。苦、涩，微温。祛瘀，通经，止痛。治劳伤瘀血，月经不调，痛经，消化性溃疡。煎服：1.5～3g。本品含木兰碱、氧化血根碱、白屈菜玉红碱、白屈菜默碱等。

白仁báirén 眼的部位。《银海精微》卷一："肺属金曰气轮，在眼为白仁。"即白睛。详该条。

白刃疔báirèndīng 病名。出《外科正宗》卷二。又名肺疔。初生白疱，顶硬根突，破流血水，痒痛兼作。多生鼻孔、两手，易腐易陷，重则腮损咽焦，咳吐痰涎，鼻掀气急，此属肺经毒火而成。治同疔疮。生于鼻者，治同鼻疔。参见"疔"条。

白肉báiròu 在掌（或跖）与指（或趾）腹（阴）面的肉，与其背（阳）面的肉相对而言。《灵枢·经脉》："脾足太阴之脉，起于大趾之端，循趾内侧白肉际。"

白如枯骨báirúkūgǔ 症名。出《素问·五藏生成》。指苍白无华的面色，喻肺的真脏色。见于久病气血俱虚，胃气衰败。参见"真脏色"条。

白三七báisānqī 中药材。见《中药材品种论述》。为竹节三七之别名。详该条。

白散báisǎn 《伤寒论》方。又名三物白散、桔梗白散。桔梗、贝母各三分，巴豆（去皮心，炒黑，研如脂）一分。为末，入巴豆，更于臼中杵之，以白饮和服，强人半钱匕，羸者减之。服药后，病在膈上必吐，在膈下必利。若不利，进热粥一杯；利过不止，进冷粥一杯。功能涌吐实痰，泻下寒积。治寒实结胸，痰涎壅盛，呼吸困难，脉沉紧。也用于白喉，假膜阻塞，脉实有力者。

白色喉痹báisèhóubì 病证名。指喉痹之色白者。见《喉科杓指》卷二。云："此症因肺胃受寒。脉迟身热，色白不红。"治宜散寒、利咽、活络、解毒。方用清咽散（芥穗、薄荷、僵蚕、桔梗、甘草、防风、前胡、枳壳）加细辛、苏叶、羌活、陈皮。若色转红，干痛已除者则愈；若痛不除，则清咽散加山栀、黄柏、木通、生地黄。

白色喉蛾báisèhóu'é　病证名。指喉蛾之被有白膜者。《喉科指掌》卷三："白色乳蛾，肿塞满口，身发寒热，六脉浮弦。此症因肺受风寒。用六味汤。"

白色喉风báisèhóufēng　病证名。多由寒邪外袭，火热内蕴致使喉关及喉核等处色白，咽喉不适，或呈现溃烂而瘢色红紫。《喉科秘旨》卷上："此症因寒包火，伏于肺经。白而不肿，上有红紫烂斑，脉象不数，身热怕寒，火欲外发。用六味汤加味。"

白涩症báisèzhèng　病证名。出《审视瑶函》。俗名白眼。多由肺阴不足或肝肾阴虚，虚火上炎所致。亦可因湿热蕴结，火伏气分而发。本症眼无明显外证，"不肿不赤，爽快不得，沙涩昏蒙"（《审视瑶函》）。治以养阴清热，可选服养阴清肺汤或十珍汤加楮实子、女贞子、枸杞子等；清热利湿，可用桑白皮汤加减。

白沙参báishāshēn　中药材。出《范子计然》。为南沙参之别名。详该条。

白砂苔báishātāi　即水晶苔。详该条。

白芍báisháo　中药材。见《药品化义》。为毛茛科植物芍药 *Paeonia lactiflora* Pall. 的干燥根。主产于浙江、四川、安徽等地。苦、酸，微寒。入肝、脾经。养血敛阴，柔肝止痛，平抑肝阳。治头晕，头痛，胸腹胁肋疼痛，泻痢腹痛，腓肠肌痉挛，手足拘挛疼痛，自汗盗汗，月经不调，经行腹痛，崩漏，带下，煎服6～15g。现试用于胃及十二指肠溃疡，病毒性肝炎。反藜芦。本品含芍药苷、氧化芍药苷、苯甲酸、β-谷甾醇、鞣质及挥发油等。芍药苷对小鼠有镇静、解热、镇痛、解痉和抗惊厥作用；对大鼠有抗炎作用，对应激性胃溃疡有预防作用，并抑制其胃液分泌及胃肠运动，对子宫亦有抑制作用。对狗冠脉及后肢血管有扩张作用，能增加冠脉血流量，抑制血小板聚集。本品与甘草有效成分FM100有多方面的协同作用，从而证实芍药甘草汤组成的合理性。

白芍汤báisháotāng　《杂病源流犀烛·脏腑门》卷七方。白芍药、酸枣仁、乌梅。水煎服。治肝虚自汗。

白芍药báisháo·yao　中药材。出《本草经集注》。又名白芍。详该条。

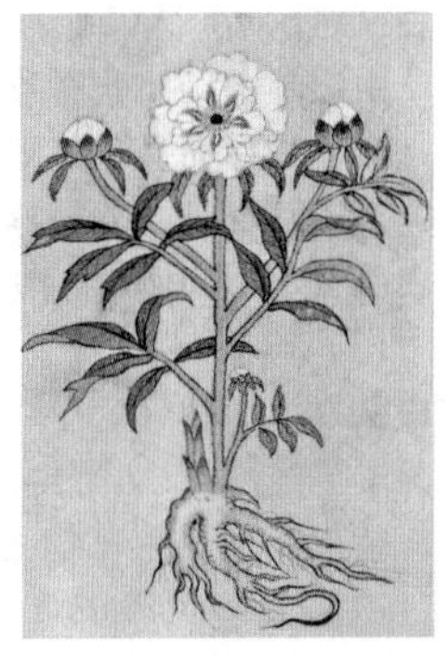
白芍药

白射干báishègān　中药材。见《中国高等植物图鉴》。即白花射干。详该条。

白伸筋báishēnjīn　中药材。见《江西民间草药》。为草石蚕之别名。详该条。

白参báishēn　中药材。见《增订伪药条辨》。为人参商品之一种。详"人参"条。

白石báishí　中药材。出《神农本草经》。为阳起石之别名。详该条。

白石参báishíshēn　中药材。见《云南中医验方》。为青羊参之别名。详该条。

白石笋báishísǔn　中药材。出《岭南采药录》。为樟柳头之别名。详该条。

白石英báishíyīng　中药材。出《神农本草经》。为氧化硅类矿物石英的纯白矿石。产于江苏、广东、湖北、河北、福建、陕西等地。甘，温。入肺、肾、心经。温肺肾，安心神，利小便。治肺寒咳喘，阳痿，消渴，惊悸，小便不利。煎服：9～15g。本品主含二氧化硅，尚含铝、铁、钠、钾等杂质。

白石脂báishízhī　中药材。出《神农本草经》。又名高岭土。为硅酸盐类矿物白陶土。甘、酸，平。涩肠，止血。治久泻，久痢，吐血，衄血，崩漏，带下，遗精。煎服9～12g；或入丸、散。本品主要成分为水化硅酸铝，常含铁、镁、钙等杂质。

白氏内经báishìnèijīng　医经著作。见《汉书·艺文志》。已佚。

白氏外经báishìwàijīng　医经著作。见《汉书·艺文志》。已佚。

白氏眼药báishìyǎnyào　即白敬宇眼药。见该条。

白首乌báishǒuwū　中药材。见《山东中药》。又名山东何首乌。为萝科植物戟叶牛皮消 *Cynanchum bungei* Decne. 的块根。主产于山东。苦、甘、涩，微温。安神，补血，收敛精气。治久病虚弱，失眠，健忘多梦，痔疮，便血，阴虚久疟，性神经衰弱，皮肤瘙痒。煎服：9～30g。本品含磷酸脂类成分，主要为磷脂酰胆碱、磷脂酰乙醇胺、磷脂酰肌醇等。本品具抑瘤、增强免疫功能、强心等作用。

白寿báishòu　99岁的艺术表述。"百"字少一横为"白"字。

白熟苔舌báishútāishé　舌象。舌苔白厚，明而不透，白而无光的舌象。此气血两亏，内脏虚寒已极之候，病多危重（见《伤寒舌鉴》）。

白水báishuǐ　古病名。十水之一。《中藏经·论水肿脉证生死候》："白水者，其根起于肺，其状先从脚肿，而上气喘嗽也。"参见"十水"条。

白水鸡báishuǐjī　中药材。见《福建民间草药》。为三白草之别名。详该条。

白四轮风báisìlúnfēng　中药材。见《浙南本草新编》。为翅茎香青之别名。详该条。

白苏梗báisūgěng　中药材。见《中药形性经验鉴别法》。为唇形科植物白苏 *Perilla frutescens*（L.）Britt. 的茎。辛，温。入肺、脾经。顺气，消食，安胎。治胸膈痞闷，脘腹疼痛，胎动不安。煎服：4.5～9g。

白苏叶báisūyè　中药材。出《本草图经》。又名荏叶。为唇形科植物白苏 *Perilla frutescens*（L.）Britt. 的叶。我国南北各地多有栽培。辛，温。入肺、脾经。解表散寒，理气消食。治风寒感冒，咳喘，食积。煎服：4.5～9g。本品含挥发油，内有紫苏醛、白苏烯酮、松茸醇。

白苏子báisūzǐ　中药材。见《饮片新参》。又名玉苏子、荏子。为唇形科植物白苏 *Perilla frutescens*（L.）Britt. 的果实。产于江苏、河北、山东、湖北、四川、贵州、云南等地。辛，温。下气，消痰，润肺，宽肠。治咳逆，痰喘，气滞便秘。煎服：4.5～9g。本品含脂肪油，主要为亚麻油酸酯。

白苔báitāi　正常的白苔是胃气所生，薄薄平铺于舌的中部和根部，颗粒均匀，干润适中，舌色如常。病变的白苔主风寒湿邪，主表证，一般证情尚轻；又根据舌苔的厚薄干湿，舌质的红淡以及兼证的不同，而有寒热虚实之分。

白苔干黑心舌báitāigānhēixīnshé　舌心燥、黑苔，舌边白苔

B

而干的舌象。为伤寒入里化热之候。若干黑苔刮之不尽，伴有壮热、谵语、口渴、不恶寒，或自汗从头而出，至颈而止等气分热盛症状，可清气分热；兼有里结肠燥时，可用下法（见《伤寒舌鉴》）。

白苔黑斑舌báitāihēibānshé 白苔中有黑小斑点的舌象。若黑色斑点能刮净者，为湿热之候；若不能刮净者，里有实热，阴液欲竭（见《伤寒舌鉴》）。

白苔黑根舌báitāihēigēnshé 白苔而舌根黑苔的舌象，宜辨别寒热真假。《辨舌指南》："若黑根无积腻，白苔薄滑，刮之即净，舌上多津，口不渴，或渴而不消水者，真寒假热也，宜十全辛温救补汤加减；若黑根黏腻粗涩，干厚刮之不净，燥苔无津，口渴引饮，真热假寒也，宜十全苦寒救补汤加减。"

白苔红地舌báitāihóngdìshé 苔白而质深红之舌象。为湿浊遏阻膈间，营分热邪伏而不能外透之候。多见于瘟疫病，治宜先辛开苦降以泄其湿，再用苦辛甘凉从里透外。气化津布，热随汗解（见《外感温热篇》）。

白苔红尖舌báitāihóngjiānshé 苔白而舌尖红的舌象。为心火上炎之候。若舌质微红，苔薄白者，外感风热在表；舌苔白厚者，多外感风热夹湿，或风温有化热之势（见《伤寒舌鉴》）。此舌亦可见于湿温，或热邪内盛复感外寒之症。

白苔黄边舌báitāihuángbiānshé 舌中见白苔，边见微黄苔的舌象。为湿热蕴结大肠之候，可兼见腹痛、泄泻或下痢，治宜清热燥湿（见《伤寒舌鉴》）。

白苔黄心舌báitāihuángxīnshé 白苔中心渐黄的舌象。为表邪传里之候。白苔为主，微黄而润者，表证未罢，仍当解表；黄苔多而焦干者，邪已入里，宜清热或攻下（见《伤寒舌鉴》）。

白苔尖根俱黑舌báitāijiāngēnjùhēishé 舌尖、舌根俱黑苔，舌中部白苔的舌象。为心肾热极，脾胃真热假寒之候。若症见发热谵语，呃逆干呕，食入即吐，意识蒙胧，为热邪弥漫，火毒炽盛，可用十全苦寒救补汤（见《伤寒舌鉴》）。

白苔尖灰根黄舌báitāijiānhuīgēnhuángshé 白苔为主，舌尖灰苔而舌根黄苔的舌象。为湿热之候。如舌根黄而苔腻，目黄，小便黄，宜用茵陈蒿汤加减治疗（见《伤寒舌鉴》）。

白苔如积粉舌báitāirújīfěnshé 舌苔白细如积粉，舌尖边色紫绛的舌象。为秽湿内阻，热邪遏伏之候。见于湿热疫证，邪在膜原，治宜开泄透解（见《外感温热篇》）。

白苔双黑舌báitāishuānghēishé 白苔中有两条黑色苔纵行排列的舌象。苔润不干者为虚寒证。多因中焦虚弱，寒邪外袭，入于肠胃，饮食停滞，中焦不通所致。如见白苔黑干者，此为寒邪化火，热阻脾胃之实热证，宜予细辨（见《伤寒舌鉴》）。

白苔双黄舌báitāishuānghuángshé 白苔中有两条黄色苔纵行排列的舌象。外感杂病均可见。外感多为表邪入里，而表证未罢；杂病多属积热聚于肠胃，肠胃不和（见《伤寒舌鉴》）。

白苔双灰舌báitāishuānghuīshé 白苔满布，有两条灰色苔纵行排列的舌象。灰苔色润，可刮净者，为脾胃虚寒夹食滞，宜温中健脾消滞；苔干厚无津，刮之不净，为肠胃热结已实，宜通里攻下（见《伤寒舌鉴》）。

白苔燥裂舌báitāizàolièshé 苔白而厚，干燥有裂纹的舌象。为里热津伤。如腑结未实者，宜增液缓下（见《伤寒舌鉴》）。

白苔中红舌báitāizhōnghóngshé 舌四边有白苔，舌心无苔而红的舌象。无苔部分属气津耗损，舌边周有白苔，是邪在太阳或少阳见证（见《伤寒舌鉴》）。当于祛邪治法中照顾气津。

白苔中黄舌báitāizhōnghuángshé 白苔中心变黄的舌象。是表邪未罢，传里化热之象。若膀胱气化不利，水饮停胸，除有表证外尚可见烦渴，渴欲饮水，水入则吐，苔白中黄而黏腻，宜五苓散加益元散治疗（见《伤寒金镜录》）。

白檀báitán 中药材。出《本草经集注》。为檀香之一种。详该条。

白桃树báitáoshù 中药材。见《上海常用中草药》。为丝棉木之别名。详该条。

白甜蜜蜜báitiánmìmì 中药材。见《青海常用中草药手册》。为白花夏枯草之别名。详该条。

白调羹báitiáogēng 中药材。见《闽东本草》。为秋鼠曲草之别名。详该条。

白通草báitōngcǎo 中药材。出《药性切用》。为通草之处方名。详该条。

白通加猪胆汁汤báitōngjiāzhūdǎnzhītāng 《伤寒论》方。葱白四茎，干姜一两，生附子一枚，人尿五合，猪胆汁一合。水煎，去滓，入胆汁、人尿，搅匀，分二次服。治少阴病，下利不止，厥逆无脉，面赤干呕而烦躁者。

白通汤báitōngtāng 《伤寒论》方。葱白四茎，干姜一两，生附子一枚。水煎，分二次服。功能驱逐阴寒，温通阳气。治少阴病，下利。

白桐皮báitóngpí 中药材。出《药性论》。即桐皮。详该条。

白桐叶báitóngyè 中药材。出《本草经集注》。即桐叶。详该条。

白痛báitòng 证名。即白眼痛。《审视瑶函》卷三："白眼痛有表里等症，或疼极而痛，从外走内者，宜温之散之；有不红肿而涩痛者，火伏气分，泻白散为主；有白珠变青蓝色，乃郁邪蒸逼，走散珠中，亟宜调气以养之。"详"白眼痛"条。

白头草báitóucǎo 中药材。见《湖南药物志》。为鼠曲草之别名。详该条。

白头疮báitóuchuāng 病名。出《诸病源候论》卷三十五。由湿热蕴结肌肤所致。皮肤生疮有白头，渐成脓，四周红赤，微痒而痛，甚则延及全身。治宜清热除湿解毒。内服黄连解毒汤，外搽青黛膏。相当于毛囊炎。

白头公báitóugōng 中药材。出《本草经集注》。即白头翁。详该条。

白头翁báitóuwēng 中药材。出《神农本草经》。又名野丈人、白头公、毛姑朵花、老白毛、猫爪子花。为毛茛科植物白头翁 *Pulsatilla chinensis* (Bge.) Reg. 的干燥根。主产于内蒙古、辽宁、河北。苦，寒。入胃、大肠经。清热凉血，解毒，止痢。治阿米巴痢疾，细菌性痢疾，温疟，鼻衄，痔血，白带，煎服 9～15g；治瘰疬，浸酒服；治滴虫性阴道炎，煎水冲洗阴道。本品含原白头翁素、皂苷等。煎剂及所含皂苷在体外及小鼠体内均能抑制阿米巴原虫。流浸膏在试管内可杀死滴虫。鲜汁及醇

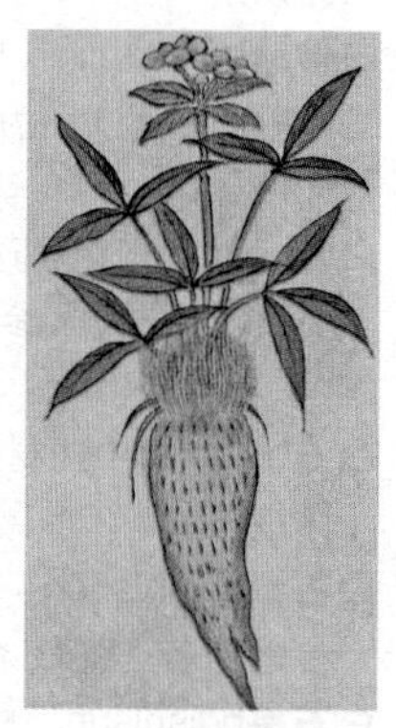
白头翁

提液在体外对金黄色葡萄球菌、铜绿假单胞菌有抑制作用，煎剂对某些痢疾杆菌有抑制作用。原白头翁素具强烈刺激作用，在豚鼠实验中有抗组胺作用。

白头翁草báitóuwēngcǎo 中药材。见《圣济总录》。即白头翁茎叶。详该条。

白头翁花báitóuwēnghuā 中药材。出《本草纲目》。为毛茛科植物白头翁 *Pulsatilla chinensis*（Bge.）Reg. 的花。分布于四川、湖北、陕西、安徽、江苏及华北、东北地区。治疟疾寒热。煎服3～6g。研末调敷白秃头疮。

白头翁加甘草阿胶汤báitóuwēngjiāgāncǎo'ējiāotāng 《金匮要略》方。白头翁、甘草、阿胶（烊化）各二两，秦皮、黄连、黄柏各三两。水煎，分三次服。功能清热治痢，益气养血。治产后下利虚极。

白头翁茎叶báitóuwēngjīngyè 中药材。出《日华子诸家本草》。又名白头翁草。为毛茛科植物白头翁 *Pulsatilla chinensis*（Bge.）Reg. 的茎叶。有毒。暖腰膝，强心。①治肢节风气疼痛，浮肿及心脏病。煎服9～15g。②治小儿秃疮。煎水浓缩成膏外涂；神经性皮炎，鲜叶洗净，捣敷患处，20分钟后局部有烧灼感时揭去。

白头翁汤báitóuwēngtāng 《伤寒论》方。白头翁二两，黄柏、黄连、秦皮各三两。水煎，分二次服。功能清热解毒，凉血止痢。治热利下重，腹痛里急，便下脓血，赤多白少，或纯下血痢。近代常用治急、慢性细菌性痢疾及阿米巴痢疾等属热毒血痢者。方中白头翁清热解毒，凉血治痢；黄连、黄柏、秦皮清热解毒，燥湿治痢。实验研究表明，其对宋内氏志贺菌、福氏志贺菌等痢疾杆菌有抑菌作用。

白秃báitū 病名。出《诸病源候论》卷五十。即白秃疮。见该条。

白秃疮báitūchuāng 病名。头皮癣疾之一。出《刘涓子鬼遗方》卷五。又名癞头疮、秃疮、白秃。由风邪袭入头皮腠理，结聚不散；或由接触传染而发。多见于小儿。初起头皮毛发根部出现灰白色屑斑，小如豆粒，大如钱币，日久逐渐蔓延扩大成片，毛发干枯，断折易落，参差不齐，偶有瘙痒，久则发枯脱落，形成秃斑，但愈后毛发可再生。病程较长，经年不愈，一般至青春期大部可自愈。治疗可选用苦楝膏、秃疮油、肥油膏外搽。相当于头白癣。

白丸子báiwán·zi 《太平圣惠方》卷八十三方。炒白僵蚕五钱，天南星三分，铅粉一钱，炒全蝎、炒桑螵蛸、藿香各一分。为细末，炼蜜为丸，黄米大，每服五丸，薄荷煎汤加黄酒少许送下。治小儿中风，失音不能啼。

白菀báiwǎn 中药材。出《吴普本草》。为女菀之别名。详该条。

白微滑苔舌báiwēihuátáishé 舌苔薄白而微滑的舌象。舌质淡红，为外感风寒表证，宜辛温发汗解表治之（见《伤寒舌鉴》）。

白薇báiwēi 中药材。出《神农本草经》。又名白幕、白马尾、龙胆白薇。为萝藦科植物白薇 *Cynanchum atratum* Bge. 或蔓生白薇 *C. versicolor* Bge. 的干燥根及根茎。主产于山东、安徽、辽宁等地。苦、咸，寒。入肝、胃、肾经。清虚火，除血热，利尿通淋，解毒疗疮。治阴虚内热，病后余热不清，产后虚烦呕逆，风温灼热，肺热咳血，瘴疟，温疟，热淋，血淋，煎服5～10g；治乳痈，鲜品捣敷；创伤出血，研末敷。白薇根含挥发油、白薇素和5种直立白薇苷，还含直立白薇新苷A、B、C、D。

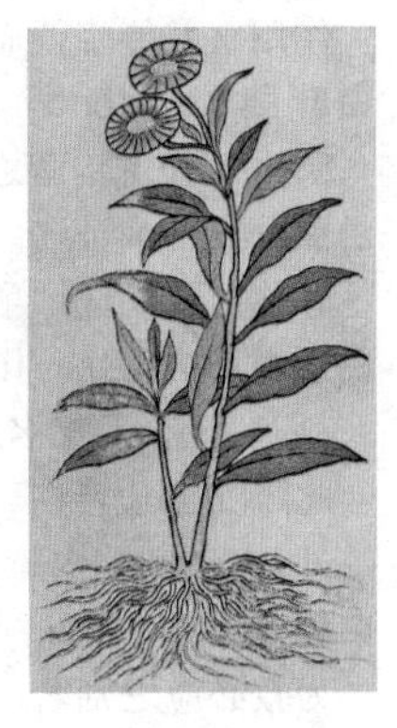

白薇

白薇散báiwēisǎn ❶《证治准绳·疡医》卷六方。白薇、炒枳实、辛夷仁、天花粉、赤芍药、炙甘草各一两，炒酸枣仁二两。为细末，每服二钱，温酒调服，日三四次。治金疮疼痛。❷《证治准绳·类方》第六册方。白薇、白蔹、白芍各等分。为末，每服二钱，粥饮调下。治膀胱虚热，小便不禁。

白薇汤báiwēitāng ❶《普济本事方》卷七方。白薇、当归各一两，人参半两，炙甘草一分。为粗末，每服五钱，水煎服。治素无疾苦，突然发病，状如死人，身不动摇，默默不知人，目闭不能开，口噤不能言，或微知人，恶闻人声，但如眩冒，移时方醒。❷本方早见于《全生指迷方》卷三，但无甘草。

白薇丸báiwēiwán ❶《备急千金要方》卷二方。白薇、干地黄、干姜、川椒、车前子各十八铢，紫石英三十铢，泽兰、禹余粮、龙骨、茯苓、麦冬、远志各二两，当归、赤石脂、川芎、蛇床子各一两，白芷、人参各一两半，藁本、石膏、庵蕳子、卷柏各二十铢，桂心、桃仁、蒲黄、覆盆子各二两半，细辛三两，橘皮五钱。为细末，炼蜜为丸，梧桐子大，每服十五至三十丸，温酒送下。治上热下寒，妇人不孕。❷《证治准绳·女科》卷四方。白薇、熟地黄、川椒、龙骨各一两，麦冬一两半，藁本、卷柏、白芷、覆盆子、桃仁（麸炒）、人参、桂心、菖蒲、茯苓、远志各七钱半，车前子、炒当归、川芎、蛇床子、细辛、炮姜各半两。为细末，炼蜜为丸，梧桐子大，每服三十丸，空腹温酒送下。治证同上。❸《证治准绳·类方》第七册方。白薇五钱，防风、蒺藜、石榴皮、羌活各三钱。为细末，米粉糊和丸，梧桐子大，每服二十丸，白水送下。治漏睛脓出。

白为寒báiwéihán 五色主病之一。出《灵枢·五色》。面部色白为阳虚气血不足的证候。阳气不足，气血不能上荣于面，故面白。阳气虚弱，阴盛于内，寒从内生，故为寒。

白芜荑báiwúyí 中药材。出《太平圣惠方》。为芜荑之处方名。详该条。

白雾báiwù 眼科病证。见《银海指南》卷二。指翳之色白而淡薄者。详“翳”条。

白鲜皮báixiānpí 中药材。出《药性论》。又名八股牛、北鲜皮、臭根皮。为芸香科植物白鲜 *Dictamnus dasycarpus* Turcz. 的干燥根皮。主产于辽宁、河北、四川、江苏、安徽。苦，寒。入脾、胃、膀胱经。祛风，燥湿，清热，解毒。治皮肤瘙痒，荨麻疹，湿疹，疥癣，黄水疮。煎服或煎水洗。治急、慢性黄疸型肝炎，风湿热痹，产褥热，妇人阴中肿痛，煎服5～10g。治淋巴结炎，研末饭糊捣敷；外伤出血，研末敷。根含白鲜碱、茵芋碱、γ-崖椒碱、黄柏内酯、梣皮酮、谷甾醇、皂苷等。有抗菌作用。崖椒碱有解痉、抗菌作用，临床上还用作抗心律失常药。

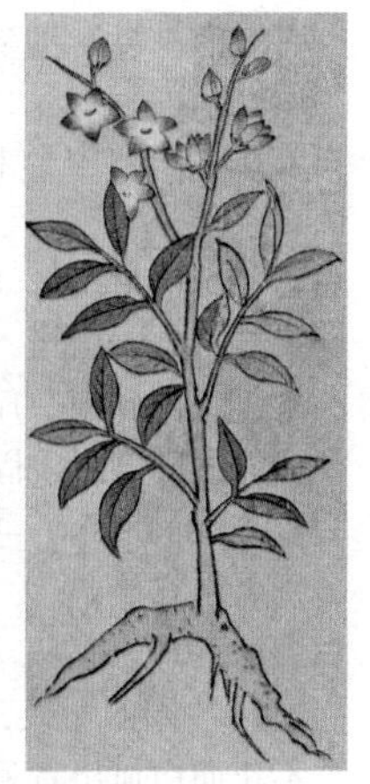

白鲜皮

白鲜皮散báixiānpísǎn 《太平圣惠方》卷八十三方。白鲜皮、防风、犀角、黄芩、知母、沙参、人参各五钱，炙甘草一两。为细末，每服一钱，水煎服。治小儿心肺风热壅滞，胸膈不利。

白鲜皮汤báixiānpítāng ❶《证治准绳·类方》第七册方。白鲜皮、款冬花、车前子、柴胡、炒枳壳、黄芩各一两，百合二两，菊花、蔓荆子各一两半，炙甘草五钱。为粗末，每服五钱，水煎，食后及临卧服。治目睛翳膜及瞳仁上有物如蝇翅状，令人视物不明。❷《证治准绳·类方》第八册方。白鲜皮、麦冬、茯苓、炒杏仁、细辛、白芷各一两半，桑白皮、石膏各二两。为粗末，每服三钱，先煮大豆取汁，再与其他药同煎，不拘时服。治肺受风邪，面色枯白，面颊时赤，皮肤干燥，鼻塞干痛。

白陷báixiàn 病证名。痘疹五陷证之一。《痘疹精详》："痘出稠密，其色淡白，根无红晕而顶陷者，白陷也。"为气血两虚所致，宜大补气血，用人参养荣汤或当归补血汤加味。

白陷鱼鳞báixiànyúlín 病证名。指黑睛之白翳形如鱼鳞者。《银海精微》："白陷鱼鳞者，肝肺二经积热，充壅攻上，致黑睛遂生白翳，如鱼鳞铺砌之状，或入（应为"如"）枣花，中有白陷，发歇不时，或发或聚，疼痛泪出。"即花翳白陷。详该条。

白象báixiàng 病证名。《白喉忌表抉微》："白喉初起，症象轻而白未见，即服此方。俟一见白象，即改服养阴清肺汤。"相当于白喉伪膜。

白屑风báixièfēng 病名。以头部、颜面等处皮肤出现糠秕状白屑，瘙痒为主要表现的皮肤疾病。《外科正宗》卷四："白屑风多生于头、面、耳、项发中，初起微痒，久则渐生白屑，叠叠飞起，脱之又生。"由肌热当风，风邪侵入毛孔，郁久血燥，肌肤失养所致。好发于头皮，可见弥漫而均匀的糠秕样干燥白屑，搔抓时脱落。落而又生，自觉痒甚，日久毛发易落。相当于干性皮溢性皮炎。治宜祛风清热润燥。内服祛风换肌丸或消风散（《医宗金鉴》）。外搽润肌膏或颠倒散洗剂（硫黄、生大黄各7.5g，石灰水100ml，将硫黄、大黄研极细末，加入石灰水中）。亦可用苦参90g、野菊花15g、白鲜皮9g煎水待温外洗。

白癣痹báixuǎnbì 病名。多由风邪犯肺，肺气闭郁致喉内色暗红而出现白点。《喉科种福》卷五："喉内红色暗而不鲜，于暗红色中，现出白点，疼痛而痒。服广笔牛子汤（生地黄、牛蒡子、玄参、射干、连翘、花粉、甘草、僵蚕、浙贝母）加减。外吹矾精散（盐梅、雄黄、白矾、穿山甲，为末）。"

白雪báixuě 中药材。出《抱朴子》。为粉霜之别名。详该条。

白雪糕báixuěgāo 《古今医鉴》卷四引单孟齐方。大米、糯米各一升，山药、芡实、莲肉（去皮心）各四两。共为细末，入白砂糖一斤半，搅和令匀，入笼蒸糕，任意食用。功能调脾健胃，固本还元。用于调理病后脾胃虚弱者。

白雪花báixuěhuā 中药材。见《广州植物志》。为白花丹之别名。详该条。

白血báixuè 症名。指咳出的浅红色血。《素问·至真要大论》："阳明司天，清复内余，则咳衄嗌塞，心鬲中热，咳不止而白血出者死。"王冰注："白血，谓咳出浅红色血，似肉似肺者。"《张氏医通·咳嗽》："咳嗽吐粉红痰，谓之吐白血，仅可绵延岁月。"一说，若服小剂异功、保元，大剂六味、都炁，亦能得生，不可尽委之于无救也（见《中国医学大辞典》）。本症可见于二尖瓣瓣膜病变所致肺淤血、心力衰竭等疾患。

白眼báiyǎn ❶眼的部位。《灵枢·大惑论》："其窠气之精为白眼。"即白睛。详该条。❷病名。指白涩症。《审视瑶函》卷三："此症南人俗呼白眼。"详"白涩症"条。

白眼病báiyǎnbìng 病证名。见《证治准绳·杂病》。❶指白睛部位的病痛。❷又名白痛，俗称害白眼。指白睛无红肿而疼痛之证候。《审视瑶函》卷三谓白眼痛有表里之分。火伏气分之白涩症属表，郁邪蒸逼于内之白珠俱青症属里。

白羊桃báiyángtáo 中药材。见《云南中草药》。为夹竹桃之别名。详该条。

白杨皮báiyángpí 中药材。出《梅师集验方》。即白杨树皮。详该条。

白杨树皮báiyángshùpí 中药材。出《新修本草》。又名白杨皮。为杨柳科植物山杨 *Populus davidiana* Dode 的树皮。分布于东北、华北、西北、华中地区。苦，寒。清热，祛风，行瘀，消痰，杀虫。①治肺热咳嗽，风痹，脚气，高血压病，妊娠下痢，仆损瘀血，痰癖，蛔虫腹痛。煎服：15～30g。②治皮肤瘙痒，煎汤洗；口疮，煎水，入盐含漱；牙痛，醋煎含漱。

白洋参báiyángshēn 中药材。见《昆明药用植物调查报告》。为土党参之别名。详该条。

白药根báiyàogēn 中药材。出《本草图经》。即白药子。详该条。

白药脂báiyàozhī 中药材。见《药材资料汇编》。即白药子。详该条。

白药子báiyàozǐ 中药材。出《新修本草》。又名白药脂、白药根、金线吊乌龟。为防己科植物头花千金藤 *Stephania cepharantha* Hayata 的块根。产于湖南、湖北、浙江、安徽、江西等地。苦、辛，凉，有小毒。入脾、肺、肾经。清热解毒，祛风止痛，凉血止血。①治肝炎，急性胃肠炎，细菌性痢疾，阑尾炎，风湿疼痛，腰肌劳损，衄血，肺结核咯血，消化道出血，功能性子宫出血。煎服：6～9g。②治急性咽喉炎痰涎壅塞者，研末吹喉，或煎水含漱；腮腺炎、无名肿毒、毒蛇咬伤，捣敷或磨汁涂。本品含头花千金藤碱、异粉防己碱、轮环藤宁碱等。头花千金藤碱有升高白细胞作用。异粉防己碱有抗炎、镇痛、退热作用，并能降低血中尿酸含量。

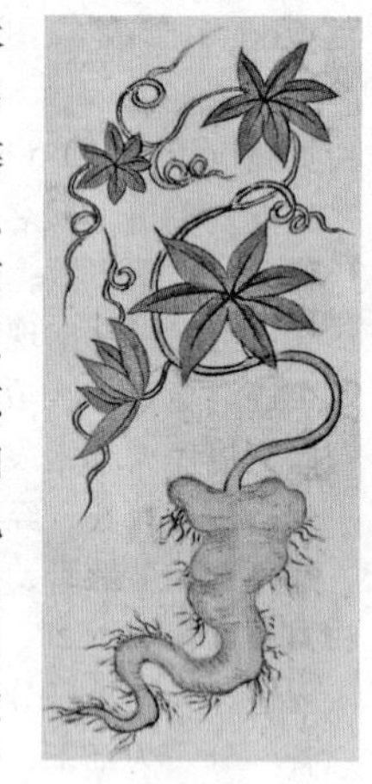

白药子

白叶藤báiyèténg 中药材。见《药学学报》[1963（9）：561]。为古钩藤之别名。详该条。

白翳báiyì 病证名。见《太平圣惠方》卷三十三。翳之色白者称白翳。详"翳"条。

白翳黄心内障báiyìhuángxīnnèizhàng 病证名。见《秘传眼科龙木论》。又名黄心翳。《医宗金鉴·眼科心法要诀》：此障"四边皆白，中心一点微黄色，隐在黑珠内，映出珠外"。属圆翳内障范畴，详该条。

白银杏báiyínxìng 中药材。见《江苏南部种子植物手册》。为救必应之别名。详该条。

白淫báiyín 古病名。❶指男子尿出白物如精及女子带下病。

《素问·痿论》："思想无穷，所愿不得，意淫于外，入房太甚，宗筋弛纵，发为筋痿，及为白淫。"王冰注："白淫，谓白物淫衍，如精之状，男子因溲而下，女子阴器中绵绵而下也。"参见"尿精""带下"条。❷指滑精。《证治要诀·遗精》："甚者耳闻目见，其精即出，名曰白淫。"参见"滑精"条。❸指精浊症之严重阶段。《理虚元鉴·白浊白淫论》："初出茎中痛而浓浊如膏，谓之白浊。久之不已，精微弱而薄，痛亦渐减，至后闻淫声，见女色而精下流，清稀而不痛，则谓之白淫也。"参见"精浊"条。❹指蛊病。《杂病源流犀烛·五淋二浊源流》："白淫，热郁病也，一名蛊。"《素问·玉机真藏论》所载蛊病，症见少腹觉热而痛，白浊如精，随溲而下，由邪热内结，真精不守所致。宜用半苓丸、清心莲子饮等方。

白饮báiyǐn　即米汤，以其色乳白，故名。《伤寒论·辨太阳病脉证并治》五苓散方条下："上五味，白饮和服方寸匕。"米汤送服药散，有助胃气以行药力的作用。

白硬苔舌báiyìngtāishé　白苔而舌体干硬的舌象，为痰火壅结或热邪传入阳明，胃津耗损所致。宜速下之，佐以甘寒生津（见《伤寒舌鉴》）。

白油膏báiyóugāo　《治疗大全》方。真桐油三两，防风、白芷各一钱半。将防风、白芷放油内泡一夜，入铁器内慢火熬枯，去药沥尽渣，将油再熬，俟将开时，用鸡蛋一个（去壳），放油内炸至深黄色，去蛋不用，再将油用火慢熬，俟油色极明，入白蜡六分、黄蜡四分融化，速用竹纸十余张，乘热浸入油内，取出放冷。视疮大小，裁纸贴患处，脓粘满纸，则弃去再换，一日换十余次。治臁疮年久不愈，秃疮及年久湿热诸疮，脓血不止，久不收口等症。

白游风báiyóufēng　病证名。见《医门补要》卷中。即赤白游风色白者。详该条。

白余粮báiyúliáng　中药材。出《本草经集注》。为土茯苓之别名。详该条。

白鱼尾báiyúwěi　中药材。见《闽东本草》。又名溪桃、杨波叶、白背风、狭叶醉鱼草。为马钱科植物驳骨丹 *Buddleja asiatica* Lour. 的根或茎叶。分布于湖北、四川、云南、贵州、广东、台湾、福建等地。苦、微辛，温，有小毒。祛风，化湿，通络，杀虫。①治风寒发热，头身疼痛，风湿痹痛，腹胀，痢疾，跌打损伤，虫积腹痛。煎服：9～15g。②无名肿毒叶捣敷，皮肤瘙痒根煎洗。

白玉膏báiyùgāo　❶《疡医大全》卷二十四方。白芷、煅炉甘石、甘松、当归尾、乳香、五灵脂、山柰、细辛、樟冰各五钱，没药、象皮、白蜡各三钱，松香、冰片、麝香各一钱，铅粉十三两。先将麻油二斤熬至烟起，离火入白蜡、松香再熬，搅至起泡，入铅粉滚沸即取起，稍停再加热，反复数次，见有菊花纹小泡，入其他药末，至滴水成珠，入麝香搅匀，摊贴患处。治疮疡。❷《疡医大全》卷二十五方。①轻粉三钱，冰片二钱，樟脑六钱，白蜡二两，猪板油四两。先将白蜡、猪板油熔化滤清，再入他药和匀，外敷患处。治臁疮日久不愈及刀疮久不收口。②轻粉、密陀僧、黄蜡各二两，乳香、没药、象皮、白蜡各五钱。除黄、白蜡外，其他药为细末，再以桐油一斤，放锅内熬滚去沫，入密陀僧末搅匀离火，入二蜡熔化再搅匀，待油稍温，入乳香、没药、象皮、轻粉末，搅匀摊纸上，外贴患处。治臁疮。❸经验方。见《外伤科学》（广州中医学院编）。煅石膏、制炉甘石（药用剂量比例9∶1），研粉和匀，以麻油少许调成膏，再加凡士林（药粉、油类比例3∶7）调膏外敷。功能润肤生肌收敛。治溃疡腐肉已尽，疮口不敛者。

白玉化痰丸báiyùhuàtánwán　即白金丸。见该条。

白玉兰báiyùlán　中药材。见《广州植物志》。为白兰花之别名。详该条。

白礜báiyù　中药材。即硫化砷铁。为八石之一。在天然矿中，色白如银。《抱朴子·金丹》："五石者，丹砂、雄黄、白礜、曾青、慈石也。"

白云草báiyúncǎo　中药材。见《湖南药物志》。为东风菜之别名。详该条。

白云花根báiyúnhuāgēn　见《全国中草药汇编》。又名滇独活、毛爪参。为伞形科植物白云花 *Heracleum rapula* Franch. 的根。分布于云南、西藏等地。苦、辛、温。祛风除湿，活络止痛，止咳平喘。治风湿痹痛，跌打损伤，腰痛，胃痛，感冒，咳嗽，慢性气管炎，哮喘，闭经，白带。煎服3～9g，研末0.9～1.5g。根含欧芹酚甲醚、欧芬胡内酯、异茴芹香豆精等。本品具平喘、抗菌、镇痛等作用。

白云母báiyúnmǔ　中药材。见《备急千金要方》。即云母。详该条。

白云香báiyúnxiāng　中药材。见《中药志》。为白胶香之别名。详该条。

白皂药báizàoyào　中药材。见《四川中药志》。为白花丹之别名。详该条。

白占báizhàn　中药材。见《外科正宗》。为白蜡之别名，详"蜂蜡"条。

白障báizhàng　病证名。出《诸病源候论》卷二十八。指宿翳之色白而厚者。《审视瑶函》卷三："（凝脂翳症）待长大而蔽满黑睛者，虽救得珠完，亦带疾矣。治后，珠上必有白障，如鱼鳞圆状等翳，终身不能脱，若结在当中，则视昏渺耳。"相当于今之角膜白斑。详"宿翳"条。

白针báizhēn　针法之一。指单纯针刺，不用温针等其他辅助方法。《备急千金要方》："但其孔穴与针无忌，即下白针，若温针讫，乃灸之。"

白轸báizhěn　病证名。出《备急千金要方》卷五。指隐疹皮疹色白者。详见"隐疹"条。

白疹báizhěn　病证名。❶出元代滑伯仁《麻证新书》。指麻疹粒头高耸，色红淡润而肤白者。《临证指南》卷六："赤疹遇清凉而消，白疹得温暖而解。"参见"白麻"条。❷出《温病条辨》。即白痦。风湿郁于经络毛窍，表现为身热，身痛，汗多自利，胸腹白疹，系湿停热郁的证候。宜以辛凉解肌表之热，辛淡渗在里之湿为治。

白疹瘙痒báizhěnsàoyǎng　症名。见《本草纲目》卷三十六"枸橘"："遍身者，小枸橘细切，麦麸炒黄为末，每服二钱，酒浸，少时饮酒。初以枸橘煎汤洗患处。"

白芷báizhǐ　中药材。出《神农本草经》。又名香白芷。为伞形科植物白芷 *Angelica dahurica* (Fisch. ex Hoffm.) Benth. et Hook. f. 或杭白芷 *A. dahurica*

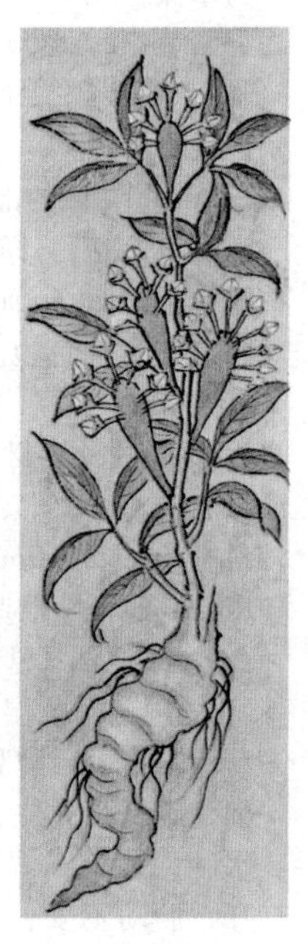

白芷

(Fisch. ex Hoffm.) Benth. et Hook. f. var. *formosana* (Boiss.) Shan et Yuan 的干燥根。主产于浙江、四川、河北、河南等地。辛，温。入肺、胃、大肠经。解表散寒，祛风，燥湿止带，止痛，消肿排脓，生肌，宣通鼻窍。治感冒风寒，头痛鼻塞，牙痛，眉棱骨痛，鼻渊，肠风痔漏，赤白带下。煎服，3～10g。

白芷散báizhǐsǎn ❶《校注妇人良方》卷一方。白芷一两，煅乌贼骨二枚，煅胎发一团。为细末，每服二钱，温酒调下。治下元虚弱，赤白带下，或经行不止。❷《证治准绳·类方》第八册方。白芷、防风、连翘、煅石膏、荆芥、赤芍药、升麻、薄荷。为细末，薄荷煎汤调下，并搽牙龈。治下牙疼。❸《外科真诠》方。①白芷二钱，牡蛎粉五钱，冰片二分。为细末，搽患处。治乳痈，乳头腐烂，延及周围。②白芷、夏枯草、金银花各三钱，蒲公英、紫花地丁各二钱，甘草一钱。为末，冲服。治青蛇头，生于足大趾节上，初起状如汤泼火烧，痛不可忍，憎寒壮热，四肢酸痛，后则胬肉突出，痛如刀割。

白芷升麻汤báizhǐshēngmátāng《疡科选粹》卷四方。白芷一钱半，升麻、桔梗各一钱，黄芩（酒炒）四钱，生黄芩三钱，红花、炙甘草各五分。水、酒煎服。治臂痈。

白芷石膏汤báizhǐshígāotāng《症因脉治》卷四方。白芷、石膏、知母。水煎服。治阳明经温疟。若恶寒，加桂枝；无汗，加防风、柴胡；身痛，加羌活、独活。

白芷丸báizhǐwán ❶《证治准绳·类方》第八册方。白芷，为细末，以葱白捣烂为丸，小豆大，每服二十丸，茶水送下。治鼻流清涕不止。❷见《杂病源流犀烛·身形门》卷二十五。即都梁丸。见该条。

白滞痢báizhìlì 古病名。即白痢。《诸病源候论·痢病诸候》："白滞痢者，肠虚而冷气客之，搏于肠间，津液凝滞成白。"方用豆蔻丸等。参见"白痢""寒痢"条。

白肿舌báizhǒngshé 病证名。系指舌肿而色白。《喉科秘钥》卷下："此症因风寒积内，六脉弦紧，舌肿硬痛。用六味汤加细辛三分，苏叶一钱半，白芷一钱，当归一钱半，川芎、葛根各一钱。如有白苔黑点而滑者，用淡附子、干姜各五分煎服。外用干姜、冰片、麝香、青皮等分为末擦之。"

白昼青盲证báizhòuqīngmángzhèng 病证名。路际平《眼科临症笔记》："二目不疼不赤，瞳孔无异常人，外视如无病，但夜明而昼昏。"类今之昼盲，详"黑夜精明证"条。

白珠báizhū 眼的部位。《一草亭目科全书》："气之精为白珠。"即白睛。详该条。

白珠俱青báizhūjùqīng 症名。《审视瑶函》："此症乃目之白睛忽变青兰色也。"即白睛青蓝。详该条。

白术báizhú 中药材。出《本草经集注》。又名於术、冬术、山蓟、山精。为菊科植物白术 *Atractylodes macrocephala* Koidz. 的干燥根茎。主产于浙江、安徽。甘、苦，温。归脾、胃经。健脾，益气，燥湿，消痰，利水，止汗，安胎。治脾胃虚弱，食少倦怠，消化不良，虚胀，泄泻，痰饮眩晕，水肿，黄疸，湿痹，小便不利，自汗，胎动不安，煎服 6～12g。本品含挥发油，主要成分为苍术醇、苍术酮等。挥发油中的桉脑有祛痰作用，白术煎剂对动物有强壮、保肝、抗凝血作用，对白细胞降低有某些升高作用，挥发油有抗癌活性。

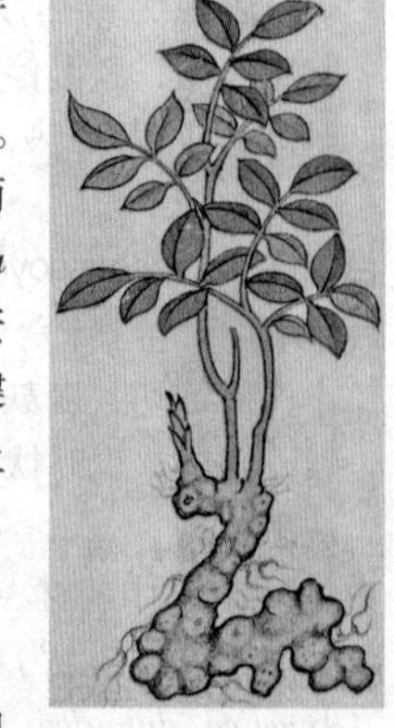
白术

白术安胃散báizhú' ānwèisǎn《脾胃论》卷下方。罂粟壳三两，茯苓、车前子、白术各一两，乌梅肉、五味子各五钱。为粗末，每服五钱，水煎，空腹服。功能健脾涩肠，利湿止泻。治泻痢频作，脓血相杂，里急后重及小肠气痛，妇人脐下虚冷，产后儿枕痛，或产后虚弱，寒热不止。

白术附子汤báizhúfùzǐtāng《金匮要略》方。即桂枝附子去桂加白术汤。见该条。

白术和中汤báizhúhézhōngtāng《重订通俗伤寒论》方。白术、炒陈皮各一钱半，佛手花五分，茯苓四钱，砂仁一钱，焦神曲、五谷虫、陈仓米（荷叶包）各三钱。水煎服。治气虚中满，按之不坚不痛，或时胀时减。

白术黄芩汤báizhúhuángqíntāng《卫生宝鉴》卷十六方。白术一两，黄芩七钱，甘草三钱。为粗末，分作三服，水煎服。用于痢疾病愈后调理。

白术散báizhúsǎn ❶《外台秘要》卷三十三引《古今录验方》方。白术、川芎各四分，蜀椒三分，牡蛎二分。为细末，每服一钱匕，酒送下，日三夜一服。功能健脾养胎，温中祛寒。治妊娠胎动不安。若腹痛，加芍药；心下痛，倍川芎；吐不能食，加细辛、半夏。本方也见于《金匮要略》。❷《太平圣惠方》卷六方。白术、人参、熟地黄、五味子、黄明胶（捣碎，炒微黄）、茯苓各三分，紫菀、炮姜、炙甘草各半两，桂心一两。为末，每服二钱，入大枣三枚，糯米五十粒，水煎，不拘时服。治肺气不足，胸中短气，咳嗽恶寒。❸《太平圣惠方》卷十方。白术、桂心、炮附子、防风、川芎、炙甘草各三分。为末，每服四钱，入生姜半分、大枣三枚，水煎，不拘时热服。治伤寒阴痉，手足厥冷，筋脉拘急，汗出不止。❹《太平惠民和剂局方》卷二方。山药、桔梗、茯苓、甘草、白芷、陈皮、青皮、香附各三两，白术四两，炮姜二两。为粗末，每服二钱，加生姜三片、大枣一枚、木瓜一片、苏叶三片，水煎，食前服。治伤寒憎寒壮热，鼻塞咳嗽，或受风湿，骨节疼痛，或中暑呕吐眩晕，或脾胃虚损，吐酸反胃，心腹绞痛等症。❺《小儿药证直诀》卷下方。又名钱氏七味白术散。人参二钱半，茯苓、炒白术、藿香叶各五钱，木香二钱，甘草一钱，葛根五钱（渴者加至一两）。为粗末，每服三钱，水煎服。功能健脾止泻。治脾胃久虚，津液内耗，呕吐泄泻频作，烦渴多饮。若热甚发渴，去木香。实验研究表明，本方能降低硫酸钠所致的急性腹泻率，对肠道具有调节作用。体外实验显示能抗人轮状病毒。❻《苏沈良方》卷十方。炒白术、炒黄芩各等分。为粗末，每服三钱，加生姜三片、大枣一枚，水煎服。治妇人妊娠伤寒，胎动不安。❼《全生指迷方》卷三方。白术二两，芍药三两，桂心、炮附子各一两。为细末，每服二钱匕，食前温酒调下。治外伤风湿，腰痛隐隐，喜暖，脉缓涩。❽《全生指迷方》卷四方。又名全生白术散。橘皮、大腹皮、茯苓、生姜各五钱，白术一两。为末，每服一方寸匕，食前服。功能健脾利水。治妊娠两目浮肿。❾《普济本事方》卷四方。泽泻、白术、茯苓各等分。为细末，每服一钱，温水调下。治食后多吐，欲作翻胃。❿《普济本事方》卷十方。白术、人参各二钱，炙半夏曲三钱，茯苓、炮姜、炙甘草各一钱。为末，每服二钱，加生姜三片，大枣一枚，水煎服，日二三次。治小儿胃寒呕吐，脉迟细者。⓫《宣明论方》卷二方。牡蛎二钱，白术一两一分，防风二两半。为末，每服一钱，温水调下。治虚风多汗，食之汗出如洗。⓬《证治准绳·女科》卷四方。炒白术、紫苏各一钱，人参二钱，青皮（去白）、诃子肉、川芎各八分，炙甘草半钱。水二钟，加生姜三片，煎至一钟，不拘时服。治妊娠，胎气不和，饮食少进。

白术芍药散báizhúsháo · yaosǎn 《景岳全书·古方八阵》卷五十四方。即痛泻要方。见该条。

白术芍药汤báizhúsháo · yaotāng 《素问病机气宜保命集》卷中方。白术、芍药各一两，甘草五钱。为粗末，每服一两，水煎服。治太阴脾经受湿，水泄注下，体微重微满，困弱无力，不欲饮食，暴泄无数，水谷不化。

白术汤báizhútāng ❶《外台秘要》卷三十三引《古今录验方》方。又名术汤。白术六两，黄芩三两，赤芍药四两。水煎，分三次服。治妊娠心痛欲死。❷《圣济总录》卷十九方。白术、人参、荜澄茄各一两，煨诃子（去核）二两，丁香、草豆蔻、黄芪、炮附子、茯苓、炒麦芽、沉香、陈皮、木香各三分，炒枳实、炙甘草各半两。为粗末，每服三钱匕，加生姜五片、大枣二枚，水煎，不拘时服。治脾痹，心腹胀满，不欲饮食，食则气滞体重，四肢无力。❸《三因极一病证方论》卷十二方。白术二两，五味子、茯苓各一两，甘草一分，半夏四个。为粗末，分作十六服，每服加生姜五片，水煎，空腹服。治五脏伤湿，咳嗽痰涎，憎寒发热，上气喘急。❹《素问病机气宜保命集》卷中方。半夏曲五钱，白术、木香、甘草各一钱，槟榔二钱半，茯苓二钱。为细末，每服二钱，生姜煎汤食前调下。治胃中虚损，痰多而吐者。❺《素问病机气宜保命集》卷下方。白术、茯苓、半夏各等分。为末，每服五钱至一两，加生姜七片，水煎，调神曲末二钱，顿服。治咳嗽痰多，久治不愈者。❻《奇效良方》卷一方。白术、姜厚朴、防风各二钱，炮附子、橘红、白鲜皮、五加皮各一钱。加生姜五片，水煎服。治脾脏中风，多汗恶风，身体怠堕，四肢不动，不能饮食，口角两边色黄者。❼《杂病源流犀烛·脏腑门》卷一方。白术三钱，半夏、橘红、茯苓、五味子各一钱半，甘草五分，生姜五片。水煎服。治湿痰咳嗽。❽见《圣济总录》卷八十。即四君子汤。见该条。

白术丸báizhúwán 《素问病机气宜保命集》卷下方。天南星、半夏各一两，白术一两半。为细末，汤浸蒸饼为丸，梧桐子大，每服五十至七十丸，食后生姜煎汤送下。治痰湿咳嗽，脉缓面黄，肢体沉重，嗜卧倦怠，腹胀而食不消。

白术苡仁汤báizhúyǐréntāng 《医醇賸义》卷一方。白术、苍术、赤芍药、薄荷各一钱，薏苡仁八钱，茯苓、天花粉各三钱，当归、连翘各一钱五分，甘草四分，鲜荷叶一角。水煎服。治柔痉，身体重着，肢节拘挛，有汗而热。

白术饮báizhúyǐn 《济生方》卷一方。白术、人参、草果仁、炮姜、姜厚朴、煨肉豆蔻、橘红、木香、炒麦芽各一两，炙甘草五钱。为粗末，每服四钱，加生姜五片、大枣一枚，水煎，食前服。治脾劳虚寒，呕吐不食，腹痛泄泻，胸满喜噫，多卧少起，情思不乐，肠鸣体倦。

白浊báizhuó 病证名。❶指以小便浑浊色白为主要症状的疾患。《诸病源候论·虚劳小便白浊候》："胞冷肾损，故小便白而浊也。"亦称便浊、溺浊、尿浊。详"便浊"条。❷指溺孔常流白色浊物而小便自清的疾患。《证治准绳·赤白浊》："今患浊者，虽便时茎中如刀割火灼而溺自清，唯窍端时有秽物如疮脓目眵，淋沥不断，初与便溺不相混滥。"后世称精浊。详该条。

白紫草báizǐcǎo 中药材。见《云南中草药》。为黑阳参之别名。详该条。

百病始生bǎibìngshǐshēng 《灵枢》篇名。百病，泛指多种疾病；始生，即开始发生。本篇着重论述内伤外感诸病的发病因素、病邪伤害人体的途径、病邪的传变及其一般见证，故名。

百步蛇bǎibùshé 中药材。见《动物学大辞典》。为蕲蛇之别名。详该条。

百部bǎibù 中药材。出《本草经集注》。又名嗽药、百条根、药虱药。为百部科植物蔓生百部 *Stemona japonica*（Bl.）Miq. 直立百部 *Stemonasessilifolia*（Miq.）Miq. 或对叶百部 *Stemona tuberosa* Lour. 的干燥块根。蔓生百部、直立百部主产于华东；对叶百部主产于湖北、四川、广西、云南。甘、苦，微温，有小毒。入肺经。温润肺气，止咳，杀虫。①治肺结核，慢性支气管炎，百日咳，蛔虫病，阿米巴痢疾，煎服3～9g；②治蛲虫病，煎取浓液，睡前做保留灌汤；③治滴虫性阴道炎，煎液冲洗；④治癣症，乙醇浸或研末涂擦；⑤杀灭头虱、体虱，酒浸液或水煎液涂搽。百部根含百部碱、百部定碱、异百部定碱、原百部碱、百部酰胺、百部二醇碱等，直立百部根含直立百部碱、对叶百部碱、原百部碱等，对叶百部根含对叶百部碱、异对叶百部碱、氧化对叶百部碱、次对叶百部碱、滇百部碱、对叶百部醇碱、甲酸、苹果酸等。煎剂和乙醇浸剂对多种球菌、杆菌及真菌均有抑制作用，醇浸剂对头虱、体虱、阴虱、臭虫、蝇蛆、孑孓、蛲虫、阴道滴虫均有杀灭作用。百部生物碱对豚鼠支气管有解痉作用。生物碱还可镇咳祛痰等。

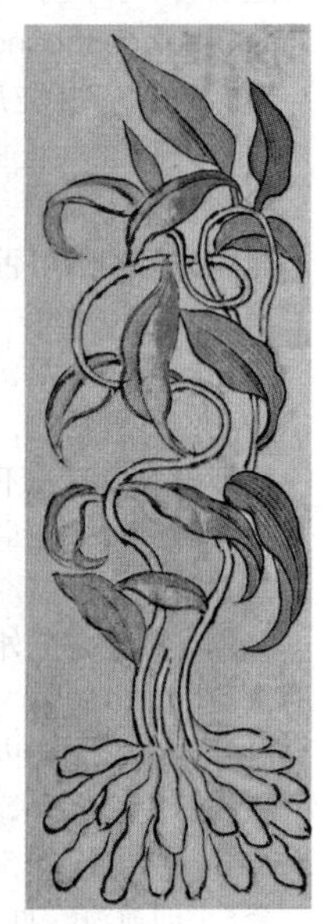
百部

百部膏bǎibùgāo ❶《医学心悟》卷六。百部、白鲜皮、鹤虱、蓖麻仁、生地黄、黄柏、当归各一分。用麻油八两，入药熬枯去渣，复熬至滴水成珠，下黄蜡二两，试水不散为度，再入雄黄末少许和匀，敷患处。治牛皮癣。❷《杂病源流犀烛·脏腑门》卷一方。百部若干，水熬成膏，口含化下。治咳嗽日久，终年不愈者。

百部清金汤bǎibùqīngjīntāng 《理虚元鉴》卷五方。百部、地骨皮、麦冬、茯苓、人参、桔梗、牡丹皮、炙甘草。水煎服。治尸疰。

百部散bǎibùsǎn 《太平圣惠方》卷八十三方。百部、煨贝母、紫菀、葛根各一两，石膏二两。为末，每服三钱，加竹叶二七片，水煎，食后服。治小儿咳嗽发热。

百部汤bǎibùtāng 《圣济总录》卷六十五方。百部、百合、桑白皮、柴胡、枳壳（麸炒）、木通各一两，赤芍药、郁李仁（去皮，炒）各三分，炙甘草半两，赤茯苓二两。为粗末，每服五钱匕，加生姜（枣大）一块拍碎，水煎，不拘时服。治热嗽气满。

百部丸bǎibùwán ❶《备急千金要方》卷十八方。百部三两，五味子、干姜、紫菀、甘草、桂枝各一两，升麻半两。为细末，炼蜜和丸，梧桐子大，每服二至三丸，食后、睡前开水送下。治久新咳嗽，唾稠黏，气息不通，嗽有脓血，咽中腥臭，喘息有音。❷《小儿药证直诀》卷下方。百部、麻黄各三钱，杏仁四十枚（一方加甘草二钱）。为末，炼蜜为丸，皂角子大，每服二至三丸，温水化下。治感寒壅肺，咳嗽微喘。❸《全生指迷方》卷四方。百部四两，生地黄（取汁熬成稀膏）五斤。地黄膏和百部末为丸，梧桐子大，每服三十丸，食后米汤送下。治虚热咳嗽，畏热头眩，目赤脉数。

百草丹bǎicǎodān　中药材。见《本草纲目拾遗》。为羊胲子之别名。详该条。

百草霜bǎicǎoshuāng　中药材。出《本草图经》。又名灶突墨。为杂草燃烧后附于烟囱内的烟灰。辛，温。入肺、胃、大肠经。止血，止泻。①治吐血，衄血，便血，血崩，食积，泻痢。内服：煎汤，0.9～4.5g，包煎；或冲服。②治咽喉口舌诸疮，研末调敷。本品主含碳粒。

百草丸bǎicǎowán　《外科大成》卷二方。百草霜四两，黄芩、栀子各一两，黄连、槐花、地榆各五钱。为末，打糊为丸，每服三钱，清汤送下。治血箭痔，在肛门之里，大便则出血如箭，不痛不痒。

百虫bǎichóng　推拿穴位。见《小儿推拿秘诀》。位于大腿前方。能止惊搐。《幼科推拿秘书·穴象手法》："百虫穴，在大腿之上外边。"

百虫窠bǎichóngkē　❶经外奇穴名。出《针灸大成》。别名血郄。位于大腿内侧，当血海穴直上1寸处。主治风疹，湿疹，皮肤瘙痒等皮肤疾患。直刺1～1.5寸。艾炷灸3～7壮，或艾条灸5～15分钟。❷经穴别名。出《针灸大全》。即血海。见该条。

百虫入耳bǎichóngrù'ěr　病名。《肘后备急方》卷六。系指昆虫误入耳道。《外科正宗》卷四："百虫入耳，乃偶然误入之。如蝇、蚊细虫入耳，以麻油数点滴入窍中，虫亦自死，取出。"参见"虫入耳"条。

百虫窝bǎichóngwō　经外奇穴。代号EX－LE3。出《针灸大成》。别名血郄。在股前区，髌底内侧端上3寸，当脾经血海上1寸处取之，左右计2穴。浅层有股神经前皮支分布，深层布有股神经和股动脉。主治虫积、风湿痒疹、下部生疮。直刺1.5～2寸。艾炷灸3～7壮，或艾条灸5～15分钟。

百大名家合注伤寒论bǎidàmíngjiāhézhùshānghánlùn　伤寒著作。16卷。吴考槃编纂。刊于1924年。吴氏认为《伤寒论》注本虽多，各家也有不少精辟的见解，但"以辞害义，依样葫芦，亦复不少"（见自序）。遂广采百家注文，选释《伤寒论》各篇。在编次上删去脉法、序例、可汗等篇，并将霍乱、阴阳易、差后劳复删并于《金匮要略》痉湿暍证下。

百发神针bǎifāshénzhēn　药艾条之一种。见《种福堂公选良方》。方用乳香、没药、生川附子、血竭、川乌、草乌、檀香木、降香木、贝母、麝香各三钱，母丁香四十九粒，净蕲艾绵一至二两，卷制如雷火针。主治偏正头风、痈疽发背、小肠疝气、痰核初起等，各按穴灸之。

百谷丸 bǎigǔwán　《景岳全书·古方八阵》方。即大健脾丸。见该条。

百骸bǎihái　骸，骨骼。百骸，统指全身骨骼。《医门法律》卷一："人之五官百骸，赅而存者，神之居耳。"

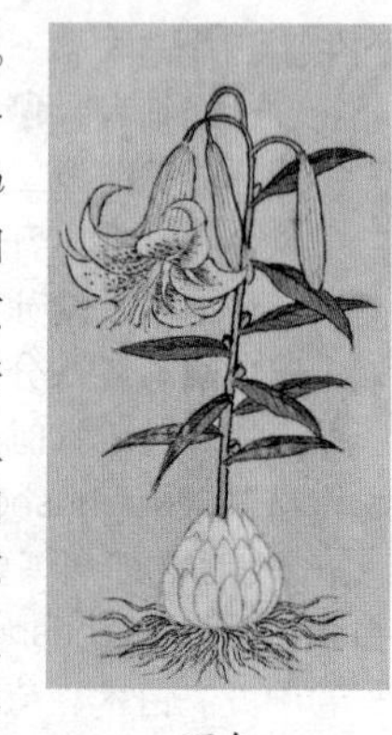

百合

百合bǎihé　中药材。出《神农本草经》。又名药百合。为百合科植物百合 *Lilium brownii* F. E. Brownvar. *viridulum* Baker、卷丹 L. *lancifolium* Thunb.、细叶百合 L. *pumilum* DC. 等的干燥肉质鳞叶。主产于湖南、浙江、江苏、安徽。甘、寒。归肺、心经。润肺止咳，宁心安神。治肺结核咳嗽，潮热，阴虚咳血，肺痈，热病后余热不清，神思恍惚，神经衰弱，心烦失眠，煎服6～12g；治天疱湿疮，捣敷。百合鳞茎含生物碱及淀粉、蛋白质、脂肪等。卷丹鳞茎含葡萄糖、黏多糖，茎、叶中分得百合苷。百合鳞茎含百合皂苷、β_1－澳洲茄边碱、1－*O*－阿魏酰甘油等。煎剂对小鼠有止咳、平喘作用。还可升高外周白细胞。

百合病bǎihébìng　病名。是以神情恍惚，行、卧、饮食等皆觉不适为主要表现的神志疾病。《金匮要略·百合狐惑阴阳毒病脉证并治》："百合病者，百脉一宗，悉致其病也。意欲食，复不能食；常默然，欲卧不能卧，欲行不能行；饮食或有美时，或有不用闻食臭时；如寒无寒，如热无热；口苦，小便赤。诸药不能治，得药则剧吐利。如有神灵者，而身形如和，其脉微数""百合病，不经吐、下、发汗，病形如初者，百合地黄汤主之"。《金匮要略心典》卷上："全是恍惚去来，不可为凭之象，惟口苦，小便赤，脉微数，则其常也。所以者何？热邪散漫，未统于经，其气游走无定，故其病亦去来无定。"《伤寒温疫条辨·百合病》："百脉一宗，举身皆痛，无复经络传次，故曰百合。大抵病后虚劳，藏府不调所致……通宜小柴胡汤加百合、知母、粳米，血热用百合地黄汤。"亦可用百合滑石散、百合鸡子汤、百合知母汤等方。

百合地黄汤bǎihédìhuángtāng　《金匮要略》方。百合七枚，生地黄汁一升。百合水渍一夜，换水煎至减半，去渣，加入地黄汁，再煎，分两次服，中病勿更服。治百合病不经吐下发汗，病形如初者。

百合固金汤bǎihégùjīntāng　《慎斋遗书》卷七方。熟地黄三钱，生地黄二钱，麦冬一钱半，贝母、百合、当归、炒芍药、甘草各一钱，玄参、桔梗各八分。水煎服。功能养阴清热，润肺化痰。治肺肾阴亏，虚火上炎，症见咽燥口干，咳嗽气喘，痰中带血，午后潮热，舌红少苔，脉细数。近代也用于肺结核、慢性支气管炎、支气管扩张、矽肺、肺炎中期或后期属肺肾阴虚者。方中百合润肺滋燥，清肺止咳；生地、玄参、麦冬滋养肺肾，清降虚火；熟地黄、当归、白芍滋阴养血，止咳逆上气；桔梗、贝母宣肺祛痰止咳；甘草调和诸药，祛痰止咳。合而用之，使阴液充足，肺肾得养，虚火自降，诸症自能随之而愈。

百合固金丸bǎihégùjīnwán　即百合固金汤作蜜丸，治证同。见"百合固金汤"条。

百合花bǎihéhuā　中药材。出《滇南本草》。为百合科植物百合 *Lilium brownii* F. E. Brownvar. Viridulum Baker、卷丹 *L. Lancifolium* Thunb、细叶百合 L. pumilum DC. 等的花。我国大部分地区有栽培。甘、微苦，平。清虚火，止嗽，安神，活血。①治咳嗽，夜寐不安，眩晕，小儿惊风，妇女闭经。煎服：4.5～9g。②晒干研末，油调，敷天疱湿疮。百合的种子名百合子，酒炒研末服，治肠风下血。

百合滑石散bǎihéhuáshísǎn 《金匮要略》方。炙百合一两，滑石三两。为粗末，每服一方寸匕，日三次，当微利者止服。治百合病变发热（一作发寒热）者。

百合鸡子汤bǎihéjīzǐtāng 《金匮要略》方。百合七枚，鸡子黄一枚。百合水渍一夜，换水煎至减半，去渣，纳鸡子黄，搅匀略煎温服。治百合病吐之后，虚烦不安者。

百合散bǎihésǎn 《济生方》卷七方。百合（蒸）、紫菀茸、贝母、白芍药、前胡、赤茯苓、炒桔梗各一两，炙甘草半两。为粗末，每服四钱，加姜五片，水煎服。功能润肺化痰止咳。治妊娠风热相交，咳嗽痰多，心胸满闷。

百合汤bǎihétāng 《奇效良方》卷三十方。百合、赤茯苓、陈皮、紫苏、人参、大腹皮、猪苓、桑白皮、枳壳（麸炒）、麦冬、炙甘草各一两，马兜铃七枚。为粗末，每服四钱，加生姜（枣大）一块，水煎服。治肺气壅滞，咳嗽喘闷，膈脘不利，口渴，腰膝浮肿，小便淋涩。

百合洗方bǎihéxǐfāng 《金匮要略》方。百合一升。以水一斗，浸渍一夜，用以洗身，洗后食煮饼，不用盐、豉。治百合病不解变成渴者。

百合知母汤bǎihézhīmǔtāng 《金匮要略》方。百合七枚，知母三两。百合水渍一夜，换水煎至减半，知母另煎减半去渣，合和再煎，分两次服。治百合病误汗后，津液受伤，虚热加重，心烦口渴者。

百花膏bǎihuāgāo 《济生方》卷二方。款冬花、百合各等分。为细末，炼蜜为丸，龙眼大，每服一丸，食后、临卧细嚼姜汤咽下，或噙化。治喘嗽不已，或痰中带血。

百花煎bǎihuājiān 《圣济总录》卷六十八方。生地黄汁、藕汁、清酒各一升，牛乳一升半，胡桃仁（研成糊）十枚，生姜汁半升，干柿（研如糊）五枚，大枣肉（研如糊）二十一枚，黄明胶（炙燥为末）、秦艽末各半两，杏仁（炒，研如糊）三两。先以清酒煎前七味，再下后三味同煎，减一半，入蜜四两，文火再煎，每服一匙，糯米饮或黄酒调下，日三次。治吐血不止，咳嗽。

百花丸bǎihuāwán 《北京市中药成方选集》方。款冬花、炙五味子、紫菀、天花粉、牡丹皮、桔梗、橘皮、麦冬、前胡、百合、玄参、沙参、薄荷、炒蒲黄、炒杏仁、柿霜、川贝母各90g，为细末，炼蜜为丸，每丸重7.5g，每服一丸，温开水送下，日二次。功能清热润肺，宁嗽止喘。治肺热虚火，咳嗽痰喘，口干声哑，痰中带血。本方由《济生方》百花膏加味而来。

百会bǎihuì 经穴名。代号GV20。出《针灸甲乙经》。别名三阳五会、天满、巅上。属督脉。督脉、足太阳之会。位于头正中线，入前发际5寸，约当两耳尖连线之中点处。布有枕大神经分支，左右颞浅动、静脉和左右枕动、静脉的吻合网。主治头痛，昏厥，耳鸣，鼻塞，眩晕，癫狂，阴挺，脱肛，痔疮，中风失语等。沿皮刺0.5～0.8寸。艾炷灸3～5壮，或艾条灸5～15分钟。

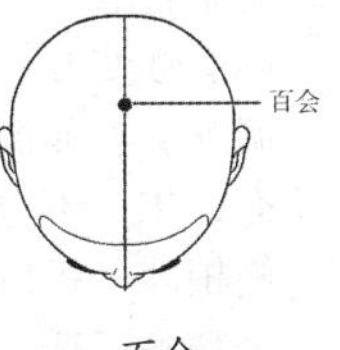

百会

百会疽bǎihuìjū 病名。出《疡医准绳》卷三。又名玉顶发、玉顶疽。多因火毒凝结上攻，生于百会穴者。初起形如粟米，根渐肿大如葡萄状，高坚红肿，焮热疼痛，身热畏寒，渴而思冷饮，便秘躁烦，脉见洪数者，宜服黄连消毒饮；若漫肿平塌，紫暗坚硬，形寒脉细之阳虚者，宜服托里消毒散；外治随证选用冲和膏、回阳玉龙膏；已溃可选黄灵药去腐，并用太乙膏盖贴。参见“外痈”条。

百脚bǎijiǎo 中药材。见《药材学》。为蜈蚣之别名。详该条。

百节bǎijié ❶泛指全身关节。《素问·诊要经终论》：“少阳终者，耳聋，百节皆纵。”❷中药马陆的别名。

百解bǎijiě 中药材。见《广西中兽医药用植物》。为岗梅根之别名。详该条。

百解发汗散bǎijiěfāhànsǎn 即消风百解散。见该条。

百解散bǎijiěsǎn ❶《鸡峰普济方》卷五方。前胡、柴胡、人参、白术、茯苓、羌活、桔梗、川芎各一两，甘草、陈皮各二分。为细末，每服二钱，加生姜三片，水煎，食后服。功能解表散邪，益气扶正。治风温疫气，头昏壮热，肢节烦疼。❷《活幼心书》卷下方。葛根二两五钱，升麻、赤芍药各二两，甘草一两五钱，黄芩一两，炙麻黄七钱五分，肉桂二钱五分。为粗末，每服二钱，加生姜二片，葱一根，水煎服。治小儿外感风寒，鼻流清涕，头痛发热，昼轻夜重。

百解藤bǎijiěténg 中药材。见《广西野生资源植物》。为凉粉藤之别名。详该条。

百解头bǎijiětóu 中药材。见《广西本草选编》。为广防己之别名。详该条。

百解药bǎijiěyào 中药材。见《贵州民间方药集》。为胖血藤之别名。详该条。

百劳bǎiláo ❶经外奇穴名。《针灸资生经》：“妇人产后浑身疼，针百劳穴，遇痛处即针，避筋骨及禁穴。”所述位置不详，或作阿是穴。《针灸集成》曰：“百劳，在大椎向发际二寸点记，将其二寸中折墨记，横布于先点上，左右两端尽处是。主治瘰疬，灸七壮，神效。”即大椎穴上2寸后正中线旁开1寸处。主治咳嗽，气喘，落枕及淋巴结核等。直刺0.5～1寸，艾炷灸3～7壮，或艾条灸5～15分钟。❷经穴别名。《扁鹊神应针灸玉龙经》：“百劳，在背第一椎骨尖上，针三分，灸二七壮。”后《针灸大全》等作大椎别名。见该条。

百劳丸bǎiláowán 见《医学纲目》卷五。炒当归、乳香、没药、人参各一钱，虻虫（去翅足，炒）、炙水蛭各十四枚，熟大黄四钱。为细末，炼蜜为丸，梧桐子大，每服百丸，黎明时百劳水送下。治劳瘵积滞。

百露拔尔撒谟bǎilùbá'ěrsǎmó 中药材。见《医学衷中参西录》。为秘鲁香胶之别称。详该条。

百脉bǎimài 统指全身之经脉。《素问·经脉别论》：“肺朝百脉，输精于皮毛。”

百脉疽bǎimàijū 病名。出《疡医准绳》卷三。即脉疽。见该条。

百日疮bǎirìchuāng 病名。❶见《医宗金鉴·痘疹心法要诀》。即小儿出生后百日内出现的瘙疹。详“瘙疹”条。❷见清代谈金章《诚书痘疹》。即痘疮。详“痘疮”条。

百日儿疟bǎirì'érnüè 病名。出《本草纲目》。百日内婴儿患疟。清代叶天士《幼科要略》谓“疟因暑发居多”“幼稚之疟，都因脾胃受病，然气怯神弱，初病惊痫、厥逆为多”。临床上婴儿疟疾急性发作无定型。可无寒战症状，或仅见四肢厥逆，面白唇紫，到发热时才被发觉。有的发热也不明显，或仅有躯干灼热，四肢反觉冰冷，出汗较多。有的呕吐，泄泻，脾脏肿大，腹部拒按。初起以清热截疟为主，可将青蒿、常山加入适当方中。

B

百日红bǎirìhóng 中药材。❶见《中国药用植物志》。为千日红之别名。❷见《广西本草选编》。为龙船花之别名。❸出《曲洧旧闻》。为紫薇花之别名。详各条。

百日咳bǎirìké 病名。又名顿咳、时行顿咳、天哮、疫咳、迫咳，俗称天哮呛、鹭鹚咳、鸡咳。是一种流传于冬春季节的传染病，以5岁以下小儿为多见。《医学正传》："咳嗽俗名呛，连咳则头倾胸曲，甚则手足痉挛，痰从口出，涕泣相随……小儿患此，谓之时行顿咳。"主要是由于时行疫毒犯肺，肺气不宣，气郁化热，酿液成痰，阻于气道，气机上逆而成。临床以阵发性、痉挛性咳嗽和痉咳后有特殊的吸气性回声为特征。邪热恋肺，损伤肺络，则可引起咳血或衄血。初起邪袭肺胃，宜宣肺散邪，用止嗽散、射干麻黄汤、三拗汤化裁；中期邪热恋肺，宜清热宣肺，用麻杏石甘汤、五虎汤、泻白散加减；日久肺胃阴伤，咳血者，宜清燥润肺，用清燥救肺汤、阿胶散；肺脾气虚，宜健脾和中，养肺止咳，用《幼幼集成》人参五味子汤：人参、麦冬、五味子、茯苓、白术、生姜、大枣、甘草。鹭鹚涎丸、鸡苦胆等也可选用。

百日内嗽bǎirìnèisòu 病名。出《幼科发挥》。即百晬内嗽。详该条。

百乳草bǎirǔcǎo 中药材。见《本草图经》。为百蕊草之别名。详该条。

百蕊草bǎiruǐcǎo 中药材。出《本草图经》。又名小草、百乳草、凤芽蒿、细须草、青龙草。为檀香科植物百蕊草 *Thesium chinense* Turcz. 的全草。分布于我国南北各地。辛、微苦、涩，寒。清热解毒，补肾涩精。治肺炎、肺脓疡、扁桃体炎、上呼吸道感染、急性乳腺炎、急性膀胱炎、淋巴结结核，肾虚腰痛，头晕，遗精，滑精。煎服：9~15g。本品含山柰酚及3-鼠李葡萄糖苷、紫云英苷、D-甘露醇、琥珀酸。山柰酚及3-鼠李葡萄糖苷、琥珀酸在体外具有广谱抗菌活性。本品对多种革兰氏阳性、阴性菌及白色念珠菌感染均有效。D-甘露醇、山柰酸有止咳祛痰作用。琥珀酸还有中枢抑制、抗实验性胃溃疡作用。

百顺丸bǎishùnwán 《景岳全书·新方八阵》卷五十一方。大黄一斤，皂角（炒微黄）一两六钱。为细末，汤浸蒸饼为丸，绿豆大，每用五分或一至三钱（或作蜜丸）。治一切阳邪实热积滞。

百条根bǎitiáogēn 中药材。❶见《泉州本草》。为一枝黄花之别名。❷见《杨氏经验方》。为百部之别名。详各条。

百尾笋bǎiwěisǔn 中药材。见《贵州民间方药集》。为竹凌霄之别名。详该条。

百眼藤bǎiyǎnténg 中药材。见广州部队后勤部卫生部编《常用中草药手册》。又名爬山虎、五眼子、鸡眼藤、猪糠藤。为茜草科植物百眼藤 *Morinda parvifolia* Bartl. 的根及茎。分布于华南和东南地区。甘，凉。疏风清热，化痰止咳，散瘀止痛。治感冒咳嗽，百日咳，消化不良，大便秘结，跌打损伤，腰肌劳损。煎服：15~30g。全株含百眼藤醌A、B，茜草素-1-甲醚，2-羟甲基蒽醌等。百眼藤醌A、B有抗肿瘤作用。

百药煎bǎiyàojiān 中药材。出《本草蒙筌》。为五倍子同茶叶等经发酵制成的块状物。酸、甘，平。入肺、胃、大肠经。润肺化痰，涩肠止泻，清热解毒。①治久咳痰多，咽痛，便血，久痢，脱肛。煎服：3~9g。②治口疮，痈肿疮疡，研末调敷；牙疳，研末掺。

百叶草bǎiyècǎo 中药材。见《广西本草选编》。为地柏枝之别名。详该条。

百枝bǎizhī 中药材。出《吴普本草》。为萆薢之别名。详该条。

百晬内嗽bǎizuìnèisòu 病名。出《幼科发挥》。又名百日内嗽、乳嗽、胎嗽。指婴儿出生百日内出现的气憋、痰嗽。主要是由外感风寒、湿热之邪，郁于肺卫，聚液成痰，痰热阻肺，肺失肃降，气机逆乱所致。临床以发病急，变化快，由肺累及心肝，虚实互见，发热，气粗痰盛，呕吐，烦躁，呛奶，呼吸迫促等为特征。类似于支气管肺炎、毛细支气管炎。一般轻证以清热宣肺，豁痰为治，用麻杏石甘汤合泻白散加金银花、连翘；重证者喘憋加重，口围发绀，宜解毒，平喘，化痰，用射干麻黄汤加减；高热惊厥，用羚角钩藤汤、紫雪丹；心阳不振，宜参附汤、人参四逆汤化裁为治。必要时可用中西医结合治疗。

柏白皮bǎibáipí 中药材。出《名医别录》。即柏根白皮。详该条。

柏根白皮bǎigēnbáipí 中药材。出《本草纲目》。又名柏白皮。为柏科植物侧柏 *Biota orientalis*（L.）Endl. 的根白皮。苦，平。治火烫伤，灸疮，疮疡溃烂。入猪油内煎枯去渣，取油外涂。

柏黄散bǎihuángsǎn 《伤寒保命集》方。黄芩一两二钱半（少则五分），当归、柏叶、蒲黄各一两（少则四分），生姜五钱（少则二分），艾叶二钱半（少则一分），生地黄六两（少则二十四分），伏龙肝二两七钱（少则十二分）。为粗末，水煎，分二次服。治经血不止。

柏胶丸bǎijiāowán 《疡医大全》卷二十三方。雄黄（同蜜煎老，去蜜）、小茴香各三钱，黄连、侧柏叶各一两，广胶（以牡蛎粉八两炒成珠，去牡蛎）八两，熊胆一钱，槐实四两。为细末，炼蜜为丸，每服三钱，早晚各一次。治痔漏。若疼甚，加乳香（去油）、没药（去油）各二钱，蟾酥一钱五分。

柏实bǎishí 中药材。出《神农本草经》。即柏子仁。详该条。

柏叶bǎiyè 出《金匮要略》。即侧柏叶。详该条。

柏叶草bǎiyècǎo 中药材。见《湖南药物志》。为兖州卷柏之别名。详该条。

柏叶散bǎiyèsǎn ❶《太平圣惠方》卷七十三方。炒柏叶、续断（酒炒）、川芎、生地黄、当归、炙龟甲、炙鳖甲、禹余粮各一两五钱，炒阿胶、煅牡蛎、地榆、煅赤石脂、炒艾叶、炙鹿茸各五钱。为细末，每服二钱，粥饮调下。功能温补元气，养血止血。治元气虚弱，崩中漏血，年久不愈，兼治白带。❷《外科正宗》卷四方。炒侧柏叶、蚯蚓粪、黄柏、大黄各五钱，雄黄、赤小豆、轻粉各三钱。为细末，新汲水或香油调搽患处。功能凉血解毒。治缠腰火丹。❸《杂病源流犀烛·六淫门》卷十七方。柏叶不拘量。为末，每服二方寸匕，米汤调下。治吐血。

柏叶汤bǎiyètāng ❶《金匮要略》方。柏叶、干姜各三两，艾三把。加马通汁一升，水煎，分二次服。治吐血不止。❷《寿世保元》卷四方。侧柏叶、当归、生地黄、黄连、枳壳（麸炒）、槐花、地榆、荆芥、川芎各等分，甘草量减半。为粗末，加乌梅一个、生姜少许，水煎，空腹服。功能凉血止血。治肠风下血。《杂病源流犀烛》亦有本方，但多川芎，槐花，治吐血及痔疮下血。

柏枝节bǎizhījié　中药材。出《新修本草》。为柏科植物侧柏 *Biota orientalis*（L.）Endl. 的茎节或树枝。①治风痹，历节风。内服，煮汁酿酒饮；或煎汤，9～15g。②治霍乱转筋。劈碎，煎水淋洗患处。木材含挥发油，内有雪松醇、韦得醇、罗汉柏烯、罗汉柏二烯等。

柏脂膏bǎizhīgāo　《卫生宝鉴》卷十三引颜和卿方。柏油一斤，黄蜡半斤，杏仁四十五粒，朴硝一抄。纳铁器内，加葱白三根，煎五至七沸，滤成膏，搽疮上。治干湿癣。

柏子bǎizǐ　出《本草经集注》。即柏子仁。详该条。

柏子仁bǎizǐrén　中药材。出《新修本草》。又名柏实、柏子、侧柏子。为柏科植物侧柏 *Platycladus orientalis*（L.）France. 的干燥成熟种仁。主产于山东、河南、河北、陕西等地。甘，平。归心、肝、大肠经。养心安神，润肠通便，止汗。用于阴血不足，虚烦失眠，心悸怔忡，肠燥便秘，阴虚盗汗，煎服3～10g。本品含皂苷、挥发油及大量脂肪油。还含谷甾醇、红松内酯、二羟基半日花三烯酸等。

柏子仁丸bǎizǐrénwán　❶《备急千金要方》卷四方。柏子仁、黄芪、干姜、紫石英、钟乳石、白石英各二两，川椒一两半，杜仲、当归、甘草、川芎各四十二铢，厚朴、桂心、桔梗、赤石脂、肉苁蓉、五味子、白术、人参、细辛、独活、石斛、白芷、芍药各一两，泽兰二两六铢，藁本、芜荑各十八铢，干地黄、乌头（一方作牛膝）、防风各三十铢。为末，炼蜜为丸，梧桐子大，每服二十至三十丸，酒送下。治妇人五劳七伤，羸瘦肢冷，面无光泽，饮食减少。《千金翼方》亦有本方，但无乌头，有龙骨、防葵、茯苓、秦艽各半两，治产后半身枯悴。❷《全生指迷方》卷二方。炒柏子仁、干地黄各二两，茯苓、枳实（麸炒）、桂心、五味子、炮附子、石斛、鹿茸（酥炙）、酸枣仁、覆盆子、沉香、黄芪各一两。为细末，炼蜜为丸，梧桐子大，每服三十丸，空腹温酒送下。治臂痛不能屈伸，筋脉挛急。❸《普济本事方》卷六方。柏子仁、半夏曲各二两，牡蛎（醋淬）、人参、炙麻黄根、白术、五味子各一两，炒净麸五钱。为末，枣肉和丸，梧桐子大，每服三十至五十丸，空腹米饮送下，日二次。治阴虚火旺，夜寐不安，盗汗。❹《鸡峰普济方》卷十七方。熟地黄三两，柏子仁、牛膝、卷柏各半两，续断、泽兰各一两。为细末，炼蜜为丸，梧桐子大，每服三十丸，空腹米饮送下。治妇人经候微少，渐渐不通，手足骨肉烦疼，日就羸瘦，渐生潮热，脉微数者。❺《校注妇人良方》卷一方。炒柏子仁、牛膝（酒制）、卷柏各五钱，泽兰叶一两。为末，炼蜜为丸，梧桐子大，每服三十丸，空腹米汤送下。治室女禀气不足，阴血未充，经闭发热，咳嗽，饮食少思。❻《医宗必读》卷十方。柏子仁、半夏曲各二两，牡蛎、人参、白术、麻黄根、五味子各一两，麦麸半两。为细末，枣肉为丸，梧桐子大，每服三钱，空腹米饮送下。治心阳虚损，心惕盗汗。

柏子养心丹bǎizǐyǎngxīndān　即柏子养心丸。见该条。

柏子养心丸bǎizǐyǎngxīnwán　❶《体仁汇编》卷六方。又名柏子养心丹。柏子仁四两，枸杞子三两，麦冬、当归、石菖蒲、茯神各一两，玄参、熟地黄各二两，甘草五钱。为末，炼蜜为丸，梧桐子大，每服四十至五十丸。功能养心安神，补肾滋阴。治营血不足，心肾失调，精神恍惚，怔忡惊悸，夜睡多梦，健忘盗汗。❷见《全国中药成药处方集》（北京、承德方）。柏子仁、远志、酸枣仁、五味子、人参、肉桂各7.5g，茯苓60g，川芎、黄芪、当归、半夏曲各30g，甘草3g。为细末，炼蜜为小丸，朱砂为衣，每服9g，日2次。功能滋补气血，强心安神。治心血亏损，精神恍惚，怔忡惊悸，失眠健忘。

摆子草bǎi · zicǎo　中药材。见《全国中草药汇编》。为墓头回之别名。详该条。

败疵bàicī　病名。《灵枢·痈疽》："发于胁，名曰败疵。败疵者，女子之病也。"又名改眦。《刘涓子鬼遗方》卷四："发于胁者名曰改眦。改眦者女子之病也。灸之。"泛指发于胁部之痈疽。证治见"胁疽"条。

败毒草bàidúcǎo　见《山东中草药手册》。为千屈菜之别名。详该条。

败毒散bàidúsǎn　❶《症因脉治》卷四方。人参、羌活、独活、川芎、柴胡、陈皮、桔梗。水煎服。治风寒湿痢。若无汗加防风；胸满去人参，加枳壳。❷见《类证活人书》卷十七。即人参败毒散。见该条。

败毒汤bàidútāng　《喉痧症治概要》方。荆芥穗、板蓝根各一钱半，薄荷叶一钱，炙僵蚕、赤芍药、益母草、浙贝母、连翘、生蒲黄各三钱，熟石膏四钱，炒牛蒡子二钱，生甘草六分。水煎服。功能透疹解毒，散结消肿。治痧麻未曾透足，项颈结成痧毒，肿硬疼痛，身热无汗之症。如大便泄泻，去牛蒡子、石膏，加葛根、黄芩、黄连。

败龟甲bàiguījiǎ　出《日华子诸家本草》。即龟甲。详该条。

败酱草bàijiàngcǎo　中药材。出《神农本草经》。又名泽败、鹿酱、苦菜、野苦菜。为败酱科植物黄花龙芽 *Patrinia scabiosaefolia* Fisch. 或白花败酱 *P. villosa* Juss. 等的根或全草。产四川、江西、福建等地。辛、苦，微寒。入胃、大肠、肝经。清热解毒，活血排脓。①治肠痈，肺痈，痢疾，产后瘀滞腹痛，疮痈肿毒，眼结膜炎。煎服：9～15g（鲜品60～120g）。②取鲜叶和生石膏捣敷，治流行性腮腺炎；鲜叶捣烂取汁外涂，治蛇咬伤。黄花龙芽根、根茎含齐墩果酸，常青藤皂苷元及它们各自的糖苷。败酱皂苷C、D、C_1、D_1，黄花败酱皂苷A、B、C、D、E、F、G；败酱烯、异败酱烯等。根尚含东莨菪素、马栗树皮素等，又含α－古芸烯等挥发油。白花败酱含挥发油、黑芥子苷、莫罗忍冬苷、番木鳖苷、白花败酱苷等。

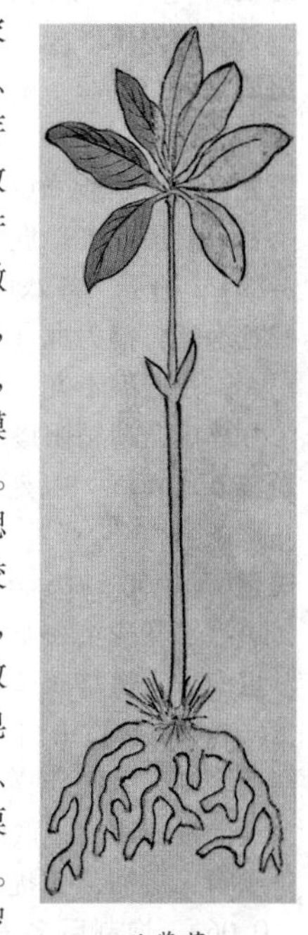

败酱草

黄花龙芽有促进肝细胞再生，改善肝功能作用。挥发油有镇静、催眠作用。体外试验，黄花龙芽对金黄色葡萄球菌、痢疾杆菌等有抑制作用。败酱可抑制人宫颈癌细胞。黄花龙芽可升高小鼠白细胞刺激骨髓造血功能。莫罗忍冬苷有苦味健胃作用。

败血bàixuè　败坏之血。参"恶血"条。

败血冲肺bàixuèchōngfèi　病证名。产后三冲之一。见《陈素庵妇科补解》。指恶露当下不下，逆而上冲于肺的病症。常见胸闷烦躁，面赤气急，呕逆，鼻衄等症。方用二味参苏饮（人参、苏木），甚者加芒硝。属产后危重病。

败血冲胃bàixuèchōngwèi　病证名。产后三冲之一。《张氏医通》卷十一："败血上冲有三……若闷绝呕恶，腹满胀痛者曰冲胃……用平胃加姜桂，往往获效。不应，送来复丹。呕逆，腹胀，血化为水者，金匮下瘀血汤。"

败血冲心bàixuèchōngxīn 病证名。产后三冲之一。见《陈素庵妇科补解》。由分娩后恶露，瘀血不下，或下而不畅所致。临床以神志错乱，颠狂等为主要特征。《张氏医通》卷十一："败血上冲有三，或歌舞谈笑，或怒骂坐卧，甚者墙上，口咬拳打，山腔野调，号佛名神，此败血冲心，多死……花蕊石散最捷，琥珀黑龙丹亦效。如虽闷乱，不致颠狂者，失笑散加郁金。"

败瘀止痛汤bàiyūzhǐtòngtāng 《辨证录》卷二方。大黄、当归各三钱，桃仁十四粒，白芍药一两，厚朴二钱，柴胡、黄连、甘草各一钱。水煎服。功能化瘀清热。治脾火内伏，瘀血存注不散，右胁大痛，肿起如覆杯，手不可近，按之痛甚。

ban

扳法bānfǎ 推拿手法。见《保生秘要》。又名搬法。扳动肢体，使关节伸展或旋转活动。常用于四肢及颈腰部。有舒展筋脉，滑利关节，松解粘连，帮助复位等作用。根据用力方向和施行方法的不同而有侧扳、后扳、斜扳等多种。

斑bān 病名。即癍。详该条。

斑根bāngēn 中药材。见《植物名实图考》。为虎杖之别名。详该条。

斑鸠窝bānjiūwō 见《四川常用中草药》。为地羊鹊之别名。详该条。

斑龙丸bānlóngwán 《医学正传》卷三引《青囊集》方。又名青囊斑龙丸。鹿角胶（炒成珠）、鹿角霜、菟丝子（酒浸）、柏子仁各八两，茯苓、补骨脂各四两。为细末，酒煮米醋打糊为丸（或以鹿角胶入好酒烊化为丸），梧桐子大，每服五十丸，空腹姜盐汤送下。功能温补肾阳。治肾亏体虚，遗精阳痿。

斑猫 bānmāo 中药材。出《神农本草经》即斑蝥。详该条。

斑蝥bānmáo 中药材。出《神农本草经》。又名斑猫、花斑毛、花壳虫、龙尾、晏青、花罗虫、章瓦。为芫青科昆虫南方大斑蝥 *Mylabris phalerata* Pallas 或黄黑小斑蝥 *Mylabris cichorii* L. 的干燥全体。主产于河南、广西、安徽、贵州、湖南、江苏等地。辛，热，有大毒。入胃、肝、肾经。破血逐瘀，散结消癥，攻毒蚀疮。用治癥瘕，经闭，顽癣，瘰疬，赘疣，痈疽不溃，恶疮死肌。内服 0.03 ~ 0.06g，炮制后多入丸散用。外用适量，研末或浸酒醋，或制油膏涂敷患处，不宜大面积用。内服慎用，孕妇禁用。现用于治癌症、肝炎。本品含斑蝥素、脂肪、树脂、蚁酸等。斑蝥素有抗癌作用，用于治疗原发性肝癌及其他恶性肿瘤，对皮肤、黏膜有发赤、发泡等刺激作用。水浸剂在体外对常见致病性皮肤真菌有抑制作用。斑蝥素可增强免疫功能。斑蝥素有较大毒性，对肾、肝功能有影响。

斑蝥灸bānmáojiǔ 药物发泡灸法之一。用斑蝥末敷贴有关穴位使之发泡的方法。使用时，先取胶布一块，中间剪一小孔，贴在有关穴位上，以暴露穴位并保护周围皮肤，将斑蝥粉少许置于孔内，上面再贴一胶布。以局部起泡为度。适用于关节疼痛、黄疸等。

斑蝥散bānmáosǎn 《太平圣惠方》卷六十六方。斑蝥（糯米炒）十枚，珍珠（研细）五钱，炙刺猬皮一两半，雄黄一分。为细末，每服五分，空腹酒调下，日二次。治瘰疬，瘘生于项上，结肿有脓。本方早见于《备急千金要方》卷二十三，但无方名。

斑痧bānshā 病名。即癍痧。详该条。

斑叶兰bānyèlán 中药材。见《贵州民间药物》。又名小叶青、银线盆、麻叶青、蕲蛇药、野洋参。为兰科植物大斑叶兰 *Goodyera schlechtendaliana* Reichb. f. 或小斑叶兰 *G. repens*（L.）R. Br. 的全草。前者分布于江苏、浙江、安徽、江西、湖南、湖北、四川、贵州、广东、福建等地，后者分布于东北、华北、西北地区及四川、云南、西藏等地。苦，寒。清肺止咳，解毒消肿。①治肺结核咳嗽，支气管炎，瘰疬，跌打损伤。煎服：3 ~ 9g。②捣敷治毒蛇咬伤，痈肿疮疡。斑叶兰根煎服，补虚，治神经衰弱、阳痿。

斑杖bānzhàng 中药材。出《日华子诸家本草》。为虎杖之别名。详该条。

斑疹bānzhěn 病名。即癍疹。详该条。

斑脂翳bānzhīyì 病证名。《证治准绳·杂病》："其色白中带黑，或带青，或焦黄，或微红，或有细细赤脉绊罩。有丝绊者，则有病发之患。以不发病者论，大略多者粉青色，结在风轮边傍。大则掩及瞳神。掩及瞳神者，目亦减光……其病是蟹睛收回，结疤于风轮之侧。"参见"蟹睛"条。

搬倒甑bāndǎozèng 中药材。见《中草药通讯》[1971(2)：43]。为紫金莲之别名。详该条。

搬法bānfǎ 推拿手法名。即扳法。详该条。

瘢bān ❶俗称疮痕曰"瘢"（见《说文解字》）。❷病名。如汗瘢、雀瘢等称"瘢"。

瘢痕灸bānhénjiǔ 即化脓灸。详该条。

癍bān 病证名。见《诸病源候论·时气病诸候》。指发于肌肤表面的红色或紫、黑色癍点。点大成片，抚之不碍手。《丹溪心法·斑疹》："斑有色点而无头粒者是也。"《温热经纬·叶香岩外感温热篇》："点大而在皮肤之上者为斑""斑从肌肉而出，属胃"。多由外感热病，热郁阳明，迫及营血，从肌肉外发所致。癍色以红活为佳，若见紫、黑色为热盛毒重。《寿世保元·斑疹》："大抵鲜红起发稀朗者吉，棕黑者难治。"癍点初见于胸膺部，迅速发展至背、腹及四肢等处，伴见发热，口渴引饮，烦躁不安，甚则神昏谵语，舌绛而干等症。治以清胃解毒，凉血化癍为主。方如化癍汤、消癍青黛饮等。神昏谵语者，兼用紫雪丹。若里热壅盛，癍出不快者，可酌用下法。《温病条辨·中焦篇》："斑疹阳明证悉具，外出不快，内壅特甚者，调胃承气汤微和之，得通则已，不可令大泄，大泄则内陷。"癍证虽属热者多，亦有属于虚寒者。参"癍疹"及"阳癍""阴癍""虚癍""内伤发癍"等条。可见于流行性脑脊髓膜炎及各种感染性菌血症。

癍疮入眼bānchuāngrùyǎn 病证名。❶指睑缘生疮，累及角膜。《世医得效方》："眼胞患斑疮，热气冲透睛中，疼痛泪出，翳如银片，肿涩难开，宜服柴胡散。"❷癍疮，即痘疮。《医宗金鉴·眼科心法要诀》："因患痘时疮生眼中，赤肿难开，涩泪羞明疼痛，久则生翳如银色，此乃痘后肝经余热上攻睛瞳所致，宜用红花散，清热散瘀。"详"痘疮入眼"条。

瘢痧bānshā 病证名。痧证之一。《杂病源流犀烛·痧胀源流》："瘢痧，头眩眼花，恶心呕吐，身有紫斑，痧在血肉，急用刮放。迟则渐入于里，必生变症。"宜清凉至宝饮等方。参见"痧"条。

瘢疹bānzhěn 病证名。指热病过程中发于肌表的瘢和疹两种病证。见《伤寒九十论·发斑证》。点大成片，斑斑如锦纹，抚之不碍手的称为瘢；形如粟米，高出于皮肤之上，抚之碍手的名为疹。瘢疹的形色总以松浮、稀疏、红活为邪浅病轻，紧束有根、稠密、色深（如紫、黑色）为邪毒深重。瘢和疹虽系两证，然亦有瘢疹齐见者。瘢疹发出后，以神清者为佳。《温热经纬·叶香岩外感温热篇》："斑疹皆是邪气外露之象，发出宜神情清爽，为外解里和之意。如斑疹出而昏者，正不胜邪，内陷为患，或胃津内涸之故。"参见"瘢""疹条"。

板bǎn 指足底。俗称脚底板。

板齿bǎnchǐ 又名门齿、门牙。即今之切牙。儿生八月板齿始生。详"门牙"条。

板蓝根bǎnlángēn 中药材。出《本草纲目》。又名靛青根。为十字花科植物菘蓝 *Isatis indigolica* Fort 的干燥根。主产于河北、江苏、安徽、陕西、浙江、广东、广西等地。苦，寒。归心、胃经。清热解毒，凉血利咽。治流行性感冒、流行性腮腺炎、流行性脑脊髓膜炎、流行性乙型脑炎、急性传染性肝炎、烂喉丹痧、丹毒、疮肿、水痘、麻疹、细菌性痢疾、急性胃肠炎、热毒斑疹，吐血，衄血，咽喉肿痛，暴发性火眼，煎服 9～15g（大剂量可用 60～120g）。菘蓝根含青黛酮、靛蓝、靛玉红、β－谷甾醇。还含 γ－氨基丁酸等。马蓝根含靛玉红、异靛蓝。煎剂及丙酮提取物在体外对多种革兰氏阳性和阴性细菌都有抑制作用。本品对流感病毒也有抑制作用。靛玉红可治疗慢性粒细胞白血病。

板栗bǎnlì 中药材。出《新修本草》。即栗子。详该条。

板栗壳斗bǎnlìqiàodǒu 中药材。见《草药手册》。为栗毛球之别名。详该条。

板门bǎnmén 推拿穴位名。又名版门、版门。❶位于手掌大鱼际处（见《小儿推拿方脉活婴秘旨全书》）。治气促，气攻，气吼，气痛，呕胀等症，并止小肠之寒气。《幼科推拿秘书·推拿手法》："版门穴，在大指下，高起一切平肉如板处。属胃脘。"❷位于掌侧腕横纹的远心端，大小鱼际之间（见《针灸大成》卷十）。

板参bǎnshēn 中药材。见清代刘士季《草木便方》。为金雀根之别名。详该条。

板牙bǎnyá ❶指门牙。详该条。❷病证名。为隐约见于新生儿齿龈黏膜下的白色斑块。妨碍吮乳而引起新生儿啼哭。治法见"马牙"条。

板子伤bǎn·zishāng 病名。板子为古刑具的一种，用竹或木制成，主要用于击打臀部软组织。《伤科汇纂》卷十："板子伤，竹片笞杖之刑，所伤臀部也。"其症轻者肿胀，疼痛；重则皮破肉绽，出血。治法参见"跌打损伤"条。

版门bǎnmén 推拿穴位名。即板门。详该条。

半边风药bànbiānfēngyào 中药材。见《贵州民间药物》。为半边旗之别名。详该条。

半边花bànbiānhuā 中药材。见《浙江民间草药》。为半边莲之别名。详该条。

半边蕨bànbiānjué 中药材。见《广西药用植物图志》。即半边旗。详该条。

半边莲bànbiānlián 中药材。出《滇南本草》。又名急解索、腹水草、细米草、蛇利草、半边花。为桔梗科植物半边莲 *Lobelia chinensis* Lour. 的干燥全草。分布于长江中、下游及其以南各地；主产于江苏、安徽、浙江。辛、平。归心、小肠、肺经。清热解毒，利水消肿。治疔疮，肿毒，毒蛇咬伤，捣汁服或煎服，并可捣烂外敷。蛇咬敷伤口周围；治肝硬化腹水、晚期血吸虫病腹水、肾炎水肿、湿热泻痢、各种癌症，煎服 9～15g（鲜品 30～90g）；治跌打扭伤肿痛、湿疹、疥癣，捣敷。本品含山梗菜碱、山梗菜酮碱、山梗菜醇碱、异山梗菜酮碱等生物碱及黄酮苷、皂苷、氨基酸等。还含治疗毒蛇咬伤的有效成分延胡索酸钠、琥珀酸钠、对羟基苯甲酸钠。浸剂对麻醉犬有利尿作用，并可兴奋颈动脉体化学感受器而反射地兴奋呼吸中枢。上述作用可能与其所含的山梗菜碱有关。本品大剂量可引起血压下降，使小鼠出血时间缩短。体外对金黄色葡萄球菌、伤寒杆菌、副伤寒杆菌、大肠埃希菌、铜绿假单胞菌及福氏志贺菌有抑制作用。对某些致病真菌也有抑制作用。本品还有抗肿瘤作用。

半边旗bànbiānqí 中药材。见萧步丹《岭南采药录》。又名半边梳、半边蕨、半边风药、单片锯。为凤尾蕨科植物半边旗 *Pteris semipinnata* L. 的全草。分布于江西、福建、台湾、广东、广西和西南地区。苦、辛，凉。清热解毒，利湿，止血，消肿。①治痢疾，肠炎，黄疸型肝炎，急性眼结膜炎，吐血。煎服：15～30g。②治外伤出血，跌打肿痛，痈肿疮疖，湿疹，蛇咬伤。研末撒、捣敷或煎水洗。地上部分含对映－11α－羟基－15－氧代－16－贝壳杉烯－19－酸、对映－11α－羟基－15－氧代－16－贝壳杉烷－19－酸、1，3－二羟基－2，5，7－三甲氧基－6－羟乙基吲烷，1－葡萄糖苷和 3－羟基－6－羟甲基－2，5，7－三甲基吲烷－1－酮等。煎剂在体外对金黄色葡萄球菌有抑制作用。本品还具有抗肿瘤作用。

半边伞bànbiānsǎn 中药材。见《贵州民间药物》。为赤车使者之别名。详该条。

半边梳bànbiānshū 中药材。见《广东中草药》。即半边旗。详该条。

半边头风bànbiāntóufēng 病证名。见《辨证录·头痛》。边，指边侧。即偏头痛。详"偏头痛""偏头风"条。

半表半里热不得卧bànbiǎobànlǐrèbùdéwò 病证名。外感不得卧之一。指邪搏心胸半表半里之间所致的不寐症。《症因脉治》卷三："半表半里不得卧之症。太阳病二三日不得卧，心下闭结，汗吐下后，反复颠倒，心中懊侬者，太阳经半表半里热也；咽燥口干，发热汗出，烦躁不眠，阳明经半表半里热也；往来寒热，胸胁苦满，心烦喜呕，不得眠，少阳经半表半里热也……半表半里不得卧之治：太阳者，羌活冲和汤；少阳者，小柴胡汤合栀子豆豉汤；阳明者，竹叶石膏汤合知母葛根汤。"参见"不寐"条。

半表半里证bànbiǎobànlǐzhèng 证候名。指邪既不在表，也不在里，而是在表里之间的证候。❶指少阳病小柴胡汤证。《伤寒论·辨太阳病脉证并治》："伤寒五六日，中风，往来寒热，胸胁苦满，嘿嘿不欲饮食，心烦喜呕……小柴胡汤主之。"《伤寒论条辨》："往来寒热者，邪入躯壳之里，脏腑之外，两夹界之隙地，所谓半表半里，少阳所主之部位。故入而并于阴则寒，出而并于阳则热，出入无常，所以寒热间作也。胸胁苦满者，少阳之脉循胸络胁，邪凑其经，伏饮搏聚也。默，静也。胸胁既满，谷不化消，所以静默不言，不需饮食也。心烦喜呕者，邪热伏饮搏胸胁者涌而上溢也。”参见“少阳病”条。❷指温疫病邪在膜原的证候。《温疫论·原病》：“邪从口鼻而入……舍于夹脊之内，去表不远，附近于胃，乃表里之分界，是为半表半里，即针经所谓横连膜原是也。”其症先憎寒，后壮热，昼夜发热，日晡益甚，头疼身痛，口渴，脉数，舌红苔白，或苔如积粉等。治宜疏利湿热，用达原饮。参见“瘟疫”条。

半产bànchǎn　病名。出《金匮要略·妇人妊娠病脉证并治》。即小产。详该条。

半产胞衣不下bànchǎnbāoyībùxià　病证名。半产即小产。指由小产造成的胞衣不下。参见“胞衣不下”条。

半产恶露不下bànchǎn'èlùbùxià　病证名。半产即小产。指由小产造成的恶露不下。参见“产后恶露不下”条。

半产腹痛bànchǎnfùtòng　病证名。半产即小产，指由于小产造成的腹痛。参见“产后腹痛”条。

半产下血不止bànchǎnxiàxuèbùzhǐ　病证名。多因堕胎复损胞脉或瘀血残留所致。治宜调补胃气为主。如脾虚者，兼见食少纳呆，脘腹饱闷，方用四君子汤加当归、熟地；胃气下陷者，兼见痞满，小腹下坠，方用补中益气汤；因瘀血残留所致者，兼见下血色暗有块，临床应注意有否胎盘残留，如属残留，可按胞衣不下处理或结合手术治疗。参见“崩漏”“恶露不绝”条。

半刺bàncì　古刺法名。五刺之一。《灵枢·官针》：“半刺者，浅内而疾发针，无针伤肉，如拔毛状，以取皮气，此肺之应也。”是指浅刺及皮并迅速出针的针刺方法。以其所刺极浅，如常法之半，故名半刺。因肺合皮毛，故本法应肺而用于治疗与肺有关的咳嗽痰喘等疾患。

半枫荷bànfēnghé　中药材。❶见萧步丹《岭南采药录》。又名白背枫、铁巴掌。为梧桐科植物翻白叶树 *Pterospermum heterophyllum* Hance 的根。分布于江西、福建、台湾、广东、广西。甘，淡，微温。祛风除湿，活血通络。治风湿痹痛，坐骨神经痛，腰肌劳损，半身不遂，跌打扭伤。内服：煎汤，15～30g；或浸酒服。半枫荷叶研末调敷，治外伤出血。❷见《江西草药》。为枫荷梨之别名。详该条。

半栝丸bànguāwán　《医学入门》卷七方。半夏、瓜蒌仁各五两，贝母、桔梗各二两，枳壳一两半，知母一两。为细末，生姜汁煮糊为丸。功能祛痰降逆。治湿痰在胃，上干于肺，发为痰嗽，兼胸膈满，或寒热交作，面浮肿。

半含春bànhánchūn　中药材。见《本草纲目》。为胡颓子之别名。详该条。

半黄丸bànhuángwán　《杂病源流犀烛·六淫门》卷十六方。天南星、半夏、黄芩各等分。为末，姜汁浸蒸饼为丸，每服四十至五十丸，姜汤送下。功能清热化痰。治热痰，其色赤，结如胶而坚，多烦热，心痛，口干唇燥，喜笑，脉洪者。

半架牛bànjiàniú　中药材。见《云南中草药》。为钩藤古之别名。详该条。

半苓丸bànlíngwán　《杂病源流犀烛·脏腑门》卷九方。半夏一两（破如豆大），猪苓末二两。先将猪苓末一两炒半夏，令色黄，只取半夏为末，煮糊为丸，候干，再另用猪苓末一两同炒微裂，入砂瓶养之，每服三十至五十丸，空腹酒、盐汤送下。治白淫。

半硫丸bànliúwán　《太平惠民和剂局方》卷六方。半夏、硫黄各等分。为细末，与生姜汁同熬，入干蒸饼末，捣匀为丸，梧桐子大，每服十五至二十丸，空腹温酒或生姜煎汤送下。功能温肾逐寒，通阳泄浊。治心腹痃癖冷气及老年虚冷便秘，或寒湿久泻。

半年红bànniánhóng　中药材。见《江苏药材志》。为夹竹桃之别名。详该条。

半身不随bànshēnbùsuí　症名。见《诸病源候论·风病诸候》。即半身不遂。详该条。

半身不遂bànshēnbùsuí　症名。中风病常见症之一。一作半身不随，又名偏枯、偏风。《金匮要略·中风历节病脉证并治》：“夫风之为病，当半身不遂。”《类证治裁·中风》：“半身不遂，因气血不至，故痛痒不知。经曰：营虚则不仁，卫虚则不用，营卫俱虚，则不仁且不用。”亦有先觉手足麻木，逐渐形成者，多由营卫先衰，络脉空虚，邪气乘虚而入，或因气虚血虚，或肾虚精气不足等所致。主症为一侧肢体不能随意运动，可伴见口眼㖞斜，语言謇涩等症。治宜养血祛风、温经通络、益气活血、补肾益精等法。选用大秦艽汤、大活络丹、小活络丹、补阳还五汤、八珍汤、地黄饮子等方。并可配合针灸治疗。本症常见于脑出血后遗症。

半身不遂痧bànshēnbùsuíshā　病证名。痧证之一。《痧胀玉衡·半身不遂痧》：“心主血，痧毒入于血分，故易攻心，此痧症所以发昏也。若痧之慢者，冲激迟缓，未逆于心，留滞经络，或在于右，或在于左，为半身疼痛，或麻痹不仁。如此半身不遂，总因痧毒之遗害也。治之者，见有痧筋，急宜刺破，然后用药以散其毒，活血以消其瘀，则痧根既拔，其症渐痊。若不知治，绵延日久，痧毒益深，势不可遏，当又有变症，难愈矣。”参见“痧”条。

半身汗bànshēnhàn　症名。《医略六书》卷二十：“半身汗者，汗不遍身，或上或下或左或右，乃气血偏衰，阴阳不相接洽之候。”《张氏医通》卷九：“夏月止半身出汗，皆气血不充，内挟寒饮所致，偏枯及夭之兆也。大剂十全大补、人参养荣、大建中辈加行经豁痰药治之。若元气稍充，即间用小续命汤一剂以开发其表，或防己黄芪汤加川乌以散其湿。”《中医临证备要》以下肢瘫痪证，汗出多在胸部以上，患处无汗，为上半身汗出。参见“偏沮”条。

半身麻木bànshēnmámù　症名。指身体半部肌肤麻木不适。《慎斋遗书·麻木》：“麻木须分左右上下。左因气中之血虚，归脾汤；右因血中之气虚，黄芪建中汤。左右俱麻木，十全大补汤；上身麻木，清阳不升也，补中益气汤；下身脚软麻木至膝者，胃有湿痰死血，妨碍阳气不得下降，故阴气渐逆而上也，四物汤加人参、牛膝、薏苡仁，引阳气下降；下身麻木，脉豁大无力，宜八味汤加人参。”《证治汇补》卷三：“左右者，阴阳之道路。左半手足麻木者，责风邪与血少；右半手足麻木者，责气虚与湿痰。”本证可见于脊髓炎症、结核、外伤及多发性神经炎等。参见“麻木”条。

半身无汗bànshēnwúhàn　症名。即偏左或偏右半身出汗障碍，出汗时半边身体有汗，半边身体无汗，属偏沮的症状。详该条。

半生bànshēng　病名。出《脉经》。即小产，详该条。

半天吊bàntiāndiào　中药材。见《生草药性备要》。为榕须之别名。详该条。

半夏bànxià　中药材。出《神农本草经》。又名老鸹头、地茨菇、麻芋果、三步跳。为天南星科植物半夏 *Pinellia ternata*（Thunb.）Breit. 的干燥块茎。主产于四川、湖北、安徽、江苏、浙江、河南等地。辛，温，有毒，入脾、胃、肺经。燥湿化痰，降逆止呕，消痞散结。治痰饮，咳喘，痰厥头痛，眩晕不眠，恶心呕吐，反胃，胸脘痞闷，腹胀，煎服 3～9g。治痈肿未溃、鸡眼，研末调敷；子宫颈糜烂、外伤出血，研末撒患部；乳腺炎早期，和葱白同捣，塞鼻，每日 2 次，每次半小时；急、慢性化脓性中耳炎，研末，白酒浸 24 小时，取上清液滴耳；蛇咬伤，鲜品捣敷。内服用制半夏，外治用生半夏。反川乌、草乌、附子。仙半夏功同制半夏而性较平和，适用于体质虚弱的患者，但已很少生产和应用。半夏含左旋麻黄碱及胆碱，还含挥发油、α－氨基丁酸、3，4－二羟基苯甲醛、尿黑酸、β－谷甾醇及其葡萄糖苷等。煎剂对猫实验性咳嗽有止咳作用。醇提取液对大鼠实验性矽肺有一定治疗作用。煎剂对狗有止吐作用。但生半夏有催吐作用，催吐成分可能是 3，4－二羟基苯甲醛及尿黑酸，加温破坏后，止吐作用仍在。有效成分可能是氨基酸、葡萄糖苷或左旋麻黄碱。煎剂还能降低眼内压。所含的 γ－氨基丁酸有短暂的降压作用，临床用以降低血氨。

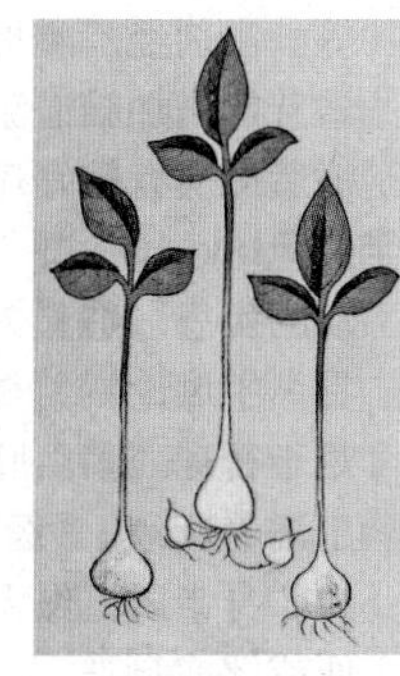
半夏

半夏白术天麻汤bànxiàbáizhútiānmátāng　❶《脾胃论》卷下方。黄柏，干姜各二分，天麻、苍术、茯苓、黄芪、泽泻、人参各五分，白术、炒神曲各一钱，半夏、麦芽、橘皮各一钱五分。为粗末，每服半两，水煎，食前热服。功能健脾化饮，定风止晕。治痰厥头痛，咳痰稠黏，头眩烦闷，恶心吐逆，身重肢冷，不得安卧。方中半夏燥湿化痰，天麻平肝息风，二药是治疗风痰眩晕的主药；辅以人参、黄芪、白术、苍术补气健脾；干姜温中逐寒；橘皮、神曲、麦芽调气消食；茯苓、泽泻、黄柏泄热利湿，使湿去则痰消。❷《医学心悟》卷三方。半夏一钱五分，白术、天麻、陈皮、茯苓、蔓荆子各一钱，炙甘草五分，生姜二片，大枣三个。水煎服。功能补脾燥湿，化痰息风。治痰厥头痛，胸膈多痰，动则眩晕。体虚者，加人参。

半夏茯苓汤bànxiàfúlíngtāng　《备急千金要方》卷二方。半夏三十铢，茯苓、干地黄各十八铢，橘皮、细辛、人参、芍药、旋覆花、川芎、桔梗、甘草各十二铢，生姜三十铢。为粗末，水煎，分三次服。和胃降逆，养血安胎。治妊娠恶阻，心中愦闷，空烦吐逆，恶闻食气，头眩重，四肢百节疼烦沉重，多卧少起，恶寒汗出，疲极黄瘦。

半夏茯神散bànxiàfúshénsǎn　《张氏医通》卷十四方。半夏、茯神各一两二钱，煨天麻、胆南星、远志、炒酸枣仁、陈皮、乌药、木香、煅礞石各八钱。为粗末，每服三钱，水煎数沸，加生姜汁数匙，空腹和滓服。功能行气祛痰，安神定志。治癫妄因思虑不遂，妄言妄见，神不守舍，初病神气未衰者。

半夏干姜散bànxiàgānjiāngsǎn　《金匮要略》方。半夏、干姜各等分。为粗末，每服一方寸匕，浆水煎服。功能温胃止呕。治干呕吐逆，吐涎沫。

半夏桂枝甘草汤bànxiàguìzhīgāncǎotāng　《类证活人书》卷十七方。半夏、桂枝、炙甘草各等分。为粗末，每服四钱匕，加生姜四片，水煎放冷，少少含咽。治寒邪中人，邪伏少阴，咽痛，下利，脉微弱者。本方为《伤寒论》半夏散化裁而来。

半夏桂枝汤bànxiàguìzhītāng　《温病条辨》卷三方。半夏、白芍药各六钱，秫米一两，桂心四钱，炙甘草一钱，生姜三钱，大枣二枚。水煎，分三次服。功能调和营卫，化痰降逆。治温病邪退，营卫不和，饮食不进，舌滑者。

半夏厚朴汤bànxiàhòupòtāng　《金匮要略》方。半夏一升，厚朴三两，茯苓四两，生姜五两，紫苏叶二两。水煎，分四服，日三夜一服。功能行气开郁，降逆化痰。治痰气郁结，咽中如有炙脔，咯吐不出，吞咽不下，胸胁满闷，或湿痰咳嗽，或呕吐等症。近代也用于食管痉挛，癔病，胃肠功能紊乱而见上症者。方中半夏化痰开结，和胃降逆；厚朴行气开郁，下气除满，同为君药。苏叶助半夏、厚朴以宽胸畅中，宣通郁气；茯苓助半夏化痰；生姜助半夏和中化痰，且解半夏之毒性，同为臣药。诸药合用，辛以散结，苦以降逆，辛开苦降，化痰降逆，则痰气郁结之证可解。实验研究表明，本方可抑制喉反射，并有镇静和抗过敏作用。

半夏藿香汤bànxiàhuòxiāngtāng　《温疫论补注》卷上方。半夏一钱五分，藿香、炒干姜、茯苓、陈皮、炒白术各一钱，甘草五分。加生姜少许，水煎服。功能温中化湿，和中止呕。治温疫下后，胃气虚寒，呕吐转甚，进食反酸者。

半夏麻黄丸bànxiàmáhuángwán　《金匮要略》方。半夏、麻黄各等分。为末，炼蜜和丸，小豆大，每服三丸，日三次。功能温肺散寒，化痰降逆。治寒饮停留，心下悸。

半夏曲bànxiàqǔ　中药材。出《本草纲目》。为半夏加面粉、姜汁等制成的曲剂。苦、辛，平。止咳化痰，消食化滞。治咳嗽痰多，呕恶，食积，泄泻。煎服（布包）：6～9g。

半夏散bànxiàsǎn　❶《伤寒论》方。半夏、桂枝、炙甘草各等分，为末，每服一方寸匕，日三次，冲服。功能散寒降逆。治少阴病，咽中痛。❷《太平圣惠方》卷五十五方。①清半夏、大黄各一两，前胡、槟榔、炒杏仁各三分，枳壳（麸炒）半两。为粗末，每服三钱，加生姜半分，水煎服。治癖黄，症见腹下满痛，身体发黄。②清半夏、射干、升麻、犀角各一两，炙甘草半两。为粗末，每服四钱，加生姜半分，水煎服。治蛐蜒黄，症见喉中似噎，喘息不调，四肢疼闷，言语不正，水米难下。❸《校注妇人良方》卷四方。姜半夏、陈皮、人参、大腹皮、桂心各三分，槟榔一钱，赤茯苓、紫苏各五分。加生姜少许，水煎服。治脚气上攻，心腹胀满，饮食不下，呕吐不止。

半夏秫米汤bànxiàshúmǐtāng　《兰台轨范》卷七方。即半夏汤第一方。见“半夏汤”条。

半夏汤bànxiàtāng　❶《灵枢·邪客》方。又名半夏秫米汤。半夏五合，秫米一升。水煎服。功能化痰和胃。治痰浊内阻，胃气不和，夜不得卧。方中以半夏和胃，秫米化浊，胃和则卧安。❷《伤寒论》方。即半夏散第一方，取散二方寸匕，水煎候冷徐服。治证同半夏散第一方。❸《备急千金要方》卷二方。半夏、麦冬各五两，吴茱萸、当归、阿胶各三两，干姜一两，大枣十二枚。为粗末，水煎去滓，加白蜜，分四次温服。治妊娠九月，卒得下痢，腹满悬急，胎上冲心，腰背痛不可转侧，短气。❹《备急千金要方》卷七方。半夏一升，桂心八两，干姜五两，甘草、人参、细辛、附子各二两，蜀椒二合。为粗末，水煎，分三次服。治脚气上入腹，腹急上冲胸，气急欲绝。❺《备急千金要方》卷十七方。半夏一升，生姜一斤，桂心四两，甘草、厚朴二两，人参、橘皮、麦冬各三两。为粗末，水煎，分四次服。治肺劳虚寒，心腹冷，气逆，胸胁气满，从胸达背痛，忧气往来，呕逆，饮食即吐，虚乏不足。❻《外台秘要》卷八引范汪方。半夏一升，生姜一斤，橘皮四两。水煎，分三次服。治心腹虚冷，游痰气上，胸胁满，不下食，呕逆，胸中冷。❼《外台秘要》卷十二方。半夏、前胡、炙鳖甲各三两，生姜四两，桔梗、吴茱萸、炙枳实各二两，人参一两，槟榔十四枚。水煎，分三次服。治腹内左肋痃癖硬急气满，不能食，胸背痛。

半夏丸bànxiàwán ❶《圣济总录》卷四十七方。半夏二两，丁香半两，炮姜一分。为末，生姜汁煮面糊为丸，梧桐子大，每服十五丸，煎木瓜盐汤，不拘时送下。功能温里散寒，降逆和中。治上焦冷气，噫醋吞酸，吐沫呕逆，不思饮食。❷《素问病机气宜保命集》卷下方。半夏一两，雄黄三钱。为末，生姜汁浸，蒸饼为丸，梧桐子大，每服三十丸。治伤风咳痰，喘逆恶心。若已吐，加槟榔三钱。

半夏温肺汤bànxiàwēnfèitāng 《医学发明》卷九方。细辛、橘皮、桂心、人参、旋覆花、甘草、桔梗、芍药、半夏各五钱，赤茯苓三分。为粗末，每服四钱，加生姜七片，水煎服。治脾胃虚寒，痰饮内阻，胸腹气冷，肠鸣，口吐清水，胁肋胀痛，不欲饮食，脉沉弦细迟。

半夏泻心汤bànxiàxièxīntāng 《伤寒论》方。半夏半升，黄芩、干姜、人参、炙甘草各三两，黄连一两，大枣十二枚（擘）。水煎，分三次服。功能和胃降逆，开结除痞。治心下痞满不痛，或干呕，或呕吐，肠鸣下利。近代也用于急性胃肠炎而见上症者。方中半夏、干姜温降止呕，黄芩、黄连泄热消痞，寒热并用，辛开苦降，以和胃中之寒热；人参、甘草、大枣补中扶正，以补中气之虚。实验研究表明，本方具有保护胃黏膜、抑制肠蠕动、抗缺氧和镇痛作用。

半夏中毒bànxiàzhòngdú 病名。因误食过量生半夏而出现中毒症状。见《备急千金要方》卷二十四。症见口舌作麻，咽痒热灼疼痛，甚则呼吸急促、饮食困难，严重者可致死亡。治疗初宜洗胃，继服醋加姜汁、浓茶、蛋清等。严重者宜中西医结合抢救。《本草纲目》卷四载解半夏毒的药物有生姜、干姜、防风等。可参考。

半阴阳bànyīnyáng 病名。见杨志一《生育问题》。指生殖器发育畸形者。即雌雄人。详该条。

半月障bànyuèzhàng 眼科病名。指圆翳内障之“色白而长，形如半月”（清代顾锡《银海指南》卷二）。详“圆翳内障”条。

半枝莲bànzhīlián 中药材。见《江苏省植物药材志》。又名金挖耳、并头草、四方草、牙刷草。为唇形科植物半枝莲 *Scutellaria barbata* D. Don 的干燥全草。产于江苏、江西、湖北、四川等地。苦、辛，寒。归肺、肝、肾经。清热解毒，散瘀止血，利尿，抗癌。治痈疽，疔肿，毒蛇咬伤，内服并捣敷；治肺脓疡，阑尾炎，吐血，衄血，血痢，血淋，肾炎水肿，肝炎，肝硬化腹水，肺癌，胃肠道癌，子宫颈癌，煎服 15～30g（鲜品加倍）。孕妇慎用。本品含高山黄芩素、高山黄芩苷、红花素、异红花素、半枝莲素等。浸剂经乙醚提取的结晶对动物有利尿作用，高山黄芩素苷能增加脑血流量，抗血小板聚集，临床上治疗脑血管病后瘫痪有较好疗效。本品亦具有抗肿瘤作用。

半肢风bànzhīfēng 病证名。指一侧上下肢或双下肢不能运动的疾患。❶指左侧或右侧肢体不能随意运动（见《医贯·中风论》）。参见“半身不遂”条。❷指双下肢软弱，难于行动。多由肝肾精血亏损，或肾阴肾阳俱虚，筋骨失于濡养所致。《医贯·中风论》：“半肢风者……又有一等人，身半以上俱无恙，如平人。身半以下，软弱麻痹，小便或涩或自遗。”多属足三阴经虚证，治宜滋阴益精，补肾温阳。用地黄饮子等方。可见于外伤、炎症、肿瘤等所致的截瘫。

伴场疔bànchǎngdīng 病证名。出《外科真诠》卷下。生于正疔左侧，仍照常法治之。见“疔疮”条。

拌火隆bànhuǒlóng 藏医学名称。音译为梅年姆隆。它主要存在于人体胃脘部，运行于人体内部各脏腑、器官之间。主管人体的消化功能，负责把食物中的精华和糟粕分开，并促使血液生成和成熟。

绊根草bàngēncǎo 中药材。见《植物名实图考》。为铁线草之别名。详该条。

绊舌bànshé 见《幼幼集成》。即结舌。见该条。

蚌疽bànjū 病名。见《五十二病方·疽》。《灵枢·痈疽》：“热气淳盛，下陷肌肤，筋髓枯，内连五藏，气血竭，当其痈下，筋骨良肉皆无余，故命曰疽。疽者，上之皮夭以坚，上如牛领之皮。”据历代文献记载，宋以前之疽，仅指无头疽而言，后渐见有头疽之描述。《卫济宝书》：“疽初起如麻豆子大，痒痛抓破如小疮，后渐结瘢痕作瘢，以次皮破窍穴渐如蜂房。”现代按疽病早期有头和无头将其分为有头疽和无头疽两大类。证治见“有头疽”“无头疽”条。

bang

帮子毒乌bāng · zidúwū 中药材。见《西藏常用中草药》。为翼首草之藏语名。详该条。

榜嘎bǎnggā 中药材。见《中华人民共和国药典（一部）》（1977）。为雪乌之藏族语名。详该条。

蚌粉bàngfěn 中药材。出《日华子诸家本草》。为蚌科动物背角无齿蚌 *Anadonta woodiana* Lea 或褶纹冠蚌 *Cristaria plicata* Leach 三角帆蚌 *Hyriopsis cumingii* Lea 等贝壳制成的粉。分布于我国各地江河、湖沼中。咸，寒。入肺、肝、胃经。清热化痰，和胃制酸，安神定惊。①治痰饮咳嗽，胃及十二指肠溃疡，呕逆，疳积，痢疾，白带，心悸失眠。研末服：1～2g。②治湿疮。研末撒；痈肿，研末醋调敷。本品含碳酸钙（90%以上）和微量的锶等。

蚌合bànghé 病证名。清代黄庭镜《目经大成》卷二：“目赤畏热，一二日两睑渐肿硬，俨如蚌蛤之紧合者是。盖痰燥血滞，脾火上泄，故睑硬，睛因火炙，未免痛而泣出，经所谓土极似木，非肝病也，必有椒粟生于其内，治当敷软，翻胞开导。”参见“椒疮”条。

蚌泪bànglèi 中药材。出《本草纲目拾遗》。又名活蚌水、蚌清水。为蚌科动物背角无齿蚌 *Anodonta woodiana* Lea、褶纹冠蚌 *Cristaria plicata* Lea 或三角帆蚌 *Hyriopsis cumingii* Lea 等的体内分泌液。甘、咸，寒。清热，明目。①治消渴，胎热不安，炖热内服适量。②以黄连末纳蚌中，取汁点赤眼，生蚌炙水涂烫火伤。

蚌清水bàngqīngshuǐ 中药材。见《泉州本草》。为蚌泪之别名。详该条。

蚌霜散bàngshuāngsǎn 《医学入门》卷七方。蚌壳粉、百草霜各等分。为末，每服一至二钱，糯米饮调下。治跌打损伤而致的吐血及鼻衄、舌衄等症。

棒棒木bàngbàngmù 中药材。❶见《新医药研究》[1971(4-5)：42]。又名棒子木。为榆科植物小叶朴 *Celtis bungeana* Blume 的茎枝。分布于辽宁、河北、河南、山东、陕西、甘肃、云南及长江流域各地。辛、微苦，凉。祛痰，止咳，平喘。治支气管哮喘、慢性气管炎。煎服：30~60g。本品含 N-（对羟基苯乙基）羟基桂皮酰胺、挥发油、糖类等。水提取物及挥发油部分对小鼠有镇咳、祛痰作用。本品还有抗菌作用。❷见《北方常用中草药手册》。为暴马子之别名。详该条。

棒棰bàng·chui 中药材。见《辽宁主要药材》。为人参之别名。详该条。

棒槌草bàng·chuicǎo 中药材。见《中药志》。为夏枯草之别名。详该条。

棒击法bàngjīfǎ 推拿手法名。以特制的软棒轻轻捶击肢体穴位的方法。《医学入门·历代医学姓氏》："马湘，字自然。唐之盐官县人……治病以竹杖打之。"

棒子毛bàng·zimáo 中药材。见《河北药材》。为玉米须之别名。详该条。

棒子木bàng·zimù 中药材。见《全国中草药汇编》。即棒棒木。详该条。

棒子头bàng·zitóu 中药材。见《全国中草药汇编》。为翼首草之别名。详该条。

傍刺bàngcì 古刺法名。出《针灸甲乙经》。即傍针刺。见该条。

傍针刺bàngzhēncì 古刺法名。十二刺之一。《针灸甲乙经》称傍刺。《灵枢·官针》："傍针刺者，直刺傍刺各一，以治留痹久居者也。"指治疗顽痹的针刺方法。其法在患处正中刺一针，旁边刺一针。因其正、傍同刺，故名傍针刺。

蒡箕茶bàngjīchá 见清代汪双池《医林纂要·药性》。为乌药叶之别名，详该条。

镑bàng 中药炮制法之一。用特制的镑刀将坚硬的药材刨成薄片。如镑羚羊角、镑犀角等。

bao

包诚bāochéng 清代医学家。字兴言。安吴（今安徽泾县）人。学于张琦，尝评时医庸陋云："各据门户，执古方不能治今病，读医经不如多临症之说；不深求经方药录用意所在，徒创异说，以博名誉；论说日繁，医学日晦。"他认为"《本经》《别录》著其治而不言其理，《千金》《外台》详所主而不审其由"。故致力于阐药性制化之理，节录老师刘若金《本草述录》，以十二经络为经，以十剂为纬，分类表解药性，编成《十剂表》（1840）。另有《广生编》以补张曜孙《产孕集》之不足。取《伤寒悬解》，编《伤寒审证表》，以求简明易览。

包达日玛bāodárìmǎ(1835—1909) 蒙医骨科医生。其母娜仁·阿柏为著名蒙医正骨医家。包达日玛传承其母技术而有所发挥。创用羊瑟博素法治疗陈旧性骨折。即以刚杀死之羊胃热敷包裹患处，兼用酒泡牛皮固定患肢关节，配以牛奶、动物肉汤治疗，以加速愈合，每奏奇效。

包公藤bāogōngténg 中药材。见广州部队后勤部卫生部编《常用中草药手册》。为丁公藤之别名。详该条。

包谷心bāogǔxīn 中药材。见《重庆草药》。为玉米轴之别名。详该条。

包会bāohuì 唐代医家。籍贯不详。撰有《病验方》3卷，已佚。

包煎bāojiān 煎药法之一。一般对有毛的植物药（如旋覆花等）须用布包煎，以免其毛刺激咽喉引起咳嗽；对过小的子仁（如苏子、车前子等）亦宜包煎；有些散剂、丸剂、核仁捣泥等与饮片同煎，为了防止药汤浑腻难服，亦可包煎。

包络bāoluò 见《厘正按摩要术》。即胞络。详该条。

包玛沙bāomǎshā(1889—1969) 蒙医骨科医生。世医出身。其祖母娜仁·阿柏系著名蒙医正骨医家。父包达日玛亦精于蒙医。曾将蒙医正骨手法归纳为牵拉、转压、拿压、捏拿、钩拉、掐压、按压、提推、拿推、折顶10种。其法一直为蒙医临床所应用。

包三鑢bāosānhuì 晚清医家。归安（今浙江吴兴）人。长于喉证，曾述有《喉证家宝》一卷，由其子包岩等编次（1910年刊行）。论述喉证诊治、用药（吹药、煎剂）等，较简当切用。

包识生bāoshíshēng 见"包一虚"条。

包兴言bāoxīngyán 见"包诚"条。

包岩bāoyán 晚清医家。归安（今浙江吴兴）人。世医出身，其父包三鑢长于喉证。岩承家业，又长于妇科，撰《妇科一百十七症发明》一书（1903年刊行），另有《研究录》一书（又称《包氏研究录》，1912年刊行）。

包一虚bāoyīxū 清末至民国时期医家。字识生。福建上杭人。在上海参与创办中华医药联合会，编辑《神州医药学报》，著有《包氏医宗》。

包扎固定疗法bāozāgùdìngliáofǎ 伤科治法之一。见《中医临床诊疗术语·治法》。用绷带、胶布或某些特制器械，如夹板等，将伤患部位按要求包扎和固定，以利于损伤组织愈合的一种治疗方法。主要用于骨折、脱位及伤筋等。

包珍珠bāozhēnzhū 眼科病证。清代黄庭镜《目经大成》卷二："土疡俗号包珍珠。"即针眼。详该条。

苞蔷薇根bāoqiángwēigēn 中药材。见《福建民间草药》。又名金柿根、猴局根。为蔷薇科植物硕苞蔷薇 *Rosa bracteata* Wendl. 的根。分布于浙江、福建、湖南等地。甘、苦、涩，温。健脾，益肾，敛肺涩肠，止汗，活血调经，祛风湿，散结解毒。治久泻，脱肛，水肿，脚气，咳嗽气喘，胃脘痛，疝气，风湿痛，腰脊无力，盗汗，遗精，月经不调，闭经，白带，子宫脱垂，瘰疬，肠痈，烫伤。煎汤：15~30g（鲜品30~90g）。对金黄色葡萄球菌、伤寒杆菌、痢疾杆菌、四联球菌均有明显的抑制作用。

胞bāo ❶人体器官。指子宫。《灵枢·五音五味》："冲脉任脉，皆起于胞中。"张景岳说："胞者，子宫也。此男女藏精之所，皆得称为子宫。惟女子于此受孕，因名曰胞。然冲任督脉，皆起于此，所谓一原而三歧也。"❷胞衣之简称。即胎盘。❸指膀胱。《灵枢·淫邪发梦》："厥气……客于胞，则梦溲便。"张景岳注："胞，溲脬也。"❹指眼睑。《脉诀》："眼胞忽陷定知亡。"

胞痹bāobì 病证名。又名膀胱痹。风寒湿邪久客膀胱，使膀胱虚寒，气化失常所致。症见小腹胀满，疼痛拒按，小便艰涩不利，鼻流清涕等。《素问·痹论》："胞痹者，少腹膀胱按之内痛，若沃以汤，涩于小便，上为清涕。"治宜温通。选用肾着汤、巴戟丸、金匮肾气丸等方。亦有因湿热蕴结膀胱而致者，治宜清利。用肾沥汤或八正散等方。

胞不正bāobùzhèng　病证名。见金梦石《产家要诀》。指妊妇因气滞，或临产惊恐，影响胞胎转运，致胎位不正。宜舒气导滞。用紫苏饮（当归、川芎、白芍、紫苏梗叶、陈皮、大腹皮、甘草），虚加人参。并可灸至阴穴。

胞垂bāochuí　病证名。见《银海精微》。即上胞下垂。详该条。

胞疸bāodǎn　病证名。黄疸二十八候之一。《诸病源候论·黄病诸候》："胞疸之病，小肠有热，流于胞内，故大小便皆如檗汁，此为胞疸。"参见黄疸有关条。

胞肥难产bāoféinánchǎn　病证名。指由于胎体过大，以致难产。《济生方》："胞肥难产者何？身居富贵，口厌甘肥，聚乐不常，食物无度，既饱便卧致令胞胎肥厚，根蒂坚固，行动气急……致于临产，必是难生。入月可服无忧散（当归、川芎、白芍、木香、甘草、枳壳、乳香、血余）则易生矣。"

胞宫bāogōng　见《妇人良方大全》卷十四。亦名子宫、子脏、子处、女子胞、胞脏、血脏。是妇女排出月经和孕育胎儿的器官，属奇恒之府。位于带脉之下，小腹之中，前有膀胱，后有直肠，下口连接阴道，在脏腑与天癸、冲、任、督、带共同作用之下，完成其生理功能。

胞宫湿热bāogōngshīrè　证候名。指湿热侵袭，蕴结胞宫，以带下量多、色黄、黏稠秽臭，阴部瘙痒、糜烂，舌红苔黄腻，脉滑数等为常见证候。

胞宫虚寒证bāogōngxūhánzhèng　证候名。指肾阳亏虚，胞宫失却温煦，以畏冷肢凉，小腹隐痛，喜温喜按，月经色淡质稀，或带下清稀，或不孕，或流产，腰膝酸冷，面白，舌淡苔白，脉沉弱等为常见的证候。

胞寒不孕bāohánbùyùn　病证名。又名宫冷不孕、胞冷无子、子脏冷无子、下部冰冷不孕。因肾阳不足，寒自内生，胞宫失于温煦；或经期调摄不慎，风寒客于胞中，以致胞宫寒冷，难以摄精而致。多伴有小腹寒冷，形寒肢冷，经行后期等症。因肾阳不足者，兼见腰酸腿软，小便清长，治宜温阳补肾，方用桂附八味丸或温胞饮（白术、巴戟肉、人参、山药、芡实、杜仲、菟丝子、附子、肉桂、补骨脂）；因风寒内客者，兼见小腹胀痛拒按，治宜温经助阳，暖宫祛寒，方用艾附暖宫丸。

胞合bāohé　症名。《银海精微》："热气蓄聚伤胞，所以胞合。"参见"胞肿如桃""目疡"等条。

胞肓bāohuāng　经穴名。代号 BL53。出《针灸甲乙经》。属足太阳膀胱经。位于骶正中线旁开 3 寸，与第 2 骶后孔相平处。一说在第 2 骶椎棘突下，除骶椎旁开 3 寸处（《针灸资生经》）。布有臀上皮神经，深层为臀上神经，并有臀上动、静脉通过。主治肠鸣、腹痛、腹胀、腰脊痛、大小便不利等。直刺 1 ~ 1.5 寸。艾炷灸 5 ~ 7 壮，或艾条灸 5 ~ 15 分钟。

胞睑bāojiǎn　又名目胞、眼睥、眼胞、目裹、胞、睑、约束等，指上下眼睑（俗称眼皮）。上眼睑又称目上胞、目上睑，下眼睑称目下胞、目下睑。胞睑有保护眼球及防御外伤的作用。眼睑是肌肉组织，在脏属脾，在五轮中为肉轮。故疾患多从脾胃论治。

胞睑外翻bāojiǎnwàifān　病名。即以胞睑外翻，粘连于睑外皮肤，难以闭合为主要表现的眼病。

胞睑肿核bāojiǎnzhǒnghé　病证名。见广州中医学院主编《中医眼科学讲义》。即"睥生痰核"。详该条。

胞浆bāojiāng　即羊水。出宋代陈自明《妇人良方大全》。又称孤浆。详该条。

胞浆水bāojiāngshuǐ　即羊水。详该条。

胞冷无子bāolěngwúzǐ　病证名。见《妇科玉尺》卷一。即"胞寒不孕"。详该条。

胞漏bāolòu　病名。出《脉经》。即胎漏。详该条。

胞漏疮bāolòuchuāng　病名。出《外科启玄》卷七。由肝经湿热下注而成。症见阴囊处起粟作痒，破流脂水，甚至肿痛，反复发作，缠绵不愈。治则清肝利湿。内服龙胆泻肝汤加减。外搽黄柏散，或苏叶研细外撒。相当于慢性阴囊湿疹。

胞轮振跳bāolúnzhèntiào　症名。指眼睑不自主跳动的症状。见康维恂《眼科菁华录》卷上。又名睥轮振跳、目瞤，俗称眼皮跳、眼眉跳。常由风热外袭，入侵经络，或气血衰弱，筋脉失养，血虚生风所致。本症眼睑振跳，或稀或频，患者不能自制，日久不愈，可变牵吊坏症。属风热者，宜以祛风清热为主，可用驱风散热饮子加减；属血虚者，宜以调气养血为主，用当归活血饮或十全大补汤加减。针灸可选取攒竹、承泣、四白、丝竹空、风池、足三里、昆仑等穴，补虚泻实，调和经络。

胞络bāoluò　❶分布于胞宫上的脉络。《素问·奇病论》："胞络者，系于肾，少阴之脉贯肾。"❷胞，指心包络。《素问·痿论》："悲哀太甚则胞络绝。"《医门棒喝》卷一："胞络居于膻中……盖心脏如人，包络如人穿之衣，膻中如人居之屋，三焦经脉分布屋中而散络于衣上也。"❸推拿部位名。出《幼科推拿秘书》。位于无名指近端指节的腹面。

胞脉bāomài　指分布在胞宫上的脉络。出《素问·评热病论》："月事不来者胞脉闭也，胞脉者属心而络于胞中。"其中包括冲、任二脉联属胞宫的部分，维系并营养胞宫，完成月经生理及孕育功能。

胞门bāomén　❶亦作子门，即子宫口。《金匮要略·妇人杂病脉证并治》："妇人之病……胞门寒伤，经络凝坚。"❷经穴别名。所指有二：①出《针灸甲乙经》。即气穴，见该条。②即水道穴。《备急千金要方》："妇人妊子不成，若堕落，腹痛，漏见赤，灸胞门五十壮，在关元左边二寸是也，右边二寸名子户。"其中子户穴，《世医得效方》又名气门。见"子户"条。

胞气bāoqì　胞，同脬，即膀胱。指膀胱的气化功能。《素问·通评虚实论》："暴痈筋緛，随分而痛，魄汗不尽，胞气不足，治在经俞。"

胞肉胶凝bāoròujiāoníng　病证名。见《银海精微》。由脾胃邪风积热，上壅于目所致。胞中矗肉壅起，初小渐大，摩隐瞳仁，眼胞湿烂，眵泪胶黏（《医宗金鉴·眼科心法要诀》）。治宜祛风泄热。用通脾泻胃汤加减，并可劆洗去瘀。

胞肉生疮bāoròushēngchuāng　病证名。《银海精微》："胞肉生疮者，此脾胃热毒，胞肉胳或风粟变而为疮，血热化脓，腐烂腥臊，流汁流脓，浸渍黑睛生翳，眼如硃砂之色。"治宜泻火解毒为主。内服清胃散、三黄汤之类加减。

参见“针眼”条。

胞肉粘轮bāoròuzhānlún 病名。即以胞睑与白睛粘连，甚则导致眼球运动受限为主要表现的眼病。

胞生肉沙bāoshēngròushā 病证名。梁翰芬《眼科学讲义》：“肉沙之证，风热之邪，滞在太阳，气血凝结所致。胞皮内生红粒，状如碎沙粒，藏在胞皮之内，旧说称为鱼子，其大者，即谓之为石榴，色红，日久不除，必致连累睛珠，多致昏瞶。”参见“鱼子石榴证”条。

胞生痰核bāoshēngtánhé 病证名。见清代佚名《眼科易知》。即“睥生痰核”。详该条。

胞系bāoxì ❶见《诸病源候论》卷四十三。指脐带。❷指膀胱。

胞系了戾bāoxìliǎolì 病证名。胞系，膀胱根系；了戾，缭绕不顺。指脐下急痛、小便淋沥不通等病证。《金匮要略·妇人杂病脉证并治》：“不得溺也，以胞系了戾，故致此病，但利小便则愈，宜肾气丸主之。”多见于妊娠末期，胎气压迫膀胱所致的小便不利。

胞弦bāoxián 解剖部位名。见《杂病源流犀烛》卷二十二。即眼弦。详该条。

胞虚如球bāoxūrúqiú 病证名。见路际平《眼科临症笔记》。即睥虚如球。详该条。

胞沿bāoyán 解剖部位名。见《秘传眼科龙木论》。即眼弦。详该条。

胞阳廓bāoyángkuò 眼的八廓名称之一。用相应脏腑的功能命名者。见《证治准绳·杂病》。《审视瑶函》认为即离廓，络通小肠，“心与小肠相为脏腑，为诸阳受盛之胞，故曰胞阳廓”。

胞衣bāoyī 又名胎衣、混元母、混元衣、混沌衣、紫河车、水衣、子衣、儿衣。即胎盘和胎膜的总称。药用功能大补精血。见《本草纲目》五十二卷。

胞衣不出bāoyībùchū 病名。见《诸病源候论》卷四十三。即胞衣不下。详该条。

胞衣不下bāoyībùxià 病名。出《经效产宝》。又名胞衣不出、息胞、息胎、胎衣不出、胎衣不下、儿衣不出、胞胀不下。指胎儿娩出后，胎盘迟迟不下。多因分娩后元气大虚，无力继续排出，败血流入胞中，作胀不下，或感邪而气血凝滞所致。气虚者治宜大补气血，方用人参养营汤；若气血凝滞或作胀不下者，治宜养血逐瘀，方用生化汤合益母膏。同时可结合针灸合谷、三阴交等穴或手术处理。

胞衣先破难产bāoyīxiānpònánchǎn 病证名。指胞衣早破引起的胎涩难产。《临产须知》：“胞衣先破，其故有二：一因母弱气血虚，胞衣薄，儿身转动，随触而破；一因儿身未转，坐草早，用力狠，以致胞破久，血水干，产路涩，儿难下。急用加味芎归汤加熟蜜一两，助气而兼润滑，自当顺下，甚者用加味八珍汤（八珍汤加丹参、益母草）。”

胞移热于膀胱bāoyírèyúpángguāng 癃闭与溺血的病因之一。膀胱为藏津液之府，热灼津液则小便不通，热甚伤络，则见溺血。《素问·气厥论》：“胞移热于膀胱，则癃、溺血。”

胞脏bāozàng 出《诸病源候论》卷四十二。即胞宫。详该条。

胞胀不下bāozhàngbùxià 病证名。黄兴德《胎产集要》：“胞胀不下，因败血流入胞中，即胀大。”治法参见“胞衣不下”条。

胞蒸bāozhēng 病证名。二十三蒸之一。见《诸病源候论·虚劳骨蒸候》。详“二十三蒸”条。

胞肿bāozhǒng 症名。见佚名《异授眼科》。俗称眼皮肿。病因较复杂，除由眼睑疾病直接引起外，还可发于其他多种眼病及全身性疾病。本症大体可分虚实两大类。一般实证表现为肿硬拒按，红赤痛，或瘀血青紫，糜烂胶黏等，如“胞肿如桃”；虚证表现为胞睑浮肿，软而喜按，无红赤疼痛，皮肤色白，若兼水湿者，皮色光亮，如“胞虚如球”。

胞肿如桃bāozhǒngrútáo 病证名。出《银海精微》。系脾肺壅热，邪客腠理所致。证见胞睑红赤焮肿，高起如桃李，泪热羞明，可兼白睛红赤，甚至珠疼头痛，寒热并作等。治宜祛风清热，泻火解毒。方用散热消毒饮或仙方活命饮。外敷一绿散（《审视瑶函》方：芙蓉叶、生地黄）。

胞转bāozhuǎn 病名。又称转胞。出《诸病源候论》卷四十。即妊娠小便不通。详该条。

胞阻bāozǔ 病名。❶出《金匮要略·妇人妊娠病脉证并治》。即妊娠腹痛。详该条。❷指胎漏。《诸病源候论》：“漏胞者，谓妊娠数月，而经水时下……冲任气虚，则胞内泄漏，不能制其经血，故月水时下，亦名胞阻。”

雹瓜báoguā 中药材。出《太平圣惠方》。为王瓜之别名。详该条。

薄皮疮báopíchuāng 病名。见《疡医大全》卷三十五。因风热壅滞肌肤所致。其症体表生疮，溃流脓血后脓腔呈空壳状，仅留一层薄皮。宜用苦参、密陀僧、蛤粉、儿茶各等分为末，先清洗疮面，揭去白皮，脂油调搽；脓水多者干撒。

薄苔báotāi 即透过舌苔能够看到舌质颜色的舌象。

薄贴báotiē 见《千金翼方》卷二十三。❶膏药之古称。考中医外科所用膏药有两种类型：一为布背，药厚而且大，俗称大膏药；一为纸背，药薄而且小，俗称小膏药。薄贴专指小膏药，多用以覆盖创面。❷广义的薄贴包括膏药、油膏及以其他基质调制的膏剂。

薄雪草báoxuěcǎo 中药材。见《陕甘宁青中草药选》。为火绒草之别名。详该条。

宝鼎香bǎodǐngxiāng 中药材。见《本草纲目》。为姜黄之别名。详该条。

宝铎草bǎoduócǎo 中药材。见《植物学大辞典》。为竹林霄之别名。详该条。

宝盖草bǎogàicǎo 中药材。出《植物名实图考》。又名接骨草、莲台夏枯、珍珠莲、风盏、蜡烛扦草。为唇形科植物宝盖草 *Lamium amplexicaule* L. 的全草。分布于华东、华中、西南、西北地区。辛、苦，微温。活血通络，消肿解毒。①治黄疸型肝炎，高血压，筋骨疼痛，四肢麻木，半身不遂，面瘫，鼻渊，瘰疬。煎服：9～15g。②治跌打损伤肿痛，配苎麻根、大蓟捣烂，和鸡蛋清、蜂蜜调敷。③治皮肤肿毒，黄水疮，煎服并用渣外敷。叶含野芝麻苷、去乙酰野芝麻苷、野芝麻新苷、去羟野芝麻新苷。还含山栀苷甲酯、β－谷甾醇等。

宝花散bǎohuāsǎn 《痧胀玉衡》卷下方。又名十号节象方。郁金一钱，细辛三两，降香三钱，荆芥四钱。为细末，每服三匙，茶水送服。治痧症。

宝金散bǎojīnsǎn 《卫生宝鉴》卷十三方。猪羊靥（暖水洗，去脂膜）十对，海藻、海带各二两，琥珀、麝香、木香、丁香各二钱半，珍珠半两。为细末，每服一钱，睡前热酒送下。功能散结消瘿。治瘿气。

宝命全形论篇bǎomìngquánxínglùnpiān 《素问》篇名。本篇内容说明天地之间，万物悉备，莫贵于人，而人能够保命全形又与天地的变化密切相关。作为一个医生，应处处注意这种气血虚实与天地阴阳变化的关系，如运用针刺，就必须深明这种道理，才能真正为人治病。同时也只有真正做到这一点，才是满足了人们所希望的宝命全形的目的。

宝命真诠bǎomìngzhēnquán 综合性医著。5卷。清代吴楚辑。刊于1795年。此书汇集《内经》等古医书，予以选编而成。卷一《内经》、卷二《脉法》、卷三《本草》、卷四《症治》、卷五《医案》。具有丛书性质。现存初刻本。

宝庆本草折衷bǎoqìngběncǎozhézhōng 本草著作。简称《宝庆本草》《本草折衷》，初名《本草精华》。20卷。南宋陈衍撰。成书于1248年。作者旨在撷取诸家本草之精华，并折衷其说，故以名书。书始撰于宝庆三年，故又冠以年号以示不忘其初。卷一至三相当于总论，分述本草源流、医家医籍、辨药制剂、服药用药、编写体例、资料来源等；卷四至二十为各论，共载药789种。分类方法及排列顺序大致参照《证类本草》，有玉石、草、木、人、兽、禽、虫鱼、果、米谷、菜部及外草、木蔓类。每药正文节取前人本草中有关资料，后附"续说"表明作者个人见解和新增补资料。卷末附"群贤著述年表"，共介绍12部宋代本草要籍。此书体例严谨，层次清晰，切于实用，并且于药性考订发明良多，是南宋很有代表性的一部本草著作。现残存元刻本14卷（卷一至三、卷十至二十），内有药物523种。

宝塔菜bǎotǎcài 中药材。见《中国植物图鉴》。为甘露子之别名。详该条。

保安大夫bǎo'āndàfū 宋元时期医官职称。宋翰林医官院内，设有保安大夫，官阶正七品。系以旧时之西陵锦使改任。元代沿用此官职。

保安郎bǎo'ānláng 宋代医官职称，官阶从七品。参见"翰林医官院"条。

保安汤bǎo'āntāng 《洁古家珍》方。瓜蒌（去皮，火焙）一个，没药一钱，金银花、甘草、生姜各半两。为细末，酒煎，分三次服。治疮疡已成，服托里药不能发散者。

保安堂三补简便验方bǎo'āntángsānbǔjiǎnbiànyànfāng 方书。又名《简便验方》。4卷。明代王象晋（康侯）辑于崇祯十七年（1644）。王氏辑刻验方，初梓于万历四十二年（1615），再刊于崇祯二年（1629），均无存。此为增补三刻，故名。共春、夏、秋、冬4集，分延寿、调经、种子、保胎、产后、育婴、瘢疹、伤寒、中风等30门，汇辑内、外、妇、儿各科简便验方。选方精审，务求实效。现存明末及清初刊本。

保安丸bǎo'ānwán ❶《证治准绳·幼科》集二方。五灵脂半两，生川乌（去皮尖）三钱半。为末，猪心血和丸，梧桐子大，每服一丸，生姜煎汤化下，不拘时服。治小儿风痫。❷《证治准绳·幼科》集七方。香附、砂仁各一两，炮姜、青皮（去瓤）、陈皮（去白）、炮三棱、炮莪术、炙甘草各半两。为末，麦芽面糊为丸，绿豆大，每服三丸，食前温开水送下。治小儿冷积伤食泄泻。

保安万灵丹bǎo'ānwànlíngdān 《外科正宗》卷一方。又名万灵丹、绀珠丹。苍术八两，全蝎、石斛、天麻、当归、炙甘草、川芎、羌活、荆芥、防风、麻黄、细辛、川乌（汤泡去皮）、草乌（汤泡去皮尖）、何首乌各一两，雄黄六钱。为细末，炼蜜为丸，弹子大，朱砂六钱为衣，每服一丸。功能祛风散寒通络。初起未出脓者，连须大葱白九根煎汤乘热化下，盖被取汗；已成无表证者，热酒化下。治痈疽，疔疮，对口发颐，湿痰流注，附骨疽，鹤膝风，中风瘫痪，口眼㖞斜，半身不遂，气血凝滞，遍身走痛，步履艰辛，偏坠疝气，偏正头痛，破伤风，牙关紧闭等症。

保产神效方bǎochǎnshénxiàofāng 《傅青主女科·产后编》卷下方。全当归（酒洗）、川芎、菟丝子（酒泡）各一钱五分，厚朴（姜汁炒）七分，川贝母（去心，为末冲服）二钱，枳壳（麸炒）、羌活各六分，荆芥穗、黄芪（蜜炙）各八分，艾叶（醋炒）、炙甘草各五分，白芍药（酒炒）一钱二分（冬用二钱），生姜三片。水煎，产前空腹先服二剂，临产随时热服。功能催生，安胎。治交骨不开，横生逆下，或子死腹中及偶伤胎气，腰疼腹痛，甚至见红不止。

保产无忧散bǎochǎnwúyōusǎn 《傅青主女科·产后编》卷下方。又名保产无忧方。当归（酒洗）、川芎各一钱半，荆芥穗（炒黑）、炙黄芪各八分，艾叶（炒）、厚朴（姜炒）各七分，枳壳（麸炒）六分，菟丝子（酒炒）一钱四分，川贝母（去心）一钱，白芍药（酒炒）一钱二分，羌活、甘草各五分。加生姜三片，水煎，空腹温服。每月三五服，临产热服。功能保胎，催生。治胎动不安，腰酸腹痛及胎位不正、难产等。若虚极，加人参三至五分。

保产要旨bǎochǎnyàozhǐ 产科著作。4卷。清代许廷哲撰。刊于1806年。作者汇集前贤产科医论，参以己见，编成此书，全书以胎产、保婴为重点内容。卷一介绍流产的防护及妊娠诸疾的证治；卷二分述临产忌宜及产程诸变的救治；卷三为产后诸种病证治则；卷四述新生儿护理与疾病防治。书中引文均注明出处。现有同治、光绪年间刻本。

保赤存真bǎochìcúnzhēn 儿科著作。又名《医林枕秘保赤存真》《幼科心法保赤存真》。10卷。清代余含撰于1834年。本书就儿科疾病的证治理论与方药做了较全面的介绍。特别对于儿科学中的一些理论问题，如小儿体质的属性及治法、惊风病的名称及麻痘病的治法等，均提出了个人的见解，有一定的参考价值。

保赤汇编bǎochìhuìbiān 丛书。清代米子榛辑。刊于1879年。包括《锡麟宝训》《达生篇》《产宝》《福幼编》《保婴易知录》《小儿药证直诀》《童蒙训》7种。

保赤联珠bǎochìliánzhū 儿科著作。见"遂生福幼合编"条。

保赤全生录bǎochìquánshēnglù 麻疹专著。2卷。清代陈文杰辑。刊于嘉庆七年（1802年）。上卷为麻疹辨疑总赋、四热证治、四时用药诗歌、汤散诸方，下卷为治疹要诀、饮食禁忌、用药禁忌、疹潮前后用药主方等。现有1936年东阳陈怀新排印本。

保赤全书bǎochìquánshū 儿科著作。2卷。明代管橓撰，李时中增补。刊于1585年。卷上为痘病证诊治，凡92论；卷下为女人出痘、麻疹证治及痘疹治疗方剂。

保赤散bǎochìsǎn 见《中华人民共和国药典（一部）》(2020)。炒六神曲、朱砂各250g，巴豆霜150g，制南星400g。散剂，每瓶0.09g，小儿6个月至1岁每服0.09g，2至4岁每服0.18g。功能消食导滞，化痰镇惊。治小儿冷积，停乳停食，大便秘结，腹部胀满，痰多。

保赤推拿法bǎochìtuīnáfǎ 推拿著作。又名《推拿精要保赤必备》。清代夏云集（祥宇、英白）辑。成书于光绪十一年（1885）。作者采摭历代推拿著作中有关推拿手法的论述，结合家传经验汇编成书。全书共载推拿手法 86 种，阐述操作部位、操作方法、主要功用及注意事项。本书后经许敬舆增补考释，改名为《增图考释推拿法》。现存初刻本及其他多种清刊本。

保赤新书bǎochìxīnshū 儿科著作。❶清代任赞撰。2 卷。刊于 1789 年。上卷论儿科诸病诊法及证治；下卷为治疗方剂，系作者选辑前人儿科论著并附个人心得写成。❷恽铁樵撰。8 卷。本书主要介绍种痘和痧疹、惊风等病的病因和治法。作者用通俗的语言概括地介绍了自己的临床经验。现有 1936 年《药医学丛书》本。

保赤要言bǎochìyàoyán 儿科著作。8 卷。清代王德森辑。刊于 1910 年。本书系摘录数种清代儿科著作中的重点内容编成。其中卷一急惊、卷三麻症，摘自夏鼎《幼科铁镜》，卷二慢惊、卷四痘症摘自庄一夔《福幼编》，卷五脐风摘自廖积性《广生编》，卷六琐语、卷七至八小儿便方，均为马炳森所续补。

保冲大夫bǎochōngdàfū 元代医官职称。系太医官职中之一种，官阶正五品。

保肺济生丹bǎofèijìshēngdān 《医醇賸义》卷三方。天冬、麦冬各一钱五分，人参一钱，沙参四钱，五味子五分，玉竹、杏仁、山药各三钱，女贞子、茯苓、贝母、茜草根各二钱，藕三两。为末，以藕煎汤代水和丸。功能益气养阴，润肺止咳。治肺虚而咳，肌表微热，神疲气短，不时火升，失血咽痛者。

保和大夫bǎohédàfū 宋代医官职称。官阶从六品。参见“翰林医官院”条。

保和郎bǎohéláng 宋代医官职称，官阶从七品。参见“翰林医官院”条。

保和片bǎohépiàn 中成药。见《中华人民共和国药典（一部）》(2020)。焦山楂 500g，姜半夏 166.7g，陈皮 83.3g，炒麦芽 83.3g，六神曲（炒）166.7g，茯苓 166.7g，连翘 83.3g，炒莱菔子 83.3g。以上八味，按片剂工艺制成，薄膜衣片，每片重 0.4g。消食，导滞，和胃。用于食积停滞，脘腹胀满，嗳腐吞酸，不欲饮食。

保和汤bǎohétāng ❶《十药神书》方。知母、贝母、天冬、款冬花各三钱，天花粉、薏苡仁、杏仁、五味子各二钱，甘草、马兜铃、紫菀、百合、桔梗、阿胶、当归、地黄、紫苏、薄荷、百部各一钱五分。加生姜三片，水煎去滓，入饴糖一匙服，日三次。功能养阴润肺，化痰止咳。治久嗽肺痿。血盛加炒蒲黄、茜草根、藕节、大蓟、小蓟、茅花、当归，痰盛加天南星、半夏、陈皮、茯苓、枳实、枳壳，喘盛加桑白皮、陈皮、莱菔子、葶苈子、苏子，热甚加栀子、黄连、黄芩、黄柏、连翘、大黄、款冬花，风甚加荆芥、防风、菊花、细辛、香附、旋覆花，寒甚加人参、桂枝、鹿茸、芍药。❷《医学心悟》卷三方。麦芽、山楂、莱菔子、厚朴、香附各一钱，甘草、连翘各五分，陈皮一钱五分。水煎服。功能消食化积，行气止痛。治伤于饮食，心痛，心胸胀闷，手不可按，或吞酸嗳腐，脉紧滑。

保和丸bǎohéwán ❶《丹溪心法》卷三方。山楂六两，神曲二两，半夏、茯苓各三两，陈皮、连翘、莱菔子各一两。为末，煮糊为丸，梧桐子大，每服七十至八十丸，食远服。功能消食和胃。治食积停滞，胸脘痞满，腹胀时痛，嗳腐厌食，大便不调，舌苔厚腻而黄，脉滑。方中用山楂为君药，以消一切饮食积滞，尤善消肉食油腻之积；臣以神曲消食健脾，更化酒食陈腐之积，莱菔子消食下气，并长于消麦面痰气之积。三药同用，可消化各种饮食积滞。佐以半夏、陈皮行气化滞，和胃止呕；茯苓健脾利湿，和中止泻。食积易于化热，故又佐连翘清热而散结。诸药配伍，使食滞得消，胃气得和。《杂病源流犀烛》亦有本方，但多黄连，并以橘红易陈皮。实验研究表明，本方能增强肠平滑肌舒缩功能，促进胃液、胰液的分泌，增加胃蛋白酶的活性。❷《古今医鉴》卷四方。白术五两，陈皮、半夏（泡）、茯苓、炒神曲、山楂肉各三两，连翘、香附（醋炒）、厚朴（姜炒）、莱菔子、黄芩（酒炒）各二两，炒枳实、炒麦芽、黄连（姜汁炒）各一两。为末，姜汁糊为丸，梧桐子大，每服五十至八十丸，食后茶水送下。治证同上。❸《杂病源流犀烛·六淫门》卷十四方。山楂肉、姜半夏、黄连、陈皮各五钱，神曲三钱，麦芽二钱。为末，神曲打糊为丸。治食积痞闷者。

保健按摩bǎojiàn'ànmó 按摩的一种。又称保健推拿。用作强身保健的按摩方法。《备急千金要方·养性》：“小有不好，即按摩挼捺，令百节通利，泄其邪气。”常用的有浴面、摩腹、擦腰等法。

保健操bǎojiàncāo 即保健功。见该条。

保健功bǎojiàngōng ❶气功功法。指最基本的动功锻炼，其特点是将意念与轻柔动作结合起来。现在通行的保健功有两套。①原上海气功疗养所整编。10 节，即叩齿、搅海咽津、摩腹、浴面鸣鼓、左顾右盼、擦腰、双手齐伸开、转辘轳、左右托天、双手攀足。②原北戴河气功疗养院整编。18 节，即静坐、耳功、叩齿、舌功、漱津、擦鼻、目功、擦面、项功、揉肩、夹背功、搓腰、搓尾骨、擦丹田、揉膝、擦涌泉、织布式和带脉。❷一种肢体运动与自我推拿相结合的防治疾病的方法。又称保健操。有疏通经脉，调和营卫，畅通气血，舒利关节，健筋壮骨等作用。

保健灸bǎojiànjiǔ 以提高人体自身免疫能力从而达到祛病健身目的的灸法。《备急千金要方》：“体上常须三两处灸之，勿令疮暂差，则瘴疠温疟毒气不能着人也。”

保健推拿bǎojiàntuīná 即保健按摩。见该条。

保金汤bǎojīntāng 《不居集》上集卷十方。人参、玉竹、百合。猪肺清汤煎服。治痰嗽喘急之人，不宜用麦冬、五味子者。若咳嗽者，加枇杷叶、款冬花；食少泄泻者，加薏苡仁、扁豆；虚汗者，加桑叶、浮小麦；见血者，加丹参、紫菀；便血者，加扁豆、地榆、白芍药。

保金宣毒饮bǎojīnxuāndúyǐn 《杂症会心录》卷下方。沙参、麦冬、贝母各三钱，百合、笋尖、糯米各五钱，鲫鱼一尾。水煎服。治疮症误治，毒气入肺，通身肌肉浮肿，咳嗽喘促，胸满壅塞，不能平卧，痰鸣鼻动，小便短少，诸证悉急者。

保精汤bǎojīngtāng ❶《杂病源流犀烛·内伤外感门》卷十八方。川芎、当归、白芍药、地黄（姜汁炒）、麦冬、酒黄柏、蜜知母、姜黄连、栀子（童便炒）、炮姜炭、煅牡蛎、山茱萸各五分。水煎服。功能滋阴清热。治阴虚火动，夜梦遗泄。❷《验方新编》卷六方。芡实、山药各一两，莲子五钱，炒茯神二钱，酸枣仁三钱，党参一钱。水煎，先将药汤饮之，后加白糖五钱拌匀，连渣同服。治梦遗。

保康大夫bǎokāngdàfū 元代医官职称。系太医官职中之较高者，官阶从三品。

保命歌括bǎomìnggēkuò 见“万氏家传保命歌括”条。

保生锭子bǎoshēngdìng·zi 《卫生宝鉴》卷十三方。砒石、雄黄、硇砂、轻粉各二钱，麝香一钱，炒巴豆四十九粒。为细末，用黄蜡五钱溶开，和药成锭子，冷水浸少时取出，捏成饼子如钱眼大，每次一饼，先将疮头拨开，后按疮头上。治疔疮，背疽，瘰疬，恶疮。

保生集要bǎoshēngjíyào 产科著作。1卷。清代黄阳杰编。刊于1798年。此书列保胎、保产、产后、保婴4章。强调胎前宜清心节欲，动静相宜；临产当遵《达生编》之"六字真言"；产后须舒情畅志，调护静养。最后详述接生方法及新生儿护理。现有初刻本。

保生丸bǎoshēngwán 《太平惠民和剂局方》卷九方。大麻仁（去皮）一两半，贝母、黄芩、大豆黄卷、粳米、炙甘草、炮姜、肉桂（去粗皮）、石斛（去根）、石膏、川椒（炒出汗）各一两，炒当归半两。为细末，炼蜜为丸，弹子大，每服一丸，空腹温酒或枣汤送下。功能养胎益血，安和子脏。治妊娠将理失宜，或因劳役，胎动不安，腰腹痛重，胞阻漏胎，恶露时下，子脏夹疾，久不成胎；或受任不能固养，萎燥不长，过年不产；日月虽满，转动无力；或致损堕；或恶露先下，胎胞枯燥，致令难产；或横或逆，痛极闷乱，连日不产，子死腹中，腹中冰冷，口唇青黑，吐出冷沫，往来寒热，新产恶血上冲，晕闷不省，喘促汗出及瘀血未尽，脐腹痛；或因产劳损，虚羸未复，面黄体瘦，心忪盗汗，饮食不进，渐成蓐劳。

保生要录bǎoshēngyàolù 养生著作。宋代蒲虔贯注。作者生平及成书年代不详。本书分养神气门、调肢体门、论衣服门、论饮食门、论居处门、论药食门6节。大多辑选前人。其所反映的养生学思想主要是重视饮食起居的日常摄养、导引按摩的自我锻炼、药物使用的综合调理等。其内容大多切实可行，不偏不倚，对老年人保健益寿颇有参考价值。

保寿粹和馆bǎoshòucuìhéguǎn 宋代保健机构。据载系专供宫廷人员疗养而设置的。

保顺大夫bǎoshùndàfū 元代医官职称。系太医官职中之一种，官阶从四品。

保胎方论bǎotāifānglùn 女科著作。见"广嗣五种备要"条。

保胎清火汤bǎotāiqīnghuǒtāng 《审视瑶函》卷四方。黄芩一钱二分，荆芥穗、当归身、陈皮、砂仁、生地黄、连翘、白芍药各一钱，炙甘草三分，川芎八分。为粗末，水煎去滓，食远服。功能养血清热安胎。治妊娠血分有热，目病凝脂翳障。

保胎资生丸bǎotāizīshēngwán 《先醒斋医学广笔记》卷二方。人参（人乳浸蒸，烘干）、白术各三两，茯苓（为细末，蒸晒，入人乳再蒸，晒干）、炒山药、炒薏苡仁、炒扁豆、炒莲子肉（去心）、炒芡实各一两半，陈皮（去白，略蒸）、山楂肉（蒸）各二两，甘草（蜜炙）、藿香叶、桔梗（米泔浸，去芦，蒸）各五钱，炒黄连三钱，白豆蔻仁、泽泻各三钱五分，炒麦芽一两。为细末，炼蜜为丸，弹子大，每丸重二钱，每服一丸，白开水，或清米汤，或橘皮煎汤，或炒砂仁煎汤嚼化下。功能益气健脾固胎。治妊娠三月，阳明脉衰，滑胎不固。

保宜大夫bǎoyídàfū 元代医官职称。系太医官职中之一种，官阶从三品。

保阴煎bǎoyīnjiān 《景岳全书·新方八阵》卷五十一方。生地黄、熟地黄、芍药各二钱，山药、续断、黄芩、黄柏各一钱五分，甘草一钱。水煎，食远服。功能滋阴清热，固下止血。治阴虚内热，带下淋浊，色赤带血，血崩便血，月经前期，脉滑者。

保婴撮要bǎoyīngcuōyào 儿科著作。20卷。明代薛铠撰，薛己增补。刊于1555年。前10卷论述婴儿初生护养法、儿科疾病诊法、变蒸、五脏主病及幼儿内科杂病的证治。此系薛铠原作，并由薛己补入其临床的医案部分。后10卷论述有关幼儿外科、皮科及痘疹等病证治及医案，均为薛己所撰。书中不仅介绍了较丰富的治法，而且收载了大量儿科医案，为本书的特色之一。现有《薛氏医案》本。

保婴大全bǎoyīngdàquán 参见"小儿卫生总微论方"条。

保婴集bǎoyīngjí 儿科著作。见"田氏保婴集"条。

保婴金镜录bǎoyīngjīnjìnglù 儿科著作。1卷。明代作品，撰人不详，薛己注。约刊于16世纪中期。本书首载儿科面部色诊诊法并治验30余则，次述小儿指纹诊法并治验10余则，末附儿科常用方剂60余首。本书收入《薛氏医案二十四种》中。

保婴篇bǎoyīngpiān 儿科著作。见"寿世编"条。

保婴易知录bǎoyīngyìzhīlù 儿科著作。2卷，补编1卷。清代吴宁澜撰。刊于1812年。上卷鞠养类，论述新生儿的护理营养事项，如拭口、洗儿、断脐、灸脐等；下卷及补编为胎疾类、杂症类及疮疡类，分别对婴幼儿各种病症的诊治做了简要介绍。

保幼大全bǎoyòudàquán 儿科著作。参见"小儿卫生总微论方"条。

保元大成汤bǎoyuándàchéngtāng《疡医大全》卷九方。人参、白术、茯苓、当归、白芍药、黄芪、熟附子、山茱萸、砂仁、五味子、陈皮、木香、炙甘草。加生姜、大枣，水煎服。治溃疡元气素虚，精神怯弱，或脓水出多，神无所主，以致睡卧昏倦，手冷身凉，便溏或秘，胸膈或宽或痞，舌虽润而少津，口虽食而无味，疮弦不紧，肉色微红，六脉虚细者。

保元寒降汤bǎoyuánhánjiàngtāng 《医学衷中参西录》方。生山药30g，党参15g，生赭石24g，知母、生地黄各18g，生白芍药、炒牛蒡子各12g，三七粉6g（冲服）。水煎服。功能益气滋阴，清降止血。治吐血过多，气分虚甚，喘促咳逆，血脱而气亦将脱，其脉上盛下虚，上焦兼烦热者。

保元清降汤bǎoyuánqīngjiàngtāng《医学衷中参西录》方。生赭石24g，党参15g，生芡实、生山药、生白芍药各18g，炒牛蒡子6g，甘草4.5g。水煎服。功能益气清热降逆。治吐衄症，其人下元虚损，中气衰惫，冲气胃气因虚上逆，其脉弦而硬急，转似有力者。

保元汤bǎoyuántāng ❶《博爱心鉴》卷上方。人参、甘草各一钱，黄芪三钱，肉桂五至七分（该药原书无用量，现据《景岳全书·痘疹铨古方》卷六十三补入）。加生姜一片，水煎，去滓，不拘时服。功能补气温阳。治元气虚弱，精神倦怠，饮食少进，面色白及痘疮气虚顶陷者。❷《医学入门》卷三方。人参一钱，黄芪一钱半，甘草五分。加生姜，水煎服。功能补气健脾。治小儿慢惊风及痘疹形气不足，应出不出，无表里证者。实验研究表明，本方具有较好的抗休克和显著的免疫促进作用，能明显提高急性心肌梗死犬的每搏与每分钟冠脉流量。同时具有促进造血干细胞增殖的作用。

保真汤bǎozhēntāng ❶《十药神书》方。当归、生地黄、白术、黄芪、人参各三钱，赤茯苓、陈皮、赤芍药、甘草、茯苓、厚朴各一钱五分，天冬、麦冬、白芍药、知母、黄柏、五味子、柴胡、地骨皮、熟地黄各一钱。加生姜三片、大枣五枚，水煎服。功能滋阴益气，清退虚热。治骨蒸体虚。若惊悸，加茯神、远志、柏子仁、酸枣仁；淋浊，加萆薢、乌药、猪苓、泽泻；小便涩，加石韦、萹蓄、木通、赤茯苓；遗精，加龙骨、牡蛎、莲子心、莲须；燥热，加石膏、滑石、鳖甲、青蒿；盗汗，加浮小麦、牡蛎、黄芪、麻黄根。❷《傅青主女科·产后编》卷下方。黄芪、地骨皮、川芎、黄连、炒黄柏各六分，人参、炒白术、当归、麦冬、白芍药、枸杞子、知母、生地黄各二钱，炙甘草四分，天冬一钱，五味子十粒，大枣三枚。水煎服。功能益气滋阴清热。治产后骨蒸。

葆光道人bǎoguāngdàorén　明代眼科医家。一说北宋人。撰《眼科龙木论》10 卷（亦作《葆光道人秘传眼科龙木集》，刊于 1575 年）。

葆光道人眼科龙木集bǎoguāngdàorényǎnkēlóngmùjí　眼科著作。1 卷。原题葆光道人撰。书中除总论眼科外，将眼科常见病证 72 种以问答方式编为 72 问，除记述各病症状外，并附方药。但内容与《龙木论》中的眼科 72 证不同。1949 年后出版《秘传眼科龙木论》时，附录了本书的全文。

葆真丸bǎozhēnwán　《证治准绳·女科》卷四方。鹿角胶（剉豆大，用鹿角霜拌炒成珠）半斤，杜仲（用生姜汁一两同蜜少许拌炒断丝）三两，山药、茯苓（人乳拌）、熟地黄各二两，菟丝子（酒蒸）、山茱萸各一两半，五味子、川牛膝（酒蒸）、益智仁、远志（米泔煮）、小茴香（青盐三钱同炒）、川楝子（酥炙）、巴戟天（酒浸）、补骨脂、胡芦巴（同补骨脂入羊肠内煮）各一两，柏子仁（研如泥）半两，穿山甲（酥炙）、沉香各三钱，全蝎（去毒）一钱半。为细末，以肉苁蓉（酒洗，去鳞甲皮）二两，好酒煮成膏，同炼蜜和前药末捣和为丸，梧桐子大，每服五十丸，淡秋石汤或温酒送下。功能温补下元。治肾虚及五劳七伤，不能生育。

报标bàobiāo　麻疹早期征象。出《麻科活人全书》。详“麻疹”条。

报刺bàocì　古刺法名。十二刺之一。《灵枢·官针》：“报刺者，刺痛无常处也。上下行者，直内无拔针，以左手随病所按之，乃出针，复刺之也。”指治疗游走性疼痛类病证的针刺方法。其法直刺痛处，并予留针，再以左手按其周围痛处乃出针再刺。报作复解，刺而复刺，故名报刺。

报点bàodiǎn　又名报标。皮疹出现前先露出的点子。如麻疹初透，于发际头面部隐约可见红疹数点，一二天后才陆续出现疹点。

报灸bàojiǔ　灸法术语。指分次重复施灸的方法。《备急千金要方》：“凡阴阳濡风口祸僻者，不过三十壮，三日一报。报如前，微者三报，重者九报。”

报息bàoxī　报，重复或接续；息，呼吸。指平顺的呼吸规律。《素问·藏气法时论》：“肺病者……虚则少气，不能报息，耳聋嗌干。”不能报息，指气短而呼吸不能接续之病症，多见于虚喘患者。

抱鼻bàobí　症名。异痘之一。痘疮初见于面部，独鼻梁左右密集，其他部较少的症状，此热毒郁聚于肺，多属险症。治宜内服黄连解毒汤。

抱独山人bàodúshānrén　见“王履”条。

抱犊集bàodújí　兽医学著作。1 卷。清代作品，撰人及撰年均未详。本书介绍牛病理论、病候、诊断、针刺穴位与方法及药性配伍与处方等，并附绘图。本书于 1959 年经原江西省农业厅中兽医实验所校勘后，由中国农业出版社影印出版。

抱儿痨bào'érláo　病证名。见《血证论》。妇人有胎，复得咳嗽，发热骨蒸，或吐血，或梦交，名为抱儿痨。多因孕妇平素阴虚，孕后血聚养胎，耗其气血，阴血不能上承，肺阴亏损，出现咳嗽，甚则五心烦热，胎动不安。如久嗽不愈，可成痨嗽。治宜保养肺金为主。方用清燥救肺汤（人参、甘草、黑芝麻、石膏、阿胶、杏仁、麦冬、枇杷叶、桑叶）或紫菀散主之。若痰凝气阻，咳逆不休者，用豁痰丸；若肺胀咳嗽不得卧者，用葶苈大枣泻肺汤。

抱法bàofǎ　推拿手法名。用上肢环抱肢体进行各种活动，以使局部的筋腱得到牵拉伸展。《诸病源候论·风四肢拘挛不得屈伸候》：“两手抱右膝著膺，除下垂难屈伸。”

抱龙丸bàolóngwán　❶《太平惠民和剂局方》卷六方。雄黄四两，白石英、犀角、麝香、朱砂各一两，藿香二两，胆南星十六两，牛黄半两，阿胶珠三两，金箔、银箔各五十片。为细末，用温汤搜和为丸，芡实大，每服一丸，食后白水化开，入盐少许服。功能清热化痰，开窍安神。治风痰壅实，头目昏眩，胸膈烦闷，心神不宁，恍惚惊悸，中暑烦渴，阳毒狂躁。❷《三因极一病证方论》卷三方。赤小豆（微炒）四两，五灵脂、白胶香、炒补骨脂、狗脊（烧去毛）、木鳖子（去壳）、海桐皮、威灵仙、炒地龙、草乌（米泔浸，去皮尖）各一两。为末，酒糊为丸，梧桐子大，朱砂为衣，每服五十丸，空腹盐或酒送下。治肝肾脏虚，风湿侵袭，流注腿膝，行步艰难，渐成风湿脚气，足心如火，上气喘急，小腹不仁，全不进食。

抱轮红bàolúnhóng　症名。又名赤带抱轮、乌轮赤晕、白睛抱红。多由肝肺实热或阴虚火炎所致。《原机启微》：“（眼的）黑白之间，赤环如带，谓之抱轮红。”症见沿黑睛缘之白睛深层环绕一带细直模糊红赤血丝，压之红赤不退，推之血丝不移。相当于今之睫状充血。常见于瞳神、黑睛以及白睛深层的疾病。宜结合眼部及全身证候辨证论治。

抱轮红赤bàolúnhóngchì　症名。指环绕黑睛缘之白睛深层血络充血，其色紫红，呈放射状，推之不能移动。常见于瞳神、黑睛及白睛里层的疾病。多因肝经风热或肝胆热毒蕴蒸于目，邪伏风轮，热灼津液，瘀血凝滞，或邪毒久伏，耗损阴液，肝肾阴虚，虚火上炎所致。

抱朴子bàopǔzǐ　❶葛洪之自号。见“葛洪”条。❷书名。晋代葛洪撰。分内外两篇，内篇二十卷，讲神仙方药、养生延年等，属道家，是古代有关气功、炼丹的重要著作；外篇五十卷，讲人事问题，属儒家。

抱琴居士bàoqínjūshì　见“胡文涣”条。

抱石莲bàoshílián　中药材。见《中国主要植物图说·蕨类》。为螺厣草之别名。详该条。

抱头火丹bàotóuhuǒdān　病证名。出《疡科心得集》卷上。即时毒。见该条。

抱膝bàoxī　正骨器械。见《医宗金鉴》卷八十七。又名竹箍。用于髌骨骨折及错位的固定。用竹或铁丝编制，或用橡皮制成。形状为较髌骨稍大的圆圈，并带 4 个“小足”，用纱布缠裹。用时将圈套于整复后髌骨的周围，缚于部垫的木板上，以限制膝关节及髌骨的移动。

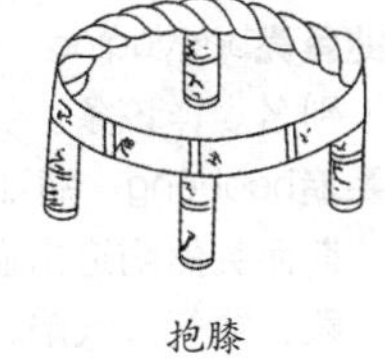

抱膝

抱阳廓bàoyángkuò　眼的八廓名称之一。用相应脏腑的功

B

能命名。见葆光道人《眼科龙木集》。❶《医宗金鉴·眼科心法要诀》："抱阳廓即火廓，火廓属心，心与小肠为表里，依附于阳，故又名焉。"❷《张氏医通》卷八："命门之府为火廓，又名抱阳廓。"有名无位。❸陈达夫《中医眼科六经法要》认为震雷廓又名抱阳廓。

豹骨bàogǔ 中药材。出清代汪双池《医林纂要·药性》。为猫科动物豹 *Panthera pardus* L. 的骨骼。主产于四川、云南、贵州、湖北、安徽。辛、甘，温。入肝、肾经。追风定痛，强壮筋骨。治风寒湿痹，筋骨疼痛，四肢拘挛、麻木，腰膝酸楚。内服：煎汤3～6g，浸酒或入丸、散。本品主含磷酸钙、蛋白质等。本品醇提物可抗炎、镇静、镇痛、抗惊厥等。

豹文刺bàowéncì 古刺法名。五刺之一。《灵枢·官针》："豹文刺者，左右前后针之，中脉为故，以取经络之血者，此心之应也。"指于患部前后左右的血脉针刺出血的刺法。以其针时出血，痕若豹纹，故名豹文刺。因心主血脉，故本法应心而用于治疗与心有关的血脉瘀阻等疾患。

豹掌势bàozhǎngshì 练功方法之一。见杜自明《中医正骨经验概述》。五指微屈，掌心朝前，用力迅速抽出，旋即掌心向上，迅速收回。

豹子药bào·ziyào 中药材。见《贵州民间药物》。为大丁草之别名。详该条。

鲍姑bàogū 晋代女针灸医生。名潜光。上党（今山西长治）人。鲍玄之女，葛洪之妻。精于针刺，尤长于灸术。世传其生长于南粤（今广州南海等有其遗迹），喜用越冈天产之艾以灸人身赘瘤。

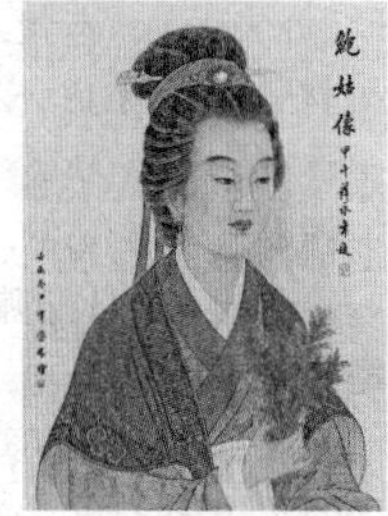
鲍姑

鲍恒斋bàohéngzhāi 明代医家。世业儒，更以医名。父为医，系籍京师。得父传，并受业于王纶门下，由是医道益隆。

鲍山bàoshān 明代江西婺源人。字元则，号在斋，自署香林主人。尝入黄山修道，筑室居白龙潭7年，备尝野蔬诸味。及阅王西楼《野菜谱》，遂将访采可食野菜种于家圃。后得《救荒本草》，又参其书，按时采取，如法调食。谓野菜可"疗病以愈疾，备荒以赈饥"，遂将亲尝备试之435种植物绘图记用，纂成《野菜博录》3卷（1622）传世，甚有益于救荒及医药。

鲍同仁bàotóngrén 元代官吏。字国良。歙县（今属安徽）人。泰定元年（1324）试蒙古翰林院，旁通针砭之术，治病多效。著有《通元指要二赋注》《经验针法》各1卷。

鲍相bàoxiàng 清代官吏兼医家。善化（今湖南长沙）人。注重验方治病，广求博搜，于道光年间编成《验方新编》，刊行于世。

鲍玄bàoxuán 三国时期吴国医生。兼通道术，是东晋著名科学家、医学家葛洪的老师。

鲍鱼壳bàoyúqiào 中药材。见《中药材手册》。为石决明之别名。详该条。

暴崩bàobēng 病证名。出《妇人良方大全》卷一。指非经期而突然阴道出血，量多如注者。多因暴怒伤肝，血失所藏；或气虚气陷，失于统摄；或跌仆损伤冲任，以致经血失于约制所致。治宜止血为主，以防晕厥虚脱。方用十灰散，兼服独参汤。待血渐减少，或血止后，当审因论治。因暴怒伤肝者，用逍遥散加香附炭、青皮；气虚气陷者，用举元煎；跌仆损伤者，以八珍汤加三七末，或用云南白药。参见"血崩"条。

暴痹bàobì 病证名。指突然发生的痹证。《灵枢·九针论》："虚邪客于经络而为暴痹者也。"参见"三痹"条。

暴病bàobìng 病证名。出《素问·六元正纪大论》。指急而重的病证，亦可指急性病、新发病。

暴病者取之太阳bàobìngzhěqǔzhītàiyáng 针灸治疗原则之一。出《灵枢·根结》。指对急暴病症可以从太阳经着手治疗。

暴赤生翳bàochìshēngyì 病证名。《医宗金鉴·眼科心法要诀》："暴赤生翳，其证赤肿生翳，痒痛难当，时流热泪羞明。及心肝二经风热，上壅攻目所致。"治宜疏风清热，先用银翘散或芦根饮子加减，后服镇肝丸。此外，古人尚用劆洗法。

暴赤眼后急生翳外障bàochìyǎnhòujíshēngyìwàizhàng 病名。出《秘传眼科龙木论》。与赤眼后生翳同。详该条。

暴赤肿痛眼bàochìzhǒngtòngyǎn 病证名。《审视瑶函》："此症乃时气所作。"症见眼目暴赤肿痛。属天行赤眼。详该条。

暴喘bàochuǎn 病证名。出《中藏经》。即马脾风。详该条。

暴风客热bàofēngkèrè 病名。见《银海精微》。俗称伤寒眼。因风热之邪突然外袭所致。眼部暴发赤热肿痛，沙涩羞明，热泪如汤，甚至胞肿难开，白睛浮肿高于黑睛，并可兼有头痛、鼻塞、恶寒、发热等。治宜疏风清热，泻火解毒。可选服羌活胜风汤或泻肺饮加减，外用蒲公英煎水熏洗，滴10%千里光眼液。

暴感咳嗽bàogǎnké·sou 病证名。指咳嗽由猝感风寒引起者。《不居集·暴感咳嗽》："暴感风寒，不恶寒发热，止是咳嗽，鼻塞声重。此感之轻者，宁嗽化痰汤。"参见"风寒咳嗽""咳嗽"条。

暴惊bàojīng 病证名。小儿突然发惊、啼哭，形气欲脱者，多由小儿气怯，猝见生人、异物，或闻大声巨响，以致精神闷乱，气逆痰聚而致。治以镇惊安神为主，如秘旨安神丸。

暴厥bàojué 病证名。厥证之一。指猝然昏厥，不省人事的严重病证。一名暴蹶。《素问·大奇论》："脉至如喘，名曰暴厥，暴厥者，不知与人言。"《景岳全书·厥逆》："脉至如喘者，谓脉之急促如喘，此血气败乱之候，故致暴厥不言，即今人所谓中风不语之属也。"参见"厥证""中风""暴蹶"条。

暴厥耳聋bàojué'ěrlóng 病证名。系指猝然发生厥证而聋，或兼肢体半身不遂。《素问·通评虚实论》："暴厥而聋，偏塞闭不通，内气暴薄也。"清代张隐菴《黄帝内经素问集注·通评虚实论》："厥气上逆，上窍不通也；偏塞闭结，厥气下逆，下窍不通也。此内气暴薄，而为外窍之不通也。"宜结合全身情况辨证施治之。

暴蹶bàojué 病证名。即暴厥。《史记·扁鹊仓公列传》："中庶子曰：太子病血气不时交错而不得泄，暴发于外，则为中害。精神不能止邪气，邪气积蓄而不得泄，是以阳缓而阴急，故暴蹶而死。"参见"暴厥""厥证"条。

暴咳bàoké 病证名。即以骤然发作剧烈咳嗽为主要表现的疾病。

暴冷嗽bàolěngsòu 病证名。出《备急千金要方》卷五。冬令气候严寒，骤然感受寒冷以致肺寒而引起的咳嗽。参见"寒嗽"条。

暴痢bàolì　病证名。即因饮食不洁引起，以骤起发病，高热为主要表现的痢疾。参见“痢疾”条。

暴淋bàolìn　病证名。指淋证突然发作，病情较重者。《医学入门·淋》：“热淋暴淋痛甚，八正散或五苓散合败毒散、加味石膏汤。”参见“淋”“热淋”条。

暴聋bàolóng　病证名。亦称耳卒聋、卒聋。系指耳聋之猝然发生者。《素问·厥论》：“少阳之厥，则暴聋颊肿而热，胁痛。”暴聋多属实证。❶多由外邪壅滞经络，气机上下升降不利所致。其症头昏闷重、咳嗽、鼻塞涕清，或恶寒发热，耳鸣，耳聋如棉塞耳。治宜疏解外邪。可选用九味羌活汤、银翘散等加减。❷多由忧思郁怒，大怒则血郁于上，气血壅塞致窍闭不通。症见口苦胁胀痛，脘闷胸痞，耳聋发于大怒后。治宜疏肝解郁，理气活血。可选用逍遥散、柴胡疏肝散、桃红四物汤等加减。❸外伤亦可致耳鸣耳聋。宜结合全身情况辨证施治。类今之突发性耳聋。

暴露赤眼生翳bàolùchìyǎnshēngyì　病名。《银海精微》：“（黑睛）暴露者痛而生翳。”类今之暴露性角膜炎。

暴露赤眼证bàolùchìyǎnzhèng　病名。见《张氏医通》卷八。本病由眼睑闭合不全或不能闭合，白睛常暴露于外，遭受外邪侵袭，而致干涩少津，红赤肿痛，甚至黑睛生翳，危害视力。相当于今之兔眼症。参见“暴露赤眼生翳”条。

暴马子bàomǎ·zi　中药材。见《吉林中草药》。又名棒棒木、荷花丁香。为木犀科植物暴马丁香 *Syringa reticulata* (Blume) Hara var. *mandshurica* (Maxim.) Hara 的树皮或树干、茎枝。分布于东北、华北及陕西、甘肃、宁夏等地。苦，微寒。清肺祛痰，止咳平喘，利水消肿。治慢性支气管炎、支气管哮喘、心源性水肿，煎服 15～30g。本品含挥发油、甾醇、鞣质等。内有蒿属香豆精、暴马醛酸甲酯等。从中分离出的β－羟乙基－3，4－二羟基苯具祛痰作用。树皮煎剂对小鼠有祛痰作用，与等量的桔梗作用相似；对豚鼠有平喘作用。在体外对肺炎球菌及流感杆菌有中度抑制作用。本品还有镇咳、减轻实验性慢性气管炎症状的作用。

暴盲bàománg　病证名。多因肝气上逆，气滞血瘀，元气亏损所致。《证治准绳·杂病》：“平日素无他病，外不伤轮廓，内不损瞳神，倏然盲而不见也。”指眼外观正常而视力骤降者。本症可见于今之急性视神经炎、视网膜中央血管阻塞、眼底出血、视网膜脱离等病。因肝气上逆所致者，宜疏肝，理气，解郁，用丹栀逍遥散加减；因气滞血瘀所致者，宜凉血止血，活血化瘀，用生蒲黄汤加减；因元气亏损所致者，宜大补元气，用独参汤或生脉散加减。

暴疟bàonüè　病证名。疟疾之一。指疟邪盛，发于三阳经者。《保命集·诸疟诸论》：“在太阳经者，谓之风疟，治多汗之；在阳明经者，谓之热疟，治多下之；在少阳经者谓风热疟，治多和之。此三阳受病，皆谓之暴疟。”详见各条。

暴气bàoqì　❶急性病。《灵枢·九针十二原》：“员利针者，大如氂，且员且锐，中身微大，以取暴气。”❷忿怒暴躁之气。《素问·阴阳应象大论》：“暴气象雷。”

暴热bàorè　病证名。出《素问·五常政大论》。指突然发生的高热。《医林指月·发热》：“暴热者，热之燔灼，阳气亢害也。”《证治准绳·杂病》：“暴热者病在心肺。”《张氏医通·寒热门》：“凡暴热不止，脉滑数或洪盛，皆为实热，宜随表里孰轻孰重而清理之。或脉虽沉而按之实坚者，为里实，必用苦寒下夺之。”

暴嗽bàosòu　病证名。指猝然发作的咳嗽。见《肘后备急方》。多因外感风寒所致。《类证治裁·咳嗽》：“感风暴嗽，鼻流清涕，桂枝汤加葱豉；感寒暴嗽，肩背怯冷，华盖散；兼感风寒暴嗽，鼻塞声重，芎苏饮。”肾虚亦有暴嗽。《证治要诀·诸嗽门》：“有暴嗽服药不效者……此乃肾虚所致。”宜用生料鹿茸丸、大菟丝子丸等方，参见“咳嗽”“风寒咳嗽”“肾咳”条。

暴痫bàoxián　病证名。小儿平日无其他疾病，骤然而得之痫证。《备急千金要方》卷五：“小儿暴痫者，身躯正直如死人，及腹中雷鸣。灸太仓及脐中上下两旁各一寸，凡六处。”

暴泄bàoxiè　病名。见《素问病机气宜保命集·泻论》。又称暴泻。暴，有急骤、猛烈意。有因寒邪传脾所致者。《杂病源流犀烛·泄泻源流》：“又有暴泄，太阳传太阴，大肠不能固禁，卒然而下，大便如水，其中有小结粪硬物，欲起又下，欲了不了，小便多清，或身冷自汗，气难布息，脉微，呕吐，此寒也，急以重药温之，宜浆水散。”又有因热者。《金匮翼》卷七：“热泻者，夏月热气乍乘太阴，与湿相合，一时倾泻如水之注，亦名暴泄。《内经》所谓暴注下迫，皆属于热是也，其症腹痛，自汗，烦渴，面垢，脉洪数或虚，肛门热痛，粪出如汤，或兼呕吐，心腹绞痛者，即霍乱之候也。”详“热泄”“寒泄”“紧病”“霍乱”条。

暴泻bàoxiè　病证名。见《世医得效方·大方脉杂医科》。又称暴泄。详该条。

暴哑bàoyǎ　病证名。指突然声哑。即暴喑。《医门补要》附载：“暴哑声音者，风痰伏火，或暴怒叫喊。”详暴喑条。

暴喑bàoyīn　中医古籍作“暴瘖”。病证名。亦称猝喑。出《素问·气交变大论》。指突然失音或语音嘶哑。多因突然冒寒，或寒包热邪，或肺伤津枯所致。《张氏医通·喑》：“失音大都不越于肺，然须以暴病得之，为邪郁气逆；久病得之，为津枯血槁。盖暴喑总是寒包热邪，或本内热而后受寒，或先外感而食寒物。并宜辛凉和解，稍兼辛温散之，消风散用姜汁调服，缓缓进之，或只一味生姜汁亦可，冷热嗽后失音尤宜。若咽破声嘶而痛，是火邪遏闭伤肺，昔人所谓金实不鸣，金破亦不鸣也。古法用清咽宁肺汤，今改用生脉散合六味丸作汤。”可见于今之急性喉炎、痉挛性失音等。参见“喑”条。

暴瘖bàoyīn　病证名。即暴喑。详该条。

暴郁bàoyù　指气候反常，六气郁积，使人致病。《素问遗篇·刺法论》：“升降不前，气交有变，即成暴郁。”

暴癥bàozhēng　病证名。指发生较为急暴的腹部癥块。《诸病源候论·癥瘕病诸候》：“暴癥者，由脏腑虚弱，食生冷之物，脏既虚弱，不能消之，结聚成块，卒然而起，其生无渐，名曰暴癥。”常见食少无力，四肢瘦瘁，心腹胀痛，甚则腹中有物如石，痛如刀刺，昼夜啼呼。可用蜥蜴丸、巴豆丸等方（见《太平圣惠方》卷四十九）。本证类似腹腔癌肿。参见癥病有关条。

暴注bàozhù　病证名。指突然起病，水泻如注之病证。《素问玄机原病式·六气为病》：“暴注，卒暴注泄也。”详“热泻”“水泻”“紧病”等条。

暴注下迫bàozhùxiàpò　症名。出《素问·至真要大论》。暴注，突然水泻；下迫，迫急后重。《素问病机气宜保命集·泄泻论》：“暴注者，是注泄也……下迫者，后重里急，窘迫急痛也。”详“水泻”“里急后重”条。

爆格蚤bàogézǎo 中药材。见《分类草药性》。为女贞子之别名。详该条。

爆骨搜牙bàogǔsōuyá 病证名。《重楼玉钥》卷上："牙匡之上，逐齿红肿，骨中极痛不可忍者，名爆骨搜牙。若通牙床上红肿，或在外牙床肿者，或在内牙床红肿，口内作烧生痰，名搜牙风。"治宜泻火解毒，消肿止痛。用紫地汤、五味消毒饮等加减。或以刀针子高肿处挑破排脓，外吹冰硼散。

bei

卑bēi 仲景十二脉之一。脉象软弱。《诊家正眼》："曰卑者，营气弱也，阴脉衰也。"

卑惵bēidié 病证名。指自怯畏惧之病证。《证治要诀·怔忡》："有痞塞不饮食，心中常有所怯，爱处暗或倚门后，见人则惊避，似失志状，此名为卑惵之证，以血不足故尔，谷神嘉禾散加当归半钱，黄芪半钱。"此症多迁延难愈，宜养血补心，定志安神。用天王补心丹、人参养营汤等。参"怔忡"条。

卑监bēijiān 运气术语。五运主岁之中，土岁不及的名称。《素问·五常政大论》："其不及奈何？木曰委和，火曰伏明，土曰卑监。"卑监是低下之意。

悲bēi ❶七情之一。悲哀过度可伤脏气。《灵枢·口问》："故悲哀愁忧则心动，心动则五藏六府皆摇。"而内脏病变亦可致易悲之症。《灵枢·本神》："心气虚则悲。"《素问·宣明五气》："（精气）并于肺则悲。"❷病证名。容易悲哀或无故悲伤的简称。又称善悲、喜悲。《杂病源流犀烛·惊悸悲恐喜怒忧思源流》："悲者，心肝两虚病也。"详见"善悲"条。

悲焦声bēijiāoshēng 听声知病。见《证治准绳·幼科》："声悲焦有躁，恐怖欲生风。重浊声沉静，疳攻耳心聋。"

悲哭bēikū 症名。见《儒门事亲》。小儿啼哭，弥日不休，而面容惨淡，声气哽塞，双目泫然者。《证治准绳·幼科》："悲哭者，肺之声，泪者，肝之液。"因儿情志有所挫伤，或乳母怒火遗热于肝，肝火犯肺，故令悲哭而声泪俱下。

悲伤bēishāng 病证名。指悲哀过度所致的疾病。《医醇賸义·悲伤》："悲则气逆，愤郁不舒，积久伤肺，清肃之令不能下行。"用加味参苏饮。参见"善悲"条。

悲忧伤肺bēiyōushāngfèi 病机。指过度悲忧可使肺气抑郁，意志消沉，肺气耗伤，而致气短乏力等症。

悲郁bēiyù 病证名。七情郁证。《类证治裁·郁症》："悲郁脏躁欲泣，甘麦大枣汤。"参见"悲""七情郁症""内郁"及"脏躁"等条。

悲则气消bēizéqìxiāo 病机。气消，指肺气消耗。肺主气，悲伤过度，使肺气运行不畅，久而气郁化热，热蒸则肺气消耗。《素问·举痛论》："悲则气消……悲则心系急，肺布叶举，而上焦不通，荣卫不散，热气在中，故气消矣。"

悲中bēizhòng 病证名。因悲哀过度，精神消耗，肺气闭郁化热而引起的类中风证。

北败酱běibàijiàng 中药材。见《中华人民共和国药典（一部）》（1977）。为苣荬菜之别名。详该条。

北豆根běidòugēn 中药材。见《中华人民共和国药典（一部）》（2020）。又名蝙蝠葛根、狗葡萄根。为防己科植物蝙蝠葛 *Menispermum dauricum* DC. 的干燥根茎。分布于东北、华北、华东等地区。苦，寒，有小毒。归胃、大肠、肺经。清热解毒，祛风止痛，通便。①治扁桃体炎，咽喉肿痛，肺热咳嗽，肠炎，痢疾，热结便秘，黄疸，水肿，风湿痹痛，煎服 3～9g。②治口腔炎，煎汤含漱。③治蛇虫咬伤，痔疮肿痛，研末外敷。本品含蝙蝠葛壬碱、北山豆根碱、6－去甲北山豆根碱、6'－去甲北山豆根碱、6，6'－去二甲北山豆根碱、7－去甲北山豆根碱和木兰花碱等生物碱。木兰花碱能降低血压，蝙蝠葛壬碱、北山豆根碱有松弛肌肉作用。

北方常用中草药手册běifāngchángyòngzhōngcǎoyàoshǒucè 本草著作。北京、沈阳、兰州、新疆部队后勤部卫生部合编。本书选录我国北方地区常见的中草药 400 余种，按其主要的医疗作用分为 18 类，每种草药有简要介绍和插图，末附常见疾病的防治及索引。1970 年由人民卫生出版社出版。

北方学派běifāngxuépài 藏医学术流派之一。指以强巴·南杰札桑为主，包括米尼玛·图瓦顿旦等不同时期的医学家所创立的学术派别。特点是擅长使用温热药，对风湿性疾病的治疗具有丰富经验。对艾灸、放血、穿刺穴位有独特的认识，并擅长药物图谱的绘制。

北鹤虱běihèshī 中药材。见《中药志》。为鹤虱之处方名。详该条。

北极běijí 北方之极，与南极相对。《素问·六元正纪大论》："云朝北极。"

北寄生běijìshēng 中药材。见《中药材手册》。为槲寄生之药材名。详该条。

北京宣言běijīngxuānyán 1991 年 10 月在北京召开的国际传统医药大会中诞生的文献。全名为《人类健康需要传统医药北京宣言》，指出："传统医药是数千年来世界各民族的文化瑰宝，对人类健康和医学进步做出了重要的贡献""面对着现代科学技术的迅速发展，传统医药学应进一步得到肯定，加快其发展和提高的进程"。并呼吁各国政府、各有关国际组织、非政府组织和各界人士加强传统医药的国际交流与合作，积极探索筹建世界传统医药学术机构的可能性，发展传统医药教育事业，培养人才，提高传统医药的学术水平和医疗水平，加强传统医药的科学研究，合理开发利用传统医药，加强自然资源保护。将每年的 10 月 22 日定为世界传统医药日，以表示承认传统医药的学术地位。

北刘寄奴běiliújìnú 中药材。见《浙江民间常用草药》。为铃茵陈之别名。详该条。

北沙参běishāshēn中药材。出《本草汇言》。又名银条参、莱阳参、辽沙参。为伞形科植物珊瑚菜 *Glehnia littoralis* Fr. Schm. ex Miq. 的干燥根。主产于山东、河北、辽宁。甘，微寒，微苦。归肺、胃经。益气，润肺止咳，养胃生津，养阴清肺。治肺热燥咳，虚劳久咳，肺痿，热病后阴伤，咽干口渴阴虚胃脘嘈杂，秋冬皮肤瘙痒，煎服 5～12g。反藜芦。本品含东莨菪素、补骨脂素、香柑内酯等 15 种香豆精类物质，还含生物碱、挥发油及丰富的淀粉。醇提取物对家兔有解热、镇痛作用。本品尚能增加支气管

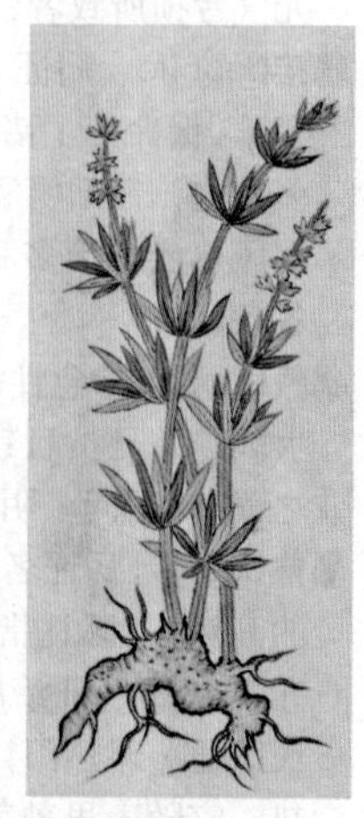
北沙参

黏膜分泌，有祛痰作用。

北山黄公běishānhuánggōng 隋代医生。履贯不详。治疗疾病首先重视调理饮食和睡眠，而后给予针灸和药物治疗。

北庭砂běitíngshā 中药材。出《四声本草》。为硇砂之别名。详该条。

北五加皮běiwǔjiāpí 中药材。见《科学的民间草药》。即香加皮。详该条。

北五味子běiwǔwèizǐ 中药材。见《医学入门》。为五味子之处方名。详该条。

北细辛běixìxīn 中药材。见《理伤续断秘方》。为细辛之药材名。详"细辛"条。

北鲜皮běixiānpí 中药材。见《药材资料汇编》。即白鲜皮。详该条。

北芫花běiyuánhuā 中药材。见《中药材手册》。为黄芫花之药材名。详该条。

北野菊běiyějú 中药材。见《河北中药手册》。为菊科植物细裂野菊 *Chrysanthemum lavandulaefolium* (Fisch.) Makino 的地上部分。分布于东北、华北、西北及华东地区。微苦、辛，凉。清热解毒，凉肝明目。①防治流行性感冒，普遍感冒，头痛，目赤，肺炎，淋巴腺结核。煎服：9～30g。②治痈疖疔疮，湿疹，脓疱疮，宫颈糜烂。煎水洗，捣敷或熬膏涂敷。花、叶中含挥发油，油中主成分为白菊酮和萸等。

北政之岁běizhèngzhīsuì 运气术语。出《素问·至真要大论》。属于古代天文学理论，与"南政之岁"相对而言。岁，指岁阴，又称岁星，即五星中的木星。南北政，指天球黄道的南纬北纬。古人测度计算出木星12年绕天球一周，又把天球一周用十二地支标定为十二岁次。木星每年沿黄道十二岁次运行一岁次。黄道以北六岁次，即申、酉、戌、亥、子、丑6个年份，称为北政之岁。黄道以南六岁次，即寅、卯、辰、巳、午、未6个年份，称为南政之岁。这就是把木星称为岁星的原因。岁星又称为太岁或岁阴。实质上岁阴是古人假设的反岁星。因为木星自西向东逆时针方向运行，而十二岁次是顺时针方向排列。十二岁次与甲子周期60年中的年支是一致的。是六十年周期中的5个年支小周期。而五运六气中的"六气"是根据年支来推算出"司天"与"在泉"。所以北政之岁是指岁星在黄道以北运行的6年，即岁支记年的申酉戌亥子丑六岁次。南政之岁是指岁星在黄道以南运行的6年，即岁支记年的寅卯辰巳午未六岁次。南政北政的年支确定了，"六气"学说中各自"司天"与"在泉"及寸口脉的左右不应也就可以测知了。总之南北政是古人试图用天文现象联系人体生理病理的一种学说。

贝齿bèichǐ 中药材。紫贝齿的简称。详该条。

贝母bèimǔ 中药材。川贝母、浙贝母的简称。详各条。

贝母栝蒌散bèimǔguālóusǎn 《医学心悟》卷三方。贝母一钱五分，瓜蒌一钱，天花粉、茯苓、橘红、桔梗各八分。水煎服。功能润肺清热，理气化痰。治燥热伤肺，咳嗽痰黄，咯痰不爽，咽干喉痛。方中主以贝母清热润肺，化痰止咳；辅以瓜蒌清热涤痰而润燥；天花粉清热化痰，且能润燥，茯苓、橘红健脾理气以祛痰，桔梗宣肺利气，共为佐使。如是则肺阴得润而燥痰可除，清肃有权而咳逆可止。

贝母散bèimǔsǎn ❶《证治准绳·类方》第二册方。贝母、杏仁（去皮尖）、桑白皮各二钱，五味子、知母、甘草各一钱，款冬花一钱半。加生姜三片，水煎，食后服。治暴发咳嗽，多日不愈。❷《证治准绳·幼科》集九方。煨贝母、杏仁（去皮尖，炒）、麦冬（去心）、款冬花各一分，紫菀半两。为末，每服半钱，乳汁调下。治小儿久嗽气急。

贝母汤bèimǔtāng ❶《普济本事方》卷三方。贝母（去心，姜制）、黄芩、干姜、陈皮（去白）、五味子各一两，桑白皮（蜜炙）、半夏（汤浸）、柴胡、桂心各半两，木香、炙甘草各一分。为粗末，每服五钱，加杏仁（去皮尖）七个，生姜七片，水煎热服。治咳嗽日久不愈。❷《证治准绳·幼科》集九方。①炒贝母、半夏（白矾汤洗）各一两、干姜、麻黄（去根节）、款冬花、炙甘草各半两。为细末，每服一钱，加生姜三片，杏仁（去皮尖）二粒，水煎服。治肺中风，咳嗽喘满。②贝母一两，甘草（半生，半炙）二钱。为末，每服一字或半钱，陈米煎汤空腹调下，痰盛生姜煎汤调下。治婴儿咳嗽有痰。

贝母丸bèimǔwán 《景岳全书·新方八阵》卷五十一方。贝母一两。为末，以沙糖、蜜和丸，龙眼大，噙化或嚼服。治肺热咳嗽，或肺痈，或肺痿等病证。若久嗽，每贝母一两加百药煎、硼砂、天竺黄各一钱；肺痈，加白矾一钱。

贝元瓒bèiyuánzàn 元末明初医家。字彦中。上虞（今属浙江）人。元代医学教授贝良友之子，以医济世，人呼"存仁先生"。

备化bèihuà 运气术语。五运主岁之中土岁平气的名称。《素问·五常政大论》："愿闻平气何如而名……土曰备化。"张景岳注："土含万物，无所不备；土生万物，无所不化。"

备急灸法bèijíjiǔfǎ 灸法专著。1卷。12世纪中期南宋闻人耆年撰于1226年。1245年孙炬卿重刊，并附佚名氏《骑竹马灸法》及《竹阁经验备急药方》，三书合为一书，仍称《备急灸法》。书中介绍了22种急性疾病的灸法，并附简明图说。《骑竹马灸法》介绍了痈疽发背的一种灸法。《竹阁经验方》记录了30多个验方。1949年后有影印本。

备急千金要方bèijíqiānjīnyàofāng 综合性医著。30卷（后代又有93卷本，内容同）。唐代孙思邈撰于7世纪中期。作者以人命重于千金，故取"千金"为书名。卷一为医学总论及本草、制药等，卷二至四为妇科病，卷五为儿科病，卷六为七窍病，卷七至十为诸风、脚气、伤寒，卷十一至二十系按脏腑顺序排列的一些内科杂病，卷二十一为消渴、淋闭等症，卷二十二为疔肿痈疽，卷二十三为痔漏，卷二十四为解毒并杂治，卷二十九至三十为针灸孔穴主治。"总篇二百三十三门，合方论五千三百首"。书中所载医论、医方较系统地总结和反映了《内经》以后、唐代初期以前的医学成就，是一部科学价值较高的著作。但也掺杂了某些糟粕内容。1949年后有影印本。

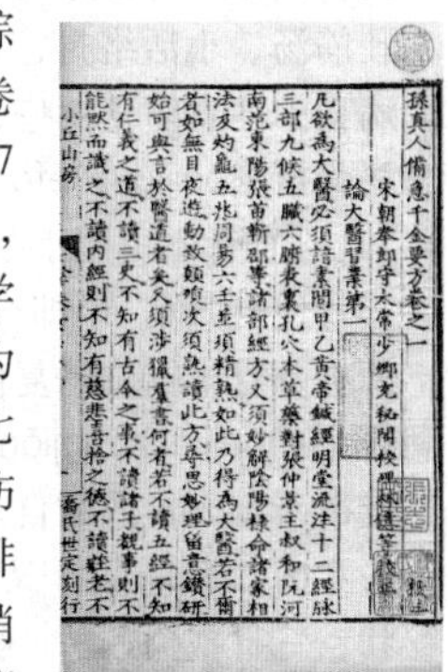

备急千金要方

备急如圣散bèijírúshèngsǎn 《卫生宝鉴》卷十一方。生雄黄、白矾、生藜芦、皂角各等分。为末，每次用少许嗃鼻。治缠喉风，咽喉闭塞，水谷不下，牙关紧急，不省人事。

备急丸bèijíwán 《脾胃论》卷下方。即三物备急丸。见该条。

备全古今十便良方bèiquángǔjīnshíbiànliángfāng 方书。见"近时十便良方"条。

背bèi ❶颈以下，腰以上部位。❷背部、腰部、骶部的总称。督脉和足太阳膀胱经经脉循行于背。

背包生bèibāoshēng 病证名。指产儿脐带绕颈。《张氏医通》卷十："儿出胞转身时，偶然脐肠盘于项上，牵系不能即下者，俗名背包生。亦宜推入，轻轻拨去，然后用力。"详"碍产"条。

背法bèifǎ 推拿手法名。医者和患者背靠背站立，用两肘挽住患者肘弯部，然后弯腰屈膝挺臀，将患者背起，使其双脚离地，同时以臀部着力抵住病人腰部进行颠动。常用于腰部扭伤等疾患。

背缝bèifèng 经外奇穴名。见《针灸经外奇穴治疗诀》。位于肩胛部，腋后纹头直上，与第4胸椎棘突相平处。主治肩背疼痛。直刺0.5~1寸。艾炷灸3~7壮，或艾条灸5~15分钟。

背骨bèigǔ ❶指第7颈椎棘突与第1胸椎棘突之间（大椎穴）的部位。《灵枢·骨度》："项发以下至背骨，长二寸半。"❷骨名。指脊骨。《医宗金鉴·正骨心法要旨》："背者……其骨一名脊骨……共二十一节，下尽尻骨之端。"

背脊骨痛bèijǐgǔtòng 症名。《石室秘录·背脊骨痛》："背脊骨痛者，乃肾水衰耗，不能上润于脑，则河车之路，干涩而难行，故尔作痛。此等症非一二剂可以见功，非久服补气之药以生阴，非大服补阴之药以生水，未易奏行也。"方用满河汤。参见"脊痛"条。

背脊骨折bèijǐgǔzhé 病名。见《世医得效方》卷十八。背脊骨包括胸椎、腰椎。因跌打、坠撞所伤折。局部疼痛、肿胀、活动受限，折部压痛明显，可有后突畸形，严重者可合并脊髓损伤，出现截瘫。传统上采用绳索悬吊复位法，并予以固定。卧硬板床。初宜活血化瘀，消肿止痛，服复元活血汤加减或七厘散，肿消痛减后以接骨续筋为主，改服正骨紫金丹、接骨丸；后期应补肾活络，服补肾壮筋汤、小活络丹，外用五加皮汤洗，配合腰背肌锻炼。病程中注意防止褥疮、尿路感染及肺部感染。

背脊骨折法bèijǐgǔzhéfǎ 正骨手法。《世医得效方》卷十八："凡剉脊骨不可用手整顿，须用软绳从脚吊起，坠下身直，其骨便自归窠。"即今之绳索悬吊法。适用于脊椎压缩性骨折及脊椎错位的复位。

背胛中间bèijiǎzhōngjiān 经外奇穴名。《肘后备急方》："狂走欲斫刺人，或欲自杀，骂詈不息，称鬼语者，灸两口吻头赤肉际各一壮，又灸两肘屈中五壮；又灸背胛中间三壮，三日报灸三。"《针灸经外奇穴图谱》将后者列作奇穴，定位在肩胛骨冈下窝，肩胛骨外、上、下三角之中点。主治癫狂。艾炷灸3壮。

背解bèijiě 经穴别名。出《针灸甲乙经》。即腰俞。见该条。

背疽bèijū 病名。出《外科理例》卷五。即有头疽生于背部者。证治见"发背"条。

背冷bèilěng 症名。即感觉背部发凉的症状。

背吕bèilǚ 吕，同膂，指脊骨部。背吕，指背脊部。《素问·标本病传论》："脾病身痛体重……三日背吕筋痛。"

背吕筋痛bèilǚjīntòng 症名。吕，同膂。出《素问·标本病传论》。指背脊椎骨两侧的膂筋肌肉疼痛。多由脾、肾疾病，邪侵膀胱所致。

背偻bèilǚ 症名。又称背伛偻、大偻。指曲背俯身，脊椎突出。《诸病源候论·背偻候》："肝主筋而藏血，血为阴，气为阳，阳气精则养神，柔则养筋，阴阳和同，则血气调适，共相荣养也，邪不能伤。若虚则受风，风寒搏于脊膂之筋，冷则挛急，故令背偻。"亦可因督脉虚而精髓不充，或中湿邪所致。详见"背伛偻"条。

背曲肩随bèiqūjiānsuí 症名。亦称肩垂背曲。指背脊高突，两肩下垂的症象。多因精气虚亏，不能濡养筋骨所致。《素问·脉要精微论》："背者胸中之府，背曲肩随，府将坏矣。"可见于老年阳衰、劳伤虚损患者。治宜补肝肾、益精气、养筋骨等法。

背热bèirè 症名。即感觉背部发热的症状。

背蛇生bèishéshēng 中药材。见《四川常用中草药》。为朱砂莲之别名。详该条。

背输穴bèishūxué 即背俞穴。详该条。

背俞bèishù 经穴别名。《素问·气穴论》："背俞二穴。"王冰注："大杼穴也。"

背俞穴bèishùxué 经穴分类名。❶指脏腑之气输注于背部的一些特定穴位。如肺俞、心俞、肾俞、膀胱俞等。脏腑有病时其相应背俞穴往往出现异常反应，如敏感、压痛等。而刺灸这些穴位，又能治疗其相应脏腑的病变。❷泛指背、腰、骶部穴位（见《针灸资生经》）。

背腧bèishù 《灵枢》篇名。本文以定背部五脏腧穴的部位为主，故名。内容说明背部一些特定经穴大杼、膈腧和肺腧、心腧、肝腧、脾腧、肾腧的位置，指出这些穴位只能用浅刺法和灸法，不能深刺，否则有伤及内脏的危险。

背腧穴bèishùxué 出《灵枢·卫气》。即背俞穴。详该条。

背腧诸经心痛bèishùzhūjīngxīntòng 症名。外邪侵犯背腧诸经所致。《三因极一病证方论》卷九："背腧诸经心痛，心与背相引，心痛彻背，背痛彻心……诸腧、诸脏涉邪所致。病属外所因。"参见"心痛"条。

背痛bèitòng 症名。出《素问·阴阳别论》。多由外感风寒之邪，侵袭足太阳经所致。其症背痛或兼板滞，牵连肩项，或连腰部，可兼有恶寒等。治宜祛风散寒，疏通经气为主。用羌活胜湿汤加减。又背为脏腑腧穴所在，脏腑发生疾病，都会引起背痛。如《杂病源流犀烛》："背痛，肺腧在背，故肺病令人逆气喘，肩背痛。"亦有肾气逆冲而致。《类证治裁·肩背手臂痛》："肾气逆冲，挟脊而上攻背痛者，系督脉主病，治在少阴……亦有肝浊逆冲，从腹而上攻背痛者，系冲任主病，治在厥阴。"凡治背痛方药，可加羌活、防风引经。背痛亦可并见于胸痹、心痛等症。参见胸痹、心痛、胃脘痛、肩背痛条。

背恶寒bèiwùhán 症名。出《伤寒论·辨少阴病脉证并治》。指背部有寒冷感觉。《张氏医通》卷三："背为阳位，背上恶寒，阳受病而阴邪亢逆也。其病有七。一者暴中阴寒，四肢厥冷而背恶寒，脉必沉细，附子汤温散之；一者素禀阳衰，而背上常微畏寒，脉来微弱，八味丸温补之；一者热邪内伏，烦渴引饮而背恶寒，脉多沉滑，或伏匿，此火郁于内也，热病初发多此，白虎汤解散之；一者中暑热，亦多有背恶寒，人参白虎、清暑益气，按证清解之；一者湿痰内郁，肢体疼重，而痞闷头汗，其人必肥盛，其脉或缓滑或涩滞，滑则指迷茯苓加胆星，涩则苓桂术甘加半夏、广皮分解之；一者瘀血内滞，而头汗目黄，小便清利，大便溏黑，小腹偏左或胁中脘有疼处，脉必关尺弦紧，或带芤状，桃仁承气、犀角地黄，随上下虚实清理之；一者无故脉数，而背恶寒，疼重寒热者，为发痈疽之兆，膏粱多此，不可疑似而迟延，难疗也。”

背阳关bèiyángguān　经穴别名。出《针灸大全》。即腰阳关。见该条。

背阴草bèiyīncǎo　中药材。见《江苏药材志》。为凤尾草之别名。详该条。

背窬bèiyú　病证名。新生儿脊椎管没有完全闭合的一种先天性畸形。清代吴溶堂《保婴易知录》：“小儿初生背上有孔窬一二个，其内有膜完护脏腑者，得生；如无膜露见脏腑者，即死无救。”与脊柱裂相类似。

背伛偻bèiyǔlǚ　症名。见《东医宝鉴·外形篇》。又名大偻、背偻，俗称“驼背”。指曲背俯身，部分脊椎突出，按之高耸之症。多属督脉病变。《杂病源流犀烛·胸膈脊背乳病源流》：“背伛偻，年老伛偻者甚多，皆督脉虚而精髓不充之故，此当用补肾益髓之剂；若少壮之人，忽患伛偻，并足挛，脉沉弦而细，皆中湿故也，宜煨肾散。”亦可因体虚而感受风寒所致。参见“大偻”“背偻”条。本症可见于胸椎结核或先天性胸椎后突畸形及部分风湿性脊柱炎患者。

倍术丸bèizhúwán　《外台秘要》卷八引《深师方》方。炮姜、肉桂各半斤，白术一斤。为细末，炼蜜为丸，梧桐子大，每服二十至三十丸，食前米饮送下，日二次。功能温补脾肾，散寒化湿。治饮酒冒寒，饮水过多而致的五饮、酒癖。

倍子散bèizǐsǎn　《普济方》卷三百八十一引《余居士选奇方》方。又名麝香散。五倍子（完整者）不拘多少。用炭灰烧，候烟欲尽，取出放地上，用盆覆盖，存性去灰，碾为细末，入麝香少许，先以盐汤漱口，再敷患处。治走马疳，或肿毒及乳痈初起。

被动动作bèidòngdòngzuò　指推拿手法中运动肢体关节一类的手法。又称被动运动。由医生根据治疗的需要，在关节活动功能的许可范围内，活动患者的肢体关节。操作时，患者须放松肌肉，听任医生活动。在个别情况下，患者要协助用力或进行对抗。有舒展筋脉、活血祛瘀、滑利关节、解除粘连、疏通狭窄、整复脱位等作用。

被动运动bèidòngyùndòng　即被动动作。见该条。

被膜儿bèimó’ér　出阎诚斋《临产须知评正》。即混元生。详该条。

被魃bèiqí　病证名。出《诸病源候论》卷四十七。即继病。详该条。

焙bèi　同烘。详该条。

ben

奔气bēnqì　病证名。见《诸病源候论·奔气候》。即喘证。由于肺主气，肺气通行于脏腑，若肺受邪则气道不利，诸脏气壅，故致气逆上奔。参见喘证各条。

奔豚bēntún　病名。出《灵枢·邪气藏府病形》。又名贲豚、奔豚气。《难经》列为五积之一，属肾之积。症见有气从少腹上冲胸脘、咽喉，发时痛苦剧烈，或有腹痛，或往来寒热，病延日久，可见咳逆、骨痿、少气等症。多由肾脏阴寒之气上逆或肝经气火冲逆所致。治宜温散寒邪或清肝降逆。用桂枝加桂汤或茯苓桂枝甘草大枣汤、奔豚汤等方。

奔豚气bēntúnqì　❶疝之别称。出《奇效良方》卷四十七。详“疝”条。❷即奔豚。以其因气上冲而发。故名奔豚气。详“奔豚”条。

奔豚汤bēntúntāng　《金匮要略》方。甘草、黄芩、川芎、芍药、当归各二两，半夏、生姜各四两，葛根五两，甘李根白皮一升。水煎，分四次（昼三夜一）服。功能养血清肝，降逆平冲。治奔豚，气上冲胸，腹痛，往来寒热。

奔豚丸bēntúnwán　《医学心悟》卷三方。煨川楝子一两，茯苓、橘核（盐酒炒）各一两五钱，肉桂三钱，炮附子、吴茱萸（汤泡）各五钱，煨荔枝核八钱，小茴香、木香各七钱。为细末，熬砂糖为丸，每服二钱，淡盐汤送下。功能散寒降逆。治奔豚。若有热者，去肉桂、附子。

贲门bēnmén　出《难经·四十四难》。七冲门之一。指胃上口。其上与食管相接。贲通“奔”，投向、奔凑之意。食物从此处奔入于胃，故称。

贲豚bēntún　古病名。亦作奔豚、贲肫，又称奔豚气。《难经·五十四难》：“肾之积，名贲豚，发于少腹，上至心下，若豚状，或上或下无时，久不已，令人喘逆，骨痿，少气。”《灵枢·邪气藏府病形》：“肾脉……微急为沉厥，奔豚。”《金匮要略·奔豚气病脉证治》：“奔豚病从少腹起上冲咽喉，发作欲死，复还止，皆从惊恐得之”“奔豚，气上冲胸，腹痛，往来寒热。奔豚汤主之”“发汗后，烧针令其汗，针处被寒，核起而赤者，必发奔豚，气从少腹上至心，灸其核上各一壮，与桂枝加桂汤主之”“发汗后，脐下悸者，欲作奔豚，茯苓桂枝甘草大枣汤主之”。《杂病源流犀烛·肾病源流》：“肾之积，曰奔豚……皆由肾虚，脾家湿邪下传客肾所致。”治宜补气健脾，辛温散结。选用奔豚丸或增损五积丸。一说肾积与奔豚气两病不同。如《难经集注》杨玄操注肾积条云：“此病状似豚而上冲心。又有奔豚气，此非积病也，名同而疾异焉。”

贲豚气bēntúnqì　古病名。见《圣济总录·积聚门》。即贲豚。积气因发作部位不同，可见气逆冲心满闷，或见膀胱切痛，上冲腹胁满痛，上下攻走疼痛等证。治宜槟榔散、四味丸、天雄散等方。参见“贲豚”条。

贲肫bēnzhūn　古病名。亦称贲豚。《诸病源候论·积聚病诸候》：“肾之积名曰贲肫，发于少腹，上至心下，若肫贲走之状。”详“贲豚”条。

本běn　❶根本，原本。与“标”相对而言，参见“标本”条。❷运气学说术语，风、寒、暑、湿、燥、火六气称为“本”，参见“标本中气”条。❸根源，引申为“出自于……”。《素问·至真要大论》：“本乎天者，天之气也。”❹原来，本来。《伤寒论·辨厥阴病脉证并治》：“本发热六日，厥反九日。”❺人身之躯体为本，四肢为末。《灵枢·邪客》：“其本末尚热者，病尚在。”❻探究本原，如《灵枢》的“本神”“本输”“本脏”等，均为此义。

本病论篇běnbìnglùnpiān　《素问遗篇》篇名。本篇讨论了五运六气上下升降、迁正退位的变化，古人从这些变化中，推论疫病流行的规律，并认为疫病流行的关键是人气、天气、神气等条件。这个理论重申了“正气内存，邪不可干”的精神。本，即根本，正气的盛衰是决定发病的根本，故名。

本草běncǎo　中国古代记载药物的著作，包括图谱之类，称为本草。《帝王本纪》载：“黄帝使岐伯尝味草木，定本草经，造医方以疗众疾。”本草记载的药物有植物、动物、矿物和酿造的饮料食品及少数化学制品等，其中以草类为最多，所以名为本草。五代韩保升说："药有玉、石、草、木、虫、兽，而直云本草者，为诸药中草类最多也。"如《神农本草经》《新修本草》《证类本草》《本草纲目》《本草图经》等。

本草备要 běncǎobèiyào 本草著作。清代汪昂撰。该书主要选编《本草纲目》和《神农本草经疏》两书内容而成。初刊本2卷，刊于1683年，首载《药性总义》，次将402种药物分为草、木、果、谷菜、金石水土、禽兽、鱼虫、人8部。增订本4卷，刊于1694年，共收药物479余种，分草、木、果、谷菜、金石水土、禽兽、鳞介鱼虫、人8部。上述初刊本、增订本均系汪昂生前亲为。其对各药的性味及用途等作了概括性综述。汪昂去世后，出现了2卷本、4卷本、6卷本、8卷本等多种版本，其中有附药物标本图者。该书在近代本草学著作中流传较广，临床较为实用，自刊行以来，翻印超过200次，1949年后有影印本和排印本。

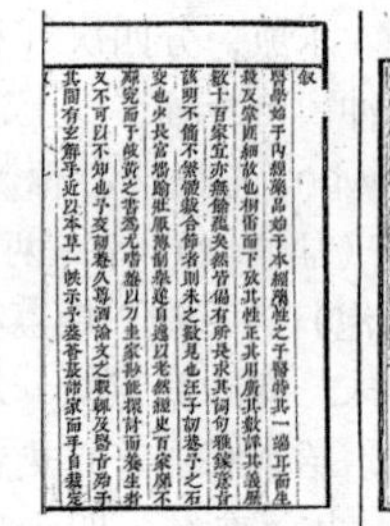

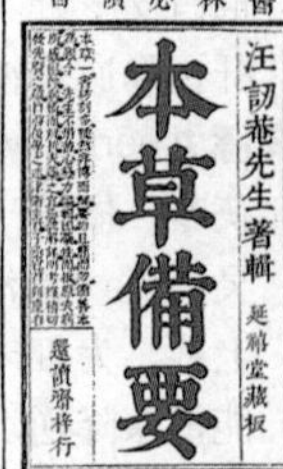

本草备要

本草必用 běncǎobìyòng 本草著作。清代顾靖远编著，成书于清康熙三十一年（1692）。载药274种，分草、木、果、菜、谷、金石、人、兽、禽、虫鱼10部。大字载述药名、功能、主治，小字记述性味、归经、反忌、炮制等内容。收入《顾氏医镜》丛书。参见"顾氏医镜"条。

本草便 běncǎobiàn 本草著作。2卷。明代张懋辰编著。成书年代不详。卷一为草部，载药163种，分君、臣、使3类，每药注明四气、五味、作用、主治等内容；卷二载药219种，分为木部、叶部、果部、谷部、石部、禽部、虫鱼部、人部。该书简明扼要地总结药物内容，简单易学，比较实用。现有明刻本存于杭州图书馆。

本草便读 běncǎobiàndú 本草著作。4卷。清代张秉成撰。刊于1887年。本书选常用药物580种，分类参照《本草纲目》将药物分为山草、隰草等24类。每药编以一二联或三四联语，并附注文进一步阐解。全书内容简要，便于诵读。1949年后有排印本。

本草乘雅 běncǎochéngyǎ 本草著作。见"本草乘雅半偈"条。

本草乘雅半偈 běncǎochéngyǎbànjì 本草著作。10卷。明代卢之颐撰。作者在其父卢复《本草纲目博议》一书的基础上，增补撰成《本草乘雅》。后书稿散佚，经追忆重写，半数已不能复补，故取名"半偈"。本书取《神农本草经》中的药物222种及其后收载的药物143种，共365种。每药在引录古说之后，均注以核、参及先人云等项目，广泛讨论了药性的理论及制药、用药等法。

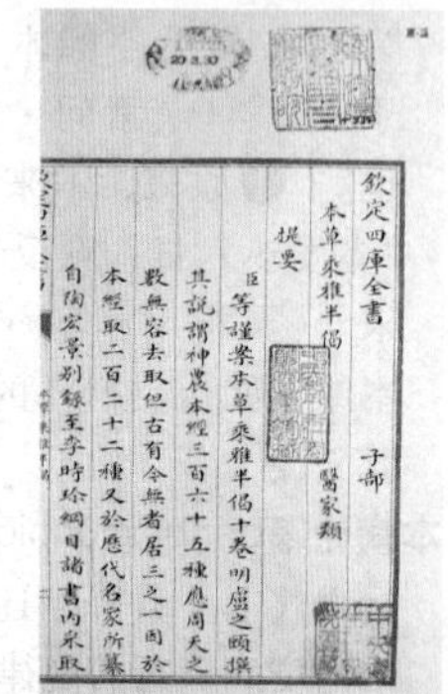

本草乘雅半偈

本草崇原 běncǎochóngyuán 本草著作。3卷。清代张志聪撰，高世栻辑。刊于1767年。本书主要根据五运六气学说注释《神农本草经》。全书收录《本经》药247种，其他药物52种，共299种。仍将药物分为上、中、下三品，每药先录《本经》（或其他古籍）原文，加以注释。间附高氏的某些注文。现有《医林指月》本。

本草崇原集说 běncǎochóngyuánjíshuō 本草著作。3卷。清代仲学辂撰。1910年刊行。本书在《本草崇原》一书基础上增补校订而成。增补的内容主要选自《本草经读》《本草经解》《神农本草经百种录》以及《医学真传》《侣山堂类辨》等书，均标明出处，附加按语，但未新增药品，此外还对《本草崇原》一书的某些文字进行了删订。

本草从新 běncǎocóngxīn 本草著作。18卷。清代吴仪洛撰。刊于1757年。作者鉴于《本草备要》的作者汪昂"不临证而专信前人，杂揉诸说，无所折衷，未免有承误之失"，重新修订该书。内容半数保留，半数增改，并补充了一些《本草纲目》所未收载的药物，故名《本草从新》。全书分类法参照《本草纲目》，共收药物720种。较为简明实用。1949年后有排印本。

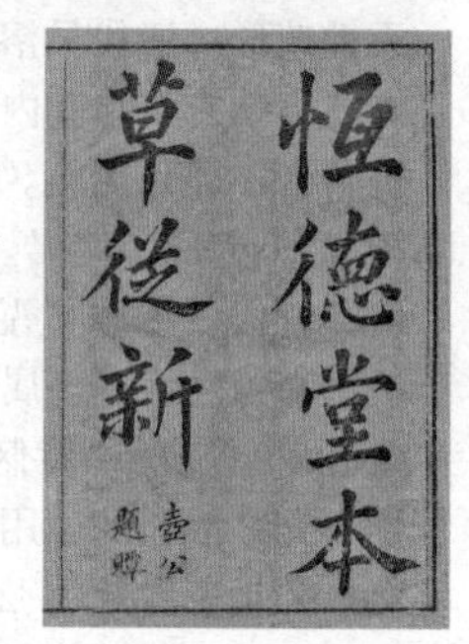

本草从新

本草待诏 běncǎodàizhào 古代应诏进宫处理有关本草事宜的医官。

本草发挥 běncǎofāhuī 本草著作。4卷。明代徐彦纯撰。书成于明初。本书卷一至三将药物分为金石、草、木、人、兽、虫、鱼、果、米谷和菜，共10类，收药270种；卷四为药物总论，内容多录金元诸医家著述中对药物的阐析与经验，作者未加注释，可供研究金元时代本草学的学者参考。现有《薛氏医案二十四种》本。

本草发明 běncǎofāmíng 本草著作。6卷。明代皇甫嵩撰。刊于1578年。本书卷一总论药性及制方之义；卷二至六按草、木、果、菜等部，分论各药，共载药600余种。每药多参考金元以来各家有关药性论述及作者心得总括而成。

本草发明切要 běncǎofāmíngqièyào 本草著作。见"本草选"条。

本草分经 běncǎofēnjīng 本草著作。4卷。清代姚澜（又名维摩和尚）撰。刊于1840年。本书按药物归经理论进行编写。分通经络的药物（即按照十二经及奇经循行的药物）及不循经络杂品。此外，书中附脏腑内景图、十四经穴歌及经脉穴图、总类便览（依据草类、木类等药物分类法排列的药性索引）、同名附考（即药的别名），并用简明的注文形式阐述药性、主治等内容。

本草纲目 běncǎogāngmù 本草著作。52卷。明代李时珍撰。刊于1596年。本书是作者在继承和总结明代以前本草学成就的基础上，结合广泛地向药农、民间医生、猎人、渔人等劳动人民学习与采访所积累的大量药物学知识，并参考各类著作800余种，经过长期的刻苦实践和钻研，历时数十年而编成的一部药物学巨著。卷一、卷二集录各家本草学序例。卷三、卷四以证候为主，分述所用药物。卷五以后，将药物分为天水类、地水类、火类、土类等62类，收载药物1892种（其中新增374种），收载方剂10000多首，插图1000多幅。每种药

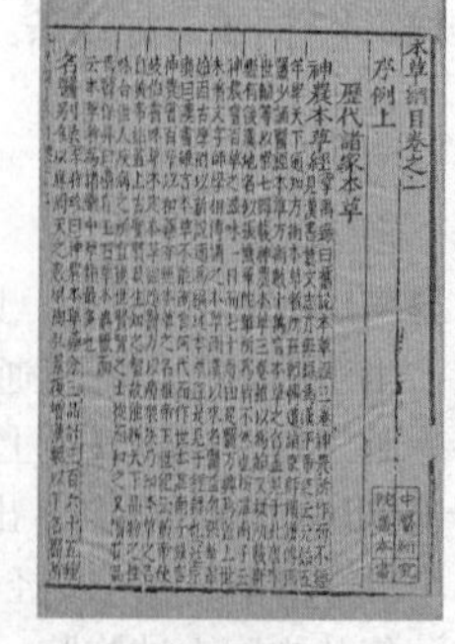

本草纲目

物分列释名、集解、正误、修治、气味、主治、发明、附方等项。书中不仅考正了过去本草学中的若干错误，而且综合了大量的科学资料，提出了较科学的药物分类方法，反映了丰富的临床实践。李氏论述药物，在很多方面体现了人定胜天的唯物主义思想。本书不仅仅是一部中药学著作。书中涉及的内容极为广泛，举凡生物、化学、天文、地理、地质、采矿，甚至是历史等方面，都具有一定的成就。所以也可以说，本书是一部具有世界性影响的博物学著作。对科研、临床、教学有重要的参考价值。这部巨著受到国内外重视。据考证，进化论奠基人达尔文曾提到过"中国古代的百科全书"，可能就包括《本草纲目》在内。此书在科学史上有崇高的地位，已被部分或全部译成多种外国文字。1949年后有影印本和校勘排印本。

本草纲目必读běncǎogāngmùbìdú　本草著作。24册，不分卷。清代林起龙撰。刊于1667年。本书取材于《本草纲目》。选出"日用切要，求而可得"的药物600余种，去其释名、集解诸例，只存气味、主治、发明、附方4项，删去重出内容，文字较为简要，药物后原有附方全部保留，以供临床参考。

本草纲目博议běncǎogāngmùbóyì　本草著作。见"本草乘雅半偈"条。

本草纲目拾遗běncǎogāngmùshíyí　本草著作。10卷。清代赵学敏撰。刊于1765年。本书收录《本草纲目》一书所未载，或已载而需予以补充的药物。分为水、火、土、金、石、草、木、藤、花、果、诸谷、诸蔬、器用、禽、兽、鳞、介、虫等18类共921种（包括附记药品205种）。其中新增716种为《本草纲目》所未载，161种是对《本草纲目》已收药物的补订。作者广泛参考了多种文献资料，结合个人采集、种植草药的见闻和临床经验，分别予以介绍，并对《本草纲目》中的一些错误作了订正。此外还收集了较多的民间验方、治法和当时传入的西医药资料。1949年后有排印本。

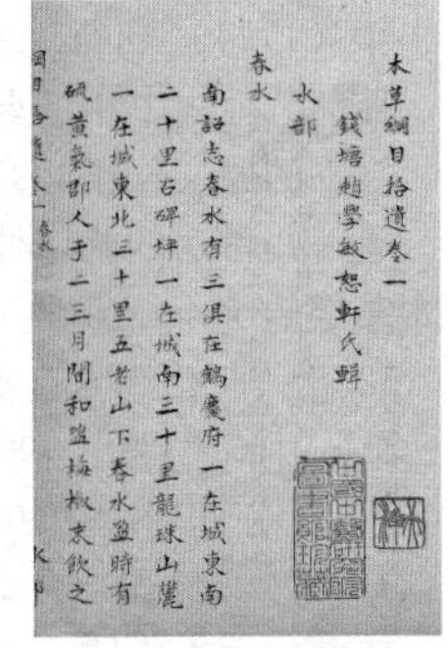

本草纲目拾遗

本草纲目万方类编běncǎogāngmù wànfānglèibiān　方书。又名《万方类编》。32卷。清代曹绳彦辑。刊于1800年。辑者以《本草万方针线》对《本草纲目》中附方的分类及次序为基础，逐条将原文抄录汇编而成。共分107门，11713方。本书将《本草纲目》所附单方、验方，按照不同疾病加以分类，便于读者检索。此后又有名《古今名医万方类编》及《万方类纂》者，均为本书的改名或改编本。

本草纲目易知录běncǎogāngmùyìzhīlù　本草著作。8卷。清代戴葆元撰。刊于1887年。此书系将《本草纲目》《本草备要》二书内容增删而成。共载药1208种。编例仿《本草纲目》之十六部，各药以大字述其性味功治，小字列举附方，可谓《本草纲目》之节略书。然若干药物之下仍夹有作者个人注说。书末附《万方针线易知录》。现存清刻本。

本草纲目摘要běncǎogāngmùzhāiyào　本草著作。见"莫氏锦囊十二种"条。

本草害利běncǎohàilì　本草著作。清代凌奂撰。作者得其师吴古年之《本草分队》，遂以此为基础，集诸家本草之药论，补入药物有害于疾病之内容，更名《本草害利》。其分类仍沿袭《本草分队》之旧，按脏腑列十一部（队），各部又分温凉补泻，以猛将、次将之称，注明诸药之药性强弱。书中述药时分"害""利""修治"3项，而以"害"（药物副作用）列于先，是其独特之处。又于"利"项述诸药功用及配伍，"修治"项下介绍炮制方法及用药品种鉴别。内容丰富，切于临床应用。1949年后中医古籍出版社出版排印本。

本草汇běncǎohuì　药物学著作。18卷。清代郭佩兰撰。刊于1655年。本书主要参考《本草纲目》《本草经疏》等书编成。卷一为十四经经脉图、脏腑图及引经药物、面部望诊图等；卷二杂论三部九候、脉法、经络、运气等；卷三介绍用药式、引经报使及禁忌药；卷四论述各种病证宜忌药；卷五、卷六为杂证、伤寒、妇、外、幼各科病机；卷七、卷八列百病主治药；卷九至十八分记草木谷菜等470余种药物，编成韵语，便于记诵，并增入有关验方。

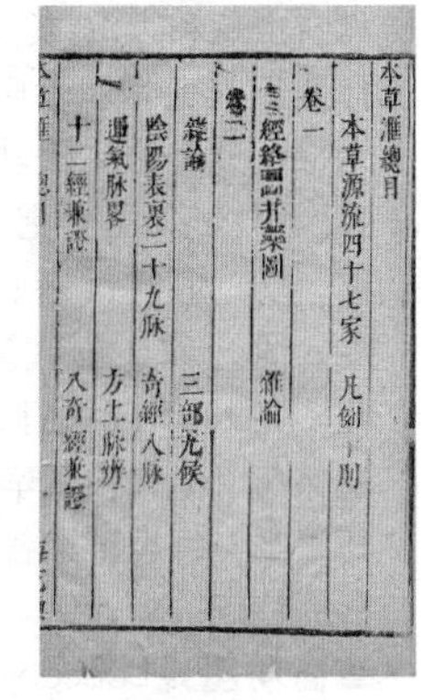

本草汇

本草汇笺běncǎohuìjiān　本草著作。10卷。又名《增补图象本草备要汇笺》。清代顾元交纂于1660年。作者虑《本草纲目》之浩繁及《本草经疏》之附会，而取众书之长，删繁提要。首列药图，集运气及诸药学总论，继以草、木、果、谷、菜、人、禽、兽、虫、鱼、鳞、介、玉石、水、火、土等部归类，载药近400种。分述药性功用主治，并附验方，颇切临证。

本草汇言běncǎohuìyán　本草著作。20卷。明代倪朱谟撰。刊于1624年。收载药物670余种。汇集引录《神农本草经》以及当时各家的本草文献，对它们进行了归纳补正，并删去繁复，附以验方。卷首列本草图，绘制较精细。

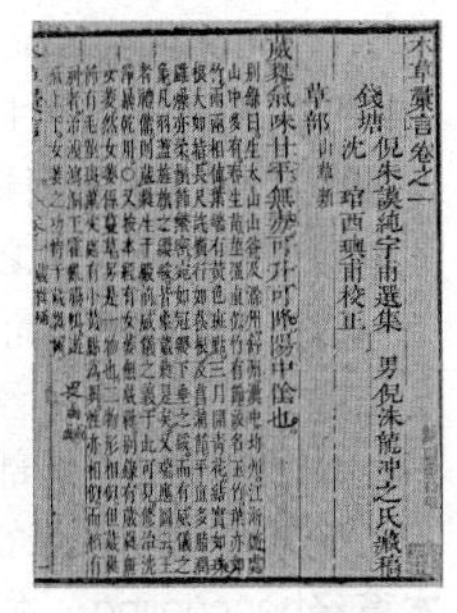

本草汇言

本草汇纂běncǎohuìzuǎn　本草著作。3卷。清代屠道和撰于1863年。本书收载药物500余种，根据药性将药物分为平补、温补、补火、滋水、温肾、温涩等31类，又续增二品（类）。附录为日食菜物及脏腑主治药品。本书系参考多种本草文献，加以融汇摘要整理而成，内容比较精炼。

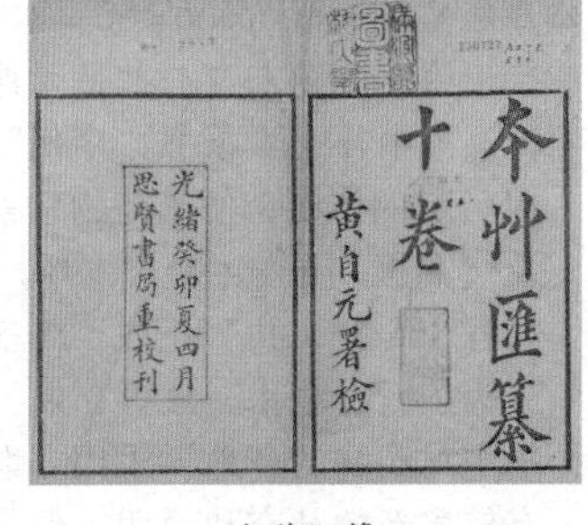

本草汇纂

本草会编běncǎohuìbiān　本草著作。20卷。明代汪机编撰于16世纪初。此书受王纶《本草集要》的学术影响，药物分类不按《本经》三品之分，系按药物性状"以类相从"。增补若干内容，扩充为20卷，以弥补《本草集要》"词简不赅"之欠缺。陈嘉谟《本草蒙筌》称赞此书"详略相因，工极精密"，但又批评其"杂采诸家，而讫无明取之论。"李时珍则云："其书撮约，似乎简便，而混同反难检阅。冠之以荠，识随可知；掩丢诸家，更觉零碎。臆度疑似，殊无实见，仅有数条自得可取耳。"原书早佚。

本草集要běncǎojíyào 本草著作。8卷。明代王纶撰。约刊于1500年。本书将古本草加以集要整理，共分3部。第1部（卷一）总论药性，多引用《神农本草经》《内经》之说。第2部（卷二至六）将药物分为草、木、菜、果、谷、石、兽、禽、虫鱼和人10类，共545种。每种分记其七情、性味、升降、有毒无毒、分经、主治功用、附方等内容。第3部（卷七至八）药性分类，分为气、寒、血、热、痰、湿、风、燥、疮、毒、妇人及小儿，共12门。每门又分若干类。如治气门又分补气清气温凉药、温气快气辛热药、行气散气降气药、破气消积气药4类，每类记述各种药物的具体用途及配伍等，是为本书的特点。

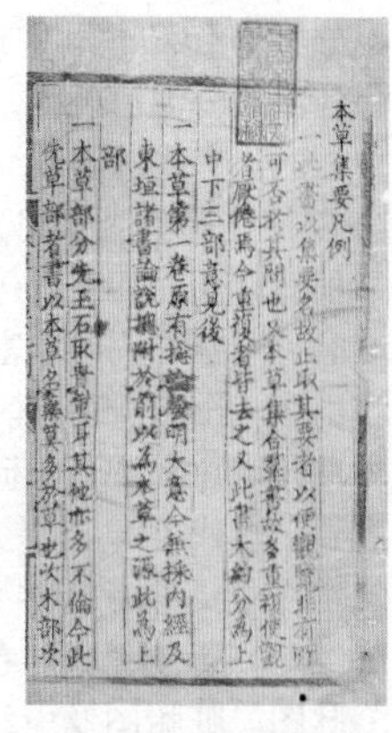
本草集要凡例
一此書以集要名故止取其要者以便觀覽非有所
可否者其附也又本草集合諸書故多重複使覽
者厭倦焉今重複者皆去之又此書大約分為上
中下三部意見後
一本草第一卷原有拾遺發明大意今兼採內經及
東垣諸書論說攙附於前以為本草之源此為上
部
一本草部分先玉石取中貴耳其他亦多不倫今此
先草部者書以本草名蓋藥多於草也次木部次

本草集要

本草简明图说běncǎojiǎnmíngtúshuō 本草著作。4卷。清代高砚五编，刊于1887年。砚五先世高锦龙，尝以《本草纲目》绘图屡经翻刻已失其真，乃撰《本草图经》一书，逐种考订。书成后，旋毁于战火，仅余草部百十种药物。作者以此为基础，再加编绘而成此书。书中收药千余种，均附以药图。其图或自写生绘成，或采西方植物图绘，甚至有据传闻想象而绘成者。笔法细腻，图上或注以药性。现存清光绪石印本。

本草节要běncǎojiéyào 本草著作。南宋张松撰。约成书于1208—1224年。此书早佚，仅存佚文60余条。《宝庆本草折衷》载述此书梗概称此书择取本草常用药，抄节性味、主治之要，合经注之文，统以成段。虽立言简要而亦有所补辑。如自然铜之治风，香薷之治暑，张松均予以补注；另增炉甘石、草果等条。书中未著药物所出州土及收采时月，亦未依次排具部品，另编《续集》，对《本经》药物之注文尤有新的补充。由此可见此书学术内容之一斑。

本草经běncǎojīng 本草著作。见“神农本草经”条。

本草经读běncǎojīngdú 本草著作。见“神农本草经读”条。

本草经集注běncǎojīngjízhù 本草著作。7卷。梁代陶弘景撰于约5世纪末。本书是《神农本草经》较早注本的一种。书中补充了原书“序例”部分，并创用了“诸病通用药”的体例，便于药物检索。在药物方面辑录了原书及《名医别录》（为《本经》以后名医新增的药物）药物各365种，共730种。在三品分类的基础上，进一步分为玉石、草木、虫兽、果、菜、米食及有名未用7类。书中对药物的产地、采用、炮制以及具体临床应用等均有较多新的补充和说明，但其中也宣扬了一些道家的服食丹药等方面的内容。原书早佚，其主要内容仍保存于《证类本草》等书。此外又有在敦煌出土的唐以前写本残卷1种，但仅存其序例部分。1955年群联出版社曾据此出版影印本。

本草经集注吐鲁番古抄本běncǎojīngjízhùtǔlǔfāngǔchāoběn 吐鲁番吐峪沟出土之本草文献。原文献为德藏残片Ch1036R（TⅡT），存12行文字。载有《神农本草经》之豚卵（本条只见有陶弘景注文）、燕屎、天鼠屎、鼹鼠鼠之条文，加以陶弘景注文，与《证类本草》所载《本草经集注》虫兽下品相关条文大致相合。以大字朱书《神农本草经》原文，墨书《名医别录》文，墨书小字记陶注。保存了陶氏撰著之旧貌，创立了本草文献集抄之体例。原卷约抄成于唐高宗李治（649年即位）以前。

本草经集注序录敦煌古抄本běncǎojīngjízhùxùlùdūnhuánggǔchāoběn 敦煌出土本草文献。原文献为日本龙谷大学藏卷子本龙530（MS00530），存724行文字，17米长，是敦煌医药文献中篇幅最长的卷子。原抄于卷子正面，但其背面被用以抄写佛经《比丘含注戒本》，该面被视作正面（卷向里侧），因而今人多认为《本草经集注》抄在背面。内容为梁代陶弘景《本草经集注》卷一《序录》，除开头稍有缺损外（约缺2行），内容基本完整。《序录》前部为对《神农本草经序》13条序文所作的疏解，接次分别陈述了合药分剂料治法则、诸病主治药、解百药毒、服食忌例、凡药不宜入汤酒例、诸药畏恶七情例等内容。开创性地论述了很多中药应用的条例，为后世所沿用。原卷卷末记有“开元六年（718）九月十一日尉迟卢麟于都写本草一卷，辰时写了记”字样，故卷子可能是唐代中期抄成的。

本草经解běncǎojīngjiě 本草著作。见“本草经解要”条。

本草经解要běncǎojīngjiěyào 本草著作。一名《本草经解》。4卷。原题清代叶桂撰。曹禾《医学读书志》卷下陈念祖条谓本书为“姚球撰”，后为书商易以叶桂之名。雍正二年（1724）刊行。本书选录《神农本草经》的药物117种、其他古书中的药物57种，共174种。对《本经》等古书的原文作了必要的注解。各药之后有制方一项，介绍了一些常用的临床处方。1949年后有排印本。

本草经疏běncǎojīngshū 本草著作。又名《神农本草经疏》。30卷。明代缪希雍撰。刊于1625年。本书系将《证类本草》中药物选出490种（其中以《神农本草经》药物为主），分别用注疏的形式，加以发挥，并各附有“主治参互”及“简误”二项，考证药效及处方宜忌等。本书引证文献较为广博。卷一、卷二为续序例上、下；卷三为玉石部上品，其后各卷的编排次序与《证类本草》同；卷三十为补遗药品27种。本书虽名为《本草经疏》，但其中不少引录药物的叙述文字并非《本草经》的原文，而是见于《名医别录》《唐本草》《开宝本草》《嘉祐本草》以及陈藏器《本草拾遗》等书。

本草经疏辑要běncǎojīngshūjíyào 本草著作。8卷。清代吴世铠撰。刊于1809年。本书现存的清刊本附有朱紫垣《痘疹》1卷、吴氏自撰《集效方》1卷，共10卷。系撷采缪希雍《本草经疏》的精要，并适当调整和增补而成。卷一为治疗序例，总论病理与用药宜忌之法甚详；卷二为石金、土、水部。卷三、四为草部；卷五为木部；卷六为人兽部；卷七为禽虫介鱼部；卷八为果部。全书选摘颇精。

本草隽běncǎojùn 本草著作。见“袖珍本草隽”条。

本草考古běncǎokǎogǔ 为考古学与本草学的交叉新领域。出黄璐琦《本草学研究的二重证据——从本草文献考证到本草考古》[科学通报. 2018, 63 (1)]。应用现代考古理论与方法，以考古出土的药物及其相关遗存（药物用具、医药文书等）为对象，探索人类与药物的相互关系，重建中医药文化遗存的时空框架及中医药发展历史，为本草研究提供了新途径。

本草类方běncǎolèifāng 方书。10卷。清代年希尧撰于1735年。本书系将《本草纲目》中的附方分类编辑而成，载方约10000余首，多为单方。分为诸风、痉风、项强、癫痫、卒厥等113类，每类均分列病证及其所用的方药。

本草类要běncǎolèiyào　本草著作。见“医学摘粹”条。

本草蒙筌běncǎoméngquán　本草著作。12 卷。明代陈嘉谟撰。刊于 1525 年。卷首有《历代名医图姓氏》及《总论》，卷一至十二分为草（上、中、下）、木、谷、菜、果、石、兽、禽、虫鱼及人部等 10 部，共 742 种药。每种药均分论其气味升降、有毒无毒、产地、优劣、采集、所行诸经、七情所具、制度、藏留、治疗之宜、应验诸方及药图等，最后并附作者按语。对于各种药物的特征和用途辨析较详，论述药物炮炙，有其独到之处。

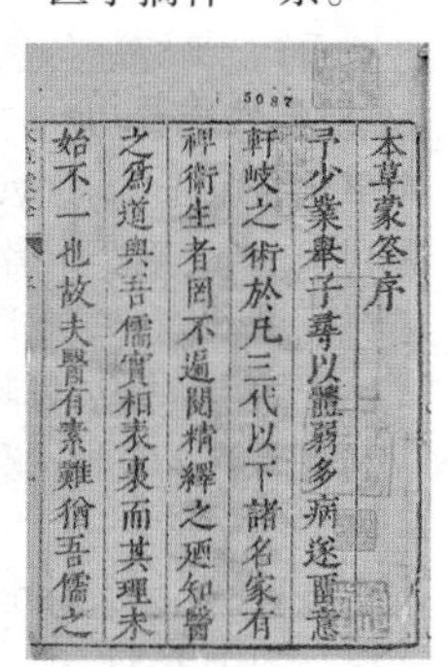
本草蒙筌序
予少業舉子尋以體弱多病遂留意
軒岐之術於凡三代以下諸名家有
裨衛生者罔不遍閱精繹之迺知醫
之為道與吾儒實相表裏而其理未
始不一也故夫醫有素難猶吾儒之

本草蒙筌

本草品汇精要běncǎopǐnhuìjīngyào　本草著作。42 卷。明太医院刘文泰等集体编撰于 1505 年。本书是明代官修的一部本草著作。当时没有刊行。1700 年，清太医院王道纯等又补撰续集 10 卷。本书主要是在《证类本草》一书基础上改编修补而成，共收药物 1815 种。续集又从《本草纲目》等书中增补 990 种。每种药物按名、苗、地、时、收、用、质、色、味、性、气、臭、主、行、助、反、制、治、合、禁、代、忌、解、赝等 24 例予以记述。虽然分类较为细致，彩色药图也较逼真，但其文字部分多抄录古书，缺乏编者的实际经验与新的补充。1949 年后有排印本。

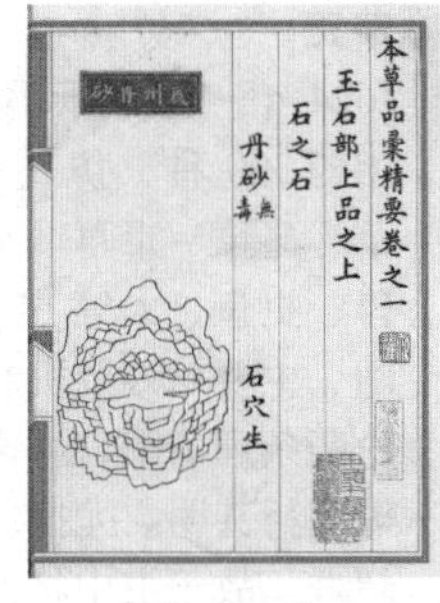

本草品汇精要

本草品汇精要续集běncǎopǐnhuìjīngyàoxùjí　本草著作。10 卷。清代王道纯、汪兆元等撰成于康熙四十年（1701）。作者在校正《本草品汇精要》之余，仿其体例，编成续集。药物资料主要来自《本草纲目》，共录药 498 种（正条 319 种，附条 179 种）。附刊《脉诀四言举要》等。1936 年商务印书馆铅印刊行该书文字部分，与《本草品汇精要》合为一书。1964 年人民卫生出版社再次印行。

本草求原běncǎoqiúyuán　本草著作。又名《增补四家本草原义》。27 卷。清代赵其光辑于约 19 世纪中叶。此书在《本草述》《神农本草经百种录》《本草经解要》《本草经读》四家本草基础上增加种类、补充注释辑编而成。共收药 900 余种。其中有《本经》药物、常用药物及食物。药物分部同《本草纲目》。各药条下杂采众说，间附己意及名医方论治验和附方万余首。今存道光年间刻本。

本草求真běncǎoqiúzhēn　本草著作。10 卷。清代黄宫绣撰。刊于 1769 年。分上、下两篇。上篇为卷一至七，将药物分为补剂、收涩、散剂、泻剂、血剂、杂剂和食物 7 类。每类又据不同药性分为若干节。下篇为卷八、九，分论脏腑病用药及六淫病用药。卷十为药性总论及药物自然分类法目录。全书共收载药物 436 种，卷首附有药图，书中对于每种药物均以气味形质结合医方应用，作了较深入的探讨，并提出了一些个人见解。作者既反对“泥古以薄今”又不同意“厚今以废古”。1949 年后有排印本。

本草权度běncǎoquándù　综合性医书。3 卷。明代黄济之撰。刊于 1535 年。书名本草，实际上以介绍临床各科常见病脉、因、证、治为主，前有五脏虚实、脉法、脉体升降图、经络图、十四经穴等内容。编次不同于一般临床综合性医著，辨证颇多心得，治法亦较简要。

本草三家合注běncǎosānjiāhézhù　本草著作。一名《神农本草经三家注》《本草三注》。6 卷。清代郭汝聪集注。刊于 1803 年。本书系将张志聪《本草崇原》、叶桂（一作姚球）《本草经辑要》及陈念祖《本草经读》三书的注释予以合编，内容无新的补充。

本草三注běncǎosānzhù　本草著作。见“本草三家合注”条。

本草诗笺běncǎoshījiān　本草著作。10 卷。清代朱钥撰。刊于 1739 年。全书药物分为诸水、诸火、诸土、诸金、诸石、卤石、山草、芳草、隰草、毒草、蔓草、水草、石草、苔草、诸米、诸菜、诸果、水果、诸味、香木、乔木、灌木、寓木、苞木、脏器、诸虫、龙蛇诸介、诸禽、诸兽、人等部，共 872 种药物。每药编为七言诗，以便初学习诵。

本草实录běncǎoshílù　本草著作。1 卷。元代王好古撰。撰年不详。本书重点论述药性理论，其中包括五脏苦欲补泻药味、脏腑泻火药、药象法类、用药心法、制方之法、用药分两及炮炙、汤药煎造、服药活法、汤液本草等。

本草拾遗běncǎoshíyí　本草著作。见《唐书·艺文志》。10 卷。唐代陈藏器撰。据《嘉祐本草》所引书传称：“《本草拾遗》，唐开元中京兆府三原县尉陈藏器撰。以《神农本经》虽有陶（弘景）苏（敬）补集之说，然遗逸尚多。故别为序例一卷，拾遗六卷，解纷三卷，总目《本草拾遗》。”《本草纲目》评价此书“博极群书，精核物类，订绳误谬，搜罗幽隐”。原书虽佚，但佚文可见于《证类本草》等书中。

本草述běncǎoshù　药物学著作。32 卷。清代刘若金撰。刊于 1700 年。作者依《本草纲目》的分类次序，编集 691 种药物，分为水、火、土、金等 30 部。每种药物精选各家学说，删去浮词及迷信部分重新编纂而成。书中根据前人论述，以阴阳升降的理论与脏腑经络的关系解释药性，在本草理论与临床方面均有一定的参考价值。

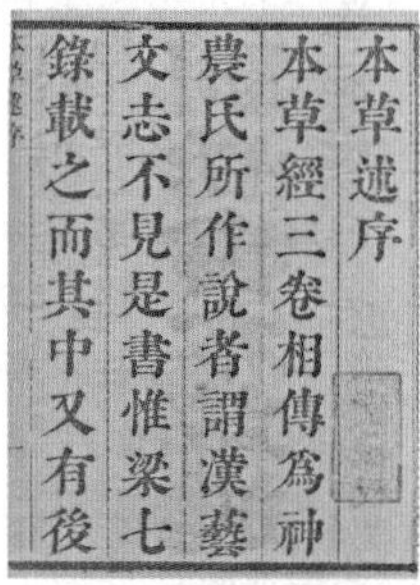
本草述序
本草經三卷相傳為神
農氏所作說者謂漢藝
文志不見是書惟梁七
錄載之而其中又有後

本草述

本草述钩元běncǎoshùgōuyuán　本草著作。32 卷。清代杨时泰重辑，刊于 1842 年。本书系《本草述》一书的摘要改编本。由于《本草述》在字数与文体等方面仍较繁冗，故杨氏在不变其药数、次序、分类的基础上，再一次删去十分之四的次要内容，重新分析整理编纂而成本书。是一部提要钩玄的药物专著。1949 年后有排印本。

本草思辨录běncǎosībiànlù　本草著作。4 卷。清代周岩撰。刊于 1904 年。本书主要根据《伤寒论》《金匮要略》二书立方之义，就 128 种药物的药性进行了讨论，认为《神农本草经》等书是经典，不能轻易改动，并对李时珍、刘若金、邹润安、徐大椿、陈念祖等医药学家所述药性理论提出了某些不同的见解。现有《珍本医书集成》本。

本草通玄běncǎotōngxuán　本草著作。2 卷。明代李中梓撰。约刊于明末。1667 年又经尤乘增订，收入《士材三书》中。李氏将药物分为草、谷、木、菜、果、寓木、苞木、虫、鳞、介、禽、兽、人及金石等 14 部，共收药物 341 种。重点叙述了每种药物的临床应用。末附用药机要及引经报使、针灸要穴图等。

本草图经běncǎotújīng　本草著作。简称《图经》。❶宋代苏颂等编撰。一名《图经本草》。20 卷，目录 1 卷。书成于 1061 年。本书搜集全国各郡县的草药图，参考各家学说整理而成。《本草纲目》评价此书“考证详明，颇有发挥。但图与说异，两不相应，或有图无说，或有物失图，或说是图非”。原书已佚，佚文及图见于《证类本草》。现有辑佚排印本。❷指《新修本草》的《图经》部分。详“新修本草”条。

本草万方针线běncǎowànfāngzhēnxiàn 方书。8卷。清代蔡烈先辑于1712年。本书将《本草纲目》中所附的单方（包括全部附方以及发明项下的个别处方）按病证分类编成索引。每一病证均记明其所在卷、页数。内容分为通治部、外科、女科、儿科、上部、中部、下部，共7部，105门。每门分列各种病证，计收集单验方15000余条。是《本草纲目》有关病证治疗方剂的一种检索工具书。

本草问答běncǎowèndá 本草著作。2卷。清代唐宗海撰。刊于1893年。本书乃唐氏和他的学生张士让就本草学中的一些理论问题所作的问答整理。书中对于中西医药的不同理论观点以及中药药性与人体医疗的相互关系等均作了探讨。现有《中西汇通医书五种》本。

本草选běncǎoxuǎn 本草著作。一名《本草发明切要》。明代张三锡撰，王肯堂校。本书据《本草纲目》中已载药物，选出其中的600余种，并按原书分类方法，分为山草、水草、毒草等27类。每种均记其地道、修治、气味、主治及发明等项，是《本草纲目》的一种节录本。现有明代《医学六要》刊本。

本草衍义běncǎoyǎnyì 本草著作。20卷。宋代寇宗奭撰。刊于1116年。本书根据作者在药材鉴别和药物应用方面的多年实践经验，将《（嘉祐）补注神农本草》中的470种释义未尽的药物，详加辨析论述。书中不仅提出了许多鉴别药物真伪优劣的方法，而且载录一些实际病例扩大了药物应用。特别是作者反对迷信地服食丹药，提倡正确使用人工化学药品的思想在本书中有较明确的反映。1949年后有排印本。

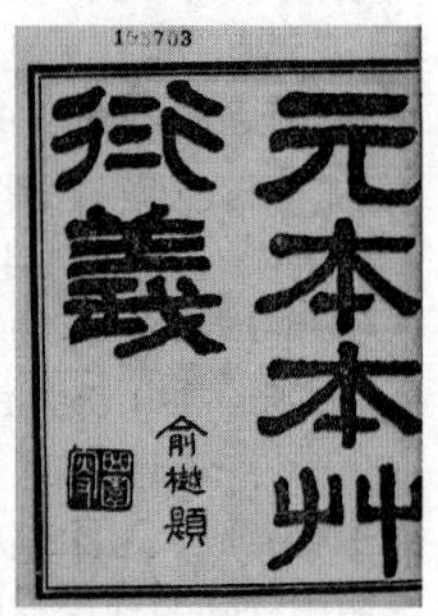

本草衍义

本草医方合编běncǎoyīfānghébiān 本草医方著作。清代汪昂撰。刊于1694年。系《本草备要》与《医方集解》的合刊本。见各条。

本草饮食谱běncǎoyǐnshípǔ 本草著作。1卷。清代文晟辑，费伯雄鉴定。刊于1850年。本书将可以疗病的食物本草分为谷、豆、菜、瓜、果、味、禽、兽、鱼、虫等10部，共约200种，每种列述性味、采用、主治及宜忌等，内容简要。

本草用法研究běncǎoyòngfǎyánjiū 本草著作。周志林编。本书按药物功用分为22类，共收药物800余种。对各种药物分别记述其品状、成分、性味、归经、功效、配合、研究等项，除引录古人学说外，并附作者的见解。1941年由中华书局出版。

本草原始běncǎoyuánshǐ 本草著作。12卷。明代李中立撰。刊于1612年。本书将药物分为草、木、谷、菜、果、石、兽、禽、虫、人10部，收集药物近500种，每种先以小字记其产地、形态、气味，次以大字记其主治，首载《神农本草经》原文，次引《名医别录》，又综述各家之说。所绘药图，多为作者根据实物绘制（见马应龙序），比较逼真，并附有说明。

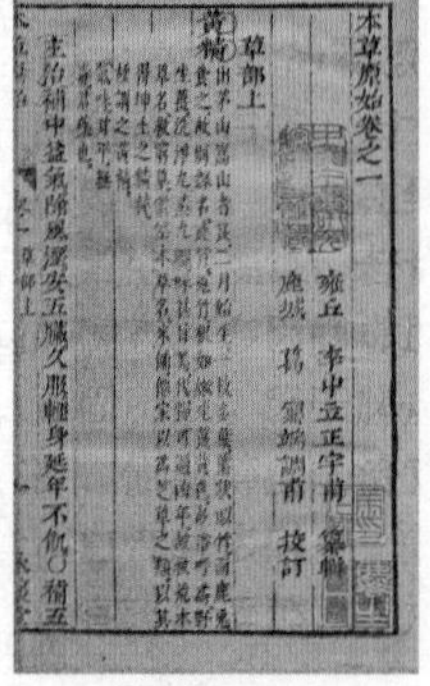
本草原始

本草韵语běncǎoyùnyǔ 本草著作。❶清代何梦瑶撰。2卷。刊于1872年。作者将药物分为草、木、果、谷、菜、金石、虫介等类，并以韵语的形式介绍316种常用药，内容比较简要。❷清代陈明曦撰。2卷。约刊于1895年。全书共载药物273种，分别编成七言歌诀，并附以注释及按语，供初学之用。

本草征要běncǎozhēngyào 本草著作。2卷。明代李中梓撰。刊于1637年。本书原系《医宗必读》卷三、卷四之内容。书中将药物分为草、木、果、谷、菜、金石、人兽、禽、虫、鱼等10类，共352种药物，每药编成对偶联句，以便初学诵习，并附加按语说明。

本草正běncǎozhèng 本草著作。2卷。明代张介宾撰于1624年。为《景岳全书》卷四十八、四十九。书中择常用药300种，仿《本草纲目》编述，分山草、隰草、芳草、蔓草、毒草、水石草、竹木、谷、果、菜、金石、禽兽、虫鱼、人等14部，次第介绍其别名、性味厚薄及阴阳、主要功效及机制、临床运用范围、注意事项等。作者论药条理清晰，主论持平。相似药物功效比较、药物配伍等阐析甚明。尤擅用熟地，论其功治配伍、炮制等，见解超群。故于书中将人参、熟地、附子、大黄作为药之“四维”以扶阳救阴。

本草正义běncǎozhèngyì 本草著作。2卷。清代张德裕撰。刊于1828年。本书以药性分类，计甘温、甘凉、发散、气品、血品、苦凉、苦温、苦寒、辛热、毒攻、固涩、杂列，共12类，361种药物。叙述简要，有一定参考价值。

本池běnchí 经穴别名。出《针灸甲乙经》。即廉泉。详该条。

本而标之běn'érbiāozhī 治则术语。出《素问·标本病传论》。指标病与本病并见时，一般先治其先发病（本），后治续发病（标）。王冰注：“本而标之，谓有先病，复有后病也。以其有余，故先治其本，后治其标也。”

本节běnjié ❶骨骼部位名。指掌关节或趾跖关节的圆形突起部。《灵枢·骨度》：“腕至中指本节长四寸，本节至其末长四寸半。”❷泛指近端的指（趾）骨。《医宗金鉴·正骨心法要旨》：“指之后节曰本节。”

本经běnjīng 即《神农本草经》。详该条。

本经便读běnjīngbiàndú 本草著作。4卷。清代黄钰撰。刊于1869年。作者因陈修园《本草经读》一书所辑《本经》的原文词旨简奥，语句参差，难于诵记，乃编成对偶谐韵的联句，删去原注。载药580余种，以供初学之用。

本经逢原běnjīngféngyuán 本草著作。4卷。清代张璐撰。刊于1695年。分水、火、土、金、石、卤石、山草、芳草、隰草、毒草、蔓草、水草、石草、苔草、谷、菜、果、水果、味、香木、乔木、灌木、寓木、苞木、脏器、虫、龙蛇、鱼、介、禽、兽、人等32部，收集药物700余种。每种先记其性味、产地、炮制，次记以《本经》原文（不属于《本经》药物者除外），次为发明，杂引各家之说及附方。本书虽以《本经》命

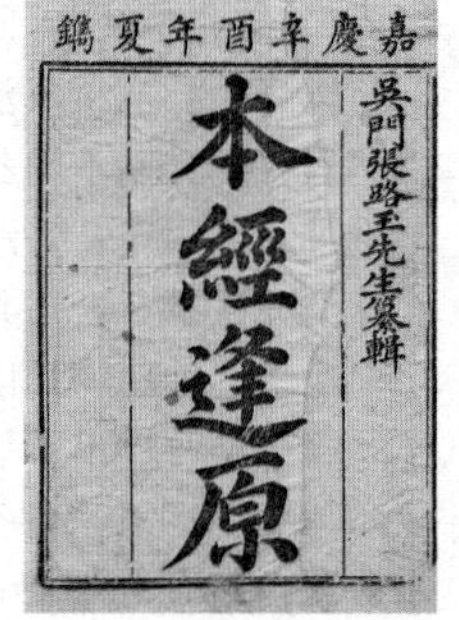

本经逢原

名，实际上并非全录《本经》药物，更多收载的是后世常用药。其分类取材以《本草纲目》为主，论述中则颇多个人见解与经验心得。1949年后有排印本。

本经疏证běnjīngshūzhèng　本草著作。12卷。附《本经续疏》6卷，《本经序疏要》8卷。清代邹澍撰。刊于1832年。本书以分析《伤寒论》《金匮要略》等书医方中药物配伍的理论来注疏《神农本草经》。其中《疏证》载药物173种，《续疏》载药142种，共315种。而《本经序疏要》系将《神农本草经》等书中的"序例"文字，参照古医方的具体应用，以注解、说明的方式编写而成。1949年后有排印本。

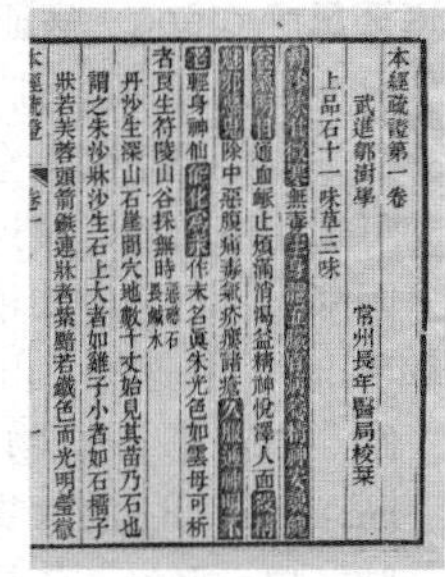

本经疏证

本经序疏要běnjīngxùshūyào　本草著作。见"本经疏证"条。

本经续疏běnjīngxùshū　本草著作。见"本经疏证"条。

本经选穴法běnjīngxuǎnxuéfǎ　即循经选穴法。详该条。

本末běnmò　❶标本的同义词。❷指病情发展经过之始终。《灵枢·禁服》："必审按其本末，察其寒热，以验其藏府之病。"

本神běnshén　❶经穴名。代号GB13。出《针灸甲乙经》。属足少阳胆经。位于头正中线旁开3寸，入前发际0.5寸处。或于神庭穴与头维穴间连线的内三分之二与外三分之一交点处取穴（《铜人针灸腧穴图经》）。另说"在曲差两旁各一寸五分，在发际"（《针灸甲乙经》）；"在临泣外一寸半"（《医学入门》）；"在临泣旁一寸"（《针灸集成》）。布有额神经外侧支，并有颞浅动、静脉额支和额动、静脉外侧支通过。主治头痛，目眩，颈项强痛，癫痫；以及眶上神经痛等。沿皮刺0.3～0.5寸。艾条灸5～10分钟。❷《灵枢》篇名。神，指人体的精、神、魂、魄、心、意、志、思、智、虑等精神活动。本文指出，凡刺之法，必本于神，故名。内容论述神的概念、作用及与养生的关系。具体指出七情太过会使精神活动发生变异，伤及五脏，形成各种病变，因而诊治时应善于观察患者的神志变化，并根据这些变化施以相应的治疗。最后讨论了神、魂、魄、意、志与五脏虚实的关系。

本事鳖甲丸běnshìbiējiǎwán　《杂病源流犀烛·脏腑门》卷一方。鳖甲、五味子、地骨皮。为末，炼蜜为丸，食前盐汤送下。治久咳肺阴虚者。

本事方běnshìfāng　方书。见"普济本事方"条。

本事方释义běnshìfāngshìyì　方书。10卷。旧题清代叶桂释义。撰于1745年。作者注释《本事方》的重点是该书所记载的药物配伍、药性和归经等内容。原系稿本，1814年由叶氏曾孙叶澹安校勘原文后予以刊行。

本事方续集běnshìfāngxùjí　方书。又名《续本事方》。10卷。宋代许叔微撰。约刊于12世纪中期。本书为补充《本事方》而作。包括治诸虚进食生血气、治诸积热等疾、治诸风等疾等22类。收载300余方，间附治验及论述。

本输běnshū　《灵枢》篇名。本篇对各经的重要腧穴作了推本求原的论述，故名。主要论述五脏六腑与经脉之气在肘膝关节以下出入流注经过的所在，指出了井、荥、输、原、经、合等要穴分布在四肢肘、膝关节以下的特定部位，起着沟通表里经脉的作用。并叙述了手、足六阳经与任、督二脉在颈项间的要穴。最后指出脏腑相合的关系和作用及四季取穴的常法等。

本味běnwèi　指食物的自然之味。出《吕氏春秋·本味篇》。朱丹溪主张用食物本味来养生，《格致余论·茹淡论》："天之所赋者，谷菽菜果，自然冲和之味，有食人补阴之功。"天然食品往往更符合人体生理的需要，不加五味调和的原始之味，只要食品本身符合卫生条件，便是最理想的养脏之味。

本心斋疏食谱běnxīnzhāishūshípǔ　食谱著作。1卷。宋代陈达叟编。约撰于1276年。"疏"通"蔬"，指素食，故本书是素食食谱。所记20个素食品种中，原料备品7种，菜品13种。在对每一种菜品作简要介绍后，都附有十六字的"赞"，至今仍有参考价值。现有清嘉庆十七年壬申（1812）虞山张氏刻本。

本虚标实běnxūbiāoshí　本的性质为虚，标的性质为实。有4种情况。❶原来的旧病为虚证，而后发的新病为实证。❷病人的体质虚而感受实邪。❸因体质虚而致气血郁结，气化无权。如气虚而致血瘀，或脾肾虚而致痰饮、水肿、饮食积滞等。❹病的本质属虚，但表现出类似实证的假象，即"真虚假实"。

本药běnyào　《喉症全科紫珍集》卷上方。川乌、草乌、何首乌、乌头、煅龙骨、象牙、青黛、硼砂、儿茶各一钱，血竭、珍珠、制乳香、制没药、青鱼胆（于冬至前七日，杀鱼取胆，勿用水洗，埋向阳土中，深三尺，翌年立春取出风干）、冰片各五分，金银花一钱（半生，半炙），麝香五厘。为细末，每用少许，吹患处。治咽喉诸症，需用刀针刺割者。

本元běnyuán　出《素问遗篇·刺法论》。即元气。详该条。

本脏běnzàng　《灵枢》篇名。原作"本藏"。本篇探究脏腑的本原，故名。主要论述人体五脏六腑在性质、形态和位置方面存在的差异，说明其对健康的影响。同时又指出五脏配合六腑、外与体表皮毛等名有相应的关系。

本脏自病痉běnzàngzìbìngjìng　病证名。小儿痉病之一，又名虚热痉。即肝血亏虚而致的痉证。清代吴鞠通《解儿难》："肝主血，肝以血为自养，血足则柔，血虚则强，故曰本脏自病。"临床见于温热病后期，因汗多亡血而致，如急性中毒性脑病。治当育阴柔肝，六味地黄丸、复脉汤、三甲复脉汤、大小定风珠皆可选用。

本藏běnzàng　《灵枢》篇名。现作本脏。详该条。

beng

崩bēng　病证名。指非经期阴道大量出血。即妇女的血崩病。由于阳盛阴虚，迫血妄行而成。《素问·阴阳别论》："阴虚阳搏，谓之崩。"参见"血崩""崩中"条。

崩大碗bēngdàwǎn　中药材。见《广州植物志》。为积雪草之别名。详该条。

崩漏bēnglòu　病名。见《济生方》。亦名崩中漏下。崩，指不在经期突然阴道大量出血，来势急骤，出血如注；漏是出血量少，淋沥不止，或经期血来，量少而持续日久不止者，前人以其出血淋沥不断，如器之漏，故名。在发病过程中，二者常易互相转化，如崩血渐少可能致漏，漏势发展又可转变为崩。因此，临床不易截然分开，故多以崩漏并称。本病多发生于青春期及更年期妇女。多因血热、气虚、肝肾阴虚、血瘀、气郁等致冲任

B

不固而成。治崩要以止血为先，以防晕厥虚脱，待血少或血止后，可审因论治，亦即急则治标，缓则治本。参见“血崩”“漏下”等条。

崩漏下血夹水bēnglòuxiàxuèjiāshuǐ 病证名。见《医宗金鉴·妇科心法要诀》。病因饮食不节，或劳伤形体，损伤脾胃，不能摄血归源；或素有心气不足，复因饮酒劳倦，致令心火乘脾所致。症见崩漏下血夹有水湿，或每日水泻一二次，气短，怠惰嗜卧，疲倦乏力。如形体不甚虚弱者，治宜先胜其湿，方用调经升阳除湿汤；如元气已虚弱者，治以补中胜湿法，用补中益气汤（重用人参）。

崩沙bēngshā 病证名。系指患牙疳而上下唇破，鼻穿并牙齿落者。《幼幼集成》卷四：“牙疳者，初作臭气，次则齿牙黑，甚则龈肉烂而出血，名为宣露，此由肾热。其气直奔上焦，故以走马为喻，宜速治之；若上下唇破鼻穿齿落者，名曰崩沙。”宜结合全身情况辨证施治之。参见走“马牙疳”“牙疳”等条。

崩砂bēngshā 病证名。出《小儿药证直诀》。即崩沙。详该条。

崩砂风bēngshāfēng 病证名。见《喉科秘诀》卷下。即大水风。详该条。

崩砂甘口风bēngshāgānkǒufēng 病证名。《奇效良方》卷六十一：“崩砂甘口风，自舌下、牙龈上下肿赤，口内作臖如汤热，牙龈渐甚烂者，亦能脱齿。”即崩砂疳口风。详该条。

崩砂疳口风bēngshāgānkǒufēng 病证名。见《杂病源流犀烛》卷二十四。多由心脾之热内蕴，胃中腐气熏蒸所致。《咽喉经验秘传》：“舌下牙根上肿赤，口内作臖、作热，牙根渐烂，亦脱牙为患。”治宜清胃泻火、解毒。可选用三黄凉膈散、清胃散、导赤散等加减。

崩砂口疳风bēngshākǒugānfēng 病证名。见《喉科泄秘》卷上。即崩砂疳口风。详该条。

崩中bēngzhōng 病证名。以妇女月经非时而下，突然大量下血不止为常见症的月经病。《诸病源候论》卷三十八：“崩中者，腑脏伤损，冲脉任脉血气俱虚故也。冲任之脉，为经脉之海，血气之行，外循经络，内荣腑脏，若无伤则腑脏平和而气调，适经下以时，若劳动过度，致腑脏俱伤，而冲任之气虚，不能约制其经血，故忽然暴下，谓之崩中。”参见“血崩”条。

崩中漏下bēngzhōnglòuxià 病证名。即指崩漏。《诸病源候论》卷三十八：“崩中之状，是伤损冲任之脉。冲任之脉皆起于胞内，为经脉之海，劳伤过度，冲任气虚，不能约制经血，故忽然崩下，谓之崩中。崩而内有瘀血，故时崩时止，淋沥不断，名曰崩中漏下。”参“崩漏”条。

崩中漏下五色bēngzhōnglòuxiàwǔsè 病证名。出《诸病源候论》卷三十八。经血崩下而夹瘀血在内，以致淋沥不断，谓之崩中漏下。多因劳伤过度，冲任气虚不能统摄经血，致忽然崩下，或漏下淋沥不止。其夹有五色者，古人认为乃随各脏之虚而出现赤、白、青、黄、黑等不同颜色。

崩中五色俱下bēngzhōngwǔsèjùxià 病证名。指崩下之血杂有五色。《诸病源候论》卷三十八：“五脏皆禀血气，五脏之色，随脏不同，伤损之人五脏皆虚者，故五色随崩俱下。”

bi

逼牙风bīyáfēng 病证名。见《喉危治异》。多由阳明邪热上冲，或肾水虚亏，虚火上炎，致满口牙齿动摇，牙缝出血，或龈肉呈红紫色。属邪热上冲所致者，宜清热泻火，可选用清胃散、黄连解毒汤等加减；属虚火上炎者，宜滋阴降火，可选用知柏地黄汤加减。

荸荠bíqí 中药材。出《日用本草》。又名乌芋、地栗、马蹄。为莎草科植物荸荠 *Eleocharis tuberosa* (Roxb.) Roem. et Schult. 的球茎。我国大部分地区均产。甘，寒。入肺、胃，肝经。清热凉血，化痰，消积，除翳。①治热病烦渴，痰热咳嗽，矽肺，咽喉肿痛，口腔炎，瘰疬。②治黄疸，热淋，膈气，痞积，血痢，便血，血崩，高血压病。内服：煎汤，60～120g；或捣汁饮。③取汁滴目或澄粉配眼药点目，治目赤热痛及障翳。本品含荸荠素，对金黄色葡萄球菌及大肠埃希菌等有抑制作用。

荸荠苗bíqímiáo 中药材。见《苏州本产药材》。即通天草。详该条。

鼻bí 五官之一。又名明堂。隆起于面部中央。上端连于额部，名为頞，又名山根、下极、王宫。前下端尖部高处，名为鼻准，又名准头、面王、鼻尖。鼻准两旁圆形隆起部分，名为鼻翼。鼻之下部有两孔，名为鼻孔。頞以下至鼻准，有鼻柱骨突起，又名鼻梁、天柱。鼻孔内有鼻毛。鼻孔深处称为鼻隧。鼻为呼吸出入之门户，为肺之窍。《素问·金匮真言论》：“西方白色，入通于肺，开窍于鼻。”鼻病多与肺脏有关，或与脾胆等脏有关。《灵枢·脉度》：“肺气通于鼻，肺和则鼻能知香臭矣。”《素问·刺热论》：“脾热病者鼻先赤。”《素问·气厥论》：“胆移热于脑，则辛頞鼻渊。”

鼻赤bíchì 病证名。见《平治荟萃》卷三。即酒齄鼻。详该条。

鼻冲bíchōng 经穴别名。出《针灸甲乙经》。即曲差。见该条。

鼻臭bíchòu 病名。鼻出臭气，流出脓样黄浊涕，多属风火热毒郁蒸鼻窍的鼻渊症（相当于副鼻窦炎）。恶臭难闻，鼻涕带血丝，颈部有肿块者，可能为晚期鼻咽癌。

鼻穿bíchuān 经外奇穴别名。见《针灸经外奇穴治疗诀》。即穿鼻。见该条。

鼻疮bíchuāng 病名。见《诸病源候论》卷二十九。《医宗金鉴》卷六十五：“此证生于鼻窍内，初觉干燥疼痛，状如粟粒，甚则鼻外色红微肿，痛似火炙。由肺经壅热，上攻鼻窍，聚而不散，致成此疮。”宜清热解毒。内服黄连解毒汤加桔梗、紫花地丁、蒲公英等。如反复生疮，可服六味地黄汤加麦冬、菊花、连翘之类。外涂黄连膏、芙蓉膏。

鼻大衄bídànǜ 病证名。亦称大衄。指鼻大量出血并见口、耳一齐出血。《诸病源候论·鼻病诸候》：“鼻大衄者，是因鼻衄而口耳鼻皆出血，故云鼻大衄也。”多因劳伤过度，脏腑生热，热乘血气而致。用远志汤、苦参汤、牡蛎散（见《圣济总录》卷七十）。参见“大衄”“鼻衄”条。

鼻道bídào 见《医学入门》。即鼻隧。详该条。

鼻疔bídīng 病名。见《外科启玄》。即疔疮之生于鼻内者。《医宗金鉴》卷六十五：“此证生于鼻孔内，鼻窍肿塞，胀痛引脑门，甚则唇腮俱作浮肿，由肺经火毒凝结而成。”治宜大剂量清热解毒，佐以止痛排脓，临症须密切观察，预防疔疮走黄。详见“疔疮”条。

鼻洞bídòng　出《灵枢·忧恚无言》。即鼻孔。详该条。

鼻窦痰包bídòutánbāo　病名。即以鼻塞，嗅觉障碍，头昏胀闷，鼻内泌出蛋清样涕，或按压局部胀痛不适等为主要表现的鼻部疾病。

鼻多涕bíduōtì　症名。鼻塞不通而多涕液。《圣济总录》卷一百八十：“肺开窍于鼻，肺气不和，风冷乘之，使气道遏而不通，则风冷与气上畀，蒸而为液，其液复畀于下，故令鼻多涕。”治法见“涕液不收”条。

鼻风bífēng　病证名。指新生儿鼻塞而不能吮乳者。明代秦景明《幼科金针》：“小儿生下三朝五日，忽然鼻塞弗乳，不能开口呼吸，此乃保母鼻风吹入小儿囟门，宜清风散（防风、荆芥、羌活、蝉蜕、川芎、藿香、陈皮、甘草、桔梗、僵蚕）治之。”

鼻疳bígān　病名。见《外科启玄》卷八。即鼻疳疮。详该条。

鼻疳疮bígānchuāng　病名。见《圣济总录》卷一百一十六。又名鼻疳、鼻疳蚀、鼻疮、䘌、疳鼻等。小儿多患。多因肺胃积热，或由风湿之气壅成内热所致。本症以鼻下两旁生疮，赤痒，或连唇生疮，渗液浸淫，糜烂为主，甚而波及鼻孔。间或伴有消瘦、潮热，或咳逆，或下痢等症。治宜清肺胃湿热。外敷黄连粉；或用儿茶五钱，轻粉、雄黄各一钱，冰片一分，为细末，外敷；或外涂青蛤散。参见“鼻疮”条。

鼻疳蚀bígānshí　病名。见《证治准绳·杂病》。即鼻疳疮。详该条。

鼻干bígān　症名。见《素问·热论》。为多种疾病常见症状之一。由风热所致者，症见头痛发热，鼻内干燥，脉浮。治宜辛凉解表，用麻杏石甘汤加减。由肺燥所致者，症见鼻燥，鼻咽干，无涕，唇口干渴；或伴有干咳，咯血，舌红，苔干而白等症。治宜养阴清肺，用清燥救肺汤加减。由肾阴亏损所致者，症见鼻干，潮热，盗汗，舌红少津，脉细数。宜养阴润燥，用六味地黄丸加麦冬、玄参。阴虚肺燥所致者，症见口燥鼻干，呼吸不利，咽痛口糜，五心烦热，耳鸣目花。宜养阴清肺，用养阴清肺汤加减。

鼻干无涕bígānwútì　病证名。出《太平圣惠方》第三十七卷。肺气通于鼻主于涕，若肺脏有热，则津液干燥，所以鼻干无涕。如口干烦躁，夜卧不安者，宜木通散（木通、麦冬、升麻、知母、犀角、甘草、杏仁、栀子仁）。

鼻槁bígǎo　病证名。《难经·五十八难》：“毛发焦，鼻槁，不得汗。”槁，枯槁也（《说文》）。多因外感热病或肺阴亏虚，致鼻失荣润引起。鼻中少涕，干燥枯槁。此证可见于热性病。宜润肺生津，用清燥救肺汤加减。今之干燥性鼻炎、萎缩性鼻炎也称鼻槁。

鼻隔bígé　解剖部位。见《医学入门》。指鼻中隔。

鼻骨bígǔ　解剖学同名骨。长方形，左右两块构合，支撑鼻背。

鼻鼾bíhān　症名。指睡眠中发出鼻息声的表现。

鼻汗bíhàn　症名。指鼻上局部多汗。《医林绳墨·汗》：“或有鼻汗者，凡遇食饮汤饭，则鼻上多汗，此肺虚乘热也。宜以益肺凉血，可用人参固本丸。”

鼻洪bíhóng　病证名。《大明诸家本草》：“茜草……止鼻洪。”指鼻衄之甚者。参见“鼻大衄”条。

鼻环bíhuán　经外奇穴名。出《刺疗捷法》：“在鼻两旁环笑缝中。”即鼻翼向外隆突最高点与面相接之处。主治疔疮等。沿皮刺0.3～0.5寸，或点刺出血。

鼻环疔bíhuándīng　病名。《疔疮要诀》：“此疔生在笑缝中。”位在鼻翼两旁。即鼻疔。参见“鼻疔”“迎香毒”条。

鼻尖bíjiān　即鼻准。详该条。

鼻交bíjiāo　见“鼻交頞中”条。

鼻交頞中bíjiāoèzhōng　经外奇穴名。《千金翼方》：“鼻交頞中一穴……亦宜灸，然不如针。此主癫风，角弓反张，羊鸣，大风；青风，面风如虫行，卒风，多睡健忘，心中愦愦，口禁倒不识人；黄疸，急黄，八种大风，此之一穴，皆主之。”无具体位置记述。《中国针灸学》改称鼻交，定位于鼻骨最高处微上陷中。沿皮刺0.3～0.5寸。

鼻茎bíjīng　即鼻柱。详该条。

鼻疽bíjū　病名。出《证治准绳·杂病》。鼻疽生于鼻柱，属太阴肺经风热及上焦郁火所致。《疡医大全》卷十二：“初起鼻柱壅肿，两窍不通，焮痛。”多经过化脓而愈。治宜清热解毒，常以银花甘草汤加麦冬、花粉、赤芍、当归。如因忧思内伤而成者，又当以固肺脾为主。参见“痈疽”条。

鼻菌bíjūn　病名。❶鼻息肉别名。见该条。❷鼻道恶性肿瘤。

鼻孔bíkǒng　七窍之一。位于鼻翼下方的孔窍。是呼吸空气出入的通道。古人认为，观察鼻孔的出气可以测候膀胱水道是否通利。《灵枢·师传》：“鼻孔在外，膀胱漏泄。”

鼻孔扇张bíkǒngshānzhāng　症名。作“鼻孔煽张”。指鼻孔两翼张合的症象。《医学心悟·鼻》：“若见鼻孔煽张，为肺气将绝之证也。”《医述·鼻》引林慎菴：“鼻扇有虚实新久之分，不可概为肺绝，初病鼻扇，有邪热风火壅塞肺气，实热居多；久病鼻扇喘汗，是为肺绝不治。”

鼻孔煽张bíkǒngshānzhāng　即“鼻孔扇张”，详该条。

鼻沥血bílìxuè　病名。出《兰台轨范》卷五。即鼻衄。详该条。

鼻梁bíliáng　解剖部位。见《证治准绳·杂病》。即鼻柱。详该条。

鼻流清涕bíliúqīngtì　症名。古称鼻鼽。指鼻腔内时流清水样黏液。多由肺卫不固，风寒侵袭鼻窍所致。《中藏经·论肺脏虚实寒热生死顺逆脉证之法》：“肺气通于鼻，和则能知香臭矣，有寒则善咳……实则鼻流清涕。”《杂病源流犀烛·鼻病源流》：“有鼻鼽者，鼻流清涕不止，由肺经受寒而成也。”症见突然发作，鼻腔作痒，喷嚏不已，鼻塞时流清涕等。治宜宣肺疏散。方用苍耳散、温肺止流丹、细辛膏等。如反复发作者，加黄芪、白术等药。

鼻流浊涕bíliúzhuótì　症名。指鼻腔流出稠厚浊液。见《医学入门·鼻》。《杂病源流犀烛·鼻病源流》：“鼻渊其症，鼻流浊涕或稠涕。”详“鼻渊”条。

鼻聋bílóng　症名。指鼻不闻香臭。《外科大成》卷三：“鼻聋者，为不闻香臭也。”此乃鼻病中一种常见的症状。治宜审证求因，辨证用药。

鼻毛bímáo　附于鼻黏膜的毫毛，亦称鼻须。具有防止灰尘入侵，保持鼻腔清洁及鼻道通畅的作用。

鼻煤bíméi　症名。系指鼻孔色黑如煤。见《疫痧草》卷中。由肺热炽盛、热毒熏灼鼻窍致鼻孔煤黑。症见鼻干、鼻气灼热、鼻翼扇动、鼻孔黑燥，口干欲饮。治宜清热泻火。可选用加减普济消毒饮。若鼻窍出血者，可酌加凉血止血之品。

鼻鸣bímíng 症名。鼻窍窒塞，呼吸不利，气息出入通气欠佳之鼻窍而发出之声音。《伤寒论·辨太阳病脉证并治》："太阳中风，阳浮而阴弱，阳浮者热自发，阴弱者汗自出，啬啬恶寒，淅淅恶风，翕翕发热，鼻鸣干呕者，桂枝汤主之。"多由外邪犯人，邪客于肺系，肺气不宣则鼻鸣。

鼻䘌疮bínìchuāng 病名。发生于鼻孔周围的一种湿疡。出《医宗金鉴》卷六十五。由风热客于肺经，或经常流涕，刺激鼻及其周围皮肤而成。症见鼻孔周围皮肤出现色紫溃烂，脓汁浸淫，痒而不痛，以小儿为多见。治宜清热除湿。内服泽泻散或牛黄上清丸，外敷青蛤散。即鼻孔口湿疹。

鼻衄bínǜ 病证名。又名衄血、鼻沥血。《诸病源候论》卷二十九："脏腑有热，热乘血气，血性得热即流溢妄行，发于鼻者，为鼻衄。"因肺热上壅所致者，症见鼻衄鼻干，咳呛少痰。宜清泄肺热，用桑丹泻白散加减。因胃热熏蒸所致者，有鼻衄鼻干，兼口臭烦渴等症。宜清解胃热，用玉女煎加减。因肝火偏旺所致者，鼻衄而头痛眩晕，目赤善怒，宜清肝泻火，用龙胆泻肝汤加减。阴虚于下，阳浮于上而鼻衄者，症见六脉浮大无力，两尺尤弱。宜引火归元，潜镇浮阳，用金匮肾气丸加减。因肺肾阴虚所致者，鼻衄而潮热盗汗，头晕耳鸣，脉细数。宜滋养肺肾，用知柏地黄丸加减。有因外伤所致者，宜用棉片蘸药塞鼻止血。因热性疾病或鼻部癌症等所致者，当先治其主要疾病。凡鼻衄皆可用棉片蘸药入鼻内止血，亦可用蒲黄、血竭等为末，置入鼻内止血。

鼻腔填塞疗法bíqiāngtiánsāiliáofǎ 特殊疗法。指用棉花蘸取具有收敛止血作用的药液或具凉血止血作用的药末填塞鼻腔，或用凡士林油纱条填塞鼻腔，达到止鼻衄目的的治法。

鼻鼽bíqiú 即鼻流清涕。《素问·脉解》："所谓客孙脉，则头痛、鼻鼽、腹肿者。"《素问玄机原病式》："鼽者，鼻出清涕也。"详"鼻流清涕"条。

鼻茸bíróng 病名。鼻息肉别名。详该条。

鼻如烟煤bírúyānméi 症名。指鼻孔色黑如涂烟煤的症状。《世补斋医书后集·广温热论》："温证鼻如烟煤者，邪热燥热也。"可见于温病、温毒、疫痢等证。

鼻塞bísè 症名。《灵枢·本神》："肺气虚则鼻塞不利。"由风寒所致者，症见鼻塞，呼吸不利，发热恶寒，头痛身疼，脉浮紧。宜宣肺散寒，用参苏饮加辛夷。肺热复感风邪所致者，则鼻阻不通，时流浊涕，发热咳嗽，脉浮数。宜疏风清热，用桑菊饮加减。尚有因鼻渊、鼻息肉所致者。详见各条。

鼻扇bíshān 症名。又作"鼻搧""鼻煽"鼻翼开合扇动，为肺气闭塞及肺绝的症状。林慎菴云："鼻扇有虚实新久之分，不可概言肺绝。若初病即鼻扇，多有邪热风火，壅塞肺气使然；若久病鼻扇喘汗为肺绝"(《厘正按摩要术》)。

鼻搧bíshān 即"鼻扇"，详该条。

鼻煽bíshān 即"鼻扇"，详该条。

鼻上色bíshàngsè 察鼻上色的方法。《小儿卫生总微论方》。鼻端青为腹冷，黑为水气，白为无血，黄为胸寒，赤为有风，鲜明为留饮。

鼻生红线bíshēnghóngxiàn 古病名。见《石室秘录》。即鼻祟。详该条。

鼻酸bísuān 症名。指鼻内有酸感。《古今医统》："鼻酸，乃痰火所为，宜凉膈散加荆芥穗、桔梗之类。"

鼻祟bísuì 古病名。又名鼻生红线。古人认为是因饮酒所致的一种怪病，故云祟。《疡医大全》卷十二："鼻中生红线一条，长尺许，少动则痛欲死。"治疗以硼砂、冰片各一分，研为末，人乳调匀，轻点红线中间。

鼻隧bísuì 鼻孔内的鼻前庭部分及鼻腔内通道。古人认为观察鼻隧的长度可测候大肠的情况。《灵枢·师传》："鼻隧以长，以候大肠。"

鼻损伤bísǔnshāng 病名。即以鼻部瘀肿，皮肉破损，鼻梁骨折或鼻衄等为主要表现的损伤类疾病。参见"损伤"条。

鼻洟bítì 见《诸病源候论》卷二十九。即涕。详该条。

鼻涕虫bítìchóng 中药材。见《本草纲目》。为蛞蝓之别名，详该条。

鼻梃bítǐng 病名。❶鼻息肉别名。详见该条。❷鼻腔内恶性肿瘤。

鼻通bítōng 经外奇穴别名。见《常用新医疗法手册》。即上迎香。见该条。

鼻痛bítòng 症名。指鼻腔疼痛。多因风邪郁热、痰火上阻清窍所致。《诸病源候论·鼻痛候》："肺气通于鼻，风邪随气入于鼻内，搏于血气，邪正相击，气道不宣，故鼻痛。"症见鼻塞隐痛，口舌干燥等，治宜宣肺通窍，用藿香正气散、祛风通气散等。若因痰火冲肺，鼻中隐痛者，宜二陈汤加黄芩、山栀、桔梗、麦冬等。

鼻頹bítuí 病名。頹，《正字通》："颓字之伪"，水下流也，此指鼻涕下流。《医学原理》卷七："如胆移热于脑为鼻頹、鼻渊。宜以防风通圣散一两加薄荷、黄连各二钱。"参见"鼻渊"条。

鼻齆bíwèng 病证名。齆，鼻病也（《玉篇》）。又，鼻塞曰齆。❶指嗅觉失灵者。《诸病源候论》卷二十九："鼻气不宣调，故不知香臭，而为齆也。"❷俗称阻塞性鼻音为鼻齆。如《十六国春秋后赵录》有"王谟齆鼻，言不清畅"的记载。

鼻齆塞bíwèngsè 病证名。鼻塞不通。《圣济总录》卷一百八十："小儿鼻塞者，肺气不利也，肺主气，诸阳之气，上荣于面，其气不和，风冷乘虚，客于脑，与气停滞，搏于津液，鼻道壅遏，故为鼻齆塞。"用黄连丸口服，细辛膏涂鼻内。

鼻齆息肉bíwèngxīròu 病名。见《景岳全书》卷二十七："鼻齆息肉，阻塞清道……实阳明热滞，留结而然。故内治之法，宜以清火清气为主。"即鼻息肉。详该条。

鼻息肉bíxīròu 病名。又名鼻痔、鼻中瘜肉等。《灵枢·邪气藏府病形》："若鼻瘜肉不通。"病名曰"息"。《圣济总录》一百十六卷："附着鼻间，生若赘疣，有害于息，故名息肉。"这是以其有碍呼吸而言，因一呼一吸，谓之一息。证见"鼻内瘜肉结如榴子，渐大下垂，闭塞孔窍，使气不得宣通"(《外科正宗》卷四)。甚而不闻香臭，头昏脑涨。严重者，双侧鼻内塞满息肉，则鼻形突起如蛙面。内宜宣肺开窍，可用苍耳子散或辛夷清肺饮加减。外用硇砂散点息肉上，或以手术摘除。与现代医学之息肉同名。参见"肉蝼蛄"条。

鼻瘜bíxī 病名。《外科启玄》卷七："皆因肺气不清，(鼻)

孔内生肉塞满，名曰鼻瘜。”即鼻息肉。详该条。

鼻鼽bíxī　病名。见《外科十三方考》下编。即鼻息肉。详该条。

鼻掀胸挺bíxiānxiōngtǐng　症名。指气喘时出现鼻翼扇动、胸膺高挺的症状。常见于严重的呼吸困难疾患。参见“息高”“张口抬肩”条。

鼻嗅疗法bíxiùliáofǎ　特殊疗法。指用鼻嗅吸药物蒸汽或药烟以治疗口鼻等头面疾病的方法。

鼻须bíxū　即鼻毛。详该条。

鼻血瘤bíxuèliú　病名。即以鼻腔赘生血络缠绕的赤色扁平肿块，触之易出血不止为主要表现的瘤病类疾病。

鼻蕈bíxùn　病名。❶鼻息肉别名。详见该条。❷鼻腔内恶性肿瘤。

鼻烟壶bíyānhú　盛放鼻烟的小瓶。鼻烟即鼻吸之烟，约在明代万历年间传入中国，用研磨极细的优质烟草末掺入麝香、冰片等名贵中药材，在密封蜡丸中陈化多年后制成。吸时取少量吸入鼻中取嚏，具有祛风散寒明目等作用。清初，王公贵族间吸鼻烟之风盛行，鼻烟壶制作也非常讲究，所用材质有玉石、玻璃、瓷器、珐琅、漆器、竹木、牙角、匏器等多种。

鼻痒bíyǎng　症名。指鼻中有痒感。《古今医统》：“鼻痒，乃热则生风故也。宜防风通圣散加白附子、僵蚕之类。”

鼻液bíyè　即涕。详该条。

鼻翼bíyì　鼻尖两旁之圆形隆起部。见“鼻”条。

鼻渊bíyuān　病名。出《素问·气厥论》：“胆移热于脑，则辛頞鼻渊。鼻渊者，浊涕不止也。”又名脑漏、脑崩。因涕下不止如淌水，故名。多由外感风寒，寒邪化热所致。《外科正宗》卷四：“脑漏者，又名鼻渊。总由风寒凝入脑户与太阳湿热交蒸乃成。其患鼻流浊涕，或流黄水，点点滴滴，长湿无干，久则头眩虚晕不已。”初起应治以清热、宣肺、开窍为主，如防风散、辛夷散、藿香散加减；久病者应注意从虚治之，选加味逍遥散、补中益气汤、六味地黄汤等加减化裁。或可参见脑渗、脑泻、脑漏、脑崩、控脑砂、鼻頞等条。

鼻齄bízhā　病名。俗称酒齄鼻，又名鼻赤。指肺素有热或阳明血热而致鼻红。饮酒者多见。《嵩崖尊生书》卷六：“鼻齄，阳明血热，大半得之好酒，肺受热郁，得热愈红，亦或热红遇寒，污浊凝结，见紫黑色，治宜化滞血、生新血，兼祛风热，用丹参、生地、当归、红花、山栀、桑皮、防风、荷叶煎服；若素不饮酒，肺风也，加荆芥；亦或脏中有虫，加去虫药。”参见“酒齄鼻”条。

鼻针bízhēn　针灸疗法。在中医基础理论和针灸理论的指导下，在鼻部范围内的特定穴位上施以针刺，用以治疗疾病的方法。

鼻针疗法bízhēnliáofǎ　是指以针刺鼻上特定部位来治疗疾病的方法。鼻和经络脏腑有密切联系，“十二经脉，三百六十五络……其宗气上出于鼻而为臭”（《灵枢·邪气藏府病形》）。《灵枢·五色》明确指出，“明堂者鼻也”“五藏次于中央，六府夹其两侧”。近30年来，我国广大医务工作者据此创造出鼻针疗法，并应用于针刺麻醉。临床操作时，据疾病处所选取相应部位，以短毫针斜刺进针，不宜穿透鼻甲，因鼻部感觉敏锐，应避免过重刺激，一般留针15～30分钟，其间可运针数次，并可使用电针。本法适用范围很广，身体各部疾患均可选取相应穴位治疗。

鼻针疗法穴位表

线		穴位	部位
第一线	自前额至人中沟上端	头面	在额部，当眉心与前发际中点连线的上、中1/3交点处
		咽喉	在头面点和肺点之间，当眉心与前发际中点连线的中、下1/3交点处
		肺	在两眉内端连线的中点处
		心	在两内眼角连线的中点处
		肝	在鼻梁骨最高处，当鼻正中线与两颧骨连线的交点处
		脾	在鼻尖上方，鼻准头上缘正中处
		肾	在鼻尖端处
		前阴（外生殖器）	在鼻中隔下端尽处，当人中沟的上端
		睾丸（男）卵巢（女）	在鼻尖肾点的两侧
第二线	自内眼角下紧靠鼻梁骨两侧至鼻翼下端尽处	胆	在肝点之外侧，内眼角直下处
		胃	在脾点之外侧，胆点直下处
		小肠	在鼻翼上1/3，胃点直下处
		大肠	在鼻翼正中，小肠点直下处
		膀胱	在鼻翼壁尽处，大肠点直下处
第三线	自眉内侧沿第二线外方至鼻翼尽外侧	耳	在眉内侧端
		胸	在眉棱骨下，目窠之上
		乳	在睛明穴上方
		项背	在睛明穴下方
		腰脊	在胆点之外，项背点外下方
		上肢	在胃点之外，腰脊点外下方
		胯股	在鼻翼上部相平处外侧，上肢点外下方
		膝胫	在鼻翼正中外侧，跨股点下方
		足趾	在鼻翼下部相平处外侧，膝胫点下方

鼻针麻醉bízhēnmázuì　针刺麻醉法之一。是在鼻针疗法的基础上发展起来的针麻方法。即按针麻要求在鼻针刺激点上针刺，以进行各种手术。临床上根据肺主皮毛的理论选取鼻部肺穴为各种手术的基本穴，并根据手术部位选取相应刺激点作配穴。操作方法参“鼻针疗法”条。

鼻痔bízhì　病名。《外科正宗》卷四：“鼻痔者，由肺气不清，风湿郁滞而成。鼻内瘜肉，结如榴子，渐大下垂，闭塞孔窍，使气不得宣通。内服辛夷清肺饮，外以硇砂散逐日点之，渐化为水乃愈。”详鼻息肉及取鼻痔秘法条。

鼻窒bízhì　病名。即以鼻塞时轻时重，或双侧交替性鼻塞，甚至不闻香臭，反复发作，经久不愈为主要表现的疾病。

鼻中息肉bízhōngxīròu　病名。见《圣济总录》卷一百一十六。即鼻瘜、鼻息肉、鼻菌、鼻痔。详各条。

鼻肿bízhǒng　病证名。《石室秘录》卷一：“鼻肿者，乃肺金火盛也。”常由肺经火毒上攻所致。证见鼻部肿大，甚则肿大如拳，疼痛异常。初宜疏风清热、泻火解毒，用仙方活命饮或凉膈散加减；后期宜养阴清热，用养阴清肺汤加减。

B

鼻柱bízhù　❶鼻的中央隆起部分，即下极的下方，鼻尖的上方。又称鼻茎。俗称鼻梁。古人认为望诊此处可作为诊察肝病及三焦气化情况的参考。《灵枢·师传》："鼻柱中央起，三焦乃约。"❷指位于左右两鼻孔之间的鼻中隔部分。《医宗金鉴》："两孔之界骨，名曰鼻柱。"

鼻柱骨bízhùgǔ　指鼻中隔。实际由三骨组成，即鼻软骨、筛骨正中板、犁骨。

鼻赘bízhuì　病名。❶为鼻息肉，《冯氏锦囊秘录》卷六："湿热之气……得以上炎，为鼻生赘……是以上燎而鼻生瘜肉。"参见"鼻痔"条。❷酒齄鼻而进入肥大期者，称鼻赘。

鼻准bízhǔn　❶体表部位。又名准头、鼻尖、面王。为鼻前下端隆起之顶部。《东医宝鉴》卷一："山根之下曰鼻准。"今解剖学名鼻尖。其色泽的改变可作为脾胃病变望诊的参考。❷经穴别名。出《奇效良方》。即素髎。见该条。

鼻准红赤bízhǔnhóngchì　病证名。见《医学集成》卷二。即"酒齄鼻"。详该条。

膞膸bíxī　病名。即鼻息肉。膸者，寄肉也（《集韵》），指鼻中息肉。详"鼻息肉""鼻痔"条。

比类bǐlèi　即类比法。出《素问·疏五过论》等篇。比，比较；类，归类。以某一现象或概念为中介，通过对两个以上的事物进行比较，发现其相同与不同之处，从而以其共同点为基础，归纳为一类，并作出概括性认识，这种认识方法称为"比类"。例如眩晕、抽搐、肢体震颤等一类"动"的症状，其表现与自然界草木受风吹而动摇的现象相类似，故可将其病变机理类比为"风"，从而提出"风胜则动"的病机理论。

疕风bǐfēng　病名。出《外科证治全书》卷四。即白疕。详该条。

笔管癣bǐguǎnxuǎn　病名。见朱仁康《实用外科中药治疗学》。指圆癣之形小者。详该条。

笔花医镜bǐhuāyījìng　综合性医著。清代江涵暾（字笔花）撰于1824年。4卷。江氏，字笔花；医镜，系取可供借鉴之义。卷一总论四诊八纲、伤寒、时疫诸症；卷二论内科诸证、按脏腑分部辨证、用药、处方；卷三论儿科；卷四论妇科。均先论后方，内容简要，流传较广。1949年后有排印本。

笔筒草bǐtǒngcǎo　中药材。出清代刘士季《草木便方》。又名通气草、土木贼、锁眉草、节骨草、锉刀草。为木贼科植物节节草 *Equisetum ramosissimum* Desf. 的全草。广布全国各地。甘、苦，平。祛风清热，祛痰，利尿，止血。①治目赤肿痛，角膜云翳，肝炎，慢性气管炎，肾炎，尿路感染，鼻衄，便血，血尿，崩漏，带下。煎服：9～15g。②治跌打骨折。整复后用鲜草调红糖捣烂外敷。地上部分含烟碱、犬问荆碱、山柰酚-3-槐糖苷等。全草含β-谷甾醇、正二十八烷、果糖等。25%水煎剂和粗提物分别给小白鼠灌胃，均有止咳和祛痰作用。

笔头菜bǐtóucài　中药材。见《东北植物药图志》。为问荆之别名。详该条。

笔头花bǐtóuhuā　中药材。见《浙江中药手册》。为玫瑰花之别名。详该条。

笔仔草bǐzǐcǎo　中药材。见《福建民间草药》。又名竹篙草、黄毛草、金丝茅、墙头竹。为禾本科植物金丝草 *Pogonatherum crinitum*（Thunb.）Kunth 的全草。分布于浙江、福建、台湾、广东、云南、四川、湖南、江西等地。甘、淡，凉。清暑泄热，利水通淋。治中暑，烦热口渴，黄疸型肝炎，痢疾，肾炎水肿，小便短少尿路感染，糖尿病，衄血。煎服：9～15g。预试含黄酮苷、酚类、氨基酸、有机酸、糖类。

必齐bìjì　齐，通剂。指必须服用的药剂。《素问·汤液醪醴论》："必齐毒药攻其中。"《素问·玉版论要》："必齐主治。"一说"必"为"火"之形近误字，"必齐"即"火齐"。

必胜散bìshèngsǎn　❶《太平惠民和剂局方》卷八方。熟地黄、小蓟、人参、炒蒲黄、当归、川芎、乌梅各一两。为粗末，每服五钱，水煎服。治吐血、衄血、呕血、咯血。❷《外科正宗》卷四方。大黄、槟榔、白牵牛各一钱，粉霜一钱五分。为末，体壮者作五服，虚者作七服，以生姜四两捣汁，赤砂糖三钱，加水和匀，睡前温服。治大麻风，血热秘结，脏腑不通。

必胜汤bìshèngtāng　❶《痧胀玉衡》卷下方。又名三十四号小畜方。红花、香附各四分，桃仁、大黄、贝母、山楂、赤芍药、青皮、五灵脂各一钱。水煎服。治痧证因于血实者。❷《医宗金鉴·痘疹心法要诀》卷五十六方。大黄、荆芥穗、赤芍药、青皮、生地黄、山楂、木通、炒牛蒡子、桃仁、紫花地丁、蝉蜕、葛根、地龙、红花、芦根。水煎服。治痘已见点，复隐藏不见，属火毒内攻者。

必效方bìxiàofāng　《杂病源流犀烛·脏腑门》卷一方。五味子四钱，贝母、瓜蒌各五钱，杏仁、苏梗、天冬各一两，款冬花八钱，葱白七根，川椒每岁一粒。为末，入猪肺中，荷叶包蒸熟，五更作一次食尽，否则留第二日五更再食，同淡烧酒食，食完再饮陈酒少许，安卧至晓。治久咳不止。

必效散bìxiàosǎn　❶《证治准绳·类方》第八册方。白矾、大黄各等分。为细末，涂患处，然后以温水漱吐之。治口糜。❷《证治准绳·疡医》卷三方。硼砂二钱半，轻粉一钱，麝香五分，巴豆（去心膜）五粒，槟榔一个，斑蝥（去足翅，同糯米炒）十四个。为末。鸡蛋二个，去黄用清，将药装入壳内，以湿纸数层糊口，蒸熟取出晒干，研细，每服五分至一钱，清晨用炒生姜酒送下。治瘰疬，气血不亏，内有疬核未去。❸《医宗金鉴·外科心法要诀》卷七十四方。川槿皮四两，海桐皮、大黄各二两，百药煎一两四钱，巴豆（去油）一钱五分，斑蝥一个，雄黄、轻粉各四钱。为极细末，用阴阳水调药，将癣抓损，薄敷，药干必待自落。治癣疮之久顽者。

必效饮子bìxiàoyǐn·zi《传信适用方》卷二引王景明方。罂粟壳、木香各二钱半，炙甘草、地榆各二钱。为末，每服二钱，米饮调下。治赤白痢疾。

毕法bìfǎ（约1750—1780）　清代外科医家。字苍霖。精外科证治，与名医许克昌论研医理。尝发愿著《外科证治全书》，遂博采方书，以叙痈疽证治。年仅三十而卒，其书仅成3卷。后许氏为之续成，共5卷。

毕光斗bìguāngdǒu　近代医家。陕西延安人。精岐黄术。常与李鼎铭等参加国医研究会之学术交流活动，切磋医术，并在该会附设中医训练班授课，以培养抗日根据地的中医中药人员。

毕荩臣bìjìnchén　明代医生。字致吾。山东新城人。因家贫而学医。从名医刘南川学习，久而出名，曾任太医院吏目。治病根据体质强弱、地理、气候而下药，效果较好。

尤其精于伤寒、痘疹。

毕致吾bìzhìwú 见“毕莀臣”条。

闭bì ❶指中风闭证。《医宗必读》：“凡中风昏倒……最要分别闭与脱二证明白。如牙关紧闭，两手握固，即是闭证。”❷指大便或小便闭而不通。《素问·举痛论》：“或腹痛而后泄者，或痛而闭不通者。”《素问·标本病传论》：“膀胱病，小便闭。”

闭藏bìcáng 指生机潜伏闭藏。《素问·四气调神大论》：“冬三月，此谓闭藏。”

闭关止渴汤bìguānzhǐkětāng 《辨证录》卷六方。石膏、青蒿各五钱，玄参、麦冬、熟地黄各二两。水煎服。治消渴，大渴恣饮，一饮数十碗，始觉胃中少快，否则胸中嘈杂，如虫上钻，易于饥饿，得食渴减，不食渴尤甚，属胃消者。

闭管丸bìguǎnwán 《疡医大全》卷二十三方。胡黄连一两，槐花（微炒）、穿山甲（麻油内煮黄）、煅石决明各五钱。为末，炼蜜为丸，麻子大，每服一钱，空腹米汤送下，早、晚各一次。治痔疮漏管。若漏管四边有硬肉突起者，或其他疮疡漏管，加蚕茧二十个炒研，和入药中。

闭经bìjīng 病名。亦名经闭、不月、月闭、不月水、月水不来、月经不通、血闭、月事不来、月事不通、月不通、月使不来、月水不通、月经不行、经水不行、经水不通、经闭不利、经脉不行、经脉不通、经候不行、歇、歇经等。亦包括女子暗闭、女子暗闭经。指女子年逾16周岁月经仍未来潮，或建立正常月经周期以后，又连续闭止6个月以上者。前者称原发性闭经，后者称继发性闭经。青春前期、妊娠期、哺乳期或绝经前后的月经停闭不作闭经论。本病多由血虚、肾虚、气滞、血滞、寒湿凝滞、痰湿阻滞等原因所导致。参见有关各条。

闭口疔bìkǒudīng 病名。出《治疗大全》。即龙泉疔。见该条。

闭癃bìlóng 病名。《灵枢·本输》：“实则闭癃。闭癃则泻之。”详“癃闭”条。

闭门草bìméncǎo 中药材。见《福建民间草药》。为夜关门之别名。详该条。

闭暑bìshǔ 病证名。《医学心悟》卷三：“闭暑者，内伏暑气，而外为风寒闭之也。其头痛，身痛，发热恶寒者，风寒也；口渴，烦心者，暑也。四味香薷饮加荆芥、秦艽主之。”参见“暑病”条。

闭息bìxī 气功术语。又称为闭气。主要是指练习停闭呼吸的耐久力。《养性延命录》：“正偃卧，瞑目握固，闭气不息，于心中数至二百，乃口吐气而出。”亦即在入静基础上，通过调息，减息，以至无息。无息，不是完全停止呼吸，而是在极度缓慢的呼吸状态中，自己并意识不到呼吸的存在。

闭证bìzhèng 证候名。中风或热病邪入营血内闭时出现的证候。以牙关紧闭，两手握固或昏迷不醒、身热肢厥为特征。《证治汇补》：“闭者，邪气闭塞于外，元气犹然在内，但与开关利气，则邪自散。”《冷庐医话》：“闭证口噤目张，两手握固，痰气壅塞，语言謇涩，宜用开窍通络，清火豁痰之剂。如稀涎散、至宝丹之类。”

荜茇bìbá 中药材。出《雷公炮炙论》。又名荜拨梨、鼠尾。为胡椒科植物荜茇 *Piper longum* L. 的干燥近成熟或成熟果穗。产于云南河口瑶族自治县；海南亦有栽培。辛，热。归大肠、胃经。温中散寒，下气止痛。①用于脘腹冷痛，呕吐，泄泻，寒凝气滞，胸痹心痛，头痛，牙痛，煎服1～3g；②治头痛，鼻渊，鼻塞流清涕，研细末嗜鼻；③治龋齿痛，研末放蛀牙孔中。果实含胡椒碱、N－异丁基癸二烯〔反－2，反－4〕酰胺、芝麻素、挥发油、脂肪油等。种子还含长柄胡椒碱等。胡椒碱有镇静、抗惊厥及抗癫痫作用，并能降低大鼠直肠温度及破坏家蝇的神经及肌肉组织。荜茇提出之挥发油在体外对葡萄球菌、大肠埃希菌及痢疾杆菌有抑制作用，对实验性心肌缺血有明显对抗作用，并能预防多种实验性心律失常。挥发油中的部分成分能降血脂。

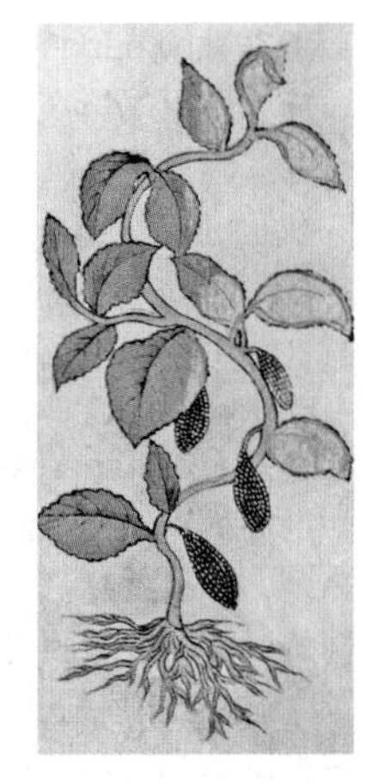

荜茇

荜茇根bìbágēn 中药材。出《本草拾遗》。又名荜茇没。为胡椒科植物荜茇 *Piper longum* L. 的根。辛，温。温中，降逆，破滞气。治冷气呕逆，心腹胀满，食不消，寒疝核肿，阴汗，妇人宫冷无子。煎服：1.5～3g。本品含胡椒碱、荜茇亭碱、荜茇明宁碱、芝麻素、胡椒酰胺、3，4，5－三甲氧基桂皮酸甲酯及β－谷甾醇等。荜茇亭碱有明显降低狗血压的作用，阿托品及抗组胺药对其降压作用无影响，于第2颈椎处横切脊髓后，降压作用仍然保持。

荜茇没bìbámò 中药材。出《本草拾遗》。即荜茇根。详该条。

荜茇散bìbásǎn 《医宗金鉴·正骨心法要旨》卷八十八方。荜茇、高良姜、细辛各一钱。水煎漱口。治跌打损伤，颧骨青肿，坚硬疼痛，牙车紧急，嚼物艰难，鼻孔出血，两唇掀翻。

荜茇丸bìbáwán ❶《太平圣惠方》卷二十八方。荜茇、白术、桂心、陈皮、肉豆蔻各三分，煨诃子二两，丁香、胡椒、炮姜、木香各半两，炮附子、厚朴各一两。为细末，炼蜜为丸，梧桐子大，每服三十丸，粥饮送下。功能温中行气。治气劳，大肠时泄，不欲饮食，四肢厥冷，面色青黄。❷《世医得效方》卷五方。荜茇、炮姜、丁香、附子（炮，去皮脐）、炒吴茱萸、高良姜、川椒各一两，山茱萸、草豆蔻仁各半两。为末，枣肉为丸，梧桐子大，每服五十丸，食前陈米饮送下，日三次。治滑泄。

荜拨bìbō 中药材。出《新修本草》。即荜茇。详该条。

荜澄茄bìchéngqié 中药材。出《雷公炮炙论》。为樟科植物山鸡椒 *Litsea cubeba*（Lour.）Pers. 的干燥成熟果实。主产于我国广西、海南、广东等地。辛，温。归脾、胃、肾、膀胱经。温中散寒，行气止痛。用于胃寒呕逆，脘腹冷痛，寒疝腹痛，寒湿郁滞，小便浑浊，煎服1～3g。山鸡椒果实含挥发油，其中主含柠檬醛、5'－甲氧基扁柏内酯等。另含脂肪油约40%，其不皂化物中含豆甾醇。山鸡椒流浸膏能增加兔尿量及氯化物排出，还能杀灭蚊幼虫，体外有抗血吸虫作用。山鸡椒油可平喘、祛痰、抗心肌梗死、抗过敏反应。注射液可抑制血小板聚集。

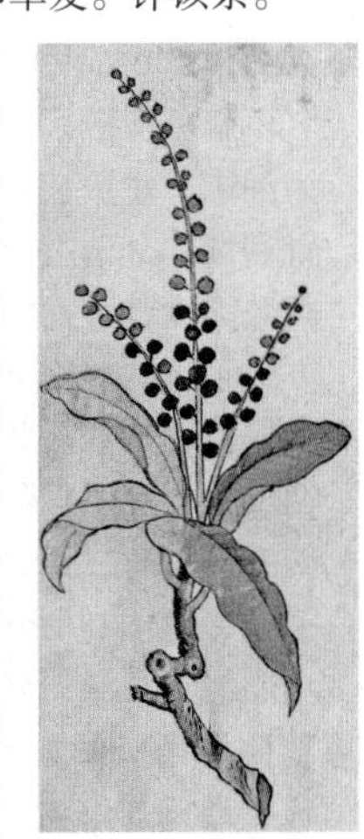

荜澄茄

B

荜澄茄散bìchéngqiésǎn 《太平圣惠方》卷二十八方。荜澄茄、鳖甲（酥炙）各一两，炮附子、木香、炮三棱、茯苓、肉豆蔻、沉香、人参、白术、桂心、丁香、桃仁（麸炒）、陈皮、厚朴各半两，吴茱萸（汤浸七遍，焙干微炒）、炙甘草各一分，煨诃子一两半。为细末，每服二钱，食前粥饮送下。功能温补脾肾。治冷劳，脏腑虚弱，脘腹气胀，不能饮食，四肢无力。

荜澄茄丸bìchéngqiéwán 《类证治裁》卷六方。薄荷二钱，荆芥穗一钱，荜澄茄二分。为末，炼蜜为丸，含化。治鼻塞，不闻香臭。

毖骨bìgǔ 指肩胛骨上角部，又称伏骨。《针灸甲乙经》："天髎，在肩缺盆中，毖骨之间陷者中。"

疪疽bìjū 病名。见《证治准绳·疡医》卷四。《医宗金鉴》卷七十："疽亦生在膝盖，肿大如痈，其色不变，寒热往来，属气血虚，宜软为顺，坚硬如石者为逆。"治宜内服加减活命饮（《外科真诠》方）加牛膝，外敷乌龙膏，继服加减肾气丸。

秘鲁香胶bìlǔxiāngjiāo 中药材。见《中华本草》。为豆科植物秘鲁香胶树 *Myroxylon pereirae*（*Royle*）*Klotsch* 的树脂。分布于美洲中部，太平洋沿岸萨尔瓦多和洪都拉斯的森林地带。我国台湾有引进栽培。为浓稠的油状体，褐赤色乃至暗褐色，薄层则透明，呈红棕色，无黏着性及牵丝性，香气似香荚醛，味初无而后苦辛。苦、辛，平。止咳祛痰，解毒杀虫。主治慢性支气管炎，咳嗽痰多，痘疹，湿疹，皮肤伤损，疮疖疥癣。内服0.2～1ml，外用适量，涂擦。

萆薢bìxiè 中药材。出《神农本草经》。又名百枝、竹木、白菝葜、硬饭团、山田薯。为薯蓣科植物粉背薯蓣 *Dioscorea hypoglauca* Palib. 或绵萆薢 *D. Septemloba* Thunb.、福州薯蓣 *D. futschauensis* Vnine 的根茎。主产于浙江、湖南、广东等地。苦，平。入肝、胃、肾经。祛风，利湿。治风湿痹痛，腰膝酸痛，小便不利，淋浊，白带，乳糜尿。煎服：9～15g。粉萆薢含薯蓣皂苷等。

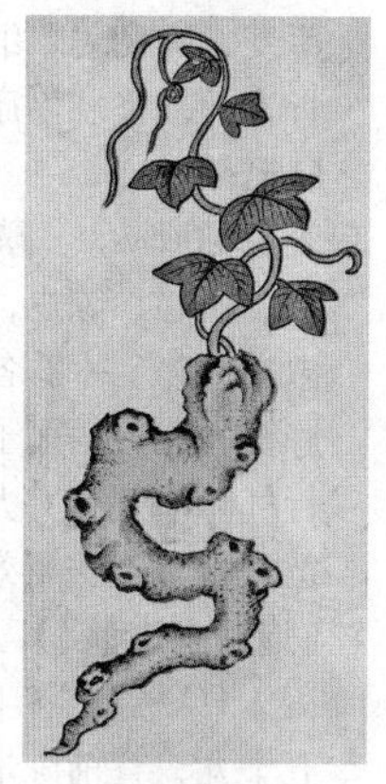
萆薢

萆薢分清散bìxièfēnqīngsǎn 《杨氏家藏方》卷九方。即萆薢分清饮。见该条。

萆薢分清饮bìxièfēnqīngyǐn ❶《杨氏家藏方》卷九方。原名萆薢分清散。益智仁、川萆薢、石菖蒲、乌药各等分。为细末，每服三钱，入盐一捻，水煎，食前温服。功能温肾利湿，分清去浊。治真元不足，下焦虚寒，小便白浊，频数无度，漩面如油，光彩不定，漩脚澄下，漩如膏糊。方中萆薢利湿固下，分清别浊；配益智仁温肾缩尿，止遗泄尿浊；乌药温肾寒，暖膀胱，化气通淋；石菖蒲通窍化浊。合之有温肾化气，分别清浊作用。❷《医学心悟》卷四方。萆薢二钱，炒黄柏、石菖蒲各五分，茯苓、白术各一钱，莲子心七分，丹参、车前子各一钱五分。水煎服。功能清热利湿，分清别浊。治湿热渗入膀胱而致赤白浊。

萆薢化毒汤bìxièhuàdútāng 《疡科心得集·方汇》方。萆薢、当归尾、牡丹皮、牛膝、防己、木瓜、薏苡仁、秦艽。水煎服。治外痈，局部红肿热痛，多生于下部而属湿热者。

萆薢散bìxièsǎn ❶《太平圣惠方》卷七方。萆薢、杜仲、牛膝、五加皮、槟榔、炒当归、炒酸枣仁、独活、海桐皮、炮附子、防风、肉桂、羚羊角、木香、枳壳（麸炒）各一两。为末，每服四钱，加生姜半分，水煎，食前服。治肾脏风毒流注，腰脚疼痛，筋脉拘急。❷《奇效良方》卷一方。萆薢、狗脊、炒杜仲、茯苓各一两，何首乌、炮天雄、泽泻各半两。为细末，每服二钱，米汤送下。治风中于肾，肾经受病，多汗恶风，面浮肿，脊骨疼，不能行立，肌肤变色，但坐而腰痛，胁下左右赤黄如饼。

萆薢渗湿汤bìxièshènshītāng 《疡科心得集·方汇》方。萆薢、薏苡仁、黄柏、赤茯苓、牡丹皮、泽泻、滑石、通草。水煎服。功能利湿清热。治湿热下注，臁疮、湿疹等病症。

萆薢汤bìxiètāng ❶《外科正宗》卷三方。萆薢二钱，苦参、防风、何首乌各五钱，威灵仙、当归、白芷、苍术、胡麻、石菖蒲、黄柏各六分，羌活、川椒各四分，龟甲一钱五分，红花三分，甘草五分。水煎，兑入酒一杯服。治结毒筋骨疼痛，头胀欲破，及已溃腐烂。❷《外科理例》方。萆薢二两。水煎，不拘时徐徐温服。治杨梅疮溃烂，筋骨作痛。

萆薢饮bìxièyǐn 《医学心悟》卷三方。萆薢三钱，文蛤粉、石韦、车前子、茯苓各一钱五分，灯心二十节，莲子心、石菖蒲、黄柏各八分。水煎服。功能清热利水通淋。治膏淋，并治诸淋。

蓖麻根bìmágēn 中药材。见《民间常用草药汇编》。为大戟科植物蓖麻 *Ricinus communis* L. 的根。淡，微温。祛风活血，镇静解痉。治风湿疼痛，跌打瘀痛，破伤风，癫痫，精神分裂症。内服：煎汤，15～30g；或炖肉食。本品含反癸烯-2-三炔-4，6，8-酸甲酯、十三烯-1-五炔-3，5，7，9，11、吲哚-3-乙酸及β-谷甾醇。

蓖麻叶bìmáyè 中药材。出《新修本草》。为大戟科植物蓖麻 *Ricinus communis* L. 的叶。甘、辛，平，有小毒。消肿拔毒，止痒。①治痈疮肿毒，鹅掌风，捣烂外敷；湿疹，煎水洗；脚气肿痛，取叶蒸熟热熨；下肢溃疡，叶醋浸一周，裹敷患处；阴道滴虫，鲜叶煎水坐浴。②治咳嗽痰喘。内服6～9g，入丸、散用。本品含芸香苷、紫云英苷、异槲皮苷、山柰酚、槲皮素、蓖麻碱及维生素C；还含脂肪油，其中不饱和脂肪酸有亚油酸、β-桐油酸、亚麻酸、油酸等。煎剂可使狗血压下降，大鼠后肢血管扩张。浸剂对离体心脏能使心收缩力增加。叶及其浸膏能杀灭蝇蛆及蚊类幼虫。

蓖麻油bìmáyóu 中药材。出《新修本草》。为大戟科植物蓖麻 *Ricinus communis* L. 种子的脂肪油。润肠通便。①治大便燥结。内服：提纯蓖麻油，10～20ml。②治烧伤，蓖麻油和等量的3%～5%漂白粉上清液，调和成乳状，涂患处。③治疥癣，涂敷。孕妇忌服。油中脂肪酸的组成主要为顺蓖麻酸。甘油酯的组成为三蓖麻酸酯、二蓖麻酸酯、一蓖麻酸酯等。药理作用参见"蓖麻子"条。

蓖麻子bìmázǐ 中药材。出《新修本草》。又名萆麻子、蓖麻仁、大麻子。为大戟科植物蓖麻 *Ricinus communis* L. 的干燥成熟种子。我国大部分地区有栽培。甘、辛，平，有毒。归大肠、肺经。泻下

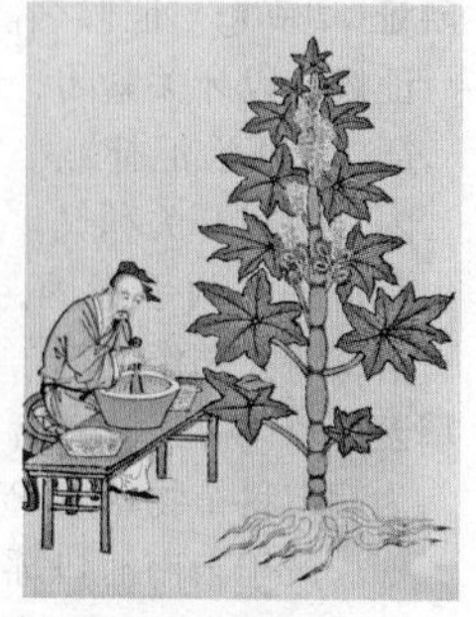
蓖麻子

通滞，消肿拔毒。用于大便燥结，痈疽肿毒，喉痹，瘰疬。煎服2～5g。炒食二三粒至十几粒，不可生食。外用适量。中毒时先出现咽喉灼热，头痛，恶心呕吐，腹痛腹泻，无尿或血尿，痉挛，最后血压下降，休克，呼吸停止而死亡。孕妇及大便泄泻者忌服。本品含三种蓖麻毒蛋白：蓖麻毒蛋白－D、酸性蓖麻毒蛋白和碱性蓖麻毒蛋白。还含蓖麻碱、蓖麻油。蓖麻油在肠内水解释出蓖麻油酸，刺激小肠蠕动而通便。蓖麻毒蛋白7mg或蓖麻碱0.16g可使成人中毒死亡，儿童口服生蓖麻子5～6粒，成人20粒即可致死。加热后毒性物质即被破坏。蓖麻毒蛋白对接种艾氏腹水癌小鼠有一定的抗肿瘤作用。

蓖麻子拔毒法bìmázǐbádúfǎ　外治法之一。见《外科证治全书》卷五。主治痈肿。用蓖麻子仁捣烂如泥铺绢上，照患处大小取绢贴盖患处，用布扎好，痛止即取下。妊妇忌用。

闷bì　病证名。指大便秘结。《素问玄机原病式·六气为病》："闷，俗作秘。大便涩滞也。"详"大便秘结"条。

痹bì　❶病名。指风寒湿邪侵袭经络，痹阻气血，引起以关节、肌肉酸痛、拘急为主症的一类疾病。《素问·痹论》："风寒湿三气杂至，合而为痹也。其风气胜者为行痹，寒气胜者为痛痹，湿气胜者为着痹也。"❷泛指病邪闭阻肢体、经络、脏腑所致的各种疾病，包括前义所指病证。《中藏经·论痹》："痹者闭也。五脏六腑感于邪气，乱于真气，闭而不仁，故曰痹。"痹症有风痹、寒痹、湿痹、热痹、痛风、走注、周痹、众痹、顽痹、血痹、气痹、皮痹、肌痹、脉痹、筋痹、骨痹、心痹、肝痹、脾痹、肺痹、肾痹、胞痹、肠痹及十二经筋病等。详各条。

痹病bìbìng　病名。即以肌肉、筋骨、关节酸痛、麻木、重着、灼热，关节肿大、僵直、畸形为主要表现的疾病。参见"痹"条。

痹论篇bìlùnpiān　《素问》篇名。本篇对于痹之成因、病理、分类、证候、治法等方面作了系统的论述，故名。

痹祺胶囊bìqíjiāonáng　中成药。见《中华人民共和国药典（一部）》(2020)。马钱子粉，地龙，党参，茯苓，白术，川芎，丹参，三七，牛膝，甘草。以上十味，按胶囊工艺制成，每粒装0.3g。口服。一次4粒，一日2～3次。益气养血，祛风除湿，活血止痛。用于气血不足，风湿瘀阻，肌肉关节酸痛，关节肿大、僵硬变形或肌肉萎缩，气短乏力；风湿热，类风湿关节炎，腰肌劳损，软组织损伤属上述证候者。

痹气bìqì　古病名。指气血痹闭而致的一类疾病。由于阳气虚少，阴寒内盛，以致气滞血涩，而闭阻不通。可见身冷或身痛等症。《素问·逆调论》："是人多痹气也，阳气少，阴气多，故身寒如从水中出。"《灵枢·官针》："病痹气痛而不去者，取以毫针。"《圣济总录·痹气》："痹气内寒者，以气痹而血不能运，阳虚而阴自胜也，血凝泣而脉不通，故其证身寒如从水中出也。"可用温补鹿茸丸、补益黄芪丸以及附子丸等方施治。

辟谷bìgǔ　养生术语。古代的一种养生方法。即不食谷物。一些古人认为，不吃含有渣滓的东西可以长生，因此探索辟谷的方法，以柏叶、松子、柏子等作代用食品。汉武帝时，此法较盛行。

辟谷诸方bìgǔzhūfāng　方书。敦煌出土卷子。有4种卷子，作者未详。约为唐代写本。4种卷子内容各异，间有残缺。倡导辟谷养生，记有"休食方"、服"茯苓饼法""胡麻法""槐子法"等辟谷方，为较早的古代养生学文献。现分别藏于法国巴黎图书馆和英国伦敦博物院。

辟寒救腹丹bìhánjiùfùdān　《辨证录》卷十三方。白术、金银花各三两，茯苓、肉桂各三钱，附子二钱，当归二两，蛇床子五钱。水煎服。治小腹痛，漫肿坚硬疼痛，皮色不变，有热渐红，或无热不红者。

辟汗草bìhàncǎo　中药材。出《植物名实图考》。又名铁扫把、野苜蓿、省头草。为豆科植物草木犀 *Melilotus suaveolens* Ledeb. 我国大部分地区均有分布。辛、苦，凉。清热化湿，截疟。①治暑热胸闷，口臭，疟疾，痢疾，淋病。内服：煎汤，10～15g。②皮肤疮疡。外用：烧烟熏。含挥发油，油中主成分为二氢香豆素。又含脂肪油约3.5%、果胶约7%。辟汗草有抗疟作用，可使患疟鸡的红细胞被原虫侵染的数目减少，适当用药可转为阴性。

辟秽丹bìhuìdān　《洗冤录》卷四方。麝香少许，细辛半两，甘松一两，川芎二两。为细末，炼蜜为丸，弹子大，每用一丸烧之。辟秽气。

辟积bìjī　重复或累积。《素问·生气通天论》："辟积于夏，使人煎厥。"

辟阴bìyīn　辟，有反克之义。《素问·阴阳别论》："肾之脾，谓之辟阴。"张景岳注："土本制水，而水反侮脾，水无所畏，是为辟阴。"

辟雍bìyōng　解剖部位。名词。出《洞玄子》。指大阴唇。

辟著bìzhuó　喻枯裂之象。《素问·气交变大论》："肃杀而甚，则刚木辟著，柔萎苍干。"

碧蝉花bìchánhuā　中药材。见《本草纲目》。为鸭跖草之别名。详该条。

碧丹bìdān　《疡医大全》卷十七方。玉丹三分。加百草霜半匙，灯心灰一厘，甘草末三匙，薄荷叶末三分，冰片（后入）五厘。为细末，和匀，每用少许，吹患处。治喉痹咽痛。若春夏季，宜多加薄荷叶末；秋冬季，宜多加玉丹；欲出痰，加皂荚少许。喉痹及单蛾，轻证只用碧丹；重证宜与金丹合用，初起碧九、金一，吹过五管后碧七、金三；极重者，金、碧各半；痰涎上壅，金六、碧四。

碧螺膏bìluógāo　《医宗金鉴·外科心法要诀》卷六十二方。松香（取嫩白者佳，为末过筛，用铜盆以猪油遍搽，入水煮至滚，入松香，不住手搅拌，以松香沉底为度，即倾入冷水中拔扯百十次，以不断为度）。将麻油煎至滴水成珠，入松香一斤，文火融化，看老嫩，取起离火住滚，徐徐入糠青、胆矾各净末五钱，以柳枝搅匀为度，如老加熟猪油二至三钱，用绿纸薄摊贴患处。治下部湿疮疥癣，并治结毒痰串疬疮。

碧青bìqīng　中药材。出《新修本草》。为扁青之别名。详该条。

碧桃干bìtáogān　中药材。见《饮片新参》。又名瘪桃干、桃枭、桃奴、阴桃子。为蔷薇科植物桃 *Prunus persica*（L.）Batsch 或山桃 *P. davidiana*（Carr.）Franch. 的未成熟果实。主产于江苏、浙江、安徽。苦，微温。敛汗，止血，止痛。治自汗，盗汗，内伤吐血，妊娠下血，胃痛，疝痛。煎服：9～15g。果实含糖、有机酸、肌醇等，还含紫云英苷、柚皮素等。桃幼果含顺式和反式的右旋止杈素。

碧天丹bìtiāndān　《银海精微》卷下方。铜绿五钱，明矾四钱，五倍子、白垩、乌贼骨各一钱，薄荷叶五分。为末，用老姜汁和为丸，桂圆核大，每用一丸，淡姜汤泡洗眼睑，日二次。治烂弦风眼。

碧天丸bìtiānwán 《兰室秘藏·眼耳鼻门》方。又名井丸。枯矾二分，铜绿（研）七分，铅粉（炒黑）一两。先将枯矾、铜绿研细，徐徐入铅粉研匀，熟水和为一百丸，每用一丸，热汤半杯，浸二至四小时，取洗两目眦，至觉微涩为度，睡前再如前法洗。凡汤内炖热一丸，可洗二至三日。治目疾累服寒凉药不愈，两眼蒸热如火熏，赤而不痛，满目红丝，血脉贯睛，瞀闷昏暗，羞明畏日，或上下睑赤烂，或冒风沙而内外眦破溃。

碧霞丹bìxiádān ❶《肘后备急方》卷四方。铅丹四两。用米醋半升煎令干，再以炭火煅透红，放冷，为细末，粟米饭为丸，梧桐子大，每服七丸，煎醇汤送下。治吐逆。❷《太平惠民和剂局方》卷一方。绿盐（研，飞）十两，附子尖、乌头尖、蝎尾各七十个。为末，入绿盐和匀，面糊为丸，芡实大，每服一丸，急用薄荷汁化下，再服温酒半合，以吐出痰涎后再随证治之。治卒中僵仆，痰涎壅塞，心神迷闷，牙关紧急，目睛上视，及五痫涎潮抽搐。

碧雪bìxuě 《太平惠民和剂局方》卷六方。芒硝、青黛、煅石膏、寒水石、朴硝、硝石、甘草、马牙硝各等分。先将甘草煎汤二升去渣，加诸药再煎，用柳木篦不住手搅，令消溶，再入青黛和匀，倾入砂盆内，候冷结凝成霜，为细末，每用少许，含化咽津；如喉闭壅塞不能咽物者，即用小竹筒吹药入喉中，频用，不拘时。功能清热降火。治积热咽喉肿痛，口舌生疮，心中烦躁，咽物妨闷，或喉闭壅塞，水浆不下，天行时疫，发狂昏愦。

碧翳bìyì 病名。《古今医统》："此因风热久亢而生碧翳，淡青色于黑睛上，不痛不痒，久则失明。"参见"宿翳"及"旋螺突起"等条。

碧玉膏bìyùgāo 《疡医大全》卷七方。蓖麻仁（去皮尖，捣烂）、杏仁（去皮，捣烂）各四十九粒，铜绿二两七钱，松香五斤，麻油十二两。先将麻油热滚，次下蓖麻、杏仁，熬至滴水成珠为度，去渣，将油再用文武火熬滚，徐徐入松香末，同时用桃、槐枝搅匀，收磁盆内，待膏将凝时，加入铜绿水，搅匀，然后用水浸之，去火毒后收贮磁罐内，数月后用热汤炖化摊贴。功能活血止痛，去腐生新。治痈疽，发背，瘰疬，马刀，乳痈，乳岩，流注，风毒，痔漏，囊痈，贴骨疽，多骨疽，毒疖等症。

碧玉散bìyùsǎn ❶《宣明论方》卷十方。即六一散（滑石六两，甘草一两）加青黛。功能祛暑清热。治暑热病兼目赤咽痛，或口舌生疮者。❷《卫生宝鉴》卷十一方。青黛、芒硝、蒲黄、甘草各等分。为细末，每用少许，吹咽喉；亦可用砂糖和丸，每两作五十丸，每用一丸，噙化。治心肺积热，上攻咽喉，肿痛闭塞，水浆不下，或喉痹，重舌，木舌，肿胀。

碧云散bìyúnsǎn ❶《医宗金鉴·外科心法要诀》卷六十三方。川芎、鹅不食草各一两，细辛、辛夷各二钱，青黛一钱。为细末，患者口噙凉水，每用少许，用芦筒吹入左右鼻孔内，取嚏为效。功能祛风清热。治头风，眉棱骨酸痛。❷《疫喉浅论》卷下方。牛黄三分，冰片二分，硼砂二钱，甘草五分，黄连、黄柏、青黛各一钱，青鱼胆（晒干，如无，以青果核灰代）二个。为细末，吹患处。治疫喉腐烂，红紫痛甚者。

蔽bì 即耳屏。《灵枢·五色》："蔽者，耳门也。"

蔽骨bìgǔ 即"蔽心骨"。详该条。

蔽心骨bìxīngǔ 骨名。又名心蔽骨、鸠尾骨。详"鸠尾骨"条。

蔽心骨伤bìxīngǔshāng 病名。见《医宗金鉴》卷八十八。蔽心骨即剑突。多因跌打、压撞所致。局部肿胀疼痛，深呼吸及咳嗽时加剧，腰伛不起，甚则翻身困难。内服八厘散，外用艾醋汤洗，敷万灵膏。

薜荔bìlì 中药材。出《本草拾遗》。又名爬墙虎、木莲藤、追骨风。为桑科植物薜荔 *Ficus pumila* L. 的茎叶。主产于江苏、浙江、山东。苦，平。祛风，利湿，活血，解毒。①治风湿痹痛，咽喉疼痛，泻痢，淋病。煎服：9～15g。②治痈肿疮毒。捣敷或煎水熏洗。本品含脱肠草素、香柑内酯。香柑内酯对皮肤有光学活性，有一定对抗肝素的抗凝血作用和止血作用，还有抗微生物活性。

薜荔根bìlìgēn 中药材。见《福建中草药》。为桑科植物薜荔 *Ficus pumila* L. 的根。分布于华东、华南和西南地区。苦，平。祛风除湿，舒筋通络。治头痛眩晕，关节风湿痛，产后风。煎服：3～6g。

薜荔果bìlìguǒ 中药材。见《湖南药物志》。为木馒头之别名。详该条。

薜衣道人bìyīdàorén 见"祝尧民"条。

篦箕柴bìjīchái 中药材。见《浙江中药手册》。为鬼箭羽之别名。详该条。

篦子草bì·zicǎo 中药材。见《四川中药志》。为肾蕨之别名。详该条。

壁蚕茧bìcánjiǎn 中药材。见《药材学》。为壁钱幕之别名。详该条。

壁虫bìchóng 中药材。见《本草纲目》。即壁钱。详该条。

壁虎bìhǔ 中药材。出《本草纲目》。又名守宫、蝎虎、天龙。为壁虎科动物无蹼壁虎 *Gekko swinhonis* Guenther 或无疣壁虎 *G. subpalmatus* Guenther 等的干燥全体。全国大部分地区有产。咸，寒，有小毒。祛风，定惊，散结，解毒。①治中风瘫痪，小儿惊风，癫痫，破伤风，风湿性关节疼痛。煎汤 1.5～4.5g，或研末服 1～1.5g。②治瘰疬，痈疽，蛇伤蝎螫，研末调敷。现用治癌肿。壁虎乙醇提取物肌注能增强阈下剂量戊巴比妥钠对小鼠的催眠作用，腹腔注射使小鼠转棒爬动能力降低、自发活动明显减少，提示壁虎有镇静催眠作用。

壁茧bìjiǎn 中药材。见《本草拾遗》。为壁钱幕之别名。详该条。

壁泥风bìnífēng 病名。见《解围元薮》卷一。即疠风，外表有白色泥土状者。

壁钱bìqián 中药材。出《本草拾遗》。又名壁蟢、壁虫。为壁钱科动物壁钱 *Uroctea compactilis* koch 的全虫。我国大部分地区均有分布。咸，平。解毒，止血。治喉痹，乳蛾，研末吹喉；牙疳腐臭，同人中白等分煅研敷；鼻衄，金疮出血，痔疮，捣汁点鼻中及疮上或研末塞鼻、敷疮。

壁钱幕bìqiánmù 中药材。出《本草拾遗》。又名壁蟢窠、壁蚕茧、壁茧。为壁钱科动物壁钱 *Uroctea compactilis* Koch 的卵囊。止咳，消肿，生肌，定痛。①治呕逆，咳嗽，哮喘。煎服 5～7 个。②治烂喉痧，喉痹，乳蛾，重舌，牙痛，研末吹患处；创伤出血，疮口不敛，取茧频贴；疔疮未溃，蘸麻油贴，已溃干贴。

壁虱胡麻bìshīhúmá 中药材。出《本草纲目》。为亚麻子之别名。详该条。

壁蟢bìxǐ 中药材。见《外科全生集》。即壁钱。详该条。

壁蟢窠bìxǐkē 中药材。见《外科全生集》。即壁钱幕。详该条。

避经bìjīng 见顾允若《妇科辑要》。即避年。详该条。

避年bìnián 出《脉经》。亦名避经、周经。指月经一年来潮一次属于正常生理状况者。与经闭不同。但临床较为少见。

避瘟散bìwēnsǎn 《全国中药成药处方集》(北京、济南、承德方)方。檀香1248g，香排草1440g，零陵香、甘松、姜黄各144g，公丁香、白芷、玫瑰花各336g，木香288g。为细末，每600g兑麝香1.5g，冰片、薄荷冰各150g，甘油300g，朱砂720g。每服0.6g，外用闻入鼻窍。功能芳香辟秽，通窍止痛。治伤风头痛，鼻塞流涕及暑季受热，晕车、晕船等症。

髀bì 人体部位名。指股部(大腿部)。髀骨即股骨。《灵枢·骨度》："两髀之间，广六寸半。"

髀骨bìgǔ ❶出《素问·骨空论》。指股骨。《医宗金鉴·正骨心法要旨》："髀骨，上端如杵，入于髀枢之臼，下端如锤，接于骭骺，统名曰股，乃下身两大支之通称也，俗名大腿骨。"❷指桡骨。《沿身骨脉论》："辅臂骨者髀骨。"❸指锁骨。《沿身骨脉论》："横髃骨之前者为髀骨，髀骨之中陷者缺盆。"❹指腓骨。《伤科汇纂》："胫骨旁生者骨亦名髀骨。"❺指肩胛骨。《伤科汇纂》："《检骨格》云琵琶骨亦名髀骨。"

髀关bìguān ❶经穴名，代号ST31。出《灵枢·经脉》。属足阳明胃经。位于大腿前外侧，髂前上棘与髌骨外缘的连线上，当缝匠肌外侧与会阴平高处；或于髌外上12寸处取穴(《类经图翼》)。另说"在伏兔后交分中"(《针灸甲乙经》)，"伏兔后，骻骨横纹中"(《医学入门》)；"约伏兔后一寸许"(《循经考穴编》广注)。布有股外侧皮神经，深层有旋股外侧动、静脉分支通过。主治腰、髋、股、膝痛，下肢屈伸不利、麻痹或瘫痪，以及股外侧皮神经炎等。直刺1~1.5寸，艾炷灸3~5壮或艾条灸5~10分钟。❷解剖部位。大腿前上方股关节处。《灵枢·经脉》："胃足阳明之脉……其支者，起于胃口，下循腹里，下至气冲中而合，以下髀关，抵伏兔。"

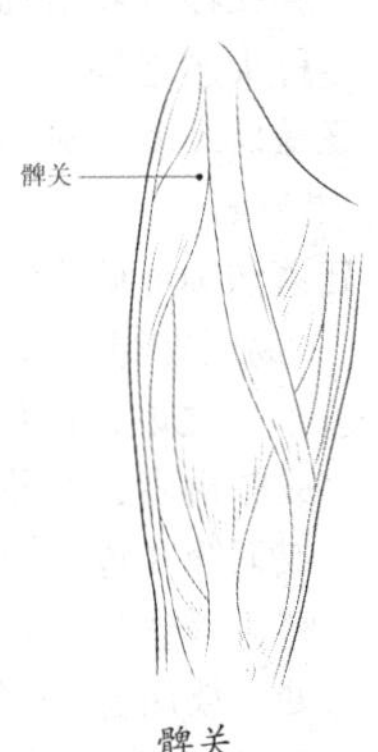

髀关

髀枢bìshū ❶又名机。骨盆外方中央的髋臼部位，为髀骨嵌入之处，有转枢的作用，故称。《灵枢·经筋》："足阳明之筋……上结于膝外廉，直上结于髀枢。"即髋关节。❷股骨大转子部位，位于股部外侧的最上方，股骨向外方显著隆起的部分。

髀厌bìyàn 股部外上方、股骨大转子部位。又称髀枢。《灵枢·经脉》："胆足少阳之脉……其直者，从缺盆下腋，循胸，过季胁，下合髀厌中。"

髀阳bìyáng 人体部位名。髀指股部，阳指外侧。大腿外侧称髀阳。《灵枢·经脉》："胆足少阳之脉……以下循髀阳。"

臂bì ❶即前臂。又称下膊。指肘以下，腕以上的部分。《灵枢·经脉》："心手少阴之脉……下肘内，循臂内后廉。"❷上肢由肩至腕部分。即上臂和前臂的合称。《类经图翼》："肘之上下皆名臂。"

臂痹bìbì 病证名。指臂痛上连肩胛的痹证。《金匮翼·痹症统论》："臂痹者，臂痛连及筋骨，上支肩胛，举动难支，由血弱而风中之也。"治用十味剉散，或桑枝切片，炒香，水煎服。

臂风毒bìfēngdú 病名。出《疡医准绳》卷二。即肩风毒。详该条。

臂骨bìgǔ 骨名。又名小膀骨。即桡、尺骨的统称。《医宗金鉴·刺灸心法要诀》："肘下之骨曰臂骨。"

臂骨伤bìgǔshāng 病名。出《疡医准绳》卷六。包括尺骨、桡骨单折及双折。临床以尺骨近端和桡骨远端骨折为多见。多因跌打、坠堕、扭转所伤。局部肿胀、疼痛，活动受限。有断端移位者，畸形明显，触按有骨声。断端移位者，尤其是双骨折，在麻醉下手法整复，重点在于夹、挤、分骨，当夹板固定时用分骨垫；无移位者，折部给予夹板固定。用药参见"骨折"条。

臂骨折断bìgǔzhéduàn 病名。见《伤科汇纂》卷六。即前臂尺、桡骨骨折。详见"臂骨伤"条。

臂间bìjiān 经外奇穴名。《备急千金要方》："丁(疔)肿，灸掌后横纹后指，男左女右，七壮即差，已用得效。丁肿灸法虽多，然此一法甚验，出于意表也。"《类经图翼》列作奇穴，名手掌后臂间穴。近代《针灸孔穴及其疗法便览》等则名臂间。位于掌后横纹正中直上五横指，掌长肌腱与桡侧腕屈肌腱之间。直刺0.5~1寸。艾炷灸3~5壮，或艾条灸5~10分钟。

臂骱落出bìjièluòchū 病名。见《伤科大成》。即肘关节脱臼。详"手臂出臼"条。

臂钜阴脈bìjùyīnmài 经脉名。即手太阴经。马王堆汉墓帛书《阴阳十一脉灸经》："臂钜阴脈(脉)，在于手掌中，出内阴两骨之閒(间)，上骨下廉筋(筋)之上，出臂【内阴，入心中】。是勭(动)则病：心滂滂如痛(痛)，缺盆痛(痛)，甚【则】交两手而战，此为臂蹷(蹷－厥)。【是臂钜阴脉主】治。其所产病：胸(胸)痛(痛)，脊(肩)痛(痛)，〖心痛〗，四末痛，叚(瘕)，为五病。"

臂厥bìjué 病证名。指手太阴、手少阴经经气逆乱的病候。《灵枢·经脉》："肺，手太阴之脉……是动则病肺胀满，膨膨而喘咳，缺盆中痛，甚则交两手而瞀，此为臂厥。"又："心，手少阴之脉……是动则病嗌干，心痛，渴而欲饮，是为臂厥。"《类经·十二经病》："瞀，木痛不仁也。手太阴脉由中府出腋下，行肘臂间，故为臂厥。"又："手少阴循臂内后廉出小指之端，故为臂厥。"参见"厥证"条。

臂臑bìnào 经穴名。代号LI14。出《针灸甲乙经》。别名头冲、颈冲。属手阳明大肠经。位于臂部，曲池穴与肩髃穴连线上，曲池穴上7寸，当三角肌前缘处。布有臂背侧皮神经，深层为桡神经，并有旋肱动、静脉的分支和肱深动、静脉通过。主治肩臂疼痛，颈项强急，瘿气，瘰疬以及肩关节周围炎、急性结合膜炎等。直刺0.5~1寸。艾炷灸3~5壮，或艾条灸5~10分钟。

臂热bìrè 症名。指手臂有发热感觉。《灵枢·论疾诊尺》："臂中独热者，腰腹热。"多因风热或血虚内热所致。《杂病源流犀烛·肩臑肘臂腕手病源流》："臂忽发热极痛，为风热也。宜桑枝浓煎汤，多服；臂发热痛，从里彻外，为血衰也。宜秦艽地黄汤。"参见"发热"条。

臂少阳温bìshàoyángmài 经脉名。即手少阳经。马王堆汉墓帛书《足臂十一脉灸经》："臂少阳温(脉)：出中指，循臂上骨下兼(廉)，奏耳。其病：产聋，【颊】痛。诸病【此物者，皆】久(灸)臂少阳之温(脉)。"

臂少阴脈bìshàoyīnmài 经脉名。即手少阴经。马王堆汉墓帛书《足臂十一脉灸经》："臂少阴【脉】：循筋(筋)兼(廉)，出臑内下兼(廉)，出夜(腋)，奏胁。其病：肋痛。诸病〖此〗物者，皆【灸】臂少阴【脉】。”又载《阴阳十一脉灸经》：“臂少阴𧙓（脉）：起于臂两骨之閒（间）｛之閒（间）｝，｛之｝下骨上廉，筋（筋）之下，出臑内阴，〖入心中〗。【是动则病】：【心】痛，益（嗌）〖干〗，渴欲歙（饮），此为臂蹷（蹷-厥），是臂少阴𧙓（脉）主治。其所产【病】：胁痛（痛），为【一病】。”

臂泰阳温bìtàiyángmài　经脉名。即手太阳经。马王堆汉墓帛书《足臂十一脉灸经》：“臂泰（太）阳温（脉）：出小指，循骨下兼（廉），出臑下兼（廉），出肩外兼（廉），出项，【□】目。其【病】：外渍（眥）痛，【□】臂外兼（廉）痛。诸病此物者，皆久（灸）臂泰（太）阳温（脉）。”

臂泰阴温bìtàiyīnmài　经脉名。即手太阴经。马王堆汉墓帛书载《足臂十一脉灸经》：“臂泰（太）阴温（脉）：循筋（筋）上兼（廉），以奏臑内，出夜（腋）内兼（廉），之心。其病：心痛，心烦而意（噫）。诸病此物者，皆久（灸）臂泰（太）阴温（脉）。”

臂痛bìtòng　症名。指上下臂关节、肌肉作痛。多由风寒湿邪侵袭、痰饮留滞、血不荣筋、阳气不足、气滞血瘀或提挈重物损伤所致。《证治要诀·臂痛》：“臂为风寒湿所搏，或饮液流入，或因提挈重物，皆致臂痛，有肿者，有不肿者……外有血虚一证，血不荣于筋，或致臂痛。”《类经图翼》卷十一：“凡人肩冷臂痛者，每遇风寒，肩上多冷……此以阳气不足，气血衰少而然。”若臂痛由风寒湿侵袭所致，治宜蠲痹汤，若由血不荣筋，瘦弱，臂痛，则兼养血，宜蠲痹汤合四物汤。若怒动肝火而臂痛者，宜小柴胡汤加川芎、当归。若痰饮流注而臂连肩背酸痛者，宜二陈汤、星香散合用。若挈重伤筋，以致臂痛，宜琥珀散、劫劳散，或和气饮。若臂痛由脾虚邪气相搏，宜补中益气汤加威灵仙、桂枝、姜黄等。若臂痛不能举物，气血凝滞者，宜舒筋汤。臂痛部位与经络循行相关。《医钞类编·臂痛门》：“臂痛，有六道经络，定其痛在何经络之间，以行本经药行其气血，气血通则愈矣。”如臂前廉痛属阳明，宜升麻、白芷、葛根；臂后廉痛属太阳，宜藁本、羌活；臂外廉痛属少阳，宜柴胡、连翘；臂内廉痛属厥阴，宜柴胡、当归、青皮；臂内前廉痛属太阴，宜升麻、白芷、葱白；臂内后廉痛属少阴，宜细辛、当归、独活等。

臂五里bìwǔlǐ　见“手五里”条。

臂阳bìyáng　臂的外侧。《素问·骨空论》：“臂骨空在臂阳，去踝四寸两骨空之间。”

臂阳明温bìyángmíngmài　经脉名。即手阳明经。马王堆汉墓帛书《足臂十一脉灸经》：“臂阳明（明）温（脉）：出中指閒（间），循骨上兼（廉），出臑【□□】上，奏膭（枕），之口。其病：病齿【痛】，【□□□□】。【诸】病此物者，皆久（灸）臂阳明（明）温（脉）。”

臂阴bìyīn　臂的内侧。《灵枢·经筋》：“循臂阴入腋下。”

臂痈bìyōng　病名。出《证治准绳·疡医》卷二。又名藕节毒。多生于臂之外侧。症见焮热、疼痛。宜服白芷升麻汤消之，余治参见“外痈”条。

臂指bìzhǐ　大指的别名。

bian

边宝善biānbǎoshàn（1851—1919）　清医家。字楚珍。满族。新城（今属河北）人。名医边成章之次子。精内科，对三焦及气化机制有独到见解。与边增智合撰《气化探原》。以三因为经，以碳、氢、氧为纬，以探究各气偏盛所致之内外诸病。

边成章biānchéngzhāng（1806—1880）　清代满族医家。字斐然。自幼研医，尤善疡科，所治疑难证多良效。著有《边氏验方》30卷。

边兰biānlán　中药材。见《浙江民间常用草药》。为莸之别名。详该条。

边鳅喉biānqiūhóu　病名。《喉科种福》卷四：“边鳅喉，形似鳅鱼，红肿一条，自腮边肿自喉中，头大尾小。头在上，名上水边鳅，头在下为下水边鳅，皆俗名也。”症见恶寒发热，头痛身疼，喉痛异常。治宜疏风清热解毒，先以人参败毒饮发表。大便结者服防风通圣散，颈外敷如意金黄散，喉部吹用冰硼散。

边舌biānshé　病证名。《喉科指掌》卷三：“此症脾家湿热不清，大舌四边发瘰白点糜烂。”又名烂边舌。治宜清利湿热，用导赤散加黄连、滑石、车前子等。外擦冰硼散、锡类散等。

边头风biāntóufēng　病证名。❶指患乳蛾同时并发剧烈头痛者。《重楼玉钥》卷上：“此症一边头痛如破，或左右红肿如核（指乳蛾）……惟下元虚者，多致此疾。”❷指内科头痛之偏于一侧者。

砭法biānfǎ　见《医宗金鉴》卷六十一。即砭镰法。见该条。

砭镰法biānliánfǎ　为疮疡开口法之一。是一种泻血疗法。见《疡医准绳》卷一。又名砭法、飞针。古有外科“砭之以石”之说，包括排脓及截法两方面。《灵枢·玉版》：“已成脓血者，其惟砭石铍锋之可取也。”即用瓷片之尖锋，或刀锋在疮疡患处，浅浅刺破，使内蕴热毒及脓血得以外解，以达消肿止痛之目的。若为丹毒，可用瓷片浅刺患处，放出恶血；红线疔（急性淋巴管炎）时，沿红线消毒后，多用三棱针先挑断红线近心端，然后沿红线每隔1寸挑断之，并用拇指和食指轻捏针孔周围皮肤，微令出血，使毒邪不再扩散。

砭石biānshí　指一种楔形石块，是我国最古的医疗工具。亦称针石、镵石、石针、砭针。约起源于新石器时代，用以砭刺患部治疗各种疼痛和排脓放血等。《素问·宝命全形论》：“四曰制砭石小大。”王冰注：“古者以砭石为针，故不举九针，但言砭石尔。”又全元起云：“砭石者，是古外治之法，有三名。一针石，二砭石，三镵石，其实一也。”随着社会生产力的发展，这种医疗工具逐渐被九针代替。

砭针biānzhēn　即砭石。出《针经指南·通玄指要赋》。杨继洲在《针灸大成》中注：“砭针者，砭石是也。”

萹蓄biānxù　中药材。出《神农本草经》。又名扁竹、竹节草、猪牙草、萹苋、萹蔓、粉节草、道生草、铁绵草、大蓄片。为蓼科植物萹蓄 *Polygonum aviculare* L. 的干燥地上部分。全国大部分地区均产。苦，微寒。归膀胱经。利尿通淋，杀虫，止痒。用于热淋涩痛，小便短赤，虫积腹痛，皮肤湿疹，阴痒带下。煎服9～15g，外用适量，煎洗患处。本品含萹蓄苷、槲皮苷、伞形花内酯、牡荆素、鼠李糖-3-半乳糖苷、

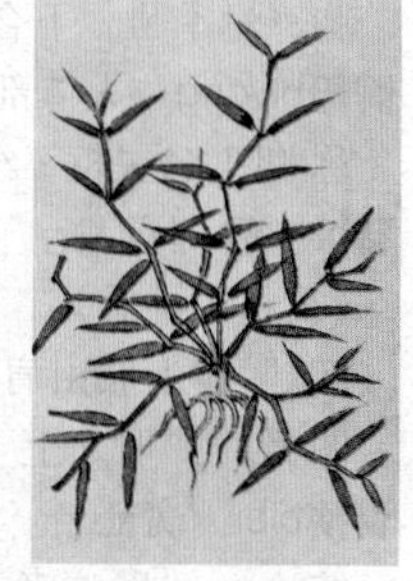

萹蓄

儿茶精、没食子酸、咖啡酸、草酸、绿原酸、对香豆酸等。鲜草还含维生素 E。煎剂对大鼠有明显利尿作用，在体外对葡萄球菌、痢疾杆菌、铜绿假单胞菌及常见致病性皮肤真菌均有抑制作用。萹蓄苷还有降压、利胆作用。

萹蓄汤biānxùtāng 《类证治裁》卷七方。萹蓄一握。水煎服。治脱肛，肛头虫痒。

编方补遗biānfāngbǔyí 方书。见“六种新编”条。

蝙蝠粪biānfúfèn 中药材。见《中药材手册》。为夜明砂之别名。详该条。

蝙蝠葛根biānfúgégēn 中药材。见《中国药用植物志》。即北豆根。详该条。

鞭虫病biānchóngbìng 病名。即以神疲，乏力，食少，腹痛腹泻，大便检查有鞭虫卵为主要表现的寄生虫病。

扁菜biǎncài 中药材。见《广西药用植物图志》。为韭菜之别名。详该条。

扁草biǎncǎo 中药材。见《江西民间草药验方》。为牛筋草之别名。详该条。

扁担杆biǎndàngǎn 中药材。见《青岛中草药手册》。又名娃娃拳、麻糖果、棉筋条。为椴树科植物扁担杆 *Grewia biloba* G. Don. 的根、茎、叶。分布于陕西、河南、山东至长江以南各地。辛、甘，温。健脾益气，祛风除湿，解毒。治小儿疳积，脾虚久泻，遗精，崩漏，带下，子宫脱垂，脱肛，风湿痹痛。煎服：9～15g。鲜根皮捣烂敷疮疖。

扁担藤biǎndànténg 中药材。见广州部队后勤部卫生部编《常用中草药手册》。又名扁藤、扁骨风、腰带藤。为葡萄科植物扁担藤 *Tetrastigma planicaue* (Hook. f.) Gagn. 的藤茎及根。分布于福建、广东、广西、贵州、云南。辛、涩，温。祛风除湿，舒筋活络。治风湿骨痛，腰肌劳损，跌打损伤，半身不遂。内服：煎汤，30～60g；或浸酒。煎水洗治荨麻疹。

扁担叶biǎndànyè 中药材。见《分类草药性》。为罗裙带之别名。详该条。

扁豆biǎndòu 中药材。出《名医别录》。又名白扁豆、南扁豆、羊眼豆、蛾眉豆。为豆科植物扁豆 *Dolichos lablab* L. 开白花植株的种子。甘、淡，平。入脾、胃经。健脾和中，化湿，消暑。治脾虚泄泻，水肿，白带，暑湿吐泻，小儿疳积。煎服：10～20g，或入丸散。本品含蛋白质，维生素 B_1、C，胡萝卜素。另含哌丁-2-酸、植物凝集素、胰蛋白酶抑制物和淀粉酶抑制物。煎剂在体外对痢疾杆菌有抑制作用，也有报告称其含抗病毒的物质。植物凝集素 A 混于食物喂饲大鼠可抑制其生长，甚至引起肝脏区域性坏死，加热可使毒性大大减弱。

扁豆根biǎndòugēn 中药材。出《生草药性备要》。为豆科植物扁豆 *Dolichos lablab* L. 的根。治便血，痔漏，淋浊。煎汤：6～9g。根含天门冬酰胺酶。根瘤中含多种游离的氨基酸。

扁豆花biǎndòuhuā 中药材。出《本草图经》。又名南豆花。为豆科植物扁豆 *Dolichos lablab* L. 未完全开放的花。甘，平。清暑，化湿，健脾和胃。治暑湿泻痢，赤白带下。煎服：4.5～9g。

扁豆皮biǎndòupí 中药材。见《本草便读》。即扁豆衣。详该条。

扁豆汤biǎndòutāng 《外台秘要》卷六引《广济方》方。扁豆叶、香薷叶各一升，木瓜一枚，干姜一两。水煎去滓，分三次服，每服相距如人行六七里。治霍乱吐利。

扁豆衣biǎndòuyī 中药材。见《安徽药材》。又名扁豆皮。为豆科植物扁豆 *Dolichos lablab* L. 的干燥种皮。甘，微寒。健脾，化湿。治脾虚泄泻，痢疾，脚气浮肿。煎服：4.5～9g。本品含阿糖配半乳聚糖、木糖、葡萄糖、果胶酸、半纤维素 A 及 B 等。

扁骨biǎngǔ ❶指颅盖、肩胛等形如板、无髓腔的骨。《素问·骨空论》：“扁骨有渗理腠，无髓孔，易髓无空。”❷经穴别名。《太平圣惠方》：“扁骨，在肩端上两骨间陷者中。”即肩髃穴，详该条。

扁骨风biǎngǔfēng 中药材。见《广西中草药》。为扁担藤之别名。详该条。

扁瘊biǎnhóu 病名。即发于颜面、手背、前臂等处皮肤浅表的良性赘生物。

扁蒲壳biǎnpúké 中药材。见《苏州本产药材》。即蒲种壳。详该条。

扁蒲扇biǎnpúshàn 中药材。见《全国中草药汇编》。为白花射干之别名。详该条。

扁青biǎnqīng 中药材。出《神农本草经》。又名白青、碧青、石青。为碳酸盐类矿物蓝铜矿的矿石。产于铜矿氧化带中。酸、咸，平，有小毒。入肝经。下痰破结，平肝镇惊，明目退翳。①治风痰癫痫，昏迷，小儿急惊风。内服，入丸散。②治目痛、目痒、目翳。研细点眼。分子式为 $2CuCO_3 \cdot Cu(OH)_2$，其中 CuO 占 69.2%，CO_2 占 25.6%，H_2O 占 5.2%。

扁鹊biǎnquè 战国时期杰出医家。约生活于公元前 5 世纪。本名秦越人，渤海郡（今河北任邱）人。总结当时诊断疾病的望闻问切等方法，将其出色地应用于临床实践。尤精于脉诊，被崇为我国脉学的倡导者。为了适应实际需要，他随俗为变，在赵国时当“带下医”（妇科医生），在周国时当“耳目痹医”（五官科医生），到秦国又当“小儿医”（儿科医生），医名甚著。他反对唯心主义的巫术迷信，具有“六不治”的思想，其中就有“信巫不信医”者不治的内容。由于反对统治阶级的骄横无理和他们提倡的巫术，竟被秦太医令李醯所妒忌而杀害。《汉书·艺文志》载有《扁鹊内经》及《扁鹊外经》，均佚。现存《难经》系后人托名秦越人的作品。

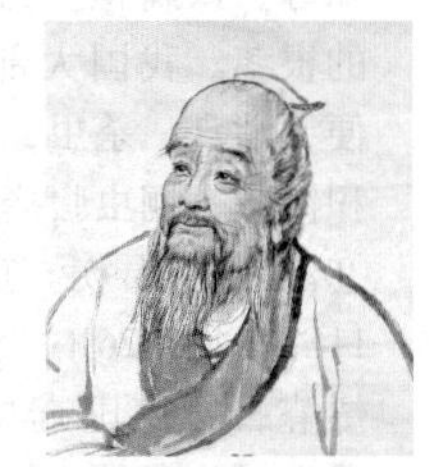
扁鹊

扁鹊八十一难经biǎnquèbāshíyīnànjīng 医经著作。见“八十一难经图解”条。

扁鹊内经biǎnquènèijīng 医经著作。见《汉书·艺文志》。9 卷，已佚。

扁鹊神应针灸玉龙经biǎnquèshényìngzhēnjiǔyùlóngjīng 针灸著作。元代王国瑞撰。1 卷。刊于 1329 年。本书托名扁鹊所传。书中载“一百二十穴玉龙歌”（简称玉龙歌）等针灸歌诀多首和其他针灸治法，介绍了王氏家传的针灸经验。现有《四库全书珍本初集》本。

扁鹊外经biǎnquèwàijīng 医经著作。见《汉书·艺文志》。12 卷，已佚。

扁鹊心书biǎnquèxīnshū 综合性医著。宋代窦材撰于 1146 年，托名扁鹊所传。3 卷（另有《神方》1 卷）。作者以《内经》为医学正传，上卷论经络、灸法等；中卷分述伤寒诸证和杂病；下卷续载内科杂病，兼论外科、妇科、儿科和一些病证。《神方》一卷列 94 首方，分别介绍其主治及服用法。窦氏比较重视灸刺，临床经验丰富，书中还载有用中药进行麻醉的方法。本书后经清代胡珏参论百余条，1765 年由王琦予以重校刊行。

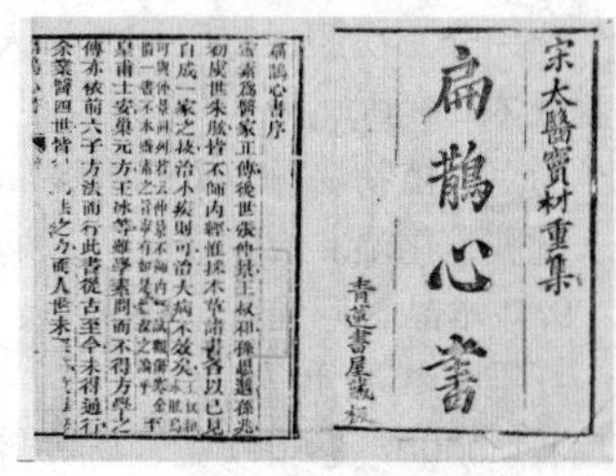

扁鹊心书

扁鹊偃侧针灸图biǎnquèyǎncèzhēnjiǔtú　针灸著作。见《隋书·经籍志》。3 卷，已佚。

扁藤biǎnténg　中药材。见广州部队后勤部卫生部编《常用中草药手册》。即扁担藤。详该条。

扁银丸biǎnyínwán　《普济本事方》卷十方。青黛三大钱，水银（皂子大）一块（同黑铅炒，结成砂子），寒食面、炒黄明胶末各二钱，炒轻粉五钱，雄黄、粉霜、朱砂各一钱，巴豆（去皮膜、油）二十一个，冰片、麝香各少许。为细末，水泛为丸，麻子大，一岁服一丸，皂角煎汤送下。治小儿急慢惊风。

扁芝biǎnzhī　中药材。见《中国药用真菌》。为树舌之别名。详该条。

扁竹biǎnzhú　中药材。❶见《植物名实图考》。为鸢尾之别名。❷出《本草崇原》。为萹蓄之别名。详各条。

扁竹根biǎnzhúgēn　中药材。❶出《分类草药性》。又名土知母、铁扁担。为鸢尾科植物蝴蝶花 *Iris japonica* Thunb. 的根茎。我国大部分地区均有分布。苦，寒。利水，通便，消食，杀虫，活血，止痛。①治肾炎水肿，便秘，食积饱胀，蛔虫腹痛，牙痛，肝炎，肝区痛。煎服：3～9g。②治跌打损伤。煎服并捣敷。本品含右旋（6R，10S，11S，14S，26R）-26-羟基-15-亚甲基螺鸢尾-16-烯醛、异德国鸢尾醛、射干醛等，还含多量维生素 C。❷出《永类钤方》。为射干之别名。详该条。

卞大亨biàndàhēng(12 世纪)　北宋医生。字嘉甫。祖籍泰州（今江苏泰州），由乡举人太学。1127 年（靖康末年），迁居江南，被荐为怀宁（今安徽潜山）主簿，不久隐居象山，自号松隐居士。好养生术，通晓医书，编《传信方》100 卷，已佚。

卞嘉甫biànjiāfǔ　见“卞大亨”条。

变biàn　病证名。五不男之一。指两性畸形，影响生育。参见“五不男”条。

变色赤巴biànsèchìbā　藏医学名词。音译为“赤巴当久”。它位于人体的肝脏，主要作用是使食物中的精微所包含的色素变成体内各种成分应有的色泽。如血液的红颜色、胆汁的黄绿色以及肌肉的红色、粪便中深浅不同的黄褐色等。

变蒸biànzhēng　指婴儿在生长发育过程中，精神、形体出现阶段性的代谢旺盛的生理现象，如出现轻度身热、汗出等。此说始于西晋王叔和，隋唐医家日相传演，其说益繁。《诸病源候论·小儿杂病诸候》：“小儿变蒸者，以长气血也。”《备急千金要方》：“凡小儿自生三十二日一变，再变为一蒸。凡十变而五小蒸，又三大蒸，积五百七十六日，大小蒸都毕，乃成人。”并谓“小儿所以变蒸者，是荣其血脉，改其五脏”。《外台秘要》：“其变蒸之候，令身热，脉乱，汗出，目睛不明，微似欲惊。”张景岳对此持有异议，《景岳全书》：“凡属违和，则不因外感，必以内伤，初未闻有无因而病者，岂真变蒸之谓耶？”清代陈复正支持这一观点。多数医家则认为变蒸不是疾患，而是小儿发育的自然现象。

变蒸热biànzhēngrè　变蒸之候，变者上气，蒸者体热。《医学纲目》：“每经一变一蒸，情能既异，轻者发热微汗，其状似惊，重则壮热脉乱而数，或吐或汗，或烦啼躁渴。轻者五日解，重者七八日解，其候与伤寒相似。”古人认为，变蒸切不可妄治及灸刺。若身热耳热尻亦热，此乃他病，可作病治。

变证biànzhèng　由于治疗、调养失当等因素，使病情变严重、变复杂，不按其本来规律发展而出现异常变化的证候。如《伤寒论·辨太阳病脉证并治》：“太阳病，外证未除，而数下之，遂协热而利，利下不止，心下痞硬，表里不解者，桂枝人参汤主之。”所指即为误下引起的变证。

便biàn　❶适宜。问诊了解病人起居、饮食情况。《灵枢·师传》：“临病人问所便。”❷指大便。《灵枢·口问》：“中气不足，溲便为之变。”

便秘biànbì　病名。见《杂病源流犀烛·大便秘结源流》。即大便秘结。详该条。

便肠垢biànchánggòu　指大便排出垢腻腐败物质。可见于热泻、热痢等病。《金匮要略·五脏风寒积聚病脉证并治》：“大肠有寒者，多鹜溏；有热者，便肠垢。”《医学入门》卷五：“肠垢即热泻，鸭溏即寒泻。”《诸病源候论·痢病诸候》：“由热痢蕴积，肠间虚滑，所以因下痢而便肠垢也。”参见“肠垢”“热泻”“热痢”等条。

便毒biàndú　病证名。❶指肛门前后生疮。见《医学纲目》卷十九。❷指两侧腹股沟及阴部肿痛的病症。见《妇人良方大全》卷二十四。本病又名痃、横痃。

便毒穴biàndúxué　经外奇穴名。《外科大成》：“便毒灸法，随患之左右，量手中指为则子，次自手掌尽处横纹量起，自臂当中以则子尽处是穴，麦子大艾炷灸三壮，肿消痛止。”所指灸处，即位于前臂屈侧，掌长肌腱与桡侧腕屈肌腱之间，腕横纹上约 4 寸处。《针灸经外奇穴图谱》列为奇穴，名便毒。

便寒biànhán　便，方便，适宜。《灵枢·师传》：“中热消瘅则便寒。”便寒一方面指里热证之人喜欢寒凉饮食和居处环境，另一方面指里热证之人治疗时宜用寒凉性药物以清除里热。参见“便热”条。

便脓血biànnóngxuè　症名。见《素问·脉要精微论》。又称泄脓血、圊脓血、清脓血。指大便下脓血，常为痢疾证候之一。有实热虚寒之分。如兼见口渴、脉数者，多属实热，治宜清热、调气、和营，可选用白头翁汤、香连丸、洁古芍药汤等方。如日久不愈、滑脱不禁者，多属虚寒，治宜温中固脱，可选用桃花汤、真人养脏汤等方。参见“痢疾脓血痢”条。

便热biànrè　便，方便、适宜。《灵枢·师传》：“寒中之属则便热。”便热一方面指病人因里寒而喜欢温热食物和居处环境，故“临病问所便”，了解患者便热的情况有助于对里寒证的诊断。另一方面指里寒证适宜用温热性药物以温散里寒，即《类经》十二卷注：“凡热在中则治便于寒，寒在中则治便于热，皆言治病之所便也。”因此便热又是里寒证的治疗法则。

便溏biàntáng　症名。即粪便稀薄而不成形的表现。

便血biànxiě　❶症名。出《素问·阴阳别论》。又称下血。指血经肛门而出。《三因极一病证方论》卷九：“病者大便下血，或清，或浊，或鲜，或黑，或在便前，或在便后，或与泄物并下……故曰便血。”❷病名。指以便血为主症的疾患。便血多由湿热、积滞、结毒侵袭肠胃，或风、热客于下焦，血脉损伤所致。《金匮要略》以先便后血为远血，先血后便为近血。因血在便前者，其来近，近者或在广肠，或在肛门；血在便后者，其来远，远者或在小肠，或在胃。近血又有肠风、脏毒之分。后世多从病因分类，而有湿热便血、积热便血、热毒下血、湿毒下血、酒积便血、中寒便血、肠澼下血、蛊注下血等名称，详见各条。便血经久不愈者，多由脏气亏损，或久病而致肝失所藏，脾虚不能摄血，肾虚不能固下所致。治宜注重扶正，或祛邪与扶正兼顾。痢疾亦见血便，应予区别，详见“痢疾”条。本证可见于消化性溃疡，某些急性传染病、血液病，以及结肠、直肠、肛门疾患等。

便易经验集biànyìjīngyànjí　方书。1卷。清代毛世洪辑。刊于1791年。本书集录作者试用有效单方，分为头面、眼目、耳鼻、喉口、胸腹、四肢、下部、二便、妇女、小儿、疮毒、癣疥、伤科及中毒、奇病等19类。每类除选录方药外，并多附以作者治愈的例证。现有《汇刊经验方》本。

便痈biànyōng　病证名。即血疝。见《儒门事亲》卷四。《证治准绳·杂病》：“血疝，其状如黄瓜在小腹两傍、横骨两端约中，俗云便痈，得于春夏重感大燠，劳于使内，气血流溢，渗入脬囊，留而不去，结成痈肿。”治宜和血散瘀为主。可选用导水丸、桃仁承气汤、抵当汤等方。参见“疝”“血疝”条。

便浊biànzhuó　❶病证名。①指以小便浑浊不清为主症的疾患。见《医学正传·便浊遗精》。又称溺浊。浊而色白者为白浊，浊而有血色赤者为赤浊，赤浊实即尿血。有虚实之辨。实证多因痰湿或湿热下注膀胱所致，虚证有中气下陷、阴虚火动、下元虚弱等不同。湿痰流注者，小便白浊，胸脘满闷，苔腻。治宜燥湿化痰。用苍白二陈汤、固元丹、小分清饮等方。若属湿热下注者，更见口渴、舌苔黄腻、脉濡数。治宜清热利湿，用萆薢分清饮、徙薪饮等方。脾虚气弱，中气下陷者，症见便浊日久不愈，面色㿠白，神疲乏力，舌淡，脉虚软。治宜健脾益气，用补中益气汤。阴虚火动者，多见小便赤浊，烦热口干，舌红，脉细数。治宜滋阴清火，用知柏八味丸、清心莲子饮等方。下元虚冷者，症见面白肢冷，精神萎靡，舌淡，脉沉。治宜温肾固涩，用鹿茸补涩丸、八味地黄汤、秘元煎等方。本症可见于乳糜尿、磷酸盐尿、尿路感染、淋病等疾患。②指浊病，包括溺浊与精浊。《景岳全书·淋浊》：“便浊证有赤白之分，有精溺之辨。”参见“浊”条。❷症名。指小便混浊不清的表现。下消的症状之一。《太平圣惠方》卷五十三：“夫痟肾，小便白浊如脂者，此由劳伤于肾，肾气虚冷故也。”

遍身丹毒 biànshēndāndú　病名。出《疮疡经验全书》卷四。即游丹。见该条。

遍身肿biànshēnzhǒng　症名。指全身浮肿的表现。见《圣济总录·水肿门》。《证治要诀·肿》：“肿病不一，遍身肿、四肢肿、面肿、脚肿，方谓之水气。然有阳水，有阴水，并宜先用五皮饮、升降汤或除湿汤加木瓜、腹皮。”“遍身肿，烦渴，小便赤涩，大便多闭，此属阳水，轻宜四磨饮，添磨生枳壳，兼进莱菔饮，重则疏凿饮子、万灵饮利之，以通为度。亦有虽烦渴而大便已利者，此不可更利，宜用五苓散加木通、大腹皮。遍身肿，不烦渴，大便自调，或溏泄，小便虽少而不涩赤，此属阴水，宜实脾饮。”参见“水肿”“阳水”“阴水”条。

遍体麻木biàntǐmámù　症名。指全身有麻木的感觉。浑身麻木的别称。《医林绳墨·麻木不仁》：“遍体麻木者，多因湿痰为病。”详“浑身麻木”条。

遍行隆biànxínglóng　藏医学名词。音译为“恰不其隆”。它主要存在于心脏，并运行于全身。主司人体四肢的活动、屈伸行走，还司眼睛及口唇的开合，并主管人的语言和思维活动。

辨瘢疹biànbānzhěn　望诊内容之一。皮肤出现斑疹，可见于小儿风疹、麻疹等病，或见于温热病热入营血阶段，或见于出血性疾病。一般来说，出疹主在表为轻，出瘢主在里为重。瘢疹分布稀疏，色泽红润，热毒较轻；瘢疹反复出现，分布稠密，色泽深红或紫黯，热毒亢盛，病情严重。见于慢性出血性疾病者，多属气阴损伤或血分有热。

辨病论治biànbìnglùnzhì　是中医治病的原则之一，即以中医理论为指导，对症状、体征、疾病原因、性质、部位及体质进行全面分析与辨别，做出疾病种类的诊断，以此为依据来决定治疗措施。

辨疮疡biànchuāngyáng　主要指辨别疮疡的阴阳属性。有以下辨证要点。①皮肤颜色：红活焮赤的属阳，紫暗或皮色不变的属阴。②皮肤温度：灼热的属阳，不热或微热的属阴。③肿形高度：肿胀高起的属阳，平塌下陷的属阴。④肿胀范围：肿胀局限，根脚收束的属阳；肿胀范围不局限，根脚弥散的属阴。⑤肿块硬度：肿块软硬适度，溃后渐消的属阳；坚硬如石，或柔软如绵的属阴。⑥疼痛感觉：疼痛比较剧烈的属阳，不痛、隐痛、酸痛或抽痛的属阴。⑦脓液稀稠：稠厚的属阳，稀薄的属阴。⑧发病缓急：急性发病属阳，慢性发病属阴。⑨病位深浅：病发于皮肉的属阳，发于筋骨的属阴。⑩病程长短：阳证病程较短，阴证病程较长。⑪预后顺逆：阳证易消、易溃、易敛，预后良好；阴证难消、难溃、难敛，预后较差。

辨疮肿 biànchuāngzhǒng　疮疡诊法之一。见《医宗金鉴》卷六十一。肿为疮疡常见的局部体征之一。由邪郁经络，气血凝滞而成。若红肿高突，根盘收束，焮痛色赤，势急变速，属实属阳，病浅易愈。若不红不痛，平坦散漫，或坚硬难溃，头面手足虚浮，属虚属阴，病深难痊。根据病因不同又分以下几种：①火肿，肿而色红热痛；②寒肿，肿而不硬，常伴酸痛，不红不热，皮色不泽；③瘀血肿，肿而胀急，色初暗褐，后转青紫；④痰肿，不红不热，或软如棉，或硬如结核；⑤湿肿，深则如烂棉，按之不起，浅则如水泡，光泽明亮，破后多流黄水；⑥风肿，漫肿宣浮，不红，微有热痛而不痒。

辨疮肿浅深法biànchuāngzhǒngqiǎnshēnfǎ　疮疡诊法之一。见《外科精义》卷上。古人认为疮高而软者发于血脉，肿下而坚者发于筋骨，肉皮色不相辨者，发于骨髓。又初生疮之时，便觉壮热恶寒，拘急头痛，精神不宁，烦躁饮冷者，其患疮疽必深。若人虽患疮疽，起居平和，饮食如故，其疾必浅。

辨络脉biànluòmài　望诊内容之一。络脉，指浮络，即浅表的小血管丛，包括掌大鱼际络脉、耳后络脉等。诊察络脉的色泽和充盈度，结合皮肤的冷暖，有助于了解脏腑气血病变。《灵枢·经脉》：“凡诊络脉，脉色青则寒且痛，赤则有热。胃中寒，手鱼之络多青矣；胃中有热，鱼际络赤；其暴黑者，留久痹也；其有赤有黑有青者，寒热气也；其青短者，少气也。”诊幼儿指纹也属辨络脉的范围。

辨脉平脉章句biànmàipíngmàizhāngjù 脉学著作。《周氏医学丛书脉学四种》之一。2卷。清代周学海章句。作者以《伤寒论》中辨脉法、平脉法为诊法之正宗，指出：“辨脉、平脉，仲景论百病之脉也，不专于伤寒。”遂检阅四五种刊本的辨脉、平脉法原文加以校订。摒去旧注，重予详注，复加按语，以期切于临证实用。对研究仲景脉法有一定参考价值。

辨舌入门biànshérùmén 舌诊著作。近代陈景岐编著，成书于1934年。主要载录江笔花望舌色、方耕霞舌苔歌诀、吴坤安察舌辨证歌，阐述39种舌象的病理意义、辨证治则，条下有邵仙根评语，可谓凭舌苦以验其虚实，分别宜清宜补之总诀。又录张诞先《伤寒舌鉴》，图论结合，述舌质舌苔颜色的诊断意义。系《中国医学丛书》之一，见“中国医学入门丛书”条。

辨舌指南biànshézhǐnán 舌诊著作。一名《彩图辨舌指南》。曹炳章撰于1920年。作者较广泛地收集古今有关舌诊文献，参阅部分现代医著并结合个人见解编纂而成。书分5编，共6卷。首编（卷一）为辨舌总论；第二编（卷二）为观舌总纲；第三编（卷三）为辨舌证治，介绍诸家察舌辨症之法及舌病治法；第四编（卷四、五）为辨舌各论，介绍各种舌苔的病理，并附舌苔彩色图119幅；第五编（卷六）为杂论方案，选辑诸家辨舌论述及有关察舌辨症的医案，末附辨舌证治要方。全书内容较丰富，但间有一些附会或不切合实际的论述。1949年后有影印本。

辨胎孕男女法biàntāiyùnnánnǚfǎ 是对怀孕妇女，以脉象、腹形及两乳房进行辨别男女胎的方法。如左手太阳浮大为男，右手太阴沉细为女；左脉疾为男，右脉疾为女。左乳房有核胀痛为男，右乳房胀痛为女；腹部上小下大如箕为女，腹高如釜为男等。均为古人的经验，有待研究。

辨痰biàntán 辨别痰的性状，作为辨证的参考。辨痰时要注意痰的颜色、形状、稀稠度、气味等。一般寒痰色清，湿痰色白，火痰色灰黑，热痰色黄。形如败絮、色如煤炲的是老痰。滑而易咯，是脾的湿痰；燥而难咯，是肺的燥痰；青而多泡沫，属肝的风痰；坚而成块状，属心的热痰；带有黑点而清稀，属肾的寒痰。

辨疫琐言biànyìsuǒyán 温病著作。1卷。清代李炳撰于嘉庆五年（1800）。作者对吴又可《温疫论》某些观点持不同意见，强调人的禀赋不同，感邪后有热化、寒化之别。不主张用达原饮治温疫，而立清气饮为治疫之主方。推崇大黄治疫，并倡大黄清法、酿法、同煮、略煮诸法，取其气而不取其味。末附医记2篇。现有《珍本医书集成》本。

辨痈疽晕biànyōngjūyūn 疮疡诊法之一。见《外科大成》卷一。疮口周围出现红筋谓之晕。由脏腑受锐毒而成。古人认为晕少者易治，晕多者治疗较难。

辨证biànzhèng 辨析疾病证候。为辨证论治的基本环节之一，参见“辨证论治”条。

辨证冰鉴biànzhèngbīngjiàn 综合性医著。即《辨证录》。详该条。

辨证良方biànzhèngliángfāng 方书。4卷。清代蒋杏桥编集。刊于1858年，卷一载便易方及急救方；卷二以介绍小儿痘、麻诸方为主；卷三载诸痛方、外科方、诸伤方、妇人方；卷四《达生篇》举要，载血、痰、嗽、喘及小儿方。全书选集大多为民间验方，少数属于成方。

辨证录biànzhènglù 综合性医著。14卷（附《脉诀阐微》1卷）。清代陈士铎述（托名岐伯、张仲景所传）。成书约1687年。内容包括内、外、儿、妇等各科疾病证治。分伤寒、中寒、中风等126门，700余证。每证详列病状、病因、立法处方及方剂配伍，说理明白易晓，析证简要中肯，用药灵活切病，颇多经验之谈。但其辨证着重于症状的鉴别分析，而忽于舌脉的诊察。由于本书有较高的临床价值，后世刻本颇多，有些书商将其改为《辨证冰鉴》等书名。另有清代钱松将本书删定为10卷本，改名《辨证奇闻》。1949年后有《辨证录》的排印本，内容有所删节。

辨证论治biànzhènglùnzhì 又称辨证施治。是理、法、方、药运用于临床的过程，为中医学术的基本特点。通过四诊八纲、脏腑、病因、病机等中医基础理论对患者表现的症状、体征进行综合分析，辨别为何种证候，称辨证；在辨证基础上拟订治疗措施，称论治。

辨证配膳biànzhèngpèishàn 即辨证施食。详该条。

辨证奇闻biànzhèngqíwén 综合性医著。即《辨证录》。详该条。

辨证求是biànzhèngqiúshì 综合性医著。5卷。清代邹承禧撰于道光二十二年（1842）。卷一妇儿例，卷二真字例，卷三风暑例，卷四古人转手例，卷五考订药味机窍、新方药窍等内容。作者撰写此书，参阅医籍文献不下数百种，并附张仲景、叶天士、戴原礼、李东垣等案例，涉及内、妇、儿等科证治内容，结合自己的心得，“随验随记”。现存咸丰元年（1851）春回堂刊本。

辨证求因biànzhèngqiúyīn 以各种病证的临床表现为依据，通过分析疾病的症状、体征，找出其病因病机。如眩晕、震颤、抽搐等症状，多属于风，病变在肝；狂躁、神昏等症状，多属于火，病变在心包等。

辨证取穴biànzhèngqǔxué 指行针前选取穴位的原则，即根据辨证论治的原则，分析病证与脏腑、经络之间的关系，选取有关穴位。

辨证施食biànzhèngshīshí 又称辨证配膳。指在中医辨证的基础上，确定食疗法则、选择食物或拟定食疗处方的方法。例如气虚者可选食人参莲肉汤、参枣米饭，血虚者可选食当归生姜羊肉汤、猪肝羹，阴虚者可选食百合粥、枸杞茶、五汁饮，阳虚者可选食羊肉粥、狗肉粥等。

辨证施治biànzhèngshīzhì ❶即辨证论治。详该条。❷教科书。上海中医学院编著。共分上、下两篇。上篇为基础知识，论述生理与病理、疾病与病因、诊断方法、治法与方药；下篇为临床应用，介绍辨证施治总纲，外感热病、杂病、各科常见证候的辨证施治及辨证施治的原则性与灵活性。书中认为辨证施治必须首先抓住阴阳失调和邪正斗争这两种矛盾，并应随时掌握疾病的变化情况。篇末附述试用于肿瘤的一些中草药等。全书力求理论联系实际，论述简要。1972年由上海人民出版社出版。

辨证施治纲要biànzhèngshīzhìgāngyào 教科书。北京市中医医院编。前有概述、四诊，辨证部分包括八纲、六经、卫气营血和三焦、脏腑经脉辨证，并介绍中医诊治中的审证求因，论述简要。治疗部分，重点介绍治法总则和常用治疗方法，末附方剂索引。1962年由人民卫生出版社出版。

辨证选穴法biànzhèngxuǎnxuéfǎ 选穴法之一。指以辨证论治的原则选取穴位的方法。例如脱肛，属于中气下陷，不能摄纳者，应该灸百会、长强、神阙、足三里等穴以升阳提气、温固下元；属于热积大肠，胃火下注者，则针大肠俞、天枢、上巨虚、承山等穴以疏泄大肠蕴热等。

辨证要略biànzhèngyàolüè　温病著作。清代宋兆淇撰。宋氏辑注叶天士《难病指南》时，将该书附于后。见“南病别鉴”条。

辨状论质biànzhuànglùnzhì　传统中药材质量评价体系。见谢宗万《中药材品种论述》。根据药材的形状、颜色等外观性状特征和气味综合判断药材的真伪优劣，是中药学家长期积累的实践经验，是中药才独特的质量评价体系，也是市场上“看货评级，分档议价”的依据。

辫子草biàn · zicǎo　中药材。见《云南中草药》。为碎米柴之别名。详该条。

辫子草根biàn · zicǎogēn　中药材。见《云南中草药》。为豆科植物小叶三点金草 *Desmodium microphyllum*（Thunb.）DC. 的根。分布于四川、云南、贵州、广西、广东、湖南、湖北、安徽、江苏、江西、福建、台湾。甘，平。清热利湿，止血，通络。治黄疸，痢疾，淋病，风湿痛，咯血，崩漏，白带，痔疮，跌打损伤。煎服：15～30g。

biao

标本biāoběn　标本是个相对的概念，是表现为主次关系的两个方面。❶凡病因与症状，先病与后病，正气与邪气，病在内与病在外等，都有标本的关系。从人体与致病因素来说，人体的正气是本，致病的邪气是标；以疾病的本身来说，病因是本，症状是标；从疾病的新病与旧病，原发与继发来说，旧病、原发（先病）为本，新病、继发（后病）为标；从疾病的部位来说，病在下、在内为本，病在上、在外为标。临床上应用标本关系分析病症的主次先后、轻重缓急，确定治疗的步骤。《素问·标本病传论》：“知标本者，万举万当；不知标本，是为妄行。”❷经络在四肢者为本，在头面、躯干者为标（见《灵枢·卫气》）。❸医患关系：患者为本，医生为标。《素问·汤液醪醴论》：“病为本，工为标，标本不得，邪气不服。”

标本病传论篇biāoběnbìngchuánlùnpiān　《素问》篇名。本篇前部论病的标本和刺法的逆从，后部论病的移传，故名。文中还列举了泄泻、中满、烦心等病证的缓急证治，说明治标、治本或标本兼治的法则以及传变的各种症状。

标本同治biāoběntóngzhì　辨证施治术语。即采用标病与本病同时治疗的方法。适用于标本并重的病证。如气虚之人患感冒，可以解表与益气两法合用；又如温热病中，肠胃实热不解而致阴液大伤，可以泻下、滋液两法合用。

标本中气biāoběnzhōngqì　运气术语。六气的变化可分标、本、中见之气等，以说明运气的变化与人体发病的关系，提示治疗的法则。《素问·至真要大论》：“气有从本者，有从标者，有不从标本者也。少阳、太阴从本，少阴、太阳从本从标，阳明、厥阴不从标本，从乎中也。”少阳和太阴之气从本，因少阳是本火而标阳，太阴是本湿而标阴，二者都是标本同气，所以从本。少阴和太阳之气，或从本或从标，因少阴是本热而标寒，太阳是本寒而标热，二者都是标本异气，故根据变化或从本或从标。阳明和厥阴之气，不从标也不从本，仍从其中见之气。因阳明本燥而标阳，中见太阴湿土，燥从湿化，所以从乎中气；厥阴是本风而标阴，中见少阳相火，风从火化，所以亦从乎中气。古人认为人在气交之中，因天地有非常之变，感而成病；病变过程中，也会因六气有相应的变化。概括标本中气的治法，无论取本取标或取中气，只要是病之所生，就是治之所施。又《素问·六微旨大论》：“少阳之上，火气治之，中见厥阴。”张景岳《类经》卷二十三注：“此以下言三阴三阳各有表里，其气相通，故各有互根之中气也。少阳之本火，故火气在上，与厥阴为表里，故中见厥阴，是以相火而兼风木之化也。”如以经脉来说，凡互为表里的，在六气则互为中见。

标而本之biāo' érběnzhī　辨证论治术语。出《素问·标本病传论》。指标病与本病并见时，在急则治其标的治疗原则下，先治其续发病（标），后治其先发病（本）。王冰注：“标而本之，谓先发轻微缓者，后发重大急者。以其不足，故先治其标，后治其本也。”

标印biāoyìn　推拿方法名。见《串雅·绪论》。即提痧。详该条。

标幽赋biāoyōufù　针灸著作。见“针经指南”条。

熛疮biāochuāng　病证名。出《诸病源候论》卷五十。又名熛浆疮。《小儿卫生总微论方》：“小儿生熛浆疮者，由风热毒气客于皮肤，生熛浆而溃成疮。搏于气血而所作也。始生如火烧汤烫，作泡而起，寻即皮破，熛浆出以成疮，亦甚疼痛，渐引相续而生，有至遍身溃烂。”治疗以清热、疏风、解毒为主，外用赤小豆或莹肌散煎水淋洗，再用三黄散末掺疮上。

熛浆疮biāojiāngchuāng　病证名。出《小儿卫生总微论方》。即熛疮。见该条。

熛疽biāojū　病证名。出《刘涓子鬼遗方》卷五。又名训疽。指发于指端和手心、足心及心窝部的瘭疽。证治见“瘭疽”条。

瘭biāo　病名。❶痈疽五发之一。《卫济宝书》卷上：“瘭者，始初聚结尖肿，根脚赤白色，高处带红赤，肿实疼痛，憎寒壮热，口干渴，百节疼痛，困倦沉重。饮食者，未破者，即下大车螯散。如先破，下小车螯散，然后服轻肌活脓内托等药。次洗点破等药，加服小车螯散。脓毒不决，即服二三，取活脓血。”❷疽的一种，多生于指端，即瘭疽。详见该条。

瘭疽biāojū　病名。❶出《备急千金要方》卷二十二。又名蛇瘴、虾眼，南方称著毒。由外伤染毒入于肌肤筋骨所致，或脏腑火毒凝结而成。其证随处可生，好发于手、足指端。《外科大成》卷四：“瘭疽……初出红点，次变黑色，小者如黍如豆，大者如梅如李，肿痛应心，腐烂筋骨，脓如小豆汁。”治宜清热解毒，消毒止痛。初服射干汤、漏芦汤，外贴蟾酥饼。寒热多作者，服黍米寸金丹或夺命丹；红肿游走不定者，离宫锭涂之；毒甚成脓者，宜切开去腐，按溃疡治疗。本病泛指体表的一种化脓性感染。但今习称之瘭疽，仅指手部感染，与本病古义略异。❷手心毒之别称，出《疡科心得集》卷上。详该条。

表biǎo　外表、表浅或轻微之意，与里相对而言。如人体的皮毛、肌腠、经络为外，属表；外感邪在卫分或太阳经属表，病较轻浅，法当解表。

表寒biǎohán　❶风寒之邪侵袭肌肤，束于卫表，尚未入里的病理变化。❷证候名。指由风寒侵袭肌表所致的表证。《医学心悟·伤寒主治四字论》：“何谓表寒？伤寒初客太阳，头痛发热而恶寒者，名曰外感。”症见恶寒发热，头痛，舌苔薄白而润等。治宜辛温解表，可选用麻黄汤、桂枝汤、荆防败毒散、葱豉汤、杏苏散等方。参见“寒证”条。

表寒里热biǎohánlǐrè ❶表有寒而里有热的病理变化。❷证候名。见《医学心悟·伤寒主治四字论》。指表有寒里有热的证候。外邪传里化热而表寒未解，或本有内热，又感寒邪之证。多见恶寒发热、无汗身痛又伴见烦躁口渴、便秘等。详见“表寒证”“里热证”条。

表解里未和biǎojiělǐwèihé 病机。外感病表证消失，里证未解。多因里有痰饮、食滞、瘀血或伤阴等而致。《伤寒论·辨太阳病脉证并治下》：“太阳中风……其人漐漐汗出，发作有时，头痛，心下痞鞕满，引胁下痛，干呕，短气，汗出，不恶寒者，此表解里未和也。”

表里biǎolǐ 八纲中用以辨别病位深浅和病情轻重的二纲。一般外感初起，邪在肌表，属表证，病较轻浅；若病在脏腑，则属里证，病较深重。伤寒与温病的证候分类中，对表里证的辨别有明确的区分。伤寒以三阳为表，三阴为里，三阳中又以太阳为表，阳明为里，少阳为半表半里；温热病初感在上焦，病属于表，一入中焦、下焦即属于里。这些表证、里证，各有其证候类型，但必须结合寒热、虚实，才能分析疾病的性质和邪正消长情况。由于体质强弱，邪正盛衰，病情的发展演变，可出现表证入里、里证出表、表里同病、表实里虚、表虚里实、表寒里热、表热里寒、表里俱虚、表里俱实等复杂情况。详见各条。

表里辨证biǎolǐbiànzhèng 分析病位外内和病势浅深的辨证方法。于外感病尤为重要。一般而言，病在皮毛、肌腠、经络的为表证，病较轻浅；而病在脏腑、气血、骨髓的为里证，病较深重。表邪入里为病进，里邪出表为病退。

表里传biǎolǐchuán ❶泛指表证传入里证。❷专指太阳表证直接向少阴里证传变。《此事难知》：“太阳传少阴肾水者，名曰表里传。为得病急，当发汗而反下之，所以传也。”太阳与少阴相表里。如外感热病，见发热头痛，而脉反沉，可与麻黄附子细辛汤；若不愈，虽有身体疼痛等表证，亦当先救其里，宜四逆汤。此外，阳明与太阴相表里，少阳与厥阴相表里，因此，他们之间的相互传变亦称为表里传。参“传经”条。

表里分传biǎolǐfēnchuán 温疫传变的一种形式，指伏于膜原之邪既外犯三阳经而出现表证，又渐化热入胃而现里证。《温疫论》上卷：“此（指三消饮）治疫之全剂，以毒邪表里分传，膜原尚有余结者宜之。”

表里分消biǎolǐfēnxiāo 治法。通过发汗解表和清泄里实，促使病邪分别从表和里排解消散的治疗方法。具体可分解表攻里和解表清里两类，适用于表里同病的外感性热病。代表方有大柴胡汤、防风通圣散、葛根黄芩黄连汤等。

表里俱寒biǎolǐjùhán ❶表寒与里寒并见的病理变化。❷证候名。指表寒、里寒症状同时存在。《医学心悟·伤寒主治四字论》：“何谓表里皆寒？凡伤寒表受寒邪，更兼直中于里，此为两感寒证，仲景用麻黄附子细辛汤是也。”多由外感寒邪，内伤生冷，或里有虚寒，又感风寒所致。症见恶寒无汗，头痛身痛，腹痛泄泻，四肢厥冷，小便清长等。治宜温解表里，方用麻黄附子细辛汤、小青龙汤等。详见“表寒证”“里寒证”条。

表里俱热biǎolǐjùrè ❶表热与里热并见的病理变化。❷证候名。指表热、里热症状同时存在。《伤寒论·辨太阳病脉证并治》：“伤寒若吐若下后，七八日不解，热结在里，表里俱热，时时恶风，大渴，舌上干燥而烦，欲饮水数升者，白虎加人参汤主之。”多由表证未解，邪热入里，或原有里热，又感温邪所致。《医学心悟·伤寒主治四字论》：“何谓表里皆热？如伤寒阳明证传于本腑，外而肌肉，内而胃腑，热气熏蒸，口渴谵语，此散漫之热邪未结聚，治用白虎汤，外透肌肤，内清腑脏。俾表里两解，不比邪热结实，专在肠胃可下而愈也……正伤寒有此，而温热之病，更多有此，不可不察。”详“表热证”“里热证”条。

表里俱实biǎolǐjùshí ❶表实与里实并见的病理变化。❷证候名。表里同病类型之一。见《万病回春·伤寒总论》。多因表邪未解，内有宿食积热或兼其他停痰积滞所致。症见发热无汗、头项强痛、烦躁恶热，甚或发狂，腹胀便秘，舌苔干燥，脉象滑数。法当表里双解。详“实”“表实”“里实”条。

表里俱虚biǎolǐjùxū ❶表虚与里虚并见的病理变化。❷证候名。表里同病类型之一。见《万病回春·伤寒总论》。体质素虚，误汗虚表，或大病后气血两虚。症见汗出恶风，气弱少言，头晕心悸，四肢倦怠，食少便溏，舌质淡嫩，脉象细弱。宜气血双补调治。详“虚”“表虚”“里虚”条。

表里配穴法biǎolǐpèixuéfǎ 配穴法之一。指在表里相合的经脉上选配穴位用以治疗本脏本腑有关疾病的方法。一般以原络配穴法为代表，但不局限于此。如胃病取足三里（胃）与公孙（脾），咳嗽取太渊（肺）与合谷（大肠），肝病取太冲（肝）与阳陵泉（胆）等。参“原络配穴法”条。

表里双解biǎolǐshuāngjiě 解除表邪和里邪作用，治疗表里同病的治法。可分两大类。❶治外有表邪，里有实积。症见恶寒发热、腹部胀痛、胸部痞闷、恶心便秘、脉浮滑，可用厚朴七物汤。方中以桂枝汤去芍药解表，以厚朴三物汤治里。❷治里热已盛，兼有表证。症见高热无汗、面红目赤、身体拘急、鼻干口渴、口苦烦躁、谵语、舌干燥、脉洪数，可用三黄石膏汤。以麻黄、淡豆豉解表，石膏、黄芩、黄连、栀子清里。

表里同病biǎolǐtóngbìng 证候名。指表证里证同时存在。多因表证未解而病邪入里，或病者素有宿疾又新感表邪所致。有表寒里热证、表热里寒证、表虚里实证、表实里虚证之分。亦指表里出现同一性质的证候，如表里俱寒证、表里俱热证、表里俱虚证、表里俱实证等。详各条。

表面特征biǎomiàntèzhēng 中药鉴定过程中对药材外表的纹理和各种附属物（如毛绒、刺、须、鳞片、皮孔、钉疱等）性状的观察。有些中药材品种虽形状相似但其表面特征却不一样。如桔梗科植物的桔梗与南沙参，桔梗芦头上有数个半月形茎基残痕（习称“芦碗”），而南沙参芦头细长，没有“芦碗”特征。因此，仔细观察药材的表面特征及其表现程度，有助于鉴别药材。

表气不固biǎoqìbùgù 病机。即卫气不固。指卫外的阳气虚，不能固表，皮肤腠理疏松，易受外邪侵入而得病。发病时多有怕风、自汗等症，治宜补气固表，或结合敛阴。

表热biǎorè ❶风热阳邪侵袭肌表的病理变化。❷证候名。指感受风热阳邪所致的表证。《赤水玄珠·论表里热》：“有表而热者，谓之表热。”症见发热，恶风，头痛，口渴咽痛，咳嗽痰黄，舌苔薄白或微黄，脉浮数等。治宜辛凉解表，用桑菊饮、银翘散等方。参见“热证”条。

表热不得卧biǎorèbùdéwò　病证名。外感不得卧之一。因风寒伤于太阳或阳明，或少阳郁而发热所致的不寐症。《症因脉治》卷三："表热不得卧之症，发热身痛，无汗烦热，不得卧，太阳经表热症也；目痛鼻干，身大热，不得卧，阳明经表热症也；时寒时热，寒热往来，不得卧，少阳经表热症也。治宜分经辨证，如太阳表热，不得卧而无汗者，冬月，北方人麻桂汤；阳明表热不得卧，干葛升麻汤；少阳表热不得卧，小柴胡汤。"参见"不寐"条。

表热传里biǎorèchuánlǐ　同热邪传里。详该条。

表热里寒biǎorèlǐhán　❶表有热而里有寒的病理变化。❷证候名。指表有热而里有寒的证候。如平素脾胃虚寒，又感外邪。症见发热无汗，头痛咳嗽，大便溏泄，小便清长，舌淡胖，微黄浊苔，脉浮缓。详见"表热""里寒"条。

表实biǎoshí　❶外邪袭表、邪正相争的病理变化。❷证候名。《景岳全书·传忠录》："表实者，或为发热，或为身痛，或为恶热掀衣，或为恶寒鼓栗，寒束于表者无汗。"如太阳病，头痛发热，恶寒无汗，脉浮紧等。治宜解表发汗，用麻黄汤等方。参见"表证"条。

表实里虚biǎoshílǐxū　❶表实与里虚并见的病理变化。❷证候名。表里错杂的证候。因平素心、脾、肾虚，又感外邪；或外感表寒，误用攻下法所致。如症见恶寒无汗、发热，又见神乏气短、纳呆肢倦、心悸腰痛、舌白脉浮等。详见"表实""里虚"条。

表实六合汤biǎoshíliùhétāng　《医垒元戎》方。当归（酒浸炒）、川芎、白芍药、熟地黄（酒洒蒸）各一两，细辛、麻黄各五钱。为粗末，水煎服。治妊娠伤寒，头痛身热，无汗，脉浮紧。

表邪biǎoxié　指在表的邪气。六淫外感，病邪从口鼻或皮毛侵入，出现发热，恶寒（或恶风），头痛，鼻塞，流涕，咳嗽等症状。参"表证"条。

表邪内陷biǎoxiénèixiàn　病机。指由于邪盛正虚或治疗失当，在表的邪气陷入于里的病变。如温邪上受，首先犯肺，逆传心包，症见不恶寒，发热更高而神昏、谵妄。又如《伤寒论·辨太阳病脉证并治下》："病发于阳，而反下之，热入，因作结胸。"参"内陷"条。

表虚biǎoxū　❶卫阳不足、腠理不密的病理变化。❷证候名。①指外邪袭表，腠理不固，营卫之气不和所致的表证。《景岳全书·传忠录》："表虚者，或为多汗，或为肉战，或为怯寒。"如太阳病，头痛发热，汗出恶风，脉浮缓等。治宜解肌发表，用桂枝汤等方。②指慢性疾患的汗多证。常见汗出不止，怕风畏寒，精神倦怠，脉濡软无力。治宜益气固表，止汗。方用玉屏风散、牡蛎散之属。历代医家亦称自汗为表虚（见《医述·表里虚实》）。参见"表证"条。

表虚里实biǎoxūlǐshí　❶表虚与里实并见的病理变化。❷证候名。表里错杂的证候。因平素卫气不足，感邪后邪热内结；或素有胃肠蕴热宿食，复感风邪；或表证治疗失当，里实误用发汗等所致。既有恶风、汗出等表虚证，又有腹痛便秘、舌苔厚黄等里实证。详见"表虚""里实"条

表虚六合汤biǎoxūliùhétāng　《医垒元戎》方。当归（酒浸炒）、川芎、白芍药、熟地黄（酒洒蒸）各一两，桂枝、地骨皮各七钱。为粗末，水煎服。治妊娠伤寒中风，表虚自汗，发热恶寒，头痛项强，脉浮而弱。

表证biǎozhèng　证候名。指外邪侵袭肌肤体表所出现的证候。《伤寒论·辨太阳病脉证并治中》："太阳病脉浮紧，无汗，发热，身疼痛，八九日不解，表证仍在，此当发其汗。"本证有表寒证、表热证、表虚证、表实证之分。详见各条。

表证入里biǎozhèngrùlǐ　病机。指表证化热，病势向里发展。症见不恶风寒而反恶热，烦渴，小便黄赤，舌苔黄燥等。

bie

憋气biēqì　症名。即自觉胸中窒塞不通，憋闷不舒，呼吸不畅的症状。

鳖甲biējiǎ　中药材。出《神农本草经》。又名上甲、鳖壳、甲鱼壳、鳖盖子、团鱼壳、团鱼盖、团鱼甲。为鳖科动物鳖 *Trionyx sinensis* Wiegmann 的背甲。主产于湖北、安徽、江苏、河南、湖南、浙江、江西等地。咸，微寒。入肝、肾经。滋阴潜阳，退热除蒸，软坚散结。用于阴虚发热，骨蒸劳热，阴虚阳亢，头晕目眩，虚风内动，手足瘈疭，经闭，癥瘕，久疟疟母。煎服 9～24g，先煎。本品含骨胶原、中华鳖多糖、角蛋白、碘质、维生素 D 及多种氨基酸等。

鳖甲白术散biējiǎbáizhúsǎn　《杨氏家藏方》卷三方。鳖甲（醋炙）、常山、白芍药、柴胡各一两，白术二两，牡蛎半两。为粗末，每服五钱，加生姜五片，水煎，不拘时服。治久疟，寒热相等，汗多，腰脊重痛。

鳖甲地黄汤biējiǎdìhuángtāng　《济生方》卷一方。柴胡、当归（酒浸）、麦冬、鳖甲（醋炙）、石斛、白术、熟地黄（酒浸，焙）、茯苓、秦艽各一两，人参、肉桂、炙甘草各半两。为粗末，每服四钱，加生姜五片、乌梅少许，水煎服。治热劳手足烦，心悸怔忡，及妇人干血劳，身体羸瘦，饮食不为肌肉，月经久闭。

鳖甲煎丸biējiǎjiānwán　《金匮要略》方。又名人参鳖甲煎丸。炙鳖甲十二分，炒乌扇（即射干）、黄芩、鼠妇（即地虱）、桂枝、干姜、大黄、石韦、厚朴、紫葳、阿胶珠各三分，柴胡、炒蜣螂（熬）各六分，芍药、牡丹皮、炒䗪虫各五分，炒葶苈子、半夏、人参各一分，瞿麦、桃仁各二分，赤硝十二分，炙蜂房四分。为末，取煅灶（即打铁炉）下灰一斗，用清酒一斛五斗，浸灰，待酒被灰吸入一半时，加入鳖甲，煮烂，绞取汁，和其他药末为丸，梧桐子大，每服七丸，空腹服，日三次。功能消癥化积。治疟母，症见疟疾日久不愈，胁下痞硬有块。近代也用于肝脾肿大属血瘀气滞者。《备急千金要方》亦有本方，但用鳖甲十二片，又有海藻三分、大戟一分、䗪虫五分，无鼠妇、赤硝。

鳖甲胶biējiǎjiāo　中药材。出《本草纲目》。为鳖科动物中华鳖 *Trionyx sinensis*（Wiegmann）的背甲煎熬而成的胶块。补肾滋阴，软坚散结。治阴虚潮热，久疟，疟母，癥瘕，痔核肿痛。内服：3～9g，烊化冲服。孕妇忌服。

鳖甲牛膝汤biējiǎniúxītāng　《杂病源流犀烛·六淫门》卷十五方。鳖甲、牛膝、当归、陈皮、柴胡。水煎服。治足厥阴疟，腰痛，少腹痛，小便不利如癃状，先寒后热，或头疼而渴。若热甚而渴，倍鳖甲，加天花粉、麦冬、知母；脾胃弱或溏泄，去当归，加人参；寒甚，寒多指甲青黯，加人参、姜皮、桂枝。

鳖甲散biējiǎsǎn　❶《太平圣惠方》卷二十六方。鳖甲（酥炙）二两，五味子、槟榔、桔梗、陈皮、桂心、柴胡、炙甘草各一两，清半夏三分，赤茯苓、白术各一两半。为粗

末，每服三钱，加生姜半分，水煎，去渣，食前温服。治肝劳，虚寒胁痛，胀满气急，昏不思饮食。❷《太平圣惠方》卷八十六方。鳖甲（酥炙）三分，槟榔三个，沉香、漏芦、炒牛蒡子、使君子、赤芍药、诃子皮、炙甘草各半两。为粗末，每服一钱，水煎服。治小儿无辜疳，项细肚大，毛发干竖作穗。❸《证治准绳·幼科》集八引汤氏方。鳖甲（汤浸，童便炙）、黄芪（蜜炙）、白芍药各一两，生地黄、熟地黄、地骨皮、当归、人参各半两。为粗末，每服二钱，水煎服。治疳劳骨热。❹《杂病源流犀烛·脏腑门》卷八方。柴胡、鳖甲、知母、秦艽、当归、青蒿、乌梅、地骨皮。为粗末，水煎服，早晚各一次。治骨蒸劳热，肌肉消瘦，颊赤舌红。

鳖甲汤biējiǎtāng 《全生指迷方》卷二方。鳖甲（汤浸，醋炙）、白术、官桂、常山、柴胡各一两，煅牡蛎半两。为粗末，每服五钱，水煎服。治疟疾，寒热相等者。

鳖甲丸biējiǎwán ❶《外台秘要》卷十二方。炙鳖甲、麦冬、人参、炙枳实各八分，芍药、前胡、厚朴各六分，白术十分。为末，蜜和为丸，梧桐子大，每服二十至三十丸。治癖气发动，不能食，心腹胀满，或时发热。❷《太平圣惠方》卷七十方。鳖甲（酥炙、或醋炙）一两，土瓜根、桂心、三棱、牡丹皮、牛膝、炒大黄、诃子皮、琥珀、桃仁（麸炒）各一两。为末，炼蜜和丸，梧桐子大，每服十五至三十丸，桃仁煎汤送下。治妇人骨蒸劳热，肌肉黄瘦，经水不通，胁下癥癖刺痛。❸《太平圣惠方》卷二十六方。鳖甲（酥炙）、五味子、贝母（煨令微黄）、紫菀、木香、炒杏仁、炒紫苏子各一两，皂角（酥炙，去子）、诃子皮各二两。为细末，炼蜜为丸，梧桐子大，每服二十丸，人参煎汤送下。治肺劳，痰嗽气急，五脏不安。❹《圣济总录》卷三十五方。鳖甲（醋炙）、麦冬、炒豆豉、常山各一两，虎头骨（酒炙）、炒乌梅肉、石膏、知母、升麻各三分，人参一两一分，白薇、葳蕤、地骨皮各半两。为末，炼蜜为丸，梧桐子大，疟未发前米汤送服二十丸，次日早晨又服三十丸，至临发时，再服三十丸。治久疟不愈。❺《圣济总录》卷三十六方。鳖甲（醋炙）、蜀漆叶、炒乌梅、常山、知母各一分，炙甘草、细辛、苦参、葳蕤各半分，炒豆豉一合，石膏半两。为末，炼蜜为丸，梧桐子大，每服十丸，疟未发及临发时服，米汤送下。治肝疟，颜色苍苍，颤掉气喘，积年不瘥。❻《圣济总录》卷三十七方。鳖甲（醋炙）、炒常山、炒豆豉各半两。为末，入麝香少许，炼蜜为丸，梧桐子大，每服十至二十丸，空腹、睡前、发作前米汤送下。治瘴气数日，寒热不定。❼《普济本事方》卷一方。鳖甲（醋炙）、炒酸枣仁、羌活、牛膝（浸酒，水洗）、黄芪（蜜炙）、人参、五味子各等分。为细末，炼蜜杵丸，梧桐子大，每服三十至四十丸，温酒送下。治胆虚不眠，四肢无力。❽《普济本事方》卷五方。鳖甲（醋炙）、炙刺猬皮、穿山甲（蛤粉炒）、枯矾、炮附子、皂角（炙焦、存二分性）各半两，麝香一分。为细末，蒸饼为丸，梧桐子大，每服二十丸，食前米汤送下，日三次。治肠痔。❾《医学入门》卷七方。醋鳖甲一两，三棱、莪术、香附、青皮、桃仁、红花、神曲、麦芽、海蛤粉各五钱。为末，醋糊为丸，每服三十至五十丸，白汤送下。治疟积，疟疾不善调理，经吐下日久，荣卫亏损，邪气伏藏胁腹，结为癥癖（即疟母）。

鳖甲饮biējiǎyǐn 《医方集解》引严氏方。鳖甲（醋炙）、白术（土炒）、黄芪、川芎、白芍药（酒炒）、槟榔（面煨）、厚朴、陈皮、甘草各等分。加生姜三片、大枣一枚、乌梅少许，水煎服。功能消坚去积，扶正祛邪。治疟母，疟疾久发不愈，时时发热，胁下有痞块。

鳖瘕biējiǎ 病证名。八瘕之一。《诸病源候论·癥瘕病诸候》："鳖瘕者，谓腹中瘕结如鳖状是也。"《杂病源流犀烛·积聚癥瘕痃癖痞源流》："鳖瘕，形大如杯，若存若亡，持之应手，其苦小腹内切痛，恶气左右走，上下腹中痛，腰背亦痛，不可以息，面目黄黑，脱声少气，甚亦有头足成形者。"《类证治裁·痃癖癥瘕诸积论治》："鳖瘕，经行浴水，水精与邪气袭入子户，形如小柈，少腹切痛，宜鳖瘕方。"本病与《诸病源候论》所说鳖癥大略相同。参见"瘕""鳖癥""气鳖""血鳖""酒鳖"等条。

鳖肉biēròu 中药材。出《名医别录》。为鳖科动物中华鳖 *Trionyx sinensis*（Wiegmann）的肉。甘，平。入肝经。滋阴，凉血。治骨蒸劳热，久疟，久痢，崩漏，带下，瘰疬。煮食。本品每100g含蛋白质16.5g，脂肪1g，碳水化合物1.6g，灰分0.9g，钙107mg，磷135mg，铁1.4mg，维生素 B_1 0.62mg，维生素 B_2 0.37mg，尼克酸3.7mg，维生素A 13IU。

鳖血biēxuè 中药材。出《本草纲目》。为鳖科动物中华鳖 *Trionyx sinensis*（Wiegmann）的血。治虚劳潮热。内服：生饮，或拌炒他药，入煎剂、丸剂。涂敷疗口眼㖞斜。

鳖癥biēzhēng 病证名。七癥之一。《诸病源候论·癥瘕病诸候》："鳖癥者，谓腹内癥结如鳖之形状。"主要症状为癥块固定不移，少腹切痛，甚则牵连腰背，面目黄黑等。多由脾胃气弱，食物触冷，积滞久阻，夹痰瘀内结所致。参见"癥""七癥"等条。

别骨填接biégǔtiánjiē 正骨手术之一。见《江氏伤科学》："凡打伤跌肿肉中之骨……再取骨出，若骨碎甚，即以别骨填接，外贴十八号膏药，内服六号接骨丹。"类似今之骨移植术治疗粉碎性骨折的办法。

别离散biélísǎn《备急千金要方》卷十四方。桑寄生、白术各三两，桂心、茵芋、天雄、菖蒲、细辛、茜根、附子、干姜各一两。为末，每服一方寸匕，用酒送下，日三服。治夜多异梦，悲愁忧恚，喜怒无常者。

别录biélù 本草著作。见"名医别录"条。

别络biéluò 络脉之较大者，为本经别走邻经之络脉。十二经脉与任督二脉各有一支别络，再加脾之大络，合为十五别络。《难经·二十三难》："别络十五，皆因其原，如环无端，转相灌溉，朝于寸口、人迎，处以百病而决死生也。"

别气biéqì 旁行的经气。《灵枢·邪气藏府病形》："其别气走于耳而为听。"

别乡biéxiāng 指五色不见于本脏分布的部位，而见于其他部位。《灵枢·五色》："色者，青黑赤白黄，皆端满有别乡。"

别穴biéxué 经穴分类名。见《医学入门》。即经外奇穴。详该条。

别阳biéyáng 经穴别名。①出《针灸甲乙经》。即阳交。见该条。②出《针灸甲乙经》。即阳池。见该条。

别直参biézhíshēn 中药材。见《增订伪药条辨》。为人参之产于朝鲜者。详"人参"条。

瘪谷茴香biěgǔhuíxiāng 中药材。见《本草正义》。为莳萝子之别名。详该条。

瘪螺痧biěluóshā 病证名。痧证之一。因患时吐泻交作，血液停滞，手指螺纹下陷故名。可见于剧烈吐泻所引起之重度脱水。古医籍中可见到以此作为霍乱的俗称。

瘪桃干biětáogān 中药材。见《中药志》。即碧桃干。详该条。

瘪竹biězhú 中药材。见《药材资料汇编》。为仙人杖之别名。详该条。

bin

滨萵苣bīnwōjù 中药材。见《本草推陈》。为番杏之别名。详该条。

濒湖脉学bīnhúmàixué 脉学著作。1卷。明代李时珍撰于1564年。李时珍鉴于高阳生《脉诀》可商之处颇多，遂撷取诸家脉学精华，撰成此书。书分两部分，前一部分论述浮、沉、迟、数、滑、涩、虚、实等27脉，作者以明晰的语句和生动的比喻分析各种脉象，其中同类异脉的鉴别点和各种脉象的主病，均编成歌诀，便于读者习诵；后一部分系李时珍的父亲李言闻根据宋代崔嘉彦所撰《脉诀》加以删补而成，比较全面地叙述有关脉学的多种问题。限于当时的历史条件和认识，书中还存在一些问题，如以脉参合八卦等，则不免牵强。但以全书而言，论脉简要，易学易用，故流传甚广。1949年后人民卫生出版社出版影印本，并附李时珍所著《奇经八脉考》和《脉诀考证》，有助于对脉学的全面理解。

濒湖脉学白话解bīnhúmàixuébáihuàjiě 脉学著作，北京中医学院中医系编。本书语释李时珍所著《濒湖脉学》作为初学脉法的阶梯。全书按概论、各论性质将原本七言诀、四言诀的次序颠倒，并就其不同的内容，分成段落，另加标题。此外，删节了原书中一些不切实际的论述，并加注说明。1973年由人民卫生出版社出版排印本。

腨病bìnbìng 古病名。腨，脉隐起如辫绳也（《集韵》）。《肘后备急方》卷五："皮肉卒肿起，狭长赤痛名腨。"本病由久劳，热气盛为冷湿所折，气结筋中而成。喜发四肢，其状赤脉起如编绳。治宜活血、解毒、渗湿，用漏芦汤淋洗及湿热敷；或用鹿角五两，白蔹一两，牡蛎四两，附子一两，捣细末，和苦酒调敷患处。

膑bìn 同"髌"。详该条。

膑骨bìngǔ ❶经穴别名。出《针灸大全》。即环跳。见该条。❷解剖部位。详"髌"条。

髌bìn 出《灵枢·经脉》。即髌骨。又名伏兔骨，俗称膝盖骨。

髌骨骨折bìngǔgǔzhé 病名。即以髌骨局部肿胀、疼痛，膝关节不能自主伸直，常有皮下瘀斑以及膝部皮肤擦伤为主要表现的骨折。参见"骨折"条。

髌骨软化症bìngǔruǎnhuàzhèng 病名。即髌骨软骨面及其相对的股骨髌面的关节软骨由于损伤而引起的，以膝部不适，髌骨后方疼痛，膝内侧隐痛，活动时疼痛加重，继而自觉髌骨之间有摩擦感，髌骨有压痛为主要表现的退行性疾病。

髌骨脱位bìngǔtuōwèi 病名。即髌骨的后关节面与股骨下端两髁之间的关节面脱位。

髌骨折bìngǔzhé 病名。出《伤科补要》卷二。即髌骨骨折。详见该条。

髌腱断裂bìnjiànduànliè 病名。即间接暴力与直接暴力单独或联合作用，造成髌腱的连续性破坏，影响力的传导，以膝部疼痛肿胀、髌下压痛，以及高位髌骨、髌下空虚、伸膝无力或不能伸膝等为主要表现的疾病。

髌前滑膜炎bìnqiánhuámóyán 病名。即膝关节长期摩擦或挤压，或外伤等引起的滑囊的渗出、肿胀等炎症性疾病。以局部肿胀、疼痛为主要表现。

髌下脂肪垫损伤bìnxiàzhīfángdiànsǔnshāng 病名。髌下脂肪垫位于髌韧带下及两侧，膝关节反复挫、碰、扭伤，脂肪垫发生水肿、机化、肿胀和增厚，以膝关节过伸，站立时酸痛无力，髌韧带及两膝眼的部位肿胀、膨隆、有压痛等为主要表现的疾病。

鬓bìn 两侧颞部、耳前上方的头发。《素问·上古天真论》："今五藏皆衰……故发鬓白。"

鬓骨bìngǔ 骨名。又名扶桑骨。位于眼眶（眉棱骨）的后方，颧骨弓上方部位。

鬓脚bìnjiǎo 亦作鬓角，位于耳前方鬓发下垂处。

鬓疽bìnjū 病名。出《外科理例》卷四。指有头疽生于鬓角，属手少阳三焦、足少阳胆二经。由相火妄动，外感风热而发。初起宜服柴胡清肝汤或鼠黏子汤；脓成者宜服托里消毒散。外治初用二味拔毒散。余证治见有头疽及额疽。

bing

冰柏丸bīngbòwán 《观聚方要补》卷七引《淡寮方》方。硼砂（疮甚者用冰片）、黄柏、薄荷，为细末，炼蜜为丸，龙眼大，每次一丸，噙化。治口疮。

冰粉bīngfěn 中药材。见《云南中草药选》。又名水晶凉粉、大千生。为茄科植物假酸浆 *Nicandra physaloides*（L.）Gaertn. 的全草。原产于南美洲。我国南方及北方均有栽培，河北、甘肃、四川、贵州、云南等地有栽培或逸为野生。甘、微苦，平，有小毒。镇静，祛痰，清热解毒。①治狂犬病，精神病，癫痫，热淋，感冒。煎服：3～9g，鲜品15～30g。②假酸浆的果实名假酸浆子，煎服治风湿性关节炎，疮痈肿痛。③假酸浆花煎服治鼻渊。叶含多种假酸浆烯酮和魏察假酸浆酮、根含托品酮、古豆碱、全草含假酸浆苷苦素、果实含柠檬酸、维生素C、果胶和糖等。

冰瓜雄珠散bīngguāxióngzhūsǎn 《疫喉浅论》卷下方。西瓜霜二两，煅人中白、冰片各一钱，朱砂二钱，雄黄三分。为细末，频吹患处。治白喉，疫喉。若非白喉，减去雄黄。

冰壶秋月bīnghúqiūyuè 病名。清代黄庭镜《目经大成》卷二："此症亦是宿翳，若隐若现，或片或点，留于风轮，色光白而甚薄，看虽易治，其实不然。"详"宿翳""冰瑕翳"条。

冰郎花bīnglánghuā 中药材。见《吉林中草药》。即冰凉花。详该条。

冰凉花bīngliánghuā 中药材。见《药材学》。又名福寿草、冰郎花、侧金盏花。为毛茛科植物冰凉花 *Adonis amurensis* Regel et Radde 的带根全草。分布于东北。苦，平，有大毒。强心，利尿，镇静。治充血性心力衰竭、心源性水肿、心房纤维性颤动。内服：粉剂，每次25mg，每日1～3次。本品毒性较大，服用过量可出现恶心、呕吐、多汗、腹痛、头目眩晕、视物不清、心慌等中毒症状，严重者可致死亡。根含强心苷、加拿大麻苷、加拿大麻醇苷、黄麻属苷A、铃兰毒苷、K-毒毛旋花子次苷-β、索马林等。地上部分含强心苷，苷元有毒毛旋花子苷元、洋地黄毒苷元等。根和地上部分都含伞形花内酯、东莨菪素等。浸剂及所含强心苷有洋地黄样强心作用，蓄积作用较小，浸剂和总苷对小鼠有镇静、催眠作用。

冰凌草bīnglíngcǎo　中药材。见《全国中草药汇编》。为冬凌草之别名。详该条。

冰硫散bīngliúsǎn　《外科正宗》卷四方。硫黄一两，樟脑、川椒、白矾各二钱。为细末，先用白萝卜一个抠空，纳药于内，复将原皮盖之，湿纸包三四层，炭火内煨一小时，待冷取药，用熟猪油调搽患处。治钮扣风，因风湿凝聚所致，久则瘙痒如癣，甚至漫延项背。

冰轮bīnglún　清代康维恂《眼科菁华录》："青眼内之一圈黑莹，名水轮。一名瞳神，又名冰轮，属肾水。"详"水轮"条。

冰硼散bīngpéngsǎn　❶《外科正宗》卷二方。冰片五分，朱砂六分，玄明粉、硼砂各五钱。为细末，每用少许吹、搽患处，甚者日搽5~6次。功能清热解毒，祛腐生肌。治咽喉口齿新久肿痛及久嗽痰火，音哑作痛。现用于口腔、咽喉急慢性炎症及慢性结肠炎。实验研究表明，本方具有促进口腔溃疡愈合和镇痛、抗菌、抗炎作用。❷见《重楼玉钥》卷上。即回生丹第四方。见"回生丹"条。

冰片bīngpiàn　中药材。出《本草纲目》。又名梅片、梅花冰片。有机制冰片和艾片两种，机制冰片用松节油等人工合成，主产于北京、上海、广州等地；艾片系用大风艾鲜叶蒸馏制成，主产于广东、广西等地。过去进口之冰片为龙脑香树脂的加工品，称龙脑冰片，又名片脑。辛、苦，微寒。归心、肺、脾经。开窍醒神，散热止痛，明目去翳。①治热病神昏，中风，中暑，痰厥，气厥，惊痫，研末内服0.15~0.3g，多入丸、散，不入汤剂。②研末撒或调涂，治痈肿疮疖，喉痹，咽痛，口疮，牙龈肿痛，烧烫伤，霉菌性阴道炎，痔疮；油调滴耳治中耳炎。③乳汁调点眼治目赤翳障。孕妇忌服。天然品成分是右旋龙脑，常夹杂有葎草烯、β-榄香烯、石竹烯等倍半萜类和齐墩果酸、麦珠子酸、积雪草酸、龙脑香醇酮、龙脑香二醇酮、古柯二醇等三萜类的杂质。人工制品成分是消旋龙脑。

冰片艾bīngpiàn'ài　中药材。见《广东中草药》。为艾纳香之别名。详该条。

冰麝散bīngshèsǎn　经验方。见《中医喉科学讲义》（广州中医学院编）。黄柏、黄连、玄明粉各3g，鹿角霜15g，甘草、明矾各1.5g，炒硼砂7.5g，冰片1.2g，麝香0.3g。为细末，每次少许，吹入患处。治风热喉痹，红肿痛甚者。

冰霜梅苏丸bīngshuāngméisūwán　《中药制剂手册》方。乌梅肉1500g，薄荷1750g，紫苏叶500g，葛根250g，白糖40000g。为细末，泛水为丸，每次9g，不拘时口内噙化。功能清解暑热，生津止渴。治感冒寒热，口渴咽干，胸中满闷，头目眩晕。本方由望梅丸加减而来。

冰蛳散bīngsīsǎn　《外科正宗》卷二方。大田螺（去壳，日中线穿晒干）五枚，煨砒石一钱二分，冰片一分，硇砂二分。为细末，用时先用艾炷灸核上七壮，待灸疮起泡，以针挑破，将上药一至二厘津唾调敷患处。治瘰疬日久，坚核不消。

冰糖草bīngtángcǎo　中药材。见《广东中药Ⅱ》（生草药部分）。又名土甘草、四时茶、节节珠。为玄参科植物野甘草 *Scoparia dulcis* L. 的全株。分布于江西、福建、广东、广西、云南等地。甘，凉。清热解毒，利水消肿。①治肺热咳嗽，咽喉肿痛，暑热泄泻，痢疾，脚气浮肿，小便不利，丹毒，小儿肝炎；防治麻疹；解木薯中毒。煎服：15~30g。②捣汁外涂治湿疹，热痱。地上部分含生物碱、野甘草酸、依弗酸、高芩素及7-葡萄糖醛酸苷、β-谷甾醇、脂肪油、甘露醇、氯化钾及磷酸盐等。根含薏苡素、白桦脂酸。根皮含β-谷甾醇，甘露醇，另含薏苡素，有较弱的中枢抑制、镇静及镇痛作用，能抑制骨骼肌的收缩反应。本品具抗病毒、抗癌、降血糖等作用。

冰瑕翳bīngxiáyì　病名。❶又名冰瑕障、冰壶秋月。指宿翳之菲薄透明光滑者。《证治准绳·杂病》："薄薄隐隐，或片或点，生于风轮之上，其色光白而甚薄，如冰上之瑕。"参见"宿翳"条。❷水晶障翳证之别称。《审视瑶函》："眼内障如水晶色，厚而光滑且清白，瞳子隐隐内中藏，视物蒙如云雾隔……其名有三：曰水晶，曰玉翳浮满，曰冰瑕翳。"详"水晶障翳证"条。

冰瑕翳深bīngxiáyìshēn　病名。《银海精微》："黑眼上生翳，如冰瑕形状，因而名曰冰瑕也，大抵与鱼鳞白陷同也。"参见"白陷鱼鳞"条。

冰瑕翳深外障bīngxiáyìshēnwàizhàng　病名。出《秘传眼科龙木论》。又名水霞翳障、水瑕深翳、冰瑕翳深、冰翳外障。多由肝经热邪上攻所致。《医宗金鉴·眼科心法要诀》："冰瑕翳深之证，翳色青白如冰，横贯乌睛，其证或痒或疼，发歇无时，眵黏泪出，白睛赤脉，此乃肝经之热。"治宜清肝泄热。可选服龙胆泻肝汤或芜蔚子散加减。参见"花翳白陷"条。

冰瑕障bīngxiázhàng　病名。即冰瑕翳。详该条。

冰翳bīngyì　病名。❶见《世医得效方》卷十六。即冰翳内障。详该条。❷似指某些并发性白内障。《古今医统》："冰翳初患，头额眉睑遍痛，眼中赤涩。此由肝脏积热，久成内障，其翳如冰，瞳人渐大。"

冰翳还睛丸bīngyìhuánjīngwán　《医宗金鉴·眼科心法要诀》卷七十七方。人参、玄参、黄芩、桔梗各一两，防风、生地黄、车前子、知母、芜蔚子各二两，细辛、五味子各半两。为细末，炼蜜为丸，梧桐子大，每服三钱，空腹茶水送下。治冰翳内障。

冰翳内障bīngyìnèizhàng　病名。见《秘传眼科龙木论》。又名冰翳。其障"如冰冻坚实，傍观透于瞳神内"（《张氏医通》卷八）。属圆翳内障范围。详该条。

冰翳外障bīngyìwàizhàng　病名。由肝经之热上乘所致。症见翳生风轮之上，色青白而薄，形如冰瑕，或片或点，横贯乌睛，或痒或疼，发作无定，眵黏泪出，白睛脉赤。即冰瑕翳深外障。详该条。

冰玉散bīngyùsǎn　《景岳全书·新方八阵》卷五十一方。生石膏一两，硼砂七钱，冰片三分，僵蚕一钱。为细末，吹敷患处。治牙疳，牙痛，口疮，齿衄，喉痹等症。

槟黄丸bīnghuángwán　《顾氏医镜》卷十四方。槟榔、雄黄、制绿矾各等分。为末，饭和丸，米大，每服一至三钱，空腹服。治胃脘心腹因虫作痛，痛有休止，面生白癍，或吐清水，淡食而饥则痛，厚味而饱则安。

槟榔bīngláng　中药材。出三国李当之《药录》。又名宾门、大腹子、榔玉、橄榄子、洗瘴丹、宁极。为棕榈科植物槟榔 *Areca catechu* L. 的干燥成熟种子。主产于海南、云南，福建与台湾亦产。苦、辛，温。入胃、大肠经。杀虫，消积，行气，利水，截疟。驱绦虫、姜片虫，煎服30～60g；治蛔虫病，虫积腹痛，积滞泻痢，里急后重，水肿脚气，疟疾，幽门螺杆菌感染，煎服3～10g。本品含槟榔碱、槟榔次碱、槟榔副碱、缩合鞣质等。还含甘露、儿茶精、多种原矢车菊素的二、三聚体、肉豆蔻酸、月桂酸、脯氨酸等。槟榔碱驱除猪肉绦虫效果好，使全虫各部都瘫痪。对牛肉绦虫则仅能使头部和未成熟节片完全瘫痪，而对中段和后段影响不大，可与南瓜子合用。对姜片虫亦有效。煎剂在体外对某些常见致病性皮肤真菌有一定的抑制作用。槟榔碱尚有拟胆碱作用，可增强肠蠕动，缩小瞳孔。槟榔成分可抗高血压，还有抗病原微生物作用。槟榔长期应用于动物，有诱变、促肝癌发生的作用。

槟榔皮bīnglángpí　中药材。见《本草经疏》。为大腹皮之别名。详该条。

槟榔散bīnglángsǎn　❶《太平圣惠方》卷四十三方。槟榔一两，木香、高良姜、青橘皮、桃仁（汤浸，去皮尖、双仁，麸炒微黄）、桂心各半两。治恶疰心痛，手足逆冷。❷《太平惠民和剂局方》卷八方。槟榔、黄连、木香各等分。为细末，干贴疮上。治痈疽疮疖脓溃之后，外触风寒，肿焮结硬，脓水清稀不断，恶汁臭败，疮口干急，好肌不生，及疔疮瘘恶疮，臁疮，侵溃不敛。❸《圣济总录》卷七十一方。槟榔、诃子（煨，去核）各二两，吴茱萸（陈者，汤洗，焙干炒）一两半，牵牛子（微炒）三两。为末，每服一钱匕，童便半盏，空腹调下。治贲豚气逆冲心满闷，并治阴阳二毒，伤寒及脚气。❹《素问病机气宜保命集》卷中方。槟榔二钱，木香一钱半，轻粉少许。为粗末，用荆黄汤调服；如为丸亦可，用水浸、蒸饼为丸，小豆大，每服二十丸，食后服。治上焦气热上冲，食已暴吐，脉浮而洪。

槟榔顺气汤bīnglángshùnqìtāng　《杂病源流犀烛·内伤外感门》卷二十方。即槟芍顺气汤。见该条。

槟榔四消丸bīnglángsìxiāowán　《全国中药成药处方集》（天津方）。大黄、炒黑牵牛子各4kg，槟榔、香附（醋制）、五灵脂（醋炒）各2kg，皂角0.5kg。为细末，凉开水泛为小丸，每服9g；或炼蜜为丸，每丸重9g。每服一丸，白开水送下。功能清理肠胃，化滞消食，利水消胀。治胸腹胀满，不思饮食，倒饱嘈杂，呕吐酸水，停食停水，消化不良。

槟榔汤bīnglángtāng　❶《济生方》卷三方。槟榔、香附、陈皮、紫苏叶、木瓜、五加皮、炙甘草各半两。为粗末，每服四钱，加生姜五片，水煎服。功能顺气防壅。治脚痛。若妇人脚气，多由血虚，加当归半两；室女脚痛，多由血实，加赤芍药一两半；大便秘结，虚弱者，加枳实，壮盛者，加大黄。❷经验方。见《内科学》（上海中医学院编）。槟榔、黄柏、黄连、雷丸。水煎服。治肠道寄生虫病。

槟榔丸bīnglángwán　❶《太平圣惠方》卷五十八方。槟榔、桂心、郁李仁（汤浸去皮，微炒）、大黄（微炒）、诃子皮各一两，柴胡三分，草豆蔻、木香、吴茱萸（汤浸七遍，微炒）各半两。为细末，炼蜜为丸，梧桐子大，每服二十丸，食前，生姜汤送下。治肠胃冷热不和，大便秘结，饮食不消，脘腹满闷。❷《医学正传》卷八方。槟榔一两，三棱（煨，切，醋炒）、莪术（醋炒）、青皮（麸炒）、陈皮、炒麦芽、炒神曲、山楂肉、干漆（炒令无烟）、雷丸各五钱，芜荑二钱半，鹤虱（略炒）、胡黄连、炙甘草、木香各三钱，砂仁一钱，高良姜（土炒）二钱。为末，醋糊为丸，绿豆大，每服三十至五十丸，空腹淡姜汤送下。治小儿疳病，积气成块，腹大有虫等症。❸《医宗金鉴·外科心法要诀》卷七十一方。槟榔、枳壳（麸炒）各二两，木瓜一两五钱，木香一两，大黄四两。为末，炼蜜为丸，梧桐子大，每服三十丸，空腹白水或黄酒送下。治肾气游风，症见腿胫红肿，形如云片，游走不定，痛如火烘。

槟榔衣bīnglángyī　中药材。见《药材资料汇编》。为大腹皮之别名。详该条。

槟芍顺气汤bīngsháoshùnqìtāng　《温疫论》卷下方。槟榔、芍药、枳实、厚朴、大黄。加生姜，水煎服。治下痢频数，里急后重，苔黄者。

槟苏散bīngsūsǎn　《外科正宗》卷三方。槟榔、紫苏、香附、木瓜、陈皮、大腹皮各一钱，羌活五分，木香三分。加生姜三片，葱白三寸，水煎，空腹服。功能祛风利湿。治风湿流注，脚肿酸痛，麻木不仁，呕吐不食；亦治肚门痈（生于大腿肚），箕门痈（生于股内近膝），肿痛寒热，胸腹胀满，脉沉无力。

丙丁bǐngdīng　古人用十干以纪日，丙丁日即丙日与丁日。丙丁属火，火分阴阳。丙为阳火，内应手太阳小肠经，故小肠经旺于丙日；丁为阴火，内属手少阴心经，故心旺于丁日。《素问·藏气法时论》："心主夏，手少阴、太阳主治，其日丙丁。"

丙辛化水bǐngxīnhuàshuǐ　运气术语。指凡逢丙辛为水运。《素问·天元纪大论》："丙辛之岁，水运统之。"

秉风bǐngfēng　经穴名。代号SI12。出《针灸甲乙经》。别名肩解。属手太阳小肠经。手阳明、太阳，手、足少阳之会。位于肩后肩胛冈上窝之中央，天宗穴直上，举臂时有凹陷处。布有锁骨上神经后支和副神经，深层为肩胛上神经，并有肩胛上动、静脉通过。主治肩臂疼痛，肩胛痛，上肢酸麻等。直刺0.5～1寸。艾炷灸3～5壮，或艾条灸5～10分钟。

饼草bǐngcǎo　中药材。见《广东中药Ⅱ》（生草药部分）。为毛麝香之别名。详该条。

禀赋bǐngfù　指先天赋予的体质因素。

禀赋不足bǐngfùbùzú　禀赋，即先天体质因素。先天体质虚弱不足，为发病的内在因素，是正气虚损的主要方面。

并bìng　❶偏胜。《素问·调经论》："是故气之所并为血虚，血之所并为气虚。"❷偏聚、聚合。《医方集解》："邪并于阳，则阳实而阴虚。"❸加重。《素问·生气通天论》："阴不胜其阳……并乃狂。"即阴气不能胜阳，阳气加重就发狂。❹连结、交通。《素问·生气通天论》："上下不并。"❺指筋骨挛束不收。《素问·至真要大论》："筋骨繇并。"繇并，形容筋骨振摇强直。

并病bìngbìng　指伤寒一经证候未解，而另一经证候已见。出《伤寒论》。《伤寒论大全·伤寒合病并病》："并病者，一经先病未尽，又过一经之传者，为并病。"《景岳全书·伤寒典》："并病与合病不同，合病者，彼此齐病也；并病者，一经先病，然后渐及他经而皆病也。如太阳先病，发热头痛，而后见目痛鼻干不眠等证者，此太阳并于阳明也；或后见耳聋胁痛，呕而口苦等证者，此太阳并于少阳也；或后见腹满嗌干等证者，此太阳并于太阴也；或后见舌干口燥等证者，此太阳并于少阴也；或后见烦满囊缩等证者，此太阳并于厥阴也。若阳明并于三阴者，必鼻干不眠而兼三阴之证；少阳并于三阴者，必耳聋呕苦而兼三阴之证。阴证虽见于里而阳证仍留于表，故谓之并。”阳经并病，如表证未罢，宜先解表。《伤寒括要·合病并病论》：“太阳阳明并病，若并未尽，所谓太阳证不罢，面赤怫郁，烦燥短气，是传未尽，尚有表证，当麻黄桂枝各半汤汗之。”参见“太阳少阳并病”“二阳并病”等条。

并裆bìngdāng　练功方法。见上海中医学院附属推拿学校编《推拿学》。两足并拢，足跟微向外，两手微向后伸，挺肘翘掌，掌心朝下，四指并拢，拇指外分，两目平视。

并合bìnghé　综合分析之意。《素问·方盛衰论》：“持雌失雄，弃阴附阳，不知并合，诊故不明。”

并头草bìngtóucǎo　中药材。见《南京民间药草》。为半枝莲之别名。详该条。

并行bìngxíng　兼顾治法。指疾病比较轻浅，用药可兼顾主症、兼症，或标病、本病同时治疗。《素问·标本病传论》：“间者并行。”

并稸bìngxù　稸，古同蓄。积聚。《素问·五常政大论》：“其动濡积并稸。”

并阴bìngyīn　阴气并结也。《史记·扁鹊仓公列传》：“切其脉并阴，并阴者，脉顺清而愈。”

并月bìngyuè　见《医宗金鉴·妇科心法要诀》。指妇女身体无病，而月经每两月一行者。

病本bìngběn　《灵枢》篇名。本文论述病有标本，法有缓急先后的治疗原则，故名。指出先病为本，后病为标；病因为本，症状为标。治疗就有治标、治本或标本兼治的不同。

病持bìngchí　指慢性病病情缓慢，迁延不愈。《素问·六元正纪大论》：“暴者为病甚，徐者为病持。”

病穿板bìngchuānbǎn　病名。出《证治准绳·疡医》卷四。即涌泉疽。见该条。

病穿掌bìngchuānzhǎng　病名。出《证治准绳·疡医》卷三。即手心毒。见该条。

病传 bìngchuán　出《灵枢·病传》。❶指疾病的传变。❷《灵枢》篇名。本篇主要论述病邪在内脏之间的传变，故名。内容为外邪侵入脏腑后，根据五行相克的关系来阐明疾病在脏腑之间相传的关系，并测知其预后。

病端bìngduān　疾病的发生和经过。《灵枢·寿夭刚柔》：“谨度病端，与时相应。”

病儿bìng' ér　❶病名。即恶阻。《证治要诀》：“胎前恶阻，俗谓之病儿。”❷儿童患病之称。

病发于阳bìngfāyúyáng　❶泛指肌表或阳经所发生的病证，反映病变在表。❷辨证上，如病者发热而出现恶寒，为发于阳经的病。

病发于阴bìngfāyúyīn　❶泛指内脏或阴经所发生的病证，反映病变在里。❷辨证上如病者无发热而出现恶寒，为发于阴经的病。

病革bìnggé　病势危急。《礼记·檀弓上》：“夫子之病革矣。”郑玄注：“革，急也。”

病膈bìnggé　病名。见《寓意草》。即恶阻。详该条。

病根bìnggēn　指疾病的根源或病灶。《后汉书·华佗传》：“君病根深，应当剖腹。”

病鬼bìngguǐ　病名。见《证治要诀》。即恶阻。详该条。

病后多汗bìnghòuduōhàn　病证名。指病后体虚而致多汗之证。见《证治要诀·盗汗自汗》。病后多汗，有因表虚卫气不固者，治宜益气固表，可用黄芪建中汤、玉屏风散。有因气血俱虚者，治宜补益气血，可用八珍散、十全大补汤；或补气为主，兼以补阴，方用摄阳汤。

病后多眠bìnghòuduōmián　病证名。指因病后余邪未净，正气未复而睡眠过多者。《杂病源流犀烛·不寐多寐源流》：“病后多眠，身犹灼热，余邪未清，正气未复也。宜沈氏葳蕤汤。”又：“惟汗下后酣眠者，为正气已复，可勿药也。”参见“嗜卧”条。

病后耳聋bìnghòu' ěrlóng　病证名。系指大病后气血虚损所致之耳聋；或病后余邪未尽，壅滞经脉所致之耳鸣耳聋。治宜益气补血、清余邪、通经脉。方可选用补中益气汤、归脾汤、竹叶石膏汤、桃红四物汤等加减。或结合全身情况辨证施治。

病后调理服食法bìnghòutiáolǐfúshífǎ　食疗著作。清代尤乘辑。1卷。刊于1667年。本书详论了病后饮食调理要点，并分风、寒、暑、湿、燥、火、气、血、痰、阴虚、阳虚、诸虚12门，分别介绍了117张食方，有粥、酒、浆、煎、汤、饮、膏、茶、羹、菜、丸等剂型。本书作为附卷收载于《寿世青编》中。

病后喑bìnghòuyīn　中医古籍作“病后瘖”。病证名。即肾怯失喑。详该条。

病后瘖bìnghòuyīn　病证名。即病后喑。详该条。

病机bìngjī　疾病发生、发展、变化的机制，包括病性、病位、病势、脏腑气血虚实变化及其预后等。《素问·至真要大论》：“审察病机，无失气宜。”又：“谨守病机，各司其属。”参见“病机十九条”条。

病机汇论bìngjīhuìlùn　综合性医著。18卷。清代沈朗仲撰，马俶校补。刊于1713年。本书系内科杂病（包括中风、中寒、暑证等60种），按照脉、因、证、治的顺序辑录古代各家学说，参以作者的见解编成。马氏校补时附加按语。

病机沙篆bìngjīshāzhuàn　综合性医著。明代李中梓撰，清代尤乘增辑。2卷。刊于1667年。全书分列中风、虚劳、噎膈等12种病证，各证摘录历代医书，分析病机、病因、症状、治法及处方。有论有方，以论为主。本书收入《士材三书》中。

病机十九条bìngjīshíjiǔtiáo　指《素问·至真要大论》对病机的19条论述。前人从实践中，把某些类同的证候归纳于某一病因或某一脏的范围内，作为辨证求因的依据，列为19条。《素问·至真要大论》：“愿闻病机何如？……诸风掉眩，皆属于肝；诸寒收引，皆属于肾；诸气膹郁，皆属于肺；诸湿肿满，皆属于脾；诸热瞀瘈，皆属于火；诸痛痒疮，皆属于心；诸厥固泄，皆属于下；诸痿喘呕，皆属于上；诸禁鼓栗，如丧神守，皆属于火；诸痉项强，皆属于湿；诸逆冲上，皆属于火；诸胀腹大，皆属于热；诸躁狂越，皆属于火；诸暴强直，皆属于风；诸病有声，鼓之如鼓，皆属于热；诸病胕肿，疼酸惊骇，皆属于火；诸转反戾，水液浑浊，皆属于热；诸病水液，澄澈清冷，皆属于寒；诸呕吐酸，暴注下迫，皆属于热。”掌握这些病机，对一些症状比较复杂的疾病的诊断可起到执简驭繁的效果。但这毕竟还是一种粗略的分类归纳方法，临证时必须联系具体病情，全面分析，力求审因论治的准确性。

病机学说bìngjīxuéshuō　指研究和探讨疾病发生、发展、变化机理的理论。

病茧bìngjiǎn　病名。出《证治准绳·疡医》卷三。即蛇节疔。见该条。证治见“指疔”条。

病禁bìngjìn　指由病情所决定的治疗用药禁忌。《脾胃论》上卷：“病禁者，如阳气不足，阴气有余之病，则凡饮食及药，忌助阴泻阳。”

病理概论及各论bìnglǐgàilùnjígèlùn　综合性医著。恽铁樵撰于1928年。此书概论部分以中医辨证论治为基础，从脏腑、经脉病变阐明各类病证的病理和用药。各论部分阐述伤风、胃咳、肺痨等9种病证的病因病候、诊断与治法。全书引用了较多的西医病理知识，在当时汇通中西医学术上起一定作用，但也杂有牵强附会的观点。本书为《药盦医学丛书》的一种。

病理性骨折bìnglǐxìnggǔzhé　病名。指因骨髓炎、骨结核、骨肿瘤等骨骼本身病变引起的骨折。参见“骨折”条。

病理性脱位bìnglǐxìngtuōwèi　关节结构被病变破坏而发生的脱位。

病理约编bìnglǐyuēbiān　医论著作。近代周禹锡编著，刊于1941年。侧重以西医病理学论述疾病症状、病因及病理变化，又以中医病因病机学阐述疾病的原因、部位、性质、虚实、寒热及其传变、转归、预后等。中西融会，各取所长。系《中国医学约编十种》之一。见“中国医学约编十种”条。

病脉bìngmài　疾病时出现的异常脉象的统称。《素问·三部九候论》：“察其腑脏，以知死生之期，必先知经脉，然后知病脉。”

病藕包bìng'ǒubāo　病名。出《证治准绳·疡医》卷三。即痈。详该条。

病起过用bìngqǐguòyòng　属中医病因学的基本观点，认为四季六气与饮食营养本是人赖以生存的必备条件，七情本是人对生存环境的精神活动，劳逸作息本是人类生存和繁衍的行为方式，但是如果气候反常，饮食失调及人的各种活动过极，就成为导致疾病的根本原因。参见“过用”条。

病气bìngqì　❶脏腑的功能受病障碍。《灵枢·根结》：“形气不足，病气有余，是邪胜也，急泻之；形气有余，病气不足，急补之。”❷指三阴三阳经因邪气而致病。

病气标本bìngqìbiāoběn　辨证论治术语。指疾病的发病、病因、病理上先后主次的标本关系。辨别这些关系，可作为治疗主次步骤的依据。参见“标本”条。

病色bìngsè　疾病反映在体表色泽的变化。诊断上以面部色泽为主。病色有善恶之分。不论出现何种颜色，明润含蓄者称为善色，一般表示病情较轻或预后较好；若颜色显露而枯槁不泽者称为恶色，亦称夭色，一般表示病情较重，预后不良。参见“善色”“恶色”条。

病色相克bìngsèxiāngkè　指病证与面部色泽相克。是古人根据五行生克的理论，分析面部颜色的变化，以判断病情顺逆的一种方法。病色相克，一般属逆证。例如麻疹一类热性病人（病证属火）而见面白（白属金），根据火克金的关系，称为“病克色”，说明病情可能会加重。又如肺结核病人（肺属金）而见两颧潮红（属火）同上理，称为“色克病”，亦常表示病情加重。这些只能作为临床辨证的参考，不能视为必然。

病蛇节bìngshéjié　病名。出《证治准绳·疡医》卷三。即蛇节疔。证治见“指疔”条。

病食bìngshí　病名。见《坤元是宝》。即恶阻。详该条。

病势bìngshì　疾病发展变化的趋势。

病暑bìngshǔ　病证名。指因感暑热而发病。《素问·热论》：“凡病伤寒而成温者，先夏至日者为病温，后夏至日为病暑。”

病能bìngtái　能，古通“态”。疾病的临床表现及病因、发病机制的统称。《素问·风论》：“愿闻其诊，及其病能。”《素问》又有《病能论》篇，主要论述疾病的临床表现和病理。

病能论篇bìngtáilùnpiān　《素问》篇名。病能，即病态。吴崑注：“能，犹形也。”本篇主要介绍胃脘痈、颈痈、阳厥、酒风等疾病和病厥、卧不安、不得卧等症的病因、病机、症状、诊断及治疗方法。

病㿗bìngtuí　病证名。简称㿗，指小儿两侧睾丸肿大。《诸病源候论》卷五十：“㿗者，阴核气结肿大也。小儿患此者，多因啼哭气不止，动于阴气，阴气而击，结聚不散所成也。”治宜利气软坚，用橘核丸。参见“小儿阴”条。

病位bìngwèi　疾病的具体部位，或对病变部位的表里深浅、发展阶段、严重程度的表述。

病虾bìngxiā　病证名。出《证治准绳·疡医》卷五。又名肉蜒痈。多因手、足三阳经积热毒盛而成。其症手背或脚背肿大有赤痕如虾之状，疼痛不已。治宜清热解毒，内服黄连消毒饮，外用食盐、酒糟同炒令香，淬以滚汤，淋洗患处；或嫩桂七钱，生地三钱，冰片一分，捣烂敷之；如不消，再用蟾酥饼外贴。即手、足背的软组织感染。

病涎bìngxián　六涎之一。指寒邪热毒损伤脏腑，其气结涩凝滞而成。因涎与滞气相交，多发为疼痛。

病蟹叉bìngxièchā　病名。出《证治准绳·疡医》卷三。即虎口疔。见该条。

病性bìngxìng　病变的性质，一般指阴阳、寒热、虚实等属性。

病因bìngyīn　指导致人体发生疾病的原因。古代中医病因学说主要有三因学说，即由宋代陈言提出的关于病因分类的学说。六淫为外因，喜、怒、忧、思、悲、恐、惊七情为内因，饮食所伤、劳倦过度、外伤、虫兽伤、溺水等为不内外因。现代中医病因学主要将病因分为两类，即将七情过极、劳倦损伤和饮食失调等能导致气机紊乱，脏腑受损的病因称为内伤病因；将风、寒、暑、湿、燥、火六淫病邪六淫和各种疫疠病邪称为外感病因，跌仆、虫兽伤、烧伤、冻伤等称为外伤病因。参见“三因”“三因学说”“外因”“内因”等条。

病因辨证bìngyīnbiànzhèng　辨证方法之一。即根据疾病的不同表现来推求病因、病理变化，提供治疗用药的根据。如眩晕、震颤、抽搐多属于风，发热、烦躁、发狂、神昏多属于火等。这种分析的方法，称为辨证求因。临床上常结合八纲辨证来互相补充。《素问·至真要大论》所记载的病机十九条，是将多种病症用病因、病机予以概括归纳，是研究病因辨证的范例。

病因学说bìngyīnxuéshuō　指研究病因的分类及各种病因的性质、致病特点、致病途径的理论。参见“病因”条。

病音bìngyīn　❶指病人呻吟的声音。❷指病人喘息时喉间的声音。《素问·玉机真藏论》：“其不及则令人喘，呼吸少气而咳，上气见血，下闻病音。”

病在中旁取之bìngzàizhōngpángqǔzhī　❶治法之一。《素问·五常政大论》：“气反者……病在中，旁取之。”马莳注：“盖病在于中，而经脉行于左右，则或灸或刺，或熨或按，皆当取之于旁也。”❷循经远刺的取穴法之一。如病在腰部，针委中穴。《灵枢·终始》：“病在腰者取之腘。”

病证结合bìngzhèngjiéhé　即辨病与辨证相结合，有利于对疾病本质全面认识。

病症辨异bìngzhèngbiànyì　书名。陆成一辑。4卷。本书重点论述鉴别诊断。以病证为主，按气血、脏腑、身形各部及外科、妇科、儿科等依次排列，举凡相类证候，均进行了对比辨析，并阐述有关病机等内容，可供临床辨证参考。

病阻bìngzǔ　病名。出《备急千金要方》卷三。即恶阻。详该条。

bo

拨法bōfǎ　❶推拿手法。见杜自明《中医正骨经验概述》。又名拨络法、弹拨法、抻法。用手指按于穴位上，适当用力来回拨动。能解痉止痛，对松解软组织粘连有一定的作用。❷针刺手法。①在针刺肌腱、血管附近的腧穴时，用手指向左右推拨肌腱或血管，使其分开而令针易于入穴。②用粗针针尖划拨腧穴下肌膜的针刺手法。

拨络法bōluòfǎ　即拨法。见该条。

拨内障手法bōnèizhàngshǒufǎ　眼科金针开内障之手法。见《审视瑶函》。《外台秘要》卷二十一即有金篦针治圆翳内障的记载。此后，历代不断加以改进，《审视瑶函》所载此法已渐趋完善，并已总结该法操作步骤为八法。清代黄庭镜《目经大成》更进一步将8步操作手法分别予以命名，即审机、点睛、射覆、探骊、扰海、卷帘、圆镜、完璧8个手术步骤。今之针拨白内障手术方法，即沿此法改进而来。详各有关条。

拨云丹bōyúndān　《杂病源流犀烛·面部门》卷二十二方。蔓荆子、木贼、密蒙花、菊花、川芎各二钱，白蒺藜、当归各二钱半，薄荷五分，黄连、蝉蜕、楮实、天花粉各六分，地骨皮八分，川椒七分，甘草四分。为末，空腹白水送下。功能祛风清热。治目生胬肉。

拨云散bōyúnsǎn　❶《太平惠民和剂局方》卷七方。羌活、防风、柴胡、炙甘草各一两。为细末，每服二钱，水煎，食后薄荷茶水或菊花汤调下。治风毒上攻，眼目昏暗，翳膜遮障，羞明热泪，隐涩难开，眶痒赤痛，睑眦红烂，胬肉攀睛。❷《银海精微》卷下方。①黄芩、甘草、藁本、栀子、防风、菊花、密蒙花、连翘、桔梗、薄荷、赤芍药、白蒺藜。水煎，食后服。功能疏风清热。治眼赤涩肿痛，年深有红翳于乌睛上，浓泪如红霞映日者。②羌活、防风、川芎、白蒺藜、荆芥、蝉蜕、菊花各一两。为细末，每服二钱，食后桑白皮煎汤调下。功能散风毒，退翳障。治风毒翳障，睑弦赤烂。③煅炉甘石、制黄丹各二两，川乌一两五钱，犀角一两，乳香、没药、硇砂、蕤蕤仁、青盐各一钱五分，硼砂、血竭、轻粉、鹰屎各二钱，冰片、麝香各五分。为细末，点眼。治翳膜遮睛。❸《卫生宝鉴》卷十方。川芎、楮实、龙胆、羌活、薄荷、石决明、苍术、大黄、荆芥穗、甘草、木贼、密蒙花、连翘、川椒、决明子、桔梗、石膏、菊花、白芷、地骨皮、白蒺藜、槟榔各半两，石燕一对（重半两）。为末，每服三钱，食后茶水送下，日三次。治湿热郁滞而致的翳膜遮睛，昏暗羞明，隐涩难睁。❹《良朋汇集》卷三方。煅炉甘石（水飞）八两、黄连、连翘、黄芩、羌活、乳香（去油）、没药（去油）、血竭各五钱，熊胆三钱，硼砂三两，乌贼骨（煮去盐性）二两，煅石决明一两，麝香三分，冰片一钱。先将黄连、连翘、黄芩、羌活水煎二次，合放一处；炉甘石烧红，倒在童便内，如此淬三次，第四次烧红，再淬于煎药内，待其自干，再与诸药，共为极细末，每用少许，点患处。治老年目昏，胬肉攀睛，拳毛倒睫，迎风流泪等症。

拨云汤bōyúntāng　《兰室秘藏·眼耳鼻门》方。黄芪一分，细辛、生姜、葛根、川芎各五分，柴胡七分，荆芥穗、藁本、生甘草、升麻、当归身、知母各五钱，羌活、防风、黄柏各一钱五分。为粗末，水煎，去渣，食后热服。治上眼皮下生黑白翳，隐涩难睁，两目紧缩而无疼痛，呵欠善悲，健忘嚏喷，眵泪，时自泪下，面赤而白，能食，不大便，小便数而少，上气而喘，两手寸脉细紧，按之洪大无力。

拨云退翳散bōyúntuìyìsǎn　《银海精微》卷上方。楮实子、薄荷、黄连、菊花、蝉蜕、蔓荆子、密蒙花、蛇蜕、荆芥穗、白芷、木贼、防风、甘草各五钱，川芎一两五钱，天花粉三钱。为末，炼蜜为丸，樱桃大，每两作十丸，每服二丸，日二次。功能祛风清热，明目退翳。治冰瑕翳，翳薄则明亮光滑如冰，厚则如云如雾。

拨云退翳丸bōyúntuìyìwán《原机启微》卷下方。川芎、当归、白蒺藜（去刺，炒）各一两五钱，菊花、荆芥穗、地骨皮、蝉蜕各一两，炙蛇蜕、炙甘草各三钱，密蒙花、蔓荆子、木贼各二两，黄连、薄荷叶、楮实各半两，天花粉六钱，川椒皮七钱。为细末，炼蜜为丸，每两作八丸，每服一丸，食后睡前细嚼，茶水送下。功能散风清热，拨云退翳。治目内眦赤脉缕缕，根生瘀肉，瘀肉生黄赤脂，脂横侵黑睛，渐蚀神水。

波丝草bōsīcǎo　中药材。见《贵州草药》。为雪药之别名。详该条。

波斯枣bōsīzǎo　出《本草拾遗》。为无漏子的别名。详该条。

玻璃草bō·licǎo　中药材。见《广西本草选编》。为拦路虎之别名。详该条。

玻璃罐bō·liguàn　用玻璃制成的拔罐用具。

剥苔bōtāi　又称“舌剥”。舌苔全部或部分剥脱，剥落处光滑无苔，暴露出舌质颜色的舌象。多属虫积。若在热性病中，舌苔于一二日内全部消失，舌光绛，或如镜面，多是正不胜邪，肝肾真阴亏损而邪气内陷的重证。《辨舌指南》：“舌苔忽剥蚀而糙干为阴虚，剥蚀边仍有腻苔为痰湿。”阴虚者宜滋养肝肾，痰湿所致当化湿祛痰，虫积者宜驱虫消积。

播筋bōjīn　按摩的俗称。《说文解字》：“播，扪持也。”

伯高bógāo　传说中的上古时代名医。相传为黄帝之臣，精于针灸术。旧说黄帝与伯高等人论医药而创医药，为穿凿附会之说。

伯乐bólè　春秋时代秦国著名兽医。善于根据马的外形鉴别马的优劣。

驳骨丹bógǔdān　中药材。❶出《生草药性备要》。又名接骨草、小还魂、小驳骨。为爵床科植物裹篱樵 *Gendarussa vulgaris* Nees 的茎叶。分布于台湾、广东、广西、云南等地。辛、酸、平。活血化瘀，祛风消肿止痛。治骨折，跌打扭伤，无名肿毒，鲜嫩枝叶捣烂，酒、醋炒外敷。风湿骨痛，煎服15～30g，并煎水熏洗。本品含裹篱樵碱和挥发油。预试叶含黄酮苷、有机酸、糖类及氨基酸。❷见《四川中药志》。为七里香之别名。详该条。

驳骨丸bógǔwán 经验方。见《外伤科学》（广州中医学院编）。自然铜30g，乳香、没药各15g，土鳖虫9g。为细末，每服1.5～3g，开水或温酒冲服，日一至二次。功能活血祛瘀，接骨续筋。治跌打损伤，骨折。

驳骨消bógǔxiāo 中药材。见萧步丹《岭南采药录》。为鸡骨香之别名。详该条。

泊肠痔bóchángzhì 病证名。见《疮疡经验全书》卷七。指聚集在肛门外的痔疮。相当于外痔、环状混合痔、肛漏等病。治疗见"内痔""外痔"条。

舶茴香bóhuíxiāng 中药材。见《本草纲目》。为八角茴香之处方名。详该条。

脖bó 经穴别名。即气海。《灵枢·九针十二原》："肓之原，出于脖胦。"

脖项bóxiàng 即颈项。详该条。

博爱心鉴bó'àixīnjiàn 痘疹专著。又名《痘疹博爱心鉴》《痘疹全书博爱心鉴》。明代魏直撰于1525年。此书专治痘疹，作者认为痘本于气血，治痘首先应扶正抑邪，其辨症治疗有顺、逆、险三法。治法以温补为主，并以保元汤为治痘的主方，虽有所偏执，但别立一家之法。现有《痘疹大全八种》本。

博济方bójìfāng 方书。原名《王氏博济方》。3卷。宋代王衮撰。刊于1047年。作者原收辑医方7000余首，此书系从中选录500余方编撰而成。明代以后原书已佚，今本系编《四库全书》时自《永乐大典》辑出，后改编为5卷，仅得350余方。辑本的内容分为伤寒、风证、劳证、血证、三焦证治、五脏证治、诸气、诸积、目疾、齿须发以及胎产、经气、疮科、丹药、修制药法等29门。每门之前间附小论；所选各方，多有临床参考价值。但书中也杂有一些具有迷信内容的药方。1949年后有排印本。

博落回bóluòhuí 中药材。出《本草拾遗》。又名号筒草、号筒杆、泡通珠。为罂粟科植物博落回 *Macleaya cordata* (Willd.) R. Br. 的根或全草。分布于长江流域中、下游各地。苦，寒，有毒。消肿解毒，杀虫止痒。治疗疮痈肿，跌打损伤，风湿性关节痛，和酒糟少许捣烂敷；下肢溃疡，烫伤，研末干撒或调敷；顽癣，蜈蚣、黄蜂蜇伤，取汁涂；滴虫性阴道炎，煎水冲洗，或熬膏（每毫升相当于原生药25g）涂擦阴道壁，每日一二次。不可内服。本品含原阿片碱、α-别隐品碱、白屈菜红碱、血根碱、黄连碱、小檗碱及微量刻叶紫堇明碱等。根还含白屈菜黄碱、白屈菜玉红碱、氧化血根碱及博落回碱。果实含原阿片碱、α-别隐品碱。生物碱在体外对金黄色葡萄球菌、肺炎球菌、大肠埃希菌及福氏痢疾杆菌等有抑制作用，并能抗线虫。全草煎剂有抗钩端螺旋体作用。碱有局部麻醉作用。大剂量口服或注射能引起急性心源性脑缺血综合征、中毒乃至死亡。

博物知本bówùzhīběn 丛书。清代尤乘辑。刊于1691年。系《脏腑性鉴》《经络全书》《药品辨义》三书之合刊本。参见各条。

鹁鸽bógē 出《食疗本草》。即鸽。详该条。

搏bó ❶侵害、搏击、损伤。《素问·宣明五气》："搏阳则为巅疾。"《温病条辨》："肺为燥气所搏，不能通调水道，故寒饮而咳也。"❷交合、结合。《灵枢·决气》："两神相搏，合而成形。"❸留滞、附着。《儒门事亲》："诸风寒之邪，结搏皮肤之间。"❹《内经》十二脉之一。即脉搏弹跳有力。《素问·脉要精微论》："胃脉搏坚而长。"《诊家正眼》："曰搏者，且大且强也。"

馎饦bótuō 面食品。一种汤煮的面食，又称汤饼、饦、不饦。欧阳修《归田录》卷二："汤饼，唐人谓之不饦，今俗谓之馎饦矣。"《齐民要术》卷九《饼法》："馎饦，挼如大指许，二寸一断，着水盆中浸，宜以手向盆旁挼使极薄，皆急火逐沸熟煮。"

骹bó 解剖部位。即肩膊。参见"肩膊"条。

膊bó 解剖部位。又名臂膊。❶指上肢（上膊）和前臂部（下膊）。❷指上臂外侧。

膊井bójǐng 经穴别名。出《太平圣惠方》。即肩井。见该条。

薄疾bójí 脉象。喻脉来之急迫速疾。《素问·生气通天论》："阴不胜其阳，则脉流薄疾，并乃狂。"

薄厥bójué 古病名。因大怒而致的厥证。出《素问·生气通天论》："阳气者，大怒则形气绝，而血菀于上，使人薄厥。"指因暴怒等精神刺激，致阳气亢盛，血随气逆郁积头部，而出现猝然厥逆、头痛、眩仆的昏厥重症。参见"中风""厥证"条。本病可见于脑出血、脑梗死、脑血管痉挛、蛛网膜下腔出血等。

薄泽bózé 指色泽浮薄明亮。《灵枢·五色》："薄泽为风。"张景岳注："风病在阳，皮毛受之，故色薄而泽。"

髆bó 肩胛。《灵枢·经脉》："其支者，从髆内左右，别下贯胛。"

跛行bǒxíng 患肢足尖短促着地，迅速改换健肢负重，行走不稳的步态。

柏黛散bòdàisǎn 《洞天奥旨》卷十三方。黄柏、青黛各二钱。为细末，麻油调搽患处。治日晒疮及火瘢疮。

柏墨散bòmòsǎn 《阎氏小儿方论》方。炒黄柏、釜下墨、血余炭各等分。为细末，每用少许掺患处。治小儿因水湿或风冷伤于脐中而致的四肢不和，脐肿多啼，不能吮乳。本方早见于《太平圣惠方》卷八十二，但无方名。

柏霜散bòshuāngsǎn 《外科真诠》方。黄柏、雄黄各二钱，没药、轻粉、枯矾、粉霜各一钱，冰片三分，朱砂五分，孩儿茶三钱，蜗牛十只。为细末，猪胆汁调敷患处。治杨梅癣。

薄荷bò·he 中药材。出《雷公炮炙论》。又名蕃荷菜、升阳菜、叶息花、仁丹草、见肿消、水益母、香薷草。为唇形科植物薄荷 *Mentha haplocalyx* Briq. 的干燥地上部分。主产于江苏、浙江、江西。辛，凉。入肺、肝经。疏散风热，清利头目，利咽，透疹，疏肝行气。治风热感冒，风温初起，头痛，目赤，喉痹，口疮，风疹，麻疹，胸胁胀闷，煎服3～6g，后下；治漆疮，疥癞，捣汁涂或煎水洗。茎叶经蒸馏得到的饱和水溶液名薄荷露，内服治头痛，热嗽，耳目咽喉口齿诸病。茎叶含挥发油，其主要成分为薄荷醇、薄荷酮，另含乙酸薄荷酯、莰烯、柠檬烯、异薄荷酮等。薄荷醇局部应用可使皮肤、黏膜的冷觉感受器产生冷觉反射，引起皮肤、黏膜血管收缩，久之则有刺激作用而致充血；对离体小鼠肠管有解痉作用。

薄荷汤bò·hetāng 《痧胀玉衡》卷下方。又名二号象方。薄荷、香薷、连翘各一钱，厚朴、金银花、木通各七分。水煎冷服。治痧因于暑者。

薄荷油bò·heyóu 中药材。出《重庆堂随笔》。为唇形科植物薄荷 *Mentha canadaensis* L. 的新鲜茎叶经蒸馏而得的挥发油。主产于江苏、安徽、江西等地。辛，凉。疏风，清热。①治外感风热，头痛目赤，咽痛，齿痛。内服：开水冲1～3滴。②治皮肤风痒，涂擦。成分与药理参见“薄荷”条。

檗木bòmù 中药材。出《神农本草经》。即黄柏。详该条。

檗皮bòpí 中药材。出《伤寒论》。即黄柏。详该条。

擘bò 药物加工方法之一。将药物擘破，使它容易煎出药味。如大枣、乌梅等。

擘蟹毒bòxièdú 病名。出《疡医准绳》卷三。即虎口疔。见该条。

bu

晡时būshí 指申时。详“十二时”条。

卜芥bǔjiè 中药材。见《广西实用中草药新选》。又名老虎芋、假海芋、独脚莲。为天南星科植物尖尾芋 *Alocasia cucullata*（Lour.）Schott 的根茎。分布于广东、广西、四川等地。辛、苦，寒，有大毒。清热解毒，消肿散结，止痛。①治钩端螺旋体病，肠伤寒，流行性感冒，支气管炎，肺结核。煎服：3～9g。②治毒蛇咬伤，鲜品捣敷伤口周围并内服；治蜂螫伤、蜂窝织炎、无名肿毒、瘰疬，鲜品捣敷。本品内服，须削去外皮，盐炒，久煎2小时以上，至药汁呈红色时方可内服，否则易引起中毒，出现舌、喉发痒肿胀，恶心呕吐，腹泻，惊厥等症状，严重者可致窒息、心脏麻痹而死亡。本品含皂毒苷和草酸钙。还含多种氨基酸及延胡索酸、焦黏酸、苹果酸等。卜芥提取物可提高垂体、肾上腺皮质系统功能，还可抗蛇毒。

补胆防风汤bǔdǎnfángfēngtāng 《普济本事方》卷一方。防风一钱，人参一钱半，细辛五分，炙甘草、茯神、独活、前胡、川芎各八分，生姜三片，大枣二枚。水煎，去滓热服。治胆虚风袭，惊悸不眠。若卧多惊遗溲者，加羌活、桂枝；胆寒者，去川芎、前胡，加炒酸枣仁、远志、肉桂、白术；有痰，加半夏、白术、天麻。

补法bǔfǎ 八法之一。补养人体气血阴阳不足，治疗各种虚证的方法。虚证有气虚、血虚、阴虚、阳虚等不同，补法也分补气、补血、补阴、补阳等。并宜结合五脏之虚补益五脏。根据病情缓急和虚弱程度，又分为峻补与缓补。《素问·至真要大论》：“虚者补之”“损者益之”。《素问·阴阳应象大论》：“形不足者，温之以气；精不足者，补之以味。”参见有关各条。

补肺阿胶散bǔfèi'ējiāosǎn ❶《太平圣惠方》卷六方。炒阿胶、山药、人参、五味子、白术、麦冬各一两，炮姜、炒杏仁、桂心各三分。为粗末，每服一钱，米汤调下。功能益气滋阴，润肺止咳。治肺脏气虚，胸中短气，咳嗽声微，四肢少力。❷即阿胶散第一方，见“阿胶散”条。

补肺阿胶汤bǔfèi'ējiāotāng 即阿胶散第一方作汤剂，治证同。见“阿胶散”条。

补肺清金饮bǔfèiqīngjīnyǐn 《马培之外科医案》方。山药、沙参、石斛、瓜蒌皮各三钱，麦冬、杏仁、茯苓、毛燕、浙贝母各二钱，橘红一钱，莲子（去心）十粒。水煎服。治鸡胸、龟背，脉虚数，身热食少者。

补肺散bǔfèisǎn ❶《证治准绳·幼科》集九方。阿胶珠一两半，茯苓、马兜铃、糯米各半两，杏仁（汤泡，去皮尖）二十一粒，炙甘草四钱。为粗末，每服二钱，水煎服。功能润肺化痰。治久患咳嗽，肺虚气促，有痰恶心。❷《证治准绳·疡医》卷二方。钟乳石粉一两，滑石二两。为细末，每服三钱，米汤调下。治肺痈已吐脓血。❸见《小儿药证直诀》卷下。即阿胶散第一方，见“阿胶散”条。

补肺汤bǔfèitāng 《备急千金要方》卷十七方。❶五味子三两，干姜、桂心、款冬花各二两，麦冬一升，大枣一百枚，粳米一合，桑白皮一斤。为粗末，以水一斗先煮桑白皮五沸，下诸药煮取三升，分三次服。治肺气不足，逆满上气，咽中闷塞，短气，寒从背起，口中如含霜雪，言语失声，甚者吐血。❷苏子一升，桑白皮五两，半夏六两，紫菀、人参、甘草、五味子、杏仁各二两，射干、款冬花各一两，麻黄、干姜、桂心各三两，细辛一两半。为粗末，水煎，分五次（昼三夜二）服。治肺气不足，咳逆上气，咳嗽喘息不能卧，吐沫唾血，不能饮食。❸款冬花、桂心各二两，桑白皮一斤，生姜、五味子、钟乳石各三两，麦冬四两（一方用白石英二两）。为粗末，以水先煮粳米五合，大枣十枚令熟，去粳米、大枣，入药末，水煎，分三次服。治肺气不足，心腹支满，咳嗽喘逆上气，唾脓血，胸背痛，手足烦热，惕然自惊，干呕，心烦，面色白。

补肝汤bǔgāntāng ❶《兰室秘藏·呕吐门》方。又名柴胡半夏汤。柴胡、升麻、藁本各五分，茯苓七分，炒神曲、苍术各一钱，半夏二钱，生姜十片。为粗末，水煎去渣，稍热服。功能祛风化痰，降逆和胃。治素有风症，畏风目涩，头痛眼黑，胸中有痰，恶心欲吐，遇风但觉皮肉紧，手足难举重物。❷《兰室秘藏·阴痿阴汗门》方。黄芪七分，炙甘草五分，升麻、猪苓各四分，茯苓、葛根、人参各三分，柴胡、羌活、陈皮、连翘、当归身、炒黄柏、泽泻、苍术、神曲末、知母、防风各二分。为粗末，水煎去渣，空腹稍热服。治前阴冰冷及阴汗，两脚痿弱无力。❸《医学六要》卷七方。当归、川芎、白芍药、熟地黄、酸枣仁、炙甘草、木瓜。水煎服。治肝血不足，筋缓不能收持，目暗视物不清。❹《金匮翼》卷六方。干地黄三钱，白芍药一钱半，当归、陈皮各一钱，川芎七分，甘草五分。水煎服。治肝虚胁痛，胁下筋急，不得太息，目昏不明，爪枯色青，遇劳即甚，或忍饥即发。

补肝散bǔgānsǎn ❶《备急千金要方》卷六方。青羊肝（去上膜薄切，以新瓦炭火上炙令极干汁尽）一具，决明子半升，蓼子（炒令香）一合。为末，每服一至三方寸匕，食后粥饮调下，日二次。治雀目。❷《世医得效方》卷十六方。熟地黄、茯苓、白菊花、细辛各半两，炙甘草半钱，芍药三分，柏子仁、防风各一分，北柴胡一两。为粗末，每服三钱，水煎，食后服。治圆翳内障。❸《证治准绳·类方》第四册引滑伯仁方。山茱萸、当归、炒五味子、山药、炒黄芪、川芎、木瓜各半两，熟地黄、炒白术各一钱，独活、炒酸枣仁各四钱。为末，每服五钱，加大枣，水煎服。治肝肾二经，气血亏损，胁胀作痛，或头眩，寒热，身痛，月经不调。❹《杂病源流犀烛·脏腑门》卷十方。川芎、当归、白芍药、地黄、防风、羌活。为末，冲服。治酒色过度，胁痛不止。❺《症因脉治》卷三方。山茱萸、当归、五味子、山药、黄芪、酸枣仁、川芎、木瓜、熟地黄、白术、独活。治肝痹，夜卧则惊，多饮，小便数，腹大如怀物，左胁凝结作痛，脉左关虚弦者。

补肝丸bǔgānwán ❶《备急千金要方》卷六方。兔肝二具，柏子仁、干地黄、茯苓、细辛、蕤仁、枸杞子各一两六铢，防风、川芎、山药各一两，车前子二合，五味子十八铢，甘草半两，菟丝子一合。为末，炼蜜为丸，梧桐子大，每服二十至四十丸，酒送下，日二次。功能补血养肝，祛风明目。治眼暗，不明，寒则泪出。❷《证治准绳·类方》第七册方。茺蔚子、青葙子、枸杞子、五味子、决明子、杏仁、茯苓各一两，干地黄三两，菟丝子二两，山药、车前子、地骨皮、柏子仁、大黄、黄芩、黄连、人参、细辛、防风、炙甘草各一两半。为细末，炼蜜为丸，梧桐子大，每服二十至三十丸，食后米汤送下。功能清热养阴，祛风明目。治眼昏暗将成内障。❸《审视瑶函》卷三方。苍术（米泔水制）、熟地黄、蝉蜕、车前子、川芎、当归身、连翘、夜明砂、羌活、龙胆（酒洗）、菊花各等分。为细末，米泔水煮猪肝捣烂，和药为丸，梧桐子大，每服五十丸，薄荷煎汤送下。功能养血清热，祛风除湿。治目患玛瑙内伤，症见翳薄而圆缺不等，其色昏白而带焦黄，或带微红，如玛瑙之状。

补肝细辛散bǔgānxìxīnsǎn 《太平圣惠方》卷三方。细辛一分，桃仁（汤浸去皮尖、双仁，麸炒微黄）、前胡（去芦头）、炒当归、附子（炮，去皮脐）、陈皮（汤浸，去白瓤，焙）、人参（去芦头）、川芎、木香、茯苓、桂心各三分，柏子仁半分，吴茱萸（汤浸七遍，焙）半两。为粗末，每服三钱，加生姜半分、大枣三枚，水煎，去渣服。治肝脏虚寒，胸膈气滞，四肢厥逆，两胁疼痛。

补宫丸bǔgōngwán ❶《杨氏家藏方》卷十五方。白薇、牡蛎、白芍药、鹿角霜、山药、白术、茯苓、乌贼骨、白芷各等分。为细末，面糊为丸，梧桐子大，每服五十丸，空腹米汤送下。功能补脾益肾，收涩止带。治妇人诸虚不足，久不妊娠，骨热形羸，崩中带下。❷《验方新编》卷九方。鹿角霜、茯苓、白术、白芍药、白芷、牡蛎（煅，童便炒）、山药、煅龙骨、赤石脂各五钱，炒干姜二钱五分。为细末，醋煮为丸，梧桐子大，每服五十丸，空腹米汤送下。治赤白带下。

补骨鸱bǔgǔchī 中药材。出《本草图经》。即补骨脂。详该条。

补骨散bǔgǔsǎn 《杂病源流犀烛·身形门》卷三十方。古钱（用铜丝穿，桑柴烧红，米醋淬七十至八十次，取碗底沉下铜锈屑，再以醋洗净炭灰）二百枚，黑雄鸡（清水煮熟，去肉用骨，醋炙为末）一只，乳香、没药各一两，患者顶心头发一缕（烧炭）。为末和匀，每服二分五厘，温酒调下。治跌仆筋伤骨损者。

补骨脂bǔgǔzhī 中药材。出《雷公炮炙论》。又名破故纸、胡韭子、补骨鸱。为豆科植物补骨脂 *Psoralea corylifolia* L. 的干燥成熟果实。主产于四川、河南、陕西、安徽。辛、苦，温。归肾、脾经。温肾助阳，纳气平喘，温脾止泻。外用消风祛斑。①用于肾阳不足，阳痿遗精，遗尿尿频，腰膝冷痛肾虚作喘，五更泄泻，煎服6～10g。②治白癜风，牛皮癣，秃发，配成酊剂外搽，同时配合晒日光20～30分钟或紫外线照射2～3分钟。③鸡眼，熬膏涂。果实含花椒毒素、补骨脂素、异补骨脂素、补骨脂定、异补骨脂定、补骨脂甲素、补骨脂乙素、补骨脂甲素甲醚、异补骨脂甲素、新补骨脂异黄酮、补骨脂醛、补骨脂酚等。补骨脂乙素对动物有明显的扩张冠状血管、兴奋心脏、提高心肌作功作用，并能对抗乳酸引起的蛙心心力衰竭。补骨脂对因化疗及放射线疗法引起的白细胞下降有某些升高作用。并有抗实验性肿瘤作用。异补骨脂素对麻醉犬有降低血压作用，并有镇静、解痉作用。补骨脂素和花椒毒素为光敏感成分，能促进皮肤黑色素新生，临床上曾用以治银屑病；对妇科出血有止血作用。非皂苷部分有雌激素样活性，对大鼠有避孕效能。补骨脂酚对金黄色葡萄球菌等在体外有强抑制作用。

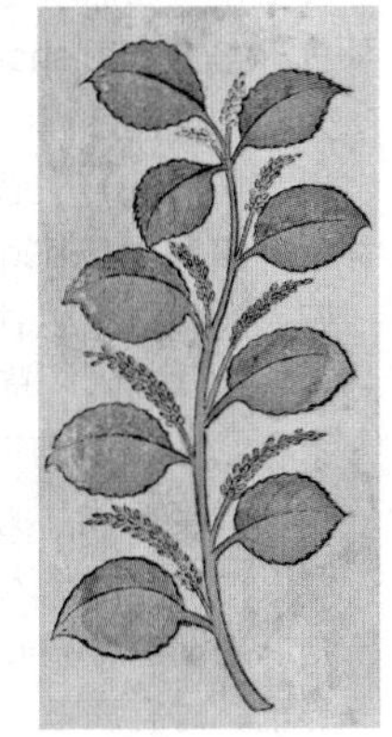

补骨脂

补骨脂散bǔgǔzhīsǎn 《太平圣惠方》卷二十八方。炒补骨脂二两，煨诃子一两半，肉苁蓉（汤浸一宿，刮去皱皮，炙令干）、缩砂仁各二两，厚朴（去粗皮，涂生姜汁，炙令香熟）、鹿茸（去毛，酒洗，涂酥，炙微黄）、龙骨、赤石脂、白术各一两，当归半两，枳壳（麸炒微黄，去瓤）、肉豆蔻各三分。为细末，每服二钱，食前粥饮调下。功能温补肾阳，涩肠止泻。治冷劳羸瘦，四肢无力，不思饮食，或时泄痢。

补骨脂汤bǔgǔzhītāng 《医醇賸义》卷二方。补骨脂（核桃肉炒）、当归、人参、茯苓、丹参、牛膝各二钱，益智仁一钱五分，肉苁蓉四钱，熟地黄五钱，远志（甘草水炒）五分，白芍药一钱，大枣二枚，生姜三片。水煎服。治因惊恐而致的气馁，骨节无力，神情不安。

补火解郁汤bǔhuǒjiěyùtāng 《辨证录》卷四方。熟地黄一两，山药、巴戟天、杜仲、薏苡仁各五钱，肉桂五分。水煎服。治水郁证，遇寒心痛，腰腹沉重，关节不利，艰于屈伸，有时厥逆，痞坚腹满，面色黄黑。

补火生土bǔhuǒshēngtǔ 借五行相生的理论，运用壮肾阳的药物以温补脾气的方法。临床用于怠倦，纳减，泄泻，腹痛，肠鸣，四肢不温，舌质淡胖，苔白润，脉沉迟等脾气虚寒证候，宜用四神丸加白术之类。

补辑肘后方bǔjízhǒuhòufāng 方书。3 卷。晋代葛洪原著，梁代陶弘景增补，尚志钧辑校于 1983 年。此书为《肘后方》的增补辑佚本。尚氏从唐宋医书及类书，如《备急千金要方》《外台秘要》《证类本草》《幼幼新书》《本草纲目》《医心方》《太平御览》《艺文类聚》中辑得《肘后方》佚文 1265 条，汇同现通行本 1392 条，共计 2657 条，经编排整理而为本书。上卷 35 首，治内病；中卷 35 首，治外发病；下卷 31 首，治为物所苦病，合计 101 首（尚氏谓这里“首”字义同“篇”）。辑者改正了现通行本中的多处缺漏、讹误，并删除了金代杨用道增补方。1983 年由安徽科学技术出版社出版。

补剂bǔjì 十剂之一。用补益药物组成，具有滋补五脏气血阴阳作用的方剂。《沈氏尊生书·要药分剂》：“徐之才曰：补可去弱，人参、羊肉之属是也。”《素问·阴阳应象大论》：“形不足者，温之以气；精不足者，补之以味。”

补筋丸bǔjīnwán 《医宗金鉴·正骨心法要旨》卷八十九方。五加皮、蛇床子、盔沉香、丁香、川牛膝、茯苓、白莲子芯、肉苁蓉、菟丝子、当归（酒洗）、熟地黄、牡丹皮、木瓜各一两，山药八钱，人参、木香各三钱。为细末，炼蜜为丸，弹子大，无灰酒送下。治跌仆闪，筋翻筋挛，筋聚骨错，青紫疼痛。

补经固真汤bǔjīnggùzhēntāng 《兰室秘藏》卷中方。人参、干姜末各二钱，橘皮五分，白葵花十六朵，柴胡、炙甘草、郁李仁、黄芩（后入）各一钱。水煎去渣，空腹热服。治白带，崩中，漏下。

补可去弱bǔkěqùruò 用补益之药，以治虚弱之证。《汤液本草》卷上："补可以去弱，人参、羊肉之属是也。"又如参芪膏（参、芪合用熬膏），可治脾肺气虚。又如脾胃虚弱，食欲不振等，可用四君子汤以补脾益气。

补理第三方bǔlǐdìsānfāng 《杂病源流犀烛·六淫门》卷十六方。即倪涵初治痢第三方。见该条。

补漏生肌散bǔlòushēngjīsǎn 《审视瑶函》卷四方。枯矾、轻粉、血竭、乳香各等分。为细末，先用盐花、明矾少许煎水，外洗患处，再吹撒药末。治漏睛，症见内眦穴处按之沁沁脓出，甚者内眦近鼻隆处起一核，红肿痛拒按，结聚生疮成脓，甚至久不愈合，形成瘘管。

补络补管汤bǔluòbǔguǎntāng 《医学衷中参西录》方。生龙骨、生牡蛎、山茱萸各30g，三七（研细，药汁冲服）6g。水煎服。功能收涩止血。治咳血吐血，日久不愈者。若服后血仍不止，加生赭石粉15～18g。

补脑振痿汤bǔnǎozhènwěitāng 《医学衷中参西录》方。黄芪60g，当归、龙眼肉各24g，山茱萸、胡桃肉各15g，䗪虫3枚，地龙、生乳香、生没药各9g，鹿角胶6钱，制马钱子末0.9g。功能补肝肾，益气血，化瘀通络。前九味煎汤，去渣，将鹿角胶入汤内融化，分二次各送服制马钱子末0.45g。治肢体痿废偏枯，脉象极微细无力。

补脾bǔpí 即健脾。详该条。

补脾不如补肾bǔpíbùrúbǔshèn 治则。肾为先天之本，肾阳（命门之火）可以生脾土，使脾土健旺，发挥其正常的功能；肾又是五脏六腑藏精之处，关系到一身精气的消长盛衰，故有补脾不如补肾之说。宋代严用和《济生方》："补脾不如补肾。肾气若壮，丹田火往上蒸，脾土温和，中焦自治，膈开能食矣。"其实补肾与补脾，应当按具体病情需要而定，这样才符合辨证施治的原则。

补脾散bǔpísǎn 《小儿药证直诀》卷下方。即益黄散。见该条。

补脾摄血bǔpíshèxuè 同补气摄血。是治疗脾不统血，气不摄血所致的出血证候的方法。如月经先期，血量较多，色淡质稀，脉虚弱无力；下血紫暗，或先便后血，脘腹隐痛，面色白，脉细弱；反复皮下出血，神疲乏力，头眩心悸，脉虚细弱；溃疡病呕血色淡，胃脘隐痛，时轻时重，肢冷畏寒，心悸气短，脉细弱。以上诸证，均可用归脾汤为主方加减治疗。

补脾汤bǔpítāng 《揣摩有得集》方。党参、白术各一钱半，茯苓、当归身（土炒）、炙黄芪、炒扁豆、炒白芍药各一钱，炒川芎、豆蔻仁（研）、陈皮、炙甘草各五分，生姜一片，大枣一枚。水煎服。功能补气养血。治小儿久病，面黄肌瘦，咬牙札自，头发稀少。

补脾胃泻阴火升阳汤bǔpíwèixièyīnhuǒshēngyángtāng 《脾胃论》卷上方。柴胡一两五钱，炙甘草、黄芪、苍术（米泔水浸，炒）、羌活各一两，升麻八钱，人参、黄芩各七钱，黄连（酒炒）五钱，石膏（长夏用）少许。为粗末，每服三钱，水煎，去渣服。治饮食损胃，劳倦伤脾，火郁发热。

补脾益肺bǔpíyìfèi 又称培土生金。详该条。

补脾益气bǔpíyìqì 又称补中益气。用健脾的方法治疗气虚证。是补气的基本方法。脾胃为后天之本，气血营卫之源，健脾即能加强其化源，达到补气目的。常用四君子汤、补中益气汤等。

补偏愈风汤bǔpiānyùfēngtāng 《医方简义》卷二方。人参、茯苓、炙黄芪、当归、杜仲（酒炒）、怀牛膝各三钱，熟地黄、生黄芪各六钱，白术二钱，赤芍药一钱，羌活、独活各一钱半，桂枝八分。以桑寄生八钱煎汤代水，煎服。治气血虚弱，肝风内动，手足偏废者。

补气bǔqì 补法之一。亦称益气。是治疗气虚证的方法。见《本草纲目》序例一《十剂》补剂引张杲曰："人参甘温，能补气虚；羊肉甘热，能补血虚。羊肉补形，人参补气。"人身五脏六腑之气，为肺所主，而来自中焦脾胃水谷的精气，由上焦开发，输布全身，所以气虚多责之肺、脾二脏。气虚主要表现为倦怠乏力、声低懒言、呼吸少气、面色白、自汗怕风、大便滑泄，脉弱或虚大。一般补中气，助健运用四君子汤；补中气，升提下陷用补中益气汤；补卫气，固表敛汗用玉屏风散。

补气固表bǔqìgùbiǎo 补法之一。用补气药治疗卫气不固、肌表虚疏的方法。卫气不固则表虚自汗，容易感冒，可用黄芪、白术、党参等补气药治疗。常用方如玉屏风散、牡蛎散等。

补气和中汤bǔqìhézhōngtāng 《证治汇补》卷七方。黄芪、炙甘草、人参、当归、橘皮、升麻、柴胡、白术、苍术、黄柏、白芍药、茯苓。治痿虚热者。本方即补中益气汤加味而成。

补气黄芪汤bǔqìhuángqítāng 《圣济总录》卷八十六方。黄芪、人参、茯神（去木）、麦冬（去心）、白术、五味子、桂（去粗皮）、熟地黄、陈皮（去白）、阿胶（炙燥）各一两，当归、白芍药、牛膝（酒浸）各三分，炙甘草半两。为粗末，每服三钱匕，加生姜三片、大枣二枚，水煎去滓，食后服。功能益气养血。治肺痨，饮食减少，气虚无力，手足颤掉，面浮喘嗽。

补气解表bǔqìjiěbiǎo 见"益气解表"条。

补气解晕汤bǔqìjiěyūntāng 《傅青主女科》卷下方。人参、生黄芪各一两，当归（酒洗）一两半，炒荆芥穗三钱，姜炭一钱。水煎服。功能补气养血止血。治产妇气虚血晕。

补气明目bǔqìmíngmù 治法。用人参、黄芪、升麻等具有益气升阳作用的方药，如益气聪明汤，补气以明目的治疗方法。

补气摄血bǔqìshèxuè 补法之一。即补气止血、补脾摄血。治气虚出血，日久不止的方法。如妇女崩漏，面色苍白，心慌气短，四肢清冷，精神萎靡，舌淡苔白，脉细弱。用补中益气汤加蕲艾、乌梅炭、侧柏炭等。

补气升肠汤bǔqìshēngchángtāng 《傅青主女科》卷下方。人参、黄芪、当归（酒洗）各一两，白术（土炒）五钱，川芎（酒洗）三钱，升麻一分。水煎服。治产妇脱肛。

补气升阳和中汤bǔqìshēngyánghézhōngtāng 《兰室秘藏·妇人门》方。生甘草、酒黄柏、茯苓、泽泻、升麻、柴胡各一钱，苍术、草豆蔻仁各一钱五分，陈皮、当归身、白术各二钱，白芍药、人参各三钱，佛耳草、炙甘草各四钱，黄芪五钱。为粗末，每服五钱，水煎，去渣，食远服。治风热下陷入阴，阳气不行，闭目则周身麻木，开目则麻木渐退，昼轻夜重，惧其麻木，不敢闭目而不得眠，身重，时有痰嗽，甚则烦躁气短促而喘，六脉中取弦洪缓相合，按之无力。

补气汤bǔqìtāng ❶《兰室秘藏·杂病门》方。白芍药、陈皮各一两五钱，炙甘草、黄芪各一两，泽泻五钱。为粗末，每服一两，水煎服。治皮肤间有麻木感者。❷见《兰室秘藏》卷下。即芍药补气汤。见该条。

补气运脾汤bǔqìyùnpítāng 《证治准绳·类方》第三册引《统旨》方。人参二钱，白术三钱，橘红、茯苓各一钱半，黄芪（蜜炙）一钱，砂仁八分，甘草四分。加生姜一片、大枣一枚，水煎，空腹服。治中气不运之噎塞。有痰者，加半夏曲一钱。

补气止血bǔqìzhǐxuè 又称补气摄血。是治疗气虚而出血日久不止的方法。例如妇女子宫出血日久，血色暗淡而稀薄，面色苍白，心慌气短，精神萎靡，四肢清冷，舌淡苔白，脉细软，用党参、黄芪、艾叶、白术、云苓、熟地、炙甘草等。

补阙肘后百一方bǔquēzhǒuhòubǎiyīfāng 方书。见“肘后备急方”条。

补荣汤bǔróngtāng 《增补万病回春》卷四方。当归、白芍药、生地黄、熟地黄、赤茯苓、栀子仁、麦冬、陈皮各等分，人参、甘草各减半，乌梅一个。为粗末，加大枣二枚，水煎服。功能补血益气敛阴。治吐血、衄血、咯血、唾血，用此调理。

补肉药bǔròuyào 《杂病源流犀烛·身形门》卷三十方。香油一两，黄蜡八钱，密陀僧五分，乳香、没药各一钱。熬膏，敷患处。治跌仆闪挫，面伤青黑。

补上治上制以缓bǔshàngzhìshàngzhìyǐhuǎn 用药法则。指补益或治疗上部病证的方药，原则上宜使用气味薄，轻清上浮的缓剂。如外感风热的咽痛、失音，用开提肺气，利咽清膈的桔梗甘草汤。《素问·至真要大论》：“补上治上，制以缓……缓则气味薄。适其至所，此之谓也。”

补肾bǔshèn 补法之一。补益肾脏的方法。分补肾阴、补肾阳。详各条。

补肾安胎bǔshèn'āntāi 治法。用补肾为主的方药，治疗肾虚而胎动不安的病症。症见孕期腰酸腿软、头晕耳鸣、小便频数，或阴道渗血，舌淡苔白，脉细滑。常用方如寿胎丸、补肾安胎饮等。

补肾安胎饮bǔshèn'āntāiyǐn 方剂。出《中医妇科治疗学》。泡参四钱，白术二钱，杜仲、续断各四钱，狗脊、制益智、阿胶珠各二钱，蕲艾、菟丝子各三钱，补骨脂二钱。水煎，温服。具有固肾安胎之功效。主治肾虚胎动不安，症见阴道出血，腹胀腰酸，两腿软弱，头眩耳鸣，小便频数失禁，尺脉微弱而滑或虚大。

补肾不如补脾bǔshènbùrúbǔpí 治则。见宋代《鸡峰普济方》。脾肾二脏，一主先天，一主后天。脾是后天生化之源，是人身营养的根本，补益脾气能充分吸收水谷精微。精血得以旺盛，不但肾精得以充养，机体的各种功能也可以保持正常，抵抗病邪的能力亦可以增强。故有补肾不如补脾之说。其实补肾与补脾按具体病情需要而定才符合辨证施治的原则。

补肾磁石丸bǔshèncíshíwán 《圣济总录》卷一百零二方。磁石（火煅红，醋淬）、石决明、菊花、肉苁蓉（酒浸）、菟丝子（酒浸）各一两。为细末，用雄雀十五只（去毛、嘴、足），加青盐二两，以水煮烂，取出先捣如膏，和药末为丸，梧桐子大，每服二十丸，空腹温酒送下。治肾肝气虚，上攻眼目，昏暗，远视不明，时见黑花，渐成内障。

补肾地黄丸bǔshèndìhuángwán 《活幼心书》卷下方。干山药（去黑皮）、山茱萸（酒浸润，蒸透，去核）、熟干地黄（酒洗，焙干）各五钱，鹿茸（蜜或酒涂，炒）、川牛膝（酒洗，焙）各四钱，牡丹根皮、白茯苓各三钱，泽泻（去粗皮）二钱。为末，炼蜜为丸，麻仁大，每服十五至二十五丸，空腹温盐汤或温酒送下。功能益肾填精。治禀赋不足，肾气虚弱，骨髓枯竭，囟大，头缝不合，语迟、行迟、齿迟者。本方由六味地黄丸加牛膝、鹿茸而成。

补肾固冲丸bǔshèngùchōngwán 经验方。见《妇产科学》（湖北中医学院编）。菟丝子240g，续断、鹿角霜、巴戟天、杜仲、枸杞子、白术各90g，当归60g，阿胶、党参各120g，砂仁15g，大枣（去核）50枚，熟地黄150g。为末，炼蜜为丸，每次6g，日3次（月经期间停服）。功能补益肝肾，健脾益气。治肾气不足，冲任不固而致的滑胎。

补肾明目bǔshènmíngmù 治法。用补肾的方药，治疗各种肾虚眼病的方法。按眼科五轮学说，瞳神为水轮，属肾，故瞳神的病变较多应用补肾。如益瞳丸、益阴肾气丸、杞菊地黄丸等。

补肾纳气bǔshènnàqì 补法之一。治疗肾虚不能纳气的方法。气主于肺而根于肾，肾虚不能摄纳，则见气短气促、吸气困难。用党参、胡桃肉、补骨脂、山萸肉、五味子、熟地、龙齿、磁石、海龙、海马等药。

补肾摄精bǔshènshèjīng 治法。通过补益肾气，达到固摄精气的目的。适用于肾气不固而遗精者，也包括肾虚而早泄、夜尿及白带诸病证。用山茱萸、五味子、覆盆子、沙苑蒺藜、金樱子、桑螵蛸、煅龙骨、煅牡蛎等药。代表方如金锁固精丸、桑螵蛸散等。

补肾汤bǔshèntāng 《证治准绳·类方》第六册方。沉香五分，人参、茯苓、附子（炮，去皮脐）、黄芪、白术、木瓜各一钱半，羌活、川芎、紫苏、炙甘草各一钱。加生姜三片、大枣一枚，水煎，食前服。治寒疝入腹，小腹痛，时复泄泻，胸膈痞塞。若呕吐，加半夏一钱、生姜七片。

补肾丸bǔshènwán ❶《备急千金要方》卷六方。巴戟天、炮姜、芍药、山茱萸、桂心、远志、细辛、菟丝子（酒制）、泽泻、石斛、黄芪、干地黄、当归、蛇床子、牡丹皮、肉苁蓉（酒浸）、人参、炮附子、甘草各二两，石菖蒲一两，茯苓半两，防风一两半，羊肾二枚。为细末，以羊肾研烂细，酒煮面糊为丸，梧桐子大，每服五十丸，空腹盐酒送下。功能滋肾通窍。治肾虚耳聋。该方原书无方名，据《三因极一病证方论》卷十六补。❷《银海精微》卷上方。①石菖蒲、枸杞子、茯苓、人参、山药、泽泻、菟丝子、肉苁蓉各一两。为细末，炼蜜为丸，每服五十丸，盐汤送下。治眼目有黑花，芒芒如蝇翅者。②磁石（火煅，醋淬七次，水飞）三两，肉苁蓉（酒浸）、五味子、熟地黄（酒蒸）、枸杞子、黄柏、菟丝子（酒浸蒸，另研）各二两，楮实子、覆盆子（酒浸）、车前子（酒浸）、石斛各一两，沉香、青盐（二味另研）各五钱（或加知母）。为末，炼蜜为丸，梧桐子大，每服二十丸，空腹盐汤送下。治血气虚弱而致的目内障。③泽泻、细辛、菟丝子（酒浸）、炒五味子各一两，山药一两五钱，熟地黄、茺蔚子各二两。为细末，炼蜜为丸，梧桐子大，每服二十丸，空腹盐汤送下。治目暗疼痛，并防变黑风内障。❸《银海精微》卷下方。人参、茯苓、细辛、五味子、桔梗、肉桂、青盐各一两，山药、柏子仁、知母、黄柏各二两，干地黄一两五钱。为末，炼蜜为丸，每服三十丸，空腹白水送下。治目外障，黑翳如珠。❹《幼科发挥》卷三方。人参、白术、炙茯苓、粉甘草、白芍药（酒炒）、黄芪（蜜炒）、当归身、陈皮、山药、莲子肉各一两，神曲五钱，肉桂二钱五分。为末，荷叶水煮粳米糊丸，麻子大，米汤送下。治小儿乳食伤胃而致的脾虚证。❺《证治准绳·类方》第七册方。①人参、茯苓、细辛、五味子、肉桂、桔梗各一两，山药、柏子仁各二两半，干地黄一两半。为细末，炼蜜为丸，梧桐子大，每服十丸，空腹，茶水送下，治目外障，黑翳如珠。②巴戟天、山药、炒补骨脂、牡丹皮、茴香各五钱，肉苁蓉、枸杞子各一两，青盐二钱半。为末，炼蜜为丸，梧桐子大，每服三十丸，空腹盐汤送下。治圆翳内障。❻《审视瑶函》卷五方。杜仲（姜汁炒）、牛膝（酒洗）、陈皮各二两，黄柏（盐水炒）、龟甲（酥制）各四两，五味子一两（夏季选用），炒干姜五钱（冬季选用）。为细末，炼蜜为丸，梧桐子大，每服三十丸，空腹盐汤送下。治两目神水将枯。

补肾阳bǔshènyáng　详“补阳”条。

补肾养血汤bǔshènyǎngxuètāng　《伤科大成》方。熟地黄、补骨脂、菟丝子饼、丹参、茺蔚子各三钱，枸杞子一钱五分，当归二钱，杜仲、白芍药、山茱萸、肉苁蓉各一钱，红花五分，核桃肉四钱。水煎服。功能补益肝肾。治肝肾虚损而致的骨关节脱位。

补肾益脑片bǔshènyìnǎopiàn　中成药。见《中华人民共和国药典（一部）》（2020）。鹿茸（去毛）6g，红参39g，茯苓、山药（炒）、当归、麦冬、酸枣仁（炒）各38g，熟地黄81g，补骨脂（盐制）、川芎、牛膝、玄参、五味子各29g，枸杞子30g，远志（蜜制）、朱砂各10g。以上16味，按片剂工艺制成1000片糖衣片。口服每次4～6片，一日2次。补肾生精，益气养血。用于肾虚精亏、气血两虚所致的心悸、气短、失眠、健忘、遗精、盗汗、腰腿酸软、耳鸣耳聋。

补肾阴bǔshènyīn　详“补阴”条。

补肾壮筋汤bǔshènzhuàngjīntāng　《伤科补要》卷三方。熟地黄、当归、牛膝、山茱萸、茯苓、续断、杜仲、白芍药、青皮、五加皮。水煎服。功能补肝肾，强筋骨。治肾经虚损，下颏常脱臼。

补生泻成法bǔshēngxièchéngfǎ　针刺补泻法之一。以针刺深浅结合生成数区分补泻。补法从生数1～5分，泻法从成数6～10分。《流注指微论》：“夫欲用迎随之法者，要知逆顺浅深之分。诸阳之经，行于脉外，诸阳之络，行于脉内；诸阴之经，行于脉内，诸阴之络，行于脉外。”说明阳经经浅络深，阴经经深络浅，故所用补泻深浅标准也各不同。

补水宁神汤bǔshuǐníngshéntāng　《审视瑶函》卷五方。熟地黄、生地黄各二钱，白芍药、当归、麦冬、茯神各一钱半，五味子三十粒，生甘草六分。为粗末，水煎去渣，空腹服。功能补肾水，宁心神。治眼前如电光闪掣，甚则如火焰霞明，时发时止。

补髓丹bǔsuǐdān　《是斋百一选方》卷十一方。杜仲（去粗皮，炒黑色）、补骨脂（用芝麻五两同炒，候芝麻黑色、无声为度，筛去芝麻）各十两，鹿茸（燎去毛，酒炙）二两，没药（另研）一两。为细末，和匀，再用胡桃肉三十个，汤浸去皮，杵为膏，入面少许，酒煮糊为丸，梧桐子大，焙干，每服一百粒，空腹米饮、温酒或盐汤送下，一日二次。功能益肾填精。治老年肾虚，腰痛、臂痛，不可屈伸者。

补损当归散bǔsǔndāngguīsǎn　《太平惠民和剂局方》卷八方。制泽兰、附子（炮，去皮脐）各一分，炒当归、川椒（炒出汗）、炙甘草、肉桂各三分，炒川芎六分。为细末，每服二钱，温酒调下，日三次。治跌打损伤，伤筋折骨，疼痛不止。

补损续筋丸bǔsǔnxùjīnwán　《医宗金鉴·正骨心法要旨》卷九十方。人参一两，虎骨（酥炙）二两，丁香一钱，乳香（去油）、没药（去油）、木香、当归（酒洗）、朱砂、牡丹皮各五钱，川芎、炒白芍药、熟地黄、血竭、自然铜、骨碎补、红花各三钱，古铜钱（醋制）三文。为细末，炼蜜为丸，每服三钱，淡黄酒化服。功能益气补血，接骨续筋。治跌打仆坠，骨碎、筋断、肉破、疼痛不息。

补天大造丸bǔtiāndàzàowán　《万病回春》卷四方。制紫河车一具，熟地黄、酒茴香、酒黄柏、白术各二两，生地黄（酒炒）、酒牛膝、天冬、麦冬、杜仲各一两半，五味子、枸杞子各七钱，陈皮、干姜各二钱，侧柏叶二两，当归（酒洗）一两。为细末，紫河车泥为丸，每服一百丸，米饮或温酒送下，日二服。功能壮元阳，滋肾水。治房室过度，五心烦热，虚劳不足。

补天髓bǔtiānsuǐ　养生著作。张百焘编撰，成书于1917年。全书5卷，分通玄篇、功近篇、功候篇、演绎篇、提要篇。其所行内丹术与传统方法不同，颇有独到之处。如书中述及：“解带宽衣，作金刚坐，手结大三昧印。坐定略呼出粗气，即收散外神明，摄入绛宫，气定，万缘澄寂。俟心性溶和，然后以意移入天目。待凝定不散，复以意移至乾元宫，倒转玉枕，直注入夹脊，即膏肓中，到此行持一二时，或过之。壮者不及旬，衰者迎旬，夹脊中间如火炽，如胀痛，便以意将此夹脊炽火送入两肾，即觉两肾辘辘，跳动不已，乘时以意送入阴。”可见此功法意念是从中丹田开始，历上丹田，后转督脉的。

补天育麟丹bǔtiānyùlíndān　《辨证录》卷十方。鹿茸一具，人参十两，山茱萸、熟地黄、肉苁蓉、巴戟天各六两，炒白术、炙黄芪、淫羊藿、山药、芡实各八两，当归、蛇床子、菟丝子各四两，柏子仁、肉桂各三两，麦冬五两，五味子、锁阳各二两，紫河车一个，腽肭脐（火焙）一根，蛤蚧二条，黄连一两，砂仁五钱。为末，炼蜜为丸，每服五钱，早晚各一次。功能滋肾水，壮元阳。治男子早泄、精薄。

补土派bǔtǔpài　金元时期的一个医学派别。详见“金元四大家”条。

补下治下制以急bǔxiàzhìxiàzhìyǐjí　用药法则。指补益或治疗下部病证的方药，原则上宜使用气味厚而效果快的急剂。如肾阳不足，阳痿精滑之症，用附子、肉桂等峻补肾阳。《素问·至真要大论》：“补下治下，制以急。急则气味厚……适其至所，此之谓也。”

补心丹bǔxīndān　❶《赤水玄珠》卷十方。麦冬二两半，远志（甘草汤煮）、石菖蒲、香附（童便浸）各三两，天冬、天花粉、白术、贝母、熟地黄、茯神、地骨皮各一两半，人参、当归、牛膝、黄芪各一两，木通八钱。为细末，大枣肉为丸，梧桐子大，每服五十至七十丸，温酒或龙眼肉煎汤送下。功能养心安神。治心气不足，惊恐健忘。❷即天王补心丹第一方，见“天王补心丹”条。

补心汤bǔxīntāng　《世医得效方》卷十五方。茯苓、人参、前胡、半夏（汤洗七次去滑）、川芎各三分，橘皮、枳壳（麸炒，去穰）、紫苏、桔梗、炙甘草、干姜各半两，当归一两三分，白芍药二两，熟地黄一两半。为粗末，每服四钱，加生姜五片、大枣一枚，水煎，食前服。功能补心养胃。治阴中生疮，或痛或痒，如虫行状，淋沥浓汁，阴蚀几尽。

补虚bǔxū 即补法。详该条。

补虚饮bǔxūyǐn 《医学入门》卷六方。人参、麦冬、山药各一钱，茯苓、茯神各八分，半夏、黄芪各七分，前胡、熟地黄各五分，枳壳、远志、甘草各一分，生姜五片，秫米一撮。水煎服。治七情郁涎，随气上留阳经，心中怔悸，四肢缓弱，翕然面热，头目眩冒，如欲摇动，风虚眩晕。

补血bǔxuè 补法之一。亦称养血。是治疗血虚证的方法。见《本草纲目》“熟地黄补血”。症见面色萎黄、唇爪苍白、头晕目眩、心悸气短以及妇女月经愆期，色淡量少，甚至闭经，唇舌色淡，脉细。常用方如归脾丸、四物汤、当归补血汤。

补血草bǔxuècǎo 中药材。出《救荒本草》。又名燎眉蒿、匙叶草、苍蝇花。为蓝雪科植物二色补血草 *Limonium bicolor* (Bge.) Kuntze 的全草。分布于河北、河南、山西、内蒙古、陕西、甘肃等地。甘，平。补血益气，止血散瘀。治功能性子宫出血，月经不调，肾盂肾炎，尿血，痔疮出血，胃溃疡，脾虚浮肿。煎服，15~30g。

补血荣筋汤bǔxuèróngjīntāng 《医略六书·杂病证治》卷二十四方。熟地黄六两，鹿茸、菟丝子（酒炒）、肉苁蓉（酒洗，去甲）各四两，煨天麻、五味子（姜汁炒）、怀牛膝（酒炒）、木瓜（姜汁炒）各一两半。为末，炼蜜为丸，每服三钱，米汤送下。治肝虚筋痿，脉弦细者。

补血荣筋丸bǔxuèróngjīnwán 《杏苑生春》卷七方。肉苁蓉、牛膝、天麻、木瓜、鹿茸、熟地黄、菟丝子、五味子各等分。为细末，炼蜜为丸，如梧桐子大，每服五十丸，空心米汤或温酒送下。功能补肝肾，强筋骨。治阴血衰弱，不能养筋，筋缓不能自持，痿软无力。

补阳bǔyáng 补法之一。亦称助阳。是治疗阳虚证的方法。肾为阳气之本，故补阳多指补肾阳。症见形寒怯冷、腰膝酸痛、软弱无力、阳痿滑精、小便频数，舌淡苔白，脉沉弱。用右归饮、附桂八味丸、菟丝子丸等。

补阳还五汤bǔyánghuánwǔtāng 《医林改错》卷下方。生黄芪四两，当归尾二钱，赤芍药一钱半，地龙、川芎、桃仁、红花各一钱。水煎服。功能补气，活血，通络。治中风后，半身不遂，口眼㖞斜，语言謇涩，口角流涎，大便干燥，小便频数，遗尿不禁者。近代也用于小儿麻痹后遗症。方中重用黄芪大补元气，归尾、川芎、赤芍活血和营，桃仁、红花、地龙化瘀通络。诸药合用，使气旺血行，瘀祛络通，诸症自可渐愈。实验研究表明，本方能扩张脑血管，增加脑血流量，改善脑血液循环，对抗和改善脑缺氧，并能抑制血小板聚集和释放反应，抑制和溶解血栓，以改善微循环，促进侧支循环。现临床有口服液制剂，名“消栓口服液”。

补阳汤bǔyángtāng 《兰室秘藏·眼耳鼻门》方。肉桂一钱，炒知母、当归身（酒洗）、生地黄（酒炒）、茯苓、泽泻、陈皮各三钱，白芍药、防风各五钱，黄芪、人参、白术、羌活、独活、熟地黄、甘草各一两，柴胡二两。为粗末，每服五钱，水煎去渣，空腹服。治阴盛阳虚，目生青白翳障。

补养bǔyǎng 即补法。详该条。

补益bǔyì 补益人体气血阴阳不足的治法。见《圣济总录》：“补益血脉，乌髭发，润肌肤，去风冷诸疾，地金丸方。”同补法。详该条。

补益丹bǔyìdān 《医宗必读》卷十方。白术二两，生地黄（酒浸）一两半，龟甲（酒浸）、锁阳（酒浸）、当归身（酒浸）、陈皮、牛膝、白芍药（酒浸）、菟丝子（酒蒸，研如糊）各一两，干姜七钱，炒黄柏、虎胫骨（酒浸）、茯苓各半两，五味子二钱，炙甘草一钱。为末，紫河车为丸，每服五钱。功能补益肝肾，强壮筋骨。治肝肾不足，下肢痿弱不用。

补益地黄丸bǔyìdìhuángwán 《太平圣惠方》卷三十方。熟地黄、肉苁蓉（酒浸一宿，刮去皮，炙干）、鹿角各一两，五味子、远志、桂心、巴戟天、菟丝子、石龙芮各一两，天冬一两半。为末，炼蜜杵捣为丸，梧桐子大，每服三十丸，食前温酒送下。功能益肾填精，温补肾阳。治虚劳精亏而致的面色白，腰酸神疲，阳痿等症。

补益气血bǔyìqìxuè 即益气养血。详该条。

补益摄血bǔyìshèxuè 即补气止血。详该条。

补益肾肝丸bǔyìshèngānwán 《兰室秘藏·杂病门》方。柴胡、羌活、生地黄、炒苦参、炒防己各五分，附子、肉桂各一钱，当归身二钱。为细末，熟水为丸，芡实大，每服五十丸，食前温水送下。治目中流火，视物昏花，耳聋耳鸣，困倦乏力，寝汗恶风，步行不正，两足欹侧，卧而多惊，脚膝无力，腰以下消瘦。

补阴bǔyīn 又称滋阴、育阴、养阴、益阴。是治疗阴虚证的方法。如心阴虚表现为心悸、健忘、失眠多梦，舌质嫩红，苔少，脉细弱而数等症，用补心丹；肝阴虚表现为眩晕头痛、耳鸣耳聋、麻木、震颤、夜盲，舌干红少津，苔少，脉弦细数等症，用杞菊地黄丸；肺阴虚表现为咳呛气逆、痰少质黏、痰中带血、午后低热、颧红、夜间盗汗、虚烦不眠、口干咽燥或音哑，舌红少苔，脉细数等症，用百合固金汤；肾阴虚表现为腰酸腿软、遗精、头昏耳鸣、睡眠不熟、健忘、口干，舌红少苔，脉细等症，用六味地黄丸或左归饮。

补阴煎bǔyīnjiān 《中医内科杂病证治新义》方。生地黄、熟地黄、麦冬、当归、白芍药、阿胶、龟甲胶、党参、炒谷芽、枳壳。水煎服。功能滋阴补血。治阴虚，面色萎黄，精神倦怠，唇焦，口燥无津，脉细数无力。

补阴丸bǔyīnwán ❶《丹溪心法》卷三方。黄柏（盐、酒炒）半斤，知母（酒浸炒）、熟地黄各三两，龟甲（酒浸炙）四两，炒白芍药、陈皮、牛膝各二两，锁阳、当归各一两半，虎骨（酒浸，酥炙）一两（冬季加干姜半两）。为末，酒煮羊肉和丸，梧桐子大，每服五十丸，盐汤送下。功能滋阴降火，强壮筋骨。治阴虚有热，筋骨痿软。《症因脉治》亦有本方，但无锁阳。❷《证治准绳·类方》卷四引丹溪方。黄柏、知母、龟甲、枸杞子、杜仲、侧柏叶、砂仁、五味子、甘草。为末，猪脊髓、地黄熬膏为丸。治肾虚有火，小便黄赤。❸《金匮翼》卷三方。黄柏（去皮，酒炒褐色）、知母（去皮毛，酒炒）、龟甲（酥炙）各三两，枸杞子、锁阳（酥炙）、白芍药（酒炒）、天冬（去心）各二两，熟地黄（酒蒸）五两，五味子一两，干姜（炒紫色，冬用五钱）三钱。为末，入炼蜜及猪脊髓三条，和匀杵丸，梧桐子大，每服八十至九十丸，空腹淡盐汤送下，寒月可用温酒送下。治虚劳，心神烦躁，面赤唇焦，身热短气，口舌生疮。

补阴益气煎bǔyīnyìqìjiān 《景岳全书·新方八阵》卷五十一

方。人参一至三钱，当归、山药（酒炒）各二至三钱，熟地黄三钱至二两，陈皮、炙甘草各一钱，升麻三至五分（火浮于上者，去此不用），柴胡一至二钱（如无外邪者，不用）。加生姜三至七片，水煎，食远服。功能滋阴益气。治劳倦伤阴，精不化气，或阴虚内乏，以致外感不解，寒热痞，阴虚便结不通等症。

补真润肠汤bǔzhēnrùnchángtāng 《证治准绳·女科》卷一方。又名助阳汤。柴胡一钱二分，高良姜二钱，白葵花七朵，防风、郁李仁、干姜、甘草各一钱，陈皮、生黄芩各五分。为细末，水煎去渣，食前热服。治白带，阴户冷痛，控心而急痛，身黄皮缓身重。

补阵bǔzhèn 处方的八类方阵。出《景岳全书》。相当于补益类方剂。参见“八阵”条。

补中汤bǔzhōngtāng ❶《兰室秘藏·自汗门》方。升麻、柴胡、当归各二分，炒神曲三分，泽泻四分，大麦芽、苍术各五分，黄芪二钱五分，炙甘草八分，红花少许，五味子二十个。为粗末，分二次，水煎去渣，食远服。功能补气升阳，消食和胃。治面黄汗多目赤，四肢沉重，食少，腹痛，咳嗽，两寸脉短，右脉弦细兼涩，关脉虚者。❷《症因脉治》卷四方。白术、人参、干姜、茯苓、陈皮、甘草。水煎服。治太阴寒气霍乱，恶寒身痛，腹痛吐利。

补中芎䓖汤bǔzhōngxiōngqióngtāng 《杨氏家藏方》卷十五方。当归、炮姜、川芎、黄芪（蜜炙）、吴茱萸、白芍药、甘草、熟干地黄、杜仲（炒令丝断）、人参各一两。为粗末，每服三钱，水煎，去滓，空腹热服。功能补气血，固冲任。治风虚冷热，劳损冲任，月经不调，崩中暴下，腰重里急，淋漓不断及产后失血过多，虚羸腹痛，或妊娠胎动不安，下血连日，小便频数，肢体烦倦，头晕目暗，不欲饮食。

补中益气bǔzhōngyìqì 即补脾益气。详该条。

补中益气颗粒bǔzhōngyìqìkēlì 中成药。见《中华人民共和国药典（一部）》（2020）。炙黄芪557g、党参166.5g、炙甘草277g、当归166.5g、炒白术166.5g、升麻166.5g、柴胡166.5g、陈皮166.5g、生姜57g、大枣110g。以上八味，按丸剂工艺制成，大蜜丸每丸重9g。补中益气，升阳举陷。用于脾胃虚弱、中气下陷所致的泄泻、脱肛、阴挺，症见体倦乏力、食少腹胀、便溏久泻、肛门下坠或脱肛、子宫脱垂。

补中益气汤bǔzhōngyìqìtāng 《内外伤辨惑论》卷中方。黄芪一钱，甘草（炙）五分，人参（去芦）、升麻、柴胡、橘皮、当归身（酒洗）、白术各三分。为细末，水煎去滓，早饭后温服。功能补中益气，升阳举陷。治脾胃气虚而致的身热有汗，渴喜热饮，头痛恶寒，少气懒言，饮食无味，四肢乏力，舌嫩色淡，脉虚大；或气虚下陷而致的脱肛，子宫脱垂，久痢或久疟等症。若腹中痛，加白芍药五分、炙甘草三分；恶寒冷痛，加桂心一至三分；头痛加蔓荆子二至三分；头痛甚者，加川芎二分。方中黄芪补中益气，升阳固表；人参、甘草、白术甘温益气，补脾益胃；升麻、柴胡协同参、芪以升举清阳，使下陷之气得以升提；当归补血和营；陈皮调理气机。诸药合用，使脾胃强健，中气充足，气陷得升。实验研究表明，本方对子宫及其周围组织有选择性兴奋作用，对小肠有双向调节作用。并能增强心肌和横纹肌的兴奋作用。同时又有提高机体细胞活性和促进代谢的作用，还可提高机体细胞免疫功能。

补中益气丸bǔzhōngyìqìwán 即补中益气汤做蜜丸或水丸。治证同。见“补中益气汤”条。

补注难经bǔzhùnànjīng 医经著作。2卷。宋代丁德用补注。《直斋书录题》：“德用者，乃嘉中人也，序言太医令吕广重编此经，而杨玄操复为之注，览者难明，故为补之。”原书已佚，但丁氏的见解大多保留于《难经集注》中。

补注神农本草bǔzhùshénnóngběncǎo 本草著作。20卷，目录1卷。宋嘉年间掌禹锡等撰，又名《嘉祐补注本草》。本书以《开宝本草》为基础，参考诸家学说，由掌禹锡、林亿、苏颂等加以补充修订，共收集药物1082条，原书已佚。其中部分内容，赖《证类本草》引录得以保存。

补注温疫论bǔzhùwēnyìlùn 温病著作。见“温疫论”条。

补注洗冤录集证bǔzhùxǐyuānlùjízhèng 法医学著作。5卷。宋代宋慈撰，清代王又槐增辑、阮其新补注。刊于1844年。本书是《洗冤集录》增补注释本的一种，也是流行较广的一种传本。参见“洗冤集录”条。

捕虫草bǔchóngcǎo 中药材。见《福建中草药》。为茅膏菜之别名。详该条。

哺儿法bǔ'érfǎ 哺养小儿的方法。见《幼幼新书》卷四。历代医书对小儿哺养方法多有论述，如《肘后备急方》：“儿新生三日，应开腹，助谷神，碎米浓作饮，如酪，与儿大豆许，数令咽之。”《备急千金要方》：“儿哺早不胜谷气，三十日后，虽哺勿多。不嗜食，强予之，复生病。”《卫生宝》：“儿五十日，可哺如枣核，百日弹丸，早晚二哺。”《小儿药证直诀》：“儿半年后，宜煎陈米稀粥，粥面时时予之，十月后渐与稠粥烂饮，以助中气，自然易养少病。”

哺露bǔlù 病证名。❶指小儿胃弱，无时吐出的证候。《幼科发挥》：“有胃弱者，不能受乳而变化之，无时吐出，所吐不多，此名哺露，如瓶之漏，不能容受也。”当补其脾胃，助其变化，可用六君子汤加减。❷小儿脾虚食少，消瘦羸弱。《证治准绳·幼科》：“哺露者，因乳哺不消，脾胃衰弱，渐不能食，血气减损，肌肉不荣，柴骨羸露，吸吸苦热，谓之哺露也，宜麝香进食丸。”

哺露疳bǔlùgān 病证名。指小儿哺露而变生的疳证。《诸病源候论》卷四十七载其病因为“小儿乳哺不调，伤于脾胃，脾胃衰弱，不能饮食，血气减损，不荣肌肉”。症见骨瘦如柴，呕逆，吐虫，心烦，口渴，傍晚蒸热等。宜先用集圣丸（方见肝疳条）消积杀虫；如迁延日久，肚大青筋者，则宜用人参丸（《太平圣惠方》：人参、麦冬、半夏、黄芪、大黄、白茯苓、柴胡、黄芩、诃黎勒、甘草、鳖甲、川芎），以攻补兼施。参见“哺露”条。

哺乳疳bǔrǔgān 病证名。由哺乳失宜而成的疳疾。小儿长期缺乏营养，或乳食伤脾，均能导致脾胃积热，灼损津液而形成本病。症见形体消瘦，毛发萎黄易脱，面色黄黯，腹部胀大，时有潮热，皮肤松弛，囟门低凹，头骨不合等症。治宜健脾利气，用养脾消积丸（《幼科发挥》：人参、白术、茯苓、甘草、陈皮、木香、青皮、砂仁、使君子、枳实、黄连、神曲）。

不辨三光bùbiànsānguāng 症名。系指患眼视力丧失，已无光感。《秘传眼科龙木论》：“雷头风，或呕吐，或恶心，年多，冲入眼内，致令失明……眼前昏黑，不辨三光。”参见“犹见三光”条。

不赤而痛bùchì'értòng 症名。出《银海精微》卷三。指内、外障眼疾不红赤而疼痛的表现。参见“白眼痛”及

"痛如神祟"条。

不传bùchuán　病情无传变。指外感伤寒，正气充足、邪势轻微时，可不向里传变；或病程不论长短，主证主脉不变者，是病邪仍在一经。《伤寒论·辨太阳病脉证并治上》："伤寒一日，太阳受之，脉若静者，为不传。""伤寒二三日，阳明少阳证不见者，为不传也。"

不得眠bùdémián　病名。指不寐。《金匮要略·血痹虚劳病脉证并治》："虚劳虚烦不得眠，酸枣仁汤主之。"《金匮要略·惊悸吐衄下血胸满瘀血病脉证治》："衄家不可汗，汗出必额上陷，脉紧急，直视不能眴，不得眠。"《景岳全书·杂证谟》论此证："有邪者，多实证，无邪者，皆虚证。"详"不寐"条。

不得前后bùdéqiánhòu　症名。前，指小便；后，指大便。❶指二便不通。《灵枢·邪气藏府病形》："肾脉急甚为骨癫疾；微急为沉厥奔豚，足不收，不得前后。"清代张志聪《灵枢集注》："肾开窍于二阴，气虚不化，故不得前后也。"❷指大小便失常。《类经·厥逆》："不得前后者，或闭结不通，或遗失不禁，不得其常之谓也。"

不得卧bùdéwò　❶病名。指不寐。出《灵枢·大惑论》。详"不寐""不得眠"条。❷症名。指不能平卧之症。《素问·逆调论》："夫不得卧，卧则喘者，是水气之客也。"详"喘"条。

不得偃卧bùdéyǎnwò　症名。指不能仰天平卧，又称不能正偃。多因肺气壅盛或胃中不和，逆气迫肺所致。《素问·病能论》："肺者藏之盖也，肺气盛则脉大，脉大则不得偃卧。"《素问·评热病论》："有病肾风者，面胕然壅，害于言……口干苦渴，小便黄，目下肿，腹中鸣，身重难以行，月事不来，烦而不能食，不能正偃，正偃则咳甚，病名曰风水。"常见于风水、水肿、哮喘等疾患，参见有关各条。

不定穴bùdìngxué　即阿是穴。《扁鹊神应针灸玉龙经》："浑身疼痛疾非常，不定穴中细审详。"参见"阿是穴"条。

不伏水土痢bùfúshuǐtǔlì　病证名。指易地生活，肠胃一时不能适应当地水土而致的下利。《诸病源候论·痢病诸候》："四方之气，温凉不同，随方嗜欲，因以成性，若移其旧土，多不习伏，必因饮食以入肠胃，肠胃不习，便为下痢，故名不伏水土痢也。即水谷痢是也。"参见"水谷痢"条。

不伏水土肿bùfúshuǐtǔzhǒng　病证名。指因水土不习惯而发生的水肿。《诸病源候论·水肿病诸候》："不伏水土者，言人越在他境，乍离封邑，气候既殊，水土亦别，因而生病，故云不伏水土。病之状，身体虚肿，或下利而不能食，烦满气上是也。"《医学入门·水肿》："不伏水土者，胃苓汤。"参见"水肿"条。

不更衣bùgēngyī　症名。指不大便。见《伤寒论·辨阳明病脉证并治》。《注解伤寒论》卷五："古人登厕必更衣。不更衣者，通为不大便。不更衣，则胃中物不得泄，故为内实。"参见"便秘"条。

不护场bùhùchǎng　出《疡医准绳》卷二。见"护场"条。

不换金丹bùhuànjīndān　见《景岳全书·妇人规古方》卷六十一。即女金丹。见该条。

不换金正气散bùhuànjīnzhèngqìsǎn　《太平惠民和剂局方》卷二方。厚朴（去粗皮，姜汁制）、藿香、甘草、半夏（煮）、苍术（米泔浸）、陈皮（去白）各等分。为粗末，每服三钱，加生姜三片、大枣二枚。水煎，食前服。功能解表散寒，化湿和中。治四时伤寒，瘴疫时气，头疼壮热，腰背拘急，寒热往来，咳嗽痰涎，霍乱吐泻，下痢赤白等症。

不灰木bùhuīmù　中药材。出《开宝重定本草》。又名无灰木。为角闪石石棉的矿石。甘、淡，寒。清热，除烦，利尿。①治烦热阳厥，小便不利。内服：研末，0.3～1g；或入丸、散。②治热痱疮。配枣叶、石灰研粉撒布。本品主含水化硅酸镁。

不精bùjīng　精气不足，指老年人而言。《素问·评热病论》："巨阳引精者三日，中年者五日，不精者七日。"

不居集bùjūjí　内科著作。50卷。清代吴澄（师朗）撰于乾隆四年（1739）。全书分为上下两集。上集内虚以真阴真阳五脏内亏立论，阐述血症、热症、咳嗽、痰症、泄泻、怔忡、惊悸等40余种病证的理法方药，其中以嗽、热、痰、血为四大症，论之甚详。下集外损为作者之创见，将六淫外感由浅及深导致虚损诸病症分为风劳、风寒、风热、暑症、湿劳等20种，认为外损之症惟风劳最多。其体例，首列经旨，次脉法，次病机，次治法，次方药，次治案。采摭诸家论著，选集前贤方剂800余首，并有吴氏治血症方9首。现存版本有清道光十三年（1833）刻本、道光十六年（1836）刻本及1935年上海中医书局排印本。

不寐bùmèi　病名。出《难经·四十六难》。又名不得卧、不得眠、不能眠、失眠等。指以睡眠时经常不易入眠，或睡眠短浅易醒，甚至整夜不能入眠为主的病。《景岳全书·杂证谟》："神不安则不寐。其所以不安者，一由邪气之扰，一由营气之不足耳。有邪者多实证，无邪者皆虚证。"不寐虚证，多因阴血亏损，中气不足，或心脾两虚所致。因阴血不足，心失所养者，常兼虚火偏亢，症见心烦失眠，头晕耳鸣，甚则五心烦热，多汗，口干，舌红，脉细数。治宜滋阴养血为主。火亢则兼降心火，方用酸枣仁汤、补心丹、朱砂安神丸等。因中气虚弱者，症见失眠，神疲乏力，食欲减退。治以补气为主，方用六君子汤、补中益气汤加减。因心脾两虚所致者，症见多梦易醒，心悸健忘，饮食减少，面色少华，舌淡，脉细。治宜补益心脾，方用归脾汤、寿脾煎等。也有胆虚所致者，详见"胆虚不眠"条。实证不寐，有外感时邪和内邪滞逆之不同。外感时邪者，有表热不得卧、里热不得卧、半表半里热不得卧、血热不得卧、气热不得卧、余热不得卧、虚烦不得卧等。详各条。内邪滞逆者，又有痰浊内阻、水气凌心、肝火、胆火、胃中不和数种。痰浊内阻者，症见不寐，呕恶胸闷，苔腻脉滑，治以化痰为主，用温胆汤加减。水气凌心者，症见不寐而心下动悸，胸中辘辘有声，治宜逐饮祛湿，用平胃散、控涎丹等方。肝火、胆火、胃中不和者，详见"肝火不得卧""胆火不得卧""胃不和卧不安"等条。

不寐多困bùmèiduōkùn　病证名。指失眠而困倦。《幼科铁镜》："婴儿不睡有二：一心虚，二胆虚。睡中不闻人声，忽醒而不寐者，此心血不足。宜人参安神丸（麦冬、人参、当归、黄连、枣仁、生地、茯神）。有睡中稍闻人声响动，即惊而不寐者，此胆虚之极。宜用参竹汤（麦冬、人参、竹叶、甘草、半夏、小麦、粳米、陈皮、生姜）。亦有因胃热而卧不安者，宜清胃，用竹叶石膏汤。"

不内外因bùnèiwàiyīn　病因分类之一。《三因极一病证方论》："其如饮食饥饱，叫呼伤气……乃至虎狼毒虫，金疮蹉折，疰忤附着，畏压缢溺等，有背常理，为不内外因。”实际上亦属致病外因的范围。

不能近视bùnéngjìnshì　病名。见《张氏医通》卷八。即能远怯近症。详该条。

不能食bùnéngshí　病证名。出《素问·评热病论》。指食欲减退，甚则不进饮食。《杂病源流犀烛·伤食不能食源流》：“不能食，脾胃俱虚病也。东垣云脾胃旺，能食而肥；脾胃虚，不能食而瘦，此之谓也。故治之者必当知不食之故。由于脾胃之虚，急当补益，宜补中益气汤，而不可用诛伐，使元气愈虚，斯为要着；或补之不效，更当兼补其母，使火以生土，土自健运，宜八味丸、二神丸；补母不效，更当兼顾其子，使金不窃母之气以自救，致脾胃益虚，则土自能保，宜茯苓、人参、桔梗、甘草。惟审知脾胃中或有积滞，或有实火，或有寒痰，或有湿饮，而元气未衰，邪气方甚者，方可稍用消导，而仍以补益为主，宜异功散、香砂枳术丸。其有夹郁者，开之，宜育气丸；动气者，平之，宜异功散加木香、沉香；上焦湿热阻气者，开提之，宜枇杷叶、苏子、杏仁、黄芩、降香、土瓜蒌皮；胃伤恶食，络虚风动浮肿者，和解之，宜人参、檀香泥、新会皮、炒荷叶蒂、炒粳米；心营热入，胃汁全亏，不饥不食，假寐惊跳者，调摄之，宜鲜生地、竹叶心、金银花、火麻仁、麦冬、生知母；脾胃虚不能消化水谷，胸膈痞闷，腹胁膨胀，连年累月，食减嗜卧，口无味者，通快之，宜消谷丸；腹中虚冷，不能食，食辄不消，羸弱生病者，温暖之，宜苍术丸；时病后，胃气未和，知饥不纳者，调养之，宜茯神、枣仁、川石斛、知母、鲜莲子、鲜省头草，夫然后脾胃益快，自然进食矣。”《证治汇补》：“不能食，有虚有实，实则心下痞满口苦，宜消导。虚则倦怠面色萎黄，必心下软和，宜异功散加砂仁；有虚痰者，六君子汤。”热病后期，胃液受伤不能食而烦渴者，宜清胃养液，用竹叶石膏汤加减。参“食减”“不食”条。

不能正偃bùnéngzhèngyǎn　症名。指不能仰卧。《素问·评热病论》：“不能正偃者，胃中不和也。正偃则咳甚，上迫于肺也。”参见“不得偃卧”条。

不怕日草bùpàrìcǎo　中药材。见《泉州本草》。为鹿角草之别名。详该条。

不迁正bùqiānzhèng　运气术语。司天之六气不得应时而至，多因前一司气太过（不退位），引致下一司气衍迟，因而气候失常。《素问遗篇·刺法论》：“司天不得其迁正者，即前司天以过交司之日。即遇司天太过有余日也，即仍旧治天数，新司天未得迁正也。”

不仁bùrén　症名。即麻木不仁，指皮肤的感觉功能迟钝或丧失。《素问·逆调论》：“荣气虚则不仁。”《类经》十五卷注：“不仁，不知痛痒寒热也。”

不容bùróng　经穴名，代号ST19。出《针灸甲乙经》。属足阳明胃经。位于腹部，当脐上6寸，前正中线旁开2寸处（《针灸甲乙经》又云“去任脉三寸”）。一说在上管两旁各1寸（《太平圣惠方》）。布有第7肋间神经分支，第7肋间动、静脉分支及腹壁上动、静脉分支。主治胃痛，腹胀，呕吐，纳呆，嗳酸以及急、慢性胃炎，胃下垂，消化性溃疡，胆绞痛等。直刺0.5～1寸。艾炷灸3～7壮，或艾条灸5～15分钟。

不胜毒者以薄药bùshèngdúzhěyǐbóyào　治法术语。出《素问·五常政大论》。指用药应因人制宜，对身体虚弱，不能胜任攻邪药物者，就给予气味薄而和缓的药治疗。

不盛不虚以经取之bùshèngbùxūyǐjīngqǔzhī　针灸治疗术语。出《灵枢·经脉》。意谓对虚实不明显的病证，可以按经取穴治疗。张介宾说：“言本无虚实之可据，而或有邪正之不调者，但求所在之经以取其病也。”

不时泪溢bùshílèiyì　病证名。多因泪点外翻、泪点闭锁或泪道狭窄、阻塞等引起。症见单眼或双眼常有泪液存留，并不时溢出睑缘，流淌于面颊。一般泪液清稀，泪下无热感，眼部不红不痛。属冷泪。详该条。

不识人bùshírén　症名。指神志失常的严重症状。《辨证录·中风门》：“人有身忽卒倒，两目紧闭，昏晕，不识人，即子孙亦不相识。”《张氏医通·狂》：“热入血室，发狂不识人，小柴胡加犀角、生地黄。”《素问玄机原病式》卷一：“伤寒阳明病，热极则日晡潮热，甚则不识人，循衣摸床，独语如见鬼状，法当大承气汤下之。”《世医得效方》卷八：“狂痫不识人，癫病眩乱，灸百会九壮。”可见于癫、狂、痫、伤寒及温病热极、中风等疾病。

不食bùshí　症名。指食欲减退，甚则不欲饮食。《素问·五常政大论》：“太阳司天……湿气变物，水饮内，中满不食。”参见“不能食”条。

不嗜食bùshìshí　病证名。指自觉饥饿，但不欲食。多由寒湿阻胃或脾胃运化失常所致。《灵枢·大惑论》：“胃气逆上，则胃脘寒，故不嗜食也。”治用平胃丸、泻脾丸、茱萸丸、升阳益胃汤等。

不思食bùsīshí　病证名。又名不嗜食。即食欲不振。《赤水玄珠》：“由脾胃馁弱，或病后而脾胃之气未复，或痰客中焦，以故不思食，非心下痞满而恶食也。”临床分虚、实两证。偏实者，多因乳食停滞，治宜消食化滞，用平胃散加减；偏虚者，多因体质虚弱，治宜健脾益胃，用异功散加山楂、麦芽。

不死药bùsǐyào　古代传说可使人长生不死的药。《韩非子》：“有献不死之药于荆王者。”韩非曾于公元前237年左右仕秦。“荆”为楚国的前身，约在公元前692年以前。说明此时已有人研究这类药物。

不退位bùtuìwèi　运气术语。谓主司之六气过时而不退，继行其令，引致该气的延长。《素问遗篇·本病论》：“所谓不退者，即天数未终，即天数有余，名曰复布政，故名曰再治天也，即天令如故而不退位也。”

不完全骨折bùwánquángǔzhé　骨的完整性和连续性部分中断的骨折。

不闻香臭bùwénxiāngchòu　症名。鼻的嗅觉功能障碍的一种表现。《灵枢·脉度》：“肺气通于鼻，肺和则鼻能知臭香矣。”鼻为肺之窍，鼻能辨别香臭，但必须肺气通利，嗅觉才能正常。不闻香臭，与鼻及肺气的病患相关，参见“鼻渊”“鼻鼽”“鼻肉”及“肺劳”条。

不稳定骨折bùwěndìnggǔzhé　骨折端易移位或复位后易再发生移位的骨折。

不谢方bùxièfāng　方书。又名《世补斋不谢方》。1卷。清代陆懋修撰。本书选录临床应用确切有效的方剂30余首。作者称这些方剂有使疾病速愈之效，故以《不谢方》为其书名。现有《世补斋医书》本。

不锈钢针bùxiùgāngzhēn　以不锈钢为材料制成的针具。

不用bùyòng　症名。指肢体的屈伸举动等活动功能减弱或丧失。《素问·逆调论》：“卫气虚则不用。”《类经》十五卷注：“不用，不能举动也。”

不育bùyù　病名。以育龄男子婚后，女方健康，有正常性生活而两年不能生育为主要表现的男科疾病。

不月bùyuè 病名。出《素问·阴阳别论》。指经闭，或指月经不按月来潮。参见“经闭”条。

不月水bùyuèshuǐ 病名。出《脉经》。即经闭。详该条。

不孕bùyùn 病名。出《素问·骨空论》。又名无子、不子、全不产、绝产、断绪。女子婚后，配偶生殖功能正常，夫妇同居两年以上未避孕而不怀孕者，称为原发性不孕；曾孕育过，并未采取避孕措施，又间隔两年以上未再次怀孕者，称为继发性不孕。在女子方面，有因先天性生理缺陷者，如五不女；有因后天病理变化者，常见肝郁、血虚、痰湿、肾虚、胞寒、血瘀等引起冲任失调，难以摄精受孕。在男子方面，“更当察其男子之形气虚实何如。有肾虚精弱，不能融育成胎者；有禀赋微弱，气血虚损者；有嗜欲无度，阴精衰惫者。各当求其源而治之”（《妇人良方大全》）。治疗详见“肝气郁结不孕”“血虚不孕”“痰湿不孕”“肾虚不孕”“胞寒不孕”“血瘀不孕”等条。

不粘膝bùzhānxī 病证名。见《证治准绳·疡医》卷六。指髋关节后脱位。详“胯骨出”条。

不知医必要bùzhīyībìyào 方书。4卷。清代梁廉夫撰。刊于1880年。作者鉴于不少医生抄用医方歌诀治病，往往不能切中病情，造成误治，故参酌前人方书，撮要论述临床诸病辨证及其治疗方剂，以供不知医或初学医者参考运用。卷首简述诊法，卷一至三分述内科杂病、儿科，卷四述妇科、外科。每科又分病记述，有论有方，内容简要。现有《珍本医书集成》本。

不子bùzǐ 病名。出《医宗金鉴·妇科心法要诀》。即不孕。详该条。

布袋丸bùdàiwán 《补要袖珍小儿方论》方。夜明砂（拣净）、芜荑（炒，去皮）、使君子（微炒，去皮）各二两，茯苓（去皮）、白术、人参、甘草、芦荟（研细）各半两。为细末，汤浸蒸饼和丸，弹子大，每服一丸，以生绢袋盛之，次用精猪肉二两，同药一处煮，候肉熟烂，提取药于当风处悬挂，将所煮肉并汁令病儿食之，所悬之药，第二日去袋，仍依前法煮食，只待药尽为度。功能驱虫消积，补养脾气。治小儿虫疳，体热面黄，肢细腹大，发焦目暗等症。方中使君子、芜荑、夜明砂、芦荟均能驱虫消疳，其中芦荟并能泻下以逐虫体之排出，人参、白术、茯苓、甘草益气健脾以扶正气，为攻补兼施之剂。

布巾兜提法bùjīndōutífǎ 伤科治疗手法。见《伤科汇纂》卷一。适用于颈椎半脱位的整复。令患者正坐于桌旁低凳上，头与桌面平，医者坐于桌上，双脚踏患者两肩，并用布巾下兜患者下颌及枕骨后部作结，交于左右耳部，并系于医者项部，双手上提，双脚下踏，借以徐徐拔伸使颈椎复原。

布荆子bùjīngzǐ 中药材。见清代赵其光《本草求原》。为黄荆子之别名。详该条。

布气bùqì ❶气功术语。指发放外气治病。《幻真光先服内气诀》：“凡欲布气与人疗病，先须依前入五脏所患之处，取方面之气，布入前人身中。令病者面其本方，息心净虑始与布气。”❷指风、火、燥、湿、寒等五气在自然界中敷布运行。《素问·天元纪大论》：“太虚寥廓，肇基化元，万物资始，五运终天，布气真灵，总统坤元。”

布渣叶bùzhāyè 中药材。见清代赵其光《本草求原》。为破布叶之别名。详该条。

布针bùzhēn 出《针灸甲乙经》。即巾针。《证类本草》谓“布针，用缝布大针也”。参见“巾针”条。

布指bùzhǐ 切脉指法。切脉者手指布置的方法。一般不论用左手或右手，均先以中指端按定病人寸口脉的关部（以掌后高骨处为准），继以食指端按于寸部，无名指端按于尺部。并根据患者的体长，相应调整三指的距离，高大者指距稍宽，矮小者指距稍窄。

步bù ❶走路。《素问·上古天真论》：“身体重，行步不正。”❷缓行。《灵枢·经脉》：“灸则强食生肉，缓带披发，大杖重履而步。”❸运气学说以六十日又八十七刻半为一步，一年分六步（即客气、间气），平均每步各主4个节气。《素问·六微旨大论》：“所谓步者，六十度而有奇。”《素问·至真要大论》：“间气者，纪步也。”

步廊bùláng 经穴名。代号KI22。出《针灸甲乙经》。《备急千金要方》作“步郎”。属足少阴肾经。位于第5肋间隙，距胸正中线2寸处。布有第5肋间神经前皮支，深部为第5肋间神经，并有第5肋间动、静脉通过。主治咳嗽，气喘，胸痛等。斜刺0.3~0.5寸，不宜深刺。艾炷灸3~5壮，或艾条灸5~10分钟。

步引bùyǐn 导引的一类。包括立式和走式的多种姿势。《汉书·艺文志》中记有《黄帝杂子步引》12卷。

部骨陷bùgǔxiàn 指五脏所分属面部的各个部位出现的病色，若深陷入骨的征象。《灵枢·五色》：“五色之见也，各出其色部，部骨陷者，必不免于病矣。”

- C -

ca

擦法cāfǎ　推拿手法名。用手掌紧贴皮肤，稍用力作快速来回直线摩擦，使体表局部发热。有活血散瘀、消肿止痛等作用。常用于软组织扭伤的肿痛、肌肉痉挛等症。《韩氏医通》："凡小疾有痛处，即令壮夫揩擦至热，或按之拿之，令气血转移，其疾可却。"

擦面cāmiàn　自我推拿方法名。见《理瀹骈文》。即浴面。见该条。

擦项及肩cāxiàngjíjiān　推拿方法名。出《理瀹骈文》。用于擦项部（从天柱穴到风门穴处）。有祛风作用。用治上焦主病。

擦牙散cāyásǎn　《疡医大全》卷十六方。❶藿香、细辛、沉香、白芷、青盐、木香、补骨脂各三钱，煅石膏一斤。为细末，早、晚擦牙。用于固齿。❷青果（煅存性）四两，旱莲草（同青盐四两，用水浸煮，晒干）一斤。为细末，外用擦牙。治证同上。

cai

才蓬多吉cáipéngduōjí　参见"舒卡·年姆尼多吉"条。

才旺柔增cáiwàngróuzēng　清代藏医学家。曾学经于西藏甘丹寺。后改习医学。著有《医学史正道》。

采艾编翼cǎi'àibiānyì　书名。3卷。清代叶茶山撰。刊于1805年。是一部灸、药并用的著作。卷一主论经络、腧穴及灸法总论；卷二治症综要为多种疾病的灸法并配合药物治疗，其中介绍了很多民间经验方；卷三肿疡主治类方为治疗外科病的一些药方。

采收期cǎishōuqī　采集药用植物的适宜时期。

采制cǎizhì　包括采集、收获、加工、干燥等制备商品中药材的传统技术。

彩图辨舌指南cǎitúbiànshézhǐnán　舌诊著作。见"辨舌指南"条。

彩云捧日cǎiyúnpěngrì　病证名。清代黄庭镜《目经大成》卷二："此症满风轮生障赤色，厚薄高低不等，痛涩莫敢开，视人则两眉紧斗，眵泪并流，且丝脉纵横，白睛亦红紫相映，故曰彩云捧日。"属血翳包睛。详该条。

踩法cǎifǎ　推拿手法名。用单足或双足踏在患者的治疗部位上，并作适当的弹跳（弹跳时，足尖不离开踩踏部位）。施术时，施术者要借助于栏杆、吊环等器物，以控制踩踏的力量。由于本法压力大，刺激强，临床中需慎用。一般多用于腰部疾患（如腰椎间盘突出症），其他部位很少应用。

菜蓟càijì　中药材。见《常用中成药》。为水飞蓟之别名。详该条。

菜乌紫病càiwūzǐbìng　病名。因进食新腌制的蔬菜所致，以皮肤、黏膜发绀等为主要表现的中毒类疾病。

蔡道明càidàomíng　见"蔡谟"条。

蔡谟càimó　晋代官吏兼懂医术。字道明。陈留考城（今河南开封）人，生平欠详。

蔡维藩càiwéifān　明代医家。江苏盱眙人。长于儿科，著有《痘疹方论》《痘疹集览》等书。

蔡小香càixiǎoxiāng（1862—1912）　清末妇科学家。名钟骏，号轶鸥，以字行。上海人。清光绪十年（1884）科诸生。入泮后绝意功名，以医为业。其父砚香有医名，秉承家学，于妇科造诣更深，赠药济贫，名闻遐迩。时值西学东渐，主张汲彼之长，为已所用。曾与李平书、陈莲舫、余伯陶、黄春圃等联合上海医药界人士，组织上海医务总会。1907年，接任中国医学会会长，并主办《医学报》。1910年与唐乃安主编《医学杂志》。还曾创立中国医院，任院长。

蔡英càiyīng　隋代医家。撰有《蔡英本草经》4卷。已佚。

蔡元定càiyuándìng（1135—1198）　南宋理学家。字季通，又称西山先生。福州建阳（今属福建）人。因遭韩胄之诋，放逐春陵（今湖南宁远），其病更甚。乃读《内经》《难经》及张仲景、王叔和、孙思邈诸家书，并加整理，作《脉经》（明代《濒湖脉诀》引作《蔡西山脉经》）1卷。

蔡正言càizhèngyán　明医学家。撰《苏生的镜》8卷，详于伤寒及杂病治疗。

can

参发颐cānfāyí　病名。❶出《证治准绳·疡医》卷三。即锐毒。见该条。❷出《中西合纂外科大全》卷一。即耳后疽。见该条。

参同契cāntóngqì　炼丹著作。又名《周易参同契》。详该条。

参伍cānwǔ　相互参照类比。诊法上要将复杂的症状、体征相互比较，分析归纳，才能抓住重点，作出正确的判断。《素问·脉要精微论》："以此参伍，决死生之分。"

参伍不调cānwǔbùtiáo　脉象。指各部脉搏跳动参差不齐，不相协调。《素问·三部九候论》："参伍不调者病。"

飧泄cānxiè　即飧泄。详该条。

餐泄cānxiè　病证名。又称回风。多因湿兼风邪，清气不升所致。《证治准绳·杂病》："戴云，餐泄者，水谷不化而完出，湿兼风也。"《张氏医通·大小府门》："餐泄者，《史记》名回风，水谷不化，湿兼风也。风邪干胃，木来贼土，清气在下，升阳除湿汤。"亦有因火不生土所致者。《医略六书·杂病证治》："餐泄，完谷不化，是火不生土也。"又："餐泄，食不化，四神丸加木香、诃子。"餐泄疑飧泄之误。参见"飧泄"条。

残风cánfēng　病证名。见清代黄庭镜《目经大成》卷二。又名地倾。症见眼睑若有人翻转之状。即风牵睑出。详该条。

残贼cánzéi 仲景指6种外邪伤害正气的脉象。即弦、紧、浮、滑、沉、涩。《伤寒论·平脉法》："脉有弦、紧、浮、滑、沉、涩，此六者，名曰残贼，能为诸脉作病也。"

蚕豆cándòu 中药材。出《救荒本草》。又名胡豆、寒豆、夏豆。为豆科植物蚕豆 *Vicia faba* L. 的种子。全国大部分地区有栽培。甘，微辛，平。入脾、胃经。健脾利湿，解毒消肿。①治膈食。炒熟磨粉，红糖拌食，每日60g。②治水肿。同黄牛肉炖服。③治疮毒。捣敷。本品含L-多巴、巢菜碱苷（葡萄糖-6-磷酸的拮抗物）、哌丁-2-酸及植物凝集素。还含卵磷脂、磷脂酰肌醇、胆碱、精胺、腐胺、抗坏血酸等。极少数有先天性生化缺陷的人，在食入蚕豆或吸入其花粉后，可发生急性溶血性贫血（名蚕豆黄病），其原因是其血细胞中缺乏葡萄糖-6-磷酸脱氢酶，因而其还原型的谷胱甘肽含量也很低，故巢菜碱苷（或蚕豆中的其他有关成分）侵入后，发生血细胞溶解。

蚕豆梗cándòugěng 中药材。见《上海常用中草药》。即蚕豆茎。详该条。

蚕豆花cándòuhuā 中药材。见《现代实用中药》。为豆科植物蚕豆 *Vicia faba* L. 的花。甘、涩、平。凉血止血，止带，降血压。治吐血，咯血，衄血，便血，血痢，漏下，带下，高血压病。煎服：6~9g，鲜品15~30g。花含多量的多巴和酪氨酸。左旋多巴是体内合成多巴胺的前体，可增高脑组织多巴胺含量，可用于治疗震颤麻痹。

蚕豆荚壳cándòujiáké 中药材。出明代姚可成《食物本草》。为豆科植物蚕豆 *Vicia faba* L. 的果壳。苦、涩，平。止血，敛疮。①治咯血，鼻衄，尿血，消化道出血。煎服：15~30g。②治天疱疮，黄水疮，烫伤。煅存性研末油调敷。本品含β-［3-（β-D-吡喃葡糖氧基）-4-羟苯基］-L-丙氨酸、多巴、甘油酸。

蚕豆茎cándòujīng 中药材。见《民间常用草药汇编》。又名蚕豆梗。为豆科植物蚕豆 *Vicia faba* L. 的茎。味苦、温。止血，止泻，解毒敛疮。①治各种内出血，水泻。内服：煎汤，15~30g，鲜品60~90g；或焙干研末服，每次3g，每日3次。②治烫伤。烧灰油调敷。本品含山柰酚、对羟基苯甲酸、延胡索酸、白桦脂醇及D-甘油酸。

蚕豆壳cándòuké 中药材。出《本草纲目拾遗》。又名蚕豆皮、蚕豆衣。为豆科植物蚕豆 *Vicia faba* L. 的种皮。甘、淡，平。健脾利湿，止血，解毒。①治水肿，脚气，小便不利，吐血，血，便血。煎服：9~15g。②治天疱疮，黄水疮。煅存性研末油调敷。本品含β-［3-（β-D-吡喃葡糖氧基）-4-羟苯基］-L-丙氨酸、L-酪氨酸及多巴。

蚕豆皮cándòupí 中药材。见清代赵其光《本草求原》。即蚕豆壳。详该条。

蚕豆叶cándòuyè 中药材。见《现代实用中药》。为豆科植物蚕豆 *Vicia faba* L. 的叶。苦、微甘，温。止血疮。①治肺结核咯血、消化道出血。鲜叶捣汁服，每次20ml，每日2次。②治臁疮多年不愈。捣烂外敷。本品含山柰酚-3-葡萄糖苷-7-鼠李糖苷、D-甘油酸、5-甲酰四氢叶酸、叶绿醌、游离氨基酸，并含丰富的多巴。甘油酸有利尿作用。

蚕豆衣cándòuyī 中药材。见上海中医学院《中草药学》。即蚕豆壳。详该条。

蚕故纸cángùzhǐ 中药材。出《卫生易简方》。为蚕退纸之别名。详该条。

蚕茧cánjiǎn 中药材。出《本草纲目》。为蚕蛾科昆虫家蚕 *Bombyx mori* L. 的茧壳。甘，温。止渴，止血，破痈。①治消渴，反胃吐食，蛔虫病，便血，尿血，血崩。内服：煎汤，3~9g；研末，1.5~3g。②治痈肿无头，煅研温酒冲服；口舌破烂，研末蜂蜜调搽。蚕茧由丝纤蛋白、丝胶蛋白黏结而成，尚含少量油脂类、色素、无机物等。又含谷甾醇葡萄糖苷及羽扇豆醇。色素有各种胡萝卜衍生物及黄酮类葡萄糖苷、微量元素等。蚕茧乙醇提取物有拟胆碱样作用。

蚕连cánlián 中药材。见《本草纲目》。为蚕退纸之别名。详该条。

蚕连纸cánliánzhǐ 中药材。见《本草纲目》。即蚕退纸。详该条。

蚕沙cánshā 中药材。出《本草经集注》。为原蚕沙之简称。详该条。

蚕矢汤cánshǐtāng 《随息居重订霍乱论》卷下方。蚕沙五钱，薏苡仁、大豆黄卷各四钱，木瓜、黄连各三钱，制半夏、黄芩（酒炒）、通草各一钱，焦栀子一钱半，吴茱萸三分。地浆水或阴阳水煎，徐服。功能清利湿热，升清降浊。治霍乱转筋，肢冷腹痛，口渴烦躁，目陷脉伏等症。方中蚕沙、木瓜化浊和中，且除霍乱转筋，共为君药；臣以黄连清热燥湿，薏苡仁清热利湿；佐以栀子、黄芩助黄连清热燥湿，大豆卷利湿，配合木瓜化湿浊而能升清，制半夏、吴茱萸止呕吐而能降浊；使以通草导湿热下行。诸药合用，使湿热清，升降复，吐泻止，转筋除，实为治湿热霍乱之良剂。

蚕退cántuì 中药材。见《嘉祐补注神农本草》。即蚕蜕。详该条。

蚕退纸cántuìzhǐ 中药材。出《嘉祐补注神农本草》。又名蚕纸、蚕蜕纸、蚕连、蚕连纸、蚕故纸。为蚕蛾科昆虫家蚕 *Bombyx mori* L. 的卵壳。甘，平。止血，止痢，祛风，解毒消肿。①治吐血，衄血，痔血，崩漏，带下，痢疾，缠喉风，喉痹。内服：煅研为末，1.5~6g；或为丸含咽。②治牙痛，牙宣，牙疳，牙痈，聤耳，疮疡。煅研搽患处。蚕卵壳外层含多酚类，中层、内层含类脂，最内层含类脂及蛋白质。又含多种氨基酸、葡萄糖胺等。

蚕蜕cántuì 中药材。见《本草纲目》。又名蚕衣、蚕退、马明退。为蚕蛾科昆虫家蚕 *Bombyx mori* L. 幼虫的蜕皮。甘，平。祛风止血。①治崩漏，带下，赤白痢疾，肠风下血，吐血，衄血，热淋，尿血。焙干研末服，1.5~3g，每日2次。②治牙疳，牙宣，口疮，缠喉风，目翳，疔疮肿痛。研末撒患部。本品含甲壳质的分解产物，主含N-乙酰胺基葡萄糖、D-葡萄糖胺及少量葡萄糖氨酸。另含蜡质、烃、甾醇类及磷脂。

蚕蜕纸cántuìzhǐ 中药材。出《太平圣惠方》。即蚕退纸。详该条。

蚕衣cányī 中药材。见《山东中草药手册》。即蚕蜕。详该条。

蚕蛹cányǒng 中药材。出《日华子诸家本草》。为蚕蛾科昆虫家蚕 *Bombyx mori* L. 的蛹。甘，咸平。祛风，健脾，止渴，杀虫疗疳。①治消渴多尿，小儿疳积羸瘦，癫痫，蛔虫病。内服：煎汤，9~15g；研末，3~6g，日服2次；炒食或捣烂绞汁服。②治高胆固醇血症。取蚕蛹油提纯品制成丸剂（每丸含亚油酸、亚麻酸150mg，维生素

E0.5mg）内服，每日3次，每次6丸。本品含蜕皮素、羟基蜕皮素、蛹油甾醇、蛹醇、多种不饱和脂肪酸、叶酸、酚类化合物、维生素 B_2 和氨基酸。还含饱和脂肪酸、胆甾醇、麦角甾醇、维生素A、维生素D等。蛹皮含甲壳质。

蚕纸cánzhǐ　中药材。出《肘后备急方》。即蚕退纸。详该条。

蚕子症cánzǐzhèng　病证名。《喉科方论》："此症发在膈中内间，咽喉之下，结喉之上，前后左右不定，起有白膜、黄膜小点似蚕子……发左则平肝，发右则清肺。治宜去膜升提，祛风解毒之药治之。"可选用养阴清肺汤、小陷胸汤、六味汤等加减化裁。

cang

仓卒散cāngcùsǎn　《证治准绳·类方》第六册方。炒栀子四十九个，炮附子一枚。为末，每服二钱，水、酒煎，入盐一捻服。治寒疝入腹，心腹挛急，痛不可忍，腹中冷重如石，自汗出。

仓公cānggōng　见"淳于意"条。

仓公当归酒cānggōngdāngguījiǔ　《三因极一病证方论》卷七方。即仓公当归汤。见该条。

仓公当归汤cānggōngdāngguītāng　《备急千金要方》卷八方。又名仓公当归酒。当归、防风各十八铢，独活一两半，麻黄三十铢，附子一枚，细辛半两。为粗末，以酒五升、水三升，煮取三升，服一升。治贼风口噤，角弓反张成痉者。

仓公散cānggōngsǎn　《普济本事方》卷七方。瓜蒂、藜芦、雄黄、煅矾石各等分。为细末，每用少许吹鼻。治过汗血少，气并于血，独阳而上，气壅塞不行而致的郁冒，忽如死人，身不动摇，默不知人，目闭不能开，口噤不能言，或微知人，恶闻人声，但如眩冒，移时方悟。

仓廪散cānglǐnsǎn　《普济方》卷二百一十三方。人参、茯苓、甘草、前胡、川芎、羌活、独活、桔梗、柴胡、枳壳、陈仓米各等分。为末罗匀，加姜、薄荷煎汤热服。治噤口痢，毒气冲心，有热作吐者。本方早见于《传信适用方》卷二，但无方名。

仓廪之本cānglǐnzhīběn　指脾、胃、大肠、小肠、三焦、膀胱。《素问·六节藏象论》："脾、胃、大肠、小肠、三焦、膀胱者，仓廪之本，营之居也。"仓廪，即仓库。脾胃等有出纳、转输、传化水谷的共同功能，故称。

仓廪之官cānglǐnzhīguān　谷藏为仓，米仓为廪。仓廪，为贮藏粮食的仓库。仓廪之官，指脾胃。喻脾胃有如粮食仓库，胃主受纳水谷，脾主运化水谷精微，以供应人体所需的各种营养物质。《素问·灵兰秘典论》："脾胃者，仓廪之官，五味出焉。"张景岳注："脾主运化，胃司受纳，通主水谷，故皆为仓廪之官。"

苍白二陈汤cāngbái'èrchéntāng　《证治汇补》卷八方。苍术、白术、半夏、茯苓、陈皮各八分，甘草四分（一方加升麻、柴胡各三分）。水煎服。功能健脾燥湿化痰。治湿痰下注便浊。

苍耳cāng'ěr　中药材。出《备急千金要方·食治》。又名胡耳、野茄、羊负来、喝起草、痴头婆、粘粘葵、疔疮草、苍子棵。为菊科植物苍耳 *Xanthium sibiricum* Patrin 的茎叶。苦、辛，微寒，有小毒。祛风湿，通鼻窍，消肿毒。①治感冒头痛，鼻渊，目赤，目翳，湿痹拘挛，麻风，痢疾。煎服：15～30g。②煎水洗治风疹瘙痒，捣敷并饮汁服治痈疽肿毒。内服过量，产生恶心，呕吐，腹痛，呼吸困难，烦躁不安，肢冷，昏迷等中毒症状，严重者可致呼吸、循环衰竭而死亡。苍耳花煎服治白痢，捣敷治白癞顽痒。叶含苍耳内酯、隐苍耳内酯、苍耳醇、异苍耳醇、胆碱、植物甾醇及萜醇。叶的浸剂可增强兔离体肠管运动、离体兔耳血管扩张，并抑制蛙心的冲动传导。叶的酊剂给猫静脉注射，可引起血压下降和抑制脊髓反射的兴奋性。叶挥发油对多种真菌有抑制作用。

苍耳虫cāng'ěrchóng　中药材。见《本草纲目》。即苍耳蠹虫。详该条。

苍耳蠹虫cāng'ěrdùchóng　中药材。出《本草纲目》。又名麻虫、苍耳虫。为寄居于菊科植物苍耳茎中的一种昆虫的幼虫。解毒。治疔肿，无名毒肿，恶疮，痔疮。以香油浸渍，用时取适量捣烂外敷患处。苍耳蠹虫外敷可提高患部免疫力，治疗体表急性化脓性疾病。并富含氨基酸，又可促进角膜损伤的愈合。

苍耳膏cāng'ěrgāo　《医宗金鉴·外科心法要诀》卷七十三方。鲜苍耳（全草）五十至七十斤。切碎，煮烂，滤过取汁浓缩成膏。每服一匙，黄酒送下。治白驳风。

苍耳根cāng'ěrgēn　中药材。出《食疗本草》。为菊科植物苍耳 *Xanthium sibiricum* Patrin 的根。辛、微苦，平。有小毒。解毒消肿，祛风利水。①治疔疮，痈疽，丹毒。内服：煎汤或捣汁。外用：捣敷或熬膏敷贴。②治咳嗽，风湿痹痛，痢疾，高血压病，肾炎水肿，乳糜尿，宫颈炎。煎服：15～30g。本品含糖苷。

苍耳散cāng'ěrsǎn　《济生方》卷五方。又名苍耳子散。辛夷仁半两，苍耳子二钱半，白芷一两，薄荷半钱。为细末，每服二钱，食后用葱、茶清调下。功能散风寒，通利鼻窍。治鼻渊，流黄浊鼻涕，鼻塞不通。

苍耳子cāng'ěrzǐ　中药材。出《备急千金要方·食治》。又名苍耳实、苍子、苍棵子、牛虱子。为菊科植物苍耳 *Xanthium sibiricum* Patr. 的干燥成熟带总苞的果实。全国各地均产。苦、辛，温，有毒。归肺经。散风寒，通鼻窍，祛风湿，止痛，止痒，杀虫。治风寒头痛，鼻渊，鼻塞，牙痛，风湿痹痛，肢体拘挛，麻风，疥癞，皮肤瘙痒，风疹，湿疹，煎服3～10g。用量不宜过大，中毒症状参阅苍耳条。本品含苍耳子苷、氢醌、生物碱、β－谷甾醇、豆甾醇、脂肪油。种子含羟基苍术苷，有明显降血糖作用。煎剂可镇咳，抑制心脏活动。煎剂在体外对金黄色葡萄球菌、乙型链球菌、肺炎球菌、炭疽杆菌、白喉杆菌等有抑制作用。醇或丙酮提取物对红色毛癣菌有抑制作用。苍耳子的主要毒性成分，可能是一种苷类性质的物质，它能引起动物的血糖急剧下降而致惊厥和死亡。动物的病理解剖还发现，中毒后肾脏、肝脏都受到损害，脑组织有继发性水肿。水浸或高热处理可解除其毒性。

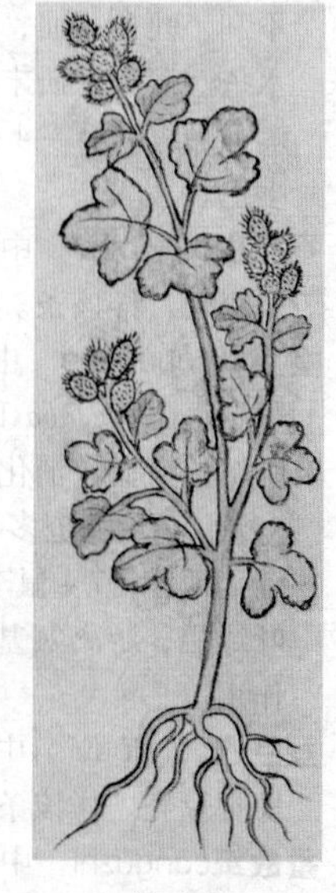
苍耳子

苍耳子散cāng'ěrzǐsǎn 《济生方》卷五方。即苍耳散。见该条。

苍附导痰丸cāngfùdǎotánwán 《叶天士女科全书》方。苍术、香附（童便制）、炒枳壳各二两，陈皮、茯苓各一两五钱，胆南星、甘草各一两。为末，姜汁和神曲为丸，淡姜汤送下。功能行气导痰。治妇女体质肥胖，痰涎壅盛，血滞而月经不行。

苍龟探穴cāngguītànxué 针刺手法名。出明代徐凤《金针赋》。其法进针得气后，向上下左右四方斜刺，每方均按浅、中、深三层行三进一退的"钻剔"动作。有通行经脉的作用。适用于治疗经脉壅滞之症。

苍棵子cāngkēzǐ 中药材。见《陕西中草药》。即苍耳子。详该条。

苍连汤cāngliántāng 《增补万病回春》卷三方。苍术（米泔水制）、黄连（姜汁炒）、陈皮、半夏（姜汁炒）、茯苓、炒神曲各一钱，炒吴茱萸、砂仁各五分，甘草三分。为粗末，加生姜三片，水煎服。治胃病吐酸。

苍龙摆尾cānglóngbǎiwěi ❶小儿推拿方法名。出《小儿推拿广意》。在小儿前臂曲侧正中部，用手掌侧由腕至肘来回搓摩；然后一手握住肘部，一手握住手指进行摇动。《小儿推拿广意》上卷："医右手一把拿小儿左食、中、名三指，掌向上，医左手侧尝从总经起，搓磨天河及至肘，略重些，自肘又搓摩至总经。如此一上一下三四次。医又将左大、食、中提担肘，医右手前拿摇动九次。此法能退热开胸。"❷一种针刺手法的别称。即青龙摆尾。见该条。

苍龙丸cānglóngwán 《奇效良方》卷二十一方。即老奴丸。见该条。

苍朴二陈汤cāngpò'èrchéntāng 《症因脉治》卷二方。又名平胃二陈汤。苍术、厚朴、半夏、茯苓、陈皮、甘草。水煎服。功能燥湿化痰，行气和胃。治脾胃不和，食滞而致的呃逆，湿热呕吐，满闷恶心，气秘便结，痰饮等症。

苍莎导痰丸cāngshādǎotánwán 《万氏妇科》卷一方。香附（童便炒）、苍术各二两，陈皮、茯苓各一两五钱，枳壳、制半夏、天南星、炙甘草各一两。为细末，生姜汁浸面蒸饼为丸，淡姜汤送下。治月经量少，经闭不孕，形体肥胖，痰多乏力。本方为《叶天士女科全书》苍附导痰丸的衍化方。

苍生司命cāngshēngsīmìng 综合性医书。8卷，卷首1卷。明代虞抟辑。卷首药性，列述常用药物性味功能；次为经络总抄，摘论与临床密切相关的基础理论；又次为脉学《四言举要》、内景图解。后8卷以介绍内科杂病为主，兼及五官、口腔、妇产科等病证，有论有方，便于检阅。

苍天cāngtiān ❶天象之一。指青色的云气。《素问·五运行大论》："苍天之气，经于危室柳鬼。"谓青色的云气，横亘在危室二宿和柳鬼二宿之间。❷即天空。《素问·生气通天论》："苍天之气清净，则志意治。"张志聪注："天色深玄，故曰苍天。"

苍条鱼鳖cāngtiáoyúbiē 中药材。见《浙江中药资源名录》。又名石豇豆、卧龙草、马黄七、鸭舌韦。为水龙骨科植物石蕨 *Saxiglossum angustissimum*（Gies.）Ching 的全草。分布于浙江、福建、台湾、广东、广西、贵州、四川、江西、安徽、湖北、河南、山西、陕西和甘肃。苦，凉。清热，活血，止痛，利尿。①治肺热咳嗽，咽喉肿痛，目赤羞明，治疝气肿痛，小便不利，吐血，衄血，崩漏，带下，月经不调。煎服：15～30g。②治跌打损伤，筋骨疼痛。捣汁滴鼻内。

苍乌参苓散cāngwūshēnlíngsǎn 《辨证录》卷二方。人参、草乌各一钱，茯苓、苍术各三钱，巴戟天一两。水煎服。治一时心痛，倏痛倏已，一日数发，饮食无碍，昼夜不安。

苍蝇花cāng·yinghuā 中药材。见《宁夏中草药手册》。为补血草之别名。详该条。

苍蝇翼cāng·yingyì 中药材。❶见《福建中草药》。为夜关门之别名。❷见《广东中草药》。为丁癸草之别名。详各条。

苍榆汤cāngyútāng 《医学入门》卷六方。苍术二钱，卷柏、芍药各一钱半，地榆、阿胶各一钱。水煎服。治泄痢脱肛。

苍术cāngzhú 中药材。出《本草衍义》。又名赤术、枪头菜、山精、青术。为菊科植物茅苍术 *Atractylodes lancea*（Thunb.）DC. 或北苍术 *Atractylodes chinensis*（DC.）Koidz. 的干燥根茎。主产于江苏及东北，华北地区。辛、苦，温。归脾、胃、肝经。燥湿健脾，祛风散寒，明目，辟秽。治湿困倦怠，脘腹胀满，食欲不振，呕吐泄泻，痢疾，痰饮癖积，皮肤水肿，倦怠嗜卧，胸痞腹胀，足膝痿软，肠风，带下，小便浑浊，时邪感冒，寒热头痛，疟疾，风湿痹痛，夜盲症，小儿软骨病，煎服3～9g。本品含挥发油，油中主成分为茅术醇、β－桉叶醇，还含苍术酮、糖醛等。苍术可抗实验性胃炎及胃溃疡，对胃肠运动有调节作用，还可保肝利胆，阻断烟碱受体，并有抗缺氧等作用，煎剂对家兔实验性糖尿病有降低血糖作用，对大鼠有明显排钠、钾、氯的作用，但无利尿作用。桉叶醇有镇静作用，苍术（与艾叶等合用更好）烟熏有良好的杀菌、杀病毒等效果。

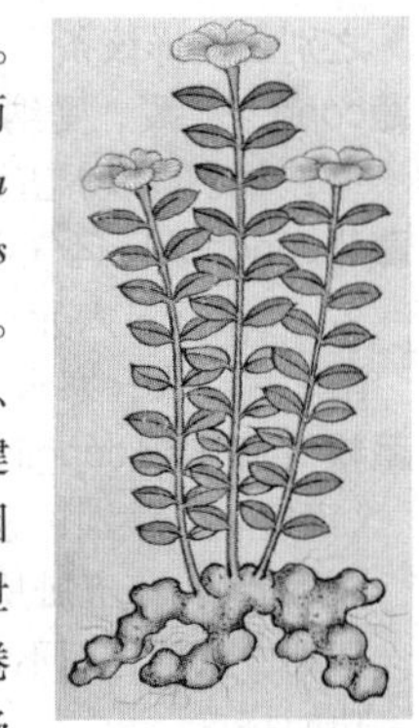
苍术

苍术白虎汤cāngzhúbáihǔtāng 即白虎加苍术汤。见该条。此名见《杂病源流犀烛·内伤外感门》卷二。

苍术除湿汤cāngzhúchúshītāng 《症因脉治》卷一方。苍术、白术、厚朴、茯苓、陈皮、甘草、半夏曲。水煎服。治太阴头痛。若有风，加防风；有寒，加生姜；有暑，加黄芩；有湿，加川芎、白芷；有燥，加知母、石膏。

苍术膏cāngzhúgāo 《医宗金鉴·外科心法要诀》卷七十四方。苍术十斤。水煎浓缩成膏，加蜂蜜四两和匀，每服二羹匙，空腹白开水调下。治湿疥，症见疥疱焮肿作痛，破津黄水，甚流黑汁。

苍术难名丹cāngzhúnánmíngdān 《仁斋直指方论》卷十方。苍术（杵去粗皮，半斤米泔水浸一昼夜，焙干）、炒大茴香、川楝子（蒸，去皮、取肉，焙干）各一两半，川乌（炮，去皮脐）、炒补骨脂、茯苓、龙骨各一两。为末，酒曲糊为丸，梧桐子大。朱砂为衣。每服五十丸，空心缩砂仁或粳米煎汤送下。治元阳气衰，脾精不禁，漏浊淋沥，腰痛力疲。

苍术三黄散cāngzhúsānhuángsǎn 《疡科全书》方。苍术、黄芩、黄柏、大黄、生天南星各五钱，猪脂粉（即用猪前蹄骨火煅存性，研粉）少许。为细末，烧酒调敷患处。若已破溃者，用净油调敷。治一切淫毒。

苍术散cāngzhúsǎn 见《世医得效方》卷九。即二妙散。见该条。

苍术芍药汤cāngzhúsháo · yaotāng 《素问病机气宜保命集》卷中方。苍术二两。芍药一两，黄芩、肉桂各半两。为粗末，每用一两，水煎服。治痢疾痛甚者。

苍术丸cāngzhúwán ❶《杂病源流犀烛·内伤外感门》卷十八方。制苍术二斤，神曲一斤。为细末，炼蜜为丸，每服三十丸，米汤送下，日三次。治腹中虚冷，不能食。若冷甚加干姜三两，腹痛加当归三两，羸弱加炙甘草二两。❷《类证治裁》卷二方。苍术。为细末，枣肉为丸。治饮癖，呕酸嘈杂，心悬如饥。

苍子cāngzǐ 中药材。见《东北药用植物志》。为苍耳子之简称。详该条。

苍子棵cāngzǐkē 中药材。见《山东中草药手册》。为苍耳之别名。详该条。

藏cáng 贮藏、受纳之义。《素问·五藏别论》："五味入口，藏于胃以养五藏气。"另见"藏 zàng"条。

藏化cánghuà 运气术语。即寒化。因气寒而万物藏敛，故名。《素问·六元正纪大论》："太阳所至为藏化。"谓太阳之气到来，寒水之气敷布，万物隐藏。

藏精气而不泻cángjīngqì'érbùxiè 中医基础理论术语。出《素问·五藏别论》："所谓五藏者，藏精气而不泻，故满而不能实。"五脏所藏精气是全身营养及功能活动的物质基础。藏精气而不泻，指五脏贮藏精气，勿使外泄的生理功能特点。

cao

操纵cāozòng 亦称操纵指法。切脉时，先用轻指力，继而重指力，或轻重指力反复交替运用，以测候脉象。《重订诊家直诀》："举而复按，按而复举，是操纵指法。"

糙苏cāosū 中药材。见《内蒙古中草药》。又名山苏子。为唇形科植物糙苏 *Phlomis umbrosa* Turcz. 的根或全草。分布于辽宁、内蒙古、河北、山东、山西、陕西、甘肃、四川、贵州、湖北、广东。辛，温。祛风活络。治感冒、风湿性关节炎。腰痛，跌打损伤，疮痈肿毒。煎服：6～12g。本品预试含黄酮苷类、氨基酸、甾体类、挥发油、糖类、鞣质等。体外试验对流感病毒、流感杆菌、肺炎球菌、奈氏球菌等具有一定的灭活和抑制作用。所含黄酮类具有祛痰和镇咳作用。

糙苔cāotāi 即苔质颗粒粗糙，望之干枯，摸之干燥的舌象。

曹秉铉cáobǐngxuàn 明代医家。字公辅。江苏武进县（属今江苏常州市）人。因父病学医。当地疾疫流行时，他不避危险，救治病人，且不取报酬，效果亦好。著有《杏园医案》一书，已佚。

曹炳章cáobǐngzhāng（1877—1956） 近代医家。字赤电。浙江鄞县（今浙江宁波市鄞州区）人。曾在中药铺学习，以后又钻研医学，在医学上有一定成就。主张博览群书，以"发前人所未发"，提倡吸收新鲜事物，反对保守固执，认为临证要随机应变，不可墨守一家之法，以应付变化无穷的病症。对于中药也有一定研究，曾开设"和济药局"，希望从改进中药入手，发扬中医学术。并创办过《药学卫生报》，与何炳元等合办《绍兴医药月报》。所集《中国医学大成》，附有总目提要，分医经、药物、诊断、方剂等共13类，365种，对保存和普及中国医学文献有一定作用。

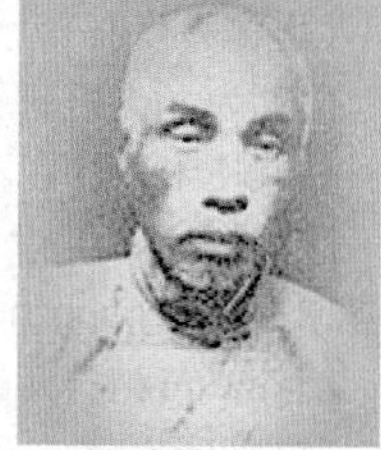
曹炳章

曹炳章先生遗稿二十二种cáobǐngzhāngxiān · shengyígǎo'èrshí'èrzhǒng 中医丛书。曹炳章（赤电）编撰。第一部分收有《国产人参通考》17卷，《国产桂枝考》3卷，《沉香考》2卷（附《伽南香考》2卷），《龙涎香孝》2卷，《琥珀考》1卷，《白木耳考》1卷，《鹿茸通考》6卷，《犀牛角考》3卷，《化龙骨考》3卷（附《龙齿考》1卷），《麝香考》2卷，《真珠考》4卷，《燕窝考》1卷，《蛇谱》5卷，《鼠谱》。现有日本中野宗左门儿玉九郎右卫门刻本。

曹沧州医案cáocāngzhōuyī'àn 医案著作。清代曹沧州撰。2卷。刊于1924年。上卷为内科杂证，下卷为五官、外科病证。曹氏擅治时症，论治多效法于叶天士。

曹沧洲cáocāngzhōu（1849—1931） 近代医家。名元恒，字智涵，江苏苏州人。世传内、外科，尤精内科，辨证精确，处方灵巧，治多良效。光绪戊戌年（1898）、丁未年（1907）两次与陈莲舫入京诊治光绪帝疾获效，名噪于世。著有《霍乱证救急便览》《曹沧洲医案》，还曾手批医籍多种，如《素灵类纂》《温热经纬》《洄溪医案》《疡科心得集》等。

曹诚cáochéng 明代医生。字守愚。上海人。世业医。诊视疾病，技术精湛，常投以丹、膏，病多立起。为人敦朴，卒年九十一。子国祯后弃官业医，游京师，有侠名；子国裕为太医院吏目，长于治外科痈疽，且乐于济贫。

曹赤电cáochìdiàn 见"曹炳章"条。

曹德cáodé 明代医生。字子新。无锡（今属江苏）人。以医为业，专研钱乙书，故其术尤以儿科为精。后徙居胥江（今属广东），一达官家祖孙两人疾危，曹治之两日皆愈，人始知其非专幼科，医名益震。年逾九十，无疾而终。

曹公辅cáogōngfǔ 见"曹秉铉"条。

曹禾cáohé 清医家。字畸庵，又字青岩。原籍安徽含山，后居江苏武进。好读书，工吟咏，精于医术，治病有奇验，尤擅治外科疮疡、儿科痘疹和伤寒之学。崇尚医经、经方，对金元以后诸家学说多所指责。曾取其所藏医书史传研求大旨，作读书志99篇，成《医学读书志》2卷（1852年），并将其对伤寒名家之著作、序例考证及对膏肓、尸厥、三焦等议论作"附志"1卷，附于《医学读书志》之后。另著有《疡医雅言》13卷、《痘疹索隐》1卷。上述诸书合刊为《双梧书屋医书》四种。咸丰庚申、辛酉间（1860—1861）卒于兵乱。弟子刘汝航等继其学。

曹怀静cáohuáijìng 明代医生。履贯不详。业儒兼研究医学书籍，对滑寿《诊家枢要》尤感兴趣，曾用数十年工夫予以补充，编有《诊家补遗》一书，已佚。

曹家达cáojiādá 见"曹颖甫"条。

曹金cáojīn 明代官吏。字汝砺。夷门（今河南开封）人。嘉靖二十六年（1547）进士，后任陕西巡抚。因食蠡实而治愈名医不效之脾病，崇信单验秘方。后历20余年，搜集甚丰。隆庆初命医官郑鸾比类编集，厌其繁复。后由陕西泾阳医生王玎检校删正，厘为8卷，名《传信尤易方》（1570）。

曹鹏南cáopéngnán 见"曹颖甫"条。

曹仁伯医案论cáorénbóyī'ànlùn 医案医论著作。见"继志堂医案"条。

曹溶cáoróng（1613—1685） 明末清初文学家。字洁躬，秀水（今浙江嘉兴）人。明崇祯十年（1637）进士，官御史。明亡归清，授原官，累迁广东布政使。尝辑刻《学海类编》丛书，录有宋、元、明养生保摄著作15种。

曹氏黄帝十二经明堂偃侧人图cáoshìhuángdìshí'èrjīngmíngtáng yǎncèréntú　针灸著作。见"黄帝明堂偃侧人图"条。

曹氏伤寒金匮发微合刊cáoshìshānghánjīnguìfāwēihékān　丛书。见"伤寒发微"条。

曹翕cáoxī　魏晋间官吏。沛国谯（今安徽亳县）人。曹操孙，曾撰《解寒食散方》《黄帝明堂偃侧人图》，均佚。

曹溪cáoxī　经穴别名。出《普济本事方》。即风府。见该条。

曹孝忠cáoxiàozhōng　宋代医官。里居不详。政和（1111—1117）年间以医得为中卫大夫，总辖修建明堂所医药提举，入内医官，编类《圣济经》提举太医学。政和六年（1116）曾会同医官龚璧、丁皋等多人校勘《证类本草》，勘误数千处，补《大观本草》所缺药五味，调整卷次，校成《政和新修经史证类备用本草》（即《政和本草》）30卷，孝忠并为之作序。此书版成逢靖康之乱，为金人掠至北地刊行。政和八年又校勘《圣济经》，为医学校教本。子亦为翰林医官。

曹颖甫cáoyǐngfǔ（1866—1938）　清末至民国时期医家，医学教育工作者。名家达，号鹏南。江苏江阴人。对文学有一定研究，著有诗词文集，如《古乐府评注》《梅花集》等。在中医学术上，致力于《伤寒论》《金匮要略》的研究，有独到见解，在中医学术界有一定的影响。思想偏于保守，对金元医家提倡的革新思想，以至晋唐以后对张仲景学术的发挥，均表示异议，认为金元医家的争鸣是"溺于一偏"。对西洋医学，只满足于少数解剖学的一知半解，因而不免牵强附会，如认为下焦即输尿管、上中焦即胸中淋巴系统等。曾任教于上海中医专门学校。著有《伤寒发微》《金匮发微》《经方实验录》等书，1949年后均曾重印刊行。

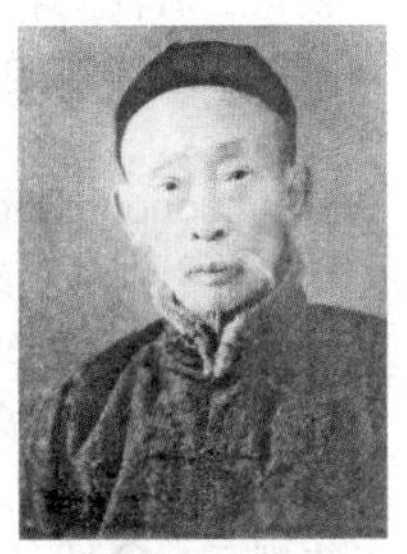
曹颖甫

曹元cáoyuán（7世纪）　唐初医家。字真道。京兆（今陕西境内）人。学医于北山黄公，精通医药，善于望气色诊断疾病，并掌握外科手术。文学家王勃拜曹元为师，尽得其要。

曹真道cáozhēndào　见"曹元"条。

曹子休cáozǐxiū　宋代人。编著饮食疗法专书《续法馔》5卷。

嘈cáo　症名。见《三因极一病证方论·醋咽证治》。嘈杂之简称，俗称心嘈。详"嘈杂"条。

嘈杂cáozá　症名。胃中似饥非饥、似痛非痛的感觉。见《丹溪心法》。一作杂。俗称心嘈。《医学正传·嘈杂嗳气》："夫嘈杂之为证也，似饥不饥，似痛不痛，而有懊憹不自宁之状者是也。"有火、痰、酸水浸心作嘈、气郁胸膈作嘈及蛔虫作嘈之分。因火所致嘈杂者，兼见食已即饥，虽食不饱，治宜降火为主，可用和中汤、三圣丸、左金丸等方。若湿痰壅盛者，见气闷多痰，似饥非饥，不欲饮食，治宜和胃化痰，可用白术丸、曲术丸。若系痰火，可用软石膏丸，或三补丸加半夏、苍术。如食郁作热者，先治火后消导。酸水浸心作嘈者，多因脾胃虚寒，水谷不化，故停饮作酸，症见泛吐酸水，治宜温中和胃，可用温胃饮、六君子汤。伤及阴分者，用理阴煎、金水六君煎。气郁胸膈作嘈者，症见胸膈痞闷，脉沉而涩，治宜理气宽胸，可用气郁汤、逍遥丸。蛔虫作嘈者，驱虫自愈。参见"火""痰"条。

嘈杂嗳气cáozá'ǎiqì　症名。指似饥不饥，似痛不痛，胃脘痞满嗳气之症。多由心血虚少，痰火扰动所致。《松崖医径·嘈杂嗳气》："嘈杂者，似饥不饥，似痛不痛。主心血虚少，痰火所挠，而有懊憹不自宁之况者是也。其证或兼嗳气，或兼痞满，或兼恶心，渐至胃脘作痛，痰火之为患也。治法消其痰，降其火，健脾行湿，是治其本也。秘传加味四物汤。"

馇杂cáozá　症名。见《景岳全书·杂证谟》。一作嘈，即嘈杂。详该条。

馇症cáozhèng　症名。嘈杂的别称。见《类证治裁·症》。详"嘈杂"条。

漕孝宁cáoxiàoníng　西汉医生。居延汉简中载有"漕孝宁方"，已佚。

槽牙cáoyá　在犬牙两旁，上下左右各有二，中有微槽。即今之第一、二双尖牙。上属足阳明胃经，下属手阳明大肠经。

草贝cǎobèi　中药材。见《陕西中草药》。为土贝母之别名。详该条。

草贝母cǎobèimǔ　中药材。见《云南中草药选》。为百合科植物丽江山慈菇 *Iphigenia indica Kunthet* Benth. 的鳞茎。分布于云南、四川等地。苦，温，有毒。止咳，平喘，镇痛，抗癌。治支气管炎，哮喘，痛风急性发作，近用于鼻咽癌，乳癌，皮肤癌，唾腺肿瘤。研粉服：每次0.3～0.6g，加适量蜂蜜蒸服。鳞茎含秋水仙碱、β－光秋水仙碱、角秋水仙碱、N－甲酰－N－去乙酰秋水仙碱等多种生物碱。秋水仙碱能缓解急性痛风，并有抗癌活性，惟毒性较大。

草本威灵仙cǎoběnwēilíngxiān　中药材。见李承祜《药用植物学》。为斩龙剑之别名。详该条。

草鳖甲cǎobiējiǎ　中药材。出《养生主论》。为茄子之别名，详该条。

草苁蓉cǎocōngróng　中药材。❶出《新修本草》。又名金笋、地精、苁蓉、肉苁蓉。为列当科植物草苁蓉 *Boschniakia rossica*（Cham. Et Schltdl.）Fedtschet Flerov. 的全草。分布于黑龙江、吉林等省。甘、咸，温。补肾壮阳，润肠通便，止血。治肾虚阳痿，遗精，腰膝冷痛，小便遗沥，尿血，宫冷不孕，带下，崩漏，肠燥便秘。内服：煎汤，15～30g；或泡酒饮。地上部分含草苁蓉碱草苁蓉内酯。全草含草苁蓉醛苷，草苁蓉丙烯醇B、C、D，对香豆酸及其乙酯等。根茎含甘露醇。甲醇提取物对二乙基亚硝胺诱发大鼠肝脏癌前病变有抑制作用。草苁蓉还可抗氧化，延缓衰老。❷出《新修本草》。为列当之别名。详该条。

草寸香cǎocùnxiāng　中药材。见《陕西中草药》。为铃兰之别名。详该条。

草豆cǎodòu　中药材。见《中国主要植物图说·豆科》。为歪头菜之别名。详该条。

草豆蔻cǎodòukòu　中药材。出《雷公炮炙论》。又名草蔻、草蔻仁。为姜科植物草豆蔻 *Alpinia katsumadai* Hayata 的干燥近成熟种子。主产于广西、海南。辛，温。归脾、胃经。燥湿行气，温中止呕。用于寒湿内阻，脘腹胀满冷痛，嗳气呕逆，不思饮食，煎服3～6g。本品含挥发油，油中主成分为桉叶素、草烯、金合欢醇等。另含山姜素、小豆蔻查耳酮。还含槲皮素、山萘酚、生松黄烷酮等。水煎剂小剂量对离体豚鼠肠管呈兴奋作用，大剂量或挥发油则呈抑制作用。水浸出物能增加胃蛋白酶活性。

C

草豆蔻散cǎodòukòusǎn ❶《太平圣惠方》卷六方。草豆蔻、陈皮（去白）各一两，官桂（去粗皮）、白豆蔻仁、肉豆蔻、当归、木香、白术、丁香、高良姜各半两。为细末，每服一钱，食前生姜、大枣煎汤调下。治肠痹，风寒湿内攻，腹痛飧泄。❷《圣济总录》卷四十四方。草豆蔻仁一两，青皮（汤浸去白）、高良姜、炮诃子皮各半两，白术三分，炙甘草一分。为末，每服二钱匕，食前米饮调下，日三次。功能温中健脾。治脾虚胃弱，不思饮食。❸《证治准绳·类方》第四册方。草豆蔻仁、紫苏叶、赤茯苓（去皮）、前胡、木通（去皮）、槟榔各一两，吴茱萸二钱半，半夏（汤泡七次）、枳实（麸炒，去瓤）各七钱半。为粗末，每服八钱，加生姜七片，水煎服。功能温中行气，健脾化湿。治脚气发时呃逆，胸中满闷，饮食不下。❹《证治准绳·女科》卷二方。①草豆蔻仁、茯苓（去皮）、炙枇杷叶、半夏（汤洗七次）各七钱半，高良姜、白术、砂仁、桂心、木香、青皮（去白）、炙甘草各半两，人参一两。为粗末，每服五钱，加生姜七片，水煎，去滓，不拘时服。功能温中健脾，行气降逆。治妇人血风冷气攻脾胃，呕逆不纳饮食。②草豆蔻、诃子肉各一两，桂心、桔梗、厚朴各三分，甘草一分，川芎、当归、干姜、槟榔各半两。为粗末，每服四钱，水煎去滓，食前热服。治妇人脾胃虚，气攻两肋胀痛。

草豆蔻汤cǎodòukòutāng ❶《圣济总录》卷四十四方。草豆蔻仁、人参、茯苓（去黑皮）、陈皮（汤浸去白，焙）、炒麦芽、白术各一两，肉豆蔻仁三枚，附子（炮裂，去皮脐）、炙甘草各半两。为粗末，每服二钱匕，加蜂蜜一匙头，水煎，去滓，不拘时服。功能温补脾胃。治脾虚胀闷，喘息不匀，涕唾稠黏，不思饮食。❷《圣济总录》卷五十五方。草豆蔻仁一两半，姜厚朴（去粗皮，姜汁炙）二两，肉桂（去粗皮）、高良姜、当归各一两。为粗末，每服四钱匕，水煎，去滓，稍热不拘时服。功能温中祛寒，和血止痛。治厥逆冷气，上攻心痛，不食。

草豆蔻丸cǎodòukòuwán ❶《内外伤辨惑论》卷下方。炒盐五分，干姜、青皮、橘皮各二钱，炒麦芽、生黄芩（冬季不用）、半夏（汤洗七次）、炒神曲各五钱，草豆蔻（面裹煨，去皮取仁）、白术各一两，枳实（麸炒）二两。为细末，汤浸蒸饼为丸，绿豆大，每服五十丸，白开水送下。功能温中祛寒，行气止痛。治秋冬伤寒冷之物，胃脘当心而痛，上支两胁，咽膈不通。❷《脾胃论》卷下方。草豆蔻（面裹烧熟，去皮脐）一钱四分，吴茱萸（汤洗去苦）、益智仁、陈皮、僵蚕、黄芪、人参各八分，生甘草、熟甘草、当归身、青皮各六分，神曲末、姜黄各四分，桃仁（汤浸，去皮尖）七个，泽泻、半夏（汤洗七次）各一钱，炒大麦芽一钱半，柴胡四分。为细末，汤浸蒸饼为丸，梧桐子大，每服三十丸，食远热水送下。治脾胃虚极，胃脘当心而痛，大便多泻而少秘，下气不绝或肠鸣。

草荄cǎogāi 荄，草根。草荄指以根入药的植物类药，见《素问·移精变气论》。

草果cǎoguǒ 中药材。出《宝庆本草折衷》。又名草果仁。为姜科植物草果 *Amomum tsaoko Crevost* et Lemaire. 的干燥成熟果实。主产于云南、广西、贵州。辛，温。归脾、胃经。燥湿温中，截疟除痰。用于寒湿内阻，脘腹胀痛，痞满呕吐，疟疾寒热，瘟疫发热，煎服3～6g。气血虚少及素体阴虚者慎用。种子含挥发油等，油中主含桉叶素，还有橙花醛、α－和β－蒎烯等。果实又含咖啡酸、挥发油等。

草果仁cǎoguǒrén 中药材。见《传信适用方》。为草果之处方名。详该条。

草果饮cǎoguǒyǐn ❶《太平惠民和剂局方》卷三方。紫苏叶、草果仁、川芎、白芷、炒高良姜、青皮（去白，炒）、炒甘草各等分。为粗末，每服二大钱，水煎，去滓热服，二滓并煎，当发日连进三服。治脾寒疟疾。❷《传信适用方》卷二引元椿方。草果仁、甘草、炒地榆、枳壳（麸炒，去瓤）各等分。为粗末，每服二钱，加煨姜一块，水煎去滓，不拘时服。治肠胃冷热不和，下痢赤白，伏热泄泻，脏毒便血。

草蒿cǎohāo 中药材。❶出《神农本草经》。为青葙之别名。❷出《神农本草经》。为青蒿之别名。详各条。

草河车cǎohéchē 中药材。见《植物名实图考》。为七叶一枝花之别名。详该条。

草红花cǎohónghuā 中药材。见《陕西中药志》。即红花。详该条。

草红藤cǎohóngténg 中药材。见《全国中草药汇编》。为铁马豆之别名。详该条。

草黄连cǎohuánglián 中药材。见《云南中草药》。为马尾连之别名。详该条。

草决明cǎojuémíng 中药材。❶见《吴普本草》。为决明子之别名。❷见《神农本草经》。为青葙子之别名。各详该条。

草蔻cǎokòu 中药材。见《本草从新》。为草豆蔻之简称。详该条。

草蔻大顺饮cǎokòudàshùnyǐn 《症因脉治》卷二方。草豆蔻、炮姜、陈皮、半夏、厚朴、甘草。水煎服。功能温中降逆和胃。治食积呕吐。

草蔻仁cǎokòurén 中药材。见《药材资料汇编》。即草豆蔻。详该条。

草灵仙cǎolíngxiān 中药材。❶见《全国中草药汇编》。为斩龙剑之别名。❷见《昆明民间常用草药》。为草威灵之别名。详各条。

草羚羊cǎolíngyáng 中药材。见《广西本草选编》。为狗肝菜之别名。详该条。

草龙胆cǎolóngdǎn 中药材。见南川药物试验种植场《常用中草药手册》。为小龙胆草之别名。详该条。

草龙胆散cǎolóngdǎnsǎn 《太平惠民和剂局方》卷七方。❶龙胆、木贼、菊花、炒决明子、炙甘草各二两，炒香附、川芎各四两。为细末，每服二钱，麦冬煮水入砂糖少许，或米泔水食后调下。功能凉肝祛风明目。治上焦风热，气毒攻冲，眼目暴赤疼痛，羞明多眵，迎风流泪，翳膜胬肉攀睛。❷白蒺藜（炒去刺）、龙胆各六两，赤芍药半斤，炙甘草、羌活、防风各三两，菊花半两，茯苓（去皮）四两。为末，每服二钱，食后临卧时温酒调下。治眼暴赤肿痛，风热上冲，睛疼连眶，睑眦赤烂，瘀肉侵睛，时多热泪及因叫怒，逆损肝气，久劳瞻视役损眼力，风尘砂土入眼涩痛，致成内外障翳及一切眼患。

草龙珠cǎolóngzhū 中药材。见《本草纲目》。为葡萄之别名。详该条。

草芦荟cǎolúhuì　中药材。见《北京地区植物志》。即芦荟。详该条。

草迷cǎomí　见《医宗金鉴·儿科心法要诀》。❶指婴儿生下后不啼。即初生不啼。详该条。❷指产妇将胎儿娩出后出现的昏迷不知人事。

草蜜cǎomì　中药材。出《本草拾遗》。为刺蜜之别名。详该条。

草木便方一元集cǎomùbiànfāngyīyuánjí　本草著作。4集。清代刘兴撰。刊于1870年。此书分为元、亨、利、贞4集，前两集收载药物508种，以七言歌诀形式阐述各药性味、功用，并附药图。所载药物多属四川合阳赤水一带出产。后两集收录常用药方。现有清刻本。

草木灰cǎomùhuī　中药材。见中国人民解放军总医院医疗队第八队《草木灰治疗大骨节病》。又名薪柴灰。为柴草烧成的灰。辛，温。利水，去疣痣，蚀恶肉。①内服治水肿。②现用于治克山病、大骨节病。用本品1.5kg，加水5kg，搅拌后浸泡24小时，过滤，取澄清液，加热浓缩成1kg。每服30～40ml，日服3次。③去疣痣、蚀恶肉，外用调敷患处。本品主含碳酸钾。

草木图会cǎomùtúhuì　本草著作。12卷。明代王思义撰。约成书于15世纪。本书即《三才图会》内容之一，是以图为主的图解性植物学著作。共收录植物（草木类，主要是药用植物）531种。每种均先绘原植物图，后记该植物的产地、形状、别名及性味主治等。所绘各图精细逼真，同时也收录了不少一般本草书中不收载的民间草药。是研究民间草药的参考读物。

草蓐cǎorù　❶见《卫生家宝产科备要》。即临产。详“分娩”条。❷见《金匮要略·妇人产后病脉证治》。古代妇女分娩时，以干草铺床或炕为蓐，故草蓐指产妇所卧之床褥，引申为妇女产后坐月期。

草珊瑚cǎoshānhú　中药材。见《南越笔记》。为石花菜之别名。详该条。

草石蚕cǎoshícán　中药材。❶出《本草拾遗》。又名石蚕、石祁蛇、白伸筋、老鼠尾、白毛蛇、筋碎补。为骨碎补科植物圆盖阴石蕨 *Humata tyermanni* Moore 的根茎或全草。分布于华东、华南和西南地区。甘、淡，凉。祛风利湿，散血凉血，解毒，止痛。①治风湿性关节炎，慢性腰腿痛，腰肌劳损，黄疸型肝炎，尿路感染，吐血，便血，尿血，肺痈。煎服：15～30g。②捣敷治乳痈，扭伤；捣汁涂治带状疱疹、蛇咬伤。全草预试含黄酮苷、有机酸、氨基酸、酚类、糖类。❷见《本草纲目拾遗》。为水龙骨之别名。详该条。❸见《本草汇编》。为甘露子之别名。详该条。

草苏cǎosū　苏，草叶。草苏指以叶入药的植物类药。《素问·移精变气论》：“治以草苏、草之枝，本末为助，标本已得，邪气乃服。”

草威灵cǎowēilíng　中药材。出《滇南本草》。又名小黑药、黑根、草灵仙、威灵菊。为菊科植物显脉旋覆花 *Inula nervosa* Wall. 的根。分布于云南、贵州等地。辛、苦，温。祛风除湿，健胃消食。治风湿性关节炎，腰腿痛，胃痛，消化不良，噎膈，骨鲠喉。煎服：9～15g。

草乌cǎowū　中药材。见《圣济总录》。为草乌头之处方名。详该条。

草乌喙cǎowūhuì　中药材。见《药材资料汇编》。为竹节香附别名。详该条。

草乌散cǎowūsǎn　《世医得效方》卷十八方。皂角、木鳖子、紫金皮、白芷、半夏、乌药、川芎、当归、川乌各五两，大茴香、坐草（酒煎熟）、草乌各一两，木香三钱。为末，每服二钱，红酒调下。用于骨折、脱臼等整骨手术麻醉。若伤重刺痛，手不得近者，加坐草、曼陀罗各五钱。

草乌头cǎowūtóu　中药材。出唐代侯宁极《药谱》。又名草乌。为毛茛科植物北乌头 *Aconitum kusnezoffii* Reichb. 的干燥块根。主产于东北、华北各地。辛，苦，热，有大毒。归心、肝、肾、脾经。祛风除湿，温经止痛。①用于风寒湿痹，关节疼痛，心腹冷痛，寒疝作痛及麻醉止痛，煎服用制草乌1.5～6g，煎煮须1小时以上。②治阴疽肿毒，瘰疬初起，生品研末调敷，皮肤破损处不宜用。内服过量或煎煮不当易致中毒，出现唇舌、手足发麻，运动失灵，心律不齐，甚至心脏及呼吸麻痹而死亡。孕妇忌服。反白及、贝母、白蔹、半夏、瓜蒌、天花粉，畏犀角。北乌头和华乌头块根均含乌头碱、次乌头碱等生物碱。乌头尚含牛扁酸甲酯等。乌头碱对小鼠有镇痛作用。乌头总生物碱对兔、小鼠具抗炎作用，可使狗心率减慢，心律不齐，甚至室颤。草乌尚有局部麻醉作用。乌头碱毒性颇大。参见“附子”条。

草无根cǎowúgēn　中药材。见《天宝本草》。为满江红之别名。详该条。

草鞋板cǎoxiébǎn　中药材。❶见《天宝本草》。为青酒缸之别名。❷见《贵州民间药物》。为球兰之别名。详各条。

草鞋带cǎoxiédài　经穴别名。出《扁鹊神应针灸玉龙经》。即解溪。见该条。

草鞋底cǎoxiédǐ　中药材。见萧步丹《岭南采药录》。为苦地胆之别名。详该条。

草血竭cǎoxuèjié　中药材。出《植物名实图考》。又名回头草、土血竭、拱腰老、老腰弓、一口血。为蓼科植物草血竭 *Polygonum paleaceum* Wall. 的根茎。分布于我国西南地区。苦、辛，微涩，微温。活血散瘀，止痛，止血。①治慢性胃炎，胃及十二指肠溃疡，痢疾，肠炎，癥瘕积聚，月经不调，风湿痹痛，跌打损伤。内服：煎汤9～15g，研粉吞服1.5～3g。②治吐血、咯血、衄血因瘀血所致者、创伤出血。内服或研末撒。本品含混合型鞣质。

草杨梅cǎoyángméi　中药材。见《中国药用植物志》。为茅莓之别名。详该条。

草药cǎoyào　中药的一种习称。

草药手册cǎoyàoshǒucè　本草著作。原江西药科学校革命委员会编。本书通过向农村贫下中农及草医草药人员学习和调查，并参阅有关文献资料整理而成。共收集长江以南地区常用民间草药925种，按药名笔画排列，对于各种草药的植物形态、图形及用途、方剂等做了系统的介绍。

草药图经cǎoyàotújīng　民间草药著作。又名《简易本草》《简易草药方图说》。1卷。清代德丰撰，莫树蕃校。刊于1827年。作者通过询访山村乡老的采药实践，共收录南方地方草药60种，大多不见于一般本草文献。每药记其别名、形态、主治、应用及性味，并各绘出写真图。本书无单行本，附刊于作者的《集验简易良方》一书中。

草玉铃cǎoyùlíng　中药材。见《中国植物图鉴》。为铃兰之别名。详该条。

草玉梅cǎoyùméi　中药材。见《辽宁经济植物志》。为斩龙剑之别名。详该条。

草钟乳cǎozhōngrǔ 中药材。出《本草拾遗》。为韭菜之别名。详该条。

ce

侧柏樗皮丸cèbǎichūpíwán 《医学入门》卷七方。樗皮二两，侧柏叶（酒蒸）、黄柏、黄连各五钱，香附、白术、白芍药各一两，白芷（烧存性）三钱。为末，粥糊为丸，米汤送下。治白带，因七情所伤而脉数者。

侧柏叶cèbǎiyè 中药材。出《药性论》。又名柏叶、丛柏叶。为柏科植物侧柏 *Platycladus orientalis* (L.) Franco. 的干燥枝梢和叶。全国大部分地区有产。苦、涩，寒。归肺、肝、脾经。凉血止血，化痰止咳，生发乌发。①用于吐血，衄血，咯血，便血，崩漏下血，肺热咳嗽，血热脱发，须发早白，风湿痹痛，煎服 6～12g，止血炒炭用。②治深部脓肿，用叶 30g，捣碎，同白矾粉 15g 加酒和匀，调敷患处。③治丹毒，痄腮，汤火伤，鲜叶捣烂敷。叶含挥发油，油中主含 α－侧柏酮等，另含芹菜素、香橙素、槲皮苷等黄酮类和鞣质等。还含硬肪酸、去氧鬼臼毒素、异海松酸等。本品有止血作用，还能镇咳、平喘、镇静、祛痰，亦可抗菌、抗肿瘤等。

侧柏子cèbǎizǐ 中药材。见《日华子诸家本草》。即柏子仁。详该条。

侧耳根cè'ěrgēn 中药材。出《遵义府志》。为鱼腥草之别名。详该条。

侧金盏花cèjīnzhǎnhuā 中药材。见《桂海虞衡志》。为冰凉花之别名。详该条。

侧棱cèléng 病名。即横产。清代员从云《产科一得》："手先出者，名曰侧棱。"

侧水cèshuǐ 指妇女妊娠期间阴道所流出白而稠的液体。清代崔秉铣《妇科宗主》："妇人有孕，或因气怒，或取重物，偶来白色水，稠者，非胞破之水，名曰侧水。"

侧卧位cèwòwèi 针灸体位名。见"卧位"条。

侧倚位cèyǐwèi 针灸体位名。见"坐位"条。

cen

梣皮cénpí 中药材。出《名医别录》。为秦皮之别名。详该条。

梣树子油cénshùzǐyóu 中药材。见《本草纲目拾遗》。为茶油之别名。详该条。

ceng

层青céngqīng 中药材。见《造化指南》。为曾青之别名。详该条。

cha

叉喉chāhóu 病名。又名叉喉风，见《重楼玉钥》卷上："严氏赤散：治一切喉痹、缠喉、双单鹅、叉喉恶证。"本病先见咽喉作紧，风痰上涌，多有绵涎，内紧外浮肿，不能饮食，渐至咽喉紧闭，如叉叉住，故名叉喉。治疗：外用冰硼散、摩风膏等，内服紫正散、开关散化裁。参见"叉喉风"条。

叉喉风chāhóufēng 病名。见《重楼玉钥》卷上。多因风痰上涌，肺气壅塞，阻于咽喉所致，症见咽喉肿痛，甚或颈项亦肿，咽喉缩紧感，呼吸迫促等。《重楼玉钥》："先咽喉作紧，风痰上涌，多有绵涎，内紧外浮肿，不能饮食，渐至咽喉紧闭，如叉叉住。甚则头面浮大，其患最速，宜急治之。"治宜疏风解毒，消肿祛痰。可选用紫正散、清咽利膈汤、普济消毒饮等加减。外吹冰硼散。本病类今之急性喉炎。

叉喉瘤chāhóuliú 病名。《喉科指掌》卷六："叉喉瘤，亦有生于关外。"

叉手自冒心chāshǒuzìmàoxīn 症名。指两手交叉覆按心胸。《伤寒论·辨太阳病脉证并治中》："发汗过多，其人叉手自冒心，心下悸，欲得按者，桂枝甘草汤主之。"《伤寒溯源集》注："发汗过多，则阳气散亡，气海空虚，所以叉手自冒覆其心胸，而心下觉惕惕然悸动也……此以误汗亡阳，心胸真气空虚而悸动，故欲得按也。"

插花chāhuā 经外奇穴。出《刺疔捷法》。位于额曲（头维）直上 1.5 寸处。主治头面疔疮、偏头痛等。沿皮刺 0.3～0.5 寸。艾炷灸 1～3 壮，或艾条灸 3～5 分钟。

插药chāyào 是插入疮内的细药条（药粉加米糊制成线条），有腐蚀作用。用于死肌、顽肉、瘘管及不知痛痒的疮疡，插药往往用剧毒的矿物药，应注意选择适应证，细心使用。

蝽舌喉痈chāshéhóuyōng 病证名。即蘸舌喉痈，详该条。

蘸舌chāshé 病名。亦作蝽舌。见《咽喉经验秘传》："重舌即蘸舌，舌下生小舌也。"详"重舌"条。

蘸舌喉痈chāshéhóuyōng 病证名。喉痈的一种。见《杂病源流犀烛》卷二十四。多由体胖形盛之人，血热气盛，感受外邪，或过食肥甘醇酒，致湿熏蒸酿痰而成。症见舌下肿起如生一小舌样者，名蘸舌；如连喉肿痛者，名蘸舌喉痈。《咽喉经验秘传》："肥人感热性躁者多生此症。凡舌下生如小舌样者为蘸舌，如连喉肿痛为喉痈。"治宜凉血解毒，祛痰消肿。用犀角地黄汤、黄连解毒汤、仙方活命饮等加瓜蒌、枳壳、桔梗、薏苡仁等。

茶麸cháfū 中药材。见《广东中医》[1959，4（1）：40]。为茶子饼之别名。详该条。

茶黄cháhuáng 病证名。指小儿遍身黄肿而嗜茶叶等异物的病证。《幼科铁镜》："茶黄者，小儿胃腑积有湿热，嗜食茶叶，或嗜生米，瓦砾黄土所致，遍身皆黄而肿。"治宜清胃化湿。用平胃散加茵陈蒿、栀子。一说用青矾炒黄豆，随意食之有效。

茶积chájī 病证名。见《济生方》卷四。指嗜茶成癖而致积者。《杂病源流犀烛·积聚癥瘕痃癖痞源流》："茶积，好饮茶成癖积，或喜吃干茶叶而成积。面黄，胸膈或空或胀无常也。宜姜黄、吴茱萸、苍术、白术、炮姜、川椒，方用星术丸、磨积丸。"《类证治裁·积聚》："嗜茶成积，星术丸。好食茶叶成癖，椒仁、茶叶各一两，研末，炒飞，面糊丸，茶清下。"《医宗必读》卷七："茶积，轻者姜、芝麻，甚者茱萸、椒、姜。"参见"积"条。

茶剂chájì 药物剂型之一。由药物粗粉或配少量茶叶与黏合剂混合而成。制成小方块或长方块，亦有制成饼状者。用时将药块打碎，置于有盖茶杯中，冲入沸水泡汁代茶服用。常用茶剂如午时茶、感冒茶、甘和茶等。

茶枯chákū 中药材。见《中国药用植物志》。为茶子饼之别名。详该条。

茶辣chálà　中药材。见《中国药用植物提要》。为吴茱萸之别名。详该条。

茶癖chápǐ　病证名。见《丹溪心法·积聚痞块》。指嗜茶太过，积久所致的癖病。《儒门事亲》卷八："好茶成癖，积在左胁。"症见饮食减少，面黄，乏力，腹痛等。治用磨积丸、星术丸等方。或用石膏、黄芩、升麻为末，砂糖水调服。参见癖有关条。

茶实cháshí　中药材。出《续名家方选》。即茶子。详该条。

茶寿cháshòu　108岁的艺术性表述。"茶"字的草字头代表二十，下面有"八"和"十"，一撇一捺又是一个"八"，加在一起就是108岁。

茶树根cháshùgēn　中药材。出《本草纲目拾遗》。为山茶科植物茶 *Camellia sinensis* O. Ktze. 的根。苦，平。强心，利尿，活血调经，清热解毒。①治心力衰竭，心脏病水肿。②治肝炎，痛经。煎服：30～60g。③治口烂。煎汤代茶不时饮。④治疮疡肿毒，汤火伤，带状疱疹，牛皮癣。水煎熏洗或磨醋涂。新鲜根含水苏糖、棉子糖等糖类，并含少量多酚化合物，对动物有降血脂作用。

茶叶cháyè　中药材。出《本草图经》。为山茶科植物茶 *Camellia sinensis* O. Ktze. 的芽叶。我国长江流域及其以南各地均有栽培。苦、甘，凉。入心、肺、胃经。清头目，除烦渴，消食，利尿，止泻。①治头痛，目昏，嗜睡，心烦口渴，食积，泄泻，痢疾，小便不利，水肿。煎服：3～9g。②治烧、烫伤，脚趾缝烂疮。研末调敷。本品含咖啡碱，茶碱，鞣质（大量），维生素C、A、B及挥发油，并含茶皂醇E、茶叶皂苷、槲皮素、山柰酚、茴芋苷等。还含山茶皂苷元、茶氨酸、茶醇、东莨菪素、表没食子儿茶精等。另含挥发油，内有γ-己烯醇、芳樟醇及其氧化物等。咖啡碱能兴奋大脑皮层，使精神兴奋，故饮浓茶可致失眠。茶碱及咖啡碱能加强心肌收缩力，加快心率，扩张皮肤、冠状动脉及肾血管，收缩脑及内脏血管。茶碱有利尿和解除支气管及胆管平滑肌痉挛作用。煎剂在体外对各型痢疾杆菌等有抑制作用。茶叶尚能激活纤溶酶原引起抗凝。绿茶提取物有一定抗肿瘤作用。茶鞣质可降压、抑制兔主动脉平滑肌细胞DNA合成等。

茶叶花cháyèhuā　中药材。见《东北资源植物手册》。为罗布麻之别名。详该条。

茶油cháyóu　中药材。出《本草纲目拾遗》。又名树子油。为山茶科植物油茶 *Camellia oleifera* Abel 种子的脂肪油。分布于长江流域及其以南各地。甘，凉。清热化湿，润肠，杀虫解毒。①治痧气腹痛，急性蛔虫性肠梗阻，便秘。内服：150～200ml，一次服下。②治小儿面癣，烫伤。涂搽患处。

茶油巴cháyóubā　中药材。见《广东中医》［1959，4(1)：40］为茶子饼之别名。详该条。

茶子cházǐ　中药材。出《本草纲目》。又名茶实。为山茶科植物茶 *Camellia sinensis* O. Ktze. 的果实。苦，寒，有毒。祛痰，治喘嗽。内服：入丸剂，每次0.6～0.9g；亦可磨汁滴鼻，令患者吸入喉中，少顷吐出痰涎。本品含皂苷，还含咖啡酸、脂肪酸等。还有茶氨酸，有弱的镇静作用。

茶子饼cházǐbǐng　中药材。见《广东中医》［1959，4（1）：40］。又名茶枯、茶麸、茶油巴。为山茶科植物油茶 *Camellia oleifera* Abel 的种子榨去脂肪油后的渣滓。辛、苦、涩，有小毒。祛湿杀虫。①治皮肤瘙痒，阴囊湿疹，煎水洗。②跌打损伤，火煨，研末，酒调敷。本品含皂苷、鞣质、生物碱。如山萘酚-3-*O*-葡萄糖基鼠李糖苷等。油茶粗皂苷可抑杀多种真菌，还可降低胆固醇，体外可抑制精子活力。茶子饼粉在体外有杀灭血吸虫卵的效果。

搽剂chájì　中药剂型之一。即将药材提取物、药材细粉或挥发性药物用乙醇、油或适宜的溶剂制成的澄清或混悬的外用液体制剂。

察病指南chábìngzhǐnán　诊法著作。3卷。宋代施发撰于宋代淳祐年间（1241—1252）。本书取《内经》《难经》《甲乙经》及有关脉学诊法论著参互考订，求其明白易晓、切于实用者分门别类编纂而成。内容以脉诊为主，脉象沿用"七表八里九道"二十四脉分类法，卷下列有审诸病生死脉法。除脉诊外，尚有听声、察色、考味等诊法，是一部现存较早的诊断学专著。1957年由上海卫生出版社出版。

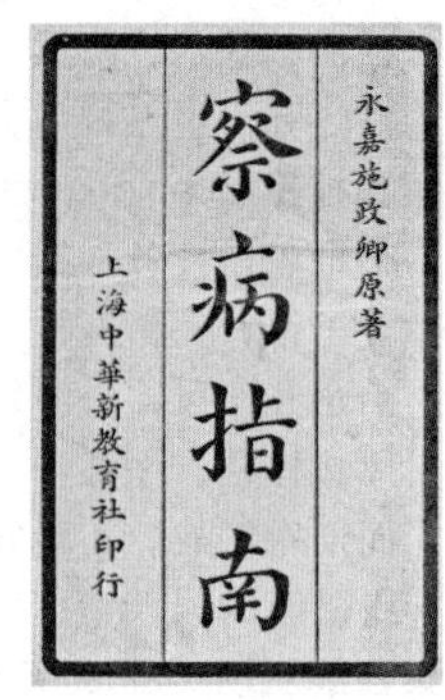

察病指南

察目chámù　望诊内容之一。《灵枢·大惑论》："五藏六府之精气，皆上注于目而为之精。"察目可以测知五脏的变化。包括眼神、色泽及其形态等。察眼神有助于了解内脏的盛衰。精气充沛则目有神，视物清晰；精气衰则目无神，白睛暗浊，黑睛晦滞，视物不清。察色泽的变化，当结合五色主病，联系目的分部，以判断脏腑病的寒热虚实。形态的改变，如目窠浮肿多水肿病，目窠内陷多伤津脱液、精气衰败；睡中露睛，多属脾虚；眼突多属瘿肿，眼突而兼气喘多属肺胀；目翻上视、直视、斜视，多属肝风内动；目睛微定则是痰热内闭。

察舌辨症新法cháshébiànzhèngxīnfǎ　舌诊著作。1卷。清末刘恒瑞撰。本书论述舌苔原理、看舌八法，在病理舌苔中着重阐析黄、白、黑苔，内容比较简要。初刊于《医学扶轮报》，1960年与《临床验舌法》合刊出版。

察翳法cháyìfǎ　眼科检查方法之一。见《银海精微》。主要观察目翳发生的部位、形态、大小、色泽等，以助辨证与治疗。

差chà　❶病情减轻。《素问·风论》："肺风……时咳短气，昼日则差，暮则甚。"❷较、尚可。《梦溪笔谈》："凡合血之物，肉差易长，其次筋难长，最后骨难长。"《脉经》："人见病者差安，而强与谷，脾胃气尚弱，不能消谷。"《临证指南医案》："以此羽翼仲景，差可嘉惠后学。"❸差距。《素问·六元正纪大论》："微者小差，甚者大差。"另见"差 chài"条。

差经chàjīng　病证名。见《竹林女科证治》。亦名错经、蹉经、蹉缠、蹉理症、踵经。多因素嗜辛辣热物，积热郁久，内扰冲任，迫血妄行所致。症见月经来时从大小便俱出。治宜解热毒、调气血。方用分利五苓汤（猪苓、泽泻、白术、赤芍、阿胶、当归、川芎）。亦有认为差经为产后交肠病。详该条。

差颓chàtuí　即差㿉。详该条。

差㿉chàtuí　病名。又名差颓、偏癞。指小儿单侧睾丸肿大。《诸病源候论》："差癞者，阴核偏肿大。"治宜理气散结。

差夏chàxià　指长夏和秋令相交的时候。《素问·六元正纪大论》："物成之差夏。"王冰注："立秋之后一十日也。"

姹女chànǚ　❶气功隐语，指肾精。❷炼丹术语。指水银。《周易参同契》："河上姹女，灵而最神；得火而飞，不见埃尘。"

chai

C

柴磁地黄丸cháicídìhuángwán　即耳聋左慈丸。见该条。

柴独苍术汤cháidúcāngzhútāng 《症因脉治》卷一方。柴胡、独活、苍术、防风、黄柏、黄芩。水煎服。功能祛风除湿清热。治湿热腰痛，脉左关沉数者。若热甚，加龙胆。

柴葛桂枝汤cháigéguìzhītāng《幼幼集成》卷三方。❶柴胡、葛根、桂枝各一钱，白芍药一钱五分，炙甘草八分。加生姜一钱，大枣五枚，水煎服。功能解肌透表，调和营卫。治小儿伤风，自汗发热。❷柴胡、葛根、羌活、人参、防风、桂枝、牛蒡子、炙甘草、淡竹叶。水煎服。治痘将出而憎寒振战。实验研究表明，本方具有镇静、减轻胃液对胃黏膜的损害、抗炎、保肝作用。

柴葛解肌汤cháigéjiějītāng ❶《伤寒六书·杀车槌法》方。又名干葛解肌汤。柴胡、葛根、甘草、黄芩、芍药、羌活、白芷、桔梗、石膏。加姜、枣，水煎服。功能解肌清热。治外感风寒，寒郁化热，症见恶寒渐轻，身热增盛，头痛肢楚，目痛鼻干，心烦不眠，眼眶疼痛，舌苔薄黄，脉浮微洪。若无汗恶寒甚者，去黄芩，加麻黄。方中葛根、柴胡解肌退热为君药；羌活、白芷解表邪，并宣痹痛，黄芩、石膏清泄里热，四药均以为臣；白芍、甘草酸甘化阴，和营泄热，桔梗宣利肺气，以助疏泄邪气，生姜、大枣调和营卫，并以和中，五药均以为佐；甘草又兼调和诸药为使。诸药寒温并用，辛凉为主，而成辛凉解肌，兼清里热之剂。❷《医学心悟》卷二方。柴胡一钱二分，葛根、黄芩、牡丹皮各一钱五分，甘草五分，知母、贝母、赤芍药各一钱，生地黄二钱。水煎服。治外感温邪，内有郁热，症见发热头痛，不恶寒而口渴。若心烦，加淡竹叶十片；谵语，加石膏三钱。实验研究表明，本方具有解热作用。

柴葛平胃散cháigépíngwèisǎn ❶《症因脉治》卷四方。苍术、厚朴、陈皮、甘草、柴胡、葛根。水煎服。治湿热疟，呕逆胸满者。❷《症因脉治》卷二方。苍术、厚朴、陈皮、甘草、黄连、葛根、柴胡、栀子各等分。为末，冲服。治胆火入胃，呕苦吐酸。

柴葛芩连汤cháigéqínliántāng《症因脉治》卷四方。柴胡、葛根、黄芩、黄连。水煎服。功能辛凉解表，清热燥湿。治外感热泻，发热口渴，唇干齿燥，面赤烦躁，小便赤涩，小腹中一汛即泻，一泻即止，少顷复痛复泻，肛门灼热，粪色多黄，热在表者。

柴梗半夏汤cháigěngbànxiàtāng 《医学入门》卷三方。柴胡二钱，瓜蒌仁、半夏、黄芩、枳壳、桔梗各一钱，青皮、杏仁各八分，甘草四分。水煎服。功能清热化痰，宣肺透表。治邪热夹痰攻注，发热咳嗽，胸满，胁痛。若口燥渴，去半夏；痰在胁下，加白芥子或竹沥、姜汁。

柴胡cháihú　中药材。出《神农本草经》。又名茈胡、山菜、柴草。为伞形科植物柴胡 *Bupleurum chinense* DC. 或狭叶柴胡 *Bupleurum scorzonerifolium* Willd. 的干燥根。主产于辽宁、甘肃、河北、河南、湖北、江苏、四川。苦、辛，微寒。归肝、胆、肺经。疏散退热，疏肝解郁，升举阳气。治感冒发热，寒热往来，胸胁胀痛，月经不调，子宫脱垂，脱肛，煎服3～10g。北柴胡根含柴胡皂苷A、C、D、S_1、芸香苷、侧金盏花醇α－菠菜甾醇及挥发油等。挥发油内有戊酸、己酸、γ－庚内酯、2－甲基环酮、柠檬烯、香荆芥酮、草烯等。还含多糖。狭叶柴胡根含柴胡皂苷、α－菠菜甾醇及挥发油等。挥发油内有β－松油烯、柠檬烯、异龙脑等。煎剂对人工发热兔有解热作用。柴胡皂苷对实验动物具解热、镇静、镇痛、止咳及抗炎作用，对大鼠应激性胃溃疡有保护作用。北柴胡对动物某些实验性肝功能障碍有保护作用。北柴胡注射液对流感病毒有较强的抑制作用。此外，柴胡皂苷对狗有短暂的降压及减慢心率作用。柴胡皂苷D对小鼠移植性肿瘤有明显抑制作用，并可延长动物生命。皂苷可降低高脂血症动物血清胆固醇。皂苷可溶血，能兴奋离体肠平滑肌。柴胡多糖可提高免疫力，并抗辐射。皂苷可抑制磷酸二酯酶活性等。皂苷口服吸收差。皂苷和挥发油中毒均为中枢抑制。

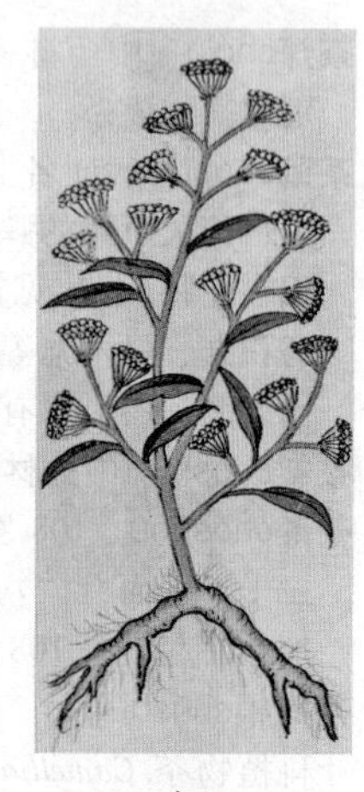
柴胡

柴胡白虎汤cháihúbáihǔtāng《重订通俗伤寒论》方。柴胡一钱，石膏八钱，天花粉、粳米各三钱，黄芩一钱五分，知母四钱，甘草八分，鲜荷叶一片。水煎服。功能和解清热。治寒热往来，寒轻热重，心烦汗出，口渴引饮，脉弦数有力。

柴胡半夏汤cháihúbànxiàtāng ❶《类证活人书》卷十七方。柴胡八两，人参、炙甘草、麦冬、黄芩各三两，白术二两，半夏二两半。为粗末，每服五钱匕，加生姜五片、大枣一枚，水煎服。功能化痰降逆，疏风清热。治痰热头痛，胸满烦闷，手足烦热，荣卫不调，肢节拘倦，身体疼痛，嗜卧少力，饮食无味。❷见《兰室秘藏·呕吐门》。即补肝汤第一方。见“补肝汤”条。

柴胡鳖甲汤cháihúbiējiǎtāng《圣济总录》卷八十九方。柴胡、鳖甲（醋炙）各一两，地骨皮一两半，知母一两。为粗末，每服三钱匕，加乌梅半个、青蒿少许，水煎，食后临卧服。功能清热凉血，透邪敛阴。治虚劳，夜多盗汗，面色萎黄，四肢无力，不思饮食，咳嗽不止。

柴胡达原饮cháihúdáyuányǐn《重订通俗伤寒论》方。柴胡、枳壳、厚朴、青皮、黄芩各一钱五分，炙甘草七分，桔梗一钱，草果六分，槟榔二钱，荷叶梗五寸。水煎服。功能祛湿化痰，透达膜原。治往来寒热，胸胁痞满，腹胀不思食，口干不思饮，大便秘，小便赤涩。

柴胡丁香汤cháihúdīngxiāngtāng 《兰室秘藏·妇人门》方。生地黄二分，丁香四分，当归、防风、羌活各一钱，柴胡一钱五分，全蝎一个。水煎，食前服。治妇人临经，腰脐痛甚，腹中亦痛，经期缩二三日者。

柴胡独活汤cháihúdúhuótāng 《症因脉治》卷一方。柴胡、独活、防风、川芎、苍术、青皮、甘草。水煎服。功能祛风寒湿。治风湿腰痛，如锥刺皮中，属少阳经痛者。

柴胡防风汤cháihúfángfēngtāng 《症因脉治》卷四方。柴胡、防风、荆芥、羌活、川芎、葛根、陈皮、甘草。水煎服。功能疏风透表，升阳止泻。治风泻，症见自汗头汗，恶风发热，头痛额疼，泻下水谷，或下清水，脉左关浮弦者。

柴胡复生汤cháihúfùshēngtāng 《原机启微》卷下方。柴胡六分，藁本、川芎、蔓荆子、羌活、独活、白芷各三分半，炙甘草、薄荷、桔梗、白芍药各四分，五味子二十粒，苍术、茯苓、黄芩各五分。水煎，食后服。治目赤羞明，泪多眵少，头顶沉重，目珠疼痛，眼睑无力，常欲垂闭，久视则酸疼，翳膜陷下。

柴胡葛根汤cháihúgégēntāng 《外科正宗》卷四方。柴胡、天花粉、葛根、黄芩、桔梗、连翘、牛蒡子、石膏各一钱，甘草五分，升麻三分。水煎服。功能清热解毒。治颐毒表散未尽，身热不解，红肿坚硬作痛者。

柴胡桂枝干姜汤cháihúguìzhīgānjiāngtāng 《伤寒论》方。又名柴胡姜桂汤。柴胡八两，桂枝、黄芩各三两，干姜、煅牡蛎、炙甘草各二两，天花粉四两。水煎，分三次服。治伤寒五六日，汗下后，胸胁满微结，小便不利，渴而不呕，但头汗出，往来寒热，心烦者。亦治疟寒多微有热，或但热不寒者。

柴胡桂枝汤cháihúguìzhītāng 《伤寒论》方。桂枝、黄芩、人参、芍药、生姜各一两半，炙甘草一两，半夏二合半，大枣六枚，柴胡四两。水煎，分三次服。功能和解透表。治伤寒六七日，发热微恶寒，肢节烦痛，微呕，心下支结，外证未去者。

柴胡厚朴汤cháihúhòupòtāng 《外台秘要》卷七引《广济方》方。柴胡、炙厚朴各十分，茯苓、橘皮、紫苏各八分，生姜十二分，槟榔五分。水煎，分三次服。治心腹胀满。

柴胡加桂汤cháihújiāguìtāng 《三因极一病证方论》卷四方。柴胡一两三钱，半夏四钱一字，炙甘草三钱一字，芍药、黄芩、人参、肉桂各半两。为粗末，每服五钱匕，加生姜五片、大枣一枚，水煎，食前服。治少阳伤风四五日，身热恶风，颈项强，胁下满，手足温，口苦而渴，自汗，其脉阳浮阴弦。

柴胡加龙骨牡蛎汤cháihújiālónggǔmǔlìtāng 《伤寒论》方。柴胡四两，龙骨、黄芩、生姜、铅丹、人参、桂枝、茯苓、煅牡蛎各一两半，半夏二合半，大枣六枚，大黄二两。先煮前十一味，再入大黄微煮，分四次服。治伤寒下后，胸满烦惊，小便不利，谵语，一身尽重，不能转侧。

柴胡加芒硝汤cháihújiāmángxiāotāng 《伤寒论》方。柴胡二两十六铢，黄芩、人参、炙甘草、生姜各一两，半夏二十铢，大枣四枚，芒硝二两。先煎前七味，去滓，后入芒硝，更煮微沸，分二次服。功能和解少阳，通便泄热。治伤寒病少阳未解，阳明燥结，胸胁满而呕，日晡所发潮热。

柴胡姜桂汤cháihújiāngguìtāng 《金匮要略》方。即柴胡桂枝干姜汤。见该条。

柴胡羚角汤cháihúlíngjiǎotāng 《重订通俗伤寒论》方。柴胡（鳖血制）、当归尾各二钱，碧玉散、羚羊角、大黄（醋炒）各三钱，桃仁九粒，青皮一钱五分，炒穿山甲、人参、红花各一钱。水煎，调入牛黄膏一钱，冲服。治妇人温病发热，经水适断，昼日明了，夜则谵语，甚则昏厥，舌干口臭，便闭尿短。

柴胡六合汤cháihúliùhétāng 《医垒元戎》方。当归（酒炒）、川芎、白芍药、熟地黄（酒蒸）各一两，柴胡、黄芩各七钱。为粗末，水煎服。功能养血和血，疏肝清热。治妊娠伤寒，胸胁满痛而脉弦者。

柴胡梅连散cháihúméiliánsǎn 《血证论》卷七方。柴胡、人参、黄芩、白芍药、当归各三钱，甘草、黄连各一钱。为末，冲服。治肝经怒火逆上，侮肺咳血。

柴胡羌活汤cháihúqiānghuótāng 《症因脉治》卷一方。柴胡、羌活、防风、枳壳、桔梗、青皮、苏梗。水煎服。功能发散风寒，疏肝止痛。治感冒风寒胁痛。

柴胡清肝散cháihúqīnggānsǎn 《保婴撮要》卷十三方。又名柴胡栀子散。柴胡、炒栀子各一钱五分，炒黄芩、人参、川芎各一钱，连翘、桔梗各八分，甘草五分。水煎服。治肝胆三焦风热怒火而致的憎寒发热，疮疡，鬓疽等症。

柴胡清肝汤cháihúqīnggāntāng 《外科正宗》卷二方。柴胡、生地黄、赤芍药、炒牛蒡子各一钱五分，当归、连翘各二钱，川芎、黄芩、栀子、天花粉、甘草、防风各一钱。水煎，食远服。功能清热解毒，散结消肿。治鬓疽初起。

柴胡清肝饮cháihúqīnggānyǐn ❶《症因脉治》卷三方。柴胡、栀子、牡丹皮、青皮、苏梗、白芍药、钩藤。水煎服。治胆胀，胸前胀满，胁肋作痛，口苦太息。若肝胆热，加龙胆、青黛。❷《症因脉治》卷四方。柴胡、青皮、枳壳、栀子、木通、钩藤、苏梗、黄芩、知母、甘草。水煎服。功能疏肝行气，清热除烦。治肝胆有热，胁肋脘腹刺痛。

柴胡清膈煎cháihúqīnggéjiān 《通俗伤寒论》方。柴胡八分，大黄（酒浸）、枳壳、黄芩、薄荷各一钱五分，焦栀子三钱，桔梗一钱，连翘二钱，甘草六分，淡竹叶三十六片。水煎服。功能和解少阳，清泄里热。治少阳表邪，内结膈中，膈上如焚，寒热如疟，心烦懊侬，大便不通。

柴胡清骨散cháihúqīnggǔsǎn 《血证论》卷七方。柴胡、青蒿、秦艽、白芍药、牡丹皮、地骨皮、鳖甲、知母各三钱，黄芩二钱，甘草、胡黄连各一钱，童便少许。为末，冲服。功能清虚热，退骨蒸。治瘀血在肝，骨蒸劳热，手足心热，眼目青黑，毛发摧折。

柴胡去半夏加栝蒌汤cháihúqùbànxiàjiāguālóutāng 《金匮要略》方。柴胡八两，人参、黄芩、甘草各三两，栝蒌根四两，生姜二两，大枣十二枚。水煎，分三次服，日二次。治疟病发渴，亦治劳疟。

柴胡散cháihúsǎn ❶《太平圣惠方》卷十方。柴胡、白术、五味子各一两，茯苓、炙甘草、炮姜、炮附子、防风各三分，桂心半两。为粗末，每服五钱，加生姜三分，水煎服。治伤寒阴痉，闭目合面，手足厥逆，筋脉拘急，汗不止。❷《太平圣惠方》卷二十六方。柴胡、赤茯苓、羚羊角、细辛、麦冬、决明子、栀子仁、黄芩、车前子各一两，石膏四两，炙甘草半两。为粗末，每服四钱，加竹叶二七片，水煎，食后服。治肝劳虚热，两目赤涩，烦闷宛转，热气壅滞。❸《太平圣惠方》卷五十五方。①柴胡一两，炙甘草、决明子、车前子、羚羊角各半两。为粗末，每服三钱，水煎服。治肝黄，症见面色青，四肢拘急，口舌干燥，语言謇涩，面目不利，爪甲青色。②柴胡、麦冬各一两，茵陈、犀角、炙甘草各半两，鳖甲（酥炙）二两。为粗末，每服四钱，水煎服。治劳黄，症见四肢无力，骨节烦疼，或时吐逆，不能进食，鼻中干燥，身热疼闷，渐觉羸瘦，寒热不定。❹《太平圣惠方》卷七十方。柴胡、桑根白皮、赤茯苓各一两，半夏、炙甘草各五钱，炒大黄、炒枳壳、百合、秦艽、紫菀、黄芩、赤芍药、知母、木通各三分，麦冬、鳖甲（醋炙）各二两。为粗末，每服三钱，加生姜五厘，水煎，不拘时服。治妇人骨蒸劳热，咳嗽，胸膈痰壅，腹胁妨闷，不欲饮食。❺《证治准绳·类方》第七册方。柴胡、防风、赤芍药、荆芥、羌活、桔梗、生地黄、甘草各等分。为末，每服三钱，水煎服。治眼眶涩烂，遇风发作。❻《瘴疟指南》卷下方。柴胡一两，半夏、桂心、炒白芍药各五钱，炙甘草三钱。为粗末，加生姜七片，大枣一枚，水煎服。治瘴病十四日后，寒热不已，脉弦数者。

柴胡参术汤cháihúshēnzhútāng 《审视瑶函》卷五方。柴胡三分，人参、炒白术、熟地黄、白芍药各一钱半，炙甘草八分，川芎七分，当归二钱，青皮四分。水煎，食远服。功能养血疏肝。治怒伤元阴元阳而致的暴盲。

柴胡升麻汤cháihúshēngmátāng 《杂病源流犀烛·六淫门》卷十二方。柴胡、升麻、前胡、赤芍药、桑白皮、黄芩、葛根、荆芥、石膏。水煎服。功能解表清里。治春夏感冒，头痛身热，鼻塞流涕，恶风恶寒，声重声哑，甚至痰壅气喘，咳嗽咽干，自汗，脉浮缓。

柴胡胜湿汤cháihúshèngshītāng 《兰室秘藏·阴痿阴汗门》方。即清魂汤。见该条。

柴胡疏肝散cháihúshūgānsǎn 《证治准绳·类方》卷四引《统旨》方。陈皮（醋炒）、柴胡各二钱，川芎、枳壳（麸炒）、芍药、香附各一钱半，炙甘草五分。水煎，食前服。功能疏肝行气，活血止痛。治肝气郁结，胁肋疼痛，寒热往来。《张氏医通》方有栀子（姜汁炒黑）一钱，煨姜一片。

柴胡四物汤cháihúsìwùtāng ❶《素问病机气宜保命集》卷下方。川芎、熟地黄、当归、芍药各一两半，柴胡八钱，人参、黄芩、甘草、半夏曲各三钱。为粗末，水煎服。功能养血和血，和解退热。治日久虚劳，微有寒热。❷《证治准绳·幼科》集六方。柴胡、人参、黄芩、当归、川芎、生地黄、白芍药、地骨皮、知母、麦冬、淡竹叶。为粗末，水煎，不拘时服。治麻疹收没后，身有微热，发枯毛竖，肉消骨立，渐渐羸瘦者。

柴胡通经汤cháihútōngjīngtāng 《兰室秘藏》卷下方。柴胡、当归尾、甘草、连翘、黄芩、牛蒡子、三棱、桔梗各一钱半，黄连一钱，红花少许。水煎，食后服。功能清热解毒，活血化瘀。治小儿项侧有疮坚而不溃及瘰疬。

柴胡退翳丸cháihútuìyìwán 《银海精微》卷下方。即羌活退翳丸。见该条。

柴胡丸cháihúwán 《圣济总录》卷一百五十方。柴胡、黄连、知母、赤芍药、龙胆、黄芩、地骨皮、麦冬、茯神、炙甘草各一两，槟榔三分。为细末，炼蜜为丸，梧桐子大，每服二十丸，温酒送下。治妇人血风劳气，头目昏眩，胸背拘急，四肢酸痛，心躁烦热，气满腹胀，腰膝无力，经候不调。

柴胡陷胸汤cháihúxiànxiōngtāng 《重订通俗伤寒论》方。柴胡、桔梗各一钱，姜半夏三钱，黄连八分，黄芩、枳实一钱半，瓜蒌仁五钱，生姜汁四滴（冲）。水煎服。功能和解少阳，清热化痰。治少阳证具，胸膈痞满，按之痛者。

柴胡芎归汤cháihúxiōngguītāng 《增补万病回春》卷三方。柴胡、桔梗、当归、川芎、芍药、人参、姜厚朴、白术、葛根、茯苓、陈皮各一钱，红花、甘草各三分，生姜一片，大枣二枚，乌梅一个。水煎，食远服。治夜间阴疟。

柴胡养营汤cháihúyǎngyíngtāng 《温疫论》卷上方。柴胡、黄芩、陈皮、甘草、当归、白芍药、生地黄、天花粉、知母。加姜、枣，水煎服。功能养血滋阴，和解退热。治温病下后，重亡津液，里证未尽，而表有余热者。

柴胡抑肝汤cháihúyìgāntāng 《医学入门》卷八方。柴胡二钱半，赤芍药、牡丹皮各一钱半，青皮二钱，连翘、生地黄各五分，地骨皮、香附、苍术、栀子各一钱，川芎七分，神曲八分，甘草三分。水煎服。功能疏肝解郁，清热除烦。治郁闷不舒，心火频炽，恶风体倦，乍寒乍热，面赤心烦，自汗等症。

柴胡引子cháihúyǐn · zi 《症因脉治》卷三方。柴胡、黄芩、陈皮、人参、甘草、大黄。水煎服。治气热不得卧，脉左关数大者。

柴胡饮cháihúyǐn ❶《证治准绳·幼科》集三方。北柴胡、人参、当归（酒洗）、黄芩、赤芍药、炙甘草各一两，大黄、炒桔梗、北五味子、半夏各五钱。每服二钱，加乌梅、小角姜各少许，水煎，不拘时服。治骨蒸疳气，五心烦热，日晡转盛，口干无味，渴多身瘦，胸满痰紧，小便色黄，食减神昏。❷《医宗金鉴·幼科心法要诀》卷五十二方。赤芍药、柴胡、黄连、姜半夏、桔梗、夏枯草、龙胆、浙贝母、黄芩、甘草。加灯心，水煎服。治无辜疳，症见颈项生疮，或项内有核如弹，按之转动，软而不疼，或便利脓血，身体羸瘦，面黄发热。

柴胡饮子cháihúyǐn · zi 《宣明论方》卷四方。柴胡、黄芩、人参、当归、芍药、大黄、甘草各半两。为粗末，每服三钱，加生姜三片，水煎服，日三次。治骨蒸积热，寒热往来，蓄热寒战及伤寒发汗不解，或口干烦渴，或下后热未愈，汗后劳复，或骨蒸肺痿喘嗽，妇人产后经病。

柴胡栀连汤cháihúzhīliántāng 《症因脉治》卷四方。柴胡、黄芩、陈皮、甘草、黄连、栀子。水煎服。功能疏肝清热。治肝火而致胁肋痛，痛连小腹，夜多不寐，每至五更，小腹左角一汛，急欲登厕，火性急速，一泻即止。

柴胡栀子散cháihúzhī · zisǎn ❶《证治准绳·幼科》集六方。柴胡、栀子、牡丹皮各一钱，川芎、芍药、茯苓、当归、炒牛蒡子各七分，炒白术、甘草各五分。水煎服。功能养血疏肝，清热解毒。治肝胆经热，疮毒不愈，或发热不止。❷即柴胡清肝散。见该条。

柴胡枳桔汤cháihúzhǐjiétāng ❶《古今医鉴》卷三方。麻黄、杏仁、枳壳、桔梗、柴胡、黄芩、半夏、知母、石膏、葛根各一钱，甘草五分。加生姜三片，水煎服。功能解表清热，宣肺止咳。治伤寒潮热，咳嗽痰盛，胸胁痛，烦渴引饮，脉洪数。❷《张氏医通》卷十六方。柴胡、黄芩、人参、炙甘草、半夏、生姜、大枣、枳壳、桔梗。水煎服。功能和解少阳，行气消痞。治少阳寒热，痞满。❸《重订通俗伤寒论》方。柴胡、黄芩各一钱至一钱半，枳壳、姜半夏、橘皮各一钱半，生姜、桔梗、雨前茶各一钱。水煎服。和解透表，畅利胸膈。治寒热往来，形如疟状，头昏咽干，胸胁痞满，或呕或哕，或耳聋目眩，脉弦苔白者。

柴苓汤cháilíngtāng 《景岳全书·古方八阵》卷五十四方。白术、茯苓、泽泻、柴胡、猪苓、黄芩。水煎服。功能解表清热，健脾利湿。治身热，烦渴，泄泻。实验研究表明，本方有利尿作用。

柴苓饮cháilíngyǐn 《景岳全书·新方八阵》卷五十一方。柴胡二三钱，猪苓、茯苓、泽泻各二钱，白术二三钱，肉桂一至三钱。水煎服。功能解表利湿。治风湿发黄，发热身痛，脉紧，表里俱病，小便不利，中寒泄泻等证。如寒邪胜者，加生姜三五片；如汗出热不退者，加芍药一二钱。

柴平煎cháipíngjiān 即柴平汤。见该条。

柴平汤cháipíngtāng 《增补内经拾遗方论》卷三引《宦邸便方》方。又名柴平煎。柴胡、人参、半夏、黄芩、甘草、陈皮、厚朴、苍术。加姜、枣，水煎服。功能和解少阳，燥湿化痰。治湿疟，一身尽痛，手足沉重，寒多热少，脉濡。

柴芎汤cháixiōngtāng 《审视瑶函》卷三方。柴胡、川芎、茯苓、薄荷、细辛、制半夏、黄芩、炙甘草、陈皮、蔓荆子。为粗末，加生姜三片，水煎，食后服。功能疏风散邪，清利头目。治太阳经头风头痛，寒热而呕。

柴源cháiyuán 南宋医家。绍兴年间（1131—1162）为翰林医，兼太医局教授。与王继先等同校《绍兴校定经史证类备急本草》，充检阅校勘官。

差chài 同瘥。病愈。《备急千金要方》："皆须备诸火灸，乃得永差耳。"另见"差 chà"条。

差后劳复chàihòuláofù 详"劳复"条。

chan

掺药chānyào 掺撒用的外用药粉。一般用于掺放膏药中心或油膏中，贴在疮疡或穴位上；或直接掺布于疮面，或黏附于药线插入疮口内。掺药处方不同，有消肿、散毒、提脓去腐、腐蚀而平胬肉、生肌收口、定痛、止血以及截疟、定喘等不同作用。如提脓去腐的升丹，截疟定喘用的胡椒粉，均属掺药一类。

缠肠漏chánchánglòu 病名。《外科大成》卷二："为其管盘绕于肛也。"即环肛漏。参见该条。

缠豆藤chándòuténg 中药材。出《李氏草秘》。为菟丝之别名。详该条。

缠耳chán'ěr 病名。《证治准绳·疡医》卷三："缠耳常出白脓。"多由湿浊痰毒上犯耳窍所致。耳中出脓色白，听力下降。治宜解毒排脓。可选用龙胆泻肝汤、柴胡清胆汤等加减。参见"聤耳"条。

缠法chánfǎ 推拿手法名。缠是缠绵不休的意思。是指频率较快的一指禅推法。每分钟约 200 次。

缠缚疗法chánfùliáofǎ 特殊疗法。即用宽绷带缠缚下肢，以治疗臁疮、青筋腿等病的方法。

缠骨chángǔ 骨名。桡骨的俗称。《医宗金鉴·正骨心法要旨》："臂骨者……其在上而形体短细者为辅骨，俗名缠骨。"

缠喉chánhóu 病名。见《脉因证治》卷下。《咽喉脉证通论》："此症因风痰湿热，久积于内，或食炙煿厚味太多，或房劳抑郁所致。症见耳下红肿，渐趋项下及结喉之间。一边者轻，两边者重。喉内帝丁左右两旁如蛇盘之状，有黄白二色，黄为黄缠，白为白缠。"治宜泄热解毒，祛痰消肿。方用普济消毒饮、清咽利膈汤、清瘟败毒饮等加减。或刺少商出血。参见"缠喉风"条。

缠喉闭chánhóubì 病证名。见《古今医鉴》卷九。即缠喉风。见该条。

缠喉风chánhóufēng 病证名。见《圣济总录》卷一百二十二。系指咽喉红肿疼痛，或肿疼连及胸前，项强而喉颈如蛇缠绕之状者。《儒门事亲》卷三。《疮疡经验全书》卷一："夫缠喉风属痰热，咽喉里外皆肿者是也。"又谓："此症因胃肾有热，内枯不能上润，致令心火盛故发此症。"多由脏腑积热，邪毒内侵，风痰上涌所致。《丹溪心法》卷四："缠喉风，属痰热。"本病主要症状有喉关内外红肿疼痛，红丝缠绕，肿绕于外，甚者连及胸前，项强如蛇缠绕；若漫肿深延至会厌及喉关下部，则呼吸困难，痰鸣气促，胸膈气紧，手指甲青，手心壮热，牙关拘急，汤水难咽。治宜解毒泄热，消肿利咽。方可选用清瘟败毒饮、普济消毒饮等加减。如呼吸迫促，有窒息征者，宜行气管切开术。

缠喉风外证chánhóufēngwàizhèng 病证名。指患缠喉风颈项外面肿如蛇缠绕者。《疮疡经验全书》卷一："此症外面症如蛇缠，颈身发潮热，头目大痛，其症其肿紫糖色。"多由毒火炽盛上炎所致。治宜清热泻火、消肿解毒。可选三黄凉膈散、普济消毒饮等加减。参见"缠喉风"条。

缠喉急痹chánhóujíbì 病证名。见《时疫白喉捷要》。即缠喉风。详该条。

缠金丹chánjīndān 《普济本事方》卷三方。木香、丁香、沉香、槟榔、官桂（去粗皮，不见火）、胡椒、硇砂（研）、白丁香各一钱，肉豆蔻、飞矾各一分，马兜铃（炒）、天南星（炮）、五灵脂（拣如鼠屎者，淘去沙石，晒干）、栝楼根、半夏（汤洗七次）各半两，朱砂三分（水飞，留半为衣）。为细末，姜汁煮糊为丸，梧桐子大，每服三丸，生姜汤送下。治五种积气及五噎，胸膈不快，停痰宿饮。

缠龙子chánlóngzǐ 中药材。见《中药材手册》。为菟丝子之别名。详该条。

缠络chánluò 见"系络"条。

缠舌喉风chánshéhóufēng 病证名。见《医学心悟》卷四。多由风热邪毒壅塞心肺二经所致。症见舌根肿硬，两旁糜烂。《焦氏喉科枕秘》卷一："此症受风热湿毒，或因风劳酒色而起。下颏俱肿，口噤，舌卷肿大，上有筋如蚯蚓之状，生黄刺白胎，如咬牙不开，宜刺少商。"治宜解毒清热，凉膈清心之剂。如三黄凉膈散、导赤散等加减。

缠丝磨子手chánsīmò·zishǒu 推拿手法名。见杜自明《中医正骨经验概述》。法同太极磨子手，而活动范围较大。参见"太极磨子手"条。

缠丝痧chánsīshā 病证名。痧证之一。《异痧奇验方·缠丝痧》："其证肚腹胀，头疼、心烦、前后心或有紫黑黄点子，用针挑破，以醋擦之即愈，如觉遍体麻木，无此点子者，即心痧子证。将胳膊弯、腿弯青筋刺出紫血，用炒盐煎汤服之。"参见"痧"条。

缠腰火丹chányāohuǒdān 病名。生于腰肋间的疱疹病毒性皮肤病。见《证治准绳·疡医》卷四。又名蛇串疮、火带疮、蛇缠疮、蛇丹、蛇缠虎带。多由心肝二经风火，或脾肺二经湿热所致。起病突然、症见患部皮肤发红烧灼刺痛，红疹集簇，继而出现水疱，小如粟米，大如黄豆，疱液初呈透明，后转浑浊；或间有出血或坏死，累累如串珠，排列成束带状。多发生在身体的一侧。老年患者有时疼痛可持续 1～2 月，甚至更长时间。或伴有轻度发热、疲乏、纳差等全身症状。治疗宜清热利湿解毒。初起皮肤红赤，烧灼痒痛，内服龙胆泻肝汤；若出现水疱，糜烂流水，疼痛更著，内服除湿胃苓汤。外用柏叶散敷之，或用雄黄散调韭菜汁外搽。亦可用针灸及耳针疗法。相当于胸、腰部的带状疱疹。

蝉花chánhuā 中药材。出《本草图经》。又名虫花。为麦角菌科真菌蝉花 *Cordyceps sobolifera*（Hill.）Berk. et Br. 及其寄主山蝉 *Cicada flammata* Dist. 的蝉蛹或幼虫干燥体。主产于浙江、四川、云南等地。甘，寒。定惊，散翳。治小儿惊痫，癔疢，夜啼，心悸，久翳不退。煎服：9～15g。本品含半乳糖配甘露聚糖，有抗癌作用。

蝉花散 chánhuāsǎn ❶《小儿药证直诀》卷下方。蝉花（和壳）、僵蚕（酒炒）、炙甘草各一分，延胡索半分。为末，一岁小儿，每服一分，四五岁，每服五分，食后蝉蜕煎汤送下。治惊风，夜啼，咬牙，咳嗽，及咽喉壅痛。❷《银海精微》卷上方。蝉蜕、菊花、蒺藜、蔓荆子、草决明、车前子、防风、黄芩、甘草各等分。水煎服。治两眼羞明而不痛者。❸《卫生宝鉴》卷二十方。蝉蜕、青黛各半两，细辛二钱半，蛇蜕（烧存性）一两。为末，每服三钱，酒调下。治犬咬及各种损伤，或诸疮溃烂。

蝉花无比散 chánhuāwúbǐsǎn 《太平惠民和剂局方》卷七方。蛇蜕一两，蝉蜕（去头足翅）二两，羌活、当归、石决明（盐水煮捣粉）、川芎各三两，防风、茯苓、炙甘草各四两，赤芍药十三两，蒺藜（炒去刺）半斤，炒苍术十二两。为细末，每服三钱，食后米泔或茶水调服。功能祛风，退翳，明目。治风气攻注，眼目昏暗，睑生风粟，或痛或痒，渐生翳膜，侵睛遮障；偏正头风，牵搐两眼，渐渐细小，连眶赤烂；小儿疮疹入眼，白膜遮睛，赤涩隐痛。《银海精微》亦有本方，但无羌活。

蝉壳散 chánqiàosǎn ❶《银海精微》卷下方。蝉蜕、地骨皮、黄连、牡丹皮、白术、苍术（米泔浸，焙）、菊花各一两，龙胆五钱，甜瓜子三两。为细末，每服一钱五分，荆芥煎汤调下，食后、临卧各一次。治眼目风肿及生翳膜等疾。❷《太平圣惠方》卷八十七方。蝉蜕（微炒）、青黛（研）、蛇蜕皮灰、滑石、麝香（研）各一分。为末，每用绿豆大，吹鼻中，日三次。治小儿鼻疳痒。❸《证治准绳·幼科》集九方。蝉蜕（微炒）、半夏（汤洗七次）、炙甘草、汉防己各一分，桔梗、陈皮各半两。为末，每服一字，三岁以上小儿加至五分，以生姜粥饮调下。治小儿心胸痰壅，咳嗽咽喉不利，常作呀呷声。

蝉舌风 chánshéfēng 病名。《杂病源流犀烛》卷二十四："蝉舌风，舌下再生一舌也。"参见"重舌"条。

蝉退 chántuì 中药材。出《眼科龙木论》。即蝉蜕。详该条。

蝉蜕 chántuì 中药材。出《药性论》。又名蜩甲、伏壳、蝉甲、唧唧皮、仙人衣、蝉退、蝉衣。为蝉科昆虫黑蚱 *Cryptotympana atrata* Fabr. 的若虫羽化时脱落的皮壳。主产于山东、河南、河北、湖北、江苏、四川等地。甘，寒。入肺、肝经。疏散风热，利咽，透疹，明目退翳，解痉。治风热感冒，咽痛音哑，麻疹不透，风疹瘙痒，目赤翳障，惊风抽搐，破伤风。煎服 3～6g。含氨基酸如丙氨酸、脯氨酸等。蝉蜕为甲壳质，含异黄质蝶呤、赤蝶呤等。蝉蜕酒剂对破伤风毒素引起的兔破伤风有对抗作用，可使破伤风兔存活时间延长，也能对抗小鼠因士的宁、可卡因及烟碱而致的惊厥死亡，并有中枢镇静作用。蝉蜕有解热作用，其中以头、足解热作用较强。蝉蜕还可镇痛、抑制免疫、抗过敏、抗肿瘤等。

蝉蜕散 chántuìsǎn ❶《证治准绳·类方》第七册方。猪悬蹄甲（烧存性）二两，蝉蜕一两，羯羊肝（焙干）二钱半。为细末，三岁小儿，每服一钱，食后猪肝汤调下，日四次。治小儿痘疮入眼。❷《证治准绳·幼科》集六方。蝉蜕末一两，猪羊蹄甲（烧存性）二两。为细末，入羚羊粉二分拌匀，每服一分，百日以上小儿，每服一至二分，三岁小儿，每服三至四分，水调服，日三至四次，夜一至二次。治斑疮入眼。

蝉蝎散 chánxiēsǎn 《仁斋小儿方论》卷二方。蝉蜕二十一个，全蝎七个，天南星一个，甘草一分半。为粗末，每服二钱，加生姜三片、大枣二枚，水煎服。治慢惊风，属阳证者。

蝉衣 chányī 中药材。见《临证指南医案》。即蝉蜕。详该条。

蟾蜍 chánchú 中药材。出《名医别录》。又名癞蛤蟆、癞虾蟆、癞格宝、干蟾。为蟾蜍科动物中华大蟾蜍 *Bufobufo gargarizans* Cantor 或黑眶蟾蜍 *B. melanostictus* Schneider 的全体。主产于山东、河北、江苏、浙江、四川、湖南、湖北、辽宁、吉林等地。辛，凉，有毒。解毒消肿，止痛，利尿。治慢性支气管炎，百日咳，痈疖，疔疮，瘰疬，咽喉肿痛，水肿，臌胀，小便不利，小儿疳积。外用研末调敷。内服：煎汤，6～9g；研末，0.9～3g。孕妇忌服。本品含华蟾蜍毒素、华蟾蜍它灵、华蟾蜍精等。具有增强心肌收缩力、升压、局麻、抗肿瘤作用。

蟾蜍草 chánchúcǎo 中药材。见《广西中兽医药用植物》。为车前草之别名。详该条。

蟾蜍皮 chánchúpí 中药材。出《本经逢原》。又名癞蟆皮、干蟾皮、蛤蚆皮。为蟾蜍科动物中华大蟾蜍 *Bufobufo gargarizans* Cantor 或黑眶蟾蜍 *B. melanostictus* Schneider 的皮。辛，凉，有小毒。清热解毒，利水消胀。①治慢性气管炎，瘰疬，疳积腹胀。现用治肿瘤。煎服：3～6g。②治痈疽肿毒。用活蟾皮敷贴，或焙干研末调敷。蟾蜍皮的特殊成分一般与蟾酥相似。

蟾灰散 chánhuīsǎn 《幼幼新书》卷二十五引丁左藏方。干虾蟆（大者，烧存性）、五倍子各一钱，麝香少许。为细末，蜜水调涂齿龈。治走马牙疳。

蟾砂散 chánshāsǎn 《绛囊撮要》方。大虾蟆一个，砂仁不拘量。将砂仁研末，装入虾蟆腹内，令满，缝口，用泥周身封固，炭火煅红，候冷，将虾蟆、砂仁研末，作三次服，陈皮煎汤送下。功能行气消积。治气臌，并治小儿疳疾，面黄肌瘦，肚腹胀满。

蟾酥 chánsū 中药材。出《本草衍义》。又名蟾蜍眉脂、蟾蜍眉酥、蛤蟆酥、蛤蟆浆、癞蛤蟆酥。为蟾蜍科动物中华大蟾蜍 *Bufobufo gargarizans* Cantor 或黑眶蟾蜍 *B. melanostictus* Schneider 的干燥分泌物。产于河北、山东、江苏、浙江等地。辛，温；有毒。入心经。解毒，止痛，开窍醒神。治痈肿疔疮，咽喉肿痛，中暑神昏，痧胀腹痛吐泻。内服：0.015～0.03g，多入丸散用。外用适量。孕妇忌服。现试用于皮肤癌、肝癌、肺癌、食管癌、贲门癌、再生障碍性贫血。本品含华蟾蜍毒素、华蟾蜍它灵、去乙酰华蟾蜍它灵、肾上腺素、胆甾醇、华蟾蜍色胺等。蟾蜍毒素有强心利尿作用，与洋地黄相似；还能兴奋呼吸，升高血压，并有很好的抗炎作用及某些抗癌、抗放射作用。其表面麻醉作用也相当强，有镇痛作用，但毒性较大。蟾蜍色胺有某些平喘、抗过敏作用，量大可引起幻觉，对动物有致惊作用。人中毒后，可按洋地黄中毒时的急救原则处理。

蟾酥饼 chánsūbǐng 《疡医大全》卷三十四方。樟脑、朱砂各一钱，蟾酥（酒化）、乳香（去油）、没药（去油）、雄黄、巴豆霜各二钱，轻粉五分，麝香三分（一方去巴豆霜、樟脑，加煅寒水石、枯矾、胆矾各一钱，蜗牛二十一个）。为末，用蟾酥酒和为丸，绿豆大，每用一丸，口涎调贴患处。治疔疮、脑疽、乳痈、附骨疽、臀痈，一切恶证。

蟾酥丹chánsūdān 《济生方》卷八方。蟾酥一枚。为细末，以白面和黄丹为丸，麦粒大，针破患处，用一粒纳入疮口中。治疔疮。

蟾酥丸chánsūwán ❶《太平圣惠方》卷八十七方。蟾酥、麝香、蝉蜕（微炒，去足）、地龙（微炒）、蛇蜕皮灰各一分，猪胆二枚，青黛、冰片、朱砂各三分。为细末，猪胆化蟾酥和丸，粟米大，每服五丸，温水送下；再取适量，研吹鼻内。治小儿干疳，乳食不成肌肤，日渐羸瘦，身体壮热，毛发干枯，四肢无力。❷《玉机微义》卷十五方。川乌、莲子心、朱砂各二钱五分，乳香、没药各三钱，轻粉、蟾酥各一钱，麝香五分。为末，打糊为丸，豌豆大，每服一至二丸，热酒和葱送服，取汗。治疔黄、恶疮。❸《外科正宗》卷二方。蟾酥（酒化）、雄黄各二钱，轻粉五分，枯矾、煅寒水石、铜绿、乳香、没药、胆矾、麝香各一钱，蜗牛二十一个，朱砂三钱。为末，先将蜗牛研烂，同蟾酥和研稠黏，再入各药为丸，绿豆大，每服五丸，用葱白五寸嚼烂后，包药在内，热酒一盅送下，盖被取汗。治疔疮，发背，脑疽，乳痈，附骨、臀、腿等疽及各种恶疮不痛或麻木，或呕吐，甚至昏愦。❹《种福堂公选良方》方。雄黄、苍术各三钱，麝香三分，木香、丁香（俱不见火）、蟾酥、石菖蒲（炒）各一钱，山慈菇（炒）一钱半。为末，火酒化蟾酥为丸，粟米大，朱砂为衣，每用二至三丸，放舌尖上化下。治痧胀腹痛。❺《疡医大全》卷七方。雄黄、乳香（去油）各一钱，蟾酥一分。用黄酒打面糊为丸，绿豆大，每服三丸，葱白煎汤送下，不愈再服。治诸恶疮。❻《集验简易良方》卷一方。又名塘西痧药方。苍术（米泔水浸软，切片晒干）三两，大黄、丁香、蟾酥（烧酒化开，研细）各六钱，天麻、雄黄（研细、水飞，去沫用）、朱砂（研末）各三两六钱，麝香三钱，甘草（去皮，微炒）三两四钱。为细末，蟾酥用酒化开或糯粥浆为丸，莱菔子大，朱砂为衣，每用四至五丸研碎末，吹入鼻内。治痧胀痰厥，卒中寒暑，不省人事及惊风险症，牙关紧闭者。孕妇忌服。❼《外科全生集》卷四方。即飞龙丹。见该条。

蟾酥走黄丸chánsūzǒuhuángwán 《证治准绳·疡医》卷二方。朱砂（研）、黄丹（飞）、白面各等分。为末，取蟾酥揉作丸，麦粒大，每用一丸，先刺破疮，放药在疮口内，以水沉膏贴之，再用五至七丸，葱汤送下，发汗即愈。治疔疮走黄。

蟾香散chánxiāngsǎn 方名。即金蟾散第一方。见“金蟾散”条。

镵石chánshí 即砭石。《素问·汤液醪醴论》：“石、针艾治其外也。”

镵针chánzhēn 古针具名。九针之一，又称箭头针，指针头大、针尖锐利如箭头者。《灵枢·九针论》：“针者，取法于巾针，去末寸半，卒锐之，长一寸六分，主热在头身也。”其针头部膨大，末端锐尖，形如箭头。主要用于浅刺出血，治疗头身热病及皮肤疾患等。

产宝chǎnbǎo 女科著作。❶清代倪枝维撰，许琏校订。1卷。书成于1728年。本书论产后诸病的证治，并以生化汤为主方，化裁为若干方。收刊于《园医书六种》中。❷指《经效产宝》。见该条。

产宝百问chǎnbǎobǎiwèn 女科著作。5卷。原题元代朱震亨纂辑，明代王肯堂订正。本书系书商将宋代齐仲甫《女科百问》更改书名，托名朱氏而予刊行者。

产风眼chǎnfēngyǎn 病证名。指产后目眩红烂。宜用覆盆子叶嫩汁渍眼，外以纱布蒙之。

产妇chǎnfù 见《诸病源候论》卷四十三。指在产褥期的妇女。

产后败血成痈chǎnhòubàixuèchéngyōng 病证名。徐润之《最新三字达生续编》：“产后……败血留内，结成痈疽，只宜生化汤加连翘、双花、甘草、节乳香、没药治之，切不可用寒凉败毒之药，恐溃后腐烂，必难医治。”

产后痹证chǎnhòubìzhèng 病证名。因产后气血大虚，腠理不固，风寒湿邪乘虚袭入肌肤、经络、关节所致。以痛痹、行痹较为多见。治宜扶正为主，佐以祛邪。方用荆防四物汤随证加减。产后痹证，正气甚虚，切不可过用辛燥之药。

产后编chǎnhòubiān 女科著作。参见“女科·产后编”条。

产后遍身疼痛chǎnhòubiànshēnténgtòng 病证名。出《经效产宝》。多因产后气血亏损，运行无力，致血留滞于经络、肌肉之间；恶露过少，瘀血停留，败血入于关节之中；或产后血脉空虚，风寒袭之，流注筋脉所致。气血运行不畅者，兼见骨节不利，筋脉拘急，治宜养血活血为主，方用十全大补汤加减；败血入于关节者，以手按之，局部疼痛益甚，兼见恶露甚少，血色紫黑，治宜活血化瘀，方用四物汤加秦艽、桃仁、没药、红花；风寒外袭者，症见遇冷则痛甚，得热则痛减，兼见头痛，发热，恶寒，肢体疼痛，治宜养血祛风，方用趁痛散（当归、肉桂、白术、黄芪、独活、牛膝、生姜、炙甘草、薤白、寄生）。

产后病chǎnhòubìng 妇女产褥期各种病证的总称。出《金匮要略》。新产之后，气血耗损，正气内虚，不仅可能出现与分娩损伤直接相关的病变，也容易因为调养失宜、感受邪气而致生多种疾病。参见产后有关病证各条。

产后病痉chǎnhòubìngjìng 病证名。出《金匮要略·妇人产后病脉证治》。指产后突然颈项强直，四肢抽搐，甚至口噤不开，角弓反张。多因产后阴血大亏，筋失所养，复为风邪所袭，引动肝风或产后汗出过多，亡血伤津，虚极生风，拘急而痉。复感风邪者，症见口噤不开，背强而直，身反折，须臾又发，气息如绝。宜急用小续命汤鼻饲。虚极生风者，症见唇青气冷，汗自出，目瞑神昏，若以风治则大误，治宜育阴息风，方用大定风珠。古人也有采用济危上丹以治本病者。

产后不语chǎnhòubùyǔ 病证名。出《经效产宝·续编》。多因产后败血不去，停积于心；产后气血两脱，心气虚不能上通于舌，或痰热乘心，心气闭塞所致。败血停心者，症见面色紫黑，心闷，治宜活血开郁，方用芎归汤合七珍散（人参、石菖蒲、生地黄、川芎、细辛、防风、辰砂）；心气虚者，兼见心悸气短，自汗等，治宜补益气血，以人参煎汤服；痰热乘心者，兼见喉间有痰声，面热胸高等，治宜清痰热，兼以和胃，方用二陈汤加胆星、钩藤等。古人有急刺眉心的方法，认为血出即语。因肾脉夹舌本，脾脉连舌本，大肠经散舌下，当这些脏腑有病，亦能出现产后不语。

产后产户痛chǎnhòuchǎnhùtòng 病证名。见《王节斋公胎产》。即产后阴痛。详该条。

产后瘈疭chǎnhòuchìzòng 病证名。见《妇人良方大全》卷十九。瘈，即筋脉拘急；疭，即筋脉弛张。指产后血虚，阴血不足，筋失濡养所引起的抽搐为主的病证。不宜当作风治，宜大补气血，方用人参养荣汤加味。

产后疮疡治法chǎnhòuchuāngyángzhìfǎ 见《外科启玄》卷二。妇女分娩之后，多气血亏虚，若患疮疡，宜内托之法扶正祛邪，使营卫通行，毒邪消散为妥。

产后吹乳chǎnhòuchuīrǔ 病证名。陈自明《妇人良方大全》："产后吹乳，因儿饮，口气所吹，令乳汁不通，壅结不通。不急治，多成痈。速服瓜蒌散及敷南星。更以手揉散之。"

产后大便闭涩不通chǎnhòudàbiànbìsèbùtōng 病证名。明代《万氏妇人科·产后章》："人身之中，腐化糟粕，运行肠胃者，气也；滋养津液，灌沟渎者，血也。产后气虚而不运，故糟粕壅滞而不行，血虚而不润，故沟渎干涩而不流，大便不通，乃虚秘也。不可误用下剂，反加闭涩，宜润燥汤主之。"参见"产后大便难"条。

产后大便秘涩chǎnhòudàbiànbìsè 病证名。见《卫生家宝产科备要》卷四。《妇人良方大全》："产后大便秘涩，因肠胃虚弱，津液不足也，若腹闷胀，宜服《洁古家珍》麻仁丸润之。若用苦寒药通则危矣。"

产后大便便血chǎnhòudàbiànbiànxiě 病证名。《陈素庵妇科补解》："产后大便便血因血虚风热客于大肠所致。治宜清大肠风热加补血药中……宜清金散（防风、黄芩、生地、丹皮、当归、炒蒲黄、地榆、白芍、川芎、槐花、杜仲炭、甘草、泽兰、炒阿胶）。"

产后大便不通chǎnhòudàbiànbùtōng 病证名。《诸病源候论》卷四十四："肠胃本夹于热，因产又水血俱下，津液竭燥，肠胃否涩，热结肠胃，故大便不通也。"治法参见"产后大便难"条。

产后大便难chǎnhòudàbiànnán 病证名。出《金匮要略·妇人产后病脉证治》。多因产后失血，伤津，阴液不能润肠所致。不宜轻用下法，徒伤元气。治宜润肠通便。方用润肠丸（当归、川芎、白术、熟地、麻仁、苏子、人参、甘草、郁李仁，蜜糖引）或用麻仁丸。待血旺津回，大便自通。

产后大便下血chǎnhòudàbiànxiàxuè 病证名。因产后失血伤阴，阴虚生热，热伤肠络所致。治宜养血清热。方用四物汤加味（四物汤加阿胶、地榆、血余、乌贼骨）。

产后单潮chǎnhòudāncháo 病证名。指产后出现的单纯发热而无其他兼证。风林寺《女科秘宝》："产后单潮，此症当审虚实，如血尽发热乃是虚热，当服八珍汤；若食炒鸡姜椒热物，此虚中有热，加枳壳、黄连；若恶血未尽发热，宜服红花当归散。"参"产后发热"条。

产后疸症chǎnhòudǎnzhèng 病证名。见高淑濂《胎产方案》。多因产后气血更虚，风寒湿邪乘虚入胆，郁而化热，蕴蒸胆汁，泛溢肌肤，皮肤色黄，甚者目黄，尿黄如茶汁者，治宜加减阴疸汤（人参、柴胡、白芍、甘草、干姜、半夏、党参）。阳亏者加桂附，阴虚者加当归、熟地，微热加丹皮。古人有认为茵陈等清热利胆药不宜用于产后黄疸者，因其病因、病理不同于湿热黄疸。

产后盗汗chǎnhòudàohàn 病证名。见《傅青主女科》。因产时气血暴虚，血虚阴亏所致。症见睡中汗出，醒来即止。产后盗汗与内科杂病盗汗的治法有所不同。一般盗汗用当归六黄汤，而产后盗汗却应当调补气血，兼以敛汗，方用止汗散（《傅青主女科》：人参、当归、熟地、麻黄根、黄连、浮小麦、大枣）。

产后痘chǎnhòudòu 病证名。痘，包括天花和水痘。产后痘指产后适逢出痘。治宜大补荣卫为主，方用大补汤（黄芪、熟地、川芎、白芍、官桂、茯苓、人参、当归）。若痘出多者，则加连翘、大力子等；大便泻者，则加肉豆蔻、炮姜等。余按常例治。现天花已基本消灭，此病少见。

产后恶露不下chǎnhòu'èlùbùxià 病证名。见《太平圣惠方》卷八十。多因产后外感受寒凉或内伤生冷，寒邪乘虚侵袭胞脉，瘀阻冲任，或因气血虚弱，产后益虚无血可下所致。寒袭胞脉者，兼有小腹胀满，刺痛无时，治宜散寒活血化瘀，生化汤加减；中气虚弱者，兼见小腹乍痛乍止，或绵绵作痛，治宜补益气血，方用八珍汤加炮姜、肉桂。

产后恶露腹痛chǎnhòu'èlùfùtòng 病证名。见《妇人良方大全》卷二十。即儿枕痛。详该条。

产后恶血冲心chǎnhòu'èxuèchōngxīn 病证名。见《太平圣惠方》卷八十，即产后恶血入心。详该条。

产后恶血入肺chǎnhòu'èxuèrùfèi 病证名。指产后由于瘀血入于肺经，出现咳逆气急，口鼻黑气的病证。吴悔菴《秘传内府经验女科》："若瘀血入于肺，咳逆气急，口鼻黑色，或鼻中血出乃属危候，宜二味参苏饮加附子。"

产后恶血入肝chǎnhòu'èxuèrùgān 病证名。指产后恶血入于肝经，出现手足瘈疭，筋挛抽搐的病证。吴悔菴《秘传内府经验女科》："肝主筋，产后或加郁怒，致败血入于肝，手足瘈疭，筋挛抽搐，有似中风状者是。丹皮散（丹皮、防风）主之。"

产后恶血入脾chǎnhòu'èxuèrùpí 病证名。指产后由于瘀血入于脾经，出现哕恶不食的病证。吴悔菴《秘传内府经验女科》："产后食伤而呕，血亦随气上逆，入于脾胃，故哕恶不食，宜服抵圣汤（人参、半夏、陈皮、泽兰、赤芍、炙甘草、生姜）治之。"

产后恶血入心chǎnhòu'èxuèrùxīn 病证名。又名产后恶血冲心。指产后由于正气亏损，虚火上炎，以致恶血冲心。出现烦闷欲绝，神识昏迷的证候。宜用七珍散（人参、生地、川芎、防风、菖蒲、细辛、飞朱砂）补之。

产后恶血循经chǎnhòu'èxuèxúnjīng 病证名。由产后恶血循经流注所致。症见产妇筋骨疼痛，转身不得；或指爪黑晕起，舌根青色。治宜行气活血。郑玉峰《万宝方》认为此病可用当归、川芎、乳香、没药、桃仁、乌药、红花、香附、甘草、延胡索加水、酒煎热服。服后稍减，宜倍加干姜。如不效，则属难治。

产后儿枕腹痛chǎnhòu'érzhěnfùtòng 病证名。见《妇人良方大全》卷二十。即儿枕痛。详该条。

产后耳聋chǎnhòu'ěrlóng 病证名。《诸病源候论》卷四十四："肾气通耳，而妇人以肾系胞，因产血气伤损，则肾气虚，其经为风邪所乘，故令耳聋也。"治宜补益肾气为主。方用金匮肾气丸。气虚可用补中益气丸。

产后发瘢chǎnhòufābān 病证名。属产后危证之一。因产后败血流入脏腑，肌肤四肢热结流注，转还不得所致。《女科备要》："产后面黄色干，口中流血，遍身色点生斑如何？答曰：产后败血入五脏六腑，皆满流入肌肤，败血出入，流走四肢，热结流注，转还不得，故有此症。"治当清热散结、消瘢逐瘀为主。

产后发狂chǎnhòufākuáng 病证名。见《陈素庵妇科补解》。即产后狂越。详该条。

产后发热chǎnhòufārè 病证名。见《医学纲目》。指分娩后因各种原因引起的发热。常见的有外感、血虚、血瘀、食滞、感染邪毒等。外感多因气血骤虚，卫外不固，外邪乘虚袭入，症见恶寒发热，头痛，肢体疼痛，无汗或咳嗽流涕，治宜养血祛风为主，方用荆防四物汤（四物汤加荆芥、防风）。属血虚者，因产时失血，阴不敛阳，虚热内生，症见微热，头晕，心悸或腹痛绵绵，治宜补气血，调营卫，方用八珍汤；若症见午后热甚，两颧发赤，口渴喜冷，便秘尿黄，治宜滋阴清热、养血，方用一阴煎。属血瘀者，瘀血留滞经络，营卫不调，寒热时作，恶露不下或甚少，色紫暗有块，或有臭味，小腹胀痛，拒按，治宜养血逐瘀、解热，方用生化汤加味；属食滞者多因恣食肥甘，停积不化，症见胸膈饱闷，嗳腐吞酸纳呆或脘腹胀痛，治宜消食导滞，方用异功散；属感染邪毒者，因产后气血虚弱，邪毒直中胞宫，正邪交争，症见高热，口渴，汗出，腹痛拒按，甚则神昏谵语，皮肤出瘢疹，治宜清热解毒、活血化瘀，方用清热解毒汤（辽宁中医学院主编《妇产科学》：金银花、连翘、蒲公英、紫花地丁、丹皮、花粉、地骨皮、大青叶、益母草、赤芍、蒲黄）；若神昏谵语，可用安宫牛黄丸、紫雪丹等。

产后发哕chǎnhòufāyuě　病证名。见《陈素庵妇科补解》。多因产后气血亏虚，胃气本虚，败血上冲入胃，血与水谷相搏，气不宣通所致。轻则呕吐，重则呃逆，甚或败血停留，硬胀作痛。属产后危重症。宜服安胃汤（苏木、红花、丁香、延胡索、郁金、桂心、沉香、大黄）。

产后发痓chǎnhòufāzhì　痓，同痉。见《陈素庵妇科补解》。即产后痉病。详该条。

产后忿怒chǎnhòufènnù　病证名。见清代王实颖《广嗣五种备要》。多因产后失血，肝血不足或情志不遂所致。症见胸膈不舒，多怒等。治宜生化汤去桃仁加木香末二分。若轻产重气，偏用香附、乌药、枳壳之类则元气反损，满闷益增。

产后风冷虚劳chǎnhòufēnglěngxūláo　病证名。又名产后风虚冷劳。《诸病源候论》卷四十三："产则血气劳伤，脏腑虚弱，而风冷客之，风冷搏于血气，血气不能自温于肌肤，使人虚乏疲顿，致羸损不平复，谓之风冷虚劳。若久不瘥，风冷乘虚而入腹，搏于血则否涩，入肠则下利不能养或食不消，入子脏，则胞脏冷，亦使无子也。"

产后风痿chǎnhòufēngwěi　病证名。亦称产痿。多由冲任血虚，心脾失养，故宗筋松弛，不能束骨而利机关，令人手足痿弱，怔忡目眩，宜用血风汤，或以大红野蔷薇花子一两，酒煎服。初起一般可愈，如日久两手不能提举，以蔷薇花四两，当归二两，红花一两，浸酒五斤，每日随量饮之。若以降火滋阴，破气破血为治，则荣卫愈伤，终身废弃。

产后风虚冷劳chǎnhòufēngxūlěngláo　病证名。《妇人良方大全》卷二十一："产后气血劳伤，脏腑虚弱，若风冷乘之，血气愈虚，形气羸损，风冷入脏，令人无子，谓之风虚冷劳也。"参"产后风冷虚劳"条。

产后浮肿chǎnhòufúzhǒng　病证名。包括产后四肢虚肿，产后水肿。气、血、水三者均可导致浮肿。若素多抑郁，气机失畅，产后气血不和，有碍气机升降，可致气滞肿胀。症见肢体浮肿，皮色不变，压痕随手而起，兼见胸闷胁胀，饮食减少。治宜理气、行滞、除湿。方用天仙藤散（天仙藤、香附、陈皮、甘草、乌药、生姜、木瓜、紫苏）加茯苓、大腹皮；产后脾肾俱虚，水湿溢于四肢者，即产后水肿，见"产后水肿"条。产后败血未尽，流入经络，出现四肢浮肿者，即产后四肢虚肿。见"产后四肢虚肿"条。也有认为产后四肢虚肿即为产后浮肿。

产后腹痛chǎnhòufùtòng　病证名。出《金匮要略·妇人产后病脉证治》。指产后小腹部疼痛。多因血虚胞脉失养，或血瘀、寒凝等瘀阻胞脉所致。其中瘀血阻滞胞脉而致腹痛者，又名儿枕痛。若气血虚者，症见小腹隐隐作痛，喜热喜按，头昏目眩，体倦畏冷，甚则心悸气短，治宜补血益气，方用肠宁汤；若属血瘀者，症见小腹硬痛，舌质多紫暗，或小腹部可摸到硬块，兼见恶露不下或不畅，治宜活血祛瘀，方用散结定痛汤；若感受风寒者，症见面色青白，四肢不温，小腹冷痛拒按，得热稍减，治宜温经散寒，方用生化汤加减。也有认为产后腹痛包括大腹和小腹部疼痛。大腹痛多伤食所致。

产后腹胀chǎnhòufùzhàng　病证名。出沈明宗《医征女科附翼金匮》。多因败血阻滞，冲气上攻于脾胃，运化受损；或伤于饮食，损伤脾胃所致。若因败血阻滞者，症见不恶食，或呕多血腥气味，治宜调养气血，佐以消导，方用抵圣汤（半夏、陈皮、赤芍、泽兰、人参、甘草）；若因于伤食者，症见恶食或呕多食臭，治宜健脾消胀，方用平胃散加味（苍术、厚朴、陈皮、香附、人参、麦芽、神曲、甘草、干姜）。

产后腹胀呕吐chǎnhòufùzhàng'ǒutù　病证名。见《妇人良方大全》。卷二十一。多因产后败血攻于脾胃，胃气上逆所致。症见腹胀，满闷，呕吐，兼见恶露量少等。治宜活血祛瘀，健脾和胃。方用抵圣汤（赤芍、半夏、泽兰叶、人参、陈皮、甘草）或生化汤加味。

产后腹中块痛chǎnhòufùzhōngkuàitòng　病证名。见陆清洁《医药顾问大全·妇人科》。即儿枕痛。详该条。

产后肝萎chǎnhòugānwěi　古病名。清代曾懿《妇科良方》："产后小儿生下失血过多，遂遗下一物，如脂膜状，乃气血素亏，产前劳伤，肝之脂膜，随血崩堕，名曰肝萎。治宜大补气血，略加升提之品。"类似胎膜残留。

产后孤阳绝阴chǎnhòugūyángjuéyīn　病证名。产后喘息危证之一。又名产后喉中气急喘。《产育宝庆集》上卷："产后喉中气急喘者何？答曰："荣者血也，卫者气也，荣行脉中，卫行脉外，相随上下，谓之荣卫。因产所下过多，荣血暴竭，卫气无主，独聚于肺中，故令喘也。此名孤阳绝阴，为难治；恶露不快，败血停凝，上熏于肺，亦令喘急，如此但服夺命丹（附子、丹皮、干漆、大黄），血出，喘息自定。"

产后蛊肿chǎnhòugǔzhǒng　病证名。指产后四肢不浮肿而腹大青筋显露的病症。《竹林寺女科秘方》："产后蛊肿，四肢不浮，肚大青筋。如大便硬，用醉公丸通泄，后进理脾顺气丸；如大便滑泄，宜用木香调胃散。"

产后臌胀chǎnhòugǔzhàng　病证名。见《傅青主女科》。清代王实颖《广嗣五种备要》："胎前素弱，产后又亏，胃难纳谷，脾不健运。或因伤食而停滞，或因血虚而便闭，误进消耗等药，胃气益损，满闷益增，气不升降，滋热助积，郁积之久，遂成臌胀。治当审其误用何物，如误用耗气药，宜益气汤（人参、白术、当归、川芎、白芍、茯苓、陈皮、厚朴、苏梗、炙甘草、大腹皮、木香、磨萝卜子、木通）；误用消导药，宜健脾汤（人参、白术、当归、茯苓、白芍、神曲、川芎、陈皮、炙甘草、砂仁、腹皮）；误用攻下药，宜养生化滞汤（川芎、当归、人参、白芍、茯苓、白术、桃仁、大腹皮、肉苁蓉)。

产后寒热chǎnhòuhánrè　病证名。❶包括产后发热、产后乍寒乍热。详各条。❷《张氏医通》卷十一:“产后因气血虚弱,脾胃亏损而发寒热,皆不足证。经云:阳虚则恶寒,阴虚则内热。若兼大便不通,尤属气血枯槁。切禁发表降火……下血过多。寒热而下小腹不痛者,此营卫亏损,阴阳不和,属虚,增损四物汤。若恶露未净,伤滞胞络,寒热而小腹痛者,属实,轻则四乌汤,重则醋煎散。产后卧不如法,败血流入经络,骨节间寒热,腰股肿热,痛不可拊,《局方》调经散。有食消食,头痛骨疼寒热者,外感风寒也,参苏饮、增损柴胡汤、柴胡四物汤选用。或兼泻及吐者,五积散。胸膈饱闷,前后心痛寒热者,伤气于食也,指迷七气汤。虚人,《局方》七气合沉香降气散。如饱满寒热兼腹痛腰疼者,四乌汤。”

产后寒热往来chǎnhòuhánrèwǎnglái　病证名。见《陈素庵妇科补解》。即产后乍寒乍热。详该条。

产后寒疝chǎnhòuhánshàn　病证名。《陈素庵妇科补解》:“产后脐下痛牵引左右,两胁下俱大痛者名曰寒疝,因呼吸冷风乘虚入腹故也。治宜辛温之剂祛其寒……宜羊肉汤(乌药、延胡索、防风、当归、甘草、桃仁、川芎、香附、陈皮、桔梗、苍术、木香、赤芍、葱白、生姜、羊肉)。”

产后汗出chǎnhòuhànchū　病证名。清代王实颖《新产证治》:“产后汗出不止。由劳伤脾,惊伤心,怒伤肝,患此三者,不宜即加敛汗之药,但令神安则汗自止。且血块作痛,芪术未可遽加。凡产毕,先服生化汤两帖,以消块,继服调卫止汗汤(黄芪、麻黄根、当归、桂枝、炙甘草、枣)。若倦甚而濈濈然汗出,形色俱脱,乃亡阳汗脱也。难拘常法,从权以参芪调卫(人参、炙黄芪、麻黄根、当归、桂枝、防风)救急。待产母稍有精神,又减参芪以除块痛。若汗多而阴竭阳微,以致筋脉拘急,项强口噤,牙禁发搐,类伤寒痉症者,慎勿作伤寒治,宜加味生化汤,随证加减。汗虽有自汗盗汗之分,治当兼理血分药品,并宜加味生化汤。余方俱非产后盗汗所宜。若服参芪大剂,汗多不止,及头面汗出不止,腰足青色者不治。”若汗出不止,真阳已衰,卫外之阳不固,方内宜加附子、枣仁、炒野术、牡蛎粉等。

产后汗出不止chǎnhòuhànchūbùzhǐ　病证名。出《诸病源候论》。参见“产后汗出”条。

产后汗血chǎnhòuhànxuè　病证名。出《诸病源候论》卷四十三。因产后阴气大虚,血气伤动所致。症见产后汗出如血。治宜大补血分。方用圣愈汤加阿胶,或用单方刺猬皮散(刺猬皮烧灰,每服二三钱,米饮调下,或用肉煮食者更佳)。

产后汗雨不止chǎnhòuhànyǔbùzhǐ　病证名。出清代徐大椿《女科指要》。多因产后心肾气虚,身体大虚,不能统摄津液所致。症见汗出如雨。治宜养心益肾。方用人参枣仁汤(人参、枣仁、五味子、茯神、归身、草灰、山茱萸肉、乌梅)加牡蛎散治之。

产后喉中气急喘chǎnhòuhóuzhōngqìjíchuǎn　病证名。出《经效产宝·续编》。即产后孤阳绝阴。详该条。

产后狐惑chǎnhòuhúhuò　病证名。见清代陈笏庵《胎产秘书》。前后二阴溃疡称之为狐,口腔、咽部溃疡称之为惑。狐惑即指前后二阴和口腔、咽部溃疡的病证。王实颖《广嗣五种备要》:“产后狐惑症乃外感伤寒,邪传入里,寒变为热,里又不清,则湿热结为阴毒,流注大肠,清阳不升,浊阴不降,湿热久郁而生虫,渐蚀肛门,万难救一。盖产后气血两亏,又兼外感,所谓两感症也,忌用柴、栀、芩、连、知、柏、丹皮凉泄药物,遏郁寒邪,引贼入室。宜十全大补,或补中益气加减治之。人参断不可少。可加文蛤一二钱,大胡麻三四钱。”

产后恍惚chǎnhòuhuǎnghū　病证名。《陈素庵妇科补解》:“产后恍惚,由心血虚而惶惶无定也……失血则神不守舍,故恍惚无主,似惊非惊,似悸非悸,欲安而忽烦、欲静而反扰,甚或头旋目眩,坐卧不常,夜则更加,饥则尤剧,宜天王补心丹。”

产后霍乱chǎnhòuhuòluàn　病证名。出《妇人良方大全》卷二十一。多因产后脏腑虚损,饮食不消,复感风冷,阴阳升降不顺所致。症见上吐下泻,甚者四肢厥冷。治宜调和肠胃,化瘀散寒。生化六和汤治之(川芎、当归、黑姜、炙甘草、陈皮、茯苓、砂仁、藿香、姜),厥冷加附子。

产后积聚初起chǎnhòujījùchūqǐ　病证名。《陈素庵妇科补解》:“产后积聚因产后劳伤,脏腑虚弱,为风冷所乘,风冷搏于脏腑,与气血相结而致……宜大延胡散(延胡索、赤芍、木香、乌药、牛膝、寄奴、桔梗、厚朴、川芎、当归、香附、陈皮、丹皮、甘草)。”

产后交肠病chǎnhòujiāochángbìng　病证名。又名差经。郑玉峰《济阴要旨》:“产后交肠病,又谓之差经,大小便易位而出。干粪结燥不行,方用润肠汤(麻黄、大黄、生地、熟地、升麻、当归尾、桃仁、红花、甘草)治之。如大便溏薄,而从小便出者,宜五苓散、调气散(木香、香附、人参、陈皮、藿香、甘草、厚朴)加阿胶末,沸汤调服。”本病相当于产伤造成的阴道直肠瘘等。现多采用手术修补,也可结合中西药治疗。

产后角弓反张chǎnhòujiǎogōngfǎnzhāng　病证名。见《陈素庵妇科补解》。即产后病痉。详该条。

产后脚气chǎnhòujiǎoqì　病证名。《妇人良方大全》卷二十一:“产后脚气。因元气内虚,六淫外侵所致。其状发热昏闷,搐掣惊悸,心烦呕吐气上。用小续命汤治之。”

产后脚痛chǎnhòujiǎotòng　病证名。《竹林寺女科秘方》:“产后双脚痛不可忍者,乃下血虚也。下元清冷,寒邪入骨。治宜乌药顺气散加减(乌药、姜蚕、桔梗、枳壳、天麻、白芷、干姜、川芎、石南藤、陈皮、乳香、麻黄、甘草、桑寄生、葱头,加姜三片)。”

产后禁药chǎnhòujìnyào　泛指产后禁用的药物。清代倪东溟《产宝家传》:“产后气不顺,禁服枳实、厚朴耗气等药,产后伤食禁服大黄、三棱、莪术,产后身热禁服芩、连、栀、柏,七日内禁服地黄、芍药,戒有血块服牛膝、蓬术、苏木,戒大便不通禁服大黄、芒硝,戒服济坤丹大损气血,戒产前服瘦胎药大损气血。”此系古人经验,可供参考。

产后惊风chǎnhòujīngfēng　病证名。清代汪喆《产科心法》:“产妇汗多发痉,俗谓产后惊风,实非风也,乃肝血空虚,不能荣筋,以致手足抽搐,有似中风之状,更有口噤咬牙,角弓反张,此气血大虚之恶候。”治法参见“产后病痉”条。

产后惊悸chǎnhòujīngjì　病证名。见《陈素庵妇科补解》。因产后血虚,心气不足,神无所归,症见惕然而惊,心中怯,如人将捕之状,甚则目不转睛,口不能言。治宜补心宁神。方用养心汤(黄芪、茯神、川芎、当归、麦冬、远志、柏子仁、人参、五味子)。

产后痉病chǎnhòujìngbìng　亦名产后痉。《证治准绳·女科》:"陈临川云:凡产后口噤,腰背强直,角弓反张,皆名曰痉。"因其发病原因不同,有产后痉风、产后病痉、产后惊风、蓐风等。详各条。

产后痉风chǎnhòujìngfēng　病证名。见《经效产宝·续编》。多因产后血虚,腠理不密,多汗复遇风邪相搏所致。症见口噤,背强如痫状,身反折,气息如绝,频繁发作。急宜灌服小续命汤。

产后拘挛chǎnhòujūluán　病证名。见《陈素庵妇科补解》。多因产后气血骤虚,风寒乘虚侵袭,入于经络;或因产耗伤气血,肝血不足,筋失所养而致。症见四肢筋脉拘挛,若风寒侵袭,兼见恶寒发热,有汗或无汗等。治宜养血祛风。方用荆防四物汤(四物汤加荆芥、防风)。若肝血不足,兼见头昏目眩,耳鸣不愿视人,两目干涩等,治宜养血柔肝,方用四物汤加钩藤、木瓜。

产后厥chǎnhòujué　病证名。又名产后厥逆。明代赵贞观《绛血丹书》:"凡产用力过多,劳倦伤脾,孤脏不能注于四旁,故足冷而厥气上行。经曰:阳气衰于下则为寒厥是也。宜用加参生化汤,连进二剂,则血旺,而神复厥自止矣。"

产后厥逆chǎnhòujuénì　病证名。见清代王实颖《广嗣五种备要》。即产后厥。详该条。

产后咳嗽chǎnhòuké·sou　病证名。出《诸病源候论》卷四十四。多因产后气虚,风寒袭肺,恶露上攻,肺经受邪或阴虚血热,上烁肺络所致。风寒袭肺者,症见发热恶寒,鼻塞声重,鼻流清涕,治宜散寒止嗽,方用参苏饮;恶露上攻者,兼见胸膈满闷,治宜破瘀止嗽,方用二母散(知母、贝母、人参、茯苓、桃仁、杏仁);阴虚火盛,上烁肺金者,症见咽干,干咳少痰,伴午后潮热,治宜养阴清热,方用麦味地黄丸加减。

产后口鼻黑鼻衄chǎnhòukǒubíhēibínǜ　病证名。产后重证之一。出《妇人良方大全》卷二十一。因产时气虚血散,营卫运行失常,胃绝肺败所致。症见口鼻有黑气环绕,鼻衄。急用二味参苏饮加附子,水煎服。中西医结合治疗。

产后口干痞闷chǎnhòukǒugānpǐmèn　病证名。《陈素庵妇科补解》:"产妇血气未充,或食面太早,毒结肠胃,或内积尤烦,外伤燥热,过食辛甘、炙煿发气之物,以致胸膈痞闷,见于上则口干咽苦,宜清心莲子饮。"

产后口噤chǎnhòukǒujìn　病证名。《妇人良方大全》卷二十一:"产后口噤,由血气虚,而风邪乘于手三阳经也。盖手三阳之筋,循结于颔,得风冷则筋急,故致口噤。"治以大补气血为先,虽有他症以末治之。如恶寒发热,乃属气血虚甚之极,方用十全大补汤加减;若不应,可用参附汤。

产后口渴chǎnhòukǒukě　病证名。见竹林寺轮应禅师《女科秘旨》。多因产后失血,多汗耗伤津液或阴虚火旺,火燥液涸所致。症见咽干口渴。治宜生津止渴。方用生脉散加花粉、石斛、知母。若因火燥液涸,消渴饮水不止,治宜滋阴降火,生津止渴,方用止渴四物汤(四物汤加知母、黄柏、茯苓、黄芪)。

产后狂言谵语chǎnhòukuángyánzhānyǔ　病证名。出《妇人良方大全》卷十八。多因产后失血,心血不足,心神失养,败血扰心;或外感风寒,恶露不行;或产伤气血,心气大虚所致。症见言语颠倒,眼见异物,狂乱胡言。产后失血,心血不足,则宜芎归合华佗愈风汤;败血扰心,则宜用芎归汤;外感风寒,恶露不行,治宜芎归汤加荆芥、藁本、炮姜等;因产伤气血,心气大虚宜芎归汤兼服补心丸(炙黄芪、枣仁、远志、茯苓、生地、人参、菖蒲,大枣和丸,朱砂为衣)。

产后狂越chǎnhòukuángyuè　病证名。见戴武承《女科指南集》。狂者,狂乱而无一定;越者,乖越礼法,而失常度。指产后精神病。多因产后败血冲心,或素有痰郁,产后失血,心火旺盛,火动痰凝心窍所致。若败血冲心,心无所主,症见喜笑,妄行不休,甚则弃衣而走,登高而呼,逾垣上屋,骂詈不避亲疏,治宜活血祛瘀。方用涤瘀散(桃仁、灵脂、蒲黄、木通、青皮、归尾、牛膝、延胡索,水煎冲朱砂一钱);若火动痰凝心窍,兼见气粗脘闷,两颊通红,作渴引饮,治宜泻火涤痰,方用紫金丹(乌犀尖、大黄、胆星、杏仁、瓜蒌、玄明粉、海浮石、鲜首乌)。

产后痨chǎnhòuláo　病证名。《妇科玉尺》:"或血气既亏,为风冷所搏,则不能温于肌肤,使人虚羸憔悴,饮食不消;又或风邪两感于肺,肺受微寒,喘嗽口干头昏,百节痛;又或风邪侵于营卫,流于脏腑,寒热如疟,盗汗,背膊烦闷,四肢沉重,名曰蓐劳。俗总谓之产后痨。"详"蓐劳"条。

产后类疟chǎnhòulèinüè　病证名。见《傅青主女科》。指产后出现寒热往来,每日应期而发,似疟而非疟,故名。多因产后气血双虚,阴阳失调,或瘀血停留,荣卫不和所致。气血双虚,若有汗,每日午后而发者,治宜滋荣养气扶正汤(人参、炙黄芪、白术、川芎、熟地、麦冬、麻黄根、当归、陈皮、炙草、枣);若头痛无汗者,治宜加减养胃汤(当归、苍术、茯苓、人参、半夏、川芎、陈皮、藿香、炙甘草、鲜姜);瘀血停留者,治宜活血化瘀,生化汤加柴胡、鳖甲。前人经验:产后类疟不宜用草果、常山等截疟药治疗。

产后类伤寒二阳症chǎnhòulèishānghán'èryángzhèng　病证名。指产后出现类似伤寒太阳、少阳二阳经的病证。由气血两虚,阴阳不和所致,与外感的病证不同。赵贞观《绛血丹书》:"产后七日内外,有发热头痛恶寒,勿专作太阳证治之以麻黄汤;发热头痛胁痛,勿专做少阳证治之以柴胡汤。皆由产后气血两虚,阴阳不和而然也。且产妇脱血之后,而重发其汗,则虚虚之祸,不可胜言。仲景云:亡血之家不可发汗。丹溪云:产后不可发表,虽明知产后真伤寒,亦当于生化汤中入芎、姜散之可也。"

产后类中风chǎnhòulèizhòngfēng　病证名。见《傅青主女科》。产后由于气血暴虚,百骸少血濡养,出现忽然口噤牙紧,项强,手足筋脉抽搐,类似中风证候,不可以真中风治疗。治宜养血和络,先服加参生化汤,后服滋荣活络汤(羌活、川芎、当归、熟地、人参、黄芪、茯神、天麻、炙草、陈皮)。《张氏医通》卷十一:"产后类中风症,大多血虚,非真中也。或夹风,或夹痰,或夹气,证虽不一,治法莫要于行血。芎归汤加荆芥穗,淋黑豆酒煎服。亦治角弓反张,手足瘈瘲。脉来虚浮者,血晕四肢强直,芎归汤加童便,或用荆芥穗微焙为末,豆淋酒调下二钱,或童便服之,口噤则抉齿灌之,齿噤则灌入鼻中即苏。手足瘫痪,败血入经络也,用五积散。又有形盛气虚,产后痿废不起者,但服补气药中兼行气为主,朝用香砂六君子,暮用越鞠丸,久服自效。"

产后痢疾chǎnhòulì·ji　病证名。见《陈素庵妇科补解》。

属产后下利范畴。参见"产后下利"条。

产后两胯痛chǎnhòuliǎngkuàtòng 病证名。《陈素庵妇科补解》:"产后两胯痛、连臀俱酸痛者，由坐草久，劳伤筋脉，稳婆试水太早所致，治宜养血温经。或风冷乘于下焦，恶血停滞亦能作痛，宜调荣汤。"（白术、杜仲、牛膝、萆薢、独活、陈皮、肉桂、乌药、川断、当归、川芎、香附）。

产后两胁胀痛chǎnhòuliǎngxiézhàngtòng 病证名。见《陈素庵妇科补解》。即产后胁痛。详该条。

产后淋chǎnhòulìn 病证名。出《诸病源候论》卷四十四。指产后小便频数，涩痛的病证。多因产后阴血骤亏，虚热内生，或产后邪热客于胞中，致使热迫膀胱。症见小便频数，涩痛不已。治宜清热利湿。方用茅根汤（白茅根、瞿麦、茯苓、冬葵子、桃胶、人参、滑石、甘草、紫贝、鱼首石），或用瞿麦、黄芩、冬葵子、通草、大枣。

产后流注chǎnhòuliúzhù 病证名。亦名产后瘀血流注。指产后败血不去，循经流入腰背关节等处所引起的一种疾病。症见腰、臂、足关节之处，或漫肿或结块，久则肿起作痛，肢体倦怠。急宜用葱熨法以治外肿，内服参归生化汤（川芎、当归、炙甘草、人参、黄芪、肉桂、马蹄香）以消血滞。未成者消，已成者溃。葱熨法：用葱一握，炙热捣烂作饼敷痛处，用厚布二三层，以熨斗火熨之。

产后漏黄水chǎnhòulòuhuángshuǐ 病证名。肖山《竹林寺女科秘方》:"产后一月，漏黄水不止，此乃血虚之故，宜服补血汤（当归、肉苁蓉、附子、川芎、白芍、茯苓、甘草）"。

产后漏牛膜片chǎnhòulòuniúmópiàn 病证名。凤林寺《女科秘宝》:"产后血来不止，漏下片牛膜者，人皆疑惧，而不能治。然证虽凶而可治，服阿胶汤（阿胶、地榆、当归、白芍、熟地、茯苓）。"本证类似胎膜或胎盘部分残留，可结合手术处理。

产后麻瞀chǎnhòumámào 病证名。见《张氏医通》卷十一。指产后肢体发麻，兼有眩晕病证。多因失血过多，气血不能充养周身。或因产后经脉空虚，痰饮瘀阻经络所致。失血过多者，症见手足麻木，或小腹痛，治宜补血益气，方用十全大补汤；痰饮瘀阻者，症见遍体麻木，昏晕，肢体沉重，甚者昏闷不识人，治宜健脾益气，开窍涤痰，方用六君子汤、稀涎散加减。

产后面黑chǎnhòumiànhēi 病证名。江天览《妇女病自疗法》:"产后恶血入腹，以致面色黑暗，发现面部突然变黑，呼吸急促欲死，治宜散瘀补气。苏木一两，水三盅，煎至一盅，调人参细末五钱服。"

产后目闭chǎnhòumùbì 病证名。指产后闭目不语。由痰气郁滞，或瘀血壅滞经络，关窍不通所致。痰气郁滞者，孤凤散（胡氏方。生石矾末，每服一钱，热水调下）治之；瘀血壅滞经络者，《类证普济本事方》琥珀散主之。清代叶其蓁《女科指掌》:"武叔卿曰：痰气郁滞，闭目不语者，孤凤散。蓁谓肝开窍于目，又五脏六腑皆上注于目，曾治伤寒热病，凡见目瞑目闭者，俱是血分受病，或衄血蓄血，热入血室，触经感冒等症，则知产后目闭，不独痰气一条，亦有瘀血壅滞经络关窍不通者，因制琥珀散用之验。"

产后目病chǎnhòumùbìng 病证名。指妇女产后而患眼疾者。《证治准绳·杂病》:"产后百脉皆动，气血俱伤，太虚不足，邪易以乘，肝部发生之气甚弱，血少而胆失滋养，精汁不盛则目中精膏气液皆失化源，所以目病者多。"症见两眼干涩，视物昏渺，头晕耳鸣，渴不欲饮，气少脉弱者，为气血两虚，宜补益气血，用熟地黄汤加减；若因劳瞻、悲泣等而致泪溢、内障昏渺等，宜疏肝解郁，用丹栀逍遥散加减；若眼有红赤湿烂等证者，多为虚中夹湿、夹热引起，宜清热除湿，滋养气血，用加减四物汤加减。

产后目瞑chǎnhòumùmíng 病证名。《诸病源候论》卷四十四:"目不痛不肿，但视物不明，谓之目瞑。肝藏血，候应于目，产则血虚，肝气不足，故目瞑也。"《金梦石产家要诀》:"经云，目者属肝，肝和则知黑白。又云，脱阴者，目盲血不荣也。又云，目得血而能视，肝藏血，开窍于目，产则血虚肝气不足，故目瞑。四物汤，六味地黄汤。"

产后目痛chǎnhòumùtòng 病证名。见清代单南山《胎产证治录》。因产后出血过多所致。症见眼痛不能视，羞明隐涩，眼睫无力，眉及太阳酸痛等。治宜补血养营。方用当归养荣汤、当归补血汤。有热者加黄芩；脾胃不和，恶心不饮食者加生姜。

产后内极七病chǎnhòunèijíqībìng 病证名。《诸病源候论》卷四十四:"产后血气伤竭为内极七病，即旧方所云七害也。一者害食，二者害气，三者害冷，四者害劳，五者害房，六者害任（"任"同"妊"），七者害眼。皆产时伤动血气，其后虚极未平复，犯此七条而生诸病。"

产后溺淋chǎnhòuniàolìn 病证名。徐大椿《女科指要》:"产后冲任虚热，膀胱气不施化，故小便涩痛，滴沥难出谓之溺淋。"相当于五淋中的热淋。

产后尿血chǎnhòuniàoxiě 病证名。出《诸病源候论》卷四十四。又名产后溺血。多因产后血气虚而热乘之，血得热则流散，渗入膀胱，故血随小便出。治宜发灰、滑石，地黄汁调下。若小腹痛者，属败血流入膀胱，宜用小蓟汤主之（归尾、小蓟根、红花、赤芍、延胡索、牛膝、琥珀、甘草梢，兼热者加黄芩、麦冬）。

产后溺血chǎnhòuniàoxiě 病证名。即产后尿血。详该条。

产后疟chǎnhòunüè 病证名。《诸病源候论》卷四十四:"夫疟者，由夏伤于暑，客在皮肤，至秋因劳动血气，腠理虚而风邪乘之，动前暑热，正气相击，阴阳交争，阳盛则热，阴盛则寒，阴阳更盛，故发寒热。阴阳相离，则寒热俱歇。若邪动气至，交争复发，故疟休作有时。"热多者，方用草果饮子（半夏、赤茯苓、甘草、草果、川芎、陈皮、白芷、青皮、良姜、紫苏、干葛）；寒多者，方用生熟饮子（肉豆蔻、草果、厚朴、半夏、陈皮、甘草、大枣、生姜）。

产后呕逆不食chǎnhòu' ǒunìbùshí 病证名。出《妇人良方大全》卷二十一。多因产后劳伤脏腑，寒邪乘于脾胃，气逆呕吐；瘀血上冲，胃失和降；或痰浊中阻，胃气上逆所致。寒邪乘于脾胃者，治宜温中散寒，方用温胃丁香散（当归、白术、炮姜、丁香、人参、陈皮、炙甘草、前胡、藿香）；瘀血上冲者，治宜活血祛瘀，降逆止呕，方用生化汤加生姜、半夏；痰浊中阻者，治宜除湿祛痰，降逆止呕，方用平陈汤。

产后呕吐chǎnhòu' ǒutù 病证名。见《陈素庵妇科补解》。多因产后恶露太少，败血散于脾胃；或产后血去过多，而气独盛，以致气逆所致。败血散于脾胃者，脾受之则不能运化精微，兼见腹胀；胃受之则不能受纳水谷，而出现呕吐。同时伴有恶露下行，滞而不爽。治宜活血祛瘀、降逆和胃。方用抵圣汤（人参、半夏、赤芍药、泽兰叶、橘皮，入姜汁数匙）。若以寻常止呕药治之，更伤动正气，病难治愈。气盛以致气逆者，症见腹胀呕吐，兼见气短乏力，面色不华，产后下血量较多，治宜益气和胃，降逆止呕，方用《和剂局方》人参养胃汤。

产后痞满chǎnhòupǐmǎn　病证名。素由胃气虚弱，产后饮食不节，重伤脾胃，胃失和降所致。症见胃脘部痞满不舒。治宜健脾益气，消食行滞。方用异功散。

产后气喘chǎnhòuqìchuǎn　病证名。《陈素庵妇科补解》："产后气喘者，由败血冲肺、九死一生之症也……若污血乘虚，由下而上，奔冲入肺，则面黑发喘。最险难治，急宜夺命丹，或琥珀保生锭子急煎，定喘保肺汤可救一二。"属产后危重症。

产后青肿chǎnhòuqīngzhǒng　病证名。指身体某部皮肤出现的青肿。陆成一《女界须知》："妇人经验方云，此血水积也。干漆、大麦芽等分为末，新瓦罐铺漆一层，麦芽一层，层层令满，泥封煅赤，取出研末，热酒调服二钱。"

产后肉线chǎnhòuròuxiàn　病证名。见徐润之《最新达生篇》。即产下肉线。详该条。

产后乳无汁chǎnhòurǔwúzhī　病证名。出《诸病源候论》卷四十三。属缺乳范畴。参见该条。

产后乳汁自出chǎnhòurǔzhīzìchū　病证名。又名乳漏。出《经效产宝》。多因产后脾胃气虚，摄纳无权，因而乳汁随化随出；或肝火亢盛，疏泄太过，以致乳汁自溢。气虚者，乳房不胀，乳汁清稀，兼见气短乏力等，治宜补气养血，佐以固摄，方用十全大补汤加减；肝热者，乳胀，乳汁较浓，兼见烦躁易怒，口苦咽干等，治宜平肝清热，方用柴胡清肝散（《证治准绳》：柴胡、黄芩、当归、生地、牡丹皮、黄连、山栀、川芎、升麻、甘草），或用丹栀逍遥散。

产后三病chǎnhòusānbìng　病证名。《金匮要略·妇人产后病脉证治》："新产妇人有三病，一者病痉，二者病郁冒，三者大便难。"因新产血虚多汗出，易中风邪，血虚不能濡养筋脉，风邪易于化燥伤津，故令病痉；亡血汗多腠理不密，寒邪乘虚侵袭，正气内虚不能祛邪外达，反逆而上冲，故令郁冒；亡血伤津，肠胃失濡，故大便难。详"产后病痉""产后郁冒""产后大便难"各条。

产后三冲chǎnhòusānchōng　病证名。见《张氏医通》卷十一。指产后恶露当下不下，逆而上冲引起的3种危重证候。即败血冲心、败血冲肺、败血冲胃。详各条。

产后三急chǎnhòusānjí　病证名。指产后呕吐、盗汗、泄泻三证。《张氏医通》卷十一："产后诸病，惟呕吐、盗汗、泄泻为急，三者并见必危。"详"产后呕吐""产后盗汗""产后泄泻"条。

产后三禁chǎnhòusānjìn　指产后禁止用药发汗、攻下、利小便。《景岳全书》卷三十九："产后三禁……谓不可汗，不可下，不可利小便。"因发汗太过亡阳伤气，攻下太过亡阴伤血，利小便太过会损伤津液。此系古人总结产后病治法应注意事项，临床上并不绝对禁用，当灵活掌握。

产后三审chǎnhòusānshěn　是古代对产后疾病的诊断经验。《张氏医通》卷十一："凡诊新产妇，先审少腹痛与不痛，以征恶露之有无。次审大便通与不通，以征津液之盛衰。再审乳汁行与不行及乎饮食多少，以征胃气之充馁。必先审此三者，以脉参证，以证合脉，脉证相符，虽异寻常，治之必愈。脉证相反，纵无危候，必多变端。"

产后三脱chǎnhòusāntuō　病证名。指气脱、血脱、神脱。明代赵贞观《绛血丹书》："产后患崩者，谓之血脱；气短似喘者，谓之气脱；妄言妄见者，谓之神脱。"也有认为产后气随血脱，出现唇白、眼闭、口开、手撒、厥冷、六脉微细欲绝者，谓之气脱。

产后疝瘕厥痛chǎnhòushànjiǎjuétòng　病证名。郑连山《女科临床效方》下卷："产后动怒，气血皆逆，面冷，肢冷，痛呕不卧，口鼻气寒，必自下冲上，此属疝瘕厥痛。川楝、吴萸、桂枝、云苓、薤白头、雄鼠矢。"

产后伤风chǎnhòushāngfēng　病证名。指产后气血两虚，风邪外乘而言。症见鼻塞声重，流清涕，自汗，恶风等。若恶露未尽而小腹痛者，宜行血理气，用《金匮》旋覆花汤；若恶露已尽，小腹不痛，但头痛身热，足冷自汗，咳嗽者，治宜和营卫，黄芪建中汤加减；头重者，治宜解表除湿，方用香苏散加减；若风寒并伤，遍体痛无汗，宜败毒散。虚甚者不可发散，宜逍遥散去术加桂枝。

产后伤寒chǎnhòushānghán　病证名。《诸病源候论》卷四十四："触冒寒气而为病，谓之伤寒。产妇血气俱虚，日月未满，而起早劳动，为寒所伤，则啬啬恶寒，翕翕微热，数日乃歇，重者头及骨节皆痛，七八日乃瘥也。"因产后气血大虚，卫外不固，寒邪乘虚侵袭肌表所致。症见产后恶寒发热，头痛，无汗或有汗。治宜补虚为主，佐以祛邪。有汗用桂枝四物汤，无汗用麻黄四物汤。

产后伤食chǎnhòushāngshí　病证名。见《傅青主女科》。指产后饮食不节，损伤脾胃，症见脘腹满闷，嗳腐吞酸，大便酸臭。治宜清补兼施。方用生化汤加消导药。伤面食加神曲、麦芽；伤肉食加山楂、砂仁；伤生冷加吴茱萸、肉桂；虚者加人参、白术或用保和丸；停滞冷物，日久脾胃虚极，影响消化吸收者，用炒神曲热熨胃脘部。

产后舌出chǎnhòushéchū　病证名。见戴武承《女科指南集》。舌尖属心，舌根属肾，舌两边属肝胆，一舌原通三经之气。产后元神虚惫，少阴厥阴大败，经脉失养，以致舌出不收。治宜于舌上外涂朱砂末，内服保元汤。

产后舌黑chǎnhòushéhēi　病证名。出《肖山竹林寺妇科》。多因肾水涸竭，肺津焦燥，产后血气已损，肾阴肺津耗竭所致。症见舌黑如尘，心闷发烧，口燥，耳焦唇青。治宜滋养阴液。用增液汤加知母、鲜石斛等。也有主张用春泽汤（猪苓、泽泻、茯苓、白术、炒黄柏）治疗，服后舌有津可治，无津病危。

产后身痛chǎnhòushēntòng　病证名。即产后遍身疼痛。见该条。

产后水谷利chǎnhòushuǐgǔlì　病证名。见《傅青主女科·产后编》。即产后完谷不化。详该条。

产后水肿chǎnhòushuǐzhǒng　病证名。见明代赵贞观《绛血丹书》。因素体脾肾虚弱，产后脾肾之阳益虚，水湿不得敷布，溢于肌肤四肢所致。症见手足浮肿，皮肤光亮色润。治宜大补气血为主，佐以利水。方用八珍汤加苍术、茯苓。若壅满加陈皮、半夏、香附，虚者倍用人参、木通，有热加黄芩、麦冬。参见"产后浮肿"条。

产后四不活chǎnhòusìbùhuó　病证名。是古时对产后4种危重证的描述。宋代陈选《妇科秘兰》："一者身体强直，有如反张，小腹胀痛，口噤不开，亦名蓐风，乃产后为风邪所中，华佗愈风散（方见"产后中风"条）灌之最妙，不得大发其汗。二者产后气急，喉中如猫声，此因败血冲心，入喉中，危证也。三者产后中风，初病眼腰强，筋急，角弓牙关紧急，母产后七日未满劳动，百日之中伤于房事所致，难治。四者产后面色黑及遍身黑靥者，因败血入于皮肤，百无一生也。”

产后四肢虚肿chǎnhòusìzhīxūzhǒng 病证名。《经效产宝·续编》：“产后四肢虚肿者如何？答曰：产后败血乘虚停积于五脏，循经流入四肢，留淫入深，回还不得，腐坏如水，故令四肢面目浮肿。医者不辨，作气治之，凡水气多用导水药极虚之。夫产后既虚，又以药虚之，是重虚也。但服调经散（没药、琥珀、桂心、芍药、当归、麝香、细辛）。血行肿消，则病自愈。”

产后四字真言chǎnhòusìzìzhēnyán 古人总结产后调养的4个注意事项。出清代袁于江《生生宝录》。一曰静，二曰淡（咸伤肾后而绝产，酸伤肝行步艰难，煎炒厚味伤脾），三曰乐（乐则血气易和），四曰坐（使血不上攻）。

产后瘫痪chǎnhòutānhuàn 病证名。见高淑濂《胎产方案》。因产时去血过多，经脉空虚以致半身不遂，手足麻木不仁，拘挛不知痛痒。治宜补气养血。方用黄芪桂枝五物汤、补阳还五汤。切勿误认为风证，妄用祛风散血燥烈等药。

产后头痛chǎnhòutóutòng 病证名。见《妇人良方大全》卷二十二。多因产后失血过多，不能上荣于脑，或恶露停留胞宫（厥阴之位，其脉贯顶），循经上冲于脑所致。失血过多者，兼见面色苍白，小腹隐痛。治宜补血益气。方用八珍汤加蔓荆子。瘀血上攻者，兼见小腹刺痛，拒按等，治宜活血化瘀，方用黑龙丹（《证治准绳》：当归、五灵脂、川芎、良姜、熟地黄）。

产后吞酸chǎnhòutūnsuān 病证名。庄复严《妇科百辨》：“妇人产后吞酸者何？曰此胃中积痰滞火所致。宜七气合二陈汤。”

产后脱肛chǎnhòutuōgāng 病证名。出《王节斋公胎产》。多因平素气血两虚，复加产后劳伤，中气益虚所致。治宜大补气血。方用《傅青主产后编》加参生化汤合补中益气汤。

产后完谷不化chǎnhòuwángǔbùhuà 病证名。俗名产后水谷利。素体脾胃虚弱，复因产后劳倦伤脾，转输失职所致。症见泄泻完谷不化。治宜温阳健脾祛瘀。方用生化汤加益智仁、砂仁、豆蔻、木香、柴胡、升麻、陈皮、党参。

产后妄言妄见chǎnhòuwàngyánwàngjiàn 病证名。见朱丹溪《胎产秘书》。多因产后血出过多，心失所养，神无所归，或产后恶血不去，瘀血攻心所致。症见神志恍惚，或妄言妄见。气血虚弱者，兼见少气懒言，面色无华，自汗等，治宜补气血，方用滋荣益气复神汤（龙眼肉、川芎、当归、人参、黄芪、白术、枣仁、柏子仁、茯神、益智仁、陈皮、麦冬、五味子、莲心）；瘀血上攻者，兼见恶露涩滞不下等，治宜养血活血宁神，方用安神生化汤（川芎、当归、干姜、甘草、桃仁、茯神、人参、益智仁、柏子仁、陈皮，枣水煎服）。

产后危证chǎnhòuwēizhèng 宋代薛轩《坤元是保》：“产后危证有四：呕吐、盗汗、泻痢、喘息是也。并见者死，仅见者危。”

产后膝腘痛chǎnhòuxīguótòng 病证名。《陈素庵妇科补解》：“产后气血俱损，或寒月风冷，下体去衣太早，胎下甚迟，则风冷乘虚袭于下部，瘀血流注经络，阻而不行，两膝酸痛麻软，行步艰难，得寒尤甚……宜虎骨酒（虎骨、萆薢、牛膝、杜仲、薏苡仁、当归、白术、川芎、熟地、红花、肉桂、山药、补骨脂，独活）。”

产后下利chǎnhòuxiàlì 病证名。出《金匮要略·妇人产后病脉证治》。包括产后痢疾。多因产后饮食伤及脾胃，饮食停积于内；产后气血虚少更兼热邪伤阴，或恶露不下，败血渗入大肠所致。伤于饮食者，症见下利兼腹胀痛，里急窘迫等。治宜导滞攻下，方用小承气汤。产后气血虚少更兼热邪伤阴，症见下利脓血，发热腹痛，里急后重，兼见身体困倦，虚烦不眠，唇干口渴等，治宜养血清利湿热，白头翁汤加甘草阿胶汤；若恶露不下，亦称产后痢，症见便痢鲜血，腹中刺痛，无里急后重，方用枳实、荆芥，水煎服。

产后下物如钵chǎnhòuxiàwùrúbō 病证名。见清代陈笏庵《胎产秘书》。即产后阴下脱。详该条及“子宫脱垂”条。

产后小便不利chǎnhòuxiǎobiànbùlì 病证名。见《千金翼方》卷七。多因平素虚弱，产后劳伤气血，脾肺气虚，通调不利；素体肾虚，复因产后损伤肾气，肾阳虚衰，气化失职；情志不畅，肝气郁结，气机受阻，清浊升降壅滞，膀胱不利所致。脾肺气虚者。兼见精神萎靡，言语无力等，治宜补气润肺，佐以行水，方用补气通脬饮（黄芪、麦冬、通草）；肾虚者，兼见腰膝酸痛，健忘，面色晦暗等，治宜温阳化气行水，方用肾气丸；气机阻滞者，兼见精神抑郁，两胁胀痛，烦闷不安，治宜理气行滞，佐以利尿，方用木通散（木通、滑石、葵子、槟榔、枳壳、甘草），另用盐于脐中填平，葱白捣一指厚，安盐上，以艾炷放葱上，灸之觉暖气入腹内，难忍为止，小便即通。手指按压利尿穴（神阙、曲骨之正中），也效。

产后小便不通chǎnhòuxiǎobiànbùtōng 病证名。见《陈素庵妇科补解》。指产后尿闭，小腹胀急疼痛，甚则坐卧不安。多因素体虚弱，产时劳力伤气；或失血过多，气随血耗，脾肺气虚，不能通调水道，下输膀胱；或素禀元气不足，复因分娩损伤肾气，以致肾阳不足，不能化气行水；或产后情志不畅，或恚怒伤肝，肝气郁结，气机阻滞，清浊升降失调，膀胱不利所致。气虚者兼见小腹胀急，精神萎靡，言语无力，舌质淡，治宜补气润肺，佐以行水，方用补气通脬饮（《女科辑要》：黄芪、麦冬、通草）。肾虚者兼见小腹胀满而痛，腰部酸胀，坐卧不安，面色晦暗等，治宜温肾化气行水，方用肾气丸；气滞者，兼见小腹胀痛，精神抑郁，甚则两胁胀痛，治宜理气行滞，佐以利尿，方用木通散（《妇科玉尺》：木通、滑石、葵子、槟榔、枳壳、甘草）。

产后小便数chǎnhòuxiǎobiànshuò 病证名。出《诸病源候论》卷四十四。多因产后肾气虚弱，虚热移于膀胱；气虚不能约制；或冷气入于膀胱，膀胱失于约制等所致。虚热移于膀胱者，热甚则小便涩痛，方用六味地黄汤；气虚不能约制者，小便频数而色白，方用补中益气汤合桑螵蛸散；冷气入于膀胱者，小便频数而短，方用桂附八味丸。若因助产不慎，胞损而小便淋沥者，可结合手术治疗。

产后胁痛chǎnhòuxiétòng 病证名。出清代寄湘渔父《达生保赤编》。多因气血瘀滞，或因产后失血过多，肝脉失养所致。古人认为病在左者多属血，病在右者多属气。属血瘀者痛过于胀，治宜活血祛瘀止痛，方用生化汤去炮姜加延胡索；属气滞者，胀过于痛，治宜理气止痛，方用四君子汤加柴胡、青皮；若因去血过多而痛者，宜八珍汤加肉桂。

产后泄泻chǎnhòuxièxiè 病证名。又名产泄。《丹溪心法》：

"产后泄泻，此余血渗入大肠为泄，洞泄不禁，下青白黑色，用荆芥大者四五穗，于盏内烧灰，不得犯油火，入麝香研汤调下。此药虽微，能治大病，方名的奇散。"《张氏医通》卷十一："产后泄泻。其因有五。一者因胎前泄利未止，产后尤甚；一者因临产过伤饮食，产后滑脱；一者因新产骤食肥腥，不能克运；一者因新产烦渴恣饮，水谷混乱；一者因新产失护，脐腹脏腑受冷。其致泻之由虽异，一皆中气虚寒，传化失职之患，并宜理中汤为主。食加枳实、山楂，水加桂心、茯苓，虚加桂、附倍参，寒加桂、附倍姜，久泻肾虚加桂心、熟附，瘀结不行加炮楂、归身。若见完谷不化，色白如糜，此脾胃大虚，元气虚脱之候，十有九死。惟猛进温补之剂，庶可挽回。即有烦躁、发热、面赤，脉来数大，皆虚火上炎之故，当并进桂、附、人参、甘、姜、苓、术之类，伏龙肝煮汤代水煎服，仍得收功。若小便混浊如泔，或大便中有白沫，如肠垢者，乃元气下陷之故，并宜补中益气加桂苓、炮姜升举之。或臭水不止加蕲艾、香附、吴茱萸。"

产后心包络痛chǎnhòuxīnbāoluòtòng 病证名。出《妇人良方大全》卷二十。因素有宿寒，产后太虚，寒搏于血，血凝不行，上冲心之络脉所致。症见心胸闷痛，甚至胸痛彻背。治宜散寒以温通。方用大岩蜜汤。参见"产后心痛"条。

产后心烦chǎnhòuxīnfán 病证名。《陈素庵妇科补解》："产后心烦，由余血奔心，故烦闷不安兼腹痛也……宜祛瘀血为主，服金黄散。七日后作虚烦治，服麦门冬散。"

产后心风chǎnhòuxīnfēng 病证名。清代施雯《盘珠集胎产证治》："心虚而受风邪，遂成惊悸，名曰心风，其证目睛不转，其脉动而弱，宜大补气血，其作风治，速之危矣。"

产后心痛chǎnhòuxīntòng 病证名。出《诸病源候论》卷四十三。包括产后心包络痛、产后真心痛。多因素有宿寒，产后体虚，寒搏于血，血凝不行，上冲心之络脉；或气血大虚，寒搏于血，血与寒凝，伤及心经所致。血与寒凝，伤于心之络脉者，亦称心包络痛。症见心胸闷痛，甚至胸痛彻背。治宜温通散寒。方用大岩蜜汤。伤于心之正经者，亦称真心痛，症见指甲青黑，手足冷而过节，旦发夕死，夕发旦死，方用大岩蜜汤合失笑散。因胃位于心窝部，故古人有称产后胃脘痛为产后心痛。

产后虚烦chǎnhòuxūfán 病证名。出《诸病源候论》卷四十三。多因产后气血亏损，虚火上扰所致。症见烦热少气，疲倦胸膈满闷，甚者虚烦不得眠。治宜清热除烦，用淡竹叶汤加人参。兼有躁动者，用当归补血汤加味。

产后虚渴chǎnhòuxūkě 病证名。《诸病源候论》卷四十三："夫产水血俱下，藏府血燥，津液不足，宿挟虚热者，燥竭则甚，故令渴。"症见口燥，干渴。治宜生津止渴。用加减竹叶汤（人参、麦冬、生地、花粉、炙甘草、粳米、淡竹叶）。

产后血奔chǎnhòuxuèbēn 病证名。见江天览《妇女病自疗法》卷一。即产后余血奔心。详该条。

产后血崩chǎnhòuxuèbēng 病证名。见《卫生家宝产科备要》卷四。多因产时损伤冲任胞脉，产后经脉未复，劳役损伤；胞衣不下，冲任胞脉受阻或产蓐期房事过早所致。症见阴中突然大量流血或暴崩不止。治法参见"血崩""胞衣不下"条。

产后血瘕chǎnhòuxuèjiǎ 病证名。《经效产宝》："产后瘀血，与气相搏，名曰瘕。谓其痛而无定处，此因夙有风冷而成，轻则否涩，重则不通。"《校注妇人良方》卷二十："前症（指产后血瘕）乃寒邪乘客，气血壅结，此因气病而血病也。常补养胃气，调和月经，宽缓静养为善。《难经》云：任脉之病，男子为七疝，女子为瘕聚。"用当归、桂心、芍药、血竭、蒲黄、延胡索为末，每服二钱，空心酒调下。

产后血劳chǎnhòuxuèláo 病证名。因产时或产后阴血暴亡，导致日后月经停闭，性欲丧失，生殖器官萎缩，伴表情淡漠、容颜憔悴、毛发枯黄脱落、形寒怕冷、乍起乍卧、虚乏劳倦等一系列虚羸证候者，称产后血劳。属产后虚劳或蓐劳范畴。

产后血淋chǎnhòuxuèlìn 病证名。《经效产宝》："有因产损血气，血气虚则挟热，热搏于血，血即流渗于胞中，故血随小便出。"治宜清热利小便。用瞿麦、黄芩、冬葵子、通草、大枣、车前子。

产后血气痛chǎnhòuxuèqìtòng 病证名。指产后余血未尽，瘀阻所致的腹痛身热等症状。《肖山竹林寺妇科》："产后血气痛，此乃瘀血未尽，腹中作痛，遍身发热，宜除去瘀血，而热自退。法用当归红花散（红花、当归、牛膝、三棱、莪术、川芎、紫菀、苏木、枳壳）。"

产后血晕chǎnhòuxuèyūn 病证名。出《经效产宝》。多因产后气血暴虚，虚阳上冒清窍，或恶露不下，内有停瘀，上攻心胸所致。若属虚证，症见分娩后忽然头晕，昏厥，不知人事，治宜温养气血，活血祛瘀，方用清魂散或黑神散；若兼见肢冷，自汗，恶寒，少气面白。宜回阳救脱，方用参附汤；若瘀血内停，兼见恶露量少，涩滞不下，治宜行血化瘀，方用琥珀散或佛手散；若兼见产后血晕，闷乱，神昏口噤，当开其噤，以药灌之。药用牡丹皮、大黄、芒硝、冬瓜子、桃仁等。如属用脑过度而晕厥者，可用针刺人中等法治疗。

产后咽喉作蝉声chǎnhòuyānhóuzuòchánshēng 病证名。产后危证之一。出孟葑《仁寿镜》。因产后败血冲遏于心，入于肺，气与血并，喉声如蝉鸣。治宜乳香一钱，煎汤入陈酒三分服之。

产后咽痛chǎnhòuyāntòng 病证名。凤林寺《女科秘宝》："此症因寒伤肺经，有痰涎攻上，致咽中作痛。宜服甘桔汤。甘草三钱，桔梗一两。"

产后言语含糊chǎnhòuyányǔhán·hu 病证名。见周丹忱《胎产指南》。因产失血太多，心血虚弱，故舌萎卷缩。治宜滋阴养心。方用生脉散合四物汤。

产后腰痛chǎnhòuyāotòng 病证名。出《诸病源候论》卷四十三。多因产时劳伤肾气，腰无所主，败血阻滞带脉，真气内虚，外邪乘之；或产后起居不慎，闪挫腰部，伤及肾经带脉所致。产伤肾气者，症见腰部隐痛，耳鸣，治宜壮腰补肾为主，方用六味地黄丸加杜仲、续断；败血流入肾经及闪挫腰部，症见局部胀痛如刺，时作时止，手不可近，治宜活血祛瘀，方用《局方》复元通气散；感受外邪者，兼见外感表证，治宜养血祛风，方用养荣壮肾汤（当归、防风、独活、肉桂、杜仲、川芎、续断、桑寄生）。

产后宜戒chǎnhòuyíjiè 见清代倪东溟《产宝家传》。古时认为产后宜一戒怒气，二戒勉强起居，三戒七日内沐浴梳头，四戒早食厚味荤腥。

产后遗粪chǎnhòuyífèn 病证名。出《外台秘要》卷三十四。多因平素脾肾虚寒，产后益虚，中气虚弱，肾失开合，故产后不自觉遗粪。治宜温补脾肾。方用《金匮》肾气丸合四神丸。

产后遗尿chǎnhòuyíniào　病证名。出《诸病源候论》卷四十四。多因产后肾虚不固，开合失职；气血虚弱，气不能约束或产伤膀胱所致。症见尿遗下不禁。肾虚不固者，兼见头晕耳鸣，腰膝酸软，治宜益肾固摄，方用肾气丸合桑螵蛸散；气血虚弱者，兼见倦怠乏力等，治宜益气补中，方用补中益气汤合桑螵蛸散。若产伤膀胱，可结合手术修补。

产后抑郁chǎnhòuyìyù　病证名。指产妇在分娩后出现情绪低落，精神抑郁为主要症状的病证，是产褥期精神综合征中最常见的一种类型。本病一般在产后1周开始出现症状，产后4～6周逐渐明显，严重时可伤及他人或自身。多由于心脾两虚，瘀血内阻，肝气郁结所致。

产后阴户不闭chǎnhòuyīnhùbùbì　病证名。即产后玉户不敛。详该条。

产后阴蚀chǎnhòuyīnshí　病证名。《陈素庵妇科补解》："产后阴蚀者，阴中生疮也。由产后去血太多，心血少，心神郁，胃气虚弱，以致气血留滞……宜甘理散（黄芪、葛根、当归、赤芍、甘草、川芎、生地、白芷、白术、厚朴、陈皮、人参、前胡、枣子）。"

产后阴痛chǎnhòuyīntòng　病证名。又名产后产户痛。指产后阴部疼痛。多因产时损伤，感染邪毒；或起居不慎，产门感受风寒所致。治宜活血疏风，祛风定痛汤（生地、当归、茯苓、川芎、荆芥、防风、肉桂、大枣）主之。若产时损伤，兼见浸淫溃烂，日久不敛，治法参见"产后玉户不敛"条。

产后阴下脱chǎnhòuyīnxiàtuō　病证名。出《诸病源候论》卷四十四。包括产后子宫脱出、产后子宫不收、产后下物如钵。多因宿有虚冷，产时用力过度，其气下冲所致。症见子宫脱出或伴有阴道壁下垂等。治法参见"子宫脱垂"条。

产后喑chǎnhòuyīn　病证名。系指产后发音不出。产后心气不足，气阴两虚，阴虚则咽喉失于濡养，阴无以化气，气不能上达于喉，故发音不出，或因产后心气虚，为外邪所中而致喑。《校注妇人良方》卷十八："产后不语，因心气虚而不能通于舌，则舌强不能言语。"又《医学入门》："产后败血停蓄，上干于心，心气闭涩。"治宜养血益气。可因证选用归脾汤、八珍竹叶汤等加减。

产后瘀血流注chǎnhòuyūxuèliúzhù　病证名。出单养贤《胎产全书》。即产后流注。详该条。

产后余血奔心chǎnhòuyúxuèbēnxīn　病证名。出《经效产宝》。又名产后血奔。因产后虚火上炎，恶露未尽，随火逆上以致余血奔心所致。症见心中异常烦闷，口渴不已。治宜通瘀降火。方用三合汤合芎归汤。若见心中虚热烦闷，气欲绝，方用大枣、茯苓、生姜、甘草、竹沥、人参、粳米、麦冬；若见烦闷，腹痛，方用生地、川芎、枳壳、芍药。

产后玉户不敛chǎnhòuyùhùbùliǎn　病证名。又名产后玉门不敛、产户不敛、产后阴户不闭、阴门不闭。《万氏妇人科》："女子初产，身体纤柔，胞户窄小，子出不快，乃至折裂，浸淫溃烂，日久不敛。宜内服十全大补汤，外用敷药白及、白龙骨、诃子、烂蜂壳（全蜂房）、黄柏（炒），各等分为细末，先用野紫苏叶煎洗拭干。干后以药搽之。"相当于产时会阴裂伤。可结合会阴修补及局部换药等方法处理。

产后玉门不敛chǎnhòuyùménbùliǎn　病证名。见清代沈明宗《医征女科》。即产后玉户不敛。详该条。

产后郁冒chǎnhòuyùmào　病证名。❶出《金匮要略·妇人产后病脉证治》。"郁"指郁结而气不舒，"冒"指昏蒙而神不清。因产后失血过多，汗出腠理不密，寒邪乘虚侵袭所致。由于正气内虚，不能祛邪外达，反逆而上冲。症见头眩目瞀，郁闷不舒。《金匮要略》："产妇郁冒，其脉微弱，呕不能食，大便反坚，但头汗出……小柴胡汤主之。"❷见《证治准绳·女科》。指血晕。详"产后血晕"条。

产后乍寒乍热chǎnhòuzhàhánzhàrè　病证名。见《备急千金要方》卷三。亦名产后寒热往来。由产后气血虚损，阴阳不和或败血留滞，经脉阻闭，营卫不调所致。《经效产宝》："阴阳不和，败血不散，皆作乍寒乍热……二者何以别之？答曰：时有刺痛者败血也，但寒热无他症者，阴阳不和也。"气血虚损者，治宜补益气血，调和阴阳，方用增减四物汤（当归、芍药、川芎、人参、干姜、甘草）加柴胡。败血留滞者，治宜活血通经，方用夺命丹或生化汤加柴胡。

产后乍见鬼神chǎnhòuzhàjiànguǐshén　旧病名。出《经效产宝》。指产后出现幻视幻觉的病证。多因产后血去太多，神无所归；或败血停积，上攻于心所致。若血去太多，兼见心神恍惚，坐卧不安。治宜补血养心宁神，方用茯神散（茯神、柏子仁、远志、人参、当归、生地、炙甘草、桂心、辰砂）。若败血上攻于心，兼见心下胀闷，烦躁昏乱，治宜活血祛瘀，方用芎归泻心汤（当归、川芎、延胡索、蒲黄、牡丹皮、桂心）调五灵脂另研末，食后服。

产后怔忡chǎnhòuzhēngchōng　病证名。产后血去过多，心气不足则心中惕惕然跳动不安，谓之怔忡。如产后血块未净，恶露流行不畅，治宜祛瘀生新，方用生化汤；如无瘀血残留，宜调和脾胃，补气养血，方用人参养荣汤。

产后中风chǎnhòuzhòngfēng　病证名。出《金匮要略·妇人产后病脉证治》。多因产后气血骤虚，腠理不密，外邪乘虚侵袭所致。若感受风邪，连续十多日不解，头微痛，恶寒时时有热，心下闷，干呕，汗出，治宜调和营卫，桂枝汤主之；若症见发热面赤，喘而头痛，竹叶汤主之；若感受风寒，寒搏筋脉，症见筋脉挛急，牙关紧闭，不省人事，身如角弓，不宜当真中风治，华佗愈风散（荆芥穗焙干，研末，每服三钱，童便调，鼻饲下之）主之。参见"破伤风"条。

产后中柔风chǎnhòuzhòngróufēng　病证名。《诸病源候论》卷四十三："柔风者四肢不收，或缓或急，不得俯仰也。由阴阳俱虚，风邪乘之，风入于阳则表缓，四肢不收也，入于阴则里急，不得俯仰也。产则血气皆损，故阴阳俱虚，未得平复，而风邪乘之故也。"治宜气血双补，佐以祛风。方用八珍汤加羌活、桂枝。

产后中暑chǎnhòuzhòngshǔ　病名。见《石室秘录》。多发生于产后1～3天内。因产后气血未复，盛夏炎热，暑邪乘虚侵袭肌体，阴气猝绝，阳气暴壅，经络不通而致高热、神志不清等症。若热中于里，兼见心烦口渴，大汗面赤，脉洪大，治宜生津止渴，方用《伤寒论》人参白虎汤。若脏热内炽，热甚伤津，烦渴，大便不通，甚至发斑，宜涤除胃热，方用玉泉散（生石膏、粉甘草）；若热毒入营，燔灼脏阴，症见谵语，四肢抽搐，神志不清，面色苍白，脉细弱，治宜清热养阴，方用清营汤及生脉散加减，针刺十宣放血等法。若症状初起，出现头晕，恶心，胸闷心慌，口渴汗多，可用清暑益气法，方用清暑益气汤（苍术、黄芪、升麻、人参、白术、神曲、泽泻、黄柏、当归、青皮、麦冬、干葛、甘草、五味子）。

产后子宫不收chǎnhòuzǐgōngbùshōu 病证名。见明代赵贞观《绛血丹书》。即产后阴下脱。详该条及“子宫脱垂”条。

产后子宫脱出chǎnhòuzǐgōngtuōchū 病证名。即产后阴下脱。详该条及“子宫脱垂”条。

产后自汗chǎnhòuzìhàn 病证名。新产妇在饮食时或睡眠中汗出较多，一般2～3天之后可逐渐减少以致恢复，属正常生理现象。若汗出过多或持续时间长，则属病态。多因体质素弱，复因产时气血耗伤，以致肺气更虚，卫阳不固，腠理疏泄，气阴两虚所致。症见产后汗出较多，不能自止，时或恶风微热，面色白，气短懒言，语声低怯，头晕，心悸，倦怠乏力。治宜补气固表止汗。方用玉屏风散加大枣、生姜。

产户不敛chǎnhùbùliǎn 病证名。见《医钞类编》。即产后玉户不敛。详该条。

产科chǎnkē 古代医学十三科之一。元代分医学为十三科，产科专门治疗妇女疾病，相当于现在的妇产科。参见“十三科”条。

产科入门chǎnkērùmén 女科著作。见“中国医学入门丛书”条。

产科四种chǎnkēsìzhǒng 女科丛书。即阎纯《胎产心法》、钱氏（佚名）《胎产秘书》《达生编》及《大生要旨》4种产科著作的合刊本。

产科心法chǎnkēxīnfǎ 女科著作。2卷。清代汪喆撰。刊于1780年。内容分种子、胎前、临产及产后四门，对产科常见病的治疗方药记述较扼要。

产门chǎnmén 妇女的阴道外口。又称阴户。《景岳全书·妇人规》：“产门不闭，由阴气大虚，不能收摄。”

产门不闭chǎnménbùbì 病证名。出《妇人良方大全》卷二十三。又名玉门不闭、阴门不闭、产门不合。指产后阴道外口不能闭合。多因胎前失于调养，产后气血大虚，不能收摄，或产时伤及产门破损所致。气血大虚者，兼见少气懒言，面色苍白，自汗等，治宜大补气血。方用十全大补汤。产时所伤者，兼见阴户破溃，焮痛不闭，治宜清热解毒，凉血，方用逍遥散加荆芥、丹皮、金银花、连翘水煎服，并用浓煎甘草汤洗之。

产门不合chǎnménbùhé 病证名。即产门不闭。详该条。

产门㿉chǎnméntuí 病名。又名产㿗、产㿉。包括产后子宫不收。静光轮应禅师考定《女科秘要》：“产物形如帕下垂，俗名呼作产门㿉。”指产时用力，气虚下陷，产后子宫脱下。严重时可致阴道壁下垂及小便淋沥等。治宜补中益气，方用补中益气汤。同时可针刺子宫、百会等穴。

产难chǎnnán 病名。出《诸病源候论》卷四十三。即难产。详该条。

产婆chǎnpó 又称稳婆。古代对接生员的称呼。见《卫生家宝产科备要》。

产前十忌chǎnqiánshíjì 女科著作。出清代李小有《胎产获生篇》。第一最忌共夫寝，二忌大醉，三忌大怒，四忌不可食诸物，五忌洗浴，六忌久睡久坐，七忌负重登高，八忌药饵，九忌师巫，十忌针灸。

产乳chǎnrǔ ❶《备急千金要方》指分娩。❷病名。指临产时忽然晕厥。

产乳备要chǎnrǔbèiyào 女科著作。参见“产育保庆集”条

产褥感染chǎnrùgǎnrǎn 病名。产后重证之一。指在产前、产时或产后细菌侵入生殖器官引起全身或局部的炎症反应。症见高热，恶寒，战栗，恶露多或有臭味成脓样等，多属产后发热，恶露不绝，热入血室等范畴。症状轻者宜清热解毒，逐瘀生新，用生化汤加减。若症见汗多烦渴，加天花粉、芦根、石斛、栀子，以生津止渴除烦；若少腹疼痛加剧，正气未衰，可用大黄牡丹皮汤加败酱草；若高热寒战烦躁，皮下出血，谵语者，是邪入血分，宜清热解毒，养阴凉血，用清营汤加紫花地丁、丹皮、蒲公英、穿心莲等。必要时采用中西医结合治疗。

产室chǎnshì 为妇人分娩所准备的房屋。见《卫生家宝产科备要》。

产㿗chǎntuí 病名。同㿉。即产门㿉。详该条。

产痿chǎnwěi 病证名。即产后风痿。详该条。

产下肉线chǎnxiàròuxiàn 旧病名。又名产后肉线出。《叶天士女科诊治秘方》卷三：“产下肉线，临产用力太过，以致脬膜有伤，产妇垂出肉线一条，长三四尺，牵引心腹，痛不可忍，以手微动，则痛欲绝。宜用生姜三斤，连皮捣烂，入麻油二斤，拌匀炒熟，以油干为度。先以熟绢五尺，折作数层，令妇人轻轻盛起肉线，使之屈曲盘旋，纳入产户，再以绢袋盛姜，就近熏之，冷则再换……肉线切不可断，断则不治矣。”

产泄chǎnxiè 病证名。即产后泄泻。详该条。

产育保庆集chǎnyùbǎoqìngjí 女科著作。又名《产育保庆集方》《妇人产育保庆集》。1卷。原撰人不详，北宋李师圣获见此书。内容为产论21篇，有论无方。后经郭稽中补入治疗方药，于1131年刊行。清初时原书已不存，今传本为《四库全书》本，乃据《永乐大典》辑出，共2卷。上卷为本书，内容论临产和产后21种病证的治疗。下卷为佚名氏《产乳备要》，内容论妇产科的杂病。

产育保庆集方chǎnyùbǎoqìngjífāng 女科著作。见“产育保庆集”条。

产育三难chǎnyùsānnán 病证名。指3种难产，即横生、足位产、臀位产。李小有《胎产护生篇》：“产育三难，有先露手而曰横生，有先露足而曰逆生，有先露臀而曰坐生。”

产孕集chǎnyùnjí 女科专著作。2卷。清代张曜孙撰。撰年未详。书中扼要介绍妊娠及临产前后一些病证的证治。共分辨孕、养孕、孕宜、孕忌、孕疾、辨产、产戒、用药、应变、调摄、怀婴、拯危、去疾13类。本书后经包兴言增入补遗1卷，名为《重订产孕集》。现有《中国医学大成》本。

产枕痛chǎnzhěntòng 病证名。见《皇汉医学·产科发蒙》。即儿枕痛。详该条。

产子chǎnzǐ 出《诸病源候论》卷四十三。即分娩。详该条。

产子痢chǎnzǐlì 病证名。❶《诸病源候论》卷四十三指产后患痢。多因产后虚损，下地过早，伤于风冷，风冷乘虚入于大肠，肠虚则泻所致。❷施雯《盘珠集胎产证治》指产后恶露不行，败血渗入大肠，积滞而成泄痢者。详“产后下利”条。

颤法chànfǎ 推拿手法名。见曹锡珍《外伤中医按摩疗法》。即振颤法。见该条。

颤摩法chànmófǎ 推拿手法名。即振颤法。见该条。

颤腰chànyāo 推拿方法名。患者俯卧，胸部及骨盆部用沙

袋或枕头各垫高9～15cm，使腰部腾空，两个助手分别拉住患者两侧肩部及踝部作对抗牵拉，医生用两手掌重叠压在其腰骶部进行快速颤压。常用于腰痛等症。

颤振chànzhèn 症名。❶《医学纲目》卷十一："颤，摇也；振，动也。"指头部或四肢掉摇抖动之症。多由阴血不足，筋脉失养，肝阳偏亢，阳盛化风，或气虚、心虚、痰浊相夹所致。轻者有时手足颤振或头摇，重则手抖不能持物，足不能行走，头摇动不止。《证治准绳·杂病》："颤振，此病壮年鲜有，中年以后乃有之，老年尤多。夫老年阴血不足，少水不能制盛火。"治宜滋阴养血，平肝息风为主，可用空振丸、摧肝丸。因气虚者，用参术汤。因心虚者，用平补正心丹。因痰浊者，用导痰汤加味。本证常见于震颤麻痹、老年性震颤等疾患。❷指战栗。《张氏医通·诸风门》："颤振，经云寒气客于皮肤，阴气盛，阳气虚，故为振寒寒栗。深师曰：振乃阴气争胜，故为战；栗则阳气不复，故为颤。"

chang

昌狄·班丹措吉chāngdí bāndāncuòjí 元代著名藏医学家。医药世家出身。精心研究祖传医学秘诀《甘露渠流》《昌狄医经》。精通《八支药方》《四部医典》和藏医民间经验。著有多种医著。医学造诣颇深。尤擅长于解剖及药物图谱的绘制。亲身倡导并采用系列挂图作为教授医药学的辅助材料。推动了藏医药学的传播。

昌阳chāngyáng 中药材。❶出《神农本草经》。为石菖蒲之别名。详该条。❷经穴别名。出《针灸甲乙经》。《铜人腧穴针灸图经》作"冒阳"，即复溜。见该条。

昌阳泻心汤chāngyángxièxīntāng 《随息居重订霍乱论》卷下方。石菖蒲、黄芩（酒炒）、制半夏各一钱，黄连（姜汁炒）五至六分，苏叶三至四分，制厚朴八分，鲜竹茹、枇杷叶各三钱，芦根一两。雨水急火煎，徐徐温服。治霍乱后，胸前痞塞，汤水碍下，或渴或呃。若小溲秘涩者，加紫菀。

昌阳之脉chāngyángzhīmài 指阴脉。《素问·刺腰痛论》："昌阳之脉，令人腰痛，痛引膺，目䀮，甚则反折，舌卷不能言。"王冰注："昌阳之脉，阴脉也，阴者，足少阴之别也。"

菖蒲chāngpú 中药材。❶出《本草衍义》。为水菖蒲之别名。❷出《神农本草经》。即石菖蒲。详各条。

菖蒲散chāngpúsǎn ❶《太平惠民和剂局方》卷七十三方。菖蒲、炒当归各一两，秦艽、吴茱萸各半两。为粗末，每服三钱，加葱白五寸，水煎，空腹服。治妇女经水涩滞，阴户肿痛。❷《证治准绳·类方》第八册方。①菖蒲、皂角各等分。为细末，每用一钱，绵裹塞鼻中仰卧少时。治鼻内窒塞不通，不得喘息。②菖蒲、狼毒、煅磁石（醋淬）、炮附子、枯矾各半两。为细末，以羊骨髓和少许，绵裹塞耳中。治聤耳。③九节菖蒲十两，苍术五两。以米泔水浸七日，取出苍术，将菖蒲蒸二三时取出，焙干，为细末，每服二钱，糯米饮调下，日三次；或将蒸熟者作指头大一块，于食后置口中嚼咽亦可。治耳聋。

菖蒲丸chāngpúwán 《阎氏小儿方论》方。菖蒲、丹参各二钱，赤石脂三钱，人参五钱，天冬、麦冬各一两。为细末，炼蜜为丸，绿豆大，每服五至十丸，日三至四次，空腹时热汤送下。治小儿心气不足，五六岁不能言语。

菖蒲饮chāngpúyǐn 《妇科玉尺》卷一方。菖蒲、人参各一钱，茯神、远志各一钱五分，山药二钱，珍珠、琥珀各三分，金箔一张，胆南星五分，天竺黄、雄黄、朱砂、牛黄各二分，麝香五厘。为细末，薄荷、生姜煎汤送服。治妇人因惊恐而致经病。

菖蒲郁金汤chāngpúyùjīntāng 《温病全书》方。石菖蒲、炒栀子、鲜竹叶、牡丹皮各三钱，郁金、连翘、灯心各二钱，木通一钱半，竹沥（冲）五钱，玉枢丹（冲）五分（一方无木通、灯心，有菊花、牛蒡子、滑石、生姜汁）。水煎服。治伏邪风温，辛凉发汗后，表邪虽解，暂时热退身凉，而胸腹之热不除，继则灼热自汗，烦躁不寐，神识时昏时清，夜多谵语，脉数舌绛，四肢厥而脉陷，症情较轻者。方中菖蒲通窍补心，镇摄心神；丹皮、连翘泻血中伏火，清厥少二经；郁金辛苦气寒，清心凉血，行气开郁；竹叶辛淡甘寒，凉心缓脾，扫除上焦烦热；栀子、灯心清热，使三焦热邪屈曲下行，从小便而解；木通、竹沥清热泻火，兼生津养血；玉枢丹解毒化瘀。全方合用，能清营透热，使伏邪转出气分。

长虫cháng·chong 出《诸病源候论》卷五十。即蛔虫。详"蛔虫"条。

长虫病cháng·chongbìng 病名。长虫即蛔虫。《诸病源候论·三虫候》："长虫，蛔虫也，长一尺。动则吐清水，出则心痛，贯心则死。"详"蛔虫病"条。

长虫七cháng·chongqī 中药材。见《陕西中草药》。为长春七之别名，详该条。

长春花chángchūnhuā 中药材。出《药物名实图考》。又名雁来红、日日新。为夹竹桃科植物长春花 *Catharanthus roseus*（L.）G. Don 的全草。长江以南各地都有栽培。微苦，凉，有毒。抗癌，降血压，清热解毒。①治淋巴网状细胞肉瘤、绒毛膜上皮癌、急性淋巴细胞白血病，用提取物长春碱、长春新碱注射剂注射。②治高血压病。煎服：9～15g。③外敷治痈疮肿毒，烧烫伤。本品已分离出约70种生物碱，其中有长春碱、长春新碱、异长春碱、环氧长春碱、长春西文碱、罗维定碱、卡罗新碱以及派利文碱、派利维定碱、派利卡灵碱、洛柯尼灵碱、洛柯绕维新碱、文朵灵碱、文朵尼宁碱、文考尼定碱、泻花碱、四氢鸭脚木碱等。长春碱对霍奇金病、绒毛膜上皮癌疗效较好，长春新碱则对恶性淋巴瘤及急性白血病的疗效较好。长春碱的主要毒性为抑制骨髓功能，长春新碱对神经系统及胃肠道的毒性较突出。长春新碱小量使血小板数升高，大量则使之减少。总碱降低动物血压，但长春新碱却可升高血压。其中所含的某些生物碱有利尿、降低血糖及降低血压、扩张脑膜小血管、增加脑血流量、雌激素样活性、解热等作用。

长春七chángchūnqī 中药材。见《陕西中草药》。又名长虫七。为伞形科植物长春七 *Libanotis buchtormensis*（Fisch）DC. 的根。分布于陕西、甘肃、四川等地。辛、甘，温。发散风寒，祛风活络，镇痛。治感冒，咳嗽，头痛，牙痛，风湿疼痛，跌打损伤。内服：煎汤，6～9g；或浸酒服。

长春子chángchūnzǐ 即邱处机。见该条。

长刺节论篇chángcìjiélùnpiān 《素问》篇名。长，犹广的意思。本篇指出头痛、寒热等12种不同病症的针刺手法，进取针穴及针刺反应。说明了针刺治病要根据疾病的肌肉骨节部位、性质，适当掌握进针的深度、次数和治程长短的道理，故名。

长谷chánggǔ　经外奇穴名。出《备急千金要方》。别名循际、长平、循脊、循元。位于脐中旁开2.5寸处。主治泄痢，纳呆，消化不良，四肢乏力，多汗等。直刺1～1.5寸。艾炷灸3～5壮，或艾条灸5～15分钟。

长骨chánggǔ　骨之呈长柱状者。如股骨、胫骨等。多中空如管，充藏骨髓。

长虹贯日chánghóngguànrì　病证名。清代黄庭镜《目经大成》卷二："此症乃赤脉虬丝，纵横粗细，上气轮而缠风轮，最不易治。"参见"赤脉贯睛""赤丝乱脉证"条。

长瓠chánghù　中药材。见《本草纲目》。即瓠子，详该条。

长頔chánghuì　见"禾髎"条。

长颊chángjiá　见"长频"条。

长彊chángjiāng　见"长强"条。

长髎chángliáo　见"禾髎"条。

长脉chángmài　脉象。脉长超过本位，首尾端直，如循长竿。若脉长而和缓，是中气旺。《素问·脉要精微论》："长则气治。"若长而弦硬，按之有牵绳感，则属邪正俱盛的实证，可见于实热内结或热盛动风等。《濒湖脉学》："长主有余，气逆火盛。"

长频chángpín　经穴别名。出《铜人腧穴针灸图经》。《针灸大全》作"长髎"，《针灸聚英》作"长颊"，《针灸大成》作"长"。即禾髎。见该条。

长平chángpíng　❶经穴别名。出《针灸甲乙经》。即章门。见该条。❷经外奇穴别名。《千金翼方》："多汗，四肢不举少力……灸长平五十壮，在侠脐相去五寸，不针。"所述与长谷同位。近代《针灸经外奇穴图谱》作长谷别名。见该条。

长强chángqiáng　经穴名。代号GV1。出《灵枢·经脉》。《备急千金要方》作长彊。别名气之阴郄、橛骨、气郄、为之、骨骶。属督脉。督脉之络穴。

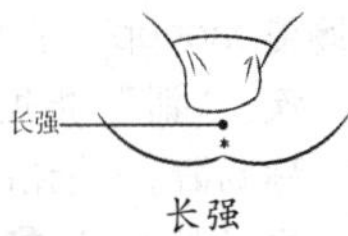

长强

位于尾骨尖端与肛门连线之中点处，跪伏位取穴。布有尾骨神经后支、肛门神经，以及肛门动、静脉分支。主治痔疮、脱肛、便血、便秘、遗精、遗尿、腹泻、痢疾、腰脊强痛、癫痫及精神分裂症、前列腺炎等。紧靠尾骨前面斜刺0.5～1寸。艾炷灸3～7壮，或艾条灸5～15分钟。

长桑君chángsāngjūn　战国时代医家。名医扁鹊的老师，将自己一生所收集到的医方和个人的医疗经验尽传给扁鹊。

长沙方歌括chángshāfānggēkuò　方剂歌诀。6卷。清代陈念祖撰于1803年。"长沙方"即指张仲景《伤寒论》方。陈氏将《伤寒论》方的主治、药物、用量及煮服法等，以诗歌的形式予以编撰，并由其长子陈蔚另写方注，使读者易于习诵。但陈氏过于推崇经方的观点，有其片面性。1949年后有排印本。

长沙药解chángshāyàojiě　本草著作。4卷。清代黄元御撰。刊于1753年。作者选出张仲景《伤寒论》《金匮要略》二书中的244个医方的药物159种（目录末记为161种），以药名为纲，结合原书中的方药证治，论述各药药性及用法。书名冠以"长沙"，取义于张仲景曾任长沙太守。现有《黄氏医书八种》本。

长蛇灸chángshéjiǔ　间接灸法的一种。亦称铺灸。用大蒜适量，去皮捣泥，平铺于脊柱（自大椎穴至腰俞穴）上，宽、厚各约6mm，周围用桑皮纸封固，然后用黄豆大的艾炷分别放在大椎穴及腰俞穴上施灸，至患者口鼻内觉有蒜味时止。民间用以治疗虚劳。

长深根chángshēngēn　中药材。见《云南中草药》。为白牛膝之别名。详该条。

长生chángshēng　谓生命可以延长或不死。《老子》："勿劳汝形，勿摇尔精，可以长生。"当今批判地继承这些观点，是强调不要过劳过逸，切忌纵欲无度，莫伤真气，此为养生要旨。

长生草chángshēngcǎo　中药材。❶见《花镜》。为卷柏之别名。❷见《本草纲目》。为独活之别名。详各条。

长生果chángshēngguǒ　中药材。出《本经逢原》。为落花生之别名。详该条。

长生花chángshēnghuā　中药材。见《上海常用中草药》。为千日红之别名。详该条。

长生秘诀chángshēngmìjué　养生著作。清代石成金著，1卷。包括心思部、色欲部、饮食部、起居部等主要内容。主张延缓衰老必须从少壮之时开始，"日后年至老耄，尚然耳目聪明，手足利便"。认为养生应以恬娱为务，忧愁恼怒，伤人最烈，只有平心静气，"常存安乐想"，才能益寿延年。指出老年人"如日已衔山"，精神气血已衰，凡事均节俭为宜，尤其房事更当节之。虽年龄不高而素体弱多病者也需"节欲保固"，以防衰老。书中有"卫生必读歌"，把全书主要观点进行了综合概括，并提出具体措施，对研究养生防老抗衰有一定的参考价值。

长石chángshí　中药材。出《神农本草经》。又名方石、直石、土石。为硫酸盐类矿物硬石膏的矿石。分布于山西、湖北等地。味辛、苦，性寒。清热生津，下气利尿，明目祛翳。①治发热烦渴，热甚肢厥。②治热淋，小便不利。③治翳障遮睛，视物不明。煎服，15～90g。为天然产的不含结晶水的石膏。主成分为硫酸钙，常杂有微量的氧化铝、二硫化铁及碳酸盐等。

长寿丸chángshòuwán　见《太平惠民和剂局方》卷五。即三仙丹第一方，见"三仙丹"条。

长寿真人chángshòuzhēnrén　见"刘渊然"条。

长谿chángxī　经穴别名。出《针灸甲乙经》。即天枢。见该条。

长夏chángxià　农历六月。《素问·藏气法时论》："脾主长夏。"

长针chángzhēn　针具名。九针之一。又名环跳针。《灵枢·九针论》："长针，取法于綦针，长七寸，主取深邪远痹者也。"现代所用芒针类此。多用于深刺，以治疗痹证。

长针形chángzhēnxíng　小儿指诊法十三指形之一。详"十三指形"条。

长珠形chángzhūxíng　小儿指诊法十三指形之一。详"十三指形"条。

肠cháng　见《灵枢·肠胃》。消化道的一部分。有小肠、大肠之分。参见各条。

肠痹chángbì　病证名。指大、小肠的气机痹阻，导致多饮而小便不利或飧泄的病证。《素问·痹论》："肠痹者，数饮而出不得，中气喘争，时发飧泄。"治宜利尿健脾为主。选用五苓散、吴茱萸散、木香丸等方。

肠道chángdào　经外奇穴别名。出《腧穴学概论》。即肠遗。见该条。

肠风chángfēng　病名。《素问·风论》："久风入中，则为肠风、飧泄。"系指一种以便血为主症的疾病。后世用其名而含义不一。❶指大肠久积风冷所致的便血。《太平圣惠方》卷六十："大肠中久积风冷，中焦有虚热……风冷热毒，搏于大肠，大肠既虚，时时下血，故名肠风也。"可用卷柏散、内补散等方。❷泛指内痔、外痔、举痔、脱肛、肛瘘出血。《世医得效方·大方脉杂医科》："槐角丸治五种肠风泻血：粪前有血名外痔；粪后有血名内痔；大肠不收名脱肛；谷道四面弩肉如奶名举痔；头上有孔名瘘。"❸指因风邪而便纯血鲜红的病症。《三因极一病证方论》亦称为风利。《证治汇补·下窍门》："或外风从肠胃经络而入害，或内风因肝木过旺而下乘，故曰肠风。"其症便前出血如注，颜色鲜红，肛门不肿痛，或见腹痛、肠鸣。外风可选用槐角丸或柏叶汤，内风宜选用胃风汤或人参胃风汤。❹指以湿热为主因的下血。《杂病源流犀烛·诸血源流》："肠风者，肠胃间湿热郁积，甚至胀满而下血也。宜槐花散，或四物汤加阿胶、山栀、地榆。而其条分缕判，则有风入大肠，留滞不散，夹湿而成者，宜加减四物汤；有阴分虚，血不循经而成者，宜四物汤、地榆散合用。"参见便血有关条。

肠风黑散chángfēnghēisǎn 《太平惠民和剂局方》卷八方。炒荆芥、炒枳壳各二两，乱发、槐花、槐角、炙刺猬皮、炙甘草各一两半。同入瓷瓶内用泥封固，烧炭存性，出火气，加枳壳、炙木莲子，为细末，每服二钱，食前温酒调下或水煎服。功能疏风清热止血。治肠胃积热，大便鲜血，脐腹疼痛，里急后重，或久患酒痢，大便频并。

肠风下血chángfēngxiàxuè 病名。见《太平圣惠方》卷六十。即肠风。详该条。

肠垢chánggòu 病证名。指大便时排出的腐浊垢腻物质。多因湿热邪毒郁滞肠道所致。《诸病源候论·痢病诸候》："肠垢者，肠间津汁垢腻也。"便肠垢，可见于热痢、协热利等。《杂病源流犀烛·痢疾源流》："其冷热蕴结肠胃间，滑泄垢腻者，名肠垢，即为热痢，宜芩连芍药汤。"《伤寒捷诀·肠垢鹜溏》："凡伤寒自利，有因三阳传阴经而下利者，为协热利。协热利者，曰肠垢，脐下必热，宜黄芩汤、葛根汤主之。"参见"便肠垢""热痢""协热利"等条。

肠蛊痢chánggǔlì 病证名。指痢下赤白或纯下瘀血而连年不愈者。《诸病源候论·痢病诸候》："肠蛊痢者，冷热之气入在肠间，先下赤，后下白，连年不愈，侵伤于藏府，下血杂白，如病蛊之状。"《备急千金要方》卷十五："蛊则纯痢瘀血。"参"蛊注痢"条。本病可见于慢性细菌性痢疾、阿米巴痢疾及慢性血吸虫病、慢性非特异性溃疡性结肠炎等。

肠红chánghóng 病证名。见《鸡鸣录·后阴病》。指大便出血。可因湿毒瘀热留注大肠或脾阳不振，统摄失司所致。湿蒸热毒，多见下血鲜红；瘀热留注，多见血块紫殷。治宜清热化湿，和营消瘀，选用地榆散、芍药汤等方。脾失统摄，多见血出稀淡，脘痞腹胀，难于饮食，舌淡苔白，脉形沉细等，治宜健脾温中，选用黄土汤、归脾汤等方。亦有因痔疾所致者。可选用罗汉散，用参三七或红枣，或稻根须煎汤调服。参见便血有关条。

肠红良方chánghóngliángfāng 《疡科选粹》卷五方。乌梅一两，五倍子五钱，炒槐米、炒黄连、炒荆芥穗各三钱，枳壳、白芷各一钱五分，地榆二钱，升麻一钱。为细末，每服三钱，酒送下。治痔疮下血。若出血多，加百草霜、棕榈炭。

肠结chángjié ❶经穴别名。出《千金翼方》。《铜人腧穴针灸图经》作腹结穴。见该条。❷病名。见《医学衷中参西录》（1957 重订版）第一册卷三。指因怒后过食生冷硬物而致肠道阻塞不通的病症。即肠梗阻。

肠绝chángjué 病证名。危重证候之一。《脉经·诊五脏六腑气绝证候》："病人肠绝，六日死……发直如干麻，不得屈伸，白汗不止。"

肠窟chángkū 经穴别名。出《外台秘要》。即腹结。见该条。

肠鸣chángmíng 症名。出《素问·藏气法时论》。又称腹鸣。《张氏医通·大小腑门》："《内经》肠鸣有五。一曰脾虚。经云脾虚则腹满肠鸣，飧泄，食不化。枳实理中汤加木香。二曰中气不足，肠为之苦鸣。六君子汤加木香。三曰邪在大肠。经云肠中雷鸣，气上冲胸，邪在大肠。半夏泻心汤。四曰土郁。经云土郁之发，肠鸣而为数后是也。平胃散加半夏、木香、茯苓。五曰热胜。经云少阳在泉，热淫所胜，病腹中肠鸣，气上冲胸。葶苈木香散。《金匮要略》云腹中寒气，雷鸣切痛，胸腹逆满呕吐，附子粳米汤。东垣云如胃寒泄泻，肠鸣，于升阳除湿汤中加益智、半夏各五分，生姜、大枣和煎。丹溪云腹中鸣者，病本于胃，乃火激动其水也。二陈加芩、连、山栀。不应，用胃苓汤加减。肺移寒于肾，为涌水。涌水者，按腹不坚，水气客于大肠，疾行则鸣，濯濯如囊裹浆水之病也。葶苈丸加木香。"

肠宁汤chángníngtāng 《傅青主女科》卷下方。当归（酒洗）、熟地黄（九蒸）各一两，人参、麦冬、阿胶（蛤粉炒）、炒山药各三钱，续断二钱，甘草一钱，肉桂二分。水煎服。功能养血和血，温经止痛。治产后血虚，少腹疼痛。

肠澼chángpì 古病名。出《素问·通评虚实论》。❶指痢疾。"澼"指垢腻黏滑似涕似脓的液体，因自肠排出，故称肠澼。《景岳全书》卷二十四："痢疾一证，即《内经》之肠澼也。"❷指便血。《古今医鉴》卷八："夫肠澼者，大便下血也。"参见"痢疾""便血"等条。

肠澼下血chángpìxiàxuè 病证名。指肠澼（痢疾古称）所致的便血。《脾胃论·肠澼下血论》："肠澼者，为水谷与血另作一派，如𠻳桶涌出也。"详"痢疾""血痢"条。

肠屈chángqū 经穴别名。出《铜人腧穴针灸图经》。即腹结。见该条。

肠绕chángrào 即归来穴。《针灸集成》："肠绕二穴，在挟玉泉（即中极穴）两旁相去各二寸，主治大便闭塞，灸以年为壮。"

肠山chángshān 见"伤山"条。

肠覃chángtán 古病名。出《灵枢·水胀》。指女子下腹部有块状物，而月经又能按时来潮的病证。多因气阻血瘀，癖结所致。《灵枢·水胀》："肠覃者，寒气客于肠外，与卫气相搏，气不得荣，因有所系，癖而内著，恶气乃起，瘜肉乃生。其始生也，大如鸡卵，稍以益大，至其成，如怀子之状，久则离岁，按之则坚，推之则移，月事以时下，此其候也。"治宜攻坚散寒，行气活血。方用桂枝茯苓丸（桂枝、茯苓、桃仁、丹皮，赤芍）或香棱丸（《济生方》：公丁香、木香、三棱、莪术、青皮、川楝子、小茴香、枳壳、朱砂为丸）。参见"癥瘕""积聚"等条。

肠痛chángtòng 出《幼科发挥》。即盘肠气痛。见该条。

肠㿗chángtuí 病证名。❶指因寒湿侵犯下焦而致的小腹、睾丸牵引作疼，肿、痒、坠、胀的病证。治宜散寒止痛，服木香金铃丸。❷指直肠脱出。《黄帝内经太素》卷十五："故冷气冲下广肠脱出名曰肠癞。"

肠胃chángwèi ❶解剖学同名器官。①胃与肠的合称。《灵枢·平人绝谷》："肠胃之长，凡五丈八尺四寸，受水谷九斗二升一合合之大半，此肠胃所受水谷之数也。"②泛指口至肛门的消化道。《灵枢·肠胃》："肠胃所入至所出，长六丈四寸四分，回曲环反，三十二曲也。"❷《灵枢》篇名。本文主要叙述肠胃之大小、长短及其位置和容量，故名。根据当时简朴的解剖学知识和度量法来论述人体从口唇至广肠这一消化道中的各部分，并对胃肠道的纡曲、回环、叠积的形状做了描述。

肠痫chángxián 病证名。《备急千金要方》卷五："肠痫之为病，不动摇。"参"痫"条。

肠泻chángxiè 病证名。《医林绳墨·泄泻》："肠泻则疼，或腹痛肠鸣，痛一阵而泻一阵也。此由脾气不利，阴寒留滞。宜以升提其气，又兼温而养之。"参见"泄泻""脾池"条。

肠虚滑脱证chángxūhuátuōzhèng 证候名。因阳气亏虚，大肠固摄无力所致。症见大便失禁，泄下无度，甚则脱肛，腹痛绵绵，喜温喜按，四肢不温，面色苍白，舌淡苔白滑，脉沉弱。治宜温阳散寒，用附子理中汤、黄芪建中汤等方。

肠遗chángyí 经外奇穴名。《备急千金要方》："大便不通，灸夹玉泉相去各二寸，名曰肠遗，随年壮。"并有注谓："一云二寸半。"近代多以中极穴旁开 2.5 寸定位。本穴《腧穴学概论》名"肠道"。

肠痈chángyōng 病名。出《素问·厥论》。即肠内生痈并腹部疼痛的病证。多因饮食失节，暴怒忧思，跌仆奔走而致胃肠运化失职，湿热内壅所致。《金匮要略》："肠痈者，少腹肿痞，按之即痛，如淋，小便自调，时时发热，自汗出，复恶寒，其脉迟紧者，脓未成，可下之，当有血；脉洪数者，脓已成，不可下也，大黄牡丹皮汤主之"。初起小腹疼痛，脉芤数者，用大黄汤（大黄、朴硝、丹皮、白芥子、桃仁）下之；肠痈溃后，腹痛，小便似淋，宜托而补之，用七贤散（茯苓、怀山药、牡丹皮、山茱萸、熟地黄、人参、黄芪）。因其发生部位不一，有大肠痈、小肠痈、直肠痈的不同。包括急性阑尾炎、阑尾周围脓肿等。

肠痈腹痛chángyōngfùtòng 病证名。指肠生痈肿所致腹痛者。《症因脉治·腹痛论》："肠痈腹痛之症，缩脚皱眉，小便为淋，痛有肿处，手不可按，夜来每发寒热，或绕脐生疮，或腹皮紧急，肌肤甲错，或时时出汗，此肠痈腹痛之症也。"多因膏粱厚味，蕴积肠胃，或劳动跌仆，损伤气血，或六淫之邪内伏，或恼怒郁结，气血凝聚所致。治宜清热解毒，活血排脓。将成脓者，四圣散；已有脓者，薏苡仁汤；内蓄血者，大黄牡丹皮汤、桃仁承气汤。本证可见于急性阑尾炎、阑尾周围脓肿等。参见"腹痛"条。

肠粘连缓解汤chángzhānliánhuǎnjiětāng 《中西结合治疗急腹症》方。厚朴、炒莱菔子各 9~15g，木香、乌药、番泻叶、桃仁、赤芍药各 9g，芒硝（冲服）6g。水煎服。功能行气活血，通里攻下。治轻型肠粘连或部分性肠梗阻。

肠痔chángzhì 病证名。《诸病源候论》卷三十四："肛边肿核痛发寒热而血出者，肠痔也。"即肛门周围脓肿而伴有恶寒发热者。参见"肛痈"条。

常春藤chángchūnténg 中药材。出《本草拾遗》。又名三角风、上树蜈蚣、追风藤。为五加科植物常春藤 *Hedera nepalensis* K. Koch var. *sinensis*（Tobl.）Rehd. 的茎叶。分布于陕西、甘肃地区及黄河流域以南至华南、西南各地。苦、辛，凉。入肝、脾经。祛风通络，解毒消肿。①治风湿痹痛，口眼㖞斜，产后感风头痛，闭经，跌打损伤，扁桃体炎，急性结膜炎。内服：煎汤，6~12g；或泡酒服。②治痈疖肿毒，外伤出血，鲜茎叶捣敷；荨麻疹，湿疹，煎水洗。本品含鞣质、树脂。叶尚含常春藤苷、肌醇等。常春藤苷具有强心、利尿和抗菌作用。

常德chángdé 金代医家。字仲明。金代兴定（1217—1221）中，镇阳人。受名医张子和学，参与整理《儒门事亲》，并为之作补遗名《伤寒心镜》1 卷，又名《张子和心镜别集》，首论河间双解散及子和增减之法。

常毒chángdú 指药物气味性能不甚猛烈者。《素问·五常政大论》："常毒治病，十去其七。"

常黄连chánghuánglián 中药材。见《东北药用植物志》。为鲜黄连之别名。详该条。

常脉chángmài 即平脉。详该条。

常器之chángqìzhī 宋代医家。名颖士。北宋时已有医名，南宋绍兴二十四年（1154）前后为国医。精于伤寒诊治，研究《伤寒论》颇有造诣。郭雍《伤寒补亡论》多引用其说。

常色chángsè 即正色。详该条。

常山chángshān 中药材。出《神农本草经》。又名互草、大金刀、风骨木、摆子药、一枝蓝、鸡骨常山、恒山、翻胃木。为虎耳草科植物黄常山 *Dichroa febrifuga* Lour. 的干燥根。主产于四川、贵州。苦、辛，寒；有毒。归肝、肺、心经。涌吐痰涎，截疟。用于痰饮停聚，胸膈痞塞，疟疾，煎服 5~9g，酒炒后用，候药冷，未发前用。本品服后有恶心、呕吐等反应，应配合镇吐药同用，孕妇忌服。本品含常山碱甲、乙、丙，黄常山定，4-喹唑酮等生物碱和伞形花内酯（又名常山素 A）及常山素 B。又含八仙花酚、香草酸、3β-羟基-5-豆甾烯-7-酮等。常山碱甲、乙、丙均有抗疟作用，疗效与奎宁相似。常山乙有抗阿米巴原虫作用，但毒性高，易复发。三者对麻醉狗有降压，抑制心脏，扩张血管作用。总碱对小鼠实验性肿瘤有抑制作用；煎剂对人工发热兔有解热作用。常山碱可兴奋动物已孕子宫，抑制离体兔小肠。常山碱易引起呕吐，有一定毒性。

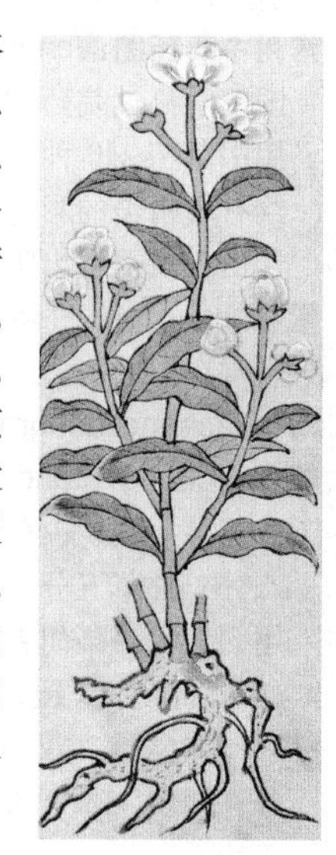
常山

常山饮chángshānyǐn ❶《太平惠民和剂局方》卷八方。常山、知母、草果、炙甘草各二斤，高良姜二十两，乌梅肉一斤。为粗末，每服三钱，加生姜五片、大枣一枚，水煎服。治疟疾。❷《张氏医通》卷十三方。常山（醋炒）、槟榔、炒青皮、甘草、当归各一钱，煅穿山甲八分（一作木通），黑豆四十粒，生姜七片。水、酒各半煎，露一宿，晨热服。治疟发晡时，至夜热不止，脉实邪盛者。❸《类证治裁》卷四方。常山（酒浸炒）二钱，草果、槟榔、知母各一钱，贝母一钱半，山甲片一钱，乌梅二个。水煎服。治疟疾发作无时者。

常数chángshù 指在一般情况下经脉气血之多少。《素问·血气形志》：“夫人之常数，太阳常多血少气，少阳常少血多气，阳明常多气多血，少阴常少血多气，厥阴常多血少气，太阴常多气少血。此天之常数。”

C

常效先chángxiàoxiān 明代医生。号瀛泉，又自号无系居士。年轻时曾任博士官职，后弃官，专攻医学。尤精于痘疹，著有《衍庆录》等书，已佚。

常瀛泉chángyíngquán 见“常效先”条。

常用经穴解剖学定位chángyòngjīngxuéjiěpōuxuédìngwèi 针灸著作。上海第一医学院人体解剖学教研组编绘。本书系参照有关针灸文献用解剖学方法对常用的经穴部位及针法、主治等加以整理编成。书后并附插图。1960 年由上海科学技术出版社出版。

常用丸散膏丹手册chángyòngwánsǎngāodānshǒucè 方书。秦伯未、张赞臣编。此书汇选常用内服、外用丸、散、膏、丹、药酒、动物胶、花露、曲类中成药 259 种，每方介绍处方、制法及适应证。简明扼要，切合实用。1955 年由上海中医书局出版。

常用中草药手册chángyòngzhōngcǎoyàoshǒucè 本草著作。广州部队后勤部卫生部编。本书选录我国南方地区常见的中草药 400 种，按其主要的医疗作用分 17 类。对每种中草药均附以简要介绍和插图，末附常见疾病的防治及索引。1969 年由人民卫生出版社出版。

常用中草药图谱chángyòngzhōngcǎoyàotúpǔ 本草著作。中国医学科学院药物研究所、浙江中医学院编。本书收载常用中草药 240 种，按其临床用途分为 17 类，每科药物均绘有较精美的彩色图和简要的文字说明，末附索引。1970 年由人民卫生出版社出版。

常在chángzài 气功术语。脾神的代名词。《简易方》：“脾名常在。”

常仲明chángzhòngmíng 见“常德”条。

畅郁汤chàngyùtāng 《不居集》上集卷十方。丹参、荷叶、谷芽各一钱，白芍药、茯苓、扁豆、钩藤、菊花、连翘各八分，甘草五分。水煎服。治肝脾血少，血虚有火，不能用归、术、柴胡者。若胁痛，加女贞子、鳖甲各八分；气逆，加降香一钱；火盛，加牡丹皮、地骨皮各八分；咳嗽，加橘红、贝母各五至六分；兼外感，加苏梗三至五分；痰多眩晕，加天麻八分；泄泻，加莲子肉、老米各三钱。

chao

绰尔济chāo'ěrjì 明末清初骨伤科医家。蒙古族，墨尔根氏。明天启（1616—1627）年间率先归附清室。善医伤，时白旗先锋鄂硕中矢垂毙，为其拔镞，敷良药，伤乃愈。都统武拜身被三十余矢，昏绝，令剖白驼腹，置武拜其中，遂苏。治皆如此。

绰法chāofǎ 推拿手法名。见曹锡珍《外伤中医按摩疗法》。绰是抓提的意思。先用五指抓捏，捏后急速滑开。或用两手掌平贴于患处，然后手掌小指侧用力向中间滑起。有舒展筋脉等作用。

巢cháo 出《五十二病方》。即漏之古称。详“漏”条。

巢氏病源cháoshìbìngyuán 病因证候专著。见“诸病源候论”条。

巢元方cháoyuánfāng 隋代医学家，籍贯不详，大业（605—616）中任太医博士，公元 610 年曾主持编成《诸病源候论》，该书是我国第一部论述疾病病因和证候的专书。巢氏等思想少保守，多革新，重视劳动人民的经验，敢于接受和提出新的病因学说。如对于传染病，不满足于原有的六淫学说，认为是外界有害物质——“乖戾之气”所致，是互相传染的，是可以“预服药”来预防的。对于疥的病因，指出“并皆有虫，人往往以针头挑得”。对炭疽，认为是人先有疮而接触牲畜传染的，对于漆疮等过敏性疾病，指出与人的禀性素质有关。特别是关于小儿护理和妇女怀孕时的保健，主张要向劳动人民学习。指出“田舍小儿，任其自然，皆得无横夭”；妇女怀孕应做些劳动使“骨气强，胎养盛”。对于娇生惯养小儿和贵妇人卧床养胎的旧习，提出了非议。巢氏等所记载的肠吻合手术也是我国外科史上的一项重要成就。

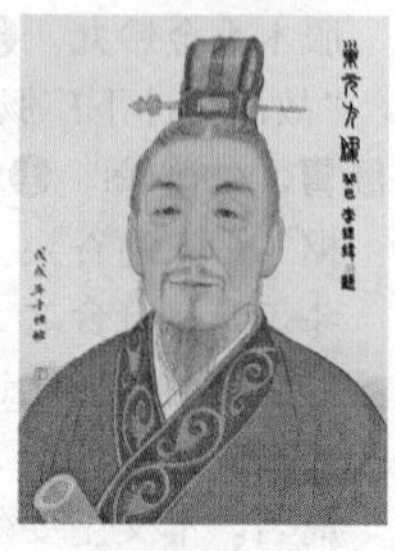

巢元方

朝天罐cháotiānguàn 中药材。见《贵阳民间药草》。又名张天刚、痢疾罐、向天葫芦、倒罐草、罗浮金锦香。为野牡丹科植物朝天罐 *Osbeckia opipara* C. Y Wu et C. Chen 的根或果实。分布于我国长江以南各地。酸、涩，微寒。清肠解毒，收敛，止血。治细菌性痢疾，肠炎，咳嗽咯血，白带。煎服：15 ~ 30g。近用治鼻咽癌、乳腺癌。

朝天一炷香cháotiānyīzhùxiāng 中药材。见《贵州草药》。为金边兔耳之别名。详该条。

朝天子cháotiānzǐ 中药材。见《饮片新参》。为木槿子之别名。详该条。

朝夕cháoxī 通潮汐。《素问·五脏生成》：“此四支八之朝夕也。”另见“朝夕 zhāoxī”条。

朝鲜黄连cháoxiǎnhuánglián 中药材。见《东北常用中草药手册》。即鲜黄连。详该条。

朝鲜参cháoxiǎnshēn 中药材。见《中国药学大辞典》。即别直参。详“人参”条。

朝信cháoxìn 见《外台秘要》卷三十三。即月经。详该条。

朝阳花根cháoyánghuāgēn 中药材。见《四川常用中草药》。为向日葵根之别名。详该条。

潮脑cháonǎo 中药材。见《本草品汇精要》。为樟脑之别名。详该条。

潮热cháorè 症名。指发热如潮汛之有定时。见《伤寒论·辨太阳病脉证并治》。《张氏医通》卷三：“潮热有作有止，若潮水之来，不失其时，一日一发。若日三五发者，即是发热，非潮热也。有虚有实，惟伤寒日晡发热，乃胃实，别无虚证。其余有潮热者，当审其虚实。若大便坚涩，喜冷畏热，心下愊然，睡卧不着，此皆气盛，所谓实而潮热也，凉膈散、大柴胡辈下之；若胃气消乏，精神憔悴，饮食减少，日渐尫羸，病虽暂去，而五心常有余热，此属虚证，宜逍遥散、小柴胡等加减。有每遇夜身发微热，病人不觉，早起动作无事，饮食如常，既无别证可疑，只是血虚阴不济阳，朝用加味逍遥散，暮用六味丸，不应，用当归补血汤，加减八味丸；有潮热似疟，胸膈痞塞，背心疼痛，气弱脉弦，服补药不效者，此属饮证，随气而潮，故热亦随饮而潮，于痰饮门求之；气口脉滑，内有宿食，常暮发热，明日复止者，于伤食门求之。”《寿世保元·发热》：“论男子血虚，有汗潮热者，以人参养荣汤；男子气虚，有汗潮热者，以补中益气汤；血虚，无汗潮热者，以茯苓补心汤；气虚，无汗潮热者，以人参清肌散；女子血虚，有汗潮热者，以茯苓补心汤；气血两虚，无汗潮热者，以逍遥散。”参见“日晡发热”“伤寒潮热”等条。

潮湿虫cháoshīchóng　中药材。见《中药志》。为鼠妇之别名。详该条。

潮水cháoshuǐ　月经的别称。明代赵献可《邯郸遗稿》：“妇女经事谓之月水，又谓之潮水。曰月者，一月一至也；曰潮者，取其信也。”详“月经”条。

炒chǎo　中药炮制法之一。将药材放在锅内加热，炒至一定要求。炒时不加辅料叫清炒，加辅料同炒的有麸炒、土炒、米炒、酒炒、醋炒等。

che

车国瑞chēguóruì　明代医家。字玉衡。进贤（今属江西）人。以精医术选为太医院吏目。

车轮菜chēlúncài　中药材。见《救荒本草》。为车前草之别名。详该条。

车前草chēqiáncǎo　中药材。出《嘉祐补注神农本草》。又名蝦蟆草、牛舌草、田菠草、打官司草、虾蟆衣、车轮菜、猪耳草。为车前科植物车前 *Plantago asiatica* L. 或平车前 *P. depressa* Willd. 的干燥全草。我国大部分地区有产。甘，寒。归肝、肾、肺、小肠经。清热利尿通琳，凉血，解毒，祛痰。治热淋涩痛，暑湿泄泻，痰热咳嗽，水肿尿少，吐血衄血，痈肿疮毒，煎服9~30g；鲜叶捣汁含漱治喉痹，乳蛾；捣敷治金疮血出不止，疮疡溃烂。车前全草含车前草苷A、B、C、D、E、F，大车前苷，车前苷，车前黄铜苷及桃叶珊瑚苷等，桃叶珊瑚苷可能是其利尿成分，还能引起小鼠泻下；并促进尿酸排泄。车前苷能促进支气管黏液分泌，并有止咳作用；还能增强肠管、子宫的运动，毒性很小。

车前木通汤chēqiánmùtōngtāng　《症因脉治》卷四方。车前子三钱，木通二钱。水煎服。功能清热利尿通淋。治膀胱结热，小便不利。

车前实chēqiánshí　中药材。出《神仙服食经》。即车前子。详该条。

车前子chēqiánzǐ　中药材。出《神农本草经》。又名车前实、猪耳朵穗子、凤眼前仁。为车前科植物车前 *Plantago asiatica* L. 或平车前 *P. depressa* Willd. 的干燥成熟种子。主产于江西、河南、湖北、东北等地。甘，寒。归肝、肾、肺、小肠经。清热利尿通淋，渗湿止泻，明目，祛痰。治暑湿泻痢，热淋涩痛，咳嗽痰热，目赤肿痛，水肿胀满，煎服9~15g，包煎。本品含琥珀酸、腺嘌呤、车前子酸、胆碱等。车前子具有祛痰和镇咳作用，有较强的抑制肾脏草酸钙结晶沉淀的作用，具有延缓衰老和缓泻作用。车前子煎剂少量多次注入兔膝关节腔内，可引起结缔组织增生，加强关节囊的紧张度，所含的腺嘌呤能防治各种原因引起的白细胞减少症。

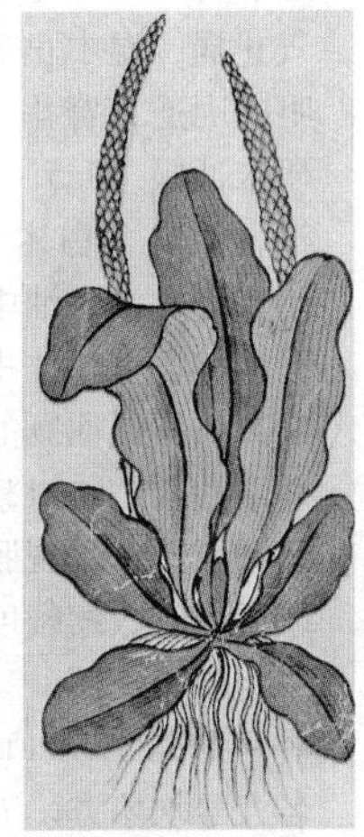

车前子

车前子散chēqiánzǐsǎn　❶《证治准绳·类方》第六册方。车前子、淡竹叶、赤茯苓、荆芥穗各二钱半，灯心二十茎。为末，水煎，食前服。治淋证，小便痛不可忍。❷《证治准绳·幼科》集七方。茯苓、猪苓、香薷、炒车前子、人参各等分。为末，灯心煎汤调下。治暑月霍乱吐泻，烦闷引饮，小便不利。

车桑仔叶chēsāngzǐyè　中药材。见《福建中草药》。为无患子科植物坡柳 *Dodonaea viscosa*（L.）Jacq. 的叶。分布于西南和华南。淡，平，有毒。消肿解毒。外用：捣敷疔疮肿毒；研末调敷治湿疹，汤火伤。本品含β-谷甾醇、豆甾醇、异鼠李素、异鼠李素-3-芸香糖苷、槲皮素-3-半乳糖苷、槲皮素-3-芸香糖苷、鞣质、生物碱。本品体外能抗菌、抗病毒；动物实验表明验有利胆、止血、升高白细胞数作用。

车质中chēzhìzhōng　见“车宗辂”条。

车宗辂chēzōnglù　清代医家。字质中。会稽（今浙江绍兴）人。乾隆年间（1736—1795）名医。

扯法chěfǎ　推拿手法。用拇指和屈曲的食指，捏住皮肤一提一放，至皮肤上出现充血性红斑为度。清代夏云集《保赤推拿法》：“扯者，于儿皮轻轻频摄之而频弃之也。”常用于眉心（印堂）、颈项、腹背等处。有祛风散寒，退热止痛等作用。对感冒、中暑的头胀、胸闷和晕车、晕船等症有一定的效果。

扯根菜chěgēncài　中药材。见《植物名实图考》。为珍珠菜之别名。详该条。

扯痧chěshā　推拿方法。即提痧。《急救痧证全集》卷上：“扯痧法（即提痧），南方秋夏痧症最多，曾见人卒病，扯痧不药立愈。其法用水拍湿结喉及两边（即人迎穴）皮上、两手臂弯（即曲泽穴，在腕中）皮上、两腿弯（即委中穴）皮上，将食指、中指拳曲，夹著结喉两边等处皮上，用力揪扯一二十下，则痧气发现，皮上露出黑紫颜色。”

扯丝皮chěsīpí　中药材。见《湖南药物志》。为杜仲之别名。详该条。

彻衣chèyī　古刺法名。五节刺之一。《灵枢·刺节真邪》：“彻衣者，尽刺诸阳之奇输也。”指治疗热性疾病针刺机体外侧及背部奇穴的方法，亦有认为取用热病五十九俞者。该篇还指出恶寒无汗，内外皆热，咽干欲饮的热性疾患，因奇输“未有常处”，可取用天府、大杼、中膂俞等穴治疗。刺治后汗出热退，恶寒解除，即不必“外重丝帛衣”，故称彻衣。

掣节chèjié　症名。《灵枢·五邪》：“邪在肝……行善掣节。”掣，牵引；节，关节。行善掣节，是行动时多牵掣其关节之意。

掣痛chètòng　症名。即疼痛处有抽搐感，同时牵引他处的症状。

掣引chèyǐn　治法。喻其作用有如掣物引提上升的治法。即升举中气。如补中益气汤之治疗气虚下陷之证。《素问·阴阳应象大论》：“气虚宜掣引之。”

chen

抻法chēnfǎ　推拿方法名。即拔法。见该条。

抻法chēnfǎ　推拿手法名。见曹锡珍《外伤中医按摩疗法》。抻同抻，拉长、扯平的意思。❶用一手或两手握住患肢的手指或足趾，作上下颠动。使患肢如波浪起伏般抖动。❷即拨法。

䐜胀chēnzhàng 症名。❶胸膈胀满之意。《素问·阴阳应象大论》："浊气在上，则生䐜胀。"明代张景岳《类经》："浊阴主降，阴滞于上而不能降，故为䐜胀。"多由脾失健运，消化不良，气机阻滞所致。❷即气胀。《金匮翼》卷四："䐜胀，即气胀。"详"气胀"条。

瞋chēn 睁眼。《灵枢·寒热病》："阳气盛则瞋目。"

巨觉chénjué 经外奇穴名。出《备急千金要方》。别名巨搅、巨觉。位于背部，肩胛骨内上角边际，当两手相抱时，中指端尽处是穴。主治狂走，喜怒悲泣，肩胛痛等。斜刺0.5～0.8寸。艾炷灸3～5壮，或艾条灸5～10分钟。

臣使之官chénshǐzhīguān 指膻中。在膈上，因其部位近心肺，为宗气发源地，能助心肺输转气血，协调阴阳，使精神愉快，故比喻为臣使之官。《素问·灵兰秘典论》："膻中者，臣使之官，喜乐出焉。"

臣药chényào 方剂配偶中协助君药（主药）或加强君药功效的药物。参见"君臣佐使"条。

尘埃入目chén'āirùmù 病证名。又名飞尘眯目、飞尘入眼、飞丝尘垢入目、尘沙迷目。《世医得效方》卷十六："尘埃入目，粘睛不脱，或被飞丝所侵，或被沙石所苦，疼痛隐涩，揩擦不开。"类今之外眼表浅异物，治宜及时冲洗。参见"物偶入睛"条。

尘沙迷目chénshāmímù 病证名。见《青囊真秘》卷一。即尘埃入目。见该条。

辰砂chénshā 中药材。出《本草图经》。为朱砂之处方名。详该条。

辰砂草chénshācǎo 中药材。见《贵州民间方药集》。为瓜子金之别名。详该条。

辰砂定痛散chénshādìngtòngsǎn 《外科大成》卷三方。朱砂末五分，冰片二分，胡黄连末二两，煅石膏一两。为细末。如口内则掺之，喉内、鼻内则吹之，一日五至七次。功能清热解毒。治口舌生疮，咽喉肿痛，鼻腔溃疡。

辰砂化痰丸chénshāhuàtánwán 《太平惠民和剂局方》卷四方。枯矾、朱砂各半两，炮天南星一两，半夏（洗七次，姜汁捣作曲）三两。为细末，姜汁煮面糊为丸，梧桐子大，朱砂为衣。每服十丸，食后生姜煎汤送下。功能止咳化痰，安神定志。治风壅痰嗽，头目不清，咽膈不利，烦闷。

辰砂六一散chénshāliùyīsǎn 见《医学传灯》卷上。即益元散第二方。见"益元散"条。

辰砂妙香散chénshāmiàoxiāngsǎn 见《杂病源流犀烛·脏腑门》卷六。即妙香散。见该条。

辰砂七珍散chénshāqīzhēnsǎn 《张氏医通》卷十五方。人参、菖蒲各一两，川芎七钱半，朱砂（水飞）三钱，细辛二钱半，防风四钱，炙甘草三钱半（一作生地）。为细末，每服三钱，薄荷煎汤调下。治产后血虚不语。胖人加半夏、茯神、僵蚕，瘦人加当归、蝎尾、钩藤。

辰砂全蝎散chénshāquánxiēsǎn 《古今医统大全》卷八十八方。朱砂五分，全蝎（去毒）三枚，硼砂、冰片、麝香各一分。为细末，先用擦牙散擦其牙关，次调抹本散于口唇内及齿上。治小儿胎热内结，风邪外袭，口吐白沫，牙关紧闭。

辰砂益元散chénshāyìyuánsǎn 即益元散第二方。见"益元散"条。

辰砂远志丸chénshāyuǎnzhìwán 《普济本事方》卷二方。石菖蒲、炒远志、人参、茯神、川芎、山芋、铁粉、麦冬、天麻、半夏曲、天南星（麸炒）、生白附子各一两，细辛、朱砂（水飞）各半两。为细末，生姜五两取汁，入水煮糊为丸，绿豆大，朱砂为衣，每服三十至五十丸，睡前生姜汤送下。功能安神镇心。治惊悸，头眩。

辰戌主水chénxūzhǔshuǐ 运气术语。以十二支分主六气，则辰戌主寒水之气。《素问·五运行大论》："辰戌之上，太阳主之。"所指即太阳寒水。

沉chén ❶沉脉的简称。《伤寒论·辨脉法》："迟缓相搏，名曰沉。"❷指月经沉滞而不行（一说沉指痔疮）。《素问·气厥论》："小肠移热于大肠，为瘕，为沉。"

沉附汤chénfùtāng 《重订严氏济生方》方。附子（炮，去皮、脐）一两，沉香（剉）半两。为粗末，分作三服，加生姜十片，水煎，去滓，食前温服。治上盛下虚，气不升降，阴阳不和，胸膈痞满，饮食不进，肢节痛倦。

沉寒痼冷chénhángùlěng 病证名。泛指素体虚、功能衰退的一些慢性病。病机上又称内有久寒。参"痼冷"条。

沉厥chénjué 厥证之一。肾元不足，正气虚寒所致的昏厥。《灵枢·邪气藏府病形》："肾脉……微急为沉厥，奔豚。"参见"厥证"条。

沉脉chénmài 脉象。脉位低沉，轻取不应，重按始得。《脉经》："沉脉举之不足，按之有余。"主里证。沉而有力为里实，沉而无力为里虚。

沉水香chénshuǐxiāng 中药材。见《桂海虞衡志》。即沉香。详该条。

沉听chéntīng 病证名。出《小儿卫生总微论方》。指耳聋之轻证。轻小之声音不辨，重大之声音可闻。多由风邪乘入少阳之经，邪结耳内，与正相搏，气停壅滞，阻于耳窍而成。治宜祛风通窍。用通鸣散（《证治准绳》：菖蒲、远志、柴胡、麦冬、防风、细辛、甜葶苈、磁石、杏仁）加减。针灸可取听宫、听会、内关、神门等穴。耳针取肾、神门。

沉香chénxiāng 出《名医别录》。又名蜜香、沉水香。为瑞香科植物白木香 *Aguilaria sinensis*（Lour.）Gilg 或沉香 *Aguilaria agallocha*（Lour）Roxb. 含树脂的木材。前者主产于海南、福建、广西、台湾等地，后者主产于印度尼西亚、马来西亚等地。辛、苦，微温。归肾、脾、胃经。行气止痛，温中止呕，纳气平喘。用于胸腹胀闷疼痛，胃寒呕吐呃逆，肾虚气逆喘急。内服：煎汤，2～5g，后下；研末冲服，0.5～1g，1日2次；或磨汁服。白木香含挥发油，油中含白木香酸、白木香醛、沉香螺醇。沉香含树脂、挥发油，油中主含苄基丙酮、对甲氧基苄基丙酮、高级萜醇、氢化桂皮酸、对甲氧基氢化桂皮酸等。本品能抑制离体豚鼠回肠的自主收缩，对抗组胺、乙酰胆碱引起的痉挛性收缩，对整体动物能使新斯的明引起的小鼠肠推进运动减慢，呈现肠平滑肌解痉作用，使麻醉猫注射乙酰胆碱后肠管收缩幅度减少，肠蠕动减慢。白木香酸对小鼠有一定麻醉作用。

沉香阿魏丸chénxiāng'āwèiwán 《痧胀玉衡》卷下方。又名九号坎象方。五灵脂、陈皮各一两，青皮、天仙子、姜黄、莪术、三棱各七钱，枳实六钱，阿魏一钱。为末，水泛为丸，绿豆大，每服三十丸，砂仁煎汤稍冷送下。治痧气壅血阻，昏迷不醒，偏身沉重，不能转侧者。

沉香安神丸chénxiāng'ānshénwán 《幼幼集成》卷二方。

人参、炙甘草、沉香、朱砂各一钱，白术、陈皮、枳壳、桔梗、煅青礞石各五钱，黄连一钱五分。为细末，炼蜜为丸，芡实大，每服一至二丸，麦冬煎汤送下。治小儿内因客忤，症见昏昏喜睡，寤不清醒，不思乳食。

沉香导气汤chénxiāngdǎoqìtāng 《张氏医通》卷十四方。羌活、白芍药、槟榔各一钱，炙甘草五分，川芎、香附（一作青皮）、炒枳壳各八分，紫苏、苏子、木瓜各六分，生姜三片。水煎，去渣，睡前以药汁磨沉香、木香各半钱，调服。治脚气入腹冲心，疼痛肿满，大小便秘。

沉香桂附丸chénxiāngguìfùwán 《医学发明》卷六方。沉香、附子（炮，去皮脐）、川乌（炮，去皮脐）、炮干姜、炒高良姜、炒茴香、官桂、吴茱萸（汤洗，去苦）一两。为末，醋糊为丸，梧桐子大，每服五十至七十丸，空腹热米汤送下或温酒吞服，日二次。功能温阳散寒。治中气虚弱，脾胃虚寒积冷，心腹疼痛，胁肋膨胀，腹中雷鸣，手足厥冷，便利无度；又治下焦阳虚，及疗七疝，痛引小腹不可忍，腰屈不能伸，喜热熨稍缓。

沉香琥珀丸chénxiānghǔpòwán 《普济方》卷一百九十一引德生堂经验方。琥珀、杏仁、赤茯苓、泽泻各半两，炒葶苈子、郁李仁（去皮）、紫苏、沉香各一两半，陈皮、防己各七钱半。为细末，炼蜜为丸，梧桐子大，麝香为衣，每服二十五至五十丸，空腹，人参、前胡煎汤送下。治水肿，小便不通。

沉香化气丸chénxiānghuàqìwán 《证治准绳·类方》第二册方。大黄、条黄芩各一两，人参、白术各三钱，盔沉香（另为末）四钱。前四味先用竹沥七浸七晒后，为细末，和沉香末研匀，再入竹沥、姜汁少许为丸，绿豆大，朱砂为衣，每服一钱，小儿每服六分，淡姜汤送下。治痢疾诸积，跌打损伤，胸膈气逆痞塞，腹胀腹痛，茶癖，中毒恶气，时疫瘴气，疮疡肿毒及六畜等毒。

沉香化痰丸chénxiānghuàtánwán 《张氏医通》卷十三方。半夏曲（用姜汁一小杯、竹沥一大盏制）八两，沉香、木香各一两，黄连（姜汁炒）二两。为细末，甘草汤泛为丸，梧桐子大，每服二钱，空腹，淡姜汤送下。功能顺气化痰清热。治胸中痰热，积年痰火。

沉香化滞丸chénxiānghuàzhìwán 《扶寿精方》方。沉香五钱，莪术（醋炒）三两，炒香附、陈皮、木香、砂仁、藿香、炒麦芽、炒神曲、炙甘草各二两。为细末，酒糊为丸，绿豆大，每服五十丸，空腹开水送下。功能消积滞，化痰饮，去恶气，解酒积。治中满呕哕恶心。

沉香降气散chénxiāngjiàngqìsǎn 《景岳全书·古方八阵》方。即沉香降气汤。见该条。

沉香降气汤chénxiāngjiàngqìtāng 《太平惠民和剂局方》卷三方。又名沉香降气散。炒香附四百两，沉香十八两半，砂仁四十八两，炙甘草一百二十两。为细末，每服一钱，入盐少许，空腹沸汤点服。功能开胃消痰。治阴阳壅滞，气不升降，胸膈不舒，脘腹胀满，喘促短气，干呕烦满，咳嗽痰涎，脾湿洞泄，两胁虚鸣，脐下撮痛，脚气上冲，心腹坚满，肢体浮肿等症。

沉香交泰丸chénxiāngjiāotàiwán 《医学发明》卷四方。沉香、白术、陈皮（去白）各三钱，枳实（麸炒，去瓤）、吴茱萸（汤洗）、茯苓（去皮）、泽泻、当归（洗）、木香、青皮（去白）各二钱，大黄（酒浸）一两，厚朴（姜制）半两。为细末，汤浸，蒸饼为丸，梧桐子大，每服五十至八十丸，食后温白汤送下，得微利即停服。治浊气在上而扰清阳之气，郁而不伸以为胀。

沉香鹿茸丸chénxiānglùróngwán ❶《太平惠民和剂局方》卷五方。沉香一两，附子（炮，去脐）四两，巴戟（去心）二两，鹿茸（燎去毛，酒浸，炙）三两，熟干地黄（净洗，酒洒，蒸，焙）六两。为细末，加麝香一钱半，炼蜜为丸，如梧桐子大。每服四五十丸，空心以好酒或盐汤吞下。功能温补下元。治真气不足，下元冷惫，脐腹绞痛，胁肋虚胀，脚膝软弱，肢体倦怠，阳事不兴。❷《传信适用方》卷二引曾庆祖方。沉香一两，附子（炮，去皮脐）二两，鹿茸（酥炙）三两，肉苁蓉（酒浸）四两，菟丝子（酒浸）五两，熟地黄（酒浸，焙干）六两。为细末，炼蜜为丸，梧桐子大，每服三十至五十丸，空腹食前温酒吞下。功能补益下元，滋养真气。治各种虚证。

沉香曲chénxiāngqū 中药材。见《饮片新参》。为沉香、广木香、檀香、羌活、葛根等多种药末和以神曲糊剂制成的曲剂。苦，温。疏表，理气，化滞。治感冒风寒，食积气滞，胸腹胀痛，呕吐吞酸。煎服：3～9g。

沉香散chénxiāngsǎn ❶《太平圣惠方》卷五十八方。沉香、石韦、滑石、当归、王不留行、瞿麦各半两，冬葵子、赤芍药、白术各七钱半，炙甘草二钱半。为末，每服二钱，空腹，大麦煎汤调服，以利为度。治气淋，小便胀满，涩痛不通。《金匮翼》有此方，但无瞿麦、赤芍药、白术，有白芍药七钱半，橘皮二钱半。❷《三因极一病证方论》卷八方。沉香（磨）八钱，白术、茯苓各半两，木通、当归、陈皮、青皮、大腹子、大腹皮、槟榔、芍药各一两，炙甘草一两半，紫苏叶四两，枳壳（麸炒，去瓤）三两。为末，每服二钱，加生姜三片、大枣一枚，水煎，空腹服。功能理气通噎，宽中进食。治五噎五膈，胸中久寒，诸气结聚，呕逆噎塞，食饮不化，结气不消。原书无沉香，疑脱，现据《古今医统大全》卷二十七补。

沉香汤chénxiāngtāng 《奇效良方》卷三十九方。沉香、紫苏各一两，赤芍药二两，木通五钱，槟榔七钱，吴茱萸（汤洗，焙干，炒）一分。为细末，每服五钱，加生姜半分，水煎，去渣温服。治脚气冲心，烦闷气促，脚膝酸疼。

沉香丸chénxiāngwán ❶《太平圣惠方》卷五十方。沉香、丁香、肉豆蔻、木香、川大黄（微炒）、槟榔各半两，桂心、诃子皮各一两，麝香一分。为细末，炼蜜为丸，梧桐子大，每服一丸，姜、枣煎汤嚼下。功能行气温中，攻积导滞。治气膈，脾胃久冷，脘腹痞满，饮食无味，面色萎黄。❷《痧胀玉衡》卷下方。又名八号大有方。沉香、槟榔、姜黄各五钱，莱菔子、枳实、厚朴各七钱，三棱、莪术、陈皮、天仙子各六钱，白豆蔻仁、乌药各四钱，木香三钱。为末，水泛为丸，绿豆大，每服三十丸，砂仁煎汤，稍冷送下。治痧气急，胸腹胀痛，迷闷昏沉。

沉香温胃丸chénxiāngwēnwèiwán 《内外伤辨惑论》卷中方。附子（炮，去皮脐）、巴戟天（酒浸，去心）、炮姜、炮茴香各一两，官桂七钱，沉香、炙甘草、当归、吴茱萸（洗、炒、去苦）、人参、白术、白芍药、茯苓（去皮）、高良姜、木香各五钱，丁香三钱。为细末，醋糊为丸，梧桐子大，每服五十至七十丸，空腹食前米饮送下，日三服。功能温补脾肾。治中焦气弱，脾胃受寒，饮食不美，气不调和，脏腑积冷，心腹疼痛，大便滑泄，腹中雷鸣，霍乱吐泻，手足厥逆，便利无度；又治下焦阳虚，脐腹冷痛，及疗伤寒阴湿，形气沉困，自汗。

沉香消化丸chénxiāngxiāohuàwán 《十药神书》方。青礞石、明矾、皂角、生天南星、生半夏、茯苓、陈皮各二两，枳壳、枳实各一两五钱，黄芩、薄荷各一两，沉香五钱。为细末，姜汁浸，神曲为丸，梧桐子大，每服一百丸，睡前饴糖拌，吞服，再嚼噙太平丸。功能清热化痰降气。治热嗽壅盛。

沉香郁金散chénxiāngyùjīnsǎn 《痧胀玉衡》卷下方。又名十三号革象方。沉香、木香、郁金各一钱，乌药三钱，降香二钱，细辛五钱。为细末，每服三分，砂仁煎汤稍冷送下。功能温中散寒，行气解郁。治痧气寒凝者。

沉翳chényì 病证名。见《世医得效方》卷十六。即沉翳内障。详该条。

沉翳羚羊饮chényìlíngyángyǐn 《医宗金鉴·眼科心法要诀》卷七十七方。车前子、大黄、黄芩、玄参各一钱，羚羊角、防风、茺蔚子各二钱。为细末，水煎去渣，食后服。治肝经劳热、脑中热气下流而致的沉翳内障，翳障色白，藏于黑睛之内，白日细看方见其白，疼痛昼轻夜重。

沉翳内障chényìnèizhàng 病证名。见《秘传眼科龙木论》。亦名沉翳、深翳。因此障隐于瞳内深处，必须仔细审视，方能见黄睛有白色或青白色之混浊。属圆翳内障范围。详该条。

沉痔chénzhì 古病名。《灵枢·邪气藏府病形》："微涩为不月，沉痔。"即痔下垂。参见内痔条。

沉浊chénzhuó 沉浊，即暗晦，与浮泽相对而言。面色沉浊，病属脏属里。《灵枢·五色》："沉浊为内。"

陈安上chén'ānshàng 南宋牙医。约生活于十二三世纪。擅修复牙齿术。人称"种牙陈安上"。宋代楼钥《攻集·赠种牙陈安上》谓："陈生术妙天下，凡齿之有疾者，易之以新，才一举手，使人终身保编贝之美。"

陈白云chénbáiyún 元代医生。绍兴（今浙江绍兴）人。善医术，项昕从他学医，授五诊奇，治病有良效。

陈邦贤chénbāngxián（1889—1976） 现代医史学家。字治愚，自号红杏老人。江苏镇江人。早年跟随丁福保学医，后专攻中国医学史。于1919年写成我国第一部医史著作《中国医学史》。该书被收入商务印书馆之《中国文化史丛书》，并于1949年后再版。陈氏治学勤勉，其医史著作于国内外有一定影响，并被译成日文出版。曾任江苏医学院教授、国立编译馆编审。1949年后，任中医研究院（今中国中医科学院）医史研究室副主任。

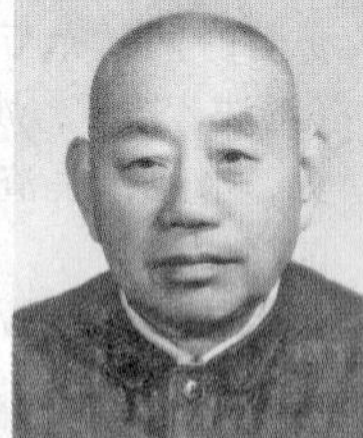
陈邦贤

陈邦宪chénbāngxiàn 见"陈仕贤"条。

陈葆善chénbǎoshàn 清末医家。字栗庵。浙江温州人。精于喉证。采集众说，择其精要，参以亲身经验，辑成《白喉条辨》1卷，论述病源，辨证及内、外治法，禁忌等。另撰有《本草时义》一书。

陈抃chénbiàn 宋代建安（今福建建瓯）人。撰有《手集备急经效方》1卷，已佚。

陈并chénbìng 宋代人。著《医鉴后传》1卷。

陈伯坛chénbótán（1863—1938） 字英畦。广东新会人。博览经史，尤好《周易》，潜心医学。曾中举，然无意仕途，专心研讨仲景之学。清末曾任广东省陆军军医学堂中国医学总教习。1924年，应邀主办中医夜学馆，专授《伤寒论》，系近代之经方家。主张对仲景学说以经解经，读《伤寒论》与《金匮要略》要合璧而观；强调以阴阳为纲，阐发三阴三阳气化学说等，颇多创见。其治疗以应用经方为多，但并不排斥时方。1930年迁居香港，创办伯坛中医专科学校，专授仲景之说。撰有《读过伤寒论十八卷》（1930）、《读过金匮十九卷》《麻痘蠡言》等。

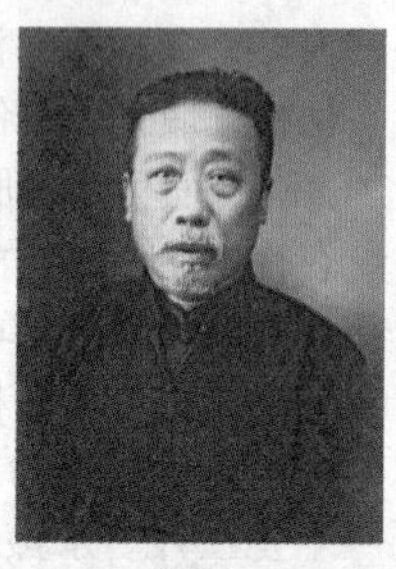
陈伯坛

陈藏器chéncángqì（8世纪） 唐代本草学家。四明（今浙江鄞州）人。鉴于《新修本草》以及前代的本草书籍遗漏药物很多，为把遗漏的药物汇集成册，他深入群众，调查研究，总结劳动人民在同疾病作斗争中创造的用药经验，编成《本草拾遗》10卷。李时珍评价"其所著述，博极群书……自本草以来，一人而已。"但他宣扬人肉可以治羸疾，提倡割股疗亲的愚蠢行为。

陈昌祚chénchāngzuò 宋代医家。撰《明时攻要伤寒论》3卷，已佚。

陈长卿chénchángqīng 明代医家。精伤寒证治。以为伤寒著作年久残缺颇多，学者难以入门。遂以己之治伤寒经验为发表、解肌、和解、攻里、救里，提纲挈领，以统仲景397法，颇有独到之处，撰成《伤寒五法》，由胡正心辑入《十竹斋刊袖珍本医书》（1632）。

陈承chénchéng 北宋医家。武林（今安徽贵池）人。早年丧父，与母居淮阴间，钻研医学，治病多有奇效。因见《本草》《图经》二书流传不广，于是将二书合编，并附以古今论说和己见，元祐七年（1092）编成《重广补注神农本草并图经》。后为将仕郎措置药局检阅方书，1107年至大观年间（1107—1110）又与陈师文、裴宗元等共同校正《和剂局方》（后增补多次，改名《太平惠民和剂局方》）。

陈宠chénchǒng 明代医生。字希承。吴县（今属江苏）人。名医陈公贤之子。继父业，弘治（1488—1505）年间召入宫中，任典药。用药有效，历迁院使。

陈达夫chéndáfū（1905—1979） 近现代眼科医家。四川西昌人。两世业医，他自幼随父习医，积数十年的丰富经验，试图把西医对眼球的解剖结构与中医脏腑学说相结合，对中医内眼疾病的诊疗理论提出新的见解，并著成《中医眼科六经法要》一书。曾任四川省第五届人民代表大会代表。

陈达叟chéndásǒu 宋代人。生平不详。撰《蔬食谱》《中朝食谱》。

陈斗岩chéndǒuyán 见"陈景魁"条。

陈飞霞chénfēixiá 见"陈复正"条。

陈复正chénfùzhèng 清代医家。字飞霞。广东罗浮人。曾从一名道士学气功，并成为道士，同时行医，对小儿科尤其擅长。他采集过去有关文献，结合个人临证经验，编成《幼幼集成》一书，其中包括不少民间验方和外治法，对痘疹的叙述较详，用方也较简切。强调痘疹不应与小儿科分开，并提出一些与前人不同的见解，如对变蒸提出较明确的异议。但其思想也反映了一定的道家影响。

陈肝疮chéngānchuāng 病名。出《外科启玄》卷六。又名陈乾疽。由体虚风热壅结所致。生于两臂，其状如疖，肿痛难忍，甚或剧痒。治宜扶正祛邪。内服加味黄芪汤。

陈柑皮chéngānpí 中药材。见清代赵其光《本草求原》。即柑皮。详该条。

陈耕道chéngēngdào 清代医家。字继宣。虞山（今江苏常熟）人。长于喉痧证，著有《疫痧草》（1801）一书。

陈公贤chéngōngxián 明代儿科医家。字公尚。吴县（今属江苏）人。元陈良炳之后。得陈道传，以儿科医名著于时。成化（1465—1487）间征为医士，至京都，母老辞归；旋又召入御药房，授御医，治疾有效，升院判，1488年授迪功郎，上章乞归。

陈贵chénguì 明代医家。德清（今属浙江）人。永乐（1403—1424）间任德清县医学训科。会文皇患背痈，召征天下名医，邑荐其应召赴京，进秘方而愈，命加一品服南归，号为“南金先生”。

陈宏纲chénhónggāng 见“陈会”条。

陈琥chénhǔ 宋代人。生平不详。撰《小儿方》1卷，已佚。

陈华父chénhuáfù 见“陈总卿”条。

陈会chénhuì 明代针灸医家。字善同，号宏纲。丰城（今属江西）人，针灸名家席友欲之徒。洪武、永乐（1368—1425）年间，以针灸鸣世。将针灸方法以诗赋体撰著《广爱书》10卷，后来由其弟子刘瑾等重新校正，又增进了刘瑾的针灸治疗经验，编成《神应经》一书。

陈惠畴chénhuìchóu 清代医家。字寿田。湖南湘潭人。长于针灸，撰《经脉图考》，为论述和考证经络之作，另有《太乙神针方》一书。

陈积所伤chénjīsuǒshāng 病证名。《活幼心论·伤积》：“凡婴孩所患积证，皆因乳哺不节，过生冷坚硬之物，脾胃不能克化，积停中脘，外为风寒所袭，或因吃卧失盖，致头痛面黄，身热眼胞微肿，腹痛膨胀，足冷壮热，不安神昏，饮食不思，或呕或哕，口噫酸气，大便馊臭，此为陈积所伤。”治宜温化积滞，后用宽利调理。

陈继宣chénjìxuān 见“陈耕道”条。

陈嘉谟chénjiāmó（1486—1700） 明代医家。字廷采。祁门（今安徽祁门）人。长于本草，晚年曾以7年工夫，5次易稿，编成《本草蒙筌》一书，用对语体裁对药物产地、性味、采集、储藏、辨别、使用方法等方面做了简明介绍，便于初学。

陈谏chénjiàn 明代医家。字直之，号荩斋。浙江嘉兴人，生活于16世纪，为南宋名医陈沂之后。沂曾得御赐宫扇，其家族数百年间均为妇人医，故皆刻木为扇以作标记。继先人之业，常治疑难之症，尤擅护胎，曾辑陈沂所传医案，名《素庵医要》15卷。另有《荩斋医要》15卷。

陈芥菜卤汁chénjiècàilǔzhī 中药材。出《本草纲目拾遗》。又名腌芥卤。为腌芥菜的陈年卤汁。咸，凉。清热化痰。治肺痈吐脓血。内服：每日100～200ml，炖温，分2～3次服。

陈荩夫chénjìnfū 见“陈葵”条。

陈景魁chénjǐngkuí 明代医家。字敬旦，别号斗岩。江苏句容人。长于针灸，著有《五诊集》，已佚。

陈敬旦chénjìngdàn 见“陈景魁”条。

陈九韶chénjiǔsháo 见“陈司成”条。

陈橘皮散chénjúpísǎn 《太平圣惠方》卷八十三方。陈皮、桔梗、鸡苏、杏仁（去皮尖，麸炒）、人参各一分，煨贝母半两。为粗末，每服一钱，加灯心十茎，水煎，去渣服，日三至四次。功能祛痰止咳。治小儿咳嗽，胸中满闷，不欲乳食。

陈桷chénjué 明代医家。字惟宜。安徽祁门人。曾学医于名医汪机，将汪机的弟子所录的汪机医案编成《石山医案》（1519）。

陈康斋chénkāngzhāi 见“陈其晋”条。

陈葵chénkuí（17世纪） 明代医生。字荩夫。秀水（今浙江嘉兴）人。名医徐谦弟子，曾删定徐谦所著的《仁端录》一书。

陈理chénlǐ 明代妇科医家。字用和，乌程（今浙江吴兴）人。精女科，天顺（1457—1464）间名冠于两浙。其子加言、孙子重，俱为太医院医官，世传其业。家人凡妇女均知医药，人称“陈药婆家”。

陈栗庵chénlì'ān 见“陈葆善”条。

陈莲舫chénliánfǎng（19世纪） 晚清医家。上海青浦人。初业儒，任官职，后潜心医术，足迹遍及粤、鄂、湘、皖等省。1875年至1908年（光绪年间）被征入京都，为孝钦皇后及德宗所重视，令掌御药房。晚年居上海，卒年七十八，有弟子约300人。撰有《庸课徒草》《纪恩录》《女科秘诀大全》等书。

陈莲舫医案秘抄chénliánfǎngyī'ànmìchāo 医案著作。董韵笙辑。陈氏系清代御医，诊疗对象主要是上层统治阶级。经治以虚证或脏腑功能失调的病证为多，用药平稳，以轻灵取胜，治法偏于调理、滋补。常一案拟具多方，书中列有各季调理方。

陈良父chénliángfù 见“陈自明”条。

陈良有chénliángyǒu 见“陈念祖”条。

陈良佐chénliángzuǒ 清代医家。字三锡。山阴（今浙江绍兴）人。与杨一起编撰有《伤寒辨摘要》（1784刊行）、《寒温条辨》（1784刊行）等书。

陈苓术芍甘连汤chénlíngzhúsháogānliántāng 《温热经解》方。陈皮、甘草、黄连各一钱，茯苓二钱，白术、白芍药各八分。水煎服。治木火乘土，胆汁入胃，下痢色绿者。

陈令chénlìng 见“陈文中”条。

陈履端chénlǚduān 明代著名儿科医家。字于始。古吴（今江苏苏州）人。世业幼科。传父学，并参以各家精华及良方。辗转江淮，寻访刘《幼幼新书》，稿凡四易，辑成《幼幼新书》40卷（1586）。

陈懋仁chénmàorén 宋代人。善养生。著《寿者传》3卷。

陈梦雷chénmèngléi 清代人。字则震，一字省斋。福建闽侯人，康熙年间进士，曾任编修等官职，后被诬下狱，遭贬，十余年释还；雍正初年又因故被谴，后卒于戍所。曾主持编修《古今图书集成》之《医部全录》等书。

陈梦琴chénmèngqín 见“陈希恕”条。

陈念祖chénniànzǔ（约1753—1823） 清代著名医家。字修园，号慎修，另字良有。福建长乐人。少年时孤贫，半学儒，半学医。其先祖通医，陈氏曾从泉州名医蔡茗庄（宗玉）学医。乾隆五十七年（1792）中举人，旅居京都，并曾任直隶省威县知县等官职，到过保阳、高阳等地从事救灾工作。嘉庆二十四年（1819）以老病而归里，讲学于长乐县。陈氏博览医书，临证经验丰富，著述亦多，由后人辑成《陈修园医书十六种》，其中较著名的有《灵素节要浅注》《伤寒论浅注》《金匮要略浅注》《神农本草经读》《医学从众录》《医学实在易》《时方妙用》等。这些著作内容广泛，涉及基础理论到临床，通俗易懂，多为学医者所读；在注疏古典医著上，亦有独到之

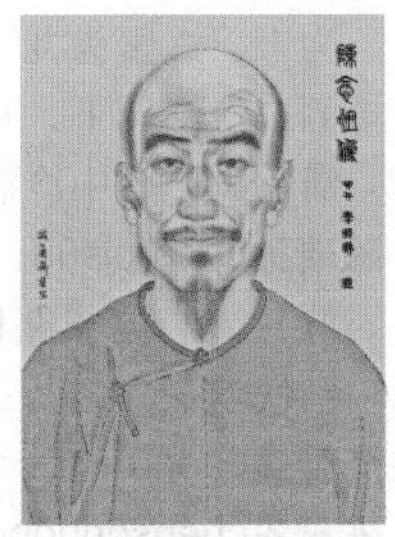

陈念祖

C

处；在普及医学知识方面有较大贡献。陈氏的主要实践和经验，突出表现在《医学从众录》《医学实在易》《时方妙用》等书中。在医理上，他以《内经》《神农本草经》为基础，以《伤寒论》《金匮要略》为中心，尤其推重张仲景之学。对唐宋以后的医学发展和学派、医家（如金元医家、温病学派、李时珍等）以及民间医药的看法，很有片面之处，反映出他有较浓厚的尊经崇古思想。

陈蓬chénpéng 宋代人。生平不详。撰有运气著作《天元秘演》10卷，已佚。

陈皮chénpí 中药材。出《食疗本草》。为橘皮之处方名。详“橘皮”条。

陈皮半夏汤chénpíbànxiàtāng ❶《瘴疟指南》卷下方。陈皮、半夏（汤泡七次）各等分。为粗末，每服四钱，加生姜七片，水煎服，壮实人日三至四次；虚弱人日二次。功能燥湿化痰，行气和胃。治因夏月伤暑，汗出不透，或秋伤风，或过食生冷，先伤脾胃，沐浴感冒而致的瘴疟。❷《济阴纲目》卷八方。陈皮（盐水炒）、半夏（胖人用炒黄）、茯苓各一钱，酒黄芩、炒枳壳、紫苏各八分，炙甘草五分。加生姜一片，水煎服。功能化痰降逆，清热安胎。治妊娠二月，气血不足，胃气上逆，恶阻呕吐，食欲欠佳。

陈皮厚朴汤chénpíhòupòtāng 《痧胀玉衡》卷下方。又名二十四渐象方。陈皮、厚朴、山楂、乌药、青皮各等分。水煎服。治疗痧症因于气阻者。痰多，加贝母、白芥子；痧筋不现，加细辛、荆芥；血瘀加延胡索、桃仁、香附；头汗，加枳实、大黄；口渴，加薄荷、天花粉。

陈其晋chénqíjìn 清末医家。字康斋。海盐（今属浙江）人。著有《康斋医案偶存》等书。

陈气chénqì 陈久郁积之气，一般指久困于脾的湿气。《素问·奇病论》：“治之以兰，除陈气也。”

陈乾疽chénqiánjū 病名。出《刘涓子鬼遗方》卷一：“陈乾疽发两肩及两臂。三四日痛不可动，五十日身热而赤，六十日可刺。”证治同肩疽。详该条。

陈虬chénqiú 晚清医家。原名国珍，字志三，号蛰庐。浙江温州人（原籍乐清县）。光绪己丑年中举，曾创设医院，名“利济”，在当地负有名声。光绪二十年（1894）温州东部流行霍乱，虬试用白头翁汤治验不少。因撰《瘟疫霍乱答问》1卷。曾自制利济霍乱方丸、天行应验方、保命平安酒等剂。

陈曲丸chénqūwán 《普济本事方》卷四方。陈曲一两半，官桂、人参、干姜、白术、当归、炙甘草、厚朴各半两。为末，炼蜜为丸，梧桐子大，每服三十至五十丸，食前温酒或淡醋调下，日二次。功能健脾温中，消积止泻。治积滞泻痢，腹中冷痛。

陈瑞孙chénruìsūn 元代医家。字廷芝。庆元路（今浙江宁波）人。温州路医学正，与其子宅之同著《难经辨疑》，已佚。

陈若虚chénruòxū 见“陈实功”条。

陈三农chénsānnóng 见“陈治”条。

陈三锡chénsānxī 见“陈良佑”条。

陈山堤chénshāndī 南北朝时期北齐医生。一作山提。撰《杂药方》10卷，已佚。

陈善堂chénshàntáng 清代医家。巴渝西城人，立调元药室，擅长眼科。于清光绪十八年（1892）撰成《眼科集成》2卷。

陈善同chénshàntóng 见“陈会”条。

陈伤chénshāng 病名。即宿伤。详该条。

陈慎修chénshènxiū 见“陈念祖”条。

陈师文chénshīwén 宋代医家。临安（今浙江临安）人。曾任尚书库部郎中、提辖措置药局等职。与裴宗元等人共同校正《和剂局方》而成《校正太平惠民和剂局方》。所用方剂，多为丸散剂型，便于应用，其中有些剂型虽有温燥之嫌，但具有较好疗效，至今仍为临床所常用。另著有《指南总论》。

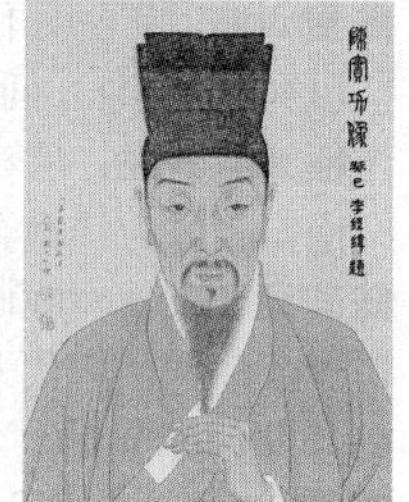
陈实功

陈实功chénshígōng（1555—1636） 明代著名外科学家。字毓仁，号若虚。江苏南通人。年轻时开始学外科，行医40余年，临证经验丰富。于1617年编写成《外科正宗》一书，分门别类，内容较为丰富，记述多种外科疾患，并记叙鼻息肉摘除法、气管缝合术、下颌骨脱臼整复、咽喉和食道异物摘除等手术。主张外科和内科相结合，对于脓肿等病的治疗尤其富有经验。他的著述流传很广，对我国古代外科学的发展有较大影响。是明代外科学的代表人物之一。

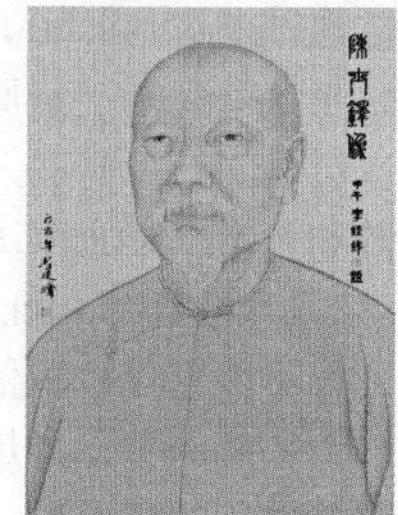
陈士铎

陈士铎chénshìduó 清代医家。号远公，别号朱华子。浙江山阴人，生活于17世纪。幼年家贫，读史书。年长习医，读医书几十年。曾客游燕都（今北京），伪称遇异人而将明末清初著名文人和医家傅青主所传之著述《石室秘录》《洞天奥旨》《辨证录》整理成书，并掺入不少他人经验，经人资助，刊行于世。

陈士良chénshìliáng（9世纪） 唐代医家。汴州（今河南开封）人。以医名于时，874年至880年曾任剑州（今四川境内）医学助教、药局奉御。他以古代有食医可治百病，将《神农本草经》《本草经集注》《新修本草》《食疗本草》《本草拾遗》中有关食疗的药物分类编写，并加上自己的意见，附医方等，撰成《食性本草》10卷，后世药物学家的著作多所引用。士良子孙多以医为业，宋代杭州陈沂即其后人。

陈士升chénshìshēng 见“陈元赟”条。

陈氏笔谈chénshìbǐtán 见“医学粹精”条。

陈氏小儿病源痘疹方论chénshìxiǎo’érbìngyuándòuzhěnfānglùn 儿科著作。即宋代陈文中所撰《小儿病源方论》与《小儿痘疹方论》的合刊本。参见各条。

陈仕贤chénshìxián 明代官吏。字邦宪。福建福清人。进士出身，曾任副都御史等官职。与通州（今四川达州）医官孙宇合编有《经验良方》一书。

陈寿田chénshòutián 见“陈惠畴”条。

陈司成chénsīchéng（17世纪） 明代医家。字九韶。浙江海宁人。八代业医，年轻时曾考科举，后继承家业，研讨医术，曾旅游于江浙等地。长于治疗梅毒。于1632年写成《霉疮秘录》一书，总结了前人的经验，并有不少新的认识，如叙述了梅毒的性传播、非性传播、遗传、在体内的传播、预防、治疗等方面的内容，为我国现存最早的梅毒学专著。

陈素庵chénsù’ān 见“陈沂”条。

陈素中chénsùzhōng 见“陈尧道”条。

陈唐夫chéntángfū 见“陈尧叟”条。

陈廷采chéntíngcǎi 见"陈嘉谟"条。

陈廷芝chéntíngzhī 见"陈瑞孙"条。

陈万卿chénwànqīng 见"陈衍"条。

陈惟宜chénwéiyí 见"陈桷"条。

陈文秀chénwénxiù 见"陈文中"条。

陈文昭chénwénzhāo 明代妇科医家。嘉兴（今属浙江）人。陈沂十九世孙。深得家传，尝取《素庵全书》嘉靖（1522—1566）间刻本"妇科门"，为之补解于原书述证条文下阐其症因病机。按调经、安胎、胎前杂症、临产、产后众疾分门，次第论列妇科要旨。如云"催生者使气血调和而易产"，其治则采用祖传兔脑催生丹、催生如意散二方。于妊娠养胎及按月安胎等，亦详加论述。

陈文治chénwénzhì 明医学家。字国章，号岳谿。秀水（今浙江嘉兴）人。曾任闽（今福建）、蓟（今河北）都护。尝自学钻研医籍，并曾亲治其部曲之疾，颇获效果，遂精其术。深探岐黄之奥，考讹订误，编撰内外诸科医书百余卷，计有《广嗣全诀》12卷（1591）、《诸证提纲》10卷（1612）、《疡科选粹》8卷（1628）、《伤寒集验》（1633）等传世。其中以《广嗣全诀》及《疡科选粹》影响较大。尚著有《春田一览》《济阴举要》《重光要诀》《习医轨范》等，均佚。

陈文中chénwénzhōng（13世纪） 宋代医家。字文秀。宿州符离（今安徽宿州）人。居江苏涟水15年，涟人皆称之为宿州陈令。以擅长医术闻名，精通内、儿等科，尤精于小儿疮疹，诊治多收显效。著有《小儿病源方论》（1241）4卷、《陈氏小儿痘疹方》（1253）1卷等。朱丹溪等认为陈氏用药多温补之偏。

陈无择chénwúzé 见"陈言"条。

陈希恕chénxīshù 清代医生。字梦琴。江苏吴江人。出身世医之家，曾将所治疾病撮要为10册，但未见流传。

陈省斋chénxǐngzhāi 见"陈梦雷"条。

陈修园chénxiūyuán 见"陈念祖"条。

陈修园医书十六种chénxiūyuányīshūshíliùzhǒng 丛书。见"南雅堂医书全集"条。

陈玄chénxuán（约855—942） 五代时医家。一作陈立。京兆（今陕西西安）人。家世业医。陈玄早年投奔河中王重荣。乾符（874—879）间，后唐武皇起兵，玄以医药侍之，为武皇所重。后唐明宗时（926—933）任太原少户，迁太府卿。长兴（930—933）中，集生平所验方75首及修合药法百种，编成《要术》（又称《北京要术》）1卷，刻石置于太原府衙门之左，以广其传。

陈珣chénxún 见"陈元赟"条。

陈亚chényà 宋代人。生平不详，撰《中药材诗》，1卷，已佚。

陈延之chényánzhī 晋代医家。著有《小品方》一书，原书已佚，其内容散见于《外台秘要》《医心方》等医书中。

陈言chényán 南宋医家。字无择，青田（今浙江青田）人。精于方脉，治病有显效。并且长于医理，善于执简驭繁，进行实践总结与理论提升。他认为"医事之要，无出三因"，将复杂的疾病按病源分为外因六淫、内因七情及不内外因三大类，每类有论有方，汇集医方千余，于淳熙元年（1174）著成《三因极一病证方论》6卷，对后世病因病理学有一定的影响。

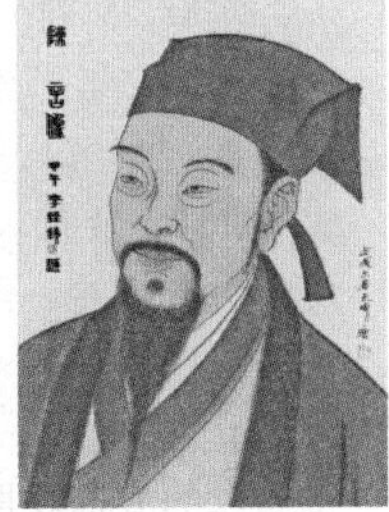

陈言

陈衍chényǎn 南宋医家。字万卿。黄岩（今浙江黄岩）人。习儒学。兼通医学，绍定（1228—1233）年间著《宝庆本草折衷》，已佚。

陈尧道chényáodào（17世纪） 清代医家。字素中。陕西三原人。撰有《伤寒辨证》（1678刊刻）、《痘疹辨证》（1678刊）等书。

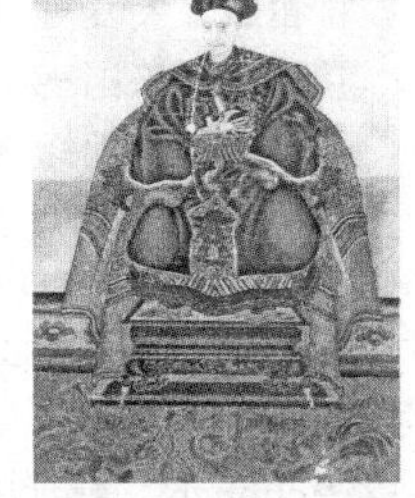

陈尧道

陈尧叟chényáosǒu（11世纪） 北宋大臣。字唐夫。四川阆中人。真宗赵恒时大中祥符五年（1012）检校太傅同平章事。据《宋史》记载，在任广南西路转运使时，因见岭南病者求神不求药，遂将所集验方刻于州驿石柱上，并植树凿井，置亭舍供水，人免渴死。并著成《集验方》1卷，原书已佚。

陈冶愚chényěyú 见"陈邦贤"条。

陈沂chényí（12世纪） 南宋妇科医家。字素庵。原为开封人，后迁居杭州。曾任翰林金紫良医。著有《素庵医要》20卷，其裔孙加注数条后，在明代嘉靖年间付梓，易名《陈氏秘兰全书》，内含妇科175卷。其后，陈沂十九世孙陈文昭单将妇科门录出予以补解，辑成《陈素庵妇科补解》，现由上海中医学会妇科分会整理出版。《素庵医要》其他内容已佚。

陈以求chényǐqiú 见"陈治"条。

陈义都chényìdōu 见"陈元赟"条。

陈郁chényù（约1890—?） 字文虎。湖南郴县（今湖南郴州）人。幼从经学家善化皮鹿门习儒，清光绪三十四年（1909）入京殿试，授职京曹，分发学部。辛亥革命后历任教育部秘书、司长。其祖丹皆、叔宜诚均精医学。得家传，致力于中医学术，以发掘中医学遗产，培养医学人才。1931年设立中央国医馆，任理事兼副馆长。后历任卫生署中医委员会主任委员、教育部医学教育委员会常务委员等职，并倡设中国医药教育社、中医院及中医高级研究班等，力主《医师法》中宜规定中西医平等及中医学校应列入教育系统等。1949年后寓港执业，诊余在多家中医学院执教。撰有《失血证治举要》《麻疹证治举要》《中医妇科学》《古代脉法研究》《中医腹症》《史记扁鹊仓公列传疏证》《宋元明本医籍之鳞爪》等。

陈毓仁chényùrén 见"陈实功"条。

陈元赟chényuányūn（1587—1671） 明代人。原名珣，字义都，一字士升。浙江余杭人。通诗文、书法、绘画等。27岁到河南登封少室山少林寺主管陶器，兼管医药，因而通晓医药、针灸、气功、养生、食疗等。1619年东渡日本，在长崎登陆，居留12年，与日本医界有名人士交往，在传播中医药学和中日文化交流上有一定作用。

陈远公chényuǎngōng 见"陈士铎"条。

陈岳谿chényuèxī 见"陈文治"条。

陈嶽谿chényuèxī 明代外科医家。浙江海宁人。精疡科。辑百家之说，抉微聚要，著《疡科秘旨》。其体例仿《外科证治准绳》，而精简过之。后经许叔鲁校阅参订，附以所闻，刊于崇祯元年（1628）。

陈则震chénzézhèn 见"陈梦雷"条。

陈宅之chénzháizhī 元代庆元路（今浙江宁波）人。与其父陈瑞孙同著《难经辨疑》，已佚。

陈寨chénzhài 唐代巫医。泉州晋江（今福建泉州）人。以咒禁为人治病，传说曾为人换心以治疗精神病。

陈昭遇chénzhāoyù(10 世纪) 北宋医家。南海（今广东南海）人。世代名医，精究医术，治病多验。开宝初被荐为医官。开宝六年（933）与尚药奉御刘翰、道士马志、医官翟煦、吴复等详校本草，编成《开宝新详定本草》20卷。太平兴国三年（978）又与翰林医官使王怀隐、副使王、郑奇等编修《太平圣惠方》100 卷。

陈蛰庐chénzhélú 见“陈虬”条。

陈直chénzhí(11 世纪) 宋代医家。元丰（1078—1085）为泰州兴化县（今江苏兴化州）县令，著《奉亲养老书》1 卷。

陈治chénzhì ❶明代医生。字以求。乌程（今浙江吴兴）人。精通医术及养生术，能治疗罕见病，并肯帮助贫穷之人。❷清代医家。字三农。华亭（今属上海市松江）人。家中五世精于医，他承家学，撰述有《证治大还》（1697 刊行）共 43 卷，包括《医学近编》20 卷、《伤寒近编》前后编各 5 卷、《幼幼近编》4 卷、《诊视近纂》2 卷、《药理近考》2 卷、《济阴近编》5 卷。另有《璜溪医约解》《医师瘤言》《外台秘典》《脉药骊珠》等著述。

陈子靖chénzǐjìng 明代道士兼医生。曾对古代及当时诸家的医方加以选择，编成《医方大成》一书，已佚。

陈紫山chénzǐshān 参见“熊运英”条。

陈自明chénzìmíng(约 1190—1270) 宋代著名的医学家。字良父，晚号药隐老人。临川（今江西抚州）人。世代以医为业，曾任建康府明道书院医学教授。我国古代妇科（包括在大方脉内）没有形成独立的科目，唐宋以来出现的妇产专书亦较简略。到宋代，太医局设立产科。由于妇产科发展的需要，陈自明系统分析整理历代有关妇产科著述，结合自己临证经验和家传验方，对南宋以前的妇产科成就进行较系统的总结，于嘉熙元年（1237）编成《妇人良方大全》24 卷，该书成为当时最完善的妇产科专书，为其后妇产科的发展奠定了基础。但其中坐月门、胎教门掺杂一些迷信和唯心论的内容。另著有《外科精要》，重视整体和内外结合疗法，对痈疽等证的辨证记述较详，对其后外科学的发展有相当影响。强调“世无难治之病，有不善治之医；药无难代之品，有不善代之人”的积极治疗思想。

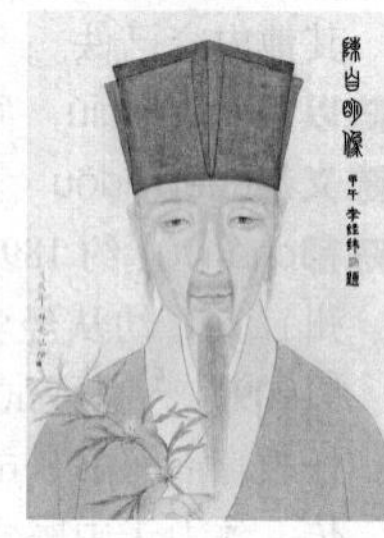

陈自明

陈宗望chénzōngwàng 宋代人。生平不详。著《陈氏小儿方》1 卷，已佚。

陈总卿chénzǒngqīng 宋代人。字华父。撰有《经验方》，已佚。

晨泄chénxiè 病证名。见《世医得效方·大方脉杂医科》。每至清晨即泄，故又称五更泄。多因肾虚所致，后世又称肾泄。详“五更泄”“肾泄”条。

晨晕chényūn 病证名。又称晨运、早起眩晕。指眩晕之常发生于清晨者。《证治汇补·眩晕》：“有早起眩晕，须臾自定，日以为常，谓之晨晕，此阳虚也。”也可由痰浊固结所致。详“阳虚眩晕”“早起眩晕”“痰晕”条。

晨运chényùn 病证名。见《医林绳墨·眩运》。又称晨晕、早起眩晕。指眩晕之常发生于清晨者。多因阳虚及痰浊固结所致。详“晨晕”“早起眩晕”“阳虚眩晕”“痰晕”条。

疢chèn 病名。《素问·奇病论》：“无损不足，益有余，以成其疹。”《类经》十七卷注：“疹，疾也。”另见“疹zhěn”条。

趁痛散chèntòngsǎn ❶《经效产宝》方。牛膝（酒炒）、炙甘草、薤白各一两，当归、桂心、炒白术、炒黄芪、独活、生姜各五钱。为末，每服五钱，水煎服。治产后骨节疼痛，发热头重，四肢不举。❷《丹溪心法》卷四方。没药、乳香、桃仁、红花、当归、羌活、地龙（酒炒）、牛膝（酒洗）、甘草、五灵脂（酒炒）、香附（童便浸）。为末，每服二钱，酒调下。治历节痹痛。

cheng

柽柳chēngliǔ 中药材。出《本草图经》。又名西河柳、赤柽柳、山川柳、三春柳、观音柳。为柽柳科植物柽柳 *Tamarix chinensis* Lour. 的细嫩枝叶。主产于河北、河南、山东、安徽、江苏、湖北、云南、福建、广东、甘肃等地。甘、咸，平。入肺、胃、心经。疏风，解表，透疹，利尿。①治麻疹透发不畅，喘嗽烦躁，风疹身痒。煎服并煎水外洗。②治感冒头痛、慢性气管炎、风湿关节疼痛，小便不利。煎服：4.5～9g。本品含柽柳酚、柽柳醇、柽柳酮、槲皮素。煎剂对小鼠有止咳作用，在体外对肺炎球菌、甲型链球菌、白色葡萄球菌及流感杆菌均有抑制作用。

称钩风chēnggōufēng 中药材。见《中华人民共和国药典（一部）》（1977）。为防己科植物中华称钩风 *Diploclisia chinensis* Merr. 的根、根茎及老茎。分布于湖南。微苦，平。祛风湿，活血，利尿。治风湿关节痛，跌打损伤，小便不利。煎服：9～15g。根和藤均含生物碱，如粉防己碱、木兰花碱等。

称筋散chēngjīnsǎn 中药材。见《云南中草药》。为狗筋蔓之别名。详该条。

撑开押手法chēngkāiyāshǒufǎ 即舒张押手法。见该条。

成安大夫chéng'āndàfū 宋代医官职称。隶属翰林医官院，始置于政和年间，官阶从六品，系以原军器库使之官职改称者。参见“翰林医官院”条。

成安郎chéng'ānláng 宋代医官名。隶属翰林医官院，其职位在大夫之下，官阶从七品，系以原军器库之副使改任本职。参见“翰林医官院”条。

成方chéngfāng 即现成的处方。通常以医生诊病后按方书已订之方原方使用者为成方。故成方可包括经方、时方等。

成方便读chéngfāngbiàndú 方书。4 卷。清代张秉成撰。刊于 1904 年。本书汇编古今常用成方 290 余首，分为补养、发表、攻里等 21 类，每方编成七言歌诀，并详释病因、方义，作为初学入门读物。1949 年后有排印本。

成方切用chéngfāngqièyòng 方书，13 卷（卷首 1 卷。余 12 卷又分上、下，实有 25 卷）。清代吴仪洛撰。刊于 1761 年。该书在《医方考》及《医方集解》的基础上选录古今成方 1180 余首。卷首为制方总义及内经方，卷一至十二将方剂分为治气、理血、补养、涩固等 24 门。每方记明主治、组方、配伍及方义，有的方剂注明出处。选方大多切于实用，注释也较详明，可供临

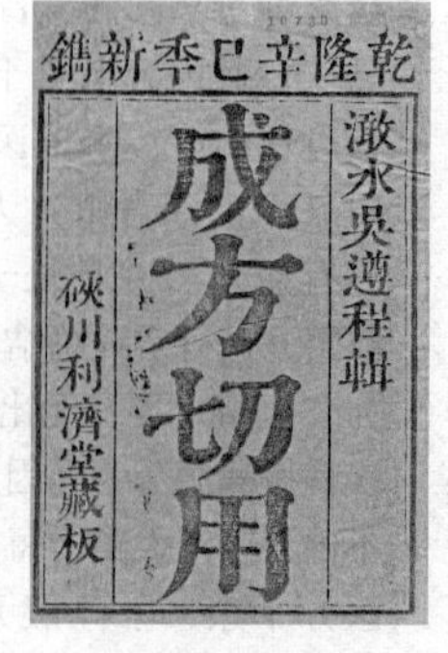
乾隆辛巳季新鐫
澉水吳遵程輯
成方切用
硤川利濟堂藏板

成方切用

床参考。原书之末另附《勿药元诠》1卷，系有关养生的论述，1949年后出版排印本已予删去。

成骨chénggǔ ❶骨名。又名骭骨。即胫骨。参见“骱骨”条。❷经外奇穴名。《素问·刺腰痛》：“少阳令人腰痛，如以针刺其皮中，循循然不可以俯仰，不可以顾，刺少阳成骨之端出血，成骨在膝外廉之骨独起者，夏无见血。”近代《针灸经外奇穴图谱》列作奇穴，名成骨。位在膝关节腓侧，股骨外上髁最高点处。主治腰痛、鹳口疽、坐马痈等。浅刺出血。

成和大夫chénghédàfū 宋代医官职称。隶属翰林医官院，始置于政和年间，官阶从六品，系以原军器库使之官职改任者。参见“翰林医官院”条。

成和郎chénghéláng 宋代医官名。隶属翰林医官院，其职位在大夫之下，官阶从七品，系以原军器库之副使改任本职。参见“翰林医官院”条。

成能廓chéngnéngkuò 眼的八廓名称之一。清代黄庭镜《目经大成》卷一：“兑为锐眦，经走膻中（宗气所居），络及肾脂（指髓）……主宗气动息，动应无方，息乃贞固，曰成能廓。”谓宗气充实眼才能发挥正常功能，故曰成能廓。详“八廓”条。

成全大夫chéngquándàfū 宋代医官职称。隶属翰林医官院，始置于政和年间，官阶正七品，系以原军器库使之官职改任者。参见“翰林医官院”条。

成全郎chéngquánláng 宋代医官名。隶属翰林医官院，其位在大夫之下，官阶从七品，系以原军器库副使改任本职。参见“翰林医官院”条。

成斯文chéngsīwén 明代儿科医家。号无忌先生。撰《保幼新编》，阐述自小儿初生以至变蒸、五软、蜂螫、蛇咬等100余证，列古方、新方，删繁撮要，条理清晰。

成无己chéngwújǐ（11世纪） 金代医学家。聊摄（今山东聊城西）人。出身于世医家庭，精心研究仲景《伤寒论》，对辨析表里虚实有独到之处。根据《内经》《难经》等古医书理论对《伤寒论》作全面注解、辨析，于皇统四年（1144）著《注解伤寒论》10卷，为现存全面注解《伤寒论》最早的著作。此外，还著有《伤寒明理论》3卷、《伤寒论方》1卷。成氏注解和论述虽不免有自相矛盾和误谬之处，然仍不失为我国注解和阐发伤寒学的先启，对其后伤寒学的发展有很大影响。

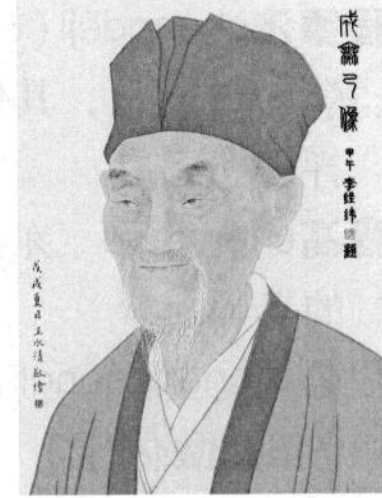
成无己

枨后chénghòu 胎儿娩出体位。见许廷哲《保产要旨》。即胀后产。详该条。

枨后生chénghòushēng 胎儿娩出体位。见瀣之《胎产须知》。即胀后产。详该条。

承淡安chéngdànān（1899—1957） 针灸学家。原名澹盦。江苏江阴人。世业医。幼随父乃盈学，后又师从瞿简庄，通内、外各科，尤以针灸见长，深得病家信赖。1930年，他于无锡创办中国针灸学研究社，并设通函研究科，予以指导。1933年赴日本考察，回国后于无锡创办中国针灸医学专门学校及针灸疗养院，并刊行《针灸杂志》。1937年学校毁于战火。1938年承氏于成都再创中国针灸讲习所及针灸函授学校，还兼任成都国医学校教授。1951年于苏州恢复针灸学研究社。历任江苏省中医学校校长、中华医学会副会长、中国科学院学部委员。精通内、儿科，尤擅针灸，以针灸学术鸣世。从事医疗、教学工作之外，对整理研究针灸学文献颇多贡献。主要针灸著作有《中国针灸治疗学》《经穴图解》《校注十四经发挥》《中国针灸学》《针灸精华》，并译述日本医学著作《针灸真髓》《经络之研究》等，对普及和促进针灸学的发展和培育中医人才做出了贡献。

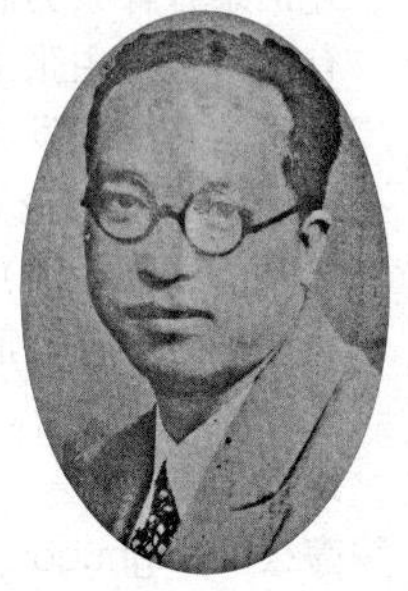
承淡安

承扶chéngfú 经穴名。代号BL36。亦作扶承。出《针灸甲乙经》。别名肉郄、阴关、皮部。属足太阳膀胱经。位于大腿的后面，臀下横纹中点处。布有股后皮神经，深层为坐骨神经，并有与坐骨神经并行的动、静脉通过。主治腰、骶、臀、股部疼痛，痔疾，大便难，以及坐骨神经痛，下肢麻痹或瘫痪等。直刺1～2寸。艾炷灸3～5壮，或艾条灸5～10分钟。

承光chéngguāng 经穴名。代号BL5。出《针灸甲乙经》。属足太阳膀胱经。位于头正中线入前发际2.5寸，再旁开1.5寸处（《铜人腧穴针灸图经》）。另说在头正中线入前发际3寸，再旁开1.5寸（《针灸甲乙经》）；或在头正中线入前发际2寸，再旁开1.5寸处（《备急千金要方》）。当额神经外侧支和枕大神经吻合支处，并布有额动、静脉，颞浅动、静脉及枕动、静脉的吻合网。主治头痛，目眩，鼻塞，目翳等。沿皮刺0.3～0.5寸。艾炷灸3壮，或艾条灸5～10分钟。

承浆chéngjiāng ❶人体部位名。在下唇中央部下方凹陷处。盖口中有水浆外溢多流经此处，故名。❷经穴名。代号CV24。出《针灸甲乙经》。别名天池、悬浆、垂浆。属任脉。手、足阳明，督脉，任脉之会。位于面部颏唇沟正中凹陷处。布有面神经分支和下唇动、静脉的分支。主治口眼㖞斜，面肿，龈肿，齿痛，流涎，癫狂，以及口腔溃疡，三叉神经痛等。斜刺0.2～0.3寸。艾条灸5～10分钟。

承浆疮chéngjiāngchuāng 病证名。又名痟蚀疮。指承浆部位成片赤烂。清代吴溶堂《保婴易知录》：“生于唇下，或小儿赤烂，用甑盖上炊流汁涂之，重者以青蛤散涂之。”

承浆疔chéngjiāngdīng 病名。属于唇疔之一。见《治疗汇要》卷上：“承浆疔，生于唇棱下陷中，系督脉所经之处。”见“唇疔”条。

承浆痈chéngjiāngyōng 病名。出《疡医准绳》卷三。即颏痈。见该条。

承筋chéngjīn 经穴名。代号BL56。出《针灸甲乙经》。别名肠、直肠。属足太阳膀胱经。位于小腿后面，窝横纹中点直下5寸，当腓肠肌肌腹中央；或于合阳与承山两穴连线的中点处取穴。另说“在胫后，从脚跟上七寸”（《备急千金要方》）；“从仆参量上合九寸。一法：居承山上一寸”（《循经考穴编》）；“在合阳下二寸”（《针灸集成》）。布有腓肠内侧皮神经，深层为胫神经，并有小隐静脉和深层的胫后动、静脉通过。主治腰背痛，小腿痛，膝酸重，痔疮，霍乱转筋，以及腓长肌痉挛，下肢麻痹等。直刺1～2寸。艾炷灸3～5壮，或艾条灸5～10分钟。

承灵chénglíng 经穴名。代号GB18。出《针灸甲乙经》。属足少阳胆经。足少阳、阳维之会。位于头顶部，当瞳孔直上入发际4.5寸处；或于头临泣后4寸取穴。另说在入发际三寸五分（《备急千金要方》）；入发际五寸（《针灸

C

大成》)。布有枕大神经分支和枕动、静脉分支。主治头痛，眩晕，鼻渊，鼻衄，耳鸣，项强等。沿皮刺0.3~0.5寸。艾条灸5~10分钟。

承满chéngmǎn　经穴名。代号ST20。出《针灸甲乙经》。属足阳明胃经。位于腹部，脐上5寸旁开2寸处。《针灸甲乙经》又云去任脉3寸。布有第7肋间神经分支，并有第7肋间动、静脉分支及腹壁上动、静脉分支通过。主治胃痛，呕吐，腹胀，纳呆，吞酸，肠鸣，泄泻等。直刺0.5~1寸。艾炷灸3~7壮，或艾条灸5~15分钟。

承命chéngmìng　经外奇穴名。出《备急千金要方》。位于小腿内侧，太溪直上3寸处。主治癫痫，下肢浮肿。直刺0.5~1寸。艾炷灸3~7壮，或艾条灸5~15分钟。

承气合小陷胸汤chéngqìhéxiǎoxiànxiōngtāng　《温病条辨》卷二方。生大黄五钱，厚朴、黄连、枳实各二钱，半夏、瓜蒌各三钱。水八杯煮取三杯，先服一杯，不下再服一杯，得快利，止后服，不便再服。功能化痰通便，引热下行。治温病三焦俱急，大热大渴，舌燥，脉不浮而躁甚，舌色金黄，痰涎壅盛。

承气养营汤chéngqìyǎngyíngtāng　《温疫论补注》卷上方。又名养营承气汤、养荣承气汤。生地黄一两，芍药二钱，枳实、大黄各一钱，厚朴五分，当归、知母各三钱。加生姜，水煎服。功能清热养阴，通便泻下。治温病数下亡阴，里证仍在，并见热渴者。

承泣chéngqì　经穴名。代号ST1。出《针灸甲乙经》。别名鼷穴、面髎、谿穴。属足阳明胃经。阳跷、任脉、足阳明之会。位于眶下缘与眼球之间，正视时直对瞳孔。布有眶下神经分支、动眼神经下支及面神经肌支，并有眶下动、静脉分支和眼动、静脉分支通过。主治目赤肿痛，迎风流泪，夜盲，色盲，近视，远视，口眼㖞斜，以及急、慢性结膜炎，白内障，青光眼，斜视，视神经萎缩等。直刺，嘱患者眼向上看，轻轻固定眼球，沿眶下壁缓缓刺入0.5~1寸，不宜过深。勿大幅度捻转提插，出针后局部压迫1~2分钟，以防出血。

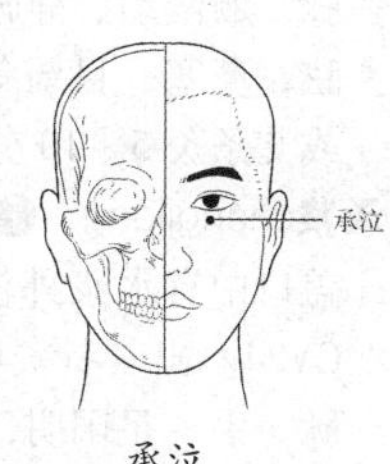

承泣

承山chéngshān　经穴名。代号BL57。出《灵枢·卫气》。别名鱼腹、肉柱、伤山。属足太阳膀胱经。位于小腿后面，腓肠肌两肌腹交界处下端，当踝关节伸展时呈“人”字形凹陷处；或于委中直下8寸处取穴。布有腓肠内侧皮神经，深层为胫神经，并有小隐静脉和深层的胫后动、静脉通过。主治小腿痛，腰背痛，霍乱转筋，便秘，痔疮，脱肛，以及腓肠肌痉挛，坐骨神经痛，下肢麻痹或瘫痪等。直刺1~2寸。艾炷灸3~5壮，或艾炷灸5~10分钟。

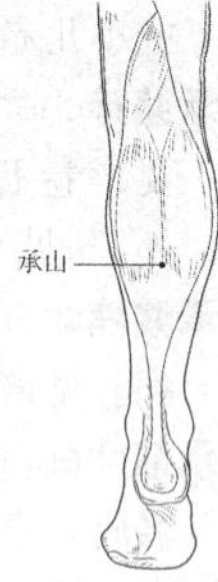

承山

承岁chéngsuì　运气术语。年支与岁气同气相承，故名。《素问·天元纪大论》：“承岁为岁直。”张景岳注：“丁卯之岁，木承木也；戊午之岁，火承火也……此以年支与岁，同气相承，故曰岁直，即岁会也。然不分阳年阴年，但取四正之年为四直承岁。”

乘腭症chéng'èzhèng　病名。多由心经火毒上冲致上腭肿起，色红疼痛；或有白膜，饮食吞咽有碍；或身发寒热。《喉舌备要》：“此症发于上腭红肿者多起白膜，黄膜者少，有核用针，无核不刺。”治宜泻火解毒，清热消肿。可选用玄参、连翘、山豆根、桔梗、花粉、牛蒡子、蝉蜕、升麻、甘草、金银花等。

乘腑chéngfǔ　乘，侵袭，乘腑即六腑受病。《伤寒论·平脉法》：“诸阳浮数为乘腑。”成无己注：“腑，阳也，阳脉见者，为乘腑也。”

乘年之虚chéngniánzhīxū　运气术语。出《素问·至真要大论》。虚指岁运不及，岁气之虚。岁运不及之年，邪气则乘机而侵胜，称“乘年之虚”。《类经》注：“凡岁气不及，邪胜必甚，如乙丁己辛癸年是也。”

乘脏chéngzàng　乘，侵袭。乘脏指病变发展至五脏。《伤寒论·平脉法》：“诸阴迟涩为乘脏也。”成无己注：“脏，阴也。阴脉见者，为乘脏也。”

乘枕骨chéngzhěngǔ　即枕骨。详“后山骨”条。

程邦贤chéngbāngxián(16世纪)　明代医家。字君敬。休宁（今安徽休宁）人。父程公礼为当地名医。万历十二年（1584）其父殁，他因哀痛哭泣，后项下发大瘿。自是变服为道士，专心钻研其父所遗之医业，后精于儿科。撰有《医集大成》，未竟而殁。人称“大瘿先生”。其妻蒋氏通医，其子程相亦精医术。

程充chéngchōng　明代医家。字用光，号后阉居士。休宁（今安徽休宁）人。生活于15世纪。推崇并精研朱丹溪之学，因见丹溪著述经门人整理编辑，不免重复混杂，有失丹溪原论及主病之旨。故搜集并参考丹溪门人等有关资料及所得丹溪曾孙朱贤所藏家传本，加以校定，删繁存要，于1481年刊刻成《丹溪心法》一书。

程从美chéngcóngměi　清代医家。别号志阳子。新都（属四川）人。业妇产科数十年，参考前代胎产诸法，结合自身经验，撰《胎产大法》2卷，经程尚琦校阅。

程德基chéngdéjī　见“程履新”条。

程德济chéngdéjì(14世纪)　元代医生。一作程德齐。著《伤寒钤法》，其偏颇之处受到王履、万全、徐春甫等人的抨击。

程高chénggāo　东汉时期针灸医生。是涪翁的弟子、郭玉的老师。

程公礼chénggōnglǐ(？—1584)　明代医生。字耆祥。休宁（今安徽休宁）人。因家贫而学医，日夜钻研《素问》《难经》等名家学说，治病多验。著有《医家正统》《行仁辑要》《保赤方略》等书，未刊行于世。其子邦贤（字君敬）继医业。

程国彭chéngguópéng　清代名医。字钟龄，号恒阳子。安徽歙县人。少时因多病而刻苦学医，钻研多年，临证经验丰富，名噪于康熙、雍正年间。晚年至天都普陀寺修行，法号普明子。撰有《医学心悟》（1732）一书，认为医学之道自《内经》《难经》之下，以《伤寒论》最为重要，并推崇张仲景为制方之祖。他主张学贵沉潜，务求对医理有所悟，并主张采各家之长，故对宋元各名家之说也注意研究。其书阐发医理提纲挈领，简明扼要，切于实用。其中根据《伤寒论》所归纳的治病八法（汗、吐、下、和、温、清、补、消），为后世医家广泛采用。另撰《外科十法》1卷，论述痈疽、疥癣、瘰疬等的诊治，亦多为后世医家所采用。程氏门生很多，且教学严谨，言教身教并重。

程壶公chénghúgōng　见“程门雪”条。

程辉chénghuī(1114—1196)　金代医生。字日新。蔚州灵仙（今河北蔚县）人。世宗完颜雍时参知政事。喜杂学，尤好论医，从刘完素学说，治疗善用凉药。

程嘉祥chéngjiāxiáng 明代医家。字少歧。歙县（今属安徽）人。祖东谷，父心宇，皆业医。得父传，又潜心于医理，尤注重探究病证之始末，治病每获良效。崇祯七年（1634）编成《程氏家传经验痧麻痘疹秘妙集要》5 卷。崇祯年间，曾翻印金陵本《本草纲目》。

程嘉予chéngjiāyǔ 见“许豫和”条。

程郊倩chéngjiāoqiàn 见“程应旄”条。

程玠chéngjiè 明代医家。字文玉，号松崖。新安（今安徽祁门县西）人。成化（1484）进士，喜好医术，撰《松崖医径》及《眼科应验良方》行世。另有《医论集粹》《脉法指明》二书，未见刊行。其兄程琎因多病而业医，闻名当地，撰《经验方》（未见刊行）。

程锦霞chéngjǐnxiá 参见“程衍道”条。

程琎chéngjīn 参见“程玠”条。

程敬通chéngjìngtōng 见“程衍道”条。

程迥chéngjiǒng 宋代医家。字可久。原为宁陵（今河南宁陵南）人，后迁至余姚（今浙江余姚）。著《古易考》等书，深受唯心主义理学家朱熹推崇。著《医经正本书》（1176），从孝道出发，不科学地提倡伤寒无传染之说。

程据chéngjù 晋代医生。生平欠详。

程君敬chéngjūnjìng 见“程邦贤”条。

程可久chéngkějiǔ 见“程迥”条。

程林chénglín(17 世纪) 清代医家。字云来。休宁县（今安徽休宁）人。其先叔祖程敬通为安徽名医。他曾在程敬通处及他处搜阅宋代官方所编的《圣济总录》刊本和抄本，加以删订，去其繁芜和神仙服食等荒诞部分，编成《圣济总录纂要》。还曾于断简残篇中搜集到唐代杜光庭所撰《玉函经》，加以校订刊行（1647）。另撰有《即得方》（1672）、《医暇卮言》（1676）、《金匮要略直解》（1673）等书。医理主宗《内经》《伤寒论》。

程履新chénglǚxīn 明末医家。字德基。休宁（今安徽休宁）人。生活于 17 世纪，学医于名医李士材，曾旅游于江苏等十余地，博览医书，医术颇精。撰有《简易方论》等书行世。

程门雪chéngménxuě(1902—1972) 现代医家。名振辉，号壶公。江西婺源人。少年时先从歙县名医汪莲石学医，后拜孟河名医丁甘仁为师，在上海中医专门学校第一届毕业后，因成绩优异留校任教，并担任教务长，兼广益中医院医务主任。钻研医术，能博采众长，取精用宏，早年临证用药以骠猛见长；晚年则以简洁轻灵为主，擅长复方多法。治病认真细致，疗效显著，性喜金石、诗画。1949 年后，在任上海中医学院院长、上海市中医学会主任委员、全国人民代表大会代表等职期间，为继承发扬中国医药学，培养中医后继人才，做出一定贡献。

程门雪医案chéngménxuěyī'àn 医案著作。上海中医学院编。此书共载程氏医案 168 则，包括 22 种病证。处方精练，用药轻灵。1982 年由上海科学技术出版社出版。

程孟博chéngmèngbó 见“程约”条。

程耆祥chéngqíxiáng 见“程公礼”条。

程日新chéngrìxīn 见“程辉”条。

程莘农chéngxīnnóng(1921—2015) 现代医家。江苏淮安人。出生于中医世家，6 岁开始接受中医文化教育。1936 年，拜著名老中医、温热病专家陆慕韩为师，学习内科和妇科。1939 年，在淮安市独立挂牌应诊。1947 年，获得民国考试院颁发的医师证书。1955 年考入江苏省中医进修学校，1956 年毕业后留校任针灸学科教研组组长。1957 年，响应中央号召，进入北京中医学院（今北京中医药大学）工作，任针灸教研组组长，兼附属东直门医院针灸科组长、副主任。1976 年进入中国中医研究院（今中国中医科学院）工作，任针灸研究所经络临床研究室主任、国际针灸培训中心副主任等。1994 年当选为中国工程院院士，1998 年被聘为中央文史研究馆馆员，2009 年被评为首届“国医大师”，2010 年入选联合国教科文组织人类非物质文化遗产代表作名录中医针灸项目的代表性传承人。深谙传统中医针灸理论，善于治疗内科、妇科疾病，创立理、法、方、穴、术的针灸辨证施治体系，改良“三才针法”，完善了病候部位和经脉循行相结合的归经辨证取穴原则。领衔编著了《中国针灸学》，开拓了针灸国际教育。主编《中国针灸学》《针灸精义》《中国针灸学概要》《针灸学讲义》《针灸疗法》等著作。

程深甫chéngshēnfǔ 元代医官。休宁（今安徽休宁）人。原以儒为业，兼通医药，后任浙江省太医提举。上召治疾愈，以疗效高而知名南北。有“好人程太医”之称。

程氏易简方论chéngshìyìjiǎnfānglùn 综合性医著。6 卷。清代程履新撰于 1683 年。本书有论有方，以方为主。卷一论述古医书、诊治要则、用药机要等；卷二至六分科、分门、分证记述方剂，以内科杂病方论为主，兼有五官、妇科、儿科、外科病证。每证列病因、病理、总论、方剂、方义、加减法及治验案。选方中有不少民间简效方。

程式chéngshì(16 世纪) 明代医生。字心源。南城（今江西南城）人。著有《医彀》一书。

程松崖chéngsōngyá 见“程玠”条。

程天祚chéngtiānzuò(？—466) 南北朝宋针灸学家。广平（治今河北鸡泽）人。为殿中将军，元嘉二十七年（450）助彭城，战败被俘，因妙善针术，受北魏拓跋焘爱赏，封南安公。后逃归宋为山阳太守。撰有《程天祚针经》6 卷、《灸经》5 卷，均佚。

程曦chéngxī 参见“程衍道”条。

程相chéngxiāng 参见“程邦贤”条。

程心源chéngxīnyuán 见“程式”条。

程杏轩医案chéngxìngxuānyī'àn 医案著作。清代程文囿撰。分初集、续集、辑录等三集。合刊于 1829 年。全书辑录作者历年所治疑难病证验案，不分门类，每病自成一案。病证、病理记述颇详，审症亦较细致。对于真假寒热、实证类虚、阴极似阳等复杂病证的辨析，颇能掌握要领。在治法上融贯诸家之长而有所发挥，立方遣药能随证灵活化裁。文笔生动，引人入胜。本书收入《珍本医书集成》和《中国医学大成》中。

程衍道chéngyǎndào(16 世纪下叶至 17 世纪中) 明末至清代医家。字敬通。安徽歙县人。为名医程玠（松崖）之侄孙。初为庠生，学儒兼精医术，治疗多验。曾到江苏求教于名医李中梓。程氏推崇唐代《外台秘要》一书，因念该书多年未经重刻，乃节约开支，于 1640 年将该书重刻。程氏自撰有《心法歌诀》1 卷，曾经李中梓写序。另有《治法心传》1 卷，后经程曦（锦雯）将其遗方手迹 57 方，于 1833 年加以编辑注释成为 2 卷，名《仙方遗迹》。1977 年歙县卫生局将上述二书加以翻印，并将《仙方遗迹》书名改为《程敬通医案》。

程伊chéngyī 明代医家。字宗衡。新安（今安徽徽州地区）

人。世业医。专攻医学，尤精医理。尝谓："可以言传者，药之名也；可以意得者，方之义也。"撰《释方》4卷（1547），收方800首；《脉荟》2卷，《释药》（一作《释药集韵》）4卷，《医林史传》4卷，《外传》6卷，《拾遗》1卷。以上六书合为《程氏医书六种》。

程应宠 chéngyìngchǒng　明代医生。泽州（治今山西晋城）人。好岐黄术，历代医书，无不浏览。善切脉，治病不厌穷苦。官至太医院吏目。曾录有《医案》，已佚。

程应旄 chéngyìngmáo　清初医家。字郊倩。新安人。生平研究仲景学说，颇有心得。撰《伤寒论后条辨》《读伤寒论赘余》《医径句测》等书。

程用光 chéngyòngguāng　见"程充"条。

程原仲医案 chéngyuánzhòngyī'àn　医案著作。6卷。明代程原仲撰于1621年。前附论原脉、审证、聆音、辨味等医论8篇，后附验方1卷。医案以内科为主，兼及妇科、儿科。叙案较详，辨证明晰，病因、病理分析颇有见地。治法除内服汤药外，间有用针灸取效者。

程约 chéngyuē　南宋医家。字孟博。婺源（今江西婺源）人。世代为医，约医术更精，擅长针灸，著有《医方图说》。

程云来 chéngyúnlái　见"程林"条。

程云鹏 chéngyúnpéng（1585—1670?）　明末清初医家。字凤雏，号香梦书生。歙县（今属安徽）人，寄籍江夏（今湖北武昌）。少攻举子业，后因母亡于疟，妻儿复相继病死，深悔不知医药，乃尽发家藏医书，昼夜诵读，遂通医术。每思亲人枉死于庸医之手，乃立志著书以纠庸医之谬。行医20余年，著述甚富，有《灵素微言》《脉覆》《伤寒答问》《医贯别裁》《医人传》《慈幼筏》《种嗣玄机》7种。惟《慈幼筏》12卷（1644）得门人梓行行世，别名《慈幼秘书》《慈幼新书》。

程振辉 chéngzhènhuī　见"程门雪"条。

程钟龄 chéngzhōnglíng　见"程国彭"条。

澄化汤 chénghuàtāng　《医学衷中参西录》方。生山药30g，生龙骨、生牡蛎各18g，炒牛蒡子、生车前子（布包）各9g，生白芍药12g，粉甘草4.5g。水煎服。治小便频数，遗精白浊，或兼疼涩，其脉弦数无力，或咳嗽，或自汗，或阴虚作热。

澄茄根 chéngqiégēn　中药材。见《四川中药志》。为豆豉姜之别名，详该条。

澄清饮 chéngqīngyǐn　《杂病源流犀烛·脏腑门》卷一方。蚌粉、天南星、半夏、知母、贝母、白矾各一钱，姜五片。水煎，澄清服。功能燥湿化痰。治湿痰在胃，上干于肺痰嗽，嗽动便有痰声，痰出即嗽止，其脉浮滑，兼胸膈满，痰涎多，或兼寒热交作，面浮如盘。

澄神 chéngshén　养生术语。指排除杂念后的思想宁静。陈西星《玄肤论》中说："凝神之要，莫先于澄神；澄神之要，莫先于遣欲。"《清静经》中也说："遣其欲而心自静，澄其心而神自清。"

澄园医类 chéngyuányīlèi　伤寒著作。见"伤寒类证"条。

憕忡 chéngchōng　病证名。即怔忡。《证治要诀》卷九："憕忡，久思所爱，触事不意，虚耗真血，心血不足，遂成憕忡，俗谓心忪脉乱是也。"详"怔忡"条。

橙皮 chéngpí　中药材。见萧步丹《岭南采药录》。又名黄果皮。为芸香科植物甜橙 *Citrus sinensis*（L.）Osbeck 的果皮。长江以南各地均有栽培。辛、微苦，温。入脾、肺、肝经。化痰，利膈，理气，消食。①治感冒咳嗽痰多，胸腹胀满，食欲不振，肠鸣腹泻。煎服：4.5～9g。②治乳痈初起。煎水乘热洗数次。果皮含挥发油，油中主含柠檬烯、柠檬醛、癸酸等；另含枳属苷、橙皮苷、柚皮苷。煎剂能抑制胃、肠及子宫的运动。橙皮油给麻醉兔吸入，能增加呼吸道分泌而有祛痰作用。本属植物果内皮的果胶可降低实验性动脉粥样硬化的发病率，减轻病灶，降低血清胆固醇。

橙子 chéng·zi　中药材。出《食性本草》。又名鹄壳、金球。为芸香科植物香橙 *Citrus junos* Tanaka 的果实。我国长江以南各地均有栽培。酸，凉。理气宽胸，止呕，解毒。①治胸闷腹胀，呕吐。②醒酒，解鱼、蟹毒。生食或煎服。本品含橙皮苷、柠檬酸、苹果酸、维生素等。又含挥发油，油中主含牛儿醛、柠檬烯等。

橙子核 chéng·zihé　中药材。出《本草图经》。为芸香科植物香橙 *Citrus junos* Tanaka 的种子。治疝气，淋病，腰痛。内服：煎汤，3～9g；或研末服。种子含脂肪油、蛋白质、黄柏内酯、闹米林。

橙子皮 chéng·zipí　中药材。出《开宝重定本草》。为芸香科植物香橙 *Citrus junos* Tanaka 的果皮。苦、辛，温。理气化痰，利膈消食，止呕，解毒。治咳嗽痰多，胸闷腹胀，食欲不振，呕吐，解鱼、蟹毒。内服：煎汤，3～9g；或研末服。果皮含橙皮苷、挥发油，油中主含牛儿醛、柠檬烯等。

徵 chéng　音义同惩，惩戒。《素问》有《徵四失论》。另见"徵 zhǐ"条。

chi

吃力伽丸 chī lìgāwán　见《外台秘要》卷三十一。即苏合香丸。见该条。

吃逆 chīnì　证名。见《丹溪心法·咳逆》。即呃逆。详该条。

吃忒 chī tè　即呃逆，又称咳逆。古称哕。《儒门事亲·治病百法·咳逆》："咳逆，俗呼曰吃忒。"详"呃逆"条。

眵 chī　见《诸病源候论》卷二十八。俗称眼粪。为眼部的分泌物。《审视瑶函》卷一："眵多热结肺之实；眵多不结肺之虚。"宜结合眼部及全身证候辨证论治。

眵泪 chīlèi　见《秘传眼科龙木论》。三泪之一。指眼眵泪液混流，"稠如浊酒豆浆"（清代黄庭镜《目经大成》卷二）。《银海精微》："肺经实热故目眵泪出而不绝也。治之须用泻肺汤，泻肺经之实热，后用省味金花丸治其肺火。"

眵泪不禁 chīlèibùjīn　症名。清代黄庭镜《目经大成》卷二："此症目内外轮廓无恙，但泪稠如浊酒豆浆，长流而不止也。"多见于眦漏证。参见"眦漏"条。

痴呆 chīdāi　病名。癫病的别称。《景岳全书》卷三十四："痴呆证，凡平素无痰，而或以郁结，或以不遂，或以思虑，或以疑贰，或以惊恐，而渐至痴呆。言辞颠倒，举动不经，或多汗，或善愁，其证则千奇万怪，无所不至；脉必或弦或数、或大或小、变易不常。此其逆气在心或肝胆二经，气有不清而然。但察其形体强壮，饮食不减，别无虚脱等证，则悉宜服蛮煎治之，最稳最妙。然此证有可愈者，有不可愈者，亦在乎胃气元气之强弱，待时而复，非可急也。凡此诸证，若以大惊猝恐一时偶伤心胆，而致失神昏乱者，此当以速扶正气为主，宜七福饮或大补元煎主之。"参见"癫""呆病"条。

痴头婆chītóupó 中药材。见《生草药性备要》。为苍耳之别名。详该条。

痴先生chīxiān · sheng 见“詹文升”条。

黐头婆chītóupó 中药材。见《广州植物志》。为梵天花之别名。详该条。

池底参chídǐshēn 中药材。指老参地或参园人参采挖后，掉落的参籽或遗漏的参秧在自然条件下生长数年而成的人参，其有效成分及养分均高于一般人参。由掉落的参籽所生者，称小池底；由遗漏的参秧长成者，称大池底。

池泉chíquán 经外奇穴名。见《针灸经外奇穴治疗诀》。位于手背腕横纹之中点，与大陵穴相对处。主治心胸痛。直刺0.3～0.5寸。艾炷灸3～5壮，或艾条灸5～10分钟。

池头chítóu 见“蛇头”条。

迟缓声chíhuǎnshēng 症名。指语声迟缓。见《证治准绳·幼科》。语短声迟缓，肠鸣泄泻频。嘎声多不响，风热肺家因。

迟脉chímài 脉象。脉来迟慢，一息不足四至。《脉经》：“呼吸三至，去来极迟。”多见于寒证。《脉诀汇辨》：“其所主病，与沉脉大约相同，但沉脉之病为阴逆而阳郁，迟脉之病为阴盛而阳亏。”

持chí ❶指疾病呈相持状态。《素问·六元正纪大论》：“五常之气……暴者为病甚，徐者为病持。”❷指切脉。《素问·脉要精微论》：“持脉有道，虚静为保。”❸指操作针刺术。《灵枢·邪客》：“持针之道，欲端以正，安以静。”❹保持。如持满，指保持精气的充满。《素问·上古天真论》：“醉以入房，以欲竭其精，以耗散其真，不知持满。”

持脉chímài 即切脉。《素问·脉要精微论》：“持脉有道，虚静为保。”详“切脉”条。

持满chímǎn 保持精气的充满。《素问·上古天真论》：“不知持满。”

持续痛chíxùtòng 症名。指疼痛持续存在，难以缓解的症状。

持续运针法chíxùyùnzhēnfǎ 指针刺得气后不间断地进行捻转或提插等运针操作，使患者一直有明显的针刺感应，持续时间视病情而定。

持痈chíyōng 持，正邪相持；痈，臃肿。由邪气阻滞而且臃肿的病机。《灵枢·刺节真邪》：“病有持痈者。”

持针chízhēn 术者操持针具的方法。《灵枢·九针十二原》：“持针之道，坚者为宝。”意谓针刺时拿针的方法，应以坚定有力为佳。以毫针为例，一般用右手拇、食、中三指捏持针柄，以无名指抵住针身，这样针刺时便不致弯曲，而直至腠里。亦即持针时要牢实，才能便于进针操作。

匙叶草chíyècǎo 中药材。见《北方常用中草药手册》。为补血草之别名。详该条。

尺chǐ ❶尺脉的简称。详寸关尺条。❷尺肤的简称。《素问·平人气象论》：“尺热曰病温，尺不热，脉滑，曰病风。”详“尺肤”条。

尺寸chǐcùn ❶尺脉与寸脉。《灵枢·终始》：“少气者，脉口人迎俱少，而不称尺寸也。”❷寸口脉。《难经·二难》：“尺寸者，脉之大要会也。”

尺肤chǐfū 前臂内侧自肘至腕的皮肤，体表望诊和切诊的部位。《灵枢·论疾诊尺》：“尺肤滑，其淖泽者，风也。”又：“尺肤热甚，脉盛躁者，病温也。”

尺肤热chǐfūrè 症名。指两手肘关节下至寸口部分的皮肤有发热感觉，即尺热。《灵枢·论疾诊尺》：“尺肤热甚，脉盛躁者，病温也。”《类经·脉色类》：“尺肤热者，其身必热，脉盛躁者，阳邪有余，故当为温病。”参见“发热”“尺热”条。

尺肤诊chǐfūzhěn 即诊尺肤。详该条。

尺脉chǐmài 寸口脉三部之一。详“寸关尺”条。

尺热chǐrè 症名。指尺肤热。参见“发热”“尺肤热”条。

尺肉chǐròu 泛指自肘至腕的肭肉。《灵枢·论疾诊尺》：“尺肉弱者，解㑊，安卧脱肉者，寒热，不治。”

尺泽chǐzé ❶经穴名。代号LU5。出《灵枢·本输》。别名鬼受、鬼堂。属手太阴肺经。合（水）穴。位于肘横纹中，当肱二头肌腱桡侧缘凹陷处，微屈肘取穴。布有前臂外侧皮神经，桡神经，头静脉，桡侧返动、静脉分支。主治咳嗽，气喘，咯血，胸部烦满，咽喉肿痛，肘臂挛痛等。直刺0.3～0.5寸。艾条灸5～10分钟。❷指寸口脉后半部。《脉经》：“从寸至尺，名曰尺泽。”

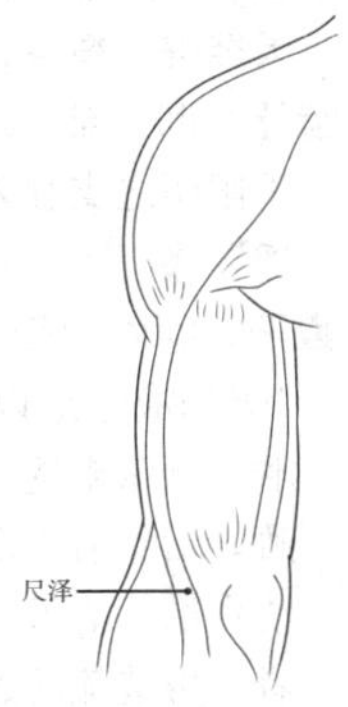

尺泽

尺之五里chǐzhīwǔlǐ 指手五里穴。《灵枢·小针解》：“夺阴者死，言取尺之五里五往者也。”五里穴为禁刺穴，如频频施刺，就会使阴气被夺而死。

齿chǐ 又名牙、牙齿、户门，是口腔结构之一。有门牙、久齿、乳齿、尽根牙等之分。具有咀嚼食物、辅助发音等作用。统属足少阴肾经。足阳明之脉入上齿，手阳明之脉入下齿。齿为骨之余，属肾所主，赖肾精充养，故其生长情况、坚固与否和肾气的盛衰有关。《素问·上古天真论》：“女子七岁肾气盛，齿更发长……丈夫八岁肾气实，发长齿更。”观察牙齿的润燥枯泽，可以了解肾液胃津的变化，热性病时尤应特别注意。叶天士《外感温热篇》：“温热之病，看舌之后，亦须验齿，齿为肾之余，龈为胃之络，热邪不燥胃津，必耗肾液。”

齿本chǐběn 解剖名。指齿根，实为牙颈。《难经》五十八难：“汗注不休，齿本痛。”

齿不固chǐbùgù 症名。牙齿动摇，不能坚固。详“牙齿动摇”条。

齿不生chǐbùshēng 症证名。出《诸病源候论》卷四十八。即齿迟。见该条。

齿槽风chǐcáofēng 病名。以牙槽骨痛，久则腐溃不愈，或穿腮，有腐骨排出为主要表现的牙齿疾病。

齿长而枯chǐcháng'érkū 症名。见《难经》二十四难：“故齿长而枯……骨先死。”这是说牙齿长而枯槁无泽，是肾之精气已绝的表现。

齿迟chǐchí 病证名。五迟之一。出《小儿药证直诀》。又名齿不生。小儿乳齿约在6～10个月内出现，如已届生齿之期还未生齿者为齿迟。《世医得效方》：“齿不生者，由齿者骨之所络，髓之所养，禀气不足，则髓不能充于骨，故齿久不生。”肾主骨生髓，齿为骨之余，小儿先天肾气不足，髓不能充，故齿生较迟，生亦不固。治宜益肾充髓，用肾气丸加补骨脂、胡桃之类。

齿虫chǐchóng 病名。《外台秘要》卷二十二：“齿虫，是虫食于齿。”即牙虫。详该条。

齿齼chǐchǔ 病名。因恣食酸味，致使牙齿酸痛者，谓之齿齼。《杂病源流犀烛》卷二十三：“齿多由食酸之故。”治宜取核桃肉细嚼。本病类今之牙本质过敏症。即牙齼。参见该条。

C

齿齭chǐchǔ 病名。《诸病源候论》卷二十九："齿齭，齿伤酢也。齿者骨之所终，髓之所养，髓弱骨虚，风气客之，则齿齭。"酢，同醋。即齿伤酸之谓。参见"齿齼"条。

齿蠹chǐdù 病名。《杂病源流犀烛》卷二十三："又有齿龋者，谓齿蠹也。即齿虫蚀而痛也。"详见"齿龋"条。

齿发去chǐfàqù 症名。牙齿和头发脱落。人到一定年龄以后，因肾气虚衰，天癸竭，而毛发、牙齿脱落，谓之齿发去。《素问·上古天真论》："七八，肝气衰，筋不能动，天癸竭，精少，肾藏衰，形体皆极。八八则齿发去。"

齿浮chǐfú 症名。见《仁斋直指方》。系指牙齿浮动欲落。手阳明之支脉入齿，壅则齿浮，虚则宣露。参见"牙齿动摇"条。

齿干chǐgān 症名。系指牙齿干燥失泽。《疫痧草》卷中："火灼液亏是以齿干。"多由胃热炽盛，火灼津伤，或疫喉、痧疹未透，热毒内炽，上炎齿牙，或阴虚火灼牙齿所致。治宜清胃泄热，或养胃生津，或滋阴降火。方可选用清胃散、清暑益气汤、知柏地黄汤等加减。若属痧疹未透者，可选疏解透达之剂以利疹透。

齿槁chǐgǎo 症名。牙齿枯槁。❶由于肾火蒸腾，使肾水枯竭所致。《素问·痿论》："肾热者，色黑而齿槁。"❷衰老象征之一。《素问·上古天真论》："丈夫……五八肾气衰，发堕齿槁。"❸热病若见齿槁，则为热邪熏蒸之象。治宜清泻热毒。方用黄连解毒汤、白虎汤之类。

齿根chǐgēn 见《证治准绳·疡医》卷三。系指牙齿之埋于牙龈部分。即牙根。详该条。

齿根血出chǐgēnxuèchū 症名。指牙龈出血。《诸病源候论》卷四十八："手阳明、足太阳（应作阳明）之脉，并入于齿。小儿风气，入其经脉，与血气相搏，血气虚热，即齿根血出。"临床有虚实之分，虚热宜滋阴降火，用知柏地黄汤；实热宜清热降火，用玉女煎。

齿更chǐgēng 即换齿。人到六七岁左右时，乳牙脱落，逐渐被恒牙所代替，谓之齿更。乃肾气盛之表现。《素问·上古天真论》："女子七岁，肾气盛，齿更发长""丈夫八岁，肾气实，发长齿更"。

齿黑chǐhēi 症名。指牙齿呈黑褐色。❶危笃证候之一。病人牙齿忽然变黑，是足少阴肾经气绝的征候，病危笃，主死。❷牙齿被虫蚀蛀者，则齿亦黑（《重楼玉钥续编》）。治疗：前者应脉证相参，辨证用药；后者宜从清洁口腔着手，可用金银花、连翘、薄荷、甘草煎汤漱口。参见"齿龋"条。

齿痕舌chǐhénshé 舌象。又称舌胖齿形。舌边缘见牙齿痕迹。因舌体较肥胖，受齿缘所压而致。多属脾虚；若舌质淡白而湿润，多为脾虚而寒湿壅盛。

齿黄chǐhuáng 症名。指齿牙不白而作黄色。多因口腔不洁，或胃中湿热熏蒸所致。治宜加强口腔清洁，或糯糠烧灰擦则齿白。

齿黄黑chǐhuánghēi 症名。指牙齿由白色变为黄黑色。多因肾虚所致。《太平圣惠方》卷三十四："夫齿者，骨之所终，髓之所养。若肾气虚，风邪冷气客于经络，髓虚血弱，不能荣养，故骨枯燥无润泽，令齿黄黑也。"

齿豁chǐhuō 症名。即齿缝疏豁不齐，又名齿疏。咀嚼时每有余物嵌入作梗。多因肾气不足或餐后挑、剔成习，则齿缝愈疏。《仁斋直指方》："齿者骨之所终，髓之所养，肾实主之。故肾衰则齿豁。"治宜培补肾元，用肾气丸加减。或用煅炉甘石、寒水石各等分为末，常以擦牙，并保持口腔清洁。

齿坚chǐjiān 指齿牙坚固。肾气盛则筋骨强健，齿牙坚固。《仁斋直指方》："齿者，骨之所终，髓之所养，肾实主之。故肾衰则齿豁，精盛则齿坚。"

齿间血出chǐjiānxuèchū 病名。又名齿衄、牙宣。《诸病源候论·牙齿病诸候》："手阳明之支脉，入于齿。头面有风，而阳明脉虚，风夹热乘虚入齿，搏于血，故血出也。"详见"齿衄"条。

齿焦chǐjiāo 症名。牙齿焦枯。阴液受伤所致。齿焦有垢，为肾虚火盛，胃液未竭；齿焦无垢，为胃液大伤，脾肾之阴枯竭，病多危重。

齿距chǐjù 病证名。《外科启玄》卷七："有齿断上长出如鸡足距，长约一二寸，误触之则痛连心。"生于上龈者系足阳明胃经之毒，生于下龈者为手阳明大肠经之毒。治宜清泻阳明热毒。可选用清胃散、黄连解毒汤、普济消毒饮等加减。

齿窟疮chǐkūchuāng 病名。《外科启玄》卷八："凡人年老未有不落齿者，齿落时其根最深，其窟最大，气血虚衰，窟急不能合，或有少合，忽被硬物磕破，不便于茶饭，其痛切骨至心及脑。"治宜予补益血气之品。或结合全身情况辨证施治之。

齿历chǐlì 病证名。《证治准绳·杂病》第八册："有齿历蠹者，由骨髓气血不能荣盛，故令牙齿黯黑，谓之历齿。"详"牙齿历蠹"条。

齿裂chǐliè 症名。系指牙齿裂开。多由肾虚有火，骨质不固，或因龋齿，外伤等所致。属肾虚者，治宜滋阴降火，可选用大补阴丸、知柏地黄汤等加减。

齿漏chǐlòu 病名。《诸病源候论》卷二十九："手阳明之支脉，入于齿，风邪客于经脉，流滞齿根，使断肿脓汁出，愈而更发，谓之齿漏。"即牙漏。详该条。

齿漏疳chǐlòugān 病名。系指齿缝间流脓，愈而复发。《太平圣惠方》卷三十四："肿脓汁出，愈而更发，谓之齿漏疳。"属牙漏。详牙漏条。

齿露chǐlù 病证名。《奇效良方》卷六十二："大肠虚则齿露。"症为龈乳头萎缩而齿根暴露。

齿落不生chǐluòbùshēng 病证名。系指多种原因所致之齿牙脱落而不复生。《诸病源候论》卷二十九："齿牙皆是骨之所终，髓之所养，手阳明足阳明之脉，并入于齿。若血气充实，则骨髓强盛，其齿损落，犹能更生；若血气虚耗，风冷乘之，致令齿或龋或落者，不能复生。"

齿脉chǐmài 经脉名。即手阳明经。马王堆汉墓帛书《阴阳十一脉灸经》："齿脈（脉）：起于次指与大指上，出臂上廉，入肘中，乘臑，【穿】颊，入齿中，夹（挟）鼻。是【动】则病：齿甬（痛），朏（䪼）种（肿）。是齿脈（脉）主治。其所产病：齿甬（痛），朏（䪼）种（肿），目黄，口干，臑甬（痛），为五【病】。"

齿䘌chǐnì 病名。《诸病源候论》卷二十九："齿䘌者，是虫食齿至断，脓烂汁臭，如蚀之状。"《太平圣惠方》卷三十四："由人饮食甘肥，不能揩理，宿食在于齿根，腐臭之气淹渍于齿也。而又脏腑壅滞，上焦积热，久而不散，毒气熏蒸，则令齿根宣露坏烂，虫蚀疼痛，故谓之齿䘌也。"详"齿龋"条。

齿衄chǐnǜ 病名。见《证治准绳·杂病》第三册。又名牙齿出血、牙衄、牙血。《景岳全书》卷二十八："血从齿缝牙龈中出者，名为齿衄。此手、足阳明二经及足少阴肾家之病。”因过食辛辣炙煿，阳明积热所致者，症见口臭便秘，舌苔黄腻，齿龈红肿疼痛，渗血多。治宜清胃泻火。可选用清胃散、玉女煎等加减。由于肾阴不足，虚火上炎所致者，症见齿龈不甚红肿，牙齿浮动而微痛，渗血少而淡。治宜滋阴降火，用知柏地黄汤加减。有因脾虚统摄无权致齿衄者，症见口唇色淡，面苍乏神，渗血少而缠绵不已。治宜补脾、益气、摄血，用补中益气汤、归脾汤等加减。外伤亦可致齿衄。此外，有的文献把牙宣病亦列入齿衄中，如《证治准绳·杂病》：“血从齿缝中或齿龈中出谓之齿衄，亦曰牙宣。”

齿䶧chǐqǔ 病名。出《灵枢·寒热病》等。又名齿、齿蠹。“䶧，朽也，虫啮之齿缺朽也”（《释名》）。多由口腔不洁，致齿牙腐蚀蛀空，或湿热熏蒸手、足阳明二经，龈肿腐臭，齿牙蛀蚀宣露，疼痛时作时止。《证治准绳·杂病》：“有齿䶧者，亦以阳明入风热之邪，搏齿龈气血，腐化为脓出臭汁，谓之齿䶧。”《医宗金鉴·外科心法要诀》：“齿䶧风热客阳明，牙龈肿痛出臭脓，遇风痛甚，久宣露。”治宜内服清热止痛之剂，可选用黄连温胆汤、清胃散等加减，并保持口腔清洁。常以金银花、连翘、薄荷、甘草煎汤漱口。亦可用针灸。《素问·缪刺论》：“齿䶧，刺手阳明。”

齿䶧注chǐqǔzhù 病名。出《诸病源候论》卷二十九。即齿䶧。详该条。

齿软chǐruǎn 病名。《本草纲目》：“楚人多食酸则齿软。”

齿疏chǐshū 症名。又叫齿豁，即牙缝疏豁。症见牙齿且排列不齐。详“齿豁”条。

齿袒chǐtǎn 症名。《张氏医通》卷八：“有齿袒而作痛者。”袒者，露也，裸也。指牙根显露的症状。乃龈乳头明显萎缩致牙根暴露者。

齿挺chǐtǐng 病名。齿根露而挺出。《诸病源候论》卷二十九：“手阳明之支脉，入于齿，头面有风冷传入，其脉令断齿间津液化为脓汁，血气虚竭，不能荣于齿，故齿根露而挺出。”治宜益气补血。可选用归脾汤、补中益气汤、六味地黄汤等加减。参见“牙宣”条。

齿痛chǐtòng 症名。出《素问·至真要大论》。即牙痛。详该条。

齿齘chǐxiè 症名。睡中磨牙。《杂病源流犀烛》卷二十三：“齿齘乃睡中上下齿相磨有声，由胃热故也。”即齘齿。详该条。

齿牙chǐyá 出《神灸经纶》。即颊车。见该条。

齿音离chǐyīnlí 症名。《诸病源候论》卷二十九：“齿音离者，是风冷客于齿间，令齿落而脓出，其齿则疏，语则齿间有风过之声，世谓齿音离也。”系指因牙齿稀疏，说话时齿缝中有如风过的声音。

齿龂chǐyín 见《备急千金要方》。即牙龈。详该条。

齿龂肿痛chǐyínzhǒngtòng 病证名。见《太平圣惠方》卷三十四。多由阳明毒火炽盛，上冲齿龈所致。症见齿龈肿起，胀痛，时有脓液流出且臭，甚或齿牙动摇欲落。治宜泻火解毒、消肿。可选用清胃散、五味消毒饮、黄连解毒汤等加减。参见“牙宣”条。

齿龈chǐyín 即牙龈。详该条。

齿龈结瓣chǐyínjiébàn 病证名。齿龈红肿如瓣状，常伴有齿龈出血、疼痛或溃烂，口腔有秽臭气味。为热毒内攻、胃火炽盛之证（见叶天士《外感温热篇》）。

齿壅chǐyōng 病证名。见《杂病源流犀烛》卷二十三。又名牙龈胬肉。多由阳明湿热熏蒸所致。症见齿龈间渐生胬肉，致齿牙壅叠不齐。治宜清热除湿。可选用清胃散、甘露消毒丹、三仁汤、温胆汤等加减。或可用生地黄汁一杯，皂角数片，将皂角烧热，淬地黄汁内，再烧再淬，以汁尽为度，将皂角晒干，研末敷之。

齿燥chǐzào 症名。指前板齿（门牙）干燥不润。新病齿燥，伴有垢秽、口臭等，多属肺胃火盛，津液大伤。久病齿燥如枯骨样，多属肾阴严重亏耗，病多危重。

耻疮chǐchuāng 病名。见《外科大成》卷二。即下疳。见该条。

豉饼灸chǐbǐngjiǔ 隔饼灸之一。出《备急千金要方》。又称豆豉灸。将淡豆豉粉末用黄酒调和，制成6mm厚的药饼，用细针穿刺数孔，上置艾炷施灸。适用于痈疽发背溃后久不收口，疮色黑暗者，可促使疮口愈合。

吡腮chìsāi 病名。指患喉痹时合并腮腺肿痛者。《本草纲目》“稻”附方：“喉痹、吡腮。用糯米三升……水调如膏药，贴项下及肿处，一夜便消。干即换之。当令湿为妙。”

赤巴chìbā 藏医学名词。系构成人体生命活动的3种基本能量物质之一，为藏语名词之音译。提供机体热能，负责人体内脏腑功能活动。人体共有5种不同的赤巴，分别称为能消赤巴、变色赤巴、能作赤巴、能视赤巴和明色赤巴。

赤白带下chìbáidàixià 病证名。出《备急千金要方》卷四。亦名赤白沥、赤白漏下、妇人下赤白沃等。阴道流出似血非血、红色夹有白色的黏液，连绵不断者，称为赤白带下。多因肝郁化热，脾虚聚湿，湿热下注，伤及冲任，夹杂胞络之血所致。治宜疏肝健脾，清热利湿。方用清肝止淋汤（方见“赤带”条），或用加减逍遥散（白芍、柴胡、茯苓、甘草、陈皮、茵陈、栀子）。

赤白沥chìbáilì 病证名。见《针灸甲乙经》。即赤白带下。详该条。

赤白痢chìbáilì 病名。指下痢黏冻脓血，赤白相杂。《素问》中称“注下赤白”“泄注赤白”。《诸病源候论·痢病诸候》：“赤白痢候，然其痢而赤白者，是热乘于血。血渗肠内则赤也，冷气入肠，搏肠间，津液凝滞则白也。冷热相交，故赤白相杂。重者，状如脓涕而血杂之，轻者白脓上有赤脉薄血，状如脂脑。”亦有以伤气伤血分赤白者。《医林绳墨·痢》：“痢虽有赤白二色，终无寒热之别。白者湿热伤气，自大肠来；赤者湿热伤血，自小肠来；赤白相杂，气血俱伤，亦兼气血两治可也。”治宜清热化湿，消导积滞，调气行血。常用白头翁汤、洁古芍药汤、香连丸、枳实导滞丸等方。地锦草、马齿苋、一见喜等药均可选用。参见“痢疾”条。

赤白漏下chìbáilòuxià 病证名。见《圣济总录》卷第一百五十一。指赤白带下。详该条。

赤白肉际chìbáiròujì 掌（或跖）与指（或趾）的阴面皮色较白，称白肉；阳面生毫毛的部位皮色较深，称赤肉。赤肉与白肉的分界处，称赤白肉际。《针灸甲乙经》：“京骨，在足外侧大骨下，赤白肉际陷者中。”

赤白游风chìbáiyóufēng 病证名。见《保婴撮要》卷十二。多为脾肺燥热，或表气不固，风邪袭于腠理，风热壅滞，营卫失调所致。滞于血分则发赤色，名赤游风；滞于气分则发白色，名白游风。临症常突然发作，游走不定，皮肤光亮、浮肿，形如云片，触之坚实，自觉灼热，麻木及轻度微痒，多发于口唇、眼睑、耳垂或胸腹，肩背等处。一般无全身症状，但亦可伴有腹痛、腹泻、呕吐等症。治宜散风清热利湿，佐以调和营卫，内服消风散化裁，外用玉露散或金黄散外敷。相当于血管神经性水肿。

赤白滞下chìbáizhìxià　病证名。赤白黏冻相杂同下的痢疾。《诸病源候论》卷四十七："小儿体本夹热，忽为寒所折，气血不调，大肠虚弱者，则冷热俱乘之，热搏血渗肠间，其利则赤；冷搏肠津液凝，其利则白。冷热相交，血滞相杂，肠虚者泄，故为赤白滞下也"。治宜清热导滞，用香连丸加减。针刺取大肠俞、小肠俞、足三里、内庭。参见"赤白痢"条。

赤白浊chìbáizhuó　病证名。即浊病。因浊病有赤浊、白浊之不同，故又称赤白浊或二浊。赤白浊在古代文献中有指小便浑浊者（如《丹溪心法·赤白浊》），后人名为便浊、溺浊、尿浊；有指阴茎口流浊物而小便不浑浊者（如《证治准绳·赤白浊》），后人名为精浊。参见"浊""便浊""精浊"各条。

赤瘢chìbān　症名。指发瘢见红赤色。见《诸病源候论·时气病诸候》。其中又以赤而红者为轻，紫赤者为重。《寿世保元·瘢疹》："若瘢发赤红为胃热。"《温疫论补注》："温疫发瘢……稠密紫赤者凶。"《医学入门·赋杂症》以黑膏黄连葛根桔皮汤治之。参见"瘢""紫瘢"条。

赤瘢瘭子chìbānbiāo·zi　病证名。见《本草纲目》卷五十上羊角："身面卒得赤瘢，或瘭子，肿起，不治杀人。"

赤包chìbāo　中药材。见《东北常用中草药手册》。即赤瓟，详该条。

赤雹子chìbáozǐ　中药材。出《本草衍义》。为王瓜子之别名，详该条。

赤崩chìbēng　病证名。出《脉经》。指崩下之血为纯绛红色。治疗参见血崩条。

赤鼻chìbí　病证名。❶小儿鼻色赤，乃脾胃实热，治宜清脾泄热；用泻黄散。如只微赤，则为脾胃虚热；宜异功散加升麻、柴胡治之（《证治准绳》）。参见鼻条。❷见《中医外科概要》。即酒齄鼻，详该条。

赤瓟chìbó　中药材。见《黑龙江中药》。又名气包、赤包、山屎瓜。为葫芦科植物赤瓟 *Thladiantha dubia* Bunge 的果实。分布于东北、华北及山东、陕西等地。酸、苦，平。祛痰，利湿，调气，活血。治反胃吐酸，黄疸，肠炎，痢疾，便血，气滞胁痛，扭腰岔气，肺结核咳嗽咯血。煎服：3～9g，或研末服。赤瓟的块根名气包根，苦，寒。捣汁服治黄疸；研末服治乳汁不下，乳房胀痛。

赤菜 chìcài　中药材。出《闽书》。为鹿角菜之别名。详该条。

赤肠chìcháng　出《难经·三十五难》。即小肠。参见"黄肠"条。

赤车使者chìchēshǐzhě　中药材。出《雷公炮炙论》。又名小锦枝、细水麻叶、半边伞。为荨麻科植物赤车使者 *Elatostema umbellatum* (Sieb. et Zucc.) Bl. var. *majus* Maxim. 的全草。分布于我国长江以南各地。辛、苦，温，有小毒。祛风胜湿，活血行瘀，解毒止痛。①治风湿骨痛，骨髓炎，丝虫病引起的淋巴管炎，肝炎，支气管炎。煎服，15～30g。②治跌打损伤，

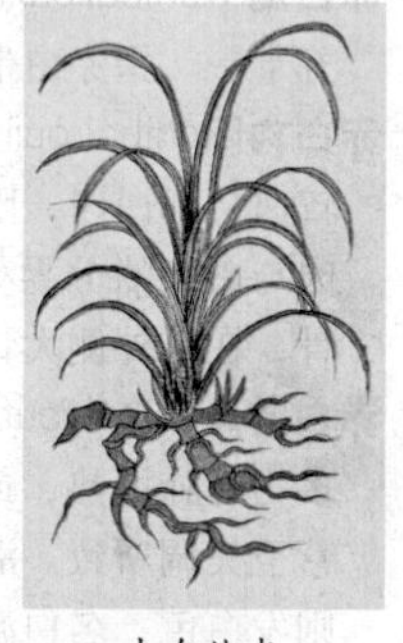
赤车使者

骨折，疮疖，毒蛇咬伤，烧烫伤捣烂外敷。孕妇忌服。

赤柽柳chìchēngliǔ　中药材。见《本草备要》。即柽柳。详该条。

赤虫chìchóng　三虫之一。出《诸病源候论》卷五十。即姜片虫。见"姜片虫病"条。

赤虫病chìchóngbìng　病证名。九虫病之一。《诸病源候论·九虫病诸候》："赤虫状如生肉，动则肠鸣。"或更见腹泻，便脓血等。治宜攻积杀虫为主。方用追虫丸、芜荑散等。参见"九虫病"条。

赤带chìdài　病证名。见《备急千金要方》卷四。亦名带下赤候。指从阴道流出淡红似血非血的黏液，淋沥连绵不断，称为赤带。多因忧思积伤心脾，肝郁火炽，灼伤冲任带脉所致。治宜扶脾气、清肝火。方用清肝止淋汤（《傅青主女科》：白芍、当归、生地、阿胶、丹皮、黄柏、牛膝、香附、红枣、小黑豆），或用清白散（《医宗金鉴·妇科心法要诀》：当归、黄柏、炒白芍、樗根皮、生地、川芎、贝母、炮姜、甘草）加地榆、荆芥、黄芩，以清热止带。

赤带抱轮chìdàibàolún　病证名。见《审视瑶函》。即抱轮红。详该条。

赤丹chìdān　病证名。出《诸病源候论》卷四十九。又名鸡冠丹、茱萸丹。为小儿丹毒之一。多因热毒搏于血气所致。症见皮色红，涩如麻豆粒，状如鸡冠肌理，多从背部漫及全身。治宜升麻膏外敷，或羚羊角煎汤外洗，或羚羊角烧灰调鸡子清涂之，或赤小豆为末鸡子清调敷。

赤淡黄筋chìdànhuángjīn　推拿穴位。又称心筋、淡黄筋。出陈氏《小儿按摩经》。位于腕部掌侧横纹，正对中指与无名指之间处。掐之，即转热，使元气流通，除壅塞之患。

赤地榆chìdìyú　中药材。出《滇南本草》。又名隔山消。为牻牛儿苗科植物紫地榆 *Geranium strictipes* R. Kunth 的根。分布于云南、四川。苦、涩，微寒。清热利湿，凉血止血。①治痢疾，肠炎，慢性胃炎，鼻衄，便血，月经过多，产后出血。煎服：9～15g。②治跌打损伤。捣敷。

赤丁chìdīng　病名。❶出《中藏经》卷三。五丁之一，发于舌下，根头俱赤发痛，舌本硬，不能多言，惊悸烦闷恍惚，多渴饮水不休，小便不通，狂者危，不狂者可治。治同疔疮。❷出《疡医准绳》卷三。红丝疔之又名。见该条。

赤凤髓chìfèngsuǐ　养生著作。明代周履靖编集。全书3卷。系一部气功功法汇编著作，收录在《夷门广牍》丛书中。第一卷包括太上玉轴六字气诀、幻真先生服内元气诀、李真人长生一十六字妙诀、胎息秘要歌诀、却病延年六字法、五禽戏图、八段锦导引诀等，第二卷为诸仙导引法，第三卷为华山十二睡功诀。书中附有许多配画插图。

赤凤摇头chìfèngyáotóu　❶小儿推拿方法。操作方法：①一手握住小儿肘部，一手夹住小儿手指，进行摇动。见《小儿推拿方脉活婴秘旨全书》。又名摇肘。有通关顺气，补脾和血等作用。②捧住小儿头部耳前上方处，轻轻摇动。用于治疗惊风。见《小儿按摩经》。③摇动小儿的拇指。有健脾等作用。见明代周于蕃《秘传推拿妙诀》。❷一种针刺手法的别称。即白虎摇头。见该条。

赤凤迎源chìfèngyíngyuán　针刺手法。出明代徐凤《金针赋》。又名凤凰展翅。其法先进针至深（地）部，再提针至浅（天）部，得气后，再进针至中（人）部，随即大

幅度的快速捻转，一捻一放，针柄飞旋，如凤凰展翅状。病在上者，吸气时右转提针；病在下者，呼气时左转插针。有通行络脉的作用，适于经络气血壅滞的疾患。

赤茯苓散chìfúlíngsǎn ❶《太平圣惠方》卷五十三方。赤茯苓、栝楼根、黄芩、麦冬（去心）、干地黄、知母各一两。为粗末，每服五钱，加生姜半分，小麦半合，淡竹叶二七片，水煎去渣，不拘时服。功能清热生津止渴。治脾胃中热，引饮水浆，渴即不止。❷《太平圣惠方》卷七十方。赤茯苓、柴胡、大黄（微炒）、麦冬各一两，鳖甲（涂醋，炙令黄）二两，人参、桃仁（汤浸，去皮尖，麸炒）、木香、白术、瞿麦、赤芍药、当归、半夏（汤洗）各三分，桂心、炙甘草各半两。为粗末，每服四钱，加生姜半分，水煎，去渣服。治妇人骨蒸，及血劳，面色黄瘦，四肢无力，烦疼，痰壅稠黏，不思饮食。

赤茯苓汤chìfúlíngtāng ❶《圣济总录》卷一十九方。赤茯苓（去黑皮）、人参、半夏（汤洗去滑）、柴胡（去苗）、前胡（去芦头）、桂（去粗皮）、桃仁（汤浸，去皮尖、双仁，炒）各三分，甘草（微炙）一分。为粗末，每服三钱匕，加生姜五片、大枣二枚，水煎去滓，不拘时热服。治心痹，胸中满塞，心中微痛，烦闷不能食。❷《圣济总录》卷六十七方。赤茯苓（去黑皮）一两，人参、羚羊角各三两，远志（去心）、炒大黄各半两，炙甘草各一分。为粗末，每服五钱匕，水煎去滓，不拘时服。治阳气厥，多怒而狂，颈脉复动。❸《证治准绳·幼科》集五方。赤茯苓、甘草、大青叶、升麻、枳壳、栀子各一钱，竹叶七片，豆豉三十粒。水煎，分三次服。治小儿痘疹后，咳嗽胁痛。

赤疳chìgān 病证名。出《诸病源候论》卷十八。五疳之一。详“五疳”条。

赤葛chìgé 中药材。见《四川常用中草药》。为金刚散之别名。详该条。

赤膈伤寒chìgéshānghán 病证名。见《医宗说约》卷之四。风温时毒陷入胸膈，以致胸膈赤肿、热痛，因其由暴寒搏动而发，故名。症见发热，胸痛，痰嗽气急。若咯浊唾腥臭者，为温毒内陷伤肺，酿成脓胸。初起属实证者，宜表里双解，用荆防败毒散加减；若热壅血瘀，郁结成脓，则宜排脓解毒，用桔梗汤（《济生方》：桑白皮、桔梗、贝母、当归、瓜蒌仁、黄芪、枳壳、甘草、防己、百合、薏苡仁、五味子、地骨皮、知母、杏仁、葶苈）加减。

赤根疔疮chìgēndīngchuāng 病名。《诸病源候论》卷三十一：“疮形状如赤豆，或生腋下，如鸭子大者……但见其赤，即谓之赤根疔疮。”

赤箭chìjiàn 中药材。出《神农本草经》。为天麻之别名。详该条。

赤箭散chìjiànsǎn 《圣济总录》卷六十一方。天麻一两，天竺黄半两，牛黄一分，铅白霜一钱。为末和匀，每服一钱匕，食后金、银煎汤调下。治病人面青掩口，恶闻人声，或似颠狂。

赤金豆chìjīndòu 《景岳全书·新方八阵》卷五十一方。又名八仙丹。巴豆霜（去皮膜，略去油）一钱半，生附子（略炒燥）、皂角（炒微焦）、朱砂各二钱，丁香、木香、天竺黄各三钱。为末，醋浸蒸饼为丸，莱菔子大，朱砂为衣。欲渐去者，每服五至七丸；欲骤行者，每服十至二十丸，开水送下，或水煎服，或姜、醋、茶、蜜、茴香，使君子煎汤为引送下。如治气湿实滞臌胀，先用大枣煮熟，取肉一钱许，随用七八丸，甚者十至二十丸，同枣肉研烂，以烧酒加白糖少许送下；如治虫痛亦用枣肉清汤送下。治血凝气滞，积聚癥坚，肿胀疼痛，虫积等症。

赤筋chìjīn 推拿穴位。❶又名浮筋。出陈氏《小儿按摩经》。位于腕部掌侧横纹，近桡动脉处。《保赤推拿法·掐赤筋法》：“掌肱交界之横纹上，靠大指边，第一赤筋，属火，以应心与小肠，掐之，治内热外寒、霍乱。”❷即赤淡黄筋。见该条。

赤胫散chìjìngsǎn 中药材。出《植物名实图考》。又名花蝴蝶、花脸荞、小晕药、红泽兰、蛇头蓼。为蓼科植物缺腰叶蓼 *Polygonum runcinatum* Buch. – Ham 的全草。分布于湖北、湖南、四川、云南、贵州等地。酸、苦，微寒。清热解毒，活血消肿。①治痢疾，急性胃炎，赤白带，经闭。煎服：9~15g。②捣敷治痈疖肿毒，乳腺炎，毒蛇咬伤。

赤疽chìjū 病证名。出《刘涓子鬼遗方》卷一。即额疽发生在左右额角者。见“额疽”条。

赤口疮chìkǒuchuāng 病证名。❶见《幼幼集成》卷六。痘疮后余毒，舌上生疮，赤者谓之赤口疮。此热在心脾二经，内服洗心散，外用阴阳散（川黄连、黑炮姜研粉）敷之。❷见《脉因证治》卷下。系指患口疮之色赤紫者。多由血热或胃火上熏所致。治宜凉血泻火。可选用黄连解毒汤、犀角地黄汤加瓜蒌、枳壳、薏苡仁、化橘红、龙胆等。外吹冰硼散、清咽利喉散。参见“口疮”条。

赤利chìlì 病证名。指小儿下利而赤多者。《诸病源候论》卷四十七：“小儿有夹客热，客热入于经络，而血得热则流散，渗入大肠，肠虚则泄，故为赤利也。”其症下利带有赤色黏冻，或下纯血，并伴有烦渴、脉数等。治以清热凉血为主。用白头翁汤、黄芩汤加地榆、蒲黄。

赤痢chìlì 病证名。即血痢。《诸病源候论·痢病诸候》：“热乘于血，则流渗入肠，与痢相杂下，故为赤痢。”详“血痢”条。

赤苓散chìlíngsǎn 《千金翼方》卷十八方。赤小豆三十枚，茯苓、玉竹各六铢，雄黄一铢，甜瓜蒂四铢，炙甘草二铢。后四味为末，每服半钱匕，再以前二味煮取汁调服。治黑疸，皮肤、大便皆黑者。

赤苓汤chìlíngtāng 《金匮翼》卷六方。赤茯苓、防己、桑白皮、陈皮各一两半，旋覆花五钱，杏仁、麻黄、白术、紫苏各一两。为粗末，每服五钱，用水煮黑豆汁，加生姜半分，煎服。治脚气肿满。

赤瘤丹毒chìliúdāndú 病证名。见《本草纲目》卷九。指丹毒之严重者。详“丹毒”条。

赤龙chìlóng 气功术语。❶指舌。《赤凤髓》：“诀在闭兑目，半垂帘，赤龙头舐上腭。”❷指妇女练气功引致性征变化的现象。《悟真篇注》：“其经水自绝，乳缩如男子，是谓斩赤龙。”

赤龙皮chìlóngpí 中药材。❶见《本草纲目》。为松木皮之别名。详该条。❷出《肘后方》。为槲皮之别名。详该条。

赤龙爪 chìlóngzhǎo 中药材。见《普济方》。为棘针之别名。详该条。

赤脉传睛chìmàichuánjīng 病证名。见《银海精微》。又名赤脉侵睛。多由心火上亢，三焦积热或心阴不足，肾水亏虚所致。症见赤脉呈多数细分枝状，自眦部发出，走传白睛，甚至延及黑睛。赤脉从大眦发出者，称大眦赤脉传睛；从小眦发出者，称小眦赤脉传睛。治法：一般丝脉红赤粗大，痒涩刺痛，眵干泪热属实证。宜清心泻火，可选用泻心汤加减；若丝脉淡红，微痒不痛，一般属虚，宜养阴清热，养血宁心，可选用补心汤或六味地黄丸加减。

赤脉𤸷chìmàifèi 病证名。指发于夏季的一种疫病。见《伤寒总病论》卷五。《三因极一病证方论·叙疫论》："夫疫病者……夏时应暑，而寒气折之，则责邪在心，病曰赤脉𤸷。"其症"病者脉促，身颤掉不能禁，或肉热，口干，舌破，咽塞，声嘶"。治宜清解疫毒为主，选用石膏地黄汤等。

赤脉贯布chìmàiguànbù 眼科病证。系指白睛满布赤丝血络的证候。常见于风火眼、火疳等多种眼病。

赤脉贯睛chìmàiguànjīng 病证名。见《原机启微》。又名赤脉贯目。《审视瑶函》："目不因火则不病……赤脉贯目，火益炽也。"症见"或一赤脉，或二三赤脉，不论粗细多少，但在此边气轮上起，贯到风轮，经过瞳外，接连那边气轮……非比赤丝乱脉止在气轮之轻者"（《证治准绳·杂病》）。治宜清热泻火，可选用黄连天花粉丸或洗心散加减。

赤脉贯目chìmàiguànmù 眼科病证。见《审视瑶函》。即赤脉贯睛。详该条。

赤脉侵睛chìmàiqīnjīng 病证名。见广州中医学院主编《中医眼科学讲义》。即赤脉传睛。详该条。

赤脉下垂chìmàixiàchuí 病证名。本症"初起甚微，次后渐大，赤脉从白睛贯下，再后黑睛上边从白睛起薄障，障上仍有红丝牵绊"（康维恂《眼科菁华录》）。与赤膜下垂同。详该条。

赤脉翳chìmàiyì 眼科病证。指白睛赤丝血脉侵入黑睛，影响视力的证候。《审视瑶函》："凡赤脉翳初从上而下者，属太阳。以太阳主表，其病必连眉棱骨痛，或脑顶痛，或半边头肿痛是也。治宜温之散之。赤脉翳从下而上者，或从内眦出外者，皆属阳明。以阳明主里，其症多热，或便实是也。治宜下之寒之。赤脉翳初从外眦入内者，为少阳主半表半里。治宜和解之。"

赤面疔chìmiàndīng 病名。出《证治准绳·疡医》卷二。即颧疔。见该条。

赤面风chìmiànfēng 病证名。为一种面部皮肤病。出《外科活人定本》卷二。由心、肝二经血气上壅，复感风热，郁阻肌肤而成。初起面部发痒，继则灼热肿胀。治宜凉血、清热、解毒。内服清胃散加金银花、连翘，或升麻解毒汤（《外科活人定本》：白芷、升麻、干葛、芍药、桂枝、连翘、羌活、桔梗、当归、荆芥、甘草）加减。外搽一扫凉散。相当于过敏性皮炎或药物性皮炎。

赤膜chìmó 病证名。见《秘传眼科龙木论》。又名红膜。指眼生膜障，其血丝红赤稠密者。

赤膜上冲chìmóshàngchōng 病证名。指黑睛下方生赤丝翳膜，向上伸展的证候。《眼科统秘》："眼下赤膜，朦胧上冲，乃是心胃二经之积，风热上攻。"参见"赤膜下垂"条。

赤膜下垂chìmóxiàchuí 病证名。出《银海精微》。又名垂帘翳、垂帘膜、赤脉下垂。多由肺肝风热，脉络壅滞或椒疮失治所致。初起，黑睛上缘轮白之际有细小血丝，似帘垂向黑睛，血丝渐次向下延伸，变宽增厚，掩盖瞳神。赤丝尽头常有细小星翳，羞明流泪，沙涩疼痛，视力障碍。严重者，赤丝翳膜遮满黑睛，成为血翳包睛。类今之沙眼性角膜血管翳。治宜疏风清热，祛瘀退翳。内服归芍红花散或石决明散加减，外点石燕丹。

赤木chìmù 中药材。见《兽医国药及处方》。为苏木之别名。详该条。

赤觑chìqù 病证名。见清代黄庭镜《目经大成》卷二。为白膜蔽睛之俗称。详该条。

赤热如邪chìrèrúxié 病证名。《张氏医通》卷八："眼不赤不疼，乍痛如神祟者，阴阳升降不和，气血偏胜相攻使然。或有血虚者，下午痛，大黄当归散；或有气虚火旺者，上昼痛甚，助阳和血汤。"参见"痛如神祟"条。

赤肉chìròu ❶即掌、指（或跖、趾）背（阳）面的肉，与其腹（阴）面肉相对而言。❷肌肉的内层，呈赤色，故名。

赤如衃血chìrúpēixuè 出《素问·五藏生成》。衃血，凝积的死血，颜色紫黑枯槁。喻心的真脏色。参见"真脏色"条。

赤散chìsǎn ❶《备急千金要方》卷三方。赤石脂、代赭石各三两，桂心一两。为末，每服一方寸匕，酒送下，日三次。治产后下痢。❷《备急千金要方》卷九方。干姜、防风、沙参、细辛、白术、人参、蜀椒、茯苓、麻黄、黄芩、代赭石、桔梗、吴茱萸各一两，附子二两。为末，每服一钱匕，食后酒送下，日三次。治伤寒头痛，项强，身热，腰脊痛，往来有时。

赤色老母菌chìsèlǎomǔjūn 中药材。见《中国药用真菌》。为树舌之别名。详该条。

赤芍chìsháo 中药材。出《药品化义》。又名木芍药、赤芍药、红芍药、草芍药。为毛茛科植物芍药 *Paeonia lactiflora* Pall. 或川赤芍 *Paeonia veitchii* Lynch 的干燥根。主产于内蒙古、河北、辽宁、黑龙江、吉林。苦，微寒。归肝经。清热凉血，散瘀止痛。治热入营血，温毒发斑，吐血衄血，目赤肿痛，血痢，肠风下血，闭经痛经，瘀血腹痛，胸胁疼痛，肝郁胁痛，崩带淋浊，疝瘕积聚，痈肿疮疡，跌仆损伤，煎服6～12g。反藜芦。芍药根含芍药苷、牡丹皮酚、芍药花苷苯甲酸、鞣质、树脂、挥发油、β－谷甾醇、三萜类等。草芍药根含芍药苷、苯甲酸、挥发油、脂肪油、树脂、鞣质。川赤芍含芍药苷、花青素、醛酮、酚、生物碱。芍药苷对实验动物胃、肠及子宫平滑肌有解痉作用，并有镇痛、镇静、解热、抗炎、抗溃疡等作用，尚可使狗冠脉流量增加。商品赤芍煎剂，在体外对痢疾杆菌、伤寒杆菌和溶血性链球菌有抑制作用。

赤芍连翘散chìsháoliánqiàosǎn 《医醇賸义》卷一方。赤芍药一钱五分，连翘、葛根各二钱，天花粉、豆豉各三钱，防风、薄荷、独活各一钱，甘草四分，桑叶二十张。水煎服。功能祛风清热。治刚痉，头痛项强，手足搐逆，甚则角弓反张，发热无汗。

赤芍药chìsháo · yao 中药材。即赤芍。详该条。

赤芍药汤chìsháo · yaotāng 《圣济总录》卷五十六方。炒赤芍药、杏仁（汤浸，去皮尖、双仁，炒）各二两，炒桔梗一两半。为粗末，每服三钱匕，水煎，去滓服。治中恶心痛。

赤芍药丸chìsháo · yaowán 《太平圣惠方》卷八十八方。赤芍药、大黄（微炒）、鳖甲（醋炙）各三分，桂心、赤茯苓、柴胡各半两。为末，炼蜜和丸，麻子大。每服五丸，煎蜜汤送下，日三次。治小儿丁奚疳，虽食不生肌肉，腹大，食不消化。

赤施chìshī 病证名。出《灵枢·痈疽》卷九。《疡科准绳》卷四："赤施即股阴疽。"证治参见"附骨疽"条。

赤石土chìshítǔ　中药材。见《中药形性经验鉴别法》。即赤石脂。详该条。

赤石脂chìshízhī　中药材。出《神农本草经》。又名红土、赤石土、赤符。为硅酸盐类矿物多水高岭石族多水高岭石。产于福建、河南、江苏、陕西、湖北、山东、安徽、山西等地。甘、涩、酸，温。归胃、大肠经。涩肠固脱，止血收湿，生肌敛疮。①治久泻久痢，脱肛，小便不禁，便血，崩漏，带下，煎服9～12g。②治疮疡久溃不敛，湿疹脓水浸淫，外伤出血，烫火伤，研末涂。本品主含四水硅酸铝，尚含相当多的氧化铁等物质，内服能吸附消化道内的毒物，如磷、汞、细菌毒素及食物异常发酵的产物等。对发炎的胃肠黏膜有保护作用。对胃肠出血有止血作用。还具有止泻、降低血磷作用。

赤石脂散chìshízhīsǎn　❶《太平圣惠方》卷九十二方。赤石脂、灶心土各等分。为细末，每用半钱，敷患处频用。治小儿痢后脱肛。❷《证治准绳·疡医》卷五方。赤石脂、黄柏、腊茶末各半两，白面二两，冰片（另研）半钱。为细末，绵扑患处。功能止痛生肌。治痱子磨破成疮。

赤石脂丸chìshízhīwán　《金匮要略》方。又名乌头赤石脂丸。蜀椒（一作二分）、干姜（一作一分）、赤石脂（一作二分）各一两，炮乌头一分，炮附子（一作一分）半两。为末，炼蜜为丸，梧桐子大，每服一丸，食前服，不知稍加服，日三次。功能温阳散寒止痛。治阴寒固结，心痛彻背，背痛彻心者。

赤石脂禹余粮汤chìshízhīyǔyúliángtāng　《伤寒论》方。赤石脂（碎）、禹余粮（碎）各一斤。水煎去渣，分三次服。功能摄肠止泻。治泻利日久，滑泄不禁。

赤首乌chìshǒuwū　中药材。见《中药志》。即何首乌。详该条。

赤勶chìshù　出马王堆汉墓帛书《天下至道谈》。即阴道穹窿。

赤霜散chìshuāngsǎn　《外科全生集》卷四方。大枣（去核）一枚。入红砒（黄豆大）一粒，丝线扎好，放瓦上炙，烟尽为度，取以闷熄，冷透研细，加入冰片一分再研，吹患处。治走马牙疳，甚则溃烂穿腮。

赤水chìshuǐ　十水之一。《中藏经·论水肿脉证生死候》"赤水者，其根起于心，其状先从胸肿起也。"参见"十水""水肿"条。

赤水玄珠chìshuǐxuánzhū　❶丛书。即《赤水玄珠全集》之略称。又名《孙氏医书三种》。明代孙一奎撰。刊于1584年。包括《赤水玄珠》《医旨绪余》及《孙氏医案》5卷（卷一至二《三吴医案》，卷三至四《新都医案》，卷五《宜兴医案》）。❷综合性医书。即《赤水玄珠全集》之一种。全书分风门、瘟疫门、火热门等70余门，每门又分列病症。所述包括内、外、妇、儿各科疾病的辨症治疗。各证引录《内经》及各家学说，结合个人医疗经验分述病因、病证、处方，并附诸家治验等。

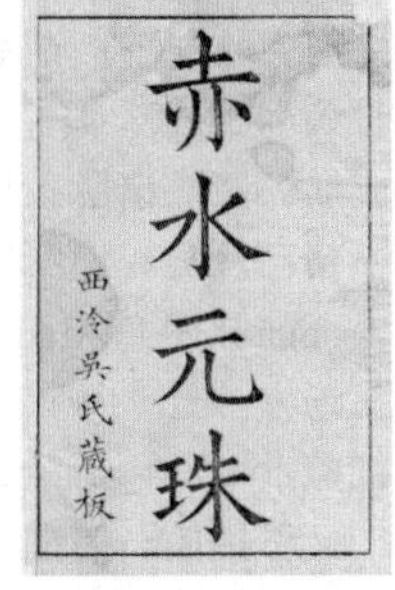

赤水元珠

赤水玄珠全集chìshuǐxuánzhūquánjí　丛书。见"赤水玄珠"条。

赤水玄珠医案chìshuǐxuánzhūyī'àn　医案著作。见"孙文垣医案"条。

赤丝乱脉证chìsīluànmàizhèng　病证名。出《证治准绳·杂病》。又名赤丝虬脉、白睛乱脉。多因受邪日久，白睛血络瘀滞所致。常见气轮丝脉赤乱，纵横分布，粗细疏密不等，自觉眼涩不爽，或微泪羞明。类今之慢性结膜炎。多见于椒疮、栗疮等，或长期风沙烟尘刺激，嗜酒或用眼过度者。宜审因论治，一般以散邪祛瘀为主，可选服退赤散或归芍红花散加减。

赤丝虬脉chìsīqiúmài　病证名。见《审视瑶函》。本证经常气轮丝脉纵横，稀密粗细不等，甚者羞明隐涩泪出，或痒或痛，亦或不痛不痒，只是昏蒙，久而不愈。即赤丝乱脉证。详该条。

赤松皮chìsōngpí　中药材。见《备急千金要方》。即松木皮。详该条。

赤痛如邪chìtòngrúxié　病证名。《证治准绳·杂病》："每目痛则头亦痛，寒热交作如疟状。凡病发则目痛，目痛则病发，轻则一年数发，重则一月数发，肝肾俱虚之故。热者，内之阴虚火动，邪热也；寒者，荣卫虚，外之腠理不实而觉寒也。"本证目赤痛均不如实火证剧，但时发时止，常反复发作，可兼有腰膝酸软，五心烦热，舌红少津，脉细数无力等。治宜滋阴清热，用十珍汤。

赤秃chìtū　病证名。出《肘后方》卷六。本病初起头皮出现细小丘疹，色赤而流水，浸淫痒痛，但不起痂，最后毛发脱落。治疗用白马蹄烧灰研细，用猪脂调搽。

赤丸chìwán　《金匮要略》方。茯苓、半夏（一方用桂）各四两，炮乌头二两，细辛一两。为末，加朱砂，炼蜜为丸，麻子大，每服三丸，食前温酒送下，日三次（昼二夜一），不知稍增，以知为度。功能散寒降逆。治寒气厥逆。《备急千金要方》亦有本方，但无细辛，有人参。

赤沃chìwò　症名。指利下赤色黏沫。《素问·至真要大论》："少阴之胜……腹满痛，溏泄，传为赤沃。"王冰注："沃，沫也。"张景岳注："赤沃者，利血，尿赤也。"详"赤痢""血痢"条。

赤瞎chìxiā　病证名。❶《兰室秘藏》卷上："目眶岁久赤烂，俗呼为赤瞎是也。"详"目眶岁久赤烂"条。❷白膜蔽睛俗称赤瞎（清代黄庭镜《目经大成》卷二）。详"白膜蔽睛"条。

赤小豆chìxiǎodòu　中药材。出《神农本草经》。又名红豆、红小豆、朱赤豆。为豆科植物赤小豆 *Vigna umbellata* Ohwi et Ohashi 或赤豆 *Vigna angularis* Ohwi et Ohashi 的干燥成熟种子。主产于广东、广西、江西等地。甘、酸，平。归心、小肠经。利水消肿，除湿退黄，解毒排脓。①治水肿，脚气，黄疸，淋病，便血，泻痢，肿毒疮疡，煎服9～30g。②治乳痈，痈疽，腮腺炎，风疹瘙痒，湿疹，研末调敷。③赤小豆花：解毒消肿，行气利水，明目。治疟疾，痢疾，消渴，痔瘘下血。④赤小豆叶：治小便数。赤豆含蛋白质20.7%，脂肪0.5%，糖类58%，微量的维生素 B_1、B_2 及烟酸、钙、铁、磷等。还含三萜皂苷类。20%赤豆蒸剂对金黄色葡萄球菌、福氏痢疾杆菌及伤寒杆菌等有抑制作用。

赤小豆当归散chìxiǎodòudāngguīsǎn　《金匮要略》方。赤小豆（浸令芽出，曝干）三升，当归三两。为末，每服一方寸匕，浆水调服，日三次。功能清热和血。治湿热蕴毒，积于肠中，形成痈脓。症见肌表热不甚，微烦，欲卧，汗出，目四眦黑，能进食，脉数者。亦治大便下血，先血后便。

赤小豆散chìxiǎodòusǎn ❶《证治准绳·疡医》卷五方。赤小豆（炒干入醋中，如此七次）二合，升麻、薏苡仁、黄芪各七钱半，人参、白蔹、瞿麦、当归、黄芩、猪苓、防风、炙甘草各半两。为细末，每服三钱，空腹粥饮调下，日三次（昼二夜一）。治干湿疥。❷《证治准绳·类方》第六册方。赤小豆（炒熟）、生地黄、黄芪各一两，赤芍药、白蔹、桂心各半两，当归（微炒）、黄芩各七钱半。为细末，每服二钱，食前槐子煎汤调下。治酒痔。

赤小豆薏苡仁汤chìxiǎodòuyìyǐréntāng 《医宗金鉴·外科心法要诀》卷六十七方。赤小豆、薏苡仁、甘草各等分。水煎，食远服。治胃痈初起，中脘隐痛微肿，寒热如疟，身皮甲错，无咳嗽，咯吐脓血，脉洪数者。

赤炎疮chìyánchuāng 病证名。生于体表的一种急性热疮。出《外科启玄》卷六。又名赤炎风。多由心火内炽，热入血分，蕴蒸肌肤而发；或由风热犯肺，难以疏泄，郁于肌肤所致。初起皮肤灼热，继起红点，疼如火燎，甚则蔓延遍身，赤烂成疮。治宜疏风清热凉血。内服防风通圣散或凉血地黄汤。外用二黄散（黄连90g，黄柏90g，赤小豆30g，寒水石20g，紫草20g，共为细末），麻油调敷。

赤炎风chìyánfēng 病证名。出《外科启玄》卷六。即赤炎疮。详该条。

赤眼chìyǎn 病证名。见《备急千金要方》卷六上。指白睛赤候风火眼。《秘传证治要诀》卷十："赤眼有数种：气毒赤者，热壅赤者，有时眼赤者，无非血壅肝经所主。"即目赤。参见该条。

赤眼后生翳chìyǎnhòushēngyì 病证名。又名暴赤眼后急生翳外障。多由脏腑积热，风热毒邪外袭所致。《世医得效方》卷十六："此证轻则无妨，重则疼痛，而白睛红色，乃生翳膜。"症初起，突然白睛赤肿，甚者目胞赤肿，刺痒热痛，羞明泪出，继而黑睛生翳，视物模糊。治法：初起宜疏风清热，祛邪解毒，用银翘散加蒲公英、大青叶、赤芍等；肝肺火炽，黑睛生翳者，宜清肺泻肝，解毒退翳，可选用芦根饮或石决明散加减。

赤阳子chìyángzǐ 中药材。出《滇南本草》。又名救兵粮、救军粮、火把果、红子。为蔷薇科植物火棘 *Pyracantha fortuneana*（Maxim.）Li 的果实。分布于陕西、江苏、浙江、福建、湖北、湖南、广西及西南地区。甘、酸，平。消食化积，收涩止痢，散瘀止血。治食积，虫积，泄泻，痢疾，痞块，产后血瘀，崩漏。煎服：12～30g。救军粮叶：捣烂敷眼皮上，治暴发火眼。

赤药chìyào 中药材。出《本草图经》。为红药子之别名。详该条。

赤游丹chìyóudān 病证名。出《疮疡经验全书》卷七。小儿丹毒之一种。多系胎中受热所致。欲发之时，先身热啼叫，惊搐不宁，次生红晕，皮肤赤肿，由小渐大，其色如丹，游走无定。起于腹背，流散四肢者顺；起于四肢，流入胸腹者逆。治宜清热解毒，初服大连翘饮，次服消毒犀角饮；外治先宜砭去恶血，次宜牛、羊肉薄片贴红晕处，微干再易，俟肉片不干，换如意金黄散，用蓝靛汁调敷。参见"丹毒""小儿丹毒"条。

赤游丹毒chìyóudāndú 病证名。出《婴童百问》。即赤游丹。详该条。

赤游风chìyóufēng 病证名。见《医宗金鉴》卷五十一。即赤白游风色赤者。即胎热丹毒。详该条。

赤游肿chìyóuzhǒng 病证名。出《颅囟经》卷上。即赤游丹。详该条。

赤疹chìzhěn 病证名。出《临证指南》卷六。麻疹皮疹色红焮艳者，为赤疹。参见"白疹""麻疹紫黑"条。

赤珠chìzhū 中药材。出《药性论》。为龙珠之别名。详该条。

赤术chìzhú 中药材。出《本草经集注》。为苍术之别名。详该条。

赤浊chìzhuó 病证名。❶指以小便浑浊色赤为主要症状的疾患。见《世医得效方·大方脉科》。属便浊、溺浊。实即血尿。详"便浊""血尿"条。❷指溺孔常流浊物夹血的疾患，属精浊。《证治要诀·白浊》："精者血之所化，有浊去太多，精化不及，赤未变白，故成赤浊，此虚之甚也。"详"精浊"条。

翅茎香青chìjīngxiāngqīng 中药材。见《浙南本草新编》。又名白四轮风、白冷风。为菊科植物翅茎香青 *Anaphalis sinica* Hance f. *pterocaulon*（Franch. et Sav.）Ling 的全草。分布于浙江。微苦、辛，微温。疏风宣肺，化痰止咳。治感冒，急、慢性气管炎，痢疾，肠炎。煎服：9～15g。本品含挥发油、苷类、香豆素衍生物、还原性糖、鞣质和酚类等。醇提取物对小鼠有镇咳作用，挥发油有祛痰作用。煎剂对豚鼠离体气管有解痉平喘作用，在体外对葡萄球菌，痢疾、伤寒杆菌，大肠埃希菌等有抑制作用。

敕山老人chìshānlǎorén 见"倪维德"条。

瘌疭chìzòng 症名。即瘛疭。见《伤寒论·辨太阳病脉证并治》。详"瘛疭"条。

瘈chì 出《灵枢·邪气藏府病形》。通"瘛"。详该条。

瘈脉chìmài 经穴名。代号ST18。出《针灸甲乙经》。别名资脉。属手少阳三焦经。位于颞骨乳突中央，当翳风穴与角孙穴沿耳翼连线的中、下1/3交点处。布有耳大神经的耳后支和耳后动、静脉。主治耳鸣，耳聋，头痛，小儿惊痫，瘛疭等。沿皮刺0.3～0.5寸。艾炷灸3壮；或艾条灸5～10分钟。

瘈疭chìzòng 症名。出《灵枢·邪气藏府病形》。即瘛疭。详该条。

瘛chì 症名。《素问·玉机真藏论》："病筋脉相引而急，病名曰瘛。"瘛与拘挛、拘急之义相近。参见"拘挛""拘急""瘛疭"条。

瘛病chìbìng 病证名。《圣济总录》卷四十三："瘛病。论曰：《内经》谓病蛊弗治，肾传之心病，筋脉相引而急，病名曰瘛。夫精属肾，筋属肝，脉属心，精盛则滋育诸筋，荣灌诸脉，故筋脉和柔。今风客于肾，病蛊出白，则精已亏矣。经所谓风客淫气，精乃亡，邪伤肝者如此，其证筋脉燥急相引而瘛是也。治瘛病筋脉相引而急，建中汤方。"

瘛疭chìzòng 症名。见《灵枢·热病》。亦作瘈疭或瘌疭，又称抽搐、搐搦、抽风等。指手足伸缩交替，抽动不已。《伤寒明理论》卷三："瘈者筋脉急也，疭者筋脉缓也；急者则引而缩，缓者则纵而伸。或缩或伸，动而不止者，名曰瘈疭。"多由热盛伤阴、风火相煽、痰火壅滞，或因风痰、痰热所致。治宜平肝息风，清心泻火，祛风涤痰等法。亦有热伤元气者，四肢困倦，指麻瘛疭，宜人参益气汤。有脾胃虚弱者，呕吐泄泻，时作瘛疭，宜补中益气汤加桂、附。有肝脏虚寒者，胁痛，眼目昏花，时时瘛疭，宜续断丸。有失血之后，气血耗伤，筋脉失养而瘛疭者，宜八珍汤加减。本证可见于多种疾患。如脑炎、脑瘤、癫痫、肝性脑病、尿毒症、高热中暑、破伤风、药物中毒等。

chong

冲道chōngdào 经穴别名。出《循经考穴编》。即神道。见该条。

冲风泪出chōngfēnglèichū 病证名。见《秘传眼科龙木论》。《医宗金鉴·眼科心法要诀》："风泪初起冬月甚，久则冬夏泪濛濛，肝虚冷泪不疼赤，实则热泪肿红疼。"治法：虚证宜养血补肝，祛风止泪，用止泪补肝散加减；实证宜疏风清热散邪，用川芎茶调散加减。

冲风泣下chōngfēngqìxià 病证名。见《原机启微》。即迎风流泪。详该条。

冲服chōngfú 煎服法之一。某些药剂无须煎煮，而是先放在碗内，把煎好的药汤冲入，搅匀后服。散剂（如琥珀末、田七末、白及末）、丹剂（如紫雪丹）、小丸（如六神丸）、自然汁（如鲜藕汁）及某些药物（如芒硝）需用冲服。

冲服剂chōngfújì ❶药物剂型之一。简称冲剂。将药提炼成稠浸膏，加入适量糖、矫味剂等，制成颗粒状内服制剂。开水冲服。❷泛指不用煎熬的药，多属粉末状或精制品，可直接调入开水或药汁中服。如三七末、川贝末等。

冲甘恰chōnggānqià 藏医的诊脉部位，从患者腕部第1条横纹向肘窝部量1寸，医者食指所按的部位就是"冲"部；离冲部约一青稞粒的宽度，按下医者的中指，这就是"甘"部；再隔一粒青稞的宽度，布下医者的无名指，这就是"恰"部。

冲和补气汤chōnghébǔqìtāng 《杂病源流犀烛·六淫门》卷十三方。黄芪二钱，苍术、陈皮各一钱半，人参、白术、白芍药、猪苓、泽泻各一钱，羌活七分，升麻、甘草各五分，当归、独活、黄柏各三分，柴胡、神曲、木香、麻黄、草豆蔻、黄连各二分。为粗末，分作二次，水煎服。功能补气养血，祛风利湿。治合目则麻，开目则不麻，四肢痿厥，目昏头眩者。

冲和膏chōnghégāo 《仙传外科集验方》方。又名冲和仙膏、仙膏、黄云膏、阴阳散。炒紫荆皮五两，炒独活三两，炒赤芍药二两，白芷一两，石菖蒲一两半。为细末，葱煎汤或热酒调敷患处。功能散风行气，活血消肿，祛冷软坚。治痈疽、发背，阴阳不和，冷热不明及流毒骨疽冷证。

冲和散chōnghésǎn 《是斋百一选方》卷七方。苍术四钱，荆芥二钱，甘草一钱。为粗末，水煎服。治四时感冒风寒夹湿，身体沉重，肢节酸疼，项背拘急，头目不清，鼻塞声重，伸欠泪出，气壅上盛，咽渴不利，胸膈凝滞，饮食不入。

冲和汤chōnghétāng 《医醇賸义》卷二方。山茱萸、炒酸枣仁、当归、人参、茯神各二钱，白芍药（酒炒）一钱五分，甘草五分，沙苑蒺藜、白蒺藜各三钱，大枣五枚，橘饼四钱。水煎服。治郁怒动火，胁痛心烦意躁，筋节不利，入夜不寐。

冲和仙膏chōnghéxiāngāo 《仙传外科集验方》方。即冲和膏。见该条。

冲和养胃汤chōnghéyǎngwèitāng 《原机启微》卷下方。柴胡七钱，人参、当归（酒浸）、白术、升麻、葛根、炙甘草各一两，五味子二钱，白芍药六钱，茯苓三钱，黄芪、羌活各一两半，防风五钱，干生姜一钱。为粗末，每服六钱，加黄芩、黄连各一钱，水煎，去渣，食后服。治内障初起，视觉微昏，眼前有黑花，神水变淡绿色；次则视一成二，神水变淡白色；久则失明，神水变纯白色。

冲剂chōngjì 即冲服剂。详该条。

冲疽chōngjū 病名。❶出《刘涓子鬼遗方》卷一。又名中发疽、壅肾疮、脐上疽。指生于脐上二寸的腹皮痈，由心火积盛，流入肾经所致。其证高肿焮痛，速溃脓者为顺，宜疮科流气饮、仙方活命饮治之；脓稀七恶证见者为逆，宜补托之法。证、治同腹皮痈。❷《疮疡经验全书》："冲疽者，生于腰肾也，发背骨作疮肿。又名对脐，又名历肾。"证治同外痈。

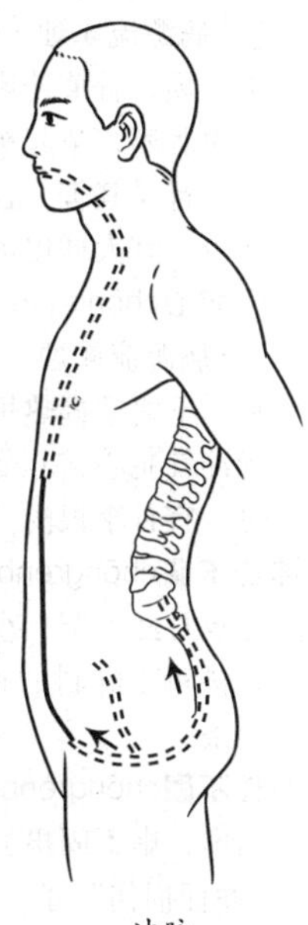
冲脉

冲脉chōngmài 奇经八脉之一。出《素问·骨空论》等篇。其循行路线，所载多有出入，《针灸甲乙经》："冲脉任脉者，皆起于胞中，上循脊里，为经络之海。其浮而外者，循腹上行，会于咽喉，别而络口唇。"本脉自小腹内起始，下出于会阴部，向上行于脊柱之内，其外行者经腹股沟中央的气街（气冲）部，与足少阴肾经交会，沿着腹部两侧，上达咽喉，环绕口唇。本脉发生病变，主要表现为胸腹气逆而拘急，躁热，疝瘕，喘动应手，不孕，痿证等。

冲脉病chōngmàibìng 病证名。指冲脉脉气逆乱的疾患。《杂病源流犀烛·冲脉病源流》："冲脉为病，气逆而里急……一曰寒逆，阳不足也。脉来中央实坚，经至关、尺寸俱牢，直上直下。症见胸中寒，少腹痛，中满暴胀，疝瘕，遗溺，胁支满烦，女子绝孕。宜理中汤去白术，或加肉桂。一曰火逆，阴不足也。脉来阴阳俱盛，两手脉浮之俱有阳，沉之俱有阴，症见咳唾，躁热上抢心，眩仆，四肢如火，心烦，恍惚痴狂，宜加味补阴丸。"冲脉病忌汗，忌下。误治可致冲气犯心，冲气犯肺，冲气犯肝，冲气犯肾。

冲门chōngmén 经穴名，代号SP12。出《针灸甲乙经》。别名慈宫、上慈宫。属足太阴脾经。足太阴、厥阴之会。位于耻骨联合上缘旁开3.5寸处，股动脉外侧。另说腹正中线旁开4寸（《针方六集》）、旁开4.5寸（《针灸资生经》）。布有股神经，内侧为股动脉。主治腹痛，疝气，小便淋沥，尿闭，带下，产后血崩等。直刺0.5～1寸，避开血管。艾条灸5～10分钟。

冲气chōngqì 指冲脉之气上逆的疾患。出《金匮要略·痰饮咳嗽病脉证并治》。多因饮邪内伏，肾阳虚衰，冲脉之气夹饮上逆所致。证见气从少腹上冲胸咽，并伴见手足厥逆，小便难，脉沉微，或面热如醉，头晕目花等。治以敛气平冲为主。方用茯苓桂枝五味甘草汤等方。参见"气病"条。

冲气犯肺chōngqìfànfèi 病证名。冲脉病误治变证之一。《杂病源流犀烛·冲脉病源流》："汗之气躁而逆，故衄渴，苦烦，气隔，饮水即吐。下之津液内竭而不下，故咽燥鼻干，头眩心悸，皆冲气犯肺，肺受其害所见之症也。

宜五苓散。”参见“冲脉病”条。

冲气犯肝chōngqìfàngān 病证名。冲脉病误治变证之一。《杂病源流犀烛·冲脉病源流》：“汗之伤血而引肝上逆，故头眩，汗不出，筋惕肉瞤。下之伤气，故腹内拘急，食下动气反剧，身虽有热，卧则欲蜷，皆冲气犯肝，肝受其害所见之症也。宜防风白术牡蛎汤。”参见“冲脉病”条。

C

冲气犯肾chōngqìfànshèn 病证名。冲脉病误治变证之一。《杂病源流犀烛·冲脉病源流》：“汗之必寒起，无汗，心中大烦，骨节苦疼，目晕恶寒，食则反吐，谷不能进。下之腹胀满，卒起头晕，食则清谷不化，心下痞，皆冲气犯肾，肾受其害，且肾主五液，汗下则五液耗，故见如是等症也。宜大橘皮汤。”参见“冲脉病”条。

冲气犯心chōngqìfànxīn 病证名。冲脉病误治变证之一。《杂病源流犀烛·冲脉病源流》：“汗之气逆上冲，正在心端。下之掌握热烦，身上浮冷，热汗自泄，欲得水自灌，皆冲气犯心，心受其害，且汗下则心液泄，故见如是等症也。宜甘李根汤。”参见“冲脉病”条。

冲任不调chōngrènbùtiáo 病机。泛指冲任二脉功能失调，导致月经不调、小腹胀痛、带下、不孕或流产滑胎等一类妇科病证机制的通称。参见“冲任不固” “冲任损伤”等条。

冲任不固chōngrènbùgù 病机。指妇女冲任二脉受损，气血两虚，虚不固摄的病机。症见崩漏、流产、带下等。参见“冲任损伤”条。

冲任损伤chōngrènsǔnshāng 房室劳伤、感染及孕育过频，伤及冲任二脉病机通称。冲为血海，任主胞胎，与肝、肾、气、血关系密切，二脉损伤则见月经不调、小腹疼痛、腰酸、崩漏、习惯性流产或不孕等。

冲疝chōngshàn 病名。《素问·骨空论》：“督脉者……此生病从少腹上冲心而痛，不得前后为冲疝。”多因寒湿之邪，郁结为热，复受寒邪所袭而致。症见少腹痛引睾丸，气上冲心，二便不利。宜理气散寒。可用天台乌药散加铁锈水调服，甚者禹功散加炮姜、枳实、青皮下之。

冲头痛chōngtóutòng 病证名。后世亦称正头痛。《灵枢·经脉》：“膀胱，足太阳之脉，起于目内眦，上额交巅……是动则病冲头痛，目似脱，项如拔。”《东医宝鉴·外形篇》：“足太阳之脉，上额交巅，直入络脑，别下项。其病冲头痛，目似脱，项似拔，即正头痛也。”参见“正头痛”条。

冲为血海chōngwéixuèhǎi 冲，指冲脉；血海，指十二经脉之海。《灵枢·海论》：“冲脉者，为十二经之海。”冲脉是十二经脉气血会聚的要冲，有调节诸经气血的作用，其脉起于胞中，与妇女月经来潮有密切关系。《素问·上古天真论》：“女子……二七而天癸至，任脉通，太冲脉盛，月事以时下，故有子。”王冰注： “冲为血海，任主胞胎。”

冲洗疗法chōngxǐliáofǎ 外治法。即以药液直接冲洗病变部位而达到治疗目的的方法。

冲小chōngxiǎo 血脉虚细。《灵枢·本藏》：“皮薄而脉冲小者，小肠小而短。”

冲阳chōngyáng ❶经穴名，代号ST42。出《灵枢·本输》。别名会原、会骨、趺阳。属足阳明胃经。原穴。位于足背最高点，解溪穴下1.5寸，当第2、3跖骨与楔状骨间凹陷处。布有腓浅神经的足背内侧皮神经，深层为腓深神经，并有足背动、静脉及足背静脉网。主治头痛，牙痛，口眼㖞斜，胃脘痛，足背肿痛，足缓不收等。直刺0.3～0.5寸，避开血管。艾条灸5～10分钟。❷经穴别名。出《针灸甲乙经》，即迎香穴。见“迎香”条。

冲阳脉chōngyángmài 切诊部位之一。即趺阳脉。《素问·至真要大论》：“冲阳绝，死不治。”见“趺阳脉”条。

冲要节chōngyàojié 病证名。出《疡医大全》卷十九。小指节近掌处肿痛焮赤名曰冲要节。证治同“掌心毒”条。

冲阴chōngyīn 冲，冲动；阴，指脑。谓冲动传于脑。《素问·解精微论》：“夫志悲者惋，惋则冲阴，冲阴则志去目。”王冰注：“冲，犹升也……阴，脑也。去目，谓阴阳不守目也。”

冲浊chōngzhuó 冲，深也。指色泽深沉晦浊。《灵枢·五色》：“冲浊为痹。”张景岳注：“痹病在阴，肉骨受之，故色冲而浊。”

茺蔚chōngwèi 中药材。出《神农本草经》。为益母草之别名。详该条。

茺蔚子chōngwèizǐ 中药材。出《神农本草经》。又名益母草子、小胡麻。为唇形科植物益母草 *Leonurus japonicus* Houtt 的果实。全国大部分地区均产。辛、苦，微寒，有小毒。入肝、心包经。活血调经，清肝明目。用于月经不调，经闭痛经，崩中，带下，产后瘀血腹痛，目赤翳障，头晕胀痛，煎服5～10g。本品含益母草宁碱及维生素A类物质等。水浸出液静脉注射可使动物血压下降，无子宫收缩作用。如一次服用30g以上，可使人发生中毒，全身乏力，周身酸痛，下肢不能活动，甚至出汗、虚脱。

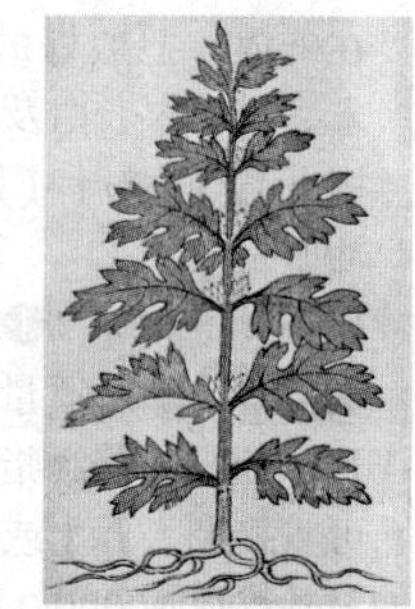
茺蔚子

茺蔚子散chōngwèizǐsǎn 《秘传眼科龙木论》卷三方。茺蔚子、防风各二两，玄参、细辛、大黄、枳壳、知母、芒硝各一两，芍药一两半。为末，每服一钱，水煎去滓，食后服。治水瑕翳深外障，初患眼或痒或疼，发歇不定，发作时赤脉泪出，眵多，致令黑睛上横竖点似翳，多少不定，日久全损眼目。

舂杵chōngchǔ 正骨器械。《世医得效方》卷十八：“肩胛上出臼……须用舂杵一枚，小凳一个。令患者立凳上，用杵撑在下出臼之处；或低，用物簟起；杵长则簟凳起。令一人把住手尾，拽去凳，一人把住舂杵，令一人助患人放身从上坐落，骨节已旧窠矣。”即用于肩关节脱臼的复位法。

虫白蜡chóngbáilà 中药材。出明代汪机《本草会编》。又名虫蜡、树蜡、白蜡。为介壳虫科昆虫白蜡虫 *Ericerus pela* (Chavannes) Guerin 雄虫群栖于木犀科植物白蜡树 *Fraxinus chinensis* Roxb.、女贞 *Ligustrum lucidum* Ait. 等枝干上分泌的蜡质。主产于四川、贵州、云南等地。甘，温。入肝经。止血，生肌，定痛。治金疮出血，疮疡溃久不敛，配外科用药溶化调膏涂敷；治尿血，配凉血滋肾药煎服；治肠红，配鲫鱼煮食，内服入丸、散3～6g。本品主含大分子量的酯类，其中醇类为二十六醇、二十七醇、二十八醇、三十醇，酸类为二十六酸、二十七酸、二十八酸、三十酸及少量棕榈酸、硬脂酸。

虫斑chóngbān 症名。饮食不洁，虫积内生，虫毒气滞显于颜面皮肤而成。多见于儿童。面部有边界明显的圆形或椭圆形的淡白色斑片，上覆有少量灰白色糠状鳞屑，即单纯糠疹。这些征象均可作为诊断蛔虫病的参考。

虫病chóngbìng　病名。泛指因虫所致的各种疾患。《景岳全书·杂证谟》:“虫之为病，人多有之。由于化生，诚为莫测，在古方书虽曰由湿由热，由口腹不节，由食饮停积而生，是因皆有之矣。然以常见验之，则凡脏强气盛者未闻其有虫。正以随食随化，虫自难存。而虫能为患者，终是脏气之弱，行化之迟，所以停聚而渐致生虫耳。然则或由湿热，或由生冷，或由肥甘，或由滞腻，皆可生虫，非独湿热已也。至若治虫之法，虽当去虫，而欲治生虫之本，以杜其源，犹当以温养脾肾元气为主，但使脏气阳强，非惟虫不能留，亦自不能生也。余制有温脏丸方最所宜也。”《证治汇补·虫病章》:“凡虫症，眼眶鼻下必带青色，面上萎黄，或生白斑，或见赤丝，唇疮如粟，或红而肿，或缓而痛，饮食减少，肌肉不生，睡卧不安，肠鸣腹痛，口吐清水，目无睛光，甚则沉沉寒热，肚大青筋，或为鬼胎血鳖。”又:“好食茶叶、生米、草纸怪异之物，当困倦少食，今反饮食如常，形健不渴，悉属虫症。”治用化虫丸、追虫丸、遇仙丹等。参见“九虫病”“狐惑”等条。

虫病似痫chóngbìngsìxián　病证名。急惊风类证之一。指蛔虫扰及胆胃而致剑突下剧痛，伴有口噤或哭叫的证候。《幼科发挥》:“虫病乃蛔虫攻其心痛也。发则目直视，口噤不言，或大叫哭，口中流沫涎水，面色或青或白，手足强直，宜急攻之。”一般可服化虫丸。

虫草chóngcǎo　中药材。见《本草问答》。为冬虫夏草之简称。详该条。

虫齿chóngchǐ　病名。出《肘后方》。即齿龋。详该条。

虫毒chóngdú　指蛇虫等所带有的毒液或毒气，人体接触或被咬螫而致病者，在病因分类上将这类致病原因称为虫毒。常见者如蛇毒、蜂毒、蜈蚣毒、蝎毒等。参见“蛇咬伤”“蜂螫伤”“蜈蚣中毒”“蝎螫伤”诸条。

虫鼓chónggǔ　病证名。鼓胀之一。《石室秘录》卷六:“虫鼓，微小腹作痛，而四肢浮胀不十分之甚，面色红而带点如虫蚀之象，眼下无卧蚕微肿之形，此是虫鼓也。”参见“虫胀”“虫积腹胀”条。

虫花chónghuā　中药材。见《四川中药志》。即蝉花。详该条。

虫蛔痨chónghuíláo　病证名。出明代缪存济《识病捷法》。指肠寄生虫病（如蛔虫、钩虫等），久而不愈，肌肉消瘦，嗜异，腹部胀大而青筋贯于小腹者。治以理虚驱虫，攻补兼施为主，如用理中安蛔汤加减。

虫积chóngjī　病证名。亦称九虫积。指腹内虫多而积聚成块的病证。《古今医统》卷六:“九虫积，腹中不时作块痛，面青，口吐清水。”《杂病源流犀烛·积聚癥瘕痃癖痞源流》:“虫积，饮食积聚，变化生虫，时呕清水苦水，常生腹中咬痛也。宜雄黄、白矾、槟榔、雷丸、芜荑、榧子、使君子肉，方用妙应丸、温白丸。”虫积，腹痛多在脐周，时作时止，或腹中有块，不坚硬，推时能动，面黄肌瘦，时吐苦水、清水，或睡时流涎，脘腹膨大等。治宜驱虫消积为主。亦可用化虫丸、平安万应丸、乌梅丸等方。本证可见于肠寄生虫病。

虫积腹痛chóngjīfùtòng　病证名。指肠寄生虫积聚所致的腹痛。《症因脉治》卷四:“虫积腹痛之症，腹中有块，块或耕起，痛而能食，时吐清水，或下长虫，面见白点，唇无血色，或爱食一物，肚大青筋，此虫积腹痛之症也。”治宜驱虫为主。用使君子散、乌梅丸、雄黄槟榔丸等方。腹中有块，秘方万应丸；时下长虫，化虫丸；平居调理，宜用健脾消积之药。参见“腹痛”“虫痛”条。

虫积腹胀chóngjīfùzhàng　病证名。指虫积肠内所致的腹胀。《症因脉治》卷三:“虫积腹胀之症:肚大青筋，腹皮胀急，反能饮食，或面见白斑黑点，或喜食一物，或腹起块扛，大便偶见长虫。”治宜驱虫为主。可用万应丸、使君子丸等。参见“腹胀”“虫积”条。

虫积经闭chóngjījīngbì　病证名。见顾膺陀《妇科集》。指因虫积而致经闭者。由于虫积于内，耗血伤阴，以致无血下达而成经闭之症。治宜驱虫为主，继以补血养血。用《妇科集》雄砂丸、万应丸。

虫积胀chóngjīzhàng　病证名。即虫胀。见《医学入门·鼓胀》。详“虫胀”条。

虫瘕chóngjiǎ　病证名。指寄生虫结聚肠中所致的瘕病。《灵枢·厥病》:“肠中有虫瘕及蛟蛔，皆不可取以小针，心腹痛，懊侬发作，肿聚，往来上下行，痛有休止，腹热喜渴，涎出者，是蛟蛔也。”《类经·针刺类》注:“此言虫瘕在肠胃中，亦为心腹痛也。瘕，结聚也……虫瘕之证，其痛则懊侬难忍，或肚腹肿起而结聚于内，或往来上下而行无定处，或虫动则痛，静则不痛而有时休止，或腹热喜渴而口涎出者，是皆蛟蛔之为患也。”本证与虫积类似。

虫胶chóngjiāo　中药材。见《中药志》。为紫草茸之别名。详该条。

虫疥chóngjiè　病名。出《疡科选粹》卷六。由于肝经风盛所致。瘙痒剧烈，搔抓不知痛，久之手掌及指缝多生细虫。治宜内服芦荟丸，外搽蛇床子散。即疥疮。

虫渴chóngkě　病证名。消渴病之一。《类证治裁·三消》:“有虫渴，脏腑生虫，耗津液而成消渴，苦楝子汤。”

虫蜡chónglà　中药材。见《本草求真》。即虫白蜡。详该条。

虫瘤chóngliú　病名。出《医宗金鉴》卷六十九。多因忧思气结，湿热瘀浊不化酿成。症为瘤体内有虫，生于胁下，宜外治为主。

虫扰胆膈证chóngrǎodǎngézhèng　证名。蛔虫内扰，上窜胆膈，以阵发性上腹部钻顶样剧痛，痛发时面白肢厥，呕吐苦水或吐蛔，脉弦等为常见症状。参见“虫病似痫”“胆道驱蛔汤”各条。

虫入耳chóngrù'ěr　病名。见葛洪《肘后备急方》卷六。系指各种昆虫误入外耳道。应立即设法将虫取出。宜先选用油剂、葱汁、大蒜汁或氯仿液等滴耳，将昆虫杀死后取出，取出时切勿损及鼓膜。

虫蚀疮chóngshíchuāng　病名。见《疮疡经验全书》卷一。即月阙疮。详该条。

虫兽伤chóngshòushāng　病因的一类。出《金匮要略·脏腑经络先后病脉证》。包括虫兽等各类动物导致的伤害，如蛇伤、犬咬伤、昆虫螫伤等。

虫兽螫伤chóngshòushìshāng　病名。见《证治准绳·疡医》卷六。即诸虫兽螫伤人体为病，如蛇啮、犬咬伤、蝎螫伤等。

虫碎舌chóngsuìshé　即红中蚀烂舌。详该条。

虫痛chóngtòng　病证名。指因肠虫扰动所致的脘腹疼痛。《医碥·虫》:“虫证心嘈腹痛，或上攻心如咬……饥则痛，得食痛更甚，饱即安，时痛时止，以手附击即息。”《丹溪心法附余》卷十五:“虫痛者，面上白斑，唇红，能食属虫，治以苦楝根、锡灰之类。”当先以肉汁及糖蜜食下，则引虫向上，然后服用驱虫药。《医学入门·腹痛》：“虫痛，吐水定能食，虫痛，肚大青筋，往来绞痛，痛定能食，发作有时，不比诸痛停聚不散，乌梅丸、化虫丸。”参见“九虫病”“蛔虫病”条。

虫吐chóngtù 病证名。指蛔虫所致的呕吐。《医学入门》卷五：“虫吐时常恶心，胃口作痛，口吐清水，得食暂止，饥则甚者，胃中有蛔也。”治宜和胃驱虫。可用二陈汤加苦楝根、使君子、白术、乌梅、槟榔等。参见“吐蛔”条。

虫痫chóngxián 病证名。因寄生虫（如囊虫等）引起的痫证。《本草纲目》：“胃寒，虫上诸证，危恶与痫相似，用白芜荑，干漆烧存性等分为末，米饮调服。”

虫心痛chóngxīntòng 病证名。见《备急千金要方》卷十三。指虫扰所致的心痛。《圣济总录》卷第五十六：“论曰，诸虫在人身中，若府藏平调，则自安其所，若藏气虚弱，或因食肥甘过度，致动肠胃间诸虫，其虫往来上攻于心络，则令人心痛。痛有休止，腹中热，喜吐涎出，是蛔心痛也。”《杂病源流犀烛·心病源流》：“曰虫，必面色青黄有白斑，唇红，能食或食后即痛，或痛后即能食，或呕哕涎沫，或吐青水。凡吐水者虫痛，不吐水冷心痛也。虫心痛，小儿多有之。”可用乌梅丸、芜荑散、万应丸、妙应丸等方。中气伤者，宜调中气。参见“心痛”“蛔心痛”条。

虫牙痛chóngyátòng 病名。指齿牙蛀蚀，间或食物残渣嵌于龋孔而致疼痛。《沈氏尊生书》卷二十三：“虫蚀痛，由饮食余滓积齿缝间，腐臭之气淹渍，致齿龈有孔，虫生其间，蚀一齿尽，又蚀一齿。”宜以五倍子、胡椒研末为丸，塞蛀孔中。保持口腔清洁，宜薄荷、金银花、连翘、甘草煎汤漱口。参见“牙痛”条。

虫胀chóngzhàng 病证名。胀病之一。亦称虫积胀。指由肠寄生虫所致的腹胀。《证治汇补·胀满章》：“虫胀者，腹痛能食，善吃茶叶盐土等物。”《医学入门·鼓胀》：“虫积胀，腹痛，善吃茶盐之物。千金散、雷公丸、小儿使君子丸。大人虚者，木香槟榔丸、灵槟散、化虫丸。”参见“胀病”条。

虫痔chóngzhì 病名。《备急千金要方》卷十八：“蛲虫居胴肠之间，多则为痔。”《疡科选粹》卷五：“侵淫淫烂，岁积月累，蚀肠穿穴者为虫痔。”宜服猬皮丸或黑玉丹。相当于痔疮患者兼染蛲虫者。

虫疰痢chóngzhùlì 病证名。见《痢证汇参》卷四。即蛊注痢。详该条。

虫蛀chóngzhù 指中药在贮藏过程中，由于保管不善而被蛀虫所蛀蚀的现象。受虫蛀的药物，不仅内部组织遭破坏，重量减损，而且受虫体及其排泄物的污染而发霉变质，质量和药效降低。

重编张仲景伤寒论证治发明溯源集chóngbiānzhāngzhòngjǐngshānghánlùnzhèngzhìfāmíngsùyuánjí 伤寒著作。见“伤寒溯源集”条。

重迭痔chóngdiézhì 病证名。《外科大成》卷二：“生骑缝中间，层层叠起，干燥无水，只痒而不肿痛。”相当于赘皮外痔或肛门部瘙痒性皮肤病。参见外痔及痔漏熏洗法。

重订产孕集chóngdìngchǎnyùnjí 女科著作。见“产孕集”条。

重订戴北山广温热论chóngdìngdàiběishānguǎngwēnrèlùn 温病著作。见“世补斋医书”条。

重订痘疹金镜录chóngdìngdòuzhěnjīnjìnglù 儿科著作。参见“许氏幼科七种”条。

重订傅青主女科chóngdìngfùqīngzhǔnǚkē 女科著作。见“世补斋医书”条。

重订广温热论chóngdìngguǎngwēnrèlùn 温病著作。见“广温热论”条。

重订绮石理虚元鉴chóngdìngqǐshílǐxūyuánjiàn 内科著作。见“世补斋医书”条。

重订通俗伤寒论chóngdìngtōngsúshānghánlùn 伤寒著作。见“通俗伤寒论”条。

重订幼科金鉴评chóngdìngyòukējīnjiànpíng 儿科著作。见“国医百家”条。

重订诊家直诀chóngdìngzhěnjiāzhíjué 诊法著作。见“诊家直诀”条。

重腭chóng'è 病证名。出《疮疡经验全书》卷一。❶指病在上腭。多由心脾有热，或风热过甚，致上腭肿起。形如梅子，外无寒热，内时作烦。《医宗金鉴》卷六十六：“重腭生于口上腭，时觉心烦梅子形。”治宜疏风清热，消肿解毒。可选用五味消毒饮、黄连解毒汤等加蝉蜕、桔梗、芥穗等。或含化紫雪丹。❷指舌上生疮，肿痛不适。多由心经火毒上炎所致。《疮疡经验全书》卷一：“舌上生一疮，其状若杨梅，外症无寒无热，但作事烦心。先以甘桔汤加山栀；后服黄连解毒汤，再吹冰片散。不宜用刀。”

重腭风chóng'èfēng 病证名。即重腭。详该条。

重颚chóng'è 病证名。出《备急千金要方》卷五。指小儿上颚肿起如痈，舌难伸缩，口开难合，不能吮乳，甚至阻塞喉部，不能啼哭等。多因口中不洁或胎中受热，热蓄于胃，熏发于口腔所致。可用三棱针将其刺破，拭去汁液或恶血，再用淡盐汤拭口，外用三黄散清热解毒，内服清胃散以清胃泄热。

重齶chóng'è 病名。❶齶者，“断也”（《玉篇》），即齿龈。又“齿内上下肉也”（《字汇》）。重齶系指齿龈肿痛。即重龈。详该条。❷系指上腭红肿并疼痛，饮食吞咽不利。《医学纲目》卷十七：“舌根下生形如舌而小者，曰重舌；其著颊里及上齶者，曰重齶；其著齿龈上者，曰重龈。”即重腭。详该条。

重发汗chóngfāhàn 重，重复。已经发汗而再次用汗法治疗，称重发汗。《伤寒论·辨太阳病脉证并治》：“此必两耳聋无所闻也，所以然者，以重发汗，虚故如此”“汗家重发汗，必恍惚心乱，小便已，阴疼”。发汗过度则耗损津液或阳气，故重发汗每致坏病。

重方chóngfāng 即复方。《素问·至真要大论》：“奇之不去则偶之，是谓重方。”详“复方”条。

重广英公本草chóngguǎngyīnggōngběncǎo 书名。一名《蜀本草》。20卷。后蜀韩保昇等撰。据《嘉祐补注本草》所引书传称：“韩保昇等与诸医工，取《唐本草》并《图经》（指《新修本草》中图经部分）相参校正，更加删定。”已佚。

重合疬chónghélì 病证名。见《证治准绳·疡医》卷三。为颈项部瘰疬重叠相生，堆垒簇聚，症状严重者。服小犀角丸或粉金散治之。

重刻人参考chóngkèrénshēnkǎo 本草著作。见“人参考”条。

重楼chónglóu 出《新修本草》。为七叶一枝花之别名，详该条。

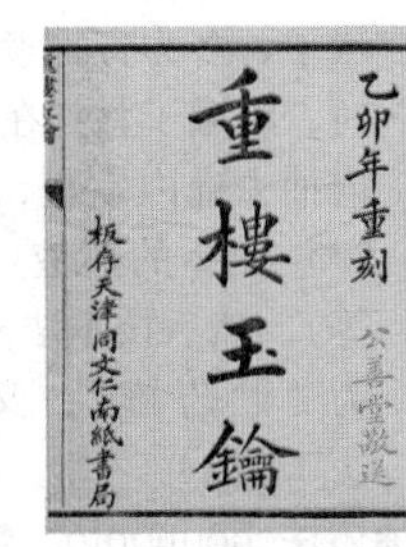

重楼玉钥

重楼玉钥chónglóuyùyào 喉科著作。2卷（又有1卷本及4卷本）。清代郑梅涧约撰于清乾隆年间，后其子郑瀚加以补充，于1838年始由冯相刊行。上卷首列“咽喉说”等8篇咽喉病总论，并分别论述了36种喉风的名称（其中包括咽、喉、口、牙、耳等病证）、症状、治法，末为治疗喉风的方药，以及牙疳、喉间发白（白喉）等症。卷下为“喉风针诀”，包括行针手法、补泻、禁忌及咽喉科常用的十四经经穴。内容结合临床，比较实用。1949年后有影印本。此外，郑瀚在1804年另撰《重楼玉钥续编》1卷，未及刊行。1929年经章洪均整理，并附入郑氏家传的《喉症白腐》一书，由裘吉生氏收入《三三医书》第3集中。

重楼玉钥续编chónglóuyùyàoxùbiān 喉科著作。见“重楼玉钥”条。

重录增补经验喉科紫珍集chónglùzēngbǔjīngyànhóukēzǐzhēnjí 喉科著作。见“喉科紫珍集”条。

重皮chóngpí 中药材。见《广雅》。为厚朴之别名。详该条。

重强chóngqiáng 病证名。重，谓脏气重迭；强，谓气不和顺。指脾病不能输养四脏，出现四肢不举、九窍不通等脏气功能障碍的病证。《素问·玉机真藏论》：“中央土以灌四傍……太过则令人四肢不举，其不及则令人九窍不通，名曰重强。”

重庆堂随笔chóngqìngtángsuíbǐ 医论著作。清代王秉衡撰。刊于1808年。全书以随笔形式，采录医著有关内容，结合个人临床经验予以发挥。书中论述六气致病、虚劳病证治、方剂分析、药性、望闻问切等专题，较浅近实用。其曾孙王士雄加有详细刊注，并辑入《潜斋医学丛书》中。

重舌chóngshé ❶舌下肿胀突起，如舌下又生一小舌的舌象。❷病名。出《灵枢·终始》。又名子舌、子舌胀、蕤舌。《诸病源候论》卷四十八：“心脾有热，热气随脉冲于舌本，血脉胀起变生，如舌之状。在于舌本之下，谓之重舌。”即舌系带两旁的舌下腺肥大，俨如双重舌头，但较正常短小。小儿初生六七日后可以见到，一般不属病态。如果局部红肿，妨碍吮乳，或痛而啼哭，甚至溃烂，多属心脾积热上熏所致。局部红肿者，宜用消毒针，刺破放血，外用蒲黄末敷，或用黄柏、黄连液点之。局部溃烂者，用锡类散外吹。内服清心泻脾之剂，如清胃散、黄连解毒汤、犀角地黄汤等。

重舌风chóngshéfēng 病证名。即重舌。详该条。

重舌痈chóngshéyōng 病证名。《焦氏喉科枕秘》卷一：“重舌痈，此病因心火旺（妄）动，或受郁怒酒色而生，大舌先卷，根下另生小舌，形红肉嫩，名曰重舌。”详“重舌”条。

重身chóngshēn 出《素问·奇病论》。即妊娠。详该条。

重实chóngshí ❶脉症俱实。《素问·通评虚实论》：“所谓重实者，言大热病，气热，脉满，是谓重实。”❷实证误用补药。《素问·八正神明论》：“月满而补，血气扬溢，络有留血，命曰重实。”

重台chóngtái 中药材。出《神农本草经》。为玄参之别名。详该条。

重汤chóngtāng 熏蒸疗法之一。即隔汤。盛药水之器皿坐放于大盆之滚汤中，使药水保持热气较久，多供洗疮疡用。

重听chóngtīng ❶症名。程度较轻的听力减退的表现。❷病名。见《汉书·黄霸传》：“尚能拜起送迎，正颇重听，何伤。”系指听力下降，听音失真，属耳聋之轻症。《外科正宗》卷四：“虚火者，耳内蝉鸣，或兼重听……此属虚火妄动之症也。”或由外邪壅滞经络致窍闭不通。治宜滋阴降火，或疏风、宣散、活络。可选用知柏地黄汤、桃红四物汤、四物汤加丹皮、石菖蒲，或肾气丸等加减。属实火所致者，宜柴胡清肝汤。

重瞳子chóngtóngzǐ 病证名。谓一目而有两个瞳神。《史记·项羽本纪》：“吾闻之周生曰‘舜目盖重瞳子’，又闻项羽亦重瞳子。”多系先天性的瞳神畸形，相当于今之多瞳。

重修政和经史证类备急本草chóngxiūzhènghéjīngshǐzhènglèibèijíběncǎo 本草著作。简称《政和本草》。此是在政和六年（1116）北宋政府修订刊行《经史证类备急本草》（参见该条）时所用的书名。1249年张存惠重刊此书后又增附《本草衍义》一书的内容。

重虚chóngxū ❶虚上加虚，如虚证误用泻法。《灵枢·终始》：“虚而泻之，是谓重虚。”❷虚脉重见。《素问·通评虚实论》：“脉气上虚（上虚即寸脉虚）尺虚，是为重虚。”（新校正：“按甲乙经作脉虚、气虚、尺虚，是谓重虚。”）❸司天之气虚，人与之相应的脏气也虚。《素问遗篇·刺法论》：“只如厥阴失守，天以虚，人气肝虚，感天重虚。”

重言chóngyán 症名。出《灵枢·忧恚无言》。又名口吃、謇吃。精神神志无障碍，言不能畅达，说话字音重复或词句中断的表现。多由话语重复，期期艾艾而不能畅出，久成习惯，或出言过速所致。古人认为本病的发生与会厌厚大，开阖不利有关。《黄帝内经灵枢集注·忧恚无言》：“会厌者为开为阖，主声气之出入，是以薄小则发声疾，厚大则开阖难，其气出迟，故重言也。重言者，口吃而期期也。”宜练习深吸气后再徐徐发言以矫正之。

重阳chóngyáng 两种属于阳的性质重合于同一事物上，示阳热之亢盛。❶日中为重阳。日为阳，夜为阴，日中为阳中之阳，故名。《灵枢·营卫生会》：“日中而阳陇为重阳。”故人之体温（正常或病态）多于日中而升。❷病色之重阳。古人分男左女右，左为阳，右为阴，谓男子病色现于面左为重阳，属逆证（《素问·玉版论要》）。此说是否确当，尚存疑。❸脉象之重阳。寸部属阳，尺部属阴，寸尺俱现浮滑而长之脉为重阳。《难经·二十难》：“重阳者狂。”❹身热、脉盛，脉证俱属阳者亦为重阳。❺示阳极转阴，热极生寒。《灵枢·论疾诊尺》：“四时之变……重阳必阴。”❻重阳之人。《灵枢·行针》：“重阳之人，其神易动，其气易往也。”张志聪注：“重阳之人者，手足左右太少之三阳，及心肺之脏气有余者也。”

重阳必阴chóngyángbìyīn 阳气重叠过甚，必然向对立的阴气方面转化。参“重阴必阳”条。

重阳之人chóngyángzhīrén 指阳气偏盛的人。《灵枢·行针》：“重阳之人，熇熇蒿蒿，言语善疾，举足善高。心肺之藏气有余，阳气滑盛而扬，故神动而气先行。”

重阴chóngyīn 两种属于阴的性质重合于同一事物上，示阴寒之弥漫。❶夜半为重阴。日为阳，夜为阴，夜半为阴中之阴，故名。《灵枢·营卫生会》：“夜半而阴陇为重阴。”

C

故人之体温（正常或病态）多于夜半而降。❷病色之重阴。古人分男左女右，左为阳，右为阴，谓女子病色现于面右为重阴。属逆证（《素问·玉版论要》）。此说是否确当，尚存疑。❸脉象之重阴。寸部属阳，尺部属阴，寸尺俱现沉涩而短之脉为重阴。《难经·二十难》："重阴者癫。"❹肺肾俱属阴，肺病传肾亦称重阴，属逆证。《素问·阴阳别论》："肺之肾，谓之重阴……死不治。"❺示阴极转阳，寒极生热。《灵枢·论疾诊尺》："四时之变……重阴必阳。"

重阴必阳chóngyīnbìyáng　重，重叠，积累，亦作极。谓阴气积累过甚，必然向对立的阳气方面转化。《内经》对发病和病理变化规律的这一认识，有朴素的辩证法的内涵。《素问·阴阳应象大论》："喜怒不节，寒暑过度，生乃不固。故重阴必阳，重阳必阴。"

重龂chóngyín　病名。见《备急千金要方》。又名重龈。龂同龈。多由胃中有热，湿浊熏蒸而成。症见齿龈浮肿，如附物垂痈，口臭。常见于小儿。治宜清胃涤浊。用清胃散、甘露消毒丹等加减。或可以针刺去脓血，后用盐汤漱口。参见"重龈"条。

重龈chóngyín　症名。见《备急千金要方》卷五。小儿初生牙龈肿胀，状如两龈重叠。多由于口腔不洁，感染秽毒，加之素体肠胃有热，循经上熏牙龈所致。症见牙龈红肿，经常啼哭，不能吮乳，面赤唇红，口涎外流，舌苔黄干，指纹紫滞。治宜清热解毒。内服清胃散，外用消毒三棱针将患处刺破，排出恶液，用生理盐水洗净后，外搽冰硼散以解毒防腐。参见"重龂"条。

崇骨chónggǔ　经外奇穴名。出《针灸集成》。别名椎顶、太祖。位于后正中线，第6颈椎棘突下缘。主治感冒，咳嗽，疟疾，项强，以及支气管炎，癫痫等。直刺0.5～1寸。艾炷灸5～7壮，或艾条灸5～10分钟。

崇实堂医案chóngshítángyī' àn　医案著作。1卷。清代姚龙光撰。首列"刍言"数条，指斥医界积习，阐发"医者以认症为最要"，治病需"目见、耳闻、口问、手诊四事合参"等见解。其医案以内科杂病为主，间有妇产、儿科治案。分析病因、病证较细致，但医案叙述有烦琐之弊。本书收入《三三医书》中。

chou

抽搐chōuchù　症名。瘛疭的别称。简称搐。《医碥》卷四："抽搐者，手足频频伸缩也。"《伤寒明理论》卷三："或缩或伸，动而不止者，名曰瘛疭，俗谓之搐者是也。"详"瘛疭"条。

抽风chōufēng　症名。即瘛。详该条。

抽风汤chōufēngtāng　《银海精微》卷下方。防风、桔梗、大黄、细辛、黄芩、玄参、车前子、芒硝各一两。为粗末，每服五钱，水煎，食后服。治奚魁蚬肉（眼内生虚肉，形类鸡冠、蚬肉，渐渐而长，壅蔽目大眦）及外障。《审视瑶函》亦有本方，但无玄参，有柴胡。

抽筋chōujīn　症名。即转筋。详该条。

抽筋痧chōujīnshā　病证名。痧证之一。《杂病源流犀烛·痧胀源流》："抽筋痧，两足筋抽疼甚，忽一身青筋胀起如筋粗。"宜放毒血，治宜丁香阿魏丸等。参见"痧"条。

抽气罐法chōuqìguànfǎ　拔罐法的一种。是利用注射器等工具抽去罐内空气，形成负压使之吸住在皮肤上。本法所用罐子，多为青霉素等废瓶将底切去，磨至光平而成。施用时，将罐子紧扣在需要吸拔的部位上，用注射器从橡皮塞内抽去罐内空气，即能使罐吸住。如果在罐内事先盛贮2/3～1/2的药液（常用的有辣椒水、生姜汁、风湿药酒等），然后按本法操作抽去空气，使罐吸在皮肤上，则称为"贮药罐"，又属于药罐法的范畴。参见"药罐法"条。

抽添法chōutiānfǎ　针刺手法名。《金针赋》："抽添之诀，瘫痪疮癞，取其要穴，使九阳得气，提按搜寻，大要运气周遍，扶针直插，复向下纳，回阳倒阴。"指针刺入穴后，先行九阳之数，得气后，将针或进或退，使气到病所。

抽薪饮chōuxīnyǐn　《景岳全书·新方八阵》卷五十一方。黄芩、石斛、木通、炒栀子、黄柏各一至二钱，枳壳、泽泻各一钱半，甘草三分。水煎，食远服；内热甚者，冷服更佳。功能清热泻火。治火邪炽盛而致的各种病症。如热在经络肌肤者，加连翘、天花粉以解之；热在血分大小肠者，加槐蕊、黄连以清之；热在阳明头面或烦躁便实者，加生石膏以降之；热在下焦，小便痛涩者，加龙胆、车前以利之；热在阴分，津液不足者，加麦冬、生地黄、芍药之类以滋之；热在肠胃实结者，加大黄、芒硝以通之。《类证治裁》亦有本方，但多连翘、天花粉。

瘳chōu　病愈。《素问·痹论》："各随其过，则病瘳也。"《神农本草经》："扁青，味甘平，主目痛……金创不瘳。"

绸完索南扎西chóuwánsuǒnánzhāxī　参见"舒卡·年姆尼多吉"条。

稠痰chóután　病证名。痰证之一。《不居集》卷十七："稠痰，饮食衣褥过厚，火蒸津液成痰稠浊，又有火郁于心肺。"宜用海石、瓜蒌、半夏、诃子、杏仁、贝母、五倍子等。参见"痰证"条。

愁chóu　指情志忧郁不解。《灵枢·本神》："愁忧者，气闭塞而不行。"又："脾忧愁而不解则伤意，意伤则悗乱，四肢不举。"

愁气chóuqì　七气之一。《诸病源候论·七气候》："愁气，则喜忘不识人，置物四方，还取不得去处，若闻急即手足筋挛不举。"参见"七气""九气"条。

丑未主土chǒuwèizhǔtǔ　运气术语。以十二支分主六气，则丑未主湿土之气。《素问·五运行大论》："丑未之上，太阴主之。"所指即为太阴湿土。

丑药chǒuyào　《喉科秘旨》卷下引吴氏方。雄黄一钱，冰片五分，煨胆矾二分。为细末，每用少许吹喉。治口内腐烂。

臭阿魏chòu' āwèi　中药材。见《中药材手册》。即阿魏。详该条。

臭艾chòu' ài　中药材。❶见《闽东本草》。为牡蒿之别名。❷见《广西中药志》。为臭草之别名。详各条。

臭八宝chòubābǎo　中药材。见《植物名实图考》。为臭牡丹之别名。详该条。

臭菜chòucài　中药材。见《中药志》。为鱼腥草之别名。详该条。

臭草chòucǎo　中药材。❶出《生草药性备要》。又名臭艾、小香草、猴仔草、狗屎灵香。为芸香科植物芸香 *Ruta graveolens* L. 的全草。我国南部常有栽培，长江以北栽种于温室内。辛、微苦，凉。祛风清热，活血，解毒。①治感冒发热，小儿惊风，风湿骨痛，泄泻，小便不利，疝痛，月经不调。煎服：6～9g。②治跌打损伤，疮疖痈肿，蛇咬伤，煎汤或捣汁服，并用鲜品捣敷，孕妇忌服。本品含挥发油，内含桉叶素、α－和β－蒎烯、芳樟醇、柠檬烯、对聚伞花素等。还含茵芋碱、崖椒碱、山柑子碱、6－甲氧基白鲜碱、芸香碱、香草木宁碱、芸香宁碱等多种生物碱。根含芸香苷以及香柑内酯、花椒毒素、异欧前胡内酯、芸香呋喃香豆醇乙酸酯、燧状芸香内酯、芸香吖啶酮氯、补骨脂素、伞形花内酯、东莨菪素苷等。全草中所含的总碱对离体兔回肠有解痉作用，以山柑子碱为最强，效力与罂粟碱相当。对大鼠奥狄括约肌，总碱也有解痉作用，白鲜碱、崖椒碱、茵芋碱、香草木宁碱的混合物对大鼠、豚鼠的解痉作用较单个成分强。种子的水提取物对豚鼠的离体子宫有兴奋作用，引起流产的成分为挥发油。芸香吖啶酮过氧化物等有抗微生物活性等。❷见《福建民间草药》。为土荆芥之别名。详该条。❸见《上海常用中草药》。为天名精之别名。详该条。

臭菖chòuchāng　中药材。见《全国中草药汇编》。为水菖蒲之别名。详该条。

臭椿皮chòuchūnpí　中药材。见《滇南本草》。为樗白皮之别名。详该条。

臭椿子chòuchūn · zi　中药材。见《江苏药材志》。为凤眼草之别名。详该条。

臭毒头痛chòudútóutòng　病证名。臭，古通嗅。指因嗅吸污毒气体而引起的头痛。见《证治准绳 · 头痛》。《杂病源流犀烛 · 头痛》："有臭毒头痛，必烦闷恶心，宜炒香附一味煎。"亦有兼腹部疼痛。宜辨别毒气性质进行救治。参见"头痛"条。

臭法落海chòufǎluòhǎi　见《中草药通讯》［1976（12）：6］。即法罗海。详该条。

臭饭团chòufàntuán　中药材。见《海南植物志》。为黑老虎之别名。详该条。

臭芙蓉chòufúróng　中药材。见《植物名实图考》。为万寿菊之大者。详"万寿菊"条。

臭根chòugēn　中药材。见《福建民间草药》。为大青根之别名。详该条。

臭根皮chòugēnpí　中药材。见《江苏药材志》。为白鲜皮之别名。详该条。

臭蒿chòuhāo　中药材。见《药材资料汇编》。为庵闾之别名。详该条。

臭金风chòujīnfēng　中药材。见萧步丹《岭南采药录》。为五色梅之别名。详该条。

臭橘chòujú　中药材。出《本草图经》。为枸橘之别名。详该条。

臭橘叶chòujúyè　中药材。出《夏子益治奇疾方》。即枸橘叶。详该条。

臭苦蓢chòukǔlǎng　中药材。见萧步丹《岭南采药录》。为水胡满之别名。详该条。

臭拉秧子chòulāyāng · zi　中药材。见《江苏省植物药材志》。为天仙藤之别名。详该条。

臭藜藿chòulíhuò　中药材。见《广东中药》。为土荆芥之别名。详该条。

臭李子chòulǐ · zi　中药材。见《中国树本分类学》。为鼠李之别名。详该条。

臭灵丹chòulíngdān　中药材。❶出《滇南本草》。又名大黑药、臭叶子。为菊科植物齿翼臭灵丹 *Laggera pterodonta*（DC.）Benth. 的茎叶。分布于云南、贵州等地。苦、辛，寒。有小毒。入肺经。清热解毒。祛痰止咳。①治上呼吸道感染，扁桃体炎，咽喉炎，口腔炎，支气管炎，疟疾。煎服：9～15g。或捣汁、研末服。②捣敷疮疖肿毒，烧烫伤，毒蛇咬伤。全草含黄酮苷、香豆素。地上部分含臭灵丹二醇、三醇、臭灵丹酮酸、洋艾素、喷杜素、橙皮苷、冬青豚草酸等。鲜叶含挥发油，对呼吸道黏膜有温和刺激，促进炎症痊愈，减少过多痰量。本品对实验性急性支气管炎有一定疗效。提取物还可抗肿瘤。❷见《江苏南部种子植物手册》。为六棱菊之别名。详该条。❸《医宗金鉴 · 外科心法要诀》卷七十四方。硫黄、油核桃、生猪脂油各一两，水银一钱。捣膏擦患处。治湿疥，经久不愈者。

臭铃铛chòulíng · dang　中药材。见《河北药材》。为马兜铃之别名。详该条。

臭茉莉chòumòlì　中药材。❶出《生草药性备要》。又名白龙船花、大髻婆、冬地梅。为马鞭草科植物臭茉莉 *Clerodendrumfragrans* Vent. 的根或叶。分布于浙江、福建、湖南、广东、广西、台湾及西南各地。淡，平。祛风除湿，化痰止咳，活血消肿。①治风湿性关节炎，脚气，水肿，白带，支气管炎，肺痈。煎服：15～30g。②治痔疮，脱肛，煎水坐浴；皮肤瘙痒，疥疮，疱疹，煎水洗；痈疖肿毒，鲜叶捣敷。叶含高山黄芩素、高山黄芩苷、粗毛豚草素及7－葡萄糖醛酸苷、6－羟基本犀草素。根含α－香树脂醇、酮二醇烯酮、胡萝卜苷等。臭茉莉可对抗乙酰胆碱所致离体豚鼠回肠及气管收缩的作用。高山黄芩苷有增加脑血流量，降低脑血管阻力，抑制血小板聚集的作用。粗毛豚草素有镇咳和祛痰作用。❷见《云南中草药选》。为滇常山之别名。详该条。

臭牡丹chòumǔdān　中药材。❶出《本草纲目拾遗》。又名臭八宝、野朱桐、矮桐。为马鞭草科植物臭牡丹 *Clerodendrum bungei* Steud. 的根或茎、叶。分布于华北、西北、西南、华南各地。苦、辛，平。平肝，祛风，消肿解毒。治高血压病，头晕，头痛，风湿性关节炎，乳腺炎，牙痛。煎服：9～15g。治痈肿疔疮，毒蛇咬伤，鲜品捣敷；痔疮，脱肛，湿疹，皮肤瘙痒，煎水洗；子宫脱垂，煎水熏洗。含乳酸镁，还含琥珀酸、茴香酸、麦芽醇、硝酸钾、生物碱。根含赪桐酮、桐甾醇、洋丁香酚苷等。煎剂在体外对金黄色葡萄球菌有抑制作用。对子宫脱垂、脱肛等有一定疗效。注射液可提高动物免疫功能。❷见《滇南本草》。为滇常山之别名。详该条。

臭杞chòuqǐ　中药材。见《江苏省植物药材志》。为枸橘之别名。详该条。

臭杞子chòuqǐzǐ　中药材。见《江苏药材志》。为枳椇子之别名。详该条。

臭山橘chòushānjú　中药材。见《泉州本草》。为算盘子之别名。详该条。

臭鼠chòushǔ　解剖部位。出《素女经》。亦名俞鼠。指阴蒂。

臭苏chòusū　中药材。出《日华子诸家本草》。为荠苧之别名。详该条。

臭藤chòuténg　中药材。见《天宝本草》。为鸡屎藤之别名。详该条。

臭田螺chòutiánluó　病名。出《外科正宗》卷四。即脚气疮。详该条。

臭芜荑chòuwúyí　中药材。见《中国药学大辞典》。为芜荑之处方名。详该条。

臭梧桐chòuwútóng 中药材。出清代汪连仕《采药书》。又名海州常山、八角梧桐、楸叶常山。为马鞭草科植物臭梧桐 *Clerodendrum trichotomum* Thunb. 的嫩枝叶。主产于江苏、安徽等地。苦、甘，平。入肝经。祛风湿，止痛，降血压。①治风湿痹痛，半身不遂，高血压病，眩晕，头痛，疟疾，痢疾。煎服：9～15g。②治手癣，水田皮炎，湿疹，痔疮。煎水洗。茎叶含黄酮类物质海常黄酮苷，刺槐素二葡萄糖醛酸苷和苦味成分海常苦素A及B，臭梧桐素A及B。还含生物碱、内消旋肌醇等。水提取物或热浸剂（加热不可太高）对多种动物有降低血压作用，开花前的新鲜叶的效果好。煎剂有轻度镇静、镇痛作用。与鬼针草或与豨莶草做成的合剂有抗炎作用。

臭梧桐根chòuwútónggēn 中药材。出《本草纲目拾遗》。为马鞭草科植物臭梧桐 *Clerodendrum trichotomum* Thunb. 的根。苦，平。祛风湿，消食积。治风湿痛，疟疾，食积饱胀，小儿疳疾。煎服：9～15g。根含赪桐二醇烯酮、桐酮、桐甾醇。

臭梧桐花chòuwútónghuā 中药材。出《本草纲目拾遗》。为马鞭草科植物臭梧桐 *Clerodendrum trichotomum* Thunb. 的花。苦、微辛，平。祛风、止痢、降压。治头风，痢疾，疝气偏坠。煎服：6～9g。

臭梧桐子chòuwútóngzǐ 中药材。见萧步丹《岭南采药录》。为马鞭草科植物臭梧桐 *Clerodendrum trichotomum* Thunb. 的果实或带宿萼的果实。苦、微辛、平。祛风湿，平喘。治风湿痛，气喘。煎服：9～15g。果实含臭梧桐碱及N－葡萄糖衍生物。种子含油3.9%，中有油酸53.4%，亚油酸9.3%。

臭息chòuxī 证名。指走马牙疳患者之口臭。参见“走马牙疳”条。

臭烟chòuyān 中药材。见《闽南民间草药》。为野烟叶之别名。详该条。

臭叶子chòuyè · zi 中药材。见《滇南本草》整理本。为臭灵丹之别名。详该条。

臭质草chòuzhìcǎo 中药材。见《浙江民间草药》。为鱼腥草之别名。详该条。

臭子chòuzǐ 中药材。见《中药志》。为麝香之别名。详该条。

chu

出白chūbái 症名。《素问·玉机真藏论》：“脾传之肾，病名曰疝瘕，少腹冤热而痛，出白，一名曰蛊。”后人将出白解作“溲出白液”，有谓与“白淫”义同。参见“便浊”“白淫”条。

出瘖发热chūcùfārè 病证名。指出疹发热。为正气鼓毒外透的病证。清代郑卜年《瘖略》：“出瘖发热，愈壮愈妙，热壮斯能尽透。但须知此热，乃从胃腑中郁蒸而出，断不可误谓表邪，以大开其毛窍。”麻疹在疹出之前，需要发热，因发热可以鼓其邪毒外出。待麻疹全透之后，则其热势不宜过高，过高则伤津耗液，阻碍皮疹的收没。特别是素体阳旺，或夏令出麻，尤应注意。

出黄如糜chūhuángrúmí 症名。指泻下粪便色黄如糜糊状。《灵枢·师传》：“肠中热则出黄如糜。”参见“热泻”条。

出臼chūjiù 病名。出《仙授理伤续断秘方》。即脱臼。详该条。

出髎chūliáo 病名。见《伤科汇纂·凡例》。即脱臼。见该条。

出形紫黑chūxíngzǐhēi 症名。指痘疮（天花）的颜色紫黑，表示痘疮见形期的重证。出元代朱震亨《幼科全书》。痘疮已出见形，当其起发的时候，应视其痘的根窝及色泽，以辨别其轻重。如形充肥色红活者，为气血和畅，毒气发越的吉兆。若见形扁而塌，色枯而黑者，此内外毒气壅遏，营气不能流畅所致。其症兼有喘急，躁烦，大便秘结等。治宜解毒活血，用七物升麻丸（《证治准绳》：升麻、犀角、黄芩、朴硝、栀子仁、大黄、淡豉）。若痘点转红活，用紫草饮（紫草、芍药、麻黄、当归、甘草）。如痘点反见干黑者，多属危症。

出爪亮翅chūzhǎoliàngchì 练功方法之一。出《易筋经》。两手上举过顶，足尖着地，十指用力张开，然后两手左右分开而下，足跟着地，再推手向前，用力握拳后收回至两腰部。《易筋经》：“掌向上分，足趾拄地，两胁用力，并腿立直，鼻息调匀，目观天门，牙咬，舌抵上腭，十指用力，腿直，两拳收回，如挟物然。”

出针chūzhēn 指将针从刺入的穴位内拔出。出《灵枢·厥病》。又称引针、去针、发针、拔针、退针，俗称起针。金代何若愚在《流注指微赋》中指出：“出针贵缓，急则多伤。”参见“出针法”条。

出针法chūzhēnfǎ 指将针从刺入的穴位内拔出的方法。一般是左手持消毒干棉球按于针旁皮肤上，以右手轻转针体，缓慢外提，逐步退出。避免快速猛抽，以防出血和遗留疼痛。如出现弯针或折针，处理方法见各条。

初潮chūcháo 亦名天癸水至、首经、天癸水等。指女子第一次来月经。

初持chūchí 开始切脉。《难经·五难》：“初持脉如三菽之重，与皮毛相得者，肺部也。”《诊家枢要》：“初持脉，轻手候之，脉见皮肤之间者，阳也，亦心肺之应也。”

初关chūguān 见《片玉心书》。即风关。详该条。

初和甫chūhéfǔ 见“初虞世”条。

初起第一方chūqǐdìyīfāng 见《杂病源流犀烛·六淫门》方。即倪涵初治痢第一方。见该条。

初生便血chūshēngbiànxiě 病证名。小儿初生7日内，大小便有出血者，一般多为胎气热盛所致。《诸病源候论》卷四十九：“心主血脉，心藏有热，热乘于血，血性得热，流散妄行，不依常度，其流渗于大小肠者，故大小便血也。”治宜清热止血。用地黄汤加减。

初生不尿chūshēngbùniào 病证名。出《证治准绳·幼科》。婴儿出生后，一般在36小时内初次排尿，每天四五次，渐至十余次，一周岁以后才逐渐减少。如果出生两天后，仍无小便，除由于缺少肾脏或尿道畸形所致者外，大多由胎热蕴结膀胱，或胎禀不足，膀胱气化不行所致。热蕴膀胱者，宜清热利水，用导赤散或八正散加减；胎禀不足者，宜益气利水，用春泽汤。

初生不乳chūshēngbùrǔ 病证名。见《证治准绳·幼科》。婴儿出生12小时后，不能吮乳。原因颇多，由于元气不充，脾胃虚寒或秽热郁积者为常见。其症息弱声低，无力吮乳者，宜培补元气，先进独参汤，继进四君子汤；面白肢冷，曲背啼哭而不吮乳者，宜以温中健脾为治，如理中汤加减。烦啼声粗，腹膨便秘而不吮乳者，宜清热逐秽，用小承气汤加黄连。

初生不啼chūshēngbùtí　病证名。出《全幼心鉴》。又名寤生、梦生、闷脐生、草迷、婴儿哭迟。均属新生儿窒息。多由难产，或寒气内迫，导致小儿气闭，不能啼哭，甚至气绝而闷死。其症轻者，唇口青紫，呼吸微弱；重者，颜面苍白，手足发冷，呼吸极微。治法：气闭不通者，尽快清除口鼻内的羊水，再将儿倒置，用手轻轻拍打儿背，便可回苏而发出啼声。如因寒闭不啼，可用棉絮包裹，暂不断脐，以艾条或纸捻蘸油点火，在脐带上往来熏之，待暖气入腹，寒气一散，自能啼哭，然后再断脐。若因气绝而不能啼者，为其重症。除用上法外，还需配合人工呼吸等急救措施。

初生鹅口chūshēng'ékǒu　病证名。《诸病源候论》卷五十："小儿初生，口里白屑起，乃至舌上生疮，如鹅口里，世谓之鹅口。"其色类似雪，又称雪口。因心脾二经胎热上冲所致。其症满口皆生白斑雪片，甚则咽间叠叠肿起，致难哺乳，多生啼叫。可服清热泻脾散（《医宗金鉴》方）；外用黄连、甘草煎水，随时拭口。

初生儿chūshēng'ér　出生一个月内的小儿为初生儿。《备急千金要方》卷二十九《灸例第六》命名为"新生儿"。此期小儿初离母体，形气未充，肌肤嫩弱，开始在新的环境中接触外界事物，应特别注意寒温调护，以防感邪致病。

初生儿阴道出血chūshēng'éryīndàochūxiě　婴儿出生数日后阴道出血。血量不多，仅足点染尿布，类似成人月经，而无其他症状者，一般无须治疗，数日即愈。

初生肥胖chūshēngféipàng　初生儿肥胖，《景岳全书·小儿则》谓其"色嫩，日觉好看者，此其根本不坚，甚非佳兆，且亦最易感邪"。

初生寒闭chūshēnghánbì　病证名。《三因极一病证方论》："初生寒闭者，由天寒气闭不能啼，切勿断脐，用纸蘸油，点火于脐带下，往来熏之，令火气由脐入腹，使寒得温散，更以热醋汤洗脐带，则气通啼哭如常。"参见"初生不啼"条。

初生脚气chūshēngjiǎoqì　病证名。小儿新生即见全身水肿，尿量少，体温低下，吮乳无力，反复呕吐，肢体柔软，终日睡眠，啼声低弱，或生后尚啼，次日起即不啼，此一系列症状，必与母亲脚气同时出现。一般只须改变乳食，如换以牛奶、蛋黄、豆粉、代乳粉或健康妇的乳汁等，患儿即可不吐，尿量渐增，水肿随于数日内退尽，余症也全消失。如历时较久，出现冲心、抽搐等症，预后多不良。

初生口噤chūshēngkǒujìn　病证名。出《全幼心鉴》。即脐风。详该条。

初生两肾缩chūshēngliǎngshènsuō　病证名。指男婴初生时双侧睾丸上缩。如因受寒所致，可用硫黄、吴茱萸、大蒜同研，涂于腹部，再以蛇床子煎汤淋洗熏之（《普济方》）。

初生目闭chūshēngmùbì　病证名。见《本草纲目》。小儿初生目闭不开，多系胎有伏热，热蒸于脾所致。《幼幼集成》："小儿初生目闭，此胎热也。"眼胞属脾，脾之脉络为热所壅，故眼胞赤肿，不能睁开。热重者并有面红唇燥。治宜清热泻脾，用生地黄汤（《医宗金鉴》：生地黄、赤芍药、川芎、当归、天花粉、甘草），或用石斛、白芍、甘草，煎汤喂之；外用药棉浸凉开水洗之，其目自开。

初生热闭chūshēngrèbì　病证名。《水镜方》："热闭者，由胎热壅闭不能啼，用小叶葵捣取汁，调熊胆末，抹儿口中。亦可用回气法。"参见"初生不啼"条。

初生乳核chūshēngrǔhé　新生儿乳房胀大及泌乳的现象。为禀自母体冲任二脉之气上溢所致。男女婴均可出现，是一种生理现象。切忌挤压，以防感染。任其自然，一至二周即可消失，但亦有延长至三月之久才消失者。

初生三病chūshēngsānbìng　病证名。初生儿3种急症。《太平圣惠方》初生儿须防三病。一撮口，二着噤，三脐风。皆急病，脐风尤甚。

初生拭口chūshēngshìkǒu　又名拭口法、拭秽法。古人认为小儿初生，必须先以绢裹指，拭净口中秽液，"若不急拭，啼声一发，即入腹成百病"（《备急千金要方》）。历代医著均有类似的记载。在临床上，婴儿开始呼吸前，应清除其口咽内的黏液，亦可倒提婴儿片刻，让黏液、秽血自由流出。如鼻内有分泌物，引起呼吸困难，可用消毒棉签轻轻拭去，使之通畅。

初生吐乳chūshēngtùrǔ　病证名。见《本草纲目》。小儿初生偶然作吐，吐量不多，一般不属病态。如果呕吐不止，或进乳即吐，可能为初生拭口不净，秽液内拭（参见生下吐条）；或胎前寒热偏盛；或产时外伤等原因造成。应结合起病缓急、呕吐与哺乳的关系，根据证情，综合分析，辨别寒热虚实，随证施治。

初生无皮chūshēngwúpí　病证名。见《医宗金鉴·幼科杂病心法要诀》。小儿生下无皮，除由早产发育未全所致者外，在旧时多因父母素患梅毒而致。临床表现多为上半身或下半身赤烂，甚至色带紫黑，尤以鼻沟、肛门、阴囊等处更为明显。因早产的，多遍身红嫩光亮，面色发白，四肢不温。属胎元不足者，治宜调补气血，用当归饮（《医宗金鉴》：何首乌、白鲜皮、白蒺藜、甘草、当归、生地黄、白芍药、人参、黄芪、川芎），外用糯米粉扑之。胎传梅毒者，宜清解胎毒，用换肌消毒饮（《医宗金鉴》：当归、生地黄、白芍、川芎、皂刺、土茯苓、金银花、连翘、甘草、白芷、苦参、白鲜皮、防风、灯心草），外敷清凉膏（石灰、香油）、鹅黄散（黄柏、石膏、猪苦胆）。

初生下吐chūshēngxiàtù　病证名。出《小儿药证直诀》。指初生小儿腹泻与呕吐并见。多由哺乳过早、过量，或感寒热之邪，扰及胃肠所致。治宜抑制乳食。轻证，减少乳量，代以米汤、糖、盐水等；病情好转后，逐渐增加乳量。重证，应禁食，给予静脉输液等治疗。

初生着噤chūshēngzhuójìn　即着噤。见《幼幼新书》卷五。详"着噤"条。

初虞世chūyúshì　北宋医家。字和甫。对于医理有较深的研究，撰有《养生必用方》（又名《古今录验养生必用方》或《初虞世方》）一书，受到医家的重视。

初孕大热chūyùndàrè　病证名。亦名胎前虚热。《女科秘宝》："初孕自发大热，服凉药更甚，此胎之虚热也，服四物汤再加人参、附子。"

初之气chūzhīqì　主六气之第一气。出《素问·六微旨大论》。为厥阴风木之气，主春分前60日又87.5刻。亦即大寒至春分，其中包括立春、雨水、惊蛰3个节气。参"主气"条。

初中chūzhōng　运气学说术语。《素问·六微旨大论》："何谓初中？岐伯曰：初凡三十度有奇，中气同法。"六气分主一岁365.25日，每气各主60.875日，称为"一步"。一步之中又分为前后两半部分，前半部分称为"初"，后半部分称为"中"。《类经》注："初中者，所以分阴阳也。凡一气之度必有前后，有前后则前阳而后阴。阳主进，自下而上，故初者地气也；阴主退，自上而下，故中者天气也……初言其始，气自始而渐盛也；中言其盛，气自盛而渐衰也。”可见初中系为说明一步之气的阴阳盛衰消长而设。

樗白皮chūbáipí 中药材。出《药性论》。又名樗皮、臭椿皮。为苦木科植物臭椿 *Ailanthus altissima*（Mill.）Swingle 的根或树干的内皮。全国大部分地区均产。苦、涩，寒。入胃、大肠经。清热燥湿，收涩，杀虫。①治痢疾，久泻，便血，痔血，崩漏，滞下，遗精，小便频数，蛔虫病。煎服：6～9g。②煎汤洗治皮肤疮癣，熬膏敷治脾肿大。根皮含苦楝素、鞣质等。根皮还含吲哚类生物碱如铁屎米酮及其氧化物等。树皮含臭椿苦桐、臭椿苦内酯、乙酰臭椿苦内酯、苦木素、新苦木素，另含东莨菪素、β-谷甾醇等。本品在体外对痢疾、伤寒杆菌有一定的抑制作用。臭椿苦酮有较强的抗阿米巴原虫作用。对人体鼻咽癌KB细胞和白血病P388细胞有细胞毒作用。苦木素可作苦胃健胃剂。兔静脉注射苦木素易致死，但它不易自胃肠道吸收。

樗白皮散chūbáipísǎn 《杂病源流犀烛·六淫门》卷十七方。樗白皮、人参各一两。为末，每服二钱，空腹温酒或米汤调下。治大肠素虚夹风，又饮酒过度夹热，下痢脓血且痛者。

樗根皮散chūgēnpísǎn 《证治准绳·幼科》集之七方。樗根皮（炒微黄）一分，枳壳（麸炒）、黄连（微炒）、芜荑（微炒）、赤芍药各半两。为粗末，每服一钱，加豆豉三十粒，葱白一茎，水煎服，量儿大小加减。治小儿脓血痢如鱼脑。

樗根散chūgēnsǎn 《苏沈良方》卷八方。樗根皮一两，枳壳半两，炙甘草一分。为末，每服二钱，食前粥饮送下。治水泻频作，里急后重。

樗鸡chūjī 中药材。出《神农本草经》。为红娘子之别名。详该条。

樗木叶chūmùyè 中药材。出《新修本草》。即樗叶。详该条。

樗皮chūpí 中药材。出《日华子诸家本草》。为樗白皮之简称。详该条。

樗皮丸chūpíwán 《医学纲目》卷三十四方。芍药五钱，高良姜炭三钱，黄柏炭二钱，椿根皮一两五钱。为细末，米粥为丸，每服三十至五十丸，空腹米汤送下。治赤白带有湿热者。

樗散生chūsànshēng 见“李调”条。

樗树根丸chūshùgēnwán 《摄生众妙方》卷七方。又名愈带丸。高良姜（烧灰）三钱，黄柏、芍药（烧灰存性）各二钱，樗树根皮一两五钱。为末，面糊为丸，梧桐子大，每服三十丸，茶汤送下。治妇人赤白带下，经浊淋漓及男子梦遗泄精，少食体倦。

樗树子chūshùzǐ 中药材。见《山西中药志》。即凤眼草。详该条。

樗叶chūyè 中药材。出《本草纲目》。又名樗木叶。为苦木科植物臭椿 *Ailanthus altissima*（Mill.）Swingle 的叶。苦，温，有小毒。煎水洗疮疥，风疽。本品含异槲皮素。

除风清脾饮chúfēngqīngpíyǐn 《审视瑶函》卷四方。陈皮、连翘、防风、知母、元明粉、黄芩、玄参、黄连、荆芥穗、大黄、桔梗、生地黄各等分。为粗末，水煎去滓，食远服。功能疏风清热，凉血解毒。治粟疮。

除风湿羌活汤chúfēngshīqiānghuótāng ❶《脾胃论》卷中方。羌活一两，防风、苍术（酒浸，去皮）、黄芪各一钱，升麻七分，炙甘草、独活、柴胡各五分，川芎、黄柏、橘皮、藁本各三分，泽泻、黄连各一分，猪苓（去黑皮）、茯苓各三分。为粗末，每服三或五钱，水煎去滓，稍热服。功能祛风除湿。治湿气胜，风症不退，眩晕麻木不已者。❷《内外伤辨惑论》卷中方。羌活七分，防风、升麻、柴胡各五分，藁本、苍术各一钱。为粗末，水煎，空腹食前服。治风湿相搏，一身尽痛。

除热结肠丸chúrèjiéchángwán 《备急千金要方》卷五方。黄连、黄柏、苦参、鬼臼、独活、橘皮、芍药、阿胶各五钱。为末，蓝汁（冬无蓝汁可用蓝子一合捣）及蜜和丸，小豆大，每日三至十丸。治小儿热利，下黄赤汁沫，或如鱼脑杂血，肛烂生虫。

除热饮子chúrèyǐn·zi 《医宗金鉴·眼科心法要诀》卷七十八方。知母、桔梗、玄参、黄芩各二钱，芒硝、大黄、茺蔚子、防风各一钱。为粗末，水煎去滓，食后服。功能清热泻火。治肝心毒热上攻而致的钉翳，症见睛中黑翳，硬如钉子之形，疼痛赤涩，泪出羞明。

除湿补气汤chúshībǔqìtāng 《兰室秘藏·杂病门》方。又名清神补气汤。升麻六钱，苍术四钱，酒黄柏、柴胡、黄芪各三钱，酒知母、藁本、生甘草、当归各二钱，五味子、陈皮各一钱五分。为粗末，每服五钱，水煎，空腹服。治两腿麻木，沉重无力，多汗喜笑，口中涎下，身重如山，语声不出，右寸脉洪大。

除湿丹chúshīdān 《宣明论方》卷七方。槟榔、甘遂、威灵仙、赤芍药、泽泻、葶苈子各二两，乳香、没药各一两，黑牵牛子半两，炒大戟三两，陈皮（去白）四两。为细末，面糊和丸，梧桐子大，每服三十至五十丸，白开水送下。治妇人腰胯痛，两脚麻木，恶寒喜暖。

除湿蠲痹汤chúshījuānbìtāng 《证治准绳·类方》第四册方。苍术二钱，白术、茯苓、羌活、泽泻、陈皮各一钱，甘草五分，姜汁、竹沥各三匙。水煎服。功能健脾益气，祛风除湿。治著痹，身重酸疼，疼有定处，天阴即发。

除湿汤chúshītāng ❶《证治要诀类方》卷一引《是斋百一选方》方。炒半夏曲、厚朴（姜炒）、苍术各一钱，藿香叶、陈皮、白术、茯苓各八分，炙甘草五分。加生姜七片，大枣一枚，水煎，食后服。功能健脾化湿。治湿痢，身重腹满，小便不利，或呕吐泄泻，腰疼脚肿等症。《杂病源流犀烛》亦有本方，但无白术、茯苓。❷《眼科纂要》卷上方。连翘、滑石、车前子、枳壳、黄芩、黄连、木通、粉甘草、陈皮、荆芥、茯苓、防风。水煎服。功能清热利湿祛风。治睑弦赤烂，痒甚，属湿热偏盛者。

除湿通络chúshītōngluò 治法。即用具有温阳祛湿、活血通络作用的方药，治疗寒湿阻络证的治法。

除湿胃苓汤chúshīwèilíngtāng 《外科正宗》卷四方。炒苍术、厚朴（姜炒）、陈皮、猪苓、泽泻、赤茯苓、白术（土炒）、滑石、防风、生栀子、木通各一钱，肉桂、生甘草各三分。加灯心五十寸。水煎，食前服。功能除湿清热。治缠腰火丹湿盛者。

除湿益气丸chúshīyìqìwán 《兰室秘藏·胃脘痛门》方。红花三分，炒莱菔子五钱，枳实（麸炒）、生黄芩、炒神曲、白术各一两。为细末，荷叶裹烧饭为丸，二绿豆大，每服五十丸，白开水送下。功能健脾助运，消食化积。治伤湿面，心腹满闷，肢体沉重。

除湿饮chúshīyǐn 《揣摩有得集》方。炒苍术、炒白术、地骨皮、白鲜皮、白附子、五加皮、炒僵蚕、秦艽、连翘、白芷、羌活、防风、生甘草各一钱，蝉蜕三钱。加生姜，水煎服。功能祛风除湿。治身受潮湿，遍体发痒，或起疙瘩，或成疥疮者。

除湿止带chúshīzhǐdài 治法。即用具有祛除湿邪、止带下作用的方药，治疗湿浊下注所致带下病症的治法。

除痰清热保幼化风丹chútánqīngrèbǎoyòuhuàfēngdān 《清太医院配方》方。羌活、独活、天麻、甘草、防风各二两，黄芩、荆芥穗、全蝎各一两，人参、川芎各五钱，胆南星三两。为细末，炼蜜为丸，朱砂为衣，每丸重一钱，每服一丸，白开水化下；惊风，薄荷煎汤化下；伤食，山楂煎汤化下；夜啼，灯草煎汤化下；心经火盛，胎热胎毒，犀角磨水化下；痰嗽，梨汤化下，日二次。功能祛风化痰清热。治小儿惊风潮热，痰涎壅盛，吐乳吐痰，消化不良，大便燥热，睡卧不安。

除瘟化毒散chúwēnhuàdúsǎn ❶《时疫白喉捷要》方。葛根、黄芩、栀子、僵蚕、山豆根、桑叶、木通各二钱，蝉蜕一钱，生地黄、浙贝母各三钱，甘草五分。为细末，水煎服。功能清热解毒，消肿止痛，治白喉初起，乳蛾喉痛。❷《揣摩有得集》方。葛根三钱，黄芩、生地黄、贝母、射干、当归尾各一钱五分，土茯苓五钱，连翘、降香、赤芍药、人中黄、牛蒡子、莲子心、桑叶、生甘草各一钱。水煎服。治血热瘀滞，咽喉肿痛。

除瘟化毒汤chúwēnhuàdútāng 《白喉治法忌表抉微》方。桑叶、葛根、金银花、生地黄、贝母各二钱，薄荷五分，甘草、木通各八分，竹叶一钱，枇杷叶（蜜炙）一钱五分。水煎服。治白喉初起，症状轻而未见白者。如大便秘结，加瓜蒌、郁李仁各二钱；胸下胀满，加炒枳壳一钱五分，炒麦芽二钱；小便短赤，加车前子三钱，灯心一钱。

除中chúzhōng 病名。①指胃气败绝，当不能食，而反能食的危重病证。多因病进或药误所致。《伤寒论·辨厥阴病脉证并治》："伤寒始发热六日，厥反九日而利。凡厥利者，当不能食，今反能食者，恐为除中。""伤寒脉迟，六七日，而反与黄芩汤彻其热，脉迟为寒，今与黄芩汤复除其热，腹中应冷，当不能食，今反能食，此名除中，必死。"治疗宜用人参、附子等回阳救逆。②消渴。清代蒲松龄《聊斋志异·禄数》："逾年，忽病除中，食甚多而旋饥，一昼夜十余餐。"吕湛恩注："除中，即消渴疾也。"何垠注："除中，消证也。"参见"消渴"条。

锄刀chúdāo 眼科手术器械。因似锄形，故名。见《审视瑶函》。钢铁制造。用以割除攀睛胬肉、眼部赘生物等。

锄刀

滁菊chújú 中药材。见《增订伪药条辨》。为菊花药材之一种。详"菊花"条。

处方法chǔfāngfǎ 指遣药制方的方法。方从法出，方即是法，故处方就是治病的处理方法。临床诊疗遵循辨证论治的思路，是将理、法、方、药在具体临床操作中有机地贯穿和结合的过程，处方法是过程实施的体现。

处方约编chǔfāngyuēbiān 方书。见"中国医学约编十种"条。

处暑chǔshǔ 二十四节气之一。《通纬·孝经援神契》："立秋后十五日，斗指申，为处暑。言溽暑将退伏而潜处也。"处暑以后，我国大部分地区气温逐渐下降，降雨量也逐渐减少。

杵头糠chǔtóukāng 中药材。出《圣济总录》。为米皮糠之别名。详该条。

楮茎chǔjīng 中药材。出《名医别录》。为桑科植物构树 *Broussonetia papyrifera*（L.）Vent. 的茎枝。捣汁服，治小便不利；煎水洗瘾疹瘙痒；烧存性泡汤洗目赤肿痛。

楮李chǔlǐ 中药材。见《本草纲目》。为鼠李之别名。详该条。

楮实chǔshí 中药材。出《名医别录》。即楮实子。详该条。

楮实子chǔshízǐ 中药材。出《素问病机气宜保命集》。又名楮实、构泡、角树子、榖子、榖实。为桑科植物构树 *Broussonetia papyrifera*（L.）Vent. 的干燥成熟果实。主产于湖南、湖北、山西、甘肃等地。甘，寒。归肝、肾经。补肾清肝，明目，利尿。用于肝肾不足，腰膝酸软，虚劳骨蒸，头晕目昏，目生翳膜，水肿胀满。煎服 6～12g。本品含皂苷、维生素 B 及油脂。

楮树白皮chǔshùbáipí 中药材。出《本草纲目》。为桑科植物构树 *Broussonetia papyrifera*（L.）Vent. 树皮的韧皮部。甘，平。行水，止血。治水肿气满，小气不利，短气咳嗽，肠风血痢，血崩。煎服：6～9g。煎水洗瘾疹，痔疮。构树茎皮部的乳汁名楮树汁，又名构胶。内服治水肿。取汁涂搽体癣，疥疮，湿疹，神经性皮炎，蛇、虫咬伤。

楮树根chǔshùgēn 中药材。出《分类草药性》。为桑科植物构树 *Broussonetia papyrifera*（L.）Vent. 的嫩根或根皮。微涩，平。清热，凉血，利湿，祛瘀。治慢性气管炎，肺脓疡，吐血，血崩，痢疾，水肿，筋骨酸痛，跌打损伤。煎服：15～30g。

楮桃chǔtáo 中药材。见《御药院方》。为楮实子之别名。详该条。

楮叶chǔyè 中药材。出《名医别录》。又名构叶。为桑科植物构树 *Broussonetia papyrifera*（L.）Vent. 的叶。甘，凉。凉血，解毒，利水。①治吐血，衄血，血崩，肠炎，痢疾，水肿，疝气。内服：煎汤，3～6g；或鲜叶捣汁服。②捣敷治外伤出血，痔瘘，癣疮。本品预试含黄酮苷、酚类、有机酸、鞣质。还含维生素 B。醇提取物对麻醉犬有降压作用，对动物心脏有抑制作用。总黄酮苷对兔耳血管有舒张作用。

褚澄chǔchéng（？—483） 南北朝南齐医家。阳翟（今河南禹州）人。字彦道。尚宋文帝女庐江公主，拜驸马都尉。建元年间（479—480）为吴郡太守。博好医方，精岐黄术，无问贵贱皆先审其苦乐、荣悴、乡壤、风俗、水土所宜、气血强弱，然后裁方用药，故治病多效。著有《杂药方》20 卷，今佚。现存有题名褚澄撰《褚氏遗书》1 卷，据《四库全书总目提要》载："唐末黄巢发冢，得石刻医书弃之，僧人义湛抄录其文，刘义先锓木而传世，名曰《褚氏遗书》。"

褚氏遗书chǔshìyíshū 医论著作。旧题南齐褚澄编。本书系唐朝人整理褚氏椁中发现的石刻而成。宋嘉泰年间刊行流传。全书共分为受形、本气、平脉、精血、津润、分体、余疾、审微、辨书、问子 10 篇。内容简短，说理多据《内经》加以

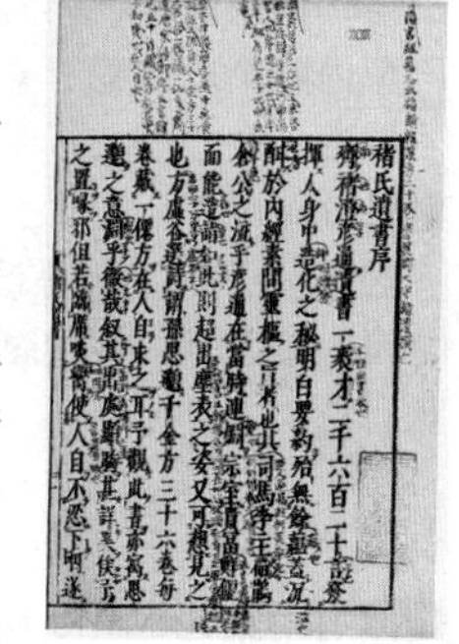

褚氏遗书

阐述发挥。作者重视精血、津液学说，对血证及妇科病证治的见解为后世医家所重视。本书收入《六醴斋医书》中。

褚谈chǔtán 南北朝时期北周医生。字孝通。河南阳翟（今河南禹县）人。

褚孝通chǔxiàotōng 见“褚谈”条。

怵惕chùtì 症名。怵，恐惧之意；惕，惊骇之状。多因七情内伤所致。《灵枢·本神》：“故怵惕思虑者则伤神，神伤则恐惧流淫而不止。”详“惊”“善恐”条。

搐chù ❶惊风八候之一。详该条。❷即惊风。《幼幼集成》以急惊、慢惊、慢脾三证，易为误搐、类搐、非搐。误搐，“盖小儿伤寒最多，由医者治不如法，抑遏其邪，莫能外解，因而壮热不退，遂变为痉，则有搐搦反张之候，与《内经》诸痉项强，诸风掉眩，诸寒收引之例相符。归于误搐之下”。类搐，“盖伤暑疟痢，丹毒霍乱，客忤中恶，其证显然，辨识既明，一药可愈，何致作搐，由医者延迁时日，抑遏邪气，无所发泄，亦有变为搐者，所以谓之类搐。遵《内经》诸热瞀瘛，皆属于火之例，归于类搐条下”。非搐，“盖小儿吐泻病后，脾败胃绝，昏睡露睛，虚痰往来之证，幼科以为慢脾风，更以大惊卒恐，神魂离散之证，为急惊风，不知此之征，死生呼吸，犹敢以惊风称之耶。因体景岳非风之意，竟以非搐名之”。

搐搦chùnuò 证名。❶瘛疭的别称。见《太平圣惠方》卷二十二。《证治准绳·伤寒》：“瘈者，筋急而缩也；疭者，筋缓而伸也。或伸缩而不止者，瘈疭也。俗谓之搐搦。”详“瘛疭”条。❷指四肢抽搐，伴十指开合，两手握拳的症状。《医碥》卷四：“抽搐者，手足频频伸缩也。或言抽搐者搦，谓十指频频开合，两拳紧捏也。”

触恶chù'è 病名。霍乱的俗称。《证治要诀》卷一称：“霍乱之病，挥霍变乱，起于仓卒，与中恶相似，俗呼为触恶。”详见“霍乱”条。

触经感冒chùjīnggǎnmào 病证名。见明代岳甫嘉《妙一斋医学正印·种子篇》。多因经期感寒所致。症见经行时周身疼痛，手足麻痹，寒热，头痛目眩等。治宜辛温解表为主。方用五积散之类。

触经伤寒chùjīngshānghán 病证名。见《竹林女科证治》。指经期忽然作渴，误食生冷，遍身潮热，痰气急满，恶寒，四肢厥冷一证。治宜辛温解表。方用五积散之类，或酌情用厚朴、陈皮、茯苓、白芷、枳壳、川芎、半夏、香附、苍术、柴胡、干姜、青皮、肉桂、紫苏梗、地骨皮等。

触伤真气证chùshāngzhēnqìzhèng 病名。《证治准绳·杂病》：“乃被物撞打，而目珠痛，痛后视复如故，但过后渐觉昏冥也。盖打动珠中真气，络涩滞而郁遏，精华不得上运，损及瞳神，而为内障之急。若初觉昏暗，速治之，以免内障结成之患；若疾已成，瞳神无大小欹侧者，犹可拨治。”

触诊chùzhěn 诊法之一。又称按诊。用手对患者体表进行触摸按压，以获得诊察资料的一种诊察方法。包括按肌表、按手足、按胸腹、按额部、按俞穴等。

chuai

揣摩有得集chuǎimóyǒudéjí 方书。不分卷。清代张朝震（东川）撰。刊于1888年。分小儿科、女科、男科杂症三门，收录验方96首，颇多个人临证心得。现存初刻本，1949年后有排印本。

踹chuài 人体部位名。指腓肠肌部，俗称小腿肚。《灵枢·经脉》：“脾足太阴之脉……上踹内。”

踹地生chuàidìshēng 病证名。见清代周纪常《女科辑要》卷五。即倒产。详该条。

chuan

川贝chuānbèi 中药材。见《本草纲目拾遗》。为川贝母之简称。详该条。

川贝母chuānbèimǔ 中药材。出《滇南本草》。又名川贝。为百合科植物川贝母 *Fritillaria cirrhosa* D. Don、暗紫贝母 *Fritillaria unibracteata* Hsiao et K. C. Hsia、甘肃贝母 *Fritillaria przewalskii* Maxim.、梭砂贝母 *Fritillaria delavayi* Franch.、太白贝母 *Fritillaria taipaiensis* P. Y. Li 或瓦布贝母 *Fritillaria unibracteata* Hsiao et K. C. Hsia var. *wabuensis*（S. Y. Tang et S. C. Yue）Z. D. Liu, S. Wang et S. C. Chen 的干燥鳞茎。主产于四川、云南、甘肃、青海。苦、甘，微寒。归肺、心经。清热润肺，化痰止咳，散结消痈。用于肺热燥咳，干咳少痰，阴虚劳嗽，痰中带血，瘰疬，乳痈，肺痈。内服：煎汤，3～10g；研末吞服，0.9～1.5g。反川乌头、草乌头、附子。不同地区、不同品种的川贝母鳞茎中可分离出多种生物碱，如川贝母碱、西贝母碱、浙贝母碱、岷贝碱、棱砂贝母碱等。西贝母碱对麻醉狗有降压作用，主要由于外周血管扩张；对离体豚鼠回肠、兔十二指肠、大鼠子宫及整体狗小肠均有剂量依赖的松弛作用；解痉作用类似罂粟碱。川贝母碱对麻醉猫有降压作用，并伴有短暂的呼吸抑制，能增强离体豚鼠子宫收缩，抑制兔小肠收缩。贝母及其成分可镇咳、祛痰。

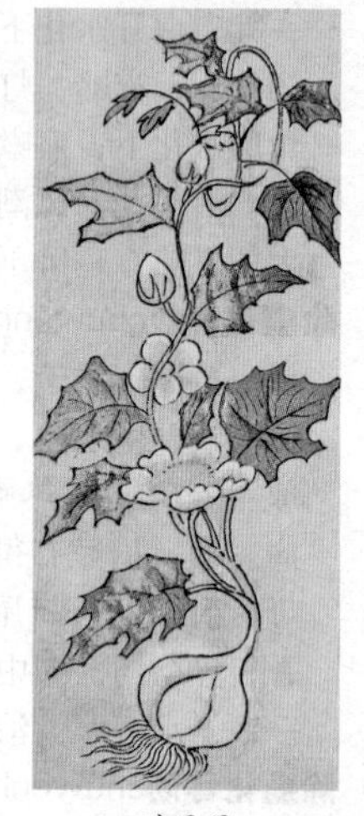
川贝母

川贝枇杷露chuānbèipí · palù 中成药。即川贝止咳露。详该条。

川贝枇杷糖浆chuānbèipí · patángjiāng 中成药。见《中华人民共和国药典（一部）》（2020）。川贝母流浸膏45ml，桔梗45g，枇杷叶300g，薄荷脑0.34g。按照糖浆剂工艺制成1000ml。口服，每次10ml，一日3次。用于风热犯肺、痰热内阻所致的咳嗽痰黄或咯痰不爽，咽喉肿痛，胸闷胀痛及感冒、支气管炎见上述证候者。

川贝雪梨膏chuānbèixuělígāo 中成药。见《中华人民共和国药典（一部）》（2020）。梨清膏400g，川贝母50g，麦冬100g，百合50g，款冬花25g。按照煎膏剂工艺浓缩至规定的相对密度而成。口服，每次15g，一日2次。润肺止咳，生津利咽。用于阴虚肺热，咳嗽，喘促，口燥咽干。

川贝止咳露chuānbèizhǐkélù 中成药。见《中华人民共和国药典（一部）》（2020）。川贝母5g、枇杷叶130.9g、百部23.4g、前胡14.1g、桔梗9.1g、桑白皮9.4g、薄荷脑0.16g。以上七味，按制露剂工艺制成，每瓶装100ml、120ml、150ml。口服，一次15ml，一日3次；小儿减半。

止嗽祛痰，用于风热咳嗽，痰多上气或燥咳。

川独活chuāndúhuó　中药材。见《活幼心书》。为独活之处方名。详该条。

川断chuānduàn　中药材。见《临证指南医案》。为续断之处方名。详该条。

川附丸chuānfùwán　《医学入门》卷六方。川乌、附子、官桂、川椒、菖蒲、甘草各一两，骨碎补、天麻、白术各五钱。为细末，炼蜜为丸，梧桐子大，每服三十丸，食前温酒送下，日三次。治气痹。

川黄柏chuānhuángbò　中药材。见《得配本草》。为黄柏药材之一种。详该条。

川椒chuānjiāo　中药材。见《太平圣惠方》。为花椒之处方名。详该条。

川椒目chuānjiāomù　中药材。见《赤水玄珠》。为椒目之处方名。详该条。

川槿皮chuānjǐnpí　中药材。出《养生经验合集》。即木槿皮。详该条。

川槿子chuānjǐnzǐ　中药材。见《药材学》。为木槿子之别名。详该条。

川军chuānjūn　中药材。见《中国药学大辞典》。为大黄之处方名。详该条。

川连chuānlián　中药材。见《本草蒙筌》。为黄连之处方名。详该条。

川连戊己汤chuānliánwùjǐtāng　《症因脉治》卷三方。白芍药、甘草、黄连。水煎服。治脾热腹胀，肚腹时热。

川连枳壳汤chuānliánzhǐqiàotāng　《症因脉治》卷三方。黄连、枳壳、木通、甘草、大腹皮、地骨皮。水煎服。治膏粱积热，脾热痿软，肌肉不仁，身重不能转侧，纵缓不能举动及脾实腹胀，肛门灼热。

川楝丸chuānliànwán　《证治准绳·幼科》集二方。木香、槟榔、三棱、莪术（炮）、青皮、陈皮、川楝子肉、芫花（醋浸，炒）各五钱，肉桂、牵牛子各三钱，巴豆（不去油）一钱。为细末，面糊为丸，麻子大，每服三丸，空腹生姜煎汤送下。治小儿疝，小腹痛引腰背，弯曲不能伸直。

川楝子chuānliànzǐ　中药材。出《本草正》。又名楝实、金铃子。为楝科植物川楝 *Melia toosendan* Sieb. et Zucc. 的干燥成熟果实。主产于四川、湖北、贵州、河南等地。苦，寒，有小毒。归肝、膀胱、小肠经。疏肝泄热，行气止痛，杀虫。用于肝郁化火，胸胁，脘腹胀痛，疝气疼痛，虫积腹痛。煎服：5～10g。治头癣。焙黄研末，熟猪油或凡士林调成50%油膏涂之。本品含川楝素，有驱蛔作用。还含苦楝子酮等多种苦味的三萜成分。参“苦楝皮”条。

川木通chuānmùtōng　中药材。见《中国药物标本图影》。又名白木通、怀木通、山木通。为毛茛科植物小木通 *Clematis armandi* Franch. 或绣球藤 *Clematis montana* Buch. -Ham. 的干燥藤茎。主产于四川、贵州等地。苦，寒。归心、小肠、膀胱经。利尿通淋，清心除烦，通经下乳。用于淋证，水肿，心烦尿赤，口舌生疮，经闭乳少，湿热痹痛。煎服：3～6g。孕妇忌服。含绣球藤皂苷、无羁萜、香树脂醇及皂苷等。

川木香chuānmùxiāng　中药材。见《中药志》。为菊科植物川木香 *Vladimiria souliei* (Franch.) Ling 或灰毛川木香 *Vladimiria souliei var. cinerea* (Y. Ling) Q. Yuan 的干燥根。主产于四川。辛、苦，温。归胆、脾、胃、大肠经。行气止痛。用于胸胁、脘腹胀痛，肠鸣腹泻，里急后重。内服：煎汤，3～9g，宜后下；研末，0.6～0.9g。本品含挥发油、川木香内酯。

川牛膝chuānniúxī　中药材。出《滇南本草》。为苋科植物川牛膝 *Cyathula officinalis* Kuan 的干燥根。主产于四川。甘、微苦，平。归肝、肾经。逐瘀通经，通利关节，利尿通淋。用于经闭癥瘕，胞衣不下，跌仆损伤，风湿痹痛，足痿筋挛，尿血血淋。煎服：5～10g。孕妇忌服。本品含杯苋甾酮、蜕皮甾酮等多种甾类化合物，并显生物碱反应。流浸膏对未孕猫子宫有松弛作用，但对已孕猫子宫有强有力的收缩作用。蜕皮甾酮能促进蛋白质合成，促进大鼠胆汁分泌，提高小鼠免疫功能，降低大鼠血脂。

川朴chuānpò　中药材。见《中国药学大辞典》。为厚朴之处方名。详该条。

川朴花chuānpòhuā　中药材。见《中药材手册》。为厚朴花之处方名。详该条。

川山甲chuānshānjiǎ　中药材。出《三因极一病证方论》。即穿山甲。详该条。

川山七chuānshānqī　中药材。见《云南中草药》。为紫金龙之别名。详该条。

川参chuānshēn　中药材。见《贵州民间方药集》。为苦参之别名。详该条。

川石斛chuānshíhú　中药材。见《临证指南医案》。为石斛之处方名。详该条。

川乌chuānwū　中药材。出《金匮要略》。即川乌头。详该条。

川乌头chuānwūtóu　中药材。出唐代侯宁极《药谱》。又名川乌。为毛茛科植物乌头 *Aconitum carmichaeli* Debx 的干燥母根。主产于四川、陕西。辛，苦，热，有大毒。归心、肝、肾脾经。祛风除湿，温经止痛。用于风寒湿痹，关节疼痛，心腹冷痛，寒疝作痛及麻醉止痛。煎服：制川乌，1.5～9g，宜久煎（1小时以上）。外治阴疽肿毒，生川乌研末调敷。反贝母、白蔹、半夏、瓜蒌、白及。本品的毒性反应同草乌，参见“草乌”条。生品内服宜慎，孕妇忌服。乌头子根的小者名侧子，又名即子，功同川乌，煎服并治脚气。乌头子根的琐细者名漏篮子，炒研末为丸服治恶痢，研末井水调涂治恶疮臭溃。本品含生物碱，消旋去甲基衡州乌药碱、次乌头碱、乌头碱、新乌宁碱、川乌头碱甲及乙等。乌头碱具局麻（先刺激，后麻醉）镇痛及抗炎作用，但系剧毒药，安全范围小，可使心率减慢、心律紊乱，甚至室颤。据报告，人口服乌头碱2～5mg即可中毒而死，致死原因是呼吸中枢及心肌麻痹。乌头碱水解后毒性大大减少。川乌头毒性极强，在炮制或加热煎煮后，总碱含量减少，毒性亦大大降低，但因炮制、煎煮时间的不同，其毒性差别很大。

川五味子chuānwǔwèizǐ　中药材。见《四川中药志》。即南五味子。详该条。

川膝煎chuānxījiān　《三因极一病证方论》卷三方。大乌头（捶破，以纸袋盛，用乌豆一斗同蒸一日，取出去豆不用，去皮尖）十个，牛膝二两。为细末，酒糊为丸，梧桐子大，每服四十丸，用无灰酒一瓶，木瓜一个切片，入瓶中煨烂为度，用此酒送药，不拘时服。治肝肾虚，为风寒湿毒所中，流注腿膝，历节疼痛，如锥刀割刺，不可名状。

川芎chuānxiōng　中药材。出《汤液本草》。又名芎、抚芎。为伞形科植物川芎 *Ligusticum chuanxiong* Hort. 的干燥根茎。主产于四川。辛，温。归肝、胆、心包经。活血行

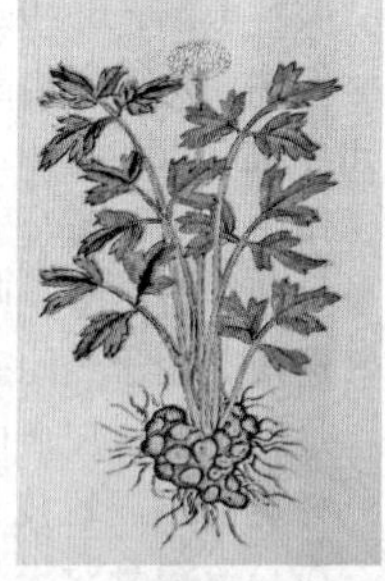
川芎

气，祛风止痛。用于胸痹心痛，胸胁刺痛，跌仆肿痛，月经不调，经闭痛经，癥瘕腹痛，头痛，风湿痹痛。煎服：3～10g。现用于治疗冠心病，心绞痛，脑血栓。本品含川芎嗪、黑麦草碱、川芎内酯、藁本内酯、阿魏酸等。川芎嗪对麻醉动物有降压作用。亦能降低血压、增加冠脉血流量，降低冠脉阻力，抑制血栓形成及血小板的凝聚；对已形成的凝聚块有解聚作用，并可扩张脑血管，增加脑血流量；提高免疫功能；抗肝纤维化；保护胃黏膜和胰腺；抗肿瘤；抗辐射。生物碱有抗急性心肌缺血、缺氧作用，并能提高对缺氧的耐受力。浸膏对兔子宫有收缩作用，对小肠则有抑制作用。阿魏酸与川芎内酯对平滑肌有解痉作用。川芎可预防肾衰。

川芎茶调片chuānxiōngchátiáopiàn　中成药。见《中华人民共和国药典（一部）》（2020）。川芎240g，白芷120g，羌活120g，细辛60g，防风90g，荆芥240g，薄荷480g，甘草120g。以上八味，按片剂制成，每片重0.48g。饭后清茶送服。一次4～6片，一日3次。疏风止痛，用于外感风邪所致的头痛，或有恶寒、发热、鼻塞。

川芎茶调散chuānxiōngchátiáosǎn　❶《太平惠民和剂局方》卷二方。薄荷、炒香附（一本作细辛一两）各八两，川芎、荆芥（去梗）各四两，防风一两半，白芷、羌活、甘草各二两。为细末，每服二钱，食后茶水调下。功能疏风止痛。治诸风上攻，头目昏重，偏正头痛，鼻塞声重，伤风壮热，肢体烦疼，肌肉蠕动，膈热痰盛及妇人血风攻疰等症。方中川芎善治少阳、厥阴经头痛（两侧头痛或头顶痛），羌活善治太阳经头痛（后头痛牵连项部），白芷善治阳明经头痛（前额痛），均为君药；细辛、薄荷、荆芥、防风辛散上行，疏散上部风邪，协助上述各药，以增强疏风止痛之效，并能解表，均为臣药；甘草调和诸药，以清茶调下，取茶叶苦寒清上而降下之性，可监制上药过于温燥、升散，使升中有降，均为佐使药。合而成为治风邪头痛的主要方剂。实验研究表明，本方具有镇痛、镇静、抗炎和解热作用。❷《银海精微》卷上方。川芎、防风、羌活、甘草、石决明、木贼、炒石膏、荆芥、菊花、薄荷各一两。为末，每服二至三钱，食后茶水送下。治一切热泪，眼弦赤烂。

川芎茶调丸chuānxiōngchátiáowán　中成药。见《中华人民共和国药典（一部）》（2020）。川芎、荆芥120g，白芷、羌活60g，细辛30g，防风45g，薄荷240g，甘草60g。以上八味，按丸剂工艺制成。一次3～6g，一日2次。疏风止痛，用于外感风邪所致的头痛，或有恶寒、发热、鼻塞。饭后清茶送服，每次3～6g，一日2次。

川芎茶调丸（浓缩丸）chuānxiōngchátiáowán（nóngsuōwán）　中成药。见《中华人民共和国药典（一部）》（2020）。川芎61.2g、白芷30.6g、羌活30.6g、细辛15.3g、防风23g、荆芥61.2g、薄荷122.4g、甘草30.6g。以上八味，按丸剂工艺制成，每8丸相当于原药材3g。饭后清茶送服。一次8丸，一日3次。疏风止痛，用于外感风邪所致的头痛，或有恶寒、发热、鼻塞。

川芎苗chuānxiōngmiáo　中药材。见《履巉岩本草》。为蘼芜之别名。详该条。

川芎散chuānxiōngsǎn　❶《银海精微》卷下方。川芎、菊花、细辛、牛蒡子、石膏、僵蚕、蒺藜各一两。为细末，每服二钱，米汤送下。治眼痛不红不痒。❷《卫生宝鉴》卷九方。①僵蚕六钱，菊花、石膏、川芎各三钱。为细末，每服三钱，茶水调下。治偏头痛。②川芎、细辛、羌活、槐花、石膏、香附、炙甘草各五钱，荆芥、薄荷、茵陈、防风、菊花各一两。为细末，每服二钱，食后茶水调下，日三次。治头风，偏正头痛，昏眩。

川芎丸chuānxiōngwán　《太平惠民和剂局方》卷一方。川芎、薄荷叶各七十五两，细辛五两，防风二十五两，桔梗一百两，甘草三十五两。为细末，每一两半作五十丸，每服一丸，细嚼，临卧茶水调下。功能消风壅，化痰涎，利咽膈，清头目。治头痛眩晕，心悸烦热，颈项紧急，肩背拘急，肢体烦疼，皮肤瘙痒，脑目昏疼，鼻塞声重，面上游风，状如虫行。

川芎行经散chuānxiōngxíngjīngsǎn　《原机启微》卷下方。枳壳、炙甘草、柴胡、川芎、当归各六分，白芷、防风、荆芥、薄荷、蔓荆子、羌活、独活各四分，桔梗五分，茯苓三分，红花少许。为粗末，水煎去渣，食后热服。治目中青，如物伤状，重者白睛如血贯。

穿板疔chuānbǎndīng　病名。即手心毒。见该条。

穿板龟chuānbǎnguī　病名。出《外科真诠》卷上。即涌泉疽肿有痒感者。

穿板疽chuānbǎnjū　病名。出《外科真诠》卷上。即涌泉疽。见该条。

穿鼻chuānbí　经外奇穴别名。出《刺疗捷法》。即上迎香。见该条。

穿边天蛇chuānbiāntiānshé　病名。出《证治准绳·疡医》卷三。即手心毒偏于掌边者。见“手心毒”条。

穿裆发chuāndāngfā　病名。出《证治准绳·疡医》卷四。《外科大成》卷二：“生穷骨穴，即阴器之底也，色赤肿。”证治同悬痈。见该条。

穿裆漏chuāndānglòu　病名。见王芳林《临床实用痔漏学》。此即漏管通向会阴，甚或穿透阴囊的复杂性肛漏。宜用挂线疗法或手术治疗。

穿地龙chuāndìlóng　中药材。❶见《山东中药》。为知母之别名。❷见《东北药用植物志》。即穿山龙。详各条。

穿粉散chuānfěnsǎn　《医宗金鉴·外科心法要诀》卷六十五方。轻粉（研，隔纸微炒）、炙穿山甲、铅粉、黄丹各三钱。为细末，香油调敷。治旋耳疮，疮生耳后缝间，上下漫延，色红流黄水，痛如刀割。

穿埂毒chuāngěngdú　病名。出《外科大成》卷二。即手心毒见于掌边者。见“手心毒”条。

穿埂天蛇chuāngěngtiānshé　病名。出《证治准绳·疡医》卷三。即手心毒偏于掌边者。见“手心毒”条。

穿骨风chuāngǔfēng　中药材。见《广西本草选编》。为尖尾风之别名。详该条。

穿拐毒chuānguǎidú　病名。《疡科心得集》卷中：“外踝疽即脚拐毒，俗名穿拐毒，属足三阳经脉络也。”参见“附骨疽”条。

穿拐痰chuānguǎitán　病证名。流痰病的一种。见《疡科心得集》卷中。即发于踝关节的流痰。初起踝部漫肿隐痛，跛行，关节活动受限、身热、食少、神疲；日久溃烂，流出毒水稀脓，疮口难敛，脚常呈马蹄畸形，并可有死骨脱出。包括踝关节结核。参见“流痰”条。

穿颌风chuānhéfēng　病名。多由阳明火毒蕴积，痰毒上冲所致。症见两腮下红肿生核，初在一边，渐延及两腮并肿溃透入口内者。治宜解毒泻火，消肿散结。用五味消毒饮加白芷、桔梗、乳香、没药等。外吹冰片散。

穿喉chuānhóu　病名。又名穿腮。即骨槽风。详该条。

穿踝疽chuānhuáijū　病名。即发于踝关节的附骨疽。《外科正宗》卷四："穿踝疽，乃足三阴湿热下流停滞而成。初起内踝肿痛，痛彻骨底，举动艰辛，甚则窜及外踝通肿。有头者属阳，易破；无头者属阴，难溃。此二者初起寒热交作，宜服荆防败毒散加牛膝散，日久脓成胀痛者针之；腐而不敛孔大者，玉红膏贴之；形体虚弱者补之。"本病包括踝关节结核之骨髓炎。

穿踝痰chuānhuáitán　病证名。生于踝部的流痰。证治参见"流痰"条。

穿窟天蛇chuānkūtiānshé　病名。❶出《证治准绳·疡医》卷三。即手心毒。见该条。❷即涌泉疽。见该条。

穿破石chuānpòshí　中药材。见萧步丹《岭南采药录》。又名柘根、黄蛇根、拉牛入石。为桑科植物构棘 *Cudrania cochinchinensis*（Lour.）Kudo et Masam. 或柘树 *C. tricuspidata*（Carr.）Bur. 的根。分布于华东、中南、西南等地。淡、微苦，微凉。祛风利湿，止咳化痰，活血通络。❶治风湿痹痛，黄疸型肝炎，淋浊，肺结核咳嗽、咯血，消化性溃疡疼痛，闭经，跌打损伤。煎服：15～30g。❷治疮疖肿痛。鲜品捣敷。孕妇慎用。构棘根含构棘酮，根皮含丁酰鲸鱼醇及其乙酸酯，香橙素及其7－葡萄糖苷、杨属苷等。柘树根含构棘黄酮A及B、构棘黄烷酮A、构棘酮A～D、杨属苷等。本品有抑制结核杆菌的作用。为国家一级保护动物，现已不用。

穿钱草chuānqiáncǎo　中药材。见《广西中草药》。为穿心草之别名。详该条。

穿墙草chuānqiángcǎo　中药材。出《经效实验单方》。为连钱草之别名。详该条。

穿腮chuānsāi　病名。即穿腮毒之简称。详该条。参见"骨槽风"条。

穿腮毒chuānsāidú　病名。见《证治准绳·疡医》。《杂病源流犀烛》卷二十三："骨槽风，又名穿腮毒者，由忧愁惊恐悲伤思虑所致。初起生耳下及颈项，隐隐皮肤之内有小核，渐大如胡桃，牙龈肿痛，寒热大作，腐烂不已，日增红肿，或左或右，或上或下，牙关紧急，不能进食。"治宜解毒泻火、消肿散结。可选用黄连解毒汤、仙方活命饮等加减。详"骨槽风"条。

穿腮发chuānsāifā　病名。见《医宗金鉴·外科心法要诀》。即骨槽风。详该条。

穿山甲chuānshānjiǎ　中药材。出《本草图经》。又名鲮鲤甲、川山甲。为鲮鲤科动物鲮鲤 *Manis pentadactyla* Linnaeus. 的鳞甲。主产于广东、广西、云南、福建、台湾等地。咸，微寒，归肝、胃经。活血消癥，通经下乳，消肿排脓，搜风通络。用于经闭癥瘕，乳汁不通，痈肿疮毒，风湿痹痛，中风瘫痪，麻木拘挛，煎服5～10g，一般炮制后用；治外伤出血，用植物油炸黄研细末撒。痈疽已溃者忌服。本品含1－丝氨酰－L－酪氨酰环二肽、D－丝氨酸－L－酪氨酰环二肽、胆甾醇、廿三酰丁胺、硬脂酸、氨基酸等。据报道，穿山甲有升高白细胞的作用。为国家一级保护动物，现已不用。

穿山甲散chuānshānjiǎsǎn　《校注妇人良方》卷七方。穿山甲（灰炒）、鳖甲（醋炙）、赤芍药、炒大黄、干漆（炒令烟尽）、桂心各一两，川芎、芫花（醋炙）、当归各半两，麝香一钱。为末，每服一钱，酒调下。功能破瘀消癥。治癥瘕瘀血，心腹作痛。

穿山龙chuānshānlóng　中药材。❶见《东北药用植物志》。又名穿地龙、地龙骨、野山药。为薯蓣科植物穿龙薯蓣 *Dioscorea nipponica* Makino. 的干燥根茎。分布于东北、华北、西北及四川、甘肃、陕西等地。甘、苦，平。归肝、肾、肺经。祛风除湿，舒筋通络，活血止痛，止咳平喘。用于风湿痹病，关节肿胀，疼痛麻木，跌仆损伤，闪腰岔气，咳嗽气喘，甲状腺瘤，甲状腺功能亢进，煎服9～15g，也可制成酒剂用；治痈肿恶疮，捣敷。本品含薯蓣皂苷等多种甾体皂苷，少量25－D－螺甾－3，5－二烯等。根状茎的水提取物，对小白鼠有镇咳、祛痰作用，对豚鼠有平喘作用。体外试验，水煎剂有抗流感病毒作用，对金黄色葡萄球菌、八叠球菌、大肠埃希菌、卡他球菌、脑膜炎双球菌、甲型链球菌等也有抑制作用。总皂苷能显著降低兔血胆甾醇及血压，增加尿量、改善冠脉循环。❷见《泉州本草》。为南蛇藤之别名。详该条。

穿臀漏chuāntúnlòu　病名。见王芳林《临床实用痔漏学》。即复杂性肛漏的一种。症见漏管穿过臀部外侧，疼痛，脓水淋漓，往往形成多条漏管。宜挂线或手术疗法。参见"漏"条。

穿胁痈chuānxiéyōng　病名。出《疡科心得集》卷中。即胁痈。见该条。

穿心草chuānxīncǎo　中药材。❶见《广西中草药》。又名穿钱草、顶心风。为龙胆科植物穿心草 *Canscora lucidissima*（Levl. et Vant.）Hand.－Mazz. 的全草。分布于广西、广东等地。微甘、微苦，凉。清热解毒，活血止痛。治肺热咳嗽，黄疸型肝炎，钩端螺旋体病，胸痛，胃痛，跌打内伤，毒蛇咬伤。煎服：9～15g（治毒蛇咬伤用量加倍）。❷见《江苏省植物药材志》。为元宝草之别名。详该条。

穿心疔chuānxīndīng　病证名。❶出《外科证治全书》卷三。即井疽局部肿痛燥热者。见"井疽"条。❷见《枕藏外科钞》。即涌泉疽。见该条。

穿心毒chuānxīndú　病名。出《疡科心得集》卷中。即井疽。见该条。

穿心箭chuānxīnjiàn　中药材。见《杭州药用植物志》。为元宝草之别名。详该条。

穿心脚底风chuānxīnjiǎodǐfēng　病名。即漏蹄风。详该条。

穿心冷瘘chuānxīnlěnglòu　病名。出《疮疡经验全书》卷三。为井疽破溃所形成的瘘。详"井疽"条。

穿心莲chuānxīnlián　中药材。见《常用中草药手册》。又名春莲夏柳、一见喜、榄核莲、斩蛇剑、苦胆草。为爵床科植物穿心莲 *Andrographis paniculata*（Burm. f.）Nees 的干燥地上部分。长江以南温暖地区多有栽植。苦，寒。归心、肺、大肠、膀胱经。清热解毒，凉血，消肿。用于感冒发热，咽喉肿痛，口舌生疮，顿咳劳嗽，泄泻痢疾，热淋涩痛，痈肿疮疡，蛇虫咬伤，盆腔炎，结膜炎，煎服6～9g，或研末冲服0.9～1.5g，日服2～3次；治疮疖痈肿，丹毒，蛇、虫咬伤，汤火伤，捣汁涂并煎服。本品味极苦，用量过大易引起恶心，呕吐，食欲不振，针剂肌内注射可能出现过敏反应。叶含穿心莲内酯、14－去氧穿心莲内酯、新穿心莲内酯等。根含穿心莲黄酮苷、穿心莲黄酮、3－*O*－甲基魏穿心莲黄素、5－羟基－3，7，8，2′－二甲氧基黄酮等黄酮类成分。穿心莲内酯对细菌内毒素引起的发热有明显的解热作用，还具有明显的抗炎作用及镇静作用，可能有促肾上腺皮质激素样作用。在体外需较高浓度才能抑制金黄色葡萄球菌。新穿心莲内酯对菌痢有明显疗效。穿心莲总黄酮对心肌梗死动物的缺血性损伤有一定保护作用。

穿牙疔chuānyádīng 病名。系指牙根龈肉肿起，色紫，疼痛者。多由阳明胃火炽盛，或太阳经湿热熏蒸而成。症见牙根龈肉肿起，色紫疼痛，甚则色黑臭腐，溃腐较深则齿牙动摇。《杂病源流犀烛》卷二十四："穿牙疔先二日牙痛，发寒热，后痛不可忍，牙根上发一块紫色……此症初起未破名穿牙疔，已破即穿牙毒。"治宜清热泻火，凉血解毒。可选用泻心汤、犀角地黄汤、五味消毒饮等加减。属骨槽风。详该条。

穿牙毒chuānyádú 病名。《杂病源流犀烛》卷二十四："此症……初起未破名穿牙疔，已破即穿牙毒。"详"穿牙疔"条。

穿鱼柳chuānyúliǔ 中药材。见《草药手册》。为水团花之别名。详该条。

穿掌毒chuānzhǎngdú 病名。出《疡科选粹》卷四。即手心毒。见该条。

穿掌疽chuānzhǎngjū 病名。即手心毒。见该条。

穿珠chuānzhū 病名。骨槽风之别称。详该条。

传本chuánběn 指病邪由经传入本腑。例如太阳病，头痛，发热，自汗，此病在经。后六七日不解而烦渴饮水，水入即吐，此邪入膀胱，为传于本腑之证。《此事难知》卷上："太阳者……为诸阳之首，膀胱经病，若渴者，自入于本也，名曰传本。"

传变chuánbiàn 疾病过程中，由一脏腑或一经脉转入另一脏腑经脉，称为传；由某一证候转为另一证候，称为变。因此，传变是疾病发展变化的统称。《温疫论·内壅不汗》："邪发于半表半里，一定之发也。至于传变，或出表，或入里，或表里分传。"疾病的传变常有一定的规律，故伤寒有六经传变，温病有卫气营血传变和三焦传变，内伤杂病有脏腑传变、气血传变等。

传导廓chuándǎokuò 眼的八廓名称之一。系用相应脏腑的功能而命名者。《医宗金鉴·眼科心法要诀》："传导廓即天廓，天廓属肺，肺与大肠为表里，大肠为传导之官，故又名焉。"详"天廓"条。

传道廓chuándàokuò 眼的八廓名称之一。系用相应脏腑的功能而命名者。见葆光道人《眼科龙木集》。即天廓。《证治准绳·杂病》认为乾（廓）络通大肠，"肺与大肠相为阴阳，上运清纯，下输糟粕，为传送之官，故曰传道廓"。详"天廓"条。

传道之腑chuándàozhīfǔ 指大肠。大肠能传送糟粕，形成粪便，排出体外，故称。《灵枢·本输》："大肠者，传道之府。"

传道之官chuándàozhīguān 指大肠。《素问·灵兰秘典论》："大肠者，传道之官，变化出焉。"参见"传道之腑"条。

传化chuánhuà 指五脏疾病的传变和转化。有按五脏生克传化者，有不按这一规律传化者。根据不同的病因、体质等因素而异。《素问·玉机真藏论》："然其卒发者，不必治于传；或其传化有不以次，不以次入者，忧、恐、悲、喜、怒，令不得以其次，故令人有大病矣。"

传化之腑chuánhuàzhī fǔ 指胃、小肠、大肠、三焦、膀胱5个传导和变化饮食物的器官。这些器官具有消化吸收饮食和排泄糟粕的功能，故称。《素问·五脏别论》："夫胃、大肠、小肠、三焦、膀胱，此五者……受五藏浊气，名曰传化之府，此不能久留，输泻者也。"

传经chuánjīng 指伤寒六经病的传变，病邪从一经传入另一经的证候。《伤寒论·辨太阳病脉证并治》："伤寒一日，太阳受之，脉若静者为不传。颇欲吐，若躁烦，脉数急者，为传也。"《伤寒论大全·辨张仲景伤寒论》："盖风寒之初中人也，无常，或入于阴，或入于阳，皆无定体，非但始太阳终厥阴也。或自太阳始，日传一经，六日至厥阴，邪气衰不传而愈者，亦有不罢再传者，或有间经而传者，或有传至二三经而止者，或有终始只在一经者，或有越经而传者，或有初入太阳，不作郁热，便入少阴而成真阴证者，或有直中阴经而成寒证者。"《景岳全书·伤寒典·传经辨》："伤寒传变不可以日数为拘，亦不可以次序为拘。如内经言一日太阳，二日阳明，三日少阳之类，盖言传经之大概，非谓凡患伤寒者必皆如此也。"病邪轻重，正气强弱，以及治疗得当与否，是传经与不传经的重要因素。确定疾病传经与否，可参与脉证有无变化。六经传变，有循经传、越经传、表里传、合病、并病、直中三阴等。

传经尽chuánjīngjìn 指病邪在某经传变至尽。外感病的发展演变有一定的顺序。从某一经的证候发展为另一经的证候叫传经。一般按六经顺传，即太阳经→阳明经→少阳经→太阴经→少阴经→厥阴经。证候发展至厥阴经终止称传经尽。《伤寒论·太阳病脉证并治上》："太阳病，头痛至七日以上自愈者，以行其经尽故也。"参见"传经"条。

传染chuánrǎn 指疫病在流行过程中互相传播染易。《素问·刺法论》："五疫之至，皆相染易，无问大小，病状相似。"《温疫论·原序》："崇祯辛巳，疫气流行，山东、浙省、南北两直，感者尤多，至五、六月益甚，或至阖门传染。"

传尸chuánshī 古病名。指能互相传染的消耗性疾患。《外台秘要·传尸方四首》："大都男女传尸之候，心胸满闷，背髆烦疼，两目精明，四肢无力，虽知欲卧，睡常不着，脊膂急痛，膝胫酸疼，多卧少起，状如佯病。每至旦起，即精神尚好，欲似无病，从日午以后，即四体微热，而好颜色。喜见人过，常怀忿怒，才不称意，即欲嗔恚。行立脚弱，夜卧盗汗，梦与鬼交通，或见先亡，或多惊悸，有时气急，有时咳嗽。虽思想饮食而不能多餐，死在须臾，而精神尚好，或两胁虚胀，或时微利，鼻干口燥，常多黏唾，有时唇赤，有时欲睡，渐就沉羸，犹如水涸，不觉其死矣。"一名转注。因其病变早晚不同，又有痃疟、遁注、骨蒸、伏连之称，参见有关各条。本病相似于结核病。

传尸灸chuánshījiǔ 经外奇穴名。《外台秘要》："立脚于系鞋处横纹，以手四指于纹上量胫骨外，逼胫当四指中节按之，有小穴。取一缕麻刮令薄，以此麻缓系上，灸令麻断。男左女右，患多灭。"近代《针灸经外奇穴图谱》列作奇穴，名传尸灸。定位在小腿伸侧胫骨前嵴，当内外踝连线中点直上3寸处。

传尸劳chuánshīláo 古病名。见《圣济总录·骨蒸传尸门》。又名传尸、劳瘵、尸注、殗殜、复连、骨蒸等。系一种相互传染而广泛流行的病证，包括现代医学的结核病。《证治要诀·虚损门》："传尸劳，骨肉相传，甚至灭门。此其五脏中皆有劳虫，古名瘵疾。"症见寒热，盗汗，咳嗽，咯痰，咯血，疲乏，消瘦，饮食减少，泄利，腹部有块，遗精，白浊或经闭等。治宜益气养阴，清热杀虫。可选用獭爪丸、百部清金汤、润神散、黄连饮等方。参见“劳瘵”“虚劳”条。

传送廓chuánsòngkuò　眼的八廓名称之一。见《审视瑶函》。系用相应脏腑的功能而命名者。即传道廓。详该条。

传心疽chuánxīnjū　病名。出《外科启玄》卷六。生于胁下京门、带脉穴之间，初起痛痒彻心如针刺，胁下不能转动。治法同痈疽。

传信方chuánxìnfāng　医方著作。见《唐书·艺文志》。2卷。唐代刘禹锡撰于818年。刘氏集个人用于临床确有良效的方剂辑成此书。所收方药大多符合验、便、廉的原则，故在唐、宋方书中颇多引用。自元以后，渐次散佚。1959年，上海科技出版社出版《传信方集释》，主要是从古方书辑录而得，共45方。

传信方集释chuánxìnfāngjíshì　医方著作。见“传信方”条。

传信适用方chuánxìnshìyòngfāng　医方著作。2卷（又有4卷本，内容同）。宋代吴彦夔辑。刊于1180年。作者选辑当时医案或民间所传的效方，大多附记医方的传者姓名及治验记录。内容包括诸风、感冒、中暑、心痛等各科30余类病证。

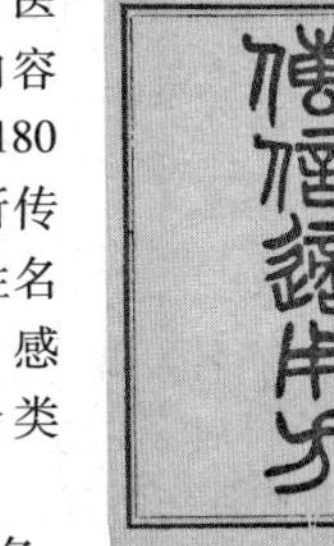

传信适用方

传症痨咳chuánzhèngláoké　病证名。指痨瘵病的咳嗽。传，作传染解。《医学入门》卷五：“传症痨咳，即干咳、劳咳久者。”参见“干咳”“劳咳”“痨瘵咳嗽”条。

传忠录chuánzhōnglù　医论著作。3卷。明代张介宾撰。本书是《景岳全书》第一部分，共收医论30余篇，论述辨证、诊法及治则等多方面内容。重点阐发“阳非有余，阴常不足”的观点。治以温补为主，对刘完素、朱震亨重用寒凉攻伐的治法，提出了不同的学术见解，对辨证论治作了较系统的分析，是研究张氏医学思想和实践的重要著作。

传中chuánzhòng　见《医述·阴证分传中》。传，指传经；中，指直中。《医学入门·伤寒》：“有风寒自背入者，直中太阳少阳；自面入者，直中阳明。有首尾只在太阳经而不传诸经者，有间传一二经者，有不传而罢者，有不罢再传者，有不自阳经直中阴经者。”《医学心悟·阴证有三说》：“有传经之阴证，阴中之热证也；有直中之阴证，阴中之寒证也。”传经的阴证既有热证，例如少阴病有心中烦、不得卧的黄连阿胶汤证等，也有寒证。故不论传经或直中，都应根据证候表现，以辨寒证或热证。参见“传经”“直中三阴”等条。

喘chuǎn　病证名。指呼吸急促。《说文解字》：“喘，疾息也。”疾，指快速；息，指一呼一吸。疾息，即表示呼吸比正常人快速急迫。《素问·经脉别论》认为五脏病证皆可致喘。《济生方·喘》：“将理失宜，六淫所伤，七情所感，或因坠堕惊恐，度水跌仆，饱食过伤，动作用力，遂使脏气不和，营卫失其常度，不能随阴阳出入以成息，促迫于肺，不得宣迫而为喘也。”《丹溪心法·喘》：“喘病，气虚、阴虚，有痰。”《医·喘哮》：“喘谓呼吸迫促，劳动之人多有之，如奔走则气喘是也。其在病机，则气之上奔也。古人又以短气名之，谓呼吸之气短促也。然有实喘虚喘之分，所当详辨。实者有邪，邪气实也；虚者无邪，正气虚也。实喘之状，张口抬肩，摇身撷肚，胸胀气粗，声高息涌，惟呼出之为快也；虚喘之状，气少而不续，慌张短怯，声低息微，皇皇然若气之欲断，似喘不抬肩，似呻吟而无痛，呼吸虽急而无痰声是也。”《医宗必读·喘》：“气虚而火入于肺者，补气为先，六君子汤、补中益气汤；阴虚而火来乘金者，壮水为亟，六味地黄丸；风寒者解其邪，三拗汤、华盖散；湿气者利其水，渗湿汤；暑邪者涤其烦，白虎汤、香薷汤；肺热者清其上，二冬、二母、甘桔栀芩；痰壅者消之，二陈汤；气郁者疏之，四七汤；饮停者吐之，吐之不愈，木防己汤主之；火实者清之，白虎汤加瓜蒌仁、枳壳、黄芩神效；肺痈而喘，保金化毒，薏苡仁、甘草节、桔梗、贝母、防风、金银花、橘红、门冬；肺胀而喘，利水散邪……肾虚火不归经，导龙入海，八味丸主之；肾虚水邪泛滥，逐水下流，《金匮》肾气丸。”参见“喘证”“实喘”“虚喘”条。

喘粗chuǎncū　症名。喘粗是形容气喘时声音粗大。《素问·阴阳应象大论》：“阳胜则身热，腠理闭，喘粗为之俯仰。”本症多见于热盛、痰盛的喘证。参见“火喘”“痰喘”“齁喘”“息粗”条。

喘促chuǎncù　病证名。❶指呼吸时急促，气逆不平。与喘急为同义语。《景岳全书·杂证谟》列有喘促门，概括虚喘与实喘等多种喘证。❷指呼吸时短气不足以息，动则气促的病证。多由肺气耗伤，肾不纳气等所致。《赤水玄珠·喘门》：“喘促，脉伏而数者。”方用《活人》五味子汤等。参见“虚喘”“真元耗损喘”“气虚喘”“气促”等条。

喘喝chuǎnhè　病证名。指气喘时有吼呵声音。虚喘实喘均可见此。《灵枢·五乱》：“清气在阴，浊气在阳，荣气顺脉，卫气逆行，清浊相干……乱于肺，则俯仰喘喝，接手以呼。”《灵枢·本神》：“肺气虚则鼻塞不利，少气，实则喘喝，胸盈仰息。”《金匮要略·血痹虚劳病脉证并治》：“脉沉小迟，名脱气，其人疾行则喘喝。”参见“喘证”“虚喘”“实喘”“哮证”条。

喘呼chuǎnhū　病证名。指气喘时声音粗大。可见于热病患者。《素问·太阴阳明论》：“故犯贼风虚邪者，阳受之……入六府则身热，不时卧，上为喘呼。”亦可见于肿胀病者。《素问·水热穴论》：“故水病下为胕肿大腹，上为喘呼，不得卧者，标本俱病，故肺为喘呼，肾为水肿。”参见“痰喘”“水喘”“齁喘”条。

喘疾chuǎnjí　病证名。指呼吸急促，伴有咳嗽的病证。一般多因肺气虚弱，内有顽痰宿饮，又外感寒热之邪与痰饮交阻，肺失宣降，而成喘疾。《证治准绳》：“小儿喘急，重于咳嗽，然有虚实冷热之分。”治实热，宜辛凉开肺，用定喘汤；治虚冷，寒邪束肺者，宜辛温畅肺，用射干麻黄汤；久病气虚，宜益气降逆，用六君子汤加苏子、白芥子。

喘家chuǎnjiā　指久患气喘的患者。《伤寒论·辨太阳病脉证并治》：“喘家，作桂枝汤，加厚朴、杏子佳。”

喘满chuǎnmǎn　病证名。指呼吸促急，胸部满闷。多因水饮射肺，脾湿酿痰，痰气壅阻所致。《金匮要略·痰饮咳嗽病脉证并治》：“膈间支饮，其人喘满，心下痞坚，面色黧黑，其脉沉紧，得之数十日，医吐下之不愈，木防己汤主之。”《证治准绳·类方》：“心腹坚胀，胁下满硬，胸中痞塞，喘满短气。”方用三棱煎丸等。亦可由肾虚不能纳气所致。《素问·生气通天论》：味过于甘，心气喘满，色黑，肾气不衡。”《杂病源流犀烛·脏腑门》：“《得效》

曰下元虚冷，肾气不得归元，上喘气急，安肾丸、八味丸主之。”参见“喘证”“水喘”“真元耗损喘”条。

喘冒chuǎnmào 病证名。喘，呼吸喘促；冒，眩冒。即呼吸喘促而头目昏眩。《伤寒论·辨阳明病脉证并治》：“病人小便不利，大便乍难乍易，时有微热，喘冒不能卧者，有燥屎也，宜大承气汤。”

喘鸣chuǎnmíng 病证名。指呼吸喘急，喉间有痰鸣者。后世多称为哮或痰喘。《素问·阴阳别论》：“阴争于内，阳扰于外，魄汗未藏，四逆而起，起则熏肺，使人喘鸣。”《类经》卷十三：“魄汗未藏者，表不固也，四逆而起者，阳内竭也，甚至正不胜邪，则上熏及肺，令人气喘声鸣。此以营卫下竭，孤阳独浮，其不能免矣。”如哮喘而见孤阳上浮者，多属危象。详“哮证”“齁喘”“真元耗损喘”条。

喘逆chuǎnnì 病名。喘而气逆的简称，即喘证。见《素问·脉要精微论》。《症因脉治·喘症论》有外感喘逆、内伤喘逆等论述。详喘证相关各条。

喘痰chuǎntán 病证名。痰证之一。指喘而有痰者。虚喘、实喘皆可见此。《不居集》卷十七：“喘痰，虚喘者，气乏身凉，痰冷如冰；实者，气胀胸满，身热便硬，喘动有痰而有声。”方用定喘汤加减。参见喘证有关条。可见于哮喘性支气管炎、支气管哮喘及慢性支气管炎、肺气肿等疾患。

喘息chuǎnxī 病证名。见《素问·举痛论》。息，指呼吸。《素问·平人气象论》：“呼吸定息。”喘息即指呼吸时气喘。详喘证相关各条。

喘胀chuǎnzhàng 病名。喘，指喘嗽；胀，指腹部及肌肤肿胀。喘与胀在病理机制上常互为因果，其关键在于肺、脾功能的异常。《证治准绳·幼科》：“凡喘嗽之证，若小便不利，则必生胀，胀则必生喘。要分标本先后，先喘而后胀者主于肺，先胀而后喘者主于脾。”肺主肃降，外合皮毛，有通调水道，下输膀胱的作用。假如肺气失于肃降而反上逆，则水道失调，必使小便渐短，以致水溢皮肤而为胀，此则喘为本而胀为标，治以肃肺降逆为主，兼以实脾利水。脾主运化又主肌肉，若脾的运化失常，则水湿妄行，浸渍肌肉而为胀，水既泛溢，上侵及肺，气不肃降必成喘嗽，此则胀为本而喘为标，治疗以实脾利水为主，兼以肃肺降逆。

喘证chuǎnzhèng 病名。简称喘，亦称喘逆、喘促。古称上气、喘息，一般统称气喘。以呼吸急促为特征。发病多与肺肾有密切关系。《类证治裁·喘证论治》：“肺为气之主，肾为气之根，肺主出气，肾主纳气，阴阳相交，呼吸乃和，若出纳升降失常，斯喘作焉。”《景岳全书·杂证谟·喘促》：“气喘之病，最为危候，治失其要，鲜不误人，欲辨之者，亦惟二证而已。所谓二证者，一曰实喘，一曰虚喘也……盖实喘者有邪，邪气实也；虚喘者无邪，元气虚也。”外感六淫，水饮痰浊壅阻于肺，气失宣降者，多属实；素体虚弱或元气亏损，致肺气失主，肾不纳气者，多属虚。治实喘以祛除病邪为主，虚喘以培本摄纳为主。亦有喘久病邪未除，元气已损，症见虚实夹杂，当扶正与祛邪兼顾，或在发病时用祛邪，间歇时用扶正。气喘发作时，一般多兼见咳嗽。如喘而声高气粗，喉中痰鸣如拉锯者，称为哮或哮喘。治疗除服用药物外，并可选用针刺、灸法、药物穴位电离子透入法或敷贴疗法等。本症因致病因素和表现证候各有不同，故在实喘与虚喘的基础上又可分为多种证型。详见喘有关各条。

串chuàn 出《串雅内编》。走方医把药性下行的叫作串。串药多泻。例如牵牛串治积气成聚，用黑牵牛末为丸，陈皮、生姜煎汤送下。

串疮chuànchuāng 病名。见《辨证录》卷十三《瘰疬门》。即瘰疬。详该条。

串疽chuànjū 病名。出《医宗金鉴》卷六十二。又名老鼠钻、游走血脾痈。指生于背胁之疽。多因积愤郁火而发。初起漫肿无头，皮色如常，先发一处，后邻近增至二三处，溃后多互相串通，渐溃透红色，疼痛牵引背之两侧。治宜顺气清热，内服黄连解毒汤、仙方活命饮加理气之药，或紫金锭；若体壮实者，可服一粒金丹下之；若老弱者，用黄芪木香散补托之。如色转红活，治同外痈。外治法同外痈、疽。本病包括胸壁结核。

串臀漏chuàntúnlòu 病证名。《外科大成》卷二：“串臀漏……若皮硬色黑，必内有重管。”复杂性肛漏的一种。

串枝莲chuànzhīlián 中药材。见《云南中草药》。为紫金龙之别名。详该条。

chuang

疮chuāng 病名。出《素问·至真要大论》。❶疮疡之简称。《外科启玄》卷一：“夫疮疡者，乃疮之总名也。”❷泛指皮肉外伤而言。《外科启玄》卷一：“疮者伤也。肌肉腐坏痛痒，苦楚伤烂而成，故名疮也。”如金疮、刀疮等即是。❸一切痈疽、皮肤病的通称。《外科启玄》卷一：“疮之一字，所包括者广矣。虽有痈、疽、疔、疖、瘰疬、疥、癣、疳、毒、痘、疹等分，其名一，止大概而言也。”

疮闭咳嗽chuāngbìké·sou 病证名。指咳嗽由疮疡蕴毒，内攻肺脏所致者。《杂症会心录》卷上：“疮闭咳嗽，皮毛之毒内攻肺脏，肺受毒害也。”症见外疮虽没，而内毒更烈，通身浮肿，咳嗽喘促，胸满壅塞，不能平卧，痰鸣鼻动，小便短少。治疗急宜速救肺脏，而兼以解毒，加入鲜发之物，以托毒外出。方用保金宣毒饮等。参见“咳嗽”条。

疮痘入目chuāngdòurùmù 病证名。见明代倪维德《原机启微》。即痘疮入眼。详该条。

疮毒chuāngdú 痘疮的病因。《痘疹方论》：痘疮“凡身壮热，大便坚实，或口舌生疮，咽喉肿痛，皆疮毒未尽，用四味射干鼠黏子汤。”

疮恶肉chuāng'èròu 指异常肉芽组织。《诸病源候论》卷三十五：“诸疮及痈疽……久不瘥者，多生恶肉，四边突起，而好肉不生，此由毒热未尽，经络尚壅，血气不到故也。”参见“胬肉”条。

疮痂chuāngjiā 见清代翟良《痘科类编释意》。即痘痂。详该条。

疮家chuāngjiā ❶指久患疮疡者。《伤寒论·辨太阳病脉证并治》：“疮家身虽疼痛，不可发汗，汗出则痉。”❷疮，通创。指创伤失血者，与久患疮疡者同理，临床治疗亦不宜发汗。

疮科流气饮chuāngkēliúqìyǐn 《医宗金鉴·外科心法要诀》卷六十四方。人参、厚朴（姜制）、桔梗、防风、紫苏、黄芪（盐水炒）、枳壳（麸炒）、当归、白芍药（酒炒）、肉桂、乌药、甘草各七分，川芎、木香、白芷、槟榔各五分。加生姜一片，水煎服。治痰注发，按之木硬，微觉疼痛，不红不热，皮色如常。

疮口不合chuāngkǒubùhé 病证名。见《太平圣惠方》卷六十一。即疮疡溃后久不敛口。多因正虚邪恋所致。若见脓水清稀，脉虚神疲者，宜八珍汤以补益气血；若形瘦色悴，口干咽燥，舌红，脉数者，宜六味地黄丸以滋补肝肾；若疮口肉色晦暗，肢冷自汗，脉细微，舌淡苔薄者，宜桂附八味丸以补阳；若见脾胃虚弱，食欲欠佳者，可用四君子汤以健脾养胃；如疮口脓血将尽，腐肉已脱，可外用生肌散、八宝丹等生肌收口。

疮痨chuāngláo 病名。❶出《外科真诠》卷上。即蜣螂蛀。类似骨结核。详该条。❷凡久病疮疡而正气虚，状似痨损者，俗称疮痨。

疮席chuāngxí 病名。详“席疮”条。

疮疡chuāngyáng ❶病名。出《素问·六元正纪大论》等篇。古代用以泛指多种外科疾患。后世将外科分为疮疡与杂证两大类。疮疡是指体表上的肿疡、溃疡、痈、疽、疔疮、疖肿、流注、流痰、瘰疬及其他皮肤病等的总称。多由毒邪内侵，邪热灼血，以致气血凝滞而成。❷外科著作。见“邹氏纯懿庐集”条。

疮疡辨半阴半阳证chuāngyángbiànbànyīnbànyángzhèng 疮疡诊法之一。见《外科正宗》卷一。指辨识疮疡之属于半阴半阳证者。如见疮疡漫肿不高，似阳证而不甚焮热肿痛，似阴证而不甚木硬平塌；微红微热，似冷而非冷，不肿而实；似热而非热，虽肿而实虚；痛而无脓，肿不易消，不易溃脓；溃脓后仍痛，疮口闭合迟缓，为疮疡半阴半阳之证。治疗中若阳证渐增，则预后尚佳；如阴证渐增，则属难治。临证调治应争取从阴转阳，防止阳证转阴。

疮疡辨表里chuāngyángbiànbiǎolǐ 疮疡诊法之一。见《外科枢要》卷中。指分辨疮疡属表属里的诊法之一。《外科启玄》卷三：“夫疮之始生，有表复有里，表里相兼，当诊其脉，浮沉之间，别其表里之虚实。有表多而里少，有里多而表少，以防风通圣散、千金漏芦汤内，当消息表里多少，而药亦随之表里多少加减得宜。”

疮疡辨经络chuāngyángbiànjīngluò 疮疡诊法之一。见《外科启玄》卷一。根据疮疡所患部位及经络在人体的循行分布，推断疮疡属何经络，以便分经用药。如阳明经多气多血，疮生手、足阳明经部位则易收口；太阳、厥阴经多血少气，疮生手、足太阳经和厥阴经部位则易下陷，治疗时应注意托里；少阳、少阴及太阴经多气少血，疮疡生于手、足少阳、少阴及太阴经部位，不易收口，应着重补阴养血。历代医家对辨经络比较重视，但亦有不同看法，如徐大椿《医学源流论》：“治病之法多端，有必求经络脏腑者，有不必求经络脏腑者。”此说不无道理。

疮疡辨脉chuāngyángbiànmài 疮疡诊法之一。指辨别患疮疡时出现的各种脉象。疡科较早重视脉诊者为宋代陈自明。《外科精要·痈疽叙论》中载有“脉浮滑数为阳，沉缓迟涩为阴”。但论述详细者应推元代齐德之《外科精义》及明代王肯堂《疡医准绳》。临证可见浮、沉、迟、数、滑、涩、大、小、洪、弱、微、伏、缓、紧、牢、芤、弦、短、散、虚、实、细、促、结、代等25种脉象，以前8种为常见。浮脉，未溃见之为表证，溃后见之为气泄；沉脉，未溃见之为邪气深，溃后见之为余毒在内；迟脉，未溃见之为寒为虚，溃后见之为脓毒外泄，邪去正衰；数脉，未溃见之为病进，为热盛，若兼洪脉为脓成，溃后见之难愈；滑脉，未溃见之为热，溃后见之为虚热，邪未退；涩脉，未溃见之为气滞，溃后见之为血虚；大脉，未溃见之为邪盛正实，溃后见之为病进；小脉，主气血两虚。一般在未溃之前邪气盛实，多见有余之脉，如浮、数、滑、大等；已溃之后邪去正虚，多见不足之脉，如虚、弱、细、缓等。

疮疡辨脓chuāngyángbiànnóng 疮疡诊法之一。出《千金翼方》卷二十三。历代外科医著论述疮疡辨脓可概括为3个方面。❶辨疮肿内有脓无脓。凡疮疡患者，脉紧数或迟，患部微红坚硬，按之痛不甚，不引手，为脓未成；脉数，患部发热，按之疼痛引手，为脓已成。❷辨脓深浅。若肿块高突，中有软陷，皮薄，热发红光亮，轻按便痛而引手，为脓浅；漫肿坚硬，皮厚不光亮，指按隐隐软陷，微热，重按方痛为脓深。❸凭脓液的质、色、气、味辨别毒邪盛衰、正气强弱。脓色黄白或如桃花，质稠，明净而润泽微腥为顺，表明正气足；脓色晦暗污浊、质稀、味腥秽恶臭为逆，表明毒气盛，正气虚。

疮疡辨痛chuāngyángbiàntòng 疮疡诊法之一。见《外科启玄》卷一。用以判断疮疡的深浅、轻重、虚实。罹患疮疡后，由于病邪内蕴，气血瘀滞，经络阻塞不通，而发生疼痛。临证须辨痛的性质。轻痛者浅在皮肤肌肉，常先肿而后痛；重痛者深在筋骨，常先痛而后肿；痛而喜按，按则痛减者为虚痛；痛而拒按，按则痛剧，皮色青紫为实痛；皮色不变，痛有定处，酸痛而不热，得暖则痛减为寒痛；皮色赤，灼热疼痛，遇凉则痛减为热痛。

疮疡辨虚实chuāngyángbiànxūshí 疮疡诊法之一。见《太平圣惠方》卷六十一。指识别疮疡之属于邪实或正虚之证者。凡疮疡初起，患处肿块坚硬，焮红壮热，溃后脓稠，口渴便秘，脉洪大，为实证。初起患处漫肿，质软，局部温度不高，溃后脓水清稀，疮色晦暗，精神不爽，肠鸣泄泻，小便自利，手脚并冷，脉弱，为虚证。

疮疡辨阳证chuāngyángbiànyángzhèng 疮疡诊法之一。见《外科正宗》卷一。指辨识疮疡之属于阳证者。如疮疡起病急，患处高肿局限，赤疼痛，色红活润泽，7日内肿不消则成脓，溃后脓稠色润，易消，易溃，易敛，病程短，并常伴形寒发热、口渴、便秘、溲赤、脉洪数而有力等，为疮疡阳证。患者精神、食欲尚可，预后较佳。

疮疡辨痒chuāngyángbiànyǎng 疮疡诊法之一。见《医宗金鉴》卷六十一。古人认为疮疡痒可有以下几种情况。①凡肿疡初起，皮肤作痒者，为风热相搏。②溃后作痒者，轻由脓沤，甚则由疮口感受风邪。③抓破之后作痒有津水者，是脾湿；有津血者，是脾燥。④将敛作痒者，气血渐充，以示肌肉生长，其痒如虫行者为善。

疮疡辨阴证chuāngyángbiànyīnzhèng 疮疡诊法之一。见《外科正宗》卷一。指辨识疮疡之属阴证者。如疮疡起病较缓，疮形平塌散漫，不疼或隐痛，或抽疼，皮色不变，或紫暗或沉黑，不热或微热，难消、难溃、难敛，病程长，溃则脓水清稀，脉沉细而无力，为疮疡阴证。常伴全身疲乏，面色白，自汗，盗汗，纳呆等气血双虚的证候。

疮疡补法chuāngyángbǔfǎ 疮疡内治法中消、托、补三大法则之一。见《集验背疽方》。凡疮疡溃后，毒势已去，正气虚弱，脓水清稀，疮口难敛者，宜用补法。如气虚者用四君子汤，血虚者用当归补血汤，气血俱虚者用十全大补汤，中气不足者用补中益气汤。但疮疡溃后，毒邪未尽者，宜托不宜补。

疮疡掺药法chuāngyángchānyàofǎ　外治法之一。见《理瀹骈文》。按成方配伍，将有关药物研成极细粉，用时使药粉直接接触疮面者，谓之掺药。根据疮疡性质、发病阶段和药物作用的不同，分为消散、拔毒、去腐、生肌、止血、平胬等数种。临证针对病情，选取一种，撒于膏药、油膏，或直掺疮面，或掺附在纸捻上，插入疮口内。常用有桂麝散、红灵丹、五五丹、生肌散、如圣金刀散等。

疮疡大便不通chuāngyángdàbiànbùtōng　病证名。见《诸病源候论》卷三十三。指患疮疡期间兼见大便秘结。若疮肿红头痛，脉洪数实大，欲作脓时移热肠胃而致便秘者，宜泄热通下，方用内疏黄连汤；若溃后出脓血较多，肠失濡养，形衰便秘，脉微芤数者，宜补虚润下，方用八珍汤加麻仁或猪胆汁导之。临证须审证求因，不可泛用苦寒疏导之法，恐伤正气。

疮疡大便泄泻chuāngyángdàbiànxièxiè　病证名。出《诸病源候论》卷三十三。指患疮疡时出现大便泄泻。多因过服寒凉之剂，或因饮冷损伤肠胃所致。此外尚有兼患脾虚下陷不能升举，命门火衰不能暖土而泻者。治宜托里消毒散去金银花、连翘、白芷，加炮姜、木香；或用六君子汤加木香、砂仁。余参见"泄泻"条。

疮疡发寒热chuāngyángfāhánrè　病证名。见《外科理例》卷一。指患疮同时出现发热恶寒的症状。因其荣卫不行，经络阻塞，疮毒发所致。治宜清热解毒兼解表，方用葛根汤或升麻汤；若脓成而见之，多为气虚血虚所致，宜托里、调补气血，方用四君子汤加桂枝倍黄芪，或托里消毒散倍生黄芪。

疮疡发痉chuāngyángfājìng　病证名。见《景岳全书》卷四十六。指患疮疡期间又发痉者，是一种危候。多由失血过多或热毒伤阴，筋失所养而致。症见牙关紧闭，四肢抽搐，腰背反张等。宜辨证施治。

疮疡烦躁chuāngyángfánzào　病证名。出《诸病源候论》卷三十二。指患疮疡时出现烦躁证者。①若烦躁发热口渴，脉数而实，由热毒内攻所致。宜清热解毒除烦，用内疏黄连汤、金银花散加连翘、山栀等。②若烦热作渴，面红目赤，脉大而虚，系血脱发躁。宜托里消毒散去白芷、连翘、金银花加当归、生黄芪；若不应，再用当归补血汤。③身热恶衣，欲坐卧凉水中，脉沉微，为气脱烦躁。宜托里消毒散去白芷、连翘、金银花，加肉桂、附子，或附子理中汤。

疮疡关节chuāngyángguānjié　外科术语。可用于推断疮肿化脓时间。出《外科正宗》卷一。关节者，阳疮以十四日为关，阴疮以二十一日为节，此时务要出脓，势定不可过攘，但脓出方自脱，腐脱方自肌生，肌生方自收敛，收敛方自疮平，此为疮之关节，亦由次序来也。此仅言一般疮疡未能消散而应溃脓之日期，可作参考，临证不必拘泥。

疮疡和营法chuāngyánghéyíngfǎ　疮疡的内治法则之一。见《太平圣惠方》卷六十一。即用调和营卫的药物促使经络疏通，血脉调和流畅，以达到疮疡消肿止痛的目的。适用于痈疽初起。本法多与他法并用，如和营祛瘀用活血散瘀汤；养血和营用桂枝加当归汤。

疮疡解表法chuāngyángjiěbiǎofǎ　疮疡的内治法之一。《素问·五常政大论》："汗之则疮已。"即对于疮疡初起约7日之内，尚未成脓破溃，患者正气未虚兼有表证者，应用解表药物，使毒邪随汗而泄，疮疡得以消散。临证应辨寒热，分别采用辛凉解表或辛温解表法。常用方如蟾酥丸、银翘散（辛凉）、万灵丹、荆防败毒散（辛温）之类。若患者正虚明显，则当慎用。

疮疡经验全书chuāngyángjīngyànquánshū　外科著作。又名《窦氏外科全书》，13卷（又有6卷本，内容全同）。旧题宋代窦汉卿撰，实为1569年窦梦麟补辑明代以前诸书而成。卷一咽喉牙舌毒；卷二发胸面部疽毒；卷三胸腹腰肋痈毒；卷四手腕发背、疔毒；卷五串毒、便毒、骨疽；卷六腿膝足部及诸瘤毒；卷七大麻疯、疳毒、痔漏；卷八痘疮形症；卷九灸治、开刀法、消托汤散膏丹；卷十用药，脉诀、五脏图说、决生死治法；卷十一杂症奇方；卷十二怪症及小儿杂症；卷十三霉疮。本书内容庞杂，不仅大部分不是窦汉卿原作，而且内容不限于外科疮疡，如五官科、皮肤病性病科、小儿科、诊断学及解剖学等也有论述，又多系全部或部分辑录他书且未标明出处者。但作为临床参考，可资借鉴。

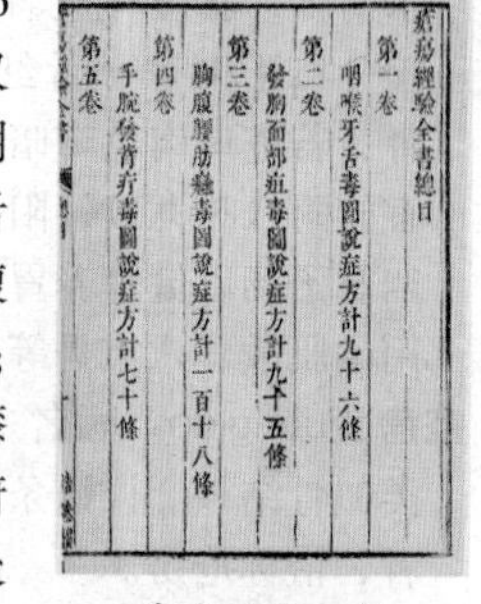
瘡瘍經驗全書總目
第一卷
咽喉牙舌毒圖說症方計九十六條
第二卷
發胸面部疽毒圖說症方計九十五條
第三卷
胸腹腰脇癰毒圖說症方計一百十八條
第四卷
手腕發背疔毒圖說症方計七十條
第五卷

疮疡经验全书

疮疡灸法chuāngyángjiǔfǎ　疮疡外治法之一。见《刘涓子鬼遗方》卷五。借艾灸热力及药物作用以达疏通经络，散结拔毒之效。凡疮疡不论阴证、阳证，初期均可使用之。《外科精义》卷上："夫疽则宜灸，不宜烙。痈则宜烙不宜灸。"用法有三。①直接灸：单纯用艾炷或硫黄等药放患处灸之。②隔物灸：将药（如豆豉、附子、姜、蒜等）捣成饼或切片放疮上，置艾炷于其上灸之。③以药、艾卷距患处适当距离燃灸，亦称雷火神针。见该条。

疮疡科chuāngyángkē　明代医学分科的一种。明太医院内共设十三科，疮疡为其中之一。是专门治疗肿疡、溃疡、金疮等疾患的。相当于现在的外科。参见"十三科"条。

疮疡麻木chuāngyángmámù　病证名。《外科启玄》卷一："疮疡麻木而不知痛痒者，是气虚而不运，又兼疮毒壅塞，经络不通，致令麻木而不知有无也，亦分轻重耳。盖麻者木之轻也，木者麻之重也……大抵未溃之先有麻木者，毒塞轻重之分也；已溃之后有麻木者，乃肌肉腐烂，血气已亏，是虚之轻重也。"

疮疡内托法chuāngyángnèituōfǎ　治法。疮疡内治法中消、托、补三大法则之一。见《疡医准绳》卷一。又名托里法、托法。是运用补益气血为主，活血解毒为辅的药物，以扶助正气，托毒外出，防止毒邪内陷的方法。具体运用分为两种。①托毒透脓法。适用于疮疡中期毒邪盛而正气未虚，尚未溃破者，用黄芪、当归、川芎、穿川甲、白芷、皂角刺等药。常用方如透脓散。②补托法。适用于正气虚不能托毒外出，以致疮形平塌，根脚散漫，难以破溃，或溃后脓汁稀少，坚肿不消，出现身热、精神不振、面色萎黄、脉数无力等症。用黄芪、白术、茯苓、党参、炙甘草、当归、白芍、皂角刺、白芷、金银花、连翘、桔梗、陈皮等药，常用方如托里消毒散。

疮疡内消法chuāngyángnèixiāofǎ　治法。疮疡内治法中消、托、补三大法则之一。见《外科精义》卷上。凡疮疡初起尚未成脓，用内服药促其消散，为疮疡内消法。根据肿疡发生的病因和证情等辨证施治，如表邪未解者以解表为主，热毒炽盛者以清热为主，里实者配以疏利通里，气滞者行气，血瘀者活血消肿，寒邪凝结者以温散为主。详见"疮疡解表法""疮疡清热法""疮疡行气法""疮疡和营法”“疮疡温通法”等条。

疮疡呕吐chuāngyáng'ǒutù　病证名。见《集验背疽方》。指患疮疡期间出现呕吐症状。若喜寒恶热而呕者宜降火，方用黄连解毒汤；喜热恶寒而呕者宜养胃气，方用香砂六君子汤；脉实便秘而呕者宜泻火，方用内疏黄连汤；脉细肠鸣腹泻而呕者托里温中，方用托里温中汤。总应辨证施治，不可拘泥于毒气内攻之一端。

疮疡清热法chuāngyángqīngrèfǎ　疮疡的内治法则之一。《素问·至真要大论》：“热者寒之。”凡疮疡阳证多与热毒有关，故不论其初起、成脓、溃后，凡具有实热火毒之症，如局部红、肿、热、痛，溃出脓稠，兼见发热、烦躁、口渴，甚则神昏谵语，脉数，舌红或绛，苔黄者，均可用寒凉药以清之。临证应有区别，热在气分者，用苦寒泻火法，如黄连解毒汤之类；热在血分者，用凉血清热法，如犀角地黄汤之类。

疮疡生胬肉chuāngyángshēngnǔròu　病证名。见《外科启玄》卷十一。又名蠹肉。系疮口肉芽组织生长过度，长期不愈的病证。多因疮口换药不及时或局部用药不当刺激疮面所致。古方用乌梅肉捣烂外贴；或乌梅烧灰，少加轻粉敷之；或用远志末酒调涂之。更有用硫黄末敷之获效者。

疮疡疏通法chuāngyángshūtōngfǎ　外科疮疡的内治法则之一。今称通里法。见《太平圣惠方》卷六十一。即应用泻下药物，使蓄于脏腑的毒邪得以疏通排泄，促使疮疡治愈的方法。适用于疮疡初、中期，内蕴热毒较盛者，如内疏黄连汤即是。若阴虚火旺，胃肠失于濡润者，润肠汤主之。年迈体弱者及孕妇慎用。

疮疡四肢厥逆chuāngyángsìzhījuénì　病证名。出《疡医准绳》卷三。指患疮疡期间出现四肢厥逆的现象。厥证有寒厥与热厥之分。寒厥由于肾阳虚衰，不能外温所致。证见四肢逆冷过肘膝，指甲青紫，脉沉微细，疮亦灰白下陷。治宜温阳为主，方用托里消毒散去连翘、金银花，加桂、附。热厥因热毒内盛，阳气被遏郁，不达四肢所致。其证虽四肢厥冷，但指甲尚温，冷不过肘膝，脉来沉实，大而有力，疮则紫暗干枯，法当清热疏郁为主，方用托里消毒散合四逆散。

疮疡随经用药chuāngyángsuíjīngyòngyào　疮疡的内治法则之一。见《外科辑要》。即根据疮疡所生部位，属何经络，在内治方药中加用引经药物，使药力直达病所，易于奏效，为传统用药经验之一。根据疮疡发生在人体部位的不同，各经用药如下：太阳经，上加羌活，下加黄柏；阳明经，上加白芷、升麻，下加石膏；少阳经，上加柴胡，下加青皮；太阴经，上加桔梗，下加白芍；厥阴经，上加柴胡，下加青皮；少阴经，上加独活，下加知母。“上”指手经，“下”指足经。

疮疡温通法chuāngyángwēntōngfǎ　疮疡的内治法则之一。见《外科精义》卷上。凡疮疡属阴寒之证者，在整个治疗阶段中，都应用温经通络的药物，促使阴寒凝滞之邪得以消散。常用方：内服如阳和汤、独活寄生汤，外用如阳和解凝膏等。

疮疡小便不利chuāngyángxiǎobiànbùlì　病证名。见《诸病源候论》卷三十三。指患疮疡期间出现小便不利。若见小便淋漓频数而黄者，多因疮毒内结膀胱，宜用八正散加减以清热利尿；若因久患疮疡耗阴竭液而茎中涩痛，小便短少者，多因损伤肾气所致，宜用肾气丸加减以补肾行水，或补中益气汤加山药、麦冬、五味子。切不可以轻投渗利之药。

疮疡行气法chuāngyángxíngqìfǎ　治法。外科疮疡的内治法则之一。见《疡科选粹》卷一。疮疡初起多因气滞血瘀所致。根据气为血帅，血随气行，气行则血行的原理，临证常与其他方法配合使用，或以行气为主配合他法，或以他法为主配合行气。常用方如逍遥散、舒肝溃坚汤，青皮、陈皮、枳壳、香附等随证选用。

疮疡阳气脱陷chuāngyángyángqìtuōxiàn　病证名。见《外科枢要》卷一。因患疮疡过用克伐之剂，或脓血排泄过多，或吐泻致精血消耗，阳气虚衰而引起。其证可见畏寒头疼，咳逆呕吐，耳聩目蒙，小便难，泻利肠鸣，里急腹痛，阳缩、冷汗，牙齿浮动，肢体麻痹，厥冷身痛，或咬舌齿唇，舌根强硬等阳气脱陷之真寒证。亦可出现发热头痛，小便淋涩，自汗，便血，目赤烦喘，头晕体倦，气短热渴，含水不咽，身热恶衣，扬手掷脚，汗出如水等无根虚火之假热证。二者俱宜用参附汤急救回阳，益气固脱。

疮疡止痛法chuāngyángzhǐtòngfǎ　治法。《外科精义》卷上：“夫疮疽之证候不同，寒热虚实皆能为痛。止痛之法，殊非一端。世人皆谓乳没珍贵之药可住疼痛，殊不知临病制宜，自有方法。盖热毒之痛者，以寒凉之剂折其热，则痛自止也；寒邪之痛，以温热之药熨其寒，则痛自除也；因风而有痛者，除其风；因湿而痛者，导其湿；燥而痛者，润之；塞而痛者，通之；虚而痛者，补之；实而痛者泻之；因脓郁而闭者，开之；恶肉侵溃者，引之；阴阳不和者，调之；经络秘涩者，利之。”临证应辨证施治。

疮疡作渴chuāngyángzuòkě　病证名。见《圣济总录》卷一百三十一。指患疮疡兼见口渴欲饮者。《外科枢要》：“疮疡作渴若痛发热，便利调和者上焦热也，用竹叶石膏汤；肿痛发热大便秘涩者，内脏热也，用四顺清凉饮；肿痛甚者热毒蕴结也，用仙方活命饮；漫肿微痛者，气血虚壅也，用补中益气汤；若因胃火消灼而津液短少者，用竹叶黄芪汤；若因胃气虚而不能生津液者，用补中益气汤；若因胃气伤而内亡津液者，用七味白术散；若因肾水干涸作渴或口舌干燥者，用加减八味丸。”

疮疹热chuāngzhěnrè　病证名。见《小儿卫生总微论方》。由发疹性疾患而引起的发热。其症以面燥腮赤，目胞亦赤，呵欠烦闷，乍寒乍热，咳嗽喷嚏，手足指冷，耳鼻尖冷为其特征。宜分麻疹、飘疹、风疹、瘾疹、天疱疮等辨证论治。

窗聋chuānglóng　经穴别名。出《外台秘要》。即天窗。见该条。

窗笼chuānglóng　❶指耳。《灵枢·卫气》：“窗笼者，耳也。”❷《针灸甲乙经》：“窗笼者，耳前上下脉，以手按之动者是也。”似指听宫穴。❸经穴别名。出《针灸甲乙经》。即天窗。见该条。

chui

吹鼻chuībí　即嗃鼻。详该条。

吹鼻散chuībísǎn　❶《证治准绳·类方》第八册方。冰片半钱，马牙硝一钱，瓜蒂（为末）十四枚。为细末，每用如一豆大，吹入鼻中。治鼻干无涕。❷《验方新编》卷一方。鹅不食草五钱，青黛、川芎各一钱。为细末，每用少许，闻入鼻中，口含温水，以泪出为度。治风火眼痛，目中星翳。

吹耳疗法chuī'ěrliáofǎ　治法。治耳疳脓水不清，时或作痛。

可用红棉散（《寿世保元》方）。用前先滴入双氧水，用棉签擦净耳中脓水，再取药粉少许，吹入耳内。

吹喉法chuīhóufǎ　喉科外治法之一。吹喉药常以清热解毒、去腐生肌、消肿止痛、润肺利咽之药所组成。共为极细末，吹于咽喉患处，使药物直接作用于患部。常用之吹喉药有冰硼散、清咽利喉散、锡类散等。

C

吹喉疗法chuīhóuliáofǎ　治法。即吹喉法。详该条。

吹喉散chuīhóusǎn　❶《太平惠民和剂局方》卷七方。蒲黄一两，盆硝八两，青黛一两半。用薄荷汁一升，将盆硝、青黛、蒲黄合一处，用瓷罐盛，慢火熬令干，研细，每用一字或半钱，掺于口中或喉中，用筒子吹服。治三焦大热，口舌生疮，咽喉肿塞，神思昏闷。❷《杨氏家藏方》卷十一方。朴硝（另研）四两，生甘草末一两。研匀，每用五分，干掺口中；如肿甚者，吹入喉内。治咽喉肿痛。❸《增补万病回春》卷五方。胆矾、白矾、朴硝、冰片、山豆根、朱砂。先将鸡肫内皮焙燥，与上药为细末，吹喉。治咽喉肿痛及喉舌垂下肿痛。

吹花癣chuīhuāxuǎn　病名。生于颜面的一种糠疹。出《疡科选粹》卷六。又名桃花癣。多因脾胃内热上蒸，复感风邪所致。多发于春季，妇女多见。初起颜面皮肤微红，伴发密集的小丘疹，逐渐形成灰白色癍片，边缘不清，上覆薄屑，自觉微痒及干燥感。外用三黄洗剂，或消风玉容散外搽。相当于颜面糠疹。

吹口丹chuīkǒudān　《赤水玄珠》卷二十八方。又名吹口散。黄连、青黛、孩儿茶、冰片，为细末，吹患处。治小儿口疳。

吹口散chuīkǒusǎn　见《证治准绳·幼科》集六。即吹口丹。见该条。

吹奶chuīnǎi　病名。即吹乳之别称。出《肘后方》卷五。即早期乳痈。《太平圣惠方》卷八十一："夫产后吹奶者，因儿吮奶之次，儿忽自睡，鸣气不通，乳不时泄，蓄积在内，结成肿，壅闭乳道。致使津液不通，腐结疼痛，名曰吹奶。"详见"吹乳"条。

吹乳chuīrǔ　病名。出《诸病源候论》卷四十。即乳痈之早期。又叫产后吹乳。《校注妇人良方》卷二十三："产后吹乳。因儿饮口气所吹，令乳汁不通，壅结肿痛。不急治多成痈，速服栝蒌散及敷南星，更以手揉散之。"吹乳又有内吹、外吹之别。详各条。

吹舌喉风chuīshéhóufēng　病证名。见《喉症全科紫珍集》卷下。此症因感受风热，或劳力，或饮酒厚味，或郁怒而生。症见喉下及腮下俱肿，舌卷硬顶上腭。咽喉肿痛难咽，或身发寒热，舌苔厚，脉数等。治宜疏风解毒，消肿利咽。可选用三黄凉膈散加荆芥、防风、金银花、枳壳、瓜蒌等。或刺少商出血。

吹霞散chuīxiásǎn　《审视瑶函》卷三方。白丁香一钱，白及、白牵牛子各三钱。为细末，点眼，日三次。治胬肉攀睛，星翳外障。

吹药chuīyào　通过喷药器或消毒细竹管装药吹入人体孔窍的一种外治法。如将冰硼散吹入口腔咽喉，或将一些药物研末吹入鼻腔或耳内等部位，以治疗局部肿痛。

垂花香薷chuíhuāxiāngrú　中药材。见《中国经济植物志》。为大黄药之别名。详该条。

垂浆chuíjiāng　经穴别名。出《圣济总录》。即承浆。见该条。

垂角chuíjiǎo　垂，耳垂珠；角，耳上角。《灵枢·五阅五使》："墙下无基，垂角去外。"

垂帘膜chuíliánmó　病证名。见《世医得效方》卷十六。《杂病源流犀烛》卷二十二："赤膜下垂，由客邪所攻，致赤膜从上生而下遮黑睛，名垂帘膜。"详"赤膜下垂"条。

垂帘下膜症chuíliánxiàmózhèng　病证名。清代佚名《眼科捷径》："垂帘下膜症，眼黑睛上有白膜翳生，下有黑珠如蛾眉之样，此症但视物有时明，有时暗。"与垂帘障相似。参见该条。

垂帘翳chuíliányì　病证名。《银海精微》："五脏虚劳，风热冲入肝膈，上胞，阳明经毒壅，血气凝滞，故生赤膜下垂，谓之垂帘翳。"详"赤膜下垂"条。

垂帘障chuíliánzhàng　病证名。出《证治准绳·杂病》。《审视瑶函》："此症生于风轮，从上边而下，不论厚薄，但在外色白者方是。若红赤及变症，非本病也……因其自上而下，如帘垂下，故得其名。"参见"赤膜下垂"条。

垂柳膏chuíliǔgāo　《小儿卫生总微论方》卷二十方。垂柳枝五两，苦参二两，黄芩一两。为粗末，水煎去渣，加墨汁半匙，熬成膏，候冷，每用少许涂疮上。治漆疮痒痛。

垂盆草chuípéncǎo　中药材。见《安徽中草药》。又名石指甲、鼠牙半支、瓜子草、三叶佛甲草。为景天科植物垂盆草 *Sedum sarmentosum* Bunge. 的干燥全草。分布于江苏、安徽、浙江。甘、淡、凉。归肝、胆、小肠经。利湿退黄，清热解毒。治湿热黄疸，淋病，泻痢，肺痈，肠痈，咽喉肿痛，痈肿疮疡，毒蛇咬伤，烧烫伤，湿疹，带状疱疹。煎服：15～30g（鲜品50～100g）；或捣汁服。外用：捣烂敷。本品含对肝炎的有效成分垂盆草苷。还含甲基异石榴皮碱等生物碱、景天庚糖等。本品中的垂盆草苷可保肝、抑制免疫。本品注射液有一定抑菌作用。

垂前chuíqián　耳穴名。代号 LO_4，在耳垂正面前中部。

垂头生chuítóushēng　病证名。清代周纪常《女科辑要》卷二："名垂头生者，儿头已到产门，头之后骨，偏柱母谷道，儿不能下。"相当于枕后位分娩。参见"偏产"条。

垂痈chuíyōng　病名。即上腭痈。详该条。

垂腴chuíyú　症名。指腹部脂肪厚而下垂。《灵枢·卫气失常》："膏者，多气而皮纵缓，故能纵腹垂腴。"

垂珠痔chuízhūzhì　病名。《疮疡经验全书》卷七："其形垂下如珠。"相当于直肠息肉、乳头状瘤及较小的赘皮外痔。

捶法chuífǎ　推拿手法名。出《备急千金要方·养性》。用拳或手掌尺侧部有节奏地击打治疗部位，用力较击法轻。一般用双手交替起落捶击。《石室秘录·摩治法》："手足疼痛者……轻轻捶之千数，觉两足少快。"

槌骨chuígǔ　耳骨之一。即锤骨。左右耳各一，在鼓室内腔上部，其形似锤，故名。

锤骨chuígǔ　①骨名。又名五指骨。见"掌骨"条。②即槌骨。详该条。

顀chuí　与"椎"通。脊柱骨的分节。

顀尾chuíwěi　指尾骨。见李潆《身经通考》。

chun

春分chūnfēn　二十四节气之一。《灵枢·九针论》："左胁应春分。"古人喻人之形体与节气相应。左胁在节气与春分相应。

春尖花chūnjiānhuā　中药材。见《重庆草药》。为香椿子之别名。详该条。

春尖叶chūnjiānyè 中药材。见《重庆草药》。为椿叶之别名。详该条。

春脚集chūnjiǎojí 方书。2卷。清代孟文瑞辑。刊于1846年。本书为民间验方汇编。作者按疾病在人体的不同部位分类，所选方药大多简要易得。书名则取“爱民恤物”者为“有脚阳春”之典。

春莲秋柳chūnliánqiūliǔ 见萧步丹《岭南采药录》。为穿心莲之别名。详该条。

春脉如弦chūnmàirúxián 脉应四时之象。春季阳气上升，万物生发，正常脉象亦相应呈现流畅柔和而挺直。《素问·玉机真藏论》：“春脉如弦……其气来弱轻虚而滑，端直以长，故曰弦。”

春砂花chūnshāhuā 中药材。见《饮片新参》。又名砂仁花。为姜科植物阳春砂 *Amomum villosum* Lour. 的花朵及花序梗。分布于广东、广西、云南、福建。辛，平。功用与砂仁壳略同，又能利肺化痰，治咳嗽痰喘。煎服：1.5～3g。

春砂壳chūnshāké 中药材。见《上海市饮片炮制规范》。为砂仁壳之处方名。详该条。

春砂仁chūnshārén 中药材。出《古今药物别名考》。为砂仁之处方名。详该条。

春水扬波chūnshuǐyángbō 病名。出清代黄庭镜《目经大成》卷二。多因火邪上蒸，胆火内逼所致。证初起，“视（眼）内外都无别恙，一二日风轮坎廓（指水轮），或左或右，在上在下，斜斜高耸而起，故曰春水扬波……若木旺生火，多从上胀，而有虬脉，及火盛生风，必赤痛泪下，头脑如破”（《目经大成》）。治宜清热泻火，可用龙胆泻肝汤或羚羊角饮子加减。类今之炎性角膜突出。

春温chūnwēn 病名。见《温疫论补注·诸家温疫正误》。伏气温病的一种，系冬受寒邪，伏至春季所发的温热病（《温热经纬·叶香岩三时伏气外感篇》）。临床以初起即出现里热症状，如发热、口渴、心烦、小便黄赤、舌红等为特征。治宜清泄里热为主，方用黄芩汤等。如兼有恶寒头痛，则用葱豉桔梗汤加黄芩以表里两解。如热入阳明、壮热口渴、汗多、脉洪大或潮热谵语，腹满便秘，则选用白虎汤、调胃承气汤等以清气泄热或攻下泄热。如热入营血，或伤阴动风，均可参用风温治法。一说本病亦属新感温病（见《增补详注温病条辨》卷一）。亦有说因新感外寒，触动伏气而发者（《时病论》）。《类证治裁·温症》：“温为春气，其病温者，因时令温暖，腠理开泄，或引动伏邪，或乍感异气，当春而发，为春温。”参见“伏气温病”“新感温病”“风温”等条。

春温三字诀chūnwēnsānzìjué 温病著作。1卷。清代张汝珍约撰于1861年。书名“春温”，实际论述以风温为主，作者用三字诀加注的形式阐析其证治。1935年张骥将本书所提到的温病常用治疗方剂20首编成七言歌诀，题名《春温三字诀方歌》，介绍其主治、方义及加减法。

春温三字诀方歌chūnwēnsānzìjuéfānggē 温病著作。见“春温三字诀”及“三字经合编六种”条。

春雪膏chūnxuěgāo 《太平惠民和剂局方》卷七方。冰片二钱半，蕤仁（去皮壳，压去油）二两。为末，用生蜜六钱调匀，每用少许蘸点大小眦。治肝经不足，内受风热，上攻眼目，昏暗痒痛，隐涩难开，昏眩赤肿，怕日羞明，不能远视，迎风有泪，多见黑花。

春应中规chūnyìngzhōngguī 脉应四时之象。出《素问·脉要精微论》。春季温暖，脉象应圆滑流畅，像圆形的规一样。

春月咳嗽chūnyuèké·sou 病证名。指春月感受风寒所致的咳嗽。《不居集》卷十五：“春月咳嗽，春月风寒所伤，咳嗽声重，头疼，用金沸草散。咳嗽声重，身热头疼，用《局方》消风散。盖肺主皮毛，肺气虚则腠理不密，风邪易入，治法当解表兼实肺气。肺有火，则腠理不闭，风邪外乘，治宜解表兼清肺火，火邪退即止。若数行解散，则重亡津液，邪蕴而为肺疽、肺痿矣。故凡肺受邪，不能输化，小便短少，皮肤渐肿，咳嗽日增者，宜用六君子汤，以补脾肺，六味丸以滋肾水。”《温热经解》：“春咳嗽者，风气通肝，人气上升，法当清解，加减桑菊饮主之。”《类证治裁·咳嗽》：“春季咳，木气升也。治宜兼降。前胡、杏仁、海浮石、瓜蒌仁之属。”参见“风寒咳嗽”“咳嗽”条。

春泽汤chūnzétāng ❶见《证治要诀类方》卷一。白术、桂枝、猪苓、泽泻、茯苓、人参。水煎服。功能利水渗湿，益气生津。治伤暑，泻定仍渴者。❷《奇效良方》卷五方。泽泻三钱，猪苓、茯苓、白术各二钱，桂心、柴胡各一钱，人参、麦冬各一钱半。渴甚去桂，加五味子、黄连各二钱。为粗末，每服七钱，加灯心二十茎，水煎，食远服。功能利水渗湿，益气生津。治伏暑发热，烦渴引饮，小便不利。

椿白皮chūnbáipí 中药材。出《食疗本草》。又名香椿皮、椿根白皮、椿木皮。为楝科植物香椿 *Toona sinensis*（A. Juss.）Roem. 树皮或干燥根皮的韧皮部或干皮。产于贵州、四川、湖北、陕西等地。苦、涩，凉寒。归大肠、胃经。清热，燥湿，涩肠，止血，杀虫。治湿热泻痢，便血，崩漏，带下，遗精，泌尿道感染，疳积，蛔虫，煎服6～12g；治疮癣，煎水洗。树皮含川楝素、甾醇、鞣质。煎剂在体外对金黄色葡萄球菌、大肠埃希菌等有抑制作用。川楝素有驱蛔虫作用。

椿根白皮chūngēnbáipí 中药材。见《经验方》。即椿白皮。详该条。

椿花chūnhuā 中药材。见《四川中药志》。为香椿子之别名。详该条。

椿木皮chūnmùpí 中药材。出《新修本草》。即椿白皮。详该条。

椿木叶chūnmùyè 中药材。出《新修本草》。即椿叶。详该条。

椿皮丸chūnpíwán ❶《普济本事方》卷五方。臭椿白皮（去粗皮，焙）四两，苍术（泔浸一夜，去皮，晒干不见火）、枳壳（麸炒）各二两。为细末，醋糊为丸，梧桐子大，每服三十至四十丸，食前米汤送下。治脉痔，肠风脏毒，大便下血。❷《证治准绳·类方》第三册方。椿根白皮。为细末，醋糊和丸，梧桐子大，每服七十丸，空腹米汤送下。治痔漏下血疼痛。

椿树子chūnshùzǐ 中药材。见《生生篇》。为香椿子之别名。详该条。

椿叶chūnyè 中药材。出《本草纲目》。又名椿木叶、春尖叶、香椿叶。为楝科植物香椿 *Toona sinensis*（A. Juss.）Roem. 的叶。分布于华北至东南和西南地区。苦、辛，平。祛风，除湿，解毒，杀虫。①治风寒感冒，肠炎，痢疾，尿道炎。煎服：60～120g。②治疥疮，漆疮。煎水洗。本品含胡萝卜素及维生素B、C。

纯艾条chún'àitiáo 见“艾卷”条。

纯白小舌chúnbáixiǎoshé 病证名。《喉科秘钥》卷下："此因胃家积毒，小舌（即悬雍垂）或变白色软大肿痛，右关脉沉数。先服玉枢丹。"再予清胃解毒之剂。可选清胃散、黄连解毒汤等加减。

纯血痢chúnxuèlì 病证名。出《医学纲目》。又名血痢、赤痢。为热毒内迫于血，肠络损伤，血从下泄所致。治宜凉血止痢。用茜根汤。

纯阳无阴chúnyángwúyīn 小儿病理特点之一。《万氏家传幼科指南心法·祖传一十三方》："小儿纯阳无阴，所以病则有热，热则生风。"《幼科要略》："襁褓小儿，体属纯阳，所患热病最多……六气之邪，皆从火化；饮食停留，郁蒸变热；惊恐内迫，五志动极皆阳……内风来乘，变见惊痫，告毙甚多。"然"纯阳"与"无阴"仅是与小儿稚阴稚阳相对而言，故其病热最多，宜以"养阴而济阳之太过"为法施治。

纯阳真人养脏汤chúnyángzhēnrényǎngzàngtāng 《太平惠民和剂局方》卷六方。又名真人养脏汤、养脏汤。人参、当归、白术各六钱，肉豆蔻（面裹煨）半两（一本不用），肉桂、炙甘草各八钱，白芍药一两六钱，木香一两四钱，诃子肉一两二钱，罂粟壳三两六钱。为粗末，每服二钱，水煎去渣，食前服。功能涩肠止泻，温补脾肾。治久泻久痢，下痢赤白，里急后重，脾胃虚寒，脐腹痛，胸膈痞闷，胁肋胀满，滑脱不禁，甚至脱肛，酒毒便血，腹痛喜温喜按，疲倦少食，舌淡白，脉迟细者。若脏腑滑泻，久不瘥者，加炮附子三至四片。方中人参、白术健脾益气；肉豆蔻、肉桂温中强肾；当归、白芍药调血和营；诃子、罂粟壳涩肠止泻；木香理气行滞；甘草调和诸药。合为补虚祛寒，调和气血，涩肠固下之方。

纯阳正气丸chúnyángzhèngqìwán 《北京市中药成方选集》方。藿香、法半夏、青木香、陈皮、公丁香、官桂、炒苍术、白术、茯苓各30g。为细末，花椒15g煎汤泛为小丸，红灵丹12g为衣，每服3g，温开水或姜汤送下，日二次。功能祛暑散寒，定痛止吐泻。治中暑受寒，吐泻腹痛，手足厥冷。

纯阳之体chúnyángzhītǐ 为小儿生理特点之一。纯阳，含有小儿生长发育旺盛的意义。《颅囟经》："三岁以内，呼为纯阳。"《小儿药证直诀》提出"小儿纯阳，无烦益火"。徐灵胎《医学源流论》亦谓："小儿纯阳之体，最宜清凉。"认为小儿体禀纯阳，所患热病最多，在治疗上不宜使用温阳药物。而后《温病条辨·解儿难》则说："古称小儿纯阳……非盛阳之谓，小儿稚阳未充，稚阴未长也。"罗整齐《溪论选》更明确指出："小儿年幼，阴气未充，故曰纯阳。原非阳气之有余也，特稚阳耳。稚阳之阳，其阳几何？"因此，纯阳之体有两种学说，其中"小儿纯阳之体，最宜清凉"的论点对后世影响较大。

纯一丸chúnyīwán 《辨证录》卷十方。白术、山药、芡实各二斤，薏苡仁半斤，肉桂四两，砂仁一两。为细末，炼蜜为丸，每日服一两。治男子肥胖，痰湿素盛，精中带湿，不易生子者。

莼chún 中药材。出《名医别录》。又名丝莼、马蹄草、缺盆草、锦带、马粟草。为睡莲科植物莼菜 *Brasenia schreberi* J. F. Gmel. 的茎叶。分布于江苏、浙江、江西、湖南、四川、云南等地。甘，凉。入肝、脾经。清热利湿，解毒，止呕。①治黄疸，热痢，呕吐。煎服或作羹服：适量。②治痈疽疔毒。嫩叶捣敷。本品含少量维生素 B_{12}，又含亮氨酸等氨基酸。叶背分泌黏液，其组成中含 L－阿拉伯糖、L－岩藻糖、D－半乳糖、D－葡萄糖醛酸、D－甘露糖、L－鼠李糖、D－木糖等。其黏液部分在动物筛选试验中被认为有抗癌作用，又有溃疡的抑制因子。

唇chún 解剖部位。又名口唇、唇口、飞门。嘴的边缘红色部分，分上唇、下唇。为脾之外候。《素问·五藏生成》："脾之合肉也，其荣唇也。"唇与发音有关，《灵枢·忧恚无言》："口唇者，音声之扇也。"

唇颤动chúnchàndòng 即唇风。详该条。

唇疮chúnchuāng 病证名。又名唇胗、唇疡。❶《诸病源候论》卷三十："脾胃有热气发于唇，则唇生疮。"可流黄水，或痒或痛。治宜清解脾胃郁热。内服泻黄散加减，外以黄柏、野蔷薇根等分为末，水调敷唇部，或熬汁浓缩成膏涂搽。❷由伤寒狐惑、小儿疳所致唇部起疮。《沈氏尊生书》卷二十三："伤寒狐惑，虫蚀其脏，则上唇生疮，虫蚀其肛，则下唇生疮，是脏腑之病，未尚不应诸口也。"又《片玉心书》："儿疳，昏睡烦躁，鼻烂汁臭，齿龂生疮，下利黑血，虫食下部为狐，下唇有疮；虫食其脏为惑，上唇有疮。"可用锡类散外涂。

唇疔chúndīng 病名。生于唇部的疔疮。见《疡医大全》卷十四。多由脾胃二经火毒上攻所致。症见疔生于上、下唇或口角处，初起如粟如芥，形小根深，周围有红而坚硬的根盘，可有白色疮头，自觉麻木痒痛，甚则红肿剧痛，壮热烦渴，二便不利。触破或挤压疮头，易致疔疮走黄，可见唇面俱肿，疮色发黯，神昏谵语等症。内治宜凉血解毒泻火，用五味消毒饮及犀角地黄汤加减；疔疮走黄者，服紫雪丹解毒清心开窍。外治蟾酥锭磨水涂患处。参见"疔疮"条。

唇反chúnfǎn 症名。指口唇上反的症象。《灵枢·经脉》："肌肉软则舌萎人中满，人中满则唇反，唇反者肉先死。"可见于危重病证，为脾气将绝的败象。

唇风chúnfēng 病名。见《外科正宗》卷四。又名唇瞤、唇颤动，本病多因胃经湿热，外感风邪，风热相搏而成。多发于下唇。初起红肿发痒，继则破裂流水，痛如火燎；如风盛过燥，则口唇干裂脱屑，状若无皮，日久口唇动不止。初宜疏风清热，表里两解。内服防风通圣散，日久宜养血祛风，内服四物汤加蝉蜕、僵蚕、全蝎。外搽黄连油或紫归油频搽，或冰硼散调水或油擦唇部。相当于剥脱性唇炎。又《医宗金鉴》卷六十五："唇风多在下唇生，阳明胃经风火攻，初起发痒色红肿，久裂流水火燎痛。"治宜疏风清热，表里双解。服双解通圣散加减，外涂黄连膏。

唇槁腊chúngǎolà 症名。为唇干枯之候。《灵枢·寒热病》："肌寒热者，肌痛，毛发焦而唇槁腊，不得汗。"

唇缓舌强chúnhuǎnshéqiáng 症名。属中风症状之一。《类证治裁》卷一："唇缓舌强者，解语汤。"

唇甲青chúnjiǎqīng 症名。指口唇与指甲泛现青紫的病色。《伤寒绪论》卷下："唇甲青，色之青者为寒，赤者为热，以寒中于里，则血脉凝滞，不能荣行于外，所以唇爪青黑也。若热毒流入于里而为热厥，则唇甲亦青，但青中必带深紫，与阴寒之青黑不同。"本证常见于心、肺严重疾患并有明显缺氧表现者。

唇睑相邀chúnjiǎnxiāngyāo 病证名。清代黄庭镜《目经大成》卷二："此症睛珠自然欹侧，而唇亦在一边……亦曰唇睑相邀。"详"风牵㖞斜"条。

唇焦chúnjiāo 症名。指口唇泛现焦黑色。可由瘀血、食积、热病伤津所致。《医学入门·伤寒杂症》："无寒热而唇焦者，多因血瘀。"《温热经纬》卷四："唇焦大渴，津液耗伤，清化为宜。"《伤寒温疫条辨》卷二："唇燥裂，唇焦色，口臭，鼻孔如烟煤，此胃家实，多有此证急下之。"治疗瘀血者以活血为主，用鳖甲煎丸等；胃实宜下之，可选用承气之类；热病宜清之，选用冬瓜煮汤代茶煎药，或五汁饮加黄芩等。

唇疽chúnjū 病名。又名唇口疽。《医宗金鉴》卷六十五："唇疽生于上下唇，寒热交争毒气生，紫硬时觉木痛甚，脾胃积热乃其因。"初起邪毒偏表者，宜散而消之，用仙方活命饮加减；若渐长大而里热盛者，宜清而消之，服内疏黄连汤加减。外用紫金锭磨水涂搽。

唇菌chúnjūn 病名。系指口唇肿起，翻突如菌状者。《鲍氏验方新编》卷一："嘴唇陡然翻突，形如猪嘴，此名唇菌。乃心脾热毒所致。"

唇口chúnkǒu 即唇。详该条。

唇口动chúnkǒudòng 症名。指口唇颤动而不能自制的症象。见《世医得效方》卷十七。《嵩崖尊生书》卷六："唇瞤，唇动不止也，属肝风。柴胡、防风、荆芥、山栀、薏苡、赤小豆、生甘草、当归。"《杂病源流犀烛·口齿舌病源流》："有唇口瞤动，或生核者，宜苡仁汤。"因血虚风燥引起的，用四物消风散；久病虚证而见此证者，多为脾虚不能收摄，应以补中为主。

唇口蠕动chúnkǒurúdòng 症名。见《证治准绳·幼科》。小儿唇口蠕动。唇为脾之华，脾虚则唇口蠕动。治宜补脾健胃。用七味白术散。

唇口燥裂chúnkǒuzàoliè 症名。指口唇干燥，甚则裂开的症象。《温疫论·数下亡阴》："津不到咽，唇口燥烈，缘其人阳脏多火而阴亏。今重亡津液，宜清燥养营汤。设热渴未除，里证仍在，宜承气养营汤。"多因阴津不足，脾热炽盛所致。治宜养阴清热为主。可用清凉散、清热养营汤等方。

唇里chúnlǐ 经外奇穴名。出《备急千金要方》。位于下唇黏膜，与承浆穴相对处。主治黄疸，瘟疫，口噤，口臭，面颊肿，以及齿龈炎，口腔炎等。点刺出血。

唇裂chúnliè 症名。见《石室秘录》。❶由脾经积热所致之口唇干燥开裂，甚则干裂出血，渴欲饮水。治宜养阴清热润燥，服泻黄饮子加减，外擦润燥油脂。❷指兔缺或外伤所致唇破裂等。

唇糜chúnmí 病证名。指口唇糜烂。详"口糜"条。

唇青chúnqīng 症名。指口唇泛现青暗的病色。多因寒中血脉凝滞，不能外荣所致。《灵枢·经脉》："唇青，舌卷，卵缩，则筋先死。"《医学入门·伤寒杂症》："无色泽而唇青者，必是寒中。阴症胸膈满，面色及唇皆无色泽，手足冷者，理中汤。若唇青苍者，则为狐惑。"参见"唇甲青"条。

唇瞤chúnrún 症名。出《外科证治全书》卷二。即唇风。详该条。

唇四白chúnsìbái 口唇四周。能反映脾脏精气的盛衰。《素问·六节藏象论》："脾……其华在唇四白。"详"唇"条。

唇缩 chúnsuō 症名。指口唇内缩。多由脾经寒盛所致。《证治汇补·口唇章》："唇属于脾，经合于胃，脾胃受邪则唇为之病，风胜则动，寒胜则缩。"治宜理中汤等方。参见"唇痿"条。

唇腆chúntiǎn 病证名。出《小儿卫生总微论方》。指唇肿粗厚。

唇痿 chúnwěi 症名。指口唇痿废。可由瘀血内停所致。《金匮要略·惊悸吐衄下血胸满瘀血病脉证治》："病人胸满，唇痿、舌青、口燥，但欲漱水不欲咽，无寒热，脉微大来迟，腹不满，其人言我满，为有瘀血。"亦可见于脾气衰竭者。《医寄伏阴论》："唇痿不收，脾气绝也。"

唇疡chúnyáng 病证名。出许慎《说文解字》。即唇疮。详该条。

唇针麻醉chúnzhēnmázuì 针刺麻醉法之一。指按针麻要求针刺唇部人中、承浆二穴以进行各种手术的方法。目前主要用于纵隔肿瘤切除、脾切除、胆囊切除、阑尾切除、疝修补等手术。一般取用 30~32 号毫针，以 15° 角斜刺进针。人中穴向上刺入约 1 寸至鼻中隔软骨下；承浆穴沿下唇缘中点向下刺入约 1 寸，多采用缓慢捻转手法，得气后接上电麻仪，负极接上唇，正极接下唇，频率为每秒 120~200 次，以唇部肌肉微微颤动为宜。

唇胗chúnzhēn 病证名。出《灵枢·经脉》。胗，"唇疡也"（《说文解字》）。详"唇疮"条。

淳盛chúnshèng 厚而丰盛，亦作亢盛。《灵枢·痈疽》："热气淳盛。"

淳于意chúnyúyì（约公元前 215—?）西汉时著名医家。齐临菑（今山东临淄）人。因任齐太仓长之职，故又称仓公或太仓公。曾先后向公孙光、公乘阳庆等人学医，医术高明，尤其重视脉法的运用，治病每针药并用，取得较好的疗效。《史记·扁鹊仓公列传》记载了他治疗的 25 个病案，其中既保存了西汉以前医学文献中的有关材料，又如实记录了他治疗疾病的成功经验和失败教训，为我国最早的病案材料，当时称为"诊籍"。

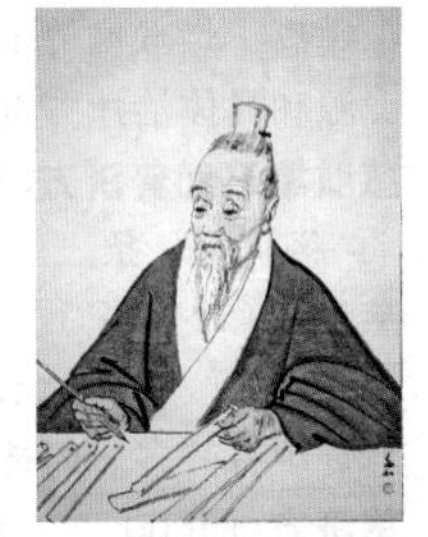
淳于意

鹑鸟chúnniǎo 中药材。出《毛诗传》。为鹌鹑之别名。详该条。

蠢子医chǔnzǐyī 医话著作。4 卷。清代龙之章撰于光绪八年（1882）。此书原为作者教诸孙学医之教材，汇集其从医心得及历验之方编为歌诀。内容包括诊脉辨证、用药法则、临床各科证候。重视脉诊，主张治病以调气为先，治痢以平肝为主，小儿风火亦以平肝为主的学术思想，有一定的临床参考价值。1911 年付梓刊行，后收入《珍本医书集成》杂著类。

chuo

戳法chuōfǎ 推拿手法名。见《刘寿山正骨经验》。戳是按的意思，即用手指或手掌用力按压穴位。作用与按法相似。

戳皮树chuōpíshù 中药材。见《云南中草药》。为类梧桐之别名。详该条。

啜脓膏 chuònónggāo 中药材。见萧步丹《岭南采药录》。为雾水葛之别名。详该条。

歠chuò 同啜。饮、吃。《伤寒论·辨太阳病脉证并治上》："歠热稀粥"。

ci

疵疮cīchuāng　病名。出《疮疡经验全书》卷四。即疔疮。见该条。

疵疽cījū　病名。即发于肩及上臂的附骨疽。《灵枢·痈疽》："发于肩及臑者，名曰疵疽。其状赤黑，急疗之。"参见"附骨疽"条。

疵痈cīyōng　病名。出《灵枢·痈疽》。即肩疽。见该条。

茈碧花cíbìhuā　中药材。见《植物名实图考》。为睡莲之别名。详该条。

茨梨cílí　中药材。见《分类草药性》。即刺梨。详该条。

茨藜根cílígēn　中药材。见《贵阳民间药草》。即刺梨根。详该条。

瓷针cízhēn　即陶针。参见该条。

慈宫cígōng　经穴别名。出《针灸甲乙经》。即冲门。见该条。

慈航集cíhángjí　温病著作。全名《慈航集三元普济方》。4卷。清代王勋撰。刊于1799年。作者认为"春温、温疫，自古至今，无成法可师"。本书专论春温、温疫诸证，对于病源、治法阐述颇详。书中并介绍锁喉瘟、大头瘟、虾蟆瘟、烂喉瘟等证治。王氏泥于运气，并以此推算受病之源和具体治疗方剂。是应予分析对待的。

慈航集三元普济方cíhángjísānyuánpǔjìfāng　温病著作。见"慈航集"条。

慈济cíjì(12世纪)　宋代医生。丹阳（今江苏丹阳）普守寺僧人。精通医术，尤精脉诊，名闻天下，当代名士写诗赞颂者甚多。门徒道渊亦以医闻名。

慈济方cíjìfāng　方书。1卷。明代僧人景隆撰。刊于1439年。本书汇录痈、疽、疔肿、疮疖、诸风、虚弱，蛊胀、诸气、阴火等40余类病证的验方，并附制药法等，但也掺杂了一些迷信的内容。

慈石císhí　中药材。即磁石。见该条。

慈幼便览cíyòubiànlǎn　儿科著作。见"六种新编"条。

慈幼筏cíyòufá　儿科著作。见"慈幼新书"条。

慈幼局cíyòujú　宋代医疗福利设施。创立于淳祐九年（1249），据载系专为收养被遗弃的婴幼儿而设。局内有药局，为贫病者医治。

慈幼新书cíyòuxīnshū　儿科著作。又名《慈幼筏》。12卷，卷首1卷。明代程云鹏撰。刊于1704年。卷首论保产；卷一论小儿禀赋、脏能、脉候及胎症等；卷二为小儿杂证；卷三至卷六为小儿痘疮的辨证及治疗方剂；卷七为麻疹、丹毒、惊痫、发热等；卷八为伤寒；卷九为感冒、咳嗽、痰喘、疟、痢等；卷十为食疳诸积、腹痛、溺血等；卷十一为疮疽、杂症；卷十二为痘家应用药性。书中除论述病候治法外，内附医案。现有《中国医学大成》本。

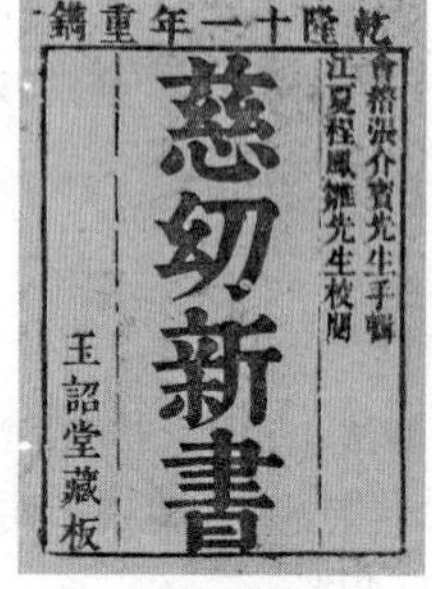

慈幼新书

磁锋砭法cífēngbiānfǎ　小儿丹毒的刺血疗法。《幼幼集成》："用上清磁器，轻轻敲破，取其锋锐者一枚，将箸头劈破，横夹磁针，露锋于外，将线扎紧。以磁锋正对丹毒之处，另以箸一条，于磁锋箸上轻轻敲之，其血自出。"

磁疗法cíliáofǎ　以磁石所产生的磁场作用于人体一定的穴位或患部，以促使患者康复的方法。见"穴位磁疗法"条。

磁疗机cíliáojī　治疗器具。目前常用的有旋转磁疗机和电磁疗机两种。前者结构比较简单，是用一个电动机带动2～4块永磁体旋转，形成一个交变磁场（异名极）或脉动磁场。后者是由电磁体通以电流产生磁场，所产生的磁场可以是恒定磁场或交变磁场。参见"穴位磁疗法"条。

磁石císhí　中药材。出《神农本草经》。又名吸铁石、戏铁石、灵磁石、活磁石、玄石、延年沙、伏石母、处石等。为氧化物类矿物尖晶石族磁铁矿，主含四氧化三铁（Fe_3O_4）。产于江苏、山东、辽宁、广东、安徽、河北等地。咸，寒。入肾、肝、心经。镇惊安神，平肝潜阳，聪耳明目，纳气平喘。用于惊悸失眠，头晕目眩，视物昏花，耳鸣耳聋，肾虚气喘。煎服9～30g，先煎。本品主成分为四氧化三铁，杂有锰、钙、氧化硅。

磁石丸císhíwán　❶《三因极一病证方论》卷八方。磁石（煅，醋淬）、煅龙齿、肉苁蓉（酒浸）、茯苓各二两，人参、麦冬、远志、续断、赤石脂（煅，醋淬）、鹿茸（酥炙）各一两半，干地黄三两，炒韭子、柏子仁、丹参各一两一分。为末，炼蜜为丸，梧桐子大，每服三十至五十丸，食前，温酒送下。治精虚极，尫羸，惊悸，梦中遗泄，尿后遗沥，小便白浊，甚则阳痿，小腹里急。❷《银海精微》卷下方。磁石（醋煅）、炒五味子、干姜、牡丹皮、玄参各一两，炮附子五钱。为末，蜜和为丸，每服一丸，食后清茶或盐汤送下。治雷头风而变目内障。

磁针法cízhēnfǎ　将皮内针或短毫针刺人体穴或痛点上，再用磁场进行刺激。

磁朱丸cízhūwán　方名。即神曲丸第一方。见"神曲丸"条。

雌丁cídīng　病证名。出《备急千金要方》卷二十二。十三丁之一。其疮头稍黄，向裹黡亦似灸疮，四畔疱浆起，中心凹色赤，大如钱孔。治见"疔疮"条。

雌丁香cídīngxiāng　中药材。见《本草蒙筌》。即母丁香。详该条。

雌黄cíhuáng　中药材。出《神农本草经》。又名黄安、昆仑黄。为硫化物类矿物雌黄的矿石含三硫化二砷（As_2S_3），通常杂有三硫化二锑、二硫化铁、二氧化硅等。产于湖南、湖北、贵州、云南、四川、陕西等地。辛、苦，温，有毒。入肝经。燥湿杀虫，豁痰定喘，解毒。治顽癣，恶疮，鼻中息肉，下部疮，蛇虫蜇伤。外用，研末调敷；治癫痫，寒痰咳喘，虫积腹痛，内服0.3g，入丸、散用，不入汤剂。孕妇及体虚者忌服。本品可抗真菌。小鼠静脉注射有一定毒性。

雌前胡cíqiánhú　中药材。前胡未抽薹开花时期的根。前胡为一次性开花的多年生药用植物，根部入药，开花前质地柔软，气味浓香，药性质优，开花后发生木质化而质地坚硬，质量轻泡，干瘦如柴。前胡不同植株抽薹开花并非同步，开花者、未开花者同时存在。为了便于区分，前胡产区将开花者称为雌前胡或母前胡，未开花者称为雄前胡或公前胡。

雌雄cíxióng　阴阳之代名词。《素问·著至教论》："此皆阴阳表里上下雌雄相输应也。"《素问·方盛衰论》："持雌失雄，弃阴附阳。"

雌雄漏cíxiónglòu　病证名。《外科十三方考》下编："此漏生于肛门外，隔一寸穿一孔，左右相对……若受辛劳则漏孔出脓。"宜挂线疗法或手术治疗。内服中九丸、金蜈丸，以解毒膏收功。相当于复杂性肛漏。

雌雄霹雳火cíxióngpīlìhuǒ　外治法。见《医宗金鉴》卷七十一。主治阴证疮疡及脱疽。组成：雌黄、雄黄、丁香各二钱，麝香一分。上为细末，用蕲艾茸二钱，将药末搓入艾内，如豌豆大小为丸，安患处灸之，毋论痒痛，以肉焦为度。如毒已经走散，就红晕尽处，排炷灸之，痛则至痒，痒则至痛，以疮红活为度。

雌雄人cíxióngrén　❶指女子阴蒂过大。杨志一《生育问题》："女子阴核过大，性欲一至亦能自举，状如阴中有角，故以角症名之，又名半阴阳，俗称雌雄人。"详见"角"条。❷泛指两性畸形者。

雌雄痔cíxióngzhì　病证名。《疮疡经验全书》卷七："一长一圆即雌雄也。"即肛门外有两个大小不等的痔核。宜内服苦参丸或手术治疗。

慈糕风cígāofēng　病证名。见《解围元薮》卷一。即疠风遍身有脓水渗溢者。

鹚痈cíyōng　病证名。❶出《疮疡经验全书》卷三。指生于臂撑上者之痈。❷出《医宗金鉴》卷六十八。即手心毒偏于掌边者。见"手心毒"条。

糍糕积cígāojī　病证名。指食糍糕类过多而成积滞者。《杂病源流犀烛·积聚癥瘕痃癖痞源流》："糍糕积，食之过伤成积，噫气吞酸，心腹作痛也。宜白芍、谷芽、神曲。方用青木香丸。"参见"食积"条。

此事难知cǐshìnánzhī　综合性医书。2卷。元代王好古撰于1308年。本书系王氏编集其老师李杲的医学论述，上卷论述属于基础理论的经络、脏腑、病理、病源以及有关临床辨证、治法等内容，其中对伤寒六经证治叙述尤详；下卷广泛涉及《内经》《难经》、脉法、针灸等有关问题，以附图表说明，兼论一些杂病的治疗，提出了诸如"治病必当求责""治病必求其本""杂病先调其气""三法五治论"等许多精辟的施治经验，在一定程度上反映了李杲的学术思想。1949年后有影印本。

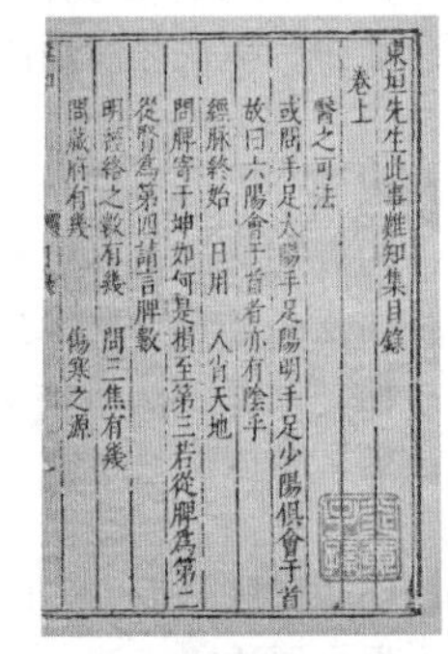
東垣先生此事難知集目錄
卷上
醫之可法
或問手足太陽手足陽明手足少陽俱會于首
故曰六陽會于首者亦有陰乎
經脉終始　日用　人肖天地
問脾寄于坤如何是損至第三若從脾為第二
從脾爲第四請言脾數
明經絡之數有幾　問三焦有幾
問藏府有幾　傷寒之源

此事难知

次层润药cìcéngrùnyào　见《白喉忌表抉微》。系治疗白喉病的一种药物分类。"正将"中的次层润药为天冬、当归、白芍、丹皮、贝母、薄荷、生甘草。"猛将"中的次层润药为瓜蒌、生栀仁、连翘、川黄柏、马兜铃、兰草根。"次将"中的次层润药为金银花、冬桑叶、藿梗、枇杷叶、紫菀、柿霜。参见"药将"条"白喉正将"条。

次传cìchuán　五脏病以相克的次序相传，如《灵枢·病传》所言的"病先发于心，一日而之肺，三日而之肝，五日而之脾"等。五脏病依次传其所胜，于病为逆，预后不良，故《病传》又谓："诸病以次相传如是者，皆有死期。"

次大指cìdàzhǐ　大指与中指间之指，居大指之次，故称。即手第2指，又名食指、次指、大指次指。

次髎cìliáo　经穴名，代号BL32。出《针灸甲乙经》。属足太阳膀胱经。位于骶部，在第2骶后孔中，约当髂后上棘下与骶正中线之中点。布有第2骶神经后支和骶外侧动、静脉后支。主治腰骶疼痛，月经不调，赤白带下，阴挺，痛经，疝气，下肢痿痹，以及坐骨神经痛，盆腔炎，并可用于催产、引产等。直刺1～1.5寸。艾炷灸3～7壮，或艾条灸5～15分钟。

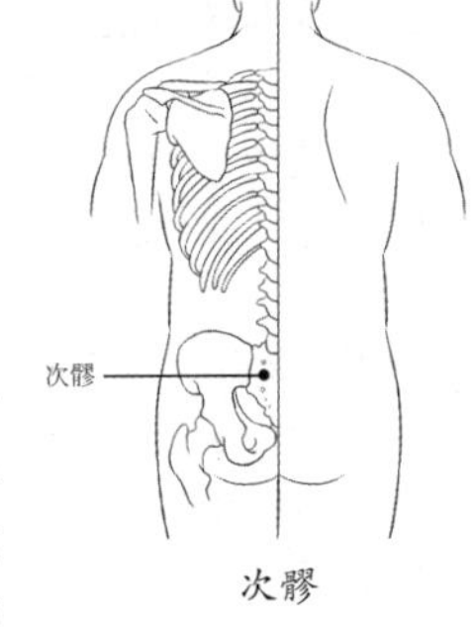

次髎

次门cìmén　经穴别名。出《针灸甲乙经》。即关元。见该条。

次小指cìxiǎozhǐ　即手第4指。又称小指次指。

次小趾cìxiǎozhǐ　即第4足趾。又称小趾次趾。

次指cìzhǐ　即手之第2指。详"次大指"条。

刺菠cìbō　中药材。见《闽东本草》。为三月泡之别名。详该条。

刺打草cìdǎcǎo　中药材。见《湖南药物志》。为飞廉之别名。详该条。

刺丁茄cìdīngqié　中药材。见《全国中草药汇编》。为丁茄之别名。详该条。

刺疔捷法cìdīngjiéfǎ　外科著作。❶清代张镜撰。1卷。刊于1876年。首论治疔要言，次为全身穴位图，末为治疔歌(为各种疔症的取穴法)。书后附有神效疔膏方。本书后收入《陈修园医书七十二种》。❷旧题清代孙德章家藏。撰年不详。1卷。内容包括辨疔及刺疔手法，各种疔疮的部位图像及所用针穴，治疗良方及治疗取穴歌等。现有1935年石印本。

刺儿菜cì·ercài　中药材。见《本草纲目拾遗》。为小蓟之别名。详该条。

刺儿草cì·ercǎo　中药材。见《中国沙漠地区药用植物》。为牛含水之别名。详该条。

刺法cìfǎ　出《灵枢·官针》。即针法。见该条。

刺法灸法学cìfǎjiǔfǎxué　是阐述针灸治疗疾病的各种方法、操作技术、临床应用及其原理的一门学科。

刺络拔罐法cìluòbáguànfǎ　拔罐法之一。亦名刺血拔罐法。是指在刺络（刺血）之后再进行拔罐的综合治疗方法。此法于消毒皮肤后，先用皮肤针叩打，或用三棱针或平口小刀浅刺，根据不同疾病刺激量的要求，分为轻刺、中刺、重刺3种。轻刺以皮肤出现红晕为度，中刺以微出血为度，重刺以点状出血为度；然后再拔火罐，每次留罐的时间约为10～15分钟，起罐后，用消毒棉球擦净血迹，每次出血的总量成人不超过10ml为宜。一般每隔3～7天治疗一次，4～6次为一疗程。主治肌肉劳损，扭伤，腰腿风湿痛，神经性皮炎，皮肤瘙痒，丹毒，神经衰弱，胃肠功能紊乱等疾病，但急性传染病，癌症及有出血倾向的病症和孕妇均不宜使用。在大血管的部位须慎用。

刺法论篇cìfǎlùnpiān　《素问遗篇》篇名。本篇主要论述五运六气的升降失常与疾病产生和疫疠流行的关系。并列举出刺法、吐法、浴法、药法等防治方法。最重要的，是提出了"正气存内，邪不可干"以及"复本""归宗"等基本观点。本文着重论述的预防方法以刺法为主，故名。

刺风cìfēng　病证名。❶指风寒蕴滞生热，遍身如针刺者。《圣济总录》卷十二："刺风者，以气血为风寒所侵，不得宣利，则蕴滞而生热，寒热相搏于皮肤之间，淫跃不能发泄，故遍身如针刺也。其痛甚若刀划者，谓之蛊风，与刺风相似，不可不辨也。"治用芎枳丸等方。❷见《解围元薮》卷一。即疠风有疼痛者。

刺拐棒cìguǎibàng　中药材。见《中国药用植物图鉴》。为刺五加之别名。详该条。

刺红花cìhónghuā　中药材。见《四川中药志》。即红花。详该条。

刺虎cìhǔ 中药材。出《本草图经》。即虎刺。详该条。

刺黄柏cìhuángbò 中药材。见《全国中草药汇编》。为三颗针之别名。详该条。

刺黄连cìhuánglián 中药材。见《贵州药用植物目录》。为三颗针之别名。详该条。

刺黄芩cìhuángqín 中药材。见《陕西中草药》。为十大功劳之别名。详该条。

刺矶松cìjīsōng 中药材。见《青海常用中草药手册》。为鸡娃草之别名。详该条。

刺激参数cìjīcānshù 指针刺时对穴位施加的刺激条件、刺激量等方面的各项数据。

刺激点cìjīdiǎn ❶现代针灸术语。指接受针、灸等刺激的穴点。有严格的定位准则。此与刺激区的区别在于刺激点是点而不是面。❷或作穴位的别称。

刺激量cìjīliàng 指针灸治疗时给予患者的刺激强度。通常分为强、中、弱3种。针刺刺激量由针具的粗细、操作方法、刺激形式和持续时间决定；灸治刺激量则以艾炷大小、壮数多少、直接灸与悬灸，或艾卷熏灸时间来区分。一般机体反应与刺激量大小成正比，刺激愈重，反应愈烈。但患者的反应尚与体质强弱、敏感程度、选取穴位及病种有关。同一刺激量亦可引起不同程度的反应。临床须酌情掌握使用。

刺激强度cìjīqiángdù 指针灸治疗时给予患者的刺激强度。

刺激区cìjīqū 现代针灸术语。与刺激点比较而言。因其刺激部位是一个面而不是一个点，故称。如皮肤针、腕踝针、头针等常用此名称。

刺蒺藜cìjí·li 中药材。出《本草衍义》。又名蒺藜子、白蒺藜、硬蒺藜、三角蒺藜。为蒺藜科植物蒺藜 *Tribulus terrestris* L. 的果实。主产于河南、河北、山东、安徽等地。苦、辛，平。入肝、肺经。平肝，疏肝，祛风，明目。①治头痛眩晕。胸胁不舒，乳房胀痛、乳闭不通，咳逆，肺痿，肺痈，癥瘕。②治风疹瘙痒，目赤肿痛多泪，角膜云翳，痈肿疮毒。煎服：6～9g。本品含刺蒺藜苷、紫云英苷、山柰酚-3-芸香糖苷、山柰酚。种子含哈尔满碱、哈尔明碱、少量挥发油和油酯。水及醇浸液对麻醉动物有降压作用，生物碱部分有抗真菌、轻度利尿作用。在大鼠离体肠管及蛙腹直肌标本上，有抗乙酰胆碱作用。

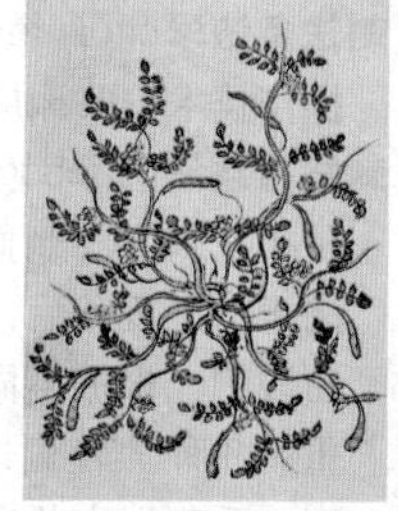

刺蒺藜

刺蓟菜cìjìcài 中药材。见《救荒本草》。为小蓟之别名。详该条。

刺节真邪cìjiézhēnxié 《灵枢》篇名。本篇主要讨论了真气和邪气，又分述了“刺五节”与“刺五邪”的针法，故名。介绍刺法中的五节（振埃、发蒙、去爪、彻衣、解惑）和五邪（持痈、容大、狭小、寒、热）的发病规律及针刺方法，又详述了真气的来源与功能。从邪气侵入人体的传变过程，说明真气过虚与邪气过胜而产生各种病变的原理。

刺禁cìjìn 指针刺的禁忌。这是古人在针刺治疗过程中，由于发生医疗事故而积累下来的经验教训。《灵枢·终始》指出，“凡刺之禁”，有惊恐、恼怒、劳累、过饱、饥饿、大渴、房事、醉酒及长途跋涉情绪未定等各种情况，此时均不宜立即针刺。此外某些重要内脏、器官或组织附近的穴位及某种特定情况下（如妊娠）的个别穴位，亦不宜针刺。近代临床实践表明，这些禁忌并非绝对，除个别穴位及特殊情况外，只要认真负责，谨慎操作，并针对具体情况予以检查，一般都可针刺。

刺禁论篇cìjìnlùnpiān 《素问》篇名。本篇讨论针刺禁忌问题，故名。内容介绍人体禁刺部位，以及误刺的不良后果。文中还指出在暴饮暴食、饥渴、过度劳累、情绪剧烈波动的情况下不宜立即针刺，否则容易发生意外。

刺灸cìjiǔ 针刺和艾灸的合称。《素问·疏五过论》：“刺灸砭石毒药所主。”

刺灸法cìjiǔfǎ 指各种针刺和灸治的方法。早在《黄帝内经》中就有五刺、九刺、十二刺及针刺和艾灸补泻方法的记载，后世又续有发展。刺灸法为针灸学术的重要内容之一，使用适当与否，对临床疗效有很大的影响，具体方法参见有关各条。

刺灸心法要诀cìjiǔxīnfǎyàojué 针灸著作。8卷（即《医宗金鉴》卷七十九至八十六）。清代太医院编。刊于1742年。其中卷七十九为九针、十二经井、荥、输、经、合、原穴、络穴、八会穴及经脉流注；卷八十为周身骨度及各部诸穴；卷八十一至八十四为十二经及奇经的循行和经穴部位；卷八十五为头、胸腹背及手足各部的要穴主治病证；卷八十六为各种灸法及针灸禁忌等。全书均编成七言歌诀，歌诀之后加注，并附插图134幅，便于习诵。现有多种刊本。

刺老鸦cìlǎoyā 中药材。见《黑龙江中药》。又名刺龙牙。为五加科植物辽东木 *Aralia elata* (Miq.) Seem. 的根皮或树皮。分布于我国东北地区。辛、微苦、甘，平。补肾益精，利湿，祛风活血，止痛。①治气虚乏力，肾虚，阳痿，糖尿病，水肿，胃痉挛，胃、十二指肠溃疡，慢性胃炎，肝炎，风湿性关节炎，失眠多梦，腰膝无力，跌打损伤，臌胀。煎服：15～30g。②治外伤出血，鲜根皮捣敷。根含屏边三七皂苷 R_1、R_2，杜茄可苷A、B，木皂苷A、B、C（苷元为齐墩果酸）等。近又得到齐墩果酸皂苷A～I，楤木皂苷A、C分别就是齐墩果酸皂苷E、C。另含胆碱、鞣质、挥发油、香豆素等。本品与人参相似，具有“适应原”样作用，并有抗辐射作用；木总苷给兔静脉注射，能增强神经细胞的兴奋性，提高小鼠的活动能力，还能降低血压。对大鼠能降低血糖及血中β-脂蛋白。醇浸液小剂量对离体蛙心及在体兔心都有强心作用，大剂量有抑制作用。家兔灌服水浸剂有轻泻作用。

刺烙cìlào 外治法之一。先将三棱针在酒精灯上加热，至其尖端1.5cm烧红，蘸香油，趁热刺入喉瘤体或乳蛾体。根据蛾体大小深度针刺可达0.15～0.4cm，或停针1～2秒，或旋即出针。

刺梨cìlí 中药材。出《本草纲目拾遗》。又名茨梨、文先果。为蔷薇科植物刺梨 *Rosa roxburghii* Tratt. 的果实。分布于江苏、湖北、广东、四川、贵州、云南。甘、酸、涩，平。健胃，消食，止泻。治食积饱胀，肠炎腹泻。煎服：9～15g，或生食。新鲜黄色果实中含多量维生素C、维生素P。

刺梨根cìlígēn 中药材。出清代刘士季《草木便方》。又名茨藜根。为蔷薇科植物刺梨 *Rosa roxburghii* Tratt. 的根。甘、苦、涩，平。健胃消食，收涩止痛，止血。①治胃痛，牙痛，喉痛，久咳，食积腹胀，泄泻，痢疾，遗精，自汗，盗汗，崩漏，带下，痔疮出血。煎服：9～15g。

②刺梨叶外用治疥疮、痈肿。③刺梨花煎服止泻痢。根含鞣质、维生素 B 及 P。

刺莲蓬实cìlián · pengshí　中药材。见《药材学》。为芡实之别名。详该条。

刺龙牙cìlóngyá　中药材。见《东北木本植物图志》。为刺老鸦之别名。详该条。

刺络cìluò　用三棱针、皮肤针在浅表络脉上点刺或散刺以放出适量血液的方法。

刺络疗法cìluòliáofǎ　即刺血疗法。见该条。

刺毛菇cìmáogū　中药材。见《黑龙江省主要野生药用植物的鉴别及中草药新制剂》。为绒背蓟之别名。详该条。

刺玫果cìméiguǒ　中药材。见《黑龙江中药》。即刺莓果。详该条。

刺玫花cìméihuā　中药材。见《河北药材》。为玫瑰花之别名。详该条。

刺莓果cìméiguǒ　中药材。见《黑龙江中药》。又名刺玫果、刺木果、蔷薇果，为蔷薇科植物山刺玫 *Rosa davurica* Pall. 的果实。分布于东北、华北地区。酸、苦，温。健脾消食，活血调经，敛肺止咳。①治消化不良，胃痛，腹胀，泄泻，淋病，月经不调，痛经，动脉粥样硬化，肺结核咳嗽。煎服：6～10g。②刺玫花：煎服治月经过多。果实含较多的维生素 C，以及维生素 B_2、E、K、A 元和橙皮苷、鞣质等。

刺莓果根cìméiguǒgēn　中药材。见《黑龙江常用中草药手册》。又名野玫瑰根、红根。为蔷薇科植物山刺玫 *Rosa davurica* Pall. 的根。苦、涩，平。止咳，止痢，止血。治慢性支气管炎，肠炎，细菌性痢疾，功能性子宫出血，跌打损伤。煎服：5～15g。本品含大量的儿茶精，以及左旋表儿茶精、左旋没食子儿茶精、左旋表没食子儿茶精等。

刺蜜cìmì　中药材。出《本草拾遗》。又名羊刺蜜、草蜜、刺糖、骆驼刺糖。为豆科植物骆驼刺 *Alhagi pseudoalhagi* Desv. 叶中分泌液凝结而成的糖粒。产于新疆、甘肃、内蒙古等地。甘、酸，平。收敛涩肠，止痛。治骨蒸烦热口渴，痢疾，腹泻，腹痛，头痛。研末服：9～15g。骆驼刺的种子名骆驼刺子，煎服治胃痛，鲜品压汁外涂治牙痛。

刺木果cìmùguǒ　中药材。见南京药学院编《中草药学》。即刺莓果。详该条。

刺疟篇cìnüèpiān　《素问》篇名。本篇专论以针刺治疟，故名。内容包括六经疟、五脏疟、胃疟等 12 种疟疾的症状和刺法，并说明在针刺前应注意明确诊断和辨证，针刺应按经取穴，并应在未发作前施治。指出对正气虚弱的病人则宜药不宜针。

刺蓬cìpéng　中药材。见《甘肃中草药手册》。为猪毛菜之别名。详该条。

刺齐论篇cìqílùnpiān　《素问》篇名。"齐"与"剂"同，限剂、分剂的意思。本篇强调要根据病的部位而确定针刺的浅与深，必须有限度和分部，不然就是违反刺法，故名。

刺楸皮cìqiūpí　中药材。见《陕西中草药》。为刺楸树皮之简称。详该条。

刺楸树根cìqiūshùgēn　中药材。见《四川中药志》。为五加科植物刺楸 *Kalopanax septemlobus* (Thunb.) Koidz. 的根或根皮。分布几遍全国。苦、微辛，平。凉血，散瘀，祛风除湿，解毒。治肠风下血，风湿热痹，跌打损伤，骨折，周身浮肿，疮疡肿毒，瘰疬，痔疮。煎服 9～15g，或泡酒服。外用适量，捣敷；或煎水洗。根含刺楸皂苷 A 及 B（苷元为常春藤皂苷元）。

刺楸树皮cìqiūshùpí　中药材。见《四川中药志》。又名丁桐皮、钉皮、刺楸皮。为五加科植物刺楸 *Kalopanax septemlobus* (Thunb.) Koidz. 的树皮。分布几遍全国。辛、苦，凉。祛风除湿，活血止痛，杀虫止痒。①治风湿痹痛，肢体麻木，跌打损伤，骨折。煎服 9～15g；或泡酒服。②治痈肿，捣敷；疥癣，研末调搽；虫牙痛，煎水含漱。本品含鞣质、多炔化合物、黄酮苷、香豆素苷、少量生物碱、挥发油、三萜皂苷（苷元为常春藤皂苷元）、树脂等。

刺热篇cìrèpiān　《素问》篇名。本篇主要介绍五脏热病的针刺方法，故名。详细地论述五脏热病的症状、诊断和预后，并介绍治疗热病的五十九穴及脊椎诸穴。

刺三加cìsānjiā　中药材。见《贵州民间药物》。即刺三甲。详该条。

刺三甲cìsānjiǎ　中药材。出《天宝本草》。又名三加皮、三叶五加、三甲皮、刺三加、白簕根。为五加科植物白簕 *Acanthopanax trifoliatus* (L.) Merr. 的根或根皮。分布于西南、华南、华中各地。苦、辛，凉。清热解毒，祛风利湿，活血舒筋。①治感冒发热，咽痛，头痛，咳嗽胸痛，胃脘疼痛，胁痛，黄疸，肠炎，风湿关节肿痛，腰膝酸疼，筋骨拘挛麻木，白带。煎服：15～30g。②治跌打损伤，痈肿疔毒，蛇虫咬伤。煎服并捣敷。孕妇慎服。本品含 4-甲氧基水杨醛、脂肪酸等。

刺痧法cìshāfǎ　即放痧法。详该条。

刺手cìshǒu　指针刺时持针操作的手。一般多为右手。

刺糖cìtáng　中药材。见《新疆药材》。为刺蜜之别名。详该条。

刺天茄cìtiānqié　中药材。见《滇南本草》。为金扣钮之别名。详该条。

刺桐花cìtónghuā　中药材。出《本草图经》。为豆科植物刺桐 *Erythrina variegata* L. 的花。苦、涩，凉。收敛止血。治创伤出血。研末敷。

刺桐皮cìtóngpí　中药材。见《中药材手册》。为海桐皮之别名。详该条。

刺桐叶cìtóngyè　中药材。见广州部队卫生部后勤部编《常用中草药手册》。为豆科植物刺桐 *Erythrina variegata* L. 的叶。分布于广东、广西、云南、贵州等地。苦，平。消积驱蛔。治小儿疳积，蛔虫病。研末开水冲服：2～3g。

刺痛cìtòng　症名。指痛如针刺感觉。

刺头cìtóu　中药材。见《浙江天目山药用植物志》。为金樱子之别名。详该条。

刺猬皮cì · weipí　中药材。出《本草原始》。又名猬皮。为刺猬科动物刺猬 *Erinacus europaeus* L. 的皮。全国大部分地区均产。苦、涩，平。入胃、大肠、肾经。化瘀止痛、固精缩尿，收敛止血。①治胃脘疼痛，反胃，遗精，遗尿。内服：煎汤，3～10g；研末吞，每次 1.5～3g。每天2～3次。②治痔疮出血，肠风下血，脱肛。内服并研末撒或调敷。孕妇慎用。本品含角蛋白、骨胶原、弹性硬蛋白和脂肪等。

刺五加cìwǔjiā　中药材。见《东北药用植物志》。又名刺拐棒、老虎镣子。为五加科植物刺五加 *Acanthopanax senticosus* (Rupr. et Maxim.) Harms 的干燥根及根茎或茎。分布于河北、山西及东北地区。辛、微苦，温。归脾、肾、心经。益气安神，补肾强腰，活血通络。治肾虚体弱，腰膝酸软，小儿行迟，脾虚乏力，气虚浮肿，食欲不振，失眠多梦，健忘，胸痹疼痛，风寒湿痹，跌打肿痛，煎服 9～27g。本品含多种刺五加苷 A、B、B_1、C、D、E、左旋芝麻素、多糖等。本品作用与人参相似，能增加机体对有害刺激的非特异性抵抗力，如抗疲劳作用，减轻寒冷、灼热、X 线照射等对机体的伤害，延迟肿瘤发生，阻止肿瘤转移，减轻抗癌药物毒性。对实验性糖尿病能降低尿糖或血糖等。有人认为本品可作为人参的代用品。

刺五脏死候cìwǔzàngsǐhòu 指针刺误伤五脏的后果。《素问·四时刺逆从论》："刺五藏，中心一日死，其动为噫；中肝五日死，其动为语；中肺三日死，其动为咳；中肾六日死，其动为嚏欠；中脾十日死，其动为吞。刺伤人五藏必死。"

刺苋菜cìxiàncài 中药材。见《南宁市药物志》。又名簕苋菜、野苋菜、猪母刺、土苋菜。为苋科植物刺苋 *Amaranthus spinosus* L. 的根或全草。分布于我国华东、华南、西南及陕西、河南等地。甘、微寒。清热利湿，凉血止血，解毒消痈。①治痢疾，肠炎，咽喉肿痛，白带，胆结石，胃、十二指肠溃疡出血，便血，瘰疬，甲状腺肿。煎服：9～15g，鲜品 30～60g。②治痈疽疔毒，捣烂外敷；蛇咬伤，煎服并捣敷伤口。③治痔疮肿痛，皮肤湿疹，煎水洗。④治牙龈糜烂出血，烧灰研末搽敷。⑤治臁疮，与桐油同捣烂，敷贴患处。本品含芸香苷、β－谷甾醇、豆甾醇、菠菜甾醇、胆甾醇、正廿三烷至正卅三烷等。根还含三个皂苷。叶含微量氢氰酸。

刺血拔罐法cìxuèbáguànfǎ 即刺络拔罐法。详该条。

刺血疗法cìxuèliáofǎ 又称刺络疗法、放血疗法。是指用三棱针或皮肤针或小眉刀等针具刺破浅表小静脉放出少量血液以治疗疾病的方法。临床操作时，根据病情需要，选用三棱针点刺，或皮肤针扣刺、滚刺，或小眉刀挑刺，放出少量血液。施术时，应注意严格消毒，着力适宜，并避开动脉，以免发生感染或出血过多。对体虚、孕妇及有出血倾向者慎用。适用于中暑，头痛，扁桃体炎，神经性皮炎及疔疮等疾患。

刺腰痛篇cìyāotòngpiān 《素问》篇名。本篇主要论述足三阴、足三阳、奇经八脉病变而发生各种腰痛的症状，并着重指出随症求经，循经取穴的针刺治疗原则，故名。

刺要论篇cìyàolùnpiān 《素问》篇名。本篇论述针刺的重要规律和法则，故名。内容强调针刺首先要明确疾病的浅深表里，然后做出处理，否则效果不良。

刺榆子cìyúzǐ 中药材。出后蜀《重广英公本草》。为金樱子之别名。详该条。

刺针草cìzhēncǎo 中药材。见《内蒙古中草药》。为鹿角草之别名。详该条。

刺志论篇cìzhìlùnpiān 《素问》篇名。"志"与"诔"同，就是针刺疗法的辨证准则。本篇以形与气、血与脉以及饮食与气、气与身体寒热虚实的对比，说明疾病的正常与反常现象。进而阐述邪正虚实与针刺补泻原则，故名。

cong

苁蓉cōngróng 见《长白山植物药志》。为草苁蓉的别名。详该条。

苁蓉润肠丸cōngróngrùnchángwán 《金匮翼》卷八方。肉苁蓉（酒浸）二两，沉香（另研）一两。为末，用麻子仁汁打糊为丸，梧桐子大。每服七十丸，空腹服。功能降气润肠。治虚性便秘。

苁蓉汤cōngróngtāng 《医醇賸义》卷二方。肉苁蓉（漂淡）、枸杞子、杜仲、黑料豆各三钱，菟丝子四钱，当归、茯苓、牛膝各二钱，甘草四分，大枣十枚，生姜二片。水煎服。功能补益肝肾。治肾受燥凉，腰痛足弱，溲便短涩。

苁蓉丸cōngróngwán ❶《三因极一病证方论》卷十方。肉苁蓉（酒浸）、磁石（煅碎）、熟地黄、山茱萸、桂心、炒山药、牛膝（酒浸）、茯苓、黄芪（盐水浸）、泽泻、鹿茸（去毛，切，醋炙）、远志（去心，炒）、石斛、覆盆子、五味子、萆薢、炒补骨脂、巴戟天（酒浸）、龙骨、菟丝子（酒浸）、杜仲（姜汁炒丝断）各半两，附子（炮，去脐）六钱。为末，炼蜜为丸，梧桐子大，每服五十丸，空腹，米饮送下。功能调补心肾，固摄下焦。治三消。❷《济生方》卷五方。肉苁蓉（酒浸）、山茱萸、石龙芮、石菖蒲、菟丝子（酒蒸）、羌活、鹿茸（酒蒸）、磁石（火煅，醋淬七次）、石斛、附子（炮，去皮脐）各一两，全蝎（去毒）二个，麝香一字。为细末，炼蜜为丸，梧桐子大。每服七十至一百丸，空腹盐酒或盐汤送下。治肾虚耳聋，或风邪入于经络，耳内虚鸣。

葱白cōngbái 中药材。出《名医别录》。又名葱茎白、葱白头。为百合科植物葱 *Allium fistulosum* L. 的鳞茎。辛，温。入肺、胃经。发表，通阳，解毒，止血。①治风寒感冒，阴寒腹痛、腹泻，痢疾，煎服：9～15g。②治蛔虫性急腹痛。捣汁和麻油空腹服。③治小便不通，炒热布包熨脐下；鼻衄，捣汁滴鼻；痔疮出血，煎汤熏洗；乳痈、痈肿，炒热捣烂敷。本品含挥发油，其主要成分为蒜素、二烯丙基硫醚。又含 S－甲基巯基半胱氨酸，S－烯丙基巯基半胱氨酸，维生素 C、B_1 等多种维生素及黏液质等。还含脂肪油如棕榈酸、葱白皂苷 A～C、游离氨基酸。挥发性成分在体外对痢疾杆菌、白喉杆菌、葡萄球菌、链球菌等有抑菌作用。水浸剂能抑制某些常见致病性皮肤真菌。葱白尚有驱蛔、镇静、镇痛、促进消化液分泌等作用。

葱白七味饮cōngbáiqīwèiyǐn 《外台秘要》卷三引许仁则方。葱白（连须，切）一升，葛根、麦冬、干地黄各六合，豆豉一合，生姜二合。劳水（即甘澜水）煎，分三次服，取汗。功能养血解表。治病后阴血亏虚，调摄不慎，感受外邪，或失血之后，复经感冒，头痛身热，微寒无汗者。本方原书名葱白等七味饮，治劳复，状如伤寒初起。

葱白散cōngbáisǎn ❶《博济方》卷二方。川芎、当归、枳壳（麸炒）、厚朴（姜炙）、官桂、炮姜、芍药、木香、青皮、炒神曲、炒麦芽、人参、莪术（醋浸一宿，焙）、炒茴香、炮三棱、川楝子、茯苓、生地黄各一两，大黄、诃子肉各半两（后二味根据病情，不用或酌用）。为末，每服三钱，常服只须二钱，用大葱白二寸，剖破，水煎，入盐半钱（如用大黄，不须入盐），和滓热服。治一切冷气不和及膀胱气攻冲疼痛，妇人产前产后腹痛，胎不安。并治血脏宿冷，骨节倦疼，肌瘦怯弱，伤、劳、带、癖等症。❷《世医得效方》卷六方。葱白二茎，阿胶一片。以水煎葱，候熟不用，入阿胶溶开温服。治老人大便不通。

葱白汤cōngbáitāng ❶《备急千金要方》卷二方。葱白十五茎，半夏一升，生姜八两，甘草、当归、黄芪各三两，麦冬一升，阿胶四两，人参一两半，黄芩一两，旋覆花一合。为粗末，水、酒煎，分四次（昼三、夜一）服，温卧取汗（一方以黄雌鸡一只，割咽取血，纳酒中煮鸡，取汁以煎药）。治妊娠七月，忽惊恐摇动腹痛，卒有所下，手足厥冷，脉若伤寒，烦热腹满短气，常苦颈项及腰背强。若服药后不出汗，加麻黄二两。❷《全生指迷方》卷四方。葱白三茎，陈皮三两，冬葵子一两。为粗末，水煎服。治卒暴小便不通，脐腹膨急，气上冲心，闷绝欲死，由忍尿劳役，或从惊恐，气无所伸，乘并膀胱，气冲脬系不正，其脉右手急。

葱白头cōngbáitóu　中药材。见《药品化义》。即葱白。详该条。

葱豉安胎汤cōngchǐ'āntāitāng　《外台秘要》卷三十三引《删繁方》方。豆豉、葱白各一升，阿胶二两。水煎去滓，下阿胶更煎，胶烊服，一昼夜可服三至四剂。治胎动不安。

葱豉荷米汤cōngchǐhémǐtāng　《重订通俗伤寒论》方。鲜葱白一枚，豆豉二钱，薄荷四分，粳米三十粒。水煎服。治小儿伤寒初起，头痛身热，发冷无汗。

葱豉桔梗汤cōngchǐjiégěngtāng　《重订通俗伤寒论》方。鲜葱白三至五枚，桔梗、薄荷各一钱至一钱半，连翘一钱半至二钱，焦栀子二至三钱，豆豉三至五钱，生甘草六至八分，鲜竹叶三十片。水煎服。功能解表清热。治风温、风热等证初起，头痛发热，微寒无汗，或有汗不多，心烦口渴，舌尖红赤，脉数，或兼咳嗽，或兼咽痛，或兼胸闷。若咽阻喉痛，加紫金锭二粒（磨冲），大青叶三钱；胸痞，去甘草，加枳壳二钱，白豆蔻末（冲）八分；发疹，加蝉蜕十二只，皂角刺五分，牛蒡子三钱；咳甚痰多，加杏仁三钱，橘红一钱半；鼻衄，加生侧柏叶四钱，鲜茅根五十支；热盛化火，加黄芩二钱，绿豆二两；火旺化燥，加生石膏八钱，知母四钱。

葱豉汤cōngchǐtāng　❶《肘后备急方》卷二方。葱白一握，豆豉一升。水煎顿服，取汗。若服后不汗，加葛根二两，升麻三两，水煎分二次服，取汗；若再不汗，更加麻黄二两。功能通阳解表。治伤寒初起一二日，头痛，肉热，脉洪。方中葱白辛温通阳，疏达肌表以散表寒，豆豉辛甘以宣散解表，合为发汗解表之轻剂。❷《类证活人书》卷十八方。又名活人葱豉汤。葱白十五茎，豆豉二合，麻黄四分，葛根八分。水煎服，取汗。功能发汗解表。治伤寒一二日，头项腰背痛，恶寒，脉紧，无汗者。

葱矾丸cōngfánwán　《揣摩有得集》方。白矾一钱，老葱白三寸。捣烂为丸，开水送下，取汗。治一切疔毒，浑身发烧发冷，大渴饮水，或口不渴。

葱根cōnggēn　中药材。出《名医别录》。即葱须。详该条。

葱归溻肿汤cōngguītāzhǒngtāng　《医宗金鉴·外科心法要诀》卷六十二方。独活、白芷、当归、甘草各三钱，葱头七个。水煎去滓，绢帛蘸汤热洗。治痈疽疮疡，初肿将溃者。

葱茎白cōngjīngbái　中药材。见《本草纲目》。即葱白。详该条。

葱实cōngshí　中药材。出《神农本草经》。又名葱子。为百合科植物葱 *Allium fistulosum* L. 的种子。辛，温。温肾，明目。治阳痿，遗精，带下，目眩。煎服：3～4.5g。

葱涕cōngtì　中药材。出《备急千金要方·食治》。为葱汁之别名。详该条。

葱涎cōngxián　中药材。出《是斋百一选方》。为葱汁之别名，详该条。

葱须cōngxū　中药材。出《食疗本草》。又名葱根。为百合科植物葱 *Allium fistulosum* L. 的须根。性平。解肌发汗。①治风寒头痛。煎服：6～9g。②治喉疮，与胆矾共研末吹喉；治冻伤，与茄根共煎水浸洗患处。

葱叶cōngyè　中药材。出《食疗本草》。为百合科植物葱 *Allium fistulosum* L. 的叶。辛，温。祛风发汗，解毒消肿。①治风寒感冒，头痛鼻塞，身热无汗，风水，面目浮肿。煎服：9～15g。②治疮痈肿痛，跌打创伤。捣敷或煎水洗。本品含低果聚糖、黏液质等。煎剂在体外能杀灭痢疾志贺菌，滤液在试管内能杀灭阴道滴虫，但显效慢。

葱油cōngyóu　中药材。见《现代实用中药》。为葱汁之别名。详该条。

葱汁cōngzhī　中药材。出《名医别录》。又名葱涕、葱涎、葱油。为百合科植物葱 *Allium fistulosum* L. 的叶或全株捣取之汁。辛，温。祛风散寒，散瘀止血，消肿解毒。①治风寒头痛，衄血，尿血。单饮或和酒饮。②治乳痈，痔疮，跌打损伤。涂患处。本品对雄性小鼠有壮阳作用。

葱子cōngzǐ　中药材。见《日华子诸家本草》。即葱实。详该条。

聪不内居cōngbùnèijū　系指由肾元虚衰所致之听力障碍。多发生于老年人。《景岳全书》卷二十七："今老人之耳多见聪不内居，而声闻于外，此正肾元不固，阳气渐涣之征耳，欲求来复，其势诚难。"

聪耳芦荟丸cōng'ěrlúhuìwán　《外科正宗》卷四方。芦荟、熟大黄、青黛、柴胡各五钱，龙胆、当归、青皮、栀子、黄芩各一两，木香、天南星各二钱，麝香五分。为细末，神曲糊为丸。功能清泻肝胆实火。治肝胆火盛，耳内蝉鸣，渐至于聋者。

从cóng　❶顺从。与逆相对。《素问·生气通天论》："气血皆从。"❷正常。《素问·阴阳应象大论》："此阴阳反作，病之逆从也。"❸指采取某种处理方式或原则，即选用之意。《脾胃论》："此湿胜，从平胃散。"❹迎着。《素问·骨空论》："从风憎风。"❺治法之一。即反治。《素问·至真要大论》："从者反治。"详见反治条。另见"从zòng"条。

从革cónggé　运气术语。见《尚书·洪范》。五运主岁之中，金岁不及的名称。《素问·五常政大论》："其不及奈何……金曰从革。"从是顺从，革是改革，金性坚硬，但在不及的时候就顺从而改变其形态。

从化cónghuà　指病情从体质而变化。感受六淫邪气后，由于体质的特殊性，病理性质往往发生不同的变化。如同样感受风寒邪气，阳热体质者往往从阳化热，而阴寒体质则易从阴化寒。《医宗金鉴》："所受之邪，每从其人之脏气而化，故生病各异也。是以或从虚化，或从实化，或从寒化，或从热化……物盛从化，理固然也。"

从龙汤cónglóngtāng　《医学衷中参西录》方。生龙骨、生牡蛎各30g，白芍药15g，清半夏、炒苏子各12g，炒牛蒡子9g。水煎服。治外感痰喘服小青龙汤未痊愈，或愈而复发者。若有热，酌加生石膏10～30g。

从取cóngqǔ　针刺治法。《素问·标本病传论》："凡刺之方，必别阴阳，前后相应，逆从得施，标本相移。"又："故治有取标而得者，有取本而得者，有逆取而得者，有从取而得者。"由此可见：病在本求之于本，或病在标求之于标，则为从取；而病在本求之于标，或病在标求之于本，则为逆取。这里的标本逆从的精神，是针刺治疗之先后、服从于病情之缓急而言，与治则中之"从治""逆治”强调现象与本质关系的含义不同。

从荣置气cóngróngzhìqì 刺法术语。《难经·七十六难》：“当泻之时，从荣置气。”指针刺补法操作时，应在深部候气，并向浅部引提。后世刺法以先深后浅为泻，理本于此。

从卫取气cóngwèiqǔqì 刺法术语。《难经·七十六难》：“当补之时，从卫取气。”指针刺补法操作时，应在浅部候气，并往下按纳。后世刺法以先浅后深为补，理本于此。

从阳化热cóngyánghuàrè 病机。❶外感表证传里转化为热证的病理变化。详“化热”条。❷指素体阳盛，有病皆现热证的病变趋向。

从阳引阴cóngyángyǐnyīn 治法理论之一种。《素问·阴阳应象大论》：“故善用针者，从阴引阳，从阳引阴。”引，引领，引出。从阳引阴指从阳分引出阴分的邪气，或从阳分引出阴分的正气，本指针法而言，但也适用于其他治疗手段。《类经》十二卷注：“阴阳之义，不止一端，如表里也，气血也，经络也，脏腑也……从阴引阳者，病在阳而治其阴也；从阳引阴者，病在阴而治其阳也。”与“阴病治阳”之义相近。针灸应用该理论作为选穴法之一，指病在阴经而选阳经的穴位治疗，《卫生宝鉴》载述的大接经法就是从阳引阴的运用。详“大接经法”条。

从阴化寒cóngyīnhuàhán 病机。指素体阴气偏盛，发病后随其体质而变化为虚寒的病理变化。参见“寒化”“直中三阴”条。

从阴引阳cóngyīnyǐnyáng 出《素问·阴阳应象大论》。指从阴分引出阳分的邪气，或从阴分引出阳分的正气，即病在阳而治其阴，与“阳病治阴”义近。针灸应用该理论作为选穴法之一，指病在阳经而选阴经的穴位治疗。参见“从阳引阴”“大接经法”条。

从治cóngzhì 治法。《素问·至真要大论》：“逆者正治，从者反治。”故从治是相从于疾病之假象而治，即反治。详“反治”条。

丛柏叶cóngbǎiyè 中药材。见《闽东本草》。即侧柏叶。详该条。

丛桂草堂医案cóngguìcǎotángyī'àn 书名。4卷。袁焯撰于1914年。袁氏辑录治疗验案62条。其中以内科杂病医案为主，案中对病因、病理、辨证论治等作了较详细的记录分析。有上海科技卫生出版社排印本。

丛毛cóngmáo 即聚毛。《灵枢·经脉》：“肝足厥阴之脉，起于大指丛毛之际。”见“聚毛”条。

丛桂偶记cóngguì'ǒujì 医话著作。2卷。日本原昌克撰。刊于1800年。此书论述伤寒、中风、梅毒、水肿、乳痈、怪产、痘疮、食菌中毒等杂病证治数十则。并对蛊病之症状、病因，以及曼陀罗花、黄龙汤、牛黄清心丸等方药做了详尽考证。指出“广东人参”实系止血药三七。作者在阐析毒药疗疾之理，介绍张仲景、扁鹊传记之时，对仲景任长沙太守一事提出质疑。书成于作者书斋丛桂亭，故名。

丛桂堂集验良方cóngguìtángjíyànliángfāng 方书。清人编撰，撰人不详。刊于1809年。此书汇辑各科秘验方，简便易求。分通治、急救、解毒、内科、女科、幼科、外科7门，录治疗168证，用方289首。卷末附《续集验良方》两集，载方67首。后附《保婴易知录》上、下卷及《宜麟策》1卷。现存初刻本。

丛针cóngzhēn 皮肤针之一。将毫针集簇成丛，外加捆扎，故名。参见“皮肤针”条。

cou

凑肺còufèi 病证名。指因恣饮伤肺所致的咳嗽。《证治要诀·诸嗽门》：“有饮冷热酒，或饮冷水，伤肺致嗽，俗谓之凑肺，宜紫菀饮。”《张氏医通》卷四：“如饮冷热酒，伤肺致嗽，谓之凑肺。或兼煎煿伤胃，咳嗽咽痒，痰多唾血，喘急胁痛，不得安卧，改宜紫菀茸汤。”参见“酒嗽”“咳嗽”条。

凑còu ❶又作辏。聚合、会合；就、趋，侵犯之意。《灵枢·百病始生》：“肠胃之间，水渗注灌，濯濯有音。”《素问·评热病论》：“邪之所凑，其气必虚。”❷通“腠”。凑理，即腠理。《文心雕龙·养气篇》：“凑理无滞。”详“腠理”条。

腠理còulǐ 泛指皮肤、肌肉、脏腑的纹理及皮肤、肌肉间隙交接处的结缔组织。分皮腠、肌腠、粗理、细理、小理、膲理等。是渗泄体液、流通气血的门户，有抗御外邪内侵的功能。《素问·阴阳应象大论》：“清阳发腠理。”《金匮要略·脏腑经络先后病脉证》：“腠者，是三焦通会元真之处，为血气所注；理者，是皮肤脏腑之文理也。”

腠理热còulǐrè 病证名。❶泛指皮肤、肌肉间有发热感觉。见《素问·六元正纪大论》。❷指少阳发热。一般以皮肤属太阳，肌肉属阳明，腠理属少阳。《伤寒贯珠集·少阳篇》：“血弱气尽，腠理开，邪气因入，与正气相搏，结于胁下，正邪分争，往来寒热，休作有时，嘿嘿不欲饮食，脏腑相连，其痛必下，邪高痛下，故使呕也，小柴胡汤主之。”《伤寒论翼·少阳病解》：“少阳为游部，其气游行三焦，循两胁，输腠理，是先天真元之气，所以谓之正气，正气虚，不足以固腠理，邪因腠理之开，得入少阳之部。”故腠理热即少阳病之往来寒热，病在半表半里，治宜和解。参见“发热”条。

cu

粗干如沙鱼皮舌cūgānrúshāyúpíshé 舌象。舌干枯燥裂，糙刺如沙鱼皮。为津液干涸之候，症属危重。见清代杨云峰《临证验舌法》。

粗工cūgōng 古代对技术低劣医生的称谓。《素问·移精变气论》：“粗工凶凶。”

粗理cūlǐ 皮肤纹理粗疏。《灵枢·卫气失常》：“脂者，其肉坚，细理者热，粗理者寒。”

卒cù ❶同猝。急、暴、突然。《素问·刺热论》：“卒心痛。”❷急速、匆促，引伸为轻率、冒失。《素问·征四失论》：“卒持寸口。”另见“卒 zú”“卒 cuì”条。

卒病cùbìng 卒同猝。❶指急病或暴病。《灵枢·岁露论》：“有卒病者，其故何也……当是之时，遇贼风则其入深，其病人也卒暴。”如卒中，即指突然发生中风病。❷指新起之病。与痼疾相对而言。《金匮要略·脏腑经络先后病脉证》：“夫病痼疾加以卒病，当先治其卒病，后乃治其痼疾也。”❸卒有众多的意思，引申为“杂”。如《伤寒卒病论》亦作《伤寒杂病论》。

卒喘cùchuǎn 病证名。指猝然发作的气喘。《诸病源候论》称卒上气，《杂病源流犀烛》称忽作喘。多由暴感风邪或情志过极，气逆上壅。亦可由伤食、伤饮所致。参见“卒上气”“忽作喘”等条。

卒耳聋cù'ěrlóng 病证名。即暴聋。出《肘后方》卷六。详该条。

卒腹痛穴cùfùtòngxué 经外奇穴名。《备急千金要方》:"治小儿卒腹痛皮青黑方……又灸脐上下左右去脐半寸,并鸠尾骨下一寸,凡五处,各三壮。"近代《针灸经外奇穴图谱》将前者列作奇穴,名卒腹痛。

卒喉痹cùhóubì 病证名。指中风失语。《备急千金要方》卷六下:"凡卒喉痹,不得语,服小续命汤,加杏仁一两。"

卒厥cùjué 病证名。卒,突然;厥,昏厥。指突然昏倒,不省人事的病证,多由气血逆乱,阴阳严重失调所致。《金匮要略·脏腑经络先后病脉证》:"寸脉沉大而滑,沉则为实,滑则为气,实气相搏,血气入脏即死,入腑即愈,此为卒厥。"

卒口僻cùkǒupì 病证名。口的别称。指突发口唇㖞斜的病症。《灵枢·经筋》:"卒口僻,急者,目不合。"详见"口㖞"条。

卒淋cùlìn 病证名。见《备急千金要方》卷二十一。指淋症之突发者。《圣济总录·诸淋门》:"下焦有热,传入膀胱,其候卒然少腹急痛,小便淋数涩痛,故谓之卒淋。"治宜清热通淋。方用木通散、茅根汤等。参见"淋""热淋"条。本证可见于急性泌尿道感染及结石等疾患。

卒聋cùlóng 病证名。即暴聋。《卫生宝鉴》卷十:"夫卒耳聋者,由肾气虚为风邪所乘,搏于经络,随其血脉上入耳,正气与邪气相搏,故令耳卒聋也。"详"暴聋"条。

卒脑风证cùnǎofēngzhèng 病证名。指内、外障之有太阳穴部剧痛表现者。《证治准绳·杂病》:"太阳内如槌似钻一团而痛也。若痛及目珠,珠外有赤脉纵贯及瘀滞者,必有外之恶证来矣;若珠不赤痛,只自觉视如云遮雾障,渐渐昏眇者,内证(内障)成矣。"某些内障和外障眼病,可出现此证。

卒然无声cùránwúshēng 病证名。《灵枢·忧恚无言》:"会厌者,音声之户也。"又:"人卒然无声者,寒气客于厌,则厌不能发,发不能下,至其开阖不致,故无音。"即卒失音。见该条。

卒疝cùshàn 病证名。指睾丸骤肿暴痛者。《灵枢·经脉》:"其病气逆,则睾肿卒疝。"即卒然成疝之意。多由寒滞肝脉、气血凝滞而发。症为睾丸骤然肿大,疼痛。宜针灸大敦穴,或服走马汤(《三因极一病症方论》卷七:巴豆、杏仁。上二味,取绵缠,捶令碎,热汤二合,捻取白汁,饮之当下,老少量与)。《儒门事亲》卷二:"病卒疝,暴痛不任……邪气客于足厥阴之络,令人卒疝。"治宜先投导水丸,继进通经散,空腹淡酒调下,或急泻大敦二穴。参见疝有关条。

卒上气cùshàngqì 病证名。见《肘后备急方》。指突然气喘发作。为卒喘的别称。《诸病源候论·卒上气候》:"肺主于气,若肺气虚实不调,或暴为风邪所乘,则腑脏不利,经络否(痞)涩,气不宣和则上气也。又因有所怒,则气卒逆上。"详"卒喘"条。

卒失音cùshīyīn 病证名。突然声音嘶哑。《诸病源候论》卷四十八:"喉咙者,气之道路;喉厌者,音之门户。有暴寒气,客于喉厌,喉厌得寒,即不能发声,故卒然失音也。"治宜温散寒邪。用金沸草散之类。

卒忤cùwǔ 古病名。即中恶。《圣济总录·诸注门》:"论曰,志弱心虚,精神失守,忤犯邪恶,令人心腹暴痛,闷乱如死,无所觉知,故曰中恶,又曰卒忤。盖阴阳否隔,气道厥逆,上下不通,阳气散乱,故令不知人也。气还则生,不还则死,久不已则变注。"备急散、桃皮汤、麝香散等均可选用。参见"中恶"条。

卒心痛cùxīntòng 病名。指突然发作的心痛。可由脏腑虚弱,冷、热、风邪等侵袭手少阴经所致。《素问·刺热篇》:"心热病者,先不乐,数日乃热,热争则卒心痛。"《太平圣惠方》卷四十三:"夫卒心痛者,由脏腑虚弱,风邪冷热之气客于手少阴之络,正气不足,邪气胜盛,邪正相击,上冲于心,心如寒状,痛不得息,故云卒心痛也。"参见"寒厥心痛""热厥心痛"条。

卒魇死cùyǎnsǐ 古病名。见《备急千金要方·卒死》。指在睡梦中突然死去,系五绝之一。参见"五绝"条。

卒腰痛cùyāotòng 病证名。指突然发作的腰痛。《诸病源候论·腰背病诸候》:"夫劳伤之人,肾气虚损,而肾主腰脚,其经贯肾络脊,风邪乘虚卒入肾经,故卒然而患腰痛。"多因骤感外邪及闪挫外伤所致。治疗以祛邪及疏通气血为主。参见"腰痛""外感腰痛"等条。

卒喑cùyīn 中医古籍作"卒瘖"。病证名。指突然失音。《灵枢·经脉》:"足阳明之别……其病气逆则喉痹卒喑。"系指音声不出,卒然而发作者。暴病多属实证,多由风寒、风热之邪犯肺所致。因于风寒者,宜温散寒邪;因于风热者,宜辛凉宣散。可分别选用九味羌活汤、银翘散等加减。即暴喑。详该条。

卒瘖cùyīn 即卒喑。详该条。

卒中cùzhòng 病名。❶即中风。见《三因极一病证方论·中风治法》。一作猝中,又称卒中风。因中风系猝然发生昏仆、不省人事等症,故名。❷泛指猝然如死而气不绝者。《医学纲目·心与小肠部》:"卒中者,卒然不省人事,全如死尸,但气不绝,脉动如故,或脉无伦序,或乍大乍小,或微细不绝,而心胸暖者是也。"

卒中风cùzhòngfēng 古病名。见《备急千金要方》卷八。又名卒中。详该条。

卒中急风cùzhòngjífēng 病名。指头晕目眩,突然跌仆之症。见《太平惠民和剂局方》卷一。多因痰涎壅塞所致。症见头眩目花,突然跌倒,心神迷闷,牙关紧急,目睛上视等。治宜豁痰逐络为主。可用碧霞丹、辰砂天麻圆等方。参见"急中风"条。

促cù 促脉的简称。《伤寒论·辨脉法》:"脉来数时一止复来者,名曰促。"详"促脉"条。

促脉cùmài 脉象。脉来急促有力而呈不规则间歇。《脉经》:"促脉来去数,时一止复来。"主阳盛热实,血气痰食停滞,亦主肿痛。《脉诀刊误》:"结、促者,因止以别阴阳之盛也。阳盛则促,脉疾而时止……虽有止,非死脉也。"《诊家正眼》:"促因火亢,亦因物停。"

猝病新论cùbìngxīnlùn 医论著作。见"章太炎医论"条。

猝痖cùyǎ 病证名。见《素问玄机原病式·火类》:"暴喑,猝痖也。"即暴喑。详该条。

猝中cùzhòng 病名。见《辨证录·中风门》。即卒中。详该条。

酢浆草cùjiāngcǎo 中药材。出《新修本草》。又名酸浆草、三叶酸草。为酢浆草科植物酸浆草 *Oxalis corniculata* L. 的全草。分布于全国各地。酸,

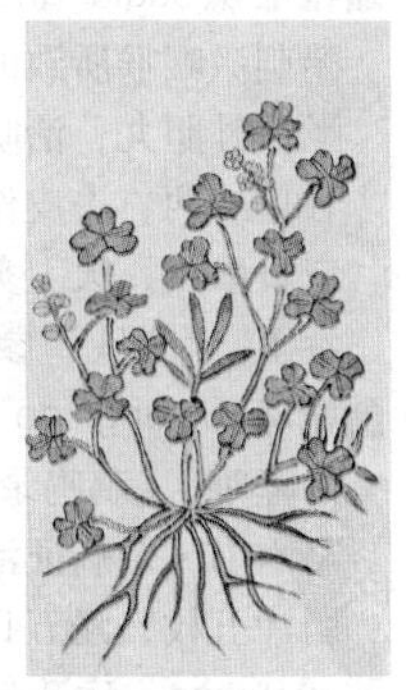
酢浆草

C

寒。清热利湿，凉血散瘀，解毒消肿。①治感冒发热，咽喉肿痛，尿路感染、结石，黄疸，泄泻，痢疾，赤白带下，吐血，衄血。煎服：9～30g。②捣敷或煎水洗，治跌打损伤，毒蛇咬伤，疔疮，痈肿，疥癣，湿疹，烧烫伤。叶及全草含大量酒石酸，还含柠檬酸、苹果酸、草酸盐、维生素 C、丙酮酸等。煎剂在体外对金黄色葡萄球菌、伤寒杆菌、铜绿假单胞菌及大肠埃希菌、福氏志贺菌等有抑制作用。

酢心cùxīn　即醋心。《齐民要术·作酢法》：“酢，今醋也。”详“醋心”“吐酸”条。

瘄后便脓cùhòubiànnóng　病证名。麻疹后便下脓血。清代郑卜年《瘄略》：“瘄后泄泻，而便脓血者，由邪热内陷，大忌止涩。最宜升发升提，虽元气不复，脾胃虚弱，不得轻用参芪，解其热，凉其肠，而病症自愈。”用葛根黄连黄芩汤之类。

瘄子cù·zi　病名。见元代滑伯仁《麻证新书》。麻疹的别称。详该条。

瘄子要领cù·ziyàolǐng　麻疹专著。见“麻科合璧”条。

醋cù　中药材。出《名医别录》。又名苦酒、醯。为以米、麦、高粱或酒、酒糟等酿成的含有乙酸的液体。主产于山西、江苏等地。酸、苦，温。入肝、胃经。散瘀，止血，解毒，杀虫。①治产后血晕，烧热对产妇鼻孔熏之。②治癥瘕积聚，疝气冲痛，蛔虫攻痛，黄疸，黄汗，吐血，衄血，大便下血，乳糜尿，鱼肉菜毒，内服 30～50ml。③治痈疽肿毒，扁平疣，和药调敷；牙疼，煎药含漱；阴部瘙痒，汤火伤，淋洗患处；蛲虫病，以凉开水稀释灌肠。醋中主要成分是醋酸，含量为 3%～5%。还含甲醛、乙醛、乙缩醛、酪醇、草酸、琥珀酸、山梨醇等。醋酸体外有杀原头蚴作用，并可抗菌、抗病毒。

醋煎散cùjiānsǎn　《张氏医通》卷十五方。三棱、莪术、香附、乌药、赤芍药、甘草、肉桂各等分。上药醋炒，为细末，每服三钱，空腹砂糖水调下。功能化瘀止痛。治经行少腹结痛及产后恶露不行。

醋柳果cùliǔguǒ　中药材。见《西藏常用中草药》。为胡颓子科植物沙棘 *Hippophae rhamnoides* L. 的成熟果实。分布于华北、西北地区及四川、云南、西藏。酸、涩，微温。止咳祛痰，健胃消食，活血散瘀。治慢性支气管炎，咳嗽痰多，胸满，消化不良，胃痛，肠炎，痢疾，跌仆瘀肿，经闭。煎服：3～9g。果实含异鼠李素及其 3－葡萄糖苷和 3－芸香糖苷、槲皮素等。还含β－谷甾醇、香树脂醇、没食子酸、地黄皂苷等。尚含维生素、氨基酸。总黄酮对心脏有保护作用。本品可抗溃疡，降血脂，抗疲劳，保肝，增强体力等。

醋抢喉嗽cùqiānghóusòu　病证名。抢，同“呛”。指因食醋刺激咽喉所致的呛咳。《赤水玄珠·咳嗽门》：“醋抢喉嗽。甘胆丸，治吃醋抢喉，因成咳嗽不止，诸药无效。用甘草二两，去皮作二寸，段中半劈开，以猪胆汁五枚，浸三日取出，火上炙干为末，炼蜜为丸。每服四十丸，茶清吞下，卧服。”参见“咳嗽”条。

醋呛哮cùqiàngxiào　病证名。亦称醋哮。指醋呛入气管而致的哮吼。《鸡鸣录》：“醋哮，醋抢喉管，哮嗽不止。”《医略六书·杂病证治》：“醋呛哮，甘草二两，中半劈开，猪胆汁五枚，浸五日炙末蜜丸，临卧茶清吞二三钱。”

醋哮cùxiào　病证名。见明代秦景明《幼科金针》。即哮拔、醋呛哮。详各条。

醋心cùxīn　症名。见《素问玄机原病式·六气为病》。又称中酸。指吞酸之轻症。《医学正传·吞酸》：“或微而止为中酸，俗谓之醋心。”详“吞酸”“吐酸”条。

醋咽cùyān　症名。又称吞酸、咽酸、噫醋。《太平圣惠方》卷五十：“夫醋咽者，由上焦有停痰，脾胃有宿冷，故不能消谷，谷不能消，则胀满而气逆，所以好咽而吞酸，致气息酸臭也。”《三因极一病证方论·醋咽证治》：“食后噫醋吞酸，皆宿食证，俗谓之咽酸是也。”详“吞酸”“咽酸”“噫醋”“吐酸”条。

醋蒸cùzhēng　中药炮制法。即将净药材或切制品（生片）加醋拌匀，置适宜容器内蒸制的炮制方法。

醋制cùzhì　中药炮制法。即用醋作为辅料来对净制之后的药材进行加工炮制，醋炙、醋煮、醋蒸等。参见各条。

醋炙cùzhì　中药炮制法。即将净药材或切制品（生片）加醋拌匀，闷透，置锅内，炒至规定程度，或边炒边喷醋，至醋被吸尽时取出放凉的炮制方法。

醋煮cùzhǔ　中药炮制法。即将净药材或切制品（生片）加定量的醋与水，共置适宜容器内煮制的炮制方法。

醋煮三棱丸cùzhǔsānléngwán　《卫生宝鉴》卷十四方。川芎（醋煮）二两，三棱（醋煮）四两，煨大黄半两。为末，水糊为丸，梧桐子大，每服三十丸，温水送下。治积聚。

cuan

攒竹cuánzhú　经穴名，代号 BL2。出《针灸甲乙经》。别名眉头、眉本、员在、始光、夜光、明光、光明、员柱。属足太阳膀胱经。位于眉毛内侧端，当眶上切迹处。布有额神经内侧支和额动、静脉。主治头痛，目眩，目翳，目赤肿痛，迎风流泪，近视，眼睑瞤动，眉棱骨痛，以及急、慢性结膜炎，面神经麻痹等。沿皮刺 0.5～1 寸，或点刺出血。

窜痛cuàntòng　症名。指疼痛走窜不定的症状。

篡cuàn　会阴部。位于前后阴之间。《素问·骨空论》：“其男子循茎下至篡，与女子等。”

cui

崔浩cuīhào(386—450)　南北朝北魏官吏。字伯渊。清河东武城（今属山东）人。尝师事寇谦之，修服食养性之术。尝为其母所口占之《食经》作序。与他人合撰《国书》30 卷，今佚。

崔晦叔cuīhuìshū　见“崔玄亮”条。

崔季舒cuījìshū　南北朝时期北齐大臣，兼通医术。字叔正。安平（今河北保定）人。

崔嘉彦cuījiāyàn(12 世纪末)　南宋医家。字希范，号紫虚道人。南康（今江西南康）人。精心钻研医术。他以《难经》中论脉浮、沉、迟、数为纲，论述了各种病证，写成歌括《脉诀》1 卷。并将杜光庭《玉函经》一书加以注释。

崔景凤cuījǐngfèng　南北朝东魏医家。字鸾叔。清河东武城（今属山东）人。崔彧之子，通晓医药，曾任尚药典御。

崔冏cuījiǒng　南北朝时期北齐医家。字法峻。清河东武城（今属山东）人。景哲之子。幼好学，尤工医，仕魏为司空参军。齐天保初（约 550）曾任尚药典御。

崔孟传cuīmèngchuán　明代医生。襄陵（在今河南睢县）人。从族兄学医。万历（1573—1619）间太后病笃，应诏诊治而愈，上赐官、赐金皆不受，遂赐以真人号。

崔沔cuīmiǎn　参见“杜鸿渐”条。

崔瑞生cuīruìshēng　明代医生。字衷白。太平（今属安徽）人。幼业儒，后改习医，以济世活人为己志。诊脉施药，不计较名利。善养生，年逾九旬，犹颜有壮容，步履矫健。

崔实 cuīshí（？—170?）　东汉官吏。字子真。涿郡安平（今河北保定涿州市）人。少好典籍。官拜太守等，卒于灵帝建宁（168—171）中。知医，著有《太医令箴》等。

崔氏八味丸 cuīshìbāwèiwán　见《金匮要略》。即肾气丸。见该条。

崔氏脉诀cuīshìmàijué　脉学著作。见“脉诀”条。

崔世明cuīshìmíng　宋代医生。广州人。曾专心研究医学，常为贫苦人治病而不受酬报。

崔叔正cuīshūzhèng　见“崔季舒”条。

崔维宗cuīwéizōng　见“崔岳”条。

崔文君cuīwénjūn　见“崔彧”条。

崔文子cuīwénzǐ　秦代医家。泰山人。卖药于都市。民间疫病流行，死者万计，乃作黄散、赤丸，服之即愈，活人无数。后至蜀中卖药，蜀人望之如神仙。

崔希范cuīxīfàn　见“崔嘉彦”条。

崔玄亮cuīxuánliàng（约 761—827）　唐代官吏、医家。字晦叔。磁州昭义（今河南安阳）人。撰有《海上集验方》10 卷。785 年中进士，827 年（太和初）为谏议大夫，颇得众望。

崔禹锡cuīyǔxī　隋代医家。撰《崔氏食经》4 卷。《医心方》《证类本草》等多引用。

崔禹锡食经cuīyǔxīshíjīng　本草著作。又名《崔氏食经》。4 卷。唐代崔禹锡约撰于 8 世纪中。述饮食宜忌。原书佚，今存于《医心方》之佚文 146 条，冠以“《崔禹锡食经》”“崔禹”“《崔禹食经》”“崔禹锡”等标记。日本人田泽温叔（仲舒）曾将崔氏散见于诸书之说哀为 2 卷。

崔彧cuīyù　南北朝时期北魏医生。字文君。清河东武城（今属山东）人。擅长针灸。

崔源cuīyuán　北宋药学家。生平不详。撰《本草辨误》1 卷，已佚。

崔岳cuīyuè　清代医家。字维宗。江苏徐州人。长于儿科，撰有《痘疹详辨》一书。

崔真人脉诀cuīzhēnrénmàijué　脉学著作。见“脉诀”条。

崔真人脉诀详解cuīzhēnrénmàijuéxiángjiě　脉学著作。见“医灯续焰”条。

崔知悌cuīzhītì（约 620—?）　唐代医家。许州鄢陵（今河南鄢陵）人。曾于 650 至 683 年间，任中书侍郎、户部尚书。撰《骨蒸病灸方》1 卷，已佚。他认为：“骨蒸病者，亦名传尸，亦谓，亦称伏连，亦曰无辜……无问少长，多染此疾。婴孺之流，传注更苦。其为状也，发干而耸……或夜卧盗汗，虽目视分明，而四肢无力，或上气食少，渐就沉羸，纵延时日，终于溘尽。”足见其对结核病有着深刻的认识。唐宋医家评论也多予以赞扬。

催肠生cuīchángshēng　病证名。即盘肠生。详该条。

催命疬cuīmìnglì　病证名。即环颈而生，破溃难敛的瘰疬。出《疡科全书》。病势凶险，多因瘰疬治疗不当而致。

催气cuīqì　指针刺时，采用各种刺激手法促使得气尽快出现。《神应经》：“用右手大指及食指持针，细细动摇进退，搓捻其针，如手颤之状，谓之催气。”临床上，通常采用持续捻转或提插，改变针刺的深度和方法，或用循、摄、弹、摇，或用艾卷熏灸等方法促使气至以达到催气的目的。参见有关各条。

催乳cuīrǔ　治法。又称通乳、下乳。指治疗产后缺乳的方法。由于气血虚弱而致缺乳，症现乳汁全无，或有而不多，乳房无胀痛感，面白唇淡，食少便溏，治宜补血益气，佐以通乳，方用通乳丹（方见“缺乳”条）加减；由于肝郁气滞而致缺乳，症现乳房胀满而痛甚，或身热，精神抑郁，治宜疏肝解郁，佐以通乳，方用下乳涌泉散（方见“缺乳”条）加减。

催生cuīshēng　治法。指服药以助产母之正气，令儿速生之法。杨子建《十产论》：“催生者，言欲产时，儿头至产门，方服药催之。或经日久产，母困倦难生，宜服药以助其血气，令儿速生。”

催生丹cuīshēngdān　《太平惠民和剂局方》卷九方。又名顺生丹、催生兔脑丸。兔脑髓（去皮膜，研如泥）一个，母丁香（细末）一钱，乳香（另研）二钱半，麝香（另研）一字。后二味拌匀，以兔脑髓和丸，芡实大，阴干油纸裹，每服一丸，温汤送下。治难产，或横或逆难下。

催生汤cuīshēngtāng　《证治准绳·女科》卷四方。苍术（米泔浸洗，剉，炒黄）二两，枳壳（麸炒）、桔梗、陈皮、芍药、白芷、川芎、当归各一两，肉桂、半夏、甘草、麻黄、军姜、厚朴（去粗皮，姜汁炒）、木香、杏仁、茯苓各五钱。为末，每服二钱，水煎，于产时胞水一破即服。治妊娠欲产，阵痛尚疏，难产经二三日不生，胎死腹中，或产母气乏委顿，产道干涩。

催生兔脑丸cuīshēngtùnǎowán　即催生丹。见该条。

催吐法cuītùfǎ　治法。即吐法。详该条。

摧肝丸cuīgānwán　《赤水玄珠》卷十四方。胆南星、钩藤、黄连（酒炒）、滑石（水飞）、铁华粉各一两，青黛三钱，炒僵蚕、朱砂（飞）各五钱，天麻（酒洗）二两，甘草二钱。为末，以竹沥一碗，姜汁少许，打糊为丸，绿豆大，每服一钱五分，食后及临卧茶水送下。功能镇火平肝，消痰定颤。治颤振。

卒cuì　通淬，烧灼。淬刺，即火针法。《灵枢·四时气》：“卒取其三里。”另见“卒 cù”“卒 zú”条。

脆脚cuìjiǎo　病证名。指妊娠期下肢浮肿。见《医宗金鉴·妇科心法要诀》。平素脾阳不振，随胎体渐长，有碍脾阳敷布，以致水湿下注。症见脚部浮肿，皮薄光亮，压痕不起，无其他不适，经休息后不能恢复者，治宜健脾渗湿。方用全生白术散。

脆蛇cuìshé　中药材。出《本草纲目拾遗》。又名金蛇、蜴蛇、蛇蜥、碎蛇。为蛇蜥科动物脆蛇蜥 *Ophisaurus harti* Boulenger 的全体。分布于西南、华南、华东等地区。辛、咸，平。入肝、脾经。祛瘀消肿，接骨生肌，祛风湿。①治跌打损伤，疮痈肿毒，麻风，风湿症，小儿疳积。内服：煎汤 5～10g；浸酒或入散剂。②治骨折，外伤出血，研末或熬膏，涂敷患处。

脆者坚之cuìzhějiānzhī　治则。出《素问·至真要大论》。凡属脆弱虚证应采用固补的治法。如肺虚咳血，用百合固金汤；肾虚滑遗，腰膝酸软，用金锁固精丸。

焠cuì　古针法之一。火针之类。即将针用火烧热后，迅速刺入，即行拔出。《灵枢·寿夭刚柔》：“刺布衣者，以火焠之。"《素问·调经论》："病在骨，焠针药熨。"

焠焫cuì'āi 指烧爆过的食物或烧灼过的针刺工具。《素问·藏气法时论》："禁犯焠焫热食温炙衣。"

焠刺cuìcì 古刺法名。九刺之一。《灵枢·官针》："焠刺者，刺燔针则取痹也。"是指治疗痹症时，将针烧红，迅入速出的针刺方法。意与劫刺同。参见该条。

焠法cuìfǎ 又名灯火疗法。《厘正按摩要术》："取灯心，截三四寸长，微蘸麻油，烘干燃着，右手平持灯心，以尾下垂，按穴焠之。一近皮肤即提起，熠熠有声，须手法灵捷，勿致灼伤肌肉。"临床常用的有焠胎寒、焠脐风等。详各条。

焠脐风cuìqífēng 灯火治疗脐风的方法。出《厘正按摩要术》。脐风初发，即用灯火于囟门、眉心、人中、承浆、两手大指少商等处各一燋，脐旁四围六，脐带未落，于带口一燋，如既落，则于落处一燋，共十三燋。可收息风镇痉之效。

焠胎寒cuìtāihán 灯火治疗新生儿胎寒证的方法。《厘正按摩要术》："小儿生一二日内，面青唇白，不乳不啼，肢冷蜷缩或腹痛啼哭不已。皆胎寒也，用灯火于囟门、眉心、脐心各一燋，脐旁四周六燋，左右足跟两旁各一燋，共十五燋，声音不出者，肺俞二燋，左右少商穴各一燋。"

焠针cuìzhēn 即火针。《素问·调经论》："病在骨，焠针、药熨。"

翠蝴蝶cuìhúdié 中药材。见《广西中草药》。为鸭跖草之别名。详该条。

翠霞散cuìxiásǎn 《外科精义》卷下方。滑石一两，铜绿五钱，轻粉二钱，冰片、麝香各三分，粉霜二分五厘。为细末，每用少许，敷患处。功能去毒生肌。治恶疮。

翠羽草cuìyǔcǎo 中药材。见《本草纲目拾遗》。为翠云草之别名。详该条。

翠玉膏cuìyùgāo 《卫生宝鉴》卷十三方。松香一两，黄蜡、铜绿各二钱，没药、乳香各一钱。先研铜绿为末，入油调匀，将黄蜡、松香火上熔开，次下油，调铜绿，再加乳香、没药搅匀，后置水中扯拔匀，制成饼子，贴于疮上，三日换药一次。治臁疮。

翠云草cuìyúncǎo 中药材。出《本草纲目拾遗》。又名翠羽草、地柏叶、回生草、蓝地柏。为卷柏科植物翠云草 *Selaginella uncinata* (Desv.) Spring 的全草。分布于广西、广东、湖南、福建、浙江、安徽及西南地区。微苦，寒。清热利湿，止血，解毒。①治肠炎，痢疾，黄疸型肝炎，胆囊炎，风湿痹痛，水肿，泌尿系感染，肺结核咯血，鼻衄，喉痈。煎服：6～12g。②治烫伤，炒炭研末，麻油调敷；外伤出血，研末撒。本品含海藻糖。茎含二酰甘油基三甲基高丝氨酸。煎剂在体外对金黄色葡萄球菌有抑制作用。

膵俞cuìshù 经外奇穴别名。见《中国针灸学》。即胃管下俞。见该条。

cun

村居救急方cūnjūjiùjífāng 方书。7卷。清代魏祖清辑。成书于1730年。书中收录民间简便验方，分为外感、内伤、杂症、妇人、小儿、外症和五绝7类，共542首方剂。现有《三三医书》本。

皴揭cūnjiē 症名。见《素问玄机原病式》。多由风燥伤表，内郁血分以致耗伤津液，气滞血枯而成。患处皮肤干涩枯燥，甚则裂口、出血、疼痛、手足干枯不荣。治宜养血润燥，佐以清火。内服四物汤去川芎，加麦冬、天花粉、黄柏、五味子之类。外搽润肌膏。相当于皲裂。

皴痛cūntòng 症名。出《外科正宗》卷四。多由风寒外侵，风盛血燥，寒滞血脉，肤失濡养而成。患处皮肤枯燥，干裂疼痛，甚则皮脱。用葱汤外洗，涂润肌膏。

存存斋医话稿cúncúnzhāiyīhuàgǎo 医话著作。清代赵晴初撰。原5卷，现存2卷。全书共74则医话，不分类别，不拘体例，不立标题。记其所见所闻及心得，阐述医理，辨证用药，改正本草，评论医家，强调辨证论治，反对拘方制病，文字简明。现有《珍本医书集成》本。

存泥丸cúnníwán 自我推拿方法。泥丸指囟门。两手擦热后，从额部摩到头顶。有醒脑作用。《太平御览》："以两手相摩令热，以手摩额上至顶上，满二七止，名曰存泥丸。"

存神cúnshén 养生术语。神，指意念精神。存神，即控制意念，集中精神。修炼气功由此而"入静"。有时也指身中部位，并认为这些部位都各有神主之。《后汉书·冯衍传》："守寂寞而存神。"

存神炼气铭cúnshénliànqìmíng 养生著作。1卷，不足千字。称唐代孙思邈述。成书年代不详。大体为四言韵语，内言身、神、气的依存关系及修炼方法，后论述存神炼气的修炼过程，分为五时七候。五时指修心逐渐深入的5种境界，七候即修摄达到的7种层次。对道家养生有一定的指导意义。该书收入《正统道藏》洞神部方法类。《云笈七签》将其收入卷三十三，题为《太清存神炼气五时七候诀》。

存想cúnxiǎng 气功术语。是一种意念锻炼。存，为意念的存放；想，为闭目塑造意识形象。即闭目内视。但内视的体内对象都是想象的。《天隐子》："存谓存我之神，想谓想我之身。"

存真环中图cúnzhēnhuánzhōngtú 解剖著作。又名《存真图》，宋代杨介编。全书1卷，由存真图和环中图两部分组成。所谓存真图，即脏腑图；环中图，意为经脉图。此书是12世纪初北宋统治者利用被处决者的尸体，遣医师并画工绘图，又经医家杨介考订校正而成。书中转绘并保存了之前数十年前绘成的《欧希范五脏图》，并在此基础上增绘部分脏腑图、新绘环中图，绘述人体从咽喉到胸腹腔各脏腑的解剖位置和形态，并对经络的联附循行、水谷泌别、精血运输等情况作了较为详细的叙述。此书是中国现知较早的人体解剖和经脉循行图谱，曾于绍兴五年（1135）刊刻行世，但该刻本已经亡佚，今中国国家图书馆藏有据此刻本抄绘的钞本1部。杨介书中的脏腑图还被保存于元代孙奂《玄门脉诀内照图》、明代王圻《三才图会》、清代严振《循经考穴编》。其经脉图被收入明代高武《针灸聚英》、杨继洲《针灸大成》等书中。《存真环中图》全图在成书于14世纪的日本医著《顿医抄》《万安方》中被转绘下来，其文字则经过改编载于此二书；至15世纪，日本僧人幻云《史记》注中也保存了《存真环中图》中的很多文。

存真图cúnzhēntú 解剖著作。见"存真图环中"条。

存注丹cúnzhùdān 《辨证录》卷四方。白芍药、白术、生地黄各三钱，麦冬、柏子仁各五钱，甘草、菖蒲各一钱，柴胡、天花粉各二钱，青皮三分。水煎服。治气郁不舒，善忘。

寸cùn ❶寸口脉的简称。《素问·经脉别论》："气口成寸，以决死生。"❷寸关尺的寸部。❸同身寸。详该条。

寸白虫cùnbáichóng 出《诸病源候论》卷十八。即绦虫。由于误食未熟而有囊虫的猪肉或牛肉，被传染本病。成虫寄生在小肠内窃取养料，患者排便时可排出白色的绦虫孕节，故名。《古今医统·虫候有九》："寸白虫，长一寸，子孙繁生，长至四五尺，亦能杀人。"

寸白虫病cùnbáichóngbìng 九虫病之一。又名白虫病、脾虫病。多因食未熟猪、牛、鱼肉所致。《诸病源候论·寸白虫候》："寸白者，九虫内之一虫也。长一寸，而色白，形小褊。因腑脏虚弱而能发动。或云："饮白酒，以桑枝贯牛肉炙食，并生栗所成；又云食生鱼后，即饮乳酪，亦令生之。"《景岳全书·杂证谟》："寸白虫，此虫长寸许，色白，其状如蛆，母子相生，有独行者，有个个相接不断者，故能长至一二丈。"证见腹痛、腹胀，泄泻或泻出白色节片等。本病即现代所称绦虫病。寸白虫长寸许，实为绦虫的一个节片。治疗以驱虫至具头排出为止。药如槟榔、南瓜子、榧子、仙鹤草根、石榴皮等均可选用。参见"九虫病""白虫病"条。

寸白蛇cùnbáishé 中药材。见《生物学通报》[1958（3）]。为金钱白花蛇之别名。详该条。

寸疔cùndīng 病名。指疔之一。出《疡医准绳》卷二："指疔生手指骨节间。"证治见"指疔"条。

寸关尺cùnguānchǐ 寸口脉分三部的名称。桡骨茎突处为关，关之前（腕端）为寸，关之后（肘端）为尺。寸关尺三部的脉搏分别称寸脉、关脉、尺脉。《脉经》："从鱼际至高骨，却行一寸，其中名曰寸口，从寸至尺，名曰尺泽，故曰尺寸，寸后尺前名曰关。阳出阴入，以关为界。"

寸金散cùnjīnsǎn ❶《证治准绳·类方》第三册方。蒲黄、白面各三钱匕，牛黄、冰片各半钱匕。为末，每服一钱，生藕汁调，食后服。治心经烦热，血热妄行，舌上出血。❷《疡医大全》卷八方。天花粉三两，赤芍药、白芷、姜黄、白及、芙蓉叶各一两。为细末，每用姜汁三分，凉茶七分调敷，未破者敷中央，已破者敷四周。治痈疽肿毒。

寸口cùnkǒu 又名气口、脉口。两手桡骨头内侧桡动脉的诊脉部位。属太阴肺经。《难经·二难》："从关至鱼际是寸口。"《素问·经脉别论》："气口成寸，以决死生。"《难经·一难》："寸口者，脉之大会，手太阴之脉动也……五脏六腑之所终始，故法取于寸口也。"

寸口脉cùnkǒumài 详"寸口""寸关尺"条。

寸脉cùnmài 寸口脉三部之一。详"寸关尺"条。

寸香cùnxiāng 中药材。见《中药材手册》。为麝香之处方名。详该条。

寸芸cùnyún 中药材。见《全国中草药汇编》。为肉苁蓉之药材名。详该条。

cuo

搓法cuōfǎ ❶刺法。指入针后，以拇食两指持住针柄，如搓线状朝一个方向捻转的方法。《针经指南》："搓者，凡令人觉热，向外针似搓线之貌，勿转太紧。治寒而里卧针，依前转法，以为搓也。"有的搓法掺以提插，区分寒热。如《针灸问对》："下针之后，将针或内或外，如搓线之状，勿转太紧，令人肥肉缠针，难以进退。左转插之为热、右转提之为寒，各停五息久，故曰搓以使气。"本法有促针感产生和加强针感的作用。但单向捻转数不宜过多，否则针身容易为肌肉组织缠住，发生滞针、折针等异常情况。❷推拿手法名。见《饮膳正要·养生避忌》。用两手掌面夹住一定部位，相对用力，方向相反作来回快速搓揉。《厘正按摩要术·立法》："搓以转之，谓两手相合而交转以相搓也。或两指合搓，或两手合搓，各极运动之妙，是从摩法生出者。"本法常用于四肢及胁肋部。有疏通经络、行气活血等作用。

搓食指cuōshízhǐ 小儿推拿方法名。《厘正按摩要术》："搓食指……大指中指合而直搓之，能化痰。"

撮风cuōfēng 又名撮口。详该条。

撮风散cuōfēngsǎn 《仁斋小儿方论》卷一方。炙蜈蚣半条，钩藤二钱半，朱砂、僵蚕、蝎尾各一钱，麝香一字。为细末，每服一字，竹沥汁调下。功能息风除痰止痉。治小儿口撮如囊，吮乳不得，舌强唇青，手足抽搐。近代也用于小儿破伤风有上述症状者。

撮空cuōkōng 症名。见《中藏经》。又名两手撮空。详该条。

撮空理线cuōkōnglǐxiàn 症名。指患者神识不清，两手向空抓物，同时拇指和食指不断捻动，犹如理线之状。系病情危重，邪盛正虚，或元气将脱的表现。《温疫论·补泻兼施》："证本应下，耽迟失治，或为缓药因循，火邪壅闭，耗气搏血，精神殆尽，邪火独存，以致循衣摸床，撮空理线，肉瞤筋惕，肢体振战，目中不了了，皆缘应下失下之咎。邪热一毫未除，元神将脱，补之则邪毒愈甚，攻之则几微之气不胜。攻之不可，补之不可，补泻不能，两无生理。不得已勉用陶氏黄龙汤。"如阴液耗竭，虚风内动者，可用三甲复脉汤等方。参见"循衣摸床""两手撮空"条。

撮口cuōkǒu 病证名。脐风三证之一。又名撮风。以口唇收缩，撮如鱼口为主症。系母体脏腑有热，令胎儿心脾受灼，生后又为风邪所袭。一般妨碍吮乳，舌强唇青，面色赤黄，口涎痰满，气息喘促，啼声不出，甚至腹现青筋，二便秘结，身热多惊，手足抽搐。《幼科发挥》："撮口证儿多啼，口频撮者，此脐腹痛也，可用雄黄解毒丸。"气喘痰盛的，宜豁痰通窍，用辰砂僵蚕散；腹痛便秘的，宜通便开结，用紫霜丸；身热多惊的，宜清热镇惊，用龙胆汤；手足抽搐的，宜息风镇痉，用撮风散。

撮口喉风cuōkǒuhóufēng 病证名。《焦氏喉科枕秘》卷一："此症因脾胃蓄痰，风火扰动而起。其唇或如口袋收撮，不能饮食。喉内风痰壅塞，或经一年发。治者用马齿苋汁洗唇……服防风通圣散。"或刺少商出血。若毒入心包，胸脘胀满，呼吸迫促，下部洞泄不止者为重症。

撮口脐风散cuōkǒuqífēngsǎn 《揣摩有得集》方。炒扁豆一钱，半夏五分，蔻仁、木香、炒小茴香、生甘草各三分，干姜、附子、肉桂各一分。水煎服。治小儿初生为风寒所浸，遂至聚唇撮口，眼闭口噤，啼声如鸦，或声不能出，或口吐白沫，或喉痰潮响，气息喘急，甚者舌强面青，腹胀青筋，抽搐天吊。

撮捏押手法cuōniēyāshǒufǎ 押手法之一。是以左手拇、食指将穴位处皮肤捏起以辅助进针的方法。多用于颜面皮肉浅薄需行横刺的穴位。

撮痧cuōshā 推拿方法名。见《串雅·绪论》。即提痧。详该条。

蹉躔cuōchán 病证名。见何应豫《女科备考》。即差经。详该条。

C

蹉经cuōjīng　病证名。见王伯龙《养儿宝》。即差经。详该条。

蹉理症cuōlǐzhèng　病证名。见清代曾鼎《妇科指归》。指差经。详该条。

痤疿cuófèi　病名。《素问·生气通天论》："汗出见湿，乃生痤疿。"由肺热脾湿所致，或夏月风热邪毒搏于肌肤而生。其症大者名痤，小者名疿，痤即热疖，大如酸枣，小如黄豆，皮色赤红，内有脓血。疿即痱疮，皮损为小泡，渐变脓疱，痛痒相兼。热疖宜清热解毒，内服仙方活命饮；痱疮宜清暑利湿，内服清暑汤。外用苦参汤或青蒿煎汤外洗，或以鹅黄散敷之。

痤疿疮cuófèichuāng　病名。《素问·生气通天论》有"汗出见湿，乃生痤疿"的论述。指生于股臀间的疮疡。《外科正宗》卷四："密如撒粟，尖如芒刺，痒痛非常，浑身草刺。"由脾经湿热，湿毒郁久而成；或因久坐卑湿之地，或坐烈日石上酿成湿热而致。治宜内服消风散，外用苦参汤洗之，成疮者擦鹅黄散或赤蛤散。参见"坐板疮"条。

挫喉cuòhóu　病证名。《医学纲目》卷十五："挫喉、气不通者，以冷水徐灌之。""挫者，摧也"（《说文》）。损，折之义。泛指因屈仰或损伤所致的呼吸不利。

挫伤cuòshāng　病名。由于跌打、挤压、钝挫所致的软组织损伤。患处疼痛、肿胀、青紫、压之痛剧，但皮肤完整无破伤。严重者可致肌肉撕裂或深部血肿，甚则伴有内脏损伤。治宜活血化瘀、消肿止痛。内服复元活血汤，外敷栀乳散或以五加皮汤熏洗。

莝cuò　本指铡碎的草，现喻体内的水液废物。《素问·汤液醪醴论》："去宛陈莝。"

措如·才郎cuòrú cáiláng（1926—2004）　现代藏族医学家。西藏自治区昌都市江达县人。11 岁时开始学习藏医药学。1994 年任藏医学院院长、教授，兼任中国佛教协会理事、中国高级佛学院教授、西藏医学科学委员会委员、西藏社会科学院顾问等职。曾应邀出访匈牙利、美国、日本等国家。他抢救了濒临绝迹的藏药炮制方法——水银洗炼法，并将这一方法传授到整个藏区。配制的藏药有 250 多种，对治疗肝癌、胃癌等有较好疗效。重视声明学对深入读解《四部医典》的重要作用，出版《四部医典大详解》等专著，撰写论文近百篇，为中国藏语系高级佛学院编写《宁玛派史略》《噶举派史略》等教材。

锉草cuòcǎo　中药材。出《盛京通志》。为木贼之别名。详该条。

锉刀草cuòdāocǎo　中药材。见《浙江民间常用草药》。为笔筒草之别名。详该条。

错喉cuòhóu　病证名。❶食谷即吐。由贲门受伤所致（《证治准绳》）。❷乳食误呛入喉，随即引起的吐逆。

错经cuòjīng　病证名。见《竹林寺女科秘方考》。一指经血上逆，从口鼻而出。二指经血从大小便出。参见"差经""产后交肠病"条。

错经吐衄血崩cuòjīngtǔnǜxuèbēng　病证名。见何梦瑶《妇科精要》。指血为热迫，导致经血上壅为吐衄，下为血崩之证。如去血过多，则热随血去，以补为主；若去血少而热尚未减者，仍当清之。甚者三黄四物汤，轻者宜犀角地黄汤加减。

错经妄行cuòjīngwàngxíng　病证名。岳甫嘉《妙一斋医学正印·种子篇》："错经妄行于口鼻者，是火载血上行，气之乱也。"详"逆经"条。

错语cuòyǔ　症名。神志清醒而言语错乱，但说后又自知讲错。多因心气虚，精神不足所致。

-D-

da

搭串dāchuàn　病名。出《证治准绳·疡医》卷三。即左右串。见该条。

搭鹊桥dāquèqiáo　舌抵上腭（嘴闭齿合，舌尖及舌面前部自然贴在上腭处），以沟通任督两脉之气，使生口中津液（金津玉液），以意念吞送丹田的气功锻炼动作。

搭手dāshǒu　病名。出《外科理例》卷一。指有头疽生于背部、腰部，患者能以自己的手触及者，有上搭手、中搭手、下搭手之分。见各条。

达磨·曼仁巴·洛桑曲扎dámó mànrénbā luòsāngqǔzhā　清初著名藏医学家。生活于17世纪。与著名藏医学家第司·桑杰嘉措同时，曾任五世达赖的私人医生。奉五世达赖之命，补充了《祖先口述》中的残缺部分。著有《医药训诫》《金饰格言》《药物性能独解》等多种医著。其中《金饰格言》在五世达赖喇嘛（1617—1682）统治时期得到刻版印行。其著作尚有《宇陀·元丹贡布传记》。

达生dáshēng　见亟斋居士《达生篇》。达，小羊。羊子易生而无留难，故古人以顺利分娩谓达生。

达生编dáshēngbiān　产科著作。1卷。清代亟斋居士撰。刊于1715年。内容有原生、临产、真诀条辨等14篇及格言、方药等。作者主张临产时沉着镇静，掌握“睡、忍痛、慢临盆”六字诀，尽可能不服药或少服药，所论多为经验之谈。本书文字通俗，内容简要，切于实用，故复刻刊本颇多，流传较广。

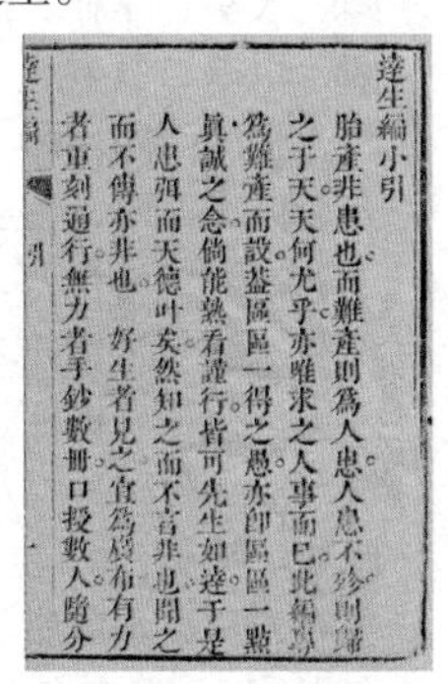
達生編小引
胎產非患也而難產則為人患人患不殄則歸
之于天天何尤乎亦唯求之人事而已此編專
為難產而設蓋區區一得之愚亦即區區一點
真誠之念倘能熟看謹行皆可先生如達于是
人患弭而天德叶矣然知之而不言非也聞之
而不傳亦非也好生者見之宜為廣布有力
者重刻通行無力者手鈔數冊口授數人隨分
達生編　引

达生编

达生散dáshēngsǎn　《丹溪心法》卷五方。又名束胎散。大腹皮三钱，紫苏、人参、陈皮各半钱，当归、白术、白芍药各一钱，炙甘草二钱。为粗末，加青葱叶、黄杨树叶梢七个，或加枳壳、砂仁，水煎，食后服（于怀胎八九个月时服十数帖）。功能补气养血，顺气安胎。治气血虚弱，胎产不顺。夏季加黄芩；春季加川芎；气虚倍参、术；气滞加香附，倍陈皮；血虚倍当归，加地黄；形实倍紫苏；湿痰加滑石、半夏；食积加山楂；腹痛加木香、肉桂。

达生真诀dáshēngzhēnjué　女科著作。见“广嗣五种备要”条。

达邪dáxié　治疗方法。达，疏导，透达。指透达在表之邪气以解除表证，或导达在里的邪气，使之外达以解除里证。参见“透邪”条。

达郁汤dáyùtāng　《杂病源流犀烛·内伤外感门》卷一十八方。升麻、柴胡、川芎、香附、白蒺藜、桑白皮、橘叶。水煎服。治抑郁伤肝，呕酸，阴痿不起。

达原散dáyuánsǎn　即达原饮第一方。见“达原饮”条。

达原丸dáyuánwán　即达原饮第一方作蜜丸。治证同。见“达原饮”条。

达原饮dáyuányǐn　❶《瘟疫论》卷上方。原名达原散。槟榔二钱，厚朴、知母、芍药、黄芩各一钱，草果、甘草各五分。水煎服。功能开达膜原，辟秽化浊。治瘟疫或疟疾邪伏膜原，先憎寒而后发热，继之但热而不憎寒，或昼夜发热，日晡益甚，头疼身痛，脉数。如胁痛耳聋，寒热，呕而口苦，此邪热溢于少阳经，加柴胡一钱；腰背项痛，此邪热溢于太阳经，加羌活一钱；目痛，眉棱骨痛，眼眶痛，鼻干不眠，此邪热溢于阳明经，加葛根一钱。方中槟榔、厚朴、草果开达膜原，辟秽化浊；知母滋阴；芍药和血；黄芩清热；甘草调中。诸药合用，可使秽浊得化，热毒得清，阴液得复，病邪得解，故推为瘟疫初起或疟疾邪伏膜原的首要方剂。❷《张氏医通》卷十三方。黄芩一钱，槟榔、知母各二钱，生姜七片，大枣一枚。水煎，发作前热服，温覆取微汗。治疫疟壮热，多汗而渴。

瘩背草dábèicǎo　中药材。见《南京民间药草》。为犁头草之别名。详该条。

打不死dǎbùsǐ　中药材。见《广西中药志》。为落地生根之别名。详该条。

打灯火dǎdēnghuǒ　即灯火灸。见该条。

打法dǎfǎ　推拿手法。用力拍打治疗部位。与拍法相似但用力较重。《备急千金要方·老子按摩法》：“若有脚患冷者，打热便休。”

打咯忒dǎgētè　症名。即呃逆。《医林改错》卷上：“呃逆俗名打咯忒。”详“呃逆”条。

打躬势dǎgōngshì　练功方法之一种。出《易筋经》。取直立位，两足稍分开，两手抱头，掌心紧贴耳门，弯腰直膝俯首，尽量使头靠近两膝，再挺身直立。《易筋经》：“两肘用力夹抱后脑，头前用力探出，牙咬，舌抵上腭，躬身低头至腿，头耳掩紧，鼻息调匀。”

打鼓子dǎgǔzǐ　中药材。见《云南中草药选》。为千金子之别名。详该条。

打官司草dǎguān·sicǎo　中药材。见《江苏省植物药材志》。为车前草之别名。详该条。

打结花dǎjiéhuā　中药材。见《中国树木分类学》。为新蒙花之别名。详该条。

打马过天河dǎmǎguòtiānhé　小儿推拿方法。出陈氏《小儿按摩经》。又名打马过天门。操作方法有6种。❶用右大指面运儿内劳宫，再将四指屈起，使其指尖向上，以右大指自总经弹至天河（见陈氏《小儿按摩经·手诀》）。❷用食、中、无名指由儿上马穴边经手背推到天河，与捞明月相似（见《小儿推拿方脉活婴秘旨全书·十二手法诀》）。❸用食、中指从儿上马穴边打起，直到天河，去四回三，至曲池处弹一下（见《幼科推拿秘书·十三大手法推拿注释》）。❹用左大指捏儿总筋，左大、中指沿天河弹至曲池，反复几遍，再掐肩井、琵琶、走马等穴（见《厘正按摩要术》卷三)。❺中指为午位，属马。用食、中指弹儿中指甲十余次，随后拿至天河，按摇数次，再用食、中指沿天河打至手弯处数次(见《小儿推拿秘诀·手上推拿法》)。以上五法性温凉，治寒热往来；行气和血，通关节脉窍。❻一手握住患儿手掌，一手用大指由其手心劳宫穴往上推至腕上3寸间使穴，然后左转推回至劳宫穴。推左手者经腕臂尺侧部而还，推右手者经腕臂桡侧部而还。推劳宫可补心气，推左手由尺侧而还可通小肠之气，推右手经桡侧而还可通大肠之气(见《脏腑图点穴法·点穴法》)。

打马过天门dǎmǎguòtiānmén　小儿推拿方法。即打马过天河。详该条。

打破碗花花dǎpòwǎnhuāhuā　中药材。见《四川常用中草药》。又名拐角七、青水胆。为毛茛科植物打破碗花花 *Anemone hupehensis* Lem. 的根。分布于西南地区。苦，凉，有毒。杀虫，清热利湿，化瘀消肿。治疟疾，痢疾，腹泻，蛔虫病，跌打损伤。煎服：1.5～6g。孕妇忌服。本品含白头翁素。鲜汁在体外对金黄色葡萄球菌、福氏志贺菌、大肠埃希菌、伤寒杆菌、铜绿假单胞菌及某些致病性真菌有抑制作用。

打扑内伤dǎpūnèishāng　病证名。指因跌打引起的肢体深部组织及脏腑、气血损伤的病证。见《圣济总录》卷一百四十四。详"内伤"条。

打扑伤损dǎpūshāngsǔn　病名。见《世医得效方》卷十八。即跌打损伤。详该条。

打扑腰痛dǎpūyāotòng　病名。见《世医得效方》卷三。即伤损腰痛。详该条。

打枪子dǎqiāngzǐ　中药材。见《分类草药性》。为绛梨木子之别名。详该条。

打伤dǎshāng　病名。指被拳、棒等打击肢体所致的损伤。见《备急千金要方》卷二十五。因打击部位及轻重不同而见证各异。一般体表轻伤，局部青紫肿痛；如皮破、筋脉损伤，则出血、肿痛或形成瘀块；如有骨折，则伤处可见畸形，活动受限；伤及头部，轻则头晕、瘀肿、出血，重则昏迷、呕吐，甚则暴亡；伤及胸、腹内脏，则见胸闷气急、胸痛、腹痛、呕血、便血及内出血、昏厥等。治疗参见"跌打损伤""内伤"条。

打水水花dǎshuǐshuǐhuā　中药材。见《内蒙古中草药》。为桂竹糖芥的别名。详该条。

打损dǎsǔn　病名。见《备急千金要方》卷二十五。即打伤。详该条。

打天钟dǎtiānzhōng　牙齿保健法，即叩齿法。见《杂病源流犀烛》卷二十三："齿宜朝暮叩以会神。一云以集身神，若卒遇凶恶，当叩左齿三十六，名曰打天钟；若辟邪秽叩右齿，名曰击天磬；若存念至真，叩中央齿，名曰鸣天鼓……每晨起，以一捻盐纳口中，以温水含揩齿，及叩齿百遍，为之不绝，不过五日，齿即牢密。"

打碗棵dǎwǎnkē　中药材。见《河北中药手册》。为猫眼草之别名。详该条。

打窝风dǎwōfēng　病名。即疠风中的曳风。详该条。

大安神丸dà'ānshénwán　《世医得效方》卷十一方。又名大惊丸。人参、茯苓、煨白术、朱砂、炒麦冬(去心)、木香、代赭石(醋煮)各半两，炙甘草、酸枣仁(汤泡，去皮壳，蚌粉炒)各一两，僵蚕、桔梗尾各二钱半，全蝎(去毒)五个，金箔、银箔各六片。为末，水泛为丸，或炼蜜为丸，梧桐子大，每服一至二丸，金、银、薄荷煎汤送下；夜啼以灶心土煎汤送下；伤食以荆芥煎汤送下；疹痘以蝉蜕煎汤送下；抽搐以防风煎汤送下；慢惊以冬瓜仁煎汤送下；凡惊风已退，神志未定，加琥珀三钱，远志(姜汁炒)半两。治小儿痰热夹食，惊搐夜啼，急慢惊风，痘疹风搐等症。

大安胎如胜饮dà'āntāirúshèngyǐn　《妇科玉尺》卷二方。当归二钱，焦白术一钱半，酒黄芩、酒白芍、炒砂仁、茯苓、续断(酒浸)各一钱，炙甘草五分。水煎，分二次服。治妊娠六月，胎气不和，或渐痛胀，胎动不安。

大安汤dà'āntāng　《医醇賸义》卷二方。白芍药(酒炒)一钱五分，五味子五分，煅牡蛎四钱，龙齿、炒酸枣仁、茯苓、柏子仁各二钱，木瓜(酒炒)一钱，地黄、人参各五钱。入金器一具，水煎去渣服。治惊则气浮，其阳外越，真阴不守，心悸筋惕者。

大安丸dà'ānwán　❶《丹溪心法》卷五方。山楂、白术各二两，炒神曲、半夏、茯苓各一两，陈皮、莱菔子、连翘各半两。为末，粥糊为丸服。功能健脾消食。治脾虚食滞，腹胀少食，大便稀溏等症。❷《杂病源流犀烛·脏腑门》卷一方。白术、山楂、橘红、半夏、神曲、麦芽、茯苓、苏子、连翘、黄连。为丸服。治新咳有食者。

大半夏汤dàbànxiàtāng　❶《金匮要略》方。半夏(汤洗)二升，人参三两，蜜一升。水煎，分二次服。功能补中降逆。治虚寒反胃吐食。❷《备急千金要方》卷十六方。①半夏三升，人参二两，生姜三两，白术、蜜各一升，前四味为粗末，同蜜加水煎，分三次服。治胃反不受食，食已即呕吐。②半夏一升，大枣二十枚，甘草、附子、当归、人参、厚朴、茯苓、枳实各二两，桂心五两，生姜八两，川椒二百粒。为粗末，水煎，分三次服。治胃中寒冷，腹满而寒。❸《备急千金要方》卷十八方。半夏一升，白术三两，生姜八两，茯苓、人参、桂心、甘草、附子各二两。为粗末，水煎，分三次服。治痰冷澼饮，胸膈不利。❹《证治准绳·类方》第二册方。半夏(汤泡)、陈皮、茯苓、桔梗、槟榔、甘草各等分。为粗末，每服三钱，加生姜三片，水煎，食前服。治胀满。❺《杂病源流犀烛·脏腑门》卷三方。半夏、陈皮、赤茯苓各二钱半，生姜五片。水煎服。治晕车、晕船呕吐。

大包dàbāo　经穴名。代号SP21。出《灵枢·经脉》。属足太阴脾经。脾之大络。位于侧胸部腋中线上，当第6肋间隙处。布有第7肋间神经及胸长神经末支，并有胸背动、静脉及第7肋间动、静脉通过。主治胸胁满痛，气喘，全身疼痛，四肢无力等。斜刺0.3～0.5寸，不宜深刺。艾炷灸3～5壮，或艾条灸5～10分钟。

大贝母dàbèimǔ　中药材。见《本草正义》。即浙贝母。详该条。

大痹dàbì　病证名。泛指邪在筋骨或五脏较重的痹证。《灵枢·厥病》："头痛不可刺者，大痹为恶。"《素问·四时刺逆从论》："冬刺络脉，内气外泄，留为大痹。"张志聪注："大痹者，风寒客于筋骨而为恶也。"又："大痹者，脏气虚而邪痹于五脏也。"

大壁虎dàbìhǔ　中药材。见《中药志》。为蛤蚧之别名。详该条。

大便dàbiàn　❶从肛门排出的饮食糟粕。又称大溲、屎。了解大便性状及排便情况是问诊内容之一。❷排大便。《灵枢·杂病》："厥气走喉而不能言，手足清，大便不利，取足太阴。”

大便秘结dàbiànbìjié 病证名。见《丹溪心法附余·燥门》。简称便秘。也称大便难、大便不通、大便秘涩。一般指大便排出困难或三四天以上不大便者。有正虚与邪实之不同。《医学正传·秘结论》：“肾主五液，故肾实则津液足而大便滋润，肾虚则津液竭而大便结燥。原其所由，皆房劳过度，饮食失节，或恣饮酒浆，过食辛热，饮食之火起于脾胃，淫欲之火起于命门，以致火盛水亏，津液不生，故传道失常，渐成结燥之证。是故有风燥，有热燥，有阳结，有阴结，有气滞结，又有年高血少，津液枯涸，或因有所脱血，津液暴竭，种种不同。”《症因脉治·大便秘结论》：“大便秘结之症，外感门有表未解，太阳阳明之脾约，有半表半里，少阳阳明之大便难，又有正阳阳明之胃实。大便硬，又有表邪传里，系在太阴，七八日不大便。又有少阴病，六七日不大便，厥阴下利，谵语有燥屎者。以分应下、急下、大下、可下。又互发未可下、不可下。俟之，蜜导、胆汁导等法。内伤门则有积热、气秘、血枯各条之不同。”《医宗必读·大便不通》：“经曰，北方黑色，入通于肾，开窍于二阴。愚按内经之言，则知大便秘结，专责之少阴一经。证状虽殊，总之津液枯干，一言以蔽之也。分而言之，则有胃实、胃虚、热秘、冷秘、风秘、气秘之分。”又：“更有老年津液干枯，妇人产后亡血，及发汗利小便，病后血气未复，皆能秘结。法当补养气血，使津液生则自通。误用硝黄利药，多致不救，而巴豆、牵牛，其害更速。若病证虽属阴寒，而脉实微燥，宜温暖药中略加苦寒，以去热燥，燥止勿加。如阴燥欲坐井中者，两尺按之必虚，或沉细而迟，但煎理中汤，待极冷方服。或服药不应。不敢用峻猛之药者，宜蜜煎导之。”久虚者，如常饮食法，煮猪血脏汤加酥食之。血仍润血，脏仍润脏，此妙法也。”《寿世保元·大便闭》：“大便闭结至极，昏不知人事，用大田螺二三枚，以盐一小撮，和壳捣碎，置病人脐下一寸三分，以宽帛紧系之即通。”便秘有阳结、阴结、实秘、虚秘、气秘、风秘、痰秘、冷秘、热秘、三焦秘、幽门秘（幽门不通）、直肠结、脾约之区别。

大便秘涩dàbiànbìsè 病证名。见《圣济总录·大小便门》。即大便秘结。详该条。

大便不通dàbiànbùtōng 病证名。指大便秘结，壅塞不通。《诸病源候论·大便病诸候》：“大便不通者，由三焦、五藏不和，冷热之气不调，热气偏入肠胃，津液竭燥，故令糟粕否结，壅塞不通也。”《太平圣惠方》用大黄、牛蒡、枳壳治伤寒热结，大便不通。若时气热毒在脏，大便不通，宜羚羊角散；若时气胃中壅热，大便不通，宜大麻仁丸。《丹溪心法附余》用润麻丸治血燥大便不通。《杂病源流犀烛·大便秘结源流》：“若不通，则往往十日半月不便，闭塞阻隔，甚至胸腹胀满，气闷欲绝，而其原则各有由。大约热邪入里，则胃有燥屎，三焦伏阳，则津液中干，此固由大肠夹热者也，宜润肠丸。虚人阴冷而血干枯，老人阳衰而气道塞，此则由大肠之夹冷者也，宜润肠汤。腹胀痛闷，胸痞咳呕，此又由宿食留滞者也，宜脾积圆。肠胃受风，干燥涸涩，此又由风气燔灼者也，宜大麻仁丸。肺气壅蔽，不能下降大肠，而诸气之道路，因以闭塞，噫逆泛满，此又由气失升降之常者也，宜桔梗枳壳汤。”参见“大便秘结”条。

大便恶臭dàbiàn' èchòu 病证名。小儿宿滞，内有伏热而致大便恶臭。临床多伴体热喜睡。见于消化不良症。治宜用龙胆汤去伏热，用保和丸去宿滞。

大便滑脱dàbiànhuátuō 病证名。指大便失去控制而自流外出，甚至便出而不自知。又称大便失禁。

大便艰难dàbiànjiānnán 病证名。出《素问·至真要大论》。指排便间隔时间延长，粪便艰涩难下。可因大肠热结、湿热内蕴、阴血亏虚、肺脾气虚、肾脾阳虚等诸多原因导致。参见“大便秘结”“大便不通”条。

大便难dàbiànnán 病证名。出《素问·至真要大论》。指大便秘结，排便困难。《诸病源候论·大便病诸候》：“大便难者，由五藏不调，阴阳偏有虚实，谓三焦不和，则冷热并结故也。胃为水谷之海，水谷之精化为营卫，其糟粕行之于大肠以出也。五脏三焦既不调和，冷热壅涩，结在肠胃之间，其肠胃本实，而又为冷热之气所结聚不宣，故令大便难也……邪在肾，亦令大便难。所以尔者，肾脏受邪，虚而不能制小便，则小便利，津液枯燥，肠胃干涩，故大便难，又渴利之家，大便亦难，所以尔者，为津液枯竭，致令肠胃干燥……脉沉为阴，阴实者，病苦闭，大便不利，腹满四肢重，身热，若胃胀，右手关上脉阴实者，脾实也。若肠中伏，伏如牢状，大便难，脉紧而滑直，大便亦难；趺阳脉微弦，法当腹满，不满者，必大便难而脚痛，此虚寒从上向下也。”见“大便秘结”条。

大便下血dàbiànxiàxuè 病证名。《证治准绳·幼科》：“大便下血者，是大肠热结，损伤所为也。脏气既伤，风邪自入，或蓄热，或积冷，或湿毒积于脾胃，或疳食伤于脏腑，因兹冷热交击，疳湿互作，致动血气，停留于内，凝滞无归，渗入肠中，故大便下血也。”《张氏医通》：“小儿多因胎中受热……或儿自食甘肥积热，或六淫外侵而成。粪前见血者，清胃散加槐米；粪后见血者，清胃散加犀角、连翘。”热者，宜清血，用犀角地黄汤；病后元气下陷者，宜补气摄血，用补中益气汤。

大便燥结dàbiànzàojié 病证名。指粪便干燥秘结。见《名医类案·秘结》。详“大便秘结”条。

大病后虚汗dàbìnghòuxūhàn 病证名。出《诸病源候论·虚劳病诸候》。指大病后因体虚而多汗。参“病后多汗”条。

大驳骨dàbógǔ 中药材。见《广西中药志》。又名大接骨、龙头草、大骨风。为爵床科植物黑叶爵床 *Adhatoda ventricosa*（Wall.）Nees 或鸭嘴花 *A. vasica* Nees 的枝叶。分布于云南、广西、广东等地。辛、微酸，平。活血散瘀，理伤接骨，祛风除湿，月经不调，闭经。①治跌打损伤，骨折，风湿痹痛，肋间神经痛。煎服：15～30g。外用：捣敷或煎水洗。②治乳痈，和黄糖、酒糟捣敷。鸭嘴花的叶中含鸭嘴花碱和鸭嘴花酮碱。鸭嘴花碱氧化后，大部分可以转变成鸭嘴花酮碱。鸭嘴花酮碱有支气管扩张作用，对离体豚鼠和兔心有加强心肌收缩力、增加冠脉流量的作用。鸭嘴花碱可兴奋小肠平滑肌，也能利胆，并兴奋子宫。

大补大泻dàbǔdàxiè 针刺手法分类名。指手法较重，刺激量较大的补泻方法。《针灸大成》：“有大补大泻，惟其阴阳俱有盛衰，内针于天地部内，俱补俱泻，必使经气内外相通，上下相接，盛气乃衰。”烧山火、透天凉等手法均属此类。

大补地黄丸dàbǔdìhuángwán 《证治准绳·类方》第一册方。黄柏（盐酒炒）、熟地黄（酒蒸）各四两，当归（酒洗）、山药、枸杞子各三两，知母（盐酒炒）、山茱萸、白芍药各二两，生地黄二两五钱，玄参、肉苁蓉（酒浸）各一两五钱。为细末，炼蜜为丸，梧桐子大，每服七十至八十丸，空腹淡盐汤送下。治营血枯涸而致的燥热证。

大补黄芪汤dàbǔhuángqítāng 《魏氏家藏方》卷四方。又名黄芪大补汤。黄芪（蜜炙）、防风、川芎、山茱萸肉、当归（酒浸）、白术（炒）、肉桂（去粗皮）、炙甘草、人参、五味子各一两，白茯苓一两半，熟干地黄一两，肉苁蓉（酒浸）三两。为粗末，每服五钱，加生姜五片、大枣一枚，水煎，去滓，空腹时温服。功能调养气血。治虚劳气血俱虚，自汗盗汗。

大补黄庭丸dàbǔhuángtíngwán 《张氏医通》卷十三方。人参、茯苓各一两，山药二两。为细末，以鲜紫河车一具，用水稍加白蜜，隔水熬膏，和药末为丸，每服三钱，空腹淡盐汤送下。治虚劳食少便溏，不宜阴药者。

大补丸dàbǔwán ❶《丹溪心法》卷三方。①又名大补阴丸。炒黄柏、知母（酒炒）各四两，熟地黄（酒蒸）、龟甲（酥炙）各六两。为末，猪脊髓、蜜为丸，梧桐子大，每服五十至七十丸，空腹盐汤送下。功能滋阴降火。治阴虚火旺，骨蒸潮热，盗汗，咳嗽，咯血、吐血，烦热易饥，足热疼痛，舌红少苔，尺脉数而有力。近代常用于肺结核、甲状腺功能亢进、肾结核等证属阴虚火旺者。熟地黄、龟甲大补肾水，潜阳制火；猪脊髓、蜂蜜可加强滋阴润燥之功，使肾阴充足则相火自退；黄柏、知母清热泻火，苦寒坚阴，使火去则不伤阴，且知母又可清热保肺，为肺肾相滋，培本清源之法，适用于阴虚火旺并重者。②炒黄柏不拘量。为末，水泛为丸，气虚以补气药送下；血虚以补血药送下。治下焦湿热，筋骨软弱。❷《医宗金鉴·妇科心法要诀》卷四十五方。天冬（去心）、麦冬（去心）、菖蒲、茯苓、人参、益智仁、枸杞子、地骨皮、远志肉。为细末，炼蜜为丸，梧桐子大，每服三十丸，空腹酒送下。治妇人形瘦，血少不孕。

大补益石斛散dàbǔyìshíhúsǎn 《圣济总录》卷九十一方。石斛、肉苁蓉（酒洗，去皱皮，切，焙干）各二两，远志、菟丝子（酒浸一夜，捣）、续断各一两一分，炮天雄三分，熟地黄、枸杞子各二两半，大枣肉二两。为末和匀，每服二钱匕，空腹温酒送下，食后再服。治虚劳脱营，失精多惊，荣卫耗夺，形体毁沮。

大补阴丸dàbǔyīnwán 《医学正传》卷三方。即大补丸第一方之一。见“大补丸”条。

大补元煎dàbǔyuánjiān 《景岳全书·新方八阵》卷五十一方。人参（补气、补阳以此为主）一至二两，炒山药、杜仲各二钱，熟地黄（补精、补阴以此为主）二钱至三两，当归（泻者不用），枸杞子各二至三钱，山茱萸（畏酸、吞酸者不用）一钱，炙甘草一至二钱。水煎，食远服。功能救本培元，大补气血。治气血大败，精神失守之症。若元阳不足，多寒者，加附子、肉桂、炮姜；气分偏虚，加黄芪、白术；血滞，加川芎，去山茱萸；滑泄，加五味子、补骨脂。

大草鞋虫dàcǎoxiéchóng 中药材。见《四川中药志》。为马陆之别名。详该条。

大茶药dàcháyào 中药材。见萧步丹《岭南采药录》。为钩吻之别名。详该条。

大茶药根dàcháyàogēn 中药材。见萧步丹《岭南采药录》。又名胡满藴、断肠草根。为马钱科植物胡蔓藤 *Gelsemium elegans* Benth. 的根或根皮。产于贵州、云南、广东、广西、湖南、浙江、福建等地。苦，寒，有大毒。消肿，止痛，接骨。治疔疮，肿毒，湿疹，疥癣，跌打损伤，骨折（复位固定后再用药），气性坏疽。外用：捣敷，浸酒涂或煎水洗。忌内服。根含生物碱钩吻素子、寅、卯、丁、戊及丙等。药理参见“钩吻”条。

大柴胡汤dàcháihútāng 《伤寒论》方。柴胡半斤，黄芩、芍药各三两，半夏（洗）半斤，生姜五两，枳实（炙）四枚，大黄二两，大枣十二枚。水煎，分三次服。功能和解攻里。治少阳邪热未解，阳明里实已成，往来寒热，胸胁苦满，呕不能食，郁郁微烦，心下痞硬，或心下满痛，大便秘结，舌苔黄，脉弦有力者。近代也用于胆囊炎、胆石症、急性胰腺炎、溃疡病急性穿孔缓解后腹腔感染、慢性胃炎属于实证者。本方由小柴胡汤去人参、甘草，加大黄、枳实、芍药组成。方中小柴胡汤和解少阳半表半里之邪，去人参、甘草，恐其甘缓留邪；加大黄、枳实，以泄阳明热结；加芍药配柴胡、枳实兼和肝胆胃肠。诸药合用，既可和解少阳半表半里之邪，又可通泄阳明热结。实验研究表明，本方具有较强的抑制胃肠痉挛作用，并能抑制胃酸分泌，抗胃溃疡，保肝利胆。此外，还有较好的降血脂及抗动脉粥样硬化作用。

大产dàchǎn 即足月分娩。《儒门事亲》卷五：“夫妇人大产。十月满足降诞者是也。”

大肠dàcháng ❶六腑之一。上接阑门，与小肠相通，下连肛门（包括结肠和直肠）。大肠接纳小肠下注的消化物，吸收剩余的水分和养料，使之形成粪便，传送至肛门排出体外。是整个消化过程的最后阶段，有“传导之腑”“传导之官”之称。手阳明大肠经络于肺，与肺互为表里。《素问·灵兰秘典论》：“大肠者，传道之官，变化出焉。”❷推拿部位名。出陈氏《小儿按摩经》。①位于食指拇侧边缘一线（《幼科推拿秘书》）。②位于食指远端指骨的腹面（《小儿推拿方脉活婴秘旨全书》）。③位于食指近端指骨的腹面（《小儿推拿广意》）。

大肠病dàchángbìng 病证名。六腑病候之一。大肠为传导之官，与脾胃同候。大肠与肺相为表里。其病有寒热虚实之分。多由大肠客寒积热、宿滞瘀积，或气虚津枯所致。临床表现多见大便异常，并可兼见肺脾症状。《灵枢·邪气藏府病形》：“大肠病者，肠中切痛而鸣濯濯，冬日重感于寒即泄，当脐而痛，不能久立，与胃同候。”《金匮要略·五脏风寒积聚病脉证并治》：“大肠有寒者，多鹜溏，有热者，便肠垢。”《太平圣惠方》卷六：“寒则肠鸣泄利，食不消化，皮肤干燥。”又：“热则肠结胀满，善气喘咳，身面热，喉中噎……大肠有宿滞，则发热寒栗如疟之状，秘涩不通。”《本草经疏》：“大肠实四证，便硬闭，肠风下血，属大肠湿热；脏毒，属血热；肠痈，属大肠实火。”又：“大肠虚四证，虚热便闭不通，属血虚津液不足；虚寒滑泄不禁，属气虚；肠鸣，属气虚，脱肛，属气虚兼有湿热。”治宜通导腑气、化滞消积、补气固涩等法。

大肠寒结dàchánghánjié 病机。可因寒气结于大肠而出现便秘。常见于老人及病久体弱患者，症见纳差，腹部隐痛，大便秘结，口淡，舌白少苔，脉沉弦。治宜温下法。

大肠筋dàchángjīn 推拿穴位名。见《幼科推拿秘书》。即大肠经。见该条。

大肠经dàchángjīng ❶手阳明大肠经之简称。见该条。❷推拿穴位名。出陈氏《小儿按摩经》。①位于食指拇侧边缘一线，也称大肠、大肠筋（《幼科推拿秘书》）。现用此处居多。能治泄泻，止痢疾。《幼科推拿秘书·赋歌论诀秘旨》："若治痢疾并水泻，重推大肠经一节。"②男位于食指中段指骨的腹面，女则在食指远端指骨的腹面（《小儿按摩经》）。③位于食指远端指骨的腹面（《小儿推拿方脉活婴秘旨全书》）。④位于食指近端指骨的腹面（《小儿推拿广意》）。

大肠惊dàchángjīng　病证名。脏腑惊证之一。出金代陈文中《小儿病源方论》。详"脏腑惊证"条。

大肠咳dàchángké　病证名。指咳而大便失禁者。《素问·咳论》："肺咳不已，则大肠受之；大肠咳状，咳而遗矢。"治用赤石脂禹余粮汤、桃花散；或用补中益气汤去升麻，加桔梗；或用回风养脏汤等。参见"咳嗽"条。

大肠募dàchángmù　见《备急千金要方》。即天枢。

大肠热dàchángrè　病证名。多由过食辛燥之品，外感热邪或肺移热于大肠所致，症见口燥唇焦，腹满痛，大便硬结或便溏腐臭，肛门肿痛，便血或痔疮出血，小便短赤，舌苔黄干，脉数有力。治宜清肠凉血。

大肠热结dàchángrèjié　病机。指邪热结于大肠而引起的病变。可导致大肠热结证。症见便秘或热结旁流，泻下黄臭粪水，腹痛拒按，舌苔黄燥。治宜苦寒攻下。

大肠湿热dàchángshīrè　病机。指湿热蕴于大肠的病变。可导致大肠湿热证。常因饮食不节不洁，损伤肠胃，湿热之邪乘虚内犯所致。症见腹痛下痢，里急后重，大便不爽，色黄如酱或便脓血，肛门灼热，小便短赤，舌苔黄腻，脉滑数。多见于结肠炎、痢疾。治宜清热燥湿。

大肠实dàchángshí　大肠邪气实。《备急千金要方》："右手关前寸口阳实者，大肠实也。若肠中切痛如针刀所刺，无休息时。"

大肠实热dàchángshírè　病机。即大肠经实热。可导致大肠实热证。《备急千金要方》："右手寸口气口以前脉阳实者，手阳明经也，病苦肠满，善喘咳，面赤身热，喉咽中如核状，名曰大肠实热也。"治宜苦寒攻下。

大肠手阳明经病证dàchángshǒuyángmíngjīngbìngzhèng　病证名。指手阳明大肠经经气异常而致的病证。《灵枢·经脉》："大肠手阳明之脉……是动则病齿痛，颈肿。是主津所生病者，目黄，口干，鼽衄，喉痹，肩前臑痛，大指次指痛不用。气有余则当脉所过者热肿，虚则寒栗不复。为此诸病，盛则写之，虚则补之，热则疾之，寒则留之，陷下则灸之，不盛不虚，以经取之。"《脉经·大肠手阳明经病证》："大肠病者，肠中切痛而鸣濯濯，冬日重感于寒，则泄，当脐而痛，不能久立。"又："大肠有寒，鹜溏。有热，便肠垢。大肠有宿食，寒栗、发热有时，如疟状。大肠胀者，肠鸣而痛，寒则泄食不化。"参大肠病有关各条。

大肠手阳明之脉dàchángshǒuyángmíngzhīmài　出《灵枢·经脉》。即手阳明大肠经。详该条。

大肠俞dàchángshù　经穴名。代号 BL25。出《脉经》。属足太阳膀胱经。大肠之背俞穴。位于腰部，第 4 腰椎棘突下旁开 1.5 寸处。一说"除脊各寸半"（《针灸资生经》）。布有第 3 腰神经的后支和第 4 腰动、静脉后支。主治腹痛、腹胀、肠鸣、泄痢、便秘、腰脊痛，以及细菌性痢疾、肠梗阻、坐骨神经痛等。直刺 1～1.5 寸。艾炷灸 5～10 壮，或艾条灸 10～20 分钟。

大肠水dàchángshuǐ　病证名。浮肿的一种类型。因大肠有病而引起的水肿。由大肠转化失常，气机紊乱，水湿内停，聚散无常所致。临床特征为浮肿，乍虚乍实（水肿时消时肿，时而便溏，时而便秘）。治宜化湿利水，用胃苓汤。

大肠泄dàchángxiè　病证名。《难经·五十七难》："大肠泄者，食已窘迫，大便色白，肠鸣切痛。"后世多认为属寒。治宜温中散寒，可用干姜附子汤等方。参见"寒泄"条。

大肠泻dàchángxiè　病证名。大肠受病而引起的泄泻。《幼科发挥》：腹泻"自大肠来者，则变化尽而成屎，但不结聚，而所下皆酸臭也。"寒湿偏盛者，多兼泄泻清稀，肠鸣腹痛，治宜温化寒湿，用平胃散加肉豆蔻；湿热偏盛者，则泻下灼肛，小便短赤，宜清热利湿，用葛根芩连汤加金银花、木通之类。

大肠虚dàchángxū　证候名。即大肠气虚，多兼脾虚证候。症见久泻，完谷不化，粪便色淡不臭，肠鸣，脱肛等。治以健脾补气，辅以固涩。

大肠虚寒dàchángxūhán　❶病机。同大肠虚冷。详该条。❷指一般虚寒性泄泻。下利稀薄，完谷不化，便次增多，兼见食少、四肢冷、腰酸、怕冷，苔白润，脉沉迟。多与脾肾虚寒有关。

大肠虚冷dàchángxūlěng　即大肠经虚寒。可导致大肠虚寒证。《备急千金要方》："右手寸口气口以前脉阳虚者，手阳明经也。病苦胸中喘，肠鸣虚渴，唇干目急，善惊泄白，名曰大肠虚冷也。"

大肠液亏dàchángyèkuī　病机。大肠津液不足所出现的病变。与阴血不足或热病伤津有关。可导致大肠液亏证。症见便秘或排便困难，兼见消瘦、皮肤干燥、咽干，舌红苔少，脉细。可见于老年性便秘或习惯性便秘。治宜润肠通便。

大肠移热于胃dàchángyírèyúwèi　病机理论。《素问·气厥论》："大肠移热于胃，善食而瘦，又谓之食亦。"王冰注："胃为水谷之海，其气外养肌肉，热消水谷，又铄肌肉，故善食而瘦，又谓之食亦者，谓食入移易而过，不生肌肤也。"

大肠痈dàchángyōng　病名。《圣济总录》卷一二八："天枢隐隐而痛者，大肠疽也。上肉微起者，大肠痈也。"多由饮食不节，过食生冷，湿热凝结而成。初起发热恶寒，自汗腹痛，天枢穴处微肿，手不可按，大便坠胀，右腿不能伸直，久则精神衰少，饮食无味，肌肤甲错，可用清肠饮化裁。后期气血俱虚者，用八珍汤化裁。

大肠胀dàchángzhàng　病证名。胀病之一。《灵枢·胀论》："大肠胀者，肠鸣而痛濯濯，冬日重感于寒，则飧泄不化。"《医醇賸义·胀》："大肠为传道之官，居小肠之下，司变化而出糟粕，寒气上逆，变化失度，故肠鸣腹痛而有水声，重感于寒，故完谷不化也。当温通肠胃，上下兼顾，未可徒治大肠也，顾理脏汤主之。"参见"胀病"条。

大肠蒸dàchángzhēng　病证名。二十三蒸之一。见《诸病源候论·虚劳骨蒸候》。详该条。

大肠主传道dàchángzhǔchuándào　道，同导。指大肠的主要功能是传送糟粕。《素问·灵兰秘典论》："大肠者，传道之官，变化出焉。"饮食物经小肠消化吸收后，其糟粕部分下输大肠，由大肠继续吸收其中的水分，变为粪便，排出体外。如大肠传导失常，可致泄泻或便秘等症。

大常山dàchángshān　中药材。见《广西药用植物名录》。为三对节之别名。详该条。

大巢菜dàcháocài　中药材。出《本草纲目》。又名野麻豌、肥田草、野豌豆、野菜豆。为豆科植物大巢菜 *Vicia sativa* L. 的全草。我国各地均有分布。甘、辛，寒。补肾，利水，活血止血。①治肾虚腰痛，遗精，黄疸，浮肿，鼻衄，月经不调，便秘。煎服：15～30g。②治疔疮。鲜品捣烂敷或煎水洗。全草含蛋白质较高，另含微量氢氰酸。叶含维生素 C。种子含巢菜碱苷等。所含毒性成分能麻痹动物的中枢神经系统。巢菜碱苷可抗心律失常。本品可致蚕豆病。

D

大晨dàchén　天刚亮的时候。《素问·标本病传论》："冬大晨。"马莳注："冬之大晨在寅末。"

大成汤dàchéngtāng　《仙授理伤续断秘方》方。大黄、枳壳各四两，芒硝、甘草、陈皮、红花、当归、苏木、木通各二两，厚朴少许。为粗末，每服二钱，水煎，去滓温服，不拘时。治受伤甚重，瘀血不散，腹肚膨胀，大小便不通，上攻心腹，闷乱至死者。

大承气汤dàchéngqìtāng　《伤寒论》方。大黄（酒洗）四两，厚朴（炙，去皮）半斤，枳实（炙）五枚，芒硝三合。先煎枳实、厚朴，去渣，内大黄，再煎去渣，内芒硝微煎，分二次服，得下余勿服。功能峻下热结。治阳明腑实，大便秘结，胸脘痞闷，腹部胀满，硬痛拒按，甚则潮热谵语，苔黄厚而干，或焦黄起刺，脉沉实；热结旁流，虽下利清水臭秽，而腹满痛不减，按之坚硬，口干舌燥，脉滑数；热厥、痉病或发狂之属里热实证者。近代也用于急性单纯性肠梗阻、急性单纯性阑尾炎、急性胆囊炎等见有便秘苔黄脉实者。方中大黄泄热通便，荡涤肠胃；芒硝软坚润燥；枳实、厚朴消痞除满，行气散结。实验研究表明，本方有增强胃肠道推进运动作用；有明显增加肠容积作用；对肠套叠能促进还纳，解除梗阻；还有增加肠袢血流量、降低血管通透性，以及抑菌、抗感染作用。

大乘和尚dàchénghé · shang　见"马哈也那"条。

大川芎丸dàchuānxiōngwán　《宣明论方》卷二方。川芎一斤，天麻四两。为细末，炼蜜为丸，每两作十丸，每服一丸，食后细嚼，茶水或温酒送下。治头风旋晕弦急，偏正头痛。

大槌dàchuí　见"大椎"条。

大顀dàchuí　见"大椎"条。

大刺儿菜dàcì · ercài　中药材。见《全国中草药汇编》。为大蓟之别名。详该条。

大丹直指dàdānzhízhǐ　气功学专著，元代邱处机述，2 卷。此书用图、诀等阐述内丹理论及行功方法，其说接近《钟离传道集》《西山群仙会真记》。认为人须"先使水火二气上下相交，升降相接，用意勾引，脱出真精真气，混合于中宫，用神气烹炼，使气周流于一身"，才能真正收到效果。具体功法步骤分为 9 节，即五行颠倒，龙虎交媾；五行颠倒，周天火候；三田返复，肘后飞金精；三田返复，金液还丹；五炁朝元，太阳炼形；神水交合，三田既济；五气朝元，炼神入顶；内观起火，炼神合道；弃壳升仙，超凡入圣。

大裆dàdāng　练功方法之一。见上海中医学院附属推拿学校编《推拿学》。两足分开一大步，膝直足实，两手后伸，挺肘翘掌，四指并拢，拇指外分，两目平视。

大刀豆dàdāodòu　中药材。见《分类草药性》。即刀豆。详该条。

大德重校圣济总录dàdéchóngjiàoshèngjìzǒnglù　见"圣济总录"条。

大地丁草dàdìdīngcǎo　中药材。见《广西中药志》。为黄花母之别名。详该条。

大吊兰dàdiàolán　中药材。见《湖南药物志》。为石仙桃之别名。详该条。

大丁草dàdīngcǎo　中药材。出《本草纲目》。又名鸡毛蒿、豹子药。为菊科植物大丁草 *Leibnitzia anandria*（L.）Nakai 的全草。我国南北各地均有分布。苦，寒。清热利湿，祛风，解毒，止咳，止血。①治肺热咳嗽，风湿关节痛，肠炎，痢疾，尿路感染。煎服：6～15g。②治乳腺炎，痈疖肿毒，臁疮，烧烫伤，外伤出血。捣烂或研末敷。全草含大丁苷即是 5－甲基香豆素－4－葡萄糖苷、大丁纤维二糖苷、大丁龙胆二糖苷、木犀草素－7－葡萄糖苷、野樱皮苷等。大丁草及大丁苷可抗菌，增强单核细胞吞噬功能。

大定风珠dàdìngfēngzhū　《温病条辨》卷二方。白芍药、干地黄、麦冬（连心）各六钱，阿胶三钱，生龟甲、生牡蛎、炙甘草、生鳖甲各四钱，麻仁、五味子各二钱，生鸡子黄二枚。水煎去渣，再入鸡子黄，搅令相得，分三次服。功能滋液息风。治热邪久羁，热灼真阴，或因误用汗、下，重伤阴液而致的神倦瘛疭，脉气虚弱，舌绛苔少，时时欲脱者。近代常用于流行性乙型脑炎后期，震颤性麻痹等属阴虚生风者。若喘，加人参；自汗，加龙骨、人参、小麦；心悸，加茯神、人参、小麦。方中鸡子黄、阿胶滋阴养液以息风，为主药；辅以地黄、麦冬、白芍滋阴柔肝，龟甲、鳖甲、牡蛎育阴潜阳，炙甘草、五味子酸甘化阴，且防气阴耗散，麻仁养阴润燥，诸药配合而具有滋液填阴，柔肝息风的功效。

大定心汤dàdìngxīntāng　《圣济总录》卷十四方。人参、茯苓、茯神、远志、龙骨、炮姜、当归、炙甘草、白术、芍药、桂枝、紫菀、防风、赤石脂各二两。为粗末，每服五钱匕，加大枣二枚，水煎服，日三次、夜一次。治心虚中风惊悸，恍惚多忘，或梦寐惊魇，志少不足。

大洞果dàdòngguǒ　中药材。见《本草纲目拾遗》。为胖大海之别名。详该条。

大豆甘草汤dàdòugāncǎotāng　《疡医大全》卷二十四方。黑豆一合，生甘草一两，赤皮葱三根，槐条六十寸。水煎外洗。治疳疮。

大豆黄卷dàdòuhuángjuǎn　中药材。出《神农本草经》。又名大豆卷、黄卷皮、黄卷。为豆科植物大豆 *Glycine max*（L.）Merr. 的成熟种子经发芽干燥的炮制加工品。甘，平。归脾、胃、肺经。解表祛暑，清热利湿。用于暑湿感冒，湿温初起，发热汗少，胸闷脘痞，肢体酸重，小便不利。治暑湿感冒，湿温初起，汗少，胸脘痞闷，小便不利，水肿胀满，湿痹，骨节烦疼。煎服：9～15g。本品含大豆苷、苷元为大豆皂醇的糖苷、染料木苷等及天门冬酰胺、胆碱、黄嘌呤、次黄嘌呤、无机盐等。

大豆荚dàdòujiá　中药材。见《文山中草药》。为大麻药之别名。详该条。

大豆卷dàdòujuǎn　中药材。出《本草经集注》。即大豆黄卷。详该条。

大豆紫汤dàdòuzǐtāng　《备急千金要方》卷三方。大豆五升，清酒一升。先炒大豆令极热，焦烟出，以酒沃之，去渣，分数次服，一昼夜服完，令微汗则愈。功能去风，消血结。治产后百病，中风痱痉，或背强口噤，或但烦热苦渴，或头身皆重，或身痒，剧者呕逆直视。并治妊娠伤折，胎死腹中。

大都dàdū ❶经穴名。代号 SP2。出《灵枢·本输》。属足太阴脾经。荥（火）穴。位于趾内侧，第1跖趾关节前下缘赤白肉际处（《针灸集成》）。一说"本节之后下陷者之中"（《灵枢·本输》）。布有足底内侧神经的趾底固有神经，并有足底内侧动、静脉的分支通过。主治胃痛，腹胀，呕吐，泄泻，便秘，热病无汗，手足逆冷等。直刺0.3～0.5寸。艾炷灸3壮，或艾条灸5～10分钟。❷经外奇穴名。八邪之一。《奇效良方》："大都二穴，在手大指次指虎口赤白肉际，握拳取之。可灸七壮，针入一分。治头风牙痛。"参见"八邪"条。

大毒dàdú 指药物的气味性能最猛烈者。如大黄之泻下，麻黄之发汗，瓜蒂之催吐，均属猛烈之品。《素问·五常政大论》："大毒治病，十去其六。"

大断下丸dàduànxiàwán 《太平惠民和剂局方》卷六方。高良姜、赤石脂、炮姜、龙骨各一两半，煨肉豆蔻、煅牡蛎、炮附子、枯矾、煨诃子、酸石榴皮（醋炙）各一两，细辛七钱半。为细末，醋煮面糊为丸，梧桐子大，每服五十丸，空腹温米饮送下。功能温脾涩肠止泻。治脏腑停寒，肠胃虚弱，腹痛泄泻，全不思食。

大敦dàdūn 经穴名。代号 LR1。出《灵枢·本输》。别名水泉、大顺。属足厥阴肝经。井（木）穴。位于趾外侧，趾甲角旁0.1寸处。一说"足大趾爪甲根后四分节前"（《针灸集成》）。布有腓深神经的趾背神经及趾背动、静脉。主治疝气，崩漏，遗尿，睾丸肿痛，月经不调，阴挺，癫痫等。斜刺0.1～0.2寸，或点刺出血。艾炷灸3～5壮，或艾条灸5～10分钟。

大阿胶丸dà'ējiāowán ❶《太平惠民和剂局方》卷四方。麦冬（去心）、丹参、炒贝母、防风、柏子仁、茯神（去木）、杜仲（去粗皮，炒）、百部根各半两，山药、炒阿胶、茯苓（去皮）、熟地黄、五味子各一两，远志（去心）、人参各一分。为细末，炼蜜为丸，每两作二十四丸，每服一丸，水煎和渣，少少频呷，不拘时服。治肺虚客热，咳嗽气急，胸中烦悸，肢体倦疼，咽干口燥，渴欲饮冷，多吐涎沫，或有鲜血，肌瘦发热，减食嗜卧；又治或因叫怒，或因房劳，肺胃致伤，吐血衄血者。❷《卫生宝鉴》卷十二方。炒阿胶珠、卷柏、生地黄、大蓟根、山药、五味子、薄荷、熟地黄各一两，柏子仁、人参、远志、百部、麦冬、茯苓（去皮）、防风各半两。为细末，炼蜜为丸，弹子大，每服半丸至一丸，小麦、麦冬煎浓汤送下。治咳嗽，嗽血，唾血。

大发dàfā 中药材。见《本草正义》。为胖大海之别名。详该条。

大发药dàfāyào 中药材。见《陆川本草》。为走马胎之别名。详该条。

大方dàfāng 七方之一。方剂之大者。对于邪气强盛，病有兼证的可使用大方。《儒门事亲》卷一："夫大方之说有二，有君一臣三佐九之大方，有分两大而顿服之大方，盖治肝及在下而远者，宜顿服而数少之大方，病有兼证而邪不专，不可以一二味治者，宜君一臣三佐九之大方。"当前一般认为大方的特点有5种：药力猛、药味多、药量重、量多而一次服完、能治疗重病及下焦病。

大方八dàfāngbā 中药材。见《中药材手册》。为马钱子之商品名。详该条。

大方脉dàfāngmài 我国古代医学分科的一种，专门治疗成年人疾病。大致相当于现在的内科。宋代太医局，元、明、清太医院均设有此科。参见"九科""十三科"等条。

大防风汤dàfángfēngtāng 《太平惠民和剂局方》卷一方。川芎、附子（炮，去皮脐）各一两半，熟地黄、白术、防风、当归（酒浸，焙，炒）、白芍药、黄芪、杜仲（去粗皮，炒令丝断）各二两，羌活、人参、炙甘草、牛膝（酒浸，微炒）各一两。为粗末，每服五钱，加生姜七片，大枣一枚，水煎去渣，食前服。功能祛风顺气，活血脉，壮筋骨，除寒湿，逐冷气。治痢风，痢后脚痛痪弱，不能步履及鹤膝风，两膝肿大而痛，髀胫枯蜡，但存皮骨，拘挛蜷卧，不能屈伸。

大飞扬dàfēiyáng 中药材。见《广西中药志》。又名夜合叶、马鞍叶、蝴蝶风。为豆科植物马鞍叶羊蹄甲 *Bauhinia faberi* Oliv. 的枝叶。分布于陕西、湖北、广西等地及西南地区。苦、涩，凉。清热润肺，敛阴安神，除湿，止痛。①治百日咳，支气管炎，急性肠炎，细菌性痢疾，尿路感染，疝气。②治天疱疮，顽癣，疮痈溃烂，烫伤，皮肤湿疹，用鲜品捣烂外敷或煎水洗患处。

大飞扬草dàfēiyángcǎo 中药材。见萧步丹《岭南采药录》。即飞扬草。详该条。

大肥根dàféigēn 中药材。见《云南中草药》。为狗屎花根之别名。详该条。

大肺筋草dàfèijīncǎo 中药材。见《四川中药志》。又名肺经草、反背红、乌豆草。为伞形科植物薄片变豆菜 *Sanicula lamelligera* Hance 的全草。分布于安徽、浙江、江西、湖北、广东、广西、四川、贵州、台湾。甘、辛，平。散风，化痰，行血，通经。治风寒感冒，咳嗽，哮喘，经闭，腰痛。煎服：9～15g。

大分dàfēn 出《素问·长刺节论》。分，指肌肉的会合处。较多肌肉会合之处为大分，较少肌肉会合之处为小分。

大分清饮dàfēnqīngyǐn 《景岳全书·新方八阵》卷五十一方。茯苓、泽泻、木通各三钱，猪苓、栀子（或倍量）、枳壳、车前子各一钱。水煎，食远服。功能清热利尿通淋。治积热闭结，小便不利；或腰腹下部极痛；或湿热下利，黄疸溺血；邪热蓄血，腹痛淋闭等症。如内热甚，加黄芩、黄柏、龙胆；大便坚硬胀满，加大黄二至三钱；黄疸、小便不利热甚，加茵陈二钱；邪热蓄血腹痛，加红花、青皮各一钱五分。

大风dàfēng ❶指强盛的风邪。《素问·生气通天论》："清静则肉腠闭拒，虽有大风苛毒，弗之能害。"❷指血虚生风。《灵枢·刺节真邪》："大风在身，血脉偏虚。"❸即疠风。《素问·长刺节论》："骨节重，须眉堕，名曰大风。"详"疠风"条。

大风恶疾dàfēng'èjí 古病名。即疠风。又称癞。《世医得效方》卷十三："疠风……即大风恶疾，癞是也。"详"疠风"条。

大风茅dàfēngmáo 中药材。见萧步丹《岭南采药录》。为香茅之别名。详该条。

大风藤dàfēngténg 中药材。❶见《中药材手册》。即青风藤。❷见《江西中药》。为爬山虎之别名。详各条。

大风消dàfēngxiāo 中药材。见《草药手册》。为胃友之别名。详该条。

大风油dàfēngyóu 见《是斋百一选方》。即大风子油。详该条。

大风子dàfēngzǐ 中药材。出《本草衍义补遗》。又名大枫子。为大风子科植物大风子 *Hydnocarpus anthelminticus* Pier. 等的成熟种子。主产于越南、泰国。我国云南、台湾、广西等地有栽培。辛，热，有毒。入肝、脾、肾经。祛风燥湿，攻毒杀虫。①治麻风。内服1.5～3g，入丸、散用。②治杨梅毒疮，疥癣，手背皴裂，神经性皮炎，稻田性皮炎。捣敷；或研如泥，去油，以麻油调敷。本品内服易引起头痛、头晕、恶心、呕吐等中毒症状，不宜久服。大风子油：外用涂擦治疥、癣。种子含多量脂肪油，油中主要成分为大风子油酸、次大风子油酸。种子含异叶大风子腈苷等。大风子油有抗麻风、抗结核作用，但对机体组织均有刺激性，毒性较大。大风子水浸液在试管内对奥杜盎氏小芽胞癣菌有抑制作用。

大风子油dàfēngzǐyóu 中药材。出《本草纲目》。又名大风油。为大风子科植物泰国大风子 *Hydnocarpus anthelminticus* Pierre ex Laness. 等种仁的脂肪油。产于云南、台湾、广西。辛，热，有毒，入肝、脾经。祛风燥湿，攻毒杀虫。治麻风，疥癣。外用涂擦。内服宜慎，外用不宜过量。本品主含次大风子油酸，还含大风子油酸、棕榈酸、油酸、阿立普里酸及霍尔梅酸等。大风子油酸、次大风子油酸均有抑制麻风杆菌的作用；次大风子油酸的二乙胺盐有抑制结核杆菌的作用。大风子油早年用于治疗麻风病，因毒性较大，疗效又不显著，现已不用。

大枫油dàfēngyóu 见《普济方》，即大风子油。详该条。

大枫子dàfēngzǐ 中药材。见《本草品汇精要》。即大风子。详该条。

大凤尾dàfèngwěi 中药材。见《陆川本草》。为铁树叶之别名。详该条。

大夫dàfū 古代的官名。宋代开始设置以大夫为名称的医官，其官阶一般为六品至七品。其后直至清代，太医院官吏的职位相当于大夫，因此，太医院五品以下的医官都称大夫。

大腹dàfù 腹的上部，位于胸部与脐之间的部分。《灵枢·经脉》："是主血所生病者……大腹水肿。"

大腹皮dàfùpí 中药材。出唐代侯宁极《药谱》。又名大腹绒、槟榔皮、槟榔衣。为棕榈科植物槟榔 *Areca catechu* L. 的干燥果皮。主产于海南、云南、台湾。辛，微温。归脾、胃、大肠、小肠经。行气宽中，行水消肿。用于湿阻气滞，脘腹胀闷，大便不爽，水肿胀满，脚气浮肿，小便不利。煎服：5～10g。本品含多量鞣质、儿茶精。

大腹皮散dàfùpísǎn 《太平圣惠方》卷八十八方。大腹皮、桔梗、陈皮（去白，焙）、鳖甲（涂醋，炙令黄，去裙襕）各三分，人参、赤芍药、木通、炒大黄各半两，炙甘草一分。为粗末，每服一钱，水煎服。治小儿腹内痞结，壮热憎寒，二便不利。

大腹绒dàfùróng 中药材。见《中国药学大辞典》。为大腹皮之处方名。详该条。

大腹水肿dàfùshuǐzhǒng 病证名。指腹大而四肢小的水肿病。《太平圣惠方》卷五十四："水病者，皆由荣卫否涩、肾脾虚弱所为。而大腹水肿者，或因大病之后，或积虚劳损，或新热食毕，入于水中自渍，及浴冷水气不散，流溢肠外，三焦闭塞，小便不通，水气结聚于内，乃腹大而四肢小，手足逆冷，腰痛，上气咳嗽烦疼，故云大腹水肿也。"可选用赤茯苓散、葶苈丸等方治疗。参见"正水""石水"等条。

大腹痛dàfùtòng 病证名。指脐以上腹部疼痛。《医学从众录·心痛续论》："大腹痛者，乃太阴脾土之部。"《证治汇补》："腹痛乃脾家受病，或受有形而痛，或受无形而痛。盖暴伤饮食，则胃脘先痛而后入腹；暴触怒气，则两胁先痛而后入腹；血积上焦，脾火熏蒸，则痛从腹而攻上；血积下部，胃气下陷，则痛从腹而下坠。伤于寒者，痛无间断，得热则缓；伤于热者，痛作有时，得寒则减；因饥而痛者，过饥即痛，得食则止；因食而痛者，多食则痛，得便乃安。吞酸腹痛，为痰郁中焦；痞闷腹痛，为气搏中州。火痛，肠内雷鸣，冲斥无定，痛处觉热，心烦口渴；虫痛，肚大青筋，饥即咬啮，痛必吐水，痛定能食；气虚痛者，痛必喜按，呼吸短浅；血虚痛者，痛如芒刺，牵引不宁。"又："凡痛多属血涩气滞，宜甘以缓之，寒宜辛温消散，热宜苦寒清解，虚宜甘温调理，实宜辛寒推荡。"参见"腹痛"条。

大腹子dàfùzǐ 中药材。出《岭表录异》。为槟榔之别名。详该条。

大腹子散dàfùzǐsǎn 《赤水玄珠》卷十一方。大腹子、桑白皮、赤芍药、木通、紫苏子、羌活、独活、木瓜、荆芥、青皮各一两。为粗末，每服四钱，加生姜五片，葱白七寸。水煎，空腹服。治风毒脚气，肢节烦疼，心神壅闷。

大刚风dàgāngfēng 八风之一。指从北方来的风邪。《灵枢·九宫八风》："风从北方来，名曰大刚风，其伤人也，内舍于肾，外在骨与肩背之膂筋，其气主为寒也。"

大谷dàgǔ 见"溪谷"条。

大骨dàgǔ 出《素问·玉机真藏论》。泛指全身长大的骨骼，如股骨、肱骨、髋骨等。

大骨风dàgǔfēng 中药材。见《广西中草药》。为大驳骨之别名。详该条。

大骨空dàgǔkōng 经外奇穴名。代号EX－UE5。《备急灸法》："衄多不止者，握手屈大指，灸骨端上三炷。炷如粟米大。男女同法，右衄灸左，左衄灸右。"《扁鹊神应针灸玉龙经》名大骨空。在手指，拇指背面，指间关节的中点处。主治目痛，翳膜内障，鼻衄，吐泻等。艾炷灸3～5壮，艾条灸5～10分钟。

大骨枯槁dàgǔkūgǎo 病证名。出《素问·玉机真脏论》。指全身骨骼关节显露，肌肉瘦削及肩垂项倾，腰重膝败的病症。多因肾气衰败，气血大亏所致。《类经·脉色类》："肩垂项倾，腰重膝败者，大骨之枯槁也。"可见于慢性消耗性疾病后期及恶病质病患等。

大固阳汤dàgùyángtāng 《世医得效方》卷八方。炮附子一个（切片），白术、炮姜各五钱，木香二钱半。水煎候冷灌服，须臾又进一服。治脱阳症，大吐大下之后，四肢厥冷，面黑气喘，冷汗自出，外肾搐缩，不省人事。

大关节dàguānjié 人体较大的关节，如各椎间关节及肩、肘、腕、髋、膝、踝等。《素问·至真要大论》："客胜则大关节不利。"《灵枢·刺节真邪》："腰脊者，身之大关节也。"

大关节不利dàguānjiébùlì 症名。指四肢的肩、肘、腕、股、膝、踝等关节伸屈不利。出《素问·至真要大论》。多由风、寒、湿邪侵袭经络，气血痹阻所致。本症可见于风湿性关节炎、类风湿关节炎、痛风等。

大观本草dàguānběncǎo 本草著作。即《经史证类大观本草》的简称。系大观二年（1108）重修《经史证类备急本草》后所改的书名。其后的刊本也有改称《经史证类大全本草》。

大观本草札记dàguānběncǎozhájì　本草著作。2 卷。清代柯逢时撰。见“武昌医学馆丛书八种”条。

大贯众dàguànzhòng　中药材。❶见《广西实用中草药新选》。为飞天蠄之别名。详该条。❷见《新华本草纲要》。为紫萁贯众之别名。详该条。

大鬼针草dàguǐzhēncǎo　中药材。见《安徽中草药》。为狼把草之别名。详该条。

大果榆糊dàguǒyúhú　中药材。见《药材学》。为芜荑之别名。详该条。

大过路黄dàguòlùhuáng　中药材。见《贵州民间方药集》。为芒种花之别名。详该条。

大海子dàhǎi · zi　中药材。见《中药志》。即胖大海。详该条。

大寒dàhán　二十四节气之一。《授时通考 · 天时》引《三礼义宗》:“大寒为中者，上形于小寒，故谓之大，寒气之逆极，故谓大寒。”这时是我国大部分地区一年中最冷的时期。

大汗dàhàn　症状，即大汗出。详该条。

大汗出dàhànchū　症名。出《灵枢 · 五禁》。大量出汗之意。有见于外感病发汗之后，汗出表解而渐愈者；有热迫津液外泄，大汗出而里热转甚者。《伤寒论 · 辨太阳病脉证并治中》:“太阳病，发汗后，大汗出，胃中干，烦躁不得眠，欲得饮水者，少少与饮之，令胃气和则愈。”又:“服桂枝汤，大汗出后，大烦渴不解，脉洪大者，白虎加人参汤主之。”又有发汗太过而致大汗亡阳者。《景岳全书 · 杂证谟》:“有不当汗而妄汗，或虽当汗而汗之太过者，皆汗多亡阳之证。”治当察其虚之微甚，选用独参汤、六味回阳饮等方。《古今医鉴 · 自汗盗汗》以久病气血两虚，大汗如雨不止，有虚脱危险。治宜十全大补汤倍用人参、黄芪加制附子等。参见“汗证”条。

大赫dàhè　经穴名。代号 KI12。出《针灸甲乙经》。别名阴维、阴关。属足少阴肾经。冲脉、足少阴之会。位于腹正中线脐下 4 寸，旁开 0.5 寸处（《铜人腧穴针灸图经》）。另说在脐下 3.5 寸，旁开 0.5 寸（《针灸甲乙经》）；脐下 4 寸，旁开 1 寸（《针灸大成》）；脐下 4 寸，旁开 1.5 寸（《针灸资生经》）。布有肋下神经及髂腹下神经的分支，并有腹壁下动、静脉的肌支通过。主治遗精，阳痿，阴挺，带下，茎中痛等。直刺 0.5～1 寸。艾炷灸 3～5 壮，或艾条灸 5～10 分钟。

大黑蚂蚁dàhēimǎyǐ　中药材。见《中国动物药》。为蚂蚁之别名。详该条。

大黑神膏dàhēishéngāo　《医宗金鉴 · 外科心法要诀》卷七十二方。血余（鸡子大）一团，川芎、黄连、黄柏、防己、川乌、升麻、藜芦各五钱，巴豆、杏仁各十四粒。用猪油二斤，将药炸至血余化尽为度，捞去渣，再用雄黄、雌黄、白矾、铅粉各五钱，松脂（鸡子大）一块，同研末，入油内搅匀，先以热汤洗净患处，次擦药。治麻风。

大黑头草dàhēitóucǎo　中药材。见《云南思茅中草药选》。为大黄药之别名。详该条。

大黑药dàhēiyào　中药材。见《云南中草药》。为臭灵丹之别名。详该条。

大横dàhéng　经穴名。代号 SP15。出《针灸甲乙经》。别名肾气。属足太阴脾经。足太阴、阴维之会。位于脐中旁开 4 寸处。另说腹正中线旁开 4 寸（《针方六集》），旁开 4.5 寸（《针灸资生经》）。布有第 10 肋间神经及第 10 肋间动、静脉。主治腹痛，泄泻、便秘、痢疾，以及肠蛔虫症等。直刺 0.5～1 寸。艾炷灸 3～5 壮，或艾条灸 5～10 分钟。

大横纹dàhéngwén　推拿穴位名。出自陈氏《小儿按摩经》。又名横纹。腕部掌侧的横纹。《幼科推拿秘书 · 推拿手法》:“横纹者，大横纹也，手掌下一道大横纹。门直推到横纹，止吐神效；横纹转推到门，止泻神效。”

大红膏dàhónggāo　《外科正宗》卷五方。石灰（用大黄三钱切片，同石灰炒红，去大黄）一两，乳香（去油）、轻粉各二钱，银朱、血竭、樟脑、硝石各三钱，猫头骨（煅）一具，天南星二两。为细末，陈米醋熬稠调药，敷患处，三日换药一次。敷后皮嫩微损者，另换紫霞膏外贴。治瘰疬，痰核、结块未溃破者。

大红喉痈dàhónghóuyōng　病名。《喉科指掌》卷五:“此症因肺脾积热，其色鲜红，肿胀关内。六脉洪大，身发寒热。”治宜解毒消痈，泄热凉血。以大黄、当归尾、皂角刺、天花粉、黄芩、赤芍、栀子、射干、桔梗、甘草、丹皮、生地等。或刺少商、商阳二穴出血。外吹清咽利喉散。脓成可刺破排脓。

大红袍dàhóngpáo　中药材。❶见《昆明民间常用草药》。又名锈钉子、地油根、山黄豆。为豆科植物毛杭子梢 *Campylotropis hirtella*（Franch.）Schindl. 的根。分布于云南、四川。涩、微苦，温。活血调经，止痛。①治月经不调，闭经，痛经，白带，胃痛，扭伤。煎服 15～30g，或浸酒。②治外伤出血，烫伤，黄水疮，研末撒或鲜根烤取汁外搽。根含表儿茶精，原菊素 B_1、B_2、B_5、C_1。❷见《河北药材》。为丹参之别名。详该条。❸见《贵州民间药物》。为铁仔之别名。详该条。

大红丸dàhóngwán　❶《仙授理伤续断秘方》方。煨川乌一斤七两，何首乌、天南星、芍药、骨碎补（姜制）各一斤，土当归、牛膝（酒浸）各十两，细辛八两，赤小豆二升，煅自然铜四两，青桑皮（醋淬）五斤。为细末，醋糊为丸，梧桐子大，朱砂为衣，每服三十丸，温酒或醋汤送下。损在上者食后服，损在下者空腹服，伤重者不拘时服。治仆损伤折，骨碎筋断，疼痛痹冷，内外俱损，瘀血留滞，外肿内痛，肢体痛倦。❷《疡医大全》卷二十一方。血竭、乳香各一两，朱砂五钱，巴豆四钱。为细末，研至自润成块，小儿每服麻子大三粒，成人每服绿豆大三粒，温开水送下。治血积痞块。若积重多年，于前一日不进晚餐，次日上午服使君子生、熟各三个，下午服本方注意药与积俱下否，若药与积未下，再服以温酒一杯催之。

大鸿dàhóng　见“鬼臾区”条。

大胡麻dàhúmá　中药材。见《江苏药材志》。为亚麻之别名。详该条。

大黄dàhuáng　中药材。出《神农本草经》。又名将军、川军、锦纹大黄。为蓼科植物掌叶大黄 *Rheum palmatum* L.、唐古特大黄 *Rheum tanguticum* Maxim. ex Balf. 或药用大黄 *Rheum officinale* Baill. 的干燥根和根茎。主产于甘肃、青海、四川等地。苦，寒。归脾、胃、大肠、肝、心包经。泻下攻积，清热泻火，凉血解毒，逐瘀通经，利湿退黄。用于实热积滞便秘，血热吐衄，目赤咽肿，痈肿疔疮，肠痈腹痛，瘀血经闭，产后瘀阻，跌打损伤，湿热痢疾，黄

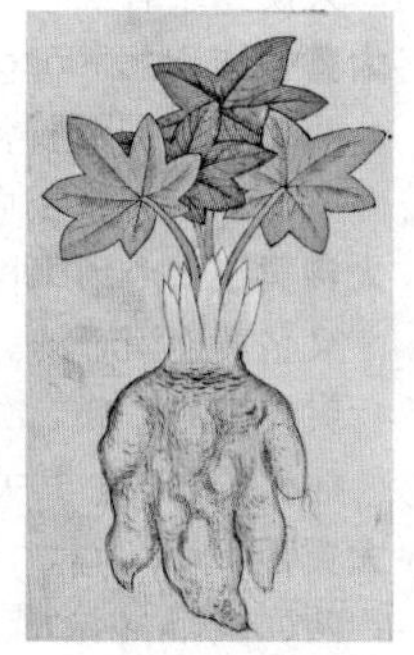
大黄

疸尿赤，淋证，水肿；外治烧烫伤。酒大黄善清上焦血分热毒，用于目赤咽肿、齿龈肿痛。熟大黄泻下力缓、泻火解毒，用于火毒疮疡。大黄炭凉血化瘀止血，用于血热有瘀出血症。煎服：3～15g，用于泻下不宜久煎。外用适量，研末敷于患处。治烧汤伤及热毒疮疖，研末调敷；宫颈糜烂，以大黄浸膏棉球浸透，涂擦局部。急性肾衰高氮质血症，口服、静注或高位保留灌肠。大黄生用力猛，熟用力缓；通便宜后下，止血宜炒炭。胎前、产后慎用。以上3种大黄的根茎均含大黄酸、大黄素、大黄酚、芦荟大黄素、大黄素甲醚等以及其中某些物质的葡萄糖苷和双糖苷。又含鞣质和树脂。掌叶大黄的根茎还含番泻苷A、B、C。有缓泻作用，其有效成分以番泻苷A作用最强，本品含相当数量的鞣质，故在产生泻下作用后可导致便秘。对多数革兰氏阳性细菌和某些革兰氏阴性细菌在试管内均有抑菌作用，有效成分主要是蒽醌类衍生物，其中以芦荟大黄素、大黄素及大黄酸作用最好。在试管中对常见的致病性皮肤真菌也有抑制作用。尚有报道，在体外对流感病毒有抑制作用；大黄素和大黄酸对小鼠的黑色素瘤、乳腺瘤及艾氏癌腹水型均有抑制作用。大黄能缩短小鼠血液凝固时间而有止血作用。对胆汁及胰消化液的分泌有轻度促进作用，并有轻度利尿作用。对有高胆固醇血症的家兔，大黄能降低血清胆固醇水平。大黄素对小鼠离体肠管有解痉作用，大黄可防治胃溃疡，能减轻四氯化碳所致肝损害。食用大黄苷有雌激素样作用；口服大黄蒽醌类易吸收，排泄也快，泻下成分还能排泄于乳汁中，乳妇服用后，可引起婴儿腹泻。由肾排出的大黄酸，能使酸性尿变成棕黄色。

大黄当归散dàhuángdāngguīsǎn 《张氏医通》卷十五方。大黄（酒蒸）、黄芩（酒炒）各一两，红花二钱，苏木、当归、栀子（酒炒）、木贼草各五钱。为粗末，每服四钱，水煎，食后服。治眼胞壅肿，瘀血凝滞不散而渐生翳者。

大黄附子汤dàhuángfùzǐtāng 《金匮要略》方。大黄三两，炮附子三枚，细辛二两。水煎，分三次服，服后如人行四五里，再进一服。功能温里散寒，通便止痛。治寒积实证，症见腹痛便秘，胁下偏痛，发热，手足厥逆，脉紧弦。方中附子辛热，温里散寒，治心腹冷痛，大黄荡除积结，共为君药；细辛辛温宣通，散寒止痛，协助附子以增强散寒作用，为臣药。大黄性味虽属苦寒，但配伍附子、细辛之辛散大热之品，则制其寒性而存其走泄之性。三药合用，共成温散寒凝，苦辛通降之剂。

大黄甘草汤dàhuánggāncǎotāng 《金匮要略》方。大黄四两，甘草一两。水煎，分二次服。治实热积滞胃肠，食已即吐，大便秘结者。

大黄甘遂汤dàhuánggānsuítāng 《金匮要略》方。大黄四两，甘遂、阿胶各三两。水煎顿服，其血当下。治妇人产后，水与血结于血室，少腹满如敦状，小便微涩而不渴。

大黄黄连泻心汤dàhuánghuángliánxièxīntāng 《伤寒论》方。又名黄连泻心汤。大黄二两，黄连一两。麻沸汤渍之，须臾绞去渣，分二次服。功能泻热消痞。治邪热壅滞，心下痞，按之濡，其关上脉浮，及心火亢盛，吐血、衄血等症。

大黄煎dàhuángjiān 《太平圣惠方》卷七十一方。炒大黄三两，鳖甲（涂醋，炙令黄，去裙襕）二两，牛膝、干漆（炒令烟尽）各一两。为末，用米醋一升煎为膏，每服一钱，食前热酒调下。治妇人积年血气，癥块结痛。

大黄六合汤dàhuángliùhétāng 《医垒元戎》方。当归（酒浸，炒）、川芎、白芍药、熟地黄（酒蒸）各一两，桃仁（麸炒）十个，大黄半两。为粗末，水煎服。治妊娠伤寒，大便硬，小便赤，气满而脉沉数者。

大黄牡丹汤dàhuángmǔdāntāng 《金匮要略》方。大黄四两，牡丹皮一两，桃仁五十个，瓜子半升，芒硝三合。先水煎前四味去渣，内芒硝，再煎沸，顿服。功能泄热破瘀，散结消肿。治肠痈脓未成，少腹肿痞，按之即痛如淋，小便自调，时时发热，自汗出，复恶寒，脉迟紧者。近代也用于急性阑尾炎、盆腔炎而属实热者。方中大黄泄热解毒破瘀；丹皮凉血散瘀；芒硝助大黄解毒通便，给邪以出路；桃仁助丹皮活血散瘀消肿；瓜子利湿消痰散结。实验研究表明，大黄汤牡丹汤能增强阑尾蠕动，促进血液运行。

大黄朴硝汤dàhuángpòxiāotāng ❶《备急千金要方》卷四方。大黄、牛膝各五两，代赭石一两，朴硝、牡丹皮、甘草、紫菀各三两，虻虫、水蛭、桃仁、干姜、细辛、芒硝各二两，麻仁五合。水煎去渣，纳朴硝，分五次服，五更为首，去一炊顷再服，自后将息，忌见风。治胞中风冷，经年月水不行而宜下者。❷《证治准绳·幼科》集三方。大黄（蒸）、生甘草、朴硝各一两。为粗末，每服二钱，加蜜少许，水煎，不拘时服。治小儿惊热涎风，二便不通。

大黄芪汤dàhuángqítāng 《三因极一病证方论》卷八方。黄芪、桂心、巴戟天、石斛（酒浸）、泽泻、茯苓、炮姜各三两，防风、独活、人参各二两，炮天雄、芍药、炮附子、半夏（汤洗七次）、细辛、白术、黄芩、天花粉各一两。为末，每服四钱，加生姜七片，水煎，食前服。治内虚极，体重怠惰，四肢不欲举，关节疼痛，不嗜饮食，食则咳，咳则右胁下痛，牵引背及肩，不可转动。

大黄清胃丸dàhuángqīngwèiwán 中成药。见《中华人民共和国药典（一部）》(2020)。大黄504g，木通、槟榔、芒硝各63g，胆南星、羌活、白芷、牵牛子（炒）各42g，滑石粉168g，黄芩96g。粉碎成细粉，炼蜜为丸，每丸重9g。一次1丸，一日2次。功能清热通便。治胃火炽盛，口燥舌干，头痛目眩，大便燥结。

大黄散dàhuángsǎn ❶《类证活人书》卷十六方。又名活人大黄汤。大黄一两半，桂心三分，炙甘草、木通、大腹皮各一两，芒硝二两，桃仁（汤浸，去皮尖、双仁，麸炒微黄）二十一粒。为粗末，每服四钱，水煎，不拘时服，以通利为度。治阳毒伤寒未解，热结在内，恍惚如狂者。❷《圣济总录》卷五十六。大黄（剉，微炒）、赤芍药、升麻、鬼箭羽、鬼臼、桂心、桔梗、柴胡各一两，朴硝二两。为末，每服三钱匕，水煎，不拘时服。治中恶心痛，腹胀闷。❸见《东医宝鉴·外形篇》卷一。大黄不拘量。酒浸炒三次，为细末，每服一至二钱，茶水调下。治火热上攻，眩晕，烦渴引饮。

大黄汤dàhuángtāng ❶《刘涓子鬼遗方》卷三方。大黄、黄芩各三两，栀子五十个，升麻二两，芒硝（冲服）一两（一方作二两）。水煎，分三次服，快利为度。治实热痈疽，二便不通。❷《圣济总录》卷六十一方。炒大黄、木香、枳壳（麸炒）各一两。为粗末，每服五钱匕，水煎，食前服。治厌黄，症见四肢烦疼，手足无力，吐逆，不下饮食，渐渐瘦弱。❸《圣济总录》卷九十二方。炒大黄、黄芩各一两，栀子四十枚，炙甘草、芒硝各半两。为末，每服三钱匕，水煎去渣，不拘时服，快利即止。治虚劳，肾经有热，膀胱不通，小便不利。❹《素问病机气宜保命集》卷中方。大黄一两。为粗末，酒浸半日煎，去渣，分二次服，痢止勿服，未止再服，取利为度，后服芍药汤和之，痢止再服白术黄芩汤。治泻痢久不愈，脓血稠黏，里急后重，日夜无度。❺《证治准绳·疡医》卷二方。炒大黄、牡丹皮、硝石、白芥子、桃仁（汤浸，去皮尖、双仁，炒）各半两。为粗末，每服五钱，水煎，空腹服，以利下脓血为度，未利再服。治肠痈，少腹坚硬，肝大如掌而热，按之则痛，肤色或赤或白，小便稠数，汗出憎寒，脉迟紧或数者。❻《证治准绳·女科》卷三方。生大黄、桃仁（汤浸，去皮尖、双仁）、生姜、地黄各一两，肉桂（去粗皮）、郁李仁（去皮）各半两。为粗末，每服三钱，水、酒各半煎服。治妇人血瘀不消及仆损血瘀。

大黄藤dàhuángténg　中药材。见《中草药新医疗法处方集》。为黄藤之别名，详该条。

大黄丸dàhuángwán　❶《圣济总录》卷五十方。炮大黄半两，炒桔梗、枳壳（麸炒）、川芎、羌活、木香、柴胡、独活各一分，牵牛子（半炒、半生）一两。为细末，用煮熟莱菔同捣为丸，梧桐子大，每服三十丸，渐加至四十丸，食后、临卧熟汤送下。治大便热秘，心胸烦躁，头痛便难，腹胁胀满，口舌干燥。❷《圣济总录》卷九十二方。炒大黄、黄芩、黄连、当归（焙）、赤茯苓（去黑皮）、黄芪、干地黄（焙）、赤芍药、柴胡各三分，栀子半两。为细末，炼蜜为丸，梧桐子大，每服二十丸，不拘时服。治虚劳骨蒸，心神烦躁，大小便难，四肢疼痛。

大黄硝石汤dàhuángxiāoshítāng　《金匮要略》方。大黄、黄柏、硝石各四两，栀子十五枚。除硝石外余药先煎，去渣内硝石再煮，顿服。治黄疸腹泻，小便不利而赤，自汗出，表和里实当下者。

大黄泄热汤dàhuángxièrètāng　《外台秘要》卷十六引《删繁方》方。大黄、泽泻、黄芩、栀子仁、芒硝、桂心各二两，大枣三十枚，石膏八两，炙甘草一两。先将大黄水浸一夜，芒硝另置，余药先煎取汁，纳大黄继煮二沸，取汁下芒硝，分三次服。治心劳热，口疮，大便秘，心满痛，小腹热。

大黄药dàhuángyào　中药材。见《云南中草药》。又名一号黄药、大黑头草、垂花香薷。为唇形科植物垂花香薷 *Elsholtzia penduliflora* W. W. Smith 的地上部分。分布于云南。辛，凉。清热解毒，止咳。①治炭疽病、流行性感冒、流行性脑脊髓膜炎、肺炎、支气管炎、扁桃体炎、尿路感染。煎服：6～12g。②治乳腺炎、外伤感染。煎水洗或捣敷。含挥发油，主要为1，8－桉叶素。

大黄饮子dàhuángyǐn·zi　《金匮翼》卷八方。煨大黄三钱，炒杏仁、枳壳（麸炒）、栀子仁、生地黄各一钱五分，人参、黄芪、升麻各一钱，炙甘草五分。加生姜五片、豆豉二十一粒、乌梅一枚，水煎，不拘时服。治热秘，身热烦渴，大便不通。

大黄䗪虫丸dàihuángzhèchóngwán　《金匮要略》方。大黄（蒸）十分，黄芩二两，甘草三两，桃仁、杏仁、虻虫、蛴螬各一升，芍药四两，干地黄十两，干漆一两，水蛭一百枚，䗪虫半升。为细末，炼蜜为丸，小豆大，每服五丸，温酒送下，日三次。功能祛瘀生新。治五劳虚极，羸瘦腹满，不能饮食，食伤、忧伤、饮伤、房室伤、饥伤、劳伤、经络荣卫气伤，内有干血，肌肤甲错，两目黯黑。亦治妇女经闭，腹中有块，或胁下癥积刺痛。实验研究表明，本方有改善肝脏血液循环，回缩肝脾之功效；有促进结缔组织吸收，并抑制异常增生的作用；又有促进血块吸收的作用。

大黄枳壳汤dàhuángzhǐqiàotāng　《症因脉治》卷四方。大黄、枳实、厚朴、陈皮、甘草、木通。水煎服。治积热泄泻。若元气虚而积热又甚，应下者，加人参。

大黄左经汤dàhuángzuǒjīngtāng　《三因极一病证方论》卷三方。大黄（蒸）、细辛、茯苓、防己、羌活、黄芩、前胡、枳壳（麸炒）、厚朴（去皮，姜汁炒）、炙甘草、杏仁（麸炒，去皮尖）各等分。为粗末，每服四大钱，加生姜三片，大枣一枚，水煎，空腹服。治风寒暑湿流注足阳明经，腰脚痹痛，行步艰难，涎潮昏塞，二便秘涩，腹疼呕吐，或复下利，恶闻食气，喘满肩息，或自汗谵妄。若腹痛加白芍药，便秘加阿胶，喘加桑白皮、紫苏，小便不利加泽泻，四肢疮疡浸淫加升麻，所加各药均为等分。

大茴香dàhuíxiāng　中药材。出《卫生杂兴》。为八角茴香之别名。详该条。

大活dàhuó　中药材。见《河北药材》。为独活之别名。详该条。

大活络丹dàhuóluòdān　《兰台轨范》卷一方。又名大活络丸。白花蛇、乌梢蛇、威灵仙、两头尖（以上俱酒浸）、草乌、煨天麻、全蝎（去毒）、何首乌（黑豆水浸）、炙龟甲、麻黄、贯众、炙甘草、羌活、官桂、藿香、乌药、黄连、熟地黄、大黄（蒸）、木香、沉香各二两，细辛、赤芍药、没药（去油）、丁香、乳香（去油）、僵蚕、天南星（姜制）、青皮、骨碎补、白豆蔻、安息香（酒熬）、制附子、黄芩（蒸）、茯苓、香附（酒浸，焙）、玄参、白术各一两，防风二两，葛根、炙虎胫骨、当归各一两半，血竭七钱，炙地龙、犀角、麝香、松香各五钱，牛黄、冰片各一钱半，人参三两。为末，炼蜜为丸，桂圆核大，金箔为衣，陈酒送下。功能祛风活络，扶正祛邪。治中风瘫痪，痿痹痰厥，拘挛疼痛及痈疽流注，跌打损伤，小儿惊痫，妇人经闭。实验研究表明，本方可选择性扩张脑血管和外周血管，增加脑血流量，降低脑血管阻力，抑制血小板聚集和血栓形成，抗动脉粥样硬化。

大活血dàhuóxuè　中药材。见《植物名实图考》。为红藤之别名。详该条。

大活血丹dàhuóxuèdān　《仙授理伤续断秘方》方。青桑炭（青桑木取如臂大者，去皮叶，炭火煅令赤烟起，用醋杀为炭）十个，大栗间（老者去皮、焙）、黑豆（酒煮，焙干）、焙骨碎补、天南星（姜汁浸一夜，焙）、芍药、炮川乌、白芷、牛膝（酒浸，焙）各一斤，没药（或降真香代）四两，自然铜（火锻，醋淬存性）、乳香（或以三倍枫香代）、木鳖子（麸炒）各半斤，血竭六两，细辛（去苗叶）十两。为细末，醋煮糯糊为丸，取漆为衣，每服半丸，无灰酒磨化，微煎，损在上食后服，损在下空腹服，重伤不拘时服。治仆损伤折，骨碎筋伤，疼痛浮肿，腹有瘀血，灌注四肢，烦满不安，痈疽发背，筋肉坏烂；诸般风疾，左瘫右痪，手足顽麻；妇人血气诸疾，产后败血不行，流入四肢，头面四肢浮肿，血气疼痛，浑身疼痹，经脉湛浊；风痨发动，百节酸疼。

大火dàhuǒ　指少阴君火，亦即极盛之火。《素问·六元正纪大论》："二之气，大火正……其病温厉大行，远近咸若。"

大惑论dàhuòlùn　《灵枢》篇名。惑，迷乱眩晕之谓；大，言其甚也。本篇论述了登高俯视则惑的道理，以及善忘、善饥而不嗜食、不得卧、不得视、多卧、少卧等病证。对于惑的讨论尤为详尽，故名。

大己寒丸dàjǐhánwán 《太平惠民和剂局方》卷二方。荜茇、肉桂各四斤，炮姜、高良姜各六斤。为细末，煮糊为丸，梧桐子大，每服二十丸，食前米饮送下。治久寒积冷，脏腑虚弱，心腹疼痛，胁肋胀满，泄泻肠鸣，自利自汗，米谷不化，阳气暴衰，阴气独盛，手足厥冷，及伤寒阴盛，神昏脉短，四肢怠惰等症。

大戟dàjǐ 中药材。出《神农本草经》。又名下马仙、龙虎草、膨胀草、天平一枝香。为大戟科植物京大戟 *Euphorbia pekinensis* Rupr. 的根。主产于江苏。苦，寒，有毒。入肺、脾、肾经。逐水通便，消肿散结。①治水肿胀满，痰饮积聚，血吸虫病肝硬化及结核性腹膜炎引起的腹水，胸腔积液。内服：煎汤，2～6g；研末，0.3～1g。②治瘰疬结核，疮疡肿毒，以鲜根或鲜叶捣敷。肾功能不良及孕妇忌服。反甘草。本品含大戟酮，大戟色素体 A、B、C，生物碱等。热水提取液对消化道有刺激作用，可致腹泻。对实验性腹水大鼠有利尿作用。如与甘草合用，则对小鼠致死作用加强。此外，尚有扩张末梢血管、兴奋妊娠离体子宫及对抗肾上腺素的升压作用。

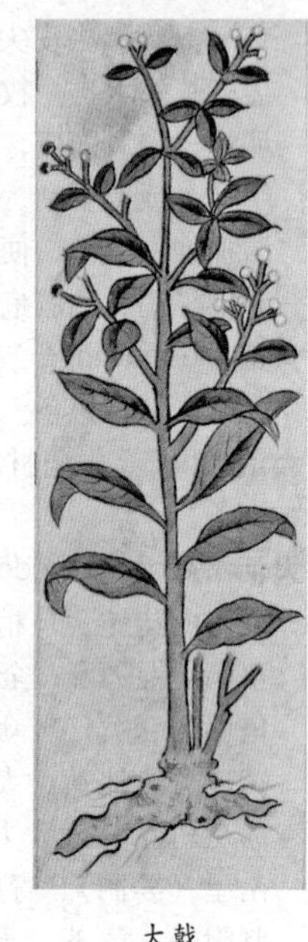
大戟

大戟中毒dàjǐzhòngdú 病名。因药服或误服大戟过量中毒。见《备急千金要方》卷二十四。症见恶心，呕吐，腹痛，腹泻水样便。严重者可引起脱水及酸中毒。甚者可致肾衰竭。治宜按情况应用中西医结合疗法。文献有用菖蒲汁、芦根解毒的记载，可参考。

大季花dàjìhuā 中药材。见《广西药用植物名录》。为鸡蛋花之别名。详该条。

大蓟dàjì 中药材。出《名医别录》。又名马蓟、虎蓟、野红花、牛刺菜、鸡姆刺、大刺儿菜。为菊科植物大蓟 *Cirsium japonicum* Fisch ex DC. 的干燥地上部分。我国大部分地区均产。甘、苦，凉。归肝、心经。凉血止血，散瘀解毒消痈。①用于衄血，吐血，尿血，便血，崩漏，外伤出血，痈肿疮毒。煎服：9～15g（鲜品 30～60g）。止血炒炭用。②鲜品捣敷，治痈疖肿毒，外伤出血。全草含生物碱、挥发油。根含生物碱、乙酸蒲公英甾醇酯、α－和β－香树脂醇、β－谷甾醇等。鲜叶含柳穿鱼苷、柳穿鱼素等黄酮类。大蓟水浸剂、乙醇－水浸出液和乙醇浸出液对猫、狗、兔有降低血压作用。大蓟尚可止血。

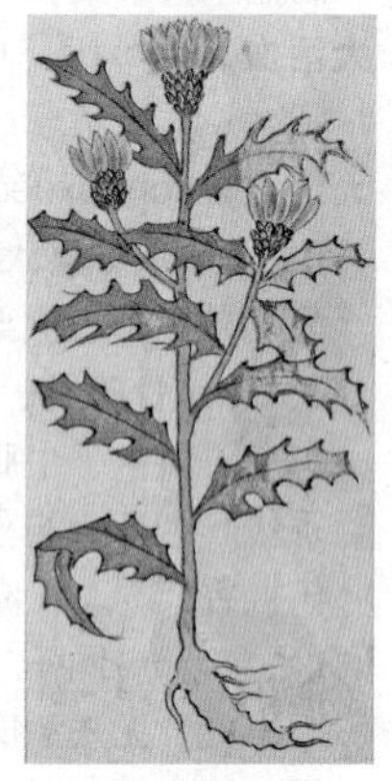
大蓟

大蓟散dàjìsǎn 《重订严氏济生方》方。又名大蓟饮子。大蓟根、犀角（镑）、升麻、炙桑白皮、炒蒲黄、杏仁（去皮尖）、炒桔梗各一两，甘草半两。为粗末，每服四钱，加生姜五片，水煎，不拘时服。治饮啖辛热，热邪伤肺，呕吐出血而属肺痈者。

大蓟饮dàjìyǐn 《不居集》上集卷十四方。大蓟根一握。捣汁以酒和服；无鲜者，以干者为末，每服三钱，冰水调下。治衄血。

大蓟饮子dàjìyǐn · zi 《东医宝鉴·内景篇》卷二方。即大蓟散。见该条。

大髻婆dàjìpó 中药材。见《广东中草药》。为臭茉莉之别名。详该条。

大加皮dàjiāpí 中药材。见《广西本草选编》。为绒毛鸭脚木之别名。详该条。

大瘕泄dàjiǎxiè 古病名。《难经·五十七难》：“大瘕泄者，里急后重，数至圊而不能便，茎中痛。”本病后人有数解。❶即痢疾。《研经言》：“今之痢，即《难经》五泄中之大瘕泄。”❷一种阴虚似痢症，由肾虚所致。《医贯·痢疾论》：“又有一等阴虚似痢者，即五泄中大瘕泄者是也……阴已耗而复竭之，则大小便牵痛，愈痛则愈便，愈便则愈痛，其证红白相杂，里急后重，悉似痢疾，必小便短涩而痛，或不通而痛，或欲小便而大便先脱，或欲大便而小便自遗。”治宜补肾，用附桂八味丸加补骨脂、肉豆蔻、阿胶等。❸即肾泄。《罗氏会约医镜·杂证》：“又言大瘕泄者，即肾泄也。每在五更天明之时。”❹指热泄之一。《杂病源流犀烛·泄泻源流》：“曰大瘕泄者，里急后重，数至圊而不能便，茎中痛，即寒湿而变为热泄也。”宜用八正散加木香、槟榔，再用天水散。❺指泄而腹有瘕聚。清代怀抱奇《古今医彻·杂症》：“大瘕泻，则腹中有瘕，时作时止也。”

大建中汤dàjiànzhōngtāng ❶《金匮要略》方。川椒（炒去汗）二合，干姜四两，人参二两。水煎去渣，入饴糖一升，微火再煎，分二次服，如一炊顷饮粥二升，后更服，当一日食糜，温覆之。功能温中补虚，降逆止痛。治心胸中大寒痛，呕不能食，腹中寒，上冲皮起出见有头足，上下痛而不可触近者。近代常用于胃肠痉挛、肠粘连、蛔虫性肠梗阻、胆道蛔虫症等阴寒内盛者。方中川椒温中下气，降逆止痛；干姜温中祛寒，和胃止呕；人参补益脾胃，扶持正气；重用饴糖甘温入脾，建中缓急，并能调和椒、姜之燥烈。使中阳建立，寒去温回，则痛逆得以自平。实验研究表明，本方具有保护胃黏膜、利胆和镇痛作用，对家兔离体肠管的活动呈双向作用。❷《济生方》卷一方。黄芪、附子（炮、去皮脐）、鹿茸（酒蒸）、地骨皮、石斛（去根）、人参、川芎、当归（酒浸）、白芍药、小草各一两，炙甘草半两。为粗末，每服四钱，加生姜五片，水煎，不拘时服。治诸虚不足，小腹急痛，胁肋胀，骨肉酸痛，短气喘咄，痰多咳嗽，潮热多汗，心下惊悸，腰背强痛，多卧少气。若咳嗽加款冬花，咳血加阿胶，遗精便泄加龙骨，怔忡加茯神。❸《全生指迷方》卷二方。芍药六两，黄芪、远志（去心）、当归、泽泻各三两，龙骨、人参、炙甘草各二两。为末，每服五钱，加大枣二枚，生姜五片，水煎，食后服。治虚劳，热从腹中或背起，渐渐潮热，日剧夜退，或寐而汗出，小便或赤或白而混浊，甚则频数尿精，夜梦遗精，日渐羸瘦。若腹中急，加饴糖如枣大。❹《丹溪心法》卷二方。黄芪、当归、桂心、芍药各二钱，人参、甘草各一钱，半夏、附子（炮、去脐）各二钱半。为粗末，每服五钱，加生姜三片，大枣二枚，水煎，食前服。功能调中和胃。治无根之火聚于胸中，独熏于肺，传于皮肤而发阴斑，斑点如蚊、蚋、虱、蚤咬状，见于胸背、手足，稀少微红者。

大健脾丸dàjiànpíwán 《古今医统大全》卷二十三方。又名百谷丸。人参、陈皮、茯苓各二两，枳实、青皮、炒半夏曲、山楂各一两，白术（土炒）三两，炒白豆蔻、木香各五钱，炒谷芽、黄连（同吴茱萸五钱浸炒赤色，去吴茱萸）各一两六钱。为细末，水煮荷叶，老米粥和丸，绿豆大，每服一百丸，食前温开水送下。功能健脾养胃，利湿消食。治脾虚气亏，饮食不化，胸膈痞满，面黄肌瘦。

大楗骨dàjiàngǔ 又名髀骨。俗称大腿骨。即股骨。《医宗金鉴·正骨心法要旨》："大楗骨，一名髀骨，上端如杵，入于髀枢之臼，下端如槌，接于骨。"

大楗骨伤dàjiàngǔshāng 病名。见《医宗金鉴》卷八十八。大楗骨即股骨。因跌打、压轧所伤。临床有股骨颈、粗隆间、股骨中段及股骨下段骨折等。表现为局部肿胀、疼痛，患肢有缩短畸形，脚向外旋，不能站立，活动受限，触按有骨声。断端有移位者，麻醉下手法整复，或持续牵引复位；若有碎骨，宜双手按摩碎骨，推拿复位，并给予固定。用药参见"骨折"条。

大将军dàjiāngjūn 中药材。见《云南中草药》。为野烟之别名。详该条。

大接骨dàjiēgǔ 中药材。见《广西药用植物名录》。为大驳骨之别名。详该条。

大接骨丹dàjiēgǔdān ❶见《云南中草药》。又名水冬瓜。为山茱萸科植物角叶鞘柄木 *Torricellia angulata* Oliv. 或齿叶鞘柄木 *Torricellia angulata* Oliv. var. *intermedia* (Harms) Hu 的根、叶、花。分布于四川、贵州、云南等地。苦、辛，平。祛风利湿，活血行瘀。治风湿关节痛，血瘀经闭，产后腰痛，慢性肠炎，腹泻。煎服：9～15g。捣敷治骨折，跌打损伤。❷见《昆明民间常用草药》。为金刚散之别名。详该条。

大接经法dàjiējīngfǎ 配穴法之一。出《卫生宝鉴》。有"从阳引阴"和"从阴引阳"二法。专刺各经井穴。前者从足太阳井穴至阴开始，按经脉流注依次取足少阴肾经、手厥阴心包经等各经井穴，刺完十二经。后者从手太阴肺经井穴少商开始，按经脉流注，依次刺至足厥阴肝经大敦。是一种专治中风偏瘫的特殊配穴法。

大节dàjié ❶大关节。《灵枢·经脉》："诸络脉皆不能经大节之间。"❷指、趾的第 1 节。

大节藤dàjiéténg 中药材。见《广西药用植物名录》。为买麻藤之别名。详该条。

大结胸dàjiéxiōng 病证名。结胸证之一。即指《伤寒论》中之大陷胸汤（丸）证。《类证活人书》卷十："大结胸，不按而痛，胸连脐腹坚硬为大结胸，大陷胸丸主之。"参见"结胸"条。

大疥dàjiè 病名。出《诸病源候论》卷三十五。其疮有脓汁，焮赤痒痛。即疥疮之形大者。

大金不换dàjīnbùhuàn 中药材。见《广东中草药》。为大金牛草之别名。详该条。

大金花丸dàjīnhuāwán 《宣明论方》卷四方。又名既济解化丸。栀子、黄柏、黄芩、大黄各一两。为末，滴水为丸，小豆大，每服二十至三十丸，新汲水送下；小儿丸如麻子大，每服三至五丸。功能清热泻火。治中外诸热，寝汗咬牙，睡语惊悸，溺血淋秘，咳血，衄血，瘦弱头痛，肺痿喘气。若自利，去大黄，加栀子。《儒门事亲》卷十二有本方，有黄连而无栀子。《景岳全书·古方八阵》卷五十五亦有本方，但多黄连一味。

大金牛草dàjīnniúcǎo 中药材。见广州部队后勤部卫生部编《常用中草药手册》。又名紫背金牛、大金不换、疳积草。为远志科植物金不换 *Polygala chinensis* L. 的全草。分布于广东、广西、福建、云南等地。甘、微辛，平。祛痰止咳，消积，活血散瘀。①治咳嗽胸痛，肺结核，百日咳，疳积，肝脾肿大，小儿麻痹后遗症，角膜溃疡，急性结膜炎。煎服：9～30g。②治痈疽，疖肿，跌打损伤，蛇咬伤。煎服并捣烂外敷（蛇伤敷伤口周围）。本品含苏齐内酯、齐苏内酯、金不换素、金不换萘酚、金不换萘酚甲醚、赛菊芋黄质、皂苷等。

大金钱草dàjīnqiáncǎo 中药材。见《重庆草药》。又名金钱草、地蜈蚣、四川大金钱草、铜钱草、对座草、一串钱、黄疸草。为报春花科植物过路黄 *Lysimachia christinae* Hance 的全草。分布于河南、陕西及长江流域和西南地区。苦、酸，凉。入肝、胆、肾、膀胱经。清热解毒，利尿排石，散瘀消肿。①治黄疸型肝炎，胆囊炎，胆结石，尿路感染及结石，水肿。煎服：15～30g（鲜品 60～120g）。②治乳腺炎，疮痈肿毒，跌打损伤，毒蛇咬伤。鲜品捣敷并捣汁饮。本品含对羟基苯甲酸，尿嘧啶，山柰酚、槲皮素和它们的苷。又含氨基酸、鞣质、挥发油、胆碱。预试还含皂苷及内酯类等。煎剂有利胆作用，可能是促进肝细胞分泌胆汁，并使奥狄氏括约肌松弛。体外对金黄色葡萄球菌有抑制作用。它还能溶解尿路结石，钾盐有利尿作用。动物实验对细胞免疫及体液免疫均有抑制作用。

大金雀dàjīnquè 中药材。见《江苏药材志》。为红旱莲之别名。详该条。

大筋dàjīn 较粗大的肌腱或韧带。《素问·气府论》："项中大筋两傍各一。"《素问·生气通天论》："湿热不攘，大筋緛短，小筋弛长。"

大经dàjīng ❶较大的经脉。《素问·调经论》："泻其小络之血，出血勿之深斥，无中其大经，神气乃平。"❷本经的经脉。《灵枢·官针》："经刺者，刺大经之结络经分也。"❸十二正经。《灵枢·刺节真邪》："一经上实下虚而不通者，此必有横络盛加于大经。"

大经隧dàjīngsuì 脉气流行较大的经脉通路。《灵枢·脉度》："凡都合一十六丈二尺，此气之大经隧也。"

大惊卒恐dàjīngcùkǒng 见《景岳全书·小儿则》。小儿突然遭受惊吓而发生抽搐。因小儿气血未充，神气脆弱。卒遇大惊恐吓，每易损及心、胆之气，恐则气下或气乱，使气血失调而致病。症见面赤，大便青，多烦，多哭，睡卧惊惕易醒，振动不宁，治宜安神定志，用秘旨安神丸（人参、半夏、酸枣仁、茯神、当归、橘红、赤芍、五味子、甘草）。

大惊丸dàjīngwán ❶《太平惠民和剂局方》卷十方。蛇黄（火煅醋淬九次，研飞）二钱，青礞石、虾蟆灰、雄黄各一钱，朱砂（研飞）三钱，铁粉二钱半。为细末，水浸蒸饼为丸，梧桐子大，每服一丸，用煎薄荷水磨剪刀股，取其汁化下，日二至三次。治小儿惊风诸痫，壮热昏愦，神志恍惚，痰涎壅塞，或发搐搦，目睛直视。❷《世医得效方》卷十一方。即大安神丸。见该条。

大救驾dàjiùjià 中药材。见《陕西中草药》。为祖师麻之别名。详该条。

大疽dàjū 病名。出《疡科选粹》卷一。即脑疽。见该条。

大橘皮汤dàjúpítāng ❶《宣明论方》卷八方。橘皮（去白)、茯苓(去皮)各一两，木香一分，滑石六两，槟榔三钱，猪苓(去皮)、泽泻、白术、官桂各半两，甘草二钱。为粗末，每服五钱，加生姜五片，水煎服；若大小便秘，先服十枣汤二至三日后再服此药。功能清热利湿，行气除满。治湿热内盛，心腹胀满，水肿，小便不利，大便滑泻。❷《杂病源流犀烛·脏腑门》卷十一方。陈皮、竹茹各三钱，人参、甘草各一钱，生姜五片，大枣三枚。水煎服。治冲气犯肾，汗之必寒起，无汗，心中大烦，骨节疼痛，目晕，恶寒，食则反吐，谷不能进，误下腹胀满，卒起头晕，食则清谷不化，心下痞等。

D

大巨dàjù 经穴名。代号 ST27。出《针灸甲乙经》。别名腋门。属足阳明胃经。位于脐下 2 寸，前正中线旁开 2 寸处。一说"去腹中行当各三寸"(《针灸资生经》)。布有第 11 肋间神经，并有第 11 肋间动、静脉分支通过，外侧为腹壁下动、静脉。主治腹痛，腹泻，小腹胀满，小便不利，疝气，遗精，阳痿，早泄等。直刺 1～1.5 寸。艾炷灸 3～7 壮，或艾条灸 5～15 分钟。

大聚dàjù 病证名。指聚病之较重者。《灵枢·五变》："人之善病肠中积聚者……皮肤薄而不泽，肉不坚而淖泽，如此则肠胃恶，恶则邪气留止，积聚乃伤脾胃之间，寒温不次，邪气稍至，蓄积留止，大聚乃起。"指明大聚多由正虚邪实，久延不愈所致。参见"聚""六聚""积聚"条。

大厥dàjué 病证名。厥证之一。指猝然昏厥重症，状如暴死者。《素问·调经论》："络之与孙脉，俱输于经，血与气并，则为实焉。血之与气，并走于上，则为大厥，厥则暴死；气复反则生，不反则死。"《类经·疾病类》："血气并走于上则上实下虚，下虚则阴脱，阴脱则根本离绝而下厥上竭，是为大厥，所以暴死。若气极而反，则阴必渐回，故可复苏。其有一去不反者，不能生矣。"参见"厥证""中风"条。

大䐃dàjùn 大块的肌肉。《素问·气穴论》："必将为脓，内销骨髓，外破大䐃。"

大孔痛dàkǒngtòng 症名。见《丹溪心法·痢》。指肛门疼痛。如因下痢所致者，按痢疾诊治。因肛病所致者，详"肛头痒痛"条。

大苦参丸dàkǔshēnwán 《医宗金鉴·外科心法要诀》卷七十七方。苦参二两，蔓荆子、赤茯苓、山药、白芷、荆芥、防风、白附子、川芎、生栀子、何首乌、白蒺藜、皂角、炮川乌、黄芪、赤芍药、独活、羌活各五钱，炮草乌一钱五分。为细末，麦面糊为丸，梧桐子大，每服五十至七十丸，空腹黄酒或茶水送下。治人面疮，疮生膝肘，肿胀如人面。

大蓝dàlán 中药材。见《生草药性备要》。为木蓝之别名。详该条。

大老鸦酸dàlǎoyāsuān 中药材。见《贵州民间药物》。为铜锤草之别名。详该条。

大雷头风dàléitóufēng 病名。指雷头风病势较剧者。《证治准绳·杂病》："但头痛倏疾而来，疼至极而不可忍，身热目痛便秘结者，曰大雷头风。"详"雷头风"条。

大力草dàlìcǎo 中药材。见《生草药性备要》。为向天盏之别名。详该条。

大力黄dàlìhuáng 中药材。见《广西野生资源植物》。为千斤拔之别名。详该条。

大力薯dàlìshǔ 中药材。见广州部队后勤部卫生部编《常用中草药手册》。为山莲藕之别名。详该条。

大力王dàlìwáng 中药材。见《南京地区常用中草药》。为飞廉之别名。详该条。

大力子dàlìzǐ 中药材。出《卫生易简方》。为牛蒡子之别名。详该条。

大连翘饮dàliánqiàoyǐn 《医宗金鉴·外科心法要诀》卷七十六方。连翘(去心)、当归、赤芍药、防风、木通、滑石(水飞)、炒牛蒡子、蝉蜕(去足翅)、瞿麦、煅石膏、荆芥、生甘草、柴胡、黄芩、生栀子、车前子各五分。加灯心二十根，水煎，子母同服。治小儿赤游丹毒，先身热啼叫，惊搐不宁，其次皮肤生红晕，由小渐大，其色如丹，游走不安，起于背腹，遍及四肢。

大良姜dàliángjiāng 中药材。见《广西中药志》。又名山姜。为姜科植物大高良姜 *Alpinia galanga* (L.) Willd. 的根茎。主产于广西。辛，温。温胃，散寒，止痛。治心胃气痛，胃寒及伤食吐泻。煎服：3～9g。本品含挥发油主成分为桂皮酸甲酯、蒎烯、桉叶素等。还含树脂、鞣质等。有较好的祛痰作用，其成分可抗消化道溃疡。大良姜挥发油对皮肤和黏膜有刺激作用，内服有祛风及抑制小肠过度蠕动的作用。

大凉dàliáng 指气候寒凉。《素问·六元正纪大论》："大凉反至……火气遂抑。"

大料神秘左经汤dàliàoshénmìzuǒjīngtāng《三因极一病证方论》卷三方。麻黄、葛根、细辛、厚朴(姜汁炒)、茯苓、防己、枳壳(麸炒)、桂心、羌活、防风、柴胡、黄芩、小草、炮姜、半夏(汤洗去滑)、甘草、麦冬各等分。为末，每服四大钱，加生姜三片，大枣一枚，水煎，空腹服。治风寒暑湿流注三阳经，手足拘挛疼痛，行步艰难，憎寒发热，自汗恶风，头眩腰重，关节掣痛，或卒中昏塞，大小便秘涩，或腹痛，呕吐不利，恶闻食臭，髀腿顽痹，缓纵不随，热闷惊悸，心烦气上，脐上冷痹，喘满肩息。若自汗去麻黄，加牡蛎、白术；肿满，加泽泻、木通；热甚无汗，减桂心，加橘皮、前胡、升麻；腹痛吐利，去黄芩，加芍药、炮附子；大便秘，加大黄、竹沥；喘满，加杏仁、桑白皮、紫苏，所加药均与前药相等。

大陵dàlíng 经穴名。代号 PC7。出《灵枢·本输》。《针灸甲乙经》作太陵。别名鬼心。属手厥阴心包经。输(土)、原穴。位于掌后腕横纹上，当掌长肌腱与桡侧腕屈肌腱之间凹陷处。布有正中神经掌支，深层为正中神经本干，并有腕掌侧动、静脉网通过。主治心痛，惊悸，胃痛，呕逆，吐血，胸胁痛，癫狂，痫症，腕关节痛等。直刺 0.3～0.5 寸。艾条灸 5～10 分钟。

大偻dàlǚ 病状名。一名背偻、背伛偻，俗称驼背。指曲背俯身的现象。《素问·生气通天论》："阳气者，精则养神，柔则养筋，开阖不得，寒气从之，乃生大偻。"参见"背伛偻""背偻"条。

大芦荟丸dàlúhuìwán ❶《古今医鉴》卷十三方。苍术(米泔浸炒)、陈皮、厚朴(姜炒)、青皮、炒枳实、槟榔、炒神曲、山楂肉、炒麦芽、煨三棱、煨莪术、砂仁、茯苓、黄连、胡黄连、芜荑仁、使君子、青黛、芦荟各等分。为细末，使君子壳煎汤，浸药蒸饼为丸，弹子大，每服一丸，清米汤化下。治小儿五疳，皮黄肌瘦，头发直而尿白，肚大青筋，好食泥炭米茶之物，或吐或泻。❷见《保婴撮要》卷十一。即九味芦荟丸。见该条。

大罗伞dàluósǎn 中药材。❶见《广西中草药》。为山大颜之别名。❷见《广西本草选编》。为八爪金龙之别名。

❸见《广州植物志》。为朱砂根之别名。❹见《广西药用植物名录》。为三对节之别名。详各条。

大萝皂丸dàluózàowán 《医学入门》卷六方。天南星、半夏、杏仁、瓜蒌仁、香附、青黛、陈皮各五钱，莱菔子二两，皂角（烧灰）一两。为末，神曲煮糊为丸，梧桐子大，每服六十丸，生姜煎汤送下。治气喘，痰喘，风痰，酒痰，面毒等症。

大络dàluò 属络脉。《素问·缪刺论》："夫邪客大络者，左注右，右注左，上下左右，与经相干。"吴崑注："十二经支注之大络，《难经》所谓络脉十五者是也。"

大吕dàlǚ 六吕之一。详"六律""六吕"条。

大麻风dàmáfēng 病名。见《外科正宗》卷四。即疠风。见该条。

大麻仁dàmárén 中药材。出《药性论》。为火麻仁之别名。详该条。

大麻仁散dàmárénsǎn 《太平圣惠方》卷八十三方。大麻仁、犀角、杏仁（汤浸，去皮尖、双仁，麸炒微黄）、百合各半两，牛黄、冰片各一钱，槟榔一分。为末，每服半钱，生姜、甘草煎汤送下。治小儿肝肺风壅，心膈不利，痰嗽。

大麻仁丸dàmárénwán ❶《太平圣惠方》卷十六方。大麻仁、大黄各二两，郁李仁、犀角、朴硝、枳壳（麸炒）、木通各一两。为末，炼蜜为丸，梧桐子大，每服二十丸，不拘时服。治时气胃中壅热，大便不通。❷《证治准绳·女科》卷三方。大麻仁、炒大黄各二两，槟榔、木香、枳壳（麸炒）各一两。为细末，炼蜜为丸，梧桐子大，每服二十丸，温开水送下。治肠胃风结，大便常秘，而欲饮食者。

大麻药dàmáyào 中药材。见《云南中草药》。又名大豆荚。为豆科植物镰果扁豆 *Dolichos tenuicaulis* Craib 的根或叶。分布于广东、贵州、云南。辛，温，有毒。祛风活血，止血止痛。①治风湿疼痛，跌打损伤，骨折疼痛，吐血，咯血，衄血，便血。煎服 3～6g，或泡酒服。止血，炒炭用。②治外伤出血。研末撒或调敷。根含大麻药苷 A 等生物碱。皂苷对小鼠有利尿、镇痛、抗癌作用。

大麦秸dàmàijiē 中药材。出《本草纲目》。为禾本科植物大麦 *Hordeum vulgare* L. 成熟后枯黄的茎秆。甘、苦，温。入脾、肺经。消肿，利湿，理气。治小便不通。煎浓汁频服。提取物有抗癌和驱蛔作用。大麦苗，捣汁服利小便，治黄疸；煮汁洗，疗面目手足皲裂。

大麦牛dàmàiniú 中药材。见《江苏药材志》。为王不留行之别名。详该条。

大麦芽dàmàiyá 中药材。见《本草汇言》。即麦芽。详该条。

大脉dàmài 脉象。脉来大而满指，波动幅度倍于平常。若大而有力为邪热实证；大而无力为虚损，气不内守之证。《素问·脉要精微论》："大则病进。"《素问·三部九候论》："形瘦脉大，胸中多气者死。"

大门dàmén 经外寄穴名。出《千金翼方》。位于头部中线，枕外隆凸上缘直上 1 寸处。主治半身不遂。沿皮刺 0.3～0.5 寸。艾炷灸 3～5 壮，或艾条灸 5～10 分钟。

大明dàmíng 见"日华子"条。

大明复光散dàmíngfùguāngsǎn 《古今医鉴》卷九方。当归尾（酒洗）、生地黄（酒浸）、黄柏（酒炒）、黄连、黄芩、柴胡、茯苓、枳壳、羌活、防风、荆芥、煅石膏、菊花、蝉蜕、炒车前子、密蒙花、炒白蒺藜、木贼（童便浸，焙）、炒青葙子、羚羊角、煅石决明、甘草。为末，每服一两，水煎，食后服。治目赤昏花，羞明多眵，痒痛流泪，胬肉白膜。若大眦赤，加龙胆、赤芍药、白术，减甘草、荆芥；小眦赤，加茯苓、黄芪、朱砂，去青葙子、石决明；赤而不痛，加柴胡、陈皮、白术，减荆芥；赤而昏者，加苍术、楮实子，减蒺藜；羞明怕日，加密蒙花，减柴胡；视物不真，加苍术、细辛，减防风、木贼；眵多结硬，加桑白皮、茅根、白术，减蝉蜕、石膏；眵虚不结，加阿胶、陈皮，减当归尾、枳壳；迎风出泪，加熟地黄、石斛，减生地黄、菊花；白睛鲜红常痛，加栀子、乳香、没药、防风、黄芩，减青葙子、蒺藜；胬肉侵睛，加大黄、牵牛子、牛蒡子，减石膏、枳壳；白膜侵睛，加蒺藜、木贼、连翘、车前子、荆芥；痒极难当，加僵蚕、草乌，减菊花、木贼；风中泪出，加旋覆花、煨草乌，减当归尾、石决明；坐起生花，加山药、熟地黄，减防风、荆芥；两睑粘睛，加藿香、白芷、茯苓、荆芥。

大拇指头dàmǔzhǐ·tou ❶即拇指。❷经外奇穴名。《备急千金要方》："凡五尸者……又灸两手大拇指头，名七壮。"近代《中国针灸学》列作奇穴，名大拇指头。治肾炎水肿。

大木花dàmùhuā 中药材。见《四川中药志》。为雪莲花之别名。详该条。

大傩之礼dànuózhīlǐ 古代封建社会祭鬼神以逐疫灾的活动。始于原始社会，历代均因袭之。以后又发展成为一种娱乐的舞蹈形式或傩戏等戏曲活动。

大衄dànǜ 病证名。❶指口、耳、鼻皆出血。见《圣济总录》卷七十。又名鼻大衄。详见该条。❷指九窍同时出血。《血证论》卷二："大衄者，九窍出血之名也。此非疫疠，即中大毒。人身止此九窍，而九窍皆乱，危亡之证，法在不治。惟有猝然惊恐而九窍出血者，可用朱砂安神丸加发灰治之。"详见"九窍出血"条。

大鹏展翅dàpéngzhǎnchì 练功方法之一。见杜自明《中医正骨经验概述》。两臂向左右分开，翘掌用力推向两翼，然后钩掌收回，贴于腰际。

大七气汤dàqīqìtāng ❶《寿世保元》卷三方。三棱、莪术各一钱，青皮、陈皮、香附各二钱，藿香三钱，益智仁一钱五分，桔梗、肉桂、甘草各八分。为粗末，加生姜三片，大枣一枚，水煎服。功能行气活血，散结止痛。治五积六聚，状如癥瘕，随气上下，发作有时，心腹疼痛，上气窒塞，小腹胀满，大小便不利。若心脾痛，加乌药、枳壳。❷《太平惠民和剂局方》卷四方。即四七汤。见该条。❸即七气汤第三方。见该条。

大七香丸dàqīxiāngwán ❶《太平惠民和剂局方》卷三方。炒香附一百九十二两，炒麦芽一百两，丁香皮三百三十两，肉桂（去粗皮）、陈皮（去白）、炒甘草、砂仁、藿香叶各二百五十两，甘松、乌药各六十四两。为细末，炼蜜为丸，弹子大，每服一丸，细嚼，盐酒或盐汤送下；如月经不调，炒姜酒或醋汤送下。治脾元气冷，胃气虚乏，不思饮食，心膈噎塞，渐成膈气，脾泄泻利，气刺气疰，中酒吐酒，冷痃翻胃，霍乱吐泻。❷《证治要诀类方》卷四方。木香、丁香、檀香、甘松、丁香皮、橘皮、砂仁、白豆蔻、三棱、莪术（醋煮）各四两，大茴香二两半。为末，醋糊为丸，绿豆大，每服三十丸，生姜煎汤送下。治溏泄。

大奇论篇dàqílùnpiān 《素问》篇名。大奇是比较《奇病论》扩大的意思。本篇专论奇难疾病的脉症，并指出从脉象的变化认识疾病的机理。文中还对各脏腑经脉精气不足而表现出的脉象及预后做了说明。

大荠dàqí　中药材。出《尔雅》。为菥蓂之别名。详该条。

大气dàqì　❶指太虚，即宇宙。《素问·五运行大论》："岐伯曰：地为人之下，太虚之中者也。帝曰："冯乎？岐伯曰：大气举之也。"王冰注："大气谓造化之气，任持太虚者也。"❷指空气。《灵枢·五味》："其大气之抟而不行者，积于胸中，命曰气海，出于肺，循咽喉，故呼则出，吸则入。"❸指宗气。《素问·气穴论》："肉分之间，谿谷之会，以行荣卫，以会大气"。参宗气条。❹谓循经脉运行的营卫之气。《素问·离合真邪论》："令神气存，大气留止，故命曰补"。❺指亢盛的邪气。《灵枢·病传》："大气入藏，腹痛下淫，可以致死，不可以致生。"

大气入脏dàqìrùzàng　指比较严重的六淫邪气深入内脏。《灵枢·病传》："大气入藏，腹痛下淫，可以致死，不可以致生。"

大千生dàqiānshēng　中药材。见《云南中草药》。为冰粉之别名。详该条。

大羌活汤dàqiānghuótāng　《卫生宝鉴》卷二十三方。羌活、升麻各一钱，独活七分，苍术、防风、威灵仙、白术、当归、茯苓（去皮）、泽泻各半钱。为粗末，水煎，分二次，食前、食后各服一次。功能祛风寒湿。治四肢关节肿痛，屈伸不利，心下痞满，不欲饮食，食入即吐，面色萎黄，精神减少，身体沉重，脉沉而缓者。

大翘子dàqiào·zi　中药材。出《新修本草》。为连翘之别名。详该条。

大秦艽汤dàqínjiāotāng　《素问病机气宜保命集》卷中方。秦艽、石膏各二两，甘草、川芎、当归、羌活、独活、防风、黄芩、白芍药、白芷、白术、生地黄、熟地黄、茯苓各一两，细辛半两。为粗末，每服一两，水煎，不拘时服。功能养血荣筋。治中风外无六经之形证，内无便溺之阻隔，手足不能运动，舌强不语，属血弱不能养筋者。近代常用于缺血性脑卒中、脑血栓形成、面神经麻痹等证属风邪初中经络，血不养筋者。如遇阴天，加生姜七至八片；心下痞，加枳实一钱。

大青膏dàqīnggāo　《小儿药证直诀》卷下方。天麻、青黛、蝎尾（去毒，生用）、乌梢蛇肉（酒浸，焙干）各一钱，生白附子一钱五分，朱砂、天竺黄各一字。为末，生蜜和成膏，每服半皂角子至一皂角子大，同牛黄膏、薄荷水溶化混匀服。治小儿热盛生风，欲为惊搐，口中气热者。

大青根dàqīnggēn　中药材。见《福建民间草药》。又名臭根、土地骨皮。为马鞭草科植物路边青 *Clerodendrum cyrtophyllum* Turcz. 的根。分布于华东、中南、西南各地。苦，寒。清热利湿，凉血解毒。①治流行性乙型脑炎，流行性脑脊髓膜炎，感冒头痛，麻疹并发肺炎，流行性腮腺炎，咽喉肿痛，瘫痪，肠炎，痢疾，黄疸，鼻衄。煎服：9～30g。②治烂疮，蜈蚣咬伤。煎水洗或捣敷。

大青龙汤dàqīnglóngtāng　《伤寒论》方。麻黄（去节）六两，桂枝（去皮）、炙甘草各二两，杏仁（去皮尖）四十枚，生姜三两，大枣十枚，石膏（鸡子大）一枚。先煮麻黄，去上沫，再入余药同煎，去渣，分三次服，取微似汗，汗出多者，温粉粉之，一服汗者，停后服。功能发汗解表，清热除烦。治风寒表实，兼有里热，症见发热恶寒，身重或疼痛，无汗烦躁，脉浮紧；或溢饮，四肢头面肿，无汗烦躁，肢体疼痛者。本方为麻黄汤加重麻黄、甘草用量，再加石膏、生姜、大枣而成。方中麻黄汤发汗解表，重用麻黄在于加强发汗解表之力；石膏清热除烦；倍甘草，加生姜、大枣和中气，调营卫。诸药合用，外可解风寒郁闭，内可清热除烦。

大青汤dàqīngtāng　❶《圣济总录》卷五十方。大青叶三分，麻黄（去根节）、石膏、芒硝、黄柏（去粗皮）、干地黄（焙）各一两半，枳壳（麸炒）、赤茯苓（去黑皮）各一两。为粗末，每服三钱匕，加苦竹叶十片，水煎服，日三次。治大肠热满，肠中切痛，或痔疮，大便不通。❷《证治准绳·幼科》集六方。大青叶、玄参、生地黄、石膏、知母、木通、甘草、地骨皮、荆芥穗各等分。为粗末，加淡竹叶十二片，水煎服。治小儿疹痘血热，疹点过多，色红紫者。❸《杂病源流犀烛·脏腑门》卷二方。大青叶（无大青叶，以青黛代）、木通、玄参、桔梗、栀子、升麻、石膏。水煎，调黄土末二至三钱服。治小儿麻疹，毒邪内陷，疹点一出即没者。若大便闭，口干腹胀，身热烦躁者，加大黄（酒炒）。

大青盐dàqīngyán　中药材。见《中药志》。又名青盐、戎盐。为卤化物类石盐族湖盐结晶体，主含氯化钠（NaCl）。主产于青海。咸，寒。归心、肾、膀胱经。清热，凉血，明目。用于吐血，尿血，牙龈肿痛出血，目赤肿痛，风眼烂弦。1.2～2.5g；或入丸散用。外用适量，研末擦牙或水化漱口、洗目。治目赤肿痛，风眼烂弦，以溶液点眼；牙痛，炒研为末擦牙。肾脏病患者忌服。本品主含氯化钠，有时含钙、镁、硫酸盐、铁和微量砷等杂质。

大青叶dàqīngyè　中药材。出《新修本草》。为十字花科植物菘蓝 *Isatis indigotica* Fort. 或爵床科植物马蓝 *Baphicacanthus cusia*（Nees）Bremek.、马鞭草科植物路边青 *Clerodendrum cyrtophyllum* Turcz.、蓼科植物蓼蓝 *Polygonum tinctorium* Ait. 的干燥叶。菘蓝叶主产于江苏、安徽、河北、河南、浙江等地，马蓝叶主产于福建、广西、广东、江西等地，路边青叶主产于湖南、湖北、江西等地，蓼蓝叶主产于河北、山西等地。苦，寒。归心、胃经。清热解毒，凉血消斑。用于温病高热，神昏，发斑发疹，痄腮，喉痹，丹毒，痈肿。治流行性乙型脑炎、流行性感冒、腮腺炎、咽喉炎、扁桃体炎、肺炎、传染性单核细胞增多症、急性传染性肝炎、细菌性痢疾、急性胃肠炎。治热病发斑，丹毒，吐血，衄血，疔疮肿毒，蛇咬伤。煎服：9～15g。菘蓝叶含菘蓝苷B。靛蓝和靛玉红马蓝和蓼蓝的叶均含靛苷。大青叶有抗菌作用，对病毒等也有抑制作用。大青叶还可对抗大肠埃希菌内毒素的作用。蓼科及十字花科大青叶煎剂对动物有轻度抗炎作用，能降低毛细血管通透性，增加白细胞吞噬作用。蓼蓝叶煎剂能抑制离体兔肠，兴奋离体豚鼠子宫，对家兔还有解热作用。靛玉红有抗癌作用。

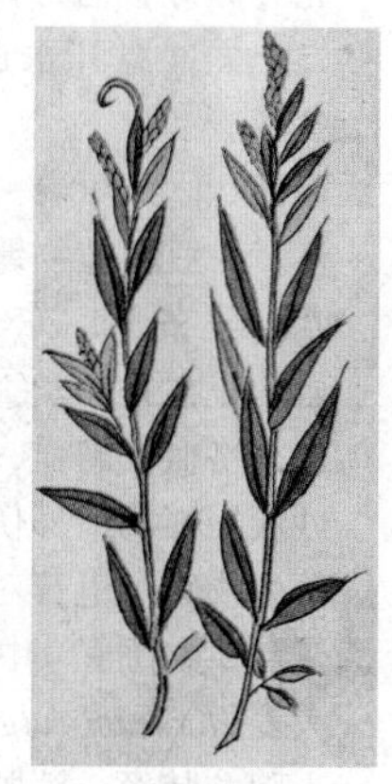
大青叶

大清凉散dàqīngliángsǎn　《伤寒温疫条辨》卷四方。僵蚕（酒炒）三钱，蝉蜕十二个，当归、生地黄（酒洗）、金银花、泽兰各二钱，全蝎（去毒）三个，泽泻、木通、车前子（炒研）、黄连（姜汁炒）、黄芩、炒栀子、五味子、麦冬、龙胆（酒炒）、牡丹皮、知母各一钱，生甘草五钱。

水煎去渣，入蜂蜜三匙，冷米酒半小杯，童便半小杯，和匀冷服。治温病，表里三焦大热，胸满胁痛，耳聋目赤，口鼻出血，唇干舌燥，口苦自汗，咽喉肿痛，谵语狂乱等症。

大全宝光散dàquánbǎoguāngsǎn 《瑞竹堂经验方》卷三方。黄连半斤，当归二两，蕤仁（去油）一两六钱，白矾二两二钱，甘草二两三分，杏仁（去皮尖）二两四钱，龙胆四两八分，干姜二两四分，赤芍药三两三钱，为粗末，每服二钱，水煎数沸去渣，乘热洗眼。治远年近日风弦烂眼，目赤生翳，流泪作痛。

大泉dàquán 经穴别名。出《备急千金要方》。即太渊。见该条。

大肉dàròu 指人体腿、臂、臀等较肥厚的肌肉，其坚实、丰满与否在一定程度上反映人的健康状况。《素问·玉机真藏论》："大骨枯槁，大肉陷下，胸中气满，喘息不便，其气动形，期六月死。"《类经》："大骨大肉，皆以通身而言……尺肤臀肉，皆大肉也。"

大肉陷下dàròuxiànxià 症名。出《素问·玉机真藏论》。指脾气衰败而见肩、臂、股、胫等处骨节显露，肌肉瘦削如脱之症。本症可见于慢性消耗性疾病后期及恶病质等疾患。

大乳没散dàrǔmòsǎn 《杂病源流犀烛·身形门》卷三十方。白术、当归、白芷、炙甘草、没药各三钱，乳香二钱，桂心一钱半（一方无桂心，有人参、羌活）。为末，每服三钱，温酒调下。治跌打损伤，痛不可忍。

大乳汁草dàrǔzhīcǎo 中药材。见《广东中草药》。为飞扬草之别名。详该条。

大弱风dàruòfēng 八风之一。指从南方来的风邪。《灵枢·九宫八风》："风从南方来，名曰大弱风，其伤人也，内舍于心，外在于脉，气主热。"

大三关dàsānguān 推拿穴位名。即三关。详该条。

大三脘散dàsānwǎnsǎn 《类证活人书》卷十八方。独活、木瓜、紫苏、炙大腹皮、沉香各一两，白术、炙甘草、陈皮、木香、川芎、槟榔各三分。为粗末，每服一分，水煎，分二次服。治三焦气逆，胸膈虚痞，两胁气痛，面手浮肿，大便秘结，兼治脚气，心腹气闷，大便秘滞。

大山桂dàshānguì 中药材。见《全国中草药汇编》。为山肉桂之别名。详该条。

大山楂丸dàshānzhāwán 《中药制剂手册》方。山楂 10kg，炒麦芽、神曲（麸炒）各 1.5kg，白糖 8.75kg。为末，炼蜜为丸，每丸 9g 重，每服 1 丸，温开水送下，日 2 次。功能消食化滞，调和脾胃。治脾胃不和，饮食停滞，脘腹胀满，消化不良。

大伤寒dàshānghán 病名。指外受寒邪感而即发的病。《通俗伤寒论·伤寒本证》："大伤寒，一名正伤寒。立冬后，严寒为重，春夏秋暴寒为轻。"《伤寒全生集》则以正伤寒发病于冬季。与大伤寒之以季节分辨病情轻重者不同。参见"正伤寒""伤寒"条。

大伸筋草dàshēnjīncǎo 中药材。见《陕西中草药》。为牛尾菜之别名。详该条。

大神效活络丹dàshénxiàohuóluòdān 《医宗金鉴·正骨心法要旨》卷八十八方。白花蛇（酒浸）、乌梢蛇（酒浸）、麻黄、防风、炙甘草、官桂、草豆蔻、羌活、玄参、天麻、大黄、两头尖、川芎各二两，细辛、赤芍药、朱砂、没药、乳香、炒僵蚕、天竺黄、龟甲（酥炙）、丁香、虎胫骨（酥炙）、乌药、青皮、附子、炒白豆蔻仁、骨碎补、茯苓、白术（土炒）、当归（酒洗）、沉香各一两，全蝎、葛根、威灵仙（酒浸）各二两五钱，血竭、犀角各七钱五分，麝香、地龙、松香各五钱，牛黄、冰片各二钱五分。为细末，炼蜜为丸，金箔为衣，每服一钱，温酒送下。功能宣畅气血，通利经络。治口眼㖞斜，半身不遂，行步艰难，筋骨拘急，手足疼痛。

大生集成dàshēngjíchéng 妇儿著作，5 卷。清代王承谟（绳武）编纂，成书于 1890 年。卷一论种子调经，卷二、三论述胎前节养、临产忌宜及产后诸病，卷四、五论新生儿护理及其常见病证治方药。此书系综合历代妇幼方书，删繁补遗而成。现存初刻本及光绪间贵州刻本等。

大生脉汤dàshēngmàitāng 《赤水玄珠》卷十一方。人参、麦冬、五味子、天冬、黄柏、当归、牛膝、红花、枸杞子、生地黄。水煎服。治心热肺痿，胫纵不任地。若有汗加黄芪。

大生要旨dàshēngyàozhǐ 女科著作。5 卷。清代唐千顷撰。刊于 1762 年。卷一种子，卷二胎前，卷三临盆，卷四产后，卷五保婴。书中论胎产、儿科常见疾病及护理事项，内容较简要。此书流传较广，另有增订或改编本，如《增广大生要旨》《三科大生合璧》等。

大圣浚川散dàshèngjùnchuānsǎn 《医学纲目》卷四引张子和方。又名浚川散。大黄（煨）、牵牛（头末）、郁李仁各一两，甘遂五分，木香三钱，芒硝三钱五分。为末，每服一至二钱，入生姜自然汁，和如稀糊服。治水肿胀急，大便不通，大实大满者。

大实心痛dàshíxīntòng 病证名。《活法机要·心痛证》："大实心中痛者，因气而食，卒然发痛，大便或秘，久而注闷，心胸高起，按之愈痛，不能饮食。急以煮黄丸利之，利后以藁本汤去其邪也。"参见"心痛"条。

大实有羸状dàshíyǒuléizhuàng 见《顾氏医镜》。指实邪结聚反出现类似虚弱的假象。如腹中积聚，按之则痛，面色红，气粗，脉来有力的实证，严重时反见嘿嘿不欲语，肢体不欲动，或头目昏花，或泄泻不实等羸弱症状。参"真实假虚"条。

大暑dàshǔ 二十四节气之一。《通纬·孝经援神契》："小暑后十五日，斗指未，为大暑，六月中。"这时，正值中伏前后，我国大部分地区常为一年最热时期。《素问·六元正纪大论》："火郁之发，太虚肿翳，大明不彰，炎火行，大暑至。"

大鼠黏子汤dàshǔniánzǐtāng 《张氏医通》卷十五方。牛蒡子一钱半，当归七分，黄芪、连翘各一钱，柴胡、黄芩、地骨皮各八分，甘草五分。水煎服。治水痘，色红根散，不长发。

大腧dàshù 即大杼。《灵枢·背腧》："大腧在大杼骨之端。"马莳注："大腧者，大杼穴也。"

大水风dàshuǐfēng 病名。见《喉科秘诀》卷下。又名崩砂风。多由阳明火毒上攻牙齿所致。主要症见牙缝疼痛，臭烂出血。治宜解毒、泻火、凉血。可选用清胃散、犀角地黄汤等加减。参"见崩砂风"条。

大顺dàshùn 经穴别名。出《医学正传》。即大敦。见该条。

大顺散dàshùnsǎn 《太平惠民和剂局方》卷二方。甘草三十斤，干姜、杏仁（去皮尖、炒）、肉桂（去粗皮，炙）各四斤。先将甘草用白砂炒至八分熟，次入干姜同炒，令姜裂，次入杏仁同炒，候杏仁不作声为度，筛净，后入肉桂捣为末，每服二钱，水煎服。若烦躁，井华水调下，或沸汤点服。治冒暑伏热，引饮过多，脾胃受湿，水谷不分，清浊相干，阴阳气逆，霍乱呕吐，脏腑不调。

大四块瓦dàsìkuàiwǎ　见《四川中药志》。又名四块瓦、四儿风、四叶黄。为报春花科植物重楼排草 *Lysimachia paridiformis* Franch. 的全草。分布于云南、四川、贵州、湖北、湖南、广东、广西。辛、苦，温。祛痰止咳，祛风止痛。治风寒咳嗽，肺虚久咳，胃痛腹痛，风湿腰痛，产后腹痛，月经不调。煎服：15～30g。鲜品捣敷治跌打损伤，毒蛇咬伤，疖肿。全草含重楼排草苷，可兴奋子宫。

大松身dàsōngshēn　中药材。见《全国中草药汇编》。为宽筋藤之别名。详该条。

大搜山虎dàsōushānhǔ　中药材。见《云南中草药》。为三分三之别名。详该条。

大溲dàsōu　大便的别称。详该条。

大酸味草dàsuānwèicǎo　中药材。见《广州植物志》。为铜锤草之别名。详该条。

大蒜dàsuàn　中药材。出《本草经集注》。为百合科植物大蒜 *Allium sativum* L. 的鳞茎。辛，温。归脾、胃、肺经。解毒消肿，杀虫，止痢。①用于治疗痈肿疮疡、疥癣、肺痨、顿咳、泄泻、痢疾，预防流行性感冒、流行性脑脊髓膜炎。②治肺炎，肺结核，百日咳，急、慢性鼻炎，食欲不振，消化不良，肠炎，细菌性痢疾，阿米巴痢疾，蛲虫及钩虫病。内服：9～15g，生食或煨食。③捣烂敷足心，止鼻衄。④近用于高脂血症。本品含挥发油、蒜氨酸、大蒜素（即二烯丙基硫代磺酸酯）、环蒜氨酸、脂类和多种低聚肽类等。蒜氨酸被蒜中存有的蒜酶分解后可产生不稳定的蒜辣素，放置后即产生大蒜素。蒜辣素是植物杀菌素的一种，对化脓性球菌、痢疾杆菌等有明显的抗菌或杀菌作用，大蒜的挥发性物质、大蒜汁或大蒜浸出液同样有效。在体外对常见致病真菌（如白色念珠菌）、阿米巴原虫、阴道滴虫也有抑制作用。抗菌的有效成分大蒜素现已人工合成，主用于痢疾、滴虫性阴道炎及深部真菌感染。大蒜脂溶性挥发油对小鼠网织细胞肉瘤、肉瘤－180 等有抗癌作用；大蒜还能增强吞噬细胞的功能，并有抗炎作用。大蒜油能明显抑制血清总胆固醇、游离胆固醇和酯化胆固醇进行性升高，并显著抑制实验性动脉粥样硬化斑块的形成。油中所含硫化物可阻止血栓烷的合成，抑制血小板聚集，提高纤维蛋白溶解活性，防治冠心病。大蒜提取物可降压。大蒜能激活免疫功能。大蒜乙醇提取物对子宫有兴奋作用。

大桃花汤dàtáohuātāng　《备急千金要方》卷十五方。赤石脂、干姜、当归、龙骨、牡蛎各三两，附子二两，白术（另研）一升，甘草、芍药各一两，人参一两半。为粗末，先水煎白术，后纳余药再煎，分三次服。治冷白滞痢腹痛。如有脓，加厚朴三两；呕吐，加橘皮三两。

大天和尚dàtiānhé · shang　见“马哈德哇”条。

大天心dàtiānxīn　推拿穴位名。又名上天心。出《小儿推拿广意》。位于额上。《幼科推拿秘书·推拿手法》：“上天心者，大夫心也，在天庭中，小儿病目，揉此甚效，以我大指按揉之。眼珠上视，往下揉；眼珠下视，往上揉；两目不开，左右分揉。”

大田基黄dàtiánjīhuáng　中药材。见《广西民间常用草药》。为星宿菜之别名。详该条。

大铁箍散dàtiěgūsǎn　《疡科选粹》卷一方。防风五钱，大黄、紫荆皮、贝母、羌活、真地青、白及各一两，白芷、黄柏、寒水石、赤小豆、白蔹各一两，木鳖子、猪卷皮、芙蓉各四两。为细末，凉水调，围敷四周。治疮肿痈疽。

大通dàtōng　唐代僧医。经皇甫镈、李道古荐于宪宗朝，为待诏翰林。穆宗时（821—824）因“医方不精，药术皆妄”被杖死。

大通草dàtōngcǎo　中药材。见《四川中药志》。即通草。详该条。

大通经丸dàtōngjīngwán　《验方汇辑》卷五方。当归尾、桃仁（去皮尖）、煨大黄、牡丹皮、干漆（炒烟尽）、肉桂、牛膝、莪术各30g，三棱（醋炒）15g，麝香1.5g。为末，用皂角15g，芫花6g煎汤煮糊为丸，梧桐子大，每服50丸，空腹白开水送下。治经闭不通及血块疼痛。

大头菜dàtóucài　中药材。见清代汪双池《医林纂要·药性》。为芜菁之别名。详该条。

大头陈dàtóuchén　中药材。见萧步丹《岭南采药录》。为玄参科植物球花毛麝香 *Adenosma indianum*（Lour.）Merr. 的带花全草。分布于广东、广西、云南等地。辛、微苦，凉。疏风解表，化湿消滞。①治感冒，发热头痛，消化不良，腹胀腹泻。煎服：9～30g。②煎水洗皮炎、湿疹。本品含挥发油，其中含有蒎烯、柠檬烯等。

大头毒dàtóudú　病名。即大头伤寒。《嵩崖尊生书》卷六：“大头毒，俗所云大头伤寒也，感天行疫毒之气而发。”详见“大头伤寒”条。

大头风dàtóufēng　病名。见《医学纲目》十五卷。即大头瘟。《杂病源流犀烛·头痛源流》：“大头风者，头大如斗，俗名大头瘟，天行时疫病也。感天地不正之气，甚而溃裂出脓，由邪客上焦之故。”参见“瘟疫”条。

大头花dàtóuhuā　中药材。见《浙江中药手册》。为夏枯草之别名。详该条。

大头伤寒dàtóushānghán　病名。见《医方考》卷一。即大头瘟。详该条。因起病即有恶寒发热等，类似于伤寒，而得名。

大头天行dàtóutiānxíng　病名。瘟疫的一种。见《丹溪心法·瘟疫》。即大头瘟、时毒、鸬鹚瘟。因其病有一定传染性，而得名。《医学正传·瘟疫》：“大头天行病，从颐颔肿热者，又名鸬鹚瘟。东垣有方用羌活、酒炒黄芩、酒蒸大黄加减。”亦可用芩连消毒汤等方。参见“大头瘟”“鸬鹚瘟”条。

大头痛dàtóutòng　病名。见《此事难知》卷四。即大头瘟。《医碥》卷三：“大头痛，头肿如斗，俗云大头瘟。天行疫气所发。”详见“大头瘟”条。

大头瘟dàtóuwēn　病名。瘟疫的一种。见《医方考·大头瘟》。又名大头风、大头痛、时毒、大头伤寒、虾蟆瘟、捻头瘟、大头天行、抱手火丹、疫毒等。指以头面部红肿为特征的疫病。多因天行邪毒侵及三阳经络所致。《杂病源流犀烛·瘟疫源流》：“大头瘟……其症状发于鼻面耳项咽喉间，皆赤肿无头，或结核有根，令人多汗气蒸，初则憎寒壮热，肢体重，头面俱痛，目不能开，上喘，咽喉不利，甚则堵塞不能食饮，舌干口燥，或恍惚不宁。不速治，十死八九。”治宜分清病变所在经络用药。《伤寒括要》卷下：“大头瘟，天行疫毒邪犯高巅，分别三阳经而施治。”可用普济消毒饮、通圣消毒散、升降散等。外用三黄二香散、马齿苋、麦面并醋调敷。因病患部位及病情重危的不同，又有瓜瓤瘟、鸬鹚瘟等名。参有关各条。大头瘟又是瘟毒喉痹的别名。详该条。

大菟丝子丸dàtùsīzǐwán 《不居集》上集卷二十方。菟丝子（酒制）、鹿茸（酥炙）、肉桂、石龙芮、附子、泽泻各一两，熟地黄、牛膝（酒浸，焙）、山茱萸、杜仲、茯苓、肉苁蓉（酒浸，焙）、续断、石斛、防风、补骨脂（酒炒）、川芎、五味子、桑螵蛸、覆盆子各五钱。为末，酒煮面糊为丸，梧桐子大，每服三十至五十丸，空腹盐汤或温酒送下。治肾气虚损，五劳七伤，脚膝酸疼，面色萎黄黧黑，目眩耳鸣，心忡短气，时有盗汗，小便滑数等症。

大推天河水dàtuītiānhéshuǐ 小儿推拿方法名。见“天河”条。

大腿dàtuǐ 股的俗称。

大腿根出臼dàtuǐgēnchūjiù 病名。出《世医得效方》卷十八。即髋关节脱臼。详“胯骨出”条。

大腿骨dàtuǐgǔ 骨名。即股骨。详该条。

大腿骨骱脱dàtuǐgǔjiètuō 病名。见《伤科大成》。即髋关节脱臼。详“胯骨出”条。

大腿痈dàtuǐyōng 病名。见《疡医大全》卷二十五。又名腿痈。多由湿热留滞经络所致。若发于内侧者属肝、脾二经，发于外侧者属胆、胃二经。初起平陷坚硬者为气虚，当用内消黄芪汤；势焮肿痛者，当用内托柴胡汤，外用隔蒜灸。余证治见“外痈”条。

大脱血dàtuōxuè 病证名。出《素问·腹中论》。指大量失血之症。常伴见面白肢冷，汗出气喘，脉沉微欲绝等。《类证治裁》：“气虚血脱，宜温补以摄之。”治疗急宜益气回阳，用独参汤、参附汤加龙骨、牡蛎等。如大失血后，面色不华，神疲少食，则宜气血两补。选用归脾汤、八珍汤、十全大补汤、人参养营丸等。如阴血偏虚者可用加减四物汤、补营汤等方。

大温经汤dàwēnjīngtāng ❶《古今医鉴》卷十一方。当归、香附（童便制）各八分，白芍药七分，川芎、熟地黄、人参、白术（土炒）、茯苓、吴茱萸（炮）、炒延胡索、鹿茸（酒炙）各五分，甘草、沉香各三分，炒陈皮、炒砂仁、小茴香各四分。为粗末，加生姜，水煎服。治妇女月经不调，赤白带下，饮食少进，四肢倦怠。若汗出不止，加炒酸枣仁、黄芪各四分；潮热，加柴胡、黄芩各五分；咳嗽，加杏仁、桔梗、五味子、半夏。❷《证治准绳·女科》卷一方。即温经汤第一方。见“温经汤”条。

大温中丸dàwēnzhōngwán 《丹溪心法》卷二方。❶陈皮、苍术、厚朴、三棱、莪术、青皮各五两，香附一斤，甘草一两，针砂（醋炒）二两。为末，醋糊为丸，空腹姜汤送下；若脾虚，用党参、白术、芍药、陈皮、甘草煎汤送下。治食积与黄肿。❷又名大消痞丸。炒黄连、黄芩各六钱，姜黄、白术各一两，人参、陈皮、泽泻、炙甘草、砂仁、干姜、炒神曲各二钱，炒枳实半两，半夏四钱，厚朴三钱，猪苓一钱半。为末，炊饼为丸。治痞积。

大温中饮dàwēnzhōngyǐn 《景岳全书·新方八阵》卷五十一方。熟地黄三至七钱，白术、当归（泄泻者不用，或用山药代之）各三至五钱，人参二钱至一两（或不用），炙甘草一钱，柴胡二至四钱，麻黄一至三钱，肉桂、炒干姜（或用煨姜三至七片）各一至二钱。水煎去浮沫温服，或略盖被取微汗。功能温中补虚，解表祛邪。治阳虚伤寒及四时劳倦，身虽炽热，时犹畏寒，即在夏月，亦欲覆盖衣被，或喜热汤，或兼呕恶泄泻，但六脉无力，肩背怯寒，邪气不能外达等症。如气虚，加黄芪二至三钱；寒甚阳虚，加制附子一至二钱；头痛，加川芎或白芷、细辛；阳虚气陷，加升麻；肚腹泄泻，少减柴胡，加防风、细辛亦可。

大乌头煎dàwūtóujiān 见《金匮要略》。即乌头煎。见该条。

大五补汤dàwǔbǔtāng 《备急千金要方》卷十方。桂心三十铢，远志、桔梗、川芎各二两，茯苓、芍药、人参、白术、干地黄、当归、黄芪、甘草各三两，竹叶五两，半夏、麦冬各一升，生地骨皮、生姜各一斤，大枣二十枚。水煎服。治时行后病变成瘴疟。

大五补丸dàwǔbǔwán 《医垒元戎》方。天冬、麦冬、菖蒲、茯神、远志、人参、益智仁、枸杞子、地骨皮、熟地黄各等分。为细末，炼蜜为丸，梧桐子大，每服三十丸，空腹温酒送下。治气血俱虚，虚劳咳嗽，精神不固。

大戊己丸dàwùjǐwán 《证治要诀类方》卷四方。荜茇、肉桂各四两，炮姜、良姜各六两。为末，面糊为丸，梧桐子大，每服三十丸，空腹米饮送下。治湿泻。

大陷胸汤dàxiànxiōngtāng 《伤寒论》方。大黄六两，芒硝一升，甘遂一钱匕。先水煎大黄，去渣内芒硝，再煎一至二沸，入甘遂末，待温，分二次服，得快利止后服。功能泄热，逐水。治太阳病脉浮而动数，头痛发热，微盗汗出，而反恶寒，表未解，医反下之，以致邪热内陷，饮热互结而成的结胸，短气躁烦，心中懊侬，心下痛，按之不硬，脉沉而紧者。近代也用于单纯性肠梗阻，肠腔积液较多者。方中甘遂泻水逐饮，大黄、芒硝荡涤邪热。药虽三味，而力专效宏，为泄热逐水散结之峻剂。

大陷胸丸dàxiànxiōngwán 《伤寒论》方。大黄半斤，炒葶苈子、芒硝、炒杏仁（去皮尖）各半升。前二味为末，入杏仁、芒硝合研为丸，弹子大，每次一丸，与甘遂末一钱匕，白蜜二合，水煎顿服，一夜乃下，不下更服，取下为效。治病发于阳而反下之，热入因作结胸，项亦强，状如柔痉者。

大香连丸dàxiāngliánwán 《太平惠民和剂局方》卷六方。又名香连丸。黄连二十两（用吴茱萸十两同炒令赤，去吴茱萸不用），木香四两八钱八分。为细末，醋糊为丸，梧桐子大，每服二十丸，米饮吞下。功能清热燥湿，行气导滞。治肠胃虚弱，冷热不调，泄泻烦渴，米谷不化，腹胀肠鸣，胸膈痞闷，胁肋胀满；或下痢脓血，里急后重，不思饮食；或小便不利，肢体怠惰，渐即消瘦。实验研究表明，其对宋内氏、福氏等志贺菌有抑制作用。

大消风散dàxiāofēngsǎn 《疡医大全》卷二十八方。防风、白蒺藜、荆芥、苦参、胡麻、黄芩、柴胡各十二两，麻黄八两，乳香、没药、麝香各三钱，大枫肉（去油）一斤。先用一料，除去大枫肉、乳香、没药、麝香，分为十五剂，水煎服；后用全料，不可见火，晒干为末，酒煮米糊为丸，梧桐子大，每服五十丸，酒送下，日三次。并用细辛、苍耳、马鞭草煎汤洗浴，避风取汗。治大麻风。如病症面上重，加白芷、海风藤、蝉蜕各四两，升麻五钱；四肢重，加羌活、独活各四两；口眼㖞斜，加僵蚕四两。

大消痞丸dàxiāopǐwán ❶《医钞类编》卷九方。厚朴、枳实、木香、大黄、黄连、炙甘草、姜黄、黄芩、泽泻、砂仁。为末，水泛为丸服。治热痞烦渴，溺赤。若欲发之，可加升麻、葛根。❷见《丹溪心法》卷三。即大温中丸第二方。见“大温中丸”条。

大小dàxiǎo 大与小相对，在面积、体积、容量、数量等方面或超过或不足于相比的对象，故在中医文献中常以大、小组成对偶词句的结构。《素问·生气通天论》："因于湿，首如裹，湿热不攘，大筋緛短，小筋弛长"。❶指针的大小。《灵枢·官针》："病小针大，气泻大甚，病必为害；病大针小，气不泄泻，亦多为败。"《灵枢·玉版》："以小治小者，其功小；以大治大者多害。"❷指方药剂量的大小及药味的多少。《素问·至真要大论》："远而奇偶，制大其服也。大则数少，小则数多，多则九之，小则二之。"又："君一臣二，制之小也；君一臣三佐五，制之中也；君一臣三佐九，制之大也，"❸脉形的大小。《素问·五藏生成》："夫脉之小大滑涩浮沉，可以指别。"❹指药材外观形状的大小，作为鉴定质量的一项内容。如白术以大的"如意形"为佳。

大小便白dàxiǎobiànbái　见《明医杂著》。即二便色白。详该条。

大小肠交dàxiǎochángjiāo　病名。指产后阴道直肠漏。《妇人良方大全》卷二十三："产妇小便（指阴道）出粪，名大小肠交。"

大小蒸dàxiǎozhēng　古说小儿变蒸可以时日计算，分小变蒸和大变蒸两个阶段。《外台秘要》卷三十五："小儿生三十二日一变，六十四日再变兼蒸；九十六日三变，百二十八日四变又蒸；百六十日五变，百九十六日六变又蒸；二百二十四日七变，二百五十六日八变又蒸；二百八十八日九变，三百二十日十变又蒸。此小变蒸毕也。后六十四日又蒸，蒸后六十四日又一大蒸，蒸后一百二十八日又一大蒸。此大小蒸都毕也。"以上即八蒸十变，历时576天。参见"变蒸"条。

大效牡丹皮散dàxiàomǔdānpísǎn　《医垒元戎》方。牡丹皮、枳壳（麸炒）、当归各一两，延胡索、桂皮、陈皮、炙甘草、炮三棱、炮姜、半夏（洗）、羌活各五钱，川芎二两，白术（麸炒）、木香各三分，诃子肉，芍药各二钱。为细末，每服二钱，水煎，食前服。治五脏虚风及头目不利，不思饮食，手足烦热，肢节拘急疼痛，胸膈不利，大肠不调，阴阳相干，心惊松悸，或时眩晕，肢节劳倦。

大效雄朱化痰定喘丸dàxiàoxióngzhūhuàtándìngchuǎnwán　《婴童百问》卷六方。雄黄、朱砂、蝉蜕、炒全蝎、白僵蚕、天南星、炮白附子各一两，轻粉半两。为末，面糊为丸，麻子大，每服三十丸，食后薄荷茶水送下。治小儿因惊触心肺，暴急喘逆张口，虚烦神困。

大效至圣千金饮子dàxiàozhìshèngqiānjīnyǐn·zi　《普济方》卷三百九十六引《活幼口议》方。黄芪（蜜炙）、甘草、陈皮、炙罂粟壳、木香、白芍药、地榆、当归、炒枳壳、炒黑豆、乌梅、大枣、白术、炮诃子肉、黄连各等分。为粗末，每服一钱，水煎服。治小儿脾积虚痢，下五色，先呕吐，复作泄泻，脐腹痛，胁肋胀满，受湿虚鸣，脓血相杂，不如豆汁，亦如瘀血，日夜无度，食少肌羸等症。

大邪dàxié　❶指邪气亢盛的病证。《灵枢·刺节真邪》："凡刺大邪，日以小，泄夺其有余。"❷指风邪。风为阳邪，其性轻扬、漫散，故名。《金匮要略·脏腑经络先后病脉证》："大邪中表，小邪中里。"

大泻刺dàxiècì　古刺法名。九刺之一。《灵枢·官针》："大泻刺（《针灸甲乙经》注：一作太刺）者，刺大脓以铍针也。"是指用铍针切开排脓的方法。实为外科治疗方法的一种。古代列于针刺疗法之内。以其切开痈肿，畅泻脓血，故名大泻刺。

大泻泄dàxièxiè　病证名。即肾泄。《药症宜忌》："肾泄，即五更及黎明泄泻者是也。亦名大泻泄。属命门真火不足。"详"肾泄"条。

大醒风汤dàxǐngfēngtāng　《太平惠民和剂局方》卷一方。生南星八两，生防风四两，生独活、生附子（去皮脐）、炒全蝎、生甘草各二两。为粗末，每服四钱，加生姜二十片，水煎，不拘时服，日二次。治中风痰厥，手足搐搦，半身不遂，以及历节痛风，筋脉挛急等。

大醒脾散dàxǐngpísǎn　《证治准绳·幼科》集二方。❶天南星、茯苓、陈皮各一分，全蝎（焙），炙甘草、炮白附子、莲子肉、人参、木香各半分，陈仓米二百粒。为粗末，每服三字，加生姜、大枣，水煎服。治小儿吐泻，脾困不能食，痰作惊风。❷人参、茯苓、木香（炮）、全蝎（焙）、天南星（炮）、白术、陈皮、石莲子肉、炙甘草、丁香、砂仁、白附子（炮）各等分，炒陈米一撮。为粗末，每服二钱，加生姜三片，大枣一枚，水煎，不拘时服。治小儿慢脾风，昏闷不省。

大续命汤dàxùmìngtāng　《备急千金要方》卷八方。❶麻黄八两，石膏四两，桂心、干姜、川芎各二两，当归、黄芩各一两，杏仁七十枚，荆沥一升，为粗末，先水煮麻黄去上沫，再入诸药同煎去滓，后下荆沥煮数沸，分四次服。治肝厉风，猝然喑哑及五脏偏枯贼风。《千金翼方》亦有本方，但多甘草一两。❷独活、麻黄各三两，川芎、防风、当归、葛根、生姜、桂心、茯苓、附子、细辛、甘草各一两，为粗末，水煎，分五次服。治大风经脏，奄忽不能言，四肢垂曳，皮肉痛痒不知。若初病即大汗，减麻黄；上气加吴茱萸二两，厚朴一两；干呕加附子一两；哕者，加橘皮一两；胸中吸吸少气，加大枣十二枚；心下惊悸，加茯苓一两；热者，加葛根，去生姜。❸麻黄、川芎各三两，干姜、石膏、人参、当归、桂心、甘草各一两，杏仁四十枚。为粗末，水煎，分三次服。治证同第二方，但多用于产后及老幼患者。

大雪dàxuě　二十四节气之一。《群芳谱》："言积寒凛冽，雪至此而大也。"《汉学堂经解》所集崔灵恩《三礼义宗》："大雪为节者，形于小雪为大雪。时雪转甚，故以大雪名节。"黄河流域一带通常在这时逐渐积雪。

大血草dàxuècǎo　中药材。见《云南中草药》。为血满草之别名。详该条。

大血通dàxuètōng　中药材。见《陕西中草药》。为红藤之别名。详该条。

大延胡索散dàyánhúsuǒsǎn　《证治准绳·女科》卷一方。延胡索、赤芍药、川楝子、莪术、煨三棱、厚朴（姜制）、当归、黄芩、川芎、桔梗、槟榔各一钱，木香、官桂（去粗皮）、甘草各五分，大黄二钱。水煎，食前服。治妇人经病，并产后腹痛，或腹满喘闷，或癥瘕癖块及心腹暴痛。

大岩蜜汤dàyánmìtāng　❶《备急千金要方》卷三方。干地黄、当归、独活、甘草、芍药、桂心、细辛、小草各二两，吴茱萸一升，干姜三两。为粗末，水煎去滓，入蜜五合重煮，分三次服。治产后心痛。胡治方不用独活、桂心、甘草；《千金翼方》不用蜜。❷《备急千金要方》卷八方。栀子十五枚，甘草、干地黄、细辛、羊脂（或青羊角）、茯苓、吴茱萸、芍药、干姜、当归、桂心各一两。为粗末，水煎去滓，内脂令烊温，分三次服。治贼风，腹中绞痛，飞尸遁注，发作无时，发即抢心胀满，胁下如锥刺，并治少阴伤寒。若痛甚，加羊脂三两，当归、芍药、人参各一两；心腹胀满坚急加大黄三两。《小品方》无芍药，有川芎。

大雁功dàyàngōng　气功功法。模仿大雁动作姿态及生活习性而编练的一套动功功法，又称“大雁六字功”。由沈鹤年编创。共分7节，主功为大雁起落。“六字”的六节分别为肝功，前后展翅；心功，抱颈颠顶；脾功，托天降地；肺功，大雁拍水；肾功，左顾右盼；三焦功，左右看足。具有舒胸调气，健脾和胃，壮腰补肾，宁神益智等功效。

大阳dàyáng　见“太阳”条。

大养胃汤dàyǎngwèitāng　《三因极一病证方论》卷十一方。厚朴（去皮）、生姜各一两，大枣（剉，同上药炒）三两，白术、炒山药、人参、川芎、橘皮、当归、五味子、藿香、炙甘草、枇杷叶（刷毛、姜炙）、黄芪各一两。为末，每服四钱，加生姜三片，大枣一枚，水煎，空腹服；或为细末，米饮调下。功能益气健脾，和中止呕。治饮食伤脾，宿谷不化，朝食暮吐，暮食朝吐，上气复热，四肢冷痹，三焦不调及胃虚寒气在上，忧气在下，二气并争，但出不入，呕不得食。

大药dàyào　❶道家对内丹和外丹的总称。唐代杜甫《杜工部草堂诗笺·赠李白》：“苦乏大药资，山林迹如扫。”❷桔梗之别名。见《江苏省植物药材志》。

大叶半枝莲dàyèbànzhīlián　中药材。见《广西中草药》。为向天盏之别名。详该条。

大叶草dàyècǎo　中药材。见《中药材手册》。为豨莶之别名。详该条。

大叶酢浆草dàyècùjiāngcǎo　中药材。见《广西本草选编》。为铜锤草之别名。详该条。

大叶灰菜dàyèhuīcài　中药材。见《黑龙江中药》。为大叶藜之别名。详该条。

大叶金花草dàyèjīnhuācǎo　中药材。见《广西中药志》。又名金花草、雉鸡尾、孔雀尾、乌韭、细叶凤凰尾。为鳞始蕨科植物乌蕨 *Stenoloma chusana*（L.）Ching 的全草或根茎。分布于长江以南各地，西至四川、云南，北达陕西。苦，寒。清热解毒，利湿，止血。①治风热感冒，咳嗽，扁桃体炎，腮腺炎，肠炎，痢疾，肝炎，白带，吐血，便血，尿血。煎服：30～60g。②治痈肿，汤火伤，鲜叶捣敷或干叶研末调敷。叶含牡荆素、丁香酸、原儿茶醛、原儿茶酸。本品煎剂在体外对金黄色葡萄球菌、铜绿假单胞菌、福氏志贺菌、伤寒杆菌、人型结核杆菌有抑制作用，全草煎剂给小鼠灌胃，对眼镜蛇毒有抑制作用。全草醇提物可降低小鼠砷中毒死亡率。

大叶咸虾花dàyèxiánxiāhuā　中药材。见《广州植物志》。即咸虾花。详该条。

大叶藜dàyèlí　中药材。见《东北药用植物志》。又名血见愁、大叶灰菜。为藜科植物大叶藜 *Chenopodium hybridum* L. 的地上部分。分布于东北、华北、西北及山东、河南、四川、云南等地。甘，平。止血，活血。①治月经不调，崩漏，咯血，衄血，尿血。煎服：3～9g。②治疮痈肿毒，蛇虫咬伤。捣烂敷。全草含槲皮素、山柰酚。槲皮素有祛痰、止咳平喘作用，山柰酚对金黄色葡萄球菌及伤寒杆菌、铜绿假单胞菌、痢疾杆菌等有抑制作用。

大叶毛鼠曲dàyèmáoshǔqū　中药材。见《江西草药》。为秋鼠曲草之别名。详该条。

大叶青绳儿dàyèqīngshéng·er　中药材。见南京药学院编《中草药学》。为青风藤之别名。详该条。

大叶蛇总管dàyèshézǒngguǎn　中药材。❶见《广西中草药》。又名蓝花柴胡。为唇形科植物显脉香茶菜 *Isodon nervosus*（Hemsl.）Kudo 的全草。分布于四川、陕西、河南、湖北、浙江、江苏、安徽、江西、广东、广西。微辛，苦，寒。清热利湿，解毒。①治急性黄疸型肝炎，煎服15～60g。②治毒蛇咬伤，煎服并捣敷伤口周围；烧烫伤，脓疱疮，湿疹，皮肤瘙痒，煎水洗。全草含显脉香茶菜素、新香茶菜素、毛叶香茶菜丁素、珍奇香茶菜素冬凌草甲、乙素、熊果酸等。❷见《广东中草药》。为虎杖之别名。详该条。

大叶万年青dàyèwànniánqīng　中药材。见广州部队后勤部卫生部编《常用中草药手册》。为粤万年青之别名。详该条。

大叶紫珠dàyèzǐzhū　中药材。见《广西药用植物名录》。又名假大艾。为马鞭草科植物大叶紫珠 *Callicarpa macrophylla* Vahl 的干燥叶或带叶嫩枝。分布于广东、广西、贵州、云南。辛、苦，平。归肝、肺、胃经。散瘀止血，消肿止痛。用于衄血，咯血，吐血，便血，外伤出血，跌仆肿痛。内服煎汤，15～30g；外用捣敷或研末撒。叶含大叶紫珠萜酮、大叶紫珠萜酮单乙酸酯、异亚丙基大叶紫珠萜酮、大叶紫珠萜酸、5，4′－二羟基－3，3′，7－三甲氧基黄酮、5，4′－二羟基－3，7－二甲氧基黄酮、木犀草素、芹菜素、木犀草素－7－*O*－葡萄糖醛酸苷、芹菜素－7－*O*－葡萄糖醛酸苷。还含白桦脂酸、熊果酸、2α－羟基熊果酸、山楂酸等。木犀草素在体外对葡萄球菌、枯草杆菌、卡他球菌、伤寒杆菌、痢疾杆菌、变形杆菌和白色念珠菌等有抑制作用；在体内亦有较强的抗感染作用；对H. suis病毒有很强的抑制作用。木犀草素还有抗炎、解痉、祛痰、抗癌、增加冠状动脉血流量、降低胆固醇等作用。

大一dàyī　见“太乙”条。

大一枝蒿dàyīzhīhāo　中药材。见《陕西中草药》。为角蒿之别名。详该条。

大一枝箭dàyīzhījiàn　中药材。见《滇南本草》。又名铁色箭、忽地笑、鹿葱、岩大蒜。为石蒜科植物黄花石蒜 *Lycoris aurea* Herb. 的鳞茎。分布于湖北、湖南、江西、安徽、江苏、浙江、福建、台湾及华南、西南等地。辛、甘，温，有毒。解毒，消肿，杀虫，祛痰。治痈肿，疔疮，结核。鲜品捣敷。一般不内服。内服中毒可出现流涎、呕吐、泻下、惊厥、休克，甚至呼吸中枢麻痹而死亡。本品含石蒜碱、雪花莲胺碱、石蒜胺碱、石蒜伦碱、多花水仙碱、伪石蒜碱、高石蒜碱等生物碱。药理详见“石蒜”条。给兔灌胃有祛痰作用，大量用可催吐。

大义dàyì　宋代太医局考试医生的制度之一。用以考查试者对人体解剖、脏腑之源等理论的掌握情况。即今之解剖、生理学考试。

大迎dàyíng　经穴名。代号ST5。出《素问·气穴论》。别名髓孔。属足阳明胃经。位于面部，下颌角前方咬肌附着部前缘，闭口鼓气时，即出现沟形凹陷的下端处。布有面神经及颊神经，前方有面动、静脉通过。主治齿痛，颊肿，牙关紧闭，面神经麻痹，腮腺炎等。斜刺0.3～0.5寸；或沿皮刺0.5～1寸，避开血管。艾条灸3～5分钟。

大营煎dàyíngjiān 《景岳全书·新方八阵》卷五十一方。当归二至五钱，熟地黄三至七钱，枸杞子、杜仲各二钱，牛膝一钱半，炙甘草、肉桂各一至二钱。水煎，食远服。功能滋阴补血，温经止痛。治真阴精血亏损及妇人经迟血少，腰膝筋骨疼痛，或气血虚寒，心腹疼痛等症。若寒滞在经，气血不能流通，筋骨疼甚者，加制附子一至二钱；带浊腹痛，加补骨脂一钱；气虚，加人参、白术；中气虚寒，呕吐恶心，加炒干姜一至二钱。

大瘿先生dàyǐngxiān·sheng 见"程邦贤"条。

大牖dàyǒu 即天牖。马莳《黄帝内经灵枢注证发微》："大牖当作天牖。"是头面较大的穴窍。属足少阳胆经，位于颈大筋外，天容后天柱前，完骨下，发际上。

大羽 dàyǔ 经穴别名。出《针灸甲乙经》。即强间。见该条。

大圆手dàyuánshǒu 练功方法。见杜自明《中医正骨经验概述》。取骑马势，上身不动，两手自胸前向内上外下方翻转，左起右落，相继而行。适用于治疗肩肘腕部疾患。

大芸dàyún 中药材。见《青海药材》。为肉苁蓉之药材名。详该条。

大运dàyùn 运气学说术语，见《类经图翼》，即中运。详该条。

大运转dàyùnzhuǎn 练功方法名。见杜自明《中医正骨经验概述》。取骑马势，微倾其腰，两臂伸直，随上体作运转运动，以活动腰部。适用于治疗腰背酸痛等疾患。

大枣dàzǎo 中药材。出《神农本草经》。又名红枣。为鼠李科植物枣 *Ziziphus jujuba* Mill. 的干燥成熟果实。主产于河北、河南、山东、四川等地。甘，温。归脾、胃、肾经。补中益气，养血安神。用于脾虚食少，乏力便溏，妇人脏躁。治脾胃虚弱，食少便溏，倦怠乏力，气血不足，心悸怔忡，过敏性紫癜，妇人脏躁，并能缓和峻烈药物的毒性，减少副作用。煎服：6～15g。本品含生物碱类如光千金藤碱等，尚含白桦脂酮酸、大枣皂苷等。还含蛋白质，糖类，多种氨基酸，胡萝卜素，维生素 C，微量钙、磷、铁等化合物。对小鼠有增强肌力，延缓衰老，保护肝脏的作用。大枣提取物使白细胞 cAMP 含量增加，并能抑制白三烯 LTD4 的释放。大枣尚可镇静、抗肿瘤。

大枣汤dàzǎotāng 《备急千金要方》卷八方。大枣十五枚，黄芪四两，附子一枚，生姜二两，麻黄五两，甘草一尺。为粗末，水煎，分三次服。治历节疼痛。

大皂角 dàzàojiǎo 中药材。见《本草纲目》。为皂荚之别名。详该条。

大造丸dàzàowán ❶《景岳全书·古方八阵》卷五十七方。又名河车大造丸。紫河车一具（米泔水洗净，少加酒捣膏，以山药末收烘干；或洗净新瓦上焙干），龟甲（酥炙）二两，黄柏（盐酒炒）、杜仲（酥炙）各一两半，牛膝（酒洗）、天冬、麦冬各一两二钱，熟地黄二两半（用砂仁末六钱，茯苓二两，绢包酒煮七次，去茯苓不用）。除熟地黄外，余药为末，用酒煮米糊同熟，地黄膏捣丸，梧桐子大，或作蜜丸，每服八十至九十丸，空腹临卧盐汤或生姜煎汤送下，冬月酒送下。功能滋阴养血，补益肺肾。治阴虚血热，耳目失聪，须发早白及心风失忘，虚劳水亏等症。夏季，加五味子七钱；妇人，加当归二两，去龟甲；男子遗精、白浊，妇人带下，加牡蛎一两半。《本草纲目》卷五十二"人胞"药下亦载有本方。❷《杂病源流犀烛·脏腑门》卷九方。紫河车一具，生地黄四两，龟甲、杜仲、天冬、黄柏各一两五钱，牛膝、麦冬、当归身各一两二钱，人参一两，五味子五钱。紫河车捣泥，余药为末，米糊为丸，每服三钱，盐汤或温酒送下，日二次。治阴虚遗精。❸《症因脉治》卷三方。熟地黄、枸杞子、菟丝子、杜仲、山药、茯苓、紫河车。为末作丸服。治肝肾虚胀，腰软常痛。

大泽兰丸dàzélánwán 《备急千金要方》卷四方。泽兰二两六铢，藁本、当归、甘草各一两十八铢，紫石英三两，川芎、干地黄、柏子仁、五味子各一两半，桂心、石斛、白术各一两六铢，肉苁蓉、厚朴、防风、山药、茯苓、干姜、禹余粮、细辛、卷柏各一两，川椒、人参、杜仲、牛膝、蛇床子、续断、艾叶、芜荑各十八铢，赤石脂、石膏各二两（一方有枳实十八铢，麦冬一两半）。为末，炼蜜为丸，梧桐子大，每服二十至四十丸，酒送下。治妇人虚损及中风余疾，疝瘕，阴中冷痛；或头风入脑寒痹筋挛缓急；血闭无子；面上游风，目泪出，多涕唾，忽忽如醉；或胃中冷逆胸中，呕不止，泄痢淋沥；或脏腑寒热不调，心下痞急，邪气咳逆；或漏下赤白，阴中肿痛，胸胁支满；或身体皮肤中涩如麻豆，苦痒，或痰癖结气；或四肢拘挛，风行周身，骨节疼痛，目眩无所见；或上气恶寒，洒淅如疟；或喉痹，鼻痈，风痫癫疾；或月水不通，魂魄不定，饮食无味，并产后血衄。若久痢赤白，去干地黄、石膏、麦冬、柏子仁，加麦芽、神曲、龙骨、阿胶、黄连各一两半，或更加钟乳石三两。

大针dàzhēn ❶九针之一。是一种针体粗长而尖微圆的针具。《灵枢·九针论》："大针，取法于锋针，其锋微员，长四寸。主取大气不出关节者也。"❷指火针。《针灸聚英》："火针以火烧之可用，即九针中之大针是也。"《针灸大成》一名燔针。

大正气散dàzhèngqìsǎn 《重订严氏济生方》方。又名大正气汤。厚朴（姜炙）、藿香叶、半夏、橘红、白术各一两，甘草（炙）、槟榔、桂枝、枳壳（麸炒）、干姜（炮）各半两。为粗末，每服四钱，加生姜五片、大枣二枚，水煎，去滓温服，不拘时。功能健脾温中，化湿和胃。治脾胃怯弱，风寒湿气内侵，心腹胀满，有妨饮食。

大正气汤dàzhèngqìtāng 见《赤水玄珠》卷五。即大正气散。见该条。

大指dàzhǐ 拇指。《灵枢·经脉》："肺，手太阴之脉……上鱼，循鱼际，出大指之端。"也指足大趾。《灵枢·经脉》："胆足少阳之脉……其支者，别跗上，入大趾之间。"

大指次指dàzhǐcìzhǐ 即手第 2 指。又称次大指。《灵枢·经脉》："大肠手阳明之脉，起于大指次指之端。"

大指甲根dàzhǐ·jiagēn 经外奇穴名。即今之三商。见该条。

大指节横纹dàzhǐjiéhéngwén 经外奇穴名。《备急千金要方》："目卒生翳，灸大指节横纹三壮，在左灸右，在右灸左，良。"近代《针灸经外奇穴图谱》列作奇穴，名大指节横纹，定位在拇指掌侧指节横纹中点。

大趾dàzhǐ 足的第 1 趾。又名足大趾。《灵枢·经脉》："胃足阳明之脉……其支者，别跗上，入大趾间出其端。"

大中极dàzhōngjí 经穴别名。见《针灸大全》。即关元。见该条。

大钟dàzhōng 经穴名。代号 KI4。出《灵枢·经脉》。属足少阴肾经。足少阴之络穴。位于内踝后下方，当跟腱内侧缘与跟骨的交角处。布有小腿内侧皮神经及胫神经的跟骨内侧支，并有胫后动脉的跟骨内侧支通过。主治咽痛，气喘，咳血，嗜卧，痴呆，足跟痛等。直刺 0.3 ~ 0.5 寸，艾炷灸 3 ~5 壮，或艾条灸 5 ~10 分钟。

大种半边莲dàzhǒngbànbiānlián　中药材。见《中国药用植物图鉴》。为山梗菜之别名。详该条。

大周天dàzhōutiān　气功功法。全称阴阳循环一大周天。秦仲三《气功疗法和保健》载，其功法为呼气时，舌守下腭，口微开，气贯丹田，鼓小腹，沉气会阴，分两支沿两腿下，直至脚心（涌泉）。吸气，收小腹，舌舔上牙龈，自涌泉提气，沿两腿上，气会肛门，提肛引气上升经尾椎、脊椎和颈项，到头，顺两耳分下，会于舌尖，与呼气时的气相接。

大竹沥汤dàzhúlìtāng　《备急千金要方》卷七方。竹沥十四升，独活、芍药、防风、茵芋、甘草、白术、葛根、细辛、黄芩、川芎各二两，桂心、防己、人参、石膏、麻黄各一两，生姜、茯苓各三两，乌头一枚。为粗末，以汤煎，分六次服。治猝中风，口噤不能言，四肢缓纵，偏痹挛急，神志恍惚，恚怒无常，手足不遂。

大杼dàzhù　经穴名。代号 BL11。出《灵枢·刺节真邪》。别名背俞、大腧。属足太阳膀胱经。足太阳、手太阳之会。八会穴之骨会。位于背部，第 1 胸椎棘突下，前正中线旁开 1.5 寸处；一说"除脊各寸半"（《针灸资生经》）。布有第 1、2 胸神经后支的内侧皮支，深层为外侧支，并有第 1 肋间动、静脉后支的内侧支和颈横动脉降支通过。主治感冒，发热，头痛，咳嗽，喘息，项强，肩背痛等。斜刺 0.3 ~ 0.5 寸。艾炷灸 3 ~ 7 壮，或艾条灸 5 ~ 15 分钟。

大著dàzhù（1826—1882）　清代僧医。字豁然，四川合州（今合川）人。读遍双观寺等所藏医籍，并得长老传授医术、拳法，施治谨慎，投剂多效，尤长外科、创伤。中年后出游，以"大著医，竹禅画"名噪江南。外出行医、寻师 30 余年，晚年归里，技艺更精。

大椎dàzhuī　经穴名。代号 GV14。出《素问·气府论》。《肘后备急方》作大槌，《铜人腧穴针灸图经》作大顀。别名百劳、上杼。属督脉。手、足三阳、督脉之会。在脊柱区，第 7 颈椎棘突下凹陷中，后正中线上。布有第 8 颈神经后支、第 1 胸神经后支的内侧支，并有颈横动脉分支。主治发热，疟疾，中暑，感冒，癫狂，癫痫，骨蒸潮热，盗汗，咳喘，脊背强急，项强，以及肺结核，支气管炎等。向上斜刺 0.5 ~ 1 寸。艾炷灸 3 ~ 7 壮，或艾条灸 5 ~ 15 分钟。

大椎骨dàzhuīgǔ　骨名。即旋台骨。详该条。

大眦dàzì　即内眼角。见"内眦"条。

大眦赤dàzìchì　病证名。《银海精微》："大眦赤者，心之实也。"若见大眦红赤涩痛，流泪恶热，治宜清心泻火。参见"赤脉传睛"条。

大眦赤脉传睛dàzìchìmàichuánjīng　病证名。见《银海精微》。又名大眦赤脉附睛障。症见内眦赤脉成束，横贯白睛，蔓延黑睛，碜涩不适。古人认为大眦赤脉属心之实火，宜结合眼部及全身症状辨证论治。参见"赤脉传睛"条。

大眦漏dàzìlòu　病证名。见《证治准绳·杂病》系心经实火所致。《审视瑶函》："此症大眦之间生一漏，时流血而色紫晕。"参见"漏睛疮"条。

大钻dàzuàn　中药材。见南京药学院《中草药学》。为黑老虎之别名。详该条。

大嘴赤脉附睛障dàzuǐchìmàifùjīngzhàng　病证名。见清代佚名《眼科统秘》。大嘴即大眦。即大眦赤脉传睛。详该条。

dai

呆病dāibìng　病名。癫病的别称。《石室秘录》卷六："呆病如痴而默默不言也，如饥而悠悠如失也。意欲癫而不能，心欲狂而不敢。有时睡数日不醒，有时坐数日不眠。有时将己身衣服密密缝补，有时将他人物件深深藏掩。与人言则煎语而神游，背人言则低声而泣诉。与之食则厌薄而不吞，不与食则吞炭而若快。此等证，虽有祟想之实，亦胸腹之中，无非痰气，故治呆无奇法，治痰即治呆也……方用逐呆仙丹。"《辨证录·呆病门》："人有终日不言不语，不饮不食，忽笑忽歌，忽愁忽哭；与之美馔则不受，与之粪秽则无辞；与之衣不服，与之草木之叶反善。人以为此呆病，不必治也。然而呆病之成必有其因。大约其始也，起于肝气之郁；其终也，由于胃气之衰。"治宜开郁逐痰，健胃通气，方用洗心汤、还神至圣汤及转呆丹等。因起居失节，胃气伤而痰迷所致者，宜生其胃气，而佐以消痰之品，方用启心救胃汤、指迷汤等。参见"癫"条。

傣医传统方药志dǎiyīchuántǒngfāngyàozhì　傣医著作。西双版纳州民族医药调研办公室编。载傣医古验方 111 个，傣药 105 种。用汉、傣两种文字对照编写。古验方部分附影印手稿原文。傣药部分附插图对照。书后有拉丁学名索引。1985 年由云南民族出版社出版。

大夫dài · fu　北方对医生的习称。

代茶饮dàicháyǐn　将方药煎汤或以沸水冲泡后代茶饮用。

代代花dàidàihuā　中药材。见《饮片新参》。又名玳玳花。为芸香科植物代代花 *Citrus aurantium* L. var. *amara* Engl. 的花蕾。主产于江苏、浙江。甘、微苦，平。理气，宽胸，开胃。治胸闷，恶心，胃脘胀痛，不思饮食。煎服 1.5 ~ 3g，或泡茶饮。本品含挥发油，内含柠檬烯、芳樟醇等。尚含新橙皮苷、柚皮苷。煎剂对人型结核杆菌有抑制作用。

代刀散dàidāosǎn　《外科全生集》卷四方。皂角刺、炒黄芪各一两，生甘草、乳香各五钱。为细末，每服三钱，陈酒送下。功能补气托毒溃脓。治痈疡内已成脓，不穿破者。

代抵当汤dàidǐdāngtāng　❶《医宗必读》卷八方。生地黄、当归尾、穿山甲、大黄（去皮）各三钱，降香一钱半，肉桂（去粗皮）一钱，桃仁（去皮、尖，炒）二钱，芒硝八分。水煎，瘀血在上，食后服；瘀血在下，食前服。功能破血下瘀。治胁痛，因瘀血而致者。如血老而甚者，去归、地，加莪术。❷《血证论》卷八方。大黄（酒炒）、莪术、红花各一钱，山甲珠三片，桃仁、丹皮、当归、夜明砂各三钱，牛膝二钱。水煎服。功能破血下瘀。治蓄血及妇女经闭实证。

代抵当丸dàidǐdāngwán　❶《证治准绳·类方》第三册方。大黄四两，芒硝（或玄明粉）一两，炒桃仁六十枚，当归尾、生地黄、山甲珠各一两，肉桂三至五钱。为细末，炼蜜为丸，蓄血在上焦，丸如芥子大，睡前去枕仰卧，以唾液送下。蓄血在中焦食远服，在下焦空腹服。丸皆如梧桐子大，以百涝水煎汤送下。功能行瘀活血。治虚人瘀血证。若血瘀日久成积，去当归、生地黄，加莪术（醋浸）一两，肉桂七钱。❷《医学心悟》卷三方。生地黄、当归、赤芍药各一两，川芎、五灵脂各七钱五分，大黄（酒蒸）一两五钱。为细末，加砂糖为丸，每服三钱，开水送下。治血淋，瘀血停蓄，茎中刺痛难忍。

代甲dàijiǎ　病名。出《诸病源候论》卷三十。即代指。见该条。

代脉dàimài　脉象。脉来缓弱而有规则的间歇。《诊家正眼》："代……止有常数，不能自还，良久乃动。"主脏气衰弱。多见于心脏疾患、惊恐、跌打重症。个别孕妇接近分娩时亦可出现。

D

代荣dàiróng　宋代医家。生平不详。撰有《医鉴》，1 卷，已佚。

代杖丹dàizhàngdān　《外科大成》卷四方。丁香、苏木、地龙、无名异、牡丹皮、肉桂、木鳖子、乳香、没药、自然铜（火煅醋淬）各一两。为细末，炼蜜为丸，每丸重二钱，每服一丸，黄酒送下。功能活血化瘀，通络止痛。治外伤疼痛。

代杖汤dàizhàngtāng　《外科大成》卷四方。乳香、没药、苏木各二钱，蒲黄、木通、炒枳壳、甘草、当归尾、牡丹皮、木耳、炙穿山甲各一钱，土木鳖五个。酒、水煎服。治夹挤伤破溃者。

代赭石dàizhěshí　中药材。出《神农本草经》。即赭石之别名。详该条。

代针散dàizhēnsǎn　《疡医大全》卷八方。木鳖子、川乌。水磨，以鹅翎扫刷疮上，留豆大一处出脓，如药水干再刷。治恶毒肿痛，日久不出头者。

代指dàizhǐ　病名。出《诸病源候论》卷三十。又名代甲、糟指、土盦、瘨爪、淪指、遭指。系由指、趾外伤感染或火毒蕴结而成的指甲两旁及指甲内急性化脓性感染。《疡医准绳》卷三："代指者，先肿焮热痛，色不黯，缘爪甲边结脓，剧者爪皆脱落。"指甲下化脓，一般较难消散。早期宜用甘草、朴硝各 15g 煎汤浸洗，或用葱叶、乌梅（锤碎取仁）共研和醋浸之。若甲下成脓不消，宜剔甲排脓，外贴琥珀膏，或按溃疡治之。参见"指疔"条。

玳玳花dàidàihuā　中药材。见《药材资料汇编》。即代代花。详该条。

玳瑁dàimào　中药材。出《开宝重定本草》。又名瑁。为海龟科动物玳瑁 *Eretmochelys imbricata* L. 背部的甲片。主产于台湾、福建及广东、海南等地。甘，咸，寒。入心、肝经。清热息风，凉血解毒，平肝镇惊。治热病烦躁，神昏谵语痉厥，小儿惊痫，中风痰迷，口噤不语，热毒斑疹，痈肿疮毒。多入丸、散，亦可镑片煎服或磨汁服，3～6g。本品含角蛋白及胶质等。本品还有微弱的诱导 T 细胞的作用。

玳瑁郁金汤dàimàoyùjīntāng　《重订通俗伤寒论》方。玳瑁、木通各一钱，生栀子三钱，竹沥二瓢（冲），郁金、连翘（不去心）、牡丹皮各二钱，生姜汁二滴（冲），鲜菖蒲二小匙（冲），紫金片（烊冲）三分。先用野菰根二两，鲜竹叶卷心四十片，灯心五至六分，水煎取清汤，分二次煎药服。功能开窍透络，涤痰清火。治邪热内陷包络，蒸液为痰，蒙闭心窍，神识昏蒙，妄言妄见，咯痰不爽，心烦躁扰，舌绛而干，脉弦细数。

带dài　❶指妇女从阴道内流出的黏性分泌物。❷指带下病。《妇人良方大全》卷一："人有带脉，横于腰间，如束带之状，病生于此，故名为带。"参见"带下"条。

带脉dàimài　❶奇经八脉之一。出《灵枢·经别》。其循行路线，据《难经·二十八难》载："带脉者，起于季胁，回身一周。"本脉约自与第 2 腰椎同高的季胁部下边开始，斜向下行到带脉、五枢、维道横行腰腹，绕身一周。本脉发生病变，主要表现为腹部胀满，腰脊疼痛，妇女带下，足痿不用等。❷经穴名。代号 GB26。出《灵枢·癫狂》。属足少阳胆经。足少阳、带脉之会。位于侧腰部，当第 11 肋游离端直下，与脐相平处。侧卧取穴（《针灸甲乙经》《针灸集成》等）。另说在"季胁下一寸八分，脐上二分，两旁各七寸半"（《针灸大成》）；"脐旁八寸半，肥人九寸，瘦人八寸"（《类经图翼》）。布有肋下神经和肋下动、静脉。主治痛经，月经不调，赤白带下，经闭，疝气，腰痛，以及子宫脱垂，盆腔炎等。直刺 0.5～1 寸。艾炷灸3～5 壮，或艾条灸5～15 分钟。

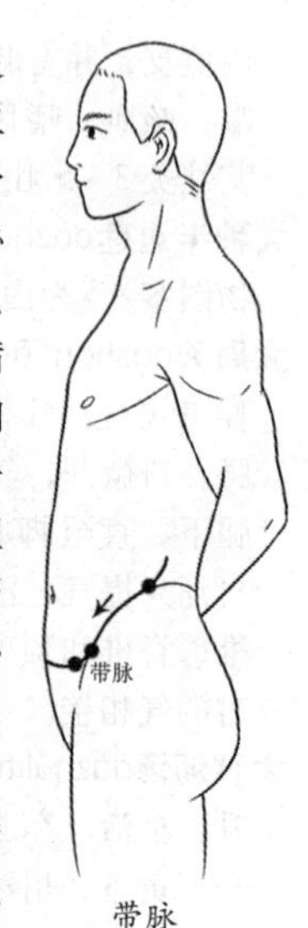

带脉

带脉病dàimàibìng　病证名。指带脉不和出现的病证。《素问·痿论》："阳明虚，则宗筋纵，带脉不引，故足痿不用也。"《脉经》卷二："带脉左右绕脐腹腰脊痛，冲阴股也。"《杂病源流犀烛·带脉病源流》："中分不运，必病腹满。阴阳两虚，中分弱而不能镇定，必病腰溶溶如坐水中。心脾上郁，肝肾下虚，邪热留连而为滞淫，必病赤白带。阳不能胜，不能固守于天枢，阴气得以袭之，必病左右绕脐腰脊痛冲心腹。邪客于太阴之络，必病腰痛引小腹腔，不可以养息。此皆带脉所生病也。"

带下dàixià　出《素问·骨空论》。❶泛指妇科病证。❷指妇女阴道流出一种黏性液体，连绵不断，其状如带，名为带下。有白带、青带、黄带、赤带、黑带、赤白带下、五色带下等。

带下赤候dàixiàchìhòu　病证名。出《诸病源候论》卷三十七。即赤带。详该条。

带下过少dàixiàguòshǎo　病证名。指带下量明显减少，甚至全无，导致阴中干涩痒痛，甚至阴部萎缩。多由于肝肾亏损，脾胃虚弱，血枯瘀阻所致。

带下黑候dàixiàhēihòu　病证名。出《诸病源候论》卷三十七。即黑带。详该条。

带下黄候dàixiàhuánghòu　病证名。出《诸病源候论》卷三十七。即黄带。详该条。

带下青候dàixiàqīnghòu　病证名。出《诸病源候论》卷三十七。即青带。详该条。

带下三十六疾dàixiàsānshíliùjí　指妇人 36 种疾病。《诸病源候论》卷三十八："三十六疾者，是十二癥、九痛、七害、五伤、三固谓之三十六疾也。"详见各条。

带下无子dàixiàwúzǐ　病证名。不孕症之一。由于带下病影响受孕而无子。《诸病源候论》卷三十九："带下无子者，由劳伤于经血，经血受风邪则成带下，带下之病，曰沃与血相兼，带而下也。病在子藏，胞内受邪，故令无子也。"可根据带下病辨证治疗。

带下五色dàixiàwǔsè　病证名。见《圣济总录》卷一百五十一。一指带下五色俱出。二指带下有 5 种颜色。

带下医dàixiàyī　古代对专门治疗妇产科疾病的医生的一种称谓。最早见《史记·扁鹊仓公列传》。带下，指腰带以下或带脉以下的部位。妇女多带下病，故名。

殆dài ❶危险、病危。《素问·灵兰秘典论》："殁世不殆。"《灵枢·五变》："时下则殆。"❷通怠。懈怠、懒惰。《灵枢·九针十二原》："正往无殆。"❸通逮。及、等到。《医方集解》："风则上先受之，湿则下先受之，殆至两相搏结，注经络。"

怠堕dàiduò 症名。指身体疲倦。《素问·风论》："脾风之状，多汗恶风，身体怠堕，四肢不欲动。"多由劳倦伤中，脾气虚弱所致。

戴白生dàibáishēng 指儿生下时，头上有膜一片，黏腻如胶者。

戴邦聘dàibāngpìn 宋代医家。建德（今属安徽）人。撰有《医学善传》一书，已佚。

戴麟郊dàilínjiāo 见"戴天章"条。

戴曼公dàimàngōng（1596—1672） 明末清初医家。名笠，僧名独立、性易，号天外一门人。钱塘（今浙江杭州）人。博学多识，于诗文、翰墨、篆刻、医学，无不精通。明亡后寓嘉兴濮院镇行医，乡居9年后去日本，剃度为僧。宣传佛学临济宗，并行医济人，传医学于池田正直、高天漪、北山道长等人，对中日文化交流颇多贡献。池田氏曾据曼公口授，整理《痘疹治术传》《痘疹百死形状传》《曼公先生痘疹唇舌口诀》等。

戴启宗dàiqǐzōng 元代医家。字同父。建业（今南京）人。通医学，曾任龙兴路（今江西南昌县）儒医教授。他在读书过程中，从事医书的订正，对朱肱《伤寒百问》一一辨正，撰有《活人书辨》，已佚。又编《五运六气撰要》及《脉诀刊误》。其中《脉诀刊误》在脉学专著中较有影响。

戴思恭dàisīgōng（约1324—1405） 明代医家。字原礼。浦江（今浙江浦江）人。年轻时随朱震亨学医，医术颇精，治疗每有良效。洪武（1368—1398）年间被朝廷征为御医，曾任太医院使。永乐初年（1403）以老辞归。撰有《证治要诀》《证治要诀类方》《推求师意》等书，并将朱震亨的著述进行整理和释义，对朱氏学说有所阐发。

戴天章dàitiānzhāng（17世纪中叶） 清代名医。字麟郊。上元（今江苏江宁）人。少习举子业，博学强记，通天文、算数、地理等，尤精于医，钻研温病学颇有心得。宗吴又可之说，主张瘟疫不同于伤寒，着重对气、色、舌、神、脉等进行早期辨证。撰《广瘟疫论》一书（1778年刊行），系据《瘟疫论》予以增订删改而成，在温病著作中，有相当影响。另有《咳论注》《疟论注》等书，惜未刊行。

戴同父dàitóngfù 见"戴启宗"条。

戴衍dàiyǎn 宋代人。撰有《尊生要诀》1卷。

戴眼dàiyǎn 症名。指睛不转而上视。乃病情危重见症。《素问·三部九候论》："足太阳气绝者，其足不可屈伸，死必戴眼。"《素问·诊要经终论》："太阳之脉，其终也戴眼……绝汗乃出，出则死矣。"多因正气耗竭，使神志不慧，藏精之气不上荣目，太阳脉绝所致，亦可见于小儿急惊风、厥阴风痰闭阻等病证。

戴阳dàiyáng 证候名。指以面颧色淡红如妆，游移不定为特征，下真寒而上假热的危重证候。多因下元虚衰，真阳浮越所致。《伤寒论·辨厥阴病脉证并治》："其面戴阳，下虚故也。"常伴见口鼻作衄，或口燥齿浮，足胫逆冷，脉浮大，按之空虚无力，或微细欲绝等。治宜补气、敛阳、固脱为主。急用参附汤、白通汤、十全大补汤、八味地黄汤等。参见"阴盛格阳"条。亦可由阳气怫郁在表所致。《杂病源流犀烛·面部病源流》："面戴阳症，一因浮火所冲，一因阳气怫郁于表……其因阳气怫郁者，当发表，不可攻里，火郁则发之是也。"

戴尧道dàiyáodào 宋代医官。字克臣。徽宗时（1101—1125）为翰林侍御太医，以幼科著称一时。后传于刘祀。

戴原礼dàiyuánlǐ 见"戴思恭"条。

戴震dàizhèn（1723—1777） 清代思想家、学者。字东原。安徽休宁人。博闻强记，知医学，乾隆（1736—1795）间召为《四库全书》纂修官。尝参与训注《难经》《伤寒论》《金匮要略》诸书，惜未竟而卒。

黛蛤散dàigésǎn 即青蛤丸作散剂，治证同。见"青蛤丸"条。

dan

丹dān 药物剂型之一。依方精制的成药，一般为粉末状或颗粒状。分内服和外用两种。外用的多含有汞、硫等矿物药，经过加工升华或熔化提炼而成制剂，为粉末状，如白降丹、红升丹等。内服的有紫雪丹、至宝丹、玉枢丹（一名紫金锭）等。

丹熛dānbiāo 病名。出《素问·至真要大论》。即丹毒。见该条。

丹道九篇dāndàojiǔpiān 书名。综合性著作。明代伍守阳撰。全书以问答方式写成，主要回答太和有关道家修炼的9个问题，故名。另外，本书又以阐"天仙正理直论"为旨，故又名《仙佛合宗》。

丹鼎dāndǐng 即药鼎。见该条。

丹毒dāndú 病名。出《备急千金要方》卷二十二。又名丹熛、天火、火丹。因患部皮肤红如涂丹，热如火灼，故名。发无定处者名赤游丹，发于头部名抱头火丹，发于小腿者名流火。发于上者多为风热化火，发于下者多为湿热化火，亦有外伤感染所致。初起患部鲜红一片，边缘清楚，灼热，痒痛间作，迅速蔓延扩大，发热恶寒，头痛口渴。甚者可见壮热烦躁、神昏谵语、恶心呕吐等毒邪内攻之证。治宜清热解毒，凉血化瘀。抱头火丹服普济消毒饮，流火可服龙胆泻肝汤加味，重证服蓝叶散加黄芩、元参，或漏芦汤，或消丹饮加味。外治可用复方黄连膏，或四色散敷贴，或以赤小豆一升磨筛细，或以榆树根白皮作末，以鸡子白和如泥，涂之。若热痛焮赤甚者用金花散敷之，亦可用升麻拓汤外洗。下肢复发性丹毒可用砭镰法放血，以泄热毒。

丹毒赤游肿dāndúchìyóuzhǒng 病证名。出《婴童百问》。热毒之气，客于腠理，搏于血气，发于外，上赤如丹热，毒与血相搏而风气乘之，所以赤肿游走而遍体。亦称赤游丹毒，治宜清热解毒，用大连翘汤、消毒饮加减。

丹毒发dāndúfā 病名。出《外科大成》卷二。又名丹毒发疽。多因服丹石之类药物所致。发于背，初起细瘤无数，形如汤火所伤，赤晕延开，烦渴思饮。治宜内服黄连消毒饮，兼服国老膏，或六味地黄汤徐饮；外用生牛肉薄片贴之，或香油调青黛，加冰片少许外敷。

丹毒发疽dāndúfājū 病名。出《证治准绳·疡医》卷四。即丹毒发。见该条。

丹毒痈dāndúyōng 病名。出《枕藏外科钞》。即小腹痈。见该条。

丹房dānfáng 道教观房的别名。指炼丹药的所在。

丹粉dānfěn　中药材。出《新修本草》。为铅丹之别名。详该条。

丹凤摇头dānfèngyáotóu　小儿推拿方法名。出《推拿指南》。详"赤凤摇头"条。

丹凤摇尾dānfèngyáowěi　小儿推拿方法名。出陈氏《小儿按摩经》。用一手掐劳宫，一手掐心经，摇之。治惊风。

丹候dānhòu　症名。指皮肤发红发热的表现。《诸病源候论》卷四十九："风热毒气，客于腠理，热毒搏于血气，蒸发于外，其皮上热而赤，如丹之涂，故谓之丹也。"详有关丹病各条。

丹疽dānjū　病名。出《枕藏外科钞》。即涌泉疽，见该条。

丹诀dānjué　炼丹的方法。晋代干宝《搜神记》："有人入焦山七年，老君与之木钻，使穿一盘石……积四十年，石穿，遂得神仙丹诀。"

丹荔dānlì　中药材。见《本草纲目》。为荔枝之别名。详该条。

丹瘤dānliú　病名。《儒门事亲》卷五："夫小儿丹瘤，浮赤走引或遍身者，乃邪热之毒。"治疗以瓷片划出血，外敷拔毒散。类似血管瘤或丹毒的一种。

丹蒌片dānlóupiàn　中成药。见《中华人民共和国药典（一部）》（2020）。瓜蒌皮 86g，薤白 40g，葛根 138g，川芎 52g，丹参 138g，赤芍 52g，泽泻 138g，黄芪 114g，骨碎补 26g，郁金 52g。以上十味，按片剂工艺制成糖衣片，片心重 0.3g；或薄膜衣片，每片重 0.3g。饭后服用。一次 5 片，一日 3 次。宽胸通阳，化痰散结，活血化瘀。用于痰瘀互结所致的胸痹心痛，症见胸闷胸痛，憋气，舌质紫暗，苔白腻及冠心病心绞痛见上述证候者。

丹皮dānpí　中药材。见《本草正》。为牡丹皮之简称。详该条。

丹七片dānqīpiàn　中成药。见《中华人民共和国药典（一部）》（2020）。丹参 250g，三七 250g。以上二味，按片剂工艺制成，素片每片重 0.3g 或者薄膜衣片每片重 0.32g 或者糖衣片片心重 0.3g。口服。一次 3～5 片，一日 3 次。活血化瘀，通脉止痛。用于瘀血闭阻所致的胸痹心痛，眩晕头痛，经期腹痛。

丹青饮dānqīngyǐn　《医醇賸义》卷三方。代赭石、石斛、沙苑蒺藜、白蒺藜、杏仁各三钱，麦冬（青黛拌）一钱五分，菊花、贝母各二钱，沙参四钱，桑叶、橘红、旋覆花各一钱。水煎服。治肝咳，痰少胁痛。

丹砂dānshā　中药材。朱砂的别名。《抱朴子内篇·金丹》："而丹砂烧之成水银，积变又还成丹砂。"详"朱砂"条。

丹砂散dānshāsǎn　《太平圣惠方》卷五十五方。朱砂、铁粉各半两，牙硝一两。为细末，每服一钱，磨犀角水调下。治鬼黄，其症面色或青或黑，遍身皆黄，狂语多惊，皮肤干枯，舌根蹇涩，神志恍惚，或自强言。

丹砂丸dānshāwán　《圣济总录》卷三十九方。朱砂半分，附子（炮裂，去皮脐）一分，雄黄三豆许，巴豆（去心膜，另研出油）七粒。共研匀，炼蜜为丸，麻子大，每服三丸，米饮送下。治中恶，霍乱。

丹痧dānshā　病名。又名丹疹、烂喉痧、烂喉痧、疫痧、疫喉、喉痧。类于猩红热。因其咽喉红肿糜烂，疹色鲜红如丹，故名。丹痧属于疫疹，多流行于冬春季节，以二至十岁为多见。由疫疠之邪从口鼻而入肺胃，初期邪在卫分，继之病邪由表入里，里热炽盛，表现为气血两燔。咽喉为肺胃之通路，热毒上攻，故咽喉红肿腐烂。少数患儿由于正虚邪盛或延误治疗，可出现谵妄、昏迷、惊厥等邪陷心包的危候。初起邪尚在表，恶寒无汗者，宜辛温发散，用荆防败毒散；邪犯肺卫者，宜清热解毒，用银翘散加减；气血两燔者，宜双清气血，用清瘟败毒饮；邪陷心包者，宜清心开窍，解毒息风，用清营汤合神犀丹或紫雪丹之类。

丹痧烂喉dānshālànhóu　病名。《疡科心得集》卷上"附王步三先生烂喉丹痧论"："金匮有阳毒之纹，叔和作温毒之说，其证形与今之名丹痧烂喉者极合。"即烂喉丹痧。详该条。

丹参dānshēn　中药材。出《神农本草经》。又名红根、紫丹参、血参根、大红袍。为唇形科植物丹参 *Salvia miltiorrhiza* Bge. 的干燥根及根茎。主产于河北、安徽、江苏、四川等地。苦，微寒。入心、肝经。活血祛瘀，安神宁心。治月经不调，闭经，痛经，产后瘀滞腹痛，冠心病心绞痛，癥瘕积聚，风湿痹痛，心悸，失眠，煎服 10～15g；治乳腺炎，痈肿，内服并捣敷。反藜芦。本品含丹参酮Ⅰ、ⅡA、ⅡB，隐丹参酮，羟基丹参酮ⅡA，二氢丹参酮，丹参酸甲酯，次甲丹参醌，丹参新醌甲、乙、丙、β－谷甾醇，3，4－二羟基苯甲醛，儿茶精，芸香苷，维生素 E 等。注射液能降低血压，增加冠脉流量，减慢心率，缩短实验性心肌缺血的持续时间，还有抑制血小板聚集及抗凝作用，减轻急性实验性心肌梗死所引起的病变。对中枢神经系统具镇静作用。隐丹参酮、二氢丹参酮、羟基丹参酮ⅡA、丹参酸甲酯及丹参酮ⅡB 对金黄色葡萄球菌及其耐药菌株有抑菌作用。丹参酮ⅡA 磺酸盐为水溶性，静注可治心绞痛。丹参还有改善微循环、抗凝及促纤溶作用。

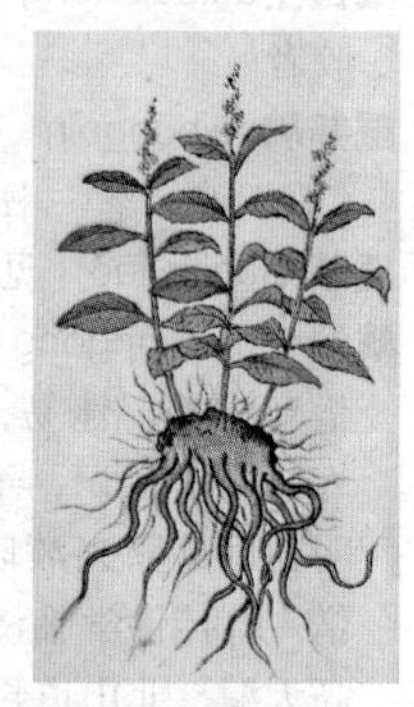
丹参

丹参归脾汤dānshēnguīpítāng　《揣摩有得集》方。丹参、续断各一钱半，赤芍药、远志（去心，炒）、山药、川贝母（去心）、麦冬（去心）、茯神、橘红、荷叶炭、川牛膝炭、生地黄炭各一钱，当归身炭（土炒）三钱，益母草三分，藕节三寸。水煎服。治贪色过度，或劳神用力太过而致的吐血。

丹参散dānshēnsǎn　❶《证治准绳·疡医》卷五方。丹参、人参、苦参、雷丸、牛膝（酒浸）、防风、炮白附子、白花蛇（酒浸）各二两。为细末，每服二钱，食前酒煎甘草放温调下。治风瘙，皮肤赤胹，瘾疹瘙痒，搔破生疮。❷《证治准绳·幼科》集三方。丹参、黄芩、枳壳（去白，麸炒）、葛根、犀角各一分，麻黄（去根节）半两。为末，每服一钱，加竹叶十片、竹茹半钱，水煎，不拘时服。治小儿心热血凝，身上起丹，渐引颊上，口旁或眼下，赤如胭脂，皮肤皱剥。

丹参汤dānshēntāng　《证治准绳·疡医》卷五方。❶丹参、蛇床子各三两，苦参五两，白矾二两。水煎前三味，去渣，兑入白矾搅匀，乘热洗浴。治风癣瘙痒。❷丹参、苦参各四两，蛇床子三两。水煎乘热洗患处。治风热而致的皮肤生，痒搔成疥者。

丹参饮dānshēnyǐn　《时方歌括》卷下方。丹参一两，檀香、砂仁各一钱。水煎服。功能行气化瘀。治脘腹疼痛。近代也用于治疗心绞痛。方中重用丹参活血化瘀为君，以檀香、砂仁行气止痛为臣。气血通畅，则疼痛自止。

丹石中毒dānshízhòngdú　病名。古代道家崇尚炼丹，多以含铅、汞等重金属类炼制，使用不当或误食每致中毒。详“金石中毒”“石药中毒”条。

丹台玉案dāntáiyù'àn　综合性医书。6 卷。明代孙文胤撰。刊于 1636 年。卷一阐述先天脉镜（专谈脉形），调摄养生，灵兰秘典（主要是脏象图说及各脏用药治法等）。卷二至六分别介绍伤寒、温病、温疫、内科杂病、妇人、小儿、外科、五官、口齿等多种病证。每种病证按因、证、脉、治的次序论述。选方较广泛，对于一些主方的适应证、用法及加减法叙述比较具体。

丹天dāntiān　天象之一。指赤色的云气。《素问・五运行大论》：“丹天之气，经于牛女戊分。”谓赤色的云气横亘于牛女二宿和奎壁二宿之间。

丹田dāntián　❶人体部位名。位于脐下 3 寸关元穴部位。道家认为这里是男子精室、女子胞宫的所在处。后世作关元穴别名。❷经穴别名。其说有三：气海穴（《普济本事方》）、石门穴（《针灸甲乙经》）、关元穴（《针灸资生经》）。见各条。❸气功意守部位名称。《黄庭内景经》：“丹田之中精气微。”《抱朴子内篇》认为丹田有三：上丹田在两眉间，中丹田在心下，下丹田在脐下。道家称丹田在人身脐下三寸。

丹田呼吸法dāntiánhūxīfǎ　气功功法。见“胎息”条。

丹溪喉闭丸dānxīhóubìwán　《串雅内编》卷三方。即巴霜顶。见该条。

丹溪脉诀指掌dānxīmàijuézhǐzhǎng　脉学著作。清代刘吉人编撰。刘氏选录《脉诀指掌病式图说》中部分论述予以校正，并补充了一部分内容。书中夹有一些糟粕，从而使脉义晦涩不清。后编入《三三医书》中。

丹溪先生医书纂要dānxīxiān・shengyīshūzuǎnyào　综合性医书。简称《丹溪纂要》，或名《医书纂要》。2 卷。明代卢和编注。刊于 1484 年。卢氏对世传题名朱震亨撰的各种医著予以删正裁取编成此书。全书自中风、伤寒、瘟疫起至损伤、妇人、小儿证，共 78 门，其中以内科杂病为主，兼及各科病证。论述简要，方治详备，并附医案。

丹溪心法dānxīxīnfǎ　综合性医书。5 卷（一作 3 卷）。元代朱震亨著述，明代程充校订。刊于 1481 年。此书并非朱氏自撰，由他的学生根据其学术经验和平素所述纂辑而成。明初的两种刻本均有后世医家增附的一些内容，程氏为了尽可能恢复原著面貌，予以删订校正，亦即当前的流传本。卷首有十二经见证等 6 篇医论；全书分列各科病证 100 篇，以内科杂病为主，兼及其他各科。论述病证，先引朱氏原论，次则记述朱氏门人戴元礼有关辨证等方面的论述，并介绍治疗方剂。其中各病证的附录部分，对于病名及因、证、治疗等有相当深入的分析。全书比较集中和全面地反映了朱氏“阳常有余，阴常不足”的学说以及气、血、痰、郁诸病治疗见解和丰富经验，是一部研究内科杂病和朱氏学说的重要著作。末附“故丹溪先生朱公石表辞”“丹溪翁传”两篇。1949 年后有排印本。此外又有《丹溪心法附录》27 卷，共 7 种（除《丹溪心法》外，尚合刊有朱震亨《医学发明》《脉诀指掌》《金匮钩玄》《活法机要》及戴思恭《证治要诀》《证治要诀类方》6 种）。

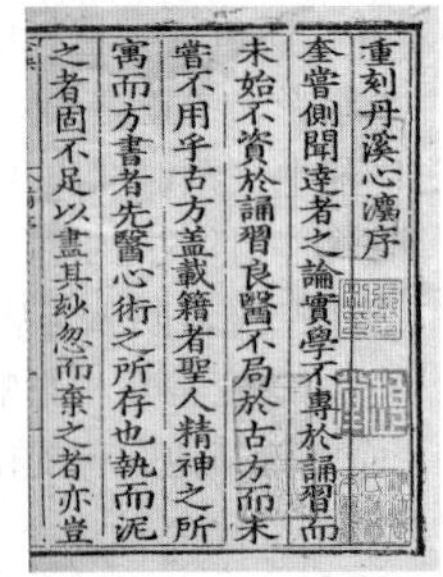

重刻丹溪心灋序
夲嘗側聞達者之論實學不專於誦習而
未始不資於誦習良醫不局於古方而未
嘗不用乎古方盖載籍者聖人精神之所
寓而方書者先醫心術之所存也執而泥
之者固不足以盡其妙忽而棄之者亦豈

丹溪心法

丹溪心法附录dānxīxīnfǎfùlù　见“丹溪心法”条。

丹溪心法附余dānxīxīnfǎfùyú　综合性医书。24 卷。明代方广类集、重编。刊于 1536 年。方氏鉴于程用光重订的《丹溪心法》，赘列了一些与朱震亨学术理论相矛盾的“附录”，遂删削其“附录”部分，另以诸家方论缀于《丹溪心法》各门之后，集为是编。所选诸论大多能与朱氏学术经验互相发明与补充。刊本颇多，有一定的参考价值。

丹溪心法治要dānxīxīnfǎzhìyào　综合性医书。8 卷。元代朱震亨述，明代高叔宗校正。此书原为朱氏门人整理而成，明嘉靖间高氏予以校正重刻。全书论述以内科杂病为主，兼有外科、妇产科、儿科、五官科、口腔科等多科病证。介绍治法比较具体，选方颇精，并附医案。本书宜与《丹溪心法》《脉因证治》《活法机要》等书互相参阅。1909 年肖树霖又予重校刊行。

丹溪纂要dānxīzuǎnyào　综合性医书。见“丹溪先生医书纂要”条。

丹膝颗粒dānxīkēlì　中成药。见《中华人民共和国药典（一部）》（2020）。丹参 500g，天麻 100g，赤芍 400g，生地黄 400g，桑寄生 400g，决明子 200g，牛膝 400g，牡丹皮 334g，川芎 167g，淫羊藿 300g，栀子 200g，火麻仁 200g。以上十二味，按颗粒剂工艺制成，每袋装 10g。开水冲服。一次 1 袋，一日 3 次。养阴平肝，息风通络，清热除烦。用于中风中经络恢复期瘀血阻络兼肾虚证，症见半身不遂，口舌㖞斜，舌强语謇，偏身麻木，头晕目眩，腰膝酸软，脑梗死恢复期见上述证候者。

丹穴dānxué　即阴道穹窿。出《医心方》。

丹元dānyuán　气功术语。心神的代名词。《简易方》：“心名丹元。”

丹轸dānzhěn　病名。《诸病源候论》卷三十一：“丹轸者，肉色不变，又不热，但起隐疹，相连而微痒。”多由热毒蕴结肌肤所致。其证遍身灼红，上起细小疹点，形如麻粒，痒痛微肿。治宜内服消风散，外用白芷根叶煮汤洗之。

丹疹dānzhěn　病名。出明代秦景明《幼科金针》。即丹痧。详该条。

丹栀逍遥散dānzhīxiāoyáosǎn　即加味逍遥散第一方。见“加味逍遥散”条。

担肠痔dānchángzhì　病名。见《疮疡经验全书》卷七：“其痔横在肛门。”即肛裂。参见“肛裂”条。

担肩瘤dānjiānliú　病证名。即生于肩井穴处的肿块。出《外科启玄》卷九。多因肩部负重或枕卧冷处，血脉不畅，气血凝聚所致。症为肩部生局限性肿块，亦可破溃流脓血。早期宜用灸法令其消散，或用粉霜点之。

担截dānjié　刺法术语。《天星十二穴治杂病歌》：“合担用法担，合截用法截。”担，指取用两穴（或双穴）；截，指取用一穴（或单穴）。或指提按手法，《针灸问对》：“右手提引谓之担，左手推案谓之截。担则气来，截则气去。”

单按dān'àn　切脉指法。用指按某一部以测脉象的方法。如诊关部脉，用中指按之，其余两指微微提起。《重订诊家直诀》：“一指单按，气行自畅，无所搏击。”

单缠风dānchánfēng　病证名。即单缠喉风。《重楼玉钥》上卷：“初起一边红肿作痛。左属心，右属肺，或肿颈上。

治同双缠风。”详“缠喉风”条。

单缠喉风dānchánhóufēng　病证名。指缠喉风之发于单侧者。详“缠喉风”条。

单缠症dānchánzhèng　病名。《喉舌备要》：“此症喉内四围红肿，或于中左，或于中右，单起一片，亦有白膜，黄膜屈曲相缠，缠上者轻，缠下者重。”参见“缠喉风”条。

单纯结扎法dānchúnjiézāfǎ　结扎疗法之一。适用于2、3期内痔。方法：肛门部消毒，局麻后，将内痔拉出肛外，以丝线在痔根处结扎，然后置凡士林纱条于肛内。术后服麻仁丸。

单纯性肛漏dānchúnxìnggānglòu　病名。即仅有一个外口和内口在齿线以下，且管道分支少，走行较浅的肛漏。参见“肛漏”条。

单打槌dāndǎchuí　中药材。见《广西民间常用草药》。为一箭球之别名。详该条。

单大黄膏dāndàhuánggāo　《医学入门》卷七方。又名血竭膏。锦纹大黄四两（一方加香附）。酒浸焙干为末，醋熬膏成丸，鸡子大，每服一丸，睡前温酒化下。治妇人干血气，月经闭止。

单鹅dān'é　病名。见《儒门事亲》卷三。《景岳全书》卷二十八：“肿于一边者为单蛾，此其形必圆突如珠。”即单乳蛾。详“乳蛾”条。

单蛾dān'é　病名。见《儒门事亲》。《景岳全书》卷二十八：喉蛾“肿于一边者为单蛾，此其形必圆突如珠。”详“乳蛾”条。

单蛾风dān'éfēng　病名。见《奇效良方》卷六十一：“单蛾风，其形圆如小箸头，生于咽喉关上，或左或右。”即单乳蛾。详该条。

单方dānfāng　用简单的药味组成的方剂。针对主证治疗，取其力专而效速。如甘草绿豆汤治毒菌中毒。又单味药亦称单方，如半边莲煎剂祛除腹水等。

单凤朝阳dānfèngcháoyáng　练功方法之一。见上海中医学院附属推拿学校编《推拿学》。两手屈肘仰掌置于两腰，一手旋臂转为俯掌，经对侧胸前后，缓缓外展成侧平举状，再收回至腰部，两手交替进行。

单伏dānfú　一手伏脉。详“伏脉”条。

单腹胀dānfùzhàng　病名。指四肢不肿而腹大如鼓的病证。《景岳全书·杂证谟》：“单腹胀者，名为鼓胀，以外虽坚满而中空无物，其象如鼓，故名鼓胀。又或以血气结聚，不可解散，其毒如蛊，亦名蛊胀。且肢体无恙，胀惟在腹，故又名单腹胀。此实脾胃病也。”又名蜘蛛蛊、蜘蛛胀、血鼓、蛊胀。详各条。

单腹胀大dānfùzhàngdà　症名。独有腹部膨隆胀满，而躯体四肢皆消瘦的表现。

单鼓dāngǔ　病名。即鼓胀。《丹溪心法·鼓胀》：“鼓胀又名单鼓。”详“鼓胀”条。

单喉痹dānhóubì　病证名。见《喉科杓指》卷二。指喉痹之发于一侧者。治同双喉痹。详该条。

单喉痈dānhóuyōng　病证名。喉痈的一种。《喉科指掌》卷五：“单喉痈，或左或右，身热背寒，脾肺之症也。有红点者，风火；无红点者，风寒。”

单窠疬dānkēlì　病证名。见《疡科准绳》卷三。为瘰疬单个生于颈项者。参见“瘰疬”条。

单盘膝dānpánxī　即偏跏。见该条。

单片锯dānpiànjù　中药材。见《草药手册》。为半边旗之别名。详该条。

单肉蛾dānròu'é　病名。即乳蛾发于一侧者。见《冯氏锦囊秘录》卷六。见“乳蛾”条。

单乳蛾dānrǔ'é　病名。见《疡疮经验全书》卷一。又名单鹅风、单蛾。为乳蛾之发于一侧者。详“乳蛾”“单蛾”条。

单手进针法dānshǒujìnzhēnfǎ　单用刺手持针刺入腧穴的方法。

单双肉蛾dānshuāngròu'é　病证名。出《证治准绳·幼科》。乳蛾发于一侧者为单肉蛾，发于两侧者为双肉蛾。见“乳蛾”条。

单松子风dānsōngzǐfēng　病名。《重楼玉钥》卷上：“此症生在帝中下一边肿者是，或生左，或生右。”即松子风之生于单侧者。详“双松子风”条。

单锁口dānsuǒkǒu　病证名。《医宗金鉴》卷五十七：“一嘴角有痘（天花）一粒，较诸痘独大，板硬无盘，名曰单锁口。两嘴角各又一粒，名曰双锁口。”

单行dānxíng　药物配伍的七情之一。出《神农本草经》。指单用一味药，以起应有的效能。如甘草汤、独参汤等。

单燕口风dānyànkǒufēng　病证名。《重楼玉钥》卷一：“是症，或生左，或生右，亦有肿上舌来，不能饮食者。甚则将帝中挤往一边。”参阅“双燕口风”条。

单燕子症dānyàn·zizhèng　病证名。见《喉牙口舌各科秘旨》（喉舌备要）。《喉科方论》：“此症发在喉内，或左或右，单起一片，形似燕子，亦有白膜黄膜。治法左平肝，右清肺，余与双燕子同。”参见“双燕子症”“单喉痹”条。

单叶草dānyècǎo　中药材。见《青岛中草药手册》。为石韦之别名。详该条。

单掌拉金环dānzhǎnglājīnhuán　练功方法之一。见上海中医学院附属推拿学校编《少林内功》。单掌用力向前伸出，旋臂翻掌握拳后，徐徐拉回至胁旁，两手交替进行。

瘅dān　小儿病。《玉篇·疒部》：“瘅，火瘅，小儿病也。”另见“瘅 dǎn”“瘅 dàn”条。

胆dǎn　❶六腑之一。又属奇恒之腑。附于肝，内藏胆汁，助胃消化。《脉经》：“肝之余气，泄于胆，聚而成精。”有“中精之府”之称。胆的功能称胆气。胆气除分泌胆汁外，还包括中枢神经的部分功能。《素问·灵兰秘典论》：“胆者，中正之官，决断出焉。”《素问·六节藏象论》：“凡十一藏，取决于胆也。”清代程杏轩《医述》：“气以胆壮，邪不能干。”胆气虚则怯，善太息，或数谋虑而不能决（《素问·奇病论》）。足少阳胆经络于肝，与肝相表里，病变常互相影响。❷推拿穴位名。位于拇指近端的腹面，与其他穴位配伍，治疗小儿夜啼。出《小儿推拿方脉活婴秘旨全书》。

胆病dǎnbìng　六腑病候之一。出《灵枢·邪气藏府病形》。少阳属胆，与肝相为表里。其病有寒热虚实之分。多因肝气有余、湿热蕴胆、胆气虚怯或猝受惊恐所致。肝气与七情有密切关系，故胆病多有胁痛及精神神志方面症状。胆内藏清汁而主疏泄，所以胆液被阻，不得泄越，每致发黄。《脉经》卷二：“胆实，左手关上脉阳实者，足少阳经也。病苦腹中气满，饮食不下，咽干，头重痛，洒洒恶寒，胁痛。胆虚，左手关上脉阳虚者，足少阳经也。病苦眩，厥，痿，足指不能摇，躄，坐不能起，僵仆，目黄，失精，䀮䀮。”《太平圣惠方》卷三：“若虚则生寒，寒则恐畏，不能独卧，其气上溢，头眩口苦，常喜太息，多呕宿水，心下澹澹，如人将捕之，咽中介介，数数好唾，是为胆虚冷之候也。”又：“苦肝气有余，胆实，实则生热，热则精神惊悸不安，起卧不定，胸中冒闷，身体习习，眉头倾萎，口吐苦汁，心烦咽干，此是胆实热之候。”《儒门事亲》卷七：“胆者，敢也。惊怕则胆伤矣。”《临证指南医案·疸》：“阳黄之作，湿从火化，瘀热在里，胆热液泄，与胃之浊气共并，上不得越，下不得泄，熏蒸遏郁，侵于肺则身目俱黄，热流膀胱，溺色为之变赤，黄如橘子色。阳主明，治在胃。阴黄之作，湿从寒水，脾阳不能化热，胆液为湿所阻，渍于脾，浸淫肌肉，溢于皮肤，色如熏黄。阴主晦，治在脾。”治宜调肝利胆，清化湿热，和解少阳，温胆安神等法。参见胆病各条。

胆草dǎncǎo 中药材。见《药品化义》。为龙胆草处方名。详该条。

胆瘅dǎndān 古病名。出《素问·奇病论》。《圣济总录》卷四十二：“内经谓有病口苦，名曰胆瘅……治肝胆俱虚，热气上熏，口中常苦，泄热益胆汤方。”

胆道排石汤dǎndàopáishítāng 《中西医结合治疗急腹症》方。金钱草30g。茵陈、郁金各15g，枳壳、木香各9g，生大黄6~9g。水煎服。功能清热利湿，行气止痛，利胆排石。治胆石症发作期，适宜于胆总管结石直径小于1cm者，以及肝管结石、术后残留结石等。实验研究表明，能使狗胆道括约肌松弛，胆汁分泌增加，并对金黄色葡萄球菌及伤寒，副伤寒甲、乙、丙，变形，产气等杆菌有抑制作用。

胆道驱蛔汤dǎndàoqūhuítāng 经验方。见《中西医结合治疗急腹症》（遵义医学院编）。木香、延胡索、使君子各15g，槟榔30g，厚朴、大黄各9g。水煎服。治胆道蛔虫病。

胆矾dǎnfán 中药材。出《本草品汇精要》。又名石胆、蓝矾。为硫酸盐类矿物胆矾的天然晶体，或用化学方法制得。主产于云南、山西。酸、辛，寒，有毒。涌吐风痰，收湿解毒，蚀疮去腐。①治风痰壅塞，喉痹，癫痫。研末，0.3~0.6g，温醋汤调下，探吐，限服1次；治咽喉肿痛，与僵蚕为末，吹喉取吐。②治口疮，牙疳，痔疮，风眼赤烂。煎水洗或点眼，须稀释至千分之一；肿毒不溃或胬肉疼痛，研末外敷。本品为含水硫酸铜。溶液内服可刺激消化道黏膜引起反射性呕吐。

胆矾散dǎnfánsǎn ❶《证治准绳·疡医》卷四方。胆矾一两，麝香一字。为细末，先以葱盐汤洗患处，揩干，敷药少许。治嵌甲。❷《杂病源流犀烛·面部门》卷二十三方。胆矾、儿茶各五厘，胡黄连五分。为细末，敷患处。治牙疳。

胆矾丸dǎnfánwán 《小儿药证直诀》卷下方。胆矾一钱，绿矾二两，大枣（去核）十四个，醋一升，使君子仁二两，枳实（去瓤，炒）三两，黄连、诃子（去核）各一两，巴豆十四粒，夜明砂、虾蟆灰各一两，苦楝根皮半两。前四味同煮至枣烂，使君子、枳实、黄连、诃子皮、巴豆同炒黑，令三分干，余药同炒干，为末，加一处捜和为丸，不和再加熟枣肉或加水令和，绿豆大，每服二十至三十丸，米饮或温水送下，不拘时服。治小儿疳虫癖积，食少泄泻。

胆风毒气dǎnfēngdúqì 病证名。指风毒之气入胆而昏困多睡之症。《圣济总录》：“治胆风毒气，虚实不调，昏困多睡，酸枣仁汤方。酸枣仁研，生用一两，腊茶以生姜汁涂炙令微焦二两。右二味，粗捣筛，每服二钱匕。水一盏，煎至七分，去渣温服，不计时候。”参见“嗜卧”条。

胆归糖煎散dǎnguītángjiānsǎn 《证治准绳·类方》第七册方。龙胆、细辛、当归、防风各二两。加砂糖一小块，水煎服。治血灌瞳仁及目暴赤疼痛，或生翳膜。

胆寒dǎnhán 病后阳虚失眠的病机。《备急千金要方》：“大病后虚烦不得眠，此胆寒故也。”治宜温胆安神。

胆衡dǎnhéng 古病名。“衡”通“横”。《小儿药证直诀·钱仲阳传》：“又乳妇因大恐而病，病虽愈，目张不得瞑，人不能晓，以问乙（钱仲阳名乙），乙曰：煮郁李酒饮之，使醉则愈，所以然者，目系内连肝胆，恐则气结，胆衡不下，惟郁李去结，随酒入胆，结去胆下，目则能瞑矣，如言而效。”

胆黄dǎnhuáng 病证名。❶三十六黄之一。《圣济总录》卷六十一：“病人体上黄绿色，胸中气满，或硬，不下饮食，此是胆黄。”治宜用灸烙法或用黄芩汤。参见黄疸有关各条。❷指惊恐胆虚而致的黄疸。《太平圣惠方》卷五十五：“胆黄者，面色青黄，多惊少卧，悲泣不定，嗔怒无恒，舌上生疮，唇口干燥，若喘粗不止者，难治。”《景岳全书·黄疸》：“胆黄证，凡大惊大恐及斗殴伤者皆有之……其证则无火无湿，其人则昏沉困倦，其色则正黄如染。凡此数证，皆因伤胆，盖胆伤则胆气败而胆液泄，故为此证。”治宜选用甘温、酸涩、重镇等药，亦可用车前子散等方。参见黄疸有关各条。

胆火dǎnhuǒ 证候名。指胆火偏盛所出现的证候。《张氏医通·火》：“目黄，口苦，坐卧不宁，此胆火所动也。”《类证治裁·火症》：“胆火，眩晕口苦，羚羊角、丹皮、山栀、桑叶、连翘、龙胆草。”参见“胆病”条。

胆火不得卧dǎnhuǒbùdéwò 病证名。内伤不得卧之一。指肝胆湿热郁火所致的不寐症。《症因脉治》卷三：“胆火不得卧之症，膈寒不利，胁肋胀满，胆火乘脾也；心烦躁乱，恍惚不宁，胆涎沃心也；甚则目黄目赤，夜不能寐。”治疗如胆火乘脾者，清胆竹茹汤；左关独大，龙胆泻肝汤加胆星；胆涎沃心者，胆星汤合泻心汤、牛黄清心丸。”参见“不寐”条。

胆经dǎnjīng 足少阳胆经之简称。见该条。

胆经郁热dǎnjīngyùrè 病机。指情致内郁化热，或邪居少阳，热郁胆经，上扰心神的病理变化。

胆经郁热证dǎnjīngyùrèzhèng 证候名。指火热内扰，胆气不宁，以烦躁易怒，胁胀口苦，或耳胀、耳痛、耳鸣，或半边头痛，失眠多梦，耳暴鸣暴聋，舌红苔黄，脉弦数等为常见症的证候。

胆惊dǎnjīng 脏腑惊证之一。出《小儿病源方论》。详脏腑惊证条。

胆绝dǎnjué 病证名。危重证候之一。《脉经·诊五脏六腑气绝证名》：“病人胆绝，七日死……眉为之倾。”

胆咳dǎnké 病证名。❶指咳而呕胆汁者。《素问·咳论》：“肝咳不已，则胆受之。胆咳之状，咳呕胆汁。”治用黄芩加半夏生姜汤、小柴胡汤加芦根汁等。参见“肝经咳嗽”条。❷十咳之一。《诸病源候论·咳嗽病诸候》：“九曰胆咳。咳而引头痛、口苦是也。”治宜刺足阳陵泉。参见“十咳”“咳嗽”条。

胆木dǎnmù 中药材。见广州部队后勤部卫生部编《常用中草药手册》。又名乌檀、山熊胆。为茜草科植物胆木 *Nauclea officinalis* Pier. ex Pitard 的枝干及树皮。分布于我国南部。苦，寒。清热解毒，消肿止痛。①治感冒发热，急性扁桃体炎，咽喉炎，支气管炎，肺炎，尿路感染，肠炎，痢疾，胆囊炎，乳腺炎，急性结膜炎。煎服15～30g，或鲜品捣敷。②煎水洗下肢溃疡，脚癣，湿疹，皮炎。茎含哈尔满、乌檀碱、乌檀费丁碱等生物碱。还含奎诺酸、香草酸、β－谷甾醇。

胆募dǎnmù 见"神光"条。

胆南星dǎnnánxīng 中药材。见《本草选旨》。即胆星。详该条。

胆囊点dǎnnángdiǎn 经外奇穴名。代号XE－LE6。亦称胆囊穴。位于阳陵泉直下2寸，压痛明显处。布有腓肠外侧皮神经分支，深部正当腓浅神经处。主治急、慢性胆囊炎，胆石症，胆道蛔虫症，下肢麻痹或瘫痪等。直刺1～1.5寸。

胆囊穴dǎnnángxué 即胆囊点。见该条。

胆气dǎnqì 指胆的功能活动。体内各脏腑功能维持正常的生理状态，有赖于胆气的生发与条达，好比万物生长变化都是循着春气上升的自然规律一样。《脾胃论》："胆者，少阳春升之气，春气升则万化安。故胆气春升，则余脏从之。胆气不升，则飧泄、肠澼不一而起矣。"

胆气不足dǎnqìbùzú 证候名。亦称胆虚、胆虚气怯。病后气虚，内脏功能失调所致。症见虚烦不眠，易惊恐心悸，口苦多疑虑，常叹息。《诸病源候论·五藏六府病诸候》："胆气不足，其气上溢而口苦，善太息，呕宿汁，心下澹澹，如人将捕之。"治疗常以温胆安神法，气虚者宜结合补气。

胆气热dǎnqìrè 即胆热。详该条。

胆怯dǎnqiè 病证名。指心中畏惧不敢见人之证。《石室秘录》卷三："凡人胆怯不敢见人者，少阳胆经虚也。而所以致少阳胆经之虚者，肝木之虚也。而肝木之衰，又因肾水之不足。法当补肾以生肝木。方用熟地一两，山茱萸四钱，芍药五钱，当归五钱，柴胡一钱，茯神五钱，白芥子一钱，生枣仁一钱，肉桂一钱，水煎服。"《杂病源流犀烛·不寐多寐源流》："有心胆惧怯，触事易惊，梦多不详，虚烦不寐者，宜温胆汤。"

胆热dǎnrè 病证名。指胆经受邪化热。见《中藏经》。症见右胁或两胁疼痛、黄疸、尿短黄赤、口苦、咽干、寒热往来，或恶心呕吐、食少腹胀，或头痛眩晕、易怒、耳聋、鼻流浊涕，舌红苔黄、脉弦数。治宜清泄少阳，通腑泄热。

胆热多睡dǎnrèduōshuì 病证名。又称胆实多卧。《太平圣惠方》卷三："夫胆热多睡者，由荣卫气涩，阴阳不和，胸膈多痰，脏腑壅滞，致使精神昏浊，昼夜耽眠。此肾积热不除，肝胆气实，故令多睡也。"治宜清胆泄热，化痰醒神，如羚羊角散、茯神散、半夏汤、远志丸等方。参见"嗜卧""胆实多卧"等条。

胆热呕吐症dǎnrè'ǒutùzhèng 病证名。指呕吐因胆热郁结所致者。清代罗应章《经验医库·胆热呕吐症》："足少阴胆经，气怒郁结生火，热多寒少，胸胁胀痛，呕吐腹痛，寒热往来，郁结在三焦，有升无降，口渴咽干，一饮即吐，脉弦数有力。"治宜加减大柴胡汤。本证多见于急性胆囊炎、胆石症、急性胰腺炎等疾病。

胆石dǎnshí 病名。即发生于胆道的结石病。以右上腹胀闷或隐痛，或发作性绞痛为主要表现。

胆实dǎnshí 证候名。多由湿热壅盛、胆失疏泄所引起。症见胁下胀痛，往来寒热，口苦口干，头痛甚，或目锐眦痛，大便秘或干结，或发黄疸，舌红苔黄，脉弦数。《中藏经》："胆实则热，精神不守。"《备急千金要方》："左手关上阳实者，胆实也。苦腹中不安，身躯习习也。"治宜通腑泄热，疏肝理气。

胆实多卧dǎnshíduōwò 病证名。又称胆热多睡。《张氏医通》卷九："胆实多卧，热也，酸枣仁一两，生为末，茶清调服。"参见"胆热多睡""嗜卧"等条。

胆实热dǎnshírè 证候名。《备急千金要方》："左手关上脉阳实者，足少阳经也。病苦腹中气满，饮食不下，咽干头痛，洒洒恶寒，胁痛，名曰胆实热也。"

胆俞dǎnshù 经穴名。代号BL19。出《针灸甲乙经》。属足太阳膀胱经，胆之背俞穴。位于背部，第10胸椎棘突下，前正中线旁开1.5寸处；一说"除脊各寸半"（《针灸资生经》）。布有第10、11胸神经后支的内侧皮支，深层为外侧支，并有第10肋间动、静脉后支的内侧支通过。主治黄疸，口苦，呕吐，胁痛，惊悸，胸腹胀满，骨蒸潮热，以及肝炎、胆囊炎、胃炎、肋间神经痛等。斜刺0.3～0.5寸。艾炷灸3～7壮，或艾条灸5～15分钟。

胆水dǎnshuǐ 病证名。小儿浮肿一种类型。因胆有病而引起的水肿。由胆气郁结，水湿内停，化而为热，湿热相蒸而成。临床特征为浮肿，口苦咽干。治宜利胆消肿。用小柴胡汤合五皮饮。

胆邪dǎnxié 胆病所生的邪气。《难经·十难》："心脉微急者，胆邪干小肠也。"

胆星dǎnxīng 中药材。出《本草纲目》。又名胆南星。为制天南星的细粉与牛、羊或猪胆汁加工而成，或为生天南星细粉与牛、羊或猪胆汁发酵加工而成。苦，微辛，凉。归肺、肝、脾经。清热化痰，息风定惊。用于痰热咳嗽，咯痰黄稠，中风痰迷，癫狂惊痫，头风眩晕，煎服3～6g。水浸剂有一定抗惊厥作用。

胆星汤dǎnxīngtāng ❶《症因脉治》卷一方。胆南星、橘红、苏子、钩藤、甘草、菖蒲。水煎服。治外感中风，痰涎壅盛；内伤口噤不语，喉中痰壅；胆火沃心，不得卧。若里热甚加栀子、黄连；肝胆热加青黛、海浮石。❷《症因脉治》卷三方。胆南星、柴胡、黄芩、陈皮、甘草、青黛、海浮石。水煎服。治胆火成痰，肢体酸软。

胆星天竺丸dǎnxīngtiānzhúwán 《痘疹传心录》卷十八方。胆南星一两，半夏（汤泡去皮脐，姜汁制）、白附子（汤泡去皮脐）各五钱，天竺黄三钱，天麻、防风各二钱，朱砂（水飞）一钱。为末，甘草熬膏为丸，芡实大，每服一丸，空腹薄荷淡姜汤送下。功能祛风化痰。治小儿痰涎上壅，喘嗽不休。

胆虚dǎnxū 证候名。指胆气虚怯所出现的证候。《脉经》卷二："胆虚……病苦眩，厥，痿，足指不能摇，躄，坐不能起，僵仆，目黄，失精，䀮䀮。"又称胆气虚，胆气不足。《本草经疏》："胆虚二证：易惊，属胆气虚；病后不得眠，属胆虚。"症见多疑虑，常叹息，不得眠，或口苦目黄，呕苦水等。治宜温胆补虚为主。选用十味温胆汤、定志丸等方。

胆虚不得眠dǎnxūbùdémián 病证名。指胆虚受邪，神气不宁所致的失眠。《圣济总录》卷四十二："论曰：胆虚不得眠者，胆为中正之官，是少阳其经也。若其经不足，复受风邪则胆寒，故虚烦而寝卧不安也。"治宜补肝温胆，可用温胆汤、酸枣仁丸、五补汤等方，或用炒枣仁研末，以酒调服。参见"不寐"条。

胆虚寒dǎnxūhán 证候名。《备急千金要方》："左手关上脉阳虚者，足少阳经也。病苦眩厥痿，足指不能摇，躄，不能起，僵仆，目黄，失精，𥇦𥇦，名曰胆虚寒也。"

胆虚气怯dǎnxūqìqiè 即胆气不足。详该条。

胆郁dǎnyù 病证名。郁证之一。《赤水玄珠》卷十一："胆郁者，口苦，身微潮热往来，惕惕然如人将捕之。治宜柴胡、竹茹、干姜。"参见"郁证"条。

胆郁痰扰dǎnyùtánrǎo 病机。指痰浊内扰，胆郁失疏，上扰心神的病理变化。参见"胆郁痰扰证"条。

胆郁痰扰证dǎnyùtánrǎozhèng 证候名。指痰浊内扰，胆郁失疏，以烦躁不宁，胆怯易惊，失眠多梦，胸胁闷胀，善太息，晕眩，恶心呕吐，吐痰涎，苔白腻，脉弦缓等为常见症的证候。参见"胆郁痰扰"条。

胆胀dǎnzhàng 病证名。胀病之一。《灵枢·胀论》："胆胀者，胁下痛胀，口中苦，善太息。"《医醇賸义·胀》："胆为中正之官，决断出焉……胆气血皆少，为清静之腑，寒气干之，故胁痛口苦；气郁不舒，故善太息也。当轻扬和解，后辛汤主之。"参见"胀病"条。

胆蒸dǎnzhēng 病证名。二十三蒸之一。见《诸病源候论·虚劳骨蒸候》。详"二十三蒸"条。

胆汁dǎnzhī 人体精微物质之一，胆囊所贮藏的精汁，受肝之余气而成，可排泄下行，注入肠中，有助于饮食物的消化，是脾胃消化吸收功能得以正常进行的重要条件。

胆主决断dǎnzhǔjuéduàn 胆具有决断功能，体现在防御和消除某些精神刺激（如大惊猝恐）的不良影响，以维持和控制气血的正常运行，确保脏器之间的协调关系。《素问·灵兰秘典论》："胆者，中正之官，决断出焉。"胆对其他脏腑功能具有调节作用，故"凡十一藏取决于胆也"（《素问·六节藏象论》）。

胆足少阳经病证dǎnzúshàoyángjīngbìngzhèng 病证名。因足少阳经经气异常而致。《灵枢·经脉》："胆足少阳之脉……是动则病口苦，善太息，心胁痛，不能转侧，甚则面微有尘，体无膏泽，足外反热，是为阳厥。是主筋所生病者，头痛，颔痛，目锐眦痛，缺盆中肿痛，腋下肿，马刀侠瘿，汗出振寒，疟，胸、胁、肋、髀、膝外至胫、绝骨、外踝前及诸节皆痛，小指次指不用。为此诸病，盛则泻之，虚则补之，热则疾之，寒则留之，陷则灸之，不盛不虚，以经取之。"《脉经·胆足少阳经病证》除上述"是动""所生"病外，并列举了"善呕有苦汁，长太息，心中澹澹善悲，恐如人将捕之"等症。

胆足少阳之脉dǎnzúshàoyángzhīmài 出《灵枢·经脉》。即足少阳胆经。详该条。

疸目dǎnmù 病证名。见佚名《男妇小儿眼科七十二症》。多因脾经湿滞所致。症见两睑赤烂，时痒流泪。治宜祛风清热除湿等法。

瘅dǎn 通"疸"。黄疸病。《素问·玉机真藏论》："肝传之脾，病名曰脾风，发瘅，腹中热，烦心，出黄。"另见"瘅 dān""瘅 dàn"条。

但寒不热dànhánbùrè 症名。病人但感怕冷而无发热的症状。可见于表、里寒证。多因素体阳虚，不能温煦肌表；或寒邪袭表，卫气被阻遏所致。根据发病缓急和有关兼症，可分为3类。久病体弱畏寒，脉沉迟无力者，属虚寒证；新病但恶寒不发热，头身疼痛而恶寒，脉浮紧，属表实寒证；无热恶寒而脘腹等处冷痛，脉沉迟有力者，属里实寒证。

但热不寒dànrèbùhán 症名。指患者但感发热而无恶风、恶寒的症状。按症状有壮热、潮热和微热之分。按病机有实热、虚热、湿郁热伏、气郁化火等不同。外感病中由恶寒发热而变成但热不寒，常是病邪化热入里的标志。

但欲寐dànyùmèi 症名。指朦胧欲睡貌。为少阴病主症之一。因阳气虚衰所致。《伤寒论·辨少阴病脉证并治》："少阴之为病，脉微细，但欲寐也。"《医学心悟》首卷："问曰：但欲寐，何以是直中寒证？答曰：寒邪属阴，阴主静，静则多眠……表证多眠者，何也？答曰：表证多眠，是寒邪外束，阳气不舒，必见头痛发热诸症；若直中多眠，则见下利清谷，手足厥冷诸症，与表邪自是不同……热证亦有昏昏而睡者，何也？答曰：此热邪传入心胞，令人神昏不语，或睡中独语一二句，与之以水则咽，不与则不思，此乃热甚神昏，非欲寐也。"参少"阴病"条。

淡dàn 中药学名词。指酸、咸、甜、苦、涩等各种滋味均不明显，具有渗湿、利水功能的药味。参见"渗湿利水"条。

淡白喉dànbáihóu 病证名。满口淡白而疼痛。此虚寒之症。结合全身情况或可选用理中丸、四逆汤之类温之。

淡白喉痈dànbáihóuyōng 病证名。《喉科指掌》卷五："此症因脾肺受寒，其色不红，若用寒冻之剂，七日之内必成脓。"系指患喉痈之色淡白者。身发寒热，六脉俱紧。治宜温散寒邪。方可选用荆防败毒散加减。或针刺少商、商阳两手四穴出血。

淡白舌dànbáishé 指舌体颜色浅淡，缺乏血色的舌象。

淡菜dàncài 中药材。出《嘉祐补注神农本草》。又名壳菜。为贻贝科动物厚壳贻贝 *Mytilus crassitesta* Lischke、贻贝 *Mytilus edulis* L. 及其他贻贝类的肉。分布于我国沿海地区。咸，甘，温。入肝、肾经。补肝肾，益精血，消瘿瘤。治虚劳羸瘦，眩晕，盗汗，阳痿，腰疼，吐血，崩漏，带下，瘿瘤，疝瘕。煮食，15～30g。干品每100g含蛋白质59.1g，脂肪7.6g，碳水化合物13g，钙277mg，磷864mg，铁24.5mg，维生素 $B_2$0.46mg，尼克酸3.1mg。厚壳贻贝肌肉含扇贝醇酮、奎藻黄质等。贻贝肉含胆甾醇、石房蛤毒素等。醇提取物可降低动物血压。

淡豆豉dàndòuchǐ 中药材。出《本草汇言》。又名豆豉、香豉、香豉。为豆科植物大豆 *Glycine max*（L.）Merr. 的成熟种子的发酵加工品。苦、辛，凉。归肺、胃经。解表，除烦，宣发郁热。用于感冒，寒热头痛，烦躁胸闷，虚烦不眠，煎服6～12g。本品含蛋白质，脂肪，糖类，维生素 B_1、B_2，烟酸，以及钙、铁、磷盐等。淡豆豉有抗凝血的作用。

淡红喉痹dànhónghóubì 病证名。指喉痹之色淡红者。多由伤寒时邪未尽之故。症见咽喉肿起，疼剧，色淡红，饮食吞咽有碍，身发寒热。呕吐、目赤，脉数者，恐有斑毒在内，可急针少商、商阳、关冲、少冲左右八穴，或患处挑破。内服宜用解毒消肿。以六味汤加苏叶、羌活、葛根等。局部吹清咽利喉散。

淡红喉风dànhónghóufēng 病证名。系指患喉风而喉内肿起疼痛，其色淡红者。《喉科指掌》卷四："此症肺脾感冒风邪而发，肿连小舌，喉塞不通，声音不清。"治宜疏风宣肺，消肿利咽。方用银翘散、六味汤、清咽利膈汤等加减。

淡红舌dànhóngshé 舌象。指舌体颜色淡红，如舌质润泽红活，则为正常舌象。

淡红纹dànhóngwén　小儿指纹。指纹淡红，隐而不露，多属虚寒。

淡黄筋dànhuángjīn　推拿穴位名。即赤淡黄筋。详该条。

淡寮集验方dànliáojíyànfāng　方书。15卷。元代僧人继洪辑。刊于1283年。作者参阅多种医著，辑录验方千余首。分中风、中气、中暑、中湿等48门病证。每门之前均简论病候及用药。

淡寮四神丸dànliáosìshénwán　即四神丸第三方。见"四神丸"条。

D

淡秋石dànqiūshí　中药材。见《本经逢原》。为秋石药材之一种。详该条。

淡然子dànránzǐ　见"周魁"条。

淡渗利湿dànshènlìshī　治法。用甘淡渗湿药物使湿邪从小便排出的方法。临床用于泄泻清稀、小便不利、舌苔白、脉濡等偏湿证候，常用茯苓、猪苓、泽泻、薏苡仁等。

淡食养生法dànshíyǎngshēngfǎ　饮食养生方法之一。淡食，指五味调和冲淡之饮食，特指少盐饮食而言。淡调五味，既能得物之真味，又有利于养生。明代冷谦《修龄要旨》首先提出"淡食多能补"的主张。

淡饮dànyǐn　病名。痰饮的古称。出《脉经·辨三部九候证第一》。详"痰饮"条。

淡竹沥dànzhúlì　中药材。出《名医别录》。即竹沥。详该条。

淡竹茹dànzhúrú　中药材。见《食疗本草》。即竹茹。详该条。

淡竹茹汤dànzhúrútāng　《备急千金要方》卷三方。淡竹茹一升，麦冬五合，甘草一两，小麦一合，生姜三两，大枣十四枚。为粗末，先以水煮竹茹、小麦，去渣，再入他药煎服。功能益心气，除烦热。治产后虚烦，头痛短气欲绝，心中闷乱不解。若心虚惊悸加人参或茯苓，气逆者加半夏。

淡竹叶dànzhúyè　中药材。出《滇南本草》。又名竹叶门冬青、迷身草、山鸡米、长竹叶、山冬、林下竹。为禾本科植物淡竹叶 *Lophatherum gracile* Brongn. 的干燥茎叶。主产于浙江、江苏、湖南、湖北、广东等地。甘、淡，寒。归心、胃、小肠经。清热泻火，除烦止渴，利尿通淋。用于热病烦渴，小便短赤涩痛，口舌生疮。煎服6~10g。本品含三萜化合物：芦竹素、印白茅素、蒲公英赛醇和无羁萜。还含酚性成分、氨基酸、有机酸、糖类。对人工发热的动物有退热作用，并能增加尿中氯化物的排出，尚有增高血糖的作用。淡竹叶对乙肝病毒表面抗原有抑制作用。

弹刀子菜dàndāo·zicài　中药材。见《中草药土方土法·战备专辑》。为玄参科植物弹刀子菜 *Mazus stachydifolius* (Turcz.) Maxim. 的全草。我国大部分地区有分布。微辛，凉。解蛇毒。治毒蛇咬伤，捣烂敷伤口周围。

蛋黄花dànhuánghuā　中药材。见《广东中药》Ⅱ（生草药部分）。为鸡蛋花之别名。详该条。

蛋积dànjī　病证名。指食蛋过多而成积滞者。《杂病源流犀烛·积聚癥瘕痃癖痞源流》："蛋积，食蛋不消成积，即嗳败卵气作酸坚痛也。宜白蔻仁、橘红、豆豉、姜汁，方用妙应丸。"亦有用大蒜汁搽吐法治疗（见《济阴纲目·积聚痞块》）。

蛋托法dàntuōfǎ　小儿阴寒腹痛的外治方法。余梦塘《保赤存真》卷五："凡阴寒腹痛，用鸡子煮熟去壳，放脐眼内，一时一换，四五换，阴气收入蛋内，即愈矣。"

瘅dàn　❶热邪、热气盛。《素问·脉要精微论》："瘅成为消中"。《素问·举痛论》："瘅热焦渴"。❷劳病（《说文》）。另见"瘅 dān""瘅 dǎn"条。

瘅疟dànnüè　病证名。疟疾之一。❶以但热不寒为主症之病证。又称暑疟、温疟、阳明瘅热。《素问·疟论》："其但热而不寒者，阴气先绝，阳气独发，则少气烦冤，手足热而欲呕，名曰瘅疟。"又："瘅疟者，肺素有热，气盛于身，厥逆上冲，中气实而不外泄，因有所用力，腠理开，风寒舍于皮肤之内，分肉之间而发，发则阳气盛，阳气盛而不衰，则病矣。其气不及于阴，故但热而不寒，气内藏于心，而外舍于分肉之间，令人消烁脱肉，故名曰瘅疟。"《景岳全书》卷十四："瘅疟一证……治此之法有三。如热邪内蓄而表邪未解者，则当散以苦凉；如热因邪致，表虽解而火独盛者，则当清以苦寒，此皆治其有余也；若邪火虽盛而气血已衰，真阴日耗者，急宜壮水固元，若但知泻火，则阴日以亡，必致不救。"参见有关各条。❷指疟发于三阴者。《保命集·诸疟论》："《内经》曰五脏皆有疟，其治各别……在阴经则不分三经，总谓之温疟。"参见"疟疾"条。

瘅热dànrè　古病名。指热性病。《灵枢·论疾诊尺》："冬伤于寒，春生瘅热。"亦指热盛。《素问·举痛论》："热气留于小肠，肠中痛，瘅热焦渴，则坚干不得出，故痛而闭不通矣。"参见"发热"条。

膻中dànzhōng　❶胸部两乳之间正中部位，为宗气所聚之处，《灵枢·海论》："膻中者，为气之海。"❷心包。《灵枢·胀论》："膻中者，心主之宫城也。"也有认为膻中不完全是心包者。《医门棒喝二集》卷一或谓"胞（包）络属于膻中……盖心脏如人，包络如人穿之衣，膻中为人居之屋……岂可谓膻中即是心包乎"。❸经穴名。代号CV17。出《灵枢·根结》。别名元儿、上气海。属任脉。足太阴、少阳，手太阳、少阳，任脉之会。心包之募穴，八会穴之气会。位于胸正中线，平第4肋间隙；或于两乳头连线之中点取穴（《针灸甲乙经》《备急千金要方》）。布有第4肋间神经前皮支和乳房内动、静脉的前穿支。主治咳嗽，哮喘，胸痛，呃逆，噎膈，少乳，心绞痛，支气管哮喘，乳腺炎等。沿皮刺0.3~0.5寸。艾炷灸5~7壮；或艾条灸10~20分钟。

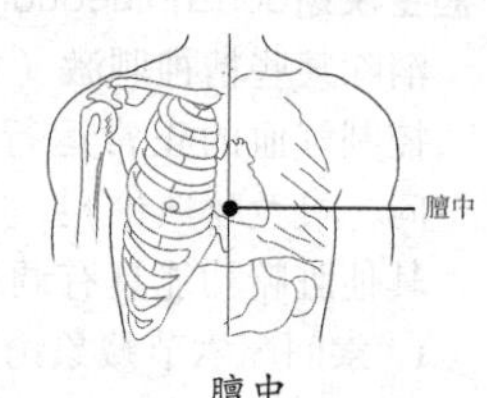

膻中

膻中发dànzhōngfā　病名。出《疡科选粹》卷四。即膻中疽。见该条。

膻中发疽dànzhōngfājū　病名。出《证治准绳·疡医》卷三。即膻中疽。见该条。

膻中疽dànzhōngjū　病名。疽之发于膻中穴者。出《证治准绳·疡医》卷三。又名膻中发疽、膻中发。多为脏腑不和，气郁所致。初起如粟，色紫坚硬，逐渐焮红肿痛，憎寒壮热。治宜急服仙方活命饮加苏叶、薄荷汗之；如烦躁作呕，唇焦渴饮，宜夺命丹清之；表证退则服托里透脓汤；若疮势不起属正虚，宜十全大补汤托之；若失治毒陷攻里，伤膜透气则逆。证治参见痈、疽各条。

dang

当归dāngguī　中药材。出《神农本草经》。又名十归、秦归。为伞形科植物当归 *Angelica sinensis* (Oliv.) Diels 的干燥根。主产于甘肃、云南、四川。甘、辛，温。入心、肝、脾经。补血活血，调经止痛，润燥滑肠。治月经不调，闭经，痛经，慢性盆腔炎，产后瘀滞腹痛，崩漏，贫血，血虚头痛、眩晕，肠燥便秘，癥瘕积聚，风湿痹痛，腰肌劳损，痈疽疮疡，跌打损伤，煎服 6～12g。现用当归注射液治疗急性缺血性脑中风、心律失常、早期突发性耳聋、血栓闭塞性脉管炎。本品含藁本内酯、阿魏酸、樟脑酸、癸二酸、月桂烯、当归酮、黄樟醚、香荆芥酚、对甲苯酚、鞘磷脂、磷脂酰肌醇、香草酸、新当归内酯、琥珀酸、烟酸、尿嘧啶、维生素 B_{12}、维生素 A 类物质和β-谷甾醇等。其挥发性成分能抑制子宫，而非挥发性成分则能兴奋子宫。煎剂或醇浸膏对在体子宫主要呈兴奋作用，使子宫呈慢而有节律的收缩，为治疗痛经的药理基础。当归流浸膏有抗心律不齐和降压作用。当归还能抗心肌缺血缺氧。水剂能抑制血小板聚集，抗血栓形成。多糖能促进造血，有抗恶性贫血作用。对实验性动脉粥样硬化大鼠的主动脉病变有一定保护作用。多糖等还能增强免疫功能。水煎剂等可抗炎止痛、利胆保肝。藁本内酯可平喘。提取液可抗肺纤维化。多糖可抗肿瘤。挥发油可抗微生物。水煎剂可抗氧化、抗自由基等。

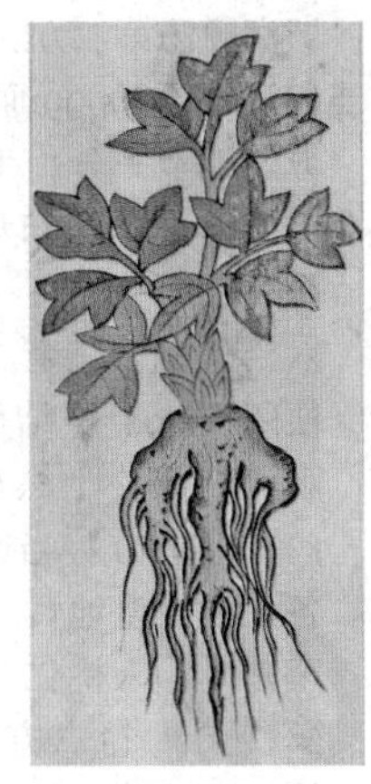
当归

当归白术汤dāngguībáizhútāng 《三因极一病证方论》卷十方。白术、茯苓各三两，当归、黄芩、茵陈各一两，前胡、枳实（麸炒）、炙甘草、杏仁（麸炒）各二两，半夏（汤洗七次）二两半。为粗末，每服四钱，加生姜七片，水煎，食前服。治酒疸发黄，结饮癖在心胸间，心下纵横坚满，骨肉沉重，逆害饮食，小便赤黄。

当归贝母苦参丸dāngguībèimǔkǔshēnwán 《金匮要略》方。当归、贝母、苦参各四两（男子加滑石半两）。为末，炼蜜为丸，小豆大，每服三至十丸，米汤送服。治妊娠小便难，饮食如故。

当归补血汤dāngguībǔxuètāng ❶《内外伤辨惑论》卷中方。又名黄芪当归汤。黄芪一两，当归（酒制）二钱。为粗末，水煎，空腹稍热服。功能补气生血。治劳倦内伤，气弱血虚，阳浮于外，肌肤燥热，目赤面红，烦渴引饮，脉洪大而虚，重按全无，以及妇人经行、产后血虚发热头痛，或疮疡溃后久不愈合者。方中重用黄芪大补脾肺之气，以资生血之源；配以当归养血和营，则阳生阴长，气旺血生。实验研究表明，本方能促进贫血小鼠红细胞的再生；显著提高乌拉坦麻醉大鼠的收缩压、舒张压和平均压；提高机体对氧的利用率，增加耐缺氧能力；保护心肌细胞；改善血液流变学；抗自由基损伤；增强免疫功能。并对小白鼠四氯化碳所致肝损害有保护作用。❷《原机启微》卷下方。生地黄、天冬各四分，川芎、牛膝、白芍药、炙甘草、白术、防风各五分，熟地黄、当归各六分。为粗末，水煎服。治男子衄血便血、妇人产后崩漏、失血过多而致的睛珠疼痛，不能视物，羞明酸涩，眼睫无力，眉骨酸疼。若恶心不进食者，加生姜。

当归承气汤dāngguīchéngqìtāng 《素问病机气宜保命集》卷中方。当归、大黄各一两，甘草半两，芒硝九钱。为粗末，每服二两，加生姜五片，大枣十枚。水煎，去渣热服，以大便利为度。治阳狂，奔走骂詈，不避亲疏。

当归导滞散dāngguīdǎozhìsǎn 《医学发明》卷三方。大黄一两，当归一分，麝香少许。为细末，每服三钱，食前，热酒调下。治落马坠车，打扑损伤，瘀血内壅，红肿青黯，大便不通，疼痛昏闷。

当归地黄散dāngguīdìhuángsǎn 《杂病源流犀烛·脏腑门》卷七方。当归、熟地黄、生地黄、酒白芍药、白术、茯苓、黄芪（蜜炙）各一钱，黄柏（蜜炙）、知母（蜜炙）、陈皮各八分，人参五分，甘草三分，大枣一枚，浮小麦一撮。水煎服。功能益气补血清热。治气血两虚而致的盗汗。

当归地黄饮dāngguīdìhuángyǐn 《景岳全书·新方八阵》卷五十一方。当归二至三钱，熟地黄三至五钱，杜仲、山药各二钱，牛膝一钱半，山茱萸一钱，炙甘草八分。水煎，食远服。功能滋补肝肾。治肾虚腰膝疼痛等症。如下部虚寒，加肉桂一至二钱，甚者加附子；如多带浊，去牛膝，加金樱子二钱，或补骨脂一钱；如气虚，加人参一至二钱，枸杞子二至三钱。

当归和血散dāngguīhéxuèsǎn ❶《脾胃论》卷下方。当归、升麻各二钱，槐花、青皮、荆芥、白术、熟地黄各六分，川芎四分。为末，每服二钱，米饮送下。治肠澼湿毒下血。❷《证治准绳·疡医》卷二方。当归二钱，乳香半钱，没药一钱半，白芍药三钱。为细末，每服一钱，水煎和渣温服，日二次，妇人酒煎。治疮疡未发出，内痛不可忍及妇人产前产后腹痛。若疮痒者，加人参、木香；妇人服，加赤芍药。疮既发不须用。

当归红花饮dāngguīhónghuāyǐn 《麻科活人全书》卷二方。当归（酒炒）、红花、葛根、连翘、牛蒡子、甘草（一方有升麻，一方有白芍药、桔梗）。水煎服。治疹出而复收者。

当归厚朴汤dāngguīhòupòtāng 《仁斋直指方论》卷十三方。高良姜二钱，官桂一钱二分，当归、厚朴各八分。水煎服。治肝经受寒，面色青惨，厥而下利。

当归黄芪汤dāngguīhuángqítāng ❶《素问病机气宜保命集》卷下方。当归、黄芪、地黄、川芎、地骨皮、芍药各半钱。为粗末，水煎服。治疮疡痛不可忍。如发热加黄芩，烦躁不得眠加栀子，呕则倍加白术。❷《证治准绳·女科》卷五方。黄芪、芍药各二两，当归三两。为末，每服四两，加生姜四片，水煎温服。治产后腰痛不可转侧，自汗壮热，身体僵强，气短。

当归黄芩芍药汤dāngguīhuángqínsháo·yaotāng 《万氏女科》卷二方。当归、黄芩、白芍药、黄连、焦白术、枳壳、茯苓、生地黄、陈皮、甘草各一钱，木香五分，乌梅一枚。水煎，空腹服。功能清热和胎，行气养血。治孕妇痢疾。

当归活血煎dāngguīhuóxuèjiān 《银海精微》卷上方。当归、黄芪、没药、川芎（血气旺者勿用）、苍术、荆芥、薄荷、熟地黄、羌活、菊花、麻黄各等分。为末，炼蜜为丸，弹子大，每服一丸，食后细嚼，茶水送服，日三次。治风冷久积，血气凝滞而致的两睑粘眼。

当归活血汤dāngguīhuóxuètāng ❶《奇效良方》卷十三方。又名桃花散。当归身、升麻各一钱，槐花、青皮、荆芥穗、熟地黄、白术各六钱，川芎四钱。为细末，每服三钱，米汤调下。治肠澼下血，湿毒下血。❷《张氏医通》卷十四方。当归三钱，赤芍药（酒洗）、生地黄（酒浸，捣烂）、桂心各一钱半，桃仁二十粒，茯苓、枳壳、柴胡各八分，甘草五分，炮姜四分，红花二分。除生地黄外，余药水煎去渣，入地黄再煎数沸，加陈酒调服。治挟血如见祟状。若不应，加穿山甲五分；又不应，加附子三分；有实热难用附子者，可与大黄一钱许同用。❸《症因脉治》卷四方。当归、红花、桃仁、山楂、甘草、牡丹皮。水煎服。治劳役痢，下痢纯血，或腰背作楚，胁肋作痛，四肢倦怠，嗜卧减食，劳重即发。

当归活血饮dāngguīhuóxuèyǐn 《审视瑶函》卷四方。制苍术、当归身、川芎、薄荷、黄芪、熟地黄、防风、羌活、白芍药各等分，甘草量减半。水煎，食后服。治目胞振跳。

当归蒺藜煎dāngguījí · lijiān 《景岳全书·新方八阵》卷五十一方。当归、熟地黄、芍药（酒炒）、何首乌各二钱，荆芥穗、炙甘草、防风、川芎、白芷各一钱，炒白蒺藜三或五钱。酒或水煎服。治痈疽疮疹，血气不足，邪毒不化，内无实热而肿痛淋漓者。若阳虚不能化毒者，加人参、黄芪；毒陷不能外达者，加穿山甲或皂角刺。

当归建中汤dāngguījiànzhōngtāng 《千金翼方》卷六方。当归（或川芎）四两，芍药、饴糖各六两，桂心、生姜各三两，大枣二十枚，炙甘草二两。为粗末，水煎，去渣，入饴糖溶化，分三次服。功能温中补虚，和里缓急。治产后虚羸不足，腹中时痛，少气，或小腹拘急，痛引腰背，不能饮食。若失血过多，加生地黄六两，阿胶二两。

当归连翘散dāngguīliánqiàosǎn 《疮疡经验全书》卷一方。当归、连翘、前胡、甘草、枳壳、桔梗、黄芩、玄参、生地黄、牛蒡子、天花粉、白芍药。加灯心草，水煎服。治双乳蛾。

当归六黄汤dāngguīliùhuángtāng 《兰室秘藏·自汗门》方。当归、生地黄、熟地黄、黄连、黄芩、黄柏各等分，黄芪量加一倍。为粗末，每服五钱，水煎，食前服，小儿量减半。功能滋阴清热，固表止汗。治阴虚有火而致的盗汗发热，面赤口干，心烦唇燥，便难尿赤，舌红脉数者。方中当归、生地黄、熟地黄滋阴养血以清热，使水足则能制火；黄连、黄芩、黄柏清热泻火以坚阴，使火去则不伤阴；然夜寐盗汗时肌表卫气不足，故用黄芪益气固表以止汗。七药相合，阴平阳秘，火不内扰，肌表得固，津液内守，盗汗可止。

当归龙荟丸dāngguīlónghuìwán 《丹溪心法》卷四方。当归、龙胆、栀子、黄连、黄柏、黄芩各一两，大黄、芦荟各五钱，木香一钱五分，麝香五分（一方加柴胡、川芎各五钱）。为末，糊丸或蜜丸。功能清热泻肝，攻下行滞。治肝胆实火而致的眩晕，胁痛，惊悸，抽搐，谵语发狂，便秘溲赤。现代也用于慢性粒细胞型白血病。本方早见于《宣明论方》，但原方有青黛半两，名为龙脑丸。

当归拈痛汤dāngguīniāntòngtāng 《医学启源》卷下方。又名拈痛汤。羌活、甘草、茵陈（酒炒）各五钱，防风、苍术、当归身、知母（酒洗）、猪苓、泽泻各三钱，升麻、白术、黄芩（炒）各一钱，葛根、人参、苦参（酒浸）各二钱。上药剉如麻豆大，每服一两，水煎，去滓温服，待少时，美膳压之。功能利湿清热，疏风止痛。治湿热为病，肢节烦痛，肩背沉重，胸膈不利，遍身疼，下注于胫，肿痛不可忍。

当归润肠汤dāngguīrùnchángtāng 《东垣试效方》卷七方。即润肠汤第二方。见该条。

当归润燥汤dāngguīrùnzàotāng ❶《兰室秘藏·消渴门》方。细辛一分，生甘草、炙甘草、熟地黄各三分，柴胡七分，黄柏、知母、石膏、桃仁泥、当归身、麻子仁、防风、荆芥穗各一钱，升麻一钱五分，红花少许，杏仁六个，川椒三个。为粗末，水煎，食远服。治消渴，大便闭涩，干燥结硬，兼喜温饮，阴头退缩，舌燥口干，眼涩难开及于黑处见浮云。❷《杂病源流犀烛·脏腑门》卷九方。当归、大黄、熟地黄、甘草、桃仁、麻仁各一钱，生地黄、升麻各七分，红花二分。先取七味煎至减半，入桃仁、麻仁，再煎服。治脾约便难。❸《医醇賸义》卷二方。当归身、丹参、牛膝、川续断各二钱，白芍药一钱五分，红花五分，木瓜、秦艽、独活各一钱，橘饼四钱，大枣十枚。水煎服。治肝燥，血涩不行，筋短胁痛。

当归散dāngguīsǎn ❶《金匮要略》方。当归、黄芩、芍药、川芎各一斤，白术半斤。为粗末，每服一方寸匕，酒或温开水送下，日二次。功能养血安胎，清热健脾。治妊娠胎动不安及产后虚弱，恶露不行。方中当归、芍药、川芎养血和血，安养胎元；黄芩清热安胎；白术健脾安胎。❷《仙授理伤续断秘方》方。泽兰、当归、续断、牛膝各十两，芍药、白芷、川芎、肉桂、细辛各五两，川椒（去目）、川乌各三两，桔梗、甘草各四两（或加白杨皮）。为细末，每服二钱，热酒调下。治打仆损伤，筋骨折断，皮肉破碎，壅滞结肿不散，或作痈疽，疼痛至甚，或因损后中风，手足痿痹，不能举动，筋骨缝纵，挛缩不舒，或劳役所损，肩背四肢疼痛。❸《太平圣惠方》卷四十三方。当归（微炒）、木香、槟榔、麝香（细研）各一两。为细末，入麝香研令匀，每服二钱，用童便煎，和渣服。治恶疰，胁肋连心刺痛。❹《太平圣惠方》卷五十八方。当归（微炒）、阿胶珠、炮姜、白术、赤芍药、炮附子各一两，炙甘草半两，姜厚朴一两半，乌梅肉（微炒）二两。为粗末，每服四钱，水煎，去渣温服。治白痢，腹痛不止。❺《小儿药证直诀》卷下方。当归二钱，木香、官桂、炙甘草、人参各一钱。为粗末，每服二钱，加生姜三片，大枣一枚，水煎服。治小儿变蒸，有寒无热。❻《普济本事方》卷十方。当归、川芎、芍药、山茱萸、黄芩各一两，白术半两。为细末，每服二至三钱，温酒调服，日三次。治月经不调，或三四月不行，或一月再至，腰腹疼痛。❼《银海精微》卷下方。当归、生地黄、赤芍药、川芎、甘草、菊花、木贼、黄芩、大黄、白蒺藜、木通、栀子各等分。水煎服。治睑停瘀血证。❽《丹溪心法》卷五方。当归、炒穿山甲、炒蒲黄各半两，朱砂一钱，麝香少许。为末，每服二钱，酒调服。治闭经。❾《秘传外科方》引李世安方。当归尾二两，川芎、荆芥穗、葛根、乌药、独活、赤芍药、白芷、升麻各一两，羌活、甘草、防风、枳壳各半两，红花、苏木各二分半。为粗末，每服五钱，加灯草十数茎，乌豆十粒，水煎，病在上食后服，病在下食前服。治疔疮。如疼痛，加乳香、没药、白芷各五分；疮热不退，加栀子、篁竹青、栀子仁各少许；大便闭，加枳壳一两；躁烦加灯心十茎、竹茹一团；渴者加天花粉一两；肿者加甘草、降香各半两；眼晕者，倍加川芎、白芷、荆芥、防风；渴而小便闭者，加滑石一两。

当归芍药散dāngguīsháo·yaosǎn 《金匮要略》方。当归三两，芍药一斤，茯苓、白术各四两，泽泻、川芎（一作三两）各半斤。为末，每服一方寸匕，酒调送下，日三次。功能养血和血，健脾利湿。治妊娠腹中痛。

当归芍药汤dāngguīsháo·yaotāng ❶《备急千金要方》卷三方。当归一两半，芍药、干地黄、人参、桂心、生姜、甘草各一两，大枣二十枚。为粗末，水煎，分三次服。治产后虚损，逆害饮食。❷《兰室秘藏·妇人门》方。柴胡二分，当归身、白芍药、白术、苍术（泔浸，去皮）各二钱，黄芪一钱五分，炙甘草、生地黄各三分，陈皮、熟地黄各五分。为粗末，分作二服，水煎，空腹稍热服。治妇人劳役过度，脾胃虚弱，短气气逆，自汗不止，身热闷乱，不思饮食，倦怠乏力，大便时泻，经水漏下不止，血色鲜红。❸《奇效良方》卷六十三方。当归（酒浸）、白芍药、茯苓、泽泻、川芎各一两，白术一两半。为细末，每服二钱，空腹温酒或米汤调下。治妊娠腹中痛，下痢。❹《验方新编》卷九方。当归身、白芍药（酒炒）、党参、陈皮、茯苓各一钱，炙甘草、炮姜、木香各五分，炒枳壳七分，乌梅一枚。水煎，食前服。功能行气和血。治产后食积，下痢赤白，腹痛窘迫，脉沉数者。

当归生姜羊肉汤dāngguīshēngjiāngyángròutāng 《金匮要略》方。当归三两，生姜五两，羊肉一斤。水煎，分三次服。功能温中补虚。治寒疝，腹中痛及胁痛里急，妇人产后腹中痛及虚劳不足者。若寒多者，加生姜成一斤；痛多而呕者，加陈皮二两，白术一两。

当归四逆加吴茱萸生姜汤dāngguīsìnìjiāwúzhūyúshēngjiāngtāng 《伤寒论》方。当归、桂枝、细辛、芍药各三两，炙甘草、通草各二两，大枣二十五枚，吴茱萸二升，生姜半斤。水、酒各半煎，分五次温服。功能温中祛寒，养血通脉。治内有久寒，手足厥寒，脉细欲绝及受寒腹痛，痛经等。

当归四逆汤dāngguīsìnìtāng 《伤寒论》方。当归、桂枝、芍药、细辛各三两，炙甘草、通草（即现在之木通）各二两，大枣二十五枚（一法十二枚）。水煎，去渣，分三次服。功能温经散寒，养血通脉。治血虚受寒，手足厥冷，舌淡苔白，脉细欲绝者，或血虚寒凝而致的月经不调，脘腹冷痛及寒入络脉，腰、股、腿、足疼痛。近代也用于指端动脉痉挛症（雷诺病）、冻疮初起。方中当归、芍药调养肝血；桂枝、细辛温经散寒；炙甘草、大枣补中健脾而益气血，协桂、芍更能调和营卫；木通协诸药而通血脉。各药合用，共成温补通脉之剂。

当归汤dāngguītāng ❶《备急千金要方》卷十二方。当归、干姜、芍药、阿胶各二两，黄芩三两。为粗末，水煎，分三次服。治衄血，吐血。❷《备急千金要方》卷十三方。当归、茯苓各五分，黄芪、紫菀各四分，高良姜、干姜各六分，肉苁蓉、鹿茸、桂心、昆布、陈皮各三分，甘草二两，桃仁一百枚，地骨皮、法曲、麦芽各一升，乌头一两，大枣四十枚。为粗末，以水一斗五升，煮取四升二合，分为五次服。治虚冷腹痛，不下饮食，食复不消、腹胀。若下利加赤石脂、龙骨各三分，渴加麦冬一升。❸《小儿药证直诀》卷下方。当归、白芍药、人参、桔梗、陈皮各一分，炙甘草半分。为细末，每服半钱，水煎频服。治小儿睡寒而致的腹痛，面青手冷，不乳夜啼。❹《证治准绳·类方》第四册方。当归（酒洗）二钱，赤芍药（煨）一钱半，独活、防风、赤茯苓、黄芩、秦艽各一钱，杏仁八分，甘草六分，桂心三分。加生姜三片，水煎，不拘时服。治血痹。❺《验方新编》卷十三方。当归、泽泻各五钱，川芎、红花、桃仁、牡丹皮各三钱，苏木二钱。水、酒各半煎服。功能散瘀活血。治跌打损伤，未破口者。若头伤加藁本一钱，手伤加桂枝一钱，腰伤加杜仲一钱，胁伤加白芥子一钱，脚伤加牛膝一钱。

当归丸dāngguīwán ❶《太平圣惠方》卷八十四方。当归、白芍药、人参、川芎各三钱，炙甘草、白术各半两。为细末，水煮面糊为丸，麻子大，三岁儿每服十丸，粥饮送下，日三次。治小儿冷热不调，大便青黄，心腹多痛，或腹中气满，或时呕逆，不欲饮食。若冷甚，加陈皮、枳壳。❷《痘疹世医心法》卷十二方。当归五钱，黄连二钱，酒大黄、紫草各三钱，甘草一钱。先以当归、紫草熬成膏，后将余药研末，膏和为丸，弹子大，每服一丸，水煎三四沸，和渣服，不下再服，以利为度。治热入血分，大便秘结，三五日不通者。

当归须散dāngguīxūsǎn 《医学入门》卷七方。当归尾一钱半，红花八分，桃仁七分，甘草五分，赤芍药、乌药、香附、苏木各一钱，官桂六分。水、酒各半煎，空腹服。功能行气活血，化瘀止痛。治跌打损伤，气血凝结而致的胸腹胁痛或寒热。如挫闪，气血不顺，腰胁痛，加青皮、木香；胁痛加柴胡、川芎。

当归血竭丸dāngguīxuèjiéwán 《产育宝庆集》卷下方。炒当归、血竭、炮莪术、芍药各二两，五灵脂四两。为细末，醋面糊为丸，梧桐子大，每服四十丸，温酒或温粥送下。治妇人产后恶露不下，结聚成块，心胸痞闷，脐下坚痛。

当归羊肉汤dāngguīyángròutāng 《重订严氏济生方》方。当归（去芦，酒浸）、人参各七钱，黄芪（去芦）一两，生姜半两。为粗末，用羊肉一斤，煮清汁五大盏，去肉入前药煎四盏，去滓，作六七服，日三四服。功能补气养血。治产后蓐劳，发热，自汗，肢体痛。

当归养荣汤dāngguīyǎngróngtāng 《原机启微》卷下方。白芍药、熟地黄、当归、川芎各一钱，羌活、防风、白芷各七分半。水煎，食后服。治睛珠痛甚不可忍者。

当归养血丸dāngguīyǎngxuèwán 《太平惠民和剂局方》卷九方。当归、赤芍药、牡丹皮、炒延胡索各二两，肉桂一两。为细末，炼蜜为丸，梧桐子大，每服五十丸，空腹温酒或米汤送下。治产后恶血不尽，发热身痛，经闭者。

当归银花汤dāngguīyínhuātāng 《症因脉治》卷四方。当归、生地黄、甘草、金银花。水煎服。治疫痢，尺脉数者。

当归饮dāngguīyǐn 《证治准绳·女科》卷一方。当归（微炒）、地黄（酒蒸焙）、川芎、白术、白芍药、黄芩各等分。为粗末，每服三钱，水煎，空腹服。功能抑阳助阴，调理经脉。治阳盛血热，月经量多。本方即《金匮要略》当归散加熟地而成。

当归饮子dāngguīyǐn·zi ❶《重订严氏济生方》方。当归、白芍药、川芎、生地黄、白蒺藜（炒）、防风、荆芥穗各一两，何首乌、黄芪、炙甘草各半两。为粗末，每服四钱，加生姜五片，水煎，去滓温服，不拘时。治心血凝滞，内蕴风热，皮肤疮疥，或肿或痒，或脓水浸淫，或发赤疹瘖。❷《证治准绳·类方》第七册方。当归、大黄、柴胡、人参、黄芩、甘草、芍药各一两，滑石半两。为粗末，每服三至五钱，加生姜三片，水煎服。治目泪不止。

当归郁李仁汤dāngguīyùlǐréntāng ❶《兰室秘藏·痔漏门》

方。郁李仁、皂角仁（另研）各一钱，枳实七分，秦艽、麻仁、当归尾、生地黄、苍术各五分，煨大黄、泽泻各三分。为粗末，水煎，去渣，入皂角子末调，食前服。治痔漏大便硬，脱肛作痛而出血者。❷《类证治裁》亦有本方，但无枳实、泽泻，有槐米。

当归枳壳汤dāngguīzhǐqiàotāng 《痧胀玉衡》卷下方。又名三十五号家人方。当归尾、枳壳、赤芍药各一钱，山楂、莱菔子各二钱，厚朴八分。水煎，微冷服。治痧食积，气血不和。

当门子dāngménzǐ 见《雷公炮炙论》。为麝香之处方名。详该条。

当脐痛dāngqítòng 病证名。《张氏医通·腹痛》："当脐痛为肾虚、任脉为病，六味丸加龟板灰；伤寒阳脉涩，阴脉弦，法当腹中急痛，此为本虚受寒，小建中汤和之。"本证亦可由虫积引起。参见"脐中痛""虫积腹痛"条。

当容dāngróng 经外奇穴名。《备急千金要方》："肝劳邪气眼赤，灸当容百壮，两边各尔。穴在眼小眦近后，当耳前三阳三阴之会处。以两手按之，有上下横脉，则是与耳门相对是也。"位于外眦外方，颧骨额突外缘凹陷处。主治目赤痛等。斜刺 0.3～0.5 寸。艾炷灸 3～5 壮，艾条灸 5～10 分钟。

当位dāngwèi 运气术语。《素问·六微旨大论》："何谓当位？木运临卯，火运临午，土运临四季，金运临酉，水运临子，所谓岁会，气之平也。"即木运遇卯年，火运遇午年，土运遇辰戌丑未年，金运遇酉年，水运遇子年。这就称为岁会，也就是平气。

当阳dāngyáng ❶经外奇穴名。代号 EX－HN2。出《备急千金要方》。位于瞳孔（正视时）直上入发际 1 寸处。主治头痛，眩晕，感冒，鼻塞，目赤肿痛等。沿皮刺 0.3～0.5 寸。艾炷灸 1～3 壮，或艾条灸 5～10 分钟。❷太阳穴别名。见《中国针灸学》。

当药dāngyào ❶出《本草拾遗》。为酸模之别名。详该条。❷见《内蒙古中草药》。为獐牙菜之别名。详该条。

挡蛇剑dǎngshéjiàn 中药材。见《岭南草药志》。为巴豆树根之别名。详该条。

党参dǎngshēn 中药材。出《本草从新》。又名上党人参、中灵草、狮头参。为桔梗科植物党参 *Codonopsis pilosula* (Franch.) Nannf.、素花党参 *Codonopsis pilosula* Nannf. var *modesta* (Nannf.) L. T. Shen 或川党参 *Codonopsis tangshen* Oliv. 的干燥根。主产于山西、陕西、甘肃及东北等地。甘，平。入脾、肺经。健脾益肺，养血生津。治脾肺气虚，食少倦怠，咳嗽虚喘，气血不足，面色萎黄，心悸气短，津伤口渴，内热消渴，煎服 9～30g。反藜芦。本品含挥发油，主含棕榈酸、α－蒎烯、龙脑等。还含水溶性多糖 4 种、氨基酸和钾、钠、钙、镁、钴、铜、锌、锰、铬、钼等人体必需的元素，又含苷类成分如丁香苷、党参苷Ⅰ，含氮成分如胆碱、黑麦草碱等，甾醇及三萜类成分如蒲公英赛醇及其乙酸酯、无羁萜等。还含丁香醛、香草酸、5－羟甲基糠醛等。浸膏可使兔红细胞略有增加。对于因化疗及放射线疗法引起的白细胞下降，可使其升高。党参对中枢神经有镇静、抗惊厥作用，能改善记忆。可预防实验性心肌缺血和实验性胃溃疡，增强免疫功能和抗炎、镇痛、降低体温。水煎剂等对胃肠活动增加有解痉作用。本品可抗低血糖，增强应激能力，抑制血小板聚集，降低血黏度。煎剂可抑菌、抑制基因突变，协同抗肿瘤药作用。

党参新研究dǎngshēnxīnyánjiū 本草著作。1 册。赵燏臣撰于 1929 年。书中对于党参的命名、植物学科属、药材名称、与人参的区别、产地、种植法、形态、采集、生药、解剖成分、医疗应用、禁忌、制剂等作了介绍，并附原植物的彩图。

党永年dǎngyǒngnián 宋代医家。生平不详。撰有《神秘名医录》2 卷，已佚。

荡胞汤dàngbāotāng 《备急千金要方》卷二方。即朴硝荡胞汤。见该条。

荡臂dàngbì 练功方法名。见杜自明《中医正骨经验概述》。两上肢放松，作前后摆荡，幅度由小渐大。适用于治疗肩部疾患。

荡痰汤dàngtántāng 《医学衷中参西录》方。代赭石 60g，大黄 30g，朴硝 18g，清半夏、郁金各 9g。水煎服。功能泻火逐痰。治癫狂，痰火上蒙心窍，脉滑实者。

荡腿dàngtuǐ 练功方法名。见杜自明《中医正骨经验概述》。取立位，手扶台或椅，将同侧下肢提起，作前后摆荡，逐渐增大幅度和力量。适用于髋腿疾患。

荡胸汤dàngxiōngtāng 《医学衷中参西录》方。炒瓜蒌仁、代赭石各 60g，炒苏子 18g，芒硝（冲服）12g。水煎，分 2 次服。若大便通行则停后服；若结胸未开，过两小时后再温服第二次；若胸中之结已开，而大便犹未通下，且不觉转矢气者，可再服半剂。功能开胸散结，涤荡痰热。治寒温结胸，胸膈痰饮与外感之邪互相凝结，上塞咽喉，下滞胃口，呼吸不利，满闷短气，饮水不能下行，或转吐出；兼治疫证结胸。

档哈雅dànghāyǎ 傣族医药学古典名著。原作者佚名。系傣族老名医之行医经验手稿，内容较丰富，记载了傣医病名、各种相应的治疗方法以及采药、制药和用药等内容，颇有实践价值。

档内出dàngnèichū 病名。出《仙授理伤续断秘方》。应作"裆内出"。指髋关节前脱位。详"胯骨出"条。

dao

刀dāo 中医眼科手术器械。长约二至三寸，钢铁制作。用于穿刺切割等。

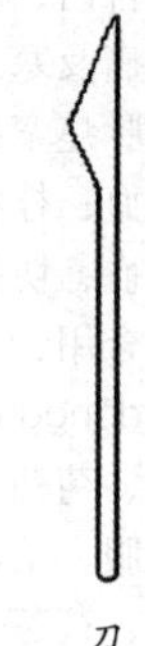
刀

刀豆dāodòu 中药材。出《滇南本草》。又名挟剑豆、刀豆子、大刀豆。为豆科植物刀豆 *Canavalia gladiata* (Jacq.) DC. 干燥成熟的种子。主产于江苏、安徽、湖北。甘，温。归胃、肾经。温中，下气，止呃。用于虚寒呃逆，呕吐。煎服 6～9g，或焙干研末服。刀豆含 γ－胍氧基丙胺、刀豆四胺、刀豆氨酸、刀豆球蛋白 A 植物凝聚素、刀豆毒素等。刀豆球蛋白在体外有直接抗肿瘤作用；在体内能促进淋巴细胞转化，也可抗肿瘤。刀豆毒素具有脂氧酶激活作用。

刀豆根dāodòugēn 中药材。出清代汪双池《医林纂要·药性》。为豆科植物刀豆 *Canavalia gladiata* (Jacq.) DC. 的根。苦，温。祛风，行血，通经。①治头风，风湿腰痛，疝气，久痢，经闭。煎服 9～15g，或浸酒服。②治跌打损伤，捣烂酒蒸外敷。

刀豆壳dāodòuké　中药材。出清代汪双池《医林纂要·药性》。为豆科植物刀豆 *Canavalia gladiata*（Jacq.）DC. 的果壳。甘，平。和中下气，散瘀活血。①治胃寒反胃，呃逆，久泻久痢，腰痛，经闭，腹胁胀痛，内服煎汤，9～15g，或焙干研末酒调服；②治喉痹，喉癣，烧存性研末吹之。

刀豆子dāodòuzǐ　中药材。见《本草纲目》。即刀豆。详该条。

刀斧伤dāofǔshāng　指由刀斧利器所造成的创伤。《金匮要略·疮痈肠痈浸淫病脉证并治》："刀斧所伤，亡血故也。"

刀圭dāoguī　古代量取药末的器具。形状如刀圭的圭角，一端尖形，中部略凹陷。一刀圭约等于1/10方寸匕。

刀剪药dāojiǎnyào　中药材。见《河北药材》。为拳参之别名。详该条。

刀螂dāoláng　中药材。见《本草纲目》。为螳螂之别名。详该条。

刀镰丁dāoliándīng　病名，出《备急千金要方》卷二十二，为十三丁之一。该疔阔狭如薤叶大，长一寸余，肉色紫黑如烧灼。宜用生矾三钱，葱白七根，共捣烂作七块，葱汤逐块送服，盖暖取汗，汗出为度。忌用刀刺，亦可用芭蕉根捣敷之，余同疔疮。

刀伤散dāoshāngsǎn　《揣摩有得集》方。参三七、琥珀、乳香（去油）、没药（去油）、生龙骨、血竭、土炒象皮、儿茶、乌贼骨各等分，为细末，掺患处。治刀伤出血不止。

刀伤药dāoshāngyào　见南川药物试验种植场《常用中草药手册》。为地桃花之别名。详该条。

刀癣dāoxuǎn　病名。生于皮肤的一种瘙痒性疾患。《诸病源候论》卷三十五："其形无匡郭，纵斜无定是也。"多因风、湿、热三邪侵犯肌肤，蕴郁日久所致。皮损边缘不整，无一定形态，纵横排列不定，瘙痒明显。治宜消风清热利湿，内服消风散（《医宗金鉴》卷七十四）加减，外搽必效散。本病类似泛发性神经性皮炎等疾患。

导痹汤dǎobìtāng　《圣济总录》卷十九方。黄芪四两，当归、人参、茯苓、龙齿、远志、炙甘草各三两，桂、半夏各五两，枳实（麸炒）、炒桔梗、茯神各二两。为粗末，每服五钱匕，先以粳米半合水煮，米熟去米，加生姜五片，大枣二枚，煮数沸，去渣，不拘时服。治脉痹，血道壅涩。

导便dǎobiàn　即导法。详该条。

导赤承气汤dǎochìchéngqìtāng　《温病条辨》卷二方。赤芍药、生大黄各三钱，生地黄五钱，黄连、黄柏各二钱，芒硝（冲）一钱。水五杯煮取二杯，先服一杯，不下再服。功能清热凉血，通便泻火。治阳明温病，大便不通，小便赤痛，时烦渴甚者。

导赤各半汤dǎochìgèbàntāng　❶《伤寒六书·杀车槌法》方。又名导赤泻心汤。黄连、黄芩、甘草、犀角、麦冬、滑石、栀子、茯神、知母、人参。水二盅，加姜、枣煎之，再加灯心一握，煎沸热服。功能清心利尿。治患伤寒后，心下不硬，腹中不满，大小便如常，身无寒热，渐变神昏不语或睡中独语一二句，目赤唇焦，口干不饮水，稀粥与之则咽，不与则不思，形如醉人。❷《症因脉治》卷一方。黄连、黄芩、生地黄、木通、犀角、栀子、麦冬、灯心、甘草。水煎服。治心经有热而致的中热病，症见发热昏沉，闷乱口噤，烦躁大渴，神识不清，遗尿便赤，外无表证者。❸《症因脉治》卷二方。①生地黄、木通、甘草、黄连、麦冬、犀角。水煎服。治心火妄动、犯肺而致的嗽血。②生地黄、木通、甘草、黄连、麦冬、栀子、赤茯苓、车前子。加灯心，水煎服。治心经咳嗽，症见咳则心痛，喉中介介如梗状，甚则舌肿咽痛，左寸脉洪数者。❹《症因脉治》卷三方。①木通、生地黄、甘草、黄连、麦冬。水煎服。治湿火而致的下消，症见小便频数，或如膏如油，或如米泔，其味反咸为甘。②生地黄、木通、黄连、甘草、黄芩、栀子、犀角（磨冲）。水煎服。治心热而肺热叶焦，发为痿躄，四肢关节不能活动，足胫纵缓，不能收持，面颊常赤，意乱心烦，左寸脉洪数者。③黄连、甘草、生地黄、木通、栀子、麦冬、犀角。水煎服。治心气上则恐，心下痛，夜卧不安，心火盛者。❺《症因脉治》卷四方。生地黄、木通、甘草、黄连、麦冬、栀子、犀角、黄芩、知母、滑石。水煎服。治发热舌赤，小便不利。

导赤清心dǎochìqīngxīn　清法之一。用清心火、利小便药物治疗心火炽盛的方法。如心热移于小肠，症见口渴面赤，口舌生疮，小便赤涩或溲时热痛，用栀子、连翘、木通、通草、甘草梢或导赤散等。

导赤散dǎochìsǎn　❶《小儿药证直诀》卷下方。生地黄、甘草、木通各等分（一方不用甘草，用黄芩）。为末，每服三钱，加竹叶，水煎，食后服。功能清心火，利小便。治心经热盛，症见口渴面赤，心胸烦热，渴欲冷饮；或心移热于小肠，口舌生疮，小便短赤，尿道刺痛等症。近代也用于急性肾盂肾炎及口腔炎属心经热盛者。方中生地清热凉血养阴；木通、竹叶清心降火利水，能引热下行，使从小便而出；甘草清热泻火，又能调和诸药。合用而有清心养阴，利水导热之效。❷《银海精微》卷上方。木通、甘草、栀子、黄柏、生地黄、知母。为细末，每服四至五钱，加竹叶、灯心、水煎，食后服。治心经实热，目大眦赤脉传睛，视物不准。❸《伤寒六书·杀车捶法》方。茯苓、猪苓、泽泻、桂枝、白术、甘草、滑石、栀子。水二盅，生姜一片，灯心二十茎，入盐少许调服。治小水不利，小腹满，或下焦蓄热，或引饮过多，或小水短赤而渴，脉沉数者。

导赤泻心汤dǎochìxièxīntāng　见《张氏医通》卷十三。即导赤各半汤第一方。见该条。

导法dǎofǎ　通导大便的方法。与导便同义。是把液体药物灌入肠中，或把润滑性的锭剂塞入肛门内，以通下大便。如蜜煎导法、猪胆汁导法等。

导黄汤dǎohuángtāng　《医醇賸义》卷三方。葛根、木通、萆薢，茯苓、车前子、天花粉各二钱，栀子、泽泻、连翘各一钱五分，茵陈三钱，薏苡仁一两。水煎服。治胃火炽盛，湿热熏蒸而致的黄疸，症见面目发黄，口燥而渴，小便赤涩。

导龙入海dǎolóngrùhǎi　治法术语。龙，喻肾火；海，喻肾水。水亏则虚火上炎。于补阴药中少佐附、桂，使虚火敛藏，故借以比喻。此法又称引火归原。详该条。

导气dǎoqì　针刺术语。《灵枢·五乱》："徐入徐出，谓之导气。"用针时，通过缓慢的提插，以诱导邪气疏泄，引导正气恢复，达到扶正祛邪的效果。

导气除湿汤dǎoqìchúshītāng　《医学发明》卷八方。羌活一钱半，当归身一钱，枳实、大黄各五分。为粗末，水煎，空腹服，得下利为度。治脚气肿痛。

导气除燥汤dǎoqìchúzàotāng 《兰室秘藏·小便淋闭门》方。茯苓、炒滑石各一钱，知母（酒洗）、泽泻各三钱，黄柏（去皮，酒洗）四钱。为粗末，每服五钱，水煎，空腹稍热服。治血涩气滞而致的小便闭塞不通。

导气法dǎoqìfǎ ❶针刺手法名。《灵枢·五乱》："徐入徐出，谓之导气。"指进针后，徐缓入针，得气后再徐缓出针的方法。❷即行气法。见该条。

导气汤dǎoqìtāng 《素问病机气宜保命集》卷中方。芍药一两，当归五钱，大黄、黄芩各一钱半，黄连、木香、槟榔各一钱。为粗末，每服三至五钱，水煎服，未止再服，不后重则止。治下痢脓血，里急后重，日夜无度。《证治准绳·类方》第六册亦有本方，但多枳壳一味。

导水茯苓汤dǎoshuǐfúlíngtāng 《普济方》卷一百九十一引德生堂方。又名茯苓导水汤。赤茯苓、麦冬、泽泻、白术各三两，桑白皮、紫苏、槟榔、木瓜各一两，大腹皮、陈皮、砂仁、木香各七钱半。为粗末，每服半两，加灯心草二十五根，水煎，空腹服。功能行气化湿，利水消肿。治水肿，头面手足遍身肿如烂瓜之状，手按而塌陷，手起随手而高突，喘满倚息，不得转侧，不得平卧，饮食不下，小便秘涩，溺时痛如刀割，尿量绝少，其色如黑豆汁者。如病重者，可药用五两，再加麦冬二两，灯心草半两，水煎，五更，空腹服，渣再煎服。

导水丸dǎoshuǐwán 《儒门事亲》卷十二方。大黄、黄芩各二两，滑石、黑牵牛子（取头末）各四两。为细末，滴水为丸，梧桐子大，每服五十丸或加至百丸，临卧温水送下。治沉积水气，食积肿满，湿热带下，疮肿等症。若湿热腰痛，泄水湿肿满，加甘遂一两；遍身走注，加白芥子一两；红热肿痛，加朴硝一两；肠胃结积，血脉气滞，加郁李仁一两；腰腿沉重，加樟柳根一两。

导痰汤dǎotántāng 《传信适用方》卷一引皇甫坦方。半夏（汤泡七次）四两，天南星（炮，去皮）、橘红、枳实（麸炒）、赤茯苓（去皮）各一两。为粗末，每服四钱，加生姜十片，水煎，去滓，食后温服。功能燥湿豁痰，行气开郁。治痰涎壅盛，头目眩晕；或痰饮留积不散，胸膈痞塞，胁肋胀满，头痛吐逆，喘急痰嗽，涕唾稠黏，坐卧不安，饮食少思。

导痰小胃丹dǎotánxiǎowèidān 《古今医鉴》卷四方。即竹沥化痰丸。见该条。

导药dǎoyào 用易于溶解、润滑的药物制成锭状，塞入肛门内，溶解后滑润肠道，使干燥的粪便易于排出。如猪胆汁、土瓜根汁皆可作为导药。

导引dǎoyǐn 一作道引。以主动的肢体运动为主，并配合呼吸运动或自我推拿而进行的一种锻炼身体、防治疾病的方法，也是古代养生方法，后为道教承袭。《庄子·刻意》："吹呴呼吸，吐故纳新，熊经鸟申，为寿而已矣，此道引之士，养形之人，彭祖寿考者之所好也。"唐代成玄英注："导引神气，以养形魄，延年之道，驻形之术"（《南华真经注疏》）。晋代李颐注："导气令和，引体令柔。"意指通过调整呼吸，使脏腑经络之气和顺；通过肢体运动，使人体动作灵活柔和。《素问·异法方宜论》："其病多痿厥寒热，其治宜导引按。"唐代王冰注："导引，谓摇筋骨，动支节。"唐代慧琳《一切经音义》："凡人自摩自捏，伸缩手足，除劳去烦，名为导引。"宋代《圣济总录》："人之五脏六腑，百骸九窍，皆一气之所通，气流则形和，气戾则病，导引之法，所以行血气，利关节，辟除外邪，使不能入也。"长沙马王堆三号汉墓出土的《导引图》中绘有40余种导引姿态图像。隋代巢元方《诸病源候论》中载有导引法260余条。

导引图dǎoyǐntú 养生著作。❶1973年长沙马王堆三号汉墓出土的西汉初年的帛画，是迄今我国发现最早的导引图谱。原帛画长约100cm与前段40cm帛书连在一起。画高40cm。上有44个各种人物的导引图像，分上下4层，每层绘有11幅小图。每幅小图高9～12cm。每小图为一人像，有男有女，有老有少，或有衣着，或裸背，均为工笔彩绘。除个别人像做器械运动外，多为徒手操练。其中涉及动物的有8图。鸟最多，占4图，计有鸟、鹞、鹤、鹯。猿猴次之，计2图。此外为一龙、一熊。与五禽戏相对照缺鹿和虎。原无图名，现名系由马王堆汉墓帛书整理小组而定。❷《隋书·经籍志》有《导引图》3卷。原注：立一，坐一，卧一。❸《导引图序》。梁肃作，原载《崇文总目》，王应麟《汉书艺文志考证》引文。此图可能是唐人图，系宋初著录。❹《云笈七签》卷三十四《宁先生导引养生法》有图。亦系宋画。原出处不详。❺《六气导引图》1卷，见《崇文总目》。❻《黄庭五脏导引图》1卷，见《崇文总目》（以上❷至❻皆佚）。❼清代敬慎山房刊有《导引图》，但流传不广。

导引行气dǎoyǐnxíngqì 养生术语。始见于《灵枢·病传》："或有导引、行气、乔摩、灸、熨、刺、焫、饮药之一者。"参见"导引""行气"条。

导饮丸dǎoyǐnwán 《儒门事亲》卷十二方。青皮、陈皮、炮三棱、炮莪术、黄连、枳壳（麸炒）各一两，大黄、黄柏各三两，炒香附、黑牵牛子各四两。为细末，泛水为丸，梧桐子大，每服三十至五十丸，食后生姜煎送下。治一切冷食不消，宿食不散，亦类伤寒，身热，恶寒战栗，头痛，腰脊强。

导滞散dǎozhìsǎn 《杂病源流犀烛·身形门》卷三十方。大黄一两，当归二钱半，麝香少许。为末，每服三钱，热酒送下。用于骨折或金疮术后通便。

导滞通经汤dǎozhìtōngjīngtāng 《医学发明》卷六方。木香、白术、桑白皮、陈皮各五钱，茯苓一两。为粗末，每服五钱，水煎，空腹、食前服。功能行气利水。治脾湿有余，气不宣通，面目手足浮肿。

导滞通幽汤dǎozhìtōngyōutāng 《证治准绳·类方》第六册方。即通幽汤。见该条。

捣法dǎofǎ 推拿手法名。屈曲食指或中指，以近端指间关节的背面轻轻叩击穴位。

捣针法dǎozhēnfǎ 见"提插法"条。

倒地拱dǎodìgǒng 中药材。见《浙江中药手册》。为防己之别名。详该条。

倒阳汤dǎoyángtāng 《石室秘录》卷二方。玄参、麦冬各三两，肉桂三分。水煎服。治虚火上炎，肺气不能下行，阳强不倒。

倒拔肿疡dàobázhǒngyáng 病症名。《疡医准绳》卷五："脚背或脚趾肿痛不可忍，以脚高悬起，其痛方止些；若以脚垂下，其疼不可当也，名曰倒拔肿疡。先用两面龟一味煎酒服，次服两面龟散。如不应，以蛇薯磨酒服，大效。"

倒产dàochǎn 病症名。又名脚踏莲花生、踏盐生、踹地生、倒生、颠倒、逆生、逆产。属臀足位分娩。

倒垂帘dàochuílián 病症名。指黑睛上翳膜自下向上扩展的病症（佚名《抄本眼科》）。参见“赤膜上冲”条。

倒刺草dàocìcǎo 中药材。见《广东中草药》。为倒扣草之别名。详该条。

倒吊法dàodiàofǎ 正骨手法。《世医得效方》卷十八：“脚大腿跟出臼……或是剉开，又可用软绵绳从脚缚倒吊起，用手整骨节，从上坠下，自然归窠。”为髋关节脱臼复位手法之一。

倒吊金钟dàodiàojīnzhōng 中药材。见《广东中草药》。为山莲藕之别名。详该条。

倒吊蜡烛dàodiàolàzhú 中药材。出《生草药性备要》。又名章表根、墨柱根。为夹竹桃科植物倒吊笔 *Wrightia pubescens* R. Br. 的根或茎。分布于广东、广西、云南。甘，平。祛风通络，祛痰止咳，解毒散结。治风湿性关节炎，腰腿痛，跌打损伤，慢性气管炎，黄疸型肝炎，肝硬化腹水，淋巴结结核。煎服：9～15g。

倒毒伞dàodúsǎn 中药材。见《四川中药志》。为泽漆之别名。详该条。

倒钩草dàogōucǎo 中药材。见《广州植物志》。为倒扣草之别名。详该条。

倒挂金钩dàoguàjīngōu 中药材。见《湖南药物志》。为钩藤之别名。详该条。

倒挂金钟 dàoguàjīnzhōng 中药材。见《浙江民间常用草药》。为菝之别名。详该条。

倒挂牛 dàoguàniú 见《中华人民共和国药典（一部）》（1977）。为云实根皮之别名。详“云实根”条。

倒罐草dàoguàncǎo 中药材。❶见成都中医学院等编《常用草药治疗手册》。为野牡丹之别名，详该条。❷见《成都中草药》。为朝天罐之别名，详该条。

倒睫dàojié 病证名。《目经大成》卷二：“此证皆由患疾，妄称时眼，不以为意……致风邪深入，久而不瘳，然后内急外弛，皮宽弦紧，睫渐拳倒。”即倒睫拳毛。详该条。

倒睫赤烂症 dàojiéchìlànzhèng 病证名。出《原机启微》。指眼睑睫毛倒入，兼见睑眦赤烂或翳膜等证候。参见“倒睫拳毛”“睑弦赤烂”条。

倒睫拳挛dàojiéquánluán 病证名。《圣济总录》卷一百一十：“脏腑久积风热，内熏肝经，冲发于目，始则肿赤隐痛多泪，日久津液涩少，睑眦皮急，致睫拳倒刺，隐摩瞳人。”即倒睫拳毛。详该条。

倒睫拳毛dàojiéquánmáo 病证名。见《秘传眼科龙木论》。又名倒睫、拳毛倒睫、倒睫拳挛、拳毛倒插、拳毛倒睫。本证常并发于椒疮。《医宗金鉴·眼科心法要诀》：“倒睫拳毛之证，由皮松弦紧，故拳毛倒入。内刺睛珠，碜涩难开，眼胞赤烂，痒而兼疼。此乃脾热肝风，合邪上壅所致。宜用细辛汤，内清邪热，外散风邪也”。古代尚用夹睑法。现对睫毛倒入少者，可电解倒睫；若倒睫多或睑内翻者，应用手术矫正。

倒经dàojīng 病证名。指经血上逆。单南山《胎产证治录》：“有行经期只吐血、衄血或眼耳出血者，是谓倒经。”详“逆经”条。

倒开花dàokāihuā 即经断复来。详该条。

倒扣草dàokòucǎo 中药材。出萧步丹《岭南采药录》。又名倒钩草、倒刺草、鸡骨癀、破布粘、倒捋草。为苋科植物土牛膝 *Achyranthes aspera* L. 的全草。分布于西南地区及福建、广东、广西等地。微苦，凉。入肝、肺、膀胱经。清热解毒，活血通络，利水消肿。①治感冒发热，流行性腮腺炎，喉痛，疟疾，痢疾，风湿性关节炎，腰腿痛，肾炎水肿，脚气，尿路结石。煎服：9～15g（鲜品15～30g）。②治疮疡肿痛。鲜叶捣敷。孕妇忌服。本品含倒扣草碱、脱皮甾酮、甜菜碱。根及种子均含皂苷。种子主含倒扣草皂苷 A、B。本品酊剂在体外对白喉杆菌、溶血性链球菌、金黄色葡萄球菌均有抑制作用。10%酊剂有抗白喉毒素的作用。倒扣草素碱在体外能使蛙腹直肌收缩，且不为箭毒碱所阻断；对狗有降低血压和减慢心率、扩张血管的作用；给大鼠灌胃有利尿和导泻作用。皂苷能使离体蛙心收缩增强，作用比用洋地黄快，但时间较短。倒扣草提取物还有抗生育作用。

倒拉九头牛dàolājiǔtóuniú 练功方法之一。见上海中医学院附属推拿学校编《推拿学》。挺胸蓄臀，两掌相对置于两胁，两手用力向前推出，同时前臂旋转，使拇指向下掌心朝外，再用力握拳，旋臂使拳眼朝上，然后徐徐拉回至两胁。

倒敛dàoliǎn 病证名。出《痘疹经验良方》。痘疹出后，其毒当敛不敛，复入于里者，谓之倒敛，多见于元气素弱，又不食，常自利以致气馁，不能托毒外出者。治以益气托毒为宜，如异功散加黄芪、当归。

倒捋草dàolǚcǎo 中药材。见《南宁市药物志》。为倒扣草之别名。详该条。

倒仆蹴损 dàopūcùsǔn 病证名。指因跌仆而致的伤筋、损骨。《圣济总录》卷一百四十五：“或因乘车马，或登陟危险，误多倒仆，轻则蹉跌，筋脉蹴损，不能伸屈，甚者乃至蹉折筋骨，治宜速以养血脉续筋骨之剂服之。”参见“跌打损伤”条。

倒生dàoshēng 病证名。指足位分娩。《张氏医通》卷十：“用力太早。儿不能自顺。只一直下，先露其足。谓之倒生。”详“倒产”条。

倒生莲dàoshēnglián 中药材。见《陕甘宁青中草药选》。为鸡血七之别名。详该条。

倒提壶dàotíhú 中药材。见《中药形性经验鉴别法》。为挖耳草之别名。详该条。

倒靥dàoyè 病证名。痘疮不能结痂，谓之倒靥。《证治准绳·幼科》：“痘疮遍身溃烂，不结痂者，倒靥也。”清代翟良《痘科类编释意》：“倒靥之证，痘疮初见一二日细小，四五日渐大顶平，至六七日即脚渐润，顶愈平陷，其色全白，形如豆壳者，倒靥也。有脓清不满，已成痂者，只是嫩皮，未成痂者，俱溃烂不休，亦是倒靥也。宜用人参归耆汤，去桂加芍药、连翘、白芷、香附主之。”痘浆未充忽然收靥，或豆浆虽充而齐结痂干紫的为气虚血热。治宜清热补气，用犀角地黄汤加紫草、黄芪。

倒爪草dàozhǎocǎo 中药材。见《全国中草药汇编》。为牛含水之别名。详该条。

倒拽九牛尾dàozhuàijiǔniúwěi 练功方法之一。出《易筋经》。取弓步位，一手上举，屈肘握拳，拳心向面，双目观拳；另一手握拳伸肘用力后伸，拳心向后。《易筋经》：“小腹运气，空松，前跪，后腿伸直，二目观拳，两膀用力。”

盗汗 dàohàn 症名。出《金匮要略·血痹虚劳病脉证并治》。又名寝汗。指睡中出汗，醒后即止。多见于虚劳，以阴虚者为多。《医略六书·汗病》：“盗汗属阴虚……盗汗乃睡中汗出，醒则汗收，因阴气空虚，睡时卫气乘虚陷入，则表无护卫而营中之火独旺于外，蒸腾汗出，醒则卫气行阳而气固于表，其汗乃止，多见于虚劳之人，宜养阴清热。热盛者，当归六黄汤；阴虚者，六味地黄汤。”详见“虚劳盗汗”“阴虚盗汗”条。盗汗亦可因阳虚、气虚、肝热、湿热、外感热病等所致。《伤寒明理论·盗汗》：“杂病盗汗者，责其阳虚也，伤寒盗汗者，非若杂病之虚，是由邪气在半表半里使然也。”《张氏医通·盗汗》：“酒客睡中多汗，此湿热外蒸也，二妙散加白术、防风、牡蛎……伤寒阳明少阳证盗汗，柴胡、葛根随证主治。温热三阳合病，目合则汗，白虎汤。”《景岳全书·杂证谟》：“若睡中盗汗而无火者，宜参苓散、独参汤主之；若阳气俱虚者宜参附汤、大建中汤之类主之。”《杂病源流犀烛·诸汗源流》中盗汗有阴火盛者，宜正气汤；有肝热甚者，宜龙胆散。

道刺dàocì　出《针灸甲乙经》。即远道刺。见该条。

道地药材dàodìyàocái　指特定产地的特定品种，且质量、疗效优良的药材。

道贯真源dàoguànzhēnyuán　丛书。清代董德宁编辑。书中包括董氏自撰的《周易参同契正义》《悟真篇正义》《元丹篇》《太上黄庭经发微》《黄帝阳符经本义》《老子道德经本义》《元真录》（包括《丹道发微》《仙传宗源》《性学筌蹄》）及董氏辑的《修真六书》（包括张伯端的《悟真外篇》、石泰的《还原篇》、陈楠的《翠虚篇》、白玉蟾的《紫清指云集》、萧廷之的《金丹大成集》、章世乾的《元丹篇约注》等）。

道广dàoguǎng　宋代僧人。西蜀（今四川）人。善医术，得高人秘传。乾德（963—968）间有人病肌瘦如劳，惟好食米，诊为米瘕，以单方调服治愈。

道洪dàohóng　南北朝时期北齐医僧。著有《释道洪方》《释道洪寒食散对疗》1卷，均佚。

道人开障散dàorénkāizhàngsǎn　《仁斋直指方论》卷二十方。蛇蜕、蝉蜕、黄连各五钱，绿豆一两，甘草二钱。为粗末，每服二钱，水煎服。功能清热明目退翳。治目翳诸障。

道书全集dàoshūquánjí　丛书。明代阎鹤洲辑。刊于万历十九年（1591）。此丛书收录各种气功著作36种。其中有彭晓、陈显微、陈致虚注解的《周易参同契》、翁葆先等注的《悟真篇》《阴符经》《道德经》《赤文调古经》《说常清静经》《大通经》等注解本，以及《钟吕传道集》《金丹大要》《规中指南》等气功学要著。

道枢dàoshū　养生著作。南宋曾糙所编，全书42卷，108篇。举凡气功古籍《参同契》《入药镜》《坐忘论》《悟真篇》《金壁龙虎经》等，均辑为专篇，予以论述。功法如胎息、呼吸、调气、存想等，也有记载。气功人物如纯阳子、海蟾子、阴真君、赤松子等均简其真名，引述其原著。每篇题下，以四言四句提示要点。为研究南宋以前气功功法理论及内丹术的重要著述。

道引dàoyǐn　即导引。详该条。

道藏dàozàng　丛书。约成书于宋代（960—1279），系仿《大藏经》编辑而成的道教大型丛书。内容庞杂，包罗甚广，不少是专为祈祷神仙而作的，有些是子书，也有医书。《内经》《备急千金要方》亦被包括在内。其他如炼丹、服食、气功、导引等方法的书几乎全部搜罗在内。现存有明正统（1436—1444）和万历（1573—1619）二刻本。近代有商务印书馆影印正统本。

稻芒赤dàomángchì　病名。秋天白睛“不肿不红，但沙涩昏痛者。乃脾肺气分隐伏之湿热，秋天多有此患，故俗谓之稻芒赤”（《张氏医通》卷八）。宜祛风、清热、除湿，用泻青丸加减。

稻蘖dàoniè　中药材。出《本草纲目》。为稻芽之别名。详该条。

稻芽dàoyá　中药材。见《中药材手册》。又名稻蘖。为禾本科植物稻 *Oryza sativa* L. 的成熟果实经发芽干燥的炮制加工品。甘，温。入脾、胃经。消食和中，健脾开胃。用于食积不消，腹胀口臭，脾胃虚弱，不饥食少。炒稻芽偏于消食。用于不饥食少。煎服：9～15g。含蛋白质、脂肪油、淀粉、淀粉酶、麦芽糖、腺嘌呤、胆碱等。

de

得道丸dédàowán　《外科正宗》卷一方。即黍米寸金丹。见该条。

得配本草dépèiběncǎo　药物学著作。10卷。清代严洁、施雯、洪炜合撰。刊于1761年。本书选录《本草纲目》中的药物647种，除记明各药的主治外，详述各种不同药物之间相互配合应用。为本书的一大特色。作者订出了药物的得、配、佐、和，并取前二字作为书名。1949年后有排印本。

得气déqì　❶指进行针刺时，患者所产生的酸、麻、重、胀、疼痛或触电样反应以及医生持针之下的沉紧等感觉。《灵枢·终始》：“坚拒勿出，谨守勿内，是谓得气。”《医学入门》指出：“如针下沉重胀满者，为气已至，若患人觉痛则为实，觉酸则为虚。如针下轻浮虚活者，气犹未至。”历代针灸医家都十分重视针刺的得气，认为“刺之要，气至而有效”（《灵枢·九针十二原》）。如已得气，则应“密意守气勿失”（《灵枢·小针解》）。如未得气，可采取候气或催气的方法，促使得气。目前，对得气的理解，大多着重于受针者的感觉，称为针刺感应。详该条。❷指针刺后，邪气得以疏泄。《灵枢·热病》：“索气于胃胳（通络），得气也。”❸指治病时，必须掌握天时气候以及人的脏腑生化关系而用药。《素问·至真要大论》：“少阴之主，先甘后咸……佐以所利，资以所生，是谓得气。”

得强déqiáng　五脏与体表部位相通应，五脏功能健旺正常，则相应体表部位形态强健，这种情况称“得强”。得强说明五脏的功能状态良好，故《素问·脉要精微论》认为：“得强则生，失强则死。”

得神déshén　即有神气。神是生命活动现象的总称，是五脏精气的体现。审察神的得失是判断正气的盛衰、疾病的轻重和预后吉凶的重要内容。例如目光精采，神思不乱，言语清晰，面色润泽，气息平顺，肌肉不削，二便调畅，谓之得神。表示五脏功能尚好，疾病较易治疗，预后较好。《素问·移精变气论》：“得神者昌。”

得生丹déshēngdān　《全国中药成药处方集》（北京、承德方）方。又名妇科得生丹。益母草10kg，白芍药、当归各2.5kg，羌活、木香、柴胡各0.9kg。为细末，炼蜜为丸，每丸重9g，每服一丸，白开水送下。功能活血调经。治经血不调，血瘀腹痛。

得守déshǒu　五脏为贮藏精气之处，精气能藏守于体内而不外耗，称为“得守”。得守说明五脏精气充沛。故《素问·脉要精微论》认为“得守者生，失守者死”。

得心集医案déxīnjíyī'àn　医案著作。6卷。清代谢星焕撰，由其次子谢杏园搜辑。成书于1861年。医案分伤寒、杂证、疟症、产后、小儿等21门，计250余案，叙述平实。每门附列杏园治验效方数则。现有《珍本医书集成》本。

得宜本草déyíběncǎo　本草著作。又名《得意本草》《绛雪园得宜本草》。1卷。清代王子接撰。刊于1732年。本书收录古今常用药物458种，分上、中、下三品，记述扼要。

得意本草déyìběncǎo　本草著作。见“得宜本草”条。

得政dézhèng　运气学说术语，见《类经图翼》。阴干所统之年岁运不及，虽司天之气为岁运所克胜，但由于岁运不及，其气衰弱，不能克胜司天之气，于是司天之气不受克而得主其政，称为“得政”。如乙巳年金运不及，虽司天的厥阴风木为金运所克胜者，但由于金运衰弱，故司天之厥阴风木可不受克而得主其政。

德敦·查巴旺西dédūn chábāwàngxī　宋代红教喇嘛。1012年在桑鸢寺乌兹经堂内发掘出密藏的《四部医典》手抄本。为《四部医典》传世做出贡献。

deng

灯草dēngcǎo　中药材。见《珍珠囊》。即灯心草。详该条。

灯火灸dēnghuǒjiǔ　俗称打灯火。出《本草纲目》。指用灯草蘸油燃火在穴位上直接点灼的一种灸法。操作时，取灯心草一段，蘸以植物油，点燃后对准穴位迅速灼灸，当灼及皮肤时，可听到“啪”的响声。灼灸次数根据病情需要掌握，一般3～5次。灸后局部应保持清洁，涂以消炎软膏，防止感染。适用于腮腺炎，小儿惊厥，小儿消化不良，呃逆等病证。

灯火疗法dēnghuǒliáofǎ　即焠法。详该条。

灯笼病dēng·longbìng　病证名。指瘀血所致里热外凉者。《医林改错》卷上：“身外凉，心里热，故名灯笼病，内有瘀血。认为虚热，愈补愈瘀；认为实火，愈凉愈凝。”治当活血祛瘀，宜用血府逐瘀汤。

灯笼草dēng·longcǎo　中药材。❶见《云南中草药》。为五爪金龙之别名。详该条。❷见《江西民间草药》。为苦灯笼草之别名。详该条。❸出《新修本草》。为酸浆之别名。详该条。

灯笼果dēng·longguǒ　中药材。见《铁岭县志》。为挂金灯之别名。详该条。

灯台树dēngtáishù　中药材。见《云南中草药选》。又名象皮木、糖胶树、面条树、鸭脚木。为夹竹桃科植物灯台树 *Alstonia scholaris*（L.）R. Br. 的叶或树皮。分布于广东、广西、云南等地。苦，凉，有毒。清热解毒，化痰止咳，止血，消肿。①治感冒发热，肺炎，百日咳，慢性支气管炎，扁桃体炎，疟疾，急性传染性肝炎，胃痛，腹泻，风湿痹痛。煎服：6～9g。②治跌打肿痛，痈疮红肿，鲜叶捣敷；外伤出血，溃疡久不收口，研末撒。本品含灯台碱、灯台定碱、鸭脚树叶碱、鸭脚树叶醛碱、阿枯米定碱、伪阿枯米精碱、纳锐灵碱等生物碱，以及白桦脂醇、熊果酸、α-香树脂醇、羽扇豆醇、β-谷甾醇等。灯台碱有箭毒样作用以及利尿、降血压作用。

灯心dēngxīn　中药材。见《圣济总录》。即灯心草。详该条。

灯心草dēngxīncǎo　中药材。出《开宝重定本草》。又名灯心、灯草、龙须草。为灯心草科植物灯心草 *Juncus effusus* L. 的干燥茎髓。我国各地均有分布，主产于江苏及西南地区。甘、淡，微寒。归心、肺、小肠经。清心火，利小便。①治心烦失眠，尿少涩痛，小儿惊热，夜啼，口舌生疮，湿热黄疸，水肿，淋证，小便不利，煎服1～3g（鲜草15～30g）。②治急喉痹，烧存性，研末吹喉。③灯心草根利水通淋，清心安神。煎服治湿热黄疸，乳痈初起。④另用于灯火灸。详该条。茎髓含灯心草苷、三肽（谷-缬-谷肽），阿拉伯聚糖，木聚糖，甲基戊聚糖，芹菜素，木犀草素-7-葡萄糖苷等。灯心草具有抗氧化和抗微生物作用。

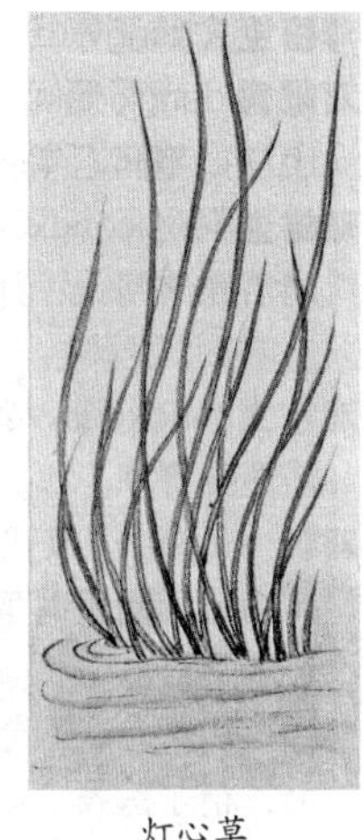
灯心草

灯盏花dēngzhǎnhuā　中药材。❶见《湖南药物志》。为木槿花之别名。❷见《云南中草药》。为灯盏细辛之别名。详各条。

灯盏花颗粒dēngzhǎnhuākēlì　中成药。即灯盏细辛颗粒。详该条。

灯盏细辛dēngzhǎnxìxīn　中药材。见《云南中草药》。又名地顶草、地朝阳、灯盏花。为菊科植物短葶飞蓬 *Erigeron breviscapus*（Vant.）Hand.-Mazz. 的干燥全草。分布于西南地区及湖南、广西。辛、微苦，温。归心、肝经。散寒解表，祛风除湿，活血通络止痛，消积。①治感冒头痛、鼻塞，风湿痹痛，瘫痪，胃痛，小儿疳积，蛔虫病，跌打损伤，煎服9～15g。②捣敷治疗疮，骨髓炎，牙痛。本品含焦麦康酸、飞蓬苷。飞蓬苷对狗具有扩张周围血管的作用。灯盏花乙素（黄芩素苷）能增加脑血流量，治疗脑血管病后瘫痪有效。

灯盏细辛颗粒dēngzhǎnxìxīnkēlì　中成药。见《中华人民共和国药典（一部）》（2020）。灯盏细辛640g。以上一味，按颗粒剂工艺制成，每袋装5g或每袋装3g（无蔗糖）。口服。一次1～2袋，一日3次。活血化瘀，通经活络。用于脑络瘀阻，中风偏瘫，心脉痹阻，胸痹心痛，缺血性脑卒中、冠心病心绞痛见上述证候者。

登痘疮dēngdòuchuāng　出《诸病源候论》卷十。即痘疮。详该条。

等分děngfēn　指方剂中各个药物的用量相等。

邓博望dèngbówàng　见“邓苑”条。

邓鸿dènghóng　清代医生。字尔聚。云南昆明人。研习医理有所领悟，以医游于云南石屏，治病多效。

邓乐天dènglètiān　见“邓旒”条。

邓旒dèngliú　清代医家。号乐天。福建邵武县人（今福建邵武市）。擅长儿科，尤精于麻痘。嘉庆（1796—1820）年间曾在广东学人痘接种术，后在福建推广种痘术。晚年著有《保赤指南车》一书，对儿科杂证，尤其是麻痘有较详尽的叙述。

邓思齐dèngsīqí　唐代医生。商州（今陕西商州区）人。先时有病足数十年不履地者，诸医莫能疗，其亲将患者置道旁以求救治。一新罗僧见之，入山采威灵仙使服之，数日能步履。邓氏知之，试用有效，于贞元二年（786）献于朝廷，于禁中用之亦效，令编附本草，授以太医丞。

邓梧主人dèngwúzhǔrén 见“袁句”条。

邓献匡dèngxiànkuāng 宋代医家。生活于熙宁（1068—1077）年间。年轻时即攻读医书，精研至理。

邓雄勋dèngxióngxūn 清代医家。字捷卿，籍贯广东南海，同治光绪间人，师从一僧人学科针灸刀割之法，撰《眼科启明》2卷。

邓宣文dèngxuānwén 南北朝时期北齐医生。曾任太医、尚药典御等职。

邓训dèngxùn 汉代官吏。为护乌桓校尉。当地羌胡人以病死为耻，病重时取刀自刺。训闻有病者，以医药治疗之，愈者甚众。

邓焱dèngyàn 元代医家。字京文。生活于13世纪。贯通儒书，精于医技。因见王冰补入《内经》之《阴阳大论》等7篇运气文，后世研究者甚少，遂究心于此，并加以演绎，条分类目，采拾遗意，注解经文，撰成《运气新书》，已佚。吴澄赞其赅而详备。

邓苑dèngyuàn 明代医家。字博望，江西清江县（今江西樟树）人。长于眼科。著有《一草亭目科全书》，是明代眼科名著之一。其中记载许多眼科常用方剂，包括不少外用药，并对药物的筛选、真伪辨别等有所记述。

邓仲霄dèngzhòngxiāo 宋代医官。原籍河南开封，后迁江西永丰。宣和（1119—1125）年间授翰林，升太子赞善。通医术，曾治太子及宫妃疾病，皆有效验，授太医院使，统天下郡、州、县、市、村镇之医。文天祥赞曰：“邓氏儒医两全。”

镫骨dènggǔ 耳骨之一。解剖学同名骨。左右耳各一，在鼓室内腔上部，其形似镫，故名。

di

低裆dīdāng 练功方法。见上海中医学院附属推拿学校编《推拿学》。两足并拢，足跟略向外，屈膝下蹲，臀部后坐不可着地，两手握拳前举，肘微屈，拳心相对，两目平视。

滴鼻剂dībíjì 中药剂型。即以药材提取物或药物用适宜溶剂制成的供滴入鼻腔用的液体制剂。

滴鼻疗法dībíliáofǎ 特殊疗法。指将具有芳香通窍、收敛止涕、凉血止血等作用的药物制成水剂、油剂或乳剂，将药液滴入鼻内，治疗各种鼻病的方法。

滴虫性阴道炎dīchóngxìngyīndàoyán 病名。是由阴道毛滴虫所引起的阴道炎。临床表现有白带量多，呈灰黄色，有泡沫及腥臭气味，尿频尿痛，外阴瘙痒，阴道黏膜充血，有散在红点。当按带下、阴痒辨症治疗。局部用药：苦参、龙胆小煎去渣冲洗；苦楝根皮浓煎剂冲洗；蛇床子、枯矾、百部、黄柏、薄荷水煎洗或坐浴；仙鹤草茎200%浓缩温煎液，涂纱布放阴道内，日一次，7天为一疗程。

滴耳剂dī'ěrjì 中药剂型。即药材提取物、药材细粉和药物制成的供滴耳用的液体制剂。

滴耳疗法dī'ěrliáofǎ 特殊疗法。指将具有清热解毒、消肿收敛等作用的药物制成水剂、油剂或乳剂，将药液滴入耳道，并适当在耳屏上按压，使药液进入耳道深部，以治疗耳病及异物入耳的方法。

滴耳油dī'ěryóu 《医宗金鉴·外科心法要诀》卷六十五方。核桃油一钱，冰片二分。将冰片兑油内，每用少许，拭脓净后，滴于耳内。治耳疳，症见耳内漫肿，流出黑色臭脓。

滴酒法dījiǔfǎ 即用95%的酒精滴入罐内1~3滴，沿罐内壁摇匀，用火点燃后，迅速将罐扣下拔火罐方法。

滴脓疮dīnóngchuāng 病名。出《外科启玄》卷八。即黄水疮。详该条。

滴乳石dīrǔshí 中药材。见《中国药学大辞典》。为钟乳石之处方名。详该条。

滴水珠dīshuǐzhū 中药材。见《江西草药》。又名一滴珠、石半夏、独叶一支花。为天南星科植物心叶半夏 *Pinellia cordata* N. E. Br. 的块茎。分布于长江以南各地。辛，温，有小毒。行瘀止痛，解毒消肿。①治头痛，胃痛，腹痛，腰痛，过敏性皮炎。研末服0.3~0.6g，或1~3粒块茎吞服。②治毒蛇咬伤，跌打损伤。内服并取鲜品捣敷。③治瘰疬，乳痈，研末油调敷；痈疮肿毒，鲜品捣敷。内服切勿过量，应整粒用温开水吞服，不可嚼碎。研粉服可装入胶囊，否则会引起喉舌麻痹。孕妇忌服。

滴丸剂dīwánjì 中药剂型。即药材提取物与基质用适宜方法混匀后滴入不相溶的冷凝液中，收缩冷凝而制成的制剂。

滴眼剂dīyǎnjì 中药剂型。即药材提取物、药材细粉和药物制成的供滴眼用的液体制剂。

滴眼药法dīyǎnyàofǎ 中医眼科外治方法。将药物精制成药液，滴入眼中，每日3~4次不等。

滴药法dīyàofǎ 特殊疗法。指用少量药液滴于眼、耳、鼻中以治疗眼、耳、鼻病的方法。也有用于内科和儿科病证的。

滴油散dīyóusǎn 《世医得效方》卷五方。煅蚌壳一两，青黛二钱。为末，每服三钱，淡水，滴入麻油数点调下。治痰嗽，湿痰在胃，上干于肺，嗽动便有痰，痰出即嗽止，其脉浮滑，兼胸膈满，痰涎多，或兼寒热交作，面浮如盘。本方早见于《医说》卷四引《类编》方，但无方名。

鍉针dīzhēn 古针具名。九针之一。《灵枢·九针论》：“鍉针，取法于黍粟之锐，长三寸半，主按脉取气，令邪出。”是一种针体粗大，尖如黍粟，圆而微尖的针具。用于按压经脉，导气和血。

鍉针疗法dīzhēnliáofǎ 指用针按压穴位皮面以治疗疾病的方法。临床操作时，虚证用补法，即将针轻压，待局部出现红晕或症状消失时去针；实证用泻法，即将针重压，待患者有酸胀感扩散时去针。但不应伤损皮肤。每日或间日一次，一般以10次为一疗程。对胃痛、腹痛、精神分裂症、肋间神经痛、月经痛等有一定疗效，尤以虚者为佳。

狄梁公díliánggōng 见“狄仁杰”条。

狄仁杰dírénjié(607—700) 唐初政治家。又名狄梁公。曾任丞相，善医，尤长针术。显庆（656—660）中，应制入关。途中，为一富室十四五岁鼻端生肿瘤如拳大的患儿施行针术，赘疣（肿瘤）应手而落。

迪庆藏药díqìngzàngyào 藏药著作。杨竞生等著。上下两册。全书载藏药598种。分矿物、动物、孢子植物和木本种子植物4类。药物名称按藏文字母顺序排列，藏汉两种文字对照。每种药分效用、来源两项叙述。部分药物还有别名、成分、药理、附注等内容。动、植物药大多附有一图或数图，少数矿物药也有附图。上、下册分别于1987年和1989年由云南民族出版社出版。

涤光散díguāngsǎn 《古今医鉴》卷九方。枯矾五分，铜绿三分。为末，用水和药，盛磁器内，隔水煮三五沸，过滤药液，蘸洗患处。治目疾，屡服寒凉药不愈，两眼蒸热，如火之熏赤而不痛，满目红丝，血脉贯睛，瞀闷昏暗，羞明畏日，或上睑赤烂，或冒风沙而内外眦皆破。

涤痰dítán　治法。祛痰法之一。即荡涤顽痰。如痰饮停聚胁下，咳嗽咯痰时引起胁下疼痛，舌苔滑，脉沉弦，用十枣汤。实热老痰，发为癫狂，痰稠便秘，舌苔黄厚而腻，脉滑数有力，用礞石滚痰丸。或痰稠而多，咳嗽气逆，用皂角煅存性，研细末，每服 1.5g，枣膏汤（或大枣煎汤）送下。涤痰法峻烈，虚人慎用，孕妇、有咯血倾向者忌用。

涤痰汤dítántāng　《奇效良方》卷一方。制南星、制半夏各二钱半，炒枳实、茯苓各二钱，橘红一钱半，石菖蒲、人参各一钱，竹茹七分，甘草五分。加生姜五片，水煎，食后服。功能涤痰开窍。治中风痰迷心窍，舌强不能言。

涤痰丸dítánwán　《杂病源流犀烛·脏腑门》卷四方。天南星、半夏、枳壳、橘红、菖蒲、人参、茯苓、竹茹、甘草。为末和丸服。治反胃，痰涎壅满胸膈，服来复丹后，须从中治者。本方即《奇效良方》涤痰汤衍化而来。

涤痰息风dítánxīfēng　治法。指用具有荡涤痰涎、化浊开窍、息内止痛作用的方药治疗顽痰所致癫痫病证的治法。

抵当汤dǐdāngtāng　《伤寒论》方。水蛭（炒）、虻虫（去翅足，炒）各三十个，桃仁（去皮尖）二十个，大黄（酒洗）三两。水煎，分三次服，先服一剂，不下更服。功能破瘀泄热。治蓄血发狂或善妄，少腹硬满，小便自利，大便易而色黑，脉沉结者。方中水蛭逐恶血，破血积聚；虻虫逐瘀血，破血积瘕；配以桃仁活血化瘀；大黄破瘀泄热，导瘀热下行。本方药力峻猛，体弱者慎用，孕妇忌服。实验研究表明，本方可使血液流变学异常动物模型的全血比黏度、血细胞比容、纤维蛋白原含量降至正常，并有降血脂作用。

抵当丸dǐdāngwán　《伤寒论》方。水蛭（炒）、虻虫（去翅足，炒）各二十个，桃仁（去皮尖）二十五个，大黄三两。上药捣分四丸，每次水煮一丸，当下血，若不下者更服。功能破瘀泄热。治下焦蓄血，少腹满，小便利者。药物组成与抵当汤同，水蛭、虻虫用量较抵当汤轻，汤分三次服，丸分四丸，分四次服，故药力较汤为轻。病情虽重而病久势缓者，可用丸。

抵当乌头桂枝汤dǐdāngwūtóuguìzhītāng　《金匮要略》方。即乌头桂枝汤。见该条。

抵法dǐfǎ　推拿手法名。见曹锡珍《外伤中医按摩疗法》。用两手指或两手掌相对，在治疗部位上用力进行按压。作用同按法，而刺激量较大。

底耳dǐ ěr　病证名。五般聤耳之一。见《外台秘要》：“耳门，在耳前起肉当耳中缺者，灸三壮，主耳中有脓及底耳、聤耳，皆不灸。”耳内腥臭，多由澡浴水入耳中，水湿停留，搏于气血，酝酿成热所致。治法见“伍耳”条。

底野迦dǐyějiā　中药材。出《新修本草》。为鸦片之别名。详该条。

砥镜老人dǐjìnglǎorén　见“卢祖常”条。

骶dǐ　❶骶骨部的简称。《灵枢·营气》：“上额循巅，下项中，循脊入骶，是督脉也。”❷臀部。见《集韵·十一荠》。❸背部。《广雅·释亲》：“背谓之。”

骶端dǐduān　骨名。即尾骨。详“尾骶骨”条。

骶骨骨折dǐgǔgǔzhé　病名。即以骶骨局部肿胀、疼痛，肛门肿胀、疼痛，肛门指检可有压痛，并可摸到移位畸形等为主要表现的骶骨骨折。参见“骨折”条。

骶髂关节错缝dǐqiàguānjiécuòfèng　病名。即髂骨与骶骨的耳状面所构成的关节，因外力而造成的微小移动，不能自行复位且引起疼痛和功能障碍的疾病。

骶尾部挫伤dǐwěibùcuòshāng　病名。即以尾部疼痛为主要表现的尾部软组织挫伤或尾骨骨膜损伤。

骶椎裂dǐzhuīliè　病名。即两侧椎板未愈合，而在椎突区产生不同程度的裂隙，椎板部分成全不缺损，棘突畸形或缺如的疾病。

地dì　❶与天相对而言，属阴。《素问·阴阳应象大论》：“神（自然界阴阳的变化）在天为风，在地为木，在藏为肝。”《素问·六节藏象论》：“天食人以五气，地食人以五味。”❷指耳前之肉。《灵枢·寿夭刚柔》：“墙基（耳郭）卑高不及其地者，不满三十而死。”❸指面的下部。《灵枢·五色》：“在地为厥。”❹向下、向内之意。《灵枢·经别》：“手太阳之正，指地，别于肩解，入腋走心，系小肠也。”

地奥心血康胶囊dì' àoxīnxuèkāngjiāonáng　中成药。见《中华人民共和国药典（一部）》（2020）。本品为薯蓣科植物黄山药 *Dioscorea anthaica* Prain et. Burkill 的根茎提取物，按照胶囊剂工艺制成。每粒含甾体总皂苷 100mg（相当于甾体总苷元 35mg）。口服每次 1～2 粒，一日 3 次。活血化瘀，行气止痛，扩张冠脉血管，改善心肌缺血。用于治疗冠心病心绞痛以及瘀血内阻所致胸闷胸痛、眩晕、气短、心悸等。

地白草dìbáicǎo　中药材。出《天宝本草》。又名白地黄瓜、七星莲、黄瓜菜、野白菜、冷毒草。为堇菜科植物匍匐堇 *Viola diffusa* Ging. 的全草。分布于华东、中南及西南等地。祛风清热，利尿解毒。①治感冒，百日咳，目赤肿痛，痢疾，肝炎，淋浊。煎服：9～15g。②治痈肿疔疮，跌打损伤，烫伤，蛇咬伤，疥疮。鲜品捣敷。

地柏草dìbǎicǎo　见《广东中药》。为山扁豆之别名。详该条。

地柏叶dìbǎiyè　见《湖南药物志》。为翠云草之别名。详该条。

地柏枝dìbǎizhī　❶出清代刘士季《草木便方》。又名岩柏草、石柏、百叶草、黄疸卷柏、孔雀毛。为卷柏科植物江南卷柏 *Selaginella moellendorfii* Hieron. 的全草。分布于长江以南各地，北至陕西南部。辛、微甘，平。清热利湿，凉血止血。①治湿热黄疸，全身浮肿，肺结核咯血，鼻衄，吐血，痔血，脏毒下血，血崩。煎服：15～30g。近用地柏枝注射液（每毫升含生药 4g）治血小板减少性紫癜，肌内注射，每次 2～4ml。经 1～2 个疗程（10～15 天为一疗程）或 3 个月以上才有效果。②治外伤出血，研末撒；烧伤，研末调敷。本品含异茴芹香豆素、β－谷甾醇、棕榈酸、硬脂酸等。注射液能缩短兔出血和凝血时间；在试管内能延迟纤维蛋白溶解，并能增加血小板总数和升高白细胞数。❷见《四川中药志》。为兖州卷柏之别名。详该条。

地板藤dìbǎnténg　中药材。见《云南中草药》。为地瓜藤之别名。详该条。

地扁蛇dìbiǎnshé　中药材。见《中国药学大辞典》。为蝮蛇之别名。详该条。

地鳖虫dìbiēchóng　中药材。见《药材学》。即土鳖虫，详该条。

地槟榔dìbīngláng　中药材。见《云南中草药选》。为管仲之别名。详该条。

地不荣dìbùróng　中药材。见明代范洪《滇南本草图说》。

即地不容之别名。详该条。

地不容dìbùróng　中药材。出《新修本草》。又名地不荣、地芙蓉、一文钱、山乌龟、金线吊乌龟。为防己科植物地不容 *Stephania epigaea* H. S. L. 的块根。产于云南。苦、辛，微寒，有大毒。清热解毒，理气，止痛，消痰，化滞。①治急性胃肠炎，胃痛，胆绞痛，肾绞痛，疟疾，痰食停滞，内服煎汤，1.5～3g；或研末吞，0.6～0.9g。本品内服须洗净切片，煮2小时后去皮晒干用。②治痈肿疮毒，研末，蜂蜜或醋调敷。孕妇忌服。用量过大易引起呕吐。本品含地不容碱、轮环藤宁碱、头花千金藤碱、地不容新碱、异地不容新碱等生物碱。轮环藤宁碱有横纹肌松弛作用。头花千金藤碱能防治白细胞减少。

地部dìbù　穴位深浅分部名。亦称“地才”。指深层。参见“人部”条。

地蚕dìcán　中药材。见《日用本草》。为甘露子之别名。详该条。

地蚕子dìcánzǐ　中药材。见清代刘士季《草木便方》。为地笋之别名。详该条。

地仓dìcāng　经穴名。代号ST4。出《针灸甲乙经》。别名会维、胃维。属足阳明胃经。阳跷、手足阳明之会。在面部，口角旁开0.4寸（指寸）。布有面神经及眶下神经的分支，深层为颊神经的末支，并有面动、静脉通过。主治口眼㖞斜，流涎，眼睑瞤动，齿痛，颊肿，以及面神经麻痹、三叉神经痛等。沿皮刺0.5～1寸。艾条灸3～5分钟。

地侧柏dìcèbǎi　见《全国中草药汇编》。为石上柏之别名。详该条。

地冲dìchōng　经穴别名。出《针灸甲乙经》。即涌泉。见该条。

地茨菇dìcígū　见《广西中兽医药用植物》。为半夏之别名。详该条。

地胆dìdǎn　中药材。出《神农本草经》。又名蚖青、杜龙。为芫青科昆虫地胆 *Meloe coarctatus* Motsch. 的干燥全虫。我国大部分地区有分布。味辛，性寒。有毒。攻毒逐瘀。①外治恶疮、鼻息肉。研末敷贴、发泡或酒煮汁涂。②治瘰疬，癥瘕。研末入丸、散内服。③坠胎。本品有剧毒，内服宜慎。体虚及孕妇忌服。恶甘草。主含斑蝥素。

地胆头dìdǎntóu　中药材。见《广州植物志》。为苦地胆之别名。详该条。

地道不通dìdàobùtōng　指月经绝止，不复下行。《素问·上古天真论》：“女子……七七任脉虚，太冲脉衰少，天癸竭，地道不通，故形坏而无子也。”王冰注：“经水绝止，是为地道不通。”

地丁草dìdīngcǎo　中药材。❶见《辽宁经济植物志》。为苦地丁之别名。详该条。❷见清代叶小峰《本草再新》。为紫花地丁之别名。详该条。

地丁肿dìdīngzhǒng　病证名。地丁（即悬雍垂）红热肿痛。为心火上炎，血热为患所致。病之初起，地丁微红，逐渐肿大，继而色鲜红，肿甚而热痛，啼叫不安，妨碍吮乳、吞咽和呼吸，并有窒息的危险。治宜泻火解毒，用犀角、连翘、黄连、大青叶、竹叶、莲子心、灯心煎汤，频频服之。

地顶草dìdǐngcǎo　中药材。见《云南中草药》。为灯盏细辛之别名。详该条。

地冻风dìdòngfēng　中药材。见《中药志》。为龙牙草根之别名。详该条。

地耳草dì'ěrcǎo　中药材。出《植物名实图考》。又名田基黄、雀舌草、七寸金、小田基黄、黄花仔。为藤黄科植物地耳草 *Hypericum japonicum* Thunb. 的全草。分布于长江流域及其以南各地。甘、微苦，凉。清热利湿，消肿解毒。①治传染性肝炎，早期肝硬化，泄泻，痢疾，阑尾炎，扁桃体炎。煎服：9～15g。②治急性眼结膜炎，煎水熏洗；痈疖肿毒，毒蛇咬伤，煎服并捣敷。本品含槲皮素及其3－葡萄糖苷、7－葡萄糖苷和3－鼠李糖苷，预试还含鞣质、内酯、蒽醌、酚类、氨基酸。田基黄苷（白前苷B）对急、慢性肝炎有效，异槲皮苷及总黄酮也是治疗肝炎、降酶的有效成分。它还能降压、抗炎。

地枫皮dìfēngpí　中药材。见《全国中草药汇编》。为木兰科植物地枫皮 *Illicium difengpi* K. I. B. et K. I. M. 的干燥树皮。分布于广西西南部。微辛、涩，温，有小毒。祛风除湿，行气止痛。治风湿关节痛，腰肌劳损，煎服6～9g。

地蜂子dìfēng·zi　中药材。见《四川常用中草药》。又名三片风、三爪金、山蜂子、三张叶、三叶蛇莓。为蔷薇科植物三叶委陵菜 *Potentilla freyniana* Bornm. 或地蜂子 *P. freyniana* Bornm. var. *Sinica* Migo 的根或全草。前者分布于河北、江苏、浙江、福建、江西、四川等地，后者分布于江苏、浙江、江西、湖北、贵州等地。苦、涩，凉。清热解毒，散瘀止血。①治肠炎，痢疾，牙痛，胃痛，胃肠出血，月经过多，产后或流产后出血不止，骨髓炎，跌打损伤，蛇咬伤。内服煎汤，9～15g；研末，每服2～3g。一日3～4次。②治烧烫伤，捣烂敷或研粉撒。三叶委陵菜体外试验对金黄色葡萄球菌有抑制作用。

地肤大黄汤dìfūdàhuángtāng　《外台秘要》卷三十三引《小品方》方。地肤草、大黄各三两，知母、黄芩、茯苓（一作猪苓）、芍药、通草、升麻、炙枳实、炙甘草各二两。水煎，分三次服。治妊娠子淋。

地肤苗dìfūmiáo　出《名医别录》。又名地肤草、地麦草。为藜科植物地肤 *Kochia scoparia*（L.）Schrad. 的嫩茎叶。全国大部分地区有分布。苦，寒。清热解毒，利尿通淋。①治痢疾，泄泻，小便不利，淋病。煎服：30～60g。②煎水洗浴，治皮肤风热丹肿；洗目，治眼热昏暗、涩痛雀盲。幼嫩茎叶含哈尔满、哈尔明碱、胆碱、微量胡萝卜素及维生素 B_2、维生素C。

地肤草dìfūcǎo　出《范汪方》。即地肤苗。详该条。

地肤子dìfūzǐ　出《神农本草经》。又名扫帚子、扫帚菜子、铁扫把子。为藜科植物地肤 *Kochia scoparia*（L.）Schrad. 的干燥成熟果实。主产于河北、山西、山东、河南等地。辛、苦，寒。入肾、膀胱经。清利湿热，祛风止痒。治湿热淋病，小便不利，白带，煎服9～15g；治荨麻疹，皮肤瘙痒，疥癣，湿疹，水煎服或煎水洗患处。本品含20－羟基蜕皮素、5，20－二羟蜕皮素等，还含齐墩果酸、三萜皂苷、脂肪油。煎剂在体外对伤寒杆菌有抑制作用，水浸剂对某些致病性皮肤真菌有抑制作用。

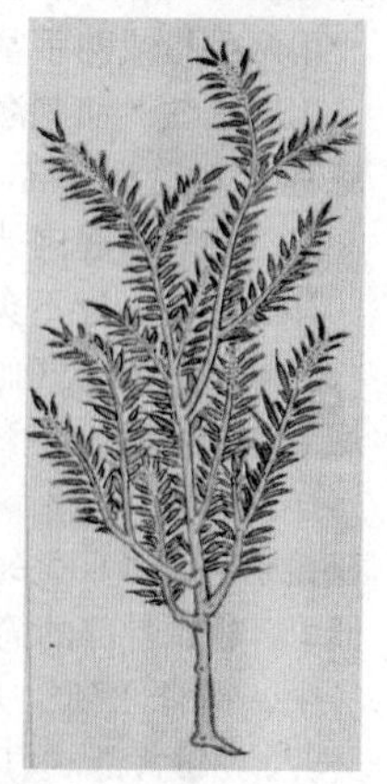

地肤子

地芙蓉dìfúróng　中药材。见《植物名实图考》。为地不容之别名。详该条。

地浮萍dìfúpíng　中药材。见《四川中药志》。为铜锤玉带草之别名。详该条。

地阁骨dìgégǔ 骨名。又名下巴骨。即下颌骨。下颌骨的一对关节突与一对颞骨的下颌关节窝靠韧带牵持，构成下颌关节。此关节囊周围组织较薄弱，可因外伤或过度张口造成下颌关节脱臼。

地阁骨伤dìgégǔshāng 病名。出《医宗金鉴》卷八十八。即下颌骨骨折。因跌仆碰撞所伤，腮唇肿痛，下颌骨振动虚浮，进食困难；重者闭目神昏，心悸神乱，气弱体软。治宜手法整复，外贴万灵膏，用布兜缚顶上；内服大活络丹，齿伤者可搽固齿散。

地拱dìgǒng 中药材。见《四川中药志》。为地牯牛之别名。详该条。

地狗dìgǒu 中药材。见《滇南本草》。为蝼蛄之别名。详该条。

地骨dìgǔ 中药材。见《新本草纲目》。为苦参之别名。详该条。

地骨皮dìgǔpí 出《大观本草》。为茄科植物枸杞 *Lycium chinense* Mill. 或宁夏枸杞 *L. barbarum* L. 的干燥根皮。全国大部分地区均产。甘，寒。入肺、肝、肾经。清肺降火，凉血除蒸。治肺结核潮热盗汗，肺热咳喘，痰中带血，吐血，衄血，糖尿病，高血压病，煎服 9～15g。本品含枸杞环八肽、苦可胺等，还含甜菜碱、胆碱、苦可胺等生物碱以及桂皮酸、亚油酸、亚麻酸、β－谷甾醇和多量酚类物质。浸剂、酊剂及煎剂对麻醉犬、猫、兔均有明显降压作用。甜菜碱能轻度降压，能抗脂肪肝。桂皮酸能抗菌、抗真菌及升高白细胞。对犬有利胆，对大鼠有轻泻作用。

地骨皮散dìgǔpísǎn ❶《太平圣惠方》卷五十五方。地骨皮、柴胡、羚羊角屑、炙甘草各一两，人参二两。为粗末，每服四钱，水煎，去渣，加生地黄汁半合，温服。治髓黄，症见身体赤黄，四肢不举，肌肉战掉，鼻衄，两脚疼闷，身不壮热，喜冷处卧。❷《圣济总录》卷四十八方。地骨皮五两，白前二两，石膏（研）六两，炒杏仁三两，桑白皮四两。为粗末，每服六钱匕，加竹叶十片，水煎服。治肺实热，喘逆胸满，仰息气急。❸《小儿药证直诀》卷下方。地骨皮、银柴胡、知母、半夏（汤洗十次，切焙）、人参、炙甘草、赤茯苓各等分。为细末，每服二钱，加生姜五片，量儿大小加减，水煎、食后服。治阴虚潮热，亦治伤寒壮热及余热。❹《校注妇人良方》卷六方。柴胡、地骨皮各一两，炒桑白皮、枳壳（麸炒）、前胡、炒黄芪各五分，茯苓、五加皮、人参、桂心、白芍药、甘草各三分。加生姜，水煎服。治血风气虚，寒热时作，或日晡潮热。❺《症因脉治》卷一方。地骨皮、柴胡、黄芩、陈皮、甘草。为粗末，水煎服。治肝胆气分发热，夜则安静，昼则烦热，唇焦口渴，饮水多汗，左脉洪数。❻《症因脉治》卷三方。地骨皮、柴胡、知母、黄芩、人参、甘草。为粗末，水煎服。治气分受邪，发热闷乱，烦躁不安，不得卧，骨节烦热。❼《杂病源流犀烛·六淫门》卷十四方。石膏二钱，黄芩、知母、生地黄各一钱，羌活七分半，赤茯苓、地骨皮各五分。为粗末，水煎服。治痰积、热积，由伤热而成，或吐或泻，头晕腹痛，心中烦躁。

地牯牛dìgǔniú 中药材。❶见《四川中药志》。又名蚁狮、沙谷牛、地拱。为蛟蜻蛉科昆虫蛟蜻蛉 *Myrmeleon micans* (Maclchlan) 的幼虫。辛、咸，温，有毒。通窍，散结，截疟。①治砂淋，炒研末，加白糖开水调服；治疟疾，炒研末，于疟发前半小时，温开水或兑酒服，每次 7～10 个。②治瘰疬破烂，配硼砂、冰片捣敷；疔毒，捣敷。③治竹木刺及铁砂入肉，配南瓜瓤捣敷。❷见《贵州民间方药集》。为蝼蛄之别名。详该条。

地牯牛草dìgǔniúcǎo 中药材。见《贵州草药》。为甘露子之别名。详该条。

地瓜dìguā 中药材。见《救荒本草》。为地笋之别名。详该条。

地瓜儿dìguā·er 中药材。见《救荒本草》。为地笋之别名。详该条。

地瓜根dìguāgēn 中药材。出清代刘士季《草木便方》。为桑科植物地瓜 *Ficus tikoua* Bur. 的根。苦、涩，凉。清热利湿，行气活血。治腹泻，痢疾，黄疸，白带，闭经，跌打损伤，瘰疬。内服煎汤，30～60g；或浸酒服。

地瓜藤dìguāténg 中药材。见《贵州民间方药集》。又名地枇杷、地石榴、地板藤、霜坡虎。为桑科植物地瓜 *Ficus tikoua* Bur. 的茎叶。分布于湖南、湖北、贵州、云南、四川和广西西部、陕西南部。苦，凉。清热利湿，止咳，消肿。①治小儿消化不良，急性胃肠炎，痢疾，黄疸，水肿，尿路感染，白带，风湿痹痛。煎服：15～30g。②捣敷治痈肿疮毒，跌打肿痛。

地贯草dìguàncǎo 见《广西中药志》。为莎草之别名。详该条。

地合dìhé 经外奇穴名。出清代张镜撰《刺疔捷法》（后人误将该书收入《陈修园医书七十二种》）。位于承浆穴下方，下颌骨正中向前突起之高点处。主治头面疔疮，牙痛等。斜刺 0.3～0.5 寸。

地胡椒dìhújiāo 见清代罗思举《简易草药》。为鹅不食草之别名。详该条。

地户dìhù 指东南方。《升庵外集》："河图括地象曰，东南为地户。"古人认为地不满东南，故地之户在东南。

地花椒dìhuājiāo 中药材。出《海上名方》。即地椒。详该条。

地化dìhuà 运气术语。❶指在泉之气的变化。《素问·至真要大论》："地化奈何？"❷专指在泉的火热之气。《素问·六元正纪大论》："同清者多地化。"张景岳注："运与司天阳明同清者，则当多用在泉少阴温热之化以治之。"即岁运与司天之气同为清气，应多以火热之气调节。

地黄当归汤dìhuángdāngguītāng ❶《圣济总录》卷六十一方。地黄汁（或用生地黄三两，水煎研汁代之）三两，蜜三合，当归、白术各一两。先将当归、白术水煎，去渣，下地黄汁并蜜和匀，分作三服，相继服尽。功能补气养血。治面白，病人颜色干枯，目下赤，口干舌缩，心中恍惚，四肢烦重。❷《洁古家珍》方。当归一两，熟地黄二两。为粗末，作一服，水煎服。治妇人有孕胎痛。

地黄膏dìhuánggāo ❶《太平圣惠方》卷六十三方。生地黄汁一升，松脂二两，熏陆香、蜡各一两，羊肾脂、牛膝各一两半。药入地黄汁中，煎松脂及熏陆香，令消尽，即纳羊脂酥蜡，慢火煎成膏，外敷患处。功能排脓止痛。治痈疽发背，溃后疼痛不止。❷《普济本事方》卷六方。生地黄（捣泥为膏）、木香（为末）。将地黄膏随肿大小摊纸上，掺木香末一层，又再摊地黄膏贴患处。治损伤及肿痛未破者。❸《古今医统大全》卷四十六方。鲜生地黄（捣汁）十斤，当归身一斤，芍药、枸杞子各半斤，天冬、麦冬各六两，川芎、牡丹皮各二两，莲肉四两，知母、地骨皮各三两，人参、甘草各一两。水煎，去渣，和地黄汁同熬成膏服。治阴虚火旺发热。《症因脉治》卷三方。生地黄、当归、牡丹皮、白芍药、枸杞子、知母、人参、甘草、地骨皮。治精虚所致的中消。本方方名见《世医得效方》卷十八。

地黄煎dìhuángjiān ❶《备急千金要方》卷八方。生地黄汁二升，生姜汁一升，枸杞根汁、酥各三升，荆沥、竹沥各五升，人参、天冬各八两，茯苓六两，栀子仁、大黄各四两。后五味为细末；前六味煎汁，再加药末搅调，每服一至三方寸匕，日二次。治热风心烦闷及脾胃间热，饮食不下。❷《太平圣惠方》卷二十六方。生地黄汁三升，防风、黄芪、炒鹿角胶、当归、丹参、桑寄生、狗脊、牛膝各二两，羊髓一升。为细末，先煎地黄汁，减一升，内前药末入汁中，次入髓，搅令匀，慢火煎如饧，收瓷瓶中，每服半匙，食前温酒调下。治骨极。❸《校注妇人良方》卷五方。生地黄、熟地黄各等分。为细末，姜汁和水拌杵为丸，梧桐子大，每服五十丸，空腹白水送下，日三次。治妇人血风劳，心忪发热。❹《仁斋直指方论》卷二十六方。生地黄汁四两，鹿角胶（捣碎炒黄，无鹿胶则以透明阿胶炒酥代）一两。为末拌和，每服三钱，童便一盏入姜汁少许调下。治肺损吐血、嗽血。

地黄煎丸dìhuángjiānwán 《圣济总录》卷十四方。生地黄汁六合，生天冬汁、牛髓、牛酥、白蜜、枣肉膏（去核）各五合，生姜汁七合，醇酒二升，黄芪、石斛、人参、山芋、茯神、柏子仁（另捣研）、山茱萸、桂、五味子、防风、枸杞子、枳壳（麸炒）、姜厚朴、白术、炮姜各半两，赤石脂（另捣研）、甘草各一两，远志、细辛各一分。先煎地黄汁，加酒五分，减二分，次下天冬汁、姜汁，煎二十沸，次下牛髓、酥、蜜、枣膏，煎如稀糖，再下后诸药为末，同搅匀，于银器中重汤煎。为丸，梧桐子大，每服三十丸，空腹早食后温酒送下，日二次。治风惊邪，心虚，冷热不调，左肋下有气发，即腹胀不能食。

地黄姜dìhuángjiāng 中药材。见《全国中草药新医疗法展览会技术资料选编·外科》。为盾叶薯蓣之别名。详该条。

地黄酒dìhuángjiǔ 《太平圣惠方》卷四十四方。生地黄一斤，大豆（炒令熟）、白杨树皮各半斤，生姜（碎切，炒熟）二两。用绢袋盛诸药，放在瓷瓶中，以清酒一斗密封浸七日，每服一小盏，食前温服。治腰脚疼痛。

地黄连dìhuánglián 中药材。见《云南中草药选》。为矮陀陀之别名。详该条。

地黄木dìhuángmù 中药材。见《广西中药志》。为华山矾之别名。详该条。

地黄汤dìhuángtāng ❶《圣济总录》卷五十一方。干地黄一两半，麦冬、羚羊角（镑）、槟榔、牛膝、黄芩、炙甘草、丹参、枳壳（麸炒）、赤茯苓各一两。为粗末，每服三钱匕，水煎，不拘时服。治肾脏实热，心胸烦满，腹胁胀急，腰重不利。❷《圣济总录》卷一百五十一方。生地黄二两，黄芩半两，当归、地榆、炙柏叶、炒艾叶各一两半，灶心土、蒲黄（此二味原书无剂量）。为粗末，每服三钱匕，加生姜三片，水煎服。治妇人气血虚损，月水不断。❸《普济本事方》卷五方。干地黄二两五钱，桑白皮（蜜炙）一两，磁石（捣碎，水淘二十至三十次，去尽赤汁为度）、枳壳（麸炒）、羌活、防风、黄芩、木通、炙甘草各半两。为粗末，每服四钱，水煎服，日二至三次。治因疮毒后肾经热，右耳听事不真，每心中不意则转觉重，虚鸣疼痛。❹《三因极一病证方论》卷八方。麦冬、干地黄各五两，人参、茯苓、芍药、白术、甘草各三两，葳蕤四两，石膏六两，远志（去心）十两。为末，每服四钱，水煎，不拘时服。治脉实极，气衰血焦，发落，好怒，唇舌赤，甚则言语不快，色不泽，饮食不为肌肤。❺《银海精微》卷上方。防风、羌活、人参、茯苓、当归、熟地黄、黄芩、黄连各等分。水煎温服。治眼久病昏涩不愈者。❻即六味地黄丸第一方作汤剂。治证同。见“六味地黄丸”条。

地黄丸dìhuángwán ❶《备急千金要方》卷五方。干地黄、大黄各一两六铢，茯苓十八铢，当归、柴胡、杏仁各半两。为末，炼蜜为丸，麻子大，每服五丸，日三次。治小儿胃气不调，不欲食。❷《普济本事方》卷五方。又名菊花丸。熟地黄（酒洒，九蒸九曝，焙干）一两半，黄连、决明子各一两，没药、菊花、防风、羌活、桂心、朱砂各半两。为细末，炼蜜为丸，梧桐子大，每服三十丸，食后开水送下，日三次。治肝虚风热攻目，赤肿羞明，渐生翳膜及肝肾风毒，热气上冲，眼目涩痛，不可服补药者。❸《仁斋直指方论》卷二十一方。熟地黄、当归、川芎、肉桂、菟丝子（酒浸）、川椒、炒补骨脂、白蒺藜、炒胡芦巴、杜仲（姜制）、白芷、石菖蒲各一分，磁石（醋淬七次）一分半。为末，炼蜜为丸，梧桐子大，每服五十丸，空腹葱白温酒送下。治劳损耳聋。❹《类编朱氏集验方》卷二引田监薄方。熟地黄（九蒸）十两，菟丝子（酒浸蒸）、鹿角霜各五两，茯苓、柏子仁各三两，附子一两。为末，鹿角煮酒为丸，每服一百一十丸，盐或酒送下。治白浊。❺《脉因证治》卷下方。生地黄、天冬各四两，炒枳壳、菊花各二两。为末，炼蜜为丸，清茶或酒送下。治近视眼。❻《疡医大全》卷十一方。生地黄、石斛、熟地黄、玄参各等分。为末，炼蜜为丸，每服二钱，茶水送下。治眼眶痛，羞明。❼见《小儿药证直诀》卷下。即六味地黄丸。见该条。❽见《证治准绳·类方》第七册。即羌活退翳丸。见该条。

地黄叶dìhuángyè 中药材。出《食疗本草》。为玄参科植物地黄 *Rehmannia glutinosa*（Gaertn.）Libosch. 的叶。治手、足癣，恶疮似癞。捣汁日日涂之。

地黄饮dìhuángyǐn 《圣济总录》卷六十一方。地黄（肥嫩者洗、劈碎）半斤，黄雌鸡（去毛、肠胃，细剉）一只。用水一斗，煮至三升，去渣，一日内徐徐服尽。治鸡黄，病人面目俱青，好向暗处眠卧，不欲见明，手异衣服，状如鬼神，望见黄花生者。

地黄饮子dìhuángyǐn · zi ❶《圣济总录》卷五十一方。熟地黄、巴戟天、山茱萸、石斛、肉苁蓉（酒浸，焙）、炮附子、五味子、官桂、茯苓、麦冬、菖蒲、远志各等分。为末，每服三钱，加生姜三片，大枣二枚煎服。功能补肾益精，宁心开窍。治喑痱，肾虚弱厥逆，语声不出，足废不用；近代也用于脑动脉硬化、脑卒中后遗症等属肾阴阳两虚者。方中熟地、萸肉滋补肾阴；巴戟、苁蓉温补肾阳，共为君。麦冬、石斛、五味子以助滋阴敛液；附子、肉桂以助温养真元，且可摄纳浮阳，引火归原，共为臣药。菖蒲、远志、茯苓交通心肾，宣窍化痰；生姜、大枣调和脾胃。诸药合用，使水火相济，虚火得清，痰浊得除，则喑痱可愈。《宣明论方》有薄荷五七叶。❷《医方集解》引《易简方》方。人参、炙黄芪、炙甘草、生地黄、熟地黄、天冬、麦冬、炙枇杷叶、石斛、泽泻、炒枳壳各等分。为粗末，每服三钱，水煎服。治消渴烦躁，咽干面赤。

地机dìjī 经穴名。代号 SP8。出《针灸甲乙经》。《医学入门》作地箕。别名脾舍。属足太阴脾经。足太阴之郄穴。位于小腿内侧，当胫骨内踝下缘下3寸，胫骨后缘处。一说："阴陵泉下五寸，与巨虚相对"（《循经考穴编》）。布有小腿内侧皮神经，深层后方有胫神经；前方有大隐静脉及膝最上动脉的分支，深层有胫后动、静脉通过。主治腹痛，腹胀，食欲不振，泄泻，水肿，小便不利，痢疾，月经不调，痛经，遗精等。直刺1～1.5寸。艾炷灸3～5壮，或艾条灸5～10分钟。

地箕dìjī 经穴名。见"地机"条。

地纪dìjì 运气术语。五年循环一周。《素问·天元纪大论》："终地纪者，五岁为一周。"

地菅dìjiān 中药材。出《名医别录》。为白茅根之别名。详该条。

地椒dìjiāo 中药材。出《嘉祐补注神农本草》。又名地花椒、山胡椒。为唇形科植物百里香 *Thymus mongolicus* Ronn. 或兴凯百里香 *T. przewalskii*（Kom.）Nakai 的地上部分。前者分布于东北及内蒙古、甘肃、陕西、青海、山西、河北等地，后者分布东北及河北、陕西等地。辛，温，有小毒。祛风止咳，温中止痛，利尿通淋。①治感冒咳嗽，百日咳，急性胃肠炎，消化不良，胃腹冷痛，高血压病，外伤周身疼痛，痛经，淋病小便涩痛。煎服：6～15g。②治疮痈肿痛，慢性湿疹，皮肤瘙痒，神经性皮炎，煎水洗。本品含挥发油，内有香荆芥酚、百里香酚、对聚伞花素、龙脑等。又含高山黄芩素葡萄糖苷、木犀草素-7-葡萄糖苷等黄酮类成分和熊果酸、鞣质等。百里香酚有防腐、消毒作用，对金黄色葡萄球菌、大肠埃希菌有抑制作用。可治气管炎，还有抗真菌及驱虫作用。

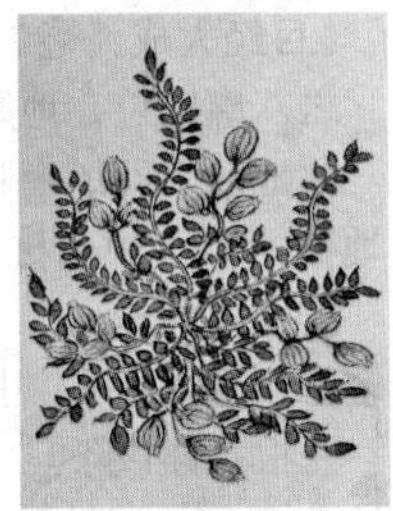
地椒

地节dìjié 中药材。见《三国志》。为玉竹之别名。详该条。

地节根dìjiégēn 中药材。见《青海药材》。为白茅根之别名。详该条。

地筋dìjīn 中药材。出《石药尔雅》。为莨根之别名。详该条。

地锦dìjǐn 中药材。出《本草拾遗》。为爬山虎之别名。详该条。

地锦草dìjǐncǎo 中药材。出《嘉祐补注神农本草》。又名血见愁、奶浆草、粪脚草、铺地锦。为大戟科植物地锦 *Euphorbia humifusa* Willd. 或斑地锦 *E. maculata* L. 的干燥全草。我国大部分地区均有分布。辛，平。归肝、大肠经。清热，利湿退黄，凉血止血，解毒。治急性细菌性痢疾，肠炎，黄疸，尿路感染，咳血，吐血，便血，尿血，子宫出血，痔疮出血，乳汁不通，煎服9～20g（鲜品30～60g）；治蛇咬伤，痈肿疔疮，煎服并捣敷；外伤出血，研末敷；钩蚴皮炎，捣敷或捣汁涂。地锦全草含槲皮素、没食子酸、内消旋肌醇。叶含鞣质。斑地锦全草含何柏烯［22（29）-Hopene］、何柏烯醇［Hop-22（29）-en-3β-OL］、斑地锦烯醇酮 C. β-谷甾醇等。煎剂和酊剂在体外对金黄色葡萄球菌、溶血性链球菌，白喉、痢疾、变形、伤寒、百日咳杆菌及大肠埃希菌等有较强的抗菌作用。动物实验证明酊剂对白喉毒素有中和作用。

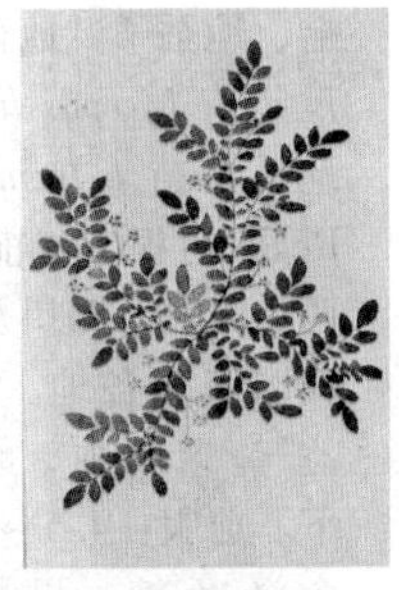
地锦草

地精dìjīng 中药材。❶出《石药尔雅》。为肉苁蓉之别名。详该条。❷出《何首乌录》。为何首乌之别名。详该条。❸见《现代实用中药》。为草苁蓉的别名。详该条。

地枯萝dìkūluó 见《现代实用中药》。即地骷髅。详该条。

地骷髅dìkūlóu 中药材。出《本草纲目拾遗》。又名地枯萝、枯萝卜、空莱菔。为十字花科植物莱菔 *Raphanus sativus* L. 结果后的干枯老根。甘、辛，平。宣肺化痰，消食，利水。治咳嗽痰多，食积气滞，脘腹胀痛，痞块，泻痢，水肿，臌胀，小便不利。煎服：9～30g。

地苦胆dìkǔdǎn 中药材。❶见《陕西中草药》。为土贝母之别名。❷见《广西本草选编》。即苦地胆。❸见《四川中药志》。为金果榄之别名。详各条。

地廓dìkuò 眼的八廓名称之一。见《银海精微》。又名坤廓、坤地廓、水谷廓。❶《审视瑶函》："以（气）轮上血脉丝络为凭。"又："坤位西南，络通于胃之腑，脏属于脾。"❷《医宗金鉴·眼科心法要诀》："地廓即肉轮也，肉轮属脾，脾与胃为表里，故轮主藏为脾病，廓主府为胃病。"❸清代黄庭镜《目经大成》卷一："坤为下睑，络通胃之府，脏属于脾。"❹《张氏医通》卷八："脾胃之府为地廓。"有名无位。❺陈达夫《中医眼科六经法要》认为此廓位于白睛颞上方，属胃。

地雷dìléi 中药材。见《湖南药物志》。为雪里开之别名。详该条。

地栗dìlì 中药材。出《通志》。为荸荠之别名。详该条。

地栗梗dìlìgěng 中药材。见《苏州本产药材》。为通天草之别名。详该条。

地连钱dìliánqián 中药材。见《本草纲目》。为螺厣草之别名。详该条。

地龙dìlóng 中药材。出《本草图经》。又名蚯蚓、曲蟮。为钜蚓科动物参环毛蚓 *Pheretima aspergillum*（E. Perrier）、通俗环毛蚓 *P. vulgaris* Chen、威廉环毛蚓 *P. guillelmi*（Michaelsen）或栉盲环毛蚓 *P. pectinifera* Michaelsen 的干燥体。主产于广东、广西等地。咸，寒。入肝、脾、膀胱经。清热定惊，镇痉，平喘，通络，利尿。治高热烦躁，惊风抽搐，喉痹，慢性气管炎，哮喘，百日咳，风湿痹痛，半身不遂，水肿，黄疸，小便不利，高血压病，内服煎汤5～10g，研末服每次1.5～3g，日服1～2次；治流行性腮腺炎，下肢溃疡，丹毒，湿疹，带状疱疹，烧烫伤，加白糖搅拌取液涂敷；骨折，酌加白糖及少许冰片同捣烂，涂敷患处。地龙含丁二酸，并含6-羟基嘌呤、腺嘌呤、鸟嘌呤、胆碱、胍和多种氨基酸等。有平喘（舒张支气管）、降低血压、解热作用，并有轻度镇静、局部麻醉及拮抗某些实验性惊厥的作用，能兴奋子宫。止喘的有效成分可能是6-羟基嘌呤。

地龙骨dìlónggǔ 中药材。见《河北中药手册》。为穿山龙之别名。详该条。

地龙散dìlóngsǎn ❶《兰室秘藏·腰痛门》方。当归尾一分，肉桂、地龙各四分，麻黄五分，苏木六分，独活、黄柏、甘草各一钱，羌活二钱，桃仁六个。为粗末，每服五钱，水煎，食远服。治腰脊痛或打仆损伤，从高坠下，瘀血积于太阳经中，或胫臂股中痛不可忍，鼻塞不通。❷《证治准绳·疡医》卷六方。地龙、官桂、苏木各九分，麻黄七分，黄柏、当归尾、甘草各一钱半，桃仁九个。水煎，食前服。治证同上。❸《证治准绳·类方》第八册方。地龙（去土炒）二钱半，皂角一挺（即一枚）。煅存性，为细末，先将鼻内洗净，以蜜涂之，再敷少许在内。治鼻息肉。❹《证治准绳·幼科》集三方。地龙（洗去土，焙干）、穿山甲（皂角灰炒黄）各五钱，朱砂二钱。为细末，研匀，每服一钱，量儿大小加减，用紫草煎汤调下。治小儿风热瘾疹，状如伤寒，耳尖及手足冷。

地龙汤dìlóngtāng 见《张氏医通》卷十四。即地龙散第一方作汤剂。治证同地龙散第一方。

地罗汉dìluóhàn 中药材。见《云南中草药》。为滚山虫之别名。详该条。

地螺丝dìluósī 中药材。见《湖南药物志》。为白及之别名。详该条。

地麦草dìmàicǎo 中药材。出《新修本草》。为地肤苗之别名。详该条。

地毛球dìmáoqiú 中药材。见《中药志》。为锁阳之别名。详该条。

地莓dìméi 中药材。见《本草汇编》。为蛇莓之别名。详该条。

地米花dìmǐhuā 中药材。见《贵州民间方药集》。为荠菜花之别名。详该条。

地菍dìniè 中药材。见萧步丹《岭南采药录》。又名地茄、地稔、地石榴。为野牡丹科植物地菍 *Melastoma dodecandrum* Lour. 的全草。分布于江西、福建、广西、广东等地。甘、微涩，凉。清热解毒，活血止血。①煎剂喷喉、滴鼻预防流行性脑脊髓膜炎。②治肠炎，痢疾，消化道出血，肺脓疡，尿路感染。③治痛经，产后腹痛，血崩，带下，盆腔炎。煎服：9～15g（鲜品30～60g）。④治外伤出血，痈肿疔疮，蛇咬伤。鲜品捣敷。叶含鞣质7.4%。根含酚类、鞣质、糖类、氨基酸。本品煎剂在体外对伤寒、痢疾杆菌及金黄色葡萄球菌有抑制作用。

地菍根dìniègēn 中药材。见萧步丹《岭南采药录》。又名地茄根、地稔根。为野牡丹科植物地菍 *Melastoma dodecandrum* Lour. 的根。甘，微酸，平。活血止血，利湿通络。治痛经，产后腹痛，崩漏，白带，肠炎，痢疾，黄疸，尿路感染，风湿痹痛，瘰疬，虚火牙痛。煎服：9～15g（鲜品30～60g）。本品预试含酚类、鞣质、糖类、氨基酸。

地钮子dìniǔ · zi 中药材。见《四川中药志》。为铜锤玉带草之别名。详该条。

地藕dì'ǒu 中药材。❶见《南宁市药物志》。为山莲藕之别名。❷见《分类草药性》。为地笋之别名。详各条。

地枇杷dìpí · pa 中药材。见《贵州民间药物》。为地瓜藤之别名。详该条。

地魄汤dìpòtāng 《血证论》卷八方。甘草、五味子各一钱，半夏、麦冬、芍药、玄参、牡蛎各三钱。水煎服。治肺伤吐血。

地蒲壳dìpúké 中药材。见《苏州本产药材》。即蒲种壳。详该条。

地气dìqì ❶指阴气。《素问·阴阳应象大论》："清阳为天，浊阴为地。地气上为云，天气下为雨，雨出地气，云出天气。"❷运气术语。①指主气，或称主时之六气，即六气分司于一岁的二十四节气。《素问·六微旨大论》："天气始于甲，地气始于子。"②系与"天气"相对而言，在泉的风寒暑湿燥火六气称为"地气"，参见"天气"条。

地茄dìqié 中药材。见《植物名实图考》。为地菍之别名。详该条。

地茄根dìqiégēn 中药材。见《浙江民间常用草药》。为地菍根之别名。详该条。

地茄子dìqié · zi 中药材。出《分类草药性》。为桔梗科植物铜锤玉带草 *Pratia begoniifolia*（Wall.）Lindl. 的果实。分布于西南、华南地区及湖南、湖北、江西、浙江、福建。涩，微温。固精，顺气，消积。治遗精，白带，疝气，小儿疳积。煎服：15～30g。孕妇忌服。

地茄子草dìqié · zicǎo 中药材。见《分类草药性》。为铜锤玉带草之别名。详该条。

地青杠dìqīnggàng 中药材。见《分类草药性》。为紫金牛之别名。详该条。

地倾dìqīng 病证名。即眼睑外翻的病证。见清代黄庭镜《目经大成》卷二。按《医宗金鉴·眼科心法要诀》对眼之八廓定位，地廓位于肉轮，即胞睑。故胞睑向外翻倾又称地倾。即风牵睑出。详该条。

地稔dìrěn 中药材。见南京药学院《中草药学》。即地菍。详该条。

地稔根dìrěngēn 中药材。见《南方主要有毒植物》。即地菍根。详该条。

地参dìshēn 中药材。出《神农本草经》。为知母之别名。详该条。

地虱dìshī 中药材。见《本草纲目》。为鼠妇之别名。详该条。

地石榴dìshí · liu 中药材。❶出《滇南本草》。为地瓜藤之别名。详该条。❷见《湖南药物志》。为地菍之别名。详该条。

地数dìshù 运气术语。在泉六气的数理。《素问遗篇·刺法论》："详其地数之等差。"谓审察其地运规律相差不等。

地松dìsōng 中药材。见《贵州民间方药集》。为漆姑草之别名。详该条。

地松柏dìsōngbǎi 中药材。见《广西本草选编》。为铺地蜈蚣之别名。详该条。

地髓汤dìsuǐtāng 《医编》卷七方。牛膝一合。洗净，以水五盏煎，耗其四，留其一，去渣，加麝香少许研调服。治冷淋，进冷剂愈甚者。

地笋dìsǔn 中药材。出《嘉祐补注神农本草》。又名地瓜、地瓜儿、野三七、地蚕子、地藕。为唇形科植物地瓜儿苗 *Lycopus lucidus* Turcz. 或毛叶地瓜儿苗 *L. lucidus* Turcz. var. *hirtus* Regel 的根茎。前者分布于东北、陕西、河北、四川及云南，后者分布于我国南北各地。甘、辛，温。活血，益气。治吐血，衄血，产后腹痛，带下。煎服：4.5～9g。地瓜儿苗根茎含泽兰糖、果糖、棉子糖、水苏糖等。

地笋

地桃花dìtáohuā 中药材。见《广西药用植物图志》。又名刀伤药、野棉花、假桃花、桃子草。为锦葵科植物肖梵天花 *Urena lobata* L. 的根或全草。分布于长江以南各地。甘、辛，平。祛风利湿，活血止血，清热解毒。①治感冒发热，风湿痹痛，肠炎，痢疾，水肿，淋病，带下。②治月经不调，咯血，吐血。煎服：15～30g。③治乳痈，跌打损伤，刀伤，蛇咬伤。鲜草捣敷。全草含酚性成分、氨基酸、甾醇。地上部分含芒果苷及少量槲皮素。茎皮含戊聚糖、木质素。芒果素有中枢抑制、抗炎、抗结核菌及利胆作用。

地图舌dìtúshé　即地图苔。详该条。

地图苔dìtútāi　舌象。舌诊中剥苔的一种，又称地图舌。舌苔不规则地大片脱落而暴露舌质，与未剥之边缘厚苔界限清楚，形似地图，故名。多见于气虚痰湿或脾虚虫积者，治疗宜在益气健脾的基础上化湿祛痰，或驱虫消积。参见“剥苔”条。

地乌龟dìwūguī　中药材。见《分类草药性》。为地鳖虫之别名。详该条。

地蜈蚣dìwúgōng　中药材。❶出《王安卿采药志》。为大金钱草之别名。详该条。❷见《湖南药物志》。为蜘蛛抱蛋之别名。详该条。

地五会dìwǔhuì　经穴名。代号 GB42。出《针灸甲乙经》。属足少阳胆经。位于足背部，当第 4、5 跖骨间，靠小趾伸肌腱的内侧缘，侠溪穴上 1 寸处。布有足背中间皮神经分支，足背动、静脉网，第 4 跖骨背动、静脉。主治目赤肿痛，耳鸣，吐血，乳痈，腋下肿，足背红肿等。直刺 0.3～0.5 寸。艾条灸 5～10 分钟。

地仙苗dìxiānmiáo　中药材。出《日华子诸家本草》。为枸杞叶之别名。详“枸杞”条。

地羊鹊dìyángquè　中药材。见《四川常用中草药》。又名牛角花、五叶草、三月黄花、斑鸠窝。为豆科植物百脉根 *Lotus corniculatus* L. 的全草及根。分布于湖北、湖南、四川、云南、贵州、甘肃、陕西、广西等地。全草辛，平。清热解毒，止咳，消痞。治风热咳嗽无痰，咽炎，扁桃体炎，胃部痞满疼痛。根下气，止渴，去热，除虚劳，补不足。煎服：9～18g。治疮疖，湿疹，痔疮，全草捣烂敷。全草含5，7，3′，4′－四羟基－8－甲氧基黄酮醇－3－*O*－β－半乳糖苷等黄酮苷，另含刀豆酸、齐墩果酸、皂苷等。

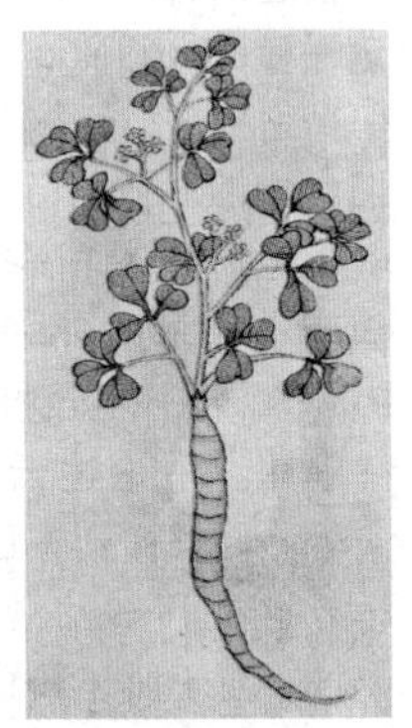

地羊鹊

地油根dìyóugēn　见《云南中草药》。为大红袍之别名。详该条。

地榆dìyú　中药材。出《神农本草经》。又名酸赭、山枣参、山红枣根、黄瓜香、血箭草。为蔷薇科植物地榆 *Sanguisorba officinalis* L. 或长叶地榆 *S. officinalis* L. var. *longifolia*（Bert.）Yi et Li 的干燥根。主产于江苏、安徽、河南、河北、湖南等地。苦、酸，湿，微寒。入肝、大肠经。凉血止血，解毒敛疮。治肠风下血，血痢，尿血，崩漏，痔疮出血，吐血，衄血，原发性血小板减少性紫癜，白带，煎服 9～15g，生用或炒炭；治烧伤，研粉麻油调敷；湿疹，煎水纱布沾药液湿敷。本品含地榆苷Ⅰ、Ⅱ，

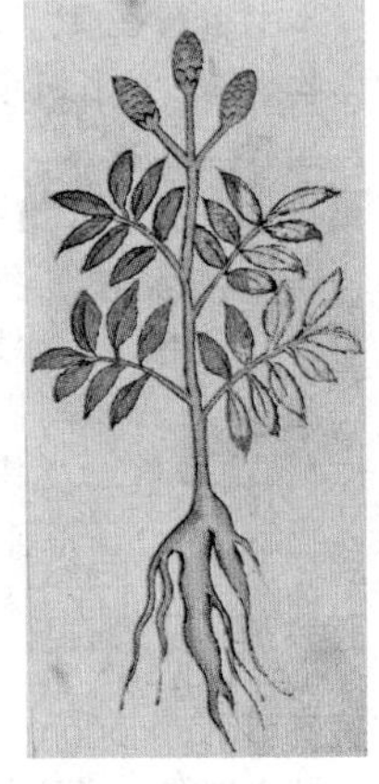

地榆

地榆皂苷 A、B、E，鞣质，游离没食子酸，并没食子酸。地榆粉外用对实验性烫伤有一定疗效。地榆炭煎剂使兔凝血时间明显缩短，小鼠出血时间缩短。煎剂对多种致病性球菌、杆菌和真菌均有一定的抑制作用，但药液经高压灭菌后则抑菌力明显减弱。本品亦具抗肿瘤作用。

地榆散dìyúsǎn　❶《太平圣惠方》卷七十七方。地榆、炒当归、龙骨、川芎、阿胶珠、乌贼骨（烧灰）各三分，炮姜一分，炒艾叶、白术、蒲黄各半两，熟地黄、牛角（烧灰）各一两。为细末，每服二钱，粥饮调下。治妊娠损胎，下血不止，腹中疼痛。❷《仁斋直指方论》卷二十三方。①地榆、黄连、茜草根、黄芩、茯神各半两，栀子仁一分。为粗末，每服三钱，加薤白五寸，水煎服。治肠风热证下血。②地榆、黄芪、枳壳、槟榔、川芎、黄芩、赤芍药、槐花、羌活各半两，白蔹、蜂房（炒焦）、炙甘草各一分。为粗末，每服三钱，水煎服。治痔疮肿痛。❸《传信适用方》卷二方。炒地榆二两，罂粟壳（蜜炒）四两，陈皮、藿香、黄连、炙甘草、苍术（米泔浸三日，炒）各一两。为粗末，每服二钱，水煎，去渣，通口服，并二服渣再煎，亦作一服。治五色痢，里急后重，痛不可忍者。

地榆芍药汤dìyúsháo·yaotāng　《素问病机气宜保命集》卷中方。苍术一两，地榆二两，芍药、卷柏各三两。为粗末，每服一两，水煎服，病退药止。治泻痢脓血乃至脱肛。

地运dìyùn　运气术语。指在泉之气的运行。《素问·刺法论》：“柔不附刚，亦名失守，即地运皆虚。”

地朝阳dìzhāoyáng　中药材。见《云南中草药选》。为灯盏细辛之别名。详该条。

地支dìzhī　参见“十二地支”条。

地芝丸dìzhīwán　《银海精微》卷下方。天冬（或麦冬）、生地黄各四两，枳壳、菊花各一两。为末，炼蜜为丸，梧桐子大，每服三十丸，空腹盐汤送下。治远视。

地棕根dìzōnggēn　中药材。见《分类草药性》，为仙茅之别名。详该条。

弟父dìfù　见“苗父”条。

弟司·桑吉嘉措dìsī sāngjíjiācuò　著名藏族政治家，兼精通藏医学及历算学。生于藏历第 11 个绕穷的水蛇年（1653），曾担任五世达赖喇嘛的第司（即摄政王）的职务。他在医学方面有突出的成就，著有《医学广论药师佛意庄严四续光明蓝琉璃》，简称《蓝琉璃》，为《四部医典》的详尽注疏本，被后代公认为对《四部医典》最权威和标准的解释本；著有《医学概论·琉璃宝鉴仙人喜宴》，也称《藏医史》，是比较权威的藏医史著作。此外，他还主持绘制了一套共 79 幅医学挂图，极为形象地表达了《四部医典》的内容，一般称为“曼汤”。同时，他还创办主持了药王山医学利众寺，专门培养医学人才，为藏医药事业的发展做出了极大的贡献。

帝玛尔·丹增彭措dìmǎ'ěr dānzēngpéngcuò　清代藏医药学家。西藏昌都贡觉宗色嘎村（今西藏自治区昌都地区贡觉县色嘎村）人，多康地区著名藏医药学家。自幼出家进入寺院，接受宗教方面的教育，并陆续学习医方明、工巧明、声明、因明和内明等五明学的内容，获格西称号，知识极为渊博。一生中，他的足迹不仅遍及西藏、四川、青海、云南，还曾到过五台山，亦远赴印度，对藏医与中医、印度医学的交流起了重要的作用。在医学方面，著有

《〈根本医典〉注释》《身体主要器官与部位》《药味的配方与性能》《晶珠本草》等多种医学著作。尤其是《晶珠本草》，载药 2294 种，可谓集藏药学之大成，被认为是最重要的古典藏药学著作。其药物分类法，对今之药物分类及药物学研究仍有参考价值。

帝中弛软风dìzhōngchíruǎnfēng 病名。帝中即悬雍垂。《喉科心法》："小舌（即悬雍垂）忽变白色，其舌下垂，痿软而大，吞咽作哽，呼吸觉气闷不利，初则干饭难下，继则糜粥亦觉梗格，由酒客伤中，胃气衰败，或杨梅广疮余毒而成。"参见"帝钟风""杨梅疮""悬旗风"等条。

帝中风dìzhōngfēng 病名。帝中即悬雍垂。《重楼玉钥》卷上："初起（悬雍垂）红肿作痛，生痰不能饮食，日久渐长大出来，甚有长出寸许，拦腰烂去半截，或帝中全行烂去者。"即帝钟风。见该条。

帝中喉风dìzhōnghóufēng 病名。帝中即悬雍垂。多由肾阴虚亏而虚火上炎，或感受风热之邪所致。症见帝中肿胀、疼痛，饮食吞咽不利，甚则肿塞咽喉。若因感受风热者，治宜疏风清热。可选用银翘散、清咽利膈汤等加减；如属肾阴虚亏者，治宜滋阴降火。可选用知柏地黄汤、大补阴丸等加减。参见"诸喉风"条。

帝中樱桃风dìzhōngyīng · taofēng 病名。帝中即悬雍垂。《喉科心法》："初起小舌（即悬雍垂）尖渐肿逐粗，形如樱桃，红或紫，疼痛腐烂。由多食厚味，燔灼之毒，酒醴蕴热，聚于胃经而成。"治宜清热解毒。用清胃散、五味消毒饮等加减。参见"悬旗风""帝钟风"等条。

帝钟风dìzhōngfēng 病名。帝钟，悬雍垂之别名。系指悬雍垂红肿疼痛或腐溃。《杂病源流》卷二十四："悬雍谓之帝钟，其肿而垂下，有长数寸者，名帝钟风。"即帝中风。参见该条。

第伯鱼dìbóyú 见"第五伦"条。

第二掌骨侧针法dì'èrzhǎnggǔcèzhēnfǎ 针灸疗法。是指通过针刺等方法刺激第 2 掌骨侧的相应穴位以治疗全身疾病的一种方法。

第二竹沥汤dì'èrzhúlìtāng 《备急千金要方》卷七方。竹沥一斗四升，独活、芍药、防风、茵芋、甘草、白术、葛根、细辛、黄芩、川芎各二两，桂心、防己、人参、石膏、麻黄各一两，生姜、茯苓各三两，乌头一枚。为粗末，以竹沥煮取四升，分六次服。治脑卒中风，口噤不能言，四肢缓纵，偏痹挛急，风经五脏，恍惚恚怒无常，手足不随。

第三腰椎横突综合征dìsānyāozhuīhéngtūzōnghézhēng 病名。即第 3 腰椎横突周围组织损伤，造成慢性腰痛，以第 3 腰椎横突压痛为主要特征的疾病。

第三竹沥汤dìsānzhúlìtāng 《备急千金要方》卷七方。竹沥一斗九升，防风、茯苓、秦艽各三两，当归、黄芩、人参、川芎、麻黄、白术、细辛、桂心、甘草、升麻各二两，附子二枚，川椒一两，葛根五两，生姜八两。为粗末，以竹沥煮取四升，分五次服。治风毒入内，短气，心下烦热，手足烦疼，四肢不举，皮肉不仁，口噤不能语。《千金翼方》亦有本方，但无黄芩、升麻、川芎、麻黄、川椒、生姜，有芍药、通草、防己。

第五伦dìwǔlún 东汉时期医生。字伯鱼。京兆长陵（今陕西咸阳）人，曾作过医工长。

第一竹沥汤dìyīzhúlìtāng 《备急千金要方》卷七方。竹沥五升，甘草、秦艽、葛根、黄芩、麻黄、防己、细辛、桂心、干姜各一两，防风、升麻各一两半，茯苓二两，附子二枚，杏仁五十枚。为粗末，水煎，分三次服。治两脚痹弱，或转筋，皮肉不仁，腹胀起如肿，按之不陷，心中恶，不欲食，或患冷。《千金翼方》亦有本方，但无茯苓、杏仁，有白术一两。

蒂丁dìdīng 见《焦氏喉科枕秘》卷一："心火上冲，蒂丁卒然紫肿。"即悬雍垂。详该条。

蒂丁肿dìdīngzhǒng 病名。出《焦氏喉科枕秘》卷一："蒂丁肿，后号悬疔。"即悬疔。详该条。

蒂中dìzhōng 出《杂病源流》卷二十四："以喉花即为蒂中。"即悬雍垂。详该条。

腨中dìzhōng 出《喉科种福》。即帝中、悬雍之别名。

dian

滇白前diānbáiqián 中药材。见《植物名实图考》。为瓦草之别名。详该条。

滇常山diānchángshān 中药材。出《植物名实图考》。又名臭牡丹、臭茉莉。为马鞭草科植物滇常山 *Clerodendrum yunnanense* Hu 的根及茎叶。分布于云南、四川等地。辛、苦，温。祛风湿，截疟，行气，利水，降压。①治风湿性关节炎，腰腿痛，疟疾，胸腹胀满，水肿，小便不利，高血压病。煎服：15～30g。②治痔疮，脱肛。茎叶煎水洗。

滇独活diāndúhuó 中药材。见《云南经济植物》。为白云花根之别名。详该条。

滇橄榄diāngǎnlǎn 中药材。见《云南中草药选》。为庵摩勒之别名。详该条。

滇杠柳diāngànglǐu 中药材。见《广西本草选编》。为黑骨头之别名。详该条。

滇南本草diānnánběncǎo 本草著作。3 卷。明代兰茂撰。约撰于 15 世纪中期。系论述云南地方草药的专著。原书初刊本已佚，现存有清代务本堂刊本及《云南丛书》本两种，对于所述药物及内容均有不少改动。其中《云南丛书》本共收药物 279 种，大致属于我国亚热带地区的特产药品，多为一般本草著作所未收载者。并附治疗验案和经验方，为研究我国南方地方药和民间验方的重要参考文献。1973 年起，《滇南本草》整理组将本书重新整理，除作校勘外，对每种药物补充其科属、植物形态、生长环境、药用部分、附注等内容。由云南人民出版社出版。

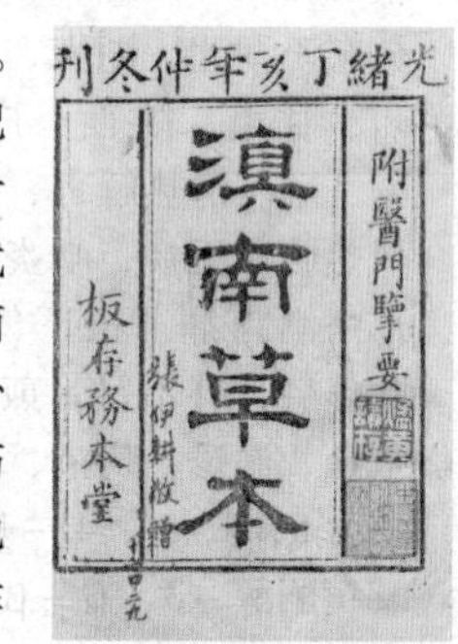

滇南本草

滇南本草图谱（第一集）diānnánběncǎotúpǔ(dìyījí) 本草著作。经利彬等编。本书共选《滇南本草》中的药物 26 种，绘出原植物线条图 26 幅（每幅包括该植物各部解剖图）。各药所附图说部分，均有释名、原文（根据两种《滇南本草》及其他各种文献校勘）、形态（根据现代植物解剖学）、考证、分布、药理、图版说明等项，对于每种药物都进行了科学考察。可供研究云南地方药材参考。本书仅见第一集，现有 1945 年昆明市石印本。

滇香薷diānxiāngrú 中药材。见《云南中草药选》。为鸡肝散之别名。详该条。

滇紫参diānzǐshēn 中药材。见《云南中草药选》。为小红参之别名。详该条。

瘨diān　症名。指发狂或晕倒。《素问·腹中论》："热中、消中，不可服高梁、芳草、石药，石药发瘨，芳草发狂。"详"癫"条。

颠diān　人体部位名。通"巅"。即头顶部。《灵枢·邪气藏府病形》："心脉……微涩为血溢，维厥，耳鸣，颠疾。"《黄帝内经灵枢注证发微》："若脉涩而微……其耳必鸣，其疾在巅。"

颠簸法diānbǒfǎ　推拿方法名。患者俯伏，取膝肘或膝掌体位，并加大肘膝间的距离，充分暴露下腹。先作腹部按摩，使患者适应操作，然后双手合抱或平行置于患者腹下，托起腹部，再予突然放松，反复进行，逐渐加大幅度。重点在脐部或脐下区。如果腹胀明显，可将腹部左右摇晃。一般约5分钟休息片刻，至少要连续进行3次。用力大小，应以使扭转肠系膜放松，刺激肠恢复蠕动功能为宜。初作时患者多大声呼痛，通常在1~2次颠簸后有轻快感，整复后患者疲劳入睡。应注意变化，以防潜伏休克。《肘后备急方·治卒腹痛方第九》："使病人伏卧，一人跨上，两手抄举其腹，令病人自纵，重轻举抄之，令去床三尺许，便放之，如此二七度止。"本法适用于全身情况尚好、血压、脉搏基本正常的早期肠扭转以及无腹膜刺激、无X线禁忌征象，或经初步手法治疗有明显好转的肠扭转患者。

颠倒diāndǎo　病证名。指足位分娩。清代员从云《产科一得》："婴儿足先出者，名曰颠倒。"详"倒产"条。

颠倒散diāndǎosǎn　❶《古今医鉴》卷八方。大黄六钱，滑石、皂角各三钱（如大便不通，依此用量；如小便不通，皂角、大黄各三钱，滑石六钱；如大小便俱不通者，大黄、滑石各四钱半，皂角三钱）。为末，黄酒送下。治脏腑实热，或小便不通，或大便不通，或大小便俱不通。❷《医宗金鉴·外科心法要诀》卷六十五方。大黄、硫黄各等分。为细末，凉水调敷。治酒皶鼻及肺风粉刺。

颠顶diāndǐng　颠，同巅。头顶部。

颠顶骨伤diāndǐnggǔshāng　病名。指头顶部骨损伤。见《医宗金鉴》卷八十八。证治详见"脑骨伤"条。

颠法diānfǎ　推拿手法名。见曹锡珍《中医按摩疗法》。即抖法。详该条。

颠狂废人diānkuángfèirén　见"刘邦永"条。

攧仆损伤diānpūsǔnshāng　病名。见《世医得效方》卷十八。即跌打损伤。详该条。

巅diān　人体部位名。又作颠，指头顶部。《灵枢·经脉》："膀胱足太阳之脉……上额，交巅。"

巅顶风证diāndǐngfēngzhèng　病证名。见《证治准绳·杂病》。"顶骨内痛极如锤如钻也。夹痰湿者，每痛多眩晕，若痛连及目珠而胀急瘀赤者，（眼）外证之恶候；若昏眇则内证（内障）成矣"（《张氏医通》卷八）。某些内外障眼疾均可出现此证。

巅顶骨diāndǐnggǔ　骨名。又名天灵盖。详该条。

巅顶痛diāndǐngtòng　症名。《医林绳墨·头痛》："足太阳膀胱之脉，起于目锐眦，上额交巅，令人头痛，则曰巅顶痛。"详"顶巅痛"条。

巅疾diānjí　❶指胎病。《素问·奇病论》："人生而有病巅疾者，病名曰何，安所得之？岐伯曰：病名为胎病，此得之在母腹中时，其母有所大惊，气上而不下，精气并居，故令子发为巅疾也。"《医部全录》认为："巅当作癫，指婴儿癫痫……逆气之所生也。"❷泛指头部病证，如头风、头痛、头昏、头眩、头疮之类，皆巅顶之疾。《素问·著至教论》："三阳独至者，是三阳并至，并至如风雨，上为巅疾。"《素问·五常政大论》："发生之纪……其动掉眩巅疾。"❷指狂病。《素问·阴阳类论》："骂詈妄行，巅疾为狂。"

巅上diānshàng　经穴别名。《素问·骨空论》："巅上一，灸之。"王冰注指百会穴。后《针灸聚英》等作百会穴别名。见该条。

癫diān　病名。出《灵枢·癫狂》。❶指精神失常的疾病。多因思虑忧郁，损伤心脾，或瘀阻包络，痰热蒙心所致。又名痴呆、呆病。症见精神抑郁，表情淡漠，多静而神志常昏，或默默不语，或复多言谩说，或言语无序，或歌或哭，或吟或笑，或啖食粪污，不知秽洁。治疗当分虚实。实者以豁痰、开闭、泻火、化瘀为主，宜用滚痰丸、癫狂梦醒汤、清心丸等。虚者以调补为主，宜归脾汤、养营汤等。若虚实兼治，宜用祛癫汤等。本病类似精神分裂症、躁狂抑郁性精神病及反应性精神病等。参见"痴呆""呆病""五癫""花癫""失心风"等条。❷指痫病。《景岳全书·杂证谟》："癫即痫也。"又："癫病之至，忽然僵仆而时作时止。"又称为"胎病"。《素问·奇病论》："人生而有病癫疾者，病名曰何？安所得之？岐伯曰：病名为胎病，此得之在母腹中时，其母有所大惊，气上而不下，精气并居，故令子发为癫疾也。"即癫痫病。参见"痫"条。❸指神志清楚但手足动摇，语言謇涩的病证。《医林绳墨》卷六："癫者行动如常，人事亦知，但手足战掉，语言謇涩，头重身轻，其脉浮滑而疾。"多因心气、心血不足，痰气郁阻所致。治宜益气养血化痰为主，方如二陈汤加全蝎、白附子、防风、黄芪、当归、秦艽等。本病可见于老年性震颤、脑动脉硬化及脑出血等疾病。

癫病diānbìng　病名。即以神志错乱，精神抑郁，表情淡漠，沉默呆滞，语无伦次，静而少动为主要表现的疾病。

癫蛊diāngǔ　病名。指误食动植物菌类中毒所致的癫证。《增广验方新编》卷下："受毒者……则人心昏头眩，笑骂无常，或遇饮酒时药毒辄发，忿怒凶狠不可制者，名曰癫蛊。"本病症可见于误服含阿托品类生物碱的植物，如曼陀罗及莨菪类的花、叶、果实，部分毒蕈、毒草等。参见"蛊""蛊毒"条。

癫狂diānkuáng　❶病名。出《灵枢·癫狂》等篇。指精神错乱的一类疾病。《难经·二十难》："重阳者狂，重阴者癫。"癫属阴，多偏于虚，患者多静默；狂属阳，多偏于实，患者多躁动。但癫病经久，痰郁化火，可以出现狂证；狂病延久，正气不足，亦可出现癫证。故常癫狂并称。可见于精神分裂症等病。❷《灵枢》篇名。本文论述癫狂的病因、类型以及针灸治疗方法，故名。内容包括癫病的发作过程、类型、临床表现及治疗、预后等。同时，将狂病的起因，归纳为忧愁饥饿，或大惊大恐，或正气衰少，或喜乐过度等。根据不同的症状，分别介绍了适当的刺治方法。

癫狂病diānkuángbìng　病名。即以情感高潮与低落、躁狂与抑郁交替出现为主要表现的精神疾病。

癫狂梦醒汤diānkuángmèngxǐngtāng　《医林改错》卷下方。桃仁八钱，柴胡、木通、赤芍药、大腹皮、陈皮、桑白皮各三钱，香附、半夏、青皮各二钱，苏子四钱，甘草五钱。水煎服。治癫狂，哭笑不休，詈骂歌唱，不避亲疏，多恶态。

癫疝diānshàn 病名。《寿世保元》卷五："癫疝者，顽疝也，睾丸虽大而无疾苦也。"多为先天性疾患，不治无害。一般认为系㿗疝之讹。

癫痫diānxián 病证名。见《备急千金要方》卷十四。❶即痫病。又名风眩。古代"癫""痫"二字通。《诸病源候论》卷四十五："十岁以上为癫，十岁以下为痫。"参见"痫"条。❷癫证与痫证的合称。癫，指精神错乱的一类疾病；痫，指发作性的神志异常疾病。详"痫""癫"各条。

癫痫白金丸diānxiánbáijīnwán 方名。即白金丸。见该条。

癫痫穴diānxiánxué 见"督脊"穴。

癫眩diānxuàn 症名。即头眩。《金匮要略·痰饮咳嗽病脉证并治》："假令瘦人脐下有悸，吐涎沫而癫眩，此水也。"《医宗金鉴》卷二十一："癫眩之癫字，当是巅字。巅者，头也。文义相属，此传写之讹。"参见"眩晕""头晕""头眩"条。

典药diǎnyào 唐代太医署一种官职的名称，只设一名。

点秤根diǎnchènggēn 中药材。见广州部队后勤部卫生部编《常用中草药手册》。为岗梅根之别名。详该条。

点刺法diǎncìfǎ 针刺手法之一。即快速浅刺出血的方法。

点法diǎnfǎ ❶推拿手法名。见《保生秘要》。指作用面积小而用力较重的按压法。参见按法及压法条。❷使用点药的方法。出《疡医准绳》卷一。详"点药"条。

点脊法diǎnjǐfǎ 推拿方法名。又称按脊法。是以拇指和食指端在患者脊柱或脊柱两侧进行点按的一种治疗方法。一般用于治疗内脏疾病与小儿疳积、腹泻等症。《杂病源流犀烛·痧胀源流》："凡痧者属肝经者多，肝附于背第七骨节间。若犯痧，先循其七节骨缝中，将大指甲重掐入，候内骨节响方止。"

点椒diǎnjiāo 中药材。见《本草纲目》。为花椒之别名。详该条。

点睛diǎnjīng 眼科金针开内障法之第2步，即确定进针部位。清代黄庭镜《目经大成》卷二："针锋就金位去风轮与锐眥相半，正中插入，毫发无偏。"参见"拨内障手法"条。

点烙三十六黄经diǎnlàosānshíliùhuángjīng 外治法著作。1卷。不著撰人。《郡斋读书后志》认为系唐代著作。本书专谈用点烙法治疗多种黄疸病证。原书已佚，但其佚文保留于《太平圣惠方》第五十五卷中。

点水丹diǎnshuǐdān 《普济方》卷七十八方。即照水丹。见该条。

点穴法diǎnxuéfǎ 推拿方法名。运用手指点压、叩击穴位等手法来治病的方法。常用于颈、肩、腰腿痛、扭挫伤、头痛、牙痛、腹痛、消化不良、遗尿、失眠、瘫痪等症。

点穴疗法diǎnxuéliáofǎ 即指针疗法。见该条。

点穴麻醉diǎnxuémázuì 即指压麻醉。见该条。

点眼diǎnyǎn 把药物研制成干燥而极细的粉末，点于眼内。粉末制作要求很严，药物纯净，研制后先试放于舌上，若溶化而无渣滓方能使用。眼科用以消炎退肿去翳。

点眼砂diǎnyǎnshā 《张氏医通》卷十五方。又名人马平安散。冰片、麝香、雄黄、朱砂各半钱，火硝一钱。为细末，每用少许，点目大眦。功能开窍、辟秽、解毒。治时疫毒气，痧胀腹痛，并治六畜瘟。

点眼药法diǎnyǎnyàofǎ 中医眼科外治方法。将制作好的膏、丹、散等眼药，用特制的骨针或玻璃棒蘸药少许，点入眼内或患处。

点药diǎnyào 外治法之一。系局部腐蚀疗法。出《疡医准绳》卷一。又称点法。凡痈疽有小白头者，初起即以膏药点之，毒重者出水，或出黑汁，可防毒邪扩散。常用方有硇砂膏（硇砂生用一钱，石矿灰一两，白丁香三钱，黄丹半斤共研细末，再以碱一斤，淋水五碗，煎作一碗待冷，将前药末加入，和匀为膏，瓶贮备用）。《疬科全书》有点疬药品："新出窑石灰八钱，干饼药（又称枧砂，即石碱）四钱，朱砂五厘，计三味。其法取石灰先临风自化，筛去粗粒，将各药秤足，贮瓦瓶听用。"专用于瘰疬的治疗。

电磁疗机diàncíliáojī 医疗器械。简称"磁疗仪"。运用磁场作用于人体经络腧穴来治疗疾病的仪器。

电光夜照diànguāngyèzhào 证名。见清代黄庭镜《目经大成》卷二。即神光自见症。详该条。

电灸器diànjiǔqì 灸具名。利用电热代替燃艾作为热源进行灸治的器具。接通电源，调节到适宜温度后，即可施灸。

电针机diànzhēnjī 针灸仪器名。指在电针疗法、针刺麻醉中使用的一种电能输出器。种类很多，目前临床使用的多为晶体管电针机，性能比较稳定。操作时，在进针得气后，将电针机的两极分别连接在已刺入穴位的两根针柄上，选择需要的波形。开启电源开关，将输出电位器由"0"逐渐调高至需要的或病员所能忍受的强度，至预定时间后，再将输出电位逐渐调至"0"。关闭电源，除去电极。电针机应用于针刺麻醉时称针麻仪。参见"电针疗法"条。

电针疗法diànzhēnliáofǎ 针刺疗法之一。指在刺入穴位的针具上用电针机通电，将电流刺激和针刺结合起来的治疗方法。近年来应用普遍。临床操作时，选取两个适宜穴位，进针得气后，即可按电针机使用要求给予电流刺激，达到刺激量时即可停止通电，然后退针。施术时，必须选用性能正常的电针机，并注意检修针具，防止折针。本法应用范围很广，除体针外，耳针、头针、面针等均可参用本法。并可应用于针刺麻醉。针刺延髓附近的穴位，电流不宜过强；心脏病患者使用本法时，须避免电流通过心脏，以防发生意外。

电针麻醉diànzhēnmázuì 针刺麻醉法之一。指针刺入穴位后用电麻仪（即电针机）通过毫针输入电流而达到镇痛目的，以施行手术的方法。它是在电针疗法的基础上发展起来的一种针麻方法。目前普遍应用于各种针麻手术。

甸气diànqì 病证名。《焦氏喉科枕秘》："此症因气郁有痰而生，在喉中两边两条红色为甸气。"又《喉科紫珍集》上卷："回食单即甸气，生帝丁之旁。"治宜解郁理气，祛痰利咽。方可用半夏厚朴汤、温胆汤加木香、香附、郁金、黄连等。参见"回食单"条。

垫法diànfǎ 推拿手法名。在仰卧时，将掌背或拳背向上垫于腰背及骶部八髎穴处，并同时进行下肢屈伸活动或进行深呼吸，可对督脉和足太阳膀胱经穴位进行刺激，以疏经通络及调节脏腑的功能，常用于消化不良、便秘、腰腿痛等症。《诸病源候论·风湿痹候》："正卧，叠两手著背下，伸两脚不息十二通，愈足湿痹不任行，腰脊痛痹。"

靛花diànhuā 中药材。出《简便良方》。为青黛之别名。详该条。

靛沫花diànmòhuā 中药材。见《中药形性经验鉴别法》。

为青黛之别名。详该条。

靛青根diànqīnggēn 中药材。见《本草便读》。为板蓝根之别名。详该条。

癜风diànfēng 病名。见《寿世保元》卷九。为紫、白癜风的合称。

diao

刁质明diāozhìmíng 近代医家。字守愚。崇明（今属上海市）人。世业医。父步忠，精喉科，遗有家藏秘本。继父业，以咽喉介乎内外之间，故医者亦当精内、外科，始可与疗。主张外科手术与内科汤药并重，尝将其父所传，并取古今论说及己之心得，集为《喉科家训》4卷（1918）。

吊菜子diàocài · zi 中药材。见《广州植物志》。为茄子之别名。详该条。

吊吊黄diàodiàohuáng 中药材。见《江西草药》。为黄花远志之别名。详该条。

吊风根diàofēnggēn 中药材。见萧步丹《岭南采药录》。为榕须之别名。详该条。

吊瓜diàoguā 中药材。❶见《浙江中药手册》。为王瓜之别名。详该条。❷见《中医杂志》[1958（12）：812]。为桃南瓜之别名。详该条。

吊脚痧diàojiǎoshā 病证名。即霍乱转筋。《霍乱燃犀说》卷上："霍乱有称为吊脚痧者，即霍乱之剧而转筋者，原非另有一证也。"详"霍乱"条。

吊脚痧方论diàojiǎoshāfānglùn 内科著作。1卷。清代徐子默手定。刊于1860年。本书论述吊脚痧的病机、脉舌、辨证、用药、治疗、预防等多方面内容。辨析此病与霍乱之异同，并提出温经通阳为治疗大法。

吊马桩diàomǎzhuāng 中药材。见《江西中医药》[1957（10）：64]。为千斤拔之别名。详该条。

吊茄子diàoqié · zi 病名。即子宫脱垂之俗名。详"子宫脱垂"条。

吊下巴diàoxià · ba 病名。即下颌关节脱臼。出《医宗金鉴》卷八十八。详"颊车蹉"条。

吊线风diàoxiànfēng 中药材。见《湖南药物志》。为腹水草之别名。详该条。

吊阴diàoyīn 病名。《增广灵验方新编》上册："吊阴痛不可忍，此症两条筋从阴吊起至乳上疼痛，身上发热，宜用川楝汤。"

吊钟花diàozhōnghuā 中药材。见《南宁市药物志》。为扶桑花之别名。详该条。

钓肠丸diàochángwán 《卫生宝鉴》卷十七方。血余炭、鸡冠花（微炒存性）、枯白矾、枯绿矾、枳壳（麸炒）、生附子（去皮脐）、白附子、煨诃子、半夏、天南星各二两，刺猬皮（烧存性）二个，胡桃仁（烧存性）十五两。为细末，醋煮面糊为丸，梧桐子大，每服二十丸，空腹睡前温酒送下。治痔漏，肛门肿痛生疮，时有脓血及肠风下血，脱肛等症。《疡医大全》亦有本方，但无血余炭，有瓜蒌。

钓藤 diàoténg 中药材。出《本草经集注》。即钩藤。详该条。

掉尾势diàowěishì 即工尾势。详该条。

掉眩diàoxuàn 症名。出《素问·至真要大论》。又称眩掉。《素问玄机原病式》："掉，摇也；眩，昏乱旋运也。"泛指头摇、肢体震颤、头晕目眩等症。多因风邪及肝病所致。参见"颤振""痉""眩晕"等条。

die

跌打回生散diēdǎhuíshēngsǎn 方名。即回生第一仙丹。见该条。

跌打内伤diēdǎnèishāng 病证名。即打仆内伤。详内伤条。

跌打损伤diēdǎsǔnshāng 病名。见《医宗金鉴》卷九十。又名诸伤、攧仆损伤、打仆伤损等。包括刀枪、跌仆、殴打、闪压、刺伤、擦伤及运动伤损等。伤处多有疼痛、肿胀、伤筋、破损或出血、骨折、脱臼等情况，也包括一部分内脏损伤疾患。治宜以行气、散瘀、止痛、止血、舒筋、坚骨为主，随证选方加七厘散、参黄散、复元活血汤、复元通气散、壮筋养血汤、正骨紫金丹等。如有骨折、脱臼，可用手法整复；如有肌肤破损，治法参见"金疮"条。

跌打损伤药酒diēdǎsǔnshāngyàojiǔ 《疡医大全》卷三十六方。当归、五加皮、生地黄各一两，补骨脂、骨碎补、功劳叶、薏苡仁、紫荆皮各五钱，羌活、木香、莪术、桃仁各三钱，川芎、杜仲各八钱，虎骨（炙酥）一两二钱，好酒二十斤。入坛封固，隔水煮三炷香，取起退火，七天后早、晚服。治跌打损伤。

跌打丸 diēdǎwán 《中药制剂手册》方。当归、川芎、䗪虫、血竭各30g，没药（醋炙）、乳香（醋炙）、麻黄、自然铜（醋煅）、马钱子（砂烫去毛）各60g，麝香12g。为末，炼蜜为丸，丸重4.5g，每服一丸，黄酒或温开水送下，日二次。功能活血化瘀止痛。治跌打损伤，皮肤青肿，伤筋动骨，闪腰岔气及瘀血疼痛。本方由《圣济总录纂要》接骨紫金丹加减而来。

跌蹶diējué 古病名。出《金匮要略浅注》卷八。即趺蹶。详该条。

跌仆伤胎diēpūshāngtāi 病证名。孕妇由于跌仆闪挫，气血逆乱，损伤胎元，以致胎动不安。症见腰腹痛坠，或阴道流血。治宜调补气血、安胎。方用胶艾汤或八珍汤。参见"先兆流产""胎动不安"条。

跌仆胁痛diēpūxiétòng 病证名。见《杂病源流犀烛·肝病源流》。多由跌仆损伤，污血凝滞胁肋所致。临床多见胁痛昼轻夜重，或胁下有块，午后发热，或兼见喘逆，疼痛部位固定，脉多涩。治宜活血行气，化瘀通络。如复元活血汤、膈下逐瘀汤等方。

跌损妙方diēsǔnmiàofāng 骨伤科著作。明代异远真人撰。1卷。撰年不详。原系抄本，经清代孙应科重加校订，刊于1836年。书中分为全身、头面、身中、脊背、腿足、金疮及通行七门，分别记载不同部位损伤的治法及某些手术整复治法。1949年后有排印本。

迭法diéfǎ 推拿手法。❶拳迭法。见陈宇清《新推拿法》。两手握拳，以食、中、无名、小指四指的近侧指间关节处为着力点，在治疗部位上作前后来回的摆动。用于腹部，有消散去积的作用。❷腰迭法。病员取坐位，作弯腰动作数次。有促进肠胃蠕动，使宿食下移等作用。《诸病源候论·呕吐候》："《养生方》导引法：坐直舒两脚，以两手挽两足，自极十二遍，愈肠胃不能受食吐逆。"❸股迭法。一手握住膝盖，一手握住小腿，作屈髋动作，然后再向外或向内转动髋关节，可促进肠胃蠕动，治疗大便秘结。《诸病源候论·心腹胀候》："《养生方》导引法云：伸右胫，屈左膝，内压之……去心腹寒热，胸臆邪胀。”

迭里特diélǐtè(10 世纪) 辽代医生。契丹族，姓耶律，字海邻。善骑射，尤精医术。太祖耶律阿保机即位后，拜为迭刺部军事首领。太祖患心痛，召迭里特诊视，曰：“膏肓有瘀血，然药不能及，必针而后愈。”经针刺而治愈。太祖予厚礼。后因从刺葛谋夺王位，与其父辖底均被杀。

慄dié 仲景十二脉之一。脉来怯弱无力。《诊家正眼》：“曰慄者，卫气弱也，阳脉衰也。”

蝶转法diézhuǎnfǎ 推拿手法名。用右手全掌覆盖于患者脐部，手掌不移动，缓慢、柔和地反复作顺时针方向的旋压，着力点依照小鱼际、掌根、大鱼际、四指端的次序周旋。必要时，左手可按在右手手背上以辅助用力。有温通气血，缓解胃痛等作用。

ding

丁dīng 病名。通“疔。”《素问·生气通天论》：“高梁之变，足生大丁。”古无疔字，丁通疔，泛指外科证情较重之多种疮疡。《疡医准绳》卷二：“大抵如豆、如臼、如箔金、如茱萸、如石榴籽或发疹搔破而青黄赤色汁出，或衣服触着而疼痛忽生，或白而肿实，或赤而浮虚，其状不一……若因剥割疫死牛马猪羊，瞀闷身冷，遍体俱有紫疱，此疔毒也。”历代文献以疗命名者有 100 余个。

丁半汤dīngbàntāng 《医学入门》卷六方。又名丁夏汤。丁香、半夏各二钱。加生姜，水煎服。治脾虚中寒，停痰留饮，哕逆呕吐。

丁丙dīngbǐng(1832—1899) 清末藏书家。字嘉鱼，钱塘（今杭州）人。以搜集刊行图书为事。因见世医“蔑古者惟事师心，泥古者不参通变，遂检阁本之传自《永乐大典》者，择其精要，辑刊 10 种，题名《当归草堂医学丛书》，以广流传。其中多宋元医籍。

丁沉透膈汤dīngchéntòugétāng 《丹溪心法》卷四方。即十八味丁沉透膈汤。见该条。

丁疮dīngchuāng 出《诸病源候论》卷三十一。即疔疮。见该条。

丁琮dīngcóng(1738—?) 清代医家。字瑶宗。以儒改习医学，认为伤寒最易误诊，常与薛凤眉等取历代有名伤寒注家之书参订，撰成《张仲景伤寒论一得篇》(1787) 10 卷。该书虽未刊刻印行，视其稿本者认为乃《伤寒论》注释之精本。

丁德用dīngdéyòng(11 世纪) 北宋医家。济阳（今山东省济阳区）人。因鉴于唐代杨玄操《黄帝八十一难经注》文字深奥，于宋嘉祐年间（1056—1063）加以补注，凡经文隐奥者均加绘图说明，撰《难经补注》5 卷。另著有《伤寒慈济集》3 卷。

丁点白dīngdiǎnbái 见“丁瓒”条。

丁凤dīngfèng 明代医家，字竹溪。江浦（今属江苏）人，丁毅后裔，勤研痘科 30 余年，以医名。校阅《痘疹全书》及巴蜀龙公旧著，撰《痘疹玉函集》(1522) 6 卷。又取先人遗篇合为《丁氏锦囊三种秘录》等书。子选、遂，孙明登等传其业。

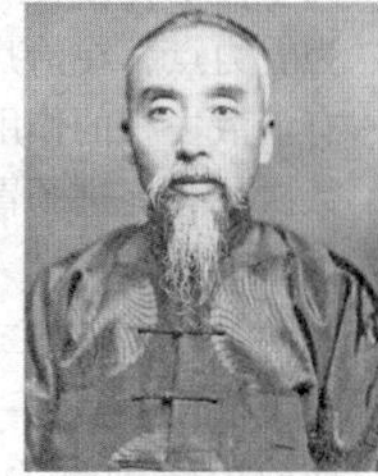
丁福保

丁福保dīngfúbǎo(1873—1950) 近代医家。字仲祜。江苏无锡人。曾在京师译学馆任教，对医学基础及临床均有研究。编有《丁氏医学丛书》，并自日本大量翻译西医各科书籍，其内容包罗甚广，包括西医临床各科及基础理论知识。还著有《说文解字诂林》，并编辑出版《中西医刊》，介绍西医知识，对西医在我国的传播有一定贡献。

丁附汤dīngfùtāng 《证治要诀类方》卷一方。人参、白术、甘草、干姜、陈皮、青皮、丁香、附子。水煎服。治寒呕，中脘停寒，喜食辛热，食物入口即吐出者。

丁甘仁dīnggānrén 见“丁泽周”条。

丁甘仁医案dīnggānrényī'àn 医案著作。原名《思补山房医案》，8 卷。丁甘仁撰。刊于 1927 年。卷一至六为内科杂病、伤寒温病；卷七为妇科；卷八为外科。分列伤寒、霍乱、调经、脑疽等 60 余种病症，收载病案约 400 个。丁氏疗病，兼采各家之长，灵活机变。治外感病能融会伤寒与温病的辨证治法；对于疑难重症，能掌握辨证要点和治疗各法；对外科病症注重整体，辨虚实寒热，内、外治相结合。本书较充分地体现了作者辨证精细，用药审慎的特点。有的版本附有《喉痧证治概要》，对喉痧的病因、病理、治疗阐发甚详。本书有上海科技出版社排印本。

丁公藤dīnggōngténg 中药材。❶出《本草拾遗》。为石南藤之别名，详该条。❷见广州部队后勤部卫生部编《常用中草药手册》。又名包公藤。为旋花科植物丁公藤 *Erycibe obtusifolia* Benth. 或光叶丁公藤 *Erycibe schmidtii* Craib 的干燥藤茎。分布于广东、广西、云南。辛，温，有毒。祛风除湿，消肿止痛。用于风湿痹痛，半身不遂，跌仆肿痛。内服水煎或水酒各半煎，3～6g。外用：浸酒局部涂擦。内服过量中毒，产生出汗不止，四肢麻痹等症。孕妇忌服。含有效成分东莨菪素、东莨菪苷及包公藤甲素。东莨菪素、东莨菪苷有抗炎、消肿作用。包公藤甲素有缩瞳及降低眼压作用，还可收缩支气管平滑肌，增强心缩力。

丁癸草dīngguǐcǎo 中药材。出《生草药性备要》。又名人字草、铺地锦、苍蝇翼。为豆科植物丁癸草 *Zornia gibbosa* Spanoghe 的全草。分布于福建、浙江、江西、广东、四川、云南等地。甘、淡，凉。清热解毒，散瘀消肿。①治风热感冒，咽喉痛，目赤肿痛，小儿疳积，黄疸，痢疾，急性胃肠炎，急性阑尾炎，急性乳腺炎。煎服：15～30g（鲜品 60～90g）。②治跌打损伤，痈疖肿毒，捣敷；毒蛇咬伤，捣汁服，每次 20～30ml，每日 3～4 次，渣敷伤口周围；痔疮，煎水洗。本品预试显黄酮苷、酚类、氨基酸的反应。地上部分含香豆精类。

丁海仙dīnghǎixiān 见“丁瓒”条。

丁焕dīnghuàn 明代儿科医生。字伯文。武进（今属江苏）人。世为小儿医，得家传，术尤精。时痘疹流行，悉心疗治，虽危笃亦多取效。

丁济万dīngjìwàn(1903—1963) 近代医家。名秉臣，出生于上海，丁甘仁长孙。秉承家学，毕业于上海中医专门学校，悬壶沪上，颇享医名。1931 年曾任上海中医学院院长，学精临床各科，尤擅伤寒时病。后迁香港、台湾行医，活人无数。整理有《丁甘仁医案》传世。

丁锦dīngjǐn(17—18 世纪) 清代医生。字履中，号适庐老人，江苏云间（今上海市松江区）人，生平事迹未详。他根据一种古本《难经》，加以摘注而著成《古本难经阐注》一书。

丁疽dīngjū 病名。出《刘涓子鬼遗方》卷一。即肩疽。见该条。

丁履中dīnglǚzhōng　见“丁锦”条。

丁茄dīngqié　中药材。见《广西实用中草药新选》。又名野茄、红颠茄、小颠茄、刺丁茄、天茄子。为茄科植物刺茄 *Solanum aculeatissimum* Jacq. 的根、果或全株。四川、贵州、湖南、广西、广东、台湾、福建、江西、江苏等地有栽培。苦、辛，温，有毒。活血散瘀，麻醉镇痛。治跌打损伤，风湿性腰腿痛，淋巴结结核，寒性脓疡，慢性骨髓炎，冻疮，脚癣。捣敷、煎水洗或研末调敷。本品一般只作外用，不宜内服。全株含龙葵碱。浆果含澳洲茄碱、澳洲茄边碱、刺茄碱。龙葵碱的药理作用详见“龙葵”条。

丁壬化木dīngrénhuàmù　运气术语。指凡逢丁壬为木运。《素问·天元纪大论》：“丁壬之岁，木运统之。”

丁汝器dīngrǔqì　见“丁瓒”条。

丁绳dīngshéng　见“丁瓒”条。

丁桐皮dīngtóngpí　中药材。见《四川中药志》。为刺楸树皮之别名。详该条。

丁奚dīngxī　病名。❶小儿黄瘦腹大的证候。《诸病源候论》卷四十七：“小儿丁奚病者，由乳食过度，而脾胃尚弱，不能消磨故也。哺食不消，则水谷之精减损，无以营其气血，致肌肉消瘠，其病腹大颈小，黄瘦是也。”❷凡小儿因吐泻久不差，或病退不能行，膝大胫小，名曰丁奚；七岁以下名鼓槌风。此由风冷伤肾所致（《普济方》）。❸小儿腹大，如有青筋见，即曰疳胀。如无青筋见，乃名丁奚，是因过饱伤食得之（《证治准绳·幼科》）。❹指丁奚疳。详该条。

丁奚病dīngxībìng　出《诸病源候论》卷四十七。详见“丁奚”条。

丁奚疳dīngxīgān　病名。《诸病源候论》卷四十七名为小儿丁奚病。指小儿疳疾，骨瘦如柴，其形似“丁”之病。属于脾胃虚损，气血衰惫，以致出现面色苍白，低热潮热，四肢细小，项长骨露，尻臀无肉，腹胀脐突，以及食多吐逆、泄泻无度等。病因病理均同于哺露疳，皆系脾疳重症。治宜补脾养胃，并改善饮食。

丁夏汤dīngxiàtāng　即丁半汤。见该条。

丁香dīngxiāng　中药材。出《药性论》。又名雄丁香、公丁香、丁子香。为桃金娘科植物丁香 *Eugenia caryophyllata* Thunb. 的干燥花蕾。产于印度尼西亚、马来西亚及东非沿海国家，我国广东、海南有栽培。辛，温。归胃、脾、肾、肺经。温中降逆，补肾助阳。用于脾胃虚寒，呃逆呕吐，食少吐泻，心腹冷痛，肾虚阳痿，内服或研末外敷 1~3g。治体癣，足癣，跌打损伤。酒浸涂擦。畏郁金。忌见火。丁香树皮亦治脘腹冷气诸病，可代丁香。花蕾含挥发油，主要成分为丁香油酚、β-丁香烯和乙酰丁香油酚，还含苯甲酸乙酯、齐墩果酸、山柰酚、丁香色酮苷、丁香鞣质等。丁香为芳香健胃剂，可增强消化能力，刺激胃酸和胃蛋白酶分泌，保护受损胃黏膜。其乙醇浸液及丁香油、丁香油酚在体外对金黄色葡萄球菌、霍乱弧菌及肺炎杆菌等均有抑制作用，也能抑制表皮真菌。丁香油口服有驱蛔作用，但转阴率低。丁香水提物等可抑制血栓形成，抗诱变。丁香还可镇痛、抗凝血、抗缺氧。

丁香阿魏丸dīngxiāng'āwèiwán　《痧胀玉衡》卷下方。又名十七号艮象方。莱菔子、五灵脂、山楂肉、神曲、青皮、枳实各一两，莪术、厚朴各八钱，三棱、槟榔各七钱，白豆蔻、乌药、姜黄各五钱，木香、沉香各三钱，阿魏二钱，丁香一钱。为末，水泛为丸，绿豆大，每服十丸，紫荆皮煎汤放温送下，功能消积导滞。治痧症食积成块，痛而不已，推上移下，日夕叫喊，病久不愈者。

丁香安胃汤dīngxiāng'ānwèitāng　《医学正传》卷三方。丁香、柴胡、炙甘草、当归身、陈皮、升麻各五分，吴茱萸、草豆蔻、人参、苍术各一钱，黄芪二钱，黄柏二分。水煎服。治胃虚寒所致的呕吐哕。本方系丁香茱萸汤（《脾胃论》）衍化而来。

丁香胶艾汤dīngxiāngjiāo'àitāng　《兰室秘藏·妇人门》方。熟地黄、白芍药各三分，川芎、丁香各四分，生艾叶一钱，当归（酒洗）一钱二分，阿胶六分。水煎去滓，入阿胶微煎，空腹服。功能补血止血，温经散寒。治劳役饮食不节所致心气不足，崩漏不止，自觉脐下如冰，求厚衣被以御其寒，带下白滑量多，间有如屋漏水下，时有鲜血，右尺脉微洪。本方即《金匮要略》胶艾汤去甘草加丁香而成。

丁香蓼dīngxiāngliǎo　中药材。见《中国药用植物志》。又名水丁香、水冬瓜、丁子蓼、田蓼草。为柳叶菜科植物丁香蓼 *Ludwigia prostrata* Roxb. 的全草。分布于长江以南各地。苦、辛，凉。清热解毒，利尿消肿。①治石淋，白带，传染性肝炎，肠炎，痢疾，肾炎水肿，膀胱炎。煎服：15~30g。②治目翳，煎水洗；痈疽，疔疮，蛇、虫咬伤，鲜品捣烂敷。全草含没食子酸、诃子次酸三乙酯。丁香蓼可抑制痢疾杆菌等细菌。

丁香脾积丸dīngxiāngpíjīwán　❶《太平惠民和剂局方》卷三方。丁香、木香各半两，皂荚（烧存性）三大枚，青橘皮（洗）一两，莪术三两，三棱、高良姜各二两（上药以米醋一升煮干，莪术、三棱、良姜并乘热切碎，同焙干），巴豆（去壳）半两。入百草霜三匙，同碾为细末，面糊为丸，麻仁大，每服五至二十丸。食伤，随物下；脾积气，陈橘皮汤送下；口吐酸水，淡姜汤送下；翻胃吐食，藿香、甘草汤送下；男子小肠气，炒茴香酒送下；妇人血气刺痛，淡醋汤送下；呕逆，菖蒲汤送下；小儿疳气，使君子汤送下。治诸般食伤积聚，胸膈胀满，脘腹膨胀，噫气吞酸，宿食不化，腹疼翻胃及妇人血气刺痛。❷《证治准绳·幼科》集八方。煨三棱、炒莪术、炒神曲各七钱，青皮、巴豆霜、炒小茴香、陈皮各五钱，丁香、木香各三钱。为细末，醋调神曲糊为丸，绿豆大，每服五至七丸，生姜煎汤送下。治脾积腹满。

丁香散dīngxiāngsǎn　❶《太平圣惠方》卷二十八方。丁香、白术、前胡、桂心、人参、厚朴（去粗皮，姜汁炙）、茯苓、陈皮各三分，柴胡、煨诃子各一两，炙枇杷叶、半夏（汤洗七次去滑）、炙甘草各半两。为末，每服三钱，加生姜半分，大枣三枚，水煎服。治气劳，脾胃久弱，呕逆不纳饮食，四肢羸瘦乏力。❷《太平圣惠方》卷九十三方。丁香、厚朴（去粗皮，涂生姜汁，炙令香熟）、炒黄连、炒当归、煨诃子皮、炒白术、灶心土各五钱，赤石脂一两，木香一分。为细末，每服半钱，粥饮调下，日三至四次。治小儿久痢赤白，渐致羸瘦，胃气全虚，不欲饮食。❸《三因极一病证方论》卷十一方。丁香、柿蒂各一钱，炙甘草、高良姜各半钱。为末，每服二钱，不拘时热汤点服。治呃逆胸满。❹《校注妇人良方》卷二十二方。丁香、白豆蔻各半两，灶心土一两。为末，每服一钱，桃仁、吴茱萸煎汤送下。治产后脾胃虚弱，复因风冷而致的心烦咳噫。

丁香疝气汤dīngxiāngshànqìtāng　即延胡丁香丸。见该条。

D

丁香柿蒂散dīngxiāngshìdìsǎn ❶《卫生宝鉴》卷十二方。丁香、柿蒂、青皮、陈皮各等分。为粗末，每服二钱，水煎，不拘时服。治诸种呃噫，呕吐痰涎。❷见《杂病源流犀烛·六淫门》卷十七。丁香、柿蒂各二钱。为末，生姜五片煎汤调下。治阴证呃逆。若伤寒呃逆，每服一钱，人参煎汤调下。❸《类证治裁》卷三方。丁香、柿蒂、高良姜、人参、半夏、陈皮、茯苓、甘草。为末服。治脾胃虚寒气滞呃逆。

丁香柿蒂汤dīngxiāngshìdìtāng 《症因脉治》卷二方。丁香、柿蒂、人参、生姜。水煎服。功能益气温胃，祛寒降逆。治胃寒呃逆胸痞，脉迟者。方中丁香温胃以行滞气，柿蒂苦温降气，涩以止呃，共为主药；辅以人参益气补虚，佐以生姜温中散寒。合而用之，使寒散气行，胃虚恢复，则痞呃自止。

丁香油dīngxiāngyóu 中药材。出清代《百草镜》。为桃金娘科植物丁香 *Eugenia caryophyllata* Thunb.［*Syzygium aromaticum* L. Merr. et Perry］干燥花蕾经蒸馏分离得到的挥发油。甘、辛，大热。暖胃，温肾，散寒，止痛。①治胃寒痛胀，呃逆，吐泻，消化不良，疝痛。内服：1~2滴，入汤剂或和酒饮。②治风湿痹痛，涂擦患处；牙痛，以棉球蘸少许嵌入龋孔内。丁香油少量滴入龋齿腔，除发挥消毒作用外，并破坏其神经，从而减轻牙痛。余详“丁香”条。

丁香枝dīngxiāngzhī 中药材。出《本草纲目》。为桃金娘科植物丁香 *Eugenia caryophyllata* Thunb.［*Syzygium aromaticum* L. Merr. et Perry］的枝条。治一切冷气，心腹胀满疼痛，恶心，泄泻虚滑，水谷不消。煎服：3~6g。

丁香茱萸汤dīngxiāngzhūyútāng 《脾胃论》卷下方。干生姜、黄柏各二分，丁香、炙甘草、柴胡、橘皮、半夏各五分，升麻七分，吴茱萸、草豆蔻、黄芪、人参各一钱，当归一钱五分，苍术二钱。为粗末，每服半两，水煎，食前服。治胃虚呕哕吐逆，膈咽不通。

丁香煮散dīngxiāngzhǔsǎn 《太平惠民和剂局方》卷三方。丁香、红豆（去皮）、青皮（去白）、炙甘草、炮川乌、陈皮（去白）、炮姜、炮良姜各四两，益智仁五两半，胡椒二两。为粗末，每服二钱，加生姜三片，食盐一捻，水煎，食前服。治脾脏伏冷，胃脘受寒，胸膈痞闷，心腹刺痛，痰逆恶心，寒嗽中满，脏腑虚滑，饮食减少，翻胃吐逆，四肢厥冷。凡是沉寒痼冷，无问新久。

丁信臣dīngxìnchén 宋代官吏。任西京（今河南洛阳）左藏库使，撰有《左藏方》，已佚。

丁尧臣dīngyáochén 清末医家。字又香。会稽（今浙江绍兴）人。喜抄录经验医方，相识者亦多以良方见示。曾奔驰齐、鲁、燕、赵，周历塞上垂30年，而萃集医方以千数，依法施治，无不应手奏效，以故求方者益多。光绪六年（1880）选其屡验而极简便者，刻成《奇效良方》（又作《集选奇效简便良方》）4卷。

丁毅dīngyì 明代医家。字德刚。江浦（今属江苏）人。丁仲宝后裔。成化（1465—1487）年间任医学训科。尝路遇殡者棺下流血，断为生人血，启棺见孕妇，针刺其胸而产一儿，其艺多类此。后裔丁凤，亦以医名。见该条。

丁翳dīngyì 病证名。见《太平圣惠方》卷三十三。即钉翳。详该条。

丁元荐dīngyuánjiàn 明代医家。自号曲肱道人，父雅好医，录方成帙。万历十五年（1587）与名医缪希雍交善，切磋医术，得益颇多。取缪氏医案及论说，刻成《先醒斋笔记》（1613），并为之序。

丁瓒dīngzàn（16世纪） ❶明代医生。字汝器，号海仙，休宁西门（今安徽休宁）人。世医出身，其先人自宋代即以医为业，其父丁绳于嘉靖初年（16世纪初）以医闻名。瓒继祖业，亦以医名，临证每奇中，卒年60岁。❷明代官吏。字点白，江苏镇江人。嘉靖丁丑（1577）进士，曾任温州知府。在当官时，见当地医生多不习《素问》，遂以滑寿的《素问钞》一书为基础，参考王冰的《素问》注本，编纂成《素问钞补正》一书，并将五运六气主客图和滑寿的《诊家枢要》一书附于书后。

丁泽周dīngzézhōu（1864—1924） 清末至民国时期医家。字甘仁，江苏武进孟河人。曾在上海等地创办上海中医专门学校、女子中医专门学校等，培养中医人才。民国时期上海等地有不少著名中医曾随丁氏学医。他还创办广益中医院，对中医的发展有一定的促进作用。曾被选任上海市中医学会会长。所著有《药性辑要》《脉学辑要》《丁甘仁医案》等。对喉科也有研究，著有《喉痧症治概要》。为民国时期“孟河医派”的重要人物。

丁肿dīngzhǒng 病名。❶见《喉科紫珍集》卷上：“丁肿号曰悬丁，点秘药，服清咽。”即悬雍垂肿胀。参见该条。❷出《刘涓子鬼遗方》卷五。即疔疮。详该条。

丁仲祜dīngzhònghù 见“丁福保”条。

丁仲英dīngzhòngyīng（1886—1978） 近代医家。名元彦。江苏武进孟河人，久居上海。丁甘仁次子，承医业，历任中央国医馆理事、全国医药团体总联合会理事等。后侨居美国。1921年与陈存仁合编《康健论》两集。另有《丁仲英医案》抄本存世。

丁子蓼dīngzǐliǎo 中药材。见《中国药用植物志》。为丁香蓼之别名。详该条。

丁子香dīngzǐxiāng 中药材。见《齐民要术》。为丁香之别名。详该条。

钉剂dīngjì 将药粉加入赋形剂制成的钉状外用固体制剂。

钉节天蛇dīngjiétiānshé 病名。出《疡医准绳》卷三。即蛇节疔。见该条。证治见“指疔”条。

钉脑疔dīngnǎodīng 病证名。出《疡医大全》三十四卷。疔疮生于太阳穴附近者。证治同疗疮。

钉耙七dīngpáqī 中药材。见《贵阳民间药草》。为眼子菜科植物眼子菜 *Potamogeton franchitii* A. Benn. et Baag. 的嫩根。全国各地都有分布。苦，寒。清热解毒，利湿通淋，止血，驱蛔。治湿热痢疾，黄疸，热淋，带下，鼻衄，痔血，蛔虫病，疮痈肿毒。煎服：9~15g。

钉皮dīngpí 中药材。见《四川中药志》。为刺楸树皮之别名。详该条。

钉铜皮dīngtóngpí 中药材。见《药材资料汇编》。为海桐皮之别名。详该条。

钉头翳dīngtóuyì 病证名。见明代邓苑《一草亭目科全书》。因黑睛生翳似钉头而得名。即钉翳。详该条。

钉翳dīngyì 病证名。见《银海精微》。亦作丁翳。又名钉翳根深、钉头翳、钉翳障。本证来势迅猛，初起黑睛生翳，根脚如钉深入，目赤疼痛，牵连头额，羞明泪出。失治则穿透黑睛，接引黄仁，可成蟹睛。若赤痛羞明等症消退，黑睛则遗留似钉样带根脚之白翳，影响视力。参见“花翳白陷”及“蟹睛”等条。

钉翳根深dīngyìgēnshēn 病证名。见《世医得效方》卷十六。《杂病源流犀烛》卷二十二："钉翳根深，由心肝留热，致目疼生翳，久则如银钉头入黑睛……宜石决明散。"即钉翳。详该条。

钉翳障dīngyìzhàng 病证名。即钉翳。详该条。

疔疮dīngchuāng 病名。出《仙传外科集验方》卷六。❶泛指多种疮疡，见"丁"条。❷疮疡的一种，又名丁疮、丁肿、疔肿、疔毒、疵疮。《外科精义》卷上："夫疔疮者，以其疮形如丁盖之状是也。"因其形小，根深、坚硬如钉而得名。或因饮食不节或不洁，或外感风邪火毒，或外伤感毒而发。多发于颜面，其次为四肢躯干。发病急，变化快，初起如粟，坚硬根深，继则红发热，肿势渐增，疼痛剧烈，待脓溃疔根出，则肿消痛止而愈，若处理不当，或热毒太盛，易致走黄。内治宜清热解毒，服五味消毒饮、消疔简便方。火毒盛者，可服黄连解毒汤、解毒大青汤；若溃后余毒未尽，五心烦热者，宜服人参清神汤；若出脓之时气虚者，宜服内托安神散。外治用烟油膏（旱烟管油）厚敷疔疮四周，留头，疔破出水即愈。亦可用猪胆汁与雄黄、京墨、姜汁混合外敷疔疮四周。或用蓖麻子一粒去油，乳香一分去油，共捣烂用饭和为饼贴之，可拔疔毒。亦可外敷黄连软膏，玉露膏等。若成脓则可用五五丹或八将丹撒疮口，以提脓去腐（面部忌用升丹制剂），腐去则用生肌玉红膏或生肌散以收口。

疔疮草dīngchuāngcǎo 中药材。见《浙江民间草药》。为苍耳之别名。详该条。

疔疮缓候dīngchuānghuǎnhòu 病证名。《疡医准绳》卷二："缓者一日疮顶色微白，二日色大白，三日色微紫，四日色真紫，皆缓之候也。"泛指症状平稳的疔疮。

疔疮急候dīngchuāngjíhòu 病证名。《疡医准绳》卷二："急者五日色微青小紧，六日色深青大紧，七日色黑其形如鱼脐，或如灸疮之状，皆急之候也。"泛指症状险恶的疔疮。

疔疮要诀dīngchuāngyàojué 外科著作。1 卷。清代应遵诲撰于 1874 年。本书首载疔疮论，并介绍用针按穴挑疔治法；次列 98 种疔疮的挑治，并附插图；末附疔疮治疗方剂及杂病经验方。

疔疮走黄dīngchuāngzǒuhuáng 病证名。出《仙传外科集验方》卷六。又名癀走。指疔毒迅速走散入于血分，全身出现高热神昏等症者。多因患疔毒时正气内虚，或因热毒炽盛，失于调治，使疔毒散入血分，内攻脏腑所致。症见疮顶黑陷，无脓，肿势散漫，迅速向四周扩散，并伴寒热头疼，胸闷烦躁，恶心呕吐，舌硬口干，便秘或腹泻，舌绛苔黄，脉洪数或弦滑。重症可见神昏谵语，痉厥。治宜清热解毒凉血，内服五味消毒饮，热盛服黄连解毒汤加生大黄，重证服清热地黄汤（犀角地黄汤）、解毒大青汤。若昏愦，服七星剑汤、疔毒复生汤。外治同疔疮。预防应提高抵抗力，及时正确治疗疔疮，尤其是面部疔疮，切忌挤压。相当于败血症。

疔毒dīngdú 病名。出《保婴撮要》卷十二。即疔疮。见该条。

疔毒草dīngdúcǎo 中药材。❶见《中药大辞典》。为甜地丁之别名。详该条。❷见《东北常用中草药手册》。为蓬子菜之别名。详该条。

疔毒复生汤dīngdúfùshēngtāng 《外科正宗》卷二方。牡蛎、金银花、栀子、地骨皮、牛蒡子、连翘、木通、大黄、皂角刺、天花粉、没药、乳香各八分。酒、水各一茶盅煎减半，食远服。功能清热解毒，活血化瘀。治疗毒走黄，头面发肿，毒气内攻，烦闷不安。若脉实便秘，加朴硝。本方早见于《普济方》卷二百七十四，但无方名。

疔疽dīngjū 病名。出《疡医准绳》卷三。两腮及鼻下肿生疮，其症似疔而形如无头疽者，故名。多因饮食不节而发病。初起肿，疼痛彻骨难忍，如钉着骨，口噤如痉，易发生邪毒攻心，出现呕吐不食，烦躁谵语，甚至昏迷等证。不可妄用刀针，宜按疔疮治疗。

疔苗dīngmiáo 疮疡诊法名。见《医宗金鉴》卷七十二。疔疮的兼证。疔疮发生走黄，沿经络寻找，可见一根芒刺直竖，即是疔苗，在此针刺出恶血，再艾灸，可宣余毒。

疔俞dīngshù 经外奇穴名。见《针灸秘开》。位于前臂屈侧，神门穴直上 4 寸，向内侧旁开 0.3 寸处。主治疔痈。艾炷灸（患侧）3～7 壮。

疔翳dīngyì 病名。本病初起，身热憎寒，目赤疼痛，牵引眉棱、太阳痛楚异常，黑睛生白翳一颗，失治，其翳直钉入内，则混睛如障，赤丝环绕，昼夜不辨，为目翳之奇恶者，故称疔翳（清代黄庭镜《目经大成》卷二）。参见"钉翳"条。

疔肿dīngzhǒng 病名出《疡医准绳》卷二。即疔疮。见该条。

耵耳dīng'ěr 病名。耵，耳垢也。《仁斋直指方》："人耳间有津液，轻则不能为害。若风热搏之，津液结纽或核塞耳。亦令暴聋，为之耵耳。"即今之耵聍栓塞。宜取出之，或滴耳油润后取出。

耵聍dīngníng 又名耵耳，俗称耳垢。乃耳孔泌出之液体与进入耳中之尘垢结聚而成。大量耵聍堵塞，则形成耵聍栓塞，影响听力。《灵枢·厥病》："耳中有脓，若有干耵聍，耳无闻也。"

酊剂dīngjì 药物剂型之一。用不同浓度的乙醇为溶媒，提取药材中醇溶性成分而制成的澄明液体制剂。如牙痛水（成药）即为此剂型。

顶dǐng 出《串雅内编》。走方医把药性上行的叫作顶。顶药多吐。例如皂矾顶，治风痰上涌而昏倒，用皂荚末、生矾末、腻粉（腻粉有两种，一为汞粉，一为铅粉，均有毒，宜慎用）作散剂，水调一钱服下即吐。

顶巅痛dǐngdiāntòng 症名。又称巅顶痛。指头顶部疼痛。《丹溪心法·头痛》："如顶巅痛，宜藁本、防风、柴胡。"《医宗必读·头痛》："太阳、厥阴巅顶痛，宜来复丹。"《证治汇补·头痛》："巅顶痛属肾。"由肾虚、相火偏旺，循督脉上扰所致。可用三才汤加牡蛎、龟甲等。参见"头痛"条。

顶门疽dǐngménjū 病名。出《医宗金鉴》卷六十三。即顶门痈。详该条。

顶门痈dǐngményōng 病名。指位于上星穴处的痈。出《疮疡经验全书》卷一。又名顶门疽、佛头疽。由脏腑阴阳不调，热毒上壅而致。患处起核，色紫坚硬肿痛，脉洪大而数者为实，脉微细而数者为虚。治法：实证见"外痈"条，虚证见"无头疽"条。

顶颞后斜线dǐngnièhòuxiéxiàn 头针穴线。代号 MS7，从百会到曲鬓的斜线。

顶颞前斜线dǐngnièqiánxiéxiàn 头针穴线。代号 MS6，从前神聪（百会前 1 寸）到悬厘的斜线。

顶旁 2 线dǐngpáng'èrxiàn 头针穴线。代号 MS9，在顶中线旁 2.25 寸，从正营沿经络向后，长 1.5 寸。

顶旁1线dǐngpángyīxiàn 头针穴线。代号MS8，在顶中线旁1.5寸，从通天沿经络向后，长1.5寸。

顶天抱地dǐngtiānbàodì 练功方法之一。见上海中医学院附属推拿学校《少林内功》。两手屈肘仰掌置于两腰处，徐徐向上举，掌心朝上，指尖相对，再缓缓向两侧分开，同时上半身向前俯，两掌渐渐合拢、相迭，掌背尽量靠地，然后上身起立，两掌随之如抱重物放于胸前。

顶心dǐngxīn 头顶部的中央部位。

顶心风dǐngxīnfēng 中药材。见《广西中草药》。为穿心草之别名。详该条。

顶中线dǐngzhōngxiàn 头针穴线。代号MS5，沿头部中线，从百会到前顶的直线。

鼎足瓜dǐngzúguā 中药材。见《中国蔬菜栽培学》。为桃南瓜之别名。详该条。

订补简易备验方dìngbǔjiǎnyìbèiyànfāng 方书。见简“易备验方”条。

订正金匮要略注dìngzhèngjīnguìyàoluèzhù 金匮著作。全称《订正仲景全书金匮要略注》。8卷（即《医宗金鉴》卷十八至二十五）。清代吴谦等纂注。刊于1742年。吴氏等鉴于《金匮要略》的一些旧注本每多“随文附会，难以传信”，遂予订正，详加注释，并选集前人注本中能阐发仲景学说的见解。卷末为正误存疑篇，对存疑的28条原文一一加以辨析，可供参考。

订正伤寒论注dìngzhèngshānghánlùnzhù 伤寒著作。全称《订正仲景全书伤寒论注》。17卷（即《医宗金鉴》卷一至十七）。清代吴谦等纂注。编者鉴于《伤寒论》的一些旧注本，每多“随文附会，难以传信”，遂予订正，详加注释，并选集过去注本中能阐发仲景经义的见解以备参考。在编次方面，将平脉法篇、辨脉法篇殿于后。末卷有正误、存疑、《名医别录》合药分剂法则、三阴三阳经脉图注及伤寒刺灸等穴图。

订正仲景全书金匮要略注dìngzhèngzhòngjǐngquánshūjīnguìyàoluèzhù 金匮著作。见“订正金匮要略注”条。

订正仲景全书伤寒论注dìngzhèngzhòngjǐngquánshūshānghánlùnzhù 伤寒著作。见“订正伤寒论注”条。

定变回生汤dìngbiànhuíshēngtāng 《疡医大全》卷二十二方。人参四两，黄芪三两，当归、麦冬、白术、金银花各二两，茯苓一两，山茱萸五钱，肉桂三钱，五味子二钱。水煎，分二次服。治发背长肉，疮口已平，因色欲恼怒不谨而致忽然开裂流红者。

定喘dìngchuǎn 经外奇穴名。代号EX-B1。位于第7颈椎棘突旁开0.5寸处，一说在大椎穴旁开1寸。有斜方肌、菱形肌、上后锯肌、夹肌、头最长肌、半棘肌等。布有第7颈神经后支的皮支，深部正当第8颈神经后支内侧支。有颈横及颈深动、静脉分支。主治支气管哮喘，支气管炎，落枕，荨麻疹等。直刺0.5~1寸。

定喘饼子dìngchuǎnbǐng·zi 《卫生宝鉴》卷十二方。芫花（醋浸炒）、桑白皮、炒吴茱萸、马兜铃、陈皮各一两，寒食面、白牵牛子（半生，半炒，取净末二两）各三两。为末和匀，作小丸，樱桃大，再捏作饼子，每服一饼，嚼烂，睡前马兜铃煎汤送下。治咳喘胸满。

定喘汤dìngchuǎntāng 《扶寿精方》方。白果（去壳扎碎，炒黄）二十一枚，麻黄、款冬花、桑白皮（蜜炙）、法半夏（或用甘草汤泡，去脐）各三钱，苏子二钱，甘草一钱，杏仁（去皮尖）、炒黄芩各一钱五分。水煎，分二次服。功能宣肺平喘，清热化痰。治风痰热内蕴，或兼风寒外束，痰稠色黄，咳嗽哮喘。近代也用于慢性支气管炎、支气管哮喘因感冒而诱发者。方中麻黄宣肺定喘，兼解表寒；白果敛肺止咳，化痰平喘，并防麻黄耗散肺气；杏仁、苏子、半夏降气平喘，化痰止咳；黄芩配桑白皮清肺热泻肺气；款冬花合半夏除痰嗽；甘草调和诸药。各药合用，共奏宣降肺气，清热化痰，止咳平喘之功。实验研究表明，本方能祛痰、平喘、镇咳、解痉，并对革兰氏阳性球菌具有抗菌作用。

定定子dìngdìngzǐ 见“王惟德”条。

定风dìngfēng 温热病后期虚风内动的治法。类同滋阴息风。《温病条辨》中的大定风珠、小定风珠是本法的代表方。

定风饼子dìngfēngbǐng·zi 《杂病源流犀烛·六淫门》卷十二方。天麻、川乌、天南星、半夏、僵蚕、川芎、茯苓、生甘草各等分。为末，姜汁和丸，芡实大，捏作饼子，朱砂为衣，每服一饼细嚼，生姜煎汤送下。功能息风化痰。用于预防中风再发。

定风草dìngfēngcǎo 中药材。❶出《药性论》。为天麻之别名。详该条。❷见《陕西中药志》。为七叶子之别名。详该条。

定风丹dìngfēngdān 《医学衷中参西录》方。生乳香、生没药各9g，朱砂、全蝎各3g，蜈蚣（大者）一条。为细末，小儿哺乳时，用药0.3g许，置于口中，乳汁送下，日五次。功能息风止痉。治初生小儿绵风，其状逐日抽掣，绵绵不已，亦不甚剧。

定根dìnggēn 植物由胚根直接或间接发育而来的有着固定生长部位的主根、侧根或纤维根。

定光廓dìngguāngkuò 眼的八廓名称之一。用相应脏腑的功能命名者。清代黄庭镜《目经大成》卷一：“巽为金井，经引髓海，络连肝膈……主血脉舒敛，舒则敷荣，敛生内照，曰定光廓。”因髓海属肾，肝藏血，肝肾同源，肾水足则肝血充实，目得以明视万物，故名定光廓。详“八廓”条。

定经汤dìngjīngtāng 《傅青主女科》卷上方。菟丝子（酒炒）、白芍药（酒炒）、当归（酒洗）各一两，炒山药、熟地黄各五钱，茯苓三钱，荆芥穗（炒黑）二钱，柴胡五分。水煎服。治经水先后无定期，属肝肾郁滞者。

定量药理学dìngliàngyàolǐxué 应用定量的方式解释和描述药理学的学科。

定魄丸dìngpòwán 《医学入门》卷六方。人参、琥珀、茯苓、远志、朱砂、菖蒲、天门冬、酸枣仁、甘草各等分。为末，炼蜜为丸，皂子大，朱砂为衣，每服一丸，灯心、薄荷煎汤化下。功能养心安神。治小儿惊风已退，神魂胆志未定者。

定期之纪dìngqīzhījì 运气术语。天干始于甲，地支始于子，子甲相合，三十岁为一纪，六十岁而成一周。《素问·六元正纪大论》：“凡此定期之纪，胜复正化，皆有常数，不可不察。”

定时取穴dìngshíqǔxué 根据子午流注的计算方法定时选取穴位进行治疗的取穴方法。

定痛败毒散dìngtòngbàidúsǎn 《疮疡经验全书》卷二方。紫苏、桔梗、枳壳、甘草、乌药、茯苓、防风、白芷、香附、白芍药、羌活、人参、前胡。加生姜三片、灯心二十茎，水煎服。治心肝痛。

定痛法dìngtòngfǎ　小儿推拿方法名。《幼幼集成》卷三："凡小儿胸中饱闷，脐腹疼痛，一时不能得药，用食盐一碗，锅内炒极热，布包之。向胸腹从上熨下。盖盐走血分，最能软坚，所以止痛。冷则又炒又熨，痛定乃止。男妇气痛，皆同此法。"

定痛膏dìngtònggāo《证治准绳·疡医》卷六方。芙蓉叶二两，紫金皮、独活、天南星、白芷各五钱。为末，加鲜马蓝菜、墨斗菜各一两，杵捣极烂和药末，用生葱汁、老酒拌炒暖敷患处；伤处未破而色紫黑者，加草乌、肉桂、高良姜各三钱，研末姜汁调温贴患处；若紫黑色已退，则以姜汁、茶清调温贴患处。治打仆伤损，动筋折骨，赤肿疼痛。

定痛和血汤dìngtònghéxuètāng　《伤科补要》卷三方。乳香、没药、红花、当归、秦艽、续断、蒲黄、五灵脂、桃仁。水、酒各半煎服。功能化瘀止痛。治夹棍伤后调理。

定痛接骨紫金丹dìngtòngjiēgǔzǐjīndān　《证治准绳·疡医》卷六方。麝香、没药、红娘子各一钱半，乌药、地龙、茴香、陈皮、青皮各二钱半，川乌、草乌（炮）各一两，五灵脂、木鳖子（去壳）各半两，生黑牵子五分，骨碎补、威灵仙、金毛狗脊、防风、自然铜（醋淬）各五钱，禹余粮四钱。为细末，醋糊为丸，梧桐子大，每服十至二十丸，温酒送下，病在上食后服，病在下食前服。治骨折疼痛。

定痛羌活汤dìngtòngqiānghuótāng　《赤水玄珠》卷三方。羌活、防风、生地黄、川芎各一钱，升麻一钱二分，细辛四分，荆芥、独活、薄荷各六分，石膏二钱，甘草五钱。水煎，食后服。功能祛风清热。治风热攻注，牙根肿痛。如湿热甚者，加黄连、栀子；恶热饮者，加龙胆。

定痛乳香散dìngtòngrǔxiāngsǎn　《证治准绳·疡医》卷六方。乳香、没药各二钱，败龟甲一两，紫金皮二两，当归尾、骨碎补、虎骨（酥炙）各半两，炮穿山甲少许，半两钱五个（或以自然铜火煅、醋淬代）。为细末，每服一至二钱，酒调下；损上者食后服，损下者食前服。治金伤、打仆伤损，并治骨折。

定痛散dìngtòngsǎn　❶《疡医大全》卷八方。山药一两，白糖霜、大黄各四钱。捣烂敷患处。治搭手、发背疼痛。如已破烂，用糖霜、山药捣烂，塞入患处。❷《伤科汇纂》卷七方。当归、川芎、白芍药、升麻、防风、官桂各一钱，山柰三钱，紫丁香根、红花各五钱，麝香三分。为细末，老葱汁调合，敷患处。功能定痛消肿，舒筋和络。治跌打仆伤。

定痛丸dìngtòngwán　《仙授理伤续断秘方》方。威灵仙半两，炒川楝子、炮川乌、八角茴香各一两。为末，酒煮面糊为丸，梧桐子大，每服五十丸，盐汤或酒送下。治男女老幼腰痛不可忍。

定痛消毒饮dìngtòngxiāodúyǐn　❶《外科活人定本》卷二方。苏叶、芍药、川芎、桔梗、枳壳、乌药、白芷、羌活、独活、连翘、防风、白术、桂枝、甘草。加生姜三片、大枣三枚，水煎，食后服。治因心火炽盛，血热妄行，肝风鼓舞，毒散四肢，加以酒色交并，忧思过度，毒流手心，浸于劳宫而致的手心毒，痛楚彻心者。❷《疮疡经验全书》卷一方。人参、当归、升麻、川芎、白芍药、枳壳、桔梗、茯苓、半夏、柴胡、甘草、羌活、防风、厚朴、白芷、天花粉。加生姜三片、灯心三十茎，水煎，空腹服。治肾脏虚实，实热壅上脑户，结伏成毒而致的脑疽。

定息dìngxī　一呼一吸合称一息，定息指一息既尽，换息未起之际，即两次呼吸之间的停顿间隙。《素问·平人气象论》："人一呼脉再动，一吸脉亦再动，呼吸定息脉五动。"《素问吴注》："定息，定气而息，将复呼吸也。"

定痫丹dìngxiándān　《医宗金鉴·幼科心法要诀》卷五十一方。人参、当归、炒白芍药、远志（去心）、琥珀、橘红、半夏（姜制）、天麻各三钱，茯神、炒酸枣仁、白术（土炒）各五钱，天竺黄、钩藤各四钱，炙甘草二钱。为细末，炼蜜为丸，榛子大，每服一丸，淡姜汤化下。功能补气养血，化痰息风。用于小儿阴痫发作之后。

定痫丸dìngxiánwán《医学心悟》卷四方。天麻、川贝母、姜半夏、茯苓（蒸）、茯神（蒸）各一两，丹参（酒蒸）、麦冬（去心）各二两，陈皮、远志（去心，甘草水泡）各七钱，石菖蒲、僵蚕（甘草水洗，去嘴，炒）、胆南星、琥珀（豆腐煮，灯草研）、全蝎（去尾，甘草水洗）各五钱，朱砂（研细）三钱。为末，以竹沥一小碗、姜汁一杯、甘草四两熬膏和药为丸，弹子大，朱砂为衣，每服一丸；犬痫，杏仁五枚煎汤化下；羊痫，薄荷三分煎汤化下；马痫，麦冬二钱煎汤化下；牛痫，大枣二枚煎汤化下；猪痫，黑料豆三钱煎汤化下，日二次。功能息风祛痰，镇心开窍。治肝风痰浊而致的痫证。

定心草dìngxīncǎo　中药材。见《广西中草药》。为通城虎之别名。详该条。

定心防风散dìngxīnfángfēngsǎn　《圣济总录》卷十四方。防风、龙骨、远志、炮干姜、细辛、附子（炮裂，去皮脐）、铁精（另研）各一两，紫石英（另研）、朱砂（另研）、茯苓、熟地黄各二两，人参二两半。为末，每服一至二钱匕，煮枣汤调下。治中风惊悸，心虚恍惚，言语失常，或嗔或怒，志意不乐。若风热盛者，去干姜，加玄参一两。

定心汤dìngxīntāng　❶《三因极一病证方论》卷八方。茯苓四两，桂心、炙甘草、白芍药、炮姜、炒远志、人参各二两。为末，每服四钱，加大枣二枚，水煎去渣，食前服。功能养心安神。治心劳虚寒，惊悸，恍惚多忘，梦寐惊魇，神志不定。❷《医学衷中参西录》方。龙眼肉30g，炒酸枣仁、山茱萸（去净核）各15g，炒柏子仁、生龙骨、生牡蛎各12g，生乳香、生没药各3g。水煎服。功能养心安神。治心虚怔忡。因热怔忡者，加生地黄。

定心丸dìngxīnwán　❶《圣济总录》卷十四方。茯苓、茯神、苏合香各一两，琥珀（另研）、龙齿、阿胶珠、牛黄（另研）、珍珠（另研）、犀角、冰片、麝香（另研）各半两，胆南星、炙甘草各一两半，远志（去心）一分，金箔（为衣）三十片，银箔（研入药）二十片，菖蒲、炒酸枣仁、天竺黄（另研）、人参各三分，虎睛（酥炙）一对，朱砂（另研）四两，冰片半分，雄黄（另研）、安息香（同苏合香以酒一大盏研化，澄去砂脚，熬成膏）各二两。为末，以安息香膏，同炼蜜和丸。金箔为衣，鸡头大，每服一丸，麝香汤化下，食后临卧服。功能安神定志。治心虚忧愁不乐，惊悸心忪，恍惚忘误，精神不宁。❷《圣济总录》卷四十方。硝石半两，朱砂一分。为细末，糯米粥和丸，樱桃大，每服一丸，生糯米汁入油一两滴，青柳枝拌匀服。功能清心泻火。治心经实热，狂妄不常。

定斋居士dìngzhāijūshì　宋代医家。撰有《五痔方》1卷。

定志丸dìngzhìwán　❶《备急千金要方》卷十四方。又名定志小丸。菖蒲、远志各二两，茯苓、人参各三两。为末，炼蜜为丸，梧桐子大，每服七丸，日三次。功能安神定志。治心气不足，五脏不足，甚者忧愁悲伤，忽忽喜忘。《医学入门》有本方，但多琥珀、郁金，并朱砂为衣；《太平惠民和剂局方》亦有本方，以朱砂为衣。❷《儒门事亲》卷十二方。柏子仁、人参、茯神、远志（去心）、茯苓、酸枣仁。为末，酒调米糊为丸，小豆大，每服五十至七十丸，生姜煎汤送下。功能安魂定魄。治惊悸。❸《证治准绳·幼科》集二方。琥珀、茯神、远志（姜制）、人参、白附子（炮）、天麻、天冬、炙甘草、炒酸枣仁。为末，炼蜜为丸，皂角子大，朱砂为衣，每服一丸，灯心、薄荷煎汤调下。治惊风已退，神志未定者。《御药院方》亦有本方，但多乳香。❹《杂病源流犀烛·脏腑门》卷六方。人参、菖蒲、茯苓、茯神、远志、白术、麦冬、朱砂。为末，和丸服。治心伤神怯而恐，或心肺二脏俱伤，喜笑不休。❺见《审视瑶函》卷三。即立退丸。见该条。❻见《证治要诀类方》卷四。即小定志丸。见该条。

定志小丸dìngzhìxiǎowán 《备急千金要方》卷十四方。即定志丸第一方。见“定志丸”条。

锭剂dìngjì 药物剂型之一。见《外科精义》：“和药令匀，捻作锭子，每用纴入疮口中，亦名追毒锭子。”把药物研成极细粉末，加适当黏合剂制成纺锤体、圆锥体、长方体等不同形状的固体制剂。内服时可将锭捣碎，温开水送服。外用时可用水或醋或麻油等磨或捣碎成粉调匀涂患处。如紫金锭等。

diu

丢了棒diū · lebàng 中药材。❶出《生草药性备要》。又名追风棍、赶风柴。为大戟科植物白桐树 *Claoxylon polot*（Burm. f.）Merr. 的带叶嫩枝或根。分布于广东、广西、云南等地。苦、辛，平，有小毒。祛风除湿，活血散瘀。治风湿性关节炎，腰腿痛，外伤瘀痛，脚气水肿。煎服：3～9g。叶捣敷或研末敷，治烧烫伤，外伤出血。孕妇忌服。本品含3β-乙酰氧基-30-降羽扇豆烷-20-酮、3β-羟基-30-降羽扇豆烷-20-酮、无羁萜、谷甾醇、白桦脂酸。❷见《广西药用植物名录》。为秋枫木之别名。详该条。

dong

东北蛔蒿dōngběihuíhāo 中药材。见《中国药用植物图鉴》。为菊科植物东北蛔蒿 *Artemisia finita* Kitag. 的花蕾。分布于黑龙江、内蒙古、新疆等地。辛、苦，寒，有毒。驱蛔虫。治蛔虫病腹痛。本品15～18g，研末，加白酒25g，浸一夜去渣，隔水蒸去酒精，清晨空腹一次服下，2小时后冲服芒硝12g，小儿减量。本品含左旋β-山道年及东北蛔蒿素，有驱蛔虫作用。

东北药用植物原色图志dōngběiyàoyòngzhíwùyuánsètúzhì 本草著作。沈阳药学院编。本书在调查采集东北中药的基础上，绘成彩色天然药物图200余种，并附简要的说明。1963年由科学普及出版社出版。

东丹dōngdān 中药材。见《现代实用中药》。即铅丹。详该条。

东丹李慕华dōngdānlǐmùhuá 见“耶律倍”条。

东方蓼dōngfāngliǎo 中药材。见《中国药用植物志》。为荭草之别名。详该条。

东风菜dōngfēngcài 中药材。见《中国药用植物志》。又名白云草、仙白草、盘龙草、疙瘩药。为菊科植物东风菜 *Doelingeria scaber*（Thunb.）Nees 的根或全草。分布于我国北部、中部、东部至南部各地。辛、甘，寒。清热解毒，祛风，活血，消肿。①治毒蛇咬伤。煎服或捣敷伤口周围。②治感冒头痛，急性眼结膜炎，咽喉肿痛，肠炎腹痛，风湿性关节炎，跌打扭伤。煎服15～30g，或捣汁冲服。③捣敷疮疖、刀伤。根含多种东风菜皂苷、角鲨烯、无羁萜、3β-无羁萜醇、α-菠菜甾醇。本品具抗肿瘤作用。

东风橘根dōngfēngjúgēn 中药材。见《岭南采药录》。为芸香科植物酒饼簕 *Atalantia buxifolia*（Poir.）Oliv. 的根。分布于广东、广西、台湾等地。辛、苦，温。祛风解表，顺气化痰，去瘀止痛。①治感冒，咳嗽，疟疾，胃痛，风湿痹痛，疝痛。煎服：9～15g。②治跌打肿痛。研末酒炒、敷。本品含东风橘碱和东风橘碱B。

东皋握灵本草dōnggāowòlíngběncǎo 本草著作。见“握灵本草”条。

东瓜dōngguā 中药材。出《瀛崖胜览》。即冬瓜。详该条。

东松岗哇dōngsōnggǎngwā 唐代著名医学家。其汉文名字难以查考。约生活于公元8世纪。藏王赤松德赞统治（754—797）时期，应聘入藏。据载，赤松德赞曾给予王室侍医职衔。后因赤松德赞患病，再次应邀入藏，并很快治愈赤松德赞的病。藏王为表彰其医术，赐名“塔西·东松岗哇”，意即“四方三界中最好的医者”。并赐给其山南地区的雄、堆两座庄园。此后他即定居西藏传授医术。其弟子遍及全藏。著名藏医学家宇陀宁玛·元丹贡布是其弟子之一。曾与僧能和敬虚合作编写《杂病治疗》《艾灸明灯》《配方玉珠》等（见《紫色王室保健经函》）。

东轩居士dōngxuānjūshì（12世纪） 宋代医家。注撰《卫济宝书》1卷，为治痈疽等外科疾病方书。

东医dōngyī 朝鲜、越南等国对中医的称谓。远在一千多年前，我国医学与朝鲜、越南等国家的医学已开始相互交流。17世纪初，朝鲜出版的一部医学巨著取名《东医宝鉴》。目前在朝鲜和越南等国，都设有东医研究机构。

东医宝鉴dōngyībǎojiàn 综合性医书。23卷。朝鲜许浚等撰于1611年。作者选摘我国明以前医籍，予以分类编纂而成。全书分为内景篇、外形篇、杂病篇、汤液篇、针灸篇5类，各类均详分细目，记述了多种病证的证候、病因和治法等内容。其中的汤液篇论述本草，针灸篇则介绍针灸法及经络腧穴。本书内容宏富而有条理，在朝鲜医家所撰的汉方医著中最负盛名。1949年后有影印本。

东医寿世保元dōngyīshòushìbǎoyuán 医论医方著作。4卷。朝鲜族李济马撰于1894年。载医论625条，方剂113首。着重论述人与自然界、社会的关系，太少阴阳四象的辨证论治，精神心理因素对脏器、疾病和健康的影响。创立了四象治疗和预防医学，成为现代朝医学的经典著作。延边朝鲜自治州卫生局、中华全国医学会延边分会有影印本。

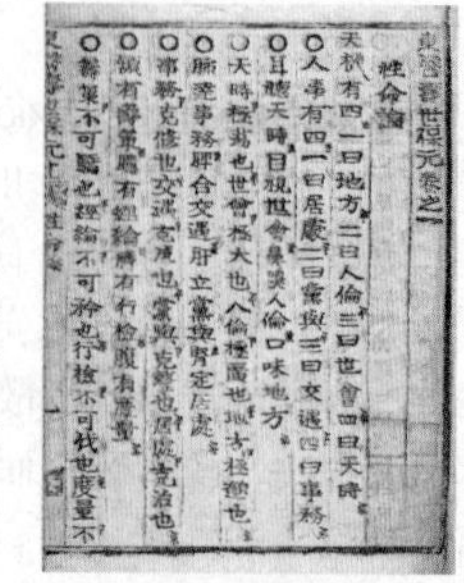

东医寿世保元

东医寿世保元四象草本卷dōngyīshòushìbǎoyuánsìxiàngcǎoběnjuàn 朝医著作。3卷。著者不详。以朝医特有的“统”

论述。第一卷为四象泛论，分述四象人之性格、爱好等；第二卷为病变，分述四象人之病理生理、养生预防等；第三卷为药方，按太少阴阳四象辨证论治。载方 90 个。1984 年延边朝鲜民族医药研究会复印，现有 1890 年手抄本。

东医四象新篇dōngyīsìxiàngxīnpiān　朝医方书。元持常编于 1928 年。分内、外两篇。内篇载太阳、太阴、少阳、少阴四象辨证、四象经验等。四象人用药 266 种；外篇载四象方剂 219 个，附验方 66 个。现有延边朝鲜族自治州卫生局、中华全国中医学会延边分会影印本。

东医四象诊疗医典dōngyīsìxiàngzhěnliáoyīdiǎn　朝医著作。5 篇。杏坡撰于 1940 年。着重论述四象人的生理、病理，四象药理学，四象人的类型鉴别。并对四象的外感诸病、内伤杂病、妇人产前产后、小儿等疾病的临床证候，处方用药亦进行详细论述。本书是朝医学重要经典著作之一。

东垣老人dōngyuánlǎorén　见"李杲"条。

东垣神秘汤dōngyuánshénmìtāng　《赤水玄珠》卷七方。即神秘汤第 2 方。见"神秘汤"条。

东垣十书dōngyuánshíshū　丛书。此丛书收选李杲（东垣）等宋、金、元医家著作 10 种。刊于 1529 年。其中《脾胃论》《内外伤辨惑论》《兰室秘藏》为李杲所著；其余《脉诀》《局方发挥》《格致余论》《此事难知》《汤液本草》《医经溯洄集》《外科精义》等 7 种为其他医家的著作。另一刻本增附《医垒元戎》《癍论萃英》二种。

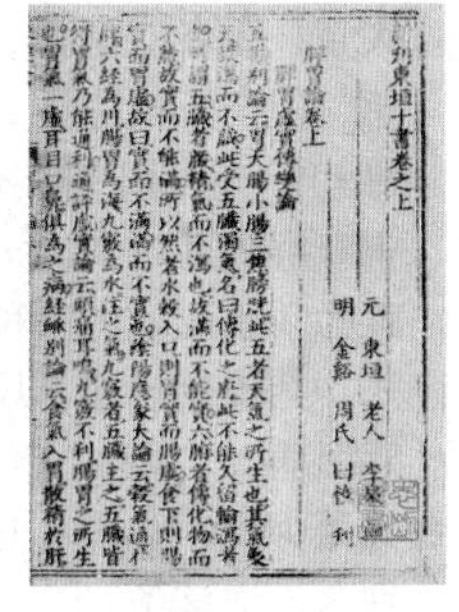

东垣十书

东垣试效方dōngyuánshìxiàofāng　方书。9 卷。又名《东垣先生试效方》《东垣效验方》。金代李杲撰于 1266 年，元代罗天益编辑。计 24 门，分述药象及各种病证，包括饮食劳倦、心下痞、中满、腹胀、反胃及妇人、小儿、眼鼻耳齿等病证。后为"杂方"。每门先设总论，以证候为主，详论病源、治法，后列诸方。书中收医论 29 篇，医方 240 余首，医案医话 20 余则。医论述理明晰，其有 10 余篇为李氏诸书所未见而仅载此书者。选方大多切于实用，所录普济消毒饮、益气聪明汤等对后世影响较大。李氏医案流传不多，故此书弥足珍贵。全书集医方、医论、医案、医话为一体，而重在脾胃病证用方，反映了脾胃学派的理论和制方特色。传本甚少，现仅存明代倪维德刻本，1949 年后有影印本。

东庄医案dōngzhuāngyī'àn　医案医论著作。清代吕留良撰。作者集录 30 条临症治验笔记。案中夹叙夹议、议论证治、辨析脉义。治法偏于温补，立法处方颇有独到之处。吕氏主张随证论治，师古而不泥古。本书收入《医宗己任编》中。

冬虫草dōngchóngcǎo　中药材。见《全国中草药汇编》。为冬虫夏草之简称。详该条。

冬虫夏草dōngchóngxiàcǎo　中药材。出《本草从新》。又名虫草、冬虫草、夏草冬虫。为麦角菌科真菌冬虫夏草菌 *Cordyceps sinensis*（Berk.）Sacc. 寄生在蝙蝠蛾科昆虫幼虫上的子座与幼虫尸体的干燥复合体。主产于四川西北部，青海、甘肃、西藏及云南也产。甘，平。入肺、肾经。补肺，益肾，止血化痰。治肺结核咳嗽，咯血，慢性咳喘，盗汗，自汗，阳痿，遗精，腰膝酸痛，病后虚弱，煎服 3～9g。现用于治疗心律失常，高脂血症，肝硬化，慢性肾衰竭。本品含粗蛋白、冬虫夏草素、虫草酸（即 D－甘露醇）、维生素 B_{12} 等。虫草素对艾氏腹水癌有抑制作用，多糖成分有免疫增强活性，冬虫夏草有支气管平滑肌松弛、镇静及雄激素样作用。

冬春感冒dōngchūngǎnmào　病证名。四时感冒之一。冬末春初，为寒温交替之季，气候忽冷忽热，寒温不常，小儿感受外邪，临床常见两种类型：①风寒感冒：发热轻，畏寒重，蜷卧，喷嚏呵欠，宜辛温散邪解表，用葱豉汤加味。②风热感冒：发热重，恶寒轻，有汗热不解，面红目赤，口渴喜饮，宜辛凉透表，用银翘散加减。

冬地梅dōngdìméi　中药材。见福建《中草药新医疗法资料选编》。为臭茉莉之别名。详该条。

冬地三黄汤dōngdìsānhuángtāng　《温病条辨》卷二方。麦冬八钱，生地黄、玄参各四钱，黄连、黄柏、黄芩各一钱，苇根汁、银花露各半酒杯（冲），甘草三钱。水煎，分三次服。以小便得利为度。功能养阴生津，清热泻火。治阳明温病，热郁津少，无汗，小便不利者。

冬豆子dōngdòu · zi　中药材。见《四川中药志》。为黑大豆之别名。详该条。

冬瓜dōngguā　中药材。出《本草经集注》。又名白瓜、东瓜、枕瓜。为葫芦科植物冬瓜 *Benincasa hispida*（Thunb.）Cogn. 的果实。甘、淡，凉。入肺、大肠、小肠、膀胱经。利水，消痰，清热，解毒。①治水肿，胀满，脚气，痰吼，咳喘，暑热烦闷，消渴。煎服：60～120g。②解鱼、酒毒。捣汁饮。本品含羽扇豆醇、甘露醇、β－谷甾醇、葡萄糖、鼠李糖及多种维生素。

冬瓜串dōngguāchuàn　病名。出《疡医大全》卷十九。指生于两臂膊间的痈。长二三寸，红赤高肿，疼痛无头，治以蓖麻子捣膏贴之。参见"外痈"条。

冬瓜皮dōngguāpí　中药材。出《开宝重定本草》。又名白瓜皮。为葫芦科植物冬瓜 *Benincasa hispida*（Thunb.）Cogn. 的干燥外层果皮。甘，凉。入脾、小肠经。利水消肿，清暑化湿。治水肿，小便不利，脚气，暑湿泄泻，荨麻疹。现用于治疗糖尿病，煎服 9～30g。本品含蜡类及树脂类物质。

冬瓜瓤dōngguāráng　中药材。出《本草图经》。又名冬瓜练。为葫芦科植物冬瓜 *Benincasa hispida*（Thunb.）Cogn. 的果瓤。甘，平。清热，止渴，利水，消肿。①治烦渴，水肿，淋病。煎服 30～60g，或绞汁饮。②煎水洗痈肿；捣敷治火烫伤。本品含腺嘌呤，胡芦巴碱，组氨酸，维生素 B、C 及 E。

冬瓜丝dōngguāsī　中药材。出《药性论》。为冬瓜瓤之别名。详该条。

冬瓜汤dōngguātāng　《证治准绳·幼科》集七方。冬瓜（切）八合，瓜蒌一钱二分，茯苓、知母各八分，麦冬五分，粟米二合半。水煎去滓，量儿大小酌服。治小儿口渴，及下痢不止。

冬瓜藤dōngguāténg　中药材。出《日华子诸家本草》。为葫芦科植物冬瓜 *Benincasa hispida*（Thunb.）Cogn. 的茎。苦，寒。①活络通经，利关节，去湿，追风，煎服。②治肺热痰火，内痈，取汁服。③治脱肛，疮疥，煎水洗。

冬瓜叶dōngguāyè　中药材。出《日华子诸家本草》。为葫芦科植物冬瓜 *Benincasa hispida*（Thunb.）Cogn. 的叶。清暑，解毒。治消渴，疟疾，泄泻，痢疾。煎服：15～30g。

焙研末调敷蜂螫，肿毒。

冬瓜子dōngguāzǐ　中药材。出《新修本草》。又名白瓜子、瓜瓣。为葫芦科植物冬瓜 *Benincasa hispida*（Thunb.）Cogn. 的种子。甘，凉。入肺、大肠、小肠经。清肺，化痰，利湿，排脓。①治肺热咳嗽痰多，肺痈，肠痈。②治淋病，水肿，小便不利，湿热带下。煎服：9～15g。或去壳取仁用。本品含皂苷、脂肪、瓜氨酸、蛋白质等。

冬花dōnghuā　中药材。出《万氏家抄方》。为款冬花之简称。详该条。

冬均子dōngjūnzǐ　中药材。见《中药材手册》。为使君子之别名。详该条。

冬葵根dōngkuígēn　中药材。出《本草经集注》。为锦葵科植物冬葵 *Malva crispa* L. 的根。甘，寒。泄热通淋，滑利二便，解毒。①治消渴，热淋，茎中急痛，二便不利，白带，解蜀椒毒。煎服：15～60g。②烧存性研末敷褥疮、口吻疮。

冬葵叶dōngkuíyè　中药材。出《名医别录》。又名葵菜、冬苋菜。为锦葵科植物冬葵 *Malva crispa* L. 的叶。甘，寒。清热利湿，通乳，滑窍。①治黄疸，肺热咳嗽，热毒下痢，小便不行，乳汁不下。煎服：15～30g。②研末敷治外伤出血，烫火伤。孕妇慎服。本品含锦葵酸、苹婆酸、黏液质。

冬葵子dōngkuízǐ　中药材。出《神农本草经》。又名葵子、葵菜子。为锦葵科植物冬葵 *Malva crispa* L. 的种子。分布于我国大部分地区。甘，寒。入小肠、膀胱经。利水，通乳，滑肠。治小便不利，热淋，血淋，砂淋，水肿，乳汁不行，乳房肿痛，大便燥结。煎服：3～9g。孕妇慎服。本品含冬葵多糖、脂肪油及蛋白质。

冬凌草dōnglíngcǎo　中药材。见《中华人民共和国药典（一部）》（2020）。又名冰凌草、山香草。为唇形科植物碎米桠 *Rabdosia rubescens*（Hemsl.）Hara 的干燥地上部分。分布于甘肃、山西、河北、安徽、浙江、河南、江西、湖北、湖南、广西、四川、贵州等地。苦、甘，微寒。归肺、胃、肝经。清热解毒，活血止痛。粗制剂对食管癌、贲门癌、肝癌、乳腺癌、直肠癌有一定缓解作用，且可防治放射治疗的副作用。治急、慢性咽炎，扁桃体炎，腮腺炎，气管炎，慢性迁延性肝炎，煎服 30～60g。本品含挥发油，内有 α－和β－蒎烯、β－榄香烯、柠檬烯、桉叶素、对聚伞花素、二萜内酯成分、冬凌草素乙及冬凌草素丙、丁、戊）、三萜类成分（α－香树脂醇）等。冬凌草素对多种动物移植性肿瘤（小鼠艾氏腹水癌、肉瘤－180、肝癌及网织细胞肉瘤等）有抑制作用，对人体食管鳞癌细胞株 CaEs－17 有细胞毒作用，对外周白细胞、血小板总数及机体免疫功能无明显抑制。醇剂及煎剂对小鼠有镇痛作用，对家兔食管有解痉作用，试管中有某些抑菌作用。

冬脉如营dōngmàirúyíng　冬季应时的脉象。营，营垒，有团聚之义。冬季严寒，阳气潜藏，皮肤紧束，故脉象相应下沉。《素问·玉机真藏论》："冬脉如营……其气来沉以搏，故曰营。"

冬青实dōngqīngshí　中药材。出《本草图经》。即冬青子。详该条。

冬青叶dōngqīngyè　中药材。❶出《海上方》。为女贞叶之别名。详该条。❷出《本草拾遗》。即四季青。详该条。

冬青子dōngqīngzǐ　中药材。❶出《本草拾遗》。又名冬青实、冻青树子、树顶子。为冬青科植物冬青 *Ilex chinensis* Sims 的果实。分布于长江流域及其以南各地。甘、苦，凉。入肝、肾经。祛风补虚，强筋健骨，止血。①治风湿痹痛。内服煎汤，4.5～9g；或浸酒服。②治溃疡病出血，本品与白及等分研末，每次 3～4.5g，日服二次。③治痔疮。本品以盐、酒浸一夜，多次蒸晒，早、晚空腹时各吞服 70 粒。❷见《济急仙方》。为女贞子之别名。详该条。

冬桑叶dōngsāngyè　中药材。见《本草正义》。为桑叶之处方名。详该条。

冬温dōngwēn　病名。见《伤寒论·伤寒例》。指冬季发生的热病。《医效秘传·冬温温毒》："冬温者，冬感温气而成，即时行之气也。何者？冬令严寒而反温热，人触冒之，名曰冬温。"本病如邪在肺卫，见头痛、无汗、发热、微恶风寒、咳嗽、咽痛等症。治宜辛凉解表，选用桑菊饮、银翘散，配合桔梗汤等。如其邪不解，则可见气分、营分或血分证候，宜参照卫气营血辨证法治疗。《医学入门·正伤寒》："冬温，总是时行……与伤寒相似，但脉不浮耳。治法大同春温，表症萎蕤汤、九味羌活汤，入里加大黄，重者双解散，轻者加减调中汤。"一说本病虽属新感，但与正气虚弱，肾经不足有关（见《伤寒绪论·冬温》）。亦有因冬令不能闭藏，其气反泄于外者，宜用补药中兼解表药（见《丹溪心法附余·瘟疫》）。《瘟疫论》谓其为新感温病的一种。因冬季感受非时之暖而发生的热性病。其传变规律与风温同。治以辛凉疏表为主。参见"新感温病""风温"条。

冬苋菜dōngxiàncài　中药材。见《重庆草药》。为冬葵叶之别名。详该条。

冬应中权dōngyìngzhòngquán　冬季应时的脉象。出《素问·脉要精微论》。冬季严寒，阳气固密，脉象相应沉伏，像秤锤一样下沉。

冬月咳嗽dōngyuèké·sou　病证名。指冬月感受风寒所致的咳嗽。《不居集》卷十五："冬月咳嗽，冬月风寒外感，形气病俱实者，宜华盖散、加减麻黄汤，所谓从表而入，自表而出。若形气病气虚者，宜补其元气，而佐以解表之药。若专于解表，则肺气益虚，腠理益疏，外邪乘虚易入，其病愈难治矣。"《温热经纬》："冬咳嗽者，人气内藏，寒邪入肺，法当温散。麻黄汤主之。"《类证治裁·咳嗽》："冬季咳，风寒侵肺也。治宜温散。苏叶、川芎、桂枝、麻黄之属。"参见"咳嗽""风寒咳嗽"各条。

冬至dōngzhì　二十四节气之一。《通纬·孝经援神契》："大雪后十五日，斗指子，为冬至，十一月中。阴极而阳始至，日南至，渐长至也。"

冬术dōngzhú　中药材。见《中国药学大辞典》。即白术。详该条。

董炳dǒngbǐng　明代医家。字文化，号玉鹤，又号怀鹤。泗州（江苏宿迁东南）人。父亲董相是当地医生。他承继家传秘方，于 1626 年淮水泛滥时避居楼上，编成《避水集验方》一书，已佚。

董伯儒dǒngbórú　明代医生。昆山（今属江苏）人。得许用韶所传，于脉理药学均甚精湛，曾被授予医学训科之职。曾孙愚尤深于脉理，投剂辄效，人呼为"董一帖"。

董大英dǒngdàyīng　宋代医生。生平不详。著有《活幼悟神集》20 卷，已佚。

董凤翀dǒngfèngchōng　明末清初儿科医家。字君灵。三原（今属陕西）人。精医术，擅痘疹。积 40 余年经验，搜罗群书，分类编集，成《痘疹经验良方》(1687)，由子俊臣编次，于1694年刊行。

董奉dǒngfèng　三国时期吴国医生。字君异。据古书载，他治病不取报酬，只求被治愈者在其门前种杏树，日久杏树成林。后世称颂医家为"杏林春暖""誉满杏林"，来源于此。

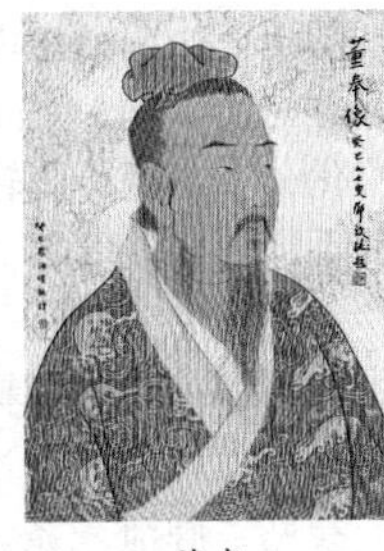

董奉

董怀鹤dǒnghuáihè　见"董炳"条。

董及之dǒngjízhī　见"董汲"条。

董吉托觉dǒngjítuōjué　藏族名医。约生活于5、6世纪之间。西藏人，曾为藏王的御医，是藏医学史上记录的最早的藏族医学家。

董汲dǒngjí(11世纪末)　北宋医家。字及之。东平（今山东东平）人。弃儒从医。擅长治疗小儿疾病，尤其精于痘疹，与钱乙齐名。元祐八年（1093），他采摭经效秘方，详明证候，撰成《小儿斑疹备急方论》1卷。对于瘢疹的治疗，善于应用寒凉，反对滥施温热，对当代和后世均有一定影响。他处理各种证候所运用的治疗原则和方药多为后世医家采用。又广泛收采了《内经》以来至唐、宋的医书、诸家本草、方书中有关脚气病的论述和方药，编成《脚气治法总要》2卷。

董汲医学论著三种dǒngjíyīxuélùnzhùsānzhǒng　丛书。系宋代董汲所撰《脚气治法总要》《小儿斑疹备急方论》《旅舍备要方》三书的合刊本。现有1958年商务印书馆排印本。

董建华dǒngjiànhuá（1918—2001）　现代医家。上海青浦人。出生于中医世家，1935年拜上海名医严二陵为师。1955年，被选送到江苏省中医师资进修学校深造，结业后留校任教，负责伤寒与温病的教研工作。1957年调至北京中医学院（今北京中医药大学）工作。1963年，任北京中医学院内科教研室主任、附属东直门医院内科主任。1994年，当选为中国工程院院士。精于脾胃病辨治，擅治外感热病，毕生致力于中医教育和临床研究。主编《伤寒论释义》《温热病论治》《临证治验》《中医内科急症医案辑要》及《中国现代各医医案精华》等著作。

董君异dǒngjūnyì　见"董奉"条。

董南潜dǒngnánqián　见"董说"条。

董氏斑疹方论dǒngshìbānzhěnfānglùn　见"董氏小儿斑疹备急方论"条。

董氏小儿斑疹备急方论dǒngshìxiǎo'érbānzhěnbèijífānglùn　儿科著作。又名《董氏斑疹方论》《小儿斑疹方论》。1卷。宋代董汲撰。约刊于11世纪末期。本书对小儿瘢疹（即后来所称的痘疮、天花）的证候做了简要说明，并附方剂17首，是一部较早的痘疮专书。1949年后出版《小儿药证直诀》影印本时，将本书附录于后。

董宿dǒngsù　明代医家。四明（今浙江宁波南）人。正统间（1436—1449）任太医院使。精通药性，临证效果较好。编有《试效神圣保命方》一书，后经方贤编定，改名《奇效良方》。

董文化dǒngwénhuà　见"董炳"条。

董玹dǒngxuàn　明末医家。字橘斋。精运气，擅伤寒证治。撰《五运六气详解》，以十二支年分运气，列述民病吉凶等。订正陈长卿《伤寒秘要》等，为胡正心汇刻于《十竹斋刊袖珍本医书十三种》(1632)。

董雨若dǒngyǔruò　见"董说"条。

董玉鹤dǒngyùhè　见"董炳"条。

董说dǒngyuè　明末清初僧人。字雨若，号南潜。学《易经》于黄道周。明朝亡后，削发为僧，爱好文学、书法，兼通医学。著书10余种，在医学方面，有《运气定论》一书，已佚。

动dòng　❶病证名。振掉动摇之象。《素问·阴阳应象大论》："风胜则动。"❷脉象。《伤寒论·辨脉法》："阴阳相搏名曰动。"参见"动脉"条。

动而伸之dòng'érshēnzhī　刺法术语。与"推而纳之"对举。《难经·七十八难》："动而伸之，是谓泻。"意指针刺得气以后，将针转动向上抽引，这是针刺泻法的操作要领。

动法dòngfǎ　刺法名。指入针后，摇动针体并结合提插、捻转，以使气行的方法。《针经指南》："动者，如气不行，将针伸提而已。"《针灸问对》："凡下针时，如气不行，将针摇之，如摇铃之状，动而振之，每穴每次须摇五息，一吹一摇，按针左转，一吸一摇，提针右转，故曰动以运气。"

动功dònggōng　气功功法。又称外功。采取与意念、呼吸相结合的肢体动作或自我按摩以锻炼内脏、凝静心神、活跃气血的一种动中静的功法。"动"与"外"是因有锻炼动作表现于外而得名，所谓动中静，则指锻炼此类功法是在意念集中、思想宁静的情况下进行的，不是单纯的肢体活动。

动静结合dòngjìngjiéhé　气功术语。一般认为，在气功和武术中，静功和动功互相配合，效果显著。

动脉dòngmài　❶脉象。脉形如豆，厥厥动摇，滑数有力，搏动部位较局限，节律不匀。见于惊恐及痛证。《脉经》："动脉见于关上，无头尾，大如豆，厥厥然动摇。"《伤寒论·辨脉法》："阴阳相搏，名曰动。"❷全身经脉搏动应手之处。《难经·一难》："十二经皆有动脉。"

动气dòngqì　❶脉搏跳动时的动态、气势。《素问·至真要大论》："所谓动气，知其脏也"。❷脐周的搏动（出《难经·第十六难》)。《伤寒指掌》卷三："动气者，筑筑然动于脐旁上下左右，甚至连及虚里、心、胁，而浑身振动也。此病由于妄汗、妄下，气血大亏，以致肾气不纳，鼓动于下而作也；或由其人少阴素亏，因病而发，恒见于瘦薄虚弱之人。"

动输dòngshū　《灵枢》篇名。动，指脉之搏动；输，即经气所输之处。本篇阐述了十二经脉中唯手太阴、足阳明、足少阴三经独动不休的道理，以及在邪气阻塞四肢的情况下，十二经气如何保持输转循环的问题。

动暑dòngshǔ　病证名。《温热类编》卷三："阳暑，即动暑。"详"阳暑"条。

动象dòngxiàng　气功术语。是指练功过程中，身体的外形姿势转化为动的姿态。动象有真动与假动之分。"真动"属自发产生的，内气发动后，随气而动，由内动而及外；"假动"属主观追求，是暗示和诱导出来的，没有内气发动为依据。

动治法dòngzhìfǎ　推拿方法。出《石室秘录》。为活动关节之法。根据各关节的活动特点不同，有扭转、抖摇、屈伸等法，以帮助有病的关节和肌肉萎缩的肢体恢复正常功能。适用于头颈、腰背及四肢各关节。《石室秘录·动治法》："因其不动而故动之也。如双足麻木不能履地，两手不能执物者是也……乘其尚有可动之机，因而活动之。"

冻产dòngchǎn 病名。指因天寒影响产妇，儿不能速生。杨子建《十产论》："冻产者，言天气寒冷，产妇血气迟滞，儿不能速生，故衣裳宜厚，产室宜暖，背心宜温和，庶儿易生。"

冻疮dòngchuāng 病证名。指因寒冷所致之肌肤损伤。见《丹溪心法》。又名冻风、冻瘃。由冷风严寒伤及皮肉，气血凝滞而成。其症多发于手足和耳郭等暴露部位。患处皮肤先呈苍白，渐成紫红斑片，自觉灼痛，瘙痒或麻木，甚则溃烂成疮，缠绵难愈。本病重在预防，须注意防寒保暖及适当活动。治宜温阳散寒，调和营卫。内服当归四逆汤。外贴阳和解凝膏或红灵酒揉搽。亦可用姜汁、辣椒煎汤搽洗患处。溃烂作痛者，外贴玉红膏。

冻耳dòng'ěr 病名。系指冬时耳冻疮。《太平圣惠方》卷三十六："夫冻耳者，由肌肉虚软之人，冬时触冒于寒，为风冷所折，则令耳赤痒痛，或即成疮。因其风寒所伤，故谓之冻耳也。"

冻风dòngfēng 病名。出《外科正宗》卷四。即冻疮。详该条。

冻烂疮dònglànchuāng 病证名。出《诸病源候论》卷五十。小儿肌肤柔脆，抵抗力弱，冬月寒气侵袭，易致局部皮肤皲裂，久而生疮，或痒或痛，赤红肿，破出脓汁。多见于两耳或手足间。以外治为主，可用蜀椒和盐入酒煎之，乘热蘸涂患处；或用附子、干姜研末，猪脂调涂。

冻青树子dòngqīngshùzǐ 中药材。出《濒湖集简方》。为冬青子之别名。详该条。

冻生dòngshēng 症名。见清代陈笏庵《胎产秘书》。即冻产。详该条。

冻死dòngsǐ 指受冷极深冻僵而死。《诸病源候论·冻死候》："人有在于途路，逢凄风苦雨，繁霜大雪，衣服沾濡，冷气入脏，致令阴气闭于内，阳气绝于外，荣卫枯涩，不复流通，故致噤绝而死。若早得救疗，血温气通则生。"

冻瘃dòngzhú 病名。即冻疮。详该条。

洞dòng 呕吐之古称。《灵枢·邪气藏府病形》："洞者，食不化，下嗌还出。"《类经·脉色类》："肾亏则命门气衰，下焦不化，下不化则复而上出，故病为洞而食入还出也。"详"呕吐"条。

洞肠泄dòngchángxiè 病证名。即滑泄。《医略六书·杂病证治》："洞肠泄，大孔如竹筒，关门不闭也。"详"滑泄"条。

洞痢dònglì 病证名。出《圣济总录》卷一百七十九。指小儿泄痢昼夜不止者。多由寒湿之邪，内迫肠道所致。

洞天奥旨dòngtiān'àozhǐ 外科著作。又名《外科秘录》。清代陈士铎述。16卷。刊于1694年。本书托名"岐伯天师"所传，故以《洞天奥旨》为书名。卷一至四统论疮疡病候、诊法及用药；卷五至十三记述外科、皮肤科及金刃、跌打、虫兽伤等150余种病证的治法；卷十四至十六选录各家外科治疗方剂。作者治疗外科病证十分重视辨明经络、阴阳，内容比较丰富，用药颇有独到之处。

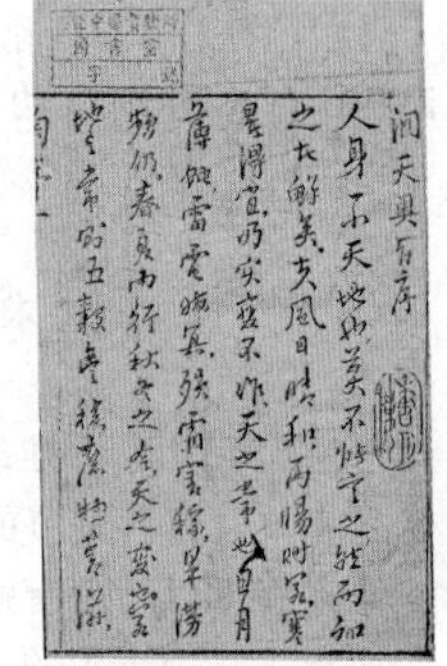

洞天奥旨

洞泄dòngxiè 病证名。出《素问·生气通天论》。❶指阴盛内寒所致的泄泻。《圣济总录》卷七十四："洞泄谓食已即泄……阴盛生内寒，故令人府藏内洞而泄。"《奇效良方·泄泻门》描述洞泄有心腹痛，大肠切痛，肠鸣食不化，手足厥冷脚转筋等症。治宜温中散寒，用附子丸、木香诃黎勒丸等方。参见"寒泄"条。❷濡泻的别名。《医宗必读·泄泻》："洞泄，一名濡泻，泻下多水也。"详见"濡泻"条。❸脾泄的别名。《医学真传·痢》："也有痢无积，日夜十余次，解时微痛，是名脾泄，又名洞泄。"参见"脾泄"条。

洞泄注下dòngxièzhùxià 病证名。见《证治准绳·幼科》。是小儿下利不止的证候。小儿脾胃虚弱，至长夏阴盛之时，饮食居住不慎，或复感风冷，则成此证。治宜醒脾化湿。用厚朴散（张涣方：厚朴、诃黎勒、白术、干姜、肉豆蔻）加减。

洞泻dòngxiè 病证名。指饮冷受寒所致的泄泻。《古今医彻·泄泻论》："寒胜则洞泻而澄彻清冷。"《不知医必要·泄泻》："洞泻一症，忽然大泻不止，或汗或喘，最为危候。多因夏月伏阴在内，虚寒人恣食寒凉蔬果所致。须连服大剂附子理中汤。"参见"洞泄"条。

洞元真人dòngyuánzhēnrén 见"李守钦"条。

dou

兜腮喉痈dōusāihóuyōng 病名。即兜腮痈。详该条。

兜腮痈dōusāiyōng 病名。又名兜腮喉痈。多由痰火邪毒炽盛上炎致疮痈兜腮而发。症见腮下肿甚，疼痛连及咽喉，牙关开合不利，饮食吞咽受累。《增删喉科心法》："此症生于两腮肌肉不着骨之处。高肿红色焮痛，连及咽喉，初起寒热往来。"治宜解毒、消肿、止痛。用穿山甲、当归尾、皂角刺、川芎、白芷、升麻、红花、乳香等，或普济消毒饮加减。待脓熟时以刀针刺破排脓。若成漏者，宜加人参、茯苓等内托之。参见"喉痈"条。

斗门散dǒuménsàn 《太平惠民和剂局方》卷六方。葛根五钱，地榆、炙甘草各二两，炮姜、当归各一两，炒黑豆、罂粟壳（蜜炙）各四两。为末，每服二钱，水煎服。治毒痢，脓血赤白，或五色相杂，日夜频作，兼治噤口痢，里急后重，大渴不止，酒痢，脏毒，不能进食。

斗篷草dǒupéngcǎo 中药材。见《广西本草选编》。为黄水芋草之别名。详该条。

抖法dǒufǎ 推拿手法。又称颤法。用手握住患者上肢或下肢的远端，用力连续上下抖动，使患肢作小幅度颤动。有放松肌肉，滑利关节等作用。

斛肘dǒuzhǒu 即斗肘。见《小儿推拿秘旨》。详"斗时"条。

斗齿dòuchǐ 病名，又名齿伤。《杂病源流犀烛》卷二十三："斗齿乃被打伤动摇也。宜蒺藜根灰敷之。"若出血者，宜云南白药掺之。

斗底风dòudǐfēng 病名，见《重楼玉钥》卷上。系咽喉肿痛，胸前亦红肿，汤水难下之病证。多由肝胃火毒炽盛，痰毒邪火上冲咽喉所致。症见咽喉肿痛，吞咽不利，胸前红肿，痰壅气喘，身发寒热等。《重楼玉钥》："此症初起吞咽不下，但胸前红肿渐至结喉，一时难安。初起能咽水者，可治……如病势紧急，汤水不能下，遍身作痛，气喘眠卧不得，循屋下行，胸前赤肿。凡吐痰涎后，仍不退者，百无一治。"治宜泻火解毒、祛痰消肿，可选用普济消毒饮、清咽利膈汤等加减。外吹冰硼散，或含化六神丸。

斗鸡眼dòujīyǎn 病名，双眼内斜视之俗称。属目偏视，又名通睛。详该条。

斗睛dòujīng 病名，见吴克潜《病源辞典》。又名通睛，指眼珠呆滞，不能活动者。详“通睛”条。

斗肘dòuzhǒu ❶经外奇穴名，见《针灸经外奇穴治疗诀》。位于肘部，曲池穴外方，肱骨外上髁之高点处。主治臂肘神经痛，偏瘫，神经衰弱等。艾炷灸3～7壮，或艾条灸5～15分钟。❷推拿穴位名，出陈氏《小儿按摩经》，又作枓肘。位于肘尖（尺骨鹰嘴）部。用揉、运、掐、推、摇等法，可顺气生血，通经活络。《幼科推拿秘书》：“在手肘曲处高起圆骨处。”又：“膀膊下肘后一团骨也。”

斗肘走气dòuzhǒuzǒuqì 小儿推拿方法名，出陈氏《小儿按摩经》。一手托住小儿斗肘穴进行运转，另一手握住小儿的手掌加以摇动。用治痞证。

豆斑蝥dòubānmáo 中药材。见《国药的药理学》。为葛上亭长之别名。详该条。

豆瓣柴dòubànchái 中药材。见《贵州民间药物》。为铁仔之别名。详该条。

豆菜dòucài 中药材。见《贵州民间药物》。为歪头菜之别名。详该条。

豆豉dòuchǐ 中药材。见《本经疏证》。即淡豆豉。详该条。

豆豉饼dòuchǐbǐng 《医学入门》卷七方。淡豆豉适量。为末，用唾液和作饼，如钱大半分厚，置患处，以艾炷在饼上灸，饼干换药。治痈疽肿硬不溃，溃而不敛及顽疮、恶疮。

豆豉菜根dòuchǐcàigēn 中药材。见《贵州民间方药集》。即蜘蛛香。详该条。

豆豉法dòuchǐfǎ 古代下胎毒法之一。取淡豆豉煎为浓汁，频频喂服，适宜于胎禀怯弱，体质不强，而有胎毒内蕴的婴儿。

豆豉姜dòuchǐjiāng 中药材。见《南宁市药物志》。又名澄茄根、木姜子根。为樟科植物山鸡椒 *Litsea cubeba* (Lour.) Pers. 的根。分布于长江以南各地。辛、微苦，温。入脾、胃、肝经。祛风散寒除湿，温中行气止痛。治风寒感冒头痛，风湿痹痛，心胃冷痛，腹痛吐泻，跌打损伤。煎服：6～9g（鲜品15～30g）。根含挥发油，内有异胡薄荷醇、胡萝卜甾醇苷。根皮含挥发油，内有柠檬醛、香茅醛、芳樟醇等。煎剂在体外对金黄色葡萄球菌、伤寒杆菌、铜绿假单胞菌均有抑制作用。水浸剂在体外还能杀灭丝虫幼虫。

豆豉灸dòuchǐjiǔ 即豉饼灸。见该条。

豆腐疔dòu·fudīng 病名。出《外科启玄》卷一。又名腐疔。其色白，有泡，三日内顶陷。治同疔疮。

豆寄生dòujìshēng 中药材。见《植物学大辞典》。为菟丝之别名。详该条。

豆卷dòujuǎn 中药材。见《本草便读》。为大豆黄卷之简称。详该条。

豆蔻dòukòu 中药材。见《中药材手册》。即白豆蔻。详该条。

豆蔻壳dòukòuké 中药材。见《饮片新参》。为白豆蔻壳之处方名。详该条。

豆蔻散dòukòusǎn 《小儿药证直诀》卷下方。豆蔻、丁香各五厘，硫黄一分，滑石三分。为细末，每服一字至五分，不拘时米饮送下。功能温中行气利湿。治吐泻烦渴，腹胀小便少。

豆蔻丸dòukòuwán ❶《奇效良方》卷十三方。煨肉豆蔻、煨草豆蔻、炙枇杷叶、砂仁、母丁香各十两，木香、墨、沉香各半两，地榆二两。先将墨煅烧，再同余药为末，粟米饭为丸，樱桃大。每服二丸，食前米汤送下。功能温中化湿，行气止痛。治白痢腹痛。❷《症因脉治》卷一方。草豆蔻、吴茱萸、益智仁、青皮、姜黄、麦芽、神曲、半夏、甘草（一方无姜黄）。功能温中行气，消食和胃。治寒积胃脘作疼及寒积腹痛，脉沉紧者。

豆蔻香连丸dòukòuxiāngliánwán 《证治准绳·幼科》集七方。炒黄连三分，肉豆蔻、木香各一钱。为细末，粟米饭为丸，米粒大。每次十至三十丸，日夜各四次，饭前米汤送下。功能燥湿行气。治泄痢，不拘寒热，下利赤白，腹痛肠鸣。

豆蔻饮dòukòuyǐn 《世医得效方》卷五方。陈米一两，肉豆蔻（面裹煨）、五味子、赤石脂各半两。为细末，每服二钱，粟米汤调下，日三次。功能温中涩肠止泻。治滑泄。

豆稔干dòurěngān 中药材。见《广西中药志》。为山稔子之别名。详该条。

豆须子dòuxūzǐ 中药材。见《山东中草药手册》。为菟丝子之别名。详该条。

豆渣菜dòuzhācài 中药材。见《陕西中草药》。为金盏银盘之别名。详该条。

豆渣草dòuzhācǎo 中药材。见《四川中药志》。为狼把草之别名。详该条。

豆渣石dòuzhāshí 中药材。出《盘山志》。为麦饭石之别名。详该条。

痘不灌浆dòubùguànjiāng 症名。痘疮由小血疱，起胀渐大，变成水疱，逐渐转成脓疱的症状为灌浆。灌浆时，根、窠红润，脓浆饱满，色如黄蜡，二便正常，饮食不减者为佳兆。痘不灌浆，明代徐春甫《痘疹泄秘》谓有二因：“一则气血不足；一则热毒太盛，烧涸津液。”宜分别治之。

痘不起胀dòubùqǐzhàng 症名。出《古今医鉴》。痘疮发病后，一般历时四天，当渐起胀，先出者先起，后出者后起，至五六日毒气尽出，至七八日则进入灌脓。若见形三四日，起胀如豆形，根窝红活肥满，光泽明净者，预后良好。若不起胀，灰白陷顶者，为气血不足；紫红不起胀者，则为火盛血热。前者治宜补托，后者治宜清血。

痘出不快dòuchūbùkuài 症名。出《古今医鉴》。痘疮初出见点，色淡红，疏稀不匀，此属毒伏于里。气弱不能全部托出，故欲出而不畅透。治宜补气托毒。用十宣散（《证治准绳》：黄芪、人参、当归、厚朴、桔梗、川芎、防风、甘草、白芷）。

痘疮dòuchuāng 病名。为急性发疹性传染病。又名天痘、天行痘，天疮、天花、天行发斑疮、疫疠疱疮、豌豆疮、登痘疮、百日疮、虏寄疮。由于发病有强烈的传染性，故名天行。因先见点，起胀，灌浆，如花发蕾，七日后收靥，脱痂，如花之萎谢，故又名天花。或以其疮形似痘，故又名痘疮。《肘后备急方》：“比发有病，天行发斑疮，头面及身须臾周匝，状如火疮，皆载白浆，随抉随生，不及治疗，剧者数日必死，疗得瘥后，疮瘢紫黯，弥岁方无。”初起与伤寒相类似，有形寒，身热，呕吐，惊悸，口鼻气粗，耳尻不热，遍身疼痛，耳后有红筋等先驱症，在整个病程中其特点可分为发热、见形、起胀、灌浆、收靥、脱痂6个阶段。在各个阶段中，因毒邪的深浅、体质的强弱不同，可出现较多的变证。1949年后，本病已被消灭。

痘疮发热dòuchuāngfārè　病证名。出明代万全《家传痘疹心法》。痘疮须发热鼓其毒气，才能外透。凡痘疹初起发热，时起时退，或发热不盛者，乃热浅则毒轻，其痘必稀；若发热太盛，烦躁，昏睡，其痘必重。一般痘疮发热，有外感的症状。治宜发表透疹，用升麻葛根汤；夹有食滞的，应加消导药。

痘疮夹斑dòuchuāngjiábān　病证名。即与痘相夹而出的红斑。因痘疮毒火郁遏，伤及阴血，血与热相搏，迫血游溢于皮肤之间，故痘与斑相夹而出。症见皮肤上起红斑，片片如云头突起的片状。治宜疏风攻毒。用荆防败毒散或黄连解毒汤。

痘疮夹痧dòuchuāngjiáshā　病证名。又名痘夹疹。痘疮夹有痧子的证候。《医宗金鉴·幼科》："痧亦疹类，但形如粟米，尖圆白硬，内含清水为异。此亦热毒所发，往往夹痘而出，宜于疏散，以荆防败毒散主之。"

痘疮见形dòuchuāngjiànxíng　症名。又名见点、放点、见苗。为痘疮将现的迹象。小儿出痘，一般发热三日后见点，热势较缓，皮肤上即见淡红色的痘疹，光泽稀落，深藏于皮肤内，摸之有坚实感。《医宗金鉴》分顺、逆、险三证：发热三日见点，热减身和，不渴不烦，颗粒稀疏，其痘先自头面渐至周身而出，色红润，顶尖圆者为顺证；发热一日或半日即见点，一齐涌出，点不分明，平塌不起，出而复隐，痘色紫黑，干枯不润者为逆证；痘已见形，身仍发热，痘稠密，粘连不分，痘色虽红而滞黯，或痘虽稀疏而色浅淡，隐于皮肤不透出而精神倦怠者为险证。

痘疮难靥dòuchuāngnányè　病证名。即痘疮干浆应收靥而不收靥的证候。痘疮自见点、起胀、灌浆十至十三天左右，应收靥结痂。到时而不收靥，是毒气太重，内外热蒸所致。若失于治疗，则热毒入心，可变为险证。治宜清热败毒，用犀角散（《证治准绳》：犀角、黄芩、黄芪、升麻、栀子仁、汉防己、川朴硝、牛黄）。

痘疮起胀dòuchuāngqǐzhàng　症名。痘疮见点后已个个隆起，尖圆坚实，形如黄豆、豌豆，属痘疮的正形，称为起胀。清代翟良《痘科类编释意》："起胀者，痘勃勃欲长，有起发之热，颗粒尖圆而胀大也。"一般痘出齐之后，先出者先起，后出者后起，颗粒尖圆光泽，根脚红锭肥胖。饮食、二便如常，神清气爽而无他症者，不必用药，但节饮食，避风寒，防秽气，妥善护理，即可使痘疮自然恢复。

痘疮入眼dòuchuāngrùyǎn　病证名。见《张氏医通》卷八。又名疮痘入目、斑疮入眼、小儿斑疮入眼外障，俗称痘花眼。本病系由痘疮之热毒浊邪熏灼清窍所致。治以清热解毒，凉血散瘀为主，宜用红花散加蛇蜕、石决明、绿豆衣、谷精草等，并应结合痘疮之全身病情随证加减。参见"花翳白陷"及"蟹睛"等条。

痘疮身痒dòuchuāngshēnyǎng　病证名。元代朱震亨《幼科全书》："凡痘初出之时，遍身作痒，抓捏不宁，此系邪火停于肌肤皮肉之间，不能即出，故作痒也。"须按病情分别施治，如痘方出作痒，此邪气欲出，因腠理严密，热毒往来游溢其间，外不得泄，故时时作痒，治宜升发，用升麻葛根汤；在灌浆时痘色淡白，平塌，便溏，厌食，浆清作痒，属气血亏虚，宜补气益血，用十全大补汤；至于将靥作痒，此为脓成毒化，荣卫和畅的现象，不必服药。

痘疮失音dòuchuāngshīyīn　病证名。多见于小儿。常因痧痘疮疹邪毒上蒸于肺，结于咽喉所致。症见咽喉肿痛，干涩，失声不语。治宜解毒祛邪。用黏子解毒汤加减。参见"痘疮"条。

痘疮脱痂dòuchuāngtuōjiā　症名。痘疮收靥为结痂期。痂干自然脱落，脱痂后，有残留的紫色瘢痕，经久方退。元代朱震亨《幼科全书》："其疮落痂之后，根瘢平正，红活者吉；若瘀血或凸起，或凹陷，其色或白或黑，此凶吉未可知也。"设若痂皮不落，兼有昏睡者，为脾胃气虚之故。

痘疔dòudīng　病证名。出明代徐春甫《痘疹泄秘》。长于痘疮内的疔，其色紫黑，疔形坚实，随痘而出，多先见疔而后见痘形，生长较快。为热毒积于肌肉间，随痘而出所致。

痘毒dòudú　指引致痘疮（天花）之邪毒。中医认为痘疮系因内蕴之胎毒为外在的天行疠气所引动而发病，故称为"痘毒"。《医学正传》卷之八："盖因胎毒藏于命门，遇岁火太过，热毒流行之年，则痘毒因之而发作矣。"

痘毒攻喉dòudúgōnghóu　病证名。多由痘疮毒火郁积不散，致邪毒上攻于喉所致。症见咽喉干涩疼痛，甚则肿胀溃烂，汤水难入，呼吸不利（《病源辞典》）。治宜解毒消肿，清热利咽。方可选用黏子解毒汤、银翘散等加减。

痘风眼dòufēngyǎn　病证名。见《青囊真秘》卷一。痘疹余毒未尽，复受风邪，致眼中作痒，睑弦红赤溃烂，俗称痘风眼。治法：以祛风清热解毒为主，睑弦湿烂者，尚需除湿止痒，宜选服加减四物汤或除湿汤。外以内服药渣煎水熏洗，再点眼药，或鸡蛋黄油膏。

痘后浮肿dòuhòufúzhǒng　病证名。出《医宗金鉴·痘疹心法要诀》。痘疮脱痂后，因表虚不固，见风太早，风邪乘虚而入，引起面目、遍身浮肿。治宜微汗解表。用五皮饮。

痘后害目症dòuhòuhàimùzhèng　病证名。《证治准绳·杂病》。指患痘疮后，由于正气耗散，邪气乘虚入侵，随火上攻害于目，而引起赤丝，或生云翳，甚至因有余邪蕴积而造成凝脂、黄膜、花翳、蟹睛等证而目凸者。治法：根据痘后正气亏耗，余毒未尽的特点，结合眼部病情，辨证论治。参见"痘疮入眼"及"凝脂翳""黄膜上冲"等有关条。

痘后羸瘦dòuhòuléishòu　病证名。《幼幼集成》卷六："凡儿素常肌肥，痘后羸瘦，虽能饮食，而不为肌肤，乃气血虚故也。治之须明阴阳，不可偏胜。偏阳则伤血，偏阴则伤气，愈见乖离矣。阴日宜服参苓白术散，阳日宜服当归养荣汤。"

痘花眼dòuhuāyǎn　病证名。见佚名《广勤轩遗稿》。系痘疮入眼之俗称。详该条。

痘夹疹dòujiázhěn　病证名。出明代徐春甫《痘疹泄秘》。即痘疮夹痧。详该条。

痘痂dòujiā　又名疮痂。指痘疮浆回后所结的痂皮。清代翟良《痘科类编释意》："痘至脓足浆回结靥之时，其疮蜡色或葡萄色，浆回结痂厚硬而色黑，随结随落，亦如起胀灌浆收靥之三四次，相挨而落痂，其瘢微红，鲜明光莹，无赤黑，无凸凹者，上吉也。"痘痂红痒，为血虚有热，治宜补血清热，用四物汤加牡丹皮、紫草；痂皮干燥，深入肌肉、不易脱落，宜用麻油或蜂蜜润之，不要强行剥离，以免成瘢；痘痂不落，昏昏喜睡者，为邪气已退，正气未复，脾胃虚弱，宜以调补脾胃为治；痘痂落后，其瘢白，以手拭之，则稍红，为气虚，宜多服保元汤，必至瘢红而后止；痂落后，虚烦不眠，宜用竹叶石膏汤。

痘浆法dòujiāngfǎ　人痘接种法之一。取天花患儿的新鲜痘浆，以棉花蘸，塞入被接种对象的鼻孔，以此引起发痘，达到预防接种的目的。因本法须直接刺破儿痘，病家多不愿接受，故在古代亦较少用。

痘诀余义dòujuéyúyì　痘疹专著。参见"许氏幼科七种"条。

痘科大成dòukēdàchéng　痘疹专著。见"摘星楼治痘全书"条。

痘科方药集解dòukēfāngyàojíjiě　痘疹专著。参见"痧痘集解"条。

痘科汇编dòukēhuìbiān　痘疹专著。参见"痘科类编释意"条。

痘科集录心法dòukējílùxīnfǎ　痘疹专著。参见"痧痘集解"条。

痘科键dòukējiàn　痘疹专书。2卷。明代朱巽撰。撰年不详。作者的本意是将此书作为痘科入门之钥匙，故以"键"为书名。书中对痘疹的理论、辨证、治法、预后、合并症、所用药物及方剂等，都做了较详细的论述。

痘科金镜赋集解dòukējīnjìngfùjíjiě　痘疹专著。参见"痧痘集解"条。

痘科类编释意dòukēlèibiānshìyì　痘疹专著。3卷。明代翟良撰。约刊于17世纪。本书专论小儿痘疹的发病、证候及治疗。书中将痘科各症分类辨析，并参照古说，予以阐述。现存多种近代刊本，其中或改为4卷本，或改为《保赤全书》《痘科汇编》等名称，但内容未变。

痘科切要dòukēqièyào　痘疹专著。见"医学切要全集"条。

痘科入门dòukērùmén　痘疹专著。见"中国医学入门丛书"条。

痘科珍宝dòukēzhēnbǎo　痘疹专著。参见"外科启玄"条。

痘科正传dòukēzhèngchuán　痘疹专著。又名《痘疹正传必读》。6卷。清代沈巨源撰。刊于1696年。卷一、二论痘症各期的症治，卷三至五集引古今治痘理论与医方。作者于痘疹理论，宗费启泰《救偏琐言》一书；在治疗上，对攻下之法尤为重视。

痘癞dòulài　病证名。见《医宗金鉴》卷七十六。即痘风疮。详见"小儿痘风疮"条。

痘烂dòulàn　病证名。见《医宗金鉴》卷七十六。指因痘毒过盛，继发感染而成。其症患处破烂，脓水淋漓，甚则蔓延遍体。治疗用茶叶适量，开水浸泡后湿敷。

痘麻定论dòumádìnglùn　痘疹专著。参见"痘疹定论"条。

痘麻绀珠dòumágànzhū　痘麻疹专著。见"瘟疫传症汇编"条。

痘麻烂角dòumálànjiǎo　病证名。系因痘麻余毒未清，复受风邪而发（清代聂子因《眼科易简补编》）。症见眦角红赤糜烂，痒痛喜拭。治宜祛风清热解毒。用解毒消风散，血热重者加紫草、丹皮。

痘呛dòuqiāng　病证名。又名痘中呛逆。指痘疮饮水入咽而气逆喷出之症。为痘毒犯胃，津气受伤，气机上逆而成。《证治准绳·幼科》："痘中呛逆最凶危，沉香浓汁杏仁推。还把蜂糖多加水，按经煎透滤渣随，欲服晨时加好乳，汤中温热渐调之。"

痘色淡白dòusèdànbai　症名。出清代翟良《痘科类编释意》。痘疮灌浆，其色淡白，疱疹颗粒形而尖圆，根无晕红者。多由营血太亏，元气不足所致。治以大补气血，托毒外出为主。宜用人参、当归、鹿茸之类。

痘生舌上dòushēngshéshàng　病证名。多由痘疮邪热上炎致痘疮生于舌上，饮食难咽。宜以人中白、硼砂、儿茶共为细末掺之；或先以盐水洗净舌头，再以黄柏、黄连、苦参、玄参共为细末，密调涂之，或内服清瘟败毒饮加减。

痘学真传dòuxuézhēnchuán　痘疹专著。8卷。清代叶大椿撰。刊于1732年。卷一论痘症病机及诊法；卷二为顺、逆、险三类痘病各十八朝的证治图解，共54图；卷三为兼证辨治；卷四为作者医案；卷五选录古人医案，共23家；卷六选录古人痘疹论述，共108家；卷七为方释；卷八为药释。书中绘还有反映痘症的全部发病过程的图片。

D

痘衣法dòuyīfǎ　人痘接种法之一。取天花患儿贴身内衣，给健康未出痘的小儿穿着二三天，以达种痘之目的。一般在着衣9~11天时始发热，为种痘已成，此法成功率低。若成功者，发热、出痘证候较缓，不致发生危险。

痘喑dòuyīn　中医古籍作"痘瘖"。病证名。系指患痧痘疮疹而失音者。《海藏斑论萃英》："若疮疹出而声音不出者，是形气俱病也，当清其肺。"治宜疏风宣肺，解毒清热。可选用银翘散、黏子解毒汤等加减。参见"痘疮失音"条。

痘瘖dòuyīn　病证名。即痘喑。详该条。

痘应出不出dòuyīngchūbùchū　病证名。出元代朱震亨《幼科全书》。痘疮初起发热三四日后，应见点而不见点，此因外感风寒，阻于肌表，毒气不能外发所致。其症常伴有头痛，四肢拘急，恶风寒等。治宜解表透毒。用参苏饮、败毒散加减。

痘疹百问秘本dòuzhěnbǎiwènmìběn　痘疹专著。不分卷。清代吴学损刊于1676年。本书将痘疹诊治中一些经常遇到的问题综括为175问，并逐一作了解答。

痘疹博爱心鉴dòuzhěnbó'àixīnjiàn　痘疹专著。见博爱心鉴条。

痘疹传心录dòuzhěnchuánxīnlù　痘疹专著。16卷（又有14卷本）。明代朱惠明撰。刊于1594年。本书师承魏直《博爱心鉴》一书，而在痘疹的分期、辨证、证治等方面又作了进一步的补充发挥。最后二卷为《慈幼心传》，重点记述小儿杂病证治。本书曾收入《六醴斋医书》中。

痘疹大全八种dòuzhěndàquánbāzhǒng　丛书。明代吴勉学辑。刊于1601年。包括宋代钱乙《类证注释钱氏小儿方诀》、闻人规《痘疹论》、陈文中《小儿痘疹方论》，明代蔡维藩《痘疹方论》《陈蔡二先生合并痘疹方》、魏直《博爱心鉴》、佚名氏《痘疹宝鉴》、郭子明《博集稀痘方论》等8种痘疹专书。

痘疹定论dòuzhěndìnglùn　痘疹专著。4卷。清代朱纯嘏撰。刊于1713年。卷一至卷三论痘疮，作者师法聂尚恒《活幼心法》的治疗原则，对痘疹的病理、诊断、症状及治法都作了较详细的叙述，并介绍了用人痘接种预防的历史和方法；卷四论麻疹证治。书中提供了较丰富的临床经验。现有多种近代刊本。1883年徐安澜将本书内容加以增删调整，改名《痘麻定论》刊行。

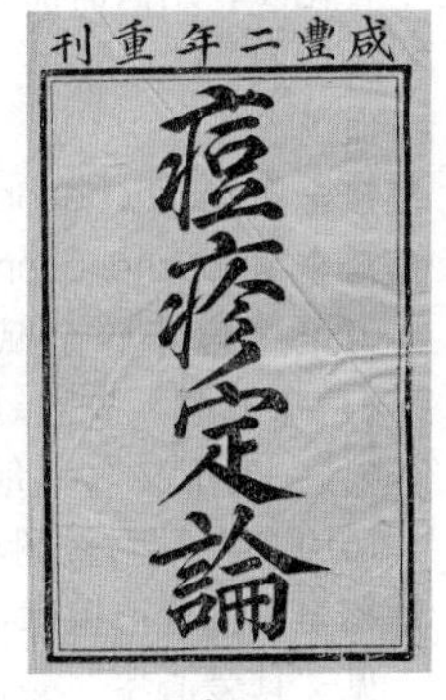

痘疹定论

痘疹广金镜录dòuzhěnguǎngjīnjìng lù 痘疹专著。3 卷。清代汪琥撰。约刊于 17 世纪。本书根据《痘疹金镜录》补充修订而成。

痘疹会通dòuzhěnhuìtōng 痘疹专著。5 卷。清代曾香田撰。刊于 1786 年。本书参考痘疹有关文献，结合作者的经验编成。前 4 卷论治痘症，附种人痘法；末卷论述麻疹。

痘疹集图善本dòuzhěnjítúshànběn 痘疹专著。参见痘疹四合全书条。

痘疹金镜录dòuzhěnjīnjìnglù 痘疹专著。又名《痘疹全婴金镜录》《幼科痘疹金镜录》。3 卷。明代翁仲仁撰。刊于 1579 年，原刊本未见，现存者均为本书的增补或改订本，故名称颇多。卷数有 3 卷本、4 卷本，不一。3 卷本如《痘疹金镜录真本》（又名《痘疹全婴金镜录真本》）。卷上、中为痘病证治及歌赋，卷下为方药。4 卷本如《增补痘疹金镜录》（又名《增补痘疹玉髓金镜录》），其卷一为儿科病症歌赋，20 余首；卷二至卷三专治痘疹（包括歌赋论述）；卷四为痘科治疗方剂。由于内容简要实用，选方尚平稳，故流传较广。

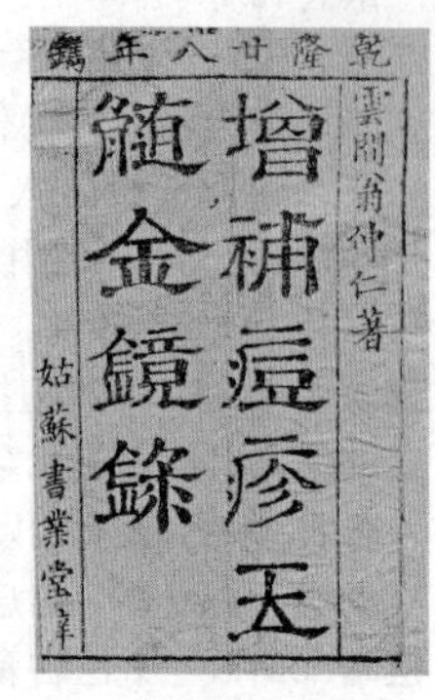
乾隆廿八年鐫
雲間翁仲仁著
增補痘疹玉髓金鏡錄
姑蘇書業堂梓

痘疹金镜录

痘疹金镜录真本dòuzhěnjīnjìnglùzhēnběn 痘疹专著。参见“痘疹金镜录”条。

痘疹精华dòuzhěnjīnghuá 痘疹专著。见“医述”条。

痘疹精详dòuzhěnjīngxiáng 痘疹专著。10 卷。清代周甄陶撰。刊于 1794 年。作者鉴于《痘疹新书》和《种痘新论》二书系发挥《活幼心法》治疗痘疹的专著，但均有未尽之处，故以二书为主，参考有关文献进一步整理而成本书。书中论述痘疹证治及种人痘法，颇多经验之谈。

痘疹科dòuzhěnkē 古代医学分科之一。明代始独立设科，参见“十三科”条。

痘疹良方dòuzhěnliángfāng 方书。见“医方全书”条。

痘疹论dòuzhěnlùn 痘疹专书。又名《闻人氏伯圜先生痘疹论》。2 卷。宋代闻人规撰。刊于 1235 年。上卷对小儿痘疹的一些主要临床病理治疗问题提出 81 问，并逐一做了解答；下卷列述治疗方剂。

痘疹闷乱dòuzhěnmènluàn 病证名。痘疹神识不清的一种表现。《痘疹心法》：“谵妄、狂扰而烦躁者，谓之闷乱。”一般为湿热、痰浊或瘀血阻塞心包，扰及神志所致。治以清热化湿，豁痰消瘀为宜。烦热闷乱，宜清心解毒，用导赤散加金银花、连翘、山栀、黄连之类；湿蔽清窍，宜芳香化浊，用菖蒲郁金汤；痰浊阻窍，宜豁痰开窍，宜温胆汤加菖蒲、郁金；瘀血阻络，宜消瘀活络，宜通窍活血汤。

痘疹全集dòuzhěnquánjí 痘疹专著。见“冯氏锦囊秘录”条。

痘疹全书dòuzhěnquánshū 痘疹专著。明代谈志远辑。包括万全《痘疹碎金赋》1 卷、万全《痘疹心法》12 卷及《痘疹玉髓》2 卷（撰人不详，又名《毓麟芝室玉髓摘要》，卷下又名《毓麟芝室痘疹玉髓图像注解》）。现存 1610 年彭瑞吾重刊本。

痘疹全书博爱心鉴dòuzhěnquánshūbó'àixīnjiàn 痘疹专著。见“博爱心鉴”条。

痘疹全婴金镜录dòuzhěnquányīngjīnjìnglù 痘疹专著。见“痘疹金镜录”条。

痘疹全婴金镜录真本dòuzhěnquányīngjīnjìnglùzhēnběn 痘疹专著。参见“痘疹金镜录”条。

痘疹诠dòuzhěnquán 痘疹专书。参见“小儿则”条。

痘疹入眼dòuzhěnrùyǎn 病证名。出《银海精微》。又名痘疹眼。指痘症初起，热毒浊邪熏扰清窍，引起目赤泪出，羞明涩痛，眼闭不开，或黑睛生翳，以及痘症后期，正气耗伤，热邪余毒攻眼所致之赤痛生翳，甚至黄液上冲，花翳白陷，蟹睛突起等。详“痘疮入眼”及“痘后害目症”条。

痘疹世医心法dòuzhěnshìyīxīnfǎ 痘疹专著。见“痘疹心法”条。

痘疹四合全书dòuzhěnsìhéquánshū 丛书。清代吴学损辑。刊于 1676 年。本书系《痘疹金镜录真本》《痘疹心法秘本》《痘疹百问秘本》《痘疹图像》（此书又包括《痘疹玉髓图像》及《痘疹集图善本》2 种）及《麻疹心法》等书的合刊本。因前 4 种均为痘疹著作，故名“四合全书”。

痘疹遂生编dòuzhěnsuìshēngbiān 痘疹专著。见“遂生编”条。

痘疹碎金赋dòuzhěnsuìjīnfù 痘疹专著。本赋有两种，均题明代万全撰，但内容不同。❶收入《痘疹全书》中，共两篇。上篇论痘，共 29 条；下篇论疹，共 8 条。❷收入《片玉痘疹》中，1 篇，共 16 条。

痘疹图像dòuzhěntúxiàng 痘疹专著。参见“痘疹四合全书”条。

痘疹心法dòuzhěnxīnfǎ 痘疹专著。又名《痘疹世医心法》。12 卷。明代万全撰。刊于 1568 年。卷一至八阐述痘症的特点，以及发热、出见、起发、成实、收质、落痂、痘后余毒等各阶段的辨证治疗；卷九论疹毒；卷十为妇女痘疹；卷十一、十二为治疗方剂。全书论述颇详，除正文外，穿插七言歌诀，附载一些作者个人的临床验案。本书除单行本外，又收入《万密斋医学全书》中。后者勒为 23 卷。

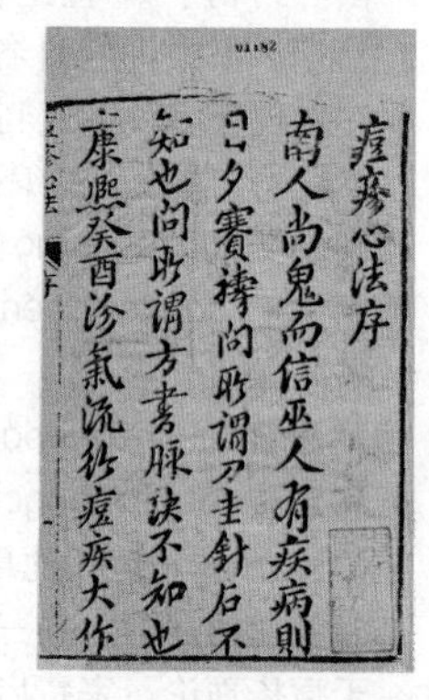
痘疹心法序
南人尚鬼而信巫人有疾病則
日夕賽禱問所謂刀圭針石不
知也問所謂方書脉訣不知也
康熙癸酉沴氣流行痘疾大作

痘疹心法

痘疹心法秘本dòuzhěnxīnfǎmìběn 痘疹专著。参见“痘疹四合全书”条。

痘疹心法条辨dòuzhěnxīnfǎtiáobiàn 痘疹专著。参见“痧痘集解”条。

痘疹心法要诀dòuzhěnxīnfǎyàojué 痘疹专著。4 卷（即《医宗金鉴》卷五十六至卷五十九）。本书以七言歌诀加注的形式论述痘疹的证治，内容比较简要，并有附图多幅。

痘疹眼dòuzhěnyǎn 病证名。见佚名《眼科统秘》。即痘疮入眼或痘疹入眼。详各条。

痘疹玉髓dòuzhěnyùsuǐ 痘疹专著。参见“痘疹全书”条。

痘疹玉髓图像dòuzhěnyùsuǐtúxiàng 痘疹专著。参见“痘疹四合全书”条。

痘疹杂说dòuzhěnzáshuō 痘疹专著。参见“痧痘集解”条。

痘疹真传奇书dòuzhěnzhēnchuánqíshū 痘疹专著。又名《仙传痘疹奇书》。2 卷。明代高我冈撰。刊于 1598 年。上卷治痘，下卷治疹。作者根据治痘以气血为主，治疹以清火滋水为主的理论，对痘疹的证治做了简要记述，并附痘疹图说及针法治疗图等。

痘疹正宗dòuzhěnzhèngzōng 痘疹专著。2 卷。又有 4 卷本，书名《痘疹指南》，内容全同。清代宋麟祥撰。刊于 1695 年。上卷痘疹门，下卷疹症门。作者师承费启泰《救偏琐言》，认为痘为先天之毒，治宜攻下，反对用托补之法。故本书内容尤详于痘症的论治，治法以归宗汤数方为主，并附若干医案。

痘疹指南dòuzhěnzhǐnán 痘疹专著。见“痘疹正宗”条。

痘疹专门dòuzhěnzhuānmén 痘疹专著。又名《痘疹专门秘授》。2 卷。清代董维撰，董上贲校补。刊于 1762 年。本书选辑《痘疹金镜录》及《保赤全书》二书之精要，结合作者的临床经验写成，内容较为简要。

痘疹专门秘授dòuzhěnzhuānménmìshòu 痘疹专著。见“痘疹专门”条。

痘证吐蛔dòuzhèngtùhuí 病证名。见《幼幼集成》卷六：“伤寒吐蛔，责之胃寒。痘证吐蛔，责之里热。由热毒拂郁于里，又不能食，虫无所养，但闻食臭，即涌出者，宜黄连止蛔汤。”

痘症精言dòuzhèngjīngyán 痘疹专著。参见“天花精言”条。

痘症治验dòuzhèngzhìyàn 痘疹专著。参见“痧痘集解”条。

痘治理辨dòuzhìlǐbiàn 痘疹专著。3 卷。明代汪机撰。刊于 1531 年。作者对于小儿痘疮尤为推崇魏直《博爱心鉴》的理论与治法。本书罗列诸家治痘之论于前，而以魏氏理论辩之于后。书后并附痘图及痘方各 2 卷。现有《汪石山医书八种》本。

痘中呛逆dòuzhōngqiāngnì 病证名。出《证治准绳·幼科》。即痘呛。详该条。

窦材dòucái 宋代医家。山阴（今浙江绍兴）人。曾任武翼郎官职。其所编撰之《扁鹊心书》（1146）共 3 卷，内有用中药麻醉的方剂，是现存以曼陀罗花为麻醉剂之最早纪录。

窦道dòudào 深部组织通向体表，只有外口而无内口，不与体内有腔脏器相通的病理性盲管。

窦汉卿dòuhànqīng 见“窦杰”条。

窦杰dòujié(1196—1280) 金元时针灸学家。字汉卿，后改名默，字子声。后人有称为太师者。广平肥乡（今河北肥乡）人。在蔡州（今河南汝南）遇名医李浩，学习铜人针法，学成后回到原籍，从事医疗和教授医学等，以针术闻名于时。曾居大名（今河北大名县）。元世祖忽必烈召聘任昭文馆大学士、太师等职。撰有《针经指南》《流注指要赋》（又名《通玄指要赋》）和《六十六穴流注秘诀》《标幽赋》等针灸专书，对针灸学有一定贡献。

窦良茂dòuliángmào 明外科医生。字朴庵。无锡人。先人窦默为金元著名医家。继承家学，精于医，为邑医学训科。

窦默dòumò 见“窦杰”条。

窦氏外科全书dòushìwàikēquánshū 外科著作。见“疮疡经验全书”条。

窦太师dòutàishī 见“窦杰”条。

窦太师流注指要赋dòutàishīliúzhùzhǐyàofù 针灸著作。见“流注指要赋”条。

窦行冲dòuxíngchōng 元代医生。字和师。真定（今河北正定）人。从罗天益处得李杲医书读之，亦有医名。元世祖（1260—1294）征为尚医。

窦子声dòuzǐshēng 见“窦杰”条。

du

都拉参dūlāshēn 中药材。见《四川中药志》。为肚拉之别名。详该条。

都梁丸dūliángwán 《是斋百一选方》卷九。又名白芷丸。白芷，为细末，炼蜜为丸，弹子大，每服一丸，茶水或荆芥煎汤化服。治头风眩晕及妇女胎前产后，伤风头痛。

都淋藤dūlínténg 中药材。出《补缺肘后方》。为天仙藤之别名。详该条。

都气丸dūqìwán 《症因脉治》卷三方。又名都丸、七味都气丸。熟地黄三两半，山萸肉、干山药（微焙）一两七钱，牡丹皮、白茯苓、泽泻（去毛）各一两三钱，五味子一两。为细末，炼蜜为丸，梧桐子大，每服五十至七十丸，空腹时淡盐汤或临卧时温酒送下。功能补肾肺。治肾虚咳喘；亦治呃逆，滑精等症。

都炁丸dūqìwán 见《张氏医通》卷十六。即都气丸。见该条。

都响dūxiǎng(12 世纪初) 北宋官吏。任修议郎，博学，兼通医，掌管太医院事务，常为人诊治病，多有良效。

督脊dūjǐ 经外奇穴名。《备急千金要方》：“小儿暴痫，若脊强反张，灸……督脊上当中。以大椎度至穷骨中屈，更从大椎度之，灸度下头，是督脊也。”即位于第 7 颈椎棘突与尾骨端连线的中点处。主治癫痫。艾炷灸 3～5 壮，或艾条灸 5～10 分钟。近代《经穴治疗学》所载之癫痫穴与本穴位置相同。

督脉dūmài 奇经八脉之一，代号 GV。出《素问·骨空论》。其循行路线，《针灸甲乙经》：“《难经》曰：督脉者，起于下极之俞，并于脊里，上至风府，入属于脑，上巅循额，至鼻柱，阳脉之海也。”（按：《难经·二十八难》原文无后三句。）本脉自小腹内起始，下出于会阴部，向后沿脊柱里边直上，至风府穴处进入脑部，上行巅顶，沿着前额正中，到鼻柱下方。本脉发生病变，主要表现为脊柱强直，角弓反张，头重痛，项强，眩晕，癫痫，癃闭，遗溺，痔疾，妇女不育等。

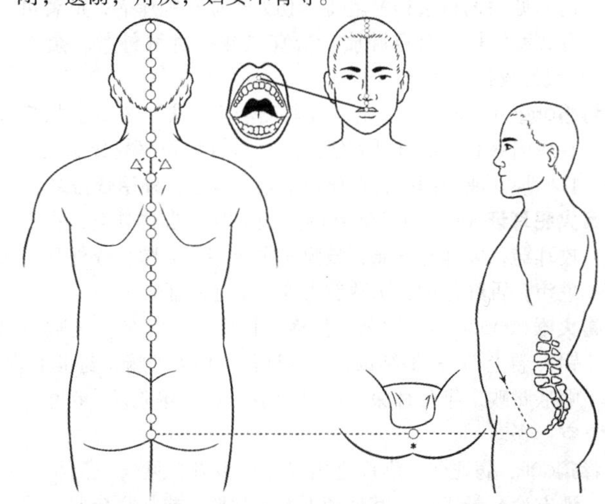

督脉

督脉病dūmàibìng 病证名。指督脉经气异常而致的病证。《灵枢·经脉》：“督脉之别，名曰长强，夹膂上项，散头上，下当肩胛左右，别走太阳，入贯膂。实则脊强，虚则头重高摇之。夹脊之有过者，取之所别也。”《素问·骨空论》：“督脉为病，脊强反折……此生病，从少腹上冲心而痛，不得前后，为冲疝；其女子不孕，癃痔遗溺嗌干。”《脉经》卷二：“督脉之为病，脊而厥。”又：“尺寸俱浮，直上直下，此为督脉。腰背强痛不得俯仰，大人癫病，小儿内痫。”《杂病源流犀烛·督脉病源流》用羌活、荆芥、秦艽、细辛、黄连、附子总治督脉病。强厥者，用苏合香丸、藿香正气散；头重者，用川芎茶调散、白芷丸。

督脉络dūmàiluò 十五络脉之一。原称督脉之别。《灵枢·经脉》：“督脉之别，名曰长强，夹膂上项，散头上，下当肩胛左右，别走太阳，入贯膂。”本络脉发生病变，实则脊柱强直，虚则头重难支，头动摇则腰脊不适。

督脉络脉dūmàiluòmài 十五络脉之一。《灵枢·经脉》：“督脉之别，名曰长强，夹膂上项，散头上，下当肩胛左右，别走太阳，入贯膂。”脉从尾闾骨端的长强穴分出，夹着脊柱两侧上至项部，散布在头上，下行的络脉，下行到肩胛部，左右走向足太阳膀胱经，进入脊柱两旁的肌肉。本脉发生病变，实则脊柱强直，虚则头部昏重摇晃。

督脉之别dūmàizhībié 出《灵枢·经脉》。即督脉络脉。详该条。

督俞dūshù 经穴名，代号BL16。出《太平圣惠方》。别名高盖。属足太阳膀胱经。位于背部第6胸椎突下旁开1.5寸处，一说“除脊各寸半”（《针灸资生经》）。布有肩背神经，第6、7胸神经后支的内侧皮支，深层为外侧支，并有第6肋间动、静脉后支的内侧支通过。主治心痛，腹痛，肠鸣，呃逆，以及心绞痛、乳腺炎、银屑病等。斜刺0.3~0.5寸。艾炷灸3~7壮，或艾条灸5~15分钟。

毒dú 指毒物、毒害、疫毒。❶病因之一。疮疡发病中，常见的病因有火毒、热毒；虫兽咬伤而感受邪毒的，如蛇毒、狂犬毒、疫畜毒；先天禀赋不耐接触某物而受害者，如漆毒、沥青毒等。❷病证名。疮疡之泛称，如疮毒、痈毒、阴毒、阳毒等。

毒虫螫伤dúchóngshìshāng 病名。因被毒虫螫咬，而出现伤处红肿疼痛麻木的皮肤疾病。或可伴有寒热、恶心、呕吐、头晕、头痛等全身症状。

毒虫所伤dúchóngsuǒshāng 病名。指有毒飞虫或蠕虫叮咬伤。见《疡科选粹》卷七。伤处迅速红肿痒痛，重者可伴有恶寒发热，面目肿胀。治宜二味拔毒散外敷。余参见“蜈蚣咬伤”条。

毒根dúgēn 病证名。出《外科证治全生集》卷一。指疮口有恶肉突起。治宜平安饼外贴，再以阳和解凝膏盖之，一日一换。或用铜绿，煅研极细末，掺之，外用膏盖之。

毒火犯耳证dúhuǒfàn'ěrzhèng 证候名。邪毒外袭，火毒上攻耳窍，以耳部剧痛，鼓膜充血或穿孔流脓，或外耳道生疮疖，舌红苔黄，脉数有力等为主症的证候。

毒火喉dúhuǒhóu 病名。指梅毒性咽炎、喉炎。《喉科金钥》卷上：“杨梅结毒，妄投丹药，伤人脏腑，药毒上攻，咽喉腐败，年久月深，患成天空，鼻孔塌陷。”参见“天空”条。

毒痢dúlì 病证名。痢疾之因热毒所致者。见《三因极一病证方论》卷十二。其证痢下五色脓血，或如烂鱼肠，或如豚肝，心烦，腹痛如绞。治宜清热解毒凉血。方如茜根丸、三黄熟艾汤加忍冬藤、白头翁、马齿苋等药。本病可见于重症中毒性菌痢、急性肠道阿米巴痢疾、坏死性肠炎、沙门菌属食物中毒等疾患。参见“痢疾”“热毒痢”条。

毒淋汤dúlìntāng 《医学衷中参西录》方。金银花18g，海金砂、生白芍药各9g，石韦、炒牛蒡子、甘草梢、三七末各6g，鸦胆子（去皮）30粒。后二味为末，开水送服，余药水煎服。功能清热解毒，利水通淋。治花柳毒淋，疼痛异常，或兼白浊，或兼溺血。若兼受风者，加防风6~9g；药后疼减，而白浊不除，或更遗精者，去三七、鸦胆子，加生龙骨、生牡蛎各15g，同煎服。

毒聋dúlóng 病证名。系指耳聋之因于脓毒瘀血，壅塞耳窍者。《医方考》：“毒聋者脓血障碍妨于听户也。”治宜清热解毒、活血通络。可选用龙胆泻肝汤、黄连温胆汤、桃红四物汤、通窍活血汤等加减。

毒气dúqì 即疫疠之气。见“疠”“戾气”各条。

毒气攻心dúqìgōngxīn 证候名。见《外科证治全生集》卷一。泛指因疮毒邪盛正虚，或失治、误治，致使毒邪内攻，扰及心营所致。症见心中烦乱，神昏，或恶心欲呕等。相当于败血症或脓毒血症。治法参见“疔疮走黄”条。

毒芹dúqín 中药材。见《药材学》。又名走马芹、野毒芹、芹叶钩吻。为伞形科植物毒芹 *Cicuta virosa* L. 的根茎。分布于我国东北、华北、西北地区。辛、微甘，温，有大毒。拔毒，祛瘀，止痛。治化脓性骨髓炎，痛风，风湿痛。研细末，以鸡蛋清调敷患处，面积不宜过大，以免刺激正常皮肤，或以鲜品捣烂，鸡蛋清调敷亦可，制剂时忌用金属器械。本品只供外用，不可内服。根茎含有毒成分毒芹素和无毒成分毒芹醇及其他多种聚炔化合物。毒芹素有剧毒，具印防己毒素样作用，对中枢神经系统有影响，猫静脉注射可引起惊厥，最后因呼吸麻痹而死。

毒入营血证dúrùyíngxuèzhèng 证候名。火热等邪毒侵入营血，以壮热烦渴，神昏谵语，斑疹紫暗，或出血色暗红，舌绛脉数等为常见症的证候。

毒蛇咬伤dúshéyǎoshāng 病名。因被毒蛇所咬，而出现以伤处红肿麻木疼痛，并伴有寒热、呕恶、头痛、眩晕等全身症状，甚至出血、神昏抽搐等各种表现的中毒类疾病。其临床表现因蛇毒所含成分及其毒性作用差异而不同。

毒涎dúxián 病证名。六涎之一。见于疫病之后，由肝心脾肺受其疫毒之气，以致毒涎相积而成。症见便秘尿涩，面色黯赤，浑身发热，昏昏如醉，狂言妄语，不知人事。宜用疏泄之药去其毒气，荡下其涎。

毒性反应dúxìngfǎnyìng 用药剂量过大或用药时间过长而引起的中毒反应。

毒蕈中毒dúxùnzhòngdú 病名。因误食毒蕈所致，其症状因毒蕈所含成分及其毒性作用而异，以胃肠、心脉、脑神、肝肾等受损所致的不同临床表现为特点的中毒类疾病。

毒药dúyào ❶古代统称治病的药物为毒药。《素问·移精变气论》：“今世治病，毒药治其内，针石治其外。”《素问·藏气法时论》：“毒药攻邪，五谷为养，五果为助。”❷现代指药性剧烈，有毒、副作用，能导致中毒的药物，如砒石、轻粉、钩吻、芫花、生乌头等。

毒药草dúyàocǎo 中药材。见《四川中药志》。为藜芦之别名。详该条。

毒药攻邪dúyàogōngxié 出《素问·藏气法时论》。与“五谷为养，五果为助”相对而言，指使用具有偏性的药物以治病。

毒芋头dúyù·tou 中药材。见《广西中兽医药用植物》。为海芋之别名。详该条。

毒注dúzhù 病证名。注病之一。《诸病源候论·毒注候》："毒者是鬼毒之气，因饮食入人腹内，或上至喉间，状如有物，吞吐不出，或游走身体，痛如锥刀所刺，连滞停久，故谓之毒注。"参见"疰"条。

独丁子dúdīng·zi 中药材。见《昆明郊区药用植物的初步调查报告》。为金铁锁之别名。详该条。

独根草dúgēncǎo 中药材。见《河北药材》。为列当之别名。详该条。

独骨疮dúgǔchuāng 病名。生于下颏部的湿疮。出《洞天奥旨》卷十三。由口津下流，浸渍日久所致。小儿多见患处湿烂，浸淫成疮。内服燥津丹，外用制津丹搽之。相当于口周围湿疹。

独滑dúhuá 中药材。见《本草蒙筌》。即独活。详该条。

独活dúhuó 中药材。出《神农本草经》。又名独摇草、独滑、长生草、川独活、香独活、大活。为伞形科植物重齿毛当归 *Angelica pubescens* Maxim. f. *biserrata* Shan et Yuan 的干燥根。前者主产于湖北、四川，后者主产于浙江、安徽。辛、苦，微温。归肾、膀胱经。祛风除湿，通痹止痛。用于风寒湿痹，腰膝疼痛，少阴伏风头痛，风寒夹湿头痛，煎服3～10g；治牙痛，煎汤含漱。本品含欧芹酚甲醚、二氢山芹醇及其乙酸酯和当归酸酯等。煎剂或流浸膏对动物有镇静、催眠、镇痛及抗炎作用。本品还具抗血栓、增强免疫功能、抗肿瘤等作用。

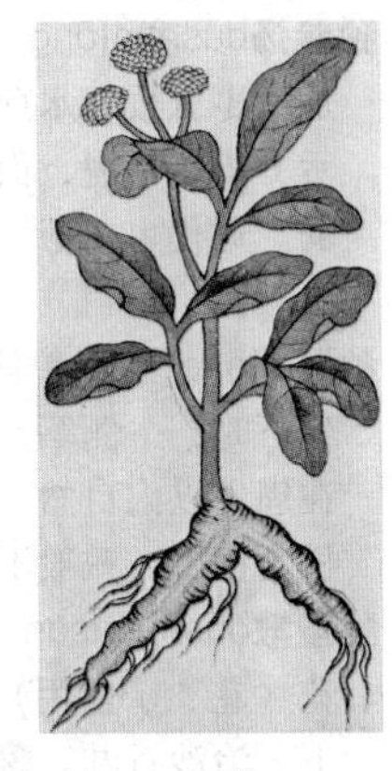
独活

独活寄生汤dúhuójìshēngtāng 《备急千金要方》卷八方。独活三两，桑寄生、杜仲、牛膝、细辛、秦艽、茯苓、桂心、防风、川芎、人参、甘草、当归、芍药、干地黄各二两。为粗末，水煎，分三次服。功能祛风湿，止痹痛，益肝肾，补气血。治肝肾两亏，气血不足，感受风寒湿邪，腰膝冷痛，肢节屈伸不利，或麻痹不仁，畏寒喜温。方中干地黄、杜仲、牛膝、桑寄生补益肝肾，强壮筋骨；当归、芍药、川芎和营养血；人参、茯苓、甘草益气扶脾，俾正旺而邪自除；独活、细辛入肾经，搜风蠲痹，使邪外出；桂心入肾经血分，祛寒止痛；秦艽、防风祛风邪，行肌表，且能胜湿。诸药合用，扶正祛邪，标本兼顾。

独活寄生丸dúhuójìshēngwán 即独活寄生汤作蜜丸。治证同。见"独活寄生汤"条。

独活秦艽汤dúhuóqínjiāotāng 《症因脉治》卷一方。独活、秦艽、防风、川芎、苍术。水煎服。治风湿腰痛，痛引脊内廉，属少阴经者。

独活散dúhuósǎn ❶《三因极一病证方论》卷二方。独活、地骨皮、细辛、川芎、菊花、防风、炙甘草各等分。为末，每服三钱，水煎取汁，加竹沥汁少许，再煎，食后服，日二次。功能祛风清热。治气虚感风，或惊恐相乘，肝胆侵邪，使上气不守正位，头摇手颤，渐成目昏。❷《杨氏家藏方》卷二方。川芎、独活（去芦头）、防风（去芦头）、藁本、旋覆花、蔓荆子、细辛（去叶）各一两，石膏（研）、炙甘草各半两。为细末，每服二钱，加生姜三片，水煎，食后热服。功能消风化痰。治头目眩晕。❸《证治准绳·类方》第一册方。独活、附子（炮，去皮脐）、当归、防风、天麻、桂心各一两，川芎、菊花、枳壳（麸炒，去瓤）、山茱萸、黄芪、丹参、牛膝（酒浸）、萆薢（酒浸）、炙甘草、细辛、菖蒲、白术各半两。为粗末，每服四钱，加生姜五片，水煎，去滓，不拘时服。治肾脏中风，腰脊疼痛，不得俯仰，两脚冷痹，缓弱不随，头昏耳聋，语音浑浊，四肢沉重。❹《证治准绳·类方》第八册方。①独活、羌活、川芎、防风各五分，细辛、荆芥、薄荷、生地黄各二钱。为末，每服三至五钱，水煎漱咽。治风毒牙痛，或牙龈肿痛。②羌活、防风、川芎、独活、石膏、荆芥、升麻、葛根、生地黄、细辛、白芷、赤芍药、黄芩、甘草。为粗末，加薄荷，水煎服。治风毒攻注，齿龈肿痛。③独活、升麻、桑寄生、犀角、沉香、连翘、汉防己、炒大黄各七钱半，炙甘草半两。为粗末，每服三钱，水煎，去渣，不拘时服。治脾胃热壅，唇生恶核肿疼。❺《证治准绳·疡医》卷五方。独活、木香、射干、桑寄生、连翘、升麻、沉香、生大黄、生甘草各一两。为粗末，每服四钱，水煎去滓，加竹沥半合，再煎一二沸，温服，日三次，得快利为度。治恶核风结肿毒，四肢烦热拘急。❻《证治准绳·女科》卷二方。独活一两，白术、防风、细辛（去苗）、人参、川芎、荆芥各七钱半，半夏（汤洗）、炙甘草、赤芍药各半两，石膏二两。为粗末，每服八钱，加生姜七片，薄荷七叶，水煎，去滓，不拘时服。治妇人风眩，头疼呕逆，身体时痛，情思昏闷。❼《证治准绳·女科》卷四方。独活、天麻、麻黄（去节）、炒阿胶各一两，犀角、羌活、防风、天蓼木、炮白附子各七钱半，汉防己（去皮）、桂心、川芎、炒僵蚕各半两，冰片二钱半。为细末，每服二钱，薄荷煎汤调下，不拘时服。治妊娠中风，身体强硬，牙关紧急，失音不语。

独活汤dúhuótāng ❶《备急千金要方》卷三方。独活、当归、桂心、芍药、生姜各三两，甘草二两，大枣二十枚。为粗末，水煎，分三次服。功能祛风活血。治妇人产后腹痛，引腰背拘急。❷《备急千金要方》卷七方。①独活四两，干地黄三两，生姜五两，葛根、桂心、甘草、芍药、麻黄各二两。为粗末，水、酒煎，分四次（日三夜一）服。治恶风毒气冲心，脚弱肌痹，四肢不仁，失音不语。②独活四两，当归、防风、茯苓、芍药、黄芪、葛根、人参、甘草各二两，附子一枚，大豆一升，干姜三两。为粗末，水、酒煎，分三次服。治脚痹。❸《备急千金要方》卷八方。独活、桂心、芍药、天花粉、葛根、生姜各六两，甘草三两。为粗末，水煎，分三次服，日三次。治风懿不能言，四肢收，手足亸曳。❹《普济本事方》卷一方。独活、羌活、防风、人参、前胡、细辛、五味子、沙参、茯苓、半夏曲、炒酸枣仁、炙甘草各一两。为粗末，每服四大钱，加生姜三片，乌梅半个，水煎，不拘时服。治肝虚受风，卧则魂散而不守，状若惊悸。❺《兰室秘藏·腰痛门》方。独活、防风、泽泻、煨大黄、肉桂、羌活各三钱，炙甘草二钱，当归尾、连翘各五钱，酒黄柏、酒汉防己各三两，桃仁三十个。为粗末，每服五钱，水、酒煎，去滓热服。治因劳役腰痛如折，沉重如山。❻《伤寒保命集》方。防风、独活、当归、旋覆花各七钱。为粗末，每服七钱，加生姜，水煎服。治伤寒汗下后，头疼目眩。❼《证治准绳·女科》卷二方。①独活、桑寄生、牛膝（酒浸）、秦艽、赤茯苓、桂心、防风、炮附子（去皮脐）、炒当归、干地黄各一两，炒杜仲、细辛、川芎、赤芍药各七钱半，炙甘草半两。为粗末，每服八钱，水煎服。治妇人风痹手足不遂，身体疼痛，言语謇涩，筋脉拘急。②独活、羌活、防风、人参、当归、细辛、茯神（去木）、半夏（汤洗）、桂心、白薇、远志（去心）、菖蒲、川芎各半两，炙甘草七钱半。为粗末，每服八钱，加生姜五片，水煎服。治风虚昏愦，手足瘛疭，不能坐卧，或发寒热，血虚不能服发汗药及中风自汗。❽《证治准绳·幼科》集一方。独活、羌活各等分，槟榔、天麻、麻黄（去节）、甘草各减半。为末，每服半钱，水煎，加天南星末少许，蜜调服。治胎惊。❾《证治准绳·幼科》集二方。独活、麻黄（去节）、川芎各一钱，大黄、炒甘草各半钱。为粗末，每服二钱，加生姜二片，水煎服。治小儿风痫。❿《景岳全书·古方八阵》卷五十六。独活、麻黄（去节）、川芎、熟附子、牛膝、炙黄芩、人参、当归、白芍药、茯苓、白术、炒杜仲、干姜、肉桂、木香、炙甘草各等分。为粗末，每服五至七钱，加生姜三片，大枣三枚，水煎，食前服。治脚气阳虚寒胜，经气不行，顽肿不仁。

独活细辛汤dúhuóxìxīntāng 《症因脉治》卷一方。独活、细辛、川芎、秦艽、生地黄、羌活、防风、甘草。水煎服。功能祛风止痛。治外感少阴头痛，痛连胲骨，心疼烦闷。若有风加荆芥，倍防风；有寒加麻黄、桂枝；有暑加黄芩、石膏；有湿加苍术、白芷；有燥加石膏、竹叶；火旺加知母、黄柏。

独活饮子dúhuóyǐn·zi 《证治准绳·幼科》集八方。天麻、木香、独活、防风各等分，麝香少许。为细末，每服一钱匕，麦冬煎汤调下。治肾疳息臭。

独脚柑dújiǎogān 中药材。出《生草药性备要》。又名细独脚马骝、疳积草、黄花甘、细独脚金。为玄参科植物独脚金 *Striga asiatica*（L.）O. ktze. 的全草。分布于福建、广东、广西、贵州等地。甘、微苦，平。消积杀虫，清热解毒。治小儿疳积，腹泻，夏季热，黄疸型肝炎，结膜炎，夜盲症。煎服：小儿3～9g，成人9～15g。本品含刺槐素及其7－甲醚、木犀草素的3′，4′－二甲醚和7，3′，4′－三甲醚、芹菜素等。

独脚蒿dújiǎohāo 中药材。见《民间常用草药汇编》。为阴地蕨之别名。详该条。

独脚莲dújiǎolián 中药材。❶出《质问本草》。为八角乌之别名。详该条。❷见《四川常用中草药》。为卜芥之别名。详该条。

独脚丝茅dújiǎosīmáo 中药材。见《江西中药》。为仙茅之别名。详该条。

独脚乌桕dújiǎowūjiù 中药材。见《全国中草药汇编》。又名白面水鸡、夜牵牛。为葡萄科植物白粉藤 *Cissus modecoides* Planch. var. *subintegra* Gagn. 的根。分布于我国南部。微辛，平。化痰散结，消肿解毒，祛风活络。治痰核瘰疬，痈肿疮毒，扭伤骨折，风湿骨痛，腰肌劳损，坐骨神经痛。煎服：6～9g。孕妇慎服。

独脚乌桕叶dújiǎowūjiùyè 中药材。见《广东中草药》。为葡萄科植物白粉藤 *Cissus modecoides* Planch. var. *subintegra* Gagn. 的茎叶。苦，寒，有小毒。消肿拔毒。捣敷痈疮肿毒，瘰疽，湿疹。茎藤预试含酚类、皂苷、氨基酸及有机酸。

独立和尚dúlìhé·shang 明代僧人。福建福清黄檗山万福寺住持隐元和尚之大弟子，精医。随其师东渡日本，传授医术，日人池田正直、北山道长等都向其独立学习医术。池田正直后以痘科驰名日本。独立也协助隐元翻刻佛经及医籍等。

独立守神dúlìshǒushén 在独处的环境下自我控制精神活动，脱离世俗干扰，把注意力集中于体内而不外驰，以颐养形神。

独茅根dúmáogēn 中药材。出《开宝重定本草》。为仙茅之别名。详该条。

独取寸口dúqǔcùnkǒu 脉诊方法之一，指单独按诊寸口部的诊脉方法。《内经》所载的诊脉方法有三部九候遍诊法、人迎气口同诊法和独取寸口法3种。由于寸口部是“脉之大会，手太阴之动脉”，可以“决五脏六腑死生吉凶”（《难经·一难》），且独取寸口简便，切于实用，故流传至今而成为诊脉的常用方法。

独参汤dúshēntāng 《十药神书》方。人参一两。为粗末，加大枣五枚，水煎，不拘时服。功能益气固脱。治元气大亏，阳气暴脱，面色苍白，神情淡漠，肢冷汗出，脉息微弱。近代也用于大出血，创伤性休克、心力衰竭等重症的抢救。

独肾dúshèn 指单侧睾丸。见《小儿卫生总微论方》。小儿生下时，一侧睾丸未降入阴囊，为单侧隐睾。绝大多数可在周岁以内自然下降；如至两岁以上仍未下降，则下降的机会很少。一般不影响日后的生育功能。

独圣散dúshèngsǎn ❶《圣济总录》卷九十八方。炒黄葵花（花、子俱用）一两。为细末，每服一钱，食前米饮调下。治沙石淋。❷《校注妇人良方》卷一方。防风不拘量。为末，每服二钱，食前加酒煮白面，清水调下。治肝经有风，血崩不止。❸《外科精要》卷下方。香附《姜汁浸）不拘量。为细末，每服二钱，白水调下。治气血凝滞而致的痈疽。❹《儒门事亲》卷十二方。又名独效苦丁香散。瓜蒂不拘量。为细末，每服一至二钱，汁调下。治诸风痰宿食停滞上膈当吐者。若胁痛加全蝎，头痛加郁金。❺《世医得效方》卷六方。盐五合。水煎服。若麦食停滞，腹胀，酒和姜汁调下。功能催吐。治过食瓜果，心腹坚胀，痛闷不安。❻《丹溪心法》卷五方。又名独胜散。炒牛蒡子五钱，姜蚕二钱半。为末，加紫草三茎，水煎服。治小儿痘出不爽。❼《古今医鉴》卷七方。五倍子末。津唾调，填满脐中，以绢帛缚定，一宿即止，或加枯矾末尤佳。治自汗、盗汗。❽《医宗金鉴·删补名医方论》卷三十方。炒山楂肉一两。水煎，加童便、砂糖服。治产后心腹绞痛。❾《医方集解》方。白及三两。为细末，每服二钱，临卧糯米饮送下。治肺痿咯血痰红。

独圣汤dúshèngtāng 《妇人良方大全》卷二十引京师祝景助教方。贯众一个。醋浸湿、慢火炙令香熟，候冷，为细末，每服二钱，空腹米饮调下。治产后亡血过多，心腹彻痛，然后血下久而不止及赤白带下，日久不愈者。

独圣丸dúshèngwán 《医学心悟》卷五方。五灵脂（去土，炒烟尽）。为末，醋丸绿豆大，每服一至二钱，淡醋水下（清酒亦可）。治瘀血凝积，影响新血归经。虚人以补药相间而用。

独胜膏dúshènggāo 《外科正宗》卷四方。独头蒜适量。于夏季杵烂晒热，涂于冻发之处，晒干。用于久患冻疮的预防治疗。

独胜散dúshèngsǎn ❶《证治准绳·幼科》集四方。又名牛蒡僵蚕散。即独圣散第六方，见“独圣散”条。❷《医宗金鉴·外科心法要诀》卷六十四方。芥菜花不拘量。为细末，醋调涂患处。治钮扣风，症见颈下天突穴间起如粟米，瘙痒难忍，抓破流水，浸淫无度。

独宿dúsù 即独卧。详该条。

独蒜dúsuàn 中药材。见《贵州民间方药集》。为石蒜之别名。详该条。

独卧dúwò 又称独宿，夫妻分睡。古代养生家将独卧作为节制房事和保健的养生措施。

独效苦丁香散dúxiàokǔdīngxiāngsǎn 见《世医得效方》卷八。即独圣散第三方。见“独圣散”条。

独行dúxíng 治法之一。指疾病深重的，要集中药力，针对标病或本病进行治疗，以解决主要矛盾。《素问·标本病传论》：“甚者独行。”

独行根dúxínggēn 中药材。出《新修本草》。为青木香之别名。详该条。

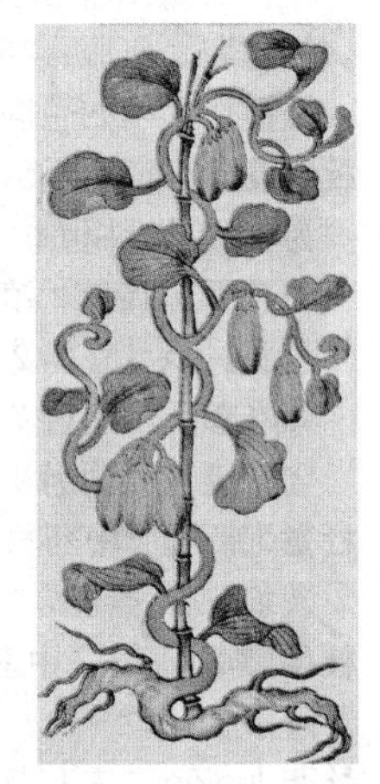
独行根

独行千里dúxíngqiānlǐ 中药材。❶出清代赵其光《本草求原》。为七星剑之别名。❷见《岭南草药志》。为巴豆树根之别名。详各条。

独行散dúxíngsǎn 《云岐子保命集论类要》卷下方。五灵脂（半生，半炒）二两（一方加荆芥）。为末，每服三钱，温酒或童便调下，口噤者撬开口灌之。治产后血晕昏迷不省，冲心闷绝。若血崩不止，加当归、酒、童便煎服。

独行丸dúxíngwán 《医学心悟》卷三方。大黄（酒炒）、巴豆（去壳，去油）、干姜各一钱。研细，姜汁为丸如黄豆大，每服五至七丸，用姜汤化下。若服后泻不止者，用冷粥饮之即止。治中食，胸高满闷，用吐法不效者。若昏晕不醒，四肢僵硬，但心头温者，抉齿灌之。

独摇草dúyáocǎo 中药材。❶出《名医别录》。为独活之别名。❷出《新修本草》。为银线草之别名。详各条。

独叶草dúyècǎo 中药材。见《中药材手册》。为细辛之别名。详该条。

独叶一支花dúyèyīzhīhuā 中药材。见《浙江民间常用草药》。为滴水珠之别名。详该条。

独叶一枝花dúyèyīzhīhuā 中药材。见《广西中药志》。为八角莲之别名。详该条。

独叶一枝枪dúyèyīzhīqiāng 中药材。出清代赵学楷《百草镜》。为瓶尔小草之别名。详该条。

独一味dúyīwèi 中药材。见《四川中药志》。为唇形科植物独一味 *Lamiophlomis rotata*（Benth.）Kudo 的干燥地上部分。分布于四川、云南及西藏。甘、苦，平。归肝经。活血止血，祛风止痛。用于跌打损伤，外伤出血，风湿痹痛，黄水病，煎服、浸酒或入散剂，2～3g。外用捣敷。孕妇忌服。本品含黄酮类、皂苷、甾醇、碱性成分、挥发油、氨基酸和微量元素。浸膏有明显镇痛作用，在体外，对乙型溶血性链球菌、产气杆菌等有抑制作用。还具有止血、免疫增强、抗肿瘤等作用。

独阴dúyīn ❶有阴而无阳。《丹经》：“孤阳不生，独阴不长。”❷经外奇穴名。代号 EX－LE11。《太平圣惠方》：“张文仲灸法，疗卒心痛不可忍，吐冷酸绿水及元脏气，灸足大指次指内横纹中各一壮。炷如小麦大，下火立愈。”《奇效良方》作奇穴，名独阴。位于足第2趾掌侧，趾骨关节横纹之中点处。主治腹痛，呕吐，死胎，胞衣不下，月经不调，小肠疝气，心痛等。直刺0.2寸。艾炷灸3～5壮，或艾条灸5～10分钟。

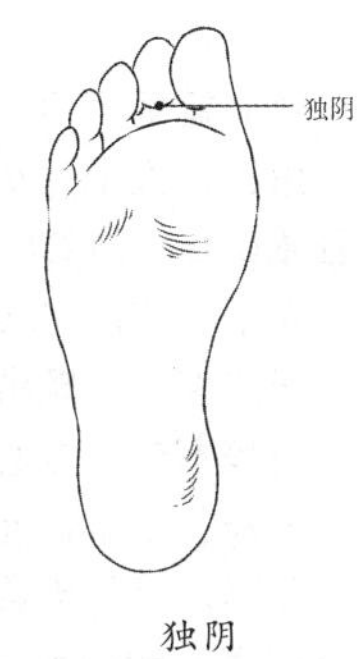

独阴

独语dúyǔ 症名。指神志清醒而喃喃自语，见人语止，精神障碍的表现。

读过伤寒论dúguòshānghánlùn 伤寒著作。陈伯坛撰。18卷，又有“卷之首”2卷。初版于1929年。陈氏研究仲景学说多年，此编对《伤寒论》的原文注释阐发经义，并批评自晋以后诸家注疏之得失。“卷之首”谈《内经》及《伤寒论》读法，颇多新的体会。但作者对一些仲景方的注释以及所列图形仍有主观片面的论述。1949年后有影印本。

读伤寒论心法dúshānghánlùnxīnfǎ 伤寒著作。见“伤寒论注”条。

读伤寒论赘余dúshānghánlùnzhuìyú 伤寒著作。一卷。清代程应旄撰。程应旄的《伤寒论后条辨》刊行后，其弟子王式钰搜集未刊入《伤寒论后条辨》中的零稿，辑成此书，由程应旄在康熙十一年（1672）作《序》刊行。现今所存之本略有缺页，共收程应旄有关《伤寒论》地位评价、阅读途径、理解要点等心得体会36条，所述与《伤寒论后条辨》互为表里。现有清康熙式好堂刻本、标点整理本。

读书损目dúshūsǔnmù 病证名。见《医说》卷四。正常的使用目力不会致病。若使用不当，如姿势不正，或在光线不适当的情况下长期读书视物，可因目视过劳，精气耗损而致眼疾。

读素问钞dúsùwènchāo 医经著作。元代滑寿编撰。3卷。作者选录《素问》中的重要内容，分脏象、经度、脉候、病能、摄生、论治、色诊、针刺、阴阳、标本、运气和汇萃12类，并做了简要注释。明代汪机于1519年又取王冰注参补其间，而以“续”字别之，故又称《续素问钞》。现有《汪氏医学丛书》9卷本。又有万历四十年刻7卷本，作《黄帝素问钞》，前5卷与9卷本同，后2卷分别是《补遗》1卷、《诊家枢要》1卷。

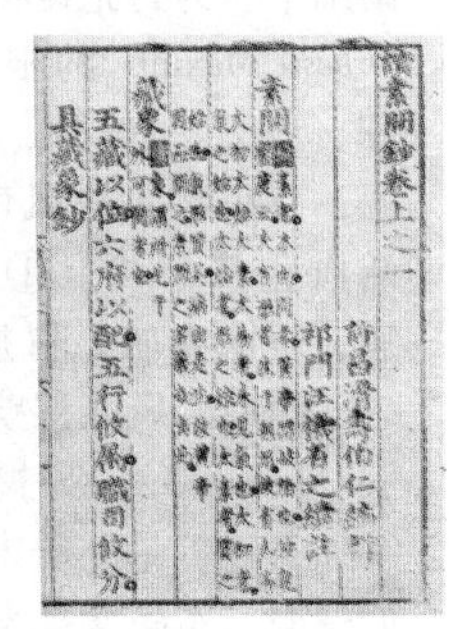
读素问钞

读医随笔dúyīsuíbǐ 综合性医著。6卷。清代周学海撰于1891年。作者汇集读书、临症之笔记而成。卷一为证治总论；卷二为形气、脉法类；卷三、四为证治类，列各种病症证治；卷五为方药类，审辨药物性味效用；卷六为评释类，是作者研读古医书的心得体会，有一定参考价值。

渎dú ❶小沟渠。不断有水流动的地方。《灵枢·营卫生会》：“下焦如渎。”❷皮肤肌肉枯槁无泽的状态。《灵枢·根结》：“渎者，皮肉宛膲而弱也。”

犊鼻dúbí 经穴名。代号 ST35。出《灵枢·杂病》。俗称外膝眼。属足阳明胃经。位于膝关节外侧，髌骨下缘，髌韧带外侧凹陷处。布有腓肠外侧皮神经、腓总神经关节支和膝关节动、静脉网。主治膝关节酸痛、屈伸不利，脚气等。膝中斜刺0.5～1寸。艾条灸5～10分钟。

犊黄dúhuáng 病证名。三十六黄之一。《圣济总录》卷六十一："治犊黄舌两边先从后起，次生向前，两傍有赤脉，状如蚯蚓。宜急烙断，毒气贯舌，其状紫色，次灸两口角，及人中并承浆。"参见黄疸有关条。

杜本dùběn(1276—1350) 元代学者。字伯原，人称清碧先生。清江（今江西清江）人。博学善文，兼通医学，隐居武夷山。顺帝时召为翰林侍制，兼国史院编修官，以病力辞不就。专心增订敖氏十二舌苔图为36图，并列治法方药，于至正元年（1341）撰成《敖氏伤寒金镜录》，为我国最早的舌诊专书。

杜伯原dùbóyuán 见"杜本"条。

杜大醇dùdàchún 见"杜婴"条。

杜大章dùdàzhāng 明代医学家。字子华。吴县（今江苏）人。由举子业而习医，自《内经》至丹溪，百家之学，无不究蕴奥而得其要领，以治疾高效而名震京师。授太医院吏目，益加深研，集古今医家之方论，撰《医学钩玄》（1577），8卷。又有《医经纂萃》2卷，已佚。

杜度dùdù 东汉时医生。是张仲景的弟子。

杜公dùgōng 五代眼科医生。江左（今江苏、安徽一带）人。善治目疾，能收奇效，人呼为"神灵翁"。

杜瓜dùguā 中药材。见《浙江中药手册》。为瓜蒌之别名，详该条。

杜光庭dùguāngtíng(9世纪) 唐末五代时道士。字圣宾，赐号广成先生。括苍（今浙江丽水）人。知医，907年为前蜀户部侍郎，撰有《玉函经》3卷，后有崔嘉彦《注广成先生玉函经》及黎民寿《广成先生玉函经解》行世。

杜衡dùhéng 中药材。出《土宿本草》。又名土细辛、马蹄香、马辛、南细辛。为马兜铃科植物杜衡 *Asarum forbesii* Maxim. 的根或全草。产于江苏、浙江、安徽、湖南等地。辛，温，有小毒。祛风散寒，温肺化饮，活血止痛解毒。①治风寒头痛，牙痛，痰饮喘咳，胃痛，肋间神经痛，痧气腹痛，风寒湿痹，跌打损伤。煎服：1.5～3g。②捣敷治毒蛇咬伤。③加黄连等量，研末，搽口舌疮。孕妇忌服。本品含挥发油，主成分为甲基丁香油酚，还含黄樟醚、异甲基丁香油酚、龙脑等。煎剂灌胃对小鼠有镇痛作用。黄樟醚有中枢抑制作用，家畜长期服用，能使肝、肾发生脂肪变性。甲基丁香酚为麻醉作用的有效成分，反式异甲基丁香油酚也有麻醉作用。甲基丁香酚还有解痉、平喘及中枢镇静作用。黄樟醚体外试验有致突变作用。

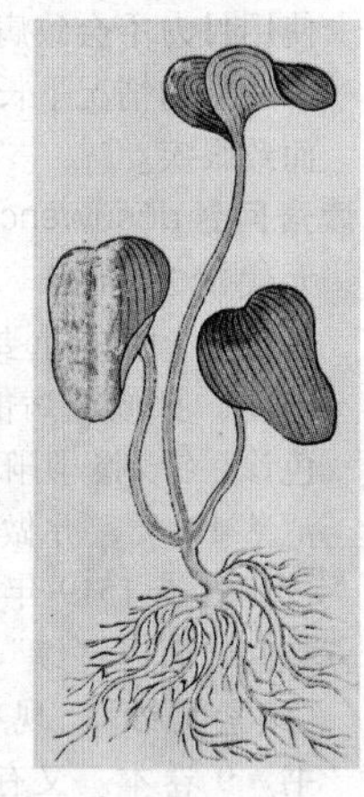
杜衡

杜鸿渐dùhóngjiàn(708—769) 唐代医生。字之巽。曾与崔沔同学医于兰陵萧亮，尽得其传。

杜茎山dùjīngshān 中药材。出《本草图经》。又名水麻叶、山茄子、踏天桥。为紫金牛科植物杜茎山 *Maesa japonica* (Thunb.) Moritziex Zoll. 的根或茎叶。分布于长江流域各地及台湾、福建、云南、广西、广东。苦，寒。祛风利尿，止痛，解毒消肿，止血。①治感冒头痛，身痛，水肿，腹水，腰痛。煎服：15～30g。②治外伤出血，跌打损伤，骨折，疔疮肿毒。鲜叶捣敷。果实含杜茎山醌。

杜鹃花dùjuānhuā 中药材。出《本草纲目》。又名艳山花、清明花、映山红、水踯躅。为杜鹃花科植物杜鹃 *Rhododendron simsii* Planch. 的花。产自江苏、安徽、浙江、江西、福建、湖北、湖南、广东、广西、四川、贵州、云南。甘、酸，平，有小毒。化痰止咳，活血止血，祛风湿。治支气管炎，月经不调，闭经，崩漏，吐血，衄血，风湿痹痛。煎服：9～15g。孕妇忌服。本品含矢车菊素和杜鹃黄素、锦葵花素的糖苷。花还含芸香苷、槲皮素、莢果醇苷等。煎剂和浸膏对小鼠有镇咳、祛痰作用。

杜鹃花根dùjuānhuāgēn 中药材。见《浙江民间常用草药》。又名翻山虎、搜山虎。为杜鹃花科植物杜鹃 *Rhododendron simsii* Planch. 的根或根皮。酸、甘，温。活血，止血，祛风，止痛。①治吐血，衄血，肠风下血，月经不调，闭经，崩漏，白带，产后腹痛，痢疾，胃痛，风湿疼痛，乳痈初期。煎服：15～30g。祛风湿可浸酒服。②捣敷治跌打损伤。孕妇忌服。根皮含鞣质。

杜鹃花叶dùjuānhuāyè 中药材。见《浙江民间常用草药》。为杜鹃花科植物杜鹃 *Rhododendron simsii* Planch. 的叶。酸，平，有毒。镇咳祛痰，清热解毒。①治慢性气管炎。煎服：9～15g。②捣敷治痈肿疔疮，外伤出血；煎水洗治荨麻疹。本品含莢果蕨醇、莢果蕨苷、槲皮素、槲皮苷、金丝桃苷，均为祛痰和镇咳的有效成分。

杜龙dùlóng 中药材。出《吴普本草》。为地胆之别名。详该条。

杜牛膝dùniúxī 中药材。见《本草备要》。即土牛膝。详该条。

杜荍dùqiáo 宋代医生。编集《附益产育宝庆集》一书，已佚。

杜壬dùrén 宋代医生。所撰《杜壬医准》1卷，系其本人医案，已佚。

杜润夫dùrùnfū 北宋官吏。政和（1111—1118）年间为登仕郎、编类《圣济经》所点对方书官。政和六年与曹孝忠等共同校勘《证类本草》。

杜善方dùshànfāng 唐代医家。京兆（今陕西境内）医工，将药物按性味功用分类解释。删去重复，又附以诸药制使畏恶，解毒相反相宜者为一类，撰《本草性事类》1卷，佚。

杜生dùshēng 宋代医生。人称杜五郎。颍昌（今河南许昌）人。生活于11世纪。为人洒落，不谋他利，惟择日卖药行医，以粥自给。时人目为隐逸。

杜圣宾dùshèngbīn 见"杜光庭"条。

杜思敬dùsījìng(1234—1316?) 元代医家。铜鞮（今山西沁县）人。以医术切于世用，乃取其要籍研读之。节录切用，分门别类，有论有方，首列针法，次取金元诸家医著18种，末附自辑《杂类名方》，题名《济生拔萃》。尝谓："医不专于药，而舍药无以全医；药不必于方，而舍方无以为药。"其论甚切于医理。

杜文燮dùwénxiè 明代医家。字汝和，宛陵（今安徽宣城）人。万历二十六年（1598）著成《药鉴》2卷。主张医者应首察病源，次辨药力。论证则由标本而及经络，审性则由阴阳以及反畏，次第叙述137种药物性味及功用。

杜信dùxìn 西汉时医生。是淳于意的弟子。

杜婴dùyīng 北宋人。号大醇。博学善读书，为人旷达而清廉，自托于医，为人治病，常不取酬，贫乏几不能以自存，而未尝有不足之色，为当时士大夫所知。得王安石赞许。

杜之巽dùzhīxùn 见"杜鸿渐"条。

杜仲dùzhòng　中药材。出《神农本草经》。又名木绵、思仲、丝棉皮、扯丝皮。为杜仲科植物杜仲 *Eucommia ulmoides* Oliv. 的干燥树皮。主产于四川、陕西、湖北、河南、贵州、云南。甘、微辛，温。归肝、肾经。补肝肾，壮筋骨，安胎，降血压。治腰膝酸痛，筋骨痿弱，风湿痹痛，阳痿，尿频，小便余沥，先兆流产，高血压病，煎服6~10g。杜仲初生的嫩叶名芽，治风毒脚气，风冷痔血。树皮含杜仲胶、足反式异戊二烯聚合的硬橡胶类物质，还有抗高血压的主要成分右旋松脂酚双葡萄糖苷愈创木酚基甘油、橄榄树脂素等及其糖苷、去氢栀子苷、杜仲多糖、桃叶珊瑚苷、绿原酸、山柰酚、氨基酸，以及杜仲醇、杜仲树脂醇-4′-葡萄糖苷、杜仲苷等。对正常及高血压狗有持久、较弱的降低血压作用。重复给药在急性试验中能产生急速耐受性。炒杜仲降压作用比生杜仲大，煎剂比酊剂作用强。对动物还有镇静、利尿作用。杜仲可镇痛、抗炎、抗菌抗病毒，还对抗垂体后叶素等引起的动物子宫有兴奋作用。

杜仲汤 dùzhòngtāng　《伤科补要》卷四方。肉桂、乌药、杜仲、生地黄、赤芍药、牡丹皮、当归、延胡索、桃仁、续断各一钱。童便、酒煎服。功能补肾强腰，化瘀通经。治腰脊伤痛。

杜仲丸 dùzhòngwán　《校注妇人良方》卷十二方。杜仲（姜汁炒）、续断（酒浸）各二两。为细末，枣肉为丸，梧桐子大，每服七十丸，米汤送下。功能补肾安胎。治妊娠二三个月，胎动不安，防其欲坠。

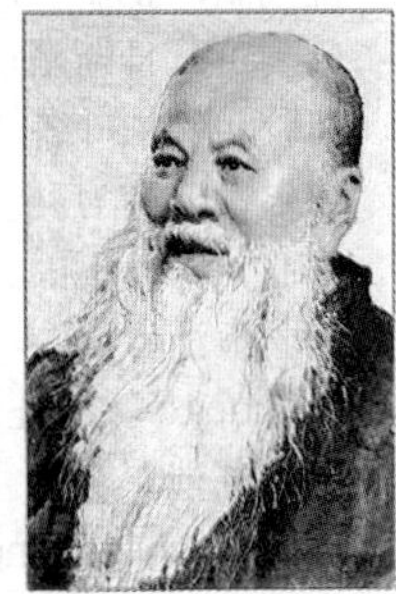

杜自明

杜自明dùzìmíng(1878—1961)　现代医家。满族，成都人。幼习武，随父习正骨。1902年起，即悬壶问世。愈跌打损伤患者甚众。1951年应成都市卫生局之聘至成都铁路工地担任特约医生。1953年在成都铁路医院及四川医学院附属医院任职。1956年应聘进京，任中医研究院（今中国中医科学院）广安门医院骨科医生。其治疗骨伤经验丰富，有多种独特手法，最善于治疗软组织损伤证及骨关节病，除提倡“筋骨并治”外，尚强调以功能锻炼促使愈合。其经验由门人整理成《杜自明正骨经验概说》《扭挫伤治疗常规》等问世。

肚dù　腹部的俗称。《金匮要略·腹满寒疝宿食病脉证治》：“此人肚中寒。”

肚瘥dùchài　病名。即食瘥的俗称，见《证治准绳·杂病》。详“心瘥”“食瘥”条。

肚带dùdài　出杨子建《十产论》。即脐带。详该条。

肚腹盘旋dùfùpánxuán　在腹部使用的针刺手法。进针得气后，将针由地部提至人部或天部，再将针卧倒，使之与皮肤呈45°角，像推磨那样缓缓地由外而内或由内而外地旋转针身。

肚角dùjiǎo　推拿穴位。见明代周于蕃《小儿推拿秘诀》。位于脐下两旁。治腹痛，止泄泻。《厘正按摩要术·立法》：“肚角在脐之旁，用后掌心按之，治腹痛，亦止泄泻。”

肚拉dùlā　中药材。见《四川中药志》。又名双参、都拉参、对对参、土败酱。为川续断科植物西南囊苞花 *Triploste gia glandulifera* Wall. 的根。分布于甘肃、陕西、湖北、四川、云南。甘、微苦，微温。入肺、脾、肾经。补肾健脾，活血调经，止血。①治虚劳久咳，脾虚食积，肾虚腰痛，阳痿，遗精，崩漏，带下，月经不调，风湿性心脏病。煎服：9~15g。②研末敷治创伤出血。

肚门痈dùményōng　病名。见《外科大成》卷二。指生于大腿后面的痈。证治见“外痈”条。

肚皮青黑dùpíqīnghēi　症名。指腹部皮肤忽现青黑。《保婴易知录》：“小儿百内，忽然肚皮青黑，乃气血失养，风寒乘之，危恶之候也。百外亦有此证。”

肚痈dùyōng　病名。出《疮疡经验全书》卷三。即腹皮痈。见该条。

肚胀dùzhàng　即腹满。《伤寒明理论》卷一：“腹满者，俗谓之肚胀是也。”详“腹满”条。

妒头疮dùtóuchuāng　病证名。指头生小疮，浸淫瘙痒，黄膏出不生痂，连年不愈者。用苦参汤浸纱布塌疮上。见《备急千金要方》：“小儿头生小疮，浸淫疽痒，黄膏出，不生痂，连年不瘥者，亦名妒头疮。”

妒精疮dùjīngchuāng　病名。见《医宗金鉴》卷六十九。即下疳。见该条。

妒乳dùrǔ　病证名。出《肘后备急方》卷五。又名乳妒。指两乳胀硬疼痛或乳头生疮的病证。因产后无儿吮乳或产妇壮盛乳多，儿小未能饮尽、乳汁积蓄，与气血相搏，而致乳房胀硬掣痛，手不得近；或乳头生细小之疮，或痛或痒，搔之则黄水浸淫。治宜清热解毒。方用连翘散（《医宗金鉴》防风、升麻、玄参、白芍、白蔹、射干、芒硝、大黄、甘草、杏仁）。如有破溃者，外敷鹿角散（鹿角、甘草为末，鸡子黄调，热敷患处）。

疰乳dùrǔ　病名。出梁代顾野王撰《玉篇》。即乳痈。见该条。

蠹疽dùjū　病名。出《外科启玄》卷六。又名缺盆疽、锁骨疽、发历疽、石疽、历疮。因肝胆二经积热而成。生于缺盆穴（锁骨上窝处）。初起患部肿大如豆，渐大如李，色紫，坚硬疼痛，可伴寒热往来，筋脉拘急，不思饮食，胸腹膨胀，小便短涩。初宜艾炷隔蒜灸，内服夺命丹汗之；次服六一散通利小便，脓将成，宜服内托黄芪散；气血虚甚者，服十全大补汤托补之。余内、外治法同外痈。

蠹肉dùròu　出《外科理例》卷一。即胬肉。见该条。

duan

端法duānfǎ　正骨八法之一。见《医宗金鉴》卷八十七。用一手或双手握住骨折或脱位之骨的远端，根据不同情况，或从下向上端，或直端、斜端，或从外向内托，使离位之骨端正复位。托者，有端托和提托之分，常用以治疗轻度的颈椎错位、颈部的肌肉捩伤、失枕及部分骨折和脱臼。

端坐复位法duānzuòfùwèifǎ　治疗腰椎间盘突出及颈椎错位的手法。患者坐于方凳上，两脚分开与肩等宽。医者坐于患者背后。以棘突向右偏歪为例：首先用双拇指触诊法查清偏歪的棘突，右手自患者右腋下伸向前，掌部压于颈后，拇指向下，余四指扶持左颈部（患者稍低头），同时嘱患者双脚踏地，臀部正坐不准移动（助手面对患者站立，两腿夹住患者左大腿，双手压住左大腿根部，维持患者正坐姿势），左手拇指扣住偏向左侧之棘突，然后医者右手拉患者颈部，使身体前倾90°（或略小），接续向右侧弯（尽量大于45°），在最大侧弯位，医者以右上肢使患者躯干向后内侧旋转，同时左手拇指顺势向左上顶腰椎棘突，即可觉察指下椎体有轻微错动，往往伴随"喀啪"一声。之后，双手拇指从上至下将棘上韧带理顺，同时松动腰肌。最后，一手拇指从上至下顺次按压一下棘突，检查歪斜棘突是否已拨正，上下棘间隙是否已等宽。棘突向左侧歪时，医者扶持患者肢体和牵引方向相反，方法相同。

短刺duǎncì　古刺法名。十二刺之一。《灵枢·官针》："短刺者，刺骨痹，稍摇而深之，致针骨所，以上下摩骨也。"指治疗骨痹的针刺方法。其法进针后稍许摇动针柄，逐渐深入至骨所，然后短促提插。故名短刺。

短骨duǎngǔ　泛指体内细小的骨骼，如腕骨、跗骨等。

短脉duǎnmài　脉象。脉波幅较短，不能满于寸口，应指在关部较明显，而寸、尺部均有不足之感，主气病。短而有力主气郁，短而无力主气损。《素问·脉要精微论》："短则气病。"

短气duǎnqì　症名。见《灵枢·癫狂》。指呼吸短促，如不能接续。《医宗必读·喘》："短气者，呼吸虽急而不能接续，似喘而无痰声。"有虚实之分。虚证常兼见形瘦神疲，声低息微，头眩乏力等症，多由体气素虚或病后真元耗损所致。实证常兼见胸腹胀满、呼吸声粗、心胸窒闷等症，多由痰饮、瘀阻、气滞等导致。《金匮要略·胸痹心痛短气病脉证治》："平人无寒热，短气不足以息者，实也。"又《痰饮咳嗽病脉证并治》："短气有微饮，当从小便去之。"《诸病源候论·短气候》："肺虚则气少不足，亦令短气，则其人气微，常如少气不足以呼吸。"《石室秘录》："盖短气乃肾气虚耗，气冲于上焦，壅塞于肺经，症似有余而实不足。"参见"少气""外感短气""实邪短气""气虚短气""喘证"条。

短气不足以息duǎnqìbùzúyǐxī　症名。指呼吸短促困难。《金匮要略·胸痹心痛短气病脉证治》："平人无寒热，短气不足以息者，实也。"《金匮要略心典》卷中："无寒热，无新邪也，而乃短气不足以息，当是里气暴实，或痰或食或饮，碍其升降之气而然。盖短气有从素虚宿痰而来者，有从新邪暴遏而得者，二端并否，其为里实无疑。"后世对短气、气促等，一般则多以肺肾气虚论治。参见"短气""气促"条。

短气嗽duǎnqìsòu　病证名。指肺气不足，寒邪迫聚而致喘嗽。《诸病源候论》卷十四："肺主气，候皮毛，气虚为微寒客皮毛，入伤于肺则不足，成咳嗽。夫气得温则宣和，得寒则否涩，虚则气不足而为寒所迫，并聚上肺间，不得宣发，故令咳而短气也。"亦可由肝肾亏损，气不归元所致。多见于症情危重患者。《不居集》卷十五："短气嗽。气亏于下，元海无根，上浮胸臆，呼不能升，咽不能降，气短喘咳，不相接续者，大虚之症，贞元饮。"参见"咳嗽""虚嗽"条。

段duàn　中药炮制中切制方法之一。切段。详该条。

段康年duànkāngnián　南宋医生。以医药济世。

段深duànshēn　五代后梁医家。开平（907—910）间以善医为待诏翰林。时太祖抱疾久，溲甚浊，欲服石药。段氏按太仓公传，以为"中热不溲者，不可服石"，"先宜治心，心和平而溲变清，当进饮剂"。太祖善之，进饮剂而疾稍愈。

段元亮duànyuánliàng　唐代医生。撰有《五脏镜源》4卷、《病源手镜》1卷，均佚。

断板龟duànbǎnguī　中药材。见《中药大辞典》。为夹蛇龟之别名。详该条。

断产duànchǎn　出《备急千金要方》卷四。指断绝生育，即绝育。

断肠草duànchángcǎo　中药材。❶见《辽宁经济植物志》。为白屈菜之别名。❷见《广西药用植物名录》。为羊角扭之别名。❸见《梦溪笔谈》。为钩吻之别名。❹见《贵州草药》。为紫堇之别名。❺见《湖南药物志》。为雷公藤之别名。❻见《四川中药志》。为黄堇之别名。详各条。

断肠草根duànchángcǎogēn　中药材。见《广西中药志》。为大茶药根之别名。详该条。

断肠草中毒duànchángcǎozhòngdú　病名。断肠草又名钩吻、胡蔓藤、烂肠草、黄藤、毒根等。因误服断肠草中毒。详"钩吻中毒"条。

断耳疮duàn'ěrchuāng　病名。即因局部损伤染毒，以耳郭红肿剧痛，甚至溃烂脱落、缺损、畸形为主要表现的耳病。

断弓弦散duàngōngxiánsǎn　即失笑散第一方。见"失笑散"条。

断谷duàngǔ　即辟谷。见该条。

断红丸duànhóngwán　❶《济生方》卷八方。炒侧柏叶、续断（酒浸）、鹿茸（酒煮）、炮附子、黄芪、阿胶珠、当归（酒浸）各一两，枯矾半两。为细末，醋煮米糊为丸，梧桐子大，每服七十丸，空腹，食前米饮送下。功能益气温阳止血。治痔疾日久，下血不止，或所下太多，面色萎黄，日渐羸瘦。❷《血证论》卷八方。鹿茸、续断、阿胶、侧柏叶各三钱，附子二钱，当归、黄芪各五钱。为细末，醋糊为丸。功能益气温阳摄血。治远血，症见先便后血，脾气不固，肾气不强，面色萎黄，手足清厥，六脉微弱虚浮者。

断绝duànjué　病证名。又称断泄。见《医宗金鉴》卷十九。详"断泄"条。

断裂伤duànlièshāng　病名。即某一部位软组织的全部断裂，以严重的功能障碍和明显的局部疼痛、肿胀、畸形等为主要表现的损伤性疾病。

断面特征duànmiàntèzhēng　是中药性状鉴定的内容之一。指药材断面平坦度、颗粒性、纤维性、胶丝、环纹、色泽等形态方面的特征。

断脐duànqí　治法。出《备急千金要方》卷五。婴儿初生断脐，必须严密谨慎，如果处理不当，可以引起病毒走窜，酿成各种病证。如内侵脏腑，可以发生脐风；外袭肌肤，则可产生脐湿、脐疮、脐出血等病证。

断乳duànrǔ　见徐润之《最新三字达生续编》卷五。又名回乳、消乳。指用药物中断乳汁的分泌。常用炒麦芽80～100g水煎频服。又《胎产辑萃》断乳方：归尾、赤芍、红花酒洗、牛膝酒洗，水煎临卧服。

断胎duàntāi　治法。见清代汪嘉谟《胎产辑萃》。即打胎。

断下丸duànxiàwán　《医方简义》卷五方。枸杞子、覆盆子、炒车前子、煅龙骨、煅牡蛎、党参、茯苓、山药、杜仲（酒炒）、柴胡、赤石脂、生地黄各一两，棉花子二两。为细末，炼蜜为丸，梧桐子大，每服二至三钱，白术泡汤送下。功能补脾益肾，固涩止带。治赤白带下。

断泄duànxiè　病证名。又称断绝。指筋肉萎缩和肢体痿废不用，属痿躄之类。《金匮要略·中风历节病脉证并治》："味酸则伤筋，筋伤则缓，名曰泄；咸则伤骨，骨伤即痿，名曰枯。枯泄相搏，名曰断泄。"《金匮要略心典》卷上："此亦内伤肝肾，而由于滋味不节者也。枯泄相搏，即筋骨并伤之谓。曰断泄者，言其生气不续，而精神时越也。营不通而卫不行者，病在阴而及于阳也。不通不行，非壅而实，盖即营卫涸流之意。"参见痿躄条。

断绪duànxù 病证名。又称断续。《备急千金要方》卷二："妇人立身已来全不产及断绪久不产三十年者。"即不孕。详该条。

断续duànxù 病证名。出《备急千金要方》卷二。即断绪。详该条。

断血流duànxuèliú 中药材。见《安徽中草药》。又名止血丹、大叶香薷、山藿香、瘦风轮、九层塔、多头风轮菜。为唇形科植物灯笼草 *Clinopodium polycephalum* (Vaniot) C. Y. Wuet Hsuan 或风轮菜 *Clinopodium chinense* (Benth.) O. Kuntze 的干燥地上部分。产于陕西、甘肃、山西、河北、河南、山东、浙江、江苏、安徽、福建、江西、湖南、湖北、广西、贵州、四川、云南及西藏。微苦、涩，凉。归肝经。收敛止血。用于崩漏，尿血，鼻衄，牙龈出血，创伤出血。煎服9～15g；外用适量，研末敷患处。干草含挥发油，内有左旋柠檬烯等。又含香蜂草苷、橙皮苷。全草含风轮菜皂苷A及蒲公英赛三烯二醇。醇提取物可缩短兔和小鼠的血凝时间。外用有止血作用。温浸液在体外对金黄色葡萄球菌、铜绿假单胞菌及痢疾杆菌均有抑制作用。总皂苷可抑制免疫功能，并可抗炎。

断针duànzhēn 即折针。见该条。

断指duànzhǐ 病名。❶指外伤指断。清代邹存《外治寿世方编》："误断指头，降香研末掺之，包以丝绵七日。忌落水冒风……又真苏木为极细末掺于断指间接定，外用蚕茧包缚牢固，数日即如故。"❷出《外科大成》卷二。即调疽之色黑无脓者，又名断指疔，可致指断，故云"断指"。治宜截去患指以泄其毒。参见"脱疽"条。

断指疔duànzhǐdīng 病名。出《治疗大全》。即断指。见该条。

断子duànzǐ 古时的绝育方法。《张氏医通》卷十："断子法用酒曲一升，无灰酒五升，煮至二升半，滤去滓，分三服，经候至前一日，晚进一服，次早五更一服，天明二服，月经即行，终身无妊矣。"

煅duàn 中药炮制法之一。把药物放在火内烧红，或放于耐火容器中间接用火煅，使其质变松脆。如煅牡蛎、龙骨、瓦楞子、明矾等。

煅淬duàncuì 中药炮制法之一。药材经火煅红后，立即投入水内或醋内。矿物类药物如磁石、代赭石、自然铜等多用此法。此法能使该药物质地松脆，易于研碎。

煅炭duàntàn 中药炮制方法。即将净药材或切制品（生片）置煅锅内，密封，闷煅至透，放凉，取出的炮制方法。参见"煅"条。

dui

对待duìdài 脉诊中，把两种形状、性质相对的脉象并列，作对比的方法。如浮沉、迟数、滑涩、虚实、大小等。《医原》："经以浮沉、缓急、大小、滑涩八脉……即于八脉中，分对待、微甚。"

对对花duìduìhuā 中药材。见《浙江民间常用草药》。为兰香草之别名。详该条。

对对参duìduìshēn 中药材。见《昆明民间常用草药》。为肚拉之别名。详该条。

对化duìhuà 运气术语，见《类经图翼》。对化与正化共同说明十二支化生六气的道理。如巳亥所以化生厥阴系因厥阴属风木，木生于亥，故正化于亥，但亥与巳相对，故又对化于巳。因此，十二地支中巳与亥同为厥阴风木司天之年。参见"正化"条。

对金饮子duìjīnyǐn · zi ❶《太平惠民和剂局方》卷二方。姜厚朴、苍术（米泔水浸）、炙甘草各二两，炒陈皮（去白）半斤。为粗末，每服三钱，加生姜二片，水煎，空腹服。治瘟疫伤寒，头痛壮热（加连须葱白五枚、豆豉三十粒同煎，服后取汗）；五劳七伤，脚手心热，烦躁不安，肢节酸疼（加柴胡一铢）；痰嗽发疟（加姜半夏一铢）；本脏气痛（加茴香一铢）；水气肿满（加桑白皮一铢）；妇人赤白带下（加黄芪一铢）；酒伤（加丁香一铢）；食伤（加高良姜一铢）；四时泄泻（加肉豆蔻一铢）；风疾（加荆芥穗一铢）；腿膝冷疼（加牛膝一铢）；浑身拘急及气壅（加地骨皮一铢）；腿痹（加菟丝子一铢）；白痢（加吴茱萸一铢）；赤痢（加黄连一铢）；头风（加藁本一铢）；霍乱转筋（加楠木皮一铢）。❷见《证治准绳·类方》第六册。即胃苓汤。见该条。

对口duìkǒu 病名。出《外科正宗》卷二。即脑疽。见该条。

对口疮duìkǒuchuāng 病名。出《疮疡经验全书》卷二。即脑疽。见该条。

对口疔duìkǒudīng 病名。出《外科真诠》卷上。即脑疽之未老先白头者。见"脑疽"条。

对口发duìkǒufā 病名。出《外科启玄》卷四。即脑疽。见该条。

对口疽duìkǒujū 病名。出《外科正宗》卷一。即脑疽。见该条。

对口痈duìkǒuyōng 病名。出《外科真诠》卷上。即脑疽。见该条。

对脐发duìqífā 病名。出《外科启玄》卷四。即下发背。见该条。

对山医话duìshānyīhuà 医话著作。4卷。补篇1卷。清代毛祥麟撰于1903年。书中对医药典故、医林逸事、民间疗法、医理、药物的心得体会等均有所记述，并批评诊治中因循执方等弊病。书中杂有炼丹等内容。现有《中国医学大成》本。

对心发duìxīnfā 病名。出《秘传外科方》卷九。即中发背。见该条。

对修常居duìxiūchángjū 自我推拿方法名。见《圣济总录》。常居即眼部。用双手按揉两眉后凹陷处，有明目醒神等作用。《圣济总录·神仙导引上》："常以两手按眉后小穴中……眉后小穴，为上元六合之府，主化生眼晕，和莹精光，长珠彻瞳，保炼目精。是真人坐起之道。一名真人常居。"

对叶草duìyècǎo 中药材。见清代刘士季《草木便方》。为元宝草之别名。详该条。

对叶莲duìyèlián 中药材。❶见《贵州民间药物》。为千屈菜之别名。详该条。❷见《贵阳民间药草》。为徐长卿之别名。详该条。

对叶四块瓦duìyèsìkuàiwǎ 中药材。见《贵阳民间药草》。又名四叶莲、四块瓦、金薄荷、四叶麻、四叶金。为金粟

兰科植物及己 *Chloranthus serratus* (Thunb.) Roem. et Schult. 的茎叶。分布于江苏、福建、安徽、湖南、广东、广西等地。辛、苦，温，有毒。祛风止痛，活血散瘀，杀虫止痒。①治感冒头痛，风寒咳喘，风湿痹痛，闭经，跌打损伤。煎服：4.5～6g。②煎水洗头疮，黄癣，皮肤瘙痒；捣敷痈疖肿毒，毒蛇咬伤。服用过量可致中毒。孕妇忌服。地上部分含酰胺类：N－β－苯乙基－3－（3，4－甲二氧基苯基）丙烯酰胺和N－β－苯乙基－3－（3，4－二甲氧基苯基）丙烯酰胺。

对月草duìyuècǎo 中药材。❶见《分类草药性》。为元宝草之别名。详该条。❷见《中国药用植物志》。为蘩菜之别名。详该条。

对着钱duì·zheqián 中药材。见《安徽中草药》。为莶之别名。详该条。

对症选穴法duìzhèngxuǎnxuéfǎ 指直接取用对某些症状有特殊疗效的穴位进行治疗的方法。如牙痛取合谷，胃痛取三里，腰痛取委中；大椎退热，人中苏厥，四缝消积等。

对座草duìzuòcǎo 中药材。见《江苏省植物药材志》。为大金钱草之别名。详该条。

兑冲duìchōng 经穴别名，出《针灸甲乙经》。即神门。见该条。

兑端duìduān 经穴名。代号GV27。出《针灸甲乙经》。属督脉。位于上唇尖端，当人中沟下端皮肤与上唇黏膜之移行处。布有面神经颊支、眶下神经分支及上唇动、静脉。主治癫狂，口唇动，齿龈痛，鼻塞，鼻出血，以及口腔炎，鼻炎，癫痫，晕厥等。直刺0.2～0.3寸。

兑发duìfà 人体部位。兑，通锐。即锐发。《人镜经》："耳前发脚为兑发。"详"锐发"条。

兑骨duìgǔ ❶骨骼部位名。亦称锐骨。指手腕背部小指一侧的骨性隆起，今称尺骨茎突。《针灸甲乙经》："神门者……在掌后兑骨之端陷者中。"❷经穴别名。所指有二：①出《针灸甲乙经》。即颧。见该条。②《难经·六十六难》："少阴之原，出于兑骨。"丁注："兑骨，即神门。"见"神门"条。

兑疽duìjū 病证名。❶出《刘涓子鬼遗方》卷四："发于尻，名曰兑疽。"又《灵枢·痈疽》："发于尻，名曰锐疽。"兑通锐，兑疽即锐疽。详见"鹳口疽"条。❷出《诸病源候论》卷三十二："发于股阳，名曰兑疽。其状不甚变，而脓附骨。"指发于大腿外侧的一种无头疽。❸见《外科大成》卷二。指生于手腕部的疽。治法均同无头疽。

兑廓duìkuò 眼的八廓名称之一。系用八卦而命名者。见《证治准绳·杂病》。即泽廓。详该条。

兑泽廓duìzékuò 眼的八廓名称之一。用八卦配自然界之物质现象命名者。见《杂病源流犀烛》卷二十二。即泽廓。详该条。

dun

敦阜dūnfù 运气术语。五运主岁之中，土运太过的名称。《素问·五常政大论》："太过何谓……木曰发生，火曰赫曦，土曰敦阜。"谓敦厚阜高之意。

敦复汤dūnfùtāng 《医学衷中参西录》方。党参、山茱萸、补骨脂（炒捣）各12g，乌附子、核桃仁各9g，生山药15g，茯苓、生鸡内金（捣细）各4.5g。水煎服。功能温补下元。治下焦元气虚惫，相火衰微，致肾弱不能作强，脾弱不能健运，或腰膝酸疼，或黎明泄泻，一切虚寒诸证。

敦煌本草类文献dūnhuángběncǎolèiwénxiàn 敦煌出土本草类文献。此类卷子主要有《本草经集注》《新修本草》《食疗本草》3种以及一些不知名本草文书，共有10余件。①《本草经集注》：日藏龙530几乎为《本草经集注》卷1《序录》全篇（仅缺开头两行），而日藏羽040的后部恰恰包含着该序录的前部，因而可以合成陶序的全文（仅缺数字）；Ch1036V、日本出口常顺藏本草书三三〇（甲乙）、MS5467亦为《本草经集注》或相近书籍残存部分。②《新修本草》：日藏羽040可与中国国家图书馆藏BD12242缀合，存63行文字，内容为《新修本草·序》与《本草经集注·序》残文，保留了《新修本草·序》的唐本旧貌，约抄成于唐晚期；英藏S.4534有一长一短2个残片，短残片与S.9434可缀合为1件，抄录了《新修本草》卷十七部分内容，S.4534较长部分则抄录了《新修本草》卷18、卷19部分内容，本件约在《新修本草》于唐高宗显庆四年成书后较近时期抄成，正文与注文以大小字分书。P.3714含《新修本草》卷十草部下品之上部分内容，存206行，约抄成于唐高宗乾封元年（666）之前，朱、墨大小字分书，较大程度上保存了唐代《新修本草》的旧貌。P.3822为仿贝叶装，存13行，为《新修本草》莱蔬类条文摘录，约抄成于唐中期。③《食疗本草》等：S.76为《食疗本草》残卷。S.5968为无名氏本草序例残卷。另外，吐鲁番还保存有《本草经集注》正文残片，参见"《本草经集注》吐鲁番古抄本"条。

敦煌本吐蕃医学文献选编dūnhuángběntǔfānyīxuéwénxiàn xuǎnbiān 藏医著作。罗秉芬等编译。全书收载编号为P.T.1057号、P.T.127号、P.T.1044号和India Office 56卷57号的4篇吐蕃时期藏文藏医学文献。其中两篇是医方汇编，另两篇介绍火灸疗法。原藏于敦煌石窟。1907—1908年先后被英国人斯坦因和法国人伯希和盗走。1983年罗秉芬和黄布凡将它们汇编成册，并译为汉文，加以注释。是迄今发现的较早期的藏医文献，对研究藏医史有很高的价值。1983年由民族出版社出版。

敦煌单方残卷dūnhuángdānfāngcánjuàn 敦煌出土医术医方文献。载于法藏卷子P.2666。记述了多种卒急病和妇人、小儿病的单方。全卷首残尾缺，现存91行，除个别情况外，都是每行一方。原卷第51行题写："单方一切病无不治者，大验。"故以"单方"为题。亦有人称为"单验方残卷"。约抄成于五代时期。

敦煌道家养生方dūnhuángdàojiāyǎngshēngfāng 敦煌藏经洞所出道家养生类文献。主要有以下3种。①法藏卷子P.3043，存20行文字。内容有服气法、六字诀、休粮方、妙香丸子等。其中包含著名的养生六字诀，提出"大月从呵至呼、呬、吹、嘘、嘻。小月从呵【至】嘘、吹、呬、呼、嘻"。休粮方即避谷术。约抄成于唐初。②法藏卷子P.4038。原件蝴蝶装，共存2个单页和3个双页，即有8页，共83行文字。内容以养生延年为主。包括一个残缺补益方、疗丈夫卌已上七十已下不及少年方、临川何诠廿四处传传得方、铅梳子方、松笋变白方、韦侍郎变白方、通声膏方、疗鼻中生疮方、神仙定年法、八公神散等。约传抄于唐中后期。③英藏卷子S.2438。共有69行文字，各行下方残缺，因而内容不完整。内容以养生延年为主。

包括服槐子法、绝谷仙方、去三尸方、采黄精方、绝谷不饥方、五芝方等。约传抄于五代时期。此外还有法藏敦煌文书 P. 3093、P. 3749，英藏敦煌文书 S. 5795、S. 6052 等。

敦煌佛家医方dūnhuángfójiāyīfāng 敦煌藏经洞所出佛家医方文献。多出于佛经。主要有以下 3 种。①法藏卷子 P. 2703，存 77 行文字。包括涌泉方（济急饥虚渴法）、最胜妙香丸法（五神通妙香丸法）、吃草方、出蛊毒方、又吃草方、休粮方等（又有 P. 2637 为相同内容的别抄本）。②法藏卷子 P. 2799，尾题“观世音菩萨秘密无鄣如意心轮陁罗尼藏义经一卷”，其中第 3 ~ 6 篇分别包含着一个药方，第 3 篇、第 4 篇、第 6 篇所用方，都是使人欢乐并有特殊效果的药方，具有禁咒色彩，而第 5 篇之方则是治众多眼疾甚至多种疾病的药方。该卷约在唐初抄成。③英藏卷子 S. 5598，其中录有“佛家神妙補心丸”，方用薯蓣、地黄、杜仲、人参、丹参、茯苓、麦冬、远志、柏子仁等 17 味药，称有“开心益智、补髓、久服驻颜”等功效，元代危亦林《世医得效方》天王补心丹与此方相似，当有传承关系。此外还有法藏敦煌文书 P. 2665V 等。

敦煌疗服石方dūnhuángliáofúshífāng 敦煌出土疗服石方。中国罗振玉旧藏敦煌卷子，曾影印收入其所编《贞松堂藏西陲秘籍丛残》中，又由其子罗福颐影印收载于《西陲古方技书残卷汇编》中。原物现下落不明。现存此书第 6 篇末和第 7 篇大部分。本卷子第 6 篇论服石药中金石毒所致诸病症状及调治法，存 20 条；第 7 篇首条标题“解石方第七”下注“合二十七条”，但现仅存 16 条。第 6 篇的大部分又见于巢元方《诸病源候论》卷六寒食发动候、《千金翼方》卷二十二第三、《医心方》卷十九第四、《外台秘要》卷三十九，应是同一文献的不同传本。约为唐睿宗李旦（684 年即位）以前古抄本。

敦煌脉学组抄卷子dūnhuángmàixuézǔchāojuàn · zi 敦煌藏经洞出土的脉学文献。由俄藏卷子 ДX00613 和法藏卷子 P. 3287 缀合。内含 ДX00613：《灵枢 · 卫气行》（第 1 ~ 9 行）、《平脉略例》（第 9 ~ 16 行）、《素问 · 三部九候论》（第 17 ~ 28 行）；P. 3287：《素问 · 三部九候论》（第 1 ~ 31 行）、《伤寒论 · 伤寒例》（第 32 ~ 50 行）、无名氏脉经（第 51 ~ 60 行）、《伤寒论 · 辨脉法》（第 61 ~ 67 行）、无名氏脉经（第 67 ~ 149 行）。整体上看都是围绕脉学而组编的，应视为一部新编的脉学文书。抄成于唐高宗（650—683）时代。另有俄藏 ДX09319、ДX16882、ДX18168，3 个较小残片，其文字都与俄藏 ДX00613 + 法藏 P. 3287 内容重合，当为其同源别本。

敦煌美颜方书dūnhuángměiyánfāngshū 敦煌出土医术医方文献。载于英藏卷子 S. 4329。原件为卷子，存 49 行文字，墨色较淡，易误读。内容包括衣香方、面脂方、洗面膏方、治口气臭方、生发方等，既有外用方，又有内服方。属于有特色的美颜方书。约抄成于唐初。

敦煌写本灸法图dūnhuángxiěběnjiǔfǎtú 敦煌藏经洞所出针灸类文献之一。载于英藏卷子 S. 6168 + S. 62622 件残卷中。原卷以不同体位的人形图为中心，侧旁列出不同病证适用的治疗穴位，再于人体图中标出这些穴位，用连线向两侧（右侧为主）连线，作穴名及定位说明。为最早的针灸图谱类文献。原文书应有 18 幅以上人形图，现存 13 图，5 幅为较完整图，其余不全或全缺失。约抄成于唐李隆基开元初年（713 年后较近年份）。

敦煌医方类文献dūnhuángyīfānglèiwénxiàn 敦煌出土之医术医方的总称。敦煌藏经洞出土约 40 件医术医方卷子，内载 1200 多首医方，是敦煌医药研究的重要对象。原文献大多没有标题，主要卷子有（有原题者附于括号中）P. 2565、P. 2635（王宗无忌单方）、P. 2662R、P. 2662V、P. 2666（单方）、P. 2882、P. 3144、P. 3201、P. 3378 + S. 6177（疗杂疮［?］药方）、P. 3596、P. 3731、P. 3877P1 + P. 3885、P. 3930 + P. 5549、P. 3960、S. 1467R、S. 1467V、S. 4329、S. 4433、S. 5435、S. 6084、S. 9987B2 + S. 9987A + S. 3395 + S. 3347（□急单验药方卷）、ДX00924 - ДX10298、Φ356R（钟乳散方）、Φ356V、刘涓子鬼方（原德藏，现编号与下落不明）、Ch396、Ch1036V（疗一切风）、羽 042R、羽 043（换须发方）、罗振玉氏旧藏疗服石方等。

敦煌医经类文献dūnhuángyījīnglèiwénxiàn 敦煌藏经洞所出医经类文献。此类卷子有约 20 多号。包括《素问》《灵枢》《伤寒论》《难经》及多种托名张仲景的《五脏论》残卷，内容涉及脏象、病因及医学杂论，有些是对《内经》等古籍的进一步补充和发挥，有些则是与传世古医籍不尽相同的理论解说。ДX00613 + P. 3287《素问 · 三部九候论》是王冰加注而未经宋改的旧本，ДX11538a 是现在可见最早的古本《难经》残本，S. 202 是《伤寒论》别本——《金匮玉函经》最古老的传世本，《五脏论》《耆婆五脏论》和《诸医方髓》等是多种医论组合文献。

敦煌医书dūnhuángyīshū 敦煌出土的医药文书。甘肃省西部的敦煌市东南方约 20 公里有一处石窟群，被称为“莫高窟”或“千佛洞”。清光绪二十六年（1900）五月二十六日，管理莫高窟的道士王圆禄在清理 151 号窟（敦煌研究院新编号为 16 窟）中的流沙时，偶然发现洞的甬道北壁有一个被封闭隐藏着的侧窟，这个侧窟就是后来闻名世界的“藏经洞”（敦煌研究院新编号为 17 窟）。洞中藏有 5 万种以上的古代文献及部分文物。所藏文献以唐、五代抄成者为多，其中包括一些医药文书。另在藏经洞之外的敦煌地区也发现了少量“洞外文书”。敦煌医药文书中具有相对完整内容的约 100 件，包括医经医论类文献 20 余件，脉学诊法类文献 10 余件，医术医方类文献近 40 件（载医方 1200 余首，其中较完整者 900 余首），本草药论类文献 10 余件（另外各种敦煌文献涉及药物约 500 种），针灸明堂类文献 10 余件，道佛医药类文献约 20 件。另有过于残破、基本属于医药类的文献数十件。除以上医药本体文献外，其他涉医文献（即与医药有关联的其他主题文书）因边界难于确定而无法准确计数，大约有一二百件。敦煌医药文书的形制以卷子为主，另有少量册页、散页、残片等。敦煌医药文书随同其他敦煌文献散失于世界各地，现主要藏于法国国家图书馆（编号冠字 P）、英国大英图书馆（编号冠字“S”）、俄罗斯圣彼得堡东方学研究所（编号冠字“ДX”“Φ”）、日本龙谷大学（编号冠字“MS”或“龙”）和日本杏雨书屋（编号冠字“羽”）。敦煌医药文献中包含有多种已经失传的古籍和传世古籍的古本，有珍贵的学术价值。

敦煌针灸类文书dūnhuángzhēnjiǔlèiwénshū 敦煌出土针灸类文献。此类卷子有 10 多卷。ДX00235 + ДX6634 + ДX11538b + ДX00239 + ДX03070 为古明堂经残卷，ДX02683 + ДX11074 为《针灸甲乙经》古抄本。S. 6168 及 S. 6262 为两件古老的灸法图残卷，根据图侧的穴位及诠释之文可拼合成较为完整的连续复原图。日本大谷文书中的 MS8096 也是与此相似性质的残卷（但形制有所不同，应不属同一文献）。P. 2675为《新集备急灸经》甲本、乙本残卷，其中亦有类似的残图。S. 5737为《灸经明堂》残卷，P. 3247为《人神流注》残卷。该2种卷子仅有文字。

敦煌诊法类文献dūnhuángzhěnfǎlèiwénxiàn 敦煌出土之诊法类文献。有10多种文献，散见于多个卷子中。包括平脉略例、五脏脉候阴阳相乘法、玄感脉经、七表八里三部脉、青乌子脉诀、占五脏声色源候、《脉经》抄本等。还有数种诊法类文献的组抄，如法藏卷子P. 2115、法藏文书P. 3655、英藏卷子S. 5614、英藏卷子S. 6245 + S. 9431 + S. 9443 + S. 8289、俄藏卷子ДX00613 + 法藏卷子P. 3287等。其中包含着一些历代书志未载的古代脉学文献。

敦疽dūnjū 病名。出《刘涓子鬼遗方》卷一。又名瘴敦疽、足指发。即除大指（趾）外发于四指（趾）之脱疽。证治见“脱疽”条。

敦痈dūnyōng 病名。出《外科证治全书》卷三。即脱疽之色赤、肿痛如汤泼火燎者。见该条。

炖dùn 中药炮制方法。也称炖制。将净药材或切制品（生片）加入液体辅料，置适宜的容器内，密闭，隔水加热，或用蒸气加热，炖至辅料完全被吸尽至透时放凉，取出，干燥的炮制方法。

盾叶薯蓣dùnyèshǔyù 中药材。见《中国药用植物志》。又名枕头根、野洋姜、黄连参、地黄姜。为薯蓣科植物盾叶薯蓣 *Dioscorea zingiberensis* C. H. Wright 的根茎。分布于陕西、湖北、湖南、江西及西南地区。甘、苦，凉。有小毒。清肺止咳，利湿通淋，通络止痛，解毒消肿。治肺热、咳嗽，泌尿道感染，老年风湿腰痛，皮肤各种急性化脓性感染，软组织损伤，蜂螫伤，阑尾炎。研末调敷。皮肤破溃或脓已形成者忌用。本品含薯蓣皂苷元。

顿法dùnfǎ 气功术语。是指在气功锻炼中直接练“高深”功，或在较短期内完成该分几个阶段的功法。“顿”与“渐”相对，原出佛教禅宗中的顿悟、渐悟。李道纯《清庵莹蟾子语录》中说顿法是“以精气神谓三元药物，下手一时都了”。

顿服dùnfú 中药学名词，属服药法之一，将药物一次服下。

顿灸dùnjiǔ 灸法用语。与报灸对举，指一次灸完规定的壮数。《备急千金要方》：“重者乃至一处五六百壮，勿令顿灸，三报之佳。”

顿咳dùnké 病名。见《医学正传》。即百日咳。《本草纲目拾遗·鸬鹚》：“顿咳从少腹下，逆上而咳逆，嗽数十声，少住又作，甚或呛甚作呕，牵掣两胁，涕泪皆出，连月不愈。”并载有鸬鹚涎方（鸬鹚涎、白糖）治疗。详“百日咳”条。

顿呛dùnqiāng 病名。指阵发性连咳不已的咳嗽。《医学真传·咳嗽》：“咳嗽，俗名曰呛，连咳不已，谓之顿呛。顿呛者，一气连呛二三十声，少则十数声，呛则头倾胸曲，甚则手足拘挛，痰从口出，涕泣相随，从膺胸而下应予少腹。大人患此，如同哮喘；小儿患此，谓之时行顿呛。”《温热经解》：“咳嗽气逆，连咳十余声，咳至不能转吸者，名顿呛。二冬膏主之。”

顿嗽dùnsòu 指咳嗽不咳则已，一咳则连续十几声至数十声。多因燥热灼津而致。《医述》载方星岩之说：“顿嗽症，大都肺燥津伤，故咳剧痰不易出，宜仿清燥救肺汤大意。”亦称顿呛。详见该条。

顿泻dùnxiè 病证名。指脾虚湿盛所致的泄泻。《张氏医通·大小府门》：“日间无事，将晡腹膨，一夜肠鸣，不得宽泰，次早洞泻，此名顿泻。”治宜健脾利湿。偏湿盛者，用胃苓汤加木香、砂仁；偏脾虚者，用理苓汤加木香。

遁毒风dùndúfēng 即小儿风毒。详该条。

遁尸dùnshī 病名。指一种突然发作的危重病证。《太平圣惠方》卷五十六：“遁尸者，言其停遁，在人肌肉血脉之间。若卒有犯触即发动，令心腹胀满刺痛，喘息急，偏攻两胁，上冲心胸，其候，停遁不消者是也。”治用木香散、鹳骨圆等方。

遁园医案dùnyuányī' àn 医案著作。2卷。肖伯章撰。刊于1921年。本书不分门类，记述详细，医理分析浅显形象。肖氏长于脉诊，善用经方。但倡言“仲景而后无完医”片面之论。

duo

多骨疽duōgǔjū 病名。见《外科枢要》卷二。即附骨疽。详该条。

多汗duōhàn 症名。出《素问·脉要精微论》等篇。指不因天热、运动、服药等正常因素引起的异常汗出。

多吉帕兰木duōjípàlánmù 明代藏医学家。著有《后续医典释解心明海》。

多寐duōmèi 病证名。同多卧、多眠症。又称“嗜睡”。表现为不分昼夜时时欲睡，难以控制，呼之能醒，醒后复睡。《杂病源流犀烛·不寐多寐源流》：“多寐，心肺病也。一由心神昏浊，不能自主；一由心火虚衰，不能生土而健运。其原有如此者，试言其症状。体重或浮而多寐，湿胜也。宜平胃散加防风、白术。食方已，即困倦欲卧，脾气弱，不胜食气也。俗称饭醉。宜六君子汤加山楂、神曲、麦芽。四肢怠惰而多寐，气弱也。宜人参益气汤。长夏懒怠，四肢无力，坐定即寐，肺脾两经之气本弱，复为炎暑所逼也。宜清暑益气汤。病后多眠，身犹灼热，余邪未清，正气未复也。宜沈氏葳蕤汤。狐惑症舌白齿晦，面目乍白乍赤乍黑，变异无常，四肢沉重，默默多眠，大病后肠胃空虚，三虫求食，食人五脏，食其喉则为惑，其声哑，上唇必有疮，宜三黄泻心汤。食其肛则为狐，其咽干，下唇必有疮，宜雄黄锐散。此症杀人甚急，当急治也。通用宜黄连犀角汤、治惑桃仁汤。风温阳脉浮滑，阴脉濡弱，发热，咽干口苦，微恶寒，闭目欲眠，少阴伏邪发出，更感太阳客邪也。宜黄芩汤加桂枝、石膏，甚则葳蕤汤加减。亦有阴阳俱浮。具如前症。太阳受邪误发汗也，宜麻黄升麻汤去二麻、姜、桂。取汗即愈。热病得汗后，脉沉细身冷喜卧，脉沉细昏沉不省，阳气遏也，急与药令四肢温暖，不尔，有熟睡死者，宜四逆汤。伤寒诸般多寐症，各详本条，兹不赘，惟汗下后酣眠者，为正气已复，可勿药也。”参见“嗜卧”“多卧”“多眠”“善眠”等条。

多梦duōmèng 症名。正常人睡中常有做梦，若睡眠不沉，睡中梦扰纷纷，甚则经常梦见惊恐可怖怪异之事，影响睡眠质量，则为多梦。多梦每与脏腑阴阳失调有关。《素问·脉要精微论》：“阴盛则梦涉大水恐惧，阳盛则梦大火燔灼，阴阳俱盛则梦相杀毁伤。上盛则梦飞，下盛则梦堕。甚饱则梦予，甚饥则梦取。肝气盛则梦怒，肺气盛则梦哭。短虫多则梦聚众，长虫多则梦相击毁伤。”

多眠duōmián 病证名。同多卧。《类证活人书·问多眠》：“多眠有四证，有风温证，有小柴胡证，有少阴证，有狐惑证。病人尺寸脉俱浮，头痛身热，常自汗出，体重，其息必喘，四支不收，默默但欲眠者，风温证也。风温不可发汗，宜萎蕤汤。病人脉浮，头项强痛而恶寒者，太阳证也。十日已去，脉浮细而嗜卧者，外已解也。设胸满胁痛者，与小柴胡汤。脉但浮者，麻黄汤主之。病人尺寸脉俱沉细，但欲寐者，少阴证也。急作四逆汤，复其阳不可缓也。若状如伤寒，四支沉重，忽忽喜眠，须看上下唇，上唇有疮，虫蚀五脏，下唇有疮，虫蚀下部，当作狐惑治之。"《医学心悟》卷二："表证多眠者，何也？答曰：表证多眠，是寒邪外束，阳气不舒，必见头痛发热诸证。若直中多眠，则见下利清谷，手足厥冷诸证，与表邪自是不同。"参见"嗜卧""多寐""多卧""善眠"等条。

多能鄙事duōnéngbǐshì　综合性著作。12卷。元末明初刘基撰。刊行于1541年前后。《多能鄙事》取孔子之言而名。为百科全书性书籍。卷四有老人疗方及老人养生之术。考其食疗方，大部分为录邹《寿亲养老新书》之方。

多食五患duōshíwǔhuàn　病证名。指食量过大导致的5种病患。敖英《东谷赘言》："一者大便数，二者小便数，三者扰睡眠，四者身重不堪修养，五者多患食不消化。"

多食易饥duōshíyìjī　症名。《幼科发挥》："儿有多食而易饥者，此脾胃之邪热甚也。"治宜泻脾胃之火。用三黄枳实丸。

多所闻duōsuǒwén　经穴别名。《素问·气穴论》："耳中多所闻二穴。"王冰注："听宫穴也。"后《针灸聚英》等作听宫之别名。见该条。

多唾duōtuò　病证名。多由胃气虚寒，留饮不清致多唾，咯之不尽。宜温胃散寒健脾。可选用桂附理中汤、香砂六君子汤等加减。

多忘duōwàng　症名。又名善忘、健忘。《诸病源候论·多忘候》："多忘者，心虚也。心主血脉而藏神。若风邪乘于血气，使阴阳不和，时相并隔，乍虚乍实，血气相乱，致心神虚损而多忘。"详"健忘"条。

多卧duōwò　症名。指经常困倦欲睡之症。《灵枢·大惑论》："肠胃大则卫气留之，皮肤湿则分肉不解，其行迟。夫卫气者，昼日常行于阳，夜行于阴，故阳气尽则卧，阴气尽则寤。故肠胃大则卫气行留久，皮肤湿，分肉不解则行迟。留于阴也久，其气不清则欲瞑，故多卧矣。"又："邪气留于上焦，上焦闭而不通，已食若饮汤。卫气久留于阴而不行，故卒然多卧焉。"参见"嗜卧""多寐""多眠""善眠"等条。

多喜duōxǐ　病证名。出《灵枢·行针》。指喜乐不禁之症。参见"喜笑不休"条。

多须公duōxūgōng　中药材。见《生草药性备要》。为广东土牛膝之别名。详该条。

夺duó　❶丧失、耗伤。《素问·通评虚实论》："邪气盛则实，精气夺则虚。"❷交争、相争。《素问·脉解》："阴阳内夺，故目无所见也。"❸削弱。治郁病法之一，或吐，或伐，或泻，张景岳称之为"三夺"。《素问·至真要大论》："暴者夺之。"又："盛者夺之。"《素问·六元正纪大论》："土郁夺之。"❹裁夺、决定。《素问·玉版论要》："治在权衡相夺。"

夺汗者无血duóhànzhěwúxuè　出《灵枢·营卫生会》。参见"夺血者无汗"条。

夺精duójīng　病证名。即精气严重耗损。表现为精神萎靡，耳聋，视物不明，脉极迟或极数等证候。《难经·十四难》："（脉）一呼……四至曰夺精……再呼一至曰夺精。"

夺命duómìng　经外奇穴名。出《针灸聚英》。《医学入门》名惺惺。位于上臂前外侧，当肩髃穴与尺泽穴连线之中点处。主治头晕，丹毒，上臂痛等。直刺0.5～1寸。艾炷灸3～7壮，或艾条灸5～15分钟。

夺命抽刀散duómìngchōudāosǎn　《太平惠民和剂局方》卷三方。干姜（入巴豆半两同炒至黑色，去巴豆）、高良姜（入斑蝥一百个同炒，去斑蝥）各二十两，炒糯米二十五两，石菖蒲二十二两。为细末，每服二钱，用盐少许，空腹、食前沸汤点服，或温酒调下。治脾胃积冷，中焦不和，心下虚痞，腹中疼痛，胸胁逆满，噎塞不通，呕吐冷痰，饮食不下，噫气吞酸，口苦无味，血气刺疼，并解酒毒。

D

夺命散duómìngsǎn　❶《济生方》卷八方。水蛭（石灰慢火炒令焦黄色）五钱，大黄、黑牵牛子各二两。为细末，每服三钱，热酒调下；如人行四五里，再用热酒调牵牛末二钱催之，须下恶血，或块或片，恶血尽即愈。治金疮损伤及从高坠下，木石所压，内损瘀血，心腹疼痛，二便不通，气绝欲死。❷《杂病源流犀烛·脏腑门》卷七方。又名定命散。朱砂、寒水石、麝香各等分。为末，每服五分，新汲水送下。治胆经受热，血遂妄行，又与手少阴气并而致的血汗，汗出污衣，甚如苏木水湔染。

夺命丸duómìngwán　《证治准绳·女科》卷四方。牡丹皮、茯苓、桂枝、桃仁、赤芍药各等分。为细末，炼蜜和丸，兔屎大，每服一至三丸，用淡醋汤嚼下。治妇人小产下血量多，子死腹中，其人憎寒，手指唇口爪甲青白，面色黄黑，胎上抢心则闷绝欲死，冷汗自出，喘满不食，或误食毒物伤动胎气，下血不止。本方于《金匮要略》称桂枝茯苓丸。参见该条。

夺命无忧散duómìngwúyōusǎn　《疡医大全》卷十七方。煅寒水石三两，玄参、黄连、贯众、山豆根、荆芥、甘草、硼砂、滑石、砂仁、茯苓各五钱。为细末，每用一钱，干掺舌上，后以新汲水咽下。治缠喉风，咽喉疼痛，痰涎壅盛，口舌生疮，心腹胀满，脾积癥块，小儿奶癖，误吞骨屑，鲠塞不下，以及诸般药毒热盛，喉闭涎满，气急闷乱，不省人事等症。

夺命五毒丹duómìngwǔdúdān　《证治准绳·幼科》集六方。蟾酥少许，牛黄、冰片各二分，朱砂一钱，雄黄三分。为细末，猪尾血为丸，麻子大，每服一丸，薄荷煎汤送下。治痘疮黑陷倒靥，干枯不起者。

夺命饮duómìngyǐn　《疫痧草》方。黄连、石膏、犀角、羚羊角、生地黄、牡丹皮、赤芍药、鲜沙参、青黛、浙贝母、人中黄、连翘、玄参、金汁。水煎服。功能清热泻火，凉血解毒。治烂喉痧，疫火极盛，津液干涸，舌绛口渴，神烦喉烂，脉象弦大，痧点云密者。

夺食风duóshífēng　病证名。见《重楼玉钥》卷上。此多由肺胃蕴热，热邪上炎所致。症见咽喉或上腭肿生血泡，胀塞咽喉，疼痛难咽。《重楼玉钥》卷上："此症或因饮食火物，触动肺胃积热，致陡起斯症，或在喉头上腭及舌根左右生一血泡，或数小泡，即变大胀满不能吞咽，气息不能出入。"治宜泻火清热。可用清胃散、犀角地黄汤等加减。或用刀针挑破出血，后吹冰硼散。本病即呛食泡。详该条。

夺天丹duótiāndān　《辨证录》卷十方。龙骨（酒浸三日，后用醋再浸三日，煅七次，用前酒、醋淬七次）二两，鹿茸（酒浸透，切碎）、驴肾、驴睾丸（酒煮三炷香，将龙骨研末，拌入驴肾、驴睾丸内，再煮三炷香）各一具，人参、当归、白芍药、杜仲、熟地黄、山茱萸各三两，补骨脂、菟丝子、茯苓各二两，五味子（山药末炒）、附子、柏子仁各一两，白术、黄芪各五两，砂仁五钱，地龙十条。为细末，将驴肾、驴睾丸汁同捣，如汁干，可加蜜同捣为丸，每服五钱，早、晚各一次，热酒送下。治男子阳虚而不得子者。

夺血者无汗duóxuèzhěwúhàn 出《灵枢·营卫生会》："夺血者无汗，夺汗者无血。"夺，耗损之意。无，同毋。血汗同出一源，如已经失血的，不能再发其汗；已经发汗的，不能再耗其血。耗血而又发汗，发汗而又耗血，汗血两失，气阴大伤，会加重病情，这是错误的治疗方法。

夺郁汤duóyùtāng 《杂病源流犀烛·内伤外感门》卷十八方。苍术、藿香、香附、陈皮、砂仁、苏梗、生姜、草蔻仁、佩兰。治湿滞土郁，心腹胀满，呕吐泄泻，胕肿身重。

亸duǒ 病证名。指肢体、筋脉弛缓无力。《灵枢·口问》："胃不实则诸脉虚，诸脉虚则筋脉懈惰，筋脉懈惰则行阴用力，气不能复，故为亸，因其所在，补分肉间。"《类经·疾病类》："亸，释曰：下垂貌。"参"手足亸曳"条。

亸曳风duǒyèfēng 病名。见《解围元薮》卷一。即疠风伴发抽搐者。又称"打窝风"。

堕伤duòshāng 病名。出《脉经》。指小产。详该条。

堕娠duòshēn 病名。即小产。详该条。

堕胎duòtāi 病名。出《诸病源候论》卷四十二。指妇人怀孕3个月以内，由于肾虚、血虚、气虚、血热、郁怒或外伤、药物中毒等原因，伤及冲任，或冲任不固，胎元失养，以致妊娠中断，胎儿未成形而坠下。《医宗金鉴·妇科心法要诀》："五月成形名小产，未成形象堕胎言。"

堕胎花duòtāihuā 中药材。见《植物名实图考》。为凌霄花之别名。详该条。

-E-

e

阿胶ējiāo 中药材。出《神农本草经》。又名驴皮胶。为马科动物驴 *Equus asinm L.* 的干燥皮或鲜皮经煎煮、浓缩制成的固体胶。主产于山东、河北、浙江。甘，平。归肺、肝、肾经。补血，止血，滋阴，润燥。主治血虚证，虚劳咯血，吐血，尿血，便血，血痢，妊娠下血，崩漏，阴虚心烦失眠，肺虚燥咳，虚风内动之痉厥抽搐，烊化兑服3~9g。本品主含骨胶原及其部分水解产物。阿胶能改善动物体内钙的平衡，促进钙的吸收，使血钙略升高。阿胶能促进狗血液中红细胞和血红蛋白的生长。阿胶能预防和治疗豚鼠进行性肌营养障碍，其原理可能是防止食物中维生素E的氧化。阿胶还能对抗猫的创伤性休克。

阿胶黄连汤ējiāohuángliántāng 《重订通俗伤寒论》方。阿胶（烊化）一钱半，白芍药二钱，黄连（蜜炙）六分，鲜生地黄六钱，黄芩一钱，鸡子黄（先煎代水）一枚。水煎服。功能滋阴清火。治血热而致的心烦不寐，肌肤枯燥，神气衰弱，咽干尿短，大便脓血等症。方中阿胶、生地滋肾水而凉心血；白芍合黄连酸苦泄肝以泻火；白芍合生地酸甘化阴以滋血；鸡子黄通心气，滋心阴。

阿胶鸡子黄汤ējiāojīzǐhuángtāng 《重订通俗伤寒论》方。阿胶（烊化）、钩藤各二钱，白芍药、络石藤各三钱，石决明五钱，生地黄、生牡蛎、茯神木各四钱，鸡子黄（先煎代水）二枚，炙甘草六分。水煎服。功能养血滋阴，柔肝息风。治热邪伤阴，唇焦舌燥，脉濡而细数，心烦不寐，筋脉拘急，手足蠕动等症。方中阿胶、鸡子黄滋阴血，息肝风；芍药、甘草、茯神木酸甘化阴，柔肝息风；生地黄滋阴清热；石决明、牡蛎镇摄潜阳；钩藤、络石藤通络舒筋。全方以养血息风为主，潜阳通络为辅。

阿胶梅连丸ējiāoméiliánwán 《宣明论方》卷十方。阿胶、黄连各三两，炮姜一两，黄柏（炒黑）、当归、赤芍药、赤茯苓、乌梅肉（炒枯）各一两五钱。为末，醋煮阿胶为丸，梧桐子大，每服三十至五十丸，米饮送下，日三次。功能滋阴养血，收涩止痢。治阴虚下痢五色，至夜发热。

阿胶蕲艾丸ējiāoqí'àiwán 《妇科玉尺》卷二方。川芎、阿胶、艾叶、当归、白芍药、熟地黄、甘草。为末，水泛为丸，梧桐子大，每服三钱。功能补血止血。治妊娠跌仆内挫而致的胎动不安。本方即《金匮要略》芎归胶艾汤改为丸剂。

阿胶散ējiāosǎn ❶《小儿药证直诀》卷下方。又名补肺散、补肺阿胶散。阿胶（麸炒）一两五分，炒牛蒡子、炙甘草各二钱五分，马兜铃五钱，杏仁（去皮尖，炒）七个，炒糯米一两。为末，每服一至二钱，水煎，食后服。功能养阴补肺，宁嗽止血。治肺经阴虚火盛，症见咳嗽气喘，咽喉干燥，干咳少痰，或痰中带血。方中阿胶养阴补肺，养血止血；马兜铃清热止嗽化痰；牛蒡子宣肺利膈滑痰；杏仁下气定喘；糯米、甘草培土生金。❷《千金翼方》卷八方。炙阿胶八两，乌贼骨二两，芍药四两，当归一两（一方有桑木耳一两）。为细末，每服一方寸匕，以蜜溲如麦饭，先食，再用葱羹汁送药，日四次（昼三夜一）。治妇人下血。❸《银海精微》卷上方。阿胶（蛤粉炒）、炒牛蒡子、糯米、马兜铃、款冬花、紫菀各一两，甘草五钱。为末，每服六钱，水煎服。治眵泪黏浓，出而不绝者。

阿胶四物汤ējiāosìwùtāng 《杂病源流犀烛·脏腑门》卷一方。阿胶、川芎、当归、白芍药、地黄。水煎服。治血虚久咳。

阿胶汤ējiāotāng ❶《圣济总录》卷七十方。阿胶（炙燥）二两，蒲黄一两。为粗末，每服三钱匕，水一盏，入生地黄汁二合，同煎七分，去渣服。治鼻衄久不止。❷《证治准绳·女科》卷四方。①阿胶四两，人参一两，生姜六两，当归、芍药、甘草、黄芩各二两，旋覆花二合，吴茱萸七合，麦冬一升。为粗末，水九升煎减半，加清酒三升并下阿胶，再煎三升半，食后分四次（昼三夜一）服。治妊娠五月，胎动不安。②阿胶（炙燥）、熟地黄、炒艾叶、川芎、当归、炙杜仲、白术各一两。为粗末，每服四钱，加大枣三枚，水煎去渣，食前服。治滑胎，小腹痛。

阿胶丸ējiāowán ❶《妇人良方大全》卷二十二方。阿胶、赤石脂各一两半，续断、川芎、当归、甘草、丹参各一两，龙骨、鹿茸（酥炙）、乌贼骨、炙鳖甲各二两。为细末，炼蜜为丸，梧桐子大，每服二十丸，空腹温酒送下。治产后崩中下血不止，虚羸无力。❷《证治准绳·类方》第六册方。阿胶（碎，炒令燥）、炮姜、木香、炒黄连、炒当归、黄芩各一两，赤石脂、龙骨各二两，姜厚朴一两半。为细末，炼蜜为丸，梧桐子大，每服三十丸，不拘时粥饮送下。功能补血止血。治冷热不调，痢下脓血不止，腹痛不可忍。

莪术ézhú 中药材。见《医学入门·本草》。又名蓬莪术、山姜黄、芋儿七、广术。为姜科植物莪术 *Curcuma aeruginosa* Roxb.、温郁金 *Curcuma aromatica* Y. H. Chen et C. Ling 或广西莪术 *Curcuma kwangsiensis* S. G. Lee et C. F. Liang 的干燥根茎。主产于广西、四川、浙江等地。苦、辛，温。归肝、脾经。行气破血，消积止痛。治癥瘕痞块，瘀血经闭，胸痹心痛，食积胀痛，煎服6~9g。孕妇禁用。郁金的根茎经蒸馏而得的挥发油名莪术油，再取莪术油制成莪术油注射液，用于早期子宫颈癌，局部瘤体注射一次5~10ml，一日一次。或稀释后静脉滴注。莪术根茎含挥发油，其中主成分为莪术呋喃烯酮，还含表莪术呋喃烯酮、莪术二酮、莪术二醇、桉叶素、樟脑、莰烯、龙脑、蒎烯等。又含莪术螺内酯A及B和微量的姜黄素、去甲氧基姜黄素、双去甲氧基姜黄素。广西莪术挥发油中主含龙脑，还含大牻牛儿酮、桉叶素、莪术醇、莪术二酮等。郁金根含挥发油，内含β-榄香烯、蒎烯、莰烯、樟脑、桉叶素、莪术醇、莪术二酮、大牻牛儿酮。还含四甲基吡嗪等。挥发油对小鼠肉瘤-180有较强的抑制作用。莪术醇对人的宫颈癌有较好疗效。莪术二酮对宫颈癌、小鼠肉瘤-37、艾氏腹水癌等均有显著抑制、破坏作用；对人的宫颈癌疗效也较好。提取物有抗炎、保肝作用。在试管中，挥发油对金黄色葡萄球菌、溶血性链球菌、大肠埃希菌有抑制作用。莪术对肠胃道有兴奋作用，可用于气胀性腹痛。

峨参éshēn　人参中药材。见《峨眉山药用植物》。又名田七、土田七、金山田七。为伞形科植物峨参 *Anthriscus sylvestris*（L.）Hoffm. 的根。主产于四川。甘、辛、微苦，微温。入脾、胃、肺经。补中益气，祛瘀生新。治脾虚腹胀，四肢无力，肺虚咳喘，咳嗽咯血，老人尿频，水肿，腰痛，跌打损伤。煎服：9～15g。本品含峨参内酯、异峨参内酯及糖类等。还含峨参醇、紫花前胡苷、尿嘧啶、芹菜素、β-月桂烯、对聚伞花素等。根茎含欧前胡内酯等。

娥症ézhèng　病名。即乳蛾。《冯氏锦囊秘录》卷六："喉痹者，即缠喉风类也……其候与前论娥症相近，而治法不能无异。"参见"乳蛾"条。

鹅é　病名。此处指"蛾"字的同义词，如乳鹅、鹅子、鹅风等，泛指扁桃体病。但也有作为悬痈解释者，如《脉因证治》卷下喉痹项："有悬痈生在上腭，俗名鹅也。"可参见"乳蛾"条。

鹅巴掌ébā·zhang　中药材。见《中国药用植物图鉴》。为回回蒜之别名。详该条。

鹅鼻骨ébígǔ　见《医宗金鉴·正骨心法要旨》。即肘骨。详该条。

鹅不食草ébùshícǎo　中药材。出《食性本草》。又名野园荽、鸡肠草、草飞沙、三节剑、杜网草、通天窍、沙药草、小球架、白球子草、二郎剑、地胡椒、球子草、散星草。为菊科植物鹅不食草 *Centipeda minima*（L.）A. Br. et Aschers. 的干燥全草。主产于浙江、湖北、江苏、广东等地。辛，温。归肺经。发散风寒，通鼻窍，止咳。治风寒头痛，咳嗽痰多，鼻塞不通，鼻渊流涕，煎服6～9g；治过敏性鼻炎，萎缩性鼻炎，鼻息肉，鲜叶捣烂塞鼻或研末鼻；治跌打损伤，臁疮癣疾，毒蛇咬伤，鲜品捣敷。全草含蒲公英甾醇、蒲公英甾醇酯、乙酸蒲公英甾醇酯、豆甾醇山金车烯二醇、羽扇豆醇等三萜成分以及芹菜素、槲皮素-3-甲酯、槲皮素-3，3′-二甲酯、乙酸橙黄胡椒酰胺酯、豆甾醇、β-谷甾醇、挥发油、氨基酸、有机酸等。动物实验表明挥发油和醇提取液有止咳、祛痰、平喘作用。煎剂在体外能抑制流感病毒和肺炎球菌的生长。乙醇提取物还有较明显的抑制肿瘤生长作用。

鹅儿肠菜é·erchángcài　病名。见《本草纲目》。为繁缕之别名。详该条。

鹅管石éguǎnshí　中药材。见《本草纲目》。为钟乳石之处方名。详该条。

鹅管痔éguǎnzhì　病证名。指肛门部漏管如鹅羽管状者。《外科十三方考》下编："先肿痛出脓，内有一硬管，时出脓水。"宜内服槐角丸，加升麻五钱；外以马齿苋加入熏洗药中，熏洗、挂线或手术疗法均可随症采用。

鹅黄散éhuángsǎn　❶《外科正宗》卷三方。煅石膏、轻粉、炒黄柏各等分。为细末，干掺烂处，即可生疤，再烂再掺，毒尽乃愈。治杨梅疮溃烂成片，脓秽多而疼甚者。❷《外科正宗》卷十一方。绿豆粉一两，黄柏三钱，轻粉二钱，滑石五钱。为细末，扑患处。治痤痱疮作痒，抓破作痛者。

鹅馄饨éhún·tun　中药材。见苏州医学院《中草药手册》。为繁缕之别名。详该条。

鹅脚板éjiǎobǎn　中药材。❶见《峨眉山药用植物》。又名苦爹菜、八月白、蛇咬草、六月寒、羊膻七。为伞形科植物异叶茴芹 *Pimpinella diversifolia* DC. 的全草。分布于华东、华中、西南、华南地区。辛、微苦，温。散寒，利湿，化积，解毒。①治风寒感冒，咽喉肿痛，疟疾，百日咳，肺结核，胃痛，痢疾，黄疸型肝炎，小儿疳积。煎服：9～15g。②治毒蛇咬伤，蜂、蝎螫伤，无名肿毒，煎服并捣敷；皮肤瘙痒，煎水洗。近用鲜草捣汁滴鼻治鼻咽癌。本品根含挥发油，地上部分含异川白芷素、氧化前胡素。❷见《全国中草药汇编》。为鸭儿芹之别名。详该条。

鹅脚板根éjiǎobǎngēn　中药材。见广州部队后勤部卫生部编《常用中草药手册》。为伞形科植物异叶茴芹 *Pimpinella diversifolia* DC. 的根。辛、甘，微温。健胃，止泻，解毒，消肿。①治消化不良，腹泻。煎服：9～15g。②治无名肿毒，毒蛇咬伤，蜂螫伤。煎服或捣敷。

鹅聚éjù　病名。出《三因极一病证方论》卷十六。俗称莺翁，悬痈之别名。详该条。

鹅口ékǒu　病名。《备急千金要方》卷五上："凡小儿初生出腹有鹅口者，其舌上有白屑如米；剧者，鼻中亦有之。此由儿在胞胎中受谷气盛故也。"治宜清胎毒。即鹅口疮。详该条。

鹅口白疮ékǒubáichuāng　病名。出《本草纲目》。即鹅口疮。详该条。

鹅口疮ékǒuchuāng　病名。又名鹅口、雪口、鹅口疳、鹅口白疮。《诸病源候论》卷五十："小儿口里所起白屑，乃至舌上成疮，如鹅口里，世谓之鹅口。"为多见于新生儿、婴儿泄泻及营养不良或麻疹等病后期的口腔疾患之一。脾经邪热，或久热伤及胃阴，均可导致本病。《外科正宗》："鹅口疮，皆心脾二经胎热上攻，致满口皆生白斑雪片，甚则咽间叠叠肿起，致难乳哺，多生啼叫。"脾经郁热的宜清泄，用清胃散；胃阴不足的宜滋润，用益胃汤。一般外用吹口散（方见"口疮"条）或冰硼散、锡类散涂拭患处。或常用金银花、连翘、薄荷、甘草煎汤漱口。

鹅口疳ékǒugān　病名。出明代秦景明《幼科金针》。即鹅口疮。见该条。

鹅内金énèijīn　中药材。见《四川中药志》。为鸭科动物鹅 *Anser domestica* Geese 的砂囊内壁。健脾。治消化不良，痢疾。内服：煎汤，4.5～9g；或研末服。

鹅血éxuè　中药材。出《本草经集注》。为鸭科动物鹅 *Anser domestica* Geese 的新鲜血液。咸，平，微毒。治噎膈反胃，白细胞减少症。开水冲服，或制成片剂服。

鹅掌风ézhǎngfēng　病名。生于手掌的一种皮肤病。《外科正宗》卷四："初起红斑白点，久则皮肤枯厚破裂不已。"多因感受风毒，凝结皮肤，气血失养所致；或由接触传染而得。初起手掌及手指皮下生小水疱，瘙痒，继而疱破，迭起白皮，脱屑，日久手掌皮肤粗糙变厚，甚则皲裂疼痛，入冬加重，可自掌心遍及全手。进一步发展可染及指甲并使之变厚，色灰黑而脆。病程缠绵，经久不愈。治疗用鹅掌风浸泡法浸泡患手，或用二矾汤熏洗，外搽疯油膏或红油膏。重者可内服祛风地黄丸。相当于手癣，亦包括手部皲裂性湿疹、掌跖角化症等。

鹅掌风药水ézhǎngfēngyàoshuǐ　经验方。见《中华人民共和国药典（一部）》（1990）。土荆皮 250g，蛇床子、大风子仁、百部、风仙透骨草、花椒各 125g，防风、吴茱萸各 50g，当归、侧柏叶各 100g，蝉蜕 75g，斑蝥 3g。酊剂，每瓶 20ml。外用，将患处洗净，一日擦三四次。功能祛风除湿，杀虫止痒。治鹅掌风、灰指甲、湿癣、脚癣。

鹅掌金星草ézhǎngjīnxīngcǎo　中药材。出《植物名实图考》。又名鸭脚草、三角风、三叉剑、鸡脚叉。为水龙骨科植物金鸡脚 *Phymatopsishastata*（Thunb.）Kitag. 的全草。分布于西南、中南、华东地区及陕西等地。苦，凉。祛风，清热，利湿，解毒。①治小儿惊风，感冒咳嗽，支气管肺炎，吐血，咽喉肿痛，扁桃体炎，中暑腹痛，腹泻，痢疾，肝炎，淋病，白浊，便血，筋骨疼痛。煎服：9～15g。②治痈肿疔疮，毒蛇咬伤。煎服并捣敷。叶含香豆素。

鹅爪风ézhǎofēng　病名。出《外科全生集》卷一。即油灰指甲。详该条。

蛾风白喉éfēngbáihóu　病名。见《喉症指南》。多由患乳蛾，余毒未尽，复感时行疫疠之邪而变生白喉。治宜疏解疫毒、养阴清热。可选用银翘散、养阴清肺汤等加减。参见“白喉”条。

蛾根égēn　经外奇穴名。位于颌下部，下颌角前 1 寸处。主治乳蛾、咽喉炎等。直刺 0.5～1 寸。

蛾眉豆éméidòu　中药材。见《本草纲目》。为扁豆之别名。详该条。

蛾药éyào　中药材。见《云南中草药》。又名火把花、火草。为菊科植物华火绒草 *Leontopodium sinense* Hemsl. 的根。分布于云南、贵州、四川。辛，凉。清热解毒，消炎止痛。治扁桃体炎、咽喉炎。研末吹喉。内服：研末，每次 0.9～1.5g，每日 3 次。

蛾子é · zi　病名。《梅氏验方新编》第一集：“蛾子生在喉窝内。”即乳蛾之俗称。详“乳蛾”条。

额é　又名颡、额颅。前发际以下，两眉以上的部位。《灵枢 · 经脉》：“膀胱足太阳之脉，起于目内眦，上额交巅。”

额骨égǔ　解剖学同名骨。位于头前上方。

额汗éhàn　症名。指头额局部多汗。《金匮要略 · 痉湿暍病脉证治》称为额上汗出。分虚实二证，实证湿热者居多，虚证多为亡阳虚脱之候。《类证治裁 · 汗症》：“胃热上蒸，额汗发黄，小水不利者，五苓散加茵陈，甚则茵陈蒿汤利之。”又：“额汗如雨，喘促肢冷，皆阳脱不治。”《杂病源流犀烛》卷七：“湿邪搏阳，亦汗出头额，宜参用胜湿汤。”参见“头汗”条。

额角éjiǎo　❶推拿穴位名。即左右两侧太阳穴。《幼科推拿秘书》卷二《穴象手法 · 穴道图象》：“额角：左为太阳，右为太阴。”参见“太阳穴”“太阴穴”条。❷人体部位名。见头角条。

额疽éjū　病名。出《证治准绳 · 疡医》卷三。又名赤疽、风气二疽。总由火毒蕴结而成。初起疮顶塌陷，干焦色紫，不生脓者危重；红肿局限者轻。初宜服荆防败毒散，次服仙方活命饮消之；将溃气虚者，服托里透脓散；气实者服透脓散，外敷冲和膏；溃后宜服托里排脓汤，外治同外痈。

额颅élú　同额。详该条。

额脉émài　诊察小儿额前的方法。出《医学入门 · 察脉》：“额脉三指热感寒，俱冷吐泻脏不安。食指若热胸中满，无名热者乳消难。上热下冷食中热，夹惊名中指详看。”

额旁 2 线épáng' èrxiàn　头针穴线名。代号 MS3，从头临泣向下沿经络引一直线，长 1 寸。

额旁 3 线épángsānxiàn　头针穴线名。代号 MS4，从头维内侧 0.75 寸起向下引一直线，长 1 寸。

额旁 1 线épángyīxiàn　头针穴线名。代号 MS2，从眉冲向下沿经络引一直线，长 1 寸。

E

额上黑éshànghēi　证名。指头额部泛现晦黑的病色。多因肝肾虚衰有热所致。《金匮要略 · 黄疸病脉证并治》：“额上黑，微汗出，手足中热，薄暮即发，膀胱急，小便自利，名曰女劳疸。”又：“黄家日晡所发热，而反恶寒，此为女劳得之，膀胱急，少腹满，身尽黄，额上黑，足下热，因作黑疸，其腹胀如水状，大便必黑，时溏。”参见“女劳疸”“黑疸”条。本症可见于慢性肝病、肝硬化、慢性肾上腺皮质功能不全等疾患。

额囟éxìn　即前囟。见“囟”条。

额中线ézhōngxiàn　头针穴线名。代号 MS1，从神庭向下沿经络引一直线，长 1 寸。

恶心ěxīn　症名。指胃气上逆，泛恶欲吐的症状。《诸病源候论》卷二十一：“恶心者，由心下有停水积饮所为也……水饮之气不散，上乘于心，复遇冷气所加之，故令火气不宣，则心里澹澹然，欲吐，名为恶心也。”《罗氏会约医镜》卷八：“恶心者，胃口作逆，兀兀欲吐欲呕之状，或又不能呕吐，觉难刻过，此曰恶心，而实胃口之病也。其症之因，则有寒、有食、有痰、有宿水、有火邪、有秽气所触、有阴湿伤胃，或伤寒疟痢诸邪之在胃口者，皆能致之。能察其虚、实二者，则得其源矣。实邪恶心者，其来速，其去亦速，邪去则止。虚邪恶心者，必得胃气复者方愈。且此症之虚者，十居八九，即有夹食、夹痰之实邪，亦必由脾气不健，不能运化而然。治者，当知实中有虚，勿得妄行攻击，以伤胃气也。”脾胃不和者，宜和胃理气，用二陈汤或橘皮半夏汤；胃有寒邪者，宜温中，用理中汤；胃中热者，宜清火，用二陈汤加芩、连，或左金丸等；感受暑热或火盛烦躁恶心者，用竹叶石膏汤；胃有痰湿者，宜燥湿化痰，用二陈汤、平胃散；胃有食滞者，宜消导，用保和丸；脾胃虚弱者，宜健脾和胃，用香砂六君汤；脾肾虚寒者，宜温补脾肾，用理阴煎、温胃饮等。参见呕吐相关条。

扼法èfǎ　推拿手法。见《诸病源候论 · 白发候》。拇食、指张开如钳法，用力按掐穴位或紧握肢体片刻。《石室秘录 · 摩治法》：“口眼㖞斜之法……掐住不㖞斜之耳轮……摩其㖞斜之处者，至数百下，面上火热而后已。”

呃逆ènì　症名。见《万病回春》卷三。一作饱逆、逆。《内经》称哕。金、元多称咳逆。又称吃逆、吃忒。俗称打咯忒。指胃气冲逆而上，呃呃有声的症状。《医编》卷二：“呃逆，即内经所谓哕，气自下冲上而呃呃作声也。”其声短促，与嗳声沉长不同。呃逆有寒呃、热呃、气呃、痰呃、瘀呃、虚呃等。也有分为外感呃逆、内伤呃逆，或阳证咳逆、阴证咳逆者。详各条。本症可见于胃、膈肌痉挛和神经性呃逆，亦可见于危重病证。

呃逆痧ènìshā　病证名。痧证之一。指痧胀而有呃逆者。

《痧胀玉衡·呃逆痧》："痧胀为呃，有痰火血郁之分，有食阻气阻之异，有病重喘呃之凶。苟非细辨受病之原，用药稍或不妥，非惟不效，势必呃死，是明痧呃之害焉。"治宜放痧，方用细辛大黄丸、苏木散、桃仁红花汤、清凉至宝饮等。参见"痧"条。

饱逆ènì 病名。即呃逆。《医学正传·饱逆》："韵书，饱与呃通，气上逆作声之名也。"详见"呃逆"条。

恶疮èchuāng 病名。又名久恶疮、恶毒疮、顽疮。❶《刘涓子鬼遗方》卷五载"治头疮恶疮骨疽等牛屎熏方"，是指一般顽固的外疡。❷《诸病源候论》卷三十五："诸疮生身体……疮痒痛焮肿而疮多汁，身体壮热，谓之恶疮也。"泛指脓液多而严重的疮疡。❸郭璞《山海经注》，疠即恶疮。❹近人俗称恶性肿瘤为恶疮。

恶毒疮èdúchuāng 病名。出《太平圣惠方》卷六十三。即恶疮。见该条。

恶核èhé 病名。❶出《肘后备急方》卷五。多因风热毒邪搏于气血，复为风寒乘袭所致。症为核生肉中，形同梅、李，或如豆粒，推之可移，患处疼痛，恶寒发热。宜内服五香连翘汤。《医学衷中参西录》下册："似即鼠疫之恶核。"即指患鼠疫之淋巴结肿大。❷指痰核之形大者。《外科全生集》卷一："大者恶核，小者痰核。"宜内服阳和丸、犀黄丸以消散之。

恶漏èlòu 病名。见王芳林《临床实用痔漏学》。即坏疽漏。参见该条。

恶露èlù 出《肘后备急方》。❶指产妇在分娩后，胞宫内遗留的余血和浊液。一般于产后2~3周内恶露应完全排尽。如果超过这段时间，仍然淋沥不断，排出或多或少，均属病态。参见"恶露不下""恶露不绝"条。❷指养胎之血。见戴武承《女科指南集》。

恶露不尽èlùbùjìn 病名。见《诸病源候论》卷四十三。即恶露不绝。详该条。

恶露不绝èlùbùjué 病名。见《妇人良方大全》。卷二十。又名恶露不止、恶露不尽。一般产后恶露持续2~3周应完全排尽。如超过这段时间，仍然持续淋沥不断则属病态，称为恶露不绝。多因产后气虚下陷，冲任不固，余血未尽或感寒凉，败血瘀阻冲任，新血不安；或因营阴耗损，虚热内生，热扰冲任，迫血妄行所致。气虚者症见恶露色淡，质清稀，量多，兼见面色苍白，懒言，小腹空坠。治宜补气摄血，方用举元煎加减；余血未尽者，恶露量少，淋沥涩滞不爽，色紫暗有块，伴有小腹疼痛，治宜化瘀止血，方用当归益母汤（当归、川芎、益母草、炮姜、延胡索、红花）加减；血热者，恶露量多，色红，质稠黏，有臭味等，面色潮红，治宜养阴清热，止血，方用保阴煎加减（白芍、续断、旱莲草、阿胶、黄芩、生地、乌贼骨、黄柏）。

恶露不止èlùbùzhǐ 病名。出《肘后备急方》。即恶露不绝。详该条。

恶脉èmài 病名。出《肘后备急方》卷五。由春冬之恶风入于脉络，以致血瘀而成。症见肢体赤脉隆起，如蚯蚓状。治宜活血化瘀，疏通脉络，内服五香汤加味；外敷丹参膏。类似于血栓性静脉炎。

恶眉èméi 症名。眉毛枯萎无光泽。眉毛的枯萎或润泽与血气的盛衰有关，枯萎是血气少的征象。《灵枢·阴阳二十五人》："恶眉者，血气少。"

恶气èqì ❶病邪。泛指六淫或疫疠之气。《素问·四气调神大论》："恶气不发，风雨不节，白露不下，则菀槁不荣。"❷由于气血阻滞而产生瘀浊的一种病理性产物。《灵枢·水胀》："癖而内著，恶气乃起。"

恶肉èròu 病证名。❶《肘后备急方》卷五："恶肉者，身中忽有肉，如赤小豆粒突出，便长如牛马乳，亦如鸡冠状，亦宜服漏芦汤，外可以烧铁烙之，日三烙，令稍焦，以升麻膏敷之。"本病似包括疣赘及瘢痕疙瘩等。❷即腐肉。《外科理例》卷一："恶肉者，腐肉也。痈疽溃后，腐肉凝滞，必须去之，推陈致新之意。"

恶色èsè 症名。又称夭色。疾病反映于面部的色泽表现为晦暗枯槁者，表示胃气枯竭，脏气败坏，病情多属凶险。《素问·五藏生成》所描述的"青如草兹""黄如枳实""黑如炲""赤如衃血""白如枯骨"等，均属恶色。

恶实èshí 中药材。出《名医别录》。为牛蒡子之别名。详该条。

恶实根èshígēn 中药材。出《名医别录》。为牛蒡根之别名。详该条。

恶血èxuè 病证名。《素问·刺腰痛》："衡络绝，恶血归之。"《灵枢·水胀》："石瘕生于胞中，寒气客于子门，子门闭塞，气不得通，恶血当泻不泻，衃以留止，日以益大。"均指溢于经脉之外，积存在组织间的坏死血液，故又称"败血"。治宜祛瘀生新。方如桃红四物汤、少腹逐瘀汤之类。另见"恶血 wùxuè"条。

恶障èzhàng 病证名。见《审视瑶函》卷三。指翳膜之浑厚肥大，掩蔽黑睛瞳神者。参见"膜"条。

恶中èzhòng 病证名。类中风之一。见《万病回春》。又名中恶。因冒犯不正之气所致。《医宗必读·类中风》："恶中……手足逆冷，肌肤粟起，头面青黑，精神不守，或错言妄语，牙闭口紧，昏晕不知人。宜苏合香丸灌之，俟少醒，服调气平胃散。"《医学心悟·类中风》："恶中，登冢入庙，冷屋栖迟，以致邪气相侵，卒然错语妄言，或头面青黯，昏不知人。急用葱姜汤灌之，次以神术散调之。"参见"中恶"条。

恶疰èzhù 病证名。《太平圣惠方》卷五十六："恶疰者，是恶毒之气也，人体虚者受之。毒气入于经络，遂流移心腹，其状往来击痛，痛不一处，故名恶疰也。"可用牛黄散、恶疰腹痛方等。参见"尸疰""风疰"等条。

恶疰心痛èzhùxīntòng 病证名。疰亦作注。指邪毒疠气传注心包所致的心痛。见《太平圣惠方》卷四十三。《圣济总录》卷五十六："凡人将理失度，阴阳俱虚，血气不足，复因风寒暑湿客忤邪恶之气，乘虚入于肌体，流注经络，伏留脏腑，毒击心包，时发疼痛，积滞日久，转相注易，故曰恶注心痛也。"常见心痛如刀刺，或如蛔咬心，胸膈两胁拘急疼痛，呕吐清水，食饮不下，手足逆冷等症。治宜鬼箭羽散、槟榔散、消石圆、十注丸、当归散等方。参见"心痛""中恶心痛""注心痛"条。

恶子èzǐ 见《产宝百问》。即恶阻。详该条。

恶字èzì 病名。出《诸病源候论》卷四十一。即恶阻。详该条。

恶阻èzǔ 病名。出《诸病源候论》卷四十一。亦名子病、阻病、病儿、病阻、病隔、选饭、恶子、恶字、恶食、妊娠呕吐等。是指妊娠早期出现的恶心、呕吐、择食或食入即吐，甚则呕吐苦水或血性物者。有胃弱恶阻、胃热恶阻、胃寒恶阻、痰滞恶阻、肝热恶阻等。详各条。

饿虎扑食èhǔpūshí 练功方法之一，见上海中医学院附属推拿学校《推拿学》。两手仰掌置于腰间，两掌前推，边推边旋臂，使掌心朝前，虎口朝下，同时腰部也随势前屈，前腿得势似冲，后腿使劲伸直，然后握拳收回至腰间。

饿马摇铃èmǎyáolíng 针刺手法。指捻转时以大指向前为主，如饿马无力之状，故名。《针灸大成》："其补者有饿马摇铃。用右手大指、食指捻针头，如饿马无力之状，缓缓前进则长，后退则短。"

遏蓝菜èláncài 中药材。出《救荒本草》。为菥蓂之别名。详该条。

腭è 口腔的上壁。分硬腭与软腭两部分。硬腭在前，以骨质为基础；软腭在后，由黏膜及肌肉组成。

齃è 解剖部位。出《证治准绳·杂病》。即鼻柱。详该条。

齶è 同腭。详该条。

er

儿茶érchá 中药材。出《饮膳正要》，又名孩儿茶、儿茶膏、黑儿茶。为豆科植物儿茶 *Acacia catechu*（L. f.）Willd 的去皮枝、干的干燥煎膏。产于云南。苦、涩，微寒。归肺、心经。活血止痛，止血生肌，收湿敛疮，清肺化痰。用于跌仆伤痛，外伤出血，吐血衄血，疮疡不敛，湿疹、湿疮，肺热咳嗽。煎服：1～3g。本品含儿茶鞣酸、左旋及消旋儿茶精、左旋及消旋表儿茶精、鞣红鞣质及非瑟素、槲皮素、槲皮万寿菊素等黄酮醇。儿茶精可保肝利胆、促进免疫，还能抗血小板聚集，抗血栓形成。儿茶可抑制肠道运动，抗腹泻。水浸剂在试管中能抑制常见的致病性皮肤真菌和细菌。儿茶精能抑制癌细胞。儿茶鞣质能增进毛细血管抵抗力，抗组胺而有抗炎作用，还能抑制实验性大鼠膀胱结石的形成。

儿茶膏érchágāo 中药材。见《中药材手册》。即儿茶。详该条。

儿茶散érchásǎn ❶《杂病源流犀烛·面部门》卷二十三方。儿茶适量，为细末，加冰片少许，吹患处。治牙根肿痛，齿龈微赤有白泡。❷《疡医大全》卷二十四方。煅铜绿、儿茶各等分，为细末，搽患处。治下疳。❸《医宗金鉴·痘疹心法要诀》卷五十九方。硼砂二钱，儿茶五钱。为细末，每服一匙，凉水调下。治小儿麻疹退后声哑。

儿发不生érfàbùshēng 症名。多因气血不荣于发所致。《普济方》卷三百六十三："气血损少，不能荣于发，故令发不生也。"亦有因疮而秃落者，均宜内服地黄丸。

儿发成穗érfàchéngsuì 症名。小儿发枯色萎而又胶结成穗状，为疳疾症状之一。《育婴秘诀》："大病后，其发成穗，或稀少者，乃津液不足，疳痨之外候也。"

儿发干枯érfàgānkū 症名，指小儿头发干枯而不光泽。《太平圣惠方》第四十一卷："足少阴之经血，外养于发，血气盛则光泽，若虚则血不能养发，故无光泽。"多见于小儿慢性消耗性疾病，亦有因气血不足而致者。发乃血之余，气血不荣于发，故发干枯。治同儿发不生。详该条。

儿发疏薄érfàshūbáo 小儿头发稀疏。《普济方》卷三百六十三："夫足少阴为肾之经，其荣在发。小儿禀性少阴，血气不足，则发疏薄。"宜内服地黄丸。

儿风érfēng 病名，即子痫。《坤元是宝》："有孕眩晕，或冷麻，甚至昏倒仆地者为子痫，亦名儿风。"详"子痫"条。

儿痉érjìng 病名。见高淑濂《胎产方案》，即子痫。详该条。

儿科醒érkēxǐng 儿科著作。1卷。清代芝屿樵客撰，撰年不详。本书除将儿科疾病分别按表、里、寒、热、虚、实论证外，并有辨惊风之误一文。认为古无惊风之名，所谓惊风乃"大惊猝恐"等十病。次为小儿不可饿论及治痘、治疹二论。现有《珍本医书集成》本。

儿科约编érkēyuēbiān 儿科著作。收入丛书《中国医学约编十种》。详该条。

儿寐不寤érmèibùwù 小儿偶尔出现睡寐不醒，可因乳母酒醉乳儿，致儿亦醉而睡寐不醒。其脉和平，与惊睡之脉洪大而强不同，不能误作惊风治疗。宜用甘草、葛花、砂仁、贯众煎服，解酒即醒（《儒门事亲》）。

儿门érmén 人体部位。产子的门户，即妇女阴道外口。

儿捧母心érpěngmǔxīn 病名，见清代叶其蓁《妇科切要》。即捧心生。详该条。

儿脐血出érqíxuèchū 病证名，出《本草纲目》，又名血脐。指断脐后，脐部有血渗出，经久不止。可因患儿脐带粗大，干缩后，所缚的结松脱而出血；或因胎热内盛，迫血妄行而致。大多在出生后第一周，脐带脱落的前后发现。如出血无其他症状者，重新结扎脐带；胎热内盛者，宜凉血止血，用十灰散。

儿泣érqì 病名。赵献可《邯郸遗稿》："妊娠未产而乳汁先下者，名曰儿泣。"即乳泣。详该条。

儿生不作声érshēngbùzuòshēng 病名，即新生儿窒息。《备急千金要方》卷五："儿生不作声者，此由难产少气故也。"有初生寒闭与初生热闭之分。详"初生不啼"条。

儿嗜灯花érshìdēnghuā 见《本草纲目》。即拗哭。详该条。

儿啼értí 见《医学入门》，即子啼。详该条。

儿童清肺丸értóngqīngfèiwán 中成药。见《中华人民共和国药典（一部）》（2020）。麻黄10g，苦杏仁20g，石膏40g，甘草10g，桑白皮（蜜炙）30g，瓜蒌皮30g，黄芩40g，板蓝根40g，橘红30g，法半夏30g，紫苏子（炒）20g，葶苈子10g，浙贝母40g，紫苏叶20g，细辛8g，薄荷30g，枇杷叶（蜜炙）40g，白前30g，前胡20g，石菖蒲30g，天花粉30g，青礞石（煅）10g。上药为末，过筛，混匀，加炼蜜为丸。每丸重3g。口服每次1丸，一日2次。3岁以下一次半丸。开水送服。功能清肺，化痰，止嗽。用于小儿风寒外束，肺络痰热，面赤身热，咳嗽气促，痰多黏稠，咽痛声哑。

儿衣éryī 人体组织。见《外台秘要》卷三十三。即胞衣。详该条。

儿衣不出éryībùchū 病名，见《外台秘要》卷三十三。即胞衣不下。详该条。

儿晕éryūn 病名。即子痫。高淑濂《胎产方案》："妊娠口噤，项强手足挛搐，言语謇涩，痰涎壅盛，不省人事，名曰子痫，即胎风，又名儿晕、儿痉。"详"子痫"条。

儿枕érzhěn 病名。❶指妊娠晚期，胞中余血成块犹如儿枕，故名。《经效产宝》："十月足日，食有余，遂成血块，呼为儿枕。"❷见《医学入门》，即儿枕痛。详该条。

儿枕不安érzhěnbù'ān 病名，指产后血瘀腹痛，又名儿枕痛。《郑氏女科家传秘方》："恶露不行，脐腹作痛，俗名儿枕不安。"详"儿枕痛"条。

儿枕块érzhěnkuài 病名。《女科撮要》："产后小腹作痛，俗名儿枕块。"即儿枕痛。详该条。

儿枕痛érzhěntòng 病名，见《古今医鉴》卷十二。又名儿枕块、儿枕不安、块痛、产枕痛、血枕痛、血块痛、血母块、产后儿枕腹痛、产后腹中块痛等。多因产后败血未尽，或风寒乘虚侵袭胞脉，血被寒凝，瘀血内停所致。恶露未尽者，症见小腹硬痛拒按，或可摸到硬块，兼见恶露不下或不畅，治宜活血祛瘀，方用《傅青主女科》散结定痛汤、失笑散等；血被寒凝者，症见小腹冷痛，得热痛减，兼见面色青白，四肢不温，恶露涩滞不下，治宜温经散寒祛瘀，方用生化汤加减。

耳ěr 五官之一。为听觉器官。耳的功能靠精、髓、气、血的充养，尤赖肾气的和调。耳的疾患多与肾有关，也和心、脾、肝等脏有关。手太阳小肠经、足太阳膀胱经、手少阳三焦经、足少阳胆经、足阳明胃经等经脉均循行于耳。耳与脏腑经络均有密切的联系，故耳郭有全身脏器及肢体的反应点（耳穴）。通过耳穴能诊治多种疾病，并能进行针麻。《灵枢·脉度》："肾气通于耳，肾和则耳能闻五音矣。"《素问·阴阳应象大论》："在藏为肾，在窍为耳。"《素问·藏气法时论》："肝病者……气逆则头痛，耳聋不聪。"《灵枢·海论》："髓海不足，则脑转耳鸣。"《灵枢·口问》："耳者，宗脉之所聚也。"《中藏经》："肾者精神之舍，性命之根，外通于耳。"《景岳全书》卷二十七："耳为肾窍，乃宗脉之所聚，若精气调和，肾气充足则耳目聪明；若劳伤血气精脱，肾惫，必至聋聩。故人于中年之后，每多耳鸣如风雨、如蝉鸣、如潮声者，是皆阴衰肾亏而然。"故"耳者，肾之官也"（《灵枢·五阅五使》）。此外，《医贯》卷五："肾开窍于耳，故治耳者以肾为主。或曰：心亦开窍于耳，何也？盖心窍本在舌，以舌无孔窍，因寄于耳，此肾为耳窍之主，心为耳窍之客尔。"

耳背高骨ěrbèigāogǔ 推拿穴位。出《小儿推拿广意》。又名耳后高骨。在耳后颞骨乳突后缘微下处凹陷中。用揉按法，可治惊风抽搐、烦躁不安、外感头痛等症。《厘正按摩要术·立法》："用两手中指、无名指，揉运耳后高骨，二十四下毕，再掐三下，治风热。"

耳闭ěrbì 病证名。《素问·生气通天论》："耳闭不可以听。"《医林绳墨》卷七："耳闭者，乃属少阳三焦之经气之闭也。"听力下降，耳内闭塞感而闻声不真，外感内伤皆可致之。《景岳全书》卷二十七："耳聋证……其证有五：曰火闭，曰气闭，曰邪闭，曰窍闭，曰虚闭。"参见耳聋及有关各条。

耳出血水ěrchūxuèshuǐ 病证名。见《徐氏医书六种》卷七。即耳衄。详该条。

耳疮ěrchuāng 病名。《诸病源候论》卷二十九："足少阴为肾之经，其气通于耳。其经虚，风热乘之，随脉入于耳，与血气相搏，故耳生疮"。或由肝、胆、三焦湿热上冲所致。症见左耳或右耳，或两耳生疮，焮红肿痛，或破流脓水，身发寒热。又《太平圣惠方》卷八十九："疮生于两耳，时差时发，亦有脓汁，如此，是风湿搏于血气所生。"治宜泻火解毒、消肿止痛。用龙胆泻肝汤、五味消毒饮等加减。参见"旋耳疮"条。

耳垂ěrchuí ❶经外奇穴。出《陈修园医书七十二种·刺疗捷法》。位于耳垂前面中点。主治锁口疔等。直刺 0.1 寸，或点刺出血。❷耳的部位。耳轮之垂下处。又名耳坠、耳垂珠。

耳垂珠ěrchuízhū 即耳垂。形容耳垂之垂下如珠状，故名。

耳聪ěrcōng 见《杂病源流犀烛》卷二十三。系指听力良好，示肾气充足。参见"耳目聪明"条。

耳卒聋ěrcùlóng 病证名。见《肘后备急方》卷六。系指耳聋之猝然发者。即暴聋。详该条。

耳底ěrdǐ 耳的部位。《冷庐医话》卷四："铜挖刺通耳底，流血不止。"古人泛指耳窍的深部，似指今之外耳道深部及鼓膜等部分。

耳底油ěrdǐyóu 见《全国中药成药处方集》（天津方）。核桃油 120g，麝香 0.3g，冰片 3g。后二味为细末，与核桃油搅拌和匀，先将耳内用药棉揩净，再滴入耳内。功能除湿解毒。治耳肿，耳痛，溃脓流水，日久不愈。

耳疔ěrdīng 病名。见《疮疡经验全书》卷一。疔生于外耳。由肝胆经火毒上炎而发。若生于耳孔内，色黑根深，形似椒目，痛如锥刺，痛引腮脑，破流血水。治宜泻火解毒，凉血止痛。可选用黄连解毒汤、仙方活命饮等加减。外用蟾酥丸磨水涂疔上。

耳发ěrfā 病名。见《外科启玄》卷四。多因三焦风热相搏而成。本病发于耳后，初起如胡椒颗粒，逐渐肿大，甚则溃烂如蜂房，灼热疼痛，色红，或肿连耳郭。若破溃后脓液内通耳窍，则病难速愈。《医宗金鉴·外科心法要诀》："耳发三焦风热成，初椒渐若蜂房形，赤肿疼痛生轮后，黄脓属吉紫血凶。"治宜泻火解毒。方用五味消毒饮、托里消毒散、仙方活命饮等加减。

耳发疽ěrfājū 病名。系指疽生于耳轮。《证治准绳·疡医》："或问耳轮生疽何如？曰：是名耳发疽，属手少阳三焦经，风热所致，六七日渐肿如胡桃，或如蜂房之状，或赤或紫，热如火，痛彻心是也。"治宜泻火解毒，消肿止痛。用五味消毒饮、仙方活命饮等加减。

耳防风ěrfángfēng 病证名。多由胆与三焦风热上冲所致。症见耳内肿痛，或耳外亦肿，头痛口紧难开，耳内出脓血，小便短赤。治宜清热解毒，消肿止痛。可选用龙胆泻肝汤、仙方活命饮等加减。

耳风毒ěrfēngdú 病名。《疮疡经验全书》卷一："耳风毒受在心经。"多由心肝经血热所致。其症耳内流脓带红色，耳鸣，听力下降等。治宜清热凉血，排脓解毒。可选用犀角地黄汤、龙胆泻肝汤等加减。参见"聤耳""风耳"条。

耳风聋ěrfēnglóng 病名。由风邪入于经脉，使经气壅塞不通所致之耳聋。《诸病源候论》卷二十九："足少阴，肾之经，宗脉之所聚，其气通于耳，其经脉虚，风邪乘之，风入于耳之脉，使经气否塞不宣，故为风聋。风随气脉行于头脑，则聋而时头痛，故谓之风聋。"治宜祛风通络。可选用小续命汤、大秦艽汤、六味地黄汤、防风通圣散、柴胡葛根汤等加减。

耳疳ěrgān 病名。又名沍耳。《证治准绳·疡医》："耳疳生疮臭秽，乃足少阴、手少阳二经风热上壅而成。"《医宗金鉴·外科心法要诀》："耳疳时出黑臭脓。"由胃经湿热与肝经火毒相兼而成，耳中流脓色黑而腐臭。治宜清火利湿，用龙胆泻肝汤加减。或由肾阴亏损，虚火上炎所致，耳中出黑脓而臭，经年不愈，头晕耳鸣，脉细数。治宜滋阴降火，用知柏地黄汤加减。参见"聤耳"条。

耳根ěrgēn 耳后连头部处。相当于今解剖学之乳突部。

耳根毒ěrgēndú 病名。出《证治准绳·疡医》卷三。即生于耳根处的肿疡。由少阳胆经风热所致。初起耳根处肿大如痰核，按之不动而微疼，肿势渐增，状如伏鼠，焮赤疼痛。若身发寒热者，荆防败毒散汗之；发热肿痛甚者，仙方活命饮加升麻、柴胡，水酒各半煎服；脓成者服透脓散；虚者服托里透脓汤，并及时切开引流，小者可自溃，外撒红灵药，贴太乙膏；脓尽用生肌玉红膏，若溃后脓水清稀，疮口愈合迟缓，则应服香贝养荣汤补之。参见“耳发”条。

耳根痛ěrgēntòng　病名。见《疮疡经验全书》卷二。指耳根生疮痈而疼痛。参见“耳根痈”条。

耳根痈ěrgēnyōng　病名。见《疮疡经验全书》卷二。多由肝胃毒火上冲所致。症见耳根肿痛、色红，或寒热间作。治宜解毒消肿。用五味消毒饮、仙方活命饮等加减。

耳垢ěrgòu　耵聍的俗称。详该条。

耳骨ěrgǔ　即解剖学的听小骨。有槌骨、砧骨、镫骨，左右共6块。详各条。

耳郭ěrguō　即外耳部。《素问·气府论》：“手太阳脉气所发者……耳郭上各一。”又《广韵》聃，徐锴系传云：“耳外轮郭也。”包括耳轮、对耳轮、耳垂在内的外耳部。

耳郭红肿ěrguōhóngzhǒng　症名。耳郭红热肿痛，甚则溃烂流脓的症状，常由肝、胆、三焦湿热上冲而致，多见于耳郭化脓性炎症。包括耳肿、耳疮、耳烂、耳痈、耳发疽等病症。详各条。

耳郭视诊法ěrguōshìzhěnfǎ　通过观察耳郭外形、色泽、是否有水肿、隆起或丘疹等判断疾病状态的耳穴诊断方法。

耳瘑疣目ěrguōyóumù　病证名。见《本草纲目》卷四十八“鸭胆”。是指耳部的疣子而言。

耳和髎ěrhéliáo　见“和髎”条。

耳后疮ěrhòuchuāng　病名。出《鲍氏验方新编》卷一。即锐毒。见该条。

耳后毒ěrhòudú　病名。出《证治准绳·疡医》卷三。即锐毒。见该条。

耳后发ěrhòufā　病名。❶出《仙传外科秘方》卷九。即锐毒。见该条。❷出《外科启玄》卷四。发于耳后角孙、颅息二穴上下之疮。

耳后高骨ěrhòugāogǔ　推拿穴位名。即耳背高骨。见该条。

耳后疽ěrhòujū　病名。生于耳后折缝间之疽。❶见《外科大成》卷三。又名参发颐。多因三焦风毒，兼胆经火邪上炎而成，初起如粟，渐增肿痛，小者如杏，大者如桃。若红肿有头，发热易溃，脓稠者为顺；若黑陷坚硬，抽痛引脑、颊及肩，不热迟溃，出紫血者为逆。初起治同夭疽，已溃治同外痈、有头疽。本病包括耳后粉瘤等病。❷见《证治准绳·疡医》卷三。即锐毒。详该条。

耳环草ěrhuáncǎo　中药材。见《世医得效方》。为鸭跖草之别名。详该条。

耳尖ěrjiān　❶经外奇穴名。代号EX－HN6。出《针灸大成》。位于耳郭上端，卷耳取之，尖上是穴（《奇效良方》）。主治目赤肿痛，目翳，偏正头痛等。直刺0.1寸，或点刺放血。❷经穴别名。见《银海精微》。即率谷。见该条。

耳焦ěrjiāo　症名。《灵枢·阴阳二十五人》：“手少阳之上，血气盛则眉美以长，耳色美；血气皆少则耳焦恶色。”《针灸甲乙经》：“耳焦枯受尘垢者，病在骨。”系指耳郭焦枯、无华，乃阴虚气血少之象。

耳接ěrjiē　病名。多由痰火互结上攻所致。《脉因证治》：“耳接，耳边项上之块核。”治宜内服温胆汤加减。或外出以五倍子、白芷等分为末，蜜调敷。

耳菌ěrjūn　病名。见《证治准绳》。指耳孔内赘生物如菌者。

耳科ěrkē　为临床科目之一。见《冷庐医话》。系专论治耳部疾患者。此外，清初在江苏省苏州市养育巷水泼汾桥，曾有专门从事耳科的中医。至今尚有其后裔在营业。

耳孔ěrkǒng　七窍之一。外耳道出口的孔窍。参见“七窍”条。

耳溃ěrkuì　病证名。耳中溃烂有少量脓液。《幼科金针》：“小儿肾经气热，其气上冲耳中，水湿停留，搏于气血而成。发无寒热，不哭不知者，为耳溃，久而不治，恐成耳聋。先以棉球取出其脓，宜红绵龙骨散吹入。”

耳廓ěrkuò　即耳郭。详该条。

耳烂ěrlàn　病名。见《疮疡经验全书》卷一。多由肝胆湿热郁结，上攻于耳所致。症见耳轮生疮，赤烂难敛，此愈彼发，缠绵难愈。治宜清热除湿、消肿解毒。治疗参见“旋耳疮”“月蚀疮”等条。

耳聋ěrlóng　病证名。出《五十二病方·阴阳十一脉灸经》。系指主观感觉或客观检查均示听力有不同程度障碍者。先天、后天、外感、内伤及年老等皆可致耳聋。猝然而聋者，谓之暴聋，多属实证；听力逐渐减退者，谓之久聋，多属虚证。实证多由风热、风寒、肝火、湿温等所致。症见头痛，鼻塞，口苦，耳窍闭塞，如棉塞耳，听力下降，耳鸣耳聋等。常用疏风清热、辛温散寒、清肝泻火或芳香化湿等。可选用银翘散、九味羌活汤、龙胆泻肝汤、黄连温胆汤、三仁汤等加减。虚证多由气虚、血虚、肝肾阴虚等所致。《诸病源候论》卷二十九：“肾为足少阴之经，而藏精气，通于耳，耳宗脉之所聚也。若精气调合，则肾藏强盛，耳闻五音；若劳伤血气，兼受风邪，损于肾藏而精脱，精脱者，则耳聋。”症见耳鸣耳聋，或兼见头晕目眩、腰膝酸软、乏力等。常用补中益气、滋阴养血、滋补肝肾等。可选用补中益气汤、归脾汤、杞菊地黄丸等加减。或可辅以针刺及新医疗法。此外《景岳全书》二十七卷：“耳聋证……其证有五：曰火闭，曰气闭，曰邪闭，曰窍闭，曰虚闭。”又，年高耳聋者示肾气虚弱。“今老人之耳，多见聪不内居，而声闻于外，此正肾元不固，阳气渐涣之征耳”（《景岳全书》卷二十七）。外伤亦可致聋。此外，古代有耳聋之发于左与发于右之异也。《古今医鉴》卷九：“夫左耳聋者，因有所忿怒过度，则动少阳胆火，故从左起，以龙荟丸主之；右耳聋者，因有所色欲过度，则动太阳膀胱相火，故从右起，以六味地黄丸主之；左右俱聋者，因有所醇酒厚味过度，则动足阳明胃火，故从中起，以通圣散、滚痰丸主之。盖左耳聋者，妇人多有之，以其多忿怒故也。右耳聋者，男子多有之，以其多色欲故也。左右俱聋者，膏粱之家多有之，以其多肥甘故也。”参见有关各条。

耳聋草ěrlóngcǎo　中药材。❶见《福建民间草药》。为虎耳草之别名。❷见《广东中药》Ⅱ（生草药部分）。为磨盘草之别名。详各条。

耳聋无闻ěrlóngwúwén　症名。出《灵枢·厥病》。系指完全失去听觉者。多由年高体弱致听力逐渐下降，甚则耳聋无闻。或猝然而致之耳聋无闻者。参见“暴聋”条。有出生即耳聋无闻者。外伤亦可致耳聋无闻。宜结合全身情况辨证施治。宜配合针灸治疗。参见“耳聋”“耳闭”条。

耳聋治肺ěrlóngzhìfèi　出《素问病机气宜保命集》卷下。肾虽开窍于耳，然肺经之结穴（龙葱）在耳中。故温热暑疫致之耳聋皆可从肺治。《温热经纬·余师愚疫病篇》："坎为耳，故耳为肾水之外候。然肺经之结穴在耳中，名曰龙葱，专主乎听，金受火烁则耳聋。凡温热暑疫等证耳聋者，职是故也。不可泥于伤寒少阳之文，而妄用柴胡以煽其焰。故古云耳聋治肺。旨哉言乎。"

耳聋左慈丸ěrlóngzuǒcíwán 《饲鹤亭集方》方。原名左慈丸。又名柴磁地黄丸、耳鸣丸。熟地黄四两，山萸、山药各二两，茯苓、丹皮、泽泻各一两五钱，磁石三两，柴胡一两一钱。炼蜜为丸。每服三钱，淡盐汤送下。功能补肝肾，聪耳窍。治肝肾阴亏，头晕目眩，耳鸣耳聋。本方由《小儿药证直诀》六味地黄丸加味而来。

耳轮ěrlún 指耳郭边缘部分。见《针灸大成》卷十。参见"耳"条。

耳轮赤烂ěrlúnchìlàn 病证名。即耳烂。《疡医大全》卷十三："耳轮赤烂，桑、枣、槐、柳、桃嫩枝摘来煎汤，日洗三次。又方：贝母、轻粉研匀干掺。"参见"月蚀疮""旋耳疮"条。

耳毛ěrmáo 附于耳孔附近的小毛。有防止异物进入外耳道的作用。

耳门ěrmén ❶经穴名。代号SJ21。出《针灸甲乙经》。属手少阳三焦经。位于耳屏上切迹前方凹陷处，张口取穴。布有耳颞神经、面神经分支和颞浅动、静脉。主治耳鸣，耳聋，聤耳，齿痛，颌肿，眩晕等。直刺0.3~0.5寸。艾条灸5~10分钟。❷即耳屏。外耳孔道的小瓣。又名蔽。《灵枢·五色》："蔽者，耳门也。"❸古代全身遍诊法三部九候部位之一。即上部人，耳前之动脉，以候耳目之气。

耳门骨ěrméngǔ 骨名。又名玉梁骨。详该条。

耳门骨伤ěrméngǔshāng 病证名。出《医宗金鉴》卷八十八。即玉梁骨伤。详该条。

耳门痈ěrményōng 病名。为痈之发于耳门者。多由肝经火毒上灼所致。《疮疡经验全书》卷一："耳门痈受在肝经，毒气传注，血不周流，此是恶毒证也。"治宜清肝解毒。初起可选用龙胆泻肝汤、神授卫生汤等加减。

耳鸣ěrmíng 病证名。指耳中自觉有各种声响。《灵枢·口问》："人之耳中鸣者，何气使然？岐伯曰：耳者宗脉之所聚也。故胃中空，则宗脉虚，虚则下溜，脉有所竭者，故耳鸣。"临床上，耳鸣有虚实之分。如《医贯》卷五云："耳鸣以手按之而不鸣，或减轻者，虚也；手按之而愈鸣者，实也。"实证多由血瘀、肝火或痰火上逆所致，虚证多由肾阴亏损或中气下陷所致。实证耳鸣如蛙聒，如潮水，暴鸣而声大；虚证耳鸣如蝉，如箫声，常鸣而声细。临证可分为以下几种。①由血瘀所致之耳鸣者，其症耳鸣音高而尖，舌尖瘀点，或月经不调等。治宜祛瘀活血。方可选用桃红四物汤、通窍活血汤等加减。②肝火耳鸣，其症头痛目赤，口苦咽干，烦躁恼怒时耳鸣加重，便秘苔黄，脉象弦数。治宜清泻肝火。用龙胆泻肝汤加减。③痰火耳鸣，其症胸闷痰多，二便不畅，舌苔黄腻，脉象滑数。治宜清降痰火。可选用黄连温胆汤加减。④肾虚耳鸣，多见于虚人、老人，耳鸣声细而常鸣。伴有腰膝酸软，遗精遗尿，脉多细弱，两尺无力。"若水虚火实，而热气上甚，客其经络，冲于耳中，则鼓其听户，随其脉气之微甚而作诸音声也。经言阳气万物甚上而跃故耳鸣也"（《素问玄机原病式》卷二）。《灵枢·海论》："髓海不足，则脑转耳鸣，胫酸眩冒。"又："精脱者耳聋……液脱者骨属屈伸不利，色夭，脑髓消，胫酸，耳数鸣。"治宜滋阴补肾。用六味地黄汤加减。肾阴虚而阳偏亢之头晕耳鸣，上方加磁石、龟甲、五味子、牛膝等药。⑤气虚耳鸣，其症耳鸣而兼见肢体倦怠，食少便溏，气短等。治宜补益中气。用补中益气汤加减。此外，外伤亦可致耳鸣。

耳鸣丸ěrmíngwán ❶见《北京市中药成方选集》。大黄、制山茱萸、茯苓、泽泻各240g，黄连、龙胆、黄柏、炒栀子、黄芩、当归、炙龟甲、熟地黄、山药各300g，炙五味子、芦荟、煅磁石各60g，木香90g，青黛150g，麝香15g。为细末，冷开水泛为小丸，每500g，用朱砂、代赭石粉各半共105g为衣，每服6g，温开水送下。功能滋阴清热。治肾水不足，肝热上升，耳鸣重听，大便秘结，小便黄赤。❷即耳聋左慈丸。见该条。

耳膜ěrmó 鼓膜之俗称。在耳孔之底，系传导声音之重要器官。参见"耳"及"皮膜"条。

耳脈ěrmài 经脉别名。即手少阳经。马王堆汉墓帛书《阴阳十一脉灸经》："耳脈（脉）：起于手北（背），出臂外两骨之閒（间），【上骨】下廉，【出肘中】，入耳中。是勤（动）则病：耳聋，煇煇焞焞，嗌种（肿），是耳脈（脉）主治。其所产病：目外渍（眥）痛（痛），颊痛，耳聋，为三病。"

耳目痹医ěrmùbìyī 古代对专门治疗耳、目、关节等疾病的医生的称谓。《史记·扁鹊仓公列传》："扁鹊过雒阳，闻周人爱老人，即为耳目痹医。"

耳目聪明ěrmùcōngmíng 系指听力和视力良好。肝开窍于目，肾开窍于耳，肝肾之气充足，则耳聪目明。《景岳全书》卷二十七："耳为肾窍，乃宗脉之所聚，若精气调和肾气充足，则耳目聪明。"

耳内疮ěrnèichuāng 病名。见《证治准绳·疡医》卷三："或问耳中生毒何如？曰：耳中所患不同，皆由足少阴、手少阳二经风热上壅而然。其证有五：曰停耳，亦曰耳湿，常出黄脓；有耳风毒，常出红脓；有缠耳，常出白脓；有耳疳，生疮臭秽；有震耳，耳内虚鸣，常出清脓。"参见有关各条。

耳内流脓ěrnèiliúnóng 症名。耳内由于急、慢性炎症而流出脓液。参见"脓耳""耳疳""聤耳"等条。

耳脓ěrnóng 病名。《医贯》卷五："耳脓即停耳。"系指耳内流脓。详"聤耳"条。

耳衄ěrnǜ 病证名。指血从耳中流出。《医宗金鉴·杂病心法要诀》："耳出血，曰耳衄。"肾开窍于耳，手足少阳经脉循行耳部，故耳衄常见于肝胆火旺、肾虚火旺及饮酒多怒之人。因肝胆火旺者，常有头痛烦躁，夜寐不安，口苦咽干，关脉弦数等症。治宜清泄木火，选用柴胡疏肝汤、龙胆泻肝汤。因肾虚火动者，多见性欲亢进，烦躁遗精，舌干红，脉弦细数等症。治宜滋阴降火，方如六味丸合导赤散、柴胡梅连散之类。也可外治，用十灰散或龙骨末吹耳中。

耳前动脉ěrqiándòngmài 手少阳经脉气所行之处。即颞浅动脉。位于耳前陷者中，以手按之，其动应指。耳前动脉处有和髎、耳门等穴。《灵枢·厥病》："耳鸣，取耳前动脉。"《素问·三部九候论》："上部人，耳前之动脉。"

耳壳ěrqiào 即耳郭。详该条。

耳窍ěrqiào 指耳。详该条。

耳沁ěrqìn ❶病名。出明代秦景明《幼科金针》卷上："耳沁，寒热交作，焮肿疼痛非常。"指聤耳之急性者。详

“聤耳”条。❷小儿耳内肿痛之症。多由内有风热，复有水入耳所致。症见寒热交作，大哭不已，睡中惊啼，察其耳窍，焮红而肿。治宜清泄肝热。用栀子清肝汤（《医宗金鉴》）：山栀、川芎、柴胡、当归、白芍、丹皮、甘草、石膏、牛蒡子、黄芩、黄连。

耳塞ěrsāi　病名。见《疮疡经验全书》卷一：“雍在心经，致伤于耳。五种：耳痔、耳蕈、耳雍、耳塞、耳烂。”详各条。

耳上ěrshàng　经外奇穴名。《备急千金要方》“治小儿暴痫，若目反上视，眸子动，当灸囟中……次灸两耳上，卷耳取之，当卷耳上头是也。一法：大人当耳上横三指，小儿各自取其指也。”即位于耳尖直上三横指处。沿皮刺0.3～0.5寸。艾炷灸3～5壮，或艾灸5～10分钟。

耳上发际ěrshàngfàjì　即耳上。见该条。

耳湿ěrshī　病名。聤耳的别名。《证治准绳·疡医》：“停耳亦曰耳湿，常出黄脓。”详“停耳”“聤耳”等条。

耳停ěrtíng　病名。《寿世保元》卷八：“小儿耳肿、耳痛、耳停，乃三阳风热壅遏所致。”即停耳，又名聤耳。详“停耳”“聤耳”条。

耳挺ěrtǐng　病名。《外科正宗》卷四：“耳挺结于窍内，气脉不通，疼痛不止。”多由肝、胃、肾三经火聚而成。症见耳孔内肿起赘生物，形若枣核，细条而长，胬出耳外。治宜内服栀子清肝汤加减。外以硇砂散点耳挺上。参见“耳蕈”条。

耳痛ěrtòng　病证名。出《灵枢·厥病》。属肝胆二经风热者，耳中干痛而痒。治宜疏风清热。用凉膈散加减。属火毒炽盛者，耳痛较剧，可兼见赤热肿胀。治宜清热凉血，泻火解毒。用龙胆泻肝汤、犀角地黄汤加减。属风邪夹湿者，疼痛而耳中溃烂流水。治宜祛风、除湿、清热。用甘露清毒丹去蔻仁加防风、秦艽、僵蚕。属肾经虚火上炎者，耳中微痛，或兼头晕眼花。治宜滋阴降火。用知柏地黄汤加减。此外，外伤亦可致耳痛。

耳挖草ěrwācǎo　中药材。见《生草药性备要》。为向天盏之别名。详该条。

耳妄闻ěrwàngwén　病证名。《灵枢·癫狂》：“狂，目妄见，耳妄闻。”由肝火妄动，痰迷心窍所致，耳中时有幻听。即今之幻听症。

耳纹看法ěrwénkànfǎ　看耳后筋纹诊痘法。见《丹台玉案》卷六。耳后筋纹淡红为吉，若紫黑青白为凶。耳后红筋一条，无枝叶主心经痘；耳边紫黑鱼刺形主肝经痘；耳后苍筋主痘稀、脾经痘；耳后淡白乱如麻，将来必主脾经痘。

耳响草ěrxiǎngcǎo　中药材。见萧步丹《岭南采药录》。为磨盘草之别名。详该条。

耳箫声ěrxiāoshēng　症名。系指耳鸣如箫声。《东垣十书》：“心脏虚邪，热风相合，妄听妄闻，耳箫声。”参见“耳鸣”条。

耳眩ěrxuàn　指耳屏的软骨。在外耳门前侧，左右各一。

耳旋疮ěrxuànchuāng　病名。系指耳后缝间生疮。亦有谓之为月蚀疮。《外科大成》卷三：“耳旋者，生耳后缝间，延及上下，如刀裂之状，随月之盈虚，故名月蚀疮。”常见于小儿。多由胎毒未净，湿热炎上所致。治宜解毒清热。可选用黄连温胆汤、五味消毒饮、黄连解毒汤等加减。外用胡粉散。与“耳疮”或“旋耳疮”条互参。

耳穴ěrxué　耳针疗法施术穴位的通称。耳朵与脏腑经络有密切联系，耳针理论将耳郭比喻为胎儿屈腿抱膝并倒置的

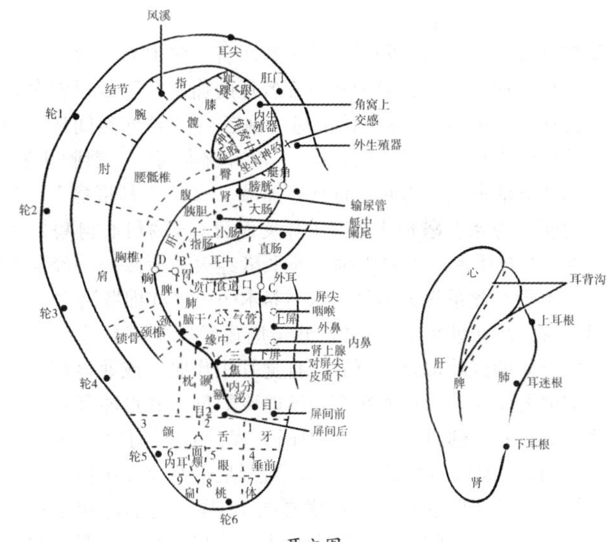

耳穴图

缩影，耳垂与头面部相应，耳舟与上肢相应，对耳轮和对耳轮的上下脚与躯干和下肢相应，而与内脏相应的穴位则主要分布在耳甲艇和耳甲腔。人体的脏腑或形身部位有病，往往在耳郭的相应部位出现压痛、变形、变色、结节或导电性异常的点，可在这些点上施术治疗。参见“耳针疗法”“耳针麻醉”“耳穴探测仪”诸条。

耳穴模型ěrxuémóxíng　针灸教具。是标示耳针穴位位置的模型。又称耳针模型。多用塑料、乳胶或石膏制成。供针灸教学和临床参考之用。

耳穴探测器ěrxuétàncèqì　针灸仪器。通过测定耳郭皮肤电阻确定耳穴位置的仪器。市售的耳穴探测器分电表指示、氖灯指示和音响指示3种。以后者为常用。使用时，打开电源开关，将探棒插头插入“检查”插孔内，此时耳机无声，即可探测。将一电极在患者内关穴处压紧，探棒压于合谷穴或耳部脊髓穴，调整仪器灵敏度，使耳机发出一定声响，以此为准，探测耳穴。凡听到同样声音即为阳性；如尚有针刺样疼痛，则为强阳性；若无声响，则为阴性。探测完毕后，拔出探棒和耳机，关闭电源。

耳穴贴膏法ěrxuétiēgāofǎ　指在耳穴上贴上有一定刺激性的橡皮膏（如消炎解痛膏、伤湿止痛膏、活血镇痛膏、香桂活血膏等）以治疗疾病的方法

耳蕈ěrxùn　病名。见《疮疡经验全书》卷一。❶由肝、胃、肾三经之火毒凝聚而成。症见耳孔内赘生物，头大蒂小，形似蘑菇，微肿闷疼，若色红皮破者，偶然犯之，则痛引头顶。治宜清热泻火，解毒止痛。内服栀子清肝汤加减。外用硇砂散点耳蕈上。❷古人泛指耳内赘生物。形如蘑菇者，为耳蕈；形如樱桃或羊乳者，名耳痔；形如枣核细而长者，名耳挺。详见各条。

耳压疗法ěryālìáofǎ　用胶布将王不留行籽等物贴压于耳穴表面，以治疗疾病的方法。

耳痒ěryǎng　病证名。见《医贯》。本病多由肝风扰动，肾虚火炎所致。症见耳中作痒，甚则奇痒难忍。治宜固肾清肝，祛风止痒。内服救痒丹（川乌、大黄、天麻、栀子、灵仙根、蔓荆子、茯苓、益智、茯神、淫羊藿、白芷各15g，醋煅京墨、麝香各3g，蜜丸如芡实大，每服0.15g，一日二次）。外以蜀椒12g，泡芝麻油30ml，少许滴耳；或以胡桃油煨热适度滴耳中。此外尚可以川乌鲜者，削如枣核大，尾部穿一线，乘湿塞耳中，将线头留于耳外，以便取出，日数换之。本病似外耳道真菌感染或外

耳道湿疹之类。

耳痈ěryōng 病名。❶指耳部脓肿而言，多由肝胃毒火上炎所致。痈生于耳，发于耳门者名耳门痈，发于耳根者名耳根痈。红肿疼痛。《证治准绳·疡医》："若寒热间作，内外红肿疼痛，日增者为耳痈。"治宜解毒泻火，消肿止痛。用仙方活命饮、五味消毒饮等加减。参见"耳根痈""耳门痈"等条。❷指化脓性中耳炎而言。《疡科心得集》上卷："夫耳者，为痈为疡，外乎诸经火逆所致……经年脓水不干，此系先天不足，水不养木……以红棉散治之。"

耳胀痛ěrzhàngtòng 症名。见《疮疡经验全书》卷一。多由肝胆两经热郁化火所致。自觉耳中作胀，或兼疼痛。治宜清肝胆实热。用龙胆泻肝汤加羚羊角（磨水冲服）。

耳针ěrzhēn ❶针灸著作，中国人民解放军南京部队某部《耳针》编写小组编。本书初步总结了10余年国内开展耳针疗法的实践和疗效，并附彩图12幅。是学习和掌握耳针疗法较实用的书。1972年由上海人民出版社出版。❷针刺耳郭特定穴位的一种治疗方法。❸针具名。为耳针疗法专用针具。形如毫针而较短，体长约1～2mm，便于耳部浅刺。

耳针疗法ěrzhēnliáofǎ 指针刺耳郭特定的穴位，以治疗疾病的方法。耳和经络有密切的关系，《灵枢》有"耳者宗脉之所聚也"的论述，并说"十二经脉，三百六十五络……其别气走于耳而为听"。利用针灸刺激耳郭治疗疾病，在《备急千金要方》《针灸大成》等许多古代文献均有记载，民间亦广为流传，但未形成系统。1949年后，广大医务工作者继承发扬中医学遗产，吸收国外研究成果，反复实践，不断总结，将耳针发展成为一种系统的治疗方法。不仅可予针灸，还可施行电针、注射药物或割治等方法，并可用作针刺麻醉。临床操作时，以耳针（或短毫针）对准选定穴位快速刺入，但不可穿透耳壳，捻转数秒钟后留针30～60分钟，其间可运针数次。需较长时间留针，可用皮内针埋置。使用其他方法者，参阅有关各条。本法适用范围很广，凡针刺疗法适应病症均可酌情使用，对疼痛性疾患效果尤佳。为准确选取穴位，可辅助应用耳穴探测器。

耳针麻醉ěrzhēnmázuì 针刺麻醉之一。是在耳针疗法基础上发展起来的针刺麻醉方法。即按针麻要求在耳穴上针刺以进行手术。现被广泛应用于各种使用针麻的外科手术，尤以颅脑、五官、颈、胸部手术为宜。通常按心藏神，肺主皮毛的脏象学说选取耳部神门穴、肺穴作为各种手术的基本穴；按手术部位选取耳部相应刺激点，如胃切除选胃穴，脾切除选脾穴等。并配合西医学生理病理学知识选穴，如胸腹部手术常选取有调节自主神经功能的交感穴等。操作时采用捻转法，频率为每分钟180～300次；如用电麻仪以双相尖波电脉冲为宜，频率一般亦为每分钟180～300次。刺激强度以病人能耐受为度。

耳针模型ěrzhēnmóxíng 即耳穴模型。见该条。

耳痔ěrzhì 病名。见《疮疡经验全书》卷三。多由肝、肾、胃三经湿火结聚而成。生耳孔内，或形如鼠乳，红肿微痛，不作脓，外无壅肿，但耳窍不通。治宜泻火除湿。可选用栀子清肝汤加减。或硇砂散水调成糊状，用棉签蘸药点痔上。本病类今之外耳道乳头状瘤。

耳中ěrzhōng 经外奇穴名。《备急千金要方》："耳中穴，在耳门孔上横梁是，针灸之，治马黄黄疸，寒暑疫毒等病。"《针灸经外奇穴图谱》定位在耳轮脚之中点处。直刺0.1～0.2寸。

耳肿ěrzhǒng 病证名。见《丹溪心法》。系指耳部肿起疼痛。多由肝、胆三焦风热上攻所致。可兼疼痛，或流脓水。治宜疏风、清热、利湿，可选用龙胆泻肝汤加减。

耳坠ěrzhuì 系指耳轮之垂下处。即耳垂。

衈ěr 病证名。衈者，"耳血也"（《玉篇》）。《红炉点雪》卷一："耳出血曰衈。"系指耳中出血。由少阴亏损，虚火上炎而致，耳中血出淡红，不疼不肿，或兼见手足心热，唇红颧赤，脉象细数等。治宜养阴、清热、止血。可选用知柏地黄汤加减。或由厥阴肝热实火上冲致者。耳中血出多鲜红，肿痛并作，口苦溲黄，脉来弦大有力。治宜平肝、泻火、凉血，止血。可选用龙胆泻肝汤、犀角地黄汤等加减。外伤亦可致耳中出血。

二白èrbái 经外奇穴名。代号EX－UE2。出《扁鹊神应针灸玉龙经》。在前臂前区，腕掌侧远端横纹上4寸，桡侧腕屈肌腱的两侧，一肢两穴。一说"郄门穴两侧各二分"（《中国针灸学》）。主治痔疮、脱肛、前臂痛、胸胁痛等。直刺0.5～0.8寸。艾炷灸3～5壮，或艾条灸5～10分钟。

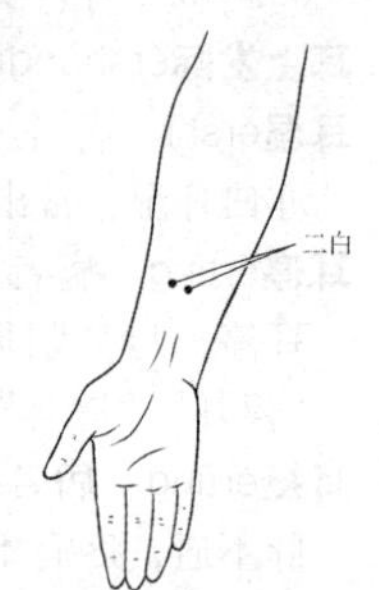

二白

二宝花èrbǎohuā 见《中国药学大辞典》。为金银花之处方名。详该条。

二便秘结èrbiànbìjié 指大便干燥和小便赤涩的病证。见《医宗金鉴·幼科杂病心法要诀》。小儿乳食停滞，郁而生火，火热上熏心肺，心与小肠相表里，心火移于小肠，故小便赤涩不畅；肺与大肠相表里，肺热移于大肠，故大便秘结不行。临床多见面赤唇焦，舌干口渴。热积者，二便秘结，伴有少腹满急，治宜清热利水，用八正散；食积者，大便不通畅，而腹胀作痛，治宜清热攻下，用神芎丸（《医宗金鉴》：大黄、滑石、薄荷、川芎、黄芩、黄连、牵牛）。

二便色白èrbiànsèbái 病证名。见《张氏医通·婴儿门》。又名大小便白。小儿便如米泔，或溺停少顷，变成泔浊者，为脾胃湿热；若大便泔白色，或如鱼冻，或呈红黄黑色者，为湿热积滞所致。治宜理脾消滞，去湿热，节饮食。用胃苓汤加减。日久气虚，伴有神疲，少气者，用肥儿丸或六君子汤，腹痛加木香。

二陈平胃散èrchénpíngwèisǎn 《症因脉治》卷二方。制半夏、茯苓、陈皮、甘草、制苍术、厚朴。为末服。功能燥湿化痰，行气和胃，治食积咳嗽，脉沉滑，胸闷及偏渗小便不利，泄泻不止，水谷不分，腹中辘辘有声，胃有痰饮者。

二陈四七汤èrchénsìqītāng 《症因脉治》卷四方。茯苓、陈皮、甘草、苏梗、厚朴、制半夏。水煎服。功能理气化痰。治气结痰凝，胸腹胀痛，痛引心背。

二陈汤èrchéntāng ❶《太平惠民和剂局方》卷四方。半夏（汤洗七次）、橘红各五两，茯苓三两，炙甘草一两半。为粗末，每服四钱，加生姜七片，乌梅一个，水煎，不拘时服。功能燥湿化痰，理气和中。治痰多为患，或呕吐恶心，或头眩心悸，或中脘不快，或发为寒热，或因食生冷，脾胃不和，舌苔白腻等症。近代常用于慢性支气管炎、肺气肿、神经性呕吐等属湿痰证者。方中以半夏为主药，其性辛温而燥，最善燥湿化痰，且能和胃降逆而止呕。辅以橘红理气化痰，使气顺而痰降，气化则痰亦化。

茯苓健脾渗湿，俾湿无所聚，则痰无由生，是兼顾其本之法，甘草和中补土，使脾健则湿化痰消，均为佐使药。加生姜降逆化痰，既能制半夏之毒，又能助夏、陈以行气消痰。少用乌梅以收敛肺气，防祛痰理气药伤正，与半夏相伍，有散有收，相反相成。实验研究表明，本方具有抑菌、抗炎、抗变态反应、镇咳、祛痰、平喘、止呕、调整胃肠功能等作用。❷《增补万病回春》卷三方。陈皮、半夏（姜汁炒）、茯苓、白术、苍术（米泔制）、砂仁、炒山药、车前子、木通、厚朴（姜汁炒）、甘草各等分。为粗末，加生姜三片，乌梅一个，灯草一团，水煎服。治痰湿中阻，泄泻或多或少，脉象沉滑者。若泻不止加肉豆蔻、诃子，去厚朴；腹痛加木香、茴香，去山药；渴加葛根、乌梅；小便赤短，木通、车前子加量；呕哕恶心，加藿香、乌梅，半夏加量；夏月加炒黄连、扁豆；冬月加煨姜。

二陈丸èrchénwán　即二陈汤第一方作水丸或蜜丸。证治同。见“二陈汤”条。

二丑èrchǒu　中药材。见《中药材手册》。即黑丑与白丑之合称。详“牵牛子”条。

二丹丸èrdānwán　《素问病机气宜保命集》卷中方。丹参、熟地黄、天冬（去心）各一两半，朱砂（为衣）二钱，远志（去心）、人参、菖蒲各五钱，茯神、麦冬（去心）、甘草各一两。为细末，炼蜜为丸，梧桐子大，每服五十至一百丸，空腹服。功能养神定志。治健忘。

二冬二母汤èrdōng' èrmǔtāng　《症因脉治》卷三方。天冬、麦冬、知母、贝母。水煎服。功能养阴润肺，化痰止咳。治内伤燥痰，连嗽不已，或肺热身肿，燥咳烦满。

二冬膏èrdōnggāo　《摄生秘剖》卷四方。天冬（去心）、麦冬（去心）各等分。水煎浓缩，加蜜收膏，不时噙咽。治肺胃燥热，痰涩咳嗽。

二冬苓车汤èrdōnglíngchētāng　《辨证录》卷六方。麦冬三两，天冬一两，茯苓五钱，车前子三钱。水煎服。功能清心润肺，利小便。治心火刑金，肺燥津伤之消渴，气喘痰嗽，面红虚浮，口舌糜烂，咽喉肿痛，得水则解，每日饮水约得一斗，属肺消者。

二冬汤èrdōngtāng　《医学心悟》卷三方。天冬（去心）二钱，麦冬（去心）三钱，天花粉、黄芩、知母、荷叶各一钱，人参、甘草各五分。水煎服。功能养阴润肺，生津止渴。治上消，渴而多饮。

二矾汤èrfántāng　《外科正宗》卷四方。白矾、皂矾各四两，儿茶五钱，柏叶半斤。用水十碗，煎数滚候用，先用桐油搽抹患处，以桐油蘸纸燃点着，以烟焰向患上熏之片刻，方将前汤乘滚贮干净桶内，手架上，用布盖，以汤气熏之，勿令泄气，待微热，倾入盆内蘸洗良久。治重证鹅掌风，皮肤枯厚破裂作痛。

二粉散èrfěnsǎn　《外科启玄》卷十二方。铅粉五钱，轻粉五分，枯矾三分，菜子油适量。前三味为末，用油溶于碗内，次用艾叶一两，于炭火上烧烟，熏碗内药粉，待艾尽为度，覆地上出火毒，取粉，每日清晨搽面。治妇女面生粉花疮。

二干èrgān　运气术语。见《素问遗篇·刺法论》。刚干与柔干的合称。甲、丙、戊、庚、壬为阳干，乙、丁、己、辛、癸为阴干。阳干气刚，阴干气柔，故名。

二甘汤èrgāntāng　《杂病源流犀烛·脏腑门》卷七方。生甘草、炙甘草、五味子、乌梅各等分。为末，每服五钱，加生姜二片，大枣二枚，水煎服。治胃热，食后汗下如雨。

二海丸èrhǎiwán　《证治准绳·疡医》卷五方。海藻（酒洗）、昆布（酒洗）各等分。为末，炼蜜为丸，杏核大，每服一丸。治气瘿，随忧愁消长者。

二号垢象方èrhàogòuxiàngfāng　《杂病源流犀烛·内伤外感门》卷二十一方。即薄荷汤。见该条。

二合èrhé　经脉的表里关系组合。出《灵枢·经别》。指足少阳与足厥阴经别相合而言。

二和丹èrhédān　《杂病源流犀炷·脏腑门》卷四方。即来复丹。见该条。

二花秧èrhuāyāng　中药材。见《河南中药手册》。为忍冬藤之别名。详该条。

二黄膏èrhuánggāo　《证治准绳·疡医》卷一方。黄柏、大黄各等分。为末，醋调搽患处，如干，以水调之。治一切肿毒。

二黄汤èrhuángtāng　《医学正传》卷二引东垣方。黄芩（酒炒）、黄连（酒炒）、生甘草各等分。上药细切，每服三钱，水煎，徐徐温服。如未退，用牛蒡子不拘多少，水煎，入芒硝等分，食后时时少与，取大便通利为度。功能泻实火，解热毒。治上焦火盛，头面肿大，目赤肿痛，心胸烦热，咽喉、口舌火盛及生疮毒等证。阳明口渴，加石膏、葛根；少阳口渴，加栝楼根；头痛，加酒黄芩；身痛，加羌活、桂枝、防风、芍药。

二火èrhuǒ　❶指肝、心之火。《素问·逆调论》：“肝一阳也，心二阳也，肾孤藏也，一水不能胜二火，故不能冻栗。”❷指肺、心之火。《素问·示从容论》：“夫二火不胜三水，是以脉乱而无常也。”王冰注：“二火，谓二阳脏；三水，谓三阴脏。二阳脏者，心肺也，以在膈上故。三阴脏者，肝、脾、肾也，以在膈下故。然三阴之气，上胜二阳，阳不胜阴，故脉乱而无常也。”

二加减正气散èrjiājiǎnzhèngqìsǎn　《温病条辨》卷二方。藿香梗、茯苓皮、木防己、薏苡仁各三钱，陈皮、厚朴、大豆黄卷各二钱，通草一钱五分。水煎，分三次服。功能化湿和中，清热通络。治湿郁三焦，脘闷便溏，身痛，苔白，脉象模糊。

二甲复脉汤èrjiǎfùmàitāng　《温病条辨》卷三方。炙甘草、干地黄、生白芍药各六钱，麦冬（不去心）、生牡蛎各五钱，阿胶、火麻仁各三钱，生鳖甲八钱。水煎，分三次服。功能育阴潜阳。治温病热邪深入下焦，脉沉数，舌干齿黑，但觉手足蠕动，欲成痉厥者。

二间èrjiān　经穴名，代号 LI2。出《灵枢·本输》。别名间谷。属手阳明大肠经。荥（水）穴。在手指，第 2 掌指关节桡侧远端赤白肉际处。布有桡神经的指背神经，正中神经的指掌侧固有神经，桡动、静脉的指背及指掌侧固有动、静脉。主治咽喉肿痛，齿痛，鼻衄，目昏，口㖞，颔肿，热病等。直刺 0.2～0.3 寸。艾炷灸 3 壮，或艾条灸 5～10 分钟。

二交èrjiāo　阴交、阳交两穴的合称。详见“二陵”条。

二金散èrjīnsǎn　❶《圣济总录》卷一百三十二方。鸡内金、郁金各等分。为末，先用盐汤嗽净口，次用药上之。治含腮疮，症见腮颊生疮，初起如痘，逐渐蚀透腮颊。❷《幼幼新书》卷三十三引张涣方。黄连、黄柏各一钱。为粗末，乳汁浸一夜，焙干，每次少许，以新绵裹，用荆芥煎汤浸温热，时时洗之。治小儿胎赤，症见眼睑赤烂，经久不愈。

二金汤èrjīntāng 《温病条辨》卷二方。鸡内金、海金沙各五钱，厚朴、大腹皮、猪苓各三钱，白通草二钱。水煎，分三次温服，治湿热黄疸，因失治而为肿胀者。

二利丸èrlìwán 《外台秘要》卷二十方。即葶苈丸第一方。见“葶苈丸”条。

二连四物汤èrliánsìwùtāng 即四物二连汤。见该条。

二〇四胃药èrlíngsìwèiyào 即安胃片。见该条。

二陵èrlíng 阴陵泉、阳陵泉两穴的合称。《针经指南·标幽赋》：“二陵、二跷、二交，似续而交五大。”杨继洲注：“二陵者，阴陵泉、阳陵泉也；二者，阴、阳也；二交者，阴交、阳交也。续，接续也。五大者，五体也。言此六穴，递相交接于两手两足并头也。”

二龙摆尾èrlóngbǎiwěi 小儿推拿方法名。见《幼科推拿秘诀》。详“双龙摆尾”条。

二龙戏珠èrlóngxìzhū 小儿推拿方法。用于治疗惊风抽搐等症。❶一手握住小儿腕部，另一手的拇、食、中指夹住小儿食、无名指做屈伸摇摆活动（见《厘正按摩要术》）。❷揉捏或牵拉小儿两耳耳轮（见《小儿按摩经》）。❸用两手小指分别掐住小儿治疗部位的两旁，两手食、中指分别并拢，在治疗部位上一前一后做来回推动（见《小儿推拿方脉活婴秘旨全书》）。❹用食、中两指指端在小儿前臂屈侧部正中，交替向前按压，自总筋穴起直至肘横纹处（见《幼科推拿秘书》）。

二妙散èrmiàosǎn 《丹溪心法》卷四方。炒黄柏、苍术（米泔浸炒）各等分。为末，每服二钱，水煎入姜汁调服。功能清热燥湿。治湿热下注，筋骨疼痛，脚膝无力，或足膝红肿，或带下黄白量多。近代常用于风湿性关节炎、阴囊湿疹等证属湿热者。若有气虚，加补气药；血虚，加补血药；痛甚者，加生姜汁，热服；表实气实者，加酒少许佐之；有痰热者，先以舟车丸或导水丸、神芎丸下伐，后以趁痛散服之。方中黄柏苦寒清热，苍术苦温燥湿。二药合用，使湿去热清，诸症自除。本方早见于《世医得效方》卷九，名苍术散，治证相同。

二妙丸èrmiàowán 《类证治裁》卷一方。即二妙散作水丸。治证同。见“二妙散”条。

二母二陈汤èrmǔ'èrchéntāng 《症因脉治》卷二方。知母、贝母、半夏、白茯苓、陈皮、甘草。水煎服。功能清热润燥，降火化痰。治燥咳发热唇焦，烦渴引饮，喘咳短息，时作时止，吐咯难出。

二母宁嗽汤èrmǔníngsòutāng 《古今医鉴》卷四方。知母（去毛）、贝母（去心）各一钱半，黄芩、栀子仁各一钱二分，生石膏二钱，桑白皮、茯苓、瓜蒌仁、陈皮各一钱，枳实七分，五味子十粒，生甘草三分。为粗末，加生姜三片，水煎，临卧服。功能清泻肺胃，化痰止咳，治因伤酒食，胃火上炎，冲逼肺金，以致咳嗽吐痰，经旬不愈者。

二母宁嗽丸èrmǔníngsòuwán 即二母宁嗽汤作蜜丸。治证同。见“二母宁嗽汤”条。

二母散èrmǔsǎn ❶《妇人良方大全》卷二十二方。又名知母饮、二母汤。知母、贝母、茯苓、人参各半两，桃仁（去皮尖）、杏仁（去皮尖）各一分。为粗末，每服三钱，水煎服。治产后恶露上攻，流入肺经，咳嗽痰喘，或觉腹痛者。❷《急救仙方》卷六。知母、贝母各等分。为细末，临睡米汤调服。治喘急痰盛，或肺热燥咳，或咳嗽痰多黄稠者。如喘急甚，加苦葶苈末；久嗽不止，加马兜铃末。

二母石膏汤èrmǔshígāotāng《症因脉治》卷二方。知母、川贝母、石膏。水煎服。功能清热润燥化痰。治外感燥痰咳嗽。

二母汤èrmǔtāng 《验方新编》卷九方。即二母散第一方作汤剂。治证同。见“二母散”条。

二气丹èrqìdān ❶《太平惠民和剂局方》卷五方。硫黄末、肉桂末各一分，炮姜末、朱砂（研，为衣）各二钱，炮附子末半两。研匀，面糊为丸，梧桐子大，每服三十丸，空腹食前，煎艾汤放冷送下。功能助阳消阴，正气温中。治内虚里寒，冷气攻击，心胁脐腹刺痛，泄利无度，呕吐不止，自汗时出，小便不禁，阳气渐微，手足厥冷及伤寒阴证，霍乱转筋，久下冷痢，少气羸困，一切虚寒痼冷等症。❷《济生方》卷三方。硝石、硫黄各等分。为末，文武火炒令鹅黄色，再研细，糯米糊为丸，梧桐子大，每服四十丸，不拘时新汲水送下。治伏暑伤冷，二气交错，中脘痞闷，或头痛恶心。

二气双调散èrqìshuāngtiáosǎn 《医醇賸义》卷二方。人参、茯苓、当归身、牛膝各二钱，山药、枸杞子、肉苁蓉各三钱，陈皮、砂仁各一钱，半夏、青皮（蜜水炒）各一钱五分，沉香（人乳磨冲）五分。水煎服。治关格。

二跷èrqiāo ❶指阴、阳两跷脉的联称。❷指阴、阳两跷脉起始部的穴位，即照海、申脉。参见“二陵”条。

二人上马èrrénshàngmǎ 推拿穴位名。出陈氏《小儿按摩经》。能利尿、通淋、清神、顺气、散结。❶位于手背第4与第5掌骨小头之间。《小儿推拿方脉活婴秘旨全书·掌背穴图》：“二人上马，在小指下里侧，对兑边是穴，治小便赤涩，清补肾水。”❷又名上马。一手有二穴，位于手掌面第5掌指关节处横纹和第5掌骨底处。《幼科推拿秘书·推拿手法》：“二人者，我之大、食二指也。上马者，以我大指尖，按儿神门外旁；又以我食指尖，按儿小指根横纹旁；掐之，清补肾水，治小肠诸气，最效。”

二仁丸èrrénwán 《校注妇人良方》卷八方。杏仁（去皮、尖，面炒黄）、麻仁（另研）、枳壳（去瓤，面炒为末）、诃子（炒，去核，为末）各等分。为末，炼蜜为丸，梧桐子大，每服二十至三十丸，温水送下。若未利，则增量。功能疏风润肠通便。治风搏肺脏，传于大肠，津液干燥，致成风秘，大便燥结者。

二如亭群芳谱·药谱èrrútíngqúnfāngpǔ yàopǔ 本草著作。又名《群芳谱·药谱》。3卷。明代王象晋约撰于17世纪初。本书为《二如亭群芳谱》“利部”第3～5册。卷首列有《本草纲目》夏良心、董思白二序，李时珍及张鼎思之“论药”“本草源流”等。《药谱》正文共收药物54种，另附15种。每种除记其别名、产地、形态、功用外，大多有种植、修治、制用、辨讹、服食、疗治（单方）和典故等项的记述，内容虽简于《本草纲目》，但也补充了一些新资料。现存多种明清刻本。

二扇门èrshànmén 推拿穴位。用掐、揉法，有发汗等作用。❶位于手背第2掌骨小头尺侧。《针灸大成》卷十：“掐两扇门，发脏腑之汗，两手掐揉，平中指为界，壮热汗多者，揉之即止。又治急惊，口眼㖞斜。”❷位于手背第4与第5掌骨小头之间（见《幼科推拿秘书》）。❸一手有二穴，位于手背第3掌骨小头两旁（见《小儿推拿秘诀》）。

二参汤èrshēntāng 《外科大成》卷三方。人参、玄参各等分。水煎服。治胃经虚火，牙龈腐烂，淡血渗流不已者。

二参丸èrshēnwán 《圣济总录》卷九十二方。人参、菟丝子（酒浸一夜，另捣）各半两，肉桂、煅牡蛎、山茱萸、黄柏（蜜炙）、细辛、炮附子、苦参各三分，麦冬、泽泻各一两，炮姜、干地黄各一分。为末，炼蜜为丸，梧桐子大，每服三十丸，空腹温酒送下。治虚劳，小便余沥，尿精。

二神散èrshénsǎn ❶《仁斋直指方论》卷十六方。海金沙七钱，滑石五钱。为细末，每服二钱半，加灯心、木通、麦冬，新汲水煎，入蜜少许，食前服。治诸淋急痛。❷《证治准绳·幼科》集六方。丁香九粒，煨干姜一钱。为末，每服五分，白水送下，盖被片时。治小儿痘疮伤冷，体寒肢冷，腹痛，口气冷，难发难壮者。

二神丸èrshénwán 《普济本事方》卷二方。炒补骨脂四两，肉豆蔻二两。为细末，用大枣四十九个、生姜四两切片同煮，枣烂去姜，取枣肉研为膏，入药和杵为丸，梧桐子大，每服三十丸，盐汤送下。治脾胃虚弱，全不进食。

二生膏èrshēnggāo 《古今医鉴》卷十六引卢诚斋方。鲜生地一斤，生姜四两。捣烂，入糟一斤，同炒匀，乘热以布裹罨伤处，冷即易之。治跌损手足。

二生散èrshēngsǎn 《疡医大全》卷十七方。生明矾、生雄黄各等分。为细末，喉闭吹入，日三次；疮毒醋调或凉水调敷。治喉闭，吹乳，痈肿，恶疮。

二圣救苦丹èrshèngjiùkǔdān 即二圣救苦丸。见该条。

二圣救苦丸èrshèngjiùkǔwán 《万病回春》卷二方。又名二圣救苦丹。生大黄一斤，皂角（去皮弦，微炒）四两。为细末，水泛为丸，每服三钱，弱者减服，白水送下。功能开窍泻火。治天行时气，邪气入里，头痛壮热及小儿瘟疫。

二圣散èrshèngsǎn ❶《素问病机气宜保命集》卷中方。大黄半两，皂角刺（烧灰）三钱。大黄煎汤调服皂角刺灰。功能疏泄血中风热。治大风疠疾。❷《证治准绳·幼科》集六方。雄黄二钱，紫草三钱。为末，先以针挑破痘疔，用油胭脂调点。治痘疔。❸《证治准绳·类方》第八册方。羌活、炮白附子各一两。为细末，用猪、羊肾各一只，切片，每只入药末五分，不着盐，湿纸裹煨熟，五更初温酒嚼下，续吃粥压之。治耳内流脓水。❹《疡医大全》卷十七方。僵蚕二钱，苦参三钱。为细末，吹喉。治痧痘咽喉肿痛。❺《证治准绳·幼科》集四方。即蓝根散第一方。见“蓝根散”条。

二圣丸èrshèngwán 《小儿药证直诀》卷下方。川黄连（去须）、黄柏（去粗皮）各一两。为细末，将药末入猪胆内，用汤煮熟，丸如绿豆大，每服二三十丸，米饮送下。量儿大小加减，频服，不拘时。治小儿脏腑不调，时或泄泻，日久不愈，羸瘦成疳。

二十八会èrshíbāhuì 指二十八经脉会合之处。手足十二经左右共二十四脉，加任脉、督脉、阳脉、阴脉共二十八脉。《灵枢·玉版》：“经脉二十八会，尽有周纪。”马莳注：“二十八会者，手足十二经左右相同，共有二十四脉，加以两、督、任，共为二十八会也。”

二十八脉èrshíbāmài ❶常见的 28 种脉象。即浮、沉、迟、数、滑、涩、虚、实、长、短、洪、微、紧、缓、弦、芤、革、牢、濡、弱、散、细、伏、动、促、结、代、大（一作疾）。❷28 条经脉。《灵枢·五十营》：“人经脉上下左右前后二十八脉”。指左右手足 24 条经脉、任脉、督脉、阴跷脉、阳跷脉。

二十八宿èrshíbāxiù 我国古代天文学家将全天的恒星分为二十八宿和其他星座。二十八宿是东方的角、亢、氐、房、心、尾、箕七宿，南方的井、鬼、柳、星、张、翼、轸七宿，西方的奎、娄、胃、昴、毕、觜、参七宿，北方的斗、牛、女、虚、危、室、壁七宿。二十八宿多有别名，如氐宿亦名天根；房宿亦名天驰，或称房驰；心宿亦名商星，或称大火等。

二十号损象方èrshíhàosǔnxiàngfāng 《杂病源流犀烛·内伤外感门》卷二十一方。即圆红散。见该条。

二十九号升象方èrshíjiǔhàoshēngxiàngfāng 《杂病源流犀烛·内伤外感门》方。即苏木散。见该条。

二十六号豫象方èrshíliùhàoyùxiàngfāng《杂病源流犀烛·内伤外感门》卷二十一方。刘寄奴、荆芥、红花、茜草、牡丹皮、赤芍药各一钱，乌药五钱，香附三分，蒺藜八分。水煎服。治蛔结痧，痧毒入胃则吐蛔，或蛔结大肠则腹痛，不大便，或蛔从大便而出。

二十七气èrshíqīqì 指经络之气。人身十二经脉、十五络脉共二十七气。这些经络之气循行于人体上下手足之间，从井穴开始，入合于内，流注五输，最后汇于脏腑，循环不已。《灵枢·九针十二原》：“经脉十二，络脉十五，凡二十七气……二十七气所行，皆在五腧也。”

二十三号中孚方èrshísānhàozhōngfúfāng 《杂病源流犀烛·内伤外感门》卷二十一方。即红花汤。见该条。

二十三蒸èrshísānzhēng 古病名。古代 23 种蒸病的总称。《诸病源候论·虚劳骨蒸候》：“二十三蒸：一胞蒸，小便黄赤；二玉房蒸，男则遗沥漏精，女则月候不调；三脑蒸，头眩闷热；四髓蒸，髓沸热；五骨蒸，齿黑；六筋蒸，甲焦；七血蒸，发焦；八脉蒸，脉不调；九肝蒸，眼黑；十心蒸，唇焦；十一脾蒸，舌干；十二肺蒸，鼻干；十三肾蒸，两耳焦；十四膀胱蒸，右耳偏焦；十五胆蒸，眼白失色；十六胃蒸，舌下痛；十七小肠蒸，下唇焦；十八大肠蒸，鼻右孔干痛；十九三焦蒸，亦杂病，乍寒乍热；二十肉蒸；二十一肤蒸；二十二皮蒸；二十三气蒸，遍身热。凡诸蒸患，多因热病患愈后，食牛羊肉及肥腻或酒或房触犯而成此疾。”参见“蒸病”条。

二十四号渐象方èrshísìhàojiànxiàngfāng 《杂病源流犀烛·内伤外感门》方。即陈皮厚朴汤。见该条。

二十四节气èrshísìjiéqì 农历推算四季气候而划分的 24 个时间阶段。《素问·六节藏象论》：“五日谓之候，三候谓之气，六气谓之时，四时谓之岁。”谓五日为一候，三候为一节气，一年有二十四节气，七十二候。每一季节有 6 个节气，4 个季节组成一岁。每一节气表示四季气候变更的一个阶段。一年二十四节气，按顺序为立春、雨水、惊蛰、春分、清明、谷雨、立夏、小满、芒种、夏至、小暑、大暑、立秋、处暑、白露、秋分、寒露、霜降、立冬、小雪、大雪、冬至、小寒、大寒。

二十四脉èrshísìmài 常见的 24 种脉象。《脉经》载述浮、芤、洪、滑、数、促、弦、紧、沉、伏、革、实、微、涩、细、软、弱、虚、散、缓、迟、结、代、动等 24 种脉象的形状，称为“二十四脉。”后世增入濡、短、长、牢、疾五脉并减去软脉，称为“二十八脉”。参见该条。

二十四症èrshísìzhèng 中药材。见《广西实用中草药新选》。为山蒟之别名。详该条。

二十五变èrshíwǔbiàn ❶五脏的大小、高低、坚脆、端正、偏斜和六腑的大小、长短、厚薄、结直、缓急等各为二十五变。《灵枢·本脏》：“五脏者固有大小、高下、坚脆、

E

端正、偏倾者，六腑亦有大小、长短、厚薄、结直、缓急。凡此二十五者，各不同。”古人以六腑配五脏，其中肾合膀胱、三焦，故六腑亦云二十五变。❷五行和五音因人的禀赋不同，分25种类型。《灵枢·阴阳二十五人》：“五形之人二十五变者，众之所以相欺者是也。”

二十五周èrshíwǔzhōu　古人认为卫气有规律地运行于全身，每天按一定的循行路线往复运转50周次，白天25周次，夜间25周次。《灵枢·卫气行》：“故卫气之行，一日一夜五十周于身，昼日行于阳二十五周，夜行于阴二十五周，周于五脏。”

E

二十一号暌象方èrshíyīhàokuíxiàngfāng《杂病源流犀烛·内伤外感门》卷二十一方。即救苦丹第2方。见救苦丹条。

二味拔毒散èrwèibádúsǎn《医宗金鉴·外科心法要诀》卷六十二方。雄黄、白矾各等分。为末，茶水调敷患处。治风湿诸疮，红肿痛痒，疥疮等症。

二味黑锡丹èrwèihēixīdān　即黑锡丹第2方。见“黑锡丹”条。

二味参苏饮èrwèishēnsūyǐn《正体类要》卷下方。即参苏饮第2方。见“参苏饮”条。

二仙丹èrxiāndān《疡医大全》方。❶卷七方。穿山甲七片，牛皮胶四两。同放新瓦上烧存性，研细末，好酒调服，任量饮醉，出汗为度。治发背初起。❷卷十八方。枳壳（每个切两开去穰，装入斑蝥七个，去翅足，仍将两片合住，以线十字扎紧，再以醋煮五炷香，必要时多加醋煮透，冷定解去线，拣去斑蝥，只将枳壳切片阴干）、紫背天葵（如无以九头狮子草代之）各一斤。为细末，将煮枳壳多余醋打糊为丸，梧桐子大，每服五十丸，酒或水送下。治瘰疬。

二仙胶èrxiānjiāo《杂病源流犀烛·脏腑门》卷八方。即龟鹿二仙胶。见该条。

二仙汤èrxiāntāng《中医方剂临床手册》方。又名仙茅汤。仙茅、淫羊藿各9～15g，当归、巴戟天各9g，黄柏、知母各4.5～9g。水煎，分二次服。功能温肾阳，补肾精，泻肾火，调理冲任。治下元虚衰，虚火上炎之更年期综合征、高血压、闭经、肾炎、肾盂肾炎、尿路感染，以及其他慢性疾病见肾阴、肾阳不足而虚火上炎者。本方的配伍特点是壮阳药与滋阴药同用，以针对阴阳俱虚于下而又有虚火上炎的证候。方中以仙茅、淫羊藿、巴戟天温肾阳，补肾精；黄柏、知母泻相火而滋肾阴；当归温润养血而调冲任。实验研究表明，该方对高血压有显著降压作用。

二鲜饮èrxiānyǐn　❶《医学衷中参西录》方。鲜茅根、鲜藕各120g。煮汁常常饮用。功能清热养阴，凉血止血。治虚劳，痰中带血。若大便滑者，茅根宜减半，再用生山药细末两许，调入药中，煮作茶汤饮用。方中茅根善清虚热而不伤脾胃，藕善化瘀血而兼滋新血，合为滋养真阴之妙品。❷《蒲辅周医疗经验》方。鲜芦根90g，鲜竹叶30g。水煎服。功能清热生津，止渴除烦。治外感热病，肺胃津伤，不能达热外出，发热不退，烦渴者。

二贤散èrxiánsǎn《证治准绳·类方》第二册方。橘红一斤，甘草四两，盐半两。水煮烂，晒干为末，淡姜汤调服。治积块少食。若有块，加姜黄半两同前药煮；气滞，加香附二两同前药煮；气虚，加沉香半两于药末中同研；噤口痢，加莲子肉二两于药末中同研。本方早见于《是斋百一选方》卷五，但无方名。

二辛煎èrxīnjiān《景岳全书·新方八阵》卷五十一方。细辛三钱，生石膏一两。水煎，乘热频漱。治阳明胃火，牙龈、口舌肿痛。

二阳èryáng　指阳明。《素问·阴阳类论》：“所谓二阳者，阳明也。”《素问·阴阳别论》：“二阳之病发心脾。”王冰注：“二阳，谓阳明大肠及胃之脉也。”

二阳并病èryángbìngbìng　病名。指太阳证未解而阳明证已见。《伤寒论·辨太阳病脉证并治中》：“二阳并病，太阳初得病时，发其汗，汗先出不彻，因转属阳明，续自微汗出，不恶寒。若太阳病证不罢者，不可下，下之为逆，如此可小发汗。”又《辨阳明病脉证并治》：“二阳并病，太阳证罢，但发潮热，手足汗出，大便难而谵语者，下之则愈，宜大承气汤。”《伤寒全生集·伤寒合并病论》：“太阳阳明并病一证，若并未尽，仲景所谓太阳证不罢，面色赤，阳气怫郁在表，不得发越，烦躁短气是也。是传未尽，尚有表证，法当汗之，麻黄桂枝各半汤。若并之已尽，是为传过，仲景所谓太阳证罢，潮热，手足汗出，大便硬而谵语，法当下之，以承气汤。”《景岳全书·伤寒典》：“如太阳先病，发热头痛而后见目痛鼻干不眠等证者，此太阳并于阳明也。”《医宗金鉴·伤寒心法要诀》：“二阳，谓太阳阳明并病也。汗不彻，谓邪在太阳发汗未彻又传阳明也。面赤，谓邪犹怫郁于太阳阳明之表未并阳明之腑。宜大青龙汤解两经之热也。”《伤寒溯源集·并病证治第十六》：“二阳，太阳阳明也。并病者，谓太阳虽受邪，虽已传入阳明，而太阳仍未罢，两经俱病也……两经之邪，有偏盛于太阳者，治法亦当以太阳为主，未可轻治阳明也。”又：“太阳证已罢，但有潮热手足汗出，大便难而谵语等阳明胃实诸证，应以阳明为治而当下。”参见“并病”条。

二阳三阴èryángsānyīn　阳明为二阳，太阴为三阴。《素问·阴阳类论》：“二阳三阴，至阴皆在，阴不过阳，阳气不能止阴。阴阳并绝，浮为血瘕，沉为脓胕。”马莳注：“二阳者，足阳明胃经也。三阴者，手太阴肺经也。”

二阳一阴èryángyīyīn　❶阳明为二阳，厥阴为一阴。《素问·阴阳类论》：“二阳一阴，阳明主病。”王冰注：“一阴，厥阴肝木也。二阳，阳明，胃土气也，木土相薄，故阳明主病也。”❷刺寒厥的一种方法。《灵枢·终始》：“刺寒厥者，二阳一阴。”刺寒厥要达到使阳气盛而阴邪退的目的，当刺阳经2次，用补法；刺阴经1次，用泻法。

二叶èryè　中药材。见《中国药用植物志》。为白花蛇舌草之别名。详该条。

二阴èryīn　❶指少阴。《素问·大奇论》：“二阴急，为痫厥。”张景岳注：“二阴，少阴也……脉急者为风寒，邪乘心肾，故为痫为厥。”❷指前阴、后阴。《素问·金匮真言论》：“开窍于二阴。”《素问·五常政大论》：“肾主二阴。”

二阴二阳 èryīn' èryáng　少阴为二阴，阳明为二阳。《素问·阴阳类论》：“二阴二阳，病在肺，少阴脉沉，胜肺伤脾，外伤四肢。”王冰注：“二阴谓手少阴心之脉也，二阳亦胃脉也，心胃合病，邪上下并，故内伤脾，外伤肺也。”

二阴煎èryīnjiān《景岳全书·新方八阵》卷五十一方。生地黄、麦冬各二至三钱，酸枣仁二钱，生甘草一钱，黄连一至二钱，玄参、茯苓、木通各一钱半。加灯心二十根（或用竹叶），水煎，食远服。功能清心泻火，养阴宁神。治心经有热，水不制火，惊狂失志，多言多笑；或痘疹烦热，失血等症。若痰热甚者，加胆南星一钱，天花粉一钱五分。

二阴一阳 èryīnyīyáng ❶少阴为二阴，少阳为一阳。《素问·阴阳类论》："二阴一阳，病出于肾。"指阴胜于阳，肾水上凌。马莳注："此言肾与三焦为病者，肾胜而三焦负也。二阳者，足少阴肾经也。一阳者，手少阳三焦也。"❷刺热厥的一种方法。《灵枢·终治》："刺热厥者，二阴一阳。"谓阴经针刺2次，用补法；刺阳经1次，用泻法。

二之气 èrzhīqì 主六气之第二气。出《素问·六微旨大论》。为少阴君火之气，主春分后60日又87.5刻。亦即由春分至小满，其中包括清明、谷雨、立夏3个节气。参见"主气"条。

二至丸 èrzhìwán ❶《重订严氏济生方》方。鹿角、麋角各二两，炮附子、桂心、炒补骨脂、炒杜仲、鹿茸（酒蒸焙）各一两，青盐半两。为末，酒糊为丸，梧桐子大，每服七十丸，空腹用胡桃肉细嚼，以盐酒或盐汤送下。功能补肾强腰。治老人、虚弱人肾气虚损，腰痛不可屈伸。若恶热药去附子，加肉苁蓉（酒浸微火炙）一两。❷《医便》方。女贞子、旱莲草各等分。女贞子冬至时采，阴干，蜜酒拌蒸，过一夜，粗袋擦去皮，晒干为末；旱莲草夏至时采，捣汁熬膏和前药为丸（一方加桑椹为丸，或桑椹熬膏为丸）。每服三钱，临卧酒送下。功能补肝益肾。治肝肾不足，头目昏花，须发早白，腰背酸痛，下肢痿软等。

二术二陈汤 èrzhú' èrchéntāng 《张氏医通》卷十六方。姜半夏、茯苓、陈皮、炙甘草、白术（姜汁拌晒）、苍术（麻油拌炒）、生姜、乌梅肉。水煎，空腹服。功能燥湿化痰，健脾和胃。治脾虚痰盛不运。

二术煎 èrzhújiān 《景岳全书·新方八阵》卷五十一方。炒白术二至三钱，苍术（米泔浸）、茯苓、干姜（炒黄）各一至二钱，芍药（炒黄）二钱，炒陈皮、炒泽泻各一钱半，厚朴（姜汤浸炒）、炙甘草各一钱，木香六至七分。水煎，食远服。治肝强脾弱，气泄、湿泄等证。

二术散 èrzhúsǎn 《证治准绳·类方》第七册方。蝉蜕、龙胆（酒炒）、黄连（酒炒）、枸杞子、炒苍术、地骨皮、炒白术、牡丹皮各等分。为细末，每服一钱，食后荆芥煎汤调下。治睑硬睛疼。

二浊 èrzhuó 病名。即浊病。见《杂病源流犀烛·五淋二浊源流》。因浊病有白浊、赤浊之不同，故名。亦称赤白浊。参见"赤白浊""浊""便浊""精浊"条。

-F-

fa

发fā　病证名。出《刘涓子鬼遗方》卷一。泛指面积较大、证情较重之体表痈疽。因发病部位、病因及病情不同而名称各异，如乳发、足背发、环项发等。证治见各条。另见“发 fà”条。

发瘢伤寒fābānshānghán　病证名。指伤寒见发瘢的疾患。《伤寒括要·伤寒总论》：“伤寒发斑，因当汗不汗，当下不下，或未当下而早下，则热蕴于胃而发斑也。”《重订通俗伤寒论·发斑伤寒》：“凡斑既出，脉洪滑有力，手足温而神识清爽者，病势顺而多吉；脉沉弱无神，四肢厥而神识昏沉者，病势逆而多凶。”《伤寒辨证·发斑》：“凡斑欲出未出之际，且与葛根升麻汤，以透其毒，甚则升麻汤加犀角、黑参。若斑已出，不宜再行升发，始发又不宜便下。恐毒内陷也。如热盛脉洪数，烦渴者，人参化斑汤主之；如热毒内甚，心烦不得眠，错语呻吟者，以黄连解毒汤加黑参、升麻、大青主之；若斑发已尽，外热稍退，内实不大便，谵语，小剂凉膈散或大柴胡汤微下之。”详见“阳证发瘢”“阴证发瘢”条。

发背fābèi　病名。为有头疽生于脊背者。见《刘涓子鬼遗方》卷三。脏腑俞穴皆在背部，故本病多因脏腑气血不调，或火毒内郁，或阴虚火盛凝滞经脉，使气血壅滞不通而发。又因发病部位不同而有上发背、中发背、下发背。后世又有上搭手、中搭手、下搭手之分。因形态不同而有莲子发、蜂窝发之称。证治同有头疽。见各条。

发背膏药fābèigāo · yao　《串雅内编》卷二方。乳香（去油）、没药（去油）、血竭、儿茶、银朱、铅粉、铅丹各四两，铜绿三钱。为细末，按患处大小，取油纸一张，以针刺多数小孔，再取药粉五钱，以麻油调摊纸上，另取油纸一张复盖，周围用线缝好，贴患处。功能化腐生新止痛。治发背。

发背瘤fābèiliú　病名。即生于上臂外侧的瘤。见清代高梅溪《外科图说》卷三。

发臂毒fābìdú　病名。出《疮疡经验全书》卷三。即肘后痈。见该条。

发表不远热fābiǎobùyuǎnrè　用药法则。指表寒证需用辛温药发汗，虽值炎热季节，亦不必避忌。《素问·六元正纪大论》：“发表不远热，攻里不远寒。”

发表温经fābiǎowēnjīng　汗法之一。解表药与温通经脉药物并用，以散邪温经的治法。如患者平素阳虚，感受风寒，邪入经络，气血运行不利，症见恶寒发热，头身疼痛，腰腿痛，手足凉，苔白，脉濡，用当归四逆汤，发表温经散寒。又如治疗少阴兼太阳表证，选用麻黄细辛附子汤，方中麻黄发太阳表寒，附子温少阴之经，细辛温散，组成发表温经的方剂。

发陈fāchén　生机勃发，推陈出新。《素问·四气调神大论》：“春三月，此谓发陈，天地俱生，万物以荣。”张志聪注：“春阳上升，发育万物，启故从新，故曰发陈。”

发搐fāchù　病证名。见《小儿药证直诀》卷下。小儿热盛生风，欲为惊搐，血气未实，不能胜邪，故发搐。大小便依度，口中气热，当发之。用大青膏。

发耳fā'ěr　病名。多由热毒邪火上炎所致。《疮疡经验全书》卷二：“其疮生于耳边，又名热毒发疽。五六月间，渐长如蜂窠，皮紫者亦热，诸处如火烧，痛不可忍，十日可刺。”治宜泻火解毒、清热消肿。可选用仙方活命饮、普济消毒饮、五味消毒饮等加减。即耳发。详该条。

发风丹fāfēngdān　病名。即风丹。详该条。

发汗fāhàn　❶治法。即汗法。详该条。❷药物炮制方法之一。即对某些药物，特别是某些果实类药物，用火炒过以后，令其果实中的液汁成分排泄出来，如人之发汗一样，从而达到干燥或除去有毒物质的作用。如对于花椒，《局方》记载：“微炒过，隔纸铺在地上，以盏盖，令汗出，方入药。”《本草正义》也记载：“闭口者，炒出汗以去毒。”

发汗法fāhànfǎ　治法。即汗法。详该条。

发汗禁例fāhànjìnlì　指使用发汗法的禁忌证。包括内伤元气不足，发热头痛，证似外感，但患者鼻不塞，声音不重，疲倦无力，脉虚弱；阴虚内热，午后发热较重，脉细数无力；伤食病胸脘胀闷，泛酸，嗳出腐臭的气味，身热、脉滑；内有寒痰，手足寒冷，脉沉滑；脚气病肿胀；风湿初起，恶寒发热；湿温、暑证身热自汗；少阳病往来寒热，胸胁痞胀，口苦咽干目眩；失血、淋证、疮疡；妇女月经适来；发瘢。参见“伤寒不可汗”条。

发汗散fāhànsǎn　《串雅内编》卷一方。绿豆粉、麻黄、甘草各等分。为细末，每服一钱，冲服。治感冒风寒，发热恶寒，头痛无汗者。

发黄fāhuáng　病证名。出《诸病源候论》卷二十七。多因火盛血燥或久病气血亏损，导致毛发色黄不泽。治宜滋肾凉血。内服草还丹。外用菊花散煎水洗发。

发火汤fāhuǒtāng　《辨证录》卷四方。柴胡、甘草、神曲、炒栀子、远志各一钱，茯神、炒酸枣仁、当归各三钱，陈皮三分，白芥子、白术各二钱，广木香五分。水煎服。治火郁，胁、腹、胸、背、面目、四肢填塞愤懑，时而呕逆，咽喉肿痛，口干舌苦，胃脘上下忽时作痛，或腹中暴痛，目赤头晕，心热烦闷，懊侬善暴死，汗濡皮毛，痰多稠浊，两颧红赤，身生痱疮。

发酵fājiào　药物炮制方法。药物经过一定处理后，在适宜的温度和湿度下，借助霉菌和酶的催化分解作用，发酵、生衣，至一定程度取出，干燥处理，成为所需药物。如六神曲、半夏曲、红曲米等。

发惊fājīng　病证名。即小儿惊。出《诸病源候论》。详“小儿惊”条。

发惊潮搐fājīngcháochù　病证名。出《儒门事亲》。指小儿三五岁或至十余岁，突然发生惊怖，目瞪喘急，涎如拽锯，不省人事，抽搐如潮发作。其症轻则为惊吊，重则为痫病。似即原发性癫痫。

发历疽fālìjū　病名。出《外科启玄》卷六。即蠹疽。见该条。

发落海fāluòhǎi　中药材。见《滇南本草》。即法罗海。详该条。

发眉fāméi　病名。见《疡医准绳》卷三。即眉疽。见该条。

发眉疮fāméichuāng　病名。见《疮疡经验全书》卷二。多由心肝二经热毒上攻，蕴结不散所致。发于眉至额部，初起肿胀，色黑质硬，剧痛；甚则闷乱呕逆，溃烂成疮。治宜泻火解毒。内服清瘟败毒散，外敷止痛拔毒膏。

发眉疽fāméijū　病名。出《疡医大全》卷一。即眉疽。见该条。

发蒙fāméng　古刺法名。五节刺之一。《灵枢·刺节真邪》："发蒙者，刺府输，去府病也。"是指六腑疾患取用六阳经的穴位予以治疗。亦有指取用三阳经的五输穴者。该篇还指出：耳无所闻，目无所见者，取用听宫穴，即属本法。所谓开蒙发聩，当即指此。

发脑fānǎo　病名。出《太平圣惠方》卷六十二。指有头疽生于玉枕或风池穴处者。由热毒上壅所致，忌灸。余证治同有头疽。参见该条。

发泡fāpào　外治法之一。亦称起泡、提泡。用具有刺激性的药物，敷贴于特定部位上，使之发疱的治法。如朱砂巴豆膏敷印堂穴治白喉；斑蝥研粉，放于小膏药中心，贴项两侧（患左贴右，患右贴左）治急性扁桃体炎（贴后三四小时起疱，以消毒针挑破，挤出黄水，涂以红汞）。

发泡灸fāpàojiǔ　用艾炷烧灼或用刺激性药物敷贴穴位使局部皮肤发疱的治疗方法。水疱一般不必挑破，可任其自然吸收。适用于疟疾，头痛，黄疸，神经性皮炎等。

发疱疗法fāpàoliáofǎ　治法。即发泡灸。详见"化脓灸""药物发泡灸"各条。

发泉fāquán　见《医说》。指指缝中因瘙痒，成疮，血溅出不止者。

发热fārè　症名。出《素问·气交变大论》。指体温高出正常标准，或自有身热不适的感觉。发热原因一般可分为外感与内伤两类。外感发热，常因感受六淫之邪及疫疠之气所致；内伤发热，多由饮食劳倦，或七情变化，导致阴阳失调，气血虚衰所致。外感发热多属于实，可见于感冒、伤寒、温病、瘟疫等病症；内伤多虚，可见阴虚发热、阳虚发热、血虚发热、气虚发热、虚劳发热、阳浮发热、失血发热等。由于发热的类型不同，又有壮热、微热、恶热、发热恶寒、往来寒热、潮热、五心烦热、暴热等；因发热时间不同，有平旦热、昼热、日晡发热、夜热等；因发热部位不同，有肌热、腠理热、肩上热、背热、肘热、尺肤热、手心热、手背热、足热、四肢热等；又有痰积发热、食积发热、饮酒发热、瘀血发热、病后遗热等。详有关各条。

发热恶寒fārèwùhán　症名。即发热怕冷。出《素问·至真要大论》。系感冒、伤寒、温病等多种外感热病的常见症状。一般先见恶寒，继而发热，发热后恶寒即减轻。亦有已发热而仍恶寒者。《伤寒论·辨太阳病脉证并治》："太阳病，或已发热，或未发热，必恶寒，体痛，呕逆，脉阴阳俱紧者，名曰伤寒。"又："病有发热恶寒者，发于阳也。"为太阳表证的主要征象，治以解表为主。亦为劳倦内伤的常见症状之一。《张氏医通·诸伤门》："劳倦所伤，寒温不适，身热头痛，自汗恶寒，脉微而弱，黄芪建中汤。"参见"发热"条。

发乳fārǔ　病名。出《刘涓子鬼遗方》卷三。又名乳发，俗称脱壳乳痈。本病为乳痈之严重者。溃则皮肉尽腐，迅速扩大，如治疗不当，易伤囊隔，终成漏证，久不收口。证治见"乳痈"条。

发生fāshēng　运气术语。五运主岁之中，木运太过的名称。《素问·五常政大论》："木曰发生。"谓木气盛则宣发生气，万物以荣。

发芽fāyá　药物炮制方法。将成熟的果实或种子，在一定的温度或湿度下，促使其萌动发芽，待幼芽生长至规定要求，取出并经干燥处理，成为所需药物。如麦芽、谷芽、大豆黄卷等。

发颐fāyí　病名。❶出《证治准绳·疡医》卷三。又名腮颔发、颐发、汗毒。由患伤寒或温病发汗未尽或疹形未透，以致余毒壅积而成。初起身发寒热，颐颔之间（腮腺部位）一侧肿如结核，微热微痛，渐肿延及患侧耳之前后，疼痛日增。若溃后脓出臭秽，毒气内陷，肿延咽喉，痰涌气堵，汤水难咽者危。治法：早期清热解毒兼表散，服普济消毒饮之类，外敷金黄膏。酿脓时，宜托里透脓，服透脓散。脓成时切开排脓。若现危证，宜清营解毒，泄热化痰，用清营汤加味。❷见明《医学入门》卷六。锐毒之又名。见该条。

发针fāzhēn　❶即出针。《灵枢·逆顺肥瘦》："浅刺而疾发针。"意指针刺深度较浅而很快出针。❷指进行针刺。《灵枢·官针》："输刺者，直入直出，稀发针而深之。"

发作无时疟fāzuòwúshínüè　病名。疟疾的一种。因发作无一定时间，故名。《诸病源候论·发作无时疟候》："夫卫气，一日一夜，大会于风府则腠理开，开则邪入，邪入则病作。当其时，阴阳相并，随其所胜，故生寒热，故动作皆有早晏者。若腑脏受邪，内外失守，邪气妄行，所以休作无时也。"《类证治裁·阴疟》："或不忌口，不节劳，伏邪旁溢界络，皆能致之。否则发期错乱乃将愈之兆矣。阴疟主治之法，惟和营调卫兼疏邪，勿期速效而用劫剂。"参见"疟疾"条。

乏力fálì　症名。指疲乏无力的表现。多由气虚或湿困所致，与肝脾关系较为密切。肝为罢极之本，脾主四肢肌肉，故乏力多见于脾气虚、肝血虚或湿困脾胃等证。

乏气fáqì　病证名。指气虚之甚者。《诸病源候论·乏气候》："夫虚极之人，荣卫减耗，腑脏虚弱，气行不足，所以呼，吸气短也。"参"气病"条。

伐fá　攻伐，或作伤害。《素问·痿论》："渴则阳气内伐，内伐则热舍于肾。"

伐肝fágān　抑制肝气偏盛的治法。适用于以下几种类型。①肝旺脾虚而见两胁胀痛，腹胀肠鸣，大便稀溏，舌苔白腻，脉弦。②肝气盛而见胸闷胁痛，急躁易怒，身窜痛。常用药物如青皮、柴胡、金铃子、广木香、佛手等。

伐木丸fámùwán　《本草纲目》卷十一引张三丰方。又名三丰伐木丸。制苍术一斤，黄酒曲二两（二味同炒赤色），皂矾（醋拌晒干，入阳城罐火煅）半斤。为细末，醋糊为丸，梧桐子大，每服三十至四十丸，酒或米汤送下，日二至三次。治黄胖病，面色萎黄浮肿，心悸气促，肢倦无力等症。

法琮fǎcóng　宋代医僧，四明（今浙江宁波）人。是医僧元

F

觉之弟子，精医术。

法功甫fǎgōngfǔ　即法文淦。详该条。

法坚fǎjiān(11 世纪)　北宋医僧。以擅长医术闻名。多为上层统治阶级治病，太祖赵匡胤赐号广济大师。

法罗海fǎluóhǎi　中药材。出《滇南本草》。又名发落海、法落梅、土川芎、法落海、红法落海、臭法落海、红独活。为伞形科植物阿坝当归 *Angelica apaensis* Shan et Yuan 的根。产于云南。辛、苦，温。入肺、脾经。疏风，止咳，理气，定痛。治感冒风寒，头痛，咳喘，胃痛，胁肋胀痛。内服：煎汤，3～9g；研末服，1.5～3g。根茎含氧化前胡素及其水合物、白当归素、白当归脑、异欧前胡内酯、β－和γ－谷甾醇等。还含阿坝当归素、橙皮苷等。本品有平喘、镇咳及抑菌作用，氧化前胡素有明显的镇咳作用，还有降压、抗心律失常及抗菌作用。

法落海fǎluòhǎi　中药材。见《中草药通讯》[1976,(12):6]。即法罗海之别名。详该条。

法落梅fǎluòméi　中药材。见《滇南本草》。为法罗海之别名。详该条。

法仁源fǎrényuán　即法征麟。详该条。

法文淦fǎwéngàn　清代医家。字功甫。江苏宜兴人。承家学，精于医，于伤寒一科尤有心得。著有《伤寒详解》《诊余丛谈》等，未见传世。子燮廷、徒金国香，均以医著。

法征麟fǎzhēnglín　清代医家。字仁源。江苏武进人。家世业医，得家传之秘，视病洞见症结。医德高尚，能急人之难。著有《医学要览》1 卷、《伤寒辨证》2 卷、《医通摘要》3 卷，未见传世。弟公麟，子谦益、复、学山，孙雄，均以医名世。

法制fǎzhì　中药传统的炮制法。是一种特殊规定的加工方法，有“如法炮制”的含义，一般加有其他药料，如法(制)半夏等。

法制清气化痰丸fǎzhìqīngqìhuàtánwán《校注妇人良方》卷五方。半夏、天南星、白矾、皂角、干姜各四两，陈皮、青皮、炒苏子、炒莱菔子、炒杏仁、葛根、炒神曲、炒麦芽、山楂、香附各二两。先将白矾、皂角、干姜用水五碗，煎取三碗，次入半夏、南星浸两日再煮，至半夏、南星无白点为度，晒干，再与诸药共为细末，蒸饼为丸，梧桐子大，每服五十至七十丸，睡前茶汤送下。功能顺气快脾，化痰消食。治胸满痰盛，内多积热郁结者。

发fà　头发。又名血余。为肾之外华。发的生长状态是肾气盛衰的反映。《素问·上古天真论》：“肾气实，发长齿更……肾气衰，发堕齿槁。”另见“发 fā”条

发菜fàcài　中药材。见《中国药用海洋生物》。为龙须菜之别名。详该条。

发迟fàchí　病证名。五迟之一。小儿初生无发，日久不长，长亦稀疏萎黄的病证。发乃血之余，小儿所禀于先天的血气不足，不能上荣于发，故头发不生。治以补血为主。宜胡麻丸。

发哽fàgěng　病名。因食物中混有毛发，误食而哽于咽喉，吐之不出，咽之不入。宜急取出之。参见“哽喉”条。

发际fàjì　❶体表部位名。头发的边际处。其中额部上方的头发边缘称前发际，项部上方的头发边缘称后发际。《灵枢·经脉》：“胃足阳明之脉……循发际，至额颅。”❷经外奇穴名。《太平圣惠方》：“小儿风痫者，先屈手指如数物乃发也，灸鼻柱上发际宛宛中，三壮，炷如小麦大。”《类经图翼》定名为发际。主治头风，眩晕等。沿皮刺0.3～0.5 寸。艾炷灸1～3 壮，或艾条灸5～10 分钟。《针灸疗法入门》所载前发际与本穴同位。❸经穴别名。即神庭，见《普济本事方》。

发际疮fàjìchuāng　病名。生于项后发际处之疮疖。见《疡医准绳》卷三。多由内郁湿热，外受风火所致。初起形如粟米，渐大如黍豆，坚硬高起，顶白根赤，痛痒较甚，破后流少许脓液，时破时敛，缠绵难愈。治宜清热解毒，祛风化湿。内服五味消毒饮，外用黄连膏；痒痛甚者外搽三黄丹；经久不愈用琥珀膏。相当于项部多发性毛囊炎。

发际发fàjìfā　病名。出《仙传外科秘方》。指生于颈后天柱穴处的痈或有头疽。因邪热结毒上攻而发。症见寒热疼痛，四畔焮赤肿硬，连于耳项。宜急托里，以防热毒入脑。参见“有头疽”条。

发瘕fàjiǎ　病证名。见《医说》卷五。指误食发丝而成的瘕病。《杂病源流犀烛·积聚癥瘕痃癖痞源流》：“如食发成瘕，心腹作痛，咽间如有虫行，欲得油饮，宜香泽油。”其重者，腰痛牵心，发则气绝，心腹膨胀，身体羸瘦，可用雄黄内服。本证与发癥内容大略相同，参见“癥”“发癥”条。

发枯fàkū　病证名。出《灵枢·经脉》。多由肝肾血虚，阴血不能濡养毛发所致。其症毛发枯燥不润泽。治宜滋阴养血，佐以清热。内服四物汤合六味地黄汤加减。

发瘤fàliú　病名。出《外科正宗》卷二。生于耳后发下，软小高突，不痛不痒。治法：以针刺破瘤体，粉发齐出。即皮样囊肿。

发落fàluò　症名。出《素问·上古天真论》。由肾虚或血虚，不能荣养毛发所致。一般大病后、产后及营养不良者易患。头发渐落稀疏，枯燥无泽，细软而黄；重者头发可全部脱落。治宜滋肾养血。内服四物汤、六味地黄汤、首乌延寿丹之类。

发癥fàzhēng　病证名。七癥之一。《诸病源候论·癥瘕病诸候》：“(发癥候)有人因食饮内误有头发，随食而入成癥，胸喉间如有虫上下来去者是也。”本病与发瘕相似。参见“发瘕”“癥”“七癥”条。

发指fàzhǐ　病名。出《疡医准绳》卷三。即天蛇头。证治见“指疔”条。

fan

反fān　❶同翻。《灵枢·经脉》：“人中满则唇反。”❷惊风八候之一。《古今医鉴》：“反者，身仰向后。”另见“反fǎn”条。

番瓜fānguā　中药材。见清代赵其光《本草求原》。为南瓜之别名。详该条。

番瓜藤fānguāténg　中药材。见清代叶小峰《本草再新》。为南瓜藤之别名。详该条。

番海棠fānhǎitáng　中药材。见萧步丹《岭南采药录》。为龙船花之别名。详该条。

番椒fānjiāo　中药材。见《群芳谱》。即辣椒。详该条。

番蕉叶fānjiāoyè　中药材。见《本草纲目拾遗》。为铁树叶之别名。详该条。

番木鳖fānmùbiē　中药材。出《飞鸿集》。为马钱子之别名。详该条。

番沙fānshā 病证名。痧证之一。又名黑痧。《张氏医通》卷九："近时有感恶毒异气，而骤发黑痧，俗名番沙。卒然昏倒腹痛，面色黑胀，不呼不叫，如不急治，两三时即毙。有微发寒热，腹痛麻瞀，呕恶神昏者，或汗出，或隐隐发瘢，此毒邪发于表也。亦有发即泻利厥逆，腹胀，无脉者，此毒邪内伏，不能外发也，所患最暴，多有不及见瘢而殂者。经谓大气入于脏腑，虽不病而卒死是也。初觉先将纸捻点头额，即以荞麦焙燥，去壳，取末三钱，温汤调服。重者，少顷再服即安。"并宜理气，解表，清热解毒，如香苏散加薄荷、荆芥或栀子豉汤加牛蒡、生甘草，热甚者，黄芩汤、凉膈散、三黄汤、白虎汤等方均可选用。如毒甚面黑者，急取委中穴，刺出黑血，以泄毒邪。参见"痧"条。

番石榴干fānshí·liugān 中药材。见《广西中药志》。为桃金娘科植物番石榴 *Psidium guajava* L. 未成熟的干燥幼果。分布于广东、广西、四川、云南、福建等地。酸、涩，温。止泻。治腹泻，痢疾。煎服 6～9g。幼果含β-谷甾醇、槲皮素、番石榴苷、没食子酸、并没食子酸、维生素C、萹蓄苷、阿拉伯聚糖等。又含番石榴鞣素。

番石榴皮fānshí·liupí 中药材。见萧步丹《岭南采药录》。为桃金娘科植物番石榴 *Psidium guajava* L. 的根皮及树皮。治牙痛，根皮用醋煎含漱；疮疖，根皮煎水洗；湿毒疥疮，树皮煅灰调涂；中耳炎，煅灰吹耳内。根含阿江榄仁酸。树皮含鞣质和有机酸。茎皮含诃子鞣质酸、并没食子酸、番石榴鞣花苷。

番石榴叶fānshí·liuyè 中药材。见《南宁市药物志》。为桃金娘科植物番石榴 *Psidium guajava* L. 的叶。甘、涩，平。消食，止泻，收敛，止血。①治消化不良，肠炎，痢疾。煎服：2.4～4.5g（鲜品 15～30g）。②治牙痛，牙龈脓肿，煎水含漱；小儿盗汗，皮肤瘙痒，热痱，煎水洗浴；湿疹，创伤出血，研末撒敷；跌打损伤，捣敷。本品含β-谷甾醇、三萜类及挥发油。又含槲皮素、番石榴苷、番石榴鞣花苷、番石榴酸等。醇浸出物和水煎剂对金黄色葡萄球菌在体外有抗菌作用。饮用叶浸剂可降低血糖。

番泻叶fānxièyè 中药材。见《饮片新参》。又名旃那叶、泻叶、泡竹叶。为豆科植物狭叶番泻 *Cassia angustifolia* Vahl 或尖叶番泻 *Cassia acutifolia* Delile 的干燥小叶。主产于印度、埃及。甘、苦，寒。归大肠经。泄热导滞，通便，利水。治于热结积滞，便秘腹痛，水肿胀满。煎服 2～6g，后下，或开水泡服。本品含番泻苷 A、B、C，大黄酸，芦荟大黄素，植物甾醇及其苷，大黄酚，松醇，水杨酸等。本品有泻下作用，因作用较强，故泻下时可伴有腹痛，有效成分主要为番泻苷 A、B。本品具有止血作用。水浸剂在体外对某些常见致病性皮肤真菌有抑制作用。

番杏fānxìng 中药材。出《质问本草》。又名白红菜、滨莴苣。为番杏科植物番杏 *Tetragonia tetragonioides*（Pall.）O. Ktze. 的全草。分布于江苏、浙江、福建、台湾、广东、云南等地。甘、微辛，平。清热解毒，消肿。①治肠炎，败血病。近用治食管癌、胃癌、子宫颈癌。煎服：45～90g。②治疗疮红肿，刀伤出血后红肿等。叶捣敷。本品含丰富的铁、钙、维生素 A 和各种维生素 B，并含磷脂酰胆碱、磷脂酰乙醇胺、磷脂酰丝氨酸、磷脂酰肌醇、番杏素。

番枣fānzǎo 中药材。见《岭表录异》。为无漏子的别名。详该条。

番仔桃fānzǐtáo 中药材。见《福建中草药》。为黄花夹竹桃之别名。详该条。

蕃fān 在颊部的后方，耳根前方的部分。《灵枢·五色》："蕃者，颊侧也。"

蕃茂fānmào 草木茂盛。《素问·五常政大论》："赫曦之纪，是谓蕃茂。"

藩蔽fānbì 耳屏与面颊之间的部位。《灵枢·五阅五使》："明堂广大，藩蔽见外。"

翻白草fānbáicǎo 中药材。❶出《救荒本草》。又名鸡腿儿、鸡距草、乌皮浮儿、鸡脚爪、千锤打、天青地白等。为蔷薇科植物翻白草 *Potentilla discolor* Bge. 的干燥全草。分布于东北、华北、华东、中南及陕西、四川等地。微苦、甘，平。入肝、胃、大肠经。清热解毒，止痢、止血。用于湿热泻痢，痈肿疮毒，血热吐衄，便血崩漏。煎服 9～15g。根含可水解鞣质及缩合鞣质，并含黄酮类；全草含延胡索酸、没食子酸、槲皮素、山柰酚、原儿茶酸、柚皮素、间苯二酸。体外对痢疾杆菌、金黄色葡萄球菌有抑制作用。❷见《中国药用植物志》。为委陵菜之别名。详该条。

翻白叶fānbáiyè 中药材。见《滇南本草》。为管仲之别名。详该条。

翻肛fāngāng 病证名。见《医宗金鉴·幼科杂病心法要诀》。即肛肿。详该条。

翻喉fānhóu 古病证名。由心肺气虚，喉管翻出所致。口内吐出红虫一条，扯之不出，触之痛彻心肺。治法宜用人参浓煎服，大补其元气。上述症状颇类今之剥脱性食管炎。而古代因受条件所限，可能医者误认食管为喉管，故称翻喉。

翻花fānhuā 病证名。阴户翻出或有物挺出的病证。《妇科经验良方》："阴户忽然有物挺出，如阴茎然，或阴户翻出不能转动者，名曰翻花。"治宜补中益气汤加减。《卫生鸿宝》卷五："产后玉门燥热，遂成翻花。泽兰叶四两，煎汤熏洗二三次即收，或加枯矾。又阴中生笋，长半寸，用川连半斤，煎水半锅，入盐一撮，盆盛，乘温坐盆内。"本病相当于子宫脱垂。详见该条。

翻花疮fānhuāchuāng 病证名。即反花疮。详该条。

翻花起肛fānhuāqǐxiān 病证名。出《外科证治全生集》卷一。肛（xiān 仙），浮肿、胀大的意思。《玉篇·肉部》："肛，肿也。"指疮疡久不敛口，四周高起坚硬似翻花。古人用老蟾蜍，破腹连肚杂，以竹刀刺蟾身数孔，贴疮沿上，轻者每日换一次，重者一日换两次，同时服醒消丸每日三钱。若肛硬陷深者，用牛蒡草根叶或紫花地丁捣烂外敷，以拔毒平肛。

翻花下疳fānhuāxiàgān 病名。见《疡科心得集》卷下。即阴茎癌。详"肾癌"条。

翻花杨梅fānhuāyángméi 病证名。见《梅氏验方新编》第七集。即结毒溃烂的更严重者。详"杨梅疮"条。

翻花痔fānhuāzhì 病证名。指痔之形似翻花者。见《疮疡经验全书》卷七。多因患痔夹感热毒，气血壅滞所致。症见肛肠痔脱出，其形如翻花状，肉色紫黑，痛流血水。治宜凉血解毒。内服犀角地黄汤；外用荆芥、防风、朴硝煎汤熏洗，或配合擦万亿膏及结扎疗法。热毒炽盛者可服中黄丸。相当于三期环状内痔。

翻皮疮fānpíchuāng 病证名。见《保婴易知录》。指眼皮外翻，如以舌舐唇之状。治以熟石膏、栀子仁、生甘草、防风（酒拌微炒）、豨莶草（酒蒸晒干），研末，煎汤口服或外用洗疮。

翻山虎fānshānhǔ 中药材。出清代汪连仕《采药书》。为杜鹃花根之别名。详该条。

翻天印fāntiānyìn 中药材。见《陕西中草药》。为九牛造之别名。详该条。

翻胃fānwèi 病名。见《肘后备急方》卷四。❶即反胃，亦称胃反。详“反胃”“胃反”条。❷指大便溏利，每食必吐之膈证。《医宗己任编·膈症》：“有一种大便甚利且溏，每食必吐，是名翻胃。王太仆云：食入反出，是无火也，八味丸主之。此验症全在大便，如一干结，便非无火，一味滋润如前法。”

翻胃木fānwèimù 中药材。出唐代侯宁极《药谱》。为常山之别名。详该条。

翻掌运臂fānzhǎngyùnbì 练功方法之一。见杜自明《中医正骨经验概述》。取直立位。单手掌心向上作前平举，再翻掌向下作肩关节后伸运动，两手交替进行；然后两手钩掌，提至胸前，手背相对，指尖朝下，贴胸下坠至少腹后，分向两侧，重复数次；最后两手握拳，掌心朝上，上提至胸侧，同时挺身起踵，随即开拳翻掌向下，缓缓下压，足跟同时徐徐落地。

矾石fánshí 中药材。即白矾。见该条。

矾石散fánshísǎn 《证治准绳·幼科》集三方。硝石一两，乳香一分。为末，以鸡子清调涂患处。治小儿丹毒，遍身发热。

矾石汤fánshítāng 《金匮要略》方。矾石二两。以浆水煎三五沸，浸脚。治脚气冲心。

矾石丸fánshíwán 《金匮要略》方。烧矾石三分，杏仁一分。为末，炼蜜和丸，枣核大，纳前阴中。治妇女经闭，或经水不利，白带时下。

矾郁丸fányùwán 即白金丸。见该条。

烦fán 症名。出《素问·生气通天论》。❶指热。《伤寒论·辨太阳病脉证并治》：“伤寒发汗已解，半日许复烦，脉浮数者，可更发汗，宜桂枝汤。”《注解伤寒论》卷二：“烦者，热也。发汗身凉为已解，至半日许，身复热，脉浮数者，邪不尽也，可更发汗，与桂枝汤。”《伤寒明理论》卷一：“烦者，热也……故又有烦疼，即是热疼，又有烦渴，即是热渴也，以烦为热，又何疑焉？至于胸中烦，心中烦，内烦，虚烦，皆以烦为热。”《诸病源候论·虚劳候》：“男子劳之为病，其脉浮大，手足烦。”❷指烦躁。《素问·生气通天论》：“烦则喘喝。”王冰注：“烦谓烦躁。”❸指内热心烦。《杂病源流犀烛·烦躁健忘源流》：“内热心烦曰烦，故烦者，但心中郁烦也。”参见“烦热”“虚烦”“心烦”“烦躁”条。

烦乱fánluàn 症名。指心烦意乱。见《伤寒论·辨太阳病脉证并治》。参见“烦”“烦躁”条。

烦悗fánmán 症名。指心胸烦闷，亦指四肢困闷不舒之感。亦称烦惋。《灵枢·热病》：“热病，先身涩，倚烦而热，烦悗。”《灵枢·胀论》：“脾胀者，善哕，四肢烦，体重不能胜衣，卧不安。”

烦满fánmǎn 症名。见《素问·热论》。指心烦而胸中闷满。多由邪热内盛，或痰瘀阻滞，或留饮、瘀血内停所致。可见于多种病证，如伤寒、肺痹、癫狂。

烦热fánrè 症名。出《素问·本病论》等篇。指心烦发热，或烦躁而有闷热的感觉。在外感热病中，属于表证者，为邪热不得外泄；属于里证者，为里实热盛；若大便不通，少腹满而烦者，系燥屎内结所致。内伤杂病中，可见于肝火旺盛、阴虚火旺等引起的多种疾患。

烦惋fánwǎn 症名。烦的别称。指心胸烦闷。《素问·调经论》：“血并于上，气并于下，心烦惋善怒。”马莳注：“惋宜作悗，《灵枢经》俱用此悗字。”

烦心fánxīn 症名。出《素问·玉机真藏论》。即心烦。详该条。

烦冤fányuān 症名。指心烦不宁，似有冤苦难言之状。以实热证较为多见，亦有因虚热而致者。《素问·阴阳应象大论》：“阳胜则身热，腠理闭，喘粗为之俯仰，汗不出而热，齿干以烦冤。”《素问·示从容论》：“肝虚、肾虚、脾虚，皆令人体重烦冤。”

烦冤嗽fányuānsòu 病证名。指肾虚气逆作咳。《素问·示从容论》：“咳嗽烦冤者，是肾气之逆也。”《不居集·烦冤嗽》：“《素问》云，咳嗽烦冤，是肾气之逆也，八味丸、安肾丸主之。”《证治汇补·咳嗽》：“咳嗽烦冤，肾气之逆，以肾为脏气之脏也。凡咳嗽引动百骸，自觉从脐下逆奔而上者，乃肾虚气不归原，宜所服药中加补骨脂、五味子以敛之。”《医宗必读·咳嗽》：“肾虚而龙火亢上则乘金而为咳嗽，烦热冤苦，此虚痨之候也。”《医门法律·咳嗽门》：“伤肾之咳，气逆烦冤，牵引腰腹，俯仰不利，六味地黄汤加五味子。”参见“咳嗽”“肾咳”条。

烦躁fánzào 症名。出《素问·至真要大论》。烦为心热、郁烦；躁为躁急、躁动。烦与躁常并见，而有先后之别。《伤寒明理论》卷二：“所谓烦躁者，谓先烦渐至躁也（先躁后烦，称为躁烦）。”本证有虚实寒热之分。在外感热病中，凡不经汗下而烦躁者多实，汗下后烦躁者多虚。《类证治裁·烦躁》：“伤寒有邪在表而烦躁者，脉浮紧，发热身痛，汗之则定，大青龙汤。有邪在里而烦躁者，脉数实有力，不大便，绕脐痛，下之则定，承气汤。有阳虚而烦躁者，汗下后，昼烦躁，夜安静，脉沉微，身无大热，干姜附子汤。有阴盛而烦躁者，少阴症，吐利，手足冷，烦躁欲死，吴茱萸汤。”《伤寒绪论·烦躁》：“有温病、热病、时疫、温疫、表里俱邪、三焦大热、烦躁大渴者，白虎（汤）、解毒（清热解毒汤、黄连解毒汤）、凉膈（散）、双解（散）、承气（汤）、三黄石膏（汤）选用。”内伤杂证，常烦多于躁。如阴虚火动而烦，用生脉散加生地、枣仁、茯神（见《中医临证备要》）。亦有因脏腑实热而致烦躁者。《张氏医通·神志门》：“火客心包，或酒客膏粱，上焦不清，令人烦躁，宜芩连山栀等凉药为君，稍用炮姜为使，甚则凉膈散下之。”若不烦而躁者，多属阴证，间有属热者。参见“烦”“心烦”“躁烦”“阴躁”等条。

樊阿fán'ē 三国时期针灸学家。彭城（今江苏境内）人。著名外科学家华佗的学生。认为胸、腹、背之间“针之不过四分”的理论可以改变，主张深刺，但未说明直刺、斜刺。可进一步研究。

樊如柏fánrúbǎi 明代医生。履贯生平不详，编有《简易验方》一书，内容主要包括妇产和小儿痘疹方面的验方。

燔针fánzhēn ❶指用火烧针。又称焠针、火针。《灵枢·经筋》在论述经筋痹症的治疗时，用“燔针劫刺”的方法，也就是将针以火烧红后，迅速刺入选取的刺激部位，旋即拔出的一种疗法。明代吴鹤皋在《黄帝内经素问》注解中称：“燔针者，内针之后，以火燔之煖耳，不必赤也。”这与温针相近。❷针具名。即火针。见该条。

繁缕fánlǚ 中药材。出《本草图经》。又名鹅儿肠菜、鹅馄饨。为石竹科植物繁缕 *Stellaria media*（L.）Cyr. 的全草。我国大部分地区有分布。甘、微咸，平。活血，催乳，清热解毒。①治产后瘀滞腹痛，乳汁不多，痢疾，肠痈。煎服：30～60g。②治痈肿，跌打损伤。煎服并捣敷。全株含皂苷、香豆精、黄酮类、甾醇类、三萜苷类等。叶含γ－亚麻酸及十八碳四烯酸。

蘩露fánlù 中药材。出《尔雅》。为落葵之别名。详该条。

反fǎn ❶仲景十二脉之一。《诊家正眼》："曰反者，来微去大，病在里也。"❷同返。回、还、退出。《素问·五藏生成》："血行而不得反其空，故为痹厥也。"❸治法之一。《素问·至真要大论》："从者反治。"❹药性之拮抗。如人参反藜芦。参见"十八反"条。另见"反 fān"条。

反背红fǎnbèihóng 中药材。❶见《民间常用草药汇编》。为大肺筋草之别名。详该条。❷见《贵阳民间药草》。为血盆草之别名。详该条。

反鼻蛇fǎnbíshé 中药材。见《本草纲目》。为蝮蛇之别名。详该条。

反唇疔fǎnchúndīng 病名。指疔之生于唇棱偏里者。《医宗金鉴》卷六十五："反唇疔发唇里棱。"初起形如粟米，色紫坚硬。肿甚麻痒木痛，寒热交作，烦闷作呕，甚则令唇外翻。详"唇疔"条。

反发热fǎnfārè 症名。指少阴病不应发热而见发热的症状。多见于少阴、太阳合病患者。《伤寒论·辨少阴病脉证并治》："少阴病，始得之，反发热，脉沉者，麻黄附子细辛汤主之。"又："少阴病，吐利，手足不逆冷，反发热者，不死，脉不至者，灸少阴七壮。"参见"发热"条。

反盖六合掌fǎngàiliùhézhǎng 练功方法之一。见杜自明《中医正骨经验概述》。取骑马势，上体左转，左臂微屈，手心朝上，在转身的同时拦成侧平举状，再迅速收回腰间，右手自右向左上方迅速压下，左手顺势翘掌推出，左右同姿，交替进行。

反关痘fǎnguāndòu 病证名。指气分毒邪，相夹交争，肌肤闭塞，以致毒气内攻的痘疮。明代秦景明《幼科金针》论反关痘谓："其症狂言谵语，烦躁不宁，手足抽掣，目劄，腹胀，隐隐不振，昏睡不醒，或见斑点即没。"治宜宣毒透表。若大小便及口、鼻出血，则属危证。

反关脉fǎnguānmài 一种生理性变异的脉位。指桡动脉行于腕关节的背侧，故切脉位置也相应在寸口的背面。有同时见于两手，或独见一手的。《三指禅》："间有脉不行于寸口，由肺列缺穴，斜刺臂侧，入大肠阳溪穴，而上食指者，名曰反关。"

反观内照fǎnguānnèizhào 气功术语。即内视。详该条。

反花疮fǎnhuāchuāng 病名。即翻花疮。出《诸病源候论》卷三十五。由肝火血燥生风所致。症见生疮溃后，胬肉由疮口突出，其状如菌，头大蒂小，愈努愈反。痛痒不著，触损则流血不止。治宜养血疏肝化瘀。内服逍遥散，外用千金散腐蚀法；或用平胬丹掺疮，外贴膏药。

反戾fǎnlì 症名。反，反转；戾，躯体反向屈曲。指热极生风所致的角弓反张，即躯体四肢反转曲戾的异常体征。《素问·至真要大论》："诸转反戾，水液浑浊，皆属于热。"

反四时fǎnsìshí ❶同脉逆四时。详该条。❷指脉证相反。《素问·平人气象论》："风热而脉静，泄而脱血脉实，病在中脉虚，病在外脉坚涩者，皆难治，命曰反四时也。"

反听fǎntīng 养生术语。即注意力集中听自身呼吸的声音。《抱朴子内篇·论仙》："欲得恬愉淡泊，涤除嗜欲，内视反听。"

反胃fǎnwèi 病名。又称翻胃、胃反。❶指食下良久复出，或隔宿吐出者。《医贯》："饮食倍常，尽入于胃矣，但朝食暮吐，暮食朝吐，或一两时而吐，或积至一日一夜，腹中胀闷不可忍而复吐，原物酸臭不化，此已入胃而反出，故曰翻胃。"《景岳全书·杂证谟》："反胃一证，本属火虚……然无火之由，则犹有上中下三焦之辨，又当察也。若寒在上焦，则多为恶心，或泛泛欲吐者，此胃脘之阳虚也；若寒在中焦，则食入不化，每食至中脘，或少顷或半日复出者，此胃中之阳虚也；若寒在下焦，则朝食暮吐，或暮食朝吐，乃以食入幽门，丙火不能传化，故久而复出，此命门之阳虚也。"又："治反胃之法，当辨其新久及所致之因。或以酷饮无度，伤于酒湿；或以纵食生冷，败其真阳；或因七情忧郁，竭其中气，总之无非内伤之甚，致损胃气而然。故凡治此者，必宜以扶助正气，健脾养胃为主。"如新病者，胃气犹未尽坏而饮食未消，当兼去其滞；若有逆气未调，则当兼解其郁；若病稍久，或气体禀弱，则当专用温补，不可妄行峻利开导、消食化痰等剂，以致重伤胃气。虚在上焦，微寒呕恶者，用姜汤或橘皮汤；若气虚寒侵而恶心呕食者，宜黄芽丸或橘皮干姜汤之类；若寒痰甚者，宜小半夏汤或大半夏汤之类。虚在中焦，而食入反出者，宜五君子煎、理中汤、温胃饮、圣术煎之类；若胃虚甚者，宜四味回阳饮，或黄芽丸；若兼寒痰者，宜六君子汤或理中化痰丸之类；若水泛为痰者，宜金水六君煎；若胃不甚寒，而微虚兼滞者，宜五味异功散。虚在下焦，而朝食暮吐，或食入久而反出者，宜六味回阳饮，或人参附子理阴煎，或右归饮之类。反胃初起，而气体强壮者，可先化痰湿、和胃气，如二陈汤、橘皮半夏汤、平胃散、不换金正气散、五苓散之类。或用半夏干姜散、吴萸汤、橘皮汤等以祛寒。若病稍久而胃气虚者，则非所宜。反胃证多有大便闭结者，因下不通而致上逆。便秘因阴虚兼寒者，宜以补阳为主，可加当归、肉苁蓉、韭汁、姜汁之属；阴虚兼热者，宜以补阴为主，而加乳汁、童便、酥油、蜂蜜、豕膏诸血之属。此症奏效较缓，以粪如羊矢或年高病此者为尤甚。亦有因瘀阻所致者。《张氏医通》卷四："瘀血在膈，阻滞气道而成者，代抵当丸作芥子大，服二钱。"参见"翻胃""胃反"条。❷即噎膈。《丹溪心法》卷三："翻胃即膈噎，膈噎乃翻胃之渐。"参"噎膈"条。

反侮fǎnwǔ 见"相侮"条。

反阳fǎnyáng 运气术语。指水运不及之年，火不畏水，火反用事。《素问·五常政大论》："涸流之纪，是谓反阳。"张景岳注："涸流之纪，水不及也。凡丙辛皆属水运，而辛以阴柔，乃为不及，故于六辛阴水之年，阳反用事，是谓反阳。"

反折fǎnzhé 症名。背反张之意。《素问·骨空论》："督脉为病，脊强反折。"《素问·诊要经终论》："太阳之脉，其终也，戴眼，反折，瘛疭。"张志聪注："反折，背反张也。"参见"角弓反张"条。

反治fǎnzhì 指和常规相反的治法。当疾病出现假象，或大寒证、大热证对正治法产生格拒时所采用的治法。因治法与疾病的假象相从，故亦称从治。《素问·至真要大论》："从者反治。"《医门法律》："从者反治，辨之最难。"热因热用、寒因寒用、塞因塞用、通因通用均属反治法。详各条。

反治法fǎnzhìfǎ　治法之一。详“反治”条。

反转子午拳fǎnzhuǎnzǐwǔquán　练功方法之一。见杜自明《中医正骨经验概述》。上体左转呈左弓箭步，两手握拳，贴于胸侧，左臂屈肘外展，使肘与肩平，拳心朝下；右手拳心向下，迅速向前击出，收回原处，上臂外展呈外展位。然后换右弓箭步，交替反复行之。

反佐法fǎnzuǒfǎ　反治法。有两种含义：一是处方中药物组成的反佐法，即寒药中佐以热药，热药中佐以寒药，作为药引。《伤寒论》中的白通加猪胆汁汤引用猪胆汁即为此意；一是汤药内服的反佐法，即热药冷服，寒药温服，以避免格拒现象的出现。《素问·五常政大论》：“治热以寒，温而行之；治寒以热，凉而行之。”

反佐药fǎnzuǒyào　方剂配伍中，对君药的毒性或其峻烈之性发挥抑制作用的药物。如白通加猪胆汁汤，治少阴病下利不止，厥逆无脉，干呕而烦的阴盛阳衰证，用大量辛热的附子、干姜回阳救逆，但恐寒邪太甚拒药不纳，故加入少量苦寒的猪胆汁为反佐。参见“君臣佐使”条。

返本还原fǎnběnhuányuán　子午流注用语。指阳经开输穴的同时，必须同开原穴。“本”，指本日的值日经；“原”，指值日经的原穴。如甲日甲戌时开胆经（值日经）井穴足窍阴，丙子时开小肠经荥穴前谷，戊寅时开胃经输穴陷谷，同时开胆经的原穴丘墟，此为返本还原。《针灸大全》：“经中必有返本还原者，乃十二经出入之门户也。”

返魂丹fǎnhúndān　❶见《外科正宗》卷一。即黍米寸金丹。见该条。❷见《惠直堂经验方》卷四。即益母膏。见该条。

返蛰汤fǎnzhétāng　《医醇賸义》卷四方。当归、茯苓各二钱，白术、陈皮、雷丸、乌药、砂仁、厚朴各一钱，鹤虱一钱五分，薏苡仁四钱，花椒（开口者）二十四粒。水煎服。功能健脾和胃，祛湿杀虫。治胃气反逆，蛔虫作痛，时作时止。

犯本fànběn　指伤寒经证因误治而邪入本腑。例如太阳经发汗不解，误用利水药而烦渴饮水，水入即吐，此邪入膀胱，是为犯本。

犯黄fànhuáng　病证名。黄疸二十八候之一。《诸病源候论·黄病诸候》：“有得黄病已瘥，而将息失宜，饮食过度，犯触禁忌，致病发胃，名为犯黄候。”犯黄即指黄疸已退而又发者，多属慢性肝脏疾患。参见“黄疸”有关条。

饭匙骨fànchígǔ　即肩胛骨。其前方呈扁平三角形，向后凹陷，形同饭勺，故名。

饭前服fànqiánfú　药物服法之一。古人认为病在下焦的，可在饭前服。《神农本草经》：“病在心腹以下者，先服药而后食”。现在一般认为补养药尤其是补肾药可以饭前服。

饭汤叶fàntāngyè　中药材。见《广西药用植物名录》。为赶风柴之别名。详该条。

饭团根fàntuángēn　中药材。见《广西中药志》。为土茯苓之别名。详该条。

饭消扭fànxiāoniǔ　中药材。见《浙江天目山药用植物志》。为三月泡之别名。详该条。

饭醉fànzuì　病证名。又称食后昏困。指饭后昏倦欲睡之病证。《杂病源流犀烛·不寐多寐源流》：“食方已，即困倦欲卧，脾气弱，不胜食气也，俗名饭醉。宜六君子汤加山楂、神曲、麦芽。”参见“食后昏困”“嗜卧”等条。

泛油fànyóu　药材鉴定中观察某些含油的药材油质溢于药材表面，或药材变质后表面泛出油样物质的现象。含有脂肪酸、挥发油、黏液质、糖类等较多的中药材，在温度和湿度较高时出现的油润、发软、发黏、颜色变鲜等都被称为“走油”。有些是油脂酸败造成的，会影响中药材质量。防止中药材泛油的方法是冷藏、隔绝空气和避光。

范东阳fàndōngyáng　见“范汪”条。

范东阳方fàndōngyángfāng　方书。又名《范汪方》。《隋书·经籍志》误作《范阳东方》。晋代范汪撰。卷数说法不一。《太平御览》引《晋书》记载：“范汪……撰方五百余卷。又一百七卷，后人详用，多获其效。”书已佚，但部分佚文见于《外台秘要》等后世医籍中。

范防御fànfángyù　宋代儿科医生。人多呼其官衔“防御”，故名字不详。杭州人。范氏及其子孙均以世传小儿医闻名当时。

范洪fànhóng　明代云南人。取兰茂所著《滇南本草》加以补充及图说，撰成《滇南本草图说》12卷（1556）。昆明朱景阳据康熙三十六年（1697）滇南高宏业抄本重抄本第3～12卷，汤溪范氏栖芬书室收藏。

范九思fànjiǔsī　宋代医生。精通医药及针术，善治危重病人。民间曾传他治愈一例喉蛾的验案。

范蠡fànlǐ　春秋末人。字少伯。楚国宛（今河南南阳）人。越大夫，佐越王勾践灭吴，遂引退而遨游五湖。后世传其常以医药济人，并擅服饵养生法。

范寿朋fànshòupéng　见“范天锡”条。

范思明fànsīmíng　宋代儿科医生。祖父范防御以小儿医闻名。思明继承家学，长于小儿瘫痪。

范思贤fànsīxián　宋代儿科医生。钱塘（今浙江杭州）人。祖父范防御以小儿医闻名。思贤继承家学，长于儿科。

范天锡fàntiānxī　元代医生。字寿朋。休宁（今安徽休宁）人。精通医术，用药不拘于古方，疗效很好。后任郡医学提领。

范汪fànwāng　晋代医家。字玄平，又称范东阳，颖阳（今河南许昌）人。善医术，常以拯恤为事。凡有疾者，不限贵贱，皆为治疗，每多治愈。撰有《范东阳方》（又称《范汪方》或《范东阳杂药方》）170卷。广泛收集民间行之有效的单验方。原书已佚。其内容散见于《外台秘要》《医心方》等医书中。

范汪方fànwāngfāng　方书。见“范东阳方”条。

范行准fànxíngzhǔn（1906—1998）　中医藏书家、中医医史文献学家。浙江金华人。1930年考入上海国医学院，2年即毕业。1934年加入上海中西医药研究会，编辑《中西医药》杂志，同时负责图书馆的部分工作。1949年后进入华东军政委员会卫生部工作。1951年卫生部的卫生教材编审委员会聘其为医史组特约编审。1953年调入上海军事医学科学院工作。范行准收藏了大量医学古籍，并在晚年全部捐献给了中国中医科学院图书馆。在中医医史文献研究方面做出了突出贡献，著有《全汉三国六朝唐宋医方》《明季西洋传入之医学》《中国医学史略》《中国病史新义》《中国预防医学思想史》《两宋官药局》等。

范玄平fànxuánpíng　见“范汪”条。

范阳东方fànyángdōngfāng　书名。见“范东阳方”条。

范晔fànyè（398—445）　南北朝宋史学家。字蔚宗。顺阳（今河南淅川东）人。善文章，能隶书，晓音律。精医药，撰有《和香方》（一作《上香方》）1卷，记有多种芳香药物用法。

范应春fànyìngchūn　明代医家。上虞（今属浙江）人。少遍读岐黄以医名世，尤精于脉理。诊脉医治，甚有效验，且不计酬。又效董奉种杏故事，自号杏庄，著《杏庄集》10卷，已佚。

梵天花fàntiānhuā　中药材。见《福建民间草药》又名三角枫、狗脚迹、头婆、野棉花、八大乌云盖雪。为锦葵科植物梵天花 *Urena Procumbens* L. 的全草。分布于广西、广东、湖南、江西、福建、台湾、浙江。淡、微甘，凉。祛风利湿，消肿解毒。①治感冒，流行性感冒，风湿性关节炎，痢疾，腹泻，心源性水肿，痛经，白带。煎服：9～15g。②捣敷治疮疡肿毒，毒蛇咬伤。叶预试含黄酮苷、酚类、氨基酸、有机酸。

fang

方fāng　通常指方剂。详"方剂"条。

方病fāngbìng　指现在症状。《素问·三部九候论》："必审问其所方病。"

方丞fāngchéng　东汉时医官职称，为太医监之下属官职，计2名，其职责掌管医方。

方寸匕fāngcùnbǐ　古代量取药末的器具名。其形状如刀匕，大小为古代一寸正方，故名。见《伤寒论》："上五味为散，更于臼中杵之，白饮和方寸匕服之。"一方寸匕约为2.74ml，盛金石药末约为2g，草木药末为1g左右。

方导fāngdǎo(12世纪)　南宋人。字夷吾，号觉斋居士。以数十年家藏名方分门编类，于庆元三年（1197）编成《方氏集要方》2卷。

方耕霞fānggēngxiá　见"方仁渊"条。

方古庵fānggǔ'ān　见"方广"条。

方谷fānggǔ(1508—1600?)　明代医家。钱塘（今杭州）人。任当地医官，有较丰富的临证经验，并有门生数人。著述有《医林绳墨》一书，由其子方隅编集成册，由他自己校正而成书。另著有《脉经直指》《本草纂要》等书。他在医理上，宗《内经》《脉经》《伤寒论》等古典医籍，参证宋、金、元等名家之说，对初学中医者有一定参考价值。

方骨fānggǔ　骨名，即骶骨。《伤科汇纂》卷二："男女腰间，各有一骨，大如掌，有八孔……即方骨也……方骨一节，在尾蛆骨之上。"

方广fāngguǎng(16世纪)　明代医家。字约之，号古庵。休宁（今安徽休宁）人。先学儒，后学医，曾旅居河南洛阳、陈留等地，以医术闻名于中原一带。对朱丹溪最为推崇，因见程充（用光）所校定的《丹溪心法》一书赘列有附录，与朱氏本法或有矛盾，故将附录删去，作者又将与朱氏方论互有发明的方论附于有关病目之后，前后历时5年，编成《丹溪心法附余》一书，对于传播和研究丹溪之学有一定影响。

方海fānghǎi　蒙医方书。占布拉用藏文撰于19世纪。载方剂200个。方剂按临床用药作用分别载入内、外、妇、儿等临床各科。1977年由原内蒙古巴盟临河县人民医院蒙医科和原阜新蒙古族自治县蒙医研究所译成蒙文，改书名为《蒙医金匮》。内蒙古人民出版社出版。

方和谦fānghéqiān（1923—2009）　现代医家。山东掖县（今山东烟台莱州）人。出生于中医世家，1942年正式执业。1958年调入北京市中医医院任内科医师、教研组组长，兼任北京中医进修学校伤寒教研室组长。1968至1999年，任北京朝阳医院中医科主任、主任医师，兼任首都医科大学教授。1991至2008年，先后担任第1～4批全国老中医药专家学术经验继承工作指导老师。2009年被评为首届"国医大师"。从医60余年，具有丰富的临床经验，擅长中医内科疑难杂病的治疗。主编《北京市中医治疗乙型脑炎纪实》《燕山医话》《辨证论治纲要》等著作。

方壶外史fānghúwàishǐ　养生丛书。明代陆西星编撰。收录气功学专著主要有《无口玉皇心印妙经测疏》《黄帝阴符经测疏》《老子道德经玄览》《周易参同契测疏》《参同契口义》《崔公入药镜测疏》《吕纯阳百字碑测疏》《张紫阳金丹四百字测疏》《龙眉子金丹印证诗测疏》《邱长养青天歌测疏》《玄肤论》《金丹就正篇》《金丹大旨图》《七破论》等。其中除测疏为其注解外，其余为陆氏编撰。

方技fāngjì　古代泛指有关医药的技术和知识。《汉书·艺文志》："方技者，皆生生之具……故论其书，以序方技为四种。""四种"包括医经、经方、房中、神仙。同书又记有"凡方技三十六家，八百六十八卷"，分别记述了医经七家，216卷；经方十一家，274卷；房中八家，186卷；神仙十家，205卷。又有"侍医李柱国校方技"的记载。说明汉代所谓方技主要是指医药业及其著作。此外，《后汉书》《新唐书》《宋史》《明史》皆有方技传或方术传。

方剂fāngjì　简称方。方指医方。《隋书·经籍志》："医方者，所以除疾疢保性命之术者也。"剂，古作齐，指调剂。《汉书·艺文志》："调百药齐和之所宜。"方剂是治法的体现，是根据配伍原则，总结临床经验，以若干药物配合组成的药方。

方剂配伍fāngjìpèiwǔ　方剂是在辨证立法的基础上，按照组方及配伍禁忌等原则，选择适当品种和剂量的药物配伍而成。方剂配伍的原则，是按各药在方中所起的作用，分为君、臣、佐、使4部分。而配伍的宜忌，则有"七情"之说，即：独行、相须、相使、相恶、相畏、相反、相杀。参见有关各条。

方剂学fāngjìxué　学科名。指研究并阐明治法和方剂的理论及其运用的一门学科。其研究内容主要包括方剂分类、各类方剂的代表方及其组成原则、配伍法度、药物组成和剂量、主治功效、使用方法和禁忌等。也泛指同类同名科教书籍。

方解石fāngjiěshí　中药材。出《本草经集注》。又名黄石。为碳酸盐类矿物方解石的矿石。产于河南、河北、四川、湖南、安徽、江西等地。味苦、辛，性大寒。清热，利胆。治胸中烦热，黄疸。煎服9～15g；或入散剂。恶巴豆。含磷酸钙，混有镁、铁、锰及微量的锌、锶等。

方炯fāngjiǒng　明代医家。字用晦，自号杏翁。福建莆田人。精通医术，对贫家不取报酬。著有《杏村肘后方》《伤寒书》《脉理精微》等书，均佚。

方开fāngkāi(18世纪)　清代医家。新安（今安徽境）人，生平未详。曾抄录整理《摩腹运气图考》（后改名《延年九转法》）1卷，由颜伟于1735年作序。该书列有9幅图，并附图说，论述揉腹导引、健康长寿之法。认为人身阴阳动静合宜，气血和畅，百病不生；阴阳失正，生生变化之机受塞，则宜用导引之法治之，并认为导引有却病延年之功。鄞县（今浙江鄞州）曹炳章有此书抄本，并加以校刊，又附加《导引行动法》1卷，未见刊行。

方论fānglùn　❶方剂学著作体裁之一。指一类以论述方剂的组方法度、药物性能、治疗机制、主治病证等为主要内容的方剂学著作。《古今名医方论·凡例》："是编非但论其方之因，方之用，详其药性，君臣法制，命名之义而已，必论其内外新久之殊，寒热虚实之机，更引诸方而类比之，又推本方而互通之。”❷古医籍体裁之一。唐宋以前医籍有的以医方为主，但也论及所治病证的病因、病机、病候等内容，由于有方有论，故称方论。如汉代张仲景《金匮要略》、宋代陈无择《三因极一病证方论》等。有关于方剂组成、功效等的理论分析。

方脉流气饮fāngmàiliúqìyǐn 《外科发挥》卷五方。紫苏、青皮、当归（酒拌）、芍药（炒）、乌药、茯苓、桔梗（炒）、姜半夏、川芎、炙黄芪、枳实（麸炒）、防风、陈皮、炙甘草各一钱，木香、大腹皮、槟榔、枳壳（麸炒）各钱半。加生姜三片、大枣一枚，水煎，空腹服。治瘰疬流注及郁结肿聚结块，或走注疼痛，或心胸痞闷，咽塞不利，胁腹膨胀，呕吐不食，上气喘急，咳嗽痰盛，面目或四肢浮肿，大小便秘者。如流注，加羌活、独活、白芷；小便不通，加木通、栀子；浮肿，加猪苓、泽泻；气滞，加香附；血滞，加肉桂；呕吐，加藿香；瘰疬，加夏枯草。

方密之fāngmìzhī 见“方以智”条。

方镊子fāngniè · zi 眼科手术器械。见《眼科菁华录》。全铁制造。古代使用竹夹治疗时，用方镊子紧固竹夹。

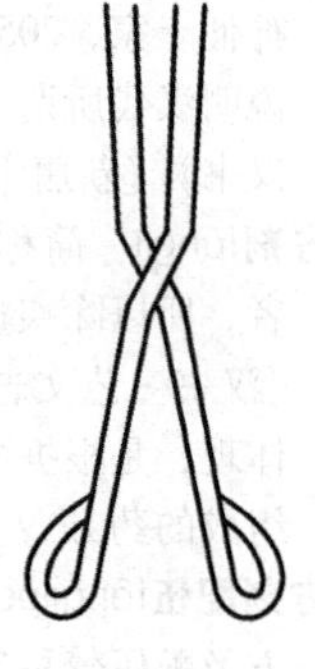
方镊子

方仁渊fāngrényuān（1844—1926） 清末至民国初期医学家。字耕霞。江苏江阴人。对临证各科均有心得，著有医案、医话，并辑录《王旭高医案》4卷行世，包括内、外、妇、幼各科，有一定的见解和发挥。另撰《新编汤头歌诀》一书。

方如川fāngrúchuān 明代医生。字士弱。四川成都人。他在医学思想上，独尊古方古论，认为金元时代各医家著述是违背经典之作。编有《重证本草单方》一书，反映了一些保守和泥古思想。

方上fāngshàng 鼻尖两侧的鼻翼部。望诊此处可以作为诊察胃病的参考。《灵枢 · 五色》：“方上者，胃也。”

方盛衰论篇fāngshèngshuāilùnpiān 《素问》篇名。方，比较的意思；盛衰，从比较而来，故名。本篇主要讨论阴阳盛衰逆从的道理，并从年龄、季节等方面来说明人身阴阳逆从的变化。方中还认为产生各种梦境是由于五脏虚实的变化而致阴虚阳亢。同时又论述了五诊十度对正确诊断疾病具有十分重要的意义。

方石fāngshí 出《神农本草经》。为长石之别名。详该条。

方士fāngshì 方术之士。古代掌握方技、求仙、炼丹、禁祝、祈祷诸术的人。这种职业的出现开始于周，至秦汉渐盛。《素问 · 至真要大论》：“而方士用之，尚未能十全。”遵《内经》此说，故方士多指方技之士，即医生。

方士弱fāngshìruò 见“方如川”条。

方氏fāngshì 明代女医生。歙县（今属安徽）人。生活于15～16世纪。夫程相（字子位），精医术，诊验不可胜举。程相父程邦贤、母蒋氏皆长于幼科，方氏亦精于此。内持家务，外诊婴儿，求治者盈门，每年治愈者不下千人，时人评程门医术有“妇胜于夫”之说。

方氏脉症正宗fāngshìmàizhèngzhèngzōng 综合性医书。又名《医学正宗》。4卷。清代方肇权撰。刊于1746年。本书以脉诊与辨证为纲，卷一以辨脉为主；卷二至四分述内、儿、妇、外各科多种病症证治，每一病证分述病因、辨证、治法、方药及治案；卷末附常用药药性及经穴述要。

方天士fāngtiānshì 明代医家。字吉人。徽州（今属安徽）人。生活于万历（1573—1620）年间。用药经验丰富，如其言益母草谓凡产后诸疾缘于血滞、气脉不和者用之亦宜，胎前血少阴虚者与之则多取咎，不可因其有“益母”之名而不辨虚实。《本草汇言》中录其药论多条。

方通草fāngtōngcǎo 中药材。见《中国药学大辞典》。为通草之处方名。详该条。

方贤fāngxián 明代医家。归安（今浙江吴兴）人。曾任太医院院判。与杨文翰共同编纂《奇效良方》一书（此书原为董宿汇集而未完成的方书）。

方杏翁fāngxìngwēng 见“方炯”条。

方药备考fāngyàobèikǎo 见“医述”条。

方药合编fāngyàohébiān 方书。朝鲜族黄度渊撰于1868年。全书将内、外、妇、儿、五官等病证分为54门，论述369组病，处方分为上（补）、中（和）、下（攻）三统，载方916个，兼述26种药的制作法和26种禁忌，中药515种。处方的三统分类法是作者独创的处方分类法。现存木刻本。

方药中fāngyàozhōng（1921—1995） 现代医家。重庆人。1940—1944年从师于著名中医陈逊斋学医，出师后开设“方药中诊所”。1951年调至西南卫生部中医科工作。1957年毕业后在中医研究院（今中国中医科学院）从事临床、教学和科研工作，任中医研究院研究生部主任、西苑医院副院长、研究员、教授等。先后兼任国家科技进步奖评审委员、国家自然科学基金评审委员、国务院学位委员会学科评议组委员、卫生部药典委员会委员、药品评审委员会委员、中华中医学会常务理事。1990年获国务院授予的首批国家级有突出贡献的专家称号，同年获“阿尔伯特 · 爱因斯坦”世界科学奖。首次对中医气化学说作了全面诠释、系统整理与全新评价，对中医辨证论治提出创新模式，创制了肝肾病系列名方。出版专著《医学三字经浅说》《中医基本理论通俗讲话》《辨证论治研究七讲》《黄帝内经素问运气七篇讲解》《温病条辨讲解》《医学承启集》，编著《中医专题讲座》《温病汇讲》，参加主编《实用中医内科学》，发表论文100余篇。

方夷吾fāngyíwú 见“方导”条。

方以智fāngyǐzhì（1611—1671） 明代哲学家兼医家。字密之。安徽桐城人，幼读格致之书，因父病而于26岁时学医，并于满清入关后曾到南方行医。著有《通雅》52卷（含《脉考》《古方解》各1卷）和《物理小识》12卷，记述动物、植物、矿物、物理、化学、医药、人体生理解剖、脏象经络等。他精研历代医学著述，主张取各家之长，吸取西医解剖生理等科之合理内容，以补充中医学，为我国早期具有汇通中西医思想的医家之一。

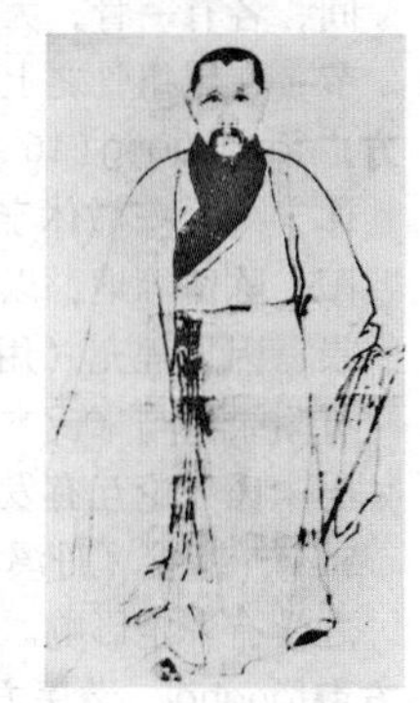
方以智

方用晦fāngyònghuì 见“方炯”条。

方有执fāngyǒuzhí（1522—?） 明代医家。字仲行，歙县（今安徽歙县）人。因前、后两妻及子女5人病死而发愤学医，尤精心于《伤寒论》。对于伤寒学有相当研究，特别推崇张仲景，认为《伤寒论》经王叔和编次已有改动，而成无已的注释又多窜乱。于是经廿年努力，对《伤寒论》逐条加以考订，在71岁时完成《伤寒论条辨》8卷

(1593)，对于《伤寒论》的注释，相当详细。其后，喻昌曾据之编成《尚论篇》一书。

方隅fāngyú　明代医家。钱塘（今杭州）人。父亲方谷是当地医官。他曾将方谷平日著述编集成册，并由方谷校正，称为《医林绳墨》。

方约之fāngyuēzhī　见“方广”条。

方政fāngzhèng　明代医家。望江（今属安徽）人。景泰（1450—1456）年间以医名，召入太医院。

方症会要fāngzhènghuìyào　综合性医书。4卷。吴迈先人撰。1756年由吴迈撰序并刊行。书内载有46种病症，每种病症多先述病因脉治，后附以方药，内容多源自《苍生司命》，并与《医学入门万病衡要》多有类似之处。现存清乾隆刊本、影印清乾隆刊本、点校整理本。

方仲行fāngzhòngxíng　见“方有执”条。

芳香草fāngxiāngcǎo　中药材。见《云南中草药》。为透骨香之别名。详该条。

芳香化浊fāngxiānghuàzhuó　治法。使用芳香化湿的药物治疗湿浊内蕴的方法。症见脘腹胀闷，泛恶欲呕，大便溏薄，体倦乏力，口腻觉甜者，用藿香、佩兰、砂仁、厚朴等。如兼头晕而胀，舌苔白腻，可加菖蒲、鲜荷叶、陈皮、法夏、大腹皮等。

芳香化浊法fāngxiānghuàzhuófǎ　《时病论》卷四方。又名雷氏芳香化浊法。藿香叶、佩兰叶各一钱，陈皮、制半夏各一钱五分，大腹皮（酒洗）一钱，厚朴（姜汁炒）八分，鲜荷叶（为引）三钱。水煎服。治五月霉湿，并治秽浊之气。

芳香开窍fāngxiāngkāiqiào　治法。属温开法。用辛散走窜、气味芳香的药物为主，治疗神昏之证。适用于湿温、痰厥等病证而见窍闭神昏者。常用的芳香开窍药物有麝香、苏合香、石菖蒲、冰片等，代表方如苏合香丸。

芳香温通fāngxiāngwēntōng　开窍法之一，为温开法。以芳香开窍与辛温行气药物相配合，具有温通阳气，辛开窍闭的作用。适用于中风、痰厥、气厥之突然昏倒，牙关紧闭，神昏瞀闷，苔白，脉迟的寒闭证。方如苏合香丸。

芳樟fāngzhāng　中药材。见《中国高等植物图鉴》。即樟木。详该条。

防风fángfēng　中药材。出《神农本草经》。又名屏风。为伞形科植物防风 *Saposhnikovia divaricata* (Turcz.) Schischk. 的干燥根。主产于吉林、黑龙江、内蒙古、河北、甘肃、宁夏、山东等地。辛、甘，微温。归膀胱、肝、脾经。祛风，解表，胜湿，止痛，解痉，止痒。①治风寒感冒，头痛身疼，面瘫，风湿痹痛，四肢挛急，腹痛泄泻，肠风下血，风疮疥癣，皮肤瘙痒，破伤风，煎服5～10g（治腹泻，炒至焦黄；治便血、崩漏，炒炭）。②防风叶煎服治风热汗出。③防风花煎服治心腹痛，四肢拘急，骨节间痛。根含防风色酮醇、升麻素、香柑内酯、补骨脂素、挥发油、甘露醇、苦味苷等。煎剂和醇浸剂对兔有解热作用，亦具提高免疫功能、抗肿瘤、抗惊厥等作用。

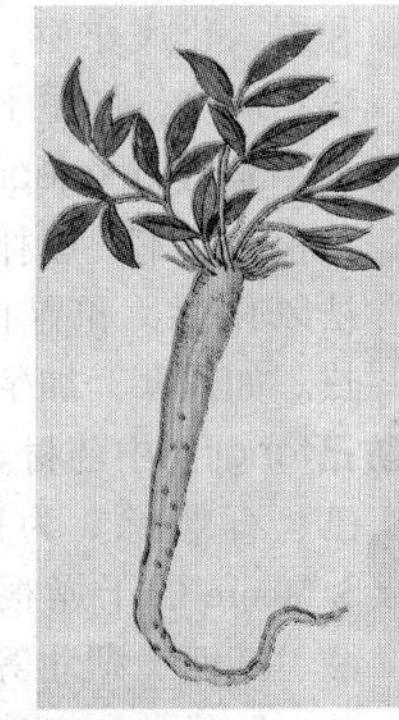
防风

防风白术牡蛎汤fángfēngbáizhúmǔlìtāng　《杂病源流犀烛·奇经八脉门》卷十一方。防风、白术、牡蛎粉各等分。为末，每服二钱，酒或米汤送下，日二至三次。治冲气犯肝，症见头眩汗不出，筋惕肉瞤，腹内拘急，食下动气反剧，身虽有热，卧则欲蜷。

防风苍术汤fángfēngcāngzhútāng　《证治准绳·幼科》集四方。防风、炙甘草各半两，苍术、石膏各一两，川芎、黄芩各二两。为粗末，每服二钱，加生姜三片，薄荷七叶，水煎服，日二次。功能解表清热。治小儿邪热在表，恶风恶寒，疮疹未出者。

防风冲和汤fángfēngchōnghétāng　《杂病源流犀烛·六淫门》卷十二方。又名加减冲和汤。防风、羌活各一钱半，白术、川芎、白芷、生地黄、黄芩各一钱，细辛、甘草各五分，生姜三片，葱白三根。水煎服。功能发汗解表，兼清里热。治感冒风寒，头痛身热，自汗恶寒，脉浮缓者。本方即张洁古羌活汤衍化而来。

防风黄芩丸fángfēnghuángqínwán　《校注妇人良方》卷十二方。黄芩（炒黑）、防风各等分。为细末，酒糊为丸，梧桐子大，每服三十至五十丸，食远或食前米汤或温酒送下。治肝经风热以致血崩、便血、尿血等证。

防风桔梗汤fángfēngjiégěngtāng　《症因脉治》卷二方。防风、半夏、枳壳、陈皮、桔梗。水煎服。功能散风解表。治风寒喘逆，风气盛者。

防风解毒汤fángfēngjiědútāng　《外科正宗》卷二方。防风、荆芥、桔梗、连翘、甘草、石膏、薄荷、枳壳、川芎、苍术、灯心、牛蒡子、酒知母。水煎服。治颈项结核，浮肿，先寒后热者。

防风木通汤fángfēngmùtōngtāng　《症因脉治》卷三方。防风、木通。水煎服。治风湿腹胀，内外皆热者。

防风羌活汤fángfēngqiānghuótāng　❶《证治准绳·疡医》卷三方。防风、羌活、炒牛蒡子、川芎、黄芩（酒浸）、昆布（酒洗）、海藻（酒洗）各一钱，夏枯草、僵蚕、连翘各二钱，升麻七分，甘草五分，加薄荷一钱，水煎服。功能疏风清热，散结消肿。治瘰疬发热者。若虚者加人参、当归，实者加黄连、大黄。❷《审视瑶函》卷三方。防风、羌活、半夏（姜制）、黄芩（酒洗）、天南星（姜制）、细辛、白术（土炒）、炙甘草、川芎各等分。为粗末，水煎服。治眉棱骨痛及脑昏痛。

防风秦艽汤fángfēngqínjiāotāng　《外科正宗》卷三方。防风、秦艽、当归、生地黄、白芍药（酒炒）、川芎、赤茯苓、连翘各一钱，栀子、苍术（米泔水浸炒）、槐角、白芷、地榆、枳壳（麸炒）、槟榔、甘草各六分。水煎，食前服。功能疏风清热，凉血止血。治肠风便血。如便秘加大黄。

防风散fángfēngsǎn　❶《太平圣惠方》卷十方。防风、木通、麦冬、升麻、葛根、虎杖各一两，石膏二两，炙甘草三分。为粗末，每服五钱，水煎服。治伤寒阳痉，壮热不歇，筋脉拘急，牙关急痛。❷《太平圣惠方》卷二十七方。防风、天麻、海桐皮、炮附子、沉香各一两，桂心、川芎、白术、茯苓、山茱萸、熟地黄各三分，枳壳（麸炒）半两。为粗末，每服四钱，加生姜半分，水煎，食前服，日三次。治风劳，体虚食少，羸瘦，筋脉不利，手足多疼。❸《太平圣惠方》卷八十三方。防风、升麻、桂心、羚羊角、麻黄、羌活、川芎、杏仁（汤浸，去皮尖，麸炒微黄）各一分。为粗末，每服一钱，水煎去渣，加竹沥半合，更煎一二沸，分二次温服，一小时后再服，盖被汗出为度，量儿大小加减。治小儿中风，风入于脏，口喎斜僻，手足不遂，或语言不清，心神昏闷。❹《校注妇人良方》卷十四方。防风、桑寄生、葛根各五分，菊花、细辛、防己、秦艽、羚羊角、当归、桂心、茯神、甘草各三分。为粗末，水煎，加竹沥水半合，调服。治妊娠中风，猝然昏倒，口噤肢强。❺《秘传眼科龙木论》卷一方。茺蔚子、防风、桔梗、五味子、知母各二两，玄参、大黄、细辛、芒硝、车前子、黄芩各一两。为粗末，每服一钱，水煎，食后服。用于白内障行针拨术后的调治。❻见《东医宝鉴》卷一。防风、川芎、白芷、菊花、甘草各一两。为末，每服二钱，清茶调下。治头目不清。

防风散痧汤fángfēngsànshātāng 《痧胀玉衡》卷下方。又名一号乾象方。防风、陈皮、细辛、金银花、荆芥、枳壳各等分。水煎，稍冷服。治痧因于风者。若头面肿加薄荷、菊花；腹胀加大腹皮、厚朴；手足肿加威灵仙、牛膝，倍金银花；内热加连翘、知母；痰多加贝母、瓜蒌仁；寒热加柴胡、独活；吐不止加童便；小腹胀痛加青皮；血滞加茜草、丹参；咽喉肿加山豆根、射干；食积腹痛加山楂、莱菔子；心痛加延胡索、莪术；赤、白痢加槟榔；口渴加天花粉；血瘀面黑加苏木、红花；风痧不出倍细辛，加苏木、桃仁、荆芥；秽触加藿香、薄荷。《杂病源流犀烛》亦有本方，但多旋覆花，无金银花。

防风胜湿汤fángfēngshèngshītāng 《症因脉治》卷二方。防风、荆芥、葛根、白芷、桔梗、甘草。水煎服。治伤湿咳嗽兼表证者。

防风四苓散fángfēngsìlíngsǎn 《症因脉治》卷四方。防风、茯苓、猪苓、泽泻、白术。为粗末，水煎服。功能健脾利湿止泻。治水谷偏走渗大肠，大便溏，小便不利。

防风汤fángfēngtāng ❶《备急千金要方》卷八引甄权方。防风、川芎、白芷、牛膝、狗脊、萆薢、白术各一两，羌活、葛根、附子、杏仁各二两，麻黄四两，生姜五两，石膏、薏苡仁、桂心各三两。水煎，分三次服。治偏风。❷《宣明论方》卷二方。防风、甘草、当归、赤茯苓、炒杏仁、官桂各一两，黄芩、秦艽、葛根各三钱，麻黄半两。为末，每服五钱，加生姜五片，大枣三枚，水、酒各半煎服。治行痹行走不定。

防风天麻丸fángfēngtiānmáwán ❶《证治准绳·类方》第五册方。防风、天麻、升麻、炮白附子、定风草、细辛、川芎、人参、丹参、苦参、玄参、紫参、蔓荆子、威灵仙、炒穿山甲、何首乌（另捣为末）各一两，蜈蚣一对。为细末，每二两药末与胡麻二斤炒香共研为末，炼蜜为丸，共作九十丸，每服一丸，细嚼，温浆水送下，日三次，宜食淡白粥一百二十天。治疠风，癞病。❷《宣明论方》卷三方。滑石二两，防风、天麻、川芎、羌活、白芷、草乌、白附子、荆芥穗、当归、甘草各五钱。为末，炼蜜为丸，弹子大，每服半丸或一丸，热酒化下。或为末，每服一钱，蜜酒调下，觉药力运行，微麻为度。功能开郁散结，宣风通气。治风寒湿痹，肢节疼痛，走注不定；中风偏枯，暴喑不语。

防风通圣颗粒fángfēngtōngshèngkēlì 中成药。见《中华人民共和国药典（一部）》（2020）。防风75.5g，薄荷75.5g，大黄75.5g，栀子37.8g，桔梗151g，川芎75.5g，白芍75.5g，连翘75.5g，荆芥穗37.8g，麻黄75.5g，芒硝75.5g，滑石453g，石膏151g，白术（炒）37.8g，当归75.5g，黄芩151g，甘草302g。以上十七味，按颗粒剂工艺制成，每袋装3g。口服。一次1袋，一日2次。解表通里，清热解毒。用于外寒内热，表里俱实，恶寒壮热，头痛咽干，小便短赤，大便秘结，瘰疬初起，风疹湿疮。

防风通圣散fángfēngtōngshèngsǎn 《宣明论方》卷三方。防风、川芎、当归、芍药、大黄、芒硝、连翘、薄荷、麻黄各半两，石膏、桔梗、黄芩各一两，白术、栀子、荆芥穗各二钱半，滑石三两，甘草二两。为粗末，每服一两，加生姜，水煎服，日二次。功能疏风解表，清热泻下。治外感风邪，内有蕴热，表里皆实，症见恶寒发热，头痛眩晕，目赤睛痛，口苦口干，咽喉不利，胸膈痞闷，咳呕喘满，大便秘结，小便短赤，及疮疡肿毒，肠风痔漏，惊狂谵语，手足瘛疭，丹瘢瘾疹等。方中防风、麻黄疏解在表之风邪，使从汗而解；大黄、芒硝荡涤在下之实热，使从大便而解；防风、荆芥穗、麻黄、薄荷、桔梗解表宣肺；连翘、栀子、黄芩、石膏清肺胃热；滑石利水清热，引热从小便出；再加白术、甘草健脾和中；当归、芍药、川芎养血和血祛风。诸药合用，则汗不伤表，下不伤里，从而达到解表通里，疏风清热之效。实验研究表明，本方具有降压、抗心律失常、降胆固醇和减轻体重作用。

防风通圣丸fángfēngtōngshèngwán 即防风通圣散作水丸，治证同。见“防风通圣散”条。

防风丸fángfēngwán ❶《太平惠民和剂局方》卷一方。防风、川芎、天麻（酒浸一宿）、炙甘草各二两，朱砂五钱。为细末，炼蜜为丸，每两作十丸，朱砂为衣，每服一丸，荆芥煎汤化服，或茶酒嚼下。治风及痰热上攻，头痛恶心，项背拘急，目眩旋运，心忪烦闷，手足无力，骨节疼痹，言语謇涩，口眼瞤动，神思恍惚，痰涎壅滞，昏愦健忘，虚烦少睡。❷《三因极一病证方论》卷八方。防风、桂心、通草、茯苓、人参、炒远志、炙甘草、白石英、麦冬。为细末，炼蜜为丸，梧桐子大，每服三十丸，食前温酒送下。治脉虚极则咳，咳则心痛，喉中介介如梗，甚则咽肿。本方方名见《证治准绳·女科》卷四。

防风泻白散fángfēngxièbáisǎn 《症因脉治》卷二方。防风、桑白皮、地骨皮、甘草。为粗末，水煎服。功能疏风透表，泻肺清热。治哮喘，身发热及外感短气冒寒者。

防葛二陈汤fánggé'èrchéntāng 《症因脉治》卷二方。防风、葛根、半夏、茯苓、甘草、陈皮。水煎服。功能祛风和胃，化痰止呕。治风气呕吐，兼痰者。如风寒，加生姜；风热，加栀子、黄连、竹茹。

防葛平胃散fánggépíngwèisǎn 《症因脉治》卷二方。防风、葛根、苍术、厚朴、陈皮、甘草。为粗末，水煎服。功能祛风化湿，和胃止呕。治风气呕吐，头额疼痛，面赤面热。如风寒，加生姜；风热，加栀子、黄连、竹茹。

防己fángjǐ 中药材。出《本草经集注》。又名汉防己、瓜防己、石蟾蜍。为防己科植物粉防己 *Stephania tetrandra* S. Moore 的干燥根。主产于浙江、安徽、江西、湖北等地。苦，寒。归膀胱、肺经。利水消肿，祛风除湿，散痈肿。①治水肿，脚气，水饮喘嗽，小便不利，风湿性关节炎，高血压病，煎服5～10g。②治湿疹，下肢溃疡，痈疖肿毒，煎服或鲜品捣敷。本品含多种生物碱，主要有粉防己碱（汉防己甲素）、防己诺灵碱（汉防己乙素）、小檗胺碱和轮环藤酚碱。尚含黄酮苷、酚类、有机酸、挥发油

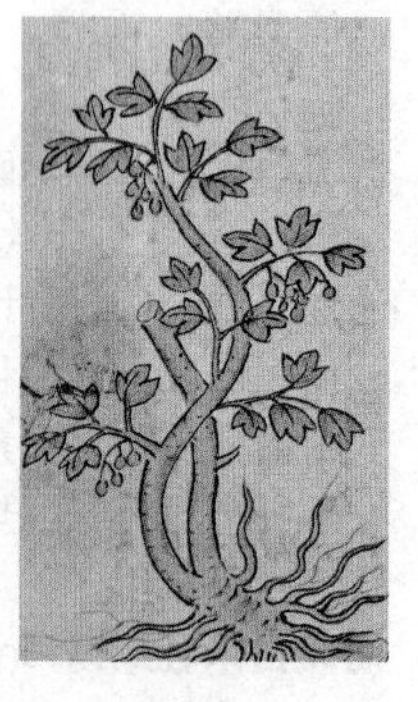

防己

等。粉防己碱有非特异性钙拮抗作用，能阻断 L－及 T－钙离子通道。有降血压、扩张冠状血管、抗心律失常等作用，并应用于临床。并有镇痛、消炎作用。有抗菌（包括结核杆菌）、抗肿瘤活性。同类生物碱有相似作用。轮环藤酚碱有横纹肌松弛及神经节阻断作用。

防己地黄汤 fángjǐdìhuángtāng 《金匮要略》方。防己、甘草各一分，桂枝、防风各三分。四味，以酒一杯，渍之一宿，绞取汁。生地黄二斤，为粗末，蒸之如斗米饮久，后绞汁和匀，分二次服。功能滋阴凉血，祛风通络。治风入心经，阴虚血热，病如狂状，妄行，独语不休，无寒热，脉浮；或血虚风胜，手足蠕动，瘛疭，舌红少苔，脉虚神倦；或阴虚风湿化热，肌肤红斑疼痛，状如游火。现用于风湿性关节炎、类风湿关节炎、癔病、癫痫等证属阴虚热伏者。

防己茯苓汤 fángjǐfúlíngtāng 《金匮要略》方。防己、黄芪、桂枝各三两，茯苓六两，甘草二两。水煎，分三次服。功能益气通阳利水。治皮水，四肢肿，水气在皮肤中，四肢聂聂动者。

防己黄芪汤 fángjǐhuángqítāng 《金匮要略》方。又名汉防己汤。防己一两，黄芪一两一分，炒甘草半两，白术七钱半。为粗末，每服五钱匕，加生姜四片、大枣一枚，水煎去滓温服，良久再服。功能益气祛风，健脾利水。治风水或风湿，症见汗出恶风，身重浮肿，小便不利，脉浮；或肢体关节疼痛。近代也用于慢性肾炎、心脏病水肿属气虚湿重者。若喘者，加麻黄半两；胃中不和者，加芍药三分；气上冲者，加桂枝三分；下有陈寒者，加细辛三分。方中重用黄芪补气固表，健脾行水消肿，为君药；以防己祛风行水，与黄芪相配，补气利水作用增强，且利水而不伤正，为臣药；佐以白术健脾胜湿，与黄芪相配，益气固表之力更大；使以甘草培土和药，生姜、大枣调和营卫。诸药配用，表虚得固，风湿得除，脾气健运，水道通利，则表虚水肿、风湿之症自愈。

防己椒目葶苈大黄丸 fángjǐjiāomùtínglìdàhuángwán 《金匮要略》方。又名己椒苈黄丸。防己、椒目、葶苈子、大黄各一两。为末，炼蜜为丸，梧桐子大，先食饮服一丸，日三服，稍增。功能攻逐水饮，利水通便。治水饮停聚，水走肠间，辘辘有声，腹满便秘，小便不利，口舌干燥，脉沉弦。近代也用于肝硬化腹水、心肾疾患水肿属实证者。若渴者，加芒硝半两。

防己散 fángjǐsǎn ❶《妇人良方大全》卷十四方。防己（煮）、诃子（煨，去核）、郁李仁（汤退皮，研如膏）、白术、槟榔各一两半，吴茱萸（陈者，淘七遍）三分。为末，与郁李仁同研令匀，每服三钱匕，水煎，和渣，空腹服。治结癖瘕实，腹满如鼓，食即欲吐，喘息急，脉弦而紧。❷《证治准绳·女科》卷四方。防己、羌活、防风、麻黄、黄松木节、羚羊角各一两，桂心、荆芥穗、薏苡仁、桑寄生、炙甘草各五钱。为粗末，每服五钱，加生姜五片，水煎服。治妊娠中风，口眼㖞斜，手足顽痹。

防己汤 fángjǐtāng ❶《备急千金要方》卷八方。防己、茯苓、白术、桂心、生姜各四两，乌头七枚，人参二两，甘草三两。为粗末，苦酒和水煎，分四次（昼三夜一）服。功能散寒除湿止痛。治历节风，四肢疼痛不可忍者。❷《证治准绳·女科》卷四方。防己一钱半，桑白皮、赤茯苓、紫苏茎叶二钱，木香半钱。加生姜五片，水煎，食前服。功能利水消肿。治妊娠脾虚，遍身浮肿，心腹胀满喘促，小便不利。

防己饮 fángjǐyǐn 《丹溪心法》卷三方。白术、木通、防己、槟榔、川芎、甘草梢、犀角、苍术（盐炒）、黄柏（酒炒）、生地黄（酒炒）。水煎服。功能利湿清热。治脚气。若大便实，加桃仁；小便涩，加牛膝；有热，加黄芩、黄连；大热及时令热，加石膏；有痰，加竹沥、姜汁。

防葵丸 fángkuíwán 《太平圣惠方》卷九十二方。防葵、牡丹皮、桂心、黄柏、滑石各一两，豆豉（微炒）半两。为细末，炼蜜为丸，麻子大，三至四岁小儿，每服五丸，米汤送下，早、晚各一次。治小儿阴囊偏大，卵核坚硬。

房黄 fánghuáng 病证名。三十六黄之一。《太平圣惠方》卷五十五："房黄者，眼赤身黄，骨髓烦疼，头目昏痛，多饶睡卧，体虚无力，夜多梦泄，神思不安，腰脚酸疼，小便黄赤。"《圣济总录》卷六十一："病人身体沉重，状似着热，不得睡卧，小便黄色，眼赤如朱，心下块起，状如痴人。"治用点烙法，内服鹿茸散等方。参见黄疸有关条。

房劳 fángláo 又称房室伤、色欲伤、色劳。指性生活过度使肾精亏耗，是虚损的病因之一。

房劳复 fángláofù 劳复证之一。《重订广温热论·温热复症疗法》："房劳复者，即女劳复，一名色复。温热瘥后，气血未充，早犯房事，则内损真气，外触邪气而复作也。其症头重不举，目中生花，腰胁痛，小腹里急绞痛，憎寒发热，或阴火上冲，头面烘热，胸中烦闷是也。若卵缩入腹，脉离经者死。舌伸出数寸者亦死。治法必用鼠屎汤调下烧散。虚极者，宜六味饮加麦冬、豆豉、栀子煎汤，调服烧散；虚极热盛者，则用陶氏逍遥汤调服。若小腹急痛，脉沉足冷，则用当归四逆加吴茱萸汤调服，外用吴茱萸五钱，食盐二两，拌炒热熨小腹。"《医宗金鉴》卷三十七："房劳复与阴阳易，二病情异证则同，病后犯色复自病，病传不病易之名。"参见"阴阳易"条。

房劳咳嗽 fángláoké · sou 病证名。指房劳伤肾所致的虚咳。《医学入门·咳嗽》："房劳伤肾，咳而腰背痛、寒热者，二陈芎归汤。"《不居集·咳嗽》："房劳咳嗽。咳而发作寒热、引腰背痛，或喘满，此因房劳，大菟丝子丸主之。"参见"咳嗽""肾经咳嗽"条。

房劳胁痛 fángláoxiétòng 病证名。为因房劳过度而引致的胸胁疼痛。《医碥·胁肋痛》："房劳伤肾，气虚血滞，胸胁多有隐隐作痛，宜补肾加芎归之类和血。"《辨证录·胁痛》："房劳之后胁痛，其亏于精者更多，乌可重治肝而轻治肾哉！方用填精益血汤。"详"肾虚胸胁痛"条。

房劳蓄血 fángláoxùxuè 病证名。指饱后行房，竭力伤肝所致的蓄血。《张氏医通·诸血门》："醉饱入房，竭力伤肝，蓄血在胃口者，韭汁、童便下越鞠丸。不应，合平胃散去苍术，加桃仁、丹皮相和服。虚人理中越鞠相和服。在少腹，代抵当丸，加熟附子三分。虚者必加人参钱许，以助药力。"

房事淡漠 fángshìdànmò 症名。性欲低下，甚至对性生活毫无兴趣的表现。

房室 fángshì 指性生活。房室过度或不当能耗伤肾气，故为内伤疾病的病因之一。《金匮要略·脏腑经络先后病脉证》："千般疢难，不越三条……三者，房室、金刃、虫兽所伤。"

房室伤 fángshìshāng 出《金匮要略·血痹虚劳病脉证并治》。即房劳。详该条。

房中fángzhōng ❶古代对性生活和有关性医学知识的统称，又名“房中术”。马王堆汉墓帛书《天下至道谈》等已记载有关房中术的内容。房中虽包含性医学知识，但也混杂不少荒诞的内容，故后世医学甚少载述。❷古代医书的分类名称之一。西汉将医书分为4类：医经、经方、房中、神仙。其中房中计有8种，186卷，专讲男女性生活的保健方法。

房中术fángzhōngshù 古代的一种养生健身术，即男女性生活的种种保健方法。此术汉代最盛，唐以后渐趋没落。现存最完整的房中术记载是《医心方》卷二十八。其他诸书也有散见，如《备急千金要方》《墨娥小录》《遵生八笺》等。马王堆汉墓出土医书有大量房中术著录。

仿寓意草fǎngyùyìcǎo 医案著作。2卷。清代李冠仙撰于1835年。作者盛赞《寓意草》，并仿其格式，故名。所载以内科杂病为主，兼有妇科、五官科等验案。案中议病、析因颇详，主张“药不执方，相宜而用”，同病异治，异病同治。立法处方灵活，诊治颇具胆识，但案语偏于烦琐。本书收入《三三医书》中。

放点fàngdiǎn 症名。见《救偏琐言·放点证治准》。即痘疮见形。详该条。

放法fàngfǎ 推拿手法名。提捏起肌肤以后，再予放松，使肌肤恢复原状。在捏、弹、拿等手法中，都有放的动作。

放痧法fàngshāfǎ 又名刺痧法。主治实热痧毒深入血肉中，有青筋、紫筋现于肘弯、腿弯者。用消毒三棱针于曲池、委中直刺或斜刺，放出紫黑血，使痧毒有所泄，然后根据痧症用药。若未现痧筋者，用手蘸水拍之即现。余如手足十指尖或指背两旁近甲处，以及百会、太阳、印堂、舌下两旁、喉中两旁、双乳，均为放痧部位，可视病情轻重，酌量采用（《痧胀玉衡》）。

放松功fàngsōnggōng 近代气功练功方法之一。练前安心静意，闭目2~3分钟。然后随呼吸全身逐步放松。先默想从头部开始放松，特别注意两眉间（印堂穴），逐渐松至两肩、两手、胸廓、腹部、两腿、两足。再从后脑开始，逐步放松至背、腰、臀、大腿后侧，足底。如是反复多次，然后停止，在呼气时默念“松”字，使全身达到轻松舒适状态。

放血疗法fàngxiěliáofǎ 即刺血疗法。见该条。

放杖草fàngzhàngcǎo 中药材。出《日华子诸家本草》。为淫羊藿之别名。详该条。

fei

飞fēi 中药炮制法之一。详“水飞”条。

飞尘眯目fēichénmīmù 病名。见清代黄庭镜《目经大成》卷二。即尘埃入目。详该条。

飞丹fēidān 道家丹药之一。据《南史》载，晋代陶弘景曾得到制造这种丹药的方法，苦于无原料。齐高帝（478—482）曾供给他黄金、朱砂、曾青、雄黄等物。陶用之合成飞丹，颜色洁白如霜，吃后身体轻松。

飞刀剑fēidāojiàn 中药材。见《植物名实图考》。为石韦之别名。详该条。

飞痘fēidòu 病名。指牛痘接种部位以外发生的痘疱。多由种痘后搔抓，致痘毒传播或入营血所致。初起丘疹，继成水疱，逐渐扩大，中凹如脐，疱周焮红，疱液逐渐变成脓液，溃后结痂而愈。重者宜清热凉血解毒，内服清瘟败毒饮，糜烂者外搽青黛膏。相当于牛痘疹。

飞蛾七fēi'éqī 中药材。见《新华本草纲要》。为紫萁贯众之别名。详该条。

飞蛾叶fēi'éyè 中药材。见《草药手册》。为白果叶之别名。详该条。

飞法fēifǎ ❶针刺术语。①指促使针身颤动的手法。即入针后，以拇、食两指连捻针柄数下，突然松开手指，使针颤动，如飞鸟展翅之状，故名。与其他手法配合，有促使得气的作用。②指将针向前推进。如《金针赋》“补者一退三飞，真气自归；泻者一飞三退，邪气自避。”❷中药炮制法之一。详“水飞”条。

飞虎fēihǔ 经穴别名。出《针灸大全》。即支沟。见该条。

飞机草fēijīcǎo 中药材。见《广东中草药》。又名香泽兰。为菊科植物飞机草 *Eupatorium odoratum* L. 的全草。分布于云南、广东、广西等地。微辛，温，有小毒。散瘀消肿，止血。治跌打肿痛，疮疡肿毒，外伤出血，旱蚂蝗叮咬出血不止，稻田性皮炎。鲜叶揉烂敷。全草含挥发油，其中主含香豆精、乙酸龙脑酯、芳樟醇、泽兰醇、泽兰烯。叶还含异樱花素、飞机草素、茴香酸及β-谷甾醇。又从全株中分离得羽扇豆醇、β-香树脂醇及三裂鼠尾草素。茎叶的煎剂对离体豚鼠回肠有兴奋作用，对离体兔十二指肠有抑制作用。

飞金走气fēijīnzǒuqì 小儿推拿方法名。出《幼科推拿秘书》。详“飞经走气”条。

飞经走气fēijīngzǒuqì ❶针刺术语。指针感沿经传导。金代窦汉卿《金针赋》：“若夫过关过节，催运气，以飞经走气。”❷小儿推拿方法名。出陈氏《小儿按摩经》。又名飞金走气。操作方法有4种：①先运五经穴，后张开五指在内关拍打，再推心经，揉气关（见陈氏《小儿按摩经·手诀》）。②用拇指按儿总筋处，食、中二指推向手弯处（见《小儿推拿秘诀·手上推拿法》）。③滴凉水于儿内宫，以右手中指引水至天河，前行3次退转1次，并用口吹气，跟水上行（见《幼科推拿秘书·十三大手法推拿注释》）。④右手拿儿四指不动，左手四指从儿曲池边轮流跳至总经几遍，再拿阴阳，将右手向上向外，一伸一缩，传送其气，徐徐过关（见《厘正按摩要术》卷三）。此法性温，能行气化痰，清肺热，治失音，消膨胀。

飞来鹤fēiláihè 中药材。出《植物名实图考》。又名隔山消。为萝藦科植物耳叶牛皮消 *Cynanchum auriculatum* Royle ex Wight 的块根或全草。我国除东北外，其余各地均有分布。甘、苦，平，有小毒。健胃消积，解毒消肿。①治胃痛，食积饱胀，小儿疳积，痢疾，产后腹痛。煎服：6~9g。②治指头炎。用块根酒磨取汁涂敷。本品含磷脂酰胆碱、萝藦胺、牛皮消苷，尚含多种氨基酸与维生素等。

飞廉fēilián 中药材。出《神农本草经》。又名大力王、天荠、刺打草。为菊科植物飞廉 *Carduus crispus* L. 的全草或根。分布于全国各地。苦，平。凉血止血，祛风清热，利湿，消肿。①治吐血，衄血，尿血，子宫出血，头风眩晕，急性及迁延性肝炎，尿路感染，乳糜尿，白带，风热感冒，湿热痹痛。煎服：9~30g。②治跌打瘀肿，痈疖肿毒。鲜品捣敷。本品含飞廉碱、去氢飞廉碱以及多种微量元素。

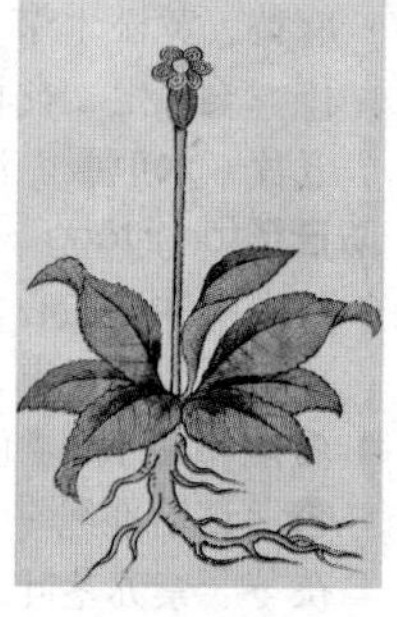

飞廉

飞龙阿魏化坚膏fēilóng'āwèihuàjiāngāo 《外科正宗》卷四方。又名阿魏化坚膏。蟾酥（酒化）、雄黄各二钱，轻粉五分，铜绿、枯矾、煅寒水石、胆矾、乳香、没药、麝香各一钱，朱砂三钱，蜗牛二十一个，炙蜈蚣五条。为细末，同熬，入乾坤一气膏二十四两，化开搅和隔水燉化，红缎摊贴患处，半月换药一次。治失荣证及瘿瘤、乳岩、瘰疬结毒初起，坚硬如石，皮色不红，日久渐大，或疼或不疼，但未溃破者。《医宗金鉴·外科心法要诀》亦有本方，但不用乾坤一气膏，而用加味太乙膏和调。

飞龙丹fēilóngdān 《外科全生集》卷四方。又名蟾酥丸。寒水石、蟾酥（酒化）、蜈蚣（去足）各三钱，血竭、乳香、没药、雄黄、胆矾、铜绿、僵蚕、全蝎（酒炒）、穿山甲各一钱，红砒、枯矾、朱砂、冰片、皂角刺、轻粉各三分，蜗牛二十一个。为细末，以酒化蟾酥为丸，金箔为衣，绿豆大，每服一丸，葱白包裹，酒送下，覆盖取汗。治痈疖疔疮。

飞龙夺命丹fēilóngduómìngdān 《急救仙方》卷二方。雄黄、蟾酥、铜绿各二钱，朱砂（为衣）、血竭、乳香、没药、胆矾、寒水石各一钱，轻粉、麝香、冰片各五分，蜈蚣（去头足）一条，蜗牛二十一个。先将蜗牛连壳研如泥，余药为末，共和丸，或入酒打面糊为丸，绿豆大，每服二丸，用葱白三寸研烂裹药，以无灰酒送下，避风，约人行五六里之久，再饮热酒数杯，以助药力。治疔疮，脑疽，乳痈，附骨疽，无头肿毒，恶疮。

飞龙掌血fēilóngzhǎngxuè 中药材。出《植物名实图考》。又名见血飞、散血丹、三百棒。为芸香科植物飞龙掌血 *Toddalia asiatica* (L.) Lam. 的根或叶。分布于陕西、湖北、湖南、浙江、福建、台湾、广东、广西、贵州、云南、四川等地。辛、微苦，温，有小毒。散瘀止血，祛风除湿。①治跌打损伤，劳伤吐血，衄血，子宫出血，痛经，闭经，风湿麻木，筋骨疼痛，肋间神经痛。煎服：6～12g，或浸酒饮。②叶捣敷外伤出血，疮疖肿毒。孕妇忌服。根含白屈菜红碱、二氢白屈菜红碱、茵芋碱、小檗碱等生物碱，还含飞龙掌血内酯、去二羟基飞龙掌血内酯、茴芹香豆素、异茴芹香豆素等香豆精类和橙皮苷等黄酮类。叶含挥发油，内含香茅醛等，还含白屈菜红碱、鞣质等。飞龙掌血可抗炎、镇痛。白屈菜红碱的盐可抗病毒。白屈菜红碱为神经肌肉毒，对心脏也有抑制作用。对豚鼠小量可造成流产，大量导致麻痹、死亡。

飞尘入眼fēichénrùyǎn 病证名。见《银海精微》。即尘埃入目。详该条。

飞门fēimén 出《难经·四十四难》。七冲门之一。指口唇。飞，古与"扉"通，扉即门扇。形容口唇的张合如门扇，饮食由此而入，故称。参见"唇"及"七冲门"条。

飞奴fēinú 出《开元天宝遗事》。为鸽之别名。详该条。

飞伤喉痹fēishānghóubì 病名。多因阳明火毒上冲咽喉，或感受秽恶之气，或酒后怒火上乘所致。症见喉间猝然肿胀，顷刻转大，红肿疼痛。治宜泄热解毒，消肿止痛。用黏子解毒汤、泻心汤、五味消毒饮等加减。参见"飞疡喉""急喉闭"条。

飞尸fēishī 古病名。指一种突然发作的危重疾患。《太平圣惠方》卷五十六："飞尸者，发无由渐，忽然而至，若飞走之急疾，故谓之飞尸。其状心腹刺痛，气息喘急，胀满上冲心胸也……治飞尸，在人皮中，又名恶脉，又名贼风。发时头痛，不在一处，针灸则移，发时一日半日方微差，须臾复发，细辛散方。"亦可用瓜蒂散、蜥蜴圆等方。

飞丝尘垢入目fēisīchéngòurùmù 病证名。见《原机启微》。即尘埃入目。

飞丝毒fēisīdú 病名。即呛食风。《世医得效方》卷十七："呛食风，一名飞丝毒。口中或食腥鲙之恶物发泡者。"喉风症之一。详"呛食风"条。

飞丝入目证fēisīrùmùzhèng 病证名。见《证治准绳·杂病》。又名天丝打眼。"谓风飏游丝，偶然触入目中而作痛也"（《张氏医通》卷八）。症见眼痛赤涩，肿胀难睁，目热羞明，鼻流清涕等，治宜及时取出游丝。参见"物偶入睛证"条。

飞腾八法fēiténgbāfǎ 即灵龟八法。详该条。

飞腾神骏膏fēiténgshénjùngāo 《寿世保元》卷九方。麻黄（去节）一斤，杏仁四两（热水泡去皮尖，用砂钵捣烂，又入水中同捣，澄去渣用清汁），防风、地骨皮、甘草各四两，木鳖子（去壳）十四个，血余、灯草各一把，黑铅一块。用炭五十斤，将药入铁锅内，注入清水二至三桶，煮至药水浓时，过滤取汁另放缸内，药渣再如法煎煮二次，将三次药汁并一锅内，再煎浓为膏，每服三钱，临卧热酒调下；盖被出大汗为度，次早进煨猪蹄补养。治痈疽、发背、瘰疬、鼠疬、气疬初起未溃破者。

飞天蠄fēitiānqín 中药材。见萧步丹《岭南采药录》。又名龙骨风、山蠄、大贯众、树蕨。为桫椤科植物桫椤 *Cyathea spinulosa* Wall. 的茎干。分布于贵州、四川、广东、广西、台湾等地。苦，凉。祛风利湿，清热止咳。治风湿关节痛，腰痛，跌打损伤，肺热咳喘；预防流行性感冒。煎服：9～15g。全草含桫椤黄酮A、B，环鸦片甾醇等。

飞天蜈蚣fēitiānwúgōng 中药材。见《全国中草药汇编》。为爬山虎之别名。详该条。

飞霞道人fēixiádàorén 见"韩懋"条。

飞扬fēiyáng 穴名。即飞阳。见该条。

飞扬草fēiyángcǎo 中药材。见《广东中药》。又名大飞扬草、大乳汁草、节节花、奶母草。为大戟科植物飞扬草 *Euphorbia hirta* L. 的干燥全草。分布于广东、广西、云南、江西、福建、台湾等地。辛、酸，凉。有小毒。归肺、膀胱、大肠经。清热解毒，利湿止痒，通乳。用于肺痈，乳痈，疔疮肿毒，牙疳，痢疾，泄泻，热淋，血尿，湿疹，脚癣，皮肤瘙痒，产后少乳。清煎服：6～9g。治疗疮痈肿，捣烂外敷；皮炎，湿疹，皮肤瘙痒，脓疱疮，脚癣，煎水洗。全草含巨大戟萜醇乙酸酯、环木菠萝烯醇、槲皮素、鼠李素-3-鼠李糖苷、蒲公英赛醇、无羁萜及β-香树脂醇等。地上部分含飞扬草鞣质等。花含并没食子酸。本品可解热、镇痛、抗炎，还可止泻。煎剂在体外对金黄色葡萄球菌、大肠埃希菌和铜绿假单胞菌有抑制作用。

飞扬喉fēiyánghóu 病名。见《喉科秘旨》卷上："飞扬喉，此症风热上壅，上腭红肿气不通，咽物不下，从小舌中飞扬满口，此系凶恶之症。急针患处出血。"治宜清热解毒凉血。用黄连解毒汤、犀角地黄汤、仙方治命饮等加减。或以刀针于红肿处轻轻刺破出恶血。用金银花、甘草、薄荷、连翘煎汤漱口。外吹清咽利喉散。

飞扬蕨fēiyángjué 中药材。见《广西中兽医药用植物》。为兖州卷柏之别名。详该条。

飞阳fēiyáng　经穴名。代号 BL58。出《灵枢·经脉》。《针灸甲乙经》作飞扬，别名厥阳。属足太阳膀胱经。足太阳之络穴。位于小腿后外侧，外踝尖与跟腱水平连线之中点直上 7 寸，当腓骨后缘处。或于承山斜下外开约 1 寸处取穴。另说“外踝上九寸”（《针灸资生经》），“在昆仑上五寸五分”（《针灸集成》）。布有腓肠外侧皮神经。主治头痛，目眩，鼻衄，颈项痛，腰膝酸痛，癫痫，痔疾，脚气等。直刺 1～1.5 寸，艾炷灸 3～5 壮，或艾条灸 5～10 分钟。

飞阳之脉fēiyángzhīmài　❶指足太阳之别。《素问·刺腰痛论》：“飞阳之脉，令人腰痛，痛上拂拂然，甚则悲以恐。”张志聪注：“足太阳之别名曰飞阳，去踝七寸，别走少阴。”❷指阴维脉。王冰注：“飞阳之脉，是阴维之脉也，去内踝上同身寸之五寸分中，并少阴经而上也。”

F

飞飏fēiyáng　病名。见《普济方》卷六十八。即飞疡。详该条。

飞疡fēiyáng　病名。出《疮疡经验全书》卷一。多由肺胃积热，痰毒邪火上冲咽喉，或感受秽恶之气，郁怒而生。《焦氏喉科枕秘》亦云：“此症受秽恶之气，后因怒生喉中，卒然肿胀，渐至杀人。”治宜疏风清热，消肿解毒。用黏子解毒汤加红花、赤芍、丹皮等。

飞蝇散乱fēiyíngsǎnluàn　证名。见《银海精微》。亦作蝇影飞越。眼外观正常，自视眼前有黑影如蚊蝇飞舞缭乱。云雾移睛证、能近怯远症等病可出现此证候。

飞灶丹fēizàodān　病名。见《外科启玄》卷八。小儿丹毒之一，系丹发于头顶部者。宜急用葱白捣汁调及柏散涂之。

飞针fēizhēn　即砭镰法。详该条。

非瘢痕灸fēibānhénjiǔ　灸治方法。将艾炷直接置于穴位上点燃施灸，但不灼伤皮肤，不使局部皮肤起疱化脓，不留瘢痕的直接灸法。

非搐fēichù　病证名。出《幼幼集成·惊风辟妄》。指小儿急慢惊风。详“搐”条。

非风fēifēng　病证名。即类中风。《景岳全书·杂证谟》：“非风一证，即时人所谓中风证也。此证多见卒倒。卒倒多由昏愦，本皆内伤积损颓败而然，原非外感风寒所致。而古今相传，咸以中风名之，其误甚矣。故余欲易去中风二字……竟以非风名之，庶乎使人易晓，而知其本非风证矣。”参见“类中风”条。

非化脓灸fēihuànóngjiǔ　直接灸之一种。是将艾炷直接置于穴位上点燃施灸，但不灼伤皮肤，不使局部起疱化脓，故名。施灸时当艾炷燃至一半左右，患者感到皮肤发烫或灼痛时，即用镊子将艾炷夹去，另易新炷施灸，以局部皮肤发生红晕为度。因其灸后不留瘢痕，故亦称无瘢痕灸。本法适用于一般虚寒性疾患。

非位fēiwèi　运气术语。指不当其位。《素问·六微旨大论》：“非位，岁不与会也。”

肥疮féichuāng　病名。❶头皮癣疾之一。出《备急千金要方》卷二十二。由脾胃湿热蕴蒸，上攻头皮所致；或因接触传染而得。初起头皮毛发根部有小丘疹或小脓疱，形如粟米，破出黄水。逐渐形成硫黄色碟形黄痂，中央凹陷，有毛发贯穿，黄痂落后可见糜烂面。有鼠尿样特殊臭气，自觉瘙痒。由于毛囊破坏，愈后留有瘢痕。治疗：先用葱汤或槐条煎汤洗去黄痂，外搽风油膏或雄黄油膏、苦楝膏，亦可配合拔发疗法。相当于头黄癣。❷见《圣济总录》一百十六卷。即燕口疮。详该条。❸婴儿湿疹亦称肥疮。

肥儿丸féi'érwán　❶《太平惠民和剂局方》卷十方。炒神曲、黄连各十两，肉豆蔻（面裹煨）、使君子、炒麦芽各五两，槟榔二十个，木香二两。为细末，猪胆汁为丸，粟米大，每服三十丸，空腹服（一方黄连、神曲、使君子各一两，槟榔、肉豆蔻各半两，木香二钱）。为末，面糊为丸，萝卜子大，熟水吞下。功能杀虫消积，健脾清热。治小儿疳病，虫积腹痛，消化不良，面黄肌瘦，肚腹胀满等症。❷《幼科发挥》卷三方。又名万氏肥儿丸。人参、白术、茯苓、山药（蒸）、莲子肉、当归（酒洗）各五钱，青皮、木香、砂仁、使君子、神曲各三钱，麦芽、陈皮、桔梗、炙甘草各二两。为末，荷叶浸水煮粳米粉糊为丸，麻子大，每服十五丸，米汤送下。治小儿病后或伤食而致的脾胃素弱，食少而瘦。❸《万病回春》卷七方。人参、煨芦荟各二钱半，白术（土炒）、胡黄连各五钱，茯苓三钱，黄连二钱，使君子仁四钱，炒神曲、炒麦芽、山楂各三钱半，炙甘草一钱半。为末，黄米糊为丸，黍米大，每服二十至三十丸，米汤化下。治脾疳，症见面黄消瘦，身热，困倦嗜卧，心下痞硬，乳食懒进，好食泥土，肚腹坚硬疼痛，头大颈细，有时吐泻烦渴，大便腥黏等。

肥疳 féigān　病证名。出《小儿药证直诀》。即脾疳。见该条。

肥积féijī　病证名。见清代黄庭镜《目经大成》卷二。为阳漏之别称。详该条。

肥脉瘾疹féimàiyǐnzhěn　病证名。见《本草纲目》卷三十八。即痦瘰。详该条。

肥目féimù　病证名。《诸病源候论》卷二十八：“肥目者，白睛上生点注，或如浮萍，或如榆荚，有如胡粉色者，有作青黑色者，似羹上脂，致令目暗，世呼为肥目。”

肥黏疮féiniánchuāng　病名。小儿癣疾之一种。出《外科启玄》卷七：“小儿头上多生肥黏疮，黄脓暴露。”感受风热或热毒蕴蒸所致。多发于小儿。初起头皮起丘疹，继之成脓疱，可蔓延全头皮，破后糜烂流脓，痒痛兼作。先用 20% 明矾水或槐条煎汤外洗，再用硫黄软膏或胶烟入轻粉、枯矾共研细末，麻油调搽。相当于黄癣。

肥胖féipàng　症名。形体发胖臃肿，超乎常人的表现。

肥胖不孕 féipàngbùyùn　病证名。出《傅青主女科·种子篇》。不孕症之一。妇人体质肥盛，恣食厚味，痰湿内生，流注冲任胞脉，或因体脂过盛，壅塞胞脉和胞宫而致不孕。多伴有心跳气短，白带量多等症。治宜健脾燥湿化痰。方用启宫丸或苍术导痰丸。

肥气féiqì　古病名。即肝积。《灵枢·邪气藏府病形》：“肝脉……微急为肥气，在胁下，若覆杯。”《难经·五十四难》：“肝之积，名肥气。在左胁下，如复杯，有头足。久不愈，令人发咳逆、痞疟，连岁不已。”《济生方》卷四：“肥气之状……诊其脉，弦而细，其色青，其病两胁下痛，牵引小腹，足寒转筋，男子为积疝，女子为瘕聚。”治当疏肝解郁，逐瘀消痞。用肥气丸。参见“肝积”条。

肥热疳féirègān　见《证治准绳·幼科》。即热疳。详该条。

肥人féirén　3 种肥壮人中的一种。出《灵枢·卫气失常》。其肩、肘、髀、膝高起处的肌肉坚实，皮肤丰满。后世一般将肥胖者称为肥人，并认为“肥人多湿痰”（《张氏医通》引李士材语）。

肥人白带多痰féirénbáidàiduōtán 病证名。《叶氏女科证治》卷一："肥人气虚生痰，多下白带。宜服柴术六君汤（六君加苍术、柴胡、升麻、生姜），兼苍附导痰丸（苍术、香附、枳壳、陈皮、茯苓、甘草、胆南星，右为末，姜汁和神曲为丸，柴术六君汤送下五十丸）。"

肥田草féitiáncǎo 中药材。见《贵州草药》。为大巢菜之别名。详该条。

肥油膏féiyóugāo 《医宗金鉴·外科心法要诀》卷六十三方。番木鳖六钱，当归、藜芦各五钱，黄柏、苦参、杏仁、狼毒、白附子各三钱，鲤鱼胆二个。用香油十两，将前药入油内熬至黑黄色，去渣，加黄蜡一两二钱熔化尽，用布滤过罐收，每用少许，用蓝布裹手指，蘸油擦疮。治肥疮，症见头生白痂，小者如豆，大者如钱，瘙痒难忍，但不疼痛者。

肥皂核féizàohé 中药材。出《本草纲目》。又名肥皂子。为豆科植物肥皂荚 *Gymnocladus chinensis* Baill. 的种子。甘，温。祛痰，通便，利尿。治顽痰阻塞，大肠风秘，下痢，淋病。煎服：3～6g。

肥皂荚féizàojiá 中药材。出《本草纲目》。又名肉皂荚、皂角。为豆科植物肥皂荚 *Gymnocladus chinensis* Baill. 的果实。分布于江苏、浙江、福建、江西、安徽、湖北、湖南、广东、四川等地。辛，温。涤痰除垢，解毒杀虫。①治咳嗽痰塞，风湿疼痛，痢疾，肠风，便毒。煎服：1.5～3g。②治头疮，疥癣。烧存性，研末调敷。本品含三萜皂苷：肥皂荚皂苷 A、B、C、D。又含多种单萜葡萄糖苷。

肥皂子féizàozǐ 中药材。见《药材学》。即肥皂核。详该条。

肥珠子féizhūzǐ 中药材。见《本草纲目》。为无患子之别名。详该条。

肥株子风féizhūzǐfēng 病证名。多由火毒蕴积肝胆二经所致。症见一侧或两侧耳坠肿硬如核，痒痛。《重楼玉钥》："两耳坠上浮肿如核，或一边生者。"治宜解毒散结。可选用仙方活命饮、五味消毒饮等加减化裁。

肥猪草féizhūcǎo 中药材。见《草药手册》。为鸭舌草之别名。详该条。

肥猪苗féizhūmiáo 中药材。见《分类草药性》。为豨莶之别名。详该条。

腓féi 解剖部位。小腿肚，又名腨、踌、腓。腓肠肌部分。《灵枢·寒热》："腓者，腨也。"

腓发féifā 病名。出《证治准绳·疡医》卷四。又名腓腨发疽、腓腨疽。由肾水不足，积热而成。初起小腿肚漫肿坚硬，紫暗抽痛，进而腐溃。出稠脓者为顺，出清水者为逆。初起宜服仙方活命饮，溃后可服八珍汤，气血两虚者可服十全大补汤。外治法同"痈""疽""溃疡"条。

腓发疽féifājū 病名。出《证治准绳·疡医》卷四。即腓腨发。

腓骨长短肌腱滑脱féigǔchángduǎnjījiànhuátuō 病名。即以外踝后方肿胀、瘀斑、压痛；足部主动外翻或抗阻力外翻时疼痛加重；背伸、外翻足部时腓骨肌腱滑向外踝前方，并有弹响和疼痛、跖屈踝关节时自行复位为主要表现的疾病。

腓骨干骨折féigǔgàngǔzhé 病名。指腓骨干受到直接暴力或间接暴力的损伤而发生断裂或断离的疾病，以局部肿胀、疼痛，无明显活动功能障碍为主要表现。

腓疽féijū 病名。出《疡科心得集》卷中。即腓腨发。

腓腨féishuàn 解剖部位。小腿肚，相当于腓肠肌部分。《医宗金鉴·外科心法要诀》："此证发于腓腨，即小腿肚也。"

榧子fěizǐ 中药材。出《新修本草》。又名彼实、榧子、柀子、玉山果、赤果、玉榧、野杉子。为红豆杉科植物香榧 *Torreya grandis* Fort. 的干燥成熟种子。主产于浙江、江苏、安徽、湖南、江西、福建等地亦产。甘，平。入肺、胃、大肠经。杀虫消积，润肺止咳，润燥通便。治钩虫病、蛔虫病、绦虫病，虫击腹痛，小儿疳积，肺燥咳嗽，大便秘结。煎服 9～15g。种子脂肪油含棕榈酸、硬脂酸、油酸、亚油酸等，还含挥发油、鞣质、麸朊、紫杉醇、浆果乌柏菜Ⅲ、西藏红豆杉碱等。榧子对钩虫有驱除作用，并能驱除猫的绦虫。

榧子煎fěizǐjiān 见《景岳全书·古方八阵》卷五十四。榧子四十九枚（一方一百枚）。用砂糖水煮熟，每日七枚，空腹服。治寸白虫。

蜚虻fěiméng 中药材。出《神农本草经》。为虻虫之别名。详该条。

肺fèi ❶五脏之一。与大肠相表里。居于胸中，为五脏的华盖。主诸气而司呼吸，肺吸入的清气与脾运化的水谷精微相结合，化生为元气，是维持人体生命不可缺少的物质基础。《素问·五藏生成》："诸气者，皆属于肺。"肺朝百脉，血的运行又有赖于气的推动，故能辅助心脏调节全身血液的运行。《素问·灵兰秘典论》："肺者相傅之官，治节出焉。"肺还参与人体水液代谢，发挥通调水道的功能。《素问·经脉别论》："饮入于胃，游溢精气，上输于脾，脾气散精，上归于肺，通调水道，下输膀胱。"肺开窍于鼻，"肺气通于鼻，肺和则鼻能闻知香臭矣"（《灵枢·脉度》）。❷推拿部位名。见陈氏《小儿按摩经》。即肺经。见该条。《幼科推拿秘书·穴象手法》："小指上一指名为无名指，属肺。肺气通于鼻，络联于无名指，通胸前膻中穴，背后风门穴。"

肺癌fèi'ái 病名。发生于肺脏的以咳嗽、咯血、胸痛、发热、气急、消瘦为主要表现的癌病类疾病。

肺痹fèibì 病证名。由皮痹发展而成，也有称为皮痹者。《素问·痹论》："肺痹者，烦满喘而呕。"《圣济总录·肺痹》："皮痹不已，复感于邪，内舍于肺，是为肺痹。其候胸背痛甚，上气，烦满，喘而呕是也。"《症因脉治·肺痹》："肺痹之症，即皮痹也。烦满喘呕，逆气上冲，右胁刺痛，牵引缺盆，右臂不举，痛引腋下。"可用桔皮丸、杏仁丸、当归汤、五味子汤、泻白散、生脉散、人参平肺散等。参"皮痹"条。

肺病fèibìng 指肺脏的各种病证。有寒热虚实之分。肺为娇脏，主皮毛，主一身之气，司呼吸，开窍于鼻，又为水之上源。多由外邪侵袭，或痰饮内聚，或肺气肺阴不足所致。《素问·藏气法时论》："肺病者，喘咳逆气，肩背痛，汗出，尻阴股膝髀足皆痛。虚则少气，不能报息，耳聋，嗌干。"《难经·十六难》："假令得肺脉，其外证面白，善嚏，悲愁不乐，欲哭，其内证齐右有动气，按之牢若痛，其病喘咳，洒淅寒热，有是者肺也。"《脉经》卷六："肺病，其色白，身体但寒无热，时时咳，其脉微迟为可治。"《仁斋直指附遗方论》卷二："肺病，面白悲愁，嚏哭，吐衄，交血喘咳，寒热，脐右动气。"《太平圣惠方·肺脏论》："夫肺为华盖，覆于诸脏。若肺虚则生寒，寒则阴气盛，阴气盛则声嘶，语言用力，颤掉缓弱，少气不足，咽中干，无津液，虚寒之气，恐怖不乐，咳嗽及喘，鼻有清涕，皮毛焦枯，诊其脉沉缓者，此是肺虚之候也。”又：“夫肺实则生热，热则阳气盛，阳气盛则胸膈烦满，口赤鼻张，饮水无度，上气咳逆，咽中不利，体背生疮，尻阴股膝踹胫足皆痛，诊其脉滑实者，是肺寒之候也。”《本草纲目·脏腑虚实标本用药式》：“肺藏魄属金，总摄一身元气，主闻，主哭，主皮毛。本病，诸气郁，诸痿喘呕，气短，咳嗽上逆，咳唾脓血，不得卧，小便数而欠，遗失不禁。标病，洒淅寒热，伤风自汗，肩背痛冷，臑臂前廉痛。”《杂病源流犀烛·肺病源流》：“夫肺主皮毛……汗出中风，与形寒饮冷，皆能伤肺，故其现证，如鼻塞声重，喘咳，气逆，肩背痛，嚏喷，胸满烦心，亦与太阳同。五志之火上炎，阴虚内烁，肝火挟心而刑金，亦能伤肺，故其现证，如肺痿，肺痈，痿躄，吐血声嘶，息有音，衄衄，掌热，喘不休，口血出，皮毛焦，皆由火燥焦卷之故。若虚，则有少气不能报息，耳聋，嗌干诸证。而此诸证，或由外伤，治与足太阳所感病同法，或邪盛郁塞，必于足太阳泻之。若伤于内者，正气衰，金被残贼，必于足少阴养之，使子能助母，而金气不至耗泄，于足太阴培之，使母能生子，而金气得以涵育，昔人云补水培土，是养金善法，洵有然也。”治宜祛风宣肺，清热润燥，肃肺化痰，温肺化饮，滋阴降火，益气养阴等法。参肺病各条。

肺藏魄fèicángpò　出《素问·宣明五气》。魄，属神经活动中有关本能的感觉和支配动作的功能，亦为五脏精气所化生，古人认为其属肺所藏。《灵枢·本神》：“并精而出入者，谓之魄。”精气充足，则体魄健全，感觉灵敏，动作正确。参“五脏所藏”条。

肺常不足fèichángbùzú　小儿生理、病理特点之一。由于小儿形体柔嫩，卫外功能未固，对外界的适应能力较差。感邪以后常先犯肺，所以明代万全认为“天地之寒热伤人也，感则肺先受之”，并创“肺常不足”之说（《育婴家秘》）。故邪气不论从口鼻而入，还是由皮毛侵袭，均能间接或直接地影响肺的正常功能，导致感冒咳嗽、哮喘、肺炎等呼吸道疾患。或易感时行疫气出现麻疹、水痘、猩红热等传染性疾病。而且其他脏腑病气也常波及于肺。肺为清虚之体，既易受邪，又不耐寒热，因此，在病理上就形成了肺为娇脏，难调而易伤。一些慢性咳嗽、哮喘疾患，往往久而不愈。

肺朝百脉fèicháobǎimài　朝，朝向、会合之意。指全身血液都要流经于肺。《素问·经脉别论》：“脉气流经，经气归于肺，肺朝百脉。”肺主气，心主血，由于肺气贯通百脉，故能协助心脏主持血液循环。《类经》：“经脉流通，必由于气，气主于肺，故为百脉之朝会。”

肺虫病fèichóngbìng　病证名。九虫病之一。见《诸病源候论·九虫病诸候》。《普济本事方·诸虫飞尸鬼疰》：“肺虫如蚕……惟肺虫为急，肺虫居肺叶之内，蚀人肺系，故成瘵疾，咯血声嘶，药所不到，治之为难。”参“痨虫病”条。本病与肺吸虫病相类似。

肺喘咳fèichuǎnké　病名。见《不居集》卷十五。即肺胀。详该条。

肺疸fèidǎn　病证名。❶九疸之一。《外台秘要》卷四：“肺疸，饮少，小便多。”一名膏疸。参见“膏疸”条。❷《辨证奇闻》载述肺疸为肺气虚，失其清肃之令，不能通调水道，以致湿热逗留而发黄者。症见鼻塞不通，头面俱黄，口淡咽干，小便不利。治宜宣通肺气，健脾利水。方用扬肺利湿汤。参黄疸有关条。

肺底fèidǐ　经穴别名。❶灵台穴别名。出《循经考穴编》。详“灵台”条。❷至阳穴别名。出《医学原始》。详“至阳”条。

肺疔fèidīng　病名。❶出《外科启玄》卷二。又名白疔，生于手太阴肺经循行部位，尤多见于手大指，其色白，且伴有发热咳嗽。治宜清泄肺热，服泻白散加解毒之品。❷见《中国医学大辞典》。白刃疔之又名。见该条。

肺风fèifēng　病证名。❶指肺受风邪所致的疾患。《素问·风论》：“肺风之状，多汗恶风，色皏然白，时咳短气，昼日则差，暮则甚，诊在眉上，其色白。”《奇效良方》治风中于肺，用五味子汤。❷指类似酒齄鼻的病证，见《丹溪心法·鼻病》。又名肺风疮。主要表现为鼻色赤。《类证治裁·鼻口症》：“有不饮酒而鼻色赤，名肺风，由血热郁于肺。清肺饮。”参见“肺风疮”条。❸指肺脏感受风毒而致皮肤生疮，瘙痒，或面上生疮，鼻头赤烂等病证。见《圣济总录》卷五十。可选用牛黄散、枇杷叶丸、鹅梨煎丸、皂荚丸等方。

肺风疮fèifēngchuāng　病证名。又名肺风。《杂病源流犀烛·鼻病源流》：“鼻上红肿……亦有不饮酒而色赤者，名肺风疮，由血热郁肺不散也。宜清肺饮子，或四物、五苓二方合用，加黄芩、黄柏。”参见“肺风”条。

肺风粉刺fèifēngfěncì　病名。见《外科正宗》卷四，即酒齄鼻。详“肺风”及“酒齄鼻”条。参见“粉刺”条。

肺风酒刺fèifēngjiǔcì　病名。见《外科大成》卷三。即酒刺、粉刺。详各条。

肺风疝fèifēngshàn　古病名。《素问·四时刺逆从论》：“少阴有余病皮痹、隐轸，不足病肺痹，滑则病肺风疝。”《类经》卷十七：“滑实则君火为邪，故乘于肺，病在气也。”参见“风疝”条。治疗可酌加疏风清热之药。

肺风痰喘fèifēngtánchuǎn　证名。出明代秦景明《幼科金针》。指小儿感冒风寒，入于肺经，以致痰气阻塞于肺而致喘疾。身热在表为肺风，气促不息为痰喘。临床表现为咳嗽不得舒畅，喘急不止，面青潮热，啼哭惊乱。可见于支气管肺炎。一般治以清宣肺热，平喘化痰为法，常用麻杏石甘汤加减。重证容易出现正不胜邪，阳气衰竭的证候，宜中西医配合施治。阳气衰竭者，宜回阳固脱，用参附汤或四逆汤加人参，煎水急服或鼻饲。

肺风丸fèifēngwán　《揣摩有得集》方。当归（土炒）、白术（炒）、陈皮、胆南星、全蝎（去足尾）、没药（去油）、乌梅肉、生甘草各一两，杏仁（去皮尖，炒）一两五钱，麻黄（蜜炙）、煅石膏、炒川芎各三两，罂粟壳（蜜炙）五两。为细末，枣肉和丸，梧桐子大，每服三钱，开水浸生姜，取汤送下。治肺经感受风寒，昼夜不眠，口吐白沫，张口气喘及空嗽痨症。

肺疳fèigān　病证名。五疳之一。又名气疳、疳。由于乳食不调，壅热积滞，传伤肺经所致。《小儿药证直诀》：“肺疳，气喘，口鼻生疮。”肺属金，色白，主皮毛，所以除上述症名外，还有面白咳嗽，毛发枯焦，肌肤干燥，鸡皮疙瘩，恶寒发热，常流清涕等。治宜疏散风邪，用止嗽散；继则清热润肺，用阿胶散；日久气虚，则宜益气之剂，如参苓白术散加减。

肺寒fèihán　病证名。指肺经有寒，属阳虚证。证似肺痿，而口中自生津液，舌苔白滑。《备急千金要方》：“肺中寒者，其人吐浊涕。”临床所见多有阳虚外寒的表现，治以温肺散寒。参见“温肺”条。

肺寒喉风fèihánhóufēng　病证名。《喉科指掌》卷四：“此症因肺受重寒，生在关内下部两边，如扁豆壳样。”多由肺受寒邪，积寒不解，久郁而成。治宜温散寒邪，可选用九味羌活汤、人参败毒散等加减。

肺寒壅嗽fèihányōngsòu　病证名。出《证治准绳·幼科》。小儿肺气虚弱，忽感寒邪而引起的咳嗽。症见咳嗽微喘有痰，痰多清稀，面色淡白，流清涕。治宜温肺散寒。用百部丸（《证治准绳》：百部、麻黄、杏仁、甘草）。

肺合大肠fèihédàcháng　脏腑相合之一。肺为脏，属阴；大肠为腑，属阳。其经脉互相络属，互为表里。《灵枢·本输》：“肺合大肠，大肠者，传道之腑。”肺气肃降下行，能促进大肠传导糟粕；大肠传导通畅，肺气才能清肃通利。在治疗方面，通大便能清泄肺热，开提肺气，使便秘得通。均体现两者表里相合。

肺合皮毛fèihépímáo　五脏与体表组织的关联之一。肺气主表，故合于皮毛。皮毛为一身的外卫，靠肺散布卫气以温养，肺气足则卫外固密，邪不易干。皮毛的散气作用也与肺司呼吸有密切关系。故称相合。《素问·五藏生成论》：“肺之合皮也，其荣毛也。”

肺花疮fèihuāchuāng　病证名。《冯氏锦囊秘录》卷六：“阴虚咳嗽，久之喉中痛者，必有疮，名肺花疮。坎离加元参甘桔。不可用冰片吹药，恐辛散疮转溃也。”《疡医大全》卷十七：“喉癣即肺花疮。”详见“喉癣”条。

肺黄fèihuáng　病证名。三十六种黄之一。❶《太平圣惠方》卷五十五：“肺黄者，眼目白色，头面微肿，鼻衄不止，多涕憎寒，遍身生赤粟子，壮热，腹胀胸满，上气。若粟子紫黑色及肿者，难治。”治宜用栝蒌散方及瓜蒂末嗜鼻出黄水等法。❷《圣济总录》卷六十一：“肺黄，口干舌缩，目赤鼻血出……烦渴欲得饮水及大便不利。”治疗可用灸法或黄消汤。参黄疸有关各条。

肺火fèihuǒ　有虚火实火之分。肺阴虚而生火则为虚火，肺热盛极化火则为实火。临床表现参“肺阴虚”“肺实热”条。

肺火恶寒fèihuǒwùhán　病证名。恶寒证之一种。《证治汇补·恶寒章》：“肺火恶寒，肺受火克，毛窍常疏，不能固腠理而洒淅恶寒者，必兼咳嗽咽干，治宜清金润肺。”方用泻白散去粳米加黄芩、杏仁、阿胶，或甘桔汤加酒芩、山栀、麦冬、五味、酸枣仁等。参见“恶寒”条。

肺积fèijī　古病名。五积之一。《难经·五十四难》：“肺之积，名曰息贲。”《脉经·平五脏积聚脉证》：“诊得肺积脉浮而毛，按之辟易，胁下气逆，背相引痛，少气，善忘，目瞑，皮肤寒……主皮中时痛，如虱喙之状，甚者如针刺，时痒，其色白。”治宜大七气汤加桑白皮、半夏、杏仁，兼吞息奔丸（见《证治准绳·杂病》）。参“息贲”条。

肺及大肠辨证fèijídàchángbiànzhèng　以脏象学说的理论为指导，分析判断肺与大肠的病证及其影响关系的脏腑辨证方法。

肺极fèijí　病证名。《奇效良方·痨瘵门》：“肺极，则寒痹腰痛，心下坚，有积聚，小便不利，手足不仁。”治以天门冬大煎。参见“六极”条。

肺金fèijīn　推拿穴位名。见《小儿推拿秘旨》。即肺经。见该条。

肺津fèijīn　肺的津液。类属于肺阴。见“肺阴”条。

肺津不布fèijīnbùbù　指肺不能正常输布津气，出现喘咳等证的病机。肺接受由脾输送的精气，经本脏和心的作用而输布全身。如肺受燥热熏灼，则肺阴耗伤，津液输布失常，皮毛失于濡润；肺受寒束，则水津不行，停而成饮，均可聚液成痰，发生喘咳等症。治疗用轻宣润燥、清燥救肺或宣肺降气等方法。

肺噤fèijìn　病证名。出《备急千金要方》卷五。指初生口噤嘴唇苍白者。参“口噤”条。

肺经fèijīng　❶手太阴肺经之简称。见该条。❷推拿穴位名。出陈氏《小儿按摩经》。又名肺、肺金。位于无名指远端指骨的腹面。能止咳化痰。《小儿按摩经·手法歌》：“肺经受风咳嗽多，即在肺经久按摩。”参见“五经”条。

肺经草fèijīngcǎo　中药材。见《天宝本草》。为大肺筋草之别名。详该条。

肺经咳嗽fèijīngké·sou　病证名。又称肺咳。❶指风寒束肺之实咳。《不居集》卷十五：“肺经咳嗽。肺咳之状，咳而喘息有音，甚则唾血，麻黄汤主之。”❷指真阴不足、肺脾素燥、劳伤或七情动火等伤肺而致咳者。《症因脉治·内伤咳嗽》：“肺经咳嗽之症，气急喘咳，痛引缺盆，右胁下洒淅恶寒，或右臂筋吊痛，痰咯难出或吐白涎，口燥声嘶，此肺咳之症也。”多因真阴不足，劳伤火动，或肺脾素燥，不慎辛热炙，或恼怒思虑忧愁动火所致。治宜泻白一物汤、清肺饮。脉见迟细，人参补肺饮、人参生脉散、琼玉膏。肺有热痰，青黛海石丸、节斋化痰丸。久嗽肺虚，百花膏等方。参见“咳嗽”“肺咳”条。

肺经失血fèijīngshīxuè　病证名。见《不居集》卷十三。多因悲忧伤肺，络损动血，或脾气不守，胃气不清，使经脉傍绝，真脏坏决而致。其症或鼻衄，或呕血。宜用麦冬饮子、大蓟饮、人参救肺汤、天冬丸、资成汤等方。参见“失血”条。

肺经燥痰fèijīngzàotán　病证名。痰证之一。见《不居集》卷十七。即燥痰。参见该条。

肺惊fèijīng　病证名。脏腑惊证之一。出金代陈文中《小儿病源方论》。详“脏腑惊证”条。

肺疽fèijū　病证名。《圣济总录》作肺瘴。指饮酒伤胃吐血。《备急千金要方》卷十二：“肺疽者，或饮酒之后，毒满闷吐之时，血从吐后出，或一合、半升、一升是也。”《医钞类编》卷七：“仲景云酒客咳者必致吐血，此因极饮过度所致，即肺疽之属也。”详见“伤酒吐血”条。

肺绝fèijué　病证名。五脏绝候之一。❶指肺气绝出现的危重脉证。《华氏中藏经》卷上：“面赤，无右寸脉者，肺绝也。”《注解伤寒论·辨脉法》：“若汗出发润，喘不休者，此为肺先绝也。”《脉经》卷四：“病人肺绝三日死，何以知之？口张但气出而不还（一曰鼻口虚张，短气）。”❷指中风脱证之一。《医林绳墨·中风》：“鼾睡自汗者，肺绝也。”《医宗必读·真中风》：“若中风昏倒……声如鼾，肺绝。”参“中风脱证”条。

肺绝喉闭fèijuéhóubì　病证名。即危重病人的上呼吸道梗阻。《冯氏锦囊秘录》卷六：“肺绝喉闭，其脉浮而微细，其声如鼾，有如痰在喉中响声，此为肺绝之候。宜速用人参汤，调入竹沥、姜汁服之。若早者十全七八，次则十全三四，迟则十不一救。”

肺绝喉痹fèijuéhóubì　病证名。见《医学心悟》卷四：“肺绝喉痹，凡喉痹日久，频服清降之药，以致痰涎塞于咽喉，声如锯，此肺气相绝之候也。”治宜以人参加橘红煎服。

肺开窍于鼻fèikāiqiàoyúbí 肺主呼吸，而鼻是呼吸的通路，为呼吸道的最上端，肺通过鼻与自然界相通，肺之经脉与鼻相连，肺的生理和病理状况可由鼻反映出来。

肺咳fèiké 病证名。❶指咳喘有声，剧则唾血者。《素问·咳论》：“肺咳之状，咳而喘息有音，甚则唾血。”因受寒所致者，用麻黄汤；肺虚有火者，用泻白一物汤、人参补肺汤，或用千金五味子汤去续断、地黄、赤小豆，加麦冬、玉竹、细辛等。参见“肺经咳嗽”条。❷十咳之一。《诸病源候论·咳嗽病诸候》：“七曰肺咳。咳而引颈项而唾涎沫是也。”治宜刺手太泉。参见“十咳”“咳嗽”条。

F

肺劳fèiláo 病名。因劳损伤肺所致。《诸病源候论·虚劳病诸候》：“肺劳者，短气而面肿，鼻不闻香臭。”《圣济总录·虚劳门》：“肺劳者。或因形寒饮冷，逆秋气所致。其症短气面肿，鼻不闻香臭，胸中结滞，气乏声嘶，咳嗽呀呷，咯唾稠黏，或唾脓血，或咽喉干痛，不能唾，上气喘满，渐至衰瘁，寒热时作，饮食减耗，皆肺劳之证。”可选用补气黄芪汤、桑白皮散、人参丸等方。《太平圣惠方·治肺劳诸方》：“治肺劳，痰唾稠黏，日晚即寒热，面色赤，胁肋防满，宜服桔梗散方。”又：“治肺劳，痰嗽气急，抽牵，五脏不安，宜服鳖甲圆。”参见“虚劳”“五劳”条。

肺痨fèiláo 病名。即肺劳。《慎柔五书》卷四：“肺痨热，瘦损，有虫在肺，令人咳逆气喘。”治以五膈下气丸等方。本病与肺结核病相类似。参见“肺劳”“虚劳”“劳瘵”条。

肺络损伤fèiluòsǔnshāng 指因久咳或剧咳损伤肺络引起的咳血、咯血。多见于肺结核、支气管扩张等疾患。治宜清金降火或清络保阴。

肺满fèimǎn 证候名。指肺脏为邪气壅滞而满实。症见喘息而两胁胀满。《素问·大奇论》：“肝满、肾满、肺满皆实，即为肿。”

肺鸣fèimíng 症名。指肺气不利而发生喘鸣声。《素问·痿论》：“有所失亡，所求不得，则发肺鸣。”王冰注：“肺藏气，气郁不利，故喘息有声。”

肺募fèimù ❶指中府穴。《难经》：“肺俞在背第三椎，募在中府。”❷经外奇穴名。《备急千金要方》：“小儿暴痫……若腹满短气转鸣，灸肺募，在两乳上第二肋间宛宛中，悬绳取之，当瞳子是。”位于前胸第2肋间隙，约距胸正中线1.5寸处。主治癫痫等。艾炷灸3～5壮。

肺疟fèinüè 病证名。五脏疟之一。《素问·刺疟》：“肺疟者，令人心寒，寒甚热，热间善惊，如有所见者，刺手太阴、阳明。”治宜桂枝加芍药汤等。参见“五脏疟”条。

肺脾两虚fèipíliǎngxū 证候名。多指肺脾气虚。可由肺虚及脾，或由脾虚及肺而致。症见久咳不已，短气乏力，痰多清稀，纳食减少，腹胀便溏，甚则足面浮肿，舌淡苔白，脉虚弱。治宜补脾益肺。

肺脾气虚fèipíqìxū 参“肺脾两虚”条。

肺脾双解饮fèipíshuāngjiěyǐn 《石室秘录》卷二方。人参、柴胡、车前子、甘草各一钱，麦冬、茯苓各三钱，神曲五分，薏苡仁五钱。水煎服。治咳嗽气喘，呕吐泄泻。

肺脾郁fèipíyù 病证名。郁证之一。《类证治裁》卷三：“肺脾郁，营损肌瘦。养营汤去桂心，减熟地黄。”参见“五脏郁证”条。

肺气fèiqì ❶指肺的功能活动。❷指呼吸之气，包括胸中的宗气。❸指肺的精气。《灵枢·脉度》：“肺气通于鼻，肺和则鼻能知臭香矣。”

肺气不利fèiqìbùlì 指肺气肃降和通调水道的功能障碍的病机。肺主一身之气而通调水道，如由于某种因素引起肺气不利，除出现咳嗽、鼻塞、气逆症状外，还可影响水液的运行和输布，致小便不利，出现浮肿、喘咳等。治须溯本寻源，结合利气、降气之法。参见“肺气不宣”条。

肺气不宣fèiqìbùxuān 指因感受风寒，皮毛闭塞，肺气不能宣通的病机。主要证候有恶寒发热、鼻塞流涕、咳嗽等。肺气不宣与肺气不利大致相同，但通常肺气不宣多对外感表证而言，肺气不利多对内伤杂病而言。治宜结合宣肺。

肺气不足fèiqìbùzú 即肺气虚。详该条。《诸病源候论·五脏六腑病诸候》：“肺气不足，则少气不能报息，耳聋，咽干，是为肺气之虚也。”

肺气热fèiqìrè 同肺热。详该条。

肺气上逆fèiqìshàngnì 与肺失清肃相同而喘咳气逆的病情较重，是肺失清肃的进一步发展，治疗一般以降气平喘为先。参“肺失清肃”条。

肺气盛fèiqìshèng 证候名。出《灵枢·淫邪发梦》。又名肺气实。指肺经邪气盛实的证候。《诸病源候论·肺病候》：“肺气盛，为气有余，则病喘咳上气，肩背痛，汗出，尻阴股膝踹胫足皆痛，是为肺气之实也。”参见“肺病”“肺实”条。

肺气实fèiqìshí 证候名。见《圣济总录》卷四十九。即肺气盛。《灵枢·本神》：“肺气虚，则鼻塞不利，少气；实则喘喝，胸盈仰息。”详“肺气盛”条。

肺气虚fèiqìxū 证候名。出《素问·方盛衰论》。又称肺气不足。多由寒温不适，久咳伤气，悲伤不已，劳逸不当所致。症见咳嗽气短，甚则喘促或呼吸困难，痰多清稀，疲倦，懒言，声低，怕冷，自汗，面色白，舌质淡嫩，脉虚或弱。治疗可用补脾益肺法。

肺气虚证fèiqìxūzhèng 证候名。心肺两脏气虚，以心悸咳嗽，气短而喘，动则尤甚，胸闷，神疲乏力，语声低怯，自汗，舌淡，脉弱等为常见症的证候。

肺气阴两虚fèiqìyīnliǎngxū 证候名。肺气虚弱，阴液亏虚，以干咳无力，气短而喘，声低或音哑，五心烦热，脉细无力等为常见症的证候。

肺热fèirè 病证名。五脏热之一。又称肺气热。多由外邪侵肺化热所致，亦可由内热引起。症见咳嗽，痰黄黏稠，或喘促，或咳吐脓血，胸痛，或恶寒发热，舌红苔黄或黄腻，脉数或滑数。治宜清气、泻肺。《素问·刺热》：“肺热病者，先淅然厥，起毫毛，恶风寒，舌上黄，身热。热争则喘咳，痛走胸膺背，不得太息，头痛不堪，汗出而寒。”《小儿药证直诀》：“有嗽而咯脓痰者，乃肺热，食后服甘桔汤。”《证治准绳》：“肺热……咳嗽寒热，壮热饮水，凉膈散主之……肺热者，右颊先赤，日西热甚。轻则用泻白散，重则用凉膈散及地骨皮散。”

肺热暴哑fèirèbàoyǎ 病证名。即肺经感受风热之邪而忽然失音，其症口舌干燥，渴欲引饮，舌黄脉数，便结溲黄等。治宜疏风宣肺，清热降火。可选用银翘散、清咽利膈汤等加减。参见“暴喑”条。

肺热鼻衄fèirèbínǜ 病证名。见《中国医学大辞典》。指因肺热上壅而致的鼻腔出血。《杂病源流犀烛·诸血源流》：“有由肺经实热者，宜青黄散。”若阴虚火动，邪火上归于肺，当清肺降火，宜白虎汤加地黄、犀角、丹皮、白芍、山栀、扁柏。若风热犯肺，症见鼻燥而衄，口干，或身热，咳嗽痰少，舌红，脉数，治宜疏风清热，方如桑菊饮加丹皮、白茅根之类；无表证者，去薄荷、桔梗，加黄芩、山栀等品，或加玄参、麦冬之类以养阴清肺。参见“鼻衄”条。

肺热肠燥fèirèchángzào　证候名。肺燥津亏，肠热腑实，以发热口渴，咳嗽气喘，大便秘结，腹胀满痛，舌红苔黄燥，脉沉实或弦数等为常见症的证候。

肺热炽盛fèirèchìshèng　证候名。火热炽盛，壅结于肺，以发热口渴，咳嗽，气粗而喘，或有胸痛、咽痛，鼻扇气灼，便秘尿黄，舌红苔黄，脉数等为常见症的证候。

肺热瘅疟fèirèdānnüè　病证名。疟疾之一。《症因脉治》卷四：“肺热瘅疟之症，发则阳气盛而不衰，故但热而不寒，令人消烁脱肉。此《内经》肺素有热之瘅疟症也。肺热瘅疟之因，《内经》云肺素有热，热盛于身，因有所用力，腠理开泄，风寒舍于皮肤之内，分肉之间，邪盛于阳，不涉于阴，则但热不寒，而肺热瘅疟之症作矣。”宜用防风泻白散，以散舍于皮肤之风寒；用石膏泻白散，以治肺素有热；用凉八味丸，滋阴清肺，以治阴虚阳亢，消烁脱肉。参见“瘅疟”“疟疾”条。

肺热腹胀fèirèfùzhàng　病证名。指肺热壅阻，气机失畅引起的腹胀。《症因脉治》卷三：“肺热腹胀之症，喘息倚肩，不得仰卧，烦闷咳逆，腹胀胸痛，常胀不退。”多因肺素有热，或膏粱酒湿，火热熏肺，肺热焦满，壅阻气道所致。治宜清肺为主。喘息倚息，不得仰卧，烦闷咳逆，宜葶苈泻肺汤合泻白散。胃火熏蒸，腹胀作痛，大便结者，宜枳桔大黄汤。心火刑金，泻心各半汤。木中火发，泻青各半汤。参见“腹胀”“内伤腹胀”条。

肺热久嗽fèirèjiǔsòu　病证名。指肺热而致长期不愈的咳嗽。《医说》卷四：“肺热久嗽，身如炙，肌瘦，将成肺劳，以枇杷叶、木通、款冬花、紫菀、杏仁、桑白皮等分，大黄减半，如常制为末，蜜丸樱桃大一丸，食后夜卧含化，未终剂而愈。”《不居集》卷十五治肺热久嗽，用一物黄芩汤治疗。参见“久咳”“咳嗽”等条。

肺热咳嗽fèirèké・sou　病证名。见《医宗金鉴・幼科杂病心法要诀》。又名火嗽。肺受热邪而引起的咳嗽。表现为咳嗽频繁，吐黄色稠痰，面红咽干，指纹紫色。治宜清宣肺热。用泻白散加减。

肺热身肿fèirèshēnzhǒng　病证名。身肿类型之一。《症因脉治》卷三：“肺热身肿之症，喘咳烦满，不得仰卧，喘息倚肩，身首皆肿，小便赤涩，此即内经诸气膹郁，肺热成肿之症也。肺热身肿之因，肺热叶焦，肺气怫郁，升降之令不行，治节之官失职，则经络壅闭，营卫不谐，而遍身头面皆肿矣。”脉多洪数或见弦数。治宜选用家秘泻白散、二冬二母汤、泻心汤、泻青丸，以及葛根石膏汤、葶苈清肺饮等方。参见“身肿”“水肿”条。

肺热痿fèirèwěi　病证名。痿证之一。见《医宗必读・痿》。指皮毛痿。详该条。

肺热痿软fèirèwěiruǎn　病证名。又名肺热痿。多因郁火克金，肺热叶焦，或肾火上炎所致。《症因脉治》卷三：“肺热痿软之症，皮肤干揭，上则喘咳，下则挛拳。此《内经》肺热成痿之症也。”治宜滋肾清肺。肾火上炎，可用知柏天地煎，玄武胶为丸；肺中伏火，可用二母二冬汤合家秘泻白散等。参“痿”“皮毛痿”条。

肺热血瘀fèirèxuèyū　证候名。肺热炽盛，血瘀气滞，以发热口渴，咳嗽，痰中带血，或咯血色黯红，胸部刺痛，舌红苔黄，脉弦数等为常见症的证候。

肺热叶焦fèirèyèjiāo　❶指肺脏被郁热长期熏灼而发生痿证的病机。❷病名。《素问・痿论》：“肺热叶焦，发为痿躄。”病变有两种。①肺痿。以咳吐浊唾涎沫为主症，治宜清燥救肺。②手足痿弱。以皮毛、肌肉枯萎，四肢无力、不能举动为主症。参见“痿”条。

肺热阴虚fèirèyīnxū　证候名。肺热炽盛，阴液亏虚，以发热，口渴，咳嗽痰少，气喘，便秘尿黄，舌红苔黄少津，脉数等为常见症的证候。

肺热证fèirèzhèng　证候名。指肺热引起的证候。《素问・痿论》：“肺热者，色白而毛败。”并可见喘鸣等症。《证治准绳・杂病》：“肺热者，轻手乃得，微按全无，瞥瞥然见于皮毛上，为肺主皮毛故也。日西尤甚，乃皮毛之热也。”肺热有虚实之分，参见“肺实热”“肺虚热”“皮毛痿”条。

肺疝fèishàn　古病名。指寒邪侵犯肺所致的疝证。《素问・大奇论》：“肺脉沉搏为肺疝。”王冰注：“皆寒薄于脏故也。”其症可见少腹与睾丸胀痛，小便不通等。参见“疝”条。

肺善fèishàn　五善之一。声音响亮，肌肤滑泽，大便如常者为肺善（见《外科正宗》）。

肺伤fèishāng　病证名。指肺脏伤损的疾患。《脉经》卷六：“肺伤者，其人劳倦则咳唾血，其脉细紧浮数，皆吐血，此为躁扰嗔怒得之，肺伤气拥所致。”《诸病源候论・虚劳病诸候》：“形寒寒饮伤肺，肺伤，少气，咳嗽，鼻鸣。”参见“气极”“七伤”条。

肺肾两虚fèishènliǎngxū　证候名。泛指肺肾两脏同时出现的虚证。有肺肾阴虚与肺气虚、肾阳虚之别，多属久病耗损肺肾两脏所致。肺气虚、肾阳虚，可见咳嗽、气短、自汗、畏寒、肢冷，或见浮肿。治宜温补脾肾或补肾纳气。肺肾阴虚，可见咳嗽、盗汗、五心烦热、潮热、梦遗等症。治宜滋阴降火，肺肾同治。

肺肾气虚fèishènqìxū　证候名。肺肾气虚，摄纳无权，以咳嗽无力，呼多吸少，喘息短气，动则尤甚，痰多清稀，声低自汗，或尿随咳出，舌淡紫，脉弱为常见症的证候。

肺肾同源fèishèntóngyuán　详“肺肾相生”条。

肺肾同治fèishèntóngzhì　又名金水相生。是同时治疗肺阴虚和肾阴虚的方法。症见咳嗽气上逆、咳血、音哑、骨蒸潮热、口干、盗汗、遗精、腰酸腿软、身体消瘦，舌红苔少，脉细数。用沙参、天冬、麦冬、玉竹、百合、生地、熟地、女贞子、枸杞子、旱莲草等滋补肺肾之阴。

肺肾相生fèishènxiāngshēng　肺属金，肾属水。根据五行学说，肺金和肾水是母子关系，故又称“金水相生”。两者在生理上互相滋生，病变时互相影响。从水液代谢言，肾脉上连于肺，肺为水之上源，上靠肺的通调，中靠脾的运化，下靠肾的开合，一脏失职，即生水肿。从呼吸功能言，肺为气之主，肾为气之根，肺司呼吸，肾主纳气，肾虚不能纳气则上见喘促短气。从病理关系言，肺气足，则精气下输于肾，肺虚则肾气亦虚。肾阴亏损，精气不能上滋于肺，亦能导致肺阴虚。临床上，肺肾虚损的患者，有因肺病及肾者，也有因肾病及肺者，往往须肺肾同治才能获效。故有肺肾同源之说。

肺肾阴虚fèishènyīnxū　参“肺肾两虚”条。

肺生皮毛fèishēngpímáo　出《素问・阴阳应象大论》。皮毛由肺的精气所滋养和温煦。皮毛的荣枯，一定程度上反映肺气的盛衰。参“肺主皮毛”条。

肺失清肃fèishīqīngsù　指肺气失却清肃下降功能的病机。肺气以清肃下降为顺，如病邪犯肺（包括外感、内伤等各种病因），影响清肃下降，可出现咳嗽、痰多、气促、胸膈胀闷等证候。久患咳嗽的患者，肺气损伤，肃降失常，可进一步导致肺气上逆。治疗须在辨证求因的基础上，结合宣肺、降气之法。

肺失肃降fèishīsùjiàng　同肺失清肃。详该条。

肺实fèishí　证候名。由风寒、痰热、痰湿、痰火等病邪壅阻肺气所致。临床表现随病因不同而异。症见喘咳息粗，胸满胀痛，痰涎盛，咯痰稠黄或带血，或暴发失音等。《景岳全书》卷一：“肺实者，多上焦气逆或为咳喘。”

肺实咳嗽fèishíké · sou　病证名。指肺胀气逆所致的咳嗽。《不居集》卷十五：“肺实咳嗽，肺胀者，肺统周身之气，因虚不能宣布于外，而反逆归本经，诸窍闭塞，不通而发胀，则中府、云门两胁间之经络，皆不能利，所以气高而似喘，实非喘症。若邪偏左，则左体不能贴席；偏右则右体不能贴席，贴席则喘嗽不止。其脉左则人迎弦急，右则气口弦紧而滑数。此为气实咳嗽，宜疏散。”参见“咳嗽”“肺胀嗽”条。

肺实热fèishírè　证候名。即肺实热证。见该条。

肺实热证fèishírèzhèng　证候名。指肺经邪热炽盛的证候。《备急千金要方》卷十七：“病苦肺胀，汗出若露，上气喘逆，咽中塞，如欲呕状，名曰肺实热也。”常伴见鼻孔扇张，咳嗽，或吐脓血等。治宜泻肺清热为主。选用地骨皮汤、清肺汤等方。

肺实嗽fèishísòu　病证名。指病邪盛实，肺气壅阻的咳嗽。《万病回春》卷四：“肺实嗽者，新嗽有邪也。桑皮、桔梗、杏仁、枳壳、苏叶主之。”《松崖医径》卷下：“肺实嗽喘，两寸脉洪而有力者，用葶苈桑白皮汤。”参见“咳嗽”“肺实咳嗽”等条。

肺实证fèishízhèng　证候名。指肺病因邪气盛实所出现的证候。多由外邪侵袭，或气壅痰聚等所致。《脉经》卷二：“肺实也，苦少气，胸中满彭彭，与肩相引。”又：“肺实……病苦肺胀汗出若露，上气喘逆，咽中塞如欲呕状。”《圣济总录》卷四十八：“肺实热则喘逆胸凭仰息，手太阴经为热气所加，故为肺实之病。甚则口赤张，引饮无度，体背生疮，以至股膝胫皆痛。”《本草经疏》：“肺实八证：喘急，属肺有实热及肺气上逆；气壅，属肺热气逆；声重痰稠，属肺热；肺痈，属肺热极；肺胀闷，属肺热；吐脓血，血痰，咳嗽，嗽血，属肺家火实热甚，此正邪气胜则实之谓；喉癣，属肺热；上消，属肺家实火及上焦热。”方用地骨皮汤、葶苈丸等方。参见“肺病”“肺实热”等条。

肺手太阴经病证fèishǒutàiyīnjīngbìngzhèng　病证名。因手太阴肺经经气异常而致。《灵枢·经脉》：“肺手太阴之脉……是动则病肺胀满，膨膨而喘咳，缺盆中痛，甚则交两手而瞀，此为臂厥。是主肺所生病者，咳，上气喘，渴，烦心胸满，臑臂内前兼痛，厥，掌中热。气盛有余则肩背痛，风寒，汗出中风，小便数而欠。气虚则肩背痛，寒，少气不足以息，溺色变。为此诸病，盛则泻之，虚则补之，热则疾之，寒则留之，陷下则灸之，不盛不虚，以经取之。”《脉经·肺手太阴经病证》：“肺气虚则鼻息利少气，实则喘喝胸凭仰息。”并列举了吐血、漏汗、小便赤、肺痹、肺中风、肺胀、肺痈、息积等多种病症。

肺手太阴之脉fèishǒutàiyīnzhīmài　出《灵枢·经脉》。即手太阴肺经。详该条。

肺俞fèishù　经穴名。代号 BL13。《灵枢·背腧》作肺腧。属足太阳膀胱经。位于背部，第3胸椎棘突下旁开1.5寸处；一说“除脊各寸半”（《针灸资生经》）。布有第3、4胸神经后支的内侧皮支，深层为外侧支。并有第3肋间动、静脉后支的内侧支和颈横动脉降支通过。主治咳嗽，气喘，咯血，骨蒸潮热，盗汗，以及支气管炎，支气管哮喘，肺炎，肺结核，荨麻疹，皮肤瘙痒症等。斜刺0.3～0.5寸。艾炷灸3～7壮，或艾条灸5～15分钟。

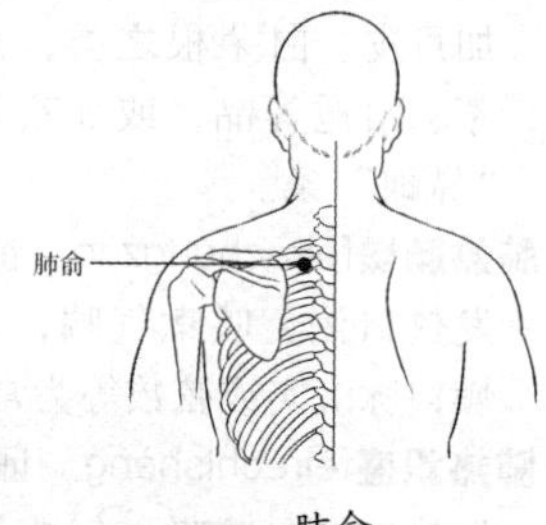

肺俞

肺腧fèishù　经穴名。《灵枢·背腧》：“肺腧在九焦之间。”中医古籍多用腧之古字“俞”而作“肺俞”。详“肺俞”条。

肺水fèishuǐ　病证名。五脏水肿病之一。《金匮要略·水气病脉证并治》：“肺水者，其身肿，小便难，时时鸭溏。”多因肺失宣肃，不能通调水道，下输膀胱所致。临床特征为浮肿，大便鸭溏。治宜宣肺利水，用麻黄杏仁薏苡甘草汤，或麻黄连轺赤小豆汤、越婢汤等加减。参见“水肿”“十水”条。

肺司呼吸fèisīhūxī　肺具有吸入自然界清气，呼出体内浊气的生理功能。

肺死脏fèisǐzàng　肺脏真气已绝的脉象。浮取虚，按之如葱管中空。《金匮要略·五脏风寒积聚病脉证并治》：“肺死脏，浮之虚，按之弱如葱叶，下无根者，死。”

肺损fèisǔn　病证名。五脏虚损之一。又称损肺。《慎斋遗书·虚损》：“虚损一证，或从上而损下，如金衰卫弱而多外感之来，则气伤而肺损。”《难经·十四难》：“一损损于皮毛，皮聚而毛落。”《杂病源流犀烛·虚损劳瘵源流》：“损肺伤气，毛槁皮焦，急宜养气，宜四君子汤。”《类证治裁·虚损》：“考《难经》治法，损其肺者，益其气，保元汤。”参见“虚损”条。

肺损咯血fèisǔnkǎxiě　病证名。指久咳肺络损伤之咯血。初起宜清肺宁络，用薏苡仁散（见《杂病源流犀烛·诸血源流》）。日久气血两虚，客热不除，咳嗽咽干，多唾涎沫，血色鲜红者，宜补益气血，健脾和络，用大阿胶丸（见《丹溪心法·吐血》）。参见“咯血”条。

肺痛fèitòng　症名。指肺部作痛。多因气滞血瘀所致。治以散瘀止痛为主。《金匮要略·呕吐哕下利病脉证治》：“下利肺痛，紫参汤主之。”

肺萎fèiwěi　病名。见《杂病源流犀烛·肺病源流》。即肺痿。详“肺痿”条。

肺痿fèiwěi　病名。❶肺叶枯萎所致的病证。一作“肺萎”。有虚热与虚寒之分。《金匮要略·肺痿肺痈咳嗽上气病脉证治》：“热在上焦者，因咳为肺痿。肺痿之病，从何得之？师曰：或从汗出，或从呕吐，或从消渴，小便利数，或从便难，又被快药下利，重亡津液，故得之……肺痿吐涎沫而不咳者，其人不渴，必遗尿，小便数，所以然者，上虚不能制下故也，此为肺中冷，必眩，多涎唾。”虚热者，症见咳声不扬，吐稠黏涎沫，口干咽燥，气急喘促，形体消瘦，或见潮热，皮毛干枯，舌干红，脉虚数等。治宜滋阴润肺，清热生津。选用举肺汤、元参清肺饮、麦门冬汤、清燥救肺汤、紫菀散等方。虚寒者，症见形寒，神疲，唾涎沫，口不渴，小便数，舌质淡，脉虚弱等。治宜温肺益气。选用甘草干姜汤，或人参、白术、茯苓等药。❷传尸之一种。《外台秘要·传尸方》："传尸之疾……气急咳者，名曰肺痿。"参见"传尸"条。❸皮毛痿。《医宗必读·痿》："肺痿者，皮毛痿也。"参见"皮毛痿"条。

肺痿喘fèiwěichuǎn　病证名。指肺痿病气喘。《杂病源流犀烛·咳嗽哮喘源流》："肺痿喘，唾有脓血或浊痰，宜紫菀散。"本病证所指肺痿与通常所称之由肺损阴虚或肺寒阳虚的肺痿有别。《汤液本草》卷中："肺痿，咳唾脓血。"本病证可见于肺脓疡、支气管扩张症等疾患。

肺痿嗽fèiwěisòu　病证名。指肺痿病的咳嗽。因阴火灼肺，肺叶痿弱作嗽。《万病回春·咳嗽》："肺痿嗽者，声哑，咽喉破痛，浊唾涎沫，或唾中有红丝脓血，热在上焦，阴火炽焰，熏蒸肺叶而成，此真病也。宜养血滋阴，清金保肺，消痰降火。"《校注医醇賸义·咳嗽》以肺叶痿败，喘咳夹红者，宜白胶汤；肺痿骨蒸，或寒或热，或劳咳嗽，声嗄不出，宜秦艽扶羸汤；多年咳嗽，肺痿咯血，宜独胜散。亦可用滋阴降火汤合六味地黄丸相兼服。参见"咳嗽""肺痿"条。

肺为华盖fèiwéihuágài　肺在体腔脏腑中位居最高，有覆盖诸脏的作用。肺又主一身之表，为脏腑之外卫，故称。《素问·痿论》："肺者，藏之长也，为心之华盖。"《灵枢·九针论》："肺者五藏六府之盖也。"

肺为娇脏fèiwéijiāozàng　肺为清虚之体，外合皮毛，开窍于鼻，为诸脏之盖，百脉所朝。六淫外邪从皮毛口鼻而入，常先犯肺。以其不耐寒热，易于受邪，故称娇脏。

肺为咳fèiwéiké　五脏气逆证中，肺气上逆的症状，出《素问·宣明五气》。肺主气，不论外感或内伤，凡影响肺气的宣发与肃降，均使肺气上逆而为咳，故咳嗽为肺病的常见症状。

肺为涕fèiwéitì　出《素问·宣明五气》。涕出于鼻，鼻为肺窍，故涕为肺液。参"五脏化液"条。

肺为贮痰之器fèiwéizhùtánzhīqì　指肺为痰饮停积的主要脏器。

肺恶寒fèiwùhán　恶，有畏恶之义。《素问·宣明五气》："五藏所恶，肺恶寒。"肺主一身之表，外合皮毛，开窍于鼻，寒气侵袭而伤卫外之阳气，也可直接侵犯肺经。又肺主气，寒则气滞，故恶寒。《灵枢·邪气藏府病形》："形寒寒饮则伤肺。"

肺吸虫病fèixīchóngbìng　病名。以咳嗽、胸痛、咯铁锈色痰，大便或痰中检查有肺吸虫卵为主要表现的寄生虫病。

肺系fèixì　出《灵枢·经脉》。❶指喉头气管（承淡安《校注十四经发挥》）。❷指肺与喉咙相联系部位。❸肺的附属器官如气管、喉、鼻道等连成呼吸道的统称。

肺痫fèixián　病证名。五痫之一。出《备急千金要方》卷五。可表现为多种症状。《医学入门·痫》："肺痫，面白，吐沫，腹胀，牛吼。"《景岳全书》卷四十一："面如枯骨，目白反视，惊跳反折，摇头吐沫，其声如鸡者曰肺痫。"《医林绳墨》卷六以痫症因忧悲太重，痰涎入肺而发，声嘶啼泣，旋运颠倒，目睛上瞪，恶寒拘急，气下则苏者为肺痫。由肺气虚，或阴虚火旺而发。其症面如枯骨，目白反视，惊跳反折，摇头吐沫等。气虚者用五味异功散；阴火上冲于肺者，用地黄丸。参见"痫""五脏痫"条。

肺消fèixiāo　病证名。❶指阳虚肺寒所致的多饮多溲。《素问·气厥论》："心移寒于肺，肺消。肺消者饮一溲二，死不治。"《景岳全书·杂证谟》以本证属阴消范围。参见"阴消"条。❷指因心火刑肺，肺燥津耗所致者。《辨证录·消渴门》："消渴之病，有气喘痰嗽，面红虚浮，口舌腐烂，咽喉肿痛，得水则解，每日饮水约得一斗，人以为上消之病也，谁知是肺消之症乎。"治宜清心润肺为主，可用清上止消丹、二冬苓车汤。参见"消渴""上消"条。

肺邪fèixié　五脏病邪之一。《灵枢·五邪》："邪在肺，则病皮肤痛，寒热，上气喘，汗出，咳动肩背。"《难经·十难》："心脉涩甚者，肺邪干心也。"

肺邪胁痛fèixiéxiétòng　病证名。见《症因脉治·胁痛论》。指肺受病邪所引起的胁痛。多因寒邪袭肺，水饮内停，或邪热灼肺，肺络受伤所致。症见恶寒发热，咳嗽气喘多痰，胁肋刺痛，或咳引胁痛。属寒者，常兼见咳吐稀涎痰沫，身热不高或无热，脉多弦紧。治宜发汗祛饮，如小青龙汤等方。属热者，常兼见咯痰腥臭，面赤，里热炽盛，脉数。治宜清肺涤痰，如泻青各半汤等方，并可针刺少商穴出血。参见"感冒胁痛""停饮胁痛"条。

肺心痛fèixīntòng　病证名。厥心痛之一。因肺病而邪乘心所致。《灵枢·厥病》："厥心痛，卧若徒居，心痛间，动作痛益甚，色不变，肺心痛也。"《医宗金鉴》卷四十三："歧骨陷处痛，名心痛。横满连胸，名肺心痛。"《张氏医通·诸痛门》："肺心痛者，多由上焦不清，病在气分，若知其在气则顺之。"参见"厥心痛""心痛"条。

肺形草fèixíngcǎo　中药材。❶见《药用植物图说》。又名山蝴蝶、蝴蝶草、四脚喜、胡地莲、黄金线、鸦燕草。为龙胆科植物双蝴蝶 *Tripterospermum affine*（Wall.）H. Sm. 的幼嫩全草。分布于陕西、浙江、安徽、江西、福建、湖南及西南等地。甘、辛、苦，寒。清肺止咳，凉血止血，利尿，解毒。①治支气管炎，肺炎，肺结核，咳血，肺脓疡，肾炎，泌尿系感染。煎服：9～15g（鲜品30～60g）。②治疔疮、疖肿，乳痈，创伤出血，毒蛇咬伤。捣敷或研末敷。水煎剂在体外对金黄色葡萄球菌有一定抑菌作用。❷见《贵州民间方药集》。为鱼腥草之别名。详该条。

肺虚fèixū　病证名。出《素问·藏气法时论》。❶泛指肺之气血、阴阳不足的各种病证。多由寒温不适，病久体弱，久咳伤肺所致。症见咳嗽，气短，痰多清稀，怠倦懒言，声音低弱，怕冷，自汗；或潮热、盗汗，手足心热、失眠、午后颧红，口干咽燥，咳嗽无痰或咳痰带血，舌淡嫩或嫩红，脉虚或弱或细数。❷同肺气虚。详该条。

肺虚发热fèixūfārè　病证名。出《小儿卫生总微论方》。肺经气阴两虚而引起的发热。多由久病、热病后期，余热恋肺，以致肺经气阴两伤，津液被耗。其症夜热晓凉，多涎善唾，消瘦，干咳无痰，或痰少而黏，甚或声音嘶哑。治宜益肺养阴，保元汤、养阴清肺汤、清燥救肺汤、麦门冬汤等均可化裁选用。

肺虚腹胀fèixūfùzhàng　病证名。指肺脏虚衰，气失通调引起的腹胀。《症因脉治》卷三："肺虚腹胀之症，面色惨白，气弱不振，时胀时退，二便清利，此肺经阳虚之症。若肌肉消瘦，咳嗽面红，多汗骨蒸，此肺经阴虚之症。二者皆名肺虚腹胀症也。"多由肺虚治节无权，气道涩滞所致。治宜补肺为主。可选用补肺人参散、补中益气汤、人参固本丸、生脉散、人参平肺散等方。参见"腹胀"条。

肺虚寒证fèixūhánzhèng　证候名。指肺气不足所出现的证候。见《备急千金要方》卷十七。《三因极一病证方论·

肺大肠经虚实寒热证治》："肺寒虚，逆满，上气，咽中闷塞，寒从背起，口中如含冰雪，语无音声，舌本干燥，吐沫，唾血，不能饮食。"《圣济总录》卷四十八："肺虚寒，咳嗽，下利，少气。"可伴见形体怯冷，鼻多清涕等症。治宜补气温肺为主。选用补肺汤、人参茯苓丸、九味汤等方。

肺虚热证fèixūrèzhèng 证候名。劳热之一。见《中国医学大辞典》。《杂病源流犀烛·虚损劳瘵源流》："肺热，轻手即得，略重全无，肺主皮毛也。日西尤甚。必兼喘咳洒淅，善嚏，善悲，缺盆痛，胸中及肩臂皆痛，脐右胀痛，小便数，皮肤痛及麻木。"治宜补肺清热为主。选用门冬清肺饮、生脉散、补肺阿胶散等方。

F

肺虚身肿fèixūshēnzhǒng 病证名。身肿类型之一。《症因脉治》卷三："肺虚身肿之症，泻利喘咳，面色惨白，或肿或退，小便清利，或气化不及，小便时闭，大便时溏，即《金匮》脉沉自喘之正水，此肺虚肿症也。肺虚身肿之因，劳役过度，肺气久虚，清肃之令不行，下降之权失职，卫气壅遏，营气不从，则肿症作矣。"脉细数或虚软，治宜选用生脉散、人参固本丸、都气丸、四君子加杏仁、贝母等药。参见"身肿""水肿"条。

肺虚嗽fèixūsòu 病证名。指肺气、肺阴亏虚的咳嗽。见《赤水玄珠》卷七。《不居集》卷十五："肺虚咳嗽，肺虚者，肺家元气自虚也。惟其自虚，则腠理不密，故外则无风而畏风，外则无寒而怯寒，内则气怯息短，力弱神虚，面白神羸，情志郁结，嗜卧懒言，遗精自汗，饮食减少，咳嗽无力，痰涎清薄，六脉虚微而涩弱，按之无神，此为阳虚脉症，宜大补元气，则嗽不治而自愈。若专于消热消痰以止嗽，未有不速其死也。"《万病回春·咳嗽》："肺虚嗽者，久病久嗽虚也。宜滋阴补肺，加天门冬、款冬花、马兜铃、紫菀、阿胶、五味子之类。"参见"咳嗽"条。

肺虚损fèixūsǔn 出《小儿药证直诀》。即肺脏怯。详该条。

肺虚证fèixūzhèng 证候名。指肺气、肺阴不足所出现的证候。《脉经》卷二："肺虚……病苦少气不足以息，嗌干不朝津液。"《圣济总录》卷四十八："肺虚则生寒，寒则阳气盛，阳气盛则声嘶，语言用力，颤掉缓弱，少气不足，咽中干无津液，虚寒乏力，恐怖不乐，咳嗽及喘，鼻有清涕，皮毛焦枯，诊其脉沉缓，此是肺虚之候。"《本草经疏》："肺虚七证。齁喘，属肺虚有热，因而痰壅；咳嗽吐血痰，属肺热甚；声哑，属肺热甚；咽喉燥痛，属水涸火炎，肺热之极，此证法所难治；肺痿，属肺气虚有热；龟胸，属肺热有痰；息贲，属肺气虚痰热壅结所致。"方用补肺汤、人参汤等方。参"肺病""肺虚寒证"等条。

肺虚自汗fèixūzìhàn 病证名。自汗证之一。见《医略六书·杂病证治》。因肺气虚而表不固所致。症见自汗，咳嗽，气喘，乏力等。治宜补肺以固其皮毛，选用黄芪六一汤、玉屏风散、生脉散等方。参"自汗"条。

肺虚作喘fèixūzuòchuǎn 病证名。出《医宗金鉴·幼科杂病心法要诀》。肺经津气不足而致的喘急。小儿虚喘的发生，多由元气不足，或因病后体虚，或因久咳不止，以致肺气虚弱，不能清肃下降所致。症见喘而呼吸短促，痰声低微，面色白，额上有汗，神疲，脉弱。治宜补虚清肺，用黄芪汤。肺虚津液不足者，宜滋肺生津，用阿胶散。

肺炎喘嗽fèiyánchuǎnsòu 病证名。出《麻疹活人全书》。系小儿常见病。一年四季都可发生，尤以冬、春季节为多见，好发于婴幼儿时期。临床以热、咳嗽、呼吸急促为特点。在麻疹、感冒或其他疾病的过程中，因先、后天不足，如佝偻病，营养不良，亦易并发和继发。以寒温失常，外感风寒，风温之邪为主要发病因素，而以风温之邪为多见。风寒仅见于初期，寒邪化热，故温热占主要地位。肺为娇脏，性喜清肃，主呼吸。寒温之邪从口鼻而入，郁于肺经，轻则为咳，重则为喘。如因温邪化火，寒邪化热，炼液为痰，痰阻气逆，从而导致呼吸困难，产生气促。或因邪郁肺闭，气失宣通，气阻则血滞，故在气急鼻扇的同时，可伴见颜面、口唇、肢端等青紫发绀。心主血脉，肝为藏血之脏，在重证病例中，由于气闭血滞而发生心阳虚衰，肝脏肿大等危象。如因热毒炽盛，内陷营分、血分者，可见昏迷、抽搐等。若体虚邪恋，可使肺部病变迁延难愈。初期寒邪犯肺，宜辛温宣肺，用三拗汤；属温热者，则宜辛凉，用麻杏石甘汤；痰喘者，宜定喘涤痰，用定喘汤；毒热偏重，宜清热解毒，用三黄石膏汤。正虚邪盛，导致心阳虚脱者，宜回阳固脱，用参附汤。青紫郁血明显，肝脏肿大者，酌加丹参、桃仁、红花，以活血通络，化瘀生新。

肺阳fèiyáng 即肺之阳气，与肺阴相对而言，乃肺之温煦、运动、升散的一面。

肺移寒于肾fèiyíhányúshèn 肺的寒气移于肾，则肾阳不能蒸水化气，水失节制则泛涌上逆。《素问·气厥论》："肺移寒于肾，为涌水。"

肺遗fèiyí 病证名。指肺病而致遗精的病证。《医宗必读》卷九："肺病而遗者，必皮革毛焦，喘急不利。"治宜清肺涩精。参"遗精""五脏遗精"条。

肺阴fèiyīn 指滋润肺脏的阴液。肺受脾气上输的水谷精气所滋养，又受肾水的濡润，合称肺阴，与肺气相互为用。如邪热燥气犯肺，或肺脏内伤，久则可以损耗肺阴，使肺失其滋润，出现干咳、痰血、潮热、盗汗等症状。

肺阴虚fèiyīnxū 证候名。多由久病体弱，发汗太过，或邪热耗损肺阴所致。临床表现既有肺虚，又有阴虚之证。症见干咳少痰，潮热盗汗，两颧潮红，手足心热，咽燥音哑，舌红干，少苔，脉细数。若虚火伤络则痰中带血。治宜滋阴润燥，咯血者须清络保阴。

肺阴虚证fèiyīnxūzhèng 证候名。肺阴不足，虚热内生，以干咳，或痰少而黏，或痰中带血，口燥咽干，或音哑，潮热颧红，或有盗汗，舌红少津，脉细数等为常见症的证候。

肺饮fèiyǐn 痰饮之一。因饮邪在肺所致。《金匮要略·痰饮咳嗽病脉证治》："肺饮不弦，但苦喘、短气。"参见"痰饮""支饮"条。

肺痈fèiyōng 病名。指肺部发生的痈疡。《金匮要略·肺痿肺痈咳嗽上气病脉证治》："咳而胸满，振寒，脉数，咽干不渴，时出浊唾腥臭，久久吐脓如米粥者，为肺痈。"一名肺壅。多由外感风热邪毒，或风寒化热蕴肺，肺受热灼，热壅血瘀，郁久腐败化脓所致。《医门法律》卷六："肺痈由五脏蕴祟之火，与胃中停蓄之热，上乘乎肺，肺受火热熏灼，即血为之凝，血凝即痰为之裹，遂成小痈。"症见发热振寒，咳嗽，胸痛，气急，甚则咳喘不得平卧，吐出腥臭脓性黏痰，或咳吐脓血等。治宜清肺化痰，解毒排脓等法。选用千金苇茎汤、清金饮、麦冬平肺饮、葶苈大枣泻肺汤、元参清肺饮等方。咳吐脓血者，用排脓散、《金匮》桔梗汤，酌加鱼腥草、野荞麦根等药。如日久伤及气阴，治宜养阴益气，清热化痰，可用桔梗杏仁煎、《济生》桔梗汤等。本病与肺脓疡、肺坏疽等相似。

肺痈喘fèiyōngchuǎn 病证名。指肺痈病的气喘。见《杂病源流犀烛·咳嗽哮喘源流》。其喘必兼口燥、胸中隐痛、咳唾腥臭脓痰及高热等症。多因邪火热毒夹痰瘀壅阻于肺所致。治宜保金化毒为主，如桔梗汤加防风、橘红、金银花、麦冬或千金苇茎汤等方。参“肺痈”条。

肺痈嗽fèiyōngsòu 病证名。指肺痈病的咳嗽。《万病回春》卷四：“肺痈嗽者，口中辟辟燥，嗽即胸中隐隐痛，嗽伤肺叶而成也。先用保肺治嗽药，后用收敛疮口，以合欢树皮、白及、白蔹煎服。”《校注医醇賸义·咳嗽》：“肺气壅塞，致成肺痈，咳吐脓痰，气甚腥秽者，石花汤主之。”详“肺痈”条。

肺雍fèiyōng 病名。《素问·大奇论》：“肺之雍，喘而两满。”《甲乙经》作“痈”。详“肺痈”条。

肺瘀证fèiyūzhèng 病名。《证治准绳·杂病》：“由眦而起，贯过气轮，如皮似筋，横带至于风轮，光亦不损，甚则掩及瞳神，方碍瞻视。大抵十之八九皆由大眦而起……眼科钩割一法，唯此患最为得效。”同胬肉攀睛。详该条。

肺与大肠俱实fèiyǔdàchángjùshí 证候名。《备急千金要方》：“右手寸口气口以前脉阴阳俱实者，手太阴与阳明经俱实也。病苦头痛，目眩，惊狂，喉痹痛，手臂卷，唇吻不收，名曰肺与大肠俱实也。”肺与大肠相表里，肺气为实邪所闭，失其清肃，影响大肠的传导；或热结大肠，传导失司，也会影响肺气的肃降而发喘咳，出现脏腑俱实之证。治宜降肺气、通大肠互相配合而有所侧重。

肺与大肠俱虚fèiyǔdàchángjùxū 证候名。《备急千金要方》：“右手寸口气口以前脉阴阳俱虚者，手太阳与阳明经俱虚也，病苦耳鸣嘈嘈，时妄见光明，情中不乐，或如恐怖，名曰肺与大肠俱虚也。”肺与大肠相表里，肺虚日久可致大肠虚寒，传导失司。《素问·咳论》：“肺咳不已，则大肠受之，大肠咳状，咳而遗矢。”治以补中益气为主。

肺郁fèiyù 病证名。五脏郁证之一。《赤水玄珠》卷十一：“肺郁者，皮毛燥而不润，欲嗽而无痰。治宜桔梗、麻黄、豆豉。”参见“五脏郁证”条。

肺脏怯fèizàngqiè 病证名。又名怯肺、肺虚损。指久病后肺气虚损证候。《小儿药证直诀》：“脾肺病久，则虚而唇白，脾者肺之母也，母子皆虚，不能相营，故名曰怯肺。主唇白，白而泽者吉，白如枯骨者死。”其症可伴有气怯，神疲，便稀，舌淡等。治宜健脾益肺。用阿胶散、参苓白术散加减。

肺脏中风fèizàngzhòngfēng 古病名。亦称肺中风。泛指风邪入中于肺发生的证候。《太平圣惠方·治肺脏中风诸方》：“肺主于气。气为卫，卫为阳。阳气行于表，荣华于皮肤。若卫气虚少，风邪相搏，则胸满短气，冒闷汗出，嘘吸颤掉，语声嘶塞，身体沉重，四肢痿弱，其脉浮数者，是肺脏中风之候也。”参见“肺中风”条。

肺燥fèizào 证候名。燥气伤肺所致。邪在卫分，有温燥、凉燥之分。温燥主症：发热，微恶风寒，头痛，少汗，咳嗽少痰，咽干鼻燥，口渴，舌红苔白，右脉数大。治宜轻宣润燥。凉燥主症：发热，恶寒，头痛无汗，鼻塞，咽干唇燥，咳嗽稀痰，舌苔白，脉浮。治宜苦温平燥。

肺燥久咳fèizàojiǔké 病证名。肺经津液干枯而引起的咳嗽。多系久病热郁，耗伤津液，肺经枯燥所致。因肺为清虚之脏，主肃降，肺失津液滋濡，则肃降失职而致气机逆乱，因而咳嗽，低热，痰少而带血丝，或鼻出血，间或气促，舌红苔少。治宜清润降火。用清燥救肺汤加减。

肺燥咳嗽fèizàoké·sou 病证名。指肺虚液少或燥邪伤肺所致的咳嗽。《症因脉治·伤燥咳嗽》：“天行燥烈，燥从火化，肺被燥伤则必咳嗽。”《不居集》卷十五：“肺燥咳嗽，金性喜清润，润则生水，以滋脏腑。若本体一燥，则水源渐竭，火无所制，金受火燥，则气自乱而咳嗽，嗽则喉干声哑，烦渴引饮，痰结便闭，肌肤枯燥，形神虚萎，脉必虚数，久则涩数无神。法当滋润清补。”《金匮翼·燥咳》：“肺燥者，肺虚液少而燥气乘之也。其状咳甚而少涎沫，咽喉干，气哽不利。子和云：燥乘肺者，气壅不利，百节内痛，皮肤干燥，大便秘涩，涕唾稠黏。洁古云：咳而无痰者，宜以辛甘润其肺也。”方宜润肺止嗽方、清燥救肺汤、门冬饮子等。参见“咳嗽”“伤燥咳嗽”条。

肺燥作泻fèizàozuòxiè 病证名。指泄泻由肺中燥火引起者。《医学传灯·泄泻》：“又有肺燥作泻者，人所不知，秋伤于燥，内热咳嗽，肺中之火无处可宣，传于大肠，故令作泻。”治宜清肺润燥，用清金润燥汤。

肺胀fèizhàng 病证名。胀病之一。《灵枢·胀论》：“肺胀者，虚满而喘咳。”《金匮要略·肺痿肺痈咳嗽上气病脉证治》：“咳而上气，此为肺胀，其人喘，目如脱状，脉浮大者，越婢加半夏汤主之。”又：“肺胀，咳而上气，烦躁而喘，脉浮者，心下有水，小青龙加石膏汤主之。”《医醇賸义》：“肺为气之脏，居于至高，寒气逆上，肺气壅塞……故虚满而喘咳，当温肺降气，以解寒邪，温肺桂枝汤主之。”参见“喘”“胀病”条。

肺胀嗽fèizhàngsòu 病证名。《证治汇补·咳嗽章》：“肺胀嗽者，喘急气粗，或左或右，则眠不得，有嗽久而成肺痈肺痿者，必云门中府引痛，咯吐脓血，腥秽异常。”《松崖医径·咳嗽》：“肺胀嗽，用桔梗香薷汤。”参见“肺胀”条。

肺蒸fèizhēng 二十三蒸之一。见《诸病源候论·虚劳骨蒸候》。详“二十三蒸”条。

肺志忧fèizhìyōu 忧为肺之志。忧虑的情绪与肺有关，所以过度忧虑可能损伤肺气。《素问·阴阳应象大论》：“肺……在志为忧。”

肺中风fèizhòngfēng 古病名。又名肺脏中风。指风邪入中于肺经而致的证候。主症为口燥，胸满，气喘，身运不能自主，昏冒，肿胀等。《金匮要略·五脏风寒积聚病脉证并治》：“肺中风者，口燥而喘，身运而重，冒而肿胀。”《诸病源候论·风病诸候》：“肺中风，偃卧而胸满短气，冒闷汗出。”参见“肺脏中风”条。

肺中寒证fèizhònghánzhèng 证候名。指肺受寒邪所致的证候。《金匮要略·五脏风寒积聚病脉证并治》：“肺中寒，吐浊涕。”《三因极一病证方论·五脏中寒证》：“肺中寒之状，喜吐浊涎，气短，不能报息，洒洒而寒，吸吸而咳。”治宜温肺散寒为主。选用华盖散、温肺散等方。

肺主鼻fèizhǔbí 出《素问·阴阳应象大论》。肺司呼吸，鼻为呼吸出入门户，鼻正常的通气和嗅觉功能，须赖肺气调和，呼吸畅利。《灵枢·脉度》：“肺气通于鼻，肺和则鼻能知臭香矣。”若风寒袭肺，则鼻塞，嗅觉不灵；肺有燥热，则鼻干而涩；邪热壅肺，可见气急鼻扇。说明肺与鼻窍有密切关系。

肺主皮毛fèizhǔpímáo 出《素问·痿论》。肺与皮毛（一身之表）在生理上和病理上均有密切关系。肺主气，司呼吸，为体内外气体交换的主要器官。而皮毛之汗孔也有散气（调节呼吸）的作用。肺还有散布卫气、外卫肌表的功能。如肺气虚，肌表不固，可见自汗；卫外之气不足，肌表易受风寒侵袭，发生咳嗽等症。皮毛赖肺气的温煦，才能润泽。如果肺气虚弱，不能行气以温皮毛，皮毛之营养不足，就会憔悴枯槁。

肺主气fèizhǔqì　肺的主要功能之一。包括两方面。一是主呼吸之气。肺是人体内外气体交换的主要器官。通过肺的呼吸，吸入自然界的清气，呼出体内的浊气，不断吐故纳新。《灵枢·五味》："其大气之抟而不行者，积于胸中，命曰气海，出于肺，循喉咽，故呼则出，吸则入。"一是主一身之气。体内各种气机活动，营卫之气、宗气、元气的生成和盛衰，均与肺有密切关系。《素问·六节藏象论》："肺者，气之本。"《素问·五藏生成》："诸气者，皆属于肺。"

肺主声fèizhǔshēng　见《难经·四十难》。声音由肺气鼓动声带而发。肺气足则声音洪亮，肺气虚则声音低弱。风寒外感，肺气壅塞，声音嘶哑，称为"金实不鸣"；内伤肺痨，肺气大伤，声音嘶哑，称为"金破不鸣"。说明肺气与声音的密切关系。

肺主肃降fèizhǔsùjiàng　肃降，清肃下降之意。肺气宜清宜降。由于肺居胸廓上部以及其在体内所起的司呼吸、主气、主治节、通调水道等作用，决定了肺气必须在清肃下降的情况下才能保持其正常的功能活动。如肺气失于肃降，可出现喘逆、咳嗽或小便不利等症。

肺主通调水道fèizhǔtōngtiáoshuǐdào　肺为水之上源，体内水道的通调有赖于肺气的肃降。《素问·经脉别论》："饮入于胃，游溢精气，上输于脾，脾气散精，上归于肺，通调水道，下输膀胱。"参见"肺主行水"条。

肺主行水fèizhǔxíngshuǐ　人体的水液代谢与肺气的肃降有密切关系。《素问·经脉别论》："饮入于胃，游溢精气，上输于脾，脾气散精，上归于肺，通调水道，下输膀胱。水精四布，五经并行。"后世据此而立"肺为水之上源"之说。如果肺气肃降失常，可导致水液滞留，甚至小便不通，形成水肿。

肺主宣发fèizhǔxuānfā　指肺气升宣与布散的运动形式。与肺主清肃相对而言，表现为排出浊气，宣通皮毛，宣散卫气，敷布津液与血液等。

肺主治节fèizhǔzhìjié　治节，即治理、调节之意。人体各脏器组织依着一定的规律活动，赖于肺协助心来治理和调节。《素问·灵兰秘典论》："肺者，相傅之官，治节出焉。"心主血，肺主气。气血的循环运行，输送养料，维持各种脏器组织的功能活动以及相互的正常关系，肺气起主要作用。《景岳全书》："肺主气，气调则营血、脏腑无所不治。"

废翁fèiwēng　参见"刘邦永"条。

废灶火丹fèizàohuǒdān　病证名。出《诸病源候论》卷四十九。小儿丹毒之一。系丹毒发于足趺者，色赤。治宜以枣根煮汁洗之，或以五加叶、根烧灰，研细末调水如糊状敷之。

沸水菊fèishuǐjú　中药材。见《广西中药志》。为千日红之别名。详该条。

沸子fèizǐ　病证名。出《诸病源候论》卷三十五。即疮。详该条。

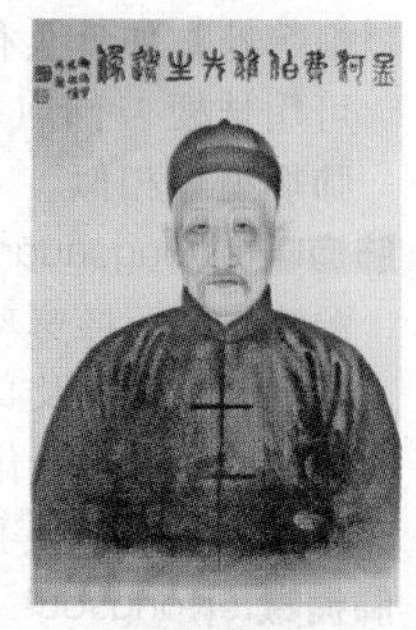

费伯雄

费伯雄fèibóxióng　清代医家。字晋卿。江苏武进人。咸同（1851—1874）间以医术闻名。著有《医醇賸义》《医方论》等书。主张师古而不泥古，不趋奇立异，善于变通化裁古方，创制新方，有较高的临床造诣。

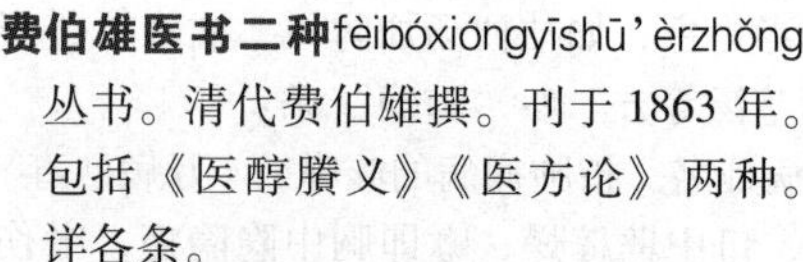

费伯雄医书二种fèibóxióngyīshū'èrzhǒng　丛书。清代费伯雄撰。刊于1863年。包括《医醇賸义》《医方论》两种。详各条。

费菜fèicài　中药材。出《救荒本草》。为景天三七之别名。详该条。

费长房fèichángfáng　东汉时巫医。汝南（今河南汝南）人。《后汉书》有其传记。

费建中fèijiànzhōng　见"费启泰"条。

费杰fèijié　明代医生。字世彦。浙江绍兴人。世医出身，在当地以医术闻名，性格慷慨，乐于助人。著有《名医抄》《经验良方》等书，皆佚。

费晋卿fèijìnqīng　见"费伯雄"条。

费启泰fèiqǐtài（16世纪）　明末清初医生。字建中。乌程（今浙江吴兴）人。年轻时因考科举不中而钻研家藏医书，尤其注意痘疹科，并有研究。认为痘疹之流行和诊治与天时运气关系密切，如泥守古法成规，常常贻误病情。70岁时著《救偏琐言》10卷（1659）。

费山寿fèishānshòu　见"费友棠"条。

费氏食养fèishìshíyǎng　食疗丛书。清代费伯雄编。又名《费氏食养三书》。共收录3本食疗著作。其中，《食鉴本草》为费氏亲撰，成书于1883年；《本草饮食谱》乃代文晟辑，经费氏鉴定，成书于1850年；所附《食养疗法》系费子彬著，成书于1938年，仅述及食疗简史。现有1938年费子彬铅印费氏丛书第一集单行本。

费养庄fèiyǎngzhuāng　见"顾金寿"条。

费友棠fèiyǒutáng　清代医生。字山寿。笠泽（今江苏吴江）人。辑《急救应验良方》（1872年刻行）、《急救痧证全集》（1883年刻行）等书，主张用针灸法治疗痧证及急证。

痱疮fèichuāng　病名。即痱子。出《太平圣惠方》卷九十一。又名沸子、夏日沸烂疮、热疮。夏季气候炎热，小儿多生痱疮。《小儿卫生总微论方》："此由盛热汗津出，而腠理开，被风热毒气干于气血所生。其状细碎，累累如粟芥之类，色赤而痒。多生额、头、胸、背之上，甚至遍身。"如身热、痱子簇集成瓣、颜色鲜红，瘙痒较甚者，为热痱。治宜清暑散热，如新加香薷饮，或生啖西瓜等，并用冰水磨檀香外涂。

痱子fèi·zi　病名。出《太平圣惠方》第九十一卷。亦称"疿子"。即痱疮。见该条。

疿fèi　义同废。《金匮要略》称作中风疿，一般叫风疿，类似偏枯。临床表现主要为肢体瘫痪，身无痛，或有意识障碍。以手足痿废而不收引，故名。《灵枢·热病》："疿之为病也，身无痛者，四肢不收；智乱不甚，其言微知，可治。"《临证指南医案》："高年颇虑风疿，宜清上宣通。"

疿疮fèichuāng　病名。又称疿子，夏季汗泄不畅所致的一种皮肤病。见《圣济总录》卷一百三十八。又名痱汗疹、痱疮、疿子。由于暑湿蕴蒸，汗泄不畅所致。多见于炎夏，以肥胖小儿易患。好发于头面、颈项、腹、背、肩、股等处。皮肤汗孔处发生密集如粟米样的红色丘疹，迅速变为小水疱或小脓疱，自觉瘙痒及灼热感，常因搔抓而继发感染引起痱毒（汗腺炎）。治宜清暑解毒利尿。内服清暑汤或绿豆汤（绿豆煮熟、薄荷煎汤，加糖）代茶饮。外用六一散或痱子粉外扑。相当于红色粟粒疹。

痱子fèi · zi　病名。见《中医临证备要》。即痱疮。详该条。

痱子草fèi · zicǎo　中药材。❶见《安徽中草药》。为石香薷之别名。详该条。❷见《分类草药性》。为石荠苎之别名。详该条。

fen

分fēn　❶肌肉的纹理。见“肌腠”条。❷旧度量衡。10 厘等于 1 分。

分部fēnbù　十二经脉在皮肤上各有其所分属的部位，各经脉的病变可反映到其所属部位。《素问 · 皮部论》：“皮有分部……其所生病各异，别其分部，左右上下，阴阳所在，病之所终。”因此，皮肤上某些变异（如异常色泽、疹点、结节、敏感点等）可作为诊断疾病的依据，所以说“审于分部，知病本始”（《素问 · 疏五过论》）。

分刺fēncì　古刺法。九刺之一。《灵枢 · 官针》：“分刺者，刺分肉之间也。”指针刺直达肌肉的间隙处的刺法，用以治疗肌肉酸痛等病。

分腠fēncòu　分，分肉；腠，腠理。即分肉和腠理等组织。《素问 · 水热穴论》：“阳气留溢，热熏分腠，内至于经。”

分诞fēndàn　出《王叔和脉诀》。即分娩。详该条。

分法fēnfǎ　推拿手法名。❶见《保生秘要》：“后二指由胸至胁分之。”用两手拇指或手掌，由一处向两边分开推动。参见“分推法”条。❷即分筋手法。见“分筋”条。

分服fēnfú　药物分数次服用。

分骨垫fēngǔdiàn　正骨器械。一种压垫，以纸或棉花摺成长条形的固定垫。适用于尺桡骨骨干双骨折整复后，作分骨之用。

分解fēnjiě　即分娩。详该条。

分筋fēnjīn　推拿手法。见杜自明《中医正骨经验概述》。用拇指指端深压于筋结或压痛点的边缘部，稳缓地进行按揉拨动。有助于筋结的解除或粘连软组织的分离。

分经草fēnjīngcǎo　中药材。见《河南中草药手册》。为通经草之别名。详“水分”条。

分理fēnlǐ　❶同肌腠。肌肉的纹理。《灵枢 · 寿夭刚柔》：“形充而大肉无分理不坚者肉脆。”❷皮下组织间隙。《素问 · 诊要经终论》：“故春刺散俞，及与分理。”又：“冬刺俞窍于分理。”前指浅层皮下组织间隙，后指深连筋骨的组织间隙。

分娩fēnmiǎn　出《妇人良方大全》卷十七。娩，古作免、挽。又名分诞、分解、免身、免乳。指妊娠 28 周以上的胎儿娩出母体的过程。

分气fēnqì　人体与外界的气体交换。《灵枢 · 忧恚无言》：“颃颡者，分气之所泄也。”

分气饮fēnqìyǐn　《校注妇人良方》卷十三方。陈皮、茯苓、炒半夏、炒桔梗、大腹皮、紫苏梗、枳壳（麸炒）、炒白术、炒栀子各一钱，炙甘草五分。加生姜，水煎服。治脾胃虚弱，气血不和，胸膈不利，或痰气喘嗽，饮食少思。

分气紫苏饮fēnqìzǐsūyǐn　《太平惠民和剂局方》卷三方。五味子、炙桑白皮、陈皮、桔梗、草果仁、大腹皮、炙甘草、茯苓各三斤。为粗末，取二十斤，加苏梗叶十五斤，同捣碎拌匀，每服四钱，加生姜三片、盐少许，水煎，食前服。治脾胃不和，胸膈噎塞，腹胁疼痛，气促喘急，心下胀闷，呕逆不食。

分清泌浊fēnqīngmìzhuó　即泌别清浊。详该条。

分清五淋丸fēnqīngwǔlínwán　《中药制剂手册》方。又名分清止淋丸。木香、黄芩、滑石各 384g，甘草 96g，大黄 590g，茯苓、黄柏、萹蓄、泽泻、车前子（盐水炒）、猪苓、知母、瞿麦、栀子各 192g。为细末，水泛为丸，每服 6g，温开水送下，日二次。功能清热利尿。治由膀胱湿热而致的尿急、尿频、尿道涩痛，淋沥不畅，大便秘结。本方由《太平惠民和剂局方》五淋散加减而来。

分清饮fēnqīngyǐn　见《婴童百问》卷八。即萆薢分清饮第 1 方，见该条。

分清止淋丸fēnqīngzhǐlínwán　即分清五淋丸。见该条。

分肉fēnròu　❶肌肉。前人称肌肉外层（皮下脂肪）为白肉，内层（肌肉组织）为赤肉，赤白相分。或谓肌肉间界限分明者，故名。《灵枢 · 本藏》：“卫气者，所以温分肉、充皮肤、肥腠理、司开阖者也。”❷经穴名。即阳辅穴，属足少阳经。位于小腿前外侧，外踝上 4 寸，胫骨前缘处。《素问 · 气穴论》：“府俞七十二穴……分肉二穴。”林亿等新校正云：“按《甲乙经》无分肉穴，该处疑是阳辅穴。”

分肉解利fēnròujiělì　肌肉之间气行流利通畅。《灵枢 · 本藏》：“卫气和则分肉解利。”

分湿内化汤fēnshīnèihuàtāng　《疡医大全》卷二十五方。薏苡仁二两，金银花、茯苓各一两，牛膝、半夏、甘草、萆薢各五钱，肉桂五分。水煎服。治湿毒流注。

分水fēnshuǐ　经穴别名。《太平圣惠方 · 九十九》：“分水一穴，在下管下一寸陷者中。”后《针灸大成》等书列作水分穴之别名。见“水分”条。

分推法fēntuīfǎ　推拿手法。为推法的一种。又名分法。用两手拇指指腹由一处向两边分开移动。操作时的起点多在穴位上。常用于胸腹、前额及腕掌部。《保赤推拿法》：“分者，医以两手之指，由几经穴划向两边也。”

分消上下fēnxiāoshàngxià　治法。用于温病邪留三焦，温邪夹水湿停滞，出现类似伤寒少阳病寒热往来的症状。《叶香岩外感温热病篇》：“再论气病有不传血分，而邪留三焦，亦如伤寒中少阳病也。彼则和解表里之半，此则分消上下之势，随证变法，如近时杏、朴、苓之类，或如温胆汤之走泄。”因温邪自上而下，阻遏上、中、下三焦气机升降，故宜分消上下，宣通气机，清热利湿，用杏仁开上，厚朴宣中，茯苓导下。

分消饮fēnxiāoyǐn　《医学传灯》卷下方。羌活、白芷、柴胡、川芎、枳壳、山楂、陈皮、猪苓、泽泻。水煎服。治湿泻初起，腹中不痛，所泻皆水，或遍身发肿，身热脉数者。若热盛，加栀子、黄芩。

分消走泄fēnxiāozǒuxiè　治法。即分消上下。详该条。

分心木fēnxīnmù　中药材。见《山西中药志》。又名胡桃夹、胡桃隔。为胡桃科植物胡桃 *Juglans regia* L. 果核内的木质隔膜。苦、涩，平。入脾、肾经。固肾涩精。治遗精，滑精，腰痛，耳聋，遗溺，尿频，尿血，崩中，带下，泻痢，噎膈。煎服：6 ~ 9g。

分心气饮fēnxīnqìyǐn　《太平惠民和剂局方》卷三方。❶木香、炒桑白皮、炮大腹子、炒桔梗、麦冬（去心）、草果仁、炙大腹皮、厚朴（去粗皮，姜汁制）、白术、人参各半两，丁香皮、炙甘草各一两，炒香附、紫苏叶、陈皮（去白）、藿香各一两半。为粗末，每服二钱，加生姜三片、大枣一枚、灯心十茎，水煎服。治气滞胸满，心胸痞闷，胁肋虚胀，噎塞不通，噫气吞酸，呕逆恶心，头目昏眩，四肢倦怠，面色萎黄，口苦舌干，饮食减少，日渐消瘦，或大便虚秘，或因病之后，胸膈虚痞，不思饮食。❷木通（去节）、赤芍药、赤茯苓、肉桂（去粗皮）、半夏（汤洗）、炒桑白皮、大腹皮、陈皮（去瓤）、青皮（去白）、炙甘草、羌活各一两，苏叶四两。为粗末，每服三钱，加生姜三片、大枣二枚、灯心五茎，水煎服。治证同上。

分阴阳fēnyīnyáng　小儿推拿方法。❶出陈氏《小儿按摩经》。由小儿腕掌部中点向两侧分推。可调和气血，用于治疗惊风，痫证，昏迷，抽搐，泄泻，痢疾，黄疸，咳喘痰喘，乍寒乍热。《幼科推拿秘书·推拿手法》："盖小儿之病，多因气血不和，故一切推法，必先从阴阳分起，诸症之要领，众法之先声，推此不特能和气血，凡一切膨胀泄泻，如五脏六腑有虚，或大小便不通，或惊风痰喘等症，皆可治之。至于乍寒乍热，尤为对症。"❷指分腹阴阳。从中脘穴向两侧分推。有健脾和胃、消食导滞等作用。用治消化不良，伤食，停乳，胃痛，腹胀等症。《厘正按摩要术·立法》："将两手蘸汤，于胸腹两边分推数十次，亦为分阴阳之法。"❸指分推胸口法。用两手大指在胸口处向两旁分推。有宽胸利气，止咳平喘，发表解热等作用。❹指分头阴阳，即分推坎宫法。详"坎宫"条。

分至fēnzhì　春分与秋分、夏至与冬至的合称。《素问·至真要大论》："分至何如？"张景岳注："分，言春秋二分；至，言冬夏二至。"

分珠散fēnzhūsǎn　《证治准绳·类方》第七册方。槐花、生地黄、白芷、炒栀子、荆芥、龙胆、黄芩（酒炒）、赤芍药、甘草、当归尾各等分。为末，每服三钱，水煎服。治眼患瘀血灌睛，恶血不散。春加大黄泻肝，夏加黄连泻心，秋加桑白皮泻肺。

纷署集fēnshǔjí　针灸著作。见"针方六集"条。

粉草fěncǎo　中药材。见《群芳谱》。为甘草之别名。详该条。

粉刺fěncì　病名。出《外科正宗》卷四。即痤疮。为皮脂腺过度分泌所致皮肤慢性炎症。因其生丘疹如刺，可挤出白色碎米样粉汁，故名粉刺。又名酒刺或肺风粉刺。多由肺胃蕴热，上熏颜面，血热郁滞；或过食膏粱厚味，肠胃湿热，日久夹痰，凝滞肌肤所致。多发于颜面，亦可见于胸背等处，起皮疹如粟，或见黑头，甚则色赤肿痛，挤破出白粉汁。自觉瘙痒，常因搔抓感染形成脓疱，有的伴结节、脓肿、囊肿及瘢痕等。肺经风热者服枇杷清肺饮，肠胃湿热者服茵陈蒿汤，脾失健运者服参苓白术散。外用痤疮洗剂或颠倒散凉水调搽。有脓肿、囊肿者，用三棱针刺破引流。

粉丹皮fěndānpí　中药材。见《滇南本草》。为牡丹皮之处方名。详该条。

粉葛fěngé　中药材。见清代刘士季《草本便方》。为葛根之别名。详该条。

粉花疮fěnhuāchuāng　病名。出《外科启玄》卷七。多因风热郁肺不得疏泄，或腠理不密，汗出受风而发。女性多见，好发于面部，灼热潮红，起疹如粟，累累而生，时痛时痒，反复发作。治宜清热疏风，解毒止痒，内服枇杷清肺饮，外用颠倒散水调敷或三黄洗剂外涂。类似接触性皮炎。

粉金散fěnjīnsǎn　《证治准绳·疡医》卷三方。黄柏、草乌各等分。为末，蜜调敷患处。治重合疬，症见瘰疬生于颈项，或左或右，初则单窠结在上，或在下重叠而见。

粉瘤fěnliú　❶即脂瘤。见《医宗金鉴》卷七十二。详该条。❷指生于面部的胶瘤。见《儒门事亲》卷八。详"胶瘤"条。

粉米汤fěnmǐtāng　《医醇賸义》卷四方。天花粉三钱，薏苡仁一两，藿香、薄荷、赤芍药（酒炒）、木通（酒炒）、黄芩（酒炒）各一钱，木香、黄连（酒炒）各五分，当归一钱五分，荷叶一角，绿豆一撮。水煎服。功能清热解暑利湿。治外感暑湿，烦渴腹痛，下痢脓血。

粉片fěnpiàn　鹿茸中上段的切片。

粉沙参fěnshāshēn　中药材。见《本草从新》。为明党参之别名。详该条。

粉霜fěnshuāng　中药材。见《本草品汇精要》。又名白雪、水银霜、白粉霜。为轻粉的精制品。产于湖北、浙江、河北等地。辛，温，有毒。攻毒，蚀恶肉，利水，通便。①治牙疳，梅毒恶疮。研末撒患部。②治水肿，臌胀，大小便闭。入丸、散。本品有大毒，内服宜慎。孕妇忌服。本品主含氯化高汞。

粉条儿菜fěntiáo·ercài　中药材。出《救荒本草》。又名小肺筋草、蛆儿草、金线吊白米。为百合科植物肺筋草 *Aletris spicata*（Thunb.）Franch. 的全草或根。分布于河北、山西、甘肃、陕西及华东、中南至西南地区。甘、微辛，平。入肺、心、胃经。润肺止咳，养心安神，调经催乳，消积驱蛔。治咳嗽，哮喘，百日咳，肺痈，肺结核咯血，神经症，小儿疳积，蛔虫病，腮腺炎，乳少，经闭。煎服：9～30g。根含皂苷。水解后产生异娜草皂苷元和薯蓣皂苷元。后者有雌激素样作用，并有降低血胆固醇作用。

粉团花fěntuánhuā　中药材。见《现代实用中药》。为八仙花之别名。详该条。

粪毒块fèndúkuài　病名。见顾伯华《中医外科临床手册》。由钩虫蚴侵入肌肤所致。本病以足踝、趾间、脚底多见，初起脚部有瘙痒感，继之出现散在的红色丘疹及风团，有时可见水疱及脓疱，踝部常有水肿，搔破后可伴发臁疮。治疗外用三黄洗剂、青黛膏外搽。并发臁疮者按臁疮处理。即钩虫皮炎。

粪箕笃fènjīdǔ　中药材。见萧步丹《岭南采药录》。又名三角藤、戽斗藤、田鸡草、犁壁藤。为防已科植物粪箕笃 *Stephania longa* Lour. 的全株。分布于我国南部。苦、涩，平。清热解毒，利尿消肿，祛风活络。①治肠炎，痢疾，黄疸，疳积，膀胱炎，肾盂肾炎，肾炎，风湿性关节炎，坐骨神经痛，腰肌劳损。煎服：9～15g。②治痈疖疮疡。鲜叶捣敷。孕妇忌服。本品含粪箕笃碱、粪箕笃酮碱、千金藤波林碱。

粪脚草fènjiǎocǎo　中药材。见《上海常用中草药》。为地锦草之别名。详该条。

粪瘘fènlòu　病名。即以直肠与阴道间有瘘道相通，以粪便从阴道排出为主要表现的瘘病类疾病。

粪球虫fènqiúchóng　中药材。见《中药志》。为蜣螂之别名。详该条。

膹郁fènyù　病证名。指呼吸急促，胸部满闷。《素问·至真要大论》：“诸气膹郁，皆属于肺。”《内经知要》卷下：“膹者，喘急上逆；郁者，否塞不通。肺主气，气有余者，本经自伏之火，气不足者，则火邪乘之；虚实之分，极易淆误，所当精辨。”虚喘、实喘或其他疾患皆可见此证。参见“喘胀”“喘满”“喘证”等条。

膹菀fènyù 病证名。菀，古与“郁”音义相通。膹菀即膹郁。详“膹郁”条。

feng

丰隆fēnglóng 经穴名。代号ST40。出《灵枢·经脉》。属足阳明胃经。足阳明之络穴。在小腿外侧，外踝尖上8寸，胫骨前嵴外缘；或于条口穴外侧1横指取穴。布有腓浅神经及胫前动、静脉分支。主治头痛眩晕，咳嗽多痰，气喘，胸痛，癫狂，痫证，下肢浮肿，腿膝酸痛，下肢痿痹以及高血压等。直刺1~1.5寸。艾炷灸3~7壮，或艾条灸5~15分钟。

风fēng ❶病因六淫之一，亦称风气。属阳邪，为外感疾病的先导，故外感多有风证。并常与其他病邪结合而致病，如风寒、风热、风湿、风燥等。《素问·风论》：“故风者百病之长也，至其变化，乃为他病也，无常方，然致有风气也。”症状每有恶风寒、发热及游走性、多变性的特点。《素问·风论》：“风者善行而数变，腠理开则洒然寒，闭则热而闷。”❷病证之一。指一类具有动摇、震颤，或挛急，或眩晕等症状的病证。由于其证候符合“风胜则动”“诸暴强直，皆属于风”的病机，故称为风证，但由于其致病并非因于感受六淫的风邪，而由肝风内动所致，故又称为内风或风气内动。见“内风”“风气内动”条。

风摆荷叶fēngbǎihéyè 练功方法之一。见上海中医学院附属推拿学校《推拿学》。两手屈肘伸掌，掌心朝上，左右手交叉于胸前，然后用力前推，再缓缓分向左右成侧平举状，再收回交叉于胸前。

风闭fēngbì 病名。❶清代刘甫斋《妇科三字经》：“产时血去太多，经络空虚，风邪乘虚而入，忽然口噤昏倒，角弓反张，此名风闭。”治详“产后痉风”条。❷闷瘄之一。麻疹在出疹的时候，复感风邪，汗孔闭塞，疹出不透。症见洒淅恶寒，毛窍竖起，鼻塞气粗，喘闷不宁，甚至角弓反张，手足拘挛，眼白足冷，大便清利。治宜疏风透疹，用宣毒发表汤加羚羊角，锉为末，煎水兑汤药服。

风秘fēngbì 病证名。由风搏肺脏，传于大肠，津液干燥所致。其症大便燥结，排便艰难，多见于老年体弱及素患风病者。《圣济总录·大小便门》：“风气壅滞，肠胃干涩，是谓风秘。”《证治要诀·大便秘》：“风秘之病，由风搏肺脏，传于大肠，故传化难；或其人素有风病者，亦多有秘。宜小续命汤去附子倍芍药，入竹沥两蚬壳许。实者，吞脾约麻仁丸；虚者，吞养正丹。”《奇效良方·秘结门》：“风秘为病，风痰秘于大肠，结而不通也。”又：“皂角丸治老人、虚人风秘。乃大肠经有风，大便秘结宜服之。”《张氏医通·大小府门》：“风秘者，风入大肠，传化失职。羌、防、苏子、枳壳、麻仁、杏仁、皂角灰，煎服润肠丸。”《杂病源流犀烛·大便秘结源流》：“专由风秘，宜小皂角丸；如由虚而兼风秘，宜二仁丸。”《医灯续焰·大便燥结证》：“风燥宜五仁丸、《得效》皂荚丸、搜风顺气丸之类。”又：“《得效》五仁丸治津液枯竭，大肠秘涩，传导艰难。《得效》皂角丸，专治有风人脏腑闭塞。”本证多见于张力减退性结肠性便秘。参见“大便秘结”“五秘”条。

风痹fēngbì 病名。见《灵枢·寿夭刚柔》。又名行痹、筋痹。《素问·痹论》：“风寒湿三气杂至，合而为痹也。其风气胜者为行痹。”《证治准绳·杂病》：“风痹者，游行上下，随其虚邪与血气相搏，聚于关节，筋脉弛纵而不收。”《症因脉治》卷三：“风痹之症，走注疼痛，上下左右，行而不定，故名行痹……风痹之治：风寒攻痛，防风汤；表里有邪者，防风通圣散、和血散痛汤、大秦艽汤；风热痛者，四物二妙丸；风湿之邪，苍防二妙汤。”亦可用虎骨散加减。一说风痹即痛风，《景岳全书·杂证谟》：“风痹一证，即今人所谓痛风也。”参见“筋痹”“走注”“痛风”条。

风不仁fēngbùrén 病证名。指皮肤顽麻，搔之无所觉知。《圣济总录》卷十一：“风不仁之状，皮肤搔之如隔衣是也。由荣气虚卫气实，风寒入于肌肉，血气不相与，凝痹结滞，皮肤厚，无所觉知。《内经》曰：皮肤不营，故为不仁。”治宜调气行血、祛风活络等法。

风车草fēngchēcǎo 中药材。见《江西草药》。为四叶草之别名。详该条。

风池fēngchí ❶经穴名，代号GB20。出《灵枢·热病》。属足少阳胆经，足少阳、阳维之会。位于项后枕骨下两侧，当斜方肌上端和胸锁乳突肌之间凹陷中，与风府穴平高（《针灸甲乙经》）。布有枕小神经分支和枕动、静脉分支。主治头痛，眩晕，伤风感冒，鼻渊，鼻衄，目赤肿痛，迎风流泪，夜盲症，耳鸣，耳聋，颈项强痛，落枕，荨麻疹，丹毒，以及神经衰弱，癫痫，高血压，甲状腺肿，电光性眼炎，视神经萎缩等。向鼻尖方向直刺0.5~1寸。❷小儿面部望诊的部位。见《奇效良方》。即眼平视，瞳孔直上，当眉毛上缘处，即鱼腰穴的稍上方。风池色红，主上中焦风热，抽搐，痰涎。

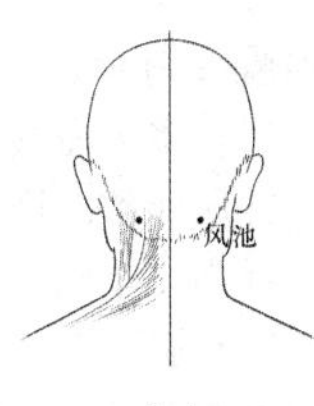

风池

风齿fēngchǐ 病名。《诸病源候论》卷二十九：“风齿候。头面有风，阳明之脉虚，风乘虚随脉流入于齿者，则令齿有风，微痛而根浮也。”

风赤疮疾fēngchìchuāngjí 病证名。见《杂病源流犀烛》卷二十二。即风赤疮痍。详该条。

风赤疮痍fēngchìchuāngyí 病证名。见《秘传眼科龙木论》。又名风赤疮疾。《杂病源流犀烛》卷二十二：“由脾脏风热蕴结，两睑似朱涂而生疮，黑睛端然无染，不治便生翳膜。”一般可见眼睑或睑缘红赤起疮及溃烂，痛痒并作。治以祛风清热为主。痒甚于痛者，以风邪为重，宜祛风解毒，用五退散加减；痛甚于痒者，以热邪为重，宜清热凉血祛风，用加减四物汤加减。

风赤眼fēngchìyǎn 病证名。见《圣济总录》卷一百零五。即目赤烂。详该条。

风冲泣下fēngchōngqìxià 病证名。《儒门事亲》卷四：“风冲泣下者，俗呼风冷泪是也。”指眼遇风流泪，且泪下无热感。参见“迎风冷泪”条。

风搐fēngchù 病名。❶见《儒门事亲·风形》。指以手足抽动为主症的疾患。多因火盛肝旺，风动痰壅所致。症见双目上视，角弓反张，或手足震颤抽动不已，不能持物和步履，夜卧发热，遍身燥痒等。治宜平肝息风或涌吐风痰。《罗氏会约医镜·杂证》：“风搐证者……由火盛制金，金衰不能平木，木旺而自病。或平肝，或吐下，因证治理。”❷见元代朱震亨《幼科全书》，即脐风。详该条。

风喘fēngchuǎn　病证名，见《医学入门·喘》。指感受风邪，肺气胀逆所致的气喘。治宜祛风宣肺为主，如金沸草散、麻黄杏仁饮等方。参见“风寒喘”“风寒喘逆”等条。

风疮fēngchuāng　病名。出《片玉心书》，即胎毒疮疥。见该条。

风丹fēngdān　病名。❶又名发风丹，出《幼幼集成·斑疹瘾疹证治》。瘾疹多属于脾，以其隐隐在皮肤之间，发而多痒，或不红，为脾经感受风邪所致，称为风丹。用加味羌活散（羌活、前胡、桔梗、薄荷、枳壳、天麻、白芷、川芎、蝉蜕、人参、甘草、生姜），水煎热服。❷出《医宗金鉴》卷七十三。即水丹。见该条。

F

风疸fēngdǎn　古病名，黄病之一。《备急千金要方》卷十：“风疸，小便或黄或白，洒洒寒热，好卧不欲动。”《太平圣惠方》卷五十五：“夫风疸者，由风气在于腑脏，与热气相搏，便发于黄，小便或赤或黄，好卧而心振，面虚黑。”如兼见身体皆黄，小便赤涩，宜服牛黄散方；如脏腑风热相搏，心神不安，多卧少起，小便赤涩，宜犀角散方。参见“风黄”条。

风癫fēngdiān　五癫之一，即痫证。见《诸病源候论》卷二。多因血气亏虚，邪入阴经，或在胎时母猝受惊，精气并居所致。证见发时仆地吐涎沫无所觉，眼目相引，牵纵反强，羊鸣，食顷方解。方宜莨菪子散等。参见“五癫”“癫痫”条。

风毒喉痹fēngdúhóubì　病名。多由风热邪毒客于肺胃所致。症见咽喉漫肿疼痛，渐延至面颊、腮项，饮食吞咽不利，喉关内外色红，身发寒热，牙关紧强，声嘶音沙，甚或语声不出。《疮疡经验全书》卷一：“风毒之气结于喉间，则壅塞喉间，乃风毒与痰相搏故也。《素问》云无风则不动痰，无痰则不受风。风痰相搏结塞咽喉，其外症咽喉形如鸡子大，其色微白，外面腮上有肿，其形似疮，身发寒热，牙关紧强，语声不出者是也。”治宜疏风解毒，清热消肿。用普济消毒饮加减。或以刀针于高肿处刺破排脓毒。吹冰硼散、锡类散等。

风毒喉肿fēngdúhóuzhǒng　病证名。见《杂病源流犀烛》卷二十四。多由风热痰毒上冲，致咽喉肿痛，汤水难下，或身发寒热，或颈生瘰疬。治宜疏风解毒，清热涤痰。用清气化痰丸加荆芥、薄荷、防风、僵蚕等，或用小陷胸汤加减。

风毒脚气fēngdújiǎoqì　病名。指脚气因感受风毒所致者。见《备急千金要方》卷七。《赤水玄珠·脚气门》载风毒脚气，述其症为脚重虚肿，常兼肢节烦疼，心神壅闷等症。治宜祛风发散为主，用紫苏散、大腹子散等方。参见“脚气”条。

风毒痢fēngdúlì　病证名。出《医学纲目》。为风毒内袭于肠而致的急性痢疾。其症下痢，形如青草汁，或痢下物如鸡肝片。治宜疏风解毒。用白头翁汤加减。

风毒牙痛fēngdúyátòng　病证名。见《秘传证治要诀》卷五。症见风毒及热壅上攻，牙龈疼，或齿缝有红肉胬出。治宜祛风解毒、清热止痛。可选用清胃散、玉女煎、三仁汤、黄连温胆汤等加减。参见“牙痛”“齿壅”等条。

风毒咽fēngdúyān　病名。指因风邪热毒所致的喉痹症。同风毒喉痹。出《备急千金要方》卷六下。参见“喉痹”条。

风毒证fēngdúzhèng　病证名。通常指风毒侵袭肌肤的一类病证。《素问·风论》：“风气藏于皮肤之间，内不得通，外不得泄。风者，善行而数变。”故本证具有骤发多变、出没无常等“风”的特性；又具有红肿痛痒，或浸淫流水，缠绵难愈等属于“毒”的特点。证治参见“隐疹”“浸淫疮”各条。

风亸曳fēngduǒyè　古病证名。亸，垂下；曳，拖拉。指因风气而致的肌肉麻痹、肢体弛纵，不能收摄抬举者。见《圣济总录》卷七。如面瘫、偏枯及某些截瘫或肌肉顽麻病证，多与风气有关。

风耳fēng'ěr　病名，见《医宗金鉴·外科心法要诀》。多由心肝二经血热上冲所致。症见耳内流脓并带红色。治宜清肝凉血，可选用犀角地黄汤、龙胆泻肝汤等加减。参见“聤耳”条。

风痱fēngféi　❶病名。指因中风而失音不语者。《备急千金要方》卷八：“中风大法有四：一曰偏枯，二曰风痱，三曰风懿，四曰风痹。”《太平圣惠方》卷十九：“风痱，身体强直，口噤不能言。”❷经外奇穴名。《备急千金要方》：“治风痱不能语，手足不遂灸法：度病者手小指内歧间至指端为度；以置脐上，直望心下，以丹注度上端毕；又作两度，续所注上，合其下，开其上，取其本度，横置其开上，令三合其状，如到（倒）作‘厶’字形。男度左手，女度右手。嫌不分了，故上丹注三处，同时起火，各一百壮愈。”即取患者小指内侧指蹼缘至指端间距离为度量单位，以其一端置脐中，沿前正中线直上，于度端定一点。于此点上再以同等长度作一倒置等边三角形，其底边呈水平，三角各项端是穴。共3穴。近代《针灸经外奇穴图谱》列作奇穴，定位在中脘穴下0.5寸一穴，左右旁开1.5寸各一穴，共3穴。主治中风不语，手足不遂。艾炷灸3~7壮。

风府fēngfǔ　经穴名。代号GV16。出《素问·骨空论》。别名舌本、曹溪、鬼穴、鬼枕。属督脉，督脉、阳维之会。位于项正中线，入后发际1寸，当枕骨粗隆下两侧斜方肌之间凹陷处。布有第3枕神经、枕大神经分支，枕动脉分支。主治头痛，项强，目眩，鼻衄，咽喉肿痛，中风不语及癫痫，精神分裂症，神经性头痛，流行性感冒等。直刺0.5~1寸，禁深刺。

风疳fēnggān　病名。❶牙病。《太平圣惠方》第三十四卷：“夫风疳者，由脏腑壅滞，久积风热，脾肺不利，心胸痰饮，邪毒之气，冲注上焦，熏蒸牙齿。则令齿龈浮肿，动摇脱落，损烂，脓血俱出，虫蚀齿根，口内常臭，面色青黄，唇颊肿痛者，则是风疳之候也。”❷肛门病，即湿热下注谷道，致肛门奇痒有虫。❸小儿科病，肝疳之别名。见该条。

风关fēngguān　❶小儿指纹见于食指第1节为风关，出元代朱震亨《幼科全书》，又名上关、初关。详“小儿指纹”条。❷经外穴名，见《针法穴道记》。位于食指掌面，掌指关节横纹中点稍外处。❸推拿部位名，指三关之一。位于食指近端指节的腹面。参见“指三关”条。

风寒fēnghán　风和寒相结合的病邪。《素问·玉机真藏论》：“风寒客于人，使人毫毛毕直，皮肤闭而为热。”临床表现为恶寒重，发热轻，头痛，身痛，鼻塞流涕，舌苔薄白，脉浮紧等。治以祛风散寒为主。

风寒喘fēnghánchuǎn　病证名。风寒外束喘的简称。《东医宝鉴》卷五：“风寒喘，寻常感冒，风寒内郁，肺胀逆而为喘。”可选用金沸草散、麻黄散、加味三拗汤等方。详

"风寒外束喘"条。

风寒喘急fēnghánchuǎnjí 病证名。指风寒病邪内郁于肺而致的喘急。《医宗金鉴·幼科杂病心法要诀》："肺主皮毛，一受风寒，内闭肺气，则气逆不降，呼吸气急，故作喘也。"发热无汗者，宜以华盖散，汗而散之；若肺气本虚，外复为风寒所伤者，宜以参苏饮，补而散之。

风寒喘逆fēnghánchuǎnnì 病证名。指风寒郁于肌表，壅于肺脏所致的气喘。《症因脉治·喘症论》："风寒喘逆之症，头痛身痛，身发寒热，无汗恶寒，喘咳痰鸣，气盛息粗。"脉浮缓为风，浮紧为寒，六脉俱浮，表有风寒，六脉沉数，寒郁为热。治疗以祛风散寒为主。风气胜者，散风解表，宜防风泻白散、防风桔梗汤等方；寒气胜者，用小青龙汤、三拗汤、麻黄定喘汤等方；如寒郁化热，兼有呕吐者，可用干葛竹茹汤、平胃散加减。参见"喘证""风寒外束喘"条。

风寒蛾fēnghán'é 病名。《喉科杓指》卷二："此症因风寒而起，肿大如李，头不能下视，气塞不通，寸关之脉浮紧，肺胃之症也。"治宜温散寒邪。参见"风寒乳蛾"条。

风寒感冒fēnghángǎnmào 病名。指感受风寒所致的恶寒、发热、鼻塞、流涕、咳嗽、喘急、头痛、身痛等表证。《万病回春·伤寒》："四时感冒风寒者，宜表解也。"方用荆防败毒散、十神汤等。头痛身痛甚者，可用神术散、川芎茶调散。咳嗽重者，可用金沸草散。参见"感冒""冒寒"等条。

风寒喉蛾fēnghánhóu·é 病名。《喉科秘钥》下卷："此肺胃症也，因受风寒而起。肿如李。"即风寒蛾。见该条。

风寒化热fēnghánhuàrè 证候名。指风寒之邪郁久化热，以恶寒发热，头身、关节酸痛，咳嗽痰稠，咽喉痒痛，舌尖红，苔薄白而干，脉数等为常见症的证候。见《中医临床诊疗术语·证候部分》。参见"化热"条。

风寒痉fēnghánjìng 病证名。不论刚痉、柔痉，凡因风寒而致者，为风寒痉。《三因极一病证方论》卷七："病者身热足寒，头项强急，恶寒，时头热，面赤，目脉赤，独头动摇，卒口噤，背反张，以发热恶寒不恶寒、有汗无汗分刚柔者，风寒痉也。"参见"刚痉""柔痉"条。

风寒咳嗽fēnghánké·sou 病证名。指感受风寒所致的咳嗽。《普济本事方》卷三："肺感风寒作嗽，紫苏散。"《仁术便览》卷二："风寒咳嗽，肺气喘急。"方用五拗汤。《证治准绳·杂病》："春月风寒所伤，咳嗽声重，头疼，用金沸草散；咳嗽声重，身热头痛，用《局方》消风散……冬月风寒外感，形气病气俱实者，宜华盖散加减、麻黄汤。"《类证治裁·咳嗽》："兼感风寒暴嗽，鼻塞声重，芎苏饮；咳逆倚息不得卧，小青龙汤。"参见"咳嗽"条。本证可见于上呼吸道感染、气管炎、支气管炎等。

风寒两伤荣卫证fēnghánliǎngshāngróngwèizhèng 病证名。指大青龙汤证。《伤寒论·辨太阳病脉证并治》："太阳中风，脉浮紧，发热，恶寒，身疼痛，不汗出而烦躁者，大青龙汤主之。"《注解伤寒论》卷三："此中风见寒脉也。浮则为风，风则伤卫，紧则为寒，寒则伤荣，荣卫俱病，故发热，恶寒，身疼痛也。"《伤寒论条辨》卷三："中风者，单只卫中于风而病也；伤寒者，单只荣伤于寒而病也；若风寒俱有而中伤，则荣卫皆受而俱病。"风寒两伤营卫等说，后世医家有异议。参见"太阳病"条。

风寒乳蛾fēnghánrǔ'é 病名。指乳蛾之因于风寒而发者。多由肺胃感受风寒，郁遏阳气，以致发为乳蛾。症见喉核肿大如李，头项不能俯，气塞不通，寸关脉浮紧（《病源辞典》）。治宜温散寒邪。可选用荆防败毒散加减。或刺两手少商、少冲等穴。

风寒身肿fēnghánshēnzhǒng 病证名。身肿类型之一。《症因脉治》卷三："风寒身肿之症，恶寒身热，身首皆肿，风胜多汗，寒胜无汗。此外感风寒，即《金匮》风水、皮水，从太阳经主治之症也。风寒身肿之因，表气素虚，肺气素热。表气虚则外邪易入，肺气热则皮毛易开。寒袭于肌表，郁而不散，则发热身肿之症作矣。"脉多浮大或浮数。治宜选用防己黄芪汤、越婢汤、大腹皮散等方。参见"身肿""水肿"条。

风寒湿fēnghánshī 风、寒、湿3种邪气互相结合而成的致病因素，为痹证的主要病因。《素问·痹论》："风寒湿三气杂至，合而为痹也。"

风寒湿痹fēnghánshībì 病证名。见《圣济总录》卷二十。因风、寒、湿三气杂至，使气血郁滞所致的身重而痛，四肢拘挛，甚则走注疼痛，或手足麻木等。治宜祛风、散寒、利湿。用三痹汤、蠲痹汤等方。参见"三痹"条。

风寒湿凝滞筋骨证fēnghánshīníngzhìjīngǔzhèng 证候名。指风寒湿邪阻滞筋骨关节，以肢体关节游走性疼痛，或沉重疼痛等为常见症的证候。见《中医临床诊疗术语·证候部分》。参见"风寒湿痹""三痹"条。

风寒束表fēnghánshùbiǎo 证候名。指风寒之邪侵袭肤表，腠理闭塞，以恶寒甚，或有发热，无汗，头身疼痛，或鼻塞流清涕，气喘，苔薄白，脉浮紧等为常见症的证候。见《中医临床诊疗术语·证候部分》。参见"太阳伤寒"条。

风寒束肺fēnghánshùfèi 证候名。指风寒外邪侵袭于体表皮毛，内舍于肺，影响肺卫之气的宣通。主要症状有鼻塞、声重、喷嚏、流清涕、咳嗽，甚则喘促气急、咯痰清稀、头痛、恶寒、微热、无汗，或只觉恶寒而无发热，舌苔薄白，脉浮。多见于风寒感冒，亦可见于一些热病、传染病的初期。治当疏风散寒，宣通肺气。

风寒嗽fēnghánsòu 病证名。即风寒咳嗽。《古今医鉴》卷四："风寒嗽者，鼻塞，声重，恶风恶寒，或自汗，或无汗者是也。治当以发散行痰，用二陈汤加麻黄、桔梗、杏仁。"参见"风寒咳嗽"条。

风寒头痛fēnghántóutòng 病证名。指外有风寒表证而头痛剧烈者。《罗氏会约医镜·杂证》："外感风寒，头痛暴甚。"症见头痛或连及项背，恶风寒，骨节酸痛，鼻塞流清涕，舌苔薄白，脉浮紧等。治宜疏风散寒，用桂枝羌活汤、川芎茶调散、祛风立效散等方。本证可见于感冒、上呼吸道感染等疾病。参见"头痛"条。

风寒外束喘fēnghánwàishùchuǎn 病证名。指风寒外束，肺气壅阻不宣所致的气喘。《杂病源流犀烛·咳嗽哮喘源流》："风寒外束喘，喘必有力，其气粗，有余之喘也。"《景岳全书·杂证谟》："凡风寒外感，邪实于肺而咳喘并行者，宜六安煎加细辛或苏叶主之。若冬月风寒感甚者，于本方加麻黄亦可，或用小青龙汤、华盖散、三拗汤之类主之。"本病证除气喘外，常兼见咳嗽痰多，鼻塞流清涕，恶寒发热等症。参见"风寒喘""风寒喘逆""风寒咳嗽"条。

风寒胁痛fēnghánxiétòng 病证名。指因感受风寒而致的胁肋疼痛。见《东医宝鉴》卷三。《类证治裁·胁痛》："风寒者，外感之邪，留著胁下，小柴胡汤加桔梗、枳壳。"参见"外感胁痛""感冒胁痛"条。

风寒眩晕fēnghánxuànyūn 病证名。见《症因脉治·外感眩晕》。因感受风寒外邪所致的头晕目眩。有风邪眩晕与寒邪眩晕之分。风邪眩晕，症见头痛额痛，骨节烦痛，身热多汗，上气喘逆，躁扰时晕。治以祛风为主，用羌活防风汤等方。寒邪眩晕，症见身热无汗，恶寒拘紧，头痛身痛，时时眩冒。治以散寒为主，用羌活败毒汤等方。参"眩晕"条。

风寒腰痛fēnghányāotòng 病证名。见《东医宝鉴·外形篇》。《诸病源候论·腰背病诸候》："凡腰痛病有五……二曰风痹，风寒着腰是以痛。"因风寒着腰所致的腰痛拘急，或连脊背，或引脚膝，或见寒热，腰间觉冷，得温痛减，脉浮而紧。治宜疏散风寒。可用二柴胡饮、五积散、加味龙虎散等方。参见"风腰痛""腰痛"条。

F

风喉fēnghóu 病名。出《证治准绳·幼科》。即马脾风。详该条。

风化fēnghuà 运气中六气的变化之一。《素问·至真要大论》："厥阴司天为风化。"厥阴属木主风，故厥阴司天则该年表现为风木主令的气候特点，故称风化。

风化厥阴fēnghuàjuéyīn 运气术语。三阴三阳分司六气，其中厥阴属风木之气。《素问·至真要大论》："厥阴司天，其化以风。"

风化硝fēnghuàxiāo 中药材。见《本草蒙筌》。为玄明粉之别名。详该条。

风黄fēnghuáng 病证名。❶黄病二十八候之一。《诸病源候论·黄病诸候》："风黄候，凡人先患风湿，复遇冷气相搏，则举身疼痛，发热而体黄也。"❷三十六黄之一。《圣济总录》卷六十一："病人爱笑，腰背急，手足强，口干，舌上生疮，三部脉乱，此是风黄。"治风烙法及服祛风药。❸《杂病源流犀烛·诸疸源流》："风黄，身不黄，独目黄，其人肥，风不外泄故也。宜青龙散。"参见黄疸相关条目。

风黄疸fēnghuángdǎn 古病名。《诸病源候论·黄病诸候》："夫风湿在于腑脏，与热气相搏，便发于黄，即小便或赤或白，好卧而心振，面虚黑，名为风黄疸。"参见黄疸相关条。

风火喉fēnghuǒhóu 病名。❶《喉科金钥》卷上："风火随胃气上升，熏蒸肺管。初起痛甚，肿者多，不肿者亦有。不能食，咽津犹可。悬雍下垂，肉色瘀紫。继则溃烂，急则闭喉而死。"❷指一般急性的喉风，为走马喉风的同义词。详该条。

风火疬fēnghuǒlì 病名。出《疬科全书》。多由外感毒邪而致。耳下生核，环颈而生，皮色红光，疼或不疼，寒热交作。治宜疏风清火散结，用活络疏肝散。未溃者外用苍术三黄散，白烧酒调涂；已溃者用地棉根叶和红糖生捣敷。

风火热毒fēnghuǒrèdú 病证名。民间对疔疮疖痈等化脓性感染，咽喉肿痛或牙痛龈肿，以及头面红肿痛痒等几类病患的统称。认为发病既有外感风热之邪，也有内潜血分之热毒，故名。

风火相扇fēnghuǒxiāngshān 即风火相煽。详该条。

风火相煽fēnghuǒxiāngshān 病机。热病过程中由于热邪过盛，火热燔灼肝经，引起肝风内动，而内动的肝风又进一步助长火势，使火热更为炽盛，从而出现高热神昏、惊厥抽搐等病象。

风火眼fēnghuǒyǎn 病名。见《青囊真秘》卷一。又名火眼、燥火眼、淫热眼，俗呼狗眵眼。由风热攻目而起。起病较急，双眼红赤疼痛，沙涩羞明，眵多泪热，可兼发热头痛等。相当于今之急性结膜炎。治宜疏风清热为主，内服驱风散热饮子加减，外用蒲公英煎水熏洗，滴10%千里光眼液。

风家fēngjiā 指患太阳中风证，或平素容易伤风感冒的人。《伤寒论·辨太阳病脉证并治》："风家，表解而不了了者，十二日愈。"《医宗金鉴》卷一："风家，谓太阳中风也。"

风禁fēngjìn 病名。出《痘疹经验良方》。禁疮之一。痘疮初发热时，不避风，则风入肌表，以致痘不能发，或肌肤麻木，不知痛痒，或不麻木而干燥，或毛直而干焦，或皮痒而欲搔，甚则烦躁谵语，由风热相搏所致。治以疏风解毒，用消风散，甚者加紫草、丹参、生地以活血清营。

风噤fēngjìn 病名。见《婴童百问》。即脐风。详该条。

风惊fēngjīng 古病名。《诸病源候论·风病诸候》："风惊者，由体虚，心气不足，为风邪所乘也。心藏神而主血脉，心气不足则虚，虚则血乱，血乱则气并于血，气血相并，又被风邪所乘，故惊不安定，名为风惊。"症见精神恍惚，惊悸不安，健忘，多梦魇等。治宜养心安神，祛风定惊，方用小定心汤、大定心汤等。

风惊悸fēngjīngjì 病证名。指心悸因心气不足而风邪乘袭所致者。《诸病源候论·风病诸候》："风惊悸者，由体虚，心气不足，心之府为风邪所乘，或恐惧忧迫，令心气虚，亦受于风邪。风邪搏于心，则惊不自安。惊不已，则悸动不定。其状，目睛不转而不能呼。诊其脉，动而弱者，惊悸也。"宜用镇心丸、定心防风散等方（见《圣济总录》卷十四）。参见"惊悸"条。

风惊恐fēngjīngkǒng 病证名。指由风邪所致的神志不宁，时发惊恐的病证。《诸病源候论·风病诸候》："风惊恐者，由体虚受风，入乘脏腑，其状如人将捕之。心虚则惊，肝虚则恐，足厥阴为肝之经，与胆合，足少阳为胆之经，主决断众事。心肝虚而受风邪，胆气又弱，而为风所乘，恐如人捕之。"治用牡蛎汤、龙齿汤、龙骨汤等方。

风惊食三痫fēngjīngshísānxián 小儿痫疾的3种证候，简称三痫。《备急千金要方》："小儿之痫有三，风痫、惊痫、食痫也。"其发病原理，《婴童百问》："发痫者，小儿之恶病也。幼小血脉不敛，骨气不聚，为风邪所伤，惊怪所触，乳哺失节，停滞经络而得之。"明代丁凤《医方集宜》："盖痫虽有五，而致病之由有三，曰惊，曰风，曰食。若震骇恐怖，打坠积惊，叫啼恍惚，是为惊痫。若汗出脱衣，风邪袭入，积热生痰，屈指如计数者，是为风痫。食时受惊，停滞乳食，结为惊癖，是为食痫。"详"风痫""惊痫""食痫"各条。

风惊邪fēngjīngxié 病证名。《诸病源候论·风病诸候》："风惊邪者，由体虚，风邪伤于心之经也。心为手少阴之经，心气虚，则风邪乘虚伤其经，入舍于心，故为风惊邪也。其状乍惊乍喜，恍惚失常是也。"治宜养心、安神、祛风。可用茯神丸、地黄煎丸等。参见"惊"条。

风痉fēngjìng 病名。❶出《灵枢·热病》。指风伤太阳经脉，复遇寒湿所致的痉证。《圣济总录》卷八："风痉者，以风伤太阳之经，复遇寒湿故也。其状口噤不开，腰背强直如发痫。盖风邪内薄于经，则荣卫凝泣，筋脉紧急，故令口噤不开，卒然倒仆，不知所以。凡发极则复苏，苏则复作。其或耳中策策而痛，身背直而不屈者，不可治也。"治宜祛邪为主，参以息风，用续命汤、天麻汤等方。参见"痉"条。❷指产后中风，见《备急千金要方》。详"产后中风”条。❸指子痫，见《济阴纲目》。详“子痫”条。

风疽fēngjū　病名，出《诸病源候论》卷三十三。由湿热阻滞肌肤或留于血脉而成。生于胫部、足踝处，患部痒痛相兼，破流黄水，甚则焮肿，疮面有钻眼，缠绵难愈。腹股沟淋巴结肿大，伴发寒热。治宜清热利湿，内服消风散或三妙丸，外搽三石散或青黛散。相当于下肢静脉曲张后综合征。

风厥fēngjué　病证名。厥证之一，指肝气化风之厥。《素问·阴阳别论》：“二阳一阴发病，主惊骇背痛，善噫善欠，名曰风厥。”王冰注：“夫肝气为风，肾气陵逆，既风又厥，故名风厥。”《素问·评热病论》：“汗出而身热者风也，汗出而烦满不解者厥也，病名曰风厥。”《张氏医通·厥》：“风厥者，手足搐搦，汗出而烦热不解也。”治宜加减续命汤、人参汤、地黄饮子等。参见“厥证”等条。

风科fēngkē　医学分科的一种。宋代始设风科。元代医学分十三科，风科是其中之一，专门诊治各种风病，实际上是大方脉（内科）的一个分支。宋、元强调风邪在致病诸因素中的重要性，因而独立设科。

风咳fēngké　十咳之一，指因风邪乘肺所致的咳嗽。《诸病源候论·咳嗽病诸候》：“有十种咳，一曰风咳，语因咳言不得竟是也。”又，肺风、劳风咳亦属风咳。参见“咳嗽”条。

风廓fēngkuò　眼的八廓名称之一，见《银海精微》。又名巽廓、巽风廓、养化廓。❶《审视瑶函》以（气）轮上血脉丝络为凭，“巽位东南，络通中焦之腑，脏配心包”。❷《医宗金鉴·眼科心法要诀》：“风廓即风轮也，风轮属肝，肝与胆为表里，故轮主脏为肝病，廓主腑为胆病。”❸清代黄庭镜《目经大成》卷一：“巽为金井（瞳神），经引髓海，络连肝膈。”❹《张氏医通》卷八：“肝之府为风廓。”有名无位。❺陈达夫《中医眼科六经法要》认为此廓位于白睛、鼻上方，属胆。

风癞fēnglài　病名。出《诸病源候论》卷二。由疠毒蓄于肝经所致，其症四肢骨节疼痛，久则肘膝状如鹤膝，皮毛枯槁，不能移动，腐秽瘫痪。本病相当于瘤型麻风。

风劳fēngláo　病名，又称肝劳，指虚劳病而复受风邪者。《金匮翼·风劳》：“风劳之证，肌骨蒸热，寒热往来，痰嗽，盗汗，黄瘦，毛焦，口臭，或成疳利。由风邪淹滞经络，瘀郁而然，其病多著于肝，亦名肝劳。”《太平圣惠方·治风劳诸方》：“夫劳伤之人，表里多虚，血气衰弱，肤腠疏泄，风邪易侵，或游易皮肤，或沉滞脏腑，随其所感，而众病生焉。”若体虚食少，羸瘦，筋脉不利，手足多疼者，可用防风散等方。若气血不足，脏腑虚伤，肢节烦疼，腰膝无力，形体羸瘦，面色萎黄，小便数多，卧即盗汗者，可用巴戟散、秦艽鳖甲散等方。参见“虚劳”“肝劳”条。

风痨臌膈四大证治fēngláogǔgésìdàzhèngzhì　内科著作。不分卷。清代姜天叙撰。刊于1796年。本书重点论述中风、虚劳、水肿、臌胀、呕吐及噎膈反胃诸病症。并对霍乱、关格等杂病做了简略的介绍。1949年后有排印本。

风泪fēnglèi　病证名。《银海精微》：“不赤不疼泪出，是谓之风泪。”参见“迎风流泪”条。

风冷痹fēnglěngbì　病证名。《圣济总录》卷二十：“风冷痹。论曰：痹虽异状，此皆本于三气。寒气多者，谓之冷痹。其证令人脚膝酸疼，行履艰难，四肢麻，身体俱痛，甚则有一身不随者。”本病如见身体不随，四肢麻木，不觉痛痒，不能言语者，宜防风汤等方。参见“痹”“寒痹”条。

风冷泪fēnglěnglèi　病证名。见《儒门事亲》卷四。为风冲泣下之俗称。详该条。

风冷失声fēnglěngshīshēng　病证名。即风冷失音。《诸病源候论》卷二：“风冷失声者，由风冷之气，客于会厌，伤于悬痈（雍）之所为也。声气通发，事因关户，会厌是音声之户，悬痈（雍）是音声之关，风冷客于关户之间，所以失声也。”参见“暴喑”“风冷失音”等条。

风冷失音fēnglěngshīyīn　病证名。多因肺受风冷，致肺气不宣，气机阻闭而失音。《太平圣惠方》卷三十五：“风冷所伤，咽喉肿痛，语声不出。”症见头痛身疼，恶寒无汗，喉痛失音。治宜辛温散寒。用九味羌活汤、麻黄汤等加减。参见“暴喑”条。

风疬fēnglì　病名，指瘰疬由风邪诱发者。《医宗金鉴》卷六十四：“形小多痒者名风疬。”证治参见“瘰疬”条。

风栗壳fēnglìké　中药材。见《广东中药》Ⅱ（生草药部分）。为栗毛球之别名。详该条。

风痢fēnglì　病证名，指因风邪伤及脾胃而致痢者。《三因极一病证方论》卷九治风痢便清血，或下瘀血，注下无度，用胃风汤；《医学入门》卷五治风痢恶风鼻塞，身痛色青，或纯下清水，用古苍术汤、神术散；《时病论》卷三治风痢先泻后痢，腹痛后重，或下纯血，脉沉小弦，用痛泻要方加茯苓、炮姜、吴茱萸、荷叶等药。参见“痢疾”条。

风瘤fēngliú　病名。《外科十三方考》下编：“风瘤其硬如石，受风湿则奇痒难忍。”治宜顺气行痰，用二陈汤加味。

风六合汤fēngliùhétāng　《医垒元戎》方。❶当归（酒浸炒）、川芎、白芍药、熟地黄（酒洒蒸）、防风、羌活各一两。为粗末，水煎服。治妇人筋骨、肢节痛及头痛，脉弦，憎寒如疟。❷当归（酒浸炒）、川芎、白芍药、熟地黄（酒蒸）、秦艽、羌活。为粗末，水煎服。治产后血虚受风发痉，或血虚生风，头目眩晕。

风聋fēnglóng　病名。《仁斋直指方》：“耳者宗脉之所附，脉虚而风邪乘之，风入于耳之脉，使经气否而不宣，是为风聋。”其症耳窍蒙闭，耳鸣听音不真而兼有头痛。治宜以疏风通窍之剂。参见“耳风聋”条。

风漏fēnglòu　病名，鼻漏证之因风邪而发者。《外科启玄》卷七：“二曰风漏，其孔内痒甚是也。”

风轮fēnglún　眼的五轮之一，见《秘传眼科龙木论》，即黑睛。《银海精微》：“肝属木，曰风轮，在眼为乌睛。”主要指今之角膜。其疾病多与肝胆有关。详“黑睛”条。

风轮菜fēnglúncài　出《救荒本草》。又名蜂窝草、苦地胆、九塔草。为唇形科植物风轮菜 *Clinopodium chinense*（Benth.）O. Ktze. 的全草。分布于中南、华东、西南各地。苦、辛，凉。疏风清热，解毒消肿，止血。①治感冒，中暑，胆囊炎，肝炎，痢疾，肠炎。煎服：9～15g。②治疗疮肿毒，皮肤瘙痒，外伤出血。捣敷或研末菜油调敷。本品含香蜂草苷、橙皮苷。

风轮赤豆fēnglúnchìdòu　病名。见广州中医学院主编《中医眼科学讲义》。即轮上一颗如赤豆。详该条。

风论篇fēnglùnpiān　《素问》篇名。风为六气之一。风气中人则病。本篇主要讨论各种风病病理变化的特征，阐明“风者善行而数变”和“风为百病之长”的意义，故名。

风门fēngmén　❶经穴名，代号BL12。亦称风门热府，出《针灸甲乙经》，别名热府。属足太阳膀胱经，督脉、足太阳之会。位于背部第2胸椎棘突下旁开1.5寸处。布有第2、3胸神经后支的内侧皮支，深层为外侧支，并有第2肋间动、静脉后支的内侧支和颈横动脉降支通过。主治伤风咳嗽，头痛发热，胸背彻痛，项强，痈疽发背等。斜刺0.3~0.5寸。艾炷灸3~7壮，或艾条灸5~15分钟。❷小儿面部望诊的部位，即耳屏间切迹相平处，相当于听会的部位。《厘正按摩要术》："风门在耳前，少阳经所主，色黑则为寒为疝，色青则为燥为风。"

风门热府fēngménrèfǔ 见"风门"条。

风木之脏fēngmùzhīzàng 指肝脏。肝在五行中属木，在五气中属风，故称。《素问·阴阳应象大论》："在天为风，在地为木，在体为筋，在脏为肝。"《临证指南医案·木乘土》："肝为风木之脏，又为将军之官。"临床上肝阳易上亢化风，表现为震颤、动摇、抽搐、眩晕等类似于自然界风吹木动的病候，故内风证每与肝的病变有关。

风逆fēngnì 指外感风邪，厥气内逆的病证。《灵枢·癫狂》："风逆，暴四肢肿，身漯漯，唏然时寒，饥则烦，饱则善变。"

风疟fēngnüè 病证名。疟疾之一。❶夏季贪凉受风，复感疟邪，至秋而发者。《素问·金匮真言论》："秋善病风疟。"又："夏暑汗不出者，秋成风疟。"《素问·刺疟》"风疟，疟发则汗出恶风。"《素问·生气通天论》："魄汗未尽，形弱而气灼，穴俞以闭，发为风疟。"症见烦躁、头痛、恶风、自汗、先热后寒等。治宜发汗，方用桂枝羌活汤、芎苏饮、桂枝黄芩汤等。❷即温疟。《杂病源流犀烛·疟疾源流》："伤寒余热未尽，重感于寒而变疟，名曰温疟，亦名风疟。此为伤寒坏症，其症先热后寒，不得作正疟疾治。"详"风伤卫疟""疟疾"条。

风痦瘰fēngpēilěi 病名。出《圣济总录》卷十一。即痦瘰。详该条。

风偏枯fēngpiānkū 病证名。见《诸病源候论·风病诸候》。指因于风湿而致的偏枯证。《圣济总录》卷九："风偏枯。论曰：气血不足，腠理开疏，风湿客于分肉之间，久而不差，真气去，邪气独留，乃为偏枯之疾。"症见半身不遂，肌肉枯瘦而痛，言语不变，神智不乱。治疗可用天南星丸等方。

风起㖞偏fēngqǐwāipiān 病证名。《世医得效方》卷十六："偏风牵引双目㖞斜，泪出频频，却无瞖膜，不痒不痛。"《杂病源流犀烛》卷二十二："至如眼有偏视者，由风邪攻肝……故令偏视也。"类今之麻痹性斜视。属目偏视。参见该条。

风气fēngqì ❶泛指自然气候，《金匮要略·脏腑经络先后病脉证》："夫人禀五常，因风气而生长。风气虽能生万物，亦能害万物。"❷六淫之一，《素问·风论》："风气藏于皮肤之间。"详"风"条。

风气不调fēngqìbùtiáo 病机。风气，特指肝气而言，因肝为风木之脏，故称风气不调。指肝气失却正常的疏泄条达。《备急千金要方》："风气不调，全身僵直，诸毛孔闭塞。"

风气草fēngqìcǎo 中药材。见《全国中草药汇编》。为下田菊之别名。详该条。

风气二疽fēngqì'èrjū 病名。出《外科备览》。生于左额之疽为风疽，右额之疽为气疽，故名。证治见"额疽"条。

风气腹痛fēngqìfùtòng 病证名。指感受风冷而致腹痛。《症因脉治·腹痛论》："风气腹痛之症，风冷着腹，即患腹痛，或发寒热，腹中攻注，或腹中作响，大便作泻，此风气腹痛之症也。"多因风寒侵袭肠胃，传于太阴所致，治宜疏散温中为主。寒热，脉浮者，宜防风汤；腹中作响，大便作泻，宜平胃五苓散加防风，亦可用建中汤加防风，柴胡汤，干葛汤等方。参见"腹痛"条。

风气霍乱fēngqìhuòluàn 病证名。见《症因脉治》卷四。指霍乱由风淫或风木克脾所致者。症见头痛发热，上吐下泻，心腹绞痛，甚则转筋。若风寒则脉浮紧，方宜败毒散；若风热，则脉浮数，宜用家秘神术汤；若风湿，则脉浮濡，宜以海藏神术汤；若风木犯脾，则宜柴胡防风汤。参见"霍乱"条。

风气内动fēngqìnèidòng 病机。由于脏腑功能失调，气血逆乱，筋脉失养，出现眩晕、抽搐、昏仆及口眼㖞斜、两目上视等神经系统症状。因其似风象的急骤、动摇和多变，故名。《素问·阴阳应象大论》："风胜则动。"《素问·至真要大论》："诸暴强直，皆属于风。"

风气呕吐fēngqì'ǒutù 病证名。指呕吐因风冷入胃所致者。《症因脉治》卷二："风气呕吐之症，偶遇风冷，即发呕吐，头额疼痛，面赤面热。"脉多见浮。治以散风为主。宜用防葛平胃散、防葛二陈汤等方。

风气之病fēngqìzhībìng 病证名。泛指外感风邪的病证。《素问·三部九候论》："所言不死者，风气之病及经月之病。"

风气肿fēngqìzhǒng 病证名。出《诸病源候论》卷四十八。指小儿肿满，因皮肤受风，风搏于气而致虚肿如吹者。参见"小儿肿满"条。

风牵出睑fēngqiānchūjiǎn 病名。见《银海精微》。即风牵睑出。详该条。

风牵睑出fēngqiānjiǎnchū 病名。见《秘传眼科龙木论》。又名风牵出睑、脾翻粘睑、皮翻粘睑、皮翻症、残风、地倾。多因胃经积热、肝风内盛，致使风痰湿热瘀滞睑络而成；亦可由胞睑疮疡结瘢或外伤所致。症见眼睑向外翻倾，重者"睥翻转贴在外睑之上，如舌舐唇之状"（《证治准绳·杂病》）。睑不能闭合，以致眼部干燥，涩痛流泪，甚至黑睛生翳。本病发于下睑者较多。相当于今之睑外翻。治疗以手术为主，内治为辅。内治常用祛风清热、除湿化痰、通络散瘀之法，宜服排风散加减。

风牵㖞僻fēngqiānwāipì 病证名。见《眼科易知》。即风牵㖞斜。详该条。

风牵㖞偏外障fēngqiānwāipiānwàizhàng 病证名。出《秘传眼科龙木论》。即风牵㖞斜。详该条。

风牵㖞斜fēngqiānwāixié 病证名。见《银海精微》。指全身或颜面局部疾病所致口眼㖞斜者。亦称风引㖞斜、风牵㖞僻、风牵㖞偏外障、口眼㖞斜外障、唇睑相邀。常由风、痰、湿等病因引起。清代黄庭镜《目经大成》卷二："此症睛珠自然欹侧，而腮唇亦歪在一边。"可见眼睑闭合不严，目珠斜偏呆定于一侧，腮、口唇与眼睑相牵颤动，尚可兼见头目眩晕，甚则半身不遂等候。治宜祛风通络，除湿涤痰，用正容汤或排风散加减，亦可针刺，选用颊车、合谷、地仓、人中、承浆、瞳子髎等穴。全身症状显著者，当结合全身证候，辨证施治。

风茄花fēngqiéhuā 见清代赵其光《本草求原》。为洋金花之别名。详该条。

风龋fēngqǔ 病证名，指齿龋而牙龈肿痛，齿缝出脓。《诸病源候论》卷二十九："足阳明、足太阳之脉，并入于齿，风气入其经脉，与血气相搏，齿即肿痛，脓汁出，谓之风龋。”治宜消风镇痛，用赴筵散（《太平惠民和剂局方》：良姜、草乌、荆芥、细辛）掺擦患齿。参见“齿龋”条。

风拳势fēngquánshì　练功方法之一。见杜自明《中医正骨经验概述》。两足并立，迅速蹲下，不要起踵，同时握拳屈肘，并肘并拳夹于胸股之间，以两膝反弹之力起立，同时两拳翻转，拳心朝下，向两侧弹出，再迅速蹲下如初，反复行之。

风热fēngrè　❶风和热相结合的病邪。临床表现为发热重、恶寒较轻，咳嗽，口渴，舌边尖红，苔微黄，脉浮数，甚则口燥、目赤、咽痛、衄血等。❷病证名。①乳子中风热，表现为喘鸣肩息（出《素问·通评虚实论》）。②风邪外感，表现为身热而口中气热（出《小儿药证直诀》卷上）。③“风邪伤于皮毛，入于脏腑，则令恶风壮热，胸膈烦闷，目涩多渴，故曰风热也”（《太平圣惠方》）。治疗以疏风清热为主，用桑菊饮、银翘散加减。

风热疮fēngrèchuāng　病名。见《外科启玄》卷八。由风热郁肺，发于肌肤所致。多发四肢及胸胁部位，初起丘疹，剧痒难忍，久搔成疮，甚则渗出鲜血。治宜清热疏风止痒，内服消风散或防风通圣散。亦可用紫草15g、板蓝根30g煎汤内服。外用三黄洗剂或颠倒散洗剂。本病类似玫瑰糠疹。

风热耳聋fēngrè'ěrlóng　病证名。见《医学准绳六要》。系指耳聋之因于风热上攻，气机不利，清窍受扰者。症见头痛、鼻塞、耳胀痛、耳鸣、耳聋等。治宜疏风清热，佐以芳香通窍。用银翘散加减。参见“耳聋”条。

风热犯肺fēngrèfànfèi　证候名。外感风热之邪，或风寒郁而化热，致肺气宣降失常，证见恶寒发热，咳嗽，咯痰黄稠，不易咳出，舌红脉浮数；或兼见咽喉疼痛，鼻流浊涕，口干欲饮等症；重症可见气喘鼻扇，烦躁不安等。治宜疏风泄热，辛凉解表。

风热感冒fēngrègǎnmào　病名。指感受风热之邪所致的表证。《诸病源候论·风热候》：“风热病者，风热之气，先从皮毛入于肺也。肺为五脏上盖，候身之皮毛，若肤腠虚，则风热之气，先伤皮毛，乃入肺也。其状使人恶风寒战，目欲脱，涕唾出。”《杂病源流犀烛·感冒源流》：“至有风热兼伤者，或先感风，又受热，或先受热，又感风，一时交发，贵审其轻重而治之。宜桔梗汤、上清散、菊花散，或加味二陈汤。若久而不愈，其人必虚，固不得专用疏散也。阳虚宜加参、术，阴虚宜加地黄、五味，倍门冬、白芍。”《时病论》卷二：“春应温而过热，是为非时之气，所感之风，风中必夹热气，故名风热病耳。”参见“感冒”“热伤风”“火伤风”等条。

风热喉fēngrèhóu　病名。多由风热外袭，致邪热壅塞肺系而成。《喉科指掌》卷三：“此症感风热而起，满口发细红点，根常淡白，舌下两边三四块，六脉洪紧。”治宜疏风清热、利咽。用六味汤加玄参、黄芩、栀子、花粉等。

风热喉闭fēngrèhóubì　病名。系指喉闭之因于风热者。《疮疡经验全书》卷一：“风热喉闭内外俱肿者，谓其人久积热毒因而感风，风热相搏，发出外来则壅喉间。其人面赤腮肿，身发寒热，喉中有块如拳，外色鲜红。”治宜疏风解毒，泻火消肿。可选用五味消毒饮、普济消毒饮或清喉散加玄参、山栀、花粉等加减。脓成则以刀针刺破排脓。或参见“喉闭”条。

风热喉痹fēngrèhóubì　病名。见《焦氏喉科枕秘》。多因邪热积聚，复感风邪，风邪化热，客于肺系而致病。初起咽干微红肿，灼痛面赤，继之邪热壅盛于里，则肿痛加剧，梗塞咽喉，致饮食吞咽障碍，或声嘶，或发寒热。治宜疏风清热，解毒利咽。可选用黏子解毒汤、清咽利膈汤等加减。

风热喉丹fēngrèhóudān　病名。多由痰火内伏，外受风邪，致风火痰浊壅塞肺系，或劳思太过所致。《焦氏喉科枕秘》卷一：“风热喉丹萦思起，邪风入肺致痰生，喉内鲜红多肿闭……黏子解毒汤宜治，凉血祛风药用神。”或选用黄连温胆汤、犀角地黄汤等加减。亦可以刀针于肿处刺破排脓，外吹冰硼散。

风热喉癣fēngrèhóuxuǎn　病名。《咽喉脉证通论》：“此症因劳心过度，血衰火盛所致。其状喉间红筋红瘰，或帝丁两旁微有疙瘩，一起即觉，非弱证喉癣可比，时作寒热，若食热毒之物而起，不作寒热，于此为别。”用凉血地黄汤（生地、黄芩、丹皮、牛蒡子、玄参、防风、荆芥、黄柏、花粉、赤芍）加减。

风热结核fēngrèjiéhé　病证名。见《幼科释谜》。结核多见于颈部，亦可见于腋部或腹股沟，局部红热疼痛，并可伴见发热恶寒。常见于头面生疮、目赤咽痛、齿龈肿痛、聤耳或其他疮疹余毒等症。治疗宜清热疏风，解毒散结，宜四顺清凉饮、五味消毒饮等。本证类似急性淋巴结炎。

风热惊啼fēngrèjīngtí　病证名。出《太平圣惠方》第八十二卷。由风热内乘于心，以致心脏生热，精神不定，睡卧不安，因致惊啼。治以清心宁神为主，如牛黄清心丸；热重者，用导赤散加黄连、山栀之类。

风热里实fēngrèlǐshí　病证名。出《小儿药证直诀》。系因风热蕴积，入里结实而致。证见口中气热，大便闭，小便赤，饮水不止，苔黄燥。宜大黄丸清泻里热。

风热疟fēngrènüè　病名。疟疾之一。《普济方·诸疟门》：“邪在少阳经谓之风热疟，治多和之。”参见“足少阳疟”条。

风热乳蛾fēngrèrǔ'é　病名。乳蛾之因于风热而发者。治宜疏风清热、解毒消肿。方可选用清咽利膈汤、广笔鼠粘汤等加减。参见“乳蛾”条。

风热失音fēngrèshīyīn　病证名。多因风热犯肺，灼津为痰，痰热互结，壅塞肺系，气道受遏而失音。症见头昏身热，烦渴，汗出，咳嗽，喉痛失音。治宜疏风宣肺，止咳利咽。用银翘散、黏子解毒汤等加减。参见“喑”“暴喑”等条。

风热嗽fēngrèsòu　病证名。见《类证治裁·咳嗽》。指风热犯肺，肺失清肃所致的咳嗽。症见咳嗽痰稠，身热，汗出恶风，口干咽痛，鼻流黄涕，苔薄，脉浮数等。治宜疏风清热，宣通肺气。用桑菊饮、银翘散等方。参见“咳嗽”条。本证类似急性上呼吸道感染、急性支气管炎等疾患。

风热头痛fēngrètóutòng　病证名。指外感风热引起的头痛。见《外台秘要》卷十五。《医林绳墨·头痛》：“上攻头目，或连齿鼻不定而作痛者，此为风热之头痛也。”《杂病源流犀烛·头痛源流》：“因风热痛者，必兼目昏鼻塞。”症常见头部胀痛，恶风发热，或鼻塞流浊涕，或目赤面红，口渴喜饮，便秘溺赤，苔薄黄，脉浮数等。治宜石膏散、荆芥散、神芎散、桑菊饮等方。参见“头痛”条。

风热吐血fēngrètùxiě　病证名。指风热损肺所致的吐血。《金匮翼·诸血统论》：“风热吐血：风，阳邪也；热，火气也。并入络中，则血溢络外。其证乍寒乍热，咳嗽口干，烦躁者是也。宜以辛凉入血之药治之。”方如《圣惠》荆芥地黄汤、《圣济》荆芥散等。参见“外感吐血”

"吐血"条。

风热眩运fēngrèxuànyùn　病证名。见《医学正传·眩运》。因风热上壅所致的头目眩晕。《杂病源流犀烛·头痛源流》："风热上冲眩晕，必胸中不利，旋运欲倒。"治宜疏风清热，用羌活汤、荆黄汤等方。参见"眩晕"条。

风热牙疳fēngrèyágān　病证名。多因阳明蕴热与风热之邪相搏，邪热上冲，客于牙龈所致。初起症见齿龈红肿疼痛，发热或寒热交作，继之齿龈糜烂，常易出血，或便秘恶心呕吐。治宜疏风清热、泻火解毒。可选用黄连解毒汤、清胃散、玉女煎等加疏风之品。另以金银花、薄荷、连翘、甘草煎汤漱口，以保持口腔清洁。详"牙疳"条。

风热眼fēngrèyǎn　病名。见《幼幼集成》。即风火眼。见该条。

风热腰痛fēngrèyāotòng　病证名。腰痛之一。见《世医得效方·大方脉杂医科》。因风热之邪侵袭肾经所致。症见腰痛强急，牵连脚膝，口渴便秘，脉洪数。治宜祛风清热。可用败毒散，或大柴胡汤、小柴胡汤等方。

风热疫毒fēngrèyìdú　❶病证名。指风热疫毒壅滞肌肤，以寒战高热，头面红肿，咽喉肿痛，身发瘢疹，烦躁口渴，头痛恶心，舌红绛，脉洪数等为常见症的病证。见《中医临床诊疗术语·证候部分》。❷病因。风热和疫毒合邪，广义指自然界具有传染性、发病急速的温热毒邪气，狭义指导致大头瘟的邪气。参见"大头瘟"条。

风瘙fēngsào　病名。出《备急千金要方》卷二十二。即隐疹。详该条。

风瘙痒fēngsàoyǎng　病名。指因受风邪引起的皮肤发痒。出《诸病源候论》卷二。因表虚卫气不固，复感风邪，郁阻肌肤而成。起病突然，遍身发痒，游走不定，甚则剧痒难忍，搔后出现抓痕、血痂。治宜祛风养血润燥。内服当归饮子，或针刺曲池、合谷、血海、足三里，隔日一次，10日为1个疗程。相当于皮肤瘙痒症。

风瘙隐疹fēngsàoyǐnzhěn　病名。出《诸病源候论》卷四十九。即隐疹。详该条。

风痧fēngshā　病名。即风疹。详该条。

风疝fēngshàn　古病名。出《素问·四时刺逆从论》。指足厥阴肝经逆气所致的疝。《医学入门·疝气》："风疝者，非外风也，乃肝木阳脏气动之风。"《儒门事亲》卷二："《素问》云：厥阴滑为狐疝，少阳滑为肺气疝，太阴滑为脾气疝，阳明滑为心风疝，太阳滑为肾风疝，少阴滑为肝风疝。凡此六疝，虽见于他脉中，皆言风疝者，足厥阴肝经之气也。"治宜荆芥穗新瓦上焙为末，每服二钱，热酒调下。参"肺风疝""脾风疝""肾风疝""肝风疝""心风疝"等条。

风善行数变fēngshànxíngshùbiàn　风气致病的特点。《素问·风论》："风气藏于皮肤之间，内不得通，外不得泄。风者善行而数变，腠理开则洒然寒，闭则热而闷；其寒也则衰食饮，其热也则消肌肉，故使人栗而不能食，名曰寒热。"参见"风性主动""风为百病之长"条。

风伤卫疟fēngshāngwèinüè　病证名。疟疾之一。一名温疟、风疟。《症因脉治》卷四："风伤卫疟，《内经》亦名温疟。风疟之症，《内经》云风伤卫气，先热后寒。此言先后者，言多少也，言热多寒少之疟，是以不曰恶寒，而曰恶风、自汗、烦躁、伸欠也。不恶寒则寒少也；发热直至烦躁，热多也。若头痛背痛，发于午前者，太阳也；目痛鼻干，发于午后者，阳明也；发于寅卯者，少阳也。风疟之因，《内经》云暑邪既伏，秋气收之，汗出遇风，与卫气并居，阴阳分争，内外相搏，而风邪伤卫之疟作矣。"脉弦或浮缓、洪长。治法如疟。在太阳有汗，桂枝石膏汤；在阳明，白芷石膏汤；在少阳，小柴胡汤；三阳俱见症者，《证治准绳》和解汤等方。参见"疟疾"条。

风伤卫证fēngshāngwèizhèng　病证名。指桂枝汤证。《伤寒论·辨太阳病脉证并治》："太阳病，发热，汗出，恶风，脉缓者，名为中风。"《伤寒明理论·恶风》："风邪中于卫也，则必恶风。何者？以风则伤卫，寒则伤荣，为风邪所中，于分肉不温而热矣，皮毛不充而缓矣。腠理失其肥，则疏而不密；开阖失其司，则泄而不固，是以恶风也。"《张氏医通·诸伤门》："如交霜降节后，有病发热，头痛，自汗，脉浮缓者，风伤卫证也。以风为阳邪，故只伤于卫分。卫伤，所以腠理疏，汗自出，身不疼，气不喘，脉亦不紧。"《伤寒论大全》卷一："风则伤卫，头痛恶风，脉浮缓而自汗，则用桂枝汤充塞腠理以散邪，汗止即愈。"参见"太阳中风"条。

风胜则动fēngshèngzédòng　出《素问·阴阳应象大论》。风气偏胜则病症表现出摇动性或游走多变的特点。如游走性的关节肌肉疼痛、眩晕、震颤、四肢抽搐、角弓反张、口眼㖞斜、卒然昏仆等。

风尸fēngshī　病名。《太平圣惠方》卷五十六："风尸者，在人四肢，循环经络。其状淫跃去来，沉沉默默，不知痛处，若冲风则发，故名风尸也。"治疗风尸宜服甘草散、川大黄散、金牙散等方。

风湿fēngshī　病名。❶指人体感受风、寒、湿邪而致身痛或身重，关节疼痛，屈伸不利为主症的一种疾病。《金匮要略·痉湿暍病脉证治》："病者一身尽疼，发热，日晡所剧者，名风湿。此病伤于汗出当风，或久伤取冷所致也。可与麻黄杏仁薏苡甘草汤。"又："风湿，脉浮身重，汗出恶风者，防己黄芪汤主之。"又："风湿相搏，骨节疼烦，掣痛不得屈伸，近之则痛剧，汗出短气，小便不利，恶风不欲去衣，或身微肿者，甘草附子汤主之。"❷泛指感受风湿而致的多种病证。《诸病源候论·风病诸候》："风湿者，是风气与湿气共伤于人也……其状令人懈惰，精神昏愦，若经久，亦令人四肢缓纵不随，入脏则喑哑，口舌不收；或脚痹弱，变成脚气。"参见"痹""脚气"条。

风湿痹fēngshībì　病证名。《诸病源候论·风病诸候》："风寒湿三气杂至，合而成痹。其风湿气多而寒气少者，为风湿痹也。"症见皮肤顽厚，或肌肉酸痛，日久不瘥。亦可致身体手足不遂。治宜祛风湿为主。用海桐皮汤、羌活胜湿汤等方。

风湿草fēngshīcǎo　中药材。见《上海常用中草药》。为豨莶之别名。详该条。

风湿腹胀fēngshīfùzhàng　病证名。指感受风湿，脾胃失调所致的腹胀。《症因脉治》卷三："风湿腹胀之症，发热身重，不能转侧，一身尽痛，心腹胀满，外连头面，此风湿腹胀之症也。"治宜祛风化湿为主。胸前饱满重者，防风平胃散主之；身热恶风重者，羌独败毒散、荆芥汤主之；下身重滞肿者，五苓散主之；内外皆热重者，防风木通汤主之。参见"腹胀"条。

风湿化热证fēngshīhuàrèzhèng　证候名。指风湿之邪郁久而化热，以肢体酸胀困重，关节肿痛、活动不利，或皮肤瘙痒、渗液，发热口渴，舌红苔黄白而干等为常见症的证候。见《中医临床诊疗术语·证名部分》。详参"热痹"条。

风湿夹毒证fēngshījiādúzhèng 证候名。指风湿毒邪浸渍肌肤，以下肢浮肿、溃疡，阴部湿疹、瘙痒、流黄水，或足趾间奇痒，妇女黄白带下等为常见症的证候。见《中医临床诊疗术语·证候部分》。参见“湿毒流注”“湿毒带下”“湿热脚气”条。

风湿六合汤fēngshīliùhétāng 《医垒元戎》方。当归（酒浸炒）、川芎、白芍药、熟地黄（酒洒蒸）各一两，防风、制苍术各七钱。为粗末，水煎服。功能养血和血，祛风胜湿。治妊娠伤寒，中风湿之气，肢节烦疼，脉浮而热，头痛。

风湿热头痛fēngshīrètóutòng 病证名。指风湿热合而上壅的头痛。《兰室秘藏·头痛门》：“清空膏乃风湿热头痛药也。”《证治准绳·杂病》：“风湿热头痛，上壅损目及脑痛，偏正头痛年深不愈，并以清空膏主之。如苦头痛，每料中加细辛二钱。”参见“头痛”条。

风湿痰fēngshītán 病证名。出《医学纲目》。风湿郁结经络，津液输布失常，凝滞为痰，则见四肢痿痹，屈伸不便，如果眼皮及眼下有烟灰样黑色者，则为痰之确证，宜从痰湿施治。

风湿头痛fēngshītóutòng 病证名。指风邪、湿痰所致的头痛。《赤水玄珠·头痛门》：“风湿头痛亦作痰患。”症见头痛如裹，肢体困重，胸闷腹胀，恶心纳呆，口干少饮，苔腻，脉濡或浮缓。治宜祛风化湿，可用玉壶丸、加减神术散、羌活胜湿汤等方。参见“头痛”条。

风湿痿软fēngshīwěiruǎn 病证名。见《症因脉治》卷三。多因居处潮湿，触冒风雨，邪留经络所致。症见手足瘫痪，痿弱不能举动，皮肤不仁，关节重痛等。治宜祛风湿，通经络为主，可用羌活胜湿汤等方。寒气胜，宜桂枝汤加苍术、防风、羌活、独活；热气胜，宜荆防平胃散；若皮肤不仁，可用苍防五皮饮。参见“痿”条。

风湿相搏fēngshīxiāngbó 病机。风邪与湿邪侵犯人体后，互相结合为患。风为阳邪而善走窜，湿为阴邪，易于滞着而阻碍气血运行，故两邪相合可致周身关节肌肉疼痛。《伤寒论·辨太阳病脉证并治》：“风湿相搏，骨节疼烦，掣痛不得屈伸，近之则痛剧，汗出短气，小便不利，恶风不欲去衣，或身微肿者，甘草附子汤主之。”

风湿腰痛fēngshīyāotòng 病证名。见《诸病源候论·腰背病诸候》。多因风湿乘袭，留滞经络所致。症见腰背重痛，转侧不利；或见发热恶寒，自汗身重；或见浮肿，脉多浮涩。治宜祛风化湿。可用羌活败毒散、独活秦艽汤、五加皮汤等方。

风湿肿fēngshīzhǒng 病证名。指风湿合邪而引起的通身水肿。《医宗金鉴·幼科杂病心法要诀》：“通身肿者，头面手足皆肿也。得病之由，内停湿饮，外感风邪，风湿相搏，水道不利，外攻肌肤而为肿也。”肿势严重的，用疏凿饮子以消水；症状轻的，用茯苓导水汤以和解；喘不能卧的，宜泻肺逐水，用苏葶丸。

风市fēngshì 经穴名，代号GB31。出《肘后备急方》。属足少阳胆经。位于大腿外侧中线，当腘横纹上9寸处；或直立垂臂，于中指尖到处取穴。布有股外侧皮神经、股神经肌支和旋股外侧动、静脉肌支。主治半身不遂，下肢痿痹、麻木，遍身瘙痒，脚气，以及坐骨神经痛、股外侧皮神经炎、荨麻疹等。直刺1～2寸。艾炷灸5～7壮，或艾条灸10～15分钟。

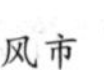

风市

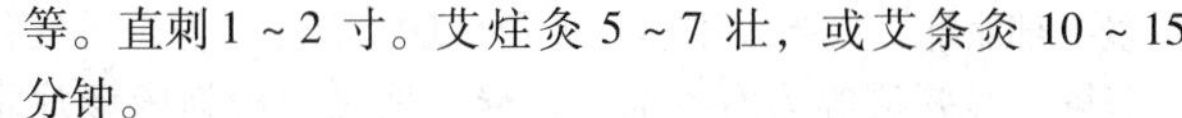

风水fēngshuǐ 病名，水肿病之一，亦称风，出《素问·水热穴论》。《金匮要略·水气病脉证并治》：“风水，脉浮身重，汗出恶风者，防己黄芪汤主之。”又：“风水，恶风，一身悉肿，脉浮而渴，续自汗出，无大热，越婢汤主之。”《诸病源候论·水肿病诸候》：“风水病者，由脾肾气虚弱所为也，肾劳则虚，虚则汗出，汗出逢风，风气内入，还客于肾，脾虚又不能制于水，故水散溢皮肤，又与风湿相搏，故云风水也。令人身浮肿，如裹水之状，颈脉动，时咳，按肿上，凹而不起也，骨节疼痛而恶风是也，脉浮大者，名曰风水也。”《医宗金鉴·肿胀总括》注：“上肿曰风，下肿曰水。故风水之证，面与胫足同肿也。”又：“从上肿者，多外感风邪，故宜乎汗；从下肿者，多内生湿邪，故宜乎利水。”本证可见于急性肾小球肾炎等疾患。参见“水肿”条。

风水肿fēngshuǐzhǒng 病证名。水肿之一。亦称风水。多由脾肾气虚，汗出当风所致。《太平圣惠方》卷五十四：“夫风水肿者，由脾肾气虚弱所为也。肾劳则虚，虚则汗出，汗出当风，风气内入，还客于肾，脾虚又不能制于水，故水散溢皮肤，又与风湿相搏，故云风水也。”症见身体浮肿，皮肤紧胀，上气喘急，不能眠卧，骨节酸痛，恶风脚弱，脉浮而紧等。治宜散风祛湿，健脾补肾，通利小便。可用防风散、麻黄散、大腹皮散等方。参见“风水”条。

风疥fēngshuì 古病名。疥，同水；风疥，即风水。《灵枢·四时气》：“风疥肤胀。”参见“风水”“水肿”条

风嗽fēngsòu 病证名，指感受风邪所致的咳嗽。《证治要诀》卷六：“感风而嗽者，恶风有汗，或身体发热，或鼻流清涕。”方用桂枝汤加味。《杂病源流犀烛·咳嗽哮喘源流》：“风嗽，风乘肺也。其脉浮，必兼鼻塞，流涕，声重，口干，喉痒，憎寒发热，自汗恶风，烦躁，语未竟而咳。宜款冬花散、金沸草散。”参见“伤风咳嗽”“咳嗽”条。

风瘫fēngtān 病名。江天览《妇女病自疗法》：“一名产痿，系冲任血虚，心脾失养，故宗筋放弛，不能束骨而利机关，四肢痿弱无力。治宜活血祛风。若以降火滋阴，破气破血为治，则荣卫俱伤，终身莫挽。”方用《沈氏尊生书》血风汤。

风痰fēngtán 病证名。痰证之一。❶指痰扰肝经的病证。《医学入门》卷五：“动于肝，多眩晕头风，眼目瞤动昏涩，耳轮瘙痒，胁肋胀痛，左瘫右痪，麻木蜷跛奇证，名曰风痰。”治宜用青州白丸子等方。《医宗必读》卷九：“在肝经者，名曰风痰，脉弦面青，四肢满闷，便溺秘涩，时有躁怒，其痰青而多泡。”治用水煮金花丸、防风丸、川芎丸等。又名肝经风痰。参该条。❷指素有痰疾，因感受风邪或风热怫郁而发者，《泰定养生主论》：“风痰者，因感风而发，或因风热怫郁而然也。此皆素抱痰疾者，因风、寒、气、热、味而喘咯咳唾，非别有此五种之痰。”参见“痰证”条。

风痰入络fēngtánrùluò 证候名。指肝风夹痰阻闭经络，以肢体麻木不仁，甚或瘫痪不遂，或肌肤麻木瘙痒，眩晕，口角流涎，苔腻等为常见症的证候。见《中医临床诊疗术语·证候部分》。参见“风痰”“风牵㖞斜”条。

风痰上扰fēngtánshàngrǎo 证候名。指肝风夹痰上扰于头，

以头部胀痛，或阵发剧痛，头晕目眩，面赤口苦，舌红苔黄腻，脉弦滑等为常见症的证候。见《中医临床诊疗术语·证候部分》。参见“风痰头痛”“风痰眩晕”条。

风痰嗽fēngtánsòu 病证名。指风痰壅盛于肺所致的咳嗽。《世医得效方·大方脉杂医科》：“风痰嗽……直至嗽顿吐饮食痰物伏出尽，方少定。乃肝木克脾土，风痰壅盛。”治宜祛风豁痰。方用青州白丸子加天麻、全蝎、僵蚕等。参见咳嗽、痰嗽条。

风痰头痛fēngtántóutòng 病证名。指风痰上扰清窍的头痛。见《圣济总录·诸风门》。《兰室秘藏·头痛门》：“发时两颊青黄，晕眩，目不欲开，懒言身体沉重，兀兀欲吐。洁古曰，此厥阴太阴合病，名曰风痰，以《局方》玉壶丸治之。”并可选用甘菊荆芥汤、半夏白术汤等方。参见“头痛”条。

风痰哮fēngtánxiào 病证名。见《杂病源流犀烛·咳嗽哮喘源流》。指风邪与痰气相搏所致的哮吼。风邪袭肺，痰阻气道，肺气壅阻而发哮。治宜祛风宣肺、豁痰利气为主，用千缗导痰汤、黄芩利膈丸、定喘汤等方。

风痰眩晕fēngtánxuànyūn 病证名。见《医学正传·眩运》。因风痰上壅，闭塞清阳所致。《杂病源流犀烛·头痛源流》：“风痰闭壅眩晕，必胸膈痞塞，项急，肩背拘倦，神昏多睡，或心忪烦闷而发。”治宜祛风化痰。用半夏白术天麻汤、天麻丸、白附子丸等方。如见眩晕闷乱，瘫痪，搐搦，瞤动，宜青州白丸子。参见眩晕、痰晕等条。

风痰壅盛fēngtányōngshèng ❶指风痰内盛，上壅清窍。为中风闭证、癫痫等的常见病机。由于风痰壅盛，蒙阻清窍，闭塞神机，故可见神昏肢厥，面白唇紫，喉间痰声辘辘，牙关紧闭，或四肢抽搐等症，治疗宜豁痰开窍，用苏合香丸、导痰汤或通关散等。❷儿科病证名。出《证治准绳·幼科》。多因婴幼儿脾气素亏，肝气过旺，肝木克脾土，气机失调，风痰内动以致肺失肃降，因而咳嗽。其症咳嗽之极时，顿呕吐，乳食与痰俱出尽，方少定。治宜健脾豁痰利气。可用涤痰汤加减。

风痰痓fēngtánzhì 病证名。见《万病回春·痓病》。指因风痰壅滞经络所致的痓病。症见眼牵嘴扯，手足震颤或搐搦，甚则神昏不醒。治宜祛风化痰，用祛风导痰汤，加姜汁、竹沥。风痰盛者，败毒散加防风、天麻、黄芩、全蝎、生姜、薄荷；气血不足而兼风痰者，用参归养荣汤。

风藤fēngténg 中药材。见《中药志》。为海风藤之别名。详该条。

风头痛fēngtóutòng 病证名。指风邪侵犯头部所致的各种偏、正头痛。出《脉经·辨三部九候脉证》。《圣济总录》卷十六：“风头痛之病，由风邪客于阳经，循风府而上至于头脑，令人头重疼痛，心膈烦热，上焦壅滞，头面虚汗，诊其脉左手寸口浮紧者是也。”治宜天南星散、石膏汤等方。参见“伤风头痛”“头痛”等条。

风头眩fēngtóuxuàn 病证名。见《诸病源候论·风病诸候》。指头晕目眩。多由血气亏损，风邪上乘所致。《圣济总录》卷十六：“风头眩之状，头与目俱运是也。五脏六腑之精华，皆见于目，上注于头。风邪鼓于上，脑转而目系急，使真气不能上达，故虚则眩而心闷，甚则眩而倒仆也。”参见“眩晕”“风头旋”等条。

风头旋fēngtóuxuàn 病证名。❶指眩晕由风邪入脑，或夹痰水逆上所致者。《太平圣惠方》卷二十二：“夫风头旋者，良由体虚，风邪乘于阳脉，诸阳之经，皆上注于头面，风邪随入于脑，遂成头旋。亦因痰水在于胸膈之上，犯大寒，使阳气不行，令痰水结聚，而阴气逆上，风与痰相结，上冲于头，则令头旋也。”《圣济总录》卷十七：“风头眩，肩背拘急，肢节疼痛，鼻塞耳鸣，面赤咽干，心忪痰逆，眼目黑花，当风泪出。”宜用松香散，以荆芥、薄荷茶调下。若见头旋，忽忽如醉，痰逆，不下饮食者，宜服甘菊花散等。若头旋，手足厥逆，身体疼痛，心乱，反倒如癫，发歇无时者，宜服独活散等方。参见“风热眩运”“风寒眩晕”“风痰眩晕”等条。❷指肝风病。《杂病源流犀烛·头痛源流》：“风头旋，肝风病也。肝风盛则头自摇动。别无疾痛，不自觉知。”参见“风头眩”“眩晕”条。

风团fēngtuán 即隐疹。详该条。

风顽麻fēngwánmá 病名。《太平圣惠方》卷二十一：“夫风顽麻者，由荣气虚，卫气实，风寒入于肌肉之间，使血气不能流通。其状，搔之皮肤下似隔衣是也。诊其寸口脉缓，则皮肤不仁。脉数者生，牢急者死。”治宜乌蛇散、乌头丸等方。

风为百病之长fēngwéibǎibìngzhīzhǎng 病机。风性善动多变，最易伤人而引起多种疾病，而且风邪亦常与其他外邪合并侵犯人体，故六淫之邪，风被列于第1位。《素问·风论》列举由风所引起的多种疾病，并加以总括：“故风者，百病之长也，至其变化，乃为他病也，无常方，然致有风气也。”张志聪注：“风乃东方之生气，为四时之首，能生长万物，亦能害万物，如水能浮舟，亦能覆舟，故为百病之长。至其变化无常，故为病不一。”

风腲腿fēngwěituǐ 病名。《圣济总录》卷十一：“风腿之状，四肢不收，身体疼痛，肌肉虚满，骨节懈怠，腰脚缓弱，不自觉知也。盖风邪侵于分肉，流于血脉，荣卫稽留，涩而不行，致身体骨节，肌肉腰脚，痹滞无力不能用也。”宜用五加皮汤等方。

风温fēngwēn 病名。❶指感受风热引起的温病。见《温热经纬·叶香岩三时伏气外感篇》。《温病条辨·上焦篇》：“风温者，初春阳气始升，厥阴行令，风夹温也。”多发于冬春二季。主要症状有发热、头痛、咳嗽、口渴、脉浮数等。初起病在卫分及气分，治宜辛凉透表，方用银翘散、麻杏石甘汤、千金苇茎汤等加减。如见高热，神志昏迷，手足瘛疭，脉数疾者，为热盛劫津，逆传心包，营血受灼，肝风内动。宜清营泄热，平肝息风，用羚角钩藤汤、犀角地黄汤、清营汤、至宝丹、紫雪丹、安宫牛黄丸等。如正气大伤，而见虚脱者，急宜回阳固脱，用参附龙牡合生脉散。一说本证即春温之重者（见《医碥》卷二）。❷指温病误汗的变证。《伤寒论·辨太阳病脉症并治》：“太阳病，发热而渴，不恶寒者为温病。若发汗已，身灼热者，名曰风温。风温为病，脉阴阳俱浮，自汗出，身重，多眠睡，鼻息必鼾，语言难出。”治宜萎蕤汤等方。❸《六气感证要义·风温》：“风温一证，众说分歧，莫衷一是。《伤寒论》若发汗已，身灼热者，名曰风温为一说。《伤寒序例》谓阳脉浮滑，阴脉濡弱者，更遇于风，变为风温为二说。陶节庵乃以素伤于风，复伤于热，风热相搏，即为风温为三说。近人以冬温春，吸受温风，先犯手太阴者为风温为四说。第四说以吸受温风为风温，风与温不分先后，虽似稍戾于古，然治法实无二致。”本病包括上呼吸道感染、急性支气管炎、感染性肺炎、流行性感冒等疾患。

风温痉fēngwēnjìng 病证名。小儿痉病之一。感受风温之邪所致的痉证《解儿难》："风温咳嗽致痉者，用桑菊饮。"如伴有神昏谵语者，兼用芳香开窍，如安宫牛黄丸、紫雪丹之类。

风温嗽fēngwēnsòu 病证名。指风温之邪袭肺所致的咳嗽。《类证治裁·咳嗽》："风温嗽，风温上侵，头胀咽痛，呛咳失音，宜清轻凉解。"治用桑叶、象贝、连翘、薄荷、杏仁、沙参、桔梗、甘草等药。参见"咳嗽""外感咳嗽""风温"条。

风弦赤烂fēngxiánchìlàn 病名。《证治准绳·杂病》："乃目睥沿赤烂垢腻也，盖血虚液少不能滋养脾肉，以致湿热滞于睥络，常时赤烂。如是者，非若迎风因邪乘虚之比，久而不治，则拳毛倒入，损甚则赤烂湿垢而拳毛皆坏。"即眼弦赤烂。详该条。

风弦赤眼fēngxiánchìyǎn 病名。出《银海精微》。即眼弦赤烂。详该条。

风涎fēngxián 病证名。六涎之一，指因风气蒸动痰涎，填塞胸中，以致闷倒无知者。治宜顺其风气，使胸中之痰涎随气而下，则痰涎自顺。

风痫fēngxián 病名。❶指痫证发作由本虚蓄热，风邪乘袭，或肝经有热引起者。《圣济总录》卷十五："风痫病者，由心气不足，胸中蓄热，而又风邪乘之。病间作也，其候多惊，目瞳子大，手足颤抖，梦中叫呼，身热瘛疭，摇头口噤，多吐涎沫，无所觉知是也。"治宜用麻黄饮、茯神汤、钩藤丸、丹砂丸等。❷指发痫瘥后出现身体头面肿满或不能言语之证。多因痫发后气血尚虚，热未尽除，或因风冷之气留滞心之络脉所致。《诸病源候论》卷四十五："痫瘥后而肿满者，是风痫。风痫因小儿厚衣汗出，因风取凉而得之。初发之状，屈指如数，然后掣缩是也。其痫虽瘥，气血尚虚，而热未尽，在皮肤与气相搏，致令气不宣泄，故停并成肿也。"又："而痫发瘥后不能语者，是风痫……其初发之状，屈指如数，然后发瘛疭是也。是心之声为言，开窍于口，其痫发虽止，风冷之气犹滞心之络脉，使心气不和，其声不发，故不能言也。"本证可见于乙脑等病的后遗症。❸指手足偏废，如瘫痪之证。《奇效良方》卷六十四："风痫为病，废手足，或一手一足，或两手两足，如瘫不随，或睫眼，或睫口，或口牵引颊车。"本证可见于脑血管意外后遗症等。

风箱树根fēngxiāngshùgēn 中药材。见广州部队后勤部卫生部编《常用中草药手册》。为茜草科植物风箱树 *Cephalanthus occidentalis* L. 的根或根皮。苦，凉。清热化湿，化痰止咳。治感冒发热，肺热咳嗽，咽喉肿痛，肠炎，细菌性痢疾，腮腺炎，乳腺炎。煎服：15～30g。

风箱树叶fēngxiāngshùyè 中药材。见《草药手册》。为茜草科植物风箱树 *Cephalanthus occidentalis* L. 的叶。分布于长江以南各地及台湾。苦，凉。清热解毒，收湿止痒。①治急性胃肠炎、细菌性痢疾。煎服：9～15g。②治湿疮，跌打损伤，捣敷；天疱疮，研末调敷；风火牙痛，煎水含漱。

风消fēngxiāo 病名。❶指燥火所致的消渴。《症因脉治》卷三："燥火三消之症，即风消也。"详"燥火三消"条。❷指心脾受病，精血虚少，形体日益消削的病证，多因思虑不遂，心神耗散引起。出《素问·阴阳别论》："二阳之病发心脾，有不得隐曲，女子不月，其传为风消，其传为息贲者，死不治。"主要症状为肢体酸痛，四肢无力，日渐发热，肌肉消瘦，胸膈烦闷，经闭不行等。治宜调养心脾，益气养血为主，可用黄芪羌活饮、人参荆芥汤、逍遥散、归脾汤、乌骨鸡丸等方。

风邪fēngxié 六淫邪气。又称风气。详"风""风气"条。

风邪伤肺fēngxiéshāngfèi 证候名。出《证治准绳·幼科》。指冬春之季，风邪犯肺而致的喘嗽。症见恶寒，或微热，咳嗽气急。治宜疏风宣肺。用止嗽散加减。

风邪外袭fēngxiéwàixí 证候名。风邪侵袭肌表，卫外功能失常，以恶风、发热、汗出、脉浮，或皮肤瘙痒、水肿，或咳嗽、咽喉痛、头身痛等为常见症的证候。参见"伤风"条。

风泄fēngxiè 病证名。又称风泻。《杂病源流犀烛·泄泻源流》："风泄，恶风自汗，或带清血。由春伤风，夏感湿，故其泻暴，宜胃风汤。或泻而风邪内缩，必汗之，宜桂枝麻黄汤。"《医学入门》卷四："风泻……要知四季脾受风温，亦名飧泻。春，古苍防汤、苍芍汤；夏，二香散；秋，神术散；冬，不换金正气散，微汗之。稍久者，三白汤、曲芎丸；带血虚者，胃风汤。"本证可见于肠胃型流行性感冒、病毒性肠炎、细菌性食物中毒等疾病。参见"风泻""外感风泻"条。

风泻fēngxiè 病证名。又称风泄。见《医学入门》卷四。详"风泄"条。

风心痛fēngxīntòng 病证名。见《备急千金要方》卷十三。指风邪入肝乘心，或风冷入乘心络而致使心痛。《医学入门》卷五："风因肝邪乘心，痛则两胁引小腹阴股。桂枝汤加附子。"《杂病源流犀烛·心病源流》："其痛分九种……曰风，因伤风冷，或肝邪乘心，两胁引痛也。宜羌活、荆芥等。"《张氏医通·诸痛门》："风冷邪气，入乘心络，或腑脏暴感寒气，上乘于心，卒然心痛，或引背膂，经久不差。"方用乌头丸等。参见"冷气心痛""心痛"条。

风性开泄fēngxìngkāixiè 风邪致病的特点。风为阳邪，其性善动，最易伤人肌肤腠理卫分，卫气受伤则失其固护肌肤腠理之功能，因而出现腠理开疏、汗液外泄等病理变化。故《灵枢·营卫生会》有"此外伤于风，内开腠理，毛蒸理泄"之说，如伤寒太阳病中风证也以汗出恶风为主要病候。

风性主动fēngxìngzhǔdòng 风邪致病的特点。风为阳邪，善行数变，自然界风吹则草木动摇，飞沙走石。类比于人体病理，则认为具有动摇、抽搐、震颤、眩晕等病候，或具有游走、多变特点的，多属于风证。参见"风胜则动"条。

风虚腰痛fēngxūyāotòng 病证名。因肾虚而风冷侵袭所致。《金匮翼·腰痛》："风虚腰痛者，肾虚而风冷乘之也。其尺脉虚浮，而痛多抽掣，或拘急且酸，而上连脊背。"治宜益肾祛风。可用独活寄生汤、甘豆汤等方。参见"风寒腰痛""肾虚腰痛"条。

风癣fēngxuǎn 病名。出《诸病源候论》卷三十五。多因风冷之气客于肌肤，搏于血气而成。患处作痒，略高出皮面，边缘清楚，呈圆形或椭圆形，搔起白屑，久则皮肤顽厚。外搽癣药水或土槿皮酊。本病相当于体癣。

风眩fēngxuàn ❶古病名，见《诸病源候论·妇人杂病诸候》。又称风头眩。指因风邪或风痰所致的眩晕。详见"风寒眩晕""风热眩运""风痰眩晕"等条。❷癫痫的别称。《备急千金要方》卷十四："痰热相感而动风，风心相乱则闷瞀，故谓之风眩。大人曰癫，小儿则为痫。"详

"癫痫"条。

风血痹fēngxuèbì 病证名。即血痹。《太平圣惠方》卷十九："夫风血痹者，由体虚之人，阴邪入于血经故也。若阴邪入于血经而为痹，故为风血痹也。其状形体如被微风所吹，皆由优乐之人，骨弱肌肤充盛，因疲劳汗出，肤腠易开，为风邪所侵故也。诊其脉自微而涩，在寸口关上小紧者，为风血痹也。"详"血痹"条。

风牙fēngyá 病证名，即风牙痛，指牙痛之属风者。《医学入门》卷七："玉池润而风牙自逸。"原注："玉池散……治风蛀牙痛。"治疗参见"牙痛"条。

风牙痛fēngyátòng 病名。指牙痛之因于风者。参见"牙痛"条。

F

风沿烂眼fēngyánlànyǎn 病名。又名眼弦赤烂生虫、风沿烂。《证治准绳·杂病》："丹溪云：风沿眼系上，膈有积热，自饮食中夹怒气而成。顽痰痞塞，浊气不降，清气不上升，由是火益炽而水益降，积而久也。眼沿因脓渍而肿，于中生细小虫丝，遂年久不愈而多痒者是也。"属今之睑缘炎。治宜疏风清热，理气祛痰，除湿杀虫之剂。参见"眼弦赤烂"条。

风眼 fēngyǎn 病证名，出《诸病源候论》卷二十八。❶《银海精微》："拘急牵飕，瞳青胞白，痒而清泪，不赤不痛，是谓之风眼。"❷《诸病源候论》："由冒触风日，风热之气伤于目，而眦睑皆赤烂，见风弥甚，世亦云风眼。"

风痒fēngyǎng 病证名。《诸病源候论·风痒候》："虚则邪气往来，故肉痒也。"多由卫虚风邪易入，皮肤郁热生风作痒所致。治宜清热疏风凉血为主，用消风散、胡麻散等方加减。

风腰痛fēngyāotòng 病证名。见《三因极一病证方论》卷三十三。又称伤风腰痛。因风邪伤于肾经所致的腰痛如掣，或左或右，痛无定处，或连肩背，或牵引两足，或见寒热，脉浮。治宜祛风通络活血。可用独活寄生汤、五积散、小续命汤等方。风腰痛有风寒腰痛、风热腰痛、风湿腰痛之分。详各条。

风药fēngyào 见《本草纲目》。为石南叶之别名。详该条。

风癔fēngyì 病名。出《诸病源候论·风病诸候》。即风懿。详该条。

风懿fēngyì 病名。一作风癔。症见猝然昏倒，不知人事，伴见舌强不能言，喉中有窒塞感，甚则噫噫有声等。属于风中脏腑的范围。《备急千金要方》卷八："风懿者，奄忽不知人，咽中塞，窒窒然，舌强不能言，病在脏腑。"《医门法律·中风门》："按风懿曰，奄忽不知人，即该中风卒倒内，《金匮》不重举其证，意可知矣。"《杂病源流犀烛·中风源流》："风懿，亦名风癔，其病亦在脏腑间，由痰水制火，闭塞心窍，故卒然昏倒，舌强不言，喉中窒塞，噫噫有声是也。但此症有汗身软者可治，无汗身直者不易治。"又："风懿病有由于热者，则以痰火郁积而然，非清火不可，宜牛黄清心丸；有由于虚者，则以元弱痰横之故，非化痰不可，宜导痰汤。"参见"类中风"条。

风淫fēngyín 风气太过，成为致病的邪气。《素问·至真要大论》："岁厥阴在泉，风淫所胜。"又指风邪侵犯人体："风淫于内，治以辛凉，佐以苦，以甘缓之，以辛散之。"

风引独活汤fēngyǐndúhuótāng 《备急千金要方》卷七方。独活四两，茯苓、甘草各三两，升麻一两半，人参、桂心、防风、芍药、当归、黄芪、干姜、附子各二两，大豆二升。为粗末，水、酒煎，分四次，每如人去二十里服一次。治风毒脚气，脚弱无力，顽痹，四肢不仁，失音不语，毒气冲心。

风引汤fēngyǐntāng ❶《金匮要略》方。又名紫石汤。大黄、干姜、龙骨各四两，桂枝三两，甘草、牡蛎各二两，寒水石、滑石、赤石脂、白石脂、紫石英、石膏六两。为粗末，取三指撮，井花水煎服。治风痫掣引及小儿惊痫瘛疭，日数十发。❷《备急千金要方》卷七方。麻黄、石膏、独活、茯苓各二两，吴茱萸、秦艽、细辛、桂心、人参、防风、川芎、附子、防己、甘草各一两，干姜一两半，白术三两，杏仁六十枚。为粗末，水煎，分三次服，取汗。治风毒脚气，两脚疼痹，肿或不仁，拘急屈不得行。

风引㖞斜fēngyǐnwāixié 病证名。见清代黄庭镜《目经大成》卷二。即风牵㖞斜。详该条。

风瘾疹fēngyǐnzhěn 病名。即隐疹。详该条。

风壅头痛fēngyōngtóutòng 病证名。见《丹溪心法附余·风热门》。指风热壅盛所致的头痛。症见头痛而头目昏眩。治宜祛风清热，如羌活汤、芎芷汤等方。参见"头痛"条。

风郁fēngyù 病证名。郁证之一，见《景岳全书·杂证谟》。因风邪侵袭，郁而不散所致。症见头痛目胀，项背拘急，鼻塞身重，皮肤顽麻，瘾疹瘙痒，或恶寒壮热。《杂病源流犀烛》卷十八："风邪袭人而郁，头痛目胀，鼻塞声重者是。"治宜疏散风邪，用消风散、神术散等方，或麻黄、桂枝、柴胡、升麻、紫苏、细辛、防风、荆芥、薄荷、生姜之类。参见"郁证""外郁"条。

风晕fēngyūn 病证名。《东医宝鉴·外形篇》："风晕，伤风眩晕，恶风自汗，或素有头风而发作。宜川芎散、芎散。"参见"眩晕""伤风眩晕"条。

风燥fēngzào 指风和燥相结合，多感于秋燥时令。临床表现为头痛、发热、恶寒无汗、鼻塞、唇燥、咽干、干咳、胸胁痛、皮肤干涩，舌苔白薄而干，脉浮涩等。治宜润燥清肺，兼以疏风。

风盏fēngzhǎn 中药材。见《广西中兽医药用植物》。为宝盖草之别名。详该条。

风疹fēngzhěn 病证名。出《备急千金要方》卷五。是一种较轻的出疹性传染病。多见于5岁以下的婴幼儿，流行于冬春季节。疹点细小淡红，出没较快，退后无落屑及疹痕，因其症状如痧子，故又名风痧。主要由于外感风热时邪郁于肌表，发于皮肤所致。治宜清热解毒，用银翘散或加味消毒饮。

风疹块fēngzhěnkuài 病名。出《中医外科学讲义》（上海中医学院编）。即隐疹。见该条。

风证fēngzhèng 证名。见"风"条。

风肿fēngzhǒng 病证名。❶肿病之一，出《灵枢·五变》，又称痛风肿、痛风身肿。《丹溪心法·水肿》："风肿者，皮粗，麻木不仁，走注疼痛。"《医学入门·水肿》："风肿，即痛风肿者，肿面多风热，肿脚多风湿。关脉浮洪弦者，风、热、湿三气郁而为肿。因脾土不足，木火太盛，胃中纯是风气。所以清气不升，腹作䐜胀，浊气不降，大便闭涩。经曰中满泻之于内者是也。外症走注疼痛，面皮粗，麻木不仁，先服三和散，次服小续命汤。大便闭去附子，加槟榔、牵牛。日久者，金丹，风从汗散故也。虚弱不敢汗者，四君子汤加升麻、柴胡、苍术、防风。汗多者，防己黄芪汤。”《证治汇补·水肿章》：“风肿走注疼痛，皮粗麻木，即痛风身肿是也。”❷外科病证之一。《诸病源候论·风肿候》：“凡人急发肿，或着四肢，或在胸背，或着头项……久不瘥，气结盛生热，乃化为脓血，并皆烂败，则杀人。”

风中府fēngzhōngfǔ 病证名。见《普济本事方》卷一。又名中腑。详该条。

风中经络fēngzhōngjīngluò 病证名。即中经络。详见“中风”“中经”“中络”“中经络”条。

风中血脉fēngzhōngxuèmài 病证名。即中血脉，属中风证之一类。《张氏医通·中风门》：“口颊㖞僻，乃风中血脉也。”详“中血脉”条。

风中藏fēngzhōngzàng 病证名。见《普济本事方》卷一。又名中脏。详该条。

风注fēngzhù 九注之一。《诸病源候论·风注候》：“注之言住也，言其连滞、停住也。风注之状，皮肤游易往来，痛无常处是也。由体虚受风邪，邪气客于荣卫，随气行游，故谓风注。”治用烫熨、针石、导引等法，或服白术散等方。参见“九注”条。

风痓fēngzhù 病名。❶《经效产宝》卷中：“产后中风，腰背强直，时时反张，名风痓。”此病不宜当真中风治，可用华佗愈风散（荆芥穗一味，焙干研末，每服三钱，童便调，以鼻饲投药）。❷病名，见《太平圣惠方》卷五十六。即风注。详该条。

枫果fēngguǒ 中药材。见《本草纲目拾遗》。为路路通之别名。详该条。

枫荷梨fēnghélí 中药材。见《江西草药》。又名偏荷枫、木五加、鸭脚木、半荷枫。为五加科植物树参 *Dendropanax chevalieri* (Vig.) Merr. 的根。分布于长江以南各地。甘、辛，温。祛风除湿，活血消肿。治风湿痹痛，偏瘫，头痛，月经不调，跌打损伤，疮肿。煎服：15 ~ 30g。孕妇慎用。

枫寄生fēngjìshēng 中药材。见《广西本草选编》。为枫香寄生之简称。详该条。

枫苓fēnglíng 中药材。见《安徽中草药》。为猪苓之别名。详该条。

枫柳皮fēngliǔpí 中药材。出《新修本草》。又名枫杨皮、麻柳皮。为胡桃科植物枫杨 *Pterocarya stenoptera* C. DC. 的树皮或根皮。分布于陕西、河南及长江流域以南地区。辛，苦，温，有小毒。入肝、大肠经。祛风止痛，杀虫，敛疮。治风湿麻木，寒湿骨痛，头颅伤痛，疥、癣，用酒精浸搽或煎水洗；龋齿痛，捣绒塞患处；烫伤，煎液外涂。本品含鞣质等。

枫球子fēngqiú·zi 中药材。见《中药志》。为路路通之别名。详该条。

枫藤fēngténg 中药材。见《浙江民间常用草药》。为爬山虎之别名。详该条。

枫香寄生fēngxiāngjìshēng 中药材。出《生草药性备要》。又名虾钳草、螃蟹夹、蟹爪寄生。为桑寄生科植物扁枝槲寄生 *Viscum coloratum* (Kom.) Nakai 的枝叶。分布于台湾、福建、广东、湖南、贵州、四川、云南等地。辛，苦，平。祛风除湿，舒筋活血，止咳祛痰，止血。①治风湿痹痛，腰膝酸软，跌打疼痛，劳伤咳嗽，衄血，崩漏，带下，产后瘀痛，小儿惊风。煎服：9 ~ 15g。②治疥疮，煎水洗。③治牛皮癣，研末，用鸡蛋油调搽。④小儿牙疳，研末吹敷。本品含齐墩果酸、齐墩果酸酯、古柯二醇等三萜成分及肌醇。

枫香树根fēngxiāngshùgēn 中药材。出《本草纲目》。为金缕梅科植物枫香 *Liquidambar formosana* Hance 的根。辛、苦，平。祛风止痛，解毒消肿。①治风湿性关节炎，牙痛，湿热泄泻，痢疾，小儿消化不良。煎服：15 ~ 30g。②治痈疖疮肿。研末调敷。

枫香树皮fēngxiāngshùpí 中药材。出《新修本草》。为金缕梅科植物枫香 *Liquidambar formosana* Hance 的树皮。辛、微涩，平。除湿止泻，祛风止痒。①治泄泻，痢疾，水肿。煎服：15 ~ 30g。②治大风癞疮，痒疹。煎水洗或研末调敷。

枫香树叶fēngxiāngshùyè 中药材。出《本草纲目》。为金缕梅科植物枫香 *Liquidambar formosana* Hance 的叶。分布于甘肃、陕西和长江流域及其以南各地。辛、苦，平。行气止痛，解毒，止血。治产后风，小儿脐风，肠炎，痢疾，胃痛。煎服：9 ~ 30g。研末调敷治创伤出血，痈疖疮肿，皮肤湿痒。本品含紫云英苷、三叶豆苷、异槲皮苷、金丝桃苷、芸香苷、水晶兰苷、并没食子酸、杨梅树皮素 -3 - *O* - 葡萄糖苷等。还含挥发油，其中主含 α - 和 β - 蒎烯、莰烯以及柠檬烯等。本品具有止血作用。

枫香脂fēngxiāngzhī 中药材。出《新修本草》。为白胶香之别名。详该条。

枫杨皮fēngyángpí 中药材。见《湖南药物志》。即枫柳皮。详该条。

枫杨叶fēngyángyè 中药材。见《湖南药物志》。为麻柳叶之别名。详该条。

封藏fēngcáng 封固闭藏。《素问·六节藏象论》：“肾者主蛰，封藏之本，精之处也。”又《素问·五常政大论》：“流衍之纪，是谓封藏。”运气学说谓岁运水太过则天地闭而万物藏。

封藏失职fēngcángshīzhí 指肾贮藏精气及管理大小便的功能失调的病机。主要证候有遗精、滑精、早泄、小便失禁、夜尿频多、黎明前泄泻等。治宜固肾涩精。

封藏之本fēngcángzhīběn 指肾。《素问·六节藏象论》：“肾者主蛰，封藏之本，精之处也。”封藏，固密储藏之意。肾有储藏五脏六腑之精，供身体生长发育的功能，宜固密，不宜耗泄，否则将影响身体其他脏腑，乃至全身的功能。

封纪fēngjì 部位名。出马王堆汉墓帛书《天下至道谈》。即玉门，或曰阴户。详各条。

封金匮fēngjīnguì 自我按摩方法名。入睡前用左、右两手交替搓摩脐部，再以两手搓摩胁肋，摇摆身躯。用治梦遗滑精。明代高濂《遵生八笺》：“欲动则火炽，火炽则神疲，神疲则精滑，而梦失也。寤寐时，调息神思。以左手搓脐二七，右手亦然。复以两手搓两肋。摇摆七次。屈足侧卧。”

封君达fēngjūndá 汉代医生兼养生家。号青牛道士。陇西（今甘肃陇西）人。善用中药及针灸。

封口金疮药fēngkǒujīnchuāngyào 《伤科大成》方。乳香、没药各四钱，木鳖子、五倍子、轻粉各二钱，煅龙骨、血竭、白及、松香、虻虫、白蔹各一钱。为细末，将熟猪油、菜油八两同熬透，入白蜡三钱化熔，再入药末，搅匀摊贴患处。功能生肌长肉。治金疮破烂未收口者。

封髓丹fēngsuǐdān 《御药院方》卷六方。又名凤髓丹。黄柏三两，砂仁一两半，甘草一两。为细末，煮糊为丸，梧桐子大，每服五十丸，用肉苁蓉半两切碎，酒浸一夜，次日早煎三五沸，去滓，以酒送下。功能降心火，益肾水。治遗精梦交。

封囟散fēngxìnsǎn ❶《幼幼新书》卷六引张涣方。蛇蜕（烧灰）一两，防风、大黄（湿纸裹煨，存性）、白及、青黛各五钱。为细末，猪胆汁调匀，摊纸上，贴于囟门，复用淡醋糊盖之，不住以温水润动，一伏时一换。治小儿肾经虚热，解颅囟不合，囟填、囟陷不平等症。❷见《医宗金鉴·幼科心法要诀》卷五十五。即王氏封囟散。见该条。

封眼法fēngyǎnfǎ 眼科金针开内障术后覆盖患眼的方法。《银海精微》主张开金针术后，患眼用湿纸层层封固。《审视瑶函》记载拨内障手法步骤完毕后，用芙蓉叶末加井水和匀敷贴患眼。此法现已不用。

封腰fēngyāo 推拿方法名。用两手拇指和中指端分别在两侧腰三角处徐徐用力按压。常用于急、慢性腰痛等症。

疯门全书fēngménquánshū 麻风专著。2卷。清代萧晓亭撰。刊于1796年。书中引录古代有关文献，论述了麻风病的病源、症状，36种类型的麻风病辨证治疗，以及麻风病的各种疗法。本书后收入《珍本医书集成》。1949年后有排印本。

疯犬咬伤fēngquǎnyǎoshāng 病名。见《卫生易简方》。即狂犬啮人。详该条。

锋针fēngzhēn 针具名。九针之一。亦称三棱针。《灵枢·九针论》："锋针，取法于絮针。筒其身，锋其末，长一寸六分，主痈热出血。"《灵枢·九针十二原》："锋针者，刃三隅，以发痼疾。"是一种体呈圆柱状，针尖锋利，三面有刃的针具。用于浅刺出血，治疗热病、痈肿及经络痼痹等疾患。

锋针法fēngzhēnfǎ 眼科手术方法。见《银海精微》。用小锋针或三棱针刺、刮瘀滞（参见"劆法"条）。古代用于蟹睛疼痛，突起睛高等症的治疗。针破以减轻胀痛，以助内治法之不足。本法现已不用。

蜂巢fēngcháo 中药材。见《中国药学大辞典》。即露蜂房。详该条。

蜂斗菜fēngdǒucài 中药材。见《江西草药》。又名蛇头草、野南瓜。为菊科植物蜂斗菜 *Petasites japonicus*（Sieb. et Zucc.）F. Schmidt 的根茎。分布于江西、安徽、福建、湖北、四川、陕西等地。苦、辛，凉。解毒，散瘀。①治蛇咬伤，痈肿疔毒，跌打损伤。内服：煎汤，9～15g；或捣汁服。外用：捣敷。②治扁桃体炎。煎水频频含漱。本品含蜂斗菜素、百里香酚甲醚、橐吾烯酮、白蜂斗菜素、白蜂斗菜素甲醚、白蜂斗菜素当归酸酯、呋喃蜂斗菜醇、呋喃蜂斗菜单酯、胆碱、原儿茶酸、当归酸、佛术烯内酯等。煎剂在体外对金黄色葡萄球菌有抑制作用。其成分可抗过敏。蜂斗菜另有致癌和强肝毒作用的成分。

蜂毒fēngdú 中药材。见《吉林中草药》。又名蜜蜂毒素。为蜜蜂科昆虫中华蜜蜂 *Apis cerana* Fabicius 或意大利蜜蜂 *A. mellifera* L. 工蜂尾部螫刺腺内的有毒液体。苦、辛，平。祛风湿，镇痛。治风湿性关节炎、类风湿关节炎、坐骨神经痛、腰肌酸痛、支气管哮喘、高血压。用蜂毒制备的水剂或油剂皮内注射，以200蜂毒为一疗程。开始以1蜂毒（约0.1ml量）皮内注射，如无不良反应，可隔日递增1蜂毒，直至一次注射10蜂毒。然后视病人情况选择剂量，每次3～6蜂毒，隔日一次，至总量达200蜂毒为止，全程约3个月。注射后局部红肿直径超过10cm者，即不宜再行蜂毒治疗。民间也有捕捉蜜蜂直接螫刺皮肤治病的。蜂毒毒性成分有磷脂酶A、脱氢酶抑制因子及多肽类。并含蚁酸、组胺等。对大鼠有促肾上腺皮质激素样作用，对甲醛性关节炎有抗炎作用，对动物有降压和降胆固醇的作用。有增强中枢抑制药的作用，对小鼠有抗惊厥和镇痛作用。蜂毒可抗凝血，降低血黏度，对心房有正性频率和负性肌力作用，还可阻断神经节。蜂毒易引起过敏反应。大剂量蜂毒可致呼吸麻痹死亡。

蜂毒疗法fēngdúliáofǎ 治法。即用蜜蜂毒素治疗肢体痹病、面瘫、偏头痛、偏瘫等病症的方法。

蜂房fēngfáng 中药材。见《中国药学大辞典》。为露蜂房之简称。详该条。

蜂房风fēngfángfēng 病证名。喉风患处多脓头，状似蜂房者，故名。多由忧思恼怒，气郁痰浊化火所致。《喉科心法》卷上："生于喉内两旁，初起红肿，渐腐成片，日久片内变成小孔，出有臭气，症属难治。"治宜疏肝解郁，清热消肿。可选用清胃散、黄连温胆汤、黄连解毒汤、柴胡疏肝散等加减。或用嫩柏叶水洗捣汁，并加适量白矾煎水含漱。

蜂姜丸fēngjiāngwán 《东医宝鉴》卷五方。香附（童便制）、僵蚕、蛤粉、瓜蒌仁、蜂房、杏仁、神曲各等分（一方无香附，有茜根）。为末，姜汁、竹沥加蜜和丸服。治酒嗽，日久酒渐伤胃脘，致成湿痰作嗽。

蜂胶fēngjiāo 中药材。见江西药科学校《中草药学》。为蜜蜂科昆虫意大利蜜蜂 *Apis mellifera* L. 工蜂采集的植物树脂与其上颚腺、蜡腺等分泌物混合形成的具有黏性的固体胶状物。产于全国各地。苦、辛，寒。归脾、胃经。补虚弱，化浊脂，止消渴，解毒消肿，收敛生肌。用于体虚早衰，高脂血症，消渴，内服0.2～0.6g，多入丸用，或加蜂蜜适量冲服；治皮肤皲裂，烧烫伤，外用适量。本品含树脂50%～60%，蜂蜡30%，芳香挥发油10%并含一些花粉类夹杂物。主要有黄酮类、酚类、内酯、香豆精类、醛、酮、甾类化合物，还有维生素 B_1 等。临床上供口腔科手术局部麻醉用。可使角化组织软化脱落，并有保护润滑穴窝内肉芽生长的作用。体外试验对链球菌、葡萄球菌、伤寒杆菌、大肠埃希菌、铜绿假单胞菌等均有抑制作用。有扩张血管，降低血清三酰甘油、肝内总胆固醇及胆固醇脂的作用。此外，还有保肝和抗肿瘤的作用。

蜂窠疬fēngkēlì 病证名。出《外科大成》卷二。指生于左耳根部、形似蜂窠的瘰疬。证治见"瘰疬"条。

蜂窠漏fēngkēlòu 病证名。《外科大成》卷二："蜂窠漏……若皮硬色黑，必内有重管。"即复杂性肛漏，漏口较多，形似蜂窠状者。

蜂蜡fēnglà 中药材。见《现代实用中药》。又名蜜蜡、黄蜡、白蜡、黄占。为蜜蜂科昆虫中华蜜蜂 *Apis cerana* Fabricius 或意大利蜜蜂 *A. mellifera* L. 分泌的蜡。产于全国各地。甘，微温。解毒，敛疮，生肌，止痛。用于溃疡不敛，臁疮糜烂，外伤破溃，烧烫伤，外用适量，熔化敷患处；常作为成药赋型剂及油膏基质。本品含酯类如软脂酸蜂花醇酯等，游离酸如蜡酸等，烃类如十九烷等，还含维生素A、虫蜡素。此外还含微量的挥发油及色素。本品可清除活性氧，还能抑菌、延长肝素抗凝。

蜂漏fēnglòu 古病名。出《诸病源候论》卷三十四。多因饮食劳倦而得。症为颈项部多处生疮，溃烂成漏，肿及胸前，状如痈疽，此愈彼起，时有脓水。治法：内服五香散，已溃者外用露蜂房散。相当于颈淋巴结核。

蜂蜜fēngmì 中药材。出《本草纲目》。又名白蜜、蜜糖、石蜜、石饴、沙蜜、蜂糖。为蜜蜂科昆虫中华蜜蜂 *Apis cerana* Fabricius 或意大利蜜蜂 *A. mellifera* L. 所酿的蜜。全国大部分地区均产。甘，平。归肺、脾、大肠经。补中，润燥，止痛，解毒，生肌敛疮。用于脘腹虚痛，肺燥干咳，肠燥便秘，解乌头类药毒，温开水冲服 15 ~ 30g；治疮疡不敛，水火烫伤，口疮，皮肤疮疡，适量外涂。本品主含果糖和葡萄糖（约 70%）。还含蔗糖，麦芽糖，蛋白质及其水解产物，淀粉酶，氧化酶，还原酚，过氧化氢酶，转化酶，有机酸，乙酰胆碱以及微量的维生素 A、B_1、B_2、B_6、C、D、K，尼克酸，泛酸，叶酸，生物素和镍、铜、铁、锰等微量元素。蜂蜜有促进大鼠生长，升高兔血糖作用。对创面有收敛、营养和促进愈合作用，并有润滑性祛痰和缓泻作用。蜂蜜还可解毒、抗菌。来自某些有毒植物的蜂蜜是有毒的。

蜂乳fēngrǔ 中药材。见《中国药学会 1962 年学术会议论文文摘集》。为蜜蜂科昆虫中华蜜蜂 *Apis cerana* Fabricius 或意大利蜜蜂 *A. mellifera* L. 工蜂等咽腺分泌的乳糜（王浆）和蜂蜜配制而成的液体。甘、酸，平。滋补强壮。用于老年体衰，病后虚弱，小儿营养不良，慢性肝炎，溃疡病，高血压病，心血管功能不全，糖尿病，风湿性关节炎等的辅助治疗。温开水冲服，3 ~ 5ml。本品含 10 - 羟基癸 - 2 - 烯酸、9 - 氧 11 - 碳 - 2 - 烯酸、10 - 羟基癸酸等有机酸。又含果糖、葡萄糖、蔗糖、核糖、蛋白质、氨基酸、脂肪、乙酰胆碱及丰富的维生素。还含多种酶、芸香苷、香物蝶呤、黄素单核苷酸、腺苷三磷酸、促性腺样物质和抗生素类物质等。本品能加强机体抵抗力及促进生长。对大白鼠的实验性肝炎有一定治疗作用。对动物有促性腺功能及促肾上腺皮质激素样作用。对大白鼠由四氧嘧啶引起的糖尿病有降血糖作用。蜂乳还可降血脂，提高免疫功能，增强机体抵抗力，抗肿瘤，抗辐射，亦可抗炎抗菌。

蜂螫伤fēngshìshāng 病名。见《肘后备急方》卷七。因蜂的种类甚多，人之体质各异，螫伤后的毒性反应大小不同。轻者仅有局部红肿疼痛，无全身症状，一二日后自愈；重者局部潮红、肿胀、疼痛剧烈或感染成疮，并伴有头昏、恶心、呕吐、脉细数等；甚则头面俱肿、发热、喘促甚至死亡。治宜雄黄外搽；红糖、马齿苋外涂或季德胜蛇药片研末调敷。内服菊花、蒲公英、甘草等清热解毒药，或秦艽一味煎服。危重者应中西医结合救治。

蜂糖罐fēngtángguàn 中药材。见《贵州民间药物》。为猫花之别名。详该条。

蜂窝草fēngwōcǎo 中药材。见《贵州民间药物》。为风轮菜之别名。详该条。

蜂窝疮fēngwōchuāng 病证名。《诸病源候论》卷三十五："其疮如疽瘘之类，有小孔象于蜂窝，因以为名，此亦风湿搏于血气之所生也。"指疮疽之症形似蜂窝者。多生于背部，故后世又有蜂窝发之称。治同有头疽。

蜂窝发fēngwōfā 病名。指有头疽之严重者。出《仙传外科集验方》卷九。多生于胸胁、肩后，或脊旁。因痈初起表面便有多个脓头，很似莲蓬头，故又有莲蓬发、莲子发之名。中期则因损害加深，部分溃脓，状似蜂窝，故名蜂窝发、蜂窝疽。治同有头疽，详见各条。

蜂窝疽fēngwōjū 病证名。见《外科大成》卷二。指有头疽生于肩部、背部，或胸侧，疮多头，状似蜂窝者。证治见"有头疽"条。

蜂窝菊fēngwōjú 中药材。见《昆明民间常用草药》。为万寿菊之别名。详该条。

蜂针疗法fēngzhēnliáofǎ 利用蜜蜂（工蜂）的螯刺针刺于人体的经络穴位，通过蜂针液（蜂毒）的药理作用和经络穴位的调整作用防治疾病的方法。

蜂子fēngzǐ 中药材。出《神农本草经》。即蜜蜂子。详该条。

蜂子毒fēngzǐdú 病证名。见《奇效良方》卷六十二。指喉疾状如蜂者。多由痰毒邪火上冲咽喉所致。《咽喉经验秘传》："蜂子毒或在脸腮痒烂，或在喉间舌下作，色黄如蜂。"治宜解毒泻火，可选用黄连解毒汤、清胃散等加减。

冯楚瞻féngchǔzhān 见"冯兆张"条。

冯国镇féngguózhèn 明代医家。河南洛阳人。长于小儿科，90 余岁时，仍很健康。著有《痘疹规要》《幼幼大全》等书，皆佚。

冯玠féngjiè 宋代医生。生平不详。著有《难经注》一书。

冯了性风湿跌打药酒féngliǎoxìngfēngshīdiēdǎyàojiǔ 经验方。见《中华人民共和国药典（一部）》（2020）。丁公藤 2500g，桂枝、麻黄、羌活、当归、川芎、白芷、补骨脂、乳香、猪牙皂、苍术、厚朴、香附、木香、白术、山药、菟丝子、小茴香、苦杏仁、泽泻、五灵脂、牡丹皮、没药各 7.5g，陈皮 13.1g，枳壳 5g，黄精 20g，蚕沙 16g。酒剂，每服 10 ~ 15ml，一日 2 ~ 3 次，饭前服；外用，搽患处。功能祛风除湿，活血止痛。治风寒湿痹，手足麻木，腰腿酸痛，跌仆损伤。

冯敏卿féngmǐnqīng 见"冯时可"条。

冯时可féngshíkě 明代官吏。字敏卿，号元成。华亭（今上海市松江）人。隆庆五年（1571）进士，曾任按察使等官职。著述不少，在医学方面，有《上池杂说》1 卷、《众妙仙方》等。

冯氏锦囊féngshìjǐnnáng 中医丛书。即《冯氏锦囊秘录》。见该条。

冯氏锦囊秘录féngshìjǐnnángmìlù 中医丛书。又名《冯氏锦囊》。50 卷。清代冯兆张撰于 1702 年。包括《内经纂要》《杂症大小合参》《脉诀纂要》《女科精要》《外科精要》《药按》《痘疹全集》《杂症痘疹药性主治合参》8 种。分别介绍基础理论，脉诊，药物，内、儿、妇、外科病证证治。冯氏汇选各家精要，参以己见，重点介绍临床各科，对于儿科痘疹论述尤详。全书内容丰富，收集民间效方亦较多。

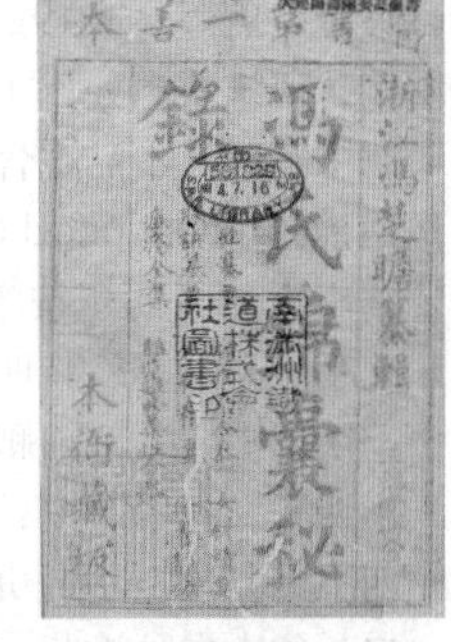

冯氏锦囊秘录

冯水féngshuǐ 近代医家。字叔莹，浙江桐乡人。幼时随父入川，从杨伯庚习医，研习《郁谢麻科合璧》，据以治疹，每获奇效。1931 年与萧龙友等合资重印该书。谓麻疹无不涉及咽痛者，当达表透邪，不可惟务滋腻。1915 年从《医方类聚》辑出《龙树菩萨眼论》两卷刊行。

冯文智féngwénzhì(953—1012) 北宋医官。并州（今山西太原）人。世代业医。自幼学习医学，太平兴国（976—

983）年间，应试补翰林医学，后转为医官。先后任尚药奉御、翰林医官院副使等职。

冯信féngxìn 西汉时期医生。当过太仓长（一说太仓马长）。菑川王派遣他向淳于意学习，医术得到很大提高。

冯元成féngyuánchéng 见“冯时可”条。

冯兆张féngzhàozhāng（17世纪） 清代医家。字楚瞻。浙江海盐人。先业儒，后长期业医，医术较精，尤其长于儿科。先后经30年，编成《冯氏锦囊秘录》一书，内容丰富，涉及内、外、妇、儿、药性、脉诊等多方面。主张医道不可不深知，强调辨证论治。其著述流传到越南，深受越南医生敬仰。

凤单展翅fèngdānzhǎnchì 小儿推拿方法。出陈氏《小儿按摩经》。又名凤凰单展翅。操作方法有3种。❶右手大指自小儿总筋处按揉至关中，再用掐法，性温热，治寒症（见陈氏《小儿按摩经·手诀》）。❷左手跪顶小儿一窝风处，右手食指将小儿大指屈压在内劳宫，右大指按拿外劳宫并摇动（见《小儿推拿秘诀·手上推拿法》）。❸右手拿小儿中指，左手按掐外肘处，慢慢摇动，能消噎膈，除虚热（见《幼科推拿秘书·十三大手法推拿注释》）。

凤凰草fènghuángcǎo 中药材。见《南宁市药物志》。为肾蕨之别名。详该条。

凤凰肠fènghuángcháng 中药材。见《生草药性备要》。为朱砂根之别名。详该条。

凤凰单展翅fènghuángdānzhǎnchì 小儿推拿方法名。出《小儿推拿方脉活婴秘旨全书》。详“凤单展翅”条。

凤凰蛋fènghuángdàn 中药材。见《植物名实图考》。为铁树果之别名。详该条。

凤凰鼓翅fènghuánggǔchì 小儿推拿方法。出陈氏《小儿按摩经》。又名凤凰转翅。陈氏《小儿按摩经·手法》：“掐精宁、威灵二穴，前后摇摆之，治黄肿也。”此法能降喉内痰响，治暴死。见《推拿抉微·推拿各法》。

凤凰退fènghuángtuì 中药材。见《本草蒙筌》。即凤凰衣。详该条。

凤凰衣fènghuángyī 中药材。出《医学入门·本草》。又名鸡蛋膜、鸡子白皮、凤凰退。为雉科动物家鸡 *Gallus gallus domesticus* Brisson 的卵壳内膜。甘，平。入肺经。养阴，润肺，开音，止咳；外用生肌敛疮。①治久咳咽痛，失音。煎服：3～9g。②治口疮，口疳，乳蛾，喉痈，焙黄，研末吹患处；小儿头身诸疮，烧灰猪脂调敷；目翳，研末点眼。本品主含角蛋白，其中杂有少量黏蛋白纤维。

凤凰展翅fènghuángzhǎnchì ❶小儿推拿方法。出《小儿推拿广意》。《厘正按摩要术》卷三：“法主温，医用两手托儿手于总经上，将两手上四指在下边两面爬开，二大指在上阴阳二穴，两面爬开，再以两大指捏阴阳二穴向外摇二十四下，捏紧一刻，又将左大食中指侧拿儿，向下转摆三四下，复用左手托儿斗肘，右手托儿手背，大指掐住虎口，往上向外顺摇二十四下。”❷练功方法之一。见上海中医学院附属推拿学校《推拿学》。屈肘伸掌，两手交叉于胸前，然后翘掌向两侧分开，犹如开弓之势，不可抬肩，再屈臂内收至原状。❸针刺手法赤凤迎源之别称。详该条。

凤凰转翅fènghuángzhuǎnchì 小儿推拿方法名。出《厘正按摩要术》卷二。详“凤凰鼓翅”条。

凤交尾fèngjiāowěi 中药材。见《湖南药物志》。为夜关门之别名。详该条。

凤颈草fèngjǐngcǎo 中药材。见《本草纲目》。为马鞭草之别名。详该条。

凤眉疽fèngméijū 病名。出《外科大成》卷二。即眉疽。见该条。

凤石医仙fèngshíyīxiān 见“徐幽”条。

凤髓丹fèngsuǐdān 即封髓丹。见该条。

凤尾草fèngwěicǎo 中药材。出《植物名实图考》。又名背阴草、金鸡尾、鸡脚草、井口边草、凤尾蕨。为凤尾蕨科植物凤尾草 *Pteris multifida* Poir. 的全草或根。分布于华东、中南及河北、陕西、甘肃、四川、贵州等地。淡、微苦，凉。入肝、肾、大肠经。清热利湿，凉血解毒。①治湿热痢，泄泻，黄疸，淋浊，带下，鼻衄，吐血，尿血，便血，崩漏，感冒发热，咽喉肿痛，乳腺炎。煎服：9～18g。②治腮腺炎，疔疮，湿疹，鲜品捣烂敷；荨麻疹，凤尾草适量，食盐少许，水煎洗。全草含多种蕨素及其衍生物，芹菜素－7－葡萄糖苷，木犀草素－7－葡萄糖苷。又含鞣质、甾醇、氨基酸、酚性成分等。煎剂在体外试验中，对金黄色葡萄球菌、福氏志贺菌、伤寒杆菌有抑制作用。

凤尾蕉花fèngwěijiāohuā 中药材。见《福建民间草药》。为铁树花之别名。详该条。

凤尾蕨fèngwěijué 见《广西中兽医药用植物》。为凤尾草之别名。详该条。

凤尾连fèngwěilián 中药材。见《福建中草药》。为小叶金花草之别名。详该条。

凤尾伸筋fèngwěishēnjīn 中药材。见《湖南药物志》。为伸筋草之别名。详该条。

凤仙根fèngxiāngēn 中药材。出《本草纲目》。为凤仙花科植物凤仙 *Impatiens balsamina* L. 的根。苦、甘、辛，平。有小毒。活血，消肿。①治风湿筋骨疼痛。内服：研末冲，9～15g；或浸酒服。②治跌仆肿痛。研末服或捣敷。③治咽喉骨鲠。用本品嚼烂噙下，即用温水灌漱，免损齿。本品含矢车菊素单糖苷。

凤仙花fèngxiānhuā 中药材。出《救荒本草》。又名指甲花。为凤仙花科植物凤仙 *Impatiens balsamina* L. 的花。我国大部分地区有栽培。甘，温，有小毒。活血通经，祛风止痛，消肿解毒。①治闭经，产后瘀血未尽，腰胁引痛，跌打伤痛，关节疼痛。煎服：3～6g。②治痈疽疔疮，蛇咬伤，鹅掌风。鲜品捣烂涂敷。孕妇忌服。本品含多种花色苷，还含指甲花醌及其甲醚、山柰酚、槲皮素等。水浸液在体外对某些致病真菌有抑制作用。指甲花醌抗真菌作用强，并有止血及缓慢的兴奋大脑作用。

凤仙花子fèngxiānhuāzǐ 中药材。为急性子之别名。详该条。

凤仙透骨草fèngxiāntòugǔcǎo 中药材。见《中药大辞典》。又名透骨草。为凤仙花科植物凤仙 *Impatiens balsamina* L. 的茎。主产于江苏。苦、辛，平，有小毒。祛风，活血，消肿，止痛。①治关节风湿痛，屈伸不利。内服：煎汤，6～9g。外用：煎水熏洗患处。②治跌仆损伤，瘀肿疼痛，煎服，或捣汁酒冲服；瘰疬，痈肿，鹅掌风，癣，捣敷，或水煎浓缩成膏，以纸摊贴患处。凤仙花全草含指甲花醌及其甲醚，山柰酚及其3－阿拉伯糖苷以及山柰酚、槲皮素、蹄纹天竺素和矢车菊素的3－葡萄糖苷、1，2，4－三羟基萘－4－葡萄糖苷等。还含对羟基苯甲酸、龙胆酸、阿魏酸、对香豆酸、芥子酸、咖啡酸，东莨菪素等。有抗菌、抗血小板聚集作用。

凤仙子fèngxiānzǐ 中药材。见《本草纲目》。为急性子之别名。详该条。

凤芽蒿fèngyáhāo 中药材。见《陕西中草药》。为百蕊草之别名。详该条。

凤眼fèngyǎn 经外奇穴名。《肘后备急方》："卒吐逆……又方：灸两手大拇指内边爪后第一文头各一壮。"后《太平圣惠方》《针灸集成》等均有记载，并谓治小儿雀目，目生白翳，指不能屈伸等。《针灸孔穴及其疗法便览》以大指甲后约1寸，内侧横纹尖端列作奇穴，名凤眼。主治一切目疾。直刺0.2寸。艾炷灸1～3壮。

凤眼草fèngyǎncǎo 中药材。出《本草品汇精要》。又名樗树子、臭椿子。为苦木科植物臭椿 *Ailanthus altissima* (Mill.) Swingle 的翅果。全国大部分地区均产。苦、涩，寒。清热燥湿，止血，止带，杀虫。①治痢疾，便血，尿血，崩漏，带下。煎服：3～9g。②治阴道滴虫，水煎冲洗。本品含臭椿苦酮、臭椿内酯、查把任酮、苦木素等。苦木素可作吐根碱的代用品，少量健胃，并可杀阿米巴原虫。

凤眼果fèngyǎnguǒ 中药材。出《生草药性备要》。又名频婆果、罗晃子。为梧桐科植物苹婆 *Sterculia nobilis* Smith 的种子。分布于广东、广西、贵州等地。甘，温。温胃，杀虫。治虫积腹痛，反胃，疝痛。煎服，7枚。凤眼果壳：煎服治痢疾，煅灰冲酒饮治小肠疝气，煎水洗痔疮。

凤眼前仁fèngyǎnqiánrén 中药材。见《中药材手册》。为车前子之别名。详该条。

奉真fèngzhēn 宋代僧人。四明（今浙江宁波市鄞州区）人。善医，熙宁（1068—1077）间名闻东都，诊视疾病多效。其术传元觉，元觉传法琮及了初，皆继其业。

fo

佛顶疽fódǐngjū 病名。出《疡医准绳》卷三。即顶门痈。详该条。

佛耳草fó'ěrcǎo 中药材。出《脾胃论》。为鼠曲草之别名。详该条。

佛柑花fógānhuā 中药材。见《四川中药志》。即佛手花。详该条。

佛家香药洗浴方fójiāxiāngyàoxǐyùfāng 敦煌藏经洞所出佛家养生类文献之一。出于佛经《金光明最胜王经》（唐三藏沙门义净奉制译），载于法藏卷子P.2333、P.3230，英藏卷子S.6107等敦煌文书中，各卷内容基本相同。P.2333保存完整，其他卷子有残损或污脏，可互补互校。主要内容载录32味香药洗浴，以避灾除病。32味香药皆以汉名为正名，附列小字梵文音译名。约传抄于五代时期。

佛甲草fójiǎcǎo 中药材。出《本草图经》。又名火烧草、铁指甲、佛指甲、鼠牙半支、禾雀舌。为景天科植物佛甲草 *Sedum lineare* Thunb. 的全草。分布于山东、江西、福建、河南、湖南、广西、广东、四川、云南等地。甘、淡，寒。入肺、肝经。清热解毒。①治咽喉红肿疼痛，风火牙痛。捣汁含漱。②治痈肿，疔疮，丹毒，汤火烫伤，毒蛇咬伤，带状疱疹，漆疮，外伤出血等，鲜品捣敷；目赤肿痛，生翳，鲜品取汁和人乳滴眼。③治黄疸，痢疾。煎服：15～30g（鲜品加倍）。本品含景天庚糖和金圣草素、红车轴草素、香豌豆苷及其甲醚等物质。

佛手fóshǒu 中药材。出《滇南本草》。又名五指柑、佛手香橼。为芸香科植物佛手 *Citrus medica* L. var. *sarcodactylis* Swingle 的干燥果实。主产于四川、广东等地。辛、苦、酸，温。归肝、脾、胃、肺经。疏肝理气，和胃止痛，燥湿化痰。治痰饮咳嗽，脘闷胁胀，肝胃气痛，食欲不振，恶心呕吐，煎服3～10g。佛手经蒸馏得到的饱和水溶液名佛手露，宽胸，行气解郁，治气膈。果实含柠檬油素、香叶木苷、橙皮苷。果皮含挥发油。佛手醇提物对乙酰胆碱引起的兔十二指肠痉挛有显著的解痉作用。其中的苷类成分有β－受体阻滞效应。其成分还能抗过敏、抗炎。

佛手草fóshǒucǎo 中药材。见《东北药用植物志》。为卷柏之别名。详该条。

佛手花fóshǒuhuā 中药材。出《随息居饮食谱》。又名佛柑花。为芸香科植物佛手 *Citrus medica* L. var. *sarcodactylis* Swingle 的花朵和花蕾。主产于四川、浙江、云南、广东等地亦产。微苦，微温。入肝、胃经。舒肝，理气，宽中，健胃。治脘胁胀闷，胃气痛，食欲不振，嗳气，呕恶、梅核气。煎服：3～6g。

佛手散fóshǒusǎn 见《普济本事方》卷十。即芎䓖汤第1方，见"芎䓖汤"条。

佛手参fóshǒushēn 中药材。见《宁夏中草药手册》。为手掌参之别名。详该条。

佛手香橼fóshǒuxiāngyuán 中药材。见《闽书》。为佛手柑之别名。详该条。

佛头疽fótóujū 病名。即佛顶疽。见"顶门痈"条。

佛崖验方fóyáyànfāng 方书。附于《广瘟疫论》。见"广瘟疫论"条。

佛指甲fózhǐ·jia 中药材。❶出《滇南本草》。又名岩如意、石花、指甲草。为景天科植物滇瓦花 *Sedum multicaule* Wall. 的茎叶。分布于云南、西藏等地。甘、辛，凉。清热，平肝，止血。①治咽喉肿痛，扁桃体炎，口腔炎，角膜云翳，高血压病，风热头昏。内服：煎汤，9～15g；或鲜品捣汁服。②鲜品捣敷囟门，治鼻衄不止；煎水洗治湿疹、疮毒。长期服用，可致白细胞降低。滇瓦花根煎服，治关节疼痛。❷见《本草纲目》。为佛甲草之别名。详该条。

fu

夫子脉诀fūzǐmàijué 综合性医书。见"素女脉诀"条。

肤fū ❶皮肤。参皮毛条。❷肌肤。《素问·五常政大论》："其病否，其味甘，其音宫，其物肤。"

肤瞤fūrún 症名。即肌肉瞤动。《伤寒论·辨太阳病脉证并治》："太阳病，医发汗，遂发热恶寒，因复下之，心下痞，表里俱虚，阴阳气并竭，无阳则阴独，复加烧针，因胸烦，面色青黄，肤瞤者，难治。今色微黄，手足温者，易愈。"参见"筋惕肉瞤"条。

肤翳fūyì 病证名。出《诸病源候论》卷二十八。《杂病源流犀烛》卷二十二："若眼睛上但有物如蝇翅之薄，则谓之肤翳，此翳之轻者也。"参见"翳"条。

肤胀fūzhàng 病证名。指因阳气不足，寒气留于皮肤而出现的全身肿胀。《灵枢·水胀》："肤胀者，寒气客于皮肤之间，然不坚，腹大，身尽肿，皮厚，按其腹而不起，腹色不变，此其候也。"《医醇賸义》以此症由于宗气失守，虚气无归，寒气流窜周身皮肤，故腹大身肿而皮厚。治宜扶正寒，理气化浊，用寒建中汤等方。参见“风水”条。

肤蒸fūzhēng 病证名。二十三蒸之一。见《诸病源候论·虚劳骨蒸候》。详“二十三蒸”条。

肤证fūzhèng 病名。出元代滑伯仁《麻证新书》。麻疹的别称。详该条。

麸炒fūchǎo 属中药炮制法中用辅料进行炒制的方法之一，指净药材或切制品（生片）加定量麸皮熏炒的炮制方法。参见“炒”条。

麸疮fūchuāng 病名。见元代滑伯仁《麻证新书》。麻疹的别称。详该条。

麸皮fūpí 中药材。见《本草蒙筌》。即小麦麸。详该条。

麸蒸法fūzhēngfǎ 中湿脚肿的外治方法。即用小麦麸、花椒、生葱、盐、酒、醋拌润，放锅内炒热，将患脚熏蒸其上，盖以衣被，多蒸汗出为度，勿见风（余梦塘《保赤存真》）。

趺fū 同跗。详该条。

趺骨fūgǔ 即跗骨。详该条。

趺蹶fūjué 古病名。一作跌蹶。指一种行动障碍的病证。多因太阳经脉受伤所致。《金匮要略·趺蹶手指臂肿转筋狐疝蛔虫病脉证治》：“病趺蹶，其人但能前不能却……此太阳经伤也。”《金匮要略浅注》卷八：“得病因跌而致蹶，其人但能前步而不能后却。”

趺阳fūyáng ❶经穴别名。《类经图翼》：“冲阳，一名会原，即仲景所谓趺阳也。”后有以趺阳作冲阳之别名者。见“冲阳”条。❷即趺阳脉。《伤寒论·序》：“人迎趺阳，三部不参。”详“趺阳脉”条。

趺阳脉fūyángmài 又称冲阳脉。三部九候诊法切脉部位之一。属足阳明胃经的经脉，位在足背胫前动脉搏动处。用以候脾胃。

跗fū 解剖部位。同肘、趺。足背部。《灵枢·营气》：“故气从太阴出注手阳明，上行注足阳明，下行至跗上，注大趾间，与太阴合。”

跗骨fūgǔ 骨名。又名趺骨、足趺骨、脚面骨。即跖骨。《医宗金鉴·正骨心法要旨》：“跗者足背也……其骨乃足趾本节之骨也。”此骨左右各五，相当于手的掌骨。

跗骨伤fūgǔshāng 病名。见《医宗金鉴》卷八十八。跗骨即跖骨，左右各5块。多因跌打，压轧所伤。通常跖骨基底部骨折最多，体部次之。局部肿胀、疼痛，压之痛剧，可有骨声，活动受限。治宜手法整复，夹缚固定。用药详见“骨折”条。

跗属fūshǔ 人体部位名。足上曰跗，其外侧近踝者曰跗属。《灵枢·骨度》：“膝腘以下至跗属，长一尺六寸。跗属以下至地，长三寸。”

跗阳fūyáng 经穴名。代号BL59。出《针灸甲乙经》。《备急千金要方》作付阳，《素问·气穴论》王冰注作附阳。别名外阳、阳。属足太阳膀胱经。阳之郄穴。位于小腿后外侧，外踝尖与跟腱水平连线之中点直上3寸处。布有腓肠神经、小隐静脉，深层为腓动脉末支。主治头重，头痛，外踝红肿，脚气，腰腿痛，下肢痿痹等。直刺1~1.5寸。艾炷灸3~5壮，或艾条灸5~10分钟。

跗跖关节扭伤fūzhíguānjiéniǔshāng 病名。即以局部明显肿胀、疼痛，足的活动功能受限，不敢着地走路为主要表现的疾病。

跗肿fūzhǒng 症名。指足背肿。出《素问·气交变大论》。为水肿病症状之一。参见“水肿”“脚肿”条。

敷fū 外治法之一。把鲜药捣烂，或用干药碾末，加酒、蜜或醋之类调和，敷于肌肤局部，使药物在较长时间内发挥作用。例如痈疡初起，外用鲜蒲公英加红糖捣烂外敷；捧伤而关节筋肉疼痛，用鲜栀子及适量白面同捣，加酒混合敷伤处。

敷地两耳草fūdìliǎng'ěrcǎo 中药材。见《广西野生资源植物》。为黄毛耳草之别名。详该条。

敷和fūhé 运气术语。五运主岁之中，木岁平气的名称。《素问·五常政大论》：“愿闻平气何如而名……木曰敷和。”张景岳注：“木得其平，则敷布和气以生万物。”

敷脐疗法fūqíliáofǎ 特殊疗法。指将药物敷置于脐眼或脐部，以治疗眩晕、盗汗、便秘、尿闭、遗精、阳痿、阴挺、痛经等病症的方法。

敷水处士fūshuǐchǔshì 见“李宁”条。

敷贴fūtiē 出《太平圣惠方》卷第六十一。即敷药。详该条。

敷贴疗法fūtiēliáofǎ 特殊疗法。指将药物调成糊状，敷于体表的特定部位，以治疗头痛、呕泻、自汗盗汗、脱肛、眩晕、面瘫、风湿痹病、疮痈癣疹、扭挫伤、口腔糜烂、烫伤等的方法。

敷眼法fūyǎnfǎ 中医眼科外治方法。①药物敷。又名敷药。常用新鲜药物如蒲公英、生大黄等洗净捣烂，贴敷眼睑等患处。切勿入眼。可清热解毒，消肿止痛。②热敷。常用湿热敷，可行气活血、消肿止痛。③冷敷。可除热、定痛、止血。适用于眼部赤热肿痛或新伤之瘀血等。

敷眼疗法fūyǎnliáofǎ 特殊疗法。指用药物或冷水、热水等敷于眼部，以治疗外眼疾病的方法。

敷药fūyào 外科最常用的一种外用药方法。见《外科启玄》卷三。又名敷贴、围药、贴、箍围药，俗称涂药。临证根据证情不同，选用相应的药物，研为粉剂，分别选用鲜植物叶（或根、茎）汁、醋、酒、水、菊花露、金银花露、动物油脂、植物油、蜂蜜、饴糖等作赋形剂，调成糊状物，敷于痈疽外部，借以达到截毒、束毒、拔毒、温化、行瘀、清热、定痛、消肿的目的。属于阳证的，宜用寒凉药，如如意金黄散贴之；属于阴证的，应以温热药，如回阳玉龙散贴之；属于半阴半阳证者，可用冲和膏等。

敷药发泡疗法fūyàofāpàoliáofǎ 用某些对皮肤具有刺激作用的药物敷贴穴位的治疗方法。马王堆汉墓帛书《五十二病方》：“以印其中颠。”意即用芥子泥敷贴头顶中央。《针灸资生经》称此法为天灸。一般选用大蒜、毛茛、天南星、蓖麻子、威灵仙等药物捣泥外敷，或以白芥子、斑蝥研末水调外敷。敷药部位初起感到发热、灼痛，渐至起泡。其敷贴时间长短、是否起泡，临床可酌情决定。适用于治疗风湿痹痛、哮喘、疟疾等。

敷药解毒散fūyàojiědúsǎn 《证治准绳·幼科》集三方。大黄、黄柏、栀子、寒水石各等分。为细末，清水调，搽患处。治毒疮、风疹痒痛。

伏fú ❶伏藏、隐藏、制伏。《素问·至真要大论》：“必伏其所主。”❷脉象。详“伏脉”条。❸中药炮制法之一种。详“泡”条。

伏案位fú'ànwèi 针灸体位。详“坐位”条。

伏白fúbái 经穴别名。出《针灸甲乙经》。即复溜。见该条。

伏冲之脉fúchōngzhīmài 见《灵枢·百病始生》，指冲脉循行于脊柱附近的分支，以其深伏于脊内，故称“伏冲”。《类经》十三卷注：“伏冲之脉，即冲脉之在脊者，以其最深，故曰伏冲。”一说“伏冲”乃“太冲”之讹误，

"伏"为"太"之古体字，故"伏冲"即"太冲"。参见"太冲脉"条。

伏虫病fúchóngbìng 病名。九虫病之一。《诸病源候论·九虫病诸候》："九虫者，一曰伏虫。"多因脾胃虚弱，湿热虫蚀所致。症见困倦少食，腹痛腹泻，甚则面黄浮肿，体力锐减，或不食，羸瘦，或异嗜茶叶、生米、草纸等。治宜健脾杀虫。方用伐木丸、黄病绛矾丸、化虫丸等。本病类似钩虫病。参见"九虫病"条。

伏地菜fúdìcài 中药材。见《全国中草药汇编》。即附地菜。详该条。

伏地延胡索fúdìyánhúsuǒ 见《草药手册》。为夏天无之别名。详该条。

伏骨fúgǔ 即毖骨。详该条。

伏鼓fúgǔ 脉象。脉伏而搏指。《素问·经脉别论》："太阴藏搏，言伏鼓也。"

伏寒喉痹fúhánhóubì 病证名。见《喉科枃指》卷二："此症肺经脉缓，寒重色紫，亦不太肿。内服凉剂，久之必烂。"指因寒邪伏于肺经所致。症见咽喉微肿不大，色紫，脉缓，属寒象。切不可作火邪治。治宜温散寒邪。可选用九味羌活汤加减；或用清咽散加细辛、麻黄、桂枝、苏叶、瓜蒌、诃子、大力子等。

伏寒喉痈fúhánhóuyōng 病证名。多由寒邪内伏，郁于肺系，复感时邪而发。症见喉间红肿或带紫色，脉不浮数（《病源辞典》）。治宜温散寒邪。方可选用荆防败毒散加减。

伏寒乳蛾fúhánrǔ'é 病证名。《喉科枃指》卷二："凡伏寒之症，其色必紫，治法同伏寒喉痈。"乳蛾之因于寒邪内伏，复感外邪而发者。治宜温散寒邪。可选用荆防败毒散、九味羌活汤等加减。

伏虎丹fúhǔdān 《太平惠民和剂局方》卷一引张徽猷方。生地黄、蔓荆子、僵蚕（炒去丝）各一分，五灵脂半两，炒踯躅花、天南星、白胶香、炮草乌头各一两。为细末，酒煮半夏末，打糊为丸，龙眼肉大，每丸分作四次服，温酒送下，日二次。治肢体瘫痪。

伏花fúhuā 中药材。见《上海常用中草药》。为旋覆花之别名。详该条。

伏瘕fújiǎ 病证名。即虙瘕。《儒门事亲》卷八："小肠遗热于大肠，为伏瘕。"日本丹波元简《素问识》卷四："简按：《颜氏家训》曰宓、伏、虙，古来通字。"详"虙瘕"条。

伏连fúlián 古病名。指传尸内传至脏者。《外台秘要·传尸方四首》论传尸，以病邪内传五脏，名之伏连。可用朱砂丸治疗。参见"传尸"条。

伏梁fúliáng 古病名。❶指心积症。《灵枢·邪气藏府病形》："心脉……微缓为伏梁，在心下，上下行，时唾血。"《难经·五十四难》："心之积名曰伏梁，起脐上，大如臂，上至心下。久不愈，令人病烦心。"治宜伏梁丸等方。参"心积"条。❷指髀股皆肿，环脐而痛的疾患。《素问·腹中论》："人有身体髀股皆肿，环脐而痛，是为何病？岐伯曰：病曰伏梁，此风根也，其气溢于大肠，而著于肓，肓之原在脐下，故环脐而痛也。"《三因极一病证方论》卷八以本证为心积伏梁之日久不愈者可见之，亦宜用伏梁圆治之。❸指少腹内之痈肿。《素问·腹中论》："病有少腹盛，上下左右皆有根……病名伏梁……裹大脓血，居肠胃之外。"《儒门事亲》卷三："其一伏梁，上下左右皆有根，有大脓血，此伏梁义同肚痈。"1972 年甘肃武威汉滩坡出土《武威汉代医简》有"治伏梁裹脓在肠胃之外方"，用大黄、黄芩、芍药、消石、桑螵蛸、䗪虫，祛瘀破坚，清热解毒。

伏梁丸fúliángwán 《三因极一病证方论》卷八方。茯苓、厚朴（姜汁炙）、人参、枳壳（麸炒）、白术、半夏（汤洗七次）、三棱（煨）各等分。为末，煮糊为丸，梧桐子大，每服二十丸，空腹米饮送下，日二服；或作散，酒调服。治伏梁。心之积，起于脐下，上至心，大如臂，久久不已；病烦心，身体髀股皆肿，环脐而痛，脉沉而芤。

伏龙肝fúlónggān 中药材。出《雷公炮炙论》。又名灶中黄土、灶心土。为土灶内久经柴草熏烧的焦土块。辛，微温。入脾、胃经。温中燥湿，止呕止血。①治妊娠恶阻，反胃呕吐，腹痛腹泻。②治呕血，便血，崩漏，带下。煎服：30～60g。布包煎，或煎汤代水煎药。③研末油调敷痈肿溃疡。本品主由硅酸、氧化铝、氧化铁所组成，尚含钠、钾、镁、钙等。本品对鸽由洋地黄酊剂引起的呕吐有抑制作用。

伏龙肝散fúlónggānsǎn 《太平惠民和剂局方》卷九方。灶心土、赤石脂各一两，麦冬一两半，熟地黄（酒浸一宿）、艾叶（微炒）各二两，炒当归、炮姜各三分，川芎三两，肉桂、炙甘草各半两。为粗末，每服四钱，加大枣三枚，水煎，食前服。治气血劳伤，冲任脉虚，忽然崩下，或如豆汁，或成血片，或五色相杂，或赤白相兼，脐腹冷痛，经久不止，黄瘦口干，饮食减少，四肢无力，虚烦惊悸。

伏龙肝汤fúlónggāntāng 《备急千金要方》卷四方。灶心土（弹子大）七枚，生姜五两，生地黄四升（一方五两），甘草、艾叶、赤石脂、桂心各二两。为粗末，水煎，分四次（昼三夜一）服。治崩中下血，赤白相兼，或如豆汁。

伏龙肝汤丸fúlónggāntāngwán 《张氏医通》卷十四方。山楂肉（炮黑）一两，黑糖（熬枯）二两。以上一半为丸，一半为末，用灶心土二两煎汤代水，煎药末二钱，送前丸二钱，日五次（昼三夜二）。治胎前下痢，产后不止及元气大虚，瘀积小腹结痛，不胜攻击者。若气虚，加人参二至三钱；虚热，加炮姜、肉桂、茯苓、甘草；兼感风寒，加葱白、香豆豉；膈气不舒，磨沉香汁数匙调服。

伏龙散fúlóngsǎn 《外科真诠》方。灶心土、炒黄柏各三钱，冰片二分。为末，鸡子清调搽。治手足阳明经风热而致的鬼火丹，症见面上赤肿，后渐渐由头而下，至身亦赤肿。

伏脉fúmài 脉象。脉来隐伏，重按推筋着骨始得，甚则伏而不见。《难经·十八难》："伏者，脉行筋下也。"见于邪闭、厥证、剧痛。

伏明fúmíng 运气术语。五运主岁之中，火岁不及的名称。《素问·五常政大论》："其不及奈何？岐伯曰：木曰委和，火曰伏明。"指炎热之气伏而不彰。

伏匿脉fúnìmài 脉象。寸、关、尺三部脉按之皆无，寻至尺后才觉察。平人见此为体质之特征，病人见此为阴阳不和之象。《难经·二十难》："脉有伏匿……谓阴阳更相乘，更相伏也。"

伏气fúqì 病证名。又称伏气温病。《伤寒论·平脉法》："师曰：伏气之病，以意候之……假令旧有伏气，当须脉之。"成无己注："冬时感寒，伏藏于经中，不即发者，谓之伏气。"（见《注解伤寒论》）伏气之说源出《内经》。如《素问·生气通天论》："冬伤于寒，春必病温。"又如

《素问·热论》："凡病伤寒而成温者，先夏至日为病温，后夏至日为病暑"。关于邪气伏藏的部位，各家说法不一。晋代王叔和《伤寒例》认为"中而……寒毒藏于肌肤，至春发为温病，至夏发为暑病"。宋代成无己认为邪"伏藏于经（脉）中"。明代吴又可认为邪伏募原（见《温疫论》）。清代王孟英认为"若伏气温病，自里出表，乃先从血分而后达于气分"（见《温热经纬·叶香岩外感温热篇》）。伏气之说为温病所重视，特别是王孟英更为强调，把温病分为外感温病和伏气温病两大类。后世认为，凡初起不见表证，而先见里热甚至血分热证者为伏气温病，例如春温与伏暑之类便是。

伏气解fúqìjiě　医论著作。1卷。清代叶霖撰于1897年。这是一部专论伏气病的著作。叶氏依据《素问·生气通天论》等有关伏气致病的理论，阐析各种伏气病的病因、病理、证候和治法，可供临床参考。但作者过于强调和推算运气与发病的关系，对于某些病症，相信"干支生克"的理论，使书中掺杂了不切合实际的解释。现有《中国医学大成》等刊本。

伏气温病fúqìwēnbìng　病证名。指感受外邪后，蕴伏于里，或因平素内热，复为新邪诱发的一类温病。大多初起即以里热为主，与新感温病初起有表证者不同。伏气源出于《素问·阴阳应象大论》中"冬伤于寒，春必温病"一语。《温热经纬》卷二有《仲景伏气温病篇》。临床特征为病发即内热较重，或有显著化燥灼阴的气分或血分征象。症见脉细数或沉数而躁，苔厚腻，或舌赤无苔，溺赤，口渴，发热等。治疗以清里热为主，又当密切顾及津液。参见"温病""春温""伏暑""温疟"等条。

伏热fúrè　病证名。泛指热邪深伏于体内的发热病证。出《素问·本病论》。《温热经纬·叶香岩三时伏气外感篇》："若因外邪先受，引动在里伏热，必先辛凉以解新邪，继进苦寒以清里热。"伏热，章虚谷引申为伏邪。《重订广温热论·清凉法》："温热郁于气分为伏热，郁于血分为伏火，通称伏邪……凡用清凉方法，必先辨其为伏热，为伏火。热属气分，为虚而无形。如盛夏酷暑炎蒸，虽挥汗淋漓，一遇凉风而即解，故人身之热，气清即退。至其清热之法，首用辛凉继用轻清者，所以清肃气分之浮热也。终用甘寒者，所以清滋气分之燥热也。"参见"发热""风温""暑温"等条。

伏热在里fúrèzàilǐ　体内先有热邪潜伏，或其他邪气郁而化热，致肠胃热积。临床表现为发病时即见咽干、口臭、腹胀压痛、大便秘结、小便短赤、舌红苔黄干等内热症状。

伏适fúshì　唐代医生。籍贯不详。撰有《医苑》1卷，已佚。

伏暑fúshǔ　❶病名。指发于深秋以至冬月的伏气温病。是由暑湿或暑热病邪伏藏，后为秋冬时令之邪引发的一种急性外感热病。见《济生方》卷三。《杂病源流犀烛》卷十五："伏暑症，暑久伏病也……若热毒之气既已受之，或为些小风寒所固，此毒遂渐渐入内，伏于三焦肠胃之间，或秋或冬，久久而发，此暑毒伏于人身之内。"因病发季节不同，有秋时晚发、秋后晚发、伏暑晚发、伏暑伤寒等。病证轻重与邪伏时间的长短有关。《温病条辨》卷一："长夏受暑，过夏而发者，名曰伏暑，霜未降而发者少轻，霜既降而发者则重，冬日发者尤重。"初起多由新感引动，头痛身热，恶寒无汗，体痛肢楚，脘闷恶心，口渴或不渴，便秘或溏，色如红酱，溺黄浊而热，继则状如疟，但寒热模糊不甚分明，或皮肤隐隐见疹，或红或白，甚或但热不寒，热盛于夜，谵语烦躁，渴喜冷饮，或呕或呃，天明得汗，身热虽减而胸腹灼热不除，病程久延，速则三四候可解，缓则五七候始除。舌苔白腻而厚或满布如积粉，继则由白转黄，甚则转灰转黑，或糙或干，或焦而起刺，或燥而开裂。亦有初起即寒少热多，日轻夜重，头痛而晕，目赤唇红，面垢齿燥，烦躁恶热，口干不喜饮，饮则干呕，咽燥如故，肢虽厥冷而胸腹灼热如焚，大便多秘，或解而不多，或溏而不爽，肛门如灼，溺短赤涩，剧则手足瘛疭，昏厥不语，或烦则狂言乱语，静则郑声独语，舌色鲜红起刺，剔无苔垢，甚则深红起裂，或嫩红而干光，俟其邪由营转气，苔始渐布薄黄，及上罩黏腻薄苔，如舌红中夹黑苔，或舌红起刺中夹黄黑苔者，症情凶危，本病脉多弦数不扬，治宜视热偏重者，按暑温治疗，湿偏重者，按湿温治疗。❷指病因。《六因条辨》中卷："四时伏气，皆能为病，即伏寒、伏风、伏燥，皆可与伏暑立名主病。故春温为冬令之伏寒，肠风为春令之伏风，疟痢为夏间之伏暑，咳嗽为秋天之伏燥，以类而推。"

伏暑伤寒fúshǔshānghán　病证名。又名伏暑兼寒、伏暑晚发。《通俗伤寒论·伏暑伤寒》："夏伤于暑，被湿所遏而蕴伏，至深秋霜降及立冬前后，为外寒搏动而触发。邪伏膜原而在气分者，病浅而轻；邪舍于营而在血分者，病深而重。"详"伏暑"条。

伏暑吐泻fúshǔtùxiè　病证名。见《小儿卫生总微论》。古人认为夏季大热，感受暑邪，伏于肠胃，而不即时发病，待秋气候凉爽，感受外邪，引动伏暑，乱于肠胃，清浊相干，则成吐泻。其症突然呕吐，腹泻，小便不利，泻下物色黄或赤等。治宜清暑解毒，调和肠胃为主。可选用六味香薷饮加减。

伏暑晚发fúshǔwǎnfā　病证名。指伏暑之发于霜降后立冬前者。《重订广温热论·湿火之症治》："至于秋暑，由夏令吸收之暑气，与湿气蕴伏膜原，至秋后而发者是也……发于处暑以后者，名曰伏暑，病尚易治；发于霜降后立冬前者，名曰伏暑晚发，病最重而难治。"参见"伏暑""晚发"条。

伏鼠疽fúshǔjū　病名。出《外科启玄》卷六。指生于手指、足趾间背面皮中之硬结。三五个不等，并有疼痛。治同足叉发。

伏痰fútán　病证名。痰证之一。指痰浊留伏于胸膈所致的病证。《不居集》卷十七："伏痰：略有感冒，便发哮嗽，呀呷有声。"方用乌巴丸等。参见"痰证"条。本证类似慢性哮喘性支气管炎或支气管哮喘。

伏兔fútù　❶人体部位名。指大腿前方肌肉。相当于股直肌隆起部，因其形如兔伏，故名。《灵枢·经脉》："胃足阳明之脉……下髀关，抵伏兔。"❷经穴名。代号ST32。出《灵枢·经脉》。别名外勾。属足阳明胃经。位于大腿前外侧，髂前上棘与髌骨外缘连线上，距髌底外侧端6寸处（《针灸甲乙经》）。或术者以手腕横纹抵患者膝盖上缘，当中指到达处是穴。一说在膝盖上7寸（《铜人腧穴针灸图经》）。布有股前皮神经及股外侧皮神经，并有旋股外侧动、静脉分支通过。主治腰腿痛，膝冷，下肢麻痹或瘫痪，脚气，以及股外侧皮神经炎等。直刺1～1.5寸。艾炷灸3～5壮，或艾条灸5～10分钟。

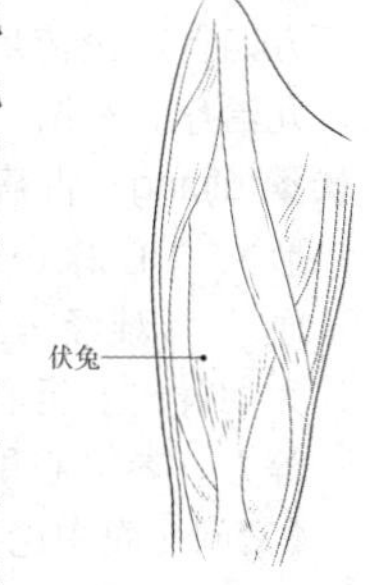

伏兔

伏兔骨fútùgǔ 髌骨的别称。详“髌”条。

伏瘟证治实验谈fúwēnzhèngzhìshíyàntán 温病著作。蒋树杞撰于1920年。本书叙述伏瘟之病原、症状和诊断，并详论治法。作者有保守思想，对西医抱排斥贬抑的态度。现有《三三医书》本。

伏羲fúxī 传说中上古人物，三皇之一。传其画八卦以通神明之德，以类万物之情。尝百药而制九针以拯夭枉。伏羲制九针的传说，印证了中国针灸起源于新石器时期的史实。

伏邪fúxié 藏伏于体内而不立即发病的病邪。《温疫论》下卷：“凡邪所客，有行邪，有伏邪……所谓温疫之邪，伏于膜原，如鸟栖巢，如兽藏穴，营卫所不关，药石所不及。至其发也，邪毒渐张。”温病学说亦称伏邪为伏气。参见该条。

伏邪新书fúxiéxīnshū 温病著作。1卷。清代刘吉人撰。刘氏认为在需要调理的慢性病中，“内有伏邪为病者，十居六七，其本脏自生之病，不兼内伏六淫，十仅三四”（见自序）。书中分别阐述伏燥、伏寒、伏风、伏湿、伏暑、伏热的证治。此书有《中国医学大成》本等。

伏阳fúyáng 指阳热之邪潜伏在体内。《素问遗篇·本病论》：“民病伏阳而内生烦热。”参见“伏气”条。

伏饮fúyǐn 病证名。痰饮之一。因饮邪伏匿于体内，或留饮去而不尽，潜伏为患。《金匮要略·痰饮咳嗽病脉证并治》：“膈上病痰，满喘，咳唾，发则寒热，背痛腰疼，目泣自出，其人振振身剧，必有伏饮。”治宜化饮逐邪，扶正固本。方用小青龙汤、木防己汤、桂枝半夏汤、倍术丸等。本证可见于慢性支气管炎、肺气肿、肺源性心脏病等。参见“痰饮”“留饮”条。

伏针伏灸fúzhēnfújiǔ 针灸术语。指在盛夏的三伏天进行针灸治疗。民间习以此时治疗哮喘、老年性支气管炎等慢性病。

凫骨fúgǔ 骨名。即第7、8、9、10肋组成的肋弓。《医宗金鉴·正骨心法要旨》：“凫骨者，即胸下之边肋也。”

扶法fúfǎ 推拿手法。见曹锡珍《外伤中医按摩疗法》。用一手扶持、固定肢体，以便于另一手进行各种手法操作的方法。

扶芳藤fúfāngténg 中药材。出《本草拾遗》。又名滂藤、岩青杠、白对叶肾、小藤仲、爬墙虎。为卫矛科植物扶芳藤 *Euonymus fortunei*（Turcz.）Hand. - Mazz. 的茎叶。分布于华东、中南及陕西、山西、云南等地。甘、苦、辛，微温。入肝、肾、胃经。益肾壮腰，舒筋活络，散瘀止血。①治肾虚腰肌劳损，关节酸痛，咳血，吐血，鼻衄，崩漏，月经不调。煎服：9～15g。②治骨折，复位固定后用鲜叶捣敷；外伤出血，用干茎皮研末敷。孕妇忌服。本品含卫矛醇。另含3-无羁萜酮等。本品可抑菌。

扶羸小品方fúléixiǎopǐnfāng 《景岳全书·妇人规》卷六十一方。人参、甘草、川芎、肉桂、干姜、桃仁、黄芩、蟹爪各等分。每服一两，水煎，空腹服。用于体弱欲下胎者。

扶脾散fúpísǎn 《寿世保元》卷三方。莲子肉（去心）一两半，陈皮、茯苓各一两，白术（土炒）二两，炒麦芽五钱。为细末，每服二钱，加白砂糖二钱，白开水送下。功能健脾祛湿止泻。治脾泄，气弱易饱，大便稀溏者。

扶脾丸fúpíwán 《兰室秘藏·饮食劳倦门》方。干生姜、肉桂各五分，干姜、藿香、红豆各一钱，白术、茯苓、陈皮、半夏、诃子皮、炙甘草、乌梅肉各二钱，炒麦芽、炒神曲各四钱。为细末，荷叶烧饭为丸，梧桐子大。每服五十丸，食前温水送下。功能温中祛寒，健脾化湿。治脾胃虚寒，腹中痛，溏泻无度，饮食不化。

扶桑根fúsānggēn 中药材。见《民间常用草药汇编》。为锦葵科植物朱槿 *Hibiscus rosa - sinensis* L. 的根。甘、涩，平。清热解毒，利尿，调经。治腮腺炎、急性结膜炎、支气管炎、尿路感染、子宫颈炎、白浊、白带、月经不调、闭经、血崩。煎服：15～30g。

扶桑骨fúsānggǔ 骨名。指蝶骨大翼颞面。《医宗金鉴·正骨心法要旨》：“扶桑骨，即两额骨傍，近太阳肉内凹处也。”

扶桑骨伤fúsānggǔshāng 病名。脑骨伤之一。出《医宗金鉴》卷八十八。扶桑骨即颞骨蝶骨相接处。打仆损伤，局部焮肿、青紫、疼痛，头晕，甚则昏迷不醒。其证治参见“脑骨伤”条。

扶桑花fúsānghuā 中药材。出《本草纲目》。又名土红花、吊钟花。为锦葵科植物朱槿 *Hibiscus rosa - sinensis* L. 的花。甘、淡，寒。清肺化痰，凉血解毒。①治肺热咳嗽，咳血，衄血，痢疾，赤白浊，月经不调。煎服：3～9g（鲜品15～30g）。②治疗疮痈肿，乳腺炎、淋巴结炎。鲜花捣敷。本品含矢车菊素二葡萄糖苷、矢车菊素槐糖葡萄糖苷和槲皮素二葡萄糖苷。另含生物碱、蒲公英赛醇乙酸酯等。

扶桑丸fúsāngwán 《寿世保元》卷五方。又名桑麻丸。桑叶（为末）、白蜜各一斤，黑芝麻四两（一方各等分）。将芝麻擂碎熬浓汁，和蜜炼至滴水成珠，入桑叶末为丸。早盐汤送下，晚酒送下。功能除风湿，润脏腑。治体力羸弱，久咳眼花，肌肤甲错，风湿麻痹。

扶桑叶fúsāngyè 中药材。出《本草纲目》。为锦葵科植物朱槿 *Hibiscus rosa - sinensis* L. 的叶。分布于福建、台湾、广西、广东、四川、云南等地。甘、淡，平。清热解毒。捣敷治痈疮肿毒，搓烂外擦治汗斑。本品含乙酸蒲公英赛醇酯及β-谷甾醇。煎剂对离体豚鼠回肠有轻度兴奋作用。温浸液1∶200浓度对孑孓有毒杀作用。对人和动物毒性不大。

扶寿精方fúshòujīngfāng 方书。1卷。明代吴旻辑。刊于1530年。书中选辑各科验方（包括一些成方）汇编而成。分为诸虚、药酒、痰、眼目等共30门。选方以实用、简便为原则。现有《珍本医书集成》本。

扶突fútū 经穴名。代号LI18。出《灵枢·本输》。别名水穴。属手阳明大肠经。位于颈外侧，喉结旁开3寸，胸锁乳突肌后缘处；或于人迎穴后1.5寸处取穴（《针灸甲乙经》）。另说“在气舍后一寸半”（《备急千金要方》）；“在颈，当曲颊下同身寸之一寸，人迎后”（《素问·气府论》王冰注）。布有耳大神经、颈皮神经、枕小神经及副神经，深层内侧有颈升动、静脉。主治咳嗽气喘，咽喉肿痛，吞咽困难，暴喑，瘿气，瘰疬等。直刺0.3～0.5寸。艾炷灸1～3壮，或艾条灸3～5分钟。

扶危散fúwēisǎn 《医宗金鉴·外科心法要诀》卷七十五方。斑蝥（加糯米同炒，去米）七至十个，滑石一两，雄黄一钱，麝香二分。为细末。每服一钱，温酒或米汤调下。治疯犬咬伤。

扶阳抑阴fúyángyìyīn 扶助阳气以抑制阴寒邪气的治法，见《医门法律》卷一。该法为温补学派治疗立法的主要依据。

温补学派认为"天之大宝，只此一丸红日；人之大宝，只此一息真阳"，"故阳性畏其衰，阴性畏其盛"（《类经附翼·大宝论》）。因此治病提倡扶阳抑阴，以保全生化之机。

扶元散fúyuánsǎn　《医宗金鉴·幼科心法要诀》卷五十五方。人参、白术（土炒）、茯苓、熟地黄、茯神、黄芪（蜜炙）、炒山药、炙甘草、当归、白芍药、川芎、石菖蒲。加姜、枣，水煎服。功能调补气血。治小儿五软。

扶正固本fúzhènggùběn　治则。扶正，扶助正气；固本，调护人体抗病之本。因肾为先天之本，脾为后天之本，所以扶正固本，重在培补脾肾，促进生理功能的恢复，可达到正复邪退之目的。具体实施扶正固本，统属于各种补益方法的范畴。

扶正解表fúzhèngjiěbiǎo　治法。用补益药与解表药配伍，治疗虚人外感的治法。适用于体质素虚又感外邪病证，如气虚外感证、阳虚外感证、阴虚外感证、血虚外感证等。代表方如玉屏风散、参苏饮、葱白七味饮、加减葳蕤汤。参见"扶正祛邪"条。

扶正解毒fúzhèngjiědú　治法。扶正是用药扶助正气，补充疾病的损耗，或扶持人体抗病的功能；解毒即是清除邪毒。如温病过程热伤津液，大肠燥结不行，常用增液承气汤，增液与攻下结合，达到扶正解毒的目的。

扶正祛邪fúzhèngqūxié　治则。扶正是扶助正气，使正气加强，以消除病邪。祛邪是驱除病邪，目的也是为了保存正气。临床运用时，应根据正邪盛衰的具体情况而采取扶正祛邪、祛邪扶正或攻补兼施。扶正祛邪通常是针对正虚而邪稍衰的病情，以扶正为主、祛邪为辅的治则。

扶中汤fúzhōngtāng　《医学衷中参西录》方。山药、炒白术、龙眼肉各30g。水煎服。功能健脾止泻。治泄泻久不止，气血俱虚，身体羸弱，将成劳瘵者。若小便不利，加炒椒目9g。

芙蓉膏fúrónggāo　❶《证治准绳·疡医》卷六方。紫荆皮、天南星各一两，芙蓉叶二两，独活、白芷、赤芍药各五钱。为末，用生姜汁、茶水调敷患处。治打仆损伤肿痛。如伤处色紫黑，日久不退者，加肉桂五钱。❷《疡医大全》卷八方。芙蓉叶六钱，榆皮面二两，生大黄五钱，皮硝一两。为细末，葱汁、童便调敷患处，留顶。治疮疡红肿。❸《疡医大全》卷二十方。芙蓉花捣如泥，若无花取根，用竹刀刮去粗皮，只用嫩白皮捣如泥，入蜜少许调匀，如未穿破即敷四围，中留一孔透气，如已溃即填入疮口。治乳痈、发背、痈疽。

芙蓉花fúrónghuā　中药材。见《岭外代答》。即水芙蓉花。

芙蓉花叶fúrónghuāyè　中药材。见《普济方》。即木芙蓉叶。详该条。

芙蓉菊花膏fúróngjúhuāgāo　《疡医大全》卷八方。赤小豆、芙蓉叶、香附、白及、菊花叶各四两。为细末，每次一两，加麝香一分，米醋或鸡子清涂患处，围住根脚。治痈疽肿毒。

拂法fúfǎ　推拿手法名。见龚居中《红炉点雪·却病延年一十六句之术》。伸直手指，轻快地掠擦治疗部位的肌肤，如拂掸尘灰状。

拂拂发热fúfúfārè　症名。即翕翕发热。《内外伤辨惑论·辨寒热》："翕翕发热，又谓之拂拂发热。"详"翕翕发热"条。

拂郁痰fúyùtán　病证名。痰证之一。指气郁不宣，痰血结滞所致的病证。《不居集》卷十七："拂郁痰，痰夹瘀血结成窠囊，膈间胀闷；又胃脘之血为痰浊所滞，日积月累，渐成噎膈反胃。若用燥剂，其结愈甚。惟竹沥、韭汁、姜汁可以治之，进三五杯，后用养血健脾药。"参见"痰证"条。

服饵fú'ěr　指食丹药。《魏书·裴伯茂传》豁情赋序："余摄养舛和，服饵寡术，自春徂夏，三婴凑疾。"

服蛮煎fúmánjiān　《景岳全书·新方八阵》卷五十一方。生地黄、麦冬、芍药、石菖蒲、石斛、牡丹皮、茯神各二钱，陈皮一钱，木通、知母各一钱半。水煎，食远服。功能清心滋水，安神解郁。治郁结不遂，疑虑惊恐，而致痴呆，言语颠倒，举动失常。如痰胜多郁者，加贝母二钱；痰盛兼火者，加胆南星一钱五分；阳明火盛，内热狂叫者，加石膏二至三钱；便结胀满多者，加玄明粉二至三钱调服；气虚神困者，加人参酌量。

服气fúqì　气功术语。早为道家修练方法之一。是通过吸气、咽气等进行的练功方法。《晋书·张忠传》："恬静寡欲，清虚服气，餐芝饵石，修导养之法。"

服气精义论fúqìjīngyìlùn　养生著作，唐代司马承祯著。本书包括导引、符水、服药、慎忌、五脏、疗病、病候等部分，论述以气功为主的卫生医疗技术及辟谷服药之方。认为"吸引晨霞，餐漱风露，养精源于五脏，导荣卫于百关，既祛疾以安形，复元和而享寿，闭视听以胎息，返衰朽以童颜"，可见其以气功祛疾安形，延年益寿，成一家之言。

服日fúrì　道家修炼养生的一种方法。陶弘景《真诰》卷十四："昼服日，存想日在心中，大如钱，赤色有光芒，从心中上升，出喉咙至牙齿间，然后返还胃中。"道家认为，此法可治诸病，并可预防传染疾患。

服石fúshí　服用天然矿物类药及其制剂，以求强身健体长生不老的道家养生方法。

服食fúshí　古代道家通过吞食药物以求养生的一种方法。据记载，吞食药物甚广，《抱朴子内篇·仙药》记有丹砂、黄金、白银、诸芝、五玉、云母、明珠、雄黄、太乙余粮、石中黄子、石桂、石脑、石硫黄、曾青、松柏脂、茯苓、地黄、麦冬、木巨胜、重楼、黄连、石韦、楮实、象柴等20余种。《隋书·经籍志》列神仙服食书一项，计28种。

服水fúshuǐ　择吉日，日出前进行，拜神灵，诵咒，站立慢慢饮水，并结合叩齿、鸣天鼓等导引动作，以求长生的道家养生方法。

服药食忌fúyàoshíjì　指服药期间对某种食物的禁忌。如牛膝忌牛肉、商陆忌犬肉、乌梅忌猪肉等。这种服药期间的饮食禁忌，只是经验的记载，有待研究。

服药须知fúyàoxūzhī　见"助道方服药须知"条。

服月fúyuè　夜间想象月亮在泥丸（眉间），放射白色光芒，下行入喉、口齿，再咽入胃中，以除疾消灾的道教养生方法。

怫fú　郁闷。《素问·六元正纪大论》："怫之兆也。"

怫热fúrè　症名。指郁热。《素问·至真要大论》："少阴司天，热淫所胜，怫热至。"张志聪注："少阴司天，子午岁也。怫，郁也。盖少阴之火，发于阴中，故为怫热。"《医经溯洄集·伤寒温病热病说》："盖怫热自内达外，热郁腠理，不得外泄。"参见"发热""热郁"条。

怫忾fúxì　症名。怫，郁；忾，叹息。气郁于内，满闷不舒。《灵枢·寿夭刚柔》："卫之生病也，气痛时来时去，怫忾贲响，风寒客于肠胃之中。”

佛郁fúyù　症名。郁结不舒。《伤寒论·辨太阳病脉证并治》：“设面色缘缘正赤者，阳气怫郁在表，当解之，熏之。”

茯苓fúlíng　中药材。出《神农本草经》。又名茯菟、松薯、松苓。为多孔菌科植物茯苓 *Poria cocos*（Schw.）Wolf 的干燥菌核。主产于安徽、湖北、河南、云南。甘、淡，平。归肺、心、脾、肾经。利水渗湿，健脾，宁心。①用于水肿尿少，痰饮眩悸，脾虚食少，便溏泄泻，心神不安，惊悸失眠，煎服 10～15g。②近菌核外皮部的淡红色部分称赤茯苓，行水利窍，治小便不利，淋浊，泻利。本品含 16α－羟基齿孔酸、茯苓酸、齿孔酸、去氢齿孔酸、松苓酸等三萜成分和茯苓聚糖、麦角甾醇、卵磷脂等。还含辛酸等脂肪酸及无机元素。本品对大鼠幽门结扎性溃疡有预防作用。茯苓多糖对多种实验肿瘤在体外和体内试验均有明显抗肿瘤作用。茯苓聚糖可增强免疫功能，能使腹腔巨噬细胞吞噬功能加强。茯苓对四氯化碳引起的肝损伤有防治作用。醇浸剂有明显利尿作用。煎剂对小鼠有镇静作用。茯苓聚糖切断支链，变为茯苓次聚糖时，对小鼠肉瘤－180 有抑制作用。茯苓还能抗病原体等。

茯苓白术散fúlíngbáizhúsǎn　《杂病源流犀烛·脏腑门》卷三方。茯苓、白术、人参、桂枝二钱半，滑石一两，寒水石、石膏、泽泻、甘草各五钱。为末，每服三钱，白开水或生姜煎汤调下。功能利湿清热。治中暑，霍乱吐泻既多，津液暴亡，以致烦渴引饮者。

茯苓半夏汤fúlíngbànxiàtāng　❶《全生指迷方》卷三方。茯苓四两，半夏（汤洗）二钱半，旋覆花三钱，炒甘遂一钱。为粗末，水煎前三味取汁，调甘遂末半钱服，以利为度。功能逐水消痰。治因大醉当风入水，湿加于热，内蒸脾气而致的酒疸，心下懊痛，足膝胫肿，小便黄，面发赤斑。❷《医学正传》卷三方。茯苓、半夏、白术、炒神曲各一钱，橘红、天麻各七分，炒麦芽一钱一分。为粗末，加生姜五片，水煎热服。功能健脾和胃化痰。治脾胃虚弱，身重有痰，恶心欲吐。❸《增补万病回春》卷三方。茯苓（去皮）、半夏（姜汁炒）、陈皮、苍术（米泔浸炒）、厚朴（姜汁炒）各一钱，藿香八分，砂仁五分，乌梅一个，炒干姜、甘草各三分。为粗末，加生姜三片，水煎徐徐温服。功能化湿和胃。治水寒停胃，呕吐不止。❹《证治准绳·幼科》集七方。半夏（汤泡）五钱，茯苓（去皮）二两。为粗末，每服三钱，加生姜三片，水煎，去滓，不拘时热服。治呕哕，心下坚痞，膈间有痰水，眩悸。❺《杂病源流犀烛·脏腑门》卷四方。①赤茯苓、半夏、陈皮、苍术、厚朴。水煎服。功能燥湿化痰，降逆和胃。治痰饮呕吐。②麦芽、茯苓、半夏、白术、神曲、橘红、天麻、生姜。水煎服。治食痹，食已心下痛，隐隐不可忍，吐出痛方止。

茯苓补心汤fúlíngbǔxīntāng　❶《备急千金要方》卷十三方。茯苓四两，桂心、甘草各二两，大枣二十枚，紫石英、人参各一两，赤小豆十四粒，麦冬三两。为粗末，水煎，分三次服。功能益气养心。治心气不足，善悲愁恚怒，衄血，面黄烦闷，五心热，或独语不觉，喉痛舌强，冷涎出（一作汗出），善忘恐，走不定，妇人崩中面色赤。❷《三因极一病证方论》卷八方。茯苓、人参、前胡、半夏（汤洗去滑）、川芎各三分，紫苏、橘皮、枳壳（麸炒，去瓤）、桔梗、炙甘草、干姜各半两，当归一两三分，白芍药二两，熟地黄一两半。为末，每服四大钱，加生姜五片，大枣一枚，水煎去滓，食前服。治心虚寒病，喜悲善怒，恍惚惊恐，健忘独语，烦热口渴，衄血面黄，或心腹痛难言，咽喉痛，舌本强，冷汗出及妇人怀孕，恶阻呕吐，眩晕不食，四肢怠惰。❸《寿世保元》卷四方。茯苓（去皮）、人参、白术、当归、生地黄、炒酸枣仁、陈皮、麦冬、炒黄连各等分，炙甘草八分，朱砂（研末，临服调入）五分。为粗末，加大枣二枚、乌梅一个、浮小麦一撮，水煎，食远服。治心虚汗出。

茯苓川芎汤fúlíngchuānxiōngtāng　《宣明论方》卷二方。赤茯苓、桑白皮、防风、官桂、川芎、麻黄、芍药、当归、甘草各等分。为末，每服二钱，加大枣三枚，水煎，空腹服。功能祛风除湿。治着痹，四肢麻木，拘挛浮肿。

茯苓导水汤fúlíngdǎoshuǐtāng　❶《医宗金鉴·妇科心法要诀》卷四十六方。茯苓、槟榔、猪苓、砂仁、木香、陈皮、泽泻、白术、木瓜、大腹皮、桑白皮、苏梗各等分。加生姜，水煎服。功能健脾行气利湿。治妊娠水肿胀满，或喘而难卧。若胀，加枳壳；喘，加葶苈子；腿脚肿，加防己。❷即导水茯苓汤。见该条。

茯苓分气饮fúlíngfēnqìyǐn　《三因极一病证方论》卷十四方。五味子、桔梗、茯苓、炙甘草、陈皮、桑白皮、草果、大腹皮各二两半，紫苏叶适量。为粗末，每服四钱，加生姜三片、盐少许，水煎，食前服。治脾胃不和，胸膈噎塞，腹胁疼痛，气促喘急，心下胀满，饮食不进，呕吐不止。兼治脾气横泄，四肢浮肿。

茯苓甘草汤fúlínggāncǎotāng　《伤寒论》方。茯苓、桂枝（去皮）各二两，炙甘草一两，生姜三两。水煎去滓，分三次服。功能温阳利湿。治伤寒汗出不渴者。

茯苓桂枝白术甘草汤fúlíngguìzhībáizhúgāncǎotāng　《伤寒论》方。又名苓桂术甘汤、桂苓甘术汤。茯苓四两，桂枝（去皮）三两，白术、炙甘草各二两。水煎，去滓，分三次服。功能健脾渗湿，温化痰饮。治心下有痰饮，胸胁支满，目眩及伤寒吐下后，心下逆满，气上冲胸，起则头眩，脉沉紧者。近代也用于耳源性眩晕、心包积液、支气管哮喘、慢性支气管炎等。方中茯苓、白术健脾燥湿利水；桂枝、甘草温通胸脘阳气，助阳化饮。共成温化水饮之效。

茯苓桂枝甘草大枣汤fúlíngguìzhīgāncǎodàzǎotāng　《伤寒论》方。茯苓半斤，桂皮（去皮）四两，炙甘草二两，大枣十五枚。甘澜水先煮茯苓，后纳余药再煎，去滓，分三次服。功能温阳利水，降逆平冲。治心阳不足，水气妄动，欲作奔豚，脐下悸者。

茯苓桂枝五味甘草汤fúlíngguìzhīwǔwèigāncǎotāng　《金匮要略》方。即桂苓五味甘草汤。见该条。

茯苓厚朴汤fúlínghòupòtāng　《证治准绳·幼科》集七方。茯苓（去皮）、半夏（汤煮透）各七钱半，炙甘草三钱，厚朴（每斤用生姜一斤杵烂拌匀，浸一夜，慢火炒干）五钱。为粗末，每服二钱，加生姜三片，或大枣一枚，水煎服。治伤寒伤风夹痰呕逆及吐泻后脾胃气虚，喉涎牵响，饮食减少。

茯苓琥珀汤fúlínghǔpòtāng　《卫生宝鉴》卷十七方。茯苓（去皮）、琥珀、白术各半两，泽泻一两，滑石七钱，猪苓（去皮）半两，炙甘草、桂心各三钱。为末，每服五钱，食前甘澜水调下，少时以美膳压之。功能清热利水通淋。治湿热内蓄，小便频数，脐腹胀满，腰脚沉重，脉沉缓时时带数。

茯苓六合汤fúlíngliùhétāng 《医垒元戎》方。当归（酒浸炒）、川芎、白芍药、熟地黄（酒浸蒸）各一两，茯苓、泽泻各半两。为粗末，水煎服。功能养血安胎，利水渗湿。治妊娠伤寒，小便不利。

茯苓皮fúlíngpí 中药材。出《本草纲目》。为多孔菌科植物茯苓 *Poria cocos*（Schw.）Wolf 菌核的干燥外皮。甘、淡，平。归脾、肺、肾经。利水消肿。用于水肿，小便不利，煎服15～30g。

茯苓皮汤fúlíngpítāng 《温病条辨》卷二方。茯苓皮、生薏苡仁各五钱，猪苓、大腹皮、通草各三钱，淡竹叶二钱。水煎，分三次服。功能利湿清热。治湿热弥漫三焦，头胀身痛，呕逆，舌白，渴不多饮，小便不利者。

茯苓戎盐汤fúlíngróngyántāng 《金匮要略》方。茯苓半斤，白术二两，戎盐（弹丸大）一枚。以水先将茯苓、白术煎成，入戎盐再煎，分三次服。功能健脾利湿。治水气病，小便不利。

茯苓散fúlíngsǎn 《太平圣惠方》卷二十六方。茯苓、黄芪、白芍药、炮附子（去皮脐）各二两，牛膝、白术、石斛、当归、沉香、桂心、川芎各一两。为末，每服三钱，加生姜半分，水煎去滓，食前服。治肉极，坐卧不安，寒气所加，体重怠堕，四肢不举，关节疼痛，饮食无味。

茯苓渗湿汤fúlíngshènshītāng 《卫生宝鉴》卷十四方。茵陈六分，茯苓五分，猪苓、泽泻各二分，黄连、黄芩、栀子、汉防己、白术、苍术、陈皮、青皮各二分。为粗末，水煎去滓，空腹食前服。功能清热利湿，健脾行气。治黄疸，寒热呕吐，渴欲饮冷，身体面目俱黄，小便不利，全不食，不得卧。

茯苓四逆汤fúlíngsìnìtāng 《伤寒论》方。茯苓四两，人参一两，生附子（去皮）一枚，炙甘草二两，干姜一两半。以水五升，煮取三升，去滓，温服七合，日二服。功能益气温阳，利水除湿。治伤寒发汗，若下之，病仍不解，烦躁者。

茯苓汤fúlíngtāng ❶《备急千金要方》卷三方。茯苓五两，甘草、芍药、桂心、当归各二两，生姜六两，麦冬一升，大枣三十枚。为粗末，水煎，分三次服，日三次。功能补血养心。治产后暴苦，心悸不定，言语错谬，恍恍惚惚，心中愦愦。若心志不定，加人参、远志各二两；烦闷短气，加竹叶一升（先煮）；有微风，加独活三两，麻黄、桂心各二两；颈项苦急，背膊强者，加独活、葛根各三两，桂心、麻黄各二两，生姜八两。❷《三因极一病证方论》卷十一方。半夏三两，茯苓、熟地黄各一两八钱，橘皮、细辛、人参、芍药、川芎、旋覆花、桔梗、炙甘草各一两二钱。为粗末，每服四大钱，加生姜七片，水煎，空腹服。治忧怒兼并，气攻血溢，停留胃脘，嗳闻血腥，呕吐食饮及妊娠中脘宿冷，冷血侵脾而致的恶阻。❸《三因极一病证方论》卷十三方。茯苓四两，桂心、白术各三两，炙甘草二两。为粗末，每服四大钱，加生姜三片，水煎，空腹服。治心气不行，郁而生涎，痰饮停积胸中，胸胁支满，目眩。❹《济生方》卷三方。半夏、赤茯苓、橘红各一两，枳实（麸炒）、桔梗、炙甘草各五钱。为粗末，每服四大钱，加生姜七片，水煎服。治支饮手足麻痹，多睡眩晕。❺《杨氏家藏方》卷十方。茯苓、泽泻、香附、橘红、大腹皮、干姜、桑白皮各等分。为粗末，每服五钱，水煎，不拘时服。治脾气不实，手足浮肿，小便秘涩，气急喘满。❻《宣明论方》卷二方。赤茯苓、桑白皮各二两，防风、官桂、川芎、芍药、麻黄各一两半。为末，每服五钱，加大枣一枚，水煎服，后食姜粥，以汗泄为度。治痛痹，四肢疼痛，拘倦浮肿。❼《兰室秘藏·泻痢门》方。生黄芩三分，当归身四分，肉桂、炙甘草各五分，猪苓、茯苓各六分，泽泻一钱，芍药一钱五分，苍术、生姜、升麻、柴胡各二钱。为粗末，分二次，水煎，食前服。治伤生冷，初为泄泻，后为赤白痢，腹中痛，食少热躁，四肢沉重无力。❽《证治准绳·类方》第六册方。赤茯苓、炒泽漆叶、炒白术各一两，炙桑白皮、黄芩、射干、防己、泽泻各三两。为粗末，每服五钱匕，先取大豆一合煮，后纳上药，分二次服。治痢后遍身浮肿而不虚者。❾《证治准绳·女科》卷三方。炒白术、茯苓各五钱。水煎，食前服。治湿热泄泻，或食后伤湿。❿《杂病源流犀烛·脏腑门》卷一方。半夏、陈皮、茯苓、甘草、香附、益智仁、人参各一钱，乌梅一个，竹沥二匙，姜汁二匙。水煎服。治素多痰饮而致的健忘。⓫《妇科玉尺》卷四方。人参、甘草、山药、当归、茯苓、桂心、麦冬、远志、大枣、生姜。水煎服。治产后心虚。⓬《验方新编》卷九方。茯苓、川芎、苏叶、前胡、制半夏、桔梗、枳壳、干姜、陈皮各八分，当归、生地黄、白芍药各一钱，党参五分，桑白皮六分，甘草三分，生姜三片。水煎，空腹服。治经来咳嗽。

茯苓丸fúlíngwán ❶《备急千金要方》卷二方。茯苓、人参、炒桂心、干姜、半夏、橘皮各一两，白术、葛根、甘草、枳实各三两。为末，炼蜜和丸，梧桐子大，每服二十至三十丸，米饮送下，日三次。功能健脾和胃止呕。治妊娠恶阻，心中烦闷，头眩重，闻食则呕逆，吐闷颠倒，四肢无力。《肘后备急方》亦有本方，但无干姜、半夏、橘皮、白术、葛根。❷《全生指迷方》卷四方。橘皮、茯苓、黄芩各一两，五味子、桔梗各半两，半夏（汤洗七次，切，姜汁浸焙）三分。为细末，炼蜜和丸，梧桐子大，每服三十至五十丸，食后米汤送下。功能祛痰清热。治咳嗽，大便坚，从腹上至头发热，脉疾者。❸《普济本事方》卷二方。朱砂（水飞）、菖蒲、人参、炒远志肉、茯神（去木）、茯苓（去皮）、铁粉、半夏曲、胆南星各等分。为细末，生姜四两取汁和水煮为丸，梧桐子大，朱砂为衣，每服十至三十粒，每晚生姜煎汤送下。功能开窍化痰。治风痰，惊悸头眩。❹《证治准绳·类方》第二册方。又名指迷茯苓丸。半夏二两，茯苓一两，枳壳（麸炒，去瓤）半两，风化硝二钱半。为细末，生姜汁煮糊为丸，梧桐子大，每服三十丸，姜汤送下。功能燥湿化痰，软坚润下。治中脘停痰，脾气不流行，痰与气搏而致的臂痛不举，妇人产后发喘，四肢浮肿。

茯苓杏仁甘草汤fúlíngxìngréngāncǎotāng 《金匮要略》方。茯苓三两，杏仁五十个，甘草一两。水煎，分五次服，日三次。治胸痹，胸中气塞，短气者。

茯苓饮fúlíngyǐn 《证治准绳·类方》第三册方。即延年茯苓饮。见该条。

茯苓饮子fúlíngyǐn·zi 《重订严氏济生方》方。赤茯苓（去皮）、半夏（汤泡七次）、茯神（去木）、橘皮（去白）、麦冬（去心）各一两，沉香、炙甘草、槟榔各半两。为粗末，每服四钱，加生姜五片，水煎去滓温服，不拘时。功能化痰利湿。治痰饮蓄于心胃，怔忡不已。

茯苓泽泻汤fúlíngzéxiètāng 《金匮要略》方。茯苓半斤，泽泻（后入）、生姜各四两，甘草、桂枝各二两，白术三两。

水煎去滓，分三次服。功能健脾利湿，和胃止呕。治胃有停水而致的胃反，吐而渴，欲饮水及霍乱吐利后，烦渴欲饮水者。

茯苓栀子茵陈汤fúlíngzhī · ziyīnchéntāng 《卫生宝鉴》卷十四方。茵陈一钱，茯苓（去皮）五分，栀子仁、苍术（去皮，炒）、白术各三钱，黄芩六分，黄连、枳实（麸炒）、猪苓（去皮）、泽泻、陈皮、汉防己各二分，青皮（去白）一分。为粗末，长流水煎，去滓，食前服。治谷疸，心下痞满，四肢困倦，面目俱黄，心神烦乱，兀兀欲吐，饮食迟化，小便赤黑而少，脉浮缓。

茯神fúshén 中药材。出《名医别录》。为多孔菌科植物茯苓 *Poria cocos*（Schw.）Wolf 抱有松根的菌核。甘、淡，平。入心、脾经。宁心安神，利水。治心悸，失眠，健忘，小便不利。煎服：9～15g。茯苓、茯神用朱砂拌红，可加强安神作用。小鼠口服煎剂有镇静作用。

茯神木fúshénmù 中药材。出《本草纲目》。又名茯神心、茯神心木。为多孔菌科植物茯苓 *Poria cocos*（Schw.）Wolf 菌核中间的松根。甘，平。平肝安神，舒筋除湿。治中风不语，口面㖞斜，惊悸健忘，脚气转筋挛痛。煎服：6～9g。

茯神散fúshénsǎn ❶《太平圣惠方》卷四方。茯神、人参、龙骨、菖蒲各三分，远志半两，熟地黄、天冬各一两。为末，每服一钱，加大枣三枚，水煎去渣，食前服。功能养心安神。治健忘。❷《太平圣惠方》卷七十方。茯神、羚羊角、枳壳（麸炒黄，去瓤）、天冬（去心）、独活、郁李仁（汤浸去皮，微炒）、干地黄、防风、赤芍药、人参各一两，石膏二两，柴胡、桃仁（汤浸去皮尖双仁，麸炒微黄）各一两半，炙甘草五钱。为末，每服四钱，加生姜半分，水煎，去滓，不拘时服。功能祛风养血。治妇人血风劳气，头疼目赤，胸背气壅，四肢疼痛，心烦惊悸，不欲饮食。❸《校注妇人良方》卷六方。炒茯神一两半，茯苓、人参、菖蒲各一钱，赤小豆五分。水煎服。治妇人妄有所见，言语错乱，时或昏昧痰热，梦与鬼交。❹《卫生宝鉴》卷八方。炒茯神一两，薄荷二两，蝎尾（去毒）二钱。为末，每服一至二钱，温酒调下。治中风，舌强语涩。❺《证治准绳·类方》第一册方。茯神（去木）、羌活、麻黄（去节）、龙齿各一两，赤芍药、炙甘草各半两，蔓荆子、薏苡仁、麦冬（去心）、人参、防风、远志肉、犀角各七钱半。为粗末，每服四钱，加生姜四片，水煎，去滓，不拘时服。治心脏中风，精神不安，语涩昏闷，四肢沉重。❻《证治准绳·类方》第五册方。①茯神（去木）一两，远志肉、黄连、沙参各半两，人参、菖蒲、羚羊角各七钱半，赤小豆四十九粒，炙甘草二钱半。为粗末，每服五钱，水煎，去滓，不拘时服。治心脏风邪，妄言妄见，心悸恍惚。②茯神、干地黄、人参、菖蒲、沙参（去心）各一两，天冬（去心）一两半，炙甘草、远志肉、犀角各半两。为粗末，每服五钱，加赤小豆二十一粒，水煎，去滓，不拘时服。治风惊，心神不定，常多恐怖。❼《证治准绳·类方》第八册方。茯神（去木）、麦冬（去心）各二两，羌活、防风、蔓荆子、薏苡仁、菖蒲、五味子、黄芪各半两，薄荷、甘草各二两半。为末，每服三钱，加生姜三片，水煎，去滓，食后服。治上焦风热，耳忽聋鸣，四肢满急，胸膈痞闷不利。❽《证治准绳·女科》卷二方。茯神（去木）、人参、龙齿、独活、炒酸枣仁各一两，防风、远志肉、桂心、细辛（去苗）、白术各七钱半，炙甘草、炮姜各半两（一方无甘草）。为粗末，每服五钱，水煎，去滓，不拘时服。功能安神定志。治妇人血风，五脏大虚，惊悸不安。❾《证治准绳·女科》卷五方。茯神（去木）一两，人参、龙齿、琥珀、赤芍药、黄芪、牛膝各七钱半，生地黄一两半，桂心半两。为末，每服三钱，水煎，去滓，不拘时服。治产后血邪，心神恍惚，言语失度，夜卧不安。❿《不居集》上集卷十一方。茯神、茯苓、人参、远志（去心）、龙骨、肉桂、甘草、陈皮各一两，当归、五味子各一两五钱，黄芪二两。为末，分作八帖，每帖加大枣七枚、生姜二钱，水煎，空腹服。治劳瘵宜补者。

茯神汤fúshéntāng ❶《备急千金要方》卷三方。茯神四两，人参、茯苓各三两，芍药、甘草、当归、桂心各一两，生姜八两，大枣二十枚。为粗末，水煎，去滓，分三次服，日三次。功能补血养心。治产后心虚，忽然心悸，或意志不定，恍恍惚惚，言语错谬。❷《备急千金要方》卷十四方。茯神、人参、菖蒲、茯苓各三两，赤小豆四十枚。为粗末，水煎，分三次服。功能养心安神。治心虚，神气不宁，心悸恍惚。❸《圣济总录》卷六十一方。茯神、炒酸枣仁、人参各一两，炮附子半两，炮姜一分。为粗末，每服五钱匕，水煎食前服。治奸黄，病人向明卧多，爱索鞋拟起，身体全冷，肉色苍黑，睡中啼泣，或狂言妄语。❹《世医得效方》卷三方。人参、麦冬（去心）、山药各二两，前胡、熟地黄（酒洗拌炒）、半夏（汤洗七次）、炙黄芪各一两，枳壳（麸炒，去瓤）、远志（甘草水煮，去心，姜汁拌炒）各三分，茯苓、茯神各一两半，甘草半两。为粗末，每服四钱，加生姜五片，秫米一撮，水煎，食前服。治七情所感，脏器不行，郁而生涎，结为饮，随气上逆，伏留阳经，心中松悸，四肢缓弱，翕然而热，头目眩晕，如欲动摇。❺《证治准绳·类方》第一册方。茯神（去木）、人参、远志（甘草水煮）、通草、麦冬（去心）、黄芪、炒桔梗、炙甘草各等分。为粗末，每服四钱，加生姜五片，水煎服。治脉虚极，咳则心痛，喉中如介介如哽状，甚则咽肿。❻《证治准绳·类方》第六册方。茯神（去皮）一钱半，远志（去心）、炒酸枣仁各一钱二分，石菖蒲、人参、茯苓各一钱，黄连、生地黄各八钱，当归（酒洗）一钱，甘草四分。加莲子二枚，水煎，食前服。功能滋阴清热，开窍安神。治欲心太炽，思想太远，梦泄不禁，夜卧心悸不宁。❼《证治准绳·女科》卷四方。茯神、丹参、龙骨各一两，阿胶、当归、人参、甘草各二两，大枣二十一枚，赤小豆二十粒。为粗末，以酢浆煎，分四次服。功能补气养血安胎。治妊娠三月伤胎。若腰痛，加桑寄生二两。❽《证治准绳·幼科》集二方。①茯神（去皮根）一两，人参、当归身（酒洗）各半两，炙甘草二钱。为粗末，每服二钱，水煎，子、母不拘时服。功能益气养血宁心。治心气不足，惊悸烦哭及婴儿生下，羸瘦多惊。若微热烦躁，加麦冬（去心）。②茯神（去木）、炒酸枣仁、炒黄芪、炒栀子仁、炒白芍药、炒五味子、桂心、熟地黄、人参各一两，炒甘草五钱。为末，每服五钱，加生姜，水煎服。功能补气养血，宁心安神。治胆气虚冷，头痛目眩，心神畏恐，不能独处，胸中烦闷。

茯神丸fúshénwán ❶《圣济总录》卷十四方。茯神、人参、远志、麦冬、熟地黄、青皮、炙甘草、五味子、山芋、枳壳（麸炒）、槟榔各一两，白术、桂枝、芍药各半两。为末，炼蜜为丸，芡实大，每服一丸，含化下。功能养心安神。治风惊邪，心中恍惚，惊悸恐怖，精神不乐。❷《证治准绳·类方》第五册方。茯神（去木）、人参、麦冬（去心）、熟地黄、黄芩、薏苡仁、柏子仁、犀角各一两，龙齿、云母粉各一两半，防风、黄芪各七钱半。为细末，炼蜜为丸，梧桐子大，每服二十丸，温粥饮送下，不拘时服。功能养血清热，健脾宁心。治心脏风虚，惊悸心忪，常多健忘。

茯神心fúshénxīn 中药材。见《卫生宝鉴》。即茯神木。详该条。

茯神心木fúshénxīnmù 中药材。见《本草备要》。即茯神木。详该条。

茯菟fútù 中药材。出《神农本草经》。为茯苓之别名。详该条。

F

茯菟丹fútùdān 即玄菟丹。见该条。

茯菟丸fútùwán 即玄菟丹。见该条。

氟骨病fúgǔbìng 病名。即长期饮食含氟量高的水或食物而引起慢性骨骼氟中毒，导致骨质非常致密、硬化，以腰腿痛、斑釉牙、全身关节疼痛、关节活动受限、骨骼变形，严重者可致瘫痪为主要表现的地方性关节病。

浮白fúbái 经穴名。代号GB10。出《素问·气穴论》。属足少阳胆经。足太阳、少阳之会。位于颞骨乳突后上方，当天冲穴与完骨穴间平行于耳后发际弧形连线的上1/3与中1/3交点处；或于耳根上缘向后入发际1寸处取穴。布有枕大神经分支及耳后动、静脉。主治头痛、耳鸣、耳聋、目痛、瘿气等。沿皮刺0.3～0.5寸。艾条灸5～10分钟。

浮痹fúbì 病证名。指邪在皮肤表层的痹证。《灵枢·官针》："毛刺者，刺浮痹于皮肤也。"

浮碧山人fúbìshānrén 见"孙光裕"条。

浮髌试验fúbìnshìyàn 膝关节伸直，一手压在髌上囊部，另一手食、中指置于髌骨上，垂直向下按压，观察是否有髌骨浮动感和撞击感，以判断膝关节腔积液的检查方法。

浮沉fúchén ❶相气十法之一。诊察患者面色的浮露与隐沉，以了解疾病的表里浅深。《灵枢·五色》："察其浮沉，以知浅深。"《望诊遵经》："浮者病在表，沉者病在里。"初浮而后沉者，病自表而之里；初沉而后浮者，病自里而之表。"❷脉象。指浮脉与沉脉。

浮刺fúcì 古刺法名。十二刺之一。《灵枢·官针》："浮刺者，傍入而浮之，以治肌急而寒者也。"指治疗肌肉挛急而属于寒的一类病症的针刺方法。其法斜针浅刺，故名浮刺。

浮海石fúhǎishí 中药材。见《玉楸药解》。即海浮石。详该条。

浮筋fújīn 推拿穴位名。即赤筋。详该条。

浮疽漏fújūlòu 古病名。出《诸病源候论》卷三十四。多因忧郁思虑而得。症为颈部或腋下生核，伴有寒热，终成漏症。初宜内服犀角散。破溃有脓者可用雄黄一分，白矾一分，龙胆三分，细辛半两，川大黄半两，地胆半两，石决明一分，续断一分，庵蕳根一分等为末外敷。相当于颈或腋部淋巴结核瘘漏。

浮络fúluò 指位于皮部的络脉。因为位浅如浮，故名。《素问·皮部论》："视其部中有浮络者。"《黄帝内经太素》杨注："浮谓大小络见于皮者也。"临床上可根据其部位和色泽的变化诊断和刺血治病。

浮麦fúmài 中药材。见《本草纲目》。即浮小麦。详该条。

浮脉fúmài 脉象。脉位浮浅，轻取即得。《脉经》："举之有余，按之不足。"《素问·脉要精微论》："春日浮，如鱼之游在波。"主病在表。浮而有力为表实，浮而无力为表虚。多见于感冒或某些急性热病初期。某些久病阳气虚损者也可见浮大无力的脉象。

浮沤丁fú'ōudīng 病证名。十三丁之一。《备急千金要方》卷二十二："十二曰浮沤丁，其状疮体曲圆少许不合，长而狭如薤叶大，内黄外黑，黑处刺不痛，内黄处刺之则痛。"治见"疔疮"条。

浮飘fúpiāo 中药材。见《四川中药志》。为满江红之别名，详该条。

浮萍fúpíng 中药材。出《新修本草》。又名水苹、田萍、水花、水藓、萍子草。为浮萍科植物紫萍 *Spirodela polyrrhiza*（L.）Schleid. 的干燥全草。主产于湖北、福建、四川、江苏、浙江。辛，寒。归肺经。宣散风热，透疹，利尿。治麻疹不透，风疹瘙痒，水肿尿少，煎服3～9g。外用适量，煎汤浸洗。治鼻衄，研末吹鼻；丹毒，捣汁涂；肿毒初起，捣烂敷。紫背浮萍主含荭草素、牡荆素、木犀草素-7-葡萄糖苷等，还含新黄质、亮氨酸等。紫萍有利尿作用，可能与其中所含的钾盐有关。青萍水浸膏对奎宁引起的衰竭的蛙心有强心作用，剂量过大则抑制心脏活动。浮萍还有解热、抗感染作用等。

浮萍散fúpíngsǎn ❶《小儿卫生总微论方》方。浮萍为末，每服一至二钱，用羊肝半片切碎，投水半盏绞汁调药，食后服。治痘疹入眼，痛不可忍。❷《疡医大全》卷二十九方。浮萍、当归、川芎、荆芥、赤芍药、甘草各一钱五分，麻黄七分五厘（夏季用三分）。加葱白二根、豆豉五十至六十粒，水煎服，取汗。治风癣疥癞。若在手臂部，加桂枝；在背部，加羌活；在膝部，加牛膝、肉桂。

浮萍参fúpíngshēn 中药材。见《民间常用草药汇编》。为土党参之别名。详该条。

浮萍丸fúpíngwán 《医宗金鉴·外科心法要诀》卷七十三方。浮萍为细末，炼蜜为丸，弹子大，每服一丸，豆淋酒（炒黑豆入醇酒中，浸一昼夜，将酒淋出即是）送下。治白驳风。

浮萍银翘汤fúpíngyínqiàotāng 《秋温证治》方。金银花、焦栀子、连翘各9g，薄荷、豆豉、蝉蜕各4.5g，鲜芦根24g，桔梗1.8g，鲜浮萍30g。水煎服。治太阴秋温，发热脉数，骨节酸或不酸，自汗或无汗，口渴或不渴。如自汗者，去浮萍、薄荷，加生石膏9g；骨节酸，加桑枝24g，秦艽4.5g；口渴，加天花粉6g；痰多，加川贝母、竹茹各6g；胸膈闷，加瓜蒌皮、郁金各4.5g。

浮萍障fúpíngzhàng 病证名。指黑睛生翳，时发时愈，经常反复者。清代黄庭镜《目经大成》卷二："如翳非障，或圆或缺，痛则见之，不痛则隐，来去无时，聚散不一，因谓之浮萍。"即聚开障。详该条。

浮气fúqì 浮出于脉外，循行于皮肤、分肉之间的气，系指卫气而言。《灵枢·卫气》："其浮气之不循经者，为卫气。"

浮热fúrè 病证名。❶指外感初期的轻症发热。❷指阴寒盛于内，虚阳浮于外的真寒假热。

浮石fúshí 中药材。见《备急千金要方》。为海浮石药材之一种。详该条。

浮水麦fúshuǐmài 中药材。见《本草蒙筌》。即浮小麦，详该条。

浮郄fúxì 经穴名。代号 BL38。出《针灸甲乙经》。属足太阳膀胱经。位于大腿后外侧，腘窝横纹上1寸，股二头肌腱内侧缘处；或于委阳穴直上1寸取穴。另说“委阳上二寸”（《循经考穴编》广注），“去殷门下一寸三分”（《针灸集成》）。布有股后皮神经，腓总神经和膝上外侧动、静脉。主治髀枢不仁，霍乱转筋，下肢麻痹等。直刺1~1.5寸。艾炷灸3~5壮，或艾条灸5~10分钟。

浮小麦fúxiǎomài 中药材。出《本草汇言》。又名浮麦、浮水麦。为禾木科植物小麦 *Tyiticum aestivum* L. 干瘪的小麦。甘、咸，凉。入心经。养心敛汗，益气除热，利尿。治自汗，盗汗，骨蒸劳热。煎服：15~30克。血淋不止。童便炒，研末，砂糖水调服。本品含淀粉、蛋白质、脂肪、钙、磷、铁和B族维生素。

浮心fúxīn 推拿穴位名。出《幼科推拿秘书》。位于腕部大横纹的桡侧边。

浮虚fúxū 病证名。水肿在皮腠间，按之复起。或称气肿。《素问·六元正纪大论》：“阳明所至，为浮虚。”

浮翳fúyì 病名。见《世医得效方》卷十六。即浮翳内障。详该条。

浮翳内障fúyìnèizhàng 病名。见《秘传眼科龙木论》。又名浮翳。《医宗金鉴·眼科心法要诀》：“从瞳神内映出白色”“如冰光白色，环遮瞳人”（《世医得效方》卷十六）。属圆翳内障范畴。详该条。

浮翳坠翳丸fúyìzhuìyìwán 《医宗金鉴·眼科心法要诀》方。石决明一两，知母一两，细辛五钱，五味子半两，生地黄二两，人参二两半，防风一两，兔肝一具。上为细末，炼蜜为丸，如桐子大，空心茶清送下三钱。功能平肝疏风，补肾明目。主治浮翳内障，由脑风冲入于眼，脑脂流下而致者。症见初起不痒不疼，从瞳神内映出白色或如冰光白色，环遮瞳仁。暗处看则其翳宽大，明处看则其翳略小，全无血色相混。可与石决明散配合应用。

浮泽fúzé 指色泽浮浅明润。与沉浊（暗晦）相对。面色浮泽，病属腑属表。《灵枢·五色》：“浮泽为外。”

浮中沉fúzhōngchén 切脉指法。切脉时用轻、中、重3种不同的指力，以测候脉象。《难经·十八难》：“九候者，浮中沉也。”

浮肿fúzhǒng 症名。水肿病的常见症状之一。出《素问·气交变大论》。浮肿有虚实之分，以虚证为多见。《景岳全书·杂证谟》：“今肺虚则气不化精而化水，脾虚则土不制水而反克，肾虚则水无所主而妄行，水不归经则逆而上泛，故传入于脾而肌肉浮肿，传入于肺则气息喘急。”浮肿虚者，当以培补脾肾为主，方用实脾饮、金匮肾气汤、真武汤等。实者，当以逐水为先。《证治汇补·水肿章》：“牵牛散，治脾湿太过，遍身浮肿，喘不得卧，腹胀如鼓，大便不溏，小便涩滞。”参见“水肿”等条。

浮肿者治其经fúzhǒngzhězhìqíjīng 选穴法之一。《素问·咳论》：“治藏者治其俞，治府者治其合，浮肿者治其经。”指浮肿者当取有关经脉五输穴中的经穴进行治疗。

虙瘕fújiǎ 病证名。亦作伏瘕。指邪热伏于大肠所致的瘕病。《素问·气厥论》：“小肠移热于大肠，为虙瘕，为沉。”《宣明论方》卷一：“虙瘕证，主女病，大肠小肠移热名瘕，津液耗散，不能滑利，菀结而大肠秘涩。”可用槟榔丸等方。参见“瘕”条。

涪翁fúwēng 东汉针灸学家。本是一位民间医生，经常垂钓于涪水附近，被统治阶级蔑视为“乞食人间”，以至连姓名都不传而称涪翁。由于其深入实践，在医学上有一定成就。著有《针经》和《诊脉法》，惜均不传。其弟子程高及再传弟子郭玉，均为当时著名针灸医家。

福济全珍fújìquánzhēn 丛书。包括4种医著，即清代庄一夔《遂生编》1卷、《福幼编》1卷，周鹤群《良方集要》1卷，李嘉祥《经验良方》1卷。

福泉山人fúquánshānrén 见“何世仁”条。

福寿草fúshòucǎo 中药材。见《植物学大辞典》。为冰凉花之别名。详该条。

福田院fútiányuàn 宋代医疗福利设施。据载系专为在寒冬季节收养老、幼、贫、病和无依之乞丐而设。

福幼编fúyòubiān 儿科著作。1卷。清代庄一夔撰，刊于1777年。本书专论小儿慢惊风的治法，作者主张以温补为主，反对用寒凉攻伐。书中列述慢惊风证候，并介绍经验方2首。内容简要，刊本颇多，流传较广。

鲟溪单方选fúxīdānfāngxuǎn 方书。见“鲟溪陆氏医述”条。

鲟溪陆氏医述fúxīlùshìyīshù 丛书。陆锦燧（晋笙）辑选。刊于1920年。原书称15种，现存9种。即《要药选》（陆咏辑）、《用药禁忌书》（陆循一辑）、《外候答问》（陆晋笙辑）、《病症辨异》（陆成一辑）、《溪单方选》《溪外治方选》《重古三何医案》（以上三书均为陆晋笙辑）、《溪医案选摘要》（陆辑）、《景景医话》附《医话录旧》（陆晋笙辑）。

鲟溪外治方选fúxīwàizhìfāngxuǎn 方书2卷。陆锦燧辑。刊于1918年。书中辑录各科疾病的外治方，分为关窍、筋、骨、身形等120门，1000余方，且多属简易方药。

鲟溪医案选摘要fúxīyī'ànxuǎnzhāiyào 医案著作。见“鲟溪陆氏医述”条。

抚法fǔfǎ 推拿手法名。见《保生秘要》。用手掌或指腹贴放于治疗部位上，徐缓、轻柔地来回做直线形或圆周的抚摩。有消肿止痛，镇静解痉等作用。

抚芎fǔxiōng 中药材。见《丹溪心法》。为川芎之别名。详该条。

抚芎汤fǔxiōngtāng 《重订严氏济生方》方。川芎、白术、橘红各一两，炙甘草半两。为粗末，每服四钱，加生姜七片，水煎，去滓温服，不拘时。治湿流关节，臂疼手重，不可俯仰；或自汗头眩，痰逆恶心。

㕮咀fǔjǔ 药物加工方法。出《灵枢·寿夭刚柔》。咬嚼之意。古代把药物咬成粗粒入煎剂，后世虽改用刀切碎，仍通称㕮咀。

拊fǔ 推拿手法名。出《灵枢·经筋》。用手进行抚摩。

斧头花fǔtóuhuā 中药材。见《浙江中药手册》。为金雀花之别名。详该条。

府fǔ ❶同腑。《难经·三十五难》：“五脏各有所，府皆相近……小肠者，受盛之府也。大肠者，传泻行道之府也。胆者，清净之府也。胃者，水谷之府也。膀胱者，津液之府也。”❷所在之处或储藏处。《素问·脉要精微论》：“夫脉者，血之府也。”又：“腰者，肾之府”“骨者，髓之府”。

府精fǔjīng ❶膻中之精气。《素问·经脉别论》：“毛脉合精，行气于府，府精神明，留于四藏。”《类经》卷三：“行气于府，府者气聚之府也，是谓气海，亦曰膻中。”❷脉中之精气。王冰注：“府，聚也。言血之多少，皆聚见于经脉之中也。”❸府，通腑。六腑之精气。

府舍fǔshè 经穴名。代号 SP13。出《针灸甲乙经》。属足太阴脾经。足太阴、足厥阴、阳维之会。位于腹部耻骨联合上缘上0.7寸，腹正中线旁开3.5寸处。另说“在腹结下二寸”（《针灸大成》），“在大横下三寸”（《医学入门》），腹正中线旁开4寸（《针方六集》），腹正中线旁开4.5寸（《针灸资生经》）。布有髂腹股沟神经。主治腹痛，积聚，痞块，疝气等。直刺0.5～1寸。艾炷灸3～5壮，或艾条灸5～10分钟。

府俞fǔshù　出《素问·气穴论》。即腑俞，见“腑俞七十二穴”条。

府中俞fǔzhōngshù　经穴别名。出《针灸大全》。即中府。见该条。

胕fǔ　❶同浮。《素问·水热穴论》：“上下溢于皮肤，故为胕肿。”吴注：“肌肤浮肿曰胕肿。”《素问·六元正纪大论》：“太阴所至为重胕肿。”❷同腐。《素问·异法方宜论》：“其民嗜酸而食胕。”《素问·风论》：“疠者，有荣气热胕，其气不清，故使其鼻柱坏而色败，皮肤疡溃。”❸同跗。足背。《素问·评热病论》：“面胕痝然壅。”马莳注：胕，“足面也”。《金匮要略·水气病脉证并治》：“皮水其脉亦浮，外证胕肿，按之没指，不恶风，其腹如鼓，不渴，当发其汗。”❹同肤。皮肤。《丹溪心法》：“跗内廉胕痛。”

胕疝fǔshàn　古病名。指脐下有硬结肿块的一种疝病。《诸病源候论》卷二十：“腹中脐下有积聚，名曰胕疝也。”《医宗必读》卷八：“㿗疝，足阳明筋病，内有脓血，即巢氏之胕疝，子和之血疝也。宜用桃仁、延胡索、甘草、茯苓、白术、枳壳、山楂、橘核、荔枝核。”参见“㿗疝”“血疝”条。

胕肿fǔzhǒng　症名。❶胕通肤。指全身浮肿。《素问·水热穴论》：“上下溢于皮肤，故为胕肿。胕肿者，聚水而生病也。”❷指足面浮肿。《素问·评热病论》：“有病肾风者，面胕痝然壅。”马莳注：“胕，足面也。”参见“水肿”条。

俯按山源fǔ'ànshānyuán　自我推拿方法名。山源即鼻中隔。用第2、3指之端，分别伸入两鼻孔，夹住鼻中隔，轻轻揉捏。然后，叩齿数遍，以手按鼻片刻。《圣济总录》：“鼻下山源，是一身之武津，真邪之府，守真者所以遏万邪。”

俯卧复位法fǔwòfùwèifǎ　治疗腰椎间盘突出及颈椎错位的手法。让患者俯卧，两腿稍分开。医者双拇指触诊腰部，摸清偏的棘突。以向右偏为例：医者站在患者的右侧，面对侧方，左臂从右大腿下面伸进，将右腿抱起，过伸膝、髋，以患肢为支点旋转大腿，右手拇指借大腿摇转牵引之力，将偏向右侧的棘突拨正，其后的操作同端坐复位法。详该条。

釜底抽薪fǔdǐchōuxīn　治法。属寒下法。用寒性而有泻下作用的药物通泄大便，以泻去实热的治法。本法如抽去锅底燃烧着的柴草，以降低锅内的温度一样，故名。参见“寒下”“急下存阴”各条。

釜沸脉fǔfèimài　七怪脉之一。脉象浮数之极，有出无入，如锅中水沸，绝无根脚。

釜脐墨fǔqímò　中药材。出《四声本草》。又名锅底灰。为杂草经燃烧后附于锅底部之烟灰。辛、苦，温。入肝、脾经。止血，敛疮解毒。①治吐血，咯血。内服：0.9～1.2g。②治耳疮，研末吹耳内。③治口疮，调搽。

辅骨fǔgǔ　辅助主干的骨骼。❶指腓骨。《医宗金鉴》：“小腿骨……在后者名辅骨，其形细。”❷指桡骨。《医宗金鉴》：“臂骨有正辅两骨，辅骨在上，短细偏外。”❸指夹膝两侧之骨。包括股骨下端的内、外上髁和胫骨上端的内、外侧髁。在内侧者名内辅骨，在外侧者名外辅骨。《素问·骨空论》：“辅骨上横骨下为楗……骸下为辅，辅上为腘。”

辅料fǔliào　指在中药炮制过程中，为了降低药物毒性、缓和药性、增强疗效和矫臭矫味等而加入的辅助物料。这些物料可以是麸、米、土、砂、蛤粉、滑石粉等固体辅料，也可是酒、醋、盐水、姜汁、蜜等液体辅料。

辅行诀脏腑用药法要fǔxíngjuézàngfǔyòngyàofǎyào　综合性医书。敦煌出土卷子。原题陶弘景撰。记五脏辨证，各脏腑大小泻补四方。另有救诸病误治方、救诸劳损病方、救卒死方、二十五味药物变化图说及治天行病经方等。原帙已佚，现仅存两个传抄本。

辅穴fǔxué　又称“配穴”。指在针灸处方中起辅助作用的腧穴。

辅助手法fǔzhùshǒufǎ　针刺手法分类名。与基本手法相对而言。系指针刺操作过程中所应用的一些配合手法，如爪切、循摄、弹动、指刮等。

腑fǔ　古与“府”通。有聚集、府库之意。古人把人体内部一些传化水谷的器官统称六腑，以别于藏精气的五脏。参见“六腑”条。

腑病及脏fǔbìngjízàng　病机。用以说明脏腑病之间的传变，指六腑病变传及相合的五脏的传变趋势。

腑会fǔhuì　八会穴之一。《难经·四十五难》“腑会太仓”所指即中脘穴。中脘为胃之募穴，胃为水谷之海，六腑之大源，故云腑会太仓。凡六腑之病皆可酌情针灸此穴。

腑输精于脏fǔshūjīngyúzàng　脏腑相合的一种理论。五脏主藏精，六腑主饮食的消化、吸收和传送。五脏的藏精有赖于六腑的消化、吸收、输送水谷精微，故称腑输精于脏。《灵枢·五味》：“五藏六府皆禀气于胃。”《素问·五藏别论》：“五味入口，藏于胃，以养五藏气。”

腑俞fǔshù　❶指六腑所属诸阳经的腧穴。《灵枢·刺节真邪》：“刺府输，去府病，何输使然？”❷与脏俞对举，指六腑所属诸阳经的井、荥、输、原、经、合诸穴，每经六穴，六六三十六穴，左右合之，共七十二穴。《素问·气穴论》：“府俞七十二穴。”

腑俞七十二穴fǔshùqīshí'èrxué　经络腧穴。出《素问·气穴论》。指六腑的井、荥、输、原、经、合等穴。每腑各有六穴，六腑共三十六穴，左右合计为七十二穴。

腑证fǔzhèng　伤寒病分类方法之一。出《伤寒论》。三阳经病变影响到所属的腑。如太阳病见有小腹胀、小便不利，是水蓄于膀胱；阳明病有腹痛、大便秘结，是热结于胃与大肠；少阳病常经证、腑证混见，但目眩、口苦、胸满、呕吐、寒热往来是热郁于胆的证候表现。

腐fǔ　五臭之一，腐为水臭，入通于肾，故为肾之臭。《素问·金匮真言论》：“北方黑色，入通于肾……其类水……其臭腐。”临床上，患者或其排泄物发出腐臭，或者患者对腐臭有异常的感觉，常是肾经受病的征象。

腐婢fǔbì　中药材。出《本草经集注》。又名小青、凉粉柴、山膏药、六月冻。为马鞭草科植物豆腐木 *Premna microphylla* Turcz. 的根或茎、叶。分布于华东、中南、西南等地区。苦，寒。清热解毒，消肿。①治疟疾，腹泻，痢疾，阑尾炎，肝火头痛。煎服：15～30g。②治痈肿疮疖，外伤出血，蛇咬伤，烫伤。捣敷或研末调敷。本品含臭梧桐碱，有降压镇静作用。又含正廿七烷、正廿四烷酸等。体外试验，水煎剂对金黄色葡萄球菌有抑制作用。给小鼠灌胃有一定抑制眼镜蛇毒作用。

腐肠fǔcháng 中药材。出《神农本草经》。为黄芩之别名。详该条。

腐虫fǔchóng 病证名。见《外科证治全书》卷四："口鼻出腥臭水，状如铁色，虾鱼走跃，捉之即化为水，此肉坏也。"

腐疔fǔdīng 病名。出《证治准绳·疡医》卷二。即豆腐疔。见该条。

腐根fǔgēn 肾疳五证之一。出《小儿药证直诀》。详"牙疳"条。

腐尽生肌散fǔjìnshēngjīsǎn 《医宗金鉴·外科心法要诀》卷六十二方。儿茶、乳香、没药、血竭、三七各三钱，冰片一钱，麝香二分。为细末，撒敷患处。或用猪脂油半斤，加黄蜡一两，溶化倾碗内，稍温加药粉调成膏，贴患处。治痈疽疮毒，破烂不敛者。若有水加煅龙骨一钱；欲速收口加珍珠一两，蟹黄二钱；杖伤，倍三七。

腐皮遮睛fǔpízhējīng 病证名。清代严景芬《目科捷经》卷二："目睛上覆盖一层如豆腐皮，然不疼不痒，其皮干硬无津，极厚……点药不化，服药无力。"类今之结膜实质性干燥症。

腐蚀疗法fǔshíliáofǎ 特殊疗法。指选用具有腐蚀作用的药物，敷涂患处，以蚀去恶肉，促使新肉长出，从而治疗体表疮疡、癌瘤、流痰等病证的方法。

腐苔fǔtāi 舌象。如豆腐渣堆铺舌面，颗粒大，松而厚，容易刮脱，表示内聚浊邪，由于胃中阳气有余，蒸发胃中浊腐之气上升而成，多属热证。

付阳fùyáng 见"跗阳"条。

负局先生fùjúxiān·sheng 三国时吴国医生。平生从事磨镜职业，深入民间，遇有病人，则予丸药治疗，多有疗效。因姓名不传，多称他负局先生。

妇科得生丹fùkēdéshēngdān 即得生丹。见该条。

妇科金丹fùkējīndān 女科著作。见《全国中药成药处方集》(天津方)。延胡索（醋制）、生黄芪、人参、阿胶、白薇、白芍药、甘草、茯苓、制没药、当归、黄柏、鹿角各2kg，制松香、杜仲（盐水炒炭）、鸡冠花各1kg，益母草膏5kg，制乳香、补骨脂（盐水炒）、锁阳、菟丝子各500g，小茴香（盐水炒）、血余炭、艾炭各250g（以上用黄酒50kg，装入罐，将罐口封固，隔水蒸煮，至酒尽为度)，生山药、川芎、牡丹皮、熟地黄、白术（麸炒）、藁本、煅赤石脂、白芷、黄芩、砂仁各2kg，红花、木香、续断、青蒿、肉桂、苏叶各500g，陈皮3kg，益母草7.5kg（以上轧成粗末）。为细末，炼蜜为丸，每丸重9g，每服一丸，白开水送下。功能调经活血。治体虚血少，月经不调，经行无定期，腰酸背痛，肚腹疼痛，饮食不化，呕逆恶心，自汗盗汗。

妇科良方fùkēliángfāng 女科著作。见"医方全书"条。

妇科秘传fùkēmìchuán 女科著作。见"竹林寺女科秘书"条。

妇科秘方fùkēmìfāng 女科著作。见"竹林寺女科秘书"条。

妇科千金胶囊fùkēqiānjīnjiāonáng 中成药。见《中华人民共和国药典（一部)》(2020)。千斤拔、穿心莲、单面针、鸡血藤、金樱根、功劳木、当归、党参。以上八味药，按胶囊剂工艺制成，每粒装0.4g。口服。一次2粒，一日3次，14天为一疗程，温开水送服。清热除湿，益气化瘀。用于湿热瘀阻所致的带下病、腹痛，症见带下量多、色黄质稠、臭秽，小腹疼痛，腰骶酸痛，神疲乏力，慢性盆腔炎、子宫内膜炎、慢性宫颈炎见上述证候者。

妇科胎产百病fùkētāichǎnbǎibìng 女科著作。1卷。清代王之翰（崧甫）撰。撰年不详。此书选列各种妇科病证99条，详论其病因、证治和理法方药。末附妇科经效验方10余首。现有1912年石印本及复印本。

妇科胎产经验良方fùkētāichǎnjīngyànliángfāng 女科著作。见"胎产辑萃"条。

妇科五淋丸fùkēwǔlìnwán 《中药制剂手册》方。当归、川芎、地黄各240g，白芍药、木通各150g，茯苓皮、栀子（姜水炒）各120g，石韦、甘草、琥珀各60g，海金砂300g，黄连30g。为细末，水泛为小丸，每服6g，温开水送下，日二次。功能清热利水，分清止淋。治膀胱湿热而致的小便赤涩，淋漓浑浊，肿胀疼痛。本方由《太平惠民和剂局方》五淋散加味而来。

妇科心法要诀fùkēxīnfǎyàojué 书名。6卷（即《医宗金鉴》卷四十四至四十九）。清代吴谦等编。刊于1742年。卷四十四为调经及经闭诸证；卷四十五为崩漏、带下、癥瘕、积、痞、痃、癖、疝等病及嗣育；卷四十六为胎前诸症；卷四十七、四十八为生育及产后；卷四十九为乳症、前阴及妇科杂症。正文编成七言歌诀，附加注释，内容比较简要，为妇科入门之书。

妇科玉尺fùkēyùchǐ 女科著作。《沈氏尊生书》中的一种。6卷。清代沈金鳌撰于1774年。作者以玉尺所刻分寸"坚久不磨"，可以作为标准，故题名"玉尺"。卷一为求嗣、月经；卷二为胎前；卷三为临产、小产；卷四为产后；卷五为崩漏、带下；卷六为妇人杂病。每类篇首均总论病机、治法，其次引录历代各家学说，又列附方及前人效方。书中提出妇女病多先为气病，后及血病的见解。内容选论亦较精要。

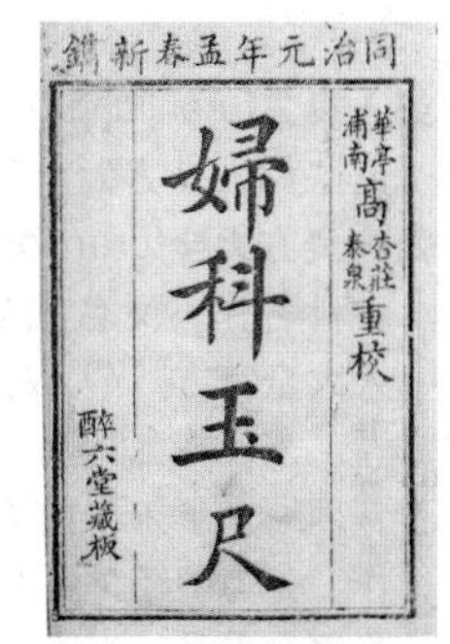

妇科玉尺

妇科约编fùkēyuēbiān 女科著作。见"中国医学约编十种"条。

妇女白淫fùnǚbáiyín 病名。出《妇人良方大全》卷一。指妇女阴道内时时流出白色黏液，形如胶样的秽物。多因房劳伤肾，心肾不交。肾主水，开窍在阴，胞冷肾损故下流淫浊，而小便通利无碍。治宜补肾固涩。方用金锁正元丹、固精丸、锁金丸（补骨脂、青盐、茯苓、五味子）等。

妇女白浊fùnǚbáizhuó 病名。见《妇人良方大全》卷一。妇女阴道中流出的一种秽浊如脓的黏液。多因膀胱积湿化热所致。初起觉排尿时尿道涩痛，小便不利，或如米泔样。治宜清热渗湿。方用清心莲子饮加萆薢，或用威喜丸。

妇女失志经闭fùnǚshīzhìjīngbì 病证名。指由于所愿不遂而致之经闭。《叶氏女科证治》："妇女情欲不遂，沉思积郁，心脾气结，致伤冲任之源，而肾气日消，轻则或早或迟，重则渐成枯闭。宜服秘元煎（远志、山药、芡实、炒枣仁、白术、茯苓、炙甘草、人参、五味子、金樱子)。"

妇女石淋fùnǚshílìn 病名。多因经水未绝，肝经血虚，肝气郁久化火，凝滞浊液，渐结成粒。《诸病源候论》卷四十："淋而出石，谓之石淋。肾主水，水结则化为石，故肾客沙石。肾为热所乘则成淋，肾虚则不能制石，故淋而出石，细者如麻如豆，大者亦有结如皂荚核状者，发则燥痛闷绝，石出乃歇。”治宜开郁火，补阴血兼以导气。方用牛膝膏加郁金、山栀、生地黄、琥珀之类，切不可用利水诸剂。参见“石淋”条。

妇人产育宝庆集fùrénchǎnyùbǎoqìngjí 女科著作。见“产育保庆集”条。

妇人大全良方fùréndàquánliángfāng 女科著作。见“妇人良方大全”条。

妇人规fùrénguī 女科著作。2卷（即《景岳全书》卷三十八、三十九）。明代张介宾撰。内容共分总论、经脉、胎孕、产育、产后、带浊梦遗、乳病、子嗣、癥瘕及前阴10类，论述妇科诊治法则。另有《妇人规古方》1卷（即《景岳全书》卷六十一），与本书互参。

妇人规古方fùrénguīgǔfāng 女科著作。见“妇人规”条。

妇人鸡爪风fùrénjīzhǎofēng 病证名。《古今医鉴》卷十二：“妇人鸡爪风，因月家得此，不时举发，手足挛束如鸡爪状，疼痛难伸。于左右膝眼两旁各有一小窝共四穴，俗谓之鬼眼，各灸三壮即愈。”多因产后血亏，筋失所养，复感风寒所致。无汗者，治宜养血祛风，调和营卫，四物汤加柴胡、木瓜、桂枝、钩藤；有汗者，养血益气，调和营卫，方用八珍汤加桂枝、黄芪、阿胶。

妇人科fùrénkē 医学分科之一，专门治疗妇女疾病的学科。明太医院设有十三科，妇人科为其中之一，相当于现在的妇产科。参见“十三科”条。

妇人良方fùrénliángfāng 女科著作。见“妇人良方大全”条。

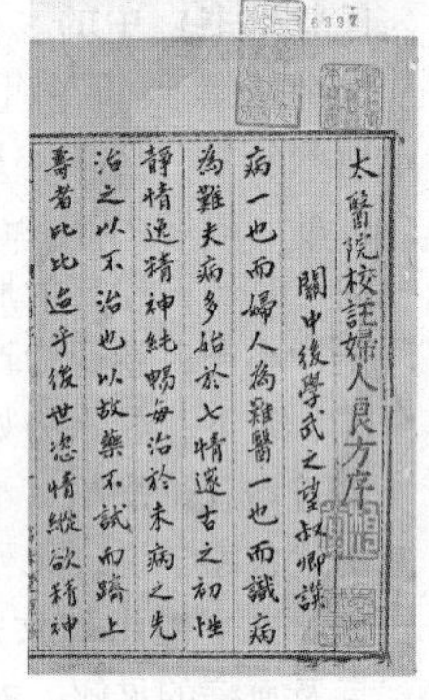
太醫院校註婦人良方序
關中後學武之望叔卿譔
病一也而婦人為難醫一也而識病
為難夫病多始於七情遂古之初性
靜情逸精神純暢每治於未病之先
治之以不治也以故藥不試而躋上
壽者比比迨乎後世恣情縱欲精神

妇人良方

妇人良方大全fùrénliángfāngdàquán 女科著作。又名《妇人良方》《妇人大全良方》《妇人良方集要》。24卷。宋代陈自明撰于1237年。本书整理编辑了宋以前有关妇产科的著作，分为调经、众疾、求嗣、胎教、妊娠、坐月、产难及产后8门（薛己本多候胎门）。每门又分若干病证，共200余论，分述各病的病因、证候及治法，内容比较实用。此书后经明代薛己校注，名《校注妇人良方》，除增删了部分内容外，还逐篇附加按语及治验，1949年后有排印本。

妇人良方集要fùrénliángfāngjíyào 女科著作。见“妇人良方大全”条。

妇人淋带fùrénlìndài 病证名。见《景岳全书·妇人规》。指妇人患淋证同时夹有带下。多因房劳过度，心火妄动，脾肾俱虚，湿热下注所致。症见排尿刺痛不利，尿色多黄，淋沥不宣，小腹或胀，腰痛，并见带下量多，连绵不断等。治宜清热利湿为主，方用八正散之类。

妇人三十六疾fùrénsānshíliùjí 病证名。出《备急千金要方》卷四。即带下三十六疾。详该条。

妇人水分fùrénshuǐfēn 病证名。出《圣济总录》卷一百五十三。亦名水分。指先有肢体浮肿而后病经闭者。因脾虚不能制水，水饮内停，膀胱行水化气功能减弱，以致水气分散经血，水泛流溢于皮肤，先见肢体浮肿而后出现经闭，治宜健脾清水为主，水去则肿自消，月经亦自通。方用茯苓导水汤。《圣济总录》：“水分者，以水气上下溢于皮肤，分散四末，发为胕肿。盖肾者胃之关，关闭不利，故聚水而从其类也。此病与血分治有先后耳。”

妇人下赤白沃fùrénxiàchìbáiwò 病证名。见《医学纲目》卷三十四。即赤白带下。《诸病源候论》卷三十九：“带下之病，曰沃与血相兼带而下也。”《针灸甲乙经》：“妇人下赤白沃后，阴中干痛，恶合阴阳，少腹坚，小便闭，曲骨主之。”治疗参见“赤白带下”条。

妇人血分fùrénxuèfēn 病证名。见《圣济总录》卷一百五十三。指先有经闭而后发生肢体肿胀者。病因寒湿伤于冲任，血壅经隧，气机不行，以致经脉不行，经血分而为水，流入四肢。症见先经闭而后出现水肿，治宜调经为主，其肿自消。方用调经散（当归、肉桂、没药、琥珀、赤芍、细辛、麝香），加红花、丹皮、牛膝。《圣济总录》：“论曰血分者，经水流通之际，寒湿伤其冲任为之中止，气壅不行，播在皮肤，邪气相搏，经血分而为水，发为胕肿，故曰血分。”

妇人血膈fùrénxuègé 病证名。见《妇人良方大全》卷七。简称血膈。指血气阻膈中焦而致之经闭。多因长期忧思郁怒，肝伤气郁血滞，瘀血内结，胃脘阻膈，胃失和降所致。症见胸膈疼痛如锥刺，食入而复吐出，甚则水饮难下。上则呕吐如赤豆汁或紫血；下则经闭，大便干黑，坚如羊粪等。治疗初起宜疏肝解郁。方用启膈散（沙参、丹参、茯苓、贝母、郁金、砂仁、荷蒂、米糠）。日久血结，宜活血祛瘀。方用通幽汤去升麻（生地、熟地、桃仁、红花、当归、甘草，另加郁金），并用五汁安中饮（韭菜汁、牛乳、生姜汁、梨汁、藕汁）以润之。

妇人阴疮fùrényīnchuāng 病名。见《外科真诠·妇人阴疮门》。即阴蚀。详该条。

妇人婴儿方fùrényīng'érfāng 书名。见《汉书·艺文志》。19卷，已佚。

妇人脏躁fùrénzàngzào 病名。《金匮要略·妇人杂病脉证并治》：“妇人脏躁，喜悲伤欲哭，象如神灵所作，数欠伸，甘麦大枣汤主之。”多由情志不舒或思虑过度，肝郁化火，伤阴耗液，故名脏躁。本病虽多见于女性，但男子亦可罹患。治用甘麦大枣汤，补益心脾，安神宁心。

妇婴至宝fùyīngzhìbǎo 丛书。清代徐忕辑。刊于1750年。包括《达生篇》《种痘法》《福幼篇》3种。

附饼灸fùbǐngjiǔ 隔物灸之一。出《备急千金要方》。用生附子3份，肉桂2份，丁香1份，切细碾末。以黄酒或蜂蜜调和，制成6mm厚的药饼，细针穿刺数孔，上置艾炷施灸。亦称附子灸。由于附子辛温大热，有温阳扶羸的作用，适用于阳痿，早泄，命门火衰，疮疡久溃不敛等症。

附地菜fùdìcài 中药材。❶出《植物名实图考》。又名伏地菜、鸡肠草。为紫草科植物附地菜 *Trigonotis peduncularis* (Trev.) Benth. 的全草。全国大部分地区均有分布。微辛、苦，平。止遗溺，解毒，消肿。①治遗尿，赤白痢。煎服：6～15g。②捣敷发背，肿毒，漆疮，跌打损伤。❷出《植物名实图考》。为狗屎花之别名。详该条。

附分fùfēn 经穴名。代号BL41。出《针灸甲乙经》。属足太阳膀胱经。手、足太阳之会。位于背部，第2胸椎棘突下旁开3寸处；一说“除脊各三寸取穴”（《针灸资生经》）。布有第1、2胸神经后支的外侧皮支，深层为肩胛背神经，并有颈横动脉降支及肋间动、静脉后支的外侧支通过。主治肩背拘紧，颈项强痛，肘臂麻木等。斜刺0.3～0.5寸。艾炷灸3～7壮，或艾条灸5～15分钟。

附骨疽fùgǔjū 病名。出《肘后方》卷五。又名多骨疽、朽骨疽。《外科精义》卷上：“夫附骨疽者，以其毒气深沉，附着于骨也。”本病可发于全身骨骼。初起多见寒热往来，病处多漫肿无头，皮色不变，继则筋骨疼痛如锥刺，甚至肢体伸屈旋转困难。久则郁而化热，肉腐成脓，溃后稀脓淋漓不尽，色白腥秽，不易收口，形成窦道或有死骨脱出。相当于骨髓炎、骨结核。宜辨证施治，如见寒热往来，宜清热化湿、行瘀通络，服仙方活命饮加减合醒消丸；如脓成，宜清热化湿，和营托毒，服黄连解毒汤加炙山甲、皂刺等；若气血双虚者，应补血益气，宜服八珍汤，并酌服虎挣散；脓成，宜切开排脓，药线引流，有朽骨难出者，可用饵子钳出朽骨；成窦道者，宜扩创，或用药捻，脓水将尽则用生肌散收口。

附骨痰fùgǔtán　病证名。流痰病的一种。见《疡科心得集》卷中。多为先天不足，三阴亏损，或有所伤，致使气血凝滞所致。多发于小儿，常见于大腿内侧或外侧处。初起全身寒热间作，食少，困倦，无力，面黄，形体消瘦，腰痛腿酸，朝轻暮重，甚则午后潮热，进而患处漫肿，皮色不变，久而破溃，脓呈清稀或夹有败絮样物，淋漓不断，疮口难敛。相当于腰椎结核或大转子滑囊结核，形成脓液，流注于大腿内侧或外侧的冷脓肿。治宜参见“流痰”条。

附骨痈fùgǔyōng　病名。出《诸病源候论》卷三十二：“附骨痈，亦由体盛热而当风取凉，风冷入于肌肉，与热气相搏，伏结近骨成痈。其状无头，但肿痛而阔，其皮薄泽，谓之附骨痈也。”由邪气深入，结于骨而发。初起病势急骤，全身不适，倦怠，继而寒战，高热，汗出而热不减，食少，苔黄腻、质红，脉滑数，甚则恶心呕吐，患处疼痛如锥，色红，肿胀，热，拒按，活动受限等。类似急性化脓性骨髓炎。治法：初期脓未成者，以消为主，宜清热解毒、活血通络，方选仙方活命饮合黄连解毒汤，或五味消毒饮等，局部外贴金黄散或双柏散；若脓已成而未溃，应以托为主，宜托里透脓，方选托里消毒饮加减，局部切开排脓，或采用其他方法施治。

附广肘后方fùguǎngzhǒuhòufāng　方书。参见“肘后备急方”条。

附桂骨痛胶囊fùguìgǔtòngjiāonáng　中成药。见《中华人民共和国药典（一部）》（2020）。附子（制）222g，制川乌111g，肉桂56g，党参167g，当归167g，炒白芍167g，淫羊藿167g，醋乳香111g。以上八味，按胶囊剂工艺制成，每粒装0.33g。口服。一次6粒（或4～6粒），一日3次，饭后服。3个月为一疗程。如需继续治疗，必须停药一个月后遵医嘱服用。温阳散寒，益气活血，消肿止痛。用于阳虚寒湿所致的颈椎及膝关节增生性关节炎。症见骨关节疼痛、屈伸不利、麻木肿胀、遇热则减、畏寒肢冷。

附虎四斤丸fùhǔsìjīnwán　《医学入门》卷六方。牛膝（用酒五升浸透、晒干）、木瓜、天麻、肉苁蓉各一斤，乳香、没药各五钱，附子、虎胫骨各二两。为末，用前浸药酒打糊为丸，梧桐子大，每服五十丸，空腹木瓜煎汤或盐汤送下。功能祛风除湿，强壮筋骨。治肾虚寒，腰脚拘挛掣痛，履地艰辛，脚心隐痛，风寒湿痹，脚气痿弱等症。

附姜白通汤fùjiāngbáitōngtāng　《医门法律·中寒门》方。附子（炮，去皮脐）、炮姜各五钱，葱白（取汁）五茎，猪胆半枚。水煎前二味，取汁，兑入葱白汁、猪胆汁，和匀温服。功能通阳散寒。治暴卒中寒，厥逆呕吐，泻利色青气冷，肌肤凛栗无汗，阴盛无阳之证。

附牙痈fùyáyōng　病名。见《证治准绳·疡医》卷三。即牙痈之别名。详“牙痈”条。

附阳fùyáng　见“跗阳”条。

附子fùzǐ　中药材。出《神农本草经》。为毛茛科植物乌头 *Aconitum carmichaelii* Debx.（栽培品）的子根的加工品。主产于四川、陕西。辛、甘，大热，有毒。归心、脾、肾经。回阳救逆，补火助阳，散寒止痛。用于亡阳虚脱，肢冷脉微，心阳不足，胸痹心痛，虚寒吐泻，脘腹冷痛，肾阳虚衰，阳痿宫冷，阴寒水肿，阳虚外感，寒湿痹痛，煎服制附子3～15g，宜久煎。不宜与贝母、白蔹、半夏、瓜蒌、白及同用。本品中毒反应与草乌同，参见“草乌”条。孕妇忌服。服药时不宜饮酒，不宜以白酒为引。附子或草乌头之形长而细者名天雄。功专壮阳强肾，余同附子。附子含中乌头碱、次乌头碱、消旋去甲基乌药碱、棍掌碱等生物碱，以及附子脂酸、附子磷脂酸钙、β－谷甾醇及其脂肪酸酯等。炮制后生物碱含量大为减少。熟附片煎剂有兴奋心脏作用，曾报道有效成分为消旋去甲乌药碱及棍掌碱，二者皆有异丙肾上腺素样作用，但是否为附子强心成分，意见不一。对实验性关节炎有抗炎作用。生附子冷浸液可致心律不齐和心跳停止，煮沸后毒性作用大为降低。附子磷脂酸钙及β－谷甾醇等脂类成分具有促进饱和脂肪酸和胆固醇的新陈代谢作用，减少它们在动脉壁的沉着和血液中的含量。曾用于兔的实验性动脉粥样硬化，获初步治疗效果。所含生物碱的药理，见“川乌头”条。

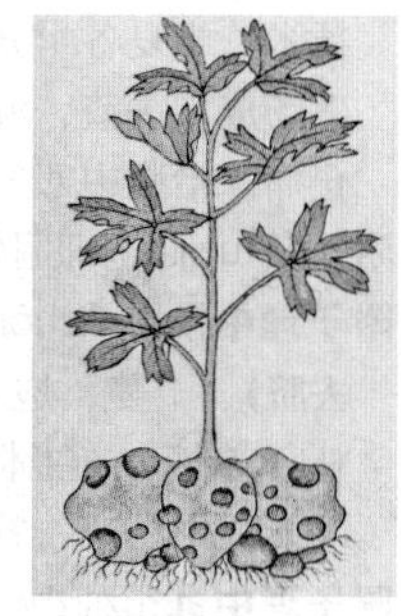
附子

附子八味丸fùzǐbāwèiwán　《证治要诀类方》卷四方。即肾气丸。见该条。

附子八物汤fùzǐbāwùtāng　《外科正宗》卷七方。制附子、人参、白术（土炒）、茯苓、当归、熟地黄、川芎、白芍药各一钱，木香、肉桂、炙甘草各五分。加生姜三片、大枣一枚，水煎，食远服。治劳伤外寒侵袭而致的流注。

附子败毒汤fùzǐbàidútāng　《医宗金鉴·外科心法要诀》卷六十四方。羌活、制附子、陈皮、前胡、防风各一钱，炒僵蚕三钱，连翘、茯苓、黄芪、蔓荆子各一钱五分，金银花二钱，甘草节五分。加生姜一片，水煎，食远服。治湿毒瘰疬肿疼。

附子饼fùzǐbǐng　灸用药饼。《外科理例·论附子饼》：“附子为末，唾津和为饼，如三钱厚，安疮上，以艾炷灸之。”

附子大独活汤fùzǐdàdúhuótāng　《类编朱氏集验方》卷一方。白姜、人参、肉桂、葛根、当归各九两，独活十六两，附子九枚，防风、甘草各十二两。为粗末，每服三钱，水煎，去渣服。治体虚中风，半身不遂，左瘫右痪，口眼㖞斜，手足觯曳，经脉挛缩，足膝软弱，四肢酷冷，肌肉麻痹，骨间冷疼，行步艰难及风湿相搏，关节酸疼，自汗恶风，项拘急，面目浮肿，兼疗八风五痹，久患头风，每遇阴雨发则头疼项强，筋紧头晕，憎寒呕吐，不食，发渴不已，一切风气虚损不足。

附子独活汤fùzǐdúhuótāng　《圣济总录》卷二十方。炮附子、独活、天麻、肉桂、当归各一两，防风、川芎、丹参、萆薢、菖蒲、黄芪、细辛、山茱萸、白术、菊花、牛膝（酒浸，焙）、枳壳（麸炒）、炙甘草各半两。为粗末，每服三钱匕，加生姜三片，水煎，不拘时服。功能益肾健脾，祛风寒湿。治肾脏中风寒湿而成骨痹，腰脊疼痛，不得俯仰，脚冷缓弱不遂，头昏耳聋，语言浑浊，四肢沉重。

附子粳米汤fùzǐjīngmǐtāng 《金匮要略》方。炮附子一枚，粳米、半夏各半升，甘草一两，大枣十枚。以水八升煮米熟汤成，去渣，温服一升，日三次。功能温经散寒，降逆止痛。治腹中寒气，雷鸣切痛，胸胁逆满，呕吐。

附子灸fùzǐjiǔ 即附饼灸。见该条。

附子理中汤fùzǐlǐzhōngtāng 《万病回春》卷二方。附子（炮，去脐）、干姜、炮吴茱萸、官桂、人参、当归、陈皮、厚朴（姜炒）、白术、炙甘草。加生姜、大枣，水煎热服。功能温中祛寒，补气健脾。治中寒厥倒。

附子理中丸fùzǐlǐzhōngwán 《太平惠民和剂局方》卷五方。附子（炮，去皮脐）、人参、白术、炮姜、炙甘草各三两。为细末，炼蜜为丸，每两作十丸，每服一丸，以水一盏化破，煎至七分，空腹、食前服。功能温阳祛寒。治脾胃虚寒而致的呕吐泻利，脘腹绞痛，心下逆满，手足厥寒，腹中雷鸣，饮食不进及霍乱转筋等症。

附子六合汤fùzǐliùhétāng 《医垒元戎》方。川芎、当归、芍药、熟地黄各一两，桂枝、附子各五分。水煎服。功能温阳补血。治妊娠伤寒，四肢拘急，身凉微汗，腹中痛，脉沉而迟。

附子六物汤fùzǐliùwùtāng 《外科发挥》卷三方。附子、甘草各一钱，防己、白术（土炒）、茯苓各八分，桂枝五分。加生姜三片，水煎，食远服。功能温阳祛湿。治风寒湿邪流注四肢，关节烦痛，四肢拘急，恶寒无汗，小便不利，也治附骨疽。

附子麻黄汤fùzǐmáhuángtāng 《三因极一病证方论》卷二方。麻黄、炒白术、人参、甘草、炮附子、干姜各等分。水煎服。功能散寒温中。治寒中，身体强直，口噤不语，四肢颤掉，猝然眩晕，身无汗者。

附子摩头散fùzǐmótóusǎn 《三因极一病证方论》卷二方。即头风摩散。见该条。

附子散fùzǐsǎn ❶《备急千金要方》卷八方。附子、桂心各五两，细辛、防风、人参、干姜各六两。为末，每服方寸匕，酒送下，日三次。治中风手臂不仁，口面㖞僻。❷《太平圣惠方》卷十方。附子（炮裂，去皮脐）、人参、茯苓、前胡、白术、麻黄、桂心、半夏（汤洗七遍，去滑）、独活、当归（微炒）各一两，石膏二两，炮姜半两。为粗末，每服五钱，加生姜半分，水煎，去渣，不计时候，温温频服。治伤寒阴痉，颈项强直，四肢拘急，疼痛，足冷口噤。❸《太平圣惠方》卷五十五方。附子（炮裂，去皮脐）、炮姜各一分，干地黄二两。为粗末，分三次，水煎，去渣服。治肾黄，症见面色青黄，腰背疼痛，耳中作响，脚膝无力，多睡呕逆，不能食。❹《证治准绳·幼科》集七引丁时发方。附子（炮，去皮尖）一枚，龙骨、赤石脂各半两，密陀僧、铅丹、炒铅粉、乌贼骨（烧灰）、赤芍药各一分。为末，每服半钱，米饮调下，日三次。治小儿疳痢，多有白脓，腹内痛。❺《证治准绳·女科》卷二方。①附子（炮，去皮脐）、细辛各七钱半，炒当归、川芎、前胡、枳壳（麸炒）、黄芩、白鲜皮、茯神、羌活、杏仁（麸炒）、汉防己、炙甘草、麻黄、桂心各一两。为粗末，每服五钱，加生姜五片，水煎去渣服。治妇人中风，筋脉拘急，四肢疼痛，言语謇涩，心胸不利。②附子（炮，去皮脐）、桂心、没药、威灵仙、炒干漆、牛膝（酒浸）各一两。为细末，每服二钱，食前温酒调下，日二次。治妇人腰脚疼痛，日久不愈。❻《证治准绳·女科》卷五方。炮附子、白术、当归、吴茱萸、桂心、人参、丁香、橘红、甘草各半两。为细末，每服二钱，粥饮调下。治产后霍乱，手足逆冷。❼《张氏医通》卷十六方。附子、白术各一两，桂心、川芎、独活各半两。为粗末，每服三至四钱，加姜、枣，水煎服。治阴痉。❽《傅青主女科·产后编》卷下方。丁香、炮姜、陈皮、甘草各四分，当归二钱，白术一钱（一方有附子五分）。为末，每服二钱，粥饮送下。治产后吐泻霍乱，手足逆冷。

附子汤fùzǐtāng ❶《伤寒论》方。炮附子二枚，茯苓、芍药各三两，人参二两，白术四两。水煎去渣，分三次服，日三服。功能温经助阳，祛寒化湿。治少阴病，身体骨节疼痛，手足寒，口中和，背恶寒，脉沉者。方中附子扶阳温经镇痛；茯苓、白术健脾逐湿；人参扶正益元气；芍药和血通痹，配附子解络脉之寒滞，外治身痛，内疗腹痛。❷《备急千金要方》卷七方。附子三枚，芍药、桂心、甘草、茯苓、人参各三两，白术四两。为粗末，水煎，分三次服。治湿痹缓风，体痛如折，肉如锥刺刀割。

附子丸fùzǐwán ❶《圣济总录》卷七十四方。附子（炮裂，去皮脐）、乌梅肉（炒干）各一两，炮姜一两半，黄连（去须，炒）二两。为末，炼蜜和丸，梧桐子大，每服十五丸，空腹米饮送下，早晚各一服。功能温脾涩肠，燥湿止泻。治洞泄寒中，注下水谷，或下痢赤白，食入即出，食物不消。❷《圣济总录》卷一百一十四方。炮附子、菖蒲（米泔水浸）、枯矾、蓖麻仁、松脂各一两，干胭脂半两，杏仁（去皮尖，炒）二两。为细末，研匀，熔黄蜡和捻如枣核大，用时以针穿一孔令透，塞耳中，每日换药一次。治耳聋出脓疼痛及耵聍塞耳。❸《宣明论方》卷一方。炮附子、炮川乌、官桂、川椒、菖蒲、炙甘草各四两，骨碎补（姜汁炒）、煨天麻、白术各二两。为细末，炼蜜为丸，梧桐子大，每服二十至五十丸，晨食前、睡前各一次，温酒送下。治湿痹，一身如从水中出。

附子温中汤fùzǐwēnzhōngtāng 《卫生宝鉴》卷二十三方。炮姜、附子（炮，去皮脐）各七钱，人参、炙甘草、白芍药、茯苓、白术各五钱，草豆蔻（面裹煨，去皮）、厚朴（姜制）、陈皮各三钱。为粗末，每服五钱至一两，加生姜五片，水煎去渣，食前服。治中寒腹痛自利，水谷不化，或不欲饮食，懒言困倦嗜卧。

附子温中丸fùzǐwēnzhōngwán 《医学发明》卷九方。附子、干姜、白术各一两，肉桂、炙甘草各半两，高良姜七钱。为细末，炼蜜为丸，一两作十丸，每服一丸，细嚼，生姜、橘皮煎汤或米饮送下，食前服。功能温中健脾，行气化湿，温脾胃，养正气。治呕吐，噎膈，留饮，肠鸣，湿冷泄注。

附子泻心汤fùzǐxièxīntāng 《伤寒论》方。大黄二两，黄连、黄芩、附子（炮，去皮，另煮取汁）各一两。前三味以开水二升渍泡去滓，入附子汁，分二次服。功能泄热消痞，扶阳固表。治心下痞，而后恶寒汗出者。

附子猪肚丸fùzǐzhūdǔwán 《三因极一病证方论》卷十方。炮附子、槟榔各一两，鳖甲（醋煮）七钱半，当归、知母、木香、川楝子、秦艽、大黄（酒蒸）、龙胆、白芍药、补骨脂、枳壳（麸炒）各半两。为末，分作三份，将二份入猪肚内缝定，用蜜酒三升，童便五升同熬干烂，研细，入一份末同捣为丸，梧桐子大，每服五十丸，温酒或米汤送下。治脾瘅，饮食倍常，不为肌肤，日益消瘦，大便反坚，小便无度。

赴筵散fùyánsǎn ❶《太平惠民和剂局方》卷七方。高良姜、草乌（去皮）、细辛（去叶）、荆芥（去梗）各二两。为末，每次少许，擦患处，有涎吐出，隔时温盐汤嗽，若牙宣，加腐炭末一半揩牙。治风牙、虫牙，攻疰牙疼痛及牙断宣露，动摇欲脱，或腮颌浮肿，龈烂出血。❷《宣明论方》卷二方。密陀僧、黄柏、青黛各等分。共研细末，干掺或吹于口内。治口疮不已。❸《证治准绳·幼科》集六方。薄荷、黄柏各等分，青黛少许。为末，吹口内。治口疮。❹《万病回春》卷五方。黄芩、黄连、黄柏、栀子、干姜、细辛各等分。为细末，掺口内。治口疮多脓。❺《杂病源流犀烛·内伤外感门》卷二十三方。铜绿、白矾各一钱。为末，掺舌上，温醋漱口。治口疮臭烂。

复杯fùbēi 病证名。清代黄庭镜《目经大成》卷二："此证目先赤痛多泪，后睑渐肿硬，如复一酒杯于眶上者。"即肿胀如杯。详该条。

复春丹fùchūndān 《瑞竹堂经验方》卷二方。杜仲（酥炒断丝）、补骨脂（酒浸，用芝麻炒黄）、萆薢（酥炙黄）、巴戟天（去心）各一两，沉香五钱。为细末，醋糊为丸，梧桐子大，每次五十至七十丸，先嚼胡桃肉一枚，同药用温酒送下。功能温肾祛湿。治腰腿疼痛。

复方fùfāng 七方之一。以两方或数方结合使用的方剂。此外，本方之外另加其他药味，或方中各药。用量相等的亦称复方。

复方大柴胡汤fùfāngdàcháihútāng 《中西医结合治疗急腹症》方。柴胡、黄芩、川楝子、延胡索、白芍药、生大黄（后下）各 9g，枳壳、木香、生甘草各 6g，蒲公英 15g。水煎服，每日一二剂，早晚分服。功能清热解毒，通里攻下。治溃疡病急性穿孔第 2 期。用于清除腹腔感染，恢复胃肠道功能。若腹腔感染重者，加金银花、连翘；便秘，加芒硝；瘀血重者，加桃仁、红花、生蒲黄、川芎等。

复方大承气汤fùfāngdàchéngqìtāng 《中西医结合治疗急腹症》方。厚朴、炒莱菔子各 15~30g，枳壳、赤芍药、大黄（后下）各 15g，桃仁 9g，芒硝（冲服）9~15g。水煎服。功能通里攻下，行气活血。治肠梗阻，属于阳明腑实，而气胀较明显者。

复方丹参胶囊fùfāngdānshēnjiāonáng 中成药。见《中华人民共和国药典（一部）》（2020）。丹参 450g，三七 141g，冰片 8g。以上三味，按胶囊剂工艺制成，每粒 0.3g。口服。一次 3 粒，一日 3 次。活血化瘀，理气止痛。用于气滞血瘀所致的胸痹，症见胸闷、心前区刺痛；冠心病心绞痛见上述证候者。

复方丹参片fùfāngdānshēnpiàn 研制方。见《中华人民共和国药典（一部）》（2020）。丹参 450g，三七 141g，冰片 8g。糖衣片，每服 3 片，一日 3 次。功能活血化瘀，理气止痛。治胸痹心痛，冠心病属气滞血瘀者。实验研究表明，本方具有抗心肌缺血、扩张冠脉、抗心律失常、增加红细胞膜流动性和延长实验动物耐缺氧时间等作用。

复方益肝灵胶囊fùfāngyìgānlíngjiāonáng 中成药。见《中华人民共和国药典（一部）》（2020）。水飞蓟素 30g，五味子 700g。按胶囊剂工艺制成，每粒 0.2g。口服。一次 4 粒，一日 3 次，饭后服用。清热利湿，疏肝理脾，化瘀散结。用于湿热毒蕴所致的胁肋胀痛，黄疸，口干口苦，苔黄脉弦，急、慢性肝炎见上述证候者。

复骨fùgǔ 指第 6 颈椎以上的椎骨。《素问·骨空论》："一在项后中复骨下。"张景岳注："即大椎上骨节空也。复，当作伏。盖项骨三节不甚显，故云伏骨下也。"

复合手法fùhéshǒufǎ 将几种推拿基本手法综合在一起，在特定的穴位或部位上同时进行复合性的操作，如总收法、宽喉法等。

复合穴fùhéxué 凡两个或两个以上的穴位联合应用于某种疾病，而另立新名者，称复合穴。如四关、四花等。

复溜fùliū 经穴名。代号 KI7。出《灵枢·本输》。别名昌阳、伏白、外命。属足少阴肾经。经（金）穴。位于内踝尖与跟腱水平连线中点直上 2 寸，当跟腱前缘处。《医学入门》等定本穴于交信之后，《针灸聚英》等定本穴于交信之前，说法不一。今从前说。布有腓肠内侧皮神经和小腿内侧皮神经。深层为胫神经。深层前方有胫后动、静脉通过。主治腹胀，水肿，肠鸣，泄泻，盗汗，自汗，脚气，腿肿，足痿。直刺 0.5~1 寸。艾炷灸 3~5 壮，或艾条灸 5~10 分钟。

复脉汤fùmàitāng 《伤寒论》方。即炙甘草汤。见该条。

复明散fùmíngsǎn ❶《小儿卫生总微论》卷十八方。苍术（米泔浸）二两，谷精草一两，地肤子、决明子、黄芩各半两。为细末，每服一钱，加荆芥少许，水煎，食后服。功能清肝明目。治小儿雀目。❷《证治准绳·类方》第七册方。黄芪一钱半，生地黄、柴胡、连翘、炙甘草各一钱，当归二钱，苍术、川芎、陈皮各五分，黄柏三分。为粗末，水煎去渣，食后服。功能补气养血，疏散风热。治眼目内障。

复明汤fùmíngtāng 《审视瑶函》卷五方。即复明散第 1 方作汤剂。治视物异色。见"复明散"条。

复明丸fùmíngwán 《审视瑶函》卷五方。①冬青子（蜜酒拌蒸）一斤，蝙蝠一个，夜明砂（酒洗，煮，炒）、枸杞子、熟地黄（酒浸）、炒绿豆衣各一两，炒黄连、制白术各三钱，朱砂（一半同蝙蝠捣烂，一半为衣）一两半。为细末，炼蜜为丸，朱砂为衣，梧桐子大，每服五十丸，食后热酒送下。治青盲，视力减退，不辨人物，不分明暗。②菟丝子（酒煮，炒）、补骨脂、巴戟天、枸杞子、川牛膝（酒洗，炒）、肉苁蓉（酒浸）各一两，青盐二钱。为细末，每服一钱，用猪腰子一个，竹刀切开半边，去筋膜，入药末一钱，以线缚紧，蘸陈酒炙熟，冷定服。治证同上。

复气fùqì 运气术语。指报复之气。如上半年发生某种胜气，下半年即有与之相反的气候发生；或五运中某运偏胜，即有另一运以报复之。参"胜复"条。

复位手法fùwèishǒufǎ 即上骱手法。是应用手的技巧将脱臼之骨关节恢复原位。详见"上骱手法"条。

复元活血汤fùyuánhuóxuètāng 《医学发明》卷三方。柴胡半两，天花粉、当归各三钱，红花、甘草、炮穿山甲各二钱，大黄（酒浸）一两，桃仁（酒浸，去皮尖）五十个。为粗末，每服一两，水、酒煎去滓，食前服，以利为度。功能活血祛瘀，疏肝通络。治跌打损伤，瘀血留于胁下，痛不可忍。近代常用治胸胁软组织损伤、非化脓性肋软骨炎、肋间神经痛、乳腺增生等。方中柴胡、当归疏肝行气，和血止痛；大黄活血祛瘀，引瘀血下行；桃仁、红花、穿山甲、天花粉行血润燥；甘草和血缓急。诸药同用，使瘀去新生，气行血活，肝络疏通。

复元通气散fùyuántōngqìsǎn ❶《太平惠民和剂局方》卷八方。炒茴香、穿山甲（蛤粉炒，去粉）各二两，木香一两半，延胡索（去皮）、炒白牵牛子、陈皮（去白）、炒甘草各一两。为细末，每服一大钱，病在上食后服，病在下食前服，热酒或木香煎汤调下。治疮疖痈疽，焮赤疼痛，脓已溃或未溃；小肠气，肾痈，便毒，腰痛，腿膝生疮；妇人吹奶。❷《丹溪心法》卷四方。茴香、蛤粉炒穿山甲、生穿山甲各二两，炒白牵牛子、延胡索、炒甘草、陈皮各一两，木香一两半。为末，每服一钱，热酒调下。治气不宣流，或成痈疖，并闪挫腰痛，诸气滞闭，耳聋耳疼。❸《秘传外科方》方。木香、茴香、青皮、穿山甲（炙酥）、陈皮、白芷、甘草、贝母（去心，姜制）、漏芦各等分。为细末，每服一至二钱，温酒调服。若为粗末，水煎服亦可。治痈疽肿毒，打仆损伤，气滞作痛，疝气作痛等。

复元通气汤fùyuántōngqìtāng 《中西医结合治疗骨与关节损伤》方。即复元通气散第3方作汤剂。治证同。见“复元通气散”条。

复杂性肛漏fùzáxìnggānglòu 病名。即外口数在2个以上，且管道弯曲有分支或管道通过肛周两个间隙以上的肛漏。参见“肛漏”条。

复真刘三点先生脉诀fùzhēnliúsāndiǎnxiān·shengmàijué 脉学著作。见“脉诀”条。

复真先生fùzhēnxiān·sheng 见“刘开”条。

副奉上太医fùfèngshàngtàiyī 金代太医院医官职称，系协助该院正奉上太医工作之副职。参见“太医院”条。

傅常fùcháng 宋代医家。盱水（今江西境内）人。曾任澧阳（今湖南澧县）教授，撰《产乳备要》，已佚。

傅懋光fùmàoguāng（约1573—1644） 明代医家。会稽（今浙江绍兴）人。20余岁北上京师（今北京）习医，乃精于医。1604年曾往边东（今东北）救治疾疫，次年又施药救治京师疫病，均获良效，求治者益众。万历三十五年（1607）经礼部考核，授以太医院吏目，兼任教习官。万历四十五年升为御医，并为朝鲜内医院教习官御医崔顺立等讲析医学疑义，任正教，其讨论纪要整理出版为《医学疑问》。后擢升为上林苑右监丞、太常寺卿，掌太医院事院使。行医50余年，将其治医心得著成《医宗正脉》5卷（约1643），今佚。另辑有《医学集要经验良方》8卷。

傅青竹fùqīngzhú 见“傅山”条。

傅青主fùqīngzhǔ 见“傅山”条。

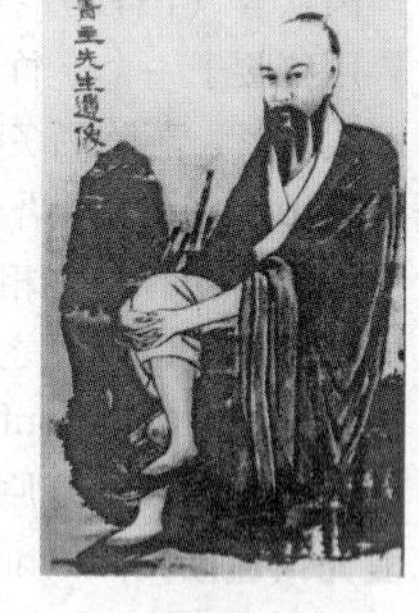

傅青主

傅青主男科fùqīngzhǔnánkē 内科著作。2卷。清代傅山撰。原系抄本，至1827年始有刊本。本书以内科杂病证治为主，分伤寒、火症、郁结等23门，每门分列病证，先论后方，末附杂方、小儿科及女科等。其中，女科内容多系《傅青主女科》所未载者。

傅青主男女科fùqīngzhǔnánnǚkē 丛书。清代傅山著。刊于1827年。包括《傅青主男科》《傅青主女科》（附产后编）。其中《傅青主女科》流传较广。

傅青主女科fùqīngzhǔnǚkē 女科著作。又名《女科》《傅氏女科》《女科摘要》《女科仙方》。参见“女科”“产后编”条。

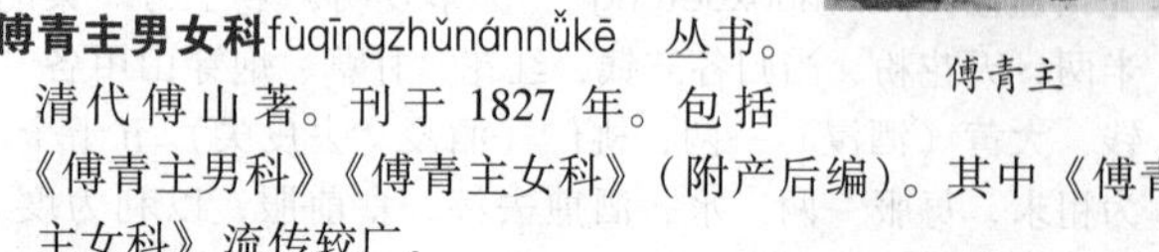
傅青主女科

傅仁宇fùrényǔ(17世纪) 明代眼科学家。字允科。江苏人。祖传眼科30余年，采集有关文献，结合家传及个人临证经验，撰成《审视瑶函》一书，于1644年刊行，对眼科疾患的诊治，记述较详，是当时具有总结性的眼科学著述。其子傅国栋（维藩）也专业眼科。

傅山fùshān(1607—1684) 明末清初文人兼医家。原字青竹，后改字青主，山西阳曲（太原）人。博通经史百家，工诗文书画，兼精医药。明亡后，隐居不仕。博览医书，医术高明。世传陈士铎撰述的《辨证录》《石室秘录》《洞天奥旨》等书，其原作者即为傅氏。因反清斗争之需，均隐作者姓。后人从上述各书中抽取部分内容，辑出《傅青主女科》《傅青主男科》，具作者真名。在医理上，注重气血，主张攻补并用，长于妇科、内科杂证，并重视民间单方、验方。其书流传较广。

傅氏女科fùshìnǚkē 女科著作。见“傅青主女科”条。

傅氏女科全集fùshìnǚkēquánjí 女科著作。见“女科·产后编”条。

傅氏眼科审视瑶函fùshìyǎnkēshěnshìyáohán 眼科著作。见“审视瑶函”条。

傅允科fùyǔnkē 见“傅仁宇”条。

腹fù 在胸部下方，相当于横膈与骨盆之间的部分。其中脐以上部分为大腹，脐以下部分为小腹或少腹。《素问·金匮真言论》：“腹为阴，阴中之阴，肾也；腹为阴，阴中之阳，肝也；腹为阴，阴中之至阴，脾也。”

腹哀fù'āi 经穴名。代号SP16。出《针灸甲乙经》。属足太阴脾经。位于腹部，当脐上3寸，旁开腹正中线3.5寸处。另说大横上2寸（《备急千金要方》），大横上3.5寸（《铜人腧穴针灸图经》），大横上4寸（《针灸集成》），腹正线旁开4寸（《针方六集》），旁开4.5寸（《针灸资生经》）。布有第8肋间神经及第8肋间动、静脉。主治腹痛，泄泻，便秘，痢疾，消化不良等。直刺0.5～1寸。艾炷灸3～5壮，或艾条灸5～10分钟。

腹部内伤fùbùnèishāng 病名。是腹部的气血、经络、脏腑损伤而致的以腹痛为主要表现的疾病统称。

腹部硬满fùbùyìngmǎn 症名。指自觉腹部胀满，触之全腹或局部结硬，或板硬，或拘急紧张的表现。

腹结fùjié 经穴名。代号SP14。出《针灸甲乙经》，原作腹屈，一名腹结。《备急千金要方》后腹结均作正名。别名肠窟、肠屈、阳窟、肠结。属足太阴脾经。位于腹部，脐下1.3寸，旁开腹正中线3.5寸处。另说“在大横下三分（一说三寸）（《铜人腧穴针灸图经》），“在大横下一寸八分”（《针灸集成》），腹正中线旁开4寸（《针方六集》），旁开4.5寸（《针灸资生经》）。布有第11肋间神经及第11肋间动、静脉。主治腹痛，泄泻，痢疾，便秘，疝痛等。直刺0.5～1寸。艾炷灸3～5壮，或艾条灸5～10分钟。

腹哭钟鸣fùkūzhōngmíng 病名。见《济阴纲目》。即子啼。详该条。

腹冷痛fùlěngtòng 症名。见《丹溪心法·腹痛》。指感寒或脾胃虚冷所致的腹痛。《伤寒类证活人书·问腹痛》：“尺脉弦，肠鸣泄利而痛者，冷痛也，小建中汤主之。”《证治要诀·腹痛》：“若冷痛，用温药不效，痛愈甚，大便不甚通，当微利之，用藿香正气散，每服加官桂、木香、枳壳各半钱，吞下来复丹或用苏感丸。不利，则量虚实用神保丸。”又：“有全不喜食，其人本体素怯弱，而又加以腹冷疼者，养胃汤。”如手足俱冷，其痛绵绵不休，脉迟而微细，宜附子理中汤加吴茱萸、肉桂等。参见“腹痛”条。

腹露青筋fùlòuqīngjīn 症名。指腹部皮肤青筋暴露的表现。

腹满fùmǎn 症名。俗称肚胀。指腹部胀满的感觉。《素问·脏气法时论》："脾病者……虚则腹满肠鸣，飧泄食不化。"《伤寒明理论》卷一："腹满者，俗谓之肚胀是也。"有虚实寒热之分。《本经疏要》卷三："胀满而按之痛者为实，不痛者为虚；胀满而时能减者为寒，不减者为热。厚朴生姜甘草人参汤、大建中汤、附子粳米汤，虚而寒者之治也；大承气汤、大柴胡汤、厚朴七物汤、厚朴三物汤，实而热者之治也。"亦可见于蛊胀病。《医林绳墨·臌胀》："由山岚蛊毒之气，因感入腹，聚而不散，结为腹满之症。治当利其肠胃，去其寒积，则蛊自除，而胀可平矣。如承气汤加黄连、甘草、雄黄、槟榔之类。"参见"蛊胀"条。

腹满按之不痛fùmǎn' ànzhībùtòng　按诊。腹部胀满，按之不痛，属脾虚。《金匮要略·腹满寒疝宿食病脉证治》："病者腹满，按之不痛者为虚，痛者为实。"

腹募穴fùmùxué　与背俞穴对举，即募穴。王冰曰："胸腹曰募，背脊曰俞。"因募穴都在胸腹，故名。参见"募穴"条。

腹皮fùpí　❶指腹前壁的皮肤。《灵枢·经脉》："任脉之别，名曰尾翳……实则腹皮痛，虚则痒搔。"❷中药材。大腹皮的简称。

腹皮绷急fùpíbēngjí　症名。指腹部皮肤紧绷。见《杂病源流犀烛·腹少腹病源流》。常见于单腹胀、鼓胀等病。详各条。

腹皮急fùpíjí　症名。指腹壁绷急紧张。可见于肠痈等病。《金匮要略·疮痈肠痈浸淫病脉证并治》："肠痈之为病，其身甲错，腹皮急按之濡，如肿状。"

腹皮痛fùpítòng　症名。出《灵枢·经脉》："任脉之别，名曰尾翳，下鸠尾，散于腹，实则腹皮痛。"马莳注："邪气有余，则腹皮必痛。"参见"腹痛"条。

腹皮痈fùpíyōng　病名。出《外科大成》卷二。又名腹痈、肚痈。指生于腹部皮里膜外之痈。因饮食不节，七情内伤火郁而成。初起患部隐痛，后渐肿起于皮外，或漫肿坚硬，肉色不变，或脉迟紧未成脓。体壮实者，用双解贵金丸下之；体弱者减半，若无效可再服半剂；若痛不减而加剧，为脓将成，宜急服托里透脓汤，待痈肿色赤应指，宜急切开引流。余治法同外痈，并参见"溃疡"条。

腹屈fùqū　见"腹结"条。

腹上麻痹fùshàngmábì　症名。指腹部皮肤麻木不仁。见《医学入门》卷八。《杂病源流犀烛·腹少腹病源流》："夏月洗浴后，往往露腹当风，其腠理开，邪因入皮毛，适与卫气相值，因搏击而为麻顽不仁。"可用葱白煮食治疗。

腹水草fùshuǐcǎo　中药材。❶见《浙江中药手册》。又名两头根、惊天雷、天桥草、双头粘、爬岩红、仙桥草、吊线风。为玄参科植物腹水草 *Veronicastrum axillare* (Sieb. et Zucc.) Yamazaki 的全草。分布于浙江、江苏、安徽、江西、福建等地。辛、苦，凉，有小毒。利尿消肿，散瘀解毒。治肝病腹水，肾病水肿，小便不利，急性黄疸型肝炎，细菌性痢疾，闭经，煎服 9～15g。②治痄腮，疔疮，跌打损伤，汤火烫伤，鲜品捣敷或煎水洗。孕妇忌服。含甾醇、甘露醇、鞣质、树脂、无机盐等。正常人口服腹水草 5～10g，1 小时后可引起恶心、呕吐，4 小时后腹痛、腹泻，体液减少。❷见《湖南药物志》。为半边莲之别名。详该条。

腹啼fùtí　病名。出《张氏医通》卷十。即子啼。详该条。

腹通谷fùtōnggǔ　经穴名。代号 KI20。出《针灸甲乙经》。《针灸大全》名腹通谷。属足少阴肾经。冲脉、足少阴之会。位于腹正中线脐上 5 寸，旁开 0.5 寸处（《类经图翼》）。另说在脐上 4 寸，旁开 0.5 寸（《针灸甲乙经》）；脐上 4 寸，旁开 1.5 寸（《铜人腧穴针灸图经》）。布有第 8 肋间神经，并有腹壁上动、静脉分支通过。主治腹痛，腹胀，呕吐，消化不良等。直刺 0.5～1 寸。艾炷灸 3～7 壮，或艾条灸 5～10 分钟。

腹痛fùtòng　症名。出《素问·气交变大论》。指脘腹、脐腹、少腹部等疼痛。《症因脉治·腹痛论》："痛在胃之下，脐之四傍，毛际之上，名曰腹痛。"《东医宝鉴》卷三："腹痛有六，有寒，有热，有死血，有食积，有痰饮，有虫。"《景岳全书·心腹痛》："痛有虚实……但当察其可按者为虚，拒按者为实，久痛者多虚，暴痛者多实；得食稍可者为虚，胀满畏食者为实；痛徐而缓，莫得其处者多虚，痛剧而坚，一定不移者为实；痛在肠脏中，有物有滞者多实；痛在腔胁经络，不干中脏而牵连腰背，无胀无滞多虚。"《医宗必读》卷八："腹痛分为三部，脐以上痛者太阴脾，当脐而痛者为少阴肾，少腹痛者为厥阴肝及冲、任、大小肠。"《临证指南医案·腹痛》邵新甫按："腹处乎中，痛因非一，须知其无形及有形之为患，而主治之机宜，已先得其要矣。所谓无形为患者，如寒凝火郁，气阻营虚及夏秋暑湿痧秽之类是也；所谓有形为患者，如蓄血食滞，癥瘕蛔蛲内疝及平素偏好成积之类是也。"《症因脉治·腹痛》则概括腹痛为内外二因，以风气、寒气、暑湿、燥火、痧胀等为外感，热积、食积、酒积、血滞、气凝、寒积、痰积、虫积、血虚、气虚等为内伤。《寿世保元·腹痛》："治之皆当辨其寒热虚实，随其所得之症施治，若外邪者散之，内积者逐之，寒者温之，热者清之，虚者补之，实者泻之，泄则调之，闭则通之，血则消之，气则顺之，虫则追之，积则消之，加以健理脾胃，调养气血，斯治之要也。"参见腹痛诸条。

腹痛啼fùtòngtí　指小儿因腹痛而啼。出《片玉心书》。小儿腹痛以食积、虫扰所致者居多，亦有因脏冷腹痛而啼者，表现为面唇白，喜热；由瘀血腹痛而啼者，则为面青、肢冷，腹部有块。脏冷者宜温中散寒，用理中丸；瘀血者宜活血祛瘀，用丹参饮；因食积者，治以消食为主；因虫扰的，治以驱虫为主。

腹痛夜啼fùtòngyètí　出《三因极一病证方论》。即寒夜啼。详该条。

腹泻草fùxiècǎo　中药材。见《中草医药经验交流》。为黄毛耳草之别名。详该条。

腹痈fùyōng　病名。出《保婴撮要》卷十三。即腹皮痈。见该条。

腹胀fùzhàng　症名。出《素问·玉机真藏论》。一作腹痮。指腹部胀满不适，或腹部胀大。《诸病源候论·腹胀候》："腹胀者，由阳气外虚，阴气内积故也。阳气外虚，受风冷邪气，风冷，阴气也。冷积于腑脏之间不散，与脾气相壅，虚则胀，故腹满而气微喘。"《张氏医通·腹满》："腹胀诸证，虽属寒者多，属热者少，然世治胀，喜用辛温散气之药……有气虚不能裹血，血散作胀，必其人大便不坚，或时结时溏，溏则稍减，结则渐加，小便清利，甚则浑白如泔，其脉缓大而滞，气口益甚，慎不可用辛温耗气之药，宜四君子去白术加木香、泽泻、当归、芍药，以固其气中之血。有血虚不能敛气，气散作胀，必其人烦热便燥，小便黄数，其脉浮数而弦，人迎尤甚，慎不可用苦寒伤胃之药，宜四物汤去地黄加黄芪、肉桂、甘草、煨姜，以和其血中之气。外因六气成胀，藿香正气散。内因七情成胀，沉香降气散。忧思过度，致伤脾胃，心腹膨胀，喘促烦闷，肠鸣气走，辘辘有声，大小便不利，脉虚而涩，局方七气汤。浊气在上，则生䐜胀，生姜泻心汤加木香、厚朴。脾胃不温，不能腐熟水谷而胀，附子理中汤。肾脏虚寒，不能生化脾土而胀，济生肾气丸。”食积、虫积、痰饮等亦可导致腹胀。详腹胀诸条。

腹诊fùzhěn 即以按、触诊为主，结合望、闻、问诊手段来诊察患者胸腹部位，以了解病情的诊断方法。

腹中fùzhōng 指腹腔及其内脏组织。如腹腔内脏腑器官疼痛称腹中痛。《素问》有专篇讨论腹腔的几种疾病，名《腹中论》。参见“腹中论篇”条。

腹中干痛fùzhōnggāntòng 症名。指不吐不泻、痛有间歇的腹痛，多因虫扰作痛。《医方考·腹痛门》：“腹中干痛有时者，虫痛也……干痛者，不吐不泻而但痛也。”治用雄黄槟榔丸，甚者加吐下驱虫药。参见“虫积腹痛”条。

腹中㽲痛fùzhōngjiǎotòng 症名。指腹部筋脉拘急，绵绵作痛。多由血虚寒气阻滞所致。《金匮要略·妇人妊娠病脉证并治》：“妇人怀娠，腹中㽲痛，当归芍药散主之。”又《金匮要略·妇人产后病脉证治》：“产后腹中㽲痛，当归生姜羊肉汤主之，并治腹中寒疝，虚劳不足。”《金匮要略方论集注·妇人产后病脉证治》：“徐忠可曰：㽲痛者，缓缓痛也。概属客寒相阻，故以当归通血分之滞，生姜行气分之寒。然胎前责实，故当归白芍散内加茯苓、泽泻；泻其水湿，此之产后大概责虚，故君之以羊肉，所谓形不足者补之以味也。”参见“腹痛”条。

腹中绞痛fùzhōngjiǎotòng 症名。指腹部痉挛性的剧痛。❶痧症主要症状之一。见《痧胀玉衡》。参“绞肠痧”条。❷伤寒病劳复证候之一，见《类证活人书》卷五。由于伤寒新愈，阴阳之气未和，过早行房而致。参见“阴阳易”“腹痛”条。

腹中雷鸣fùzhōngléimíng 症名。即肠鸣。《伤寒论·辨太阳病脉证并治》：“伤寒汗出解之后，胃中不和，心下痞，干噫食臭，胁下有水气，腹中雷鸣，下利者，生姜泻心汤主之。”参见“肠鸣”条。

腹中论篇fùzhōnglùnpiān 《素问》篇名。本篇主要讨论鼓胀、血枯、伏梁、热中、消中、厥逆等疾病的成因、症状和治法。古人认为这些疾病都发生在腹中，故以“腹中”名篇。

腹中满痛fùzhōngmǎntòng 症名。见《伤寒明理论》卷一。指腹内胀满疼痛。有表里虚实之分。《类证活人书》卷十一：“腹满时痛，是有表复有里，仲景所以用桂枝加芍药汤主之。”又：“腹满时痛，属太阴也，自利不渴者，脏寒也，当温之，宜四逆汤、理中汤也。”《医学纲目·伤寒部》：“病腹中满痛者，此为实也，宜大承气汤下之。”《伤寒补天石》卷下：“腹满不减，或按之硬而痛者，为内实，须下之，大承气汤。腹满时减，或按之可揉而软者，为内虚，须温之，宜理中汤。”参见“腹痛”条。

腹中痞块fùzhōngpǐkuài 症名。用手按压腹部可触及腹内肿块存在，需进一步确定肿块的部位、质地、大小、活动度等。

腹中如铁石fùzhōngrútiěshí 病证名。《医学入门》卷八：“腹中如铁石，脐中出水，旋变作虫行之状，绕身匝啄，痒痛难忍，翎毛拨扫不尽，外用苍术煎浓汤浴之，内用苍术为末，入麝香少许，水调服之即愈。”

腹中痛fùzhōngtòng 症名。见《中藏经·论胃虚实寒热生死逆顺脉证》。详“腹痛”条。

腹中有癖fùzhōngyǒupǐ 病证名。指乳食停滞，腹中出现癖块者。《小儿药证直诀》：“小儿病癖，由乳食不消，伏在腹中，乍凉乍热，饮水或喘嗽，与潮热相类，不早治，必成疳。”治宜消乳导滞。便秘者，用保和丸加大黄；便通者，用大安丸加鸡内金。

腹中窄狭fùzhōngzhǎixiá 病证名。指自觉腹中窄狭，饮食难进的病证。《丹溪心法》卷四：“腹中窄狭，须用苍术。若肥人自觉腹中窄狭，乃是湿痰流灌脏腑，不升降，燥饮用苍术，行气用香附。如瘦人自觉腹中窄狭，乃是热气熏蒸脏腑，宜黄连、苍术。”《医林绳墨·腹痛》：“饮食不进，而腹中窄狭者，此症何所属也？皆因本元虚弱，肠胃空虚，不能健运，有致膈蓄稠痰，胃纳邪气，以致饮食不进，水谷不化，出纳之官有阻，健运之司失职。治宜健脾温中之剂，如二陈汤加苍术、厚朴、干姜、香附之类。又有思虑太甚，饮酒伤脾，房劳太过，腹中窄狭者，遇饮食咽嗌不下，闭塞不开，有难进退者也，大法宜以补养脾胃，而兼清气宽中之剂，如二陈汤加归、术、苍、朴、沉香、木香可也。”亦可选用越鞠丸、平胃散等方。

蝮蛇fùshé 中药材。出《名医别录》。又名土球子、土虺蛇、反鼻蛇、地扁蛇。为蝰蛇科动物蝮蛇 *Agkistrodon halys* (Pallas) 除去内脏的全体。我国北部和中部均有分布。甘，温，有毒。祛风，攻毒。①治麻风，癫疾，风痹，中风半身不遂，破伤风，胃痉挛。内服浸酒饮，或烧存性研末吞，每次 3～6g。②治瘰疬，搭背。入磁器内，香油浸，埋地下，百日后取出晒半干，捣成膏状物敷患处。全体含胆甾醇、牛磺酸、脂肪等。还含磷脂酰乙醇胺等磷脂及磷脂酶 A_2 等。从蝮蛇毒中分离得到具有抗凝及促进纤溶作用的成分，可作为抗凝和溶血栓药物。蝮蛇所含蝮蛇毒是以血循毒为主的血循、神经混合毒。呼吸麻痹是早期死亡的主要原因。由于血循毒能大量释放血管活性物质，如组胺、5－羟色胺及缓动素等，破坏红细胞，增加毛细血管通透性，使血浆及体液大量丧失，血容量不足，对心脏也有严重的直接损害，可引起循环衰竭。蛇体有抗炎、降血糖、血脂、延缓衰老、提高性功能的作用。

覆fù ❶《内经》十二脉之一。超越尺部而下臂的脉象。《诊家正眼》：“曰覆者，自尺部下达臂间，血有余也。”❷仲景十二脉之一。脉来头小本大。《诊家正眼》：“曰覆者，头小本大，病在表也。”

覆閭fùlǘ 中药材。出《本草纲目》。为庵閭之别名。详该条。

覆盆fùpén 中药材。出《名医别录》。即覆盆子。详该条。

覆盆子fùpénzǐ 中药材。出《名医别录》。又名覆盆、乌藨子、小托盘、山泡、竻藨子。为蔷薇科植物华东覆盆子 *Rubus idaeus* L. 的干燥果实。分布于江苏、安徽、浙江、江西、福建、广西等地。甘、酸，温。入肾、肝、膀胱经。益肾固精缩尿，养肝明目。用于遗精滑精，遗尿尿频，阳痿早泄，目暗昏花，煎服 6～12g。本品含并没食子酸、β－谷甾醇、覆盆子酸、糖类及少量维生素 C。煎剂在试管中对葡萄球菌、霍乱弧菌有抑制作用，对动物还有雌激素样作用，亦具有延缓衰老作用。

覆盆子叶fùpénzǐyè 中药材。出《本草拾遗》。又名西国草。为蔷薇科植物掌叶覆盆子 *Rubus idaeus* L. 或插田泡 *Rubus coreanus* Miq. 等的叶。酸、咸，平。明目止泪，收湿气。①治眼睑赤烂，泪多，视物昏花。鲜品捣汁或干品捣烂，薄绵裹，以乳汁浸，点眼。②治臁疮。煅研末撒。

- G -

ga

呷咳gāké 病证名。即呷嗽。见《外台秘要》卷九。详“呷嗽”条。

呷嗽gāsòu 病证名。即呼呷有声，喉有痰鸣的咳嗽。《诸病源候论》卷十四：“呷嗽者，犹是咳嗽也。其胸膈痰饮多者，嗽则气动于痰，上搏咽喉之间，痰气相击，随嗽动息，呼呷有声，谓之呷嗽。”治宜消痰破气。选用二陈汤、三子养亲汤之类。

嘎齿gāchǐ 症名。即为齘齿。详该条。

嘎玛·仁琼多吉gāmǎ rénqióngduōjí（1284—1339） 元代藏医药学家。著有《药物总汇》《八支药诊精要》。对后世藏药学的发展产生较大影响。

gai

胲症gāizhèng 病证名。《喉科方论》：“此症发于舌根下两边形如铃子，不掺开不见，掺开舌根，其形乃见，不可针刺。”治宜以甘桔汤、黄连温胆汤等加减。

改容丸gǎiróngwán 《医学心悟》卷六方。浙贝母、白附子、菊花叶、防风、白芷、滑石各五钱。为细末，用皂角十荚，蒸熟去筋膜，同药捣丸，早、晚擦面。治风热上攻，致患雀斑、粉刺。

改訾gǎizǐ 病证名。出《刘涓子鬼遗方》卷四。即败疵。见该条。

盖痘疹gàidòuzhěn 病证名。痘疮方愈，而疹子随发的病证。因痘后余毒未尽，更恣意饮食，外感风寒而引起，其症遍身出疹，先如粟米，渐成云片状。治宜疏风清热，用加味消毒饮（《医宗金鉴》：荆芥、防风、牛蒡、升麻、甘草、赤芍、山楂、连翘）。

盖骨gàigǔ 骨名。见《伤科汇纂》。即下横骨。详该条。

gan

干蟾gānchán 中药材。见《中药材手册》。为蟾蜍之干燥全体。详该条。

干蟾皮gānchánpí 中药材。见《药启秘》。为蟾蜍皮之处方名。详该条。

干喘gānchuǎn 病证名。见《证治要诀·哮喘》。指气喘而无咳嗽痰涎的病症。因喘逆未见痰涎，故称为干喘。多由情志郁结，气机壅逆所致。《医学入门·喘》：“七情气急无声响，惊忧气郁，惕惕闷闷，引息鼻张，气喘，呼吸急促而无痰声。”治宜降气疏郁为主，如四七汤、分气紫苏饮、四磨汤、苏子降气汤或神秘汤吞养正丹等。参见“气喘”条。

干德符gāndéfú 运气学说术语，见《类经图翼》。干，指十天干；德，德性，即指十天干的五行属性；符，符合。五运不及之年，若该年新运初交的月、日、时干与主运的五行属性相合，则成平气之年，这种情况称“干德符”。如丁亥年木运不及，但若交运日的日干或时干为壬，丁与壬同属木，则称该年为干德符而属平气之年。

干地黄gāndìhuáng 中药材。出《神农本草经》。又名干生地。为玄参科植物地黄 *Rehmannia glutinosa*（Gaertn.）Libosch. 的干燥根茎。主产于河南、浙江等地。甘、微苦，凉。入心、肝、肾经。滋阴清热，凉血止血。治温病发热，舌绛，瘢疹，阴虚内热，消渴，头晕目眩，劳嗽，口干，腰酸，吐血，衄血，尿血，崩漏，月经不调，血虚肠燥，风湿痹痛。煎服：9～30g。地黄的花名地黄花，果实名地黄实，研末服，功用与地黄大致相同。地黄含多种苷类，主要是环烯醚萜及其苷类，筋骨草醇、地黄苷、梓醇，糖类和氨基酸。地黄还含地黄素、生物碱等。地黄可强心利尿，对抗地塞米松对垂体－肾上腺皮质系统的抑制作用。还能抗炎、保肝、抗肿瘤。乙醇提取物对有降低麻醉动物血压及促进家兔血液凝固的作用。曾有报道，地黄有降血糖作用。

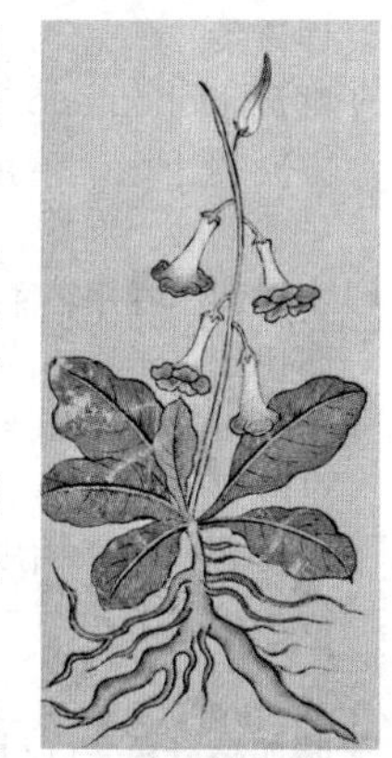
干地黄

干疳gāngān 病名。疳疾的一种。见《太平圣惠方》第八十七卷。小儿疳病后期，脾胃衰败，气血虚衰，症见羸瘦，皮肤干枯，两目干燥凹下，或畏光，夜热不安，啼哭无泪，腹部胀满，口干唇燥，或颈项倒斜。治宜健脾益气，清热养阴，用参苓白术散加减。

干葛防风汤gāngéfángfēngtāng 《症因脉治》卷二方。葛根、防风、荆芥、石膏、知母。水煎服。治外感牙衄，身热无汗，右脉浮数，有表邪者。

干葛解肌汤gāngéjiějītāng 即柴葛解肌汤第1方。见“柴葛解肌汤”条。

干葛平胃散gāngépíngwèisǎn 《症因脉治》卷四方。葛根、苍术、厚朴、陈皮、甘草。水煎服。治寒湿痢，胸满。若有寒热加柴胡，头痛身热恶寒加羌活。

干葛清胃汤gāngéqīngwèitāng ❶《症因脉治》卷一方。①黄连、升麻、栀子、甘草、葛根。水煎服。治酒湿成痿，四肢不举，热在上者。②升麻、黄连、栀子、牡丹皮、生地黄、甘草、葛根。水煎服。治膏粱积热，口眼喎斜及肠胃积热，酒入即泻痢者。❷《症因脉治》卷二方。①升麻、生地黄、牡丹皮、黄连、甘草、葛根、石膏。水煎服。治外感牙衄，右脉浮数，身热有汗，无表邪者。②葛根、竹茹、黄连、陈皮、甘草。水煎服。治呕吐苦水，脉长大而洪，邪在阳明者。

干葛石膏汤gāngéshígāotāng ❶《症因脉治》卷一方。葛根、柴胡、黄芩、石膏、枳壳、陈皮、甘草、木通。水煎服。治暴发寒热，胁肋刺痛，沿门相似，或在一边，痛之不已，胀及遍身，甚则指甲紫黑及肺胃积热，内伤咳血。❷《症因脉治》卷二方。葛根、石膏、知母、甘草、陈皮、竹茹、鲜藿香。水煎服。治燥火呕吐，喘逆气急，呕少难出，口唇干燥，烦渴引饮。❸《症因脉治》卷三方。葛根、知母、石膏、甘草。水煎服。治湿热腹胀，烦渴口淡者。若腹皮热，加地骨皮、黄连。

干葛竹茹汤gāngézhúrútāng 《症因脉治》卷二方。葛根、陈皮、竹茹、茯苓、熟半夏、甘草。水煎服。功能清理胃气，除烦止呕。治风热喘逆，寒邪化热，逆于阳明而呕吐者。若有风加防风，有寒加生姜。

干归gānguī 中药材。出《神农本草经》。为当归之别名。详该条。

干喉风gānhóufēng 病名。喉风病之一种。见《世医得效方》卷十七。治用朴硝、川乌、当归、牛膝、麝香、脑子、硼砂、荆芥、薄荷、甘草、葛粉、全蝎，为末，用清水泔调。春用菘菜汁调，夏用黄麦汁调。如不能吞，用豆腐切如棋子块，蘸药入口内含化，或新艾汁调下立效。

干黄gānhuáng 病名。指小便自利，渴而引饮的黄疸。《此事难知》："干黄，燥也，小便自利，四肢不沉重，渴而引饮者，栀子柏皮汤。"干黄有因瘀热搏结所致者，《医钞类编》卷九："干黄……瘀热在里，宜下。"参见"黄疸"等条。

干晦如猪肝色舌gānhuìrúzhūgānsèshé 舌象。指舌干燥、黯晦如煮熟猪肝色。为津气俱竭，属危重凶险之候（见《望诊遵经》）。

干霍乱gānhuòluàn 病名。俗称搅肠痧、斑痧、乌痧胀。指突然腹中绞痛，吐泻不得的疾患。多因冷气搏于肠胃，或邪恶污秽之气郁于胸腹，闭塞经隧，气滞血凝，中气拂乱所致。《诸病源候论·干霍乱候》："干霍乱者，是冷气搏于肠胃，致饮食不消，但腹满烦乱、绞痛、短气，其肠胃先夹实，故不吐利。"《圣济总录·干霍乱门》："干霍乱之状，中气喘争而不吐不利是也，肠胃挟实，与冷气相搏，正气暴衰，神志昏冒，上下隔塞，白汗自出，治之稍缓，则不可救。"《杂病源流犀烛·霍乱源流》："干霍乱，即俗云搅肠痧，亦由胃气虚，卒中天地邪恶污秽之气，郁于胸腹间，上不得吐，下不得泻，以致肠胃绞痛异常，胸腹骤胀，遍体紫黑。"《医学心悟》卷三："干霍乱证，欲吐不得吐，欲泻不得泻，搅肠大痛，变在须臾。古方以烧盐合阴阳水引而吐之，或以陈皮同煎吐之，或用多年陈香橼煎汤更佳。俗名搅肠痧、乌痧胀，皆此之类。此系秽气闭塞经隧，气滞血凝，脾土壅满，不能转输，失天地运行之常，则胀闭而危矣。"《医宗己任编·霍乱》："有干霍乱者，俗名斑痧，又名搅肠痧。吐泻不见，面色青冷，腹中绞痛，乃阴阳错乱最恶之候而最易治。急刺委中部分出血，明矾末调饮探吐，或用菜油探吐，兼用碗刮背上，用苎麻根蘸清菜油，刮夺命穴、督脉后顶、天庭等处，后服砂仁细末数口，连嗳数十声即愈。"本病除内服药物探吐、急刺委中出血外，并可刺十指出血。参见"霍乱"等条。

干姜gānjiāng 中药材。出《神农本草经》。又名白姜、均姜。为姜科植物姜 *Zingiber officinale* Rosc. 的干燥根茎。主产于四川、贵州等地。辛，热。归脾、胃、肾、心、肺经。温中散寒，回阳通脉，温肺化饮。用于脘腹冷痛，呕吐泄泻，肢冷脉微，寒饮喘咳。煎服：3～10g。孕妇慎服。炮姜：温经止血，温中止痛。用于阳虚失血，吐衄崩漏，脾胃虚寒，腹痛吐泻。本品含挥发油，主成分为姜烯酮、α－姜黄烯、姜烯、6－姜辣醇、龙脑、柠檬醛等。本品能反射性兴奋血管运动中枢和交感神经，使血压上升。本品还可麻醉降温。

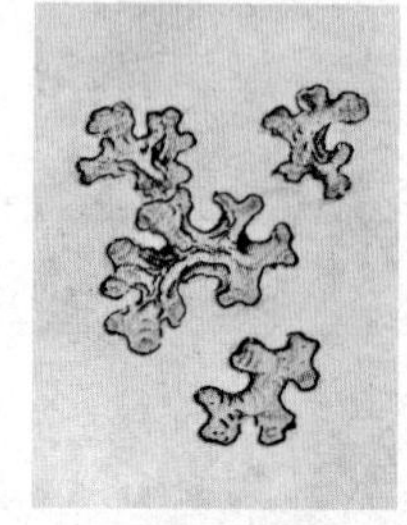

干姜

干姜附子汤gānjiāngfùzǐtāng 《伤寒论》方。干姜一两，生附子一枚。水煎顿服。治伤寒下之后，复发汗，昼日烦躁不得眠，夜而安静，不渴不呕，无表证，脉沉微，身无大热者。

干姜黄芩黄连人参汤gānjiānghuángqínhuángliánrénshēntāng 《伤寒论》方。干姜、黄芩、黄连、人参各三两。水煎去渣，分二次服。治上热下寒，寒热格拒，食入即吐。

干姜人参半夏丸gānjiāngrénshēnbànxiàwán 《金匮要略》方。干姜、人参各一两，半夏二两。为细末，生姜汁调糊为丸，梧桐子大，每服十丸，米汤送下，日三次。治妊娠呕吐不止。

干姜散gānjiāngsǎn 《太平圣惠方》卷四十六方。炮姜、桂心、款冬花各半两，炮附子一两，五味子、细辛、白术、炙甘草、木香各三分。为末，每服三钱，加大枣二枚，水煎服，日三次。治气嗽，呼吸短气，心胸不利，不思饮食。

干姜汤gānjiāngtāng 《外台秘要》卷九引《深师方》。干姜、麻黄各四两，紫菀、五味子各一两，杏仁七枚，桂心、炙甘草各二两。水煎，分三次服。功能宣肺散寒，止咳化痰。治冷嗽气逆。

干姜丸gānjiāngwán 《证治准绳·类方》第三册方。干姜、枳壳、橘红、葛根、前胡各五钱，白术、半夏曲各一两，吴茱萸、甘草各二钱半。为细末，炼蜜为丸，梧桐子大，每服三十丸，米饮送下。治吐酸。

干浆gānjiāng 出清代翟良《痘科类编释意》。为痘疮收靥发热的证候。详"收靥"条。

干脚气gānjiǎoqì 脚气病之一。见《太平圣惠方》卷四十五。指脚气之足膝不肿者。因素体阴虚内热，湿热、风毒之邪从热化，伤及营血，筋脉失养所致。症见足胫无力，麻木酸痛，挛急，脚不肿而日见枯瘦，饮食减少，小便热赤，舌红，脉弦数等。本病证与西医学所称的脚气病干型相类似。治宜宣壅化湿，和营清热。可用加味苍柏散或生干地黄丸等方。

干疥gānjiè 病名。马王堆汉墓帛书《五十二病方》称"干骚"。由于肺经燥气偏盛所致。皮损粗糙干枯，瘙痒，搔之有白屑脱落。治宜内服消风散，外搽润肌膏。

干咳gānké 病证名。见《理虚元鉴》。即干咳嗽。详该条。

干咳嗽gānké · sou 病证名。又名干嗽、干咳。指咳嗽无痰或少痰者。《赤水玄珠·干咳嗽》："干咳嗽者，无痰出而欬咳连声者是也。此本于气涩。涩之微者，咳十数声方有痰出，涩之甚者，虽咳十数声，亦无痰出。"多因火郁伤燥或脏腑亏损所致。《景岳全书·杂证谟》："干咳嗽者，以肺中津液不足，枯涸而然。此明系内伤亏损，肺肾不交，气不生精，精不化气，所以干涩如此。但其有火无火，亦当辨治。若脏平无火者，止因肺虚故，必先补气，自能生精，宜五福饮之类主之；若脏气微寒者，非辛不润，故必先补阳自可生阴，宜理阴煎，或六君子汤之类主之；若兼内热有火者，须保真阴，故必先壮水，自能制火，宜一阴煎，或加减一阴煎，兼贝母丸之类主之。若以此证而但知消痰开郁，将见气愈耗，水愈亏，未免为涸辙之鲋矣。”《类证治裁》卷二：“其脾肺亏损，致咳嗽喘促，畏寒呕泻，及脉见细弱，症见虚寒，咳久不已者，切勿清嗽，但补元气，嗽自止。六味回阳饮，或理中汤、劫劳散、八味地黄丸。”参见“干咳”“干嗽”“咳嗽”条。

干苓汤gānlíngtāng 《经验医库》方。干姜、白芍药、陈皮、高良姜、柴胡、茯神、当归、防风、黄蜡、黄芪、甘草。加葵花梗心，水煎服。治精髓干枯，小便淋沥不断，疼痛难忍。

干沐浴gānmùyù 自我推拿方法。即干浴。见该条。

干䘌gānnì 病名。指虫蚀下部所致的疾患。《备急千金要方·大肠腑》：“干䘌，不甚泄痢而下部疮痒，不问干湿，久则杀人。”

干呕gān'ǒu 病证名。出《金匮要略·呕吐哕下利病脉证治》。指呕而有声无物吐出者。《诸病源候论·呕哕病诸候》：“干呕者，胃气逆故也。但呕而欲吐，吐而无所出。”有胃虚气逆者，宜橘皮竹茹汤、吴茱萸汤。有胃中寒者，宜半夏干姜散、理中汤。有胃热者，宜黄芩加半夏生姜汤、黄连解毒汤。少阴病干呕下利脉微者，宜白通汤、通脉四逆汤。

干漆gānqī 中药材。出《神农本草经》。又名漆渣、漆脚。为漆树科植物漆树 *Toxicodendron vernicifluum*（Stokes）F. A. Barkl. 树脂经加工后的干燥品。辛，温，有毒。归肝、脾经。破瘀通经，消积杀虫。用于瘀血经闭，癥瘕积聚，虫积腹痛。内服：炒至烟尽后入丸、散用，1 次量2～5g。体虚胃弱、漆过敏患者及孕妇均忌服。未干燥的漆液称生漆，其毒更烈，一般不用。生漆含漆酚约 80% 及少量氢化漆酚、虫漆酶和树胶等。漆酚在虫漆酶作用下吸收空气中的氧变成黑色树脂状物质，则为干漆。干漆可解痉。干漆小剂量强心，大剂量抑制心脏，麻痹中枢神经系统。干漆炭可止血。漆酚可引起漆性皮炎。漆酚急性毒性表现为中枢神经损害。

干骚gānsāo 古病名。出马王堆汉墓帛书《五十二病方》。即疥疮。详该条。

干涩难产gānsènánchǎn 病名。又名胎干难产。清代周登庸《续广达生篇》：“产时用力太早，水衣先破，被风所吹，产户肿胀，干涩狭小者，用熏洗法，从容俟之，无不立下矣。熏洗法：紫苏不拘量，多点好，煎重汤熏洗阴户。随用麻油和蜂蜜涂之。”

干生地gānshēngdì 中药材。见《中药志》。即干地黄。详该条。

干嗽gānsòu 病证名。又名干咳嗽、干咳。指无痰而嗽者。《杂病源流犀烛·咳嗽哮喘源流》：“干嗽，肺中无津液也。其脉细涩，必兼气弱或促，乃痰郁火邪于肺中。轻则连咳数十声，方有痰出，重则虽多咳亦无痰，故为干咳嗽，极难治。始宜用苦桔梗以开之，再用补阴降火之剂。不已，则成劳瘵，在不得志者多患此。宜干嗽补肺膏、加味二母丸、琼玉膏。”参见“干咳嗽”“干咳”条。

干嗽补肺膏gānsòubǔfèigāo 《杂病源流犀烛·脏腑门》卷一方。生地黄二斤，杏仁二两，生姜、白蜜各四两。捣烂如泥，蒸熟，每服三匙，五更服。治肺中津液不足，干嗽，脉细涩，兼气弱或促者。

干苔gāntái 中药材。出《食疗本草》。又名海苔菜、苔菜、苔条。为石莼科植物浒苔 *Enteromorpha prolifera*（Müll.）J. Ag. 或条浒苔 *Enteromorpha clathrata*（Roth）Grev. 等的藻体。分布于我国沿海地区。咸，寒。清胆，化痰，软坚消结。①治瘿瘤，瘰疬，煎服：9～15g。②烧存性研末吹鼻止衄血，汤浸捣敷治手背肿痛、疮疖。浒苔含 28－异岩藻甾醇等。条浒苔含十五醛等。干苔喂饲可降低大鼠胆固醇。

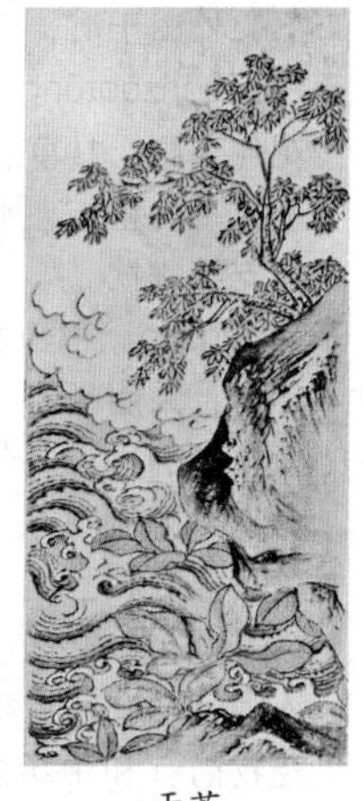
干苔

干颓汤gāntuítāng 《医学衷中参西录》方。生黄芪 150g，当归、枸杞子、山茱萸肉各 30g，生乳香、生没药各 9g，鹿角胶 18g。先煎黄芪去渣，再入当归、枸杞子、山茱萸肉、乳香、没药，煎十余沸去渣，入鹿角胶烊化，分二次服。治肢体痿废，或偏枯，脉象极微细无力者。

干洗脸gānxǐliǎn 自我推拿方法。即浴面。见该条。

干陷gānxiàn 病证名。见《疡科心得集》卷上。为疮疡陷证之一。多见于有头疽化脓期。因气血双亏，正不胜邪，不能酿脓托毒外出，载毒外泄，以致正愈虚，毒愈盛，内闭外脱。症见应成脓而脓腐未透，根盘紫滞，疮顶干枯腐烂，脓少而薄，疮色晦暗，肿势平塌，闷胀疼痛或微痛，发热或微恶寒，自汗神疲，渐致神识不爽，脉虚数，甚则转为肢厥脉微的脱证。治宜补养气血，托毒透邪，佐以清心安神。方用托里消毒散，另加牛黄、琥珀冲服，或安宫牛黄丸，或紫雪丹。若见肢冷、便溏、溲频者，宜温补托里，用神功内托散加减。

干胁痛gānxiétòng 病证名。见《医学入门》卷五。《医钞类编·胁痛门》：“虚盛成损，胁下常有一点痛不止，名干胁痛。”《杂病源流犀烛》卷十：“酒色过度，当胁一点痛不止，名干胁痛，甚危，惟大补气血而已。”方用八物汤、补肝散、六味地黄丸等方。参见“肝虚胁痛”条。

干癣gānxuǎn 病名。生于皮肤的一种慢性顽固性疾患。《诸病源候论》卷三十五：“干癣但有匡郭，皮枯索痒，搔之白屑出是也。”为风湿毒邪客于肌肤而成。患处皮损境界清楚、肥厚、干燥、裂口、瘙痒，搔之则有白屑脱落。治疗外搽黄连散，或狼毒膏涂之；或石硫磺研末，陈醋调和外搽。亦可用必效散油调外搽。相当于慢性湿疹、神经性皮炎等。

干血gānxuè 瘀结凝固之血，即瘀血。《金匮要略·妇人产后病脉证治》：“产妇腹痛，法当以枳实芍药散，假令不愈，此为腹中有干血着脐下。”

干血痨gānxuèláo 病名。见《血证论》卷五。早在《金匮要略·血痹虚劳病脉证并治》中就有关于干血的记载，症状及治疗与本病一致。病因五劳所伤，虚火久蒸，干血内结，瘀滞不通，久则瘀血不去，新血难生，津血不通外荣。症见经闭不行，身体羸瘦，不思饮食，骨蒸潮热，肌肤甲错，面目黯黑等。治宜活血行瘀，清其积热，方用大黄䗪虫丸；继宜养血和血，方用当归补血汤、四物汤等。

干油菜gānyóucài 中药材。见《民间常用草药汇编》。为蔊菜之别名。详该条。

干浴gānyù 自我推拿方法。出《诸病源候论》。又称干沐浴。即用擦热的双手熨擦肢体。有疏通经络，祛风散寒等作用。《诸病源候论·时气候》：“摩手令热，令热从体上下，外曰干浴，令人胜风寒时气、寒热头痛。”

干枣汤gānzǎotāng 《备急千金要方》卷十八方。芫花、荛花各半两，甘草、大戟、甘遂、大黄、黄芩各一两，大枣十枚。为粗末，水煎，分四次空腹服，以快下为度。治肿及支满澼饮。

干燥gānzào 中药炮制方法之一。新鲜药材或药材切制成饮片后，采用晒干、烘干、阴干和低温冰冻等方法减少药材含水量的过程。药材经干燥后，能保存药效，利于贮藏。参见“炮制”条。

甘gān 五味之一。甘为土味，入通于脾，为脾所主之味。《素问·宣明五气》：“五味所入……甘入脾。”甘味药多入脾经，有补脾益气作用，如人参、黄芪等。同时，甘味药物尚有和中缓急作用，如甘草等。故《内经》有“脾欲缓，急食甘以缓之”之说。

甘伯宗gānbózōng 唐代医史学家。集唐以前历代医学家120人的传记为《名医传》，共7卷，为我国古代较早的医史人物传记专书。已佚。

甘草gāncǎo 中药材。出《神农本草经》。又名美草、蜜草、国老、粉草。为豆科植物甘草 *Glycyrrhiza uralensis* Fisch.、胀果甘草 *G. inflata* Bat. 或光果甘草 *Glycyrrhiza glabra L.* 的干燥根和根茎。主产于内蒙古、甘肃等地。甘，平。归心、胃、脾、肺经。和中，缓急，止痛，祛痰止咳，解毒，调和诸药。治脘腹挛痛，咳嗽，心悸，癔病，咽喉肿痛，疮疡肿毒，药物及食物中毒。近用于治疗肾上腺皮质功能减退症。炙甘草性甘、平，归心、肺、脾、胃经，补脾益气，多用于虚寒证。如煎服，2～10g。反大戟、甘遂、芫花、海藻。甘草根的末梢部分或细根名甘草梢，功能清火、解毒。煎服治茎中痛，淋浊等。甘草根和根茎含甘草甜素，主要系甘草酸的钾、钙盐，还含24-羟基甘草次酸等三萜类及甘草素、异甘草素、甘草苷、异甘草苷、新甘草苷等黄酮类，并含苦味质、树脂等。胀果甘草根的主要成分为甘草查耳酮。甘草浸膏对大鼠实验性胃溃疡有保护作用，煎剂能抑制离体肠管。浸膏、甘草甜素（主要为甘草酸盐）及甘草次酸具盐皮质激素样作用，促进钠、水潴留，可致水肿及血压升高。小量甘草甜素具抗过敏及糖皮质激素样作用，甘草次酸具抗炎作用。甘草具镇咳作用，对四氯化碳引起的大鼠肝损害有保护作用。浸膏及甘草甜素对某些毒物有一定解毒作用。后者还能降低血胆固醇及增加胆汁分泌。甘草次酸对发热大鼠有退热作用。在体外并有一定抗菌、抗原虫作用。

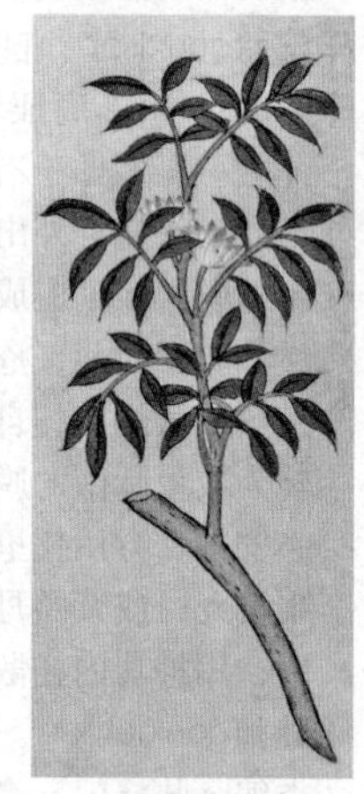
甘草

甘草法gāncǎofǎ 古代下胎毒法之一。婴儿初生，防止恶汁被其吸入，用甘草浓煎去滓，以消毒纱布缠指蘸药拭口清洁口腔，或分数次滴灌婴儿口中。经常服用，其毒自解。一年四季，无论寒暑，体虚体实皆可用之。

甘草粉蜜汤gāncǎofěnmìtāng 《金匮要略》方。甘草二两，粉一两，蜜四两。以水先煎甘草，去滓，入粉、蜜，搅匀，煎如薄粥，分二次服。治蛔虫扰心痛，令人吐涎，发作有时，用毒药杀虫，痛势不减者。方中之“粉”，后世医家赵以德、徐忠可、尤在泾、黄坤载、曹颖甫都作“铅粉”，《备急千金要方》作“粱米粉”，《外台秘要》作“白粱粉”，《杨氏家藏方》作“绿豆粉”，陆渊雷、黄树曾作“米粉”。铅粉能杀虫，但有毒，用之宜慎；粱米粉、米粉等，为日常食品，配甘草、蜂蜜为甘平安胃之剂，甘缓安蛔止痛，亦可作治疗用。此处用米粉为宜。

甘草附子汤gāncǎofùzǐtāng 《伤寒论》方。炙甘草、白术各二两，炮附子二枚，桂枝四两。水煎，分三次服。功能温经散寒，祛风除湿。治风湿相搏，骨节疼烦，掣痛不得屈伸，近之则痛剧，汗出短气，小便不利，恶风不欲去衣，或身微肿者。

甘草干姜茯苓白术汤gāncǎogānjiāngfúlíngbáizhútāng 《金匮要略》方。又名甘姜苓术汤、肾着汤。甘草、白术各二两，干姜、茯苓各四两。水煎，分三次服。功能温脾祛湿。治肾着之病，其人身体重，腰中冷，如坐水中，形如水状，反不渴，小便自利，饮食如故，病属下焦，身劳汗出，夜里冷湿，久久得之，腰以下冷痛，腹重如带五千钱。并治阳气不行而致的胞痹证，症见少腹膀胱胀痛，小便不通。

甘草干姜汤gāncǎogānjiāngtāng 《伤寒论》方。炙甘草四两，干姜二两。水煎，去滓，分二次服。治伤寒误汗后，四肢厥冷，咽中干，烦躁吐逆及肺痿吐涎沫而不咳，其人不渴，遗尿，小便数者。

甘草膏gāncǎogāo 《刘涓子鬼遗方》卷五方。甘草、当归各一两，铅粉五钱，羊脂一两半，猪脂三两。为粗末，微火煎炼成膏，去滓，候凝，外敷。治因针灸伤及皮肤经络而成疮，或流脓不止，或疼痛不已。

甘草黄gāncǎohuáng 中药材。见清代汪双池《医林纂要·药性》。为人中黄之别名。详该条。

甘草麻黄汤gāncǎomáhuángtāng 《金匮要略》方。甘草二两，麻黄四两。先煮麻黄，去上沫，入甘草再煎，分三次服，取汗。治里水，一身面目悉肿，小便不利，脉沉者。

甘草汤gāncǎotāng 《伤寒论》方。甘草二两。水煎，分二次服。功能清热解毒。治少阴咽痛，无明显红肿，无寒热者。

甘草小麦大枣汤gāncǎoxiǎomàidàzǎotāng 《金匮要略》方。又名甘麦大枣汤。甘草三两，小麦一升，大枣十枚。水煎，分三次服。功能养心安神，和中缓急。治妇人脏躁，喜悲伤，欲哭，数欠伸。近代常用于神经症、癔病、抑郁症等心阴不足、肝气失和者。方中以小麦味甘微寒，养心气而安心神为君；以甘草和中缓急为臣；以大枣补益中气，并润脏躁为佐使。三药合用，甘润滋养，平躁缓急，为清补兼施之剂。实验研究表明，本方具有明显的镇静和抗惊厥作用。

甘草泻心汤gāncǎoxièxīntāng 《伤寒论》方。炙甘草四两，黄芩、干姜各三两，半夏半升，大枣十二枚，黄连一两。水煎，去滓再煎，分三次服。功能益气和胃，消痞止呕。治伤寒中风，医反下之，其人下利日数十行，谷不化，腹中雷鸣，心下痞硬而满，干呕心烦不得安及狐惑病蚀于上部者。

甘崇兰gānchónglán 见“陆真翘”条。

甘胆丸gāndǎnwán 《赤水玄珠》卷七方。甘草（去皮，作二寸段，中半劈开）二两，猪胆汁五枚。以猪胆汁浸甘草三日，取出甘草烘干为末，炼蜜为丸，每服四十丸，临卧清茶送下。治食醋呛喉，咳嗽不止。

甘豆汤gāndòutāng 《奇效良方》卷三十九方。黑豆一两，甘草五钱。水煎服。治脚气浮肿。

甘葛gāngé　中药材。见《滇南本草》。为葛根之别名。详该条。

甘瓜子gānguāzǐ　中药材。出《名医别录》。即甜瓜子。详该条。

甘寒生津gānhánshēngjīn　润燥法之一。用甘寒滋润药物治疗津液损伤的方法。适用于津液不足等证。如热性病里热盛，损伤胃的津液，症见发热、口中燥渴，或吐黏滞白沫，或噎膈反胃。治宜生津养胃，可用麦门冬汤。如胃阴伤较重，用益胃散。

甘寒滋润gānhánzīrùn　润燥法之一。是治疗内脏津液不足或热病化燥伤阴的方法。例如肺肾阴亏，虚火上炎，咽燥咯血，手足心烦热，用百合固金汤；热病灼伤肺胃阴津，口中燥渴或大便秘结，用益胃汤、增液汤。

甘瓠gānhù　中药材。出《诗经》。即瓠子。详该条。

甘化gānhuà　运气中六气的变化之一。《素问·至真要大论》："太阴司天为湿化，在泉为甘化。"太阴属土，主湿主甘，故司天为湿化，在泉为甘化。

甘缓汤gānhuǎntāng　《罗氏会约医镜》卷十方。人参（或用炒山药四钱代）、白术、茯苓、炙甘草各一钱半，升麻五分，陈皮七分，炒薏苡仁、炒芡实各二钱，木瓜、炒白蔻仁各一钱，大枣四枚（或加煨肉豆蔻一钱，煨木香四分）。水煎服。治脾气虚，泄泻急而趋下，不能稍停。

甘姜苓术汤gānjiānglíngzhútāng　《金匮要略》方。即甘草干姜茯苓白术汤。见该条。

甘桔防风汤gānjiéfángfēngtāng　《证治准绳·幼科》集六方。桔梗、甘草、防风各等分。为粗末，每服三钱，水煎，空腹服。治痘疹后，余毒未净，咽喉疼痛。

甘桔射干汤gānjiéshègāntāng　《嵩崖尊生全书》卷六方。桔梗二钱，射干、甘草、山豆根、连翘、防风、荆芥、玄参、牛蒡子各一钱二分，竹叶十片。水煎服。功能祛风化痰，散结消肿。治咽喉肿痛。

甘桔汤gānjiétāng　❶《小儿药证直诀》卷下方。桔梗二两，甘草一两。为粗末，每服二钱，水煎，食后服。治小儿肺热，或风热上壅，咽喉肿痛。❷《张氏医通》卷十五方。甘草、桔梗、山豆根、玄参、牛蒡子、荆芥各等分，麦冬量加倍。水煎服。治麻疹咽痛，口舌生疮。❸《疡医大全》卷二十一方。甘草、桔梗、麦冬各一两。水煎服。治胃痈，痰气上壅。❹见《王旭高医书六种·退思集类方歌注》。即桔梗汤第1方。见"桔梗汤"条。

甘疽gānjū　病名。《灵枢·痈疽》："发于膺，名曰甘疽。"多由忧思气结而成。生于胸部中府穴下。初起如谷粒，色青，逐渐长大形如瓜蒌，色转紫红，坚硬疼痛，憎寒壮热。溃脓，稠者为顺；若过十天半月，不成脓，寒热不解，脉见浮数者为逆。初宜服荆防败毒散以疏解，次服内托黄芪散以托毒，应期不溃者，急服十全大补汤。余参见"外痈"条。

甘菊gānjú　中药材。出《抱朴子》。即菊花。详该条。

甘菊荆芥汤gānjújīngjiètāng　《圣济总录》卷十六方。菊花、防风、旋覆花、川芎各半两，皂角（酥炙，去皮子）、石膏各一两，枳壳（麸炒）、炙甘草、荆芥穗各三分。为粗末，每服三钱匕，加生姜三片，水煎服。治风痰头痛，咽膈壅闷。

甘菊汤gānjútāng　❶《证治准绳·类方》第七册方。菊花、升麻、石决明、旋覆花、川芎、炒大黄各半两，羌活、地骨皮、石膏、炒木贼、青葙子、车前子、黄芩、防风、栀子仁、炒决明子、荆芥穗、炙甘草各一两，黄连二钱半。为细末，每服三钱，加蜜少许，水煎，食后服。治内外障翳。❷《揣摩有得集》方。菊花一两，金银花一钱半，生甘草三钱。水煎服。治疔毒。

甘李根白皮gānlǐgēnbáipí　中药材。出《金匮要略》。即李根皮。详该条。

甘李根汤gānlǐgēntāng　《杂病源流犀烛·奇经八脉门》卷十一方。李根皮五钱，桂枝一钱半，当归、白芍药、茯苓、黄芩各一钱，半夏、甘草各五分，生姜三片。水煎服。治冲气犯心，烦热，身上浮冷，热汗自泄，欲得水自灌。

甘露宝鉴gānlùbǎojiàn　藏医著作。参见"王室养生保健全书"条。

甘露点滴gānlùdiǎndī　蒙医著作。伊希巴拉珠尔用藏文著于18世纪。重点论述各科疾病的临床治疗及温泉浴等治疗技术。并对"六基证"理论做了进一步论述。现存木刻本。

甘露儿gānlù·er　中药材。见《救荒本草》。为甘露子之别名。详该条。

甘露汇集gānlùhuìjí　蒙医著作。伊希巴拉珠尔用藏文著于18世纪。着重论述"六基证"的治疗和"十要证"中101种病的治疗。现存木刻本。

甘露散gānlùsǎn　见《小儿药证直诀》卷下。即玉露散。见该条。

甘露消毒丹gānlùxiāodúdān　《医效秘传》卷一方。又名普济解毒丹。滑石十五两，茵陈十一两，黄芩十两，石菖蒲六两，木通、川贝母各五两，射干、连翘、薄荷、白豆蔻、藿香各四两。为细末，每服三钱，开水调下，日二次。或以神曲糊丸，弹子大，开水化服。功能化浊利湿，清热解毒。治湿温初起，邪在气分，湿热并重，症见身热困倦，胸闷腹胀，无汗而烦，或有汗而热不退，尿赤便秘，或泻而不畅，有热臭气，或咽痛颐肿，舌苔黄腻或厚腻。近代也用于肠伤寒、传染性黄疸型肝炎、急性胃肠炎等属湿热并重者。方中连翘、薄荷轻清透达，引邪外出；黄芩、射干、贝母苦寒泻肺，以清散上焦及咽喉热毒；藿香、菖蒲、白豆蔻芳香化浊，醒脾祛湿，以芳化中焦湿浊；滑石、木通、茵陈清热利湿退黄，以渗利下焦湿浊，引湿热从小便而出。全方相合，以清热为主，渗湿为辅，芳化为佐，上清、中化、下利，三法并用，而清热重于祛湿，故宜于湿温病热重于湿者。实验研究表明，本方具有退热、保肝作用。

甘露秧gānlùyāng　中药材。见《中药材手册》。为泽泻之别名。详该条。

甘露饮gānlùyǐn　《太平惠民和剂局方》卷六方。枇杷叶、熟地黄、天冬、炒枳壳、茵陈蒿、干地黄、麦冬、石斛、炙甘草、黄芩各等分。为粗末，每服二钱，水煎，临卧服。治胃中客热，牙宣口气，齿龈肿烂，时出脓血，目赤肿痛，口舌生疮，咽喉肿痛，疮疹黄疸，肢体微肿，胸满气短，二便秘涩，或时身热。

甘露饮子gānlùyǐn·zi　《症因脉治》卷三方。即清肺饮第6方。见"清肺饮"条。

甘露之泉gānlùzhīquán　蒙医著作。伊希巴拉珠尔用藏文撰于18世纪。主要论述生理、病理、诊断、治疗、药方等蒙医内容，在蒙医学中首次提出"六基证"的理论。现存木刻本。

G

甘露子gānlùzǐ 中药材。见《饮膳正要》。又名地蚕、草石蚕、甘露儿、宝塔菜、土虫草、地牯牛草。为唇形科植物草石蚕 *Stachys sieboldii* Miq. 的块茎或全草。全国各地常有栽培。甘，平。益肾润肺，滋阴除热。治肺结核咳嗽，咯血，盗汗，肺虚气喘，病后身体虚羸，小儿疳积。全草能清肺解表，治风热感冒。煎服：9～15g。全草含水苏碱、胆碱、水苏糖等。

甘麦大枣汤gānmàidàzǎotāng 《金匮要略》方。即甘草小麦大枣汤。见该条。

甘蒲gānpú 中药材。出《新修本草》。即香蒲。详该条。

甘青青兰gānqīngqīnglán 中药材。见《全国中草药汇编》。即唐古特青兰。详该条。

甘石gānshí 中药材。见《本草品汇精要》。为炉甘石之简称。详该条。

甘守津还gānshǒujīnhuán 出《温热论》。治疗温病胃燥津伤的方法。温热病夹浊邪传入气分，浊邪不化，而热伤气津，舌苔虽白厚但干燥，是胃中津液损伤之象，治宜先养津，后化浊。养津用麦冬、玄参、荸荠汁、鲜芦根等清润药，再加甘草以守护中气，使胃中津液恢复。

甘松gānsōng 中药材。出《本草纲目》。为败酱科植物甘松 *Nardostachys jatamansi* DC. 的干燥根及根茎。主产于四川、甘肃。甘、辛，温。入脾、胃经。理气止痛，醒脾开郁，活络通经。治精神忧郁，胃脘胀满疼痛，食欲不振，头痛，霍乱转筋。煎服3～6g。煎水含漱治牙痛，煎水洗治脚气浮肿。本品含马兜铃－1（10）－烯－2－酮、马兜铃烯、马兜铃－9－烯－1α－醇、甘松酮、缬草酮。挥发油对动物具镇静和一定的安定作用，缬草酮有抗电惊厥及心律不齐作用，并能降压、抗溃疡。匙叶甘松醇提物对离体肠、子宫及支气管平滑肌有抑制作用。

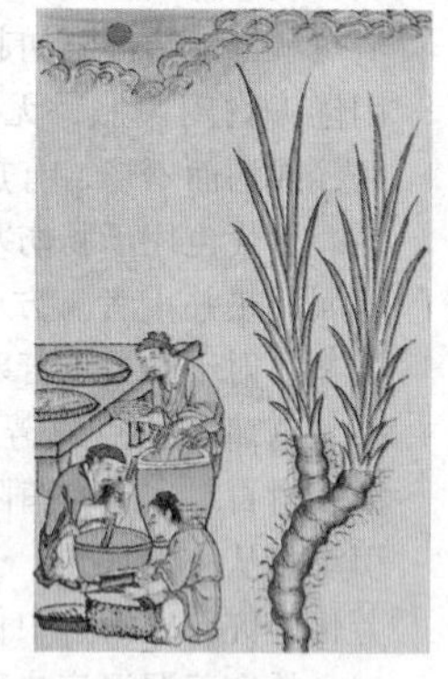
甘遂

甘遂gānsuí 中药材。出《神农本草经》。又名甘泽、肿手花根。为大戟科植物甘遂 *Euphorbia kansui* T. N. Liou ex T. P. Wang 的干燥块根。主产于陕西、甘肃、河南等地。苦、寒，有毒。入大肠、肺、肾经。泻水，逐痰，消肿散结，破积，通便。治水肿腹满，二便不通，胸胁积液，癥瘕积聚，痰迷癫痫，噎膈痞塞。内服：多入丸、散，一次0.5～1.5g；煎汤，1.5～3g，醋制或面裹煨熟用。体虚者及孕妇忌用。反甘草。本品含α－及γ－大戟甾醇、甘遂甾醇，有毒的巨大戟萜醇的衍生物，20－去氧巨大戟萜醇的衍生物，13－氧化巨大戟萜醇的衍生物，甘遂萜酯A、B，鞣质等。本品具泻下、引产、利尿作用。经传统的炮制后，其中枢抑制及腹泻作用减弱，利尿活性增强，巨大戟二萜醇酯有强烈的皮肤刺激性及促癌变作用。甘遂萜酯A、B有镇痛作用。

甘遂半夏汤gānsuíbànxiàtāng 《金匮要略》方。甘遂（大者）三枚，半夏十二枚，芍药五枚，炙甘草（如指大）一枚。水煎去滓，以蜜半升，和药汁再煎，顿服。功能攻逐水饮。治留饮欲去，病者脉伏，其人欲自利，利反快，虽利，心下续坚满。

甘遂通结汤gānsuítōngjiétāng 经验方。见《中西医结合治疗急腹症》（天津南开医院编）。甘遂末0.6～0.9g（冲），木香、桃仁、牛膝各9g，赤芍药15g，厚朴15～30g，大黄9～24g（后下）。水煎服。功能攻水逐饮，活血化瘀。治重型肠梗阻，肠腔积液较多者。

甘温除热gānwēnchúrè 用甘温药治疗因虚而身热的方法。如气虚发热，症见身热有汗、渴欲热饮、少气懒言，舌嫩色淡，脉虚大者，用补中益气汤。产后或劳倦内伤发热，症见肌热面赤、烦渴欲饮，舌淡红，脉洪大而虚，用当归补血汤。

甘辛无降gānxīnwújiàng 药物性能。出《本草纲目·序例》。甘、辛味的药性是向外、向上发散的。《素问·阴阳应象大论》："气味辛甘发散为阳。"阳主升散，故无降。但亦有例外，如苏子辛温，沉香辛微温，均有降气作用。

甘载gānzǎi 推拿穴位。出《小儿推拿方脉活婴秘旨全书》。位于第1掌骨背面。《厘正按摩要术·立法·掐法》："甘载在掌背，合谷后。"《小儿推拿广意·阴掌九穴疗病诀》："掐之能拯危症。"

甘泽gānzé 中药材。出《吴普本草》。为甘遂之别名。详该条。

甘蔗gān·zhe 中药材。出《名医别录》。又名竿蔗、糖梗。为禾本科植物甘蔗 *Saccharum sinensis* Roxb. 的茎秆。我国南部地区广为栽培。甘，寒。入肺、胃经。清热，生津，润燥，解酒。①治热病津伤，心烦口渴，反胃呕吐，燥咳，便秘。榨取浆汁服：60～120ml。②榨取浆汁的渣滓称甘蔗滓。烧存性研末，乌桕油调涂小儿头疮白秃。③甘蔗节间茁生的嫩芽名蔗鸡。治消渴，每次100g，浓煎，不时温饮之。甘蔗含蔗糖，氨基酸，柠檬酸，琥珀酸，延胡索酸，苹果酸及维生素B_1、B_2、B_6、C等，尚含多糖类。多糖类对小鼠艾氏癌和肉瘤－180有抑制作用。

甘蔗皮gān·zhepí 中药材。出《本草纲目》。为禾本科植物甘蔗 *Saccharum sinensis* Roxb. 的茎皮。治小儿口疳，烧存性研末撒；秃疮、坐板疮，烧存性香油调敷。

甘中黄gānzhōnghuáng 中药材。见《现代实用中药》。即人中黄。详该条。

甘竹茹汤gānzhúrútāng 《备急千金要方》卷三方。竹茹一升，人参、茯苓、甘草各一两，黄芩三两。为粗末，水煎，分三次服，日三次。治产后内虚，烦热短气。

肝gān ❶五脏之一。与胆相为表里。居于胁下，其经脉布于两胁。肝主藏血，有贮藏和调节血液的功能，故有"肝主血海"之说。《素问·五藏生成》："人卧则血归于肝。"又主筋，全身筋腱关节的运动功能，须赖肝的精气滋养，如肝的精气衰则筋不能动，故有"罢极之本"之称。《素问·平人气象论》："藏真散于肝，肝藏筋膜之气也。"又主疏泄，能助脾胃消食运化。肝气升发，能舒畅气机；肝气郁结，则气郁易怒，不思饮食。又主谋虑，与精神活动有关，肝病多急躁善怒，谋虑不周。肝开窍于目，"肝气通于目，肝和则目能辨五色矣"（《灵枢·脉度》）。❷推拿部位名。见"肝经"条。

肝痹gānbì 病证名。由筋痹发展而成。亦有称为筋痹者。《素问·痹论》："肝痹者，夜卧则惊，多饮数小便，上为引如怀。"《圣济总录·诸痹》："肝痹……肝之合，筋也。故筋痹不已，复感于邪，则舍于肝也。"《症因脉治·肝痹》："肝痹之证，即筋痹也。夜卧则惊，多饮数小便，腹大如怀物，左胁凝结作痛。"可用薏仁汤、人参散、萆薢丸、补肝汤、泻青丸、柴胡疏肝散、逍遥散等方。肝痹亦可由肺痹传变而来。《素问·玉机真藏论》："今风寒客于人，使人毫毛毕直，皮肤闭而为热，当是之时，可汗而发也；或痹不仁肿痛，当是之时，可汤熨及火灸刺而去之。弗治，病入舍于肺，名曰肺痹，发咳上气。弗治，肺即传而行之肝，病名曰肝痹。一名曰厥，胁痛出食，当是之时，可按若刺耳。"参见"筋痹"条。

肝病gānbìng 病证名。指肝脏的各种病证。有寒、热、虚、实之分。肝为刚脏，性喜条达，藏血，开窍于目，肝病多由七情所伤，肝气郁结，气郁化火，肝络瘀阻，或肝阳偏亢，肝风内动，以及肝经湿热，寒滞肝脉等所致。《素问·藏气法时论》："肝病者，两胁下痛引少腹，令人善怒，虚则目䀮䀮无所见，耳无所闻，善恐，如人将捕之。"《难经·十六难》："假令得肝脉，其外证善洁，面青，善怒，其内证齐左动气，按之牢若痛，其病四肢满闭，癃溲便难，转筋，有是者肝也。"《脉经》卷六："肝病，其色青，手足拘急，胁下苦满，或时眩冒。"《仁斋直指附遗方论》卷二："肝病，面青筋急，多怒，目痛，目闭不欲见人，脐左动气。"《太平圣惠方·肝脏论》："夫肝虚则生寒，寒则苦胁下坚胀，寒热，腹满，不欲饮食，悒悒情不乐，如人将捕之，视物不明，眼生黑花，口苦，头疼，关节不利，筋脉挛缩，爪甲干枯，喜悲恐，不得太息，诊其脉沉细滑者，此是肝虚之候也。"又："肝实则生热，热则阳气盛，致心下坚满，两胁痛引小腹，忿忿如怒，气逆头眩，为血有余，即目痛，眼眦赤，生瘜肉，阳毒所致，悒悒先寒而后热，颈直背强，筋急，不得屈伸，诊其脉浮大而数者，此是肝气实也。"《杂病源流犀烛·肝病源流》："其性条达而不可郁，其气偏于急而激暴易怒，故其为病也多逆，逆则头痛，耳聋，颊肿，目瞑，两胁下痛引少腹，善怒，善瘈，四肢满闷……经病则腰痛不可俯仰，丈夫㿗疝，妇人少腹肿，甚则嗌干，面尘，色脱，遗溺，癃闭，其郁与胜，必侵及乎脾，脾受木邪，则胸满，呕逆，飧泄。总而计之，其为寒热虚实邪气侵克，本经自病与经气相加种种诸症。"《本草纲目·脏腑虚实标本用药式》："肝藏血属木，胆火寄于中，主血，主目，主筋，主呼，主怒。本病诸风眩运，僵仆强直，惊痫，两胁肿痛，胸肋满痛，呕血，小腹疝痛，痃瘕，女人经病。标病，寒热疟，头痛，吐涎，目赤，面青，多怒，耳闭，颊肿，筋挛，卵缩，丈夫㿗疝，女人少腹肿痛，阴病。"治宜疏肝理气、平肝泻火、活血通络、养血柔肝、潜阳息风等法。参见肝病各条。

肝病证治gānbìngzhèngzhì 医论著作。见"西溪书屋夜话录"条。

肝藏魂gāncánghún 出《素问·宣明五气》。魂，指五脏精气化生的精神情志活动，为肝所藏。《灵枢·本神》："随神往来者谓之魂。"又："肝藏血，血舍魂。"若肝不藏血，肝血不足，就可出现梦游、梦语或幻视幻觉等所谓"魂不附体"的病证。

肝藏血gāncángxuè 出《灵枢·本神》。指肝有贮藏血液和调节血量的功能。血液来源于水谷精微，贮藏于肝脏，供全身组织维持正常活动之需。《素问·经脉别论》："食气入胃，散精于肝，淫气于筋。"《素问·五藏生成》："肝受血而能视，足受血而能步，掌受血而能握，指受血而能摄。"肝主血海，血海是十二经脉之海，故有调节血量的功能。若肝病而失其藏血之职，就会出现多梦易惊、卧寐不宁等症。

肝常有余gānchángyǒuyú 小儿生理、病理特点之一。肝为风木之脏，其性刚而不柔，旺于春，春乃少阳之气，可使万物生发和成长。明代万全根据自然界的春生夏长的规律，认为阳气自然有余。小儿犹如草木之芽，受气初生，其气方盛，亦少阳之气方长而已。说明小儿生长发育迅速，在生理上正是肝常有余的体现。同时，在病理上，他认为"五脏之中肝有余"。因为肝属木，木生风，肝有风则目连札，或直视大叫，筋急项强，搐搦牵引，尤其小儿禀纯阳，感受病邪，每易嚣张，邪正交争则剧，最易出现壮热惊搐之证。如同为痢疾，成人发病较缓和，小儿则每多发病急暴，高烧抽搐。同为发烧，有的小儿仅是一般发热便致抽搐痉挛；有的本是伤风病证，由于风为阳邪，化热最速，小儿既不堪时邪之稽留，又难耐高烧之燔灼，以致一时热甚风生，陡然出现惊搐不已，抽掣神昏之象；有的本是积滞病证，运化转输不利，一时阴阳平衡失调，猝然出现神志昏乱，惊掣抽搐之象；尤其小儿神气怯弱，邪易深入，内陷心包则惊悸神昏，肝风内动则抽搐瘛疭，肝风心火，交相煽动，易致火热炽盛，真阴内亏，柔不济刚，筋脉失养，故惊搐神迷不已，甚则角弓反张。此均为肝常有余现象，所以在治疗上有"肝则有泻无补"的论点。

肝乘肺gānchéngfèi 肝邪乘肺，侮其所不胜。《伤寒论·辨太阳病脉证并治》："伤寒发热，啬啬恶寒，大渴欲饮水，其腹必满，自汗出，小便利，其病欲解，此肝乘肺也。"实际上，临床所指多为肝火犯肺。参见该条。

肝乘脾gānchéngpí 指肝气盛而乘虚犯脾胃。《伤寒论·辨太阳病脉证并治》："伤寒腹满，谵语，寸口脉浮而紧，此肝乘脾也。"喻昌注："其证腹满谵语，其脉寸口浮而紧。寸口即气口，脾胃脉之所主也。浮而且紧，即弦脉也，肝木过盛，所以脾胃之土受制也。"今临床所指多包括脾虚见症。参见"肝木乘脾土"条。

肝虫病gānchóngbìng 病名。肝虫指肉虫。《普济本事方》卷七："肝虫如烂杏。"即肉虫病。详该条。

肝胆病辨证gāndǎnbìngbiànzhèng 脏腑辨证的一类。根据肝与胆的生理功能、病理表现，对肝和胆疾病的证候进行分析归纳，从而判断肝胆疾病的病机、性质及正邪盛衰情况的一种辨证方法。

肝胆俱实gāndǎnjùshí 指肝胆俱有实邪，壅塞其经，甚而横逆犯脾胃。《备急千金要方》："左手关上脉阴阳俱实者，足厥阴与少阳经俱实也。病若胃胀呕逆，食不消，名曰肝胆俱实也。"

肝胆湿热gāndǎnshīrè 证候名。指湿热之邪蕴蒸于肝胆的证候。症见寒热，口苦，胁痛，腹痛，恶心呕吐，腹胀厌食，皮肤、巩膜发黄，小便黄赤，舌苔黄腻，脉弦数等。多见于急性黄疸型肝炎、胆道感染等疾患。治宜清热利湿，疏泄肝胆。

肝胆实火gāndǎnshíhuǒ 证候名。指肝郁化火移于胆，或胆腑湿热暴发而犯于肝所致的急性火热证候。症见发热，面目俱黄，胁肋胀痛或绞痛，口苦咽干，心烦易怒，大便秘结，舌红苔黄，脉弦数等。多见于肝胆道急性感染或胆道、胰腺梗阻一类的疾患。治宜清热泻火，平肝利胆，酌用大柴胡汤、清胆汤、清胰汤等。

肝胆郁gāndǎnyù 病证名。郁证之一。《类证治裁》卷三："肝胆郁，血燥结核。加味逍遥散。若嘈杂吞酸，逍遥合左金汤。”参见“五脏郁证”条。

肝疸gāndǎn　病证名。九疸之一，见《诸病源候论·黄病诸候》。由饮食过度，醉酒劳伤，脾胃有瘀热所致。症见身面发黄，胃热饮水多，治宜秦王散等方。《辨证奇闻》载述肝疸由肝气郁结，湿热不散引起。症见面目四肢尽黄，而以两目为甚，气逆，手足发冷，腰以上汗出不止。治法以疏肝解郁、分利湿热为主，方用利肝分水散。参见黄疸有关条。

肝疔gāndīng　病名。❶《外科启玄》卷二：“其色青，其形生于肝脏部位，足之大趾端，胁肋之次，其症寒热头项痛，眼中有火光感，口苦胁痛，小便难，面青，宜用小柴胡汤内加托里解毒之剂。”❷紫靥疔之又名。见该条。

肝风gānfēng　病证名。❶指肝受风邪所致的疾患。《素问·风论》：“肝风之状，多汗恶风，善悲，色微苍，嗌干，善怒，时憎女子，诊在目下，其色青。”《奇效良方》治风中于肝，用射干汤。《圣济总录》卷四十一：“若肝藏气虚，不能荣养，则为风邪所侵，搏于筋脉，荣卫凝泣，关节不通，令人筋脉抽掣疼痛，以至眩闷口眼偏斜，皆其证也。”《太平圣惠方》治肝风筋脉拘挛，用羚羊角散。❷指肝风内动的病证。《素问·至真要大论》：“诸风掉眩，皆属于肝。”《临证指南医案·肝风》华岫云按：“故肝为风木之脏，因有相火内寄，体阴用阳，其性刚，主动主升，全赖肾水以涵之，血液以濡之……倘精液有亏，肝阴不足，血燥生热，热则风阳上升，窍络阻塞，头目不清，眩晕跌仆，甚则瘛疭痉厥矣。”肝主筋，其经脉上巅络脑，故症见眩晕、痉厥、四肢抽搐等。

肝风目暗内障gānfēngmù'ànnèizhàng　病证名。《秘传眼科龙木论》：“初患之时，眼蒙昏暗，并无赤痛，内无翳膜……后亦变为青盲。”为肝肾不足引起的内障眼疾常见之候，宜滋补肝肾，用补肾丸加减。

肝风内动gānfēngnèidòng　证候名。眩晕、抽搐、动摇等风动之证不因于外感风邪者，均属肝风内动。有虚证、实证之分。虚者称为虚风内动，实者称为热盛动风。详各条。

肝风疝gānfēngshàn　病证名。《素问·四时刺逆从论》：“少阳有余，病筋痹胁满；不足，病肝痹；滑则病肝风疝。”马莳注：“其脉若滑，则病肝风疝，外感之邪也。”《类经》卷十七：“滑实则风热合邪而为肝风疝，病在筋也。”详“风疝”条。

肝疳gāngān　病证名。五疳之一。出《颅囟经》卷上。又名筋疳、风疳。《证治准绳》引杨氏云：“肝疳者由乳食不调，肝脏受热所致也。”主要表现为面目、爪甲发青，眼涩不能睁开，昏暗雀盲成为疳眼（详“疳眼”条），甚见单腹胀大，青筋暴露，体瘦，大便色青等。治疗宜清肝泄热，用泻青丸加减，次用集圣丸（《幼科发挥》：黄连、干蟾、青皮、莪术、使君子、砂仁、芦荟、夜明砂、五灵脂、当归、川芎、木香）以清热除疳，健脾消积。

肝寒gānhán　❶病证名。指阳气不足致，肝气凝泣，属内寒之证。症见忧郁胆怯，倦怠不耐劳，四肢不温，脉沉细而迟。❷病机。指寒邪凝滞于肝经。详“寒滞肝脉”条。

肝合胆gānhédǎn　脏腑相合之一。肝足厥阴经脉与胆足少阳经脉互相络属。肝为脏，属阴；胆为腑，属阳。一脏一腑，阴阳表里互相输应。二者生理上相互配合，胆附于肝，肝之余气泄于胆，聚而成精。胆汁在胆中储存，其分泌与排泄亦依赖肝的疏泄作用而进行调节。《灵枢·本输》：“肝合胆，胆者中精之府”。临床上肝气热则胆泄口苦，胆火旺盛或肝阳偏亢都容易有急躁易怒的症状，用平肝的药物可以泻胆火，用泻胆火的药物也可以平肝，体现了这种相合的关系。

肝合筋gānhéjīn　五脏与五体相合，肝主要合于筋。《素问·五藏生成》：“肝之合筋也，其荣爪也。”筋束骨，系于关节，维持正常的屈伸运动，须赖肝的精气濡养。《素问·经脉别论》：“食气入胃，散精于肝，淫气于筋。”肝的精气足则筋力劲强，关节屈伸有力而灵活；肝的精气衰则筋力疲惫，屈伸困难。《素问·上古天真论》：“七八肝气衰，筋不能动。”

肝黄gānhuáng　病证名。三十六黄之一。《太平圣惠方》卷五十五：“肝黄者，面色青，四肢拘急，口舌干燥，言语謇涩，面目不利，爪甲青色，若背上浮肿，腹胁胀满者难治。”治用烙法及柴胡散、犀角散等方。《圣济总录》卷六十一：“病人齿黄，目如丹赤，口燥热渴，气力虚劣，身体青黄，即是肝黄。”治用灸烙法或土浆方、知母汤等。参见黄疸有关条。

肝火gānhuǒ　病证名。指肝气亢盛化火的病证。多因七情过极、肝阳化火或肝经蕴热所致。症见头晕，面红，目赤，口苦，急躁易怒，舌边尖红，脉弦数，甚或昏厥、发狂、呕血等。治宜平肝泻火。

肝火不得卧gānhuǒbùdéwò　病证名。内伤不得卧之一。指肝火扰动心神所致的不寐证。《症因脉治》卷三：“肝火不得卧之症，胁肋时胀，夜卧常惊，口渴多饮，腹大如怀，小腹季胁牵引作痛，痛连阴器。”治宜平肝清火，如用疏肝散，四物汤加山栀、川连，龙胆泻肝汤，家秘肝肾丸等方。参见“不寐”条。本证可见于动脉硬化、高血压病及肝胆疾患等出现的失眠证。

肝火耳聋gānhuǒ'ěrlóng　病证名。耳聋的一种。指肝火上扰所致的耳聋。《医学六要·耳》：“肝火，左脉弦急而数，属肝火。其人必多怒，耳鸣或聋。”治宜平肝降火。选用龙胆泻肝汤、聪耳芦荟丸等方。参见“耳聋”条。

肝火耳鸣gānhuǒ'ěrmíng　病证名。系指耳鸣之因于肝阳上亢所致者。治宜清肝泻火。用龙胆泻肝汤加减。参见“耳鸣”条。

肝火犯肺gānhuǒfànfèi　证候名。肝气郁结，气郁化火，上逆犯肺所致的证候。多见于肺病日久，肺肾阴虚而肝火亢盛者。证见烦热口苦，头眩目赤，性急善怒，胸胁窜痛，咳嗽阵作，甚则咳吐鲜血，舌红，脉弦数。治宜佐金平木法。参见“木火刑金”条。

肝火腹胀gānhuǒfùzhàng　病证名。指肝火克脾、气机不畅所致的腹胀。《症因脉治》卷三：“肝火腹胀之症，目睛黄，两胁痛，小腹胀急，或攻刺作痛，或左边胀甚，小便赤，夜不得寐。”多因恼怒、酒热伤肝，肝气怫郁，气机不利所致。治宜泻火疏肝为主。宜清肝饮、泻肝汤、左金丸等方。参见“腹胀”“内伤腹胀”条。

肝火上炎gānhuǒshàngyán　证候名。指肝火病证中表现于上部热象或具有上冲性特点者。因火性炎上之故。参“肝火”条

肝火五更泄泻gānhuǒwǔgēngxièxiè　病证名。五更泄的一种。因恼怒伤肝，肝气怫逆化火所致。《症因脉治·肝火五更泄泻》：“胁肋常痛，痛连小腹，夜多不寐，每至五更，小腹左角一汛，急欲登厕，火性急速，一泻即止。”脉多弦数或洪大。治宜清肝泻火，用龙胆泻肝汤、柴胡栀连汤、左金丸、栀连戊己汤等方。

肝火胁痛gānhuǒxiétòng 病证名。指肝气实或气郁化火而致的胁痛。《金匮翼·胁痛统论》："肝火胁痛，肝火盛而胁痛者，肝气实也。其人气收善怒。《经》云肝病者，两胁下痛引少腹，善怒。又云肝气实则怒是也。其脉当弦急数实。其口当苦酸，其痛必甚，或烦热或渴，或二便热涩不通。"治宜当归龙荟丸或左金丸等方。参见"肝郁胁痛"条。

肝火眩晕gānhuǒxuànyūn 病证名。《证治汇补·眩晕章》："肝火眩晕，黑瘦人肾水亏少，肝枯木动，复夹相火，上踞高巅而眩晕。"症见头晕头痛，面红升火，口苦目赤，舌质红，脉弦数。偏火旺者，宜清肝泻火为主，用龙胆泻肝汤；偏阴虚者，宜滋阴降火，用知柏八味丸等方。本证可见于高血压等病证。参见"眩晕"条。

肝积gānjī 病证名。五积之一。《难经·五十四难》："肝之积名曰肥气。"《脉经·平五脏积聚脉证》："诊得肝积脉弦而细，两胁下痛，邪可起心下，足肿寒，胁痛引少腹，男子积疝，女子瘕淋，身无膏泽，喜转筋，爪甲枯黑。"治宜大七气汤煎熟待冷却，以铁器烧通红，以药淋之，乘热服，兼吞肥气丸（见《证治准绳·杂病》）。参见"肥气"条。

肝记gānjì 推拿穴位名。即皮罢。见该条。

肝经gānjīng ❶足厥阴肝经之简称。见该条。❷推拿穴位名。为小儿推拿特定穴，又名肝、肝木。①位于食指远端的指腹面（《小儿推拿广意》），由指尖至指根成一直线，可退肝胆之火。《幼科推拿秘书·穴象手法》："大拇指下一指名为食指，属肝。肝气通于目，络联于食指，通于小天心穴、足大溪穴。"②男位于无名指近端指骨的掌侧面上，女位于无名指中段指骨的掌侧面上（《小儿按摩经》）③位于无名指中段指骨的掌侧面上（《幼科铁镜》）。参见"五经"条。

肝经风痰gānjīngfēngtán 病证名。痰证之一。见《不居集》卷十七。即风痰。详见该条。

肝经咳嗽gānjīngké·sou 病证名。指肝病犯肺所致的咳嗽。《症因脉治·咳嗽》："肝经咳嗽之症，咳则两胁下痛，痛引小腹，或寒热往来，面青色，筋急，此肝经咳嗽。"多因肝气怫郁，木火刑金，或肝经少血，肝气亏损，木燥火生所致。《校注医醇賸义·咳嗽》："肝经之咳，痰少胁痛，易怒头眩，丹青饮主之。"《丹溪心法·咳嗽》："嗽而胁下痛，宜疏肝气，以青皮夹痰药，实者白芥子之类，在后以二陈汤加南星、香附、青黛、青皮、姜汁。"亦可用泻青各半汤、柴胡饮子、加味逍遥散等方。参见"咳嗽"条。

肝经失血gānjīngshīxuè 病证名。《不居集》卷十三："肝经失血：肝藏血，因怒而动血者，属于肝。"症见失血鲜红或瘀黯，躁扰喘急，面青脉弦。夹肝火则伴见烦热不宁，夹肝气则伴见胸肋痛满。治宜疏利、降火、行气等法。选用柴胡栀子清肝散、畅郁汤、赤茯苓汤等方。参见"失血"条。

肝经湿热gānjīngshīrè ❶湿热之邪，蕴结于肝及其经脉，并循经下注为甚的病理变化。❷证候名。湿热蕴聚肝经，以胁肋胀痛，阴部潮湿、瘙痒，阴器肿胀疼痛，或耳胀痛流脓水，舌红苔黄腻，脉滑数等为常见症的证候。治宜清泄肝经湿热。参见"肝胆湿热"条。

肝经湿热带下gānjīngshīrèdàixià 病证名。带下证型之一。多因肝郁久而化热，犯脾聚湿，湿热互结，流注下焦，损伤冲、任、带脉所致。症见带下淋沥不断，色黄或赤白相兼，黏稠味臭，胸乳胀闷不舒，精神抑郁易怒，头晕目眩，口苦咽干，尿色黄等。治宜泻肝清热，利湿。方用龙胆泻肝汤，或用白头翁25g，黄柏15g，苦参20g，水煎服，日二次。

肝经实火gānjīngshíhuǒ 证候名。即肝火的实证。参"肝火""肝火上炎"各条。

肝经郁热gānjīngyùrè 证名。指肝气郁结，日久化热的相关证候。症见头痛，胁肋胀痛，失眠，烦躁易怒，口苦口干，舌红苔黄，脉弦数等。治宜疏肝健脾，解郁清热，可酌用丹栀逍遥散。

肝惊gānjīng 病证名。出金代陈文中《小儿病源方论》。脏腑惊证之一。详"脏腑惊证"条。

肝决gānjué 病证名。指瞳神极度缩小者。清代佚名《眼科捷径》："瞳人睛小如粟米名肝决。"参见"瞳神缩小"条。

肝绝gānjué 病证名。五脏绝候之一。❶指肝气绝出现的危重脉证。《华氏中藏经》卷上："面白，无左关脉者，肝绝也。"《注解伤寒论·辨脉法》："唇吻反青，四肢习者，此为肝绝也。"《脉经》卷四："病人肝绝八日死，何以知之？面青，但欲伏眠，目视而不见人，汗（一作泣）出如水不止（一日二日死）。"❷指中风脱证之一。《医林绳墨·中风》："眼合直视者，肝绝也。"（《医宗必读·真中风》作"眼合肝绝"）。参见"中风脱证"条。

肝厥gānjué 病证名。厥证之一。因肝气厥逆上冲所致的厥证，以神识昏蒙为主要表现。《证治汇补·眩晕》："肝厥之证，状如痫疾，僵仆不醒，醒则呕吐，头眩发热。宜二陈汤加柴胡、枳壳、甘菊、钩藤、干葛、山栀、生姜。"钩藤散、石膏汤等方均可选用。参见"厥证"条。

肝开窍于目gānkāiqiàoyúmù 即肝主目。详该条。

肝咳gānké 病证名。❶指咳则两胁痛，甚则不可以转动者。《素问·咳论》："肝咳之状，咳则两胁下痛，甚则不可以转，转则两胠下满。"治用小柴胡汤、泻青各半汤、枳壳煮散加减。参"肝经咳嗽"条。❷十咳之一。《诸病源候论·咳嗽诸病候》："四曰肝咳。咳而引胁下痛是也。"治宜刺太冲。参"十咳""咳嗽"条。❸五嗽之一。见《三因极一病证方论》卷十二。参见"五嗽"条。

肝劳gānláo 病证名。❶因劳损伤肝所引起的虚损之病证。《诸病源候论·虚劳病诸候》："肝劳者，面目干黑，口苦，精神不守，恐畏不能独卧，目视不明。"《太平圣惠方·治肝劳诸方》："治肝劳虚热，两目赤涩，烦闷宛转，热气壅滞，胸里炎炎，宜服泻肝除热，柴胡散方。"又："治肝劳，虚寒胁痛，胀满气急，昏不思饮食，宜服鳖甲散方。"《医醇賸义·劳伤》："肝劳者，阳气拂运，阴气亏损，身热胁痛，头眩耳鸣，筋节弛纵，加味扶桑饮主之。"参见"虚劳""五劳"条。❷指风劳。《圣济总录·风劳》："论曰风劳者，肝劳之类也。"《金匮翼·风劳》："风劳之证……亦名肝劳。"详"风劳"条。

肝痨gānláo 病证名。❶即肝劳。详该条。❷《慎柔五书》以虫在肝则成肝痨。治以五凤丸等方。

肝满gānmǎn 病证名。肝脉为邪气壅滞而满实的病证。症见两胁胀满，睡眠惊骇不宁，小便不通而肿等。《素问·大奇论》："肝满，肾满，肺满皆实，即为肿。"

肝木gānmù ❶指肝。五脏合五行，肝属木，故名。❷推拿部位名。见"肝经"条。

肝木乘脾土gānmùchéngpítǔ 五行学说中，肝属木，脾胃

G

属土。凡肝气过亢，疏泄太过，影响脾胃者称之。详见“肝气犯胃”条。

肝逆头痛gānnìtóutòng　病证名。指肝气上逆所致的头痛。《素问·藏气法时论》：“肝病者……气逆则头痛，耳聋不聪，颊肿。”《证治准绳·头痛》：“怒气伤肝及肝气不顺上冲于脑，令人头痛。”症见头痛目眩，耳聋，颊赤，胁肋胀痛，脉弦等。治宜疏肝降逆为主，用沉香降气散、苏子降气汤、小柴胡汤、养正丹等方。参见“肝阳头痛”“气逆头痛”条。

肝疟gānnüè　病证名。五脏疟之一。《素问·刺疟》：“肝疟者，令人色苍苍然，太息，其状若死者，刺足厥阴见血。”治宜四逆汤等。参见“五脏疟”条。

肝脾不调gānpíbùtiáo　❶指肝脾两脏功能失调的病理变化。生理上，肝气疏泄条达，有助于脾气升发健运。若肝气郁结，失其疏泄之职，影响脾胃正常健运，可致肝郁脾虚；若肝气亢盛，则可横逆而侵犯脾土，称为肝木乘脾土。脾与胃相表里，一脏一腑，因而引致肝气犯胃或肝气犯脾的证候。❷证候名。肝失疏泄，脾失健运，以胸胁胀痛、腹胀、便溏等为常见症的证候。参见“肝郁脾虚”“肝气犯脾”“肝气犯胃”条。

肝脾湿热gānpíshīrè　证候名。指湿热中阻，肝失疏泄，脾失健运的证候。症见胁胀，上腹痞满，恶心厌油，或见黄疸，大便不爽，舌红苔黄腻，脉弦滑数等。治宜清热利湿，疏肝健脾。

肝脾血瘀gānpíxuèyū　证候名。由肝脾郁结，日久而致瘀聚，症见面色阴黄，形体消瘦，胁下痞块，质坚按之不移，腹部鼓胀，青筋脉络显露，舌质紫暗或有斑点，脉弦涩等。多见于肝硬化腹水、肝癌等疾患。治宜疏肝健脾，活血化瘀，可酌用鳖甲煎丸。

肝气gānqì　❶指肝脏的精气。《素问·平人气象论》：“肝藏筋膜之气也。”❷指肝主疏泄和主藏血的功能活动，与肝血相对而言。也指肝的气机。肝气有升发透泄的作用，能舒畅全身气机。如肝气郁结，肝气条达。❸病证名。即肝气郁结的简称。常见两胁气胀疼痛，胸闷不舒，兼见消化功能紊乱或月经不调。参见“肝郁”条。

肝气不和gānqìbùhé　证候名。肝主疏泄，太过与不及皆可引起肝气不和的证候。症见急躁易恐，胸胁胀满，甚则作痛，少腹胀痛，妇女则乳房胀痛、月经不调等。亦可影响脾胃而出现呕恶、泄泻等消化不良症状。治以疏肝理气为主。

肝气不舒gānqìbùshū　证候名。指肝的疏泄作用不及，失其条达之性。多由情志忧思郁结所致。症见胁肋胀痛，胸闷不舒，善太息，精神抑郁，不欲饮食，或口苦，喜呕，脉弦等。治宜疏肝解郁。

肝气不足gānqìbùzú　证候名。指肝之精气不足引起的证候，亦称肝气虚。《诸病源候论·五脏六腑病诸候》：“肝气不足，则病目不明，两胁拘急，筋挛不得太息，爪甲枯，面青，善悲怒，如人将捕之，是肝气之虚也。”治宜滋养肝肾。

肝气犯脾gānqìfànpí　证候名。五行理论称为肝木乘脾土。由于肝气横逆，疏泄太过，影响脾胃，以致消化功能紊乱。主要证候有头眩、易怒、胸闷、胁痛以及脘腹胀痛、厌食、大便泄泻、脉弦等脾虚症状。若主要表现为嗳气、吞酸、呕吐等犯胃症状，则称肝气犯胃。治以健脾疏肝或调和肝胃诸法。

肝气犯胃gānqìfànwèi　参见“肝气犯脾”“肝胃不和”条。

肝气犯胃方gānqìfànwèifāng　《杂病源流犀烛·脏腑门》卷三方。乌药汁七匙，枳壳汁、木香汁各五匙，白芍药汁二十匙，灶心土一钱，炒砂仁三分。将后二味煎汤，冲诸汁服。治食痹，胃痛上支两胁，里急，饮食不下，膈咽不通，食入即痛，吐出乃止。

肝气逆gānqìnì　证候名。肝气郁结，或因怒而引起上逆或横逆的证候。如上逆则见眩晕头痛，胸胁苦闷，面赤耳聋，甚则呕血；横逆则见腹胀、腹痛，嗳气吞酸，月经失调等。《素问·藏气法时论》：“肝病……气逆则头痛，耳聋不聪，颊肿。”治以平肝或疏肝为主。详“肝气逆证”条。

肝气逆证gānqìnìzhèng　证候名。指肝脏气机不和，出现上逆或横逆等证候。《圣济总录》卷四十一：“肝气逆则面青多怒。”《类证治裁》卷二：“胁痛吐血者，肝气逆也，化肝煎。”又，卷三：“怒郁伤肝气逆，解肝煎。”《西溪书屋夜话录》谓肝气逆上冲心，热厥心痛者，宜泄肝，药如金铃、延胡索、吴萸、川连；兼寒，去川连加椒、桂；寒热俱有者，仍入川连，或再加白芍；肝气上逆冲肺，猝得胁痛，暴上气而喘者，宜抑肝，药如吴茱萸汁炒桑皮、苏梗、杏仁、橘红之属；如肝气横逆乘脾，脘腹胀痛者，治宜培土泄木，用六君子汤加吴茱萸、白芍、木香；肝气乘胃，症见脘痛呕酸者，二陈加左金丸，或白蔻、金铃子等。

肝气热gānqìrè　肝主身之筋膜，肝热气盛，则肝阴亏损，精气不能淫溢于筋，以致筋挛拘急，发为筋痿。《素问·痿论》：“肝气热，则胆泄口苦，筋膜干，筋膜干则筋急而挛，发为筋痿。”治宜清肝热、养肝血。

肝气盛gānqìshèng　证候名。又名肝气实。指肝经邪气盛实的证候。《灵枢·淫邪发梦》：“肝气盛则梦怒。”《圣济总录》卷四十一：“气盛则为血有余，故目赤，两胁下痛引少腹，善怒，甚则气逆头眩，耳愦颊肿，皆肝实之证也。”肝气盛实，可导致肝火旺盛。参见“肝病”“肝火”条。

肝气实gānqìshí　证候名。见《外台秘要》卷十六。即肝气盛。《灵枢·本神》：“肝气虚则恐，实则怒。”详“肝气盛”条。

肝气胁痛gānqìxiétòng　病证名。见《医方考》卷五。指因情志不舒，肝气失于疏泄所致的胁痛。症见胁肋胀痛，胸闷，饮食减少，疼痛部位走窜不定，时痛时歇，得嗳气则痛胀见宽，如情绪波动其痛加剧，多见弦脉。治宜疏肝理气为主，如严氏推气散、柴胡疏肝散、逍遥散等加减。参见“气郁胁痛”条。

肝气虚gānqìxū　出《素问·方盛衰论》。同肝气不足。详该条。

肝气郁gānqìyù　即肝郁。详该条。

肝气郁结gānqìyùjié　即肝郁。详该条。

肝气郁结不孕gānqìyùjiébùyùn　病证名。不孕症之一。见陆成一《女界须知》。因肝气郁结，疏泄失常，气血不和，冲任胞脉失于资助，不能摄精成孕，多伴有情志抑郁，胸胁不舒，乳房胀痛，月经失调等症。治宜疏肝解郁，养血调经。方用开郁种玉汤（《傅青主女科》：白术、炒白芍、茯苓、丹皮、香附、花粉）。

肝热gānrè　病证名。❶泛指肝脏的各种热证。如肝火、肝阳上亢、肝气热、肝实热等。详各条。❷专指肝胆湿热化火。《素问·刺热论》："肝热病者，小便先黄，腹痛多卧，身热，热争则狂言及惊，胁满痛，手足躁，不得安卧。"治宜清利肝胆、泻火息风，或结合清心开窍。

肝热病gānrèbìng 病证名。指肝受邪热所致的病证。《素问·刺热》："肝热病者，小便先黄，腹痛，多卧，身热，热争则狂言及惊，胁满痛，手足躁，不得安卧。"

肝热搐搦gānrèchùnuò 病证名。见《小儿药证直诀》。小儿肝常有余，肝热易发搐作搦。脉洪实者，为热胜，宜泻青丸。

肝热恶阻gānrè'èzǔ 病证名。多因素性急躁，孕后血聚养胎，阴血益虚，肝火犯胃。症见呕吐苦水，或食入即吐，眩晕口苦等。宜清肝和胃，降逆止呕，用加味温胆汤（陈皮、半夏、茯苓、甘草、枳实、竹茹、黄芩、黄连、麦冬、芦根、姜、枣）。

肝热淋证gānrèlìnzhèng 病证名。指淋证因肝火阻滞下焦所致者。见罗应章《经验医库·溲淋》。症见小便淋漓，溺出痛如刀割，或见阴肿，心烦，脉细数。宜用止痛四物汤。参见"淋"条。

肝热痿软gānrèwěiruǎn 病证名。指恼怒伤肝，肝气怫郁，木燥火生，筋膜干急所致的痿证。《症因脉治》卷三："肝热痿软之症，汁溢口苦，两胁攻刺作痛，筋膜干急，筋缩而挛，此《内经》肝热痿弱之症也。"治宜疏肝理气，滋水涵木，舒筋活络等法，可用清肝顺气饮、家秘肝肾丸、补肝丸、舒筋活络丹等方。参见"痿""筋痿"条。

肝热证gānrèzhèng 证候名。《素问·痿论》："肝热者，色苍而爪枯。"又："肝气热，则胆泄口苦。"《医碥·发热》："恚怒不发，止自摧抑，则肝气不宣，郁而成热，妇人最多此证。证见胸胁胀痛，或飧泄，面青，手足冷，太息不乐，脉沉弦。木郁则达之，宜逍遥散。"《证治准绳·杂病》："肝热者，按之肌肉之下至骨之上，乃肝之热，寅卯间尤甚。"肝热有虚实之分，参见"肝火""肝实热""肝虚热"条。

肝热自汗gānrèzìhàn 病证名。自汗证之一。《证治汇补·汗病章》："肝热自汗，口苦，多眠。"治宜清肝为主，用逍遥散加减。参见"自汗"条。

肝疝gānshàn 病证名。见《外科理例》卷三。多因肝经湿热而致。症见阴囊红肿坚硬而痛，或阴囊湿痒，全身寒热，尿道口有色白如脓的分泌物。治宜清热利湿化浊，用龙胆泻肝汤化裁。

肝善gānshàn 五善之一。病程中出现身体轻便，心静不烦，指甲红活，起坐安宁，二便通利等预后良好的征象为肝善（见《外科正宗》）。

肝伤gānshāng 病证名。指肝脏伤损的疾患。《脉经》卷六："凡有所坠堕，恶血留内，若有所大怒气上而不能下，积于左胁下则伤肝。肝伤者，其人脱肉，又卧口欲得张，时时手足青，目瞑，瞳人痛，此为肝藏伤所致也。"《诸病源候论·虚劳病诸候》："大怒气逆伤肝，肝伤，少血目暗。"参见"筋极""七伤"条。

肝肾精血亏损gānshènjīngxuèkuīsǔn 即肝肾阴虚。详该条。

肝肾亏损gānshènkuīsǔn 即肝肾阴虚。详该条。

肝肾亏损痛经gānshènkuīsǔntòngjīng 病证名。痛经证型之一。见《中医妇科学讲义》。多因素体虚弱，早婚，分娩过多，损伤肝肾，精亏血少，经行之后冲任胞脉失养所致。症见经后小腹绵绵作痛，喜按，头晕耳鸣，腰膝酸软等。治宜调补肝肾。方用调肝汤，或六味地黄汤加人参、麦冬、黄芪。

肝肾同源gānshèntóngyuán 五脏相关理论之一。也称乙癸同源。❶肝阴和肾阴互相滋养，肝藏血，肾藏精，精血相生，故称。此义最为通用。❷肝和肾均内寄相火，且相火源于命门。临床上肝肾不足或相火过旺，常肝肾并治，采用滋水涵木，或补肝养肾，或泻肝肾之火的方法，就是根据肝肾同源这一理论。❸和虚实补泻有关。如《医宗必读》："东方之木，无虚不可补，补肾即所以补肝；北方之水，无实不可泻，泻肝即所以泻肾。"可备一说。

肝肾丸gānshènwán 《症因脉治》卷四方。当归身、白芍药、天冬、生地黄。研末，炼蜜为丸，每服二至三钱，温开水送下。功能滋阴补血。治肝肾阴虚，小便不利，内热神衰，肌肉黑瘦，下午咳嗽，脉细数者。

肝肾相生gānshènxiāngshēng 指肝和肾有互相滋养的关系。肝藏血，肾藏精，精血相生，故云。参见"肝肾同源"条。

肝肾虚胀gānshènxūzhàng 病证名。指肝肾亏损，小便不利所致的小腹胀。《症因脉治》卷三："肝肾虚胀之症，腰软作痛，痛连季胁，小便常涩，气怯消瘦，小腹胀冷。"多因肝肾不足，气化无权所致。治宜补益肝肾为主。腰软常痛，宜大造丸化龟鹿二仙胶为丸；小便常涩，小腹胀冷，宜金匮肾气丸；真阴虚，脉数内热者，宜家秘肝肾丸。参见"腹胀""内伤腹胀"条。

肝肾虚肿gānshènxūzhǒng 病证名。身肿类型之一。《症因脉治》卷三："肝肾虚肿之症，腹冷足冷，小水不利，或小腹肿，腰间痛，渐至肿及遍身，面色黑黄，此肝肾经真阳虚肿，即《内经》肾水证也。肝肾虚肿之因，肝主施泄，肾主闭藏，肝肾之真阳不足，不能司其开阖，则小水不利。若阴精素虚，色欲太过，肝肾之真阴不足，虚火烁金，小水亦不利。《内经》所云关门不利，聚水而生病也。"脉迟弦为肝肾真阳不足，脉细数为肝肾阴虚，治宜金匮肾气丸、河车丸、人参固本丸、家秘肝肾丸等方。参见"身肿""水肿"条。

肝肾阴虚gānshènyīnxū 证候名。又称肝肾亏损。指肝阴和肾阴俱虚的证候。肝阴和肾阴互相滋生，肾阴不足可以导致肝阴不足，肝阴不足也会使肾阴亏损，临床所见多具有阴虚内热的病变特点。症见眩晕、头胀、视物不明、耳鸣、咽干口燥、五心烦热、遗精、失眠、腰膝酸痛，舌红少津，脉弦细无力等。治宜滋养肝肾或滋水涵木法。

肝肾阴虚经漏gānshènyīnxūjīnglòu 病证名。经漏证型之一。由于先天不足，早婚，房室不节，分娩过多等原因，耗伤精血，以致肝肾阴虚，阴虚生热，热伤冲任，迫血妄行。症见阴道出血时多时少，淋沥不断，血色鲜红，头晕耳鸣，腰膝酸软，两颧发红，手足心热，甚或午后潮热等。治宜滋补肝肾，清热固冲。方用清海丸，或用两地汤加海螵蛸、煅牡蛎。

肝生于左gānshēngyúzuǒ 谓肝气主升。根据左升右降的理论，在人体的气机升降运动中，肝气从左而升。《素问·刺禁论》："藏有要害，不可不察。肝生于左，肺藏于右，心部于表，肾治于里，脾为之使，胃为之市。"王冰注："肝象木，王于春，春阳发生，故生于左也。肺象金，王于秋，秋阴收杀，故藏于右也。"阳气主外，心象火也。阴气主内，肾象水也。营动不已，糟粕水谷，故使者也。水谷所归，五味皆入，如市杂，故为市也。

肝盛gānshèng 即肝气盛。详该条。

肝实gānshí　病证名。肝盛气亢的一类病证。《备急千金要方》："左手关上阴实者，肝实也。苦肉中痛动善转筋吐。刺足厥阴治阴。"《景岳全书·传忠录》："肝实者，两胁少腹多有疼痛，且复多怒。"

肝实热gānshírè　证候名。肝热盛之实证。《备急千金要方》："左手关上脉阴实者，足厥阴经也。病苦心下坚满，常两胁痛，息忿忿如怒状，名曰肝实热也。"治宜清泄肝热结合疏肝解郁。

肝实热证gānshírèzhèng　证候名。指肝经邪热炽盛的证候。《备急千金要方》卷十一："病苦心下坚满，常两胁痛，息忿忿如怒状，名曰肝实热也。"《太平圣惠方》卷三："夫肝实则生热，热则阳气盛，致心下坚满，两胁痛引小腹，忿忿如怒。气逆目眩，为血有余，即目痛，眼眦赤，生瘜肉，阳毒所致，悒悒先寒而后热，颈直背强，筋急不得屈伸。"《三因极一病证方论·肝胆经虚实寒热证治》："肝实热，阳气伏邪。胁痛，忿忿悲怒，发热，喘逆，满闷，目痛，视物不明，狂悸，非意而言，乍宽乍急，所作反常。"《杂病源流犀烛·目病源流》："肝脏积热，先患赤肿，疼痛，怕日羞明，泪溢难开，忽生翳膜，初患一目，渐及两眼。"治宜泻肝清热为主。选用竹沥泄热汤、泻肝汤、泻青丸等方。

肝实证gānshízhèng　证候名。指肝病因邪气盛实所出现的证候。多由气郁、火旺等所致。《脉经》卷二："左手关上阴实者肝实也，苦肉中痛动，善转筋。"《圣济总录·肝藏门》："肝实之状，苦心下坚满，常两胁痛，或引小腹，忿忿如怒，头目眩痛，目眦赤生瘜肉是也。"《本草经疏》："肝实之证，善怒，怒则气上逆，甚则呕血及飧泄，善太息，忽忽不乐，胁痛，呕血，属肝气逆，肝火盛，肝血虚；发搐，属肝家邪热，热则生风，风主掉眩故也。口赤肿痛，属血热。"方用犀角地黄汤、羚羊角散、甘菊花散等方。参见"肝病""肝实热""肝火等"条。

肝俞gānshù　经穴名。代号 BL18。《灵枢·背腧》作肝腧。属足太阳膀胱经。位于背部，第 9 胸椎棘突下旁开 1.5 寸处，一说"除背各寸半"(《针灸资生经》)。布有第 9、10 胸神经后支的内侧皮支，深层为外侧支。并有第 9 肋间动、静脉后支的内侧支通过。主治黄疸，胁痛，胃痛，吐血，衄血，眩晕，夜盲，目赤痛，青光眼，癫狂，痫证，脊背痛及急、慢性肝炎，胆囊炎，神经衰弱，肋间神经痛等。斜刺 0.3～0.5 寸。艾炷灸 3～7 壮，或艾条灸 5～15 分钟。

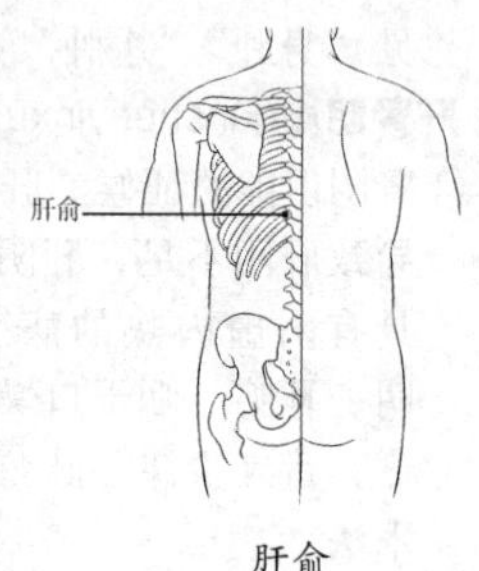

肝俞

肝腧gānshù　经穴名。《灵枢·背腧》："肝腧在九焦之间。"中医古籍多用腧之古字"俞"而作"肝俞"。详"肝俞"条。

肝水gānshuǐ　病证名。五脏水肿病之一。《金匮要略·水气病脉证并治》："肝水者，其腹大，不能自转侧，胁下腹痛，时时津液微生，小便续通。"多因水气凌肝，肝失疏泄所致。参见"水肿""十水"条。

肝死脏gānsǐzàng　肝脏真气已绝的脉象。轻按则弱，重按应手即去，不能复来，或曲如蛇行。《金匮要略·五脏风寒积聚病脉证并治》："肝死脏，浮之弱，按之如索不来，或曲如蛇行者，死。"

肝损gānsǔn　病证名。五脏虚损之一。又称损肝。《难经正义》："肝藏血而主怒，怒则伤肝，肝损者宜缓其中，即经所谓肝苦急，急食甘以缓之之义。"《难经·十四难》："四损损于筋，筋缓不能自收持。"《杂病源流犀烛·虚损劳瘵源流》："损肝伤筋，筋缓不收，急当缓中，宜牛膝丸、八味丸。"参见"虚损"条。

肝体阴用阳gāntǐyīnyòngyáng　体，指实体或实质；用，指作用或功能。肝为藏血之脏，血为阴，故肝体属阴。肝主疏泄、升发，内寄相火，又主管筋的活动，病变时容易动风化火，其作用属阳。（见《临证指南医案·肝风》）故有此说。

肝为刚脏gānwéigāngzàng　见《临证指南医案·郁》。肝体阴而用阳，喜条达舒畅，既恶抑郁，也忌过亢。肝为将军之官，其刚强之性主要体现在肝气方面。其气主升主动，易亢易逆，故肝气太过，易急躁、发怒；肝气不足，则使人恐惧胆怯。

肝为泪gānwéilèi　出《素问·宣明五气》。泪出于目，肝开窍于目，泪为肝液所化，故云肝为泪。参见"五脏化液"条。

肝为语gānwéiyǔ　五脏气逆证中，肝气上逆的症状，出《素问·宣明五气》。语，语言，特指语言失常。《素问直解》注："语，多言也。"肝藏魂，肝气逆乱则多言或言语纷乱，失于常度。临床多见于肝气郁结患者。郁者本沉默寡言，惟郁之甚者则变生语言失常，终及喃喃自语。亦有肝阳亢盛，肝气上逆而暴怒狂言者。

肝痿gānwěi　病证名。指筋痿。《医宗必读·痿》："肝痿者，筋痿也。"详"筋痿"条。

肝胃不和gānwèibùhé　❶肝气郁结，疏泄失常，导致胃失和降的病理变化。❷证候名。肝气郁结，横逆犯胃，胃失和降，以胸胁胀满，善太息，胃脘胀满作痛，嗳气吞酸，嘈杂或呕恶，苔薄黄，脉弦等为常见症的证候。治宜调和肝胃法。

肝胃气痛gānwèiqìtòng　病证名。见《柳选四家医案·环溪草堂医案》。指情志郁结，肝气犯胃所致的胃痛。《类证治裁·胃脘痛》："因肝乘胃而脘痛者，气冲胁胀，当辛酸制木，吴萸、白芍、青皮、木瓜、厚朴、延胡、金橘。"参见"胃气痛""气郁脘痛"条。

肝胃阴虚gānwèiyīnxū　证候名。指肝胃失和，日久而致肝胃阴虚的相关证候。症见口苦口干，胁肋隐痛，脘腹痞满，胸闷，嗳气，善太息，或便结尿黄，舌红少津，脉弦细数等。多见于慢性胃炎，或并发于慢性肝胆疾患。治宜调和肝胃，用一贯煎、益胃汤等方辨证加减。

肝恶风gānwùfēng　恶即畏恶。《素问·宣明五气》："五藏所恶：肝恶风。"风气偏胜则肝风易动，眩晕抽掣，故恶风。

肝系gānxì　❶肝的系带。《灵枢·论勇》："肝系缓，其胆不满而纵。"❷肝与胆、筋、爪、目等构成的由肝联络的系统。

肝痫gānxián　病证名。出《备急千金要方》卷五。可表现为多种症状。《医学入门·痫》："肝痫，面青，摇头，喜惊，作鸡鸣状。"《景岳全书》卷四十一："面青唇青，两眼上窜，手足挛掣反折，其声如犬者曰肝痫。"《医林绳墨》卷六以痫症因怒而起，怒不得越，痰涎壅盛，口多喊叫，面青目瞪，右胁作疼而中气作闷者为肝痫。参见"痫""五脏痫"条。

肝邪gānxié　五脏病邪之一。《灵枢·五邪》："邪在肝，则两胁中痛，寒中，恶血在内，行善掣节，时脚肿。"《素问·气交变大论》："肝木受邪。民病两胁下少腹痛，目赤痛，眦疡，耳无所闻。"又《难经·十难》："心脉急甚者，肝邪干心也。"

肝泄gānxiè 病证名。指怒伤肝经，木克脾土所致的泄泻。《证治汇补·下窍门》："肝泄者，忿怒所伤，厥而面青，必兼胁满。"《医学入门·泄泻》："肝虚忿怒所伤，木克脾土，门户不束，厥而面青，当归厚朴汤，或熟料五积散去麻黄。汗多者，黄芪建中汤。"参见"七情泻""气泻"条。

肝心痛gānxīntòng 病证名。厥心痛之一。因肝病而邪上乘心所致。《灵枢·厥病》："厥心痛，色苍苍如死状，终日不得太息，肝心痛也。"《医宗金鉴·杂病心法要诀》："歧骨陷处痛，名心痛……连胁，名肝心痛。"《张氏医通·诸痛门》："肝心痛者，多由木火之郁，病在血分……在血则行之，郁则开之。"可用金铃子散等方。参见"厥心痛""心痛"条。

肝虚gānxū 病证名。肝脏亏虚的一类病证。如肝气不足而失其刚强之性，则使人恐惧胆怯。肝不藏血或肝阴亏损，则多梦易惊，卧寐不宁或筋痿无力，爪甲枯脆。《素问·藏气法时论》："肝病者……虚则目无所见，耳无所闻，善恐，如人将捕之。"

肝虚寒证gānxūhánzhèng 证候名。指素体阳虚，肝脏亏损所出现的证候。《备急千金要方》卷十一："病苦胁下坚，寒热，腹满不欲饮食，腹胀，悒悒不乐，妇人月经不利，腰腹痛，名曰肝虚寒也。"《三因极一病证方论·肝胆经虚实寒热证治》："肝虚寒，两胁满，筋急，不得太息，寒热，腹满，不欲饮食，悒悒不乐，四肝冷，发抢心腹痛，目视䀮䀮，或左胁偏痛，筋痿，脚弱。"治宜补肝为主，参以温通。选用补肝汤、补肝细辛散、防风补煎、加减六君子汤等方。

肝虚汗gānxūhàn 病证名。见《中国医学大辞典》。指肝虚而致自汗之证。《杂病源流犀烛·诸汗源流》："由肝虚而汗，则必禁其疏泄，宜白芍汤。"参见"自汗"条。

肝虚目暗gānxūmù'àn 病证名。见《世医得效方》卷十六。指因肝虚引起的目视昏暗不清。"肝虚目暗，远视不明，眼花频起"(《杂病源流犀烛》卷二十二)。宜养肝明目，用补肝散(《杂病源流犀烛》方)加减。为多种内障眼疾常见之候。

肝虚雀目gānxūquèmù 病证名。见《世医得效方》卷十六。即肝虚雀目内障。详该条。

肝虚雀目内障gānxūquèmùnèizhàng 病证名。见《秘传眼科龙木论》。亦作肝虚雀目。多因后天失养，脾失健运。小儿多患。"肝虚血少……小儿因疳得之"(《世医得效方》卷十六)。症初起，入暮则视物不清，天晓复明，眼干涩羞明，频频眨动。失治可致黑睛萎软糜烂，甚则溃破而成蟹睛，常导致失明。相当于今之维生素A缺乏性眼病。治宜健脾益气，杀虫消疳，用肥儿丸或猪肝散加减。

肝虚热证gānxūrèzhèng 证候名。《杂病源流犀烛·虚损痨瘵源流》："肝热，按至肌肉之下，骨之上乃得，肝主筋也，寅卯时尤甚。必兼多怒多惊，便难，转筋挛急，四肢困热，满闷，筋痿不能起，头痛，耳聋……冒眩，多瘛。"治宜养肝清热为主。可用柴胡饮子等方。参见"劳热"条。

肝虚胁痛gānxūxiétòng 病证名。指肝气虚或阴血不足，筋脉失养所致的胁痛。《医学入门·胁痛》："虚者，肝血虚也，痛则悠悠不止，目䀮䀮，耳无闻，善恐如人将捕，四物汤加柴胡梢，或五积散去麻黄加青木香、青皮。"《金匮翼·肝虚胁痛》："肝虚者，肝阴虚也，阴虚则脉绌急，肝之脉贯膈布胁肋，阴虚血燥，则经脉失养而痛，其症胁下筋急，不得太息，目昏不明，爪枯色青，遇劳即甚，或忍饥即发者是也，滑氏补肝散。"《医钞类编·胁痛门》："肝气不足，两胁下痛，筋急不得太息，四肢厥冷，心腹痛，目不明了，爪甲枯，口面青，宜补肝汤。"《嵩崖尊生书》卷七："肝虚胸痛引胁背，宜补肾六味丸加牛膝、首乌。"参见"胁痛"条。

肝虚证gānxūzhèng 证候名。指肝虚所出现的证候。《脉经》卷二："肝虚……病苦胁下坚，寒热，腹满，不欲饮食，腹胀，悒悒不乐，妇人月经不利，腰腹痛。"《圣济总录》卷四十一："肝虚之状，其病面青，善洁善怒，脐左有动气，按之牢若痛，不欲饮食，悒悒不乐，恐惕如人将捕之。"《本草经疏》："肝虚十证。胸胁痛，属肝血虚，肝气实，因而上逆；转筋属血虚；目光短，属肝血虚，有热兼肾水真阴不足；目翳，属肝热，兼肾水不足；亡血过多，角弓反张，属肝血虚有热；少腹连阴作痛，按之则止，属足厥阴经血虚；偏头痛，属血虚，肝象有热，不急治之，久必损目；目黑暗眩晕，属血虚，兼肾水真阴不足；肥气，属气血两虚，肝气不和，逆气与瘀血相并而成。"方用沉香煎丸、荜茇丸等。参见"肝病""肝虚寒"等条。

肝血gānxuè 指肝脏所藏的血，与肝气相对而言。具有滋养肝脏，营养机体的功能。肝血与肝阴不能截然分开。但从临床上看，提到肝血虚的一些病证，常和血虚、失血的情况相联系，而不一定有阴虚阳亢的表现。

肝血不足gānxuèbùzú 即肝血虚。详该条。

肝血虚gānxuèxū ❶肝脏血液亏虚，致筋脉、头目、爪甲失于濡养的病理变化。❷证候名。又称肝血不足。血液亏虚，肝失濡养，以头晕眼花，视力减退，或夜盲，或肢体麻木，妇女月经量少、色淡，闭经，面色、睑色无华，爪甲不荣，舌淡，脉细等为常见症的证候。治宜补血养肝。

肝炎草gānyáncǎo 中药材。见《云南中草药》。为青叶胆之别名。详该条。

肝阳gānyáng 肝的阳气，是肝之温煦、升发、疏泄的一面。与肝阴相对而言。参见"肝阴"条。

肝阳化风gānyánghuàfēng ❶肝肾阴亏，水不涵木，肝阳亢逆无制而动风的病理变化。❷证候名。肝阳上亢，肝风内动，以眩晕欲仆，头胀头痛，肢体麻木，面赤耳鸣，手足震颤，甚则猝然跌倒，不省人事，口眼㖞斜，半身不遂，舌强不语，喉中痰鸣，舌红，脉弦等为常见症的证候。证治参见"肝阳上亢""肝阳头痛""肝阳眩晕"及"中风"条。

肝阳化火gānyánghuàhuǒ 病机。是肝阳上亢的进一步发展。阳亢则热，热极则生火。有阳气上逆的特点。参见"肝火"条。

肝阳偏旺gānyángpiānwàng 即肝阳上亢。详该条。

肝阳上亢gānyángshàngkàng ❶肝肾阴虚，阴不制阳，肝阳亢逆于上，导致上实下虚的病理变化。❷证候名。又称肝阳偏旺。肾水亏损不能滋养肝木，或肝阴不足，阴不潜阳，临以头晕目眩、头痛、面赤、眼花、耳鸣、口苦、舌红、脉弦细数等为常见症的证候。治宜滋阴平肝潜阳。

肝阳上逆gānyángshàngnì 病机。即肝阳上亢。肝气以疏泄、畅达为顺，升泄太过则亢，亢则逆。若病证表现为上亢，则称上逆。此外，也有表现为横逆而乘脾，下逆则睾肿、疝痛等。参见"肝阳上亢"条。

肝阳头痛gānyángtóutòng 病证名。指肝阳上扰所致的头痛。《类证治裁·头痛》："内风扰巅者，筋惕，肝阳上冒，震动髓海。"症见头角及巅顶掣痛，眩晕烦躁易怒，睡眠不宁，脉弦等。治宜平肝潜阳为主，用天麻钩藤饮、珍珠母丸等。《医醇賸义·诸痛》："有因于火者，肝阳上升，头痛如劈，筋脉掣起，痛连目珠，当壮水柔肝，以息风火。"用羚羊角汤、龙胆泻肝汤等方。本证常见于高血压病、血管性头痛、眼原性头痛等疾患。参见"头痛"条。

肝阳虚gānyángxū ❶肝之阳气不足，疏泄与藏血功能低下，而致虚寒内生的病理变化。❷证候名。指肝阳不足所表现的虚寒证候。多由肝气虚发展而来。阳气虚弱，肝失条达，以两胁胀闷，畏冷肢凉，头晕眼花，忧郁善恐，舌苔白润，脉沉迟无力等为常见症的证候。证治参见"肝虚寒""寒滞肝脉"各条。

肝阳眩晕gānyángxuànyūn 病证名。指因情志不舒，烦劳过度，肝阴暗耗，而致肝阳上引起者。症见时时头晕头痛，睡眠不宁，易怒，脉弦。治宜平肝潜阳为主，用天麻钩藤饮等方。肝阴偏虚者，心烦少寐，舌红少苔，宜滋养肝肾之阴，用二至丸、杞菊地黄丸。肝阳眩晕之火旺者，则为肝火眩晕。详该条。本证可见于高血压等疾病。

肝遗gānyí 病证名。指肝病而致遗精的病证。《医宗必读》卷九："肝病而遗者，色青而筋痿。"《张氏医通》载"肝热胆寒"遗精，用温胆汤加人参、茯神、枣仁、莲肉治疗。参见"遗精""五脏遗精"条。

肝阴gānyīn 肝的阴血和阴液。肝之滋养、宁静、柔润的一面，与肝阳相对而言。肝阴与肝阳相互为用，保持阴阳的协调。如肝气太过，肝阳偏亢，可以耗伤肝阴。而肝阴不足，则可以引起肝阳上亢。

肝阴不足gānyīnbùzú 证候名。由热灼阴伤，肝脉失养所致。见于急性热病后期。症见头晕，眼干，视物不清，手足心热或麻木等。见于维生素A缺乏症，传染性后脑炎及中毒性脑病所致之目盲、视神经萎缩等。治宜滋阴养肝。用杞菊地黄丸或石斛夜光丸加减。详"肝阴虚"条。

肝阴虚gānyīnxū ❶肝之阴液亏虚，并虚热内扰的病理变化。❷证候名。又称肝阴不足。由慢性耗损或血不养肝所致，也可因肾精不足而致肝肾阴虚。阴液亏虚，肝失濡润，以头晕眼花，两目干涩，视力减退，颧红，或胁肋灼痛，五心烦热，舌红少苔，脉弦细数等为常见证候。治宜以养肝阴或滋养肝肾为主。参见"肝阳上亢""虚风内动"条。

肝痈gānyōng 病证名。出《素问·大奇论》："肝雍，两胠满，卧则惊，不得小便。"多因愤郁气逆积湿生痰蕴蒸而成。初起期门穴处微肿隐痛，牵引胁肋，拒按，或便溺则疼痛加重，或侧卧咳嗽，脉弦数，常见恶寒发热。继则局部胀痛加剧，胁肋胀满，身热不退。如迁延失治则脓肿破溃，可咳吐或下利脓血，呈褐色且带臭秽。治宜清肝宣肺，解毒涤痰，可选用柴胡清肝汤、化肝清毒汤、宣郁化毒汤、疏肝涤痰汤。脓成则宜于清肝泻火方中佐以排脓之品。脓溃之后宜清肺清肠，补益脾肾。外治参见肠痈，必要时应行手术治疗。愈后宜用四物汤等调理。本病包括西医之肝脓肿、肝包虫病、化脓性胆囊炎及胆管炎。

肝郁gānyù ❶肝失疏泄，气机郁滞，情志抑郁，气血不畅的病理变化。❷证候名。肝气郁、肝气郁结的简称。见《赤水玄珠·郁证门》。肝有疏泄的功能，性喜升发和疏泄，如因情志不舒，恼怒伤肝，或因其他原因影响气机升发和疏泄，均可引致肝郁之证。肝失疏泄，气机郁滞，以情志抑郁，喜叹息，胸胁或少腹胀闷窜痛，妇女乳房胀痛，月经不调，苔白脉弦等为常见症的证候。治宜疏肝解郁。

肝郁化火gānyùhuàhuǒ ❶肝气郁结，郁久化热，导致气郁与肝经热盛并存的病理变化。❷证候名。又称肝经郁热证。肝气郁结，郁久化火，以胸胁胀痛、灼热，烦躁易怒，口苦口干，舌红苔黄，脉弦数等为常见症的证候。证治参见"肝经郁热"条。

肝郁黄疸gānyùhuángdǎn 病证名。见《诊余集·黄疸》。其症"忽然呕吐，发热，遍体疼痛，热退则面目俱黄，此宜从疏肝理气，利湿健脾自愈，又不可用温热也。"参见"黄疸"有关条。

肝郁经行先后无定期gānyùjīngxíngxiānhòuwúdìngqī 病证名。见《中医妇科学讲义》。经行先后无定期证型之一。多因恚怒伤肝，肝郁气乱，气乱则血亦乱，冲任胞宫蓄溢失常。症见经期先后不定，经量或多或少，色紫稠黏，抑郁不乐，时欲叹息，胸乳胀闷不舒，或小腹胀痛等。治宜疏肝解郁。方用逍遥散、柴胡舒肝汤等。

肝郁经行先期gānyùjīngxíngxiānqī 病证名。经行先期证型之一。出《妇人良方大全》卷一。多因情志抑郁，恚怒伤肝，肝郁化热迫血妄行，冲任失守所致。症见经期提前，经量时多时少，色红或紫，或稠黏有块，乳房及小腹胀痛不舒，烦躁易怒等。治宜疏肝解郁，清热。方用丹栀逍遥散。

肝郁脾虚gānyùpíxū ❶肝失疏泄与脾气虚弱并见的病理变化。肝气郁结，横逆犯脾，脾气本虚，又兼肝气所犯，气机郁滞，运化失职。❷证候名。肝失疏泄，脾失健运，以胸胁胀痛，食少腹胀，精神抑郁，便溏不爽，或腹痛欲泻，泻后痛减，脉弦或缓弱等为常见症的证候。治宜疏肝健脾。

肝郁胁痛gānyùxiétòng 证名。指气机郁结所致的胁痛。多由情志失调，肝气郁结，气阻络痹所致。《金匮翼·胁痛统论》："肝郁胁痛者，悲哀恼怒，郁伤肝气，两胁骨疼痛，筋脉拘急，腰脚重滞者是也。"甚则可见胁痛难忍，或胁腋牵痛，烦躁易怒等。肝郁日久并能化火。治宜解郁理气为主，兼以清泄郁火，如枳壳煮散、金铃子散、调肝散、小龙荟丸等方。参见"肝气胁痛""肝火胁痛"条。

肝郁血虚gānyùxuèxū ❶情志抑郁，肝失疏泄，脾失健运，肝血化生不足或肝血虚而夹肝郁的病理变化。❷血液亏虚，肝气郁滞，以头晕眼花，两胁作胀，情志抑郁，多梦健忘，面白，舌淡紫，脉弦细等为常见症的证候。治宜疏肝解郁，健脾养血。用逍遥散随证加减。

肝郁血瘀gānyùxuèyū ❶肝气郁结，疏泄不及，气不行血的病理变化。❷证候名。肝气郁结，血瘀于肝，以两胁胀痛或刺痛，或胁下、少腹有肿块，情志抑郁，舌紫暗或有斑点，脉弦涩等为常见症的证候。治以疏肝化瘀，代表方如膈下逐瘀汤、柴胡疏肝散等。

肝脏积热gānzàngjīrè 病证名。见《世医得效方》卷十六。

主因肝脏积热而起，亦有兼受风邪者。症见眼目“赤肿疼痛，怕日羞明，泪溢难开，忽生翳膜，初患一目，渐及两眼”（《杂病源流犀烛》卷二十二）。治法：肝热重者，宜清热泻肝，用洗肝散酌加龙胆草；风热重者，宜祛风清热，用密蒙花散加减。

肝脏中风gānzàngzhòngfēng 病证名。亦称肝中风。泛指风邪入中于肝发生的证候。《太平圣惠方·治肝脏中风诸方》：“夫肝中风者，是体虚之人，腠理开疏，肝气不足，风邪所伤也。其候筋脉拘挛，手足不收，厉风入肝，坐踞不得，胸背强直，两胁胀满，目眩心烦，言语謇涩者，是肝中风候也。”参见“肝中风”条。

肝胀gānzhàng 病证名。❶胀病之一。《灵枢·胀论》：“肝胀者，胁下满而痛引小腹。”《医醇賸义·胀》：“寒气上逆，则两气相积，而肝木怒张，胁下乃肝木之本位，痛引小腹，则壅极而决矣。当疏肝化浊，青阳汤主之。”《金匮翼·胀满诸论》：“肝胀，怒动肝火，逆于中焦，其症口苦，脉弦，胁及小腹胀满或痛，发则身热、气逆是也。左金丸。”参“胀病”条。❷指目睛无故脱出的怪疾。《增广验方新编·目部》：“眼珠无故涌出垂下，大便下血，亦有不便血者，名曰肝胀。羌活煎浓汤，乘热先熏后服，即入，或用羌活烧烟熏之，更妙。”

肝蒸gānzhēng 病证名。二十三蒸之一。见《诸病源候论·虚劳骨蒸候》。详“二十三蒸”条。

肝志怒gānzhìnù 肝为将军之官，其气易急易亢，怒则气上，故怒为肝志。《素问·阴阳应象大论》：“肝……在志为怒。”

肝中风gānzhòngfēng 病证名。又名肝脏中风。指风邪入中于肝经而致的病证。主症为头目瞤动，胁痛，常伛偻而行，或踞坐不得低头等。《金匮要略·五脏风寒积聚病脉证并治》：“肝中风者，头目瞤，两胁痛，行常伛，令人嗜甘。”《诸病源候论·风病诸候》：“肝中风，但踞坐不得低头。”参见“肝脏中风”条。

肝中寒gānzhònghán 病证名。肝为寒邪所中，使肝气不舒，疏泄失司引起的病证。《金匮要略·五脏风寒积聚病脉证并治》：“肝中寒者，两臂不举，舌本燥，喜太息，胸中痛，不得转侧，食则吐而汗出也。”《备急千金要方》：“肝中寒者，其人洗洗恶寒，翕翕发热，面翕然赤，漐漐有汗，胸中烦热。”

肝主筋gānzhǔjīn 肝主管全身筋膜。筋要赖肝的精气滋养，才能活动有力。《灵枢·九针》：“肝主筋。”《素问·六节藏象论》：“肝者……其充在筋。”肝不养筋，则动作迟钝，活动不灵。《素问·上古天真论》：“丈夫……七八肝气衰，筋不能动。”肝阴不足可致筋痿不用；肝风内动，则可出现拘挛抽筋。参见“肝合筋”条。

肝主谋虑gānzhǔmóulǜ 指肝辅佐心神参与思维活动。《素问·灵兰秘典》：“肝者，将军之官，谋虑出焉。”肝气健旺，始能沉着而深谋熟虑；反之，“肝气虚则恐，实则怒”（《灵枢·本神》）。

肝主目gānzhǔmù 肝开窍于目，其经脉连目系，上至额，与督脉会于巅。肝的精气盛衰，可影响视力。肝火上炎，可见两目肿赤；肝虚则见两目干涩，视物不明。《灵枢·脉度》：“肝气通于目，肝和则目能辨五色矣。”

肝主升发gānzhǔshēngfā 肝具有主持气上升、发泄的功能，对全身气机的疏通、畅达具有重要的作用。肝的功能正常时，如春天树木，充满生机，表现升发之象。但升发太过，则为肝阳上亢，反会出现头痛、眩晕等症状。

肝主疏泄gānzhǔshūxiè 疏泄，升发透泄之意。肝气有升发透泄作用，能舒畅全身气机。如精神抑郁，可使肝气郁结，甚至影响气血流畅而发生疼痛；肝又能助脾胃消谷运化；女性的月经和男性的排精，也与肝的疏泄有关。

肝主血海gānzhǔxuèhǎi 肝有贮藏和调节血液的功能。《素问·五藏生成》王冰注：“肝藏血，心行之，人动则血运于诸经，人静则血归于肝脏，何者？肝主血海故也。”参见“肝藏血”条。

肝著gānzhuó 病名。亦作肝着。肝经气血郁滞，留着不行，以右胁或胸胁重着疼痛，或右胁下肿块，喜按喜揉等为主要表现的疾病。多因邪气留着，肝脏气血滞而不畅，上逆于肺所致。《金匮要略·五脏风寒积聚病脉证并治》：“肝著，其人常欲蹈其胸上，先未苦时，但欲饮热，旋覆花汤主之。”有因肝虚所致者。《证治准绳·杂病》：“肝着则常欲蹈压其胸。《经》云春脉如弦，其气不实而微，此谓不及，令人胸痛引背，下则两胁胀满，此肝虚而其脉证见于春如此也，宜补肝汤。”亦有因劳怒所致。《临证指南医案·胁痛》：“肝著，胁中痛，劳怒致伤气血。川楝子皮、炒延胡、归须、桃仁、生牡蛎、桂枝木。”

肝着gānzhuó 即肝著。详该条。

肝足厥阴经病证gānzújuéyīnjīngbìngzhèng 病证名。指足厥阴肝经经气异常所致的病症。《灵枢·经脉》：“肝足厥阴之脉……是动则病腰痛不可以俯仰，丈夫㿉疝，妇人少腹肿，甚则嗌干，面尘，脱色。是主肝所生病者，胸满，呕逆，飧泄，狐疝，遗溺，闭癃。为此诸病，盛则泻之，虚则补之，热则疾之，寒则留之，陷下则灸之，不盛不虚，以经取之。”《脉经·肝足厥阴经病证》：“肝气虚则恐，实则怒。”又：“病先发于肝者，头目眩，胁痛肢满。”又：“肝病者，必两胁下痛引小腹，令人善怒，虚则目䀮䀮无所见，耳无所闻，善恐，如人将捕之。”此外，尚列举了肝中风、肝胀、肝著、肝痹、肥气等多种病证。参见肝病有关各条。

肝足厥阴之脉gānzújuéyīnzhīmài 出《灵枢·经脉》。即足厥阴肝经。详该条。

柑gān 中药材。出《本草拾遗》。又名柑子。为芸香科植物茶枝柑 *Citrus chachiensis* Hort. 或瓯柑 *Cirtus reticulata* cv. Suavissima 等的果实。前者分布于珠江三角洲地区，后者分布浙江。甘、酸，凉。生食有生津止渴，醒酒，利尿之效。主治胸膈烦热，口渴欲饮，醉酒，小便不利。茶枝柑果实含橙皮苷，另含挥发油如柠檬烯、β－月桂烯等。瓯柑果实含柚皮素、新橙皮苷等。橙皮苷是黄酮类物质，有微弱的降低毛细血管脆性、渗透性作用，还可抗病毒，抗血栓形成等。

柑根gāngēn 中药材。见成都中医学院《常用草药治疗手册》。为柚根之别名。详该条。

柑核gānhé 中药材。出《本草图经》。为芸香科植物茶枝柑 *Citrus chachiensis* Hort. 或瓯柑 *Cirtus reticulata* cv. Suavissima 等的种子。苦，温。温肾止痛，行气散结。治腰痛，疝气偏坠。煎服：6～9g。

柑皮gānpí 中药材。出《本草拾遗》。又名新会皮、陈柑皮、广陈皮。为芸香科植物茶枝柑 *Citrus chachiensis* Hort. 或瓯柑 *Citrus reticulata* cv. Suavissima 等的果皮。辛、甘，凉。行气，调中，化痰，醒酒。治饮食积滞，上气烦满，痰多咳嗽，醉酒烦渴。煎服：3～9g。

柑叶gānyè　中药材。出《本草纲目》。为芸香科植物茶枝柑 *Citrus chachiensis* Hort. 或瓯柑 *Cirtus reticulata* cv. Suavissima 等的叶。苦，平。行气滞，散肿毒。①治胸膈逆气，胁痛，乳痈，乳癌。煎服：3～9g。②治肺痈。鲜品捣汁服。③治聤耳流水或脓血。嫩叶捣汁滴耳。

柑子gān · zi　中药材。出《开宝重定本草》。即柑。详该条。

竿蔗gān · zhe　中药材。见《随息居饮食谱》。即甘蔗。详该条。

疳gān　病证名。为疳证、疳疾、疳病的简称。是一种由脾胃运化失常所引起的慢性营养障碍性病证。多见于5岁以内的儿童。主要由于喂养不当，饮食失调，损伤脾胃，以及六淫疫毒，诸虫感染，热病久病而致脾胃虚弱。病因虽多，病变的关键皆在于脾胃。《小儿药证直诀》："疳皆脾胃病，亡津液之所作也。"因脾为生化之源，后天之本。胃主受纳水谷，脾主运化精微，生化气血，滋养百骸，若长期脾胃失调，运化不健，水谷停滞，久则精液耗伤，精血不生，气血俱虚，则可引起形体及五脏的病变。临床上以面黄肌瘦，毛发稀黄，食欲反常，肚腹膨胀，大便失调等为主症。病久则影响生长发育，或因病久正气伤残，导致其他并发症。如由于脾不统血或血热妄行，可见皮肤紫癜；若脾虚水湿泛滥，可形成肢体浮肿；若正气大亏，阴阳两伤，则可出现阴竭阳脱的危象。本证多见于营养不良或慢性消化不良，以及小儿结核病后期及其他慢性传染病的损害。由于疳的病因复杂，症状表现不一，故历代医家对其的分类，亦较繁杂。有从病因病机命名者，如热疳、冷疳、冷热疳、哺乳疳、蛔疳、甘疳、五脏疳、脑疳、脊疳、节疳、鼻疳、疳眼、牙疳。有从症状命名者，如内疳、外疳、疳嗽、疳痨、丁奚疳、哺露疳、干疳、疳积吐、疳泻、疳黄、疳水、疳痢、疳肚、疳肿胀、钻牙疳等。详见各条。一般治疗以清热消积，驱虫除疳为主，病因清除之后，则着重于调理脾胃。还可配合捏脊、针刺四缝、割治等。

疳鼻gānbí　病名。《诸病源候论》卷四十八："鼻之状，鼻下两边赤，发时微有疮而痒是也……亦名疳鼻。"详"鼻疳疮"条。

疳病gānbìng　见《明医指掌》卷十。即疳。详"疳"条。

疳病二十四候gānbìng' èrshísìhòu　疳病证候分类。《幼科释谜》载《庄氏家传》所分疳病24种证候，颇冗杂且不规范，兹不引述。

疳病攻眼症gānbìnggōngyǎnzhèng　病证名。见路际平《眼科临症笔记》。即小儿疳眼。详该条。

疳虫gānchóng　疳病病因之一。《太平圣惠方》："五疳久而不差，则腹内必有虫。其虫状如丝发，或如马尾，多出于腹背及头项上。使儿肌体黄瘦，下利不止。""又有积疳虫，虫蚀脊膂，身热羸瘦色黄，积中生热，烦渴下利，拍背如鼓鸣，脊骨如锯齿，或十指皆疮，频咬爪甲。"（《幼科释谜·五疳出虫法》）。宜服药驱虫，用圣惠干蟾丸，或金蟾散。

疳虫蚀鼻生疮gānchóngshíbíshēngchuāng　病证名。见《圣济总录》卷一百一十六。即鼻疳疮。详该条。

疳疮gānchuāng　病名。❶见《外科大成》卷二。即下疳。见该条。❷《济阴纲目》卷七："因月后便行房，致成湛浊（湛浊为经事断续不了了也），伏流阴道，疳疮遂生，瘙痒无时。先用胡椒葱白作汤，一日两三度淋洗，却服后药：黄芪、菟丝子、沙苑蒺藜、黑牵牛、赤石脂、龙骨。上为末，炼蜜丸，桐子大，每服二十丸。"

疳毒眼gāndúyǎn　病证名。明代倪维德《原机启微》："小儿易饥而渴，瘦瘠，腹胀下利，作嘈（通嘶）嘈声，目病生翳，睫闭不开，眵泪如糊，久而流脓，俗谓之疳毒眼。"与小儿疳眼同。详该条。

疳肚gāndù　病证名。出《普济方》卷三百七十九。指小儿腹大而有青筋者。多因食物过饱，阻滞中焦，伤及脾胃，以致气机失运，经脉瘀阻而致腹壁青筋暴露。治宜先消除积滞，舒畅气机，用三棱散（《证治准绳》：三棱、人参、香附、青皮、益智仁、陈皮、枳壳、神曲、谷芽、半夏、莪术、大黄、紫苏、甘草）；继而健脾理气，用消食丸（方见"疳积"条）。

疳后天柱倒gānhòutiānzhùdǎo　病证名。出《证治准绳·幼科》。指小儿久患疳疾，颈椎骨软弱，以致头不能抬起的症状，为精气大亏之候。

疳黄gānhuáng　病证名。疳疾兼有发黄的证候。由疳疾而致中焦湿热郁蒸，脾失运化引起，亦有疳疾日久而致血虚黄肿者。症见身黄浮肿，状似黄疸，但目不黄，并兼有疲倦少神，时吐黄水，毛发皆直，嗜异等。治以健脾除疳为主，先服茵陈五苓散，继用香砂六君子汤，以理虚和胃。

疳积gānjī　病证名。疳疾而有积滞的证候。出《小儿药证直诀》。古人认为"无积不成疳"，"积是疳之母"。积多由嗜食生冷、甘肥、黏腻，积滞中脘，脾胃不能消化而致。临床表现为腹胀，腹痛，呕吐，泄泻，所出之物有酸腐气味，久则形体消瘦，精神萎靡，肚大筋青等。治以消积除疳为主。先用平胃散、消食丸（《证治准绳》：砂仁、陈皮、三棱、神曲、麦芽、香附），继用四味肥儿丸。

疳积草gānjīcǎo　中药材。❶见《广西药用植物名录》。为大金牛草之别名。详该条。❷见《广东中草药》。为独脚柑之别名。详该条。❸见《广西本草选编》。为孩儿草之别名。

疳积酿泻gānjīniàngxiè　病证名。出《证治准绳·幼科》。即疳泻。详该条。

疳积散gānjīsǎn　❶《证治准绳·幼科》集八方。姜厚朴一两，陈皮八钱，甘草、芦荟各七钱，芜荑五钱，青黛三钱，百草霜二钱，旋覆花一钱半。为细末，每岁用药一分，灯心煎汤晨起空腹调服。治小儿疳积，面黄腹大，小便如米泔，大便泄泻酸臭，头皮干枯，毛发焦穗，甚至目涩羞明，睛生云翳，形体消瘦，夜热昼凉等。❷《全国中药成药处方集》方。茯苓60g，乌贼骨30g，槟榔、鹤虱、雷丸、三棱（醋制）、莪术（醋制）、炒鸡内金、使君子肉各15g，红花9g。为细末，每服1.5～6g。功能杀虫消积。治食积、疳积、虫积，腹胀腹痛，面黄肌瘦，消化不良。❸经验方。见《儿科学》（上海中医学院编）。神曲、茯苓、陈皮、麦芽、泽泻、白术各9g，山楂3g，半夏、藿香、苍术、厚朴、甘草各4.5g。为细末，每服0.6g，日2～3次。治小儿疳积。❹经验方。见《儿科学》（上海中医学院编）。鸡内金30g，山楂、神曲、麦芽各90g。为细末，每服1.5～3g，糖水调下，日3次。治小儿疳积。

疳积上目gānjīshàngmù　病名。继发于小儿疳积，是以初起时在暗处不能见物，继而眼珠干燥，黑睛混浊，甚至糜烂破损为特征的眼病。

疳积吐gānjītù　病证名。疳积日久而引起食入即吐的证候。

凡食积而引起的疳症，久则胃热伤津，津枯胃燥，以致不能容纳水谷。其症除有疳疾症状外，兼有食入即吐，潮热不退。治宜养阴，健胃，用参苓白术散加石斛、谷芽、胡黄连、鲜竹茹之类。

疳疾gānjí　出《颅囟经》。即疳。详“疳”条。

疳疾目gānjímù　病证名。疳疾引起双目昏蒙，视物模糊的证候。属疳热上犯于目而致。治法详见“疳眼”条。或用二百花草膏（《串雅内编》：羊胆汁、蜂蜜，蒸丸）。

疳疾上目gānjíshàngmù　病证名。见广州中医学院主编《中医眼科学讲义》。即小儿疳眼。详该条。

疳疾食㑊gānjíshíyì　病证名。疳疾并发食。《幼幼集成》：疳疾“骨蒸之病，多起于胃”，邪火上冲，“若大便日十余行，肢瘦腹大，频食多饥，谓之食㑊”。因邪火伤津所致，宜肥儿丸。

疳疾消瘅gānjíxiāodān　病证名。指疳疾并发消瘅。《幼幼集成》：疳疾“骨蒸之病，多起于胃。其始也，邪火上冲而能啖，火消灼而善饥。盖胃为气血之海，气血不足，邪火杀谷，水之精气不足济之，渐成口秽烦躁，夜热朝凉，毛焦口渴，气促盗汗，形如骨立，谓之瘅”。因邪火为害，耗伤津液所致，宜用肥儿丸结合养阴生津药。

疳渴gānkě　病证名。指疳疾而兼口渴喜饮的证候。出《小儿药证直诀》。多由小儿嗜食肥甘，积滞生热，灼耗脾胃津液而成。症见口渴，多饮而渴不止，并兼有心神烦热不安等。积热者，用小儿疳渴方（《证治准绳》：人参、干葛、黄芩、柴胡、甘草）送下集圣丸（方见“肝疳”条），以清热消疳。津液不足者，用清热甘露饮（《医宗金鉴》：生地黄、麦冬、石斛、知母、枇杷叶、石膏、甘草、茵陈蒿、黄芩）或生脉散、《金匮》麦门冬汤加减，以益气生津。

疳痨gānláo　病证名。出《颅囟经》。属肺疳重证。明代万全《育婴秘诀》：“儿童十六岁以下，其病为疳；十六岁以上，其病为痨。疳、痨皆气血虚惫，乃脾胃受病之所致。”《证治准绳》：“热发往来，形体枯槁，面无神采，无血色，名曰疳痨。”古代所称的痨，又名骨蒸孩劳或童子痨，多与结核病相似。今新生儿普遍接种卡介苗，婴幼儿结核病已较少见。本证即疳热而骨蒸，兼诸咳嗽盗汗等。治宜消疳除热，用月华丸（《医学心悟》：天冬、麦冬、生地、熟地、山药、百部、沙参、贝母、茯苓、阿胶、三七、獭肝、菊花、桑叶）、鳖甲散（《证治准绳》：黄芪、白芍、生地黄、熟地黄、鳖甲、地骨皮、当归、人参）加减。

疳利gānlì　病证名。❶《儒门事亲》卷四：“夫病疳利，米谷不化，日夜无度，腹中雷鸣，下利完谷出。可用导水丸、禹功散，泻讫一二日可服胃风汤，不愈则又可与桂枝麻黄汤，发汗则愈矣。”❷即疳痢。详该条。

疳痢gānlì　病证名。出《颅囟经》。指疳疾合并痢疾。多因饮食不洁，寒温失调所致。临床表现除具有疳的症状外，并有腹痛，里急后重，下痢脓血等。治以理气和血、消疳制痢为主，用香连丸；久不止者，用木香丸（《证治准绳》：黄连、木香、厚朴、夜明砂、诃子肉）。并参照小儿痢疾治法，根据患儿身体强弱，病情轻重，急则治标，缓则治本，因人制宜。

疳䘌gānnì　病名。❶五疳之一。指嗜食甘味，肠虫侵蚀腑脏所致的疾患。《诸病源候论·疳候》：“人有嗜甘味多，而动肠胃间诸虫，致令侵食腑脏，此犹是䘌也……但虫因甘而动，故名之为疳也。其初患之状，手足烦疼，腰脊无力，夜卧烦躁，昏昏喜忘，嘿嘿眼涩，夜梦颠倒，饮食无味，面失颜色，喜睡，起即头眩体重，股胫酸疼。其上食五藏，则心内懊恼，出食咽喉及齿龂皆生疮，出黑血，齿色紫黑。下食肠胃，下利黑血。出食肛门，生疮烂开。胃气逆，则变呕哕。急者数日便死，亦有缓者，正沉嘿，支节疼重，食饮减少，面无颜色，在内侵食，乃至数年，方上食口齿生疮，下至肛门，伤烂乃死。”《太平圣惠方》卷六十：“疳䘌，令人下部痒，腰脊挛急也。”治用苦参汤等方。参见疳、湿等条。❷即肺疳，出《婴童百问》。详该条。

疳䘌牙龈gānnìyáyín　病名。多由阳明胃火炽盛上炎所致。症见齿龈初起肿痛，继之腐溃多脓，甚则穿破唇颊。《杂病源流犀烛》卷二十三：“有疳䘌牙龈，臭烂多脓，唇颊穿破。”治宜清胃泻火、解毒排脓。可选用清胃散、玉女煎、托里排脓汤等加减。或以清咽利喉散吹喉。或参见“牙肿”“齿龋”等条。

疳癖gānpǐ　病证名。出《普济方》卷三百七十九。指小儿因疳而致的癖疾，疳、癖并存之病证。癖块潜匿于右胁下，其状如梳，触之隐痛。兼见肌肉不生，渐成羸瘦，或作潮热，肚腹渐大。治宜消疳化癖。

疳气gānqì　病名。疳是指以形体虚弱羸瘦为特征的慢性营养不良疾病，疳气是其中病程未久，病情较轻的一种。参见“疳”条。

疳气耳聋gānqì' ěrlóng　病证名。出《本草纲目》。为疳气攻肾出现的耳聋而兼有阴肿的证候。肾开窍于耳，疳气攻肾则肾气虚而不能上充于耳，致听力减退，甚则耳聋，兼有阴部肿大，属邪实正虚之象。治宜先祛其疳气，用牵牛研末煨猪腰子服；继服六味地黄丸。

疳气入阴gānqìrùyīn　病证名。出《证治准绳·幼科》。指疳气下注入阴，致使阴囊水肿呈黄亮色者。多由疳疾脾胃虚弱，以致水湿下注所致。临床可伴有局部肿痛，小便不利，或瘙痒等。治宜化气利湿，用五苓散，外用蛇床子煎水淋洗。

疳热流注gānrèliúzhù　病证名。指小儿身患疳疾，潮热生疮，发歇无已的证候。治宜清热消疳，用猪肚黄连丸（《证治准绳》：猪肚、解黄连）。

疳涩眼gānsèyǎn　病证名。出《儒门事亲》。即疳眼。详该条。

疳伤gānshāng　病证名。即疳疾。详见“疳”条。

疳湿gānshī　病证名。出《备急千金要方》卷五。又名疳䘌、湿䘌、疳湿疮。古人认为疳湿是由于久利脾胃虚弱，肠胃之间虫动侵蚀五脏，使人心中烦懊，其虫上蚀则口鼻齿龈生疮，下蚀则肛门烂痒。用千金姜蜜汤（生姜汁、白蜜、黄连）送服化䘌丸（《证治准绳》：芜荑、芦荟、青黛、川芎、白芷、胡黄连、黄连、虾蟆灰）。

疳湿疮gānshīchuāng　病证名。出《备急千金要方》卷五。即疳湿。详该条。

疳蚀gānshí　病证名。出《备急千金要方》卷五。即疳疾遍身生疮的证候。由于小儿患有疳疾，忽被风寒所搏，气血凝滞，皮肤不得疏泄而引起。治宜健脾逐风寒，内服人参败毒散，继服肥儿丸；外用蚕茧、明矾（火煅）、密陀僧、白芷研末蜜调敷。

疳蚀疮gānshíchuāng　病证名。见《证治准绳·幼科》，即承浆疮。详该条。

疳瘦gānshòu 病证名。出《小儿药证直诀》。指疳疾肌肉消瘦，形骸骨立。多由乳食停滞，积而化热，脾胃受伤，运化失职，以致食物精微不能充养肌肤所致。临床表现多伴有面色萎黄，皮肤干燥，腹凹如舟等。治宜消食和气，用异功散，或橘连丸（橘皮、黄连）和人参粉同服。

疳水gānshuǐ 病证名。指疳疾全身浮肿的证候。出《普济方》卷三百七十九。多由疳积日久，脾胃受伤，以致运化失常，水液泛滥，溢于肌肤。症见全身虚肿，皮色白而有光亮，小便量少等。治以健脾利水为主，用茯苓导水汤，或五苓散合五皮饮加减。肿消后，再进养脾肥儿丸（《幼科发挥》：人参、白术、甘草、陈皮、枳实、木香、茯苓、砂仁、山药、莲肉、麦芽、神曲、山楂、青皮）。

疳嗽gānsòu 病证名。见《证治准绳·幼科》。因疳疾而引起的咳嗽，多为疳热损伤肺气所致。临床表现除具有疳的症状外，多伴咳嗽咯痰，胸闷气急，消瘦，盗汗，五心烦热等。治宜利肺除疳，豁痰止咳，用泻白散加减。参见"肺疳"条。

疳泻gānxiè 病证名。指因疳而泄泻的证候。《婴童百问》："疳泻者，毛焦唇白，额上青纹，肚胀肠鸣，泄下糟粕是也。"疳、泻并存，治疳必须治泻，亦即按照疳证的虚实轻重，用扶脾和胃止泻的方法，如参苓白术散，随证加减，标本兼治。

疳眼gānyǎn 病证名。出《龙木论》。又名疳涩眼。《儒门事亲》："凡小儿疳涩眼，数日不开，皆风热所致。"《证治准绳》："肝者眼之候，上膈伏热，痰涎壅滞，以致肝风入眼，赤肿翳生，眵泪烂眶，痛痒揉擦，昏暗雀盲，甚至经月合眼"，则为疳眼。宜服杀疳散（《龙木论》：防风、龙脑、牡蛎、白芷、细辛、五味子）以疏风散热；如角膜软化，二目畏光羞明，生白翳，由肝阴不足，虚火上炎者，用杞菊地黄丸，或石斛夜光丸，以养肝清肝。并宜早期及时处理，以防角膜炎溃疡、失明，必要时配用西药。参见"肝疳"条。

疳胀gānzhàng 病证名。见《证治准绳·幼科》。指小儿腹大而有青筋者。见"丁奚"条。

疳证gānzhèng 见《婴童百问》。即疳。详该条。

疳肿胀gānzhǒngzhàng 病证名。疳疾兼见浮肿腹胀的证候。《婴童百问》："疳肿胀者，虚中有积，其毒气交并，故令肚腹肿胀。由是脾复受湿，故令头面脚手虚浮是也。"如肺气不宣，脾失健运，则可伴有胸膈饱闷不舒，咳嗽气喘等。治以健脾化气，宣肺利水，用御院匀气散（《医宗金鉴》：桑白皮、桔梗、赤茯苓、甘草、藿香、陈皮、木通、生姜皮、灯心草）。如肾气不足，头面、四肢浮肿，宜化气利水，用五苓散合五皮饮加减。

赶风柴gǎnfēngchái 中药材。❶见萧步丹《岭南采药录》。又名节节红、饭汤叶。为马鞭草科植物裸花紫珠 *Callicarpa nudiflora* Hook. et Arn. 带有嫩枝的叶。分布于我国南部。涩、苦、微辛，平。消炎、解毒，止血，收敛。①治细菌性感染引起的炎症，急性传染性肝炎，咯血，吐血，衄血，便血。煎服：9～30g。②治外伤出血，研末撒；烧伤，煎液浸纱布敷贴；扭伤肿痛，捣敷。预试叶含黄酮苷、酚类、鞣质和多糖。本品可止血，兴奋小鼠离体肠管，影响人胚纤维母细胞生长，还可抗菌。❷见萧步丹《岭南采药录》。为尖尾风之别名。详该条。❸见清代赵其光《本草求原》。为丢了棒之别名。详该条。

赶狗木gǎngǒumù 中药材。见《广西本草选编》。为苦木之别名。详该条。

赶山鞭gǎnshānbiān 中药材。❶见《陕西中草药》。为红三七之别名。❷见《四川中药志》。为贯叶连翘之别名。详各条。

感寒腹痛gǎnhánfùtòng 病证名。指因感受寒邪所致的腹痛。《类证治裁·腹痛》："感寒腹痛者，气滞阳衰，喜热手按，脉沉迟，治在温中，香砂理中汤去白术。"详"寒气腹痛"条。

感觉性循经病理反应gǎnjuéxìngxúnjīngbìnglǐfǎnyìng 以感觉异常为表现形式的循经病理反应。其中以疼痛为主者称"循经性疼痛"；以其他异常感觉，如麻、冷、热、痒、酸胀、蚁走样、吹风样或流水样感为主者称"循经性异感"。循经性疼痛和循经性异感均属自发性循经感觉病，多数具有发作性特点。发作一般可持续 3～5 分钟，也有持续几个小时的。发作从体表上恒定的一点开始，以一定的宽度（1.5～3.0cm）和速度（10～40cm/s）循经走行，有近半数可达本经脉全程。发作时，可伴有循经脉所过肢体的不自主运动，或所过部位内脏的危象。有部分病例可出现压迫阻断现象，或在发作后遗留有循经感觉障碍带或多节段组合形式的感觉障碍区。这种感觉障碍带也出现在诱发性循经感觉病的患者身上，称为诱发性循经感觉反应带。

感冒gǎnmào 病名。指外感风寒或时令不正之气所致的病证。见《丹溪心法·中寒》。有轻重寒热之分。《证治要诀》卷二："感冒为病，亦有风寒二证，即是伤寒外证初起之轻者，故以感冒名之。"症见喷嚏、鼻塞、流涕，头痛，全身酸楚，恶风寒，或发热，或咳嗽，或咽痛等。治宜辛散。风寒感冒者，宜辛温解表，如荆防败毒散等方；风热感冒者，宜辛凉解表，如银翘散等方；虚人感冒者，宜兼扶正，可用参苏饮等方。感冒为流行性者，称时行感冒，病情较一般感冒为重。详见"风寒感冒""风热感冒""时行感冒"等条。感冒又称伤风。《杂病源流犀烛·感冒源流》："感冒，肺病也……风邪袭人，不论何处感受，必归于肺，其症或头疼、身热，轻则否，鼻必塞，兼流清涕，必恶风、恶寒，或声重，或声哑，甚者痰壅气喘，合口不开，咳嗽，咽干，自汗，脉浮而缓，此外感也。"《医宗必读·伤风》用消风散、神术散、川芎茶调散等方治四时感冒伤风见头痛，鼻塞声重，发热恶寒。如兼咳嗽涕唾稠黏，用参苏饮。桑菊饮、银翘散等亦可选用。

感冒风湿gǎnmàofēngshī 病证名。见《幼科释谜》。小儿感冒风湿之气，失于解表，流注两足疼痛，至两膝浮肿，不能屈伸，传成瘫痪。宜防己汤。

感冒夹惊gǎnmàojiājīng 病证名。见《医宗金鉴·幼科杂病心法要诀》。小儿神气怯弱，遭受外感以后，又被外界异声异物所惊吓，或由于邪热的刺激，则可引起神志不宁而致病。症见身热烦躁，面色青赤，睡卧不安，且有胆战心惊的现象。初起宜以清热散邪为主，用疏解散（《医宗金鉴》：羌活、苏叶、防风、枳壳、桔梗、前胡、赤芍、杏仁、僵蚕、甘草、黄连），继服凉惊丸（《小儿药证直诀》：龙胆、防风、青黛、钩藤、黄连、牛黄、麝香、龙脑，用金银花汤下）。

感冒夹热gǎnmàojiārè 病证名。见《医宗金鉴·幼科杂病心法要诀》。小儿体质娇柔，消化力薄弱，如饮食失宜，最易生痰生热，所以在病理方面每有脏腑蕴热的特点。一旦遭到风寒外邪的侵袭，则外邪与内热相搏，而致郁蒸化火，成为本证。临床表现多为面红，唇焦，口鼻干燥，初起时有恶寒的现象。随即发热，口渴喜冷，并见心神烦躁，谵妄，二便闭结不通等热象。因本证外有表邪，兼有里热，治当疏表与清里并用，宜防风通圣散；如服药后，汗出便通，症状减轻，而仍显热象者，可用凉膈散加减。

感冒夹食gǎnmàojiāshí　病证名。见《医宗金鉴·幼科杂病心法要诀》。指感冒夹有食积。除见发热，恶寒，头疼身痛等感冒症状外，常伴有脘闷嗳气，口臭，呕吐酸馊及未消化之食物，腹胀，甚或腹痛，便秘，脉滑，指纹沉滞。表里俱实，发热而二便不通者，宜表里双解，清热通便，用防风通圣散；寒重而兼呕吐者，宜疏化和中，用藿香正气散。表邪既解，积滞已通之后，应以调理脾胃为主，可用平胃散加减。

感冒四气gǎnmàosìqì　病证名。出《育婴秘诀》。为感受风寒暑湿之气而致的病证。即春伤风，夏伤暑，秋伤湿，冬伤寒。此四时之正气病。小儿失其调理，尤易感之，嫩弱之故。治法与大人同，但剂应小。参见“四时感冒”条。

感冒头痛gǎnmàotóutòng　病证名。又称伤风头痛。指头痛由感受风邪所致者。《丹溪心法·头痛》：“如感冒头痛，宜防风、羌活、藁本、白芷。”症见头痛鼻塞声重，自汗恶风，脉浮缓等。治宜祛风解表，用芎芷香苏散、十味芎苏饮等。感冒头痛，往往夹寒、夹热、夹湿。详“风寒头痛”“风热头痛”“风湿头痛”条。

感冒退热冲剂gǎnmàotuìrèchōngjì　见《中药制剂手册》。大青叶、板蓝根各3kg，草河车、连翘各1.5kg。用煮提法提取3次，各煮沸一小时，过滤浓缩至9kg左右，放冷加入1倍量95%乙醇，搅匀，沉淀24小时，取上清液回收乙醇并浓缩至稠，加入2倍量水搅匀，沉淀24小时，吸取上清液，过滤浓缩为稠膏3.125kg，依次将60%酒精3kg、白糖9kg、白糊精4kg加入稠膏内，随加随搅，至充分和匀为止，过14～16目筛网，制成颗粒，晾干或低温干燥，整粒，每袋重18g，每服一袋，开水冲服，日3次。功能清热解毒。治上呼吸道感染，流行性感冒，急性扁桃体炎，咽喉炎等症。实验研究表明，该品流行性感冒病毒等有抑制作用，并有解热作用。

感冒胁痛gǎnmàoxiétòng　病证名。《症因脉治》卷一：“感冒胁痛之症，并无时行传染，因自冒风寒，先见恶寒发热，胁痛耳聋，呕而口苦，此伤寒少阳经胁痛证也。若寒热已除，后乃胁痛干呕，此表解里未和，热邪痰饮之症。”又：“感冒胁痛之治，风邪在表，柴胡羌活汤；热邪在半表半里，小柴胡汤；热邪在里，小柴胡加山栀、青皮、枳壳；表已散，里气不和作痛，审知是燥痰结饮，轻则瓜蒌仁汤，重则十枣汤；若肝胆郁火成痰，家秘胆星汤主之。”参“风寒胁痛”条。

感染性休克gǎnrǎnxìngxiūkè　病名。系由感染所引起的急性循环不全。主要表现是微循环的血流障碍，为常见的危重急症之一。早期休克，四肢微温不冷，血压稍低或正常，呼吸气促或有轻度不规则，属气郁不得定畅者，用四逆散；如面色苍白，口唇发绀，脉细无力者，为气阴欲脱，宜益气复脉，用独参汤或生脉散。重度休克，四肢厥冷，体温或血压不升，面色灰白，唇指青紫，大汗出，舌紫黯，脉微欲绝者，为阳气暴脱，宜回阳固脱，用四逆汤、参附汤、独参汤之类。

感湿嗽gǎnshīsòu　病证名。指肺感湿邪引起的咳嗽。《张氏医通·咳嗽》：“感湿嗽者，脉细而缓，身体重著，骨节烦疼，或自汗，或小便不利。麻黄加术汤。”参见“咳嗽”“伤湿咳嗽”条。

感暑眩晕gǎnshǔxuànyūn　病证名。见《三因极一病证方论·眩晕证治》。又称中暑眩晕。详该条。

感应草gǎnyìngcǎo　中药材。见南京药学院《中草药学》。为含羞草之别名。详该条。

感应丸gǎnyìngwán　《太平惠民和剂局方》卷三方。百草霜二两，杏仁（汤浸一宿，去皮，研烂如膏）一百四十个，木香二两半，丁香一两半，干姜（炮制）一两，肉豆蔻仁二十个，巴豆（去皮，研，出尽油，如粉）七十个。除巴豆、百草霜、杏仁外，余四味捣为细末，与前三味同拌，研细，用黄蜡六两，溶化成汁，以重绢滤去渣，再以酒一升，于银石器内煮蜡数沸倾出，候酒冷，其蜡自浮于上，取蜡，春夏修合，用清油一两，铫内熬令香熟，次下酒，煮蜡四两，同化成汁，就铫内乘热拌和前项药末，秋冬修合，用清油一两五钱同煎，和前药末，分作小锭，油纸裹放，旋为丸，梧桐子大，每服三至五丸，空腹姜汤送下。治中气虚冷，不能运化，饮食积滞，胸胁满痛，脐腹绞痛，霍乱吐泻，大便频数，久痢赤白，米谷不化，中酒呕吐，痰逆恶心，喜睡头眩，四肢倦怠，不思饮食。

感证宝筏gǎnzhèngbǎofá　见“伤寒指掌”条。

感证辑要gǎnzhèngjíyào　温病著作。4卷。严鸿志辑于1920年。严氏鉴于六淫所致感证散见于各家著作，遂纂辑其精要编成本书。卷一名“医通论”，主要选录明、清伤寒、温病家有关辨证、治法等多方面的论述；卷二以伤寒为主，卷三以温病为主，详述各种病证的诊法和证治；卷四辑感证方剂，分为发表、涌吐、攻里、和解、开透、清热、祛寒、补益8类，融经方、时方于一炉。本书采集资料比较丰富，但亦略有驳杂、眉目不够清楚等缺点。

感症gǎnzhèng　病名。四时通行的伤寒（外感）症。见《医宗已任编》：“感症，即所谓伤寒症也，古人以霜降以后，春分以前，直感寒邪者，名之为伤寒，今统四时通行之症言之，谓之感症。”

橄榄gǎnlǎn　中药材。出《日华子诸家本草》。又名青果、白榄。为橄榄科植物橄榄 *Canarium album*（Lour.）Raeusch. 的果实。产于广东、广西、福建等地。甘、涩、酸，平。入肺、胃经。清肺利咽，生津化痰，解毒。治咽喉肿痛，烦渴，咳嗽，癫痫，肠炎腹泻，鱼骨鲠喉，酒及鱼鳖中毒。内服：煎汤，9～15g；亦可生嚼咽汁或捣汁服。本品含挥发油及维生素C挥发油内含蒎烯、樟烯、桉叶素、松油醇与牛儿醇等及其乙酸酯等。还含香荆芥酚。

橄榄根gǎnlǎngēn　中药材。见《福建中草药》。即白榄根。详该条。

橄榄核gǎnlǎnhé　中药材。出《本草纲目》。为橄榄科植物橄榄 *Canarium album*（Lour.）Raeusch. 的果核。甘、涩，温。①治鱼骨鲠喉，磨汁服；肝胃气痛，疝气，便血，烧存性研末服，3～6g。②治冻疮。烧存性研末油调涂。

橄榄丸gǎnlǎnwán　《世医得效方》卷十五方。百药煎、乌梅、甘草、石膏各等分。为细末，炼蜜为丸，弹子大，每服一丸，噙化。治口渴，咽干。

擀杖花gǎnzhànghuā　中药材。见《陕西中草药》。为蜀葵花之别名。详该条。

干支gànzhī　即十天干和十二地支的简称。详各条。

绀gàn　即红青色。属肝。肝主色青，若青如白缟裹绀之色，鲜明红润，是人体正常颜色。《素问·五藏生成论》：“生于肝，如以缟裹绀。”

绀珠丹gànzhūdān　即保安万灵丹。见该条。

绀珠膏gànzhūgāo　《医宗金鉴·外科心法要诀》卷六十二方。制麻油（每油一斤，用当归、木鳖子肉、知母、细辛、白芷、巴豆肉、文蛤、山慈菇、红芽大戟、续断各一两，槐枝、柳枝各二十八寸，入油锅内浸二十一日，煎枯，去渣取油）四两，制松香（嫩松香末十斤，取槐、柳、桃、桑、芙蓉等五枝各五斤，剉碎，用大锅水煎浓汁，滤净再煎一次各收之，每用初次汁煎滚，入松香末，以柳、槐枝搅之，煎至松香沉下水底为度，即倾入二次汁内，乘热拔扯数十次，以不断为佳，候温作饼收之）一斤，乳香、没药、血竭各五钱，雄黄四钱，麝香一钱，轻粉二钱。为细末，将麻油煎滚，入松香文火熔化，柳枝搅候化尽，离火，下诸药末搅匀，即倾于水内，拔扯数十次，易水浸之，摊贴患处，或为丸（蛤粉为衣）服。治痈疽肿毒，流注顽臁，风寒湿痹，瘰疬痰核及头痛，牙痛，腰腿痛等。

骭gàn　解剖部位。指胫前部。《灵枢·经筋》：“足阳明之筋……其直者，上循骭，结于膝。”

骭疮gànchuāng　病名。骭，胫骨也（《说文》）。宋代庄季裕著《鸡肋编》：“疮发于足胫骨旁，肉冷难合，色紫而痒者，此人谓之臁疮，南人呼为疮，其实一也。”即臁疮之别称。详“臁疮”条。

骭骨gàngǔ　骨名。又名成骨。即胫骨。参“胻骨”条。

骭厥gànjué　病证名。足阳明经经气逆乱的病。《灵枢·经脉》：“胃，足阳明之脉……是动则病洒洒振寒，善呻，数欠，颜黑。病至则恶人与火，闻木声则惕然而惊，心欲动，独闭户塞牖而处，甚则欲上高而歌，弃衣而走，贲响腹胀，是谓骭厥。”《类经·十二经病》：“贲响，肠胃雷鸣也。骭，足胫也。阳明之脉自膝膑下胫骨外廉，故为胫厥逆。贲，奔同。骭，音干。”参见“厥证”等条。

赣州正俗方gànzhōuzhèngsúfāng　书名。见《宋史·艺文志》。2卷。宋代刘彝撰。据《宋史》刘彝本传记载：“刘彝……知虔州，俗尚巫鬼，不事医药，彝著《正俗方》以训斥淫巫三千七百家，使以医易巫，俗遂变。”原书已佚。

gang

刚瘈gāngchì　病名。出《金匮要略·痉湿暍病脉证》。即刚痉。详该条。

刚风gāngfēng　八风之一。指从西方来的风邪。《灵枢·九宫八风》：“风从西方来，名曰刚风，其伤人也，内舍于肺，外在于皮肤，其气主为燥。”

刚干gānggān　运气术语。十天干之中，甲、丙、戊、庚、壬为阳干。阳干气刚，故名。见《素问·刺法论》。

刚痉gāngjìng　病名。一作刚痓。症见发热无汗，恶寒，颈项强急，头摇口噤，手足挛急或抽搐，甚则角弓反张，脉弦紧等。《金匮要略·痓湿暍病脉证》：“太阳病，发热无汗，反恶寒者，名曰刚痓（一作痉，余同）。”又：“太阳病，无汗，而小便反少，气上冲胸，口噤不得语，欲作刚痓，葛根汤主之。”又：“痓为病（一本字上有刚字），胸满口噤，卧不着席，脚挛急，必𬌗齿，可与大承气汤。”《圣济总录》治伤寒刚痉，选用石膏汤、羚羊角汤、犀角大黄散等方。风热盛亦可致刚痉。《医醇賸义·湿热暑》：“刚痉者，头痛项强，手足搐逆，甚则角弓反张，发热无汗，此风热盛也，热伤营血，筋脉暴缩，风入经络，肢节拘挛，风热合而为病，赤芍连翘散主之。”参见“痉”条。

刚柔gāngróu　❶指阴阳。《素问·阴阳应象大论》：“审其阴阳，以别柔刚。”张景岳注：“形证有柔刚，脉色有柔刚，气味尤有柔刚，柔者属阴，刚者属阳，知柔刚之化者，知阴阳之妙用矣。”《难经·十难》：“五脏各有刚柔邪。”❷刚柔二干。即刚干、柔干。《素问遗篇·刺法论》：“假令甲子，刚柔失守，刚未正，柔孤而有亏。”张景岳注：“十干五运，分属阴阳。阳干气刚，甲、丙、戊、庚、壬也；阴干气柔，乙、丁、己、辛、癸也，故曰刚柔二干。”

刚子gāngzǐ　出《雷公炮炙论》。为巴豆之别名。详该条。

肛gāng　即肛门。详该条。

肛肠gāngcháng　人体器官。指肛门、直肠。见《千金翼方·淋病第二》：霹雳煎方“纳肛肠中，不过三，必通”。

肛裂gāngliè　病名。系指肛管齿线以下深及全层的皮肤破裂。多因血热肠燥，大便干结，便时肛门猛力扩张而发生撕裂。症见大便秘结，便时及便后肛门灼痛，便后少量出血。裂口多在肛门前、后正中线上，为棱形溃疡，初期色泽红软边齐，慢性溃疡者边厚不整，底硬而色白。治宜清热润肠通便，可服麻子仁丸；阴虚者佐以滋阴，服润肠汤。新鲜肛裂可用生肌散或生肌玉红膏外搽；陈旧者先以枯痔散腐蚀，再以生肌散收口。其他如封闭疗法、手术疗法等均可随症采用。

肛瘘gānglòu　病名。即肛漏。详该条。

肛漏gānglòu　病名。又名肛瘘、漏疮。多因肛门周围痈疽溃破，久不愈而成；或由肛管直肠内壁的感染发展而来。症见肛周有疮口并与管道相通，常流脓水，疼痛或瘙痒，缠绵不愈。若患处肿硬痛，疮口凸起，脓液稠厚，病体尚壮者，属实证；管道软陷，疮口凹进，脓液稀薄，病体虚弱者，为虚证。本病以外治为主，如挂线、手术或插药线等均可随症采用。内治为辅，实证可服消漏丸，虚证宜扶正、托里、解毒，辨证施治。又因漏管波及范围不同而有单纯与复杂之别，但治疗上则大同小异。

肛门gāngmén　又名魄门、后阴、谷道。简称肛。《证治要诀》：“肛门者……又曰魄门。”参见“魄门”条。

肛门内合gāngménnèihé　病名。即初生婴儿肛门闭锁、狭窄。《疡医证治准绳》卷六：“凡初生儿不大便，若用按摩仍不通者，即是肛门内合。”造成小儿肛门内合的原因有二：一是由于热毒壅盛，结于肛门，无复滋润，以致肛门特别狭窄，称“锁肛”；二是由于生理缺陷，出生时肛门就被膜遮闭，无隙可通，称“无谷道”。属于热毒壅盛者，宜泄热解毒之剂，如大黄、槟榔、玄明粉之类；属于脂膜遮闭肛门者，必须立即采取手术治疗。参见“闷脐生”条。

肛门皮包gāngménpíbāo　病名。《医门补要》上卷：“初生婴儿肛门有薄皮包裹，无孔。用剪刀剪开薄皮，以药速止其血，则肛自通。”即低位的先天性肛门闭锁症。

肛门热毒证gāngménrèdúzhèng　病证名。因热毒蕴聚肛门所致。症见肛门红肿灼热疼痛，甚至化脓、溃烂、流脓血，或直肠翻出、紫暗糜烂，舌暗红，苔黄，脉数等。治宜清热解毒为主，方用五味消毒饮、荆防败毒散等方。参见“脏毒”条。

肛门湿热证gāngménshīrèzhèng　病证名。由湿热之邪蕴结肛门所致。症见肛门起丘疹、瘙痒、湿烂，舌红苔黄，脉滑数等。治宜清热利湿为主。参见“肛门痒痛”“肛头痒痛”各条。

肛门痒痛gāngményǎngtòng　症名。又称肛头痒痛。《杂病源流犀烛·脱肛源流》：“肛门痒痛，湿与火病也。大肠有湿，流注于肛门，则作痒。宜秦艽羌活汤。甚或生虫，其痒难当，治法与虫痔相同。宜神应黑玉丹、萹蓄汤，外以苦楝根煎汤熏洗。大肠有火，郁闭不宣，则肛门作痛。宜七圣丸、艽白丸。”参见“肛头痒痛”条。

肛泰软膏gāngtàiruǎngāo　中成药。见《中华人民共和国药典（一部）》（2020）。地榆炭 72g，五倍子 7g，冰片 7g，盐酸小檗碱 36g，盐酸罂粟碱 7g。以上五味，按软膏剂工艺制成，每支装 10g。肛门给药。一次 1g，一日 1～2 次，或遵医嘱，睡前或便后外用。使用时先将患部用温水洗净，擦干，然后将药管上的盖拧下，揭掉封口膜，用药前取出给药管，套在药管上拧紧，插入肛门内适量给药或外涂于患部。

肛头痒痛gāngtóuyǎngtòng　症名。又称肛门痒痛。指肛门作痒或痛。多因大肠湿热，风邪流注或因虫扰所致。《类证治裁·脱肛》：“肛头痒，朴硝煎汤熏洗。”又：“肛头痒痛，风湿火兼病也。大肠受湿，流注肛头，则作痒，秦艽羌活汤；得风与湿热，则生虫而痒，神应黑玉丹、萹蓄汤，外以苦楝根煎汤洗；若虫蚀其肛，则上唇有疮，化䗪丸；大肠有火，则肛门作痛，七圣丸、秦艽白术丸；甚或便燥，肠头努出，下血，当归郁李仁汤。”本证可见于肛管疾病、蛲虫病等。参见“谷道痒”“肛门痒痛”等条。

肛痈gāngyōng　病名。《医门补要》卷中：“肛门四周红肿作痛……一处出脓者为肛痈。”证治同脏毒。见该条。

肛肿gāngzhǒng　病证名。见《医宗金鉴·幼科杂病心法要诀》。又名翻肛。即肛门红肿翻出。多因小儿积热太盛，下移大肠，流注肛门，或因大便困难，便时努力攻胀，致使肛门红肿翻出。治宜清热通便。用调胃承气汤加蒲公英、紫花地丁。外用荆芥、生葱煎水洗净后，再以蟠龙散（干地，焙，一两；风化硝二钱）涂敷局部。

纲gāng　仲景十二脉之一。即高章两种脉的复合，脉来应指盈满之象。《诊家正眼》：“曰纲者，高章相搏也。”

钢砂gāngshā　出《本草拾遗》。即针砂。详该条。

岗灯笼gǎngdēng · long　中药材。见广州部队后勤部卫生部编《常用中草药手册》。为鬼灯笼之别名。详该条。

岗梅根gǎngméigēn　中药材。出《生草药性备要》。又名点秤根、土甘草、百解、山梅根、天星根。为冬青科植物梅叶冬青 *Ilex asprella*（Hook. et Arn.）Champ. ex Benth. 的根。分布于广西、广东、湖南、江西等地。苦、甘，凉。入肺、胃经。清热解毒，生津，活血。①治感冒，发热口渴，扁桃体炎，咽喉炎，气管炎，百日咳，肺痈，咳血，痔血，跌打损伤。煎服：15～30g。②治胆道感染，子宫内膜及附件炎等多种感染性疾病。制成 100% 注射液肌内注射。岗梅叶：煎服治感冒，捣敷疗跌打损伤、痈毒、疔疮。叶含梅叶冬青酸 A、B、C，具抗肿瘤活性。注射液可保护离体豚鼠心脏，体外有抗菌作用。

岗稔根gǎngrěngēn　中药材。见《全国中草药新医疗法展览会技术资料选编·传染病》。为山稔根之别名。详该条。

岗松gǎngsōng　中药材。见［《药学通报》1958（5）：228］。又名扫把枝、蛇虫草、鸡儿松、香柴。为桃金娘科植物岗松 *Baeckea frutescens* L. 的枝叶或根。分布于广西、广东、福建、台湾、江西等地。苦、辛，寒。清热利尿，解毒止痒，化瘀止痛。①治急性胃肠炎，膀胱炎，小便不利。煎服：10～30g。②治滴虫性阴道炎，皮炎，湿疹，天疱疮，脚癣，蛇咬伤。煎水洗或捣敷。③治跌打暗伤瘀血，捣汁服。叶含挥发油及岗松醇。挥发油中含 α－和β－蒎烯、对聚伞花素、桉叶素、柠檬烯、芳樟醇、龙脑等 19 种成分。对聚伞花素有祛痰平喘，抗病原体作用。

岗松根gǎngsōnggēn　中药材。见《草药手册》。为桃金娘科植物岗松 *Baeckea frutescens* L. 的根。苦、辛，寒。祛风，清热利湿，解毒。治感冒高热，风湿痹痛，胃痛，腹痛，肠炎，黄疸型胆炎，膀胱炎，小便不利。煎服：15～30g。

岗油麻gǎngyóumá　中药材。出《生草药性备要》。为山芝麻之别名，详该条。

杠板归gàngbǎnguī　中药材。见《万病回春》。又名扛板归、河白草、犁尖草、五毒草、三角藤、蛇倒退。为蓼科植物杠板归 *Polygonum perfoliatum* L. 的干燥地上部分。我国大部分地区有分布。酸，微寒。归肺、膀胱经。清热解毒，利水消肿，止咳。①治感冒发热，咽喉肿痛，肺热咳嗽，百日咳，痄腮，瘰疬，乳痈，肾炎水肿，小便不利，淋浊，腹泻，痢疾，痔疮，黄疸，带下，蛇虫咬伤，煎服 10～15g（鲜品 20～45g）。②治湿疹、带状疱疹、天疱疮，捣敷或煎水洗。③治痈疖肿毒，内服或捣敷。④治毒蛇咬伤，捣汁调酒服，并捣敷创口周围。全草含山柰酚、槲皮素、香草酸、熊果酸等。根和根茎含靛苷、大黄素、大黄酚等。煎剂在体外对金黄色葡萄球菌、福氏志贺菌、大肠埃希菌、伤寒杆菌及铜绿假单胞菌等有抑制作用。大黄素有抗菌、抗真菌及止咳作用。

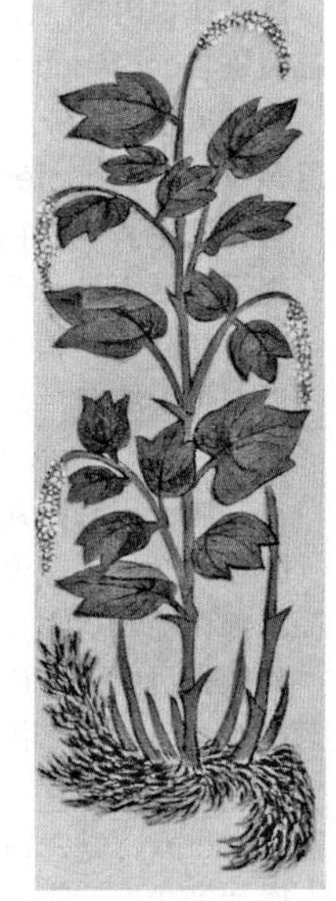

杠板归

杠柳皮gàngliǔpí　中药材。见《科学的民间药草》。为香加皮之别名。详该条。

gao

高gāo　仲景十二脉之一。脉浮取盛而有力。为卫气盛之脉象。《诊家正眼》：“日高者，卫气盛也，阳脉强也。”

高保衡gāobǎohéng　北宋医家。1068—1085 年神宗时国子博士，精通医学，深明方药病机。北宋政府成立校正医书局，他参加了整理《素问》《脉经》等古代医书的工作，为继承发掘古代医药遗产做出了一定的贡献。

高秉钧gāobǐngjūn　清代医家。字锦庭。江苏无锡人。钻研内、外科，为江浙名医，1805 年撰有《疡科心得集》，附有医案，并与吴长灿合辑《景岳新方歌》1 卷。

高昶gāochǎng(15 世纪下半叶)　明代医生。山东益都人。以医术在当地闻名，长于伤寒。病人求治者众，对穷苦病人诊治给药不计报酬。著有《铃法书》1 卷，已佚。

高喘gāochuǎn　症名。指突然发热而呼吸迫促的证候。《素问病机气宜保命集·热论》：“暴热上喘者，病在心肺，谓之高喘。”治宜宣肺平喘，用麻杏甘石汤。

高旦中gāodànzhōng　见“高斗魁”条。

高等针灸学讲义gāoděngzhēnjiǔxuéjiǎngyì 教科书。系张俊义、缪召予等参考日本延命山针灸专门学院及东京针灸医学研究所编的讲义编译而成。共6册。包括解剖学、生理学、诊断学、消毒学、经穴学、孔穴学、针治学、灸治学、病理学等。本书是用西医学整理针灸的一部较系统的专书。对人神禁忌学说进行了批判，在一定程度上促进了中西医学的汇通。但书中不介绍经络学说及中医理论。1931年上海东方针灸学社出版。

高斗魁gāodòukuí 清代医家。字旦中，又号鼓峰。鄞县（今浙江宁波）人。为当地名医，撰有《医家心法》《四明心法》《四明医案》（均刊于1725）等书。曾与吕留良结交，共论医术，对吕有一定影响。

高风内障gāofēngnèizhàng 病名。见《张氏医通》卷八。即高风雀目内障。详该条。

高风雀目gāofēngquèmù 病名。见《世医得效方》卷十六。即高风雀目内障。详该条。

高风雀目内障gāofēngquèmùnèizhàng 病名。见《秘传眼科龙木论》。亦作高风雀目、高风内障、高风障症。多系先天禀赋不足，肝肾亏虚，精血不能上荣所致。眼外观正常，初起仅于黑夜或暗处视物不清，日久则白昼视力减退，视野缩窄，甚者可成青盲，或“经年瞳子如金色，名曰黄风”（《杂病源流犀烛》卷二十一）。宜滋养肝肾，补益气血，用右归丸或补中益气汤酌加夜明砂、苍术、鲜猪肝等，亦可用针灸疗法。本病类似今之视网膜色素变性。

高风障症gāofēngzhàngzhèng 病名。见《审视瑶函》。即高风雀目内障。详该条。

高福gāofú 唐代道家。知医，善摄生，撰有《摄生录》3卷，已佚。

高盖gāogài 经穴别名。出《太平圣惠方》。《循经考穴编》作“商盖”。即督俞。见该条。

高骨gāogǔ ❶骨骼。①泛指骨的高起处。《灵枢·邪客》：“地有山石，人有高骨。”②腰椎骨。《素问·生气通天论》：“因而强力，肾气乃伤，高骨乃坏。”③腕骨中位于外侧之骨，即腕后高骨。解剖名桡骨茎突。《医宗金鉴·正骨心法要旨》：“腕骨……其上并接臂辅两骨之端，其外侧之骨名高骨。”❷经外奇穴名。出《针灸大成》。位于掌后横纹桡侧端，桡骨茎突前凹陷处。主治手腕痛。直刺0.5~1寸。艾炷灸3~7壮；或艾条灸5~15分钟。

高鼓峰gāogǔfēng 见“高斗魁”条。

高汉峙gāohànzhì 见“高学山”条。

高脚鼠耳草gāojiǎoshǔ'ěrcǎo 中药材。见《浙江天目山药用植物志》。为婆婆指甲菜之别名。详该条。

高锦庭gāojǐntíng 见“高秉钧”条。

高丽参gāolíshēn 中药材。见《增订伪药条辨》。即别直参。详“人参”条。

高濂gāolián(16世纪) 明代文人。字深甫，号瑞南，钱塘（今浙江杭州）人。能诗文，并注意养生术，辑有《遵生八笺》一书，记述有关四时调摄、生活起居、延年却病、饮食、灵秘丹药等养生之道，对于各种饮食记述较详。英人德贞（J. Dudgeon）曾用英文节译此书于《功夫：道家健身术》（1895天津版）中。

高良姜gāoliángjiāng 中药材。出《名医别录》。又名良姜、蛮姜、小良姜、海良姜。为姜科植物高良姜 *Alpinia officinarum* Hance 的干燥根茎。主产于广东、广西、台湾等地。辛，温。归脾、胃经。温胃止呕，散寒止痛。治脘腹冷痛，胃寒呕吐，嗳气吞酸，煎服3~6g。本品含挥发油，油中主含桉叶素、桂皮酸甲酯等。还含高良姜素、山柰素、山柰酚、槲皮素、异鼠李素等黄酮类及高良姜酚等。根茎亦含姜黄素等二苯基庚酮类成分、α-香附酮、姜辣素、豆甾醇葡萄糖苷等。煎剂在体外对各型葡萄球菌、溶血性链球菌、白喉杆菌、结核杆菌等有不同程度的抑制作用。浸出液灌胃可提高犬胃酸排出量。提取物可抗胃溃疡、止泻，还能保肝利胆。挥发油等抑制血小板聚集和血栓形成。提取物可提高小鼠耐缺氧能力，并可镇痛。高良姜可使鼠伤寒沙门菌发生诱变。

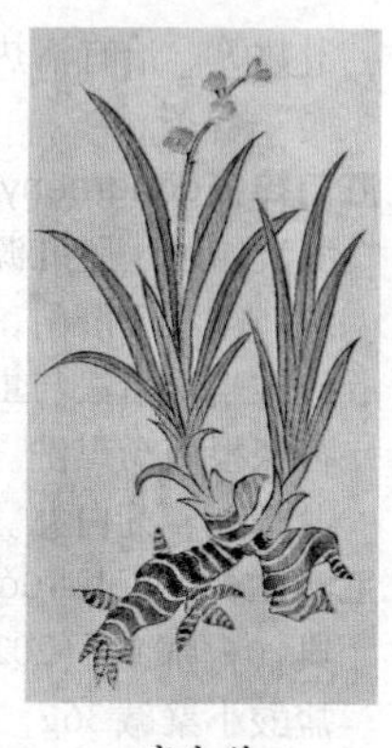
高良姜

高良姜汤gāoliángjiāngtāng 《备急千金要方》卷十三方。高良姜五两，厚朴二两，当归、桂心各三两。为粗末，分二三次服。功能温中散寒，行气和血。治心腹绞痛如刺，两胁胀满，烦闷不可忍。

高岭土gāolǐngtǔ 中药材。见《矿物学与丹药》。为白石脂之别名。详该条。

高梅孤gāoméigū 见“高武”条。

高敏之gāomǐnzhī 见“高若讷”条。

高期gāoqī 西汉时医家。和王禹同为济北王的太医令，曾向淳于意学习医术。

高憩云外科全书十种gāoqìyúnwàikēquánshūshízhǒng 丛书。又名《外科全书十种》《高憩云外科全书》。清代高思敬撰。1917年刊行。本书名虽为10种，实只7种。即《外科医镜》12卷、《外科三字经》1卷、《外科问答》1卷、《逆证汇录》1卷（以上均外科著作）、《五脏六腑图说》1卷、《六气感证》1卷及《运气指掌》1卷。

高曲gāoqū 经穴别名。出《备急千金要方》注。即商曲。见该条。

高瑞南gāoruìnán 见“高濂”条。

高若讷gāoruònè(11世纪) 北宋医家。字敏之。原并州榆次（今山西榆次）人，后迁卫州。中进士，历任龙图阁直学士、史馆修撰等职。曾校刊古医书，并撰有《素问误文阙义》，已佚。

高绍功gāoshàogōng 南宋医学家。绍兴（1131—1162）年间为翰林医侯、御医，兼权太医局教授。与王继先等同校《绍兴校定经史证类备急本草》（1159），充检阅校勘官。

高伸gāoshēn 宋代医生。撰《食禁经》3卷，已佚。

高深甫gāoshēnfǔ 见“高濂”条。

高士gāoshì(16世纪上半叶) 明代医家，字志斋，鄞县（今浙江宁波）人。医理宗朱震亨，著有《志斋医论》《素问捷径》等书，皆佚。

高士亿gāoshìyì(19世纪中叶) 清代医家。字玉章。金城人。与弟子罗济川等于1867年撰《素问直讲》（又称《黄帝内经素问完璧直讲》）。

高士宗gāoshìzōng 见“高世栻”条。

高世栻gāoshìshì 清代医家。字士宗，浙江钱塘人。年少时家贫，自学通俗医书，后随张志聪学医。张志聪撰《本草崇源》，未竟而卒，世栻继之，并曾纂集张志聪所注解的《伤寒论集注》。对《内经》加以注解而成《素问直解》（1695年刊行）等书，晚年有《医学真传》（1699），是与弟子论学之辑录。

高文庄gāowénzhuāng　宋代医家。郓州（今山东东平）人。生活于11世纪。精医术，尤擅伤寒。受其影响，故当地多医，如董汲、刘寅等，皆精于仲景方术，治病多验。

高武gāowǔ(16世纪初)　明代针灸学家。字梅孤。鄞县（今浙江宁波）人。通天文、乐律、兵法。嘉靖间考中武举。晚年专门研究医学，尤其精于针灸。为探索针灸学的渊源和要旨，根据《内经》《难经》摘编成《针灸节要》一书。又根据明以前针灸文献10余种编成《针灸聚英》一书，其中有一些独到的见解，并对渗入针灸学中的一些封建迷信观点持批判的态度。为了订正穴位，曾自制针灸铜人模型3具（男、妇、童子各一）。

高消gāoxiāo　病证名。即膈消、上消。《兰室秘藏·消渴门》："高消者，舌上赤裂，大渴引饮。《逆调论》云心移热于肺，传于膈消者是也。以白虎加人参汤主之。"参见"上消""膈消"条。

高学山gāoxuéshān(19世纪初)　清代医家。字汉峙。会稽（浙江绍兴）人。研究并注解《伤寒论》《金匮要略》，撰有《伤寒尚论辨似》《金匮要略注》等书。

高阳生gāoyángshēng　六朝人。一作五代人。曾将王叔和撰之《脉经》编成歌诀以便传诵，名曰《王叔和脉诀》。此书为后人评述，言其言词鄙浅，且内容与《脉经》抵者，然确有普及《脉经》之功。

高隐gāoyǐn　明代医家。字果斋。浙江嘉善人。从王肯堂游，数年得其秘奥，预修肯堂医书6种。又与缪仲淳交善，疗疾多奇效，知名于时。年九十余犹有壮容。著有《医林广见》。

高瘫gāoyōng　见于出土战国古玺。据考证，系高姓医人，专治痈肿，故玺文上标姓氏，下标所专治病。

高玉章gāoyùzhāng　见"高士亿"条。

高者抑之gāozhěyìzhī　治则。出《素问·至真要大论》。对向上冲逆之证要用降逆下气的方药来抑制。例如肺气上逆，咳嗽、痰多、气喘、胸膈胀闷，用降逆下气法，如三子养亲汤；胃气上逆，恶心、呕吐、呃逆，用和胃降逆法，如橘皮竹茹汤。

高志斋gāozhìzhāi　见"高士"条。

高注金匮要略gāozhùjīnguìyàolüè　金匮著作。不分卷。清代高学山约撰于1872年左右。高氏融合前人学说，发挥个人的见解以注释《金匮要略》，对杂病的病机、诊断、方义等阐析较详。但其中也掺杂了一些唯心或主观、附会的解释。原稿分为4册，末册佚去2页，近人王邈达为之增补校订，1956年由上海卫生出版社出版排印本。

睾gāo　又名"卵"或"阴卵"。即睾丸。《灵枢·邪气藏府病形》："小肠病者，小腹痛，腰脊控睾而痛。"

睾囊gāonáng　即阴囊。《寓意草》："少腹有疝……坠入睾囊甚易。"

睾丸gāowán　简称"睾"。亦作"卵"。是男性的主要生殖器，位于阴囊内，是产生精子和男性激素的器官。为足厥阴肝脉所过。《灵枢·经脉》："足厥阴气绝则筋绝。厥阴者，肝脉也。脉弗荣则筋急，筋急则引舌与卵。"《格致余论·疝气论》："疝气有甚者，睾丸连小腹急痛也。"

膏gāo　❶脂膏。《灵枢·五癃津液别》："五谷之津液和合而为膏者，内渗入于骨空，补益脑髓。"❷心下部位。《灵枢·九针十二原》："膏之后，出于鸠尾。"见"膏肓"条。❸肥胖人的一种类型。《灵枢·卫气失常》："膏者，多气而皮纵缓，故能纵腹垂腴。"❹润泽。《灵枢·经筋》："治之以马膏，膏其急者。"❺中药剂型之一。即膏剂。详该条。

膏疸gāodǎn　病证名。见《诸病源候论·黄病诸候》。为九疸之一。《外台秘要》卷四。以肺瘅为膏疸，症见身面皆黄，饮少而小便多。多因饮食过度，醉酒劳伤，脾胃有瘀热所致。治宜秦椒散等方。参见"黄疸"条。

膏方大全gāofāngdàquán　方书。秦伯未编。中药膏滋方专著。上编通论膏滋方效用、剂量、煎服法、禁忌；下编列咳嗽、痰饮、吐血、遗精等16类病证，27则医案，每案附膏滋方一首。1929年由上海中医书局出版排印本。

膏肓gāohuāng　❶心之下、膈之上的部位。病位深隐难治，病情危重的患者，称为病入膏肓。一说膏肓指膈中之病（见《肘后备急方》）。❷经穴名。即膏肓俞。属足太阳经。位于背部，当第4胸椎棘突下旁开3寸处。详"膏肓俞"条。❸十二经原穴之二。《灵枢·九针十二原》："膏之原，出于鸠尾，鸠尾一。肓之原，出于脖胦，脖胦一。"（脖胦即气海穴）。

膏肓病gāohuāngbìng　病证名。❶指危重病证。《左传·成公十年》："疾不可为也，在肓之上，膏之下，攻之不可，达之不及，药不至焉。"膏肓部位有指为膈中者。《外台秘要·五膈》："膈中之患，名曰膏肓。"❷指劳嗽。《杂病源流犀烛·咳嗽哮喘源流》："又有肺劳热，生虫如蚕，咳逆气喘，谓之膏肓病。"参见"劳嗽"条。❸指冷劳。《扁鹊心书》："人因七情六欲，形寒饮冷，损伤肺气，令人咳嗽，胸膈不利，恶寒作热……此乃冷气入于肺中，侵于膏肓，亦名冷劳。"可用全真丹、金液丹等方。

膏肓俞gāohuāngshù　经穴名。代号BL43。出《备急千金要方》。《医学入门》作膏肓。属足太阳膀胱经。位于背部，第4胸椎棘突下旁开3寸处；一说"除脊各三寸取穴"（《针灸资生经》）。布有第2、3胸神经后支的内侧皮支，深层为外侧支及肩胛背神经，并有肋间动脉后支及颈横动脉降支通过。主治肺痨，咳嗽，气喘，咳血，盗汗，遗精，健忘，四肢倦怠，痈疽发背等。斜刺0.3～0.5寸。艾炷灸7～15壮，或艾条灸20～30分钟。

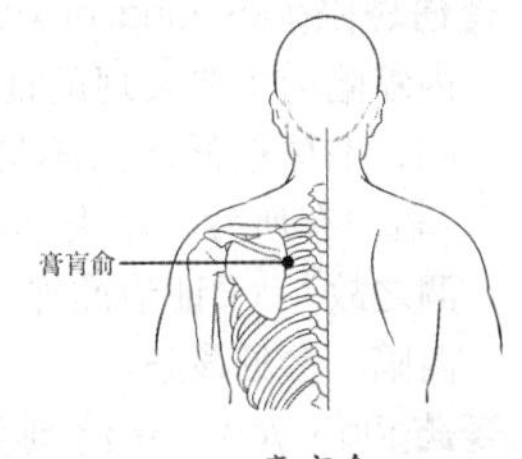

膏肓俞

膏肓腧穴灸法gāohuāngshùxuéjiǔfǎ　针灸著作。见"灸膏肓腧穴法"条。

膏剂gāojì　药物剂型之一。分内服和外用两种。内服膏剂，又叫膏滋。是把药物加水煎熬，滤滓，加入冰糖、蜂蜜等，熬成稠厚的膏，可长期服用。常用于慢性疾病或身体虚弱者。外用的称油膏，一般称药膏，是把蜂蜡加入棉子油或花生油中，加热溶化，乘热加入应用的药物细粉，不断搅拌，待冷凝即成。冰片、樟脑等容易挥发的药可在油膏冷后加入搅匀。外用药膏一般用于外涂皮肤疮疡、疥癣等。

膏粱gāoliáng　膏脂与粱米。亦作"高粱"。泛指肥甘美味食物。《素问·生气通天论》："高梁之变，足生大丁。"

膏粱厚味gāoliánghòuwèi　肥腻或味道浓厚的食物。长期多食，不但损伤脾胃，还会发生痰热和疮疡等病证。

膏粱之变gāoliángzhībiàn　长期饮食肥甘厚味食物所引起的病变。❶使体内湿热蕴积生毒，好发疔疮痈肿等疾患。《素问·生气通天论》："高梁之变，足生大丁。"❷热中于内，上下不和，气血逆乱，易发中风。《素问·通评虚实论》："凡治消瘅、仆击、偏枯、痿厥、气满发逆，甘肥贵人则高梁之疾也。"

膏淋gāolìn 病名。又名肉淋。指淋症而见小便如米泔或脂膏者。多因肾虚不固或湿热蕴蒸下焦所致。《诸病源候论·淋病诸候》："膏淋者，淋而有肥状似膏，故谓之膏淋，亦曰肉淋。此肾虚不能制于肥液，故与小便俱出也。"《证治要诀·淋闭》："有似淋非淋，小便色如米泔，或便中有如鼻涕之状，此乃精液俱出，精塞窍道，故便欲出不能而痛……此即膏淋。"治宜补益脾肾，固涩脂液为主。方用鹿角霜丸、菟丝子丸、六味地黄丸、补中益气丸等。膏淋因湿热蕴蒸下焦所致者。尿出时灼热，涩痛较虚症明显。《医碥·淋》："膏淋，湿热伤气分，水液浑浊，如膏如涕如米泔。"治宜清利湿热为主。方用萆薢饮、八正散、海金沙散等。参"淋"条。本证可见于乳糜尿、前列腺炎、泌尿系感染等疾患。

膏淋汤gāolìntāng 《医学衷中参西录》方。山药30g，芡实、生龙骨、生牡蛎、生地黄各180g，党参、白芍药各9g。水煎服。治膏淋。

膏摩gāomó 外治法之一。出《金匮要略·脏腑经络先后病脉证》。用药膏涂擦体表的一定部位而达到治疗目的，具有按摩和药物的综合作用。例如治疗关节痛或皮肤癣病，用祛风药或抑制霉菌药加酒调成稠厚的膏，用布蘸膏摩擦局部。在武威出土的汉代医药简牍和《备急千金要方》等书中有许多有关膏摩药方的记载。

膏人gāorén 3种肥壮人中的1种。出《灵枢·卫气失常》。其肩肘髀膝高处的肌肉并不坚实，皮肤弛缓，腹肌纵缓下垂。

膏伤珠陷gāoshāngzhūxiàn 病证名。以眼珠低陷或向目眶内缩陷为主要表现的证候。《张氏医通》卷八："膏伤珠陷，谓珠觉低陷而不鲜绽也。非若青黄凸出诸漏之比。""盖内有所亏，目失其养，源枯络伤，血液耗涩，精膏损涸之故"（《证治准绳·杂病》）。泛指因目疾而引起的目内陷。参见该条。

膏药gāo·yao 外治剂型之一。古称薄贴。唐代李绰撰《尚书故实》有"虞元公镇南海，疽发于鬓，相国姬遂取膏药贴于疮上，数口平复"的记载。根据不同的病情，选用相应的药物，浸于植物油内，浸泡一定时间，入锅煎熬，待药物枯黑后去渣，再熬，至滴水成珠时再按油的比例（视当时不同季节）加入适量铅丹，拌匀，将锅离火（或先离火后放丹）。候药凝厚如膏，切成大块，投放于冷水中去火毒。应用时加热熔化，摊于布片或厚纸或薄油纸片上，贴于患部体表皮肤，以达治疗目的。临证有用以治里者，如关节疼痛，僵直，深部肌肉酸困，肌肤麻木，深部脓肿如骨折、伤筋等。取其祛风化湿，行气活血，续筋接骨作用，如万应膏、接骨膏等。有用以治疗表者，如体表痈、疖、疽、疔等疮疡。对肿疡能消肿定痛，对溃疡能去腐生肌、收口，保护创口。如太乙膏、独角莲膏、阳和解凝膏、冲和膏等。

膏药疗法gāo·yaoliáofǎ 特殊疗法。指用膏药敷贴治疗疮疖痈肿、流痰、溃疡等的方法。参见"膏药"条。

膏之原gāozhīyuán 十二原（穴）之一。即鸠尾。《灵枢·九针十二原》："膏之原，出于鸠尾。"参见"十二原穴"条。

膏滋gāozī 即内服的膏剂。详"膏剂"条。

糕剂gāojì 中药剂型之一。即将药物细粉与米粉、蔗糖蒸制而成的块状剂型。

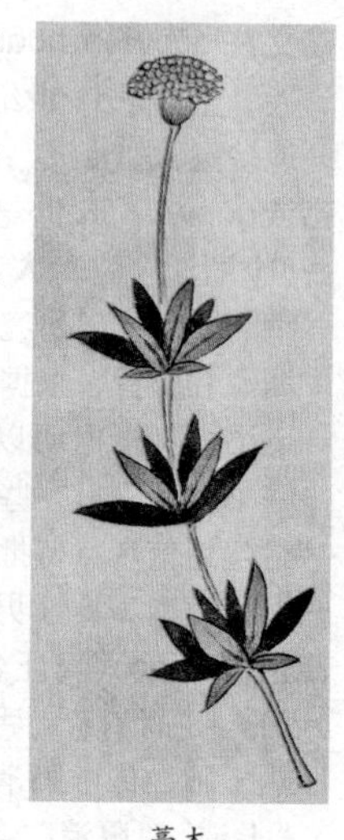

藁本

藁本gǎoběn 中药材。出《神农本草经》。又名鬼卿、地新、藁板、微茎、山茝、蔚香、野芹菜、山香菜。为伞形科植物藁本 *Ligusticum sinense* Oliv. 或辽藁本 *Ligusticum. jeholense* Nakai et Kitag. 的干燥根茎及根。前者主产于湖北、湖南、四川；后者主产于河北、辽宁。辛，温。入膀胱经。祛风，散寒，除湿，止痛。治风寒感冒，巅顶痛，风湿痹痛，煎服3～10g。藁本含挥发油，其中主含新蛇床内脂、柠檬烯、蛇床内脂、4－松油醇等。辽藁本根含挥发油。煎剂在体外对某些致病性皮肤真菌有抑制作用。藁本中性油对实验动物有镇静、镇痛和解热作用，还有明显的抗炎作用。

藁本汤gǎoběntāng 《素问病机气宜保命集》卷中方。藁本半两，苍术一两。为粗末，水煎服。治大实心痛，大便已利者。

ge

戈朝荣gēcháoróng 清代儿科医生。字瑞斋。祖籍河南，先世随宋室南渡，定居浙江平湖。生活于乾隆（1736—1795）年间。受业于岳家，复遍览诸家医著，悉心钻研，乃精其学。其治能撷取钱乙之滋阴、陈文中之温热、李东垣之补土而融为一体。辨证施治，治多奏效。并据小儿体质特点，倡"纯阳阴虚"之说，颇有新意。

戈存桔gēcúnjú 见"戈维城"条。

戈维城gēwéichéng 明代医家。字存桔。姑苏（今江苏苏州）人。对伤寒学有一定研究，著有《伤寒补天石》一书。

肐膊gē·bo 肐同胳。详"胳膊"条。

疙瘩七gē·daqī 中药材。见《云南植物志》。为羽叶三七之别名。详该条。

疙瘩瘟gē·dawēn 病名。瘟疫的一种。以发块如瘤，遍身流走，旦发夕死等为常见症。《伤寒温疫条辨》卷一："疙瘩温，遍身红肿发块如瘤者是也。"《杂病源流犀烛·瘟疫源流》："疙瘩瘟，发块如瘤，遍身流走，旦发夕死是也。"治疗急宜三棱针刺委中出血，外用玉枢丹，内服人中黄散、增损双解散等方。参见"瘟疫"条。

疙瘩药gē·dayào 中药材。见《贵州草药》。为东风菜之别名。详该条。

胎膊gē·bo 同胳膊。详该条。

胳gē ❶人的上肢，如胳臂、胳膊等。参见"胳膊"条。❷腋下。《广雅·释亲》："胳谓之腋。"另见"胳gé""胳luò"条。

胳膊gē·bo 即上臂。又名膊、肐膊、胎膊。《伤科补要》卷一："臂者上身两大支之通称也，一名曰肱，俗名胳膊。"

胳肢窝gē·zhiwō 即腋窝。《伤科补要》："腋者，肩之下胁之上际，俗名肐胳肢窝。"

胳肘gēzhǒu 肘关节的别称。

鸽gē 中药材。出《嘉祐补注神农本草》。又名鹁鸽、飞奴。为鸠鸽科动物原鸽 *Columba livia* Gmelin 或家鸽 *C. livia domestica* Linnaeus 等的肉或全体。前者分布于我国北部，后者我国大部分地区均有饲养。咸，平。滋肾益气，祛风解毒。治虚羸，消渴，久疟，肠风下血，血虚经闭，恶疮，疥，癣。一般煮食或蒸服。鸽肉每100g含粗蛋白质22.14g，粗脂肪1g，灰分1g。

鸽卵gēluǎn　中药材。出《本草纲目》。为鸠鸽科动物原鸽 *Columba livia* Gmelin 或家鸽 *C. livia domestica* Linnaeus 等的蛋。甘、咸，平。益气，解痘、疮毒。治虚羸恶疮，疥，癣，痘疹难出。煮食。本品可食部分100g含蛋白质9.5g、脂肪6.4g、碳水化合物2g、灰分0.7g、钙108mg、磷117mg、铁3.9mg。

割刀gēdāo　眼科手术器械。见《眼科菁华录》。钢铁制作。睑废、拳毛倒睫等使用竹夹后，卸夹时，用之割除干枯之皮肉，或割除攀睛胬肉等。

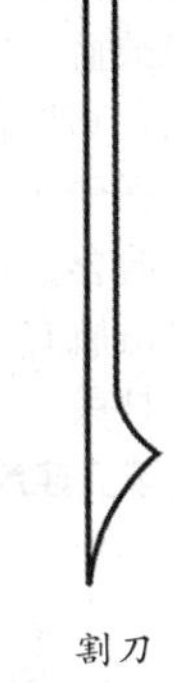

割刀

割开捺骨gēkāinàgǔ　骨折手术整复法。《仙授理伤续断秘方》："凡皮破骨出差爻，拔伸不入，樽捺相近，争一二分，用快刀割些捺入骨……用黑龙散贴疮之四周，肿处留疮口，别用风流散填。"并给予夹缚固定。

割攀睛胬肉手法gēpānjīngnǔròushǒufǎ　眼科手术方法。见《审视瑶函》。历代方法相似，多以钩或针挑起胬肉，用锄刀或眉刀等剥离，再剔割或剪除之。并指出胬肉割后之残端施以火烙，可防止复发。此法颇与近代手术方法相类似。

割人藤gērénténg　中药材。见《本经逢原》。为葎草之别名。详该条。

割脂gēzhī　治疗疳疾方法之一。割治部位为鱼腹穴，即在手掌大鱼际侧边缘线上，相当于食指间引一垂直线向下，另在拇指掌指关节处向掌心引一横线，与垂直线交叉点。手术操作：局部消毒后，用平口手术刀在鱼腹穴垂直纵向戳下，创口宽0.4cm，深度0.4cm左右，然后挤出皮下脂肪如赤豆大，并剪去之，再用红汞消毒药棉覆盖其上，用纱布条包扎。

割脂疗法gēzhīliáofǎ　即割治疗法。详该条。

割治疗法gēzhìliáofǎ　又称割脂疗法。是指在手掌等特定部位或某些穴位处，切开皮肤，割除少量皮下组织以治疗疾病的方法。本法在民间早有流传，近年来得到进一步整理和提高。临床操作时，在选定的部位常规消毒和局麻后，用手术刀切开0.5～1cm长的切口，以手术钳进行分离，取出黄豆样大小的皮下脂肪组织，并用手术钳按摩刺激至有酸麻或胀感为度，尚可配合埋藏疗法埋植异物，然后包敷固定。可7天割治一次。施术时，应注意不要损伤血管和神经，并注意防止污染发炎。本法适用于支气管哮喘、慢性支气管炎、慢性消化不良、小儿疳积、神经衰弱、消化性溃疡等疾患的治疗。

革脉gémài　脉象。《脉诀指掌病式图说》："革者，沉伏实大，如按鼓皮。"后世一般认为脉浮而搏指，中空外坚，如按鼓皮者为牢脉。主亡血失精。

阁门gémén　经外奇穴名。出《扁鹊神应针灸玉龙经》。位于耻骨下缘中点，阴茎根旁开3寸处。主治竖痃疝气，气上攻心。直刺1～1.5寸。艾炷灸3～5壮，或艾条灸5～15分钟。

格gé　❶阳格不通、格拒。《灵枢·脉度》："阳气太盛，则阴气弗能荣也，故曰格。"《素问·气交变大论》："阴厥且格。"❷吐逆证。《伤寒论·平脉法》："寸口脉浮而大，浮为虚，大为实，在尺为关，在寸为格，关则不得小便，格则吐逆。"❸《内经》十二脉之一。人迎脉较气口脉成倍增大。《诊家正眼》："曰格者，人迎倍大也。"

格气géqì　病证名。指胸膈间气塞不通，食下即吐者。《医林绳墨》卷五："食下即吐，其吐痰涎裹食，是谓之格气。"多由气机阻滞，痰食互阻所致。参见"格食"条。

格食géshí　病证名。指饮食被格拒于外，不得下咽入胃者。《医林绳墨》卷五："格食者，谓食不能下；格气者，谓气不能通。皆由中气闭塞，痰涎壅滞，聚而不散，如噎膈之状也。得病之因，有为怒气不得发越，食饮不得舒畅，朝暮郁闷，以睡为安，延绵日久，房事淘情，不期真气下陷而不复，邪气关格而闭塞。见食欲食，食不能下，是谓之格食。又或食下即吐，其吐痰涎裹食，是谓之格气。格食者，脾病也；格气者，肺病也……治者当先豁其痰涎，开其郁结，如二陈汤加厚朴、山楂、香附为主。初发加沉香、木香，久病加炒连、人参，脾虚不足加白术，肺虚不足加麦冬，使气清则痰行，气开则格散。戒食肥厚之味、动气之物，恐生痰也。"参见"噎膈""隔食"条。

格言汇要géyánhuìyào　医论著作。见"顾氏医镜"条。

格阳géyáng　❶阳盛已极，不能与阴气相交，故气血盈溢于三阳经，与三阴格拒，表现为人迎脉大于寸口脉的4倍。《素问·六节藏象论》："人迎四盛以上为格阳。"参见"关格"条。❷指寒邪壅遏胸中，胃阳被格拒的吐逆症。表现为四肢冷，不欲饮食，食则吐逆等。

格阳关阴géyángguānyīn　脉象。人迎脉（两侧颈动脉）搏动较正常盛大4倍以上，称格阳，因气血盈溢于三阳经，与三阴经格柜所致。寸口脉（两侧桡动脉）搏动较正常盛大4倍以上，称关阴，是气血盈于三阴经，与三阳经隔绝所致。二者俱见则为格阳关阴，显示病变严重。《素问·六节藏象论》："人迎……四盛以上为格阳。寸口……四盛以上为关阴，人迎与寸口俱盛四倍以上为关格。"

格阳喉痹géyánghóubì　病证名。《景岳全书·杂病谟》卷二十八："格阳喉痹，由火不归元，则无根之火，客于咽喉而然。其症上热下寒，全非火证。凡察此者，但诊其六脉微弱，全无滑大之意，且下体绝无火证，腹不喜冷即其候也。"俗称上热下寒喉痛。多由于过用攻伐之剂，或房劳伤精，致火不归元，虚火上灼咽喉。虽有喉痹，但有真寒假热之象，故云格阳，症见咽喉微痛，色红紫，口干不喜饮，低热，脉沉紧，或洪大而无力。治宜引火归元。方用镇阴煎加减；或用姜、附、归、地回阳于肾以温中，用芪、参、术、草，益气于肺以达外；或用知柏地黄丸等。

格阳衄血géyángnǜxuè　病证名。指因多劳过欲，真阴亏损，阳浮引阴血从上窍而出的衄血。《景岳全书·杂证谟》："衄血有格阳证者，以阴亏于下，而阳浮于上，但察其六脉细微，全无热证，或脉且浮虚豁大，上热下寒，而血衄不止，皆其证也。治宜益火之源，古有八味地黄汤，乃其对证之剂。余复有镇阴煎之制，其效尤捷。盖此证不惟内伤者有之，即伤寒者亦有之，然必其素多丧，损及真阴者，乃见此证。"可用镇阴煎，或四物汤加人参、黄芪、麦冬、五味子，或磨沉香下养正丹等方。参见"衄血"条。

格阳虚火失血géyángxūhuǒshīxuè　病证名。指劳欲过度，真阴亏损，虚火上浮而致的大吐大衄。《不居集》卷十三：

“格阳虚火失血：格阳失血，多因色欲劳伤过度，真阳失守于阴分，则无根虚火，浮泛于上，多见上热下寒，或头红面赤，或喘促躁烦，而大吐大衄，失血不止。但其六脉微细，四肢厥逆，或小水清利，大便不实者，此格阳虚火也。”急用镇阴煎、八味地黄汤之属，引火归源。

格致余论gézhìyúlùn 医论著作。元代朱震亨撰于1347年。1卷。共有论文41篇，着重阐述“阳常有余，阴常不足”的医理。在治则上主张并长于运用滋阴降火之法以及和血疏血、导痰行滞诸法。临床强调观形察色，切脉问证，尤重脉诊。所发议论大多附列治案以验证。朱氏创用的方剂如大补阴丸、琼玉膏等，迄今仍为临床常用效方。作者于自序中说：“古人以医为吾儒格物致知之一事。”遂以《格致余论》为书名。本书是朱氏的代表作之一。1949年后有影印本。

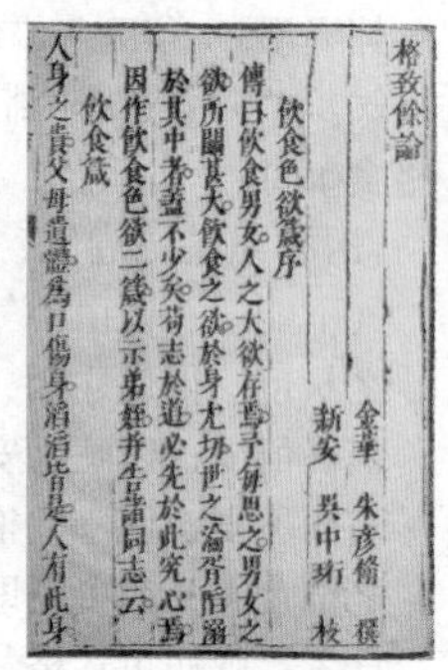

格致餘論
金華 朱彥脩 撰
新安 吳中珩 校
飲食色欲箴序
傳曰飲食男女人之大欲存焉予每思之男女之
欲所關甚大飲食之欲於身尤切世之淪胥陷溺
於其中者蓋不少矣苟志於道必先於此究心焉
因作飲食色欲二箴以示弟姪并告諸同志云
飲食箴
人身之貴父母遺體為口傷身滔滔皆是人有此身

格致余论

鬲gé 鬲，通隔。即噎膈。出《素问·大奇论》。详“噎膈”条。

鬲肓géhuāng 膈膜与肓膜合称。《素问·刺禁论》：“鬲肓之上，中有父母。”参见“膈”“肓”条。

鬲偏枯gépiānkū 古病名。鬲，否鬲之意。因气血俱病，否鬲不通，而致半身不遂。《素问·大奇论》：“胃脉沉鼓涩，胃外鼓大，心脉小坚急，皆鬲偏枯。”《类经·脉色类》：“胃气既伤，血脉又病，故上下否鬲，半身偏枯也。”

鬲气géqì 病证名。见《诸病源候论·五鬲气候》。即膈气。详该条。

鬲上géshàng 鬲，同膈。横膈膜上胸腔部。《素问·刺热论》：“颊上者，鬲上也。”

鬲痰风厥头痛gétánfēngjuétóutòng 病证名。出《肘后备急方》。风痰相结而引起的顽固性头痛。《诸病源候论》卷二十：“鬲痰者，谓痰水结聚于胸鬲之上，又犯大寒，使阳气不行，令痰水结聚不散，而阴气上逆，上与风痰相结，上冲于头，即令头痛，或数岁不已，久连脑痛，故云鬲痰风厥头痛。”治宜息风豁痰。用半夏天麻白术汤加减。

鬲痫géxián 病证名。风痰阻于胸鬲而引起的痫证。《备急千金要方》卷五：“鬲痫之为病，目反，四肢不举。”治宜利胸鬲风痰。或用灸法，先灸风府，次灸百会、人中、承浆。

鬲消géxiāo 病证名。鬲，同膈。即膈消，详该条。

鬲咽géyàn 病名。出《素问·六元正纪大论》等篇。即噎膈。

鬲中热gézhōngrè 病证名。鬲同膈。出《素问·刺热》。指心热。《素问识》卷四：“胸中膈上，乃心肺之宫城，主胸中热者，写肺热也，膈中热者，写心热也。不曰心肺，而曰胸中、膈中者，意言热在气分，而不干于藏真也。”

胳gé 同骼。详“骨骼”条。另见“胳 gē”“胳 luò”条。

葛根gégēn 中药材。出《神农本草经》。又名甘葛、粉葛、鸡齐根、干葛、葛麻茹。为豆科植物葛 *Pueraria lobata* (Willd.) Ohwi 的干燥根。主产于河南、湖南、浙江、四川等地。甘、辛，凉。归脾、胃、肺经。解肌退热，生津止渴，透疹，升阳止泻，通经活络，解酒毒。用于外感发热头痛，项背强痛，口渴，消渴，麻疹不透，热痢，泄泻，眩晕头痛，中风偏瘫，胸痹心痛，酒毒伤中。煎服10～15g。脾虚泄泻宜煨用。葛根经水磨而澄取的淀粉名葛粉，内服治烦热，口渴。根含野葛苷A及B、葛根素、葛根素木糖苷、大豆素、大豆苷等黄酮类、β-谷甾醇、花生酸等。总黄酮及葛根素对狗能增加冠状动脉血流量，并能明显增加脑血流量，血管阻力下降。葛根素可明显限制犬实验性急性心肌梗死范围。醇提物和葛根素有抗实验性心律失常作用。醇浸剂对大鼠有拮抗脑垂体后叶素引起的心肌缺血反应；对人工发热兔有解热作用。葛根素还可抗高血压，防治动脉粥样硬化，抗血小板聚集和形成。葛根成分还有降血脂、改善记忆功能、抗肿瘤、抗氧化等作用。大豆素对肠管平滑肌有解痉作用，还能降低血糖。煎剂在体外能抑制痢疾杆菌。

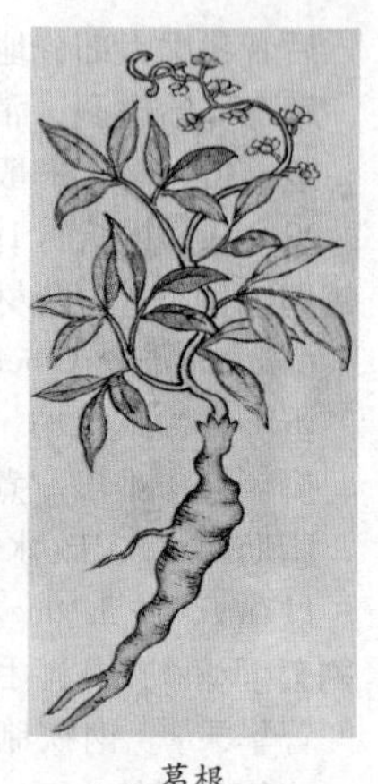

葛根

葛根黄芩黄连汤gégēnhuángqínhuángliántāng 《伤寒论》方。又名葛根芩连汤。葛根半斤，炙甘草二两，黄芩、黄连各三两。先煮葛根，后内诸药，再煎，分二次服。功能解表清里。治太阳病桂枝证，医反下之，利遂不止，脉促表未解，喘而汗出者；近代也用于急性肠炎、细菌性痢疾属热证者。方中重用葛根为君药，既能清热解表，又能升发脾胃清阳之气而治下利；臣以黄芩、黄连性寒清胃肠之热，味苦燥胃肠之湿，如此则表解里和，身热下利可止；使以甘草甘缓和中，协调诸药。共成解肌清里之剂。实验研究表明，本方具有降温作用，同时在体外对金黄色葡萄球菌、肺炎双球菌和痢疾杆菌均有一定的抗菌作用。此外，还能抑制肠蠕动，对抗乳糖的致泻作用。

葛根加半夏汤gégēnjiābànxiàtāng 《伤寒论》方。葛根四两，麻黄三两，炙甘草、芍药、桂枝、生姜各二两，半夏（洗）半升，大枣十二枚。先煮葛根、麻黄，去白沫，内诸药再煎，分三次服。功能解表舒筋，降逆止呕。治外感风寒，头痛，项背强，发热恶寒，无汗，伴呕吐者。

葛根解肌汤gégēnjiějītāng ❶《麻科活人全书》卷二方。葛根、前胡、荆芥穗、牛蒡子、连翘（去子）、蝉蜕各八分，木通七分，赤芍药、甘草、灯心、桑白皮（蜜蒸）、贝母（姜汁蒸。后五味原书无剂量）。水煎服。治麻疹初起，发热咳嗽，或乍冷乍热。若潮热太甚者，加生地黄、地骨皮、赤茯苓，更可加黄芩；口渴者，加麦冬、天花粉；无咳者，少加留白陈皮；无汗者，加葱白；气喘者，加葶苈子、瓜蒌霜；喘甚，加白芥子、苏子、莱菔子（俱姜汁炒）；呕吐者，加柿霜、竹茹；鼻衄者，加白茅根，甚者加生黄芩、生黄连；大便坚者，加枳实、火麻仁；大便闭者，加牵牛子，仍不通，加生大黄、黄连、黄芩；大便溏者，加赤茯苓、泽泻；小便赤涩者，并加赤茯苓、泽泻；小便闭塞不通者，加车前子、枳壳。本方早见于《张氏医通》卷十五，但无灯心、桑白皮、贝母。❷《幼科直言》卷二方。葛根、防风、前胡、桔梗、薄荷、陈皮、甘草、山楂。水煎服。治痘疮顺症，发热，或未见点，属疑似之间者。

葛根橘皮汤gégēnjúpítāng 《外台秘要》卷四引《小品方》方。葛根、橘皮、杏仁（去皮、尖）、麻黄（去节）、知母、黄芩、炙甘草各等分。为粗末，每服三钱，水煎服。功能解表清热，止咳化痰。治冬温，壮热而咳，肌肤发斑，状如锦纹，胸闷作呕，但吐清汁者。

葛根羌活汤gégēnqiānghuótāng 《症因脉治》卷二方。葛根、羌活、防风、川芎、甘草、白芷、苍术。水煎服。治外感牙衄，身热无汗，有表邪者。

葛根芩连汤gégēnqínliántāng 即葛根黄芩黄连汤。见该条。

葛根清胃汤gégēnqīngwèitāng ❶《症因脉治》卷二方。葛根、竹茹、黄连、陈皮、甘草。水煎服。治呕吐苦水，邪在阳明者。❷《症因脉治》卷四方。黄连、葛根、升麻、甘草、生地黄、栀子、牡丹皮。水煎服。治外感霍乱烦渴。若渴甚者，加石膏、人参、知母、天花粉。

葛根汤gégēntāng ❶《伤寒论》方。葛根四两，麻黄、生姜各三两，桂枝、炙甘草、芍药各二两，大枣十二枚。先煮麻黄、葛根，去白沫，内诸药，水煎，分三次服，覆取微似汗。功能发散风寒，舒筋止痉。治太阳病，项背强，无汗恶风；或太阳病无汗而小便反少，气上冲胸，口噤不得语，欲作刚痉者。本方由桂枝汤加葛根、麻黄组成。方中桂枝汤解肌表，和营卫；麻黄开表发汗；葛根解肌发汗，起阴气，升津液，以缓筋急。本方具有解肌发汗，除太阳经输之邪，缓肌肉挛急的作用。实验研究表明，本方具有解热、抑制病原微生物、抗凝、抗变态反应、免疫调节和抗炎等作用，并能扩张脑血管，增加脑血流量。❷《备急千金要方》卷三方。葛根、生姜各六两，独活四两，当归三两，炙甘草、桂心、茯苓、石膏、人参、白术、防风、川芎各二两。为粗末，每服五钱，水煎服，日二次。治产后中风，口噤仆地，头目眩晕，痰盛气急。❸《云岐子保命集论类要》卷下方。葛根、贝母、牡丹皮、木防己、防风、当归、川芎、茯苓、桂心、泽泻、甘草各二钱，独活、石膏（碎）、人参各三钱。水煎，分三次服。治临月子痫。若未临月者，去贝母，加升麻。❹《济生方》卷三方。葛根二两，枳实（麸炒）、豆豉各一两，炙甘草半两。为粗末，每服四钱，水煎服。治酒疸。❺《奇效良方》卷十三方。葛根、枳壳、半夏、生地黄、杏仁、茯苓各二钱四分，黄芩一钱二分，炙甘草半钱。分作二服，加黑豆一百粒，生姜五片，白梅一个，水煎，食前服。治酒痢。❻《医学心悟》卷二方。葛根二钱，升麻、秦艽、荆芥、赤芍药各一钱，苏叶、白芷各八分，甘草五分，生姜二片。水煎服。治阳明经病，目痛鼻干，唇焦漱水不欲咽，脉长，头痛发热。若无汗而口渴者，加知母；有汗而口渴者，加石膏、人参；若自汗而口不渴，属阳明中风，去苏叶，加桂枝；若春夏之交，惟恐夹杂温暑之邪，不便用桂枝，加白术一钱五分。❼《疡医大全》卷十六方。葛根二钱，赤芍药一钱五分，赤茯苓、甘草各五分。水煎服。治齿痛。若风胜，加荆芥、防风、薄荷叶；火盛，加连翘、生地黄、牡丹皮、牛蒡子。❽《疫痧草》方。葛根、牛蒡子、荆芥、蝉蜕、连翘、郁金、甘草、桔梗。水煎服。治身热神清，痧隐疏稀，舌白脉郁，而喉不甚烂者。

葛谷gégǔ 中药材。出《神农本草经》。为豆科植物葛 *Pueraria lobata*（Willd.）Ohwi 或甘葛藤 *P. thomsonii* Benth. 的种子。甘，平。解酒毒，治痢疾。煎服：9～15g。种子含油15%。

葛花géhuā 中药材。出《名医别录》。又名葛条花。为豆科植物葛 *Pueraria lobata*（Willd.）Ohwi 或甘葛藤 *P. thomsonii* Benth. 的花。主产于湖南、河南、广东、广西、浙江、四川、安徽等地。甘，凉。入胃经。解酒醉，止烦渴，凉血止血。治饮酒过度，发热烦渴，吐血，肠风下血，湿热下利。煎服：3～9g。本品含尼泊尔鸢尾酮的7－葡萄糖苷和7－木糖葡萄糖苷。

葛花解酲汤géhuājiěchéngtāng 《脾胃论》卷下方。木香五分，橘皮、人参、猪苓、茯苓各一钱五分，炒神曲、泽泻、干姜、白术各二钱，青皮三钱，白豆蔻仁、砂仁、葛花各五钱。为细末，每服三钱匕，白汤调下，取微汗。功能分消酒湿，温中健脾。治饮酒太过，呕吐痰逆，心神烦乱，胸膈痞塞，手足战摇，饮食减少，小便不利。

葛花解毒饮géhuājiědúyǐn 《审视瑶函》卷五方。炒黄连、玄参、当归、炒龙胆草、茵陈、甘草、葛花、熟地黄、茯苓、栀子、连翘、车前子各等分。水煎服。治睛黄视渺。

葛花平胃散géhuāpíngwèisǎn 《症因脉治》卷一方。葛花、苍术、半夏、陈皮、甘草。为粗末，水煎服。治酒湿而致的半身不遂。如有热，加栀子、黄连。

葛黄丸géhuángwán 《杂病源流犀烛・六淫门》卷十七方。黄连四两，葛花（或用葛根代）三两。用大黄末水熬成膏为丸，每服百丸，温水送下。治酒积呕血。

葛蔓gémàn 中药材。出《新修本草》。又名葛藤蔓。为豆科植物葛 *Pueraria lobata*（Willd.）Ohwi 或甘葛藤 *P. thomsonii* Benth. 的藤茎。①治喉痹。内服：煎汤，6～9g；或烧存性研末。②治痈肿。烧存性，研末服或调敷。葛叶捣敷，治创伤出血。地上部分含山柰酚二鼠李糖苷及洋槐苷。

葛上亭长géshàngtíngzhǎng 中药材。出《名医别录》。又名豆斑蝥、鸡冠虫。为芫青科动物豆芫青 *Epicauta gorhami* Mars. 的全虫。我国大部分地区均有分布。辛，微温，有毒。逐瘀，破积。治闭经，癥瘕积聚，瘘肿。米炒后煎服：1～2枚，或入丸、散。体虚者及孕妇忌服。含斑蝥素。斑蝥素对多种移植性肿瘤有明显抑制作用，并可延长实验动物存活时间，对皮肤、黏膜有发赤、发疱作用，中毒量主要伤害肾小管。

葛藤蔓géténgmàn 中药材。见《卫生易简方》。即葛蔓。详该条。

葛条花gétiáohuā 见《中药志》。即葛花。详该条。

葛犀汤géxītāng 《疫痧草》方。葛根、犀角、牛蒡子、桔梗、连翘、栀子、蝉蜕、荆芥、山楂炭、人中黄。水煎服。治灼热神烦，喉腐脉弦，痧隐成片，不分颗粒，无汗舌垢者。

蛤蚧géjiè 中药材。出《雷公炮炙论》。又名蛤蟹、蛤蛇、仙蟾、大壁虎。为壁虎科动物蛤蚧 *Gekko gecko* Linnacus 的干燥体。主产于广西，广东、云南亦产。咸，平。归肺、肾经。补肺益肾，纳气定喘，助阳益精。治肺肾不足，虚喘气促，劳嗽咳血，阳痿，遗精。内服3～6g，多入丸散或酒剂。含肌肽、胆碱、肉毒碱、鸟嘌呤、蛋白质、脂肪等。又含胆甾醇、多种氨基酸、多肽。醇提取物具有雌、雄激素样作用，能增强机体的应激能力和免疫功能。

蛤蚧散géjièsǎn ❶《三因极一病证方论》卷十方。蛤蚧（酥炙）一对，煨诃子肉、炒阿胶、熟地黄、麦冬、细辛、炙甘草各半两。为末，炼蜜为丸，皂子大，每服一丸，不拘时含化。治积劳，久咳，失音。❷《三因极一病证方论》卷十二方。炙蛤蚧一对，炼钟乳、款冬花、肉桂、白矾、炙甘草各半两。为末，每服半钱，空腹、食前米饮调下。治元气虚寒，上气，咳嗽，年久不瘥。❸《世医得效方》卷五方。蛤蚧（蜜炙）一对，人参、百部、款冬花、紫菀茸各半两，贝母、阿胶（蛤粉炒）、鳖甲（醋炙）、柴胡、炒肉桂、黄芪（蜜炙）、甘草、杏仁、姜半夏各一两。为末，每服三钱，加生姜三片，水煎，不拘时服。治虚劳咳嗽咯血，潮热盗汗，不思饮食。

蛤蚧汤 géjiètāng 《圣济总录》卷六十六方。蛤蚧（酒浸，酥炙）、知母、贝母、鹿角胶（炙令燥）、炙枇杷叶、葛根、炙桑皮、人参、炙甘草、炒杏仁各一两。为粗末，每服三钱，水煎服。治咳嗽吐脓血及肺痿羸瘦，涎涕稠黏。

蛤蚧丸 géjièwán 《圣济总录》卷八十七方。蛤蚧（酥炙）一对，胡黄连、知母、鳖甲（醋炙）、紫菀、桑白皮、麦冬、人参、黄芪、炙甘草、柴胡、地骨皮、生地黄各半两，炒杏仁、细辛各一分。为末，炼蜜为丸，梧桐子大，每服二十丸，食前、临卧生姜煎汤送下。治热劳烦躁，面赤口干，骨节酸痛，夜多盗汗，咳嗽痰壅，力乏气促。

隔 gé ❶阻塞不通。《素问·生气通天论》：“阳气当隔，隔者当写。”谓阳气蓄积，阻塞不通，用泻法治疗。❷病证名。饮食不下，大便不通的隔证，又称噎膈。《素问·阴阳别论》：“一阳发病……其传为隔。”又：“三阳结，谓之隔。”❸通膈，胸膈。《丹溪心法》：“若血溢于浊道，留聚隔间，满则吐血。”《雷公炮炙药性赋》：“多服能恋隔成痰。”《本草纲目》：“隔中之气，快快不快。”

隔饼灸 gébǐngjiǔ 间接灸之一。指艾炷与穴位皮肤之间隔以药饼的灸法。亦称药饼灸。药饼通常用辛温芳香药物制成。具有行气活血，温阳祛寒的作用。常用的有椒饼灸、附饼灸、豉饼灸等。详各条。

隔姜灸 géjiāngjiǔ 间接灸之一。取厚3mm左右的生姜片，以细针穿刺数孔，上置艾炷，放在穴上施灸，待病人觉痛，将姜片略略提起，稍停放下再灸，直至局部皮肤潮红湿润为止，适用于一般虚寒病症。如果在艾绒中掺入少量麝香，再隔姜灸之，称麝香灸。具有行气止痛的作用。

隔皮取脓散 gépíqǔnóngsǎn 《疮疡经验全书》卷四方。驴蹄、五倍子各一两，炒荞麦面二斤，白盐五钱，草乌四钱。为末，水调作饼，慢火炙黄，去火毒，研细末，醋调成膏，摊贴患处。治一切肿毒。

隔山香 géshānxiāng 中药材。出《植物名实图考》。又名柠檬香碱草、鸡爪参、九步香。为伞形科植物隔山香 *Angelica citriodora* Hance 的根。分布于浙江、江西、湖南、广东、福建等地。苦、辛，平。疏风清热，活血散瘀，行气止痛。治风热感冒，支气管炎，腮腺炎，胃痛，腹痛，心绞痛，风湿骨痛，痢疾，疟疾，肝硬化腹水，经闭，跌打损伤。煎服：9～15g。本品含挥发油，并含黄酮苷、氨基酸、有机酸糖类等。

隔山消 géshānxiāo 中药材。❶见《陕西中草药》。为飞来鹤之别名。❷见《昆明郊区药用植物初步调查报告》。为赤地榆之别名。详各条。

隔食 géshí 病证名。指饮食不能下膈入胃者。《医学从众录·膈症反胃》：“膈者，阻隔不通，不能纳谷之谓也。又谓之隔食，病在胸膈之间也。”参见“噎膈”“反胃”“格食”条。

隔蒜灸 gésuànjiǔ 间接灸之一。出《备急千金要方》。艾炷与皮肤之间隔以蒜片或蒜饼施行的隔物灸法。取厚3mm左右的鲜大蒜片，以细针穿刺数孔，或取蒜饼，上置艾炷，放在穴上施灸。一般每次5～7壮。适用于疮疖初起，毒虫咬伤，瘰疬，肺结核等。

隔汤 gétāng 即重汤。详该条。

隔物灸 géwùjiǔ 即间接灸。见该条。

隔盐灸 géyánjiǔ 间接灸之一。出《备急千金要方》。艾炷与皮肤之间隔以食盐施行的隔物灸法。如用炒过的细净食盐填至略高于脐孔，上置大艾炷施灸（如患者脐孔不是凹形者，可用湿面条围敷脐周，中纳食盐施灸），具有回阳固脱、温补下元的作用。适用于中风脱证，虚寒腹痛，霍乱（非真性霍乱）吐泻等。艾灸壮数视病情酌定。

隔纸膏 gézhǐgāo ❶《外科启玄》卷十二方。龙骨二钱，血竭、轻粉各五分，冰片、麝香各一分，阿魏二分，乳香、没药各一钱，黄丹一两，生芝麻一合（捣末），香油三两。先将黄丹、香油、芝麻熬数沸，再入诸药，撤火下冰片、麝香，搅匀成膏，用甘草煮油纸，两面扎孔贴患处。治久远臁疮，顽疮结毒。❷《证治准绳·疡医》卷四方。当归、白芷、黄连、五倍子、雄黄、没药、血竭、乌贼骨、白及、白蔹、黄柏、厚朴各半两，黄丹六钱，乳香二钱半，轻粉一钱。为细末，清油调成膏，用油纸贴药敷疮上，缚定。治内外臁疮。❸《疡医大全》卷二十五引胡公弼方。无名异（微炒）一两，龙骨、血竭、乳香、没药、雄黄、牛黄、阿胶、乌贼骨各二钱，赤石脂、郁金、黄柏、黄丹各五钱，轻粉一钱。为细末，香油调，用黑伞纸刺孔作隔纸膏贴敷，三日换药一次。治臁疮。

隔子通 gézǐtōng 中药材。见《四川常用中草药》。为绒毛鸭脚木之别名。详该条。

膈 gé ❶同鬲，即横膈膜。《人镜经》：“膈膜者，自心肺下，与脊、胁、腹周回相著，如幕不漏，以遮蔽浊气，不使熏清道是也。”《难经·三十二难》：“而心肺独在膈上者。”十二经脉中，除足太阳膀胱经之外，其余十一经都或上或下通过膈部。《灵枢·经脉》：“心手少阴之脉，起于心中，出属心系，下膈，络小肠。”❷同隔。隔塞不通。《灵枢·根结》：“膈洞者，取之太阴。”

膈虫病 géchóngbìng 病证名。膈虫即弱虫。《诸病源候论·九虫病诸候》：“弱虫又名膈虫。”详“弱虫病”条。

膈洞 gédòng 出《灵枢·根结》。膈，饮食格拒不下；洞，大便泄泻如注。详“噎膈”“洞泄”条。

膈关 géguān 经穴名。代号BL46。出《针灸甲乙经》。属足太阳膀胱经。位于背部，第7胸椎棘突下旁开3寸处；一说“除脊各三寸取穴”（《针灸资生经》）。布有第6、7胸神经后支的内侧皮支，深层为外侧支，并有肋间动、静脉后支通过。主治呕吐、呃逆、噎膈、脊背疼痛，以及肋间神经痛等。斜刺0.3～0.5寸。艾炷灸3～7壮，或艾条灸5～15分钟。

膈内拒痛 génèijùtòng 症名。指胸膈部疼痛拒按。《伤寒论·辨太阳病脉证并治》：“太阳病，脉浮而动数……医反下之，动数变迟，膈内拒痛，胃中空虚，客气动膈，短气躁烦，心中懊憹，阳气内陷，心下因硬，则为结胸，大陷胸汤主之。”多由正邪相搏于胸膈所致。《医学衷中参西录·太阳病大陷胸汤证》：“膈内拒痛者，胸中大气与痰水凝结之气，互相撑胀而作痛，按之则其痛益甚，是以拒按也。”

膈气 géqì 病证名。即膈证。多因心情抑郁，寒热不调，食饮伤损等所致。《圣济总录》卷六十二：“人之胸膈，升降出入，无所滞碍，命曰平人。若寒温失节，忧恚不时，饮食乖宜，思虑不已，则阴阳拒隔，胸脘否塞，故名膈气。”一名鬲气。参见“噎膈”“鬲气”条。

膈气散géqìsǎn 《太平惠民和剂局方》卷三方。肉豆蔻仁、木香、干姜、厚朴（去粗皮，生姜汁制炒）、青皮（去白）、甘草（爁）各五两，三棱（炮）、益智仁、莪术（炮）、肉桂（去粗皮）、陈皮、槟榔、枳壳（麸炒）各十两。为细末，每服二钱，加生姜二片、大枣半枚，水煎，和滓热服。治五种膈气（见“五膈宽中散”条），三焦痞塞，胸膈满闷，背膂引疼，心腹膨胀，胁肋刺痛，食饮不下，噎塞不通，呕吐痰逆，口苦吞酸，羸瘦少力，短气烦闷。

膈俞géshù 经穴名。代号 BL17。《灵枢·背腧》作膈腧。属足太阳膀胱经。八会穴之血会。位于背部，第7胸椎棘突下旁开1.5寸处；一说“除脊各寸半”（《针灸资生经》）。布有第7、8胸神经后支的内侧皮支，深层为外侧支，并有肋间动、静脉后支的内侧支通过。主治呕吐，呃逆，噎膈，胸满，胁痛，胃痛，癫狂，咳血，吐血，贫血，脊背痛等。斜刺0.3～0.5寸。艾炷灸3～7壮，或艾条灸10～15分钟。

膈腧géshù 经穴名。《灵枢·背腧》：“膈腧在七焦之间。”中医古籍多用“腧”之古字“俞”而作“膈俞”。详“膈俞”条。

膈痰gétán 病证名。痰证之一。又名痰结实。《圣济总录》卷六十四：“膈痰者，气不升降，津液否涩，水饮之气聚于膈上，久而结实，故令气道奔迫，痞满短气不能卧，甚者头目旋运，常欲呕吐。”治宜降气涤痰为主。参见“痰证”“痰结实”条。

膈痛gétòng 症名。❶指疼痛横连胸膈。《证治要诀·膈痛》：“膈痛与心痛不同……膈痛则痛横满胸间，比之心痛为轻，痛之得名，俗为之称耳。”《证治准绳·杂病》：“膈痛多因积冷与痰气而成，宜五膈宽中散，或四七汤加木香、桂各半钱，或枳脾汤加木香如数。痰涎壅盛而痛者，宜小半夏茯苓汤加枳实一钱，间进半硫丸。”❷指胸痛。《医宗必读》卷八：“胸痛即膈痛。”❸指胁痛。《罗氏会约医镜》卷七：“胁痛即膈痛。”参见“胸痛”“胁痛”“心痛”条。

膈下géxià 膈，指膈膜，为分开胸腹之筋膜。膈下指膈膜以下的部位，即上腹部。《医林改错》：“在内分膈膜上下两段，膈膜以上，心肺咽喉，左右气门，其余之物，皆在膈膜以下……立膈下逐瘀汤，治肚腹血瘀之症。”

膈下逐瘀汤géxiàzhúyūtāng 《医林改错》卷上方。炒五灵脂、川芎、牡丹皮、赤芍药、乌药各二钱，延胡索一钱，甘草、当归、桃仁、红花各三钱，香附、枳壳各一钱半。水煎服。本方功能活血祛瘀，行气止痛。主治瘀在膈下，形成积块，或是小儿痞块，痛处不移，卧则腹坠者。

膈消géxiāo 病证名。又作鬲消。即上消。《素问·气厥论》：“心移热于肺，传为鬲消。”张志聪注：“鬲消者，鬲上之津液耗竭而为消渴也。”详“上消”条。

膈噎géyē 病名。《古今医鉴》卷五：“膈噎者，谓五膈、五噎也。”即噎膈。详该条。

膈中gézhòng 病名。《灵枢·邪气藏府病形》：“脾脉急甚为瘈疭，微急为膈中，食饮入而还出。”即噎膈。详该条。

合gě 容量单位。即一升的十分之一。另见“合 hé”条。

葛从豫gěcóngyù 见“葛应雷”条。

葛洪gěhóng(281—341) 东晋著名医药学家、道家。字稚川，自号抱朴子。丹阳句容（今江苏句容）人。他长期从事炼丹术，欲求得长生不老，但在客观上发现了一些物质化学变化的秘密，如丹砂（硫化汞）制汞、雄黄升华等一系列化学反应，在炼丹化学史上有一定的地位。由于曾经较长时间隐居民间，接触流传于民间的医药知识和经验，其所著《肘后备急方》取材于民间“率多易得之药”“田舍试验之法”，是一部便、廉、验的方书。书中首次描述恙虫病（沙虱病）、食道异物治疗术等，还提出用狂犬脑髓敷治狂犬咬伤伤口以防治狂犬病发作的方法，是古代免疫思想的萌芽。另著有《抱朴子·内外篇》《金匮药方》《玉函方》《神仙服食方》等，后两种均已佚，但其内容可散见于《外台秘要》《医心方》等书中。《抱朴子·内篇》专讲炼丹术，其外篇则为道教著作，具有较浓厚的唯心主义的道家及儒家思想。

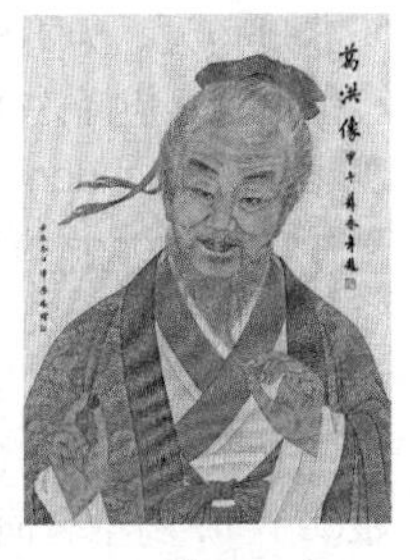

葛洪

葛怀敏gěhuáimǐn 北宋人。曾为益州路提点刑狱、镇西军节度使等。集有《神效备急单方》1卷，已佚。

葛可久gěkějiǔ 见“葛乾孙”条。

葛林gělín 明代医生。字茂林。浙江钱塘人。专门小儿科，闻名于京师，曾任太医院医官，升至院判。著有《杏坞秘诀》1卷，已佚。

葛茂林gěmàolín 见“葛林”条。

葛明仲gěmíngzhòng 见“葛哲”条。

葛乾孙gěqiánsūn(1305—1353) 元代医学家。字可久，长洲（今江苏苏州）人。世医出身，父亲葛应雷是当时名医。他年轻时，喜好用武术方法治病，效果很好。著有《十药神书》《医学启蒙》等书，对痨瘵（肺结核）的治疗有丰富的经验。

葛生gěshēng 元末明初医生。淮（今安徽）人。通《黄帝针灸》《神农本草》《太素脉诀》。出而治疾，每能决死生，验瘥剧。病者不能具药，则赠之。被荐丞相府，赐七品服，提举诸医官。

葛思恭gěsīgōng 参见“葛应雷”条。

葛仙翁gěxiānwēng 即葛玄。见该条。

葛孝先gěxiàoxiān 即葛玄。见该条。

葛玄gěxuán 著名的养生方士，字孝先，世称葛仙翁，三国时代吴国人，从左慈为师，得《九丹液仙经》。

葛应雷gěyìngléi 元代医家。字震父。吴县（今江苏苏州）人。祖思恭、父从豫皆攻医学。他自幼习科举业，宋亡后弃儒以家藏方书研习医学，处方制剂别具一格。当时中州（今河南）名医浙江提刑李判官自诊父疾，复请应雷诊视，葛氏所论皆与刘完素、张洁古学说相吻合。江南之宗刘张者，自此始。后由平江医学教授升江浙官医提举。著有《医学会问》20卷。

葛应泽gěyìngzé 元代医官。名医应雷弟，吴县（今江苏苏州）人。任平江路（今苏州一带）官医提领。

葛元gěyuán 东汉时期人。字孝先。讲求炼丹之术，兼通医学。

葛哲gězhé(1324—1461) 明代医生。字明仲。江苏昆山人。世医出身，读各家医书，专长小儿科，曾任荆府、梁府、楚府良医等职。编有《保婴集》，已佚。

葛震父gězhènfù 见“葛应雷”条。

葛正蒙gězhèngméng 元代医生。字仲正。吴县（今江苏苏州）人。为平江路（今江苏苏州、常熟、昆山等）官医提领葛应泽之子，得家传，精医学。

葛稚川gězhìchuān 见“葛洪”条。

葛仲正gězhòngzhèng 见“葛正蒙”条。

gen

根gēn 中药学名词。指药用部位，是维管植物的营养器官之一，由胚根发育而来的植株体轴地下部分。

根脚喉风gēnjiǎohóufēng 病证名。即脚根喉风。详该条。

根结gēnjié ❶《灵枢》篇名。根，是经气始生的根穴；结，是经气相将而归结。本篇着重讨论经络的根结本末与治疗的关系，故名。主要论述三阴、三阳经的根穴与结穴在治疗上的作用，指出人体内脏与外界气候相应，在于阴阳腧穴的开、合、枢、转。文中还提到手足三阳经脉的根、溜、注、入的主穴及经气昼夜营运的情况。讨论了由脉的动、止、数的多少来测定脏气损坏的情况，以及根据不同对象而确定不同的治疗原则等。❷经络部位名。《灵枢·根结》：“奇邪离经，不可胜数，不知根结，五藏六府，折关败枢，开合而走，阴阳大失，不可复取。”经脉以四肢末端的井穴为根，头面胸腹的一定部位为结，用以说明四肢与头面胸腹之间生理功能和穴位主治上的联系。根结的具体部位，据《灵枢·根结》所载，列表如下。手三阴三阳的根结《灵枢·根结》中没有记述，据理也应以四肢末端的井穴为根，头、胸、腹三部的一定部位为结。

根结表

六经	根	结
太阳	至阴	命门（目）
阳明	厉兑	颡大（面）
少阳	窍阴	窗笼（耳）
太阴	隐白	太仓（腹）
少阴	涌泉	廉泉（喉）
厥阴	大敦	玉英（胸）

根茎gēnjīng 中药学名词。指药用部位，是多年生植物的根状地下茎，又称“根状茎”。

根溜注入gēnliūzhùrù 指手足阳经中脉气流行出入的部位。《灵枢·根结》：“足太阳根于至阴，溜于京骨，注于昆仑，入于天柱、飞扬也；足少阳根于窍阴，溜于丘墟，注于阳辅，入于天容、光明也；足阳明根于厉兑，溜于冲阳，注于下陵，入于人迎、丰隆也；手太阳根于少泽，溜于阳谷，注于少海，入于天窗、支正也；手少阳根于关冲，溜于阳池，注于支沟，入于天牖、外关也；手阳明根于商阳，溜于合谷，注于阳溪，入于扶突、偏历也。”所云根在井穴，溜在原穴，注在经穴或合穴，入在颈部和络穴。

根下红gēnxiàhóng 中药材。见《全国中草药汇编》。为红根草之别名。详该条。

跟骨gēngǔ 骨名。出《灵枢·本输》。解剖学同名骨。位于足后。

跟骨骨折gēngǔgǔzhé 病名。即跟骨的骨或骨小梁连续性中断所导致的以足跟部剧烈疼痛、肿胀和瘀斑明显，足跟不能着地行走，根骨压痛为主要表现的疾病。

跟骨伤gēngǔshāng 病名。见《跌损妙方》。多因坠跌、压砸所伤。足跟部肿痛，压之痛剧，横径变宽，不能行走及站立。治宜麻醉下手法复位，夹缚固定。后期配合功能锻炼。用“药见骨折”条。

跟腱断裂gēnjiànduànliè 病名。即多由于外伤后，跟腱严重损伤，以跟腱局部明显肿胀、疼痛，跖屈无力，不能踮脚站立，跛行等为主要表现的疾病。

跟腱炎gēnjiànyán 病名。即跟腱及周围的腱膜在行走、跑跳等剧烈运动时遭受劳损，发生部分纤维撕裂、充血、水肿、纤维变性，甚至钙化等，以局部疼痛，足跟不能着地，踝关节背伸疼痛加重等为主要表现的无菌炎症性疾病。

跟疽gēnjū 病名。出《疮疡经验全书》卷六。即土粟。详该条。

跟痛症gēntòngzhèng 病名。即各种原因引起的跟部疼痛。

跟子腿gēn·zituǐ 练功方法名。见杜自明《中医正骨经验概述》。以右腿为例，右手扶凳，左手撑左膝（或两手同撑左膝），身微向左侧前倾，右腿屈髋膝迅速向后蹬后收回，逢二数使足落地。适用于治疗胯膝部疾患。

頣gěn 解剖部位。即下颌支髁状突。

艮廓gènkuò 眼的八廓名称之一。用八卦命名者。见《证治准绳·杂病》。即山廓。详该条。

艮山廓gènshānkuò 眼的八廓名称之一。用八卦配自然界之物质现象命名者。见《杂病源流犀烛》卷二十二。即山廓。详该条。

geng

更年安片gēngnián'ānpiàn 研制方。见《中华人民共和国药典（一部）》（2020）。熟地黄、何首乌、泽泻、茯苓、玄参、五味子、麦冬、珍珠母、牡丹皮、浮小麦、夜交藤、磁石等。片剂，每片片心0.3g，每服6片，一日2~3次。功能滋阴清热，除烦安神。治更年期出现的潮热汗出，眩晕，耳鸣，失眠，烦躁不安，血压不稳等。

更年安丸gēngnián'ānwán 中成药。见《中华人民共和国药典（一部）》（2020）。地黄105g，麦冬105g，玄参105g，仙茅210g，牡丹皮69g，五味子105g，泽泻105g，熟地黄105g，茯苓210g，磁石210g，珍珠母210g，首乌藤210g，制何首乌105g，浮小麦210g，钩藤210g。以上十五味，按丸剂工艺制成，每袋装1g。口服。一次1袋，一日3次。滋阴清热，除烦安神。用于肾阴虚所致的绝经前后诸证，症见烦热出汗、眩晕耳鸣、手足心热、烦躁不安，更年期综合征见上述证候者。

更年期综合征gēngniánqīzōnghézhēng 病名。亦名围绝经期综合征。是指经断前后，卵巢功能逐渐衰退，出现垂体功能暂时性亢进，促性腺激素、促甲状腺激素、促肾上腺皮质激素等分泌增多，引起内分泌系统功能失调、新陈代谢障碍、心血管系统功能紊乱、自主神经系统失调等，所表现的错综复杂的综合征。临床主要有月经不调，颜面烘热，汗多怕冷，情绪易激动，烦躁不安，心悸失眠，记忆力减退，皮肤麻木或有蚁行感，眩晕耳鸣，水肿等症，属经断前后诸症。多因七七之年，肾气渐衰，冲任亏损，精血不足，出现肾阴虚或肾阳虚证候。肾阴虚者，宜滋阴补肾，用六味地黄汤加减；肾阳虚者，以右归饮加减；阴虚肝旺者，宜滋阴降火，用知柏地黄汤；心悸者，用甘麦大枣汤治之。参见“经断前后诸证”条。

更衣gēngyī 出《伤寒论》。古人把如厕称为更衣，故更衣指排解大便。

更衣丸gēngyīwán 《先醒斋医学广笔记》引张选卿方。朱砂五钱，芦荟七钱。为末，取酒少许和丸，每服一钱二分，好酒送下。功能泻火通便。治肠胃燥结，大便不通。方中芦荟泻火通便，朱砂重坠下达，用酒少许以辟秽和胃。

庚苍gēngcāng 庚，作更；苍，苍色。《素问·六元正纪大论》："阳明所至为司杀府，为庚苍。"谓运气变化中，阳明之气到来，管理肃杀收敛之气，使草木变为苍老之色。

庚辛gēngxīn 古人用十干以纪日，庚辛日即庚日与辛日。庚辛属金，金分阴阳。庚为阳金。内应手阳明大肠经，故大肠旺于庚日，辛为阴金，内属手太阴肺经，故肺经旺于辛日。《素问·藏气法时论》："肺主秋，手太阴、阳明主治，其日庚辛。"

耿肱gěnggōng 宋代医生。撰《养生真诀》1卷，已佚。

耿鉴庭gěngjiàntíng（1915—1999） 现代医家。江苏扬州人。出生于中医世家，1935年进入镇江江苏医政学院（今南京医科大学）就读，毕业后返乡行医。1955年奉卫生部调令赴京，进入卫生部中医研究院（今中国中医科学院），任中医研究院编审室编审，并兼任中华医学会北京分会医史学会主任委员。此后一直在中医研究院从事科研、教学工作，结合医史文献和临床实践，对喉科病证做了系统的整理和归纳，在文史研究方面也有很多成果。主编出版《咽喉方鉴》《喉科专论》《喉科正宗》《咽喉科传灯录》《中医中药防治鼻病》《痹腮的中医疗法》《广陵医籍丛刊·第1辑》《鉴真东渡》《祖国医学史》等著作。

哽喉gěnghóu 病名。哽，塞也（《庄子外物》），同"鲠"。指异物塞于咽喉，故名。哽喉症状因哽物之大小及哽塞的程度而异。常见症状有吞之不下，吐之不出，饮食受限并有疼痛。《肘后备急方》卷六："小嚼薤白，令柔，以绳系中，持绳端，吞薤到鲠处，引之，鲠当随出。"《卫生易简方》卷七："治鱼鲠骨横喉中，用琥珀珠一物，贯串着绳，推令入至鲠所，又复推以牵引出矣。"

梗舌gěngshé 病证名。"初生儿口中有如芦苇管之膜，裹定舌尖、舌根，叫作梗舌"（成都中医学院编《中医常用名词简释》）。也叫白膜裹舌。治宜将白膜刮去出血，以白矾末少许搽之。参见"舌膜"条。

梗通草gěngtōngcǎo 中药材。见《饮片新参》。又名白梗通、水通草。为豆科植物田皂角 *Aeschynomene indica* L. 茎的木质部。主产于浙江、江苏。微苦，凉。入肺、胃、膀胱经。清热，利尿，通乳。治水肿，热淋，小便不利，乳汁不通。煎服：3～6g。本品含皂苷。煎剂在体外对金黄色葡萄球菌有抑制作用。

gong

工gōng ❶古代对包括医生在内的各种具有技艺的劳动者的总称。《灵枢·邪气藏府病形》："问其病，知其处，命曰工。"❷医生的神、圣、工、巧四级之一。

工巧神圣gōngqiǎoshénshèng 指诊病的4种技能技巧。《素问·至真要大论》："工巧神圣，可得闻乎?"《难经·六十一难》："望而知之谓之神，闻而知之谓之圣，问而知之谓之工，切而知之谓之巧。"

工尾势gōngwěishì 练功方法之一。出《易筋经》。又作躬尾势、掉尾势。取直立位，两足稍分开，两手上举过顶，旋即转而向下，挺膝弯腰，使手掌尽量接近地面，若不能贴近地面，须配合足跟起落动作。随后挺身直立。《易筋经》："膝直膀伸躬鞠，两手交推至地，头昂目注，鼻息调匀，徐徐取入。"

弓反里形gōngfǎnlǐxíng 小儿指纹诊法十三指形之一。详"十三指形"条。

弓反外形gōngfǎnwàixíng 小儿指纹诊法十三指形之一。详"十三指形"条。

弓箭裆gōngjiàndāng 练功方法之一，见上海中医学院附属推拿学校《推拿学》。取弓箭步势，上身略向前俯，臀部微收，两手后伸，挺肘翘掌（或两手叉腰，虎口朝内），呼吸随意。

公乘阳庆gōngchéngyángqìng 西汉时医家。临（今山东临淄）人。淳于意的老师。曾把他自己收藏的多种医书、药方传授给淳于意。

公道老gōngdàolǎo 中药材。见《全国中草药汇编》。为接骨木之别名。详该条。

公丁香gōngdīngxiāng 中药材。见《本草原始》。即丁香。详该条。

公前胡gōngqiánhú 同雄前胡。详该条。

公孙gōngsūn 经穴名。代号SP4。出《灵枢·本输》。属足太阴脾经。足太阴之络穴。八脉交会穴之一，通冲脉。位于足内侧第1跖骨基底的前缘，赤白肉际处。布有隐神经及腓浅神经分支，并有足背静脉网及跗内侧动脉通过。主治胃痛，呕吐，肠鸣，腹痛，泄泻，痢疾，腹胀，食不化，脚气等。直刺0.5～1寸。艾炷灸3～5壮，或艾条灸5～10分钟。

公孙光gōngsūnguāng 西汉时医生。菑川（今山东寿光）人。为淳于意的老师。除把个人经验传授给淳于意外，又把淳于意推荐给杨中倩及公乘阳庆当学生。

公余十六种gōngyúshíliùzhǒng 中医丛书。见"南雅堂医书全集"条。

功劳根gōngláogēn 中药材。见《浙江民间草药》。为枸骨根之别名。详该条。

功劳叶gōngláoyè 中药材。❶见《饮片新参》。为十大功劳叶之简称。❷见《江苏省植物药材志》。为枸骨叶之药材名。详各条。

功能性子宫出血gōngnéngxìngzǐgōngchūxiě 病名。指性腺功能失调而引起的生殖系统无明显器质性病变的子宫出血。属崩漏范畴。临床可根据月经周期变化，按卵泡期、排卵期、黄体期的不同阶段，结合临床症状辨证治疗。如黄体功能不足者，多伴有脾肾阳虚症状，重在补肾健脾固冲。对淋漓不断，日久不止，子宫内膜剥脱不全，再生缓慢者，可用化瘀生新等法治疗。参见"崩漏""月经不调"各条。

攻gōng 指灸治。《左传》成公十年："疾不可为也……攻之不可，达之不及。"

攻补兼施gōngbǔjiānshī 攻邪与扶正并用的治法。适用于邪实体虚，攻邪与补正需要同时进行的病证。如热病邪结肠胃，气虚而便结，用黄龙汤，以甘草、人参、当归补虚；以大黄、芒硝、枳实、厚朴泻下。

攻积丸gōngjīwán 《杂病源流犀烛·六淫门》卷十四方。吴茱萸、干姜、官桂、川乌各一两，黄连、橘红、槟榔、茯苓、厚朴、枳实、菖蒲、人参、沉香、桔梗、琥珀（另研）、延胡索、半夏曲各八钱，巴豆霜（另研）五钱。为细末，以皂角六两煎汁泛丸，梧桐子大。每服八分至一钱，姜汤送下。治诸积。

攻坚gōngjiān 消法之一。用软坚磨积或消瘀的药物，以消散和破削坚硬积块的治法。适用于气结、血瘀，或湿痰凝聚所形成的癥块、肿核。如肝脾肿大，用鳖甲煎丸之类。

攻溃gōngkuì 又称透脓。外科治法之一。即重用透脓药如穿山甲、皂刺之类，使已成脓之疮疡外溃，达到脓出毒泄，肿退痛止的目的。方如透脓散。

攻里gōnglǐ 下法之一。即攻逐里实。用泻下药物，以通导大便，消除积滞，荡涤实热，攻逐水饮的治法。《素问·六元正纪大论》："攻里不远寒。"参见"下法"条。

攻里不远寒gōnglǐbùyuǎnhán 用药法则。指里实热证需用寒下药攻下时，虽值严寒季节，亦不必避忌。《素问·六元正纪大论》："发表不远热，攻里不远寒。"

G

攻下gōngxià 即下法。详该条。

攻下法gōngxiàfǎ 即下法。详该条。

攻下冷积gōngxiàlěngjī 治法。用具有温阳散寒、攻下通便作用的方药治疗阴寒凝滞之冷积证。症见腹中冷痛，喜热恶寒，大便秘结不通，小便清长，舌苔白滑，脉沉迟等。本法常用辛温通阳、行气破结与峻下药组合，方如攻积丸等。

攻下派gōngxiàpài 金元时期的一个医学派别。详见"金元四大家"条。

攻下逐瘀gōngxiàzhúyū 治法。用具有活血化瘀及攻下作用的方药治疗下焦蓄血证的治法。症见少腹急结，小便自利，甚则谵语烦躁，其人如狂，至夜发热，以及血瘀经闭，痛经，脉沉实而涩等。方如抵当汤、下瘀血汤等。

攻阵gōngzhèn 方剂八阵之一。攻阵大致相当于攻下之法，即通过通利大小便以排除胃肠及体内的实热、寒积、水饮等邪的一种治法，适用于里热积滞、冷积内停、胸腹水聚等证。代表方如大承气汤、大黄附子汤、十枣汤等。参见"八阵"条。

肱gōng ❶上臂。从肩到肘的部分。近代一般取此义。❷手臂从肘到腕的部分。《论语·述而》："曲肱而枕之。"❸上肢从肩到腕的部分。《医宗金鉴·正骨心法要旨》："自肩下至手腕，一名肱，俗名膊。"

肱二头肌长头肌腱炎gōng'èrtóujīchángtóujījiànyán 病名。即肱二头肌腱在肩关节活动时反复在肱骨结节间沟摩擦而引起的退行性改变，腱鞘充血、水肿、粘连、纤维化，腱鞘增厚，使腱鞘的滑动功能发生障碍。以肱骨结节间沟疼痛、压痛和肩关节活动受限为主要表现的炎症性疾病。

肱二头肌腱断裂gōng'èrtóujījiànduànliè 病名。因劳损、切割或肱二头肌突然抗阻力强烈收缩而肌腱纤维部分或全部断裂，以肩前侧肿痛，无力，不适，肱二头肌腱上部断裂，屈肘力弱，下部断裂，肌腹上移，上臂中段前侧膨隆，下1/3处平坦，断裂处皮下瘀斑、压痛为主要表现的疾病。

肱骨大结节骨折gōnggǔdàjiéjiégǔzhé 病名。即以局部疼痛、肿胀，肩关节活动障碍（尤以肩外展及外旋为甚），活动时疼痛加重，压痛明显，有移位骨折可扪及异常活动及骨擦音等为主要表现的肱骨大结节处的骨折。参见"骨折"条。

肱骨干骨折gōnggǔgàngǔzhé 病名。以肱骨外科颈以下至内外髁上2cm处患臂肿胀、疼痛、不能抬举，且有明显的压痛和纵轴叩击痛等为主要表现的骨折。参见"骨折"条。

肱骨髁间骨折gōnggǔkējiāngǔzhé 病名。以肱骨内、外髁之间及其邻近部位及肘部肿胀、疼痛、畸形，伴明显压痛和瘀斑，肘关节呈半屈曲位，前臂旋前，肘部三角关系改变，稍用力掐捏肘部即有骨擦音为主要表现的骨折。参见"骨折"条。

肱骨髁上骨折gōnggǔkēshànggǔzhé 病名。以肱骨下端肱骨内、外上髁上方2cm以内肘部疼痛，肿胀明显，甚至有张力水疱，肘部畸形，明显压痛或伴瘀斑，活动障碍为主要表现的骨折。参见"骨折"条。

肱骨内上髁骨折gōnggǔnèishàngkēgǔzhé 病名。即以肘部内侧肿胀，有明显压痛和瘀斑，肘关节功能障碍为主要表现的肱骨内上髁处的骨折。参见"骨折"条。

肱骨内上髁炎gōnggǔnèishàngkēyán 病名。即肱骨内上髁处发生的，以肩关节疼痛、活动受限等为主要表现的急性扭伤或慢性劳损性疾病。

肱骨外科颈骨折gōnggǔwàikējǐnggǔzhé 病名。以肱骨解剖颈下2~3cm处局部肿胀、疼痛、压痛和伤肢纵轴叩击痛，肩关节活动功能障碍，上臂上段见瘀斑等为主要表现的骨折。参见"骨折"条。

肱骨外上髁骨折gōnggǔwàishàngkēgǔzhé 病名。即前臂过度旋前内收，伸肌强力收缩而造成的肱骨外上髁撕脱性骨折。可以肘部外侧肿胀，有明显压痛和瘀斑，肘关节功能障碍为主要表现。参见"骨折"条。

肱骨外上髁炎gōnggǔwàishàngkēyán 病名。以肘部外侧筋肉局部微热、压痛，做伸腕握物并前臂旋后动作时肱骨外上髁部疼痛，遇劳加重等为主要表现的慢性损伤性疾病。

宫gōng 五音之一。脾音宫，其音沉宏雄壮，大而和缓。

宫颈糜烂gōngjǐngmílàn 病名。指宫颈鳞状上皮脱落，露出皮下组织呈鲜红色，或由颈管柱状上皮向外生长覆盖，代替了原来的鳞状上皮的炎症反应。临床表现白带量多，成黄色或血性，可按带下证辨证治疗。多采用宫颈局部上药，如地榆丸（生地榆100g，生槐花100g，明矾50g，龙骨25g，研成细末，放入胶囊，每天1次，每次2丸，局部外用，4次为一疗程）、五重软膏（五倍子、重楼）、胆矾散（方见"子宫颈炎"条）等，以及宫颈局部针刺等法。

宫冷不孕gōnglěngbùyùn 病证名。见《济阴纲目》。即胞寒不孕。详该条。

宫宁颗粒gōngníngkēlì 中成药。见《中华人民共和国药典（一部）》（2020）。茜草195g，蒲黄156g，三七78g，地榆390g，黄芩117g，地黄195g，仙鹤草390g，海螵蛸390g，党参234g，白芍195g，甘草78g。以上十一味，按颗粒剂制成，每袋装10g。口服。一次1袋，一日3次，连服7天，月经过多者于经前2天或来经时开始服药，经期延长者于经期第3天开始服药。

宫泰gōngtài 晋代医生。善治喘病，自拟三物散治喘，效果较好。

宫外孕二号gōngwàiyùn'èrhào 经验方。见《中华医学杂志》[1975（6）]。丹参、赤芍药各15g，桃仁9g，三棱、莪术各3~6g。水煎服。功能活血化瘀，消癥止痛。用于宫外孕腹腔内血液已凝成血肿包块者。实验研究表明，该方有扩张血管作用，有促进消除腹盆腔血液或血肿包块的作用，能促进巨噬细胞的吞噬能力，有提高包块型患者血浆纤溶活性的作用，对腹部有镇痛效应。

宫外孕一号gōngwàiyùnyīhào　经验方。见《中华医学杂志》[1976（6）]。丹参、赤芍药各15g，桃仁9g。水煎服。用于宫外孕休克型（指宫外孕破损后引起急性大量腹腔内出血，有休克征象者）和不稳定型（指宫外孕破损后时间不长，病情不稳定，有再次发生出血的可能性者）的早期，或腹腔游动性血液未凝成血肿包块者。

躬尾势gōngwěishì　即工尾势。详该条。

龚璧gōngbì　宋代医官。政和（1111—1117）间为太医学内舍生、编类《圣济经》所点对方书官。政和六年与曹孝忠等同为《政和新修经史证类备用本草》校勘官。

龚居中gōngjūzhōng　明代医家。字应园。江西金人。对内、外、儿等科都有所长。编著有《痰火点雪》（一名《红炉点雪》）一书，重点讲述肺痨病的证治。另著有《外科百效全书》《幼科百效全书》《小儿痘疹医镜》等书。

龚庆宣gōngqìngxuān（5世纪末）　南北朝时期齐梁间外科医家。所整理的《刘涓子鬼遗方》一书系我国现存较早的一部外科学专著。对于痈疽的诊断、治疗，都提出创造性的见解，对其后的外科学发展有一定影响。

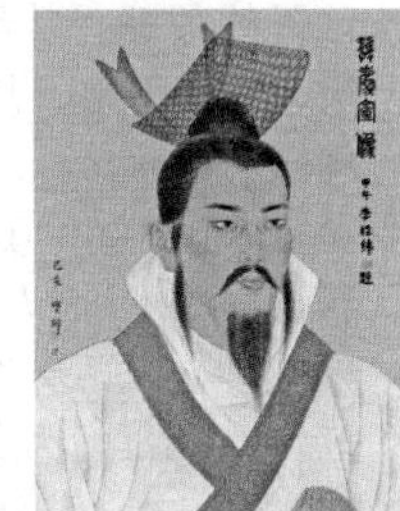
龚庆宣

龚瑞芝gōngruìzhī　见"龚信"条。

龚廷贤gōngtíngxián（16世纪）　明代医家。字子才，号云林，江西金人。出身于世医之家，父亲龚信曾任职于太医院。他年少时，先业儒，后随父学医，曾任太医院吏目。除继承家学外，更访贤请教，与名家研讨医术。编述较多，有《万病回春》《寿世保元》《种杏仙方》《云林神彀》《本草炮制药性赋定衡》《鲁府禁方》等书。另有《古今医鉴》，是其父所撰，由他续成。他的著述涉及面很广，包括诊断、内、外、妇、儿、五官、本草等，有丰富内容和临证经验，但主要是引述和折衷各家之说，个人发挥很少，也杂有些唯心观点的论述。

龚信gōngxìn　明代医家。字瑞芝。江西金人。以医术起家，在当地闻名，曾任职太医院。著撰《古今医鉴》，由其子廷贤编续而成。

龚应园gōngyìngyuán　见"龚居中"条。

龚云林gōngyúnlín　见"龚廷贤"条。

龚子才gōngzǐcái　见"龚廷贤"条。

巩堤丸gǒngdīwán　《景岳全书·新方八阵》卷五十一方。熟地黄、菟丝子（酒煮）、炒白术各二两，五味子、益智仁（酒炒）、补骨脂（酒炒）、制附子、茯苓、炒韭子各一两。为细末，山药打糊为丸，每服百余丸，空腹开水或温酒送下。功能温补固摄。治命门火衰，小便不禁等证。若兼气虚，加人参一至二两。

汞粉gǒngfěn　中药材。出《本草拾遗》。即轻粉。详该条。

拱地龙gǒngdìlóng　中药材。见《安徽中草药》。为合掌消之别名。详该条。

拱腰老gǒngyāolǎo　中药材。见《中药形性经验鉴别法》。为草血竭之别名。详该条。

gou

勾点法gōudiǎnfǎ　推拿手法。点法的一种。手指微屈，用指端用力按压穴位。常用于天突及患者取仰卧位时的风池、风府等穴位，以便于操作和施加压力。

勾漏gōulòu　即句漏。见该条。

句骊客gōulíkè　三国魏针灸医生。高句骊国（今朝鲜）人。佚名。约生活于公元3世纪。善用针，取寸发斩为十余段，以针贯取之，言发中虚，其妙如此。

句漏gōulòu　山名。又作勾漏。在今广西北流市东北7.5km。因山中多洞，洞洞相通，故名。相传晋代葛洪曾在此山白沙洞炼丹。洞方圆达百亩。下有枯井八处，传为采砂处。《晋书·葛洪传》："洪为句漏令事。"

拘法gōufǎ　推拿手法。食、中两指并拢，以其指腹在头颞部做圆弧形的推抹。有清醒头目等作用。常用治头痛。

佝偻病gōulóubìng　病名。因体内维生素D不足引起的全身性钙、磷代谢失常，以致正在生长的骨骺端软骨板不能正常钙化而致骨骼病变的慢性营养性疾病。临床表现为多汗、夜啼、烦躁、枕秃、肌肉松弛、囟门迟闭，甚至鸡胸肋翻、下肢弯曲等。多见于3岁以下的小孩，因先天禀赋不足，后天喂养失宜，脾肾虚亏所致。参见五迟、五软各条。

沟子米gōu·zimǐ　中药材。见《东北药用植物志》。为薏苡仁之别名。详该条。

枸橘gōujú　中药材。出《本草纲目》。又名臭橘、臭杞、枸橘李、野橙子。为芸香科植物枸橘 *Poncirus trifoliata*（L.）Raf. 的果实。产于江苏、浙江、四川、江西、福建、广东、广西等地。苦、辛，温。入肝、胃经。疏肝和胃，理气止痛。治胸腹胀满，胃痛，消化不良，便秘，疝痛，睾丸肿痛，乳房结块，子宫脱垂，胃下垂，脱肛，解酒毒。煎服：9～15g，大剂量可用至30g。果实含大量柠檬酸。另含枳属苷、橙皮苷、新橙皮苷等黄酮类。还含茵芋碱。外层果皮含挥发油，油中含α－和β－蒎烯、柠檬烯等。橙皮苷药理作用参见"枳壳"条。

枸橘李gōujúlǐ　中药材。见《江苏省植物药材志》。即枸橘。详该条。

枸橘汤gōujútāng　《外科全生集》卷四方。枸橘（全枚）、川楝子、秦艽、陈皮、防风、泽泻、赤芍药、甘草各一钱五分。水煎服。治子痈，睾丸硬痛，外见红色。

枸橘叶gōujúyè　中药材。出《本草纲目》。又名臭橘叶。为芸香科植物枸橘 *Poncirus trifoliata*（L.）Raf. 的叶。辛，温。理气，止呕，散结。治噎膈，反胃，呕吐，乳房结块，梅核气，疝气，肝胃气痛，下痢脓血后重。煎服：6～12g。叶含枳属苷、新枳属苷、柚皮苷和少量野漆树苷。还含茵芋碱及挥发油等。茵芋碱有麻黄碱样作用，可升高动物血压，扩张冠脉，抑制小肠收缩，加强在位子宫收缩，提高骨骼肌张力。

钩gōu　眼科手术器械。全银或钢铁制作，长2寸余。用以治疗胬肉、血筋等。先用此钩钩起，然后割除之。

钩

钩肠痔gōuchángzhì　病名。见《疮疡经验全书》卷七。症为肛门部褶缝破烂，便如羊粪，便后出血，剧痛。宜内服养生丹，外用熏洗，顽固难愈者可手术治疗。相当于肛裂。

钩虫病gōuchóngbìng　病名。又名黄胖病、黄胖、黄肿、食劳疸黄。由小儿赤脚或坐地，皮肤触及钩虫丝状蚴，虫体进入体中引起。成虫寄生在小肠内吸血，以面黄浮肿、善食易饥为主要表现，大便检查有钩虫卵。治疗以驱虫为主，配合调理脾胃。驱虫可选用贯众、榧子、苦楝根皮、土荆芥、槟榔等；调理脾胃用香砂六君子汤加减；气血虚弱者，用十全大补丸。并可用《串雅内编》加味绿矾丸。

钩虫草gōuchóngcǎo　中药材。见《广西药用植物图志》。为土荆芥之别名。详该条。

钩丁gōudīng　中药材。见《陕西中药志》。为钩藤之别名。详该条。

钩割法gōugēfǎ　眼科手术方法。见《外台秘要》卷二十一。包括钩与割两个步骤，“钩者，钩起之谓；割，割去也”（《证治准绳·杂病》）。此法常用于钩割攀睛胬肉或眼部赘生物等。

钩镰gōulián　眼科手术器械。见《目科正宗》。长2寸余，钢铁制造。用以钩割攀睛胬肉、膜、翳等。

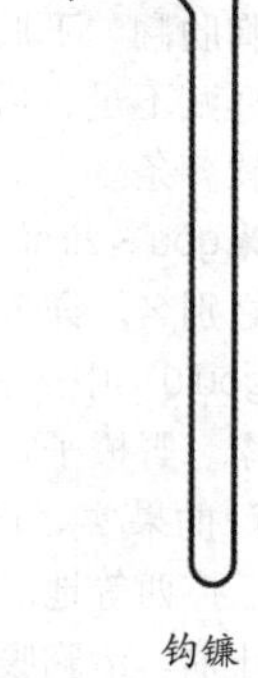
钩镰

钩脉gōumài　夏季正常脉象，稍坚洪大，来盛去衰，如钩之状。《素问·阴阳别论》：“鼓一阳曰钩。”《素问·玉机真藏论》：“夏脉者，心也，南方火也，万物之所以盛长也，故其气来盛去衰，故曰钩。”

钩藤gōuténg　中药材。出《本草原始》。又名钓藤、钩藤钩子、嫩钩钩、莺爪风、金钩藤、钩丁、倒挂金钩。本品为茜草科植物钩藤 *Uncaria rhynchophylla*（Miq.）Miq. ex Havil.、大叶钩藤 *Uncaria macrophylla* Wall.、毛钩藤 *Uncaria hirsuta* Havil.、华钩藤 *Uncaria sinens* is（Oliv.）Havil. 或无柄果钩藤 *Uncaria sessilifructus* Roxb. 的干燥带钩茎枝。主产于广西、江西、湖南、广东、四川、云南等地。甘，凉。归肝、心包经。息风定惊，清热平肝。用于肝风内动，惊痫抽搐，高热惊厥，感冒夹惊，小儿惊啼，妊娠子痫，头痛眩晕，手足走注疼痛，筋脉挛急，中风半身不遂，口眼㖞斜，破伤风，煎服3～12g，后下。本品含钩藤碱、异钩藤碱等多种生物碱。还含硬毛钩藤碱等。钩藤亦含育亨宾等。大叶钩藤还含柯诺草碱等。煎剂对动物有镇静作用，但无催眠作用。乙醇浸膏能治疗实验性癫痫，但毒性较大。煎剂或钩藤碱均有降血压作用，但持续时间较短。钩藤总碱能预防多种实验性心律失常。钩藤煎剂可短暂降低回肠张力。总碱可平喘等。

钩藤膏gōuténggāo　❶《阎氏小儿方论》方。没药、乳香、木香、姜黄各四钱，木鳖子仁十二个。为细末，炼蜜和膏，一岁小儿服半皂子大，钩藤煎汤化下。治小儿盘肠内钓，腹中极痛，干啼后偃。❷《活幼书》卷下方。钩藤、延胡索、当归（酒洗）、炙甘草、乳香各五钱，肉桂（去粗皮）二钱，麝香一字。为细末，炼蜜为丸，芡实大，每服一至二丸，空腹白开水化下。治百日内婴儿面青腹痛夜啼及周岁以上盘肠内钓，疝气。❸《幼科发挥》卷四方。乳香、没药、木香、僵蚕。为细末，作丸服，钩藤汤化下。治小儿内钓肚痛。

钩藤根gōuténggēn　中药材。见《闽东本草》。为茜草科植物钩藤 *Uncaria rhynchophylla*（Miq.）Jacks. 的根。分布于福建、江西、湖南、广东、广西、贵州等地。甘、苦，平。清热镇痉，祛风湿，舒筋络。治小儿高热，癫痫，风湿关节痛，坐骨神经痛，半身不遂，跌打损伤。煎服：15～30g。本品含钩藤碱、异钩藤碱等多种生物碱。

钩藤钩子gōuténggōu·zi　中药材。出《小儿药证直诀》。即钩藤。详该条。

钩藤散gōuténgsǎn　❶《普济本事方》卷三方。钩藤、陈皮（去白）、半夏（汤浸洗）、麦冬（去心）、茯苓（去皮）、茯神（去木）、人参、菊花、防风各半两，炙甘草一分，生石膏一两。为粗末，每服四钱，加生姜七片，水煎，去滓服。治肝厥头晕。❷《婴童百问》卷二方。钩藤三钱，蝉蜕、天麻、防风、蝎尾、人参各半两，麻黄（去节）、炒僵蚕、炙甘草、川芎各一钱，麝香不拘量。为末，水煎服。治吐利，脾胃气虚而致慢惊风。若寒多加附子末半钱。❸《幼科发挥》卷二方。钩藤、茯苓各一两五钱，防风、朱砂、蝉蜕、羌活、独活、青皮、炙甘草各二钱，大黄（酒湿纸煨）二钱五分。为末，加生姜、大枣煎服。治天钓似痫，壮热惊悸，眼目翻腾，手足指掣，或啼或笑，喜怒不常，甚至爪甲皆青，如祟之状。❹《证治准绳·幼科》集二。即钩藤饮子。见该条。

钩藤汤gōuténgtāng　《圣济总录》卷一百五十五方。钩藤、茯神（去木）、人参、当归（微炙）、桑寄生各一两，桔梗（炒）二两。为粗末，每服三钱，水煎，去滓温服。治妊娠八九月，因劳动用力，胎动不安，心腹痛，猝然下血，面目青，冷汗出，气息欲绝；孕妇心肝血虚，肝风内动，发为子痫，手足抽掣者。

钩藤饮gōuténgyǐn　❶《奇效良方》卷六十四方。钩藤、人参、犀角各半两，全蝎、天麻各二分，甘草半分。为末，每服一钱，水煎服。功能清热息风。治小儿天钓潮热。❷《婴童百问》卷三方。钩藤、茯神、茯苓、川芎、当归、木香、甘草、白芍药各一钱。为末，每服一钱，加生姜、大枣略煎服。功能养血安神，镇惊息风。治小儿夜啼。若心热烦啼，脸红舌白，小便赤涩，去木香，加朱砂一钱，研和，每服一钱，木通煎汤调下。❸《证治准绳·幼科》集二方。钩藤、犀角、天麻各七分，全蝎五个，木香、甘草各五分。加生姜三片，水煎，不拘时服。治天钓风搐。❹见《证治准绳·幼科》集七。即钩藤饮子。见该条。

钩藤饮子gōuténgyǐn·zi　《小儿药证直诀》卷下方。又名钩藤散、钩藤饮。钩藤三分，蝉蜕、防风、人参、麻黄（去节）、炒僵蚕、天麻、蝎尾（去毒，炒）各半两，炙甘草、川芎、麝香各一分。为细末，每服二钱，水煎，不拘时服。功能息风止痉。治小儿吐利，脾胃虚风慢惊。若寒多，加附子末半钱。《审视瑶函》卷四亦有本方，但无麻黄、麝香。治猝然惊悸，眼目翻腾。

钩吻gōuwěn　中药材。出《神农本草经》。又名断肠草、大茶药、黄猛菜。为马钱科植物胡蔓藤 *Gelsemium elegans* Benth. 的全草。分布于浙江、福建、湖南、广东、广西、贵州、云南。苦、辛，温，有大毒。散瘀，攻毒，祛风杀虫，止痛。外治痈肿，疔疮，麻风，瘰疬，臁疮，跌打肿痛，风湿痹痛，疥癣，湿疹。鲜草捣敷、研末调敷或煎水洗。禁止内服，误服极易中毒死亡。根、茎、叶含钩吻碱子、钩吻碱寅、钩吻碱卯、钩吻碱

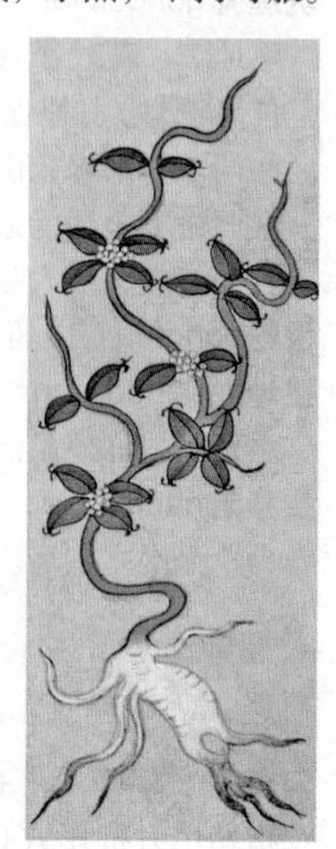
钩吻

甲、钩吻碱丙、钩吻碱辰。又含胡蔓藤甲至丁、阿枯米定碱、N－去甲氧基兰金断肠草碱、钩吻内酰胺等。钩吻总碱可镇痛、镇静、抗炎、散瞳等。钩吻碱有抗肿瘤作用。水溶性总碱对心脏有负性肌力、变时和变传导作用，亦能抑制支气管平滑肌等。根茎提取物可增强巨噬细胞吞噬能力。根、茎、叶三部分均有剧毒，主要毒性成分为钩吻碱子、钩吻碱寅、钩吻碱卯等。钩吻碱寅对兔有呼吸麻痹作用，推测其作用在脊髓运动神经原致麻痹。钩吻碱甲对中枢神经系统则有兴奋作用，并有散大瞳孔的作用。

钩吻中毒gōuwěnzhòngdú 病名。因误食钩吻而出现中毒症状者。见《诸病源候论·解毒诸候》。钩吻又名断肠草、胡蔓藤、烂肠草、黄藤、毒根等。有剧毒。误食后初见口咽脘腹烧灼疼痛，呕恶流涎，吞咽困难，或腹胀腹泻。继则眩晕语謇，肢麻无力，甚则抽搐，惊厥，直至死亡。治宜中西医结合救治。民间常用大量猪油或生油灌服，或大剂灌服蕹菜汁、金银花、细叶黄栀子、茅根、动物鲜血抢救。亦可选用通肠解毒汤、白矾汤等。《本草纲目》卷四载解钩吻毒的药有荠苨汁、蕹菜汁、葛根汁、葱汁、桂汁、白鸭血、白鹅血、羊血、鸡子清、犀角汁、猪膏等。可参考。

狗宝gǒubǎo 中药材。出《本草纲目》。为犬科动物狗 *Canis familiaris* L. 的胃中结石。主产于内蒙古、西藏、新疆、河北等地。甘、苦、咸，平，有小毒。降逆气，开郁结，消积，解毒。治噎膈反胃，胃痛，癫痫，痈疽疔疮。研末服0.9～1.5g。本品含碳酸钙、碳酸镁、磷酸镁等。

狗鞭gǒubiān 中药材。见《中药志》。为黄狗肾之别名。详该条。

狗肠丸gǒuchángwán 《疡医大全》卷二十三方。象牙屑、青黛、松罗茶、女贞子各等分。为末，用黄狗肠一具，洗净蒸烂和丸，每服三钱，早晨热汤送下。治痔漏。

狗眵眼gǒuchīyǎn 病名。见《青囊真秘》卷一。为风火眼之俗称。详该条。

狗癫gǒudiān 病名。即犬痫。因痫发声如犬吠，故名。《外台秘要》卷十五："狗癫则狗吠。"参见"痫""癫""六畜痫"条。

狗疔gǒudīng 病证名。出《证治准绳·疡医》卷二。色赤而长带尖，有寒热。治同疔疮。

狗夺子gǒuduózǐ 中药材。出《滇南本草》。为狗筋蔓之别名。详该条。

狗儿蔓gǒu'érmàn 中药材。见《陕西中草药》。为面根藤之别名。详该条。

狗肝菜gǒugāncài 中药材。见萧步丹《岭南采药录》。又名草羚羊、麦穗红、青蛇仔、野青仔。为爵床科植物狗肝菜 *Dicliptera chinensis*（L.）Nees 的全草。分布于广东、广西、福建、台湾等地。甘、微苦，寒。清热，凉血，利湿，解毒。①治感冒发热，热病发斑，吐衄，便血，尿血，崩漏，肺热咳嗽，小便淋沥，痢疾，目赤肿痛，带下。煎服：30～60g。②治疗疮、带状疱疹，蛇犬咬伤，捣烂敷。

狗骨gǒugǔ 中药材。出《名医别录》。为犬科动物狗 *Canis familiaris* L. 的骨骼。甘、咸，温。补肾壮骨，祛风止痛，止血止痢，敛疮生肌。①治风湿痛，腰腿无力，四肢麻木，崩漏带下，久痢。内服：浸酒或烧存性研末，每次1.5～3g。②焙灰研末调敷治疮瘘、冻疮，外伤出血。狗骨含有机物、脂肪、磷酸钙、碳酸钙、磷酸镁、氯化钙。

狗骨木gǒugǔmù 中药材。见《广西本草选编》。为黄根之别名。详该条。

狗脊gǒujǐ 中药材。出《神农本草经》。又名金毛狗脊、金狗脊。为蚌壳蕨科植物金毛狗脊 *Cibotium barometz*（L.）J. Sm. 的干燥根茎。主产于四川、福建。苦、甘，温。归肝、肾经。祛风湿，补肝肾，强腰膝。用于风湿痹痛，腰膝酸软，下肢无力，尿频，遗精，妇女白带，煎服10～15g。根茎上的细柔毛名金狗脊黄毛，外敷，止创伤出血。根茎含蕨素R、欧蕨伊鲁苷、金粉蕨素及其糖苷等。

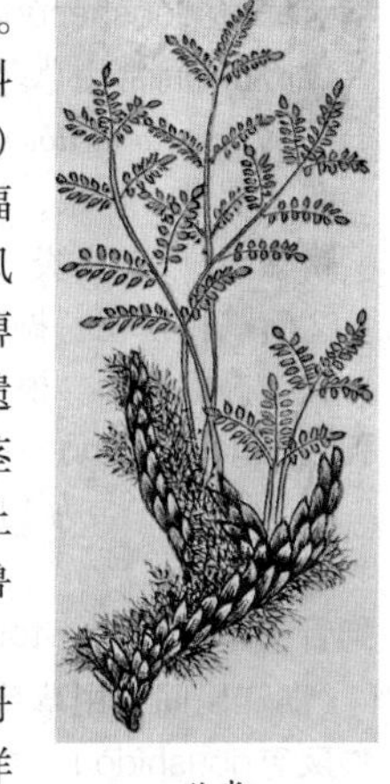

狗脊

狗脚刺gǒujiǎocì 中药材。见萧步丹《岭南采药录》。为老鼠耳之别名。详该条。

狗脚迹gǒujiǎojì 中药材。❶见《贵阳民间药草》。为虎掌草之别名。❷见《浙江民间常用草药》。为梵天花之别名。详各条。

狗筋蔓gǒujīnmàn 中药材。出《救荒本草》。又名狗夺子、水筋骨、称筋散、小被单草、小九股牛。为石竹科植物狗筋蔓 *Cucubalus baccifer* L. 的全草。分布于我国南北各地。甘、苦，温。接骨生肌，祛瘀止痛。治骨折，跌打损伤，风湿关节痛，月经不调，痈疖毒肿，瘰疬。煎服9～15g；或浸酒服，或用鲜草捣后敷患部。根含棉子糖、剪秋罗糖等。全草含肥皂草素、异肥皂草苷、牡荆素等。

狗铃草gǒulíngcǎo 中药材。见《中国主要植物图说·豆科》。为农吉利之别名。详该条。

狗皮膏gǒupígāo 《中药制剂手册》方。枳壳、青皮、大枫子、赤石脂、赤芍药、天麻、甘草、乌药、牛膝、羌活、黄柏、补骨脂、威灵仙、生川乌、木香、续断、白蔹、桃仁、生附子、川芎、生草乌、杜仲、远志、穿山甲、香附、白术、川楝子、僵蚕、小茴香、蛇床子、当归、细辛、菟丝子、肉桂、橘皮、青风藤各30g，轻粉、儿茶、丁香、樟脑、没药、血竭、乳香各15g。先将枳壳等前三十五味碎断，取麻油7.5kg，置于铁锅内，将枳壳等倒入，加热炸枯，过滤取药油，取油微炼，待爆音停止，水气去尽，晾温加入后八味细粉搅匀，制成膏药，分摊于狗皮、羊皮或布褙上，温热化开，贴患处。功能祛风散寒，活血止痛。治风寒湿痹而致的腰腿疼痛，肌肤麻木，跌仆损伤等症。本方由《疡科选粹》淮安狗皮膏加减而来。

狗葡萄根gǒupú·taogēn 中药材。见《吉林中药手册》。为北豆根之别名。详该条。

狗肉积gǒuròujī 病证名。指食狗肉过多而积滞不化者。《杂病源流犀烛·积聚癥瘕痃癖痞源流》："狗肉积……满腹中觉热胀闷也。宜杏仁、山楂，方用三棱煎丸。"《医学纲目·脾胃门》："食狗肉不消，心下坚或腹胀，口干发热，妄语，煮芦根汁饮之。"参"食积""肉积"条。

狗舌草gǒushécǎo 中药材。出《新修本草》。又名狗舌头草、铜盘一枝香。为菊科植物狗舌草 *Senecio kirilowii* Turcz. 的全草。分布于东北至华东、西南各地。苦、寒。清热，解毒，利尿，活血，杀虫。①治肺脓疡，尿路感染，肾炎水肿，疖肿口腔炎，跌打损伤。煎服：9～15g。

②治疥疮，湿疹，阴道滴虫。研末调敷。本品可抑制异常增生的白细胞。该属植物对肝脏有毒。

狗舌草根gǒushécǎogēn　中药材。见《浙江民间常用草药》。为菊科植物狗舌草 *Senecio kirilowii* Turcz. 的根。苦、寒。解毒，利尿，活血消肿。①治尿路感染，口腔炎。煎服：30 ~ 60g。②治跌打损伤，捣敷或煎服；肾炎水肿，捣敷脐部。根含生物碱。

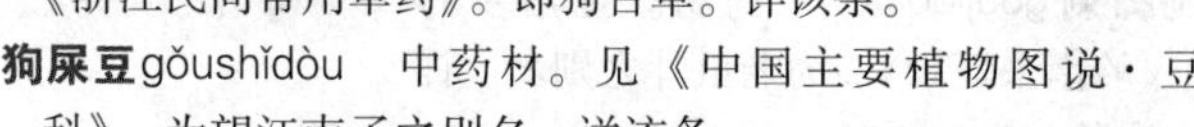

狗舌草

狗舌花gǒushéhuā　中药材。见《滇南本草图谱》。为狗屎花之别名。详该条。

狗舌头草gǒushé · toucǎo　中药材。见《浙江民间常用草药》。即狗舌草。详该条。

狗屎豆gǒushǐdòu　中药材。见《中国主要植物图说 · 豆科》。为望江南子之别名。详该条。

狗屎花gǒushǐhuā　中药材。❶出《滇南本草》。又名蓝布裙、龙须草、附地菜、狗舌花、七星箭。为紫草科植物倒提壶 *Cynoglossum amabile* Stapf et Drumm. 的全草。分布于西南地区及甘肃。苦，凉。清热利湿，清肺化痰，散瘀止血。①治肝炎，痢疾，疟疾，尿痛，白带，肺结核咳嗽，喉痛失音，咯血。煎服：30 ~ 60g。②治疮肿，鲜叶捣敷；创伤出血、骨折，干草研末敷。本品含倒提壶碱、刺凌德草碱。还含安贝灵、仰卧天芥菜碱等。刺凌德草碱有神经节阻滞作用，可完全阻断电刺激交感节前纤维引起的瞬膜收缩，它能增强肾上腺素的升压作用。连续应用刺凌德草碱可致肝变性。❷见《昆明民间常用草药》。为拦路虎之别名。详该条。

狗屎花根gǒushǐhuāgēn　中药材。出《滇南本草》。又名鸡爪参、接骨草根、蓝花参、大肥根。为紫草科植物倒提壶 *Cynoglossum amabile* Stapf et Drumm. 的根。苦，平。清热利湿，补虚。①治肝炎，痢疾，疟疾，肾炎，水肿，淋病，肺结核咳喘，盗汗，疝气，月经不调，崩漏，带下。煎服：15 ~ 30g。②治骨折，复位固定后用鲜根捣敷；外伤出血，干根研末撒。成分同狗屎花。

狗屎灵香gǒushǐlíngxiāng　中药材。见《广东中草药》。为臭草之别名。详该条。

狗屎木gǒushǐmù　中药材。见《广西中药志》。为华山矾之别名。详该条。

狗嗽子gǒusòuzǐ　中药材。见《福建民间草药》。为黄独零余子之别名。详该条。

狗尾巴草gǒuwěi · bacǎo　中药材。见《南京民间药草》。为珍珠菜之别名。详该条。

狗尾巴子gǒuwěi · bazǐ　中药材。见《四川中药志》。为青葙子之别名。详该条。

狗尾半支gǒuwěibànzhī　中药材。见《本草纲目拾遗》。即狗尾草。详该条。

狗尾草gǒuwěicǎo　中药材。出《本草纲目》。又名光明草、狗尾半支、谷莠子、洗草、小米草、犬尾草。为禾本科植物狗尾草 *Setaria viridis*（L.）Beauv. 的全草。我国大部分地区有分布。甘、淡，凉。清热利湿，祛风明目，解毒，杀虫。①治风热感冒，黄疸，小儿疳积，目赤肿痛，痢疾，淋病。煎服：6 ~ 12g。②捣敷治痈肿疔毒、痄腮、寻常疣；煎水洗，治痔疮；熬膏敷贴瘰疬。鲜叶含草酸镁。开花时全草含戊聚糖约 20%。未成熟种子含止杈素Ⅱ。其花粉可致过敏。

狗牙半支gǒuyábànzhī　中药材。见《本草纲目拾遗》。为垂盆草之别名。详该条。

狗咽gǒuyān　病证名。见《诸病源候论》卷三十："喉内忽有气结塞不通，世谓之狗咽，此由风热所作，与喉痹之状相似。"似指因各种咽喉疾患（如喉痛、喉痹等）所致之气道阻塞于咽喉，而呼吸声如狗喘之状。治宜疏风宣肺，清热利咽。可选用清咽利膈汤、六味汤等加减。

狗咬伤gǒuyǎoshāng　外伤名。见《备急千金要方》。即犬噬人伤。详该条。

狗仔菜gǒuzǎicài　中药材。见《广州植物志》。为咸虾花之别名。详该条。

狗仔花gǒuzǎihuā　中药材。见《广西中草药》。为咸虾花之别名。详该条。

枸骨根gǒugǔgēn　中药材。见《福建民间草药》。又名功劳根。为冬青科植物枸骨 *Ilex cornuta* Lindl. 的根。分布于浙江、江苏、安徽、江西、湖北、湖南、河南、广西等地。苦，微寒。祛风清热，益肾强筋骨。①治赤眼，牙痛，痄腮，腰膝痿弱，风湿痹痛。煎服：6 ~ 15g。②治臁疮溃烂。煎水洗。

枸骨叶gǒugǔyè　中药材。出《本草拾遗》。又名功劳叶、八角茶、老虎刺叶、猫儿刺、八角刺。为冬青科植物枸骨 *Ilex cornuta* Lindl. ex Paxt 的干燥叶。产于河南、湖北、安徽、江苏等地。苦，凉。归肝、肾经。清热养阴，益肾，平肝。用于肺痨咯血，骨蒸潮热，头晕目眩，风湿痹痛，煎服 9 ~ 15g；治白癜风，枝叶烧灰淋取汁或煎膏涂。本品含枸骨叶皂苷Ⅰ及Ⅱ。又含咖啡碱、羽扇豆醇、苦丁茶苷 A ~ D、腺苷、3，4 - 二咖啡酰奎宁酸及鞣质、苦味质。枸骨注射液对离体豚鼠心脏有增加冠脉流量，加强心收缩力的作用。枸骨叶水及醇浸液对雌小鼠有抗生育作用。煎剂对离体子宫有持久兴奋作用。

枸杞果gǒuqǐguǒ　中药材。见《河北药材》。即枸杞子。详该条。

枸杞苗gǒuqǐmiáo　中药材。见《本草纲目》。即枸杞叶。详该条。

枸杞头gǒuqǐtóu　中药材。见《江苏省植物药材志》。即枸杞叶。详该条。

枸杞叶gǒuqǐyè　中药材。出《名医别录》。又名地仙苗、枸杞苗、枸杞头。为茄科植物宁夏枸杞 *Lycium barbarum* L. 的叶。分布于西北、华北地区。苦、甘，凉。补虚益精，清热，明目。①治虚劳烦热，目赤，障翳夜盲，崩漏，带下，阳痿，早泄。内服：煎汤，鲜品 60 ~ 240g；或与动物肝煮汤食。②治热毒疮肿。煎水洗。叶含甜菜碱、芸香苷、β - 谷甾醇 - β - D - 葡萄糖苷、维生素 C、硫胺素抑制物，干叶含肌苷、6 - 氧嘌呤、胞啶酸、尿苷酸和多量的氨基酸、枸杞甾酮 A 和 B 等。

枸杞子gǒuqǐzǐ　中药材。出《名医别录》。又名枸杞果。为茄科植物宁夏枸杞 *Lycium barbarum* L. 的干燥成熟果实。主产于宁夏、甘肃、河北等地。甘，平。归肝、肾经。滋补肝肾，益精明目。用于虚劳精亏，腰膝酸痛，眩晕耳鸣，阳痿遗精，内热消渴，血虚萎黄，目昏不明，遗精，煎服 6 ~ 12g。宁夏枸杞果实含甜菜碱、枸杞多糖、枸杞糖蛋白、天仙子胺、多种维生素、氨基酸等。水提液及枸杞多糖能增强机体免疫功能，对环磷酰胺引起的白细胞减少有预防作用。水浸液对小鼠、大鼠四氯化碳性肝损害有一定抑制作用，并有降血脂作用。水提取物可引发兔心抑制、血压下降、肠平滑肌收缩等拟胆碱样作用。还有降血糖作用。本品还可以降血脂、抗氧化、抗肿瘤等。

构叶gòuyè 中药材。出《子母秘录》。为楮叶之别名。详该条。

垢胎gòutāi 《本草纲目·论月水》："有受胎之后，月月行经而产子者，是谓盛胎，俗名垢胎。"即激经。详该条。

gu

孤腑gūfǔ 即三焦。《灵枢·本输》："三焦者……属膀胱，是孤之府也。"《类经》卷三："于十二脏之中，惟三焦独大，诸脏无与匹者，故名曰是孤之腑也。"

孤拐gūguǎi 骨名。即足外踝骨。详"核骨"条。

孤拐骨gūguǎigǔ 见"踝骨"条。

孤浆gūjiāng 亦名胞浆、胎浆。《脉经》："妇人怀躯六七月暴下余水，其胎必依而堕。此非时，孤浆预下，气血皆虚故也。"即羊水。

孤星伴月gūxīngbànyuè 病名。清代黄庭镜《目经大成》卷二："有混睛障尽去，独存一翳，洁白映人，本科（眼科）曰孤星伴月。"属宿翳。详该条。

孤雁游飞gūyànyóufēi 小儿推拿方法名。出陈氏《小儿按摩经》。《针灸大成·手诀》："以大指自脾土外边推去，经三关、六府、天门、劳宫边，还止脾土，亦治黄肿也。"此法还治虚胀（《推拿指南·大手术》）。

孤阳上越gūyángshàngyuè 即虚阳上浮。详该条。

孤脏gūzàng ❶指脾脏。五脏中，心、肝、肺、肾四脏之脉均各合于四时中之一时，唯脾脏之脉不得独主一时，故谓孤脏。《素问·玉机真藏论》："脾脉者土也，孤脏以灌四傍者也。"张志聪注："四时之脉，止合四脏，而脾脏之脉各主四季月十八日，不得独主于时，故为孤脏。"❷指肾脏。肾主水，为牝脏，与心肝二脏以火气用事不同。《素问·逆调论》："肝一阳也，心二阳也，肾孤藏也，一水不能胜二火。"

姑洗gūxǐ 六律中的六阳律之一。参见"六律"条。

箍围疗法gūwéiliáofǎ 特殊疗法。即用具有截毒、束毒、拔毒作用的箍围药物敷贴，而起到清热消肿、散瘀定痛、温经化痰等作用的方法。

箍围药gūwéiyào 与围药、箍药同义。是药粉和液体调制成的具有箍集围聚、收束疮毒作用糊剂。在肿疡周围，敷布一圈，使疮形缩小高突，容易化脓溃破和制毒扩散。一般用于肿疡初起，溃脓后余肿未消，亦能帮助消肿。通常阳证用金黄散，选用葱汁、麻油、菊叶、丝瓜叶捣汁调敷；阴证用回阳玉龙膏，以热酒调敷。

箍药gūyào 即箍围药。详该条。

古庵心肾丸gǔ'ānxīnshènwán 《丹溪心法附余》卷十九方。熟地黄、生地黄、山药、茯神各三两，当归、泽泻、黄柏（盐酒炒）各一两半，山茱萸、枸杞子、龟甲（醋炙）、牛膝、黄连、牡丹皮、鹿茸（酥炙）各一两，甘草五钱。为细末，炼蜜为丸，朱砂一两为衣，空腹盐汤或温酒送下。治劳损心肾，惊悸怔忡，遗精盗汗，目暗耳鸣，腰痛脚痿等症。

古本康平伤寒论gǔběnkāngpíngshānghánlùn 伤寒著作。简称《康平伤寒论》。汉代张机所撰《伤寒论》的古传本之一。系日本贞和二年（1346）日本人和气朝臣复录丹波雅忠手抄的我国古卷子本。由于丹波氏抄录于日本康平三年（1060），故以"康平"为书名。本书较北宋本《伤寒论》为早，但篇次少于宋本。全书共12篇，包括伤寒例、六经病及霍乱、阴阳易、差后劳复等。在个别条文与文字方面也与宋本有出入，特别是一些宋本中的原文本书中则多析为注文，而注文又有旁注、脚注、大字附注等形式。作为一种古传本，在校勘、研究《伤寒论》方面有一定的参考价值。1946年日本人大冢敬节将校正本寄赠苏州叶橘泉，叶氏予以重校后出版排印本，1954年上海千顷堂书局重予刊行。

古本难经阐注gǔběnnànjīngchǎnzhù 医经著作。4卷（后又有2卷本、1卷本，内容均同）。清代丁锦注。初刊于1738年。丁氏自称曾获见《难经》古本一种，与通行本排列次序有所不同，文字也略有出入。故据其并参考其他刊本予以校订、注释，而成本书。注文主要参阅《内经》等书以发《难经》之蕴义，书中颇多个人独到见解，并对某些病证提出方治意见。1949后有排印本。

G

古苍防汤gǔcāngfángtāng 《医学入门》卷六方。苍术四钱，防风二钱（一方加麻黄一钱）。加生姜七片，水煎服。治夹风泻痢，脉弦，头微痛者。

古傣医验方译释gǔdǎiyīyànfāngyìshì 傣医方书。周兆奎等主编。全书载傣医古验方200首。涉及预防、保健、内、外、妇、产、儿、骨伤、五官、皮肤、传染等各科用药内容。为整理和研究民族医药提供了丰富资料。1990年由云南民族出版社出版。

古代儿科疾病新编gǔdài'érkējíbìngxīnbiān 儿科著作。高镜朗编。本书以现代儿科学知识，将古代80余种儿科疾病的名称、病原、症状、诊断及历史等问题进行了概括整理，论述颇多独到的见解。1969年由上海卫生出版社出版。

古代疾病名候疏义gǔdàijíbìngmínghòushūyì 病名考证著作。余岩编。是一部有关我国古代疾病史料的参考书。书中将我国古代5种较早的词书和字书（包括《尔雅》《方言》《说文》《释名》及《广雅》）中的病名加以考证和解释，并与西医学的病名做了一些对照。作者在具体论述方面反映了不少民族虚无主义的观点。1953年，由人民卫生出版社出版。

古二母散gǔ'èrmǔsǎn 见《医学入门》卷六。知母、贝母各一两，巴豆霜十粒。为末，每服一钱，生姜三片，临卧细嚼，白水送下。治新久咳嗽，兼治痰喘。

古法新解会元针灸学gǔfǎxīnjiěhuìyuánzhēnjiǔxué 针灸著作。见"会元针灸学"条。

古方八阵gǔfāngbāzhèn 方书。9卷（即《景岳全书》卷五十二至六十）。明代张介宾撰。作者选录前人有关著作中的方剂，按其效用分为8类，称为补阵、和阵、攻阵、散阵、寒阵、热阵、固阵、因阵，共1456方。在各方之后，间附方义或按语。

古方汇精gǔfānghuìjīng 方书。5卷。清代爱虚老人辑。刊于1804年。本书汇录古医书中的有效成方及单验方。分为内症、外科、疔毒、疯痰、疮毒、梅疮、丹毒、喉口、耳目、跌打伤损、妇科、儿科及奇疾各门，约400余方，列述其处方及主治。现有《珍本医书集成》本。

古方临床之运用gǔfānglínchuángzhīyùnyòng 方书。叶橘泉

编著。该书系为补充作者《临证实用方剂》一书而作，共集《伤寒论》《金匮要略》两书重要方剂 137 首。分桂枝汤、麻黄汤、姜附汤、泻心汤、五苓散等 13 类。下列方剂，先标方名，继依组成、调剂及用法、方意解说、适应标的、运用范围、诸家治验分项叙述。末项除采许叔微、柯韵伯等历代医家活用经方医案外，兼取日本汉方言论，并附作者本人验案。现存 1954 年排印本。

古方新解gǔfāngxīnjiě　方书。8 卷。清代徐大椿撰于 1764 年。原刊本已佚，今存本为 1920 年陆士谔增补注释本，名《增注徐洄溪古方新解》。书中集录古代重要方剂，分为通治方、风门、痹历节门、痿门、厥门等 40 类，共 900 余方。徐氏在各类方剂之首统论病源，并于各方之下另写简注以阐明己见。陆氏更增补明、清医家方论于后。

古钩藤gǔgōuténg　中药材。见《广西药用植物名录》。又名白叶藤、白浆藤、半架牛、牛角藤。为萝藦科植物古钩藤 *Cryptolepis buchananii* Roem. et Schult. 的根。分布于云南、贵州、广东、广西。淡，平，有毒。活血，消肿，镇痛。①治跌打损伤，腰痛，腹痛，水肿。研末服：0.15～0.3g。②治骨折。内服或用鲜品捣烂敷。古钩藤叶：捣烂敷治痈疮肿毒，煎水洗治湿疹。根含古钩藤苷、沙门苷元、沙门加拿大麻苷及白叶藤苷，对在位兔心、离体豚鼠心脏有强心苷作用。

古今录验方gǔjīnlùyànfāng　方书。50 卷。唐代甄立言撰（《旧唐书·经籍志》题甄权撰）。原书已佚，其中部分佚文见于《外台秘要》《医心方》等书。

古今录验续命汤gǔjīnlùyànxùmìngtāng　见《外台秘要》卷十四。即续命汤第 1 方及第 2 方。见“续命汤”条。

古今名医方类编gǔjīnmíngyīfānglèibiān　方书。见“本草纲目万方类编”条。

古今名医方论gǔjīnmíngyīfānglùn　方书。4 卷。清代罗美辑。刊于 1675 年。本书为作者所撰《古今名医汇粹》的姊妹篇。共选集清以前的常用方剂及自订方 130 余首。方末附以明、清名医的评述，选方切于实用。

古今名医汇粹gǔjīnmíngyīhuìcuì　综合性医书。8 卷。清代罗美辑。刊于 1675 年。作者收辑元至清代医家医论、治法、治验，分门别类整理而成。卷一医论集，以阐述医理为主；卷二脉要集；卷三至八病能集，以内科杂证为主，兼及妇科及五官科、外科。纲目清晰，学术上宗法薛立斋、张景岳。

古今图书集成gǔjīntúshūjíchéngyībùquánlù　中医类书。是《古今图书集成》的一部分。520 卷。清代蒋廷锡等编纂，刊于 1723 年。本书辑录自《内经》到清初的医学文献 100 余种，分类编纂，包括对古典医籍的注释、各科疾病的辨证论治，以及有关医学的艺文、记事和医家传记等。既有基础理论，又有分科治疗，有论有方，内容丰富，叙述较系统、全面。1949 后有排印本。

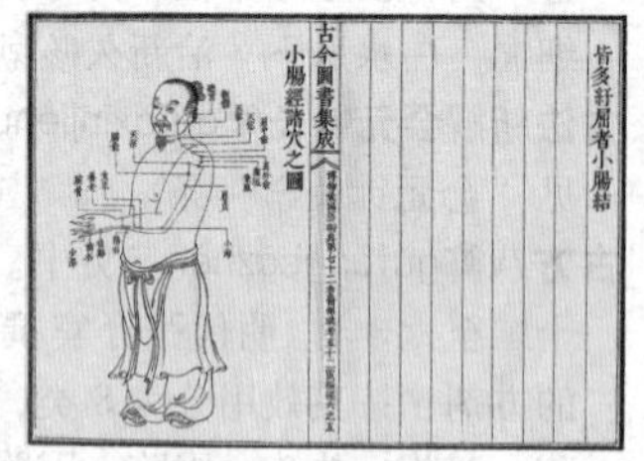
古今图书集成

古今医案按gǔjīnyī'àn'àn　医案医论著作。10 卷。清代俞震纂辑。成书于 1778 年。卷一至八为内科、杂病；卷九为女科；卷十为外科和幼科。俞氏按语详辨疑似病案，分析同中之异，汇集诸家学说予以发挥，指明诊治关键所在，颇多精辟的见解。1949 年后有排印本。

古今医案按选gǔjīnyī'àn'ànxuǎn　医案著作。4 卷。清代王士雄选辑。书成于 1853 年。王氏在俞震编纂的《古今医案按》中选取较好的医案，分类辑录，并加按语，进一步阐明治案中辨证、处方之医理，或评论其不足或错误之处，有助于读者深入体会治案的要领。

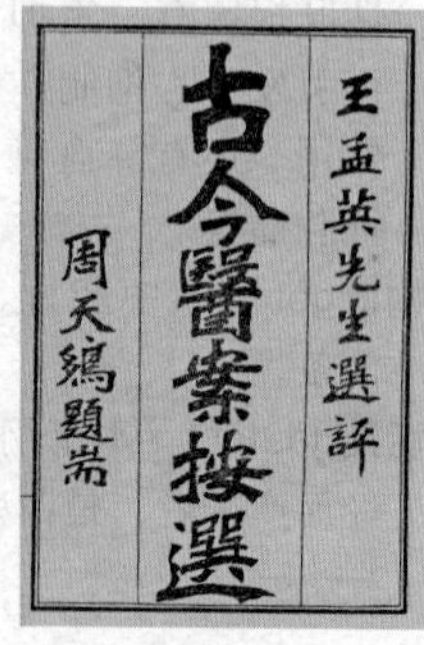

古今医案按选

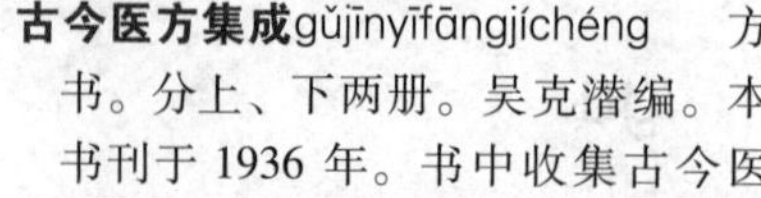

古今医方集成gǔjīnyīfāngjíchéng　方书。分上、下两册。吴克潜编。本书刊于 1936 年。书中收集古今医方 1 万余首，按照方剂笔画排列，每方介绍方名、出处、主治、功效、药物及用量、炮制、服法等项。为方剂学的参考书。但书中对不少方剂的用法记述较简略，有些方剂的出处尚欠确切。

古今医鉴gǔjīnyījiàn　综合性医书。16 卷（原作 8 卷）。明代龚信纂辑，龚廷贤续编，王肯堂订补。撰年不详。本书首论脉诀、病机、药性、运气 4 篇，作为学习临证的理论基础。之下分述各科病证证治，内科分诸中、诸伤、虚损、疟疾、痢疾、诸痛、诸气等门，妇科分经闭、崩漏、带下、产育、产后等门，儿科分惊风、诸疳等门，以及耳、鼻、口、牙、眼病等。搜集文献上自《内经》《难经》，下迄金元时期刘完素、张从正、李杲等诸家学说，结合己见论述病证。治疗方剂搜罗颇广，其中还记载了不少民间经验方和外治、针灸疗法。1949 年后有排印本。

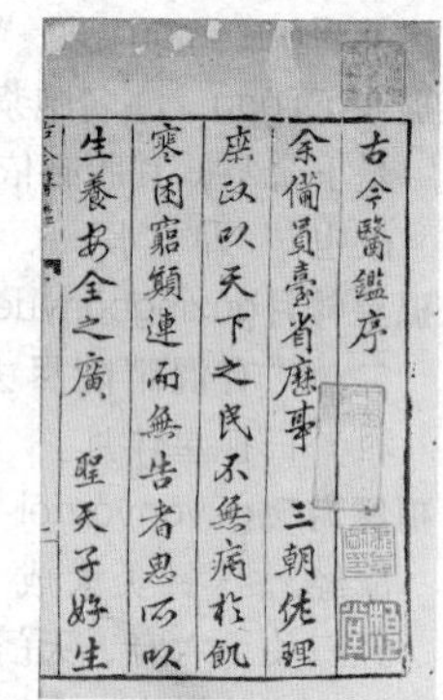

古今医鉴

古今医史gǔjīnyīshǐ　医史著作。9 卷。明代王宏翰撰。成书于清康熙三十六年（1697）。书中按朝代先后分卷，共收载 453 位涉医人物的生平传记。卷一收五帝时代 14 人、商代 1 人、周代 4 人、春秋 3 人、战国 6 人、秦代 2 人、汉代 21 人、三国时代 6 人小传；卷二收晋代 19 人小传；卷三收南朝宋 11 人、北齐 16 人、南朝梁 4 人、隋代 10 人小传；卷四收唐代 27 人、南唐 3 人、蜀 4 人小传；卷五收宋代 81 人小传；卷六收金代 12 人小传；卷七收元代 40 人小传，部分医家小传后有王宏瀚的按语；卷七末附有《吕沧洲医评》，评扁鹊至王德肤 16 人；续增古今医史卷一，收明代 130 人小传；续增古今医史卷二，收清代 39 人小传，末附王宏瀚医案 10 则。上述“续增”2 卷，有人认为非王宏翰撰。现仅存抄本，多家单位有收藏。《续修四库全书》和《中医古籍珍本集成》中有影印本。

古今医统gǔjīnyītǒng　综合性医书。见“古今医统大全”条。

古今医统大全gǔjīnyītǒngdàquán　综合性医书。又名《古今医统》。100 卷。明代徐春甫辑于 1556 年。本书辑录明以前的历代医书及经史百家有关医药资料，分类编写而成。其中包括历代医家传略、《内经》要旨、各家医论、脉候、运气、经穴、针灸、临床各科证治、医案、验方、本草、救荒本草、制药、通用诸方及养生等内容。书中除引录古说外，在医学理论方面有所阐发，选辑资料比较丰富，有较高的参考价值。

古今医统正脉全书 gǔjīnyītǒngzhèngmàiquánshū 中医丛书。简称《医统正脉》。明代王肯堂辑。刊于1601年。共44种。辑录自《内经》时期至明。历代医家的重要医著，如《素问》《灵枢》《甲乙经》《中藏经》《脉经》《难经》《金匮要略》《伤寒论》《伤寒明理论》《脉诀》《类证活人书》《素问玄机原病式》《宣明论方》《儒门事亲》《脾胃论》《兰室秘藏》《医垒元戎》《汤液本草》《丹溪心法》《格致余论》《局方发挥》《金匮钩玄》《外科精义》《医经溯洄集》《证治要诀》《伤寒琐言》等。为医学丛书中较有影响者。

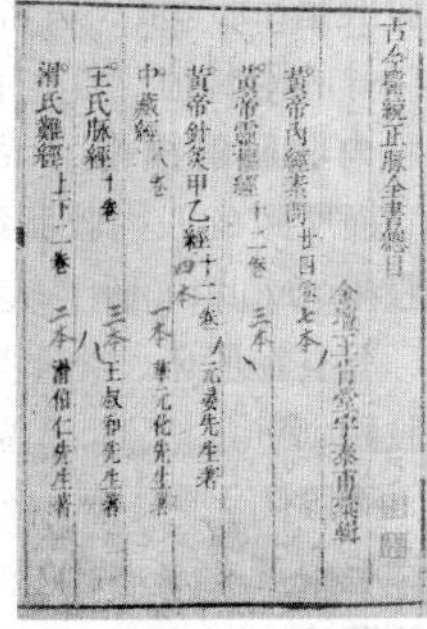
古今醫統正脈全書總目
金壇王肯堂宇泰甫輯
黃帝內經素問廿四卷 七本
黃帝靈樞經十二卷 三本
黃帝針灸甲乙經十二卷 四本 玄晏先生著
中藏經八卷 一本 華元化先生著
王氏脈經十卷 三本 王叔和先生著
滑氏難經上下二卷 二本 滑伯仁先生著

古今医统正脉全书

古山龙 gǔshānlóng 中药材。见广州部队后勤部卫生部编《常用中草药手册》。又名黄连藤、黄藤。为防己科植物古山龙 *Arcangelisia loureiri* (Pier.) Diels 的根或茎藤。分布于广东、广西、云南等地。苦，寒，有小毒。清热燥湿，解毒。①治急性胃肠炎，细菌性痢疾，扁桃体炎，支气管炎，疟疾。煎服：9～15g。②治眼结膜炎，皮肤湿疹，脓疱疮，阴道炎，脚癣感染。煎水洗患处。根含小檗碱、药根碱。茎含掌叶防己碱、小檗碱、药根碱。有降压、止痛作用。体外试验对金黄色葡萄球菌、溶血性链球菌有抑制作用。

古书医言 gǔshūyīyán 医论著作。4卷。日本吉益东洞撰于1773年。本书集录汉以前37种中国古书中有关论医的内容，并加以评述。1949年后有排印本。

古葶枣散 gǔtíngzǎosǎn 《医学入门》卷六方。葶苈子（炒黄，为末）三钱，大枣十枚。先将大枣浓煎，去枣取汤，入葶苈子末，调匀食后服。治肺痈胸满喘咳，或身面浮肿等症。

古羊藤 gǔyángténg 中药材。见《广西药用植物图志》。又名南苦参、有毛老鸦嘴。为萝藦科植物马莲鞍 *Streptocaulon griffithii* Hook. f. 的根。分布于广西、云南等地。苦、微甘，凉，有小毒。清热解毒，散瘀。治肠炎泄泻，痢疾，胃溃疡病，跌打肿痛，毒蛇咬伤。煎服：3～9g；研末服，1～3g。本品的叶及种子有毒，误服可引起头晕、腹痛。

古萸连丸 gǔyúliánwán 《医学入门》卷六方。即左金丸。见该条。

古愚山房方书三种 gǔyúshānfángfāngshūsānzhǒng 中医丛书。清代海阳竹林人辑。刊于1801年。内容为《解毒编》《汇集经验方》《怪疾奇方》。

古月老人 gǔyuèlǎorén 见"胡珏"条。

古斋医书三种 gǔzhāiyīshūsānzhǒng 丛书。清代张振鋆辑。刊于1889年。内容为《厘正按摩要术》《鬻婴提要说》（不著撰人）、《痧喉正义》。

谷 gǔ 指较大肌肉的会合处。《素问·气穴论》："肉之大会为谷。"

谷疸 gǔdǎn 病证名。五疸之一。《金匮要略·黄疸病脉证并治》："谷疸之为病，寒热不食，食即头眩，心胸不安，久久发黄。"可伴见食难用饱，小便不利，脉沉等。《圣济总录》卷六十："失饥饱甚，则胃中满塞，谷气未化，虚热熏蒸，遂为谷疸。其证心下懊闷，头眩心忪，怫郁发烦，小便不利，身黄如橘是也。"治宜清热、化湿、消导等法，如谷疸丸、加味枳术汤等方。参见"胃黄"条。即胃疸。见《杂病源流犀烛·诸疸源流》。详该条。

谷疸丸 gǔdǎnwán 《三因极一病证方论》卷十方。苦参三两，龙胆草一两，栀子（去皮，炒）半两，人参三分。为末，以猪胆汁入蜜少许，搜和为丸，梧桐子大，每服五十丸，大麦煮饮送下，日三次，不知，稍加之。功能清热祛湿退黄。治谷疸，胃蓄瘀热，气浊，食谷不消，大小便不利，胀满不下食，趺阳脉紧而数。亦治因劳发热，热郁发黄。

谷道 gǔdào 见《备急千金要方》卷二十三。即肛门。

谷道痒 gǔdàoyǎng 症名。指肛门瘙痒。《诸病源候论·痢病诸候》："谷道痒者，由胃弱肠虚，则蛲虫下侵谷道，重者食于肛门，轻者但痒也。"参见"蛲虫病""肛头痒痛"等条。

谷瘕 gǔjiǎ 病证名。《诸病源候论·癥瘕病诸候》："人有能食而不大便，初亦不觉为患，久乃腹内成块结，推之可动，故名为谷瘕也。"参见"瘕"条。

G

谷精草 gǔjīngcǎo 中药材。出《本草拾遗》。又名珍珠草、流星草、谷精子、移星草、鼓锤草。为谷精草科植物谷精草 *Eriocaulon buergerianum* Koern. 的干燥带花茎的头状花序。主产于浙江、江苏、湖北。辛、甘，平。归肝、肺经。疏散风热，明目退翳。治风热头痛，赤眼，目赤翳障，夜盲，中心性视网膜脉络膜炎，鼻衄，喉痹，牙痛，疳疾，风疹瘙痒，煎服5～10g。本品对真菌、细菌有抑制作用。

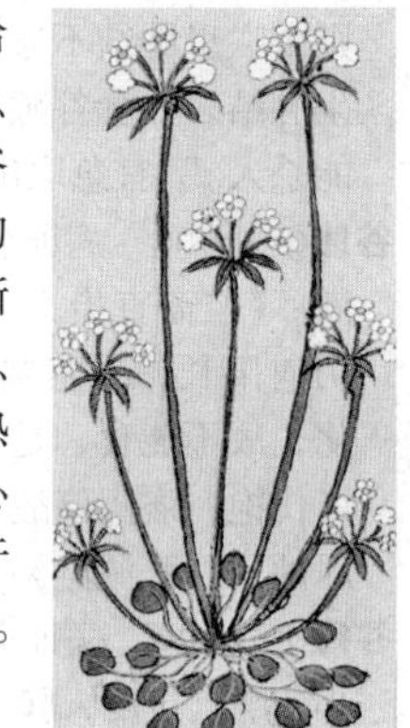
谷精草

谷精草汤 gǔjīngcǎotāng 《审视瑶函》卷四方。谷精草六分，白芍药、荆芥穗、玄参、牛蒡子、连翘、草决明、菊花、龙胆草各五分，桔梗三分。为粗末，加灯心十段，水煎去渣服。治小儿痘疹，蕴毒攻目而致的昏蒙流泪，赤烂翳障，赤丝羞明等目疾。

谷精珠 gǔjīngzhū 中药材。见《中国药学大辞典》。为谷精草之处方名。详该条。

谷劳病 gǔláobìng 病证名。指食后手足重着，默然欲卧之症。因脾胃虚寒而致。《肘后备急方》卷四："治饱食便卧，得谷劳病，令人四肢烦重，嘿嘿欲卧，食毕辄甚方：大麦蘖一升，椒一两，并熬。干姜三两，捣末服方寸匕，日三四服。"

谷门 gǔmén 经穴别名。出《针灸甲乙经》。即天枢，见该条。

谷气 gǔqì ❶又称水谷之气。泛指饮食营养。《灵枢·刺节真邪》："真气者，所受于天，与谷气并而充身者也。"❷山谷之气。《素问·阴阳应象大论》："谷气通于脾。"王冰注："谷空虚，脾受纳故。"

谷饪 gǔrèn 饪，熟食。谷饪，指馨香厚味的饮食。过食则可酿成宿食。参见"馨饪之邪"条。

谷神 gǔshén 指营养人体的水谷精气。《伤寒论·平脉法》："人病脉不病，名曰内虚，以无谷神，虽困无苦。"成无己注："谷神者，谷气也。"

谷神散 gǔshénsǎn 见《太平惠民和剂局方》。即嘉禾散。见该条。

谷实 gǔshí 似指成年女性的阴道。《素女经》："女子阴深……五寸曰谷实。"

谷香 gǔxiāng 中药材。见《现代实用中药》。为小茴香之别名。详该条。

谷芽gǔyá 中药材。出《本草纲目》。又名粟芽。为禾本科植物粟 *Setaria italica*（L.）Beauv. 的成熟果实经发芽干燥的炮制加工品。甘，温。归脾、胃经。健脾开胃，消食和中。治食积不消，腹胀口臭，脘闷腹胀，慢性泄泻，食欲停滞，脚气浮肿，煎服9～15g。本品含麦芽糖、胆碱、腺嘌呤、淀粉酶、维生素B等。

谷莠子gǔyǒu·zi 中药材。见《植物名汇》。为狗尾草之别名。详该条。

谷雨gǔyǔ 二十四节气之一。《通纬·孝经援神契》："清明后十五日，斗指辰，为谷雨，三月中，言雨生百谷清净明洁也。"《群芳谱》："谷雨，谷得雨而生也。"谷雨前后，我国大部分地区降雨量比前增加，有利于农作物生长。

谷贼gǔzéi 病证名。又名稻谷哽。《诸病源候论》卷三十："谷贼者，禾里有短穗而强涩者是也，误作米而人食之，则令喉里肿结不通。今风热气在于喉间，与血气相搏，则生肿结，如食谷贼者也，故谓之喉中生谷贼，不急治，亦能杀人。"宜急取出之。参见"哽喉"条。

谷胀gǔzhàng 病证名。即食胀。指谷食不化所致的胸腹胀满。《仁斋直指方·胀论》："失饥伤饱，痞闷停酸，朝则阴消阳长，谷气易行，故能食，暮则阴长阳消，谷气难化，故不能食，是为谷胀。"《世医得效方·胀满》："失饥伤饱，痞闷停酸，早食暮不能食，名谷胀。"《杂病源流犀烛·肿胀源流》："谷胀，即食胀。"详"食胀"条。

谷癥gǔzhēng 病证名。出《诸病源候论》卷四十七。多由小儿哺食过度，脾气受伤，不能消磨食物，以致停滞不化，而成腹大颈细，全身黄瘦的病候。参见"丁奚疳"条。

谷症伤饱gǔzhèngshāngbǎo 病证名。即小儿丁奚疳，久不瘥转变而成。参"丁奚疳"条。

股gǔ 大腿。《素问·金匮真言论》："病在肾，俞在腰股。"

股不收gǔbùshōu 症名。指两腿弛缓无力，屈伸不利。出《素问·脉解》。

股骨gǔgǔ 又名大腿骨、髀骨、楗。上端以股骨头与髋臼构成髋关节，下端与膑骨、胫骨上端构成膝关节。

股骨粗隆间骨折gǔgǔcūlóngjiāngǔzhé 病名。以局部疼痛、肿胀明显，瘀斑广泛，患者不能站立或行走，患肢明显缩短、内收、外旋畸形，髋关节所有方向的主动和被动活动受限等为主要表现的股骨大小转子间的骨折。参见"骨折"条。

股骨干骨折gǔgǔgàngǔzhé 病名。以局部肿胀、疼痛、压痛、功能丧失，出现缩短、成角和旋转畸形，可扪及骨擦音、异常活动为主要表现的股骨转子下至股骨髁上部位的骨折。参见"骨折"条。

股骨颈骨折gǔgǔjǐnggǔzhé 病名。以髋部疼痛，腹股沟中点附近有压痛和纵轴叩击痛为主要表现的股骨头下至股骨颈基底部的骨折。参见"骨折"条。

股骨髁骨折gǔgǔkēgǔzhé 病名。以膝关节内积血，肿胀、局部疼痛及功能障碍，可出现各种畸形和异常活动为主要表现的股骨髁处骨折。参见"骨折"条。

股骨上骨折gǔgǔshànggǔzhé 病名。股骨自腓肠肌起始点上2～4cm范围内的骨折。参见"骨折"条。

股骨头缺血性坏死gǔgǔtóuquēxuèxìnghuàisǐ 病名。由于股骨头的血循环受到内在或外在的因素影响而发生障碍所导致的变性、坏死、结构破坏等病变。以患者最初觉患侧髋关节或膝关节疼痛，站立行走时加重，休息后减轻，甚或股骨头发生塌陷，产生持续剧痛，而且关节活动明显受限，行走困难等为主要表现。

股胫疽gǔjìngjū 病名。出《灵枢·痈疽》。即生于股骨及胫骨的附骨疽。详"附骨疽"条。

股内收肌群损伤gǔnèishōujīqúnsǔnshāng 病名。外力或劳损所致的股内收肌纤维部分断裂或起止部撕脱伤。

股阳gǔyáng 股（大腿）的外侧。《素问·骨空论》："股骨上空在股阳，出上膝四寸。"

股阴gǔyīn 人体部位名。股指大腿，阴指内侧。大腿内侧称股阴。《灵枢·经脉》："肝足厥阴之脉……循股阴，入毛中。"

股阴疽gǔyīnjū 病名。出《灵枢·痈疽》。即附骨疽。详该条。

股阴痛gǔyīntòng 症名。指单侧或为双侧大腿内侧疼痛的表现。常可累及外阴部。

骨gǔ 指全身骨骼。肾主骨，生髓，髓藏于骨中，故骨属奇恒之腑。《灵枢·经脉》："骨为干。"骨性坚刚，由筋肉连接，有支撑形体、保护内脏和进行运动的功能。这种作用有赖于髓的滋养，若精髓亏损，骨失所养，则有不能久立、行则振掉之症。

骨痹gǔbì 病证名。❶指风、寒、湿邪内搏于骨而致的痹证。多由骨髓空虚，邪气乘隙侵袭所致。《素问·长刺节论》："病在骨，骨重不可举，骨髓酸痛，寒气至，名曰骨痹。"症见骨节疼痛，四肢沉重难举，有麻冷感。治宜补肾祛邪，用安肾丸、附子独活汤等方。❷指肾痹。《症因脉治》卷三："肾痹之症，即骨痹也。"详"肾痹"条。❸指寒痹、痛痹。《医宗必读·痹》："骨痹即寒痹、痛痹也。痛苦切心，四肢挛急，关节浮肿。"参见"寒痹""痛痹"条。

骨槽风gǔcáofēng 病名。见《证治准绳·疡医》。又名穿腮毒、穿腮发。多因手少阳三焦、足阳明胃二经风火邪毒上灼而成，或病久脾阳虚衰，无力托毒外出而致。初起于耳前，并连及腮颊，痛引筋骨，隐隐于皮肤之内，略有小核，渐大如胡桃，或腐溃，溃后难愈合，脓液臭秽或脓液清稀，或牙根龈肉浮肿，色紫黑或有出血，久则腐烂而臭，牙关开合不利，身发寒热，甚或骨槽腐溃，齿牙脱落，久之内有腐骨排出。《外科正宗》卷四："骨槽风初起生于耳前，连及腮项，痛隐筋骨；久则渐渐漫肿，寒热如疟，牙关紧闭，不能进食。此得于郁怒伤肝，致筋骨紧急；思虑伤脾，致肌肉腐烂；膏粱厚味，致脓多臭秽。初则坚硬难消，久则疮口难合。"《医宗金鉴·外科心法要诀》："骨槽风火三焦胃，耳前腮颊隐隐疼，腐溃筋骨仍硬痛，牙关拘急夹邪风。"治宜祛风、散火、解毒。可选用升阳散火汤加减。若久不愈，可用附子理中汤、阳和汤等托毒外出。或以真君妙贴散敷肿处。本病类今之颌骨骨髓炎。此外，亦有把骨槽风称作"牙叉发"者。

骨槽疽gǔcáojū 病名。《疮疡经验全书》卷三："骨槽疽生于膝盖上，并脚踝上腕，其痛时如刀割，其痒似虫钻……治法同附骨疽。"

骨槽痈gǔcáoyōng 病名。《医门补要》卷上："风热上壅阳明，致耳下漫肿，牙关胀痛，为骨槽痈。以针刺牙根尽处，出血即松，内服清散方。若牙关紧闭，滴水不入，名骨槽风。若牙痛见牙根肿凸一点，即是牙疔。"参见"骨槽风""牙疔"等条。

骨出gǔchū 病名。见《仙授理伤续断秘方》。即脱臼。详该条。

骨刺丸gǔcìwán　经验方。见《外伤科学》（广东中医学院）。制川乌、制草乌、细辛、白芷、当归各 30g，草薢、红花各 60g。为细末，炼蜜为丸，每丸重 9g，每服 1～2 丸，日 3 次。功能祛风散寒，活血止痛。治损伤后期及骨刺疼痛。

骨错缝gǔcuòfèng　病名。即暴力或慢性劳损造成关节部分损伤或微细离位，出现以疼痛和功能障碍且不能自行复位等为主要表现的疾病。

骨骶gǔdǐ　❶经穴别名。见《神灸经纶》。即长强。见该条。❷指骶骨。《灵枢·癫狂》："不已以法取之，灸骨骶二十壮。"

骨癫疾gǔdiānjí　病证名。指癫病深入于骨者。《灵枢·癫狂》："骨癫疾者，顑，齿、诸俞、分肉皆满而骨居，汗出，烦悗，呕多沃沫，气下泄，不治。"《灵枢·邪气藏府病形》："肾脉急甚为骨癫疾。"参见"癫"条。

骨毒滞疮gǔdúzhìchuāng　病名。出《外科启玄》卷六。即箕门痈。见该条。

骨度gǔdù　《灵枢》篇名。本篇介绍以全身各部位骨度分寸折量的方法，故名。以正常人的身长以七尺五寸为标准，测量人体头围、胸围、腰围以及各部骨骼的长短、大小、广狭，进而从骨度的长短测知脏腑的大小和经脉的长短，作为针灸取穴的准则。

骨度法gǔdùfǎ　即骨度折量定位法。详该条。

骨度分寸定位法gǔdùfēncùndìngwèifǎ　取穴法。是指主要以骨节为标志，将两骨节之间的长度折量为一定的分寸，用以确定腧穴位置的方法。不论男女、老少、高矮、胖瘦，均可按一定的骨度分寸自身测量。现时采用的骨度分寸是以《灵枢·骨度》所规定的人体各部的分寸为基础，结合历代医家创用的折量分寸而确定的。又称"骨度法"。

骨度折量定位法gǔdùzhéliàngdìngwèifǎ　针灸取穴时所用的定位法之一。即以体表骨节为主要标志，折量全身各部的长度和宽度，定出分寸，用于经穴定位的方法。出《灵枢·骨度》。后世为了取穴方便，经过临床考察，在《灵枢·骨度》的基础上，对部分尺寸做了某些修改。现行骨度分寸，如下表：

常用骨度分寸表

部位	起止部位度量法		骨度（单位寸）	附注
头部	前发际正中至后发际正中	直寸	12	前发际不明者，从眉心量至大椎穴作 18 寸；后发际不明者，从大椎穴量至眉心作 18 寸。眉心（印堂）至前发际、大椎穴至后发际各作 3 寸
	耳后两乳突（完骨）之间	横寸	9	
胸腹部	天突至歧骨（胸剑联合）	直寸	9	胸部与胁肋部直寸，一般以肋间隙为根据，两肋间隙之间折作 1.6 寸
	歧骨至脐中	直寸	8	
	脐中至耻骨联合上缘	直寸	5	
	两乳头之间	横寸	8	女性可用两缺盆穴间距离代替两乳头间距离作横寸量穴
侧胸部	腋横纹以下至季肋	直寸	12	季肋指 11 肋端
背腰部	大椎至骶骨	直寸	21 椎	背部直寸根据脊柱间隙定取。平肩胛骨下角相当于第 7 胸椎，平髂嵴相当于第 4 腰椎棘突
	肩胛骨内侧缘至后正中线	横寸	3	或用中指同身寸折量
上肢	腋前横纹至肘横纹	直寸	9	通用上肢的内外侧
	肘横纹至腕掌侧远端横纹	直寸	12	
下肢	耻骨联合上缘至髌底	直寸	18	膝中的水平线，前面相当于犊鼻，后面相当于委中穴 臀横纹至腘横纹也有作 12 寸者
	股骨大转子至腘横纹	直寸	19	
	胫骨内侧髁下方至内踝尖	直寸	13	
	腘横纹至外踝尖	直寸	16	
	臀沟至腘横纹	直寸	14	
	外踝尖至足底	直寸	3	

骨断gǔduàn　病名。出《仙授理伤续断秘方》。与骨折同。详见该条。

骨风木gǔfēngmù　中药材。见《江西民间草药验方》。为琴叶榕之别名。详该条。

骨疳gǔgān　病证名。出《小儿药证直诀》。即肾疳。见该条。

骨鲠gǔgěng　病名。见《肘后备急方》卷六。诸骨（鸡、鱼、猪等骨）因饮食不慎而鲠于咽喉，或误入食管或气道。症见咽喉刺痛不已，吞咽困难，甚或唾液和食物中混有鲜血呕出；若疼痛加剧，发热恶寒者，则系合并感染。若异物误入气道者，症见剧烈阵发性呛咳，或咳出血液，甚至可因急性喉阻塞而窒息。如异物停于咽部、喉部，可以镊子取出；如异物入气道或食管，则须借助气管镜、食管镜取出。古人曾以下法治疗骨鲠。威灵仙、草果、砂仁、白糖、水、醋各半煎汤，频频咽下；白茯苓、贯众、甘草各等分，共研细末，米饮调服 3g；象牙磨水频咽等。

骨关节结核gǔguānjiéjiéhé　病名。由结核杆菌侵入骨或关节而引起的慢性化脓性疾病。发病缓慢，随着病情发展可出现全身乏力，午后低热，盗汗，体重减轻，食欲不振，贫血等；局部可表现为发病关节疼痛、肿胀，肌肉痉挛、功能障碍等；儿童常有夜啼。后期甚则出现关节畸形、窦道、瘘管形成等。

骨骺炎gǔhóuyán　病名。多发生于青少年的股骨头、胫骨结节、腕月骨、足舟状骨、跟骨结节，第 2 跖骨头及腰椎等处。以上述部位出现疼痛、肌肉萎缩及活动功能障碍为主要临床表现。

骨化性肌炎gǔhuàxìngjīyán 病名。即以肌肉、筋膜、肌腱及韧带等局部疼痛和温度升高，邻近关节出现运动障碍，局部有边界不清的肿块等异常骨化为主要表现的疾病。

骨会gǔhuì 八会之一。全身骨之气的会聚之处，在大杼穴。《难经·四十五难》："骨会大杼。"大杼属膀胱经，膀胱与胃相表里，肾主骨，且该穴位于第1胸椎两旁，是肩部负重着力之处，而支撑重量则有赖于骨，故曰骨会。凡骨病皆可酌情取用。

骨火丹gǔhuǒdān 病证名。出《诸病源候论》卷四十九。小儿丹毒之一。丹发初从臂起，色正赤转变为黑色而见骨者。治宜以蒜捣烂厚敷患处。余治法见"丹毒"及"附骨疽"条。

骨极gǔjí 病证名。指骨弱髓枯的危重疾患。《诸病源候论·虚劳病诸候》："骨极，令人酸削，齿苦痛，手足烦疼，不可以立，不欲行动。"其属虚寒者，症见腰背痛，不能久立，屈伸不利，面肿而垢黑，发堕齿槁，或四肢常冷等。宜用地黄煎、麋角丸等方。其属实热者，症见牙痛脑痛，耳鸣面黑，手足疼痛，大小便不通等。宜用三黄汤。参见"骨绝""六极条"。

骨节间gǔjiéjiān 解剖部位名。见《世医得效方》卷十八。即两骨相连接处。详"关节"条。

骨节闪脱gǔjiéshǎntuō 病名。即脱臼。《圣济总录》卷一百四十五："凡坠堕颠仆，骨节闪脱，不得入臼，遂致蹉跌者，急须以手揣搦，复还枢纽，次用药调养，使骨正筋柔，营卫气血不失常度。"参见"脱臼"条。

骨节疼烦gǔjiéténgfán 症名。亦称骨节烦疼。《伤寒论·辨太阳病脉证并治》："风湿相搏，骨节疼烦、掣痛、不得屈伸，近之则痛剧，汗出短气，小便不利，恶风不欲去衣，或身微肿者，甘草附子汤主之。"多由风湿相搏，或邪伤营卫，或邪热犯肾，或气血劳伤等所致。

骨解gǔjiě 指骨缝。《灵枢·九针》："八风伤人，内舍于骨解腰脊节腠理之间为深痹也。"

骨骱接而复脱gǔjièjiē'érfùtuō 病名。即习惯性脱臼。出《正体类要》上卷。多因肝肾虚损，气血不足，筋肉松弛引起，或因外伤性脱臼治疗不当，关节结构破坏所致。常由于旋转不慎或扭、拉等动作而引起重复脱臼。局部疼痛、畸形，活动受限。治宜手法或切开复位，加强固定。并滋补肝肾、强筋壮骨，内服六味地黄丸、补筋丸。气血虚者，服八珍汤、补中益气汤。用五加皮汤外洗，配合功能锻炼及针灸疗法。

骨疽gǔjū 病名。出《灵枢·刺节真邪》卷九。《外台秘要》卷二十四："久疮不差，差而复发，骨从孔中出，名为骨疽。"即附骨疽。详该条。

骨绝gǔjué 古病名。指骨髓困枯败绝的疾患。《备急千金要方·肾脏》："扁鹊云，骨绝不治，痛而切痛，伸缩不得，十日死。骨应足少阴，少阴气绝，则骨枯，发无泽，骨先死矣。"《华氏中藏经》卷中："骨绝。腰脊痛，肾中重，不可反侧，足膝后平者，五日死。"《杂病源流犀烛·身形门》："迨至骨绝，齿必黄落。"参见"骨极"条。

骨厥gǔjué 病证名。❶足少阴经气是动病之一。《灵枢·经脉》："肾，足少阴之脉……是动则病饥不欲食，面如漆柴，咳唾则有血，喝喝而喘，坐而欲起，目𥇖𥇖如无所见，心如悬，若饥状；气不足，则善恐，心惕惕如人将捕之，是为骨厥。"❷指两手大热。《证治准绳·发热》："两手太热为骨厥，如在火中，可灸涌泉穴。"参见"厥证"条。

骨空gǔkōng ❶两骨间的空隙部位。《素问·骨空论》："臂骨空在臂阳，去踝四寸两骨空之间。"❷骨髓腔。《灵枢·五癃津液别》："五谷之津液，和合而为膏者，内渗于骨空。"❸关节腔。《素问·骨空论》："骨空，在辅骨之上端。"

骨空论篇gǔkōnglùnpiān 《素问》篇名。本篇主要介绍了各种痛症以及任脉病、督脉病、冲脉病、水病、寒热、犬咬、伤食等病的针灸疗法和取穴。文中还阐明了任脉、冲脉和督脉的循行路线、穴位及其所主的疾病。因人之周身骨节间均有孔（空），而腧穴一般位于骨孔之中，故名。

骨枯髓减gǔkūsuǐjiǎn 症名。指腰脊痿软不举，步履艰难之症。因精髓衰少，骨骼枯萎所致。《素问·痿论》："肾气热，则腰脊不举，骨枯而髓减，发为骨痿。"《脾胃论》卷中："肾者水脏也。今水不能胜火则骨枯而髓虚，足不任身，发为骨痿。"《寿世保元》卷四："骨枯髓减者，枯涸之极也。"参见"骨痿"条。

骨髎gǔliáo 古解剖部位名。指可以活动的关节。《伤科汇纂》卷三："骨髎者，两骨相交活动之处也。如杵之臼，如肩之枢，又如桔槔之有机。以筋联络之，故能转运而不碍。"

骨瘤gǔliú 病名。见《洞天奥旨》卷十一。因肾气不足，寒湿夹痰侵袭骨骼，以致气血凝聚于骨所致。好发于长管骨的干骺端。良性者症状多不明显，发展缓慢。恶性者病初隐痛，继则难忍，入夜尤甚，生长较速，肿块推之不移，坚硬如石，与骨相连，皮色紫褐，表面静脉怒张，常伴有低热、消瘦、神疲、食欲不振等。治宜补益肾气、散肿破坚为主，内服肾气丸，外贴阳和解凝膏，必要时可用手术治疗。

骨瘘疽gǔlòujū 病证名。《外科图说》卷三："此证生于手阳明之间，初起如粟，渐长如赤豆，其痛不可忍，渐长大如杨梅之状，血不出，亦不生脓。毒从经络流于骨。有此疾者，宜当谨防。"

骨牌草gǔpáicǎo 中药材。见《江苏省植物药材志》。为瓦韦之别名。详该条。

骨盆骨gǔpénggǔ 构成骨盆的骨。即左右髋骨和骶骨。

骨盆骨折gǔpénggǔzhé 病名。即骨盆部位的骨折，是以局部疼痛、肿胀，会阴部、腹股沟部或腰部可出现皮下瘀斑，下肢活动和翻身困难，患侧下肢可有短缩畸形为主要表现的，发生于骶骨、尾骨、髋骨、耻骨、坐骨等部位的骨折。参见"骨折"条。

骨热gǔrè 病证名。骨蒸的前驱症状。《普济方》卷三百八十四："阳气偏盛，水不足，脏腑积热，熏灼肌体，盛则消烁骨髓，是为骨热之病，久不已，变成骨蒸。"症见低热长期不退，或潮热，或发热不规则，烦渴，盗汗等。治宜清热养阴，用胡黄连散。

骨热疳痨gǔrègānláo 病证名。出《颅囟经》。指小儿疳疾日久，肌肉消瘦，两脚纤细，无力行走，而伴有潮热的证候。乃疳热伤阴，骨髓被灼所致。治宜清热消疳。用青蒿鳖甲汤。

骨热劳gǔrèláo 病证名。因骨热而致的劳气。见《幼幼新书》。其症渐瘦弱，不食。若发热，多惊者，宜黄芪丸，壮气补虚。心神烦躁，不眠者，用胡黄连散。参"劳气""骨热体瘦"条。

骨热体瘦 gǔrètǐshòu 病证名。见《幼幼新书》。病初骨热，销烁阴液，耗劫真精，致使机体羸瘦，面色萎黄，腹脐时痛，胸膈满闷不食。宜猪肚丸（木香、黄连、生地、青橘皮、银柴胡、鳖甲），常服退黄长肌，进食解虚劳，行滞气，利关节。

骨声 gǔshēng 骨折断端摩擦时发出的声音。临床上用作骨折诊断指征之一。《伤科补要》卷二："骨若全断，动则辘辘有声。若骨损未断，动则无声。或有零星败骨在内，动则淅淅有声。"由于容易引起新的损伤，故现已少用或不用。

骨蚀 gǔshí 病名。《灵枢·刺节真邪》："虚邪之入于身也深，寒与热相搏，久留而内著。寒胜其热，则骨疼内枯；热胜其寒，则烂肉腐肌为脓，内伤骨，内伤骨为骨蚀。"因久患疮疡，毒邪内著而骨被腐蚀破坏者，甚而有脓。相当于骨骺炎或骨髓炎。证治"参附骨疽"条。

骨酸 gǔsuān 症名。古作"骨痠"。出《灵枢·本神》。指骨节酸楚。多由肾虚精伤所致。兼见腰膝软弱而冷，多属虚证；又因风湿或浊毒乘袭而引起者，则为实证。本症可见于痿、痹、虚劳等病。参见各条。

骨髓 gǔsuǐ 藏于骨腔中的髓液。《素问·阴阳应象大论》："肾主身之骨髓。"参见"髓"条。

骨碎 gǔsuì 病证名。出《仙授理伤续断秘方》。即粉碎骨折。详见"骨折"条。

骨碎补 gǔsuìbǔ 中药材。出《药性论》。又名毛姜、申姜、猴姜。为水龙骨科植物槲蕨 *Drynaria fortunei*（Kunze）J. Sm. 的干燥根茎。主产于湖北、浙江、广东、四川等地。苦，温。归肝、肾经。疗伤止痛，补肾强骨；外用消风祛斑。①用于跌仆闪挫，筋骨折伤，肾虚腰痛，筋骨痿软，耳鸣耳聋，牙齿松动，肾虚久泻，风湿痹痛，足跟痛，煎服 3～9g。②治跌打损伤，骨折，内服或外敷。③外治斑秃、白癜风，酒浸汁外搽。槲蕨根茎含柚皮苷。还含 9（11）－羊齿烯、5－豆甾烯－3－醇、里白醇等。水煎醇沉制剂可降低实验性高脂血症兔血胆固醇和甘油三酯，并可抑制主动脉壁硬化斑块形成。其中的双氢异黄酮苷类可增强小鼠常压耐缺氧能力，还可镇静、镇痛。本品可拮抗链霉素急性毒性反应。

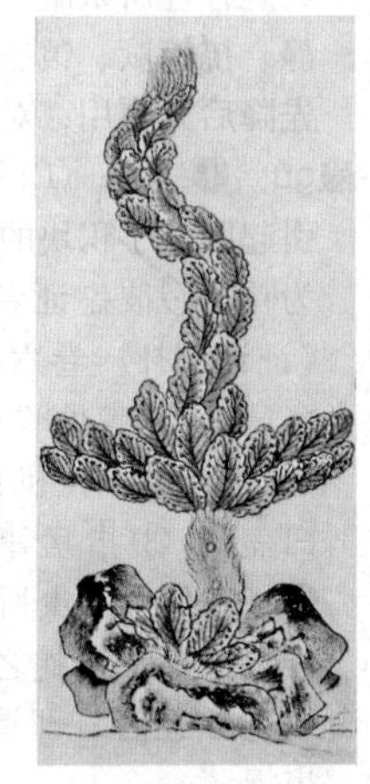

骨碎补

骨碎补散 gǔsuìbǔsǎn 《校注妇人良方》卷四方。炒骨碎补、萆薢（酒炒）、牛膝（酒炒）、桃仁（去皮尖）、海桐皮、当归（酒拌）、桂心、槟榔各五分，炒赤芍药、炮附子、川芎、枳壳（麸炒）各三分。加姜、枣，水煎服。功能温肺化痰，止咳平喘。治妇人阳气虚弱，外寒侵袭，腰脚疼痛，腹胁拘急。

骨碎补丸 gǔsuìbǔwán 《太平惠民和剂局方》卷一方。荆芥穗、炮附子、牛膝（酒浸）、肉苁蓉（酒浸）各一两，骨碎补（去毛，炒）、威灵仙、砂仁各半两，炒地龙、没药各二钱半，自然铜（醋淬）、草乌（炮，去皮脐）、半夏（汤洗）各半两。为细末，酒糊为丸，梧桐子大，每服五至七丸，温酒送下；妇人醋汤或当归酒送下。功能温补肾阳，祛风寒湿。治肝肾风虚，上攻下注，筋脉拘挛，骨节疼痛，头面浮肿，手臂少力，腰背强痛，脚膝缓弱，屈伸不利，行履艰难。

骨缩病 gǔsuōbìng 病证名。指骨筋缩短的证候。《扁鹊心书》："由于肾气虚惫，肾主骨，肾水既涸，则诸骨皆枯，渐至缩短。"治宜养阴滋肾，填精益髓。用补肾地黄丸加紫河车。

骨痛 gǔtòng 症名。全身或某一局部骨骼疼痛的症状。出《素问·脉要精微论》。《杂病源流犀烛·筋骨皮肉毛发病源流》："人身之痛，或由风淫湿滞，或由血刺痰攻，浅不过肌肉皮毛，深亦止经络脏腑，若入里彻骨，作酸作疼，虽因寒因热有不同，要其损伤劳极，为至甚而无加矣。宜虎骨散、二妙散。他如久立伤骨，骨伤之病，或亦有痛者，或渐至成痿者，当受伤之初，不可不急救也。宜补骨脂、牛骨髓、鹿茸、骨碎补。"

骨痿 gǔwěi 病证名。痿证之一。亦称肾痿。由于肾热内盛，或邪热伤肾，阴精耗损，骨枯髓虚所致。症见腰脊酸软，不能伸举，下肢痿弱，不能行动，伴有面色暗黑，牙齿干枯等。《素问·痿论》："肾主身之骨髓……肾气热，则腰脊不举，骨枯而髓减，发为骨痿。"又："有所远行劳倦，逢大热而渴，渴则阳气内伐，内伐则热舍于肾。肾者水藏也，今水不胜火，则骨枯而髓虚，故足不任身，发为骨痿。"治宜滋阴清热，补肾益精。选用虎潜丸、地黄饮子、滋阴补髓汤、金刚丸、牛膝丸等方。参见"痿"条。

骨仙片 gǔxiānpiàn 中成药。见《中华人民共和国药典（一部）》（2020）。熟地黄 217g，枸杞子 69g，女贞子 102g，黑豆 135g，菟丝子 135g，骨碎补 102g，仙茅 69g，牛膝 69g，防己 102g。以上九味，按片剂工艺制成。糖衣片，片心重 0.32g。口服。一次 4～6 片，一日 3 次。补益肝肾，强壮筋骨，通络止痛。用于肝肾不足所致的痹病，症见腰膝骨节疼痛、屈伸不利、手足麻木及骨质增生见上述证候者。

骨羡疮 gǔxiànchuāng 病证名。见《外科启玄》卷六。由风热郁滞肌肤所致。其症生于背部神堂穴、膈关及膈俞穴处。初起皮肤瘙痒剧烈，继起燎浆水疱，搔破后溃烂见骨。治宜托里解毒。内服加味补血汤，外敷太极黑铅膏。

骨性关节炎 gǔxìngguānjiéyán 病名。即关节软骨变性，并在软骨下和关节周围有新骨形成，以关节疼痛，关节软骨磨损和消失，骨质增生而致关节畸形，活动时关节有摩擦音，局部压痛及关节轻度肿胀为主要表现的疾病。其疼痛的特点是在承重时疼痛加重，经过一个阶段的不活动可出现暂时性的僵硬，从一个姿势转变到另一姿势时，活动感到不便，有疼痛，经活动后关节反而感到舒适，疼痛减轻，但过度活动又会引起疼痛和运动受限。

骨繇者取之少阳 gǔyáozhěqǔzhīshàoyáng 选穴法之一。指对骨节弛缓不收或摇动的病症，取用少阳经的穴位进行治疗。《灵枢·根结》："少阳为枢……枢折，即骨繇而不安于地。故骨繇者取之少阳，视有余不足。"

骨胀 gǔzhàng 病证名。见《医宗金鉴》卷七十二。即多骨疽溃破，骨出不休者。详多"骨疽"条。

骨折 gǔzhé 病名。见《外台秘要》卷二十九。又名折骨、折伤、伤折、折疡。因外力、肌肉拉力或骨病导致。一般有截断、碎断或斜断。伤部可有瘀血、肿痛、错位、畸形、骨声、轴心叩击痛、异常活动及功能障碍等。因骨本身患结核、骨髓炎及骨瘤等病变，每遇轻度外力碰撞而发生骨折的称病理性骨折。治宜视伤情采用手法整复或切开复位，夹缚固定。初期宜活血化瘀、消肿止痛，服七厘散、复元活血汤、云南白药等，外敷栀乳散。肿消痛减后宜接骨续筋，服正骨紫金丹、接骨丸、跌打丸等，外贴接骨膏。后期恢复时宜培补肝肾，舒筋通络。内服补肾壮筋汤、舒筋活血汤、小活络丹等，外用海桐皮汤、五加皮汤或损伤洗方外洗，并配合功能锻炼。病理性骨折应同时治疗原发病，参见“附骨疽”“附骨痰”及“骨瘤”条。

骨折不愈合gǔzhébùyùhé 病名。指在某些条件影响下，骨折愈合功能停止，骨折端已形成假关节。主要表现为肢体活动时骨折部有明显的异常活动而疼痛不明显的疾病。参见“骨折”条。

骨折畸形愈合gǔzhéjīxíngyùhé 病名。指骨折的远、近端之间发生重叠、旋转、成角连接而引起肢体功能障碍的愈合现象。参见“骨折”条。

骨折延迟愈合gǔzhéyánchíyùhé 病名。即骨折经治疗后，已超过同类骨折正常愈合所需的最长期限，骨折端仍未连接愈合，以骨折局部仍有疼痛、压痛、肿胀、异常活动、功能障碍等症状为主要表现的疾病。参见“骨折”条。

骨针gǔzhēn 眼科治疗器械。《眼科菁华录》：“骨针长四寸，全白骨或象牙造成，头尖圆，尾团圆，点眼药用之。”

骨针

骨蒸gǔzhēng 病证名。❶五蒸之一。自觉身体发热，好像热从骨髓蒸发出来，不易退去。因形容其发热自骨髓蒸发而出，故名。《外台秘要》卷十三：“骨髓中热，称为骨蒸”。《诸病源候论·虚劳骨蒸候》：“蒸病有五。一曰骨蒸，其根在肾，旦起体凉，日晚即热，烦躁，寝不能安，食无味，小便赤黄，忽忽烦乱，细喘无力，腰疼，两足逆冷，手心常热，蒸盛过伤，内则变为疳，食人五脏。”骨蒸常有盗汗、遗精、梦交，或经讯失调等症。多由阴虚内热所致，治宜养阴清热，常用秦艽鳖甲散、柴前梅连散等方。又为二十三蒸之一。参见“蒸病”“五蒸”“二十三蒸”等条。❷指痨瘵。《杂病广要·骨蒸》：“骨蒸即后世所称痨瘵是也。”详“痨瘵”条。

骨蒸孩劳gǔzhēngháiláo 病证名。见《幼科要略》。因小儿热病，表里不和，屡清消不愈，病势淹缠，潮热骨蒸，肌体消瘦。参“小儿骨蒸”“疳痨”条。

骨蒸肌瘦gǔzhēngjīshòu 病证名。见《普济方》卷三百八十四。小儿骨热，肌肉消瘦。为病后余热化火，熏灼肌体，消灼骨髓所致。治详“骨热”“骨蒸热”条。

骨蒸劳gǔzhēngláo 病证名。见《太平圣惠方·治骨蒸劳诸方》。详“骨蒸”条。

骨蒸热gǔzhēngrè 病证名。见《证治准绳·幼科》。小儿乳食失宜，积滞不化，迁延失治，蕴积成热，或大病之后，余毒未清，消耗阴液，阴液耗伤，虚火亢盛，骨受其灼，则为骨蒸。症见身体消瘦，潮热遇晚而发，盗汗心烦，或腹内有癖块，有时微痛。治以滋阴清热为主，用青蒿鳖甲汤。腹内有癖块者，宜以消瘀化癖、理脾导滞为治。参“骨蒸”条。

骨蒸夜热不孕gǔzhēngyèrèbùyùn 病证名。出《傅青主女科》。不孕证型之一。因肾阴不足，阴虚火旺，热伏冲任胞宫而致不能摄精受孕，伴有骨蒸夜热盗汗，颧红唇赤，腰酸腿软等症。治宜滋补肾阴，清其骨热。方用拯阴理痨汤（人参、五味子、麦冬、当归、白芍、生地、丹皮、薏苡仁、莲子、橘红、炙甘草），或清骨滋肾汤（地骨皮、丹皮、沙参、麦冬、人参、五味子、白术、石斛）。

骨质宁搽剂gǔzhìníngchájì 中成药。见《中华人民共和国药典（一部）》（2020）。云母石 1000g，黄连 10g，枯矾 20g。以上三味，按搽剂工艺制成，每瓶装 50ml 或每瓶装 100ml。外用适量，涂于患处。一日 3～5 次。活血化瘀、消肿止痛。用于瘀血阻络所致骨性关节炎、软组织损伤，症见肿胀、麻木、疼痛及活动功能障碍。

骨质疏松症gǔzhìshūsōngzhèng 病名。即以慢性腰背疼痛，甚则畸形、骨折为主要表现的一种全身性骨量减少性疾病。

骨质增生丸gǔzhìzēngshēngwán 经验方。见《外伤科学》（广州中医学院编）。熟地黄 60g，鸡血藤、骨碎补各 45g，肉苁蓉、鹿衔草、淫羊藿各 30g，莱菔子 15g。为末，炼蜜为丸，每服 9～15g，日二至三次。治肥大性脊椎炎、颈椎病、关节间游离体、骨刺、足跟痛，以及筋骨受伤后未能很好修复而致经常酸痛者。

骨肿瘤gǔzhǒngliú 病名。是骨骼系统发生肿瘤的统称。

羖羊角gǔyángjiǎo 中药材。出《神农本草经》。为牛科动物雄性山羊 *Capra hircus* L. 或绵羊 *Ovis aries* L. 的角。咸，凉。入肝、心经。清热，镇惊，明目，解毒。①治小儿惊痫，风热头痛，烦闷，吐血，青盲。内服：煎汤，3～6g；或烧存性研末服。②治肿毒。研末调敷。本品可解热、镇静、抗惊厥、镇痛，还能增强机体免疫功能，对白细胞有先降后升作用，对平滑肌、心血管系统也有一定作用。

蛊gǔ ❶病名。①泛指由虫毒结聚，气血耗伤，络脉瘀塞，引起胀满、积块的疾患。《赤水玄珠·虫蛊》：“蛊以三虫为首……彼蛊证者，中实有物，积聚已久，湿热生虫。”《证治汇补》卷六：“胀满既久，气血结聚不能释散，俗名曰蛊。”参见“虫臌”条。②指少腹热痛，溺白浊的病证。《素问·玉机真藏论》：“少腹冤热而痛，出白，一名曰蛊。”③指房事过度成疾。见《左传·昭公元年》。❷指古代用毒虫所制的一种毒药。《诸病源候论·蛊毒候》：“多取虫蛇之类，以器皿盛贮，任其自相啖食，唯有一物独在者，即谓之为蛊，便能变惑，随逐酒食，为人患祸。”

蛊毒gǔdú ❶病证名。出《肘后备急方》。《诸病源候论》将蛊毒分为蛊毒候、蛊吐血候、蛊下血候等。症状复杂，变化不一，病情一般较重。可见于一些危急病证、恙虫病、急慢性血吸虫病、重症肝炎、肝硬化、重症菌痢、阿米巴痢等病。❷由微生物和寄生虫释放的有毒致病物质。

蛊毒病gǔdúbìng 病证名。指中蛊毒所致的多种病证。包括射工病、沙虱病、水毒病、蛇蛊、蜥蜴蛊、虾蟆蛊、蜣螂蛊等。《诸病源候论·蛊毒病诸候》：“凡蛊毒有数种，皆是变惑之气……凡中蛊病，多趋于死，以其毒害势甚，故云蛊毒。”《备急千金要方》卷二十四：“论曰蛊毒千品，种种不同，或下鲜血，或好卧暗室，不欲光明，或心性反常，乍嗔乍喜，或四肢沉重，百节酸疼。”参见“蛊”“水蛊”等条。

蛊毒痢gǔdúlì 病证名。痢疾的一种类型。出《圣济总录》卷一百七十八。又名蛊痢。由于患者正气内亏，感染毒疠之气，邪与气血相搏，入于肠胃，毒气蕴积，值大肠虚者，则便痢血，其特点为排出物如鸡、鸭肝片。由于毒气盛热，侵入脏腑，状如中蛊，故称。

蛊风gǔfēng 病证名。《圣济总录》卷十二："蛊风，论曰蛊风之状，在皮肤间一身尽痛，若划若刺，淫淫跃跃，如中蛊毒，故名蛊风。皆由体虚受风侵伤正气也……治蛊风身痛如刀划，白花蛇煎方。"

蛊痢gǔlì 病证名。《圣济总录》卷七十七："凡下痢脓血间杂瘀黑有片，如鸡、鸭肝，与血俱下者，蛊痢也。此由岁时寒暑不调，湿毒之气，袭人经脉，渐至脏腑，毒气夹热，与血相搏，客于肠间，如病蛊注之状，故名蛊痢也。"蛊毒下痢，如鸡、鸭肝片，腹痛，可用地榆汤、桔梗散、黄芩汤等方。参见"蛊毒痢"条。

蛊疝gǔshàn 病证名。见《圣济总录》卷九十四。多因邪热灼肾而致。症见少腹急痛，尿时排出白色黏液。宜内服大建中汤。

蛊下血gǔxiàxuè 病证名。见《外台秘要》卷二十八。指因蛊蚀五脏所致的便血。症见下血瘀黑，如烂鸡肝，心烦腹痛。用茜根丸治之。参见"蛊毒病"条。

蛊胀gǔzhàng 病名。❶指有流行性，因蛊毒引起腹部胀大，四肢浮肿，形体消瘦者。见《备急千金要方》卷二十四。《医林绳墨·臌胀》："至若蛊胀之症，所受山岚瘴气，或虫蛇蛊毒之物，遂使大腹作胀，肚见青红之纹。皆由山岚蛊毒之气，因感入腹，聚而不散，结为腹满之症。"参见"蛊注"条。❷即臌胀。《古今医鉴·胀满》："经曰鼓胀……其病胶固难治。又名蛊者，若蛊侵蚀，有虫之义。"❸指单腹胀。《医钞类编·胀病门》："单腹胀，四肢头面不肿胀，惟在腹，故名为单腹胀，其实脾胃病也。又以其血气结聚，不可解散，其毒如蛊，故亦名蛊胀。"❹指腹膨大而中实有物者。《类证治裁·肿胀》："别有蛊胀，因气血郁痹，久则凝滞不行，腹形充大，中实有物，非虫即血，非如鼓胀之腹皮绷急，中空无物也。"参见胀病有关条。

蛊注gǔzhù 古病名。出《金匮要略·五脏风寒积聚病脉证并治》。《诸病源候论·注病诸候·蛊注候》："注者住也，言其病连滞停住，死又注易傍人也。蛊是聚蛇虫之类，以器皿盛之，令其自相啖食，余有一个存者，为蛊也。而能变化，人有造作敬事之者，以毒害于佗，多于饮食内而行用之，人中之者，心闷腹痛，其食五脏尽则死。有缓有急，急者仓卒十数日之间便死，缓者延引岁月，游走腹内，常气力羸惫，骨节沉重，发则心腹烦懊而痛，令人所食之物，亦变化为蛊，渐侵食腑脏尽而死，则病流注染着傍人，故谓之蛊注。"治可用千金桃奴汤、太乙备急散等方。参见"疰"条。

蛊注毒痢gǔzhùdúlì 病证名。见《张氏医通》卷七。即蛊注痢。详该条。

蛊注痢gǔzhùlì 病证名。❶指痢疾如蛊注，下脓血瘀浊杂物者。又称蛊疰痢、蛊注毒痢、虫疰痢、蛊痢。《诸病源候论·蛊注痢候》："虫注积候，此由岁时寒暑不调，则有湿毒之气伤人……毒气侵蚀于脏腑，如病蛊注之家，痢血杂脓，瘀黑有片如杂肝，与血杂下是也。"治宜地榆汤、桔梗散、猬皮丸（方见《圣济总录·泄痢门》）等。参见"蛊痢"条。❷指服食金石药而致毒发热盛，发生痢者。《医学入门》卷五："蛊疰痢，黑如鸡肝，发渴，五内切痛，乃服五石汤丸，逼损真阴，其血自百脉经络而来，茜根丸救之。"也可选用羚羊丸、乌梅丸、理中汤等方。参见"痢疾"条。

蛊疰痢gǔzhùlì 古病名。见《世医得效方》卷十。即蛊注痢。详该条。

鼓gǔ ❶病证名。五不女之一。又名鼓花头、鼓花。处女膜坚韧如鼓皮，以致不能性交，且使经血停蓄于内，成为癥块，谓之鼓症。可采用手术治疗。详"五不女"条。❷脉象。《内经》十二脉之一。浮大或搏指有力的脉象。《诊家正眼》："曰鼓者，且浮且大也。"

鼓槌草gǔchuícǎo 中药材。见《药材资料汇编》。为谷精草之别名。详该条。

鼓槌风gǔchuífēng 病名。❶见《疡科心得集》卷上。即腕痈。详该条。❷见《解围元薮》卷一。指肢节酸痛，肿胀，形若鼓槌者，称鼓槌风。❸见《证治准绳·疡医》卷四。即鹤膝风。详该条。❹见《普济方》卷三百九十三。指7岁以下小儿患丁奚，膝大胫细的症状。详"丁奚"条。

鼓花gǔhuā 病名。五不女之一。即鼓。详该条。

鼓花头gǔhuātóu 病名。五不女之一。《广嗣纪要·择配篇》："鼓花头绷急似无孔。"即鼓。详该条。

鼓舌gǔshé 病证名。出《小儿卫生总微论方》。指小儿舌上生疮肿大，其形肿大如吹泡者，为邪热风毒上壅所致。

鼓胀gǔzhàng 病名。❶腹皮绷急如鼓，中满膨胀疾患的统称。《灵枢·水胀》："腹胀身皆大，大与肤胀等也。色苍黄，腹筋起，此其候也。"《素问·腹中论》："有病心腹满，旦食则不能暮食，名为鼓胀。"后世文献，鼓、臌相通，"鼓胀"亦作"臌胀"。《医林绳墨》卷五："臌胀者，如鼓之形，外坚中空，击之有声，按之有形，皮肉之急胀，脾肺之大病也。"鼓胀亦泛称"蛊胀"。《风劳臌膈四大证治·水肿臌胀》："许学士云，脐腹四肢悉肿者为水，但腹胀四肢不甚肿为蛊……腹皮胀急而光，内空空然如鼓，是矣。俗知谓之蛊胀。"病由情志郁结，饮食不节，嗜酒过度，或虫积日久，肝脾受损，气滞血瘀，水湿不行所致。亦有由癥瘕、积块发展而成。因病因及证候不同，有气鼓、血鼓、水鼓、虫鼓、食鼓等区分。治宜健脾渗湿、化瘀通络、理气逐水、益肾养肝等法。详各条。❷指气胀。《医碥》卷三："气胀又名鼓胀，此其外虽坚满，中空无物，有似鼓也。"详"气胀"条。❸指单腹胀。《景岳全书·杂证谟》："单腹胀者，名为鼓胀。"详"单腹胀"条。

榖子gǔzǐ 中药材。见《备急千金要方》。为楮实子之别名。详该条。

槃气gǔqì 槃通"谷"。❶古病名。见《金匮要略·五脏风寒积聚病脉证并治》。指食滞所致的胁痛。由饮食伤脾，影响肝气抑遏不舒所致。症见胁痛按之痛止，易于复发。治宜疏肝运脾，理气消导。❷谷气。指饮食入胃后的营养物质。为化生营、卫、气、血的基础。

槃饪之邪gǔrènzhīxié 一说槃饦之邪，义同。指过食香厚味，酿成宿食。《金匮要略·脏腑经络先后病脉证》："槃饪之邪，从口入者，宿食也。"

臌胀gǔzhàng 病名。即以腹胀如鼓，腹皮青筋显露，肤色苍黄为主要表现的疾病。

臌胀草gǔzhàngcǎo 中药材。见《江苏药材志》。为大戟之别名。详该条。

臌症神效散gǔzhèngshénxiàosǎn 《揣摩有得集》方。炒麦芽、槟榔、甘遂各一钱。为细末，每服五分，黄酒冲服；忌盐醋百日，到八十天用猪肝一付，去净白皮，以竹刀切片，放砂锅内焙干为末，开水冲服；到百天吃鲫鱼补养。治臌症。

G

瞽gǔ 病证名。见《华氏中藏经》卷上。❶无目之盲谓之瞽。指眼睑平合如鼓皮之盲者。❷泛指失明。

固本还睛丸gùběnhuánjīngwán 《医学正传》卷五方。天冬、麦冬、生地黄、熟地黄各三两，茯苓、枸杞子、人参、山药各一两五钱，川牛膝、石斛、草决明、杏仁、菟丝子（酒煮）、菊花、枳壳各一两，羚羊角、犀角、青葙子、防风各八钱，五味子、炙甘草、蒺藜、川芎、黄连各七钱。为末，炼蜜为丸，梧桐子大，每服五十丸，盐汤送下。功能清心益肾，清肝明目。治远年目疾，内外翳膜遮睛，风眩烂眼及老弱人目眵多糊，迎风冷泪，视物昏花等症。

固本锁精丸gùběnsuǒjīngwán 《证治准绳·类方》第六册方。山药、枸杞子、五味子、山茱萸、锁阳、黄柏（酒拌炒）、知母（酒拌炒）各二两，人参、黄芪、石莲肉、海蛤粉各二两半。为细末，用白术六两，水煎后将术捣烂，再用水煎去渣，与前汁煎至如膏，和前药为丸，梧桐子大，每服六十至七十丸，空腹盐汤或温酒送下。功能固肾涩精。治元阳虚惫，精气不固，梦寐遗精，夜多盗汗及遗泄不禁等症。

固本丸gùběnwán 见《张氏医通》卷十六。即人参固本丸。见该条。

固本养荣汤gùběnyǎngróngtāng 《外科正宗》卷三方。川芎、当归、白芍药、熟地黄、白术、山药、人参、牡丹皮、山茱萸、黄芪各一钱，甘草、肉桂、五味子各五分。加生姜三片、大枣二枚，水煎，食前服。功能补气养血，托毒生肌。治由于气血虚，脾胃弱，骨疽已成，腐骨不脱出，或既出而不能收敛者。

固本止崩汤gùběnzhǐbēngtāng 《傅青主女科》卷上方。熟地黄（九蒸）、白术（土炒）各一两，人参、黄芪各三钱，当归（酒洗）五钱，炮姜二钱。水煎服。功能补气养血固崩。治血崩昏晕，属虚火者。

固崩止带gùbēngzhǐdài 治法，收涩法之一。治疗妇女血崩、经行不止、带下淋漓等病症的方法。如血崩或经行不止，偏阴虚血热者，用固经丸；带下淋漓，偏湿热者，用樗树根丸。

固崩止带剂gùbēngzhǐdàijì 指以收敛止血、固涩止带药为主配伍组成，治疗妇人崩漏、带下等证的固涩剂。

固表止汗gùbiǎozhǐhàn 治法。用具有收敛固表止汗作用的方药治疗虚证汗出的治法。

固表止汗剂gùbiǎozhǐhànjì 指以收敛固涩药为主配伍组成，治疗汗证的固涩剂。

固肠散gùchángsǎn 《太平惠民和剂局方》卷六方。炒陈皮二十两，木香一两（不见火），肉豆蔻、罂粟壳（蜜炙）各二两，炮姜、炙甘草各二两半。为末，每服二钱，加酒一盏、姜、枣水煎，温服。功能行气温中，涩肠止泻。治脾胃虚弱，内受寒气，冷热不调，泻下不止，下痢脓血，心腹胀满而痛。

固肠汤gùchángtāng 《观聚方要补》卷二引叶氏方。罂粟壳二两，甘草、炮姜、诃子肉各三钱，木香一钱半，陈皮四钱。加陈米一撮，水煎服。功能温中行气，涩肠止痢。治冷热不调，下痢赤白及泄泻不止。

固肠丸gùchángwán ❶《丹溪心法》卷五方。①炒椿根白皮（一方有滑石）。为末，酒糊为丸。治湿气下利，大便下血，妇人白带。②炒黄连、侧柏叶（酒蒸）、炒黄柏各半两，香附（醋炒）、白芍药、白术各一两，炒椿根白皮三两，白芷（烧存性）三钱。为末，粥糊为丸，梧桐子大，每服七十丸，食后米汤送下。治因七情所伤而致的带症，脉数者。③苍术（盐炒）、白芍药、炒滑石各一两，炒枳壳、甘草各三钱，炒椿根白皮二两，炮姜二钱，地榆半两。为末，粥糊为丸，梧桐子大，每服一百丸，空腹米汤送下。治因湿胜而致的赤白带症。❷《世医得效方》卷五方。吴茱萸、黄连、罂粟壳各等分。为末，醋糊为丸，梧桐子大，每服三十丸，空腹米汤送下。治滑泄，昼夜无度。

固齿gùchǐ 治法。通过祛邪扶正，以使牙齿健固、牙龈充润、治疗牙齿酸弱、牙龈萎缩的治法。

固齿白玉膏gùchǐbáiyùgāo 《外科大成》卷三方。铅粉一两，珍珠末三钱，阳起石一两，龙骨二两（用僵蚕四十九条，防风、当归、川芎、皂角、青盐、升麻、白芷、地骨皮各五钱，细辛、藁本各三钱，为粗末，共入砂锅内水煎，去渣再入砂锅内煎，将龙骨、阳起石火煅通红，入药汁内淬七次，去药汁，将龙骨、阳起石焙干研末），麝香末二钱，象牙末五钱。用黄蜡三两，熔化滤净，再化，离火候温，入前药和匀，乘热摊纸上，如膏冷，将熨斗烧热仰放，纸铺熨斗底上摊之，用时先以温水漱口，将膏剪一小条，贴于患处，闭口勿语。治牙疼及牙齿动摇。

固齿散gùchǐsǎn 《医宗金鉴·正骨心法要旨》卷八十八方。骨碎补、牡鼠骨（煅灰）。为细末，时时擦牙。治跌磕砍伤，牙齿松动者。

固冲汤gùchōngtāng 《医学衷中参西录》方。白术30g，黄芪18g，煅龙骨、煅牡蛎、山茱萸各24g，白芍药、乌贼骨各12g，茜草9g，棕榈炭6g，五倍子1.5g（研末，冲）。水煎服。功能益气健脾，固冲摄血。治妇人血崩及月经过多，色淡质稀者。

固冲止带gùchōngzhǐdài 治法。用具有补肾、固护冲任、止带下作用的方药治疗肾虚冲任不固所致带下的治法。

固定垫gùdìngdiàn 正骨辅助器械。即压垫。详该条。

固瘕gùjiǎ 病证名。❶指脾肾虚寒所致大便先硬后溏的病证。《伤寒论·辨阳明病脉证并治》：“阳明病，若中寒者不能食，小便不利，手足濈然汗出，此欲作固瘕。必大便初鞕后溏，所以然者，以胃中冷，水谷不别故也。”《伤寒来苏集》卷三：“固瘕，即初鞕后溏之谓，肛门虽固结，而肠中不全干也。溏即水谷不别之象，以瘕作解者谬矣。”治宜温中散寒，如用理中汤加附子、肉桂等药。❷指大瘕泻。《医宗金鉴》卷四：“固瘕者，大瘕泻也，俗谓之溏泻。固者，久而不止之谓也。”参见“大瘕泻”“溏泻”条。

固经丸gùjīngwán 《丹溪心法》卷五方。黄芩、白芍药、龟甲各一两，椿根白皮七钱半，黄柏三钱，香附二钱半。为末，酒糊为丸，梧桐子大，每服五十丸，空心温酒或白汤送下。功能滋阴清热，止血固经。治阴虚血热而致的月经过多及崩中漏下，血色深红，兼夹紫黑瘀块，心胸烦热，腹痛溲赤。本方早见于《丹溪心法》卷五，但无方名。本方方名见《医方类聚》卷二一引《新效方》。

固经止血gùjīngzhǐxiě 治法。用具有收敛固涩止血作用的方药治疗月经量多不止病证的治法。

固精gùjīng 同固肾涩精。详该条。

固精丸gùjīngwán 《济生方》卷四方。肉苁蓉（酒浸）、阳起石（火煅）、鹿茸（燎去毛，酥炙）、赤石脂（火煅）、巴戟天、炒韭子、茯苓、鹿角霜、生龙骨、附子（炮，去皮脐）各等分。为细末，酒糊为丸，梧桐子大，每服七十丸，空腹盐酒或盐汤送下。功能温肾涩精。治房室过度，劳伤肾经，精元不固，遗精白浊。

固脬丸gùpāowán 《全生指迷方》卷四方。制菟丝子二两，茴香一两，附子（炮，去皮脐）、桑螵蛸（炙焦）各半两，戎盐一分。为细末，酒煮面糊为丸，梧桐子大，每服三十丸，空腹米汤送下。治肾与膀胱俱虚，不能禁固，小便不禁。

固脾和中散gùpíhézhōngsǎn 《幼科释谜》卷六方。人参、茯苓、白术、葛根、炙甘草、藿香各等分。为末，每服三钱，加生姜、大枣，水煎服。功能和胃，止吐泻，定烦渴。治腹痛及脾胃素虚，屡伤生冷，泻稀而少，或如败卵臭，身形黄瘦者。

固气汤gùqìtāng 《傅青主女科》卷上方。人参一两，白术（土炒）、熟地黄（九蒸）各五钱，当归（酒洗）、杜仲炭各三钱，茯苓、山茱萸（蒸）各二钱，甘草、远志各一钱，炒五味子十粒。水煎服。功能补气养血敛阴。治少妇怀孕三月，因行房不慎而致血崩胎堕，并治气虚崩漏。

固气填精汤gùqìtiánjīngtāng 《傅青主女科》卷下方。人参、黄芪、熟地黄（九蒸）各一两，白术（土炒）、当归（酒洗）各五钱，荆芥穗（炒黑）二钱，三七（冲）三钱。水煎服。功能固气填精。治妊娠行房小产。

固涩gùsè 同收涩。详该条。

固涩法gùsèfǎ 治法。用药味酸涩，具有收敛固涩作用的方药，治疗气血精液滑脱不禁的治法。

固涩敛乳gùsèliǎnrǔ 治法。用具有补气收敛作用的方药治疗气虚不能敛乳而乳汁自出的治法。

固摄gùshè 即收涩法。用于精气耗散，滑脱不收的治法。如自汗盗汗用敛汗固表法，久嗽虚喘用敛肺止咳法，下痢日久用涩肠止泻法，精关不固用固肾涩精法，崩中漏下用固崩止漏法等。

固摄止血gùshèzhǐxiě 治法。用具有收敛固涩止血作用的方药治疗气不摄血病证的治法。

固肾涩精gùshènsèjīng 治法。收涩法之一。治疗肾气不固而遗精、滑泄的方法。症见频频滑泄，盗汗不止，腰酸耳鸣，四肢无力，用金锁固精丸、菟丝子丸。

固胎煎gùtāijiān 《景岳全书》卷五十一。黄芩二钱，白术一至二钱，陈皮一钱，当归、白芍药、阿胶各一钱半，砂仁五分。水煎服。功能养血清热安胎。治肝脾多火多滞而屡堕胎者。

固胎丸gùtāiwán 《叶氏女科证治》卷二。人参、黄芪、茯苓、白术、杜仲、续断、山茱萸、白芍药、丹参、川芎、山药、当归、生地黄、香附、砂仁、薄荷。为丸服。功能补脾益肾，养血安胎。治滑胎。

固泄gùxiè 病证名。固，指二便不通；泄，指二便不禁。《素问·至真要大论》："诸厥固泄，皆属于下。"

固阴煎gùyīnjiān 《景岳全书·新方八阵》卷五十一方。人参适量，熟地黄三至五钱，炒山药二钱，山茱萸一钱半，炒远志七分，炙甘草一至二钱，五味子十四粒，菟丝子（炒香）二至三钱。水煎，食远服。功能固肾涩精。治阴虚滑泄，带浊淋遗及经水因虚不固等症。

固真散gùzhēnsǎn 《奇效良方》卷三十四方。龙骨一两，韭子一合。为细末，每服二钱匕，空腹酒调下。功能涩精，固真气，暖下元。治遗精。

固真汤gùzhēntāng 《兰室秘藏·阴痿阴汗门》方。又名正元汤。升麻、羌活、柴胡各一钱，炙甘草、龙胆草、泽泻各一钱五分，黄柏、知母各二钱。为粗末，分作二服，水煎，去渣，空腹稍热服。治两睾丸冷，前阴痿弱，阴汗如水，小便后有余沥，尻臀并前阴冷，恶寒而喜热，膝下亦冷。

固真丸gùzhēnwán 《兰室秘藏·妇人门》方。黄柏（酒洗）、白芍药各五分，柴胡、白石脂（火煅）各一钱，龙骨（酒煮）、当归（酒洗）各二钱，炮姜四钱。为细末，水煮面糊为丸，芡实大，空腹服，少时进食。治妇女白带，久下不止，脐腹冷痛，阴中亦然，目中溜火，视物无所见，齿痛恶热。

顾伯华gùbóhuá（1916—1993） 现代医家。上海人。出生于中医世家，1936 年毕业于上海中医学院（现上海中医药大学），1956 年进入上海市第十一人民医院，任外科主任，曾任上海中医学院中医外科教研室主任，首批终身教授，兼任附属龙华医院中医外科主任、上海市中医学会外科分会副主任等。将家学与中医经典理论结合，重视内治，专研外治，提出许多宝贵的治疗理论，在外科中成药的改革研制和中医外科外治法的创新方面也做出了很大贡献。主编出版《中医外科学》《中医外科临床手册》《实用中医外科学》《顾筱岩学术经验集》《实用中医乳房病学》《顾伯华临床经验集》等著作。

顾步汤gùbùtāng 《外科真诠》卷上方。黄芪、石斛、当归、牛膝、紫花地丁各一两，人参、甘草各三钱，金银花三两，菊花、蒲公英各五钱。水煎服。治脱疽初起。若口渴，加天花粉三钱。

顾成章gùchéngzhāng 晚清文人。字咏植。江苏武进人。撰有《周礼医官详说》一书，对古医政制度有所考释。

顾澄gùchéng 见"顾世澄"条。

顾德华gùdéhuá 晚清女医家。字鬘云。江苏吴县（今属江苏苏州）人。长于内、妇科，咸丰年间（1851—1861）多为士大夫延请诊病，撰有《花韵楼医案》1 卷，为罕见的女中医医案著作，已刊入《珍本医书集成》中。

顾观光gùguānguāng 晚清医家。字尚之，又字漱泉。江苏金山人。世医出身，初为太学生，三试不第，遂弃科举，继承家业为医。博通经史百家、天文历算，所辑《神农本草经》为流传至今之《本草经》辑本之一，对整理和继承古代本草学有一定贡献。

顾欢gùhuān 南北朝时期南齐医生。字元平。临床常兼用道术迷信治疗。

顾金寿gùjīnshòu 清代医家。字晓澜。江苏如皋人。辑有《吴门治验录》(1822)、《良方汇集》(1825 年刊行) 等书，并修订重刊王肯堂之《灵兰要览》、费养庄之《幼科金鉴》等书。

顾练江gùliànjiāng 见"顾澄"条。

顾鬘云gùmányún 见"顾德华"条。

顾母理脏汤gùmǔlǐzàngtāng 《医醇賸义》卷四方。枳壳（麸炒）、青皮各一钱五分，厚朴、白术各一钱，炒谷芽、当归、茯苓各二钱，干姜、木香各五分，白蔻仁六分，橘饼（切片）三钱。水煎服。治大肠胀，肠鸣而痛濯濯，完谷不化。

顾儒gùrú(1533—1612) 明代医学家。字成宪。澄江（今江苏江阴）人。弃儒学医，师访梁溪之高士，力学有年，投剂疗疾每获良效。以医籍浩繁，查阅不便，因择经效平常方药，分门列病定方，撰成《简明医要》（1605）5 卷，补遗 1 卷。

顾尚之gùshàngzhī 见"顾观光"条。

顾氏医镜gùshìyījìng　丛书。清代顾靖远撰于1718年。16卷，共6种。即《素灵摘要》2卷、《内景图解》《脉法删繁》各1卷、《格言汇要》2卷、《本草必用》2卷和《症方发明》8卷。均系选录《内经》《伤寒论》及历代中医著作中的精华部分，并结合个人的学术经验予以阐述注解，全书论及生理、解剖、病原、病理、疾病各论、诊断、疗法、药物、方剂等方面，内容较广泛而完整。顾氏的学术思想主要受喻嘉言的影响。1961年河南人民出版社根据其后人所提供的抄本校订出版，题名为《顾松园医镜》，质量较前有所提高。其中《内景图解》部分插图与生理解剖的实际情况不相符合，已将插图全部删去。

顾氏医苑二十种gùshìyīyuàn'èrshízhǒng　中医丛书。顾培玺（宝初）编。收有《时医模范》《时医诊书录》《寄游庐时医录》《临症确定论》《风痧实验要诀》《疯科载栏》《留饷吉林集》《铃医秘笈》《医林病铃集》《橘井留香录》《惜墨轩医》《证方据中录》《杂方斟中录》《医方验中铎》《验方归中志》《验方识小录》《汇方证要》《散丸胶丹论》《汤头证治歌诀》《痨损胎产汤头》。1937年由千顷堂书局出版排印本。

顾世澄gùshìchéng（18世纪）　清代医家。一名澄，字练江。安徽芜湖人。出身世医之家，迁居扬州，在扬州业医40余年，闻名于当地，尤以疡科著称。曾汇集前代有关治方，并录其先祖宁华、父青岩家藏秘方，辑成《疡医大全》一书（1760年刻行）。其书共40卷，凡涉外证者，绘图立说，按证立方。首述《内经》等古典医理，次述经络，主张外科必本诸内。内容丰富，搜罗广博，为个人外科学撰述中之浩博者。

顾漱泉gùshùquán　见“顾观光”条。

顾松园医镜gùsōngyuányījìng　丛书。见“顾氏医镜”条。

顾锡gùxī　清代医家。字养吾。桐乡（在安徽桐城北）人，长于眼科，撰《银海指南》一书（1810年刊行），结合自身经验，参照古书，用方多宗张景岳，用药宗徐之才。

顾晓澜gùxiǎolán　见“顾金寿”条。

顾焉文gùyānwén　见“顾元交”条。

顾养吾gùyǎngwú　见“顾锡”条。

顾咏植gùyǒngzhí　见“顾成章”条。

顾雨田gùyǔtián　参见“徐锦”条。

顾元交gùyuánjiāo　清代医家。字焉文。江苏毗陵（今武进）人。尤长于本草，辑有《本草汇笺》（1660）一书。

顾元平gùyuánpíng　见“顾欢”条。

顾沅gùyuán　明末清初医家。号潜石子。受业于王祚裕门下，经临证身验，知治病当穷极本末，因摘注《内经》45篇，诠释文字，发明是非，成《内经要旨》（1673），以为教习弟子之助。

痼病gùbìng　病名。即痼疾、瘤病。《灵枢·九针论》：“四时八风之客于经络之中，为瘤病者也……必筒其身而锋其末，令可以泄热出血，而痼病竭。”参见“痼疾”“瘤病”条。

痼发gùfā　病名。出《卫济宝书》卷上。为痈疽五发之一。因感受四时不正之厉气而生。发于手、足、掌心，或腰、腿、臀下伸缩动处（关节部位）。症见漫肿无头，色淡红，疼如痛风，憎寒发热，四肢沉重，烦渴等。初起宜万灵丹发汗解表，如不消而溃脓者可按痈、疽施治。近似于急性风湿性关节炎和化脓性关节炎。

痼疾gùjí　病名。指久延不愈、比较顽固的疾病。痼疾与卒病相对而言。《金匮要略·脏腑经络先后病脉证》：“夫病痼疾加以卒病，当先治其卒病，后乃治其痼疾也。”

痼冷gùlěng　病证名。出《备急千金要方》卷十六。指真阳不足，阴寒之邪久伏体内所致的病证。以昼夜恶寒、手足厥冷为主症。或腹痛泄泻，完谷不化；或呕恶清涎，饮食少进；或小便频数不禁，尿色清白；或腰腿沉重，如坐水中；或阳痿不举，精寒自出；或遍身关节拘急疼痛。治宜温阳散寒。一说痼冷治法“虽贵乎温补，不贵乎太刚，惟于滋血养气中，佐以姜、桂、雄、附为愈”（宋代杨士瀛《仁斋直指》）。

痼冷证gùlěngzhèng　病证名。指寒邪长期沉伏于肠胃，阴结不解的病证。见《备急千金要方》卷十六。《三因极一病证方论·痼冷积热证治》：“痼冷者，中寒也。多因真气既微，胃气不实，复啖生冷冰雪之属，致肠胃虚寒，阴既停凝，阳不能正，大便洞泄，小便频并，鼻多清涕，呕吐涎沫，水谷不化，洒洒淅淅，皆阳虚阴盛之所为也。”治宜温补下元，健脾养胃，祛寒邪，固真气，如金液丹、真武汤、附子理中汤、四神丸，以及回阳返本汤等，均可选用。

gua

瓜瓣guābàn　中药材。见《金匮要略》。为冬瓜子之别名。详该条。

瓜槌草guāchuícǎo　中药材。见《植物名实图考》。为漆姑草之别名。详该条。

瓜蒂guādì　中药材。出《神农本草经》。又名甜瓜蒂、瓜丁、瓜丁香。为葫芦科植物甜瓜 *Cucumis melo* L. 的果柄。全国大部分地区均产。苦，寒，有毒。入胃经。催吐，退黄疸。①治宿食停积、食毒入胃、癫痫痰盛，用以催吐。研末服：0.6～0.9g。②治湿热黄疸。瓜蒂焙黄研末，嗃鼻，令黄水出。现用于急、慢性肝炎及原发性肝癌。体弱及有心脏病者忌用。本品含苦味成分葫芦素B、E、D，异葫芦素B，葫芦素B-2-葡萄糖苷等。还含α-菠菜甾醇。葫芦素B、E的混合物有抗肝炎作用；对四氯化碳性肝损伤的大鼠，能降低谷丙转氨酶，减少肝细胞的疏松变性、坏死、空泡等病理改变；能增加肝糖原及防止脂肪变性。临床观察证明瓜蒂能增强细胞免疫功能，抗肿瘤，有类似转移因子的作用。内服（早期称为甜瓜毒或喷瓜苦味素）能刺激胃黏膜，引起反射性呕吐；犬中毒后可致呼吸中枢麻痹而死。

瓜蒂漏guādìlòu　病名。见《外科十三方考》下编。又名瓜藤漏。症为肛周生漏，疼痛出脓，后渐蔓延至两侧大腿根部，漏孔三五不等，脓水淋漓，病程缠绵。治法：宜先从开始一孔治起，常用挂线疗法，配合熏洗汤坐浴，或用加味天然散。内服中九丸及槐角丸。

瓜蒂散guādìsǎn　❶《伤寒论》方。瓜蒂（炒黄）、赤小豆各一分。研细末和匀，每服一钱匕，以豆豉一合煮作稀糜，去滓取汁，和散顿服。不吐者稍增量，得吐则停服。功能涌吐痰食。治痰涎宿食填塞上脘，胸中痞硬，烦懊不安，气上冲咽喉不得息，寸脉浮，按之紧者。方中用瓜蒂味苦性涌吐，以催吐痰涎宿食，为君药。但瓜蒂苦寒有毒，催吐力峻，易伤胃气，配以赤小豆、淡豆豉谷类之品，取谷气以保胃气，使快吐而不伤正。且淡豆豉轻清宣泄，兼能宣解胸中邪气，并助瓜蒂以涌吐，与赤小豆共为佐使药。三药合用，共成涌吐痰涎宿食之剂。亡血体虚者勿用。实验研究表明，本方有强烈的催吐作用。而且对肝损害有明显的抑制作用。❷《外台秘要》卷四引《近效方》方。瓜蒂、生秫米、丁香各十四枚，赤小豆七枚。为末，病重者取如二大豆大，轻者取如一小豆大，放入两鼻孔中，缩鼻片刻，从鼻或口中流出清黄水，不愈则隔日再用。治黄疸。❸《圣济总录》卷六十一方。瓜蒂一两。为末，每服半钱匕，新汲水调下，以吐利为度。治爪黄，症见口苦舌干，身体急强，面目俱黄，行履不得，言语狂乱，四肢疼痛。❹《瘟疫论》卷上方。甜瓜蒂一钱，赤小豆（研碎）、生山栀仁各二钱。用水二盅，煎一盅，后入赤豆，煎至八分，先服四分，一时后不吐，再服尽；吐之未尽，烦满尚存者，再煎服。功能涌吐痰涎。治瘟疫，痰涎留于上焦，胸膈满闷，心烦喜呕，欲吐不吐，腹不满，欲饮不能饮，欲食不能食。

瓜蒂神妙散guādìshénmiàosǎn 《宣明论方》卷三方。火硝、雄黄、川芎、薄荷、苍耳子、藜芦各一分，天竺黄一钱五分。为细末，以少许嗃鼻中。治头目昏眩及偏正头痛。

瓜蒂汤guādìtāng 即一物瓜蒂汤。见该条。

瓜丁guādīng 中药材。出《千金翼方》。为瓜蒂之别名。详该条。

瓜蒌guālóu 中药材。出《针灸甲乙经》。古又称栝楼。又名瓜蒌实、杜瓜、药瓜、全瓜蒌。为葫芦科植物栝楼 *Trichosanthes kirilowii* Maxim. 或双边栝楼 *T. rosthornii* Harms 的干燥成熟果实。主产于山东、安徽、河南等地。甘、微苦，寒。入肺、胃、大肠经。清肺，化痰，宽胸散结，润燥滑肠。治痰热咳喘，肺痈，胸痹，结胸，乳痈肿痛，消渴，黄疸，便秘，煎服 9 ~ 15g。反川乌、草乌。含三萜皂苷、蛋白质、有机酸、糖类、树脂等。还含氨基酸、生物碱。注射液对豚鼠离体心脏有增加冠脉流量的作用，并能增加小鼠耐缺氧的能力。对小鼠有镇静作用，并对小鼠肉瘤及腹水癌细胞有抑制作用。水提物使动物血糖先升后降，最后复原。在体外对金黄色葡萄球菌、肺炎球菌、链球菌、铜绿假单胞菌、流感杆菌等有抑制作用。

瓜蒌皮guālóupí 中药材。见《御药院方》。即栝蒌皮。详该条。

瓜蒌仁guālóurén 中药材。出《丹溪心法》。为栝蒌子之别名。详该条。

瓜皮散guāpísǎn 《伤科补要》卷三方。冬瓜皮、牛皮胶各等分。为细末，酒调服。治外伤后发汗。

瓜瓤漏guārángIòu 病名。《外科大成》卷二："瓜瓤漏形如出水西瓜瓤之类。"泛指疮面如西瓜瓤状，不时往出渗流脓水的漏症。

瓜瓤瘟guārángwēn 病名。瘟疫的一种。《杂病源流犀烛·瘟疫源流》："瓜瓤瘟，胸高胁起，呕血如汁是也。"证情多危重。治宜生犀散、加味凉膈散等。参见"瘟疫"条。

瓜藤缠 guāténgchán 病名。绕足胫而生的一种肿疡。见《证治准绳·疡医》卷四。由湿热下注，蕴蒸肌肤而成。其症绕足胫生核数个，日久肿痛，溃烂流脓血，缠绵难愈。治宜健脾利湿，清热解毒。内服防风通圣散化裁；局部发热者，服当归拈痛汤。外贴阳和解凝膏。

瓜藤疔guāténgdīng 病名。出《证治准绳·疡医》卷二。该疔多个同时生长，形圆长如瓜形。治同疔疮。

瓜藤疬guāténglì 病名。出《外科大成》卷二。即瘰疬久延不愈，蔓及胸肋、腋窝等处，结块大小不等，如藤上结瓜，根颗相连者。参见"瘰疬"条。

瓜藤漏guāténglòu 病名。见《外科十三方考》下编。即瓜蒂漏的别称。见该条。

瓜子草guāzǐcǎo 中药材。❶见《民间常用草药汇编》。为瓜子金之别名。❷见《分类草药性》。为垂盆草之别名。❸见《植物名实图考》。为婆婆指甲菜之别名。❹见《湖南药物志》。为螺厣草之别名。详各条。

瓜子金guāzǐjīn 中药材。出《植物名实图考》。又名金锁匙、辰砂草、瓜子草、小远志、散血丹、竹叶地丁。为远志科植物瓜子金 *Polygala japonica* Houtt. 的干燥全草。产于东北、华北、西南及长江流域各地。辛、苦，平。归肺经。化痰止咳，活血消肿，止血，安神，解毒止痛。①治支气管炎，肺炎，百日咳，口腔炎，咽炎，扁桃体炎。②治吐血，便血，子宫出血，月经不调，惊悸，健忘，失眠，煎服 15 ~ 30g（鲜品 30 ~ 60g）。治骨髓炎，浸酒服；疔疮疖肿，毒蛇咬伤，捣敷。地上部分含三萜皂苷。根含远志醇及四乙酸酯等。据临床观察，瓜子金对失眠患者有某些催眠作用，但毒性较大，不宜久用。

瓜子莲guāzǐlián 中药材。见《湖南药物志》。为鱼鳖金星之别名。详该条。

瓜子藤guāzǐténg 中药材。见《福建民间草药》。为阿利藤之别名。详该条。

瓜子眼药guāzǐyǎnyào 《全国中药成药处方集》方（天津市）。煅炉甘石 500g（用黄连 30g 熬水浸，晒干）。为细末，每 300g 药粉兑冰片 30g、麝香 0.6g、熊胆 6g（化水）。再研细和匀，用荸荠 180g 拧汁，和冰糖 60g，化水作成瓜子式，每个重 0.3g，用时以药蘸凉水点眼角。功能消肿止痒，明目退翳。治暴发火眼，气蒙昏花，红肿痛痒，流泪怕光，外障云翳，眼边红烂。本方由《良明汇集》拨云散加减而成。

刮肠guācháng 病证名。❶即直肠泻。见《杂病广要·泄泻》："日夜频并，饭食直过者，名曰刮肠。又《灵枢》所谓洞泄，《仓公传》迥风，皆此证也。"详见"直肠泻"条。❷指粪便排出黏稠物。因似从肠中刮出，故名。《证治要诀》卷二："又有内不太满，犹生寒热，未可下而便下之，内虚热入，挟热自利，脐下必热，大便赤黄色及下肠间津汁垢腻，名曰利肠。"宜选用白头翁汤、黄芩汤、芍药汤等方。参见"痢疾""泄泻"等条。❸指诸病坏证而下脓血等秽物者。《证治要诀》卷八："诸病坏证，久下脓血，或如死猪肝色，或五色杂下，频出无禁，有类于痢，俗名刮肠。此乃脏腑俱虚，脾气欲绝，故肠胃下脱，若投痢药则误矣，六柱饮为稳。"参见痢疾有关条。

刮法guāfǎ ❶针刺手法名。指用指甲向上或向下频频刮动针柄以促使得气和加强针感的一种方法。《医学入门》："将大指爪从针尾刮至针腰，此刮法也。"❷推拿手法名。①用拇指侧或食、中两指指面蘸润滑剂后在治疗部位上做单方向的直线快速刮动的手法。《保赤推拿法》："刮者，医指挨儿皮肤，略加力而下也。"②用光滑的嫩竹板、瓷器片、象牙板、玻璃棒或圆针等辅助工具，蘸润滑剂后在治疗部位上做单方向的直线快速刮动的手法。

刮筋板guājīnbǎn 中药材。见《四川中药志》。又名走马胎。为大戟科植物草沉香 *Excoecaria acerifolia* F. Didr. 的幼嫩全株。分布于四川、云南、贵州、湖南、湖北。苦、辛，微温。祛风散寒，健脾利湿，破血。治风寒咳嗽，疟疾，风湿痹痛，黄疸型肝炎，食积，痞积，癥瘕积聚，闭经，狂犬病。煎服：6 ~ 12g。孕妇慎用。

刮痧guāshā　推拿方法。又作括沙。用边缘光滑的瓷器或硬币，蘸取植物油或温水刮颈项、肩胛、背部或肋间等处，自上而下，由内向外反复数次，到皮肤出现紫红色为止。常用于感冒、中暑、恶心、呕吐、头昏头胀、胸闷、腹痛、腹泻、食积、晕车、晕船、晕机、水土不服等症。《景岳全书·杂证谟》："盖以五脏之系，咸附于背，故向下刮之，则邪气亦随而降。凡毒气上行则逆，下行则顺。改逆为顺，所以得愈。虽近有两臂刮沙之法，亦能治痛，然毒深病急者，非治背不可也。"

刮痧法guāshāfǎ　实热痧胀邪犯肌表的治疗方法。用铜钱（或汤匙、瓷碗）蘸香油于患者脊柱两旁轻轻向下顺刮，逐渐加重，干则再蘸，再刮，以出现红紫斑点或斑块为度。继以消毒三棱针轻轻刺破，出尽紫黑血，使痧毒外泄。如刮刺头、额、肘、腕、腿、膝等处，可用绵麻纱线或头发蘸香油刮之。腹部柔软之处，可用食盐以手擦之（见《痧胀玉衡》）。

刮手背法guāshǒubèifǎ　小儿推拿方法名。出《小儿按摩经·手诀》。《保赤推拿法》："刮手背法，从儿手背刮至中指梢，能使儿泻。"

栝连丸guāliánwán　《医学入门》卷六方。瓜蒌仁、杏仁、黄连各等分，为末，竹沥、韭汁为丸，梧桐子大，每服三十至五十丸，紫苏煎汤送下。治酒伤痰嗽喘急。

栝蒌根散guālóugēnsǎn　《证治准绳·类方》第八册方。栝楼根、胡黄连、黄芩各七钱半，炒白僵蚕、白鲜皮、炒大黄各五钱，牛黄、滑石各二钱半。为细末，每服二钱，不拘时竹叶煎汤调下。功能祛风清热，生津止渴。治风热口中干燥，舌裂生疮。

栝蒌根汤guālóugēntāng　《症因脉治》卷二方。天花粉、麦冬、知母、石膏、甘草。水煎服。功能清热生津。治燥火烁肺，口渴身热，二便赤涩，喘咳气逆，面赤唇焦，吐痰难出。

栝蒌桂枝汤guālóuguìzhītāng　《金匮要略》方。天花粉、甘草各二两，桂枝、芍药、生姜各三两，大枣十二枚。水煎，分三次服，取微汗；汗不出，食顷啜热粥发。功能解肌和营，清热生津。治太阳病，身体强然，脉反沉迟。

栝蒌煎guālóujiān　《太平圣惠方》卷八十三方。瓜蒌一个（制熟去仁，以童便一升相合，研绞取汁），酥一两，生甘草末一分，蜜三两。加水慢火煎如稀饧，每服五分，清粥饮调下，日四五次。治小儿咳嗽不止，心神烦闷。

栝蒌牡蛎散guālóumǔlìsǎn　《金匮要略》方。天花粉、煅牡蛎各等分。为细末，饮服一方寸匕，日三服。治百合病，渴不瘥者。

栝蒌牛蒡汤guālóuniúbàngtāng　《医宗金鉴·外科心法要诀》卷六十六方。瓜蒌仁、炒牛蒡子、天花粉、黄芩、栀子、连翘、皂角刺、金银花、甘草、陈皮各一钱，青皮、柴胡各五分。水煎，入煮酒一杯和匀，食远服。功能清热解毒，散结消痈。治乳痈，红肿热痛，寒热往来者。

栝蒌青黛丸guālóuqīngdàiwán　《杂病源流犀烛·脏腑门》卷一方。瓜蒌仁一两，青黛三钱。为细末，炼蜜为丸，含化。治伤酒而致的湿痰作嗽。

栝蒌瞿麦丸guālóuqúmàiwán　《金匮要略》方。天花粉二两，茯苓、山药各三两，炮附子一枚，瞿麦一两。为末，炼蜜为丸，梧桐子大，饮服三丸，日三服，不知，增至七八丸，以小便利，腹中温为知。功能温阳化气，生津利尿。治下焦阳虚，小便不利，有水气，其人苦渴，腹中冷。

栝蒌散guālóusǎn　❶《太平圣惠方》卷五十五方。瓜蒌一枚，柴胡、炙甘草、款冬花、芦根、贝母（煨令微黄）各半两。为粗末，每服五钱，加生姜半分，水煎，不拘时服。治肺黄，症见眼目白色，头面微肿，鼻衄不止，多涕憎寒，遍身生赤粟子，壮热，腹胀胸满，上气。❷《瑞竹堂经验方》卷五方。瓜蒌一枚，金银花、炒牛蒡子各三钱，生姜、甘草各半两。为粗末，用酒一升煎数沸，空腹服。治便痈等恶疮。❸《证治准绳·类方》第六册方。煨瓜蒌一个。为细末，温酒调服。治五色痢久不愈者。❹《傅青主女科·产后编》卷下方。瓜蒌一个，金银花、当归各三钱，炒乳香、炒没药、甘草、青皮各五分，白芷一钱。水煎服。治乳痈及各种痈疽。❺《外科十法》方。瓜蒌一个，明乳香一钱。酒煎服。治早期乳痈。若妇人郁怒而乳肿者，于栝蒌散内更加柴胡、赤芍药、甘草、橘叶之属。❻《医学心悟》卷三方。大瓜蒌一枚（连皮捣烂），粉甘草二钱，红花七分。水煎服。治肝气燥急而胁痛，或发水泡。❼即神效栝蒌散，见该条。

栝蒌汤guālóutāng　❶《外台秘要》卷三十四引《集验方》方。①瓜蒌四两，麦冬、人参、干地黄各三两，炙甘草二两，土瓜根五两，大枣二十枚。水煎，分三次服。功能益气生津止渴。治产后口渴。②瓜蒌、人参各三两，炙桑螵蛸、炙甘草、黄连、生姜各二钱，大枣五十枚。水煎，分三次服。治产后小便数而兼渴。❷《全生指迷方》卷二方。栝楼根四两，柴胡八两，人参、黄芩、炙甘草各三两。为粗末，每服二钱，加生姜三片、大枣一枚，水煎。治疟疾热多者。

栝蒌薤白白酒汤guālóuxièbáibáijiǔtāng　《金匮要略》方。瓜蒌实一枚，薤白半升，白酒七升。水煎，分二次服。功能通阳散结，行气祛痰。治胸痹喘息咳唾，胸背痛，短气，寸口脉沉而迟，关上小紧数者。近代常用治冠心病心绞痛、肋间神经痛、慢性支气管炎等痰阻气滞者。方中瓜蒌祛痰，开胸散结；薤白通阳，行气止痛；白酒助药上行，调畅气机。诸药合用，使胸中阳气宣通，痰浊消散，气机舒畅，则胸痹诸症自除。

栝蒌薤白半夏汤guālóuxièbáibànxiàtāng　《金匮要略》方。瓜蒌实一枚，薤白三两，半夏半升，白酒一斗。水煎，分四次服，日三次。功能祛痰行气，通阳散结。治胸痹，不得卧，心痛彻背，舌苔厚腻者。

栝蒌杏连丸guālóuxìngliánwán　《杂病源流犀烛·脏腑门》卷一方。瓜蒌仁、杏仁、黄连各等分。为末，竹沥、姜汁为丸。治伤酒而致的湿痰作嗽。

栝蒌枳实汤guālóuzhǐshítāng　❶《增补万病回春》卷二方。①瓜蒌仁、枳实（麸炒）、桔梗、茯苓、贝母、陈皮、黄芩、栀子各一钱，当归六分，砂仁、木香各五分，甘草三分。为粗末，加生姜，水煎去渣，入竹沥、姜汁少许和服。功能清热理气化痰。治痰结咯吐不出，胸膈作痛，不能转侧，或痰结胸膈满闷，寒热气急及痰迷心窍，不能言语者。若神昏不语，去木香，加菖蒲；气喘，加桑白皮、苏子。②瓜蒌、枳实（麸炒）、桔梗、川芎、制苍术、香附、杏仁、黄芩、贝母、陈皮各一钱，木香（另研）、砂仁各五分。为粗末，加生姜三片，水煎去渣，入竹沥、姜汁少许，磨木香调下。功能理气化痰。治痰郁证。❷《增补万病回春》卷五方。瓜蒌仁、枳实、栀子、川贝母、桔梗、黄芩、陈皮、茯苓、麦冬、人参、当归、苏子各等分，甘草三分。为粗末，加生姜一片，水煎去渣，入竹沥、姜汁少许同服。功能清热化痰养阴。治痰火发痉。

栝楼guālóu 中药材。出《神农本草经》。即瓜蒌。详该条。

栝楼根guālóugēn 中药材。出《神农本草经》。为天花粉之别名。详该条。

栝楼茎叶guālóujīngyè 中药材。出《名医别录》。为葫芦科植物栝楼 *Trichosanthes kirilowii* Maxim. 或双边栝楼 *T. uniflora* Hao 等的茎叶。酸，寒。解暑。治中热伤暑。煎服：9～15g。栝楼叶含山柰苷。

栝楼壳guālóuké 中药材。见《中药形性经验鉴别法》。即栝楼皮。详该条。

栝楼皮guālóupí 中药材。出《雷公炮炙论》。又名栝楼壳、瓜蒌皮。为葫芦科植物栝楼 *Trichosanthes kirilowii* Maxim. 或双边栝楼 *T. uniflora* Hao 等的果皮。我国大部分地区均产。甘、微苦，寒。入肺、胃经。清肺化痰，宽胸散结。治肺热咳嗽，咽痛，胸痹，消渴，便秘。煎服：9～12g。反川乌、草乌。栝楼果皮含皂苷、有机酸、树脂等。对离体豚鼠心脏能增加冠脉流量，皮的作用比种子显著。提取物尚能增加小鼠耐缺氧的能力。在体外对腹水癌细胞有杀死作用。栝楼皮具泻下作用，但较栝楼仁弱。皮中的氨基酸有祛痰作用。

栝楼仁guālóurén 中药材。出《药性类明》。即栝楼子。详该条。

栝楼实guālóushí 中药材。出《金匮要略》。即瓜蒌。详该条。

栝楼子guālóuzǐ 中药材。出《本草经集注》。又名瓜蒌仁、栝楼仁。为葫芦科植物栝楼 *Trichosantnes kirilowii* Maxim. 或双边栝楼 *T. uniflora* Hao 等的种子。主产于安徽、山东、河南、广东、广西、云南等地。甘，微苦寒。入肺、胃、大肠经。润肺化痰，滑肠。治肺热咳嗽，痰黏不易咯出，燥结便秘。煎服：9～12g。反川乌、草乌。栝楼仁含皂苷、树脂及脂肪油（内含栝楼酸）等。栝楼子含甘油酯类如1－栝楼酰－2′3－二亚油酰甘油等，还含菜油甾醇、栝楼萜二醇及其3－苯甲酸酯等，尚含栝楼子蛋白。双边栝楼子含11－甲氧基去甲央戈宁、香草酸、小麦黄素等。栝楼仁含有的栝楼酸系多价不饱和脂肪酸，具有抑制血小板聚集的作用，其他药理作用与栝楼皮同，但较弱。

栝石汤guāshítāng 《医学入门》卷八方。瓜蒌仁九钱，滑石一钱半，炒苍术、天南星、赤芍药、陈皮各一钱，白芷、黄柏、黄芩、黄连各五分，甘草二分，生姜三片。水煎服。治破伤风下后，里热不解者。

骺骨guāgǔ 骨名。亦作骷骨。指锁骨。

寡欲guǎyù 养生术语。意即减少或节制欲求。其中“欲”有广义、狭义两种含意。广义指人的一切欲望，狭义专指性欲。养生术中认为节制性欲至为重要。

挂金灯guàjīndēng 中药材。出《救荒本草》。又名金灯笼、锦灯笼、灯笼果。为茄科植物酸浆 *Physalis alkekengi* L. var. franchetii（Mast.）Mak. 带宿萼的果实。主产于吉林、河北、新疆、山东。酸，寒。入肺、脾经。清热解毒，化痰，利咽，利尿。①治肺热咳嗽，咽喉肿痛，音哑，骨蒸劳热，黄疸，水肿，淋病。煎服：4.5～9g。②治天疱疮，湿疹。捣敷或研末油调涂。孕妇慎服。果实含酸浆果红素、微量生物碱等。还含柠檬酸、草酸等。花萼含胡萝卜素、酸浆黄质等。

挂线疗法guàxiànliáofǎ 肛瘘治法。《古今医统》：“指用芫根煮线，挂破大肠，药线日下，肠肌日长。”即用药线（或普通丝线）或橡筋挂开漏管的方法。其原理是利用扎线的张力，逐渐使局部气血阻断，使组织缓慢发生坏死，从而达到逐步切开瘘管的目的。多用于治疗高位肛漏，配合手术治疗。

guai

拐棍参guǎigùnshēn 中药材。见《滇南本草》整理本。为蓝花参之别名。详该条。

拐角七guǎijiǎoqī 中药材。见《全国中草药汇编》。为野棉花根之别名。详该条。

拐枣guǎizǎo 中药材。见《救荒本草》。为枳椇子之别名。详该条。

拐子药guǎi · ziyào 中药材。见《湖南药物志》。为雪里开之别名，详该条。

怪疾奇方guàijíqífāng 方书。1卷。清代费伯雄撰。刊于1865年。此书乃费氏汇辑治疗各种稀见怪病的验方而成。录蛇瘕、米瘕、口内肉球等144症，收集验方149首。其间有部分作者经验。收入丛书《古愚山房方书三种》。见该条。

怪脉guàimài 生命垂危时所出现的特殊脉象。详“七怪脉”“十怪脉”条。

guan

关guān ❶人体部位。①脉位。如《濒湖脉学》：“掌后高骨，是谓之关。关前为阳，关后为阴。”②指腕踝两关节而言，如《骨释》：“手足腕两端骨，亦通曰关。”③《骨释》：“凡肘腋、髀、腘而端相接骨，通曰机关，亦曰关。”泛指人体的大关节而言。④喉科传统上把咽峡称关。在咽腭弓之后，称关内；舌腭弓之外，称关外。❷承扶穴的别名，如《素问·骨空论》：“辅上为腘，腘上为关。”

关白附guānbáifù 中药材。见《中药志》。又名竹节白附。为毛茛科植物黄花乌头 *Aconitum coreanum*（Levl.）Raipaics 的块根。主产于东北。辛、甘，温，有毒。入肝、胃经。祛风痰，逐寒湿，止痛。治风寒湿痹，偏正头痛，风痰眩晕，口眼㖞斜，跌打肿痛。煎服：1.5～4.5g。炮制后用。孕妇忌服。本品含次乌头碱和关附甲、乙、丙、丁、戊、己、庚、辛素等生物碱。本品有抗炎作用。

关冲guānchōng 经穴名。代号SJ1。出《灵枢·本输》。属手少阳三焦经。井（金）穴。位于无名指尺侧，指甲角旁约0.1寸。布有来自尺神经的指掌侧固有神经和指掌侧固有动、静脉形成的动、静脉网。主治昏厥，热病，头痛，目赤痛，咽喉肿痛等。斜刺0.1～0.2寸，或点刺出血。艾炷灸1～3壮，或艾条灸5～10分钟。

关刺guāncì 古刺法名。五刺之一。《灵枢·官针》：“关刺者，直刺左右尽筋上，以取筋痹，慎无出血，此肝之应也。或曰渊刺，一曰岂刺。”指在患处两端尽筋上，即关节的肌腱附着部直刺而避免出血的刺法。以其刺处在关节附近，故名关刺。因肝主筋，故本法应肝而用于治疗与肝有关的筋痹等疾患。

关防风guānfángfēng 中药材。见《药材学》。为防风之药材名。详该条。

关格guāngé ❶病名。①小便不通名关，呕吐不已名格，小便不通与呕吐不止并见名为关格。见《伤寒保命集类要·关格病》。《医学心悟》卷三："更有小便不通，因而吐食者，名曰关格。经云：关则不得小便，格则吐逆。关格者，不得尽其命矣。"本证多系癃闭的严重阶段，可见于尿毒症等疾患。②大便不通名内关，小便不通名外格，大小便都不通名关格。《诸病源候论·关格大小便不通候》："关格者，大小便不通也。大便不通谓之内关，小便不通谓之外格，二便俱不通为关格也。由阴阳气不和，荣卫不通故也。阴气大盛，阳气不得荣之曰内关；阳气大盛，阴气不得荣之曰外格；阴阳俱盛不得相荣曰关格。关格则阴阳气否，结于腹内，胀满，气不行于大小肠，故关格而大小便不通也。"③指上不得入而呕吐，下则大小便秘结者。《医贯》卷之五："关格者，粒米不欲食，渴喜茶水饮之，少顷即吐出，复求饮复吐。饮之以药，热药入口即出，冷药过时而出，大小便秘，名曰关格。关者下不得出也，格者上不得入也。"④指呕吐而渐见大小便不通者为关格。《医醇賸义·关格》："患此证者，多起于忧愁怒郁，即富贵之家，亦多有隐痛难言之处，可见病实由于中上焦，而非起于下焦也。始则气机不利，喉下作梗；继则胃气反逆，食入作吐；后乃食少吐多，痰涎上涌，日渐便溺艰难。此缘心肝两经之火煎熬太过，营血消耗，郁蒸为痰；饮食入胃，以类相从，谷海变为痰薮，而又孤阳独发，气火升痰，宜其格而不入也。"因肝气犯胃，食入作吐，宜解郁和中，归桂化逆汤；痰气上逆，食入呕吐，人参半夏汤；孤阳独发，阻格饮食，甚则作呃，和中大顺汤。二气双调饮通治关格。❷脉象。指人迎与寸口脉俱盛极，系阴阳离决之危象。《灵枢·终始》："人迎四盛，且大且数，名曰溢阳，溢阳为外格。"又："脉口四盛，且大且数者，名曰溢阴，溢阴为内关，内关不通，死不治。人迎与太阴脉口俱盛四倍以上，命曰关格，关格者，与之短期。"❸指阴阳均偏盛，不能相互营运的严重病理状态。《灵枢·脉度》："阴气太盛，则阳气不能荣也，故曰关；阳气太盛，则阴气弗能荣也，故曰格。阴阳俱盛，不得相荣，故曰关格。关格者，不得尽期而死也。"

关阖枢guānhéshū　见《灵枢·根结》《素问·阴阳离合论》等篇。古时用此来解释经络学说中三阴三阳气机变化的特点。"关"原文作"开"，应据《黄帝内经太素》卷十《经脉根结》及《素问·阴阳离合论》新校正引《九墟》文改为"关"，方与《灵枢·根结》之"折关败枢"文合。原意关是门栓，其变动为开；阖是门扇，其变动为闭；枢是户枢，其变动为转。六经中的太阳居阳分之表，为关；阳明居阳分之里，为阖；少阳居阳分少中，为枢；太阴居阴分之表，为关；厥阴居阴分之里，为阖；少阴居阴分之中，为枢。六经皮部也都结合关、阖、枢命名。参见"皮部"条。

关黄柏guānhuángbò　中药材。见《东北植物药图志》。为黄柏药材之一种。详该条。

关节guānjié　❶解剖部位名。即骨与骨相接之处。凡能伸屈旋转活动的，称为活动关节，如肩、肘关节等；不能伸屈旋转活动的，为不动关节，如腰骶、骶尾等关节之类。❷指疮病势发展的时日顺序。《外科正宗》卷一："关节者，阳疮以十四日为关，阴疮以二十一日为节。此时各要出脓，势定不可过攘，但脓出方自腐脱，腐脱方自肌生，肌生方自收敛，收敛方自疮平，此为疮之关节，亦由次序来也。"

关节变形guānjiébiànxíng　症名。关节的正常形态改变，包括关节僵硬、强直、畸形，并影响功能活动。症名常见于历节病、尪痹、鹤膝风、关节流注以及脱臼等病变。参见各条。

关节红肿guānjiéhóngzhǒng　症名。关节部位肿胀，皮肤变红，并常伴有热痛感。多见于痹证、关节流注、鹤膝风及扭伤、脱臼等病患。详各条。

关节流注guānjiéliúzhù　病证名。流注病的一种。多因暑湿、外伤、病后余毒等客于经络，流于关节所致。症见被侵关节肿胀、酸痛、久则发热、并有波动、伸屈受限，甚则疼痛剧烈、关节不能活动、全身发热、食少无力。类似化脓性关节炎。治疗：因暑湿所致者，服五神汤加豆卷、佩兰、薏苡仁；因外伤瘀血所致者，服活血散瘀汤加三七、乳香；因外感热病后余毒所致者，服黄连解毒汤合犀角地黄汤；兼神昏惊厥者，加用安宫牛黄丸、紫雪丹。如成脓者，用透脓散内服；溃后脓出不敛者，外撒生肌散，太乙膏敷贴。参见"流注"条。

关节疼痛guānjiéténgtòng　症名。关节疼痛可表现为周身关节痛，或游走性非固定的关节痛，也可表现为局限于某关节的固定性关节痛。周身关节痛多属全身病患，如感受外邪引发关节痹痛，或精气内伤而腰脊酸痛等。参见"风寒湿痹""骨枯髓减"条。局限性、固定性的关节痛多见于骨关节损伤及其他关节病患。参见"关节红肿""关节变形"条。

关口guānkǒu　即咽峡部。《喉科指掌》卷三："双乳蛾……生于关口上部两边。"

关梁guānliáng　经穴别名。出《针灸甲乙经》。即金门。见该条。

关陵guānlíng　经穴别名。出《针灸大全》。即膝阳关。见该条。

关脉guānmài　寸口脉三部之一。详寸"关""尺"条。

关门guānmén　❶关口，门户。《素问·水热穴论》："肾者，胃之关也，关门不利，故聚水而从其类也"。❷经穴名。代号ST22。出《针灸甲乙经》。属足阳明经。位于腹正中线脐上3寸，旁开2寸处。《针灸甲乙经》又云："去任脉3寸。"一说"在梁门下五分"（《外台秘要》）。布有第8肋间神经，并有第8肋间动、静脉分支及腹壁上动、静脉分支通过。主治腹痛，腹胀，肠鸣，泄泻，纳呆，身肿等。直刺0.8～1.2寸。艾炷灸3～7壮，或艾条灸5～15分钟。❸齿。《三因极一病证方论》卷十六："齿为关门，肾之荣，骨之余也。"

关门不利guānménbùlì　病机。指肾的气化障碍而致小便不利，发生水肿的病机。《素问·水热穴论》："肾者，胃之关也，关门不利，故聚水而从其类也。"

关木通guānmùtōng　中药材。见《中药志》。又名苦木通、马木通、万年藤。为马兜铃科植物木通马兜铃 *Aristolochia manshuriensis* Kom. 的木质茎。主产于吉林、黑龙江、辽宁。苦，寒，有毒。清心泻火，利尿通淋，下乳通经。治口舌生疮，小便赤涩疼痛，水肿，带下，闭经，产后乳汁不通，湿热痹痛。煎服：3～6g。本品含马兜铃酸、齐墩果酸、木兰碱、β－谷甾醇、鞣质等。马兜铃酸能提高细胞免疫功能，动物实验有抗癌活性。近年国内外文献相继报道所含马兜铃酸具有肾毒性，国家药品监督管理局于2003年取消关木通的药用标准，规定含关木通的中药制剂须凭医师处方购买，并在医师指导下使用，明确肾脏病患者、孕妇、新生儿禁用，儿童及老人一般不宜使用。本品不宜长期使用，服用时应定期检查肾功能。

关前廓guānqiánkuò　眼的八廓名称之一。用相应脏腑的功能命名者。《张氏医通》卷八：“小肠之府为雷廓，又名关前廓。”详“雷廓”条。

关窍guānqiào　解剖部位名。见《伤科汇纂》卷五。即关节。详该条。

关泉廓guānquánkuò　眼的八廓名称之一。用相应脏腑的功能命名者。见葆光道人《眼科龙木集》。❶《证治准绳·杂病》认为即兑廓，络通下焦，“肾与下焦相为脏腑，关主阴精化生之源，故曰关泉廓”。❷《医宗金鉴·眼科心法要诀》：“关泉廓即雷廓，命门者，龙雷之火，故名关泉。”❸陈达夫《中医眼科六经法要》：“兑泽名关泉廓，属三焦者，以三焦为决渎之官，只有沼泽，方能关其泉水也。”参见“雷廓”“泽廓”条。

关枢guānshū　太阳经阳络之称。《素问·皮部论》：“太阳之阳，名曰关枢，上下同法，视其部中有浮络者，皆太阳之络也。”张景岳注：“关，卫固也。少阳为三阳之枢，展布阳气于中，太阳则卫固其气而约束于外，故曰关枢。”

关阳guānyáng　穴名。见“膝阳关”条。

关耀南guānyàonán　清末医家。字道吾。江西清江人。研习《伤寒论》颇多体会，以为临证应先明主证，参以兼证，再参脉候，按法处方，治多获良效。撰有《伤寒论类证》10卷、《伤寒类脉》3卷、《伤寒类方》2卷。合为《澄园医类》(1886) 15卷。

关仪guānyí　经外奇穴名。《备急千金要方》：“女人阴中痛引心下及小腹绞痛，腹中五寒，灸关仪百壮。穴在膝外边上一寸宛宛中。”即在膝外侧缘，当腘窝横纹上1寸处。主治小腹绞痛。直刺0.5～1寸。艾炷灸3～7壮，或艾条灸5～15分钟。

关阴guānyīn　❶阴盛已极，不能与阳气相交的脉象。表现为寸口脉大于人迎脉4倍。《素问·六节藏象论》：“寸口四盛以上为关阴。”❷病名。小便不通，由于热结下焦，气化障碍、故阴窍关闭。参见“关格”条。

关幼波guānyòubō(1913—2005)　现代医家。北京人。16岁起自学中医经典，24岁随父关月波临床学习。1950年参加中医联合诊所。1951年组织部分中医师成立安定门联合诊所，并担任所长。1953年在北京市第一中医门诊部工作。1956年被调到北京中医医院，担任中医师、内科副主任、内科主任、副院长等职。1982年被北京第二医学院聘为教授。1986年被聘为北京中医学院（现名北京中医药大学）名誉教授。1990年被国家中医药管理局确定为首批全国名老中医。精于内科疑难杂症，擅长治疗肝胆病，总结出一套肝病防治体系，形成独特的关氏理论、关氏药方和关氏经验。“关幼波肝病诊疗程序”把古老中医学与现代电子技术相结合，为中医现代化做了大胆尝试。主编《关幼波临床经验选》《肝病百问答》及《关幼波肝病杂病论》等。

关元guānyuán　经穴名。代号CV4。出《灵枢·寒热病》。别名三结交、下纪、次门、丹田、大中极。属任脉。足三阴、任脉之会。小肠之募穴。位于腹正中线，脐下3寸。布有第12肋间神经的前皮支的内侧支，腹壁浅动、静脉分支和腹壁下动、静脉分支。主治中风脱证，肾虚气喘、遗精、阳痿、疝气、遗尿、淋浊、尿频、尿闭、尿血、月经不调、痛经、经闭、带下、崩漏、腹痛、泄泻、痢疾，以及尿路感染、功能性子宫出血、子宫脱垂、神经衰弱、晕厥、休克等。并有强壮作用。直刺1～1.5寸。艾炷灸7～10壮，或艾条灸15～30分钟。

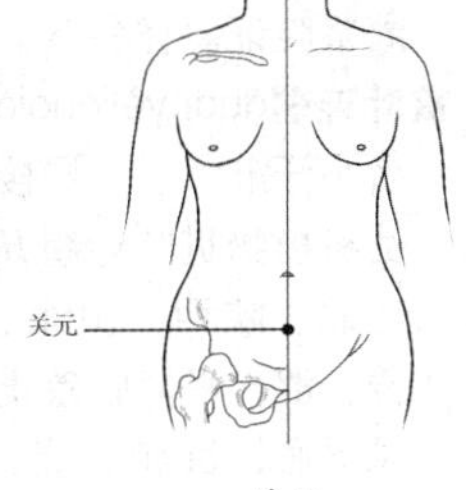

关元

关元上guānyuánshàng　经外奇穴名。即利尿穴，见该条。

关元俞guānyuánshù　经穴名。代号BL26。出《太平圣惠方》。属足太阳膀胱经。位于腰部，第5腰椎棘突下旁开1.5寸处。一说“除脊各寸半”（《针灸资生经》）。布有第5腰神经后支和腰最下动、静脉后支。主治腰痛、腹胀、泄泻、痢疾、遗尿、消渴，以及膀胱炎等。直刺1～1.5寸。艾炷灸5～10壮，或艾条灸10～20分钟。

关蛰guānzhé　太阴经阴络之称。《素问·皮部论》：“太阴之阴，名曰关蛰，上下同法，视其部中有浮络者，皆太阴之络也。”张景岳注：“关者，固于外；蛰者，伏于中。阴主藏而太阴卫之，故曰关蛰。”

观身集guānshēnjí　丛书。清代叶志诜编集。刊于1850年。全集收辑有关生理解剖著作4种。包括陈会《全体百穴歌》；沈绂《十二经脉络》，专述十二经脉起止部位及循行部位；沈金鳌《脉象统类》，以浮、沉、迟、数、滑、涩为纲，阐明各类脉象；沈彤《释骨》，条释全身骨骼部位、形象及名称。全书收入《汉阳叶氏丛刻医类七种》中。

观神色guānshénsè　望诊内容之一。神与色同是脏腑气血盛衰的外露征象，观察精神、意识、表情，以及面部色泽、目光神采等变化，可以了解正气的盛衰，和寒热虚实等情况。参见“得神”“失神”“色诊”各条。

观音花guānyīnhuā　中药材。见《浙江中药资源名录》。为蘘荷之别名。详该条。

观音柳guānyīnliǔ　出《卫生易简方》为柽柳之别名。详该条。

观音人参胡桃汤guānyīnrénshēnhútáotāng　《是斋百一选方》方。又名人参胡桃汤。新罗人参一寸许，胡桃肉一个。水煎服。功能补肺肾，定喘逆。治肺肾两虚，气促痰喘。

观音散guānyīnsǎn　❶《太平惠民和剂局方》卷十方。人参一两，茯苓一钱半，炒神曲二钱，炒石莲肉一分，白芷、黄芪、炮木香、白扁豆（去皮，炙焦黄，去火毒）、炙甘草各一钱。为细末，每服一钱，加大枣一枚，藿香三叶，水煎服。功能温养脾胃。治小儿外感风冷，内伤脾胃，呕逆吐泻，不进乳食，久则渐渐羸弱，大抵脾虚则泻，胃虚则吐，脾胃俱虚，吐泻不已。❷《世医得效方》卷十一方。人参、白术（纸裹煨）、藿香、枳壳、炒扁豆各二钱半，茯苓、冬瓜子仁、酸枣仁（去皮，蚌粉炒）、木香、石莲肉、黄芪、炙甘草各半两，紫苏叶少许。为末，每服一钱，乌梅或冬瓜子仁或陈米汤调下。治小儿胃气不和，脾困，下泻过多，不思饮食，乳食不化，精神昏愦，四肢困冷。❸《幼科发挥》卷一方。全蝎（去毒，炒）十个，煨天麻、防风、白芷、甘草、茯苓各二钱五分，人参二钱，扁豆（姜汁炒）一钱五分。为末，每服一钱，枣汤送下。治小儿慢惊。

观者之喜guānzhězhīxǐ　蒙医著作。吉格木德·丹金扎木苏著于20世纪。主要介绍蒙医常用的诊断方法、药物性能及常用验方。1974年内蒙古巴盟临河县（今内蒙古临河区）人民医院蒙医科编译。改书名为《蒙医传统验方》。内蒙古人民出版社出版。

官布札布guānbùzhábù（1669—1750） 蒙古族政治活动家、佛学家，兼通蒙医药。内蒙古乌朱穆沁旗人。曾在清廷内阁掌译番蒙诸文西番学总管仪宾之职，熟谙蒙、藏、汉、梵诸种文字。于佛学有颇深研究，著有《造像量度经解及续补》。医学方面有《药方》一书，载蒙、藏、汉及印度医学中之常用方剂及药物。另有《藏蒙汉合璧药方》等。

官桂guānguì 中药材。出《本草图经》。为肉桂之药材名。详该条。

官桂丸guānguìwán 《妇科玉尺》卷三方。当归、官桂、甘草、白芍药、炮姜、生地黄各一两，黑豆三两。为末，每服三钱，温酒送下。治死胎不下，指甲青，舌青，胀闷，口中作屎臭。

官能guānnéng 《灵枢》篇名。官，各守其职；官能，是根据各人的才能，量材取用。本篇指出，培养医生要根据各人的能力和特长，分别传授不同的技术，使之发挥其才能，故名。还论述用针必须明确脏腑、经络、气血、阴阳、表里、寒热、虚实等，然后确定诊断和治疗的具体措施。

官却仁钦guānquèrénqīn 明代藏医学家。又译为米尼玛·图瓦顿旦，藏医北方学派强巴·南杰札桑之弟子。潜心研究《四部医典》，著有《医药精论》《四部医典医理解释》《瘟病疗法》等。其子拉尊·札西白桑及孙强美·索南益西坚赞亦为名医。

官医提举司guānyītíjǔsī 元代医务机构名。其职责为掌管医务行政及有关医学的诉讼等问题，设提举、同提举、副提举主管该机构。除中央外，又于河南、江浙、江西、湖广、陕西五省也都设立一司。置于1288年（至元二十五年）。

官医提举司副提举guānyītíjǔsīfùtíjǔ 元代医官职称，系官医提举司之副职官员，始设于1288年（至元二十五年），官阶为从六品。

官医提举司提举guānyītíjǔsītíjǔ 元代医官职称。系官医提举司之主要负责官员，始设于1288年（至元二十五年），官阶为从六品。

官医提举司同提举guānyītíjǔsītóngtíjǔ 元代医官职称。系官医提举司之副职主管官员，始设于1288年（至元二十五年），官阶为从六品。

官针guānzhēn ❶《灵枢》篇名。选用符合当时官方所规定的针具和针法来治疗，故名。主要论述正确使用9针的重要性，并指出九针有不同的性能和适应证。在临证时应根据疾病的性质和部位来选择用针的长、短、大、小，又列举了各种不同的针刺手法。❷古代官方认定的9种标准针具。

冠心二号guānxīn'èrhào 经验方。见《新编药物学》。丹参18克，川芎、红花、赤芍药各9g，降香6g。水煎服。功能活血化瘀。治冠心病心绞痛。实验研究表明，该方有降低血清总胆固醇，增加冠脉血流量，降低心肌耗氧量，对抗心肌缺血，抑制血小板凝集，增强纤维蛋白溶解酶系统活性等作用。

冠心舒通胶囊guānxīnshūtōngjiāonáng 中成药。见《中华人民共和国药典（一部）》（2020）。广枣480g，丹参240g，丁香60g，冰片30g，天竺黄30g。以上五味，按胶囊剂工艺制成，每粒装0.3g。口服。一次3粒，一日3次；4周为一疗程。活血化瘀，通经活络，行气止痛。用于胸痹心血瘀阻证，症见胸痛、胸闷、心慌、气短；冠心病、心绞痛见上述证候者。

冠心苏合胶囊guānxīnsūhéjiāonáng 中成药。见《中华人民共和国药典（一部）》（2020）。苏合香25g，冰片52.5g，醋乳香52.5g，檀香105g，土木香105g。以上五味，按胶囊剂工艺制成，每粒装0.35g。含服或吞服。一次2粒，一日1~3次。临睡前或发病时服用。理气，宽胸，止痛，用于寒凝气滞、心脉不通所致的胸痹，症见胸闷、心前区疼痛及冠心病心绞痛见上述证候者。

冠心苏合丸guānxīnsūhéwán 经验方。见《中华人民共和国药典（一部）》（2020）。苏合香50g，冰片、乳香（制）各105g，檀香、青木香各210g。除苏合香外，其余药物为细末，炼蜜待微温后，加入苏合香搅匀，再与上述粉末混匀，制成1000丸。含服或嚼碎后咽服，1次1丸，1日1~3次；也可于临睡前或发病时服用。功能理气，宽胸，止痛。治心绞痛，胸闷，憋气。

莞草guǎncǎo 中药材。见《新华本草纲要》。为水葱之别名。详该条。

管见大全良方guǎnjiàndàquánliángfāng 内科著作。又名《新编备急管见大全良方》。10卷，附《诊脉要诀》1卷。宋代陈自明撰于1271年。本书根据《太平惠民和剂局方》的成方编撰而成。首为诊脉部位图及脉诀大要，列述诸风、伤寒、痰饮、咳嗽、脚气、暑、湿、疟疾、瘴疫等32类各科病证，每类病证先论病理及辨证，次述治法。但书中的治疗部分只有治疗方剂或成药的名称，并无具体处方。

管窥附余guǎnkuīfùyú 诊法著作。见"四诊抉微"条。

管窥一得guǎnkuīyīdé 医论著作。杜仲骏撰。撰年未详。本书收录《中西医学论》《中西药性论》《形质精神论》《论检疫》《论细菌》《论发炎》等17篇论文。通过对中西医对比，认为中西医各有所长，中医治法之长在于保元气于无形。杜氏在其《形质精神论》中称：西医重形质而略精神，中医重精神而略形质。形质病而精神不病者无妨，精神病而形质不病者可虑。现存有民国年间排印本。

管橓guǎnshùn 明代医家。金陵（今江苏南京）人。博览医书，尤留心采录痘疹方论。撰《保赤全书》两卷（1585），详录痘科证治，述保胎原理、随时育儿之法，兼列百余条儿科杂症方治。

管仲guǎnzhòng 中药材。❶出《滇南本草》。又名翻白叶、白地榆、地槟榔、银毛委陵菜。为蔷薇科植物亮叶委陵菜*Potentilla fulgens* Wall. 的根或全草。分布于我国西南地区。苦、涩，寒。凉血止血，收敛止泻。治肺结核咯血，吐血，鼻衄，血崩，肠炎，痢疾，消化不良，煎服：9~15g。捣敷治疔疮。研末撒治外伤出血。❷见《本草纲目》。即贯众。详该条。

贯脓guànnóng 病证名。出《古今医鉴》。指痘疮贯脓，又名灌浆，灌脓。凡痘疮七、八、九日渐贯脓，脓水之盈亏，视气血之盛衰而定。气血充盈者，易脓易痂；气血不足者，毒不成浆；气不胜者，则毒内陷，出现五陷等现象。《医宗金鉴·痘疹心法要诀》分灌浆顺证、灌浆逆证、灌浆险证。详各条。

贯叶连翘guànyèliánqiào 中药材。见《南京民间药草》。又名小汗淋草、千层楼、小对叶草、女儿茶、赶山鞭。为藤黄科植物贯叶连翘*Hypericum perforatum* L. 的全草。分布于河北、陕西、山东、江苏、江西、四川、贵州等地。微苦、涩，平。收敛止血，清热解毒。①治咳血，吐血，肠风下血，目赤肿痛，尿路感染，月经不调。煎服：10~15g。②治痈疖肿毒，痄腮，烧伤，外伤出血，鲜品捣敷或干品研末调敷。本品含挥发油、贯叶连翘素、金丝桃素、金丝桃苷、芸香苷、槲皮苷、异槲皮苷、槲皮素、大黄素蒽酚、鞣质、绿原酸、咖啡酸、β-谷甾醇等。另含树脂，内有抗菌成分贯叶连翘树脂Ⅰ和Ⅱ。贯叶连翘素在体外对金黄色葡萄球菌、粪链球菌、大肠埃希菌和变形杆菌等均有很强的抑制作用。浸剂有驱肠虫的作用，对蛲虫、膜壳绦虫均有效，对狗蛔虫病也有效。金丝桃素有中枢镇静，降低血糖、血钙和升高血钾的作用。可增加精神抑郁者的食欲、体重及活动性。金丝桃素还有抗病毒作用。金丝桃苷可增强兔毛细管抵抗力，对离体心脏有兴奋作用。还有抗炎、止咳作用。

贯榨根guànzhàgēn　中药材。见《浙江民间草药》。为胡颓子根之别名。详该条。

贯仲guànzhòng　中药材。见《本草纲目》。即贯众，详该条。

贯众guànzhòng　中药材。出《神农本草经》。又名贯仲、管仲。为鳞毛蕨科植物粗茎鳞毛蕨 *Dryopteris crassirhizoma* Nakai 等的根茎及叶柄基部。粗茎鳞毛蕨主产于东北。苦、涩，微寒，有小毒。入肝、脾经。杀虫，清热解毒，止血。①治蛔虫、绦虫、蛲虫及钩虫病。②预防麻疹、流行性乙型脑炎，治流行性感冒、温热、斑疹。③治吐血，衄血，崩漏，便血，血痢，尿血。煎服：4.5～9g，或入丸、散。④治热毒疮疡，痄腮，煎服或研末调敷。⑤治蛲虫病，煎服，并煎水熏洗肛门。孕妇慎服。粗茎鳞毛蕨根茎含绵马酸类、黄绵马酸类、白绵马素以及羊齿烯、雁齿烯等三萜类成分，还含鞣质、挥发油等。粗茎鳞毛蕨可使绦虫麻痹，因而不能牢附肠壁，服后给予泻盐，可将绦虫驱出；粗茎鳞毛蕨的乙醚提取物可使子宫兴奋，作用与麦角相似；煎剂在体外对各型流感病毒有不同的抑制作用。贯众有一定抗菌、抗肿瘤作用，还可保肝。贯众毒性较强，但它在肠道不易吸收。毒性成分可致呕吐、视力障碍甚至伤害视神经而失明。中毒时还可引起中枢神经系统障碍甚至延髓性麻痹。

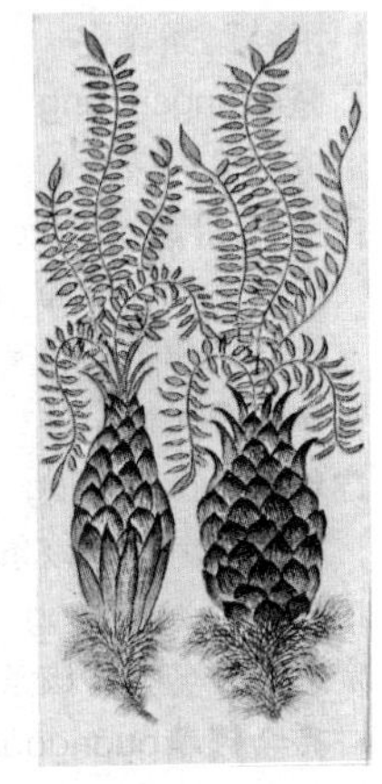
贯众

惯堕胎guànduòtāi　见黄体端《女科秘方》。即滑胎。详该条。

灌guàn　外治法之一。古代以冷水淋浴，使病人降温的方法。《伤寒论·辨太阳病脉证并治》："病在阳，应以汗解之，反以冷水之，若灌之，其热被劫不得去。"

灌肠剂guànchángjì　中药剂型。即由肛门灌入直肠用的液体剂型。分清除灌肠剂、保留灌肠剂两种。

灌肠疗法guànchángliáofǎ　特殊疗法。即用具有泻毒、化瘀、理气等作用的药液或渗入散剂灌肠，以治疗疾病的方法。

灌溉中岳guàngàizhōngyuè　自我推拿方法名。出《养性书》。又名灌溉中州。中岳即鼻部。手指擦鼻的两旁。有防治感冒、鼻病的作用。《杂病源流犀烛·鼻病源流》："《养性书》曰：常以手中指于鼻梁两边揩二三十遍，令表里俱热。所谓灌溉中岳，以润于肺也。"

灌溉中州guàngàizhōngzhōu　自我推拿方法名。见《理瀹骈文》。即灌溉中岳（法）。见该条。

灌汗guànhàn　症名。指汗多如灌水之状。《素问·脉要精微论》："肺脉……其而散者，当病灌汗。"《类经》卷六："汗出如水，故云灌汗。"《脉经》"灌汗"作"漏汗"。参见"漏汗"条。

灌浆guànjiāng　出明代徐春甫《痘疹泄秘》。即贯脓。详该条。

灌浆板黄guànjiāngbǎnhuáng　病证名。指灌浆不起，痘形板腻死塞，干腊而不明黄的痘疹。见《证治准绳·幼科》。是由毒气盛凝结气血所致。治宜行血解毒，用清毒活血汤（《医宗金鉴》：紫草、当归、木通、生地黄、芍药、连翘、牛蒡子、山楂、桔梗、黄连、黄芩、人参、黄芪）。

灌浆逆证guànjiāngnìzhèng　病证名。痘疮灌浆之时，其色紫黑或灰白，而浆不行者，为枭毒内蕴，锢滞气血，或虚弱不能载毒外出的逆候。此外，痘疮浆未成而腐烂，行浆时痒塌，空壳无浆；或稠密不分颗粒，而复干枯无浆者，均属逆证。宜分清元气盛衰、毒邪强弱，辨证施治。

灌浆顺证guànjiāngshùnzhèng　病证名。痘疮灌浆一般自第7天开始。先起胀者，先灌浆，由红转白，白变成浆，渐渐肥满而光泽；至第9日浆苍，其色苍如黄腊，而显结痂之形，神识清楚，食纳渐增者，为顺证，宜加强护理，以防逆转。参见"贯脓"条。

灌浆险证guànjiāngxiǎnzhèng　病证名。痘疮当灌浆之时，浆清不脓及不按期而浆行者，为气血虚；痘粒软薄，痘皮不坚实者，属气虚；痘根赤艳，为热在血分；水疱夹杂于痘中，为脾虚多湿。这些都为险证。宜辨其寒热虚实以施治，妥善护理，以期化险为夷。

灌脓guànnóng　出《证治准绳·幼科》。即贯脓。详该条。

鹳口疽guànkǒujū　病名。出《外科正宗》卷四。又名锐疽、尾闾发。此病生于尻尾骨（即尾骨）尖处，由三阴亏损，督脉经浊气湿痰流结而成。初起形似鱼肫（即鱼胞），色赤坚痛，溃破后口若鹳嘴，朝寒暮热，夜重日轻。溃出稀脓流则不止为虚，流稠脓或鲜血为实，均易发展成漏。初起宜滋阴除湿汤以和之；已成不得内消者，用和气养荣汤以托之；气血虚弱，溃而敛迟者，滋阴保元汤以补之。若失治久不敛，宜服先天大造丸，促其收敛。外治根据病情，参用痈、疽、肿疡、溃疡治法。

罐罐草guànguàncǎo　中药材。见《四川中药志》。为蓝花参之别名。详该条。

guang

光背勾儿茶guāngbèigōu · erchá　中药材。见《全国中草药汇编》。为光枝勾儿茶之别名。详该条。

光剥如猪肾舌guāngbōrúzhūshènshé　舌面无苔，光滑如镜，像剥膜猪肾，色彩鲜艳，乃肝肾阴亏之候。宜滋补肝肾。

光剥舌guāngbōshé　舌苔突然消失，如剥脱样的舌象。多属胃阴枯竭、胃气大伤的证候。如见舌的后半部剥苔，是病邪入里未深而胃气已伤。舌前半部剥苔，是表邪虽减，但胃肠有积滞或有痰饮；舌心剥苔是阴虚、血虚或胃气受伤。《辨舌指南》："若厚苔忽然退去，舌光而燥者，此胃气渐绝也，病多凶危。"

光剥苔guāngbōtāi　原有舌苔突然剥脱的舌象。即光剥舌。详该条。

光慈菇guāngcígū　中药材。见《河南中药手册》。又名小慈姑、毛地梨、光菇、山蛋。为百合科植物老鸦瓣 *Tulipa* *edulis* (Miq.) Bak. 的鳞茎。分布于东北至长江流域各地。甘、辛，凉，有小毒。清热解毒，散结化瘀。①治咽喉肿痛，瘰疬结核。煎服：1.5～4.5g。②治痈疽，疮肿，蛇咬伤。捣敷或捣汁涂。孕妇忌用。本品含秋水仙碱等多种生物碱。秋水仙碱对急性痛风性关节炎有特效，但应注意剂量。它能抑制细胞的有丝分裂，对繁殖较快的肿瘤组织尤其敏感，由于毒性大，临床难以应用。

光风草guāngfēngcǎo 中药材。见《本草纲目》。为苜蓿之别名。详该条。

光菇guānggū 中药材。见《中药形性经验鉴别法》。为光慈菇之简称。详该条。

光华晕大证guānghuáyūndàzhèng 眼科病证。《证治准绳·杂病》："谓视日与灯烛皆生红晕也……皆是实火阳邪发越于上之害，诸络必有滞涩，轻者晕小而淡，重者晕大而浓。"多见于绿风内障或眵泪黏稠之外障眼病。参见"目晕"条。

光明 guāngmíng ❶经穴名。代号 GB37。出《灵枢·经脉》。属足少阳胆经。足少阳之络穴。位于小腿前外侧，外踝尖上5寸，腓骨前缘处。布有腓浅神经和胫前动、静脉分支。主治小腿酸痛，下肢痿痹，偏头痛，目痛，夜盲，近视，癫痫，乳部胀痛，以及白内障等。直刺0.5～1寸。艾炷灸3～5壮，或艾条灸5～10分钟。❷经外奇穴名。出《银海精微》。位于眉毛中点，正视时直对瞳孔。主治偏正头痛，目赤肿痛，目翳，以及面神经麻痹等。沿皮刺0.3～0.5寸。❸经穴别名。出《铜人腧穴针灸图经》。即攒竹。见该条。

光明拨云锭子guāngmíngbōyúndìng·zi 《丹溪心法附余》卷十二方。炉甘石末（一斤煅过用黄连半斤，水二碗煎五七沸，淬七次，取净末）二两，硼砂一两，冰片、珍珠、乳香、没药各一钱，乌贼骨二钱，麝香二分，血竭三钱，黄连半斤，龙胆草、当归、芍药、大黄、黄柏、黄芩、川芎、生地黄、白芷、防风、木贼、薄荷、羌活、红花、菊花各等分。前九味研极细备用；后十六味，水浸三日，煎成膏，和剂捏成锭，净水磨化点眼。治远年近日一切眼疾。

光明草guāngmíngcǎo 中药材。见《本草纲目》。为狗尾草之别名。详该条。

光明子guāngmíngzǐ 中药材。见《饮片新参》。为罗勒子之处方名。详该条。

光藕节guāng'ǒujié 中药材。见《江苏省植物药材志》。即藕节。详该条。

光皮木瓜guāngpímùguā 中药材。见《广西本草选编》。为榠楂之药材名。详该条。

光珀guāngpò 中药材。见《中国药学大辞典》。为琥珀之处方名。详该条。

光枝勾儿茶guāngzhīgōu·erchá 中药材。见《全国中草药汇编》。又名铁包金、光背勾儿茶。为鼠李科植物光枝勾儿茶 *Berchemia polyphylla* Wall. var. *leioclada* Hand.-Mazz. 的地上部分。分布于湖南。微苦、涩，平。祛痰止咳，活络止痛。治急、慢性支气管炎，小儿疳积，风湿关节痛。煎服：15～30g。茎叶含芸香苷、槲皮素、β-谷甾醇。预试还含蒽苷、皂苷和鞣质等。芸香苷有抗炎、维生素P样作用。

广爱书guǎng'àishū 见"神应经"条。

广笔鼠黏汤guǎngbǐshǔniántāng 《先醒斋医学广笔记》卷三方。生大黄、浙贝母各三钱，玄参、甘草各二钱半，牛蒡子（酒炒）、天花粉、射干、连翘各二钱，炒僵蚕一钱。加竹叶二十片，水煎，空腹服。治咽嗌干燥，初觉时痒，次生苔癣，色黯不红，燥裂疼痛，时吐臭涎。方名见《医宗金鉴》卷六十六。

广扁线guǎngbiǎnxiàn 中药材。见《四川中药志》。为黄水芋草之别名。详该条。

广肠guǎngcháng 包括乙状结肠和直肠。《灵枢·肠胃》："广肠传脊，以受回肠，左环叶脊上下，辟大八寸，径二寸寸之大半，长二尺八寸。"《证治要诀》："广肠，言其广阔于大小肠也。"

广陈皮guǎngchénpí 中药材。见《药性切用》。为柑皮之药材名。详该条。

广成先生guǎngchéngxiān·sheng 见"杜光庭"条。

广成先生玉函经guǎngchéngxiān·shengyùhánjīng 见"玉函经"条。

广疮guǎngchuāng 病名。见《霉疮秘录》卷上。即杨梅疮。见该条。

广大重明汤guǎngdàchóngmíngtāng 《兰室秘藏·眼耳鼻门》方。龙胆草（先煎）、防风、生甘草、细辛各一钱。水煎取汁，乘热熏洗患眼。治眼睑赤烂，红肿热痛及眼睑痒痛，抓之至破，眼弦生疮，目多眵泪，隐涩难开。

广地丁guǎngdìdīng 中药材。见《广东中草药》。为龙胆地丁之别名。详该条。

广地龙guǎngdìlóng 中药材。见《药材资料汇编》。为地龙之处方名。详该条。

广东金钱草guǎngdōngjīnqiáncǎo 中药材。见《中药通报》[1959，5（1）：26]。又名铜钱草、落地金钱、广金钱草。为豆科植物广金钱草 *Desmodium styracifolium* (Osbeck) Merr. 的干燥地上部分。分布于广东、广西、湖南、福建、云南、四川等地。甘、淡，凉。归肝、肾、膀胱经。利湿退黄，利尿通淋，用于黄疸尿赤，热淋，石淋，小便涩痛，水肿尿少。煎服：15～30g（鲜品30～60g）。治乳腺炎。捣烂外敷。本品含大豆皂苷Ⅰ、新西兰牡荆苷、广金钱草碱、羽扇豆醇等。提取液能增加麻醉狗脑动脉流量，减少心肌耗氧量，并能增加脑、肾及下肢的血流量与尿量。对麻醉狗尚有利尿作用。所含黄酮于体外可抑制血小板聚集，并可抗炎镇痛。本品尚有益智作用。

广东商陆guǎngdōngshānglù 中药材。见《岭南草药志》。为樟柳头之别名。详该条。

广东土牛膝guǎngdōngtǔniúxī 中药材。见广州部队后勤部卫生部编《常用中草药手册》。又名多须公、六月雪。为菊科植物华泽兰 *Eupatorium chinense* L. 的根。分布于江西、福建、广西、广东、云南等地。苦，凉，有小毒。清热，利咽，解毒，行瘀。①治白喉，急性咽炎，喉炎，扁桃体炎，感冒高热，麻疹热毒炽盛，肺炎，血淋。煎服：10～15g（鲜品30～60g）。②治痈疮热毒，外伤肿痛，捣敷；毒蛇咬伤，捣汁服，药渣敷伤口周围。孕妇忌服。本品预试含黄酮苷、酚类、氨基酸、有机酸。酊剂或煎剂能减轻白喉杆菌对动物的伤害。

广豆根guǎngdòugēn 中药材。见《中药材手册》。为山豆根之药材名。详该条。

广防己 guǎngfángjǐ 中药材。见《药材学》。又名百解头。为马兜铃科植物广防己 *Aristolochia fangchi* Y. C. Wu ex Chow et Hwang 的根。主产于广东、广西等地。苦、辛，寒。祛风止痛，清热利水。①治风湿热痹，关节红肿热痛，肾炎水肿，脚气，膀胱炎，小便不利。煎服：6～9g。②治毒蛇咬伤，鲜根捣敷并内服。本品含木兰花碱、马兜铃内酰胺、马兜铃酸、尿囊素、β－谷甾醇大叶小檗碱等。

广柑guǎnggān　中药材。见《广州植物志》。为甜橙之别名。详该条。

广狗肾guǎnggǒushèn　中药材。见《药材资料汇编》。为黄狗肾之产于广东者。详该条。

广惠司guǎnghuìsī　元代医疗机构名称。《元史·仁宗本纪》载："广惠司，秩正三品，掌修制御用回回药物及和剂，以疗诸宿卫士及在京孤寒者。"广惠司是一种阿拉伯式医院。公元1253—1259年，蒙古族军队占领"波斯"一带后，在城防军中，有许多阿拉伯卫士，他们惯于接受阿拉伯治疗方法。因此，于1270年（至元七年）设立广惠司，聘用阿拉伯医生，配制回药。到1290年（至元二十七年），又在大都（北京）和上都（多伦）各设回回药物院，其职能同于广惠司。广惠司和回回药物院的建立，促进了我国与阿拉伯医药理论和治疗经验的交流，丰富了我国医药学的内容。

广济大师guǎngjìdàshī　见"法坚"条。

广胶guǎngjiāo　见《本经逢原》。为黄明胶之别名。详该条。

广金钱草guǎngjīnqiáncǎo　中药材。见《中药通报》［1959，5（1）：26］，即广东金钱草。详该条。

广橘guǎngjú　中药材。见《中国树木分类学》。为甜橙之别名。详该条。

广茂溃坚汤guǎngmàokuìjiāntāng　《兰室秘藏·中满腹胀门》方。莪术、红花、升麻、吴茱萸各二分，生甘草、柴胡、泽泻、神曲、青皮、陈皮各三分，厚朴、黄芩、黄连、益智仁、草豆蔻仁、当归尾各五分，半夏七分。为粗末，水煎，食远服。治中满腹胀，内有积聚，坚硬如石，其形如盘，令人不能坐卧，大小便涩滞，上气喘促，面色萎黄，通身虚肿。若渴，加葛根四分。

广绵发背guǎngmiánfābèi　病名。出《疡医准绳》卷四。即两头发。见该条。

广明guǎngmíng　出《素问·阴阳离合论》。指属阳的部位，以身之前后而言，则前为广明；以身之上下而言，则上半身为广明。

广木香guǎngmùxiāng　中药材。见《普济方》。为木香之处方名。详该条。

广群芳谱·药谱guǎngqúnfāngpǔ yàopǔ　见"佩文斋广群芳谱·药谱"条。

广石莲子guǎngshíliánzǐ　中药材。见《四川中药志》。为苦石莲之别名。详该条。

广嗣guǎngsì　嗣，指后代、子孙。广嗣即多子女。

广嗣纪要guǎngsìjìyào　妇儿科著作。又名《万氏家传广嗣纪要》。16卷（又有5卷本，前4卷与16卷本同，末1卷为《小儿全书》）。明代万全撰。约刊于16世纪中期。本书主要论述有关广嗣、妊娠及婴儿疾病的症治，并附幼科医案。书中还归纳了影响生育的男女生殖器畸形、损伤等内容。本书收入《万密斋医书十种》中。

广嗣全诀guǎngsìquánjué　妇儿科著作。12卷。明代陈文治撰。刊于1587年。卷一为种子，卷二至卷三为保胎及保产，卷四为产后，卷五至卷十论儿科杂病，卷十至卷十二为痘疹。全书共200余篇，对于产科及儿科疾病论述较详。

广嗣五种备要guǎngsìwǔzhǒngbèiyào　丛书。清代王实颖辑。刊于1821年。本书包括《种子心法》《保胎方论》《达生真诀》《新产证治》及《全婴须知》5种著作。

广温热论guǎngwēnrèlùn　见"广瘟疫论"条。

广瘟疫论guǎngwēnyìlùn　温病著作。4卷，附方1卷。清代戴天章约撰于1722年。戴氏取《温疫论》予以增订、删改，辨明瘟温疫与伤寒之异，特别是早期证候的鉴别。卷一辨析气、色、脉、舌、神，辨时疫与风寒在病因、受病、传经、兼证等方面的不同；卷二列表证证候32条；卷三列里证证候41条；卷四叙述汗、下、清、和、补等治法，并辨别由于温热余邪未尽所引起的种种后遗症等。所附《佛崖验方》1卷，共收载治疗温热病方84首。本书后经乾隆年间郑奠一改名《瘟疫明辨》，内容并无改动；1878年陆懋修又将《广瘟疫论》加以删订补充，改名《广温热论》。清末何廉臣在《广温热论》基础上参考前人著作，综合印证，补订内容，并将原书并为2卷，书名《重订广温热论》。1949年后人民卫生出版社出版排印本。

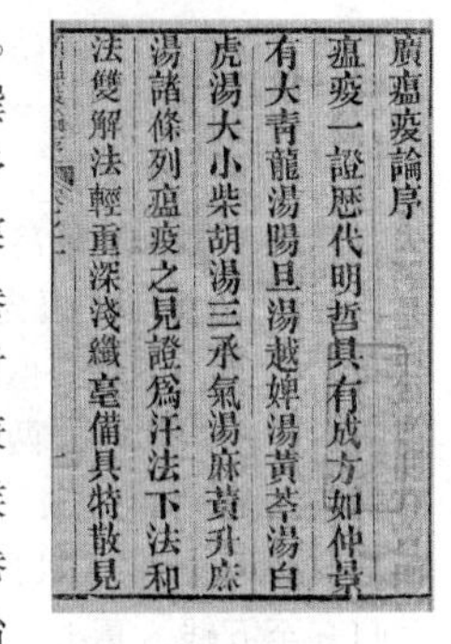
廣瘟疫論序
瘟疫一證歷代明哲具有成方如仲景
有大青龍湯陽旦湯越婢湯黃芩湯白
虎湯大小柴胡湯三承氣湯麻黃升麻
湯諸條列瘟疫之見證爲汗法下法和
法雙解法輕重深淺纖毫備具特散見

广瘟疫论

广西本草选编guǎngxīběncǎoxuǎnbiān　本草著作。广西壮族自治区卫生局编。上、下两册，载药1000种，并附有插图。每种药按别名、识别、采集加工、性味效用、主治用法等论述。并附有预防、传染病、内、儿、外、妇产、五官、皮肤等科常用中草药处方544首。1974年由广西人民出版社出版。

广西药用动物guǎngxīyàoyòngdòngwù　本草著作。林吕何著。载动物药570多种，方剂1090多首。处方主要选自古医书、古本草书、民间单验方。1985年由广西人民出版社出版。

广西药用植物名录guǎngxīyàoyòngzhíwùmínglù　本草著作。广西壮族自治区中医药研究所编。全书收蕨类植物47科，91属，207种；裸子植物9科，16属，36种；双子叶植物173科，1040属，2833种；单子叶植物35科，227属，547种。每种药按正名、别名、拉丁名、药用部分、效用及分布等内容叙述。1986年广西人民出版社出版。

广枣guǎngzǎo　中药材。见《中华人民共和国药典（一部）》（2020）。又名人面子、山枣子、五眼果。为漆树科植物南酸枣 *Choerospondias axillaris*（Roxb.）Burtt et Hill 的干燥成熟果实。分布于湖北、湖南、广东、广西、贵州、云南、福建、浙江。甘、酸，平。行气活血，养心安神，用于气滞血瘀，胸痹作痛，心悸气短，心神不安。煎服：1.5～2.5g。

广䐜guǎngzhèn　喻背脊部肌肉之丰满宽厚。《灵枢·阴阳二十五人》："火形之人……其为人赤色，广䐜脱面。"

广术guǎngzhú　中药材。见《本草求真》。为莪术之别名。详该条。

广注素问灵枢类纂guǎngzhùsùwènlíngshūlèizuǎn　见"素问灵枢类纂约注"条。

gui

归法guīfǎ　推拿方法名。见曹锡珍《外伤中医按摩疗法》。

❶用两手掌或两手指对合在治疗部位上进行压挤。❷即拨法。见该条。

归附丸guīfùwán 《张氏医通》卷十五方。当归四两，香附八两（童便浸透，晒干，再加酒、醋、盐、姜四制）。为细末，醋糊为丸，梧桐子大，每服三钱，空腹砂仁煎汤送下。治妇人气乱，经期或前或后。若血虚，加熟地黄八两；虚寒，加肉桂、附子各一两；带下气腥，加吴茱萸、艾叶各一两；脐下冷痛，加肉桂、附子、沉香各一两，丁香三钱；经行少腹先痛，或血气紫黑结块，加莪术（醋煮）二两，沉香一两；经后少腹虚痛，加人参、黄芪、阿胶各四两，艾叶二两；经水色淡，加生姜、肉桂各二两，人参四两。

归葛饮guīgéyǐn 《景岳全书·新方八阵》卷五十一方。当归三至五钱，葛根二至三钱。水煎，冷水浸凉徐服。治阳明温暑时症，大热大渴，津液枯涸，阴虚不能作汗者。

G

归桂化逆汤guīguìhuànìtāng 《医醇賸义》卷二方。当归、茯苓、郁金、合欢花、牛膝各二钱，白芍药（酒炒）一钱五分，青皮一钱，肉桂、玫瑰花、木香、降香各五分，蒺藜四钱，大枣五枚。水煎服。治关格，肝气犯胃，食入作吐。

归魂饮guīhúnyǐn 《辨证录》卷十方。白芍药二两，人参五钱，贝母、香附各三钱，郁金一钱。水煎服。治心肝气郁，日思夜梦，忽忽如失，视自身为二。

归经guījīng 中药对脏腑经络作用的趋向性。例如桔梗、款冬花能治咳嗽气喘的肺经病，归入肺经；天麻、全蝎、羚羊角能治疗手足抽搐的肝经病，归入肝经。所以归经是观察疗效后总结出来的。一种药物有归入二经或数经的，说明它的治疗范围较大，例如杏仁入肺、大肠，能治疗肺经的咳嗽及大肠的大便燥结。泽泻入肾、膀胱、三焦，这些部位有水湿的病证，常用泽泻治疗。

归葵汤guīkuítāng 《兰室秘藏·眼耳鼻门》方。又名连翘饮子。柴胡二分，生甘草、蔓荆子、连翘、生地黄、当归身、红葵花、人参各三分，黄芪、酒黄芩、羌活各五分，升麻一钱。将上药捣碎混匀，每服五钱，加水二盏，煎至一盏，去滓，食后温服。治目中溜火，恶日与火，隐涩难开，目小眦紧，视物昏花，迎风有泪。

归来guīlái ❶经穴名。代号 ST29。出《针灸甲乙经》。别名溪穴。属足阳明胃经。位于腹部，脐下 4 寸，旁开 2 寸处（《针灸甲乙经》《备急千金要方》）。一说“去腹中行当各三寸”（《针灸资生经》）。布有髂腹下神经，外侧有腹壁下动、静脉通过。主治腹痛，疝气，月经不调，闭经，崩漏，带下，阴挺，遗精，阳痿等。直刺 1～1.5 寸。艾炷灸 3～7 壮，或艾条灸 5～15 分钟。❷经外奇穴名。即遗道。《备急千金要方》：“妇人阴冷肿痛，灸归来三十壮，三报，侠玉泉五寸是其穴。”参见“遗道”条。

归麦榆草汤guīmàiyúcǎotāng 《辨证录》卷十方。生甘草二两，当归、麦冬各一两，地榆五钱。水煎服。治盐卤中毒，口咸作渴，腹中疼痛。

归脾汤guīpítāng 《校注妇人良方》卷二十四方。人参、炒白术、炒黄芪、茯苓、龙眼肉、当归、远志、炒酸枣仁各一钱，木香、炙甘草各五分。加姜、枣，水煎服。功能健脾养心，益气补血。治脾经失血少寐，发热盗汗；或思虑伤脾，不能摄血，以致妄行；或健忘怔忡，惊悸不寐；或心脾伤痛，嗜卧少食；或忧思伤脾，血虚发热；或肢体作痛，大便不调；或经候不准；或瘰疬流注，不能消散溃敛。方中参、术、苓、草补气健脾；当归、黄芪补气生血；龙眼肉、酸枣仁、远志养心安神；木香理气醒脾；生姜、大枣调和营卫。诸药合用，能补益心脾。气旺血生，则失眠、惊悸、健忘诸症自愈。实验研究表明，该方可升高烫伤休克动物的血压，促进休克期肠管收缩运动的恢复，改善消化道症状，使呼吸加强加快，血糖上升，有助于抗休克。

归脾丸guīpíwán 又名人参归脾丸。即归脾汤作蜜丸，治证同。见“归脾汤”条。

归芍地黄汤guīsháodìhuángtāng 《症因脉治》卷二方。❶生地黄、当归、白芍药、牡丹皮、枸杞子、知母、人参、甘草、地骨皮。水煎服。功能滋阴养血，凉血清热。治血虚咳嗽，盗汗自汗，潮热骨蒸，五心烦热。❷当归、白芍药、生地黄、牡丹皮、茯苓、山药、山茱萸、泽泻。水煎服。治外感吐血，脉芤而涩者。

归芍红花散guīsháohónghuāsǎn 《审视瑶函》卷四方。当归、大黄、栀子仁、黄芩、红花（以上俱酒洗微炒）、赤芍药、甘草、白芷、防风、生地黄、连翘各等分。为末，每服三钱，水煎，食远服。功能养血活血，祛风清热。治眼胞肿硬，内生疙瘩。

归芍天地煎guīsháotiāndìjiān ❶《症因脉治》卷二方。天冬、生地黄、当归、白芍药、牡丹皮、栀子。水煎，加龟甲胶收成稠膏，冲服。治肾亏阴虚火旺而致的嗽血。❷《症因脉治》卷三方。当归、白芍药、天冬、熟地黄。水煎服。治心血虚不得卧，心烦躁乱，夜卧惊起，口燥舌干，五心烦热。

归芍异功散guīsháoyìgōngsǎn 《类证治裁》卷七方。即归芍异功汤作散剂。治证同。见“归芍异功汤”条。

归芍异功汤guīsháoyìgōngtāng 《医宗金鉴·外科心法要诀》卷六十六方。人参、白术（土炒）、陈皮、白芍药（酒炒）、当归各一钱，茯苓二钱，炙甘草五分，灯心五十寸。水煎，空腹服。治脾胃虚弱，大便溏泻。

归神丹guīshéndān 《杂病源流犀烛·脏腑门》卷七方。朱砂二两（入猪心内，灯草扎好，酒蒸二炊久，取出另研），酸枣仁、茯神、人参、当归各二两，琥珀、远志（姜汁制）、龙齿各一两，金箔、银箔各二十片。前八味共研细末，酒糊为丸，梧桐子大，金银箔为衣，每服九至十八丸，麦门冬煎汤送下；甚者，乳香、人参煎汤送下；多梦不睡，酸枣仁煎汤送下。功能益气养血，宁心安神。治心气不足，神不守舍及因大病后心虚神散、元气羸弱而致痫者。

归尾泽兰汤guīwěizélántāng 《妇科玉尺》卷四方。当归尾、泽兰、牛膝、延胡索、桃仁、红花各一钱。水煎服。功能活血化瘀。治产后儿枕腹痛及恶露不下。

归砚录guīyànlù 医话医案著作。4 卷。清代王士雄撰于 1838 年。本书汇集王氏在各地行医时的见闻、杂感、学医心得及诊疗经验。并选收诸家医案，附述个人治验，收采较多的民间单方、验方。书中颇多独到见解，并对古代医药文献中某些观点做了比较客观的评价与分析。其中也辑录了一些奇症怪方的内容。本书收入《潜斋医学丛书》中。

归原散guīyuánsǎn 《证治准绳·女科》卷四方。人参、甘草、川芎、当归、芍药、丁香各半两，茯苓、白术、陈皮各一两五钱，桔梗（炒）、枳壳（去瓤，炒）各二钱半，半夏（汤洗七次，切，炒黄）一两。为粗末，每服三钱，加生姜五片，大枣一枚，水煎服。治妊娠恶阻，呕吐不止，头痛，全不入食。

归宗汤guīzōngtāng 《医宗金鉴·痘疹心法要诀》卷五十六方。大黄、生地黄、赤芍药、山楂、青皮、木通、荆芥穗、炒牛蒡子。加灯心，水煎服。治小儿痘未见点，壮热不已，爪甲色紫，四肢厥冷，头汗出，通身蒸蒸汗出，大小便闭，谵语，烦躁狂乱，大渴引饮，唇口焦裂，舌生芒刺，小便尿血，腰疼等症。

龟板丸guībǎnwán 《妇科玉尺》卷一方。龟甲（醋炙）、黄芩、白芍药、椿根白皮各一两，黄柏（蜜炙）三钱。为末，炼蜜为丸，淡醋汤送下。功能滋阴清热，止血固经。治素日瘦弱，阴虚火旺发热，月经过多不止者。

龟版guībǎn 中药材。出《日华子诸家本草》。即龟甲。详该条。

龟版膏guībǎngāo 中药材。见《本草正》。即龟版胶。详该条。

龟版胶guībǎnjiāo 中药材。出《本草崇原》。又名龟胶、龟版膏、龟甲胶。为龟甲经水煎煮、浓缩制成的固体胶。甘、咸，凉。滋阴，养血，止血。治阴虚血亏，骨蒸劳热，吐血，崩漏，肾虚腰痛，腰膝痿弱，烊化兑服3～9g。

龟背guībèi 病名。即脊骨弯曲突起，如龟之背。《小儿药证直诀》：“儿生下客风入脊，逐于髓，即成龟背。”或由胎禀不足，调养失宜，脾肾两虚，脊骨柔弱所致。症见脊柱弯曲畸形，高突隆起，步行伛偻，形体羸瘦。可见于佝偻病、脊椎结核。治宜培补脾肾为主，用补天大造丸。

龟背痰guībèitán 生于胸背部，易损伤脊骨而成龟背之状的流痰。《医门补要》卷中：“脾肾两亏，加之劳力过度，损伤筋骨，使腰胯隐痛，恶寒发热，食少形瘦，背脊骨凸肿如梅。初不在意，渐至背伛颈缩，盖肾衰则骨痿，脾损则肉削，但龟背痰已成。”治见流痰条。相当于脊椎结核。

龟背驼guībèituó 病名。《马培之医案》：“龟背乃先天肾亏，冷风入脏、或痰饮攻注或内挫折伤……或婴儿脊骨柔脆、强坐太早，皆能致之……腰脊板强，渐致背驼，成为龟背驼。”相当于脊椎结核或佝偻病所致之背驼。参见“龟背痰”条。

龟柏地黄汤guībòdìhuángtāng 《重订通俗伤寒论》方。生龟甲四钱，白芍药、山药、朱茯神各三钱，熟地黄（砂仁三分拌捣）五钱，黄柏（醋炒）六分，牡丹皮一钱半，山茱萸一钱，陈皮（青盐制）八分。水煎服。功能清肝益肾，潜阳育阴。治阴虚阳亢，虚火上炎，颧红骨蒸，梦遗滑精。

龟毒guīdú 病名。出《外科真诠》卷上。即腕痈。见该条。

龟甲guījiǎ 中药材。出《神农本草经》。又名龟壳、元武版、败龟甲。为龟科动物乌龟 *Chinemys reevesii*（Gray）的背甲及腹甲。主产于湖北、安徽、湖南、江苏、浙江等地。咸、甘，微寒。归肝、肾、心经。滋阴潜阳，补血止血，益肾强骨，养血补心安神，固经止崩。治骨蒸潮热，盗汗遗精，热病伤阴，阴虚风动，吐血，衄血，痔血，崩漏，遗精，带下，腰痛，骨痿，小儿囟门不合，心神失养，惊悸失眠，健忘，煎服9～24g。先煎。本品含骨胶原、角质、脂肪、钙、磷等。还含人体必需氨基酸及微量元素等。煎剂对阳虚动物、甲亢动物有较好改善体征作用，还能提高机体抗肿瘤的免疫力。

龟甲胶guījiǎjiāo 中药材。见《四川中药志》。即龟版胶。详该条。

龟胶guījiāo 中药材。见《本草汇言》。为龟版胶之简称。详该条。

龟壳guīqiào 中药材。出《淮南子》。即龟甲。详该条。

龟痨guīláo 病证名。小儿癖证。《活幼心书》：“婴儿始生，禀赋未完，失于襁褓之不谨，乳哺不节，外为六淫侵袭，内因五脏气虚，冷积久停于脾，不能克化，结成癖块，突于胁下，或左或右，俗名龟痨。”参见“癖疾”条。

龟龄集guīlíngjí 见《全国中药成药处方集》（天津方）。鹿茸75g，地黄、大青盐（炒）、穿山甲（苏合油制）各24g，补骨脂（黄酒炙）、枸杞子（蜜炙）、锁阳（黄酒炙）、菟丝子（黄酒炙）各9g，人参60g，石燕（鲜姜炙）、海马（苏合油制）各30g，熟地黄18g，急性子（水煮）、丁香（川椒炒，去椒）、朱砂各7.5g，细辛（醋炙）4.5g，砂仁、地骨皮（蜜炙）、天冬（黄酒炙）、牛膝（黄酒炙）各12g，杜仲（盐水炒）、蜻蜓（去足翅）、淫羊藿（牛乳炙）各6g，麻雀脑10个，蚕蛾（去足翅）2.7g，硫黄0.9g，肉苁蓉（酒蒸）27g，生附子（用清水煮一次，醋煮一次，用蜜炙）54g，甘草（蜜炙）3g。先将硫黄研细，与麻雀脑搅匀，共入猪大肠内，两头扎紧，以清水煮至硫黄与麻雀脑融合时取出，剥除猪大肠，取硫黄、麻雀脑晒干。除朱砂外，诸药共研细末，装银罐内密封，蒸至32小时，取出微晾。将朱砂研极细粉，与上药研匀，再装银罐内密封，蒸32小时，取出待干过罗，每服1.5g，温开水送下。功能补肾壮阳。治阳事不举，阴寒腹痛，腰膝酸软无力等症。实验研究表明，本方有促进性激素样作用，有抗疲劳、保肝作用，并能促进机体免疫功能，增强肾上腺皮质功能。本方自《集验良方》鹤龄丹加减而来。

龟龄集丹guīlíngjídān 即鹤龄丹。见该条。

龟鹿补肾丸guīlùbǔshènwán 中成药。见《中华人民共和国药典（一部）》（2020）。覆盆子（蒸）85g，何首乌（制）、狗脊（蒸）、熟地黄各64g，菟丝子（炒）、金樱子（蒸）、锁阳（蒸）各51g，淫羊藿（蒸）、续断（蒸）、酸枣仁（炒）、黄芪（蜜炙）、山药（炒）各43g，甘草（蜜炙）、陈皮（蒸）各21g，龟甲胶（炒）13g，鹿角胶（炒）9g。以上16味，按丸剂工艺制成水蜜丸。口服每次4.5～9g，一日2次。壮筋骨，益气血，补肾壮阳。用于身体虚弱，精神疲乏，腰酸腿软，头晕目眩，肾亏精冷，性欲减退，夜多小便，健忘失眠。

龟鹿二仙膏guīlù'èrxiāngāo 即龟鹿二仙胶。见该条。

龟鹿二仙胶guīlù'èrxiānjiāo 《医便》卷一方。又名二仙胶、龟鹿二仙膏。鹿角十斤，败龟甲五斤，枸杞子三十两，人参十五两。前二味另熬膏，慢火熬炼成胶，每服一钱五分至二钱，空腹酒化下。功能填精补血，益气壮阳。治肾气衰弱，腰背酸疼，遗精目眩。

龟肉guīròu 中药材。出《名医别录》。为龟科动物乌龟 *Chinemys reevesii*（Gray）的肉。甘、咸，平。益阴，止血。治劳瘵骨蒸，久咳咯血，吐血，衄血，久疟，血痢，肠风痔血。内服：煮食或炙灰研末服。

龟头guītóu 即阴茎头。因其状似乌龟的头，故名。

龟头皮裹guītóupíguǒ 病证名。指阴茎包皮过长，覆盖龟头，小便沥涩的病证。《医门补要》卷中：“以骨针插孔内逐渐撑大，若皮口稍大，用剪刀将马口（即尿道外口）旁皮用钳子钳起，量意剪开，速止其血；或用细针穿药线，在马口旁皮上穿过，约阔数分，后将药线打一抽结，逐渐收紧，七日皮自豁，则马口可大矣。”即包茎。

龟头痈guītóuyōng 病名。即阴头痈。详该条。

G

龟头肿痛guītóuzhǒngtòng 病证名。出《外科真诠》卷上。多由湿热下注，直接外伤，或接触过敏药物而致。症见龟头红肿疼痛。因湿热下注者治宜清热利湿，用龙胆泻肝汤。因药物过敏者宜用松萝茶外洗，并敷朱黄散。因直接损伤者，用浓甘草汤外洗，外敷朱黄散。

龟尾guīwěi 推拿穴位。出《肘后备急方》。又名尾间、间尾。位于尾骨端。治赤白痢，泄泻，腹胀，脱肛，慢惊风等症。《幼科推拿秘书·穴象手法》："龟尾穴，一名间尾，脊背尽头处。"《秘传推拿妙诀·周身穴图》："龟尾即尾间穴，旋推止泻。"

龟尾漏guīwěilòu 病证名。《外科十三方考》下编："此症生于龟尾穴下，下身一段及背脊骨上皆红肿作痛，潮热身重……漏孔出脓极多。"治法：先用化肉膏外贴，至肉黑时以针拨开，则脓随针出，排脓后于孔内插药3次，促其脓干，内服中九丸。

龟胸guīxiōng 病名。出《小儿药证直诀》。指胸如龟背的病患。《活幼心书》谓"此候因风痰停饮，聚积心胸，再感风热，肺为诸脏毕盖，居于膈上，水气泛溢，则肺为之浮，日久凝而为痰，停滞心胸，兼以风热内发。其外证唇红面赤，咳嗽喘促，致胸骨高如覆掌，名龟胸"。宜以宽肺化痰、利膈，以除肺经痰饮为治。参见"鸡胸"条。

龟胸丸 guīxiōngwán 《张氏医通》卷十五方。大黄（酒煨）、麻黄、百合、桑白皮（姜汁炒）、木通、枳壳、甜葶苈子（微炒）、杏仁（炒黑）、芒硝各等分。为细末，以杏仁、芒硝同研如脂，蜜和丸，芡实大，每服一丸，葱白煎汤化下。治龟胸高起。

龟子骨guīzǐgǔ 即胸骨。

鬼藏guǐcáng 十三鬼穴之一。《备急千金要方》："百邪所病者，针有十三穴……第十一针阴下缝灸三壮，女人即玉门头，名鬼藏。"《针灸大成》指男为会阴穴，女为玉门头穴，今多从此说。

鬼臣guǐchén 十三鬼穴之一。《备急千金要方》："百邪所病者，针有十三穴……第十二针尺泽横纹外头接白肉际，名鬼臣……此即曲池。"《针灸大成》易鬼臣为鬼腿，今多从此说。

鬼城guǐchéng 经外奇穴别名。出《备急千金要方》。即十宣穴。见该条。

鬼齿guǐchǐ ❶病名。《谢映庐医案》："舌下另生一齿，大如枣核，摸之棱指，按之似痛。遂以白矾、肉桂末点之于舌下齿旁，立即取落，敲之即碎，外黄内白。"很符合于舌下腺结石。❷中药材。腐败的竹根。苦，平，无毒。治中毒、疰忤、心腹痛、血尿等症。

鬼床guǐchuáng 十三鬼穴之一。《备急千金要方》："百邪所病者，针有十三穴……第七针耳前发际宛宛中耳垂下五分，名鬼床。"《针灸大成》指为颊车穴，今从此说。

鬼代丹guǐdàidān 《证治准绳·疡医》卷六方。无名异、没药、乳香、地龙、自然铜、木鳖子（去壳）各等分。为细末，炼蜜为丸，弹子大，每服一丸，温酒送下。治挫伤疼痛不可忍者。

鬼当guǐdāng 经外奇穴名。《针灸集成》："手大指甲后第一节横纹头白肉际，兼肝俞各灸一壮，治大人小儿雀目。"近代《中国针灸学》列作奇穴，名鬼当。位于手拇指尺侧，当指关节横纹头赤白肉际。主治小儿肠胃病，结膜炎，角膜白翳。直刺0.1～0.2寸。艾炷灸3～5壮，或艾条灸5～10分钟。

鬼灯笼guǐdēng · long 中药材。出《生草药性备要》。又名白灯笼、岗灯笼、苦灯笼、白花鬼灯笼。为马鞭草科植物白花灯笼 *Clerodendrum fortunatum* L. 的全株。分布于广东、广西、福建等地。苦、微甘，寒。祛风止咳，清热解毒。①治感冒，咳嗽，咽痛，骨蒸劳热，小儿惊风，胃痛、疝痛。煎服：9～15g。②治疖肿，跌打损伤。鲜品捣敷。

鬼督邮guǐdūyóu ❶出《神农本草经》。为徐长卿之别名。❷出《本草经集注》。为银线草之别名。详各该条。

鬼饭疙瘩 guǐfàngē · da 病证名。出《医宗金鉴》卷七十四。即痞瘤。详该条。

鬼封guǐfēng 十三鬼穴之一。《备急千金要方》："百邪所病者，针有十三穴……第十三针舌头一寸，当舌中下缝，刺贯出舌上，名鬼封。"今多指经外奇穴海泉。见该条。

鬼疙草guǐgēcǎo 中药材。见《河南中草药手册》。为鹿角草之别名。详该条。

鬼宫guǐgōng 十三鬼穴之一。出《备急千金要方》。即水沟。

鬼黄guǐhuáng 病证名。三十六黄之一。以黄疸而见言语错乱，故名。❶《太平圣惠方》卷五十五："鬼黄者，面色或青或黑，遍身皆黄，狂语多惊，皮肤枯，舌根蹇涩，心中恍惚，常见鬼神，或自强言，诈作惺惺，若鼻中灰色，舌黑，毁裂衣裳者，难治。"治用点烙法。内服丹砂散。❷《圣济总录》卷六十一："病人汗不出，渐加困重，惙气心胀，唇黑遍身黄。妄见鬼物，道得古人名字。此是鬼黄。"治用灸法或龙齿汤。本病可见于慢性或严重肝病所致的肝性脑病。参见黄疸有关各条。

鬼火丹guǐhuǒdān 病证名。小儿丹毒之一。❶出《诸病源候论》卷四十九。丹发两臂，初起赤如李子。治宜戎盐一两、附子一枚烧炭，研细，以雄鸡血调敷。❷《疮疡经验全书》卷七。因风热郁于阳明经而发。先发于面部，后向下漫延乃至全身。治宜清热散风，白虎汤加防风、荆芥、薄荷、桑皮、葛根。外用鸡子清调伏龙散敷之。

鬼击guǐjī 古病名。一名鬼排。指突然胸腹绞痛或出血的疾患。《肘后备急方》卷一："鬼击之病，得之无渐卒着，如人力刺状，胸胁腹内，绞急切痛，不可抑按。或即吐血，或鼻中出血，或下血。一名鬼排。"

鬼箭guǐjiàn 病证名。见《医略六书·杂病证治》。即鬼箭风。详该条。

鬼箭打guǐjiàndǎ 病证名。指遍身筋骨疼痛不已者。《古方汇精·奇急门》："鬼箭打，用山栀七个炒，桃头七个，面炒，共饼贴患上，次日取下。"亦名箭风痛。详该条。

鬼箭风guǐjiànfēng 病证名。又名鬼箭。❶《医略六书·杂病证治》："鬼箭风：遍身疼痛如钻，或偏手足如刺，俗名鬼箭。实由营卫空疏，腠理不密，贼风乘间入客经络，营卫不通，与邪相搏而病。"参见"痛风""历节风"条。❷行痹的别称。见《杂病源流犀烛·诸痹源流》。《证治汇补·痹症章》："行痹者，痛无定处……今呼为鬼箭也。"详"行痹""风痹"条。

鬼箭羽guǐjiànyǔ 出《日华子诸家本草》。又名六月凌、四棱锋、八树、四面戟、见肿消、山鸡条子、篦箕柴。为卫矛科植物卫矛 *Euonymus alatus*（Thunb.）Sieb. 具翅状物的枝条或翅状附属物。全国大部分地区均产。苦，寒。入肝经，破血散瘀，祛风，杀虫。①治经闭、痛经、月经不调、癥瘕、产后瘀血腹痛、风湿关节痛、虫积腹痛、跌打损伤、瘀血肿痛、冠心病心绞痛、慢性活动性肝炎。内服：煎汤，4.5～9g，或研末服，每次1～3g。②治过敏性皮炎、荨麻疹、漆疮。煎水熏洗。孕妇及虚弱患者忌服。本品含有毒尖药木苷元A－3－*O*－α－L－吡喃鼠李糖苷、卫矛强心二糖苷A、卫矛强心三糖苷A。还含鬼箭羽碱、雷公藤碱、卫矛碱等。鬼箭羽可增加心肌营养性血流量，并有一定抗心律失常作用，对血栓形成有抑制作用。草乙酸钠对正常及实验性糖尿病动物有明显降血糖作用，本品水提取液含草乙酸，能刺激胰岛β－细胞，给糖尿病人口服，每日0.1～1.0g，能降低血糖。

鬼箭羽散guǐjiànyǔsǎn 《太平圣惠方》卷四十三方。鬼箭羽、桃仁（麸炒）、赤芍药、鬼臼、陈皮、当归（微炒）、桂心、柴胡、朱砂各一两，大黄（微炒）二两。为细末，每服一钱，温酒调下。功能化痰祛风止痛。治恶疰心痛，或刺腹胁，或肩背痛无常处。

鬼臼guǐjiù 中药材。出《神农本草经》。为八角莲之别名。详该条。

鬼客厅guǐkètīng 经穴别名。出《备急千金要方》。即水沟。见该条。

鬼哭guǐkū 见“鬼眼”条。

鬼窟guǐkū 十三鬼穴之一。出《针灸大成》。即劳宫穴。参“鬼路”条。

鬼垒guǐlěi 十三鬼穴之一。《备急千金要方》：“百邪所病者，针有十三穴……第三针足大指爪甲下，名鬼垒。”《针灸大成》指为隐白穴。今从。

鬼禄guǐlù 经外奇穴别名。出《备急千金要方》。即悬命。见该条。

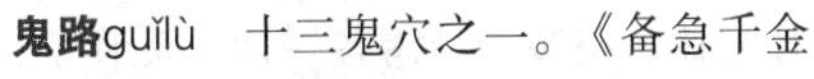

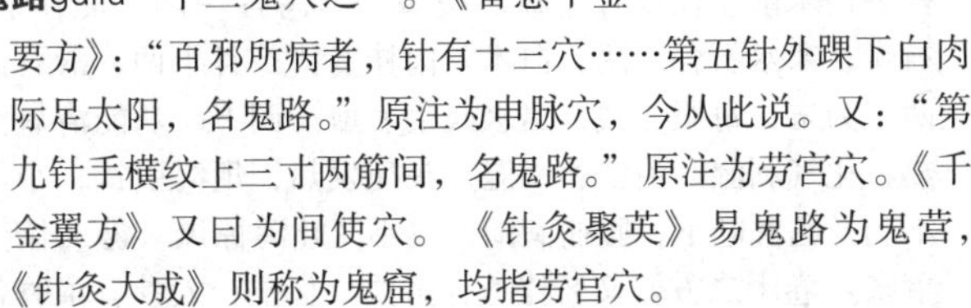

鬼臼

鬼路guǐlù 十三鬼穴之一。《备急千金要方》：“百邪所病者，针有十三穴……第五针外踝下白肉际足太阳，名鬼路。”原注为申脉穴，今从此说。又：“第九针手横纹上三寸两筋间，名鬼路。”原注为劳宫穴。《千金翼方》又曰为间使穴。《针灸聚英》易鬼路为鬼营，《针灸大成》则称为鬼窟，均指劳宫穴。

鬼门guǐmén 汗孔。鬼，古通魄。肺藏魄，肺气通于皮毛，汗从皮肤而出，称魄汗。汗孔则称为鬼门，发汗法称开鬼门。《素问·汤液醪醴论》：“开鬼门，洁净府。”

鬼目guǐmù 中药材。❶出《名医别录》。又名排风子、毛藤果。为茄科植物白英 *Solanum lyratum* Thunb. 的果实。分布于甘肃、陕西、河南、山东及长江以南各地。酸，平。清热明目。①治风热上攻，头旋，目赤，迎风流泪。研末服：每次1～2g。②治虫牙痛。烧烟熏患处。❷出《神农本草经》。为羊蹄之别名。详该条。

鬼疟guǐnüè 病证名。疟疾之一。❶《太平圣惠方》卷五十二：“鬼疟者，由邪气所为也。其发作无时节，或一日三两度寒热，或两日一度发动，心神恍惚，喜怒无恒，寒则颤掉不休，热则燥渴不止，或差而复作，或减而更增，经久不痊，连绵岁月，令羸瘦也。”《三因极一病证方论》卷六：“病者寒热日作，梦寐不祥，多生恐惧，名曰鬼疟。”《医宗金鉴》卷四十二：“鬼疟亦多在夜发，由尸气注之，比三阴疟疾则夜多恶梦，时生恐怖。”治用麝香丸、苏合香丸等。❷即夜疟。见《张氏医通·疟》。详见“夜疟”条。参见“疟疾”条。

鬼排guǐpái 古病名。见《肘后备急方》卷一。即鬼击。详该条。

鬼泣guǐqì 病名。见清代周纪常《女科辑要》。指妊娠期乳自出。即乳泣。详该条。

鬼容区guǐróngqū 见“鬼臾区”条。

鬼市guǐshì ❶十三鬼穴之一。出《备急千金要方》。即承浆穴。❷经穴别名。《千金翼方》：“邪病语不止及诸杂候，人中主之，一名鬼市。”即水沟。见该条。

鬼舐头guǐshìtóu 病名。出《诸病源候论》卷二十七。即油风。详该条。

鬼受guǐshòu 经穴别名。出《备急千金要方》。即尺泽。见该条。

鬼祟脉guǐsuìmài 即祟脉。详该条。

鬼胎guǐtāi 病名。出《诸病源候论》卷四十二。❶属癥瘕一类病证。因妇人素体虚弱，七情郁结，气血凝结不散，冲任经脉壅滞不行所致。《傅青主女科》：“腹似怀妊，终年不产，甚则二三年不生者，此鬼胎也。其人必面色黄瘦，肌肤消削，腹大如斗。”治宜调补正气为主，继以攻积之药。方用荡鬼汤（《傅青主女科》：人参、当归、大黄、雷丸、川牛膝、红花、丹皮、枳壳、厚朴、桃仁）或雄黄丸（《证治准绳》：雄黄、鬼臼、莽草、丹砂、巴豆、獭肝、蜥蜴、蜈蚣）。❷指假孕而言。包括气胎、血胎、痰胎等。详见各条。❸相当于葡萄胎。《萧山竹林寺女科·鬼胎》：“月经不来，二三月或七八月，腹大如孕，一日血崩下血泡，内有物如虾蟆子，昏迷不省人事。”治宜气血双补，方用十全大补汤。本病相当于葡萄胎或侵蚀性葡萄胎，需中西医结合治疗。

鬼堂guǐtáng 十三鬼穴之一。《备急千金要方》：“百邪所病者，针有十三穴……第十针直鼻上入发际一寸，名鬼堂。”所指即上星穴。又，《千金翼方》作尺泽穴别名。

鬼薙刺guǐtìcì 病证名。出《外科证治全书》卷一。即油风。详该条。

鬼腿guǐtuǐ 十三鬼穴之一。出《针灸大成》。即曲池。参“鬼臣”条。

鬼邪guǐxié 经穴别名。出《备急千金要方》。即足三里。见该条。

鬼心guǐxīn 十三鬼穴之一。《备急千金要方》：“百邪所病者，针有十三穴……第四针掌后横纹，名鬼心。”原注为太渊穴。《针灸大全》则指为大陵穴，今多从此说。

鬼信guǐxìn 十三鬼穴之一。《备急千金要方》：“百邪所病者，针有十三穴……第二针手大指爪甲下，名鬼信。”《针灸大成》指为少商穴，今从。

鬼穴guǐxué 经穴别名。出《备急千金要方》。即风府。见该条。

鬼眼guǐyǎn ❶经外奇穴名。《神应经》：“癫痫、鬼眼四穴，在手大指足大指内侧爪甲角，其艾炷半在爪上，半在肉上，三壮极妙。”即位于手、足大指（趾）桡侧（胫侧）爪甲角处，左右共4穴。主治癫痫，精神病，晕厥等。艾炷灸3～7壮。本穴《备急千金要方》载：“卒中邪魅，恍惚振噤，灸鼻下人中及两手足大指爪甲，本令艾丸半在爪上，半在肉上，各七壮，不止十四壮，壮如雀矢大。”《类经图翼》以“两手足大指爪甲”列作奇穴，名“手、足大指爪甲”穴。《医学入门》《医宗金鉴》则将位于手大指内侧爪甲角的二穴称“鬼哭”。近代《针灸孔穴及其疗法便览》称此4穴为鬼哭。《针灸经外奇穴图谱》谓本穴即少商二穴和隐白二穴。❷腰眼穴别名。《医学入门》：“鬼眼穴，专祛痨虫，令病人举手向上略转后些，则腰上有两陷可见，即腰眼也。”

鬼魇guǐyǎn 古病名。见《杂病源流犀烛·不寐多寐源流》。即魇。详该条。

鬼营guǐyíng 《针灸聚英》所载之十三鬼穴之一，指劳宫穴。参见“鬼路”条。

鬼油麻guǐyóumá 中药材。见《日华子诸家本草》。为漏芦之别名。详该条。

鬼臾区guǐyúqū 一作鬼容区，又叫大鸿，上古时代医家。相传为黄帝之臣，据《素问·天元纪大论》载鬼臾区与黄帝论五行等有关医学的内容，实是后人穿凿附会之说。

鬼胀guǐzhàng 推拿穴位名。《幼科推拿秘书·穴象手法》：“鬼胀穴，在后腿肚旁。”

鬼针草guǐzhēncǎo 中药材。出《本草拾遗》。又名一把针、索人衣、盲肠草、婆婆针、粘身草、脱力草。为菊科植物鬼针草 *Bidens bipinnata* L. 或三叶鬼针草 *B. pilosa* L. 的全草。全国大部分地区有分布。苦，平。清热解毒，散瘀消肿。①治上呼吸道感染，咽喉肿痛，腹泻，痢疾，阑尾炎，黄疸型肝炎，急性肾炎，疟疾，胃溃疡，胃气痛，慢性前列腺炎，高血压，风湿关节痛，脱力劳倦。煎服：15～30g。②治跌打损伤，蛇、虫咬伤，煎服并捣敷；小儿单纯性消化不良，煎汤趁热熏洗患儿双脚，每日1次，年龄大及腹泻程度重者，熏洗的部位须扩大至腿膝部。鬼针草全草含生物碱、鞣质、皂苷、黄酮苷、多种微量聚乙炔类化合物和多种强极性炔类化合物。三叶鬼针草全草含1－苯基庚－1，3，5－三炔，具抗菌、驱肠寄生虫和杀原虫作用。还含蒽醌苷。鬼针草注射液对小鼠有镇静作用，并有一定的镇痛作用，对实验性胃溃疡有效，能减少胃液分泌量，降低胃液酸度。醇浸液在体外对革兰氏阳性菌有抑制作用。

鬼枕guǐzhěn ❶十三鬼穴之一。《备急千金要方》：“百邪所病者，针有十三穴……第六针大椎上人发际一寸，名鬼枕。”所指即风府穴。❷孕期腹中血瘀导致难产的病症。见《宁坤秘笈》：“因胎气以成，子食母血，临月足，余血成块，俗呼为鬼枕。临产时鬼枕先破，血裹其子，故难产耳。此药随去衣中败血，须臾生下。”

鬼疰guǐzhù 古病名。《太平圣惠方》卷五十六：“人先天地痛，忽被鬼邪所击，当时心腹刺痛，或闷绝倒地，如中恶之类。其得差之后，余气不歇，停住积久，有时发动，连滞停住，乃至于死。死后注易傍人，故谓之鬼疰也。”可选用犀角散、常山散、鲛鱼皮散等。参见疰有关条。

癸guǐ 天癸的简称。详该条。

癸水guǐshuǐ 见《古今医统》。指月经。

桂丁guìdīng 中药材。出《本草纲目拾遗》。又名桂丁香、肉桂子。为樟科植物肉桂 *Cinnamomum cassia* Presl 的幼嫩果实。主产于广东、广西等地。辛，甘，温。入脾、胃、肺经。温中，散寒止痛，止呃。治脘腹疼痛，呕哕，肺寒咳喘。煎服：3～6g，或研末服。本品含生物碱、皂苷、鞣质、挥发油，油中主含桂皮醛。尚含香豆精、桂皮酸、原儿茶酸、胆碱、丁香酸等。药理参见“肉桂”条。

桂丁香guìdīngxiāng 中药材。见《上海饮片炮制规范》。即桂丁。详该条。

桂附八味丸guìfùbāwèiwán 即肾气丸。见该条。

桂附地黄丸guìfùdìhuángwán 即肾气丸。见该条。

桂附散guìfùsǎn 《太平圣惠方》卷二十七方。桂心、生附子、白矾、细辛、白芷各一两，五加皮、桑叶各二两。为细末，每用三两，加葱（连根）十茎，水煎沸，洗患处。治伤折筋骨。

桂附汤guìfùtāng ❶《三因极一病证方论》卷四方。附子、桂心、炮姜、芍药、炙甘草、茯苓、炒桃仁各一两。为粗末，每服四钱，水煎去滓，食前服。功能温阳散寒。治少阴伤风，胸满心烦，咽喉痛，自汗，腰痛连胻骨酸痛，呕吐涎沫，头痛，其脉沉弦者。若咽喉痛，加桂枝。❷《东垣试效方》卷四方。黄柏、知母各五分，肉桂一钱，附子三钱。为粗末，水煎，食远服。治白带腥臭，多悲不乐。

桂附丸guìfùwán 《医学启源》卷中方。炮川乌、炮附子各三两，炮姜、赤石脂、炒川椒、肉桂各二两。为细末，炼蜜为丸，梧桐子大，每服三十至五十丸。功能温阳散寒。治脏腑暴感风寒，上乘于心，令人猝然心痛，或引背膂，乍缓乍甚，经久不瘥者。

桂苓白术散guìlíngbáizhúsǎn ❶《医学启源》卷中方。木香、桂枝、藿香、人参、茯苓（去皮）各半两，炙甘草、白术、葛根、泽泻、寒水石各一两，滑石二两，石膏一两。为末，每服三钱，白汤、新水或生姜汤调下。功能健脾利湿清热。治冒暑、饮食所伤转甚，湿热内甚，霍乱吐泻，转筋急痛，腹满痞闷及小儿吐泻惊风等症。❷即桂苓甘露散第1方。见“桂苓甘露散”条。

桂苓白术丸guìlíngbáizhúwán 《儒门事亲》卷十二方。官桂、茯苓、半夏各一两，白术、干生姜各一分，橘皮、泽泻、黄连各半两，黄柏二两。为细末，面糊为丸，小豆大，每服三十至五十丸，食后姜汤送下。功能温阳化气，利湿清热。治诸湿肿满，霍乱泄注，胕肿骨痛及腰膝头项痛，风痹，痿厥等症。

桂苓甘露散guìlínggānlùsǎn ❶《宣明论方》卷六方。又名桂苓白术散、桂苓甘露饮。茯苓、泽泻各一两，炙甘草、石膏、寒水石各二两，白术、肉桂、猪苓各半两，滑石四两。为末，每服三钱，温水或生姜煎汤调下。功能清暑泄热，化气利湿。治中暑受湿，头痛发热，烦渴引饮，小便不利及霍乱吐下，腹痛满闷；或小儿吐泻惊风。❷《儒门事亲》卷十二方。又名桂苓甘露饮。官桂、人参、藿香各五钱，茯苓、白术、甘草、葛根、泽泻、石膏、寒水石各一两，滑石二两，木香一分。为细末，每服三钱，白水或生姜煎汤送下。功能健脾利湿清热。治伏暑烦渴，渴欲饮水，水入即吐及水泻不止，疟疾等症。

桂苓甘露饮guìlínggānlùyǐn ❶《医学启源》卷中方。茯苓（去皮）、白术、猪苓、炙甘草、泽泻各一两，寒水石（另研）一两，桂（去粗皮）半两，滑石（另研）二两。为末，或水煎，或水调，每服二三钱，亦可入蜜少许。治饮水不消，呕吐泻利，水肿腹胀，泄泻不能止；兼治霍乱吐泻，下利赤白及中暑烦渴等症。❷见《景岳全书·古方八阵》。即桂苓甘露散第2方。见“桂苓甘露散”条。

桂苓甘术汤guìlínggānzhútāng 即茯苓桂枝白术甘草汤。见该条。

桂苓神术汤guìlíngshénzhútāng 《医醇賸义》卷三方。桂枝八分，茯苓三钱，白术、苍术、陈皮、厚朴、砂仁各一钱，薏苡仁八钱，半夏一钱五分，生姜三片。水煎服。功能温阳化饮利湿。治溢饮，水流四末，肢节作肿，身重无力。

桂苓丸 guìlíngwán 《太平惠民和剂局方》卷二方。肉桂（去粗皮）、茯苓（去皮）各等分。为细末，炼蜜为丸，每两作八丸，每服一丸，用新汲水或热水嚼服，化服亦可。功能化气利水。治冒暑烦渴，饮水过多，心腹胀满，小便不利，亦治肾气上逆，水泛为痰，逆冲膈上者。

桂苓五味甘草去桂加干姜细辛半夏汤guìlíngwǔwèigāncǎoqùguìjiāgānjiāngxìxīnbànxiàtāng 《金匮要略》方。茯苓四两，甘草、细辛、干姜各二两，五味子、半夏各半升。水煎，分六次服，日三次。治支饮，眩冒呕逆者。

桂苓五味甘草汤guìlíngwǔwèigāncǎotāng 《金匮要略》方。又名茯苓桂枝五味甘草汤。茯苓、桂枝各四两，炙甘草三两，五味子半升。水煎，分三次服。治支饮咳嗽，服用小青龙汤后，多唾口燥，寸脉沉，尺脉微，手足厥逆，气从小腹上冲胸咽，手足痹，其面翕热如醉状，因复下流阴股，小便难，时复冒者。

桂苓饮guìlíngyǐn 《张氏医通》卷十六方。即桂苓丸作汤剂。治证同。见“桂苓丸”条。

桂麝散guìshèsǎn 《药奁启秘》方。麻黄、细辛各五钱，肉桂、丁香各一两，皂角三钱，生半夏、天南星各八钱，麝香六分，冰片四分。为细末，外敷患处。功能温经散寒，化痰散结。治阴疽，流注等症。

桂万荣guìwànróng 南宋官吏。四明（今浙江宁波）人。任县吏间，取和凝父子《疑狱集》，参以郑克《折狱龟鉴》，辑《棠阴比事》(1213)。为韵语七十二联。每联述两案例，下加注释。其中涉及法医处颇多。

桂香散guìxiāngsǎn 《苏沈良方》卷五方。煨草豆蔻、炒高良姜、白术、砂仁、炙甘草、煨姜、厚朴、大枣肉各一两，青皮、诃子肉各五钱，肉桂二钱半。水一碗，同煮令干，杵作团，晒研粗末，每服三钱，入盐少许，沸汤点服。功能温中散寒，行气止痛。治脾脏久冷腹痛。

桂香丸guìxiāngwán ❶《三因极一病证方论》卷十一方。炮附子、炮肉豆蔻、茯苓各一两，桂心、炮姜、炮木香各五钱，丁香一分。为末，煮糊为丸，梧桐子大，空腹米汤送下。功能温补脾肾，涩肠止泻。治脏腑虚，为风寒湿所搏，大便冷滑，注下不禁。❷《重订严氏济生方》方。肉桂一两，麝香一钱。为末，饭和为丸。治多食果菜而成积，不时泻利，腹中硬痛者。

桂心guìxīn 中药材。见《千金翼方》。为肉桂药材之一种，系加工除去栓皮者。详“肉桂”条。

桂心汤guìxīntāng 《奇效良方》卷三十九方。桂心三分，当归、麻黄各一两，防风、槟榔各二两，黄芩、犀角、赤茯苓、升麻一两半。为粗末，每服三钱，加大枣二枚，水煎，不拘时服。治风毒脚气，麻木不仁，语言謇涩。

桂星散guìxīngsǎn 《仁斋直指方论》卷二十一方。辣桂、川芎、当归、细辛、石菖蒲、白蒺藜（炒，杵去刺）、木通、木香、麻黄（去节）、炙甘草各二钱半，天南星（煨裂）、白芷梢各四钱。为粗末，每服三钱，加葱白二茎、紫苏五叶、生姜五片，食后煎服，晚少食，临卧加些全蝎服。治风虚耳聋。

桂圆肉guìyuánròu 中药材。见《药品化义》。为龙眼肉之别名。详该条。

桂枝guìzhī 中药材。出《新修本草》。为樟科植物肉桂 *Cinnamomum cassia* Presl 的干燥嫩枝。主产于广东、广西、福建、云南等地。辛、甘，温。归肺、心、膀胱经。发汗解肌，温通经脉，助阳化气，平冲降气。治风寒感冒，脘腹冷痛，血寒经闭，关节痹痛，痰饮，水肿，心悸，奔豚，煎服 3～10g。孕妇慎用。本品含挥发油，主为桂皮醛。煎剂可抗病原微生物。桂枝能降低肠道紧张度，轻度促进胆汁分泌，可抗凝、利尿等。桂皮醛药理参见“肉桂”条。

桂枝白虎汤guìzhībáihǔtāng 《张氏医通》卷十六方。即白虎加桂枝汤。见该条。

桂枝半夏汤guìzhībànxiàtāng 《医醇賸义》卷三方。桂枝八分，半夏一钱五分，茯苓三钱，陈皮、白芥子、厚朴、紫苏各一钱，白术、贝母各二钱，甘草四分，生姜三片。水煎服。治伏饮，痰满喘咳，吐发则寒热，背腰痛，身振振剧。

桂枝柴胡汤guìzhīcháihútāng 《症因脉治》卷四方。桂枝、柴胡。水煎服。治寒疟，寒伤少阳，寒多热少者。

桂枝二麻黄一汤guìzhī'èrmáhuángyītāng 《伤寒论》方。桂枝一两十七铢，芍药、生姜各一两六钱，麻黄十六铢，杏仁十六个，炙甘草一两二钱，大枣五枚。先煮麻黄，去上沫，再入他药同煎，分二次服。治太阳病服桂枝汤后，大汗出，风乘汗入，汗孔反闭，形似疟状，一日再发者。

桂枝二越婢一汤guìzhī'èryuèbìyītāng 《伤寒论》方。桂枝、芍药、麻黄、炙甘草各十八铢，大枣四枚，生姜一两二铢，石膏二十四铢。先煮麻黄，去上沫，再入他药同煎，分二次服。治太阳病，发热恶寒，热多寒少，脉微弱者。

桂枝防风汤guìzhīfángfēngtāng 《幼幼集成》卷二方。桂枝、防风各一钱半，白芍药二钱，炙甘草、生姜各一钱，大枣五枚。水煎热服。功能祛风解表。治幼儿伤寒初起，恶寒发热，体重面黄，或面白喘息，口中气热，呵欠顿闷。若有痰，加白芥子一钱；呕吐，加陈皮、半夏各一钱；热多，加柴胡一钱；胸紧气急，加枳壳、桔梗各一钱。

桂枝茯苓丸guìzhīfúlíngwán 《金匮要略》方。桂枝、茯苓、牡丹皮、炒桃仁、芍药各等分。为末，炼蜜和丸，兔屎大，每日食前服一丸，不知，加至三丸。功能活血化瘀，缓消癥块。治妇人宿有癥块，妊娠胎动，漏下不止及瘀血而致的痛经经闭，癥积痞块等症。近代常用治子宫肌瘤、卵巢囊肿、子宫内膜炎、前列腺肥大等瘀阻下焦者。方中桂枝温通血脉，芍药行血中之滞，丹皮消瘀血，桃仁破血结，茯苓淡渗下行，丸以蜂蜜意在缓和药力。实验研究表明，本方能降低全血比黏度、全血还原比黏度、血浆比黏度、纤维蛋白原浓度，增加红细胞电泳速度。

桂枝附子去桂加白术汤guìzhīfùzǐqùguìjiābáizhútāng 《伤寒论》方。又名白术附子汤。炮附子三枚，白术四两，生姜三两，炙甘草二两，大枣十二枚。水煎，分三次服。初一服，其身如痹，半日许复服之，三服都尽，其人如冒状。治伤寒八九日，风湿相搏，身体疼烦，不能自转侧，不呕不渴，大便硬，小便自利者。

桂枝附子汤guìzhīfùzǐtāng 《伤寒论》方。桂枝四两，炮附子三枚，生姜三两，大枣十二枚，炙甘草二两。水煎，分三次服。功能温阳逐湿。治伤寒八九日，风湿相搏，身体疼烦，不能自转侧，不呕不渴，脉浮虚而涩者。

桂枝甘草龙骨牡蛎汤guìzhīgāncǎolónggǔmǔlìtāng 《伤寒论》方。桂枝一两，炙甘草、煅牡蛎、龙骨各二两。水煎，分三次服。治火逆证下后，又加烧针，心阳内伤，烦躁不安及心悸、怔忡等症。

桂枝甘草汤guìzhīgāncǎotāng 《伤寒论》方。桂枝四两，炙甘草二两。水煎顿服。功能益心助阳。治发汗过多，心阳不足，其人叉手自冒心，心下悸欲得按者。方中桂枝扶助心阳，炙甘草补虚益气。二药辛甘合用，以益心助阳。

桂枝葛根汤guìzhīgégēntāng 《症因脉治》卷四方。葛根、白芍药、桂枝、生姜、甘草。水煎服。治寒疟，寒伤阳明，寒多热少，有汗者。若无汗，加防风；头痛，加羌

G

活；夏秋口渴消水，加石膏。

桂枝黄芪汤guìzhīhuángqítāng 《症因脉治》卷三方。桂枝、白芍药、甘草、黄芪、生姜、大枣。水煎服，须臾饮热稀粥，取微汗。治黄疸脉浮宜汗者。本方即《金匮要略》桂枝加黄芪汤。

桂枝黄芩汤guìzhīhuángqíntāng ❶《三因极一病证方论》卷六方。桂枝（去皮）、芍药、黄芩各五钱，炙甘草一两。为粗末，每服五钱，加生姜三片、大枣一枚，水煎，去滓，空腹服。治风疫，发热恶风，头项腰脊疼痛，脉浮数而不弱，亦治心疟，心烦甚，欲得清水，反寒多而不甚热。❷《素问病机气宜保命集》卷中方。柴胡一两二钱，黄芩、人参、甘草各四钱半，半夏四钱，石膏、知母各五钱，桂枝二钱。为粗末，每服五至七钱，水煎，于疟发前服用。治疟疾，太阳、阳明、少阳三经合病者。

桂枝加大黄汤guìzhījiādàhuángtāng 《伤寒论》方。桂枝、生姜各三两，大黄、炙甘草各二两，芍药六两，大枣十二枚。水煎，分三次服。功能解表攻里。治太阳病误下，腹中大实痛者。

桂枝加当归汤guìzhījiādāngguītāng 经验方。见《中医外科学讲义》（上海中医学院编）。桂枝、芍药、甘草、生姜、大枣、当归。水煎服。功能养血和营，温通经络。治营卫不和，寒湿凝滞而致的脱疽、冻疮等症。

桂枝加附子汤guìzhījiāfùzǐtāng 《伤寒论》方。桂枝、芍药、炙甘草、生姜各三两，大枣十二枚，炮附子一枚。水煎，分三次服。治太阳病，发汗太过，汗出不止，恶风，小便难，四肢微急，难以屈伸及寒疝腹痛，手足冷，身痛不仁。

桂枝加葛根汤guìzhījiāgégēntāng 《伤寒论》方。葛根四两，桂枝、芍药、炙甘草各二两，生姜三两，大枣十二枚（原著误入麻黄三两）。先煮葛根，再入他药同煎，分三次服，复取微似汗。治太阳病，项背强，反汗出恶风者。

桂枝加归芍汤guìzhījiāguīsháotāng 《杂病源流犀烛·六淫门》卷十五方。桂枝、芍药、甘草、当归、生姜、大枣。水煎服。治肾疟，腰脊痛，大便难，目瞑瞑然，手足寒。

桂枝加桂汤guìzhījiāguìtāng 《伤寒论》方。桂枝五两，芍药、生姜各三两，炙甘草二两，大枣十二枚。水煎，分三次服。治烧针令其汗，针处被寒，核起而赤，发为奔豚，气从少腹上冲心者。

桂枝加厚朴杏子汤guìzhījiāhòupòxìngzǐtāng 《伤寒论》方。桂枝、生姜、芍药各三两，炙甘草、炙厚朴各二两，杏仁五十枚，大枣十二枚。水煎，分三次服。复取微似汗。治太阳病下之后，表未解而微喘者。

桂枝加黄芪汤guìzhījiāhuángqítāng 《金匮要略》方。桂枝、芍药、甘草、黄芪各二两，生姜三两，大枣十二枚。水煎，分三次服。服后饮热稀粥，以助药力，温覆取微汗。功能解肌发表，益气扶正。治黄汗，两胫自冷，腰以上有汗，腰弛痛，如有物在皮中状，剧则不能食，身疼重，烦躁，小便不利及黄疸脉浮，有表虚症状者。

桂枝加龙骨牡蛎汤guìzhījiālónggǔmǔlìtāng 《金匮要略》方。又名桂枝龙骨牡蛎汤。桂枝、芍药、生姜、龙骨、牡蛎各三两，甘草二两，大枣十二枚。水煎，分三次服。治遗精，少腹弦急，阴头寒，目弦发落，脉芤动微紧。

桂枝加芍药生姜人参新加汤guìzhījiāsháo·yaoshēngjiāngrénshēnxīnjiātāng 《伤寒论》方。又名桂枝新加汤。桂枝、人参各三两，芍药、生姜各四两，炙甘草二两，大枣十二枚。水煎，分三次服。治伤寒发汗后，身疼痛，脉沉迟者。

桂枝加芍药汤guìzhījiāsháoyàotāng 《伤寒论》方。桂枝、生姜各三两，芍药六两，炙甘草二两，大枣十二枚。水煎，分三次服。治太阳病误下，腹满时痛者。

桂枝姜附汤guìzhījiāngfùtāng 《温病条辨》卷一方。桂枝六钱，干姜、白术、熟附子各三钱。水煎服。功能温阳化湿。治寒湿伤阳，形寒脉缓，舌淡苔白滑，不渴。

桂枝龙骨牡蛎汤guìzhīlónggǔmǔlìtāng 见《金匮要略》。即桂枝加龙骨牡蛎汤。见该条。

桂枝麻黄各半汤guìzhīmáhuánggèbàntāng 《伤寒论》方。桂枝一两十六铢，芍药、生姜、炙甘草、麻黄各一两，大枣四枚，杏仁二十四枚。先煮麻黄去上沫，再入他药同煎，分三次服。治太阳病，得之八九日，如疟状，发热恶寒，热多寒少，一日二三度发，面色反有热色，身痒，无汗。

桂枝羌活汤guìzhīqiānghuótāng 《素问病机气宜保命集》卷中方。桂枝、羌活、防风、炙甘草各五钱。为粗末，每服五钱，水煎服。治疟疾头痛，项强有汗，恶风脉浮。若吐者，加半夏曲五钱。

桂枝去桂加茯苓白术汤guìzhīqùguìjiāfúlíngbáizhútāng 《伤寒论》方。芍药、生姜、白术、茯苓各三两，炙甘草二两，大枣十二枚。水煎，分三次服。治太阳病，服桂枝汤或下后，仍头项强痛，发热无汗，心下满微痛，小便不利者。

桂枝去芍药加附子汤guìzhīqùsháo·yaojiāfùzǐtāng 《伤寒论》方。桂枝、生姜各三两，炙甘草二两，大枣十二枚，炮附子一枚。水煎，分三次服。治太阳病下之后，脉促胸满而微恶寒者。

桂枝去芍药加麻黄细辛附子汤guìzhīqùsháo·yaojiāmáhuángxìxīnfùzǐtāng 《金匮要略》方。桂枝、生姜各三两，甘草、麻黄、细辛各二两，炮附子一枚，大枣十二枚。先煮麻黄，去上沫，再入他药同煎，分三次服。治水饮结于气分，心下坚，大如盘，按之外坚而中虚。

桂枝去芍药加蜀漆牡蛎龙骨救逆汤guìzhīqùsháo·yaojiāshǔqīmǔlìlónggǔjiùnìtāng 《伤寒论》方。桂枝、生姜、蜀漆各三两，炙甘草二两，大枣十二枚，煅牡蛎五两，龙骨四两。先煮蜀漆，再入他药同煎，分三次服。治伤寒脉浮，误以火迫劫之，亡阳惊狂，卧起不安者。

桂枝去芍药加皂荚汤guìzhīqùsháo·yaojiāzàojiátāng 《备急千金要方》卷十七方。桂枝、生姜各三两，甘草二两，皂角一个，大枣十二枚。为粗末，水煎，分三次服。治肺痿，吐涎沫不止。

桂枝去芍药汤guìzhīqùsháo·yaotāng 《伤寒论》方。桂枝、生姜各三两，炙甘草二两，大枣十二枚。水煎，分三次服。治太阳病误下后，表证未解，脉促胸满者。

桂枝人参汤guìzhīrénshēntāng 《伤寒论》方。桂枝（后下）、炙甘草各四两，白术、人参、干姜各三两。水煎，分三次，日二夜一服。功能解表温里。治太阳病，外证未除，而数下之，遂协热而利，利下不止，心下痞硬，表里不解者。

桂枝散guìzhīsǎn 《普济本事方》卷七方。炒枳壳一两，桂枝五钱。为细末，每服二钱，生姜、大枣煎汤调下。治因惊伤肝，胁肋疼痛。

桂枝芍药汤guìzhīsháo·yaotāng ❶《三因极一病证方论》卷四方。桂心半两，白芍药三两。为粗末，每服五钱匕，加生姜三片、大枣一枚，水煎服。治太阴伤风，自汗咽干，胸腹满，自汗不渴，四肢倦怠，手足自温，其脉弦大而缓者。❷《症因脉治》卷四方。桂枝、陈皮、甘草、生姜、白芍药。水煎服。治寒气腹痛，面黄唇白，手足多冷，恶寒不热，二便清利，腹中绵绵作痛，脉左关弦紧者。

桂枝芍药知母汤guìzhīsháo·yaozhīmǔtāng 《金匮要略》方。桂枝、知母、防风各四两，芍药三两，甘草、麻黄、炮附子各二两，生姜、白术各五两。水煎，分三次服。治诸肢节疼痛，身体尫羸，脚肿如脱，头眩短气，温温欲吐。

桂枝生姜枳实汤guìzhīshēngjiāngzhǐshítāng 《金匮要略》方。桂枝、生姜各三两，枳实五枚。水煎，分三次服。治心中痞，诸逆、心悬痛。

桂枝石膏汤guìzhīshígāotāng 《素问病机气宜保命集》卷中方。桂枝五钱，石膏、知母各一两半，黄芩一两。为粗末，分作三服，水煎服。治疟无他证，隔日发，先寒后热，寒少热多者。

桂枝四七汤guìzhīsìqītāng 《仁斋直指方论》卷六方。桂枝、白芍药、制半夏各一两，白茯苓、制厚朴、制枳壳、炙甘草各半两，人参、紫苏各一分。为粗末，每服四钱，加生姜七片、大枣二枚，水煎，食前服。治风冷寒邪客搏，心腹作痛。

桂枝汤guìzhītāng ❶《伤寒论》方。又名阳旦汤。桂枝、芍药、生姜各三两，炙甘草二两，大枣十二枚。为粗末，水煎，分三次服。服后啜热稀粥，以助药力，温覆令遍身微似有汗，不可令如水流漓；若一服汗出病瘥，停后服，不必尽剂；若不汗，更服依前法。功能解肌发表，调和营卫。治太阳中风，头痛发热，汗出恶风，鼻鸣干呕，脉浮缓。近代常用治普通感冒、流行性感冒、上呼吸道感染等见风寒表虚证者。方中以桂枝散风寒，解肌表，为君；臣以白芍敛阴和营。二药同用，一散一收，调和营卫，使表邪得解，里气以和。生姜助桂枝以散表邪，大枣助白芍以和营卫，共为佐药。炙甘草调和诸药以为使。实验研究表明，本方对体温、汗液分泌、免疫功能、肠道蠕动具有双向调节作用，并有抗炎、镇静、镇痛、祛痰和一定的止咳作用。❷《症因脉治》卷一方。桂枝、白芍药、麻黄、甘草（一方有葛根，无麻黄）。水煎服。治伤寒，有汗恶风，脉浮缓。

桂枝桃仁汤guìzhītáoréntāng 《伤寒保命集》方。桂枝、芍药、生地黄各二两，制桃仁五十个，甘草一两。为粗末，每服五钱，加生姜三片、大枣一枚，水煎服。功能养血行血。治经前腹痛。

桂枝新加汤guìzhīxīnjiātāng 即桂枝加芍药生姜人参新加汤。见该条。

桂枝续命汤guìzhīxùmìngtāng 《素问病机气宜保命集》卷中方。麻黄（去节）、人参、黄芩、芍药、防己、川芎、甘草各一两，桂枝、杏仁各二两，防风三两，附子半两。除附子、杏仁外，上药捣为粗末，后入二味令匀，每服五至七钱，加生姜五片，水煎，去滓，空腹稍热服。治中风有汗恶风。

桂竹糖芥guìzhútángjiè 又名金盏盏花、打水水花、苦亭苈。为十字花科植物小花糖芥 *Erysimum cheiranthoides* L. 的全草。分布于全国大部分地区。辛、微苦，寒，有小毒。入脾、胃、心经。强心利尿，和胃消食。治心力衰竭，心悸，脾胃不和，消化不食。煎汤，6～9g；或研末，0.3～1g。全草含葡萄糖糖芥苷、黄麻苷A、木糖糖芥苷、木糖糖芥醇苷。种子还含K－毒毛旋花子次苷－β、糖芥苷等强心苷。还含种子油、以槲皮素、鼠李素等为苷元的单糖苷和双糖苷，以及异硫氰酸烯丙酯。本品有类似于毒毛旋花子苷K的强心作用。木糖糖芥和黄麻属苷A是重要的有效成分。黄麻属苷A对家兔试验性心肌病变有防治作用，大剂量时可升压等。木糖糖芥则有中枢性降低血压的作用。

臂腰guìyāo 病证名。闪挫腰痛的古称。《诸病源候论·腰背病诸候》："臂腰者，谓卒然伤损于腰而致痛也。"详"闪挫腰痛"条。

gun

掍法gǔnfǎ 推拿手法名。见上海中医学院附属推拿医士学校编《中医推拿学》。又作滚法。将手部掌指关节略微屈曲，以掌背近小指侧部分紧贴于治疗部位上，然后有节律地连续摆动掌部，进行腕关节屈伸和前臂旋转的协调运动，使手掌部呈来回滚动状。有疏通经络，舒展筋脉，行气活血，解痉止痛等作用。

滚刺疗法gǔncìliáofǎ 皮肤针疗法之一，因使用滚刺筒进行刺激故名。参见"滚针筒"条。

滚刺筒gǔncìtǒng 针具名。近年研制的新型皮肤针针具。其构造分筒柄和滚筒两部分，筒壁密布短针。使用时，持筒柄将滚筒在选定部位来回滚动。刺激面广为其特点。

滚地龙gǔndìlóng 中药材。见《广东中草药》。为鸡骨香之别名。详该条。

滚法gǔnfǎ 推拿手法名。❶即掍法。见该条。❷即搓法。见该条。

滚筋gǔnjīn 练功方法名。见杜自明《中医正骨经验概述》。即阴阳反掌。见该条。

滚山虫gǔnshānchóng 中药材。见《云南中草药》。又名地罗汉、滚山珠。为球马陆科动物滚山球马陆 *Glomeris nipponica* Kishida 的全虫。主产于云南。咸，温。舒筋活血，接骨止痛。①治跌打损伤，骨折，关节脱臼。研粉服：1.5～3g，黄酒送下（治骨折、关节脱臼均须复位固定后服药）。②治子宫脱垂、脱肛。研粉，香油调涂患处。

滚山珠gǔnshānzhū 中药材。见《云南中草药》。即滚山虫。详该条。

滚痰丸gǔntánwán 《玉机微义》卷四引《养生主论》方。又名礞石滚痰丸。礞石（同硝石煅呈金色）一两，大黄（酒蒸）、黄芩各半斤，沉香五钱（一方礞石只用五钱，外加百药煎五钱）。为细末，滴水为丸，梧桐子大，每服三十至五十丸，量人强弱加减。临卧就床，用热水一口许，只送过咽，即便仰卧，服后多半日勿饮食起坐，病甚者须连服二三次，壮人病实者须多至百丸。功能降火逐痰。治一切实热老痰，癫狂惊悸，心下怔忡，或咳喘痰稠，胸脘满闷，眩晕耳鸣，或绕项结核，口眼蠕动，梦寐奇怪，或骨节猝痛，难以名状，大便秘结，舌苔黄厚，脉滑数有力等。近代常用治精神分裂症、神经衰弱、癫痫、慢性支气管炎、病毒性脑炎等属实热老痰者。方中以礞石为君，取其药性燥悍，与硝石同煅，功能逐陈积伏匿之痰；大黄苦寒，荡涤实热，泻火通便，为臣；佐黄芩清热泻火，又以沉香速降下气，为诸药之开导。诸药合用，专治实热老痰为病。实验研究表明，本方有祛痰止咳和抗炎作用。

滚摇gǔnyáo 推拿手法名。见杜自明《中医正骨经验概述》。握住肢体进行由内向外或由外向内的旋转滚动。如腰部滚摇就是使病员仰卧，两髋屈曲；医生一手扶住双膝，一手扶住两踝，旋转髋关节，使腰部也随之活动。常用于腰痛、髀枢痛等症。

guo

郭痤guōcuó 见于出土战国古玺。据考证系郭姓医人，专治疖肿痤疮，故玺文上标姓氏，下标所专治病。

郭德昌guōdéchāng 参见“郭居易”条。

郭桂guōguì 宋代医生。字时芳。兰溪（今浙江兰溪）人。医术高明，负有盛誉。

郭稽中guōjīzhōng(12 世纪初) 宋代医家。曾任医学教授。以擅长治疗产科闻名，用药常有奇效。曾将《产论》一书共 21 篇补辑家藏和个人验方于各论之后，编成《妇人产育保庆集》1 卷，已佚。

郭鉴guōjiàn(16 世纪上半叶) 明代官吏。江苏人。因病，经医生治愈，后在官事余暇搜集古方，并汇集当地医生的医案及秘方，编成《医方集略》一书（1545）。

郭敬仲guōjìngzhòng(10 世纪初) 宋代医生。钱塘（今浙江杭州）人。为名医郭照乾之孙。曾治愈孟太后重病，授光禄大夫。

郭居易guōjūyì 明代医生。字惟恒。兰溪（今浙江兰溪）人。以医为业，对贫穷人不收报酬，并且赠送药物。子郭德昌（字曰生）继承医业，也以医术闻名。

郭履道guōlǚdào 见“郭坦”条。

郭仁普guōrénpǔ 南宋人。生平不详。撰有《拾遗候用深灵玄录》5 卷，已佚。

郭日生guōrìshēng 参见“郭居易”条。

郭汝端guōrǔduān 见“郭照乾”条。

郭晟guōshèng 明代医学家。肥乡（今属河北）人。洪武（1368—1398）间以医药济世。尝谓用药如用兵，不可苟且。撰《家塾事亲》5 卷，因切于实用而多次梓行，卒年 67。

郭时芳guōshífāng 见“郭桂”条。

郭思guōsī(12 世纪) 宋代官吏。在华州（今陕西华县）任官时，热心于普及医药验方，曾将孙思邈的《备急千金要方》一书选编其简要者为《千金宝要》8 卷，并将全文刻于石碑上。在普及医学方面做出一定的贡献。《千金宝要》碑现存于孙思邈的故乡陕西省铜川市耀州区孙家塬。

郭坦guōtǎn 南宋医家。字履道。汾州（今山西汾阳）人。精于医药，由于本人患病，奋而学医试药，深有所得。集有《十便良方》（全名《备全古今十便良方》）40 卷，用药简当，便于应用。

郭琬guōwǎn 明代医生。字宜生。杭州人。宋时其先获牡丹十三方，专治妇人胎产诸证奇验。父绍渠亦以医知名。继家业，既精医理，而又以诚心应物，所治辄愈。卒年七十一。母吴氏、妇毛氏，皆能诊脉授药。

郭惟恒guōwéihéng 见“郭居易”条。

郭雍guōyōng(？—1187) 宋代医家。字子和。洛阳（今河南洛阳）人。早年从父学儒，其后专心钻研医书，尤致力于伤寒，晚年撰《伤寒补亡论》20 卷。

郭右陶guōyòutáo 见“郭志邃”条。

郭玉guōyù 东汉时期针灸学家。广汉（今四川广汉）人。曾任汉和帝时太医丞，用针灸术治病，疗效较高。反对封建贵族迷信巫祝、追求长生不老的腐朽生活。对汉和帝说过封建贵族的疾病不易治愈的原因是他们不听医嘱，自作主张；好逸恶劳，不知调养身体；筋骨柔弱，不能用药等。但又提出“医之为言意也”，治病的道理“不可得言”，是其思想局限性的一面。

郭照乾guōzhàoqián(约 9 世纪末) 宋代医生。字汝端。钱塘（今浙江杭州）人。治疗妇科疾病负盛名。

郭志邃guōzhìsuì(17 世纪中叶) 清代医家。字右陶。槜李（今浙江嘉兴县西南）人。因见当时痧胀等疾疫流行，而疗法不多，乃根据儿科诊治痧疹之理，采集前人有关经验，撰成《痧胀玉衡》一书（1675 年刊行），论述多种痧胀脉症及治法，其后又补充 1 卷，共 4 卷，流传较广。

郭忠guōzhōng 元代针灸医生。字恕甫。兴化（今福建莆田）人。据传仁宗（1312—1320）皇后丧明，以针治愈，赐号“金针先生”。著有《伤寒直格》。

郭子光guōzǐguāng(1932—2015) 现代医家。字茂南，重庆荣昌人。出生于中医世家，1951 年开始承袭家学，悬壶乡里。1956 年考入成都中医学院医疗专业，1960 年提前毕业留校工作。1985 年率先提议建立中医康复学科，拟出“现代中医康复医学”基本框架，为中医康复学的开创者之一。学术上崇仲景，遵六经，倡导新“三因鼎立”学说，提出慢病治疗八法。2009 年被评为首届“国医大师”。主编有《伤寒论汤证新编》《中医康复学》《现代中医治疗学》等著作。

郭子和guōzǐhé 见“郭雍”条。

郭子章guōzǐzhāng 明代医家。泰和（今属江西）人。字相奎，隆庆五年（1571）进士，谓婴孩之痘，须于病未成而治之，防之不豫，待其发而后为之，则未必万全。乃泛阅方书，博谘医工，得一稀痘方论，即加手录，久而成帙。万历五年（1577）撰成《博集稀痘方论》2 卷。

锅底灰guōdǐhuī 中药材。见清代叶小峰《本草再新》。为釜脐墨之别名。详该条。

瘑guō 病证名。指（趾）节腕间瘙痒性皮肤病。《诸病源候论》卷五十：“瘑者，风湿搏于气血所成。多着手足节腕间，帀帀然搔之痒痛，浸淫生长，世谓之瘑。”

瘑疮guōchuāng 病名。指发生手足的一种湿疮。出《肘后备急方》卷五。由风湿热邪客于肌肤而成。《诸病源候论》卷三十五：“瘑疮者……多著手足间，递相对，如新生茱萸子，痛痒抓搔成疮，黄汁出，浸淫生长拆裂，时瘥时剧。”其症自觉瘙痒，抓破则浸淫黄水者，称湿瘑疮；逐渐干燥结成黄色或褐色痂皮，瘙痒明显，病程缓慢者，名燥瘑疮；如反复发作，皮损粗糙，肥厚、裂口，剧痒，经久不愈称久瘑疮。治疗：湿瘑疮宜清热利湿，内服萆薢渗湿汤或龙胆泻肝汤；燥瘑疮宜利湿祛风养血，内服四物消风汤；久瘑疮宜养血活血，祛风润燥，内服当归饮子。外治：湿瘑疮用青蛤散麻油调敷；燥瘑疮用黄连油外搽；久瘑疮用藜芦膏外搽，亦可采用烟熏法及针灸疗法。相当于手足部湿疹。

国公酒guógōngjiǔ 即史国公药酒。见该条。

国际传统医药大会guójìchuántǒngyīyàodàhuì 由中国国家中医药管理局和世界卫生组织于 1991 年 10 月 18 日至 22 日在北京召开，来自世界各国传统医药界人士、科学家和卫生管理人员出席，共商发展传统医药的大计。大会诞生了以“人类健康需要传统医药”为主题的《北京宣言》，呼吁各国政府、各有关国际组织、非政府组织和各界人士关心和支持发展传统医药，促进人类健康，为实现人人享有卫生保健的目标而共同奋斗。

国老guólǎo 中药材。出《本草经集注》。为甘草之别名。详该条。

国药提要guóyàotíyào 药学著作。1册。于达望编。本书选录中药1146种，依植物、动物、矿物及其科属分类次序排列成表解方式。每药记有中名、拉丁名、药用部分、成分、效用、产地等项，书后附中药异名索引。1950年由新医书局出版。

国医百家guóyībǎijiā 丛书。裘庆元辑。刊于1918—1921年。裘氏原拟辑医学著作约百种，而实际现存只有7种。计《薛案辨疏》《叶氏伏气解》《胎产指南》《重订幼科金鉴评》《雪雅堂医案》《简明眼科学》《琉球百问》。

国医制药学guóyīzhìyàoxué 本草著作。见"修事指南"条。

国医宗旨guóyīzōngzhǐ 内科著作。4卷。明代梁学孟撰于1607年。痰火证治专书。故又名《痰火专门》。作者信奉丹溪学说，认为人之病夭，以痰火为患居多。全书137则医论，主要讨论痰火证的病机、脉理、治法与方药，分别叙述痰火证的治疗十宜、十忌、药戒、调理及不治症，阐发淡味养阴、过饮增咳、汗多亡阳、下多亡阴、泻火伤胃及七情伤气的机制。又强调"失血、咳嗽二症，乃痰火之吃紧处"。故亦详记失血、咳嗽、自汗、盗汗、遗精、赤白浊、五淋等证病机、脉理与治疗。现存明万历间刊本。

腘guó 解剖部位。指膝部后方屈膝时的凹处，俗称腿凹或膝弯。《灵枢·经脉》："膀胱足太阳之脉……循髀外从后廉下合腘中。"

腘血guóxuè 病证名。指血从腘窝（委中穴处）流出。《证治汇补·胸膈门》："有膝腕后委中穴，搔之血出不止，谓之腘血。此肾与膀胱虚热也。"《杂病源流犀烛·诸血源流》："有腘中出血不止，乃血虚者，宜十全大补汤。"参见"肌衄""毛窍出血"条。

腘中guózhōng 解剖部位。出《灵枢·热病》。腘窝中央。相当于委中穴的部位。

果菜积guǒcàijī 病证名。指过食瓜果菜蔬而致积滞泻利者。《杂病源流犀烛·积聚癥瘕痃癖痞源流》："果菜积，多食果菜成积，不时泻利，腹中若有傀儡也。宜丁香、麝香、肉桂。方用妙应丹、桂香丸、平胃散加丁、麝。"亦有过食瓜果致痢久不愈，而见便血时发时止，里急后重，时或不禁，脉软不数等症，可用醉乡玉屑方。参见"积""食积"条。

果木渴guǒmùkě 病证名。渴证之一。《证治要诀》卷八："有果木渴，因多食果子所致，宜麝香之药。"参见"渴"条。

果上叶guǒshàngyè 中药材。见《贵州民间方药集》。为麦斛之别名。详该条。

果实guǒshí 被子植物的花经传粉、受精后，由雌蕊的子房或有花的其他部分参加而形成的具有果皮及种子的器官。

果油guǒyóu 中药材。出《本草纲目拾遗》。为花生油之别名。详该条。

果中毒guǒzhòngdú 病名。因食有毒或变质果类而导致的中毒。《本草纲目》卷四载有解果菜毒的药物，如麝香、猪骨灰、米醋、童便、甘草、酱汁、酒糟、葛汁、白兔藿、白花藤、杏根等。可参考。参见"饮食中毒""中毒"条。

裹帘guǒlián 正骨器械。出《医宗金鉴》卷八十七。以白布量患部之长短、阔窄和病势之需要，予以缠裹。相当于绷带。

裹脐法guǒqífǎ 出《备急千金要方》卷五。新生儿断脐后用绷带裹扎脐部的方法。

裹圈舌guǒquānshé 详"红晕边黑舌"条。

过冬青guòdōngqīng 中药材。出《经验广集》。为荔枝草之别名。详该条。

过肛针guògāngzhēn 检查、治疗痔漏的一种工具。见清代高梅溪《外科图说》卷一。有针及针套两件，用于肛门病的切开或穿刺。类似现代的探针。

过岗龙guògǎnglóng 中药材。❶出《生草药性备要》。为九龙藤之别名。❷见《广西本草选编》。为榼藤之别名。详各条。

过肩疽guòjiānjū 病名。❶出《证治准绳·疡医》卷三。无头疽生于肩之后廉（肩峰后侧），属小肠经。证治见"肩疽"条。❷出《证治准绳·疡医》卷三。筋疽之又名。

过江龙guòjiānglóng 中药材。❶出《天宝本草》。为过塘蛇之别名。❷见《植物名实图考》。为茅莓之别名。❸见《广西药用植物名录》。为榼藤之别名。详各条。

过经guòjīng 指伤寒六经病证中，邪离本经，传入他经。伤寒初起，邪在太阳经而称太阳病，其病程一般为六至七日。假如伤寒过了六七日，太阳病证已罢，则病邪已不在太阳经，称为过经。过经有两种情况。一种是过经后邪气已除，正气渐复，则病从太阳而解，即《伤寒论·辨太阳病脉证并治》所谓"发于阳七日愈，发于阴六日愈"者。另一种为过经后太阳病候虽罢，但出现少阳、阳明等他经病候，则为"过经不解"。如"太阳病过经十余日，反二三下之，后四五日，柴胡证仍在者，先与小柴胡汤"为太阳过经而传入少阳。又"伤寒十三日，过经谵语者，以有热也，当以汤下之"为太阳过经而传入阳明。参见"过经不解"条。

过经不解guòjīngbùjiě 指过了传经的日期，病仍未愈。《伤寒论·辨太阳病脉证并治》："太阳病，过经十余日，反二三下之，后四五日柴胡证仍在者，宜先与小柴胡汤，呕不止，心下急，郁郁微烦者，为未解也，与大柴胡汤则愈。"

过梁针guòliángzhēn 治疗癫狂等精神疾患的14个经验效穴。即天灵，在腋窝前缘直上1寸，向内旁开0.5寸，垂膊取之，微向外针5~6寸；腋灵，在腋窝前缘直上0.5寸，肌腱下缘处，针5~6寸；屈委阳，在屈肘横纹端之稍外方，针1.5~3寸；尺桡，在前臂伸侧腕横纹至肘横纹的中点，针1.5~3寸；中桡，在上肢伸侧，腕横纹上4寸，针1~2.5寸；寸桡，在上肢伸侧，腕横纹上2寸，针1~2.5寸；脑根，在外踝与跟腱之间凹陷处，针1~2.5寸；中平，在膝下5寸，胫骨和腓骨之间，针2~6寸；阴委一，在股外侧，腘窝横纹上1寸，股二头肌腱与股外侧肌之间凹陷处，针3~5寸；阴委二，在阴委一上寸，针3~5寸；阴委三，在阴委二上1寸，针3~5寸；四连，有阴委三上1寸，针3~5寸；五灵，在阴委三上2寸，针3~5寸；灵宝，位于阴委三上3寸，针3~5寸（见《中医杂志》）。以上各穴针刺深度应据患者肥瘦虚实而定，不必拘泥。

过期不产guòqībùchǎn 病名。见清代阎纯玺《胎产心法》。亦称过期妊娠。指妊娠足月而逾期半月不产，或月经周期规律，而按末次月经计算，超过42周而未产者。多因气虚或血虚气滞所致。若平素体虚气弱，妊娠足月，无力送胎下行而逾期不产，症见面色白，气短懒言，头晕目眩，心悸多汗，小腹空坠。治宜大补元气，促胎外出。方用保元汤（《胎产心法》）加川牛膝、枳壳。若孕妇气血虚弱，血虚则子宫濡润不足，不能滑利，儿难转身，血虚则气滞，气血运行不畅，无力送胎下行。症见面色萎黄，周身疲乏无力，胸腹胀闷不舒。治宜补血行滞。方用补血行滞汤（《胎产心法》：当归、川芎、白芍、熟地黄、香附、桃仁、枳壳、砂仁、紫苏、生姜、大枣）。

过期经行guòqījīngxíng　病名。见《竹林女科证治》。即经行后期。详该条。

过期流产guòqīliúchǎn　病名。即死胎不下。指怀孕后，胚胎死亡已超过一两个月，仍稽留在子宫腔内，子宫增大与原妊娠月份不符，有时伴有阴道流血或有褐色分泌物，尿妊娠试验为阴性者。多因气血虚弱或气滞血瘀。气虚不能使其胎娩出；气滞、气机不畅，影响死胎下行。治宜活血行滞祛瘀，引胎下行。方用《景岳全书》脱花煎加减，或用平胃散加芒硝。

过期饮guòqīyǐn　《证治准绳·女科》卷一方。当归、白芍药、熟地黄、香附各二钱，川芎一钱，红花七分，桃仁六分，莪术、木通各五分，炙甘草、肉桂各四分。水煎，食前服。功能养血和血，化瘀通经。治血虚气滞，月经过期不行。

过桥疳guòqiáogān　病名。多由杨梅邪毒，结于肺胃，致疳生咽喉，饮食吞咽有碍。《疡医大全》卷十七："过桥疳，生咽喉之下，肺管之上，看之不见，吹药不到，饮食妨碍，此杨梅结毒于肺胃也。"类今之喉部梅毒等。参见"喉疳"条。

过山风guòshānfēng　中药材。见《中国药用植物志》。为南蛇藤之别名。详该条。

过山枫guòshānfēng　中药材。见《广西药用植物名录》。为楂藤之别名。详该条。

过山龙guòshānlóng　中药材。❶见清代刘士季《草木便方》。为牛马藤之别名。❷见《江西中药》。为南蛇藤之别名。详各条。

过山香guòshānxiāng　中药材。见《福建中草药》。为九里香之别名。详该条。

过伤乳食guòshāngrǔshí　病证名。《活幼心书》："婴孩过伤乳食，或吐或泻及病后虚中感积成痢，气弱神昏，面黄目暗。"治宜香橘饼（木香、橘皮、青皮、厚朴、砂仁、神曲、麦芽、三棱）消乳化食。

过食生冷经闭guòshíshēnglěngjīngbì　病证名。《竹林女科证治》："妇人行经时及产后，过食生冷之物而血闭发热，以血见水即滞故也。初起一二月生寒发热，五心烦躁，口苦舌干，面色青黄，犹易医治。先用逍遥散退其寒热，后用紫金丸（三棱、莪术、良姜、枳壳、乌药、砂仁、槟榔、陈皮、红豆蔻、香附、苍术，共细末，糊小丸，每服二钱）。渐纳谷气，脾胃一旺，自然经血流通。"

过坛龙guòtánlóng　中药材。出《植物名实图考》。为乌脚枪之别名。详该条。

过塘莲guòtánglián　中药材。见《南宁市药物志》。为三白草之别名。详该条。

过塘蛇guòtángshé　中药材。❶出《生草药性备要》。又名过江龙、鱼鳔草、水瓮菜。为柳叶菜科植物水龙 *Jussiae arepens* L. 的全草。分布于长江以南各地。淡，寒。清热解毒，利尿消肿。①治感冒发热，燥热咳嗽，麻疹不透，肠炎，痢疾，小便不利，淋病。煎服：15～30g。②治痈肿疔疮，腮腺炎，带状疱疹，皮炎，湿疹，黄水疮，丹毒，蛇、犬咬伤。捣敷或研末调敷。本品预试含黄酮苷、酚类、氨基酸、糖类。❷见《广西本草选编》。为空心苋之别名。详该条。

过庭录存guòtínglùcún　医案医话类著作。不分卷。清代曹仁伯撰，成书于清咸丰九年（1859）。全书收录医案14条，复诊4条，大多为疑难复杂病症。该书被收入《三三医书》丛书。参见"继志堂医案"条。

过膝风guòxīfēng　病名。即鹤膝风之左右膝交替发病者。《医宗金鉴》卷七十："膝眼风……单膝生者轻，双膝生者重。若左膝方愈，复病右膝，右膝方愈，复病左膝，名过膝风。"证治详"鹤膝风"条。

过胸通臂guòxiōngtōngbì　推拿手法名。见杜自明《中医正骨经验概述》。一手按于对侧肩部，另一手握住患侧肘部，使肩关节做内收动作。适用于肩部寒凝气聚等证。

过用guòyòng　指过度使用或过度发挥作用。病因学说认为自然界风、寒、暑、湿、燥、火六气，以及人之饮食五味、起居劳逸、情志喜怒、男女房室等，在适度的范围内都是正常生命活动所必须的条件，也是保障和促进身体健康的必要活动。上述因素变化过度或活动过强，超出人体的承受能力，称为过用，是引起疾病的基本原因。参见"病起过用"条。

过玉书guòyùshū　见"过铸"条。

过铸guòzhù　清代医家。字玉书。金匮（今江苏无锡）人。少时习内科医，年长因遭兵乱，避难江北，在泰州行医数年，后归乡里。因右食指患疔证，求医治，敷药甚痛苦且无效，终致指废。后数年中指复患疔，求治仍无效，因惧指再废，乃搜求治疗秘方，草泽铃医之方亦录之，并自治而愈。于是专门外科数十年，念疔证向无专书，遂汇集所得方剂，并自身临证经验，编成《治疔汇要》（又称《治疔大全》），于1896年刊行。另著有《过氏医案》（1896）、《喉痧至论》（1898）等书。

- H -

ha

哈剌八都鲁 hā · labādūlǔ 见“刘哈喇八都鲁”条。

哈荔田 hālìtián(1912—1989) 近现代医家。回族，河北保定人。出身于中医世家，16岁随父学医。1935年毕业于华北国医学院。1940年任教于天津市国医培训班。1951年在天津市建立中医联合诊所。1954年与陆观虎等人联合筹建天津市中医门诊部（今天津中医药大学第一附属医院前身），任女科（妇科）主任。1955年3月任天津市卫生局副局长。1958年任天津中医学院首任院长。1978年天津市中医学会恢复成立，任第一届理事会会长。1979年中华全国中医学会及部分学科分会成立，当选为全国中医学会副会长。1984年当选为首届中华中医药学会妇科学分会主任委员。主编出版《中医妇科验方选》《哈荔田妇科医案医话选》《扶正固本与临床》等著作。

哈莫儿 hāmò'er 见《内蒙古中草药》。为卡蜜之别名。详该条。

哈文台 hāwéntái 清末医生。履贯未详。曾在江苏金陵、江宁、镇江等地居住。太平天国军攻克江宁时，哈氏应太平天国国医李俊良之邀，为东王杨秀清治疗眼病，效果良好。

虾蟆 há · ma 中药材。出《神农本草经》。为蛙科动物泽蛙 *Rana limnocharis* Boie 的全体。分布于华东、中南、西南各地。甘，寒。清热解毒，健脾消积。①治痈肿热疖，瘰疬。捣敷，或焙脆研末油调敷。②治泻痢，疳积。内服：烧存性研末，每次1~2g，一日3次；或入丸剂。本品含氨基酸类、甾类、胆碱及吲哚类衍生物。

虾蟆草 há · macǎo 中药材。见《药物图考》。为荔枝草之别名。详该条。

虾蟆黄 há · mahuáng 病证名。三十六黄之一。《圣济总录》卷六十一：“治虾蟆黄，舌上青脉起，七日盛，九日病过，急烙大椎即效，此病昼夜不睡，宜服豉栀汤方。”参见黄疸有关条。

虾蟆瘟 há · mawēn 病名。❶瘟疫的一种。指头面肿赤为特征的疫病。又名浪子瘟、大头瘟、捻头瘟。《古今医鉴·温疫》：“病者大小无异，大抵使人痰涎壅盛，壮热如火，头痛身痛，项强睛疼，声哑腮肿，俗呼浪子瘟，或称虾蟆瘟。城市乡村，家户相类。”《景岳全书·瘟疫》：“大头瘟者，以天行邪毒客于三阳之经，所以憎寒，发热，头目颈项或咽喉俱肿，甚至腮面红赤，肩背斑肿，状如虾蟆，故又名虾蟆瘟。”参“大头瘟”条。❷指众人同时患咽痛，或音哑者。《瘟疫论补注·杂气论》：“或时众人咽痛，或时音哑，俗名为虾蟆瘟是也。”❸指时行嗽。《证治要诀·诸嗽门》：“时行嗽，发热恶寒，头痛鼻塞，气急，状如伤冷热，连咳不已。初得病，即伏枕一两日即轻。记壬午秋，满城有此病……得免者少，并呼为虾蟆瘟。”宜用参苏饮、人参败毒散等方。参见“时行嗽”条。

虾蟆衣 há · mayī 中药材。出《尔雅·郭璞注》。为车前草之别名。详该条。

虾蟆子 há · mazǐ 中药材。见西晋崔豹《古今注》。即蝌蚪。详该条。

蛤蚆皮 hábāpí 中药材。见《医方约说》。为蟾蜍皮之别名。详该条。

蛤蒌 hálóu 中药材。见《广西中草药》。为假蒟之别名。详该条。

蛤蚂油 há · mayóu 中药材。见《中药通报》[1956(5)：205]。即蛤蟆油。详该条。

蛤蟆草 há · macǎo 中药材。见《东北药用植物志》。为委陵菜之别名。详该条。

蛤蟆浆 há · majiāng 中药材。见《中药材手册》。为蟾酥之别名。详该条。

蛤蟆酥 há · masū 中药材。见《山东中药》。即蟾酥。详该条。

蛤蟆瘟 há · mawēn 病名。即痄腮。详该条。

哈蟆油 há · mayóu 中药材。见《中药通报》。又名田鸡油、蛤蚂油、哈士蟆油。为蛙科动物中国林蛙 *Rana temporaria* chensinensis David 雌性的干燥输卵管。甘，咸，平。归肺、肾经。补肾益精，养阴润肺。用于病后体弱，神疲乏力，心悸失眠，盗汗，痨嗽咳血，煨汤服5~15g，用水浸泡，炖服，或作丸剂服。主含蛋白质，脂肪仅占4%左右，糖占10%；尚含硫，磷，维生素A、B、C和雌酮、17β-雌二醇、17β-羟甾醇脱氢酶等。蛤蟆油可促使雌幼鼠提前进入性成熟期。本品对小鼠发育有良好影响。

蛤壳 háqiào 中药材。出《本草原始》。又名海蛤壳。为帘蛤科动物文蛤 *Meretrix meretrix* Linnaeus 或青蛤 *Cyclina sinensis* Gmelin 的贝壳。分布于我国沿海。苦、咸，寒。入肺、肾、胃经。清热化痰，软坚散结，制酸止痛；外用收湿敛疮。用于痰火咳嗽，胸胁疼痛，痰中带血，瘰疬瘿瘤，胃痛吞酸；外治湿疹，烫伤。煎服6~15g，先煎，蛤粉包煎。外用适量，研极细粉撒布或油调后敷患处。本品含碳酸钙、甲壳质等。

哈士蟆 hàshìmá 中药材。见《饮片新参》。又名雪哈。为蛙科动物中国林蛙 *Rana temporaria chensinensis* David 或黑龙江林蛙 *R. amurensis* Boulenger 除去内脏的全体。产于东北、四川等地。咸，凉。入肺、肾经。养肺滋肾，利水消肿。治虚劳咳嗽，小儿疳积，水肿，臌胀。炖汤服：1~3个。中国林蛙含蛙醇，其腓肠肌中含三磷酸腺苷、二磷酸腺苷。

哈士蟆油 hàshìmáyóu 中药材。见《中药志》。即蛤蟆油。详该条。

hai

孩儿草 hái'ércǎo 中药材。❶见萧步丹《岭南采药录》。又名由甲草、黄蜂草、土夏枯草、疳积草、蓝色草。为爵床科植物孩儿草 *Rungia Pectinata*（L.）Nees 的全草。分布于台湾、广东、广西、云南等地。淡、微苦，凉。消积滞，清肝火。①治小儿消化不良，食欲不振，喉痛，肝炎，痢疾，急性眼结膜炎，颈淋巴结结核。煎服，9～15g。②治疖肿，蛇咬伤。煎服并捣敷。❷见《全国中草药汇编》。为爵床之别名。详该条。

孩儿茶hái'érchá　中药材。出《饮膳正要》。即儿茶。详该条。

孩儿攻心hái'érgōngxīn　病名。出静光禅师考定《女科秘要》卷二。即胎气攻心。详该条。

孩儿参hái'érshēn　中药材。见《饮片新参》。为太子参之别名。详该条。

骸hái　❶泛指骨骼。如"百骸"，即全身骨骼。❷指胫骨。《素问·骨空论》："膝解为骸关，侠膝之骨为连骸。"

骸关háiguān　指膝关节。《素问·骨空论》："膝解为骸关。"

海艾汤hǎi'àitāng　《外科正宗》卷十一方。海艾、菊花、薄荷、防风、藁本、藿香、甘松、蔓荆子、荆芥穗各二钱。煎汤熏洗患处。治油风，症见毛发根空，成片脱落，皮肤光亮，痒如虫行。

海白菜hǎibáicài　中药材。见《中药志》。为石莼之别名。详该条。

海蚌含珠hǎibànghánzhū　中药材。见《植物名实图考》。为铁苋之别名。详该条。

海菜hǎicài　中药材。❶见《南越笔记》。为石花菜之别名。❷见《植物名实图考》。为龙舌草之别名。详各条。

海草hǎicǎo　中药材。见《东北药用植物志》。为海带之别名。详该条。

海带hǎidài　中药材。出《嘉祐补注神农本草》。又名海马蔺、海草。为眼子菜科植物大叶藻 *Zostera marina* L. 的全草。主产于辽宁、山东。咸，寒。清热消痰，软坚散结，利尿。治甲状腺肿大，淋巴结结核，水肿，疝气。煎服：4.5～9g。本品含碘、大叶藻素、维生素 B_2 及鞣质等。全草含对磺酸桂皮酸，木犀草素、香叶木素等的硫酸酯，香豆酸，多种氨基酸，还有糖脂和磷脂等。醚提取物在体外对结核杆菌有抑制作用。

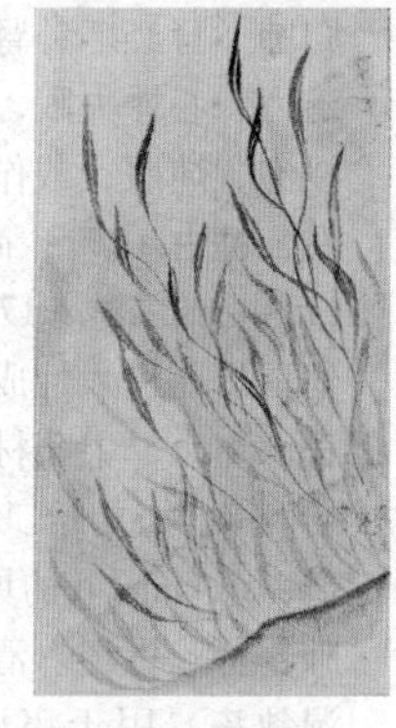
海带

海带根hǎidàigēn　中药材。见福建《医药卫生》［1972(1)：66］。为海带科植物海带 *Laminaria japonica* Aresch. 的根状固着器。产于山东、辽宁等地。化痰，镇咳，平喘，降压。治慢性气管炎、高血压病。煎服：15～30g。粗提液对豚鼠有平喘作用，对大鼠和猫有止咳作用。

海带丸hǎidàiwán　《卫生宝鉴》卷十三方。海带、贝母、青皮、陈皮各等分。为细末，炼蜜为丸，弹子大，每服一丸，食后噙化。治瘿气日久不消。

海底hǎidǐ　即会阴。详该条。

海底捞明月hǎidǐlāomíngyuè　小儿推拿方法名。见《脏腑图点穴法》。两手捏住患儿手腕，两大指按住屈侧面，两食指缓缓分拨手腕伸侧面的筋脉。有通十二经络的作用。

海底捞月hǎidǐlāoyuè　练功方法之一。见上海中医学院附属推拿学校《推拿学》。两手屈肘仰掌置于两腰，缓缓向上，由上胸徐徐高举，再向两侧分开，翘掌朝上旋腕，再慢慢使掌心向下，腰向前俯，两掌由上而下逐渐靠拢，两掌相迭，掌心朝上似抱物状，再慢慢抄起，缓缓提到胸部，上身随势而直，两手收回至腰部。

海底漏hǎidǐlòu　病证名。又叫骑马漏。见《外科证治全生集》卷一。证属湿热下注。初为会阴处肿胀，疼痛，后破溃流脓，日久成漏。如病变波及泌尿器官，不仅尿液可自漏口流出，甚可影响生育。宜挂线或手术治疗。

海底痈hǎidǐyōng　病证名。见《外科证治全生集》卷一。即悬痈。详该条。

海粉hǎifěn　中药材。出《医学入门·本草》。为海兔科动物蓝斑背肛海兔 *Notarchus leachii cirrosus* Stimpson 的卵群带。产于我国东海与南海。甘、咸、寒。入肝、肺、肾经。润肺止咳，消痰软坚。治肺燥咳喘、烦热，瘿瘤，瘰疬。煎服：50～100g，或入丸、散。

海风藤hǎifēngténg　中药材。出《本草再新》。又名满坑香、风藤、岩胡椒。为胡椒科植物风藤 *Piper kadsura*（Choisy）Ohwi 的干燥藤茎。主产于福建、浙江、广东等地。辛、苦，微温。归肝经。祛风湿，通经络，止痹痛。治风寒湿痹，肢节疼痛，筋脉拘挛，屈伸不利，煎服 6～12g。茎含细叶青蒌藤素、细叶青蒌藤烯酮、细叶青蒌藤醌醇、细叶青蒌藤酰胺、β－谷甾醇、豆甾醇及挥发油，油中主成分为蒎烯、柠檬烯、莰烯等。细叶青蒌藤素有抑制肿瘤作用。大鼠静注海风藤提取物可减轻内毒素和血小板激活因子引起的血压降低。海风藤能增加小鼠心肌营养血流量。

海浮散hǎifúsǎn　《疮疡经验全书》卷四方。制乳香（去油）、制没药（去油）各等分。为细末，敷患处。功能去腐生新。用于疮疡溃后，脓毒将尽者。

海浮石hǎifúshí　中药材。出《本草从新》。又名海石、浮海石。为火山喷出的岩浆凝固形成的多孔状石块或胞孔科动物脊突苔虫 *Costazia aculeata* Canu et Bassler、瘤苔虫 *C. Costazii* Audouin 等的骨骼。前者产于广东、福建、山东、辽宁等地，药材称为浮石；后者产于浙江、福建、广东，药材称为石花。咸，寒。入肺经。清肺化痰，软坚，散结。治肺热喘咳，咯血，瘰疬，瘿瘤，石淋，疝气。煎服：9～15g。浮石含铝、钾、钠的硅酸盐。脊突苔虫骨骼主含碳酸钙，杂有少量的镁、铁及酸不溶性物质。

海浮石滑石散 hǎifúshíhuáshísǎn　《医学从众录》卷二方。海浮石、杏仁、滑石各四钱，薄荷二钱。为细末，每服二钱，百部煎汤送下。治小儿风湿燥热而致的咳嗽痰喘。

海狗肾hǎigǒushèn　中药材。出《本草图经》。又名腽肭脐。为海狮科动物海狗 *Callorhinus ursinus*（L.）或海豹科动物海豹 *Phoca vitulina*（L.）的雄性外生殖器。前者产于加拿大、夏威夷群岛等地，后者我国辽宁有产。咸，热。入肾、肝经。暖肾壮阳，益精补髓。治肾虚阳痿，畏寒肢冷，腰膝痿弱，癥瘕痃癖，心腹冷痛。内服：煎汤，3～9g；研末吞服，1～1.5g。本品含雄性激素、蛋白质、脂肪等。

海蛤壳hǎigéqiào　中药材。见《饮片新参》。即蛤壳。详该条。

海蛤散hǎigésǎn　《类证活人书》卷十九方。海蛤、煅滑石、甘草各五钱，芒硝一两。为末，每服二钱，用鸡子清调下。治妇人伤寒，血结胸膈。

海蛤丸hǎigéwán　《洁古家珍》方。海蛤、当归、海金沙、铅粉、硇砂、青黛、滑石、乳香各一钱，海藻、粉霜各五钱，炒水蛭、地胆各二十一个。为细末，盐煮面糊为丸，小豆大，朱砂二钱为衣，每服十丸，空腹灯草煎汤送下。治疝。

海昏草hǎihūncǎo 中药地黄炮制品。出土于江西南昌西汉海昏侯墓的植物样品，经测定为玄参科地黄属 *Rehmannia* 植物的根经过热水和蔗糖等处理后的加工品，是迄今我国发现最早的中药辅料炮制实物。

海椒梗hǎijiāogěng 中药材。见《重庆草药》。为辣椒茎之别名。详该条。

海椒七hǎijiāoqī 中药材。见《全国中草药汇编》。为红毛七之别名。详该条。

海蕉hǎijiāo 中药材。见《南方主要有毒植物》。为罗裙带之别名。详该条。

海金沙hǎijīnshā 中药材。出《嘉祐本草》。又名左转藤灰。为海金沙植物海金沙 *Lygodium japonicum* (Thunb.) Sweet 的干燥成熟孢子。主产于广东、浙江，江苏、江西、湖南、湖北、四川、广西、福建、陕西亦产。甘、咸，寒。归小肠、膀胱经。清利湿热，通淋止痛。治热淋、石淋、血淋、膏淋，尿道涩痛，煎服 6～15g，包煎。本品含脂肪油及海金沙素。还含赤霉素 A73 的甲酯等。本品可使犬输尿管上段腔内压力增高，蠕动频率增加。

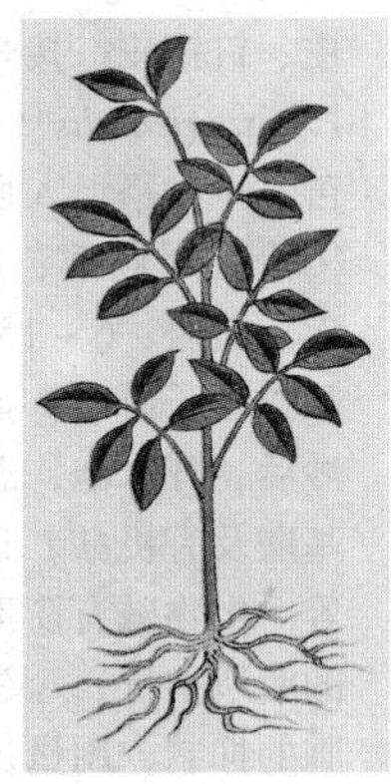

海金沙

海金沙草hǎijīnshācǎo 中药材。出《本草纲目》。又名海金沙藤、左转藤。为海金沙科植物海金沙 *Lygodium japonicum* (Thunb.) Sweet 的全草。分布于华东、中南、西南及陕西等地。甘，寒。清热解毒，利水通淋。①治感冒发热，咽喉肿痛，肺炎，支气管炎，腮腺炎，湿热黄疸，肠炎，痢疾，尿路感染，尿路结石，肾炎水肿，白浊，带下。煎服：15～30g。②捣敷烧伤，缠腰火丹，外伤出血。本品预试含黄酮类、酚类、氨基酸及糖类。煎剂在体外对金黄色葡萄球菌、溶血性链球菌、伤寒杆菌、大肠埃希菌、铜绿假单胞菌及痢疾杆菌有抑制作用。

海金沙根hǎijīnshāgēn 中药材。见《四川中药志》。又名铁脚蜈蚣根。为海金沙科植物海金沙 *Lygodium japonicum* (Thunb.) Sweet 的根及根茎。甘、淡，寒。清热解毒，利湿消肿。治肺炎、流行性乙型脑炎、痢疾、急性胃肠炎、黄疸型肝炎、湿热肿满、淋病、急性乳腺炎、腮腺炎。煎服：9～30g。

海金沙散hǎijīnshāsǎn ❶《医学发明》卷六方。牵牛子一两半（半生，半炒），甘遂、海金沙各五钱。为细末，每服二钱，食前服。以利为度。治脾湿太过，通身肿满，喘不得卧，腹胀如鼓。❷《世医得效方》卷八方。海金沙、滑石各一两，甘草二钱五分。为细末，每服二钱，麦冬或灯心煎汤，食前调服。治膏淋，小便脂腻如膏。❸《证治准绳·类方》第六册方。海金沙、肉桂、炙甘草各二钱，赤茯苓、猪苓、白术、芍药各三钱，泽泻五钱，滑石七钱，石韦一钱。为末，每服三钱，加灯心三十茎，水煎服。治小便淋漓涩痛。

海金沙藤hǎijīnshāténg 中药材。见《上海常用中草药》。即海金沙草。详该条。

海昆布hǎikūnbù 中药材。见《山东中药》。即昆布。详该条。

海蛎子壳hǎilì·zikē 中药材。见《山东中药》。为牡蛎之别名。详该条。

海龙hǎilóng 中药材。出《本草纲目拾遗》。又名水雁。为海龙科动物刁海龙 *Solenognathus hardwickii* (Gray)、拟海龙 *Syngnathoides biaculeatus* (Bloch) 或尖海龙 *Syngnathusacus acus* Linnaeus 的干燥体。主产于广东、福建。甘、咸，温。入肝、肾经。温肾壮阳，散结消肿。治肾阳不足，阳痿遗精，癥瘕积聚，瘰疬痰核，跌仆损伤，煎服 3～9g；治痈肿疔疮，外用适量，研末敷患处。全体含蛋白质、氨基酸、脂肪等。

海龙丸hǎilóngwán 《疡医大全》卷十八方。昆布（酒炒）、海藻（酒炒）、炒茯苓、山甲珠各二两，全蝎一百个，龙胆草（酒炒）一两半，炒当归一两，核桃五十个（劈开去肉，将全蝎嵌在核内，合紧，煅存性）。为细末，荞麦面打糊为丸，梧桐子大，每服三钱，早晚各一次。治瘰疬。

海论hǎilùn 《灵枢》篇名。本篇因以讨论人体的四海为主，故名。篇内主要论述人体的胃、冲脉、膻中、脑四者，它们既是全身精神气血的来源，也是营卫气血、十二经脉汇合之处，故以髓海、血海、气海、水谷之海命名。并进一步阐述了四海的作用、输穴所在，以及有余、不足情况下所出现的证候特征和调治之法。

海马hǎimǎ 中药材。出《本草拾遗》。又名水马、马头鱼、龙落子鱼。为海龙科动物线纹海马 *Hippocampus kelloggi* Jordan et Snyder、刺海马 *Hippocampus histrix* Kaup、大海马 *Hippocampus kuda* Bleeker、三斑海马 *Hippocampus trimaculatus* Leach 或小海马（海蛆）*Hippocampus Japonics* Kaup 的干燥体。主产于广东、福建及台湾等沿海地区。辛、苦，微温。归肝经。祛风湿，通经络，止痹痛。治阳痿，遗尿，肾虚作喘，癥瘕积聚，跌仆损伤，煎服 3～9g，孕妇忌服；治疔疮肿毒，研末外敷。刺海马含多种氨基酸、γ-胡萝卜素、虾青素、胆碱酯酶等。线纹海马醇提物对雌小鼠有雌激素样作用，商品海马提取液对雄小鼠则表现雄激素样作用。海马有加强耐缺氧和减少过氧化脂质产生的作用。海马还能延缓衰老，抗血栓形成，抗辐射等。

海马蔺hǎimǎlìn 中药材。见《东北药用植物志》。为海带之别名。详该条。

海螵蛸hǎipiāoxiāo 中药材。出《本草纲目》。又名乌鲗骨、乌贼鱼骨、墨鱼盖。为乌贼科动物金乌贼 *Sepia esculenta* Hoyle 或无针乌贼 *Sepiella maindronide* Rochebrune 的干燥内壳。主产于浙江、福建、广东、山东、江苏、辽宁沿海地区。咸、涩，温。归脾、肾经。收敛止血，涩精止带，制酸止痛，收湿敛疮。治吐血衄血，崩漏便血，遗精滑精，赤白带下，胃痛吞酸，煎服 5～10g；治损伤出血，湿疹湿疮，溃疡不敛，外用适量，研末撒敷患处；治目中浮翳，研极细末，和蜜点之。本品含碳酸钙（80%～85%）、壳角质、黏液质和少量氯化钠、磷酸钙、镁盐等。含多种氨基酸。本品有骨缺损修复作用，还能抗肿瘤、抗溃疡等。水煎剂具有抗辐射作用。

海青丸hǎiqīngwán ❶《医学入门》卷六方。海蛤粉一两，青黛三钱，黄芩二钱，神曲一两（留半煮糊）。为细末，神曲煮糊为丸，每服二十至三十丸。治痰积泄泻。❷《杂病源流犀烛·脏腑门》卷一方。海蛤粉、青黛、瓜蒌仁、诃子皮、香附（童便制）、半夏各一两。为末，姜汁打糊为丸，每服三十丸，姜汤送下。治火郁肺胀，气急息重，咳嗽痰少，面赤烦渴，脉洪数。

海泉hǎiquán　经外奇穴名。代号 EX－HN11。出《针灸大全》。位于舌系带中点处。主治呕吐，重舌肿胀，呃逆，喉闭，腹泻，消渴等。点刺出血。

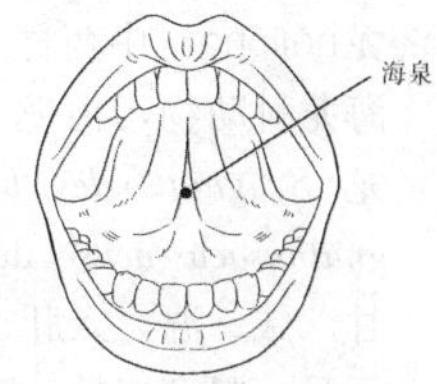

海泉

海人草hǎiréncǎo　中药材。见《现代实用中药》。为松节藻科植物海人藻 *Digenea simplex*（Wulf.）C. Ag. 的藻体。分布于台湾和南海诸岛沿海。咸，平。驱虫，治蛔虫、鞭虫、绦虫症。内服：煎汤，6～9g；或研末服。含海人草酸和少量的别海人草酸，还含甜菜碱、挥发油、多糖以及由甘露醇和甘油酸构成的酯等。海人草酸有驱蛔虫作用，水煎剂驱蛔效果比单用海人草酸好，故可能还有其他驱蛔有效成分。注射海人草酸可抑制家兔心脏，损害肝肾，对狗可引起呕吐。海人草酸对谷氨酸受体有高度亲和力，表现为中枢神经系统的兴奋症状，还可抑制家兔呼吸，降低离体豚鼠肠管的紧张性。

海上方hǎishàngfāng　方书。又名《海上名方》《海上仙方》《孙真人海上方》。托名唐代孙思邈撰（据《郑堂读书记》记载，当为宋代钱竽撰）。1 卷。书中列 120 余种常见病证的单验方，每方编成七言歌诀，便于习诵。现有《珍本医书集成》本。此外又有《奇效海上仙方秘本》（托名孙真人撰）一种。共 4 卷。内容分头面、耳目、口鼻、喉舌齿牙、身体、四肢、胸胃心腹、杂证、妇女、胎产、小儿、痘疹、痧症霍乱、便淋泻痢、痔漏脱肛、损伤、痈疽疮毒、中毒急救等门。各门分记民间单验方。1914 年有成都木刻本（无歌诀）。

海上名方hǎishàngmíngfāng　方书。见“海上方”条。

海上仙方hǎishàngxiānfāng　方书。见“海上方”条。

海上医宗心领全帙hǎishàngyīzōngxīnlǐngquánzhì　综合性医著。66 卷。越南黎有卓撰。刊于 1879—1885 年（越南嗣德三十二年至咸德元年）。本书用汉文写成。书中首录《内经》要旨，并广泛地论述了阴阳、五行、脉法、病机、治则、本草、临床各科证治，以及作者的治验、心得等内容。作者推崇清人冯兆张《冯氏锦囊秘录》一书的学术见解，在临床上重视滋补肾阴的治疗作用，并有所发挥。本草部分，除一般常用中药外，还收录了少量的越南当地草药。

海蛇hǎishé　中药材。见《药材资料汇编》。即海龙。详该条。

海参hǎishēn　中药材。见《本草从新》。为刺参科动物刺参 *Stichopus japonicus* Selenka 的全体。分布于渤海、黄海。甘、咸，温。入心、肺、肾经。补肾益精，养血润燥。治遗精、阳痿、尿频、遗尿、肺结核咯血、神经衰弱、再生障碍性贫血、肠燥便秘。内服：研末，9～15g；或煮食，适量。本品含多量蛋白、少量脂肪，并含甾醇、三萜醇、海参皂苷及抗霉剂海参毒素等。还含海参素、刺参苷、酸性黏多糖等。海参毒素可抑制肉瘤 180 和腹水癌的生长。还能阻断神经传导。

海石hǎishí　中药材。见《丹溪心法》。为海浮石之别名。详该条。

海薯藤hǎishǔténg　中药材。见《广西本草选编》。为鲎藤之别名。详该条。

海松子hǎisōngzǐ　中药材。出《开宝重订本草》。又名松子仁。为松科植物红松 *Pinus koraiensis* Sieb. et Zucc. 的种子。分布于东北地区。甘，温。入肝、肺、大肠经。滋液息风，润肺滑肠。治风痹，关节疼痛，头眩，肺燥咳嗽咯血，习惯性便秘。内服：煎汤，4.5～9g；或入膏，丸。便溏，有湿痰者忌用。种子含脂肪油 74%，主要为油酸酯和亚油酸酯。还含止杈酸、掌叶防己碱、挥发油等。掌叶防己碱对麻醉兔有降压作用，对小鼠有镇静作用。在体外，对某些细菌和真菌有抑制作用。

海苔菜hǎitáicài　中药材。见《本草汇言》。为干苔之别名。详该条。

海桐皮hǎitóngpí　中药材。出《开宝重定本草》。又名刺桐皮、钉铜皮、接骨药。为豆科植物刺桐 *Erythrina variegata* L. var. *orientalis*（L.）Merr. 的干皮。主产于广西、云南。苦、辛，平。入肝、脾经。祛风除湿，通络止痛，杀虫。①治风湿顽痹，麻木，腰膝疼痛，跌打损伤，骨折，痢疾。煎服：6～15g。②治龋齿痛，煎水含漱。③治顽癣，和蛇床子研末，猪脂调敷。④治时行赤毒眼疾，用盐水微炒后，开水泡，温洗。刺桐含刺桐灵碱、下箴刺桐碱、氨基酸及有机酸。还含攀登鱼藤异黄酮、菜豆素、豆甾醇等。生物碱有箭毒样横纹肌松弛作用（此作用可能被新斯的明所拮抗），又有中枢镇静作用。毒性表现主要为对心脏的抑制，用量过大可引起心律不齐。体外试验，水浸剂对多种皮肤真菌和金黄色葡萄球菌有抑制作用。所含成分有杀精子作用。

海桐皮酒hǎitóngpíjiǔ　《杂病源流犀烛·身形门》卷二十七方。海桐皮、薏苡仁各二两，生地黄十两，牛膝、川芎、羌活、地骨皮、五加皮各一两，甘草一钱半。浸酒二斗，冬十四日、夏七日，每饮一盏，空腹服，日三次。治腰膝痛不可忍，似肾脏风毒攻刺者。

海桐皮汤hǎitóngpítāng　❶《圣济总录》卷二十方。海桐皮、丹参、肉桂、防己各一两，炙甘草、麻黄、天冬各二两，炮附子半两。为粗末，每服四钱匕，加生姜五片，水煎，不拘时服。治风湿痹不仁，肢体疼痛。❷《医宗金鉴·正骨心法要旨》卷八十八方。海桐皮、透骨草、乳香、没药各二钱，酒当归一钱五分，川椒三钱，川芎、红花各一钱，威灵仙、白芷、甘草、防风各八分。为粗末，布包煎汤，熏洗患处。治跌打损伤，筋骨扭挫，疼痛不止。

海莴苣hǎiwōjù　中药材。见《中国植物图鉴》。为石莼之别名。详该条。

海药本草hǎiyàoběncǎo　本草著作。唐末五代间医家李珣撰。6 卷。本书从 50 余种古代文献中引录有关海药资料，记述药物产地、形态、性味、主治、服法、禁忌等。原书已佚。存世佚文中保留药物 124 种，其中 46 种不见于前代本草。《证类本草》保存其佚文最多。今有尚志钧 1983 年辑本。

海芋hǎiyù　中药材。出《本草纲目》。又名野芋、老虎芋、痕芋头、毒芋头、天河芋。为天南星科植物海芋 *Alocasia macrorrhiza*（L.）Schott 的根茎。分布于广东、广西、台湾、福建、湖南、四川、贵州等地。辛，寒，生者有毒。清热解毒，消肿散结。①治流行性感冒，肺结核，肠伤寒，瘴疟。煎服：4.5～9g。与米同炒至黄色，去米，煎煮3小时以上。②捣敷疔疮，痈疖肿毒，蛇、虫咬伤。本品生食或煎煮时间过短，服后可引起舌肿麻木，甚至出现中枢神经中毒症状。孕妇忌服。果实名野芋实，又名痕芋头花仁，有小毒，治疝气，每用15g，煨猪肚服。根茎含生物碱、多种维生素、胆甾醇、菜油甾醇、三半乳糖基二甘油酯、磷脂、亚油酸及皂毒苷、海芋素。

海月hǎiyuè　中药材。见《中药志》。为甲香之别名。详该条。

海藏当归丸 hǎizàngdāngguīwán　《医垒元戎》方。当归、芍药、川芎、熟地黄、防风、独活、全蝎各半两，续断、炒茴香各一两，苦楝子、延胡索各七钱，木香、丁香各二钱半。为细末，酒糊为丸，梧桐子大，每服三十至五十丸，空腹温酒送下。治三阴受邪，心腹痛等症。

海藏五饮汤hǎizàngwǔyǐntāng　《医垒元戎》方。旋覆花、人参、陈皮、枳实、白术、茯苓、厚朴、半夏、泽泻、猪苓、前胡、桂心、芍药、甘草各等分。每两分四服，水二盏，加生姜十片，同煎至七分，取清，温饮，不拘时，忌食肉、生冷滋味等物。治酒后伤寒饮冷过多所致的饮病（包括“一留饮心下、二僻饮胁下、三痰饮胃中、四溢饮膈上、五流饮肠间”）。若因酒有饮，加葛花、砂仁。

海藏紫菀散hǎizàngzǐwǎnsǎn　《丹溪心法》卷二方。即紫菀散第五方。见“紫菀散”条。

海藻hǎizǎo　中药材。出《神农本草经》又名落首、乌菜、海带花。为马尾藻科植物羊栖菜 *Sargassum fusiforme* (Harv.) Setch. 或海蒿子 *Sargassum pallidum* (Turn.) C. Ag. 的干燥藻体。产于福建、浙江、山东、辽宁等地。苦、咸，寒。归肝、胃、肾经。消痰软坚散结，利水消肿。治瘿瘤，瘰疬，睾丸肿痛，痰饮水肿，煎服6～12g。反甘草。羊栖菜和海蒿子均含藻胶酸（褐藻酸）、甘露醇、钾、碘等。海蒿子还含马尾藻多糖。羊栖菜含羊栖菜多糖、海带淀粉等。藻胶酸硫酸酯有抗高脂血症作用，对兔可降低血清胆固醇及减轻动脉粥样硬化。海藻提取物有抗凝血作用，与肝素、水蛭的作用相似。海藻水浸剂对麻醉犬、兔有降压作用。海带淀粉硫酸酯可降低血黏度，对抗大鼠心肌坏死。羊栖菜多糖可抗肿瘤，对抗小鼠肉毒素中毒而抗感染。本品对免疫功能也有影响。藻胶酸还抗辐射。羊栖菜与甘草合用急性毒性有所增强。所含碘化物可预防和纠正由于缺碘所引起的甲状腺功能不足。

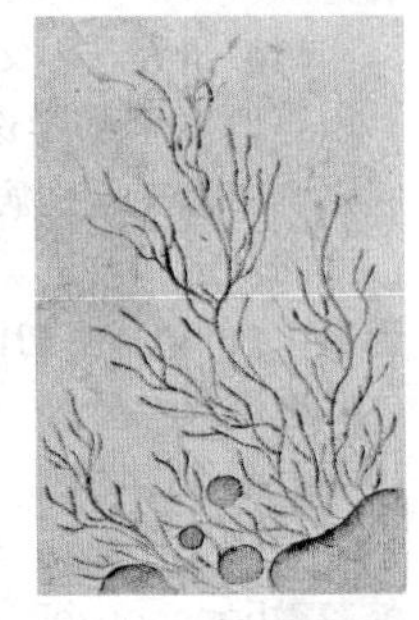
海藻

海藻溃坚丸hǎizǎokuìjiānwán　《医学入门》卷八方。海藻、昆布、龙胆草、海蛤粉、通草、贝母、松萝茶、枯矾各三钱，半夏二钱，神曲四钱。为细末，炼蜜为丸，临卧服。治瘰疬，马刀坚硬，形瘦，潮热不食及瘿气等症。

海藻散坚丸hǎizǎosànjiānwán　《校注妇人良方》卷二十四方。海藻、昆布、柴胡、龙胆草（酒拌，炒焦）各二两，小麦（醋煮，晒干）四两。为细末，炼蜜为丸，梧桐子大，每服二十至三十丸，临卧白汤送下。功能疏肝解郁，化痰散结。治肝经瘿瘤。

海藻丸hǎizǎowán　《仁斋直指方论》卷二十二方。海藻、川芎、当归、官桂、白芷、细辛、藿香、白蔹、昆布、枯矾各一两，煅海蛤粉、菘萝各七钱半。为细末，炼蜜为丸，梧桐子大，每服一丸，食后含咽下。治瘿瘤。

海藻玉壶汤hǎizǎoyùhútāng　《外科正宗》卷二方。海藻、贝母、陈皮、昆布、青皮、川芎、当归、半夏、连翘、甘草、独活各一钱，海带五分。水煎服。功能化痰软坚，消散瘿瘤。治瘿瘤初起，或肿或硬，而未破者。

海蛇hǎizhà　中药材。见《本草纲目》。即海蜇。详该条。

海蜇hǎizhé　中药材。出《食物本草会纂》。又名海蛇。为海蜇科动物海蜇 *Rhopilema esculenta* Kishinouye 的口腕部或伞部。分布于我国沿海各地。咸，平。入肝、肾经。清热化痰，软坚消积，润肠。治痰嗽，哮喘，痞积胀满，大便燥结，脚气，痰核。煎服：30～60g。本品每100g含蛋白质12.3g，脂肪0.1g，碳水化合物4g，钙182mg，磷微量，铁9.5mg，维生素 B_1 0.01mg，维生素 B_2 0.04mg，尼克酸0.2mg。还含胆碱和碘。以微热溶解的海蜇原液有胆碱样作用。

海州常山hǎizhōuchángshān　中药材。出《本草图经》。为臭梧桐之别名。详该条。

醢螺出壳hǎiluóchūké　病证名。清代黄庭镜《目经大成》卷二：“此症乃神珠（即黑睛）被头风痰火所蒸，色死而实，绝似煮熟田螺，其凸与平陷亦如之，故名。”与旋螺突起类同。参见该条。

害白眼hàibáiyǎn　病证名。《医宗金鉴·眼科心法要诀》：“白眼痛者，俗呼为害白眼。其证不红不肿，沙涩疼痛，多生红丝赤脉，乃脾肺络伤湿热，兼气分伏火上冲所致。”详“白眼痛”条。

害蜚hàifēi　六经皮部之一，阳明皮部名。害古与盍。阖通用，应读作“阖”；“蜚”是阳气飞动之意。阳经以阳明为阖，故称“害蜚”。《素问·皮部论》：“阳明之阳，名曰害蜚，上下同法，视其部中有浮络者，皆阳明之络也。”说明手、足阳明经循行部位上所见到的浮络都属于阳明络，而浮络之外的皮肤即为阳明之皮部。

害肩hàijiān　六经皮部之一。害，古与盍、阖通，阖为闭合；肩有任的意思。阴经以厥阴为阖，故称“害肩”。《素问·皮部论》：“心主之阴，名曰害肩，上下同法，视其部中有浮络者，皆心主之络也。”说明手、足厥阴经循行部位上所见到的浮络都属厥阴络，而浮络之外的皮肤即为厥阴皮部。

han

蚶壳草hānqiàocǎo　中药材。见《福建民间草药》。为积雪草之别名。详该条。

蚶子壳hān·ziqiào　中药材。见《本草蒙筌》。为瓦楞子之别名。详该条。

酣饮hānyǐn　病名。指饮酒过度所致的消渴。见《世医得效方》卷七。因饮酒多，积热熏蒸，津液枯燥所致。症见渴嗜冷饮，小便多，肌肉消瘦。宜用乌梅木瓜汤、枳椇子丸、三神汤、朱砂黄连丸等方。

鼾hān　鼾，卧息也（《说文》）。即睡眠中之鼻息声。❶属生理性者，为熟睡时鼻中发出呼吸之粗鸣声。可参见“息必鼾”“鼾声”条。❷属病理性者，多见于慢性肥厚性鼻病；或痰阻心包、神志昏迷者亦往往鼾声如雷；后鼻道有阻塞性病变时，亦常发鼾声。

鼾眠hānmián　症名。系指睡眠中呼吸时咽喉有声。《诸病源候论》卷三十一：“鼾眠者，眠里喉咽间有声也，人喉咙气上下也。气血若调，虽寤寐不妨宣畅，气有不和，则冲击喉咽，而作声也。其有肥人，眠作声者，但肥人气血沉厚，迫隘喉咽，涩而不利亦作声。”

鼾声hānshēng　属生理者，在熟睡后即发出呼吸粗鸣声。即息鼾。详该条。属病理者，多见于慢性肥厚性鼻病，或痰阻心包、神识昏迷的病人，其鼾声如雷。喉病出现鼾声，多见于紧喉风（如软腭麻痹）、喉瘤（血管瘤或增殖腺肥大）等。

鼾嗽hānsòu　病证名。指因气虚而致痰涌气急的咳嗽。《不居集》卷十五：“鼾嗽，咳嗽气急，喉声如鼾者，大虚之症。宜独参汤。”本证可见于心源性哮喘、急性肺水肿等危症。参见“短气嗽”“气高”“痰饮咳嗽”条。

含腮hánsāi　病证名。见清代吴溶堂《保婴易知录》。小儿初生时，腮内生如米豆大一小疱，次日渐大，如有所含，故名含腮。若不早治，则可蚀破腮颊。宜先以盐汤洗净患处，然后用二金散（鸡内金、郁金等分）吹之。

含腮疮hánsāichuāng　病证名。出清代邹五峰《外科真诠》。❶即痄腮。详该条。❷《外科启玄》：“大人小孩疳食透腮颊，初生时如米豆大一小疮，次则渐大，蚀破腮颊，故名含腮疮。”

含漱hánshù　即漱涤。详该条。

含羞草hánxiūcǎo　中药材。见萧步丹《岭南采药录》。又名知羞草、喝呼草、怕羞草、感应草。为豆科植物含羞草 *Mimosa pudica* L. 的全草。分布于华东、华南、西南地区。甘、涩，微苦，微寒，有小毒。安神，清热，消积，解毒。①治神经衰弱，失眠，感冒，小儿高热，慢性支气管炎，肠炎，胃炎，小儿疳积，目赤肿痛，尿路结石。煎服：6～9g。②捣敷治跌打肿痛，痈肿，带状疱疹。本品有麻醉作用，内服不宜过量。孕妇忌服。本品含含羞草碱及其葡萄糖苷、松醇、去甲肾上腺素等。还含鼠李糖基荭草素等。含羞草碱是一种毒性氨基酸，食之可使大鼠或小鼠生长停滞，脱毛，患白内障。

含羞草根hánxiūcǎogēn　中药材。见《云南中草药》。为豆科植物含羞草 *Mimosa pudica* L. 的根。涩、微苦，温。止咳化痰，祛湿通络，健胃消食。治慢性支气管炎，风湿疼痛，慢性胃炎，小儿消化不良。煎服：9～15g，鲜品30～60g。从干燥的根中可提得生物碱、内酯类物质和黄酮苷。小鼠灌服煎剂有明显止咳作用，能对抗乙酰胆碱致离体兔肠的痉挛作用。根也可抑菌，轻度升压。根有一定毒性。

涵木养荣汤hánmùyǎngróngtāng　《医醇賸义》卷二方。生地黄、熟地黄各三钱，人参、白芍药、秦艽、木瓜各一钱，酸枣仁（炒研）、麦冬各一钱五分，当归二钱，五味子五分，大枣十枚，桑枝一尺。水煎服。功能养血柔肝。治肝燥，血分枯槁，筋缩爪干。

涵虚子hánxūzǐ　见“朱权”条。

韩保升hánbǎoshēng(9 世纪)　五代时期本草学家。蜀（今四川）人。曾任蜀翰林学士。对药物品种、性味有研究，治病用药也很有经验。根据蜀统治者孟昶的要求，曾与蜀诸医士共同以《新修本草》为基础，校正增删，并加注释，编成《重广英公本草》20卷，后名《蜀本草》。李时珍认为，该书的图说药物形状颇详于陶弘景和唐《新修本草》。

韩德基hándéjī　明代医家。字卓甫。海盐（今属浙江）人。明初御医履祥之裔孙。及长精于医。诊视疾病，每多奇验。见贫者施医药，不收报酬。

韩光hánguāng　唐代医生。玉山（今属江西）人。生活于公元7世纪。精外科，擅治疔肿，有良效。其法以艾蒿一担烧作灰，于竹筒中淋取汁，以一二合和石灰如面浆，以针刺疮中至痛，即点之，点三遍，其根自拔。据载，贞观（627—649）间治30余人均愈。

韩康hánkāng　东汉时期民间医生。霸陵（今陕西长安县附近）人。亲自入山采药，在长安出售，口不二价，前后达30余年。因有“韩康卖药，言不二价”的故事。

韩来鹤hánláihè　明代医家。名藉琬。吴县（今属江苏）人。宋代韩琦之后裔。宋时市药法严，而韩琦位高独得市药。永乐（1403—1424）间其祖父学医于院使韩公茂。来鹤少通家学而能灵活变通，著《伤寒意珠篇》（1683），阐发仲景之旨。

韩麟hánlín(1253—1319)　元代医官。字国瑞。真定（今河北正定）人。元世祖召见，示以西域药，所答符实，授尚医。治世祖老年疾患，升御药局副使。成宗即位（1295）后为太医院副使，成宗晚年寝疾，曾进言“治世莫如爱民，养身莫如寡欲”，帝嘉纳之。后官至昭文馆大学士。

韩履祥hánlǚxiáng　明代医家。号采芝。海盐（今属浙江）人。读书能诗，尤精于医。洪武（1368—1398）年间曾被选为御医。其四世孙韩本，亦精其业。

韩懋hánmào(16 世纪)　明代医家。字天爵，号飞霞道人。四川泸州人。因父母生病，考科举不中，遂外出，去峨眉山等地去求师学医。后于1522年撰《韩氏医通》一书，强调四诊在鉴别病证上的重要性，并对书写病案做了较全面的规定和改进。

韩凝hánníng　明初医家。字复阳。祖籍安阳（今属河南），后迁居吴县乐桥（今属江苏）。为宋忠献王韩琦之后裔。生活于14世纪。张士诚入吴后，隐居不仕，以医济世，号“吴中卢扁”。子奕、夷皆通医。后代亦多世其业。

韩善徵hánshànzhǐ　清代医家。字止轩。曲阿（原属江苏丹阳）人。采历代诸家有关论述，纂辑《疟疾论》一书（1897年刊行），为辑述疟疾较为全面的专书。

韩氏医通hánshìyītōng　综合性医著。2卷。明代韩懋撰于1522年。上卷分绪论、六法兼施、脉诀、处方、家庭医案，共5章；下卷列悬壶医案、药性裁成、方诀无隐、同类勿药，计4章。韩氏发展了淳于意的医案程式，具体指出四诊对病症鉴别的重要性，创用了三子养亲汤等常用效方，在临床上对补法的运用尤有心得。书中并记载了半夏曲、霞天膏等制法。1949年后有排印本。

韩奭hánshì(？—1411)　明代医家。字公茂。祖籍安阳（今属河南）。名医韩冲之子。永乐初任燕府良医正，从成祖征战，后擢院判，升院使。精通医理，名与戴原礼相埒。后随驾北巡，卒于京。子传，为御医。

韩天爵hántiānjué　见“韩懋”条。

韩维康hánwéikāng　见“韩文海”条。

韩文海hánwénhǎi　唐代医学家。据藏族史料记载，7世纪时应藏王松赞干布的聘请，到西藏传授医学。同时应聘进藏的还有天竺的巴拉达札、大食的嘎列诺。三人各自译出本国医疗系统的医学著作，并联合编著成《无畏的武器》7卷，在西藏流传。原书已佚。他对古代中国各族间医学交流发挥了重大的作用。经学者考证，巴拉达札是纪元前古印度医学圣人，嘎列诺是公元2世纪罗马医生盖仑的转音，由此考证认为韩文海是古代中医代表人物轩辕黄帝的谐音，是汉族中医的象征性人物，其真实姓名已无从考证。

韩信草hánxìncǎo 中药材。见《生草药性备要》。为向天盏之别名。详该条。

韩扬hányáng 晋朝医家。曾任太医令。太康十年（289）上书，建议按旧制祭祀五帝。撰《天文集要》40卷，今佚。

韩夷hányí(？—1413) 明初医家。或作韩彝，字公达。吴县（今属江苏）人。父凝，兄奕、从兄奭，皆精医。得二兄传授，精岐黄术，洪武（1368—1398）间授御医，寻升太医院院判。知明成祖朱棣嗜食水芹，易患虫积，故治帝腹痛用雷丸、大黄、木香等药。

韩贻丰hányífēng 清初针灸医家。字芑斋。浙江慈溪人。工诗文，善书法，康熙四十二年（1703）进士。幼年多病，每留心方术，长为医，以为去病神速，无过于针灸。而针刺、艾火，如审穴不慎必伤筋节、元气。故于"雷火针"法加以改进，以"太乙神针"为名行世。所治多效，医名鹊起。虽曰为"针"，实乃以药物施灸。自述其法乃康熙四十七年（1708）得自武林吴山道院紫霞洞天一无名道人所传。后于康熙五十五年于崆峒山再得无名道人传"铜人穴道图"14幅。遂于次年以无名道人所传，参以诸家针法及自己心得，撰《太乙神针心法》2卷传世，太乙神针法流传乃广。

韩奕hányì 明初医家。字公望。吴县（今属江苏）人。生活于14世纪。父凝，为吴中名医。传其术。精本草及饮食烹制，撰《易牙遗意》2卷，后附《酒经》，此书为周履靖刊入《夷门广牍》。

韩隐庵hányǐn'ān 唐代医生。蜀（今四川）人。生平欠详，其医术传给沈应善。

韩祗和hánzhīhé 北宋医家。精心研究伤寒学，于1086年（哲宗元祐元年）著《伤寒微旨论》2卷，专门辨析《伤寒论》的辨证用药，间附方论，对仲景学说颇有发挥，受到后世医家的推崇。

韩止轩hánzhǐxuān 见"韩善徵"条。

韩终hánzhōng 宋代人。生平不详。撰有《韩终采药诗》，唐慎微撰《经史证类备急本草》曾予引用。

韩宗绍hánzōngshào(？—868) 唐末医生，曾任待诏、翰林医官。与康仲殷合作治疗同昌公主久患重疾，至868年公主由于久治不效而死亡。懿宗竟将韩宗绍、康仲殷杀害，并收捕其亲族300余人，系京兆府治罪。当时宰相刘瞻、京兆尹温璋认为公主本不治之病，并非韩等治不精心，上疏指出"行法太过"，要求从宽。帝非但不讷，竟罢瞻相，贬璋。璋自缢死。

寒hán ❶病因六淫之一。为冬令主气。属阴邪，易伤阳气。寒气侵人，阻滞气血活动，成为痛证原因之一。《素问·痹论》："痛者，寒气多也，有寒故痛也。"❷八纲辨证之一。乃是病证的一种基本属性或类型，包括外寒、内寒等证型，后者多属功能衰退的病证。参见"内寒"条。❸药性之一。具有清热、泻火、解毒、凉血等功能的药性。

寒包热喘hánbāorèchuǎn 病证名。指由寒邪外束，痰热内积，肺气壅阻所致的气喘。《赤水玄珠·喘门》："喘凡遇冬而发，此寒包热也。"《张氏医通·喘》："寒郁热邪而喘，中有积痰，遇冷即发。"临床表现，一般多见恶寒无汗，咳嗽气喘，胸中烦热满闷，咯痰不爽等症。治宜表散为主，用定喘汤、越婢加半夏汤等方加减。

寒包热咳嗽hánbāorèké·sou 病证名。指肺有郁热复感于寒所致的咳嗽。古称寒暄。《类证治裁》卷二："寒包热，热郁肺俞，遇秋冬寒凉辄发咳，寸脉坚，声音窒，但解其寒而热自散。麻杏石甘汤或金沸草散。"参见"寒暄"条。

寒包热哮hánbāorèxiào 病证名。见《中国医学大辞典》。肺素有热，寒气外束，常见喉中哮鸣，胸闷，呼吸急促，喘咳气逆，咯痰不爽，痰黏色黄，或黄白相兼，发热，恶寒，无汗，身痛，烦躁，口干欲饮，大便偏干，舌尖边红，苔白腻罩黄，脉弦紧等。《医略六书·杂病证治·哮病》："皮毛为肺之合，肺素有火，毫窍常疏，风寒易入，谓之寒包热。"《类证治裁·哮症论治》："症由痰热内郁，风寒外束，初失表散，邪留肺络，宿根积久，随感辄发……胶痰与阳气并于膈中，不得泄越，热壅气逆，故声粗为哮。"治宜散寒以解郁热，如麻黄定喘汤、越婢加半夏汤。参见"冷哮""热哮"条。

寒秘hánbì 病证名。《奇效良方·秘结门》："寒秘者，年高肠冷及痃癖、冷气结滞，大便秘结。"即冷秘。详该条。

寒痹hánbì 病证名。又名痛痹、骨痹。《灵枢·贼风》："此皆尝有所伤于湿气，藏于血脉之中……腠理闭而不通，其开而遇风寒，则血气凝结，与故邪相袭，则为寒痹。"《证治准绳·杂病》："寒痹者，四肢挛痛，关节浮肿。"《症因脉治》卷三："寒痹之症，疼痛苦楚，手足拘紧，得热稍减，得寒愈甚，名曰痛痹……寒痹之治，寒伤太阳，在营分无汗，麻黄续命汤；伤卫有汗，桂枝续命汤；寒伤阳明，干葛续命汤；在少阳，柴胡续命汤。今家秘立十味羌活汤通治之。"亦可用茯苓汤、五积散等方。痛甚者，可用五灵散。一说寒痹即皮痹。《张氏医通》卷六："皮痹者，即寒痹也，邪在皮毛，瘾疹风疮，搔之不痛，初起皮中如虫行状。"参见"痛痹""皮痹"条。

寒痹白喉hánbìbáihóu 病证名。《喉科种福》卷五："又有白骨横于喉间者，其痛异常，此中寒喉痹，阴火上蒸精垢，结而成块，坚白如骨，外观恶寒，嗜卧不渴，懒言，舌滑而冷诸阴证。阴气复逼喉间，清涎成流而出。"治宜用黄芪15g，法夏4.5g，生附子（炮去皮脐）12g，熟附子12g，甘草4.5g煎服。

寒变hánbiàn 病机。变生寒性疾病，出《素问·四气调神大论》："此春气之应……逆之则伤肝，夏为寒变，奉长者少。"《类经》一卷注："春失所养，故伤肝，肝伤则心火失其所生，故当夏令则火有不足，而寒水侮之，因为寒变。寒变者，变热为寒也。"

寒草háncǎo 中药材。见《福建中草药》。为蓝花参之别名。详该条。

寒喘hánchuǎn 病证名。指内寒所致的气喘。《万病回春》卷四："寒喘者，四肢逆冷，脉沉细也。"本证多属寒胜阳微，治以温阳降气为主，方如九味理中汤加附子等，参"冷喘""虚冷上气喘"条。亦指外寒所致的气喘。《医林绳墨》卷二："或因风寒闭肺，无汗气逆而生喘也。"治宜宣肺散寒，用加味三拗汤、五味子汤等方。参见"风寒喘"条。

寒喘丸hánchuǎnwán 经验方。见《江西中医药》1956年2期。砒石2份，豆豉17份，江米粉1份。为细末，水泛为丸，每服0.09～0.15g，夏季停服。治寒喘。本方由《普济本事方》紫金丹加味而来。

寒疮hánchuāng 病名。出《疮疡经验全书》卷二。即猫眼疮。详该条。

寒从内生háncóngnèishēng 病机。阳气虚衰的病机之一。阳虚则阴盛，阴盛则内寒。临床多见形寒肢冷及水肿、痰饮等症。非因外感寒邪，而是体内阳虚所致。《素问·厥论》："其寒也，不从外，皆从内也。"参见"内寒"条。

寒豆hándòu 中药材。见《中国药用植物志》。为蚕豆之别名。详该条。

寒毒hándú 伤寒病因。《诸病源候论》卷十："伤于四时之气，皆能为病，而以伤寒为毒者，以其最为杀厉之气焉。即病者为伤寒，不即病者为寒毒藏于肌骨之中，至春变为温病。"

寒毒下利hándúxiàlì 病证名。指下利之因寒毒所致者。《卫生宝鉴·补遗》："寒毒下利，脐下寒，腹胀满，大便或黄白，或清黑，或有清谷。治用理中汤，或四逆汤，或白通汤。"参见"寒泄""下利"条。

寒呃hán'è 病证名。见《证治准绳·杂病》。指因脏气本寒，复感风寒或伤于生冷所致的呃逆。《证治汇补·呃逆》："寒呃，朝宽暮急，连续不已，手足清冷，脉迟无力。"治宜温散。可用丁香散、沉香降气汤、荜澄茄散、羌活附子汤、理中加丁香汤等方。如系脾肾虚寒，宜温补下元，用归气饮、理阴煎等。参见"呃逆"条。

寒府hánfǔ 指膝阳关穴。《素问·骨空论》："鼠瘘寒热，还刺寒府，寒府在附膝外解营。"马莳注："阳关为寒府也。"位于膝外骨间，股骨外上髁上方凹陷处，是寒气喜中之处，故名寒府。见"阳关"条。

寒格hángé 病证名。伤寒误治变证。指误用吐、下后，阳气受损，阴寒格拒阳气，升降失常，寒热错杂而饮食入口即吐。《伤寒论·辨厥阴病脉证并治》："伤寒，本自寒下，医复吐下之，寒格，更逆吐下，若饮食入口即吐，干姜黄芩黄连人参汤主之。"

寒膈hángé 病证名。五膈之一。见《肘后备急方》卷四。《诸病源候论·气病诸候·五鬲气候》："寒鬲之为病，心腹胀满，咳逆，腹上苦冷，雷鸣，绕脐痛，食不消，不能食肥。"参见"五膈"条。

寒化hánhuà ❶运气术语。指气候寒冷。《素问·至真要大论》："太阳司天为寒化，在泉为咸化。"❷指疾病性质变为寒性。《医宗金鉴》："人感受邪气虽一，因其形藏不同，或从寒化，或从热化，或从虚化，或从实化，或多端不齐也。"外感病中，若患者素体阳虚，病邪致病的原有属性每随其体质改变，形成虚寒证候。此即为寒化。

寒化太阳hánhuàtàiyáng 运气术语。三阴三阳分司六气，其中太阳属寒水之气。《素问·至真要大论》："太阳司天，其化以寒。"

寒霍乱hánhuòluàn 病证名。见《症因脉治·霍乱》。即寒气霍乱。详该条。

寒积hánjī 病证名。指寒邪留积于里。《证治准绳·杂病》："寒积，热取之，鸡爪三棱丸、硇砂煎丸、红丸子。"《杂病源流犀烛·积聚癥瘕痃癖痞源流》："寒积，感伤寒冷成积，腹中疼痛，必以手重按，或将物顶住稍可，口吐清水也。宜干姜、柴胡、丁香、肉桂、附子，方用附子理中汤、沈氏棉子丸。"参见"积"条。本证可见于慢性胃、肠炎，胃、十二指肠溃疡，胃肠功能紊乱等疾病。

寒积腹痛hánjīfùtòng 病证名。指阳气不足，阴寒积滞所致的腹痛。《症因脉治》卷四："寒积腹痛之症，绵绵而痛，无增减，得热稍止，得寒更甚，身无热，小便清利，痛则下痢，此寒积腹痛之症也。"多因真阳不足，身受寒邪，饮食生冷，胃阳不能腐熟消化，寒积凝滞所致。脉多沉迟。治宜温阳祛寒消积，用豆蔻丸、理中汤、建中汤、治中汤等方。参见"腹痛""寒气腹痛"条。

寒积痢hánjīlì 病证名。痢疾之属虚寒而兼有积滞者。《素问病机气宜保命集·泻论》："治寒积痢，男子、小儿、妇人皆不同。赤白或清痢如水，不后重者，寒也。经云：澄澈清冷，皆属于寒。此为虚寒中有积也。宜附子、巴豆之类下之，见利则愈，空心服。"参见"寒痢""冷痢""积痢""痢疾"条。

寒积吐hánjītù 病证名。指寒邪积滞胃中而致的呕吐。多因乳幼儿沐浴受凉，风寒由肌表入胃，寒邪积滞不化，气逆而吐所致。明代邓景仪《医经会解》："寒积吐，清浊混出，不作腥臭，吐汁久澄，清浮浊底。"临床可伴有面唇苍白、形寒、肢冷等，治以温中消积为主，用理中汤加藿香、丁香之类。

寒积五更泄泻hánjīwǔgēngxièxiè 病证名。见《症因脉治·泄泻论》。指受寒饮冷，寒积中焦所致的晨泄。其症每至五更则腹部绵绵作痛，继而作泄，粪色淡白，脉多迟。治宜温中散寒，用理中汤、通白四逆汤。寒实有积滞者，用煮黄丸下之。参见"积寒泄泻"条。

寒极生热hánjíshēngrè 病机。出《素问·阴阳应象大论》。根据阴阳转化的观点，认为阴寒之证，在一定的条件下会变生热象，有如冬寒转化为春温、夏暑。在病理变化中如寒证发展到寒极阶段，格阳于外，虚火浮动，出现阴盛格阳的假热现象。

寒剂hánjì 十二剂之一。用寒凉药物组成，具有治疗热证作用的方剂。参见"寒能制热"条。

寒降汤hánjiàngtāng 《医学衷中参西录》方。生赭石 18g，炒瓜蒌仁、白芍药各 12g，清半夏、竹茹、炒牛蒡子各 9g，甘草 4.5g。水煎服。治因热胃气不降而致的吐血、衄血，脉洪滑而大，或上入鱼际者。

寒结hánjié 病证名。阴寒凝滞引起的大便秘结。亦称冷秘。临床表现为喜热恶冷、四肢不温、腹中冷痛、小便清长、大便艰难或秘结，舌淡苔白滑，脉沉迟等症。多见于身体虚寒或年老阳衰的患者。

寒结胸hánjiéxiōng 病证名。结胸证之一。即寒实结胸。《伤寒论大全》卷二："懊侬满闷，身无热者，寒结胸，三物白散。"详"寒实结胸"条。

寒解汤hánjiětāng 《医学衷中参西录》方。生石膏 30g，知母 24g，连翘、蝉蜕各 4.5g。水煎服。功能清透郁热。治周身壮热，心中热而口渴，舌上苔白微黄，其脉洪滑；或头犹觉疼，周身犹有拘束之感者。

寒禁hánjìn 病证名。出《痘疮经验良方》。禁疮之一。痘疮初发热时，误经冷水浴洗，或衣被单薄，感寒邪，以致痘不宣露，手足麻木，不知痛痒，四肢冷痛，不能举动，其麻木冷痛之处，不出痘子，惟于委曲避风之处，或头面发际上痘出如瘾疹者，称为寒禁。治宜升麻、丁香、肉桂、川芎温经散寒。

寒痉hánjìng 病证名。小儿痉证之一。外感寒邪而致的痉证。清代吴鞠通《解儿难》："风寒、风湿致痉者，寒痉也。风寒咳嗽致痉者，用杏苏散。"见于乳幼儿各种感染，如上呼吸道炎、肺炎等引起的惊厥。

寒炅hánjiǒng 病因。即寒热。《素问·疏五过论》："脓积寒炅。”

寒厥hánjué　病证名。厥证之一。指因阳衰阴盛所致四肢逆冷的病证。一名冷厥、阴厥。《素问·厥论》：“阳气衰于下，则为寒厥。”《药症宜忌》：“阴厥即寒厥。其证四肢厥逆，身冷面青，蜷卧，手指爪青黯，腹痛，大便溏，或完谷不化，小便自利，不渴，不省人事。”《杂病源流犀烛·诸厥源流》：“大约手足寒者为寒厥，宜附子理中汤。而寒厥又有因气虚者，宜参芪益气汤。又有手足冷，表热里寒，下利清谷，食入即吐，脉沉者，宜四逆汤。”参见“厥”“冷厥”“清厥”“阴厥”条。

寒厥心痛hánjuéxīntòng　病证名。《活法机要·心痛证》：“寒厥心痛者，手足逆而通身冷汗出，便溺清利，或大便利而不渴，气微力弱，急以术附汤温之。寒厥暴痛，非久病也，朝发暮死，急当救之，是知久病无寒，暴病非热也。”《赤水玄珠·心痛门》：“心痛彻背，背痛彻心，此寒厥心痛。”治宜金匮赤石脂丸。参见“心痛”“厥心痛”“冷心痛”“冷气心痛”条。

寒咳hánké　病证名。十咳之一。指由饮食寒冷所致的咳嗽。《诸病源候论·咳嗽病诸候》：“二曰寒咳。饮冷食寒入注胃，从肺脉上气，内外合，因之而咳是也。”参见“咳嗽”“寒嗽”条。

寒冷腹痛hánlěngfùtòng　病证名。见《圣济总录·心腹门》。指感寒饮冷而致腹痛。《金匮翼·寒冷腹痛》：“腹痛属寒冷者，多是口食寒物，鼻吸冷气，脉涩气阻，则为疼痛。其症四肢逆冷，唇口变青，其脉沉或紧。经云：寒气客于脉中则脉寒，脉寒则缩绻，缩绻则脉绌急，绌急则外引小络，故卒然而痛，得炅则痛立止。”详“寒气腹痛”条。

寒栗hánlì　症名。指凛栗恶寒。《灵枢·口问》：“寒气客于皮肤，阴气盛，阳气虚，故为振寒、寒栗。”参见“振寒”条。

寒痢hánlì　病证名。指痢疾因于寒客肠胃者。《时病论》卷三：“寒痢之证，实因炎热贪凉，过食生冷，冷则凝滞，中州之阳，不能运化，清气不升，脾气下陷，以致腹痛后重，痢下白色，稀而清腥，脉迟苔白者，当去其寒，兼扶脾土……然而寒痢亦有赤色者，不可不别，总之以脉迟苔白为据。”治宜理中汤加诃子、肉豆蔻、木香、砂仁等。《医学入门》治寒痢色白稀溏，肠鸣下坠不甚，用不换金正气散加乌梅、陈皮；肢冷便清，用姜附汤、理中汤，日久用黄连补肠汤。参见“冷痢”“痢疾”条。

寒凉派hánliángpài　金元时期的一个医学派别。详见“金元四大家”条。

寒淋hánlìn　病证名。❶淋证之一。《诸病源候论·淋病诸候》：“寒淋者，其病状先寒战然后尿是也。由肾气虚弱，下焦受于冷气，入胞与正气交争，寒气胜则战寒而成淋，正气胜战寒解，故得小便也。”亦称冷淋。❷胞痹的别称。《医学入门·小便不通》：“胞痹即寒淋，小便痛引脐腹，上有清涕，肾着汤；热者，泻肾汤。”参见“胞痹”条。

寒淋汤hánlìntāng　《医学衷中参西录》方。生山药、当归各9g，炒小茴香、白芍药、炒椒目各6g。水煎服。治寒淋。

寒六合汤hánliùhétāng　《医垒元戎》方。川芎、当归、干地黄、芍药、干姜、附子。水煎服。治虚寒脉微自汗，气难布息，清便自调。

寒露hánlù　二十四节气之一。《通纬·孝经援神契》：“秋分后十五日，斗指辛，为寒露。言露冷寒而将欲凝结也。”此时我国大部分地区天气凉爽。

寒挛hánluán　病证名。挛证之一。见《证治准绳·杂病》。详“挛”条。

寒能制热hánnéngzhìrè　治疗热证，当以寒药制之。如辛寒之剂白虎汤、苦寒之剂龙胆泻肝汤之类。一般来说，肺胃热宜金银花、连翘、石膏，心腹热宜黄芩、黄连，肝胃热宜黄柏、知母、龙胆草。又如表里火热俱盛，大热烦躁，甚则发癍，小便黄赤，吐血，鼻出血及疮疡疔毒等实热证，用黄连解毒汤以泻火解毒。《汤液本草》卷上：“寒可以去热，石膏、朴硝之属是也。”

寒凝hánníng　❶寒邪侵袭机体，阳气被遏的病理变化。❷证候名。以恶寒重，无汗，头身或胸腹疼痛，苔白，脉弦紧等为常见症的证候。

寒凝胞宫hánníngbāogōng　❶寒邪凝滞胞宫的病理变化。❷证候名。即寒邪凝滞胞宫，以小腹冷痛，喜温，或痛经，或月经后期，经色紫黯，或带下清稀，苔白，脉沉紧等为常见症的证候。

寒凝气滞hánníngqìzhì　❶寒邪凝涩而使气化阻滞的病理变化。❷证候名。寒为阴邪，其性凝滞、收引、易伤阳气。《素问·举痛论》：“寒气入经而稽迟，泣而不行。客于脉外则血少，客于脉中则气不通，故卒然而痛。”故寒邪致病多出现疼痛、腹胀、胫肿、拘挛或麻痹厥冷等症。

寒疟hánnüè　病证名。疟疾之一。又称“牝疟”。《素问·疟论》：“夫寒者阴气也。风者阳气也。先伤于寒而后伤于风，故先寒而后热也。病以时作，名曰寒疟。”①指寒邪内伏，秋凉而发者。《证治汇补·疟疾章》：“纳凉之风寒，沐浴之水寒，先伏于腠中，因秋风凉肃而发。其症腰背头项疼痛，先寒后热，治当大汗。”方用柴胡桂枝干姜汤，或宜羌活、紫苏、桂枝、柴胡、草果、厚朴等。参“疟疾”条。②指先受暑热之气，复感寒邪外束而发者。《症因脉治·外感疟疾》：“寒疟之症，《内经》云先寒后热，腰背头项痛，脊膂强，呵欠呻吟，始则寒极而战动，终则大热而汗解，发在午前者，此太阳经疟；若目痛鼻干，寒栗鼓颔，略寒即热，发在午后者，此阳明经疟。以上二条，乃《内经》寒邪伤营，名寒疟之症也。寒疟之因，夏伤暑热之气，入于皮肤之内，肠胃之外，营气所舍之处，又值早晚寒冷之邪，外束暑热，至日中阳旺之时，发泄不出，后感寒邪近表，是以先寒，先感暑热在里，是以后热，此先寒后热之疟作矣。”寒疟之治法，邪在太阳者，桂枝羌活汤；在阳明者，桂枝葛根汤；在少阳者，桂枝柴胡汤；三经俱见症者，三方互用。参见“疟疾”条。

寒呕hán'ǒu　病证名。《三因极一病证方论》卷十一：“病者胃中寒，心下淡淡，四肢厥冷，食既呕吐，名曰寒呕。或因伤食，多致伤胃气；或因病曾经汗下，致胃气虚冷之所为也。”选用四逆汤、生硫黄丸、灵液丹、丁附汤等方。参见“胃寒呕吐”“寒气呕吐”条。

寒癖hánpǐ　古病名。指寒邪夹水饮停积胁下所致的癖病。见胁肋间有弦索状拱起，遇冷即觉疼痛，脉弦而大等症状。《诸病源候论·癖病诸候》：“寒癖之为病，是水饮停积胁下，弦强是也。因遇寒即痛，所以谓之寒癖。脉弦而大者，寒癖也。”《圣济总录》卷七十三：“寒癖者，有癖积在胁下，遇寒即痛是也。此由饮冷过度，停积不散。”如寒癖，留滞不消，用胡芦巴丸等；如见饮食不化，心下虚满如水状，用枳实汤等方。参见癖有关条。

寒气hánqì　七气之一。《诸病源候论·七气候》：“寒气，则呕吐恶心。”参见“七气”“九气”条。

寒气腹痛hánqìfùtòng 病证名。指感受寒邪所致的腹痛。多见于阳气虚衰者。见《医方考·腹痛》。《症因脉治》卷四：“寒气腹痛之症，面黄唇白，手足多冷，恶寒不热，二便清利，腹中绵绵作痛，此寒气腹痛之症也。”《张氏医通·腹痛》：“绵绵而痛无增减，欲得热手按及喜热饮食，脉沉迟者寒也。”治宜散寒，方用桂枝芍药汤、金匮大建中汤、四逆汤、理中汤等。参见“腹痛”“感寒腹痛”“寒冷腹痛”条。

寒气霍乱hánqìhuòluàn 病证名。见《症因脉治·霍乱》。因阳气素虚，中气不足，偶值时令寒邪，直中三阴所致。症见恶寒身痛，腹痛吐利，唇青爪青，脉多沉迟等。治宜温运。方用理中汤、补中汤、四逆汤。内有积滞者用治中汤。参见“寒湿霍乱”“霍乱”条。

寒气呕吐hánqì'ǒutù 病证名。指呕吐因胃气素寒，复感寒邪所致者。《症因脉治》卷二：“寒气呕吐之症，偶遇寒冷，顿发呕吐，胸前绵绵而来，身无内热，小便清白，大便通顺。”脉多弦紧，或迟缓，或沉细，甚者沉伏。治宜散寒温胃。宜用姜桂六君子汤、理中汤、四逆汤等方。参见“寒呕”条。

寒雀粪hánquèfèn 中药材。见《中药志》。为五灵脂之别名。详该条。

寒热hánrè ❶八纲中辨别疾病性质的两个纲领。用以概括机体阴阳偏盛偏衰的两种不同性质的证候。《素问·阴阳应象大论》：“阳胜则热，阴胜则寒。”《医学心悟·寒热虚实表里阴阳辨》：“一病之寒热，全在口渴与不渴，渴而消水与不消水，饮食喜热与喜冷，烦躁与厥逆，溺之长短赤白，便之溏结，脉之迟数以分之。”参见“寒证”“热证”条。❷恶寒发热的统称。如“寒热时作”“寒热往来”等。❸《灵枢》篇名。主要讨论瘰疬的成因、治疗方法、诊断方法，以及预后等。瘰疬的形成，古人认为是寒热毒气留积于经脉所致，故名。

寒热病hánrèbìng ❶《灵枢》篇名。寒与热是两种相对的症状。本篇着重阐述有关寒、热两种类型的病证及治疗方法，故名。文中介绍了皮寒热、肌寒热、骨寒热以及骨痹、热厥、寒厥等病证和针刺方法。还叙述了四时取穴的常规和中病而止的治疗原则。❷病证名。泛指有恶寒、发热的病证。

寒热错杂hánrècuòzá ❶寒热邪气并存的病理变化。❷证候名。指寒证与热证错杂互见的证候。如《伤寒论》乌梅丸证即为治寒热夹杂者。《方函口诀》：“厥阴多寒热错杂之证。”除上下寒热交错之外，又有表寒里热证、表热里寒证等，详“表证”“里证”“寒证”“热证”条。寒热错杂证可表现为上热下寒、上寒下热、表热里寒、表寒里热等证。参见各条。

寒热错杂证hánrècuòzázhèng 证候名。指寒证与热证错杂互见的证候。如《伤寒论》乌梅丸证即为寒热夹杂者。《方函口诀》：“厥阴多寒热错杂之证。”除上下寒热交错之外，又有表寒里热证、表热里寒证等。详“表证”“里证”“寒证”“热证”条。

寒热格拒hánrègéjù ❶指药性之寒热受病性之寒热所格拒。如里热甚盛的病证当用寒凉药物清泻里热，但炽盛的热邪可能格拒寒凉的药物，导致服后呕出，不能进入体内以发挥疗效。同样里寒甚盛的病证用辛热药物治疗，寒邪过盛则可能格拒辛热药物而致呕出，这种情况称“寒热格拒”。避免寒热格拒当用反佐法。参见该条。❷指病理上由于阴寒或阳热偏盛于里而格拒阳热或阴寒于外，或阴寒盛于下而格拒阳热于上，参见“阴盛格阳”及“阳盛格阴”条。

寒热起伏hánrèqǐfú 症名。指恶寒与发热反复出现而没有规律的表现。

寒热如疟hánrèrúnüè 症名。指恶寒与发热反复而有规律地交替发作的表现，与疟疾的定时发作相类似。

寒热往来hánrèwǎnglái 症名。见《诸病源候论·冷热病诸候》。亦称往来寒热。指忽寒忽热，寒与热交替发作，一天可发作数次。《类证活人书》：“往来寒热者，阴阳相胜也。阳不足则先寒后热，阴不足则先热后寒。”如见于伤寒发病过程中，多伴见口苦，咽干，目眩，胸胁胀满，脉弦等症，属于少阳病，通常称为半表半里证。治以小柴胡汤和解为主。若在杂病中气郁化火，而见寒热往来，似疟非疟，伴见呕吐吞酸、嘈杂、胸胁痛、小腹胀、头晕目眩等症，治宜疏肝解郁。亦有阴虚阳胜或阴阳俱虚而见寒热往来者，一般表现为时寒时热，或昼发而夜静，或昼静而夜作，多见于虚损一类疾病。

寒热真假hánrèzhēnjiǎ 指由于阴阳格拒而致与疾病本质相反的寒热表现，包括真寒假热、真热假寒等。参见各条。

寒乳hánrǔ 病因。乳母因寒哺乳，令儿致病。因母形寒饮冷，乳气虚寒，儿饮其寒乳，导致脾胃虚寒，运化失司，故其症见腹泻奶片不化，或便青而啼（《证治准绳》）。

寒入血室hánrùxuèshì 病证名。《东医宝鉴·内景篇三》：“寒入血室，月经不通，绕脐寒疝痛。其脉沉紧，此由寒气客于血室，血凝不行，所以作痛，宜桂枝桃仁汤（桂枝、赤芍、生干地黄、炙甘草、桃仁、生姜、大枣）。”如失于治疗，则寒气益盛，腹痛愈剧，其痛如绞如切，不能睡卧，面目俱青，四肢厥冷，或冷汗如雨，脉微欲绝，病势危笃者，宜回阳救逆，急投参附汤，或独参汤之类。

寒痧hánshā 病证名。痧证之一。❶指寒饮太过，痧毒寒凝胸中的病证。《痧胀玉衡·寒痧辨》：“若一有食积血阻于中，而服大寒之饮，则食不消、积不行、血不散，而痧毒反冰伏凝阻于中，未有得宁者矣……是名寒痧。”治宜放痧救治，后用三备丸等。❷指痧证而有寒气外袭的病证。《七十二种痧证救治法》：“寒痧，此系外受寒邪，寒气入经，身发潮热。治法，用钱刮两臂穴、两曲池穴，用针刺中魁、大骨空、小骨空穴。”药用砂仁、粟梗、藿香、槟榔、灯心等。参见“痧”条。

寒疝hánshàn 病证名。见《金匮要略·腹满寒疝宿食病脉证治》。❶指由内脏虚寒，复感风寒所致的剧烈腹痛。《诸病源候论》卷二十：“寒疝者，阳气积于内，则卫气不行，卫气不行则寒气盛也。故令恶寒不欲食，手足厥冷，绕脐痛，自汗出，遇寒即发，故云寒疝也。”治宜温经散寒、活血通下等法，选用大乌头汤、乌头桂枝汤、大建中汤、当归生姜羊肉汤、大黄附子汤等方。❷指阴囊肿大结硬疼痛。多因寒邪侵袭厥阴经所致。《儒门事亲》卷二：“寒疝，其状囊冷，结硬如石，阴茎不举，或控睾丸而痛。得于坐卧湿地，或寒月涉水，或冒雨雪，或卧坐砖石，或风冷处使内过劳，宜以温剂下之。”如寒微者，宜用荔香散、暖肝煎、肾气丸、神应丁香楝实丸；寒甚者，用医林四神丸、百一选方十补丸、胡芦巴丸、沉香桂附丸等。❸七疝之总称。《医学纲目·诸疝》：“疝图虽七，然寒疝即疝之总名。”参见“阴疝”“疝”条。

寒疝夜啼hánshànyètí 病证名。见《活幼心书·夜啼》。指婴幼儿“有遇黄昏后，至更尽时，哭多睡少，有啼声不已，直到天明，乃胎中受寒，遇夜则阴胜而阳微，故曲腰额汗，眼中无泪，面莹白而夹青，伏卧而啼，入盘肠内吊之证，名为寒疝”。宜以“去宿冷，温下焦”为治。

寒伤荣证hánshāngróngzhèng 证候名。指麻黄汤证。《伤寒论·辨太阳病脉证并治》：“太阳病，头痛，发热，身疼，腰痛，骨节疼痛，恶风，无汗而喘者，麻黄汤主之。”《注解伤寒论》卷三：“此太阳伤寒也，寒则伤荣。”《张氏医通·诸伤门》：“如见恶寒，发热，头疼，骨节痛，无汗而喘，脉浮紧者，寒伤营证也。以寒为阴邪，故直伤于营分，营伤，所以腠理固闭，无汗而喘，身疼，骨节痛，而脉不柔和。”《伤寒论大全》卷一：“因寒则伤荣，恶寒、头痛、脉浮紧而无汗，则用麻黄汤开发腠理以散邪，得汗即愈。”参见“太阳伤寒”条。

寒伤形hánshāngxíng 病机。出《素问·阴阳应象大论》。指寒邪能伤人形体。因寒为阴邪，其性凝滞、收缩。外感寒邪，阳气不得宣泄，则出现头痛、恶寒、无汗、肢体疼痛，脉浮紧；寒邪客于筋脉肌肉，使络脉急引，气血受阻，痉挛疼痛，或麻痹胀痛等，均是形体受寒邪所伤的表现。

寒胜则浮hánshèngzéfú 病机。出《素问·阴阳应象大论》。浮，浮肿或虚胀。寒为阴邪，易伤阳气，阴邪盛阳气虚，则水湿运行不畅，故出现胀满浮肿。如脾阳虚的腹胀便溏、脾肾阳虚的水肿等，均属寒证。

寒湿hánshī ❶病邪。致病则阻滞阳气的运行，血流不畅，发生肌肤疼痛、关节挛痹等症。《素问·六元正纪大论》：“寒湿之气，持于气交，民病寒湿，发肌肉萎，足痿不收，濡泻血溢。”❷病证名。由于湿困脾胃，损伤脾阳，或患者平素脾肾阳虚而致水饮内停。可见畏寒肢冷、腹胀、泄泻或浮肿等症。

寒湿发黄hánshīfāhuáng 病证名。见《证治汇补·黄病章》。属阴黄范畴。多由寒湿郁滞，脾阳不振，胆汁外溢所致。症见身目黄色晦黯，神疲畏寒，食欲减退，脘闷腹胀，大便不实，小便短少，舌淡苔腻，脉濡缓等。治宜温中化湿，用理中汤或茵陈术附汤加减。参见“黄疸”“阴黄”“湿热发黄”等条。

寒湿腹胀hánshīfùzhàng 病证名。指感受寒湿所致的腹胀。《症因脉治》卷三：“寒湿腹胀之症，身重不温，手足厥冷，腹胀无汗，此寒湿腹胀之症也。”可因气候失常，天冷阴雨，或坐卧卑湿，寒湿袭于腠理，壅闭脉络所致。治宜祛寒化湿为主。身重，身冷，无汗者，宜甘草麻桂汤、麻桂术甘汤；下身重，多汗者，宜防己茯苓汤；寒湿内伏，宜术附汤；中气虚弱，宜理中汤。参见“腹胀”“外感腹胀”条。

寒湿霍乱hánshīhuòluàn 病证名。见《霍乱论·病情篇》。多因脾胃素虚，中阳不振，寒湿内盛所致。发于秋后者较多。亦有因暑夏贪凉，过吞生冷而致者。症见腹痛吐泻，吐利清水，或如米泔水，不甚秽臭，口和不渴，四肢清凉等。临床表现有寒偏胜或湿偏盛之分。治宜辛温散寒或芳香宣化为主。轻则藿香正气散，或平胃散加木香、藿香、生姜、半夏之类。湿盛而四肢重着，骨节烦疼者，胃苓汤加木香、藿香、大腹皮之类；七情郁结，寒食停滞者，七香饮；头疼恶寒无汗者，以香薷饮先解其表，随以大顺散等调其里；如脉弱阳虚，腹痛喜得温按，泻出不臭者，来复丹；若吐泻不止，元气耗散，或水粒不入，或口渴喜冷而不多饮，或恶寒战栗，手足逆冷，或烦热发躁，揭去衣被，但察其泻出不臭者，乃内虚阴盛格阳，宜理中汤，甚则四逆汤加食盐少许；更有暴泻如水，冷汗四逆，脉弱不能言者，急进浆水散，并宜冷服。参见“霍乱”条。

寒湿脚气hánshījiǎoqì 病名。见《三因极一病证方论》卷三。由寒湿外侵，经气不行，血脉不和所致。症见脚膝软弱，行动无力，顽木浮肿。或拘挛疼痛，或恶寒肢冷。治宜温经除湿为主。兼予活血，通络，舒筋。选用木瓜牛膝丸、酒浸牛膝丸、独活汤、胡芦巴丸、搜风散等方。参见“脚气”条。

寒湿久痹hánshījiǔbì 病证名。由寒湿侵袭所致的慢性痹证。因寒邪使气血凝涩不通，湿邪又黏腻滞着不移，两邪相合，可致肌肤疼痛，关节挛痹，并有痛处固定、病程缠绵的特点，故名。

寒湿困脾hánshīkùnpí ❶寒湿内盛，困遏脾阳，运化功能减低的病理变化。❷证候名。寒湿内盛，困阻脾阳，常见脘腹胀闷，纳呆呕恶，口淡不渴，腹痛便溏，头身困重，身目发黄而晦暗，或妇女白带量多，舌淡胖，苔白腻，脉濡缓等。治宜温中祛寒，结合运脾之法。

寒湿痢hánshīlì 病证名。指痢疾之由感受寒湿而致者。《症因脉治》卷四：“寒湿痢之症，初起恶寒发热，身痛头疼，呕吐不食，不作渴，痢下脓血，或下黑水，腹反不痛。”治疗如身痛发热，脉浮紧者，宜用败毒散辛温散表；呕吐饱闷，脉长者，干葛平胃散和胃宽胸；小水不利者，散表利湿，五苓散。《时病论》卷三：“夫寒湿之为痢也，腹绵痛而后坠，胸痞闷而不渴；不思谷食，小便清白或微黄，痢下色白，或如豆汁，脉缓近迟之象，宜用温化湿邪法加木香治之。”参见“湿痢”“寒痢”“冷痢”“痢疾”条。

寒湿凝滞经闭hánshīníngzhìjīngbì 病证名。多因久居阴湿之地，或经期涉水感寒，寒湿之邪与血搏结，冲任胞脉阻闭所致。症见经闭不行，小腹冷痛，形寒肢冷，白带量多。偏寒者，多见带下清稀如水，治宜温经散寒，活血通经，方用温经汤；偏湿者，多兼腹胀，便溏，或下肢浮肿，治宜燥湿化浊，方用丹溪治湿痰方（苍术、白术、半夏、茯苓、香附、滑石、当归、川芎）。

寒湿凝滞痛经hánshīníngzhìtòngjīng 病证名。多因久居阴湿之地，或经期涉水感寒，寒湿之邪伤及冲任胞宫，血被寒滞，经血下行受阻所致。症见经血色黯有块，血行涩滞不畅，下腹部冷痛或绞痛，得热痛减。治宜温经祛湿，活血止痛。方用当归四逆汤、少腹逐瘀汤，或用益母草、干姜、胡椒，水煎服。虚寒者，症见经血色淡，质稀，小腹隐痛喜温热，治宜温经补虚，方用小营煎、当归建中汤等。

寒湿水肿hánshīshuǐzhǒng 病证名。身肿类型之一。《症因脉治》卷三：“寒湿身肿之症，身重身痛，足胫冷，胸满闷，遍身肿，此寒湿身肿之症也。寒湿身肿之因，或时令阴雨，天气寒冷，或居处阴湿，阴寒之气，袭于肌表。或因汗出遇水，水寒所伤，则寒湿身肿之症成矣。”脉多沉小或沉迟。治宜温经散湿，可选用麻黄桂枝汤、羌独败毒散、胜湿汤、导水茯苓汤等方。参见“身肿”“水肿”条。

寒湿头痛hánshītóutòng 病证名。指寒湿上蔽，经气凝涩所致的头痛。《兰室秘藏·头痛门》：“如气上不下，头痛巅疾者，下虚上实也，过在足少阴巨阳，甚则入肾，寒湿头痛也。”《医钞类编》卷五：“寒湿头痛，首如裹，面如蒙，恶风恶寒，拘急不仁……宜苍朴紫苏之属。寒湿头痛，眩运，渗湿汤；湿气在表，头痛，头重，羌活胜湿汤。”参见“头痛”条。

寒湿泻hánshīxiè 病证名。指寒湿内侵，困遏脾阳，运化失司所致的腹泻。元代朱震亨《幼科全书》：“泄泻清白，或乳食不化，腹痛四肢冷，面白，不作渴者，此寒湿也。”治宜温中利湿。用五苓散送服理中丸。

寒湿眩晕hánshīxuànyūn 病证名。见《症因脉治·外感眩晕》。为湿气内逆，寒气不行，太阳上留之证。症见恶寒无热，鼻塞声重，身重体疼，无汗拘紧，头目旋晕，脉迟缓等。治宜温化寒湿。用羌活胜湿汤合术附汤、芎术除眩汤、三因芎辛汤等方。参见“伤湿眩晕”“眩晕”条。

寒湿腰痛hánshīyāotòng 病证名。腰痛之一。见《丹溪心法·腰痛》。又名湿冷腰痛。因寒湿着腰伤肾所致。《医学入门》卷五：“久处卑湿，雨露浸淫，为湿所着，腰重如石，冷如水，喜热物熨。不渴便利，饮食如故，肾着汤加附子；停水沉重，小便不利，五积散、渗湿汤。”也可用术附汤、五积散、独活苍术汤等方。外治用摩腰丹。

寒湿证hánshīzhèng 证候名。❶感受寒湿之邪，气血运行受阻，以关节、筋骨疼痛为常见的证候。❷寒湿内困而损伤脾阳，或脾肾阳虚而寒湿内停，以畏寒肢冷，腹痛泄泻，或浮肿为常见症的证候。

寒湿阻络hánshīzǔluò 证候名。即寒湿之邪阻滞经络，以肢体或患处沉重冷痛、麻木，或肿胀，畏冷肢凉，苔白滑等为常见症的证候。

寒石hánshí 中药材。出《吴普本草》。为卤碱之别名。详该条。

寒实hánshí 病证名。寒邪结滞于内的病证。主要症状有四肢冷、小便清长、腹痛拒按、便结，舌苔白，脉沉弦等。

寒实结胸hánshíjiéxiōng ❶水寒互结胸膈的病理变化。❷证候名。结胸证之一。又称寒结胸。常见胸腹胀满疼痛，手不可近，形寒，脉沉紧等。《伤寒论·辨太阳病脉证并治》：“寒实结胸，无热证者，与三物小陷胸汤，白散亦可服。”《医宗金鉴·订正伤寒论注》卷一：“结胸证，身无大热，口不燥渴，则为无热实证，乃寒实也，与三物白散。然此证脉必当沉紧。若脉沉迟或证见三阴，则又非寒实结胸可比，当以枳实理中汤治之矣。”亦可由误下所致。《伤寒来苏集·三白散证》：“太阴腹满时痛，而反下之，寒邪与寒药相结，成寒实结胸。”《伤寒论述义》卷四：“本有寒分，下之作结胸者，亦是寒实。然阳素虚……误下作结胸，须增损理中丸。”参见“结胸”条。

寒实证hánshízhèng 证候名。指阴寒盛实所致的证候。见《伤寒论·辨太阳病脉证并治》。多因寒邪入侵脏腑，或寒痰湿浊结滞所致。症见胸腹胀满，身无热，口不燥渴，四肢冷或腹痛便秘，脉象沉弦等。《伤寒论今释》：“其证喘鸣气促，肢冷汗出，窒息欲死，故曰寒实。”治宜温里通解。可选用大陷胸汤、三物白散等方。参见“寒证”条。

寒水石hánshuǐshí 中药材。出《吴普本草》。为硫酸盐类矿物红石膏或碳酸盐类矿物方解石。前者产于辽宁、吉林、内蒙古、甘肃、河北、山西、山东等地，后者产于河南、安徽、江苏、浙江、江西、广东、湖北等地。辛、咸，大寒。清热泻火。①治热病壮热烦渴。煎服：9～15g，先煎。②治咽喉肿痛，口舌生疮，牙龈出血，丹毒，烫伤。煅研细末调敷。红石膏含硫酸钙或碳酸钙。方解石主含碳酸钙。

寒水石散hánshuǐshísǎn ❶《外台秘要》卷四引《古今录验方》方。寒水石、白石脂、瓜蒌各五分，菟丝子（酒渍）、知母、桂心各三分。为细末，每服五分匕，麦粥送下，日三次。治因饮酒致肉疸，饮少，小便多，白如泔色。❷《三因极一病证方论》卷十方。煅寒水石、飞滑石各一两，甘草一分。为细末，每服二钱，热用新汲水送下，寒用姜、枣汤送下，加冰片少许尤佳。治因惊心气不行，郁而生涎，涎结为饮，遂成忪悸。

寒嗽hánsòu 病证名。❶指感受寒邪所致的咳嗽。《证治要诀》卷六：“感寒而嗽者，恶风无汗，或身体发热，或鼻流清涕，宜杏子汤。”《医说·咳嗽》：“寒嗽，痰薄，宜服热药……以理中汤加五味子治寒嗽。”❷指冬月嗽而发寒热的疾患。《素问病机气宜保命集》卷下：“冬月嗽而发寒热，谓之寒嗽，小青龙加杏仁服之。”❸指脾肺受寒所致的咳嗽。《杂病源流犀烛·咳嗽哮喘源流》：“寒嗽，脾肺皆受寒邪也。其脉弦微，必兼面白口甘，水反侮土，寡于畏也，腹中大寒，痰白作泡，口甘涎沫者，胃寒不和，必以辛甘热去之。宜紫苏饮子、半夏温肺汤。”❹指饮酒后嗽减而痰涎青白的疾患，见《赤水玄珠》卷七。参见“咳嗽”“冷嗽”条。

寒肃hánsù 运气术语。严寒。《素问·六元正纪大论》：“其运寒肃。”张景岳注：“气寒肃而杀令行也。”

寒痰hántán ❶痰浊与寒邪相合或阳虚生痰之病理产物。❷病证名。痰证之一。①一名虚痰。《医学入门》卷五：“聚于肾，多足膝酸软，腰背强痛，肢节冷痹骨痛，名曰寒痰，又名虚痰。”又：“寒痰因形寒饮冷，色深青黑如灰，善唾，或喘，轻者五积散、藿香正气散，重者温中化痰丸、古半硫丸。”参见“虚痰”条。②一名冷痰。《杂病源流犀烛·痰饮源流》：“若由于外感而生者……二曰寒痰，即冷痰也。骨痹，四肢不举，气刺痛，无烦热，凝结清冷，宜温中化痰丸、温胃化痰丸。”参“冷痰”条。③指痰聚于肾的病证。《杂病源流犀烛·痰饮源流》：“兹即痰之在一身者言之……在肾曰寒痰，其色有黑点，吐出多稀，多小便急痛，足寒逆，心恐怖，脉必沉，宜胡椒理中丸，或加星、半。此痰之由于五脏者也。”又名肾经寒痰。参见该条。④指素有痰疾，又感寒冷不节之气而喘咯咳唾者。《泰定养生主论》：“寒痰者，因冲冒风凉不节之气而然也……此皆素抱痰疾者，因风寒气热味，而喘咯咳唾，非别有此五种之痰。”参见“痰证”条。

寒痰证hántánzhèng 证候名。即寒邪与痰浊凝滞，以咳吐白痰，胸闷脘痞，气喘哮鸣，恶寒肢冷，小便清，舌苔白腻，脉弦滑或弦紧等为常见症的证候。

寒痰阻肺hántánzǔfèi ❶寒痰壅阻于肺，肺失宣降的病理变化。❷证候名。即寒痰壅阻于肺，肺失宣降，以咳嗽痰多，色白易咯，胸闷，或见哮喘痰鸣，畏寒肢冷，苔白滑，脉弦紧等为常见症的证候。

寒通汤hántōngtāng 《医学衷中参西录》方。滑石、白芍药各30g，知母、黄柏各24g。水煎服。治下焦蕴蓄实热，膀胱肿胀，尿道闭塞，小便滴沥不通。

寒吐hántù 病证名。即小儿因胃中虚冷而致的呕吐。元代朱震亨《幼科全书》：“寒吐食不化，不恶食。”小儿脾胃嫩弱，寒气易伤，或母体受寒而吮其乳，以致吐出物为青涎夹奶，吐食少而吐青涎多，四肢不温。治宜温中化食。用香砂六君子汤加减。

寒为阴邪hánwéiyīnxié 用以说明六淫之寒邪的致病特点。

寒邪致病易伤人阳气，故称寒为阴邪，常见恶寒、肢冷、心腹冷痛等症。

寒温hánwēn ❶人体的寒温调摄。《灵枢·本藏》："寒温和则六府化谷。"❷泛指外感热病的病因，如杨栗山有《寒温条辨》之作。❸病名。《杂病源流犀烛·春温病源流》："有治病温，少阴伏邪发出，更感太阳客邪，名曰寒温。"主要症状有发热、咽痛、口苦、微恶寒等。治宜清热解毒为主，用黄芩汤加桂枝、石膏，或以葱豉汤先治其表，后用本汤。甚可用葳蕤汤加减。参见"伏气温病"条。

寒温条辨hánwēntiáobiàn 温病著作。见"伤寒温疫条辨"条。

寒温条辨摘要hánwēntiáobiànzhāiyào 温病著作。又名《瘟疫条辨摘要》。2卷。清代杨璿、陈良佐原著，吕田集录。刊于1811年。吕氏认为博采瘟疫良方，推崇真如陈氏所著《二分晰疑》，并赞扬《寒温条辨》一书"使寒温之辨，朗若列眉"（见引言），遂以陈、杨二家之言予以摘要。首辨温病与伤寒在病源、脉症和治疗上的不同点，次分述多种温热病证及有关杂病证治，兼及妇女、小儿温病等，可供临床参阅。

寒无犯寒hánwúfànhán 治则。出《素问·六元正纪大论》。指季节用药的一般规律，是药物治疗的基本原则之一。一般指在寒冬时，无实热证不要随便使用寒药，以免损伤阳气，或生其他变证。《医门法律》："不远寒则寒至，寒至则坚否胀满痛急下利之病生矣。"但确实里有实热结滞，则不在此限，所谓"攻里不远寒"。

寒无浮hánwúfú 药物性能。出《本草纲目·序例》。寒性药一般是向里向下，所以没有升浮的作用。但亦有例外，如桑叶性寒，能上行明目。

寒下hánxià 治法。下法之一。是用于里热实证的治法。症见大便秘结，脘腹胀满，潮热谵语，口干作渴，舌苔焦黄，脉滑数有力，或饮食积滞，积水等。所用药物多属苦寒，如大黄、芒硝、番泻叶等。代表方有大承气汤、小承气汤、调胃承气汤等。孕妇、新产妇及久病体弱者忌用此法。正气虚弱的病人有必要应用时，应配合扶正药同用。

寒下剂hánxiàjì 指以寒性泻下药为主配伍组成的治疗里热实证的泻下剂。

寒痫hánxián 病证名。感寒即发的痫证。小儿内伤脾胃，外感风寒，结于胸膈之间，遇风寒即发。其症见突然仆倒，不省人事，发出尖叫声，口涌痰涎。治宜断痫丸（《证治准绳》：皂角、白矾、蝎梢、僵蚕、雄黄、朱砂、白附子、麝香、乌蛇、南星、蜈蚣）。并宜灸膻中、内关、劳宫、涌泉。

寒邪hánxié 六淫之一。详"寒"条。

寒邪犯胃hánxiéfànwèi ❶寒邪侵袭胃脘，胃失和降的病理变化。❷证候名。即寒邪侵袭胃脘，胃失和降，常见胃脘冷痛，痛势急剧，喜温，呕吐清水，恶寒肢冷，苔白，脉弦紧等。

寒邪伤肺hánxiéshāngfèi 病机。出《证治准绳·幼科》。指冬春之季寒邪侵犯肺卫而致喘嗽的病机。症见恶寒无汗，咳嗽气急。治宜发散寒邪，宣肺利气。用荆防败毒散或华盖散。

寒泄hánxiè 病证名。又名寒泻、鹜溏。指脾胃寒盛所致的泄泻。《素问病机气宜保命集·泻论》："又有寒泄者，大腹满而泄；又有鹜溏者，是寒泄也。"《丹溪心法·泄泻》："寒泄，寒气在腹，攻刺作痛，洞下清水，腹内雷鸣，米饮不化者，理中汤，或吞大已寒丸，宜附子桂香丸；畏食者，八味汤。"《症因脉治》卷四又分本证为外感寒邪泻和积寒泄泻两种。详各条。

寒泻hánxiè 病证名。又名寒泄。见《证治要诀》卷八。多因寒气内袭，脾阳虚衰所致。《时病论》卷三："盖寒泻致病之原，良由感受乎寒，寒气内袭于脾，脾胃受寒则阳虚，虚则不司运用，清阳之气，不主上升，反下陷而为便泻。故所下澄沏清冷，俨如鸭粪，腹中绵痛，小便清白，脉来缓怠近迟。"《张氏医通·大小府门》："寒泻，腹胀泄注，食即呕吐，理中汤加肉桂、诃子、升麻。"详"寒泄"条。

寒性凝滞hánxìngníngzhì 用以说明六淫之寒邪的致病特点，寒邪致病可使人体气血运行不畅，经络不通，常表现为各种疼痛症状。

寒暄hánxuān 古病名。指素有痰热，复因外受风寒所致的咳嗽。《医学入门·咳嗽》："又有一种遇寒则咳者，谓之寒暄，乃寒包热也。解表则除，枳梗汤加麻黄、防风、杏仁、陈皮、紫苏、木通、黄芩。"《证治汇补·伤风》："肺家素有痰热，复受风邪束缚，内火不得舒泄，谓之寒暄。"参见"感冒""风寒感冒""风热感冒""寒包热咳嗽"条。

寒牙痛hányátòng 病证名。其素体阳虚，复感风寒，致齿牙疼痛。症见时恶风寒，患牙得热痛减，脉迟缓。治宜疏风散寒。方可选用麻黄附子细辛汤加减。参见牙痛条。

寒腰痛hányāotòng 病证名。腰痛之一。指外感寒邪或阳虚生寒所致的腰痛。《证治要诀·诸痛门》："若寒腰痛，见热则减，见寒则增。"因感寒邪所致者，腰痛而腰间冷如冰，或连背拘急，脉紧。治宜温散寒邪。用五积散、羌附汤等方，外用摩腰膏。因阳虚而寒者，详"肾虚腰痛"条。

寒夜啼hányètí 病证名。见《证治准绳·幼科》。又称腹痛夜啼。系由内脏虚寒所致。症见面色青白，四肢不温，屈腰而啼，眼中无泪，得灯火则啼稍息。治宜温中祛寒。用理中汤。

寒疫hányì 病名。❶指疫疠阴证。见《三因极一病证方论》卷六。《说疫全书》卷二："寒疫，世之言疫者，将瘟疫二字读滑。随曰疫止有瘟而无寒也……至于当天气方温热之时而凄风苦雨骤至，毛窍正开，为寒气所束，众人同病，乃天实为之，故亦得以疫名也。"症见发热怕冷，气壅痰喘，咳嗽胸痛，鼻塞声重，涕唾稠黏，咽痛齿痛等。《温热暑疫全书》卷四："入于阴，入则其人必先内栗，足膝逆冷，便溺妄出，清便下重，脐筑湫痛，正与俗称绞肠瘟、软脚瘟之说符也。"可选用苏羌饮和圣散子等方。参见"阴毒"条。❷指时行寒疫。即春分以后，天应温暖而反寒冷，因而出现类似伤寒的流行性疾病。《伤寒论·伤寒例》："从春分以后，至秋分节前，天有暴寒者，皆时行寒疫也。"《时病论》载述寒疫的证候："其初起头痛身疼，寒热无汗，或作呕逆，人迎之脉浮紧者，宜用辛温解表法治之。观此之证，与冬令初客太阳无异，因在春令，所以不名伤寒，又因众人之病相同，所以名为寒疫，然其治法，又与伤寒相去不远矣。"

寒疫论hányìlùn 温病著作。不分卷。清代邹汉璜撰于清道光二十年（1840）。首刊于清光绪二十八年（1902）。认为夏秋之交暑热重而腠理疏，胃气不固，寒邪客之，不病痢即病症，并从寒疫的原理、传变途径、病因、病机、方药、治则等各方面论述。系《邹氏纯懿庐集》之一。见“邹氏纯懿庐集”条。

寒因寒用hányīnhányòng　反治法之一。指针对真热假寒证应采用寒凉方药进行治疗的原则。例如患者身大热，口大渴，大汗出，脉洪大，四肢逆冷，其中四肢逆冷是假寒，余证是真热，用白虎汤热服。

寒因热用hányīnrèyòng　反治法之一。出《素问·至真要大论》。指寒凉药治热证，反佐以热而发挥作用。例如实热证热郁于里，出现四肢厥逆的假寒症状时，服用寒凉药常被吐出，佐以温热药或寒药热饮，则不格拒。《素问注证发微》：“寒以治热，而佐以热药，乃寒因热用也。”有人主张改作“寒因寒用”。

寒淫hányín　病机。气候反常，寒气过甚。《素问·至真要大论》：“寒淫所胜，则凝肃惨栗。民病少腹控睾，引腰脊，上冲心痛。”又：“寒淫所胜，平以辛热。”又：“寒淫于内，治以甘热，佐以苦辛，以咸泻之，以辛润之，以苦坚之。”

寒饮停肺hányǐntíngfèi　❶寒饮停聚于肺，肺失肃降的病理变化。❷证候名。即寒饮停聚于肺，肺失肃降，以咳嗽气喘，或哮鸣有声，胸部紧闷，不能平卧，吐稀白痰涎，苔白滑，脉弦等为常见症的证候。

寒郁hányù　病证名。郁证之一。见《景岳全书·杂证谟》。因寒邪内郁所致。《杂病源流犀烛》卷十八：“寒之所郁，呕吐清水，腰腹痛，疝瘕瘕，下利清白者是。”治宜温散，用理中汤、五积散等方，或干姜、肉桂、附子、吴茱萸、荜茇、胡椒、花椒之类。参见“郁证”“外郁”条。

寒则留之hánzéliúzhī　针灸治疗法则。出《灵枢·经脉》。属于寒证，如寒邪束表、寒滞经络、脾胃虚寒等证，针刺时宜多留针，或温针治疗。

寒则气收hánzéqìshōu　病机。寒性收缩，使阳气不得宣泄。故寒在皮毛腠理，则毛窍收缩，卫阳闭束，出现恶寒、无汗等症。《素问·举痛论》：“寒则气收。”又：“寒则腠理闭，气不行，故气收矣。”

寒则收引hánzéshōuyǐn　病机。收引，即挛缩。《素问·至真要大论》：“诸寒收引，皆属于肾。”当寒邪侵入人体，留滞于经络关节肌肉之间，则络脉收缩，筋肉拘急，气血流行被阻，因而产生疼痛。《素问·举痛论》：“寒气入经而稽迟，泣而不行。客于脉外则血少，客于脉中则气不通，故卒然而痛。”

寒战hánzhàn　症名。见《素问玄机原病式·六气为病》。指感觉寒冷的同时伴有全身不由自主地颤抖的表现。多因寒甚或热郁所致。参见“寒栗”“振寒”“战栗”条。

寒胀hánzhàng　病证名。胀病之一。《兰室秘藏·诸腹胀大皆属于热论》中载有寒胀：“如或多食寒凉及脾胃久虚之人，胃中寒则胀满，或脏寒生满病。”《杂病源流犀烛·肿胀》：“胀病有七，医旨曰：一曰寒胀，腹满濡时减，吐利厥冷，宜温之。”常兼见不欲饮食，便涩，心下痞闷，脉迟弱等症。治宜温中祛寒。选用中满分消汤、朴附汤、大正气汤等方。参见“胀病”条。

寒瘴hánzhàng　病证名。《瘴疟指南》卷上：“瘴疟形状……以有寒有热者为寒瘴。”即冷瘴。详该条。

寒者热之hánzhěrèzhī　治则。出《素问·至真要大论》。指寒证要用温热的方药治疗。寒证有表寒、里寒之别。治表寒证，宜用辛温解表的汗法，以发散风寒；治里寒证则用温中祛寒、回阳救逆等温法，以祛寒温里。

寒证hánzhèng　证候名。八纲之一。指外感或内伤所致的寒性证候。《素问·阴阳应象大论》：“阴胜则寒。”《医学心悟》：“假如口不渴或假渴而不能消水，喜饮热汤，手足厥冷，溺清长，便溏，脉迟，此寒也。”《素问·至真要大论》：“寒者热之。”寒证有表寒证、里寒证、虚寒证、实寒证之分。详各条。

寒证发狂hánzhèngfākuáng　病证名。指寒痰所致的发狂。《医钞类编》卷二十：“寒证发狂得之气菀不舒，怒气不能发泄去，宜祛痰为主而佐以补气之药。人参、茯神、白术、法半夏、南星、附子、菖蒲水煎服。或加柴胡尤妙。”参见“癫狂”条。

寒滞肝脉hánzhìgānmài　❶寒邪侵袭，凝滞肝脉的病理变化。❷证候名。以少腹冷痛，或阴器收缩作痛，或巅顶冷痛，得温痛缓，遇寒痛增，畏寒肢冷，呕吐清涎，舌苔白，脉弦紧等为常见症的证候。治宜温肝散寒。

寒滞经脉hánzhìjīngmài　证候名。即寒邪凝滞经脉，血行不畅，以恶寒，肢体冷痛、拘急或麻木，肤色紫黯或苍白，苔白，脉弦紧等为常见症的证候。

寒滞胃肠hánzhìwèicháng　❶寒邪侵犯胃肠，传化失常的病理变化。❷证候名。以脘腹冷痛，痛势暴急，遇寒加剧，得温则减，恶心呕吐，口淡不渴，腹泻清稀，恶寒肢冷，苔白脉弦紧等为常见症的证候。治宜温胃散寒。

寒中hánzhòng　病证名。❶类中风之一。又名中寒。由于暴中寒邪所致。《医宗必读·类中风》：“寒中，身体强直，口噤不语，四肢战掉，卒然眩晕，身无汗者，此寒毒所中也。”治宜温里散寒。用姜附汤或附子麻黄汤加减。重证先用苏合香丸以开其闭。❷指邪在脾胃而见里寒的病证。见《灵枢·五邪》及《内外伤辨惑论》等。多因脾胃虚寒，邪从寒化，或由劳倦内伤传变而成。症见脘腹疼痛，肠鸣泄泻等。治以温中散寒为主。用沉香温胃丸加减。

寒注hánzhù　病证名。九注之一。《诸病源候论·寒注候》：“人虚为寒邪所伤，又搏于阴，阴气久不泄，从外流内结积。其病之状，心腹痛而呕沫爪青，休作有时，至冬便剧，故名为寒注也。”或伴腰脊强痛、便血等。治用五野丸等方。参见“九注”条。

汉方简义hànfāngjiǎnyì　伤寒著作。王邈达撰。大致按《尚论篇》的篇次，对《伤寒论》113 首方的方义、配伍应用、加减法、药物作用等分别做简要的阐析。根据张仲景“因病立方”的原则，病、方兼释。其释病部分本于《伤寒尚论辨似》，释方部分宗于《本经疏证》，书末附汉方补遗三方，1955—1956，本书分别由新医书局、上海卫生出版社出版。

汉方新解hànfāngxīnjiě　汉方医学著作。日本汤本求真撰。撰年不详。作者意在以西医学理论解说中医（尤其针对张仲景学说），“以期东西两派医学之融合统一”。全书收方110 首，主要系仲景方。每方除述药物、剂量、用法外，更分治验、方证概说、腹证、图解、适应证等项。每药均详其现代药理，并博引中日医家之说，于张仲景和吉益东洞之立论尤为推崇。书中重视腹诊，其诊断“以腹证为主，脉证次之，此外自觉他觉症状又次之”。对瘀血证颇多阐发，自谓对下瘀血丸、大黄䗪虫丸、抵当丸解说最具心得。现有 1930 年徐柏生译本。

汉方医学hànfāngyīxué　见“汉医”条。

汉方医学指南hànfāngyīxuézhǐnán 朝医著作。又名《汉医讲义录》。朝鲜族李常和著于 1941 年。全书共 4 册。第 1 册论述民族医学的基础理论，第 2、3、4 册论述了内、外、妇、儿科疾病的临床治疗。1945 年间岛医药协会出版。

汉方医药全书hànfāngyīyàoquánshū 汉方医学著作。见“皇汉医药全书”条。

汉防己hànfángjǐ 中药材。出《药性论》。即防己。详该条。

汉防己汤hànfángjǐtāng 即防己黄芪汤。见该条。

汉桃叶hàntáoyè 中药材。见《广西中草药》。为七叶莲之别名。详该条。

汉药良劣鉴别法hànyàoliánglièjiànbiéfǎ 汉方医学著作。1 册。日本一色直太郎编于 1929 年。本书收载并介绍了 200 余种中药药材的有关炮制、鉴别等内容。现有《皇汉医学丛书》本。

汉医hànyī 日本称中医为汉医或汉方医学。我国医学传入日本已有一千多年的历史，这期间两国医学交流不断发展。日本研究汉医的著作比较丰富，现在还有不少研究汉医的学术团体，并出版不少有关汉方医学的杂志。

汉医讲义录hànyījiǎngyìlù 朝医著作。即《汉方医学指南》。详该条。

汉中防己hànzhōngfángjǐ 见《中药材品种概论》。为马兜铃科植物异叶马兜铃 *Aristolochia kaempferi* Willd. f. heterophylla (Hemsl.) S. M. Hwang 的根。分布于陕西、甘肃、湖北、四川。苦、辛，寒。入膀胱、肾、脾经。祛风止痛，清热利水。治风湿关节疼痛，湿热肢体疼痛，水肿，小便不利，肢气湿肿。煎汤，5～15g。孕妇禁服。根含 β-谷甾醇、尿囊素、马兜铃酸 A 和木兰花碱。

汗hàn ❶汗液。五液之一。津液代谢的产物。《灵枢·五癃津液别》：“天暑衣厚，则腠理开，故汗出。”汗为心液。《素问·宣明五气》：“心为汗。”因心血由津液所化，汗由津液所泄，故大汗不但散热过多而耗气，也会伤及津液而损于心血。❷出汗。《素问·玉机真藏论》：“身汗得后利，则实者活。”❸汗法。《素问·热论》：“其未满三日者，可汗而已。”

汗斑hànbān 病名。出《外科启玄》卷十二。即紫白癜风。详该条。

汗斑粉hànbānfěn 即密陀僧散第 1 方。见“密陀僧散”条。

汗斑散hànbānsǎn 即密陀僧散第 1 方。见“密陀僧散”条。

汗出hànchū 症名。出《伤寒论·辨阳明病脉证并治》。形容微微汗出之状。

汗出如油hànchūrúyóu 症名。见《伤寒发微论》。指汗出如油之状，黏腻不易流动。多见于病危虚脱之证。参见“绝汗”“油汗”“黏汗”条。

汗毒hàndú 病名。出《外科正宗》卷四。即发颐。见该条。

汗法hànfǎ 又称发汗法。❶治疗八法之一。是通过开泄腠理、调和营卫、发汗祛邪，以解除表邪的治法。故又称解表法。《素问·阴阳应象大论》：“其在皮者，汗而发之。”这是汗法的应用原则和立论根据。汗法有退热、透疹、消水肿、去风湿等作用。主要适用于外感表证及具有表证的痈肿、麻疹、水肿早期（上半身肿较显著）等。汗法分辛温发汗和辛凉发汗两大类。因于寒者用辛温发汗，因于热者宜辛凉发汗。发汗解表以汗出邪去为目的；发汗太过能损伤津液，甚则大汗不止，导致虚脱。凡心力衰竭、吐泻失水、出血、津液亏损者均禁用。如果体质虚弱而确需要发汗解表，宜配合益气、滋阴等药同用。此外，使用蒸浴、针灸等疗法达到出汗的目的，亦属汗法范围。❷专门指小儿推拿的发汗方法。《厘正按摩要术》卷二：“汗法，周于蕃曰：凡小儿寒热互作，鼻流清涕或昏迷不醒，一切急慢惊风等症，须用葱姜煎汤，以左手托病者头后，用右手大指面蘸汤，摩洗两鼻孔三十六次，谓之洗井灶，以通脏腑之气，随用两大指蘸汤，摩洗鼻两边二十四次，后又蘸汤，由鼻梁山根推至印堂颅门三十六次；再用两手食指、中指、无名指、小指将病者两耳攀转向前掩两耳门，即以两大指自天庭左右分推两额各三十六次。又以大指掐两太阳并印堂二十四次，掐后又将全指揉二十四次，再用两大指按两太阳，两中指按脑后两风池穴，一齐着力按摇三十六次。令小儿大哭出汗，即当时无汗，随后亦自有汗。或蘸葱姜汤推肺俞穴、一窝风、内劳宫、二人上马等处，皆取汗法也。总之面部通脏腑，无论何证，以取汗诸法为最。但蘸汤推摩后，须用手掌揩之，令头面皆干，恐水湿反招风也。即有病自汗者亦用以取正汗。汗后须推脾土以收之。是法于风寒外感最宜，若内伤则又宜参酌也。”

汗家hànjiā 指平素多汗、易出汗的人。《伤寒论·辨太阳病脉证并治》：“汗家，重发汗，必恍惚心乱，小便已，阴疼，与禹余粮丸。”

汗空hànkǒng 空同孔。亦称毛孔、玄府。《素问·水热穴论》：“所谓玄府者，汗空也。”

汗窍hànqiào 体表出汗的孔窍。即毛孔。

汗苏麻hànsūmá 中药材。见《全国中草药汇编》。为下田菊之别名。详该条。

汗粟hànsù 病证名。指寒邪束表，误用寒凉，以致寒郁化热。其症“形如芝麻，细细白泡，似乎痦疮，痒痛全无，惟胸腹胫内居多”（明代秦景明《幼科金针》）。治宜清热透发，用加减柴胡汤（柴胡、黄芩、连翘、牛蒡子、桔梗、山栀、葛根、荆芥、木通、甘草）。

汗为心液hànwéixīnyè 详见“汗”条。

汗淅疮hànxīchuāng 病名。由汗液淹淅皮肤皱折部位引起的湿疡，以患处皮肤潮红、浸软、糜烂渗液、灼痒为主要表现。《外科启玄》卷九：“肥人多汗，久不洗浴，淹淅皮肤，烂成疮者，痛不可忍。”用真蛤粉、滑石粉各等份撒疮上。经常保持皮肤清洁，可以预防发病。相当于间擦性皮炎。

汗下并用hànxiàbìngyòng 即汗法与下法并用。是针对既有表证，又有里实的治法。症见发热，微恶风寒，头痛，胸膈烦热，大便秘结，苔黄白，脉浮滑数等，用凉膈散以解表清里。

汗血hànxuè 病证名。出《诸病源候论·血病诸候》。又名血汗、肌衄。详“血汗”条。

汗疹hànzhěn 病名。见《实用外科中药治疗学》。即痱疮。详该条。

汗证hànzhèng 病证名。见《医学正传》。指以全身或局部汗出异常为主要表现的病证。一般分自汗、盗汗两类。《景岳全书·杂证谟》：“汗出一证，有自汗者，有盗汗者。”由于病情不同，汗证有阴汗、阳汗之分。并有战汗、狂汗、红汗、漏汗、阴盛格阳汗、亡阳汗、绝汗、头汗、额汗、心汗、腋汗、手足汗、无汗、偏沮等多种。详各条。

旱葱hàncōng 中药材。见《山东中药》。为藜芦之别名。详该条。

旱地拔葱hàndìbácōng 练功方法。见杜自明《中医正骨经验概述》。适用于腰膝、腿胯部疾患。方法有3种。①双手拔葱势：取骑马式，躬腰俯头，两手下伸，握拳如拔葱状，再挺腰抬头，两臂上托，至前平举时开拳，掌心向上，然后徐徐收至胸前，握拳后放置腰间。②单手拔葱势：两足分开，与肩同宽，两手握拳提于两胁，然后一手开拳，自同侧乳部斜向对侧脚尖外侧，徐徐插下，再移至同侧脚尖外侧，与此同时作深呼气，继之擒拿如拔葱状，同侧下肢用力下蹬，上肢用力上提后收至腰间，作深吸气。③双合势：单手拔葱势和双手拔葱势结合进行。

旱地莲hàndìlián 中药材。出《本草纲目拾遗》。为金莲花之别名。详该条。

旱荷hànhé 中药材。见《全国中草药汇编》。为窝儿七之别名。详该条。

旱金莲hànjīnlián 中药材。出《五台山志》。即金莲花。详该条。

旱莲草hànliáncǎo 中药材。出《本草图经》。为墨旱莲之别名。详该条。

H

旱莲草散hànliáncǎosǎn 《杂病源流犀烛·六淫门》卷十七方。旱莲草，为末，每服二钱，米汤送下。治脏毒下血。

旱莲膏hànliángāo 《古今医鉴》卷九方。旱莲草十八斤（取汁，晒五日，不住手搅一午时），生姜汁一斤，蜂蜜一斤（和汁同前晒）。上药搅至数日，似稀糖成膏，瓷碗收藏。每日空腹时，用无灰好酒酌量，加药一匙服，午后再服。功能乌须黑发。治须发早白。

旱莲灸hànliánjiǔ 药物发泡灸之一。用新鲜旱莲草捣烂敷贴有关穴位，使之发疱的方法。敷贴时间为3~4小时，以局部起疱为度。适用于疟疾等。

旱螺散hànluósǎn 《医宗金鉴·外科心法要诀》卷六十九方。煅田螺壳三钱，轻粉一钱，冰片、麝香各三分。为细末，香油调敷患处。功能生肌去腐。治痔疮溃烂。

旱苗法hànmiáofǎ 人痘接种法之一。取天花患者痘痂，研极细末，置曲颈银管之一端，对准鼻孔吹入，以达种痘预防天花的目的。一般至七日而发热，为种痘已成。此法以其简便而多用，但往往因苗入刺激鼻黏膜，鼻涕增多，冲去痘苗而无效，后多不用。

旱蒲花hànpúhuā 中药材。见《江苏药材志》。为马蔺花之别名。详该条。

旱芹hànqín 中药材。见《履巉岩本草》。又名芹菜、香芹、药芹。为伞形科植物旱芹 *Apium graveolens* L. 的全草。全国各地均有栽培。甘、辛、微苦，凉。入肝、胃、肺经。平肝清热，祛风利湿。治早期肝阳眩晕，风热头痛，咳嗽，黄疸，小便淋痛，尿血，乳糜尿，崩漏，带下。内服：煎汤，9~15g（鲜品60~120g），或捣汁服。茎叶含挥发油，内含α-芹子烯、丁基苯酞、新蛇床酞内酯和瑟丹内酯等。还含东莨菪素、芸香苷、芹菜苷、香柑内酯、芹菜素等。果实含紫花前胡苷元、芹菜香豆素等。种子含芹菜双糖、亚油酸等。芹菜素给麻醉犬、兔静脉注射有明显的降压作用，反复给药未出现快速耐受性，其降压作用主要是通过颈动脉体化学感受器的反射而产生。芹菜的挥发油及种子中的生物碱对动物有镇静、抗惊作用，而且毒性较低。芹菜素、芹菜苷均有镇静、解痉作用。丁基苯酞也有解痉、松弛支气管及抑制子宫收缩作用。

悍气hànqì 即卫气。《素问·痹论》："卫者，水谷之悍气也。"卫气与同生于水谷的营气相比，其性刚悍，故称。

悍热hànrè 强悍的邪热。《侣山堂类辨》卷上："阳明乃燥热之腑，不得太阴之湿化，则悍热之气更盛。"

悍药hànyào 悍，强悍。悍药指其性燥烈。强悍的药物，如金石药之类的砒霜、硫黄等。《史记·扁鹊仓公列传》："悍药入中，则邪气辟矣，而宛（郁）气愈深。"

颔hàn 位于颈的前上方，相当于颏部的下方，喉结的上方。《素问·刺热》："热争则腰痛，不可用俯仰，腹满泄，两颔痛。"

颔骨hàngǔ 下颌骨体的前下部分。

颔颏脱下hànkētuōxià 病名。即下颌关节脱臼。见《伤科汇纂》卷五。详"颊车蹉"条。

颔厌hànyàn 经穴名，代号GB4。出《针灸甲乙经》。属足少阳胆经。手足少阳、足阳明之会。位于鬓发中，当头维穴与曲鬓穴间沿鬓发弧形连线的上1/4与下3/4交点处。布有耳颞神经颞支和颞浅动、静脉顶支。主治偏头痛，眩晕，耳鸣，齿痛，口眼㖞斜，瘛疭惊痫等。沿皮刺0.3~0.5寸。艾条灸5~10分钟。

焊菜hàncài 中药材。出《本草纲目》。又名干油菜、野油菜、山芥菜、塘葛菜、江剪刀草。为十字花科植物无瓣焊菜 *Rorippa dubia*（Pers.）Hara 或焊菜 *R. indica*（L.）Hiern 的全草。我国华东、中南、西南地区及陕西、甘肃等地均有分布。辛、微甘，凉。解表清热，止咳化痰，活血解毒。①治感冒发热，麻疹透发不畅，慢性支气管炎，风湿性关节炎，胃脘痛，黄疸，水肿，干血痨，跌打损伤。煎服：15~30g。②捣敷疔疮痈肿，捣汁搽漆疮。忌与黄荆叶同用，否则可使人肢体麻木。本品含焊菜素及焊菜酰胺。另含苯甲酸、香草酸、硬毛钩藤碱、山柰酚及其他糖苷等。焊菜素对兔和小鼠有祛痰作用，对豚鼠有平喘作用，在体外对肺炎球菌和流感杆菌有抑制作用。

翰林良医hànlínliángyī 宋代医官职称。隶属翰林医官院，官阶正七品。参见"翰林医官院"条。

翰林医官hànlínyīguān ❶宋代翰林医官院医官职称，系一般下级之医官职务，官阶从七品。参见"翰林医官院"条。❷辽时医官的名称。

翰林医官使hànlínyīguānshǐ 五代时官名。五代时无医疗机构的设置，仅设此职以掌管医事。

翰林医官院hànlínyīguānyuàn 宋代掌管医药事务的机构。主要管理宫廷统治阶级医药诸事，并对民间疾病医疗问题进行管理。院内设翰林医官院使、副使和直院等多种官职掌管该机构。并设有许多名目的大夫、郎和冠以翰林的不同职称，以区分其职位的高下。人员最多时在职者979人，额外者117人。达1096人之多。

翰林医官院副使hànlínyīguānyuànfùshǐ 宋代医官职称。系翰林医官院中最高医官之副职，共2人，协助院使主管全院之工作。参见"翰林医官院"条。

翰林医官院使hànlínyīguānyuànshǐ 宋代医官职称。系翰林医官院之最高官职，共2人，掌管全院工作。参见"翰林医官院"条。

翰林医官院直院hànlínyīguānyuànzhíyuàn 宋代医官职称。系翰林医官院之中级医官，共设4名，辅助院使副使掌管院内事务。

翰林医侯hànlínyīhóu 宋代医官职称。隶属于翰林医官院，系一般下级医官职务，官阶从八品。参见"翰林医官院"条。

翰林医痊hànlínyīquán 宋代医官职称。隶属于翰林医官院，系一般下级医官职务，官阶从七品。参见"翰林医官院"条。

翰林医效hànlínyīxiào　宋代医官职称。隶属于翰林医官院，系一般下级职务，官阶从七品。参见“翰林医官院”条。

翰林医学hànlínyīxué　宋代医官职称。隶属于翰林医官院。官阶从九品。参见“翰林医官院”条。

翰林医愈hànlínyīyù　宋代医官职称。隶属于翰林医官院，官阶从八品。参见“翰林医官院”条。

翰林医诊hànlínyīzhěn　宋代医官职称。隶属于翰林医官院，系一般下级医官职务，官阶从八品。参见“翰林医官院”条。

翰林医正hànlínyīzhèng　宋代医官职称，隶属于翰林医官院，系一般下级医官职务，官阶从八品。参见“翰林医官院”条。

hang

杭菊hángjú　中药材。见《药物生产辨》。为菊花药材之一种。详“菊花”条。

肮háng　通吭。颈前部，喉咙。《史记·刘敬叔孙通列传》：“不扼其肮。”

颃颡hángsǎng　指咽后壁上的后鼻道，是人体与外界进行气体交换的必经通路，相当于鼻咽部。足厥阴肝经过此。《灵枢·忧恚无言》：“颃颡者，分气之所泄也……人之鼻洞涕出不收者，颃颡不开，分气失也。”《类经》卷二十一：“颃颡，即颈中之喉颡。当咽喉之上，悬雍之后，张口可见者也，颡前有窍，息通于鼻。”

颃颡岩hángsǎngyán　病名。即发生于鼻咽部的癌病类疾病，以局部有赘生物或溃烂，多见涕中带血，耳闷等为常见症状。

沆瀣丹hàngxièdān　《幼幼集成》卷二方。原名集成沆瀣丹。川芎（酒洗）、大黄（酒洗）、黄芩（酒炒）、黄柏（酒炒）各九钱，黑牵牛子（炒，取头末）、滑石、连翘、炒赤芍药各六钱，薄荷叶、枳壳（麸炒）各四钱五分，槟榔（童便洗、晒）七钱五分。为细末，炼蜜为丸，芡实大，每服一至二丸，茶水化服。功能清热解毒，泻火导滞。治小儿胎毒，胎黄，面赤目闭，口疮痄腮，喉痹乳蛾，身体壮热，斑疹丹毒，小便黄赤，大便闭结等症。方中黄芩清上焦之热；黄柏清下焦之热；大黄清中、下二焦之热，引热毒从大便而出；槟榔、枳壳行气利痰；川芎、薄荷引头面风热，从高而下趋；连翘解毒除烦；赤芍药调荣活血；牵牛子利水舒郁；滑石抑阳火而扶阴，又能引邪热从小便而出。

hao

蒿芩清胆汤hāoqínqīngdǎntāng　《重订通俗伤寒论》方。青蒿一钱半至二钱，黄芩一钱半至三钱，生枳壳、制半夏、陈皮各一钱半，碧玉散（包煎）、竹茹、赤茯苓各三钱。水煎服。功能清胆利湿，和胃化痰。治寒热如疟，寒轻热重，胸痞作呕，舌红苔白腻，脉濡数者。方中青蒿、黄芩为君，清少阳胆热；配伍竹茹、陈皮、半夏、枳壳为臣，清胃降逆而化痰；合用赤茯苓、碧玉散为佐使者，既可导胆热下行，又能利湿和中调药。诸药合用，使少阳胆热可清，脾胃痰湿得化，则诸症自愈。实验研究表明，蒿芩清胆汤中青蒿素对红细胞内期疟原虫有杀灭作用，对动物疟、人疟均有显著的抗疟作用，给药后控制症状和使原虫阴转速度比氯奎快。

薅田藨hāotiánpāo　中药材。见《本草纲目》。为茅莓之别名。详该条。

薅田藨根hāotiánpāogēn　中药材。见《福建民间草药》。为茅莓根之别名。详该条。

蚝风háofēng　病证名。见《解围元薮》卷一。即疠风中的一种。

蚝壳háoqiào　中药材。见《浙江中药手册》。为牡蛎之别名。详该条。

毫毛háomáo　❶皮肤上的细毛。《灵枢·五变》：“循毫毛而入腠理。”❷眉中的长毛。《灵枢·阴阳二十五人》：“血气盛则美眉，眉有毫毛。”

毫针háozhēn　针具名。《灵枢·九针十二原》：“毫针，长三寸六分。”又：“尖如蚊虻喙。”《九针论》云：“毫针取法于毫毛，长一寸六分。主寒热痛痹在络者也。”现代的毫针多用不锈钢制成，坚韧锋利，方便耐用。亦有用金、银或其他合金制成者。毫针的构造分针尖（针芒）、针身、针根、针柄、针尾5部分。为适应临床的需要，其针身长短和粗细各有不同的规格，针身长度有0.5寸（15mm）、1寸（25mm）、1.5寸（40mm）、2寸（50mm）、2.5寸（65mm）、3寸（75mm）、4寸（100mm）、5寸（125mm）、6寸（150mm）等，直径有26号（0.4mm）、28号（0.38mm）、30号（0.32mm）和32号（0.28mm）等。临床以1.5～3.5寸长度和26～30号粗细的毫针为常用。

豪针háozhēn　豪与毫通，即毫针。《灵枢·逆顺肥瘦》：“婴儿者，其肉脆血少气弱，刺此者，以豪针。”

郝公景hǎogōngjǐng　唐代民间医生。自采药物于泰山，为人治病多效。

郝怀质hǎohuáizhì　宋代医生。名医郝允之子，博陵（今河北省定州市、蠡县一带）人。继承父业，精通医学。

郝文法hǎowénfǎ　南北朝时期医生。渤海（今河北省境内）人，余未详。

郝姓医hǎoxìngyī　五代后蜀医生。灵池（今四川简阳）人。以医卜为业，尝画孙思邈乘虎之图像为行医标识，悬于市上，求诊者甚众。

郝允hǎoyǔn　宋代医家。博陵（今河北省定县、蠡县一带）人。精通医术，治病多效。将《内经》一书加以注释，名为《素问笺》。又将其医术传授于太医赵宗古。

郝志才hǎozhìcái　明初医生。凤阳（今属安徽）人。行医于濠梁时，曾治愈朱元璋之疾。朱称帝后召为太医院判，任职医官终年。年老诏其子继任。

号虫hàochóng　病名。见《外科证治全书》卷三。“虫形如蟹，为筋肉所化，走于皮中作声如儿啼。用雷丸、雄黄等分末，掺猪肉上，炙肉食之。”供参考。

号筒草hàotǒngcǎo　中药材。见《植物名实图考长编》。为博落回之别名。详该条。

号筒杆hàotǒnggǎn　中药材。见《湖南野生植物》。为博落回之别名。详该条。

浩然子hàoránzǐ　见“王宏翰”条。

皓华hàohuá　气功术语。肺神的代名词。《简易方》：“肺名皓华。”

he

诃黎勒hēlílè　中药材。见《金匮要略》。即诃子。详该条。

诃黎勒散hēlílèsǎn　❶《金匮要略》方。煨诃子十枚。为末，粥饮和，顿服。功能涩肠固脱。治肠虚不固而致的气利，症见每有矢气大便即随之而下。❷《太平圣惠方》卷五方。煨诃子皮、白术、炒当归、桂心、草豆蔻、炙甘草、陈皮各三分，人参一两，厚朴（姜汁炙）一两半，炮姜、吴茱萸（汤浸，微炒）半两。为粗末，每服三钱，加大枣三枚，水煎去渣，食前热服。功能温中健脾。治脾气不足，四肢不和，腹胁胀满，或时下利，饮食难消。❸《证治准绳·女科》卷二方。诃子皮、陈皮各一两，半夏（汤洗）、人参、桂心、白术、细辛、炒当归、炙甘草半两，藿香、赤茯苓、川芎各七钱半。为粗末，每服五钱，加生姜七片，水煎，去渣服。治妇人血风，气攻脾胃，腹胁胀闷，四肢烦疼，或时呕逆，不纳饮食。❹《证治准绳·女科》卷四方。诃子、赤茯苓、前胡各一两，陈皮、大腹皮、桑白皮各七钱半，枳壳、川芎、白术各半两。为粗末，每服四钱，加生姜三片、大枣一枚，水煎，去渣服。治妊娠心腹胀满，气冲胸膈烦闷，四肢少力，不思饮食。

诃黎勒丸hēlílèwán ❶《太平圣惠方》卷二十六方。煨诃子皮、炮姜、五味子、桂心、桔梗（去芦头）、附子（炮，去皮脐）、木香、人参（去芦头）各一两，沉香二两，白术、枳壳（麸炒微黄，去瓤）各半两。为末，炼蜜和丸，梧桐子大，每服二十丸，食前温酒送下。功能益气健脾，温肾纳气。治气极，呼吸短气，脏虚腹胀。❷《济生方》卷四方。煨诃子（麦面裹煨）、附子（炮，去皮脐）、肉豆蔻（麦面裹煨）、木香、炒吴茱萸、生龙骨、茯苓、荜茇各半两。为末，姜汁煮糊为丸，梧桐子大，每服七十丸，空腹米汤送下。功能温补脾肾，涩肠止泻。治大肠虚寒，肠鸣泄泻，腹胁气痛，饮食不化。❸《脾胃论》卷下方。诃子半两，母丁香三十个，椿根白皮一两。为末，醋糊为丸，梧桐子大，每服五十丸，空腹食前陈米汤送下。治休息痢，日夜无度，气味腥臭，脐腹撮痛。

诃黎丸hēlíwán 《医学入门》卷六方。诃子皮五钱，海浮石、瓜蒌仁、青黛、杏仁、贝母、四制香附各二钱半。为末，姜汁和蜜为丸，含之徐徐咽下。功能化痰清热，敛肺止咳。治肺胀，喘满气急，身重及劳嗽，干咳无痰等症。

诃子hēzǐ 中药材。出《本草图经》。又名诃黎勒。为使君子科植物诃子 *Terminalia chebula* Retz. 或绒毛诃子 *Terminalia chebula* Retz. var. *tomentella* Kurt 的干燥成熟果实。主产于云南。苦、酸、涩，平。归肺、大肠经。涩肠止泻，敛肺止咳，降火利咽。用于久泻久痢，便血脱肛，肺虚喘咳，久咳不止，咽痛音哑，煎服3～10g。止泻宜煨用。果实含鞣质，其中主成分为诃子酸、诃黎勒酸、1，3，6－三没食子酰葡萄糖和1，2，3，4，6－五没食子酰葡萄糖。还含莽草酸、奎宁酸、氨基酸和番泻苷A、诃子素等。煎剂在体外对痢疾杆菌、伤寒杆菌、大肠埃希菌、变形杆菌、白喉杆菌、铜绿假单胞杆菌、金黄色葡萄球菌、链球菌、肺炎球菌均有抑制作用。本品富含鞣质，对菌痢或肠炎时形成的黏膜溃疡有收敛作用。诃子素有罂粟碱样的平滑肌解痉作用。诃子有一定的抗实验性肿瘤作用。

诃子皮散hēzǐpísǎn 《兰室秘藏·泻痢门》卷下方。即诃子散第三方。见“诃子散”条。

诃子散hēzǐsǎn ❶《三因极一病证方论》卷九方。诃子（炮，去核）、炙甘草、厚朴（姜制炒）、炮姜、草果、陈皮、炒高良姜、茯苓、炒神曲、炒麦芽各等分。为末，每服二钱，加盐少许，水煎服。功能温中和胃，涩肠止泻。治脾胃虚寒，疼痛难忍及霍乱吐泻。❷《素问病机气宜保命集》卷中方。生诃子、煨诃子、木香各半两，黄连、甘草各三钱。为细末，每服二钱，以白术、芍药煎汤调下。功能清热祛湿，涩肠止泻。治泄泻日久，泻下稍减，腹痛渐缓者。❸《兰室秘藏·泻痢门》卷下方。原名诃子皮散。罂粟壳（蜜炒）、橘皮各五分，炮姜六分，煨诃子七分。为细末，水煎，空腹热服。功能温中涩肠。治虚寒泄泻，饮食不化，肠鸣腹痛，脱肛及久痢。❹《医宗金鉴·幼科心法要诀》卷五十二方。煨诃子、煨肉豆蔻、白术（土炒）、人参、茯苓、煨木香各一两，陈皮、炙甘草各五钱。为细末，每服一钱，姜汤调下。功能温补脾胃，涩肠止泻。治过食生冷，中焦虚寒，肠鸣胀痛，泄泻澄清，面白肢冷，不欲饮食。

诃子丸hēzǐwán ❶《普济本事方》卷三方。诃子、茯苓、炒桃仁、枳壳（麸炒）、桂心、槟榔、炒桔梗、白芍药、川芎、川乌（炮，去皮尖）、人参、橘红、鳖甲（醋炙）各等分。为细末，炼蜜杵为丸，梧桐子大，每服二十丸，酒或开水送下。治伏积注气，发则喘闷。❷《普济本事方》卷四方。诃子、炮姜、肉豆蔻、龙骨、木香、赤石脂、附子（炮，去皮脐）各等分。为细末，米糊为丸，梧桐子大，每服四十丸，米汤送下。功能温中涩肠止泻。治脾胃不和，泄泻不止。

呵欠hēqiàn 症名。又称欠。见《医碥·欠嚏》。详“欠”条。

禾镰草héliáncǎo 中药材。见《江西草药》。为合萌之别名。详该条。

禾髎héliáo 经穴名。代号LI19。出《针灸甲乙经》。别名颛、长频、长髎、长颛。属手阳明大肠经。位于鼻翼外缘直下，与水沟穴平齐处。布有面神经与眶下神经的吻合支，并有面动、静脉的上唇支通过。主治鼻塞，鼻衄，鼻息肉，口㖞等。直刺或斜刺0.3～0.5寸。

禾雀舌héquèshé 中药材。见萧步丹《岭南采药录》。为佛甲草之别名。详该条。

合hé ❶配合、符合。指脏腑的表里内外关系。《素问·五藏生成》：“心之合脉也……肝之合筋也。”❷应当、相宜。《伤寒论·辨阳明病脉证并治》：“阳明病，面合色赤。”❸闭密、闭拢。《素问·诊要经终论》：“地气合。”❹全、满。《本草纲目》：“合身糜烂。”❺特定穴之一。《素问·痹论》：“六腑有合。”❻通盒。亦作合子，指盛药的器具。另见“合 gě”条。

合包花hébāohuā 中药材。见清代刘士季《草木便方》。即荷包花。详该条。

合病hébìng 指伤寒病二经或三经同时受邪，起病即同时出现各经主症。见《伤寒论》。《景岳全书·伤寒典》：“合病者，乃两经三经同病也。如初起发热、恶寒、头痛者，此太阳之证，而更兼不眠，即太阳阳明合病也，若兼呕恶，即太阳少阳合病也，若发热不眠呕恶者，即阳明少阳合病也，若三者俱全，便是三阳合病。”《伤寒溯源集·合病并病总论》：“合病者，两经三经一时并受，见证齐发，不似传经之以此传彼也。”又：“以其并感齐发，无先后之不齐，故谓之合。”合病多见于三阳经，阴经与阳经亦可见合病。《医宗金鉴·辨合病并病脉证并治》：“论中所著合病并病，虽单举阳经，未及阴经，然阳经既有合病并病，则阴经亦必有之可知矣。如太阳病脉反沉，少阴病反发热，是少阴太阳合病也。”《伤寒论翼·合并启微第三》：“夫阴阳互根，气虽分而神自合。三阳之里，便是三阴，三阴之表，即是三阳。如太阳病而脉反沉，便合少阴；少阴病而反发热，便合太阳；阳明脉迟，即合太阴；太阴脉缓，即合阳明；少阳细小，是合厥阴；厥阴微浮，是合少阳。虽无合并之名，而有合并之实。”参见“并病”“太阳阳明合病”“太阳少阳合病”“三阳合病”等条。

合刺hécì　出《黄帝内经太素》。即合谷刺。见该条。

合二气hé'èrqì　小儿推拿方法。即合阴阳。见《陶朱公致富全书·卫生至要》。详“和阴阳”条。

合法héfǎ　推拿手法。❶又名和法。用两手拇指指腹分别从两个穴位向中间合拢。其起点和止点往往在穴位上。❷见曹锡珍《中医按摩疗法》。对抗性地用力推并，使散离的筋肌或脱错的关节得以归合而复原状。

合谷hégǔ　经穴名。代号 LI4。出《灵枢·本输》。别名虎口。属手阳明大肠经。原穴。位于手背第1、2掌骨之间，近第2掌骨之中点处；或当拇、食指并拢时，在第1骨间背侧肌隆起之中央处；或以一手的拇指指骨关节横纹，放在另一手拇、食指之间的指蹼缘上，当拇指尖下是穴。布有桡神经浅支，深部有正中神经的指掌侧固有神经，并有手背静脉网，近侧为桡动脉从手背穿向手掌之处。主治发热，头痛，目赤肿痛，鼻衄，鼻渊，咽喉肿痛，齿痛，耳聋，面肿，口眼㖞斜，中风口噤，热病无汗，多汗，消渴，黄疸，痛经，经闭，滞产，腹痛，消化不良，痢疾，便秘，隐疹，丹毒，疔疮，臂痛及流行性感冒，急性扁桃体炎，流行性腮腺炎，三叉神经痛，癔病，神经衰弱，小儿单纯性消化不良等。直刺0.5～1寸。艾炷灸3～5壮，或艾条灸5～10分钟。孕妇不宜针灸。古代全身遍诊法三部九候部位之一。即中部地，以候胸中之气。

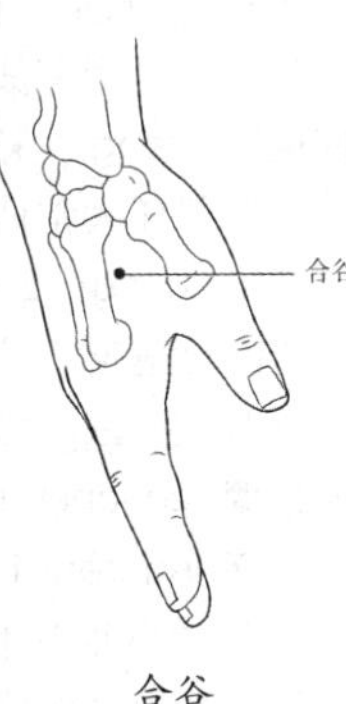

合谷

合谷刺hégǔcì　古刺法名。五刺之一。《灵枢·官针》：“合谷刺，左右鸡足，针于分肉之间，以取肌痹，此脾之应也。”是指在患部肌肉进针，而针向左右斜刺，形如鸡爪的针刺方法。古人谓“肉之大会为谷”，本法刺入肌肉，且左右合如鸡足，故名合谷刺。因脾主肌肉，故本法应脾而用于治疗与脾有关的肌肉痹证等疾患。

合谷疔hégǔdīng　病名。出《证治准绳·疡医》卷三。即虎口疔。见该条。

合谷毒hégǔdú　病名。出《外科正宗》卷四。即虎口疔。见该条。

合谷疽hégǔjū　病名。出《证治准绳·疡医》卷三。即虎口疔。见该条。

合骨hégǔ　骨名。足内踝的俗称。《医宗金鉴·正骨心法要旨》：“在内者名内踝，俗名合骨。”

合欢花héhuānhuā　中药材。出《本草衍义》。又名夜合花。为豆科植物合欢 *Albizia julibrissin* Durazz. 的干燥花序或花蕾。主产于东北、华东、中南及西南各地。甘，平。归心、肝经。理气解郁，养心安神，和络止痛。治肝气郁结，胸闷，胁痛，心胃气痛，健忘，失眠，跌打损伤疼痛，煎服5～10g。本品有镇静作用。

合欢皮héhuānpí　中药材。出《本草拾遗》。又名合昏皮、夜合皮。为豆科植物合欢 *Albizia julibrissin* Durazz. 的树皮。主产于东北、华东、中南及西南各地。甘，平。归心、肝、肺经。宁心，解郁，和血，消痈，止痛。①治心神不安，失眠，肺痈咳吐脓血，瘰疬，折伤疼痛，煎服6～12g。②治痈疖疮肿，煎服或研末外敷。本品含金合欢酸内酯、剑叶莎酸甲酯、合欢皂苷、秃毛冬青甲素及其多种糖苷、木脂体糖苷。本品可抗生育、抗过敏、抗肿瘤。

合昏皮héhūnpí　中药材。出《备急千金要方》。为合欢皮之别名。详该条。

合魂丹héhúndān　《辨证录》卷十方。人参、莲子心各五钱，茯神三钱，炒酸枣仁、巴戟天各一两，熟地黄二两。水煎服。治幻觉自身为两。

合剂héjì　中药合剂为中药复方的水煎浓缩液，或中药提取物以水为溶媒配制而成的内服液体制剂。是在汤剂基础上发展和改进的，并保持了汤剂用药特点，服用量较汤剂小，可以成批生产，省去临时配方和煎煮的麻烦。

合架风héjiàfēng　病证名。为牙龈病之不能张口者。多由阳明火毒炽盛所致。《重楼玉钥》卷上：“此症生在上下牙床两根头勾合之处。起一红核肿痛，牙关紧闭，不能开口。”治宜以刀针刺破红肿处，外吹冰硼散。内服清胃散、黄连解毒汤、五味消毒饮等加减。参见“角架风”条。

合颅hélú　经穴别名。出《铜人腧穴针灸图经》。即脑户。见该条。

合萌héméng　中药材。见《中国药用植物志》。又名合明草、水皂角、野含羞草、禾镰草、拉田草。为豆科植物田皂角 *Aeschynomene indica* L. 的全草。分布于东北、华中、华东、华南、西南各地。苦、涩，凉。清热利湿，祛风明目，消肿解毒。①治黄疸，淋病，小便不利，肠炎，痢疾，结膜炎，夜盲症。煎服：15～30g。②治痈疖肿毒，煎服并外敷；荨麻疹，煎服并外洗；外伤出血，鲜品捣烂敷。全草含少量皂苷。预试果实含生物碱、皂苷、鞣质。叶含6，8－二－C－葡萄糖基芹菜素、瑞诺苷等。煎剂在体外对金黄色葡萄球菌有抑制作用。

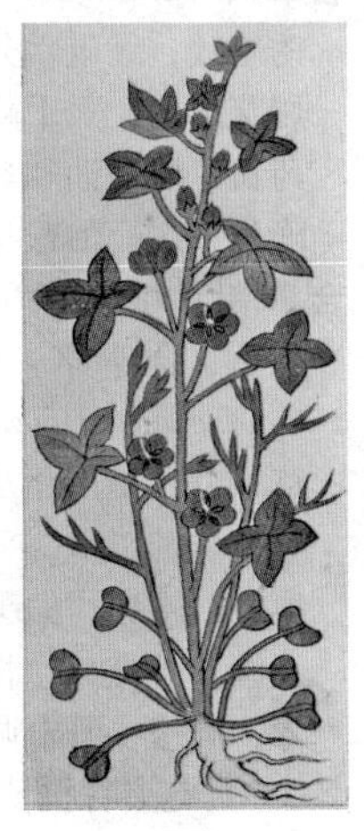
合萌

合明草hémíngcǎo　中药材。出《本草拾遗》。为合萌之别名。详该条。

合微héwēi　诊法上要综合点滴、细微的各种诊察资料。《素问·方盛衰论》：“诊合微之事，追阴阳之变。”

合邪héxié　❶内外邪气相合为病。《素问·咳论》：“皮毛者肺之合也，皮毛先受邪气，邪气以从其合也。其寒饮食入胃，从肺脉上至于肺，则肺寒，肺寒则外内合邪，因而客之，则为肺咳。”❷两种或两种以上的邪气结合，侵犯人体，或从病症表现出其病因有两种以上的邪气。如湿温、燥热、风寒湿等。

合穴héxué　五输穴之一。《灵枢·九针十二原》：“所入为合。”意为脉气至此最为盛大，犹如水流合入大海，故名。合穴多分布在肘、膝关节附近。十二经各有一个合穴，即尺泽（肺）、曲池（大肠）、足三里（胃）、阴陵泉（脾）、少海（心）、小海（小肠）、委中（膀胱）、阴谷（肾）、曲泽（心包）、天井（三焦）、阳陵泉（胆）、曲泉（肝）。其临床应用，《灵枢·顺气一日分为四时》曰：

"经满而血者，病在胃（《备急千金要方》等作"胸"）及以饮食不节等病者，取之于合。"《难经·六十八难》又曰："合主逆气而泄。"故临床常用于六腑病变等。

合阳héyáng 经穴名。代号BL55。出《针灸甲乙经》。属足太阳膀胱经。位于小腿后面，腘窝横纹中点直下2寸处，当腓肠肌二头之间。另说"在膝约中央下三寸"（《备急千金要方》），"委中下一寸"（《针灸大全》），"委中下四寸大些"（《针灸集成》）。布有腓肠内侧皮神经，深层为胫神经，并有小隐静脉和深屈的腘动、静脉通过。主治腰脊强痛，膝胫酸重，下肢痿痹，寒疝，崩漏，带下等。直刺1～1.5寸。艾炷灸3～5壮，或艾条灸5～10分钟。

合阳疽héyángjū 病名。出《外科启玄》卷六。系生于腘窝下方合阳穴处之疽。多因湿热邪毒蕴结所致。治宜解表托里除湿清热，内服羌活汤；如已成脓则切开引流，按溃疡治疗。余参见痈、疽各条。

合阴héyīn 指营卫在夜半会合。《灵枢·营卫生会》："夜半而大会，万民皆卧，命曰合阴。"马莳注："合阴者，皆静而卧，真阴胜之候也。"

合阴阳héyīnyáng 小儿推拿方法。详"和阴阳"条。

合掌草hézhǎngcǎo 中药材。见《湖南药物志》。为合掌消之别名。详该条。

合掌散hézhǎngsǎn 《外科全生集》卷四方。硫黄一两，铁锈一钱，红砒六分。为细末，以葱汁调和，涂入大碗内，燃艾熏药，熏干敲碗声与空碗无异为度，将药刮下，再研药粉，取香油和药粉，于两手掌内搓摩后，擦患处，早、晚各一次。治遍身癞疥疮毒及阴囊痒，绣球风等症。

合掌消hézhǎngxiāo 中药材。出《植物名实图考》。又名土胆草、合掌草、硬皮草、拱地龙。为萝藦科植物合掌消 *Cynanchum amplexicaule*（Sieb. et Zucc.）Hemsl. 的根或全草。分布于东北及河北、新疆、山东、江苏、江西、湖南等地。苦、辛，平。祛风，活血，消肿，解毒。①治风湿痹痛，腰痛，偏头痛，跌打损伤，乳痈，睾丸肿痛，月经不调，肝炎，急性肠胃炎。煎服：15～30g。②治痈疖肿毒，湿疹，研末调敷。根含白前苷元B、白前苷元-单-D-黄花夹竹桃糖苷。

合治内腑hézhìnèifǔ 针灸术语。全称为"治腑者治其合"，又称"下合治六腑"。《灵枢·邪气藏府病形》："荥输治外经，合治内腑。"合，指下合穴，即六腑有病取其所属的下合穴进行治疗。如胃病取足三里，大肠病取上巨虚，小肠病取下巨虚，膀胱病取委中，三焦病取委阳，胆病取阳陵泉等。参"下合穴"条。

合子hézǐ 中药材。出《本草拾遗》。为榼藤子之别名。详该条。

合子草hézǐcǎo 中药材。出《本草拾遗》。又名盒儿藤、无白草、汤罐头草。为葫芦科植物盒子草 *Actinostemma tenerum* Girff. 的全草。我国大部分地区均有分布。淡，凉，有小毒。利尿消肿，清热解毒。①治肾炎水肿，腹水肿胀，小儿疳积。煎服：15～30g。②捣敷治蛇咬伤，疮疡肿毒，煎水洗治湿疹。

何柏斋hébǎizhāi 见"何瑭"条。

何报之hébàozhī 见"何梦瑶"条。

何炳元hébǐngyuán(1861—1927) 清末至民国时期医家。字廉臣，浙江绍兴人。曾任绍兴医学会会长，创办《绍兴医药月报》，自任副编辑。在学术上思想少保守，不墨守老师传授的方法，主张凡有利于发展中医学术的见解都要"讲求而研究之"，反对把切脉在诊病中的作用过度夸大，主张全面"观形察色、验舌辨苔、查病源、度病所、审病状、究病变，然后参之以脉"才不致"为脉所惑"。有《全国名医验案类编》等多种著作。

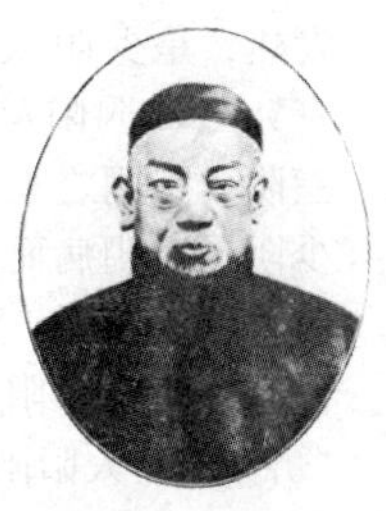
何炳元

何曾hécéng(198—278) 魏晋间官吏，兼通医学。陈周阳夏（今河南太康）人。曾任魏司徒及西晋丞相，穷奢极欲，纂有《食疏》，已佚。

何潮元hécháoyuán 太平天国将领兼医生。广西人，通医理，兼长于祝由。参加太平天国革命后，被封为内军师，并弃祝由法而专尚药饵治病法。1852年升任内医监军，1853年升前一军内医，同年封恩赏丞相。后领兵征伐于皖赣一带，屡有战功。

何偁héchēng 宋代官吏。字德扬。括苍（今浙江丽水）人。曾任太常博士，著《何偁经验药方》2卷。

何澄héchéng(12世纪) 北宋民间医生。精于医术，以高尚的医疗道德而著名于乡里。后东宫疾，国医治疗不效，有诏召草泽医，澄应诏进药而愈。

何崇源héchóngyuán 见"何金琇"条。

何大任hédàrèn(13世纪) 南宋医生。曾在太医局任职。家藏有《小儿卫生总微论方》，于1216年（嘉定九年）刊刻，并为之作序。

何大英hédàyīng 明代医家。西安人。志于医，尝四方参师访友，乃精岐黄。嘉靖十年（1531）撰书三编：首编《发明证治》，分风、寒、暑、湿、燥、火等门，论病证方治；次编《精义语录》，阐述病机机制及谨疾养身之义；末编《南市心术》，论针灸、子午流注、飞腾八法、河图洛书、八卦五行。三编合刊，以首编之名统称。

何澹庵hédàn'ān 见"何游"条。

何澹庵医案hédàn'ānyī'àn 医案著作。清代何游撰。以内科杂病为主。何氏诊病善于辨证溯因，治法推崇叶天士，处方能随症化裁不泥于古，但记叙较为简略。后收入《中国医学大成》中。

何德扬hédéyáng 见何偁条。

何第松hédìsōng 清代医家。字任迁。婺源高仓（今属江西）人。少业儒，因两弟相继死去，父母悲伤成疾，不久母因风痫，诸医束手。何氏遂弃儒学医，遍求方书，精心研读4年，后临证每有良效，对贫穷人则不计报酬，并帮助药物。撰有《经穴分寸歌》《针灸歌诀》《药性捷诀》等书，未见刊行。

何号周天散héhàozhōutiānsǎn 《痘疹金镜录》卷下方。蝉蜕五钱，地龙一两。为末，取适量，乳香煎汤调下。治痘黑陷，项强，目直视，腹胀，喘急，发搐。

何鸿舫héhóngfǎng(1821—1889) 清代医家。原名昌治，后改长治，一字补之，晚号横泖病鸿。青浦（今属上海市）人。世业医，已历24代。名医何其伟第3子。承家学精于医，并工诗能画，擅书法。其地多血吸虫病，谓治在肝脾，法重温疏。又云："禁方多伐性，杜疾在闲心。"以为养生之法。开设寿山堂药店，常备药罐炭炉，免费资助病家，贫病者并资以药。尝续其父所著《医人史传》《重固（一作古）三何医案》（下卷录其治案39则）。后人辑有《何鸿舫编年药方墨迹》6册及诗集书画等。子振宇、振实，弟子沈子庚、孙署卿、陈淑田、徐少卿、陆方石等继其学。

何金琇héjīnxiù　清代医家。字秀玉，号崇源。丹徒（今江苏镇江附近）人。世医出身，先人何彦澄、何仁源等皆以医名。金琇屡试不得志，遂弃举子业，潜心医学，尽发累世所藏医书，钻研日久，临证多良效。因念药物可以疗病，不可以养生，遂参考《参同契》《悟真篇》等书，手定《冲虚子金丹直论》一书，未见刊行。其子孙亦继医业。

何侃hékǎn　南宋医生。字直哉。华亭（今上海市）人。绍定（1228—1233）间由儒士选授严州淳安县主簿，后归隐于医。曾孙天祥亦为一代名医。

何爌hékuàng　明清医家。字仁源，号澹庵。丹徒（今江苏镇江附近）人。世代业医，几代任职太医院。著有《伤寒全生集》，已佚。

何廉臣héliánchén　见“何炳元”条。

何洛英héluòyīng　明代医家。汝南（今属河南）人，居长安（今陕西西安）。因多病，志习岐黄。后因痛惜子女患痘疹夭折，乃精研诸家小儿方书，学有所成。晚年得子，复值痘疹流行，自行调治，虽数濒危险，皆应手而起，遂闻名于乡，携幼稚往诊者皆获奇效。著《痘疹发微》1卷（1604），以疏治痘大旨，今佚。

何梦瑶hémèngyáo　清代官吏、文人兼医家。字报之，号西池。广东南海人。雍正进士，旁通百家，以诗文名，历官辽阳等地。在思恩任官时，当地疫疠流行，曾施方药，因为官不得志，乃归田里行医。撰有《医碥》一书（1751刊行），对张景岳之说加以批评。另撰有《本草韵语》《神效脚气秘方》《妇科良方》《幼科良方》《痘疹良方》《乐只堂人子须知韵语》等书。

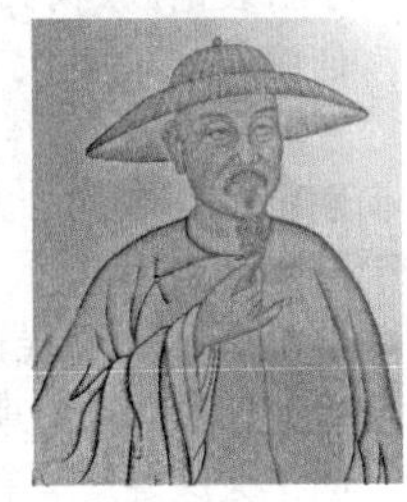
何梦瑶

何培元hépéiyuán　见“何镇”条。

何其伟héqíwěi　清末医家。字书田。上海青浦人。其先祖从宋代起数代业医。何氏先学儒，能诗文，曾受到林则徐之器重，后继家业而为医。撰有《救迷良方》（1887刊行），主述戒烟之方；另有《医学妙谛》一书（1893刊行），仿《金匮要略》，论述杂证，分门别款，引述《内经》及名家之论，并附方剂。其子何长治（鸿舫）亦以医名。

何全héquán　明代医家。字廷用，号翠谷。松江（今属上海市）人。家世业医。父何严官太医院院判。全幼年失怙，正统丁卯（1447）中举人。承家学，精研医术，屡起沉疴，尤善治伤寒。后奉诏进京，特授御医，累擢院使。留侍内廷有功，赐建俊士坊。后以亲老乞归，御制诗文以赠。卒年六十五。子孙皆继其业。

何人饮hérényǐn　《景岳全书·新方八阵》卷五十二方。何首乌、人参各三钱至一两，当归、陈皮（虚甚者不用）各二至三钱，煨姜三片（寒甚者用三至五钱）。水煎，或酒、水同煎，于疟发前二三时服。功能补气血，治虚疟。治气血两虚，久疟不止，面色萎黄，舌质淡，脉缓大而虚。方中何首乌补肝肾，益精血，为治久疟要药；人参补气；当归养血；陈皮、生姜理气和中。共收补气血，治虚疟之效。

何仁源hérényuán　见“何爌”条。

何任hérèn（1921—2012）现代医家。浙江杭州人。出生于中医世家，1937年考取上海新中国医学院二年级插班生，1940年毕业后即开业设诊。1947年创办杭州中国医学函授社。1949年创办庆春中医联合诊所。1950年担任杭州市中医协会主任。历任浙江中医学院院长、浙江省中医学会会长、国家中医药管理局成果评审委员、浙江中医学院学术委员会主任、中医基金会会长等。2009年荣获首届“国医大师”称号。临床长于内科、妇科病，喜用“金匮方”，对湿温急证、胃脘痛、崩漏等疑难杂病疗效显著。对《金匮要略》的研究颇见功力，主编出版《金匮要略通俗讲话》《金匮要略新解》《金匮要略校注》《金匮要略语译》《何任医论选》《湛园医话》等著作。

何任迁hérènqiān　见“何第松”条。

何如曾hérúcéng　明代医生。字希鲁。华亭（今上海市）人。医家何銮四世从孙。善察脉。某太夫人有危疾，六脉俱沉，群医束手，如曾诊之曰：“此经所谓双伏，乃阳回，吉兆也。”以一剂投之，得汗而愈。

何若愚héruòyú　金代医家，善针灸。他探讨经络之原，针刺之理，作《流注指微论》，原书已佚。后为便于记诵，于1153年（贞元元年）取其义作《流注指微赋》，流传至今，对普及针灸知识有一定作用。

何绳源héshéngyuán　见“何游”条。

何十翼héshíyì　明代医官。字承云。松江（今属上海市）人。名医何天祥七世孙。曾祖何全，官太医院院使。承家业，尝官景、楚两府良医正。隆庆四年（1570）告归，郡中患疾者，多赖其救治。所得馈送，皆散于贫病者。子从政，为太医院医士。

何氏医学丛书héshìyīxuécóngshū　中医丛书。何炳元（廉臣）编。收有4种，即《新增伤寒广要》12卷，丹波元坚撰，何炳元增；《伤寒论述义》5卷，丹波元坚撰，何炳元鉴定；《伤寒论识》6卷，浅田栗园撰，何炳元增；《增订伤寒百证歌注》4卷，许叔微撰，何炳元增订。1931年由上海文也堂书药局绍兴育新书局出版排印本。

何世仁héshìrén（1750—1802）清代医家。字元长，号澹安，又号福泉山人。青浦（上海）人。其先人自宋代起数代业医，世仁为第22代世医，长于望、闻之术，撰有《伤寒辨类》《何元长先生医案》。其医案另见《重古三何医案》中（1918刊行），即何元长、何书田、何鸿舫医案，由陆锦燧等选订。其子孙等亦继医业。

何首乌héshǒuwū　中药材。出《日华子诸家本草》。又名首乌、地精、红内消、赤首乌、小独根。为蓼科植物何首乌 *Polygonum multiflorum* Thunb. 的干燥块根。主产于河南、湖北、贵州、四川、江苏、广西等地。苦、甘、涩，微温。入肝、心、肾经。①制首乌：补肝益肾，养血滋阴涩精，祛风。治血虚，头昏目眩，耳鸣，心悸，失眠，须发早白，肝肾阴虚之腰膝软弱，肢体麻木，关节酸痛，梦遗滑精，崩漏带下，久痢，高脂血症，慢性肝炎，皮肤瘙痒。②生首乌：润肠通便，解毒，截疟，祛风。治肠燥便秘，瘰疬，久疟。煎服3~6g。本品含大黄酚、大黄素、大黄酸、大黄素甲醚、大黄酚蒽酮及卵磷脂等。又含何首乌乙素和丙素、白藜芦醇、云杉

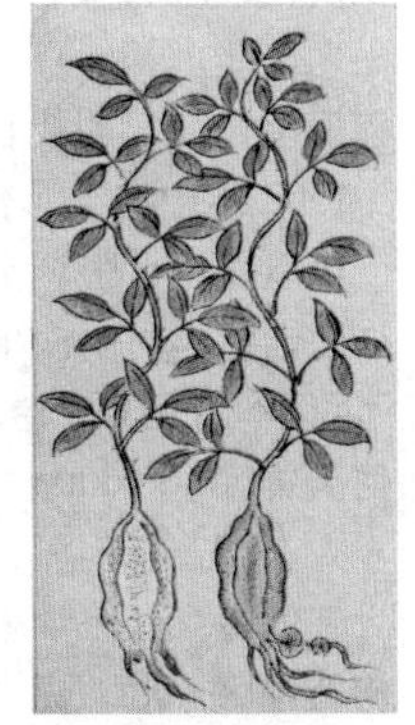
何首乌

新苷、儿茶精等。本品能抗氧化，抗衰老；调整体液免疫；对家兔急性心肌缺血改善作用；能改善老年大鼠中枢多巴胺能神经系统功能；能保护肝脏。实验性动脉粥样硬化兔口服何首乌可使血胆固醇降低，动脉病变亦较轻。制何首乌水浸液能使切除肾上腺的饥饿小鼠的肝糖原积累有所升高。所含蒽醌类化合物能促进肠蠕动，有泻下、抗菌作用。生首乌有一定毒性，制后可减轻毒性。

何首乌酒héshǒuwūjiǔ 《医宗金鉴·外科心法要诀》卷七十三方。何首乌四两，当归身、当归尾、炙穿山甲、生地黄、熟地黄、虾蟆各一两，侧柏叶、松针、五加皮、川乌（汤泡，去皮）、草乌（汤泡，去皮）各四钱。将药入布袋内，扎口，用黄酒二十斤，同药袋入坛内封固，隔水煎三柱香，埋七日后取酒，时时饮用，令醺醺然作汗，避风。治大麻风。

何首乌散héshǒuwūsǎn ❶《太平惠民和剂局方》卷八方。荆芥穗、蔓荆子、威灵仙、何首乌、炙甘草、防风、干呵蛂草各五斤。为末，每服一钱，食后温酒或沸汤调下。治脾肺风毒攻冲，遍身疥癣痒痛，或生瘾疹，搔之成疮，肩背拘急，肌肉顽麻，手足皴裂及头面生疮，紫白癜、顽麻等风。❷见《仙传外科集验方》。即荣卫返魂汤。见该条。

何首乌汤héshǒuwūtāng 《疡医大全》卷三十五方。何首乌、防风、金银花、荆芥、苍术、白鲜皮、甘草、苦参、连翘、木通。灯心为引，水煎服；或为细末，水泛为丸，每服三钱，淡酒送下。功能养血疏风，燥湿解毒。治湿热风毒，遍身脓窠，黄水淋漓，肌肉溃烂。若溏泄，加泽泻，夏热，加栀子、黄芩；痒，加白蒺藜；脾胃弱，去苦参，加赤茯苓。

何首乌丸héshǒuwūwán ❶《世医得效方》卷十方。何首乌一两半，防风、黑豆（去皮）、荆芥、地骨皮各一两，桑白皮、天仙藤、苦参、赤土各半两（一方有藁本一两）。为细末，炼蜜为丸，梧桐子大，每服三十至四十丸，食后茶清送下。治肺风鼻赤面赤。❷《疡医大全》卷三十五方。何首乌四两，荆芥、威灵仙、防风、炒蔓荆子、炒车前子、炙甘草各二两。为细末，水泛为丸，每服一钱五分，淡酒送下，早、晚各一次。治脓窠疮。本方方名见《普济方》卷五十七。

何书田héshūtián 见“何其伟”条。

何顺中héshùnzhōng 元代医生。江苏昆山人。自曾祖以下世代以医为业，顺中医术更精，任太医院太医达四十年之久。

何瑭hétáng 明代官吏。号柏斋。怀庆（今河南北部）人。1502年中进士，曾任南京右副都御史等官职。他认为医学可以养生，强调士大夫如果不留心医药，一旦有病，由庸医治疗，将要误事。所以在官事余暇，留心养生之术，撰《医学管见》1卷，主张大补大攻。

何天祥hétiānxiáng 元代医家。字克善。华亭（今上海市）人。叔曾祖何侃，隐于医。承家学，善医，治重证危疾甚有效验。任医学教谕。

何西池héxīchí 见“何梦瑶”条。

何希彭héxīpéng 北宋医家。闽县（今福建福州）人。通方伎之学。曾选取《太平圣惠方》中便于应用的方剂6000余首，编成《圣惠选方》60卷，已佚。

何修业héxiūyè 参见“何游”条。

何秀玉héxiùyù 见“何金琇”条。

何炫héxuàn(1662—1722) 清医学家。字嗣宗，号令昭，别号也愚、二瞻、怡云、自宗。奉贤（今属上海市）人。家世业医，已历19代。炫初习儒，康熙三十年（1691）岁贡生，后承家学习医，治疾神明变化，屡起沉疴。更乐于施济贫病，设义塾劝学，置义田育婴。著有《何氏虚劳心传》《何嗣宗医案》《何氏伤寒纂要》等，今存世。尚有《伤寒本义》《金匮要略本义》《保产全书》等著作，已佚。子何鸿堂、何王模继其业。

何严héyán 明代医家。字公谨。松江（今属上海市）人。世业医。宣德九年应诏入太医院，官院判。疗病效佳。后世多有业医者。子何全，亦为医官。

何彦澄héyànchéng 见“何游”条。

何颖考héyǐngkǎo 见“何曾”条。

何应璧héyìngbì(1574—1638) 明代医家。字继充。镇江（今属江苏）人。世业医，名医何渊七世孙。精医理，贫病者济之以药。曾参定李长科所著《胎产护生篇》，校增编合《医方捷径》1卷、《药性赋》3卷。

何游héyóu 清代医家。号澹庵。丹徒（今江苏镇江附近）人。世医出身，其先人何彦澄、何仁源、何绳源等，皆以医名。其父何金琇，亦以医名。游家藏医书甚多，继家学，通内、外、针灸等科，在当地颇有名望，常至外省出诊，并好行善义之事。撰有《医案》(1875)，另有《医学折衷论》《何氏十三方注解》等著述，未见刊行。其子何修业（学庵）、婿余京、孙梦熊（太占）等皆以医闻于时。

何寓héyù 名词。出马王堆汉墓帛书《天下至道谈》。即阴道穹隆。

何渊héyuān 明代医家。字彦澄。镇江（今属江苏）人。世业医。洞彻医理，辨症入微。永乐（1403—1424）间供职于太医院。著有《内外证治大全》48卷。另撰《伤寒海底眼》2卷。

何元长héyuáncháng 见“何世仁”条。

何长治hézhǎngzhì 见“何其伟”条。

何镇hézhèn(17世纪) 清代医家。字培元。京江（今江苏镇江市北）人。编著有《本草纲目类纂必读》(1672刊行)、《济生论》(1676刊行)、《家传集验方》(1672刊行）等书。

何滋hézī(12世纪) 南宋医官。乾道年间（1165—1173）保安大夫。曾对仲景书辨疑而作《伤寒辨疑》一书，已佚。

和hé 治法，和法是“五治”之一，亦是八法之一。具有调和、和解、缓和等作用。对不适宜于汗、吐、下的病证，则采用和法。又如轻微的寒证或热证，用轻剂的温药或凉药和之，使其气血调顺则微邪自去，也属和法。和之不已，再用取法。

和安大夫hé'āndàfū 宋代医官职称。隶属翰林医官院。官阶从六品。参见“翰林医官院”条。

和安郎hé'ānláng 宋代医官职称。属翰林医官院。官阶从七品。参见“翰林医官院”条。

和法héfǎ ❶八法之一，一名和解法。是针对外感病，邪既不在表，又不在里，而在半表里之间，不能使用汗、下等法时，用以和解的治法。《伤寒论》的小柴胡汤、治温疫的达原饮、治温病似疟的蒿芩清胆汤等，都是这一法则的例方。对内伤杂病气机郁滞，肝脾不和等，也适用和法。如肝气郁结而致月经不调用逍遥散，六郁用越鞠丸，均属本法范围。《医学心悟》：“有清而和者，有温而和者，有消而和者，有补而和者，有燥而和者，有润而和者，有兼表而和者，有兼攻而和者，和之义则一，而和之法变化无穷焉。”❷推拿手法名。即合法。《保赤推拿法》：“和者，医以两手之指由八两处经穴合于中间一处也。”

和肝hégān　即滋阴疏肝。以滋阴与疏肝药合用治疗肝虚气郁的方法。临床多用于胁肋窜痛，胸腹胀闷，吞酸吐苦，舌无津液，咽喉干燥，脉弦细或虚弦等肝肾阴虚，气滞不行证候。常用方如一贯煎。

和缓héhuǎn　❶治法。对慢性病的治疗，宜采用从容和缓的方法。❷医家名称。春秋时期秦国有医和、医缓两名医，医术高超，后人以和缓并称，作为称誉良医的代名词。

和缓遗风héhuǎnyífēng　见“金子久”条。

和剂局方héjìjúfāng　医方著作。见“太平惠民和剂局方”条。

和解héjiě　治法之一。❶即和法，详该条。❷泛指用较轻的方调治。《伤寒论·辨霍乱病脉证并治》：“吐利止，而身痛不休者，当消息和解其外，宜桂枝汤小和之。”

和解表里héjiěbiǎolǐ　治法。用药性平和、具有解表与治里两方面作用的方药治疗表里同病之较轻证候或半表半里证的治法。

和解法héjiěfǎ　即和法。详该条。

和解散héjiěsǎn　❶《太平惠民和剂局方》卷二方。厚朴（姜汁炙）、陈皮各四两，藁本、桔梗、甘草各半斤，苍术一斤。为细末，每服三钱，加生姜三片、大枣二枚，水煎热服。功能解表散寒，宣肺祛痰。治伤寒头痛，憎寒壮热，烦躁自汗，咳嗽吐痢。❷《传信适用方》卷一引黄鼎臣方。苍术、制厚朴、桔梗、炙甘草、炒神曲、炒麦芽、赤茯苓、川芎、炒陈皮各四两，藿香叶、前胡、半夏曲、柴胡、当归、赤芍药各二两。为粗末，每服四钱，加生姜三片、大枣一枚，水煎服。功能解表散寒，消食和胃。治感受寒邪，头痛恶心，发热烦疼，不欲饮食。

和解少阳héjiěshàoyáng　治法，和法之一。治疗外感热性病邪在半表半里（少阳经）的方法，具有解表和里作用。症见寒热往来，胸胁苦满，口苦，咽干，目眩。用小柴胡汤。

和解少阳剂héjiěshàoyángjì　以疏通调和药为主配伍组成，治疗外感热病邪在少阳（半表半里）的方剂。

和解四物汤héjiěsìwùtāng　《妇科玉尺》卷四方。熟地黄、当归、白芍药、川芎、柴胡、黄芩、人参、半夏、甘草。加生姜、大枣，水煎服。治产后寒热往来，盗汗，脉浮者。

和解汤héjiětāng　❶《鸡峰普济方》卷五方。白芍药、桂枝各二分，甘草、干姜、白术、人参、茯苓各一两。为粗末，每服二钱，加生姜三片、大枣一枚，水煎，去渣服。功能温中散寒，和血止痛。治血气虚弱，外感寒邪，身体疼倦，壮热恶寒，腹中痛，鼻塞头昏，痰多咳嗽，大便不调等症。❷《医学衷中参西录》方。连翘、白芍药 15g，蝉蜕 6g，生石膏 18g，甘草 3g。水煎服。功能解表清里。治温病表里俱热，时有汗出，舌苔白，脉浮滑者。

和金汤héjīntāng　《辨证录》卷四方。麦冬五钱，桔梗二钱，黄芩、苏叶、甘草各一钱，半夏五分，茯苓、百合各三钱。水煎服。功能润肺清热化痰。治肺郁，咳嗽气逆，心胁胀满，痛引小腹，身不能反侧，舌干嗌燥，面白，喘不能卧，吐痰稠密，皮毛焦枯。

和髎héliáo　经穴名。即耳和。代号 SJ22。出《针灸甲乙经》。属手少阳三焦经。手、足少阳，手太阳之会。位于耳郭根上缘前方，鬓发后缘，当颞浅动脉处。布有耳颞神经的分支，面神经颞支和颞浅动、静脉。主治头痛，耳鸣，牙关紧闭，颈颔肿痛等。斜刺 0.3～0.5 寸，避开动脉。艾条灸 5～10 分钟。

和幪héméng　见“和凝”条。

和凝héníng（10 世纪）五代时法医学家。于936—957 年间与子和撰《疑狱集》。该书在平反冤狱、抉摘奸慝中发挥了历史作用。为宋慈《洗冤集录》的成书创造了条件。

和脾通经汤hépítōngjīngtāng　《马培之外科医案》方。当归、木香、丹参、秦艽、焦白术、独活、续断、红花、怀牛膝、桑枝、姜。水煎服。治脾俞腰脊两旁作痛，行则伛偻，腰脊板强。

和气散héqìsǎn　《太平惠民和剂局方》卷三方。青皮、炒小茴香、苍术（米泔水浸）、陈皮、肉桂（去粗皮）、炒高良姜、炒香附、炙甘草各一两，桔梗三两。为细末，每服二钱，盐少许，沸汤调服。功能温中行气和胃。治脾胃不和，中脘气滞，心腹胀满，呕吐酸水。

和气汤héqìtāng　《嵩崖尊生全书》卷七方。木香、紫苏、槟榔、陈皮、半夏、香附、青皮、甘草、乳香、没药。水煎服。功能行气降逆。治虚痞气痛，其症为腹中有气如指，上抢心，拘急不得俯仰。

和荣散坚丸héróngsànjiānwán　❶《外科正宗》卷四方。当归身、熟地黄、茯神、香附、人参、白术、橘红各二两，贝母、天南星、酸枣仁、远志、柏子仁、牡丹皮各一两，煅龙齿一对，芦荟、沉香各八钱，朱砂六钱。为细末，炼蜜为丸，朱砂为衣，梧桐子大，每服八十丸，食后合欢树根皮煎汤送下。治失荣证，坚硬如石，不热不红，渐肿渐大者。❷《医宗金鉴·外科心法要诀》卷六十四方。川芎、白芍药（酒炒）、当归、茯苓、熟地黄、陈皮、桔梗、香附、白术（土炒）各一钱，人参、炙甘草、海蛤粉、昆布、贝母各五钱，升麻、红花各三钱，夏枯草（汤，加红蜜四两，再成膏）一斤。共为细末，夏枯草膏合丸，梧桐子大，每服三钱，食远服。功能调和荣血，散坚开郁。治失荣证，多生于耳前后或肩项，初起如痰核，推之不动，坚硬如石，皮色不变，日久难愈。若身热，加黄芩、柴胡；自汗盗汗，去升麻，倍人参，加黄芪；饮食无味，加藿香、砂仁；饮食不化，加山楂、麦芽；胸膈痞闷，加泽泻、木香；咳嗽痰气不清，加杏仁、麦冬；口干作渴，加知母、五味子；睡眠不宁，加黄柏、远志、酸枣仁；惊悸健忘，加茯神、石菖蒲；有汗恶寒，加薄荷、半夏；无汗恶寒，加苍术、藿香；妇人月经不调，加延胡索、牡丹皮；腹胀，加厚朴、大腹皮。

和乳汤hérǔtāng　《洞天奥旨》卷七方。贝母、天花粉各三钱，蒲公英、当归各一两，生甘草二钱，穿山甲一片（为末）。水煎服。功能清热解毒，散结消痈。治乳痈初起，寒热肿痛。

和伤活血汤héshānghuóxuètāng　《疡医大全》卷三十六方。大黄五钱，桃仁四十九粒，炒穿山甲、当归尾、威灵仙、红花、苏木、生地黄、五加皮各二钱，乳香（去油）、天花粉、没药（去油）、川芎各五分，血竭二分，甘草三分。水酒各半煎，临服入童便一杯和服。功能化瘀止痛。治跌打损伤，瘀血腹胀，内壅红肿暗青，瘀痛昏闷欲死。

和胎调气饮hétāitiáoqìyǐn　《妇科玉尺》卷二方。炒陈皮二钱，酒黄芩一钱半，茯苓（土炒）、焦白术各一钱，枳壳（麸炒）八分，炙甘草三分。分二次，水煎服，七日进一服。治妊娠八月，胎气喘肿。

和胃héwèi 又称和中。是治疗胃气不和的方法。胃气不和表现为胃脘胀闷、嗳气吐酸、厌食、舌淡苔白等证候，用陈皮、姜半夏、木香、砂仁等药。

和胃二陈煎héwèi'èrchénjiān 《景岳全书·新方八阵》卷五十一方。干姜（炒）一、二钱，砂仁四、五分，陈皮、半夏、茯苓各一钱半，炙甘草七分。水煎，不拘时温服。功能温中和胃，降逆化痰。治胃寒生痰，恶心呕吐，胸膈满闷，嗳气时作。

和胃降逆héwèijiàngnì 治法。用具有行气和胃作用的方药以降逆，治疗胃气上逆证的治法。

和胃理气héwèilǐqì 治法，理气法之一。是治疗气、痰、食、湿等病邪阻滞中脘的方法。症见脘腹胀闷、吞酸或吐酸水、嗳气等，用枳实、陈皮、姜半夏、炒莱菔子、煅瓦楞子等药。

和胃汤héwèitāng 《妇科玉尺》卷四方。丁香、半夏、枳实、白蔻仁、麦芽、川芎、白芍药、熟地黄、生姜、大枣。水煎服。治产后干呕。

和胃饮héwèiyǐn 《景岳全书》卷五十一方。厚朴、陈皮各一钱半，炮姜一至二钱，炙甘草一钱。水煎服。功能温中和胃。治妊娠胃寒气实，胎气上逆。

和血败毒汤héxuèbàidútāng 《揣摩有得集》方。泽兰叶三钱，当归二钱，青皮、赤芍药、降香、秦艽、地骨皮、紫草茸、连翘、甘草各一钱，人中黄、炒僵蚕、蝉蜕各一钱半，白芷五分。加三春柳一撮，水煎服。功能清热凉血解毒。治瘟疫瘢疹，邪热入于血分者。

和血定痛丸héxuèdìngtòngwán 《伤科汇纂》卷八方。百草霜、白芍药各一两，赤小豆、白蔹各一两六钱，炮川乌三钱，白及、骨碎补、当归各八钱，天南星（泡）三钱，牛膝六钱。为末，酒糊为丸，梧桐子大，每服三十丸，盐汤或温酒送下。治跌仆坠堕，筋骨疼痛，或瘀血壅肿，或风寒肢体作痛。

和血通经汤héxuètōngjīngtāng 《卫生宝鉴》卷十八方。当归、炮三棱各五钱，炮莪术四钱，木香、熟地黄、肉桂各三钱，红花、贯众、苏木各二钱，血竭（另研）一钱。为细末，每服三钱，食前热酒调下。功能化瘀通经。治妇女受寒经闭，恶血积结，坚硬如石。

和血通经丸héxuètōngjīngwán 《卫生宝鉴》卷十八方。芍药一两，木香、当归、肉桂、干漆（炒烟尽）、五灵脂、莪术、大黄各半两，炒水蛭二钱半，虻虫（去头足，麸炒）三十个，桃仁（浸，去皮尖）二十七个。为末，醋糊为丸，梧桐子大，每服二十丸，食前醋汤或温酒送下。功能化瘀通经。治妇人经闭，腰背脐腹疼痛，渐成血瘕者。

和血息风héxuèxīfēng 治法，息风法之一。治疗肝风内动偏于血虚的方法，具有和血、息风止痉作用。热性病后期耗伤阴血，出现唇焦舌燥、筋脉拘急、手足蠕动，或头目眩晕、脉细数等症，用生地、白芍、天冬、鸡子黄、龟甲、鳖甲、牡蛎、钩藤等药。

和血息风汤héxuèxīfēngtāng 《医学衷中参西录》方。当归30g，黄芪18g，阿胶12g，防风、荆芥、川芎各9g，白芍药6g，红花3g，生桃仁4.5g。水煎服。功能养血和血，扶正祛邪。治产后受风发搐。

和血益气汤héxuèyìqìtāng 《兰室秘藏·消渴门》方。柴胡、炙甘草、生甘草、麻黄根各三分，酒当归尾四分，酒知母、酒汉防己、羌活各五分，石膏六分，酒生地黄七分，酒黄连八分，酒黄柏、升麻各一钱，杏仁、桃仁各六个，红花少许。为粗末，水煎，去渣服。治口干舌干，舌上赤脉，小便数。

和阴阳héyīnyáng 小儿推拿方法名。出《小儿按摩经》。又名合阴阳、合二气。用拇指由小儿腕横纹两端向中间合推。有和气血、消痰涎等作用。《小儿按摩经·手诀》："从两下合之，理气血用之。"

和营止痛汤héyíngzhǐtòngtāng 《伤科补要》卷三方。赤芍药、当归尾、川芎、苏木、陈皮、乳香、桃仁、续断、乌药、没药、木通、甘草。水煎服。功能活血通经止痛，去瘀生新。治损伤瘀血肿痛。

和中hézhōng 即和胃。详该条。

和中大顺汤hézhōngdàshùntāng 《医醇賸义》卷二方。人参、牡丹皮、柏子仁、麦冬、合欢花各二钱，赤芍药、白芍药各一钱，潼蒺藜、白蒺藜、丹参、代赭石（煅研）各三钱，生地黄四钱。水煎，加竹沥二大匙、姜汁二滴，同冲服。治关格，孤阳独发，阻格饮食，甚则作呃。

和中既济汤hézhōngjìjìtāng 见《医宗金鉴·外科心法要诀》卷七十。即活络流气饮。见该条。

和中清热汤hézhōngqīngrètāng 《杂病源流犀烛·内伤外感门》卷二十三方。知母、黄柏、青黛、桔梗、甘草、生地黄、赤芍药、天花粉、牡丹皮。水煎服。功能清热泻火，养阴生津。治唇疮热极，大渴引饮者。若上唇肿生疮而气实者加酒大黄，气虚者加酒黄连；下唇肿生疮亦加黄连。

和中清热饮hézhōngqīngrèyǐn 《医宗金鉴·幼科心法要诀》卷五十一方。黄连（姜炒）、半夏（姜制）、陈皮、茯苓、藿香、砂仁。加生姜，水煎服。功能清热化湿和胃。治小儿乳，面赤，二便微秘，手足指热者。

和中散hézhōngsǎn 《阎氏小儿方论》方。人参、白术、茯苓、葛根、黄芪、炒白扁豆、藿香叶、炒甘草各等分。为细末，每服三钱，加大枣二枚、生姜五片，水煎，食前服。功能和胃气，止吐泻，定烦渴。治腹痛吐泻，烦渴不思食。

和中汤hézhōngtāng 《古今医统大全》卷二十四方。人参、白术、茯苓、半夏、陈皮各一钱，黄连（姜炒）一钱半，甘草五分，大枣二枚，粳米一撮。水煎服。功能益气和胃，清热降逆。治虚火嘈杂。

和中丸hézhōngwán ❶《兰室秘藏·饮食劳倦门》方。人参、干生姜、陈皮各一钱，木瓜二钱，炙甘草三钱。为细末，汤浸蒸饼为丸，梧桐子大，每服五十丸，食前白开水送下。治胃虚食少。❷《脾胃论》卷下方。木香二钱五分，枳实（麸炒）、炙甘草各三钱半，槟榔四钱五分，陈皮八钱，半夏（汤洗）、厚朴（姜制）各一两，白术一两二钱。为细末，生姜自然汁浸蒸饼为丸，梧桐子大，每服三十至五十丸，食前或食远服。功能和中理气，消痰去湿。治病久虚弱，厌厌不能食，大便不调。❸《幼科发挥》卷三方。又名家传和中丸。人参、甘草、当归身、川芎、车前子（略炒）、猪苓、泽泻、神曲、炒黄连、麦芽面、诃子、石莲子、炮姜、煨肉豆蔻、木香、茯苓、白术、白芍药、陈皮各三钱。为末，酒糊为丸，麻子大，陈米汤送下。治小儿休息痢。❹《伤科秘方》方。当归（酒洗）、桃仁（去皮）、香附（童便炒）各一两，莪术（醋炒）、三棱（醋炒）、赤芍药、沉香末、槟榔、降香末、乳香、没药、甘草、麝香（火酒浸化）各五钱，木香、地鳖虫各四钱，乌药、枳壳各二钱，延胡索、苏木、姜黄各六钱，炙鳖甲、牡丹皮各八分。为末，炼蜜为丸，朱砂为衣，每服二钱，空腹陈酒送下。治损伤后瘀血壅滞不散，肿痛青紫者。

和中益胃汤hézhōngyìwèitāng 《兰室秘藏·泻痢门》方。苏木一分，藁本、益智仁各二分，熟地黄、炙甘草各三分，当归身四分，柴胡、升麻各五分。为粗末，水煎，去渣，空腹服。治太阴阳明腹痛，大便泄泻，或下血鲜红，腹中微痛，胁下急缩，脉缓而洪弦，按之空虚。

和中茵陈汤hézhōngyīnchéntāng 《医醇賸义》卷三方。当归、茯苓、萆薢、车前子、生谷芽、熟谷芽各二钱，木香五分，白术、陈皮、厚朴、砂仁、苍术各一钱，栀子一钱五分，茵陈三钱。功能消食化积，清利湿热。以生苡仁、熟苡仁各五钱，煎汤代水煎服。治谷疸，食谷则眩，谷气不消，身体尽黄。

河白草hébáicǎo 中药材。见《本草纲目拾遗》。为杠板归之别名。详该条。

河车大造丸héchēdàzàowán 即大造丸第1方。见"大造丸"条。

河车封髓丹héchēfēngsuǐdān 《症因脉治》卷三方。天冬、熟地黄、人参、紫河车。为丸服。治腰痛遗精，小便时时变色，足挛不能伸，骨痿不能起，房劳精竭者。

河车丸héchēwán 《医学心悟》卷四方。紫河车一具，茯苓、茯神、远志各一两，人参五钱，丹参七钱。为细末，炼蜜为丸，每服三钱，每早开水送下。用于痫证愈后，以断其根。

河口hékǒu 经外奇穴名。《备急千金要方》："狂走惊痫，灸河口五十壮。穴在腕后陷中动脉是。此与阳明同也。"《类经图翼》："按此当是手阳明阳溪之穴。"

荷包草hébāocǎo 中药材。见清代赵学楷《百草镜》。为马蹄金之别名。详该条。

荷苞花hébāohuā 中药材。见《民间常用草药汇编》。又名桐花、合包花、真珠花、红龙船花、状元红。为马鞭草科植物桐 *Clerodendrum japonicum* (Thunb.) Sweet 的花朵。分布于浙江及中南、西南地区。甘，平。治疝气，带下，痔疮。煎服：30～60g。

荷苞花根hébāohuāgēn 中药材。见《民间常用草药汇编》。又名红苓蕴。为马鞭草科植物桐 *Clerodendrum japonicum* (Thunb.) Sweet 的根。苦，寒。清湿热，散瘀肿。治肺热咳嗽，黄疸，痢疾，风湿骨痛，跌打损伤，痔疮出血。煎服：15～30g。

荷鼻hébí 出《本草拾遗》。为荷叶蒂之别名，详该条。

荷蒂hédì 中药材。见《唐瑶经验方》。为荷叶蒂之简称。详该条。

荷梗hégěng 中药材。出清代叶小峰《本草再新》。又名藕杆。为睡莲科植物莲 *Nelumbo nucifera* Gaertn. 的叶柄或花柄。微苦，平。入脾、胃经。清热解暑，通气行水。治暑湿胸闷，泄泻，痢疾，淋病，白带。煎服：9～15g。本品含莲碱、原荷叶碱等多种生物碱、树脂、鞣质等。

荷花héhuā 中药材。出《毛诗传》。为莲花之别名。详该条。

荷花丁香héhuādīngxiāng 中药材。见《宁夏中草药手册》。为暴马子之别名。详该条。

荷钱癣héqiánxuǎn 病名。见《本草纲目》卷三十五下巴豆。因形似荷花瓣或圆钱形，故名。即体癣。

荷叶héyè 中药材。出《食疗本草》。又名蕸。为睡莲科植物莲 *Nelumbo nucifera* Gaertn. 的干燥叶。全国大部分地区均产。苦，平。归胃、肝、脾经。清暑化湿，升发清阳，凉血止血。治暑热烦渴，暑湿泄泻，脾虚泄泻，吐血衄血，便血崩漏，产后血晕，煎服3～10g（止血，焙炭用3～6g）；治高脂血症，90～150g煎水代茶，20天为一疗程；治黄水疮，焙炭研末调敷；治漆疮，煎水洗。本品含荷叶碱、N－甲基乌药碱等多种生物碱。又含荷叶苷、异槲皮苷、β－谷甾醇等。还含枸橼酸、酒石酸、β－谷甾醇、鞣质等。本品可抗菌止血。荷叶碱类对平滑肌有解痉及降压作用。

荷叶蒂héyèdì 中药材。出《本草拾遗》。又名荷蒂、荷鼻、莲蒂。为睡莲科植物莲 *Nelumbo nucifera* Gaertn. 叶的基部。苦，平。入脾、胃、肝经。清暑祛湿，止血安胎。治泻痢，尿血，血崩，胎动不安。煎服：4.5～9g。本品含莲碱、原荷叶碱及荷叶碱。莲碱中毒量能引起蛙、小鼠、兔及犬的惊厥（类似士的宁），小量可降低狗血压、兴奋呼吸，苯巴比妥和水合氯醛有对抗其死亡或惊厥的作用。

荷叶丸héyèwán 经验方。见《中华人民共和国药典（一部）》(2020)。荷叶320g（一半炒炭，一半酒制），藕节、知母、黄芩炭、焦栀子、白芍各64g，大蓟炭、小蓟炭各48g，地黄炭、棕榈炭、白茅根炭、玄参各96g，当归32g，香墨8g。为细末，炼蜜为丸，每丸9g，每服1丸，一日2～3次。功能凉血止血。治咯血，衄血，尿血，便血，崩漏。

核骨hégǔ ❶俗称孤拐。即足外踝。《医宗金鉴·正骨心法要旨》："在外者为外踝，俗名核骨。"❷第1跖趾关节内侧的圆形突起。《医宗金鉴·正骨心法要旨》："足大指本节后内侧圆骨努突者，一名核骨。"《灵枢·经脉》："脾足太阴之脉……过核骨后。"

核桃虫hé·taochóng 中药材。见《药材学》。为蛴螬之别名。详该条。

核桃楸果hé·taoqiūguǒ 中药材。见《东北药用植物志》。又名马核果、楸马核果。为胡桃科植物核桃楸 *Juglans mand shurica* Maxim. 的未成熟绿色果实或果皮。辛，平，有毒。入胃经行气止痛，杀虫止痒。①治胃炎、胃及十二指肠溃疡等痉挛性腹痛。本品3kg，轧碎，用烧酒5kg浸泡2～3周，去渣。成人每服10～15ml，日服2～3次。②治神经性皮炎。鲜品捣烂搽患处。果实富含维生素C。果仁含油脂（40%～50%）、蛋白质及糖。

核桃楸皮hé·taoqiūpí 中药材。见《中药志》。又名楸皮、楸树皮。为胡桃科植物核桃楸 *Juglans mandshurica* Maxim. 的枝皮或干皮。产于河南、河北、陕西、黑龙江、吉林、甘肃等地。苦，寒。入肝、胆、大肠经。清热燥湿，明目。治湿热泄泻，痢疾，白带，急性结膜炎，麦粒肿，煎服4.5～9g。树皮含苷类及大量鞣质等。还含胡桃醌等。煎剂在体外对福氏志贺菌有抑制作用。

核桃仁hé·taorén 中药材。见《本草纲目》。又名胡桃肉、胡桃仁。为胡桃科植物胡桃 *Juglans regia* L. 的干燥成熟种子。主产于河北、山西。现全国各地均有栽培。甘，温。入肺、肾、大肠经。补肾，温肺，润肠。用于肾阳不足，腰膝酸软，阳痿遗精，虚寒喘嗽，肠燥便秘，煎服6～9g。本品含脂肪油（58%～74%），油中主成分为亚油酸甘油酯，亦含β-谷甾醇、磷脂酰胆碱等。还含蛋白质、糖类及钙、磷、铁、胡萝卜素、维生素 B_2 等。动物实验证明，本品有平喘、镇咳作用。用含胡桃油的混合脂肪饲犬，可使其体重增长较快，血清白蛋白增加，而血胆甾醇水平升高则较慢。

核桃痔hé·taozhì 病名。出《外科正宗》。《外科大成》卷二："肛外一边，形如核桃，有孔肿痛流脓。"相当于肛漏合并痔疮。宜挂线疗法或手术治疗，或用服蜡矾丸收口。

核瘟héwēn 病名。即鼠疫。《鼠疫抉微》："鼠疫又名核瘟，言是症之必见结核也。"详"鼠疫"条。

盒儿藤hé·erténg 中药材。见清代赵楷《百草镜》。为合子草之别名。详该条。

涸流héliú 运气术语。五运主岁之中，水岁不及的名称。水运不及则雨露不降，江河干涸，故名。《素问·五常政大论》："其不及奈何……水曰涸流。"

颌脉hémài 颌部的经脉。《灵枢·卫气行》："别者以上玉耳前，合于颌脉，注足阳明。"

颌下痈héxiàyōng 病名。系指痈之发于颌下及其两侧者。多由肺胃热蕴，复感风热，痰毒邪火上冲所致。症见颌下及两侧红肿疼痛，连及口底及咽喉，妨碍饮食，身发寒热（《中医喉科学讲义》）。治宜泻火解毒，消肿止痛。用仙方活命饮或黄连解毒汤加减。外敷如意金黄散。脓熟时于高肿处刺破排脓。

髑骬hégàn ❶同髑骬、髑骭。指蔽心骨（胸骨剑突）。《灵枢·骨度》："缺盆以下至髑骭，长九寸。"张志聪注："髑骭，骨名，一名尾翳，即鸠尾骨也。"张景岳注："鸠尾，蔽心骨也。"❷鸠尾穴别名。出《针灸甲乙经》。属任脉。位于正中线脐上7寸。

髑骬héyú 同髑骭。详"髑骭"条第1义。

髑骭héyú 同髑骭、髑骬。《灵枢·骨度》："以下至天枢，长八寸。"详"髑骭"条。

覈骨hégǔ 解剖部位。覈，"核"的异体字。参见"核骨"条。

贺汝瞻hèrǔzhān 见"贺岳"条。

贺岳hèyuè 明代医生。字汝瞻。海盐（今浙江海盐）人。因母病购买了许多医书研读，并与各方名医讨论，遂精通医术。著有《医经大旨》（存）、《药性准绳》《明医会要》《诊脉家宝》等书。多佚。

喝hè ❶形容患者发生的响声。《素问·生气通天论》："烦则喘喝。"王冰注："喝谓大呵出声也。"《灵枢·杂病》："喘息喝喝然。"❷吞进液体或气体之声为喝。

喝呼草hèhūcǎo 中药材。出《广西通志》。为含羞草之别名。详该条。

喝起草hèqǐcǎo 中药材。出《斗门方》。为苍耳之别名。详该条。

赫曦hèxī 运气术语。五运主岁之中，火运太过的名称。《素问·五常政大论》："火曰赫曦。"太过则火势旺盛，故名。

赫痈hèyōng 病名。出《医宗金鉴》卷六十七。即吓痈。见该条。

熇hè ❶火热炽盛。出《素问·疟论》。《灵枢·逆顺》："无刺熇熇之热。"《素问·刺疟》："足太阳之疟……熇熇暍暍然。"❷喻性格热情。《灵枢·行针》："重阳之人，熇熇蒿蒿。"

鹤草芽hècǎoyá 中药材。见《全国中草药汇编》。即仙鹤草根芽。详该条。

鹤顶hèdǐng 经外奇穴名。代号 EX-LE2。❶出《针灸集成》。《外科大成》原名膝顶。位于膝部，髌骨上缘正中凹陷处。主治下肢瘫痪，鹤膝风，脚气，膝关节炎等。向上直刺1~1.5寸。艾炷灸3~7壮，或艾条灸5~15分钟。❷出《考正穴法》。位于头顶，自鼻尖直上入发际3.5寸，与脉前顶穴同位。主治疔疮。沿皮刺0.3~0.5寸。艾炷灸1~3壮，艾条灸5~10分钟。

鹤顶草hèdǐngcǎo 中药材。出《土宿本草》。为藜之别名。详该条。

鹤节hèjié 病名。❶病后膝关节肿大，股胫变细，形如鹤膝。见《世医得效方》卷十二。即鹤膝风。详该条。❷小儿肌肉瘦薄，骨节显露，形鹤膝。

鹤龄丹hèlíngdān 《集验良方》卷二方。又名龟龄集丹。鹿茸（茄茸用砂锅内煮一炷香，埋入土内一宿，晒干为末）、人参、穿山甲（酒浸软，酥炙黄，为末）各一两，熟地黄（酒浸）六钱，生地黄（人乳浸一日，瓦上焙为末）、酒当归各五钱，石燕子（炙干为末）、大海马（酥炙）各一对，淫羊藿（去毛边，用乳汁炒干）、细辛（蜜水浸一日，晒干）各一钱，肉苁蓉（酒浸一日，洗去鳞、白膜，麸炒，为末）、锁阳（火酒浸七次，焙干）各九钱，天冬（酒浸半日，晒干）、川牛膝（酒浸）、酒补骨脂、炒砂仁、地骨皮（去骨，蜜水浸一日，晒干）、青盐（水泡，去泥）、紫梢花（水洗，去土，酒泡一日，瓦上焙）各四钱，枸杞子（蜜酒泡一日，焙干，为末）、附子（重一两二三钱者，蜜水泡一日，煮三炷香，焙干）、麻雀脑（雄者，每十对脑，加硫黄一分，拌晒纸上，十月内取者佳）各三钱，甘菊花（童便浸一日，晒干）一钱半，杜仲（麸炒，童便浸一日，晒干）、公丁香（花椒炒一炷香，去椒）、朱砂（荞面包，蒸熟，去面研末）、白凤仙子（水泡，瓦上焙）各二钱半，炙甘草六分，红蜻蜓（五月上半月，取雌雄各半）十对。为细末，用甘草水和捏作一块，放入金银盆内，盒盖离药一寸透气，盐泥封口，外用纸筋和盐泥严加封固，包成圆球，日中晒干，用铁鼎罐一个，将球悬挂中间，用铁丝向内十字栓定，悬于罐中，将出山铅八十一斤熔化倾入鼎内，上下包定无一点缝，方入灰缸内，用桑柴灰，筑实火行三方，每方离鼎寸许，各放炭基二个，每个重二两余，用卯酉二时换火，傍放水碗一只，贮水向鼎内滴水试之，如有声而水随干则火迫，将火略远些，如无声而水不干则火缓，将火略近一指许，只要滴水无声，又有热气水随干为主，温养三十五日，满足，将铅取出冷定凿开，开盒验之，其药深紫色为佳，入小罐内收贮，黄蜡封口，每服五厘，放手心内用舌舐之，黄酒送下，清早服，以干物少许压之。功能温补下元。治命门火衰，精寒肾冷，久无子嗣，五痨七伤。

鹤虱hèshī 中药材。出《新修本草》。又名鬼虱、鹄虱、北鹤虱。为菊科植物天名精 *Carpesium abrotanoides* L. 的干燥成熟果实。主产于河南、山西、陕西、甘肃、贵州。苦、辛，平，有小毒。入脾、胃经。杀虫消积。治蛔虫、绦虫、蛲虫病及虫积腹痛，小儿疳积，煎服3~9g。本品含挥发油，其主要成分为天名精内酯、天名精酮

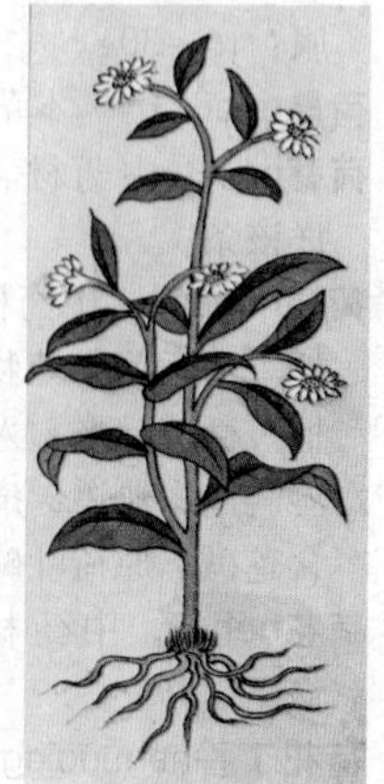

鹤虱

等。尚含正己酸、豆甾醇等。在体外，煎剂对鼠蛲虫、酊剂对犬绦虫有抑制作用。天名精内酯作用于小白鼠，其先呈短暂兴奋，随即安静，四肢弛缓麻痹天名精内酯对大鼠有抑制脑组织呼吸作用，对兔有降温、降压作用。天名精100%煎剂对皮肤有一定的消毒和抑菌作用。

鹤膝风hèxīfēng　病名。见《外科心法》卷五。又名膝游风、游膝风、鹤节、鹤膝痰、膝眼风、膝疡、鼓槌风等。因病后膝关节肿大，股胫变细，形如鹤膝，故名。常因经络气血亏损、风邪外袭，阴寒凝滞而成。病初多见形寒发热，膝部微肿，步履不便，疼痛；继之患处红肿焮热，或色白漫肿，日久关节腔内积液肿胀，股胫变细，溃后脓出如浆，或流黏性黄液，愈合缓慢。治疗：初期身热肿痛者，服五积散，配合白芥子外敷及葱熨，或艾灸，或外敷回阳玉龙膏。日久患部肿痛者，宜温阳散湿，扶正祛邪，选服大防风汤、独活寄生汤；痛甚酌加乳香；溃后用芙蓉叶、菊花叶各15g，拌大米饭捣匀贴敷，或以豆腐渣蒸熟贴敷。本病类似膝关节结核。

鹤膝节hèxījié　病名。见明代万全《片玉心书》。即鹤膝风。详该条。

鹤膝痰hèxītán　病名。见《疡科心得集》卷中。即鹤膝风。详该条。

鹤翔庄hèxiángzhuāng　气功功法。是以模仿仙鹤性情、动作而自我锻炼为主的功法。由赵金香于1980年创。其功法特点是：①动功为基础，包括六方和合、柱地通天、鹤首通关、仙鹤点水、混元归一等套路；②站桩功产生自发功；③常用辅助功法，如疏肝法、点穴降浊法等可任选。动作简明，易学易练

hei

黑白散hēibáisǎn　❶《洁古家珍》方。乌梢蛇、白花蛇（各去头尾，酒浸）、雄黄各二钱，煨大黄五钱。为末，每服一至二钱，不拘时白汤送下。治大头病。❷《增补万病回春》卷六方。小麦、朴硝、白矾、五倍子、葱白。水煎，频洗。治妇人阴中肿痛。❸《证治准绳·女科》卷五方。石灰（醋煅七次）、寒水石（煅存性）各一钱半。为末，痛时米饮调服，痛止勿服。治产后儿枕痛。

黑瘢hēibān　症名。指外感热病瘢出发黑之表现。由热毒炽盛所致。证属危重。《诸病源候论·时气病诸候》："剧者黑斑出，十死一生。"《温热经纬·叶香岩外感温热篇》："黑斑而光亮者，热胜毒盛，虽属不治，若其人气血充者，或依法治之，尚可救。"可选用化瘢汤、升麻葛根汤、玄参升麻汤、黑膏、黑奴丸等方。参见"瘢"条。

黑瓣黑底舌hēibànhēidǐshé　舌象。黑苔结瓣，拨开瓣苔，舌底也呈黑色。此为脏腑热极恶候。每兼有高热、烦渴、张口吹气，或腹绞痛，或口噤不言，或猝倒不省人事，或周身发臭难闻等危重症状。急用大剂清热泻火解毒药（见《伤寒舌鉴》）。

黑瓣红底舌hēibànhóngdǐshé　舌象。黑瓣苔，瓣底红。为脏腑热甚，消灼津血。症见口开目闭、烦躁谵语、狂妄便闭等，急用大承气汤下之，并用清热凉血之法治之（见《伤寒舌鉴》）。

黑崩hēibēng　病证名。出《脉经》。指崩下大量之血，色黯如败坏凝聚的黑血。治疗参见"血崩""崩漏"条。

黑肠hēicháng　解剖部位名。出《难经·三十五难》。即膀胱。膀胱与肾相表里，肾属水配黑色，故称。参见"黄肠"条。

黑丑hēichǒu　中药材。见《本草纲目》。为牵牛子之种皮呈灰黑色者。详该条。

黑疮倒靥hēichuāngdǎoyè　病证名。出《类证活人书》。即黑靥。详该条。

黑刺底红舌hēicìdǐhóngshé　舌象。黑色苔，干燥而生芒刺，拨开芒刺，舌底红色，属里热已极，急用攻下泄热（见《伤寒舌鉴》）。

黑大豆hēidàdòu　中药材。出《本草图经》。又名乌豆、冬豆子。为豆科植物大豆 *Glycine max*（L.）Merr. 的干燥成熟种子。全国大部分地区均产。甘，平。归脾、肾经。益精明目，养血祛风，利水，解毒。用于阴虚烦渴，头晕目昏，体虚多汗，肾虚腰痛，水肿尿少，痹痛拘挛，手足麻木，药食中毒。煎服9～30g。外用适量，煎汤洗患处。本品含较丰富的蛋白质、脂肪和碳水化合物，以及胡萝卜素、B族维生素等，还含大豆苷、染料木苷和多种大豆皂苷。本品具雌激素样作用和解痉作用。

黑大豆皮hēidàdòupí　中药材。出《本草纲目》。又名黑豆衣、乌豆衣、稽豆衣。为豆科植物大豆 *Glycine max*（L.）Merr. 黑色种子的种皮。甘、微涩，凉。养血疏风，滋阴敛汗。治阴虚烦热，盗汗，头痛，眩晕，血虚风痹，肾虚腰痛，血燥发枯。煎服：9～15g。本品含矢车菊苷、飞燕草素-3-葡萄糖苷、乙酰丙酸、果胶和多种糖类。

黑带hēidài　病证名。见《傅青主女科》。亦名带下黑候。指妇女阴道经常流出黑豆水色稠黏或稀或腥臭的液体，也有在赤白带下中杂有黑色的，连绵不断。多因热盛熏蒸，伤及任脉、带脉，肾水亏虚所致。治宜泻火清热，方用利火汤。参见"肝经湿热带下""肾虚带下"条。

黑疸hēidǎn　病证名。五疸之一。出《金匮要略·黄疸病脉证并治》。多因酒疸、女劳疸等日久不愈，肝肾虚衰，瘀浊内阻所致。症见身黄不泽，目青，面额色黑，心中懊侬，肤燥，爪甲不仁，大便黑，膀胱急，足下热，脉浮弱；甚则腹胀，如有水状，面浮，脊痛不能正立等。治宜扶正补肝肾为主，攻邪化瘀浊为辅。可用硝石矾石散等方。《杂病源流犀烛》用黑疸方合滋补肝肾药。本病可见于多种阻塞性黄疸疾病晚期。参见"黄疸""五疸"条。

黑底生刺舌hēidǐshēngcìshé　舌象。舌上生芒刺，刮去芒刺，舌底黑色。此为脏腑热极，津液大伤恶候，急用苦寒泻火法（见《伤寒舌鉴》）。

黑地黄丸hēidìhuángwán　《素问病机气宜保命集》卷下方。苍术（米泔浸）、熟地黄各一斤，干姜（春七钱、夏半两、秋七钱、冬一两）。为细末，蒸枣肉为丸，梧桐子大，每服五十至一百丸，诸饮送下。治阳盛阴虚，肝肾不足，房室虚损，形瘦无力，面多青黄而无常色。

黑丁hēidīng　病名。❶出《中藏经》卷三。五丁之一。根在肾，发于耳前，状如瘢痕，色黑坚硬，使人牙关紧闭，腰痛脚膝不仁。用紫花草敷疮上，余同疔疮。❷出《证治准绳》卷二，耳疔之又名。❸出《外科启玄》卷三。肾疔之又名。❹出《治疗大全》。疮毒溃烂日久，中有黑疔突出，状若箸头，坚痛不可拔。用紫降香剉如豆大，炒黑为细末，掺于四周患处，敷拔疔红膏，隔日一换，疔自脱出。先用八将丹，后用玉红膏收功。❺出《外科正宗》卷四。生于耳内一点，疼如锥刺，痛引腮脑，破流血水，用

升桔汤、军持露等治法罔效者，疔也，急用蟾酥丸汗之，研蟾酥饼水调滴于耳内立效。灸后溪穴七壮。

黑疔hēidīng 病名。❶系指牙龈生疔色黑。多因阳明火毒或大肠经湿热熏蒸而成。为疔生于牙缝龈肉上，其色黑，且麻木而痒，或破溃后流脓血，疼痛甚剧，连及腮项。“牙疔牙缝胃火成，大肠湿热亦可生。肿如粟米连腮痛，若兼麻痒即黑疔”（《医宗金鉴》卷六十五）。治宜泻火解毒，消肿止痛。可选用五味消毒饮、黄连解毒汤等加减，外吹清咽利喉散。参见“牙疔”条。❷系指耳内生疔。多由火毒上炎致疔生于耳内，形如花椒子，根脚深，色黑，疼痛如刺，痛引腮脑。《外科正宗》卷四：“黑疔生于耳窍之内，黑硬腐烂，破流血水，疼及腮颧。”治宜解毒泻火。可选用五味消毒饮、龙胆泻肝汤等加减。或服蟾酥丸。

黑疔症hēidīngzhèng 病证名。见《喉舌备要》。《喉科方论》：“此症发在喉中，左右舌俱黑色，此是肾经传来不治之症。患是症者，必大寒大热，盖伤色过度，肾绝故也。”治宜滋肾养液。用左归饮、六味地黄汤等加减。

黑豆衣hēidòuyī 中药材。见《江苏省植物药材志》。即黑大豆皮。详该条。

黑儿茶hēi'érchá 中药材。见《药材学》。为儿茶之别名。详该条。

黑耳草hēi'ěrcǎo 中药材。见《全国中草药汇编》。为黑及草之别名。详该条。

黑发散hēifàsǎn 《疡医大全》卷十方。铅粉、蛤粉、黄丹、密陀僧、石灰各等分。研匀，水调搽，候干，以水洗去药，用核桃油润之。用于乌须发。本方早见于《丹溪心法附余》卷二十四，但名黑须散。

黑风hēifēng 病名。见《世医得效方》卷十六。“黑风者，初病与绿风相同，但时见黑花，日久瞳变昏黑之色”（《医宗金鉴·眼科心法要诀》）。即黑风内障。详该条。

黑风内障hēifēngnèizhàng 病证名。又名黑风。为五风变内障之一。本病少见。以头眼胀痛，眼前时起黑花，视力下降，眼珠胀硬，瞳神散大且气色昏黑为主要表现。《秘传眼科龙木论》：“初患之时，头旋额角偏痛，连眼睑骨及鼻颊骨时时亦痛，兼眼内痛涩，有黑花来往。”“与绿风候相似……乃肾受风邪，热攻于眼”（《证治准绳·杂病》）。“黑风日久成绿风”（清代佚名《眼科捷径》）。治宜祛风、清热、益肾。用补肾磁石丸或羚羊角饮子加减。参见“绿风内障”条。

黑风蛇hēifēngshé 中药材。见《新本草纲目》。为乌梢蛇之别名。详该条。

黑风藤hēifēngténg 中药材。见《全国中草药汇编》。又名黑皮跌打、通气香。为番荔枝科植物多花瓜馥木 *Fissistigmapolyanthum*（Hook. f. et Thoms。）Merr. 的茎藤。分布于云南、贵州、广西、广东。涩、微辛，温。祛风湿，强筋骨，活血止痛。治小儿麻痹后遗症、风湿性关节痛、跌打损伤。煎服9～15g，亦可酒浸。孕妇忌服。

黑干短舌hēigānduǎnshé 舌象。舌干焦黑而短缩。为厥阴热极，或食郁热极舌肿所致，急予大承气汤合黄连解毒汤苦寒泻火，通腑泄热（见《伤寒舌鉴》）。参“舌短”条。

黑干通尖白舌hēigāntōngjiānbáishé 舌象。舌边白厚，中央有黑干苔通向舌尖。为脏腑实热炽盛之候，症见大热、大渴、烦躁谵语、便闭、咽干，宜白虎、承气合用，清热解毒攻下（见《伤寒舌鉴》）。

黑疳hēigān 病证名。出《诸病源候论》卷十八。五疳之一。详“五疳”条。

黑膏hēigāo 《肘后备急方》卷二方。生地黄八两，豆豉一升，猪脂二斤。水煎去滓，加雄黄、麝香如大豆者，搅和顿服。治温毒发癍，热入营血。

黑根hēigēn 中药材。见《贵州民间药物》。为草威灵之别名。详该条。

黑根舌hēigēnshé 舌象。即红尖黑根舌，舌的前半部红色无苔，舌根有燥黑苔。为热在下焦之候，大便秘结者，宜通下泄热（见《伤寒舌鉴》）。

黑骨芒箕hēigǔmángjī 中药材。见《广州植物志》。为乌脚枪之别名。详该条。

黑骨头hēigǔ·tou 中药材。见《昆明民间常用草药》。又名滇杠柳、铁散沙、山杨柳、柳叶夹、黑龙骨。为萝藦科植物西南杠柳 *Periploca forrestii* Schltr. 的根或全株。分布于西藏、云南、贵州、广西。苦，凉，有小毒。祛风除湿，活血调经，消炎解毒。①治风湿痹痛，跌打损伤，闭经，月经不调，疮毒，乳腺炎，咽喉炎，口腔炎。煎服：3～6g。②捣敷治骨折。内服一日量不宜超过9g，过量可出现抽搐，甚至死亡。孕妇及肝炎、消化道溃疡患者均忌服。树皮含滇杠柳素。滇杠柳粗苷具有强心作用，其特点类似毒毛旋花子苷G而毒性较低。

黑骨温hēigǔwēn 古病名。指发于冬季的一种疫病。见《伤寒总病论》卷五。《三因极一病证方论·叙疫论》：“夫疫病者……冬时应寒，而暖气折之，则责邪在肾，病曰黑骨温。”其症“里热外寒，意欲守火，而反引饮，腰痛欲折，或胸胁切痛，类如刀刺，不得转动，热彭彭，服冷多，则洞泻”。治宜清热解肌，或温肾散寒。选用苦参石膏汤、知母解肌汤或治黑骨温等方。

黑归脾丸hēiguīpíwán 《饲鹤亭集方》方。熟地黄四两，人参、白术、茯神、枣仁、远志各二两，黄芪一两五钱，当归一两，木香、炙甘草各五钱，桂圆、生姜各一两，大枣五十枚。炼蜜为丸，每服三钱。功能补脾益肾，养心宁神。主治心肾不交，劳伤过度，精血虚损，怔忡健忘，惊悸盗汗，发热体倦，食少不眠。

黑桂散hēiguìsǎn 方名。即黑神散第1方。见“黑神散”条。

黑胡椒hēihújiāo 中药材。见《中国药学大辞典》。为胡椒药材之一种。详“胡椒”条。

黑虎丹hēihǔdān ❶《证治准绳·幼科》集二方。生草乌（去黑皮）一两，生川乌（去黑皮）、甘草各七钱半，麻黄（不去根节）、甘松、熟地黄、藿香叶、白芷、油烟墨（烧存性）、皂角、川芎、当归、何首乌、生天南星、僵蚕、赤小豆、羌活、白胶香、木鳖子（去油）各半两。为细末，糯米粉煮糊为丸，麻仁大（儿小者，丸作粟谷大），每服三十至七十丸，淡姜汤送下。治诸般风证。❷《中医外科诊疗学》方。磁石（醋煅）4.5g，母丁香、公丁香（炒黑）各3g，炒全蝎、炒僵蚕、蜘蛛（炒炭）各7只，炙穿山甲9g，炙蜈蚣6g。为细末，再加牛黄0.6g，冰片3g，麝香1.5g，研细和匀，每用少许，掺疮头上，外盖太乙膏，隔日一换。功能束肿提脓。治大证顽毒，并无恶肉，而脓水频仍，经久不愈，也适用于疔疮初起。

黑虎汤hēihǔtāng 《疡医大全》卷二十二方。玄参一斤，柴胡三钱，生甘草一两。水煎，分二日服完。治无名肿毒。若生于头面者，加川芎二两、附子二钱；生于胸腹腰背者，加当归二两、菊花一两、附子三分；生于手足四肢者，加白术二两、茯苓一两、附子五分。

黑花hēihuā 病证名。见《世医得效方》卷十六。“黑水凝翳内障，又名黑花翳，瞳神微大，瞳内微现青白色”（《医宗金鉴·眼科心法要诀》）。详“黑水凝翳内障”条。

黑花凝翳内障hēihuāníngyìnèizhàng 病名。见《秘传眼科龙木论》。即黑水凝翳内障。见该条。

黑花蛇散hēihuāshésǎn 《医宗金鉴·外科心法要诀》卷七十五方。炙麻黄一两，乌蛇（酒浸）六钱，天麻、白附子、干姜、川芎、制附子、草乌各五钱，蝎尾二钱半。为细末，每服一钱，热黄酒调下，日二次。治破伤风伤口溃后痰盛，抽搐身凉者。

黑滑红边舌hēihuáhóngbiānshé 舌象。舌边红而中有黑滑苔。为伤寒失汗，表热里寒而夹冷食结滞于胃，宜温中通下，夏月中见此舌者，人参白虎汤主之（见《伤寒舌鉴》）。

黑黄hēihuáng 病证名。三十六黄之一。《太平圣惠方》卷五十五：“黑黄者，面色或黄或黑，眼目青色，腰脊拘急，口中两颊，有黑脉出口角者难治。”用鬼臼汁方或灸烙法。参见黄疸有关条。

黑及草hēijícǎo 中药材。见《贵州民间药物》。又名青鱼胆、四棱草、小见肿消、黑耳草。为龙胆科植物椭圆叶花锚 *Halenia elliptica* D. Don 的根。分布于陕西、山西、甘肃、青海、新疆、湖北、湖南、四川、贵州、云南。苦，寒。清热利湿，平肝利胆。治急性黄疸型肝炎、胆囊炎、胃炎、头晕头痛、牙痛。煎服：9～15g。

黑尖舌hēijiānshé 舌象。舌中、根红而尖燥黑。为脏腑皆热，而心经尤热。宜竹叶石膏汤合黄连解毒汤清心解毒（见《辨舌指南》）。

黑脚蕨hēijiǎojué 中药材。见《广西药用植物图志》。为乌脚枪之别名。详该条。

黑筋hēijīn 推拿穴位名。又名肾筋。出陈氏《小儿按摩经》。位于腕部掌侧横纹，正对小指处。尪羸昏沉，捏之。《小儿按摩经·六筋》：“黑筋：乃重浊纯阴，以应肾与膀胱，主冷气，外通两耳。”适用于小便不利、神昏等症。

黑睛hēijīng 见《银海精微》。又名黑眼、黑珠、黑仁、乌珠、乌轮、乌睛、神珠、青睛。位于眼珠前端正中央，形圆，无色透明，是光线透进眼内必经的通路，且有保护眼珠的作用。因透见其后内黄仁之黑褐色而得名。凡病变常易失却其透明而致视力障碍。黑睛边缘紧接白睛，二者病变常相互牵累。黑睛内应于肝，为五轮中之风轮，肝胆相表里，故黑睛疾患常与肝胆有关。

黑兰hēilán 中药材。见南川药物试验种植物《常用中草药手册》。为见血清之别名。详该条。

黑烂自啮舌hēilànzìnièshé 舌象。舌黑烂，频欲自啮。为脏腑热极兼受秽毒重症，杨梅毒疮可见此舌，宜大剂清热解毒泻火（见《伤寒舌鉴》）。

黑老虎hēilǎohǔ 中药材。见萧步丹《岭南采药录》。又名臭饭团、大钻。为木兰科植物冷饭团 *Kadsura coccinea* (Lem.) A. C. Smith 的根或藤叶。分布于中南、西南等地区。辛、微苦，温。行气止痛，活血散瘀。①治慢性胃炎、急性胃肠炎、胃及十二指肠溃疡等的疼痛，风湿痛，产后瘀痛，痛经。煎服：9～15g。②治跌打损伤。鲜藤叶捣烂外敷。孕妇慎服。藤含生物碱、酚类、三萜类（或甾醇）、挥发油。

黑龙丹hēilóngdān 《证治准绳·女科》卷五方。当归、五灵脂、川芎、高良姜、熟地黄各一两。为末，以沙罐盛赤石脂，盐泥封固，炭火十斤煅通红，去火候冷，开罐看成黑糟色，取出研细，再入百草霜五两，硫黄、乳香各一钱半，花蕊石、琥珀各一钱。共研匀，以米醋煮面糊为丸，弹子大，每服一丸，炭火烧令通红，以生姜自然汁与童便淬之，漉出研细，即用此汁调下。功能养血化瘀。治产后一切血疾、产难胎衣不下，危急垂死者。

黑龙骨hēilónggǔ 中药材。见《云南中草药选》。为黑骨头之别名。详该条。

黑龙汤hēilóngtāng 《医学入门》卷八方。龙胆草（炒黑）、柴胡、木通、当归、甘草节、金银花、皂角、赤芍药、吴茱萸（水拌，炒）、防风、黄连各等分。水煎服。治肾囊痈。若肿痛止后，加川芎、茯苓。

黑满苔舌hēimǎntāishé 舌象。满舌遍布黑苔。为脏腑热极危候，急用大剂清瘟败毒散，重加清热解毒生津之药频服。此舌底必纹粗干涩，须予细辨（见《伤寒舌鉴》）。

黑盲hēimáng 病名。《外台秘要》卷二十一：“若有人苦患眼渐膜膜，状与前青盲（指《外台秘要》之脑流青盲眼）相似，而眼中一无所有，此名黑盲。”属青盲。参见该条。

H

黑面神hēimiànshén 中药材。出《生草药性备要》。又名黑面叶、山夜兰、夜兰茶、青凡木、四眼叶。为大戟科植物黑面树 *Breynia fruticosa* (L.) Hook. f. 的嫩枝叶。分布于广东、广西、云南、贵州、浙江、福建等地。苦，寒，有小毒。清热利湿，消肿解毒。治暑湿吐泻，痧气腹痛，头面热肿，咽喉肿痛，疔疮肿毒，湿疹，过敏性皮炎，皮肤瘙痒，阴道炎，烧烫伤。捣敷、捣汁涂或煎水洗。枝叶均含鞣质，预试显酚类、三萜类反应。流浸膏在体外对金黄色葡萄球菌、甲型链球菌、铜绿假单胞菌、大肠埃希菌、痢疾杆菌等有抑制作用，可能与其中所含鞣质有关。

黑面神根hēimiànshéngēn 中药材。见《中医方药学》。为大戟科植物黑面树 *Breynia fruticosa* (L.) Hook. f. 的根。微苦、涩，凉，有小毒。清热解毒，散瘀止痛。①治急性胃肠炎，扁桃体炎，咽喉炎，风湿痹痛，尿路结石，白浊，产后子宫收缩痛，功能性子宫出血。煎服：6～12g。刮去外皮用。②治漆疮，煎水洗。内服过量或长期服用，会引起呕吐、头晕，甚至中毒性肝炎。孕妇忌服。

黑面叶hēimiànyè 中药材。见《中医方药学》。即黑面神。详该条。

黑木耳hēimù'ěr 中药材。见《太平圣惠方》。即木耳。详该条。

黑牛膝hēiniúxī 中药材。见《云南中草药》。为紫金龙之别名。详该条。

黑疱hēipào 病证名。出《备急千金要方》卷二十二。即三十六丁。见该条。

黑皮跌打hēipídiēdǎ 中药材。见《云南思茅中草药选》。为黑风藤之别名。详该条。

黑皮蛇hēipíshé 中药材。见《全国中草药汇编》。为凉粉藤之别名。详该条。

黑铅丹hēiqiāndān 方名。即黑锡丹第2方。见“黑锡丹”条。

黑仁hēirén 解剖名。见《银海精微》。即黑睛。详该条。

黑如炲hēirútái 出《素问·五藏生成》。炲，烟煤。指灰黑枯槁的颜色。喻肾的真脏色。见于久病肾气将绝，胃气衰败，如某些恶性肿瘤，肾上腺皮质功能严重衰退的疾患等。参见“真脏色”条。

黑润白边舌hēirùnbáibiānshé　舌象。中心黑苔而润，舌边白苔。为表里虚寒证，症见畏寒，脉迟而弱，宜附子理中汤温中散寒（见《伤寒舌鉴》）。

黑散hēisǎn　❶《备急千金要方》卷五方。麻黄、杏仁各半两，大黄六铢。先将麻黄、大黄为末，另研杏仁如脂，捣和令匀，一月儿服小豆大一枚，百日儿服枣核大一枚，乳汁和服，抱令得汗，汗出温粉扑之。治小儿变蒸，中夹时行温病，或非变蒸时而得时行者。❷《证治准绳·幼科》集二方。黄连、黄芩、大黄、黄柏各二钱。共烧存性，为细末，雄猪胆汁同蜜调敷患处。治小儿狐疝气，偏有大小，时时上下。

黑散子hēisǎn·zi　《仁斋直指方论》卷二十六方。隔年莲蓬、败棕榈、血余各等分。烧存性，为末，每服二钱，木香煎汤调下。治诸窍出血。

黑砂瘤hēishāliú　病名。出《外科正宗》卷二。瘤生于臀腿等处，大小不等，以手摄起，内有黑色如沙之内容，软硬不一。宜用针刺破瘤体，剔去其中黑砂，或以手术治疗。

H

黑痧hēishā　病证名。又称满痧。《文堂集验方》卷一："黑痧，俗名满痧。患者立时昏倒，微觉肚疼，面色黑胀，不呼不叫，甚者过两三时即不救。急用荞麦数合，焙燥研碎，去皮为末，每服三钱，温汤调服。重者再一服即愈。服药时，忌吃茶。"

黑舌hēishé　舌象。全舌黑而无苔、无点刺。若中心淡黑湿润而滑者，为里虚已极，宜辛温回阳救逆。若干燥少津，色光亮者，是绛舌之变，为阴虚肾水枯竭，宜甘寒滋阴。若有点有罅，干燥无津，粗涩，则属热极之候，宜大剂清热泻火生津治之，服至黑舌转红。如黑色黯淡，无苔无点刺，非湿非干，似亮不亮，为阳虚气血亏，宜辛甘温补之剂（见《伤寒舌鉴》）。

黑参hēishēn　中药材。出《孙天仁集效方》。为玄参之别名。详该条。

黑参汤hēishēntāng　❶《银海精微》卷上方。玄参、黄芩、生地黄、赤芍药、菊花、青葙子、白蒺藜。为粗末，每服四钱，水煎服。治眼目有黑花，芒芒如蝇翅者。❷《医宗金鉴·外科心法要诀》卷六十五方。玄参、苦参、栀子、菊花、黄连、炒枳壳、草决明、车前子、防风、炒大黄、升麻各二钱。水煎服。治目中胬肉，时觉疼痛，大眦红，肉色深红属实火者。

黑神散hēishénsǎn　❶《太平惠民和剂局方》卷九方。又名黑桂散、肉桂散、局方黑神散。炒黑豆半升，熟地黄（酒浸）、当归（酒制）、肉桂、炮姜、炙甘草、芍药、蒲黄各四两。为细末，每服二钱，酒、童便各半盏同煎调下，若病情急不拘时连进二服。治妇人产后恶露不尽，胞衣不下，攻冲心胸痞满，或脐腹坚胀撮疼及血晕神昏，眼黑口噤，产后瘀血诸疾，并治，沥血腰痛。❷《妇人良方大全》卷二十方。熟地黄一斤，陈生姜半斤。同炒干为末，每服二钱，产前乌梅煎汤调下，常服用酒调下，经脉不通用乌梅、荆芥酒调下。治产后血块痛，经行后腹痛及月经不调。

黑神丸hēishénwán　《苏沈良方》卷四方。神曲、茴香各四两，木香、川椒（炒香出汗）、丁香各半两，槟榔四枚，漆六两（一半生用，一半用重汤煮半日令香）。除椒、漆外，余皆半生、半炒，为末，生、熟漆和丸，弹子大，用茴香末十二两铺地上阴干，连茴香贮器中，迨极干，去茴香。若疗痃癖、疝坠、五膈、血崩、产后诸血、漏下赤白，每用一丸，分四服；死胎不下，每服一丸，皆无灰酒送下；难产，每服一丸，用冬葵子四十九粒（炒、捣），酒煎送下。治五膈，痃癖，疝坠，血崩，难产，死胎不下，产后诸血，漏下赤白。

黑圣散hēishèngsǎn　《仁斋直指方论》卷二十三方。当归、川芎、茯苓、地榆、槐花、败棕榈、艾叶（烧存性）、百草霜各等分。为末，每服二钱，食前陈米汤调下。功能凉血止血。治肠风脏毒，痔漏及诸下血。

黑水hēishuǐ　古病名。十水之一。《中藏经·论水肿脉证生死候》："黑水者，其根起于肾，其状先从足肤肿。"参见"十水"条。

黑水城出土医药文献hēishuǐchéngchūtǔyīyàowénxiàn　西夏医药文献资料。黑水城是西夏王朝西北地区重镇，遗址位于今内蒙古额济纳旗。1909年俄国探险家科兹洛夫对黑水城遗址进行挖掘，出土了大量西夏时期的文献，涉及内科、外科、皮肤科、五官科、妇科、儿科、针灸科、法医学、兽医学等内容，药物丰富，剂型多样。黑水城出土的医药文献是党项族社会生活的结晶，反映了西夏的医学成就与特色。

黑水城医书hēishuǐchéngyīshū　黑水城遗址发掘文献中的医药相关部分。黑水城，蒙古语称为哈拉浩特，又称黑城，位于我国今内蒙古西北部额济纳旗达来呼布镇东南25公里处的荒漠中。西夏王朝曾在此地设置黑水镇燕军司，作为统治北方的重要军镇。西夏宝义元年（1226）蒙古军攻占黑水城，元世祖于至元二十三年（1286）在此处扩建城池，同时设置亦集乃路总管府，属甘肃等处行中书省。黑水城在西夏和元代曾一度繁荣，后该地由于自然环境恶化及战争等原因而逐渐荒芜。20世纪初和20世纪80年代，黑水城遗址出土了大量文物，包括数量可观的西夏文和汉文写本、印本，医药文献为其中一部分，现主要藏于俄罗斯、英国及我国。黑水城文献前承敦煌文献，其抄写、刻印年代跨越宋至北元时期，以汉文和西夏文为主，内容涉及多个方面，是珍贵的历史研究资料。医药文献可分医药本体文献和涉医文献两大类。前者为记载医药知识的专门文献，如TK166《孙真人千金方》、TK173《辰龙麝保命丹》等；后者为非医药专门文献，但记载着与医药相关的内容，如医患事例、医事制度等。医药本体文献西夏文的有10件左右，汉文的有20多件。

黑水凝翳内障hēishuǐníngyìnèizhàng　病名。又名黑花凝翳内障、黑花翳。《秘传眼科龙木论》："初患之时，不痛不痒，微有头旋眼涩，见花黄黑不定，瞳神微大，翳或青白，宜用金针拨之。"似指由某些内眼疾病所致之并发性白内障。参见"圆翳内障"条。

黑苏子hēisūzǐ　中药材。见《饮片新参》。即紫苏子。详该条。

黑苔hēitāi　指舌苔呈黑色的舌象。

黑苔灰纹舌hēitāihuīwénshé　舌象。即灰底黑纹舌。详该条。

黑头草hēitóucǎo　中药材。见《云南思茅中草药选》。为鸡肝散之别名。详该条。

黑丸子hēiwán·zi　❶《仙授理伤续断秘方》方。白蔹、赤小豆各一斤，芍药、百草霜各十两，骨碎补八两，天南星、牛膝各六两，白及、土当归各四两，川乌三两。为末，醋糊为丸，梧桐子大，每服二十至三十丸，煨葱酒或茶水送下。治打仆损伤，骨断筋碎，百节疼痛，瘀血不散，浮肿结毒，一切风疾，四肢痛痹，筋痿力乏。❷《重订严氏济生方》方。乌梅肉七个，百草霜三钱，杏仁（去皮、尖，另研）、缩砂仁各三至七枚，巴豆（去壳并油）二枚，半夏（汤泡七次）九枚。为细末，和匀，用薄糊为丸，黍米大，每服十五至二十丸，熟水或姜汤送下。治中脘有宿食，吞酸恶心，口吐清水，噫宿腐气，或心腹疼痛及中虚积聚，飧泄，赤白痢下。❸《世医得效方》卷七方。百草霜、干姜各一两，木莲子二两，乌梅、败棕榈、侧柏叶、乱发各一两二钱半，桂心三钱，白芷半两。为末，醋糊为丸，梧桐子大，每服三十至五十丸，空腹米饮送下。治久年痔漏下血。

黑锡丹hēixīdān ❶《太平惠民和剂局方》卷五引桑君方。沉香、炮附子、胡芦巴（酒浸，炒）、阳起石（研细）、炒茴香、补骨脂（酒浸，炒）、肉豆蔻（面裹煨）、川楝子（蒸，去皮核）、木香各一两，肉桂半两，黑锡、硫黄各二两。于新铁铫内，如常法结黑锡。硫黄砂子地上出火毒，研极细。余药为细末，和匀入研，自朝至暮，研至黑光色为度。酒糊为丸，梧桐子大，每服三十至四十粒，空腹姜盐汤或枣汤送下，妇人艾醋汤送下。功能温肾阳，散阴寒，镇逆气，定虚喘。治肾阳衰弱，肾不纳气，胸中痰壅，上气喘促，四肢厥逆，冷汗不止，舌淡苔白，脉沉微；奔豚，气上冲胸，胁腹胀满；寒疝腹痛，肠鸣滑泄；男子阳痿精冷，腰膝乏力，女子血海虚寒，带下清稀等症。方中黑锡降逆气，坠痰涎，以平其痰壅上气喘促之势。然肾为水火之脏，且证属阳衰阴盛，故以大热扶阳之硫黄助命门，消沉寒，二者同炒，含有阴阳互根，阴中求阳，标本兼治之意，共为君药。更以肉桂、附子、胡芦巴、补骨脂、茴香、阳起石等温壮肾阳，木香、肉豆蔻温中降逆，兼顾下元，诸纯阳温燥之品，均为固肾补虚之用，俾肾阳充旺，阴霾自散，下元得固，冲逆自平，共为臣药。然恐温燥太过，故用川楝子苦寒以反佐，且有利气疏肝之功；配以沉香平冲降逆，纳气归肾，更助黑锡以降纳上盛之标证，共为佐使药。合而用之，具有温壮下元以固本，平冲降逆以治标，标本兼治之功。《普济本事方》亦有本方，但无阳起石，名黑锡丸。❷《成方切用》卷六方。又名黑铅丹、二味黑锡丹、医门黑锡丹。黑锡（熔去渣）、硫黄（熔化水浸）各二两。将锡再熔化，渐入硫黄，俟结成一片，倾地上去火毒，研至无声为度。治肾虚气喘。❸《杂病源流犀烛·脏腑门》卷四方。即来复丹。见该条。

黑瞎子胆hēixiā·zidǎn 中药材。见《全国中草药汇编》。为熊胆之别名。详该条。

黑陷hēixiàn 病证名。痘证五陷之一。出元代朱震亨《幼科全书》。其特点为痘疮晕脚干枯，中有黑脐。为毒火内盛，营血干枯所致。治宜凉血解毒，泻火清营。用清瘟败毒饮。

黑香散hēixiāngsǎn 《疡医大全》卷二十四方。橄榄核（烧灰存性）。为末，每一钱，加冰片二分，研匀密贮。用时干掺，或用麻油、猪胆汁调搽患处。治男女下疳，腐烂红肿，痛痒难当及梅毒内蕴，邪火正盛者，并一切极痒诸疮。

黑逍遥散hēixiāoyáosǎn 《医宗己任编》卷一方。柴胡、甘草各五分，白芍药、白术、茯苓各一钱五分，当归三钱，熟地黄五钱。为粗末，每服二钱，加生姜一片，薄荷少许，水煎服。功能疏肝解郁，养血健脾。治肝郁脾虚，妇女崩漏，脉弦虚数者。本方剂量据《医略六书·女科指要》卷二十六补。

黑心舌hēixīnshé 舌象。周边白苔、舌心黑苔。又称白苔干黑心舌。若刮之净而湿润者，为真寒假热，宜温中散寒；刮之不脱而干焦厚者，为脾胃积热，宜苦寒清热（见《辨舌指南》）。

黑眼hēiyǎn 即黑睛。《灵枢·大惑》："筋之精为黑眼。"详"黑睛"条。

黑眼病hēiyǎnbìng 病名。黑睛部位病证的统称。详"目痛"条。

黑阳参hēiyángshēn 中药材。出《滇南本草》。又名白紫草、土玄参、牛舌头菜。为紫草科植物长蕊斑种草 *Antiotrema dunnianum*（Diels）Hand. - Mazz. 的根。分布于云南、四川、贵州、广西。苦、微甘，微寒。滋阴清热，利尿，解毒。①治虚劳发热，头昏，热淋，膏淋。煎服：9～15g。②捣敷治痈肿，研末撒治口腔炎、走马牙疳。

黑洋参hēiyángshēn 中药材。见《陕西中草药》。为太白参之别名。详该条。

黑夜睛明症hēiyèjīngmíngzhèng 病证名。见《审视瑶函》。即黑夜精明证。详该条。

黑夜精明证hēiyèjīngmíngzhèng 病证名。又名黑夜睛明症，白昼青盲症。《证治准绳·杂病》："夫人体天地之阴阳，昼明夜晦理之常也，今晦冥之中倏忽见物，是背于阴阳矣。"乃"肾水不足，虚阳僭上故耳，若不滋肾水以益真阴，则水不升而火不降，神光失序，不能收藏，故黑暗睛明"（《审视瑶函》）。宜滋养肾阴，以制阳光，用加减八味丸、杞菊地黄丸或鸡肝散等加减。针刺选用光明、足三里、肝俞、胆俞等穴。

黑靥hēiyè 病证名。见《奇效良方》。又名倒靥、黑疮倒靥、陷伏。痘疮收靥时，外感寒邪，腠理复闭，身痛四肢微厥，痘转青紫或呈黑色者为黑靥。出痘时感受风寒或毒气弥盛，心热与外热壅郁，蒸腾不消，毒复入里；或食少腹泄，脏腑阳气亏虚，无阳以应，或秽气冲触，均可形成黑靥。宜审因施治。

黑靥疔hēiyèdīng 病名。出《外科正宗》卷二。其患多生于耳窍、胸腹腰肾偏僻软肉之间。初生黑斑紫疮，毒串皮肤，渐攻肌肉，顽硬如疔，痛彻骨髓。重则手足青紫，惊悸沉困，软陷孔深，目睛透露，此属肾经毒火而成。治同疔疮。不宜下，须兼滋肾水。

黑靥子hēiyè·zi 病名。出《证治准绳·疡医》卷五。生于皮肤上的呈褐色或淡黑色的斑点，约针头至绿豆大，略高出皮面。多散发于面、颈或手背等处。治疗可外用风化石灰30g，石碱15g，共为细末，加水少许调成糊状，以签蘸药点靥子上，数次可蚀去。

黑翳如珠hēiyìrúzhū 病证名。见《银海精微》。常由肝肾虚热，复感风邪所致。小儿患此，多属实热眼疳。症见"风轮上浮起一翳，黑而圆，其高低大小不等，状如蟹睛"（清代黄庭镜《目经大成》卷二），目赤羞明，痛极难睁。治法：虚热夹风者，宜养阴清热，祛风明目，用通明补肾丸加减；肝经实热者，宜祛风清热泻火，用羚羊角饮子加减。参见"蟹睛"及"疳疾上目"条。

黑鱼hēiyú 中药材。见《日用本草》。即鳢鱼。详该条。

黑玉丹hēiyùdān 《世医得效方》卷七方。刺猬皮（剉研）四两，猪悬蹄二十五个，牛角（剉碎）三两，雷丸、芝麻各一两，槐角一两半，败棕（剉）、乱发（皂角水洗净，焙）各二两，苦楝根皮一两二钱半。上药剉碎，入磁罐内烧存性，碾为末，入麝香二钱、乳香五钱，研令和匀，用酒打面糊为丸，梧桐子大，每服八粒，先细嚼胡桃一枚，空腹、晚食前温酒吞下，日二服，病甚者日三服。治肠风痔漏，肛门痛痒难忍者。

黑圆翳hēiyuányì　病证名。《古今医统》："此证头旋脑热，眼生黑花，肝胆积热，风火上冲……翳色如烟，隐隐深沉，如水之中，不能视物。"属圆翳内障范围。详该条。

黑晕微红舌hēiyùnwēihóngshé　舌象。舌边周黑晕，中央微红。多为热入心包之候，宜清心泻火（见《伤寒舌鉴》）。

黑燥厚苔边红舌hēizàohòutāibiānhóngshé　舌象。中心黑厚燥苔，舌边红色。为脾胃热极，热盛津枯之候。急用三黄白虎汤或生脉散合黄连解毒汤清热泻火生津，大便秘结者宜承气汤下之（见《伤寒舌鉴》）。

黑芝麻hēizhī · ma　中药材。出《本草纲目》。又名胡麻、巨胜、油麻子、乌麻子、狗虱、藤茲。为胡麻科植物脂麻 *Sesamum indicum* L. 的干燥成熟种子。甘，平。归肝、肾、大肠经。补肝肾，益精血，润肠燥。治精血亏虚，头晕眼花，耳鸣耳聋，须发早白，病后脱发，肠燥便秘。煎服 9～15g。本品含脂肪油可达 60%，油中主要为油酸、亚油酸、棕榈酸、软脂酸等的甘油酯及甾醇、芝麻素等。还含叶酸、烟酸、卵磷脂、蛋白质和多量的钙。种子提取物口服能降低大鼠血糖。

黑脂麻hēizhīmá　中药材。出《本草纲目》。为黑芝麻之别名。详该条。

黑痣hēizhì　病名。出《诸病源候论》卷三十一。即面黑子。详该条。

黑中无苔干燥舌hēizhōngwútāigānzàoshé　舌象。舌中黑无苔而干燥。为津液受伤而胃有虚火之象，宜清热养阴生津（见《伤寒舌鉴》）。

黑中无苔枯瘦舌hēizhōngwútāikūshòushé　舌象。舌体枯瘦，中色黑无苔。多因伤寒发汗太过，津枯血燥所致，可用炙甘草汤加减滋养阴血（见《伤寒舌鉴》）。

黑种草子hēizhǒngcǎozǐ　中药材。见《生药学》。为毛茛科植物腺毛黑种草 *Nigella glandulifera Freyn* et Sint. 的干燥成熟种子。产于新疆。甘、辛，温。补肾健脑，通经，通乳，利尿。用于耳鸣健忘，经闭乳少，热淋，石淋。煎服 2～6g。孕妇及热性病患者禁服。本品含黑种草碱、黑种草胺－N－氧化物、挥发油、脂肪油。挥发油能对抗组胺引起的豚鼠气管痉挛，并有抗病原微生物和驱肠虫作用。

黑珠hēizhū　解剖名。见明代邓苑《一草亭目科全书》。即黑睛。详该条。

黑珠翳hēizhūyì　病证名。见南京中医学院《中医学概论》。即蟹睛。详该条。

黑子hēizǐ　病名。出《外科正宗》卷四。即面黑子。详该条。

hen

痕芋头hényù · tou　中药材。见《南宁市药物志》。为海芋之别名。详该条。

heng

亨翁杭德hēngwēnghángdé　原是一位汉族医生，于松赞干布时期入藏。据载，同时应邀入藏的还有天竺医生巴热达扎、大食医生嘎林诺。3 人共同编著医书《无畏的武器》（7 卷），在当时有很大的影响，曾对藏医学的发展起过重要的作用。此书已遗佚。

恒山héngshān　中药材。出《吴普本草》。即常山。详该条。

恒山散héngshānsǎn　《太平圣惠方》卷五十五方。常山、茵陈、茯苓、知母、鳖甲（酥炙）各一两，炙甘草半两。为末，每服四钱，加豆豉四十九粒，水煎，去渣服。治疟黄，面色萎黄，憎寒壮热，头痛不止，口干多渴，四肢羸瘦，不能饮食，或好或恶，进退不定。

恒阳子héngyángzǐ　见"程国彭"条。

胻héng　出《素问·藏气法时论》。同骱。膝以下的足胫部分。

胻骨hénggǔ　骨名。见《医宗金鉴·正骨心法要旨》。即骱骨。详该条。

胻骨伤hénggǔshāng　病名。见《医宗金鉴》卷八十八。骨包括胫骨、腓骨。多因跌打、碰撞所伤。可有单断、双断或横断、斜断等。局部肿胀、疼痛，甚则折骨锋穿破皮肉，功能丧失，也可有异常活动及骨声。无移位者，只用夹板固定；移位者，可在麻醉下进行手法整复，用夹板固定，或持续牵引固定；开放性骨折，可行清创术及复位，然后夹缚固定。用药参见"骨折"条。

胻毛héngmáo　出《灵枢·阴阳二十五人》。同胫毛。详该条。

横héng　❶强壮、横溢。《灵枢·论勇》："肝气上举，胆气横溢。"又："肝浮胆横。"❷专横。《素问·六元正纪大论》："风燥横运。"❸横行或支分。《素问·刺疟》："刺足阳明、太阴横脉出血。"❹五行中之相乘，即反克。《伤寒论·辨太阳病脉证并治》："此肝乘肺也，名曰横。"❺脉象。《素问·平人气象论》："结而横。"吴崑注："横，横格于指下也。"❻《内经》十二脉之一。同洪脉。《诊家正眼》："曰横者，洪之别名也。"❼仲景十二脉之一。相侮的脉象。火行乘水，木行乘金。《诊家正眼》："曰横者，火乘水，木乘金也。"

横产héngchǎn　病证名。出《诸病源候论》卷四十三。又名横生、觅盐生、讨盐生、侧梭。指产时儿手先下。

横刺héngcì　针刺角度之一，亦称沿皮刺、平刺。指进针时，针体和穴位皮肤呈 15°角左右刺入的刺法。主要用于肌肉浅薄，下有骨骼处的穴位。在透穴时亦常应用。横刺的方向应视具体穴位或补泻要求而定。

横蛾héng'é　病证名。见《疡科选粹》卷三。书中把乳蛾症分为横鹅与竖鹅两种类型。参见"乳蛾"条。

横骨hénggǔ　❶指耻骨联合。又名下横骨、盖骨。《灵枢·骨度》："天枢以下至横骨，长六寸半。"❷指附于舌根的舌骨。《灵枢·忧恚无言》："横骨者，神气所使，主发舌者也。"❸经穴名，代号 KI11。出《针灸甲乙经》。别名下极。属足少阴肾经。冲脉、足少阴之会。位于耻骨联合上缘旁开 0.5 寸处（《铜人腧穴针灸图经》）。另说在脐下 4.5 寸，旁开 0.5 寸（《针灸甲乙经》）；脐下 5 寸，旁开 1 寸（《针灸大成》）；脐下 5 寸，旁开 1.5 寸（《针灸资生经》）。布有髂腹下神经的分支，并有腹壁下动脉及阴部外动脉通过。主治少腹胀，小便不利，遗尿，尿闭，阳痿，遗精，疝气，睾丸肿痛，尿失禁等。直刺 0.5～1 寸。艾炷灸 3～5 壮，或艾条灸 5～10 分钟。

横关翳内障héngguānyìnèizhàng　病证名。《秘传眼科龙木论》："横翳内障一名横关翳内障。"详"横翳内障"条。

横户hénghù 经穴别名。出《针灸甲乙经》。即阴交。见该条。

横剑翳内障héngjiànyìnèizhàng 病证名。见《疡医大全》卷十一。即横翳内障。详该条。

横解héngjiě 横，指胃肠横满、郁积；解，通"懈"，弛缓之意。《素问·生气通天论》："因而饱食，筋脉横解。"谓肠胃伤于饮食，筋脉失养而弛缓无力。《素问经注节解》："若过伤于饱，充塞肠胃，气满皮急，横逆不通，筋络紧束，几至断绝，是名横解。"

横开翳héngkāiyì 病证名。见《世医得效方》卷十六。即横翳内障。详该条。

横梁疝héngliángshàn 病证名。清代鲍相《验方新编》卷六："小腹有块直冲心胸，叫号疼痛，止觉筋硬，此名横梁疝……妇女患此最多。"治法：补骨脂一斤，黑芝麻二两，拌炒筛去芝麻，将补骨脂研细末，以酒为丸，每服三钱，开水送下。

横络héngluò 指络脉。《灵枢·刺节真邪》："此必有横络。"或指络脉之较小者。《针经指南》："络有一十五，有横络三百余，有丝络一万八千，有孙络不知其纪。"

横脉héngmài 指脉络之横斜者。《素问·刺疟》："刺足阳明太阴横脉出血。"

横门héngmén 推拿穴位名。出《小儿按摩经》。位于腕掌侧横纹中点的近心侧稍上方（约五分）处。自横门推向板门，止吐；自板门推向横门，止泻。

横三间寸héngsānjiāncùn 灸法用语。《备急千金要方》："凡经云横三间寸者，则是三炙两间，一寸有三炙，炙有三分，三壮之处即为一寸。"意指 3 个底径三分的艾炷横行排列，其两端间的距离当为一寸，因称横三间寸。说明施灸时的艾炷底径不能小于三分，否则就没有疗效。适用于直接灸法。

横舌héngshé 见"舌横"条。

横生héngshēng 病证名。出《备急千金要方》卷二。《张氏医通》卷十："儿未生先露手臂，谓之横生。"详"横产"条。

横纹héngwén ❶经外奇穴名。《千金翼方》："多汗，四肢不举少力，灸横纹五十壮，在侠脐相去七寸。"❷推拿穴位名。详"大横纹"条。

横痃héngxuán 病名。指梅毒发于腹股沟。见《外科正宗》卷三。由不洁交媾，染毒所致。初起如杏核，逐渐长大，坚硬不痛，微热不红。左为鱼口，右为便毒。治疗见"杨梅疮"条。相当于性病引起的腹股沟淋巴结炎。

横翳héngyì 病证名。又名剑脊翳。❶属外障。见《证治准绳·杂病》。为横于黑睛外之剑脊翳。❷属内障。见《古今医统》。即横翳内障。详该条。

横翳内障héngyìnèizhàng 病证名。见《秘传眼科龙木论》。又名横翳、横开翳、横剑翳内障、剑脊翳、横关翳内障。该障"自瞳人中映出于外如剑脊，中高边薄，横格于瞳人中心，色白如银"（《医宗金鉴·眼科心法要诀》）。属圆翳内障范围。详该条。

横髃骨héngyúgǔ 骨名。见《伤科汇纂》。即肩胛骨。详该条。

横指同身寸héngzhǐtóngshēncùn 针灸疗法时取穴测量的方法。也称一夫法，即以第 2～5 指并合，当中节上横度，其两侧间距离为一夫，折作 3 寸。

骱héng 出《素问·厥论》。同胻。详该条。

胻骨hénggǔ 骨名。即胻骨。小腿胫、腓骨之统称。《素问·骨空论》："胻骨空在辅骨之上端。"《医宗金鉴·正骨心法要旨》："胻骨，即膝下踝上之小腿骨，俗又臁胫骨者也。其骨二根，在前者名成骨，又名骭骨，其形粗；在后者名辅骨，其形细，又俗名劳堂骨。"

衡络之脉héngluòzhīmài 经脉名。《素问·刺腰痛论》："衡络之脉，令人腰痛不可以仰，仰则恐仆，得之举重伤腰，衡络绝，恶血归之。"历代解释有二。❶马莳认为衡络是指"太阳之外络，自腰中横入髀外后廉，而下合于腘中"的足太阳膀胱经支脉（《黄帝内经素问注证发微》）。❷张志聪认为"带脉横络于腰间，故曰横络之脉"（《黄帝内经素问集注》）。衡，古通横，故张氏有此说。

hong

烘hōng 中药炮制法之一，亦称焙。用微火加热，使药物干燥的方法。如菊花、金银花等放在烘房或烘柜内，使药物干燥而不焦黑。空气潮湿时，可用此法防潮。

烘干hōnggān 中药学名词。属中药炮制方法之一，将药材加温，使其中的水分汽化蒸发而干燥的方法，包括焙干、烤干等。参见各条。

红白二丸hóngbái'èrwán 中药材。见《陕西中草药》。又名一口血、岩丸子。为秋海棠科植物秋海棠 *Begonia evansiana* Andr. 的根及块茎或全草。我国大部分地区有栽培。苦、酸，凉。活血散瘀，凉血止血，止痛。①治吐血，咯血，衄血，痢疾，淋浊，血尿，崩漏，带下，月经不调，胃痛，腹痛，腰痛，疝气痛，痛经，跌打损伤。内服：煎汤，9～15g；研末服，3～6g。②全草捣汁含漱治咽喉痛，捣敷治痈肿及跌打损伤。全草含β-谷甾醇、β-香树脂醇、胡萝卜苷、豆甾醇草酸等。根含秋海棠皂苷。

红暴牙狼hóngbàoyáláng 中药材。见《全国中草药汇编》。为野牡丹之别名。详该条。

红背叶hóngbèiyè 中药材。见《广州植物志》。为一点红之别名。详该条。

红鼻hóngbí 病名。《冯氏锦囊秘要》卷六："肺风红鼻方：枇杷叶四两、连翘二两、栀子四两、玄参一两、桑白皮一两，共为细末，每服三钱，甘草汤下。"即酒齄鼻。详该条。

红避瘟散hóngbìwēnsǎn 见《全国中药成药处方集》（天津方）。香排草 1500g，零陵香、姜黄、甘松各 144g，白芷、公丁香、玫瑰花各 336g，木香 288g，檀香 1288g。为细末，再兑入麝香 11.04g，冰片、薄荷冰各 1144g，甘油 2288g，朱砂面 5519.2g。为细末，嗃鼻，必要时并可内服，每服 0.3g，白开水送下。功能清暑散风，通窍止痛。治感受四时不正之气，呕吐恶心，夏令受暑，头目眩昏，伤风头痛，晕车船。

红茶花hóngcháhuā 中药材。见《分类草药性》。为山茶花之别名。详该条。

红柴hóngchái 中药材。见《四川中药志》。为苏木之别名。详该条。

红长胀出口外舌hóngchángzhàngchūkǒuwàishé 舌象。舌红、长、大，胀出口外。乃心火热毒之候，宜清心泻火，外用银针刺出恶血，再用冰片，牛黄末掺于舌上（见《伤寒舌鉴》）。参见"舌胀大""伸舌"条。

红潮hóngcháo 即月经。详该条。

红茨藤hóngcíténg 中药材。见《分类草药性》。为小金樱之别名，详该条。

红大戟hóngdàjǐ 中药材。见《药材学》。又名红芽大戟、紫大戟、南大戟、红牙大戟。为茜草科植物红大戟 *Knoxia valerianoides* Thorel et Pitard 的干燥块根。分布于福建、广西、广东及云南等地。苦、寒，有小毒。入肺、脾、肾经。泻水逐饮，消肿散结。治水肿，胸水，腹水，痰饮喘急，煎服 1.5～3g；治痈疮肿毒，用鲜根捣烂外敷。根含红大戟素、3－羟基橄树素、虎刺醛、茜黄素。本品所含蒽醌类化合物有刺激肠管，促进肠蠕动，产生导泻作用。

红胆hóngdǎn 中药材。见《贵州植药调查》。为红毛走马胎之别名。详该条。

红党参hóngdǎngshēn 中药材。见《本草从新》。为明党参之别名。详该条。

红地胆hóngdìdǎn 中药材。见《全国中草药汇编》。为红根草之别名。详该条。

红颠茄hóngdiānqié 中药材。见《广东中草药》。为丁茄之别名。详该条。

红点舌hóngdiǎnshé 即舌疮。详该条。

红点紫舌hóngdiǎnzǐshé 舌象。见《喉科秘旨》卷下。《赵氏治喉指掌》："红点紫舌，因心脾二经热极所致。满口红点紫色作烂而痛，或身有赤斑。"治宜清心凉血、解毒泄热。可选用犀角地黄汤、导赤散、五味消毒饮等加减。

红豆hóngdòu 中药材。❶出《本草纲目》。为赤小豆之别名。❷出《王右丞集》。为相思子之别名。详各条。

红豆蔻hóngdòukòu 中药材。出《药性论》。又名红蔻、良姜子、红扣。为姜科植物大高良姜 *Alpinia galanga* Willd. 的干燥成熟果实。主产于广东、广西、云南、海南。辛，温。归脾、肺经。散寒燥湿，行气止痛，醒脾消食。治脘腹冷痛，呕吐泄泻，吞酸，噎膈反胃，食积腹胀，腹痛泄泻，煎服3～6g。果实含挥发油，内有菖烯、桉叶素、丁香油酚、芳樟醇。又含1′－乙酰氧基胡椒酚乙酸酯和1′－乙酰氧基丁香油酚乙酸酯，二者均有明显的抗胃溃疡的作用。挥发油对皮肤和粘膜有刺激性，内服有祛风作用。本品石油醚提取物给家兔灌服有祛痰作用。

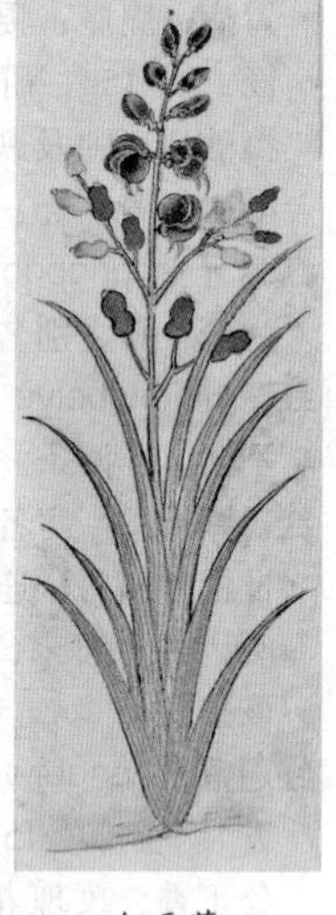
红豆蔻

红豆散hóngdòusǎn 《兰室秘藏·自汗门》方。炒麻黄根五钱，苦丁香五分，炒羌活、炒连翘各三分，红豆十粒。为细末，嗃鼻。治湿气在头，头重如山。

红豆丸hóngdòuwán 《卫生宝鉴》卷十三方。胡椒、砂仁、丁香、红豆各二十一粒。为细末，姜汁为丸，皂角子大。每服一丸，以枣一个，去核，填药，面裹煨熟，空腹细嚼，白水送下，日三次。治诸呕逆膈气，反胃吐食。

红独活hóngdúhuó 中药材。见《中药材科技》[1979(1)：34]。为法罗海之别名。详该条。

红短白疱舌hóngduǎnbáipàoshé 舌象。舌红而短，起白疱。是瘟疫气分热盛，津液受伤，常有声哑、咽干、口疮、烦躁等症，宜清热解毒生津（见《伤寒舌鉴》）。

红断纹裂舌hóngduànwénlièshé 舌象。舌红有横断裂纹而痛。裂纹不深者，多为老年素体阴亏，宜补肾滋阴；裂纹深而多者，为阴虚火旺，宜滋阴降火（见《伤寒舌鉴》）。

红法落海hóngfǎluòhǎi 见《中草药通讯》[1976（12）：6]。即法罗海。详该条。

红粉hóngfěn ❶《外科大成》卷一方。①水银一两，火硝（一两炒干为末）四钱五分，白矾（一两煅枯）四钱五分，朱砂末一钱。用筛过净香炉灰二三斤，盐卤水四五斤备用。取新铁锅一口，以砖架起，安朱砂末于锅中，如莲子大为度，次取硝，矾末研匀，盖朱砂上，次将茶盅盖之，如口外有硝、矾，即吹去之。将盅揭起，用筷子在硝、矾中轻轻点一小窝，用茶匙挑水银入窝内，仍将先覆茶盅盖之。次取前香灰用盐卤水调，干稀得所，则将手按茶盅勿令动，随将湿灰周围涂过，只留盅底在外，用石压之。次锅下燃火，不时视香灰，如稍有白色，即用棕蘸卤水，于灰上刷之，约三炷香，离火过宿，轻轻凿开，取茶盅，用黄纸包收，临时刮用。下疳，嚼细茶罨三次，次用粉掺之；杨梅喉疳，用新笔蘸粉点之；杨梅粉毒，用麻油四两、黄蜡一两熔化成膏，离火候温，入红粉一钱搅匀，绵纸摊贴，一日一换。治一切顽疮及杨梅粉毒，喉疳，下疳等。②水银、白矾、火硝各一两一钱，朱砂三钱三分。以锅煨热取起，入白矾一沸，见清，入硝一沸，见清，入朱砂一沸，见定，取出研末，入锅内，下水银，盖碗，封炼如上法。治证同上。❷即红升丹。见该条。

红浮漂hóngfúpiāo 中药材。见《贵州民间方药集》。为满江红之别名。详该条。

红浮萍hóngfúpíng 中药材。见《分类草药性》。为满江红之别名。详该条。

红膏药hónggāoyào 《证治准绳·疡医》卷六方。黄丹（飞炒）二两，乳香、没药、儿茶、血竭、朱砂、樟脑、水银各一钱，麝香、冰片各一分，黄蜡、水牛油、猪油各一两。为细末，先将蜡熔化，次入油和匀，候冷，入诸药末搅匀，油纸摊贴患处，若臁疮，作隔纸膏贴之。治杖疮及臁疮。

红根hónggēn 中药材。❶见《中国药用植物志》。为丹参之别名。❷见南京药学院《中草药学》。为刺玫果根之别名。详各条。

红根草hónggēncǎo 中药材。❶见《全国中草药汇编》。又名红地胆、根下红。为唇形科植物黄埔鼠尾 *Salvia prionitis* Hance 的全草。分布于浙江、安徽、江西、湖南及广东。微苦，凉。清热解毒，利湿，止血，安胎。治感冒发热，急性扁桃体炎，咽喉炎，支气管炎，肠炎，细菌性痢疾，肾炎，吐血，胎漏。煎服：15～30g。根含红根草邻醌、丹参醌Ⅰ及ⅡA、丹参新酮、隐丹参酮等。❷见《福建民间草药》。为星宿菜之别名。详该条。

红根仔hónggēnzǐ 中药材。见《福建中草药》。为星宿菜之别名。详该条。

红梗草hónggěngcǎo 中药材。见《滇南本草》。为泽兰之别名。详该条。

红姑娘hónggū · niang 中药材。出《卮言》。为酸浆之别名。详该条。

红管药hóngguǎnyào 中药材。见《全国中草药汇编》。又名山白菊、田边菊、山马兰、八月霜。为菊科植物三褶脉马兰 *Aster ageratiodes* Turcz. 的全草。分布几遍全国。苦、辛，凉。疏风清热，祛痰止咳，凉血止血，解毒。①治风热感冒，支气管炎，扁桃体炎，腮腺炎，乳腺炎，肝炎，肠炎，痢疾，吐血，衄血，泌尿系感染，鼻衄。煎服：15～60g。②捣敷治疗疮肿毒，蛇虫咬伤，外伤出血。地上部分含黄酮类，从中分离出槲皮素、槲皮苷、异槲皮苷、芸香苷、山柰酚及其3－鼠李糖葡萄糖苷等。根含皂苷。煎剂及所含黄酮在动物试验中有镇咳、祛痰、平喘作用及增强肾上腺皮质功能的作用，并能促进小鼠甲状腺对131碘的积聚，增加甲状腺的活力，提高肌体组织细胞的能量代谢。对金黄色葡萄球菌、奈瑟卡他球菌、变形和痢疾杆菌有一定的抑制作用。

红果子hóngguǒ·zi　中药材。见《中国药用植物志》。为山楂之别名。详该条。

红孩儿hónghái·er　中药材。❶出《植物名实图考》。又名岩红、石莲。为秋海棠科植物裂叶秋海棠 *Begonia laciniata* Roxb. 的全草。分布于福建、台湾、广东、广西、云南、四川、贵州、湖南、浙江等地。甘、酸，寒。清热解毒，散瘀消肿。①治感冒，急性支气管炎，肺炎，风湿骨痛，闭经，痛经，肝脾肿大。煎服：9～15g。②治跌打肿痛，毒蛇咬伤，痈肿，疔疮。捣敷。❷见《草药手册》。为薯莨之别名。详该条。

红汗hónghàn　病证名。❶即鼻衄。①伤寒阳明热盛时的鼻衄，同时衄后阳明之热随之而解。《三指禅》卷二："伤寒鼻衄，名曰红汗。热随血解。不必止血，亦不必再发汗。"②泛指一般鼻衄者。《伤寒家秘的本》："俗人以血为红汗。"❷血汗之别称。《杂病源流犀烛·诸血源流》："血汗者，或有病，或无病，汗出而色红染衣，亦谓之红汗。"详"血汗"条。

红旱莲hónghànlián　中药材。见《江苏省植物药材志》。又名湖南连翘、金丝蝴蝶、牛心茶、大金雀。为藤黄科植物湖南连翘 *Hypericum ascyron* L. 的全草。主产于江苏。苦，寒。入肝、胃经。平肝，止血，消肿，解毒。①治肝火头痛，吐血，咯血，衄血，子宫出血，黄疸，肝炎，痢疾，毒蛇咬伤。煎服：4.5～9g。②治跌打损伤，烧烫伤，捣敷或取汁涂；湿疹，黄水疮，研末油调涂。全草含挥发油，主为α－丁香烯。还含平喘、止咳、抗菌、降血脂的有效成分槲皮素、金丝桃苷以及山柰酚、芸香苷、异槲皮苷、胡萝卜素、维生素 B_2 等。金丝桃苷还有同化作用，芸香苷有抗炎、维生素P样作用。

红花hónghuā　中药材。出《本草图经》。又名红蓝花、刺红花、草红花。为菊科植物红花 *Carthamust inctorius* L. 的花。主产于河南、浙江、四川。辛，温。入心、肝经。活血通经，祛瘀止痛。①治闭经，痛经，产后瘀阻腹痛，癥瘕积聚，冠心病心绞痛，关节疼痛，中风偏瘫，跌打损伤，煎服3～10g。②将50%红花提取液15ml，加入10%葡萄糖液500ml中静脉滴注，每日1次，治脑血栓。③用红花注射液2～6ml，局部封闭，治疗神经性皮炎。孕妇忌服。④红花的果实称红花子，又名红蓝子、白平子，酒拌晒干、研末蜜丸服，治妇女瘀滞腹痛。花含红花苷、前红花苷、红花明苷和两种有很强的抗菌、抗真菌及抗线虫作用的多炔等。瘦果含脂肪油、2－羟基牛蒡子苷、罗汉松树脂醇单葡萄糖苷、半乳糖、肌醇等。煎剂对各种动物的子宫及肠管呈兴奋作用，并有降压作用。水提取物能增加狗的冠脉流量，改善冠脉循环。醇提取物能提高小鼠耐缺氧能力。对狗的心肌梗死范围有缩小作用，可能与其降低心肌耗氧量有关。在离体血管及主动脉条标本上，能对抗炎甲肾上腺素的收缩作用。

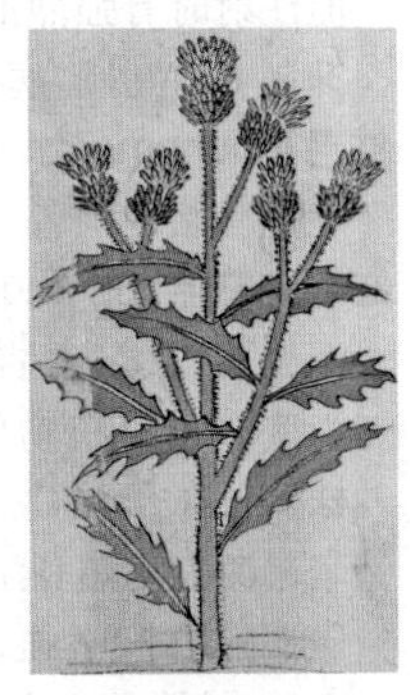
红花

红花艾hónghuā'ài　中药材。见萧步丹《岭南采药录》。为益母草之别名。详该条。

红花草疮hónghuācǎochuāng　病名。见《中医外科学讲义》（上海中医学院编）。红花草又名紫云英。因禀性不耐，过食红花草（江南农村食用蔬菜之一。致病量多在500～1000g），致胃肠运化失调，湿热内生，兼感风热和日光照射，郁于肌肤而成。好发于颜面和手背，重者可累及颈部和四肢，往往对称分布。疮起突然焮红肿胀，甚则有瘀斑、水疱或糜烂、溃疡、坏死等。伴有疼痛、麻木、绷紧、烧灼、瘙痒等感觉。治宜清热凉血，消风解毒。内服普济消毒饮。外用蒲公英30g煎汤，俟冷湿敷；外搽三黄洗剂；破溃者涂青黛膏。即植物日光性皮炎。

红花酢浆草hónghuācùjiāngcǎo　中药材。见《福建中草药》。为铜锤草之别名。详该条。

红花当归散hónghuādāngguīsǎn　《太平惠民和剂局方》卷九方。红花、当归尾、紫葳、牛膝、甘草、苏木各二两，白芷、桂心各一两半，赤芍药九两，刘寄奴五两。为细末，每服三钱，空腹热酒调服，食前、临卧再服。治妇人月经不行，或血瘀腰疼痛。

红花散hónghuāsǎn　❶《类编朱氏集验方》卷十方。红花、苏木、当归各等分。为粗末，每服一两，水酒煎，空腹、食前分二次服，治妇人女子经脉不通。❷《银海精微》卷上方。红花、连翘、当归、生地黄、紫草、大黄、甘草、赤芍药。加灯心、竹叶，水煎服。治小儿痘疮入眼。❸《素问病机气宜保命集》卷下方。干荷叶、牡丹皮、当归、红花、炒蒲黄各等分。为细末，每服半两，酒煎和渣服。治产后血昏血崩，月事不调。❹《萧山竹林寺妇科》方。红花、苏木、当归、牛膝各一钱，三棱、莪术、赤芍药各八分，枳壳六分，川芎五分。水煎，空腹服。治妇人行经作痛，经来一半，余血未尽，腹中痛，或有潮热。

红花散瘀汤hónghuāsànyūtāng　《外科正宗》卷三方。当归尾、皂角刺、红花、苏木、僵蚕、连翘、石决明、穿山甲、乳香、贝母各一钱，大黄三钱，牵牛子二钱。水、酒各半煎，空腹服。治入房忍精、强固不泄，以致瘀精、浊血凝结，两胯或小腹之旁结成肿痛，小便涩滞者（《医宗金鉴》）治便毒初起肿痛。

红花汤hónghuātāng　《痧胀玉衡》卷下方。又名二十三号中孚方。红花、蒲黄、青皮各一钱，香附四分，贝母二分，枳壳六分。水煎服。治痧毒入大小肠，小腹大痛不止，绞绞不已及痧退身重如石，不能转侧，舌上黑苔芒刺不退等症。

红花桃仁汤hónghuātáoréntāng　❶《兰室秘藏·痔漏门》方。黄柏一钱半，生地黄一钱，泽泻八分，苍术六分，当归尾、汉防己、防风、猪苓各五分，麻黄二分，红花半分，桃仁十个。为粗末，水煎，食前服。治痔漏经年不愈，因饱食而筋脉横解，肠澼为痔。❷《症因脉治》卷一方。大黄、枳壳、厚朴、桃仁、红花、赤芍药、当归尾。水煎服。治死血停滞胁痛。

红茴香hónghuíxiāng　中药材。见《浙江天目山药用植物志》。为荠草之别名。详该条。

红火老鸦酸草hónghuǒlǎoyāsuāncǎo 中药材。见《草药手册》。为廊菌之别名。详该条。

红尖白根舌hóngjiānbáigēnshé 舌象。舌根有白苔，舌尖淡红。为表证之候。若恶寒，身热，头痛者，宜发汗解表。亦可见于太阳腑证，其症头痛发热，烦渴饮水，水入即吐，小便不利，宜用化气利水之五苓散治之（见《伤寒舌鉴》）。

红尖出血舌hóngjiānchūxuèshé 舌象。全舌红绛色，舌尖出血如溅。为热盛营血之候，宜用犀角地黄汤加大黄、黄连等治之（见《伤寒舌鉴》）。

红尖干舌hóngjiāngānshé 舌象。舌尖色红而干。为心火上炎之象，宜用导赤散加童便，引热下行。《外感温热论》："舌尖绛独干，此心火上炎。"

红尖黑根舌hóngjiānhēigēnshé 舌象。舌尖红色，舌根黑苔。为心肾火炽，或实热灼伤阴分，可见于急性流行性发热病。急宜苦寒泻下存阴（见《伤寒舌鉴》）。

红尖紫刺舌hóngjiānzǐcìshé 舌象。舌尖红而起紫色芒刺。为里热重证恶候，急宜清热攻下（见《伤寒舌鉴》）。

红椒丸hóngjiāowán 《世医得效方》卷五方。灵砂（研）一两，人参、木香各二钱半，香附（杵净）、大红椒（去合口及子，焙出汗）各半两。为细末，糕糊为丸，麻子大，每服二十丸，空腹橘皮煎汤送下。治虚劳喘嗽眩晕。

红景天hóngjǐngtiān 中药材。见《青藏高原药物图鉴》。又名狮子七、涩疙瘩。为景天科植物大花红景天 *Rhodiola crenulat*（Hook. f. et Thoms.）H. Hobaa 的干燥根及根茎。分布于河北、山西、甘肃、陕西、青海、西藏、云南。甘、苦、平。入肺、心经。益气活血，通脉平喘，补气清肺，益智养心，收涩止血，散瘀消肿。治病后气虚体弱，气短乏力，肺热咳嗽，咯血，白带，腹泻，跌打损伤，烫火伤，高原反应等，煎服：3～6g。

红蔻hóngkòu 中药材。见《本草述钩元》。为红豆蔻之简称。详该条。

红蓝花hónglánhuā 中药材。出《金匮要略》。为红花之别名。详该条。

红蓝花酒hónglánhuājiǔ 《金匮要略》方。红蓝花一两。以酒一大升，煎减半，顿服一半，未止再服。治妇人风疾及腹中血气刺痛。亦治产后血晕。

红蓝花散hónglánhuāsǎn 《太平圣惠方》卷七十方。红蓝花、当归、干生地黄、赤芍药、鬼箭羽、虎杖、大腹皮、麦冬、土瓜根、地骨皮、枳壳（麸炒）各一两，柴胡一两半，炙甘草半两。为粗末，每服四钱，加生姜半分，水煎服。治妇人热劳羸瘦，四肢少力，经脉不通。

红狼毒hónglángdú 中药材。见《中药材手册》。即狼毒。详该条。

红灵丹hónglíngdān 即绛雪。见该条。

红灵散hónglíngsǎn 《中华人民共和国药典（一部）》方。人工麝香、冰片各 71.4g，雄黄、硼砂各 142.8g，朱砂、硝石（精制）各 238.1g，金礞石（煅）95.2g。散剂。每服 0.6g，一日一次。功能祛暑开窍，辟瘟解毒。治中暑昏厥，头晕胸闷，恶心呕吐，腹痛泄泻。

红苓蘵hónglíngqiáng 中药材。见萧步丹《岭南采药录》。为荷苞花根之别名。详该条。

红龙船花hónglóngchuánhuā 中药材。见《广西民间常用草药》。为荷苞花之别名。详该条。

红漏hónglòu 出董炳《避水集验要方》。❶指月经。❷指经漏。

红炉点雪hónglúdiǎnxuě 内科著作。又名《痰火点雪》。4 卷。明代龚居中撰。刊于 1630 年。书中以肺肾阴亏，心肝火炽为痨瘵的病因、病理；以滋肾清肺，柔肝降火为主治原则。卷一、卷二主论痨瘵的各种主证和兼证治疗；卷三介绍治疗方法与杂症补遗；卷四为痨瘵病的灸法禁忌及保健气功疗法。1949 年后有排印本。

红麻hóngmá 中药材。见《东北资源植物手册》。为罗布麻之别名。详该条。

红麻菠萝hóngmábōluó 中药材。见《云南中草药》。为野烟之别名。详该条。

红马蹄草hóngmǎtícǎo 中药材。见《四川中药志》。又名马蹄肺筋草、八角铜盘、金钱薄荷、红石胡荽。为伞形科植物红马蹄草 *Hydrocotyle nepalensis* Hook. 的全草。分布于陕西、安徽、浙江、江西、湖北、湖南、四川、云南、贵州、广西、广东。辛、微苦，凉。清肺止咳，活血止血，消肿解毒。①治感冒，咳嗽，咯血，痛经，月经不调，跌打损伤。煎服：6～15g。②治外伤出血，痔疮，骨髓炎，无名肿毒。鲜草捣敷。

红脉hóngmài 指月经。宋代齐仲甫《女科百问》十三问："经脉来时，俗称为红脉。"

红脉不通hóngmàibùtōng 舌象。见《世医得效方》卷十五。即经闭。详该条。

红毛大戟hóngmáodàjǐ 中药材。见《药材资料汇编》。即红大戟。详该条。

红毛七hóngmáoqī 中药材。见《民间常用草药汇编》。又名金丝七、海椒七、鸡骨升麻。为小檗科植物类叶牡丹 *Caulophyllum robustum*（Maxim.）Diels 的根茎及根。分布于东北、陕西、甘肃、安徽、浙江、湖北、四川等地。苦、辛，温。入肝经。祛风除湿，活血通络。治风湿痹痛，胃气痛，月经不调，痛经，产后瘀血腹痛，跌打损伤。内服：煎汤，3～15g；或浸酒。本品含木兰碱、塔期品碱，甲基金雀花碱，右旋羽扇豆碱，威岩仙皂苷 A、B、C、D、E 和类叶牡丹苷元。根之浸剂或酊剂有收缩子宫和血管的作用，所含塔斯品碱对结核杆菌呈显著抑菌作用。但注射时有强烈的局部刺激而限制其应用。它还有抗炎、抑制 RNA 肿瘤病毒的作用。

红毛毡hóngmáozhān 中药材。见《云南中草药选》。为红毛走马胎之别名。详该条。

红毛走马胎hóngmáozǒumǎtāi 中药材。见《民间常用草药汇编》。又名毛青杠、虎舌红、红毛毡、红胆、毛凉伞。为紫金牛科植物乳毛紫金牛 *Ardisia mamillata* Hance 的全株。分布于福建、广东、广西、贵州、四川、云南。苦、辛，凉。清热利湿，活血止血。①治痢疾，黄疸，风湿痹痛，肺结核咯血，外伤吐血，血崩，痛经。煎服：9～15g。②捣敷疮疖痈肿。孕妇慎服。

红米hóngmǐ 中药材。见《药材资料汇编》。即红曲。详该条。

红绵藤hóngmiánténg 中药材。见《中草药通讯》［1972（4）：41］。为蔷薇科植物红绵藤 *Rubus rufolanatus* H. T. Chang 的叶。分布于我国南部。涩，平。收敛止血。治吐血，咯血，尿血，崩漏，外伤出血，手术出血。煎服 6～15g，或制成注射液，每支 2ml，一般每日肌肉注射一支，或直接滴于伤口，或作湿敷。全草含10，16-二羟基十六烷酸，为有效的止血物质。

红棉龙骨散hóngmiánlónggǔsǎn 《幼科金针》卷下方。枯矾、龙骨各五分，麝香五厘，红棉灰（即干胭脂灰）三分。为末，先用棉球拭去脓秽，取少许，吹耳。治耳溃。

红棉散hóngmiánsǎn ❶《普济本事方》卷五方。枯矾为细末，每次一钱，加胭脂一字研匀，先用棉花擦净耳中脓水，再取药粉少许，吹入耳内。治聍耳流脓。❷《寿世保元》卷六方。枯矾、熟炉甘石各五分，干胭脂粉二分半，麝香少许，冰片一分。为细末，先用棉签擦去脓水，再取药粉少许，涂于耳内。治聍耳，流脓流水。❸《证治准绳·幼科》集三方。人参二钱半，天麻、炒僵蚕、麻黄、全蝎（去毒）各二钱，炙甘草、朱砂（研细）各一钱半。为细末，每服半钱，水煎数沸，加干胭脂少许，再煎一沸，温服。治小儿四时感冒风寒，发热，变蒸，诸惊，丹毒等症。

红膜hóngmó 病证名。《景岳全书》卷二十七："白睛红膜如伞纸者，此气滞血凝热证。"

红母鸡草hóngmǔjīcǎo 中药材。见《南宁市药物志》。为鸡骨草之别名。详该条。

红木香hóngmùxiāng 中药材。出《本草纲目拾遗》。又名内红消、紫金皮。为木兰科植物长梗南五味子 *Kadsura longipedunculata* Finet et Gagn. 的根或根皮。产于江西、浙江、江苏、福建等地。辛、苦，温。行气，活血，止痛。①治脘腹胀痛，筋骨疼痛，痛经，产后腹痛，痔疮。煎服：9~15g。②治跌打瘀痛，外伤出血，无名肿毒。研末调敷。孕妇忌服。根茎含红木香素、戈米辛M1、五味子素等。根含挥发油，内有蒎烯、柠檬烯、龙脑、樟脑等。

红南瓜hóngnánguā 中药材。见《中药大辞典》。为桃南瓜之别名。详该条。

红硇砂hóngnáoshā 中药材。见《药材资料汇编》。亦称紫硇砂，为硇砂药材之一种。详该条。

红内黑尖舌hóngnèihēijiānshé 舌象。舌的后半部红色，舌尖有黑色苔。为足少阴蕴热乘于手少阴之象，可用竹叶石膏汤（见《伤寒舌鉴》）。

红内红星舌hóngnèihóngxīngshé 舌象。简称红星舌。纯红舌中满布深红色红星点。为脏腑血分热毒炽盛之候。若症见壮热大渴、烦躁不眠、大便秘、小便涩等，宜急投清热凉血解毒之剂（见《伤寒舌鉴》）。

红内黄星舌hóngnèihuángxīngshé 舌象。纯红舌满布黄色星点。为湿热熏蒸脾胃，将发黄疸之候，宜清热利湿退黄。

红内消hóngnèixiāo ❶见《外科精要》。为何首乌之别名。详该条。❷见《四川常用中草药》。为金刚散之别名。详该条。

红嫩无津舌hóngnènwújīnshé 舌象。全舌鲜红柔嫩而无津液。为阴虚之候，宜甘寒滋阴。若淡红者，为气阴两虚，宜益气养阴。若津干火盛者，为阴虚火旺，宜滋阴泻火（见《伤寒舌鉴》）。

红娘虫hóngniángchóng 中药材。见《药材资料汇编》。为红娘子之别名。详该条。

红娘子hóngniáng·zi 中药材。出《本草图经》。又名樗鸡、红娘虫。为蝉科动物红娘子 *Huechyssanguinea* (De Geer) 的干燥全虫。分布于华东、华南及四川、云南等地。味苦、辛，平。有毒。归心、肝、胆经。活血破瘀，攻毒散结。①治血瘀经闭，不孕，腰痛及淋巴结结核，炒、炙后研末入丸、散，1~3g。②治瘰疬，癣疮研末作饼敷贴。体弱者及孕妇忌服。含斑蝥素等。斑蝥素对多种移植性肿瘤有明显抑制作用，并可延长实验动物存活时间；对皮肤、黏膜有发赤、发疱作用。中毒主要伤害肾小管。

红皮hóngpí 中药材。出《汤液本草》。为橘皮之别名。详该条。

红葡萄hóngpú·tao 中药材。见《云南中草药选》。为五爪金龙之别名。详该条。

红铅hóngqiān 指初潮月经。明代万全《广嗣纪要》："月事初下，谓之红铅。"

红蜻蜓叶hóngqīngyányè 中药材。见《中国药用植物图鉴》。为桐叶之别名。详该条。

红曲hóngqū 中药材。出《饮膳正要》。又名红米。为曲霉科真菌紫色红曲霉 *Monascus purpureus* Went 寄生在粳米上而成的红曲米。主产于福建、广东。甘，微温。入肝、脾、大肠经。活血化瘀，健脾消食。治产后恶露不净，瘀滞腹痛，跌打损伤，食积饱胀，赤白痢。煎服：6~12g。

红如柿色舌hóngrúshìsèshé 舌象。全舌无苔，红艳如柿色。为热极伤阴或阴虚火旺之候，宜清热养阴，或滋阴降火。

红三七hóngsānqī 中药材。见《陕西中草药》。又名九牛造、螺丝三七、赶山鞭、蓼子七。为蓼科植物支柱蓼 *polygonum suffultum* Maxim. 的根茎。主产于四川、陕西等地。苦、涩，凉。入肝、脾经。活血止血，除湿清热，生肌敛疮。①治跌打损伤，劳伤吐血，便血，崩漏，白带，月经不调，湿热痢疾，脱肛。内服：煎汤，9~15g；研末服，3~6g。②治外伤出血，溃疡久不收口。研细末撒。根和根茎中含大黄素、大黄酸、大黄酚及鞣质。

红色舌hóngsèshé 即舌红。详该条。

红色纹裂舌hóngsèwénlièshé 舌象。舌质红而有裂纹。为里热内迫，肺胃阴伤，宜甘寒泻火，育阴生津。

红色紫疮舌hóngsèzǐchuāngshé 舌象。纯红舌上起紫疮。为心肺热毒炽盛之象，瘟疫病可见此舌。急用清热、凉血、解毒之剂频服（见《伤寒舌鉴》）。

红痧hóngshā 病证名。痧证之一。感受时疫秽浊之气所致。《杂病源流犀烛·痧胀源流》："红痧，皮肤隐隐红点，如疹相似，痧在肌表，感受虽浅，热酒热汤，亦不可犯。外用焠刮。"用荆芥汤等。参见"痧"条。

红山花hóngshānhuā 中药材。见《云南中草药》。为血满草之别名。详该条。

红芍药hóngsháo·yao 中药材。见《圣济总录》。即赤芍药。详该条。

红舌hóngshé 即舌红。详该条。

红蛇根hóngshégēn 中药材。见《全国中草药汇编》。为血风藤之别名。详该条。

红参hóngshēn 中药材。见《神农本草经》。为人参商品之一种。为五加科植物人参 *Panax ginseng* C. A. Mey. 的栽培品经蒸制后的干燥根和根茎。主产于黑龙江、吉林、北京、河北、山西等。甘、微苦，温。归脾、肺、心、肾经。大补元气，复脉固脱，益气摄血。用于气虚血瘀，胸痹心痛，中风偏瘫，倦怠气喘，煎服3~6g。红参含人参皂苷、麦芽醇、挥发性多炔、挥发油、神经鞘磷脂等。详

"人参"条。

红升丹hóngshēngdān 《医宗金鉴·外科心法要诀》卷六十二方。又名红粉。朱砂、雄黄各五钱，水银、白矾各一两，硝石四两，皂矾六钱。先将二矾、硝石研细拌匀，入大铜勺内，加火硝一小杯炖化，一干即起，研细。另将水银、朱砂、雄黄研细，至不见星为度，再入硝矾末研匀；先将泥罐用纸筋泥搪一指厚，阴干（勿令有裂纹），入前药于内，罐口以铁油盏盖定，用棉纸捻条蘸蜜，塞罐口缝间，外用煅石膏细末，醋调封固；然后将泥罐放火上加热，先用文火升炼一炷香，继改用文武火一炷香后，再用文火，共升炼三炷香即可去火，放冷，开启取丹，用刀刮下研极细。每用少许，撒于疮口，外用膏药覆盖。功能去腐拔毒，生肌长肉。治一切疮疡溃后，疮口坚硬，肉暗紫黑。

红石根hóngshígēn 中药材。见《辽宁经济植物志》。为紫草之别名。详该条。

红石胡荽hóngshíhúsuī 见《全国中草药汇编》。为红马蹄草之别名。详该条。

H

红石薯hóngshíshǔ 中药材。见《福建中草药》。为糯米藤之别名。详该条。

红丝疮hóngsīchuāng 病名。出《疮疡经验全书》卷六。即红丝疔。见该条。

红丝疔hóngsīdīng 病名。出《证治准绳·疡医》卷二。又名赤疔、血箭疔、红线疔、金丝疮、血丝疮、红演疔、血丝疔、红丝疮、红丝血箭疔、红演儿、紫疥瘢，类似急性淋巴管炎。因火毒凝聚或破伤感染所致。多起于手足，生于手，有红丝入腋；生于足，有红丝入腹，均属重证。初起局部红肿热痛，继而起红丝，沿小腿或手臂迅速向上走窜，重者可伴寒热头痛，乏力。治宜清热解毒，内服五味消毒饮加减，并于红线远端挑刺放血，再隔寸挑刺令其微出血；或用灯心蘸烟油于红丝尽头灸一壮，再刺疔头，或用浮萍草嚼烂外敷，亦可于红丝尽处刺断，搽离宫锭子。

红丝瘤hóngsīliú 病名。见《医宗金鉴》卷七十二。即胎瘤。详该条。

红丝毛hóngsīmáo 中药材。见《陕西中草药》。为珍珠菜之别名。详该条。

红丝血箭疔hóngsīxuèjiàndīng 病名。出《疮疡经验全书》卷四。即红丝疔。见该条。

红四方藤hóngsìfāngténg 中药材。见《广西中草药》。即四方藤。详该条。

红琐梅hóngsuǒméi 中药材。见《植物名实图考》。为茅莓之别名。详该条。

红藤hóngténg 中药材。见《浙江中药手册》。又名血藤、大活血、大血通、血木通。为大血藤科植物大血藤 *Sargentodoxa cuneata*（Oliv.）Rehd. et Wils. 的茎藤。主产于湖北、四川、江西、河南、江苏。苦，平。入肝、大肠经。解毒消痈，活血止痛，祛风除湿，杀虫。①治肠痈，乳痈，风湿痹痛，四肢酸楚，痢疾，经闭，痛经，钩虫病，蛔虫病。煎服：9～15g。②治跌打损伤。捣烂，敷伤处，孕妇慎服。本品含大黄素、大黄素甲醚、毛柳苷、鹅掌楸苷等。本品能明显提高动物耐缺氧能力，能显著增加心脏正常搏动及颤动的离体豚鼠心脏冠脉流量，能抑制血小板聚集及抗血栓形成。煎剂对金黄色葡萄球菌、乙型链球菌、卡他球菌、大肠埃希菌及铜绿假单胞菌均有抑制作用。

红恬舌hóngtiǎnshé 舌象。全舌紫红，频伸口外，舐左右上下之舌象。为心脾热盛之候，温疫病多见。宜清热解毒，清心凉血（见《伤寒舌鉴》）。

红桐hóngtóng 中药材。见《中国树木分类学》。为秋枫木之别名。详该条。

红头草hóngtóucǎo 中药材。见《云南省药品标准》(1974)。为菊科植物柔毛艾纳香 *Blumeamollis*（D. Don）Merr. 的带花全草。分布于广西、广东、云南、四川、贵州、湖南、江西、浙江、台湾等地。苦，寒。清热解毒。治肺热咳嗽，咽喉肿痛，腮腺炎，口腔炎，牙龈脓肿，乳腺炎，无名肿毒，外伤肿痛，皮肤瘙痒。煎服：9～15g。本品不宜久煎。

红土hóngtǔ 中药材。见《药材学》。为赤石脂之别名。详该条。

红臀hóngtún 病名。又名湮尻疮。即尿布皮炎。为新生儿多见的皮肤炎症。小儿皮肤娇嫩，尿布潮湿浸渍过久，湿毒乘虚侵入，发于臀部肌表，而致焮红、粗烂，重则有丘疹、疱疹甚至脓疱形成。初起内服药以清热解毒为主，用银花甘草汤；外宜六一散扑于患部，如疮破渗液，可以青黛散外敷。如新生儿，手足、颐下、颊、肢窝、腿丫内，湿热之气蕴积湮烂成疮者，用伏龙肝研细外敷。

红外线穴位照射疗法hóngwàixiànxuéwèizhàoshèliáofǎ 用红外线照射穴位的一种治疗方法。以白布遮去应照穴位以外皮肤，用红外线发生器照射穴位，以病人自感局部温热或皮肤出现淡红色为度。常用于治疗哮喘、慢性支气管炎、风湿痹痛等。

红丸子hóngwán·zi ❶《太平惠民和剂局方》卷三方。三棱、莪术、青皮、陈皮各五斤，炮姜、胡椒各三斤。为细末，醋煮面糊为丸，梧桐子大，矾红为衣，每服三十丸，食后姜汤送下，小儿减量。治脾积不食，血癥气块，小儿食积，骨瘦面黄，肚胀气急。❷《仙授理伤续断秘方》方。牛膝（酒浸一宿）、炮川乌、天南星（醋煮三次）、细辛、何首乌（煮熟）、桔梗、山竺桂、当归、自然铜（醋淬七次，另研）、白蔹、赤芍药、骨碎补、没药（另研）、羌活、赤小豆。为末，酒煮面糊为丸，每服五十丸，温酒送服。功能坚筋固骨，滋血生力。治打仆损伤，骨碎筋断，疼痛痹冷，瘀血留滞，外肿内痛，肢节疼倦。

红痿舌hóngwěishé 舌象。舌本痿软，不能举动的舌象。为心气伤损之征。若淡红而痿者，为气血不足；若深红而痿者，为气血热盛；若紫红而痿者，为脏腑热极；若绛红而痿者，为阴亏已极（见《伤寒舌鉴》）。当根据其病因和临床表现决定治法。

红细枯长舌hóngxìkūchángshé 舌象。舌干红而长细。此为阴亏已极之象，因手少阴之气竭于内，不能上通于舌本所致，属危重证候，急当峻补真阴（见《伤寒舌鉴》）。

红霞映日症hóngxiáyìngrìzhèng 眼科病证。出《银海精微》。《张氏医通》卷八："眼赤涩肿痛年深，有红翳于乌睛上，浓泪如红霞映日之状，乃肝膈风热上攻所致。治宜祛风散血清凉之剂。"属血翳包睛。详该条。

红线疔hóngxiàndīng 病名。出清代叶氏秘传《七十四种疔疮良方并图形要诀》。即红丝疔。见该条。

红小豆hóngxiǎodòu 中药材。见《本草原始》。即赤小豆。详该条。

红心灰hóngxīnhuī　中药材。出《庚辛玉册》。为藜之别名。见该条。

红星舌hóngxīngshé　红内红星舌之简称。详该条。

红杏老人hóngxìnglǎorén　见"陈邦贤"条。

红雪hóngxuě　《太平圣惠方》卷九十五方。又名通中散、红雪通中散。朴硝十斤，羚羊角屑、黄芩、升麻各三两，人参、赤芍药、槟榔、枳壳（麸炒）、生甘草、竹叶、木香各二两，木通、栀子、葛根、桑白皮、大青叶、蓝叶各一两五钱，苏木六两。为粗末，水煎去渣，再煎沸，下硝，不住手搅，待水将尽，倾入器内，欲凝时，再下朱砂一两、麝香五钱，经宿成雪，每服一至二钱，新汲水送下。功能消宿食，解酒毒，开三焦，利五脏，除热，破积滞。治伤寒狂躁，发斑，湿瘴脚气，黄疸，头痛目昏及口鼻疮，喉痹，重舌，肠痈等症。

红雪通中散hóngxuětōngzhōngsǎn　见《太平惠民和剂局方》卷六。即红雪。见该条。

红血儿hóngxuè'ér　中药材。见《陕西中草药》。为鸡血七之别名。详该条。

红芽大戟hóngyádàjǐ　中药材。见《小儿药证直诀》。即红大戟。详该条。

红岩七hóngyánqī　中药材。见《全国中草药汇编》。为岩白菜之别名。详该条。

红眼病hóngyǎnbìng　病名。见上海中医学院编《五官科学》。为天行赤眼之俗称。详该条。

红眼伤寒hóngyǎnshānghán　病证名。出清代马之骐《疹科纂要》。即伤寒谷黍。详该条。

红演疔hóngyǎndīng　病名。出《疡医准绳》卷二。即红丝疔。见该条。

红演儿hóngyǎn'ér　病名。出《疮疡经验全书》卷四。即红丝疔。见该条。

红艳舌hóngyànshé　舌象。又称将瘟舌。舌红赤、光艳无苔，在温病多属营分热盛，在杂病多属阴虚火旺。参见"舌红""舌绛"条。

红药hóngyào　中药材。见《草药手册》。为雷公藤之别名。详该条。

红药子hóngyào · zi　中药材。❶出《本草图经》。又名赤药、朱砂七、猴血七。为蓼科植物毛脉蓼 *Polygonum ciliinerve*（Nakai）Ohwi 的块根。主产于陕西、甘肃、河南。苦、微涩，凉。入肺、大肠、肝经。清热解毒，凉血，止血，活血调经。①治扁桃体炎，胃炎，胃溃疡，肠炎，痢疾，尿路感染。②治吐血，衄血，便血，崩漏，月经不调。煎服：3～5g。③治外伤感染、出血，跌打损伤，痈疖。研粉敷。少数病人服后出现恶心、呕吐、腹胀、肢麻及头晕等反应。孕妇慎服。本品含大黄素、大黄素甲醚、大黄酚、大黄酸及食用大黄苷等。大黄素、大黄素甲醚对金黄色葡萄球菌、大肠埃希菌、铜绿假单胞、痢疾杆菌均有抑制作用，水浸液对多种呼吸道及肠道病毒有抑制作用。大黄素甲醚有致突变现象。❷见《陕西中草药》。为慕荷之别名。详该条。❸见《湖南药物志》。为薯莨之别名。详该条。

红樱花hóngyīnghuā　中药材。见广州部队后勤部卫生部编《常用中草药手册》。为龙船花之别名。详该条。

红硬舌hóngyìngshé　舌象。全舌深红或紫红，舌根强硬不语之象。主脏腑实热已极，或因燥火浸淫，或为时疫直中，宜苦寒清热解毒治之。若舌尖能动，舌根胖硬不能言语，此为肝风内动，风痰壅盛，宜清心开窍祛痰，平肝息风。若舌短硬不能伸出，面色枯槁，为脾肾衰败之征（见《伤寒舌鉴》）。

红油hóngyóu　《外科全生集》卷四方。红砒一钱。敲碎，以麻油一两煎至砒枯烟绝为度，去砒留油，擦患处，日二至三次。治鹅掌风及一切风证。

红油菜hóngyóucài　中药材。见《四川中药志》。为芸苔之别名。详该条。

红玉膏hóngyùgāo　《疡医大全》卷七方。蛇蜕、蜈蚣各一条，血余、黄蜡各二两，香油四两。同熬滤清，用黄丹收膏，再下黄蜡熔化，摊贴患处。功能拔毒去腐。治疮毒。

红芋荷hóngyùhé　中药材。见《江西民间草药验方》。为野芋之别名。详该条。

红晕边黑舌hóngyùnbiānhēishé　舌象。亦称裹圈舌。舌中心至舌根淡红，外层有红晕，而舌边尖纯黑。多见于温病热邪内传心包之候。常伴见神昏、谵语、烦躁，或发斑疹等症，宜清心开窍，凉营泄热（见《伤寒舌鉴》）。

红枣hóngzǎo　中药材。见《医学入门·本草》。即大枣。详该条。

红泽兰hóngzélán　中药材。见《贵州民间药物》。为赤胫散之别名。详该条。

红战舌hóngzhànshé　舌象。舌颤掉不安，即舌颤，指舌体蠕蠕微动之象。有虚实之不同。若深红而战者，宜清热泻火；若紫红而战者，宜凉血泄热；若淡红而战者，宜气血双补；若鲜红而战者，宜滋阴降火（见《伤寒舌鉴》）。参见"舌颤"条。

红障hóngzhàng　病证名。指翳膜之色红赤者。《审视瑶函》卷三："大抵红障凹凸，怕如血积肉堆。"参见"膜"条。

红症hóngzhèng　证名。亦名吐红。即吐血。《理虚元鉴》载："红症初起治法"。

红中淡黑舌hóngzhōngdànhēishé　舌象。舌红中央淡黑苔。主脏腑实热里证。若症见壮热，烦躁，便秘，尿赤。急用苦寒攻下泄热（见《伤寒舌鉴》）。

红中干舌hóngzhōnggānshé　舌红而中心干。为心胃火燔、消烁津液之候，治宜于清胃方中加入清心之品（见《温热论》）。

红中黑斑舌hóngzhōnghēibānshé　舌象。亦称生斑舌。全舌纯红，有小黑斑点。多见于瘟疫热毒陷于阳明之候。兼见壮热、烦渴，继而透发癍疹，急用透疹解毒，待癍疹出后，则用凉血解毒化癍（见《伤寒舌鉴》）。

红中黑纹舌hóngzhōnghēiwénshé　舌象。亦称厥阴舌。舌边红，中央见黑色湿润纹状苔。乃为阴毒客于厥阴肝经之候，若症见四肢厥冷，身恶寒，腹痛，脉沉细等，宜温中散寒（见《伤寒金镜录》）。

红中焦黑舌hóngzhōngjiāohēishé　舌象。红色舌，中央有焦黑苔，主里热实证，尤以脾胃为甚。多因瘟毒内结，急用苦寒攻下泄热（见《伤寒舌鉴》）。

红中人裂纹舌hóngzhōngrénlièwénshé　舌象。红舌中见有裂纹如"人"字形。为心火燔灼，热毒上炎之象，宜凉膈散清上泄下（见《伤寒金镜录》）。

红中蚀烂舌hóngzhōngshílànshé　舌象。也称虫碎舌。纯红色中有糜烂红点，如虫蚀状之舌象。为水火不济，热毒炽盛之候，宜泄热攻下（见《伤寒金镜录》）。

红中似苔非苔舌hóngzhōngsìtāifēitāishé　舌象。红舌上有黏腻似苔非苔之象，在温热病中，为中焦夹有秽浊之气所致，急于方药中加入芳香之品以逐之（见《温热论》）。

红中双灰干舌hóngzhōngshuānghuīgānshé　舌象。全舌色红，有两条纵行灰色干燥苔。见于温热病，为内热炽盛，邪结胃腑之象，证见壮热谵语、循衣摸床、神昏撮空等，急用苦寒泄热攻下（见《伤寒舌鉴》）。

红中通尖黑干舌hóngzhōngtōngjiānhēigānshé　舌象。舌边红，中央有黑干苔通尖之象。为脏腑实热之候，尤以心、肺、脾、胃为甚，急用清热泻下，以解里热（见《伤寒舌鉴》）。

红中微黄根舌hóngzhōngwēihuánggēnshé　舌象。舌中尖红，舌根有淡黄苔。为热入阳明，每有出现黄疸者。如见头汗、身凉、小便黄涩，可用茵陈蒿汤加味，清热利湿退黄（见《伤寒舌鉴》）。

红中微黄滑舌hóngzhōngwēihuánghuáshé　舌象。舌红中有微黄滑苔。为外邪入里化热，宜解表清里。或温病由气分转营分，宜透营转气。若舌干燥，则为腑实之象，宜通腑泄热（见《伤寒舌鉴》）。

红肿涩烂沿眼hóngzhǒngsèlànyányǎn　病证名。见《审视瑶函》。症与眼弦赤烂同。参见该条。

红珠草hóngzhūcǎo　中药材。见《福建民间草药》。为龙珠之别名。详该条。

红砖草hóngzhuāncǎo　中药材。见《全国中草药新医疗法展览会技术资料选编·妇产科》。为一点血之别名。详该条。

红子hóngzǐ　中药材。见《分类草药性》。为赤阳子之别名。详该条。

红子根hóngzǐgēn　中药材。出《分类草药性》。为蔷薇科植物火棘 *pyracantha fortuneana* (Maxim.) Li 的根。分布于西南地区及广西、湖南、湖北、福建、浙江、江苏、陕西等地。酸、涩，平。清热凉血，活血。治虚劳骨蒸，月经不调，跌打损伤，筋骨疼痛。煎服：12～24g。孕妇忌服。本品含鞣质。

红紫珠hóngzǐzhū　中药材。见《广西药用植物名录》。又名小红米果、野兰靛。为马鞭草科植物红紫珠 *Callicarpa rubella* Lindl. 的叶。分布于安徽、浙江、江西、福建、湖南、广东、广西、贵州、四川、云南。微苦，凉。凉血止血，解毒消肿。①治吐血，衄血，咯血，尿血，痔疮出血。煎服：15～30g。②治外伤出血。研末撒。

红总管hóngzǒngguǎn　中药材。见《草药手册》。为瑞香花之别名。详该条。

荭草hóngcǎo　中药材。出《名医别录》。又名东方蓼、水红花、八字蓼、水蓬稗、家蓼。为蓼科植物红蓼 *Polygonum orientale* L. 的全草。分布几遍全国。辛，凉，有小毒。祛风利湿，活血止痛。①治风湿痹痛，跌打瘀肿，水肿，腹水，小儿疳积，痢疾，疝气。煎服：15～30g。②治溃疡久不收口，以根煎水外洗，并以叶研末掺；疮肿，脚气，煎水浸洗。地上部分及叶含牡荆素、异牡荆素、荭草素、异荭草素、荭草苷（Orientoside）、槲皮苷、异槲皮苷等，此外尚含叶绿醌-9及β-谷甾醇等。荭草能增加冠脉流量，抗心肌缺血，减慢心率，轻度下降血压，延长缺氧小鼠存活时间，拮抗组胺引起的支气管痉挛。果实的煎剂在体外对痢疾杆菌有抑制作用。

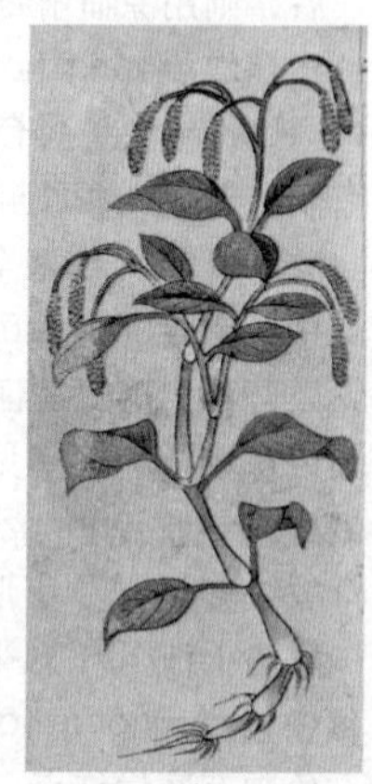
荭草

荭草花hóngcǎohuā　中药材。出《本草纲目》。又名水荭花。为蓼科植物红蓼 *Polygonum orientale* L. 的花。散血，消积，止痛。①治胃脘血气痛，痢疾初起。煎服：3～6g。②熬膏贴治痞块，捣敷治横痃。

荭草实hóngcǎoshí　中药材。见《本草纲目》。为水红花子之别名。详该条。

虹彩hóngcǎi　见《眼科易知》。即黄仁。详该条。

虹叶hóngyè　中药材。见《岭南草药志》。为乌桕叶之别名。详该条。

洪宝丹hóngbǎodān　《仙传外科集验方》方。又名破血丹、抑阳散、洪宝膏、金丹、四黄散。天花粉三两，姜黄、白芷各一两，赤芍药二两。为细末，茶水或酒调和，热敷患处。功能清热解毒，活血消肿。治痈肿阳证，热红肿疼痛，亦治金疮。

洪宝膏hóngbǎogāo　见《寿世保元》卷九。即洪宝丹。见该条。

洪参岐hóngcānqí　见“洪正立”条。

洪基hóngjī　明代医家。字九有。新安（今安徽徽州地区）人。业儒之外，究心医籍，并访求名医请益，历二十载，求得方剂数以万计。择所得方剂之神效切用者，制成丸散以施人，并撰成《胞与堂丸散谱》4卷（1638），以述丸散之效用，其中以养生之剂居多。因书扉、书口刻有“摄生总要”“摄生秘剖”，故近代刻印时曾用《摄生秘剖》《生育宝鉴》《种子秘剖》《生育指南》《摄生种子秘方》等书名。

洪缉庵hóngjī'ān　见“洪炜”条。

洪吉人hóngjírén　见“洪天锡”条。

洪金鼎hóngjīndǐng　清代医家。字玉文。金川（属浙江）人。撰有《盘珠集胎产全集》《医方一盘珠》（1749年刻行）等书。

洪锦斋hóngjǐnzhāi　见“洪兆芳”条。

洪景严hóngjǐngyán　见“洪遵”条。

洪连hónglián　中药材。见《西藏常用中草药》。又名藏黄连。为玄参科植物兔耳草 *Lagotis glauca* Gaertn. 或短管兔耳草 *L. brevituba* Maxim. 的根或带根全草。前者分布于山西至西北高山地区，后者分布于青海、甘肃。苦，寒。清热解毒，行血调经，降血压。治五脏有热，血分热毒，急、慢性肝炎，高血压，月经不调，乳腺癌。煎服：1.5～3g。预试含酚类、多糖、树脂、黄酮。短管兔耳草水浸剂对大鼠实验性关节肿有明显抑制作用。

洪脉hóngmài　脉象。脉来极大，如波涛汹涌，来盛去衰。《脉诀汇辨》：“洪脉极大，状如洪水，来盛去衰，滔滔满指。”多主热邪盛。热病伤阴，阴虚于内，阳盛于外，则脉亦洪，但应指有力。

洪仁玕hóngréngān（19世纪中叶）太平天国将领兼医生。广东花县（今广东广州花都区）人，为天王洪秀全之族弟。研究医理，并于1859年赴天京（今南京），封为玕王。在其朝政工作中，涉及医药卫生者不少，如兴办医院，考试医师，注重环境卫生等。曾设医院二所，亲自领导。天京被围，赴江西等地调兵，被俘，就义于南昌，时年43岁。

洪氏集验方hóngshìjíyànfāng　方书。宋代洪遵撰。5卷。刊于1170年。本书汇集作者本人多年试用或传闻的验方共

167首，内容以临床各科病证的治疗方剂、灸法为主。但未分类编次，又无标题。对于病证和治法，缺乏必要的阐述。1949年后有《宋人医方三种》排印本。

洪涛hóngtāo 明代医生。江西弋阳人。年轻时业儒。后改学医。曾任太医院副使。随军征交趾，军中疾疫流行，他用苍术、黄柏煮汤治疗获效。继任荣藩良医正，据云曾成功做补唇术。

洪天锡hóngtiānxī(18世纪中叶) 清代医家。字吉人。鸳湖(今浙江嘉兴南)人。对吴又可的《温疫论》一书加以注释而成《补注温疫论》(1784年刻行)。

洪炜hóngwěi 清代医家。字缉庵，又字霞城。浙江余姚人。研究虚损证，撰有《虚损启微》(1761)一书，并与施雯(淡宁)、严洁(西亭)合纂《盘珠集胎产证治》一书。

洪霞城hóngxiáchéng 见"洪炜"条。

洪玉文hóngyùwén 见"洪金鼎"条。

洪蕴hóngyùn(1037—1104) 北宋医僧。本姓蓝，潭州长沙(今湖南长沙)人。笃好医术，尝为上层统治者治病，有一定疗效，赵匡胤赐号"广利大师"。

洪兆芳hóngzhàofāng 清代医家。字锦斋，婺源(今属江西)人。仕九品官。精于医，尤长于儿科，撰有《婆心集》一书，未见刊行。

洪正立hóngzhènglì 清代医家。字参岐。新安(今安徽歙县)人。曾对龚廷贤所纂辑的《医学入门万病衡要》(又称《医衡》)一书加以编录。

洪肿hóngzhǒng 症名。指水肿之剧者。《金匮要略·水气病脉证并治》："风气相击，身体洪肿，汗出乃愈。"《诸病源候论·身面卒洪肿候》："身面卒洪肿者，亦水病之候，肾脾虚弱所为。"洪肿可见于风水、皮水、石水等病证，亦可见于脚气、鼓胀、肠覃、石瘕等证，须辨属气属血，随证施治(见《三因极一病证方论》)。参见有关各条。

洪遵hóngzūn(1120—1174) 南宋医家。字景严。鄱阳(今江西波阳)人。任翰林学士。1170年(乾道六年)撰《洪氏集验方》6卷。

鸿飞集论眼科hóngfēijílùnyǎnkē 眼科著作。又称《鸿飞集》或《七十二症明目仙方》。作者佚名，编撰时间不详，明代浙人胡廷用根据先祖传抄本重新编集，于嘉靖三十五年(1556)由日新书堂初刻成书，后复由四知馆重梓。全书不分卷，内容包括《五轮八廓论》《七十二症内外障眼诗诀》及72种眼病证治方药。该书收入《中国古医籍整理丛书》。

hou

齁hōu 《医学入门》卷首"音字"章："齁，音侯。齁鮯，鼻息也。"

齁喘hōuchuǎn 病证名。见《医说》卷四。又称齁鮯。指喘急而喉中有痰鸣声，类哮证。多因过食鱼虾盐咸，内有积痰寒饮，外寒与内饮搏击，肺气壅阻所致。《金匮翼·齁喘》："齁喘者，积痰在肺，遇冷即发，喘鸣迫塞，但坐不得卧，外寒与内饮相搏，宜小青龙汤主之。若肺有积热，热为寒束者，宜越婢汤主之……丹溪治齁喘之症，未发，以扶正气为主，八味、肾气，温肾行水之谓也；已发，用攻邪气为主，越婢、青龙，泄肺蠲饮之谓也。"《万病回春·哮吼》："凡遇天阴欲雨，便发齁喘，甚至坐卧不得，饮食不进，此乃肺窍中积有冷痰，乘天阴寒气从背、口、鼻而入，则肺胀作声。此病有苦至终身者，亦有子母相传者。"《医学传灯·齁喘》："齁喘之病，方书皆名哮吼，为其声之恶也。此因误啖盐酱咸物，搏结津液，熬煎成痰，胶黏固结，聚于肺络，不容呼吸出入，而呼吸正气反触其痰，所以喘声不止也。肺有痰热，毛窍常开，热气得以外泄，所以伏而不发，一遇秋冬，寒气外束，邪热不得宣通，故令发喘。脉来浮数滑大者，宜用定喘汤……齁病属热者固多，而肺寒者亦有，不可泥定是热。凡脾胃虚寒，气不能运，积成冷痰，上注于肺，亦成齁喘。其人四肢厥冷，脉沉细缓，按之无力，即其候也。宜用六君子汤加款冬、金沸草、杏仁、炮姜治之。"

齁鮯hōuhē 病证名。又名齁鰕。指小儿因有痰母而引起的气促喘急，喉间若拽锯声者。小儿脾肺脆弱，乳食停滞，或"暑湿所侵，未经发散，邪传心肺，变而为热，有热生风，有风生痰，痰实不化，因循日久，结为顽块，圆如豆粒，遂成痰母"(《证治准绳·幼科》)。一旦调护失宜，或节令变迁，则痰母发动而风随之，风痰潮紧，气促而喘。见于小儿支气管哮喘。体实者宜去风降痰；久病体虚者，则宜益气化痰之剂。

齁鰕hōuhē 病证名。出《普济方》卷三百八十七。即齁鮯。详该条。

齁嗽hōusòu 病证名。指哮喘咳嗽鼻息有痰声者。《不居集》卷十五："齁嗽，齁者痰声，即远年近日喘哮咳嗽也。用糯米泔水磨茶子滴入鼻中，令病人吸入口内服之。"参见"咳嗽""痰哮"条。

侯疛hóushěn 见于出土战国古玺。据考证系侯姓医人，专治寒疾，故玺文上标姓氏，下标所专治病。

侯氏黑散hóushìhēisǎn 《金匮要略》方。菊花四十分，白术、防风各十分，细辛、茯苓、牡蛎、人参、皂矾、当归、干姜、川芎、桂枝各三分，桔梗八分，黄芩五分。为末，每服一方寸匕，温酒调下，日一次。功能祛风寒，除痰湿，通经络。治大风，四肢烦重，心中恶寒不足者；及风癫，中风瘫痪。近代常用治风湿性关节炎、风湿性坐骨神经痛。

侯祥hóuxiáng 南北朝北魏官吏。正光五年(524)拜司徒左长史，领尚药典御、燕州大中正。

侯自然hóuzìrán 宋代医家。撰《难经疏》13卷，已佚。

喉hóu 出《素问·太阴阳明论》。《济生方》："喉者，言其中空虚可以通气息，呼吸之道路，肺之所候，天气之所主也。"属肺系，上通咽，下接气管，是呼吸出入之门户，也是发音器官。故《重楼玉钥》卷上："喉者空虚，主气息出入呼吸，为肺之系，乃肺气之通道也。"阐明了喉与气道的密切关系。此外亦有泛指今之口咽部或喉咽部者。参见"咽喉"条。

喉白hóubái 病名。即白喉。见清代郑若溪《喉白阐微》。症治参见"白喉"条。

喉白阐微hóubáichǎnwēi 白喉专著。1卷。清代郑梅涧撰。刊于1797年。作者根据多年临床治疗心得，对白喉的辨证论治、药用宜忌、药性、常用验方等做了概括的论述。1956年安徽人民出版社出版排印本。

喉白喉hóubáihóu 病名。白喉假膜位于喉、气管、支气管者，大多由咽白喉向下蔓延而来。表现为喉梗阻症状，开始声音嘶哑，咳声如吠，甚至失音，继则出现呼吸困难，烦躁不安。严重时口唇发绀，出现三凹征，甚至昏迷、窒息，兼有发热。多为痰热阻肺。治宜宣肺豁痰，清热解毒。用麻杏石甘汤加土牛膝根、金银花、连翘等。烦躁气闭者，治宜逐痰通闭，清肺解毒，用雄黄解毒丸。必要时行气管切开术。

喉闭hóubì　病证名。见《儒门事亲》卷四。❶系指咽喉肿起，喉道闭阻。《医林绳墨》卷七云："其症咽嗌干痛，喉咙作肿，颔不可咽，舌不可吞，水谷难入，入则反往鼻孔出，故曰喉闭。"多由肝肺火盛，复感风寒，或过食炙煿膏粱醇酒之品而成。症见咽喉肿胀，色红，腮颊颜面红赤，甚或项腮漫肿，疼痛较剧，阻塞不利，汤水难咽，语言难出，身发寒热，胸闷气促。治宜疏散外邪，解毒消肿。方用普济消毒饮、五味消毒饮等加减。脓成时可以刀针于高肿处刺破排脓，外吹冰硼散。或刺少商、合谷穴出血。❷喉痹之别名。参见"喉痹"条。本症可见于今之咽后壁脓肿、扁桃体周围脓肿等。❸飞蛾喉的别名。《喉科秘旨》卷上云："积热风痰喉欲闭，因生血泡在喉间，忽然壅塞樱桃似，点刺流涎病即安。"

喉痹hóubì　病名。出《素问·阴阳别论》："一阴一阳结谓之喉痹。"一阴谓心主之脉，一阳谓三焦之脉。三焦心主脉并络喉，气热内结，故为喉痹。《口齿类要》："喉痹谓喉中呼吸不通，语言不出，而无气闭塞也。"《杂病源流犀烛》卷二十四："喉痹，痹者闭也，必肿甚，咽喉闭塞。"故凡症见咽喉肿痛、声音嘶哑、吞咽困难等统称为喉痹。发病急骤，并发全身症状。临床上因其病因病机不同而分风热喉痹、伤寒喉痹、酒毒喉痹、阴虚喉痹、阳虚喉痹等；因其发病后喉间颜色之不同而有白色喉痹、淡红喉痹等；因其发病之急骤而有急喉痹、走马喉痹等之分。虽其病名繁多，然总不外外感风寒、风热；内伤阴阳，气血虚损；气滞肝郁等证。详喉痹有关各条。

喉痹饮hóubìyǐn　《杂病源流犀烛·面部门》卷二十四方。桔梗、玄参、贝母、荆芥、薄荷、僵蚕、前胡、甘草、天花粉、灯心草、牛蒡子、款冬花。水煎服。功能疏风清热，散结消肿。治喉痹。

喉杵hóuchǔ　症名。似指咽喉病之肿痛症状而言。《杂病源流犀烛》卷二十四："喉杵，喉极肿而极痛。宜甘桔射干汤，外点烧盐散。"另有作喉忤者，乃刊刻误字。

喉疮hóuchuāng　病名。系指喉间生肉色赤，层层相叠，饮食吞咽有碍，口中出臭秽之气。《医学心悟》卷四："喉疮，少阴肾经阴火上冲也。其上腭生疮脾热也；舌上生疮心热也。"《沈氏尊生书》卷二十四："喉疮，层层如叠，不痛，日久有窍，出臭气，废饮食。"治宜结合全身情况辨证论治。

喉刺hóucì　病名。《囊秘喉书》："多因劳病未愈，虚火上炎，荣血已竭。其症上腭有红点，密密如蚊痕。"治宜滋阴降火。可选知柏地黄汤、左归饮等加减。

喉卒肿hóucùzhǒng　病证名。指喉部猝然肿痛。《备急千金要方》卷六下："识喉卒肿，不下食，方以韭一把，捣熬薄之，冷则易。"

喉丹hóudān　病名。见《咽喉经验秘传》。详"风热喉丹"条。

喉单hóudān　病证名。指喉关上部红肿疼痛。《喉科秘旨》卷下："喉单，此症因肝火郁热，动风而生，关口上部下垂，根大头小，红色大痛。"治宜泻火解毒。用三黄凉膈散加减。

喉道hóudào　解剖部位名。见《外科正宗》卷二："喉痛……其患虽肿而咽门半塞半开；其病虽凶而喉道又宽又肿，此皆标准，虽重无妨。"即咽喉。详该条。

喉底hóudǐ　解剖部位名。即咽后壁。

喉点疳hóudiǎngān　病证名。出《育婴秘诀》。属走马牙疳之一。为疳毒蚀于喉头环状软骨部位，发生溃烂的病证。治法详"牙疳"条。

喉疔hóudīng　病名。见《增订治疔汇要》卷上："喉疔，急症也。生于喉间，形如靴钉，尖而且长，紫黑坚硬，初起麻痒，旋即大痛。"系指发于喉内两旁之疔。初起但觉喉内麻痒，断而迅速疼痛，或发寒热。多因肺胃火燔，邪热内侵，郁久化热，火毒上冲而结于喉。治宜清热解毒、消肿止痛。方用凉膈散、五味消毒饮加减，外吹清凉散等。

喉毒药hóudúyào　中药材。见《广西植物名录》。为毛冬青之别名。详该条。

喉蛾hóu'é　病名。《种福堂公选良方》卷三："喉咙忽胀似喉鹅，不能饮食。"即乳蛾。详该条。

喉腭溃蚀hóu'èkuìshí　病证名。见《景岳全书》卷二十八。多由痰火邪毒上冲，或杨梅疮毒结于咽喉所致。症见上腭腐溃，甚或溃蚀与鼻相通。治宜清火解毒，祛腐生肌。可选用五宝散、五味消毒饮等加减，或可用金银花、土茯苓、白鲜皮、威灵仙、黄芩、瓜蒌、薏苡仁、冬瓜仁、甘草等煎服。参见"杨梅疮毒""喉间溃烂"等条。

喉风hóufēng　病名。见《秘传证治要诀及类方》。泛指咽喉多种疾患。《喉科心法》卷上："考古称喉症，总其名曰喉风。"多因风热搏结于外，火毒炽盛于内，肺失清肃，火动痰生，痰火邪毒停聚咽喉所致。《喉风论》卷上："无言喉风者，皆有喉肿而痛，恶风发热之症。"症见咽喉肿痛，或痛连项颊，继之痰涎涌盛，语声难出，吞咽呼吸均感困难。若邪毒内陷，则牙关紧闭，神志不清，咽喉内外俱肿，甚则窒息。《焦氏喉科枕秘》："喉风积热气喉中，壅塞须臾气不通，痰涎肿痛难言语。"历代文献虽载喉风者有十二证（《喉科秘旨》）、十六证（《喉科杓指》）、十八证（《喉证全科紫珍集》）、三十六证（《重楼玉钥》）等，然因其发病的病因病机不同，而有酒毒喉风、阴虚喉风、肺寒喉风、劳碌喉风等之分；因其发病后喉间颜色不同，又有紫色喉风、淡红喉风、白色喉风等之异；因其发病急缓不同，而有急喉风、慢喉风、走马喉风等之殊；因其发病后症状不同，而有紧喉风、呛食喉风、脚根喉风、哑瘴喉风、叉喉风等之变。详见有关各条。

喉风论hóufēnglùn　喉科著作。4卷。清代方补德撰，刊于1808年。本书记述了以喉风（包括喉痹）为主的咽喉病治法。卷一论喉痹，卷二论咽痛，卷三论喉风36症，卷四论针诀（即针刺取穴等治法）。作者主张治疗喉风应以逐风药为主，不宜用苦寒药妄攻。

喉风针诀hóufēngzhēnjué　见《重楼玉钥》卷下。喉风诸证，常因脏腑经络受风热邪毒，风热相搏致气血滞涩不行，而风痰得以上冲咽喉而成。宜以针法开导经络，通利气机，使邪热外达，则风痰自解，热邪外出。或配以汤药。行针时宜先从少商、少冲、合谷三穴始，各依手法针之。若病重者，先从囟会、前顶、百合、后顶、风府、颊车、风池诸穴针之，留针于肩井、尺泽、曲泽、小海、少海、商阳、中冲、照海、足三里、隐白诸穴。视病势轻重而选用之。不可一时针尽。惟遇喉风之重症者，方可周身用针。其目的在于开通周身经络，使风热之邪得以散开，则气血遂能运行无阻。

喉腐hóufǔ 病证名。见《真青囊》卷二。即喉间溃烂。详该条。

喉疳hóugān 病名。见《外科启玄》卷八。❶为疳生于咽喉。多由外受风热，热灼肺阴，咽喉失养而发；胃经蕴热，或过食膏粱厚味，火热上攻咽喉所致。《焦氏喉科枕秘》："此症受风热，或食炙煿受毒而起。老者难愈，少者易痊。"亦因杨梅结毒未尽，潜伏血脉之中，其毒结咽喉而成；肾阴亏损，虚火上炎所致。《喉科秘旨》卷上："此症肾虚火旺，沸腾上部而发。"症见初觉咽嗌干燥，如毛草常刺喉中，或似异物塞喉，潮红疼痛，继之则疼痛增剧，腐溃，喉间上腭有黄白红点，多少大小不等，大如赤豆，小如芥子，四周绕似红晕，日久则腐烂，色灰白或色紫，腐衣叠若虾皮，腐臭、声音嘶哑，唠出甜涎，身发寒热。又《医宗金鉴·外科心法要诀》云："喉疳初觉阴虚成，嗌干刺痛色淡红，肾火炎上金受克，破烂失音臭腐疼。"治法：属风热者，宜疏风清热，用银翘散加减；属胃热者，宜清热解毒，用黄连解毒汤加减；属杨梅结毒者，宜解毒祛腐，用五宝散或搜风解毒汤；属阴虚火旺者，宜滋阴降火，用知柏地黄汤加减。本病类今之奋森氏咽峡炎、咽部梅毒等。❷《洞天奥旨》卷十二："喉疳之疮，即双蛾之症也。"参见"喉蛾"条。

喉疳疮hóugānchuāng 病名。《咽喉经验秘传》："肺脾受热毒，口舌生疮，或肺胃受热，又或受酷热炎暑炉火之毒，俱生此症。"症见咽喉口舌生疮，色黄，或白或紫红，肿痛甚，有碍饮食与吞咽。治宜降火解毒。用野菊花、蒲公英、栀子、甘草、川芎、陈皮、桔梗、薄荷、金银花、连翘、天花粉、黄芩、白术、乳香、没药等煎服。参见"喉疳"条。

喉关hóuguān ❶解剖部位名。见《奇效良方》卷六十一："双乳蛾，生两个在喉关两旁。"由喉核（即腭扁桃体）与悬雍垂和舌根共同组成喉关。喉关以内为关内，即内喉关，有喉底（即咽后壁）、会厌。喉关以外为关外，有上腭、面颊内侧和齿、龈等。❷病名。《尤氏喉科秘书》："喉关，伤寒后发，难治。为气闭不通，无形无声。"即喉闭。

喉关痈hóuguānyōng 病名。系指痈发于喉关部者。多因肺胃蕴热，复感风热，邪毒痰火壅聚咽喉所致。症见喉核之上后方红肿疼痛，喉核常挤向前下，悬雍垂水肿、变形。讲话时口中如含物，常带鼻音。疼痛连及耳窍，咽肿如塞，吞咽困难，饮水时常向鼻腔反流。恶寒发热，便秘口臭等（《中医喉科学讲义》）。治宜疏毒解毒，泄热消肿。用清咽利膈汤加减。或含化六神丸。脓熟时以刀针于高肿处刺破出脓。外吹冰硼散。本病类今之扁桃体周围脓肿等。

喉核hóuhé 即扁桃体。位于喉腔内咽前柱（舌腭弓）和咽后柱（咽腭弓）之间的扁卵圆形组织，左右各一。与悬雍垂、舌根等组成喉关。

喉花hóuhuā 解剖部位名。蒂中（小舌）之别称。《杂病源流》卷二十四："以喉花即为蒂中。"即指悬雍垂。详"悬雍垂"条。

喉间发白症hóujiānfābáizhèng 病名。即白喉。清乾隆年间发现白喉病之初，无特定名称，常以患处发白而名之。故"喉间发白症"一词曾作为当时白喉之病名。对此，《重楼玉钥》卷上云："喉间起白如腐一症，其害甚速……惟小儿尤甚，且多传染，一经误治，遂致不救。"又叫白缠喉。此症属太阴肺经伏有热邪，并盗其肺金之气所致。治宜养阴清肺汤加减，外用吹喉药。详"白喉"条。

喉间溃烂hóujiānkuìlàn 病证名。见《景岳全书》卷二十八。喉间溃烂有虚实之别。因于虚者，多由阴虚于下，火炎于上所致。症见喉间溃烂疼痛，久而不愈，腐臭。治宜滋阴降火，用知柏地黄汤加减。因于实者，多由肺胃实热，毒火上冲咽喉所致。症见喉间红赤溃烂，疼痛甚剧，身发寒热。治宜泻火解毒，用黄连解毒汤、犀角地黄汤等加减。此外有杨梅疮毒久而不愈，结毒于咽喉而溃烂者，参见杨梅疮诸条。可见于今之奋森氏咽峡炎、咽喉部梅毒、咽喉部结核等。

喉疖hóujiē 病名。见《喉科指掌》卷四。即喉节。详该条。

喉节hóujié ❶病名。又名喉疖。《疮疡经验全书》卷一："此证生于鸠之中，初起如梅核，在喉膈之间，吐不出咽不下，至三日渐上喉节之间，名曰喉节。"治疗须用针刺破，然后以胆硝丹吹入喉中，再内服雄黄化毒丸。❷解剖部位名，俗称项前正中之甲状软骨为喉节。

喉结hóujié 即结喉。详该条。

喉吤hóujiè 症名。出《灵枢·邪气藏府病形》。《黄帝内经灵枢集注·邪气脏腑病形篇》："喉吤者，喉中吤然有声，宗气积于胸中，上出喉咙，以贯心脉而行呼吸，心气盛，故喉中有声也。"或由浊痰壅塞肺系，故气促痰鸣喉中作声。

喉菌hóujūn 病名。见《杂病源流犀烛》卷二十四。系指喉内生物如菌，或如浮萍。有因过食膏粱炙煿厚味，热毒积于心脾二经，上蒸咽喉所致者。有因"忧郁血热气滞而生，妇人多有患之者"（《咽喉经验秘传》）；有因肝肾阴亏，虚火上炎，熏灼咽喉而成者。《杂病源流犀烛》卷二十四："喉菌状如浮萍，色紫生喉旁""软如猪肺，或微痛，或不痛，梗塞喉间，饮食有碍"（《秘传喉科十八证》）。甚或腐溃、声音嘶哑、口臭等。治宜解毒泻火，用黄连解毒汤、仙方活命饮等加减；疏肝解郁，用逍遥散、柴胡疏肝散等加减；滋养肝肾，用六味地黄汤加减。必要时可以手术治疗之。

喉科hóukē 临床分科名称。见《喉科指掌》。系指传统医学论治咽喉、口齿病的专门学科。又叫咽喉科、喉咙科、咽喉口齿科。早在唐代太医署中便设有耳目口齿科，为中医五官科的雏形。随着中医学的发展，喉科病的认识也日益深入，特别在明、清时期，几度喉痧病的流行在客观上促进了喉科的发展，喉科专著和从事喉科的医生也不断涌现。作为一门专科的喉科便随之而诞生。

喉科草hóukēcǎo 中药材。见《中医方药学》。为火炭母草之别名。详该条。

喉科大成hóukēdàchéng 喉科著作。清代马渭龄（醉古山人）撰于1840年。4卷。全书介绍喉风、喉疳、喉痧等30余种喉科病，列述治疗方剂近百首。现存清刻本。

喉科金钥hóukējīnyào 书名。2卷。清代袁仁贤（润斋）撰于宣统三年（1911）。上卷详列喉病的症状、辨证、用药禁忌、调度及针灸治疗诸项。下卷则按实火、虚火、热疫、寒疫，将喉病治疗方剂分为4门，每门又分内用、外用2类，阐明方药组成及其适应证。现有1923年江宁徐氏排印本等刊本。

喉科秘诀hóukēmìjué 喉科著作。近代喉科专著。题名破头黄真人撰。2 卷。刊于 1922 年。上卷介绍了 8 个喉科验方及针灸法，下卷分述 22 种喉风症治。现有《三三医书》本。

喉科秘钥hóukēmìyào 喉科著作。清代郑西园（玉挥）撰，许佐廷（乐泉）增订。2 卷。书成于 1868 年。上卷首列喉证要说，阐明喉证成因及治疗原则；次载喉证歌诀及方药，便于初学记诵。下卷为喉证图说，以图示文，详明各种喉证诊治方药。现存多种刊本。

喉科杓指hóukēsháozhǐ 喉科著作。见“喉科指掌”条。

喉科十六绝症hóukēshíliùjuézhèng 喉科著作。见《喉科指掌》。该书把几种严重的喉科病所出现的不良征象加以汇总，称为“十六绝症。”一直为喉科界所重视，或为家传派奉为秘诀。十六绝症包括舌卷囊缩、油汗如珠、哑喉呛食、吐血喉癣、声如锯错、鼻扇唇青、脉细身凉、角弓反张、十指无血、六脉沉细、便闭十日、天柱倒塌、两目直视、喉干无痰、壅痰气塞、喉菌不治。

喉科心法hóukēxīnfǎ 喉科著作。❶清代沈善谦撰。2 卷。刊于 19 世纪末。卷上为论说，包括病原、诊法和辨证，咽喉、口、舌多种病证的临床特征，善候，恶候及针灸图说等；卷下集录作者喉症经验效方。作者于治疗原则方面，提出“轻、透、降、镇、润、养、阴”八字秘诀，对喉科临床有一定参考价值。❷《（增删）喉科心法》不分卷。清代刘序鹓（梧冈）撰，潘诚（葆真）增订。刊于 1853 年。此书分两部分。其一为证治类，按阴阳分类，分述喉痹、缠喉风、走马喉风、紧喉风等 32 种咽喉病证证治。其二为选方类，详述喉病常用方剂。现存初刻本及其他清刻本。

喉科枕秘hóukēzhěnmì 喉科著作。见“焦氏喉科枕秘”条。

喉科指掌hóukēzhǐzhǎng 书名。❶清代张宗良撰。6 卷。刊于 1757 年。卷一总论咽喉病的诊治大纲、分经及针穴图等；卷二为选方及制药法；卷三至六分为咽喉（11 症）、乳蛾（7 症）、喉痹（7 症）、喉风（12 症）、喉痈（11 症）、大舌（13 症）、小舌（15 症）及杂喉（7 症）等 8 门，共 73 症的证治图说。内容比较丰富。1815 年又有书名《喉科杓指》（又名《图注喉科杓指》，署名包永泰撰），系在本书内容中增入牙齿门，并作了部分的补充，删去原作者姓名合并为 4 卷者。❷《（图注）喉科指掌》，一名《喉科杓指》。清包永泰撰。4 卷。初刊于 1815 年。此书系在张宗良所撰《喉科指掌》基础上，增入牙齿门，并对原著部分稍予补充编成。书中附有多幅插图。现存多种刊本。

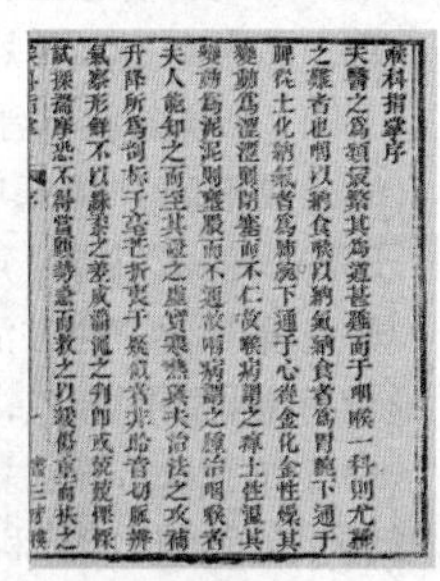

喉科指掌序

夫醫之爲類綦繁其爲道甚難而于咽喉一科則尤難
之蓋者也咽以納食喉以納氣納食者爲胃脘下通于
脾從土化納氣者爲肺系下通于心從金化金性燥其
變動爲澀澀則閉塞而不仁故喉病謂之痹土性濕其
變爲泥泥則壅塞而不通故咽病謂之膿治咽喉者
夫人能知之而至其證之虛實寒熱異夫治法之攻補
升降所爲剖析于毫芒折衷于幾微者非臨音切脈辨
氣察形鮮不以毫釐之差成謬誤之别

喉科指掌

喉科种福hóukēzhòngfú 喉科著作。清代易方（坞樵）撰于 1888 年。5 卷。分卷论述了喉科病证之辨证、诊断和治法。现存多种刻本。

喉科紫珍集hóukēzǐzhēnjí 喉科著作。清代作品，撰人与撰年均不详。2 卷。现有两种版本，其一刊于 1860 年，名《经验喉科紫珍集》，又名《重录增补经验喉科紫珍集》，原题燕山窦氏原本，朱翔宇嗣辑。其二刊于 1874 年，名《喉症全科紫珍集》，原题“黄梅秘藏”，朱纯衷得授，朱翔宇增补。二本内容互有出入，但均载有锁喉风等 72 种咽喉病的证治图说，临症二十法包括咽喉病用刀、针、烙、熏等外治法和一些经验方剂。以上两种版本均曾多次翻刻，流传较广。

喉咳hóuké 病证名。即以咽喉长期干痒不适，引发咳嗽为主要表现的疾病。

喉口hóukǒu 篇名。出《慎斋遗书》卷十。该书把口腔与咽喉病并为一篇，称为喉口。

喉瘤hóuliú 病名。见《疮疡经验全书》卷九。系指咽喉一侧或两侧生瘤肿起，形如龙眼，顶大蒂小者。多由肺经蕴热或肝气郁结所致。《医宗金鉴》卷六十六：“喉瘤郁热属肺金，多语损气相兼成，形如元眼红丝裹，或单或双喉旁生。”《喉科种福》卷四：喉瘤“形如龙眼，红丝相裹，或单或双，生于喉旁，亦有顶大蒂小者，不犯不痛”。吞咽饮食不利，或声音嘶哑，甚或影响呼吸。证属肺经郁热者，治宜清肺宣气，祛痰散结，用益气清金汤加减。属忧思郁怒伤肝者，宜解郁疏肝，养肝，活血祛瘀，用逍遥散、桃红四物汤等加减，外吹碧玉散。或可用烙法烙之，必要时手术切除之。

喉咙hóulóng 解剖部位名。❶《灵枢·忧恚无言》：“咽喉者，水谷之道也。喉咙者，气之所以上下者也。”《重楼玉钥》卷上：“盖喉咙为息道，咽中下水谷。”《类经》卷二十一：“人有二喉，一软一鞭（即硬），软者居后是谓咽喉，乃水谷之道，通于六府者也；鞭者居前是为喉咙，为宗气出入之道，所以行呼吸，通于五藏者也。”似指今之气管。❷咽喉之俗称。泛指今之口咽部和喉咽部。参见“咽喉”条。

喉咙草hóulóngcǎo 中药材。见《中国药用植物志》。又名满天星、天星草、白花珍珠草。为报春花科植物点地梅 *Androsace umbellata*（Lour.）Merr. 的全草。我国大部分地区有分布。苦、辛，寒。清热解毒，消肿止痛。①治咽喉炎，口腔炎，鹅口疮，扁桃体炎，赤眼，目翳，偏头痛，牙痛。煎服：15～30g。②治痈疮肿毒，跌打损伤。煎服并捣敷。本品含皂苷、鞣质、酚类物质、糖类，并有生物碱沉淀反应。醇浸液能加强豚鼠和兔离体心脏收缩力，兴奋兔及大鼠子宫平滑肌。

喉咙科hóulóngkē 即喉科。详该条。

喉瘘hóulòu 病名。瘘者，“疮也”（《玉篇》）。喉瘘即喉疮。《外科证治全书》卷二：“喉瘘，一名喉疮。喉间生肉，层层相迭，渐渐肿起不痛，有窍出臭气，废饮食。”参见“喉疮”等条。

喉莽hóumǎng 病名。见《喉科集学心镜》卷六。多由热积于中，火动痰生而起。症见结喉之处或颈项两边肿起，疼痛，窍闭不通，气息不利，声嘶不清，饮食难进。治宜清热、消肿、止痛。用普济消毒饮、黏子解毒汤等加减。

喉鸣hóumíng 症名。指喉中气道狭窄、气流受阻而致的喉中有声。如哮鸣、喉中水鸡声、喉中鸣等均是，多见于喘病时。《中藏经》：“喉中鸣，坐而喘咳，唾血出，亦为肾虚。”喉鸣亦可见于实证中。临证时宜脉症互参、详审虚实，分别选用金匮肾气丸、苏子降气汤、三子养亲汤、麻杏石甘汤、小青龙汤等加减化裁。

喉枪hóuqiāng 喉科器械名。指咽喉部喷粉器。其状如一扁鼓形，直径约 5～7cm，以薄铜片制成，前部连以空铜管，铜管由 3 节组成，可自由伸缩。铜管末端呈斜面，药粉置于其上，用手按其鼓面，产生气体冲出药粉，以达咽喉部患处。不用时可将铜管收入，以便携带。清代高文晋《外科图说》卷一称为烹筒。另专用于喉痈的切开器械。为金属管一根，中藏小刀，上有扳键，小刀可露可藏。这样既可使用安全，更可避免病员的恐惧紧张。

喉球hóuqiú 病名。又名口中肉球。见《焦氏喉科枕秘》："此症因外感六气，内伤七情而起，咽喉之内生肉球，如龙眼核大，有根如线五寸余长，吐球出方可饮食，以手轻捻，痛彻至心，服益气疏风汤，用真麝香二钱，作二次，水和服，或麝香散服三次。"

喉如拽锯hóurúzhuàijù 症名。为痰浊上壅，气为痰阻，呼吸有声，声如拽锯。参见"喉吤"条。或结合全身情况辨证施治之。

喉痧hóushā 病名。《重辑烂喉痧辑要》："烂喉痧一症，发于冬春之际，不分老幼，遍相传染。发则燥热烦渴，痹密桃红，宛如锦纹，疼痛肿烂，一团火热内燃。"即烂喉痧。详该条。

喉痧正的hóushāzhèngdì 喉科著作。1卷。清代曹心怡撰。刊于1890年。本书论述喉痧（即猩红热）一病的源流、病因、病证、脉象、治法、禁忌等，并附若干治疗方剂。有独到之处。现有《中国医学大成》（附增眉注）本。

喉痧证治概要hóushāzhèngzhìgàiyào 喉科著作。见"丁甘仁医案"条。

喉痧至论hóushāzhìlùn 喉科著作。清代过铸（玉书）辑于光绪年间。书中辑录叶天士有关喉证之医案，次论喉痧，主张此病之治，宜内服药和外用吹药法相结合。现存光绪二十四年（1898）苏州刊印本。

喉声hóushēng 症名。指急性咽喉阻塞所引起的喉头喘鸣声。《医门补要》附载："喉声如雷及呛食者，死。"

喉头hóutóu 咽喉之俗称。详"咽喉"条。

喉窝hóuwō 解剖部位名。位于舌腭弓之后，咽腭弓之前。《梅氏验方新编》第一集："蛾子生在喉窝内。"

喉腥hóuxīng 症名。指病者自我感觉喉中有腥味。又名喉中腥臭。《卫生宝鉴》卷十一："因劳心过度，肺气有伤，以致气出腥臭，唾涕稠黏，口舌干燥。"临证宜审脉证，随证治疗。

喉癣hóuxuǎn 病名。见《景岳全书》卷二十八。又名天白蚁、肺花疮。喉癣发于咽喉，咽喉生疮或腐溃，以其形似苔藓故名。多由肝肾阴虚，虚火上炎，阴液被灼而成。《景岳全书》："喉癣证，凡阴虚劳损之人多有此病，其证则满喉生疮红痛，久不能愈，此实水亏虚火证也。"亦可因过食炒煎炙煿，醇酒厚味，胃中积热，胃火蒸肺所致。《医宗金鉴》卷六十六："喉癣咽干生苔藓，初痒时增燥裂疼，过饮药酒五辛火，霉烂延开蚁蛀形。"杨梅疮毒上冲，结于咽喉，亦可发喉癣。其症咽喉初觉干燥，痒而微痛，上有青白斑点，或如芥子大，或如绿豆大，或色黯晦，满喉红丝缠绕。"如哥纹，如秋海棠叶背后纹"（《杂病源流犀烛》卷二十四）。日久渐腐烂，腐衣叠若苔藓，吞咽疼痛，晨轻暮重，至夜尤甚，潮热盗汗，声音嘶哑。治法：滋阴降火，用知柏地黄汤、四物汤等加减。清热解毒，利咽喉，用广笔鼠黏汤加减。清血解毒，可选用杨梅一剂散。外吹凤凰散（凤凰衣、儿茶、胆南星、橄榄核各等分，为细末，每二钱加冰片三分）。

喉痒hóuyǎng 症名。见《太平圣惠方》卷三十五。指由多种因素所致之咽痒，或同时伴有咽干、咽痛之症。本症之病因不一，或来自风寒、风热之外袭；或因胃家实热之熏蒸；或源于阴虚火旺，虚火上炎等，但总因于火。临证更应详辨火之虚实，脉证相参，溯本求因，分别选用九味羌活汤、银翘散、清胃泻火汤、知柏地黄汤等加减化裁。

喉嗌hóuyì 指咽喉。《灵枢·经脉》："足阳明之别，名曰丰隆……其别者，循胫骨外廉，上络头项，合诸之气，下络喉嗌。"参见"咽喉""嗌""咽"等条。

喉喑hóuyīn 中医古籍作"喉瘖"。病证名。即失音。《罗氏会约医镜》卷十四："瘖者，谓有言无声，非绝然之不语也。"临床上常可分为暴瘖、久瘖。此外舌瘖系由中风舌强转动不灵，语言謇涩，此喉咽声音如故。详见"舌瘖"条。聋哑人因耳聋，不会说话，非指此也。暴瘖者，多属实证，猝然而起，常由风寒外袭，客于肺系。"此亦为风冷所客，使气道不通，故声不得发而喉无音也"（《证治准绳·幼科》卷九）；或由风热犯肺，热灼津伤，痰热互结，气道受遏，肺气壅塞，致（肺）金实不鸣。治法：属风寒者，宜辛温发散，可选用九味羌活汤加减；属风热者，宜辛凉疏散，可选用银翘散加减。可见于今之急性喉炎、痉挛性失音等。久瘖者，多属虚证，由高声谈唱日久，久咳不止，气阴两耗，或肺肾阴亏，咽喉失于濡养所致，即（肺）金破不鸣。《景岳全书·杂证谟》卷二十八："声由气而发，肺病则气夺，此气为声音之户也。肾藏精，精化气，阴虚则无气，此肾为声音之根也。"治法：属气阴两亏者，宜益气养阴，用八珍汤、归脾汤等加减；属肺肾阴亏者，宜滋养肺肾，用生脉散、左归饮、六味地黄汤等加减。可见于今之声带麻痹、喉癌、慢性喉炎、喉部梅毒、喉部结核等。

喉瘖hóuyīn 病证名。即喉喑。详该条。

喉痈hóuyōng 病名。见《诸病源候论》卷三十。包括咽喉各部所发之痈疡。因其发生之部位不同而名称各异。如发于喉关者名喉关痈；发于喉关里部者名里喉痈；发于喉之两旁者名夹喉痈；发于口腔上腭部者名上腭痈；发于颌下者名颌下痈；发于舌下如生一小舌样，连喉肿痛者名蘧舌喉痈；发于颏下正咽喉之外，内喉关不通，外形漫肿痛甚者，名外喉痈。详见有关各条。多因六腑不和，气血不调，肺胃热蕴，风热痰火邪毒之气上冲咽喉，或过食辛辣醇酒炙煿厚味所致；或"因喜怒忧思悲恐惊，以伤七情郁结成痈毒生喉间"（《疮疡经验全书》卷一）。症见咽喉肿起，疼痛甚剧，焮红漫肿，吞咽呼吸均受累。全身可有寒热大作，发病迅速，痰涎壅盛，呼吸困难等。治宜疏表清热，解毒消肿。用银翘散、清咽利膈汤、仙方活命饮、黄连解毒汤等加减。外吹冰硼散，或脓熟时于高肿处以刀针刺破排脓。并以金银花、薄荷、甘草、连翘、桔梗煎水漱口，经常保持口腔清洁。

喉针hóuzhēn 器械名。《外科正宗》卷四："喉针长六寸，细柄扁头，锋尖，刺喉脓血者皆善。"

喉症hóuzhèng 病证名。见《杂病源流犀烛》卷二十四。泛指一切咽喉病的总称。参有关各条。

喉症全科紫珍集hóuzhèngquánkēzǐzhēnjí 喉科著作。见"喉科紫珍集"条。

喉中结块hóuzhōngjiékuài 病名。见《杂病源流犀烛》卷二十四。多由七情郁结，气滞血瘀，痰浊凝聚所致。喉间结硬块，状如龙眼，胀塞于喉，致呼吸障碍，饮食难进。治宜解郁疏肝，消肿散结。可选用柴胡疏肝散、桃红四物汤等加减。或结合全身情况辨证论治。

喉中生肉hóuzhōngshēngròu 病名。《本草纲目》食盐、附

H

方："喉中生肉，绵裹箸头，拄盐揩之，日五六度。"此病喉中生重叠之肉，肿而不痛，日久则有臭气透出。即肉喉风。详该条。

喉中水鸡声hóuzhōngshuǐjīshēng 症名。出《金匮要略·肺痿肺痈咳嗽上气病脉证治》："咳而上气，喉中水鸡声，射干麻黄汤主之。"指喉间痰鸣声连连不断，好像水鸡（即田鸡）的叫声。参见"喉吩"条。

喉中痰鸣hóuzhōngtánmíng 症名。指痰涎壅盛，聚于喉间，气为痰阻，因而呼吸时喉中鸣响的表现。

喉中腥臭hóuzhōngxīngchòu 症名。即喉腥。详该条。

喉肿hóuzhǒng 症名。《焦氏喉科枕秘》卷一："此症起于脾经，食煎炒油炽等物及饮酒太过而行房事，以致毒气不能流行，聚结喉根，若不速治，毒闭即死。"即咽喉肿痛。详该条。

喉珠hóuzhū 病名。《喉科种福》卷四："此证小舌后垂红丝一根，下结一毬如花而塞喉……乃鼻中生红丝如发，悬黑疱如石榴，垂挂咽门，致碍饮食，如用刀即死。治以土牛膝根洗净入醋捣汁，从鼻孔灌入，丝断毬破，吐出恶血。"参见"喉瘤"条。

喉珠风hóuzhūfēng 病证名。《喉风种福》："此症发于悬雍前上腭，生一红紫泡如珠悬挂，拖入喉间，生痰疼痛，甚至堵塞咽喉，饮食有妨。宜先用极酸好醋，以新笔醮点珠上。"参见"喉瘤"条。

猴草hóucǎo 中药材。见《福建民间草药》。为老鸦糊之别名。详该条。

猴丹hóudān 中药材。见《中国医学大辞典》。为猴枣之别名。详该条。

猴耳草hóu'ěrcǎo 中药材。见《全国中草药汇编》。为寻骨风之别名。详该条。

猴疳hóugān 病名。见《中医名词术语选释》。即猴狲疳。见该条。

猴疳疮hóugānchuāng 病证名。又名猴疳。新生儿臀部发红，重者蔓延全身，甚则皮肤发红，随即大片皮肤脱落。《保婴易知录》："猴疳者，状如圆癣色红，从臀而起，渐及遍身，四周皮脱，中露赤肉，若猴之状，乃胎中毒邪，蓄于肾脏所发。"内服药以清热解毒为主，可用五味消毒饮加减；外用青黛散扑于患部，助其消炎收敛。

猴姜hóujiāng 中药材。出《本草拾遗》。为骨碎补之别名。详该条。

猴局根hóujúgēn 中药材。见《闽东本草》。为苞蔷薇根之别名。详该条。

猴狲疳hóusūngān 病证名。见《疡科心得集》卷中。又名猴疳。由胎中感受遗毒所致。症见初生儿臀部肿溃烂，红赤无皮，重者可延及遍体，以上窍为甚。治疗：内服猴疳化毒丹，外用甘草水溻洗，并搽黄连油或青黛散敷之。类似胎传梅毒。

猴头菌hóutóujūn 中药材。见《全国中草药汇编》。又名猬菌。为齿菌科植物猴头 *Hericium erinaceus*（Bull. ex Fr.）Pers. 的子实体。分布于东北、华北、西南地区及甘肃、上海、广西等地。甘，平。归脾、胃经。健胃养胃，安神，抗癌。治体虚乏力，消化不良，神经衰弱，胃及十二肠溃疡，慢性胃炎，胃癌，食道癌，肝癌。煎汤，10～30g，鲜品30～100g，或与鸡共煮食。本品含细胞外漆酶、亚油酸及其乙酯及猴头菌酮C、D、E等，还含多糖、微量元素等。所含多糖等可增强机体免疫功能，还能抑制肿瘤。本品可增强胃黏膜屏障功能，促进胃溃疡愈合，炎症消退。

猴血七hóuxuèqī 中药材。见《陕西中草药》。为红药子之别名。详该条。

猴枣hóuzǎo 中药材。见《饮片新参》。又名猴丹、申枣。为猴科动物猕猴 *Macaca mulatta* Zimmermann 等胆囊的结石。产于印度、马来半岛、南洋群岛及我国广西等地。苦、咸，寒。入心、肺、肝、胆经。消痰镇惊，清热解毒。治痰热喘咳，小儿惊痫痰厥，瘰疬，痰核，痈疽，横痃。研末冲服：0.3～1g。

猴枣散hóuzǎosǎn 见《全国中药成药处方集》（南京方）。猴枣12g，羚羊角粉、煅青礞石、沉香、硼砂各3g，天竺黄9g，川贝母6g，麝香1.2g。为末，和匀研细，每服0.3～0.6g，日一次，开水和服。治中风痰厥，喘促昏仆，语言謇涩，癫狂惊痫及小儿急惊，壮热神昏，喘咳痰盛，四肢抽搐等症。

猴仔草hóuzǐcǎo 中药材。见《实用中草药》。为臭草之别名。详该条。

猴子埕hóu·zichéng 中药材。见《海南植物志》。为猪笼草之别名。详该条。

猴子七hóu·ziqī 中药材。见《陕西中草药》。为蝎子七之别名。详该条。

后hòu ❶大便。《素问·脉解》："得后与气则快然如衰。"❷肛门。《难经·五十七难》："里急后重，数至圊而不能便。"❸切诊部位。指尺肤下段。《素问·脉要精微论》："前以候前，后以候后。"第2个"后"字，指下半身后的疾病。❹形容脉象之应手，左右上下不齐。《素问·三部九候论》："一候后则病，二候后则病甚，三候后则病危。所谓后者，应不俱也。"

后庵居士hòu'ānjūshì 见"程充"条。

后不利hòubùlì 病证名。指大便秘结。《素问·厥论》："太阴之厥，则腹满胀，后不利。"参见"大便秘结"条。

后蹬hòudēng 病证名。清代员从云《产科一得》："后蹬，临产时儿头偏抵谷道。名虽有多云，皆偏产也。此因子方投奔出路，母错用力逼迫。"相当于枕后位。参见"偏产"条。

后顶hòudǐng 经穴名。代号GV19。出《针灸甲乙经》。别名交冲。属督脉。位于头正中线，百会穴后1.5寸，即入后发际5.5寸处。布有枕大神经分支和左右枕动、静脉分支。主治头痛，目眩，失眠，癫狂，癫痫等。沿皮刺0.5～0.8寸。艾条灸5～10分钟。

后发际hòufàjì 项（后颈）部上方的头发边缘部。见"发际"条。

后关hòuguān 经穴别名。出《针灸大全》。即听会。见该条。

后肋hòulèi 指腋后线至胸椎间的肋骨总称。

后曲hòuqū 经穴别名。出《外台秘要》。即瞳子髎。见该条。

后山骨hòushāngǔ 骨名。又名枕骨。即枕外隆凸。《医宗金鉴·正骨心法要旨》："后山即头后枕骨也。其骨形状不同，或如品字，或如山字，或如川字，或圆尖，或月芽形，或偃月形，或鸡子形，皆属枕骨。"

后山骨伤hòushāngǔshāng 病名。即枕骨部损伤。出《医宗金鉴》卷八十八。多由跌打坠撞所致。轻者头昏目眩，耳鸣，项强，咽梗，饮食难进，烦躁，肢软；如骨伤过重，则筋翻气促，痰声如锯，垂头目闭，昏迷不省人事，易危及生命。治疗参见“脑骨伤”条。

后神聪hòushéncōng　经外奇穴名。出《类经图翼》。位于头部中线，当前、后发际连线的中点处，或于百会穴后1寸取穴。主治中风，头痛，眩晕，癫痫等。沿皮刺0.3～0.5寸。艾炷灸1～3壮，或艾条灸3～5分钟。

后天之本hòutiānzhīběn　指脾胃而言。《医宗必读》：“谷入于胃，洒陈于六腑而气至，和调于五脏而血生，而人以资为生者也。故曰：后天之本在脾。”人体出生后的生长发育和维持生命活动所需的物质和能量，要靠脾胃之气吸收水谷精微以滋养供给，故脾胃被称为后天之本。

后天之精hòutiānzhījīng　即水谷之精。详该条。

后沃沫hòuwòmò　症名。见《灵枢·邪气藏府病形》。指大便多黏沫。参见“泄泻”“痢疾”条。

后溪hòuxī　经穴名。代号SI3。出《灵枢·本输》。属手太阳小肠经。输（木）穴。八脉交会空之一，通督脉。位于手掌尺侧缘第5掌骨小头后方，握拳时，当掌横纹端，赤白肉际处是穴。布有尺神经手背支，并有指背动、静脉及手背静脉网通过。主治头痛项强，落枕，目赤肿痛，耳聋，耳鸣，鼻衄，癫痫，疟疾，黄疸，盗汗，腰背腿痛，肘、臂、手指挛急等。直刺0.5～1寸。艾炷灸3～5壮，或艾条灸5～10分钟。

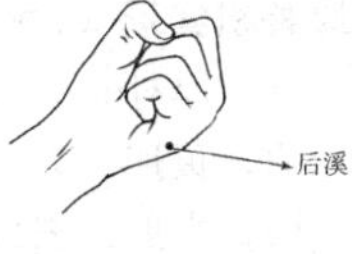

后溪

后下hòuxià　煎药法之一。在其他药物煎成前5～10分钟时投入共煎。气味芳香的药物，如薄荷、木香、砂仁等，是借其挥发油取效的，如煎煮过久，则其有效成分可挥发失效，故宜在其他药物将煎好时才放入，稍煎即可。另外，大黄后下可使其泻下作用更显著。

后胁hòuxié　背的侧部，相当于肩胛下至第12肋间部位的总称。

后泄hòuxiè　病证名。即泄泻。《素问·举痛论》：“寒气客于小肠，小肠不得成聚，故后泄，腹痛矣。”《类经》卷五：“脾肾虚寒，故为后泄。”详“泄泻”条。

后辛汤hòuxīntāng　《医醇賸义》卷四方。柴胡、陈皮、栀子皮（姜汁炒）、枳壳各一钱，郁金、当归、茯苓、合欢花各二钱，蒺藜四钱，佛手五分。水煎服。治胆胀，胁下痛胀，口中苦，善太息。

后囟hòuxìn　婴儿出生后，左右顶骨与枕骨形成的三角形骨间隙。参“囟”条。

后血hòuxuè　病证名。即便血。《灵枢·百病始生》：“阴络伤则血内溢，血内溢则后血。”详“便血”条。

后腋hòuyè　见“后腋下”条。

后腋下hòuyèxià　经外奇穴名。《备急千金要方》：“一切瘰疬……灸患人背两边腋下后纹上，随年壮。”《类经图翼》列作奇穴，名后腋下。近代《腧穴学概论》名“后腋”。位于腋后纹头处。主治颈项瘰疬，肩背挛急不举，喉风喉痹等。直刺0.5～1寸。艾炷灸3～7壮或艾条灸5～15分钟。

后阴hòuyīn　即肛门。详该条。

后枕骨hòuzhěngǔ　即枕骨。详“后山骨”条。

后重hòuzhòng　❶古病名。即大瘕泄。《难经·五十七难》：“有大瘕泄，名曰后重。”详“大瘕泄”条。❷症名。指腹痛急迫，肛门重坠不适。《医宗必读·痢疾》：“邪迫而后重者，至圊稍减，未几复甚，芍药汤；虚滑而后重者，圊后不减，以得解愈虚故也，真人养脏汤；下后乃后重者，当甘草缓之，升麻举之。”参见“里急后重”“虚坐努责”条。

厚白滑苔hòubáihuátāi　舌象。苔白而厚，津液甚多。此为脾阳不振，寒湿停滞之象，宜温中健脾化湿（见《伤寒舌鉴》）。

厚肠丸hòuchángwán　《兰室秘藏·小儿门》方。厚朴、青皮各二分，橘红、半夏、苍术、人参各三分，枳实、麦芽、神曲各五分。为细末，煮糊为丸，麻子大，每服二十丸，食前温水送下。功能消食化积，行气消胀。治小儿停食，腹胀体瘦，或痢色无常。

厚德堂集验方萃编hòudétángjíyànfāngcuìbiān　方书。4卷。清代奇克唐阿辑。刊于1865年。本编分述头面、目鼻、口、耳、痿痹、咳嗽、中暑、妇科、小儿、疮毒、折伤、解毒等门，包括各科病证。每门之前冠以总论（小引），次列所选验方。除治病诸方外，尚有药疗结合食疗的补益门等内容。

厚黄腻苔hòuhuángnìtāi　舌象。舌苔黄腻而厚。是体内湿热俱盛之象，法当清热利湿。

厚皮hòupí　❶皮肤厚。《灵枢·通天》：“太阴之人……缓筋而厚皮。”❷中药材。出《吴普本草》，为厚朴之别名。

厚朴hòupò　中药材。出《神农本草经》。又名厚皮、重皮、川朴、紫油厚朴。为木兰科植物厚朴 *Magnolia officinalis* Rehd. et Wils. 或凹叶厚朴 *Magnalia. officinalis* Rehd. et Wils. var. *biloba* Rehd. et Wils. 的干燥干皮、根皮及枝皮。主产于四川、湖北、浙江、贵州、湖南。苦、辛，温。归脾、胃、肺、大肠经。燥湿消痰，下气除满。用于湿滞伤中，脘痞吐泻，食积气滞，腹胀便秘，痰饮喘咳，煎服3～10g。厚朴及凹叶厚朴树皮均含厚朴酚、和厚朴酚。厚朴还含厚朴醛、厚朴木脂体A～E、松脂酚二甲醚、木兰箭毒碱等。还含挥发油，内有桉叶醇、丁香烯等。本品对中枢神经系统、蟾蜍离体心脏均有抑制作用。煎剂可兴奋兔肠管及支气管平滑肌。水提物可抗炎。本品对金黄色葡萄球菌、大肠埃希菌以及某些皮肤真菌有抑制作用，并有驱猪蛔虫作用。生物碱有箭毒样肌肉松弛及降低血压作用。醇提物和厚朴酚对实验性胃溃疡有抑制作用。

厚朴半夏汤hòupòbànxiàtāng　见《太平惠民和剂局方》卷四。即四七汤。见该条。

厚朴草果汤hòupòcǎoguǒtāng　《温病条辨》卷二方。厚朴、杏仁各一钱五分，草果、陈皮各一钱，半夏二钱，茯苓三钱。水煎，分二次服。功能行气化湿。治湿疟，舌白脘闷，寒起四末，渴喜热饮。

厚朴大黄汤hòupòdàhuángtāng　《金匮要略》方。厚朴一尺，大黄六两，枳实四枚。水煎，分二次服。治支饮胸满兼有腑实便秘者。

厚朴花hòupòhuā　中药材。见《饮片新参》。又名调羹花。为木兰科植物厚朴 *Magnolia officinalis* Rehd. et Wils. 或凹叶厚朴 *Magnolia. officinalis* Rehd. et Wils. var. *biloba* Rehd. et Wils. 的干燥花蕾。主产于四川、湖北、浙江等地。苦，微温。归脾、胃经。芳香化湿，理气宽中。用于脾胃湿阻气滞，胸脘痞闷胀痛，食欲不振，煎服3～9g。

厚朴六合汤hòupòliùhétāng　《医垒元戎》方。当归（酒浸炒）、川芎、白芍药、熟地黄（酒洒蒸）、姜厚朴各一两，枳实（麸炒）半两。为粗末，水煎服。治虚劳气弱，咳嗽喘满。一方厚朴用五钱，治妊娠伤寒汗下后，虚痞胀满者。

厚朴麻黄汤hòupòmáhuángtāng 《金匮要略》方。厚朴五两，麻黄四两，石膏（鸡子大）一枚，杏仁、半夏、五味子各半升，干姜、细辛各二两，小麦一升。先煮小麦熟，去滓，内诸药水煎，分三次服。功能理气化痰，止咳平喘。治痰饮，咳逆上气，胸满，喉中不利，其脉浮者。

厚朴七物汤hòupòqīwùtāng 《金匮要略》方。厚朴半斤，甘草、大黄各三两，大枣十枚，枳实五枚，桂枝二两，生姜五两。水煎，分五次服，日三次。功能解表攻里，行气除满。治病腹满，发热十日，脉浮而数，饮食如故者。若呕，加半夏五合；下利，去大黄；寒多，加生姜至半斤。

厚朴三物汤hòupòsānwùtāng 《金匮要略》方。厚朴八两，大黄四两（后下），枳实五枚。水煎，分三次服，以利为度。功能行气通便。治腹满痛而大便秘结。

厚朴散hòupòsǎn ❶《太平圣惠方》卷九十三方。①厚朴（去粗皮，涂生姜汁炙令香熟）、人参、煨诃子皮、白术、炒黄连、炙地榆各一分，炙甘草、炮姜各半分，肉荳谷一枚。为细末，每服半钱，粥饮送下，日三至四次。治小儿脾胃气不和，洞泄，下痢不止，羸瘦食少。②厚朴（去粗皮，涂生姜汁炙令香熟）、炒黄连、龙骨各半两，丁香、肉豆蔻仁、炒当归、木香、白术各一分。为细末，每服半钱，粥饮送下，日三至四次。功能健脾温中。治小儿水谷痢，羸瘦面黄，不欲饮食。❷《证治准绳·幼科》集七引张涣方。厚朴（生姜汁制）、炮诃子皮、肉豆蔻各一两，白术、炮姜各半两。为细末，每服一钱，加生姜、粟米各少许，水煎，去滓服。功能健脾涩肠，行气温中。治小儿洞泻注下。❸《证治准绳·女科》卷四方。厚朴（姜炙）、黄连各三两，肉豆蔻（连皮用）一枚。为粗末，水煎服。功能清热燥湿。治妊娠下痢黄水不绝。

厚朴生姜半夏甘草人参汤hòupòshēngjiāngbànxiàgāncǎorénshēntāng 《伤寒论》方。炙厚朴（去皮）、生姜各半斤，半夏（洗）半升，甘草二两，人参一两。水煎，去滓，分三次服。功能和胃降逆，补中散满。治脾胃气弱，运化迟滞，或伤寒发汗后，腹胀满者。方中厚朴宽中除满，生姜宣通阳气，半夏开结降逆，人参、炙甘草补益中气。

厚朴汤hòupòtāng ❶《备急千金要方》卷十五方。厚朴、干姜、阿胶各二两，黄连五两，石榴皮、艾叶各三两。为粗末，水煎，分二次服。功能行气燥湿止痢。治久痢不止。❷《备急千金要方》卷十七方。厚朴、麻黄、桂心、黄芩、石膏、大戟、橘皮各二两，枳实、甘草、秦艽、杏仁、茯苓各三两，细辛一两，半夏一升，生姜十两，大枣十五枚。为粗末，水煎，分五次服。治肺劳风虚冷，痰澼水气，昼夜不得卧，头不得近枕，上气胸满，喘息气绝。❸《素问病机气宜保命集》卷中方。厚朴（姜制）、陈皮（去白）、炙甘草各三两，白术五两，半夏曲、枳实（麸炒）各二两。为粗末，每服三钱，加生姜三片、大枣二枚，水煎，食前服。治胃虚便秘，不能食，小便清利者。❹《医学入门》卷六方。厚朴、枳壳、高良姜、槟榔、朴硝、大黄各等分。水煎服。功能行气导滞。治胀满。❺《症因脉治》卷三方。厚朴、陈皮、甘草、干姜、茯苓。水煎服。功能温中行气。治寒凝气结腹胀。

厚朴丸hòupòwán 《活法机要》方。即万病紫菀丸。见该条。

厚朴温中汤hòupòwēnzhōngtāng ❶《内外伤辨惑论》卷中方。厚朴（姜制）、橘皮（去白）各一两，干姜七分，茯苓（去皮）、草豆蔻仁、木香、炙甘草各五钱。为粗末，每服五钱匕，加生姜三片，水煎，去滓，食前服。功能温中化湿，行气除满。治脾胃寒湿气滞，脘腹胀满，不思饮食或客寒犯胃，时作疼痛。近代常用于急性胃炎、慢性胃炎、胃肠功能紊乱等。方中厚朴芳香苦温，下气化湿除满，为君药；草蔻、干姜、陈皮、木香合用，温中散寒，行气宽中，以助化湿，可使脾胃之枢机运转，共为臣药；更佐茯苓渗湿健脾；炙甘草、生姜和中而调诸药为使。诸药合用，共奏温中行气之功，使寒湿得去，气滞得行，则痞满胀痛自除。❷《医学传灯》卷上方。厚朴、杏仁、半夏、枳壳、桔梗、炮姜、甘草、藿香、香薷、陈皮。水煎服。功能温中化湿解暑。治夏月中暑，多食生冷，停滞饮食，脉沉细缓者。

厚朴枳实汤hòupòzhǐshítāng 《素问病机气宜保命集》卷中方。厚朴、枳实、诃子（半生，半熟）各一两，木香半两，黄连、大黄各二钱，炙甘草三钱。为末，每服三至五钱，水煎，去滓服。功能清热燥湿，行气攻积。治腹痛泄泻。

厚生训纂hòushēngxùnzuǎn 养生著作。6卷。明代周臣编。内容为育婴、饮食、起居、御情、处已、睦亲、治家、养老、法语，大多摘自《颜氏家训》《袁氏世范》《三元延寿》等书。因去其烦琐，摘取简易，便于诵读，故有一定参考价值。其中饮食、起居、御情诸篇与老年摄生密切相关。所论食不过多、茶宜热少、饮不欲杂、酒不可过、便不可忍、夏不露卧、睡不当风，以及节制七情、欲不可纵等，皆为却病卧养的经验之谈。

厚苔hòutāi 舌象。指舌苔增厚，不能见到舌质颜色的舌象。

候hòu ❶气候、时节。《素问·六元正纪大论》："终之气，阳气布，候反温。"《素问·六节藏象论》："五日谓之候，三候谓之气，六气谓之时，四时谓之岁。"❷证候、征兆。《素问病机气宜保命集》："凡觉中风，必先审六经之候。"❸诊脉的部位。《素问·三部九候论》："故人有三部，部有三候……三候者，有天有地有人也。"❹诊察、推测。《素问·四时刺逆从论》："刺伤人五脏必死，其动则依其脏之所变，候知其死也。"

候气hòuqì ❶指针刺未能得气时，停针不动，静候片刻，以待气至。《针经指南·标幽赋》："次察应至之气……未至也，据虚实而候气。"《针灸大成》："用针之法，候气为先。"《灵枢·九针十二原》所谓"气至而有效"即指针刺必须候气至才能生效。如未得气，可用候气之法，再以手法运针，得气就较易出现。❷指掌握病气变化而予施针治疗的时机。《素问·离合真邪论》："候气奈何？……方其来也，必按而止之，止而取之，无逢其冲而泻之。"即用针的时机，当候邪气来时即予针刺，而不必待其鼎盛之时再加袪除。

候时hòushí 指针刺治病应择取合适的时间。《灵枢·卫气行》："谨候其时，病可与期；失时反候者，百病不治。故曰：刺实者，刺其来也；刺虚者，刺其去也。"

候胎hòutāi 产科诊法。见《妇人良方大全》卷十一。即验胎。详该条。

候痫法hòuxiánfǎ 小儿痫的诊候方法。出《备急千金要方·少小婴孺方》。候痫法："夫痫，小儿之恶病也。"然气发于内，必先有候，常宜诊察其精神，而采其候。以手白肉鱼际脉青黑者，是痫候等二十八条为痫之初；以直视瞳子动，手足掣疭等 8 条为痫之剧，作判别标准。明其初、剧，次序治之，即可节度首尾取瘥。不依次第，及不审察，必及重弊。

鲎藤hòuténg 中药材。见《福建民间草药》。又名马鞍藤、马蹄草、海薯藤。为旋花科植物二叶红薯 *Ipomoea pes-caprae* (L.) Sweet 的全草。分布于广东、广西、福建等地。辛、微苦，微寒。祛风除湿，消肿散结。①治风湿痹痛，腰肌劳损，痔疮漏血。煎服：15～30g。②治痈疽，肿毒，疔疮。煎服并捣敷。孕妇慎用。鲎藤根治流火，风火牙痛，风湿关节痛。煎服：15～45g。叶含黏液质、挥发油、树脂、甾醇、苦味物质、脂肪、山酸、蜂花酸、肉豆蔻酸 E－植醇、β－突厥蔷薇酮等。挥发性酯类对海蜇刺伤所引起的风疹、瘙痒有良好的解毒作用，在离体豚鼠回肠标本上有抗组胺作用。

hu

呼吸补泻hūxībǔxiè 指进、出针时配合病人呼吸来分别补泻的方法。《素问·离合真邪论》："吸则内针，无令气忤，静以久留，无令邪布，吸则转针，以得气为故，候呼引针，呼尽乃去，大气皆出，故命曰泻……呼尽内针，静以久留，以气至为故，如待所贵，不知日暮，其气以至，适而自护，候吸引针，气不得出，各在其处，推合其门，令神气存，大气留止，故命曰补。"意指呼气时进针，吸气时出针，针气相顺为补；吸气时进针，呼气时出针，针气相逆为泻。

呼吸静功妙诀hūxījìnggōngmiàojué ❶敦煌出土气功类文献。载于法藏卷子 P. 3810。原卷为道家方术著作，共录有 8 篇道家文献，前 7 篇与中医药无关。"呼吸静功妙诀"为第 8 篇原篇题，该篇记述了以轻微呼吸法养生的气功疗法，在敦煌文献中此种文书不多见，故受到养生学者的重视。但据考，该文书应为敦煌北窟所出文书，成于明代。❷气功功法。意念随呼吸上下的一种静功功法。为明代医家龚廷贤所编订，见于《寿世保元》。其功法为每日子、午、卯、酉时，于静室中厚褥铺于榻上，盘脚趺坐，瞑目不视，以绵塞耳，心绝念虑，以意随呼吸一往一来，上下于心肾之间，勿急勿徐，任其自然。坐一炷香时间后，觉得口鼻之气，似无出入，然后缓缓伸足开目，去耳塞，下榻行数步，偃卧榻上，少睡片时起床，啜粥半碗，不可过劳恼怒。

呼吸行气hūxīxíngqì 行气法之一。指针刺时配合患者呼吸来控制针感传导的方法。《金针赋》："病在上，吸而退之；病在下，呼而进之。"是指病位在所取穴位的上方，宜在病人吸气时提针，使气上行；病位在所取穴位的下方，宜在病人呼气时插针，使气下行之意。

呼吸之门hūxīzhīmén 门，门户，司开合，为出入之关键。呼吸之门即呼吸的关键。《难经·八难》认为肾间动气为生命的根本，主司呼吸的开合出入，故称之为"呼吸之门"。其说即后世"肾为气之根""肾主纳气"等理论之滥觞。

忽布hūbù 中药材。见《新疆中草药手册》。为啤酒花之别名。详该条。

忽地笑hūdìxiào 中药材。见《汝南圃史》。为大一枝箭之别名。详该条。

忽公泰hūgōngtài 见"忽泰必烈"条。

忽吉甫hūjífǔ 见"忽泰必烈"条。

忽林失hūlínshī 元代医家。蒙古族。任尚膳院使，统领尚食、尚药局。

忽思慧hūsīhuì 元代营养学医家。蒙古族。曾任饮膳太医。1314—1320 年（延年间）主管宫廷饮食、药物补益等工作。积 10 余年的经验，集诸家本草、名医方术、谷肉果菜等有关补益的内容，于 1330 年（天历三年）编成《饮膳正要》3 卷，是我国现存最早的营养学专书。

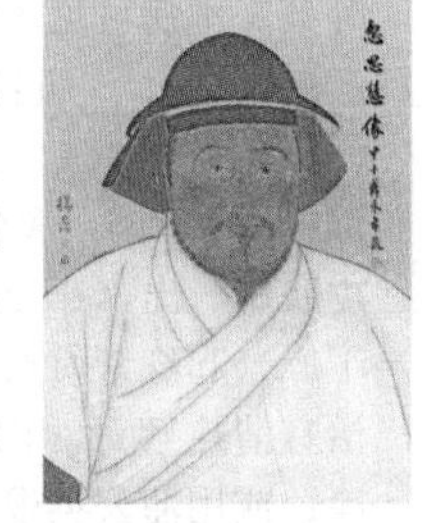

忽思慧

忽泰必烈hūtàibìliè 元代针灸学家。蒙古族。名公泰，字吉甫。曾任职翰林学士，兼善针灸，绘有针灸经络图，并为之注释，编成《金兰循经取穴图解》，已佚。

忽作喘hūzuòchuǎn 病证名。见《杂病源流犀烛·咳嗽哮喘源流》。古称卒上气、卒喘。多由感风感气，或多食多饮而然。治疗须察其所感施治，如用定喘汤加减等。参见"卒上气""喘证"等条。

狐臭húchòu 病名。腋下汗液有特殊臭气。出《肘后方》卷六。又名胡臭、腋臭、腋气。因湿热郁于腠理、汗孔，或遗传所致。大部分患者伴有油耳朵症状。治用枯矾粉或密陀僧加枯矾粉外搽，或龙眼核十二枚、胡椒五十四枚研末干扑。参见"体气"条。

狐惑húhuò 病名。亦作狐蜮。指因感染虫毒，湿热不化而致的以目赤眦黑，口腔、咽喉及前后阴腐蚀溃疡为特征的一种疾患。《金匮要略·百合狐惑阴阳毒病脉证治》："状如伤寒，默默欲眠，目不得闭，卧起不安。蚀于喉为惑，蚀于阴为狐。不欲饮食，恶闻食臭，其面目乍赤、乍黑、乍白。蚀于上部则声嗄，甘草泻心汤主之；蚀于下部则咽干，苦参汤洗之。蚀于肛者，雄黄熏之。"又："病者脉数，无热微烦，默默但欲卧，汗出，初得之三四日，目赤如鸠眼，七八日，目四眦黑。若能食者，脓已成也，赤小豆当归散主之。"多由湿热邪毒内盛所致。治宜清热化湿，泻火解毒为主，兼用外治法。本病类似口、眼、生殖器三联综合征。或谓本病系虫病之一种，又称䘌病。《金匮要略心典》卷上："狐惑，虫病。即巢氏所谓䘌病也。默默欲眠，目不得闭，卧起不安，其躁扰之象，有似伤寒少阴热证，而实为之乱其心也。不欲饮食，恶闻食臭，有似伤寒阳明实证，而实为虫之扰其胃也。其面目乍赤、乍黑、乍白者，虫之上下聚散无时，故其色变更不一，甚者脉亦大小无定也。"《金匮要略浅注》卷二："狐惑之为病，虫病也……虫蚀于喉为惑，蚀于阴为狐。"参见"䘌病""虫病"条。亦有谓本病是牙疳、下疳的古名者。《医宗金鉴》卷三十七："狐惑，牙疳，下疳等疮之古名也。近时惟以疳呼之。下疳即狐也，蚀烂肛阴；牙疳即惑也，蚀咽腐龈，脱牙穿腮破唇。毒因伤寒病后，余毒与湿䘌之为害也。或生癍疹之后，或生癖疾下利之后，其为患亦同也。其证则面色目眦或赤或白或黑，时时不一，喜睡目不能闭，潮热声哑，腐烂之处，秽气熏人。若胃壮能食，堪受攻病重药，或病之势缓，治多全也。"参"疳"条。

狐蜮húhuò 即狐惑。详该条。

狐瘕hújiǎ 病证名。八瘕之一。《杂病源流犀烛·积聚癥瘕痃癖痞源流》："狐瘕，出入少腹间，或隐或见，男子即为狐疝，女子乃名狐瘕，其苦阴酸涩，小便难，少腹瘀痛，胸膈腰背上冲而痛，其瘕甚，有手足成形者。”《类证治裁·痃癖癥瘕诸积论治》：“狐瘕，经行受惊，心志恍惚，邪入于阴，目闭溺难，宜狐瘕方。”参见“瘕”“癥瘕”等条。本病可见于腹股沟疝、腹股沟直疝等病。

狐狸刺hú·lìcì　病名。出《外科大成》卷二。即狐尿刺。详该条。

狐尿刺húniàocì　病名。因接触螳螂等昆虫的分泌物产生的皮肤病。出《千金翼方》卷二十。又名狐狸刺。患处皮肤干燥，起红紫瘢点，肿胀痛；甚则溃烂成疮，脓水淋漓。治宜清热解毒。内服黄连解毒汤，外用鲜蒲公英捣汁外涂；或用蒲公英根煎汤温洗。相当于接触性皮炎。

狐气疝húqìshàn　病证名。疝证之一。见《证治准绳·幼科》又名偏坠。因小儿啼哭，吸气不止，内动肝气，肝脉络于阴器，肝气结聚不散，以致阴核一侧肿大，时上时下。治宜理气和肝。用金铃子散加当归、木香、蝎尾。

狐疝húshàn　病证名。出《灵枢·本藏》。又名阴狐疝气，狐疝风。俗称小肠气。指有物入阴囊，时上时下的病证。多因寒气凝结厥阴肝经所致。《儒门事亲》卷二：“狐疝，其状如瓦，卧则入小腹，行立则出小腹入囊中。狐则昼出穴而溺，夜则入穴而不溺，此疝出入上下往来，正与狐相类也。亦与气疝大同小异。”《三因极一病证方论》卷十四：“寒气下注，入于癞中，名曰狐疝，亦属癞病。”治宜疏肝理气、温经散寒为主。选用蜘蛛散、导气汤、酒煮当归丸、济生橘核丸、三层茴香丸。或二陈汤加香附、厚朴、青皮、青木香、苍术、干姜等。若有囊热者，去干姜加山栀仁。若日久气虚，不能提，劳累即发，可用升举之法，方如补中益气汤等。参见“气疝”“阴狐疝气”等条。

狐疝风húshànfēng　古病名。出《素问·四时刺逆从论》。多由厥阴肝脉积气攻窜所致。《类经》卷十七：“疝在厥阴，其出入上下不常，与狐相类，故曰狐疝风。此非外入之风，乃以肝邪为言也。”参见“风疝”“狐疝”条。

狐仙封脏丸húxiānfēngzàngwán　《疡医大全》卷二十三方。枸杞子（酒拌蒸）、菟丝子、茯苓、赤茯苓、生地黄、熟地黄、菊花、女贞子、何首乌（同女贞子蒸晒）、山茱萸、远志（甘草水浸）、当归身、人参、莲须、柏子仁、天冬、龙眼肉、麦冬、酸枣仁各四两，五味子、牛膝、牡丹皮、石菖蒲、泽泻各二两。为细末，炼蜜为丸，每服二钱。治痔漏。

胡本草húběncǎo　本草著作。见《新唐书·艺文志》。7卷。唐代郑虔撰。《本草纲目》称本书所收“皆胡中（泛指我国北方少数民族以及西域地区）药物”。已佚。

胡承德húchéngdé　清代医生。四川广安人。通晓医术，尤精骨伤科。咸丰（1851—1861）间，一牧童因骑牛折断右臂，已昏迷危殆，诊之，先喷以药水清洁伤处，再敷以自制金疮膏，手法复位后以柳木小夹板固定，经月即愈。

胡臭húchòu　病名。出《三因极一病证方论》卷十六。即狐臭。详该条。

胡次丹húcìdān　病证名。《疮疡经验全书》卷七方。又名葫芦丹，小儿丹毒之一。多因任脉经中湿与热结所致。此丹从脐上起，发黄肿者。治宜内服化湿饮，外用槟榔散涂之。

胡大卿húdàqīng　宋末医家。名石壁。宗陈文秀的学术思想，撰有《痘疹八十一论》，但其论述小儿病有自相矛盾之处。已佚。

胡道洽húdàoqià　见“胡洽”条。

胡道士húdàoshì　宋代医僧。江西九江人。得名医庞安时之传，精医术。

胡德甫húdéfǔ　见“胡文焕”条。

胡地莲húdìlián　中药材。见《江西草药》。为肺形草之别名。详该条。

胡豆húdòu　中药材。见《本草纲目》。为蚕豆之别名。详该条。

胡粉丸húfěnwán　《太平圣惠方》卷八十七方。炒铅粉、青黛各半两，炒黄连一分，麝香一钱。为末，用猪胆一枚取汁和丸，黄米粒大，每服五丸，米饮送下，不拘时服。治小儿内疳，下痢不止，昏沉多睡。

胡荄甫húgāifǔ　见“胡澍”条。

胡甘伯húgānbó　见“胡澍”条。

胡黄连húhuánglián　中药材。出《新修本草》。又名胡连、假黄连。为玄参科植物胡黄连 *Picrorhiza scrophulariiflora* Pennell 的干燥根茎。产于四川、云南、西藏。苦，寒。归肝、胃、大肠经。退虚热，除疳热，清湿热。用于骨蒸潮热，小儿疳热，湿热泻痢，黄疸尿赤，疔疮肿痛，吐血，衄血，痔疮，煎服3～10g。本品含胡黄连苦苷Ⅰ、Ⅱ、Ⅲ及桃叶珊瑚苷、葫芦素类糖苷、梓醇、盾叶夹竹桃苷、香草酸、桂皮酸、阿魏酸等。根提取物有保肝利胆、抗菌作用。水浸剂对堇色毛癣菌等皮肤真菌有不同程度抑制作用。水提物还有一定抑制免疫功能的作用。盾叶夹竹桃苷可平喘。

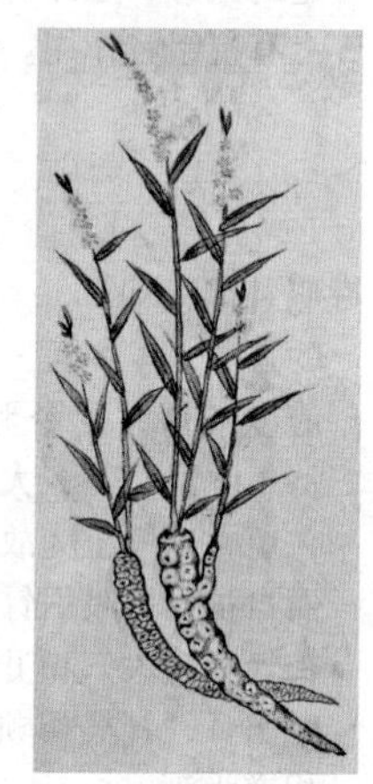
胡黄连

胡黄连散húhuángliánsǎn　❶《太平圣惠方》卷八十七方。胡黄连、犀角各一分，麝香半钱，羊肝一具，生地黄汁二合，蜜半合。前三味为末，羊肝捣汁，共调匀，每服一茶匙，竹叶煎汤调下。治小儿疳证，热渴干瘦。❷《太平圣惠方》卷八十八方。胡黄连、知母、地骨皮、栀子仁、升麻、犀角、炙甘草、杏仁（汤浸，去皮尖、双仁，麸炒微黄）各一分，鳖甲（醋炙，去裙）、柴胡各半两，黄芩一两。为末，每服一钱，水煎去滓，不拘时服。治小儿骨热瘦瘁，心神烦躁，不得睡卧。❸《太平圣惠方》卷九十三方。胡黄连、龙骨、枯矾各半两，炒铅粉一分。为细末，一岁小儿每服一字，二岁每服半钱，米饮调下。治小儿疳痢，日久不愈，肌肉消瘦，面黄发焦，啼叫不恒。❹《圣济总录》卷八十七方。胡黄连、黄连、龙胆草各二两，桑螵蛸、知母、秦艽（去苗）、柴胡、枳壳（去瓤）、人参、桔梗、射干、白术各一两。炒黄为末，每服三钱匕，空腹以葱白、薤白、槐枝、柳枝、乌梅肉浸童便调下，或以槐枝、小麦煎汤送下，日三次。治急劳发热羸瘦，颊赤口干，心神烦躁。❺《证治准绳·幼科》集八引茅先生方。胡黄连、麦冬、葛根、玄参、炙甘草、炙枇杷叶各等分。为粗末，每服一钱，加生姜一片，蜜三至五滴，水煎服。功能清热生津止渴。治小儿热渴及疳渴。

胡黄连麝香丸húhuángliánshèxiāngwán　《小儿药证直诀》卷下方。胡黄连、芜荑各一两，黄连、木香各半两，朱砂一分，麝香一钱。为细末，煮糊为丸，绿豆大，每服五至十丸。三至五岁以上十五至二十丸，米汤送下，不拘时服。功能杀虫清热消疳。治疳气羸瘦，内生白虫。

胡黄连丸húhuángliánwán ❶《太平圣惠方》卷八十六方。①胡黄连、母丁香、炒黄连、芦荟、熊胆各半两，蟾头（涂酥炙焦黄）一枚，麝香一分。为细末，牛胆汁和丸，绿豆大，每服三丸；若食疳泻血，或赤白者，新汲水送下；吐逆不止及水泻，生姜煎汤送下。治小儿疳证，面色黄瘦，身体壮热，虽吃乳食，不能消化，眼目涩痛，胸膈痰涎，爱食酸咸，常多泻痢。②胡黄连、芦荟、血竭、炒地龙、熊胆各半两，蟾酥半钱。为细末，面糊为丸，黄米大，每服三丸，空腹粥饮送下。治小儿疳证。③胡黄连一分，天竺黄半两，芦荟、熊胆、腻粉各半钱，麝香、牛黄、雄黄、朱砂、冰片各一钱。为细末，软饭和丸，粟粒大，每服五丸，粥饮送下，日三次。治小儿惊疳，上焦热者。❷《太平圣惠方》卷八十七方。胡黄连末半两，朱砂、青黛、芦荟各三分，麝香一分，蛇蜕（烧灰）一条，蟾酥（杏仁大）一块。为细末，用猪胆一枚取汁，清酒一盏和药末，置于铁铫内熬如膏作丸，绿豆大，五至七岁每服五丸，三岁以下每服三丸，粥饮送下。治小儿干疳，瘦弱不能乳食，发竖脑干，身体柴瘦。❸《太平圣惠方》卷八十八方。①胡黄连、人参、羚羊角、地骨皮、炒黄芪、木香、犀角、炙甘草、葳蕤各一分，柴胡、麦冬（去心）、鳖甲（涂醋，炙令黄）、秦艽各半两。为细末，炼蜜为丸，绿豆大，每日服七丸。治小儿骨蒸，烦躁黄瘦，饮食无味。②胡黄、干蟾（酒浸去骨，微炙）各二分，麝香一分。为细末，炼蜜和丸，绿豆大，每服五丸，粥饮送下，日三至四次。治小儿骨蒸。❹《博济方》卷四方。胡黄连、丁香、密陀僧各半两，肉豆蔻一个，槟榔一枚，诃子二枚（生一枚，煨一枚），朴硝一两，麝香一分，绿豆少许。为细末，水泛为丸，米饮调下。若脑疳鼻痒而烂，黄连煎汤送下；脾胃虚，瘦羸泄痢，四肢虚肿，大枣汤煎送下；肝疳，眼涩生疮，甘草煎汤送下；骨疳，卧冷地，爱食土，紫苏、茶煎汤送下；肺疳上气喘急，橘皮煎汤送下；筋疳泻血，盐汤送下；虫疳及泻无定，生姜煎汤送下。治小儿疳疾泻痢。❺《小儿药证直诀》卷下方。胡黄连、黄连各半两，朱砂一分。为末，填入猪胆内，用淡浆水煮，候一炊久，取出研入芦荟、麝香各一分，饭和丸，麻子大，每服五至七丸，食后米饮送下。治小儿肥热疳。❻《普济方》卷三百一十九方。胡黄连、知母、升麻、玄参、人参、当归、炒甘草、桔梗各半两，柴胡一两，麦冬一两半，赤芍药、犀角、地骨皮、紫菀、炒大黄、秦艽、枳壳（麸炒微黄，去瓤）各三分，鳖甲（涂酥，炙令黄，去裙）二两。为细末，炼蜜为丸，梧桐子大，每服三十丸，粥饮送下。治妇人热劳烦闷，四肢黄瘦疼痛，时有咳嗽，不欲食。❼《证治准绳·幼科》集八方。胡黄连、芦荟、黄连、炮肉豆蔻、桂心、人参、朱砂、使君子仁、木香、钩藤、龙齿、茯苓各一钱，麝香一字。为细末，用猪胆两个，取汁和匀，复装入胆内，线扎定，汤煮半日取出，切破猪胆，加莨菪子二钱，黄丹一钱，为末，共和为丸，绿豆大，每服三至五丸，奶或粥饮送下。治小儿疳证及虚痢。❽《金匮钩玄》卷三方。胡黄连三钱，阿魏（醋煮）一钱半，麝香四粒，神曲、炒黄连各二钱半。为末，猪胆汁和丸，黍米大，每服二十丸，白汤送下。治小儿疳病腹大。

胡椒hújiāo 中药材。出《新修本草》。为胡椒科植物胡椒 *Piper nigrum* L. 的干燥近成熟或成熟果实。药材商品有白胡椒和黑胡椒之分。产于广东、广西、云南。辛，热。归胃、大肠经。温中散寒，下气，消痰。用于胃寒呕吐，腹痛泄泻，食欲不振，癫痫痰多，内服煎汤，0.6～1.5g。粉剂，0.3～0.9g。治受寒腹痛泄泻，研粉布脐上，膏药封贴；小儿哮喘，研粉布肺俞穴，膏药封贴；龋齿痛，研末填；关节痛，冻伤，浸酒敷；湿疹，煎水洗。本品含胡椒碱、胡椒林碱、胡椒油碱 B 等，尚含类阿魏酰哌啶、二氢胡椒酰胺、墙草碱、二氢胡椒碱、胡椒阿明碱、挥发油，油中主成分为向日葵素、二氢香苇醇、氧化丁香烯、隐品酮、左旋水芹烯等。咀嚼本品，可使血压暂时升高，约持续 10～15 分钟。小量内服可增进食欲，大量可刺激胃黏膜，引起充血性炎症。实验证明本品有杀绦虫作用。胡椒碱有镇静、抗实验性惊厥作用，其衍生物用于抗癫痫。胡椒碱还可抗炎，胡椒可使大鼠胆汁浓度升高等。有报道，胡椒可促进蟾蜍肿瘤发生，可能与其储存过程中黄曲霉素含量增加有关。

胡椒菜hújiāocài 中药材。见《救荒本草》。为石龙芮之别名。详该条。

胡椒草hújiāocǎo 中药材。见《四川中药志》。为茅膏菜之别名。详该条。

胡椒理中丸hújiāolǐzhōngwán 《外台秘要》卷九引《古今录验方》方。款冬花、胡椒、炙甘草、荜茇、高良姜、细辛（去苗）、橘皮（去白）、干姜各四两，白术五两。为细末，炼蜜为丸，梧桐子大，每服三十至五十丸，白开水或温酒或米饮送下，日二次。功能温中散寒。治肺胃虚寒，气不宣通，咳逆喘急，逆气虚痞，胸膈噎闷，腹胁满痛，迫塞短气，不能饮食，呕吐痰水。

胡璟hújǐng(15 世纪) 明代医生。金陵（今江苏南京一带）人。生平事迹不详。子女几人死于痘疹，后根据钱乙等医家关于痘疹的方药，在痘疹流行时对其余子女进行治疗而使其痊愈，于是进一步采集诸家关于痘疹的著述，汇编成《秘传痘疹寿婴集》1 卷（1491）。认为治疗痘疹应该循医法，尽人力，不可以完全归于命运。

胡韭子hújiǔzǐ 中药材。出《徐表南州记》。为补骨脂之别名。详该条。

胡珏hújué(18 世纪) 清代医家。字念庵，自号古月老人。浙江钱塘人。慕当时名医高鼓峰之名，后见到高氏所撰《医家心法》一书，又认为其中论述有不合张仲景原意之处，遂对该书加以评论和订正。另对窦材之《扁鹊心书》加以评论。

胡骏宁hújùnníng 见“胡宪丰”条。

胡轲húkē 五代后晋时眼科医生。累世疗内外障眼，针法独神。吴越王钱（852—932）晚年患一目失明，为之抉膜去障即复明，王赐物以万计，悉不受。

胡连húlián 中药材。见《本草正义》。为胡黄连之简称。详该条。

胡连丸húliánwán ❶《博济方》卷四方。胡黄连、丁香、密陀僧各半两，肉豆蔻一个，麝香一分，绿豆少许。为末，水泛为丸，麻子大，三岁以下小儿每服一丸，三岁以上每服五丸，米饮送下。若脑疳、鼻痒赤烂，黄连煎汤送下；脾虚羸瘦泄痢，四肢虚肿，大枣煎汤送下；肝疳、眼涩生疮，甘草煎汤送下；骨疳、卧冷地，爱食土，紫苏茶汤调下；肺疳、口气喘急，橘皮煎汤调下；筋疳、泻血，盐汤送下；虫疳及泻无定，生姜煎汤送下。治小儿疳、泻痢等。❷《妇科玉尺》卷三方。黄芩四两，砂仁、炙甘草各一两，白术、莲子肉各二两。为细末，山药四两打糊为丸，米汤送下。治胎动不安。

胡连追毒丸húliánzhuīdúwán 《外科正宗》卷三方。胡黄连（姜汁炒）、炙刺皮各一两，麝香三分。为细末，陈米烂饭和丸，麻子大，每服一钱，食前温酒送下。治痔疮，有瘘通肠，粪水从孔出者。

胡漏丹húlòudān 病证名。出《疮疡经验全书》卷七。系丹从阴囊下起者，小儿丹毒之一。为厥阴肝经虚火发于外所致。治宜内服清散汤，外涂屋土散。

胡芦巴hú·lubā 中药材。出《医学启源》。又名芦巴、苦豆、季豆、香豆子。为豆科植物胡芦巴 *Trigonella foenum－graecum* L. 的干燥成熟种子。主产于东北、西南地区及河南、安徽、陕西等地。苦，温。归肾经。温肾助阳，祛寒止痛。用于肾阳不足，下元虚冷，小腹冷痛，寒疝腹痛，泄泻，腰酸，腰痛，阳痿，早泄，遗精，痛经，煎服5～10g。本品含胡芦巴碱、番木瓜碱、龙胆碱、牡荆素及其7－葡萄糖苷、胡芦巴苷Ⅰ及Ⅱ、槲皮素、胡芦巴肽酯、β－谷甾醇等。提取物可抗生育、抗雄激素。番木瓜碱可抑制心脏，降低血压等。种子油中有催乳成分，但无性激素样作用；去油后的种子有致泻作用。种子还有轻度的驱肠线虫作用。胡芦巴碱等对多种白血病小鼠有明显抗癌活性，龙胆碱有镇静、镇痛和消炎作用，对麻醉动物尚有降压作用。

胡芦巴散hú·lubāsǎn ❶《苏沈良方》卷七方。炒胡芦巴、三棱（醋浸）各一两，炮姜一分。为细末，每服二钱，生姜煎汤或酒调下。治气攻头痛。❷《杂病源流犀烛·脏腑门》卷七方。胡芦巴、益智仁、大茴香、莪术、牵牛子、山茱萸、牛膝、续断、川芎、防风、甘草。为末，每服二钱，温酒调下。治小肠气，小腹引睾丸连腰脊而痛。

胡芦巴丸hú·lubāwán ❶《太平惠民和剂局方》卷八方。炒胡芦巴一斤，炒吴茱萸十两，炒川楝子一斤二两，炒巴戟天、炮川乌各六两，炒茴香十二两。为末，酒糊为丸，梧桐子大，每服十五丸，空腹温酒送下。小儿每服五丸，茴香煎汤送下。功能散寒行气。治小肠气、蟠肠气、奔豚气、疝气，偏坠阴肿，小腹有形如卵，上下痛不可忍，或绞结绕脐攻刺，呕恶闷乱。❷《类证治裁》卷五方。胡芦巴（酒浸）、炒补骨脂各四两。为末，以木瓜切顶去瓤，入药令满，签合蒸烂，捣丸服。治寒湿脚气，顽弱无力，脉细缓者。

胡芦草hú·lucǎo 中药材。见《福建民间草药》。为白毛藤之别名。详该条。

胡芦菔hú·lufú 见《随息居饮食谱》。为胡萝卜的别名。详该条。

胡芦化毒丹hú·luhuàdúdān 《外科大全》卷四方。大黄、黄柏、远志各等分。为末，猪胆汁和成锭，雄黄为衣，阴干，用时以米醋磨如墨，以鹅翎蘸药，频涂患处。治一切肿毒热疖。

胡萝卜húluó·bo 中药材。出《日用本草》。又名黄萝卜、胡芦菔。为伞形科植物胡萝卜 *Daucus carota* L. var. sativa DC. 的根。全国各地均有栽培。甘、辛，平。入脾、肝、肺经。健脾和中，滋阴明目，化痰止咳，清热解毒。①脾虚食少，体虚乏力，脘腹疼痛，泄泻，痢疾，视物昏花，雀目，咳喘，百日咳，咽喉肿痛，麻疹，煎汤，30～120g，或生食，或捣汁服。②治水痘，疖肿，汤火伤，痔疮，脱肛。煮熟捣敷，或切片烧热敷。根含α－胡萝卜素、β－胡萝卜素、γ－胡萝卜素、ε－胡萝卜素，番茄烃、伞形花内酯、咖啡酸、绿原酸、挥发油及维生素 B_1、B_2，挥发油等。油中含蒎烯、樟烯等。本品对兔、狗有降血糖作用。

胡麻húmá 中药材。出《神农本草经》。为黑芝麻之别名。详该条。

胡麻花húmáhuā 中药材。出《备急千金要方·食治》。又名乌麻花。为胡麻科植物脂麻 *Sesamum indicum* DC. 的花。治秃发，眉毛脱落，阴干，研末，麻油浸涂；冻疮初起，浸酒擦。

胡麻苗húmámiáo 中药材。出《寿亲养老新书》。即胡麻叶。详该条。

胡麻散húmásǎn ❶《太平惠民和剂局方》卷一方。胡麻十二两，荆芥、苦参各八两，何首乌十两，炙甘草、威灵仙各六两。为细末，每服二钱，食后薄荷茶或酒调蜜汤点服。药后频频洗浴，得汗为佳。功能养血润燥，清热疏风。治脾肺风毒攻冲，遍身皮肤瘙痒，或生疮疥，或生瘾疹，搔之则浸淫生疮，久而不瘥，或愈而复发，面上游风，或如虫行，紫癜、白癜、顽麻等风，或肾脏风攻注，脚膝生疮。❷《疮疡经验全书》卷三方。胡麻子十二两，苦参、荆芥、何首乌、威灵仙、炒白蒺藜、防风、菊花、石菖蒲、牛蒡子、甘草各八两。为细末，酒调下，日午、半夜服用。治大麻风毒，眼红眉脱，手指落。❸见《全国中药成药处方集》（沈阳方）。薄荷、胡麻子、白蒺藜、威灵仙、苦参、白芷、荆芥穗、川芎、防风、黄芩、牛蒡子各30g，菊花15g。为细末，每服6g，温酒送下。功能消风止痒，凉血解毒。治风热瘾疹，皮肤作痒，日轻夜重，见风尤甚，心烦腹痛，苦楚不安。

胡麻丸húmáwán ❶《幼科发挥》卷二方。炒胡麻仁、苦参、菊花、炒牛蒡子、菖蒲、何首乌、威灵仙、蔓荆子、乌梢蛇（酒浸，去皮骨，取肉焙干）各等分（一方无蛇，有炒蒺藜、炒黄连）。为末，酒泛为丸，麻子大，竹叶煎汤送下。治小儿干性疥癣。❷《外科正宗》卷四方。胡麻仁四两，苦参、防风，菖蒲、威灵仙各二两，白附子、独活各一两，生甘草五钱。为细末，白酒浆和丸，绿豆大，每服二钱，形瘦者每服一钱五分，食后白开水送下。治紫、白癜风。❸《疡医大全》卷三十五方。苦参五钱，石菖蒲、菊花各一两，何首乌、威灵仙、白蒺藜、荆芥穗、牛蒡子、胡麻仁、蔓荆子各三钱。为细末，酒糊为丸，绿豆大，每服一钱，竹叶、灯心煎汤送下。治小儿风癣疥疮。

胡麻叶húmáyè 中药材。出《本草经集注》。又名青蘘、巨胜苗、胡麻苗。为胡麻科植物脂麻 *Sesamum indicum* DC. 的叶。我国各地有栽培。甘，寒。治风湿痹痛，血崩，吐血。煎服：6～9g。干燥的叶含脂麻苷（Pedaliin）0.3%。还含胶质。腹泻和痢疾病人用作饮料有缓和刺激作用。

胡麻子húmázǐ 中药材。出《博济方》。为亚麻子之别名。详该条。

胡满蕴húmǎnjiàng 中药材。见萧步丹《岭南采药录》。为大茶药根之别名。详该条。

胡勉húmiǎn 宋代医家。著《伤寒类例》，已佚。

胡念庵húniàn'ān 见“胡珏”条。

胡洽húqià 南北朝时期北齐医生。原名胡道洽，广陵（今江苏江都）人。爱好音乐，以医术知名。撰有《百病方》2卷，已佚。

胡洽百病方húqiàbǎibìngfāng 方书。见《隋书·经籍志》。2卷（一说3卷）。刘宋胡洽撰。原书已佚，后世医籍如

《外台秘要》《医心方》等均有引录。简称《胡治方》。

胡治方húqiàfāng　方书。见“胡治百病方”条。

胡茄花húqiéhuā　中药材。见《本草原始》。为洋金花之别名。详该条。

胡全庵húquán'ān　见“胡文涣”条。

胡慎柔húshènróu（1572—1636）明末医僧。法名释住想，毗陵（今江苏常州）人。博通经史儒学，因患痨病，经查了吾治愈，遂随了吾学医10余年，颇有所得。查氏因其好学，又荐给名医周慎斋继续学医。慎柔曾记周慎斋语录及临证经验。后归里行医，疗效高，且好施舍，故而清贫。临死前将手札及生平著述授予石震，由石氏订正刊刻，名《慎柔五书》，其中主要包括对痨病（肺结核等）的治疗和论述。

胡石壁húshíbì　见“胡大卿”条。

胡石生húshíshēng　见“胡澍”条。

胡仕可húshìkě　元代医家。字可丹。宜丰（今属江西）人。谓医家应读本草，而原有本草过繁，不便检阅，遂择常用药按韵编类歌括。撰成《本草歌括》（1295）8卷。

胡澍húshù　清代医生。字荄甫，又字甘伯，号石生，绩溪（今安徽绩溪）人。因中年多病而学医，撰有《黄帝内经素问校义》一书（1872）。

胡荽húsuī　中药材。出《食疗本草》。为芫荽之别名。详该条。

胡荽子húsuīzǐ　中药材。见《备急千金要方·食治》。即芫荽子。详该条。

胡孙眼húsūnyǎn　中药材。见《酉阳杂俎》。为桑黄的别名。详该条。

胡索花húsuǒhuā　中药材。见《草药手册》。为木芙蓉花之别名。详该条。

胡桃隔hútáogé　中药材。见《山东中草药手册》。为分心木之别名。详该条。

胡桃夹hútáojiá　中药材。见《现代实用中药》。为分心木之别名。详该条。

胡桃壳hútáoké　中药材。出《本草纲目》。为胡桃科植物胡桃 Juglans regia L. 成熟果实的内果皮。①治血崩，乳痈。烧存性研末。内服：3～6g。②煎水洗疥癣。

胡桃青皮hútáoqīngpí　中药材。出《开宝重定本草》。又名青龙衣、青胡桃皮。为胡桃科植物胡桃 *Juglans regia* L. 未成熟果实的外果皮。苦、涩，平。有毒。解毒消肿。①治胃、十二指肠溃疡及胃炎疼痛。用未成熟青皮核桃3kg，打碎，装瓶内，加入60度烧酒5kg，密封曝晒20～30日，过滤去渣，加单糖浆1350ml，每次服10ml，每日1～2次。②治水痢不止。青胡桃皮30g，炒研细末，每早晨服9g。③治痈肿疮毒，癣疾。捣涂或煎水洗。本品含胡桃叶醌、α－和β－氢化胡桃叶醌及儿茶精等。胡桃叶醌有抗出血作用，其还原衍生物包括氢化胡桃叶醌有抗菌作用。本品还可升高白细胞、血小板。

胡桃仁hútáorén　中药材。出《本草纲目》。即核桃仁。详该条。

胡桃肉hútáoròu　中药材。出《海上集验方》。即核桃仁。详该条。

胡桃散hútáosǎn　《疡医大全》卷二十四方。大胡桃一个，全蝎二个。先剖开胡桃去肉，将全蝎装入，烧存性，为末，热酒调下。治鱼口便毒。

胡桃叶hútáoyè　中药材。见《贵州草药》。为胡桃科植物胡桃 *Juglans regia* L. 的叶。我国各地广泛栽培。苦、涩，平。①近用于白带、食管癌、象皮腿。胡桃树叶60g，与鸡蛋3个同煮，吃蛋，14天为一疗程。②煎水洗疥疮。本品含α－和β－蒎烯、柠檬烯、桉叶素、α－氢化胡桃醌－4－葡萄糖苷、胡桃苷、金丝桃苷、萹蓄苷。此外尚含没食子酸、并没食子酸、鞣质、挥发油、5－羟色胺及有高度抗炎作用的多聚酚复合物。抑菌试验表明水提取物对炭疽杆菌、白喉杆菌有杀灭作用。浸剂能杀灭钩端螺旋体。

胡桃油hútáoyóu　中药材。见《现代实用中药》。为胡桃科植物胡桃 *Juglans regia* L. 种仁榨取的脂肪油。温补肾阳，润肠。①治肾虚腰酸，肠燥便秘，绦虫病。炖温服：10～20ml。②局部涂搽，治疥癣、冻疮；滴耳治中耳炎。本品主成分是亚油酸、亚麻酸及油酸的甘油酯。

胡桃枝hútáozhī　中药材。见《贵州草药》。为胡桃科植物胡桃 *Juglans regia* L. 的嫩枝。甘，温。①治淋巴结核，鲜核桃树嫩枝、鲜大蓟各等分，煎水代茶饮。近用于肿瘤，鲜核桃树嫩枝一尺，与鸡蛋4个同煮，吃蛋。②煎水洗疥疮。胡桃花泡酒涂疣。

胡田hútián　明代医生。祁门（今属安徽）人。先业儒，因母病而改学医。善针灸，曾任太医院御医。

胡廷光hútíngguāng　清代伤科学家。字晴川，号耀山。浙江萧山人。三世祖传伤科。承家学，亦以伤科专长。因接骨上髎在医籍均为零星记述，乃广为搜辑，以《医宗金鉴·正骨要旨》为经，诸子百家说为纬，参以祖传经验以及家藏《陈氏接骨书》，历时7年，编成《伤科汇纂》12卷（1815），附增单方千余则。另撰有伤科本草专卷为续篇。

胡廷训hútíngxùn　明代儿科学家。曾取《古今医鉴》《济世全书》《寿世保元》《普济慈航》有关痘疹诸论，撰成《补遗痘疹辨疑全幼录》4卷，由朱仁斋刊行于万历三十六年（1688）。

胡廷寅hútíngyín　明代医生。名譩。会稽（今浙江绍兴）人。遂精医术。宪宗（1465—1487）朝征至京师，授御医，加左通政等职。

胡桐碱hútóngjiǎn　中药材。见《本草纲目》。为胡桐泪之别名。详该条。

胡桐泪hútónglèi　中药材。出《新修本草》。又名胡桐碱、胡桐律。为杨柳科植物胡杨 *Populus diversifolia* Schrenk 的树脂，在土中留存多年而成。分布于内蒙古、甘肃、青海、新疆等地。咸、苦，寒。入胃经。清热，化痰，软坚，制酸。①治瘰疬，咽喉肿痛，胃痛泛酸。内服：煎汤，粗制品6～9g；研末调服，精制品1g。②治齿痛，牙宣，牙疳，骨槽风，煎水含漱或研末撒。中耳炎，研末吹入。痔疮，研末敷。

胡桐泪散hútónglèisǎn　《医宗金鉴·外科心法要诀》卷六十五方。胡桐泪、细辛、川芎、白芷各一钱五分，煅寒水石二钱，生地黄一钱，青盐二分。为细末，干搽牙龈患处，待一顿饭时，以温水漱去，少时再上。治牙龈腐臭出脓。

胡桐律hútónglǜ　中药材。出《石药尔雅》。即胡桐泪。详该条。

胡颓叶hútuíyè　中药材。见《泉州本草》。为胡颓子叶之简称。详该条。

胡颓子hútuízǐ　中药材。出《本草经集注》。又名卢都子、蒲颓子、半含春、羊奶奶、土萸肉、蒲栗子。为胡颓子科

植物胡颓子 *Elaeagnus pungens* Thunb. 的果实。分布于长江以南各地。酸、涩，平。止泻，开胃，止血。治肠炎，痢疾，食欲不振，消渴，咯血，血崩。煎服：9~15g。本品含鞣质、有机酸及草酸盐等。含羽扇豆醇、熊果酸、熊竹素等。

胡颓子根húitúizǐgēn　中药材。出《本草拾遗》。又名牛奶根、贯榨根。为胡颓子科植物胡颓子 *Elaeagnus pungens* Thunb. 的根。酸，平。止血，祛风，利湿，消积滞，利咽喉。①治咯血，吐血，便血，黄疸，泻痢，崩漏，白带，风湿关节痛，跌打损伤，骨折疼痛，小儿疳积，咽喉肿痛。煎服：9~15g。②煎汤洗皮肤湿疹。

胡颓子叶hútuízǐyè　中药材。出《本草拾遗》。又名胡颓叶、蒲颓叶、潘桑叶。为胡颓子科植物胡颓子 *Elaeagnus pungens* Thunb. 的叶。酸，平。入肺经。止咳平喘，解毒消肿止血。①治肺虚短气，咳嗽，哮喘，肺结核咳血。煎服：9~15g。②鲜叶捣敷治痈疽，外伤出血，蛇虫咬伤。本品含羽扇豆醇、熊果酸、齐墩果酸，熊竹素、β-谷甾醇。煎剂在体外对金黄色葡萄球菌、卡他球菌、肺炎球菌、痢疾杆菌和大肠埃希菌均有抑制作用。提取物对豚鼠离体气管有舒张作用，能拮抗组胺喷雾吸入引起的抽搐，故有平喘作用。

H

胡文虎húwénhǔ(1883—1954) 著名华侨企业家。父胡子钦在缅甸仰光开设永安堂中药行，行医售药，颇有声誉。文虎10岁回国求学，4年后返回仰光，助父经营，并浏览医书，侍诊父侧。1908年其父离故，他与弟共同承继父业。为开拓业务，曾到泰国、日本了解和学习他国成药制作，研究中西药理，创制成万金油、八卦丹等药，发展了永安堂业务。永安堂总行设在新加坡，分行有20余处。

胡文涣húwénhuàn　明代医家，文人。字德甫，号全庵，自号抱琴居士。钱塘（今浙江杭州）人。通诗文、音乐，兼通医学。著述不少，在医学方面，校辑有《素问心得》《灵枢经心得》《香奁润色》《金鉴本草》等书。

胡葈húxǐ　中药材。出《神农本草经》。为苍耳之别名。详该条。

胡宪丰húxiànfēng　清代医家。字骏宁。山阴（今浙江绍兴）人。研究伤寒学，对《伤寒论》十分尊崇，与车宗辂（质中）共撰《伤寒第一书》(1780)。

胡相明húxiāngmíng　明代医生。字调宇。溧水（今属江苏）人。世业医。以医术名。数县之内患者，冀其一诊为幸。其所得诊金，多以济人。新著医案，皆有神悟。卒年八十。

胡盐húyán　中药材。即戎盐。见该条。

胡俨húyǎn(1361—1443) 明代官吏。字若思。江西南昌人。少嗜学，通医术，于天文、地理、律历、卜筮亦无不究览。曾任国子监祭酒兼侍讲，掌翰林院，重修《太祖实录》《永乐大典》等皆充总裁官。

胡愔húyīn　唐代女道士、医家。撰有《胡方》2卷，又撰《黄庭内景五脏六腑图》1卷，已佚。

胡元庆húyuánqìng　元代医家。鹤溪（今浙江青田）人。以痈疽系经血所滞、气血不通所致，遂辑十二经所滞之穴及其灸法，于至元元年（1264）撰成《痈疽神秘灸经》1卷。

胡元质húyuánzhì　南宋医家。所撰《胡元质经效方》，为江淮一带医家所推重。

胡枝子húzhī · zi　中药材。出《救荒本草》。又名随军茶、假花生。为豆科植物胡枝子 *Lespedeza bicolor* Turcz. 的茎、叶。分布于东北及河北、浙江、江西、福建等地。味甘、微苦，性平。归心、肺经。润肺清热，利水通淋，止血。①治肺热咳嗽，百日咳，小便淋沥。与冰糖煎服或炖服，10~20g，鲜品30~60g。②鼻衄，便血，尿血，吐血。煎服。含槲皮素、山柰酚、三叶豆苷、异槲皮苷、荭草素、异荭草素。还含缩合鞣质、氨基酸等。

胡枝子根húzhī · zigēn　中药材。见《江西民间草药》。又名野山豆根。为豆科植物胡枝子 *Lespedeza bicolor* Turcz. 的根或根皮。分布于东北、河北、浙江、江西、福建等地。祛风活血，燥湿解毒。①治风湿痹痛，腰腿痛，跌打损伤，赤白带下。煎服，1.5~30g。②治流注肿毒。研末，蛋清调敷。

胡脂麻húzhīmá　中药材。见《中国药用植物志》。为亚麻之别名。详该条。

壶卢hú · lu　中药材。出《日华子诸家本草》。又名葫芦、葫芦瓜。为葫芦科植物瓢瓜 *Lagenaria siceraria*（Molina）Standl. 的果实。甘、淡，平。入肺、脾、肾经。利水通淋消肿散结。治水肿，腹胀，淋病，黄疸痈肿。煎服：15~30g。本品含瓜氨酸。本品含两种胰蛋白酶抑制剂。

壶卢子hú · luzǐ　中药材。出《本草纲目》。为葫芦科植物瓢瓜 *Lagenaria siceraria*（Molina）Standl. 的种子。甘、平。清热解毒，消肿止痛。治龈肿、齿痛。用本品50g，牛膝25g煎水含漱，每日3~4次。本品亦有胰蛋白酶抑制成分。

壶翁húwēng　东汉时期民间医生。其真实姓名不得而知。据载，于市场上悬挂一壶，卖药治病。后世称医生开业行医为“悬壶”，即来源于此。

葫芦hú · lu　中药材。出《千金月令》。即壶卢。详该条。

葫芦茶hú · luchá　中药材。出《生草药性备要》。又名金剑草、咸鱼草。为豆科植物葫芦茶 *Desmodium triquetrum*（L.）DC. 的全草。分布于福建、广东、广西、云南等地。苦、涩，凉。清热，解毒，利湿，杀虫。①治感冒发热，咽喉肿痛，肺痈，肠炎，痢疾，黄疸，水肿，风湿关节痛，小儿疳积，钩虫病。煎服：15~30g。②治口腔炎，水煎含漱；风疹，下肢溃疡，疮疥，鲜品捣汁涂或煎水洗。全草预试含香豆素、酚类、有机酸、鞣质、黄酮苷、生物碱等。煎剂在体外对金黄色葡萄球菌有抑制作用。

葫芦茶根hú · luchágēn　中药材。见《贵州草药》。为豆科植物葫芦茶 *Desmodium triquetrum*（L.）DC. 的根。微苦、辛，平。清热解毒，利湿。治风热咳嗽、咯血，肺痈，黄疸，痈肿，瘰疬。煎服：15~30g。

葫芦丹hú · ludān　病名。出《外科真诠》卷下。即胡次丹。详该条。

葫芦瓜hú · luguā　中药材。见清·赵其光《本草求原》。即壶卢。详该条。

葫芦罐hú · luguàn　中药材。见《东北药用植物志》。为马兜铃之别名。详该条。

鹄壳húqiào　中药材。见《本草纲目》。为橙子之别名。详该条。

猢狲果húsūnguǒ　中药材。见《全国中草药汇编》。为山橙之别名。详该条。

湖南连翘húnánliánqiào　中药材。出《植物名实图考》。为红旱莲之别名。详该条。

鹘眼凝睛húyǎnníngjīng　病证名。指目若鹘鸟之眼珠突出而定睛不转之病证。见《银海精微》。又名鹘眼凝睛外障、鱼睛不夜。多因风热毒邪壅阻，眼络滞涩所致。症见目珠逐渐胀起，赤而坚硬，甚则突出于眼眶。眼珠转动失灵，胀痛难忍，视力锐减，甚至失明。《审视瑶函》形容其“若庙堂凶神之目。犹鹘鸟之眼珠，赤而定凝，故曰鹘眼凝睛”。可兼见身热项强，睑面赤燥等证，失治可危及生命，宜祛风清热，泻火解毒，内服泻肝汤（《秘传眼科龙木论》方）或泻心汤加减，外贴摩风膏。

鹘眼凝睛外障húyǎnníngjīngwàizhàng 病证名。见《秘传眼科龙木论》。即鹘眼凝睛。详该条。

槲白皮húbáipí 中药材。出《崔氏纂要方》。为槲皮之别名。详该条。

槲寄生hújìshēng 中药材。见《东北药用植物志》。又名冬青、槲寄、黄寄生、北寄生。为桑寄生科植物槲寄生 *Viscum coloratum*（Komar.）Nakai 的干燥带叶茎枝。主产于河北、辽宁、吉林、内蒙古、安徽、浙江等地。苦，平。入肝、肾经。祛风湿，补肝肾，强筋骨，安胎元。治风湿痹痛，腰膝酸软，筋骨无力，崩漏经多，妊娠漏血，胎动不安，头晕目眩，煎服 9～15g。茎叶含齐墩果酸、β－香树脂醇、槲皮素内消旋肌醇、羽扇豆醇、β－谷甾醇及黄酮苷等。叶含黄槲寄生苷 A、B，高黄槲寄生苷 B 及羽扇豆醇、肉豆蔻酸。叶的浸剂及该植物的其他部分的酊剂有温和的降低血压、利尿作用。

槲皮húpí 中药材。出《新修本草》。又名赤龙皮、槲白皮。为壳斗科植物槲树 *Quercus dentata* Thunb. 树皮的韧皮部。苦、涩。平。活血散结，涩肠止痢。①治恶疮，瘰疬，瘘疾，附骨疽，煎水洗或熬膏敷；内服烧灰研末服，1～2g，或熬膏服。②治赤白久痢，肠风下血，研末或煎膏和酒服。槲树的种子（槲实仁），亦能涩肠止痢，并治小儿佝偻病。含鞣质 3.70%～14.44%。含没食子酸、儿茶精、没食子儿茶精等。

槲若húruò 中药材。出《新修本草》。为槲叶之别名。详该条。

槲叶húyè 中药材。出《本草图经》。又名槲若。为壳斗科植物槲树 *Quercus dentata* Thunb. 的叶。分布于全国大部分地区。苦，平。活血止血，利尿。①治吐血，衄血，血痢，血痔，小便赤涩淋痛。煎服：6～9g，或研末米饮调服，或捣汁服。②治鼻齇出脓血，泔水煎洗，并烧灰外掺。

蝴蝶草húdiécǎo 中药材。❶见《浙江民间常用草药》。为肺形草之别名。❷见《昆明民间常用草药》。为铁马豆之别名。详各条。

蝴蝶风húdiéfēng 中药材。见《广西中药志》。为大飞扬之别名。详该条。

蝴蝶花húdiéhuā 中药材。❶见《四川中药志》。又名燕子花、紫燕。为鸢尾科植物蝴蝶花 *Iris japonica* Thunb. 的全草。我国大部分地区均有分布。苦，寒。清热解毒，消肿止痛。治肝炎，肝肿大，肝痛，胃痛，食积胀满，咽喉肿痛，跌打损伤。煎服：6～15g。地上部分含异黄酮类如蝴蝶花素、鸢尾黄酮新苷元等。花瓣含贝素、当药素。❷见《中国药用植物图鉴》。为三色堇之别名。详该条。

蝴蝶花根húdiéhuāgēn 中药材。见《药材学》。为射干之别名。详该条。

糊丸húwán 中药剂型。即将药材，细粉以米糊或面糊等作黏合剂制成的丸剂。

虎刺hǔcì 中药材。出《本草图经》。又名刺虎、绣花针、老鼠刺、鸟不踏、虎牙刺、两面针、蛇不过。为茜草科植物虎刺 *Damnacanthus indicus* Gaertn. f. 的全株或根。分布于浙江、江西、安徽、广东、湖北、湖南等地。甘、苦，平。祛风利湿，活血消肿。治风湿痹痛，肺痈，痰饮咳嗽，水肿，黄疸，痞块，小儿疳积，痛经，闭经，荨麻疹，跌打损伤。煎服：9～15g。

虎耳草hǔ'ěrcǎo 中药材。出《履巉岩本草》。又名石荷叶、金线吊芙蓉、金丝荷叶、耳聋草、猫耳朵、铜钱草。为虎耳草科植物虎耳草 *Saxifraga stolonifera*（L.）Meerb. 的全草。分布于华东、华南、西南及湖南、湖北、河南等地。苦、辛，寒，有小毒。疏风，清热，解毒，凉血。①治化脓性中耳炎，鲜草捣汁滴耳；疮疖肿毒，煎服并捣敷；风火牙痛，口腔溃疡，取汁含漱或涂患处。②治风疹，湿疹，丹毒，煎服并煎水洗。③治肺热咳嗽，肺痈，吐血，血崩，煎服：9～15g。止血炒炭用。本品含生物碱、熊果酚苷、挥发油，油内含柠檬烯、莰烯、龙脑、芳樟醇等。鲜叶含虎耳草素、槲皮苷。全草含槲皮苷、岩白菜素、绿原酸、没食子酸等。本品有抑菌作用。熊果酚苷对大鼠和人均有利尿作用，其水解后的苷元对苯二酚具有抑菌作用。在碱性尿时，可治疗尿路感染。熊果酚苷在动物试验中有镇咳作用。体外试验能抑制胰岛素的降解。

H

虎骨hǔgǔ ❶骨名，即腕骨。详该条。❷中药材。出《本草经集注》。为猫科动物虎 *Panthera tigris* L. 的骨骼。主产于东北及西南地区。辛、甘，温。入肝、肾经。祛风湿，健筋骨，止痛，镇惊。治关节筋骨疼痛，四肢拘挛，屈伸不利，腰膝软弱无力，惊悸，癫痫。内服：煎汤，5～10g；或浸酒服。本品含磷酸钙、蛋白质等。虎骨粉混悬剂对大鼠甲醛性和蛋清性关节炎有抑制作用，此作用与肾上腺有关。虎骨胶对大鼠有镇痛作用。

虎蓟hǔjì 中药材。出《本草经集注》。为大蓟之别名。详该条。

虎胶hǔjiāo 见清代汪双池《医林纂要·药性》。为虎骨胶之简称。详该条。

虎角hǔjiǎo 推拿穴位名。又名武台。位于右鬓发处。《幼科推拿秘书·穴象手法·穴道图象·穴在面者》：“虎角，一名武台，在右鬓毛。”

虎口hǔkǒu ❶两手拇指与食指之间的部位。李濂《身经通考》：“歧骨前为虎口。”❷经外奇穴名。出《备急千金要方》。位于手背拇、食指之间，合谷穴前赤白肉际。主治烦热，头痛，眩晕，心痛，失眠，盗汗，牙痛，扁桃体炎，肩胛、手背痛等。直刺 0.3～0.5 寸。艾炷灸 5～7 壮，或艾条灸 5～15 分钟。❸经穴别名。出《针灸甲乙经》。即合谷。见该条。

虎口百丫hǔkǒubǎiyā 病名。出《外科正宗》卷四。即虎口疔。见该条。

虎口疔hǔkǒudīng 病名。出《证治准绳·疡医》卷三。又名合谷疽、丫刺毒、擘蟹毒、拍蟹毒、病蟹叉、手叉发、合谷毒、虎口疽、合谷疔、虎口百丫、虎口、手丫刺、丫叉毒、虎丫毒、丫毒、丫指等。由阳明经湿热凝结，毒聚虎口而发。初起忽发黄色小疱，或结豆粒样硬块，赤肿痛，根深坚韧。治法参见“疔疮”条。

虎口疽hǔkǒujū 病名。出《疡医准绳》卷三。即虎口疔。见该条。

虎口脉色hǔkǒumàisè 见《奇效良方》。即纹色。详该条。

虎口三关hǔkǒusānguān ❶小儿推拿穴位名。即指三关。详该条。❷见《四诊抉微》。指小儿指纹显现于食指掌侧的 3 个部位。即第 1 指节为风关，寅位；第 2 指节为气关，卯位；第3指节为命关，辰位。参见“小儿指纹”条。

虎口三关脉纹hǔkǒusānguānmàiwén 出《证治准绳·幼科》。即小儿指纹。详该条。

虎口纹hǔkǒuwén 出《奇效良方》。指食指掌侧靠拇指一侧的脉纹。详“小儿指纹”条。

虎口纹十三形hǔkǒuwénshísānxíng 见《四诊抉微》卷三。即十三指形。详该条。

虎兰hǔlán 中药材。见《神农本草经》。为泽兰之别名。详该条。

虎舌红hǔshéhóng 中药材。见广州部队后勤部卫生部编《常用中草药手册》。为红毛走马胎之别名。详该条。

虎戏hǔxì 导引法。模仿虎的动作的一种健身活动。西汉初《淮南子·精神训》有“吹呼吸，吐故纳新，熊经鸟伸，凫浴，鸱视虎顾，是养形之人也”的叙述。《后汉书·华佗传》始列入五禽戏中。《云笈七签·导引按摩》（似为宋以前，960年前之著作）有简单动作记述：“虎戏者，四肢距地，前三掷，却二掷，长引腰，乍却，仰天，即返距行，前、却各七过也。”此后流派渐多。

虎须疔hǔxūdīng 病名。《疡医准绳》卷二：“虎须疔生于唇下。”证治同人中疔。

虎须毒hǔxūdú 病名。出《外科正宗》卷四。即颏痈。见该条。

虎丫毒hǔyādú 病名。出《疡科心得集》卷上。即虎口疔。见该条。

虎牙hǔyá 即犬齿。详该条。

虎牙草hǔyácǎo 中药材。见《全国中草药汇编》。为墓头回之别名。详该条。

虎牙刺hǔyácì 中药材。见《湖南药物志》。即虎刺。详该条。

虎咬伤hǔyǎoshāng 病名。见《肘后备急方》卷七。一般伤势较重，伤口血出、疼痛难忍、易于溃烂，如伤于致命处，亦可致死。治宜用生铁数斤，煮水外洗，并用地榆一斤、三七三两、苦参四两为细末和匀掺伤处，可止血止痛；或用白矾研末外掺。内服生葛根汁或治虎汤（《辨证录》：当归、地榆、黄芪、三七根末、麦冬、生地水煎，日服一剂）。

虎掌hǔzhǎng 出《神农本草经》。为天南星之别名。详该条。

虎掌草hǔzhǎngcǎo 中药材。出《滇南本草》。又名见风青、狗脚迹、土黄芩、五朵云。为毛茛科植物草玉梅 *Anemone rivularis* Buch. -Ham. 的根或全草。分布于西南地区及广西、甘肃等地。苦、辛，温，有小毒。清解热毒，活血舒筋，消肿，止痛。①治慢性肝炎，肝硬化，咳嗽，风湿痹痛，胃痛，痢疾。内服：煎汤，6~9g；或浸酒。②治疟疾，鲜根一两捣汁，加米泔水适量于疟发前2小时服，或单独捣敷寸口。③治咽喉肿痛，扁桃体炎，口腔炎，煎水含漱。④治腮腺炎，痈疖肿毒，瘰疬结核，流痰，横痃，捣敷患部。根含皂苷，其中分离得虎掌草皂苷甲及虎掌草皂苷乙，两者的皂苷元均为齐墩果酸。还含草玉梅皂苷、白桦脂酸。本品可抑菌。小鼠灌服粗提取物（具有内酯反应）有明显止咳作用，灌服虎掌草皂苷有祛痰作用。

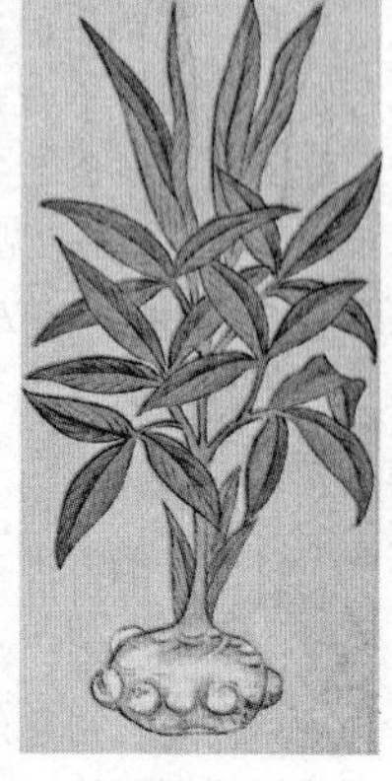

虎掌草

虎杖hǔzhàng 中药材。出《雷公炮炙论》。又名苦杖、斑杖、酸桶笋、斑根、酸汤杆、紫金龙、活血龙、阴阳莲、大叶蛇总管、九龙根。为蓼科植物虎杖 *Polygonum cuspidatum* Sieb. et Zucc. 的干燥根茎和根。产于华东、中南、西南地区及陕西等地。微苦、微寒。归肝、胆、肺经。利湿退黄，清热解毒，散瘀止痛，止咳化痰。①用于湿热黄疸，淋浊，带下，风湿痹痛，痈肿疮毒，水火烫伤，经闭，癥瘕，跌打损伤，肺热咳嗽，煎服9~15g，或浸酒，或研末酒调服。②治跌打损伤，毒蛇咬伤，捣敷。③治烧伤，捣汁或研末油调涂。④治念珠菌阴道炎，内服并以煎液冲洗或外涂。⑤治痈肿疼痛，研末浓茶调敷。孕妇忌服。本品含大黄素、大黄素甲醚及两者的8-β-D-葡萄糖苷，还有大黄酚、藜芦酚、迷人醇、儿茶精、2-甲氧基-6-乙酰甲基胡桃醌和藜芦醇为苷元的葡萄糖苷等。大黄素等蒽醌有抗菌作用。虎杖苷能镇咳，降低血压，扩张冠状血管，增加冠脉流量，并能轻度增强心脏的收缩。并有某些降血脂作用。虎杖还可抗菌、抗病毒、平喘、保肝、抗癌等。外用可止血收敛。

虎杖散hǔzhàngsǎn 《证治准绳·幼科》集三方。虎杖不拘量。水煎，不拘时服。治实热盗汗。

虎杖叶hǔzhàngyè 中药材。出《本草拾遗》。为蓼科植物虎杖 *Polygonum cuspidatum* Sieb. et Zucc. 的叶。苦，平。祛风湿，解热毒。①治风湿关节疼痛。煎服：9~15g。②捣敷治蛇咬伤、外伤出血。③捣汁搽漆疮。本品含槲皮苷、异槲皮苷、瑞诺苷、萹苷、金丝桃苷、芸香苷及藜芦酚。另含鞣质、叶绿醌B和C、维生素C。

虎髭毒hǔzīdú 病名。出《医宗金鉴》卷六十三。即颏痈。见该条。

琥珀hǔpò 中药材。出《雷公炮炙论》。又名血珀、光珀。为古代松树等树脂的化石。产于云南、河南、广西、福建、贵州、辽宁等地。甘、淡，平。入心、肝、小肠经。镇惊安神，利水通淋，活血化瘀。①治惊风，癫痫，惊悸，失眠，小便不利，血淋茎痛，尿血，闭经，癥瘕，产后瘀滞腹痛。研粉冲服：1~2g。②治翳障，烂弦风眼，痈疽疮毒，跌打瘀痛，创伤出血，研末撒。本品为钙铝榴石或铝柘榴石，内有琥珀氧松香酸、琥珀树脂醇及琥珀酸等。还含镁、钙、铁等无机盐。聚酯化合物的分解产物琥珀酸对小鼠有镇静、抗惊厥作用，能缓解大鼠实验性胃溃疡，对实验性血栓有明显抑制作用，对眼镜蛇毒中毒小鼠有保护作用。在体外对某些致病菌有抑制作用。

琥珀抱龙丸hǔpòbàolóngwán ❶《活幼心书》卷下方。琥珀、天竺黄、檀香、人参、茯苓各一两半，枳实、枳壳（麸炒）、胆南星、山药各一两，朱砂半两，甘草三两。为细末，腊雪水（如无，取新汲水或长流水）为丸，芡实大，约重五分，阴干，金箔为衣，每服一丸，薄荷煎汤送下。功能祛风化痰，镇心解热，和脾胃，益精神。治小儿诸惊，四时感冒，寒温风暑，瘟疫邪热，烦躁不宁，痰嗽气急及疮疹欲出发搐。如慢惊风及元气弱者，去枳实、枳壳，加当归、川芎各二两。❷见《全国中药成药处方集》（济南方）。牛黄、琥珀各7.5g，雄黄1.5g，赤茯苓15g，胆南星30g，全蝎、朱砂各4.5g，天竺黄10.5g，麝香0.6g，僵蚕9g。为细末，炼蜜为丸，每丸重1.5g，每服一丸。功能开窍化痰，清热息风。治内热痰盛，惊风抽搐，咳喘气粗，神昏不醒。本方由《小儿药证直诀》卷下抱龙丸加味而来。

琥珀碧玉散hǔpòbìyùsǎn 《医宗金鉴·外科心法要诀》卷七十五方。滑石六两，甘草一两，琥珀五钱，青黛八分。为细末，每服三钱，灯心煎汤调下。治疯犬咬伤致小便涩滞者。

琥珀地黄丸hǔpòdìhuángwán 《张氏医通》卷十五方。琥珀（另研）、延胡索（同糯米炒，去米）、当归各一两，蒲黄四两（半生，半炒），干地黄八两，生姜一斤。将地黄咀碎酒浸，生姜切片，各捣取汁，留滓，用姜汁炒地黄滓，地黄汁炒姜滓，各干为末，炼蜜为丸，弹子大，每服一丸，空腹当归煎汤送下。功能活血化瘀止痛。治产后恶露未净，胸腹痛，小便不利。

琥珀定志丸hǔpòdìngzhìwán 《万病回春》卷四方。天南星八两（先掘地作坑，置炭火十八斤，烧红去灰净，好酒十余斤倾坑内，瓦盆盛南星安其中，盖覆，以炭火拥定，勿令泄气，次日取出，为末），人乳（姜粉制）、人参、茯苓、茯神各三两，块朱砂（纳猪心内，线扎，悬砂罐中，入好酒二碗煮）、菖蒲（猪胆汁炒）、远志（猪胆汁炒，再用姜汁炒）各二两，琥珀一两。为细末，炼蜜为丸，卧时服，姜汤送下。功能开窍化痰，益气宁心。治惊悸属于气虚痰壅者。本方早见于《古今医鉴》卷八，方名琥珀定智丸。

琥珀多寐丸hǔpòduōmèiwán 《古今医统大全》卷七十方。琥珀、羚羊角、人参、茯神、远志、甘草各等分。为细末，猪心血和，炼蜜为丸，芡实大，金箔为衣，每服一丸，灯心煎汤嚼下。功能益气养心宁神。治健忘恍惚，神虚不寐。

琥珀膏hǔpògāo ❶《太平惠民和剂局方》卷八方。琥珀一两，木通、桂心、当归、白芷、防风、松脂、朱砂（研）、木鳖子（去壳）各半两，丁香、木香各三分，麻油二斤。除琥珀、丁香、桂心、朱砂、木香为末外，余药剉细，以油浸一宿，慢火煎，候白芷焦黄，滤出，次下松脂末，滤去滓，澄清油，慢火熬，下黄丹一斤，以柳木篦不住手搅，令黑色，滴水成珠，软硬得宜，入琥珀等末令匀即可，摊贴患处。治颈项瘰疬，及发腋下，初如梅子，肿结而硬，渐若连珠，不消不溃，或穿穴脓溃，经久渐成瘘疾。❷《丹溪心法》卷三方。大黄、朴硝各一两。为末，大蒜捣膏和匀，作片贴患处。功能消积除痞。治积聚痞块。❸《外科正宗》卷三方。大黄二两，郁金、天南星、白芷各一两。为细末，用大蒜头捣烂，入上药再捣稠，入酒一至二匙调匀，遍敷肿处，纸盖，如次日起疱，挑破去泡中黄水，以膏贴敷。治气血凝滞结成流毒，皮色不变，漫肿无头，不论新久，但成脓者。❹《医宗金鉴·外科心法要诀》卷六十三方。琥珀五分，铅粉一两，血余八钱，轻粉四钱，银朱七钱，花椒十四粒，黄蜡四两，麻油十二两。将血余、花椒用麻油炸焦，捞去渣，下黄蜡融化尽，滤净，倾入瓷碗内，预将铅粉、银朱、轻粉、琥珀各为细末，共合一处，徐徐入油内，柳枝搅拌，以冷为度，每用少许，摊贴患处。治发际诸疮。

琥珀黑龙丹hǔpòhēilóngdān ❶《太平惠民和剂局方》卷九方。五灵脂、当归、川芎、干地黄、高良姜各等分。入沙合内，赤石脂泯缝，纸筋盐泥固济封合，炭火十斤煅通红，去火候冷，开取合子看成黑糟，取出研细，加入煅花蕊石、琥珀各一分，乳香、硫黄各一钱半，百草霜五两，共为细末，米醋煮糊为丸，弹子大，每服一丸，炭火烧通红，投生姜自然汁与无灰酒各一合，童便半盏，研开顿服。治产后一切血疾，淋露不快，儿枕不散，积瘕坚聚，按之攫手，疼痛攻心，困顿垂死者。❷《外科正宗》卷二方。天南星（姜汁拌炒）、京墨、炒五灵脂、海带、海藻各五钱，血竭二两，琥珀一两，木香三钱，麝香一钱。为细末，炼蜜为丸，每丸重一钱，金箔为衣，每服一丸，热酒化下。治新久瘿瘤未穿破者。

琥珀煎hǔpòjiān ❶《圣济总录》卷一百零四方。乳香二钱，葳蕤仁半两，滑石、铅丹各二两（以上各另研），黄连（另研）、青皮各一两，黄芩、白蜜各四两，木鳖子（去壳）十个，槐枝、柳枝（新青者，长各一寸半）十枝。先煎槐枝、柳枝、青皮、黄芩、滑石，去滓，下乳香、蕤仁、铅丹、木鳖子，与蜜同熬如琥珀色，下黄连末再煎，滤去滓，入瓷器内密封，绳系坠井底一宿，去火毒，每用少许点眼，以目涩为度。治风毒冲目，肿赤痒痛。❷《审视瑶函》卷三方。朱砂（另研）、贝齿各五钱，琥珀（另研）、冰片各二钱半，牙硝（炼过者）七钱半。为细末，清水一盏入蜜一两搅和，入瓷罐中重汤煮，滤过密贮，每用少许点眼（一方用细末点）。治冰瑕翳久不瘥。

琥珀蜡矾丸hǔpòlàfánwán 《外科正宗》卷一方。白矾一两二钱，黄蜡一两，雄黄、朱砂各一钱二分，琥珀一钱，蜂蜜二钱。先将白矾、雄黄、琥珀、朱砂为细末，另将蜜、蜡融化，离火片时，候蜡四边稍凝，将药末入内搅匀成一块，将药火上微烘搓丸，豌豆大，朱砂为衣，每服二十至三十丸，食后白开水送下，日二次。治痈疽、发背已成未脓之际，预服可防毒气内攻。

琥珀人参丸hǔpòrénshēnwán 《张氏医通》卷十三方。人参、五灵脂各一两，琥珀、肉桂、生附子各五钱，赤茯苓、川芎、沉香、煅穿山甲各三钱。为细末，浓煎苏木汁为丸，梧桐子大，每服二钱，日二次，温酒送下。治血蛊。

琥珀散hǔpòsǎn ❶《太平圣惠方》卷七十方。琥珀、白术、桃仁、当归各三分，炙鳖甲、柴胡各一两，延胡索、红花子、牡丹皮、木香、桂心各半两，赤芍药二分。为末，每服四钱，加生姜半分，水煎，食前服。治妇人血风劳气，脐腹疼痛，月经不调，日渐羸瘦。❷《普济本事方》卷十方。制三棱、制莪术、赤芍药、刘寄奴、牡丹皮、官桂、熟地黄、菊花、蒲黄、当归各一两（一方无菊花、蒲黄，有乌药、延胡索）。前五味，用乌豆一升，生姜半斤（切片），米醋四升同煮，豆烂为度，焙干，入后五味同为末，每服二钱，空腹、食前温酒调下。治妇人月经壅滞，每发心、腹、脐痛不可忍，以及产后恶露不快，血上抢心，迷闷不省，气绝欲死。❸《校注妇人良方》卷一方。乌药二两，当归（酒制）、莪术（醋制）各一两。为末，每服二钱，温酒调下。治心膈迷闷，肚腹撮痛，月经不通等症。❹《婴童百问》卷二方。朱砂一钱半，琥珀、牛黄、天麻、炒僵蚕、全蝎、白附子、乳香、蝉蜕、代赭石（煅，醋淬七次）各一钱，麝香半钱，胆南星、冰片各一字。为末，三岁儿每服一钱，薄荷煎汤送下。治小儿急慢惊风，涎潮昏冒，目瞪搐搦，惊吊肚疼，惊啼眠卧不安，及惊痫频发。若慢惊加附子一分。❺《审视瑶函》卷三方。乌贼骨五钱（于石上磨去其涩，选取好者一钱），硇砂、琥珀、牙硝、珊瑚、朱砂各五钱，珍珠一两。为极细末，和匀，每用少许点于目翳处，闭眼，日三至五次。治目积年生花翳。

H

琥珀调经丸hǔpòtiáojīngwán 《摄生众妙方》卷十一方。香附一斤（分二份，童便、醋各浸九日，和净熟艾四两，再加醋五碗，砂锅内炒干），琥珀一两，川芎、当归、熟地黄、白芍药、生地黄、没药各二钱（一作各二两）。为细末，醋糊为丸，梧桐子大，每服百丸，空腹艾醋汤送下。功能养血活血。治因月经不调不能受孕者。

琥珀丸hǔpòwán ❶《太平惠民和剂局方》卷九方。琥珀、朱砂、沉香、阿胶珠、肉桂、石斛、炮附子、五味子、川芎各半两，牛膝（酒浸一宿）、炒当归、肉苁蓉（酒浸一宿）、人参、续断、没药各三分，熟地黄、木香各一分。为细末，炼蜜为丸，弹子大，每服一丸，空腹温酒调下，日三次。治妇人产前产后百病，痂瘕，心腹刺痛，卒中瘫痪，半身不遂，痹痛，乳中毒结瘀血，受惊胎动不安，死胎不出，胎衣不下等症。若腹胁疼痛，绕脐如刀刺及呕逆上气筑心，痰毒不思饮食，用姜汁少许和酒服；诸痢及赤白带，血冷崩中下血，漏胎，用生姜与艾炒令赤色，入酒同煎数沸，去渣调服；泄泻不止，陈米饮服；涩尿诸淋，煎通草灯心汤服；血运不知人，煎当归酒调服；上热下冷，浓煎人参汤服；遍身虚肿，水气，煎赤小豆汤服；月经不通，或间杂五色，频并而下，继续不止，饮食无味，肌肤瘦劣，面赤唇焦，乍寒乍热，四肢烦疼，五心燥热，黑，遍身血斑，赤肿走疰及血风劳伤无力，用童便入姜汁少许调服。❷《济生方》卷六方。琥珀、白芍药、炮川乌、川牛膝（酒浸）、鳖甲（醋炙）、炮莪术、当归（酒浸）、厚朴（姜炒）各一两，泽兰、肉桂各半两，麝香（另研）五分。为细末，酒糊为丸，梧桐子大，每服七十丸，空服温酒或米饮送下。治妇人血瘕，腹中有块，攻刺小腹痛重，或腰背相引而痛，久而不治，黄瘦羸乏。❸《先醒斋医学广笔记》卷二引李玄白方。延胡索、当归、续断（酒炒）、川芎、石斛各六钱，牛膝、人参、沉香、乳香、没药、朱砂、附子、五味子、琥珀、珍珠各五钱，阿胶珠、肉苁蓉、熟地黄八钱。为细末，炼蜜为丸，龙眼肉大，朱砂为衣。治妇人生产艰难，下胎衣血晕。❹《先醒斋医学广笔记》卷三方。琥珀、人参、甘草、莲子肉各三钱，山药一两。为细末，炼蜜为丸，朱砂为衣，每服一钱。治小儿慢惊。

琥珀犀角膏hǔpòxījiǎogāo 《外科精要》卷下方。琥珀、犀角各一钱，朱砂、茯神、炒酸枣仁各二钱，人参三钱，冰片一字。为细末，炼蜜为丸，弹子大，每服一丸，麦冬煎汤化下。治喉舌生疮，甚至黑烂。

琥珀养心丹hǔpòyǎngxīndān 《证治准绳·类方》第五册方。琥珀（另研）二钱，龙齿（煅，另研）一两，远志（黑豆、甘草同煮，去骨）、石菖蒲、茯神、人参、酸枣仁（炒）、柏子仁各五钱，当归、生地黄各七钱，黄连、朱砂（另研）各三钱，牛黄（另研）一钱。为细末，将牛黄、朱砂、琥珀、龙齿研极细，以猪心血为丸，黍米大，金箔为衣，每服五十丸，灯心煎汤送下。功能补血养心，重镇安神。治心血亏虚，惊悸怔忡，夜卧不宁者。

琥珀泽兰煎hǔpòzélánjiān 《太平惠民和剂局方》卷九方。巴戟天（糯米炒）、炒茴香、牡丹皮、刘寄奴、五味子、白芷、五加皮、石斛（酒浸炒）、泽兰、川芎、赤芍药、生地黄、酒当归、人参、白芍药、熟地黄、艾叶（醋炒，糯米糊调成饼，焙干）、炮附子、白术各一两。为细末，炼蜜为丸，弹子大，每服一丸，温酒磨下。漏胎刺痛，煮糯米饮下；寒热往来，四肢烦疼，煎青蒿酒下；室女经血不通，煎红花酒下；血晕不省人事，童便和暖酒下；催生，鸡子清和酒下；血气血块攻刺心腹，烧秤锤淬酒下；伤寒及中风口噤，麻黄煎汤下；心惊悸及头疼，薄荷酒下；咳嗽，桑白皮煎汤下；血风攻疰，浑身瘙痒，头面麻痹，炒黑豆浸酒下。治心腹刺痛，癥瘕积聚，中风瘫痪，手足酸疼，乳中结瘀，妊娠胎动，死胎不出，产衣不下，败血凑心，头旋眼花，血疰四肢，浑身浮肿，冲任久疼，绝产无嗣，经脉不调，赤白带下，恶心呃逆，身体瘦倦等。

户门hùmén 七冲门之一。古人谓消化系统有7个要冲，齿牙如门户，称为户门。《难经·四十四难》："唇为飞门，齿为户门。"

护场hùchǎng 诊法术语。出《疡医准绳》卷二。指在疮疡的正邪交争中，正气能够约束邪气，使之不至于深陷或扩散。疔疮周围红肿不散漫者，为有护场，易治；反之，为无护场，难治。

护场疔hùchǎngdīng 病证名。《治疔大全》："生于正疔之旁，其证极轻，照常治之即瘥。"

护肝宁胶囊hùgānníngjiāonáng 中成药。见《中华人民共和国药典（一部）》(2020)。垂盆草850g，丹参250g，虎杖500g，灵芝200g。以上四味，按胶囊剂工艺制成，每粒装0.35g或0.5g。口服。一次4~5粒，一日3次。清热利湿退黄，疏肝化瘀止痛，降低丙氨酸氨基转移酶。用于湿热中阻、瘀血阻络所致的胁肋胀痛、口苦、黄疸、胸闷、纳呆及急、慢性肝炎见上述证候者。

护肝宁片hùgānníngpiàn 中成药。见《中华人民共和国药典（一部）》(2020)。垂盆草850g，虎杖500g，丹参250g，灵芝200g。以上四味，按片剂工艺制成，口服，一次4~5片，一日3次。清热利湿退黄，疏肝化瘀止痛，降低丙氨酸转氨酶。用于湿热中阻、瘀血阻络所致的胁肋胀痛、口苦、黄疸、胸闷、纳呆及急、慢性肝炎见上述证候者。

护睛水hùjīngshuǐ 《疡医大全》卷十一："白睛最坚属肺金，内藏护睛水，如鸡子清之稠浓。"似指今称玻璃体。参见"神膏"条。

护生草hùshēngcǎo 中药材。见《本草纲目》。为荠菜之别名。详该条。

护膝骨hùxīgǔ 骨名。即髌骨。详髌条。

护心软骨hùxīnruǎngǔ 即胸骨剑突。

护心散hùxīnsǎn ❶《医学入门》卷七方。绿豆粉四钱，乳香一钱。为末，甘草煎汤调，时时细呷。治发背、疔疮，曾经汗下，毒气攻心，迷闷呕吐，喘嗽泄泻而痛，喉舌生疮。《外科正宗》方有朱砂。❷《揣摩有得集》方。绿豆粉五钱，朱砂五分，乳香、黄蜡各一钱。为细末，开水送服。治疔毒；并防毒气入心。

护心至宝丹hùxīnzhìbǎodān 《医学衷中参西录》方。生石膏30g，人参、犀角、羚羊角各6g，朱砂0.9g，牛黄0.3g。前四味共煎汤，送服朱砂、牛黄末。功能清心化痰，镇惊安神。治瘟疫自肺传心，其人无故自笑，精神恍惚，言语错乱。

沍耳hù'ěr 病名。见《冯氏锦囊秘录》卷六。聤耳的别名。系指脓耳耳内流脓腐臭者。又叫内耳疳臭。名称各异，总由积热上壅或风水入耳所致。久病可致耳聋。参见"耳""耳疳"条。

戽斗藤hùdǒuténg 中药材。见《广西本草选编》。为粪箕笃之别名。详该条。

瓠子hù · zi　中药材。出《新修本草》。又名甘瓠、龙蜜瓜、天瓜、长瓠。为葫芦科植物瓠子 *Lagenaria siceraria* (Molina) Standl. 的果实。我国各地有栽培。甘，寒。利水退肿，消热止渴。治水肿腹胀，消渴，口、鼻生疮。煎服：鲜品 60～120g。果实含葫芦苦素 D，可致人呕吐、腹泻。

hua

华huā　❶古通花。《本草纲目》卷十五"茺蔚"："方茎白华，华生节间。"❷形容脉象如花一样轻浮柔弱。《素问·大奇论》："脉至如华者，令人善恐。"另见"华 huá"条。

花huā　药用部位。指药用植物的花，包括完整的花、花序或花的某部分。药用完整的花幼，已开放的如洋金花、红花；有未开放的花蕾，如丁香、辛夷花等。药用花序亦有未开放的，如款冬花；已开放的如旋覆花。有的是带花的果穗，如夏枯草等。

花斑毛huābānmáo　中药材。见《中药志》。即斑蝥。详该条。

花癫huādiān　病证名。见清代周登庸《续广达生篇》。亦名花风、花心风，俗称"花痴"。指相火过旺，欲火妄炽，肝风易动的病证。症见情绪激动，性欲亢进，见异性则以为情人，甚则出现夜间四肢抽搐，牙关拘紧等。治宜泻肝火，平肝风。方用丹栀逍遥散加炙香附，或用知柏地黄汤、龙胆泻肝汤。

花粉头huāfěntóu　中药材。见萧步丹《岭南采药录》。为紫茉莉根之别名。详该条。

花风huāfēng　病证名。见谢观《中国医学大辞典》。即花癫。详该条。

花红huāhóng　中药材。见《本草品汇精要》。为林檎之别名。详该条。

花蝴蝶huāhúdié　中药材。见《贵州民间方药集》。为赤胫散之别名，详该条。

花蝴蝶根huāhúdiégēn　中药材。见《贵州民间方药集》。又名皂药根、血当归、鸡脚七。为蓼科植物缺腰叶蓼 *Polygonum runcinatum* Buch. – Ham. 的根。分布于台湾、湖北、湖南、四川、云南、贵州等地。苦、涩，寒。清热，解毒，活血，止血。①治瘟病高热，肺热咳嗽，瘰疬，胃痛，腹痛，痢疾，泄泻，吐血，痔血，风湿痹痛，月经不调。煎服：15～30g。②治跌打损伤，泡酒服并取渣捣敷；痈疖肿毒，醋磨搽；汤火伤，研末调搽；蛇咬伤，捣敷。

花碱huājiǎn　中药材。见《圣济总录》。为灰碱之别名。详该条。

花椒huājiāo　中药材。出《日用本草》。又名川椒、蜀椒、点椒，大椒，巴椒。为芸香科植物青椒 *Zanthoxylum schinifolium* Sieb. et Zucc. 或花椒 *Zanthoxylum bungeanum* Maxim. 的干燥成熟果皮。主产于辽宁、河北、山西、陕西、甘肃、河南，四川亦产。辛，温。归脾、胃、肾经。温中止痛，杀虫止痒。①治脾胃虚寒之脘腹冷痛，呕吐泄泻，风寒湿痹，肺寒咳喘，疝痛，蛔虫病，阴痒带下，煎服 3～6g。②治蛲虫病，煎液灌肠。③治阴痒带下，冻疮，煎水洗。④治齿痛，醋煎含漱。青椒果皮含挥发油，其中含爱草脑；果实还含香柑内酯、苯甲酸和香叶木苷。花椒果实含挥发油，其中含乙酸牻牛儿醇、柠檬烯等。尚含甾醇、不饱和有机酸等。小量牻牛儿醇对兔离体肠管呈兴奋作用，大量则呈抑制作用。稀醇液还有局部麻醉作用。煎剂在体外对甲、乙型链球菌，葡萄球菌，肺炎球菌，白喉、变形、伤寒、副伤寒等杆菌，大肠埃希菌，宋氏志贺菌，铜绿假单胞菌和霍乱弧菌均有抑制作用。

花椒叶huājiāoyè　中药材。出《本草纲目》。又名椒叶。为芸香科植物花椒 *Zanthoxylum bungeanum* Maxim. 的叶。除东北、新疆外，各地均有产出。辛，热。入脾、胃、大肠经。祛风、散寒，燥湿、杀虫。治奔豚寒积，霍乱转筋，寒湿脚气，漆疮，疥疮，内服：煎汤，3～9g；外用：煎水洗；蛇咬伤，捣敷。

花壳虫huākéchóng　中药材。见《中药志》。为斑蝥之别名。详该条。

花脸荞huāliǎnqiáo　中药材。见《贵州民间方药集》。为赤胫散之别名。详该条。

花柳毒淋huāliǔdúlìn　病名。又称"淋病"。多由不洁性交，感染湿热邪毒而引起。症见尿急尿痛，尿道口红肿，溢出脓液，舌红苔黄、脉弦数等。治以清热通淋解毒为主，用萆薢分清饮。

花柳疬huāliǔlì　病证名。《疬科全书》："凡审其果自花柳而来，无论如何发起，均名花柳疬。"内治宜解毒为主，用枯草慈菇化毒丸，间服土茯苓膏；如已溃破，可外贴拔毒生肌膏。相当于梅毒病之类似瘰疬者。

花龙骨huālónggǔ　中药材。见《中国药学大辞典》。为龙骨之处方名。详该条。

花木通huāmùtōng　中药材。见《贵州民间药物》。为破骨风之别名。详该条。

花旗参huāqíshēn　中药材。见《中国药用植物志》。为西洋参之别名。详该条。

花乳石huārǔshí　中药材。出《嘉祐补注神农本草》。即花蕊石。详该条。

花蕊石huāruǐshí　中药材。出《嘉祐补注神农本草》。又名花乳石。为变质岩类岩石含蛇纹石大理岩的石块。产于陕西、河南、河北等地。酸、涩，平。入肝经。化瘀止血。①治吐血，衄血，便血，崩漏。内服：煎汤，4.5～9g；煅研末冲服，一次量 0.3～0.9g。②研末敷治创伤出血。本品主含钙、镁的碳酸盐。

花蕊石丹huāruǐshídān　见《救伤秘旨》。即花蕊石散第 2 方。见"花蕊石散"条。

花蕊石散huāruǐshísǎn　❶《十药神书》方。煅花蕊石。为细末，每服三至五钱，用童便一盅炖温调服。功能化瘀止血。治咳血。❷《普济方》卷三百四十八引《产经》方。又名花蕊石丹。花蕊石十六两，石硫黄四两。二味和匀，先用纸筋和盐泥固济瓦罐一个，候干入药，再用泥封口，安在砖上，用炭火煅之，俟罐冷取出研细，每服一钱，用童便入酒少许，煎热调服；外用适量，撒敷伤处。功能化瘀止血，温阳散寒。治产后血晕，败血不尽，胎死腹中，胞衣不下等证属阳虚血凝、瘀积壅聚者。外用治创伤出血。

花扫条huāsǎotiáo　中药材。见《中国药用植物志》，为一叶萩之别名。详该条。

花商陆huāshānglù　中药材。见《杭州药用植物志》。为美商陆之别名。详该条。

花生huāshēng　中药材。出《酉阳杂俎》。即落花生。详该条。

花生草huāshēngcǎo　中药材。见《浙江民间常用草药》。

为鸡眼草之别名。详该条。

花生衣huāshēngyī 中药材。见《安徽中草药》。为豆科植物落花生 *Arachis hypogaea* L. 的种皮。甘、微苦、涩，平。止血。治血友病，类血友病，原发性及继发性血小板减少性紫癜，肝病出血证，术后出血，癌肿出血，胃、肠、肺、子宫等出血。内服：煎汤，10～30g；或制成糖浆、片剂服。大量口服能缓解类血友病患者的出血症状，花生米皮的效力较花生米本身强50倍，炒熟后效力大减。其止血与抗纤维蛋白溶解有关，还能增加第Ⅸ及第Ⅷ因子的血中含量。

花生油huāshēngyóu 中药材。出《本草纲目拾遗》。又名果油。为豆科植物落花生 *Arachis hypogaea* L. 的种子油。甘，平。润肠通便。治便秘，亦可用于蛔虫性肠梗阻。顿服：60～80ml。含多种脂肪酸的甘油酯。脂肪酸中主要为油酸，其次为亚油酸、棕榈酸、硬脂酸、花生酸、山酸、肉豆蔻酸、落花生油等。花生油可使甲状腺轻度肿大，甲状腺摄碘率增高。花生油的水汽蒸馏液有微弱的抑菌作用。

花溪恒德老人huāxīhéngdélǎorén 见“虞抟”条。

花心风huāxīnfēng 病证名。见谢观《中国医学大辞典》。即花癫。详该条。

花癣huāxuǎn 病证名。出《外科启玄》卷七。由风热蕴积于肺，随阳气上升而成。生于面部或眉间，初起痦瘰，渐成细疮，时痛时痒，搔起白屑，春季易患。外用颠倒散凉水调涂。相当于脂溢性皮炎。

花翳白陷huāyìbáixiàn 病名。见《世医得效方》卷十六。多由肝肺积热，风邪外袭，风火热邪搏结于上所致，外伤亦可引起。黑睛生白翳，如花瓣，似鱼鳞，中央低陷，白睛红赤，抱轮尤甚，羞明泪热，常引起瞳神缩小，黄液上冲等，失治易成蟹睛。相当于今之角膜溃疡。治宜疏风清热，泻火解毒。可服新制柴连汤、龙胆泻肝汤、泻肝散等加减。

花韵楼医案huāyùnlóuyī'àn 医案著作。1卷。清代顾云撰。作者为女医家，擅治妇科疾病。本书以妇科、内科杂病为主。记录较详，多为连续就诊的病案，故从中可以看出顾氏辨证用药的层次和思路，有一定参考价值。本书收入《珍本医书集成》中。

华huá ❶鲜美。《素问·异法方宜论》：“其民华食而脂肥。”❷光华、光彩。《素问·解精微论》：“华色者，其荣也。”《临证指南医案》：“面色唇爪，已无华色。”另见“华 huā”条。

华池huáchí ❶指口。宋《太平御览》：“养生经曰：‘口为华池。’❷指舌下。《黄庭经注》：“舌下为华池。”

华盖huágài 经穴名。代号CV20。出《针灸甲乙经》。属任脉。位于胸正中线，平第1肋间隙，或于璇玑穴下1寸处取穴。另说在璇玑穴下2寸《十四经发挥》)，或1.6寸(《针灸大成》)。布有第1肋间神经前皮支和乳房内动、静脉的前穿支。主治咳嗽，气喘，胸胁满痛，咽喉痛等。沿皮刺0.3～0.5寸。艾炷灸3～5壮，或艾条灸5～10分钟。

华盖散huágàisǎn 《博济方》卷二方。炒苏子、赤茯苓、炙桑白皮、陈皮、炒杏仁、麻黄各一两，炙甘草半两。为粗末，每服二钱，水煎，食后服。功能宣肺化痰，止咳平喘。治肺感寒邪，咳嗽上气，痰气不利，胸膈烦满，项背拘急，声重鼻塞，目眩晕。

华良姜huáliángjiāng 中药材。见《中国经济植物志》。为廉姜之别名。详该条。

华荠苧huáqízhù 中药材。见《江苏南部种子植物手册》。为石香薷之别名。详该条。

华色huásè 面部有明润的色泽。面有华色，是心气充足，精神内守的表现。《素问·解精微论》：“夫心者，五藏之专精也，目者其窍也，华色者其荣也。”

华食huáshí 鲜美厚味的饮食。《素问·异法方宜论》：“其民华食而脂肥。”

华阳隐居huáyángyǐnjū 见“陶弘景”条。

华洋脏象约纂huáyángzàngxiàngyuēzuǎn 医论著作。3卷，附录1卷。清代朱沛文编撰于1892年。本书汇集中西医有关人体结构、解剖图谱，参述已见编著而成。卷上为五脏六腑形态、部位、功能，卷中为眼、耳、鼻及骨骼结构、功能，卷下为十二经脉、气血营卫等生理作用及西医脏腑解剖图谱。所引资料先中后西，中医自《内经》迄清代诸家论述均有摘录，内容较为丰富、系统，并指出前人对脏腑记载上的一些错误。附录为有关诊病、读书等杂论。

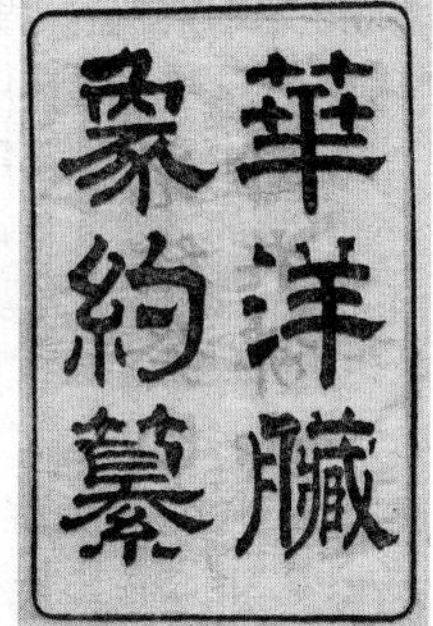

华洋脏象约纂

铧头草huátóucǎo 中药材。❶出清代刘士季《草木便方》。又名烙铁草、犁头草。为堇菜科植物白花地丁 *Viola patrini* DC. 或长萼堇菜 *V. inconspicus* Bl. 等的全草。前者分布于东北，后者分布于长江流域以南各地。微苦，寒。清热解毒，散瘀消肿。治急性黄疸型肝炎，咽喉炎，扁桃体炎，结膜炎，急性阑尾炎，乳腺炎，痈疮疖肿，化脓性骨髓炎，毒蛇咬伤。内服：煎汤，15～30g；或捣汁饮。外用：鲜品捣敷。白花地丁花含蜡质中有蜡酸约34.9%、不饱和酸约5.8%、醇类约10.3%等。长萼堇菜花含蜡质，其中34%为饱和酸。❷见《全国中草药汇编》。即犁头草。详该条。

滑伯仁huábórén 见“滑寿”条。

滑剂huájì 十剂之一。用润滑药物组成，具有除去留着作用的方剂。《沈氏尊生书·要药分剂》：“徐之才曰：滑可去着，冬葵子、榆白皮之属是也。”又：“刘完素曰：涩则气着，必滑剂以利之。滑能养窍，故润利也。”又：“张从正曰：大便燥结，宜麻仁、郁李之类；小便癃闭，宜葵子、滑石之类。”

滑精huájīng 病证名。遗精的一种。《景岳全书·杂证谟》：“不因梦而精自出者，谓之滑精。”又称精滑。甚者清醒状态下见情思色而精液自出，称为漏精。多因色欲所伤，肾元亏损，精关不固所致。治宜温补肾元，固涩精关。方用右归丸、参苓菟丝丸、鹿茸大补汤等方。因湿热下流扰动精室所致者，治宜清化湿热为主，用秘精丸，大、小分清饮等方。参见“遗精”条。

滑可去着huákěqùzhuó 治则。用滑利通淋的药物，治疗湿热凝结的淋证。《汤液本草》卷上：“滑可以去著，冬葵子、榆白皮之属是也。”又如石淋，尿中夹砂石，排尿困难，或尿时疼痛，或腰痛难忍，尿色黄赤而浑浊或带血，苔黄白腻，脉数，用葵子散(《证治准绳》：冬葵子、石楠、榆白皮、石韦、木通)加滑石、金钱草、海金沙等以利水通淋。

黄、荆芥、防风各四两，制木鳖油、炒铅丹各适量，丁香油一钱，麝香二钱，苏合油一两。先用大麻油煎枯前三物，捞去不用，何首乌藤叶至苍耳草等五味，武火熬至草枯，去渣俟冷，再入连翘至防风等十味，浸一夜，熬至黑枯，滤油去滓，再熬至滴水不散，加木鳖油、铅丹，慢入搅匀，文火再熬至滴水成珠，加入丁香油、麝香、苏合油搅匀，退火气摊成膏，贴患处。治瘰疬结核。❷《全国中药成药处方集》（沙市方）。连翘、玄参、苦参、白蔹、白芥子、僵蚕、柏子仁、大黄、荆芥、防风、公丁香各12g，木鳖子30g，藿香60g，壁虎14条，蜘蛛28个，蜗牛36个，菊花根、牛蒡子、何首乌藤叶、苍耳子各24g，麝香6g。用香油2kg浸泡前十三味一夜，置锅内加热，再加入壁虎至苍耳子七味，炸枯滤去滓，每斤油加铅丹225g，文武火熬，候冷再入麝香成膏，摊贴患处。治瘰疬。

化火huàhuǒ　病机。病理性的各种功能亢进的表现。分虚实两类，实者为外邪所化，虚者由阴虚之变。凡外感六淫，内伤七情，或阴液的亏损，或气血痰食的阻滞，均可在一定条件下化火，出现病理性功能亢进，而同时津液消耗增加。临床表现参见“实火”和“虚火”条。

化积散huàjīsǎn　❶见《全国中药成药处方集》（济南方）。槟榔5kg，三棱、莪术各2.5kg。为细末，每500g加巴豆霜48g，每服3g，红糖水送下。治癥瘕积聚，小儿乳积、食积、虫积。❷见《北京市中药成方选集》。炒山楂、炒麦芽、炒神曲、炒槟榔、炒鸡内金、炒黑牵牛子、炒白牵牛子各等分。为细末，每服3g，加糖少许，温开水送下，日二次。功能消食滞，化痞积。治小儿宿食不化，积滞痞块，面色萎黄，不思饮食，腹大膨胀。

化积丸huàjīwán　《杂病源流犀烛·六淫门》卷十四方。三棱、莪术、阿魏、海浮石、香附、雄黄、槟榔、苏木、瓦楞子、五灵脂。为末，水泛为丸。治积聚。

化坚二陈丸huàjiān'èrchénwán　《医宗金鉴·外科心法要诀》卷六十五方。陈皮、制半夏各一两，茯苓一两五钱，炒僵蚕二两，黄连、生甘草各三钱。为细末，荷叶熬汤和丸，梧桐子大，每服二钱，白开水送下。治眼胞及周身生痰核。

化坚汤huàjiāntāng　《寿世保元》卷三方。白术、炒香附、山楂、陈皮、半夏（姜炒）各二钱，茯苓（去皮）、当归各三钱，川芎一钱半，枳实、莪术各一钱，桃仁（去皮尖）十粒，红花、甘草各八分。为粗末，加生姜三片，水煎服。治积聚，癥瘕，痃癖，痰饮，食积，死血成块者。若肉积，加黄连六分；面积，加神曲二钱；左有块，倍川芎一钱；右有块，加青皮二钱；饱胀，加莱菔子三钱；壮人，加三棱一钱；弱人，加人参二钱。

化橘红huàjúhóng　中药材。出《识药辨微》。又名柚皮橘红、化州陈皮。为芸香科植物化州柚 *Citrus grandis Tomentosa* 或柚 *C. grandis*（L.）Osbeck 的未成熟或近成熟的干燥外层果皮。主产于广东、广西等地。苦、辛，温。入脾、肺经。燥湿化痰，下气健胃，理气宽中。治咳嗽气喘，痰多，呕吐噫气，食积，煎服3～6g。柚的种子名柚核，煎服治小肠疝气。外果皮含挥发油，内有柠檬醛、牻牛儿醇、芳樟醇等。果实含柚皮苷、新橙皮苷、枳属苷等。柚皮苷注射对小鼠、大鼠实验性炎症均有明显抗炎作用，并能降低毛细血管通透性，增加毛细血管抵抗力。此外，对小鼠的病毒感染、X射线照射有一定的保护作用。

化狂丹huàkuángdān　《增订验方新编》卷二方。高丽参、制半夏、菟丝子各三钱，白术、茯神、菖蒲各一钱，附子一分。水煎服。治心气虚，热邪乘，痰气侵，遂成狂证，终年不愈。

化漏汤huàlòutāng　《疡医大全》卷三十九方。大黄、山楂、厚朴各三钱，白芷、麦芽各二钱，生甘草五钱。水煎服。治饮食中毒。

化木汤huàmùtāng　《辨证录》卷九方。白术二两，附子、肉桂、柴胡各一钱，杜若根一两。水煎服，盖被发汗。治木肾，初见睾丸疼痛，反变为不疼者。

化逆汤huànìtāng　《医醇賸义》卷一方。黄连、白豆蔻各六分，吴茱萸三分，厚朴、青皮、木瓜、独活、乌药各一钱，藿香一钱五分，木香五分，蒺藜四钱，茯苓二钱。水煎服。治暑月受邪，郁于中焦，上吐下泻，手足厥冷，筋脉抽掣。

化䘌丸huànìwán　❶《证治准绳·幼科》集八方。芜荑、芦荟、青黛、川芎、白芷、胡黄连、黄连、虾蟆灰各等分。为末，猪胆汁浸糕糊为丸，麻子大，每服二十丸，食后、临卧杏仁煎汤送下。治小儿疳积。❷《类证治裁》卷七方。桃仁、槐实、艾叶各三钱。为细末，大枣肉捣为丸。治虫蚀肛门，肛门痒痛，上唇有疮。

化脓灸huànóngjiǔ　直接灸法之一种。是将艾炷直接置于穴位上点燃施灸，以使局部皮肤起疱、化脓，故名。施灸时先以甘油或葱、蒜汁涂抹灸处，然后放置艾炷施灸，每炷必须燃尽，除去灰烬，易炷再灸，灸满规定壮数。这种灸法由于热力较强，灼伤皮肤后，局部组织发生异常变化，加强了机体自然的抗病能力和修复作用，所以疗效较其他灸法优异。《针灸资生经》：“凡着艾得疱发，所患即瘥，不得疱发，其疾不愈。”化脓灸一般在灸后1周左右化脓，经4～6周结痂愈合，脱痂后留下永久性瘢痕，故亦称瘢痕灸。本法适用于哮喘，支气管炎，肺结核，瘰疬等慢性疾患，并可用于防病保健。

化痞huàpǐ　治法。即消痞。详该条。

化痞膏huàpǐgāo　❶《疡医大全》卷二十一引刘长随方。当归尾、红花、金银花、三棱、白芥子、莪术、胡芦巴、昆布、生地黄、桃仁、血余、大黄、熟地黄、鳖甲、穿山甲各一两，海藻、两头尖、阿魏、蓖麻子、川乌、巴豆仁、黄连、天南星、漏芦、浙贝母、半夏、草薢、大戟、胡黄连、甘遂、凤仙子、芫花、海浮石、阿胶、威灵仙、槟榔、僵蚕、全蝎、血竭、乳香（去油）、粉甘草、蚤休、没药（去油）各三钱，土木鳖、番木鳖、独头蒜各三十个，蜈蚣三十条，水红花子四两，鲜商陆八两，活鲫鱼（半斤重）一条，麻油三斤，炒黄丹一斤半，麝香一钱。上药除没药、乳香、血竭、麝香、阿魏五味另研收贮，临用掺膏药上，余药用油熬膏，摊贴患处。治癥瘕痞块。❷《疡医大全》卷二十一方。生大黄一两，半夏、三棱、苏木、穿山甲、陈皮、当归尾、全蝎、番木鳖、红花、枳壳、厚朴、莪术、血余、浙贝母、川乌、天南星、香附、赤芍药、草乌、槟榔各三钱，蜈蚣十条，巴豆仁五十粒，大鳖一个（切四块），桃枝、杨枝、桑枝、槐枝各十寸，葱十根，水红花子五钱，白凤仙花根五根，麻油三斤，铅丹二十四两，阿魏、苏合油各五钱，血竭、没药（去油）、肉桂、儿茶、樟脑、乳香（去油）、煅虎骨、青黛、煅瓦楞子各三钱，冰片、麝香、干漆各二钱，皮硝一钱。先用麻油将前三十一味药煎枯，去渣入铅丹收膏，冷定，加余药末搅匀摊贴敷患处。治痞积癥瘕。❸《杂病源流犀烛·六淫门》卷十四方。秦艽、三棱、莪术、黄柏、当归各五钱，大黄三钱，全蝎十四个，穿山甲十四片，蜈蚣五条，木鳖子七个，菜油二斤四两，铅丹（炒紫）一斤二两，阿魏一两，乳香、没药各五钱，风化硝三钱。先将前十味用菜油浸二昼夜，煎焦黄色，去渣熬，略冷入铅丹，不住搅，至黑烟起，滴水不散离火，再入余药作膏，摊贴患处。治痞积。

化痞丸huàpǐwán 《疡医大全》卷二十一引刘长随方。莪术（醋炒）、煅海浮石、煅瓦楞子、三棱（醋炒）、干漆、大茴香、山楂、穿山甲、丁香、五灵脂、白芷、陈皮、延胡索、木香、牡丹皮、青皮、桔梗、枳壳、胡椒、神曲、蒲黄、香附、桃仁、红花、川芎、当归、厚朴、砂仁、鳖甲（醋炙）、朴硝各三钱，阿魏五钱，小茴香、赤芍药、使君子、桂皮、铁花粉各四钱，水红花子四两。为末，皂角煎汤泛丸，梧桐子大，每服三十丸，体壮者可加至四十至五十丸，酒送下，日三次。治癥瘕痞块。

化癖丸huàpǐwán ❶《太平圣惠方》卷八十八方。巴豆霜半两，朱砂、铅粉各一钱，硇砂一字，雄雀粪、黄鹰粪各一分。为末，糯米饭为丸，黍米粒大，一岁小儿每服二丸，空腹皂角子煎汤送下。治小儿乳癖，结块不消。❷《证治准绳·幼科》集八引曾氏方。木香、陈皮（去白）、炮莪术、炮三棱、青皮（巴豆九粒去皮膜心微炒，去巴豆）、枳壳（麸炒，去瓤）、槟榔各半两，白术、丁香各二钱，细辛（烧存性）四钱。为细末，煮糊为丸，麻仁大，每服十五至二十一丸，空腹米饮送下。治小儿癖结气块在胁肋之间，日久不化。

化气huàqì ❶运气学说术语。指土之化气。《素问·气交变大论》："化气不政，生气独治。"《类经》："化气，土气也。"❷生化功能。《素问·阴阳应象大论》："阳化气，阴成形。"❸指行气化滞的治法，如用理气药消除腹胀。参见理气、消导各条。

化气利湿huàqìlìshī 治法。即温阳利湿。详该条。

化气利水huàqìlìshuǐ 治法。即温阳利湿。详该条。

化热huàrè 病机。外感表证传里所表现的热性病变。风、寒、燥、湿等外邪侵入人体后，在初期阶段，多有恶寒、苔薄白等表寒症状；如病邪传入气分以后，则出现不恶寒反恶热、口渴唇干、心烦、便秘、尿赤、舌红苔黄、脉数等症，显示病邪化热入里。《温热论》："盖伤寒之邪，留恋在表，然后化热入里。"

化圣通滞汤huàshèngtōngzhìtāng 《疡医大全》卷二十引岐天师方。金银花、蒲公英各一两，天花粉、白芥子各五钱，白芍药、通草、炒栀子、茯苓各三钱，柴胡二钱，熟附子、木通各一钱。水煎服。治男子乳房忽然壅肿如妇人之状，扪之疼痛欲死，经久不愈。

化湿huàshī 治法。祛湿法之一。用芳香祛湿的药物以宣化湿邪的方法。如湿邪在表，用疏表化湿，如藿香正气散。湿温时疫，喉痛胸闷，用清热化湿法，如甘露消毒丹。

化湿和中huàshīhézhōng 治法。以芳香化湿、健胃和中的药物治疗湿滞中焦、脾胃不和而见脘闷纳呆、腹胀便溏等症的方法。常用藿香、佩兰、白扁豆、陈皮、法半夏、木香、砂仁等药物。方用藿香正气丸。参见"化湿""和胃"条。

化食丹huàshídān 中药材。见《上海中草药学》。为刘寄奴之别名。详该条。

化水种子汤huàshuǐzhǒngzǐtāng 《傅青主女科》卷上方。巴戟天（盐水浸）、白术（土炒）各一两，茯苓、菟丝子（酒炒）、炒芡实各五钱，人参三钱，车前子（酒炒）二钱，肉桂（去粗皮）一钱。水煎服。治妇人水湿停滞不孕，小便不利，腹胀，脚肿者。

化痰huàtán 治法。祛痰法之一。消解痰涎的方法。依据生痰的病因，化痰法约分6种：宣肺化痰、清热化痰、润肺化痰、燥湿化痰、祛寒化痰、治风化痰。详各条。

化痰开窍huàtánkāiqiào 治法。开窍法之一种，又称豁痰醒脑。用具有祛除痰浊、宣闭开窍作用的方药治疗痰证神昏的方法。痰证分热痰、寒痰两种。热痰证见痰盛气粗、神昏谵语、身热烦躁、舌红苔黄，用牛黄丸、至宝丹。寒痰证见痰涎壅盛、神昏不省、面色青白、手足冷、脉沉，用苏合香丸。

化痰青huàtánqīng 中药材。见《四川中药志》。为九头狮子草之别名。详该条。

化痰软坚huàtánruǎnjiān 治法。即消痰软坚。详该条。

化痰散结huàtánsànjiē 治法。祛痰药与软坚散结药并用以治疗痰核结聚的方法。适用于痰热互结、痰气互结、痰湿互结所致的瘿瘤、瘰疬痰核、痰包等病理性包块。常用方如海藻丸、消瘰丸、消瘿散、消瘿五海饮之类。

化痰丸huàtánwán ❶《瑞竹堂经验方》卷二方。又名顺气消食化痰丸。半夏（洗）、天南星（去皮膜）、白矾、皂角、生姜各一斤，青皮（去瓤）、陈皮（去白）、炒紫苏子、炒莱菔子、炒杏仁（去皮尖）、葛根、炒神曲、炒麦芽、山楂、炒香附各八钱。前五味水煎至天南星无白点为度，去皂角不用，晒干火焙，后入余药末，姜汁浸，蒸饼糊为丸，梧桐子大，每服五十至七十丸，临卧食后茶酒送下。功能化痰消食。治痰饮宿食。❷见《景岳全书·小儿则古方》卷六十二。胆南星、制半夏、制礞石、枳实各二两，麝香三分。为末，姜汁糊为丸，绿豆大，朱砂为衣，姜汤研化服。治惊搐，喉内痰鸣。

化痰消瘿huàtánxiāoyǐng 治法。祛痰药和散结软坚药合用，组方治疗痰浊结聚而成的瘿瘤、瘿气诸证的方法。如消瘿散等。

化痰消瘀huàtánxiāoyū 治法。现代中医药研究心血管、脑血管及肿瘤等慢性病，认为病机较多与痰及血瘀相关，以化痰和活血散瘀的方法治疗获效。渐次出现痰瘀相关理论及化痰消瘀的治法。参见"化痰""祛瘀活血""冠心苏合丸"条。

化痰玉壶丸huàtányùhúwán 《太平惠民和剂局方》卷四方。又名玉壶丸。生天南星、生半夏各一两，天麻半两，头白面三两。为细末，滴水为丸，梧桐子大，每服三十丸，将水先煎沸，下药煮至五七沸，候药浮即熟，漉出放温，用生姜煎汤送下，不拘时服。治风痰吐逆，头痛目眩，胸膈烦满，饮食不下，咳嗽痰盛，呕吐涎沫。

化血丹huàxuèdān 《医学衷中参西录》方。煅花蕊石9g，三七6g，血余炭3g。为细末，分二次冲服。功能止血化瘀。治咯血，吐血，衄血及二便下血。

化血莲huàxuèlián 中药材。见《江西草药》。为土大黄之别名。详该条。

化岩汤huàyántāng 《辨证录》卷十三方。人参、黄芪、忍冬藤、当归各一两，白术二两，茜草根、白芥子各二钱，茯苓三钱。水煎服。治乳岩，呈无数小疮口，似管非管，如漏非漏，状若蜂窠，向外生肉。

化阴煎huàyīnjiān 《景岳全书·新方八阵》卷五十一方。生地黄、熟地黄、牛膝、猪苓、泽泻、生黄柏、生知母各二钱，绿豆三钱，龙胆草一钱半，车前子一钱。加食盐少许，水煎，食前服。功能滋阴清热，利水通淋。治水亏阴涸，阳火有余，小便癃闭，淋浊疼痛。

化饮解表huàyǐnjiěbiǎo 治法。解表散寒、温肺化饮药并用，治疗表有风寒、内有水饮证的治法。《伤寒论·辨太阳病脉证并治》："伤寒表不解，心下有水气，干呕，发热而咳，或渴，或利，或噎，或小便不利，少腹满，或喘者，小青龙汤主之。"小青龙汤以麻、桂散表邪，半夏、细辛、干姜温化水饮，佐以芍药、五味，协调诸药，是治外感寒邪，内伏水饮的代表方。

化瘿丹huàyǐngdān 《儒门事亲》卷十二方。海藻、海带、海蛤粉、昆布、炒泽泻、连翘各等分，猪靥、羊靥各十枚。为细末，炼蜜为丸，芡实大，每服二丸，临卧噙化。治瘿瘤。

化痈汤huàyōngtāng 《疡医大全》卷七引雷真君方。金银花五两，玄参三两，当归二两，白芥子、荆芥各三钱，肉桂三分。水煎服。治痈疽。

化瘀明目huàyūmíngmù 治法。以活血行气、化瘀通脉之药物治疗眼部血瘀病证的方法。《审视瑶函·开导后宜补论》云："夫目之有血，为养目之源，充和则有生发长养之功，而目不病，少有亏滞，目病生焉。"化瘀是治疗眼外伤的主要方法。此外，眼部红肿疼痛，肿块结节，眼生异物，白睛混浊等，常与血瘀有关，当活血化瘀以明目，并随证灵活运用。临床眼科在治疗玻璃体出血、视网膜中央静脉或中央动脉阻塞等内眼疾病符合血瘀辨证者，也常用血府逐瘀汤类。参见"瘀血灌睛证"条。

化瘀汤huàyūtāng 《罗氏会约医镜》卷四方。当归三至五钱，熟地黄二至三钱，白芍药（酒炒）、肉桂各二钱，川芎、桃仁各一钱，红花（酒炒）八分。水煎，加酒服。治血瘀成形，在脐腹之下，作痛喜按而虚者。如气滞加香附、木香、砂仁、乌药之属。

化瘀行血huàyūxíngxuè 治法。即祛瘀活血。详该条。

化源huàyuán 即生化之源。❶五脏为生化之源。《素问·六元正纪大论》："故食岁谷以安其气，食间谷以去其邪……折其郁气，资其化源。"❷脾胃为生化之源。脾主后天，人体的五脏六腑、四肢百骸均需经脾胃消化、吸收、输布水谷精微的滋养，才能保证正常的生理活动。《临证指南医案》："脾属阴，主乎血；胃属阳，主乎气……一阴一阳，互相表里，合冲和之德。而为后天生化之源也。"一般常指第2义。

化燥huàzào 病机。又称津伤化燥。因津液消耗而出现燥证的病理。热伤津液或素体阴亏，内热亢盛等原因，都能使邪气化燥，出现口干口渴、唇焦咽燥、便秘尿少、干咳、咯血或衄血等阴液不足的表现。参见"内燥"条。

化癥回生丹huàzhēnghuíshēngdān 《温病条辨》卷一方。人参六两，肉桂、两头尖、麝香、姜黄、川椒炭、虻虫、三棱、红花、苏子霜、五灵脂、降香、干漆、没药、香附、吴茱萸、延胡索、水蛭、阿魏、川芎、乳香、高良姜、艾叶炭各二两，公丁香、苏木、桃仁、杏仁、小茴香炭各三两，当归尾、熟地黄、白芍药各四两，蒲黄炭一两，鳖甲胶一斤，益母草膏、大黄各八两。先将大黄用米醋一斤半熬浓，晒干为末，如此三次，晒干后与余药研末，以鳖甲胶、益母草膏和匀，炼蜜为丸，每丸重一钱五分，每服一丸，空腹温开水或黄酒送下。功能活血化瘀，破积消坚。治燥气延入下焦，搏于血分而致的癥病及疟母癥结不散；妇女痛经闭经，产后瘀血腹痛；跌打损伤；瘀滞疼痛。

化滞汤huàzhìtāng 《医学衷中参西录》方。白芍药30g，当归、炒莱菔子各15g，山楂180g，甘草、生姜各6g。水煎服。功能养血和血，消积导滞。治痢疾初起，痢下赤白，腹痛，里急后重。若身体壮实者，可加大黄、朴硝各9g。

化滞调中汤huàzhìtiáozhōngtāng 《证治准绳·类方》第二册方。白术一钱五分，人参、茯苓、陈皮、厚朴（姜制）、山楂、半夏各一钱，炒神曲、炒麦芽各八分，砂仁七分。加生姜三片，水煎，食前服。治积滞胀满。若胀甚或面食伤，加炒莱菔子。

化州陈皮huàzhōuchénpí 中药材。见《本草从新》。为化橘红之别名。详该条。

华旉huàfū 见"华佗"条。

华灰木huàhuīmù 中药材。见《广西中兽医药用植物》。为华山矾之别名。详该条。

华南地丁huànándìdīng 中药材。见《中药志》，为龙胆地丁之别名。详该条。

华乔石huàqiáoshí 见"华自达"条。

华山矾huàshānfán 中药材。见《广西中药志》。又名华灰木、狗屎木、毛柴子、地黄木。为山矾科植物华山矾 *Symplocoschinensis*（Lour.）Druce 的枝叶。分布于长江流域以南各地。苦，凉。清热利湿，止血生肌。①治痢疾，泄泻。鲜品捣汁服：15～30g。②捣敷创伤出血，疮疡：研末调敷治烫伤。

华山矾根huàshānfángēn 见《南宁市药物志》。又名土常山。为山矾科植物华山矾 *Symplocoschinensis*（Lour.）Druce 的根。苦，凉，有小毒。清热利湿，截疟，解毒。①治感冒发热，痢疾，肠炎，急性肾炎，疟疾，筋骨疼痛，热毒疮肿。煎服：6～12g。②治疥疮。煎服或煎水洗。服本品过量，会出现恶心、呕吐、头晕、胸闷等症状。

华山参huàshānshēn 中药材。见《陕西中草药》。又名热参。为茄科植物漏斗泡囊草 *Physochlaina infundibularis* Kuang 的根。分布于陕西、山西、河南等地。甘、微苦，温。有毒，归肺、心经。平喘，温中，安神。治慢性支气管炎，虚寒腹泻，心悸失眠。煎服：0.1～0.2g。不宜多服、久服，过量易致中毒，可出现口渴、咽喉灼热、瞳孔散大、烦躁等中毒症状。不宜与黑豆、卤水同用。忌铁器。青光眼患者忌服。孕妇慎用。本品含天仙子碱（东莨菪碱）、天仙子胺（莨菪碱）、山莨菪碱、阿托品等生物碱和东莨菪素等。煎剂对狗及小鼠有明显的镇静作用。豚鼠口服有明显的平喘作用。天仙子碱药理作用见天仙子条。

华氏按摩术huàshì'ànmóshù 推拿著作。1册。杨华亭编，黄竹斋校。本书将小儿推拿的一些手法做了深入浅出的说明，并附图解，其中记载的一些方法多不见于其他同类著作中。可供研究推拿按摩参考。

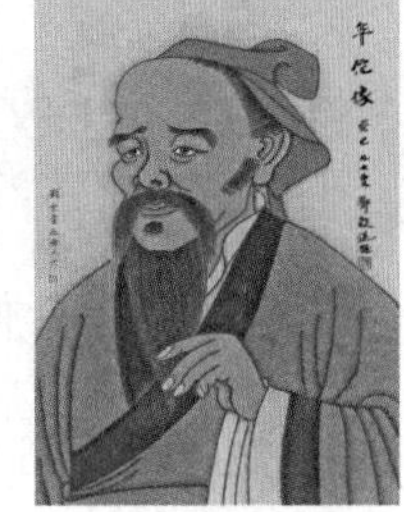

华佗

华佗huàtuó(？—208?) 东汉末杰出的外科学家。又名旉，字元化，沛国谯（今安徽亳州市）人。在医学上有很高的成就，通晓内、外、妇、儿、针灸等科，尤精于外科及针灸。

敢于冲破封建礼教的束缚，提倡外科手术治疗。根据史书记载，他曾创酒服麻沸散，用作全身麻醉，进行过腹腔肿物切除及胃肠手术等，获得较好的效果。在针灸方面，他总结创用沿脊柱两旁夹脊的穴位，称“华佗夹脊穴”，沿用至今。又主张进行体育锻炼，以增强体质，防治疾病。指出“人体欲得劳动，但不当使极耳。动摇则谷气得消，血脉流通，病不得生，譬犹户枢终不朽也。”模仿虎、鹿、熊、猿、鸟的动作和姿态创制了一套“五禽戏”，以活动肢体。后被曹操杀害。史料记载华佗著有《枕中灸刺经》等多种医书，均佚。《中藏经》是后人托名华佗的作品。

华佗方huàtuófāng　方书。见《隋书·经籍志》。10 卷。魏吴普撰。已佚。

华佗观形察色并三部脉经huàtuóguānxíngcháséбìngsānbùmàijīng　诊法著作。见《隋书·经籍志》。1 卷。旧题东汉华佗撰。已佚。王叔和《脉经》曾引华佗“察声色要诀”，其内容或系此书的组成部分。

H

华佗夹脊huàtuójiájǐ　经外奇穴名。即夹脊穴。见该条。

华佗内事huàtuónèishì　内科著作。见《隋书·经籍志》。5 卷，已佚。

华佗琼酥散huàtuóqióngsūsǎn　《华佗神医秘传》卷三方。蟾酥一钱，半夏、羊踯躅各六分，川乌、胡椒、川椒各一钱八分，荜茇三钱。为末，每服半分，陈酒调服。用于痈疽疮疡施刀前的麻醉。

华佗神医秘传huàtuóshényīmìchuán　综合性医书。22 卷。托名东汉华佗撰，唐代孙思邈集。本书不见于一般书目和前人引录，卷首有孙思邈、徐大椿序言各 1 篇，亦均系托名之作。其内容包括病理秘传、临床秘传、神方秘传及内、外、妇、产、儿、五官、皮肤、伤科、结毒、急救、奇症、兽医、制炼、服饵等，并有华佗《注仓公传》一文。虽非华氏原著，但有一些不见于其他方书而有临床参考价值的方药。此书于 1920 年由上海古书保存会铅印发行。

华佗外敷麻药方huàtuówàifūmáyàofāng　《华佗神医秘传》卷三方。川乌尖、草乌尖、生天南星、生半夏、荜茇各五钱，胡椒一两，蟾酥、细辛各四钱。为细末，烧酒调敷。用于施刀时的局部麻醉。

华佗外科huàtuówàikē　外科著作。见明代殷仲春《医藏书目》。卷数不详，已佚。

华佗穴huàtuóxué　经外奇穴名。见《针灸学简编》。即夹脊穴。见该条。

华佗再造丸huàtuózàizàowán　研制方。见《中华人民共和国药典（一部）》（2020）。本品为川芎、吴茱萸、冰片等药味经加工制成的浓缩水蜜丸。每服4～8g，一日 2～3 次；重症每服 8～16g。功能活血化瘀，化痰通络，行气止通。治瘀血或痰湿闭阻经络之中风瘫痪，拘挛麻木，口眼㖞斜，言语不清。

华岫云huàxiùyún（？—1753）清代医家。字南田。无锡人。师从叶天士，素乃留心录其医案，累计盈万，分门辑成《临证指南医案》10 卷。并加分析论述。1752 年又将续补医案、温热论与平生所集各种经验奇方付刊，未成即逝。后由岳廷璋续完。名《续选临证指南医案》。

华元化huàyuánhuà　见“华佗”条。

华自达huàzìdá　清代医生。号乔石，德化（今江西九江）人。本学儒，后改学医。撰有《尊经集》，未见刻行。

画huà　指纹理。《灵枢·阴阳二十五人》：“两吻多画。”

画眉架huàméijià　中药材。见《岭南草药志》。为鹰不泊之别名。详该条。

画石huàshí　中药材。见《本草衍义》。即滑石。详该条。

桦木皮huàmùpí　中药材。出《开宝重定本草》。又名桦皮、桦树皮。为桦木科植物华北白桦 *Betula platyphylla* Suk. var. japonica（Sieb.）Hara 或白桦 *B. platyphylla* Suk. 的树皮。前者分布于山西、河北等地，后者分布于东北、西北、西南地区和内蒙古等地。苦，平。入肺、胃、大肠经。清热利湿，解毒，祛痰止咳。①治急性扁桃体炎，肠炎，痢疾，黄疸，尿路感染，乳腺炎，肺炎，支气管炎。煎服：9～30g。②研末调敷烧烫伤，痈疖肿毒。华北白桦树皮含白桦脂醇、脂肪酸、鞣质、白桦苷和华北白桦苷。白桦树皮含白桦脂醇。还含 3－氧代桦叶烯三醇、四羟基达玛－25－烯等。桦树皮的水、甲醇、酸性乙醇的提取物给小白鼠腹腔注射有镇咳作用。桦树皮的水或甲醇提取物均有明显的祛痰效果。乙醇处理的桦树皮水提取物对豚鼠有一定的平喘作用。白桦脂醇有边缘抗肿瘤活性。桦树液可促进幼大鼠生长发育。煎剂在体外对肺炎双球菌、卡他球菌、甲型链球菌有抑制作用。

桦皮huàpí　中药材。出《灵苑方》。即桦木皮。详该条。

桦皮散huàpísǎn　《太平惠民和剂局方》卷八方。桦皮炭、枳壳炭各四两，荆芥穗、杏仁各二两，炙甘草五钱。为末，每服三钱，食后温酒送下。治疮疥粉刺，瘾疹瘙痒。

桦树皮huàshùpí　中药材。见《吉林中草药》。即桦木皮。详该条。

huai

怀敏huáimǐn　宋代医家。字仲讷。宛丘（今河南淮阳）人。少喜医方，遍读古医书，为医博士。后隐居，信佛教，传其方于子孙。

怀牛膝huáiniúxī　中药材。见《增订伪药条辨》。为牛膝之处方名。详该条。

怀躯huáiqū　出《脉经》。即妊娠。详该条。

怀山药huáishān·yao　中药材。见《药物出产辨》。为山药之处方名。详该条。

怀少集huáishàojí　儿科著作。13 卷。清代王世隆辑。刊于 1758 年。作者在整理前代儿科学成就的同时，结合个人临床经验写成本书。卷一为诊治总论，卷二至十分述 200 余种儿科病证的证治，卷十一、十二为痘科，卷十三为麻科。

怀身huáishēn　出《金匮要略·妇人妊娠病脉证并治》。即妊娠。详该条。

怀娠huáishēn　出《金匮要略·妇人妊娠病脉证并治》。即妊娠。详该条。

怀胎huáitāi　见《脉经》。即妊娠。详该条。

怀孕huáiyùn　即妊娠。详该条。

怀中抱月huáizhōngbàoyuè　❶练功方法之一。见上海中医学院附属推拿学校《推拿学》。两手交叉于胸前，向两侧分开后，指端向下，掌心朝内，上身略前倾，两手由上向下如抱物状，再由下而上徐徐抄起，仍收回至胸前交叉。❷松贝外层鳞叶两瓣，大小悬殊，大瓣紧抱小瓣，未抱部分呈新月形状的特征。

怀中抱月大小缠丝手huáizhōngbàoyuèdàxiǎochánsīshǒu　练

功方法之一。见杜自明《中医正骨经验概述》。取弓箭步，前臂交于胸前，掌心朝上，斜向外上方弹出，旋即收至胸前，手掌翻转向两侧伸出，再迅速收至胸前。左右同姿，上下交替。

怀子huáizǐ　出《素问·腹中论》。即妊娠。详该条。

淮安狗皮膏huái'āngǒupígāo　《疡医选粹》卷八方。川芎、白芷、生地黄、熟地黄、当归、白术、陈皮、香附、枳壳、乌药、半夏、青皮、细辛、知母、杏仁、桑白皮、黄连、黄芩、黄柏、栀子、苍术、大黄、柴胡、薄荷、木通、桃仁、玄参、猪苓、泽泻、桔梗、前胡、赤芍药、升麻、麻黄、牛膝、杜仲、山药、远志、续断、高良姜、甘草、连翘、藁本、茵陈、地榆、防风、荆芥、何首乌、羌活、独活、苦参、僵蚕、天麻、天南星、川乌、金银花、白蒺藜、威灵仙、白鲜皮、五加皮、青风藤、益母草、两头尖、五倍子、大枫子、巴豆、穿山甲、芫花各五钱，蜈蚣二十条，苍耳子七个，桃枝、柳枝、榆枝、桑枝、楝枝、楮枝各三十条。为粗末，用麻油十二斤浸药（夏浸三日，冬浸十五日），共煎至黑枯色为度，滤去渣，将油再秤，如十二斤加飞过黄丹五斤，将油再下锅熬，慢慢加入黄丹，并用槐、柳棍不停搅动，先文火后武火，熬至滴水成珠为度（另外，用乳香、没药、龙骨、轻粉各三两研极细末，临用时加入），摊贴患处。治诸般肿痛，跌仆损伤等症。

淮木通huáimùtōng　中药材。❶见《中药志》。即川木通。❷见《中药鉴别手册》。即淮通。详各条。

淮通huáitōng　中药材。见《四川常用中草药》。又名淮木通。为马兜铃科植物木香马兜铃 *Aristolochia moupinensis* Franch. 的茎藤或根。分布于四川、云南、贵州、湖北。苦，寒。入心、肾、膀胱经。清热利湿，排脓止痛。治湿热壅滞身肿，淋病，尿血，小便不利，风湿痹痛，湿疹，荨麻疹，痈肿恶疮。煎服：6～9g。孕妇忌服。茎藤含马兜铃酸Ⅰ、Ⅱ及Ⅳ，马兜铃酸Ⅳ甲醚及其甲酯，木香马兜铃酰胺（Monpinamide）、木兰花碱和酸性成分等。

槐白皮huáibáipí　中药材。出《药性论》。又名槐皮。为豆科植物槐 *Sophora japonica* L. 的树皮或根皮的韧皮部。苦，平。祛风除湿，消肿止痛。①治肠风下血，喉痹，中风身体强直，皮肤不仁。煎服：6～15g。②治热病口疮，牙痛，煎水含漱；痈疽烂疮，捣敷；火烫伤，熬膏涂；痔疮，阴下湿痒，煎水熏洗。

槐豆huáidòu　中药材。❶见《救荒本草》。为望江南子之别名。❷见《本草原始》。即槐角。详各条。

槐蛾huái'é　中药材。出《本草纲目》。为槐耳之别名。详该条。

槐耳huái'ěr　中药材。出《新修本草》。又名槐檽、槐菌、槐鸡、槐蛾。多孔菌科真菌槐栓菌 *Trametes robiniophila* Murr. 的子实体。苦、辛，平。化瘀，止血，杀虫。治产后瘀血腹痛，崩漏，肠风下血，痔疮出血，蛔虫扰痛，妇人阴中痒痛。现用于慢性肝炎和肝癌。煎服：4～9g，或烧灰研末服。本品主成分为槐耳蛋白多糖。具有抗肿瘤、增强免疫功能、抗病毒等作用。

槐根huáigēn　中药材。出《名医别录》。为豆科植物槐 *Sophora japonica* L. 的根。①治喉痹，蛔虫病。煎服：30～60g。②煎水洗痔疮。本品含具抗癌作用的右旋山槐素葡萄糖苷、消旋及右旋山槐素、去水豌豆素、4′-*O*-甲基鸢尾黄酮、5，7-二羟基-3′，4′-甲二氧基异黄酮、鹰嘴豆芽素A、β-谷甾醇等。

槐花huáihuā　中药材。出《日华子诸家本草》。为豆科植物槐 *Sophora japonica* L. 的干燥花及花蕾。我国大部分地区有产。苦，微寒。入肝、大肠经。凉血止血，清肝降火。治便血，痔血，血痢，崩漏，吐血，衄血，肝热目赤，头痛眩晕。煎服5～10g。花蕾名槐米，又名槐蕊，功用与花同。主含三萜皂苷类：芸香苷、槲皮素、异鼠李素-3-芸香糖苷、白桦脂醇等。能减少毛细血管通透性，使因脆性增加而出血的毛细血管恢复正常弹性。对实验性关节炎等有抗炎作用，对大鼠有解痉、抗胃溃疡作用。槲皮素并有降低血脂和抗血小板聚集作用。在动物身上有预防冻伤及抗辐射作用。

槐花散huáihuāsǎn　❶《普济本事方》卷五方。炒槐花、侧柏叶（捣焙）、荆芥穗、枳壳（麸炒）各等分。为细末，每服二钱，空腹食前米汤调下。功能清肠止血，疏风行气。治肠风下血，血色鲜红，或粪中带血。方中槐花清湿热，凉血止血；侧柏叶凉血止血；荆芥穗理血疏风；枳壳行气以宣通大肠。诸药合用，既凉血止血，又疏肠中风邪。❷《洁古家珍》方。青皮、槐花、荆芥穗各等分。为末，水煎，空腹热服。治血痢久不止，腹中不痛，不里急后重。❸《丹溪心法》卷二方。苍术、厚朴、陈皮、当归、枳壳各一两，槐花二两，甘草、乌梅各半两。为末，每服五钱，水煎，空腹服。治肠胃有湿，胀满下血。

槐鸡huáijī　中药材。出《蜀本草》。为槐耳之别名。详该条。

槐角huáijiǎo　中药材。见《宝庆本草折衷》。又名槐子、天豆、槐实、槐豆、槐连灯、槐连豆。为豆科植物槐 *Sophora japonica* L. 的果实。全国各地均产。苦，寒。归肝、大肠经。凉血止血，清热泻火。用于肠热便血，痔肿出血，肝热头痛，眩晕目赤。煎服6～9g。果实含大量芸香苷，还含染料木素、槐属苷、槐属双苷、槐属黄酮苷等。种子含脂肪油，还含金雀花碱、N-甲基金雀花碱、苦参碱等生物碱，以及血球凝集素等。浸膏能使兔产生一时性血糖升高。槐角在体外对葡萄球菌及大肠埃希菌有抑制作用。芸香苷药理参见“槐花”条。

槐角地榆丸huáijiǎodìyúwán　《外科大成》卷二方。槐角（炒黄）四两，地榆（炒黑）、地黄（炒焦）、炒黄芩、炒荆芥各二两，枳壳一两五钱，当归尾一两。为末，炼蜜为丸，梧桐子大，每服三钱，空腹，白开水送下，日二次。治痔漏肿痛出血。

槐角利膈丸huáijiǎolìgéwán　《卫生宝鉴》卷十二方。牵牛子一两半，皂角（酥炙）一两，炒槐角、半夏各五钱。为末，生姜汁打糊为丸，梧桐子大，每服三十至五十丸，食后，生姜汤送下。治风胜痰实，胸膈痞满，喘满咳嗽。

槐角丸huáijiǎowán　❶《太平惠民和剂局方》卷八方。炒槐角一斤，枳壳（麸炒）、当归（酒浸一宿，焙）、地榆、防风、黄芩各半斤。为末，酒糊为丸，梧桐子大，每服三十丸。功能止痒痛，消肿聚，驱湿毒。治大肠湿热，痔瘘肿痛，大便下血。❷《扶寿精方》方。槐角子一两，枳壳（麸炒）、黄芩（酒炒）、地榆、荆芥、黄连、侧柏叶（酒浸）各五钱，黄柏（酒浸）、防风、当归尾（酒洗）各四钱。为细末，酒糊为丸，梧桐子大，每服五十至七十丸，空腹，米汤送下。治肠风下血。

槐菌huáijūn　中药材。出《新修本草》。为槐耳之别名。详该条。

槐蓝huáilán 中药材。出《本草拾遗》。为木蓝之别名。详该条。

槐连灯huáiliándēng 中药材。见《河南中药手册》。为槐角之别名。详该条。

槐连豆huáiliándòu 中药材。见《中药材手册》。为槐角之别名。详该条。

槐嫩蘖huáinènniè 中药材。出《新修本草》。为槐枝之别名。详该条。

槐皮huáipí 中药材。出《肘后备急方》。为槐白皮之简称。详该条。

槐檽huáiruǎn 中药材。出《备急千金要方》。为槐耳之别名。详该条。

槐实huáishí 中药材。出《神农本草经》。即槐角。详该条。

槐条膏huáitiáogāo 《疡医大全》卷十八方。嫩槐条四十九枝。用麻油一斤浸三日，再用小火熬枯去渣，加炒铅粉八两收膏，摊贴患处。治瘰疬，疮毒。

槐叶huáiyè 中药材。出《食疗本草》。为豆科植物槐 *Sophora japonica* L. 的叶。苦，平。入肝、胃经。①治小儿惊痫壮热，肠风便血，尿血。煎服：15～30g。②治痔疮，疥癣，湿疹，风疹瘙痒，疔肿。煎水洗或捣敷。本品含芸香苷及刺槐素。

槐枝huáizhī 中药材。出《名医别录》。又名槐嫩蘖。为豆科植物槐 *Sophora japonica* L. 的嫩枝。苦，平。①治崩漏，带下，胃痛，目赤，风痹。内服：煎汤，15～30g，或研末。②煎水洗痔疮，阴囊湿痒，疥癞；烧取沥，涂癣。本品含芸香苷，其药理作用见“槐花”条。

槐枝膏huáizhīgāo 《疡医大全》卷七方。槐枝（取二至三寸长）三百六十段。用麻油三斤，入锅内熬至枝枯黑为度，过滤去渣，再熬至滴水成珠，入密陀僧细末半斤，搅匀，再加入煅龙骨、象皮（砂炒成珠）、血余、乳香（去油）、没药（去油）、赤石脂等细末各五钱，搅匀，摊纸上，贴患处。治疮疖。

踝huái 踝关节内、外侧的圆形骨隆起部位。

踝部骨折huáibùgǔzhé 病名。即以局部肿胀严重，有瘀血斑、剧痛和压痛为主要表现的胫、腓骨下端和距骨组成的踝关节部的骨折。参见“骨折”条。

踝骨huáigǔ 骨骼部位名。❶内踝、外踝的统称。❷指桡骨茎突。《医宗金鉴·刺灸心法要诀》：“腕者……当外侧之骨，名曰高骨，一名锐骨，亦名踝骨。”

踝骨脱huáigǔtuō 病名。见《陈氏秘传》。即踝关节脱臼。详“脚盘出臼”条。

踝关节扭伤huáiguānjiéniǔshāng 病名。即因踝关节受到过度牵拉或扭转等外力的作用，导致以局部肿胀、压痛，足着地或被动外翻时疼痛加剧为主要表现的疾病。

踝尖huáijiān 见《类经图翼》。即内踝尖。详该条。

踝厥huáijué 病证名。指足太阳经经气逆乱而出现的小腿部疼痛、麻木、厥冷和功能障碍的病证。《灵枢·经脉》：“膀胱，足太阳之脉……是动则病，冲头痛，目似脱，项如拔，脊痛，腰似折，髀不可以曲，腘如结，腨如裂，是为踝厥。”参见“厥证”条。

坏病huàibìng 病证名。指伤寒病重证。可因治疗失当引起。《伤寒论·辨太阳病脉证并治》：“太阳病三日，已发汗，若吐，若下，若温针，仍不解者，此为坏病。桂枝不中与之也。观其脉证，知犯何逆，随证治之。”《伤寒论·辨少阳病脉证并治》：“若已吐、下、发汗、温针，谵语，柴胡汤证罢，此为坏病。知犯何逆，以法治之。”《伤寒论条辨》卷一：“坏，言历遍诸治而犹不愈，则反复杂误之余，血气已惫坏，难以正名名也。”《医宗金鉴·订正伤寒论注·辨坏病脉证并治篇》：“坏病者，谓不当汗而汗，不当吐而吐，不当下而下，即当汗吐下而过甚，或当汗吐下而失时，皆为施治失宜，所以成坏病也。凡三阴三阳，若汗若吐若下若温针，火熏火熨火灸火劫等法致诸坏病者；有汗后亡阳眩冒振惕，魄汗不收，有下后虚中，结胸痞鞕，下利不止；有吐后烦乱腹满，有温针失血惊狂，甚至阳毒斑狂，阴躁欲死，神昏谵语，循衣摸床之类是也。”《伤寒辨证·伤寒坏病》：“大抵伤寒至于坏病，当作危证断之，不可卤莽造次，或温补，或和解，或攻下，宜详虚实轻重。若脉虚数，人羸弱，或见烦热、口干、舌燥者，此为虚证，不可下，以人参三白汤或小柴胡汤增损治之。若虚烦少气者，宜人参竹叶汤。虚烦不得眠者，宜参胡温胆汤。若脉实邪盛，大柴胡汤亦可酌用。要在审察虚实而治之。”参见“伤寒”“坏伤寒”条。

坏都huàidū 都，防水之堤。指堤防败坏。《素问·生气通天论》：“溃溃乎若坏都。”

坏府huàifǔ 病证名。脏腑有严重的内伤。《素问·宝命全形论》：“弦绝者，其音嘶败；木敷者，其叶发；病深者，其声哕。人有此三者，是为坏府。”

坏疽漏huàijūlòu 病名。见王芳林《临床实用痔漏学》。又名恶漏。症为肛周及臀部两侧肌肉黑硬，结块如鸡蛋大小，疼痛，常有多数漏管。甚者臀部软组织坏死。系肛漏并发特异性感染所致。治宜先服大剂清热解毒药，后择期手术，配合脱管锭治疗。

坏伤寒huàishānghán 病证名。即伤寒坏病。见《诸病源候论·伤寒诸候》。《三因极一病证方论·坏伤寒》：“坏伤寒者，以医者不辨阴阳，错谬下汗，置病不解，坏证乱经。又伤寒过经，热留脏腑，病候数变，久而不差，阴阳无复纪律，皆名坏病。”参见坏病条。

huan

獾油huānyóu 中药材。❶出《本草纲目拾遗》。又名獾子油。为鼬科动物狗獾 *Melesmeles* L. 的脂肪油。我国大部分地区有分布。治中气不足，子宫脱垂，咳血。内服：熔化入汤剂。外涂治痔疮，疳疮，疥，癣，白秃，烫伤，冻疮。❷见《全国中药成药处方集》（天津方）。獾油 500g，冰片 15g。将冰片研细，兑入炼净獾油内搅匀，涂敷患处。功能活血润皮肤，止痛。治烧伤，烫伤，皮肤肿痛，浸淫溃烂，疼痛不止。

獾子油huān·ziyóu 中药材。见《黑龙江中药》。即獾油。详该条。

还丹huándān 炼丹术语。指道家炼丹方法中的循环变化。参见“九还丹”和“九转金丹”条。

还睛散huánjīngsǎn ❶《秘传眼科龙木论》卷一方。①桔梗、五味子、茺蔚子、玄参、黄芩各一两，防风、知母各二两，车前子、细茶各二两半。为粗末，每服一钱，水煎去渣，食后服。治涩翳内障。②人参、茯苓、细辛、五味子、桔梗各一两，车前子、防风各二两。为粗末，每服一钱，水煎去渣，晚饭后服。治散翳内障，不疼不痒，渐渐失明。❷《秘传眼科龙木论》卷五方。防风、车前子、玄参、石决明、五味子、细辛各一两，知母五钱。为末，每服一钱，食后米汤送下。治目痒难忍外障。

还睛丸huánjīngwán ❶《太平惠民和剂局方》卷七方。白术、菟丝子（酒浸，另研）、青葙子、防风、炙甘草、羌活、炒白蒺藜、密蒙花、木贼各等分。为细末，炼蜜为丸，弹子大，每服一丸，空腹，食前白水送下，日三次。功能散风明目。治风毒上攻，眼目赤肿，畏光羞明，隐涩难开，眶痒赤痛，睑眦红烂，瘀肉侵睛，或目暴赤，睛疼难忍，或偏、正头痛，头目眩晕。❷《秘传眼科龙木论》卷一方。①人参、玄参、石决明、车前子、五味子、黄芩各一两，防风、细辛、干地黄各二两。为末，炼蜜为丸，梧桐子大。每服十五丸，空腹茶水送下。治横翳内障。②防风、茺蔚子、车前子、知母各二两，人参、桔梗、黄芩、干地黄、细辛各一两，五味子二两半，玄参半两。为细末，炼蜜为丸，梧桐子大。每服十丸，空腹茶水送下。治冰翳内障，症见头旋，额角偏痛，眼睑疼痛，眼内赤涩，有花或黑或白或红，或兼心烦，或呕血，大肠秘涩，夜见灯花如蜂飞。

还精补脑huánjīngbǔnǎo 养生术语。古人认为，房中术的要点在于保精，保精才能保神，即补脑。《抱朴子内篇·释滞》："房中之法十余家，或以补救伤损，或以功治众病，或以采阴益阳，或以增年延寿。其大要在于还精补脑之一事耳。"

还少丹huánshàodān 《仁斋直指方论》卷九方。炮山药、酒牛膝、茯苓、山茱萸、炒茴香各一两五钱，续断、酒菟丝子、杜仲（姜汁炙）、巴戟天、酒肉苁蓉、五味子、楮实、远志（姜汁制）、熟地黄各一两。为末，炼蜜为丸，梧桐子大。每服三十丸，盐汤送下。功能填精补血。治心肾不足，精血虚损，身体虚羸，目暗耳鸣等症。《洪氏集验方》亦有本方，但无续断、菟丝子，而有石菖蒲、枸杞子。

还少乳乌丸huánshàorǔwūwán 《摄生众妙方》卷二方。何首乌二两，枸杞子、牛膝（酒浸）、茯苓、黄精、甘桑椹、天冬（去心）、麦冬（去心）、熟地黄（酒浸）各一两，生地黄（酒浸，晒干）四两。共为细末，炼蜜为丸，梧桐子大。每服一百丸，温水或盐汤送下，日三服。功能补精养血，益智安神，增液润燥。治中老年人精血亏虚，津液不足，须发早白，精神衰减，形体消瘦，肌肤枯燥。

还神汤huánshéntāng 《揣摩有得集》方。黄芪、党参、当归身各五钱，熟地黄炭、姜炭各五分，茯神一钱半。加童便、黄酒，水煎服。治产后血晕，不省人事。

还食风huánshífēng 病名。系指喉内未见肿起，然其初觉饮食有碍，继之则汤水有碍，甚则纳食而复出者。《喉科心法》卷上："还食风生于关内左右，并无小瘰，亦不浮肿，或不红，或微红，但觉喉间作梗，初起妨碍饮食，日久虽饮汤水，亦觉格格难下，若纳食作呕，则难治。"本病类今之食道新生物、食道憩室等。

还阳参huányángshēn 中药材。出《滇南本草》。又名万丈深、天竺参、奶浆柴胡。为菊科植物长茎还阳参 *Crepis elongata* Babc. 或滇州还阳参 *Crepis rigescens* Diels 的根。分布于云南、四川、西藏。苦、甘，凉。止咳平喘，健脾消食，下乳。治慢性喘息型支气管炎，肺结核，小儿疳积，产后缺乳、腰痛。煎服：15～30g。

还阴解毒汤huányīnjiědútāng 《审视瑶函》卷六方。川芎、当归（酒洗）、生地黄、金银花、连翘、黄芩（酒炒）、土茯苓、黄连（酒炒）、苦参、麦冬、白芍药（酒洗）、玄参各等分，甘草量减半。为粗末，水煎，去渣服。功能养血清热，燥湿解毒。治杨梅疮余毒未清，移害于肝肾，以致蒸灼，神水窄小，兼赤丝，黑白混浊不清，视物昏不明。

还阴救苦汤huányīnjiùkǔtāng 《原机启微》卷下方。升麻、苍术、炙甘草、桔梗、柴胡、防风、黄连、黄芩、黄柏、知母、生地黄、连翘、羌活各半两，细辛二钱，藁本四钱，川芎一两，当归尾七钱，龙胆草三钱。为粗末，每服七钱，水煎，去渣热服。治目病日久，白睛微变青色，黑睛稍带白色，黑白之间，赤环如带，视物不明，昏如雾中，睛白高低不平，色不光泽，口干舌苦，眵多羞涩。

还元保真汤huányuánbǎozhēntāng 《外科正宗》卷三方。当归、川芎、白芍药、熟地黄、白术、茯苓、人参、黄芪各一钱，牡丹皮、枸杞子各八分，炙甘草、熟附子各五分，肉桂、泽泻各三分。加煨姜三片、大枣二枚，水煎，食前服。功能益气补血，温阳利湿。治悬痈已溃，疮口脓水淋漓，不能收敛者。

环huán ❶气血循环。《素问·诊要经终论》："尽气闭环，痛病必下。"❷环绕。《素问·奇病论》："环齐而痛。"❸圆环。《灵枢·动输》："营卫之行也，上下相贯，如环之无端。"

环肛漏huángānglòu 病证名。见王芳林《临床实用痔漏学》。复杂性肛漏的一种。症为漏管环绕肛门，时流脓水，偶可见双层漏管，宜手术治疗。

环岗huángǎng 见"团岗"条。

环谷huángǔ 指脐中。《灵枢·四时气》："徒，先取环谷下三寸，以铍针针之。"《黄帝内经太素·杂刺》杨上善注："环谷当是脐中也。"

环口黧黑huánkǒulíhēi 症名。口唇周围出现黑而晦暗，缺少光泽的表现。为脾气衰败，胃阴已竭之候，预后不良。《注解伤寒论·辨脉法》："环口黧黑，柔汗发黄者，此为脾绝也。"

环跳huántiào 经穴名。代号 GB30。出《针灸甲乙经》。《备急千金要方》作镮铫。别名臏骨。属足少阳胆经。足少阳、太阳之会。位于股骨大转子最高点与骶管裂孔连线的外 1/3 与中 1/3 交点处，侧卧屈股取穴。布有臀下皮神经、臀下神经，深部正当坐骨神经，其内侧为臀下动、静脉。主治腰腿痹痛，下肢痿痹，半身不遂，风疹，脚气，以及坐骨神经痛、髋关节疾患等。直刺 2～3 寸。艾炷灸 5～10 壮，或艾条灸 10～20 分钟。

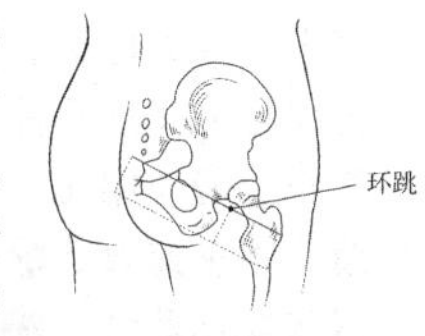

环跳

环跳骨出臼huántiàogǔchūjiù 病名。见《伤科汇纂》卷六。即髋关节脱臼。详"胯骨出"条。

环跳骨脱出huántiàogǔtuōchū 病名。即髋关节脱臼。清代赵廷海《救伤秘旨》："夫两腿环跳骨脱出……足短者易治，足长者难治。"指出了后脱臼和前脱臼的畸形特点。证治参见"胯骨出"条。

环跳疽huántiàojū 病名。见《外科理例》卷五。即发于环跳穴的附骨疽。详"附骨疽"条。

环跳流痰huántiàoliútán 病证名。生于臀部环跳穴处的流痰。详“流痰”条。

环跳针huántiàozhēn 出《医宗金鉴》。即长针。见该条。

环握法huánwòfǎ 关节损伤触诊检查法。适用于肩、肘、髋、膝关节脱位及软组织损伤的诊断。医者一手环握关节的半周，另一手做缓和的被动运动，注意握关节的手下感觉，借以判断伤情和检查脱臼的方法及施术后是否已复位。

环溪草堂医案huánxīcǎotángyī'àn 医案著作。3卷。清代王泰林撰。柳宝诒据多种抄本选辑加按，收入《柳选四家医案》。治案分内伤杂病、伏气、暑病、外伤、妇人、小儿等35门。王氏审证论病细致明确，对于疑难病症多详述治疗过程。医案证方契合，以古法化裁的新方颇多。

环项发huánxiàngfā 病证名。出《外科启玄》卷四。又名落头痈。因发于颈项之周围，故名。见症因初发部位不同而异。发于哑门穴下者，多发寒热，拘，闷乱，纳少；如颈项俱肿者，乃毒流少阳，多险症。治同有头疽。

环中huánzhōng 经外奇穴名。见《中国针灸学》。位于环跳穴与腰俞穴连线之中点。主治坐骨神经痛。直刺1～1.5寸。艾炷灸5～15壮，或艾条灸10～30分钟。

环珠形huánzhūxíng 小儿指诊法十三指形之一。详“十三指形”条。

寰枢关节脱位huánshūguānjiétuōwèi 病名。即颈部寰椎和枢椎之间形成的关节脱位。

缓huǎn 缓脉之简称。《伤寒论·辨脉法》：“阳脉浮大而濡，阴脉浮大而濡，阴脉与阳脉同等者，名曰缓也。”

缓补huǎnbǔ 治法。补法之一。用甘缓平和的药物缓缓调补，促使正气逐渐恢复，亦即慢病缓治之意，故称。例如四君子汤补气，四物汤补血，均属缓补范围。

缓方huǎnfāng 七方之一。方剂之和缓者。适用于体虚而患慢性病证者。《儒门事亲》卷一：“缓方之说有五。有‘甘以缓之’之缓方，糖、蜜、枣、葵、甘草之属是也，盖病在胸膈，取甘能恋也；有‘丸以缓之’之缓方，盖丸之比汤、散，其气力宣行迟故也；有‘品件群众’之缓方，盖药味众则各不得骋其性也，如万病丸七八十味，递相拘制也；有‘无毒治病’之缓方，盖性无毒则功自缓矣；有气味薄之缓方，盖药气味薄则长于补上治上，比至其下，药力已衰，故补上治上，制之以缓。”当前一般认为缓方的义项6种。❶药味多，互相制约，单独直达的力量小。❷应用无毒药物，使病邪缓解，免伤正气。❸药味薄，不求速效。❹应用甘缓药，缓慢发挥作用。❺用丸药缓缓攻逐邪气。❻用缓和药治本，增进抗病力，疾病自除。如补法中的四君子汤。

缓风huǎnfēng 脚气的古称。《济生方·脚气》：“黄帝时名为厥，两汉之间名曰缓风，宋齐之后谓之脚气，其名虽不同，其实一也。”详“脚气”条。

缓肝理脾汤huǎngānlǐpítāng 《医宗金鉴·幼科杂病心法要诀》卷五十一方。桂枝、人参、茯苓、炒白芍药、白术（土炒）、陈皮、炒山药、炒扁豆、炙甘草。加煨姜、大枣，水煎服。治小儿慢惊，缓缓搐搦，时作时止，昏睡合眼，或睡卧露睛，大便色青，脉来迟缓，属脾虚肝旺者。

缓疽huǎnjū 病名。见《诸病源候论》卷三十三。又名肉色疽。系生于少腹旁腹壁上的无头疽。多因足太阴脾经气滞寒凝而成。初起坚硬如石，皮色不变，不红不热，大如拳、小如桃李，痛引腰腿，数月不溃，寒热食少，肌体尪羸，则属败症。初宜服山甲内消散；若不应不可强消，免损胃气，用十全大补汤加乌药、附子、胡芦巴以温补之。外用木香饼熨或用独头蒜捣铺患处艾炷灸之，知热为度。次日再灸，直至消或溃为效。溃后可按痈疽溃疡治疗。

缓脉huǎnmài 脉象。一息四至，来去怠缓。若脉来和缓均匀，为平脉；若脉来弛缓松懈，为病脉。多见于湿证或脾胃虚弱。《脉诀汇辨》：“缓为胃气，不止于病，取其兼见，方可断证。浮缓伤风，沉缓寒湿，缓大风虚，缓细湿痹，缓涩脾薄，缓弱气虚。”《三指禅》将脉分为27种，并“以缓为极平脉，余二十六为病脉，定清缓脉，方可定诸病脉，精熟缓脉，即可以知诸病脉，脉之有缓，犹权度之有定平星也”。

缓下huǎnxià 治法。详“润下”条。

缓则治本huǎnzézhìběn 治则。与急则治标相对而言。指在病势缓和、病情发展缓慢的情况下，治疗应针对本病的病机，或以培补本元为主。因为治疾病发生的本原，则标的症状自愈，亦即治病必求于本的精神。例如阴虚发热的疾病，则阴虚是本，发热（包括五心烦热、失眠盗汗等兼症）为标，治当养阴以退热。

幻真先生服内元气诀huànzhēnxiān · shengfúnèiyuánqìjué 气功功法。见《遵生八笺》。这是一套较全面的气功方法。共分十二诀：进取诀第一，转气诀第二，调气诀第三，咽气诀第四，引气诀第五，炼气诀第六，委气诀第七，闭气诀第八，布气诀第九，六气诀第十，调气液诀第十一，食饮调护诀第十二。各诀虽然名目不同，但大致都有吸气、呼气、咽唾、咽气，配合闭目、闭气、按摩、握固等法。

宦者huànzhě 被阉割后失去性能力的人。俗称太监。《灵枢·五音五味》：“宦者，去其宗筋，伤其冲脉，血泻不复，皮肤内结，唇口不荣，故须不生。”

换骨丹huàngǔdān ❶《医学纲目》卷十二方。苍术四两，枸杞子二两半，茄根二两，当归、牛膝、龟甲、防风、秦艽、独活、萆薢、羌活、蚕沙、松节、虎骨（酥炙）各一两。酒浸，晒干，为细末，酒糊为丸，梧桐子大，每服三钱，食前服。治鹤膝风。❷《医学入门》卷六方。苍术、槐角、桑白皮、川芎、白芷、威灵仙、人参、防风、何首乌、蔓荆子各一两，苦参、五味子、木香各五钱，冰片、麝香各少许。为末，麻黄煎膏和捣，每两分作十丸，朱砂为衣，每服一丸，温酒半盏浸之，以物盖实，不可透气，食后，临卧呷咽，衣覆取汗。治中风瘫痪，口眼㖞斜，半身不遂及一切风痫暗风。

换肌散huànjīsǎn 《卫生宝鉴》卷九方。白花蛇、乌梢蛇（各酒浸一宿）、地龙、蔓荆子、威灵仙、荆芥、菊花、沙苑蒺藜、苦参、紫参、沙参、炙甘草、不灰木、木贼草、菖蒲、天冬、赤芍药、定风草、何首乌、胡麻仁（炒黄）、木鳖子、草乌、苍术、川芎各三两，天麻二两，细辛、当归、白芷各一两。为末，每服五钱匕，温酒送下。治疠风年久不愈，眉毛脱落，鼻梁崩塌，额颅肿破。

换肌消毒散huànjīxiāodúsǎn ❶《校注妇人良方》卷二十四方。土茯苓五钱，酒当归、白芷、皂角刺、薏苡仁各一钱，白鲜皮、木瓜、木通、金银花各七分，炙甘草五分。水煎服。治梅毒初起或溃烂。❷《医宗金鉴·幼科心法要诀》集二方。当归、生地黄、赤芍药、川芎、皂角刺、土茯苓、金银花、连翘、甘草、白芷、苦参、白鲜皮、防风。加灯心，水煎服。治胎传梅毒，小儿初生无皮，或上半身或下半身赤烂，甚至色带紫黑。

换睡huànshuì　变换睡姿。出徐润之《最新达生篇》。指怀孕6个月之后，孕妇睡时不要长时固定一侧，须左右转换，便于胎儿左舒右展，活动肢体。为妊娠摄养中的一项注意事项。

换腿丸huàntuǐwán　《太平惠民和剂局方》卷一方。薏苡仁、石楠叶、炮天南星、川牛膝（酒浸）、当归（酒浸）、天麻、羌活、防风、黄芪（蜜炙）、炙萆薢、续断各一两半，槟榔二两半，木瓜四两。为末，酒煮面糊为丸，梧桐子大，每服五十丸，温酒或盐汤送下。功能祛风除湿。治足三阴经虚，为风寒暑湿侵袭，挛痹缓弱，上攻胸胁肩背，下注脚膝疼痛，渐成风湿脚气，行步艰辛，足心如火，上气喘急，不思饮食。

换须发方huànxūfàfāng　敦煌出土医术医方文献。载于日藏羽043。原件为册页装，前半叶11行为肺脏生理总述，后4个半叶35行为《换须发方》。"换须发方"为原题，原件注明为"谭家得"。内容包括黑发重生法三方、染须法三方。方中使用了婆罗得、庵摩勒、没石子等西域药物，具有外来医药的因素。约抄成于五代。该件文书与法藏P. 4038在形制、书写、内容上有诸多相似之处，应原属同一文献。

患门huànmén　经外奇穴名。见《医学入门》。位于背部。取穴时，先以绳量取足大趾端经足跟至腘横纹长度，然后以此绳一端从鼻尖沿头正中线向后量至背脊，尽端作点标记；再从此点旁开以鼻柱底至口角端距离处。一说在第5胸椎突起两旁各开1.5寸处（《针灸学》江苏中医进修学校）。主治五劳七伤，骨蒸潮热，面黄体瘦，饮食无味，咳嗽，遗精，盗汗，心痛，胸背引痛等。艾炷灸3～7壮。

豢龙汤huànlóngtāng　《医醇賸义》卷二方。羚羊角、麦冬（青黛少许拌）、夏枯草、牡丹皮各一钱五分，牡蛎、南沙参各四钱，石斛三钱，川贝母、茜草根、牛膝各二钱，荆芥炭、薄荷炭各一钱，茅根五钱，藕五大片。水煎服。治鼻衄。

槵子肉皮huànzǐròupí　中药材。出《濒湖集简方》。为无患子皮之别名。详该条。

huang

肓huāng　心下膈上的部位。参见"膏肓"条。

肓门huāngmén　经穴名。代号BL51。出《针灸甲乙经》。属足太阳膀胱经。位于腰部，第1腰椎棘突下旁开3寸处，一说"除脊各三寸取穴"（《针灸资生经》）。布有第12胸神经后支的外侧支和第1腰动、静脉后支。主治腹痛，痞块，便秘等。直刺0.5～1寸。艾炷灸5～10壮，或艾条灸10～20分钟。

肓膜huāngmó　心下膈上的脂膜。《素问·痹论》："熏于肓膜。"王冰注："肓膜谓五脏之间，鬲中膜也。"

肓募huāngmù　经外奇穴名。《备急千金要方》："结气囊裹针药所不及，灸肓募随年壮。肓募二穴，从乳头斜度至脐，中屈去半，从乳头下行，度头是穴。"主治病后衰弱，萎黄，腹中积块疼痛等。艾炷灸3～7壮，或艾条灸5～15分钟。

肓俞huāngshù　经穴名。代号KI16。出《针灸甲乙经》。属足少阴肾经。冲脉、足少阴之会。位于脐中（神阙）旁开0.5寸处。另说脐中旁开1寸（《针灸大成》），脐中旁开1.5寸（《针灸资生经》）。布有第10肋间神经，并有腹壁下动、静脉的肌支通过。主治腹痛，腹胀，呕吐，泄泻，便秘，疝痛，小便淋沥等。直刺0.5～1寸。艾炷灸3～5壮，或艾条灸5～10分钟。

肓之原huāngzhīyuán　十二经原穴之一。❶气海穴部位，在脐下1.5寸处。《灵枢·九针十二原》："肓之原，出于脖胦。"《素问·腹中论》："肓之原在脐下。"马莳注："肓之原出于脖胦，其穴一，一名下气海，一名下肓，在脐下一寸半宛宛中，男子生气之海。"❷关元穴部位，在脐下3寸处。

䀮huāng　病证名。目不明。见"目䀮䀮"条。

皇甫静huángfǔjìng　见"皇甫谧"条。

皇甫谧huángfǔmì（214—282）魏晋间医家、文学家。字士安，幼年名静，自号玄晏先生，安定朝那（今甘肃灵台）人。中年患风痹症，由于讲究服石，致身体极度瘦弱，辗转床侧，甚至一度有自杀之念。后专心攻读医书，曾汇集《素问》《针经》《明堂孔穴针灸治要》3部医书加以编辑，撰成《针灸甲乙经》一书，对阐述经络理论，统一古代针灸穴位的位置、名称、取穴法，总结晋代以前针灸学的成就等作出了重大的贡献，是我国现存最早的一部针灸学专著，对后世针灸学的发展有着很大的影响。此外还著有《帝王世纪》《高士传》《列女传》《逸士传》《玄晏春秋》等。

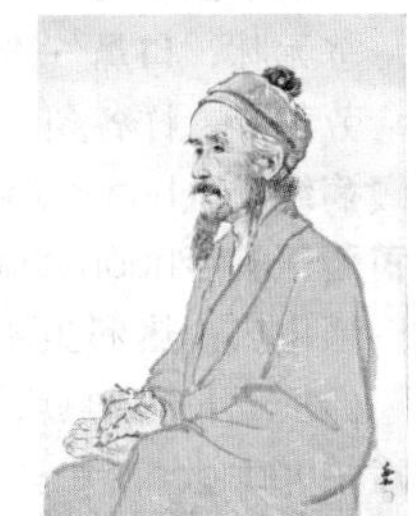
皇甫谧

皇甫士安huángfǔshì'ān　见"皇甫谧"条。

皇甫嵩huángfǔsōng　明代医家。武林（今浙江杭州）人。祖、父皆业医。嵩于习儒之暇，究心医学，搜辑医经方书及诸家本草，考订撷要，著为《本草发明》6卷（1578）。分专治（某药治某病）、监治（某药监某药）两大法，常用药列于书上部，稀用品置下部，甚便于临证用药处方。

皇甫坦huángfǔtǎn（12世纪）南宋医生。四川夹江人。据载擅长治眼病。曾为宋太后治愈难治眼病。

皇甫云洲huángfǔyúnzhōu　见"皇甫中"条。

皇甫中huángfǔzhōng（16世纪）明代医家。字云洲。仁和（今浙江杭州）人。家世三代业医。他继承医业，更有发挥，参照《内经》等古典医籍，博采古方，引述宋、元迄明代名家之说，并有所变通，编成《明医指掌》一书，记述内科杂证、外科疮疡、五官、妇产、小儿等科病证，有论有方，简明易懂，适于初学。另有《伤寒指掌》一书，已佚。

皇汉医药全书huánghànyīyàoquánshū　日本汉方医学著作。原名《汉方医药全书》。日本栗原广三撰，吴嘉博译。前列总说，以下分5部论述，即汉方医术发达史、病理解说、药理解说、药剂解说、处方解说。作者联系哲学、理学及社会、文化、医药等发展的历史，分析中国医药学，并介绍汉方医药流传于日本的源流概况。在阐述病理、病证等方面参考了西说，有一定的参考价值，但论述中夹有唯心、片面的观点，如认为汉方医学不是科学（见自序），须予分析批判地对待。

黄安huáng'ān　中药材。出《石药尔雅》。为雌黄之别名。详该条。

黄暗斋huáng'ànzhāi　见"黄承昊"条。

黄白纹huángbáiwén 小儿指纹。指纹色黄白，多属伤脾、疳积（见《医学入门·察脉》）。

黄崩huángbēng 病证名。出《脉经》。指妇女崩漏，所下的液体色黄者。治宜健脾除湿。方用补中益气汤加苍术、黄柏、乌贼骨。参见“崩漏”条。

黄病huángbìng 病名。指身体面目皆变黄的病。即黄疸。《太平圣惠方·黄病论》：“黄病者，一身尽疼发热，面色洞黄，七八日后壮热，口里有血，当下之，如猪肝状，其人小腹满急。若其人眼睛涩疼，鼻骨痛，两膊及项强，腰背急，即是患黄也。黄病多大便涩，但令得小便快，即不虑死。不令大便多涩，涩即心胀不安，此由寒湿在表，则热蓄于脾胃，腠理不开，瘀热与宿谷相搏，烦郁不得消，则大小便不通，故身体面目皆变黄色。凡黄病，其寸口近掌无脉，口鼻气冷，并不可治也。”有急黄、阴黄、阳黄、劳黄等。详各条。

黄病绛矾丸huángbìngjiàngfánwán 方名。即绛矾丸。见该条。

黄薄干苔舌huángbáogāntāishé 舌象。苔薄黄而干。为外感化热，热邪虽不盛而胃津已受伤，宜以甘寒之剂调治（见《外感温热篇》）。

黄柏huángbò 中药材。出《本草纲目》。又名黄檗、檗皮、檗木。为芸香科植物黄皮树 *Phellodendron chinense* Schneid. 的干燥树皮。主产于吉林、辽宁、黑龙江、河北、内蒙古等地。苦，寒。归肾、膀胱经。清热燥湿，泻火除蒸，解毒疗疮。用于湿热泻痢，黄疸尿赤，带下阴痒，热淋涩痛，脚气痿躄，骨蒸劳热，盗汗，遗精，疮疡肿毒，湿疹湿疮，煎服3～12g；治目赤肿痛，浸液滴眼；治湿疹、黄水疮、口疮、痈疖、烫伤，研末调敷。黄柏果实名黄波罗果，有止咳祛痰作用。黄皮树树皮含小檗碱、黄柏碱等生物碱及甾醇、内脂、黏液质等。黄柏树皮含小檗碱、黄柏碱、药根碱、掌叶防己碱、蝙蝠葛壬碱等生物碱，并含黄柏内酯、β-谷甾醇等。另含柠檬苦素、黄柏酮、牛奶树醇等。小檗碱的作用见“黄连”条。黄柏浸出液于麻醉动物静脉或腹腔注射，可产生显著而持久的降压作用。黄柏碱对中枢神经系统有抑制作用。黄柏内酯可降低兔血糖。黄柏制剂对多种细菌、致病性皮肤真菌、钩端螺旋体和阴道滴虫均有抑制作用。蝙蝠葛壬碱有箭毒样肌松作用。小檗碱的药理见“黄连”条。

黄柏膏huángbògāo 《阎氏小儿方论》方。黄柏一两，甘草四两，新绿豆一两半。为细末，生油调，从耳前至眼眶厚涂之，日二至三次。功能清热燥湿解毒。治痘疮疹已出，防其上面。

黄柏散huángbòsǎn ❶《圣济总录》卷一百一十七方。黄柏（蜜炙）、僵蚕（火煿）各等分。为细末，每次用少许掺疮上及舌上。治口糜。❷《世医得效方》卷十九方。黄柏、大黄、朴硝、鸡子壳、寒水石各等分。为细末，水调涂局部。治汤火伤。❸《普济方》卷三百方。黄柏一两，五倍子二钱，密陀僧、甘草各一钱。除黄柏外余药为末，用水调敷黄柏上，火炙三至五次，将黄柏切成片，临睡贴唇上。治茧唇。❹《医学心悟》卷四方。黄柏一大块（用生猪胰涂炙酥）。为末，麻油调搽患处。治汤火伤。❺《杂病源流犀烛·身形门》卷二十八方。黄柏（猪胆汁炙）三钱，橄榄（烧存性）、陈螺蛳（烧存性）各二钱，儿茶、轻粉各钱半。为细末，临用时先以甘草水洗净患处，再用药末掺之。治下疳。❻《外科真铨》方。炒黄柏一钱，轻粉三分，儿茶二钱，冰片一分。为细末，外搽患处。治杨梅疮结毒而致的胞漏疮，阴囊上起窠子作痒，阴囊搔抓破损，漏水腥臭。

黄柏汤huángbòtāng 《备急千金要方》卷十五方。黄柏、黄连、白头翁（一作白蔹）、升麻、当归、牡蛎、石榴皮、黄芩、桑寄生、甘草各二分，犀角、艾叶各一分。为粗末，水煎服。功能清热燥湿止痢。治小儿夏月伤暴寒，下痢脓血，头痛身热，壮热心烦及温病热盛，复遇暴寒折之，热入腹中，下血如鱼脑者。

黄檗huángbò 中药材。出《本草经集注》。即黄柏。详该条。

黄草huángcǎo 中药材。❶见《药物出产辨》。为石斛之别名。❷出《吴普本草》。为荩草之别名。详各条。

黄缠喉风huángchánhóufēng 病证名。见《焦氏喉科枕秘》卷一。指缠喉风喉内肿痛，其色红黄，蒂丁后有脓者，或伴有两腮赤肿疼痛。多为痰火邪毒上冲的实热证。治宜泻火解毒，祛痰消肿。方可选用三黄凉膈散、普济消毒饮、黄连温胆汤等加减。脓成以刀针刺破排脓，吹冰硼散。参见“缠喉风”条。

黄肠huángcháng 即胃。《难经·三十五难》：“小肠谓赤肠，大肠谓白肠，胆者谓青肠，胃者谓黄肠，膀胱者谓黑肠。”是以五脏所属的五色分配五腑而得名。

黄承昊huángchénghào 明代官吏。字履素，号斋。秀水（浙江嘉兴）人。1616年进士，官至福建按察使。因体弱多病而留心医药。把薛己的著述摘编成《医宗摘要》一书，晚年又将所搜藏的材料编成《折肱漫录》一书。

黄赤为热huángchìwéirè 诊法。五色主病之一。出《灵枢·五色》。面黄多为湿热，面赤主热，故黄赤为热。《望诊遵经》：“疸病面红黄，口渴，尿黄赤，身热者阳黄也。”

黄带huángdài 病证名。见《傅青主女科》。亦名带下黄候。指阴道内流出淡黄色、稠黏的液体，甚则色浓如茶汁，或有臭秽气味。多因体内湿邪过盛，湿郁化热，伤及任、带二脉所致。治宜清热利湿解毒。方用易黄汤。

黄丹huángdān 中药材。见《抱朴子》。即铅丹。详该条。

黄瘅huángdān 病名。即黄疸。详该条。

黄疸huángdǎn 病名。古代亦称黄瘅。主要表现为目黄、皮肤黄、小便黄。《素问·平人气象论》：“溺黄赤安卧者，黄疸。”又：“目黄者曰黄疸。”《灵枢·论疾诊尺》：“身痛而色微黄，齿垢黄，爪甲上黄，黄疸也。”《伤寒论》和《金匮要略》认为其发病多由瘀热与湿相搏，不得泄越所致；也有因寒湿在里不解所引起者。本病有属阴属阳、在脏在腑之分。《临证指南医案·疸》：“黄疸，身黄目黄溺黄之谓也，病以湿得之，有阴有阳，在腑在脏。阳黄之作，湿从火化，瘀热在里，胆热液泄……熏蒸遏郁，侵于肺则身目俱黄，热流膀胱，溺色为之变赤，黄如橘子色，阳主明，治在胃。阴黄之作，湿从寒水，脾阳不能化热，胆液为湿所阻，渍于脾，浸淫肌肉，溢于皮肤，色如熏黄，阴主晦，治在脾。”一般把黄疸分成阳证和阴证两大类，称为阳黄和阴黄。历代又有五疸、三十六黄、黄疸二十八候等分类法。详各条。黄疸可见于肝细胞损伤、坏死，各种原因引起的胆道阻塞、胆汁淤积及溶血性黄疸等。

黄疸草huángdǎncǎo 中药材。❶见《中国药用植物图鉴》。为马蹄金之别名。❷见《本草推陈》。为大金钱草之别名。详各条。

黄疸二十八候huángdǎn'èrshíbāhòu 古代对黄病的一种分类法。见《诸病源候论·黄病诸候》。即黄病候、急黄候、黄汗候、犯黄候、劳黄候、脑黄候、阴黄候、内黄候、行黄候、癖黄候、噤黄候、五色黄候、风黄候、因黄发血候、因黄发痢候、因黄发痔候、因黄发癖候、因黄发病后小便涩兼石淋候、因黄发吐候、黄疸候、酒疸候、谷疸候、女劳疸候、黑疸候、九疸候、胞疸候、风黄疸候、湿疸候等28种黄病证候。其中因黄发血候、因黄发痢候、因黄发痔候、因黄发癖候、因黄发病后小便涩兼石淋候、因黄发吐候系黄疸并发症，详“黄疸”条。其余诸候详各条。

黄疸卷柏huángdǎnjuǎnbǎi　中药材。见南京药学院《中草药学》。为地柏枝之别名。详该条。

黄澹翁医案huángdànwēngyī'àn　医案著作。清代黄述宁撰。4卷。刊于1902年。其中医案2卷，多属内科杂病；后2卷主要是黄氏生平所用验方，有一定参考价值。本书收入《珍本医书集成》中。

黄道huángdào　地球上的人看太阳于一年内在恒星之间所走的视路径，即地球的公转轨道平面和天球相交的大圆。黄道和赤道成23°27′的角，相交于春分点和秋分点。

黄道栌huángdàolú　中药材。见《中国树木分类学》。即黄栌。详该条。

黄帝huángdì　传说中我国古代原始公社时期黄帝族的首领，也是汉族（华夏族）的祖先，原姓公孙（一说姓姬），名轩辕，号熊氏。古代相传黄帝为我国文化之创始者，举凡兵器、舟车、弓箭、衣服等，皆为黄帝所作，其中也包括医药。据古医书记载，黄帝曾与其臣子岐伯、伯高、少俞、桐君等医家讨论医药，而创造医药。因此，有《黄帝内经》《黄帝外经》《黄帝八十一难经》《黄帝针经》《黄帝明堂经》和《黄帝甲乙经》等，均托名黄帝之作。

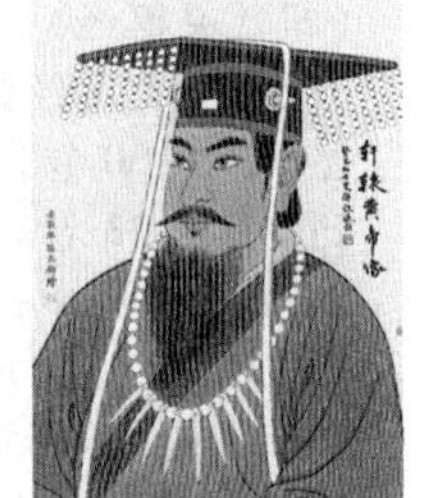

黄帝

黄帝八十一难经huángdìbāshíyīnànjīng　医经著作。即《难经》。详该条。

黄帝八十一难经正本huángdìbāshíyīnànjīngzhèngběn　医经著作。不分卷。张骥（先识）辑校。作者参校吕广以来50余家注本而予厘定成书。《难经》正文书于版心，张氏校注书于天部。俾秩序井然，不相杂糅。篇首捃摭吕广等50余家注本之目而曰《难经》题名，可资稽考。1937年由成都内生堂刊行。

黄帝八十一难经注huángdìbāshíyīnànjīngzhù　医经著作。1卷（一作五卷）。唐代杨玄操注。杨氏在三国时吴人吕广所注《难经》的基础上予以补订注释。原书已佚，但书中内容大部保留于《难经集注》中。

黄帝八十一难经纂图句解huángdìbāshíyīnànjīngzuǎntújùjiě　医经著作。宋李（子野）撰于1269年。7卷。对《难经》原文随句笺解，训释并重。并于序论部分绘以注义图17节，图文互释，相得益彰。惟其所释不辨难易，亦乏精辟之见解。现有涵芬楼影印明《正统道藏》本等刊本及抄本。

黄帝虾蟆经huángdìhá·majīng　针灸著作。又名《黄帝针灸虾蟆忌》。1卷。汉代撰人佚名。其主要内容含迷信的针灸禁忌部位和图形等，并无实际临床意义。现有日本据古卷子的复刊本。

黄帝灵枢经huángdìlíngshūjīng　医经著作。即《灵枢经》。详该条。

黄帝脉诀huángdìmàijué　诊法著作。见《崇文总目》。1卷，已佚。

黄帝明堂经huángdìmíngtángjīng　针灸著作。是我国现知最早的一种针灸专著。撰人未详。约成书于秦汉之际。原书已佚，魏晋以后此书有多种不同名称的传本及注本。主要有《明堂孔穴针灸治要》（后辑录于《针灸甲乙经》一书中）及《黄帝内经明堂》。参见各条。

黄帝明堂灸经huángdìmíngtángjiǔjīng　针灸著作。有1卷本及3卷本两种，内容全同。本书约为北宋末书商抄录《太平圣惠方》卷一百中的《明堂灸经》及《小儿明堂灸经》的全文，改题此名刊行者。原书系唐代佚名氏撰，书中分别记载成人及小儿常用要穴的灸治经验，并附40余幅腧穴图。元代时此书辑入《针灸四书》中。

黄帝明堂偃侧人图huángdìmíngtángyǎncèréntú　针灸著作。见《隋书·经籍志》。《新唐书·艺文志》作《曹氏黄帝十二经明堂偃侧人图》。12卷。曹氏即曹翕，三国末、晋初时人。

黄帝内经huángdìnèijīng　医经著作。简称《内经》。以黄帝、岐伯等人问答的形式写成。是我国现存最早的一部医学理论著作，约成书于战国时期。原书18卷，即《素问》和《针经》（唐以后的传本改称《灵枢》）各9卷。书中以医学理论为主，兼及针灸、方药和治疗。在朴素的唯物主义观点指导下，阐述中医基础理论、辨证论治规律、病证等多方面内容，奠定了中医学的理论基础。本书的后世传本，除《素问》（全称即《黄帝内经素问》）及《灵枢》（全称即《灵枢经》）外，还有《黄帝内经太素》（简称《太素》）及《针灸甲乙经》（简称《甲乙经》）两种古传本。《太素》是根据《内经》的原始传本重新分类改编而成的，《甲乙经》则是将《内经》和《明堂孔穴治要》二书分类改编而成的。分别参阅“素问”“灵枢经”“黄帝内经太素”“针灸甲乙经”条。

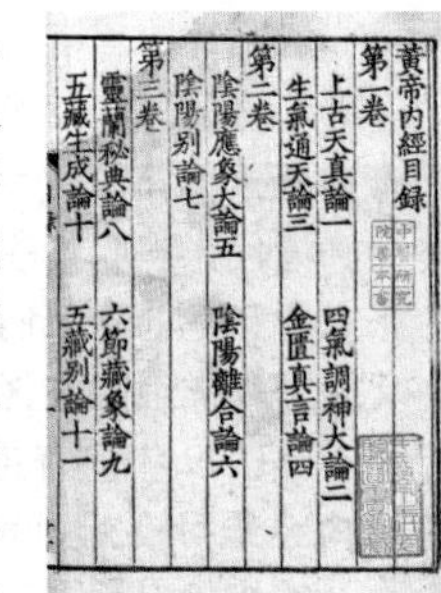

黄帝内經目録
第一卷
上古天真論一　四氣調神大論二
生氣通天論三　金匱真言論四
第二卷
陰陽應象大論五　陰陽離合論六
陰陽別論七
第三卷
靈蘭秘典論八　六節藏象論九
五藏生成論十　五藏別論十一

黄帝内经

黄帝内经概论huángdìnèijīnggàilùn　医经著作。龙伯坚撰。此书分6篇探讨了《黄帝内经》的著作时代、主要内容及其在世界医学史上的地位，并提出此书的整理办法，对研究《内经》专题及医学史有一定参考价值。1980年由上海科学技术出版社出版。

黄帝内经灵枢集注huángdìnèijīnglíngshūjízhù　医经著作。9卷。清代张志聪集注。参见“黄帝内经素问集注”条。

黄帝内经灵枢注证发微huángdìnèijīnglíngshūzhùzhèngfāwēi　医经著作。又名《灵枢注证发微》。明代马莳注。9卷。刊于1580年。本书是最早的《灵枢》全注本。书中《灵枢》原文悉依南宋史崧传本，共81篇。但卷数则合并为9卷。内容则根据《黄帝内经素问注证发微》的体例，逐篇、逐节予以注释，在剖析医理及申明字义等方面均有所发挥，并附人体经脉腧穴图解。

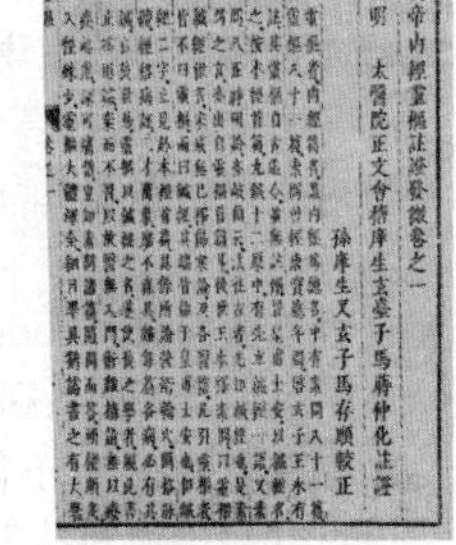

黄帝内經靈樞註證發微卷之一
明　太醫院正文會稽庠生玄臺子馬蒔仲化注證
孫庠生天玄子馬存順較正

黄帝内经灵枢注证发微

黄帝内经明堂huángdìnèijīngmíngtáng　针灸著作。见“黄帝

内经明堂类成”条。

黄帝内经明堂类成huángdìnèijīngmíngtánglèichéng 针灸经脉书。简称《黄帝内经明堂》。13卷。是《黄帝明堂经》的一种注本。7世纪初（唐初），由杨上善注释改编而成。前12卷论十二经脉腧穴，末一卷论奇经八脉。本书曾被唐代政府规定为学习针灸的主要课本。唐以后失传，现只存1卷（卷一），是根据日本发现的残卷刊印的，有《丛书集成》本。

黄帝内经始生考huángdìnèijīngshǐshēngkǎo 医经著作。原卷数不详，现存3卷。明代作品，撰人佚名。刊于1567年。本书分类节录《素问》与《灵枢》二书中有关“始生”（意为最早产生）的原文，做了某些分类，但体裁较为凌乱，且未加注释。

黄帝内经素问huángdìnèijīngsùwèn 医经著作。即《素问》。详该条。

黄帝内经素问白话解huángdìnèijīngsùwènbáihuàjiě 医经著作。山东省中医研究所研究班编。本书是《素问》一书的白话注释，除对原文进行语译外，每篇列有本篇大意、体会，或附词字释义等项。对于读者理解《素问》原文有一定参考价值。1958年由人民卫生出版社出版。

黄帝内经素问集注huángdìnèijīngsùwènjízhù 医经著作。9卷。清代张志聪集注。本书与《黄帝内经灵枢集注》都是张志聪和他的学生们集体撰写的。对于《内经》一书的原文做了较详细的注释。是近代流传较广的一种《内经》全注本。1949年后有排印本。

黄帝内经素问校义huángdìnèijīngsùwènjiàoyì 医经著作。1卷。清代胡澍撰。刊于1880年。书中将《素问》中难解的字、句、文义摘出30条，通过考据训诂，加以释义，纠正了全元起、王冰注释的一些错误。可作校勘《素问》的参考。现有《珍本医书集成》本。

黄帝内经素问节文注释huángdìnèijīngsùwènjiéwénzhùshì 医经著作。明代黄俅辑。10卷。约刊于16世纪末。本书据《素问》一书选录约65篇部分原文编辑而成。原文之后先附以王冰注文，后附以马莳注文。是一部经过选编的《素问》王、马合注本。

黄帝内经素问灵枢合类huángdìnèijīngsùwènlíngshūhélèi 医经著作。明代王九达辑注。9卷。刊于1628年。本书是将《素问》和《灵枢》内容分类合编而成的。共分摄生、脏象、经度、运气、脉候、色诊、病能、论治、针刺9类，在各篇原文之后均有题解及注释。

黄帝内经素问吴注huángdìnèijīngsùwènwúzhù 医经著作。又名《内经吴注》。24卷。明代吴崑注。刊于1594年。本书是《素问》全注本的一种，书中将时存《素问》一书79篇（无“刺法论”“本病论”两篇）原文逐篇分段予以注释，每篇之首简述该篇大意，注文比较简明。

黄帝内经素问详注直讲全集huángdìnèijīngsùwènxiángzhùzhíjiǎngquánjí 医经著作。见“素问直讲”条。

黄帝内经素问遗篇huángdìnèijīngsùwènyípiān 医经著作。见“素问遗篇”条。

黄帝内经素问译释huángdìnèijīngsùwènyìshì 医经著作。南京中医学院医经教研组编。本书将《素问》原文按通行本次序逐篇逐段地予以语译，每段之后附有注释及按语。1959年由上海科技卫生出版社出版。

黄帝内经素问运气七篇讲解 huángdìnèijīngsùwènyùnqìqīpiānjiǎngjiě 医经著作。方药中、许家松著。作者鉴于《素问》中之天元纪、五运行、六微旨、五常政、六元正纪及至真要7篇大论辞理奥秘，难以解悟，遂融会前贤论注，结合心得体会和临床经验予以讲解。其特点是按照7篇大论所共有之规律，分专题加以论证。于运气学说颇多阐发，讲解较有条理，是《素问》七篇大论第一个注解本。1984年由人民卫生出版社出版。

黄帝内经素问注证发微huángdìnèijīngsùwènzhùzhèngfāwēi 医经著作。又名《素问注证发微》。明代马莳注。9卷。刊于1586年。本书是《素问》全注本的一种。书中《内经》原文仍据林亿等校本分为81篇，但卷数则合并为9卷。作者对原文中一些难解的医理、词义逐篇逐节地予以注释和发挥。对于研究和学习《素问》有一定帮助。由于所注内容涉及面广泛，释义或有不够妥贴之处。

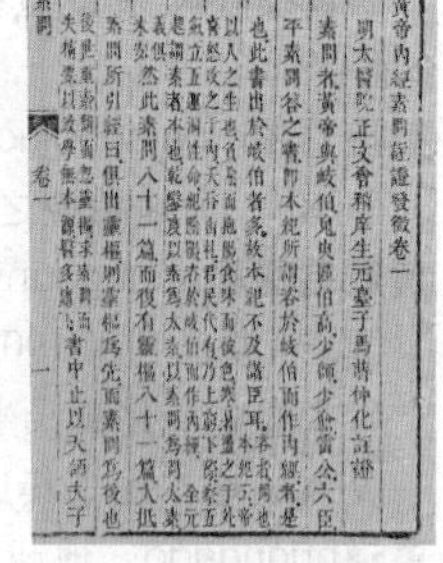
黄帝内经素问注证发微

黄帝内经太素huángdìnèijīngtàisù 医经著作。是《黄帝内经》的一种早期传本。包括《素问》《针经》（即《灵枢经》）两部分内容。原书在隋唐之际经杨上善重加编次和注释，共30卷，今已残缺。国内刊本只有23卷。本书不仅保存了《黄帝内经》中一些原文的较早形态，同时杨上善加了注文。全书在考校字义、诠释发挥和引录古医书佚文等方面，对研读《内经》有一定的参考价值。1949年后有排印本。

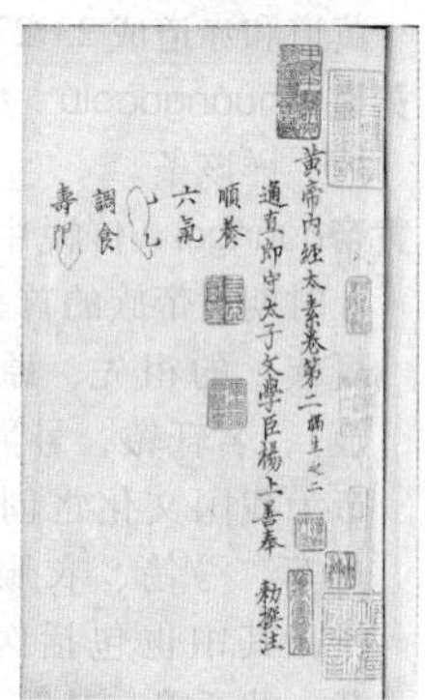
黄帝内经太素

黄帝内经太素诊皮篇补证 huángdìnèijīngtàisùzhěnpípiānbǔzhèng 诊法著作。见“六译馆医学丛书”条。

黄帝内经研究大成huángdìnèijīngyánjiūdàchéng 医经著作。王洪图主编。成书于1994年。此书共7编。第1编为《黄帝内经》文献及语言文字研究，考证《黄帝内经》名义、成书、版本、流行、校勘、注释、词语、音韵、修辞。第2编为《黄帝内经》学术研究发展史，介绍66位名家对《黄帝内经》学术思想研究的成果及日本的研究概况。第3编为《黄帝内经》的理论研究，阐述其理论体系与学术思想。第4编为《黄帝内经》病症及临床研究。第5编为《黄帝内经》多学科研究与实验研究。第6编为《黄帝内经》近代校释珍本辑录。第7编为《黄帝内经》研究文献汇编。1997年由北京出版社出版。

黄帝三部针灸甲乙经huángdìsānbùzhēnjiǔjiǎyǐjīng 针灸著作。见“针灸甲乙经”条。

黄帝十二经脉明堂五脏人图 huángdìshí’èrjīngmàimíngtángwǔzàngréntú 针灸著作。见《隋书·经籍志》《旧唐书·经籍志》作《黄帝十二经脉明堂五脏图》。1卷。已佚。

黄帝十二经脉明堂五脏图 huángdìshí’èrjīngmàimíngtángwǔzàngtú 针灸著作。见“黄帝十二经脉明堂五脏人”图条。

黄帝素问宣明论方huángdìsùwènxuānmínglùnfāng 医经著作。又名《宣明论方》。15卷。金代刘完素撰于1172年。卷一、二为诸证门，将《素问》一书中的61个病名逐条照原文做了分析和制定处方；卷三至十五分为风、热、伤寒、积聚、水湿、痰饮、劳、燥、泄痢、妇人、补养、诸痛、痔漏、疟疾、眼目、小儿等各门，每门均先引《素问》医论，作者加以引申，并制定处方。本书不仅补充了《素问》所记病候缺乏方药的不足，也反映出刘氏偏重寒凉，以降火益阴为主的治疗大法。现有《刘河间伤寒三书》本等。

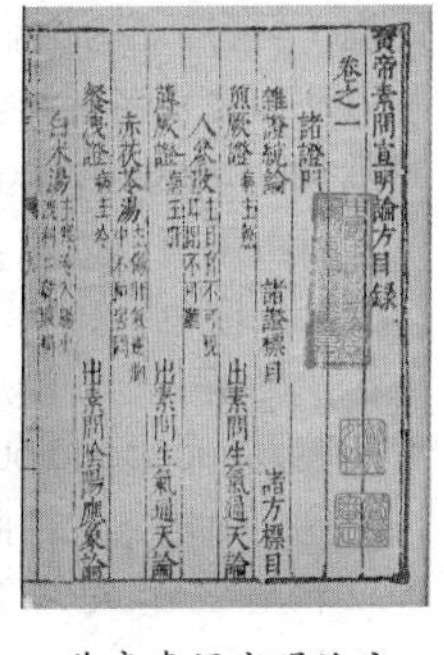

黄帝素问宣明论方

黄帝素问直解huángdìsùwènzhíjiě 医经著作。见“素问直解”条。

黄帝太素人迎脉口诊补证huángdìtàisùrényíngmàikǒuzhěn bǔzhèng 诊法著作。见“六译馆医学丛书”条。

黄帝外经huángdìwàijīng 医经著作。见《汉书·艺文志》。37卷，已佚。

黄帝五脏论huángdìwǔzànglùn 书名。见《崇文总目》。1卷，已佚。

黄帝逸典huángdìyìdiǎn 痘疹专著。又名《轩辕逸典》。清代著作，不著撰人。本书专论痘疹，托名唐代蓝采和注释。内容分为原痘、格三（指治痘的3个阶段）、脏腑、传经、发热、报痘、点论、胀论等8篇。主要论述痘疹病理，未载医方。据“蓝采和序”称，曾为之补撰药性、药方二论，但后者今已不传。

黄帝杂饮食忌huángdìzáyǐnshíjì 书名。见《隋书·经籍志》。2卷，已佚。

黄帝针灸虾蟆忌huángdìzhēnjiǔhá·majì 针灸著作。见“黄帝虾蟆经”条。

黄帝众难经huángdìzhòngnànjīng 医经著作。又作《八十一难经注》。三国时吴人吕广著。一卷。出《隋书·经籍志》。今佚，其佚文可见于《难经集注》。

黄丁huángdīng 病证名。❶五丁之一。《华氏中藏经》卷中：“黄丁者，起于唇龈边，其色黄，中有黄水。发则令人多食而还出，手足麻木，涎出不止，腹胀而烦，多睡，不寐者死。”多由火毒炽盛上炎于唇所致。治宜解毒泻火。用五味消毒饮、黄连解毒汤、犀角地黄汤等加减。参见“唇疔”条。❷出《外科启玄》卷三。脾疔之又名。见该条。

黄独零余子huángdúlíngyúzǐ 中药材。见《中国药用植物图鉴》。又名狗嗽子。为薯蓣科植物黄独 *Dioscorea bulbifera* L. 叶腋中的珠芽。分布于华东、中南、西南等地。苦、辛，凉，有小毒。清热，祛痰，止咳，散结解毒。①治百日咳，肺热咳嗽。煎服：6～12g。②切薄片贴太阳穴治头痛。③治瘿瘤，瘰疬，疮疡肿毒，蛇犬咬伤。内服；或外用，适量，切片贴或捣敷。内服过量，可引起中毒，症状见“黄药子”条。

黄杜鹃huángdùjuān 中药材。见《本草蒙筌》。为闹羊花之别名。详该条。

黄儿茶huáng'érchá 中药材。见《中国树木分类学》。为黄练芽之别名。详该条。

黄耳类伤寒huáng'ěrlèishānghán 病证名。见《疡医大全》。相当于耳源性颅内感染。参见“黄耳伤寒”条。

黄耳伤寒huáng'ěrshānghán 病证名。风毒入耳而引起的发热化脓性疾患。清代张石顽《伤寒绪论》：“风温时毒，先犯少阳，续感暴寒而发，乃太少两阳合病，状类伤寒，以其两耳发黄。”初起常有发热，头痛，耳痛，耳聋；婴儿表现烦躁不安，数日后鼓膜穿破，则见耳内流脓，高热如焚，头痛如劈，颈项强直，角弓反张，神志不清等。类似化脓性中耳炎、耳源性颅内感染。治宜疏风清热，可选用荆防败毒散、银翘散及五味消毒饮之类。

黄饭花huángfànhuā 中药材。见《南宁市药物志》。为密蒙花之别名。详该条。

黄风huángfēng 病证名。见《古今医统》。即黄风内障。详该条。

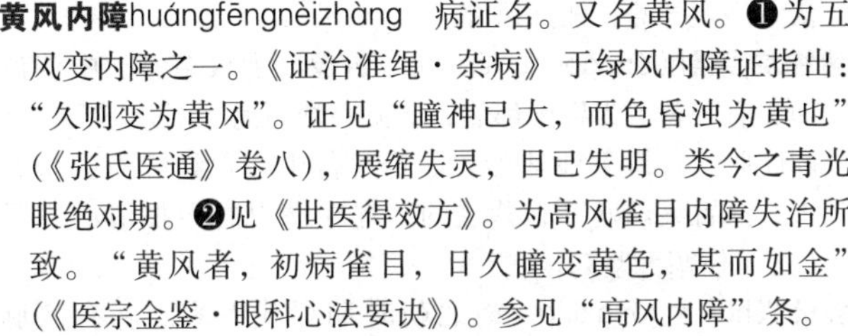

黄风内障huángfēngnèizhàng 病证名。又名黄风。❶为五风变内障之一。《证治准绳·杂病》于绿风内障证指出：“久则变为黄风”。证见“瞳神已大，而色昏浊为黄也”（《张氏医通》卷八），展缩失灵，目已失明。类今之青光眼绝对期。❷见《世医得效方》。为高风雀目内障失治所致。“黄风者，初病雀目，日久瞳变黄色，甚而如金”（《医宗金鉴·眼科心法要诀》）。参见“高风内障”条。

黄蜂草huángfēngcǎo 中药材。见《广东中药》Ⅱ（生草药部分）。为孩儿草之别名。详该条。

黄蜂出洞huángfēngchūdòng 小儿推拿方法名。出陈氏《小儿按摩经》。掐心经、劳宫和推三关后，将两手拇指并拢在前，余四指随后，在小儿前臂屈侧部，由腕横纹处向上一捏一放，然后再掐八卦中的离、坎两穴。《针灸大成》卷十：“大热。做法：先掐心经，次掐劳宫，先开三关，后以左右二大指从阴阳处起，一撮一上至关中，离、坎上掐穴。发汗用之。”《小儿推拿秘旨》又称本法为黄蜂入洞。

黄蜂入洞huángfēngrùdòng 小儿推拿方法名。❶用屈曲的大拇指按揉小儿的外耳道，有通气作用。见《小儿推拿秘诀》。❷将耳壳折向前方以掩住耳门，有通气作用。见《小儿推拿秘诀》。❸即洗井灶法。见《幼科推拿秘书》。详该条。❹屈儿小指，再揉劳宫穴，有去风寒作用。见《针灸大成》卷十。❺即黄蜂出洞。见《小儿推拿秘旨》。详该条。❻在小儿前臂屈侧部正中，从腕横纹盘旋揉至肘横纹处。见《小儿推拿广意》。

黄蜂窝huángfēngwō 中药材。见《全国中草药汇编》。为露蜂房之别名。详该条。

黄干裂瓣舌huánggānlièbànshé 舌象。舌苔干涩而起瓣。为里热实证。可见于热邪炽盛，或内有蓄血，或湿热蕴结化毒。若阳明腑实，发热，烦躁而渴，宜通里攻下；若身黄如橘、目黄、尿黄，宜清热解毒利湿；若其人如狂，善忘，不避亲疏，小便自利，大便干结，宜祛瘀泄热（见《伤寒舌鉴》）。

黄干苔舌huánggāntāishé 舌苔黄而干燥。若苔黄干而薄，均匀布于舌面，多为外感化热，初入里而热伤津液。若黄厚而干，虽无芒刺糙裂，亦属内有实热（见《伤寒舌鉴》）。前者宜清热生津，后者当泻其实热。

黄根huánggēn 中药材。见《广西本草选编》。又名四蕊三角瓣花、狗骨木。为茜草科植物南山花 *Prismatomerist etrandra*（Roxb.）K. Schum. 的根。分布于云南、广西、广东。微苦、辛，凉。入肺、肝经。生血止血，清热利湿。①治白血病，再生障碍性贫血。内服30g，与猪骨共煮（不加油、盐），每日服2～3次。②治牙龈出血，肝炎，尿路感染，风湿性关节炎。煎服：15～30g。根含有机铝化合物，对矽肺有保护作用。还含茜黄素及其

H

1-甲醚、虎刺素等。本品60%乙醇提取物和除去总蒽醌后的水溶液对大鼠实验性矽肺有防治作用。黄根醇提液对正常大鼠心脏有抑制作用。本品在大鼠体内蓄积时间较长。

黄根白尖舌huánggēnbáijiānshé 舌象。舌尖白苔舌根黄苔。见于表邪将解而里热盛，宜清里热。若表证未罢者，宜先解表，后攻里，杂病见此舌，亦属里有实热。

黄根白尖缩短舌huánggēnbáijiānsuōduǎnshé 舌象。舌根黄苔、中心红，尖色白，舌短缩不能伸出口外。此为风痰夹宿食所致，多兼见谵语、狂妄等症（见《伤寒舌鉴》）。治宜涤痰导滞，兼除风邪。

黄根灰尖舌huánggēnhuījiānshé 舌象。舌根黄苔、中淡红而尖有灰苔。为胃中郁热，证见心烦而渴，不吐不泻，胸闷脘胀，宜缓下泄热治之。若黄苔中心舌红绛而尖灰苔者，乃胃火炽盛，心营受灼，宜在清胃之中加清心之品（见《伤寒舌鉴》）。

黄公兴huánggōngxīng 南北朝时期梁代医家。著有《脉经》6卷，已佚。

黄宫绣huánggōngxiù 清代医家。字锦芳，宜黄（属江西）人，于1750年撰有《医学求真录》16卷，未见流传。另有《脉理求真》《本草求真》《锦芳医案》（又名《锦芳太史医案求真初编》），均刊于1769年。黄氏的《本草求真》一书，主要是对《本草纲目》进行删节性编纂，以药性主治叙述本草，较简明扼要，不失为一本切合实用的本草学著述。

黄巩丸huánggǒngwán 《景岳全书·外科钤》卷六十四方。即蜡矾丸。见该条。

黄狗肾huánggǒushèn 中药材。见《饮片新参》。又名牡狗阴茎、狗鞭、广狗肾。为犬科动物狗 *Canis familiaris* L.（雄性）的外生殖器。咸，温。入肾经。补命门，暖冲任。治男子肾阳虚衰，腰膝酸软，神疲体弱，畏寒肢冷，阳痿，遗精，女子冲任虚寒，带下清冷。煎汤：4.5～9g。

黄古潭huánggǔtán 参见“孙一奎”条。

黄古头草huánggǔtóucǎo 中药材。见《上海常用中草药》。为水蜈蚣之别名。详该条。

黄谷如huánggǔrú 见“黄俅”条。

黄鼓疔huánggǔdīng 病名。出《外科正宗》卷二。多生口角、腮、颧、眼胞等处，初起黄疱，光亮明润，四畔红色缠绕，麻痒感间作，重则恶心呕吐，肢体木痛，寒热交作，烦渴干哕，此属脾经毒火而发。治疗同疔疮。

黄瓜菜huángguācài 中药材。见《湖南药物志》。为地白草之别名。详该条。

黄瓜根huángguāgēn 中药材。出《本草纲目》。为葫芦科植物黄瓜 *Cucumis sativus* L. 的根。全国各地均有栽培。苦，凉。清热止痢。治腹泻，痢疾。内服：煎汤，30～60g。外用：捣敷。

黄瓜疽huángguājū 病名。出《疡医准绳》卷四。即黄瓜痈。见该条。

黄瓜藤huángguāténg 中药材。出《滇南本草》。为葫芦科植物黄瓜 *Cucumis sativus* L. 的茎。苦，平，凉。清热利湿，化痰止痉。治腹泻，痢疾，淋病，咳喘，癫痫，黄水疮。内服：煎汤，30～60g。外用：煎水洗或研末搽。煎剂对麻醉兔、猫、犬有明显降压作用，与扩张血管有关。黄瓜藤还有降血清胆固醇作用。

黄瓜香huángguāxiāng 中药材。❶见《中国主要植物图说·豆科》。为山扁豆之别名。❷见《东北药用植物志》。为地榆之别名。详各条。

黄瓜痈huángguāyōng 病名。出《证治准绳·疡医》卷四。又名黄瓜疽、肉龟。指生于背部脊旁的痈，因脾火积毒而成。皮肉色红，状若黄瓜，高肿寸余，长可尺许，四肢麻木，疼痛引心。治疗同外痈。参见“有头疽”条。

黄栝蒌丸huángguālóuwán 《丹溪心法》卷二方。瓜蒌仁、半夏、山楂、炒神曲各等分。为细末，瓜蒌水和丸，每服二十至三十丸，姜汤、竹沥送下。治食积，痰壅滞，咳嗽。

黄果huángguǒ 中药材。出《滇海虞衡志》。为甜橙之别名。详该条。

黄果皮huángguǒpí 中药材。见《滇南本草》。为橙皮之别名。详该条。

黄汗huánghàn 病证名。《金匮要略·水气病脉证并治》：“黄汗之为病，身体肿，发热，汗出而渴，状如风水，汗沾衣，色正黄如檗汁，脉自沉。”可伴两胫冷，身疼重，腰髋弛痛或小便不利等。由汗出入水壅遏营卫，或脾胃湿热郁伏熏蒸肌肤引起。治宜实卫和营，行阳益阴，方用芪芍桂酒汤、桂枝加黄芪汤等。本病在《金匮要略》属水气篇而与风水、历节等不同，并指出：黄汗“汗出已反发热者，久久其身必甲错；发热不止者，必生恶疮。若身重，汗出已辄轻者，久久必身瞤，瞤即胸中痛”。《备急千金要方》以本病为五疸之一。《圣济总录》卷六十一：“其证使人身体虚浮，骨节疼痛，发热汗出而不渴者是也。”后世医书如《证治准绳》《症因脉治》等以黄汗身肿者属水肿门，黄汗身不肿者属黄疸门。

黄汗身肿huánghànshēnzhǒng 病证名。《症因脉治》卷三：“黄汗身肿之症，身热胸满，四肢黄肿而渴，状如风水，汗出沾衣，色如柏汁，久不愈，必致痈脓。又有不恶风，小便利，若上焦寒，口多涎，身冷肿痛，状如周痹，胸中窒，不能食。又有两胫不冷，反发热，名历节。食已汗出，常见盗汗，汗出不凉，反发热，久久必甲错，生恶疮，身瞤，胸中痛，剧者不能食，身疼重，烦躁，小便不利，皆黄汗肿症也。黄汗身肿之因，以汗出入水，水邪内侵，或汗出当风。汗与水皆寒湿之气，内结郁久，则成热成黄，而黄汗肿之症作矣。”多见沉脉。治用黄芪芍药桂酒汤、桂枝加黄芪汤等方。参见“身肿”“水肿”条。

黄花白艾huánghuābái'ài 中药材。见《履巉岩本草》。为鼠曲草之别名。详该条。

黄花菜huánghuācài 中药材。出《本草纲目》。为金针菜之别名。详该条。

黄花菜根huánghuācàigēn 中药材。见《山东中药》。为萱草根之别名。详该条。

黄花草huánghuācǎo 中药材。见《江西草药》。为秋鼠曲草之别名。详该条。

黄花柴胡huánghuācháihú 中药材。见《广西药用植物名录》。为一枝黄花之别名。详该条。

黄花大远志huánghuādàyuǎnzhì 中药材。见《草药手册》。为黄花倒水莲之别名。详该条。

黄花倒水莲huánghuādǎoshuǐlián 中药材。见广州部队后勤部卫生部编《常用中草药手册》。又名黄花大远志、黄花参、鸡仔树。为远志科植物黄花倒水莲 *Polygala fallax* Hemsl. 的根或全株。分布于广西、广东、湖南、江西、福建等地。甘、微苦，平。益气补血，祛风利湿，活血散瘀。治病后、产后虚弱，风湿痹痛，黄疸型肝炎，肾炎水肿，白带，月经不调，子宫脱垂，跌打损伤，煎服：15～30g。本品低浓度水煎液能抗家兔心肌缺血，抗心律失常，降低冠脉阻力。高浓度对心脏有抑制作用。本品还能降压。

黄花地丁huánghuādìdīng　中药材。见《本草纲目》。为蒲公英之别名。详该条。

黄花冬菊huánghuādōngjú　中药材。见《中国药用植物图鉴》。为卤地菊之别名。详该条。

黄花杜鹃huánghuādùjuān　中药材。见《陕甘宁青中草药选》。为小叶枇杷之别名。详该条。

黄花甘huánghuāgān　中药材。见《广东中药》，为独脚柑之别名。详该条。

黄花鸡骨huánghuājīgǔ　中药材。见《江西草药》。为黄花远志之别名。详该条。

黄花夹竹桃huánghuājiāzhútáo　中药材。见《广西药用植物图志》。又名台湾柳、番仔桃、酒杯花。为夹竹桃科植物黄花夹竹桃 *Thevetia peruviana*（Pers.）K. Schum. 的种子。我国南部各地均有栽培。辛、苦，温，有大毒。入心经。强心，利尿，消肿。治多种心脏病引起的心力衰竭、阵发性室上性心动过速、阵发性心房纤颤。种子提取物已制成片剂、注射剂。应在医师指导下使用。中毒症状为恶心、呕吐、腹痛、腹泻、烦躁，继之四肢冰冷有汗、瞳孔放大、昏迷，心跳停止而死亡。本品含黄花夹竹桃苷甲、乙，黄花夹竹桃次苷甲、乙等多种强心苷。种子中还含有黄花夹竹桃臭蚁苷甲、乙，黄花夹竹桃黄酮素等。黄花夹竹桃苷甲、乙及黄花夹竹桃次苷甲、乙均有洋地黄样强心作用，特点是作用迅速，维持时间短而蓄积性小，属速效强心苷。黄夹苷（黄花夹竹桃苷甲及乙的混合物）对动物离体肠管及子宫均有明显的兴奋作用，此现象为阿托品所减弱。黄花夹竹桃次苷乙经乙酰化后有明显的镇静和催眠作用，而对心脏作用减弱。黄花夹竹桃苷还有利尿作用。黄夹苷口服吸收较差，而黄花夹竹桃次苷甲、乙经口给药吸收良好。动物服用本品过量会呕吐、倦怠无力、不食，甚至死亡。

黄花夹竹桃叶huánghuājiāzhútáoyè　中药材。见《广西药用植物图志》。为夹竹桃科植物黄花夹竹桃 *Thevetia peruviana*（Pers.）K. Schum. 的叶。辛、苦，温，有毒。解毒消肿。治蛇头疔，鲜叶捣烂蜜调服。本品含强心苷为黄花夹竹桃苷。还含洋地黄毒苷元、乌他苷元、坎纳苷元的多种糖苷、齐墩果酸、香树脂醇乙酸酯、多种氨基酸和白坚皮醇。

黄花苦豆子huánghuākǔdòu · zi　中药材。见《宁夏中草药手册》。为野决明之别名。详该条。

黄花马豆huánghuāmǎdòu　中药材。见《滇南本草》。为铁马豆之别名。详该条。

黄花母huánghuāmǔ　中药材。见《文山中草药》。又名黄花稔、大地丁草、拔脓消。为锦葵科植物白背黄花稔 *Sida rhombifolia* L. 的根或叶。分布于云南、贵州、四川、湖南、广东、广西、台湾、福建等地。甘、辛，凉。入肺、大肠经。清热利湿，解毒消肿，止痛。①治感冒发热，咽喉炎，扁桃体炎，肠炎，痢疾，黄疸，疟疾，泌尿系结石。②治胆道疾患，消化性溃疡，急性肠胃炎及外伤和腹腔手术后的疼痛。煎服：15～30g。③治痈疽疔毒，湿疹瘙痒。煎服或鲜叶捣烂外敷。根、叶含胆碱、甜菜碱等。根还含β－苯乙胺、喹唑啶类和羧化色胺等。叶含多种氨基酸和脂肪酸，还含植物甾醇。地上部分尚含麻黄碱、鸭嘴花碱等。全草能收缩离体豚鼠小肠。水提物有祛痰作用。本品对大鼠甲醛性关节炎有抗炎作用。体外对大肠埃希菌有抑制作用。

黄花曲草huánghuāqūcǎo　中药材。见《福建中草药》。为蟛蜞菊之别名。详该条。

黄花稔huánghuārěn　中药材。见《福建中草药》。为黄花母之别名。详该条。

黄花三七huánghuāsānqī　中药材。❶见《浙江中药资源名录》。为芋儿七之别名。❷见《杭州药用植物志》。为蒲公英之别名。详各条。

黄花参huánghuāshēn　中药材。见《广西中草药》。为黄花倒水莲之别名。详该条。

黄花茵陈huánghuāyīnchén　中药材。见《植物名实图考》。为铃茵陈之别名。详该条。

黄花鱼灯草huánghuāyúdēngcǎo　中药材。见《浙江天目山药用植物志》。为黄堇之别名。详该条。

黄花远志huánghuāyuǎnzhì　中药材。见《江西草药》。又名黄金卵、吊吊黄、黄花鸡骨、鸡根。为远志科植物黄花远志 *Polygala arillata* Buch. －Ham. 的根。分布于西南、华东地区和陕西、湖北等地。甘、辛，温。补气活血，利湿祛风。治肺结核，产后虚弱，子宫脱垂，月经不调，肝炎，水肿，泌尿道感染，风湿痹痛，跌打损伤。煎服：15～30g。本品含呫酮类化合物、对羟基苯甲酸、远志酸、豆甾醇和大量的由原儿茶酸或没食子酸与葡萄糖所成的酯。并显皂苷、香豆素、黄酮及生物碱反应。根的香豆精部分对小鼠有止咳作用。

黄花仔huánghuāzǐ　中药材。见《广东中草药》。为地耳草之别名。详该条。

黄环huánghuán　宋代医家。生平不详。撰有《备问方》1卷，已佚。

黄昏huánghūn　指戌时。详“十二时”条。《素问·金匮真言论》：“日中至黄昏，天之阳，阳中之阴也。”

黄昏不见huánghūnbùjiàn　症名。《银海精微》：“人之两目，至日落西之时，渐渐不见，亦系内障，俗谓之鸡蒙眼也。”即雀目。详该条。

黄昏嗽huánghūnsòu　病证名。又名黄昏咳。指咳嗽每在黄昏时发者。多因肾虚虚火上炎所致。亦可因食积痰湿引起。《丹溪心法·咳嗽》：“黄昏嗽者，是火气浮于肺，不宜用凉药，宜五味子、五倍子敛而降之。”《杂病源流犀烛·咳嗽哮喘源流》：“黄昏咳，肾经阳衰阴弱，虚火上炎也。当补脾肺，生肾水，不可专用嗽药，宜六味丸、六君子汤间服。不论大人小儿，黄昏熟睡中忽咳两三声，食积痰也，消其痰而咳自止，宜二陈汤加山楂、神曲、麦芽。”参见“咳嗽”条。

黄吉甫huángjífǔ　明代医家。著有《备急仙方》，未见。

黄济之huángjìzhī（15世纪中叶）明代医家。字世仁。浙江余姚人。精于医术，著有《本草权度》一书。

黄家huángjiā　指黄疸久不退，已转阴黄的患者。《金匮要略·黄疸病脉证并治》：“腹满，舌痿黄，躁不得睡，属黄家。”

黄嘉章huángjiāzhāng　明代医生。字景文。休宁（今属安徽）人。生活于17世纪初。世业医，其先祖于宋祥符

（1008—1016）年间御赐“医博”，数百年间医术世代相传，至嘉章尤精。

黄瘕huángjiǎ 病证名。八瘕之一。《杂病源流犀烛·积聚癥瘕痃癖痞源流》：“黄瘕，左胁下有气，牢结不可抑，其苦腰背相引痛，小腹常急，下引阴中如刺，不得小便，或溺黄赤，时发寒热。”《类证治裁·痃癖癥瘕诸积论治》：“黄瘕，经行不利，左胁气结，阴中刺痛，淋露黄汁，用坐导皂荚散。”参见“瘕”“癥瘕”“八瘕”条。

黄尖白根舌huángjiānbáigēnshé 舌象。舌根部白苔，尖见黄苔。为邪在半表半里，或初入阳明里证。半表半里证用和解法。偏于阳明里证，用清热缓下（见《伤寒舌鉴》）。

黄尖黑根舌huángjiānhēigēnshé 舌象。舌根黑而舌尖黄苔。属里热证。舌根微黑而尖黄，腹满胀痛，大便秘结者，为胃肠实热，宜急攻下。若以黑根为主而舌尖尚黄，是各经皆热极，心经未甚，均宜苦寒清热（见《伤寒舌鉴》）。

黄尖红根舌huángjiānhónggēnshé 舌象。舌前半部分黄苔、后半部分舌质红色。若舌尖黄苔较少，为热邪初传胃腑；亦有表证未尽者。若舌苔黄较多，红根较少，多为湿热之候，常见于瘟疫初起（见《伤寒舌鉴》）。前者以清胃热为大法，后者宜清热化湿。

黄尖灰根舌huángjiānhuīgēnshé 舌象。舌根部苔微黑带灰，舌尖黄苔。为里实热证或阳明腑实，阴液受伤证候，宜急下存阴。此舌虽较黑根稍轻，但不及时治疗，一二日亦变黑根（见《伤寒舌鉴》）。

黄姜huángjiāng 中药材。见《生草药性备要》。即姜黄。详该条。

黄脚鸡huángjiǎojī 中药材。见《四川中药志》。为水黄连之别名。详该条。

黄芥huángjiè 中药材。见《中药志》。为芥菜之别名。详该条。

黄芥子huángjièzǐ 中药材。见《中药志》。即芥子。详该条。

黄金发huángjīnfā 清代外科医生。福建福州人。以善做唇裂手术闻名。康熙二十七年（1688）授其术予琉球医士魏士哲。魏学成归国，以药物麻醉术修补国王之孙及其他6名患者唇裂，据传皆未留瘢痕而愈。

黄金膏huángjīngāo ❶《疡医大全》卷七方。猪板油四两，乳香、没药各二钱。熬枯去渣，加黄蜡、白蜡各一两熔化，再下黄柏末五钱，搅匀，候冷，加冰片一钱成膏，摊贴患处。治疮毒。❷《疡医大全》卷三十六方。麻油半斤。熬至滴水成珠，离火，入白蜡、黄蜡各五钱搅化，再入藤黄一两搅匀收贮成膏，敷患处。治跌打损伤，筋骨断落，刀伤杖疮，汤火伤。

黄金卵huángjīnluǎn 中药材。见《江西草药》。为黄花远志之别名。详该条。

黄金散huángjīnsǎn 《活幼心书》卷下方。黄柏（去粗皮，生蜜润透，烈日晒干，再涂蜜、晒，凡十数次）、甘草各一两。为细末，口疮干点患处，或用麦冬煎汤调点舌上，令其自化；若痘疮后目生翳膜，汤泡澄清，不拘时频洗。功能清热解毒。治口舌疮毒，痘疮后目生翳膜。

黄金石huángjīnshí 中药材。见《本草纲目》。为雄黄之别名。详该条。

黄金丝huángjīnsī 中药材。见《江苏药材志》。为茅膏菜之别名。详该条。

黄金条huángjīntiáo 中药材。见徐州《单方验方新医疗法选编》。为黄荆枝之别名。详该条。

黄金线huángjīnxiàn 中药材。见《陕西中草药》。为肺形草之别名。详该条。

黄筋huángjīn 推拿穴位名。❶即赤淡黄筋。见《保赤推拿法》。❷即赤筋。详各条。

黄堇huángjǐn 中药材。见《浙江天目山药用植物志》。又名黄花鱼灯草、断肠草、野水芹。为罂粟科植物小花黄堇 *Corydalis racemosa*（Thunb.）Pers. 的全草。分布于华东、中南地区及河北、山西、陕西、甘肃、四川、贵州、云南等地。苦、涩，凉。有毒。清热，解毒，止痢，杀虫。①治暑热腹泻，痢疾，高热惊风，目赤肿痛。内服：煎汤，3～9g；或捣汁饮。②治流火，疮毒，疥癣，毒蛇咬伤。外用：捣敷，或用酒、醋磨汁搽。全草含原阿片碱和消旋四氢掌叶防己碱。四氢掌叶防己碱有扩张血管、降低血压、增加冠脉血流量和抗心律失常等作用。其左旋体尚有镇痛、镇静作用。煎剂在体外对金黄色葡萄球菌、大肠埃希菌和铜绿假单胞菌有抑制作用。

黄锦芳huángjǐnfāng 见“黄宫绣”条。

黄荆根huángjīnggēn 中药材。出清代刘士季《草木便方》。为马鞭草科植物黄荆 *Vitex negundo* L. 的根。辛，温。解表，截疟，镇咳，顺气，祛风湿。治感冒，疟疾，慢性气管炎，胃溃疡，慢性胃炎，头风，风湿痹痛，蛲虫病，肝炎。煎服：6～15g。本品含黄酮类和香豆素类物质，并显强心苷、生物碱、氨基酸、中性树脂的反应。煎剂对小鼠有镇咳和祛痰作用，尚有扩张支气管及体外对金黄色葡萄球菌、卡他球菌的抑制作用。

黄荆叶huángjīngyè 中药材。出《本草纲目拾遗》。又名蚊枝叶、白背叶、姜子叶。为马鞭草科植物黄荆 *Vitex negundo* L. 的叶。苦，平。入肺、大肠经。清热解表，化痰止咳，利湿解毒。①治感冒，中暑，呕吐，咳嗽咽痛，泄泻，痢疾，黄疸，疟疾，淋病。煎服：9～30g。②煎水洗湿疹，皮炎脚癣；鲜叶捣敷治蛇、虫咬伤。本品含挥发油，油中有α-蒎烯、β-丁香烯、桉叶素、柠檬烯、对聚伞花素等。还含桃叶珊瑚苷、穗花牡荆苷、荭草素、异荭草素、牡荆定碱、对羟基苯甲酸、5-氧异酞酸、诺尼醇-葡萄糖、维生素C、紫花牡荆素、木犀草素-7-葡萄糖苷、艾黄素、3，4二羟基苯甲酸、β-谷甾醇等。对大鼠甲醛性关节炎有抗炎作用。黄荆叶还有抗基因毒性作用。木犀草素-7-葡萄糖苷有一定的镇咳、祛痰和平喘作用，对实验性高脂血症兔有降低血胆固醇作用。异荭草素对四氯化碳引起的肝损伤有一定的防治效果。

黄荆枝huángjīngzhī 中药材。见《民间常用草药汇编》。又名黄金条。为马鞭草科植物黄荆 *Vitex negundo* L. 的枝条。辛，温。祛风解表，消肿，止痛。①治感冒，咳嗽，风湿痹痛，浮肿，喉痹肿痛，牙痛。煎服：6～15g。②煅存性调涂，治烫伤。本品含香草酸、对羟基苯甲酸、木犀草素、β-谷甾醇。

黄荆子huángjīngzǐ 中药材。出《本草纲目拾遗》。又名布荆子。为马鞭草科植物黄荆 *Vitex negundo* L. 的果实。我国大部分地区均有分布。辛、苦，温。入肺、胃、肝经。祛风除痰，理气止痛。治感冒，咳嗽，支气管炎，哮喘，胃肠绞痛，手术后疼痛，消化不良，肠炎，痢疾，疝气，痔漏。内服：煎汤，6～15g；粉剂，每次3～6g。本品含挥发油，其中主要含桉叶素、左旋香桧烯等。还含对羟基苯甲酸、5-氧异酞酸、3β-乙酰氧基-12-齐墩果烯-

27－羧酸，三羟基三甲氧基黄酮、蒿黄素、β－谷甾醇、葡萄糖和多种正烷烃的混合物。煎剂对豚鼠、小鼠能扩张支气管。在试管内对金黄色葡萄球菌、卡他球菌有抑制作用。黄荆子有抗炎和抑制精子生成的作用。

黄精huángjīng ❶眼部位名。又名睛珠。即晶状体。清代黄庭镜《目经大成》："膏中有珠，澄澈而软，状类水晶棋子，曰黄精。"正常为无色弹性透明体，似双凸面透镜，厚约4～5mm，直径约9mm。能将外界物体的反射光聚焦于眼底。病变时混浊。与瞳神同属于肾。❷中药材。出《雷公炮炙论》。为百合科植物滇黄精 *Polygonatum kingianum* Coll. et Hemsl.、黄精 *Polygonatum sibiricum* Red. 或多花黄精 *Polygonatum cyrtonema* Hua 的干燥根茎。全国各地均产。甘，平。归脾、肺、肾经。补气养阴，健脾，润肺，益肾。用于脾胃气虚，体倦乏力，胃阴不足，口干食少，肺虚燥咳，劳嗽咳血，精血不足，腰膝酸软，须发早白，内热消渴。近代用治高血压病、冠心病心绞痛、白细胞减少症、再生障碍性贫血，煎服9～15g；治股癣、足癣，用黄精流浸膏外涂。黄精根茎含黄精多糖和黄精低聚糖，还含黄精苷、烟酸、醌类成分。囊丝黄精根茎含吖丁啶羧酸、二氨基丁酸、毛地黄糖苷及多种蒽醌类化合物等，并含黄精凝集素Ⅱ。黄精在试管内对抗酸菌有抑制作用，醇提水溶液对常见致病性皮肤真菌有抑制作用。黄精对兔霉菌性眼角膜溃疡有较好疗效。黄精的乙醇－水浸出液有降低麻醉动物血压的作用。醇提取液能增加狗冠脉流量。对实验性高脂血症动物，黄精有降低血中胆固醇和甘油三酯的作用，还能提高机体的免疫功能。并可增加小鼠脾组织中cGMP的含量。

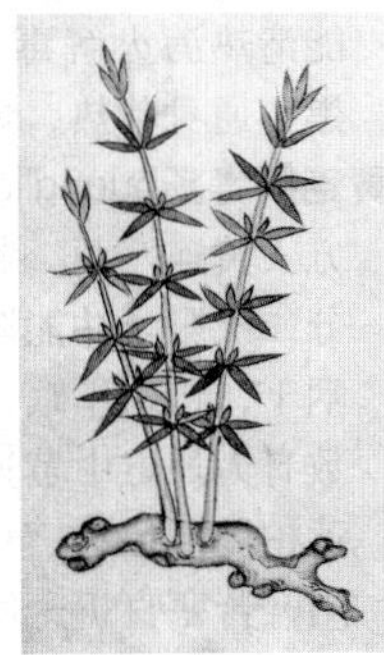
黄精

黄精丹huángjīngdān 方名。即九转黄精丹。见该条。

黄敬甫huángjìngfǔ 见"黄宰"条。

黄橘皮huángjúpí 中药材。出《鸡峰普济方》。即橘皮。详该条。

黄卷皮huángjuǎnpí 中药材。出《本草图经》。即大豆黄卷。详该条。

黄峻寿huángjùnshòu 见"黄岩"条。

黄开口huángkāikǒu 中药材。❶见《江苏药材志》。又名血见住。为报春花科植物轮叶排草 *Lysimachia klattiana* Hance 的全草。分布于江苏、浙江、福建、江西、湖北、四川、贵州、云南等地。酸、涩，凉。入肝经。降压，止血，解蛇毒。①治高血压病，咯血及其他出血。煎服：15～30g。②治毒蛇咬伤，捣敷并取汁服；外伤出血，研末撒。❷见《浙江民间常用草药》。为九龙藤之别名。详该条。

黄凯钧huángkǎijūn 清代医家。字南重，号退庵。浙江嘉善人。行医多年，撰有《友渔斋医话》8卷（1812年刻行），包括《一览延龄》《橘旁杂论》《上池涓滴》《肘后偶抄》《证治指要》《药笼小品》，论述养生、历代医书大意、五脏病证、常用药品，并记个人医案等，涉及内容颇为广泛。

黄坤载huángkūnzǎi 见"黄元御"条。

黄喇叭花huánglǎ·bahuā 中药材。见《浙江中药手册》。为闹羊花之别名。详该条。

黄喇嘛huánglǎ·ma 中药材。见《中国沙漠地区药用植物》。为黄蓬花之别名。详该条。

黄蜡huánglà 中药材。出《金匮要略》。为蜂蜡之一种。详该条。

黄蜡膏huánglàgāo ❶《证治准绳·疡医》卷五方。铅粉、五倍子末各少许，黄蜡一块（一方无五倍子）。先用清油半两，慢火煎沸，入黄蜡煎熔，再入前药熬令紫色为度。用时以热汤洗患处，火上烘干，即用药敷，以纸贴之。治冬月手足拆裂。❷《医宗金鉴·外科心法要诀》卷七十一方。黄蜡一两，白胶香、血竭、煅赤石脂、煅龙骨各三钱。除黄蜡、白胶香外，余为细末，先以香油一两，入头发（栗子大）一团，炸枯去滓，再入黄蜡、白胶香溶化尽，离火，再下诸药末，搅匀候冷，收贮，用时捏作薄片贴疮上，缚定，三日后翻过贴之。治臁疮。

黄蜡灸法huánglàjiǔfǎ 外治法之一。见《外科大成》卷一。系促进疮口愈合的方法。适用于疮疡未溃或已溃难敛者。其法是以湿面糊随疮肿根盘作圈，高寸余，紧贴皮上，如井口形，勿令渗漏。圈外围布数重，防火气烘肤；圈内铺黄蜡屑三四分厚，以铜漏杓盛桑木炭火，悬蜡上烘之，令蜡熔化再添蜡屑；随化随添，以"井"满为度。皮不痛者毒浅，灸至知痛为度；皮痛者毒深，灸至不知痛为度。去火杓，急喷冷水少许于蜡上，待冷去蜡。如患处漫肿无头者，可贴以湿纸，于先干处灸之。初起者灸一至三次可消；脓成者灸二至三次可溃；疮久溃不敛，四围顽硬者，即于疮口上灸之，蜡从孔入，其顽腐瘀脓尽化，有加速收敛之功。

黄蜡一枝蒿huánglàyīzhīhāo 中药材。见《云南中草药》。为小白撑之别名。详该条。

黄鹂芽huánglíyá 中药材。见《植物名实图考》。即黄练芽。详该条。

黄连huánglián 中药材。出《神农本草经》。又名王连、支连。为毛茛科植物黄连 *Coptis chinensis* Franch.、三角叶黄连 *Coptisdeltoidea* C. Y. Cheng et Hsiao 或云连 *Coptis teeta* Wall. 的干燥根茎。黄连、三角叶黄连主产于四川，前者习称味连，后者习称雅连；云连主产于云南。苦，寒。归心、肝、胃、大肠、脾、胆经。清热燥湿，泻火解毒。用于湿热痞满，呕吐吞酸，泻痢，黄疸，高热神昏，心火亢盛，心烦不寐，心悸不宁，血热吐衄，目赤，牙痛，消渴，痈肿疔疮，煎服2～5g。治湿疹，湿疮，耳道流脓，外用适量；治目赤，浸乳汁点眼；治咽喉肿痛，煎汤含漱；治口疮，湿疹，烫伤，黄水疮，研末涂；治中耳炎，和硼酸溶液滴耳。酒黄连善清上焦火热，用于目赤，口疮；姜黄连清胃和胃止呕，用于寒热互结，湿热中阻，痞满呕吐；萸黄连舒肝和胃止呕，用于肝胃不和，呕吐吞酸。本品含小檗碱、黄连碱、甲基黄连碱、木兰花碱、药根碱、掌叶防己碱、阿魏酸、黄柏酮、黄柏内酯等。粗提取物与小檗碱对多种革兰氏阳性及阴性细菌有良好的抗菌作用，对结核菌疗效差。体外能抑制某些病毒、真菌、钩端螺旋体、滴虫、草履虫等。黄连复方较单方用时产生抗药性的机会少，静脉注射有降低血压、增加冠脉流量、抗心律失常、缩小心肌梗死范围等作用。对肠胃道、支气管平滑肌有兴奋作用。小檗碱有轻度利胆、降血清胆甾醇、

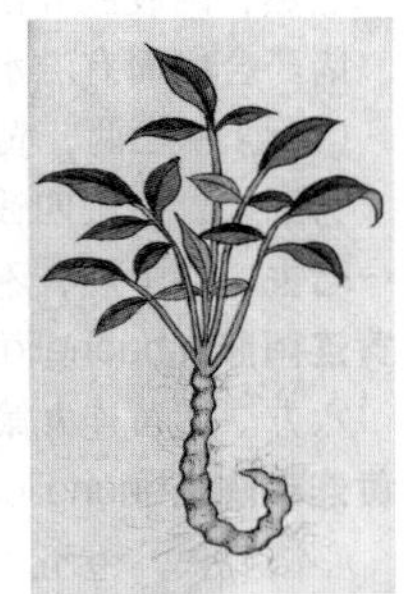
黄连

消炎等作用，还报道有解热、抗利尿、局部麻醉、镇静、镇痛及轻度抗癌、抗放射等作用。黄连煎剂和小檗碱还有降低血糖的作用，对脑损伤亦有一定保护作用，口服后血浓度不易维持。毒性很轻。黄连生药受热愈高，则小檗碱含量降低愈多。

黄连安神丸huánglián'ānshénwán 《景岳全书·古方八阵》卷五十七方。即朱砂安神丸第1方。见“朱砂安神丸”条。

黄连闭管丸huángliánbìguǎnwán 《外科正宗》卷三方。胡黄连、穿山甲（麻油内煮黄色）、煅石决明、炒槐花各五钱。为细末，炼蜜为丸，麻子大，每服一钱，空腹米饮送下，早、晚各一次。治痔漏成管。如漏四边有硬肉突起者，加蚕茧二十枚（炒研，一作僵蚕）和入药中。

黄连补肠汤huángliánbǔchángtāng 《医学入门》卷六方。黄连四钱，茯苓、川芎各三钱，酸石榴皮五斤，地榆五钱，伏龙肝二钱。为粗末，每服八钱，水煎服。治大肠虚冷，痢下青白，肠中雷鸣。《备急千金要方》卷十八载有本方，但名黄连补汤。

黄连茶huángliánchá 中药材。见《中国树木分类学》。为黄练芽之别名。详该条。

黄连涤暑汤huángliándíshǔtāng 《医醇賸义》卷一方。黄连五分，黄芩、半夏各一钱，栀子、连翘各一钱五分，葛根、茯苓各二钱，甘草四分。水煎服。功能清热解暑。治中暑猝然而倒，昏不知人，身热口噤。

黄连阿胶汤huánglián'ējiāotāng ❶《伤寒论》方。黄连四两，黄芩二两，芍药二两，鸡子黄二枚，阿胶三两。水五升，先煮三物，取二升，去滓，入阿胶烊尽，小冷，入鸡子黄，搅令相得，分三次服。功能育阴清热。治少阴病得之二三日以上，心中烦，不得卧。方中芩、连苦寒清气血之热，阿胶滋养阴血，鸡子黄清润益阴，芍药和血敛阴。诸药合用而有滋水降火之功。❷《伤寒保命集》方。黄连（微炒）二两，黄柏（微炒）、阿胶各一两，栀子半两。为细末，每服四钱，水煎服。治少阴病二三日以上，经病已去，心中烦，不得卧。

黄连阿胶丸huánglián'ējiāowán 《太平惠民和剂局方》卷六方。即黄连丸第2方。见“黄连丸”条。

黄连二陈汤huánglián'èrchéntāng 《医宗金鉴·幼科杂病心法要诀》卷五十方。姜半夏、陈皮、茯苓、甘草、姜黄连。加生姜，水煎服。功能清热化痰。治小儿胎热，面黄赤，手足温，口吐黄涎酸黏者。

黄连法huángliánfǎ 古代下胎毒法之一。取黄连捣碎，用水浸泡出汁，时时滴儿口中。婴儿初生，体内蕴有胎热，或值夏季气候炎热之时宜用之。有清热解毒的作用。

黄连膏huángliángāo ❶《医宗金鉴·外科心法要诀》卷六十五方。黄连、黄柏、姜黄各三钱，当归尾五钱，生地黄一两。香油十二两，将药炸枯，去渣，下黄蜡四两熔化尽，将油滤净，倾入瓷碗内，以柳枝不时搅拌，候凝为度，涂患处。功能清热润燥。治鼻窍生疮，干燥疼痛。近代也用于老年性阴道炎。❷《全国中药成药处方集》方。黄连、甘草各240g，黄柏、防风、当归各120g，菊花60g。水煎，去渣过滤，炼成浓汁，每浓汁180g，加蜜150g收膏，再兑入冰片1.5g，用时以玻璃棍蘸药膏点眼角。功能祛风清热明目。治暴发火眼，红肿痛痒，流泪畏光，眼边红烂。

黄连黄芩汤huángliánhuángqíntāng 《温病条辨》卷二方。黄连、黄芩、豆豉各二钱，郁金一钱五分。水煎服。治阳明温病，干呕口苦而渴者。

黄连解毒加味汤huángliánjiědújiāwèitāng 《医宗金鉴·痘疹心法要诀》卷五十六方。黄连、黄芩、黄柏、栀子、牡丹皮、生地黄、金银花、连翘、甘草。加灯心，水煎服。功能清热泻火解毒。治小儿痘落痂之后，其瘢或紫或焦或黑，通身壮热，烦渴不宁。

黄连解毒汤huángliánjiědútāng 《外台秘要》卷一引崔氏方。黄连三两，黄柏、黄芩各二两，栀子十四枚。水煎，分二次服。功能泻火解毒。治三焦热盛，大热烦狂，口燥咽干，错语不眠，或吐衄发斑，痈肿疔毒，舌红苔黄，脉数有力。方中黄连泻心火，兼泻中焦火；黄芩泻上焦火；黄柏泻下焦火；栀子通泻三焦之火，导热下行。四药合用，苦寒直折，使火邪去而热毒解，诸症可愈。实验研究表明，本方有较强的抗菌作用，并能抗溃疡、止泻、抑制肠蠕动、促小肠吸收，降压、抗动脉粥样硬化、改善脑缺血、增加脑血流量，以及镇痛、抗炎，还可降低中毒性肝炎小鼠的血清转氨酶。本方早见于《肘后备急方》卷二，但无方名。

黄连解毒丸huángliánjiědúwán 《中药制剂手册》方。黄连、黄芩、黄柏、栀子、升麻、金银花、防风、炒牛蒡子、大黄、当归、赤芍药、甘草各120g。为细末，水泛为丸，每服6g，日二次。功能清热疏风，泻火解毒。治心胃热毒，疮疡丹毒，无名肿毒，红肿疼痛，发热烦躁，大便燥结。本方由《素问病机气宜保命集》大金花丸加味而来。

黄连救苦汤huángliánjiùkǔtāng 《外科正宗》卷二方。黄连、升麻、葛根、柴胡、赤芍药、川芎、当归尾、连翘、桔梗、黄芩、羌活、防风、金银花、甘草节各一钱。水煎，入酒一杯，食后服。治脑疽，发颐及天行时毒初起，憎寒壮热，头面耳项俱肿者。

黄连炉甘石散huángliánlúgānshísǎn 《原机启微》卷下方。炉甘石一斤，黄连四两，冰片适量。先以炉甘石煅至通红为度，淬七次，另以黄连用水一碗浸于瓷器中晒干，然后共为细末，欲用时以一至二两，再研，量入冰片，每用少许，井花水调和稠糊，临睡蘸敷破烂处，不破烂者点眼内眦锐眦尤佳，不宜使入眼内。治眼眶破烂，畏日羞明。

黄连平胃散huángliánpíngwèisàn 《医宗金鉴·外科心法要诀》卷六十七方。黄连五钱，陈皮、厚朴各三钱，甘草二钱，苍术一两。为细末，每服三钱，白水调下。治脐痈痒而流黄水。

黄连清肺饮huángliánqīngfèiyǐn 《类证治裁》卷六方。黄连、栀子、豆豉。水煎服。功能清宣肺热。治鼻塞属肺火盛者。

黄连清膈丸huángliánqīnggéwán 《内外伤辨惑论》卷中方。麦冬一两，黄连五钱，黄芩三钱。为细末，炼蜜为丸，绿豆大，每服三十丸，食后温水送下。功能清心肺邪热。治心肺间有热及经中热。

黄连清心饮huángliánqīngxīnyǐn 《医学入门》卷六方。黄连、生地黄、当归、甘草、茯神、酸枣仁、远志、川楝子、莲子肉。水煎服。治心有所慕而遗精者。

黄连三七huángliánsānqī 中药材。见《四川中药志》。为羽叶三七之别名。详该条。

黄连散huángliánsǎn ❶《太平圣惠方》卷七十方。黄连、木通各一两，知母二两，炙鳖甲二两，柴胡一两半，龙胆草、甘草各半两，地骨皮、白术、黄芩、麦冬、犀角各三分。为粗末，每服四钱，加生姜半分、竹叶三至七片，水煎，不拘时服。功能清热滋阴。治妇人骨蒸劳热，四体昏沉，背膊疼痛，面色萎黄。❷《太平圣惠方》卷八十三方。①黄连、升麻、黄芩、大黄、麦冬、炙甘草各半两，茯神三分。为粗末，每服半钱，竹沥调下，日三至四次。功能清热安神。治小儿心热，夜卧狂语，烦渴。②黄连、射干、升麻、赤茯苓、麦冬、玄参、炙甘草、桑白皮、黄芩各半两。为粗末，每服一钱，加青竹叶七片，水煎减半，去滓，入蜜半合，更煎一二沸，放温，时时服用。治小儿肺积热，渴不止，咽喉干痛。❸《太平圣惠方》卷九十三方。黄连一两，厚朴（姜炙）、炮姜、木香、艾叶、龙骨各半两，当归、黄牛角腮各三分，乌梅肉一分。为末，每服半钱，粥饮调下，日三至四次。治小儿赤白痢久不止，腹痛，羸弱，不欲饮食。

黄连上清丸huángliánshàngqīngwán ❶《饲鹤亭集方》方。黄连、黄芩、黄柏、山栀各八两，大黄十二两，连翘、姜黄各六两，玄参、薄荷、当归尾、菊花各四两，葛根、川芎、桔梗、天花粉各二两。为细末，炼蜜为丸，每服三钱，临卧清茶送下。功能清热解毒，泻火通便。治三焦热积，心膈烦热，赤眼初起，咽喉疼痛，口舌生疮，小便赤涩。❷见《全国中药成药处方集》（天津方）。黄连250g，旋覆花500g，川芎、防风、黄柏、生石膏、薄荷、甘草各1000g，栀子、荆芥穗、黄芩、连翘、桔梗、白芷、蔓荆子各2000g，菊花4000g，大黄8000g。为细末，水泛为丸，或炼蜜为丸，每服9g。功能疏风清热，通便泻火。治头昏耳鸣，牙龈肿痛，口舌生疮，咽喉红肿，暴发火眼，大便燥结，小便黄赤。本方由《万病回春》洗肝明目散加减而来。

黄连参huángliánshēn 中药材。见《全国中草药新医疗法展览会技术资料选编·外科》。为盾叶薯蓣之别名。详该条。

黄连升麻散huángliánshēngmásǎn 《卫生宝鉴》卷十一方。升麻一两半，黄连七钱半。为细末，棉裹，含口中，有津则咽汁。治口舌生疮。本方早见于《备急千金要方》卷六，但无方名。

黄连汤huángliántāng ❶《伤寒论》方。黄连、炙甘草、干姜、桂枝各三两，人参二两，半夏（洗）半升，大枣十二枚。水煎，分五次服。功能平调寒热，和胃降逆。治伤寒胸中有热，胃中有邪气，腹中痛，欲呕吐者。方中黄连泄胸中之热，干姜、桂枝散胃中之寒，两者同用，可使寒热调和；半夏和胃降逆；人参、大枣、炙甘草益气和中，使中焦得和，升降复常。全方具有平调上下寒热之功。❷《备急千金要方》卷十五方。黄连、酸石榴皮、阿胶（烊化）、炮姜、黄柏各三两，当归二两，甘草一两。为粗末，水煎，分三次服。治赤白痢疾。❸《活法机要》方。黄连、当归各半两，炙甘草二钱半。水煎服。治湿毒下血，大便后下血而腹中不痛者。❹《证治准绳·女科》卷四方。黄连二两，厚朴（姜制）、炙阿胶、当归、干姜各一两半，艾叶、黄柏各一两。为细末，每服一方寸匕，空腹米饮调下，日三次。治妊娠下痢赤白，脓血不止。❺《杂病源流犀烛·内伤外感门》卷二十三方。酒黄连、酒当归、酒生地黄、栀子、麦冬、赤芍药各一钱，犀角、薄荷、甘草各五分。水煎，食后服。治木舌。

黄连藤huángliánténg 中药材。❶见《广东中草药》。为古山龙之别名。❷见《中国药用植物图鉴》。为黄藤之别名。详各条。

黄连天花粉丸huángliántiānhuāfěnwán 《原机启微》方。黄连、菊花、川芎、薄荷各一两，连翘二两，天花粉、黄芩、栀子各四两，黄柏六两。为细末，滴水为丸，梧桐子大，每服五十至一百丸，临卧茶水送下。功能清热凉肝，疏风明目。治眵多眊矂，紧涩羞明，赤脉贯睛，脏腑秘结者。

黄连丸huángliánwán ❶《太平圣惠方》卷九十三方。炒黄连、炙甘草、人参、赤石脂、龙骨、厚朴、炒枳壳、黄芩、茯苓各五钱，乌梅一分。为细末，炼蜜为丸，麻子大，每服七丸。功能清热燥湿，健脾涩肠。治小儿久痢。❷《外台秘要》卷二十五引《近效方》方。又名黄连阿胶丸。黄连、阿胶各一两，茯苓二两。先捣黄连、茯苓为末，再调阿胶为丸，梧桐子大，每服三十至六十丸，空腹温水送下。治肠胃气虚，冷热不调，下痢赤白，状如鱼脑，里急后重，脐腹疼痛，口燥烦渴，小便不利。❸《医学入门》卷六方。黄连、黄柏、厚朴、当归、干姜、木香、地榆、阿胶。为细末，炼蜜为丸，梧桐子大，每服二十丸。治便血。❹《杂病源流犀烛·六淫门》卷十七方。黄连四两（作四分：一生研；一炒，研；一炮，研；一水浸，晒，研），黄芩、防风各一两。为细末，面糊为丸，每服五十丸，米泔水浸枳壳水送下。治胃肠积热及因酒毒下血，腹痛作渴，脉弦数者。若冬月，加大黄（酒蒸）一两。

黄连温胆汤huángliánwēndǎntāng 《六因条辨》卷上方。黄连、半夏、陈皮、茯苓、甘草、生姜、竹茹、枳实。水煎服。功能清热化痰。治痰热内扰，失眠，眩晕，心烦，口苦，舌苔黄腻。

黄连戊己汤huángliánwùjǐtāng 《症因脉治》卷四方。黄连一钱，白芍药五钱，甘草一钱。水煎服。治泄泻不止，小便不行，脾家有热，不能分清降浊者。

黄连香薷饮huángliánxiāngrúyǐn 《丹溪心法》卷一方。即香薷散第2方。见"香薷散"条。

黄连消毒散huángliánxiāodúsǎn 《东垣试效方》卷三方。又名黄连消毒汤、黄连消毒饮。黄连一钱，黄芪二钱，桔梗、黄芩、黄柏、藁本、防己各五分，防风、知母、独活、连翘、生地黄、当归尾各四分，甘草、人参各三分，苏木、陈皮、泽泻各二分，羌活一分。为粗末，水煎服。功能清热解毒，疏风散结。治痈疽疮疡，红肿热痛，憎寒壮热，大渴引饮，口苦唇焦，便秘烦躁，脉洪数，属气实者。

黄连消毒汤huángliánxiāodútāng 《卫生宝鉴》卷十三方。即黄连消毒散。见该条。

黄连消毒饮huángliánxiāodúyǐn 《医学正传》卷六方。即黄连消毒散。见该条。

黄连消痞丸huángliánxiāopǐwán 《兰室秘藏·胃脘痛门》方。泽泻、姜黄各一钱，干姜二钱，炙甘草、茯苓、白术各三钱，陈皮、猪苓各五钱，炒枳实七钱，半夏（汤泡）九钱，黄连一两，炒黄芩二两。为细末，汤浸蒸饼为丸，梧桐子大，每服五十丸，食后温水送下。功能调和寒热，行气消痞。治心下痞满，壅滞不散，烦热喘促不安。

黄连泻心汤huángliánxièxīntāng ❶《云岐子脉诀》方。黄芩二两，黄连、生地黄、知母各一两，甘草五钱。为粗末，每服五钱，水煎服。治心经邪热狂乱，精神不爽。❷《杂病源流犀烛·内伤外感门》卷二十三方。姜黄连、甘草、生地黄、当归尾、赤芍药、木通、连翘、防风、荆芥。水煎服。治舌心生疮，无故出血者。❸《张氏医通》卷十六方。即大黄黄连泻心汤。见该条。

黄连芽huángliányá　中药材。见《本草纲目拾遗》。即黄练芽。详该条。

黄连羊肝丸huángliányánggānwán　《全国中药成药处方集》方。黄柏、黄连、龙胆草各600g，决明子、密蒙花、青皮、石决明、柴胡、木贼草、胡黄连、黄芩、夜明砂、茺蔚子各1200g，鲜羊肝5000g（煮熟，连汤泡制，晒干）。为细末，炼蜜为小丸，每服9g，日二次。功能补血，清热。治血亏热盛，眼目昏暗，羞明怕光，胬肉攀睛。

黄连饮子huángliányǐn·zi　《景岳全书·古方八阵》卷六十方。即泻热黄连汤。见该条。

黄连枳壳汤huángliánzhǐqiàotāng　《症因脉治》卷四方。❶黄连、枳壳、陈皮、甘草。水煎服。治湿热痢，腹痛后重，并治热结小便不利。❷黄连、枳壳、厚朴、陈皮、甘草、木通、六一散（冲）。水煎服。治积热泄泻，右脉数大者。

黄连猪肚丸huángliánzhūdǔwán　《三因极一病证方论》卷十方。即猪肚丸第1方。见猪肚丸条。

黄练芽huángliànyá　中药材。出《本草纲目拾遗》。又名黄楝头、黄连芽、黄鹂芽、黄儿茶、黄连茶。为漆树科植物黄连木 *Pistacia chinensis* Bge. 的叶芽。分布于长江中下游地区及河北、河南、陕西、山东。甘，微酸，寒，有小毒。入肺、胃、大肠经。清热解毒，止渴。①治暑热口渴，霍乱，痢疾，咽喉肿痛，口舌糜烂。煎服：1.5～3g。②治风湿疮，漆疮初起。煎水洗。

黄楝树huángliànshù　中药材。见《救荒本草》。为苦木之别名。详该条。

黄楝头huángliàntóu　中药材。出《物理小识》。为黄练芽之别名。详该条。

黄良佑huángliángyòu　明代医家。字履祥。休宁五城（今安徽休宁）人。弃儒学医，擅长针灸，在当地闻名。撰有《麻痘秘法》《本草类方》等书，未见刊刻。

黄六苍huángliùcāng　见"黄序"条。

黄龙汤huánglóngtāng　❶《伤寒六书·杀车槌法》卷三方。大黄、芒硝、枳实、厚朴、人参、当归、桔梗（后入）、甘草。加生姜三片、大枣二枚，水煎服。功能扶正攻下。治因热邪传里，胃中燥屎结实，心硬痛，下利纯清水，谵语，发渴，身热。近代也用于老年性肠梗阻、肠麻痹等体力衰弱者。如年老气血衰者，去芒硝。方中以大承气汤泄热通便，荡涤肠胃实热积滞，急下以存正气；人参、当归双补气血，扶正以利祛邪，使下不伤正；桔梗开肺气而通肠胃；生姜、大枣、甘草扶胃气并调和诸药。诸药合用，共成邪正合治，攻补兼施之剂。《温疫论》卷上亦有本方，但无桔梗、生姜、甘草、大枣，而加地黄。❷《类证活人书》卷十九方。柴胡二钱，炒黄芩、人参、甘草各一钱。水煎服。治妊娠伤寒，寒热头痛，嘿嘿不食，胁痛呕痰及产后伤风，热入胞宫，寒热如疟，或经水适来，劳复热不解散。《妇科玉尺》卷二亦有本方，但加生姜、大枣同煎。❸《证治准绳·幼科》集三方。柴胡五钱，炒黄芩、炙甘草各二钱，赤芍药三钱。为粗末，每服一钱，加姜、枣，水煎服。治小儿发热不退，或寒热往来。

黄龙尾huánglóngwěi　中药材。见《滇南本草》。为仙鹤草之别名。详该条。

黄栌huánglú　中药材。出《本草拾遗》。又名黄道栌、栌木、月亮柴、黄栌木。为漆树科植物光叶黄栌 *Cotinus coggygria* scop. var. *cinerea* Engl. 的木材或根。分布于西南、华北和浙江等地。苦，微寒。入心、肝经。清利湿热，宁心平肝。治烦热，目赤，黄疸，急、慢性肝炎，麻疹不出。煎服：6～9g。木材含硫黄菊素及其葡萄糖苷，又含杨梅树皮素及没食子酸等鞣质成分。还含非瑟素及二氢非瑟素。杨梅树皮素在体外对金黄色葡萄球菌、伤寒杆菌、痢疾杆菌、大肠埃希菌均有抑制作用，在体外对人鼻咽癌KB细胞有抑制作用，在体内对黑色素瘤B15和淋巴白血病L1210有抑制作用。杨梅树皮素等可抑制大鼠眼醛糖还原酶。非瑟素可抑制小鼠小肠乙酰胆碱引起的痉挛。

黄栌木huánglúmù　中药材。见《中国药学大辞典》。即黄栌。详该条。

黄栌枝叶huánglúzhīyè　中药材。见《河北中药手册》。为漆树科植物黄栌 *Cotinus coggygria* Scop. 的枝叶。苦，寒。清热利湿。①治黄疸型肝炎，目赤肿痛。煎服：6～9g。②治烫伤皮肤未破，漆疮，丹毒。煎水洗或捣烂外敷。叶含鞣质，其中主含三没食子酰葡萄糖。还含杨梅树皮素、杨梅树皮苷、异槲皮苷、山柰酚、飞燕草素－3－半乳糖苷、越橘花青苷、矮牵牛素－3－葡萄糖苷等。另含挥发油，油中主含月桂烯、α－蒎烯和莰烯。叶中提得的总黄酮苷给小鼠灌胃，对甲醛引起的实验性关节炎有抗炎作用，并能增加毛细血管抵抗力。

黄萝卜huángluó·bo　中药材。出《本草求原》。为胡萝卜的别名。详该条。

黄履素huánglǚsù　见"黄承昊"条。

黄履祥huánglǚxiáng　见"黄良佑"条。

黄毛草huángmáocǎo　中药材。见《广州植物志》。为笔仔草之别名。详该条。

黄毛耳草huángmáo'ěrcǎo　中药材。见《浙江民间常用草药》。又名拖地莲、铺地蜈蚣、敷地两耳草、腹泻草。为茜草科植物黄毛耳草 *Hedyotis chrysotricha*（Palib.）Merr. 的全草。分布于长江以南各地。苦，凉。清热利湿，消肿解毒。①治肠炎，痢疾，急性黄疸型肝炎，乳糜尿，血瘀崩漏，吐血，小儿急性肾炎。煎服：9～30g。②治毒蛇、蜈蚣螫伤，跌打损伤，创伤出血，疔疮肿毒。鲜品捣敷。本品含伞花耳草素、三萜酸类化合物、β－和γ－谷甾醇、齐墩果酸、油酸、亚油酸等。本品对小鼠宫颈癌U14有抑制作用。

黄梅花huángméihuā　中药材。见《本草纲目》。为蜡梅花之别名。详该条。

黄闷头花huángmēntóuhuā　中药材。见《中药志》。为黄芫花之别名。详该条。

黄猛菜huángměngcài　中药材。见《广西中药志》。为钩吻之别名。详该条。

黄米huángmǐ　中药材。出《本草图经》。为秫米之别名。详该条。

黄米花huángmǐhuā　中药材。见《东北常用中草药手册》。为蓬子菜之别名。详该条。

黄明胶huángmíngjiāo　中药材。出《食疗本草》。又名牛皮胶、水胶、广胶。为牛科动物黄牛 *Bos taurus domesticus*

Gmelin 的皮煎制而成的胶。甘，平。入肺、大肠经。滋阴润燥，养血止血，消肿敛疮。①治虚劳肺痿，咳血，吐血，咯血，衄血，崩漏，血淋，跌打损伤。内服：3～9g，酒化冲服，或入丸、散用。②治痈肿，烫伤。烊化后涂患处。本品含多种氨基酸。其特点是不含胱氨酸和半胱氨酸。

黄明生huángmíngshēng 参见“郑宏纲”条。

黄膜上冲huángmóshàngchōng 病证名。见《世医得效方》卷十六。“在风轮下际……有翳色黄，与凝脂翳同一气脉，但凝脂翳在轮外生，点药可去。此在膏内，邪热蒸起，点药所不能除，若漫及瞳神，其珠必损”（《张氏医通》卷八）。因脓多黄而状似膜，故名“黄膜上冲”。即黄液上冲。详该条。

黄木香huángmùxiāng 中药材。❶见《江苏省植物药材志》。为寻骨风之别名。❷见《云南中草药选》。为通光散之别名。详各条。

黄耐庵huángnài'ān 见“黄岩”条。

黄南熏huángnánxūn 见“黄凯钧”条。

黄腻苔huángnìtāi 舌象。苔色黄而黏腻，颗粒紧厚，如鸡子黄涂罩舌上，多为湿热结于中焦，或热邪与痰湿互结所致。宜清热化痰燥湿。

黄牛香huángniúxiāng 中药材。见《广东中草药》。为鸡骨香之别名。详该条。

黄胖huángpàng 病证名。又称食劳疳黄。见《医学纲目》卷二十一。《丹溪心法·疸》称黄肿。泛指全身肌肤萎黄，面浮足肿，神疲乏力而眼目不黄的一种慢性病。多由虫积、食积或劳役脱力所致。因于虫积者，可兼见呕吐黄水，毛发皆直，好食生米、茶叶、土炭等异物。治法宜先驱虫消积，再健脾养血。驱虫，如使君肉、槟榔、雷丸加绿矾丸等；健脾养血，如归脾汤、人参养荣汤诸方。因食积者则兼见纳食不化，口苦腹胀等，宜健脾消食法，如六君子汤合保和丸等方。因劳役所致者又称脱力黄。详该条。黄胖可见于钩虫病及营养不良或其他慢性疾患引起的贫血病证。

黄胖病huángpàngbìng 病名。见《医学正传》。即钩虫病。详该条。

黄泡刺根huángpàocìgēn 中药材。见《昆明民间常用草药》。为黄锁梅根之别名。详该条。

黄泡果huángpàoguǒ 中药材。见《文山中草药》。为蔷薇科植物栽秧泡 *Rubus ellipticus* Smith var. *obcordatus* Focke 的果实。分布于四川、云南、贵州。酸，平。补肾涩精。治神经衰弱，多尿，遗精，早泄。煎服：鲜品30～60g。

黄蓬花huángpénghuā 中药材。见《中国沙漠地区药用植物》。又名绞蛆爬、黄喇嘛、蓼子朴。为菊科植物沙地旋覆花 *Inula salsoloides*（Turcz.）Ostenf. 的全草。分布于东北、华北及西北地区。苦，寒。清热解毒利尿。①防治流行性感冒，并治急性细菌性痢疾，急、慢性肠炎，浮肿，小便不利。煎服：6～15g。②治疮痈肿毒，黄水疮，湿疹。研末撒或调敷。

黄皮根huángpígēn 中药材。见《福建中草药》。为芸香科植物黄皮 *Clausena lansium*（Lour.）Skeels 的根。苦、辛，微温。行气止痛，祛风利尿。治胃痛，腹痛，疝痛，痛经，风湿痹痛，黄疸，小便不利。煎服：9～15g。

黄皮果huángpíguǒ 中药材。出《本草纲目》。又名黄皮子、金弹子。为芸香科植物黄皮 *Clausena lansium*（Lour.）Skeels 的果实。甘、酸，微温。消食，化痰。治食积胀满，蛔虫攻痛，痰饮咳喘。煎服：15～30g。种子含油，另含黄皮新桂皮酰胺等。

黄皮果核huángpíguǒhé 中药材。出清代赵其光《本草求原》。又名黄皮核。为芸香科植物黄皮 *Clausena lansium*（Lour.）Skeels 的种子。苦、辛，微温。行气止痛，消肿解毒。①治胃痛，疝痛，风湿痹痛，痛经。煎服：9～15g。②捣敷治蛇伤，水磨涂治疮疖。种子含油52.21%。

黄皮核huángpíhé 中药材。见萧步丹《岭南采药录》。为黄皮果核之简称。详该条。

黄皮血藤huángpíxuèténg 中药材。见《四川中药志》。即血藤。详该条。

黄皮叶huángpíyè 中药材。见萧步丹《岭南采药录》。为芸香科植物黄皮 *Clausena lansium*（Lour.）Skeels 的叶。我国华南和西南地区多有栽培。辛，凉。解表散热，化痰行气，祛风利湿解毒。防治流行性感冒、流行性脑脊髓膜炎。疗疟疾，痰咳哮喘，气胀腹痛，风湿痹痛，小便不利，风痰流注，毒蛇咬伤。煎服：9～15g。本品显生物碱、黄酮苷、酚类、氨基酸的反应。内含新黄皮内酰胺、环黄皮内酰胺、印黄皮内酯、八角黄皮内酯等。

黄皮子huángpízǐ 中药材。出《桂海虞衡志》。即黄皮果。详该条。

黄婆huángpó 气功家隐语。出《入药镜》。指脾土。因黄为脾土之色，脾藏意，故又指意念。

黄芪huángqí 中药材。出《汤液本草》。又名黄耆、绵黄耆、箭芪、独椹、蜀脂、绵青。为豆科植物膜荚黄芪 *Astragalus membranaceus*（Fisch.）Bge. 或蒙古黄芪 *Astragalus membranaceus*（Fisch.）Bge. var. *mongholicus*（Bge.）Hsiao 的干燥根。主产于甘肃、内蒙古、辽宁、吉林、黑龙江。甘，微温。归脾、肺经。补气升阳，固表止汗，利水消肿，生津养血，行滞通痹，托毒排脓，敛疮生肌。用于气虚乏力，食少便溏，中气下陷，久泻脱肛，便血崩漏，表虚自汗，气虚水肿，内热消渴，血虚萎黄，半身不遂，痹痛麻木，痈疽难溃，久溃不敛，煎服9～30g。膜荚黄芪根含膜荚黄芪苷Ⅰ及Ⅱ、黄芪苷Ⅰ～Ⅷ、乙酰黄芪苷Ⅰ、异黄芪苷Ⅰ及Ⅱ、大豆皂苷、胆碱、甜菜碱、香豆素、黄酮化合物、皂苷、氨基酸及微量的叶酸等。两种黄芪均含刺芒柄花素、毛蕊异黄酮及它们的糖苷，并含多种微量元素等。蒙古黄芪根含黄芪苷Ⅰ、Ⅱ及Ⅳ，大豆皂苷，山柰酚，槲皮素，异鼠李素，β－谷甾醇等。还含异微凹剑叶莎醇及其多种糖苷、棕榈酸、天冬酰胺、黄芩多糖、γ－氨基丁酸等。本品在人及动物身上均能利尿，效力与剂量有关；对肾病综合征，能增快尿蛋白的消退。本品对非特异性免疫、体液免疫、细胞免疫一般都有增强功能，还可促进造血功能，改善红细胞等变形能力，防治心脑梗死，抗病毒，抗肿瘤。能增强抗自由基损伤和抗脂质过氧化的作用。对动物能降低血压，扩张血管。降压有效成分可能为γ－氨基丁酸。毒性很低。

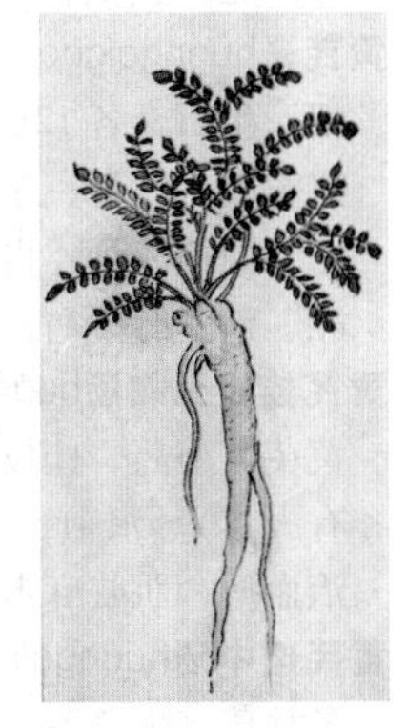
黄芪

黄芪鳖甲散huángqíbiējiǎsǎn 《太平惠民和剂局方》卷五方。人参、肉桂、桔梗各五钱半，半夏、紫菀、知母、赤芍药、黄芪、甘草、桑白皮各二两半，天冬、炙鳖甲各五两，秦艽、茯苓、地骨皮、干地黄、柴胡各三两三钱。为粗末，每服二钱，水煎服。功能滋阴清热，益气健脾，清肺化痰。治虚劳客热，肌肉消瘦，四肢倦怠，五心烦热，口燥咽干，颊赤心忪，日晡潮热，夜有盗汗，胸胁不利，减食多渴，咳唾稠黏，时有脓血。

黄芪补胃汤huángqíbǔwèitāng 《兰室秘藏·泻痢门》方。黄芪、柴胡、当归、益智仁、陈皮各三分，升麻六分，炙甘草二钱，红花少许。为粗末，水煎服。治大便日行三四次，溏而不多，有时作泻，腹中鸣，小便黄。

黄芪补中汤huángqíbǔzhōngtāng 《医学发明》卷一方。黄芪一钱，人参八分，炙甘草、白术、苍术、橘皮各五钱，泽泻、猪苓、茯苓各三分。为粗末，水煎服。功能健脾补中。治膈咽不通，胸中不利，痰嗽喘促，脾胃壅滞，用本汤送服利膈丸；治两足痿厥，行步欲倒，臂臑如折及疼痛无力，或短气，气促而喘，或不足以息，用本汤送服滋肾丸；治一切心下痞闷，积年不愈，用本汤送服消痞丸。

黄芪大补汤huángqídàbǔtāng 方名。即大补黄芪汤。见该条。

黄芪当归散huángqídāngguīsǎn 《圣济总录》卷一百二十八方。黄芪十两，当归八两。为末，每服三钱匕，温酒调下。治石痈久不瘥。

黄芪当归汤huángqídāngguītāng 方名。即当归补血汤第1方。见“当归补血汤”条。

黄芪膏huángqígāo 《医学衷中参西录》方。生黄芪、鲜茅根、生石膏各12g，蜂蜜30g，甘草末6g，山药末9g。先将黄芪、石膏、茅根煎十余沸，去滓取汁，调入甘草、山药末同煎成膏，再入蜂蜜，令微似沸，分三次服，一日服完。治肺有劳病，薄受风寒即喘咳，冬时益甚者。

黄芪桂枝五物汤huángqíguìzhīwǔwùtāng 《金匮要略》方。黄芪、芍药、桂枝各三两，生姜六两，大枣十二枚（一方有人参）。水煎，分三次服。功能益气温经，和营通痹。治血痹，肌肤麻木，脉微涩小紧。

黄芪建中汤huángqíjiànzhōngtāng 《金匮要略》方。桂枝、炙甘草、生姜各三两，芍药六两，大枣十二枚，饴糖（烊化）一升，黄芪一两半。水煎，分三次服。功能温中补气，和里缓急。治阴阳气血不足，腹中拘急，自汗或盗汗，身重或不仁，脉大而虚等症。若气短胸满者，加生姜；腹满者去大枣，加茯苓一两半；疗肺虚损不足，加半夏三两。实验研究表明，本方具有抗溃疡、促进胃溃疡愈合、抑制胃酸分泌和提高机体免疫功能的作用。

黄芪茎叶huángqíjīngyè 中药材。出《名医别录》。为豆科植物膜荚黄芪 *Astragalus membranaceus*（Fisch.）Bge. 或内蒙古黄芪 *A. membranaceus*（Fisch）Bge. *mongholicus* Bge. 等的茎叶。升清滋液，通络消肿。治口渴，筋挛，痈肿，疽疮。煎服：9～15g。

黄芪九物汤huángqíjiǔwùtāng 《医醇賸义》卷一方。黄芪、茯苓、牛膝各二钱，党参五钱，防风、白术、独活（酒炒）各一钱，炒鹿角胶一钱五分，甘草五分，大枣二枚，生姜三片。水煎服。功能补气祛风通络。治半身不遂，手足弛纵，食少神疲，不能步履，属气虚者。

黄芪酒huángqíjiǔ 《杂病源流犀烛·六淫门》卷十三方。黄芪、防风、细辛、独活、川芎、牛膝各一两半，附子、川椒、炙甘草各一两，川乌、山茱萸、秦艽、葛根各七钱。浸酒，晨、午、夜服三次。功能祛风湿，通经络。治痹病甚而麻木不知者。若虚加肉苁蓉，下利加女萎，多忘加石斛、菖蒲。

黄芪六一汤huángqíliùyītāng ❶《太平惠民和剂局方》卷五方。黄芪（蜜炙）六两，炙甘草一两。为粗末，每服二钱，加大枣一枚，水煎服。治诸虚不足，肢体劳倦，心中烦悸，唇口干渴，食少面黄，或先渴而欲发疮疖，或病痈疽而后渴者。❷《外科正宗》卷三方。黄芪（半生，半蜜水炒）六钱，甘草（半生，半炙）一钱五分，人参一钱。水煎，食远服。治流注溃后，脓水出多，口干作渴，烦躁不宁。❸《类证治裁》卷二方。黄芪六钱，甘草一两。水煎服。治肺虚自汗。

黄芪内托散huángqínèituōsǎn 《外科正宗》卷三方。川芎、当归、黄芪各二钱，白术、金银花、天花粉、皂角刺各一钱，甘草、泽泻各五分。水煎服。功能补气养血，托毒溃脓。治鱼口、便毒、横痃等证已成，不得内消者。

黄芪内消汤huángqínèixiāotāng 《外科真诠》方。黄芪五钱，当归、蒲公英各三钱，豨莶草、牡丹皮、山甲珠、苍耳子各一钱，玄参一钱五分，赤芍药二钱，甘草五分。水煎服。治臀痈。

黄芪羌活饮huángqíqiānghuóyǐn 《圣济总录》卷十三方。黄芪一两半，羌活、石斛、防风、枳壳（麸炒）、人参、炮附子、茯苓、牡蛎、五味子、牛膝（酒浸）各一两，续断半两，地骨皮三分，干地黄二两。为粗末，每服五钱匕，水煎服。功能益气养血，祛风散邪。治心脾受病，精血虚少，风气行之，日益消瘦。

黄芪人参汤huángqírénshēntāng 《脾胃论》卷中方。人参、苍术（米泔浸，炒）、炒白术、陈皮、麦冬、当归（酒拌）、炒神曲、炙甘草、五味子各一钱，炙黄芪二钱，炒黄柏、升麻各四分。加生姜三片、大枣二枚，水煎，食远服。治痈疽脓血大泄，败臭痛甚，或发热，少寐。若痛少止，大便不实，去黄柏、麦冬。

黄芪散huángqísǎn ❶《太平圣惠方》卷三十方。黄芪、茯苓、熟地黄、炒韭子、车前子、鹿茸（酥炙）各一两，菟丝子（酒浸三日，曝干）二两，龙骨三分，麦冬一两半。为细末，每服二钱，食前温粥调下。治虚劳肾气乏弱，或时失精，心中虚烦。❷《太平圣惠方》卷七十方。黄芪、地骨皮、赤芍药、生地黄、柴胡、茯苓、麦冬各一两，人参、当归、黄芩各三分，甘草一分。为末，每服四钱，加生姜半分，水煎服。治妇人热劳羸瘦，四肢烦疼，口干心躁，不欲饮食。❸《太平圣惠方》卷九十三方。黄芪、麦冬、黄芩各三分，龙骨一两，白术、黄连各半两，乌梅三枚。为末，每服一钱，水煎服。治小儿痢渴，心胸烦闷，不欲饮食。❹《小儿药证直诀》卷下方。煅牡蛎、黄芪、生地黄各等分。为末，水煎，不拘时服。治虚热盗汗。❺《圣济总录》卷六十一方。黄芪、黄连、生甘草各半两，黄芩一两。为末，每服三钱匕，不拘时粳米泔水调下。治髓黄，病人四肢疼痛无力，好眠冷地，身体遍黄，继则青绿色起，唇齿俱白，眼常微肿。

黄芪芍药桂枝苦酒汤huángqísháo·yaoguìzhīkǔjiǔtāng 《金匮要略》方。又名芍药桂酒汤。黄芪五两，芍药、桂枝各三两。以苦酒一升、水七升相和，煮取三升，每服一升。治黄汗病，身体肿，发热汗出而渴，状如风水，汗沾衣，色正黄如柏汁，脉沉。

黄芪芍药汤huángqísháo·yaotāng 《兰室秘藏·衄血吐血门》方。葛根、羌活各半两，升麻一两，炙甘草二两，白芍药、黄芪各三两。水煎，食后服。治鼻衄出血多，面黄，眼涩多眵，手麻木。

黄芪汤huángqítāng ❶《太平惠民和剂局方》卷六方。黄芪、陈皮各半两。为末，每服三钱，用大麻仁一合研烂，以水投取浆水一盏，滤去滓，于银器内煎，后有乳起，入白蜜一大匙，再煎令沸，调药末，空腹，食前服。治老人虚秘。❷《圣济总录》卷八十七方。黄芪、地骨皮各一两，鳖甲（醋炙黄）一枚，炙甘草半两，麦冬一两半，桂半两。为粗末，每服五钱匕，加生姜半分、粳米五十粒，水煎，食前服。治热劳，肢节酸疼，吸吸少气，腰背强痛，心中虚悸，咽干舌燥，饮食无味，悲忧惨戚，多睡少起。❸《普济本事方》卷五方。黄芪（蜜炙）、熟地黄（九蒸九晒）、白芍药、五味子、麦冬各三分，茯苓一分，炙甘草半两。为粗末，每服三钱，加生姜、大枣、乌梅，水煎服。治口干烦躁，不思食。❹《兰室秘藏·小儿门》方。黄芪二钱，人参一钱，炙甘草五分。为粗末，水煎，食远服。治小儿慢惊风。若加白芍药尤佳。❺《审视瑶函》卷四方。黄芪、麦冬、茯苓、防风、人参、地骨皮、漏芦、知母、远志、熟地黄各等分。水煎服。治阴漏症，眼脓漏不止。

黄芪丸huángqíwán ❶《太平惠民和剂局方》卷五方。黄芪、白蒺藜、川楝子、炒茴香、炮川乌、赤小豆、炒地龙、防风各一两，乌药二两。为细末，酒煮面糊为丸，梧桐子大，每服十五丸，温酒或盐汤送下，妇人醋汤送下。治肾脏风虚，头面虚浮，头昏耳鸣，项背拘急，腰脚疼痛，行步艰难，百节酸疼，不得屈伸，四肢无力，遍身烦麻，瘫痪风痹，脚膝生疮，小便滑数及妇人血风。❷《济生方》卷八方。煨榼藤子肉五钱，续断（酒浸）、黄芪、贯众、炮附子、枯矾、刺猬皮（烧灰）、当归（酒浸）、阿胶（蛤粉炒）各一两，麝香（另研）一字。为细末，米糊为丸，梧桐子大，每服七十丸，空腹米汤送下。治五痔出血疼痛。❸《张氏医通》卷十四方。黄芪、人参、熟地黄、茯苓、山茱萸、薏苡仁各一两，炒酸枣仁、羌活、当归身、枸杞子、羚羊角各七钱五分，桂心、防风、远志（甘草制）各半两。为细末，炼蜜为丸，梧桐子大，每服五十至七十丸，半饥时温酒送下。治剧劳筋脉拘挛，疼痛少寐。❹《杂病源流犀烛·身形门》卷二十九方。黄芪、乌药、地龙、茴香、川楝肉、川椒、防风、赤小豆、白蒺藜、海桐皮、威灵仙、陈皮各等分。共为细末，酒糊为丸，每服三十丸，空腹温酒送下。治肾脏虚风，攻注手足头面，麻痹痛痒，或生疥疮，臁疮焮肿。

黄耆huángqí 中药材。出《神农本草经》。即黄芪。详该条。

黄芩huángqín 中药材。出《神农本草经》。又名腐肠、空肠、元芩、枯芩、子芩、黄文、条芩、宿芩。为唇形科植物黄芩 *Scutellaria baicalensis* Georgi 的干燥根。主产于辽宁、河北、内蒙古、山西等地。苦，寒。归脾、肺、胆、小肠、大肠经。清热燥湿，泻火解毒，止血，安胎。用于湿温、暑湿，胸闷呕恶，湿热痞满，泻痢，黄疸，肺热咳嗽，高热烦渴，血热吐衄，痈肿疮毒，胎动不安，煎服 3～10g。本品含黄芩苷元，即黄芩素、黄芩苷、汉黄芩素、汉黄芩苷和黄芩新毒。尚含木蝴蝶素、五羟基黄烷酮、四羟基黄酮、粘毛黄芩素等。还含苯甲酸、β－谷甾醇等。煎剂在体外对葡萄球菌、链球菌、肺炎球菌、脑膜炎球菌，痢疾、白喉、结核等杆菌及铜绿假单胞菌均有抑制作用。对感染流感病毒的小鼠有一定保护作用。对多种皮肤真菌及白色念珠菌、钩端螺旋体也有抑制作用。黄芩苷对动物有抗炎、抗变态反应作用，能阻止肥大细胞释放组胺，并有提高免疫力的作用，降低小鼠毛细血管通透性。汉黄芩素对小鼠四氯化碳性肝中毒有解毒作用。煎剂、酊剂及黄芩苷对麻醉犬、猫、兔均有降压作用。煎剂、酊剂、黄芩苷元及汉黄芩素有利尿作用。此外，黄芩还有利胆、解除平滑肌痉挛、解热、镇静及降低实验性动脉粥样化总胆固醇/总磷脂值的作用。黄芩制剂口服毒性较小，静脉注射毒性较大。

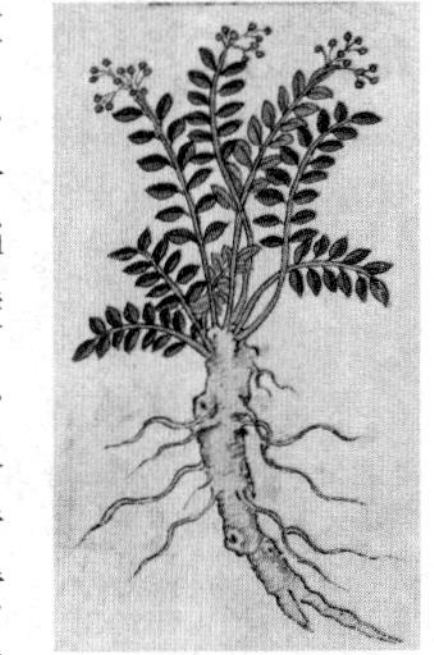
黄芩

黄芩半夏汤huángqínbànxiàtāng 《古今医统大全》卷四十四引《医经大旨》方。黄芩、半夏、麻黄、紫苏、桔梗、枳壳、杏仁、甘草各等分。加生姜三片、大枣二枚，水煎，食远服。功能解表清里，化痰止咳，治热郁于内，风寒外束，咳嗽气喘。若无寒加桂枝。

黄芩滑石汤huángqínhuáshítāng 《温病条辨》卷二方。黄芩、滑石、猪苓、茯苓皮各三钱，大腹皮二钱，白豆蔻仁、通草各一钱。水煎二次，分三次服。功能清热利湿。治湿温脉缓身痛，舌淡黄而滑，渴不多饮，或不渴，汗出热解，继而复热，内不能运水谷之湿，外复感时令之湿，发表攻里而不可施，徒清热则湿不退，徒祛湿则热愈炽者。实验研究表明，本方对革兰氏阴性杆菌有抑制作用，并能解热。

黄芩加半夏生姜汤huángqínjiābànxiàshēngjiāngtāng 《伤寒论》方。黄芩三两，芍药、炙甘草各二两，大枣十二枚，半夏半升，生姜一两半（一方三两）。水煎，分三次服。治身热口苦，下利腹痛，兼呕者。

黄芩利膈丸huángqínlìgéwán 《兰室秘藏·杂病门》方。生黄芩、炒黄芩各一两，半夏、泽泻各五钱，天南星、枳壳、陈皮各三钱，白术二钱，白矾五分。为细末，水浸蒸饼为丸，梧桐子大，每服三十至五十丸，食远温水送下。功能清肺化痰，行气宽胸。治胸中壅热，膈上有痰。

黄芩六合汤huángqínliùhétāng 《医垒元戎》方。当归（酒浸炒）、熟地黄（酒蒸）、川芎、白芍药、黄芩、白术各一两。为粗末，水煎服。功能养血调经。治妇女经水过多。

黄芩清肺汤huángqínqīngfèitāng 《卫生宝鉴》卷十七方。又名黄芩清肺饮、清肺饮。黄芩二钱，栀子（擘破）二个。水煎，去滓，食后温服。治肺燥所致小便不通。若仍不利，加盐豉二十粒。

黄芩清肺饮huángqínqīngfèiyǐn ❶《杂病源流犀烛·内伤外感门》卷二十三方。黄芩二分，天花粉、川芎、当归、赤芍药、生地黄、防风、葛根、连翘、红花各一钱，薄荷三分。水煎服。治肺气不清，风热郁滞而致的鼻中息肉。❷《玉机微义》卷二十八方。即黄芩清肺汤。见该条。

黄芩散huángqínsǎn ❶《证治准绳·幼科》集七方。黄芩、煨诃子、樗根皮各半两，天花粉、黄连、当归各三分，乌梅肉（微炒）一分。为粗末，每服一钱，水煎，不拘时服。治小儿痢渴不止。❷《证治准绳·幼科》集九方。黄芩不拘多少（童便浸三日，剉碎焙干）。为细末，每服一字或半钱，乳食后白汤少许调服。治小儿嗽。

黄芩芍药汤huángqínsháo·yaotāng 《素问病机气宜保命

集》卷中方。又名芍药黄芩汤。黄芩、芍药各一两，炙甘草五钱。为粗末，每服五钱，水煎服。功能清热燥湿，和中止痢。治泄痢腹痛，或后重身热，久而不愈，脉洪疾，及下利脓血稠黏。如痛甚，加桂少许。

黄芩汤huángqíntāng ❶《伤寒论》方。黄芩三两，芍药、炙甘草各二两，大枣十二枚。水煎，分三次服。功能清热治利，和中止痛。治太阳与少阳合病，腹痛下利；或痢疾腹痛有热，舌红，脉弦数。方中黄芩清热止利，芍药和营止痛，甘草、大枣和中益脾胃。❷《外台秘要》卷六方。黄芩、人参、干姜各三两，桂心二两，大枣十二枚，半夏半斤。水煎，分三次服。治干呕下利。❸《济生方》卷一方。黄芩、泽泻、栀子、麦冬、木通、生地黄、黄连、炙甘草各等分。为粗末，每服四钱，加生姜五片，水煎，不拘时服。治心劳实热，口疮烦渴，小便不利。❹《证治准绳·女科》卷四方。黄芩、白术各半两，当归二钱。作一服，水煎不拘时服。治妇人胎孕不安。❺《医宗金鉴·外科心法要诀》卷六十五方。黄芩（酒炒）二钱，栀子（连皮，酒炒）一钱五分，桑白皮、麦冬、赤芍药、桔梗、薄荷、荆芥穗各一钱，甘草五分。水煎，食远服。治肺热鼻痔，干燥肿疼。

黄芩泻白散huángqínxièbáisǎn 《症因脉治》卷四方。又名泻白一物汤。黄芩、桑白皮、地骨皮、甘草。水煎服。功能清热泻肺止咳。治肺火而致的咳嗽，木火刑金而致的腋痛，以及肺热引起的小便不利等症。

黄芩泻肺汤huángqínxièfèitāng 《张氏医通》卷十五方。黄芩（酒炒）、大黄、连翘、焦栀子、杏仁、枳壳、桔梗、薄荷、甘草。水煎服。功能泄热通便，宣肺止咳。治肺热喘嗽，里实便秘。

黄芩子huángqínzǐ 中药材。出《名医别录》。为唇形科植物黄芩 *Scutellaria baicalensis* Georgi 的果实。治下痢脓血。煎服：4.5 ~ 9g。

黄鳅痈huángqiūyōng 病名。出《证治准绳·疡医》卷四。又名胫阴痈、胫阴疽。指生于小腿内后侧的痈。多因肝脾二经湿热凝结而成。初起于小腿内侧，疼痛肿硬，长有数寸，形如泥鳅，色微红，故名。证治见“外痈”条。

黄俅huángqiú ❶元明时医家。歙县（今安徽歙县）人。精通医术，著有《黄俅医案》。❷明代医学家，字谷如，新都（今四川境）人，1619 年撰有《黄帝内经素问节文注释》10 卷。

黄雀花huángquèhuā 中药材。见《本草纲目拾遗》。为金雀花之别名。详该条。

黄仁huángrén 眼睛结构之一。出《银海精微》。又名眼帘、虹彩。即今之虹膜，位于黑睛后内。其色因人种而异，我国多为黑褐色。黄仁中央有约 2.5 ~ 4mm 大小之圆形洞孔，名瞳神。黄仁居风轮之里层，内应于肝，肝胆相表里，故病变常与肝胆有关。

黄肉随huángròusuí 古病名。疫病的一种。见《伤寒总病论》卷五。《三因极一病证方论·叙疫论》：“病者头重，颈直，皮肉强痹，或蕴而结核，起于喉颈之侧，布热毒于皮肤分肉之中，上散入发际，下贯颞颥，隐隐而热，不相断离，病名黄肉随……其病从太阳阳明相格，寒湿不调，关节格滞。”治宜清解疫毒，或温脾化湿。

黄如枳实huángrúzhǐshí 症名。出《素问·五藏生成》。指枯黄失泽的颜色。喻脾的真脏色。多见于脾气将绝，胃气衰败，如肝硬化、肝癌后期等。参见“真脏色”条。

黄三七huángsānqī 中药材。见《陕西中草药》。又名土黄连、太白黄连。为毛茛科植物长果升麻 *Souliea vaginata* (Maxim.) Franch. 的根茎或全草。分布于西藏、云南、四川、青海、甘肃、陕西。苦，凉。入心、肝、胃。泻火解毒，清心除烦。①治眼结膜炎，咽炎，口腔炎，热病心烦，痢疾，肠炎。煎服：6 ~ 9g。②治痈疮肿毒。研末调敷。

黄色比吉经函huángsèbǐjíjīnghán 藏医著作。比吉·赞巴希拉著于 8 世纪中叶。全书以论述人体解剖测量、脉诊的技术为主，兼论多种疾病的治疗方法。此书著成后，由作者献给藏王赤松德赞，改名为《佑王长寿经》，珍藏于王宫内，已佚。

黄山桂huángshānguì 中药材。见《中药大辞典》。为茵芋之别名。详该条。

黄鳝藤huángshànténg 中药材。❶出《植物名实图考》。又名熊柳根。为鼠李科植物多花勾儿茶 *Berchemia floribunda* (Wall.) Brongn. 的茎藤。分布于华东、中南、西南地区和陕西。微涩，温。入肝、脾、肾经。健脾利湿，祛风活血止痛。①治脾虚食少，小儿疳积，风湿痹痛，黄疸，水肿，淋浊，白带，痛经，产后腹痛。煎服：15 ~ 30g。②根皮捣敷治跌打损伤，骨折肿痛。❷见《四川中药志》。为火炭母草之别名。详该条。

黄蛇根huángshégēn 中药材。见《广东中草药》。为穿破石之别名。详该条。

黄石huángshí 中药材。出《名医别录》。为方解石之别名。详该条。

黄石峰huángshífēng 元末医家。留心痘科诊治，采录 30 余家医论，其中有“张寅宾十问”“李云阳用药十八辩”等。后将痘疹病因、证候及治法等编为七言韵语，间加评论，成《痘疹玉髓》4 卷。后被附入万全《痘疹世医心法》，易名《秘传痘疹玉髓》。

黄食草huángshícǎo 中药材。见《广东中草药》。为鸡骨草之别名。详该条。

黄氏医书三种huángshìyīshūsānzhǒng 丛书。清代黄元御撰。刊于 1872—1880 年。包括作者晚年 3 部医著，即《素问悬解》《灵枢悬解》和《难经悬解》。

黄氏遗书八种huángshìyíshūbāzhǒng 丛书。清黄元御撰。最早刊于乾隆年间。包括《四圣心源》《素灵微蕴》《四圣悬枢》《伤寒悬解》《伤寒说意》《金匮悬解》《长沙药解》《玉楸药解》。

黄世仁huángshìrén 见“黄济之”条。

黄世彦huángshìyàn 见“黄杰”条。

黄熟花huángshúhuā 中药材。见《南京民间药草》。为旋覆花之别名。详该条。

黄蜀葵根huángshǔkuígēn 中药材。出《本草纲目》。为锦葵科植物黄蜀葵 *Abelmoschus manihot* (L.) medic. 的根。甘、苦，寒。利尿通乳，清热解毒。治水肿，淋病，乳汁不通，肺热咳嗽，小便不利。煎服：15 ~ 30g。捣敷治痈肿，腮腺炎，骨折疔毒，瘰疬。本品含黏液质、蔗糖、淀粉。

黄蜀葵花huángshǔkuíhuā 中药材。出《嘉祐补注神农本草》。又名侧金盏花。为锦葵科植物黄蜀葵 *Abelmoschus manihot* (L.) Medic. 的干燥花冠。除东北、西北外，各地均有分布。甘，寒。归肾、膀胱经。清利湿热，消肿解毒。用于湿热壅遏，淋浊水肿，煎服 10 ~ 30g，研末内服，

3～5g；外治痈疽肿毒，水火烫伤，研末调敷。孕妇慎服。花含槲皮素及其3－刺槐糖苷和3′－葡萄糖苷、金丝桃苷、越橘花青苷、杨梅树皮素、飞燕草素及其3－葡萄糖苷。本品有一定止咳、祛痰、止尿作用。

黄蜀葵茎huángshǔkuíjīng 中药材。见《草药手册》。为锦葵科植物黄蜀葵 *Abelmoschus manihot*（L.）Medic. 的茎或茎皮。甘，寒。治产褥热。煎服：15～30g。茎皮浸油搽，治烫伤。

黄蜀葵叶huángshǔkuíyè 中药材。见《福建民间草药》。为锦葵科植物黄蜀葵 *Abelmoschus manihot*（L.）Medic. 的叶。甘，寒。清热利尿，排脓生肌，消肿，解毒。①治尿路感染。煎汤6～10g。②鲜叶捣烂敷痈疽，疔疮，腮腺炎，烫伤；研末敷刀伤出血。本品含维生素C、B_1，烟酸，胡萝卜素等。

黄蜀葵子huángshǔkuízǐ 中药材。出《本草衍义》。为锦葵科植物黄蜀葵 *Abelmoschus manihot*（L.）Medic. 的种子。甘，寒。入肾、膀胱、脾、胃经。健胃润肠，利水通乳，消肿解毒。治消化不良，不思饮食，大便秘结，小便不利，水肿，淋病，尿路结石，乳汁不通，痈肿，跌打损伤。煎服：9～15g。孕妇慎服。

黄曙huángshǔ 明末清初医家。弋阳（今属江西）人。善种痘，其法以棉絮取痘浆之佳者，送入鼻内，往往灵验，远近闻名。

黄水huángshuǐ 病证名。十水之一。《中藏经·论水肿脉证生死候》："黄水者，其根起于脾，其状先从腹肿也。"参见"十水"条。

黄水疮huángshuǐchuāng 病名。生于皮肤的一种传染性脓疱性疾病。见《外科正宗》卷四。又名滴脓疮、黄水黏疮。由于脾胃湿热过盛，兼受风邪相搏而成，初起皮肤患处先起红斑，继之成粟米样水疱，逐渐增大，疱液初呈透明，后为混浊，基底红晕，随即变为脓疱，痒而兼痛，搔破黄水淋漓，蔓延不止，疮水干后结痂而愈。多发生小儿头面、耳、项等处，重者可延及全身。常在夏秋季流行。治宜祛风胜湿，清热凉血，内服升麻消毒饮加苍术、黄连，风邪胜者服消风散，湿热重者服平胃散加黄芩、黄连。外治热重者用青蛤散或青黛散外敷，湿甚者用碧玉散或三石散外敷。相当于脓疱病。

黄水黏疮huángshuǐniánchuāng 病名。出《证治准绳·幼科》。即黄水疮。见该条。

黄水茄huángshuǐqié 中药材。见《海南岛常用中草药手册》。为金扣钮之别名。详该条。

黄水芋huángshuǐyù 中药材。见《贵州民间药物》。为罂粟科植物血水草 *Eomecon chionantha* Hance 的根及根茎。分布于湖北、四川、贵州、广西、湖南、江西、福建。苦，寒，有小毒。行气活血，清热解毒。①治劳伤咳，肝热目赤，咽喉肿痛，口舌生疮，跌打损伤，腰痛。煎服：6～15g。②捣敷治疮疖，无名肿毒；研末油调搽，治小儿癣疮。根茎含血根碱、白屈菜红碱。生物碱对多种细菌、真菌和滴虫均有很强的杀灭作用。黄水芋能增强白细胞和单核－吞噬细胞系统的吞噬能力。

黄水芋草huángshuǐyùcǎo 中药材。见《贵州民间药物》。又名广扁线、斗篷草、马蹄草、水黄连。为罂粟科植物血水草 *Eomecon chionantha* Hance 的全草。苦，寒，有小毒。清热解毒，活血散瘀。①治流行性眼结膜炎。煎服：鲜品9～30g。②研末油调搽，治小儿癣疮；捣敷治皮肤瘙痒，湿疹，疮疖，无名肿毒，跌打瘀肿。全草含生物碱、内酯。

黄松木节huángsōngmùjié 中药材。见《太平圣惠方》。即松节。详该条。

黄锁梅根huángsuǒméigēn 中药材。出《滇南本草》。又名钻地风、黄泡刺根。为蔷薇科植物栽秧泡 *Rubus ellipticus* Smith var. *obcordatus* Focke 的根。主产于云南、四川等地。酸、涩，平。入肝、脾经。舒筋活络，解毒消肿，涩肠止泻。①治筋骨疼痛，痿软麻木，扁桃体炎，肿毒，痢疾，黄疸型肝炎。煎服：9～15g。②研末敷治烫、烧伤。根皮含鞣质。

黄锁梅叶huángsuǒméiyè 中药材。见《红河中草药》。为蔷薇科植物栽秧泡 *Rubus ellipticus* Smith var. *obcordatus* Focke 的叶。治创伤出血、慢性湿疹及黄水疮。研末外敷。

黄苔huángtāi 舌苔呈黄色的舌象。主里热证。黄色越深，表示邪热越重。微黄薄苔，为外感风热。黄厚干燥，为胃热伤津，若老黄而燥裂，则属热极。黄而厚腻，为脾胃湿热或肠胃积滞。舌质淡、苔微黄而润，则属脾虚有湿。色黄而淡润的厚苔是浊苔，多属湿滞所致。

黄苔黑斑舌huángtāihēibānshé 舌象。黄苔有黑色斑点。主里热实证，多为胃肠实热，宜用通里攻下（见《伤寒舌鉴》）。

黄苔黑刺舌huángtāihēicìshé 舌象。舌苔老黄而中有黑刺。乃脏腑热极之候。杂病为实热里结；外感为邪已传里，邪毒内陷已深。宜白虎汤、大承气汤交替间服至苔刺退净。

黄苔黑滑舌huángtāihēihuáshé 舌象。舌苔黄而中见黑滑苔，为阳明腑实证，若有腹痛便秘，虽然苔不干燥，仍可使用下法（见《伤寒舌鉴》）。

黄藤huángténg 中药材。❶出《本草纲目》。又名黄连藤、土黄连、山大王、大黄藤、金锁匙。为防己科植物藤黄连 *Fibraurea recisa* Pierre 的干燥藤茎。产于广西、广东、云南等地。苦，寒。归心、肝经。清热解毒，泻火通便。用于热毒内盛，便秘，泻痢，咽喉肿痛，目赤红肿，痈肿疮毒，煎服30～60g，外用适量。叶含微量生物碱。根含黄藤内酯、掌叶防己碱、黄藤素甲、乙等。本品生物碱有抗真菌作用。❷见《海南岛常用中草药手册》。为古山龙之别名。详该条。

黄藤木huángténgmù 中药材。见《广西药用植物名录》。为雷公藤之别名。详该条。

黄藤子huángténgzǐ 中药材。见《东北药用植物志》。为菟丝子之别名。详该条。

黄庭huángtíng 气功术语。指气功中可意守的部位。出边韶《老子铭》。"出入丹庐，上下黄庭"。近人陈宁《黄庭经讲义》中说："黄乃土色，土位中央，庭乃阶前空地，名为黄庭，即表中空之义。"因此，黄庭在古代气功中用以代表人体部位。具体在何处，有几种说法。❶脑中空处（见《黄庭外经》）。❷五脏之中（见《养生秘录·金丹问答》）。❸脐之后（见《至游子·百问篇》）。❹上、中、下丹田（见《黄庭内景经》）。❺有名无实（见《梦溪笔谈·象术》）。

黄庭经huángtíngjīng 养生著作。不分卷。撰于晋代。传为晋武帝将军魏舒之女魏夫人著。包括《上清黄庭外景经》（又名《太上黄庭外景玉经》）和《上清黄庭内景经》（又名《太上黄庭内景玉经》）两部分。撰述系用歌诀体裁。《外景经》介绍静功修炼方法及与静功密切相关之脏腑身形。《内景经》主要阐释存想方法的具体运用，另介绍"修中岳""清云宅"等自我按摩养生法。现存明刊本等多种刊本、注本。

黄庭镜huángtíngjìng 见"黄燕台"条。

黄庭内景经huángtíngnèijǐngjīng 养生著作。一般认为系晚唐人作品。《云笈七签》中务成子注本分36章，七言韵文427句，计2986字。本书结合了五脏六腑、百脉关窍皆有神的思想，根据其功能、部位、虚拟的色、气、形象、譬喻、五行位等方面，具体提出了脑神、眼神等名称，并且认为存思身内诸神，可以长生。在行存思法时，还结合内视，以及书恬惔、呼吸、咽津、积精等要求，以收到延年益寿的目的。

黄庭内景五脏六腑补泻图 huángtíngnèijǐngwǔzàngliùfǔbǔxiètú 养生著作。唐代胡愔著。此书对每一脏腑分述其图、修养法、相病法、治病法、导引法、六字气法，有理论、有方药、有气功法的运用，是继《黄庭内景经》之后，研究气功养生法的专著。其特点有三。第一，重视把握阴阳。认为气功"把握阴阳，呼吸精气，造物者翻为我所制"。以自己身内阴阳作根基，调整自身节律，和调阴阳，借以提高身体抵抗力，使"内受腥腐诸毒不能侵，外遭疾病诸气不能侵，聪明纯粹，却老延年"。第二，注意存神泥丸。指出习练气功重在存神泥丸，调节精神，寓气功于生活之中，主张"养性以全气，保神以安心，气全则体平，心安则神逸"。第三，提倡综合治疗。认为五脏疾病的形成原因复杂，为长期形神失调所致，临床宜综合治疗，故创导引诸法、六气治法等，并重视气功预防摄生实践。

黄庭外景经huángtíngwàijǐngjīng 养生著作。一般认为本书由西晋魏华存所传。《云笈七签》中务成子注本分为上、中、下3部，七言韵文计197句，1379字。本书以"扶养性命守虚无，恬无为何思虑"为长寿核心，同时以黄庭为人身根本之所系，结合固精藏精，行气胎息而观于心，藏精断欲，漱津咽津而达人身安泰、五脏生华的健康长寿目的。有务成子、梁丘子等注本。

黄庭中景经huángtíngzhōngjǐngjīng 养生著作。作者及成书年代不详。本书主要研究人体组织结构、内部联系、功能作用和稳态技术。其代表性观点，认为脑为身之主，神是身之质，又是身之用。并指出人体是一个统一的整体，头为上，躯体为中，四肢为下，严密协调，组成整体的各部分，又各具其结构特征和功能作用。而脑神为中枢，联系五脏神及其他部位的神，形成结构统一、功能作用密切配合的有机整体，以维持人体的正常生命活动。

黄头草huángtóucǎo 中药材。见萧步丹《岭南采药录》。为鸡骨草之别名。详该条。

黄土饼灸huángtǔbǐngjiǔ 隔饼灸之一。出《备急千金要方》。取净土和水为泥，制成6mm厚的药饼，细针穿刺数孔，上置艾炷施灸。每灸一炷，即易一饼，施灸壮数，当以病情而定。适用于发背疔疽，对白癣、湿疹等也有一定疗效。

黄土汤huángtǔtāng 《金匮要略》方。甘草、干地黄、白术、炮附子、阿胶、黄芩各三两，灶心黄土半斤。水煎，分二次服。功能温阳健脾，养阴止血。治脾气虚寒，大便下血及吐血，衄血，妇人血崩，血色黯淡，四肢不温，面色萎黄，舌淡苔白，脉沉无力者。方中灶心黄土温脾止血为主；配白术、附子温阳健脾以统血；地黄、阿胶滋阴养血而止血；黄芩苦以坚阴，不致使术、附辛燥太过；甘草和药调中。诸药合用，共成温脾止血之剂。

黄退庵huángtuì'ān 见"黄凯钧"条。

黄微干苔舌huángwēigāntāishé 舌象。全舌纯黄，微干少津。伤寒传至阳明腑，寒邪已化火，胃有实热，津液受灼。可见大热大渴、谵语等证，宜白虎汤，服至黄苔渐退。如杂病里证见此舌者，是脏腑皆热极，宜酌用三黄承气之类（见《辨舌指南》）。

黄惟周huángwéizhōu 见"黄武"条。

黄维huángwéi 宋代医家。撰有《圣济经解义》10卷，已佚。

黄维翰huángwéihàn 见"黄竹斋"条。

黄文东huángwéndōng（1902—1981） 字蔚春。江苏吴江人。毕业于上海中医专门学校，并曾受丁甘仁指教，后回故里震泽镇悬壶。1931年任上海中医学校教务长。1955年后任上海中医学院内科教研室主任、教授，上海中医学院院长。此外曾任中华医学会上海分会副会长、上海市中医学会理事长、上海市政协委员等。1960年加入中国共产党。其治学精研《内经》《难经》和仲景著作，对李东垣、叶天士、王清任学说钻研尤深，其处方用药能遵循丁甘仁家法。学术思想突出以胃气为本，强调调整脏腑之间升清降浊功能，擅长调理杂病和善用活血化瘀法，著有《黄文东医案》（1977），遗有《黄氏论医集》《金匮新辑》等稿。曾主编全国中医院校《中医内科学》教材等。

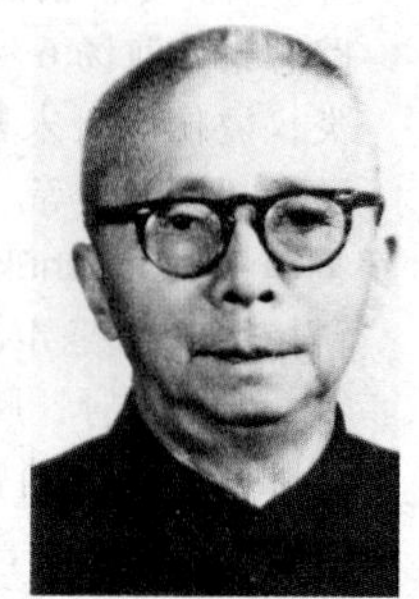
黄文东

黄武huángwǔ 明代医家。字惟周。山阴（今浙江绍兴）人。精于诊治伤寒，根据南方人体质弱等情况，主张少用麻黄一类损耗之剂，而多用参、芪补益之剂，为当地名医。著有《脉诀》《医学纲目》，已佚。

黄溪医垒huángxīyīlěi 中医丛书。陈易简（无咎）撰。收有《医轨》《脏腑通诠》《妇科难题》3种。1924年由上海丹溪学社出版排印本。

黄香huángxiāng 中药材。见《本草原始》。为松香之别名。详该条。

黄香云huángxiāngyún 见"黄有祺"条。

黄心翳huángxīnyì 病证名。见《世医得效方》卷十六。即白翳黄心内障。详该条。

黄星垣huángxīngyuán（1921—2003） 现代医家。又名茂和，字亚申，四川眉山人。1949年毕业于国防医学院大学部医科系。1952年加入中国共产党。历任重庆市第一人民医院、重庆市第一中医院副主任医师，重庆市中医研究所研究员、副所长、所长。长于中西医结合诊治肾盂肾炎，多年从事中医治疗热性病和急症的研究，发掘整理中医治疗急症的丰富经验，更新应急手段，取得可喜进展。主编出版《中医急症大成》《中医内科急症证治》《实用中医内科学》《中医药临床科研指南》等著作。1965年被推选为首届国家科学技术委员会中医中药组成员。历任中国中医药学会、中西医结合学会常务理事和顾问，国家中医药管理局重大科技评审组专家，国家自然科学基金会中医药组评审专家等。2003年获"中华中医药学会成就奖"。

黄省三huángxǐngsān（1881—1964） 名思省。广东番禺人。父紫轩系乡村医生。承家学，19岁即悬壶乡间。1924年

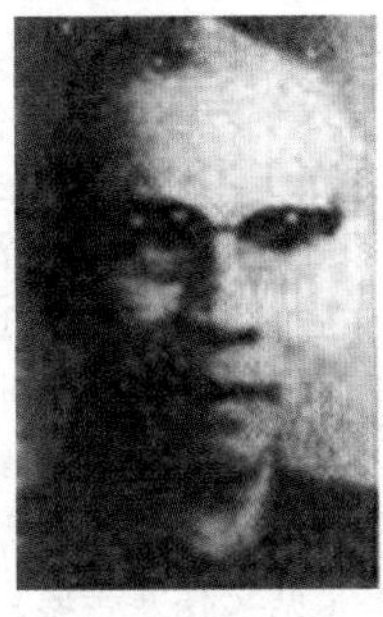
黄省三

至香港执业，因迭起疑难杂证而名闻省港。1955 年返回广州，历任中山医学院教授、广州中医学院筹委会副主任、省卫生厅中医顾问、省中医药研究会副主任、省麻风病防治委员会委员。为第二、三、四届全国政协委员。行医 60 余年，临床经验丰富。善于应用中医中药治疗疑难重症及传染病，如肺结核、白喉等。所拟贝母四仁汤、强心有效汤、流行性感冒有效汤方等，均因有较好的疗效而为同行常用。晚年潜心著述，著有《流行性感冒实验新疗法》《肺结核实验新疗法》《白喉病药物新疗法》《肾脏炎肾变性实验新疗法》《急性阑尾炎药物新疗法》《疟疾、伤寒、霍乱、流感及风湿热之防治述要》《麻疹实验新疗法》等。尚有《黄省三先生经验良方》。

黄序huángxù 明末清初医家。字六苍。江苏琴川（常熟城内）人。长于痘科，主张审证处方要随时变易，参照古人之说而不泥古。曾采集过去诸名家之说，由博返约，著成《痘科约囊》一书。

黄宣huángxuān 宋代医家。天台（今浙江天台）人。撰《药书》10 卷，已佚。

黄铉huángxuàn 明代医生。字公鼎。休宁（今属安徽）人。一说为黄嘉章之子。先世以御赐“医博”显，承家传，声望尤高。又曾登崇祯十五年（1624）武榜。

黄芽丸huángyáwán 《景岳全书·新方八阵》卷五十一方。人参二两，焦干姜三钱。为细末，炼蜜为丸，芡实大，嚼服。治脾胃虚寒，饮食不化，或时多胀满泄泻，吞酸呕吐等症。

黄芫花huángyuánhuā 中药材。见《中药志》。又名北芫花、黄闷头花。为瑞香科植物河朔荛花 *Wikstroemia Chamaedaphne* Meissn. 的花蕾及叶。分布于河北、山西、内蒙古、陕西、甘肃等地。辛、苦，寒，有小毒。泻下逐水，涤痰。治水肿胀满，痰饮咳喘，肝硬化腹水，胸腔积水，精神分裂症，癫痫。煎服：1.5～3g。反甘草。花籽含河朔荛花素，有引产避孕作用。叶含治慢性肝炎有效的黄酮类物质，已从中分离得到 5,7－二羟基－3′－甲氧基黄酮－4′－葡萄糖苷、5,7,4′－三羟基黄酮－3′－葡萄糖苷、异槲皮苷、5,7,3′,4′－四羟基黄酮－8－C－葡萄糖苷。还含正卅一烷，卅烷醇等。注射液羊膜腔或子宫腔注射可一次引产成功，羊胎在娩出前死亡，出血少，可用于中期引产。黄芫花水提物能促进甲基胆蒽诱发小鼠宫颈癌。

黄岩huángyán 清代医家。字峻寿，又字耐庵。嘉应（广东梅县）人，撰有《医学精要》8 卷（1800 年刊行），主论儿科，兼及杂症，论痘疹病较详。

黄研农huángyánnóng 见“黄元御”条。

黄燕台huángyàntái 清代医家。字庭镜。撰《目经大成》六卷（1804），集录前人有关眼疾论述及医案，不载邪僻之法。

黄药根huángyàogēn 中药材。出《开宝重定本草》。即黄药子。详该条。

黄药脂huángyàozhī 中药材。见《药材资料汇编》。即黄药子。详该条。

黄药子huángyàozǐ 中药材。出《本草图经》。又名黄药根、黄药脂。为薯蓣科植物黄独 *Dioscorea bulbifera* L. 的块茎。主产于湖北、湖南、江苏等地。苦，平，有小毒。入肺、肝经。消肿解毒，止咳平喘，凉血止血。①治瘿瘤，瘰疬，喉痹肿痛，疝气，睾丸炎，咳嗽气喘，百日咳，吐血，咯血，衄血。近亦用治食管癌，胃癌，乳腺癌。煎服：4.5～9g。②捣敷或磨汁涂痈肿疮疖，蛇、犬咬伤；研末涂治天疱疮。内服量过大可出现恶心、呕吐、流涎、腹痛、泄泻、出汗、心悸、瞳孔缩小、惊厥、昏迷等中毒症状。肝功能不正常者慎用。本品含皂苷、鞣质、黄独素和薯蓣皂苷元，还含山梨醇、苯乙酮类物质、二氢薯蓣碱等。对缺碘食物所致的甲状腺肿具有一定疗效。酊剂和煎剂对蛙心有抑制作用，对离体兔肠亦表现抑制，对未孕家兔与豚鼠的子宫有兴奋作用。煎剂对常见致病性皮肤真菌有不同程度的抑制作用。对小鼠肉瘤 180 有抑制作用。

黄液上冲huángyèshàngchōng 病证名。指黑睛黄仁间积脓的病证。见清代黄庭镜《目经大成》卷二。又名黄膜上冲、推云、内推云。多因风热火毒，外伤失治等引起。证见黑睛与黄仁之间下份，出现黄色或黄绿色脓液，有明显之脓平面，头眼剧痛，羞明难睁，抱轮红赤，泪热如汤，视力锐减。失治则脓液向上漫涨，甚者全掩瞳神，故名黄液上冲。重者可导致全眼珠灌脓而失明。本症可见于凝脂翳、瞳神缩小、真睛破损等病，相当于今之前房积脓。治宜祛风清热，泻火解毒，用通脾泻胃汤或羚羊角饮子、犀角地黄汤，酌加金银花、连翘、蒲公英、败酱草等清热解毒药物。

黄翳huángyì 病证名。见清代黄庭镜《目经大成》卷二。指凝脂翳症之翳色黄若鹅脂者。详“凝脂翳”条。

黄油证huángyóuzhèng 病证名。由肺脾湿热所致，于眼裂部白睛表面，黑睛内外侧有淡黄色斑块隆起，状如脂膜，浮嫩微皱，状呈三角形，尖端指向眦角，不与眦角相连，亦无赤脉攀睛，不痒不痛，不侵及风轮，不影响视力。又名黄油障。《证治准绳·杂病·七窍门》：“黄油证，生于气轮，状如脂而淡黄浮嫩，乃金受土之湿热也，不肿不疼，目亦不昏，故人不求治。无他患，至老只如此。”类似于西医学之睑裂斑。无须治疗。

黄有祺huángyǒuqí 清代医家。字香云。安徽环溪人。究心医术，临证得心应手，为贫人治病，每不取报酬，撰有《医余别论》一书，未刊刻。

黄玉路huángyùlù 见“黄元御”条。

黄元御huángyuányù 清代著名医家。一名玉路，字坤载，号研农，别号玉楸子。山东昌邑人。少为诸生，30 岁左右因目疾为医所误治，遂发愤学医。曾对《内经》《难经》《伤寒论》等古典医籍加以注释。现存有《四圣心源》《伤寒悬解》《金匮悬解》《素灵微蕴》等书，称为《黄氏医书八种》。对于《内经》《难经》仲景学说均有所发挥，认为仲景而后，惟有孙思邈不失古圣之源，其余著作多无一线微通。在理论上受张景岳影响，治病偏主温补。

黄云膏huángyúngāo 《仙传外科集验方》方。即冲和膏。见该条。

黄云芝huángyúnzhī 中药材。见《新华本草纲要》。为云芝的别名。详该条。

黄宰huángzǎi 明代医家。字敬甫。祁门县（今安徽祁门）人。生活于16 世纪。业儒，后学医，在当地闻名。撰有《针灸仅存录》一书，未见刊刻。

黄占huángzhàn 中药材。见《种福堂公选良方》。为黄蜡之别名。详蜂蜡条。

黄胀舌huángzhàngshé 舌象。舌苔黄，舌体浮而肿大。《辨舌指南》：“黄腻满布者，由湿热郁而化毒，宜清湿火化毒；白腻黄腻者，痰浊相搏上溢为胀也，宜蠲痰化浊；舌黄胀大满口者，乃胃府湿热蕴结不消也。”

黄贞甫huángzhēnfǔ 明代医家。好学博览，曾游湖北襄阳，得赵某授以救婴秘术，无烦药饵，唯以推拿除病。泰昌元年（1620），将已之推拿经验予以整理，撰《推拿秘旨》4卷。内述婴童诊法、推拿手法（附图）及穴位，兼述灯火灸及方药。

黄栀子huángzhī · zi 中药材。见《中国药学大辞典》。即栀子。详该条。

黄中夹黑通尖舌huángzhōngjiáhēitōngjiānshé 舌象。舌中央黄苔，从舌根至舌尖见一条黑苔。乃心、肺、脾、胃、肾、大肠、小肠均热极之候，若两感伤寒见此舌，为邪已入阴，治法与实热证同。可用苦寒清热、通里攻下（见《辨舌指南》）。

黄钟huángzhōng 六律中的六阳律之一。详“六律”条。

黄肿huángzhǒng 病名。出《丹溪心法》。即钩虫病。详该条。

黄仲理huángzhònglǐ 明初医家。芗溪马鞍山人。潜心仲景医书凡20余年。洪武二十六年（1393），以成无己《注解伤寒论》为本，撰《伤寒类证》10卷。

黄州僧huángzhōusēng 宋代僧人。与苏东坡交往，通晓炼丹术。

黄竹斋huángzhúzhāi(1886—1960) 现代医家。名维翰。陕西西安人。擅长针灸，其手法以强刺激为主，具有一定特点。治病常针药并用。对仲景学说有一定研究，曾编撰《伤寒论集注》《金匮要略方论集注》等。另有《针灸经穴图考》，对经穴的演变及历代的有关叙述做了考证。1949年后曾在中医研究院西苑医院任针灸科主任。

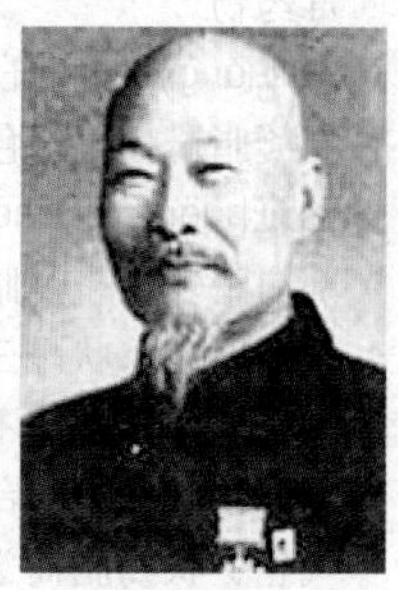

黄竹斋

黄子厚huángzǐhòu(14世纪) 元代医生。江西人，与滑寿同时。善用灸法治病。据文献记载：一富翁久患腹泄，药不能愈，子厚灸百会数十壮，泄即止。

癀走huángzǒu 病证名。出《疮疡经验全书》卷四。即走黄。见该条。

恍惚huǎnghū 症名。见《伤寒论·辨太阳病脉证并治》。指神思不定，慌乱无主。《医林绳墨》卷三：“恍者，疑而未定之象；惚者，似物所有之谓。”多因七情内伤，外邪内干，心气不足，心血虚亏所致。治宜养心安神。用朱砂安神丸、养心汤、定志丸等方。

hui

灰包菌huībāojūn 中药材。见《中药形性经验鉴别法》。为马勃之别名。详该条。

灰边紫中舌huībiānzǐzhōngshé 舌象。舌边淡灰，中根淡紫。见于瘟疫邪热入营。症见猝然昏仆，不省人事，或狂妄烦躁，或自舌尖而不知痛。治宜清热解毒、清心凉营。

灰涤菜huīdícài 中药材。为灰藋之别名。详该条。

灰藋huīdí 中药材。出《雷公炮炙论》。又名灰涤菜、金锁夭。为藜科植物小藜 *Chenopodium serotinum* L. 的全草。分布于吉林、辽宁、河北、山东、湖北、台湾、广东、云南等地。甘，平。清热，去湿，解毒。治疔疮肿毒，疥癣风瘙，毒虫咬伤。煎水洗或捣敷。

灰底黑纹舌huīdǐhēiwénshé 舌象。又称黑苔灰纹舌，中心黑苔，舌边起灰纹重晕。为里实热证。若大便闭结、脉实者，可通里攻下，若里未结实，热邪炽盛，可清热解毒（见《伤寒舌鉴》）。

灰干苔huīgāntāi 舌象。舌苔灰而干燥，舌质深红，为热盛伤津之候，治宜清里泄热（见《伤寒舌鉴》）。

灰根黄尖中赤舌huīgēnhuángjiānzhōngchìshé 舌象。舌根灰色，中红，尖黄苔。为肠胃燥热，阴液耗伤之候。症见发热，口渴，谵语，大便秘结。宜急下存阴（见《伤寒舌鉴》）。

灰黑干刺苔huīhēigāncìtāi 舌象。舌苔灰黑而生干刺。为脏腑实热，津液受伤。症见咽干，口燥，喘满，宜急下存阴。若里结未成，而见烦躁，口渴，胸中胀满，呕吐频作，或常干呕等症，则宜苦寒清热（见《伤寒舌鉴》）。

灰黑干尖刺舌huīhēigānjiāncìshé 舌象。舌尖灰黑苔，有刺而干。为邪将入里，兼有食滞。症见发热口苦，耳聋胁痛。宜表里清解、消滞和中（见《伤寒舌鉴》）。

灰黑干苔裂纹舌huīhēigāntāilièwénshé 舌象。舌苔灰黑而干燥，满舌裂纹。主脏腑热盛，或热灼真阴。若脏腑热盛，热邪结实，可攻下；邪未结实，则宜清热生津；若真阴亏竭，可清热滋阴为治（见《辨舌指南》）。

灰黑舌尖huīhēishéjiān 舌象。舌尖灰黑，中渐红至根，是胃有食滞，胸膈热盛之候。宜缓下调胃。若里结已成，当通里攻下（见《伤寒舌鉴》）。

灰滑苔huīhuátāi 舌象。舌苔灰黑而滑润，为寒水侮土，太阳中寒之证。一般有腹痛吐利，手足冷，脉沉细等。宜温阳散寒（见《伤寒指掌》）。

灰尖黄根舌huījiānhuánggēnshé 舌象。舌根黄苔，尖灰苔。苔厚而干燥，兼见二便闭，发热，口渴引饮，大汗出，为脏腑实热，胃有食滞，宜清热导滞（见《伤寒舌鉴》）。

灰碱huījiǎn 中药材。出《本草纲目》。又名石碱、花碱、水碱。为从蒿、蓼等草灰中提取之碱汁，和以面粉，经加工而成的固体。咸、苦，温。软坚，消积。①治积块，噎膈反胃。内服：3~9g，入丸、散。②治疣赘，研末调敷。③治虫牙痛，研末填蛀孔内。石碱主要含碳酸钾、碳酸钠等无机物质，又含淀粉及蛋白质等。

灰色重晕舌huīsèchóngyùnshé 舌象。舌有灰黑晕两条呈弧状。为脏腑热极，热毒内壅，宜先急下泄热，再用清热解毒之剂（见《伤寒舌鉴》）。

灰色舌huīsèshé 舌象。全舌灰色无苔。有寒证、热证之别。纯灰全舌无苔而少津，为里热证，伴见烦渴或二便俱闭，或昏迷不省人事，脉沉伏，宜清热解毒，通里攻下。使若灰色舌润而无苔，为里虚寒证，伴见腹痛，呕吐，腹泻，手足冷，脉沉细，宜温中散寒。灰色舌亦可见于内夹寒食、冷痰、水饮者（见《伤寒舌鉴》）。

灰苔huītāi 舌苔呈浅黑色的舌象。主里证。有寒热之别，苔灰白而滑润，为三阴寒证，宜温阳散寒；苔灰黄而干燥，为里热实证，宜攻下泄热。

灰陷huīxiàn 病证名。五陷之一。指痘出稠密，其色如灰，根脚无红晕而顶陷者，为气血大虚所致。治法详“白陷”条。

灰芝huīzhī 中药材。见《新华本草纲要》。为云芝的别名。详该条。

灰指甲huīzhǐ·jia 病名。出《外科证治全书》卷一。即油灰指甲。详该条。

灰中黑滑苔huīzhōnghēihuátāi 舌象。舌淡灰色，中间有滑苔数点，黑如墨汁。为邪热传里，内夹宿食，宜表里双解，可用大柴胡汤（见《伤寒舌鉴》）。

灰中苔huīzhōngtāi 舌象。舌中央见灰色苔。多见于寒热夹杂的吐蛔症，伴有消渴，气上冲心，饥不欲食，食即吐蛔等证。宜安蛔止痛。亦有见于实热里证者（见《伤寒舌鉴》）。

挥霍撩乱huīhuòliáoluàn 霍乱症状表现之形容词。见《素问病机气宜保命集》卷中。《字学》："摇手曰挥，反手曰擢。"指上吐下泻，病势急暴。《医碥·霍乱》："霍，言其手足之扰动如挥霍也；乱，言其内之邪正变乱也。"《证治汇补·霍乱章》："手足抽掣而挥霍，眼目旋转而撩乱也。"《赤水玄珠·霍乱门》："霍乱者，挥霍撩乱，其势急暴。"参见"霍乱"条。

恢刺huīcì 古刺法名。十二刺之一。《灵枢·官针》："恢刺者，直刺傍之，举之前后，恢筋急，以治筋痹也。"指治疗筋肉挛急痹痛一类病症的针刺方法。其法将针直刺在拘急筋肉之傍侧，并或前或后提插运针，以舒通经络，恢复拘急。因使恢廓通畅，故名恢刺。

回肠huícháng 人体部位名。相当于解剖学的回肠和结肠上段。《灵枢·肠胃》："回肠当脐左环，回周叶积而下，回运环反十六曲，大四寸，径一寸之少半，长二丈一尺。"

回春录huíchūnlù 医案著作。即王氏医案。见该条。

回春脱疳散huíchūntuōgānsǎn 《医宗金鉴·外科心法要诀》卷六十九方。黑铅五钱，寒水石三钱五分，水银、轻粉各二钱五分，硼砂一钱。将黑铅用火化开，投水银研至不见星，再加寒水石、轻粉、硼砂，为细末，先以葱、艾、花椒煎汤洗患处，再撒药末。治下疳蚀烂。

回风养脏汤huífēngyǎngzàngtāng 《医醇賸义》卷三方。沙参、薏苡仁各四钱，苏子一钱五分，枳壳、前胡、桑叶、白术、橘红各一钱，茯苓、贝母各二钱，荷叶蒂一枚。水煎服。功能化痰止咳，健脾利湿。治大肠咳，咳而遗矢。

回骨huígǔ 经穴别名。出《铜人腧穴针灸图经》。即曲骨。见该条。

回鹘文医学文献huíhúwényīxuéwénxiàn 维吾尔医著作。作者不详。约成书于公元9世纪。主要内容介绍当时维吾尔医常用药物，如牛角、石榴、雪鸡脑、狼骨、山羊胆汁、狗脑、茴香。内容简单朴实，丝毫未涉及理论，反映了早期维吾尔医学朴素的面貌。现只有手抄本。

回回蒜huí·huisuàn 中药材。出《救荒本草》。又名水胡椒、蝎虎草、鹅巴掌。为毛茛科植物回回蒜 *Ranunculus chinensis* Bunge 的全草。分布于东北、华北、西南地区及陕西、甘肃、宁夏、江苏、湖北、广西等地。辛、苦，温。有毒。消炎，退肿，平喘，截疟，去翳，杀虫。①外敷穴位发泡，治急、慢性肝炎（敷肝区、中脘、足三里），肝硬化腹水（敷水分、关元、气海、中脘），哮喘（敷膻中），疟疾（发作前二小时敷寸口），风湿性关节痛（敷痛点及其附近穴位），胃痛（敷胃俞、肾俞）。敷后用纱布固定，待局部皮肤有灼热感时除去，起疱后以注射器抽去疱内黄水，外敷纱布，以防感染。②治角膜云翳，取鲜草少许塞鼻；治牛皮癣，捣烂取汁外搽。本品有毒，一般不内服。全草含白头翁素及原白头翁素。原白头翁素用于局部有发疱引赤作用。0.2%水溶液局部应用于龋齿之蚀洞内即可镇痛。对金黄色葡萄球菌、大肠埃希菌有较好的抑制作用。原白头翁素等还可松弛支气管等平滑肌。

回回药方huí·huiyàofāng 回族医药学著作。36卷。撰者、译者均不详。约为14世纪著作。本书原系将阿拉伯文医学著作译成汉文者，现存明抄本，仅有目录下、卷十二、三十及三十四4卷。残本包括内科、外科、骨科的疾病及药物处方、灸法等内容。书中所用病名、症名及药名除直接译成汉文外，杂以汉字音译，其病理理论渊源于阿拉伯医学体系。

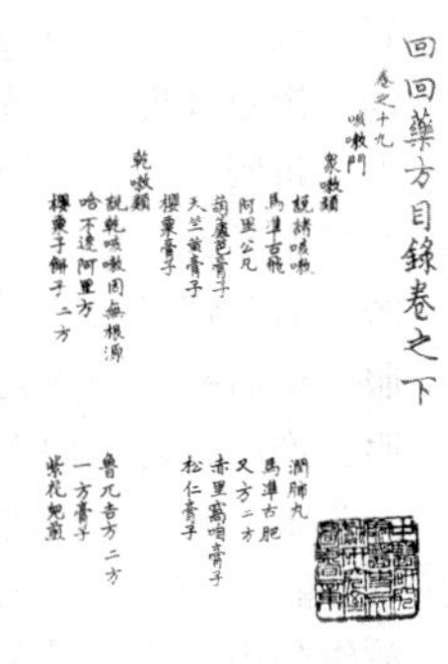

回回药方

回回药物院huí·huiyàowùyuàn 元代医疗机构名称。详见"广惠司"条。

回浆huíjiāng 症名。见清代翟良《痘科类编释意》。为痘疮收靥时发热的表现。详"收靥"条。

回浆散huíjiāngsǎn 《证治准绳·幼科》集五方。何首乌、白芍药、黄芪、人参、甘草、白术、茯苓。为粗末，加生姜，水煎服。治小儿痘疮不收浆结痂。

回令丸huílìngwán 《医学入门》方。即左金丸。见该条。

回气huíqì 经外奇穴名。出《备急千金要方》。位于骶骨尖端。主治痔疮，便血，大便不禁等。艾炷灸3～7壮。

回气捷法huíqìjiéfǎ 古代对新生儿窒息的急救法。《育婴秘诀》："儿才生下即气绝，不啼哭，俗名闷脐生，即寤生也。必是难产，或冒寒所致。必以棉絮包裹，抱怀中，不可断脐带……以热水于脐带抹之，使暖气由脐入腹，须臾气回，啼哭如常。方可浴洗，剪去脐带。"

回乳huírǔ 治法。见《本草纲目》卷四。用具有消食、通经作用的药物，以制止乳汁分泌的方法。因产妇血气旺盛，乳房作胀，又无儿食乳而须回乳者，以炒麦芽100g水煎频服。参见"断乳"条。

回乳四物汤huírǔsìwùtāng 《外科正宗》卷三方。熟地黄、当归、白芍药、川芎各二钱，炒麦芽（为粗末）二两。水煎，食远服。治产妇无儿食乳，以致乳房肿胀，坚硬疼痛难忍。

回舌症huíshézhèng 病名。清代赵振沅《喉科方论》："此症发在舌上，肿大强硬，其舌尾卷入，不能言语，饮食亦不下咽，此是心经发来之毒。治法用犀角地黄汤加清心去痰解毒之药。"外吹冰硼散等。

回生艾火huíshēng'àihuǒ 艾灸法之一种，多用于急症。见《幼幼集成》卷一。其法以生姜切片如纸薄，大如指甲，贴尾闾穴、命门穴，以艾茸搓紧如绿豆大，安姜片上，用火灸之，每穴以三炷为度。灸完，另以姜片贴脐下阴交穴，如前灸之。此火不特小儿可用，凡男妇一切中风，中痰，气厥，阴证，虚寒竭脱，凶危之候，咸宜用之。

回生草huíshēngcǎo 中药材。见《福建民间草药》。为翠云草之别名。详该条。

回生丹huíshēngdān ❶《增补万病回春》卷六引孙奎亭方。大黄末一斤，苏木（河水五碗，煎汁三碗，去渣取汁）、红花（炒黄，酒一大壶同煮三至五滚，去红花取汁）各三两，黑豆（煮熟，去豆取汁）三升，当归、川芎、熟地黄、茯苓、苍术（米泔浸）、香附、乌药、延胡索、桃仁（另研）、蒲黄、牛膝各二两，白芍药（酒炒）、甘草、陈皮、木香、三棱、五灵脂、羌活、地榆、山茱萸（酒浸）各五钱，人参、白术、青皮、木瓜各三钱，高良姜四钱，乳香、没药各一钱。诸药为末，先将大黄末，以好米醋三至四碗搅匀，文武火熬成膏，次下红花酒、苏木汤、黑豆汁搅开大黄膏，再熬成膏，和诸药末为丸，弹子大。每服一丸，酒炖化，口服。治胎动胎漏，恶露时下，胎痿不长，胎前产后，崩漏带下及室女经闭，月经不调。若产后头疼身热有汗者，加桂枝末三分，姜、葱煎汤炖化服；产后头疼身热无汗者，加麻黄末三分，姜、葱汤炖化服；产后缺乳，加天花粉、当归尾、炙穿山甲、黄连各三分为末，同入酒内化服。❷《疡医大全》卷八方。五倍子（大者）一枚。去一角，入银朱适量，再用银箔糊住角口，放铜勺内，微火慢慢焙之，烟绝为度，研细末，放地下出火气，用鸡蛋清调末，其药稍干，用鸡翎或笔蘸药敷疮，自肿处由外往里周围敷之，留疮口，连用三至四次。治痈疽、发背，一切恶疮。❸《疡医大全》卷三十六方。黑豆（炒，去皮）、蒲黄、当归、桂心、赤芍药、干姜各八两，茄种四两。为细末，炼蜜为丸，每服二钱，童便冲酒送下。治跌打损伤。❹《重楼玉钥》卷上方。又名冰硼散。冰片六厘，麝香四厘，硼砂一钱，牙硝三分。为细末，入瓷瓶封固，每次少许，吹患处。治咽喉肿痛。

回生第一仙丹huíshēngdìyīxiāndān 《验方新编》卷十三方。又名跌打回生散。䗪虫五钱，自然铜三钱，乳香（每一两用灯草二钱五分，同炒枯，共研细，吹去灯草，得净末）、血竭、朱砂、巴豆（去油）各二钱，麝香三分。为细末，收入小口瓷瓶，用蜡封，勿令泄气。成人每次一分五厘，小儿每次七厘，酒冲服；若牙关不开者，灌服。治跌伤，压伤，打伤，刀伤，并用于自刎、上吊、受惊、溺水等将死之际。

回生集huíshēngjí 方书。2卷。清代陈杰辑。刊于1789年。作者于自序中有托名"请乩"之说，但选方以民间验方为主。卷上为内科诸病验方；卷下为内症、外症、杂治、女科、小儿等病，共400余方。现有《珍本医书集成》本。此外，陈氏另有《续回生集》之作。

回生再造丸huíshēngzàizàowán 《验方新编》卷十一方。安息香、蕲蛇（去骨、头尾三寸，酒浸炙，取净末）各四两，当归、川芎、川黄连、羌活、防风、玄参（以上俱酒炒）、藿香、白芷、茯苓、麻黄、天麻、萆薢、片姜黄（以上俱炒）、炙甘草、肉桂（研不见火）、白蔻仁（研不见火）、何首乌（料豆水拌蒸九次）、琥珀（研）、黄芪（蜜炙）、大黄（酒蒸）、草蔻仁（研）、两头尖、熟地黄各二两，穿山甲（前后四足各用五钱，麻油浸炙）三两，全蝎（去头尾足）、威灵仙（酒炒）、炒葛根、桑寄生各二钱五分，细辛、炒赤芍药、乌药（酒炒）、青皮（面炒）、炒白术、僵蚕（洗炒）、乳香（去油）、没药、朱砂、骨碎补（酒炒）、香附（去皮毛，酒炒）、天竺黄、制附子、生龟甲、沉香、母丁香、胆南星各一两，红花（酒浸，烘干）、犀角尖各八钱，厚朴、地龙（炙干）、松香（煮九次）各五钱，广木香（不见火）四钱，冰片、犀黄各二钱五分，血竭八分，虎胫骨（炙酥）一对。为细末，炼蜜和匀，捣数千槌为丸，每丸重一钱，金箔为衣，每服一丸，生姜煎汤送下。治男妇中痰中风，口眼㖞斜，手足拘挛，言语不清，左瘫右痪，筋骨疼痛，半身不遂，步履艰难，初起气绝者。

回食单huíshídān 病名。见《焦氏喉科枕秘》卷一。❶"前舌根上，或在左右两旁，或有青筋一丝在后腭，或紫点如豆大在舌根上，或青白色如蚬肉，或似桃胶，两旁红筋垂下，皆此症也。久则前心后背疼痛、嗳气，喉中若虫行"（《喉症全科紫珍集》）。治宜理气解郁，祛痰散结。可选用黄连温胆汤、半夏厚朴汤加郁金、桃仁、木香、红花、丹参等。❷即䐜气。详该条。

回天再造丸huítiānzàizàowán 《一枝轩经验方》方。蕲蛇（去皮骨、头尾各三寸，酒浸炙，取净末）四两，两头尖（即竹叶香附，如无，以白附子代之）、黄芪（蜜炙）、麻黄、甘草、熟地黄、白芷、防风、天麻、当归、玄参（酒炒）、制首乌、大黄、白蔻仁、藿香、萆薢、草蔻仁、黄连、茯苓、片姜黄、川芎、桂心、穿山甲（前后四足各用五钱，麻油浸）各二两，山羊肉、松香、麝香、地龙各五钱，细辛、龟甲（醋炒）、乌药、母丁香（去油）、乳香（瓦焙去油）、青皮、没药（焙去油）、赤芍药、羌活、骨碎补、香附、沉香、白术（土炒）、僵蚕、三七、朱砂（飞净）、熟附子、天竺黄各一两，虎胫骨（酥炙）一对，犀角、血竭（另研）、终曲各八钱，全蝎（去毒）、威灵仙、葛根各二两五钱，冰片、牛黄各二钱五分，桑寄生一两五钱。为细末，炼蜜为丸，每丸重一钱，金箔为衣，外用蜡壳包裹。治真中类中，痰迷厥气，左瘫右痪，半身不遂，口眼㖞斜，腰腿疼痛，手足麻木，筋骨拘挛，步履艰难及小儿急慢惊风。

回头草huítóucǎo 中药材。见《滇南本草》。为草血竭之别名。详该条。

回头青huítóuqīng 中药材。出《清异录》。为莎草之别名。详该条。

回旋灸huíxuánjiǔ 艾灸法之一种。将艾条燃着的一端在施灸部位上方一定距离处做回旋运动，给患者以较大范围的温热刺激。适用于风湿痛，神经麻痹等。

回阳huíyáng 治法。使衰微阳气复苏。《圣济总录》有"回阳丸"。《医宗金鉴·内治杂证法·伤损出血》："或元气内脱不能摄血，用独参汤加炮姜以回阳，如不应，急加附子。"参见"回阳救逆"条。

回阳草huíyángcǎo 中药材。见《滇南本草》。为卷柏之别名。详该条。

回阳返本汤huíyángfǎnběntāng ❶《伤寒六书·杀车槌法》卷三方。熟附子、干姜、甘草、人参、麦冬、五味子、腊茶、陈皮。加蜜五匙，水煎，临卧冷服，以取汗为度。功能回阳复阴。治阴盛格阳，阴极发燥微渴，面赤，欲坐卧泥水井中，脉来无力或脉全无欲绝者。若面戴阳者，加葱七茎、黄连少许，用澄清泥浆煎服。❷《古今医鉴》卷七引云林方。人参、白术、炒干姜、甘草、陈皮、制半夏、制附子各一钱，丁香、茯苓、白豆蔻各八分，炒神曲六分，沉香五分。为粗末，加生姜三片，大枣二枚，盐水少许，水煎服。治手足冷，指甲青，少腹疼痛，外肾挛缩。

回阳九针穴huíyángjiǔzhēnxué 出《针灸聚英》。指具有回阳救逆作用的9个经验效穴。即哑门、劳宫、三阴交、涌泉、太溪、中脘、环跳、（足）三里、合谷。

回阳救急汤huíyángjiùjítāng 《伤寒六书·杀车槌法》卷三方。熟附子、干姜、肉桂、人参、白术、茯苓、陈皮、甘草、五味子、半夏。加麝香三厘，生姜三片，水煎，临卧服。功能回阳救逆，益气生脉。治阴寒内盛，阳气衰微，无身热，无头痛，恶寒战栗，四肢厥冷，腹疼吐泻，不渴，引衣自盖，蜷卧沉重，或指甲口唇青紫，或口吐涎沫，或脉来沉迟无力，或无脉。

回阳救逆huíyángjiùnì 治法之一。用具有大补阳气作用的温热方药，以恢复阳气，抢救亡阳厥逆的治法。症见汗出不止，吐利，四肢厥逆，气息微弱，脉微欲绝等，为寒盛阳衰，阳气将亡之候。急用四逆汤或参附汤挽回阳气而救厥逆。

回阳软坚汤huíyángruǎnjiāntāng 《赵炳南临床经验集》方。肉桂3～9g，白芥子、橘红、三棱、莪术各9～15g，炮姜、僵蚕各6～12g，麻黄3～6g，全丝瓜6～15g。水煎服。功能回阳软坚，温化痰湿。治腋窝淋巴结核，胸壁结核，胸前疽，腋疽及表面皮肤不变、肿硬聚结的阴疽证。

回阳三建汤huíyángsānjiàntāng 《外科正宗》卷一方。附子、人参、黄芪、当归、川芎、茯苓、枸杞子、陈皮、山茱萸各一钱，木香、甘草、紫草、厚朴、苍术、红花、独活各五分。加煨姜三片，皂角树根上白皮二钱，水二碗煎八分，入酒一杯，随病上、下，食前、后服。治阴疽发背初起，十日外不疼不肿，不热不红，硬若牛皮，坚如顽石，脉细身凉，肢体倦怠，皮如鳖甲，色似土朱，粟顶多生孔，孔中流血，根脚平散，软陷无脓，又皮不作腐，手热足凉者。

回阳汤huíyángtāng 《银海精微》卷下方。附子、人参、当归、川芎、赤芍药、茯苓、五味子、细辛、车前子、甘草。加大枣一枚、生姜三片，水煎，食前服。治眼珠淡红，羞涩难开。

回阳玉龙膏huíyángyùlónggāo 《仙传外科集验方》方。又名玉龙膏、回阳玉龙散。炒草乌、煨干姜各三两，炒赤芍药、白芷、煨天南星各一两，肉桂五钱。为细末，热酒调敷。功能除湿祛寒，回阳止痛。治背疽阴病，不肿高，不焮痛，不发热，不作脓，寒湿流注，鼓风久损，冷痛痹风，诸湿脚气，手足顽麻，筋骨疼痛及一切皮色不变，漫肿无头，鹤膝风等症。

回阳玉龙散huíyángyùlóngsǎn 即回阳玉龙膏。见该条。

茴楝五苓散huíliànwǔlíngsǎn 《医宗金鉴·杂病心法要诀》卷四十二方。猪苓、白术、茯苓、泽泻、桂枝、小茴香、川楝子、葱、盐。水煎服。功能行气散寒，利水渗湿。治膀胱水疝，尿不利。

茴香槟榔散huíxiāngbīnglángsǎn 《圣济总录》卷七十一方。炒茴香子、槟榔、煨三棱、青皮（盐炒）各半两，木香一分。为末，每服二钱匕，不拘时热汤调下。功能行气活血，温中止痛。治贲豚气成块，上冲腹胁满痛。

茴香菜huíxiāngcài 中药材。出《备急千金要方·食治》。为茴香茎叶之别名。详该条。

茴香虫huíxiāngchóng 中药材。出《本草衍义》。又名香虫。为凤蝶科昆虫金凤蝶 *Papilio machaon* L. 的幼虫。分布于全国各地。甘、辛，温。治胃痛，噎膈，疝气。煎服1～3条，或入散剂。虫体含挥发油，内含对甲氧基桂皮醛、对甲氧基桂皮酸、对甲氧基苯甲醛、对甲氧基苯甲酸。

茴香根huíxiānggēn 中药材。出《本草图经》。又名小茴香根。为伞形科植物茴香 *Foeniculum vulgare* Mill. 的根。我国大部分地区有栽培。辛、甘，温。入肝、胃经。散寒行气止痛。治疝气痛，胃寒呕吐，脘腹胀痛，寒湿痹痛。煎服：9～15g。本品含挥发油，内含莳萝油脑、α-和γ-松油烯、α-和β-蒎烯等。又含豆甾醇、伞形花内酯等。

茴香茎叶huíxiāngjīngyè 中药材。出《药性论》。又名茴香菜、香丝菜。为伞形科植物茴香 *Foeniculum vulgare* Mill. 的茎叶。甘、辛，温。透疹，顺气，消肿。①治麻疹不透，疝气。煎服：9～15g。②治痈肿，煎服或外敷。本品含挥发油、茴香苷（Foeniculin）、山柰酚-3-阿拉伯糖苷等黄酮类、维生素C以及桂皮酸、茴香酸等。

茴香橘核丸huíxiāngjúhéwán 《全国中药成药处方集》方。小茴香（酒炒）24g，炒橘核、海藻、昆布、海带、桃仁、炒川楝子各60g，制厚朴、木通、枳实（麸炒）、延胡索、肉桂、木香各15g。为细末，陈酒和水泛为丸，每服9g，空腹温酒或淡盐汤送下。功能软坚散结，行气止痛。治疝气，睾丸肿胀偏坠，坚硬如石，痛引脐腹，阴囊肿大，或生疮出水，成痈溃烂者。本方由《济生方》橘核丸加味而成。

茴香楝实丸huíxiāngliànshíwán 《医学发明》卷五方。炒川楝子、茴香、山茱萸、食茱萸、青皮、马蔺花（醋炒）、芫花各一两。为细末，醋糊为丸，梧桐子大，每服三十丸，食前温酒送下。治疝气、瘕聚。

茴香丸huíxiāngwán ❶《疡医大全》卷二十四方。白术、茯苓、炒大茴香、吴茱萸、荔枝核、山楂核各一两，橘核三两，枳实八钱。为细末，炼蜜为丸，每丸重一钱五分，每服一丸，空腹生姜煎汤送下。功能温阳散寒，散结止痛。治疝气。❷《杂病源流犀烛·六淫门》卷十四方。胡芦巴八钱，茴香六钱，巴戟天、川乌各二钱，川楝子肉四钱，吴茱萸五钱。为末，酒糊为丸，每服十五丸，小儿每服五丸，盐酒送下。功能温暖肝肾，行气散结。治小腹冷癖，有形如卵，上下走痛不可忍。

茴香子散huíxiāngzǐsǎn 《圣济总录》卷五十一方。炒茴香、炒桃仁、炮姜、炙甘草、桂枝、熟地黄、石斛、杜仲各等分。为末，每服二钱匕，空腹食前温酒送下。治肾胀，气攻腰腹痛。

迴澜社医书四种huílánshèyīshūsìzhǒng 丛书。汪绍达辑。刊于1929年。包括《叶天士家传秘诀》《慎疾刍言》《李翁医记》及（日）今村亮《医事启源》4种。

迴澜说huílánshuō 见“伤寒论注”条。

洄溪老人huíxīlǎorén 见“徐大椿”条。

洄溪脉学huíxīmàixué 脉学著作。原题清代徐灵胎撰。1卷。作者阐析脉位、审象、因形气以定诊等总论内容，分述大、小、清、浊诸脉，冲阳、太溪脉、真脉、孕脉、五脏脉、新病久病、高、章、纲、惵、卑、损、太素脉等。虽非系统之作，但论述简要，颇能发挥己见。后编入《徐灵胎医学全书》中。

洄溪医案huíxīyī' àn 医案著作。清代徐大椿撰。初未刻印，1855年由王士雄根据抄本编辑并加按语刊行。案中叙述方药不甚详明，而治法灵活多变，随证而施，并有不少独到的临床见解，对读者颇多启发。

蛔huí 蛔虫。古文献中的“蛕”“蚘”均为蛔的异体字。参见“蛔虫”条。

蛔虫huíchóng 九虫之一。又称心虫。《内经》称“蛟蛕”，《金匮要略》称“蚘虫”，《诸病源候论》又称“长虫”。蛔虫寄生人体中，称蛔虫病。多因脾胃虚弱，杂食生冷、甘肥、油腻或不洁瓜果蔬菜所致。症见腹痛，痛有休止，亦可痛处有肿块聚起，上下往来活动，虫动则痛作，虫静则痛止。虫痛攻心，类似于胆道蛔虫症，并可见面色白或黄白相间或有虫斑，消瘦，呕吐清水或蛔虫等。治疗以驱虫为主。脾胃虚弱，或夹积滞者，兼用健脾、消导等法。方用乌梅丸、化虫丸、万应丸等。

蛔虫病huíchóngbìng　病名。蛔虫状如蚯蚓，寄生在小肠内。静止时无自觉症状。在初期或有发热、咳嗽。肠蛔虫病时，可有食欲不振，恶心呕吐，胃部不适，流涎，腹痛，易激怒，梦惊，夜间磨牙，鼻痒，偶有惊厥等症。蛔虫具有一种钻入孔道的特性，当肠内产生某些对蛔虫生活不利的条件时，其活动的能力增加，扰动时腹痛阵发，如虫多可引起肠梗阻，窜入胆道可引起胆道蛔虫症。治疗以驱蛔虫为主。宜用乌梅丸。胆道蛔虫症，治宜先安后驱；肠梗阻则应配合通利腑气，当蛔虫驱去以后，再予健脾。驱虫用使君子、苦楝根皮等，健脾用异功散加减。

蛔虫菜huíchóngcài　中药材。见《中国经济海藻志》。为鹧鸪菜之别名。详该条。

蛔虫贯膈huíchóngguàngé　病证名。出清代余梦塘《保赤存真》卷四。系脾胃虚寒，蛔虫上扰的病证。症见右上腹部阵发绞痛，痛时患儿哭叫，屈体弯腰，出冷汗，面色苍白，常伴呕吐，可吐出蛔虫和胆汁。阵痛之间仍留微痛。剑突下稍右疼痛拒按，脉弦或沉紧。类似胆道蛔虫症。宜用乌梅丸。参见“蛔虫病”条。

蛔虫瘤huíchóngliú　古病名。《外科正宗》卷二：“又有一种蛔虫瘤，生于胁下。”据文献记载，日久瘤体破溃，有“蛔虫”自出。宜大补元气，服人参养荣汤。

蛔虫扰胃吐huíchóngrǎowèitù　病证名。《幼幼集成》：“胃中有热则虫动，虫动则胃缓，胃缓则涎出。”呕恶吐涎。宜乌梅丸安蛔定吐，参见“虫吐”条。

蛔虫痧huíchóngshā　病证名。即蛔虫病儿感染痧毒而致蛔结之证。小儿素患蛔虫病，因痧毒内犯，致蛔死而与肠中糟粕相结，引起腹中大痛，大便不通。宜用三棱针刺腿弯、臂弯痧筋上，流出紫黑毒血；另用大黄芒硝煎汤稍冷服之，下其死蛔与宿粪，其痛自止（《痧胀玉衡》）。

蛔动脘痛huídòngwǎntòng　病证名。指因蛔虫积阻或攻窜所致的脘痛。《类证治裁》卷六：“蛔动脘痛，必有休止，安蛔丸。”《张氏医通》卷五：“因蛔作痛，痛有休止，令人吐蛔，蛔动故也。用川椒、乌梅、黄连、槟榔煎服。”参见“虫痛”条。可见于胆道蛔虫症。

蛔疳huígān　病证名。由蛔虫而引起的疳疾。出《太平圣惠方》卷第八十七。小儿脏腑虚弱，如饮食不洁，蛔虫感染，或喜食肥甘、香饵，损及脾胃，则湿浊不化，易生虫疾。症见腹中攻痛，时缓时止，呕吐清涎，腹胀，面色青黄，唇色淡白，目乏光彩，治宜驱虫暖胃。先用化虫丸，继服使君子丸（《小儿药证直诀》：使君子、厚朴、甘草、诃子肉、青黛、陈皮）。

蛔结痧huíjiéshā　病证名。痧证之一。《杂病源流犀烛·痧胀源流》：“蛔结痧，痧毒攻胃故蛔死，入于大肠与宿粪相结，腹中大痛，是为蛔结。又有痧毒入胃，胃必热胀之极，蛔不能存，因而上涌，乘吐而出；或蛔结腹痛，不大便；或入大肠由大便而出。与伤寒吐蛔，伏阴在内者不同。法当清其痧胀为主，先用刮放，后服药。”宜细辛大黄丸、大黄丸等。参见“痧”条。

蛔厥huíjué　病证名。厥证之一。古亦作“蚘厥”。指因蛔而痛厥者。《金匮要略·趺蹶手指臂肿转筋阴狐疝蛔虫病脉证治》：“蛔厥者，当吐蛔，令病者静而复时烦，此为脏寒，蛔上入膈，故烦，须臾复止，得食而呕又烦者，蛔闻食臭出，其人当自吐蛔。蛔厥者，乌梅丸主之。”《伤寒绪论》卷下：“凡人胃脘忽痛忽止，身上乍热乍凉，面上作赤作白，脉倏乱倏静，口中吐沫不食者，便是蛔厥之候。”本病证可见于胆道蛔虫症、蛔虫性肠梗阻等。参见“厥证”条。

蛔心痛huíxīntòng　病症名。亦称蛔咬心痛。《备急千金要方》卷十三：“蛔心痛，心腹中痛，发作肿聚，往来上下行，痛有休止，腹中热，善涎出，是蛔咬也。”《医灯续焰》卷八：“蛔咬心痛……大痛不可忍，或吐青黄绿水涎沫，或吐虫出，发有休止，此是蛔心痛也。”可用乌梅丸、芜荑散等方。参见“心痛”“虫心痛”条。

蛔咬心痛huíyǎoxīntòng　病证名。见《圣济总录》卷五十六。又名蛔心痛。详该条。

毁沮huǐjǔ　败坏。《素问·疏五过论》：“精气竭绝，形体毁沮。”

汇集经验方huìjíjīngyànfāng　方书。见“古愚山房方书三种”条。

汇刊经验方huìkānjīngyànfāng　医方丛书。清代毛世洪等辑。由书商汇刻刊行。又有《汇刻经验良方》《经验良方汇编》等名。主要包括《便易经验集》《续刊经验集》《叶氏（天士）经验方》《张卿子经验方》《几希录附方》《敬信录经验方》《良方拣要》《济世养生集》等多种以验方为主的著作。由于这类方书的选方较为实用，书商争相汇刻。同一书名，选刻的种类可从数种至十余种不等。

汇刻经验良方huìkèjīngyànliángfāng　医方丛书。见“汇刊经验方”条。

汇通派huìtōngpài　中西医汇通派的简称。详见该条。

会huì　指腧穴。《灵枢·小针解》：“节之交三百六十五会者，络脉之渗灌诸节者也。”因穴位为经络气血会聚之处，故名。参见“腧穴”条。

会额huì'é　经穴位名。出《针灸甲乙经》。即脑户。见该条。

会骨huìgǔ　经穴别名。出《外台秘要》。即冲阳。见该条。

会维huìwéi　经穴别名。出《针灸甲乙经》。即地仓。见该条。

会厌huìyàn　解剖部位名称。出《灵枢》。位于舌部及舌骨之后，形如一树叶，柄在下，能张能收，呼吸语言时会厌开启，饮食吞咽或呕吐时，则会厌关闭，以防异物入气道。《儒门事亲》卷三：“会厌与喉上下以司开阖，食下则吸而掩，气上则呼而出，是以舌抵上腭，则会厌能闭其咽矣。”《灵枢·忧恚无言》：“会厌者音声之户也。”《类经》卷二十一：“会厌者，喉间之薄膜也，周围会合，上连悬雍，咽喉食息之道得以不乱者，赖其遮厌，故谓之会厌，能开能阖，声由以出，故谓之户。”又叫吸门。《难经·四十四难》：“会厌为吸门。”

会厌逐瘀汤huìyànzhúyūtāng　《医林改错》卷下方。桃仁、红花各五钱，生地黄四钱，甘草、桔梗各三钱，枳壳、赤芍药、当归各二钱，玄参、柴胡各一钱。水煎服。功能活血化瘀，宣肺利咽。治痘五六天后，饮水即呛。

会阳huìyáng　经穴名。代号 BL35。出《针灸甲乙经》。别名利机。属足太阳膀胱经。位于尾骨下端两旁，距骶正中线 0.5 寸处（《医宗金鉴》）。另说：“阴尾骨外，各开一寸半”（《医学入门》）；“长强外开二寸”（《针灸集成》）。布有尾骨神经和臀下动、静脉分支。主治腹痛，泄泻，痢疾，便血，痔疮，带下，阳痿，阴部湿痒等。直刺1～1.5寸。艾炷灸3～7壮，或艾条灸5～15分钟。

会阴huìyīn ❶人体部位名。亦称篡、下极、屏翳。指外生殖器后方与肛门前方的部位。《医宗金鉴》：“篡者，横骨之下，两股之前，相合共结之凹也。前、后两阴之间名下极穴，又名屏翳穴、会阴穴，即男女阴气之所也”。❷经穴名。代号CV1。出《针灸甲乙经》。别名屏翳、下极、下阴别。属任脉。位于会阴部正中。男子当肛门与阴囊之间，女子当肛门与阴唇后联合之间。布有会阴神经分支和会阴动、静脉分支。主治溺水窒息，昏迷，癫狂，脱肛，痔疮，疝气，小便不通，带下，月经不调，阴部瘙痒等。直刺0.5～1寸。艾炷灸3壮，或艾条灸5～10分钟。

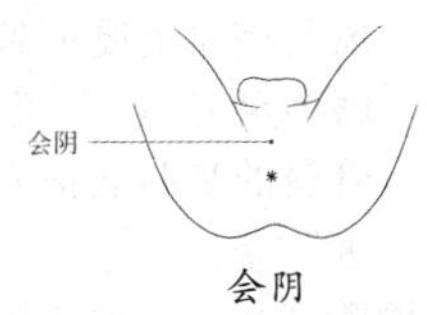

会阴

会阴廓huìyīnkuò 眼的八廓名称之一。用相应脏腑的功能命名者。见葆光道人《眼科龙木集》。❶《审视瑶函》认为艮廓（即山廓）“络通三焦，脏配命门，与三焦相为脏腑，会合诸阴，分输百脉，故曰会阴廓”。❷《医宗金鉴·眼科心法要诀》认为山廓属包络，依附于心，包络为阴相火，故名会阴廓。详“山廓”条。

会阴之脉huìyīnzhīmài 即任脉。《素问·刺腰痛论》：“会阴之脉，令人腰痛，痛上漯漯然汗出，汗干令人欲饮，饮已欲走。”张志聪注：“任脉起于至阴，与督脉交会，分而上行，故名曰会阴。”

会元针灸学huìyuánzhēnjiǔxué 针灸著作。又名《古法新解会元针灸学》。焦会元编。综合性针灸著作。书中除引录古代多种有关针灸文献外，还对每个腧穴名称做了解释，并在治疗方面提供了作者的经验。现有1937年铅印本。

会原huìyuán 经穴别名。出《针灸甲乙经》。即冲阳。见该条。

会宗huìzōng 经穴名。代号SJ7。出《针灸甲乙经》。属手少阳三焦经。手少阳之郄穴。位于腕背横纹上3寸，尺骨之桡侧缘；或于支沟穴尺侧约一横指取穴。布有前臂背侧皮神经、前臂内侧皮神经，深层为前臂骨间背侧神经和骨间掌侧神经、并有前臂骨间背侧动、静脉通过。主治耳聋，癫痫，臂痛等。直刺0.5～1寸。艾炷灸3～5壮；或艾条灸5～10分钟。

绘图针灸传真名医刺法huìtúzhēnjiǔchuánzhēnmíngyīcìfǎ 针灸著作。又名《针灸传真》。见该条。

恚嗔huìchēn 忿怒。《素问·上古天真论》：“无恚嗔之心。”

恚膈huìgé 病证名。五膈之一。见《肘后备急方》卷四。《诸病源候论·五鬲气候》：“恚膈之为病，心下苦实满，噫辄酢心，食不消，心下积结，牢在胃中，大小便不利。”参见“五膈”条。

恚气huìqì 七气之一。《诸病源候论·七气候》：“恚气，则积聚在心下，不可饮食。”参见“七气”“九气”条。

秽毒huìdú 即五脏毒。详该条。

秽浊huìzhuó 污秽混浊之意。❶指腐败污秽之气及山岚瘴气等。❷指病人的排泄物、分泌物或身体散发的特殊气味。❸指湿热熏蒸的秽浊。《温病条辨·上焦篇》：“脾郁发黄，黄极则诸窍为闭，秽浊塞窍者死。”

惠袋疬huìdàilì 病证名。出《外科大成》卷二。指生于右耳根部，其形如袋的瘰疬。证治见“瘰疬”条。

惠民局huìmínjú 宋代官方设立的专门经营药品的机构名称。1151年诏诸州设置惠民局，由官府给医药，为群众的疾病治疗提供方便。

惠民药局huìmínyàojú 明代医药机构。设于1370年（洪武三年）。由大使和副使各一人主管，其下于外府设提领，州县设官医，主管分发医药给军民及囚人的事宜。

惠民药局大使huìmínyàojúdàshǐ 明代官名。为惠民局所设之最高官吏。参见“惠民局”条。

惠民药局副使huìmínyàojúfùshǐ 明代官名。为惠民局所设之官职，仅次于大使。参见“惠民药局”条。

惠直堂经验方huìzhítángjīngyànfāng 方书。4卷。清代陶承熹、王承勋辑。刊于1759年。本书为临床各科的有效成方与民间单方汇编而成。卷一、二为通治、补虚、种子、伤寒等内科杂病，五官科病证验方，卷三为痈疽疔疮等外科验方，卷四为妇科、儿科验方，膏药成方以及若干成药并制法，急救、救荒、怪症方等。

瘣疾huìjí 病证名。出《世医得效方》卷十五。《叶天士女科证治秘方》：“子宫脱出，痛不可忍，名曰瘣疾。”详见“子宫脱垂”条。

瘣疰huìzhù 古病名。《太平圣惠方》卷五十六：“人先天他痛，忽被鬼邪所击，当时心腹刺痛，或闷绝倒地，如中恶之类。其得差之后，余气不歇，停住积久，有时发动，连滞停住，乃至于死。死后注易傍人，故谓之鬼疰也。”可选用犀角散、常山散、鲛鱼皮散等方。

慧huì ❶聪敏，引申为病稍退而神志清楚。《素问·藏气法时论》：“肝病者，平旦慧。”《灵枢·顺气一日分为四时》：“夫百病者，多以旦慧昼安，夕加夜甚。”《素问·刺腰痛论》：“默默然不慧。”王冰注：“风盛则昏冒，故不爽慧也。”❷眼清目明。《金匮要略·惊悸吐衄下血胸满瘀血病脉证治》：“目睛慧了。”

慧命经huìmìngjīng 养生著作。清代柳华阳撰，成书于乾隆甲寅年（1794）。全书分14章，主要论述小周天后的大周天功法，内容包括漏尽图、六候图、任督脉络图、道胎图、出定图、化身图、面壁图、还虚图、集说慧命经、正道修炼直论、正道功夫直论、正道禅机直论、杂类说、决疑等。其特点是以的自己实践体会对大周天功法进行较通俗的讲解，因此颇受气功内丹实践者的重视。柳氏在自序中亦指出：“今以浅率之言，将佛宝私传和盘托出，俾世之学者，睹此《慧命经》即若亲口相传，只须励者精勤，不必他山求助。”

hun

昏鸡头hūnjītóu 中药材。见《四川中药志》。为小贯众之别名。详该条。

昏厥hūnjué 症名。也称晕厥。指突然昏倒，不省人事，四肢厥冷，移时方苏，醒后无失语偏瘫等后遗症的表现。

昏霿hūnméng 晦暗。《素问·六元正纪大论》：“原野昏霿。”

昏迷hūnmí 症名。❶指神昏不省人事，或神识迷糊的症状。见《太平惠民和剂局方》卷一。又名神昏。多由邪阻清窍，神明被蒙所致。可见于伤寒、温病及中风、厥证、癫痫等多种疾病。不论外感、内伤，凡见此症，均属重症。治应审因论治，而以开窍醒神为先，选用苏合香丸、至宝丹、紫雪丹、安宫牛黄丸、牛黄清心丸等。危重者可中西医结合抢救。本病可见于急性感染性疾病，内分泌及代谢障碍性疾病，水、电解质平衡紊乱，中毒，物理因素导致的疾病及中枢神经系统损伤等疾患。❷指郁冒。《伤寒明理论》卷三："郁为郁结而气不舒也，冒为昏冒而神不清也，世谓之昏迷者是也。"参见郁冒条。

昏渺hūnmiǎo 症名。指眼视物不明的症状。《医贯》卷四："神水者，由三焦而发源，先天真一之气所化，目上润泽之水是也……耗涩，则有昏渺之危。"参见"目昏"条。

昏瞑hūnmíng 症名。指眼视物不明的症状。《医贯》卷四："火衰则有昏瞑之患。"参见"目昏"条。

昏睡露睛hūnshuìlùjīng 症名。指病人昏睡，眼睑半开半合。余梦塘《保赤存真》卷四："脾胃虚极，眼皮不能紧合，故睡而半开半合。宜大温补为主。吐泻病多见此证。"宜用参附汤之类。

昏翳hūnyì 天昏地暗。《素问·五常政大论》："其主埃郁昏翳。"《素问·六元正纪大论》："甚则黄黑昏翳，流行气交。"

H

昏晕hūnyūn 症名。又作昏运。指头脑昏沉眩晕感觉。亦有指眩晕之常发于黄昏者。多因阴虚所致。《证治汇补·眩晕》："日晡眩晕，得卧少可，谓之昏晕，此阴虚也。"详"阴虚眩晕"条。

昏运hūnyùn 症名。见《医林绳墨·眩运》。又作昏晕。详该条。

惛塞hūnsè 症名。即神识模糊的症状。《诸病源候论》卷四十八："人有禀性阴阳不和而心神惛塞者，亦有因病而精采钝，皆由阴阳之气不足，致神识不分明。"

浑hún ❶与"混"通。❷湿浊之邪。《伤寒论·辨脉法》："浊邪中下，名曰浑也。"

浑浑húnhún 喻脉来浑乱。《素问·疟论》："无刺浑浑之脉。"《素问·脉要精微论》："浑浑革至如涌泉，病进而色弊。"王冰注："浑浑言脉气混乱也。"

浑浑焞焞húnhúntūntūn 症名。表现为听觉不清，反应迟钝。多由湿浊上蒙，肝胆实火或肾虚而精气不得上承所致。《素问·至真要大论》："心痛耳聋，浑浑焞焞。"《灵枢·经脉》："病耳聋浑浑焞焞。"

浑身麻木húnshēnmámù 症名。指自觉全身肢体麻木不适感。多由气血不充，卫气不行，或痰湿，或气郁血瘀所致。《兰室秘藏》卷二："浑身麻木不仁，或头面手足肘背，或腿脚麻木不仁。"可用神效黄芪汤等。《杂病源流犀烛·麻木源流》："有浑身麻木者，宜八仙汤、五积散……因瘀血麻木者，宜四物汤加桃仁、红花、甘草；有身麻生疙瘩者，宜散滞汤；有因气麻木者，宜开结舒筋汤。"如湿痰者，或走注如核，肿起有形色白，宜化痰利湿，用二陈汤加苍术、枳壳、黄连、厚朴等。因气虚者，宜补气行气，用四君子汤加厚朴、香附等。血虚者，宜养血而生血，如四物汤加生地、红花、枸杞、香附之类。又有因阳气衰弱，湿伏阴分所致者。《张氏医通·麻木》："东垣治闭眼则浑身麻木，开眼则渐退，久而方止，昼减夜甚，为阳气衰而湿伏阴分也，三痹汤去乌头，加苍术、黄柏。"参见"麻木"条。

混睛húnjīng 病证名。《世医得效方》卷十六："白睛先赤后痒痛，泪下闭涩难开，年深则睛变成碧色，满目如凝脂，赤脉横贯，宜地黄散。"即混睛障。详该条。

混睛障húnjīngzhàng 病证名。见《审视瑶函》。又名混睛、混障证。《医宗金鉴·眼科心法要诀》："混睛之证，初起白睛混赤，渐生赤脉，遮漫乌睛，或白或赤，漫珠一色，白忌光滑如苔，赤忌赤脉外散，其证初起则先痒后痛，渐致碜涩泪出，羞明隐痛，视物昏蒙。此乃肝脏毒风与瘀血上凝所致。先宜劆洗去瘀，后服地黄散，外点磨障灵光膏。"类今之角膜实质炎。此外，沙眼角膜血管翳的某些病情亦与之相似。参见"气翳"及"赤膜下垂"条。

混障证hùnzhàngzhèng 病证名。《证治准绳·杂病》："谓漫珠一色之障也，患之者最多。有赤白二证，赤者易治于白者，赤者怕赤脉外爬，白者畏光滑如苔……一云混睛证，白睛先赤而后痒痛，迎风有泪，闭涩难开，或时无事，不久亦发，年深则睛变成碧色，满目如凝脂赤路，如横赤丝，此毒风积热，宜服地黄散，外点七宝膏。"即混睛障。详该条。

魂hún 精神意识活动的一部分。《灵枢·本神》："随神往来者谓之魂""肝藏血，血舍魂"。《类经》："魂之为言，如梦寐恍惚，变幻游行之境皆是也。"说明精神活动以五脏精气为基础，具体指出魂与肝血的关系。由于肝不藏血，肝血不足等原因，可致魂不随神而动，出现梦游、呓语等病症。

魂门húnmén 经穴名。代号BL47。出《针灸甲乙经》。属足太阳膀胱经。位于背部第9胸椎棘突下旁开3寸处，一说"除脊各三寸取穴"（《针灸资生经》）。布有第7、8胸神经后支的外侧支和肋间动、静脉后支。主治胸胁胀痛，脊背疼痛，呕吐，食不化，泄泻等。斜刺0.3～0.5寸。艾炷灸3～7壮，或艾条灸5～15分钟。

魂舍húnshè 经外奇穴名。出《备急千金要方》。位于脐中两旁各1寸处。主治泄痢脓血，肠炎，消化不良，习慣性便秘等。直刺0.5～1寸。艾炷灸3～5壮，或艾条灸5～15分钟。

混沌衣hùndùnyī 中药材。出《本草纲目》。为紫河车之别名。详该条。

混合痔hùnhézhì 病名。指直肠末端黏膜和肛管皮肤下的直肠静脉丛发生扩大、曲张，形成柔软静脉团的疾病。当这种静脉团在肛门齿线相互沟通吻合，使内痔部和外痔部分形成一整体者，称为混合痔。参见"痔"条。

混俗颐生录hùnsúyíshēnglù 养生著作，宋代刘词著。见《道藏·洞神部》573册。1卷。内容均为作者的经验记述，共10篇，包括饮食宜忌、饮酒禁忌、四季的调养、劳病风病的调养以及男女性生活的节制和禁忌等。

混元膏hùnyuángāo 《医宗金鉴·正骨心法要旨》卷八十八方。羚羊血、没药、白及、雄黄各五钱，漏芦、红花、麝香、白蔹、升麻各三钱，栀子、大黄、甘草各二钱。为细末，醋熬成膏，敷头顶上。治打扑损伤，骨碎筋翻，瘀血凝聚，青紫肿痛。

混元母hùnyuánmǔ 即胞衣。详该条。

混元散hùnyuánsǎn 《证治准绳·幼科》集六方。紫河车一具。分作五至七块，用白糯米三合，合水淘净，入锅内同炒，米黄为度，为细末，每服五分至一钱。治气血俱虚，痘疮灰白色，不灌脓回浆者。

混元生hùnyuánshēng 病证名。又名被膜儿、幸帽儿。指胎胞未破，小儿随胞一起娩出。周纪常《女科辑要》五卷："儿不出胞，连胞生下者，名曰混元生。生后将胞衣掐破，儿既（即）出矣。"

huo

豁痰息风huōtánxīfēng　治法。即用具有祛痰化浊开窍、息风止痉作用的方药治疗风痰所致痫病等病证的治法。

豁痰醒脑huōtánxǐngnǎo　治法。即化痰开窍。详该条。

豁泄huōxiè　古病名。指食不知饱，肌瘦、腹大而多泄的病证。《诸病源候论》卷四十七："小儿有嗜食，食已仍不知饱足，又不生肌肉，但其腹大，其大便数而多泄，亦呼为豁泄，此肠胃不守故也。"治宜健脾益气。用参苓白术散。

活蚌水huóbàngshuǐ　中药材。出《本经逢原》。为蚌泪之别名。详该条。

活磁石huócíshí　中药材。见《中国药学大辞典》。为磁石之处方名。详该条。

活法机要huófǎjīyào　综合性医著。不著撰人（或题元代朱震亨撰）。1卷。本书介绍临床较常见病证的病因、证候及治疗方药，其中以泄痢、头风、消渴等内科杂病为主，兼及胎产、疮疡、眼证等病证。论述简要，治法能根据不同的病证随机应变，灵活而有法度。除选收前人常用方剂外，自拟方亦颇多，对临床和方剂研究均有参考价值。本书或认为系朱氏门人所编述，现存较早的刊本有《济生拔萃》本、《医统正脉》本等。

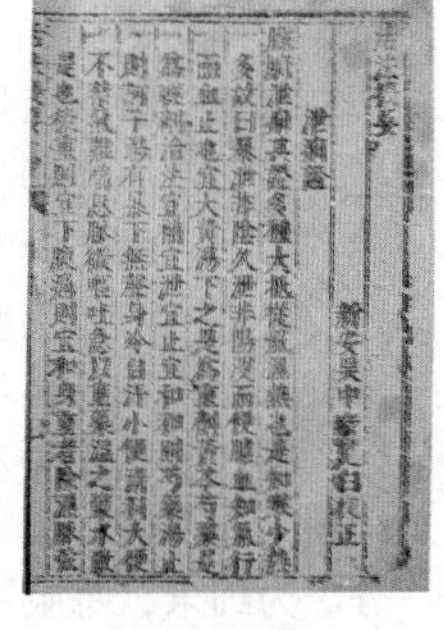

活法机要

活络丹huóluòdān　《太平惠民和剂局方》卷一方。又名小活络丹、小活络丸。川乌（炮，去皮脐）、草乌（炮，去皮脐）、地龙、炮天南星各六两，乳香、没药各二两二钱。为细末，酒糊为丸，梧桐子大，每服二十丸，空腹日午冷酒送下。功能温经活络，搜风除湿，祛痰逐瘀。治风寒湿痹，肢体疼痛、拘挛。方中主以川乌、草乌温经活络，以散络中风寒湿邪；臣以南星燥湿活络，以祛络中之痰，并能祛风；佐以乳香、没药行气活血，以化络中之瘀血，并能止痛；使以地龙通经活络，并用陈酒引导诸药直达病所。合而用之，则留滞于经络之风寒湿邪及痰、瘀均得以祛除，使经络得通，通则不痛，营卫调和，诸症可愈。实验研究表明，本方具有止痛和镇静作用。

活络流气饮huóluòliúqìyǐn　《医宗金鉴·外科心法要诀》卷七十方。又名和中既济汤。苍术、木瓜、羌活、生附子、山楂肉、独活、牛膝、麻黄各二钱，黄柏、乌药、干姜、槟榔、枳壳（麸炒）各一钱五分，甘草八分，黑豆四十九粒，生姜三片。水煎服。治青腿牙疳，症见腿肿色青，牙疳腐血。如牙疳盛，减干姜、附子，加黄连、龙胆草各二钱；如寒热已退，减羌活、麻黄，加威灵仙、五加皮各二钱；如牙疳轻而腿疼重，加肉桂二钱。

活络祛寒汤huóluòqūhántāng　《医学衷中参西录》方。生黄芪15g，当归、丹参、生乳香、生没药各12g，桂枝6g，生白芍药、生姜9g。水煎服。功能活血化瘀，温通经络。治经络受寒，四肢发搐。若寒甚者，加干姜9g。

活络疏肝散huóluòshūgānsǎn　《疬科全书》方。柴胡、牛蒡子、牛膝、青皮、防风各一钱半，天花粉、土茯苓各三钱，山慈菇（去皮毛）、葛根、夏枯草各二钱，生甘草一钱。水煎服。功能疏散风热，化痰散结。治外感而致的风火疬，两耳之下或环颈皆是，或单在左耳之下，或单在右耳之下，无论核之多少，色带红光欲破，或痛或不痛，或寒热交作。若有实热者，酌加黄芩、黄连。

活络效灵丹huóluòxiàolíngdān　《医学衷中参西录》方。当归、丹参、生乳香、生没药各15g。水煎服；或为细末，一剂分作4次服，温酒送下。功能活血祛瘀，通络止痛。治气血凝滞，痃癖癥瘕积聚，心腹疼痛，腿疼臂疼，内外疮疡及风湿痹痛，跌打瘀肿等。若腿疼，加牛膝；臂疼，加连翘；妇女瘀血腹疼，加生桃仁、生五灵脂；疮红肿属阳者，加金银花、知母、连翘；白硬属阴者，加肉桂、鹿角胶；疮破后生肌不速者，加生黄芪、知母、甘草；脏腑内痈，加三七、牛蒡子。

活络饮huóluòyǐn　《景岳全书》卷五十四方。羌活、独活、川芎、当归、白术各一钱，甘草五分，加生姜五分，水煎服。功能补气活血，祛风寒湿。治风湿痹痛。

活命金丹huómìngjīndān　《御药院方》卷一方。甘草、板蓝根、干姜、芒硝各一两，大黄一两半，牛黄、珍珠、生犀角、薄荷各五钱，朱砂（一半为衣）四钱，麝香、桂枝、青黛各三钱，冰片二钱。为细末，蜜水浸蒸饼为丸，每两作十丸，金箔、朱砂为衣。若治风毒，茶水送下；解药毒，新汲水化下；汗后余热劳病及小儿惊热，薄荷汤化下。治中风不语，半身不遂，肢体麻木，痰涎上潮，咽嗌不利，牙关紧闭及解一切酒毒、药毒，发热腹胀，大小便不利，胸膈痞满，上实下虚，气闭面赤及汗后余热不退。

活命饮huómìngyǐn　见《医学入门》卷七。即仙方活命饮。见该条。

活人葱豉汤huóréncōngchǐtāng　即葱豉汤第2方。见"葱豉汤"条。

活人大黄汤huóréndàhuángtāng　《证治准绳·类方》第三册方。即大黄散第1方。见"大黄散"条。

活人方huórénfāng　见"证治百问"条。

活人方汇编huórénfānghuìbiān　综合性医著。见"证治百问"条。

活人事证药方huórénshìzhèngyàofāng　综合性医著。宋代刘信甫编。20卷。刊于1216年。本书以论述病证为主，共分诸风、诸气、伤寒、虚劳、妇人、疮疡、小儿等，共20门。作者自称每门病证所述诸方"各有事件引证，皆可取信于人"。全书选方颇多，其中有一些较有价值的方药，如取痔用砒、矾、草乌、蝎梢等外治，是历史上较早的枯痔疗法。现仅存抄本。

活人书括huórénshūkuò　伤寒著作。见"伤寒类证活人书括"条。

活人无比散huórénwúbǐsǎn　《证治准绳·幼科》方。即无比散。见该条。

活人心法huórénxīnfǎ　❶养生著作。又名《新刊京本活人心法》、《臞仙活人心方》。明代朱权（臞仙）撰。2卷。刊于14世纪末。卷上为养生法，内容包括治心、导引法（附图）、祛病延年六字法、保养精神及补养饮食等。卷下辑录玉笈二十六方及加减灵秘十八方。书中宣扬了一些道教养生的观点。❷综合性医著。清代刘以仁撰，王文选辑。4卷。成书于1838年。全书选辑各家医论、临证辨治和药性方剂，分门别类整理而成。内容以伤寒病证治为主，对伤寒病证的辨析、伤寒察舌及伤寒方的介绍均较详尽。

H

活人总括huórénzǒngkuò 伤寒著作。见“伤寒类书活人总括”条。

活体测量huótǐcèliáng 参见“王室养生保健全书”条。

活血草huóxuècǎo 中药材。见《江苏省药用植物志》。为茜草之别名。详该条。

活血丹huóxuèdān ❶中药材。①《本草纲目拾遗》方。为茜草之别名。详该条。②《浙江民间常用草药》方。为景天三七之别名。详该条。❷方名。①《全生指迷方》卷二方。干地黄二两，当归、芍药、续断、白术各一两。为细末，酒糊为丸，梧桐子大，每服三十至五十丸，食前温酒送下。治大病之后，数亡津液，血少不荣，气弱不运，肝气亏损，血不荣筋而致一边足膝无力，渐渐瘦细，肌肉不泽，上连胁肋，下连筋急，不能步行。如痛甚足痿不能行，去白术，加杜仲一两，乳香、威灵仙、木鳖子、草乌、白芥子各五钱。②《解围元薮》卷四方。木香、没药、乳香各一两，麝香、皂角各三钱，大枫子四两。为末，饭和丸，芡实大，每服五十至八十丸，茶水送下。治筋骨疼痛。③《证治准绳·疡医》卷六方。青桑炭一斤，当归、牛膝、川芎、赤芍药、熟地黄、黑豆（酒煮）、何首乌、制天南星、白芷、老松节（烧炭）、制杜仲、补骨脂、羌活、独活、制苍术、防风、荆芥、骨碎补、桔梗、粟间、续断各四两，草乌（醋煮，炒）、炮川乌、肉桂、炒木鳖子、大茴香、地龙、白蔹、煨白及、细辛、降香、檀香、松香、枫香、五灵脂、煅京墨、血竭、乳香、没药各二两。为细末，醋煮秫米粉糊为丸，弹子大，生漆为衣，当归浸酒磨服。治跌仆损伤，动筋折骨，诸般风疾，左瘫右痪，手足顽麻及妇人血风，浑身疼痛，冷痹。若伤筋折骨，加自然铜（煅，醋淬）二两。④《疡医大全》卷三十六方。土鳖虫（酒浸）、五加皮、刘寄奴、桃仁、山楂各四两，大黄（酒煮）八两，延胡索（醋煮）、莪术（醋炒）、牡丹皮、当归（酒洗）、牛膝（酒洗）、红花，香附（童便浸炒）各三两，降香、三棱（醋炒）、凌霄花、苏木、青皮、枳实、赤芍药、威灵仙、槟榔、川芎各二两，乳香、没药各一两。为细末，每服二至三钱，陈酒调下，并食胡桃肉四至五枚。治跌打损伤。

活血和气饮huóxuèhéqìyǐn 《杂病源流犀烛·身形门》卷三十方。川芎三钱，青皮二钱，炙甘草、白芍药、滑石各一钱，牡丹皮五分，桃仁（去皮尖）七粒。水煎服。治跌打损伤，瘀血内停之症。

活血化瘀huóxuèhuàyū 治法。用具有活血化瘀作用的方药治疗血瘀证的方法。

活血剂huóxuèjì 即以活血化瘀药为主配伍组成，治疗瘀血证的理血剂。

活血解毒huóxuèjiědú 治法。用具有活血化瘀、和营通络、祛除毒邪作用的方药及其他疗法，治疗痈疡的治法。

活血莲huóxuèlián 中药材。见《湖南药物志》。为八角乌之别名。详该条。

活血龙huóxuèlóng 中药材。见《浙江民间草药》。为虎杖之别名。详该条。

活血驱风散huóxuèqūfēngsǎn 《杂病源流犀烛·身形门》卷二十八方。白蒺藜、当归、川芎、白芷、细辛、槐角、桃仁、半夏、白芍药、五灵脂、生甘草各六分，苍术、杜仲、肉桂、薏苡仁、天麻、橘红、槟榔、厚朴、枳壳各二分，生姜五片，大枣二枚。水煎，加乳香末一分，空腹服。治阴湿疮，瘙痒浸淫，状如疥癣者。

活血去腐huóxuèqùfǔ 治法。用具有活血祛瘀作用的方药，以排出内蓄的瘀血毒邪，使腐肉脱落，治疗疮疡的治法。

活血润肠丸huóxuèrùnchángwán 《证治准绳·类方》方。即活血润燥丸。见该条。

活血润燥生津饮huóxuèrùnzàoshēngjīnyǐn 见《医学入门》卷七。天冬、麦冬、五味子、瓜蒌仁、火麻仁、生地黄、熟地黄、天花粉、当归、甘草各一钱。水煎服。功能活血润燥，生津止渴。治消渴。

活血润燥丸huóxuèrùnzàowán 《兰室秘藏·小便淋闭门》方。又名活血润肠丸。当归尾一钱，防风三钱，大黄（湿纸裹煨）、羌活各一两，皂角仁（去皮，烧存性）一两五钱，桃仁二两，麻仁二两五钱。为细末，炼蜜为丸，梧桐子大，每服五十丸。功能祛风活血，润肠通便。治大便风秘、血秘，常常燥结者。

活血散huóxuèsǎn ❶《产育保庆集》卷下方。当归、川芎、白芍药、柴胡各四两，肉桂二两。为粗末，每服六钱，水煎，食后稍热服。治冲任气虚，月经不调，或多或少，或前或后。❷《瘢论萃英》方。白芍药一钱。为末，温酒调下，欲止痛温水调下。治痘疮出而不快。❸《医学入门》卷七方。当归尾、赤芍药、紫草、红花各五钱，血竭一钱，木香二钱。为末，每服二钱，酒调下。治痘色淡白。❹《伤科汇纂》卷七方。黄芪、当归、川芎、白芷、续断、赤芍药、鹿茸、黄芩、细辛、干姜、炮附子各等分。为细末，每服三钱，温酒调下，日三次。治刀枪伤，腹裂肠出者。❺《证治准绳·幼科》方。即芎䓖汤第1方。见“芎䓖汤”条。

活血散瘀汤huóxuèsànyūtāng ❶《外科正宗》卷三方。川芎、当归、防风、赤芍药、苏木、连翘、天花粉、皂角刺、红花、黄芩、枳壳各一钱，大黄二钱。水煎，食前服。功能清热活血消痈。治臀痈初起，红肿赤痛，坠重如石及大便秘涩者。若便通者去大黄，加乳香。❷《医宗金鉴·外科心法要诀》卷七十方。当归尾、赤芍药、桃仁（去皮尖）、大黄（酒炒）各二钱，川芎、苏木各一钱五分，牡丹皮、枳壳（麸炒）、瓜蒌仁各一钱，槟榔六分。水煎，空腹服，渣再煎服。治委中毒，症见委中穴处，木硬肿痛微红，屈伸艰难。

活血生新huóxuèshēngxīn 治法。即祛瘀活血。详该条。

活血四物汤huóxuèsìwùtāng 《医学入门》卷七方。当归、川芎、芍药、生地黄各一钱半，桃仁九个，红花一钱，苏木八分，连翘、黄连、防风、甘草各六分。水煎服。功能养血活血祛风。治疥疮经久不愈者。

活血汤huóxuètāng ❶《寿世保元》卷五方。当归尾、赤芍药、桃仁（去皮尖）、牡丹皮、延胡索、乌药、香附、枳壳（去瓤）各一钱，红花、官桂、木香（另磨汁）各五分，川芎七分，甘草二分。为粗末，加生姜一片，水煎服。功能活血化瘀，行气止痛。治瘀血腹痛，其痛不移。❷《症因脉治》卷一方。当归、赤芍药、红花、牡丹皮、川芎、泽泻、郁金、木通、秦艽。水煎服。功能化瘀通经。治气凝血瘀，脉痹不行而致的半身不遂。

活血藤huóxuèténg 中药材。出《天宝本草》。为血藤之别名。详该条。

活血调经huóxuètiáojīng 治法。用具有活血理气、调理月经作用的方药治疗气血不和所致月经不调病证的治法。

活血调气汤huóxuètiáoqìtāng 《疡医大全》卷七方。荆芥、天花粉、防风、赤芍药、陈皮各一钱二分，甘草节八分，川贝母（去心）、金银花、白芷、当归尾各二钱。水煎服。功能消肿散瘀。治痈疽肿疡。若痈疽生背上及冬月，加羌活；内热及夏月，加连翘、栀子；消肿，加牛蒡子、穿山甲；痛甚，加乳香、没药；小便涩，加木通；泄泻，加苍术。

活血通经 huóxuètōngjīng　治法。理血法之一。用活血的药物治疗妇女病理性经闭的方法。临床上根据病因不同采用不同治则，如气虚以补气为主，血虚以补血为主，肝肾虚以补益肝肾为主，肝郁脾虚以疏肝健脾为主。并结合活血药，如丹参、红花、桃仁、川芎、当归、牛膝等，加强通经疗效。

活血通经汤 huóxuètōngjīngtāng　❶《证治准绳·类方》第五册方。桂枝、酒黄柏各二钱，葛根、升麻、炙甘草、当归、人参各一钱，芍药五分。水煎热服。治筋脉挛急。❷《马培之外科医案》方。当归、生地黄各二钱，延胡索、丝瓜络、桃仁、牛膝各一钱半，威灵仙、独活、炙没药各一钱，木香四分，红花五分，桑枝三钱。水煎服。治闪挫折伤，腰痛脊驼者。

活血通络 huóxuètōngluò　治法。也称为祛瘀通络。即用具有活血化瘀、疏通经络作用的方药治疗瘀血凝滞，经络受阻所致病证的治法。

活血饮 huóxuèyǐn　《不居集》下集卷十一方。滑石、桃仁、桔梗、甘草、牡丹皮、茜草根、贝母、柴胡、香附曲、瓜蒌仁。水煎服；或为末，韭汁和丸服。治怒气积血在胸，咳嗽年久不愈，每咳则隐隐而痛。

活血止痛汤 huóxuèzhǐtòngtāng　《伤科大成》方。当归、苏木末、落得打各二钱，川芎六分，红花五分，乳香、没药、三七、炒赤芍药、陈皮各一钱，地鳖虫、紫荆藤各三钱。水、酒各半煎服。功能活血化瘀止痛。治损伤瘀血，红肿疼痛。

活应痛丸 huóyìngtòngwán　《卫生宝鉴》卷十五方。狗脊六两半，苍术十两，香附十二两，陈皮九两，没药一两二钱，威灵仙三两，草乌二两半。为末，酒糊为丸，梧桐子大，每服二十至三十丸，温酒或热水送下，不拘时服。功能祛风寒湿，化瘀通络。治风湿为病，血脉凝滞，腰腿重痛，身体麻木，头面虚肿，步履艰难。

活幼口议 huóyòukǒuyì　儿科著作。元代曾世荣撰。20卷。刊于1294年。书中作者申述了对儿科理论的见解，故称之为“口议”。卷一至三议明至理25篇，总论儿科的生理、病理及对某些儿科著作的评论；卷四、五议初生牙儿证候26篇；卷六论指纹脉；卷七论面部气色；卷八病证疑难18篇；卷九议胎中受病诸证15篇；卷十至二十议小儿各种病证的证治。

活幼十三方 huóyòushísānfāng　万密斋祖传婴幼儿危急病症救治之方。出《万氏家传幼科指南心法》。十三方为丸、丹、饼3种剂型，即抱龙丸、凉惊丸、胃苓丸、养脾丸、胡麻丸、神芎丸、玉液丸、茱萸内消丸、香连丸、雄黄解毒丸、至圣保命丹、一粒丹和斩鬼丹。

活幼心法 huóyòuxīnfǎ　儿科著作。又名《活幼心法大全》。明代聂尚恒撰。9卷。刊于1616年。卷一至六为痘科，对痘疹的病原及其不同阶段的发病特点、症状及治法做了较详细的辨析，并提出了有关痘疹的学术见解；卷七是作者治痘疹的医案；卷八论痧疹；卷九论儿科惊风、吐泻等6种杂症。书中根据痘疹病程的不同阶段和特点提示治疗原则，颇多创见，为后世儿科学者所重视，在痘疹专著中影响较大。现有多种近代刊本。

活幼心法大全 huóyòuxīnfǎdàquán　儿科著作。见“活幼心法”条。

活幼心书 huóyòuxīnshū　儿科著作。元代曾世荣撰。3卷。刊于1294年。卷上将儿科疾病编成歌赋75首，供初学者记诵；卷中本论，将儿科病证分别立论43篇（附补遗8篇），介绍了作者的临床心得；卷下信效方，又分成4卷，选录切于实用的儿科验方。现有《中国医学大成》本及其他近代刊本。

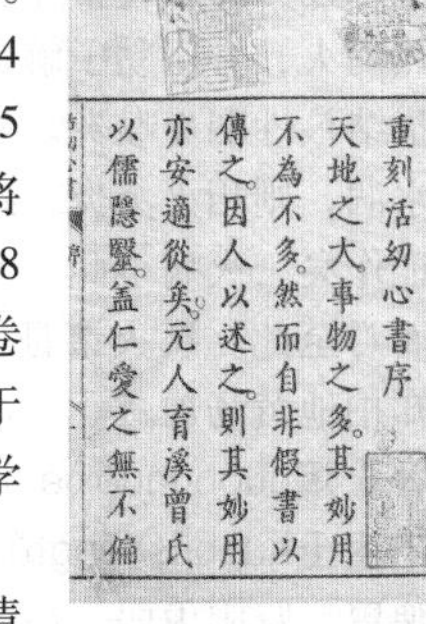

重刻活幼心書序
天地之大事物之多其妙用不為不多然而自非假書以傳之因人以述之則其妙用亦安適從矣元人育溪曾氏以儒隱醫盖仁愛之無不徧

活幼心书

活幼珠玑 huóyòuzhūjī　儿科著作。清代许佐廷撰。2卷，补编1卷。刊于1873年。本书前编1卷，为儿科诸病的证治歌赋；后编1卷，论儿科病的诊断及其辨证用药治法，共分胎毒、变蒸、惊风等32门；补编1卷，集录前两卷中所用的方剂。全书有证有方，有论有辨，内容比较简要。

火 huǒ　五行之一。指一类阳性、热性的事物或亢进的状态。❶生理性的火，为阳气所化，生命的动力，具有温养机体，促进脏腑气化功能的作用。如少火、命门之火等。详各条。❷病因六淫之一，与暑热同性，但无明显季节性。参见“暑”条；❸病理性的各种功能亢进的表现。参见“化火”条。

火把果 huǒbǎguǒ　中药材。出《滇南本草》。为赤阳子之别名。详该条。

火把花 huǒbǎhuā　中药材。见《云南中草药》。为蛾药之别名。详该条。

火瘢疮 huǒbānchuāng　病名。见《外科启玄》。该书卷九论病因指出：“向火避寒，久炙皮肤，火气入而成疮。”受损处出现持久性暗红色斑点，自觉灼痒，类似火烧疮。治法参见“烧伤”条。

火闭 huǒbì　病证名。❶系指因火邪上炎所致之听力下降者。《景岳全书》卷二十七：“凡火闭者，因诸经之火壅塞清道，其证必哄哄，或胀或闷，或烦或热，或兼头面红赤者是也。”治宜清热泻火。可选用凉膈散、龙胆泻肝汤加减。参见耳聋条。❷闷痞证之一种。系火毒内攻，疹难透发的证候。其症疹点见而急隐，面红目赤，肌肤焦热，舌燥唇裂，大便或闭或泻，甚至气喘狂叫，神昏错乱，扬手掷足。治宜泻火透疹，用三黄石膏汤，或凉膈散。参见“小儿昏迷”条。

火病结核 huǒbìngjiéhé　病证名。《红炉点雪》卷二：“火病结核。夫结核者，相火之所为，痰火之征兆也。凡人病此不知预治，鲜有不致危者，何也？盖以肾水先亏，相火随炽，熏迫津液，凝聚于皮肤之下，肌肉之上，似疬非疬，不红不肿，不甚痛苦，久而乃溃，人多怠忽。其为证也，初或寒热似疟，形容憔悴，久则肌肉渐消，咳嗽失血，潮汗遗滑等证……倘因循失治，致于肌肉脱尽，形体尫羸，块腐核烂。”参见“痨瘵”条。

火病失音 huǒbìngshīyīn　病证名。见《红炉点雪》卷二，系指失音之因于痨瘵（结核）者。此外，还有一般性的火病失音，其中更有虚火实火之异。因于虚火者，多由肝肾阴亏，虚火上炎所致。治宜滋阴降火，用知柏地黄汤加减。因于实火者，多由肺胃火热上灼所致。治宜清热泻火，用清咽利膈汤加减。此外亦有因于痰火者，宜清热涤痰，用黄连温胆汤加减。

火病咽痛huǒbìngyāntòng 病证名。❶由于肺胃实火上升所致者，其证发作迅速，疼痛剧烈，局部充血严重，甚至出现脓性分泌物，常伴有全身症状。脉数苔黄而燥，治宜清热泻火，方用黏子解毒汤加减。即现代的急性咽炎。❷专指结核性咽炎喉炎。例如《红炉点雪》卷二："若夫土衰水涸，则相火蒸炎，致津液枯竭。由是而咽喉干燥疼痛等证作矣。火病至此，实真阴失守，孤阳无根，冲浮于上，而乃至此。痰火诸证，孰甚于此。"治宜滋阴降火，方用知柏地黄汤加减。

火补火泻huǒbǔhuǒxiè 即艾灸补泻。见该条。

火不生土huǒbùshēngtǔ 病机。火指命门火，即肾阳；土指脾胃。肾阳虚弱，命门火不足，不能温煦脾胃，致消化吸收和运化水湿功能降低，出现腰酸膝冷、畏寒、饮食不化、小便不利、浮肿、五更泄泻等脾肾阳虚症状，均属火不生土的病变。治疗宜温补脾肾，用附桂理中丸、四神丸之类。

H

火𫗉huǒcáo 病证名。即火嘈，嘈杂证之一种。《景岳全书·杂证谟》："大抵食已即饥，或虽食不饱者，火𫗉也。"治宜清火，可用和中汤、三圣丸、左金丸等方。参见"嘈杂"条。

火草huǒcǎo 中药材。见《云南中草药》。为蛾药之别名。详该条。

火赤疮huǒchìchuāng 病名。为一种大疱性疮疡。出《疮疡经验全书》卷四。由心火妄动，或感酷暑火邪入肺伏结而成。本病初起为赤色潦浆脓疱，破后黄水浸淫，焮热痛痒，遍体可生。治宜清热解毒除湿。内服解毒泻心汤。湿热偏胜者，宜清脾除湿饮。外治，未破者蝌蚪拔毒散以冷水调涂，已破者石珍散外敷。相当于天疱疮一类的疾病。

火冲眩晕huǒchōngxuànyūn 病证名。《症因脉治·内伤眩晕》："火冲眩晕之症，暴发倒仆，昏不知人，甚则遗尿不觉，少顷汗出而醒，仍如平人。"有实火、虚火、虚阳上浮之分。实火上冲，脉多洪数，宜用导赤各半汤、栀子清肝散、龙胆泻肝汤、火府丹、栀连导赤散、家秘泻白散、干葛清胃散等方。阴虚火旺、虚火上冲者，脉多细数，宜用天王补心丹、家秘肝肾丸、知柏天地煎、二冬二母丸等方。真阳不足、虚阳上浮者，脉浮大，重按无力，宜用八味肾气丸。参"热晕""肝火眩晕""阴虚眩晕""阳虚眩晕"等条。

火喘huǒchuǎn 病证名。见《医林绳墨·喘》。又名火炎上喘，或火炎肺胃喘。指火热上逼，气粗而盛的气喘。《丹溪心法·喘》："戴云：火炎上喘者，乍进乍退，得食则减，食已则喘。"本证多因胃有实火，膈有稠痰，痰火上冲，肺气不降所致。治宜清火涤痰，清肃肺气为主。方如导痰汤、白虎汤加枳壳、黄芩、瓜蒌仁等药。火喘亦有因冲脉之火上逆而作者。《东医宝鉴·喘》："平居则气平和，行动则气促而喘者，是冲脉之火上攻也。"参见"热喘""阴虚喘""真元耗损喘"条。

火疮huǒchuāng 病名。出《刘涓子鬼遗方》卷五。即烧伤。详该条。

火带疮huǒdàichuāng 病名。出《疡医准绳》卷四。又称蛇缠虎带，即缠腰火丹。见该条。

火丹huǒdān 病名。出《诸病源候论》卷四十九。即丹毒。见该条。

火丹疮huǒdānchuāng 病名。见《洞天奥旨》卷十一。由肺经热盛，热入营血，蕴蒸肌肤所致。其症发无定处，皮肤焮红或紫，肿胀疼痛，上起丘疹脓疱，常伴身热口渴等。治宜清热凉血解毒，内服清营汤加减，外用清凉散麻油调敷。本证类于丹毒。

火丹隐疹huǒdānyǐnzhěn 病名。见《本草纲目》卷五十下酪。即丹毒。详该条。

火丁huǒdīng 病名。出《备急千金要方》卷二十二。丁同"疔"，火丁为十三丁之一，状如汤火烧灼，疮头黑靥，四边有疱浆，又如赤粟米。治见"疔疮"条。

火毒huǒdú 病证名。❶火热之邪郁而成毒。在各种病证中，尤以外科的疮疡肿毒为多见。❷指烫火伤感染。

火毒流窜证huǒdúliúcuànzhèng 证候名。是指火热毒邪走散流窜，以多处生疮疖疔痈，红肿灼痛，化脓溃烂，发热口渴，便秘尿黄，舌红苔黄，脉数等为常见症的证候。见《中医临床诊疗术语·证候部分》。参见"火丹疮""蝼蛄疖"各条。

火呃huǒ'è 病证名，见《证治汇补·呃逆》。又称热呃。详该条。

火府huǒfǔ 指小肠。心为火脏，小肠与心相表里，故称小肠为"火府"。

火府丹huǒfǔdān 《普济本事方》卷二方。干地黄二两，木通（去粗皮，为细末）、黄芩（去皮）各一两。为细末，炼蜜为丸，梧桐子大，每服三十粒，木通煎汤送下。治心经热，小便涩及五淋脐下满痛。

火府散huǒfǔsǎn 《证治准绳·幼科》集二方。生地黄、木通各一两，黄芩、炙甘草各半两。为粗末，每服二钱，水煎服。治小儿面赤咬牙，发热，唇口干燥，小便赤涩。

火疳huǒgān 病名。见《证治准绳·杂病》。又名火疡。多因火毒之邪侵犯白睛，滞结为疳。症见白睛深部向外凸起黯红色颗粒，"初起如粟疮榴子一颗，小而圆，或带横长而圆，状如豆，次后渐大"（《审视瑶函》），红赤疼痛，羞明流泪，视物不清，甚至影响黑睛、瞳神发生病变，严重者可失明。类今之巩膜炎。宜清热解毒，凉血散结，方用洗心散加减，外点五胆膏。

火罐huǒguàn 拔罐疗法器具。是一种大小不等，口部光平而不漏气的瓶罐。其因以燃火排除罐内空气，利用负压而吸附皮表，故名。古代火罐用兽角、竹筒、陶土制成，近代普遍用玻璃、竹或金属制作。参见"火罐法"条。

火罐法huǒguànfǎ 即拔罐法。利用点火燃烧法排除罐内空气使成负压，以吸附在体表上，造成局部充血、瘀血来防治疾病的方法。其操作方法有以下列几种。①闪火法：用镊子夹住蘸有95%酒精的棉球（或以粗铅丝一端裹以纱布蘸取酒精）点燃后，伸入罐内缓动片刻，随即退出，迅速将罐口复罩在应拔罐的部位上，让罐吸紧后再松手。应用此法时，蘸取的酒精不宜太多，以免燃烧时滴下；也不要使蘸有酒精的棉球碰触罐口燃着，烫伤皮肤。②投火法：用小纸片（最好用带蜡油的纸片）点燃后投入罐内，待火旺而纸片尚未烧尽时，迅速将火罐的罐口罩合在拟拔的穴位或皮肤上，让罐吸紧后再松手。应用此法时，须注意不要将火罐烧得发烫，且动作要快，防止烫伤皮肤。③架火法：取一直径2～3cm而不易燃烧和不易传热的块状物，作为点火架垫在穴位上，上面平放一个小酒精棉球，燃着后，随即将罐罩上，火熄灭后火罐就吸住了。在应用时扣罩要准确，不要将燃烧着的点火架碰翻。④滴酒法：将酒精1～2滴滴在罐内中段，再将罐转动几下，使酒精均匀地附在罐壁上，但不要沾染在靠近罐口的罐壁上，然后用火柴点燃，迅速扣在应拔的部位上。⑤贴棉法：用一小块薄薄的药棉，沾以酒精（不要太湿，以免燃烧时，酒精滴下，烧伤皮肤），贴在罐内壁上中段，用火点燃后，迅速扣上。

火罐气huǒguànqì　拔罐法的古代名。出《本草纲目拾遗》卷二。详“火罐法”条。

火候huǒhòu　❶炼丹术语。指炼丹时用火烧炼的程度。《参同契注》：“古有丹书，述火候功用，谓之火记。”❷指气功练功的程度。❸煎药时火力的大小急缓的总称。

火化少阳huǒhuàshàoyáng　运气术语。三阴三阳分司六气，其中少阳属相火之气。《素问·至真要大论》：“少阳司天，其化以火。”

火黄huǒhuáng　病证名。三十六黄之一。《太平圣惠方》卷五十五：“火黄者，遍身如火色，两腑下有赤点子，状如粟米或如麦麸。其点子紫色多，黑色少者可治。黑色多，紫色少者难治。”《圣济总录》卷六十一：“病人先体热身赤，午后却凉，遍身有赤点起，宜烙脚心、背心、手心、百会、下廉即差。如生黑点，不可疗也，如无黑点，宜服紫草汤。”参见黄疸有关条。

火极似水huǒjísìshuǐ　证候名。指火热极盛于里，遏郁阳气，不能布达体表，体表失于温煦而出现手足厥冷、战栗鼓颔等类似寒盛的证候，即真热假寒证。《素问玄机原病式》：“表之阳气与邪热并甚于里，热极而水化制之，故寒栗也。虽尔，为热极于里，乃火极而似水化也。”

火劫huǒjié　指热性病误用烧针、熏、熨、灸等火法导致疾病坏变。《伤寒论·辨太阳病脉证并治》：“太阳病中风，以火劫发汗，邪风被火热，血气流溢，失其常度，两阳相熏灼，其身发黄。”

火禁huǒjìn　病证名。出《痘疹经验良方》。禁疮之一。指痘疹初发之际，病人身发寒热，误以火熏其衣被，或置病人于温热环境之中，使皮肤干燥，以致痘毒发泄不出，多见于兼有气虚者，因气虚不能鼓其毒，以致毒停皮肤之间，隐隐不能发出肌表，因而出痘时，毒陷皮内，痘点隐于皮下，觉有红点，无头无脚，或于四肢、头面部见一二点痘粒，皮内隐隐之痘，终不能块者。宜用疏风解肌之药，如水杨梅、荆芥之类，煎水温浴，并用升麻葛根汤内服，以升发透痘。

火克金huǒkèjīn　五行理论。说明自然界的火对金的生成、运动等有排斥和抑制作用。在中医五行学说中，心属火，肺属金，火克金是指生理上心火对肺金功能的正常发挥有调节作用。临床应用较多推演于病理上肝火过亢，加剧肺的病变。参见“木火刑金”条。

火廓huǒkuò　眼的八廓名称之一，见《银海精微》。又名离廓、离火廓、抱阳廓、胞阳廓。①《审视瑶函》：以（气）轮上血脉丝络为凭，“离属正南，络通小肠之腑，脏属于心”。②《医宗金鉴·眼科心法要诀》：“内眦，大眦也，属离火……即血轮之部位也（内眦上方），血轮属心，心与小肠为表里，故轮主脏为心病，廓主腑为小肠病。”清代黄庭镜《目经大成》卷一亦认为“离为内眦，络通小肠”。③《杂病源流犀烛》卷二十二：“离火廓，属心，位大小眦”。④《张氏医通》卷八：“命门之府为火廓。”有名无位。⑤陈达夫《中医眼科六经法要》认为此廓位于白睛正上方，属小肠。详“八廓”条。

火癞huǒlài　病名。出《诸病源候论》卷二。由毒邪入心经所致。初起皮肤上出现如火灼之疮，大小不一，色赤，日久眉睫脱落，甚则肢节断裂。相当于晚期瘤型麻风。

火烙疗法huǒlàoliáofǎ　指用烧热的金属器械，烙烫病变局部组织的一种治法。主要有火针疗法和烙铁疗法。适用于喉科及某些外科、皮肤科等疾病。《备急千金要方》：“瘭疽疮毒，以烙铁烙之。”赵濂《医门补要》：“喉内舌下两边，生起累累疙瘩，吞吐不快，或舌根当中生肉球如樱桃，皆肝气所致。用烙铁在灯火上烧红，以左手执捺舌，捺开口，右手持烙铁轻轻烙之，以烙平为度。”现时多以电灼、电凝、电烙器械、激光替代。参见“火针疗法”“烙法”“烙治法”各条。

火龙膏huǒlónggāo　《外科发挥》卷四方。生姜半斤，牛皮胶二两，乳香末、没药末各五钱，麝香一钱。生姜取汁，牛皮胶锅内化开，与余药调匀，待温调贴患处。治风暑湿毒袭于经络，筋挛骨痛，或肢节烦疼；湿痰流注作痛，不能行步；鹤膝风，历节风疼痛。

火麻仁huǒmárén　中药材。出《日用本草》。又名麻子、麻子仁、大麻仁。为桑科植物大麻 *Cannabis sativa* L. 的干燥成熟果实。产于黑龙江、辽宁、吉林、四川、甘肃、云南、江苏、浙江等地。甘，平。入脾、胃、大肠经。润肠，通淋，活血。治肠燥便秘，产后血虚便秘，消渴，热淋，风痹，经闭，煎服 10～15g。食入过量可致中毒，产生恶心、呕吐、腹泻、四肢麻木、哭闹、失去定向力、瞳孔散大、抽搐，甚至昏迷。本品含胡芦巴碱、异亮氨酸三甲铵内酯、玉蜀黍嘌呤、植酸钙镁、少量黄酮类（芹菜素、木犀草素、牡荆素等）、脂肪油（内含大麻酚）、蛋白质等。药理试验表明，火麻仁对肠黏膜有刺激作用，可使其分泌增多，蠕动加快，有泻下作用。醇提取物对麻醉猫及正常大鼠均有缓慢而显著的降压作用。本品具有降脂和抗癌作用。

火逆huǒnì　❶误用烧针、火熨、艾灸等治法而导致病情加重的病理变化。❷病证名。指误用烧针、熏、熨、灸等火法导致的变证。如《伤寒论·辨太阳病脉证并治》：“伤寒脉浮，医以火迫劫之，亡阳，必惊狂起卧不安者，桂枝去芍药加蜀漆龙骨牡蛎救逆汤主之。”柯琴注：“伤寒者，寒伤君主之阳也。以火迫劫汗，并亡离中之阴，此为火逆矣。”

火气huǒqì　火热之气。《伤寒论·辨太阳病脉证并治》：“火气虽微，内攻有力。”指用火灸法治疗所产生的温热作用。

火气不调huǒqìbùtiáo　病机。指火、气的偏盛偏衰。火气偏盛，阳热有余则身热烦渴；火气不足则形寒肢冷，倦怠短气。《备急千金要方》：“凡人火气不调，举身蒸热。”又云：“火去则身冷。”

火热喘急huǒrèchuǎnjí　病证名。出《医宗金鉴·幼科杂病心法要诀》卷五十三。又名火喘。指火热之邪，郁于肺胃，使肺气郁滞不宣，痰浊夹热，阻塞气道所致的喘息。症见喘急而口干舌燥，面赤唇红。因于肺热者，宜清肺泄热，用凉膈散；因于胃热便结者，宜清热通便，用凉膈白虎汤。

火热迫肺huǒrèpòfèi　病机。即心火炽盛，灼伤肺阴。参见“火盛刑金”条。

火热头痛huǒrètóutòng　病证名。火头痛的别称。《医林绳墨·头痛》：“有心烦头痛，病出于耳，其络在于手足少阳二经。其症自耳前后痛连耳内，痛甚则心烦。治宜黄连、山栀之属，泻之则愈，此为火热之头痛也。”详“火头痛”条。

火绒草huǒróngcǎo 中药材。见《黑龙江常用中草药手册》。又名老头草、小矛香艾、薄雪草。为菊科植物火绒草 *Leontopodium leontopodioides* (willd.) Beauv. 的地上部分。分布于东北及河北、内蒙古、山东、甘肃、新疆、宁夏、青海等地。微苦，寒。清热凉血，利水。治急、慢性肾炎，尿血。煎服：9～15g。

火伤huǒshāng 病证名。❶指直接被火焰或火器烧伤。❷火邪所伤，症见高热、烦渴、咽喉肿痛、面红目赤、瘫疹、吐血衄血，舌红绛，脉数等。当以泻火为大法。

火伤风huǒshāngfēng 病名。感冒之一种。伤风而见燥火证候者。《类证治裁·伤风》："火伤风，火郁燥嗽咽痛，甘桔汤加薄荷、玄参、黄芩、前胡、花粉。"详"风热感冒""热伤风"条。

火烧草huǒshāocǎo 中药材。见《履巉岩本草》。为佛甲草之别名。详该条。

火烧疮huǒshāochuāng 病名。出《备急千金要方》卷二十五。即烧伤。见该条。

H

火生土huǒshēngtǔ 五行理论。说明自然界的火对土的生成有滋生和促进作用。在中医五行学说中，心属火，脾属土，火生土是指脾土功能的正常发挥依赖于心火的温煦。临床应用较多推演于肾阳命门火助脾胃腐熟水谷的作用，故肾阳衰、命门火不足会出现五更泄泻、完谷不化的病证。

火盛刑金huǒshèngxíngjīn 病机。❶火指肝火，与木火刑金同义。见该条。❷火指心火或火热之邪，心火炽盛可耗伤肺阴，引起喘咳痰血；热邪炽盛，热郁于肺或痰热阻肺，可出现高热，呼吸急促，鼻翼扇动，甚或咳血、咯血等症。

火嗽huǒsòu 病证名。指火盛犯肺引起的咳嗽。又称火热嗽、火咳。《杂病源流犀烛·咳嗽哮喘源流》："火嗽，火热嗽也。其脉洪数，必兼面赤，烦渴引饮，有声痰少。或由肺家积热，宜清肺饮；或由伤寒潮热，痰盛，胸胁痛，宜柴胡枳桔汤；或由火郁肺胀，气急息重，宜海青丸。盖以肺肾二经乃人身之化源，二经有亏，则化源绝。故痰火益盛，而嗽发不止也。宜滋阴清化丸。"参见"火咳""火热嗽""咳嗽"条。

火痰huǒtán 病证名。痰证之一种。❶《医学入门》卷五："痰病尤多生于脾……留于胃脘，多呕吐吞酸，嘈杂上冲，头面烘热，名曰火痰。"❷即热痰，见《杂病源流犀烛·痰饮源流》。详该条。❸即外感燥痰，见《症因脉治·痰症论》。详该条。

火痰毒huǒtándú 病名。《外科真诠》卷上："火痰毒生于耳后上下，坚硬如疬，皮色不变，小儿多有此证。"宜内服消瘰丸，并以火酒磨槟榔外搽。

火炭母草huǒtànmǔcǎo 出《本草图经》。又名喉科草、黄鳝藤。为蓼科植物火炭母草 *Polygonum chinense* L. 的全草。产于广东、广西、四川、贵州、福建等地。微酸、涩，凉。清热解毒，化滞利湿，退翳消肿。①治感冒，咽喉肿痛，肺热咳嗽，百日咳，白喉。②治细菌性痢疾，肠炎，消化不良，黄疸型肝炎。煎服：15～30g。③治角膜云翳，制成眼药水滴眼；乳痈，疖肿，跌打损伤，鲜品捣敷；真菌性阴道炎，煎水坐浴，浴后用其干粉喷撒。全草含山柰酚-7-葡萄糖苷、山柰酚-3-葡萄糖醛酸苷、山柰酚、槲皮素、没食子酸、并没食子酸等。茎、叶醇提液在体外对金黄色葡萄球菌，大肠埃希菌，伤寒、痢疾杆菌、铜绿假单胞菌有抑制作用。

火炭母草根huǒtànmǔcǎogēn 中药材。见《重庆草药》。为蓼科植物火炭母草 *Polygonum chinense* L. 的根。酸、甘，平。益气，行血。治气虚头昏，耳鸣，耳聋，白带，跌打损伤。煎服：9～15g（鲜品30～60g），炖鸡或炖肉服。根中含肌醇及谷氨酸、天冬氨酸、胱氨酸、蛋氨酸、丝氨酸等多种氨基酸。

火天夺日huǒtiānduórì 病证名。系指白睛红赤，肿胀高起的证候。清代黄庭镜《目经大成》卷二："天廓（指白睛）尽情肿起，色紫碧，状如败猪肺，看得怕人，甚者并风轮包倒，不见金井，故曰火天夺日。"参见"形如虾座"条。

火头痛huǒtóutòng 病证名。即火邪头痛、火热头痛。《医学六要·头痛》："火头痛，寸口脉洪而大，证兼口干目赤等火证者，上焦实火也。"多由阳明胃火上冲所致。症见头部跳痛或胀痛，或痛颊齿，或自耳前后痛连耳内，烦热，口渴，便秘，脉洪大。治宜清热泻火，用白虎汤、清降玉女煎、一味大黄散等方。参"头痛"条。

火土丹huǒtǔdān 《不居集》上集卷十七方。人参、白术、茯苓、薏苡仁、芡实、白芥子、橘红、熟地黄、山茱萸、五味子、肉桂、砂仁、益智仁。为细末，炼蜜为丸服。治虚弱人，中焦有痰。

火旺刑金huǒwàngxíngjīn 病机。即火盛刑金。详该条。

火位huǒwèi 运气术语，君火相火所主之位。《素问·至真要大论》："火位之主，其泻以甘，其补以咸。"张景岳注："火之主气有二：春分后六十日有奇，少阴君火主之，二之气也；夏至前后各三十日有奇，少阳相火主之，三之气也。"

火消huǒxiāo 中药材。见《本草纲目》。为消石之别名。详该条。

火邪huǒxié ❶六淫之一。与温、热、暑等病邪同一属性而较甚者，具有炎上、易伤津耗气、生风动血，且易扰动心神的特点。❷太阳伤寒误用火熏所致之病。《伤寒论·辨太阳病脉证并治》："太阳病，以火熏之，不得汗，其人必躁，到经不解，必圊血（便血），名为火邪。"

火邪经闭huǒxiéjīngbì 病证名。见清代秦之桢《女科切要》。指由于内热火炽，血被热灼导致经闭。如肺被火刑，气壅热闭，以致经闭者，兼见喘嗽肩痛，治宜清金利气，方用清肺饮合地骨皮饮；心经火旺者，兼见夜多烦躁，治宜清心火、养心血，方用三和汤、导赤各半汤；虚者，用清心莲子饮、补心丹；肝经火旺者，兼见胁肋刺痛，小腹火热上冲，治宜清血室之火，方用芩连四物汤合小柴胡汤；脾经血燥者，兼见大便干结，治宜滋阴清脾，方用《证治准绳》当归饮、栀连戊己汤；肾阴不足，火伏下焦而经血不通者，治宜滋阴壮水养血，方用知柏四物汤。

火邪头痛huǒxiétóutòng 病证名。又名火头痛、火热头痛。指胃火上冲所致的头痛。《景岳全书·头痛》："火邪头痛者，虽各经皆有火证，而独惟阳明为最。正以阳明胃火盛于头面，而直达头维。故其痛必甚，其脉必洪，其证必多内热，其或头脑振振痛而兼胀，而绝无表邪者，必火邪也。"详"火头痛""火热头痛"条。

火泄huǒxiè 病证名。又称火泻、热泄。《证治汇补·泄泻》："火泄者，暴注下迫，焦黄秽臭。"《杂病源流犀烛·泄泻源流》："又有火泄，即热泄。脉数实，腹痛肠鸣，口干喜冷烦渴，小便赤涩，后重如滞，泻水，痛一阵，泻一阵，泻后尚觉涩滞，仲景谓之协热自利是也。宜黄芩芍药汤。”参见“热泻”“火泻”条。

火泻huǒxiè　病证名。又称热泻、火泄、协热自利。《万病回春·泄泻》：“火泻者，腹中痛一阵泻一阵，后去如汤，后重如滞，泻下赤色，小水短赤，烦渴脉数是也。”《医学入门》卷五：“火泻，实火口渴喜冷，痛一阵，泻一阵，肛门焦痛，其来暴速稠黏，五苓散去桂加黄连、芍药，或黄芩汤加木通、六一散。”参见“热泻”“火泄”条。

火薪脉huǒxīnmài　脉象。脉来如火燃薪，焰势浮盛而无根。《素问·大奇论》：“脉至如火薪然，是心精之予夺也，草干而死。”

火形之人huǒxíngzhīrén　人的体质类型之一。出《灵枢·阴阳二十五人》。其外貌特征为“赤色，广朋，锐面，小头，好肩背髀腹，小手足，行（不）安地，疾心，行摇，肩背肉满”。性格特征为“有气轻财，少信多虑，见事明，好颜急心”。体质和发病特点为“不寿暴死，能（耐）春夏不能秋冬，秋冬感而病生”。

火性炎上huǒxìngyánshàng　借用五行学说中火焰上炎的现象以比喻火邪致病时其病变有热及趋势向上的特点。《素问·至真要大论》：“诸逆冲上，皆属于火。”如火热伤肺，则见喘咳、咯血、鼻衄等症；火迫心神，则见头痛、呕吐、昏迷、谵妄等症；阴虚火旺，则见烦躁、咽痛、声嘶、齿龈出血、耳鸣等症。均属火性炎上的病变。

火牙痛huǒyátòng　病证名。牙痛之因于火者。火有虚实。因于实火者，多由阳明胃火上炎所致，牙痛得凉痛减，治宜泻火解毒，可选用清胃散、玉女煎等加减。因于虚火者，多由肝肾阴虚，虚火上炎所致，治宜滋阴降火，可选用知柏地黄汤、左归饮等加减。参见“牙痛”条。

火烟子huǒyān · zi　中药材。见《陕西草药》。为金牛七之别名。详该条。

火炎肺胃喘huǒyánfèiwèichuǎn　病证名。见《医学入门·痰类》。又名火喘、火炎上喘。详各条。

火炎上喘huǒyánshàngchuǎn　病证名。见《丹溪心法·喘》。即火喘。又名火炎肺胃喘。详该条。

火眼huǒyǎn　病名。见《肘后备急方》卷六。即风火眼，详该条。

火焰huǒyàn　病证名。见《疡科心得集》卷上。为疮疡陷证之一。多见于有头疽毒盛期。因气不能引血化腐成脓，火毒反陷入营所致。证见疮色紫黯，疮口干枯无脓，根盘散漫，壮热，口渴，便秘，尿短赤，烦躁不安，神昏谵语，舌绛脉数等。治宜清营凉血解毒为主，补养为辅，方用犀角地黄汤合黄连解毒汤加人参、生黄芪，或清营汤，配服安宫牛黄丸、紫雪丹等。外治法见“有头疽”条。

火焰草huǒyàncǎo　中药材。见《植物名实图考》。为景天之别名。详该条。

火焰疔huǒyàndīng　病名。出《外科正宗》卷二。多生于唇、口及手掌指节间，初生一点红黄小疱，痒痛间作，左右肢体麻木，重则寒热交作，头晕眼花，心烦发躁，言语昏愦，此属心经毒火而成。治同疔疮。

火殃簕huǒyānglè　中药材。见《广州植物志》。即火秧簕。详该条。

火秧簕huǒyānglè　中药材。出《生草药性备要》。又名火殃簕、霸王鞭、羊不挨。为大戟科植物金刚纂 *Euphorbia antiquorum* L. 的茎叶或液汁。分布于广东、广西、云南、贵州、四川、台湾、福建。苦，寒，有毒。消肿，杀虫，祛湿，通便。①治痈肿疮毒，鲜茎叶捣烂同酒糟炒热敷；治疥癣，鲜茎醋磨涂患处。②治急性胃肠炎。煎服：3～6g，同米炒焦用。③治肝硬化腹水。取液汁拌入面粉制丸，如绿豆大，每服1～2丸。内服过量会引起下利，液汁与皮肤接触可引起皮炎、发疱，入眼可致失明。孕妇忌服。本品茎含蒲公英赛醇、蒲公英赛酮、3α－无羁萜醇、3β－无羁萜醇、甾醇及黄酮类等。乳汁含大戟醇、大戟脑、环木菠萝烯醇、β－香树脂醇。3β－无羁萜醇有抗炎作用，含延胡索酸能抗菌。

火疡huǒyáng　病名。见清代黄庭镜《目经大成》卷二。康维恂《眼科菁华录》：“脾眦气轮，初如椒疮榴子，或圆或长，状如红豆，此因从内而生，非同瘀积于外易消之比。”即火疳。详该条。

火腰带毒huǒyāodàidú　病名。见《疡医大全》卷廿。即腰带痈。见该条。

火易耗伤津液huǒyìhàoshāngjīnyè　指火热致病的特点。火为热之极，火气侵人则腠理大开，迫津外泄，使津液耗伤，出现大汗、口渴喜冷饮、咽干舌燥、尿赤便结，以及伤津后的各种变证。

火易生风动血huǒyìshēngfēngdòngxuè　指火热致病的特点。火性炎热燔灼，易于伤津耗液，伤及营血。津液耗伤，肝阴受劫，则筋脉失养，从而出现四肢抽搐、手足扰动、角弓反张、目睛上视等“风”的症状，称热极生风。火热燔灼血脉，血行奔迫，脉流薄疾而出现面红目赤、舌红绛脉疾数等症状；若灼伤络脉，迫血妄行，则易于引起吐血、衄血、便血、发癍等动血、出血病变。

火疫huǒyì　病证名。疫病的一种类型。指因火气过盛而引起的传染性、流行性疾病。《素问·本病论》：“赤气彰而化火疫，皆烦而躁渴，渴甚。”

火郁huǒyù　❶火邪郁阻于内，不能透泄发越于外的病理变化。❷病证名。火热性的郁证。①五郁之一，指心火怫郁之证。出《素问·六元正纪大论》。《杂病源流犀烛》卷十八：“火郁之病，为阳为热，脏应心，腑应小肠、三焦，主在脉络，伤在阴分。”症见全身不适，少气，咽喉肿痛，口干舌苦，脘腹疼痛，目赤头晕，烦闷懊侬，潮热颧红，咳嗽痰喘，身生痈疮等。《证治汇补》卷二：“咳嗽痰喘，风疹潮热，此火郁也。治宜发之。发者，汗之也，升举之也。”可用发郁汤、发火汤或通火汤等方。参“五郁”“郁证”条。②六郁之一。即热郁。详该条。

火郁喘huǒyùchuǎn　病证名。见《杂病源流犀烛·咳嗽哮喘源流》。指火邪内郁所致的气喘。多由邪热内郁，肺气壅遏不宣而成。症见喘促、厥逆、神情闷乱等。《医贯·喘》：“又有一等火郁之证，六脉微涩，甚至沉伏，四肢悉寒，甚至厥逆，拂拂气促而喘，却似有余，而脉不紧数，欲作阴虚，而按尺鼓指，此为蓄郁已久，阳气拂遏，不能营运于表，以致身冷脉微而闷乱喘急。”治宜宣散蓄热，如逍遥散加茱连等。《医宗金鉴·喘急死证》：“面赤浮肿，谓之火郁之喘，宜泻白散。”参见“火喘”条。

火郁发之huǒyùfāzhī　治则之一。出《素问·六元正纪大论》。王冰注：“火郁发之，谓汗令疏散也。”火郁，指热邪郁而内伏；发，发泄、发散。如温热邪至气分，症见身热、心烦，口渴无汗，舌苔粗黄，需辛凉透达，使病人微汗，则气分热邪可以向外散发，亦即透卫泄热。又如火郁抑于内，非苦寒沉降之剂可治，用升阳散火汤使其势穷则止。

H

火郁嗽huǒyùsòu　病证名。指咳嗽由痰郁火邪引起者。《明医杂著》卷二："火郁嗽，为痰郁火邪在中，宜开郁消痰。用诃子及香附、瓜蒌仁、半夏曲、海石、青黛、黄芩为末，蜜调为丸。噙化。"又："若因肺胃蕴热、痰气不利，宜用前药。若因脾肺不清，气郁痰滞，用二陈加山栀、枳壳、桔梗。若因郁结伤脾，气血虚损，用济生归脾加山栀、桔梗。若因怒动肝火，脾土受克，用四君子加山栀、柴胡。若劳役失宜，伤损元气，用补中益气加山栀、桔梗。"《赤水玄珠》卷七："火郁嗽用诃子、海石、瓜蒌仁、青黛、半夏曲、香附以开之。"参见"火嗽""郁嗽""热嗽""咳嗽"等条。

火郁汤huǒyùtāng　❶《兰室秘藏·杂病门》方。升麻、葛根、柴胡、白芍药各一两，防风、甘草各五钱。为粗末，每服五钱，加连须葱白三寸，水煎，不拘时服。治心火下陷脾土之中，郁而不得伸，五心烦热。❷《证治汇补》卷二方。连翘、薄荷。水煎服。治火郁于中，四肢发热，五心烦闷，皮肤尽赤。❸《杂病源流犀烛·内伤外感门》卷十八方。牡丹皮、柴胡、羌活、葛根、远志、菖蒲、葱白、细辛。水煎服。治火郁证。

火郁胃脘痛huǒyùwèiwǎntòng　病证名。指肝火郁热所致的胃脘痛。见《类证治裁·胃脘痛》。《医醇賸义》卷四："肝为将军之官，其体阴，其用阳，故为刚脏。一有郁结，气火俱升，上犯胃经，痛连胁肋，加味左金丸主之。"《症因脉治》卷一："时作时止，痛而汗出者，火也。热而无滞者，清火为急，清胃汤；热而有滞者，消滞为先，栀连保和散。"《类证治裁·胃脘痛》："火郁致痛，发则连日，脉必弦数，当苦辛泄热。姜汁炒黄连，山栀泻火为君；香附、川芎、陈皮、枳壳开郁为臣；反佐炮姜从治为使。"化肝煎、一贯煎亦可随证选用。参见"胃脘痛"条。

火运huǒyùn　运气术语，五运之一。火主戊癸，凡戊年、癸年均属火运。《素问·天元纪大论》："戊癸之岁，火运统之。"

火运临午huǒyùnlínwǔ　运气术语。出《素问·六微旨大论》。戊为火运，午为火的正位，中运火与岁支午同气，故所指即戊午年为岁会。参见"岁会"条。

火胀huǒzhàng　病证名。鼓胀病之一种。《张氏医通·鼓胀》："如面色枯槁，肢体消瘦，单腹胀急而块垒不平者，皆属火胀，此非水肿，无虑助肾水之邪也。若脉弦细涩，虽能饮食，终亦必亡。火肿误服金匮肾气等药，急投连、柏、金铃、白芍之类，仍用桂、附少许，为热因热用之响导，庶可挽回。若喘泻肢枯，脉无胃气者，不救。"参见"鼓胀"条。

火针huǒzhēn　❶针具。出《备急千金要方》，又名煨针、燔针。现代所用的火针，多用不锈钢制成，长3～4寸，体粗圆，尖锐利，柄用角质或竹、木制作。近有用钨合金丝制作者，形同毫针，略较粗长，受热散热较快，不易变形。使用时将针烧红，于选定部位速刺速出。应掌握深浅、部位，凡血管、内脏及关节附近等处禁用。临床多用于痈疽、瘰疬、顽癣和痹证等。或指大针。见该条。❷喉科治疗器械，为烙治喉瘤、乳蛾等用之金属针。针身长20cm左右，粗0.2cm左右。烧红后刺乳蛾、喉瘤体。参见"刺术"条。

火针疗法huǒzhēnliáofǎ　又称燔针焠刺疗法。用火针烧灼后刺激机体穴位的治疗方法。《灵枢·经筋》所述以"燔针劫刺"治疗经筋痹证即指本法。《针灸聚英》指出，针具"烧令通红，用方有功"，且"必先安慰病人，令勿惊心"。刺时"切忌太深"，又"不可太浅"，"一针之后，疾速便去，不可久留"。这些要求现仍适用。临床上对痈疽、瘰疬等，可深刺以排除脓液；对象皮腿、风湿痹痛及顽癣等，宜予浅刺或叩刺法。施术时，务必细心谨慎，深浅适当，叩刺均匀，动作敏捷，一刺即中。并需避开血管及脏器。头面部疾患忌用本法。

火证huǒzhèng　病证名。泛指热性、亢奋的一类病证。包括实火证和虚火证。实火证即指实热证，虚火证即指阴虚内热、阴虚火旺证候，参见"火""化火""实火""虚火"各条。

火证喉痹huǒzhènghóubì　病名。见《景岳全书·杂证谟》卷二十八。指喉痹之因于火者。❶由肝胆实火所致者，咽喉红肿明显，疼痛甚剧，壮热烦渴，口苦胁痛。治宜清泻肝胆实火。用龙胆泻肝汤加减。❷由阳明胃火炽盛所致者，咽喉肿塞疼痛，吞咽不利，烦渴引饮，大便秘结，恶热汗出。治宜清热泻火，解毒消肿。先用大承气汤，后用黄连解毒汤等加减。

火中huǒzhòng　病证名。类中风之一。见《医宗必读·类中风》。又名中火。《医学心悟·类中风》："一曰火中……良由将息失宜，心火暴盛，肾水虚衰，不能制之。"症见猝然昏倒，不省人事，言语不出，口眼㖞斜，瘫痪，面赤，烦渴，便秘等。心火盛实者，治宜清心泻火，宣窍宁神，方用牛黄清心丸、凉膈散等。若肾阴不足，虚火上炎者，宜滋水以敛火，选用六味地黄丸或灭火汤。痰多者，用贝母瓜蒌散加减。

火珠疮huǒzhūchuāng　病名。出《外科真诠》卷下。由心肝二经热毒炽盛而成。多生于头皮。初起患处皮肤红赤、中心起疱疹，明亮如珠，焮痛如烙。治宜凉血解毒。内服解毒泻心汤。外用生萝卜汁加醋少许和匀调涂。类于非典型带状疱疹。

火珠疔huǒzhūdīng　病名。属痘疔。生于鼻窍中，气息难出，息如喷火，面赤眼红，口渴烦躁，痰涎不涌，食不能入。急宜内服清瘟败毒饮，外涂黄连膏。

惑huò　❶精神散乱，目有幻见为惑。《灵枢·大惑》："卒然见非常处，精神魂魄，散不相得，故曰惑也。"❷狐惑病之蚀于喉者为惑。《金匮要略·百合狐惑阴阳毒脉证治》："狐惑之为病，状如伤寒，默默欲眠，目不得闭，卧起不安，蚀于喉为惑。"❸遇事多疑，犹豫不决称惑。《素问玄机原病式·六气为病》："惑，疑惑犹预浊乱而志不一也。"

霍汉明huòhànmíng　见"霍应兆"条。

霍恺huòkǎi　明代医生。字心田。山东禹城人。因病钻研医学，涉读古典医籍较多，主要宗朱震亨之说，为人治病，效果较好。

霍乱huòluàn　病名。出《灵枢·五乱》。俗称触恶。泛指突然剧烈吐泻，心腹绞痛的疾患。《诸病源候论·霍乱病诸候》："霍乱者，由人温凉不调，阴阳清浊二气有相干乱之时，其乱在于肠胃之间者，因遇饮食而变发。"《杂病源流犀烛·霍乱源流》："皆由中气素虚，或内伤七情，或外感六气，或伤饮食，或中邪恶、污秽气及毒气，往往发于夏秋。"❶指剧烈吐泻，有传染性的病证。《伤寒溯源集·霍乱证治》："此皆六气胜复之变也……或为诸寒湿之间气客气所胜者亦然，且尤于阴晴风雨，酷暑暴寒之中，每每有之。一家之中，一里之内，或阖境皆然，乃时行寒湿也。"

症见突然上吐下泻，躁乱烦闷，甚则转筋，手足厥逆等。治宜温阳散寒为主，如附子理中汤、急救回阳汤、解毒活血汤、急救回生丹、卫生防疫宝丹等。外治可用刺法、熨法、刮痧法等。危重时宜中西两法结合抢救。❷指严重吐泻，心腹绞痛的病证。多因暑天感湿，或饮食失节所致。《医学入门》卷二："三焦水谷道路，邪在上焦，吐而不利，邪在下焦，利而不吐，邪在中焦，上吐下利。病因饮食不节，清浊相干，阴阳乖隔，轻者止曰吐利，重者挥霍扰乱，乃曰霍乱。"根据病因与症状不同，有干霍乱、湿霍乱、暑霍乱、热霍乱等。详各条。必须注意的是，古代由于缺乏病因鉴定方法，在"霍乱"病名之下，包括了以上两方面内容。可见于霍乱、副霍乱、急性胃肠炎、嗜盐菌性胃肠炎等疾患，也可见于某些食物中毒。现代已逐步将霍乱中医病名限定于由霍乱弧菌引起的烈性传染病。

霍乱烦渴huòluànfánkě　病证名。渴证之一。指吐、泻之后，津液耗伤所致的口渴症。《圣济总录》卷三十九："霍乱吐利之人，重亡津液，则脏气不和，上焦热，津液不足，故霍乱而烦渴也。"《症因脉治》又分为外感霍乱烦渴和内伤霍乱烦渴两种。外感霍乱烦渴者，吐泻之后，心下烦闷，唇口干燥，口渴引饮，脉多沉滑，或躁疾。宜用知母石膏汤、葛根清胃汤、人参白虎汤等方。内伤霍乱烦渴者，吐泻之后，心烦而渴，渴不引饮，干在口而唇舌不干，脉沉细而软，或躁疾，或浮大而空。宜用人参生脉散、六味地黄丸、独参汤等方。

霍乱论huòluànlùn　内科著作。2卷。清代王士雄撰于1838年。1862年作者予以重订，改名为《随息居重订霍乱论》。上卷论病情及防治法；下卷引述古代名医及王氏个人有关霍乱的临床医案，并介绍霍乱常用药物的药性和若干治疗方剂的适应证。是一部较有影响的专著。1949年后有排印本。

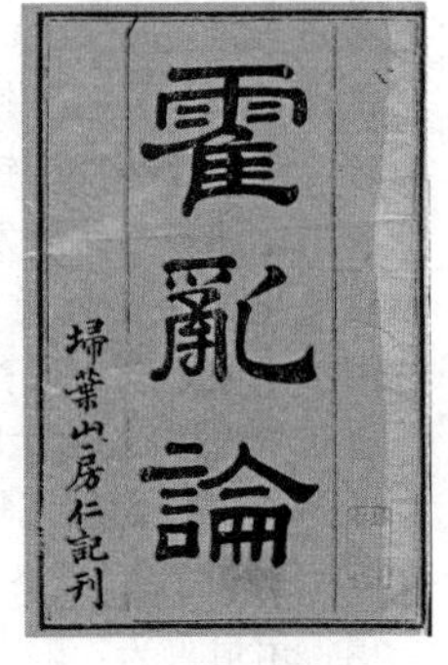

霍乱论

霍乱燃犀说huòluànránxīshuō　内科著作。2卷。清代许起撰于光绪十四年（1888）。作者认为霍乱有寒热之分，热霍乱是因感受夏秋湿土之气，邪从热化；寒霍乱是因人体中阳气素虚，复贪凉喜冷，湿从寒化。两者证治不同，治当详辨，附列效方若干。现存《珍本医书集成》本及其他刊本。

霍乱痧huòluànshā　病证名。痧证之一。《杂病源流犀烛·痧胀源流》："霍乱痧，痛而不吐泻者，名干霍乱，毒入血分也，宜放痧。新食宜吐，久食宜消，食积下结宜攻。痛而吐泻者，毒入气分也，宜刮痧；有痧筋则放，宜调其阴阳之气。须知肠胃食积，宜驱不宜止，止则益痛。若吐泻而后痛者，此因泻粪秽气所触，宜用藿香正气散。须防食积血滞，或消或攻，或活血，山药、茯苓不可乱施。燥湿之品，温暖之药，俱在所禁。干霍乱盘肠大痛，先放痧，后即服药。"宜宝花散与润下丸。参见"痧""霍乱"条。

霍乱审证举要huòluànshěnzhèngjǔyào　内科著作。1卷。清代连文仲撰。刊于1899年。书中论述霍乱阴证、阳证，并参考西说以阐发各地方土气候和发病的关系，列表辨析霍乱诸证证脉，末附王孟英《霍乱论》中一些方剂、连氏经验方及外治、针灸各法，曹炳章又增补霍乱寒热辨证等内容。后编入《中国医学大成》中。

霍乱吐泻方论huòluàntùxièfānglùn　内科著作。撰人未详。刊于光绪九年（1883）。书论霍乱吐泻、四时疫气均系温暑湿热所致，治法应以败毒祛邪为主，尤以保津液为要，故列观音救苦甘露饮，取其和平中正之义。又将理中汤、五苓散列为治霍乱吐泻之要药。此书附于清代潘所辑《园医学六种》之六（《十药神书》后），另有1884年单行本。

霍乱新论huòluànxīnlùn　❶内科著作。清代姚训恭撰。不分卷。刊于1902年。作者论述霍乱病的脉、舌、证、治，分析其死候，并重点介绍其先辈所传的霍乱效方。末附医案。❷内科著作。恽铁樵撰。1卷。作者以中西汇通的观点，列述霍乱的原因、病状、病理、病机、用药，以及干霍乱、妊娠霍乱、产后霍乱等，并介绍了霍乱效方辟瘟丹。本书辑入《药盦医学丛书》中。

霍乱新书huòluànxīnshū　内科著作。清代江曲春、赵履鳌撰于光绪十年（1884）。全书分霍乱论、霍乱辨证两部分，末附备急方11首。现有光绪十四年（1888）兴化四圣观刻本。

霍乱转筋huòluànzhuànjīn　病证名。又名转筋霍乱。指霍乱吐利后筋脉挛急者。多因大吐大泻，津液暴失，血气亏损，筋脉失养，或复感风冷所致。《诸病源候论·霍乱转筋候》："霍乱而转筋者，由冷气入于筋故也，足之三阴、三阳之筋，起于人足趾；手之三阴三阳之筋，起于手指，并循络于身。夫霍乱大吐下之后，阴阳俱虚，其血气虚极，则手足逆冷，而荣卫不理，冷搏于筋，则筋为之转，冷入于足之三阴三阳，则脚筋转，入于手之三阴三阳，则手筋转。"《圣济总录·霍乱门》："霍乱转筋，缘风冷伤于三焦，传于脾胃，得冷则阳气不得宣行，致四肢筋络不得舒缓，此盖中下不足。其候冒闷不安，胫筋挛结，挛肉紧痛，反急于上，盖足阳明之经虚，膀胱之脉寒也。"《罗氏会约医镜·论霍乱》："今既吐既下，血气大损，津液顿亡，宗筋失养，必致挛缩，甚则阴缩舌卷，为难治。经曰：经筋之病，寒则反折筋急，热则筋弛纵不收。此转筋霍乱，正反折筋急之病。"治疗可选用理中丸、胡椒汤、木瓜汤、金苓露、鸡舌香散等。参见"霍乱""寒霍乱""热霍乱"条。

霍石斛huòshíhú　中药材。见《中国药学大辞典》。为石斛之处方名。详该条。

霍心田huòxīntián　见"霍恺"条。

霍应兆huòyìngzhào　明代医家。字汉明。丹徒（今江苏镇江附近）人，旅居武进县（今属于江苏常州）。精于医术，行医40年。著有《伤寒要诀》《杂证全书》，已佚。

藿连汤huòliántāng　《幼幼集成》卷三方。黄连（姜汁炒）七分，厚朴（姜汁炒）、藿香叶各一钱，生姜三片，大枣三枚。水煎热服。功能清热化湿，和胃止呕。治小儿热吐不止。

藿朴夏苓汤huòpòxiàlíngtāng　《退思庐感证辑要》卷四方。藿香、杏仁各二钱，厚朴一钱，姜半夏、猪苓、泽泻各一钱半，赤茯苓、淡豆豉各三钱，薏苡仁四钱，白蔻仁六分。水煎服。功能宣畅气机，清热利湿。治湿温病，身热不渴，肢体倦怠，胸闷口腻，舌苔白滑，脉濡缓者。方中藿香、豆豉芳香宣透，以祛表湿；杏仁宣肺利气，使湿从气化；厚朴、白蔻仁、半夏理气燥湿；赤茯苓、猪苓、泽泻、薏苡仁淡渗利湿。本方早见于《医原》卷下，但无方名。

藿香huòxiāng　中药材。出《名医别录》。为唇形科植物广藿香 *Pogostemon cablin*（Blanco）Benth. 或藿香 *Agastache* *rugosa*（Fisch. et Mey.）O. Ktze. 的全草。前者主产于广东、海南、四川，后者主产于江苏、浙江等地。辛，微温。入脾、胃、肺经。祛暑解表，化湿和中。治感冒暑湿，寒热头痛，胸脘痞闷，食欲不振，恶心，呕吐，泄泻，痢疾，口臭。煎服：4.5～9g。广藿香含挥发油，油中主含广藿香醇、广藿香酮、丁香油酚，还含环赛车烯等。藿香含挥发油，油中主含甲基胡椒酚，还含柠檬烯、α-和β-蒎烯、草烯等。其挥发油能促进胃液分泌，增强消化功能，浸出物（比煎剂好）在试管内对常见致病性皮肤真菌有较强的抑制作用。甲基胡椒酚有明显的升白细胞作用。

藿香安胃散huòxiāng'ānwèisǎn 《脾胃论》卷下方。藿香、丁香、人参各二钱五分，橘红五钱。为细末，每服二钱，加生姜一片，水煎，食前冷服。治脾胃虚弱，不欲食，食即呕吐。

藿香散huòxiāngsǎn ❶《太平圣惠方》卷八十二方。藿香叶、紫菀各一分，麦冬三分，桂心半分，炙甘草半两。为粗末，每服一钱，水煎候温，绵点滴口中，一日次第取尽。治小儿呕逆不止。❷《小儿药证直诀》卷下方。麦冬、半夏曲、炙甘草各半两，藿香叶一两。为末，每服五分至一钱，水煎，食前温服。治脾胃虚有热，面赤，呕吐痰涎。

藿香汤huòxiāngtāng ❶《备急千金要方》卷五方。藿香一两，生姜三两，竹茹、甘草各半两。为粗末，水煎服，日三次。治腹胀吐逆，不欲吮乳。若有热，加升麻半两。❷《三因极一病证方论》卷十一方。藿香、桂心、人参、桔梗、木香、白术、茯苓各半两，枇杷叶（去毛）十片，半夏（汤洗，姜汁制）一两。为末，每服五钱，加姜丝一分，水煎，食前服。治心下虚满，饮食不入，时时呕吐，短气，或大病将理不复，胃气无以养，日渐羸弱。❸《痧胀玉衡》卷下方。又名"四号否象方"。藿香、香附各四分，薄荷七分，枳壳、山楂、连翘各一钱。水煎，冷服。治阴痧，腹痛而手足冷者。《杂病源流犀烛·内伤外感门》方有延胡索一钱。

藿香养胃汤huòxiāngyǎngwèitāng 《三因极一病证方论》卷九方。藿香、白术、茯苓、炒神曲、乌药、砂仁、炒薏苡仁、半夏曲、人参各半两，荜澄茄、炙甘草各三钱半。为粗末，每服四钱，加生姜五片、大枣一枚，水煎服。治胃虚不食，四肢痿弱，行立不能，因阳明经虚，宗筋无所养而成的痿。

藿香饮huòxiāngyǐn 《证治准绳·幼科》集七方。人参、半夏（汤煮透，焙干）、赤茯苓、炙甘草各一两，苍术（米泔浸，炒）二两，陈皮、藿香各七钱半，制厚朴一两半。为粗末，每服二钱，加姜二片、枣一枚，水煎或入烧盐同煎，空腹服。功能健脾化湿，和降胃气。治脾胃不和，饮食少进。

藿香正气散huòxiāngzhèngqìsǎn 《太平惠民和剂局方》卷二方。大腹皮、白芷、紫苏、茯苓各一两，半夏曲、白术、陈皮、厚朴（去皮，姜汁炙）、桔梗各二两，藿香三两，炙甘草二两半。为细末，每服二钱，加生姜三片、大枣一枚，水煎服。功能解表和中，理气化湿。治外感风寒，内伤湿滞，症见恶寒发热，头痛，胸膈满闷，腹痛呕吐，肠鸣泄泻，口淡，舌苔白腻等。近代也用于胃肠型感冒、急性胃肠炎、寒湿型胃及十二指肠溃疡、慢性结肠炎、妊娠恶阻等病。方中藿香、白芷、紫苏温散寒邪，芳香化浊；桔梗、厚朴、大腹皮行气化湿，消胀而除满；半夏曲、陈皮、生姜降逆除湿而化痰；茯苓、白术、甘草、大枣健脾补中而运湿。合而成方，使风寒得散，湿浊得化，气机通畅，脾胃调和，则诸症自愈。实验研究表明，本方对肠平滑肌有显著的解痉作用，并能推进胃肠蠕动，还可镇吐、镇痛。

藿香正气水huòxiāngzhèngqìshuǐ 即藿香正气散作酊剂，治证同。见"藿香正气散"条。

藿香正气汤huòxiāngzhèngqìtāng 《重订通俗伤寒论》方。藿梗、姜半夏各三钱，厚朴、苏梗各一钱半，陈皮、白芷各二钱，茯苓皮四钱，砂仁（研冲）八分。水煎服。功能温中化浊。治恶寒发热无汗，或有汗不透，蕴热不退，午后热重，头痛而重，肢体倦怠，身形拘急作痛，胸脘痞闷，小便不利，舌苔厚腻，脉躁不宁，湿重热轻之表证。

藿香正气丸huòxiāngzhèngqìwán 即藿香正气散作蜜丸，治证同。见"藿香正气散"条。

臛huò ❶肉羹。《洛阳伽蓝记》卷二《景宁寺》："咀嚼菱藕，捃拾鸡头，蛙羹蚌臛，以为膳羞。"《聊斋志异》卷九《天宫》："久之，腹馁，遂有女僮来，饷以面饼，鸭臛，使扪啖之。"❷烹煮。《文选·曹植·七启》："臛江东之潜鼍。"

- J -

ji

击法jīfǎ　推拿手法。用空拳、手指、手掌尺侧面或桑枝棒由轻到重作有节奏的敲打。有促进气血运行，消除疼痛，缓解肌肉痉挛等作用。

击仆jīpū　❶古病名。出《灵枢·九宫八风》。亦称仆击。指突然仆倒的病证，即卒中。多由人体正气先虚，而为邪风入中所致。《医学纲目·肝胆部》中风："其卒然仆倒者，经称为击仆，世又称为卒中。"参见"卒中""仆击"条。❷指击仆损伤而言。是外伤性的致病因素之一（见《灵枢·邪气藏府病形》）。

击探天鼓jītàntiāngǔ　保健气功的一组动作。又名击天鼓。两手掌掩耳，手指置脑后，用食指压住中指，再滑下，轻弹后脑部，耳内如有击鼓之声。有清醒头脑，预防耳疾等作用。《圣济总录》卷一百九十九："天鼓者，耳中声也。举两手心紧掩耳门，以指击其脑户。常欲其声壮盛，相续不散。一日三探，有益下丹田。或声散不续，无壮盛者，即元气不集也，宜整之。"

击天鼓jītiāngǔ　保健功法。出《保生秘要》。即击探天鼓。见该条。

击天磬jītiānqìng　即叩齿法。《杂病源流犀烛·口齿唇舌病源流》："《养性书》曰：齿宜朝暮叩以会神……若辟邪秽叩右齿，名曰击天磬。"详"叩齿"条。

饥饱咳嗽jībǎoké·sou　病证名。指饥饱伤脾，痰食积滞不化引起的咳嗽。见《不居集》卷十五。《三因极一病证方论·不内外因咳嗽》："病者中满腹胀，抢心痛，不欲食，此因饥饱伤脾。"治宜保和丸等方。参见"咳嗽""脾咳"条。

饥不能食jībùnéngshí　症名。指知饥而不能食的表现，多因邪结胸膈而致。《伤寒论·辨厥阴病脉证并治》："病人手足厥冷，脉乍紧者，邪结在胸中，心下满而烦，饥不能食者，病在胸中，当须吐之，宜用瓜蒂散。"亦有因脾胃津竭而致者。《医编》卷二："其有饥而不能食者，脾热则消谷而饥，本欲食，因胃脘枯槁不能纳，或火热上冲，或痰涎上壅食不得下也。"参见"饥不欲食"条。

饥不欲食jībùyùshí　症名。出《素问·至真要大论》。指感觉饥饿而又不想进食。病在胃、肾。"有因胃虚有热所致者，宜六君子汤加黄连；有因肾阴虚，虚火乘胃者，宜六味丸加肉桂、五味子；亦有热病后余热未尽者，亦知饥不食，脉多虚大，可用人参白虎汤"（《张氏医通》卷九）。"针灸饥不欲食有二法，其一清胃，经云胃者水谷之海，其腧上在气冲，下至三里，水谷之海不足，则饥不受谷，审守其腧，调其虚实是也；其二取肾，经云肾足少阴之脉，是动则病饥不欲食，心若悬，若饥状，视盛虚热寒，陷下取之也"（《证治准绳·杂病》）。

饥疝jīshàn　古病名。指一种食后即饥，胃脘疼痛的疝气。《诸病源候论》卷二十："阴气在内，寒气客于足阳明、手少阴之络，令食竟必饥，心为之痛。故谓之饥疝。"

饥伤jīshāng　病证名。出《金匮要略·血痹虚劳病脉证并治》。指因饥饿致伤者。《景岳全书·饮食门》："凡失饥伤饱，损及脾胃，多令人胸膈痞闷，不能消化……神体困倦，此皆脾气受伤，中虚而然。"饥饿损伤脾胃者，初宜少予清稀粥，逐次增量，待胃气恢复，饮食渐趋正常。绝不可骤然饱食，以免产生不良后果。治宜调养脾胃为主，如木香人参丸或大健脾丸去黄连等。

机jī　即髀枢。《素问·骨空论》："侠髋为机。"《医宗金鉴·正骨心法要旨》："髋骨外向之凹，其形似臼，以纳髀骨之上端如杵者也，名曰机。"参见"髀枢"条。

机关jīguān　❶经穴别名。《备急千金要方》："卒中风口噤不得开，灸颊车二穴。穴在耳下八分，小近前。"又《千金翼方》："凡卒中风口噤不开，灸机关二穴，在耳下八分近前。"两者内容相同。《针灸资生经》等据此将机关作颊车别名。❷概指筋骨关节。《素问·厥论》："机关不利者，腰不可以行，项不可以顾。"

肌jī　即肌肉。详该条。

肌痹jībì　病名。出《素问·痹论》。❶指寒湿侵袭肌肤所致的痹证。又名着痹、湿痹。《素问·长刺节论》："病在肌肤，肌肤尽痛，名曰肌痹，伤于寒湿。"《圣济总录》卷十九："肌痹，其状皮肤弗营，肌肉（同顽）厚而不仁是也。"《张氏医通》卷六："肌痹者，即著痹、湿痹也。留而不移，汗出，四肢痿弱，皮肤麻木不仁，精神昏塞。"治宜天麻丸、细辛汤、神效黄芪汤、五痹汤等方。参见"湿痹"条。❷指脾痹。《症因脉治》卷三："脾痹之症，即肌痹也。四肢怠惰，中州痞塞，隐隐而痛，大便时泻，面黄足肿，不能饮食，肌肉痹而不仁。"参"脾痹"条。

肌腠jīcòu　又名肉腠、分、分理。肌肉的纹理。《素问·六元正纪大论》："肌腠疮疡。"

肌肤不仁jīfūbùrén　症名。指皮肤不仁。《金匮要略·中风历节病脉证并治》："邪在于络，肌肤不仁。"详"皮肤不仁"条。

肌肤甲错jīfūjiǎcuò　症名。皮肤枯燥如鳞甲交错之状。多因干血内结、痈脓积滞，津血不能外荣，或因温邪久留，阴液耗伤所致。《金匮要略·血痹虚劳病脉证并治》："五劳虚极羸瘦，腹满不能饮食，食伤，忧伤，饮伤，房室伤，肌伤，劳伤，经络营卫气伤，内有干血，肌肤甲错，两目黯黑，缓中补虚，大黄䗪虫丸主之。"《诸病源候论·肠痈候》："肠痈者，由寒温不适……血气蕴积，结聚成痈，热积不散，血肉腐坏，化而为脓。其病之状，小腹重而微强，抑之即痛，小便数似淋，时时汗出，复恶寒，其身皮皆甲错，腹皮急，如肿状。"《温病条辨·下焦篇》："邪气久羁，肌肤甲错。"治疗有干血者，用大黄䗪虫丸；肠痈脓滞者，用薏苡附子败酱散；温邪久羁所致者，用复脉汤等。

肌极jījí 病证名。又称肉极。《诸病源候论·虚劳病诸候》："肌极，令人羸瘦无润泽，饮食不生肌肤。"详"肉极"条。

肌腱jījiàn 即筋。详该条。

肌衄jīnǜ 病证名。见《张氏医通》卷五。指不因外伤的肤表出血。又名血汗，亦称红汗。《证治要诀·诸血门》："血从毛孔而出，名曰肌衄。"此又称为血箭。详该条。多因气血亏虚，血随气散所致。治宜补血固表，可选用当归补血汤、黄芪建中汤、保元汤等方。有阴虚火旺者，宜养阴清火，用凉血地黄汤或当归六黄汤。亦有由胆热而致者，用河间定命散（见《赤水玄珠》）。本证可见于凝血酶原缺乏、毛细血管病变、血友病等疾病。

肌热jīrè 症名。指肌表有发热感觉。见《内外伤辨惑论》卷中。有虚实之分。实证多为外邪侵袭，阳明经脉受病。《景岳全书·伤寒典》："阳明经病，为身热，目疼，鼻干，不眠，脉洪而长，以阳明主肌肉，其脉挟鼻络于目，故为此证。"治宜去阳明在经之邪，宜柴葛解肌汤等方。虚证多为气虚或血虚所致。《证治准绳·杂病》："肌热，燥热，目赤面红，烦渴引饮，日夜不息，脉浮大而虚，重按全无，为血虚发热，症似白虎，唯脉不长实为辨也，误服白虎必危，宜当归二钱，黄芪一两。"《丹溪心法·发热》："肌热及去痰者，须用黄芩，肌热亦用黄芪……补中益气汤，治虚中有热或肌表之热。"参见"发热""气虚发热""血虚发热"等条。

肌肉jīròu 司全身运动之组织。肌肉的营养从脾的运化水谷精微而得，为脾所主。《素问·痿论》："脾主身之肌肉。"肌肉丰满与否，与脾气盛衰有密切关系。参"脾主肌肉"条。

肌肉不仁jīròubùrén 症名。指肌肉麻木不知痛痒、冷热。《素问·痿论》："脾气热，则胃干而渴，肌肉不仁，发为肉痿。"《伤寒明理论·不仁》："不仁，谓不柔和也。痒不知也，痛不知也，寒不知也，热不知也，任其屈伸灸刺，不知所以然者，是谓不仁也。由邪气壅盛，正气为邪气闭伏，郁而不发，荣卫血气虚少，不能通行。"本症可见于痿、痹、中风等病。详各条。

肌肉如铁jīròurútiě 症名。《医门补要》卷中："肌肉如铁，胸腹串痛，按之有跳跃之处……针刺不得入，此真气已竭，血不流行，则肌肉呆板。"

肌肉蠕动jīròurúdòng 症名。出《素问·调经论》。指肌肉动如虫蠕的感觉。多因风湿、热伤脾，卫气不荣肌肉所致。《医学入门》卷一："脾受风湿则卫气不荣而肌肉蠕动……脾热者，色黄而蠕动也。"《奇效良方》卷二："风热壅实，上攻头面，口眼㖞斜，语言不正，肌肉瞤动，面若虫行。"若病轻而无其他见证者，称为微风。参该条。

肌肉软jīròuruǎn 病证名。五软之一。肌肉为脾所主，小儿乳食不足，脾胃气虚，故肌肉虚软，皮肤松弛，形体瘦弱，智力迟钝。治以补脾为主。宜扶元散。

肌肉消瘦jīròuxiāoshòu 症名。《难经·十四难》："三损损于肌肉，肌肉消瘦，饮食不为肌肤。"多因脾气虚损，运化失常，饮食不长肌肉所致。本症可见于虚劳、久泻以及慢性消耗性疾病等。

鸡菜jīcài 中药材。见《广州植物志》。为白背三七之别名。详该条。

鸡肠草jīchángcǎo 中药材。出《名医别录》。为附地菜之别名。详该条。

鸡肠风jīchángfēng 中药材。见《中药志》。为巴戟天之别名。详该条。

鸡肠散jīchángsǎn 《圣济总录》卷九十五方。黄鸡肠（雄者切破洗净，炙黄）四具，黄连、肉苁蓉（酒洗）、赤石脂（另研）、白石脂（另研）、苦参各五两。为末，每服二钱，食前酒送下，日三次（昼二夜一）。治膀胱虚热，小便不禁。

鸡肠子草jīcháng·zicǎo 中药材。见《陕西中草药》。为铃铃草之别名。详该条。

鸡胵汤jīchītāng 《医学衷中参西录》方。生鸡内金、白芍药各12g，生姜、白术各9g，柴胡、陈皮各6g。水煎服。功能疏肝健脾消食。治气郁而致的臌胀，兼治脾胃虚弱之郁滞，饮食不能运化。

鸡胆jīdǎn 中药材。出《名医别录》。为雉科动物家鸡 *Gallus gallus domesticus* Brisson 的胆囊。苦，寒。清热解毒，止咳、祛痰，明目。①治百日咳，慢性支气管炎，中耳炎，小儿细菌性痢疾，砂淋。内服：鲜鸡胆1～3个取汁，加白糖调服；或干燥品研粉服，每次0.3～0.7g，一日三次。②治目赤流泪，取汁点眼；痔疮，取汁和水调涂。鸡胆汁含胆汁酸、胆色素等。鹅去氧胆酸为胆汁中有效成分。药理作用与猪胆基本相似，参见"猪胆"条。

鸡蛋花jīdànhuā 中药材。见萧步丹《岭南采药录》。又名缅栀子、蛋黄花、大季花。为夹竹桃科植物鸡蛋花 *Plumeria rubra* L. 的花。我国广东、广西、福建、云南等地有栽培。甘，微苦，凉。清热，利湿，解暑。治感冒发热，肺热咳嗽，尿路结石，痢疾，肠炎，肝炎。煎服：3～9g。又可作预防中暑的清凉饮料。鸡蛋花叶煎服治感冒发热。

鸡蛋膜衣jīdànmóyī 中药材。见《现代实用中药》。为凤凰衣之别名。详该条。

鸡癫jīdiān 病证名。即鸡痫。见《圣济总录》卷十五。因痫发声如鸡鸣故名。参见"痫""癫""六畜痫"条。

鸡儿肠jī·ercháng 中药材。见《救荒本草》。为马兰之别名。详该条。

鸡儿松jī·ersōng 中药材。见《广西中药志》。为岗松之别名。详该条。

鸡峰普济方jīfēngpǔjìfāng 方书。30卷。宋代医方，撰人待考（原题宋代张锐撰。据陆心源《仪顾堂集》卷19考证疑为北宋孙兆撰）。今存者为清代翻刻宋本，已缺二、三、六、八4卷。卷一为医论及炮炙法；卷四至二十七选录多种病证的治疗方剂，大致综括了宋代医家的一些临床成就，卷二十八、二十九列述丹药的制法；卷三十记录了民间常用的备急单方，此卷又有单行本，名《鸡峰备急方》。按"鸡峰"系陕西宝鸡市陈仓山之别名，可能编者曾居住于此地，遂以此作为书名。

鸡肝jīgān 中药材。出《名医别录》。为雉科动物家鸡 *Gallus gallus domesticus* Brisson 的肝。甘，温。入肝、肾、脾经。补肝肾，明目，消疳，杀虫。治目暗，目翳，夜盲，小儿疳积，小儿遗尿，萎黄病，产后贫血，胎漏，妇人阴蚀。内服：煮食。

鸡肝散jīgānsǎn 中药材。见《云南中草药》。又名黑头草、滇香薷、四棱蒿。为唇形科植物四方蒿 *Elsholtzia blanda* (Benth.) Benth. 的全草。分布于广西、云南、贵州。辛、微苦，平。发汗解表，利湿止痒。①治感冒，扁桃体炎，肠炎，痢疾，疳积，肾盂肾炎，肝炎。煎服：3～9g。②治湿疹，皮炎，脚癣，鲜品捣敷；创伤出血，捣敷或研末撒。③鸡肝散花治夜盲，结膜炎，煎服并洗眼。全草含挥发油，主要成分为香薷酮。

鸡根jīgēn　中药材。见《云南中草药》。为黄花远志之别名。详该条。

鸡骨草jīgǔcǎo　中药材。见萧步丹《岭南采药录》。又名红母鸡草、黄头草、猪腰草、黄食草、小叶龙鳞草。为豆科植物广东相思子 *Abrus cantoniensis* Hance 的干燥全株。分布于广东、广西等地。甘，微苦，凉。归肝，胃经。利湿退黄，清热解毒，疏肝止痛。用于湿热黄疸，胁肋不舒，胃脘胀痛，乳痈肿痛，煎服 15～30g。本品种子有毒，不可内服。全草含相思子碱、胆碱、甾醇化合物、黄酮类、氨基酸、糖类。根含皂苷，苷元为槐花二醇、大豆皂醇 A 及 B、广东相思子三醇，根中含大黄酚、大黄素甲醚。相思子碱腹腔注射，能降低小鼠肩部由葡萄球菌毒素引起的炎症反应，高浓度可抑制羊红细胞的溶解。本品具有免疫增强的作用。

鸡骨常山jīgǔchángshān　中药材。出《本草经集注》。即常山。详该条。

鸡骨癀jīgǔhuáng　中药材。见《泉州本草》。为倒扣草之别名。详该条。

鸡骨升麻jīgǔshēngmá　中药材。见《全国中草药汇编》。为红毛七之别名。详该条。

鸡骨香jīgǔxiāng　中药材。出《生草药性备要》。又名滚地龙、驳骨消、黄牛香。为大戟科植物鸡骨香 *Croton crassifolius* Geisel. 的根。分布于我国南部和西南部。辛、微苦，温，有小毒。理气活血，祛风除湿，消肿止痛。治胃肠胀气，脘腹疼痛，疝痛，咽喉肿痛，风湿关节痛，腰腿痛，痛经，咽喉肿痛，跌打扭伤。内服：煎汤，6～15g；研末，每服 0.9～1.5g。

鸡冠虫jīguānchóng　中药材。见《四川中药志》。为葛上亭长之别名。详该条。

鸡冠疮jīguānchuāng　病证名。见清代崔秉铣《妇科宗主》。指阴挺脱出红肿溃破者。外用《妇科宗主》方：飞矾、铜绿、五味、雄黄、桃仁，共研细末炼蜜为丸，重五钱，以方内雄黄为衣，每周一丸纳阴中。

鸡冠花jīguānhuā　中药材。出《滇南本草》。又名鸡髻花、鸡冠头。为苋科植物鸡冠花 *Celosia cristata* L. 的干燥花序。全国各地均有栽培。甘、涩，凉。归肝、大肠经。收敛止血，止带，止痛。用于吐血，崩漏，便血，痔血，赤白带下，久痢不止，煎服 6～12g。种子中含月桂酸、肉豆蔻酸、棕榈酸、硬脂酸等。本品含山柰苷、苋菜红苷、松醇及多量硝酸钾。煎剂在试管内对人阴道滴虫有杀灭作用。

鸡冠苗jīguānmiáo　中药材。出《本草纲目》。为苋科植物鸡冠花 *Celosia cristata* L. 的茎叶。甘，凉。清热凉血，解毒。①治痔疮，痢疾，吐血，衄血，血崩。煎服：9～15g。②治荨麻疹，煎服并煎水洗；蜈蚣咬伤，鲜品捣敷。

鸡冠头jīguāntóu　中药材。见《药材学》。即鸡冠花。详该条。

鸡冠苋jīguānxiàn　中药材。见《本草纲目》。为青葙之别名。详该条。

鸡冠蚬肉外障jīguānxiànròuwàizhàng　病名。出《秘传眼科龙木论》。又名奚魁蚬肉。系由脾胃积热，肝风上冲于目所致。《证治准绳·杂病》："其状色紫如肉，形类鸡冠蚬肉者即是。多生睥眦之间，然后害及气轮而遮掩于目。"治宜劆洗祛瘀，内服祛风泄热之剂，如抽风汤、石决明散之类。

鸡冠痔jīguānzhì　病名。痔的一种。《外科十三方考》下编："此痔形似鸡冠，硬而赤肿作痛，搔破后则出血流水"。治宜铜绿、乳香、没药、威灵仙、寒水石（煅）各五钱，甘石一钱，胆矾三钱，海螵蛸五钱，为细末，以猪胆汁调匀搽之。

鸡冠子jīguānzǐ　中药材。出《本草拾遗》。为苋科植物鸡冠花 *Celosia cristata* L. 的种子。甘，凉。入肝、大肠经。凉血止血，清肝明目。治吐血，肠风便血，赤白痢疾，崩漏带下，淋浊，目赤肿痛。煎服：4.5～9g。本品含脂肪油。煎剂在试管内能杀灭阴道毛滴虫。

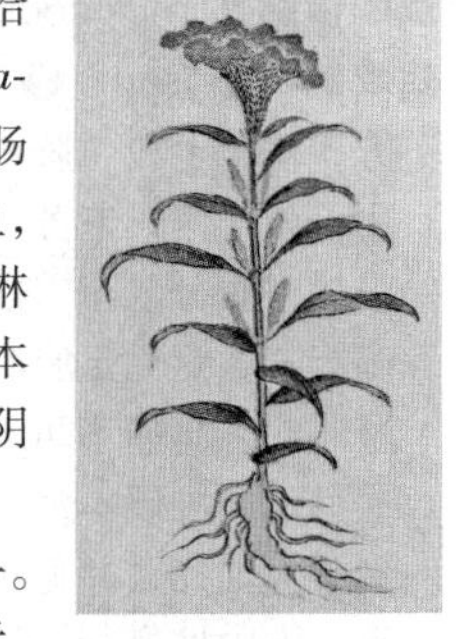
鸡冠子

鸡黄jīhuáng　病证名。三十六黄之一。《太平圣惠方》卷五十五："鸡黄者，遍身爪甲并青黄，多语，梦寐或见鬼神，时自言笑。"《圣济总录》卷六十一："病人面目俱青，好向暗处眠卧，不欲见明，手弄衣服，状如鬼神，望见黄花生者，此是鸡黄。"治疗用灸烙法或内服地黄饮。参见黄疸有关条。

鸡黄皮jīhuángpí　中药材。见《现代实用中药》。为鸡内金之别名。详该条。

鸡黄油jīhuángyóu　中药材。《证治准绳·疡医》卷六方。鸡子、粉锡、夜明砂。先将鸡子煮熟取黄，于锅内炒作油，后二味为末，加入鸡子黄油内，以香油调敷伤面；伤面湿则干掺之。治烫火伤。

鸡髻花jījìhuā　中药材。见《闽东本草》。即鸡冠花。详该条。

鸡脚草jījiǎocǎo　中药材。见《南宁市药物志》。为凤尾草之别名。详该条。

鸡脚叉jījiǎochā　中药材。见《贵州民间方药集》。为鹅掌金星草之别名。详该条。中药材。见《苏沈良方》。为枳子之别名。详该条。

鸡脚骨jījiǎogǔ　中药材。见《浙江民间草药》。为白马骨之别名。详该条。

鸡脚七jījiǎoqī　中药材。见《贵州民间药物》。为花蝴蝶根之别名。详该条。

鸡脚爪jījiǎozhǎo　中药材。见《四川中药志》。为翻白草之别名。详该条。

鸡咳jīké　病名。即百日咳。《温病条辨》："凡小儿连咳数十声，不能回转，半日方回，如鸡声者。"初起风热偏重，宜疏风清解，用桑菊饮；咳久津伤，宜滋润清肺，用杏仁煎（《太平圣惠方》：杏仁、蜜、贝母、紫菀、甘草）。详"百日咳"条。

鸡卵黄jīluǎnhuáng　中药材。见《本草纲目》。即鸡子黄。详该条。

鸡盲jīmáng　病证名。见《证治准绳·杂病》。"此症世呼鸡盲，一名雀目……至晚不见，晓则复明"（清代黄庭镜《目经大成》卷二）。详"雀目"条。

鸡毛蒿jīmáohāo　中药材。见《贵州民间药物》。为大丁草之别名。详该条。

鸡茅根汤jīmáogēntāng　《医学衷中参西录》方。生鸡内金 15g，白术适量，鲜茅根 60g。先将茅根煎汤数盅，加生姜

5片，水煎服，早晚各一次。治水臌、气臌并病，兼治单腹胀及单气膨胀、单水臌胀。

鸡蒙眼jīméngyǎn 病证名。见《银海精微》。雀目之俗称。详该条。

鸡鸣jīmíng 指丑时。《灵枢·病传》："冬鸡鸣。"张景岳注："冬之鸡鸣在丑，阴之极也。"《素问·金匮真言论》："合夜至鸡鸣，天之阴，阴中之阴也。"参见"十二时"条。

鸡鸣保肺丸jīmíngbǎofèiwán 即鸡鸣丸。见该条。

鸡鸣散jīmíngsǎn ❶《类编朱氏集验方》卷一引淮头老兵方。槟榔七枚，陈皮、木瓜各一两，吴茱萸二钱，桔梗、生姜各半两，紫苏三钱。为粗末，分作八份，每份水煎，早晨空腹分二至三次冷服。功能宣散湿邪，下气降浊。治湿脚气，症见足胫肿重无力，行动不便，或麻木冷痛及风湿流注，脚痛不可着地，筋脉肿大者；也可用于丝虫病，症见下肢肿硬不消，皮肤粗糙，渐起皱纹，呈象皮状，阴囊肿大如疝，并见小便如米泔水样，苔厚而白滑，脉濡弱等。方中槟榔行气祛湿；木瓜祛湿利痹，舒筋活络；吴茱萸祛寒降浊；陈皮行气燥湿；苏叶、生姜宣散湿邪，祛风散寒；桔梗宣开上焦气滞。诸药相合，祛湿以化浊，通络以除滞，行气以解郁，则湿脚气可愈。❷《三因极一病证方论》卷九方。大黄（酒蒸）一两，杏仁三七粒。为细末，酒一碗，煎至六分，去渣，黎明时服。治从高坠下及木石所压，跌打损伤，血瘀凝积，气绝欲死，并久积瘀血，烦躁疼痛者。❸《古今医统大全》卷九十三方。当归尾五钱，桃仁三钱，大黄一两。酒煎，黎明时服。治跌打损伤，瘀血凝积，痛不可忍，大便秘结者。

鸡鸣丸jīmíngwán 见《全国中药成药处方集》（沈阳方）。又名鸡鸣保肺丸。知母、贝母、旋覆花、杏仁、阿胶、罂粟壳、葶苈子、款冬花、甘草、清半夏、五味子、陈皮、桔梗、紫菀、天冬、北沙参各30g，马兜铃15g，麻黄9g。为细末，炼蜜为丸，每丸重6g，每服一丸，开水送下。功能镇咳定喘，补肺化痰。治咳嗽痰喘，日轻夜重，感受风寒，饥饱劳役，冷热不匀，饮食过量，肺胃两伤，久咳声哑，夜间盗汗，食欲不振。本方由《证治准绳·幼科》清肺饮及张涣养肺汤加减而来。

鸡摸眼jīmōyǎn 病名。❶"俗名近视眼是也"（《青囊真秘》卷一），指近视眼之暗适应功能差，入暮则视物较困难似鸡盲。❷雀目之俗称。详该条。

鸡姆刺jīmǔcì 中药材。出《质问本草》。为大蓟之别名。详该条。

鸡脑壳jīnǎoké 中药材。见清代刘士季《草木便方》。为小贯众之别名。详该条。

鸡内金jīnèijīn 中药材。出《本草蒙筌》。又名鸡肫皮、鸡黄皮。为雉科动物家鸡 *Gallus gallus domesticus* Brisson 的干燥沙囊内壁。甘，平。归脾、胃、小肠、膀胱经。健胃消食，涩精止遗，通淋化石。治食积不化，脘腹胀满，呕吐反胃，泻痢，小儿疳积，遗尿，遗精，胆结石，尿路结石，癥瘕经闭，煎服3～10g，或研末吞服1.5～3g；治口疮、乳蛾、牙疳，烧存性研末敷。本品含胃激素角蛋白等。口服能提高消化力，使胃分泌量及酸度增加，运动功能增强，作用迟缓而持久。

鸡肶胵jīpíchī 中药材。出《本草经集注》。为鸡内金之别名。详该条。

鸡肉jīròu 中药材。出《神农本草经》。为雉科动物家鸡 *Gallus gallus domesticus* Brisson 的肉。甘，温。入脾、胃经。温中，益气，补精，填髓。治虚劳羸瘦，重病后胃呆食少，反胃，腹泻下痢，消渴，水肿，小便频数，崩漏，带下，产后乳少。内服：煨食或隔水蒸汁。本品每100g含蛋白质23.3g，脂肪1.2g，钙11mg，磷160mg，铁1.5mg，维生素 B_1 0.03mg，维生素 B_2 0.09mg，尼克酸8mg。还含维生素A、C及E，胆甾醇，3－甲基组氨酸。

鸡舌隔角jīshégéjiǎo 外伤缝合法。《诸病源候论》卷三十六："凡始缝其疮，各有纵横，鸡舌隔角，横不相当，缝亦有法，当次阴阳，上下逆顺，急缓相望，阳者附阴，阴者附阳，腠理皮脉，复令复常。"相当今之连续缝合或"8"字缝合法。其缝线是"桑白皮为线，或以麻缕续之"（《圣济总录》），亦有用银丝缝合断骨者（《金疮秘传禁方》）。

鸡舌香jīshéxiāng 中药材。出《抱朴子》。为母丁香之别名。详该条。

鸡参饮jīshēnyǐn 《圣济总录》卷六十一方。鸡子（去壳）一枚，人参一两，蜜一合，生姜汁半合，朴硝（与鸡子同研匀）一分。先将参、姜、蜜，水煎去渣，入鸡子、朴硝搅和，更煎五七沸，空腹顿服。治肾黄，病人脚冷，面目俱青，身上冷，脐下结硬，气急冲心。

鸡矢醴jīshǐlǐ 《素问·腹中论》方。鸡矢（干者）八合。炒香，以无灰好酒三碗入之，共煎至一半许，用布滤出其汁，五更热饮则腹鸣，辰巳时行二三次，皆黑水；次日觉足后渐有皱纹，又饮一次，则渐皱至膝上而病效。治臌胀，心腹满，旦食则不能暮食。

鸡屎白jīshǐbái 中药材。出《神农本草经》。为雉科动物家鸡 *Gallus gallus domesticus* Brisson 粪便上的白色部分。苦、咸，凉。入膀胱经。利水，泄热，祛风，解毒。治臌胀积聚，黄疸，淋病，风痹，破伤风，转筋。内服：炒研末，入丸、散，3～6g；或浸酒服。

鸡屎白散jīshǐbáisǎn 《金匮要略》方。鸡屎白。为末，每服一方寸匕，冲服。治转筋，其人臂脚直，转筋入腹者，脉上下行，微弦。

鸡屎藤jīshǐténg 中药材。出《生草药性备要》。又名臭藤、皆治藤、毛葫芦、甜藤、牛皮冻。为茜草科植物鸡矢藤 *Paederia scandens* (Lour.) Merr. 的全草或根。分布于长江流域及其以南各地。甘、微苦，平。祛风活血，利湿消积，解毒消肿，活血止痛。①治风湿筋骨酸痛，跌打瘀痛，黄疸型肝炎，肠炎，痢疾，食滞腹胀，小儿疳积，中暑，肝脾肿大，白带，阑尾炎，久咳。煎服：9～15g。②治疮疡肿毒，皮肤溃疡久不愈合，烫火伤，湿疹，皮炎，毒虫咬伤，鲜叶捣敷。③治胆、肾绞痛，胃肠痉挛性疼痛，骨折及手术后疼痛，以针剂肌内注射。④治有机磷农药中毒。本品加绿豆煎服，2～3小时一次。药后可出现呕吐腹泻。果实名鸡屎藤果，取汁涂毒虫螫伤。全草含鸡屎藤苷、鸡屎藤次苷、车叶草苷、熊果酚苷、齐墩果酸、γ－谷甾醇、挥发油等。动物实验表明，本品有轻度中枢抑制，并能抑制平滑肌的收缩。有些镇痛作用，车叶草苷有泻下作用，本品在碱性尿中有抑菌作用，可用于治尿路感染。尚有某些镇咳作用。本品还具有降压作用。

鸡苏jīsū 中药材。出《吴普本草》。为水苏之别名。详该条。

鸡苏吹喉散jīsūchuīhóusǎn 《疫喉浅论》卷下方。鸡苏薄荷、僵蚕各五分，硼砂、芒硝一钱，马勃三分，冰片一分。为细末，吹患处。功能解毒利咽，散结消肿。治疫喉初起，肿痛腐烂，或白或黄者。

鸡苏散jīsūsǎn ❶《宣明论方》卷十方。炙甘草一两，白滑石六两，薄荷叶二钱半。为细末，每服三钱，蜜少许，温水调下，日三服。欲冷饮者，新汲水调服。功能祛暑解表。治伤寒中暑，表里俱热，烦躁口渴，小便不通，泻痢热疟，霍乱吐泻，酒食中毒，石淋，产后乳汁不通。❷《济生方》卷二方。鸡苏叶、黄芪、生地黄、阿胶（蛤粉炒）、白茅根各一两，桔梗、麦冬、炒蒲黄、贝母、炙甘草各半两。为粗末，每服四钱，加生姜五片，水煎，去渣服。治劳伤肺经，唾血，咽喉不利。《赤水玄珠》有本方，但无白茅根，有白茅花；《世医得效方》亦有本方，但多桑白皮半两，大枣一枚。❸《证治准绳·女科》卷三方。①鸡苏叶、阿胶、大蓟、生地黄各一两，黄芪、羚羊角、茜草根、甘草各半两，麦冬、黄芩、当归、灶心土各七钱半。为粗末，每服四钱，加生姜三片、竹茹（半个鸡子大）一团，水煎，去渣服。治妇人吐血，心烦昏闷。②鸡苏叶、黄芩各一两，当归、赤芍药各半两，灶心土、阿胶各二两。为粗末，每服四钱，水煎，去渣服。治妇人虚损气逆，吐血不止。③鸡苏叶、木通各二两，干地黄、滑石各三两，大蓟根一两。为粗末，每次五钱，加竹叶三至七片，水煎，食前服。治妇人血淋。

鸡苏丸jīsūwán 《杨氏家藏方》卷三方。鸡苏叶八两，黄芪、防风、荆芥各一两，菊花四钱，冰片半钱，川芎、生地黄、桔梗、甘草各半两。为细末，炼蜜和丸，弹子大，每服一丸，细嚼麦冬煎汤送下。功能疏风清热。治虚热，昏冒倦怠，下虚上壅，嗽血衄血；又治肺损吐血，日渐乏力，行步不得，喘嗽痰涎，饮食不美，或发寒热。若小便赤涩，加车前子三钱，用炒桑枝煎汤嚼下。

鸡膯疳jītēnggān 病证名。疳疮的一种。❶出《医宗金鉴》卷六十九。即生下疳时，兼见痛引睾丸和阴囊坠痛者。❷包茎水肿也称鸡膯疳。

鸡甜菜jītiáncài 中药材。见《陆川本草》。为鸭脚艾之别名。详该条。

鸡头jītóu 中药材。出《方言》。为芡实之别名。详该条。

鸡头米jītóumǐ 中药材。见《中药材手册》。为芡实之别名。详该条。

鸡头丸jītóuwán 《太平圣惠方》卷八十九方。雄鸡头（烧灰）一枚，炒蝉蜕三枚，炒大黄、人参、麦冬各一两，当归（微炒）、黄芪、川芎各三分，远志、炙甘草、木通各半两。为末，炼蜜和丸，绿豆大，每服五丸，不拘时粥饮送下。治小儿病后语迟。

鸡娃草jīwácǎo 中药材。见《陕甘宁青中草药选》。又名蓝雪草、刺矶松。为蓝雪科植物小蓝雪花 *Plumbagella micrantha*（Ledeb.）Spach 的全草。分布于新疆、甘肃、青海、四川、西藏等地。苦，寒。解毒，杀虫。捣敷治神经性皮炎，牛皮癣；浸酒涂头癣，体癣，手足癣；研末制油膏涂敷疣痣。新鲜的根、茎及叶中均含矶松素。

鸡痫jīxián 病证名。六畜痫之一。即鸡癫。《备急千金要方》卷五："鸡痫之为病，摇头反折，喜惊自摇。灸足诸阳各三壮。"参见"六畜痫""鸡癫"条。

鸡心白附jīxīnbáifù 中药材。见《中药材品种论述》。为白附子之药材名。详该条。

鸡心蛾jīxīn'é 病证名。见《喉科种福》卷四。即暗乳蛾。属乳蛾类。详"乳蛾""暗乳蛾"条。

鸡心痔jīxīnzhì 病证名。《疮疡经验全书》卷七："其形如鸡心。"症见肛周赘皮下垂，大小及形状甚似鸡心，自觉瘙痒。治宜五倍子汤熏洗止痒，亦可手术治疗。

鸡胸jīxiōng 症名。出明代秦景明《幼科金针》。又名龟胸。即胸廓畸形突出，状如鸡胸或胸如龟背。多由于先后天均不足，脾肾亏损，骨质柔弱所致。其症多伴有体瘦神疲，息短无力，可见于成骨发育不全及佝偻病。治以培补脾肾为主，用补天大造丸。由于先天禀赋不足，后天调养失宜，脾肾亏损，兼有痰热壅肺，以致"肺热胀满、攻于胸膈"（《小儿药证直诀》），长期气机不畅而成者，则宜利气祛痰及清热散结之剂。

鸡胸痰jīxiōngtán 病证名。流痰病的一种。见《医门补要》卷中。多发于儿童。起病胸前逐渐高凸，按之发硬，皮色不变，状如鸡胸，伴有咳嗽、气喘、潮热、盗汗、消瘦等症；久则溃流稀脓，易成瘘管，日久难愈。相当于胸骨结核。治宜服补肺养阴汤加减。并参见"流痰"条。

鸡血jīxuè 中药材。出《名医别录》。为雉科动物家鸡 *Gallus gallus domesticus* Brisson 的血。咸，平。入心、肝经。祛风，活血，通络，解毒。①治小儿惊风，痘疮不起，妇女下血不止，热饮之；筋骨折伤，和酒饮。②治口面㖞斜，痈疽疮癣，蜈蚣、蜘蛛咬伤，局部涂敷。

鸡血兰jīxuèlán 中药材。见《贵州民间药物》。为丝棉木之别名。详该条。

鸡血七jīxuèqī 中药材。见《陕西中草药》。又名倒生莲、蜈蚣七。为蓼科植物中华抱茎蓼 *Polygonum amplexicaule* D. Don var. sinense Forb. et Hemsl. 的根茎。分布于陕西、湖北、四川、云南等地。酸、苦，平，有毒。清热解毒，活血舒筋，行气止痛，止血生肌。治跌打损伤，外伤出血，感冒发热，咽喉肿痛，胃脘痛，痛经，崩漏，急性细菌性痢疾，胃肠炎。内服：煎汤，3～9g；研末吞，1～3g；或适量浸酒饮。外用：研末撒。不宜与鸡冠花、钩藤同用。本品具有广谱抗病毒作用和抗菌作用。

鸡血藤jīxuèténg 中药材。出《本草纲目拾遗》。又名血风藤。为豆科植物密花豆 *Spatholobus suberectus* Dunn 的干燥藤茎，前者主产于广西，后者主产于江西。苦、甘，温。归肝、肾经。活血补血，调经止痛，舒筋活络。用于月经不调，痛经，经闭，风湿痹痛，麻木瘫痪，血虚萎黄。内服：煎汤 15g～30g，或浸酒。藤茎含无羁萜醇、3β-无羁萜醇、蒲公英赛醇、菜油甾醇、豆甾醇、谷甾醇。本品具有补血作用，能使血细胞增加，血红蛋白升高。

鸡血藤膏jīxuèténggāo 《中药制剂手册》方。鸡血藤 5kg，冰糖 2.5kg。将鸡血藤水煎 3～4 次，取汁过滤，浓缩，再加冰糖制成稠膏，每服 15～24g，用温开水冲服。功能养血和血。治血不养筋而致的筋骨酸痛，手足麻木及月经衰少。

鸡眼jīyǎn 病名。见《医宗金鉴》卷七十一。即肉刺。详该条。

鸡眼草jīyǎncǎo 中药材。出《救荒本草》。又名人字草、掐不齐、蚂蚁草、白斑鸠窝、鸳鸯草、花生草。为豆科植物鸡眼草 *Kummerowia Striata*（Thunb.）Schindl. 的全草。分布于东北及河北、山东、江苏、湖北、湖南、福建、广东至西南等地。甘、辛，微苦，平。清热解毒，健脾利湿，活血止血。①治感冒发热，暑湿吐泻，痢疾，黄疸型肝炎，小儿疳积，带下，血淋，咯血，衄血。煎服：9～30g。②捣敷治跌打损伤，疔疮疖肿。地上部分含槲皮素的、芹菜素的、异鼠李素的、木犀草素的、刺素的和山柰酚的葡萄糖苷。5%煎剂对金黄色葡萄球菌有抑制作用。

鸡眼膏jīyǎngāo 《疡医大全》卷二十七方。❶鲜白果绿皮不拘量。碎桐油熬枯，去渣，以滴水成珠不散为度，加雄黄少许搅匀，收贮，用时先将鸡眼热水泡软，贴上一伏时揭下。治鸡眼。❷荸荠、火丹草、蟾酥、蓖麻子、桃仁、穿山甲、三棱、红花、莪术、天南星各二钱，鳝鱼血（阴干为末）半杯，鸡肫皮（不见水）十个，河豚眼（阴干）十枚，虎耳草（阴干）、阿魏各一钱五分，麝香三分，麻油六两，黄丹三两。熬膏，将鸡眼修净，摊贴。治鸡眼。

鸡眼睛jīyǎn · jing 中药材。见《四川中药志》。为野鸦椿子之别名。详该条。

鸡眼藤jīyǎnténg 中药材。见广州部队后勤部卫生部编《常用中草药手册》。为百眼藤之别名。详该条。

鸡爪草jīzhǎocǎo 中药材。见《中国经济植物志》。为委陵菜之别名。详该条。

鸡爪风jīzhǎofēng 病名。见《解围元薮》卷一。由疠风所致的手指、脚趾挛缩变形者。

鸡爪果jīzhǎoguǒ 中药材。见《南宁市药物志》。为枳子之别名。详该条。

鸡爪三棱丸jīzhǎosānléngwán 《卫生宝鉴》卷十四方。木香、石三棱、京三棱、鸡爪三棱、青皮、陈皮各五钱，槟榔、肉豆蔻各一两，硇砂三钱。为末，姜汁打糊为丸，梧桐子大，每服二十丸，姜汤送下，空腹、睡前服。治五脏痃癖气块。

鸡爪三七jīzhǎosānqī 中药材。见《广西中草药》。为伽蓝菜之别名。详该条。

鸡爪参jīzhǎoshēn 中药材。❶见《贵州民间方药集》。为狗屎花根之别名。❷见广州部队后勤部卫生部编《常用中草药手册》。为隔山香之别名。详各条。

鸡肫草jīzhūncǎo 中药材。见《重庆草药》。又名白侧耳、水侧耳。为虎耳草科植物鸡眼梅花草 *Parnassia wightiana* wall. ex Wight et Arn 的带根全草。分布于陕西、甘肃、云南、四川、贵州、湖北、广东、福建等地。淡，凉。清肺止咳，止血，利湿。①治肺热咳嗽，咯血，吐血，肾结石，胆石症，白带。煎服：15～30g。②鲜品捣敷湿热疮毒。

鸡肫皮jīzhūnpí 中药材。见《滇南本草》。为鸡内金之别名。详该条。

鸡肫子jīzhūn · zi 中药材。见《福建中草药》。为野鸦椿子之别名。详该条。

鸡子白jīzǐbái 中药材。出《本草经集注》。为雉科动物家鸡 *Gallus gallus domesticus* Brisson 的卵白。甘，凉。润肺利咽，清热解毒。治伏热咽痛，失音，目赤，烦满咳逆，下痢，黄疸，煮食1～3枚，或生服；治热毒肿痛，丹毒，和赤小豆末调敷患处。涂敷子宫颈糜烂，用生理盐水棉签揩拭后涂布。固形物中约90%是蛋白质，其中主要为卵清蛋白、卵类黏蛋白等。蛋白质中含所有的必需氨基酸，故在营养上是优良的。所含脂类甚少。

鸡子白皮jīzǐbáipí 中药材。出唐代孟诜《必效方》。为凤凰衣之别名。详该条。

鸡子黄jīzǐhuáng 中药材。出《名医别录》。又名鸡卵黄。为雉科动物家鸡 *Gallus gallus domesticus* Brisson 的卵黄。甘，平。入心、肾、脾经。滋阴养血，润燥息风。①治阴虚心烦不寐，热病痉厥，猝然干呕不止，胎漏下血。生鸡子黄1～2枚，冲服。②治肺结核潮热、盗汗、咳嗽、吐血，婴幼儿慢性消化不良。鸡子黄煮熟熬油内服。③治烧、烫伤，热疮，湿疹，皮肤溃疡。鸡子黄油外涂。本品含脂类30%（主含卵磷脂），又含蛋白质、胆甾醇糖类、无机盐及多种维生素。

鸡子壳jīzǐké 中药材。出《日华子诸家本草》。为雉科动物家鸡 *Gallus gallus domesticus* Brisson 的卵壳。淡，平。制酸，止血，壮骨，明目，敛疮。①治胃痛，吐酸，反胃，吐血，咳血，衄血，便血，佝偻病，手足搐搦症。焙燥研粉服，每次1～9g，每日2～3次，小儿酌减。②治疮疡溃烂，皮肤浸淫湿烂，煅存性研末撒或油调敷。本品含碳酸钙90%以上，还含碳酸镁、磷酸钙、胶质、有机物等。

鸡仔树jīzǐshù 见《广西中草药》。为黄花倒水莲之别名。详该条。

鸡足针法jīzúzhēnfǎ 刺法名。直刺一针，同针孔左右各再斜刺一针，一穴三针，形如鸡爪，故名。《灵枢·卫气失常》："重者，鸡足取之。"

奇jī 单数，与偶相对。或余数。如奇方、奇制。《素问·至真要大论》："君一臣二，奇之制也。"又："汗者不以奇，下者不以偶。"《灵枢·官能》："阴阳不奇，故知起时。"《医方集解》："正方三百有奇。"另见"奇 qí"条。

奇方jīfāng 七方之一。药味合于单数或单味药的方。《儒门事亲》卷一："奇方之说有二：有古之单方之奇方，独用一物是也，病在上而近者宜奇方也；有数合阳数之奇方，谓一、三、五、七、九，皆阳之数也，以药味之数皆单也。君一臣三、君三臣五，亦言阳之数也，故奇方宜下不宜汗。"当前一般认为病因单纯而用一种主药以治疗的方称奇方，如甘草汤。

奇分jīfēn 奇零不尽的余数。《灵枢·卫气行》："合有奇分十分身之四。"

积jī 病证名。见《灵枢·百病始生》。指胸腹内积块坚硬不移，痛有定处的一类疾患。《难经·五十五难》："积者，阴气也，其始发有常处，其痛不离其部，上下有所终始，左右有所穷处。"并有五积之分。心积名伏梁，肝积名肥气，脾积名痞气，肺积名息贲，肾积名贲豚。宋以后将饮食所伤而致的食滞气结之症亦称为积，《济生方》卷四："积者伤滞也，伤滞之久，停留不化，则成积矣。"《杂病源流犀烛·积聚癥瘕痃癖痞源流》："他如脾胃虚弱，或饮食过常，或生冷过度，不能克化，又或起居无节，寒暖不调，致随其所食之物及所伤寒热之气结成积聚，或有块，或无块，面色青，肌体瘦，心腹胀满，噫气吞酸者，又当条款而列陈之。"并在五积之外又列酒、食、面、肉、果、菜、茶、水等18种积。积病多由起居不时，忧喜过度，饮食失节，脾胃亏损，气机不运，沉寒郁热，痰水凝结，瘀血蕴里，食积久滞，邪正相结而致。治宜破坚消积为主。《素问·六元正纪大论》："大积大聚，其可犯也，衰其大半而止。"《证治准绳·杂病》："大抵治是病必分初中末三法。初治其邪入客后积块之未坚者……治其始感之邪与留结之客者，除之，散之，行之，虚者补之，约方适其主所为治。及乎积块已坚，气郁已久，变而为热，热则生湿，湿热相生，块日益大，便从中治，当祛湿热之邪，其块之坚者削之，咸以耎之。此时因邪久凑，正气尤虚，必以补泻迭相为用。若块消及半，便以末治，即住攻击之剂，因补益其气，兼导达经脉，使营卫流通，则块自消矣。”参见“积聚”“癥瘕”条。

积粉苔jīfěntāi　舌上满布白苔，有如白粉堆积，摸之不干燥的舌象。

积风冷嗽jīfēnglěngsòu　病证名。出《备急千金要方》卷五。风邪郁积于肺，复感寒邪而致的咳嗽。参见“寒嗽”条。

积寒泄泻jīhánxièxiè　病证名。指寒邪内积而致的泄泻。因过食生冷，或形寒饮冷，积渐而成。《症因脉治》卷四：“积寒泄泻之症，腹中绵绵作痛，小便不赤，口唇不干，泻下清白鸭溏之色。”脉多沉细而迟，或沉而结。治宜温中散寒。寒积内滞者，用豆蔻丸；肠胃虚冷者，用理中汤、补中汤。参见“寒泄”“鸭溏”条。

积结泻jījiéxiè　病证名。指饮食停滞肠胃所致的泄泻。《医略六书·杂病证治》：“积结泻，腹中绞痛，平胃散加消积药……食积内结，发热，泄溏，消导药中加香连、干葛；不应，加大黄。”参见“积滞泄泻”“食积泄泻”条。

积筋jījīn　同宗筋。《灵枢·五味》：“阴者，积筋之所终也。”详“宗筋”条。

积精jījīng　病证名。指月经期间，因房事所致腹部痞满肿块一类病症。《女科经纶》：“陈藏器曰：“一犯月水行房，精血相射，入于任脉，留于胞中，以致小腹结满，病如伏梁，水溺频涩，是名积精。”治当消积化痞，行瘀通淋。

积聚jījù　病名。见《灵枢·五变》。积病与聚病的合称。《难经·五十五难》：“病有积有聚，何以别之？然：积者，阴气也，聚者，阳气也，故阴沉而伏，阳浮而动。气之所积名曰积，气之所聚名曰聚，故积者五脏所生，聚者六腑所成也。积者阴气也，其始发有常处，其痛不离其部，上下有所终始，左右有所穷处；聚者阳气者，其始发无根本，上下无所留止，其痛无常处，谓之聚。”积为脏病，脏有五，聚为腑病，腑有六，故又有五积六聚之名。积聚与癥瘕痃癖等证相类似。《圣济总录·积聚门》：“癥瘕癖结者，积聚之异名也，证状不一，原其病本大略相似。”《医学入门》等书有以积聚为男子病，癥瘕为女子病者。又有从部位区分者。《杂病源流犀烛·积聚癥瘕痃癖痞源流》：“痞癖见于胸膈间，是上焦之病；痃积滞见于腹内，是中焦之病；癥瘕见于脐下，是下焦之病……故积聚痃癖痞，多生于男子，而女子偶患之；癥瘕多生于女子，而男子偶患之。”详“积”“聚”有关条。

积块jīkuài　病证名。指腹胁部结块坚硬可以触及者。即癥积之属。明代万全《保命歌括》：“大抵积块者，皆一物为之根，而血涎裹之，乃成形如杯如盘，按之坚硬也。”治宜行气活血，除痰消积。方如膈下逐瘀汤，或用海石、三棱、莪术、桃仁、红花、五灵脂、香附等药为丸，石碱、白术煎汤吞下。块去须用补法（见《丹溪心法·积聚痞块》）。参见癥、积有关条。

积块丸jīkuàiwán　《赤水玄珠》卷五方。三棱（醋煨）、莪术（醋煨）、自然铜（醋淬）、蛇含石（醋淬）各二钱，雄黄、蜈蚣各一钱二分，木香一钱五分，铁华粉（糯米醋炒）一钱，朱砂、沉香各八分，冰片五分，芦荟、天竺黄、阿魏、全蝎各四钱。为细末，用猪胆汁炼为丸，梧桐子大，每服七分至一钱，黎明时温酒送下。治癥瘕积聚，癖块难消，腹胀虫积。

积冷胃脘痛jīlěngwèiwǎntòng　病证名。指冷饮内伤，阴寒凝积所致的胃脘痛。《症因脉治》卷一：“二便清利，手足逆冷，口吐涎沫，得寒饮则甚，此积冷症也。”可用豆蔻丸。《类证治裁·胃脘痛》：“积寒致痛，绵绵不绝，无增无减，当辛热通阳，术附汤加厚朴、草蔻。”《医学三字经·心腹痛胸痹第七》：“冷痛，身凉，脉细，口中和。宜理中汤加附子、肉桂主之。兼呕者，吴茱萸汤主之。”参见“胃脘痛”条。

积痢jīlì　病证名。指痢疾之由食积内阻所致者。见《普济本事方·脏腑泄滑及诸痢》。又称饮食内伤痢。多由饮食积滞，日久不消所致。其症下痢赤白，或色黄如脓，或如鱼肠，或鹜溏鲊臭，脐腹撮痛，痛则痢下，痢下则痛减。治宜化积消导为主。《医宗必读·痢疾》：“积者，湿热食痰也。法当下之。新积者，下后又生者也，或调或补，不可轻攻。”方用灵砂丹、胃苓散、保和丸、通元二八丹、治脾汤等。参见“痢疾”“寒积痢”等条。

积年肺气jīniánfèiqì　古病名。见《苏沈良方》卷五。指经历数十年不愈的喘证。多因风寒癖饮积肺，气道壅阻所致。治宜温肺散寒，化饮平喘，用九宝散等方。病未发时，宜培益正气。参见“久喘”条。

积年腰痛jīniányāotòng　病证名。又名久腰痛。见《外台秘要·久腰痛方》。详“久腰痛”条。

积热jīrè　病证名。见元代朱震亨《幼科全书》。小儿表里遍身俱热，日久不止，颊赤口干，大小便涩，谓之积热。内因乳食肥甘；外因重被厚棉，炉火侵迫所致。此内外蕴积之热，先以三黄丸下之，后以凉惊丸调之。

积热便血jīrèbiànxiě　病证名。见《丹溪心法附余》卷十一。指因肠胃积热，热迫络损导致的大便下血。与热毒下血相类。《杂病源流犀烛·诸血源流》：“有肠胃积热及因酒毒下血，腹痛作渴，脉弦数者，宜黄连丸，酒蒸黄连丸。”又：“有实热积于内而便血者，宜当归承气汤。”参见“便血”“热毒下血”等条。

积热喉痈jīrèhóuyōng　病证名。《喉科紫珍集》上卷：“积热喉痈，因食炙煿厚味醇酒，以致胃火冲上。患生帝丁之傍，肿痛与乳蛾相似。”治宜解毒泄热，消肿止痛。方用普济消毒饮、黄连消毒饮、清瘟败毒饮等加减。

积热咳嗽jīrèké·sou　病证名。指咳嗽由饮食积热，胃火乘肺引起者。《症因脉治·积热咳嗽》：“积热咳嗽之症，面赤烦躁，嗽则多汗，夜卧不宁，清晨嗽多，小便赤涩，此积热咳嗽之症也。”多因膏粱积热，酒客豪饮，阳明受热，肺被火刑所致。治宜家秘清胃汤以清中焦；咳嗽不已，家秘泻白散；热积大肠，枳壳黄连汤等方。参见“咳嗽”“酒嗽”“食积嗽”条。

积热三消jīrèsānxiāo　病证名。见《症因脉治》卷三。指多食膏粱厚味，积湿成热所致的三消证。热熏于肺为上消，症见烦渴引饮，用清肺饮。热积于胃为中消，症见烦热多食，食下则饥，口臭，用清胃汤加干葛。热流于下为下消，症见小便频数，如膏如油，足心常热。热在膀胱者，选用八正散、龙胆泻肝汤；热在肾者，用知柏八味丸、文蛤散。参见“消渴”条。

积热胃脘痛jīrèwèiwǎntòng　病证名。指热积于内所致的胃脘痛。《症因脉治》卷一：“七情六欲之火，时动于中、膏粱炙煿之热，日积于内，热久成燥，积热之痛作矣……时作时止，口渴唇燥，痛则多汗，栀连清胃汤，有下症，神芎丸。”《寿世保元·心胃痛》：“以胃脘积有郁热，刺痛不可忍者，用清热解郁汤；如心胃刺痛，并两胁肋痛，呕吐胸痞，大便坚，用清上饮或抚芎、香附、百草霜等药。”参见“胃脘痛”“内伤胃脘痛”条。

积热小舌jīrèxiǎoshé 病证名。《喉科指掌》卷三："此症因肝胃二经火毒飞腾，所以帝丁（即悬雍垂）长硬，白衣裹满，咽物不下，右关之脉浮大，用六味汤加山栀、连翘、黄芩、黄柏、生石膏、滑石、葛根、木通、草河车；服玉枢丹。"

积热泄泻jīrèxièxiè 病证名。因多进膏粱厚味，酒湿辛辣等物，热积肠胃而致。《症因脉治》卷四："积热泄泻之症，发热口渴，肚腹皮热，时或疼痛，小便赤涩，泻下黄沫，肛门重滞，时结时泻。"脉多沉数，或见促结。治宜清肠胃积热，方如黄连枳壳汤、龙胆泻肝汤、清胃汤等。欲便不爽者，大黄枳壳汤。元气虚者加人参。参见"热泻"条。

积水jīshuǐ 体内储存的水液。❶为阴精的组成部分。《素问·解精微论》："水宗者，积水也，积水者至阴也，至阴者肾之精也。"❷体内病理性水液的潴留。

积嗽jīsòu 病证名。见《医宗金鉴·幼科杂病心法要诀》。即食积咳嗽。详该条。

积痛jītòng 病证名。见《证治准绳·幼科》。因积而引起的腹痛。其疼痛的特点是腹中隐痛。有冷积、气积、食积和虫积之分。冷积、气积、食积之痛，每每停聚而不散；虫痛则乍作乍止，来去无定，又有呕吐清沫，以此为辨。治疗原则宜先去积，后调脾胃。详各条。

积吐jītù 病证名。指宿食积滞不消而引起的呕吐。《证治准绳·幼科》："积吐，眼胞浮，面微黄，足冷肚热，昼轻夜重，儿大者脉沉缓，此宿冷滞脾，故吐黄酸水；或有清痰，脉实而滑，为食积所伤，吐酸馊气；或宿食并出，儿小者，乳不化是也。"治以导滞降逆为主，用平陈汤加减。

积泻jīxiè 病证名。即伤食泻。清代陈德求《医学传灯·泄泻》："积泻者，腹痛而泻，泻后痛减，泻去稍宽。"小儿多见。因小儿脾气虚弱，不能运化以致积滞而成。《幼科发挥》："积泻者面黄，所下酸臭食也。"其症频频泻下，泄出黄白粪水清便，量不多，完谷不化且酸臭，腹胀面黄，食欲少。治宜调理脾胃，兼以芳香导滞消积，用保和丸加藿香、白蔻壳。详"伤食泻"条。

积心痛jīxīntòng 病证名。积滞客于肠胃之间而心腹痛者。《三因极一病证方论·不内外因心痛证》："久积心腹痛者，以饮啖生冷果实，中寒不能消散，结而为积，甚则数日不能食，便出干血，吐利不定，皆由积物客于肠胃之间，遇食还发，名积心痛。"《奇效良方·心痛门》："饮食劳逸，触忤悲类，使脏气不平，痞膈于中，食饮遁注，变乱肠胃，发为疼痛；或饮啖生冷果实，中寒不能消散，结而为积，遇食还发，名积心痛。"参见"心痛"等条。

积雪草jīxuěcǎo 中药材。出《神农本草经》。又名落得打、崩大碗、马蹄草、雷公根、铜钱草、蚶壳草、马脚迹、破铜钱、铁打盏、半边碗。为伞形科植物积雪草 *Centella asiatica* (L.) Urb. 的干燥全草。产于广东、广西、四川、江苏、浙江、江西、福建、湖南等地。苦、辛，寒。归肝、脾、肾经。清热利湿，解毒消肿。治湿热黄疸，中暑腹泻，石淋血淋，痈肿疮毒，跌仆损伤，煎服汤15～30g（鲜品加倍），或捣汁饮；治痈肿，疔疮，丹毒，湿疹，外伤出血，捣敷或取汁涂。本品含积雪草苷、羟基积雪草苷和参枯尼苷、波热米苷等皂苷和积雪草酸。还含山柰酚、槲皮素和二者的苷。所含的苷对动物有镇静、安定作用。积雪草苷能治疗皮肤溃疡，如顽固性创伤、皮肤结核、麻风等。积雪草可抑制实验性胃溃疡的发生。醇提取物及苷能松弛动物肠平滑肌。水提物能增强大鼠记忆力，降低大鼠平均动脉压，减慢心率。积雪草可杀灭培养中的肿瘤细胞。煎剂还可抗菌。

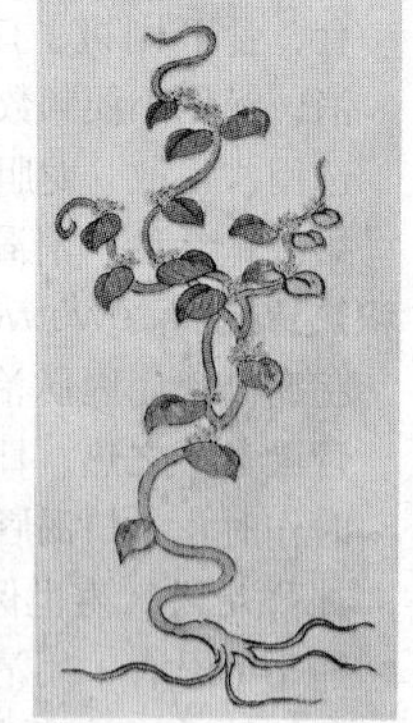
积雪草

积饮jīyǐn 病证名。指饮邪留蓄不散的病证。出《素问·六元正纪大论》。《素问玄机原病式》："积饮，留饮积蓄而不散也。"亦泛指痰饮。《景岳全书·杂证谟》："痰饮一证，其在《内经》止有积饮之说。"参见"痰饮"条。

积瘀泄jīyūxiè 病证名。指瘀血所致的泄泻。《不居集·积瘀泄》："内有积瘀，胸胁腹痛，泄下光亮如黑漆退光色者是也。"《医林改错》治泄泻日久不愈，或五更泄补肾无效，作瘀血治，用膈下逐瘀汤。

积症盗汗jīzhèngdàohàn 病证名。《幼科类萃·诸汗治法》："小儿无疾，但睡中遍身汗出如水，觉而经久不干，此名积症盗汗，脾冷所致。"宜先服三棱散消积，次用益黄散温服。

积滞jīzhì 病证名。指宿食不消，停积而滞的疾患。明代丁凤《医方集宜》："积滞之病，面色萎黄，腹胀浮肿，多睡食少，大便滞涩，小水如油，或吐泻酸臭，皆积之证也。"多由乳食哺养不节，过食生冷、甘肥、坚燥之物，脾胃不能消化，停滞胃肠。外为风寒所伤，滞而成积。积久不化，则可出现长期低热不退；发热时间不规则，或朝热暮退，或夜重日轻，面黄消瘦；日久失治，则成虚羸。治疗宜消积导滞以治标，补脾理气以治本。治标，积滞轻用保和丸加减，积滞重而大便秘结不通者用小承气汤攻下宿食；治本用异功散化裁。针灸可取足三里、关元、内庭等穴。按摩分阴阳，推三关，退六腑，推补脾土，掐四横纹等。

积滞吐jīzhìtù 病证名。食物久停，积滞于胃而致的呕吐。《普济方》卷三百九十四："小儿积滞吐，胸膛闷结，中脘痞闷，气不舒畅，闻秽呕逆即吐。"治宜和胃降逆。用二陈汤、枳术丸加减。

积滞泄泻jīzhìxièxiè 病证名。又称积结泻。因饮食积滞而致。《张氏医通·大小府门》："积滞泄泻，腹必绞痛方泄者是也，平胃散加磨积药。"参见"食积泄泻"条。

基本医书集成jīběnyīshūjíchéng 中医丛书。陆士谔编。收有程国彭《医学心悟》、陈念祖《伤寒论浅注》、王叔和撰陆士谔编《王叔和脉诀》、张志聪《黄帝内经素问集注》、周岩《本草思辨录》、王士雄《温热经纬》、尤怡《金匮要略心典》等7种。1937年由上海世界书局出版排印本。

嵇康jīkāng(224—263) 三国魏文学家、哲学家。字叔夜。谯国（今安徽宿州市）人。世业儒，博学多闻，为"竹林七贤"之一。长而好老、庄之学，恬静无欲，性好服食，著有《养生篇》3卷，已佚。今有《嵇康集》辑本传世。

嵇清jīqīng 宋代正骨科医家。字仁伯。世传正骨秘术，其父随从护送高宗南渡，途中骨伤患者甚多，救治无数。嵇清继承家传秘术，未成年时已常为宫中人疗伤，整治完好如初，名闻江南。

嵇仁伯jīrénbó 见"嵇清"条。

嵇胜jīshèng 明代医生。仁和（今浙江杭州）人。世医出身，父亲嵇清为骨伤科名医。他继承家业，长于治疗杂病。武宗时（1506—1531）在太医院任职。

嵇叔夜jīshūyè 即嵇康。见该条。

跻寿馆医籍备考jīshòuguǎnyījíbèikǎo 书目著作。7卷。日本高岛久也、冈田元矩合撰。刊于1877年。本书将日本明治时期著名的医学校“跻寿馆”中收藏大量的中国古医书分为20余类，共1390部，其中大多有内容提要及版本介绍等。

箕门jīmén ❶古代全身遍诊法三部九候部位之一。为足太阴之动脉，即下部人，以候脾胃之气。❷经穴名。代号SP11。出《针灸甲乙经》。属足太阴脾经。位于大腿内侧，髌骨内上缘上8寸，缝匠肌之内侧；或于血海穴直上6寸处取穴。布有股前皮神经、深部有隐神经，并有大隐静脉通过。深层之外方有股动、静脉。主治小便不利，遗溺，鼠蹊肿痛，阴囊湿痒等。直刺0.5～0.8寸，避开动脉。艾炷灸3～5壮，或艾条灸5～10分钟。《素问·刺禁论》：“刺阴股中大脉，血出不止死。”

箕门痈jīményōng 病名。出《外科启玄》卷五。又名骨毒滞疮、腿发。指生于大腿内侧足太阴脾经箕门穴之痈。证治见“大腿痈”“外痈”条。

激光针灸jīguāngzhēnjiǔ 用小功率输出的激光束产生生物刺激作用以代替针刺或艾灸的治疗方法。以激光为刺激源，穴位为刺激点。它的刺激作用包括光化作用后的化学刺激、光热作用后的热刺激和光压作用后的机械刺激。小剂量刺激具有兴奋作用，大剂量刺激具有抑制作用。其剂量的大小，多与激光的波长、功率、照射时间和照射部位等因素有关。临床上常用的二氧化碳激光，其波长为10.6μm，是一种远红外光，它极易被生物组织所吸收（吸收系数为200），产生强而非穿透性的表面热，适用于穴位表面刺激；YAG激光，波长为1.06μm，为近红外激光，它穿透生物组织的能力很强，能在生物组织内部产生热量；氦氖激光的穿透力介于上述两者之间。另有一种准分子激光，其输出为紫外光，素有“冷光”之称，其主要作用为光化作用。激光应用于针灸临床，必须结合经络、穴位进行。适用于一般针灸适应病证，但要“对症下光”。本法无疼痛、感染之虞，受患者欢迎。

激光针灸治疗仪jīguāngzhēnjiǔzhìliáoyí 现代针灸仪器名。临床常用的有二氧化碳激光治疗仪和氦氖激光治疗仪两种。参见“激光针灸”条。

激经jījīng 出《脉经》。亦名垢胎、盛胎、妊娠经来、胎前漏红、老鼠胎。指孕后仍按月行经，并无其他症状，又无损于胎儿，俟胎儿渐长，其经自停。

及柏散jíbòsǎn 《外科真诠》方。白及三钱，黄柏三分。为细末，葱汁调敷患处。治飞灶丹，症见头顶红肿。

及己jíjǐ 中药材。出《本草经集注》。又名獐耳细辛、四叶细辛、牛细辛。为金粟兰科植物及己 *Chloranthus serratus*（Thunb.）Roem. et Schult. 的根茎及根。分布于江苏、安徽、福建、湖南、广东、广西等地。辛、苦，平，有毒。活血散瘀，祛风止痛，杀虫止痒。①治跌打损伤，风湿痹痛，煎服0.3～0.9g。②治头疮白秃，研末调敷；疥疮，皮肤瘙痒，煎水洗；毒蛇咬伤，捣敷。孕妇禁用。本品含银线草内酯C、E、F，银线草醇B～D、二氢焦莪术呋喃烯酮、焦蓬莪术呋喃烯酮等。煎剂有一定抗菌作用。内服过量可中毒，甚至死亡。小鼠服后可致角弓反张，四肢抽搐，各脏器充血。妊娠小鼠灌服少量可致死，死前阴道流血，阴道和子宫腔充满凝血块。

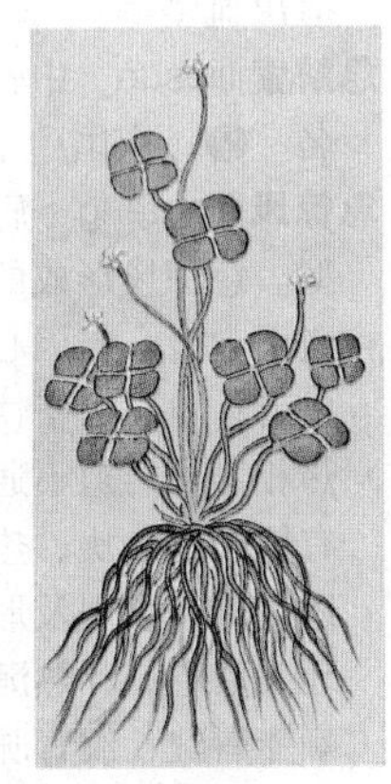

及己

及泻jíxiè 中药材。出《名医别录》即泽泻。详该条。

及毓鹍jíyùkūn 清代医生。字化鹏。交河（今属河北）人。精岐黄。贫而有疾者，步行往诊，多所全活。于当地威望甚高，邑有大事，每与之谋。虽乡间妇孺，皆尊称先生。卒年七十五。

吉撝之jíhuīzhī（约12世纪）宋代人。字谦伯。岳州平江（今湖南平江）令。据《幼幼新书》记载，家藏有《凤髓经》《飞仙论》《宝童方》《联珠论》《保信论》《惠济歌》《吉氏家传》7部方书，均为谦伯手集。

吉吉麻jíjímá 中药材。见《江苏省植物药材志》。为罗布麻之别名。详该条。

吉利散jílìsǎn 《伤科大成》方。当归、川芎、枳壳、陈皮、香附、厚朴、木香、苏木末、刘寄奴、落得打、三七、乳香、没药、萹蓄各等分。为末，每服三钱，温酒送下。功能行气活血止痛。治跌打损伤，红肿不消，阵阵作痛等症。

吉谦伯jíqiānbó 见“吉之”条。

吉祥草jíxiángcǎo 中药材。出《本草纲目》。又名解晕草、小青胆、玉带草、竹叶青、小叶万年青。为百合科植物吉祥草 *Reineckea carnea* Kunth 的带根全草。分布于西南、华中、华南、华东地区和陕西等地。甘，凉。清肺止咳，凉血解毒。①治肺热咳嗽，哮喘，咯血，吐血，衄血，便血，黄疸，疳积，火眼。煎服：9～15g（鲜品30～60g）。②外敷疮毒，跌打损伤。全草含甾体皂苷、苷元有薯蓣皂苷元、吉祥草皂苷元等。另含β-谷甾醇葡萄糖苷等。

吉祥丸jíxiángwán 《备急千金要方》卷二方。天麻、桂心、柳絮、牡丹皮、茯苓、干地黄各一两，覆盆子、菟丝子、楮实子各一升，五味子、桃花、白术、川芎各二两，桃仁一百枚。为细末，蜜和为丸，豆大。每服五丸，空腹酒送下，午、晚各一次。治妇人积年不孕。

吉灶丹jízàodān 病名。出《疮疡经验全书》卷七。小儿丹毒之一。系足太阳膀胱经风热所致。症见丹从头额向脑发展，红热肿痛不已，浑身作热。治宜防风通圣散加减，外用紫荆散调搽，或赤小豆末调搽。

极寒伤经jíhánshāngjīng 病机。严寒的气候能伤害人的经脉。《金匮要略·脏腑经络先后病脉证》：“极寒伤经，极热伤络。”因寒邪侵入，留滞于经络筋肉关节，使经络蜷缩，气血运行受阻之故。

极脉jímài 即疾脉。详该条。

极泉jíquán 经穴名。代号HT1。出《针灸甲乙经》。属手少阴心经。位于腋窝顶点，腋动脉搏动处。举臂开腋取穴。布有尺神经、正中神经、臂内侧皮神经，外侧为腋动脉。主治心痛，目黄，胸胁痛，腋下肿，肩臂不举等。直刺0.5～1寸，避开动脉。艾炷灸1～3壮，或艾条灸5～10分钟。

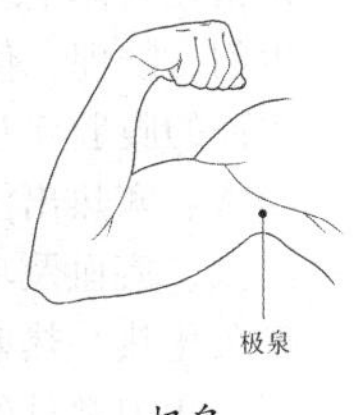

极泉

极热jírè 证名。又名大热。见《幼幼新书》。极热临床见于伤寒发热，脚气毒遍内外，烦热口疮、狂叫等证。《千金翼方》以七水凌主大热。参见“七水凌”条。

极热伤络jírèshāngluò　病机。《金匮要略·脏腑经络先后病脉证》：“极寒伤经，极热伤络。”人身的经脉，直行的为经，横行的为络，经在里属阴，络在外属阳。热为阳邪，故极热则伤络，便可发生出血、发癍等。

极效膏jíxiàogāo　《疡医大全》卷七方。川乌、草乌、玄参、大黄、生地黄、杏仁、当归、赤芍药、金银花、白芷各一两一钱。麻油一斤四两浸药，慢火熬，加桃枝、柳枝、槐枝、桑枝、榆枝各十寸，熬枯去渣，复熬至滴水成珠，加银朱一两、铜绿八钱、铅粉四两，搅匀熬黑，再加黄蜡、白蜡各一两，化匀，再加松香收膏，出火毒，摊贴患处。治一切疮毒。

极须jíxū　胡须多而长。《灵枢·五音五味》：“通髯极须者，少阳多血。”

亟jí　急迫。另见“亟 qì”条。

亟夺jíduó　。急切夺走。《素问·腹中论》：“居脐上为逆，居脐下为从，勿动亟夺。”另见“亟夺 qìduó”条。

急jí　《内经》十二脉之一。同紧脉。《诊家正眼》：“曰急者，紧之别名也。”

急病jíbìng　即紧病。《素问病机气宜保命集·泻论》：“暴泄如水，周身汗出，一身尽冷，脉微而弱，少气而不能语，其甚者加吐，此谓急病，宜治之以浆水散。”详“紧病”条。

急蛾jí' é　病名。多由肺胃热壅，火毒上冲咽喉所致。本病发病急剧，喉核肿痛迅速，疼痛可连及耳窍，其表面有黄白色之脓点，疼痛难咽，寒热大作，口臭便秘。治宜疏风解毒，泻火消肿。用清咽利膈汤加减。参见“乳蛾”条。本病类今之急性扁桃体炎。

急方jífāng　七方之一。治疗急病及重病的方剂。《儒门事亲》卷一：“急方之说有五，有急病急攻之急方，如心腹暴痛，两阴溲便闭塞不通，借备急丹以攻之……有汤、散荡涤之急方，盖汤、散之比丸下咽易散而施用速也；有药性有毒之急方，盖有毒之药能上涌下泄，可以夺病之大势也；有气味厚药之急方，药之气味厚者，有趋于下而气力不衰也。”当前一般认为急方有下列4种：病势危急，应该即速救治的；汤剂荡涤作用较速的；药性剧烈，气味俱厚的；急则治标的。急方如开关散、四逆汤等。

急风jífēng　古病名。见《肘后备急方》卷三。又名急中风。因毒厉之气乘虚入侵所致。《圣济总录》卷六：“急风，其证筋脉紧急，身背强直，面黑鼻干，口噤不语，须臾风入五藏，与清气相引，则通身壮热，汗出如油，直视唇青，痰涎结聚，咽嗌壅塞，如拽锯声。诊两手脉阴阳俱细缓者生，或沉微浮数者难治。”

急腹症jífùzhèng　多种以急性疼痛为主的腹腔疾病的总称。系指在人体生理、代谢等内环境紊乱的基础上，复受外界生物、物理、化学及精神因素刺激而发生的以急性腹痛为主证的腹腔疾患。临床表现以腹痛、腹胀、呕吐及二便异常、寒热出汗等为主要特征，具有炎症、梗阻、穿孔、出血、瘀血及功能障碍等病理改变，常分为气滞血瘀、瘀久化热、热盛肉腐（热毒极盛）及痞结不通等临床证型。我国常见的急腹症有急性腹膜炎与腹腔脓肿，上消化道出血，胃、十二指肠溃疡急性穿孔、急性肠梗阻、急性阑尾炎、胆道系统感染与胆石症、胆道蛔虫病、急性胰腺炎、腹部闭合性损伤及宫外孕等。1949后，根据六腑“以通为用”的基本理论，按照西医辨病、中医辨证、中西医结合分期分型的诊断内容，形成通里攻下、清热解毒、理气开郁、活血化瘀、清热利湿与渗湿利水、温中散寒、补气养血等非手术方法的治疗法则，配合针刺、电针、穴位注射、电兴奋、拔罐、耳针、埋线、按摩及颠簸疗法，并适时采取胃肠减压、西药、输血输液、灌肠等治疗措施，使急腹症疗效大为提高。是中西医结合的重要成果之一。

急疳jígān　病证名。❶走马牙疳的另一名称，《普济方》卷六十七：“夫急疳者，其候唇忽变青白，肿满，脓血俱出，朽烂疼痛。颊边有赤白色，或有黑晕，即须针却恶心，不然烙之。若不早疗，死于旬日，故名急疳也。”❷出《婴童百问》。即肾疳。见该条。

急喉闭jíhóubì　病名。系指咽喉迅速肿起闭塞。《医学纲目》卷十五：“治急喉闭，逡巡不救者，蠡鱼胆，腊月收，阴干为末。每用少许，点患处。”参见“紧喉风”条。

急喉痹jíhóubì　病名。《罗氏会约医镜》卷七：“冰片破毒散，治急性喉痹。”多由肺胃积热，邪毒内蕴，风痰上涌所致。症见咽喉肿痛迅速，胸闷气促，吞咽不利，痰涎壅盛，声如拽锯。《喉科种福》卷四：“喉痹之为病，颈项肿痛，面赤口红，头痛身疼，气促痰鸣，牙关紧闭，语言不出，汤水不下，其来暴，其势危。”治宜清热毒，祛风痰。用银翘散、加味黄连解毒汤、清咽利膈汤等加减。外用霜塞清茄散（血竭、儿茶、朱砂、薄荷、雄黄、硼砂、荆芥、细辛、麝香、冰片，共为细末）吹患处；或于少商穴刺破出血，以泄其热；若脓成，可针刺排脓等。急喉痹包括多种急性阻塞性喉病。参见有关各条。

急喉风jíhóufēng　病名。见《普济方》卷六十。系指喉风之发病急骤者。详“紧喉风”条。

急喉喑jíhóuyīn　病名。即以突然声音嘶哑，甚至失音，多伴喉部热疼痛、咳嗽痰稠为主要表现的疾病。参见“喉”“慢喉”各条。

急黄jíhuáng　病名。见《诸病源候论·黄病诸候》。又称瘟黄。指黄疸病中病势急骤、险恶的一类。多因湿热毒邪深重，燔灼营血所致。症见高热烦渴，溲赤，猝然面目全身发黄（亦有初不发黄，死后身面发黄者），胸满腹胀，甚则神昏谵语，吐衄，便血，发癍等。脉多弦滑数，舌红绛，苔黄腻或燥。急黄与后世所称之瘟黄相似。治以清热解毒、凉血开窍为主。方如《备急千金要方》犀角散、黄连解毒汤、栀子丸、神犀丹、安宫牛黄丸等。并宜中西结合抢救治疗。参“瘟黄”条。本病可见于急性、亚急性肝坏死，化脓性胆管炎及钩端螺旋体病之黄疸出血型等。

急解索jíjiěsuǒ　中药材。❶见《本草纲目》。为半边莲之别名。❷《全国中草药汇编》。为廊茵之别名。详各条。

急惊风jíjīngfēng　病名。出《太平圣惠方》。惊风的一种证型。急惊风形成的因素很多，有偶然受外界的各种强烈刺激引起者；有因心肝火盛，外感风寒郁闭，不得宣泄所形成者；也有由于饮食不节，脾胃停痰，郁而化热，以致痰热相蒸，窍道不通，发为抽搐者。临床以发病急聚，且具有惊、风、痰、热四证为特征。明代丁凤《医方集宜》描述其典型表现及形成机制为“急惊之症，其发猛恶，忽然牙关紧急，壮热涎潮，窜视反张，抽搦摇头，口中热气，颊赤唇红，纹青脉数，小便涩黄，盖因内有积热，外受风寒，心受热而积惊，肝生风而发搐，以致痰涎壅塞，口噤无知”。故心肝蓄热，脾肺停痰，风热壅闭，窍道不通为本证的主要病机。急惊发作，须急用重掐手法，掐人中、印堂、合谷、涌泉，亦可针刺人中、合谷、内关。牙关紧闭加承浆、下关或中冲，以三棱针速刺出血。同时用嚏惊散（生半夏、皂角）吹鼻取嚏，并用开关散（蜈蚣、僵蚕、南星、麝香、皂角）调以姜汁或乌梅擦牙开关。随即灌服苏合香丸或至宝丹，以助开窍醒神。再按惊、风、痰、热四证，以镇痉息风，涤痰泻火为治，急则治标。但痰火稍降，就应调其气血，否则每因过用寒凉，易成慢惊等证。临床上当抽搐缓解，则应用琥珀抱龙丸治之，以清热镇惊，并益气和中。若脾虚生痰者，则用清心涤痰汤（《医宗金鉴》：竹茹、橘皮、半夏、茯苓、枳实、甘草、麦冬、枣仁、人参、菖蒲、南星、黄连）。

急惊风类证jíjīngfēnglèizhèng 病证名。见《幼科发挥》。与急惊风相类似的证候。包括天钓似痫、痉病似天钓、内钓似痫、盘肠似内钓、客忤似痫、中恶似痫、白虎证似痫、虫病似痫、马脾风似痫。详各条。

急救回生丹jíjiùhuíshēngdān 《医学衷中参西录》方。朱砂4.5g，冰片0.9g，薄荷冰0.6g，粉甘草3g。为细末，分3次服，开水送下，30分钟服1次。若吐剧者，于吐后急服，服后温覆得汗即愈。治霍乱吐泻转筋，痧证暴病，头目眩晕，咽喉肿疼，赤痢腹痛，急性淋证。

急救回阳汤jíjiùhuíyángtāng ❶《医林改错》卷下方。党参、附子各八钱，干姜、白术各四钱，甘草三钱，桃仁、红花各二钱。水煎服。功能益气温阳。治吐泻转筋，身凉汗多，口渴饮冷。❷《医学衷中参西录》方。党参、山茱萸肉各24g，生山药30g，生白芍药15g，炙甘草9g，代赭石12g，朱砂1.5g。先用童便半盅燉热，送服朱砂，余药水煎服。功能益气敛阴。治霍乱吐泻已极，精神昏昏，气息奄奄者。

急救良方jíjiùliángfāng 方书。2卷。明代张时徹辑。刊于1550年。本书系作者将佚名氏《急救方》书中实用有效的单验方加以增删订正而成。全书共分五绝死、虚劳诸风、伤寒时疫、中诸毒等39篇。与《摄生众妙方》合刻问世。

急救奇痧方jíjiùqíshāfāng 综合性医著。见“急救异痧奇方”条。

急救痧药丸jíjiùshāyàowán 《济世养生集》方。又名截痧丹。苍术（米泔浸三日，土炒研末）、蟾酥、雄黄、丁香、木香、滑石、朱砂各一两二钱，麝香三钱。为末，烧酒浸，拌蟾酥，捣为丸，芥菜子大，每服三至五丸。功能化湿清热，行气止痛。治中暑湿热寒凝，昏蒸郁冒，闷绝腹痛。

急救痧症全集jíjiùshāzhèngquánjí 痧症专著。3卷。清代费山寿（友棠）编辑。刊于光绪九年（1883）。作者将痧症归纳为经络、表里、阴阳、急慢、冷热诸证，详予阐析。据其临证经验总结治法为刮、刺、捽、灸、吐、下等，主张以针刺治疗痧症，附经络脉穴部位图谱，载方64首，附以歌诀。有光绪九年（1883）刊本。

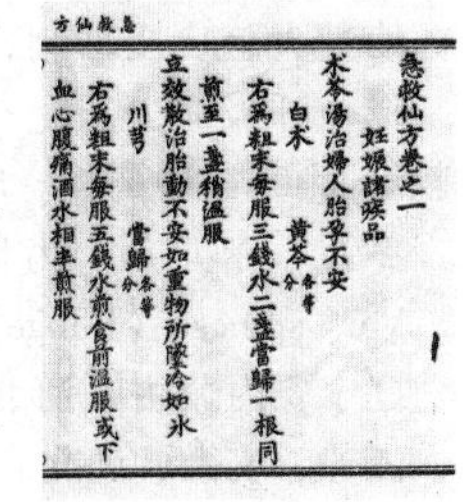
急救仙方

急救仙方卷之一
妊娠諸疾品
术苓湯治婦人胎孕不安
白术　黄芩各等分
右爲粗末每服三錢水二盞當歸一根同
煎至一盞稍溫服
立效散治胎動不安如重物所墜冷如冰
川芎　當歸各等分
右爲粗末每服五錢水煎食前溫服或下
血心腹痛酒水相半煎服

急救仙方

急救仙方jíjiùxiānfāng 方书。又名《救急仙方》。北宋时作品。撰人佚名。撰年不详。本书原是道教徒抄录的若干种方书的汇编，现有《四库全书》本和《道藏》本两种。四库本系自《永乐大典》中的辑佚本，共6卷。内容有发背、疔疮、眼科、痔证、杂疮与杂证（包括内、妇、儿科）的一些治疗方剂。《道藏》本共11卷，卷一至五为妇产科药方，六、七为《仙授理伤续断秘方》，卷八为疔疮，卷九为痔疮，卷十、十一为《上清紫庭追痨仙方论》。卷八、卷九与四库本略同。

急救异痧奇方jíjiùyìshāqífāng 综合性医著。又名《急救奇痧方》《异痧杂证经验良方》。1卷。撰人不详（书前简介有“觉因道人识”字样），陈念祖原评。此书分述49种病状奇异的痧症症治，并介绍疟、痢、伤寒、瘟疫、中暑、霍乱、喉症、外科、伤科、皮肤科等病症。内容简要，治法大多切于实用。其中疟、痢部分，辑自《倪涵初疟痢三方》。本书流行颇广，现有多种刊本。

急劳jíláo 病证名。见《太平圣惠方·治急劳诸方》。指虚劳病内有壅热者。《圣济总录·急劳》：“缘禀受不足，忧思气结，荣卫俱虚，心肺壅热，金火相刑，脏气传克，或感外邪。故烦躁体热，颊赤心忪，头痛盗汗，咳嗽咽干，骨节酸疼，久则肌肤销铄，咯涎唾血者，皆其候也。”可选用乌梅散、退热汤、前胡饮等方。参见“虚劳”条。

急脉jímài 经穴名。代号LR12。出《素问·气府论》。属足厥阴肝经。位于耻骨联合下缘旁开2.5寸，当腹股沟处。布有髂腹股沟神经，深层下方为闭孔神经的前支，并有阴部外动、静脉的分支及腹壁下动、静脉的耻骨支通过，外层为股静脉。主治少腹痛，月经不调，阴挺，疝气，阴茎痛，腿痛等。直刺0.5～0.8寸，避开血管。艾条灸5～10分钟。《素问·气府论》王冰注谓：“可灸而不可刺。”

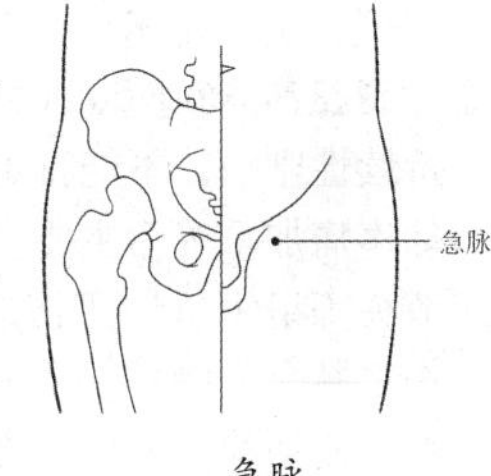

急脉

急下存阴jíxiàcúnyīn 用承气汤一类的泻下剂，迅速通便泄热，清除燥结，以保存津液，防止痉厥变证的方法。有釜底抽薪之意。临床上适用于急性热病，症见壮热、烦渴、大便秘结，舌苔黄燥，或干黑起刺，脉沉实有力等实热证。参见阳明三急下、少阴三急下等各条。

急性肠梗阻jíxìngchánggěngzǔ 病名。急腹症之一。指肠管急性梗阻不通的病变。属中医学关格或肠结范畴。多因肠道功能失调，气机失司，加之饮食不节，寒凝热闭，湿阻血瘀，虫积、食滞，或肠管内外各种机械性因素（如扭转、狭窄、肠内外肿瘤压迫、疝嵌顿、肠粘连等）而致肠道通降无权，传化失职而发为本病。临床以腹痛、呕吐、胀闷、便闭为主，腹部拒按，晚期可吐出粪便，神志恍惚。常并发严重脱水、腹膜炎与中毒性休克。多可扪及腹部包块，或有瘀血便出，舌质暗红，苔多黄燥，脉弦紧或沉弦而涩。治宜开结通下为主，用大承气汤化裁；寒邪内结者，用大黄附子汤温下之。并须纠正水、电解质平衡失调，保持有效胃肠减压，多可免于手术而治愈。对肠道肿瘤、畸形、绞窄性疝等器质性病变引起的肠梗阻或非手术疗法无效的病例，仍应行手术治疗。

急性附骨疽jíxìngfùgǔjū 病名。毒邪深袭，附着于骨的化脓性疾病，称为附骨疽。若发病急，寒战高热，局部肿痛，甚至出现抽搐、昏迷、头痛和恶心、呕吐等，或形成脓肿阶段的附骨疽，则称之为急性附骨疽。此病多发于四肢长骨，局部胖肿，附筋着骨，推之不移，疼痛彻骨，溃后脓水淋漓，不易收口，可成窦道，损伤筋骨。参见“附骨疽”“慢性附骨疽”条。

急性阑尾炎jíxìnglánwěiyán 病名。急腹症之一。属中医学肠痈范畴。多因饮食失节，寒温不调，情志所伤，暴急奔走等而成。症见脐腹部走窜疼痛，数小时后固定于右下腹部，有压痛及反跳痛，伴恶心呕吐，寒热不适，进而热盛肉腐，瘀结成块，形成阑尾周围脓肿。若热毒炽盛，正虚邪实，则易形成弥漫性腹膜炎，甚或亡阴亡阳，并发中毒性休克，是为本病之严重者。若病势迁延或治不如法，下焦湿热未尽者，可遗有盆腔脓肿。病后气血失和，瘀阻肠道，可形成粘连性肠梗阻。中西医结合治疗一般分为三期，即瘀滞期、蕴热期、毒热期。瘀滞期以行气活血为主，清热解毒为辅；蕴热期以清热解毒及行气活血并举，辅以通便或利湿药物；毒热期宜大剂清热解毒为主，通里攻下、行气活血为辅。方用大黄牡丹皮汤及红藤煎加减。并可用针灸疗法及局部外敷中药。若体虚无大热者，亦可选用薏苡附子败酱散。在治疗过程中严密观察血压、体温等体征等变化。必要时配合应用抗生素、输液等，可使大部分患者免于手术而治愈。对各种类型的梗阻性阑尾炎，以及合并弥漫性腹膜炎的病例，仍以手术治疗为妥。

急性腰扭伤jíxìngyāoniǔshāng 病名。即以腰部不适或腰部持续性剧痛，不能行走和翻身，咳嗽、呼吸等腹部用力活动疼痛加重等为主要表现的腰部肌肉、韧带、筋膜、小关节突等组织急性扭伤的疾病。《素问·刺腰痛》曰：“衡伤之脉令人腰痛，不可以俯仰，仰则恐仆，得之举重伤腰，衡络绝，恶血归之”。《金匮翼·卷六》中述：“瘀血腰痛者，闪挫及强力举重得之。盖腰者，一身之要，屈伸俯仰，无不由之，若一有损伤，则血脉凝涩，经络壅滞，令人卒痛，不能转侧，其脉涩，日轻夜重者是也”。《医宗金鉴·正骨心法要旨》中说：“因跌仆闪失，以致骨缝开错，气血郁滞，为肿为痛，宜用按摩法。按其经络，以通郁闭之气，摩其壅聚，以散瘀结之肿，其患可愈。”说明急性腰扭伤系外力和局部活动不协调等因素，造成肌肉筋膜撕裂，骨缝开错气血运行受阻，不通则痛。属中医“腰痛”“腰部伤筋”范畴。参见“腰痛”“闪挫腰痛”“闪腰岔气”条。

急性胰腺炎jíxìngyíxiànyán 病名。急腹症之一。系胰腺的急性炎症。多因情志不畅、饮食不节、外感风寒湿邪或蛔虫内扰，手术损伤等因素而致。症见上腹部突发性剧痛，痛引肩背，伴发热，恶心呕吐，便秘尿黄。如湿热炽盛，熏蒸胆汁外溢，可见黄疸；热盛毒炽，内动营血，腹皮可见瘀斑，甚者壮热烦渴，厥逆抽搐，严重者多并发休克。治疗应以清热燥湿、通里攻下、疏肝理气为主。常用复方大柴胡汤化裁；偏热重者可合黄连解毒汤；湿热发黄者合茵陈蒿汤；腑气不通，痞满燥实坚者合大承气汤；痰热互结，胸腹硬满者合大陷胸汤；蛔虫上扰者加用槟榔、使君子、苦楝根皮、细辛等以驱蛔安蛔。此外，针灸治疗，饮食禁忌，纠正水和电解质失衡，止痛解痉剂的合理使用等都十分重要。少数出血坏死性胰腺炎合并腹膜炎且伴有肠麻痹或中毒性休克，经非手术疗法无效者；或巨大胰腺脓肿、假性胰腺囊肿及胆总管括约肌狭窄、胰腺管梗阻者，均应行手术治疗。

急性子jíxìngzǐ 出《救荒本草》。又名凤仙子、金凤花子。为凤仙花科植物凤仙 *Impatiens balsamina* L. 的干燥成熟种子。我国大部分地区均产。微苦、辛，温，有小毒。归肝、肺经。破血软坚，消积。用于癥瘕痞块，经闭，噎膈，煎服3～5g；治外疡坚块，酸肿麻木及跌打损伤，研末熬膏贴患处。孕妇忌服。本品含风仙甾醇、十八碳四烯酸、β－谷甾醇、槲皮素的多糖苷、皂苷等。煎剂及酊剂对动物子宫有兴奋作用。对雌小鼠有避孕作用。

急则治标jízézhìbiāo 治则。病有标本，治分缓急。急则治其标，缓则治其本。例如长期阴虚发热的病人，忽然喉头肿痛，水浆难下，这时阴虚发热是本，喉头肿痛是标。如果喉头肿痛严重，有窒息的危险，便成为主要矛盾，就要先治喉痛的标证，标病解除之后，再治疗阴虚发热的本病。又如《素问·标本病传论》：“小大不利治其标。”《类经》注：“二便不通，乃危急之候，虽为标病，必先治之，此所谓急则治其标也。”

急者缓之jízhěhuǎnzhī 治则。出《素问·至真要大论》。对拘急强直之证，如口噤项强、手足拘挛等，要使其舒展缓解。例如寒邪侵袭，筋脉拘急，须用温经散寒法以缓之；如因热邪侵袭，热盛动风，手足抽搐，须用泻火息风法；如因肝风内动而见抽搐，用平肝息风法。

急中风jízhòngfēng 古病名。见《肘后备急方》卷三。又名急风。详见该条。

疾而徐则虚jí' érxúzéxū 针刺手法要领之一。《灵枢·九针十二原》：“《大要》曰：徐而疾则实，疾而徐则虚。”意指进针时速度快，出针时速度慢，能使邪气虚衰，为泻法。

疾法jífǎ 推拿方法名。指加快手法操作速度，以增强刺激。如对麻痹四肢施以极其快速的摇动或其他操作，可促使其知觉恢复。

疾脉jímài 脉象。又称极脉。脉来急速，较数脉尤甚，成人一息七八至。《脉诀汇辨》：“六至以上，脉有两称，或名曰疾，或名曰极，总是急速之脉，数之甚者也。”主阳极阴竭，元气将脱。见于急性热病，虚损劳伤者，多是危重证候。如孕妇无病见此脉，则为临产脉象，称离经脉。

疾医jíyī 周代官方卫生机构分科之一种，又指该科医生。据《周礼·天官》记载，周代医学分科有食医、疾医、疡医、兽医等。疾医大致相当于现在的内科医生。

棘刺jícì 中药材。出《名医别录》。即棘针。详该条。

棘叶jíyè 中药材。出《本草纲目》。为鼠李科植物酸枣 *Ziziphus jujuba* Mill. var. *spinosa* (Bunge) Hu ex H. F. chow 的叶。①治臁疮。捣敷或研末麻油调敷。②片剂试用于治疗冠心病心绞痛有效。每次服5～6片（每片含生药2g），每日3次，连服8周。少数病人有轻度口干、便溏、困倦等反应。本品含酸枣叶碱、酸枣叶次碱、乌药碱、异波尔定碱、去甲异波尔定碱、巴婆碱、小檗碱、原阿片碱等生物碱，还含芸香苷、维生素C等。叶具有局部麻醉作用，如咀嚼1～2片，可使口腔对甜味及苦味的感觉消失5～10分钟。10%叶浸剂给狗静脉注射，可使其大脑皮质抑制，心率加快，心收缩力变弱，血压下降，呼吸减少。

棘针jízhēn 中药材。出《神农本草经》。又名白棘、棘刺、枣针、赤龙瓜。为鼠李科植物酸枣 *Ziziphus jujuba* Mill. Var. spinosa (Bunge) Hu ex H. F. chow 的棘刺。分布于辽宁、内蒙古、河北、山西、陕西、甘肃、河南、山东、江苏、安徽、湖北、四川等地。辛，寒。消肿，溃脓，止痛。①治痈肿有脓，腹痛，腰痛，喉痹，尿血。煎服：3～6g。②治疔肿。煎汁内服并外涂。

集成肥儿丸jíchéngféi'érwán 《幼幼集成》卷四方。建莲肉二两四钱，西砂仁（酒炒）六钱，白术（土炒）一两，人参一钱，山楂肉（炒）、白芍药、陈皮、法半夏各四钱，茯苓（乳汁蒸、晒）一两，黄连（姜制）二两，炒神曲、炒苡米各六钱，炙甘草二钱。为细末，炼蜜为丸，弹子大，每早、午、晚各服一丸，米饮化下。功能健脾消食，降气和胃。治小儿脾胃虚弱，饮食不消，肌肤瘦削。

集成沆瀣丹jíchénghàngxièdān 《幼幼集成》卷二方。即沆瀣丹。见该条。

集成金粟丹jíchéngjīnsùdān 《幼幼集成》卷二方。胆南星（九制）二两，天麻（姜汁炒）、乳香（去油净）、全蝎（去尾足，滚汤泡净，去其盐泥，晒干，炒）、白附子（姜汁炒）各一两，冰片三分，代赭石（火煅、醋淬各七次，细研末，水飞晒干）、僵蚕（炒去丝）各一两，赤金箔五十张，麝香三分。共为细末，炼蜜为丸，皂荚子大，贴以金箔，每用一丸，姜汤化服。功能祛风定搐，降气化痰。治小儿咳嗽上气，喘急不定，嗽声不转，眼翻手搐。

集灵膏jílínggāo 《张氏医通》卷十六方。天冬、麦冬、生地黄、熟地黄各十两，人参、枸杞子各六两。水煎去滓，慢火熬成膏，加炼蜜收膏。功能养阴益气。治久嗽气血俱虚，不能运痰而出。若血虚便难，加当归；脾弱便溏，加白术，以糖霜代蜜收之。《内经拾遗方论》卷一载有本方，但剂量不同。

集香散jíxiāngsǎn 《证治准绳·疡医》卷二方。白芷、藿香、茅香、香附、防风各三钱，木香、甘草各一钱。水煎去滓，淋洗患处。治痈疽溃烂。

集效丸jíxiàowán 《太平惠民和剂局方》卷八方。大黄（炒）十五两，木香、槟榔、诃黎勒（煨，去核，酒浸，焙干）、附子（炮，去皮、脐）、羌活（炒，研。一本作芜荑）、鹤虱（炒）、炮姜各十两半。为末，炼蜜为丸，梧桐子大，每服三十丸，食前橘皮煎汤送下，妇人醋汤送下。功能攻积杀虫。治脏腑虚弱，或多食甘肥，致蛔虫动作，心腹搅痛，发作肿聚，往来上下，痛有休止，腹中烦热，口吐涎沫。亦治下部有虫，生痔痒痛。

集验背疽方jíyànbèijūfāng 外科著作。1卷。宋代李迅撰于1196年。原书已佚，现存本为清代修《四库全书》时从《永乐大典》中辑出者。书中介绍了背疽的主证和兼证的鉴别、诊治及多种经验药方。现有《三三医书》本。

集验简易良方jíyànjiǎnyìliángfāng 书名。4卷。清代德丰辑。刊于1827年。卷一、二为内、妇、儿科及针治、膏药等验方汇录；卷三为草药图说，收载地方草药60种，详其主治并附药图；卷四为外科良方。本书新收草药多不见于一般本草著作。

集验良方jíyànliángfāng 方书。见“集验良方拔萃”条。

集验良方拔萃jíyànliángfāngbácuì 方书。又名《集验良方》《拔萃良方》。2卷。清代恬素辑。刊于1841年。本书选收以外科疾病为主的验方近200首，分别介绍其主治、配方及用法。

集注难经jízhùnànjīng 医经著作。又名《黄帝八十一难经注》。唐代杨玄操撰。5卷，一作9卷。出《日本国见在书目录》及《文献通考》等。今佚，其佚文可见于《难经集注》。

集注新解叶天士温热论jízhùxīnjiěyètiānshìwēnrèlùn 温病著作。见“温热论”条。

蒺藜草jí·licǎo 中药材。见《陕甘宁青中草药选》。即蒺藜苗。详该条。

蒺藜蔓jí·limàn 中药材。见《千金翼方》。即蒺藜苗。详该条。

蒺藜苗jí·limiáo 中药材。出《本草纲目》。又名蒺藜蔓、蒺藜草。为蒺藜科植物蒺藜 *Tribulus terrestris* L. 的茎叶。全国大部分地区有分布。苦、辛，微温。入肝、肺经。祛风，解毒，通鼻窍。①治慢性气管炎。内服：制成糖浆或蜜丸服。②治痈肿，水煎浓汁外涂；急慢性鼻炎，滴鼻；疥癣，皮肤瘙痒，煎汤洗。③蒺藜花阴干为末，酒调服治白癜风。叶含刺蒺藜苷、黄芪苷、山柰酚和多种山柰酚苷，并含哈尔满碱和哈尔明碱、皂苷、少量挥发油及油脂。结果期的地上部分还含芸香苷。

蒺藜散jí·lisǎn 《痧胀玉衡》卷下方。又名十九号大畜方。白蒺藜（捣去刺）二两，泽兰、姜黄、莱菔子、山楂肉、茜草、土贝母各一两，延胡索、五灵脂各一两五钱，槟榔七钱，金银花八钱，乌药、青皮各六钱，桃仁一两二钱。为末，每服一钱，温酒送下。治食积瘀血，痧毒凝滞成块，日久不愈者。

蒺藜汤jí·litāng 《圣济总录》卷九十四方。蒺藜（去刺，炒）、附子（炮，去皮脐）、栀子各一两。为末，每服三钱，水煎，食前服。治阴疝牵引小腹痛。

蒺藜子jí·lizǐ 中药材。出《神农本草经》。即刺蒺藜。详该条。

嫉妒不孕jídùbùyùn 病证名。不孕证型之一。包括肝气郁结不孕。《傅青主女科·种子篇》：“妇人有怀抱素恶……其郁而不能成胎者，以肝木不舒，必下克脾土而致塞，脾土之气塞，则腰脐之气必不利，腰脐之气不利，必不能通任脉而达带脉，则带脉之气亦塞矣。带脉之气即塞，则胞胎之门必闭，精即到门，亦不得其门而入矣。方用开郁种玉汤。”

瘠jí 症名。身体消瘦虚弱。《素问·五常政大论》：“其久病者，有气从不康，病去而瘠。”

几希录良方合璧jǐxīlùliángfānghébì 方书。清代张惟善辑，刊于1821年。为《几希录》与《集验良方》合刻本，故名《几希录良方合璧》。上卷《几希录》内容与医学无关，多属宣扬旧伦理的歌赋。下卷《集验良方》为验方选，包括治头、眼、耳、鼻、口、舌、牙、齿、咽喉等各科病证选方，全书共计约1000首。末附庄一夔《遂生编》。

己分jǐfèn 即己位。古天文学家取比较固定的恒星（二十八宿）以标志天体的部位，东西南北各七宿相连成一大圈，二十八宿各有方位。以十干之方位合之，则角轸二宿当东南方的己位。《素问·五运行大论》：“天之气，经于心尾己分。”参见“黅天”条。

己椒苈黄丸jǐjiāolìhuángwán 见《金匮要略》。即防己椒目葶苈大黄丸。见该条。

挤法jǐfǎ 推拿手法名。又名挟按法。用单手或双手，在治疗部位对称用力向当中挤压。多用于治疗腱鞘囊肿等软组织损伤的疾患。

挤喉风jǐhóufēng 病证名。见《黄氏锦囊喉科集注》。多由风火炽盛，肝经火灼而发。症见颈项两边伴喉内肿起，形如枣核，按之如石硬，日久挤紧咽喉，微痛，饮食不下，痰促气满。治宜驱风解毒，消肿散结。用龙胆泻肝汤，或生黄柏、连翘、金银花、牛蒡子、花粉、苦参、甘草、荆芥、蒲公英等煎服。

J

挤拧疗法jǐnǐngliáofǎ 广泛流传于民间的外治法。因常用于治疗痧症，又称扭痧、拧痧、提痧、挤痧。按不同病情在太阳、印堂、大椎或颈侧以及华佗夹脊等处，用两指腹或屈曲两手指关节挤拧至皮下出血。有发散解表，通经疏郁作用。适用于中暑、外感风寒、晕车晕船等。

挤压综合征jǐyāzōnghézhēng 病名。即肌间隔内压力增高而造成间隔内血循环、肌肉、神经等重要组织结构的功能障碍，组织坏死，进一步恶化而导致的，以高血钾、高血磷、肌红蛋白血症及肌红蛋白尿为主要表现的急性肾衰竭。

脊jǐ 脊椎。包括胸椎12节、腰椎5节、骶骨4节。有支撑人体躯干及脏腑的作用。脊内有督脉，其外两侧为足太阳膀胱经所过。《难经·二十八难》："督脉者，起于下极之俞，并于脊里，上至风府，入属于脑。"《灵枢·经脉》："膀胱足太阳之脉……夹脊，抵腰中。"

脊背强jǐbèiqiáng 症名。亦称脊强。见《备急千金要方》卷二十。指脊椎肌肉、筋脉强急。多因督脉、膀胱经脉病变所致。《杂病源流犀烛》："脊背强，灵枢云，督脉之别，名曰长强，其病实，则脊强。"又曰："足太阳之脉病，则腰脊强痛。此脊背强所由来也。"参见"脊强""背痛"条。

脊背五穴jǐbèiwǔxué 经外奇穴名。《备急千金要方》："大人癫，小儿惊痫，灸背第二椎及下穷骨两处，以绳度，中折绳端一处，是脊骨上也，凡三处毕，复断绳作三折，令各等而参合如'厶'字，以一角注中央灸，下二角夹脊两边，便灸之，凡五处也。"《类经图翼》列作奇穴，名脊背五穴。即第2胸椎棘突高点一穴；骶骨尖端一穴；两穴连线中点处一穴；再以此穴为顶点，以前两穴连线的1/6为一边，作一等边三角形，底边呈水平，下两角顶点二穴，共5穴。主治癫疾，惊痫等。艾炷灸3~5壮。

脊疳jǐgān 病证名。疳疾侵蚀于脊骨的证候。见《婴童百问》。古人认为乃疳疾日久，湿浊蕴热不解，疳虫内生，侵蚀脊骨所致。症见羸瘦异常，脊骨节节显露，以手扣骨，空如鼓鸣，并有发热烦渴，下利不止，十指生疮，喜咬指甲等。治宜杀虫消疳。用芦荟丸（《证治准绳》：芦荟、青黛、朱砂、麝香、熊胆、胡黄连、贯众、地龙、黄连、蝉蜕、雷丸、虾蟆）。

脊骨jǐgǔ 骨名。即脊柱骨。详该条。

脊梁骨jǐliánggǔ 骨名。即脊柱骨。详该条。

脊内俞jǐnèishù 经穴别名。出《铜人腧穴针灸图经》。即中膂俞。见该条。

脊旁jǐpáng 见《针灸学简编》（第二版）。即夹脊穴。见该条。

脊强jǐqiáng 症名。出《灵枢·经脉》。亦称脊背强。指脊椎骨部筋脉、肌肉强急，身不能前俯的症象。多由督脉受病，或风寒外袭，湿凝瘀滞所致。《类证治裁·肩背手臂痛》："脊强，腰似折，项似拔，此足太阳经气郁不行，羌活胜湿汤。"《东医宝鉴·外形》卷二："膀胱肾间冷气攻冲背膂，腰脊强仰不利，宜乌沉汤。"参见"脊背强"条。本症可见于类风湿脊柱炎及强直性脊柱炎后期。

脊三穴jǐsānxué 脊上3个穴位的合称。见《针灸经外奇穴治疗诀》。位于后正中线哑门穴下1寸处一穴，陶道穴一穴，第5腰椎棘突下（十七椎下）一穴。主治脑脊髓膜炎，腰背神经痛等。各直刺0.5~1寸。艾炷灸1~3壮，或艾条灸5~10分钟。

脊俞jǐshù 经穴别名。出《太平圣惠方》。即脊中。见该条。

脊髓损伤jǐsuǐsǔnshāng 病名。即由直接或间接外力损伤脊髓所导致的损伤性疾病，是脊柱骨折脱位最严重的合并症。

脊痛jǐtòng 症名。出《素问·风论》。指背部正中肌肉、筋脉、骨节疼痛。多因督脉及足少阴肾经病变所致。《杂病源流犀烛》卷二十七："脊痛，督脉病也。背痛，肺经病也……二经虚，感受六淫之邪则害痛。"又："脊以髓满为正，房欲过度，脊髓空则痛，宜补肾，宜六味丸。膀胱经脉夹脊，分左右上项，贼风乘虚入，偃强不能屈伸，宜羌活、前胡、防风、茯苓。先脊痛，及背与肩，是肾气上逆，宜和气饮。"亦有跌仆损伤、瘀血滞留，脊痛不可忍者，宜地龙汤。阳虚多脊背常感寒痛，方用八味丸加鹿角、狗脊等。参见"背脊骨痛""脊强"条。本症可见于脊柱损害，如脊髓炎、骨结核及腰椎盘突出症等。

脊阳关jǐyángguān 经穴别名。出《循经考穴编》。即腰阳关。见该条。

脊中jǐzhōng 经穴名。代号GV6。出《针灸甲乙经》。别名神宗、脊俞。属督脉。位于背部第11、12胸椎棘突之间。布有第11胸神经后支的内侧支和第11肋间动脉后支。主治腰脊强痛，黄疸，腹泻，痔疮，脱肛，癫痫等。向上斜刺0.5~1寸。艾炷灸3~5壮，或艾条灸5~10分钟。

脊柱侧凸症jǐzhùcètūzhèng 病名。即以脊柱的某一段持久地偏离身体中线，使脊柱向侧方凸出弧形或"S"形为主要表现的疾病。

脊柱骨jǐzhùgǔ 骨名。又名脊骨、脊梁骨。解剖学同名骨。由33个椎骨构成。是躯干的中轴，并保护着脊髓。脊柱骨可划分为五部分，即颈椎7个，胸椎12个，腰椎5个，骶椎5个合并为一骶骨，尾椎4个合并为一尾骨。

脊柱旋转复位法jǐzhùxuánzhuǎnfùwèifǎ 推拿手法。适用于颈椎病、腰椎后关节紊乱及腰椎间盘突出症。患者正坐于凳上，医者用一手拇指按住棘突偏歪的一侧旋转，两手协调动作。当脊椎旋转到一定范围时，即可感到拇指下棘突轻微错动，往往伴有"喀嗒"响声。用以拨正偏歪之棘突，使相邻椎体恢复正常状态。

脊椎法jǐzhuīfǎ 计算脊椎骨的方法。《素问·气府论》："大椎至骶下凡二十一节，脊椎法也。"

戟叶半夏jǐyèbànxià 中药材。见《广西本草选编》。为水半夏之别名。详该条。

计楠jìnán 清代医家。字寿桥。秀水（今浙江嘉兴）人。长于妇科，善用补法，撰《客尘医话》3卷，其中主治妇科，颇具经验之谈。其他关于杂症喉痧诸症亦多有经验。

计寿桥jìshòuqiáo 见"计楠"条。

齐jì 通剂。❶药剂。《素问·玉版论要》："必齐主治。"即用药剂治疗。《灵枢·终始》："其时为齐。"❷指针刺的刺数和深浅的程度。古以针为砭剂，相当于服药的剂数。另见"齐 qí"条。

纪开泰jìkāitài 清代医家。字来西。山东宁阳人。雍正（1723—1735）间监生。传家学，研《内经》，遍读仲景以后诸家方书。治病必洞察标本阴阳之故，凡有心得必一一记录，撰《医学箕裘集》24卷。卒年约八十。次子体润、孙天崇、曾孙茜珠、玄孙若鼎均有医名。

纪朋jìpéng(8世纪) 唐代医生。吴（今江苏境内）人。是713—741年间的名医，以望诊察面色等为特长。

纪齐卿jìqíqīng 见"纪天锡"条。

纪天锡jìtiānxī(12 世纪) 金代医家。字齐卿。泰安（今山东泰安）人。早年弃进士业，习医术，以医闻名于世。撰有《集注难经》5 卷。大定十五年（1175）上其书，授医学博士。

忌口jìkǒu 患病期间禁食影响药效和身体康复的食物。《灵枢·五味》："肝病禁辛，心病禁咸，脾病禁酸。"《金匮要略》等书也有所强调。临床常见的，如水肿忌食盐，黄疸、腹泻忌食油腻等。此外，忌口还包括调节饮食，忌暴饮暴食等内容。至于服鳖甲忌苋菜，服荆芥忌鱼蟹等类，古书记载颇多，是否有影响，有待研究。

忌奶jìnǎi 见顾膺陀《妇科集》。忌奶者，即孕妇之乳，小儿饮之，易致吐泻等症。

季春痹jìchūnbì 病证名。出《灵枢·经筋》。十二经筋病中的足阳明筋病。《灵枢注证发微》："此证当发于三月之时，故名之曰季春痹也。"详"足阳明经筋病候"条。

季德胜蛇药片jìdéshèngshéyàopiàn 中成药。见《中华人民共和国药典（一部）》（2020）。本品为由重楼、干蟾皮、蜈蚣、地锦草等药味经适宜加工制成的片。每片重 0.4g。清热解毒，消肿止痛。用于毒蛇、毒虫咬伤。口服。第一次 20 片，以后每隔 6 小时续服 10 片，危急重症者将剂量增加 10 ~ 20 片并适当缩短服药间隔时间。不能口服药者，可行鼻饲法给药。被毒虫咬伤后，以本品和水外搽，即可消肿止痛。

季冬痹jìdōngbì 病证名。出《灵枢·经筋》。十二经筋病中的手少阴筋病。《灵枢注证发微》："此证当发于十二月之时，故名之曰季冬痹也。"详"手少阴经筋病候"条。

季豆jìdòu 中药材。见《东北药用植物志》。为胡芦巴之别名。详该条。

季经jìjīng 同居经。月经按季来潮，故名。见"居经"条。

季肋jìlèi 见《灵枢·经筋》。即季胁。见该条。

季秋痹jìqiūbì 病证名。出《灵枢·经筋》。十二经筋病中的足厥阴筋病。《灵枢注证发微》："此证当发于九月之时，故名之曰季秋痹也。"详"足厥阴经筋病候"条。

季夏痹jìxiàbì 病证名。出《灵枢·经筋》。十二经筋病中的手少阳筋病。《灵枢注证发微》："此证当发于六月之时，故名之曰季夏痹也。"详"手少阳经筋病候"条。

季胁jìxié ❶又名季肋、软肋、撅肋。相当于侧胸第 11、12 肋软骨部分。《灵枢·经脉》："胆足少阳之脉……其直者，从缺盆下腋，循胸，过季胁。"❷章门穴别名。见《针灸大全》。属足厥阴肝经。位于腹侧，腋中线第 11 肋骨端稍下处。

季胁痛jìxiétòng 症名。出《灵枢·经筋》。指软肋部疼痛。多由肝虚所致。《医学言》第十四章论两旁季胁痛，认为"一属肝血虚，一属肝气虚也"。肝气虚常兼见胆怯善惊，疼痛绵绵不止，视物昏糊，耳鸣等症，治宜四君子汤合乌梅丸等方。肝血虚，常兼见时时烦热，口干，持续隐痛或有拘急感，头眩眼花，舌质红等症，治宜一贯煎、补肝散等方。季胁痛亦可由肾虚所致。《张氏医通》卷五："季胁痛，无不因肾虚者，加减八味丸、肾气丸选用。"参见"胁痛"条。

季芝鲫鱼膏jìzhījìyúgāo 《医宗金鉴·外科心法要诀》卷六十六方。活鲫鱼肉、鲜山药各等分。共捣如泥，加麝香少许，涂核上，觉痒极勿搔动，七日换药一次。治乳岩初起，结核隐疼。

季指jìzhǐ 手小指别名。即手第 5 指。

季钟朴jìzhōngpǔ(1913—2002) 现代医家。江苏常熟人。1937 年毕业于南京中央大学，投笔从戎到达陕北，奔赴前线，曾任民运科股长、宣传科长等职。1937 年 10 月加入中国共产党。1938 年调到八路军军医学校（同年迁至延安，改名中国医科大学）任生理学教员、教育长等职，讲授生理学，所编《实用生理学》《生理学实验指导》等教材被解放区医学院采用。1949 年被任命为哈尔滨医科大学校长，仍兼任生理教研究室主任，讲授生理学、唯物辩证法等课程。1954 年调任卫生部医学教育司司长兼医学科学委员会副主任。1976 年调入卫生部中医研究院工作，1978 年被任命为院长、党委副书记，兼北京中医学院院长。同年被选为全国生理学会副理事长。1981 年当选中西医结合研究会首届理事长，《中西医结合杂志》名誉总编辑，1983 年任总编辑。他在担任中医研究院院长期间，始终坚持以现代的知识和方法研究中医药学的中西医结合方针，同时也重视用传统方法进行中医药的继承和研究工作，在研究室设置、科研立项、成果评定方面，都体现出两条发展中医之路并行的指导思想。他竭力维护西学中队伍的生存和发展，为中西医结合学术交流和知识传播做出了重要贡献。他在中西医结合生理学方面进行了深入研究，及时反思中西医结合的研究思路和方法，针对经络研究领域存在的问题，提出了"肯定现象，探索规律，提高疗效，阐明本质"等重要的指导意见，对中西医结合学术和事业的发展发挥了把关定向的重要作用。著有《中西医结合的思想与方法》《十论中医生理学与中西医结合》《现代中医生理学基础》等。

剂型jìxíng 药物的制剂类型。中药的剂型有汤、酒、丸、散、膏、丹、锭、片、露、霜、胶、茶、曲等。

荠菜jìcài 中药材。出《备急千金要方·食治》。又名香荠菜、菱角菜、荠草、护生草、上巳菜。为十字花科植物荠菜 *Capsella bursa-pastoris*（L.）Medic. 的全草。全国大部分地区均有分布。甘、淡，凉。入肝、胃、膀胱经。凉血止血，清热利水，降压。治吐血，咯血，便血，尿血，崩漏，月经过多，感冒发热，麻疹，肠炎，痢疾，肾炎水肿，淋病，乳糜尿，高血压病，目赤，目痛，目生翳障。煎服：9 ~ 30g。本品含胆碱、乙酰胆碱、马钱子碱、芸香苷、木犀草素-7-芸香糖苷、香叶木苷、橙皮苷、黑芥子苷、刺槐乙素、山梨醇、甘露醇、侧金盏花醇、β-谷甾醇等。还含多种维生素，有机酸如延胡索酸等，又含糖类、无机元素等。煎剂及流浸膏能使小鼠和兔的出血、凝血时间缩短，使大鼠、兔、猫子宫兴奋。醇提取物使狗、猫、兔及大鼠血压下降。浸膏对狗、豚鼠的冠状血管有舒张作用，对人工形成的大鼠胃溃疡有抑制作用。提取物可抗肿瘤等。

荠菜花jìcàihuā 中药材。出《履巉岩本草》。又名地米花。为十字花科植物荠菜 *Capsella bursa-pastoris*（L.）Medic. 的花序。甘、淡，凉。入肝、胃经。健胃消食，凉血止血，平肝潜阳，清热利湿。治尿血、便血、咯血、崩漏、乳食积滞、眩晕、头痛、小便不利、湿热痢疾。煎服：9 ~ 30g。本品含橙皮素、芸香苷等黄酮类物质。

荠菜子jìcàizǐ 中药材。出《备急千金要方·食治》。为十字花科植物荠菜 *Capsella bursa-pastoris*（L.）Medic. 的种子。甘，平。健脾，利湿，止血，明目。治腹胀，黄疸，胃肠出血，痔疮出血，目痛，青盲，翳障。煎服：9 ~ 15g。果实的绿色果皮中含香叶木苷。种子含槲皮素衍生物。香叶木苷有维生素P样作用，其降低兔毛细血管渗透性的作用比芦丁强，且毒性较低。

荠草jìcǎo　中药材。见《江苏药材志》。即荠菜，详该条。

济川煎jìchuānjiān　《景岳全书》卷五十一方。当归三至五钱，牛膝二钱，肉苁蓉（酒洗）二至三钱，泽泻一钱半，升麻五分至一钱，枳壳（虚者不用）一钱。水煎，食前服。功能温润通便。治肾虚气弱，大便不通，小便清长，腰酸背冷。若气虚，加人参；有火，加黄芩；肾虚，加熟地黄。方中肉苁蓉咸温润降，补肾并能润肠，为君药；当归辛甘温润，养血润肠，牛膝强腰肾，共为臣药；泽泻入肾而泄浊，与牛膝均具宣通下泄之性，枳壳宽肠下气，稍加升麻以升清阳，得欲降先升之妙，使补而不滞，俱为佐使之药。诸药合用，在温润之中，寓有通便之功。

济火延嗣丹jìhuǒyánsìdān　《辨证录》卷十方。人参、五味子、当归各三两，黄芪、巴戟天各半斤，黄连八钱，白术五两，山茱萸、芡实、山药各四两，柏子仁、金樱子、远志、肉桂各二两，煅牡蛎、煅龙骨各一两，鹿茸一具。为末，炼蜜为丸，每日一两，不拘时服。功能温补脾肾，固涩肾精。治男子精薄滑泄。

J

济坤育麟竹林寺女科全书jìkūnyùlínzhúlínsìnǚkēquánshū　丛书。见“竹林寺三禅师女科三种”条。

济生拔萃jìshēngbácuì　丛书。元代杜思敬辑。刊于1308年。是中医丛书较早的一种。择要辑录金元时期医著19种，包括《针经节要》《云岐子论经络迎随补泻法》《窦太师流注指要赋》《针经摘英集》《云岐子七表八里九道脉诀论并治法》《珍珠囊》《医学发明》《脾胃论》《洁古家珍》《此事难知》《医垒元戎》《阴证略例》《云岐子保命集论类要》《瘢论萃英》《田氏保婴集》《兰室秘藏》《活法机要》《卫生宝鉴》和《杂类名方》。其中《杂类名方》为杜氏所撰集。

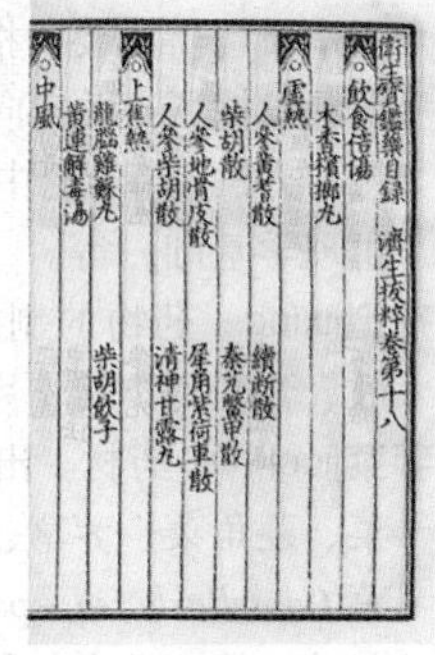

济生拔萃

济生方jìshēngfāng　方书。又名《严氏济生方》。宋代严用和撰于1253年。10卷。内容包括中风、中寒、中暑等内、外、妇科疾病79篇。每篇先述病候，后记方剂，共450余方。选方多经作者试用，切于实用。现存有1734年日本的复刻本和1782年《四库全书》据《永乐大典》的辑佚本两种。1949年后有辑本的影印本。

济生栝蒌丸jìshēngguālóuwán　《证治准绳·类方》第二册方。瓜蒌实、枳实（麸炒，去瓤）、桔梗、半夏各等分。为细末，姜汁打糊为丸，梧桐子大，每服五十至七十丸，食后淡姜汤送下。功能祛痰开胸。治胸膈痞痛彻背，胁胀喘急妨闷。若痰因火动者，加黄连。

济生集jìshēngjí　女科著作。清代王春亭撰。6卷。刊于1896年。分列保胎、保产、经带、胎病、产病、儿科6门，阐述妇女经、带、胎、产病因证治及妇婴保健，所论多采前人之说。附有验方134首。现存初刻本。

济生桔梗汤jìshēngjiégěngtāng　《证治准绳·疡医》卷二方。即桔梗汤第3方。见“桔梗汤”条。

济生橘皮竹茹汤jìshēngjúpízhúrútāng　即橘皮竹茹汤第2方。见“橘皮竹茹汤”条。

济生鹿茸丸jìshēnglùróngwán　《张氏医通》卷十三方。即鹿茸丸第3方。见“鹿茸丸”条。

济生肾气丸jìshēngshènqìwán　即加味肾气丸。见该条。

济生豨莶丸jìshēngxīxiānwán　即豨莶丸。见该条。

济生续方jìshēngxùfāng　方书。又名《严氏济生续方》。宋代严用和撰于1267年。8卷。本书为《济生方》的续集，包括风评治、痫评治、头评治等以内科杂病为主的方论24篇，介绍作者临床应用效方90首。现存1822年的日本复刻本，复刻时因有部分残缺，丹波元简又据《医方类聚》增入补遗1卷。

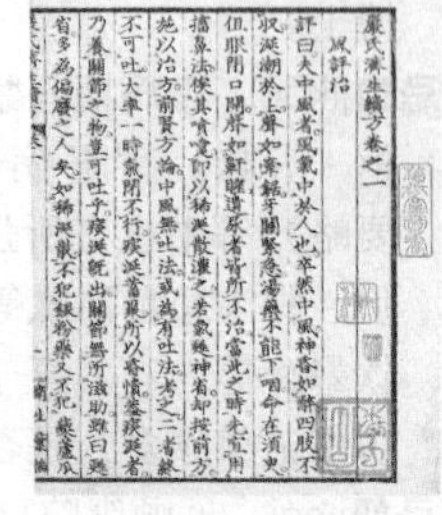

济生续方

济世良方jìshìliángfāng　方书。朱静一编。8卷。本书为验方汇编的一种。卷一为本草便读及伤寒温病方；卷二至八为真中风、类中风、感冒等90余种各科疾病的验方选辑。1919年有铅印本。

济世良方补遗jìshìliángfāngbǔyí　方书。参见“济世良方合编”条。

济世良方合编jìshìliángfānghébiān　方书。清代周其芬辑，莹轩补辑。7卷（包括卷首1卷）。刊于1845年。本书选辑多种医书中的验方和成药，选方颇多，但其中杂有某些涉及宗教迷信的论述。作者另有《济世良方补遗》4卷，除补辑验方外，并录有《慈幼篇》《达生篇》《竹林寺女科》等内容。

济世养生集jìshìyǎngshēngjí　方书。又名《济世养生集医方》。清代毛世洪辑。刊于1791年。本书集录作者试用有效方剂50首，作为临床治疗参考，有的方剂后附以作者治验。现有《汇刊经验方》本。

济世养生集医方jìshìyǎngshēngjíyīfāng　方书。见“济世养生集”条。

济水汤jìshuǐtāng　《辨证录》卷七方。白术二两，肉桂三钱，茯苓、山药、薏苡仁各一两，茵陈一钱，芡实五钱。水煎服。治肾疸之症，身体面目俱黄，小便不利，不思饮食，不得卧。

济危上丹jìwēishàngdān　《产育宝庆集》卷上方。乳香、五灵脂、硫黄、玄精石、炒阿胶、生卷柏、桑寄生、陈皮各等分。先将前四味研细微炒，后入余药，研末拌匀，生地黄汁和丸，梧桐子大，每服二十丸，食前温酒或当归酒送下。治产后下血过多，虚极生风，症见唇青肤冷，汗出目眩，神昏等。

济阳纲目jìyánggāngmù　综合性医著。明代武之望撰于1626年。108卷。武氏编完妇科专著《济阴纲目》后，认为还应编一部利济于男患者（所谓济阳）的医书，遂广参博搜，“汇集众编，别异比类，总以议论特出，独具卓识者择而录之……分门别类，或采其论证，而论必悉证之原；或摘其治方，而方必尽治之变”（见自序）。编辑体例悉仿《济阴纲目》。全书内容包括内科杂病、外科、伤科、五官、口齿等病证。道光年间张楠曾予校注，1856年由姚锡三重刊印行。

济阴地黄丸jìyīndìhuángwán　《证治准绳·类方》第七册方。五味子、麦冬、当归、熟地黄、肉苁蓉、山茱萸、山药、枸杞子、菊花、巴戟天各等分。为细末，梧桐子大，每服七十丸，空腹服。功能滋阴明目。治足三阴亏损，虚火上炎，目睛散大，视物不明，或昏花涩紧作痛，畏明，或猝见非常之状。

济阴纲目jìyīngāngmù 女科著作。明代武之望撰。5 卷。刊于 1620 年。本书是在《女科证治准绳》一书基础上加以整理改编而成。1665 年汪淇重订为 14 卷，内容未变，仅加评注，为今之通行本。书中分为调经、经闭、血崩、赤白带下、虚劳、积聚癥瘕、求子、浮肿、前阴诸疾、胎前、临产、产后及乳病等 13 门，每门又分列多种病证，有论有方。本书引录资料丰富，分类详细，选方较实用，对后世有一定影响。1949 年后有排印本。

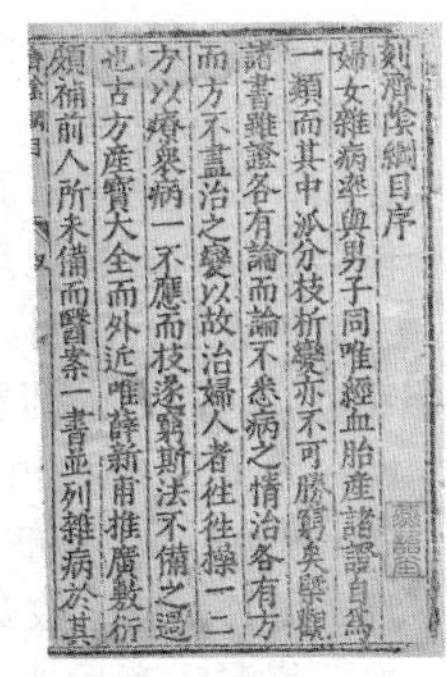
刻濟陰綱目序
婦女雜病卒與男子同唯經血胎產諸證自爲
一類而其中派分枝析變亦不可勝窮矣擘擷
諸書雖證各有論而論不悉病之情治各有方
而方不盡治之變以故治婦人者往往操一二
方以療衆病一不應而技遂窮斯法不備之過
也古方產寶大全而外近唯薛新甫推廣敷衍
頗補前人所未備而醫案一書並列雜病於其

济阴纲目

济阴近编jìyīnjìnbiān 女科著作。清代陈治撰。5 卷。17 世纪末刊行。本书为《证治大还》之一种。前 4 卷论妇女经、带、胎、产诸病证治；后 1 卷附辑李士材《女科纂》，论述女科各病的简要治法，并附录杨子建的《十产论》。

济阴汤jìyīntāng ❶《外科枢要》卷四方。连翘、炒栀子、炒黄芩、炒黄连、甘草各一钱，芍药一钱五分，金银花三钱，牡丹皮一钱二分。水煎服。功能清热凉血解毒。治阳证疮疡，肿痛发热。若大便秘结，酌加大黄。❷《医学衷中参西录》方。熟地黄 30g，生龟甲、生白芍药各 15g，地肤子 3g。水煎服。治阴分虚损，血亏不能濡润，致小便不利。

济婴撮要jìyīngcuōyào 儿科著作。清代吴灿撰。17 卷。刊于 1796 年。本书系撮要集录多种儿科著作而成。书中对小儿病的诊治、推拿法及辨证治疗等做了概括的归纳整理。

济众方jìzhòngfāng 《景岳全书》卷五十四引《简易方》方。白石英、朱砂各等分。为细末，每服五分，金银花煎汤送下。功能清膈上风热痰饮。治心气不宁，怔忡惊悸。

济众新编jìzhòngxīnbiān 综合性医著。朝鲜康命吉撰。8 卷。刊于 1799 年。参阅《内经》《难经》及历代方书 20 余种，删繁取要，间附己见，分类编成。卷一至七分述临床各科多种病证，首脉法、次证治；卷八为药性歌，辑录《万病回春》《寿世保元》所载药性歌括，并新增药物 83 种。

既济固真丹jìjìgùzhēndān 《证治准绳·类方》第六册方。茯苓、沉香、肉苁蓉（酒浸）、五味子、附子、龙骨各一两，巴戟天（去心）、当归（酒浸）、川椒（去目）各半两，炒柏子仁（去壳）、炒酸枣仁（去壳）、炒川楝子（去核）、菟丝子（酒浸）、益智仁、炒补骨脂各二两。为细末，酒糊为丸，梧桐子大，以朱砂末三钱为衣，每服五十至七十丸，空腹盐酒送下。功能调补心肾。治水火不既济，精神恍惚，头目昏眩，阳痿阴湿，遗沥失精，脾胃虚弱，心肾不宁。

既济解毒汤jìjìjiědútāng 《卫生宝鉴》卷二十三方。大黄（酒蒸）、黄连（酒炒）、黄芩（酒炒）、炙甘草、桔梗各二钱，柴胡、升麻、连翘、当归身各一钱。为粗末，水煎去滓，食后服。功能泻火解毒，清上泻下。治上热，头目赤肿而痛，胸膈烦闷不得安卧，身半以下皆寒，足尤甚，大便微秘。

既济解化丸jìjìjiěhuàwán 即大金花丸。见该条。

既济汤jìjìtāng ❶《杂病源流犀烛·脏腑门》卷三方。麦冬二钱，人参、竹叶、炙甘草、半夏、附子各一钱，生姜五片，粳米一百粒。水煎服。治霍乱吐泻后，虚烦不得眠。❷《医醇賸义》卷四方。当归、牛膝、瞿麦、车前子各二钱，肉桂、沉香各五分，陈皮一钱，泽泻一钱五分，薏苡仁、葵花子各四钱。同炒研，水煎服。功能理气行水。治膀胱胀，少腹满，小便癃。❸《医学衷中参西录》方。熟地黄、山茱萸各 30g，生山药、生龙骨、生牡蛎各 18g，茯苓、白芍药各 9g，附子 3g。水煎服。功能滋阴潜阳。治大病后阴阳不相维系，阳欲上脱，或喘逆，或自汗，或目睛上窜，或心动悸；阴欲下脱，或失精，或小便不禁，或大便滑泻等阴阳两虚，上热下凉之证。

既济丸jìjìwán ❶《古今医鉴》卷八方。菟丝子、益智仁、肉苁蓉、茯苓、韭子、当归、熟地黄各五钱，牡蛎、盐黄柏、盐知母、酒山茱萸各三钱，五味子一钱。为末，煮糊为丸，空腹盐汤送下。功能温补下元。治膀胱虚，小便不禁。❷《证治准绳·类方》第三册引《会编》方。熟附子（童便浸）、人参各一钱，麝香少许。为末，煮糊为丸，梧桐子大，麝香为衣，每服七丸，灯心煎汤送下。治关格，手足厥冷，脉沉细。

继病jìbìng 病名。出《证治准绳·幼科》。又名交乳、魃病、被魃、中魃。由“魃乳”或乳食停滞而致的营养不良性疾病。《古今医统》：“怀孕乳儿，致令黄瘦，腹大脚软，名曰魃病。”《小儿卫生总微论方》：“其候精神不爽，身体痿痹，骨软发落。”治用消乳丸消乳积，有热者用龙胆汤清热；继以参苓白术散补之，令儿断乳则愈。

继洪jìhóng 宋元间医僧。汝州（今河南临汝）人。早年南游，曾刊瘴疟诸方于岭表，是为《岭南卫生方》。原书 3 卷，又于至元二十年（1283）收平生所得杂方，撰《澹寮集验秘方》15 卷。

继志堂医案jìzhìtángyī’àn 医案著作。2 卷。清代曹仁伯约撰于 1859 年。治案分门辑录，以内科杂证居多，善于剖析病情，阐述医理，推论病原，审病较细致。曹氏治疗湿热夹阴虚等复杂病证颇有心得，处方灵变周密，切于病情。本书收入《柳选四家医案》，柳宝诒复加注按。曹氏医案还有《曹仁伯医案论》《过庭录存》《延陵弟子纪要》等，均收入《三三医书》中。

悸jì 病证名。出《灵枢·癫狂》。❶跳动不宁为悸。心跳不宁者称心悸，脐下搏动者称脐下悸。《伤寒论·辨太阳病脉证并治》：“发汗后，其人脐下悸者，欲作奔豚。”《证治准绳·杂病》：“《伤寒明理论》释‘悸’字云：悸，心忪也，筑筑惕惕然动，怔怔忪忪，不能自安也。则悸即怔忡，而今人分为两条，谬矣。”❷心动不宁而又恐惧不安为悸。《赤水玄珠》卷六：“怔忡者，心中惕惕然动不安也……怔忡止于心不自安，悸则心既动而又恐恐然畏惧，如人将捕之。”参见“心悸”“怔忡”条。

悸心痛jìxīntòng 病证名。见《备急千金要方》卷十三。指心痛兼悸者。多因病久气血虚损，心脾失养所致。《医宗金鉴·杂病心法要诀》：“岐骨陷处痛，名心痛……悸而痛，名悸心痛。”《医学从众录·心痛》：“虚痛即悸痛，脉浮而小细，或沉而短涩，其痛重轻相间，多日不愈，心悸，最喜摩按，得食小愈，饥则更痛。”《杂病源流犀烛·心病源流》：“其痛分九种……曰悸，劳役则头面赤而下重，自烦发热，脉弦，脐上跳，心中痛，由心伤也。”宜用辰砂妙香散、加味四七汤、归脾汤等方。参见“九种心痛”“心痛”条。

寄疮jìchuāng 病名。见谈金章《诚书痘疮》。即痘疮。详该条。

J

寄色草jìsècǎo 中药材。见《广州植物志》。为伤寒草之别名。详该条。

寄生汤jìshēngtāng 《妇人大全良方》卷十二方。桑寄生、秦艽、阿胶、糯米粉各半两。先煮寄生、秦艽，去滓，入阿胶、糯米再煮，分三次食前服。治妊娠五月后胎动不安。

鲫鱼胆草jìyúdǎncǎo 中药材。见萧步丹《岭南采药录》。又名较剪草、蜈蚣草、节节花、苦胆草、细叶亚婆草。为茜草科植物耳草 *Hedyotis auricularia* L. 的全草。分布于华南和西南地区。苦，凉。清热解毒，凉血消肿。❶治感冒发热，肺热咳嗽，咽痛，急性结膜炎，肠炎，痢疾，便血。煎服：9～15g。❷治痈疮肿毒，带状疱疹，瘰疽，毒蛇咬伤，鲜品捣敷；湿疹、皮肤风热毒痒，煎水洗；走马牙疳，煎汤和醋漱口。根、茎含耳草碱、茜素、草酸、植物甾醇、鞣质等。根含耳草根碱。另预试含三萜类化合物。

鲫鱼膏jìyúgāo ❶《太平圣惠方》卷六十五方。鲫鱼一尾，乱发（鸡子大）二团，猪脂半斤，雄黄一两半，硫黄一两。先煎猪脂令沸，即下鱼煎，令烟尽，次下发令消，滤去渣，下雄黄、硫黄末搅匀，盛于瓷器中，每用少许，不时涂之，以愈为度。治诸癣疮，或干或湿，痒痛不可忍。❷《疡医大全》卷七方。大鲫鱼一尾，巴豆四两，蓖麻仁六两，甘草五钱。用菜油、麻油各一斤，先将鲫鱼炸枯去渣，再入巴豆、蓖麻、甘草熬枯滤净，熬滚离火，将铅粉徐徐按下，搅匀成膏，每用少许，摊贴患处。治痈毒疮疖。❸《疡医大全》卷七引吴近宸方。大虾蟆、鲫鱼各七个，蓖麻仁十二两。用麻油二斤同上药文武火熬枯，去渣，再熬至滴水成珠，离火，入轻粉四两，铅粉十二两，调成膏收贮，临用时取膏，摊贴患处。治一切无名肿毒及脓窠疮疖。❹《验方新编》卷十一方。活大鲫鱼五条，巴豆肉、蓖麻仁各六两，香油一斤半，虾蟆（每个衔人发一团）二个。先将巴豆肉、蓖麻子入油内浸三日，再将虾蟆浸一宿，临熬时入活鲫鱼，共熬枯，去渣净，慢火熬油，至滴水成珠离火，倾于净锅内，再加铅粉二斤半，乳香末五钱，不时搅动，冷定为度，用时隔水炖化，薄纸摊贴。治诸疮肿毒，溃破流脓，并治脚生鸡眼。

鲫鱼散jìyúsǎn 《疡医大全》卷二十三方。活鲫鱼一尾。刮去肠净，入白矾令满，瓦上煅存性，为细末，撒患处。治痔疮。

冀致君jìzhìjūn 元代人。居燕赵间（河北一带）。尝于医生李宁处见李师圣《产育宝庆集》，遂附益《御药院病杂方论》《月产图》《体玄子借地法》《安产藏衣方位》，更请诸名医复加校正，成《校附产育宝庆集》。今有辑本两卷，存入《永乐大典》。

檵花jìhuā 中药材。出《植物名实图考》。为金缕梅科植物檵木 *Loropetalum chinense*（R. Br.）Oliv. 的花，分布于华东、中南、西南等地区。甘、涩，平。入肺、胃、大肠经。止血，清热，解毒涩精。治吐血，衄血，咯血，崩漏，痢疾，泄泻，遗精。煎服：茎叶9～15g；花6～12g。捣烂或研末敷外伤出血，痈疖溃疡；研末油调，涂烧伤。花含异槲皮苷和槲皮素等。粉末有止血作用。

檵花根jìhuāgēn 中药材。见《福建民间草药》。又名檵木根。为金缕梅科植物檵木 *Loropetalum chinense*（R. Br.）Oliv. 的根。苦、涩，微温。止血，活血，止泻。治吐血，咯血，衄血，崩漏；血瘀经闭，产后恶露不畅，跌打损伤，关节疼痛；泄泻，脱肛。煎服：9～15g。孕妇忌服。根含谷甾醇钙盐等。煎剂在体外对金黄色葡萄球菌有抑制作用，对动物离体子宫有较强而持久的兴奋作用。木黄酮能增加猫的冠脉流量，降低心肌耗氧，加强心肌收缩力，并有扩张血管作用。

檵花叶jìhuāyè 中药材。出《植物名实图考》。又名檵木叶。为金缕梅科植物檵花 *Loropetalum chinense*（R. Br.）Oliv. 的茎叶。分布于我国中部、南部及西南各省区。苦、涩、微甘，凉。收敛止血，止泻。①治咳血、吐血，便血、崩漏、产后恶露不净等。煎服：15～30g。治紫癜，可用鲜叶捣汁服。②外用研末掺或捣烂敷，可治创伤出血及创伤溃烂。茶油调涂，可治烧烫伤。叶含槲皮素鞣质、皱褶菌素、木素、山茶鞣质、没食子酸和黄酮等。水煎乙醇提取物在体外对金黄色葡萄球菌、大肠埃希菌、变形杆菌和伤寒杆菌等均有抑制作用。含黄酮的注射剂增加动物冠脉流量，降低心肌氧耗。所含鞣质可止血、收缩子宫。

檵木根jìmùgēn 中药材。见《湖南药物志》。即檵花根。详该条。

檵木叶jìmùyè 中药材。见《江西草药》。为檵花叶之别名。详该条。

jia

加减八味丸jiājiǎnbāwèiwán 《审视瑶函》卷五方。熟地黄（酒煮烂，捣膏）八两，山药、山茱萸（酒洗）各四两，茯苓（乳拌，蒸）、泽泻（酒洗）、牡丹皮（酒洗）各三两，五味子一两半，肉桂一两。为细末，炼蜜为丸，梧桐子大，每服三钱，空腹盐汤送下。功能滋阴清热，引火归原。治肾水不足，虚火上炎而致的目光失序，发热作渴，口舌生疮，或牙龈溃烂，咽喉作痛，或形体憔悴，盗汗。

加减白通汤jiājiǎnbáitōngtāng 《卫生宝鉴》卷二十二方。炮附子、炮姜各一两，官桂、炙甘草、半夏、煨草豆蔻、人参、白术各五钱。为粗末，每服五钱，加生姜五片、葱白五茎，水煎，空腹服。治形寒饮冷，大便自利，完谷不化，脐腹冷痛，足胻寒而逆。

加减白术膏jiājiǎnbáizhúgāo 《症因脉治》卷四方。白术、当归、黄芪、柴胡、芍药、何首乌、陈皮、炙甘草。加大枣肉同煎取膏。治太阴经疟，三日一发。若恶寒加羌活、升麻，热多加栀子、黄芩、知母，寒多加生姜，有痰加半夏，口渴加葛根。

加减补筋丸jiājiǎnbǔjīnwán 《医宗金鉴·正骨心法要旨》卷八十九方。熟地黄、白芍药、陈皮各二两，当归、红花、乳香、茯苓、骨碎补各一两，没药三钱，丁香五钱。为细末，炼蜜为丸，弹子大，每丸重三钱，每服一丸，无灰酒送下。治跌仆闪，筋伤血滞，青紫疼痛。

加减补心丹jiājiǎnbǔxīndān 《顾氏医镜》卷十三方。生地黄、酸枣仁、茯神、麦冬、石斛、龙眼肉、牡丹皮、白芍药、竹叶、远志。水煎，入朱砂少许调服。功能养血安神，清心除烦。治心血虚有热而致的不寐。若痰多加竹沥，心火甚加犀角、黄连，虚者加人参。

加减补中益气汤jiājiǎnbǔzhōngyìqìtāng ❶《傅青主女科》卷下方。人参、炒白术各五钱，生黄芪、酒当归各三钱，柴胡一钱，甘草一分，陈皮、升麻各三分，茯苓一两。水煎服。治妊娠浮肿。❷《叶天士女科全书》方。人参三钱，黄芪（蜜炙）、白术（蜜炙）、白芍药（酒炒）、当归（酒洗）、川芎（酒洗）、陈皮各一钱，柴胡七分，炙甘草、炒神曲、炒麦芽各五分。加姜、枣，水煎服。治脾胃损伤，饮食减少，气耗血枯，月经不行。

加减柴胡汤jiājiǎncháihútāng 《幼科金针》卷上方。柴胡、黄芩、连翘、牛蒡子、桔梗、焦栀子、葛根、荆芥、木通、甘草。水煎服。治汗粟，形如芝麻，细细白疱，不痛不痒，胸腹胫居多。

加减冲和汤jiājiǎnchōnghétāng 《杂病源流犀烛・六淫门》卷十二方。即防风冲和汤。见该条。

加减大柴胡汤jiājiǎndàcháihútāng 《经验医库》方。大黄、青皮、连翘、枳壳、柴胡、桔梗、栀子、厚朴、黄连、黄芩。水煎服。治气怒郁结生火，热多寒少，胸胁胀痛，呕吐腹痛，寒热往来，郁结在三焦，有升无降，口渴咽干，一饮急吐，脉弦数有力。

加减大建中汤jiājiǎndàjiànzhōngtāng 《普济方》卷三百二十三方。芍药二两，当归、川芎、黄芪、肉桂各一两，炙甘草、白术各三分。为粗末，每服二钱五分，加姜、枣，水煎服。功能补气养血，温经止痛。治妇人胎前产后，一切虚损，月水不调，脐腹痛，往来寒热，自汗口渴。

加减当归饮子jiājiǎndāngguīyǐn・zi 《赤水玄珠》卷十二方。当归、防风、柴胡、生地黄、大黄各一两半，芍药、黄芩、人参各一两，黄连五钱，滑石六两，甘草一两三钱。为粗末，每服六至七钱，水煎服。治肩背忽痛。

加减地黄汤jiājiǎndìhuángtāng 《症因脉治》卷四方。熟地黄、牡丹皮、茯苓、山茱萸、山药、泽泻、柴胡、白芍药。水煎服。治少阴经疟，三日一发。若热多，加栀子、知母、黄柏；寒多，加羌活、独活。

加减地黄丸jiājiǎndìhuángwán ❶《原机启微》卷之下附方。生地黄（酒蒸）、熟地黄（各半斤），牛膝、当归（各三两），枳壳（二两），杏仁（去皮）、羌活、防风（各一两），为细末，炼蜜丸，如桐子大，每服三十丸，空心食前温酒送下，淡盐汤亦可。治目为物伤。❷《审视瑶函》卷二方。方药同前。治男妇肝虚热积，上攻头目，翳膜遮睛，羞涩多泪。

加减第二方jiājiǎndì'èrfāng 《杂病源流犀烛・六淫门》卷十五方。即倪涵初治痢第2方。见该条。

加减二陈汤jiājiǎn'èrchéntāng 《东医宝鉴・内景篇》卷二引《必用方》方。橘红（盐水浸）一钱二分，枳实、炒黄芩各一钱，白术、贝母、香附各九分，茯苓、天花粉（盐水炒）各七分，防风、连翘各五分，甘草三分。水煎服。治老痰、燥痰、热痰，郁于心肺之间，稠黏难咯。

加减复脉汤jiājiǎnfùmàitāng 《温病条辨》卷三方。炙甘草、干地黄、白芍药各六钱，麦冬五钱，阿胶、火麻仁各三钱。水煎，分三次服。功能滋阴润燥。治温热病后期，邪热久留，阴液亏虚，症见身热面红，手足心热，口干舌燥，或神倦，舌质鲜红，脉象虚大者。若剧者加甘草四钱，地黄、白芍药各八钱，麦冬七钱。

加减葛根汤jiājiǎngégēntāng 《疫痧草》方。葛根、牛蒡子、枳壳、薄荷、豆豉、桔梗、荆芥、防风、蝉蜕、赤芍药、甘草、连翘、栀子。水煎服。治无汗痧隐，舌白脉郁，喉烂不甚者。

加减固本丸jiājiǎngùběnwán 《类证治裁》卷四方。熟地黄、天冬各一两半，麦冬、炙甘草、茯苓各一两，人参、菖蒲、远志、朱砂各五钱。为细末，炼蜜为丸。功能滋补心肾，益智安神。治年老神衰健忘。

加减归脾汤jiājiǎnguīpítāng 《痧科全书》方。党参、白术、炒酸枣仁、半夏、煅龙骨、煅牡蛎、龙眼肉各二钱，当归、白芍药各三钱，远志、陈皮各一钱半，炙甘草一钱。水煎服。治伤肝痧。

加减黄芩知母汤jiājiǎnhuángqínzhīmǔtāng 《痧科全书》方。黄芩、知母、杏仁、焦栀子、川贝母（为末，冲）、桔梗、煅牡蛎各二钱，桑白皮、玄参、天花粉各三钱，郁金一钱半，甘草一钱。水煎服。治外感而致的伤肺痧。如夹初感风寒，酌加荆芥、防风。

加减活血解毒汤jiājiǎnhuóxuèjiědútāng 《鼠疫约编》方。连翘、赤芍药各三钱，桃仁八钱，生地黄、红花各五钱，当归一钱五分，柴胡、葛根、甘草各二钱，厚朴一钱。水煎服。治鼠疫。如肝阳素盛，去柴胡、葛根，加桑叶、菊花；肺阴素虚，去柴胡、葛根、厚朴，加桑叶、贝母、知母；肾阴素虚，减柴胡、葛根，加知母、稆豆；气分素虚，去柴胡，微加防风；血分素虚及幼稚纯阳者，去柴胡、葛根，加桑叶、牡丹皮；胃热素重，用鲜生地；痰湿素重，佐以平胃散、二陈汤；大病之后及老年气衰者，去柴胡、葛根，加丹参、苏梗；亡血之后，去柴胡、葛根、桃仁、红花，加丹参、桑叶、侧柏叶、白薇；产后出血过多者，去桃仁、红花、柴胡、葛根，加荆芥穗、丹参；产后血枯生风，去柴胡、葛根、桃仁、红花，加丹参、荆芥穗、天麻、豆。

加减金铃子散jiājiǎnjīnlíngzǐsǎn 《马培之外科医案》方。川楝子、延胡索、青皮、赤芍药、甘草、焦栀子、枳壳、通草、橘红。水煎服。治肝痈六七日后，胁肋微肿，或兼咳嗽，大便不利。

加减六君汤jiājiǎnliùjūntāng 《经验医库》方。人参、当归、甘草、远志、白术、柴胡、黄芩、木香、陈皮、防风、茯苓、白芍药、酸枣仁。水煎服。治肝阳气虚，寒热往来，面色青暗无泽，胸闷胁胀，四肢满闭，或吐意，形色沉困，脉弦细。

加减六味地黄丸jiājiǎnliùwèidìhuángwán 《痧科全书》方。熟地黄四两，茯苓、枸杞子（盐水炒）、山茱萸各一两半，泽泻、半夏、牡丹皮各八钱，炙甘草、青皮（盐水炒）各五钱，煅龙骨、煅牡蛎、炒杜仲、白芥子各一两。为细末，炼蜜为丸，绿豆大，每服三钱，食后淡盐汤送下。治寒痰凝结而致的阴火痧，颈际夹起，大如卵形，坚硬异常，或一边或二边，或带小核数粒。

加减麻杏甘石汤jiājiǎnmáxìnggānshítāng 《喉痧症治概要》方。麻黄四分，石膏四钱，浙贝母、杏仁、炙僵蚕各三钱，鲜竹叶三十片，射干八分，白莱菔汁一两，生甘草六分，连翘二钱，薄荷叶一钱，玄参一钱半。水煎服。治痧麻不透，憎寒发热，咽喉肿痛或白腐，或咳嗽气逆之重症。

加减木防己汤jiājiǎnmùfángjǐtāng 《温病条辨》卷二方。防己、石膏各六钱，桂枝、薏苡仁各三钱，杏仁、滑石各四钱，通草二钱。水煎，分三次服。功能清热利湿，蠲痹止痛。治暑湿痹证。若风胜，加桂枝、桑叶；湿胜，加滑石、萆薢、苍术；寒胜，加防己、桂枝、姜黄、海桐皮；面赤口涎自出者，加知母，重用石膏；无汗者，加羌活、苍术；汗多者，加黄芪、炙甘草；兼痰饮者，加半夏、厚朴、陈皮。

加减木香散jiājiǎnmùxiāngsǎn 《卫生宝鉴》卷十六方。木香、高良姜、升麻、人参、槟榔各二钱五分，炒神曲二钱，肉豆蔻、吴茱萸、砂仁、炮姜、陈皮各五分。为粗末，每服四钱，水煎服。治飧泄。

加减内固丸jiājiǎnnèigùwán 《医学入门》卷七方。肉苁蓉、巴戟天、山药、山茱萸、菟丝子各三两，补骨脂二两半，石斛、胡芦巴各二两，小茴香一两，附子五钱。为细末，炼蜜为丸，盐汤送下。功能补肾壮阳。治命门火衰，元阳虚惫，阴痿不起。

加减平胃散jiājiǎnpíngwèisǎn 《素问病机气宜保命集》卷中方。白术、厚朴、陈皮各一两，甘草七钱，槟榔、木香各三钱，桃仁、黄连、人参、阿胶、茯苓各半两。为末，每服五钱，加生姜三片、大枣一枚，水煎服。功能清热燥湿，攻积导滞。治血痢。若血多，加桃仁；热泄，加黄连；小便涩，加茯苓；后重，加槟榔、木香；腹痛，加芍药、甘草；脓多，加阿胶；湿多，加白术；脉洪，加大黄。

加减普济消毒饮jiājiǎnpǔjìxiāodúyǐn 《重订广温热论》卷二方。青连翘、炒牛蒡子、大青叶、金银花各一钱半，薄荷、荆芥穗、白僵蚕、玄参、苦桔梗各一钱，马勃四分，生甘草八分。先用芦根二两煎汤代水，煎服。治烂喉痧初起者。

加减人参泻心汤jiājiǎnrénshēnxièxīntāng 《温病条辨》卷二方。人参、生姜、牡蛎各二钱，黄连、干姜各一钱五分，枳实一钱。水煎，分二次服。治疟伤胃阳，气逆不降，热劫胃液，不饥不饱，不食不便，渴不欲饮，味变酸浊。

加减三黄二香散jiājiǎnsānhuáng'èrxiāngsǎn 《疫喉浅论》卷下方。大黄五钱，生蒲黄四钱，黄柏三钱。为细末，加麝香、冰片各三分，和匀，用茶清或白蜜融化，调敷患处。治疫喉初起，项外漫肿。

加减三黄丸jiājiǎnsānhuángwán 即戎盐丸。见该条。

加减三奇汤jiājiǎnsānqítāng 《医学发明》卷四方。桔梗、陈皮、甘草、青皮、人参、紫苏叶、桑白皮各五钱，半夏七钱，杏仁三钱，五味子四钱。为粗末，每服四钱，加生姜三片，水煎，食后服。治咳嗽上气，痰涎喘促，胸膈不利。

加减桑螵蛸散jiājiǎnsāngpiāoxiāosǎn 《张氏医通》卷十四方。桑螵蛸（酥炙）三十个，鹿茸（酥炙）一对，黄芪（蜜酒炙）三两，麦冬（去心）二两半，五味子五钱，补骨脂（盐酒炒）、人参、杜仲（盐酒炒）各三钱。为细末，每服三钱，空腹羊肾煎汤调下，并用红酒细嚼羊肾；或羊肾煎汤泛为丸，每服三钱，空腹温酒送下。功能温肾固摄。治阳虚气弱，小便频数或遗溺。

加减神术散jiājiǎnshénzhúsǎn 《经验医库》方。苍术、藁本、防风、甘草、白术、川芎、陈皮、半夏、细辛、白芷、茯苓、生姜。水煎服。治太阴风湿头痛，腹满不饮食，口渴咽干不饮水，或呕吐痰涎，体重节痛，面色暗黄无泽，脉浮缓。

加减升麻葛根汤jiājiǎnshēngmágégēntāng 《喉痧症治概要》方。升麻、甘草各五分，赤芍药、连翘各二钱，葛根一钱半，炙僵蚕、金银花、莱菔子各三钱，荷叶一角，薄荷叶、蝉蜕各八分，桔梗一钱。水煎服。治痧麻虽布，而头面鼻独无，身热泄泻，咽痛不腐者。

加减生地黄汤jiājiǎnshēngdìhuángtāng《痧科全书》方。鲜生地五钱，麦冬、白芍药、丹参、玄参各三钱，怀牛膝、荷叶各二钱，牡丹皮、焦栀子、郁金、三七各一钱半，煅牡蛎、煅龙骨各一钱。水煎服。治饮食或暴怒所伤，因热吐血而患痧者。

加减生化汤jiājiǎnshēnghuàtāng ❶《傅青主女科·产后编》卷上方。川芎、麻黄根、人参各一钱，当归四钱，桂枝、炙甘草、羌活各五分，天麻、羚羊角各八分，附子一片。水煎服。治产后汗多痉厥，项强身反，气息如绝。❷《傅青主女科·产后编》卷下方。①川芎、茯苓各二钱，当归四钱，炮姜、炙甘草各五分，桃仁十粒，莲子八枚。水煎服。治产后血块未消而泻者。②川芎二钱，当归五钱，炙甘草五分，桃仁十二粒，茯苓一钱，陈皮四分，木香三分。水煎服。治产后痢疾。若赤痢腹痛，加砂仁八分。③川芎一钱，当归三钱，炮姜、砂仁、藿香各五分，淡竹叶七片。水煎，和姜汁二匙调服。治产后呕逆不食，瘀血未净者。

加减生脉散jiājiǎnshēngmàisǎn 《温病条辨》卷一方。沙参、麦冬、生地黄各三钱，五味子一钱，牡丹皮二钱。水煎，分二次服。功能养阴清热。治太阴伏暑，邪在血分而表虚，口渴，汗多，舌赤。

加减四君子汤jiājiǎnsìjūnzǐtāng 《太平惠民和剂局方》卷十方。白扁豆（蒸熟，焙干）、藿香叶、炙甘草、黄芪各一两，人参、茯苓（去皮，焙）、白术各四两。为细末，每服一钱，入盐点服，或水煎温服。功能健脾和胃。治小儿吐泻不止，不进乳食。

加减四物汤jiājiǎnsìwùtāng ❶《素问病机气宜保命集》卷下方。羌活、川芎、防风、炒香附、白芷、熟地黄各一两，石膏二两半，细辛二钱，当归、甘草各五钱，苍术一两六钱。为粗末，每服一两，水煎，不拘时服。功能养血和血，疏风清热。治产后血虚头痛。如气弱有汗，加芍药三两、肉桂一两半、生姜少许；痰癖头痛，加半夏三两，茯苓一两半，生姜少许；热厥头痛，加白芷、石膏各三两，知母一两半；寒厥头痛，加天麻三两、附子一两半、生姜少许。❷《重订严氏济生方》方。侧柏叶、生地黄、当归、川芎各一钱，枳壳、荆芥、槐花、炙甘草各五分。加生姜三片、乌梅一个，水煎服。治血虚或失血，面白不泽。❸《审视瑶函》卷四方。生地黄、苦参、薄荷、川芎、牛蒡子、连翘、天花粉、防风、赤芍药、当归、荆芥穗各等分。水煎，食后服。治目中热疮，睑边赤烂。❹《傅青主女科》卷上方。熟地黄一两，当归《酒洗》、炒白术各五钱，白芍药（酒炒）、山茱萸（蒸）、炒荆芥穗各三钱，川芎（酒洗）二钱，续断、甘草各一钱。水煎服。功能养血和血止血。治经水过多，行后复行，面色萎黄，身体倦怠。

加减苏子桃仁汤jiājiǎnsūzǐtáoréntāng 《医宗金鉴·正骨心法要旨》卷八十八方。又名苏子桃仁汤。苏子、炒桃仁、麦冬、橘红各三钱，苏木末、红花各一钱，赤芍药、竹茹、当归（酒洗）各二钱。水煎服。治瘀血内聚，心经瘀热，大肠不燥者。

加减桃仁承气汤jiājiǎntáorénchéngqìtāng 《温病条辨》卷三方。制大黄、炒桃仁各三钱，生地黄六钱，牡丹皮四钱，泽兰、人中白各二钱。水煎，分三次服。服后得下黑血，神清渴减，止后服，不知渐进。治妇人热病，经水适至，十余日不解，瘀热在里，舌痿饮冷，心烦热，神气忽清忽乱，脉右长左沉。

加减葳蕤汤jiājiǎnwēiruítāng 《重订通俗伤寒论》方。葳蕤二至三钱，葱白二至三枚，桔梗、薄荷一钱至一钱半，白薇五分至一钱，豆豉三至四钱，炙甘草五分，大枣二枚。水煎服。功能滋阴清热，发汗解表。治素体阴虚，感冒风温，头痛身热，微恶风寒，无汗或有汗不多，舌赤脉数及冬温咳嗽，咽干痰结等症。方中玉竹滋阴润燥为君药；以葱白、豆豉、薄荷疏散外邪为臣药；佐以白薇清热和阴，桔梗宣肺止咳祛痰；使以炙甘草、大枣甘润增液，以助玉竹之滋阴润燥，并调和诸药。诸药配伍可使发汗而不伤阴，滋阴而不留邪。

加减温胆汤jiājiǎnwēndǎntāng 《增补万病回春》卷二方。茯神、姜半夏、陈皮（麸炒）、枳实、炒栀子、白术、黄连（姜汁炒）各一钱，当归、炒酸枣仁、竹茹各八分，人参六分，麦冬、朱砂（为末，临服调入）各五分，甘草三分，竹沥（临服加入）半盏。为粗末，加生姜、大枣、乌梅，水煎服。功能清热化痰，宁心安神。治痰火烦躁，警惕失志，神不守舍。

加减五苓散jiājiǎnwǔlíngsǎn 《经验医库》方。茯苓、猪苓、泽泻、白术、干姜、陈皮、紫苏、附子、木香、白芍药、甘草。水煎服。治膀胱经呕吐证，症见小腹胀痛，呕吐，手足微寒，脉沉紧。

加减逍遥散jiājiǎnxiāoyáosǎn ❶《症因脉治》卷四方。当归、白术、柴胡、陈皮、茯苓、牡丹皮、甘草、栀子、白芍药。为粗末，水煎服。治厥阴经疟，三日一发。若热多加黄芩，寒多加生姜，恶寒加羌活、升麻。❷《疡科全书》方。柴胡、牡丹皮、焦栀子、煅牡蛎、陈皮各一钱半，茯苓、白芍药各三钱，白术、当归、半夏、白芥子各二钱，炙甘草一钱，薄荷叶三分。为粗末，每服三至五钱，水煎服。治伤肝疬，凝结不消。❸《傅青主女科》卷上方。茯苓、白芍（酒炒）、甘草（生）各五钱，柴胡、陈皮各一钱，茵陈、栀子各三钱。水煎服。功能疏肝解郁，健脾利湿。治妇人青带，带下色青，甚则如绿豆汁，稠黏不断，其气腥臭。

加减小柴胡汤jiājiǎnxiǎocháihútāng 《重订通俗伤寒论》方。柴胡（鳖血炒）、黄芩（酒炒）、红花各一钱，牡丹皮、生地黄各二钱，当归尾一钱半，桃仁、益元散（包煎）各三钱。水煎服。治妇人中风七八日，寒热如疟，发作有时，热入血室，其血必结，经水适断者。

加减泻白散jiājiǎnxièbáisǎn ❶《医学发明》卷四方。桑白皮一两，地骨皮七钱，甘草、陈皮、青皮、五味子、人参各五钱，茯苓三钱。为粗末，每服四钱，入粳米十粒，水煎，食后服。治阴气在下，阳气在上，咳嗽呕吐喘促。❷《卫生宝鉴》卷十二方。桑白皮一两，知母、陈皮、桔梗、地骨皮各五钱，青皮、甘草、黄芩各三钱。为粗末，每服五钱，水煎服。治胸膈不利，烦热口干，时时咳嗽。

加减一阴煎jiājiǎnyīyīnjiān 《景岳全书·新方八阵》卷五十一方。生地黄、芍药、麦冬各二钱，熟地黄三至五钱，炙甘草五至七分，知母、地骨皮各一钱。功能滋阴降火。治水亏火胜而致的发热、动血等证，或热病屡散之后，取汗既多，脉虚气弱，而烦渴不止，潮热不退者。如烦躁热甚便秘者，加生石膏二至三钱；小便热涩者，加栀子一至二钱；火浮于上者，加泽泻一至二钱，或黄芩一钱；血燥血少者，加当归一至二钱。

加减银翘散jiājiǎnyínqiàosǎn 《温病条辨》卷一方。金银花八分，连翘十分，玄参、麦冬、犀角各五分，竹叶三分。为粗末，每服五钱，水煎去渣，加入薄荷叶二三匙，日三服。治疟邪逆传心包，症见发热昏狂，谵语烦渴，舌赤中黄，脉弱而数。

加减右归饮jiājiǎnyòuguīyǐn 《马培之外科医案》方。熟地黄四钱，枸杞子、当归各二钱，肉桂三分，杜仲、菟丝子各三钱，山茱萸五钱，怀牛膝一钱半。水煎服。功能补肾壮阳。治三阳不足，腰腿冷痛，脊驼足弱。

加减玉女煎jiājiǎnyùnǚjiān 《温病条辨》卷一方。原名玉女煎去牛膝熟地加细生地玄参方。生石膏一两，知母、玄参各四钱，生地黄、麦冬各六钱。水煎，分二次服。功能清气凉血。治太阴温病，气血两燔，口渴，脉数，舌绛等。

加减枳术汤jiājiǎnzhǐzhútāng 《症因脉治》卷三方。白术、枳实、人参、陈皮、甘草、砂仁、茯苓。水煎服。功能补气健脾，行气消胀。治脾虚腹胀，饮食难消者。

加减驻景丸jiājiǎnzhùjǐngwán 《银海精微》卷下方。炒车前子二两，当归、熟地黄各五钱，枸杞子、川椒、楮实子、五味子各一两，菟丝子（酒煮）八两。为细末，蜜水煮糊为丸，梧桐子大，每服三十丸，空腹酒或盐汤送下。治肝肾两虚，视物䀮䀮。

加减紫金丹jiājiǎnzǐjīndān 《医宗金鉴·正骨心法要旨》卷八十九方。茯苓、炒苍术各二两，当归、熟地黄、炒白芍药、陈皮各四两，肉苁蓉（酒洗）一两，丁香一钱，红花五钱，血竭、乳香、没药各三钱。为细末，炼蜜为丸，弹子大，每服一丸，黄酒送下。治胸骨撞打跌仆，受伤日久，胸骨高起，肌肉消瘦，内有邪热瘀血，痞气膨闷，睛蓝体倦，痰喘咳嗽。

加减左归饮jiājiǎnzuǒguīyǐn ❶《马培之外科医案》方。熟地黄四钱，龟甲胶、山茱萸、鹿角胶各一钱半，茯苓、山药各二钱，菟丝子三钱。水煎服。功能滋补肾阴。治真阴不足，不能滋养荣卫，腿腰酸痛。❷《疡科全书》方。熟地黄、山茱萸、枸杞子、茯苓、陈皮各三钱，山药、半夏各二钱，三七、炙甘草各一钱，郁金一钱半。水煎服。治内伤而致的伤肺疬。

加参安肺生化汤jiāshēn'ānfèishēnghuàtāng 《傅青主女科·产后编》卷下方。川芎、人参、知母、桑白皮各一钱，当归二钱，甘草、桔梗各四分，杏仁十粒，半夏七分，橘红三分。水煎服。治产后虚弱，外感风寒，咳嗽有痰，或身热头痛汗多者。若虚人多痰，加竹沥一杯，生姜汁半匙。

加参生化汤jiāshēnshēnghuàtāng 《傅青主女科·产后编》卷上方。人参三至五钱（一方二钱），川芎二钱，当归五钱（一方四钱），炙甘草四分（一方五分），桃仁十粒，炮姜四分，大枣一枚。水煎服。功能益气生血，温经化瘀。治产后气血虚脱，汗多血晕，或逆冷而厥，或气短似喘。

加味败毒散jiāwèibàidúsǎn 《三因极一病证方论》卷三方。羌活、独活、前胡、柴胡、枳壳（麸炒）、桔梗、炙甘草、人参、茯苓、川芎、大黄（蒸）、苍术（米泔水浸）各等分。为粗末，每服四大钱，加生姜三片、薄荷一株，水煎服。治三阳经脚气流注，脚踝上焮热赤肿，寒热如疟，自汗恶风，或无汗恶寒。若皮肤赤疹瘙痒，加蝉蜕。

加味保元汤jiāwèibǎoyuántāng 《医宗金鉴·痘疹心法要诀》卷五十七方。人参、猪苓、泽泻、白术（土炒）、黄芪（蜜炙）、赤茯苓、炙甘草。加生姜，水煎服。治小儿水疱，形大皮薄，内含清水，身面俱少，手足独密。

加味补肝散jiāwèibǔgānsǎn 《症因脉治》卷二方。当归、生地黄、白芍药、川芎、陈皮、甘草、柴胡、栀子、黄芩。为末，冲服。治肝血不足而致的内伤嗽血。

加味补血汤jiāwèibǔxuètāng 《医学衷中参西录》方。生黄芪30g，当归、龙眼肉各15g，鹿角胶（另炖）、丹参、乳香、没药各9g，甘松6g。水煎服。功能补气生血，化瘀通络。治身形软弱，肢体渐觉不遂，或头重目眩，或神昏健忘，或觉脑际紧缩作疼，甚或昏仆，移时苏醒，致成偏枯，或全身痿废，脉象迟弱，偏虚寒者。若服药觉热者，加天花粉、天冬各数克；觉发闷者，加生鸡内金4.5～6g；若不见效，用药汤送服麝香0.06g或冰片0.15g；若仍无甚效，用药汤送服马钱子0.6g。

加味补阴丸jiāwèibǔyīnwán 《杂病源流犀烛·奇经八脉门》卷十一方。黄柏、知母各四两，牛膝、杜仲、熟地黄、巴戟天、山茱萸各三两，肉苁蓉、茯苓、枸杞子、远志、山药、鹿茸、龟甲各二两。为细末，炼蜜为丸，盐汤送下。功能补阴虚，泻阴火。治煎厥，症见目盲不可以视，耳闭不可以听；火逆，症见咳唾，燥热上抢心，眩仆，四肢如火，心烦，恍惚痴狂。

加味苍柏散jiāwèicāngbòsǎn 《医学入门》卷七方。苍术一钱，白术八分，知母、黄柏、黄芩各六分，当归、白芍药、生地黄各四分，木瓜、槟榔、羌活、独活、木通、汉防己、牛膝、甘草一分。为粗末，加生姜三片，水煎服。功能清热化湿。治脚气热甚者。

加味柴胡汤jiāwèicháihútāng ❶《审视瑶函》卷三方。柴胡、酒黄芩、荆芥穗、制半夏、甘草、川芎、白芷、防风、前胡各等分，薄荷五片。为粗末，加生姜三片，水煎，食后服。治额角及眉棱骨痛。❷《症因脉治》卷二方。柴胡、黄芩、陈皮、甘草、栀子、牡丹皮。水煎服。治肝胆之火上冲，呃逆。❸《杂病源流犀烛·六淫门》卷十六方。茵陈、柴胡、黄芩、半夏、黄连、豆豉、葛根、大黄。水煎服。治酒后胃热，醉卧当风而致的酒疸，症见身目黄，腹如水状，心中懊侬不食，时欲吐，足胫满，小便黄赤，面黄而有赤斑者。❹《外科真诠》方。柴胡、荆芥、黄芩各一钱，半夏、甘草、防风各五分，陈皮三分，白芍药二钱。水煎服。治胆经风火而致的水激丹，症见两胁虚肿红热。

加味导痰汤jiāwèidǎotántāng 《张氏医通》卷十六方。姜半夏、茯苓、陈皮、炙甘草、生姜汁、乌梅肉、天南星、枳实、人参、白术、黄芩、黄连、瓜蒌霜、桔梗、竹沥、大枣。水煎服。功能清热化痰。治湿热痰饮，眩晕痰窒。

加味地黄汤jiāwèidìhuángtāng 《疡医大全》卷十六方。熟地黄四钱，山茱萸、山药各二钱，骨碎补三钱，牡丹皮、茯苓、泽泻各一钱六分。水煎服，治牙宣。

加味地黄丸jiāwèidìhuángwán 见《证治汇补》卷五。即八仙长寿丸。见该条。

加味定志丸jiāwèidìngzhìwán ❶《张氏医通》卷十五方。远志（甘草水浸）、石菖蒲各二两，茯苓三两，人参、黄芪（蜜酒炙）各四两，肉桂一两。为细末，炼蜜为丸，梧桐子大，每服一百丸，空腹米汤或温酒送下。治目能近视，不能远视。❷《杂病源流犀烛·脏腑门》卷六方。茯苓三两，人参一两，远志、石菖蒲各二两，琥珀、郁金各五钱。为细末，水泛为丸，朱砂为衣，梧桐子大，每服二至三钱，白水送下。治由痰盛而致惊者。

加味二陈汤jiāwèi'èrchéntāng ❶《丹溪心法》卷三方。半夏、橘皮各五两，茯苓三两，炙甘草一两半，砂仁一两，丁香五钱，生姜三两。水煎服。功能燥湿化痰，和胃止呕。治停痰结气而呕。❷《外科正宗》卷四方。陈皮、制半夏、茯苓、黄芩各八分，黄连、薄荷、甘草各五分。加生姜三片，水煎，食远服。功能清热降火，化痰散瘀。治痰包，症见舌下结肿如匏，光软如绵，塞胀舌下，有妨饮食言语，色黄木痛。❸《医宗金鉴·痘疹心法要诀》卷五十八方。麦冬、前胡、瓜蒌仁、陈皮、姜半夏、茯苓、甘草、枳壳（麸炒）、桔梗、炒杏仁、黄芩、生姜。水煎服。功能清热化痰，宣肺止咳。治小儿患痘，咳嗽有痰，喉中作声。《杂病源流犀烛·脏腑门》无麦冬、生姜，有栀子。❹《医醇賸义》卷三方。橘红、白术、枳壳、砂仁、苏梗各一钱，半夏一钱半，茯苓二钱，薏苡仁四钱，花椒子二十四粒，生姜三片。水煎服。功能燥湿化痰，和胃降逆。治胃咳，咳而呕，呕甚则长虫出。

加味二妙汤jiāwèi'èrmiàotāng 《医宗金鉴·外科心法要诀》卷七十方。黄柏、炒苍术、牛膝各三钱，槟榔、泽泻、木瓜、乌药各二钱，当归尾一钱半，黑豆四十九粒，生姜三片。水煎服。治牙疳龈肿，腿肿色青。

加味二妙丸jiāwèi'èrmiàowán 《杂病源流犀烛·脏腑门》卷三方。当归尾、防己、草薢、苍术、黄柏、牛膝、龟甲。为末，和丸服。治痿证属湿热者。

加味二母丸jiāwèi'èrmǔwán 《杂病源流犀烛·脏腑门》卷一方。知母、贝母（上二味，同巴豆霜十粒炒黄）、明矾、白及各等分。为粗末，姜汁、蜜为丸，含化。治干嗽，脉细涩。

加味佛手散jiāwèifóshǒusǎn ❶《济阴纲目》卷十三方。当归、川芎、炙黄芪各一两，柴胡、前胡各一钱五分。为粗末，每服五钱，加桃枝、柳枝各三寸，乌梅、大枣各一枚，生姜一片，水煎服。治产后血虚，劳倦盗汗，多困少力，咳嗽。若有痰，去乌梅。❷《张氏医通》卷十六方。当归三钱，川芎一钱，人参三至五钱。水煎，加童便半盏，徐服。治产妇交骨不开。

加味茯苓汤jiāwèifúlíngtāng 《世医得效方》卷九方。人参、半夏、陈皮各一两半，茯苓、益智仁、炒香附子各一两，甘草五钱。为粗末，每服四钱，加生姜三片，乌梅半枚，水煎，不拘时温服。治痰迷心包，健忘，言语如痴。

加味甘桔汤jiāwèigānjiétāng ❶《疡医大全》卷十二方。甘草、桔梗、荆芥各三钱，炒牛蒡子二钱，贝母一钱五分，薄荷五分。水煎服。治时毒。若两颐肿盛者，加牡丹皮三钱，柴胡一钱五分。❷《医学心悟》卷三方。甘草五分，桔梗、川贝母、百部、白前、橘红、旋覆花、茯苓各一钱五分。水煎服。治肺郁哮喘，咽痛，胸满痛等症。❸《外科真诠》方。生地黄、玄参、枳壳、桔梗、牛蒡子、防风、连翘、金银花各一钱，穿山甲二片，牡丹皮一钱半，蒲公英三钱，甘草五分。水煎服。治结喉痈，肿甚堵塞咽喉，汤水不下。

加味归脾丸jiāwèiguīpíwán 《医宗金鉴·外科心法要诀》卷七十二方。香附、人参、炒酸枣仁、远志、当归、黄芪、乌药、陈皮、茯神、炒白术、贝母各一两，木香、炙甘草各三钱。为细末，合欢树根皮四两煎汤，煮老米糊为丸，梧桐子大，每服六十丸，食远服。治脾郁而致的肉瘿、肉瘤。

加味归芍汤jiāwèiguīsháotāng 《辨证录》卷十方。当归、白芍药各一两，生地黄、麦冬各五钱，天花粉、炒栀子各二钱。水煎服。功能养血柔肝，清热除烦。治肝血不足，少有怫郁，便觉怒气填胸，不能自遣，嗔恼不已。

加味归宗汤jiāwèiguīzōngtāng 《医宗金鉴·痘疹心法要诀》卷五十六方。大黄、生地黄、赤芍药、山楂、青皮、木通、荆芥穗、炒牛蒡子、当归尾、红花、紫草、犀角、黄连、穿山甲、地丁。加灯心，水煎服。功能清热泻火，凉血解毒。治小儿出痘，毒火炽盛，气血凝滞，当灌浆之时，地界红紫，痘形焦黑，而浆不行者。

加味虎潜丸jiāwèihǔqiánwán 《张氏医通》卷十六方。黄柏（盐酒拌，陈米饭上蒸，再炒黑）、龟甲、熟地黄各三两，白芍药、锁阳、虎胫骨、当归身各一两半，炮姜五钱，人参、黄芪、山药、枸杞子、牛膝各二两，五味子一两。为细末，醇酒为丸，梧桐子大，每服三钱，淡盐汤送服。功能补肝肾，强筋骨。治下肢痿弱而厥冷。

加味槐角丸jiāwèihuáijiǎowán 《丹溪心法附余》卷十一方。川芎、阿胶、白芷各五钱，槐角子、生地黄、当归各二两，黄连、黄芩、枳壳、连翘、防风、秦艽、地榆、升麻各一两，黄芪二两。为细末，炼蜜为丸，或酒糊为丸，梧桐子大，每服五十至百丸，空腹温酒或米汤送下。治痔漏及肠风下血。

加味活命散jiāwèihuómìngsǎn 《杂病源流犀烛·内伤外感门》卷二十一方。穿山甲（土炒）、金银花、大黄各三钱，陈皮、当归尾各一钱半，天花粉、薄荷、赤芍药、生地黄、白芷、乳香、甘草、防风、贝母各一钱，没药、皂角刺各五分。水煎，空腹服。功能清热解毒，化痰散结，活血通络。治热毒留滞而致的肿毒，发背疽。若毒邪在背，加皂角刺一钱半；在面，加白芷一钱；在胸，加瓜蒌仁二钱；在头项手足，加金银花五钱。

加味藿香散jiāwèihuòxiāngsǎn 《杂病源流犀烛·身形门》卷二十六方。藿香、甘草、桔梗、青皮、陈皮、柴胡、紫苏、半夏、白术、白芷、茯苓、厚朴、川芎、香附、夏枯草。为末，冲服。治颈项肿痛，寒热头眩者。

加味建中汤jiāwèijiànzhōngtāng 《杂病证治新义》方。桂枝、白芍药、炙甘草、生姜、大枣、党参、黄芪、当归。水煎服。功能建中补血。治虚黄，面色萎黄，精神倦怠，小便清白。

加味健步虎潜丸jiāwèijiànbùhǔqiánwán 《医宗金鉴·正骨心法要旨》卷八十九方。龟甲胶、鹿角胶（上二味均用蛤粉炒成珠）、虎胫骨（酥油炙）、何首乌（黑豆拌蒸、晒各九次）、川牛膝（酒洗）、杜仲（姜汁炒）、锁阳、当归（酒炒）各二两，威灵仙（酒洗）、黄柏（酒炒）、人参、羌活、干姜、炒白芍药、白术（土炒）各一两，熟地黄三两，附子（童便、盐水各一碗，生姜二两同煮一日，剥皮切片，再加黄连、甘草各五钱，同煮三炷香，晒干）一两五钱。为细末，炼蜜为丸，梧桐子大，每服三钱，空腹淡盐汤送下。补益肝肾，强壮筋骨。治跌打损伤，气血虚衰，下部腰胯膝腿疼痛，酸软无力，步履艰难。

加味姜附汤jiāwèijiāngfùtāng 《杂病源流犀烛·脏腑门》卷三方。炮姜、附子、人参各一钱半，炙甘草七分。水煎服。功能补气健脾，温中祛寒。治霍乱吐泻过多，四肢逆冷。

加味解毒汤jiāwèijiědútāng 《证治准绳·疡医》卷二方。黄芪（盐水炒）、炒黄连、炒黄芩、炒黄柏、连翘、酒当归各七分，炙甘草、白芍药、炒栀子仁各一钱。水煎服。治痈疽，疼痛不止。

加味葵子茯苓散jiāwèikuízǐfúlíngsǎn 《张氏医通》卷十四方。冬葵子三两，茯苓、滑石各一两，芒硝五钱，甘草、肉桂各二钱五分。为细末，每服一方寸匕，米饮调下，日三次。治石淋，尿道涩痛。

加味葵子散jiāwèikuízǐsǎn 《类证治裁》卷七方。冬葵子三两，茯苓、滑石各一两，芒硝半两，甘草、肉桂各二钱半。为细末，每服一方寸匕，白水送下。治石淋初起。

加味连草汤jiāwèiliáncǎotāng 《辨证录》卷十方。黄连、贝母各三钱，生甘草一两，菖蒲一钱，生姜汁、竹沥各半茶盅。水煎服。治鸩酒中毒。

加味连理丸jiāwèiliánlǐwán 《医宗金鉴·外科心法要诀》卷六十五方。白术二钱，人参、茯苓、黄连、干姜各一钱，甘草五分。水煎服。治胃热脾虚，口糜气臭，腹泻。

加味凉膈煎jiāwèiliánggéjiān 《重订通俗伤寒论》方。风化硝、大黄（酒洗）各一钱，煨甘遂、白芥子各八分，葶苈子、薄荷、青连翘、枳实各一钱半，焦栀子三钱。水煎，加竹沥汁，生姜汁调服。治温热夹痰火壅肺，症见痰多咳嗽，喉有水鸡声，鼻孔扇张，呼吸气热，胸膈痞胀，腹满便秘，甚则喘胀闷乱，胸腹坚硬，胀闷欲死。

加味凉膈散jiāwèiliánggésǎn 《伤寒温疫条辨》卷四方。僵蚕（酒炒）、连翘、薄荷、大黄、芒硝（冲）各三钱，蝉蜕二十个，姜黄七分，黄连、黄芩、栀子各二钱，甘草一钱，竹叶十片。水煎，加蜜、酒冷服。功能清热泻火，散结消肿。治温病、大头瘟、瓜瓤瘟，危在旦夕者。若胸中热，加麦冬；心下痞，加枳实；呕渴，加石膏；小便赤数，加枳实、厚朴。

加味六君子汤jiāwèiliùjūnzǐtāng ❶《证治准绳·类方》第六册方。人参、白术、茯苓、黄芪、山药、甘草、砂仁各一两，厚朴、煨肉豆蔻各七钱半。为细末，每服二钱，米饮调下；若渴，麦冬煎汤调下。功能补气健脾，化湿止泻。治脾胃虚弱泄泻及伤寒病后，米谷不化，肠中虚滑，发渴微痛，日久不瘥及小儿脾疳，泄泻得痢。❷《疡医大全》卷三十六引《集验方》方。人参、白术、茯苓、半夏各一钱半，煨天麻、陈皮各一钱，僵蚕（酒炒）、当归各二钱，附子六分，川芎八分，甘草三分。加灯心四十根，生姜三片，水煎服。治肺肾虚损，元气不足而致的脱颏。❸《验方新编》卷九方。茯苓、党参、炙甘草、陈皮、白术、制半夏各一钱，枳实（麸炒）、山楂各五分，姜黄三分，生姜三片。水煎，食远服。治产后伤食，呕吐腹胀。

加味六味地黄汤jiāwèiliùwèidìhuángtāng 《疡医大全》卷二十一方。熟地黄二两，山药、山茱萸各八钱，牡丹皮六钱，泽泻一钱，茯苓三钱，人参、麦冬各一两，黄芪五钱。水煎服。功能滋阴益气。治大肠生痈，小腹痛甚，淋沥不已，精神衰少，饮食无味，面色萎黄，四肢无力，自汗盗汗，夜不得卧。

加味麻黄汤jiāwèimáhuángtāng 《类证治裁》卷二方。麻黄、桂枝、杏仁、甘草、半夏、橘红、苏叶、生姜、大枣。水煎服。功能解表散寒，化痰止咳。治伤寒咳嗽，恶寒无汗，脉紧者。

加味平胃散jiāwèipíngwèisǎn ❶《寿世保元》卷五方。苍术（米泔水浸，炒）、陈皮、香附、炒枳实、炒神曲、山楂各一钱，厚朴（姜汁炒）、半夏（姜汁炒）、木香各八分，川芎五分，干姜七分，甘草三分。为粗末，加生姜三片，水煎服。功能行气化湿，消食和胃。治食积腹痛，其脉弦，其痛在上，以手重按愈痛，甚欲大便，利后痛减。

❷《医学从众录》卷五方。苍术二钱，陈皮、甘草各一钱，厚朴、猪苓、黄芩、陈仓米、泽泻各一钱五分，干姜五分，白芍药三钱。水煎服。治痢疾。若下痢色红，去干姜，加当归三钱，黄连一钱。

加味清胃散jiāwèiqīngwèisǎn ❶《校注妇人良方》卷二十四方。生地黄、升麻、牡丹皮、当归、黄连、犀角、连翘、甘草。为粗末，水煎服。治斑疹，口舌生疮，齿龈腐烂。❷《证治准绳·类方》第五册方。升麻、白芷、防风、白芍药、葛根、甘草、当归、川芎、羌活、麻黄、紫背浮萍、木贼各等分。为粗末，每服五至七钱，水煎服。治热毒在表。

加味清胃汤jiāwèiqīngwèitāng ❶《症因脉治》卷一方。升麻、黄连、甘草、葛根、石膏、桑白皮、枳壳、地骨皮。水煎服。功能清热凉血化斑。治膏粱积热，胃火刑金，而致腋痛者。❷《症因脉治》卷三方。黄连、升麻、牡丹皮、栀子、甘草、葛根。水煎服。治湿热伤胃，而致中消，面黄身肿，消谷易饥。❸《幼科释谜》卷六方。升麻、当归、黄连、牡丹皮、生地黄、茯苓、陈皮。水煎服。治胃热生痰，咳逆羸瘦。

J

加味清心饮jiāwèiqīngxīnyǐn 《世医得效方》卷七方。石莲子、茯苓各一两，益智仁、麦冬、远志（姜汁炒）、人参各半两，石菖蒲、车前子、白术、泽泻、炙甘草各二分。为粗末，每服三钱，加灯心二十茎，水煎服。功能清心利尿，健脾祛湿。治心中客热烦躁，小便赤浊肥脂。

加味三拗汤jiāwèisān' àotāng 《世医得效方》卷五方。杏仁、五味子七钱半，陈皮一两，甘草三钱半，麻黄一两二钱，肉桂五钱。为粗末，每服四钱，加生姜三片，水煎服。功能宣肺散寒，止咳化痰。治肺感寒邪发喘。若喘甚，加马兜铃、桑白皮；夏季减麻黄。

加味参苏饮jiāwèishēnsūyǐn 《医醇賸义》卷二方。人参、苏子各二钱，沉香五分，桑白皮、瓜蒌皮各三钱，橘红、半夏各一钱，丹参、柏子仁各二钱，薏苡仁五钱，生姜二片。水煎服。治悲伤气逆，肺失清肃，郁不舒。

加味肾气丸jiāwèishènqìwán 《济生方》卷四方。又名济生肾气丸、资生肾气丸。炮附子二个，茯苓、泽泻、山茱萸、炒山药、车前子（酒蒸）、牡丹皮各一两，官桂、川牛膝（酒浸）、熟地黄各半两。为细末，炼蜜为丸，梧桐子大，每服七十丸，空腹米饮送下。功能补肾温阳，利水退肿。治肾虚腰重，脚肿，小便不利。近代也用于慢性肾小球肾炎而见上症者。

加味生化汤jiāwèishēnghuàtāng ❶《傅青主女科·产后编》卷上方。①川芎三钱，当归六钱，炒荆芥、炮姜各四分，桃仁十粒，炙甘草五分。加大枣，水煎服。治产后血晕。②川芎二钱，当归五钱，炮姜四分，炙甘草五分，桃仁十粒。水煎服。治产后腹部血块未消，又伤食积。③川芎、防风各一钱，当归三钱，羌活、炙甘草各四分，桃仁十粒。水煎服。治产后发热头痛。❷《傅青主女科·产后编》卷下方。①川芎、益智仁各一钱，当归四钱，炮姜、炙甘草各四分，桃仁十粒，茯苓一钱五分。水煎服。治产后饮食不化，腹部血块未消者。②川芎一钱，当归二钱，杏仁十粒，桔梗四分，知母八分。水煎服。治产后外感风寒，咳嗽鼻塞声重。若有痰，加半夏曲；体虚有汗咳嗽，加人参。③川芎一钱，当归三钱，肉桂、吴茱萸、砂仁各八分，炮姜、炙甘草各五分。水煎服。治产后胃脘痛。若伤寒食，加肉桂、吴茱萸；伤面食，加神曲，麦芽；伤肉食，加山楂、砂仁；大便不通，加肉苁蓉。

加味胜湿汤jiāwèishèngshītāng《证治准绳·类方》卷四方。羌活、独活、藁本、防风、川芎、苍术、甘草、荆芥、黄柏、蔓荆子。水煎服。功能祛风胜湿止痛。治湿胜项痛。

加味十全大补汤jiāwèishíquándàbǔtāng 《罗氏会约医镜》卷六方。人参（或以山药三钱代）、白术、天麻各一钱五分，茯苓、炙甘草、当归、白芍药、川芎各一钱二分，熟地黄、黄芪（蜜炙）各二钱，肉桂一钱，升麻（盐水炒）、柴胡（酒炒）各三分，白附子八分。水煎服。功能益气补血，祛风止痛。治头上冷而畏风，或痛或不痛，属后天气血不足者。

加味四斤丸jiāwèisìjīnwán ❶《三因极一病证方论》卷九方。肉苁蓉（酒浸）、牛膝（酒浸）、天麻、鹿茸（酥炙）、熟地黄、菟丝子（酒浸）、五味子（酒浸）各等分（一方无五味子，有杜仲）。为末，炼蜜为丸，梧桐子大，每服五十丸，食前温酒、米汤送下。功能滋补肝肾，强壮筋骨。治肝肾不足，热淫于内，筋骨痿弱，行走无力，惊恐战掉，潮热时作，饮食无味。❷《重订严氏济生方》方。虎胫骨（酥炙）、炮川乌各一两，肉苁蓉（酒浸）、乳香、没药各半两，牛膝（酒浸）一两半，天麻、木瓜（蒸）各一斤。前七味为细末，入木瓜和酒糊，杵烂为丸，梧桐子大，每服七十丸，空腹温酒或盐汤送下。功能强壮筋骨，祛风寒湿。治肝肾俱虚，精血不足，足膝酸疼，步履不随及受风寒湿邪，以致肺气疼痛者。

加味四苓散jiāwèisìlíngsǎn《寿世保元》卷三方。白术一钱半，茯苓、猪苓、泽泻、木通、黄芩各二钱，栀子、白芍药各三钱，甘草八分。为粗末，加灯心十茎，水煎，空腹服。功能清热利湿，缓急止痛。治泄泻腹痛，泻水如热汤，痛一阵、泄一阵者。

加味四七汤jiāwèisìqītāng ❶《仁斋直指方论》卷十一方。制半夏二两半，茯苓、厚朴（姜汁炒）各一两半，茯神、苏叶各一两，远志（姜汁炒）、炙甘草各五钱。为粗末，每服四钱，加生姜七片，石菖蒲半寸，大枣二枚，水煎服。治心气郁滞，痰壅惊悸。❷《世医得效方》卷四方。桂枝、白芍药、半夏各一两，茯苓、姜厚朴，炒枳壳、炙甘草各五钱，人参、苏叶各一两（一方加乳香、延胡索各五钱）。为粗末，每服四钱，加生姜七片、大枣二枚，水煎，食前服。治寒邪客搏心痛。

加味四物汤jiāwèisìwùtāng ❶《医学正传》卷四方。当归、麦冬、黄柏、苍术各一钱，熟地黄三钱，白芍药、川芎、杜仲各七分半，五味子九枚，人参、黄连各五分，知母、牛膝各三分。水煎，空腹服；或酒糊为丸服。治诸痿，四肢软弱，不能举动。❷《增补万病回春》卷二方。当归、川芎、炒白芍药、生地黄、熟地黄、黄芪（蜜炙）、人参、白术、陈皮、茯苓、荆芥、炙甘草各等分。为粗末，加大枣二枚、乌梅一个，水煎服。治血虚眩晕昏倒，脉微涩。❸《证治准绳·类方》第七册方。当归、川芎、白芍药、熟地黄、防风、荆芥各等分。为粗末，每服三钱，水煎后再入生地黄汁少许温服；然后以生地黄一两、杏仁二十粒，研细绵裹敷眼上；干后再将瘦猪肉切薄片，贴眼上。后服黑神散。治打损眼目。❹《张氏医通》卷十六方。熟地黄、当归、白芍药、川芎、白术、茯苓、柴胡、牡丹皮。水煎服。治血虚发热。❺《妇科玉尺》卷四方。①当归、白芍药、川芎、熟地黄、蒲黄、阿胶、蓟根、白芷。水煎服。治产后血崩，质如豆汁，色紫黑而量多。②当归、白芍药、川芎、熟地黄、升麻、白芷、血余炭。水煎服。治产后月余，恶露淋漓不止。❻《傅青主女科》卷上方。熟地黄一两，当归（酒洗）、白芍药（酒炒）各五钱，川芎（酒洗）、牡丹皮各三钱，白术（土炒）二钱，柴胡、延胡索（酒炒），甘草各一钱。水煎服。治肝气不舒，经水忽来忽断，寒热往来。❼《傅青主女科·产后编》卷下方。川芎、白芍药、知母、瓜蒌仁各一钱，生地黄、当归、诃子各二钱，款冬花六分，桔梗、马兜铃、甘草各四分，生姜一片。水煎服。治产后半月，干嗽有声，痰少者。❽《类证治裁》卷八方。地黄、芍药、当归、川芎、延胡索、桃仁、砂仁、红花、香附、莪术。水煎服。治经行胃热，心烦汗多，大便艰涩，瘕聚如杯。

加味太一膏jiāwèitàiyīgāo 《外科正宗》卷一方。又名太一膏、加味太乙膏。肉桂、白芷、当归、玄参、赤芍药、生地黄、大黄、土木鳖各二两，槐枝、柳枝各一百段，阿魏三钱，轻粉四钱，血余一两，黄丹四十两，乳香末五钱，没药末三钱。先用麻油五斤，将前十味入浸，春五日、夏三日、秋七日、冬十日后，慢火熬至药枯浮起为度，滤净药渣，投血余再熬溶化后。每净油一斤下黄丹六两五钱，徐投徐搅，至发白烟，气味香馥即成。滴水试老嫩合宜时下阿魏，待化尽再下乳香、没药、轻粉搅匀，入水中分别搂成半斤块，扯拔百转，再换冷水浸凝，用时每取一块，铜勺内复化，摊贴患处。治发背，痈疽，恶疮，跌打伤损，湿痰流毒，筋骨走注作痛，烫火伤等。本方由《太平惠民和剂局方》神仙太一膏加味而来。

加味太乙膏jiāwèitàiyǐgāo 即加味太一膏。见该条。

加味调中益气汤jiāwèitiáozhōngyìqìtāng 《医学正传》卷四引东垣方。炙黄芪一钱，升麻、细辛各三分，陈皮四分，木香二分，川芎、人参、炙甘草、蔓荆子、当归、苍术、柴胡各五分（一方有黄柏，无木香）。为粗末，水煎热服。功能益气养血，散风止痛。治气血俱虚，头痛。

加味通心饮jiāwèitōngxīnyǐn 《世医得效方》卷三方。瞿麦穗、木通、栀子仁、黄芩、连翘、甘草、枳壳、川楝子（去核）各等分。为粗末，每服五钱，加灯心二十茎、车前草五茎，水煎，空腹服。功能清热利尿。治肾与膀胱实热，小肠气痛，水腑不通。

加味胃苓汤jiāwèiwèilíngtāng 《外科正宗》卷四方。陈皮、茯苓、白术、白芍药各一钱，藿香、人参、厚朴、山楂、泽泻、半夏各五分，甘草、猪苓各三分，生姜三片，灯心二十根。妇人加香附一钱，水煎服。治脾胃受伤，胸膈不宽，两胁膨胀，小便不利，面目四肢浮肿。

加味温胆汤jiāwèiwēndǎntāng ❶《医宗金鉴·幼科心法要诀》卷五十二方。陈皮、姜半夏、茯苓、麦冬、枳实（麸炒）、甘草、竹茹、黄连（姜炒）。加灯心，水煎服。功能清热化痰，和胃止呕。治小儿胃热，食入即吐，口渴饮冷，呕吐酸涎，身热唇红，小便色赤。❷《医宗金鉴·妇科心法要诀》卷四十六方。陈皮、半夏、茯苓、甘草、枳实、竹茹、黄芩、黄连、麦冬、芦根。加生姜，水煎服。治孕妇恶阻因于胃热者，喜凉饮，心烦愦闷。❸《杂病源流犀烛·脏腑门》卷六方。又名参胡温胆汤。半夏、枳实、竹茹各八分，香附二钱四分，陈皮一钱二分，人参、茯苓、柴胡、麦冬、桔梗各六分，甘草四分，生姜三片，大枣二枚。水煎服。治心肝两虚而善悲。

加味乌药汤jiāwèiwūyàotāng 《济阴纲目》卷一方。乌药、缩砂仁、木香、延胡索各一两，炒香附二两，炙甘草一两半。为粗末，每服七钱，加生姜三片，水煎服。治妇人经水欲来，脐腹痛。

加味五痹汤jiāwèiwǔbìtāng 《赤水玄珠》卷十二方。人参、茯苓、当归（酒洗）、白芍药（煨）、川芎各一钱（肝、心、肾痹加倍），五味子十五粒，白术一钱（脾痹加倍），细辛七分，甘草五分。加生姜一片，水煎，食远服。治五腑痹证。若肝痹，加酸枣仁、柴胡；心痹，加远志、茯神、麦冬、犀角；脾痹，加厚朴、枳实、砂仁、神曲；肺痹，加半夏、紫菀、杏仁、麻黄；肾痹，加独活、肉桂、杜仲、牛膝、黄芪、萆薢。

加味戊己汤jiāwèiwùjǐtāng 《症因脉治》卷二方。白芍药、甘草、黄柏、知母。水煎服。脾阴不足，胃火刑金，咳嗽吐血。

加味香连丸jiāwèixiāngliánwán ❶《古今医鉴》卷五方。炒黄连、炒茱萸各二两，木香一钱，煨白豆蔻一钱半（一方加乳香、没药各一钱）。为细末，用乌梅二两，去核，捣烂为丸，梧桐子大，每服三十丸。白痢，干姜煎汤送下，血痢，甘草汤送下，赤白痢，干姜、甘草煎送下。治痢疾。❷见《中药制剂手册》。黄连 180g，木香、炒黄芩、枳壳（麸炒）、炒白芍药、厚朴（姜炙）各 120g，黄柏、吴茱萸（甘草水炙）、炒槟榔、炙延胡索、当归各 60g，甘草 30g。为细末，水泛为丸，每服 6g，开水送下，日二次。功能去湿散寒，导滞止痢。治过食生冷，湿热凝结而致的腹痛下坠，赤白痢疾。

加味香薷饮jiāwèixiāngrúyǐn 《症因脉治》卷四方。香薷、厚朴、扁豆、甘草、黄连。水煎服。功能解暑化湿清热。治暑湿证，症见身体重痛，肢节烦疼，呕逆胀满，胸膈不舒，脉洪数者。

加味香苏散jiāwèixiāngsūsǎn 《医宗金鉴·幼科心法要诀》卷五十四方。苍术、陈皮、川楝子、甘草、苏叶、香附（醋炒）。加连须葱白，水、酒煎服。治小儿小肠气，少腹胀控睾丸，引腰而痛。

加味逍遥散jiāwèixiāoyáosǎn ❶《校注妇人良方》卷二十四方。又名丹栀逍遥散、八味逍遥散。炙甘草、炒当归、芍药（酒炒）、茯苓、炒白术各一钱，柴胡、牡丹皮、炒栀子各五分。水煎服。功能疏肝解郁，清热除烦。治肝脾血虚有热，遍身瘙痒，或口燥咽干，发热盗汗，食少嗜卧，小便涩滞及瘰疬流注等。❷《医学心悟》卷八方。白芍药、白术各一钱，麦冬、茯苓、生地黄各六分，甘草、桔梗各二分，当归、地骨皮各八分，栀子、黄柏各三分（一方有知母）。水煎服。治湿胜项强，潮热虚甚，经候不调。❸《审视瑶函》卷五方。当归（酒炒）、白术（土炒）、茯神、甘草梢、白芍药（酒炒）、柴胡各一钱，炒栀子、牡丹皮各七分。为粗末，水煎，食远服。治怒气伤肝，脾虚血少，致目暗不明，头目涩痛，妇人经水不调等症。

加味消毒饮jiāwèixiāodúyǐn 《张氏医通》卷十五方。牛蒡子一钱半，甘草五分，荆芥七分，紫草一钱，防风六分，糯米一撮。水煎，不拘时服。治痘疹血热，咽喉不利。

加味小柴胡汤jiāwèixiǎocháihútāng 《医学衷中参西录》方。柴胡、黄芩、知母、党参、鳖甲（醋炙）、酒曲、生姜各 9g，清半夏 6g，常山（酒炒）4.5g，草果、甘草各 3g，大枣 2 枚。水煎服。功能扶正截疟。治久疟不愈，脉象弦而无力。若疟初起，减党参、鳖甲；热甚，加生石膏15～30g；寒甚，再加草果1.5～3g。

加味泻白散jiāwèixièbáisǎn ❶《症因脉治》卷一方。桑白皮、地骨皮、甘草、黄芩、柴胡、钩藤、苏梗、桔梗、栀子。为粗末，水煎服。治恼怒伤肝，木火刑金，两胁下作痛，或见咳嗽气逆，寸口脉大。❷《症因脉治》卷二方。桑白皮、地骨皮、陈皮、石膏、桔梗、黄芩、知母、甘草。为粗末，水煎服。治肺受热邪而致的肺胀，症见喘不得卧，短息倚肩，抬身撷肚，肩背痛，痛引缺盆，脉浮数。若胸前满闷，加枳壳、苏梗。

加味泻白汤jiāwèixièbáitāng 《症因脉治》卷一方。桑白皮、地骨皮、桔梗、杏仁、防风、黄芩、瓜蒌仁、知母、薄荷、枳壳、橘红、甘草。水煎服。治外感风邪伤肺，恶寒发热，咳嗽痰喘，腋下作痛，痛引缺盆，脉右寸浮紧。若口渴，加石膏、天花粉、竹叶。

加味泻黄散jiāwèixièhuángsǎn 《医醇賸义》卷二方。防风一钱，葛根二钱，石膏四钱，石斛、茯苓各三钱，栀子一钱五分，甘草四分，荷叶一角。加粳米一撮煎汤代水，煎服。治脾有伏火，口燥唇干，烦渴易饮，热在肌肉。

加味泻心汤jiāwèixièxīntāng 《医醇賸义》卷二方。黄连、犀角、甘草各五分，蒲黄一钱，天冬、丹参、连翘、茯苓各二钱，玄参一钱五分，淡竹叶二十片，灯心三尺。水煎服。功能清心泻火。治心火炽盛，心中烦躁，面红耳赤，口燥唇裂，甚则衄血吐血。

加味修肝散jiāwèixiūgānsǎn 《银海精微》卷上方。①羌活、防风、桑螵蛸、栀子、薄荷、当归、赤芍药、甘草、麻黄、连翘、菊花、木贼、白蒺藜、川芎、大黄、黄芩、荆芥各一两。为粗末，水煎，入酒温服。治花翳白陷，症见眼生翳，如萝卜花或鱼鳞子，入陷如碎米者。②栀子、薄荷各三两，当归、大黄、连翘各五钱，羌活、黄芩、赤芍药、菊花、木贼、白蒺藜、川芎各一两，麻黄、甘草（上二味原书无量）。为末，每服三钱，痛者温酒调下，不痛者水煎服。治眼生翳，如珠垂帘遮睛。③栀子、薄荷、连翘、麻黄、赤芍药、羌活、当归、大黄、黄芩、菊花、木贼、白蒺藜、川芎、甘草。为粗末，水煎，食后服。治小儿眼生翳。

加味养荣丸jiāwèiyǎngróngwán 《医学入门》卷七方。当归、熟地黄、白术各二两，芍药、川芎、黄芩、香附各一两半，陈皮、贝母、茯苓、麦冬各一两，阿胶七钱，甘草五钱，炒黑豆四十九粒。为细末，炼蜜为丸，梧桐子大，每服七十至八十丸，盐汤或温酒送下。治月经先期，潮热烦躁，咳嗽食减，头昏目眩，久不受孕，或胎动胎漏，及痰火不受峻补之证。

加味养心汤jiāwèiyǎngxīntāng ❶《杂病源流犀烛·脏腑门》卷六方。茯苓、茯神、黄芪、半夏、当归、川芎各二钱半，炙甘草二钱，柏子仁、远志、肉桂、人参、五味子、酸枣仁各一钱五分。加生姜、大枣，水煎，再加羚羊角、犀角磨汁冲服。治心肺有火，卧即大声鼾睡，少顷即醒者。❷《医醇賸义》卷二方。天冬、麦冬、当归、酸枣仁各一钱五分，生地黄、龟甲各五钱，人参一钱，丹参、茯神、柏子仁各二钱，远志五分，甘草四分，淡竹叶二十片。水煎服。治心血大亏，心阳鼓动，舌绛无津，烦躁不寐。

加味益母丸jiāwèiyìmǔwán 《医学入门》卷七方。益母草八两，当归、木香、赤芍药各二两。为细末，炼蜜为丸，梧桐子大，每服五十丸，白水送下，治月经不调，久不受孕，白水送服；胎前脐腹刺痛，胎动不安，下血不止，米汤或秦艽、当归煎汤送服；难产，胞衣不下，炒盐汤送服；产后中风，牙关紧急，半身不遂，失音不语，童便及酒送服；产后气喘咳嗽，胸膈不利，恶心呕吐，吐酸水，面目浮肿，两胁疼痛，举动失力，温酒送服。

加味枳术汤jiāwèizhǐzhútāng 《医学心悟》卷三方。白术二钱，枳实、陈皮、麦芽、山楂、茯苓、神曲、连翘各一钱，茵陈、荷叶各一钱五分，泽泻五分。水煎服。治谷疸，胸膈满闷，嗳腐吞酸。

加味枳术丸jiāwèizhǐzhúwán ❶《仁斋直指方论》卷六方。原名家秘加味枳术丸。炒白术二两，炒枳实、炒神曲、炒麦芽、陈皮、山楂、炒香附各一两，炒砂仁五钱。为细末，荷叶烧饭为丸，梧桐子大，每服三十至五十丸，饭前服。功能进食宽中，和畅脾胃。治脾胃虚弱，食积气滞，胸腹胀满。❷《医学正传》卷四方。白术三两，炒枳实、苍术、猪苓、炒麦芽、炒神曲、半夏各一两，泽泻、赤茯苓、川芎、炒黄连、煅白螺蛳壳各七钱，缩砂仁、草豆蔻、炒黄芩、青皮、炒莱菔子、干生姜各五钱，陈皮、香附（童便浸）、瓜蒌仁、姜厚朴、槟榔各三钱，木香、甘草各二钱。为细末，用青荷叶泡汤浸晚粳米，研粉作糊为丸，梧桐子大，每服七十至一百丸，米饮送服。治诸食积，胃脘疼痛，痞满恶心，嘈杂嗳气，吞酸呕吐等症。若吞酸，加吴茱萸（夏季二钱半，冬季五钱）泡汤送服；久病夹虚，加人参、白扁豆、石莲肉各五钱；口吐清水，加炒滑石一两，煅牡蛎五钱。

加味珠黄散jiāwèizhūhuángsǎn 《喉痧症治概要》方。珍珠粉、琥珀各七分，犀牛黄五分，西瓜霜一钱。为细末，吹喉部。治咽喉红肿，溃烂疼痛。

加味竹叶汤jiāwèizhúyètāng 《张氏医通》卷十五方。竹叶五片，茯苓一钱半，麦冬二钱半，黄芩、人参各一钱，粳米一撮。水煎服。治妊娠心烦。若体胖者，加半夏、生姜。

加味左金汤jiāwèizuǒjīntāng 《医醇賸义》卷四方。黄连、木香、佛手各五分，吴茱萸二分，煅瓦楞子三钱，荜澄茄、青皮、柴胡（醋炒）、延胡索、陈皮、砂仁各一钱，蒺藜三分，郁金二钱。水煎服。功能疏肝解郁，行气止痛。治肝郁气滞化火，横逆犯胃，痛连胁肋。

夹jiā 古代眼科手术器械。见《目科正宗》。多用老竹制成。用以治疗睑废、倒睫拳毛等。

夹板jiābǎn 正骨器械。出《肘后备急方》。同夹裹。详见该条。

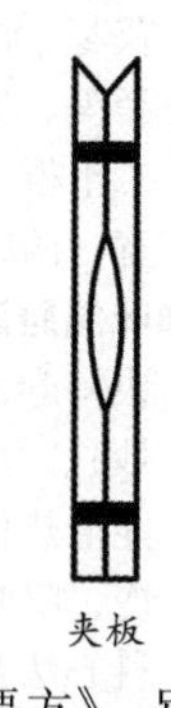
夹板

夹板菜jiābǎncài 中药材。见《吉林中草药》。为紫菀之别名。详该条。

夹板固定疗法jiābǎngùdìngliáofǎ 治疗骨折外固定的方法。多用于四肢骨折，经复位后，在相应部位用竹制、木制或塑料制夹板绑扎固定，以防止移位或骨折后再损伤。参见“骨折”“夹缚”“夹裹”各条。

夹承浆jiāchéngjiāng 经外奇穴。出《备急千金要方》，别名地下仓、颏髎、夹承浆、侠承浆。位于面部，距颏唇沟正中1寸两侧凹陷处，即任脉承浆穴左右各旁开1寸处。在口轮匝肌中，浅层有颏神经分布，深层有面神经下颌缘支和下唇动脉分布。主治口㖞、下牙痛、面颊浮肿、齿龈肿痛等。斜刺或平刺0.3～0.5寸。

夹持押手法jiāchíyāshǒufǎ 押手法之一。是以右手持针柄，左手拇、食二指夹持针身下部，露出针尖少许，协同右手用力将针刺入穴位的押手方法。适于长针进针。

夹风伤寒jiāfēngshānghán 病证名。《活幼心书·决证诗赋》："孩子伤寒又夹风，目多眵泪脸腮红。太阳冷汗微生喘，口水如涎滴满胸。"治宜香苏饮加桂枝，疏风散寒。

夹缚jiāfù 正骨固定方法。《仙授理伤续断秘方》："凡夹缚，用杉木皮数片，周回夹紧缚，留开皆一缝，夹缚必三度，缚必要紧。"指用于四肢骨折整复后的外固定。

夹裹jiāguǒ 正骨器械。用于骨折复位后的局部外固定。又称夹板。见《备急千金要方》卷二十五："治腕折四肢骨碎及筋伤蹉跌。"条下注有《肘后方》云："小品方……以竹编夹裹，令遍缚令急，勿令转动。"这说明早期夹板用竹片制成，又说明其使用方法。后世又用树皮或木板做成竹帘、杉篱、腰柱、通木等各种类型的夹板。《证治准绳》卷六中，又有正夹和副夹之分。目前，多选用塑性好、韧性强、弹性大及质量轻柔的木材或塑料制成，并粘有绒毡，按肢体不同部位塑型，由工厂成批生产，应用效果良好。

夹喉疽jiāhóujū 病名。《证治准绳·疡医》卷三："喉之两旁生疽如何？曰：此名夹疽，属手少阴心经，足太阴脾经，足厥阴肝火热毒上攻而然。"症见咽喉两旁肿起，饮食难咽，疼痛甚剧，或口臭便秘，身发寒热等。治宜解毒泻火，消肿利咽。可选用清咽利膈汤、仙方活命饮、五味消毒饮等加减。参见"结喉痈""夹喉痈"等条。

夹喉痈jiāhóuyōng 病名。系指痈发于喉之两旁，夹喉而生，故名。多由肝胃火毒上炎所引起。《医宗金鉴·外科心法要诀》："夹喉痈生喉两旁，肝胃毒热发其疮，疮与结喉痈同治，尤嫌痰壅不时呛。"治宜解毒、清热、消肿。方用仙方活命饮、黄连消毒饮等加减。参见"结喉痈"条。

夹挤分骨法jiājǐfēngǔfǎ 中西医结合的正骨八法之一。用手指相对夹挤两骨间隙，使靠拢之骨折段的间隙分开，按单骨折对位即可。适用于双骨（如尺桡骨、胫腓骨、掌骨、跖骨）干部骨折发生相互靠拢移位者。

夹脊jiājǐ ❶指脊柱附近的部位。古人认为，其位置既不在表，亦不在里，属半表半里，为温疫之邪所居留之处。《温疫论》上卷："邪从口鼻而入，则其所客，内不在脏腑，外不在经络，舍于夹脊之内，去表不远，附近于胃，乃表里之分界，是为半表半里，即《针经》所谓横连膜原之处是也。"❷针灸穴位。详"夹脊穴"条。

夹脊穴jiājǐxué 经外奇穴名。代号 EX－B2。❶指背部脊椎两旁的穴位。《素问·缪刺论》："从项始数脊椎侠脊，疾按之应手如痛，刺之旁，三痏立已。"杨上善注："脊有二十一椎，以两手侠脊当推按之，痛处即是足太阳络，其输两旁，各刺三痏也。"《华佗别传》："又有人病脚躄不能行……后灸愈。灸处夹脊一寸上下行，端直匀调如引绳也。"即指脊椎旁 0.5 寸处为穴位。近代诸书多同此说。即自第 1 胸椎至第 5 腰椎各椎棘突下旁开 0.5 寸，左右共 34 穴。亦称华佗穴、华佗夹脊、佗脊、脊旁等。亦有以第 1 颈椎至第 5 腰椎各椎棘突下旁开 0.5～1 寸为穴者，计 48 穴（见《针灸学》上海中医学院）。❷《类经图翼》："夹脊穴：《肘后备急方》云，此华佗法。《千金翼方》云：治霍乱转筋，令病者合面而卧，伸两手着身，以绳横牵两肘尖，当脊间绳下两旁，相去各一寸半所。"主治见下表：

夹脊穴主治表

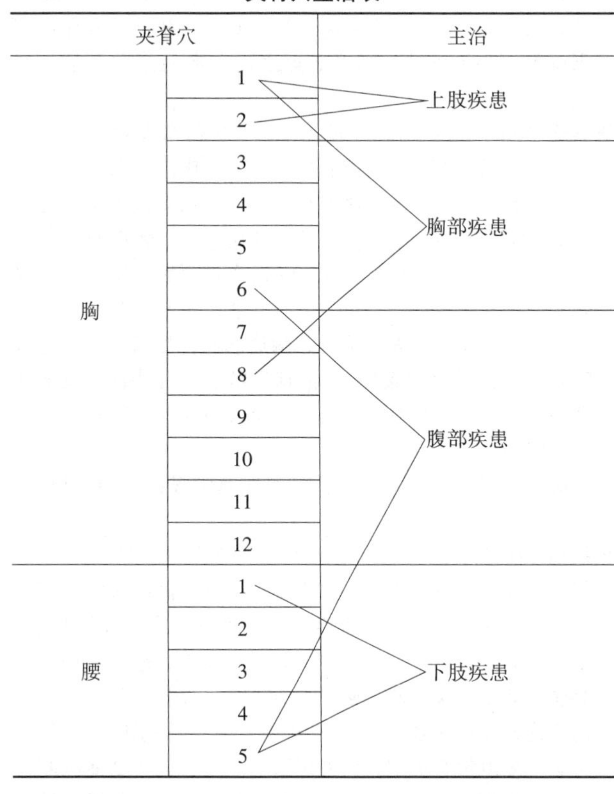

夹惊伤寒jiājīngshānghán 病证名。又名伤寒夹惊。《幼幼新书》："伤寒惊搐即生涎，胃热乘虚遍体斑。颊赤口干脾受热，涎高风盛发狂言。"此证伤寒化热，热极攻冲脾胃，颊赤、口渴、发斑而见惊搐，治宜解利以定惊搐。参见"伤寒夹惊"条。

夹惊吐jiājīngtù 病证名。见《证治准绳·幼科》。即惊吐。见该条。

夹疽jiājū 病名。《证治准绳·疡医》卷三："或问喉之两旁生疽何如？曰：此名夹疽。"即夹喉疽。详该条。

夹口疮jiākǒuchuāng 病名。见《疡医大全》卷十四。即剪口疮。详该条。

夹冷痛jiālěngtòng 病证名。见《幼幼集成》。多因脾气虚寒，伤于冷食所致。其症面色或青或白，冷甚者，面色暗淡，唇口爪甲皆青，为脾气虚寒之极。治宜温脾散寒。轻证用当归散（当归、肉桂、人参、炙甘草、木香），重证用烧脾散（炮姜、厚朴、砂仁、神曲、麦芽、广皮、炙甘草、草蔻仁、高良姜）。亦可取中脘、天枢、关元、足三里针刺加艾灸。

夹脑风jiānǎofēng 病证名。见《太平圣惠方》卷四十。《证治要诀·头痛》："有偏正夹脑风，服川乌附不愈，用莲子草乌而愈者，此乃以毒攻毒之意。"《杂病源流犀烛·头痛源流》："有夹脑风者，两太阳连脑痛是也。宜透顶散。"参见"脑痛"条。

夹热腹痛jiārèfùtòng 病证名。见《幼幼集成》。又名夹热痛。小儿热邪内积、气机不畅而致的腹痛。症见腹痛伴有面赤唇红，壮热烦躁，手足心热，多发于夜。治宜清热理气。用四顺清凉饮（白芍、当归、大黄、甘草）加青皮、枳壳，亦可针刺行间、太冲、合谷等穴。

夹蛇龟jiāshéguī 中药材。出《蜀重广英公本草》。又名摄龟、呷蛇龟、断板龟、克蛇龟。为龟科动物夹蛇龟 *Cuora flavomarginata*（Gray）的全体。分布于浙江、福建、台湾、广东。活血消肿。①治肺结核，骨结核，喉蛾。煅存性研末入丸、散服，3～6g。②治瘰疬，内服或煅存性研末调敷。③治痔疮，恶疮，煎水洗。本品主含胶质、钙盐等。

夹食伤寒jiāshíshānghán 病证名。一名伤寒夹食。《全生集·审证问因察形正名》："若头疼身热，恶寒拘急，恶心，中脘痞满，或吐或呕，或痛或泻，则知挟食伤寒也。"《通俗伤寒论·夹食伤寒》："夹食伤寒，一名伤寒夹食。"又："伤寒夹食，十常八九，或先伤食而后感寒，或先受寒而后伤食，或病势少间，强与饮食，重复发热，变证百出……头痛身热，恶寒无汗，胸痞恶心，嗳腐吞酸，甚或呕吐泄泻，或脘闷腹痛。"治宜先解表，后消食，或解表消积并用，如枳实栀子豉汤、香苏葱豉汤、藿香正气丸、大承气汤等方。

夹视jiāshì 病证名。见亡名氏《双燕草堂眼科》。双目细小称夹视。

夹痰伤寒jiātánshānghán 病证名。一名风寒夹痰。《全生集·审证问因察形正名》："若身热恶寒，隐隐头痛，喘咳烦闷，胸胁体痛，左脉紧盛，右脉洪滑，或六脉沉伏者，则知是夹痰伤寒也。"又："其证喘咳身热，恶寒头痛，骨节痛，即是夹痰伤寒，必以痰药兼发散药中求之。"《通俗伤寒论·夹痰伤寒》："一名风寒夹痰。"外感风寒，每涉于痰，多由素有痰积，或夹痰饮，或夹痰火，复感风寒及形寒饮冷所致。"可选用越婢加半夏汤、小青龙汤、瓜蒂散等方。参见"风寒夹痰"条。

夹血伤寒jiāxuèshānghán 病证名。一名伤寒夹瘀。《重订通俗伤寒论·夹血伤寒》："一名伤寒夹瘀。"又："内伤血郁，外感风寒，或脱衣斗殴，触冒冷风，又或跌仆打伤，一时不觉，过数日作寒热，状如伤寒……头痛身热，恶寒烦渴，胸胁串疼，腹有痛处不移，或少腹痛处，手不可按，乍寒乍热，夜有谵语，甚至昏厥不省，少顷复苏，苏后或复如狂，剧则疼极发狂，舌色紫暗，扪之滑润，或深紫而赤，甚或青紫。"治宜活血解表为主。轻则香苏葱豉，重则桂枝桃仁。

夹眼法jiāyǎnfǎ 古代眼科手术方法。见《审视瑶函》。即用夹法。详该条。

夹阴伤寒jiāyīnshānghán 病证名。❶指因房劳伤肾，复感风寒而致病。《伤寒全生集》卷一："若脉沉足冷，面赤微热，此皆夹阴伤寒也。"《重订通俗伤寒论·夹阴伤寒》："房劳伤精而后骤感风寒，或夏月行房后，恣意乘凉，触犯风露。证身热面赤，或不热而面青，小腹绞痛，足冷蜷卧，或吐或利，心下胀满，甚则舌卷囊缩，阴极发躁，或昏沉不省，手足指甲皆青，冷过肘膝，舌苔淡白滑嫩，或苔黑滑，舌本胖嫩。脉六部沉细，甚或伏绝，或反浮大无伦，沉按豁豁然空。"治宜"外则先灸关元、气海以回元阳；内则先用参附再造汤，助阳发表，或用麻附细辛汤加人参、干姜，温经散寒。如脉伏绝，阴极发躁，继即神气昏沉，不省人事者，速用回阳急救汤，提神益气，回阳生脉"。也有用来复丹二钱研末，放入脐中，或用麝香少许置脐中，上罨活杀白鹁鸽对剖半只，内去肠杂，外不去毛，用布扎紧，约三小时即去之。参见"阴证伤寒"条。❷指伤寒而兼阴寒内盛之证。出《轩岐救正论》。外感风邪，内伤寒冷，头痛发热，口渴呕吐，大便清利，胸腹疼胀，燥闷不眠，脉浮数无力，宜参附理中汤。

夹阴中寒jiāyīnzhònghán 病证名。指因房劳伤肾，复感寒邪而致的阴症。《伤寒全生集·辨治伤寒传经证治脉要指法》："又有脉沉，足冷，面青，小腹绞痛无热者，此皆夹阴中寒也。"本证即后世所称之夹阴伤寒。详该条。

夹荧疽jiāyíngjū 病名。见《外科大成》卷二。即肋疽。见该条。

夹痈jiāyōng 病名。出《外科正宗》卷四。即腋痈。见该条。

夹疹痢jiāzhěnlì 病证名。出《医宗金鉴·痘疹心法要诀》。即麻疹作痢。详该条。

夹肢痈jiāzhīyōng 病名。出《疡医准绳》卷三。即腋痈。见该条。

夹纸膏jiāzhǐgāo ❶《医宗金鉴·外科心法要诀》卷七十一方。炒铅丹、轻粉、儿茶、没药、雄黄、血竭、炒五倍子、银朱、枯矾各等分。为末，量疮大小，剪油纸两张，夹药于内，纸周围用浆糊粘住，纸上用针刺孔，用时先将疮口用葱、椒煎汤洗净拭干，然后贴患处，以纱布缚定，三日一洗，再换新药。治臁疮色紫，腐烂臭秽，时时痒痛。❷见《中药制剂手册》。煅炉甘石 6g，没药（醋炙）、乳香（醋炙）各 18g，轻粉 15g，樟脑 12g，当归 30g，黄蜡 150g，白蜡 180g，猪脂 2kg。前六味为细末研匀，将黄蜡、白蜡加入猪脂内熔化，搅匀，将锅取下，倾入容器内晾温，兑入上列药粉，搅和均匀即得，取大于疮面之油纸二张，上面一张用针刺数十小孔，取适量药膏夹于二纸之间。有针孔者，贴于疮面，每日换一次。功能去湿解毒，活血止痛。治臁疮溃烂，红肿疼痛及下肢慢性溃疡等症。

夹钟jiāzhōng 六吕之一。详"六吕""六律"条。

夹竹桃jiāzhútáo 中药材。出《植物名实图考》。又名柳叶桃、白羊桃、半年红。为夹竹桃科植物夹竹桃 *Nerium indicum* Mill. 的叶。我国各地均有栽培。苦，寒，有大毒。强心利尿。治心脏病心力衰竭。研末服：每次 0.05～0.1g，每日 1～2 次。应用时必须严格掌握剂量，不宜多服久服。如出现呕吐、心慌、脉搏缓慢、不整脉等中毒症状时，应立即停药。孕妇忌服。本品含强心苷为欧夹竹桃苷丙。还含葡萄糖基夹竹桃属苷，16－乙酰基真地吉他林，夹竹桃苷 A、G，夹竹桃叶苷等。另含欧夹竹桃苷乙，无强心作用。还含齐墩果酸、熊果酸、兰香苷等。欧夹竹桃苷丙对各种动物均现洋地黄样强心作用，属慢作用强心苷类。浸剂及醇提物对豚鼠、大鼠有利尿作用，对小鼠有镇静作用。中毒时的处理原则与洋地黄中毒相同。

夹竹桃中毒jiāzhútáozhòngdú 病名。因药用或误服过量夹竹桃而导致中毒。症见头痛，头晕，恶心，呕吐，腹痛，腹泻，谵语，甚则汗出肢厥，心律失常，直至休克死亡。治宜中西医结合救治。

侠jiā 通夹。即傍近或侧边，指某一部位的左右两边。《素问·腹中论》："侠胃脘内痈。"《素问·刺疟》："又刺项已下侠脊者，必已。"

侠承浆jiāchéngjiāng 经外奇穴名。出《备急千金要方》。位于下颔部，承浆穴旁开 1 寸，当颏孔处。布有面神经，颏神经和面动静脉，颏动、静脉分支。主治黄疸，面瘫，齿痛，唇口疔疮，以及齿龈溃烂，三叉神经痛等。直刺 0.3～0.5 寸。

挟按法jiā'ànfǎ 推拿手法名。出《灵枢·刺节真邪》。即挤法。详该条。

挟持进针法jiāchíjìnzhēnfǎ 针刺进针的手法之一。又称骈指进针法，即用左手拇、食二指持捏消毒干棉球，夹住针身下端，将针尖固定在所刺腧穴的皮肤表面位置，右手捻动针柄，将针刺入腧穴。此法适用于长针的进针。

挟剑豆jiājiàndòu 中药材。见《酉阳杂俎》。为刀豆之别名。详该条。

挟痈jiāyōng 病名。出《外科启玄》卷四。即腋痈。见该条。

痂病jiābìng 病名。《叶天士女科证治·保产上总目》："儿胞下后，膀胱脱出，名曰痂病，或因临盆用力太过，或由气血两虚。"属阴挺范畴。详"阴挺"条。

痂癞jiālài 病名。《说文》："痂，干疡也。"又："癞，恶疾也。"痂癞即疠风，今称麻风。《伤寒论·平脉法》："痒者名泄风，久久为痂癞。"成无己注："痂癞者，眉少，发稀，身有干疮而醒（腥）臭。《内经》曰：脉风成厉（疠）。"

家传和中丸jiāchuánhézhōngwán 《幼科发挥》卷三方。即和中丸第3方。见"和中丸"条。

家传医秘jiāchuányīmì 综合性医著。2卷。清代齐秉慧（有堂）撰于1806年。本书记述了齐氏临证经验。上卷论病证，辨析阴阳表里寒热虚实，分经治病；下卷杂证诸法及药性。其中有效经验方及单方可供借鉴。本书收入《齐氏医书四种》中。

家传幼科发挥秘方jiāchuányòukēfāhuīmìfāng 儿科著作。见"幼科发挥"条。

家火丹jiāhuǒdān 病证名。出《诸病源候论》卷四十九。小儿丹毒之一。指初发于腋下和两膀上。治宜梓木白皮三两，蓼叶三两，烧灰研细，以鸡子白调敷。

家韭子丸jiājiǔzǐwán《三因极一病证方论》卷十二方。炒韭子六两，鹿茸（酥炙）四两，肉苁蓉（酒浸）、牛膝（酒浸）、熟地黄、当归各二两，巴戟天（去心）、菟丝子（酒浸）各一两半，炒杜仲、石斛、桂心、炮姜各一两。为末，酒糊为丸，梧桐子大，每服五十至一百丸，空腹食前盐汤或温酒送下。功能温肾壮阳。治阳气不足，遗尿遗精，小便白浊。

家蓼jiāliǎo 中药材。见《新疆中草药手册》。为荭草之别名。详该条。

家秘川连枳壳汤jiāmìchuānliánzhǐqiàotāng 《症因脉治》卷四方。黄连、枳壳、木通、厚朴、甘草。水煎服。治酒积，五更泄泻。

家秘胆星汤jiāmìdǎnxīngtāng 《症因脉治》卷一方。胆南星、柴胡、黄芩、陈皮、甘草、海浮石、青黛。水煎服。治肝胆郁火成痰，胁肋作痛。

家秘肝肾丸jiāmìgānshènwán 《症因脉治》卷三方。当归、白芍药各三两，黄柏、知母各二两，天冬、地黄各六两。前四味为末，后二味熬膏和丸服。功能滋阴清热。治肝肾精血不足，阴火上冲，呃逆及喘咳腹胀，内热小便不利，左脉细数者。

家秘黄芩汤jiāmìhuángqíntāng 《症因脉治》卷三方。黄芩、栀子、柴胡、甘草。水煎服。治少阳里热不得卧。

家秘加味枳术丸jiāmìjiāwèizhǐzhúwán《仁斋直指方论》卷六方。即加味枳术丸第1方。见"加味枳术丸"条。

家秘木通羌活汤jiāmìmùtōngqiānghuótāng《症因脉治》卷三方。木通、枳壳、羌活、荆芥。水煎服。治太阳里热不得卧。

家秘清胃汤jiāmìqīngwèitāng 《症因脉治》卷二方。升麻、生地黄、黄连、栀子、甘草、葛根、石膏。水煎服。治积热咳嗽，面赤烦躁，嗽则多汗，夜卧不宁，清晨嗽多，小便赤涩。

家秘润肺饮jiāmìrùnfèiyǐn 《症因脉治》卷三方。薏苡仁、百合、杏仁、人参、天冬、麦冬、知母、五味子。水煎服。治肺燥液干，喘咳气逆，不得平卧，寸口脉细数者。

家秘神术汤jiāmìshénzhútāng 《症因脉治》卷二方。熟苍术、防风、葛根、陈皮、厚朴。水煎服。治呕吐清水，属风湿者。

家秘天地煎jiāmìtiāndìjiān ❶《症因脉治》卷一方。天冬、地黄、黄柏、知母、川贝母、甘草、麦冬、桑白皮、地骨皮。水煎取汁，冲龟甲胶收膏服。治肾火刑金所致的腋痈。❷《症因脉治》卷二方。又名家秘知柏天地煎。黄柏、知母、天冬、地黄、陈皮。水煎服。治内伤呃逆，阴精不足，相火上冲者。

家秘温肺汤jiāmìwēnfèitāng 《症因脉治》卷三方。款冬花、生姜、陈皮、百部、苏子、桔梗。水煎服。治肺寒喘咳气逆，时吐痰涎，右胁痛引缺盆，甚则喘息倚肩，不得平卧，寸脉沉迟者。

家秘戊己汤jiāmìwùjǐtāng 《症因脉治》卷四方。白芍药、甘草、陈皮。水煎服。治血虚腹痛。

家秘香薷饮jiāmìxiāngrúyǐn 《症因脉治》卷二方。黄连、厚朴、香薷、甘草、人参、陈皮。水煎服。治暑气呕吐，气怯脉虚大者。

家秘消滞汤jiāmìxiāozhìtāng 《症因脉治》卷二方。陈皮、茯苓、半夏、甘草、莱菔子、枳实、山楂、麦芽。水煎服。功能消食化痰。治食积呕吐，胸前满闷，嗳气作痛，痛则呕吐，得食愈痛，按之亦痛。

家秘泻白散jiāmìxièbáisǎn ❶《症因脉治》卷二方。桑白皮、地骨皮、甘草、石膏、黄芩、黄连。水煎服。功能清泻肺胃。治脾经咳嗽，肺有热者。❷《症因脉治》卷三方。①桑白皮、地骨皮、甘草、黄芩、栀子、黄连。水煎服。功能清泻肺胃。治肺热壅盛，时吐痰涎，右胁缺盆牵引作痛，甚则喘息倚肩，不得平卧，脉右寸数大者。②桑白皮、地骨皮、甘草、黄芩、石膏、黄连。水煎服。治肺痹及皮痹，烦满喘呕，逆气上冲，右胁刺痛，牵引缺盆，右臂不举，痛引胁下，属火热伤肺者。

家秘泻黄散jiāmìxièhuángsǎn 《证因脉治》卷三方。黄连、枳壳、苍术、厚朴、陈皮、甘草。水煎服。治脾实腹胀，泻下黄沫者。

家秘养脾消积丸jiāmìyǎngpíxiāojīwán 《幼科发挥》卷一方。白术一两，陈皮七钱五分，苍术、厚朴（姜汁炒）、枳壳（面炒）、半夏、青皮、神曲、麦芽、山楂各五钱，炙甘草各三钱。为细末，蒸饼为丸，黍米大，每服二十至三十丸，米饮送下。功能健脾消食。治小儿伤食成积，日渐羸瘦，不思乳食。

家秘知柏天地煎jiāmìzhībòtiāndìjiān 《症因脉治》卷二方。即家秘天地煎第2方。见"家秘天地煎"条。

家秘枳壳黄连汤jiāmìzhǐqiàohuángliántāng《症因脉治》卷四方。黄连、枳壳、木通、甘草。水煎服。治中热泻，症见发热口渴，唇干齿燥，面赤烦躁，小便赤涩，小腹中一汛即泻，一泻即止，少顷复痛复泻，肛门如火，粪色多黄，热在里者。

家佩兰jiāpèilán 中药材。见《中国药用植物志》。为罗勒之别名。详该条。

家用膏丹丸散方jiāyònggāodānwánsǎnfāng 方书。见"疡科心得集"条。

J

葭花jiāhuā　中药材。出《尔雅》。为芦花之别名。详该条。

嘉禾散jiāhésǎn　《太平惠民和剂局方》卷三方。又名谷神散。枇杷叶（姜汁炙）、薏苡仁（微炒）、茯苓、人参、砂仁各一两，炒槟榔、随风子（或诃子）、杜仲（姜汁与酒合涂，炙香、微焦）、石斛（酒炒）、藿香、木香、沉香、陈皮各三分，炒谷芽、丁香、炒五味子、炒白豆蔻、青皮、炒桑白皮各半两，炒白术二两，炒神曲、半夏（汤洗七次，与生姜一分，捣烂作饼，炙黄）各一分，炙甘草一两半。为粗末，每服二钱，加生姜二片、大枣三枚，水煎服。功能健脾消食，行气和胃。治中满下虚，脾胃不和，噎膈痞闷，胁肋胀满，心腹刺痛，食少倦怠，痰逆虚痞，口苦吞酸，短气怯弱，面色萎黄。若疗五噎，加干柿；疗膈气，加薤白、大枣。

嘉庆子jiāqìngzǐ　中药材。出《两京记》。为李子之别名。详该条。

嘉时针医jiāshízhēnyī　名佚。嘉祐初（1056）仁宗患病，服药未验。下诏求医。有民间医至，用针自脑后刺入。针方出，仁宗即开眼说："好惺惺。"次日病愈。自此以其穴名"惺惺穴"（或谓即"风府"）。

嘉祐本草jiāyòuběncǎo　本草著作。见"补注神农本草经"条。

颊jiá　出《灵枢·邪气藏府病形》。颊，指耳前、颧下之颜面部分。《证治准绳·杂病》第八册："颊，面旁也。属手足少阳三焦、胆，手太阳小肠，足阳明胃经之会。"《素问·刺热》："肝热病者，左颊先赤……肺热病者，右颊先赤。"

颊车jiáchē　❶经穴名，代号ST6。出《灵枢·经脉》。别名曲牙、机关、鬼床、齿牙。属足阳明胃经。位于面部下颌角前上方一横指，咬肌附着部，用力咬牙时，当咬肌隆起处是穴（《针灸甲乙经》）。一说在"耳后坠下三分"（《扁鹊神应针灸玉龙经》）。布有耳大神经、面神经及咬肌神经，并有咬肌动脉通过。主治口噤不语，口眼㖞斜，牙痛，面颊肿，面神经麻痹，三叉神经痛，腮腺炎等。直刺0.3～0.5寸，或沿皮刺1～1.5寸。艾条灸3～5分钟。❷人体部位名。指下颌角部，相当于颊车穴所在处。《灵枢·经脉》："胃足阳明之脉……出大迎，循颊车。"或指整个下颌骨。《医宗金鉴》："颊车者，下牙床骨也，总载诸齿，能咀食物，故名颊车。"

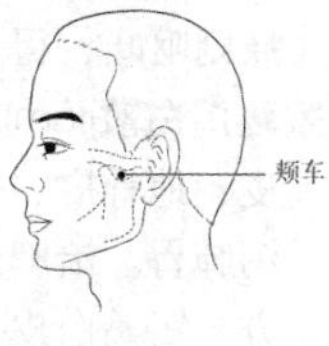

颊车

颊车蹉jiáchēcuō　病名。即下颌关节脱臼。出《备急千金要方》卷六上。又名颊车骨脱臼、下颏脱落、脱颏、落下颏、牙关骨打落、颌颏脱下、吊下巴、下巴脱落等。多因肝肾虚损，气血不足，筋肉松弛，过度张口或外伤等所致。通常分单侧脱与双侧脱，前者下颌歪向健侧，后者下颌向前下脱垂，影响闭口、言语及咀嚼，并常流涎。宜用手托法复位，必要时用四头带固定。肝肾气血虚损者可服十全大补汤，或六味地黄汤；外伤者可选服复元活血汤、七厘散、跌打丸等。并可配合针灸治疗。忌咬硬物及大张口。

颊车风jiáchēfēng　病名。《喉科心法》："生于上下牙床尽根之中间，或左或右，初起红肿疼痛，结核如豆，甚则牙紧不开，轻则咀嚼不便。由肾胃两经风火而成。"治宜清胃泻火，解毒消肿。可选用五味消毒饮、知柏地黄汤、仙方活命饮、黄连解毒汤等加减。

颊车骨jiáchēgǔ　骨名。又名牙钓、下腭骨。即下颌骨。

颊车骨错jiáchēgǔcuò　病名。即下颌关节一侧脱臼。《医宗金鉴》卷八十八："颊车骨……或打仆脱臼，或因风湿袭入，环脱臼，单脱者为错。"证治参见"颊车蹉"条。

颊车骨落jiáchēgǔluò　病名。即下颌关节双侧脱臼。《医宗金鉴》卷八十八："颊车骨……或打扑脱臼，或因风湿袭入，环脱臼、单脱者为错，双脱者为落。"证治详"颊车蹉"条。

颊车骨脱臼jiáchēgǔtuōjiù　病名。即下颌关节脱臼。见《医宗金鉴》卷八十八。详"颊车蹉"条。

颊车骱jiáchējiè　解剖部位名。即下颌关节。

颊车痈jiáchēyōng　病名。见《中国医学大辞典》。即颊疡。见该条。

颊赤jiáchì　症名。小儿两颊发红。元代杜思敬《济生拔萃·田氏保婴录》论本证："由心脏邪热上攻也，宜服导赤散。"

颊疔jiádīng　病名。出《证治准绳·疡医》卷二。生于颊骨尖高处的一种疔疮，证治同疔疮。

颊里jiálǐ　经外奇穴名。出《备急千金要方》。位于口腔内颊黏膜上，当口角平开1寸处。主治黄疸、瘟疫、口疳，齿龈溃烂等。斜刺0.1～0.2寸，或点刺出血。

颊疡jiáyáng　病名。出《证治准绳·疡医》卷三。又名颊车痈、金腮疮。指痈生于耳下颊车穴处者。由阳明经积热而发。初起如粟，色红，渐大如豆、如石榴，焮热疼痛。治宜清热解毒，内服犀角升麻汤。若失治。易成漏，经久难愈。

颊脂垫jiázhīdiàn　中药材。即螳螂子。见该条。

甲波利医学利众寺jiǎbōlìyīxuélìzhòngsì　古代藏医机构名，即药王山医学利众寺。甲波利为铁山的藏语音译。该医学校由桑杰嘉措于1696年在布达拉宫对面的铁山上建立。从各地选拔有培养前途的青年入学，主要学习内容以《四部医典》为主，另外还有《增补四部医典秘诀本集》《草药秘方》等。除了学习课本以外，还注重与实践相结合，学员每年要到附近的山区采集一些药物，加以辨认，以提高对藏草药的辨认和理解能力。

甲己化土jiǎjǐhuàtǔ　运气术语。指逢甲己为土运。《素问·天元纪大论》："甲己之岁，土运统之。"

甲己化土汤jiǎjǐhuàtǔtāng　《血证论》卷七方。白芍药五钱，甘草三钱。水煎服。治瘀血发热。

甲介骨jiǎjiègǔ　面骨之一。即鼻软骨。此骨系附鼻孔外壁，居鼻骨之下，计一对，因其形如介壳，故名。

甲疽jiǎjū　病名。❶出《诸病源候论》卷三十五。又名嵌甲、嵌指。多因剪甲伤肌，或因穿窄鞋甲长侵肉，致使气血阻遏不通，久则甲旁焮肿破烂，时浸黄水，胬肉高突，疼痛难忍，触之更甚。治法：一般剔甲可愈；若溃烂难愈，则外用乌倍散；若流脓不止，按一般溃疡治疗。❷出《冯氏锦囊秘录》卷十九。脱疽之别名。

甲香jiǎxiāng　中药材。出《新修本草》。又名水云母、海月。为蝾螺科动物蝾螺 *Turbo cornutus* Solander 等的掩厣。分布于浙江以南沿海地区。味咸，性平。清热利湿，理气止泻，解毒消疮。①治脘腹满痛，湿热泻痢，热淋。煎服，5～15g。②治头疮，甲疽，痔瘘，疥癣，毒虫咬伤。外用适量，烧存性研末敷。含多种胺类。肉及卵巢中含胍基丁胺、甲基胍、氯化碘甲基三甲胺。亚硝化的甲基胍类具强的诱变及致癌作用。

甲乙jiǎyǐ　古人用十干以纪日，甲乙日即甲日与乙日。甲乙属木，木分阴阳。甲为阳木，内应足少阳胆经，故胆旺于甲日；乙为阴木，内属足厥阴肝经，故肝旺于乙日。《素问·藏气法时论》："肝主春，足厥阴，少阳主治，其日甲乙。"

甲乙经jiǎyǐjīng 即《针灸甲乙经》。详该条。

甲子jiǎzǐ 十天干与十二地支相互配合，天干在上，地支在下，天干反复排6次，地支反复排5次，其顺序则为甲子、乙丑、丙寅、丁卯以至壬戌、癸亥，凡60对，便甲子，用以纪日或纪年。《素问·六节藏象论》："天有十日，日六竟而周甲，甲六复而终岁，三百六十日法也。"谓用纪天的十干反复六次，和纪月的十二支反复五次，排成甲子，再乘以六，便是一年365日的大概日数。

胛jiǎ 即肩胛部。《灵枢·经脉》："其支者，从髆内左右，别下，贯胛，夹脊内。"

贾粲jiǎcàn 南北朝北魏酒泉（今属甘肃）人。大和中（477—499）因事获罪，施以腐刑。颇涉书记，世宗末（约515）得充内侍，曾任尝药典御。

贾耽jiǎdān(730—805) 字敦诗。沧州南皮（今河北南皮）人。天宝（742—755）年间举明经，后官至检校司空左仆射。嗜读书，阴阳杂数无不通晓，尤精地理，著有多种地理图，并有《备急单方》1卷和《医牛经》1卷，均佚。其四世孙贾黄中，为宋初名臣，曾主编《神医普救方》。

贾九如jiǎjiǔrú 见"贾所学"条。

贾铭jiǎmíng(约1268—1370) 元代养生家。字文鼎，号华山老人。海昌（今浙江海宁）人。资雄海上，好宾客，能赈人急。尝官万户。入明已百岁。明太祖召问颐养之法，曰"要在慎饮食"，以所著《饮食须知》8卷进览。此书后辑刊入清代周学海《学海类编》中。

贾思诚jiǎsīchéng 元末明初医生。浦江（今属浙江）人。为李濂之外弟。早年与李濂皆师事城南闻先生。早年治经学，后受医说于朱丹溪之门，治疾有奇验。如至正十二年（1352）治张某眩晕，贾氏采用情志调节法治之，辅以药物、针灸，持续数年得愈，为时人称道。

贾所学jiǎsuǒxué 明代人。字九如。鸳湖（今浙江嘉兴附近）人。生平事迹不详。著有《药品化义》一书，后由李延（期叔）加以补订。

假菠萝jiǎbōluó 中药材。见《生草药手册》。为橹罟子之别名。详该条。

假搐jiǎchù 病证名。❶指外感寒邪，客于肌表，小儿体弱不胜其邪，发为抽搐者（《小儿卫生总微方论》）。❷病虽见抽搐者，目上视，但牙关不紧闭，口无痰涎者（《东医宝鉴》）。❸发热所致短暂抽搐。"发热抽掣，少时掣定，神气清爽，能吮乳者，名假搐"（清代许宣治《许氏幼科七种》）。参见"搐"条。

假川连jiǎchuānlián 中药材。见《广州植物志》。为伽蓝菜之别名。详该条。

假大艾jiǎdà'ài 中药材。见广州部队后勤部卫生部编《常用中草药手册》。为大叶紫珠的别名。详该条。

假反jiǎfǎn 反治法之一。使用寒凉药以治疗真热假寒证，或使用温热药以治疗真寒假热证，称假反。以其治疗系顺从疾病的假象，实质上仍属正治法。故称。

假甘草jiǎgāncǎo 中药材。见《广西中药志》。为野甘草之别名。详该条。

假海芋jiǎhǎiyù 中药材。见《广州植物志》。为卜芥之别名。详该条。

假寒jiǎhán 病机。指病因和病理均属热而表现出寒的假象。参见"真热假寒"条。

假花生jiǎhuāshēng 中药材。见《闽东本草》。为胡枝子之别名。详该条。

假黄连jiǎhuánglián 中药材。见《全国中草药汇编》。为胡黄连之别名。详该条。

假蒟jiǎjǔ 中药材。出《生草药性备要》。又名巴岩香、蛤蒌、假蒌。为胡椒科植物假蒟 *Piper sarmentosum* Roxb. 的全草。分布于广西、广东及云南等地。苦、辛，温。温中散寒，祛风利湿，行气止痛。①治胃腹寒痛，疝痛，风寒咳嗽，泄泻，痢疾，肾炎水肿。煎服：9～15g。②治风湿痹痛，跌打损伤。煎服，或倍量浸酒内服外搽。叶含α、β－细辛脑、细辛醚等及氢化桂皮酸、β－谷甾醇等。茎、叶水浸液在体外对金黄色葡萄球菌、福氏志贺菌有抑制作用。本品脂溶部分可抑制血小板聚集。

假蒟根jiǎjǔgēn 中药材。出《生草药性备要》。为胡椒科植物假蒟 *Piper sarmentosum* Roxb. 的根。辛，微温。①治疟疾。内服30～60g，水酒各半，分两次煎服，于疟发前4小时、2小时各服一次。②治溃疡、痔疮、恶疮，煎水洗；龋齿痛，煎浓汁含漱。

假决明jiǎjuémíng 中药材。见《南方主要有毒植物》。为望江南之别名。详该条。

假苦瓜jiǎkǔguā 中药材。见《广西药用植物目录》。为罗汉果之别名。详该条。

假辣蓼jiǎlàliǎo 中药材。见《广州植物志》。为星宿菜之别名。详该条。

假荔枝jiǎlìzhī 中药材。见《浙江天目山药用植物志》。为野木瓜之别名。详该条。

假令jiǎlìng 宋代太医局对医生的考试内容之一。由教授假拟某种疾病的证候和表现特点，令被试者作出诊断和治疗的方法，以考核其实际诊治技术能力。相当于现在的病案讨论。

假蒌jiǎlóu 中药材。见《南宁市药物志》。为假蒟之别名。详该条。

假绿豆jiǎlǜdòu 中药材。见《中国药用植物志》。为决明子之别名。详该条。

假马鞭jiǎmǎbiān 中药材。见广州部队后勤部卫生部编《常用中草药手册》。为玉龙鞭之别名。详该条。

假名安骥集jiǎmíng'ānjìjí 兽医学著作。

假牛柑jiǎniúgān 中药材。见《广西中草药》。为山扁豆之别名。详该条。

假葡萄藤jiǎpú·taoténg 中药材。见《广西中草药》。为爬山虎之别名。详该条。

假热jiǎrè 病机。指病因病理均属寒而表现出热的假象。参见"真寒假热"条。

假神jiǎshén 症名。指重危病人突然出现精神、食欲等方面暂时好转的虚假表现，俗称"回光返照"。

假苏jiǎsū 中药材。出《神农本草经》。为荆芥之别名。详该条。

假苏散jiǎsūsǎn 《医学心悟》卷三方。荆芥、陈皮、香附、炒麦芽、瞿麦、木通、赤茯苓各等分。为细末，每服三钱，开水送下。治气淋，气滞不通，水道阻塞，脐下妨闷胀痛。

假苔jiǎtāi 舌象。即染苔，详该条。

假胎jiǎtāi 病名。见《续名医类案》卷二十四。即假孕，指经闭腹大而无胎息可验的病证。包括气胎、血胎、痰胎。详见各条。

假桃花jiǎtáohuā 中药材。见《南宁市药物志》。为地桃花之别名。详该条。

假蕹菜jiǎwèngcài 中药材。见《广西本草选编》。为空心苋之别名。详该条。

假五味子jiǎwǔwèizǐ 中药材。见《南宁市药物志》。为盐麸子之别名。详该条。

假烟叶jiǎyānyè 中药材。见《广州植物志》。即野烟叶。详该条。

假油柑jiǎyóugān 中药材。见《临证指南医案》。为珍珠草之别名。详该条。

假油麻jiǎyóumá 中药材。见《岭南草药志》。为山芝麻之别名。详该条。

假芝麻jiǎzhī · ma 中药材。见《广西药用植物图志》。为山芝麻之别名。详该条。

瘕jiǎ 病证名。出《素问·大奇论》。《诸病源候论·瘕病候》："瘕病者，由寒温不适，饮食不消，与脏气相搏，积在腹内，结块瘕痛，随气移动是也。言其虚假不牢，故谓之为瘕也。"《杂病源流犀烛·积聚癥瘕痃癖痞源流》："瘕者假也，假血成形，腹中虽硬，其实聚散无常也，亦往往见于脐下，其原由寒暖失宜，饮食少节，脏腑之气先虚，又复多所劳伤，外而感受风寒，停蓄于内，是故正虚邪实，正不能胜邪，邪遂挟其力，反假游行之血，相聚相结，而成颗块，推之而动，按之而走，故名曰瘕。"《罗氏会约医镜》："瘕者得之伤血，肋间有块如石，按之痛引少腹，去来无常，肚硬而胀，食减餐泥，假物成形，如血鳖之类……治宜调养脾胃，磨积消痞，奏效迟缓。"古代瘕病名目繁多，有食瘕、鳖瘕、虫瘕、蛲瘕、虙瘕、血瘕、酒瘕、谷瘕、水瘕、青瘕、燥瘕、黄瘕、脂瘕、狐瘕、肠覃、石瘕等。详各条。

瘕疝jiǎshàn 病名。即疝瘕。详该条。

瘕泻jiǎxiè 病证名。《医林绳墨·泄泻》："瘕泻不便，后重窘痛，此因湿热蕴积，二便不利，气滞有动于火也。宜以利气之剂兼用清凉。"参见"大瘕泄"条。

驾轻汤jiàqīngtāng 《随息居重订霍乱论》卷下方。鲜竹叶、白扁豆各四钱，炒豆豉、石斛各三钱，枇杷叶二钱，橘红（盐水炒）、木瓜各一钱，焦栀子一钱五分。水煎服。治霍乱后，余邪未清，身热口渴及余热内蕴，身冷脉沉，汤药不下而发呃者。

架火法jiàhuǒfǎ 拔罐疗法的操作方法。用不易燃烧、传热的物体，如瓶盖、小酒盅等（直径要小于罐口），置于应拔部位，然后将 95% 酒精数滴或酒精棉球置于瓶盖或酒盅内，用火将酒精点燃后，将罐迅速扣下的拔火罐方法。

嫁痛jiàtòng 病证名。出《备急千金要方》卷三。凡女子新婚初次性交而阴户疼痛，名曰嫁痛。

jian

尖惊药jiānjīngyào 中药材。见《贵阳民间药草》。为九头狮子草之别名。详该条。

尖头瘟jiāntóuwēn 病名。出《外科真诠》卷上。即时毒。见该条。

尖尾风jiānwěifēng 中药材。出清代赵其光《本草求原》。又名赶风柴、粘手风、穿骨风、牛舌癀。为马鞭草科植物尖尾枫 *Callicarpa longissima* (Hemsl.) Merr. 的叶或根。分布于台湾、福建、江西、广东、广西、四川。辛、微苦，温。祛风，止痛，散瘀。①治风湿痹痛，风寒咳嗽，寒积腹痛，跌打损伤，吐血，衄血，便血。煎服：15～30g。②治瘫痪，小儿麻痹后遗症。煎服，或煎水外洗。③治外伤出血。研粉撒。

奸黄jiānhuáng 病证名。三十六黄之一。《太平圣惠方》卷五十五："奸黄者，是鬼黄变入奸黄也。面目遍身俱黄，言语失错，心神狂乱，诈奸黠如不患人，若不与漱，即口舌干燥，气喘者难治。"治用点烙法或内服犀角散方。《圣济总录》卷六十一："病人向明卧多，爱索鞋拟起，身体全冷，肉色苍黑，睡中啼泣，或狂言妄语，此是奸黄。"治用点烙法或内服茯神汤。参见黄疸有关条。

坚jiān 《内经》十二脉之一。同实脉。《诊家正眼》："曰坚者，实之别名也。"

坚成jiānchéng 运气术语五运主岁之中，金运太过的名称。《素问·五常政大论》："金曰坚成。"又："坚成之纪，是谓收引，天气洁，地气明，阳气随，阴治化，燥行其政，物以司成。"

坚膏jiāngāo 《增补万病回春》卷七方。木鳖子、穿山甲、川乌、甘遂、甘草、当归各八钱，黄丹八两，硇砂三钱，麝香一钱，芦荟、阿魏、硼砂、皮硝、水红花子各五钱。前六味用香油一斤熬成灰，滤去滓，再慢火熬至滴水不散，下黄丹，继续煎至滴水成珠，下余药末，搅匀撤火，摊为膏药，先以皮硝水洗患处，后敷贴膏药。功能散结消癥。治小儿癖块，发热羸瘦。

坚肉缓节jiānròuhuǎnjié 肌肉坚实，关节舒缓。《灵枢·逆顺肥瘦》："刺壮士真骨，坚肉缓节，监监然。"

坚疝jiānshàn 病证名。《圣济总录》卷九十四："腹中气满，心下尽痛，气积如臂者，名坚疝。"即癥疝。见该条。

坚阴jiānyīn ❶平相火、固肾阴的治法。梦中遗精多属相火妄动，肾气不固，用封髓丹（黄柏、砂仁、炙草）平相火而固肾精。❷清热泻火法之一。叶桂《三时伏气外感篇》："寒邪深伏，已经化热，昔贤以黄芩汤为主方，苦寒直清里热，热伏于阴，苦味坚阴，乃正治也。"由于内热一清，阴分易于恢复，病势自解。

坚者耎之jiānzhěruǎnzhī 治法。出《素问·至真要大论》。对坚实的癥积要用削伐软坚的方药治疗。例如腹中瘀血阻滞，形成癥积，用破瘀消癥软坚之法；瘰疬结块，用消瘰丸之类。

坚者削之jiānzhěxuēzhī 治法。出《素问·至真要大论》。凡腹内坚硬有形一类病证（癥瘕、痃癖等），可用攻削的方药治疗。如鳖甲煎丸之类。

间谷jiāngǔ ❶运气术语。成熟于主岁左右之间气的谷物。《素问·六元正纪大论》："食间谷以去其邪""食间谷以保其精"。❷经穴别名。出《针灸甲乙经》。即二间。见该条。

间化jiānhuà 指清凉之气与湿热之气相间运化，使气候有时寒凉，有时炎热，故名。《素问·六元正纪大论》："四之气，凉乃至，炎暑间化，白露降。"

间气jiānqì 六气分治，在上者谓之司天，在下者谓之在泉，其余四气分司左右，称为间气。《素问·至真要大论》："司左右者，是谓间气也。"又："间气者，纪步也。"谓间气以步为纪。如初之气，二之气，三之气，四之气，五之气，终之气。每气为一步，故每岁六步，每步六十天零八十七刻半。合成三百六十五天零二十五刻为一周年（百刻为一昼夜），所以间气是以它所司的这一时期为纪的。

间使jiānshǐ　经穴名。代号PC5。出《灵枢·本输》。别名鬼路。属手厥阴心包经。经（金）穴。位于前臂掌侧，腕横纹上3寸，当掌长肌腱与桡侧腕屈肌腱之间。布有前臂内、外侧皮神经，正中神经掌皮支，深层为前臂掌侧骨间神经，并有前臂正中动、静脉，深层有前臂掌侧骨间动、静脉通过。主治心痛，惊悸，胃痛，呕吐，热病烦躁，胸痛，疟疾，癫狂，痫症，肘挛，臂痛等。直刺0.5～1寸。艾炷灸3～5壮，或艾条灸5～10分钟。

肩jiān　上臂和躯干连接的部分。肩部的肩关节，主上肢回转活动的作用。《灵枢·经脉》："大肠手阳明之脉……上外前廉，上肩，出髃骨之前廉。"

肩背痛jiānbèitòng　症名。出《素问·藏气法时论》。指肩背部筋脉、肌肉作痛。多因风湿或内伤脏腑、气血所致。《张氏医通·肩背痛》："肩背痛，不可回顾，此手太阳气郁不行也，以风药散之，通气防风汤；若面白脱色，短气者勿服，宜逍遥散加人参；火郁热盛，东垣升阳散火汤；形气虚甚，十全大补汤；肩背痛，脊强，腰似折，项似拔，此足太阳经气不行也，羌活胜湿汤。"亦有因湿热相搏，肩背沉重而痛，宜当归拈痛汤；因痰饮流注者，宜导痰汤；又有病后、房劳后、经行后走注肩背痛而见虚象者，宜调补为主。参见"外感肩背痛""内伤肩背痛"条。

肩膊jiānbó　❶又名。指两肩及肩之偏后部分。《灵枢·终始》："肩膊虚者，取之上。"❷肩胛骨的别称。又名肩髆。

肩膊骨出臼jiānbógǔchūjiù　病名。见《陈氏秘传》。即肩关节脱臼。详"肩胛骨出"条。

肩膊骨脱出jiānbógǔtuōchū　病名。见《救伤秘旨》。即肩关节脱臼。详"肩甲骨出"条。

肩髆jiānbó　人体部位名。指肩胛部。《灵枢·经脉》："膀胱足太阳之脉……循肩髆内，挟脊抵腰中。"又名肩膊。

肩不举jiānbùjǔ　指肩臂部不能抬举。多因风湿外袭或由外伤、劳损所致。《灵枢·经筋》："手阳明之筋……其支者，绕肩胛，挟脊；直者，从肩髃上颈。其病当所过者，支痛及转筋，肩不举。"《类证治裁》卷六："阳明脉衰，肩胛筋缓，不举而痛，宜调补络脉，生芪、於术、当归、防风根、姜黄、桑枝、甘杞子、橘络。"除祛风化湿、和血活络外，并可结合针灸、推拿治疗。参见"肩痛"条。

肩部筋伤jiānbùjīnshāng　病名。即以肩部急性或慢性疼痛、功能受限为主要表现的肩部筋肉扭挫伤和慢性劳损的疾病。

肩疮jiānchuāng　病名。见《中国医学大辞典》。肩部因受压或摩擦而生疮疡者。用五倍子烧灰存性，加黄丹（用水飞过）醋调敷之。参见"痈""疽"条。

肩垂背曲jiānchuíbèiqū　背曲肩随的别称。《临证指南医案·肩臂背痛》："背为阳明之府，阳明有亏，不能束筋骨，利机关，即肩垂背曲。"详见"背曲肩随"条。

肩毒jiāndú　病名。出《疡医大全》卷二十二。泛指肩部之痈疽。

肩风毒jiānfēngdú　病名。见《外科大成》卷二。又名臂风毒。指生于臂肩髃穴处的痈。由风邪深袭骨缝，与湿稽留，化热而成。初起高肿色赤，小者如杏，大者如桃，痛连肩，更兼拘急。初起可用汗法，服蠲痛无忧散。若不消，治法参见"外痈"条。

肩峰jiānfēng　即肩头。见该条。

肩峰下滑囊炎jiānfēngxiàhuánángyán　病名。即肩峰下滑囊由于损伤或长期受挤压、摩擦等机械性刺激，使滑囊壁发生充血、水肿、渗出、增生、肥厚、粘连等，以肩部疼痛、运动受限和局部压痛为主要表现的无菌炎症性疾病。

肩骨jiāngǔ　指肩胛骨、子骨，左右共4块。详各条。

肩骨出臼jiāngǔchūjiù　病名。见《疡医准绳》卷六。即肩关节脱臼。详"肩胛骨出"条。

肩骨出髎jiāngǔchūliáo　病名。见《伤科汇纂》卷五。即肩关节脱臼。详"肩胛骨出"条。

肩骨失落jiāngǔshīluò　病名。见《疡医准绳》卷六。即肩关节脱臼。详"肩胛骨出"条。

肩骨脱臼jiāngǔtuōjiù　病名。见《伤科汇纂》卷六。即肩关节脱臼。详"肩胛骨出"条。

肩关节脱位jiānguānjiétuōwèi　病名。以肩关节疼痛，功能障碍，局部变形为主要表现的肱骨头与肩胛盂脱位的疾病。参见"脱位""脱臼"条。

肩后jiānhòu　经外奇穴名。见"肩三针"条。

肩后疽jiānhòujū　病名。❶出《疡医准绳》卷三。即上搭手。见该条。❷出《外科大成》卷二。即肩胛疽。见该条。

肩后痛jiānhòutòng　症名。指肩后部肌肉、筋脉作痛。多由风热气郁手太阳经脉所致。治以祛风行气为主。《杂病源流犀烛·肩背肘臂腕手病源流》："肩后属小肠经，故肩后痛为小肠经病。以小肠中感受风热，气郁不行故致此。宜羌活、防风、藁本、木通、蔓荆子；若心血虚，必养血，宜当归、熟地。"参见"肩痛"条。

肩甲骨jiānjiǎgǔ　骨名。即肩胛骨。详该条。

肩胛jiānjiǎ　❶背部两肩胛骨部位。《灵枢·经脉》："小肠手太阳之脉……出肩解，绕肩胛，交肩上。"❷指肩胛骨。《医宗金鉴·正骨心法要旨》："附于脊背，成片如翅者，名肩胛，亦名肩髆，俗名锨板子骨。"

肩胛骨jiānjiǎgǔ　骨名。见《医宗金鉴·正骨心法要旨》。又名肩髆、锨板子骨、琵琶骨。为三角形扁骨，是上肢带骨之一。贴附于胸部的后外侧，其关节盂与肱骨头构成肩关节。

肩胛骨出jiānjiǎgǔchū　病名。即肩关节脱臼。出《仙授理伤续断秘方》。又名肩胛上出臼、肩骨脱臼、肩骨失落、骨突出、髃骨骱失、肩骨出髎、肩骱迭下等。因跌打、闪坠所致。按脱出方向，可分前、后、上、下脱臼，尤以前脱臼为多见。患肩疼痛、肿胀、方肩畸形、功能障碍，患手不能"上至脑后，下过胸前，反手于背"（《陈氏秘传》）。治宜采用足蹬法、肩头掮法、扛抬法等手法复位。腋下填以椭圆形压垫，绷带固定。其治法参见"脱臼"条。

肩胛骨骨折jiānjiǎgǔgǔzhé　病名。以肩胛部周围肿胀、青紫、瘀瘢、压痛明显，患肩不能活动，患肢不能抬高，活动患肢则疼痛加剧为主要表现的肩胛盂、颈部、体部，肩峰、喙突、肩胛冈的骨折。参见"骨折"条。

肩胛骨髎脱jiānjiǎgǔliáotuō　病名。见《伤科汇纂》卷一。即肩关节脱臼。详"肩胛骨出"条。

肩胛骨脱出jiānjiǎgǔtuōchū　病名。见《救伤秘旨》。即肩关节脱臼。详“肩胛骨出”条。

肩胛疽jiānjiǎjū　病名。系有头疽生于肩胛部者。出《疡医准绳》卷三。又名太阴疽、肩后疽。多因手太阴肺经积热所致。治宜内服仙方活命饮加桔梗、黄芪、升麻，或选用夺命丹、黄芪木香散。余证治见“有头疽”条。

肩胛上出臼jiānjiǎshàngchūjiù　病名。见《世医得效方》卷十八。即肩关节脱臼。详“肩胛骨出”条。

肩尖jiānjiān　经外奇穴别名。见《针灸经外奇穴图谱》。即肩头。见该条。

肩解jiānjiě　❶人体部位名。指肩关节。《灵枢·经脉》：“小肠手太阳之脉……出肩解，绕肩胛。”❷穴位名。《素问·气穴论》：“肩解二穴。”王冰注：“谓肩井也。在肩上陷解中，缺盆上，大骨前。”又《素问·气府论》：“肩解各一。”王冰注：“谓秉风二穴也。在肩上小髃骨后举臂有空。”

肩阶迭下jiānjiēdiéxià　病名。见《接骨全书》。即肩关节脱臼。详“肩胛骨出”条。

肩阶落下jiānjiēluòxià　病名。见《伤科大成》。即肩关节脱臼。详“肩胛骨出”条。

肩井jiānjǐng　经穴名，代号GB21。出《针灸甲乙经》。别名膊井、肩解。属足少阳胆经。手足少阳、阳维之会。位于肩上，当大椎穴与肩峰间连线之中点处。或以手并拢，食指靠颈，中指尖到达处是穴。布有锁骨上神经后支、副神经，并有颈横动、静脉通过。主治项强，肩背痛，手臂不举，中风偏瘫，滞产，产后血晕，乳痈，瘰疬及高血压，功能性子宫出血等。直刺0.3～0.5寸，不宜深刺。艾炷灸3～7壮，或艾条灸5～15分钟。

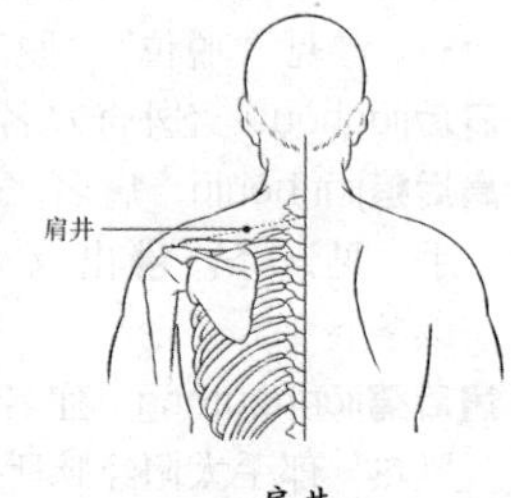

肩井

肩井骨伤jiānjǐnggǔshāng　病名。见《证治准绳·疡医》卷六。肩井骨即锁骨的肩峰端。多因跌仆、坠堕所伤。局部肿胀、疼痛，压之加剧，活动受限，可有骨声。治宜手法整复，给予固定。内服七厘散、复元活血汤，肿痛减轻后，改服正骨紫金丹，接骨丸；后期用损伤洗方或海桐皮汤外洗，并配合功能锻炼。

肩疽jiānjū　病名。出《证治·疡医》卷三。又名疵痈、丁疽。是生于肩部的有头疽。出于肩中廉（肩峰中部）名肩中疽；生于肩前廉（肩峰前侧），名乾疽；生于肩后廉（肩峰后侧），名过肩疽。多因风热郁结，或负重所伤，瘀血凝结而发。患处若高肿红活，热速溃者为顺；若平塌坚硬，不红不热，成脓者为险；若肿痛连及臂胛，口噤寒战，疼痛不欲食，二便不调者逆。治宜随证加用引经药，初起有表证者，俱宜荆防败毒散汗之；有里热证者，内疏黄连汤下之；汗下之后，肿痛不退，脓势将成，宜用托里透脓汤，脓成宜切开引流，溃后外治同溃疡。参见“附骨疽”条。

肩髎jiānliáo　经穴名，代号SJ14。出《针灸甲乙经》。属手少阳三焦经。位于肩峰突起之后下方，约肩髃穴后1寸凹陷处。布有腋神经肌支和旋肱后动脉肌支。主治肩臂痛，上肢麻痹或瘫痪，以及肩关节周围炎等。直刺1～1.5寸。艾炷灸3～5壮，或艾条灸5～15分钟。

肩髎

肩髎

肩脉jiānmài　经脉名。即手太阳经。马王堆汉墓帛书《阴阳十一脉灸经》：“肩眽（脉）：起于耳后，下肩，出臑外【廉】，出〖臂外〗馆（腕）【上】，乘手北（背）。是【动则病：领（颔）肿痛】，不可以顾，肩以（似）脱，臑以（似）折。是肩眽（脉）主治。【其所产病】：领（颔）痛，【喉踝<踝－痹>，臂痛，肘外】庯（痛），为四病。”

肩内俞jiānnèishù　经外奇穴名。见《腧穴学概论》。位于肩髃穴与云门穴连线之中点直下1寸处。主治肩臂痛不举。直刺0.5～1寸。艾炷灸3～5壮，或艾条灸5～15分钟。

肩内髃jiānnèiyú　经外奇穴名。见《经外奇穴汇编》。位于胸壁外上方，中府穴外侧0.5寸处。主治肩臂疼痛。直刺0.5～1寸。艾炷灸3～5壮，或艾条灸5～10分钟。

肩前jiānqián　经外奇穴名。见“肩三针”条。

肩前痛jiānqiántòng　症名。指肩前部肌肉、筋脉疼痛。多因邪袭手阳明经脉或肺气郁阻所致。《杂病源流犀烛·肩肘臂腕手病源流》：“肩前属大肠经，故肩前痛为大肠经病，盖肩端两骨及前臑，皆大肠脉所贯。风热乘肺，肺气郁甚，肺先病，当泻风通肺气，宜防风、羌活、升麻、柴胡、薏仁、陈皮、桑皮、贝母；若面白气虚，必兼补，宜加人参、黄芪。”参见“肩痛”条。

肩三针jiānsānzhēn　为分布在肩关节周围的肩髃、肩前、肩后3个穴位的合称。肩髃定位见“肩髃”条。肩前，在腋前皱襞头上1寸。肩后，在腋后皱襞头上1.5寸。主治肩痛不举，上肢瘫痪或麻痹等。各刺1～1.5寸。

肩上热jiānshàngrè　症名。指肩部灼热或有热感。见《灵枢·邪气藏府病形》。肩背部位是手太阳小肠经和足太阳膀胱经等的循行部位，如该经络发生病变，可伴有肩上热的症状。

肩髓jiānsuǐ　肩骨的骨髓。《素问·玉机真藏论》：“大骨枯槁，大肉陷下，肩髓内消，动作益衰。”

肩锁关节脱位jiānsuǒguānjiétuōwèi　病名。以肩部前侧疼痛，压痛为主要表现的锁骨外端与肩峰相连的关节脱的移位。参见“脱位”“脱臼”条。

肩锁阶jiānsuǒjiē　即肩锁关节。

肩抬复位法jiāntáifùwèifǎ　正骨手法。适用于髋关节脱臼的复位。以左髋关节为例：在腰麻或全麻下，患者仰卧，臀部置于床的一端。一助手双手固定患者骨盆不动，另一助手抬平患者健肢不动，医者弯腰分腿面对患者，以右肩填于患侧腘窝下，抬起患肢，双手紧抱患肢大腿根部。另一助手在医者背后双手固定患肢小腿不动。此时医者用力直腿伸腰抬起患肢与按压骨盆的助手对抗牵引。感到股骨头滑动时，配合双手向远端托，此时可感到复位的声响，即已复位。

肩痛jiāntòng　症名。指肩关节、肩胛及其周围筋骨肌肉作痛的表现。见《针灸甲乙经》卷十。肩为手三阳经交会处，又属肺脏分域。由外感风湿所致者，肩痛偏后，常与背痛并见。治宜祛风化湿，方用羌活胜湿汤加减。若因肺受风热者，症见肩痛偏前，痛连手臂。方用防风汤、羌活散等。若因强力负重或跌仆损伤者，痛有定处，伸屈不利，或痛引颈项等。可结合伤科、推拿、针灸治疗。参见“肩背痛”“肩前痛”“肩后痛”“肩不举”等条。本症可见于风湿性关节炎、肩关节周围炎、肩胛肌劳损等疾患。

肩头jiāntóu　❶肩上高凸部。又名肩峰。《医宗金鉴·正骨心法要旨》："其臼含纳骨上端，其处名肩解，即肩与骨合缝处也。俗名吞口，一名肩头。"❷经外奇穴名。《备急千金要方》："灸瘤法……平举两手，持户两边，取肩头小垂际骨解宛宛中灸之，两火俱下，各三壮。若七壮，十日愈。"《医说》："灸牙痛法，随左右所患，肩尖微近后骨缝中，小举臂取之，当骨解陷中，灸五壮。"近代《针灸孔穴及其疗法便览》据以列作奇穴，名肩头。《针灸经外奇穴图谱》一名肩尖。位于肩部，肩锁关节之凹陷中，肩髃穴之内上方处。主治瘤，齿痛，肩凝症，上肢麻痹或疼痛。直刺 0.5 ~1 寸。艾炷灸 3 ~7 壮，或艾条灸 5 ~15 分钟。

肩头骨jiāntóugǔ　见《伤科汇纂》。肩解的俗称。

肩头掮法jiāntóuqiánfǎ　正骨手法。见《伤科汇纂》卷一。适用于肩关节脱臼的整复。令患者立于低处，医者双手紧握患肢手腕上部，将肩头置于患侧腋下，用力徐徐背起，并向前弯腰，利用肩头的力量使肱骨头复原，如有滑动感，即已复位。

肩外俞jiānwàishù　经穴名，代号 SI14。出《针灸甲乙经》。属手太阳小肠经。位于背部，第 1 胸椎棘突下旁开 3 寸处。另说"大杼旁三寸"（《医学入门》），"平开大椎三寸"（《循经考穴编》广注），"横直陶道四寸七分微高些"（《针灸集成》）。布有第 1、2 胸神经后支内侧皮支及副神经，深层为肩胛背神经及颈横动、静脉。主治肩背酸痛，颈项强急，落枕，肘臂冷痛等。直刺 0.5 ~1 寸。艾炷灸 3 ~5 壮，或艾条灸 5 ~10 分钟。

肩息jiānxī　症名。形容抬肩以助呼吸的状态。《素问·通评虚实论》："喘鸣肩息者，脉实大也，缓则生，急则死。"本症多见于严重呼吸困难的患者。哮喘病发剧时亦可见此。参见"张口抬肩"条。

肩息咳jiānxīké　病证名。出《灵枢·本藏》。指咳嗽而兼见耸肩喘息等症。参见"咳喘""痰饮咳嗽""息高"等条。

肩项痛jiānxiàngtòng　症名。指肩痛连项。见《针灸甲乙经》卷八。多由邪客经脉，或血失濡养所致。《素问·缪刺论》："邪客于足太阳之络，令人头项肩痛。"治用羌防泻白散或圣愈汤等方。参见"肩痛""项痛"条。若内脏病而痛引肩项者，病多危重。《素问·玉机真藏论》："胸中气满，喘息不便，内痛引肩项，期一月死，真藏见，乃予之期日。"

肩袖损伤jiānxiùsǔnshāng　病名。覆盖于肩关节的肌腱帽遭到破坏而出现肩关节功能障碍的疾病。以肩部疼痛、压痛，活动时加重、弹响，肩关节功能明显受限，甚或日久者可见肩周肌肉萎缩，尤以冈下肌明显为主要表现。

肩髃jiānyú　❶泛指肩关节上方。《灵枢·经脉》："其别者，上循臂，乘肩髃。"高士宗注："髃骨之会，谓肩髃，乃肩臂相会之处。"❷经穴名，代号 LI15。出《针灸甲乙经》。别名中肩井、扁骨、偏骨、尚骨、偏肩、髃骨。属手阳明大肠经。手阳明、阳之会。位于肩部，锁骨肩峰端与肱骨大结节之间，三角肌上部中央凹陷处。上臂外展至水平位时，在肩峰锁骨关节前缘下际出现两个凹陷，前方凹陷中是穴。布有锁骨上神经后支及腋神经，并有旋肱后动、静脉通过。主治肩臂疼痛，上肢不遂，项强，齿痛瘰疬，瘾疹，以及肩关节周围炎等。直刺 1 ~1.5 寸。艾炷灸 3 ~5 壮，或艾条灸 5 ~10 分钟。

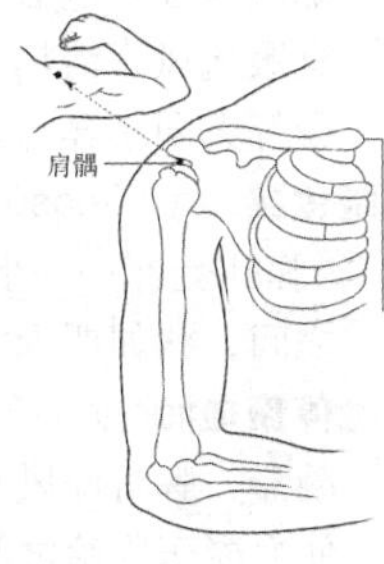

肩髃

肩髃骨jiānyúgǔ　即髃骨。详"髃骨"条。

肩贞jiānzhēn　经穴名，代号 SI9。出《素问·气穴论》。属手太阳小肠经。位于肩部后下方，当腋后纹头直上 1 寸处，垂臂合腋取穴（《针灸甲乙经》）。布有腋神经分支，深部上方为桡神经，并有旋肩胛动、静脉通过。主治肩胛疼痛，手臂不举，上肢麻木，耳鸣，齿痛，瘰疬，以及肩关节周围炎等。直刺 0.5 ~1 寸。艾炷灸 3 ~7 壮，或艾条灸 5 ~15 分钟。

肩中疽jiānzhōngjū　病名。出《外科真诠》卷上。无头疽生于肩中廉（肩峰正中）者，属三焦、胆二经。证治见肩疽条。

肩中俞jiānzhōngshù　经穴名，代号 SI15。出《针灸甲乙经》。属足太阳小肠经。位于背部，第 7 颈椎棘突下旁开 2 寸处（《针灸甲乙经》《循经考穴编》）。另说"大杼旁二寸"（《医学入门》），"肩外俞上五分"（《针灸集成》）。布有第 1、2 胸神经后支内侧皮支及副神经，深层为肩胛背神经及颈横动、静脉。主治咳嗽，气喘，唾血，项强，肩背疼痛等。直刺 0.5 ~1 寸。艾炷灸 3 ~5 壮，或艾条灸 5 ~10 分钟。

肩周炎jiānzhōuyán　病名。即以肩部产生疼痛，逐渐加重，夜间为甚，肩关节活动功能受限，并且日益加重，达某种程度后逐渐缓解，直至最后完全复原为主要表现的肩关节囊及其周围韧带、肌腱和滑囊的慢性特异性炎症。

肩柱jiānzhù　经外奇穴名。出《针灸集成》。所载位置与肩柱骨同。见该条。

肩柱骨jiānzhùgǔ　经外奇穴名。出《奇效良方》。位于肩部，肩胛骨肩峰突起之高点处。主治瘰疬，肩臂痛，手不能举动等。艾炷灸 3 ~7 壮。

监仓之官jiāncāngzhīguān　指大、小肠。《备急千金要方》卷十四："小肠者，受盛之腑也。号监仓吏。"卷十八："大肠者，为行道传写之腑也。号监仓掾。"

兼方jiānfāng　用主治不同的药物组合而成的方剂。如麻黄附子细辛汤，治外有表寒，内见阳虚之证，用麻黄解表发汗，附子温经助阳，细辛温通表里，以兼收疗效。

兼化jiānhuà　运气学说术语，见《类经图翼》。凡阴干主运之年，中运不及，若遇司天之气为克中运者，则由于中运气衰，故司天之气以强兼并中运之弱，于是不及之运从司天之气而化，称为"兼化"。如己亥年土运不及，适值厥阴风木司天，则木兼土化而为木气主令之年。

兼罗集jiānluójí　针灸著作。见"针方六集"条。

兼胎症jiāntāizhèng　病证名。清代康维恂《眼科菁华录》："未产目病号兼胎。"即妊娠目病。详该条。

兼证jiānzhèng　兼夹的病证。按感受病邪及其相应的证候分主次，次者为兼。《温热论》："（温邪）在表初用辛凉轻剂，夹风则加入薄荷、牛蒡之属，夹湿加芦根、滑石之流。"此风和湿均属温热的兼证。病之主证未除，又出现新的症状，而整个病情仍以原来主证为主的，新出现的症状也属兼证。

犍jiān　五不男之一。古时男子阴茎被割以至不能生育者，称之为犍。参见五不男条。

湔浣jiānhuàn　洗濯。《史记·扁鹊仓公列传》："湔浣胃肠。"

煎jiān　❶将药物加水煎煮。❷汤剂的另一种名称。如一贯煎。

煎厥jiānjué　病证名。厥证之一。❶指虚损、精绝所致昏厥的病证。《素问·生气通天论》："阳气者，烦劳则张，精绝，辟积于夏，使人煎厥。目盲不可以视，耳闭不可以听，溃溃乎若坏都，汩汩乎不可止。"《不居集》卷四："人身肾与膀胱竭绝，于已午之月，故倦怠欲睡，痿弱无力，尔时则宜补益；若或劳役犯房欲，精血内耗，阴火沸腾，致目昏耳闭，举动懒倦，失其常度，五心烦热，如火燔灼，名曰煎厥，此亦虚损之类。"❷指阳气抑郁不伸，气煎迫而厥逆者。《素问·脉解》："少气善怒者，阳气不治，阳气不治，则阳气不得出，肝气当治而未得，故善怒，善怒者，名曰煎厥。"参见"厥证"条。

煎药法jiānyàofǎ　把中草药煎煮成汤剂的方法。要根据药剂的作用而掌握火候，如发表药、理气药，多取其气，宜用较猛的武火急煎；补益药，多取其味，宜较弱的文火慢煎。同时要依据药物的性质、药味的多少及病人年龄大小而确定煎水量的多少。此外，还须留意先煎、后下、包煎等法。详各条。

茧唇jiǎnchún　病名。生于口唇部位，形似蚕茧的肿物，类似于唇癌。见《疮疡经验全书》卷一。又名白茧唇、紧唇、沈唇。多由思虑伤脾，心火内炽，脾胃积热；或水亏火旺，火毒蕴结唇部所致。初起在口唇部出现豆粒大硬结，逐渐增大，坚硬疼痛，白皮皱裂，形如蚕茧；或翻花如杨梅，如灵芝，如蕈状不一，溃破后时流血水，溃面高低不平，常覆有痂皮。后期可出现口干咽燥，形体消瘦等全身表现。治疗：早期宜润燥生津，内服清凉甘露饮。若唇燥、便秘，宜通便泄热，内服凉膈散；若阴虚火旺，内服沙参麦冬饮或加减八味丸。外治用蟾酥锭磨醋调敷，或用蟾酥饼贴之，再用红灵丹油膏涂在布上盖之。

茧子jiǎn·zi　病名。即趼子。见该条。

检验合参jiǎnyànhécān　法医著作。1 卷。清代郎锦骐（静谷）辑于 1829 年。此编有助断狱者参考。郎氏广收前人有关论述，并结合个人检验心得，仿照人体骨骼，镂为木偶两具，并逐一标识名称，作为检骨者之参考。今存清刊本。

检验集证jiǎnyànjízhèng　法医著作。2 卷。清代郎锦骐（静谷）辑于 1829 年。郎氏整合其为官期间所经检案及幕友之案例，并收集前人诸说，摘集成卷。论述简明，相互发明，使阅者一目了然。现存多种清刻本。

趼子jiǎn·zi　病名。又称茧子。即胼胝。包括脚垫、趾垫、疔 3 类。脚垫按其生长部位和形状不同，分为月牙垫、轮垫、后垫等多种。趾垫亦分为顶趾、盖趾、夹趾、对趾等名目。疔则有垫疔和单纯性干疔之分，名称颇多，如顶趾疔、盖指疔、垫疔、蛇头疔等。其病因、症状见"胼胝"条。治法：用修脚术中的起法、分法修治，亦可配合药物外治。

减黄丹jiǎnhuángdān　《辨证录》卷七方。茯苓、山药、芡实、薏苡仁各五钱，人参三分，白术、车前子、酸枣仁各一钱，菟丝子三钱。水煎服。治女劳疸，肾气虚损，四肢酸痛，夜梦惊恐，精神困倦，饮食无味，举动乏力，心腹胀满，脚膝痿缓，房室不举，股内湿痒，水道涩痛，时有余沥，小腹满而身尽黄，额上黑。

剪刀jiǎndāo　眼科手术器械。钢铁制作。用于剪除胬肉、血筋、皮、膜等。

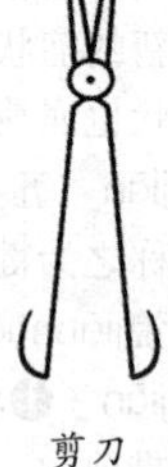
剪刀

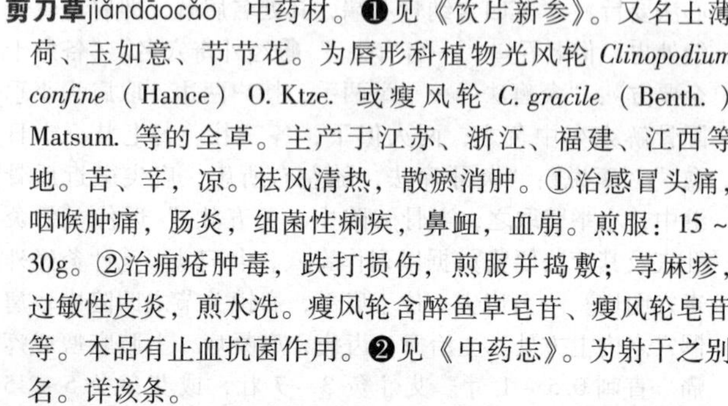
剪刀草jiǎndāocǎo　中药材。❶见《饮片新参》。又名土薄荷、玉如意、节节花。为唇形科植物光风轮 *Clinopodium confine*（Hance）O. Ktze. 或瘦风轮 *C. gracile*（Benth.）Matsum. 等的全草。主产于江苏、浙江、福建、江西等地。苦、辛，凉。祛风清热，散瘀消肿。①治感冒头痛，咽喉肿痛，肠炎，细菌性痢疾，鼻衄，血崩。煎服：15～30g。②治痈疮肿毒，跌打损伤，煎服并捣敷；荨麻疹，过敏性皮炎，煎水洗。瘦风轮含醉鱼草皂苷、瘦风轮皂苷等。本品有止血抗菌作用。❷见《中药志》。为射干之别名。详该条。

剪口疮jiǎnkǒuchuāng　病证名。《疡医大全》卷十四："剪口疮又名夹口疮，脾热者多患此。亦有父母遗毒小儿口角色白生疮，久而不愈。"治宜清热解毒。可选用清胃散、凉膈散等加减。参见"口吻疮"条。

剪绒花jiǎnrónghuā　中药材。见清代汪双池《医林纂要·药性》。为瞿麦之别名。详该条。

睑jiǎn　解剖部位。见《诸病源候论》卷二十八。即眼睑。详该条。

睑胞jiǎnbāo　解剖部位。见《银海精微》。即眼睑。详该条。

睑唇jiǎnchún　解剖部位。见《圣济总录》卷一百一十三。即眼弦。详该条。

睑倒粘睛jiǎndàozhānjīng　病名。见梁翰芬《眼科讲义》。即睥肉粘轮。详该条。

睑发jiǎnfā　病名。多因气血虚衰，毒邪入侵而发。清代徐春泉《外科选要》："其疮发于眼下睑上四白穴、巨髎穴。"古人认为疮色似葡萄，形渐大或生子母疮者，为危重之症。治宜托里清热消毒，用托里消毒散加减。

睑废jiǎnfèi　病证名。清代黄庭镜《目经大成》卷二："此症，视目内如常，自觉亦无恙，只上下左右两睑日夜长闭而不能开，攀开而不能眨……尝见患者，一行一动，以手拈起眼皮，方能视。"为上胞下垂之重症。详"上胞下垂"条。

睑内结石jiǎnnèijiéshí　病名。即以胞睑内生黄白色小颗粒，质硬突起，而致眼部磣涩不适为主要表现的眼病。

睑皮jiǎnpí　解剖部位。见《银海精微》。即眼睑。详该条。

睑皮垂缓jiǎnpíchuíhuǎn　病证名。见梁翰芬《眼科学讲义》。即上胞下垂。详该条。

睑生风粟jiǎnshēngfēngsù　病证名。《秘传眼科龙木论》："肺脏壅毒，大肠积热，肝家有风，致令眼睑皮肉上下有肉如粟粒相似。惟多泪出涩痛，如米隐一般。积久年深，翳膜昏暗，渐渐加重，此眼切宜三五度镰洗出血。"《杂病源流犀烛》卷廿二更主张将眼睑"翻出以针拨之"。内治宜服疏风、清热、祛瘀之剂。本证与椒疮、粟疮、胞肉胶凝等大同小异。参见有关条。

睑生粟jiǎnshēngsù　病证名。葆光道人《眼科龙木集》："脾肺受邪……邪气相搏，肝经虚弱，风盛，即发于两睑之间，状如粟米之形。"即粟疮。详该条。

睑停瘀血jiǎntíngyūxuè　病证名。《银海精微》："此乃肝气凝滞，脾胃停风湿也，或因天行赤眼之后……不能调养，使血凝于胞睑之间，名曰瘀血。治之须番上下胞睑，劆洗瘀血至尽。宜服退赤散、当归散。"

睑弦jiǎnxián　即目弦。详该条。

睑弦赤烂jiǎnxiánchìlàn　病名。见广州中医学院主编《中医眼科学讲义》。即眼弦赤烂。详该条。

睑黡jiǎnyǎn　症名。清代黄庭镜《目经大成》卷二："此症两目无别弊，但上下外睑煤黑有如淡墨滴于旧棉纸。”可见于痰饮之症。参见“目黯黑”条。

睑硬睛痛jiǎnyìngjīngtòng 病证名。见《秘传眼科龙木论》。又名睑睛疼。常由“风热痰火，及头风夹攻，血滞于脾所致”（《张氏医通》卷八）。《审视瑶函》：“此症不论有障无障，但两睑紧硬而睛疼，若头痛者，尤急……轻则内生椒疮，重则肿胀如杯，瘀血贯睛等症。”内治宜祛风、清热、涤痰、凉膈、散瘀等法。可用凉膈散、二术散加减。并可劆洗去瘀，或外涂焮肿膏。参见“椒疮”“肿胀如杯”“瘀血贯睛”等条。

睑粘睛珠jiǎnzhānjīngzhū 病名。见佚名《眼科统秘》。即睥肉粘轮。详该条。

睑中生赘jiǎnzhōngshēngzhuì 病证名。《古今医统》：“此症脾胃积久而发出，以致睑内生赘如粟如黍，或有血块，俱以手法去瘀血，服活血清热药。”

简便验方jiǎnbiànyànfāng ❶方书。又名《简便至宝》。2卷。清代胡其重（易庵）辑。此编分中风中寒中气诸方、中寒伤寒瘟疫诸方、中暑昏冒诸方等22门，汇录内、外、妇、儿各科“济急救危，至简至便”验方。现存雍正七年（1729）新安汪氏重校刊本、道光二十二年（1842）张谦吉重订本。❷《保安堂三补简便验方》之简称。详该条。

简明肛肠病学jiǎnmínggāngchángbìngxué 教科书。柏连松编撰。作者根据多年临床实践和教学体会，结合西医学及国内外有关肛肠疾病的文献资料编成。全书分3部分。上、下两篇系统论述各种常见肛门、直肠疾病之病因、病理、症状、诊断、治疗、预防和保健，并重点介绍中西医结合治疗肛肠疾病的成就和方法，对痔、瘘两大类疾病阐论尤详。诊治方面重视辨证，突出中医特色。附篇以问答形式简释肛肠科疾病之重要内容及疑难点，并配有插图。1985年由上海科学技术文献出版社出版。

简明眼科学jiǎnmíngyǎnkēxué 眼科著作。见“国医百家”条。

简明医彀jiǎnmíngyīgòu 综合性医著。8卷。明代孙志宏撰。刊于1629年。本书以介绍临床各科病证证治为主，卷一至五为内科杂病，兼及五官、口齿病证；卷六至八分述幼科、妇科、外科病证，述证简要，方治详备，于诸证主方后附有成方及简效方。卷一论病证前有要言一十六则（内容多属医论）和制药、煎药、服药法，颇多经验之谈。孙氏于本书自序中称：“其书备而不冗，约而不漏，义类浅显，人人可解，若射必有彀，故命曰《简明医彀》。”

简明中医儿科学jiǎnmíngzhōngyī'érkēxué 教科书。南京中医学院儿科教研组编。本书分总论和各论两部分，前者介绍儿科学的发展概况及诊治、护理等基本知识。后者又分初生疾病、四大要症（麻疹、天花、惊风、疳症）、弱症、杂症4部分，并附小儿推拿术。书中根据中医理论对于临床常见的儿科疾病做了简明扼要的叙述。1960年由上海科技出版社出版。

简明中医妇科学jiǎnmíngzhōngyīfùkēxué 教科书。南京中医学院妇科教研组编。本书分总论、各论两篇，分别介绍妇科学的基本知识、简史，以及调经、带下、孕育、胎前、临产、产后、乳病及杂病等内容，论析辨证和治疗较为简要。1959年由上海科技出版社出版。

简明中医内科学jiǎnmíngzhōngyīnèikēxué 教科书。南京中医学院内科教研组编。本书分总论与各论两部分。总论包括病因、诊法、治疗法则等内容。各论介绍73种内科病证的诊治，采用中医病名。论述简明，文字浅显，每病之后附有医案选录，可供临床参考。1959年由上海科学技术出版社出版。

简明中医学jiǎnmíngzhōngyīxué 教科书。❶河北新医大学医教部编。内容包括中医基本知识，常用中草药简介，常见证候、疾病的治疗，共3部分。书中对病证的分型比较简括，治疗选方切于实用，并收集了各地的一些医疗经验和单方验方。1971年由人民卫生出版社出版。❷中国人民解放军武汉部队后勤部卫生部编。此书分述中医学基础理论、中药、方剂及临床各科疾病。不少篇章有中西医结合的内容，方药治疗部分注意选收单方验方及中草药方、针灸、外治法等。1972年由湖北人民出版社出版。

简易备验方jiǎnyìbèiyànfāng 方书。即《订补简易备验方》，又名《万病验方》。16卷。明代胡正心等撰。刊于1641年。书中集录中风、伤寒、瘟疫、暑证等59类包括各科病证的单方验方。现存明刊本。

简易本草jiǎnyìběncǎo 本草著作。见“草药图经”条。

简易草药草方图说jiǎnyìcǎoyàocǎofāngtúshuō 本草著作。见草药图经条。

简易普济良方jiǎnyìpǔjìliángfāng 综合性医著。6卷。明代彭用光撰。刊于1561年。书中除列述一些中风、伤寒等常见病证的单方验方外，还介绍了有关食疗、食物宜忌、食物制造、养生等内容。卷六为彭氏注释的《痈疽神妙灸经》，其中绘有人体穴位图17幅，并有说明文字。

简易医诀jiǎnyìyījué 综合性医著。4卷。清代周云章撰于1909年。本书以三言歌诀形式，分别介绍伤寒、温病、杂病、女、儿、外科等类病证。作者以三言歌诀形式论病、论治、论方。歌诀后有详细注释，以《伤寒论》《金匮要略》为主，引用各家医论及方剂，是一部学医入门读物。

謇吃jiǎnchī 病证名。謇，通作蹇（《韵会》）。《易经》注：“謇，难也。”“口吃难于言也”（《广雅注》）。《诸病源候论》卷三十：“人之五藏六府，禀四时五行之气，阴阳相扶，刚柔相生，若阴阳和平，气血调适，则言语无滞，吐纳应机。若阴阳之气不和，府藏之气不足，而生謇吃……若府藏虚损，经络受邪，亦令语言謇吃……《养生方》云：愤满伤神，神气通于舌，心损则謇吃。”着重阐述了正常语言的机转及产生口吃的病机。参见“重言”与“口吃”条。

见点jiàndiǎn 症名。痘疮始出的迹象。出《证治准绳·幼科》。即痘疮见形。详该条。

见毒消jiàndúxiāo 中药材。见《江西草药》。为蛇葡萄之别名。详该条。

见风青jiànfēngqīng 中药材。见《贵州民间方药集》。为虎掌草之别名。详该条。

见风消jiànfēngxiāo 中药材。见《分类草药性》。为山胡椒叶之别名。详该条。

见苗jiànmiáo 症名。出《痘疹心传必效良方》。即痘疮见形。详该条。

见气消jiànqìxiāo 中药材。见《全国中草药汇编》。为牛奶浆草之别名。详该条。

见闻精出jiànwénjīngchū 症名。指耳闻目睹色情之事而精自泄的表现。《诸病源候论·虚劳病诸候》：“见闻感触，则动肾气。肾藏精，今虚弱不能制于精，故因见闻而精溢出也。”义同漏精，属滑精病。详“滑精”条。

见晛丸jiànxiànwán 《卫生宝鉴》卷十八方。附子（炮，去皮脐）四钱，鬼箭羽、紫石英各三钱，泽泻、肉桂、延胡索、木香、大黄各二钱，槟榔二钱半，血竭一钱半，炒水蛭一钱，三棱五钱，桃仁（浸去皮尖，炒）三十个。先将大黄为粗末，用酒同三棱浸一夜，焙干，与余药共为末，用原浸药酒打糊为丸，梧桐子大，每服三十丸，食前淡醋或温酒送下。治寒客于下焦，血气闭塞，瘕聚坚大不消者。

见血飞jiànxuèfēi　中药材。❶见《分类草药性》。为飞龙掌血之别名。❷见《贵州民间药物》。为竹叶椒根之别名。详各条。

见血清jiànxuèqīng　中药材。见《民间常用草药汇编》。又名羊耳蒜、黑兰、肉螃蟹。为兰科植物脉纹羊耳兰 *Liparis nervosa*（Thunb.）Lindl. 的全草。分布于台湾、江西、福建、湖南、广西、广东、四川、贵州等地。苦，寒。凉血止血，清热解毒。①治咯血，吐血，肠风便血，血崩，小儿惊风。煎服：6～12g。②治热毒疮疡，创伤出血。捣烂敷或干粉撒。本品含脉纹羊耳兰碱。水煎剂能缩短血凝时间。

见血住jiànxuèzhù　中药材。见《湖北科技》（医药部分［1972（1）：40］。为黄开口之别名。详该条。

见肿消jiànzhǒngxiāo　中药材。❶见《南京民间药草》。为白蔹之别名。❷见《陕西中草药》。为金刚散之别名。❸见《江苏药材志》。为鬼箭羽之别名。❹见《分类草药》。为商陆之别名。❺见《陕西中草药》。为蓝布正之别名。详各条。

间隔灸jiàngéjiǔ　即间接灸。见该条。

间接灸jiànjiējiǔ　艾炷灸之一种。指艾炷与穴位皮肤之间衬隔物品的灸法。故又称间隔灸、隔物灸。通常以生姜、大蒜等一类辛温芳香的药物作衬隔，具有加强温通经络的作用，而不使艾火直接灼伤皮肤。间接灸的种类很多，其名称通常随所垫隔的物品而定，如隔姜灸、隔蒜灸、隔盐灸、隔饼灸等。根据病症选用。详各条。

间经jiànjīng　见《玉峰郑氏女科秘传·经候》："经血平时常二、三、四月一行，饮食如常，动作不衰，腹中不痛，面色不改，名间经。"

间日疟jiànrìnüè　病名。疟疾之一。见《诸病源候论·疟病诸候》。《素问·疟论》："其间日而作者何也？岐伯曰：其气之舍深，内薄于阴，阳气独发，阴邪内著，阴与阳争不得出，是以间日而作也。""其间日发者，由邪气内薄于五脏，横连募原也。其道远，其气深，其行迟，不能与卫气俱行，不得皆出，故间日乃作也。"治用小柴胡汤、清脾饮加常山、常山酒等。参见"疟疾"条。

间日子母jiànrìzǐmǔ　病名。间日疟的俗称。见《医略十三篇》卷九。详"子母疟"条。

间甚jiànshèn　出《素问·标本病传论》："谨察间甚，以意调之。"间，缓也；甚，急重。间甚指病势缓急。

间歇运针法jiànxiēyùnzhēnfǎ　指针刺得气后每隔一定时间断续地给予捻转或提插等操作，使患者的针感得到保持或加强。每次运针或时间间隔可视病情而定。

间脏jiànzàng　指疾病传变不传于所胜之脏，而是间隔一脏，传于其所生之脏。如心病传脾，脾传肺，肺传肾，肾传肝，肝传心，母子相传。《难经·五十三难》："间脏者，传其子也。"按五行学说，间脏其气相生，虽病亦微。

间者并行jiànzhěbìngxíng　治则之一。出《素问·标本病传论》。指病轻而症状较多，可主症、兼症并治；或标病、本病同时夹杂，可标本兼顾，补泻兼施，寒热互用。

建极汤jiànjítāng　《医醇賸义》卷二方。天冬、炒酸枣仁、黄芪、人参、当归、丹参、柏子仁各二钱，白芍药（酒炒）一钱五分，琥珀一钱，朱砂、五味子各五分，大枣十枚。加生姜三片，水煎服。功能益气补血养心。治劳伤过喜则心气大开，阳浮于外，经脉弛纵。

建兰根jiànlángēn　中药材。出《本草纲目拾遗》。又名土续断、兰花根。为兰科植物建兰 *Cymbidium ensifolium*（L.）Sw. 的根。辛，平。清肺止咳，止血理气，利湿，消肿。①治咳嗽咯血，肠风便血，尿血血崩，淋病，白浊，白带，月经不调，跌打损伤。煎服：9～15g（鲜品15～45g），或捣汁服。②治痈肿。捣汁涂。

建兰花jiànlánhuā　中药材。出《本草纲目拾遗》。又名秋兰、八月兰。为兰科植物建兰 *Cymbidium ensifolium*（L.）Sw. 的花。辛，平。化痰止咳，理气宽中。治久咳痰多，肝胃气滞，胸闷，腹泻。内服：水炖，10～15 朵；泡水饮，适量。

建兰叶jiànlányè　中药材。出《本草纲目拾遗》。为兰科植物建兰 *Cymbidium ensifolium*（L.）Sw. 的叶。全国各地均有栽培。辛，平。清热，凉血，利湿，解毒。①治肺热咳嗽，肺痈，咯血，吐血，白浊，白带。煎服：5～10g。②治疮毒疔肿。捣汁涂。

建里jiànlǐ　经穴名，代号 CV11。出《针灸甲乙经》。属任脉。位于腹正中线，脐上 3 寸。布有第 8 肋间神经前皮支和腹壁上、下动脉交界处的分支。主治胃痛，呕吐，腹胀，腹痛，肠鸣，泄泻，水肿，食欲不振，以及急慢性胃炎等。直刺 1～1.5 寸。艾炷灸 5～7 壮，或艾条灸 10～20 分钟。

建瓴汤jiànlíngtāng　《医学衷中参西录》方。生山药、怀牛膝各 30g，代赭石（轧细）24g，生龙骨、生牡蛎、生地黄各 18g，白芍药、柏子仁各 12g。铁锈水煎服。功能重镇平肝、滋阴潜阳。治肝阳上亢而致的头目眩晕，耳鸣目胀，心悸健忘，失眠多梦，脉弦硬而长。也用于高血压病属肝阳上亢者。若大便不实者，去赭石，加莲子（去心）9g；若畏凉者，以熟地黄易生地黄。

建脾散jiànpísǎn　《证治准绳·幼科》集七方。茯苓、人参各一两，厚朴（姜汁炙）三两，苍术（米泔浸）四两，陈皮五两，甘草（半生，半熟）、草果各二两。为末，每服一钱，加姜、枣，水煎服。功能益气健脾，化湿和中。治小儿脾胃虚弱，湿滞中阻，胸腹胀满，不思饮食，呕恶，肢体倦怠。

剑丹jiàndān　中药材。见《植物名实图考》。为瓦韦之别名。详该条。

剑横秋水jiànhéngqiūshuǐ　病证名。清代黄庭镜《目经大成》卷二："此症系物击所现伤痕，色白或带焦黄，中央略厚，两边薄些，正中横于青睛之上，故曰剑横秋水。"即剑脊翳。详该条。

剑脊翳jiànjǐyì　病证名。❶属宿翳。《证治准绳·杂病》："亦名横翳，色白或如糙米色者，或带微微焦黄色者，但状如剑脊，中间略高，两边薄些，横于风轮之外者，即此证也。"又称剑横秋水。不论其厚薄如何，因为横贯黑睛，遮掩瞳神，都有不同程度的视力障碍。❷即横翳内障。《医宗金鉴·眼科心法要诀》："横翳又名剑脊翳，自瞳人中映出于外如剑脊，中高边薄，横格于瞳人中心，色白如银。"

剑针jiànzhēn ❶手术器械名。《喉科心法》卷下："两边亦有锋，铜铁制成。备通脓管之用，取其迅速，痰包亦用此破。"❷出《针灸大成》，即铍针。见该条。

健步虎潜丸jiànbùhǔqiánwán 即虎潜丸。见该条。

健步丸jiànbùwán 《兰室秘藏·自汗门》方。防己（酒洗）、羌活、柴胡、炒滑石、炙甘草、天花粉（酒洗）各五钱，泽泻、防风各三钱，苦参（酒洗）、川乌各一钱，肉桂五分。为细末，酒煮米糊为丸，梧桐子大，每服七十丸，空腹服。治膝中无力，伸而不能屈，屈而不能伸，腰背腿膝沉重，行步艰难。

健骨散jiàngǔsǎn 《世医得效方》卷十二方。白僵蚕。为末，每服半钱，薄荷酒调下。治小儿久患疳疾，项软，体虚不食。

健脾jiànpí 治法。补法之一。亦称补脾、益脾。治疗脾虚、运化功能减弱的方法。用于面色萎黄、疲倦无力、饮食减少、食后腹胀、大便稀薄，舌淡苔白，脉弱等脾气虚弱证候。常用党参、莲子、白术、茯苓、山药、薏苡仁等药。方如参苓白术散。

健脾化湿jiànpíhuàshī 治法。即用具有补益脾气、祛湿化浊作用的方药治疗脾虚湿困证的治法。

健脾利水jiànpílìshuǐ 治法。即用具有补脾益气、利水渗湿作用的方药治疗脾虚水泛证的方法。

健脾利水生化汤jiànpílìshuǐshēnghuàtāng 《傅青主女科·产后编》卷下方。川芎、炒白术各一钱，茯苓一钱五分，当归二钱，炮姜四分，陈皮、炙甘草各五分，人参三钱，制肉豆蔻一个，泽泻八分。水煎服。治产后血块已除而泄泻者。

健脾驱虫jiànpíqūchóng 治法。即用具有健脾益气、驱蛔作用的方药治疗脾虚虫积证的治法。

健脾散jiànpísǎn 《苏沈良方》卷四方。炮乌头三分，姜厚朴、炙甘草、炮姜各一分。为粗末，每服一钱，加生姜二片，水煎服。治胃虚泄泻及老人脾虚泄泻。

健脾疏肝jiànpíshūgān 治疗肝气郁结引起脾不健运的方法。临床用于两胁胀痛，不思饮食，腹胀肠鸣，大便稀溏，舌苔白腻，脉弦等肝盛脾虚证候。常用白术、茯苓、薏苡仁、山药等健脾药，柴胡、青皮、木香、佛手等疏肝药。方用逍遥散之类。或香砂六君子汤加益智、厚朴、神曲。

健脾丸jiànpíwán ❶《证治准绳·类方》第五册方。炒白术二两半，木香、黄连（酒炒）、甘草各七钱半，茯苓二两，人参一两半，炒神曲、陈皮、砂仁、炒麦芽、山楂、山药、煨肉豆蔻各一两。为细末，蒸饼为丸，绿豆大，每服五十丸，空腹陈米煎汤送下，日二次。功能健脾消食。治脾胃不和，饮食劳倦。方中以人参、茯苓、白术、甘草补气健脾，兼以渗湿；山楂、神曲、麦芽消食化滞，木香、砂仁、陈皮理气和胃；山药、肉豆蔻健脾止泻；黄连清热燥湿。诸药合用，使食积得消，脾虚得健。❷《医方集解》方。人参、白术（土炒）、陈皮、麦芽（炒）各二两，山楂（去核）一两半，枳实三两。为细末，神曲煮糊为丸，每服三钱，米饮送下。功能健脾消食。治脾虚气弱，饮食不化。

健脾养胃汤jiànpíyǎngwèitāng 《伤科补要》卷三方。人参、白术、当归、黄芪、白芍药、陈皮、小茴香、山药、茯苓、泽泻。水煎服。功能健脾祛湿和胃。治脾胃虚弱，食少腹泻。

健身桩功jiànshēnzhuānggōng 气功功法。是一种站桩功法。原北戴河气功疗养院推广，对各种慢性病有一定治疗效果。其功法姿势采取站、坐、卧3种，以站式为主，坐式为辅。站式姿势有混元桩、前推式、伏按式、手托式、扶助式、休息式。坐式姿势有环抱式、自然式、手托式。意念活动有存想和假借两项。存想，包括立意、守意和用意；假借，是指意念活动借助外部景物达到精神放松、心旷神怡之境地。

健忘jiànwàng 症名。见《济生方》卷四。亦称善忘、喜忘、多忘。指记忆力减退，遇事易忘。多因心、肾、脑髓不足所致。参见"善忘""多忘"条。

健胃jiànwèi 治法。指加强胃的消化功能的方法。胃主纳食，以和降为顺。健胃常结合降气行气。如丁香、白豆蔻、砂仁、川朴、陈皮等。夹湿浊，可加芳香化湿药；夹食滞，可加消食导滞药；兼气虚，可加健脾益气药。

渐法jiànfǎ 气功术语。指在气功锻炼中循序渐进，步步深入的功法。《天隐子·渐门》说："易有渐卦，道有渐门。人之修真达性，不能顿悟，必须渐而进之，安而行之。"

谏议之官jiànyìzhīguān 《素问补遗·刺法论》："脾为谏议之官，知周出焉。"喻脾有协助心神决定意志的功能，故称。

楗jiàn 骨名。《素问·骨空论》："辅骨上横骨下为楗。"即股骨。详该条。

腱鞘囊肿jiànqiàonángzhǒng 病名。即发生于关节附近或腱鞘内的囊性肿物，主要表现为局部肿物，自觉症状可不明显，或因囊肿发生的部位不同而有不同。

鉴真jiànzhēn(688—763) 唐代名僧、医家。扬州江阳（今江苏扬州）人。长安元年（701）出家，707年到长安深造。他对医学钻研，特别长于中药鉴别、炮制。743年接受日本留学僧人的邀请，决定东渡，经过11年，前后6次航行。在66岁双目失明的情况下，克服各种困难，终于到达日本九州太府地方。次年2月抵日本首都奈良。率领僧众17人，受到日本朝野僧俗的盛大欢迎。他在日本时，不但传律、讲经，为人治病，而且将中国的寺院建筑、佛像雕塑、壁画、刻经等各项艺术传入日本，是一位杰出的中国文化传播者。在为人治病时，不但治愈了无数患者，并撰有《鉴真上人秘方》，对日本汉方医学的开展有很大的影响。日本人尊他为医药始祖。据日本医学史记载："日本古代名医虽多，得祀象者仅鉴真与田代三喜二人而已。"1963年是鉴真逝世1200周年，扬州建成鉴真纪念馆，中国人民对外文化协会、中国佛教协会、中华医学会等在京举行纪念活动。与此同时，日本文化界等也举行了隆重的纪念活动。1980年鉴真塑像归国巡展，在扬州、北京等地举行了更为隆重纪念活动，中华医史学会并印行专集，进行纪念。

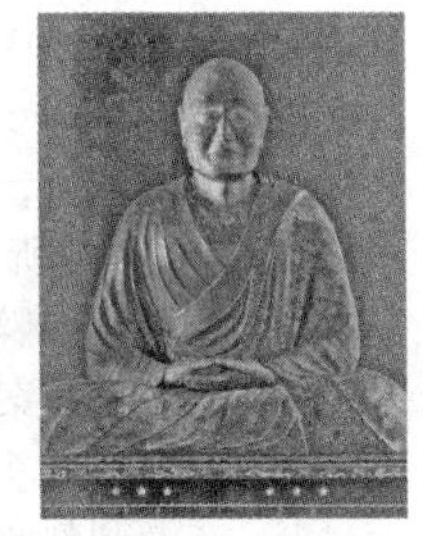

鉴真

箭风jiànfēng 病名。痛风的别称。《张氏医通·痿痹门》："按痛风一证，《灵枢》谓之贼风，《素问》谓之痹，《金匮》名曰历节，后世更名白虎历节，多由风寒湿气乘虚袭于经络，气血凝滞所致。"本病俗名箭风。参见"痛风""历节"条。

箭风痛jiànfēngtòng 病名。见《春脚集》。俗称鬼箭打。指痛风一类的疾患。由于气血不足，外感风邪，壅郁脉络所致。症见头项、肩背、手足、腰胁、筋骨疼痛等。治用白薇煎（东白薇二钱，泽兰叶三钱，穿山甲片一钱，炒黄、研，用好酒煎服）。外用炒山栀、桃头各七个，面（炒）共捍饼贴患处。

箭杆风jiàngǎnfēng 中药材。❶见清代刘士季《草木便方》。为山姜之别名。❷见《四川常用中草药》。为廉姜之别名。详各条。

箭芪jiànqí 中药材。见《医学集成》。为黄芪之处方名。详该条。

箭头草jiàntóucǎo 中药材。见《普济方》。为紫花地丁之别名。详该条。

箭头针jiàntóuzhēn 古针具名。即镵针。《针灸大成》："镵针……今之名箭头针是也。"

箭腿压法jiàntuǐyāfǎ 练功方法之一。见上海中医学院附属推拿学校《推拿学》。两人对练，各自两手撑腰。取弓箭步，两人前腿相靠，轮流相压。

箭羽草jiànyǔcǎo 中药材。见《四川中药志》。为四楞筋骨草之别名。详该条。

jiang

江笔花jiāngbǐhuā 见"江涵暾"条。

江承宗jiāngchéngzōng 唐代医家。撰《删繁药咏》3卷，已佚。

江东脚气jiāngdōngjiǎoqì 见《圣济总录》卷八十四。又名瘴毒脚气。详该条。

江瓘jiāngguàn(1503—1565) 明代医家。字民莹。歙县（今安徽歙县）人。少时母病故，其后他自己患呕血证，医治无效，遂弃仕途，钻研医学，终成为当时名医。因有感于《褚氏遗书》中所说的"博涉知病，多诊识脉"的见解，加以自己居处偏僻山区，尤感病案的重要意义，遂努力于搜集历代医家医案。参考自《史记》至明代文献百余种，结合家藏秘方和个人医案，经20年，编成《名医类案》一书，未及刊刻便去世，后由其子江应宿加以增辑，付梓问世（1591）。此书为我国第一部内容较系统和完备的医案类书著述，包括内、外、妇、儿、五官等科病证，汇集了古代名医的临证治验，为研究疾病史和治疗学提供了丰富资料，颇具参考价值，曾多次刊印，流传较广。

江国兴jiāngguóxīng 见"江考卿"条。

江含徵jiānghánzhǐ 见"江之兰"条。

江涵暾jiānghántūn 清代官吏兼医生。字笔花。浙江归安（今浙江吴兴）人。曾在广东当官，中年开始研究医学，往来于江浙之间。因鉴于有些医生不习医理，遂采集张仲景、李杲、张景岳、程钟龄等医家论述，编成《笔花医镜》(1824)。该书浅俗易懂，便于初学参考。

江剪刀草jiāngjiǎndāocǎo 中药材。见《上海常用中草药》。为蔊菜之别名。详该条。

江考卿jiāngkǎoqīng(19世纪) 晚清骨伤科医家。字国兴。清华（今江西婺源）人。精于医治跌打损伤，常有奇验，闻名于一时。《婺源县志》记有其用手术治疗类似泌尿结石及睾丸摘除等手术。并曾进行过骨移植术以治疗粉碎性骨折。

江民莹jiāngmínyíng 见"江瓘"条。

江明远jiāngmíngyuǎn 见"江嚞"条。

江上女子jiāngshàngnǚzǐ 见"周祐"条。

江时途jiāngshítú 明代医家。字正甫。婺源江湾（今江西婺源县东）人。幼年多病，因而学医，读医书很多，在当地闻名。著有《医学原理》《丹溪发明》等书，皆佚。

江苏金钱草jiāngsūjīnqiáncǎo 中药材。见《中药通报》[1959，5（1）：27]。为连钱草之别名。详该条。

江应宿jiāngyìngsù 明代医家。歙县（今安徽歙县）人。名医江瓘之子，随父学医。20岁后，游于江浙、山东、河北等地，博采验方治案。将父亲遗稿《名医类案》编次增补，用19年，先后修改5次才告完成。

江嚞jiāngzhé 宋代医生。字明远。婺源（今江西婺源）人，精通医术。

江正甫jiāngzhèngfǔ 见"江时途"条。

江之兰jiāngzhīlán 清代医生。字含徵。安徽歙县人。撰有《医津一筏》1卷，主要为对《内经》的注疏。

江子jiāngzǐ 中药材。见《瑞竹堂经验方》。为巴豆之别名。详该条。

将军jiāngjūn ❶大黄之别名。出魏代李当之《药录》。❷为蟋蟀之别名。见《本草纲目拾遗》。详各条。

将军定痛丸jiāngjūndìngtòngwán 《审视瑶函》卷三方。黄芩（酒洗）七钱，僵蚕、陈皮（盐煮，去白）、天麻（酒洗）、桔梗各五钱，煅青礞石、白芷各二钱，薄荷三钱，大黄（酒蒸）二两，半夏（牙皂、姜汁煮）一两。为细末，水泛为丸，绿豆大，每服二钱，食后临卧茶水送下。功能祛风化痰清热。治雷头风，巅顶痛，动则眩晕，属夹痰湿而证实者。

将军之官jiāngjūnzhīguān 即肝。肝主谋虑。《素问·灵兰秘典论》："肝者，将军之官，谋虑出焉。"以将军之深谋熟虑、勇敢刚决为比喻，故称。急躁善怒或恐惧胆怯，与肝失却正常功能有关。

将瘟舌jiāngwēnshé 即红艳舌。详该条。

姜巴草jiāngbācǎo 中药材。见《贵州草药》。为香茅之别名。详该条。

姜柏散jiāngbòsǎn 《医宗金鉴·外科心法要诀》卷六十五方。干姜、黄柏各等分。为末，干搽口内，温水漱口。治口糜。

姜晟jiāngchéng 明代医生。字如冈。仪真（今江苏仪征）人。世业医，太医院院判姜端之九世孙。习《素问》《灵枢》诸书，考究精博，得源汇流，尤工伤寒。万历三十一至三十二年（1603—1604）疫病流行，以家学治之，有良效。遇贫病一无所取，间有所赠，以资调摄。

姜春华jiāngchūnhuá(1908—1992) 现代医家。江苏南通人。出生于中医世家，早年随父侍诊，1926年开始执业。1932年，拜陆渊雷为师。抗日战争期间，先后担任《华西医药杂志》《北京中医杂志》《广东医药》《国医砥柱》编辑或特约撰述。1937—1948，先后任教于上海中医专科学校、上海复兴中医专科学校、上海新中国医学院。1954—1992，进入上海第一医学院附属内科医院（今复旦大学附属华山医院）任中医科主任。1957年被聘为中国科学院上海分院研究员。1978年在上海被评为首批中医教授。1980年被聘为国家科委中医专业组成员。1981年被卫生部聘为医学科学委员会委员。1985年因治疗晚期血吸虫病作出成绩，受到上海市政府记大功奖励。提出"辨证与辨病相结合"的理论和"扭转截断"治疗温病的学术观点，还曾开展活血化瘀研究。擅治肝病和外感病，对哮喘、肾炎、心脏病等顽疾亦总结出不少有效方药。

姜矾散jiāngfánsǎn 《医宗金鉴·外科心法要诀》卷六十二方。枯矾、干姜各等分。为末，先用细茶、食盐煎汤洗患处，后撒此散。治诸疮发痒。

姜粉散jiāngfěnsǎn 《世医得效方》卷七方。生姜汁、轻粉。研匀，每服二钱匕，长流水调下。治外伤瘴热，内积忧思，喜啖咸食及面，致脾胃干燥而成消中，饮食倍常，不为肌肤，大便反坚，小便无度。

姜抚jiāngfǔ 唐代医生。号冲和先生。宋州（今河南商丘）人。自言通“仙人不死之术”，隐居不出。开元末（约741），应召至东都（今河南洛阳），舍集贤院。因言长服太湖常春藤及终南山旱藕可致延年而得宠信，擢银青光禄大夫。后右卫将军甘守诚指出：“常春者，千岁也；旱藕，牡蒙也。方家久不用，抚易名以神之。”抚惭而逸。

姜附汤jiāngfùtāng ❶《千金翼方》卷十九方。生姜八两，生附子（去皮）四两。水煎，分四次服，日二次。功能温阳化饮。治痰饮吐水。❷《外科枢要》卷四方。人参、附子（炮，去皮脐）各一两，炮姜、白术各五钱。分为二剂，水煎服。功能益气温阳。治疮疡真阳亏损，或误行汗下，或脓血出多，失于补托，以致上气喘急，自汗盗汗，气短头晕。❸《医宗必读》卷六方。干姜、熟附子各等分。水煎服。功能温阳散寒。治中寒昏倒及阴证伤寒，大便自利。❹《杂病源流犀烛·身形门》卷二十七方。杜仲、炮姜、炮附子。水煎服。功能温阳补肾。治腰冷痛如冰，得热则减，得寒则剧，脉紧者。

姜附丸jiāngfùwán 《圣济总录》卷四十三方。炮附子、炮乌头各一分，炮姜三分，吴茱萸（汤浸一夜，烤干，炒）、姜厚朴各半两。为末，炼蜜为丸，梧桐子大，每服三丸，空腹酒送下，日三、夜一服。功能散寒止痛。治心中寒，心痛彻背，背痛彻心，如虫蛀之状。

姜桂大顺丸jiāngguìdàshùnwán 《症因脉治》卷二方。干姜、肉桂、杏仁、甘草。水煎服。治呕吐酸水，脉弦迟者。

姜桂二陈汤jiāngguì'èrchéntāng 《医醇賸义》卷三方。炮姜、桂枝各五分，橘红、半夏、白术各一钱，葶苈子、茯苓各二钱，苏子、当归各一钱五分，杏仁三钱，薏苡仁一两。水煎服。功能温肺化痰。治肺寒咳吐痰沫，胸脘作懑，肌肤凛冽者。

姜桂丸jiāngguìwán ❶《洁古家珍》方。天南星、半夏、肉桂各一两。为末，蒸饼为丸，梧桐子大，每服三十至五十丸，生姜煎汤送下。功能温化寒痰。治寒痰咳嗽。若心下痞闷，加枳实五钱；身热甚，加黄连五钱；体沉重，加茯苓、白术各一两；气逆，加葶苈子五钱；气促，加人参、桔梗各五钱；浮肿，加郁李仁、杏仁各五钱；大便秘，加大黄五钱。❷《杂病源流犀烛·六淫门》卷十六方。白术一斤，炮姜、肉桂各八两。为末，炼蜜为丸，每服二十至三十丸。治痰饮，酒癖。

姜黄jiānghuáng 中药材。出《新修本草》。又名黄姜、宝鼎香。为姜科植物姜黄 *Curcuma longa* L. 的干燥根茎。产于四川、福建。辛、苦，温。归脾、肝经。破血行气，通经止痛。用于胸胁刺痛，胸搏心痛，痛经经闭，癥瘕，风湿肩臂疼痛，跌仆肿痛，煎服3~10g。本品含挥发油，油中主成分为姜黄酮、去氢姜黄酮、姜烯，还含水芹烯、桉叶素、龙脑及姜黄素、β-谷甾醇、胆甾醇、豆甾醇、菜油甾醇等。煎剂及姜黄素对犬有利胆作用，并可促进食欲。姜黄提取物有抗炎作用，对实验性高脂血症动物有明显降血脂作用。对实验性肝损伤有抑制作用。煎剂或浸汁对动物子宫有收缩作用。挥发油及姜黄素对金黄色葡萄球菌有抗菌作用。煎剂尚有镇痛作用，水浸剂能抑制皮肤真菌。

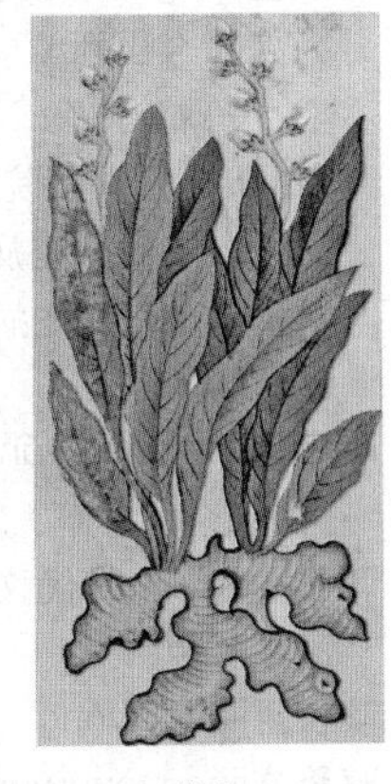
姜黄

姜黄散jiānghuángsǎn ❶《妇人大全良方》卷一引《专治妇人方》方。川姜黄（成片子者）四两，莪术、红花、桂心、川芎各一两，延胡索、牡丹皮、当归各二两，白芍药三两。为细末，每服一钱，水、酒各半煎，热服。功能温经化瘀。治妇人血脏久冷，月经不调，脐腹刺痛。❷《证治准绳·女科》卷一方。姜黄二两，炮附子一两，桂枝、赤芍药、红蓝花、三棱各半两，木香、牡丹皮、芫花（醋浸炒）、郁李仁（去皮）、没药各二钱半。为细末，每服一钱，酒煎服。功能温阳散寒，行气活血。治妇人血脏久冷，腹胀疼痛，小便浓白如泔。如腹痛加当归、没药。❸《杂病源流犀烛·内伤外感门》卷二十三方。姜黄、细辛、白芷。为末，擦牙，须臾吐涎，盐汤漱口。治风热虫牙痛。❹见《中医临证备要》。羌活、姜黄、白术、甘草。为末，温开水冲服。治风冷乘袭足太阳经，背痛板滞，牵连项后，肩胛不舒，兼有感寒。

姜胶膏jiāngjiāogāo 《医学衷中参西录》方。鲜姜汁500g，黄明胶120g。熬成稀膏，摊布上，贴患处，旬日一换。治肢体受凉疼痛，或有寒凝阻遏血脉，麻木不仁。

姜椒汤jiāngjiāotāng 《千金翼方》卷十九方。生姜汁七合，川椒（去目，炒出汗）三合，半夏三两，橘皮二两，茯苓、桔梗、桂心、炮附子、炙甘草各一两。为粗末，水煎取汁，入生姜汁再煎，分三次服。功能温阳化饮。治胸中积聚痰饮，饮食减少，咳逆呕吐。

姜居安jiāngjū'ān 明代医生。常居沛之沙河镇（今江苏省徐州市丰县）。以医鸣于时。曾有达官携家过沛，抵沙河而稚子病几殆，诊之，以沙布舟中，令儿卧其上，久之，儿病霍然。问其故，曰：小儿纯阳，当春月而衣皆湖绵，过于热，得凉气即解。

姜笠村jiānglìcūn（1828—1906）清末医家。一名庆延，字仪圃。山东无棣人。庠生，研究性命之学，赴京都遨游，尝任职太医院，年六十七归里。晚年著《会悟集》（1901）。

姜苓术草汤jiānglíngzhúcǎotāng 《温热经解》方。生姜、茯苓各9g，白术6g，甘草2.4g。水煎服。治寒湿下痢，痢色纯白者。

姜皮jiāngpí 中药材。出《本草图经》。即生姜皮。详该条。

姜片虫病jiāngpiànchóngbìng 病名。我国地方病的一种，因其虫形似姜片，故名。虫色赤如生肉，故又叫赤虫。在东南沿海各省和华中某些地区都有流行，长江以北很少。本病可引起腹痛，腹泻，浮肿，贫血等症状，甚至引起小儿生长发育迟缓，但预后一般良好，姜片虫驱除以后，患者迅速恢复。若反复感染又不治疗，可导致重度营养不良，有造成全身衰竭的危险。本病因食生菱角、荸荠等吞入姜片虫的囊蚴所引起。成虫寄生于肠道上部，上犯胃气，下扰肠道，导致胃失和降，脾失健运等症。治疗用槟榔煎水，早上空服，不须另服泻药，连用2~3天。病情严重，气血亏虚者，则宜补脾胃，先服参苓白术散；待全身症状改善后，再予驱虫。

姜朴花jiāngpǔhuā 中药材。见《四川中药志》。为辛夷之别名。详该条。

姜糖煎jiāngtángjiān 《养老奉亲书》方。生姜汁五两，砂糖四两。微火煎，一二十沸即止，每次含服半匙，渐渐咽下。治老人上气咳嗽，喘息气急，烦热不食，食即吐逆，腹中胀满。

姜糖饮jiāngtángyǐn 《中国药膳》方。老姜10g，红糖15g。将老姜洗净切丝，开水浸泡5分钟左右，再加红糖搅匀，趁热顿服，服后卧床盖被取汗。功能发汗解表，祛风散寒。治感冒风寒初起，发热恶寒，头痛身疼，口不渴，无汗，苔白，脉浮紧。

姜调鼎jiāngtiáodǐng 明代医生。字玉铉。仪真（今江苏仪征）人。世业医，太医院院判姜端之六世孙。精于《素问》《难经》诸书。凡疑难杂证，人不克治者，时能奏效，故远近闻名。对贫者不受礼，病者邀请，食未毕即行，寝则即起。

姜蜕jiāngtuì 宋代医家。著《养生目录》1卷。

姜蝎散jiāngxiēsǎn 《证治准绳·类方》第八册方。全蝎（去虿）四十九个。浸湿，以糯米半升平铺瓦上，将蝎置于米上，焙令米黄，去米，又切生姜四十九片，每片置蝎再焙至姜焦，去姜不用，将蝎研细末，冲服。治耳聋气塞，肾虚等症。

姜汁制jiāngzhīzhì 中药加辅料炒制的炮制法之一。又称姜汁炙，即将净药材或切制品（生片），加生姜榨汁或干姜煎汁拌匀，置锅内，用文火炒至姜汁被吸尽，或至规定程度时取出晾干的炮制方法。

姜汁炙jiāngzhīzhì 即姜汁制。见该条。

姜术二仁汤jiāngzhú'èrréntāng 《医醇賸义》卷四方。炮姜、木香各五分，白术、当归各二钱，茯苓三钱，半夏、砂仁、厚朴、陈皮各一钱，炒薏苡仁八钱，生、熟谷芽各四钱。先煎谷芽，再取汤煎余药服。功能健脾行气，降逆和胃。治脾胀善哕，肢体疲重，夜卧不安。

姜术汤jiāngzhútāng 《仁斋直指方论》卷十一方。干姜、白术、茯苓、半夏曲各一钱，桂枝、甘草各五分。加生姜三片、大枣一枚，水煎，不拘时服。功能健脾利湿，温化痰饮。治停饮怔忡。

姜子叶jiāngzǐyè 中药材。见《农村常用草药手册》。为黄荆叶之别名。详该条。

浆水jiāngshuǐ 中药材。出《嘉祐补注神农本草》。又名米浆水、酸浆水。为用粟米加工，经发酵而成的白色浆液。甘、酸，凉。调中和胃，化滞，止渴。治呕哕，伤食，泻痢，烦渴。内服：冲水煎汤或代水煮粥。

浆水散jiāngshuǐsǎn 《素问病机气宜保命集》卷中方。半夏二两，炮附子、干姜、桂枝、炙甘草各五钱，高良姜二钱半。为末，每服三至五钱，浆水煎，和滓热服。功能温中祛寒，降逆止呕。治霍乱阳虚，呕吐泄泻，身凉肢冷，汗多脉微。

僵jiāng 直挺，不灵活。《灵枢·癫狂》："癫疾始作，先反僵。"《素问·厥论》："太阳厥逆，僵仆呕血善衄。"

僵蚕jiāngcán 中药材。出《备急千金要方》。又名天虫、僵虫、白僵虫。为蚕蛾科昆虫家蚕 *Bombyx mori* Linnaeus 4~5龄的幼虫感染（或人工接种）白僵菌 *Beauveria bassiana*（Bals.）Vuilknt 而致死的干燥体。主产于江苏、浙江、四川、广东等。咸、辛，平。归肝、肺、胃经。息风止痉，祛风止痛，化痰散结。用于肝风夹痰，惊痫抽搐，小儿急惊，破伤风，中风口㖞，风热头痛，目赤咽痛，风疹瘙痒，发颐痄腮，煎服5~10g。本品含蛋白质、草酸铵，并含赖氨酸、亮氨酸、天冬氨酸等氨基酸，以及变态活性刺激素等。有镇静、抗惊厥、抗凝血、降血糖等作用。

僵虫jiāngchóng 中药材。见《河北药材》。即僵蚕。详该条。

僵蛹jiāngyǒng 中药材。见《中草药通讯》[1972（6）:5]。为蚕蛹经白僵菌 *Beauveria bassiana*（Bals.）Vuill. 发酵的制成品。镇惊，清热，止咳，化痰。治高热惊厥，癫痫，流行性腮腺炎，上呼吸道感染，慢性支气管炎，遗尿，荨麻疹，高血清胆固醇，制成片剂服，每片0.3g，成人每日20~30片，分3次服。本品含蚕蛹油，油中含多种不饱和脂肪酸。脱脂后的僵蛹预试含有酚性成分、有机酸、植物甾醇和氨基酸等。其中确定有草酸铵，为对抗小鼠士的宁惊厥的成分。在体外能抑制金黄色葡萄球菌、大肠埃希菌、铜绿假单胞菌生长，对小白鼠肉瘤-180有抑制作用。本品也可抑制小鼠肉瘤S180生长。

蒋达善jiǎngdáshàn 参见"蒋宗武"条。

蒋季文jiǎngjìwén 见"蒋宗武"条。

蒋良臣jiǎngliángchén 清代医家。字亮工。金陵（今江苏南京）人。博学多才，隐于医，于临证各科均有研究。就聘于滁守石公署中10余年。康熙五十九年（1720），余杭医生朱子升曾到公署种痘，效果良好，然朱氏秘术不传。数年后，良臣获徐无忝所藏《种痘仙方》3册，遂删繁补缺，详载种痘诸法，刊于雍正十年（1732）。

蒋氏jiǎngshì 明代女医生。歙县（今属安徽）人。生活于15世纪。深得夫程邦贤医学秘妙，且能行外科手术。有初生儿，粪门（肛门）无孔，腹胀将绝。询知出生时尚能饮，断为脏腑无隔，仅谷道未分。遂以外科刀具斟酌准确部位刺穿，胎屎随出。又用棉纱条蘸蜂蜜时时通畅润滑，以防复闭，乃得痊愈。

蒋氏化毒丹jiǎngshìhuàdúdān 《医宗金鉴·幼科杂病心法要诀》卷五十一方。犀角、黄连、桔梗、玄参、薄荷叶、甘草、大黄各一两，青黛五钱。为细末，炼蜜为丸，重六分，每服一丸，灯心煎汤化下。治小儿胎赤，生后遍体若丹涂，热盛便秘者。

蒋维乔jiǎngwéiqiáo(1873—1958) 近现代气功专家。字竹庄。江苏武进人。曾任商务印书馆编辑、光华大学教员，早年即研究以呼吸疗法防治疾病。对运用气功锻炼身体防病治病有一定的研究，著有《因是子静坐法正、续篇》《废止朝食论》等。

蒋武生jiǎngwǔshēng(1351—1424) 明代医家。字用文。祖为魏（今山西）人，洪武初迁句容，遂入南京。早承家学，尤精于医。被荐入太医院，授御医。永乐八年（1410）升太医院院判。医宗李东垣、朱丹溪之学，不拘泥于古法，探究病所，常自为方，众医难愈者治辄有效。永乐二十二年谢病归里。诏赠"恭靖"。著《治效方论》，已佚。

蒋孝琬jiǎngxiàowǎn 唐代本草家。善于辨别中草药，撰有《加诠杂注本草》。

蒋仪jiǎngyí 明代文人。字仪用。浙江嘉兴人。编有《药镜》4卷。

蒋仪用jiǎngyíyòng 见"蒋仪"条。

蒋用文jiǎngyòngwén(1351—1424) 明代医家。名武生。详"蒋武生"条。

蒋竹庄jiǎngzhúzhuāng　见“蒋维乔”条。

蒋主善jiǎngzhǔshàn　明代医生。句容（今属江苏）人。系永乐时太医院院判蒋武生之子。洪熙元年（1425）任太医院院判，卒于景泰（1450—1456）年间。

蒋宗武jiǎngzōngwǔ　明代医生。字季文。江苏武进（属今江苏常州市）人。世医出身。曾祖蒋达善为当地名医，并著有《医录》一书（已佚）。他于天顺年间（1457—1469）先后任太医院御医、院判、院使等职。归里后，为人治病，对贫穷人也能尽心诊治。

降jiàng　❶治法。出《素问遗篇·刺法论》。凡气血上逆，阳气过亢，虚火上炎所致的证候，可采用降法。如和胃降逆、滋阴降火、平肝潜阳等，均属本法范围。❷药物的沉降作用。此类的有苏子、枳实、寒水石等。

降丹jiàngdān　见《药材学》。为白降丹之别名。详该条。

降诞jiàngdàn　见《叶天士女科诊治秘方》。即分娩。详该条。

降法jiàngfǎ　推拿手法名。见曹锡珍《外伤中医按摩疗法》。指向下拉或向深部用力按压类的手法，使有突出或高凸形状的病变部位恢复原状。

降剂jiàngjì　用降抑的药物组成，具有降逆作用的方剂。如咳嗽气逆，痰多而稠，用苏子降气汤；气虚呃逆，用旋覆代赭汤。

降可去升jiàngkěqùshēng　用沉降的药物，以治疗邪气上逆的病证。如咳嗽气上逆，痰多而稠，苔微黄，脉滑，用苏子降气汤。

降逆下气jiàngnìxiàqì　理气法之一。与顺气同义。是治疗肺胃之气上逆的方法。例如肺气上逆，咳嗽哮喘，痰多气急，用定喘汤；胃虚寒而气上逆，呃逆不止，胸中不舒，脉迟，用丁香柿蒂汤。

降气jiàngqì　治法。理气法之一。又称下气。是治疗气上逆的方法。适用于喘咳、呃逆等症。常用药物如苏子、旋覆花、半夏、丁香、代赭石等。降逆下气亦属于本法范围。

降气剂jiàngqìjì　方剂名词。指以降逆下气药为主配伍组成，治疗气机上逆证的理气剂。

降香jiàngxiāng　中药材。出《本草纲目》。又名降真香、紫藤香。为豆科植物降香檀 *Dalbergia odorifera* T. Chen 树干和根的干燥心材。产于广东、海南。进口降香为印度黄檀 *Dalbergiae. sissoinis* Roxb. 的心材。辛，温。归肝、脾经。化瘀止血，理气止痛。①用于吐血，衄血，外伤出血，肝郁胁痛，胸痹刺痛，跌仆伤痛，呕吐腹痛，煎服9～15g，外用适量，研细末敷于患处。血热出血证忌用。②治创伤出血，研末外敷。降香心材含甘草苷元、异甘草苷元、刺芒柄花素、鲍迪木醌、美迪紫檀素、降香紫檀素、异微凸剑叶莎苏合香烯、羟基钝叶黄檀苏合香烯等。降香可镇静、镇痛、抗惊厥，还可促进微循环障碍血流恢复，降低血黏度，降低血脂，抑制血小板聚集。

降香桃花散jiàngxiāngtáohuāsǎn　《痧胀玉衡》卷下方。又名十二号既济方。降香五钱，牛膝二两，桃花、红花、红凤仙花各七钱，白蒺藜一两。为细末，黑砂糖调童便冲服。治痧毒中肾。

降真香jiàngzhēnxiāng　中药材。见《经史证类备急本草》。即降香。详该条。

降脂通络软胶囊jiàngzhītōngluòruǎnjiāonáng　中成药。见《中华人民共和国药典（一部）》（2020）。姜黄提取物（以姜黄素类化合物计）50g。以上一味，按胶囊剂工艺制成，每粒含姜黄素类化合物50mg。口服。一次2粒，一日3次，饭后服用，或遵医嘱。活血行气，降脂祛浊。用于高脂血症属血瘀气滞证者，症见胸胁胀痛，心前区刺痛，胸闷，舌尖边有瘀点或瘀斑，脉弦或涩。

降子汤jiàngzǐtāng　《傅青主女科》卷下方。当归、柞木枝各一两，人参、川芎各五钱，川牛膝三钱，红花一钱。水煎服。治交骨不开，难产。

绛矾jiàngfán　中药材。出《新修本草》。即绿矾。详该条。

绛矾丸jiàngfánwán　《重订广温热论》卷二方。又名黄病绛矾丸。皂矾（面裹烧红）、苍术各五钱，厚朴八钱，陈皮六钱，甘草（炒焦）三钱。为末，煮红枣肉为小丸，姜半夏粉一两为衣，每服钱半或二钱，淡姜汤送下，日二次。功能运脾化湿。治脾胃不健，气滞湿蓄，萎黄浮肿，心悸气促，肢体懈懒，食积痞块，小便不利等症。

绛红膏jiànghónggāo　《医宗金鉴·外科心法要诀》卷六十二方。银朱五钱。为细末，以生桐油调摊如膏，贴患处。治肿毒已成，疼痛不消者。

绛梨木子jiànglímùzǐ　中药材。见《重庆草药》。又名打枪子、叫梨子、叫铃子、鹿角刺果。为鼠李科植物薄叶鼠李 *Rhamnus leptophyllus* Schneid. 的果实。分布于陕西、甘肃、河南、湖北、湖南等省及华南、西南地区。苦、辛，平。消食去积，活血，利水。治食积饱胀，痢疾，水肿，臌胀，经闭。煎服：3～9g。孕妇忌服。根名绛梨木根，又名黑龙须、铁包金。功用与绛梨木子同。根含1－*O*－甲基肌醇。

绛囊撮要jiàngnángcuōyào　验方著作。清代云川道人辑。5卷。成于1744年。卷一内科，卷二外科，卷三妇科，卷四幼科，卷五通治。每卷均辑录多种民间验方及成方（不分类），作为临床治疗的参考。

绛舌jiàngshé　指舌体颜色深红的舌象，主内热深重，热入营血。

绛雪jiàngxuě　《霍乱论》方。又名八宝红灵丹。朱砂、牙硝各一两，明雄黄、硼砂各六钱，礞石（煅）四钱，冰片、当门子各三钱，飞真金五十页。研极细末，混匀，瓷瓶紧收，熔蜡封口，毋使泄气，每服一分，凉开水送下，小儿减半。治霍乱痧胀，肢厥脉伏，转筋昏晕，瘴疠时疫，暑毒下痢等证。并治喉痹、牙舌诸病，汤火、金刃诸伤，均搽患处。

绛雪园得宜本草jiàngxuěyuándéyíběncǎo　本草著作。见“得宜本草”条。

绛雪园古方选注jiàngxuěyuángǔfāngxuǎnzhù　医方著作。又名《十三科古方选注》。清代王子接撰于1732年。3卷。书中选录古代医家方剂。分为条目（系将《伤寒论》中主要方剂予以分类）和伤寒科、内科、内科丸方、女科、女科丸方、外科、幼科、痘疹科、眼科、咽喉科、折伤科、金镞科、祝由科、符禁科和《得宜本草》。作者除将古书方剂进行分类整理外，并对名方方义、药味、配伍等予以注释。书中杂以祝由、符咒，须区别看待。

绛珠膏jiàngzhūgāo　《医宗金鉴·外科心法要诀》卷六十二方。天麻子肉八十一粒，鸡子黄十个，麻油十两，血余五钱，黄丹二两，白蜡三两，血竭、轻粉、乳香、没药、孩儿茶、珍珠各三钱，朱砂二钱，冰片一钱，麝香五分。以麻油炸血余至焦枯，加天麻子肉、鸡子黄再炸枯去渣，入蜡候化，离火少时，入黄丹搅匀，再加细药和匀收膏，每用少许，摊贴患处。治溃疡，疮毒。

酱瓣半支jiàngbànbànzhī　中药材。见清代赵楷《百草镜》。

为马牙半支之别名。详该条。

酱瓣草jiàngbàncǎo 中药材。见清代汪连仕《采药书》。为马牙半支之别名。详该条。

酱瓣豆草jiàngbàndòucǎo 中药材。见《中国药用植物志》。为马齿苋之别名。详该条。

jiao

交叉选穴法jiāochāxuǎnxuéfǎ 指根据经脉相互交贯的理论取用健侧的穴位进行治疗的方法。《扁鹊神应针灸玉龙经·玉龙歌》:"口眼㖞斜最可嗟,地仓妙穴连颊车,㖞左泻右依师正,㖞右泻左莫令斜。"其他如左牙痛取右合谷,左侧瘫痪取右侧穴位等。本法与缪刺法类同,参见该条。

交肠jiāocháng 病名。指大便时有尿液从肛门流出,小便时有粪质自尿道排出。《证治要诀·大小腑门》:"交肠之病,大小便易位而出。盖因气不循故道,清浊混淆。宜五苓散、调气散各一钱,加阿胶末半钱,汤调服,或研黄连阿胶丸为末,加木香末少许,再以煎汤送下。"本病类似直肠膀胱瘘。

交肠病jiāochángbìng 出《本草纲目》。即交肠。见该条。

交冲jiāochōng 经穴别名。出《针灸甲乙经》。即后顶。见该条。

交感出血jiāogǎnchūxiě 病名。出《傅青主女科》。即交接出血。详该条。

交感丹jiāogǎndān ❶《洪氏集验方》卷一引铁瓮申先生方。香附(长流水浸三日,捞起炒干,忌铁器)一斤,茯苓四两。为细末,炼蜜为丸,弹子大,每服一丸,清晨嚼服,白水送下,或陈皮煎汤送服。治诸气失志,抑郁烦恼,七情所伤而致的不思饮食,面黄形羸,胸膈痞闷诸症。❷《赤水玄珠》卷二十六方。香附(童便炒)三钱,茯神、黄连各二钱,桂心、菊花各一钱。为末,每服一钱五分,灯心煎汤送下。治耳中疳臭,或怒气上逆,上下不得宣通,遂成聋聩。

交感脱精jiāogǎntuōjīng 病名。见《石室秘录》卷二。指性交时突然虚脱者。男女皆可发生。因下元不足,感乐太过,虚阳外脱所致。急宜进行口对口人工呼吸,煎大剂独参汤或救脱汤灌服。

交骨jiāogǔ ❶推拿穴位。出《推拿仙术》。一手有两穴,分别位于腕部阴池和阳池旁。治急慢惊风。《厘正按摩要术·取穴·阳掌图注》:"掌根上为阳池,下为阴池,二池旁为交骨。"❷指妇女的骶尾关节部。参见"交骨不开"条。

交骨不开jiāogǔbùkāi 病证名。见《妇人良方大全》卷十六。❶交骨即耻骨。古人认为未产前两骨相合,临产时两骨稍离。若此骨不开,儿难降生。多因元气虚弱,胎前失于调养,以致气血不能运达所致。❷指骶骨关节部。在分娩时,这一关节可被动地做一定的活动,使骨盆下口张大。若这一关节活动有障碍,可影响分娩。治疗可用凤林寺《女科秘宝》佛手开骨散(龟甲一具炙酥,当归50g,川芎50g,党参100g)。参见"交骨不开难产"条。

交骨不开难产jiāogǔbùkāinánchǎn 病证名。指由于交骨不开造成的难产。《傅青主女科》:"交骨之能开能合者,气血主之也。血旺而气衰,则儿虽向下而儿门不开。气旺而血衰,则儿门可开而儿难向下,是气所以开交骨,血所以转儿身也。欲生产之顺利,非大补气血不可。然交骨之闭甚易,而交骨之开甚难。临产交骨不开者,多由于产前贪欲,泄精太甚。精泄则气血失生化之本而大亏矣;气血亏则无以运润于儿门,而交骨黏滞不开矣。故欲交骨之开,必须于补气补血之中,而加开骨之品,两相合治,自无不开之患,不必催生,而儿自迅下,母子俱无恙矣。方用降子汤:当归一两,人参五钱,川芎五钱,红花一钱,川牛膝三钱,柞木枝一两。"

交合jiāohé 指性交。出《素女经》。

交会选穴法jiāohuìxuǎnxuéfǎ 指选用交会穴治病的方法。《标幽赋》:"住痛移痛,取相交相贯之经。"如肝、脾、肾三经的病症,可取三阴经交会的三阴交穴;各种热病,可取用督脉与足三阳经交会的大椎穴等。

交会穴jiāohuìxué 经穴中的一类。指有两条或两条以上经脉交会通过的穴位。出《针灸甲乙经》。这类穴位大多分布在头面和躯干部。一般阳经与阳经相交,阴经与阴经相交。表明经脉之间的交叉会合,脉气互通和穴位主治作用的特异性。临床上有主治本经和交会经病症的作用。如三阴交为脾、肝、肾三经所交,除能治脾经病症外,也能治肾经和肝经病症。

交加散jiāojiāsǎn 《校注妇人良方》卷十九方。当归、荆芥穗各等分。为细末,每服二钱,加酒少许,水煎服。治产后中风,瘛疭振颤,不省人事,口吐痰涎。

交接jiāojiē 指性交。出《素女经》。

交接出血jiāojiēchūxiě 病名。见《妇人良方大全》卷八。亦名交结出血、交感出血。以性交后阴道出血为主要表现。多因肝火妄动不能藏血,脾虚不能摄血,或交媾损伤所致。治宜调补肝脾。方用补中益气汤或归脾汤加伏龙肝。应检查局部有无损伤及病变,可用中西医结合治疗。

交结出血jiāojiéchūxiě 病名。见《女科备要》。即交接出血。详该条。

交筋jiāojīn 即阴蒂。出汉代马王堆医书《合阴阳》。

交经jiāojīng 病名。《郑氏女科家传秘方》:"产后小便撒黑,谓之交经。用提气补血治之。"

交经八穴jiāojīngbāxué 出《针经指南》。即八脉交会穴。见该条。

交经缪刺jiāojīngmiùcì 即缪刺。详该条。

交胫jiāojìng 病证名。出《备急千金要方》卷五。即行胫相交。小儿生下,一脚或两脚不能直伸,至步行时,两脚相交,举足则外出,下地则内入,为先天性胫骨畸形。

交漆脉jiāoqīmài 脉象,脉来如绞滤漆汁,四面流散。《素问·大奇论》:"脉至如交漆,交漆者,左右傍至也。"

交乳jiāorǔ 病名。出《证治准绳·幼科》。即继病。详该条。

交泰丹jiāotàidān 《太平惠民和剂局方》卷五方。即养正丹。见该条。

交泰丸jiāotàiwán ❶《韩氏医通》卷下方。黄连、肉桂。为细末,炼蜜为丸。功能交通心肾,清火安神。治心肾不交,怔忡失眠。本方原书无方名。❷《脾胃论》卷下方。炮姜三分,巴豆霜五分,人参、肉桂各一钱,柴胡、川椒(炒去汗,并闭目去子)、白术各一钱五分,炒厚朴(秋、冬加七钱)、苦楝子(酒煮)、茯苓、砂仁各三钱,炮川乌四钱五分,知母(半量炒用,半量酒洗,秋、冬去之)四钱,吴茱萸(洗七次)五钱,黄连(秋、冬减一钱五分)、煨皂角、紫菀各六钱。除巴豆霜另入外，余为细末，炼蜜为丸，梧桐子大，每服十丸。治怠惰嗜卧，四肢不收，沉困懒倦。❸《增补万病回春》卷三方。黄连（姜汁浸，黄土炒)、枳实（麸炒)、白术（土炒）各一两，吴茱萸（汤泡，微炒）二两，当归尾（酒洗）一两三钱，大黄（用当归、红花、吴茱萸、干漆各一两，煎水洗大黄一昼夜，切碎晒干，再以酒拌晒之，九蒸九晒）四两。为细末，姜汁打神曲糊为丸，绿豆大，每服七十至八十丸，不拘时开水送下。治胸中痞闷嘈杂，不思饮食，大便坚。

交通心肾jiāotōngxīnshèn 用具有滋肾阴、敛肾阳、降心火、安心神作用的方药，治疗心肾不交证的方法。心肾不交，症见心悸心烦，头晕失眠，健忘遗精，耳鸣耳聋，腰酸腿软，小便短赤，舌质红，脉细数，用生地、麦冬、百合、枸杞子、女贞子、旱莲草、何首乌等药，或用交泰丸。

交信jiāoxìn 经穴名。代号 KI8。出《针灸甲乙经》。别名阴。属足少阴肾经。阴之郄穴。位于内踝尖与跟腱水平连线中点直上 2 寸，再向前 0.5 寸处，当胫骨内侧缘的后方。本穴与复溜同高，其前后关系，参阅“复溜”条。布有小腿内侧皮神经，深部为胫神经束干，深层有胫后动、静脉通过。主治月经不调，崩漏，带下，阴挺，闭经，泄泻，便秘，痢疾，疝气，睾丸肿痛等。直刺 0.5～1 寸。艾炷灸 3～5 壮，或艾条灸 5～10 分钟。

交阳jiāoyáng 病证名。指郁热外达而致出汗。《伤寒直格》卷下：“世所谓交阳者，非阴寒交热以为阳热也，乃怫热蓄之于里而郁热乃发，则交传出之于表之阳分，是谓交阳，而后作汗也。”可用凉膈散调之，甚者宜黄连解毒汤。

交仪jiāoyí 经穴别名。《备急千金要方》：“女人漏下赤白，月经不调，灸交仪三十壮，穴在内踝上五寸。”《针灸资生经》作蠡沟穴别名。

胶jiāo 药物剂型之一。将动物的皮、骨、甲、角等加水反复煎熬，浓缩后制成干燥胶块。多用作补养药。如驴皮胶、龟甲胶、鹿角胶等。

胶艾六合汤jiāo'àiliùhétāng 《医垒元戎》方。当归（酒浸炒)、川芎、白芍药、熟地黄（酒蒸）各一两，阿胶、艾叶各半两（一方加甘草，一方加干姜、甘草、黄芪)。水煎服。功能养血止血。治妊娠伤寒，汗、下之后而血漏不止，胎气损者。本方即胶艾汤去甘草。

胶艾四物汤jiāo'àisìwùtāng ❶《古今医鉴》卷十一方。阿胶珠，艾叶（醋炒)，当归，川芎，白芍药，熟地黄，炒蒲黄，黄连，黄芩，生地黄，栀子，地榆，白术，甘草。水煎，空腹服。功能补血止血。治血崩。❷即芎归胶艾汤。见该条。

胶艾汤jiāo'àitāng 《金匮要略》方。即芎归胶艾汤。见该条。

胶艾丸jiāo'àiwán 《妇科玉尺》卷一方。阿胶、艾叶、生地黄、枳壳、白芍药、香附、砂仁。为细末，山药煮糊为丸，梧桐子大，每服二钱。治经行后期。

胶菜jiāocài 中药材。见《中国药用海洋生物》。为鹿角菜之别名。详该条。

胶剂jiāojì 中药剂型。将动物皮、骨、甲或角用水煎取胶质，浓缩成稠胶状，经干燥后制成的固体块状内服制剂。

胶瘤jiāoliú 病名。出《儒门事亲》卷八。瘤体多生于手背，内容物如桃胶，故名。治法宜以三棱针穿破瘤体，挤出内容物，或用手术治疗。即腱鞘囊肿。

胶囊剂jiāonángjì 中药剂型。药物装于空心胶囊中制成的制剂的统称。分硬胶囊剂、软胶囊剂、微囊剂等。硬胶囊剂是将一定量的药材提取物加药材细粉或辅料制成的均匀粉末或颗粒，充填于空心胶囊中制成的制剂；软胶囊剂是将一定量的药材提取物加适宜的辅料混合均匀，密封于球形或椭圆体或其他形状的软质囊材中，用压制法或滴制法制成的制剂；微囊剂是利用天然或合成的高分子材料（囊材)，将固体或液体药物包封成直径为 1～5000μm 的微小胶囊的制剂。

胶圈套扎注射法jiāoquāntàozhāzhùshèfǎ 痔结扎疗法之一。操作同单纯结扎法。但不用丝线，而是以血管钳将胶圈套扎于痔核基底，再注射内痔枯萎液。术后同单纯结扎法。

胶髓膏jiāosuǐgāo 《外科启玄》卷十二方。轻粉、烟胶各一钱，川椒末五分。为末，将猪骨髓入铫内煎熟，调匀搽患处。治恋眉疮。

椒艾丸jiāo'àiwán 《备急千金要方》卷十五方。川椒三百粒，熟艾一升，干姜三两，赤石脂二两，乌梅一百枚。乌梅隔水蒸熟，去核，合诸药为末共捣，炼蜜为丸，梧桐子大，每服十丸，日三次，不瘥，增至二十丸，并加黄连一升。治年久下痢，完谷不化，或青或黄，四肢沉重，起即晕倒，肌肉消瘦，两足逆冷，腹中热。

椒饼灸jiāobǐngjiǔ 隔饼灸之一。用胡椒末和面粉等量，调制成 3mm 厚的薄饼，中央按成凹陷，放入药末（丁香、肉桂、麝香等分）少许，上置艾炷施灸。适用于风湿痹痛，肌肤麻木等症。

椒疮jiāochuāng 病名。见《证治准绳·杂病》。又名椒疡。多因眼部不洁，受风热毒邪侵袭，加之脾胃素有湿热，致眼睑脉络壅滞，气血失和而发。症见眼睑内面发生红色细小颗粒，状如花椒。自觉眼部沙涩痒痛，羞明流泪等。相当于今之沙眼。治之常用祛风、清热、除湿、散瘀等法。可选服清脾凉血汤或归芍红花散，外点黄连西瓜霜眼药水。睑内颗粒累累成片者，当施劆法，以经过消毒的灯心草或海螵蛸棒轻快摩擦患处。本病为最常见的一种慢性传染性眼病。严重者可发生眼睑内卷、睫毛倒入、赤膜下垂、黑睛生翳等多种并发症，是致盲的重要原因之一。注意卫生可以避免传染，预防本病发生。

椒粉散jiāofěnsǎn 《兰室秘藏·痔漏门》方。肉桂二分，川椒、当归尾、猪苓各三分，蛇床子、狗脊各五分，麻黄根一钱，轻粉少许，红花少许，斑蝥二枚。为细末，干掺患处。治前阴睾丸湿痒疼痛，秋冬甚，夏季轻者。

椒附散jiāofùsǎn 《普济本事方》卷二方。炮附子一枚（取重六钱以上者，炮，去皮脐，为末)。药末每二大钱，入川椒二十粒（用白面填满)，加生姜七片，水煎，去椒入盐，空腹服。治肾气上攻，项背痛，不能转侧。

椒附丸jiāofùwán ❶《太平惠民和剂局方》卷五方。炮附子、川椒、槟榔各半两，橘皮、牵牛子（微炒)、五味子、石菖蒲、炮姜各一两。为粗末，用米醋文武火煮令干，焙研，醋煮面糊为丸，梧桐子大，每服三十丸，空腹、食前盐酒或盐汤吞下。妇人血海冷，当归酒送下；泄泻，饭饮送下；冷痢，姜汤送下；赤痢，甘草煎汤送下。功能温补脾肾，行气攻积。治下元不足，内夹积冷，脐腹弦急，痛引腰背，四肢倦怠，面色黧黑，唇口干燥，目暗耳鸣，心忪短气，夜多异梦，昼少精神，时有盗汗，小便滑数，遗沥白浊，脚膝缓弱，举动乏力，心腹胀满，不进饮食。❷《重订严氏济生方》方。椒红（炒出汗）、桑螵蛸（酒炙）、生龙骨、山萸肉、附子（炮，去皮）、鹿茸（酒蒸、焙）各等分。为细末，酒糊为丸，梧桐子大，每服七十丸，空腹盐汤送下。治小肠虚冷，小便频多；脾肾虚甚，大便泄泻。

椒桂汤jiāoguìtāng 《温病条辨》卷三方。川椒、桂枝、柴胡各六钱，小茴香、吴茱萸各四钱，陈皮、高良姜、青皮各三钱。水煎，分三次服，覆被令微汗。不汗再服，并接服生姜汤促汗。次早第三次服，不必再汗。治暴感寒湿成疝，寒热往来，脉弦反数，舌白滑，或无苔不渴，当脐痛或胁下痛。

椒苄丸jiāohùwán 《审视瑶函》卷六方。川椒（去目，微炒）、熟地黄、生地黄。为细末，炼蜜为丸，梧桐子大，每服五十丸，空腹盐米饮送下。治目昏多泪。

椒梅汤jiāoméitāng ❶《增补万病回春》卷五方。川椒、乌梅、枳实、木香、肉桂、厚朴、干姜、川楝子、槟榔、砂仁各等分。治虫积腹痛，四肢冷，面白唇红，舌有白点。❷《温病条辨》卷三方。川椒、乌梅、白芍药各三钱，人参、黄连、黄芩、干姜、半夏各二钱，枳实一钱半。水煎服。治暑邪深入厥阴，舌灰，消渴，心下板实，呕恶吐蛔，寒热，下利血水，甚至声音不出，上下格拒者。

椒梅丸jiāoméiwán 《张氏医通》卷十五方。川椒三钱，乌梅、黄连各一钱。为细末，饴糖为丸，黍米大，分2～3次服，白水送下。治痘为虫，不得发出。

椒目jiāomù 中药材。出《本草经集注》。又名川椒目。为芸香科植物青椒 *Zanthoxylum schinifolium* Sieb. et Zucc. 或花椒 *Z. bungeanum* Maxim. 的种子。主产于辽宁、河北、山西、陕西、甘肃、河南、四川等地。苦、辛，寒，有毒。入脾、膀胱经。去水，平喘。治水肿胀满，痰饮喘息。内服：煎汤，1.5～4.5g；或入丸、散。本品含挥发油。

椒目散jiāomùsǎn 《杨氏家藏方》卷二十方。椒目、麻黄根各等分。为末，每服一钱，食后无灰热酒调下。治盗汗，日久不止。

椒朴丸jiāopòwán 《苏沈良方》卷四方。川椒、厚朴、茴香、青盐各二两。水煮令干，焙燥为末，面糊为丸，梧桐子大，每服三十至四十丸，空腹米饮或盐汤送下。功能温中祛寒。治脾胃虚冷，年久不思饮食，或发虚肿，或日渐羸瘦，四肢倦怠，吐利无节。

椒眼发jiāoyǎnfā 病证名。出《证治准绳·疡医》卷四。发背的一种。因多脓头状似椒目，故名。即竟体发。见该条。

椒疡jiāoyáng 病名。见《目经大成》卷二。即椒疮。详该条。

椒叶jiāoyè 中药材。见《日华子诸家本草》。即花椒叶。详该条。

焦jiāo 五臭之一，焦为火臭，入通于心，故为心之臭。《素问·金匮真言论》："南方赤色，入通于心……其类火……其臭焦。"临床上病人厌恶焦臭或自觉口有焦苦气味，常是火热内结，津液受损的病征，如《难经》谓："故知心病伤暑得之，当恶焦臭。"

焦满jiāomǎn 病机。焦，指肺热叶焦；满，指肺气郁积，胸闷胀满。《素问·四气调神大论》："逆秋气则太阴不收，肺气焦满。"

焦氏喉科枕秘jiāoshìhóukēzhěnmì 喉科著作。又名《喉科枕秘》。2卷。清代焦氏（佚名）原撰，金德鉴编。刊于1868年。卷一为治喉秘法、治喉要诀、临症二十法、喉症图形（72种喉病的图形及针刺、外吹、内服等方药疗法）。卷二列应用良方、秘方吹药。末附针刺各法、要穴图及附方等。全书编次较有条理，选用成方大多切于实用。1949年后有排印本。

焦循jiāoxún(1763—1820) 清代学者。字理堂（或作里堂），晚号里堂老人。甘泉（今江苏江都）人。嘉庆六年(1801）举人。博学，尤长于易、算，亦通医理。尝游吴越燕齐，常与人论医。辑有《吴氏本草》1卷（1792年），今存稿本，尚有《痧疹吾验篇》《种痘书》《雕菰楼医说》等，未见传世。另今存之《李翁医记》2卷，乃其整理名医李炳验案而成。

蕉油jiāoyóu 中药材。见《本草纲目》。即芭蕉油。详该条。

膲jiāo ❶通焦。《脉经》："三病者，腹胀气满，小腹尤坚，不得小便。"《灵枢·大惑论》："邪气留于上膲，上闭而不通。"❷肌肉不丰满。《灵枢·根结》："经脉空虚，血气枯竭，肠胃偃辟，皮肤薄著，毛腠夭膲，予之时期。"

膲理jiāolǐ 皮肤及肌肉的纹理。《灵枢·岁露论》："人气血虚……腠理开，毛发残，膲理薄。"膲理又是三焦通会之处。张志聪《灵枢集注》："理者，肌肉之纹理，乃三焦通会之处，故曰膲理。"

角jiǎo ❶五不女之一。详"五不女"条。❷古时用兽角制成的杯罐作拔罐工具，故名。据马王堆出土的汉墓帛书《五十二病方》载："牡痔居窍旁，大者如枣，小者如枣覈（核）者方：以小角角之，如孰（熟）二斗米顷，而张角，絜以小绳。"参见"拔罐疗法"条。另见"角jué"条。

角法jiǎofǎ 即拔罐法。因古代用兽角做拔罐疗法的器具，故称。详"拔罐法"条。

角弓反张jiǎogōngfǎnzhāng 症名。是全身剧烈抽搐时的身体姿态。《诸病源候论·风病诸候》："风邪伤人令腰背反折，不能俯仰角弓者，由邪入诸阳经故也。"因背部肌肉抽搐而导致身体向后挺仰，状如弯弓，故名。多见于痉、破伤风等病证。参见"痉""破伤风"条。

角弓痧jiǎogōngshā 病证名。痧证之一。《杂病源流犀烛·痧胀源流》："角弓痧，心胸胀极，痧毒内攻，故头项向上，形如角弓反张，是脏腑已坏死症也。然反复试验，又得一治法，胸腹胀闷，自不必言，身难转侧，或手足拘挛，不能屈伸，有时蜷缩，有时反张，急将毛青布一块蘸油烧，抹其手足拘急处，再口含火酒，喷其通体，少顷，定觉舒展松动，然后用药，或可回生。"宜宝花散、三香散等方。参见"痧"条。

角蒿jiǎohāo 中药材。出《新修本草》。又名羊角草、羊角蒿、大一枝蒿。为紫葳科植物角蒿 *Incarvillea sinensis* Lam. 的全草。分布于东北、华北地区及山东、河南、陕西、甘肃、四川、青海等地。辛、苦，寒。有小毒。清热解毒，散风祛湿。①治口疮，齿龈腐烂，耳疮，烧灰研末撒；疥疮，烧灰研末油调涂；蛇咬伤，捣烂敷。②治肝硬化。煎服：9～12g。③治风湿痹痛。内服或煎汤熏洗。

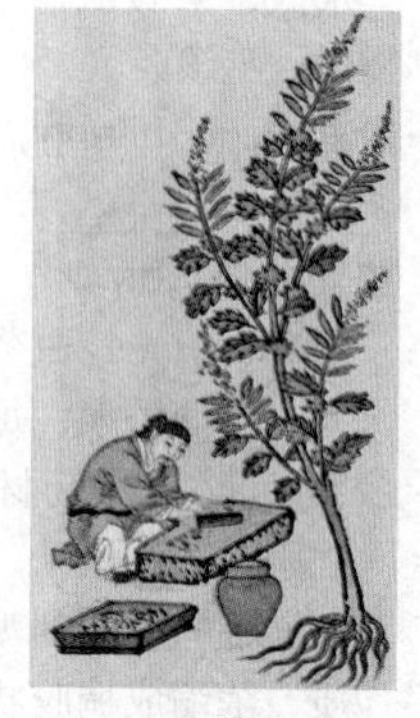
角蒿

角花jiǎohuā 五不女之一。即角。详“五不女”条。

角花头jiǎohuātóu 病证名。出《广嗣纪要·择配篇》。五不女之一。即角。详“五不女”条。

角架风jiǎojiàfēng 病证名。指上下牙床尽处肿起疼痛，开口不便者。《重楼玉钥》卷上：“是症生上下牙床尽处，根上浮肿，以致闭口不便，两齿难合，咀嚼艰难。初起生在一边，或延生两边者。”多由阳明火毒炽盛上冲所致。治宜泻火解毒。用清胃散、黄连解毒汤等加减。参见“合架风”条。

角孙jiǎosūn 经穴名。代号SJ20。出《灵枢·寒热病》。属手少阳三焦经。手太阳，手、足少阳之会。位于头侧部，耳尖正上方发际处，折曲耳郭取穴。布有耳颞神经分支和颞浅动、静脉的分支。主治耳部红肿，目赤肿痛，目翳，颊肿，齿痛等。沿皮刺0.3～0.5寸。艾炷灸3壮，或艾条灸5～10分钟。

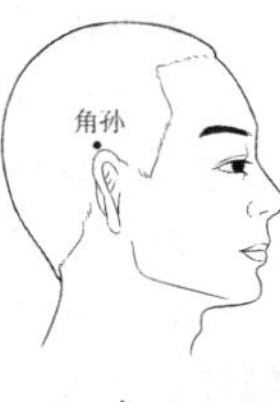

角孙

角心jiǎoxīn 中药材。见《青岛中草药手册》。为牛角之别名。详该条。

角药jiǎoyào 见《重楼玉钥》卷上。即辛乌散。见该条。

疠痛jiǎotòng 症名。指腹内绵绵不断的疼痛。《金匮要略·妇人妊娠病脉证并治》：“妇人怀娠腹中疠痛，当归芍药散主之。”

挢引jiǎoyǐn 出《史记·扁鹊仓公列传》。挢是举起、翘起和矫正的意思，引即导引。指按摩和导引法。唐代司马贞《史记索隐》：“挢……谓为按摩之法，夭挢引身，如熊顾鸟伸也。”

绞肠痧jiǎochángshā 病证名。❶痧证之一。一名盘肠痧。《杂病源流犀烛·痧胀源流》：“绞肠痧，心腹绞切大痛，或如板硬，或如绳转，或如筋吊，或如锥刺，或如刀刮，痛极难忍。轻者亦微微绞痛，胀闷非常，放血可愈。若不愈必审脉症何因，辨明暑秽食积血痰气阻治之。须连进数剂，俟其少安，方可渐为调理。此症多有放血不愈，不肯服药，遂致痧毒攻坏肠胃而死者。”本症右手脉伏宜放血，用宝花散、沉香丸等。服下能熟睡即愈。如昏沉绞痛，口吐痰涎，宜先刺指头出血，用桃花散、冷砂仁汤调下，并散瘀汤加山豆根、茜草、金银花、丹参、山楂、莱子等药。如盘肠绞痛，脉俱伏，宜郁金散、棱术汤；或饮之稍愈后复绞痛非常，叫喊不已，宜大黄丸、紫朴汤。参见“痧”条。❷即干霍乱。《症因脉治》卷四：“干霍乱，即绞肠痧。”详“干霍乱”条。

绞肠瘟jiǎochángwēn 病证名。指瘟疫之腹痛如绞者。《杂病源流犀烛·瘟疫源流》：“绞肠瘟，肠鸣干呕，水泄不通，是此类绞肠痧，急宜探吐之，服双解散。”参见“瘟疫”条。

绞股蓝jiǎogǔlán 中药材。出《救荒本草》。又名七叶胆、落地生、小苦药。为葫芦科植物绞股蓝 *Gynostemma penta－phylla*（Thunb.）Mak. 的根状茎或全草。分布于陕西南部及长江以南各省区。苦，寒。消炎解毒，祛痰止咳，补虚涩精，抗衰老。①治慢性支气管炎咳嗽咯痰，气喘，肾虚梦遗。煎服10～30g，研粉吞服3～6g。②绞股蓝总苷片及口服液为治疗各种肿瘤的辅助药，又能防治高血压、糖尿病、动脉硬化、高脂血症、溃疡及失眠、头痛等症。全草含绞股蓝皂苷约80种。其中Ⅲ、Ⅳ、Ⅷ、Ⅻ分别为人参皂苷 Rb_1、Rb_2、Rd 和 F_2，Ⅰ至ⅩⅣ经酶解得人参皂苷K，Ⅲ、Ⅳ、Ⅴ经弱酸水解得人参皂苷 Rg_3。因此，绞股蓝含有6种人参皂苷。还含蛋白质、18种氨基酸和23种以上的元素，以及多种维生素、芸香苷、糖类、有机酸等。总皂苷对实验性高脂血症动物有明显降血脂作用，但能升高高密度脂蛋白胆固醇。对糖尿病动物能降低血糖，对肝损伤大鼠有保肝作用，并能抗疲劳、抗缺氧，缩小实验性心肌梗死范围。此外，还能防治实验性胃溃疡，增强免疫功能，并有明显的抗衰老作用。

绞脐jiǎoqí 病证名。即产儿脐带绕颈。清代员从云《产科一得》：“绞脐，门户既正，儿顶已露，而不得产，乃由儿转身时，儿项为脐带所缠绊也。”详“碍产”条。

绞蛆爬jiǎoqūpá 中药材。见《内蒙古中草药》。为黄蓬花之别名。详该条。

绞痛jiǎotòng 症名。指脏腑的剧烈疼痛，痛如绞割。

矫摩jiǎomó 推拿的古称。出《说苑》。《仓颉篇》：“矫，正也。”《易·说卦传》宋衷注：“曲者更直为矫，直者更曲为揉。”一说矫通挢，是举的意思。

矫氏jiǎoshì 战国时名医。据《列子·力命》载，季梁得病，矫氏指出其病因是精神、饮食等因素。反映了唯物主义的病因观。

脚jiǎo 足的别称。见《灵枢·经脉》。

脚板蒿jiǎobǎnhāo 中药材。见《湖南民间药物资料》。为牡蒿之别名。详该条。

脚板红jiǎobǎnhóng 症名。指脚底皮肤泛现红色的症象。《石室秘录·奇治法》：“人脚板中色红如火，不可落地，又非痰毒，终岁经年不愈。”由于阴虚火聚于脚心不散所致。治宜滋阴清火为主，方用六味地黄丸加甘菊花、玄参、麦冬、沙参、石斛、萆薢、牛膝、北五味、车前等。

脚背发jiǎobèifā 病证名。❶出《仙传外科秘方》卷九。又名脱疽疔。消渴病合并脱疽者。初发可先治消渴，服流气饮、苦参丸以解毒生肌，外用桐油及无名异煎至一沸，入花椒一勺，加蓼叶在内同煎，浸七天后，单以此叶贴在患处。余可参见“脱疽”条。❷出《外科启玄》卷四。指痈疽发于足背冲阳，陷谷二穴者。❸出《外科活人定本》。即脚发。见该条。

脚病jiǎobìng 病证名。泛指足部皮肤及趾甲以炎性、增生性为主的皮肤病。多因代谢障碍或生物、物理刺激而引起。主要有趾甲类、趼子类、足瘊子类及脚癣4种。证治详各条。

脚底板jiǎodǐbǎn 同足底。详该条。

脚底穿心疔jiǎodǐchuānxīndīng 病名。出《疡医大全》卷二十七。即涌泉疽。见该条。

脚垫jiǎodiàn 病名。指足底皮肤增厚、顽硬的一种疾患。出《外科真诠》卷上。多因鞋袜不适，长时磨擦，气血受阻，皮肤失营而成。其症足底皮肤增厚，顽硬如板，行路作痛，影响步履。治宜温水浸泡后外涂乌梅膏。亦可用传统治脚病的起、分（剥离）等法修治。相当于胼胝。

脚发jiǎofā 病名。出《外科枢要》卷三。又名足发背、脚背发、足跗发、龟毒、蛇沿毒。泛指足部的结毒肿痛，多发于足背。因三阳经湿热乘虚下注或外伤瘀血化热，或足三阴经精血亏损所致。初起全身寒热，患部坚硬红肿。如疼痛作脓者，多属湿热下注，预后较好。宜服仙方活命饮加木瓜、牛膝，外用隔蒜灸或用蜜捣菊花叶及芙蓉叶各等分外敷。若色微赤肿、脓清、久不愈合，属精血亏损。宜用六味地黄汤、补中益气汤随证取用。色黯不溃者，用桑枝炙以行郁滞助阳气，并服十全大补汤、八味丸以健脾胃滋化源。由于足背多骨，肉少皮薄，下肢末梢血循较差，故痈疽发于足背者，消退或成脓均较迟缓，愈合较难。

脚根风jiǎogēnfēng 病证名。见《疮疡经验全书》卷一。即脚根喉风。详该条。

脚根喉风jiǎogēnhóufēng 病证名。又名脚根喉痛、根脚喉风、脚根风。多由气虚下陷，风寒外袭，肺气失宣致咽喉发疱如水晶状。发于左则左足酸软，阴痛有似筋触牵入喉间；发右则亦如此。《疮疡经验全书》卷一："此症脚根发起至于喉间，或一年发一次，半年发一次，切忌热物，不得伤于怒气。其病一日行一穴，至七日行七穴，虽然不妨，只是要发，用吹喉药，仍服败毒散。"《焦氏喉科枕秘》卷一；"此症从脚至于喉中，或一年一次，半年一次，其病一日行一穴，七日行七穴，发至喉中，如鱼脑水晶之状。"治宜内服荆防败毒散、补中益气汤，或酌选麻黄细辛附子汤等加减。或结合全身情况辨证施治之。

脚根喉痛jiǎogēnhóutòng 病证名。《喉科心法》："此症从脚跟发起，直至喉间。或一年一发，或半年一发，其病一日行一穴。切忌热物怒气。"详"脚跟喉风"条。

脚跟痛jiǎogēntòng 症名。足跟痛的别称。《医学入门·脚气》："脚跟痛，有血热者，四物汤加知母、黄柏、牛膝；有痰者，五积散加木瓜，或开结导饮丸。"详"足跟痛"条。

脚骨伤jiǎogǔshāng 病名。出《世医得效方》卷十八。脚骨包括跗骨、跖骨及趾骨。因跌仆坠堕所伤。局部疼痛、肿胀及畸形，活动受限，可有骨声。移位者麻醉下手法复位，夹缚固定，无移位者仅作固定。用药详见"骨折"条。

脚拐毒jiǎoguǎidú 病名。见《疡科准绳》卷四。即外踝疽。详"附骨疽"条。

脚汗jiǎohàn 见《医学纲目》卷十七。有因脾胃湿热而致者，足心热而不时汗出。因于脾胃虚寒者，足心冷汗时出。参见"手足汗"条。

脚后跟穴jiǎohòugēnxué 出《备急千金要方》。位置同女膝穴。参该条。

脚踝骱jiǎohuáijiè 解剖部位名。见《伤科补要》卷二。即踝关节。

脚踝骱出jiǎohuáijièchū 病名。见《伤科补要》卷二。即踝关节脱臼。详"脚盘出臼"条。

脚挛根jiǎoluángēn 病证名。见《医宗金鉴》卷七十一。即足跟疽。详该条。

脚面骨jiǎomiàngǔ 跗骨的别名。详该条。

脚目草jiǎomùcǎo 中药材。见《全国中草药汇编》。为落地生根之别名。详该条。

脚盘出臼jiǎopánchūjiù 病名。即踝关节脱臼。见《疡医准绳》卷六。又称脚板上交出臼、踝骨脱、脚踝骱出。多因跌仆、扭撞所致。伤后局部肿胀、疼痛，跟骨变长，胫腓骨下端向前突出。严重者可见脚根向前，脚趾向后，剧烈疼痛，不能活动。治法先用挪踝入臼复位法以复其位，内服复元活血汤，外敷栀乳散。肿消痛减后，内服补筋丸，并以海桐皮汤或五加皮汤外洗，配合舒筋法锻炼。

脚气jiǎoqì 病名。见《肘后备急方》卷三。古名缓风、壅疾，又称脚弱。因外感湿邪风毒，或饮食厚味所伤，积湿生热，流注腿脚而成。其症先见腿脚麻木，酸痛，软弱无力，或挛急，或肿胀，或萎枯，或发热，进而入腹攻心，小腹不仁，呕吐不食，心悸，胸闷，气喘，神志恍惚，言语错乱等。治宜宣壅逐湿为主，或兼祛风清热，调血行气等法。《医学正传·脚气》："故为治者，宜通用苍术、白术之类以治其湿，知母、黄柏、条芩之类以去其热，当归、芍药、生地黄之类以调其血，木瓜、槟榔之类以行其气，羌活、独活以利关节而散风湿，兼用木通、防己、川牛膝之类引药下行及消肿去湿。"常用方剂如鸡鸣散、济生槟榔汤、防己饮等。《肘后备急方》《备急千金要方》等方书中，有大豆、乌豆、赤豆治脚气的记载，可用作辅助疗法。脚气有干脚气、湿脚气之分。湿脚气中又有寒湿脚气、湿痰脚气、湿热脚气、湿毒脚气等。此外，还有风毒脚气、瘴毒脚气、脚气冲心、脚气入腹、脚气迫肺等多种类型。又有按六经分类者。详各条。

脚气八处灸jiǎoqìbāchùjiǔ 灸治脚气的 8 个穴位。见《备急千金要方》。即风市、伏兔、犊鼻、膝眼、足三里、上巨虚、下巨虚、悬钟。分 3 日灸之。

脚气冲心jiǎoqìchōngxīn 病名。脚气危证之一。见《外台秘要》卷十八。又称脚气攻心、脚气入心。指脚气病见心悸、气喘、呕吐诸症，甚则神志恍惚，言语错乱者。由邪毒上攻心胸所致。湿脚气而见攻心者，由于湿毒上攻，多伤阳，急宜温阳散寒，逐湿泄毒，用吴茱萸汤合千金半夏汤加减；干脚气而见攻心者，由于湿火壅盛，毒气上攻，治宜宣壅逐湿，凉血清火，用吴茱萸汤合牛黄清心丸，或用犀角散加减。参见"脚气"条。本病症可见于脚气性心脏病。

脚气疮jiǎoqìchuāng 病证名。指足趾间及足底部的一种癣疾。出《医宗金鉴》卷七十一。又名臭田螺。由脾胃二经湿热下注，或由传染而得。初起趾间出现小水疱，瘙痒明显，搓破后流水，因反复发作趾间糜烂，擦去表皮，显露鲜红色糜烂面，甚者肿烂疼痛，流脓淌水，可引起足踝及小腿浮肿。另一种为趾间干痒，皮肤粗糙脱屑和皲裂。糜烂流水者，服萆薢渗湿汤；染毒肿痛流脓者，服黄连解毒汤。外治：糜烂流水用六一散加枯矾外掺，干燥、皲裂用雄黄膏外搽，化脓时掺九一丹。即脚癣。

脚气迫肺jiǎoqìpòfèi 病证名。脚气重证之一。指脚气病而见喘咳者。《圣济总录》卷八十二："毒气循经上入于肺，则气道奔迫，升降不顺，故令上气喘满。"《证治要诀·诸气门》："脚气迫肺，令人喘嗽，宜小青龙汤。每服加入槟榔一钱，重煎服。"参见"脚气"条。

脚气入腹jiǎoqìrùfù 病证名。脚气危证之一。见《备急千金要方》卷七。指脚气从足而上入于腹。症见腹部不仁，腹胀，胸闷，气喘等。可选用千金半夏汤、茱萸汤、松节汤、苏子降气汤、沉香降气汤等方。参见"脚气"条。

脚气散jiǎoqìsǎn 《中药制剂手册》方。枯矾、白芷各 30g，煅炉甘石 6g，煅龙骨、冰片各 3g。为末，每用少许，撒患处。功能燥湿止痒。治脚气作痒，浸淫流水，行走不便。

脚气伤寒jiǎoqìshānghán 病证名。见《惠直堂经验方·伤寒门》。症见两跗忽然红肿，因而发热，两胫俱浮作痛等。由感染湿热，先从下受，治宜消其湿热，从膀胱下行，则身热自退，可用顺导汤等方。参见"脚气"条。

脚气治法总要jiǎoqìzhìfǎzǒngyào 内科著作。2 卷。宋代董汲约撰于 11 世纪末。原书 1 卷，已佚。今存者为编《四库全书》时自《永乐大典》中的辑佚本。析为 2 卷。书中对于脚气病（也包括下肢关节炎一类的病）的病因及治法做了重点的记述，附内服及外用方46首，并附若干医案。现收入1958年商务印书馆排印的《董汲医学论著三种》中。

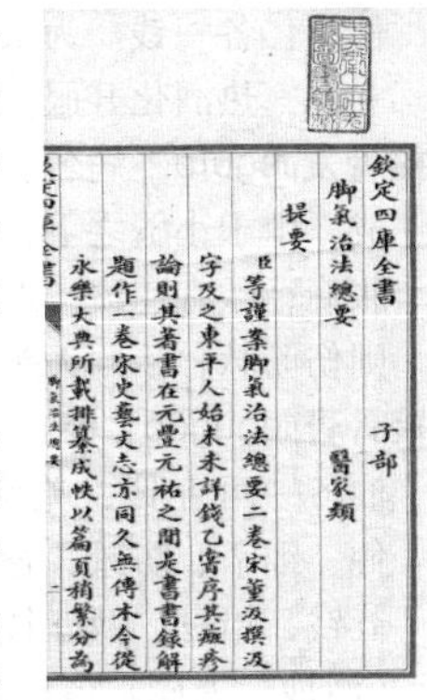
欽定四庫全書 子部
脚氣治法總要 醫家類
提要
臣等謹案脚氣治法總要二卷宋董汲撰汲
字及之東平人始末未詳錢乙嘗序其瘢疹
論則其著書在元豐元祐之間是書書錄解
題作一卷宋史藝文志亦同久無傳本今從
永樂大典所載排纂成帙以篇頁稍繁分為

脚气治法总要

脚气肿满jiǎoqìzhǒngmǎn 病证名。脚气病之一。见《诸病源候论·脚气病诸候》。由风湿毒气，搏于肾经所致。《太平圣惠方》卷四十五："夫脚气肿满者，由风毒气搏于肾经。肾主于水，今为邪所搏，则经络壅涩，不能宣通水液……致水气壅溢腑脏，浸渍皮肤，故令肿满也。"症见足胫肿胀，腹满，甚则遍身肿满，喘促烦闷，小便不利等。治宜祛风逐湿，宣通壅滞。选用风引大豆汤、汉防己散等方。

脚拳jiǎoquán 病证名。即脚趾挛缩不展。《太平圣惠方》第八十九卷："夫小儿脚拳，由在胎之时，其母脏腑内有冷积，为风邪所乘，儿生之后，肾气不足，气血未营，故令脚指拳缩不展。"治宜益肾、和血、祛风、舒筋之剂。

脚软jiǎoruǎn 症名。指足软弱无力。《医学入门》卷五："脚软，筋痛者，大补阴丸去地黄，加白芍、知母、甘草，倍牛膝。"《古今医案按·痿》："两脚软弱无力，不能起者……淫热成痿，正合东垣清燥汤例，但药力差缓，难图速效。以独味杜仲，空心酒水各半煎服，日进清燥汤，下潜行散。"《类证治裁·脚气》："风毒甚，头痛身热，肢节痛，或一脚偏软，小续命汤加木瓜。"疰夏证亦可见脚软。《溪医述·足》："夏令日长暴，身倦，脚软者何？曰：名曰疰夏，此时令之火为患。"参见"痿""疰夏"条。

脚弱jiǎoruò 病证名。❶即脚气。《太平圣惠方》卷四十五："夫脚气者，晋宋以前名曰缓风，《小品》谓之脚弱。"详"脚气"条。❷指脚膝软弱之证，包括脚气和气脚。见《中藏经·论脚弱状候不同》。参见"气脚"条。

脚湿气jiǎoshīqì 病名。即发于趾丫浅部真菌皮肤病。以趾间浸渍糜烂、渗流滋水、角化过度、脱屑、瘙痒等为特征。

脚手先下难产jiǎoshǒuxiānxiànánchǎn 病证名。《傅青主女科》："妊妇生产之际，有脚先下而儿不得下者，有手先下而儿不得下者。人以为横生倒产，至危之症也，谁知是气血两虚之故乎……产母之气血足，则胎必顺；产母之气血亏，则胎必逆。顺则易生，逆则难产。气血既亏，母身必弱。子在胞中，亦必弱。胎弱无力，欲转头向下而不能，此胎之所以有脚手先下者也。"急用转天汤（人参、当归、川芎、川牛膝、升麻、附子），以救顺之。

脚髓孔jiǎosuǐkǒng 见"足髓孔"条。

脚踏莲花生jiǎotàliánhuāshēng 病证名。见亟斋居士《保生篇》。即倒产。详该条。

脚膝出臼jiǎoxīchūjiù 病名。即髌骨脱臼。出《世医得效方》卷十八。又名膝头骨出臼，膝盖骨离位，膝骱出。因跌仆、扭闪所致。膝部明显肿胀、疼痛，膝关节呈半伸屈位，步履艰难，一般髌骨向外侧移位者较多见。宜用推膝盖归原手法复位，抱膝固定。初期宜活血化瘀、消肿止痛，服七厘散，或复元活血汤，外敷栀乳散。肿消痛减后，宜补气养血疏筋，服当归补血汤加牛膝、木瓜、伸筋草、续断等，外用五加皮汤温洗，并配合功能锻炼。

脚膝痿弱jiǎoxīwěiruò 病证名。指两脚和膝部关节软弱无力者。《儒门事亲》卷一："凡见脚膝痿弱，难于行步，或一足不伸，便作寒湿脚气治之。"肾水衰少，虚火内炎或精血不足，筋骨失于濡养亦可导致。常见于痿证、半身不遂、脚气等疾患。

脚下痛jiǎoxiàtòng 症名。指脚底肌肤、筋脉着地作痛。《素问·藏气法时论》："脾病者，身重，善肌，肉萎，足不收，行善瘈，脚下痛。"多由脾病湿盛所致。本症可见于痿、痹、脚气等病证。

脚心毒jiǎoxīndú 病名。出《疮疡经验全书》卷三。即涌泉疽。见该条。

脚心痛jiǎoxīntòng 症名。见《证治要诀·脚气》。即足心痛。参见该条。

脚心痈jiǎoxīnyōng 病名。出《外科活人定本》卷二。即涌泉疽。见该条。

脚丫jiǎoyā 脚趾间。《医宗金鉴·外科心法要诀》："臭田螺疮最缠绵，脚丫瘙痒起白斑。"

脚隐jiǎoyǐn 病证名。《梅氏验方新编》卷三集："脚底板红肿热痛，名为脚隐。大蒜头量用多少和盐捣烂敷，过一夜，次日即愈。"

脚鱼壳jiǎoyúqiào 中药材。见《全国中草药汇编》。为鳖甲之别名。详该条。

脚针膏jiǎozhēngāo 《疡医大全》卷二十七方。阿魏、莪术各三钱，三棱二钱，麝香五分，鸡内金七个，鳝鱼血一杯，大黄四两，荸荠二十四个。用麻油一斤熬诸药，去渣，加入阿魏熬枯，再下鳝鱼血，滴水成珠，入炒黄丹四两，搅成膏，冷定，下麝香末摊贴患处。治鸡眼。

脚趾骱jiǎozhǐjiè 解剖部位名。见《伤科补要》卷二。即脚趾关节。

脚趾骱失jiǎozhǐjièshī 病名。即趾关节脱臼。见《伤科补要》卷二。因跌仆所伤，局部肿胀、疼痛剧烈，趾骨突向一侧，活动受限。治宜手法复位，内服复元活血汤或七厘散，并用海桐皮汤温洗，配合功能锻炼。

脚肿jiǎozhǒng 症名。水肿病的常见症状之一。见《证治要诀·肿》。一作足肿。《医林绳墨》卷五："足肿者，谓腿足作肿也。有湿热太甚而作肿者，其色红肿，当清湿热，如当归拈痛汤亦可。有脾虚不足而作肿者，其色白肿，当养脾气，如参苓白术散加牛膝、薏苡仁。有脾虚气滞而不行者，肿久必有水出，破之难痊，宜当实脾为要，如参苓白术散加升麻、泽泻。有病久而作肿者，其肿下连足趺，如皮肿可治，肉肿难除，当养正健脾，如补中益气汤加牛膝、续断。"参见"水肿"条。

搅肠痧jiǎochángshā 病名。即干霍乱。《世医得效方》卷二："心腹绞痛，冷汗出，胀闷欲绝，俗谓搅肠沙，今考之，此证乃名干霍乱。"参见"痧""干霍乱"条。

叫梨子jiàolízǐ 中药材。见《民间常用草药汇编》。为绛梨木子之别名。详该条。

叫铃子jiàolíngzǐ 中药材。见《四川中药志》。为绛梨木子之别名。详该条。

叫伤咳嗽jiàoshāngké' sou 病证名。指叫呼太过伤肺所致的咳嗽。见《不居集·叫伤咳嗽》。《医学入门·咳嗽》："叫呼伤肺，咳而呕吐白沫，口燥声嘶者，润肺丸、人参清肺饮。"参见"咳嗽""劳咳"条。

窌jiào 同"窖"。地窖、地穴。《灵枢·淫邪发梦》："及居深地窌苑中。"另见"窌 liáo"条。

校正王朴庄伤寒论注jiàozhèngwángpǔzhuāngshānghánlùnzhù 伤寒著作。见“伤寒论注”条。

校正医书局jiàozhèngyīshūjú 宋代校订和校刻医药书籍的机构，属编集院。创始于1057年。是在我国活版印刷术的发明和推广等条件下出现的。这个机构曾对《素问》《灵枢》《难经》《甲乙经》《伤寒论》《金匮要略》《诸病源候论》《备急千金要方》《千金翼方》《外台秘要》等古典医籍进行了系统的校订和印行，对统一医书、校正讹错做了不少工作，对宋以前医书的保存和流传、医学的发展和推广普及有重要作用。

校注妇人良方jiàozhùfùrénliángfāng 女科著作。见“妇人良方大全”条。

较剪草jiàojiǎncǎo 中药材。见《生草药性备要》。为鲫鱼胆草之别名。详该条。

教胎jiàotāi 《洞玄子》：“凡女怀孕之后，须行善事，勿视恶色，勿听恶语，省婬欲，勿咒诅，勿骂詈，勿惊恐，勿劳倦，勿妄语，勿忧愁，勿食生冷醋滑热食，勿乘车马，勿登高，勿临深下坡，勿急行，勿服饵，勿针灸，皆须端心正念……遂令男女如是聪明智慧，忠真贞良，所谓教胎者也。”即胎教。详该条。

J

jie

疖jiē 病名。出《刘涓子鬼遗方》卷四。又名热疖、石疖，俗称疖子。《备急千金要方》卷二十二痈疽第二则云：“凡肿根广一寸已下名疖，一寸已上名小痈。”即疮痈之最小者也。俗称以夏日所生之小肿为热疖。由内蕴热毒或外受暑热之邪而发。此证较痈轻，肿势局限，色红，热痛，根浅，出脓即愈。治宜用清热解毒活血之品，内外兼治，参见“外痈”条。即毛囊和皮脂腺的急性炎症。

皆治藤jiēzhìténg 中药材。见《本草纲目拾遗》。为鸡屎藤之别名。详该条。

接法jiēfǎ 正骨八法之一，出《医宗金鉴》卷八十七。接，连接、接续之意。即运用手法或借助器械，使断骨复续，陷者复起，碎者复完，突者复平的方法。

接骨jiēgǔ 经外奇穴别名。见《中国针灸学》。即接脊。见该条。

接骨草jiēgǔcǎo ❶见《群芳谱》。为驳骨丹之别名。❷见《滇南本草》。为宝盖草之别名。出《履巉岩本草》。为蒴之别名。详各条。

接骨草根jiēgǔcǎogēn 中药材。见《全国中草药新医疗法展览会技术资料选编·外科》。为狗屎花根之别名。详该条。

接骨丹jiēgǔdān ❶《洁古家珍》方。①苏木、铅粉、硼砂、半两钱（醋淬）各一钱。为细末，煎当归酒调下，痛止停服。治打仆损伤皮骨者。②天南星四两，木鳖子三两，没药、乳香各五钱，官桂一两。为细末，用生姜一斤取自然汁，加米醋少许，面糊同调，摊纸上，贴伤处，帛缚并固定。治骨折断。❷《证治准绳·疡医》卷六方。生南星四两，木鳖子三两，紫金皮、芙蓉叶、独活、白芷、官桂、松香、枫香各一两，乳香、没药各五钱，小麦面二两。为末，以米醋、生姜汁入酒合小麦面调匀，摊纸上夹缚。治骨折。❸《杂病源流犀烛·身形门》卷三十方。乳香、没药、当归、川椒、自然铜（火煅，醋淬）、龙骨、川芎、赤芍药、骨碎补（酒炙）、龟甲（酥炙）、白芷、郁李仁各一钱。为末，用黄醋五钱化为丸，弹子大，每服一丸，热酒化开服。治筋骨折伤。

接骨发jiēgǔfā 病名。出《外科大成》卷二。因湿热凝聚而成。生于小腿之下，跟骨之上。初如核桃，色红漫肿，微胀痛，脓宜速溃，迟则脓毒伤筋。早期治同外痈，若迟溃则伤筋脉。治同无头疽。

接骨膏jiēgǔgāo ❶《外科方书》方。当归（酒炒）、威灵仙各一两五钱，羌活、骨碎补、木香、川芎、川乌、杜仲、细辛、防风、香附、乳香（去油）、没药（去油）各五钱，铅丹二两五钱，牛膝（酒洗，炒）、桂枝、五加皮（酒炒，去皮）各一两，嫩松香二两，四叶对、土茯苓各三钱，海风藤五钱。除铅丹、乳香、没药、松香以外之前十四味用好菜油数斤熬滚，再将后三味草药共浸油内（春浸五日，夏浸三日，秋浸七日，冬浸十日），期满入锅内慢火熬，滤去渣，再入乳香、没药、松香三味，又熬数沸至滴水成珠，再下铅丹收膏，退火三日可用，摊贴患处。治跌打伤骨而皮未破者。❷经验方。见《中西医结合治疗骨与关节损伤》。龙骨、骨碎补、鹿角霜各180g，血竭、䗪虫、炙豹骨各60g，自然铜（煅淬）、红花、白芷、肉桂各120g，紫荆皮、续断、当归各240g，制乳香、制没药各30g，麝香2.4g。为细末，和蜜调成软膏，加酒少许，摊布上，敷患处（若有创口者，须避开创口），四至七日换药一次。治各型骨折。❸经验方。见《外伤科学》（广东中医学院）。五加皮、地龙各30g，乳香、没药、䗪虫、骨碎补、白及各15g。为细末，以蜜或酒调成糊状，外敷患处。治骨折损伤。

接骨金粟兰jiēgǔjīnsùlán 见《中国药用植物志》。为九节茶之别名。详该条。

接骨莲jiēgǔlián 见《昆明民间常用草药》。为野棉花之别名。详该条。

接骨木jiēgǔmù 中药材。❶出《新修本草》。又名木蒴、公道老、续骨木、扦扦活。为忍冬科植物接骨木 *Sambucus Williamsii* Hance 的茎枝。产于江苏、福建、四川、广西、浙江等地。甘、苦，平。入肝、肾经。祛风，活血，止痛，利水，续筋接骨。①治风湿痹痛，肾炎水肿。煎服：9～15g。②治跌打骨折，腰扭伤，煎服或捣敷；创伤出血，研末撒；风疹瘙痒，漆疮，煎水洗。孕妇忌服。茎皮含白桦脂酸、白桦脂醇、α－香树脂醇、β－谷甾醇等。对小鼠有镇痛及镇静作用。煎剂有抑菌作用。❷见《植物名实图考》。为九节茶之别名。详该条。

接骨木根jiēgǔmùgēn 中药材。出《本草拾遗》。为忍冬科植物接骨木 *Sambucus williamsii* Hance 的根皮。甘，平。治风湿痹痛，痰饮，水肿，热痢，黄疸。煎服：9～15g。捣敷治跌打损伤，研末油调敷烫伤。

接骨如神丹jiēgǔrúshéndān 《杂病源流犀烛·身形门》卷三十方。半夏一两（每一枚配䗪虫一个，同捣烂，炒黄），自然铜二钱（醋淬），古文钱三钱（醋淬），乳香、没药各五钱，骨碎补七钱。为细末，每服三分，用导滞散二钱，热酒调下，次日再服如前。治骨折疼痛。

接骨散jiēgǔsǎn ❶《丹溪心法》卷四方。没药、乳香各半两，自然铜（煅淬）一两，滑石二两，龙骨、赤石脂各三钱，麝香（另研）一字。为末，好醋浸没，煮干，炒燥，临卧时以麝香少许留舌上，温酒送药末。功能接骨续筋。治骨折疼痛。若骨已接，尚痛，去龙骨、赤石脂。❷《疡医大全》卷三十六方。黄麻（烧灰）二两，血余炭一两，乳香（去油）五钱。为末，每服三钱，温酒调下。治跌仆闪肭，骨折疼痛。

接骨手法jiēgǔshǒufǎ 骨伤治法之一。见《伤科汇纂》卷一。即正骨手法。详该条。

接骨树jiēgǔshù 见《云南中草药选》。为类梧桐之别名。详该条。

接骨藤jiēgǔténg 中药材。❶见《全国中草药新医疗法展览会技术资料选编·外科》，为买麻藤之别名。详该条。❷见《贵州民间方药集》。为蘡薁之别名。详该条。

接骨仙桃jiēgǔxiāntáo 中药材。见《本草纲目拾遗》。为仙桃草之别名。详该条。

接骨续筋药膏jiēgǔxùjīnyàogāo 经验方。见《中医伤科学讲义》（上海中医学院）。自然铜、荆芥、防风、五加皮、皂角、茜草、续断、羌活、独活各90g，乳香、没药、桂枝各60g，白及、血竭、硼砂、螃蟹末各120g，骨碎补、接骨木、红花、赤芍药、䗪虫各60g。为末，饴糖或蜂蜜调敷。治骨折、骨碎及筋断、筋裂等严重筋骨损伤症之中期。

接骨药jiēgǔyào ❶见《云南中草药》。为血满草之别名。详该条。❷见《贵州草药》。为海桐皮之别名。详该条。

接骨紫金丹jiēgǔzǐjīndān ❶《疡医大全》卷三十六方。䗪虫十个，骨碎补、自然铜（煅淬）、巴豆霜、乳香、血竭、没药各五钱，当归尾、硼砂各三钱，地龙十四条。为细末，每服三分，酒送下。治跌打损伤，昏迷不省人事，瘀血攻心发热。❷《杂病源流犀烛·身形门》卷三十方。䗪虫、乳香、没药、自然铜（醋淬）、骨碎补、大黄、血竭、硼砂、当归尾各一钱（一方有红花一钱）。为细末，每服七至八厘，热酒送下。治跌打损伤骨折，瘀血攻心，发热昏晕，不省人事。❸《外科补要》卷三方。地龙、川乌（姜制）各一两，龙骨、䗪虫、赤石脂（醋炒）、鹿角霜各二两，乳香、没药各一两半，自然铜三两，滑石（水飞，醋炒）四两，麝香五分。为细末，鹿角胶烊化捣丸，弹子大，朱砂为衣，陈酒化服。治骨碎断损。❹《圣济总录纂要》卷二十二方。炙乳香、紫荆皮、骨碎补、大黄、血竭、当归尾、硼砂、䗪虫（烧酒浸）、煅自然铜各一两。为细末，每服七分半，热酒调下。治打仆骨折，瘀血攻心，发热昏晕，吐血等。

接脊jiējǐ 经外奇穴名。出《太平圣惠方》。别名接骨。位于背部中线，当第12胸椎棘突下凹陷处。主治小儿痢疾、脱肛、癫痫、消化不良等。斜刺0.5～1寸。艾炷灸1～3壮，或艾条灸5～10分钟。

接筋草jiējīncǎo 中药材。见《昆明民间常用草药》。为老蜗生之别名。详该条。

接经行气法jiējīngxíngqìfǎ 行气法之一。又称循经接气法。指按照经脉循行方向在其穴位上依次针刺，以使针感向一定部位传导的方法。如针刺足三里穴，欲使针感达胃，则可从足三里、梁丘、伏兔、髀关等穴循经而上，依次针刺。也可不按穴位针刺，即其针感在哪里终止，就在哪里下针相接。

接气通经jiēqìtōngjīng 古时按经脉长度与气行速度之间的关系计算针刺所需的时间。《流注指微赋》："接气通经，长短依法。"例如，据《灵枢·脉度》记载：手三阳经长五尺。《灵枢·五十营》曰："呼吸定息，气行六寸。"这样，针刺时需运针9次呼吸，使超过经脉4寸，接刺他经。余类推。

接舌金丹jiēshéjīndān 《疡医大全》卷十六引岐天师方。生地黄、人参、龙齿各三钱，象皮一钱，冰片三分，土狗（去头翅）三个，地虱二十个。前五味为细末，将土狗、地虱捣烂，入前药末内捣匀，晾干为末，每服一钱。治舌断、骨断。

接续草jiēxùcǎo 中药材。出《本草拾遗》。为问荆之别名。详该条。

痎疟jiēnüè 病名。❶即疟疾。出《素问·疟论》等篇。①疟疾的通称。《圣济总录·疟病门》："痎疟者，以疟发该时，或日作，或间日乃作也……寒温瘅疟，动皆该时，故《内经》统谓之痎疟。"②指间日疟。《说文解字》："痎，二日一发疟也。"《说文句读》："谓隔一日（发）也。"③指老疟、久疟。《医学纲目》卷六："痎疟者，老疟也。"又："久疟者，痎疟也，以其隔二三日一发，缠绵不去。"④指疟邪未尽而复发于四季的疟疾。《诸病源候论·痎疟候》："夫痎疟者……其病秋则寒甚，冬则寒轻，春则恶风，夏则多汗。"参见疟疾条。❷传尸病的别称。《外台秘要·传尸》："传尸病，亦名痎疟。"详该条。

痎疟论疏jiēnüèlùnshū 疟疾专著。1卷。明代卢之颐撰。撰年不详。卢氏以《内经》理论为主，结合后世论疟及个人体验详述痎疟因证，分析诸疟常证和变证的证治。此书后附《痎疟疏方》1卷，共选方38首，叙述方药的炮制颇详。现有《医林指月》本等。

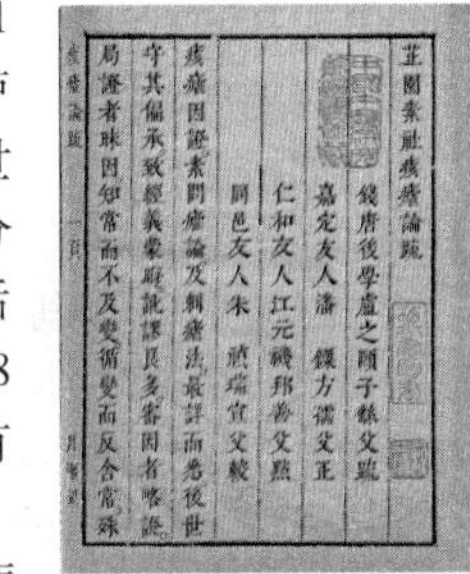

芷園素社痎瘧論疏

錢唐後學盧之頤子繇父疏

嘉定友人潘 鏐方孺父正

仁和友人江元祚邦玉父點

同邑友人朱 禎瑞宣父較

痎瘧因證素問瘧論及刺瘧法最詳而悉後世

守其偏承致經義蒙晦訛謬良多審因者略證

局證者昧因知常而不及變循變而反舍常殊

痎疟论疏

痎疟疏方jiēnüèshūfāng 方书。见"痎疟论疏"条。

揭唇jiēchún 出《灵枢·本藏》。谓："揭唇者脾高，唇下纵者脾下。唇坚者脾坚，唇大而不坚者脾脆。唇上下好者脾端正，唇偏举者脾偏倾也。"揭者，高举也（《说文解字》）。即用唇的状态估计本脏脾的情况。

瘖疟jiēnüè 病证名。疟疾之一。瘖同痎，即痎疟。《黄帝内经太素·三疟解》："夏伤于暑，秋必瘖疟。"《难经·五十六难》："令人发咳逆，瘖疟。"参见"痎疟"条。

节菖蒲jiéchāngpú 中药材。见《中药材手册》。为九节菖蒲之简称。详该条。

节凑jiécòu 骨节之间。《素问·气穴论》："留于节凑，必将为败。"

节疳jiégān 病证名。指疳疾患儿耳内生疮，肌肉消瘦，骨节皆露的病证。多由肾经虚热所引起。

节骨草jiégǔcǎo 中药材。❶见《东北药用植物志》。为木贼之别名。❷见《湖南药物志》。为笔筒草之别名。详各条。

节节草jiéjiécǎo 中药材。见《陕西中草药》。为问荆之别名。详各条。

节节红jiéjiéhóng 中药材。见《南宁市药物志》。为赶风柴之别名。详该条。

节节花jiéjiéhuā 中药材。❶出《生草药性备要》。又名虾钳菜、耐惊菜、水牛膝、曲节草、水金铃。为苋科植物莲子草 *Alternanthera sessilis*（L.）DC. 的全草。分布于华中、华东、华南和西南地区。甘、淡，凉。清热解毒，活血，利尿。①治痢疾，肠痈，鼻衄，咯血，便血，小便淋痛。煎服：15～30g。②治痈疖、蛇伤，捣敷；湿疹、皮炎、疥癣，煎水洗。本品含24－亚甲基环木菠萝烷醇、环桉烯醇、豆甾醇、β－谷甾醇、菜油甾醇、α－菠菜甾醇和它们的棕榈酸酯。❷见《福建民间草药》。为飞扬草之别名。详该条。❸见《广东中药》Ⅱ（生草药部分）。为鲫鱼胆草之别名。详该条。❹见《浙江民间常用草药》。为剪刀草之别名。详该条。

节节珠jiéjiézhū　中药材。见《福建中草药》。❶为冰糖草之别名。详该条。❷为野甘草之别名。详该条。

节解jiéjiě　人体部位名。解通骱。同节骱，见《诸病源候论》卷三十三。即关节。详该条。

节髎jiéliáo　人体部位名。《伤科汇纂》卷一："节者，骨之节髎也。"即关节。详该条。

节食诀jiéshíjué　古代饮食养生歌诀。《丹台玉案》："五经环列，土位中都，病从口入，昔有良谟。过饱脾怯，食多胃浮，不节则嗟，是则谁辜?"

节斋化痰丸jiézhāihuàtánwán　《杂病源流犀烛·六淫门》卷十六方。天冬、黄芩、橘红、海蛤粉、瓜蒌仁各一两，芒硝、香附（盐水炒）、桔梗、连翘各五钱，青黛二钱。为细末，入姜汁少许，炼蜜为丸，芡实大，每服一丸，嚼烂开水送下。功能清热养阴，化痰止咳。治热痰郁于心肺胸膈，稠黏难咯，多毛发枯焦，咽干口燥，咳嗽喘促，面色白如枯骨。

劫刺jiécì　古刺法名。《灵枢·经筋》："燔针劫刺，以知为数，以痛为输。"劫为快之意，指于痛处取穴，用火针速刺即出的刺法。

劫劳散jiéláosǎn　❶《太平惠民和剂局方》卷二方。地骨皮二两半，前胡、荆芥各二两七钱，香附子（炒去毛）、苍术（浸去皮）、甘草（爁）各三两六钱，麻黄（去根节）、白芷各四钱半，川芎二两二钱半，桔梗七两二钱，当归七两三钱半，肉桂（去粗皮）一两三钱半，石膏九钱，陈皮一两三钱，天仙藤二两半。为粗末，每服二钱，加乌梅半个，入盐水煎服。如欲出汗，加葱白、生姜煎汤。常服温盐、酒调下，或热盐汤点服。治五劳七伤，四时伤寒，山岚瘴疟，时行疫疠，心神烦躁，口苦舌干，憎寒壮热，头疼鼻塞，腰脚酸倦，背脊强急，浑身疼痛。❷《云岐子保命集论类要》卷下方。白芍药一钱，黄芪、甘草、人参、茯苓、熟地黄、当归、五味子、半夏曲、阿胶各四分。加姜、枣，水煎服。治心肾俱虚，劳嗽无痰，夜热盗汗，四肢倦怠，体瘦食少，恍惚异梦，嗽中有血。

劫嗽丸jiésòuwán　《医方考》卷二方。诃子、百药煎、荆芥各等分。为末，炼蜜为丸，含化。治久咳，面目浮肿者。

洁宫汤jiégōngtāng　《医醇賸义》卷三方。沙参四钱，茯神、当归身、麦冬、贝母各二钱，远志（甘草水炒）五分，橘红、半夏、白术、砂仁各一钱，生姜三片。水煎服。治小肠咳，咳而矢气。

洁古家珍jiégǔjiāzhēn　综合性医著。金代张元素撰。1卷。撰年不详。此书分述风、破伤风、厉风、伤寒、咳嗽、吐、热、疟、眼、衄血、消渴、疮疡诸病证。论证简要，选方不泥于古，自拟效方大多平正可取。现有《济生拔萃》本。

洁古老人珍珠囊jiégǔlǎorénzhēnzhūnáng　本草著作。一名《珍珠囊》。金代张元素撰。成书于12世纪左右。原书已佚，今仅存辑入《济生拔萃》一书的节录本。首载113种药物的阴阳、寒热、性能、主治、归经及宜忌。其次记述了君、臣、佐、使、通经（通经以为使）、主要病候所用药以及药物的气味、炮炙等。内容较简略，是一部指导临床用药法的专著。

洁古云岐针法jiégǔyúnqízhēnfǎ　针灸著作。见"云岐子论经络迎随补泻法"条。

洁净腑jiéjìngfǔ　治法之一。出《素问·汤液醪醴论》。净腑，指膀胱。指用通利小便的方药清除膀胱（下焦）潴积的水液，恢复膀胱的正常气化功能。为治疗水肿病方法之一，亦常用以治疗膀胱湿热而小便不利者。方如五苓散、五皮饮、八正散等。

结代jiédài　结脉代脉的总称。泛指缓而不整的脉象。《灵枢·岁露论》："此两邪相抟，经气结代者矣。"详"结脉""代脉"条。

结缔组织外痔jiédìzǔzhīwàizhì　病名。外痔之一种。见《中西医结合治疗肛门直肠疾病》。症为肛门部皮瓣赘生，有异物感，无痛痒，但热邪盛时则痛而肿胀。一般不需治疗。疼痛时可用熏洗法。余参"外痔"条。

结毒溃烂jiédúkuìlàn　病证名。见《梅氏验方新编》第七集。治法先用黑豆、生甘草节等分，煎浓汤，先熏后洗。再用鹅黄散（轻粉、熟石膏、川柏等分，研末，加入冰片研匀），湿则掺，干则用胆汁或麻油调搽。

结毒紫金丹jiédúzǐjīndān　《外科正宗》卷三方。龟甲（放炭火上炙焦，复以酒涂炙焦黄）二两，石决明（煅红，童便内渍）、朱砂末各二钱。为细末，米饭为丸，麻子大，每服一钱，病在上食后服；病在下食前服；筋骨疼痛者，温酒送下；腐烂者，土茯苓煎汤送下。治杨梅结毒，筋骨疼痛，日久腐烂，臭败不堪闻，或咽喉唇鼻破坏者。

结核jiéhé　病证名。《备急千金要方》卷二十三："此症生于皮里膜外，结为果核，坚而不痛。"初起推之可动，久则推之难移，多不作脓。因风火气郁，或湿痰凝结而致。治法：因风火气郁结聚，初起伴有寒热者，用荆防败毒散解表，继服连翘解毒饮；若湿痰凝结气郁者，宜行气化痰，用五香流气饮或千金指迷丸。相当于急、慢性淋巴结炎，或淋巴结核及部分皮下肿物等病。

结核穴jiéhéxué　经外奇穴名。位于后正中线旁开3.5寸，与大椎穴相平处。主治肺结核及其他结核病。直刺0.5～1寸。

结喉jiéhóu　❶解剖部位名。《灵枢·骨度》："结喉以下至缺盆中长四寸"。丹波元简《灵枢识·骨度》卷三："张云，舌根之下，肺之上系，屈曲外凸者为结喉。"似指颈前之喉结。❷病名。《普济方》卷六十："如圣胜金铤，治急喉闭、缠喉风、飞飏、单蛾、双蛾、结喉、重舌、木舌、腮颈肿痛，属经用前不能吞水粥。"

结喉痈jiéhóuyōng　病名。出《证治准绳·疡医》卷三。❶《医宗金鉴·外科心法要诀》："结喉痈发项前中，肝肺积热塞喉凶，脓成若不急速刺，溃穿咽喉何以生。"指痈生于颈前正中，结喉之上，颏以下者。症见红肿灼痛，前颈肿胀，甚则肿塞咽喉，汤水难咽，寒热大作。治宜解毒、泻火、消肿。方用普济消毒饮、黄连消毒饮等加减。若脓成，急以刀针刺破排脓。❷亦有谓结喉痈即猛疽。《证治准绳·疡医》卷三："问当结喉生痈何如？曰：是名喉痈，又名猛疽。以其势毒，猛烈可畏也。"或可与"猛疽""喉痈"等条互参。

结瘕jiéjiǎ　古病名。指结病与瘕病之合证。《圣济总录·积聚门》："结瘕者，积聚之类也。结，伏聚积久不散，谓之结；浮流腹内按抑有形，谓之瘕。结之症，形体瘦瘁，食不作肌肤，遇阴寒冷湿之气，则发而胁块硬，隐隐然痛者是也。瘕之症，腹中气痛动转，横连胁下，有如癖气，遇脾胃有冷，阳气不足而发动者是也。”治宜防己散、芎劳散、紫葛丸、羌活丸等方。参见“积聚”“癥瘕”等条。

结筋jiéjīn　病证名。指风冷侵袭筋脉而出现的结节。《诸病源候论·结筋候》：“体虚者，风冷之气中之，冷气停积，故结聚，谓之结筋也。”参见“筋结”条。

结疬jiélì　病名。见《外科启玄》卷六。“血胤疮……二三年变为结疬，三五年出黑水死。”参见“腋疬”条。

结络jiéluò　❶筋有系结和联络，合称为结络。《素问·皮部论》：“筋有结络。”❷因脉络郁结，血行不畅，致瘀血停滞而产生各种病证。运用泻血的方法以疏通脉络，可达到血行正常的目的。《灵枢·阴阳二十五人》：“其结络者，脉结血不和，决之乃行。”

结脉jiémài　脉象。脉来迟缓而呈不规则间歇。《脉经》：“结脉往来缓，时一止，复来。”主阴盛气结，气壅痰滞，积聚癥瘕。《脉诀刊误》：“结、促者，因止以别阴阳之盛也……阴盛则结，脉徐而时止，虽有止非死脉也。”《诊家正眼》：“结属阴寒，亦由凝质。”

结舌jiéshé　病证名。又名连舌、绊舌。由于舌尖下的膜（即舌系带）短缩，舌尖受其牵绊，以致舌头转动伸缩不灵，妨碍吮乳。年龄稍大，则见发育困难，吐词不清。处理方法：可用消毒的钝头小剪刀，将舌下系带剪开，在剪口外搽枯矾水，以收敛止血。

结痰jiétán　病证名。痰证之一。指脾肺火郁痰气凝结者。又名郁痰、顽痰、老痰。《景岳全书·痰饮》：“结痰有因脾经郁结而伤阴血者，有因肾水亏损而阴火上炎者，有因脾肺火郁而生痰者。治法若因七情郁结，痰涎滞于喉间者，先用局方四七汤调和滞气，后用归脾汤调补脾血，脾火伤血用加味归脾汤，肾水亏损用六味地黄丸，肺经郁火用知母茯苓汤。”《症因脉治》卷二：“郁痰即结痰、顽痰。”详各条。

结胸jiéxiōng　证名。指邪气内结，胸腹胀满疼痛，手不可近者。多因太阳病、太少并病误下，表热内陷或实邪传里，与胸中水饮互结而成。《伤寒论·辨太阳病脉证并治》：“太阳病，脉浮而动数……医反下之，动数变迟，膈内拒痛，胃中空虚，客气动膈，短气躁烦，心中懊侬，阳气内陷，心下因，则为结胸，大陷胸汤主之。”又：“结胸者，项亦强，如柔痉状，下之则和，宜大陷胸丸。”又：“太阳少阳并病，而反下之，成结胸，心下鞕，下利不止，水浆不下，其人心烦。”又：“伤寒十余日，热结在里，复往来寒热者，与大柴胡汤；但结胸，无大热者，此为水结在胸胁也，但头微汗出者，大陷胸汤主之。”又：“太阳病，重发汗，而复下之，不大便五六日，舌上燥而渴，日晡所小有潮热，从心下至少腹鞕满而痛，不可近者，大陷胸汤主之。”《伤寒来苏集·陷胸汤证》：“因误下热人，太阳寒水之邪，亦随热而内陷于胸胁间，水邪热邪结而不散，故名曰结胸。”《景岳全书·伤寒典下》：“有不因误下而实邪传里，心下鞕满，痛连小腹而不可近，或燥渴谵妄，大便鞕，脉来沉实有力者，此皆大陷胸汤所正宜也。”本病因证候、病情不同，有大结胸、小结胸、寒结胸、热结胸、水结胸、血结胸等。详各条。

结阳jiéyáng　病证名。指因气血不畅而引起的四肢浮肿。《素问·阴阳别论》：“结阳者，肿四支。”《宣明论方·结阳证》：“四肢肿，四肢热胜则肿，四肢者，谓诸阳之本，阳结者，故不行于阳脉，阳脉不行，故留结也。”治宜犀角汤等方。参见“四肢肿”“肢肿”及水肿有关条。

结阴jiéyīn　古病名。便血之一种。《素问·阴阳别论》：“结阴者，便血一升，再结二升，三结三升。”《圣济总录·大小便门》：“夫邪在五脏，则阴脉不和，阴脉不和，则血留之。结阴之病，以阴气内结，不得外行，血无所禀，渗入肠间，故便血也。”一说是厥阴肝血内结，不得阳气统运，则血渗入肠间而下，非谓阴寒内结。宜用补中益气汤倍黄芪加炮姜。不效，可用《卫生宝鉴》平胃地榆汤、结阴丹（见《张氏医通》卷五）。也有认为结阴便血属远血者。《血证论·便血》：“先便后血为远血，谓其血在胃中，去肛门远，故便后始下，因名远血，即古所谓结阴下血也，黄土汤主之。”参见“便血”条。

结阴便血jiéyīnbiànxiě　病证名。❶便血之一。《景岳全书·血证》：“结阴便血者，以风寒之邪，结于阴分而然，此非伤寒之比。盖邪在五脏留而不去，是谓之结阴，邪内结不得外行，则病归血分，故为便血……以平胃地榆汤温散之剂主之。”详“便血”“结阴”等条。❷即远血。《血证论·便血》：“先便后血为远血，谓其血在胃中，去肛门远，故便后始下，因名远血，即古所谓阴结下血也，黄土汤主之。”

结阴丹jiéyīndān　《卫生宝鉴》卷十七方。枳壳（麸炒）、黄芪、威灵仙、陈皮（去白）、何首乌、荆芥穗、椿根白皮各等分。为末，酒糊为丸，梧桐子大，每服五十至七十丸，陈米汤入醋少许，煎一至二沸，温服。治肠风脏毒，大便下血。

结扎疗法jiézālíáofǎ　痔疾外治法。在《五十二病方》中已有结扎方法治疗痔核的记载。即：“牡痔居窍旁……絜以小绳，剖以刀。”又《外科正宗》卷三：“煮线方……凡蒂小而头面大者，宜用此线系其患根自效……凡遇前患者，用线一根，患大者二根。双扣系于根蒂，两头留线，日渐紧之，其患自然紫黑，冰冷不热为度，轻者七日，重者十五日后必枯落。”此法是利用线的张力，通过结扎和药物的作用，阻断患部血运，使病变组织坏死、脱落而达到治疗目的。现代又分单纯结扎法、结扎注射法、胶圈套扎法3种。本法尚可用于小疣赘的治疗。

结扎注射法jiézāzhùshèfǎ　内痔疗法之一。适用于2、3期内痔。操作同单纯结扎法。不同处是在结扎痔核后，再注射10%明矾液或内痔枯萎液，并压榨该痔核使呈薄片状。术后处理同单纯结扎法。

结者散之jiézhěsànzhī　治则。出《素问·至真要大论》。对结聚之证要使其消散。例如痰热互结心下，胸脘痞满，按之则痛，宜小陷胸汤以宽胸散结。又如瘿瘤、瘰疬，须用软坚散结法以散之。

桔梗jiégěng　中药材。出《神农本草经》。又名苦桔梗、玉桔梗、大药。为桔梗科植物桔梗 *Platycodon grandiflorum* (Jacq.) A. DC. 的根。主产于安徽、河北、河南、湖北、辽宁、吉林、内蒙古。苦、辛，平。归肺经。宣肺，祛痰，利咽，排脓。治感冒咳嗽，痰多不爽，咽喉肿痛，音哑，胸满痞闷，肺痈咳吐脓血，煎服3～10g。根含多种皂苷，其中最主要的是远志皂

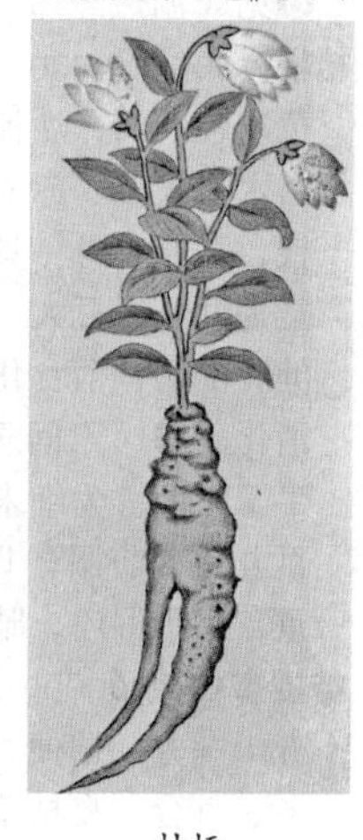
桔梗

苷、桔梗皂苷D。还含桔梗聚糖、桔梗酸和植物甾醇等。还含白桦脂醇、α-菠菜甾醇及其葡萄糖苷等。桔梗口服能引起支气管腺体分泌增多而起祛痰作用，它还有降血脂和降血糖作用。用量过大可致恶心、呕吐。桔梗有溶血作用，不能注射给药。桔梗皂苷混合物对大鼠有镇静、镇咳及抗炎作用，并能抑制其胃酸分泌阻止实验性胃溃疡的形成。

桔梗白散jiégěngbáisǎn 即白散，见该条。

桔梗二陈汤jiégěng'èrchéntāng 《杂病源流犀烛·脏腑门》卷一方。茯苓、陈皮、半夏、甘草、桔梗、枳壳、焦栀子、黄芩、黄连。水煎服。治火喘，乍进乍退，食则减，已则发。

桔梗散jiégěngsǎn ❶《太平圣惠方》卷二十六方。桔梗、知母、柴胡、炒杏仁、人参、鳖甲（酥炙）、郁李仁（微炒）、赤茯苓、白前、半夏各一两，槟榔、陈皮（微炒）各半两。为粗末，每服四钱，加生姜半分，水煎，食后服。治肺劳，痰唾稠黏，暮即寒热，面色赤，胁肋妨满。❷《圣济总录》卷七十七方。炒桔梗、犀角各等分。为末，每服一钱匕，酒送下，日三次。治蛊痢下血如鸡肝，疼痛。

桔梗汤jiégěngtāng ❶《伤寒论》方。又名甘桔汤。桔梗一两，甘草二两。水煎，分二次服。功能宣肺利咽。治少阴病，咽痛。❷《太平惠民和剂局方》卷四方。炒桔梗、姜半夏、陈皮各十两，炒枳实五两。为粗末，每服二钱，加生姜五片，水煎服。功能宣利胸膈。治胸胁胀满，寒热呕哕，心下痞坚，短气烦闷，痰逆恶心，饮食不下。❸《济生方》卷八方。又名济生桔梗汤。桔梗、贝母、酒当归、瓜蒌仁、炒枳壳、炒薏苡仁、炙桑白皮、防己各一两，甘草、炒杏仁、百合（蒸）各五钱，黄芪一两半。为粗末，每服四钱，加生姜五片，水煎服。功能宣肺祛痰，利湿散结。治肺痈，心胸气壅，咳嗽脓血，心神烦闷，咽干多渴，两脚肿满，小便赤黄，大便多涩。若大便秘，加大黄；小便闭，加木通。❹《活法机要》方。桔梗、白术各一两半，半夏曲二两，陈皮、茯苓、枳实（麸炒）、姜厚朴各一两。为粗末，每服一两，水煎去滓，调木香散二钱，隔夜空腹服。治上焦气热上冲，食已暴吐，脉浮而洪者。若服药后，气渐下，吐渐止，去木香散，加芍药二两、黄芪一两半。❺《杂病源流犀烛·脏腑门》卷一方。桔梗、香附、栀子、黄芩、前胡、贝母、知母。水煎服。治火郁于肺，咳嗽有声无痰者。《类证治裁》方有薄荷。❻见《温热经纬》卷五。即清心凉膈散。见该条。

桔梗丸jiégěngwán ❶《太平圣惠方》卷九十三方。桔梗、黄连各一两，炒神曲一分，炒麦芽、炒乌梅肉、姜厚朴、白术、人参、赤石脂、黄芩、炙甘草、龙骨、桂心各五钱，黄雌鸡骨一具（洗净去肉，酒浸炙黄）。为细末，炼蜜为丸，绿豆大，每服五丸，粥饮送下，日三四次。功能健脾涩肠，消食化积。治小儿久痢不断，身体羸瘦，食不消化。❷《素问病机气宜保命集》卷下方。桔梗一斤，牵牛子三两。为细末，炼蜜为丸，梧桐子大，每服四十至一百丸，食前服，日二次。治太阳经卫虚，血贯瞳仁，睑重，头中湿淫，睛痛眼黑。

桔梗杏仁煎jiégěngxìngrénjiān 《景岳全书·新方八阵》卷五十一方。桔梗、杏仁、甘草各一钱，阿胶、金银花、麦冬、百合、夏枯草、连翘各二钱，贝母、红藤各三钱，枳壳一钱半。水煎，食远服。功能清热解毒，宣肺祛痰。治咳嗽吐脓，痰中带血，或胸膈隐痛，将成肺痈。若火盛兼渴者，加天花粉二钱。

桔梗饮子jiégěngyǐn·zi 《妇人良方大全》卷五方。苦桔梗、甘草、黄芪、人参、麦冬各一两，青皮半两。为粗末，每服二钱，水煎，温服。治心气不足，劳倦，或喘嗽痰多。

桔梗枳壳汤jiégěngzhǐqiàotāng 《类证活人书》卷十八方。桔梗、炒枳壳各一两。为粗末，水煎，分二次服。功能宣利胸膈。治伤寒痞气，胸满欲绝。

睫jié 睫毛的简称。详该条。

睫毛jiémáo 眼睛结构之一。生于上下眼弦，排列整齐，有屏蔽灰尘及遮障强光的作用。见《秘传眼科龙木论》。

截jié 出《串雅内编》。截，绝的意思。即控制疾病发作。例如用常山、草果等截疟，用白金丸治痫证，外治的点痣药等。

截肠jiécháng 病名。脱肛之别称。见《外科大成》卷二："截肠者，脱肛症也。"详"脱肛"条。

截根疗法jiégēnliáofǎ 即挑治疗法。见该条。

截疟jiénüè ❶治疟疾方法之一。在疟疾发作前的适当时间，使用内服药（如常山、槟榔、草果、姜半夏煎剂）或针刺（大椎、后溪、间使等穴）等方法，以制止疟疾的发作。❷经外奇穴名。《备急千金要方》："一切疟无问远近，正仰卧，以线量两乳间，中屈，从乳向下灸度头随年壮。男左女右。"近代《针灸经外奇穴治疗诀》列作奇穴，名截疟。位于乳头直下4寸。主治疟疾，胸胁串痛等。艾炷灸3~5壮，或艾条灸5~10分钟。

截疟常山饮jiénüèchángshānyǐn 《丹溪心法》卷二方。❶炮穿山甲、草果、知母、槟榔、乌梅、炙甘草、常山（一方有半夏、柴胡，无穿山甲）。为粗末，水酒煎，临发作日早晨服，得吐为顺。治疟疾。❷柴胡、草果、常山、知母、贝母、槟榔。水酒煎，临发作前二小时服。治疟疾。❸青皮、桃仁、红花、神曲、麦芽、鳖甲（醋煮）、三棱、莪术、海蛤粉、香附（醋煮）。为末，水泛为丸，梧桐子大，每服五十至七十丸。治疟母。❹人参、白术、黄芪、黄芩、黄连、栀子、川芎、苍术、半夏、天花粉。为粗末，加生姜三片，水煎服。治疟疾寒热，头痛如破，渴饮冷水，外多汗出。❺生地黄、麦冬、天花粉、牛膝、知母、葛根、炒黄柏、生甘草。为粗末，水煎服。治疟疾口渴。

截疟丹jiénüèdān 《种福堂公选良方》卷二方。斑蝥、巴豆肉、朱砂各一钱，麝香二分，雄黄一钱五分，蟾酥五分。用黑枣二至三个（去核），与诸药共捣为丸，绿豆大，贴眉心穴。用于截疟。

截疟七宝饮jiénüèqībǎoyǐn 方名。即七宝散第1方。见"七宝散"条。

截疟青蒿丸jiénüèqīnghāowán 《金匮钩玄》方。青蒿一两，冬青叶、马鞭草、官桂各二两。共研细末，丸如胡椒子大，每两作四服，于疟疾发作前一小时服尽。主治疟疾。

截疟丸jiénüèwán 《瘴疟指南》卷下方。常山（醋炒七次）五两，乌梅（去核）、槟榔各四十粒，甘草三两。上药同炒为细末，姜汁打米糊为丸，梧桐子大，未发时好酒吞服二十一丸，日七至八次。正发时莫服。治瘴疟，不问寒热，或一日一发，二日一发，三日一发。

截疟饮jiénüèyǐn 《医宗必读》卷七方。黄芪（酒炙）二钱，人参、炒白术、茯苓各一钱五分，甘草六分，砂仁、草果、橘红各一钱，五味子八分，乌梅三枚。加生姜十片，大枣二枚，水煎服。治虚人久疟不止。

截痧丹jiéshādān 《济世养生集》方。即急救痧药丸。见该条。

截泻丸jiéxièwán 《串雅内编》卷一方。黄丹、枯矾、黄蜡各一两，炒石榴皮八钱。将蜡熔化，再以黄丹、枯矾、石榴皮研细末投入，乘热为丸，绿豆大，每服五丸。赤痢，空腹清茶送下；白痢，空腹姜汤送下。治久泻不愈者。

解表法jiěbiǎofǎ 又名疏表。通过发汗、宣肺以解除肌表之邪，故名。针对病证的寒热，可分辛温解表和辛凉解表。

解表扶正剂jiěbiǎofúzhèngjì 指以解表药与补益药为主配伍组成，治疗虚人外感的解表剂。

解表清里剂jiěbiǎoqīnglǐjì 指以解表与清里药为主配伍组成，治疗外有表邪内有里热证的表里双解剂。

解表通里剂jiěbiǎotōnglǐjì 指以解表药与泻下药、清热药、温里药、补益药等为主配伍组成，具有表里同治作用，治疗表里同病的方剂的统称。分解表清里剂、解表温里剂、解表通里剂等。

解表温里剂jiěbiǎowēnlǐjì 指以解表与温里药为主配伍组成，治疗外有表邪内有里寒证的表里双解剂。

解处jiěchù 解剖部位名。见《伤科汇纂》卷二。即关节。详该条。

解毒jiědú 治法。泛指解除体内或体表的毒素。通常包括以下几种。❶血分热毒，宜凉血解毒。详该条。❷阴寒凝滞成毒，常用温中散寒而祛之。❸解除蛇虫犬兽螫咬所致的毒害。❹排除误食或接触的毒物，或解除所致的毒害。❺按特定的炮制方法减除药物的毒性，或通过药物的配伍协调而缓和药物的毒性。

解毒编jiědúbiān 方书。见“古愚山房方书三种”条。

解毒承气汤jiědúchéngqìtāng ❶《重订通俗伤寒论》方。金银花、连翘、栀子、生大黄各三钱，黄连、黄柏各一钱，黄芩、枳实各二钱，西瓜霜五分，金汁（冲）一两，地龙二条。用雪水煮绿豆二两取汁，代水煎诸药服。功能清热解毒，泻火通便。治脘腹胀满，大便七日未解，小便赤涩热痛，烦躁不安，脉数苔黄腻而厚，兼有创伤部疼痛灼热，或腐溃流脓，疫毒实滞症。❷《伤寒温疫条辨》卷五方。僵蚕（酒炒）、芒硝（另入）各三钱，蝉蜕十个，黄连、黄芩、黄柏、栀子各一钱，枳实（麸炒）二钱五分，厚朴（姜汁炒）、大黄（酒洗）各五钱。水煎服。功能清热解毒，泻火通便。治温病三焦大热，痞满燥实，谵语狂乱，不识人，或热结旁流，循衣摸床，舌卷囊缩等证。若痞满燥实，坚结非常，可加大黄至一两，芒硝五至七钱；虚极，加人参二钱五分，或熟地黄一两、当归身七钱、山药五钱。

解毒大青汤jiědúdàqīngtāng 《外科正宗》卷二方。大青叶、木通、麦冬、人中黄、生栀子、桔梗、玄参、知母、升麻、竹叶、石膏各一钱。加灯心二十根，水煎服。治疗疮积毒内侵者。若大便秘加大黄。

解毒膏jiědúgāo 《外科十三方考》方。白及、白蔹、露蜂房、穿山甲各三钱，蛇蜕一钱五分，铅粉、密陀僧、番木鳖各一两，桑枝、槐枝、桃枝各三十寸，血余（如鸡子大）一块。马齿苋五斤煮汁兑入，除铅粉、密陀僧，各药共合一处，用香油一斤，炸枯去渣，然后加入铅粉、密陀僧，再熬至滴水成珠，用时以软纸摊贴患处。治痔漏生于肛门外，隔一寸穿一孔，左右相对，有时左孔流水而右孔闭，有时右孔流水而左孔闭，若受辛劳则漏孔出脓。

解毒护阴jiědúhùyīn 治法。即用具有祛除毒邪、滋阴养液作用的方药及其他疗法，治疗热毒伤阴之疮疡病证的治法。

解毒化瘢jiědúhuàbān 治法。即用具有清热解毒化瘢作用的方药达到化瘢的目的，以治疗具有发瘢特征病证的治法。

解毒活血汤jiědúhuóxuètāng 《医林改错》卷下方。连翘、葛根、当归、甘草各二钱，柴胡、赤芍药各三钱，生地黄、红花各五钱，桃仁八钱，枳壳一钱。水煎服。功能清热解毒活血。治瘟毒，上吐下泻。

解毒济生汤jiědújìshēngtāng 《外科正宗》卷二方。川芎、当归、黄柏、知母、天花粉、金银花、麦冬、远志、柴胡、黄芩、犀角、茯神各一钱，甘草、红花各五分。水煎后，加入童便一杯服。治脱疽初起，恶寒发热，体倦作渴，或肿或紫，或麻或痛，神志恍惚不宁。如患病部位在手指，加升麻五分；在足趾，加牛膝五分。

解毒蕨jiědújué 中药材。见《广西实用中草药新选》。为小叶金花草之别名。详该条。

解毒内托散jiědúnèituōsǎn 《张氏医通》卷十五方。黄芪、当归、防风、荆芥、连翘、赤芍药、木通各等分，甘草量减半，金银花量加倍。水煎，入醇酒少许服。治痘后发痈。

解毒散jiědúsǎn 《疡医大全》卷三十八方。白矾、甘草各等分。为末，每服二钱，不拘时冷水调下，并调敷伤处。治毒蛇虫兽所伤，毒入腹，眼黑，口噤，手足强直者。

解毒生化丹jiědúshēnghuàdān 《医学衷中参西录》方。金银花30g，白芍药18g，甘草9g，三七末6g，鸦胆子60粒。先将三七、鸦胆子用白糖化水送服，余药水煎服。功能清热解毒止痢。治久痢毒热郁滞，腹痛，里急后重，滞下不爽，所下多似烂肉，且有腐败之臭。

解毒四物汤jiědúsìwùtāng ❶《古今医鉴》卷八方。当归（酒洗）、黄芩（炒）、地榆各八分，川芎、槐花（炒）各五分，白芍（炒）、黄连（炒）、阿胶珠、侧柏叶（炒）各六分，生地黄一钱，黄柏（炒）、栀子（炒黑）各七分。水煎，空腹服。功能清热解毒，凉血止血。治血虚火旺，大便下血。若腹胀，加陈皮六分；气虚，加人参、白术、木香各三分；肠风，加荆芥五分；气下陷，加升麻五分；心血不足，加茯苓六分；虚寒，加炒干姜五分。❷《妇科玉尺》卷五方。即温清散。见该条。

解毒汤jiědútāng 《血证论》卷八方。大黄、枳壳、连翘、甘草各一钱，黄连、黄芩、炒栀子、防风各三钱，黄柏、赤芍药各二钱。水煎服。治脏毒，症见肛门肿痛，大便不通者。

解毒天浆散jiědútiānjiāngsǎn 《外科正宗》卷三方。天花粉二钱，防风、防己、皂角刺、白鲜皮、连翘、川芎、当归、南藤、木瓜、金银花、蝉蜕、薏苡仁各一钱，甘草五分，土茯苓二两。水煎，兑酒一杯服。治杨梅疮，遍身溃烂及筋骨作疼者。如病在下部，加牛膝。

解毒丸jiědúwán 《三因极一病证方论》卷十方。板蓝根四两，贯众、青黛、生甘草各一两。为末，炼蜜和丸，梧桐子大，青黛为衣，嚼烂，水送服。治误食毒物。

解毒万病丹jiědúwànbìngdān 方名。即紫金锭。见该条。

解毒息风jiědúxīfēng 治法。即用具有清热解毒、息风止痉作用的方药治疗风毒证、风毒所致抽搐的治法。

解毒消痈jiědúxiāoyōng　治法。即用具有祛除毒邪作用的方药及其他疗法，以排出内蕴之毒邪，治疗痈疡的治法。

解毒消肿jiědúxiāozhǒng　治法。即用具有祛除毒邪、排脓消肿作用的方药及其他疗法，治疗肿势明显之疮疡的治法。

解毒泻脾汤jiědúxièpítāng　《外科正宗》卷四方。石膏、炒牛蒡子、防风、黄芩、炒苍术、生甘草、木通、生栀子各一钱，灯心二十根，水煎服。治田螺疱，多生于足掌，症见初生形如豆粒，黄疱闷胀，硬疼不能着地，皮厚难于自破，成片湿烂，甚则足跗俱肿，寒热往来等。

解毒泻心汤jiědúxièxīntāng《外科正宗》卷四方。黄连、防风、荆芥、栀子、黄芩、牛蒡子、滑石、玄参、知母、石膏各一钱，甘草、木通各五分。加灯心二十根，水煎，食远服。治心经火旺，时值酷暑，致生天疱疮，发及遍身。

解毒雄黄丸jiědúxiónghuángwán　《太平惠民和剂局方》卷八方。郁金、雄黄各一分，巴豆（去皮，出油）十四个。为细末，醋煮面糊为丸，绿豆大，每服七丸，热茶水送下，吐出顽痰立苏，未吐再服。如至死者，心头犹热，灌药不下，即斡开口灌之。小儿惊热痰壅，酌服二至三丸。功能解毒。治缠喉风及急喉痹，卒然倒仆，失音不语，或牙关紧急，不省人事。

解毒饮子jiědúyǐn · zi　《张氏医通》卷十五方。柴胡八分，紫草六分，防风、荆芥各七分，牛蒡子一钱，川芎、白芷、木通、蝉蜕各五分。水煎热服。治痘为风寒所遏，起发迟者。

解烦法jiěfánfǎ　神奇外治法之一。见《幼幼集成》卷三。用水粉一两，以蛋清调匀，略稀，涂患儿胃口及两手掌心，复以酿酒小曲十数枚，研烂，热酒和作二饼，贴两足心，纱布扎之。用于小儿实热之证。

解风散jiěfēngsǎn《宣明论方》卷二方。人参、川芎、独活、甘草、麻黄（去节，汤洗，焙）各一两，细辛半两。为末，每服三钱，加生姜五片，薄荷少许，水煎服。治风成寒热，头目昏眩，肢体疼痛，手足麻痹，上膈壅滞。

解肝煎jiěgānjiān《景岳全书·新方八阵》卷五十一方。陈皮、半夏、厚朴、茯苓各一钱半，荷叶、白芍药各一钱，砂仁七分。加生姜三至五片，水煎服。治暴怒伤肝，气逆胀满，饮食呆滞等症。如胁肋胀痛，加白芥子一钱；胸膈气滞，加枳壳、香附、藿香等。

解关散jiěguānsǎn　《卫济宝书》卷下方。麻黄、大黄各三分，肉桂半分，炙甘草五钱，诃子五个，枳壳、木通各一两，木瓜一个。为粗末，每服二钱，加生姜三片，葱白三寸，水煎服。功能去恶毒脓血。治疽毒，头痛寒热，心烦闷躁，肌困无力。

解惑jiěhuò　古刺法名。五节刺之一。《灵枢·刺节真邪》："解惑者，尽知调阴阳，补泻有余不足，相倾移也。"指对于病情复杂的疾患，"颠倒无常，甚于迷惑"，应从调和阴阳入手，"泻其有余，补其不足"，使"阴阳平复"。"用针若此"，即可"疾于解惑"，故名解惑。

解肌jiějī　治法。出《伤寒论·辨太阳病脉证并治》。即解除肌表之邪。是对外感证初起有汗的治法。《伤寒来苏集》："解肌者，解肌肉之汗也。"《温病条辨》："伤寒非汗不解，最喜发汗；伤风亦非汗不汗，最忌发汗，只宜解肌，此麻桂之异其治，即异其法也。温病亦喜汗解，最忌发汗，只许辛凉解肌，辛温又不可用。"故临床上应针对病症的寒热而采用辛温解肌法或辛凉解肌法。辛温解肌如桂枝汤，辛凉解肌如柴葛解肌汤。

解肌宁嗽丸jiějīníngsòuwán　《中华人民共和国药典（一部）》（2020）方。紫苏叶48g，前胡、葛根、苦杏仁、桔梗、半夏（制）、陈皮、浙贝母、天花粉、枳壳、玄参各80g，茯苓、甘草各64g，木香24g。为细末，炼蜜为丸，每丸3g，小儿周岁每服半丸，2～3岁每服一丸，一日二次。功能解表宣肺，止咳化痰。治小儿感冒发热，咳嗽痰多。

解肌清热jiějīqīngrè　治法。即用具有清热作用的方药治疗热毒蕴结肌肤证、气分证等的治法。

解肌透痧汤jiějītòushātāng　《喉痧证治概要》方。荆芥穗、前胡各一钱五分，蝉蜕、马勃各八分，射干、桔梗各一钱，生甘草五分，葛根、炒牛蒡子、鲜竹茹、连翘各二钱，炙僵蚕、淡豆豉、浮萍各三钱。水煎服。治痧麻初起，恶寒发热，咽喉肿痛，遍体酸痛，烦闷泛恶等症。如呕恶甚，苔白腻，加玉枢丹四分冲服。

解精微论篇jiějīngwēilùnpiān《素问》篇名。本篇解释哭泣涕泪之原因，因其理至为精微，故名。内容主要说明涕泪的产生受精神因素影响。文中还探讨了迎风流泪等病证的原因。

解痉jiějìng　治法。又称镇痉。用平肝、镇潜、祛风的药物解除震颤、手足痉挛（抽搐）及角弓反张（项背强硬向后反张如弓状）等症，称解痉。参见"息风"条。

解颅jiělú　病名。又名囟开不合。指小儿到一定的年龄，囟应合而不合，头缝开解，囟门较正常儿为大的病态。一般矢状缝及其他头骨缝大都在6个月时骨化。前囟的斜径，在初生时约2.5cm，到12～18个月时闭合。后囟在初生时或闭或微开，最晚于2～4个月时闭合。延迟闭合，多由胎禀不足，先天肾气亏虚，不能充养脑髓而致。《诸病源候论》卷四十八："肾主骨髓，而脑为髓海，肾气不盛，则髓海不足，不能结成，故头颅开解也。"囟门晚闭见于脑积水、佝偻病、呆小病等。治以培元、滋肾、充髓为主，宜内服调元散（《证治准绳》：人参、白术、茯苓、熟地、茯神、黄芪、山药、炙甘草、当归、白芍、川芎、石菖蒲、姜、枣）；外用封囟散（柏子仁、天南星、防风研末），猪胆汁调，摊纱布上，敷于囟门。

解颅眼白多jiělúyǎnbáiduō　病证名。小儿解颅黑睛少，白睛多，伴有头大，颅缝开解，囟大筋青等症状者。见于脑积水。《小儿药证直诀》："儿本虚怯，由胎气不成，则神不足，目中白睛多，其颅即解，面色白，此皆难养……又肾气不足，则下窜。"治宜补肾，地黄丸主之。参见"解颅"条。

解脉jiěmài　❶指足太阳膀胱经之脉。《素问·刺腰痛论》："解脉令人腰痛，痛而引肩，目䀮䀮然，时遗溲。"王冰注："解脉，散行脉也，言不合而别行也，此足太阳之经。"以其脉如绳之解股，故名。❷指络脉。张志聪注："解脉者，散行横解之络脉也。"

解怒补肝汤jiěnùbǔgāntāng《辨证录》卷十方。白芍药一两，当归五钱，泽泻、柴胡、荆芥、甘草各一钱，枳壳三分，牡丹皮三钱，天花粉二钱。水煎服。治怒极伤肝，轻则飧泄，重则呕血。

解剖jiěpōu　指用器械剖割尸体以了解人体内部各器官的形态、位置、构造及其相互关系。我国在两千多年前已开始有解剖知识。《灵枢·经水》："若夫八尺之士，皮肉在此，外可度量切循而得之，其死可解剖而视之，其脏之坚脆，腑之大小……皆有大数。"但封建礼教的束缚限制了这门学科的发展。

解尸编jiěshībiān 解剖著作。1卷。日本人河口信任著，刊于明和九年（1771）。作者遵《灵枢经·经水》“其死，可解剖而视之”的古训，对行刑的尸体进行解剖，绘五彩图。凡脏腑之理色、大小、位置、关系、骨节之机关，肌肉之厚薄，孔窍之浅深等与旧说不合者均予一一指出。由绘工绘制骨綮、脏腑、断颈、五脏剖见、脑髓等图25幅。皆五彩逼真，颇切实用。现存初刊本。

解暑三白散jiěshǔsānbáisǎn 《太平惠民和剂局方》卷二方。泽泻、白术、白茯苓各等分。为粗末，每服半两，加生姜五片、灯心十茎，水煎，去滓，不拘时服。功能健脾利湿止泻。治冒暑伏热，引饮过多，阴阳气逆，霍乱呕吐，小便不利，脏腑不调，恶心头晕。

解暑三白汤jiěshǔsānbáitāng 《杂病源流犀烛·六淫门》卷十五方。茯苓、泽泻、白术各二钱，生姜三片，灯草二十茎。水煎服。治冒暑作泻。

解暑汤jiěshǔtāng 《揣摩有得集》方。香薷、炒白蔻仁、熟大黄、黄芩、生甘草各五分，炒扁豆一钱半，法半夏、茯神、滑石各一钱。加竹叶、灯心，水煎服。治小儿夏季受热，昏迷不醒，身烧口干，小便赤黄。

解索脉jiěsuǒmài 七怪脉之一。脉象忽疏忽密，节律紊乱如解索之状。

解围元薮jiěwéiyuánsǒu 麻风专著。4卷。明代沈之问辑于1550年。内容有麻风病（风癞）的病因、三十六风、十四癞及其与经络的关系、治疗方剂249首等。书中较详细地叙述了麻风病的辨证和治疗。1949年后有排印本。

解围元薮

解五蒸汤jiěwǔzhēngtāng 《外台秘要》卷十三引《古今录验方》方。炙甘草一两，茯苓、葛根、干地黄各三两，人参、知母、黄芩各二两，竹叶二把，石膏五两，粳米一合（一方无甘草、茯苓、人参、竹叶）。水煎，或加小麦一升先煎，后入上药，分三次服。治骨蒸劳热。

解溪jiěxī 经穴名。代号ST41。出《灵枢·本输》。别名草鞋带。属足阳明胃经。经（火）穴。位于足背踝关节前横纹的中点，约与外踝尖相平，当趾长伸肌腱与䠂长伸肌腱之间凹陷处。布有腓浅神经、腓深神经和胫前动、静脉。主治头痛，眩晕，目赤，腹胀，便秘，癫狂，头面浮肿，下肢痿痹，脚腕无力等。直刺0.3～0.5寸。艾条灸5～10分钟。

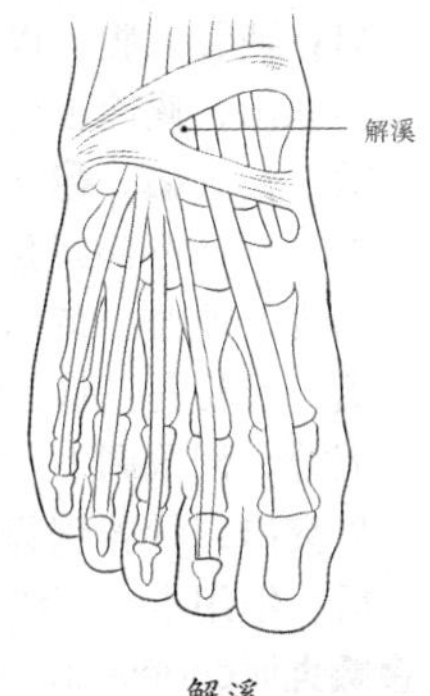

解溪

解下除湿汤jiěxiàchúshītāng 《证治准绳·疡医》卷五方。海藻、黄柏、三棱、香附、青皮、炒栀子、连翘、槟榔、木通。加薄荷，水煎服。治湿热郁结，血气凝滞作核成瘤在下部者。

解悬汤jiěxuántāng 《辨证录》卷十三方。人参、川芎各二两，当归四两，荆芥三钱，益母草一两三钱，麦冬一两，炮姜一钱。水煎服。治产后乳房伸长，疼痛难忍之乳悬症。

解语丹jiěyǔdān 方名。即神仙解语丹。见该条。

解语汤jiěyǔtāng ❶《证治准绳·类方》第一册方。羌活、防风、天麻、肉桂、川芎、天南星、陈皮、白芷、当归、人参、甘草、酸枣仁、羚羊角各等分（一方有石菖蒲、远志）。水煎，入竹沥半盏再煎一二沸服。治失音不语。❷即资寿解语汤。见该条。

解语丸jiěyǔwán 《杂病源流犀烛·六淫门》卷十二方。即神仙解语丹。见该条。

解郁jiěyù 治法。与疏郁理气义同。详该条。

解郁安神jiěyù' ānshén 治法。即用具有解郁理气安神作用的方药治疗忧思伤神之心神不安的治法。

解郁化痰丸jiěyùhuàtánwán 《疡科全书》方。夏枯草、白芍药各三钱，白芷、羌活、秦艽、茯苓、半夏、葛根、煅牡蛎、菊花各二钱，天麻一钱半。为丸，每服三钱，淡盐汤送下，水煎服亦可。治肝气郁结，夹头风而致的头风疬。

解郁汤jiěyùtāng 《傅青主女科》卷下方。人参一钱，白术（土炒）五钱，当归（酒洗）、白芍药（酒炒）各一两，炒枳壳五分，炒砂仁三粒，茯苓、栀子各三钱，薄荷二钱。水煎服。治妊娠子悬胁疼。

解冤神丹jiěyuānshéndān 《疡医大全》卷二十五引岐天师方。人参八两，白术五两，川贝母、白芥子、茯苓、生甘草、青盐各三两，半夏、白矾各二两。为末，米饮为丸，每服五钱，每早、晚热汤送下。治人面疮，多生于膝部或肘上，形似人面。

解晕草jiěyūncǎo 中药材。见《本草纲目拾遗》。为吉祥草之别名。详该条。

芥菜jiècài 中药材。出《备急千金要方·食治》。又名雪里蕻、皱叶芥、黄芥。为十字花科植物芥菜 *Brassica juncea*（L.）Czern. et Coss. 的嫩茎叶。辛，温。入肺、胃、肾经。利肺豁痰，消肿散结。①治寒饮内盛，咳嗽痰滞，胸膈满闷。煎服10～15g。②治牙龈肿烂，烧存性研末敷；冻疮，漆疮瘙痒，煎水洗；乳痈结硬疼痛，水煎熏洗。

芥菜子jiècàizǐ 中药材。❶见《中药志》。为白芥子之别名。❷出《孙天仁集效方》。即芥子。详各条。

芥子jièzǐ 中药材。出《名医别录》。又名芥菜子、黄芥子、青菜子。为十字花科植物芥 *Brassica juncea*（L.）Czern. et Coss. 或白芥 *Sinapis alba* L. 的干燥成熟种子。全国各地均产。辛，温。归肺经。温肺豁痰利气，散结通络止痛。治寒痰咳嗽，胸胁胀痛，胃寒呕吐，心腹冷痛，阴疽肿毒，煎服3～9g；治跌打损伤，关节疼痛，身体麻木，研末醋调敷。本品含黑芥子苷、芥子酶、芥子酸、芥子碱、脂肪油等。芥子泥对皮肤有刺激作用。可引起皮肤潮红、疼痛、充血等，时间稍久则产生水疱、脓包。此由于黑芥子苷为芥子酶水解生成一种有刺激性的挥发油所引起。内服可作刺激性祛痰药，过量可引起肠胃道炎症。

疥疮jièchuāng 病名。是一种传染性瘙痒性皮肤病。出《刘涓子鬼遗方》卷五。多因风、湿、热邪郁于皮肤，接触传染而成。《诸病源候论》卷五十：“疥疮多生于足指间，染渐生至于身体，痒有脓汁……其疮里有细虫，甚难见。”已分辨出疥虫为其病原体。本病以手指缝最为多见，亦常见于腋下、肘窝、脐周围、腹股沟、臀腿等处，甚则遍及全身。呈粟米样的丘疹和水疱，剧烈瘙痒，夜间尤甚。体表常见有抓痕和结痂。如因搔抓破皮引起继发感染化脓者，则称脓窝疥。治疗以外治为主。先以花椒9g，地肤子30g煎汤熏洗，再选用蛇床子散、臭灵丹、一扫光、硫黄软膏等外搽。1949年后，由于大力开展爱国卫生运动，卫生条件改善，本病已少见。

疥疮一扫光jièchuāngyīsǎoguāng 《全国中药成药处方集》方。砒石1.5g，胡桃仁24g，水银3g，大枫子肉30g。先将砒石轧成细面，再将大枫子肉、胡桃仁轧成细泥，随将砒石、水银撒入碾细，成油坨形，每次用3g，用布包裹，火上烤热，在胸前轻擦，日一次，擦五日隔一日，第七日再如前法擦，待胸口处起粟粒状则愈。功能杀菌消毒止痒。治干疥、湿疥、脓窠疥，刺痒流水。

疥灵丹jièlíngdān 《古今医鉴》卷十五方。栀子、枳壳（麸炒）、连翘、荆芥、当归、羌活各七钱，白蒺藜、白芷、苦参（糯米泔浸一日）各一两。为细末，炼蜜为丸，梧桐子大，每服五十丸，白开水送下。治疥疮。

骱jiè 古解剖部位名称。指骨节间相接之处，即关节。又称骨髎。

骱失jièshī 病名。即脱臼。详该条。

jin

巾针jīnzhēn 出《灵枢·九针论》。镵针的前身，古时缝纫之针。《针灸甲乙经》称布针。

斤jīn 重量单位。古制16两为1斤。市制10两为1斤，重500g。历代以来度量衡的标准变化很大。如东汉时1斤约为现在的0.713市斤。

金薄荷jīnbò·he 中药材。见《湖南药物志》。为对叶四块瓦之别名。详该条。

金背枇杷jīnbèipí·pa 中药材。见《陕西中草药》。为杜鹃花科植物陇蜀杜鹃 *Rhododendron przewalskii* Maxim. 的果实。分布于陕西、甘肃、四川、青海。苦，平。清肺止咳，和胃止呕。治肺热咳嗽，呕吐。煎服：6～9g。

金背枇杷叶jīnbèipí·payè 中药材。见《陕西中草药》。为杜鹃花科植物陇蜀杜鹃 *Rhododendron przewalskii* Maxim. 的叶。辛、苦，凉，有毒。清肺，止咳化痰，降压。治咳嗽，痰喘，痰多色黄，老年慢性支气管炎，高血压。煎服（刷去叶背面绒毛）1～6g。过量能致中毒性休克，应注意。本品含微量挥发油，内有大牻牛儿酮。还含槲皮素及木毒素-1。

金倍散jīnbèisǎn 《医宗金鉴·外科心法要诀》卷六十四方。整文蛤（攒孔）一枚，蜈蚣（研粗末）一条。将蜈蚣末装入文蛤内，外面用纸糊七层，晒干，面麸拌炒，以纸黑焦为度，去纸研细末，加麝香一分，再研匀，陈醋调稠，温敷坚硬核处，外用白纸覆盖，日换药一次。治瘰疬坚硬，难消难溃者。

金篦jīnbì 治疗白内障最早的手术器械。《外台秘要》卷二十一治疗脑流青盲眼（圆翳内障）方法中指出"宜金篦决，一针之后，豁若开云而见日"。即金针。详该条。

金边兔耳jīnbiāntù'ěr 中药材。出《本草纲目拾遗》。又名兔耳草、兔耳箭、橡皮草、兔耳金边草、朝天一炷香、扑地金钟。为菊科植物杏香兔儿风 *Ainsliaea fragrans* Champ. 的全草。分布于华东、中南等地区。甘、微苦，凉。入肺、肝经。清热补虚，凉血止血，利湿解毒。①治虚劳骨蒸，肺痨咳血，妇女崩漏，湿热黄疸，水肿。煎服：9～15g。②捣敷治瘰疬结核，跌打损伤，毒蛇咬伤，痈疽肿毒。本品含无羁萜、表无羁萜醇、羊齿烯醇等。地上部分含丁香烯、中美菊素C等。水煎液在体外对金黄色葡萄球菌有明显抑制作用。

金扁柏jīnbiǎnbǎi 中药材。见《福建民间草药》。为兖州卷柏之别名。详该条。

金箔jīnbó 中药材。出《本草蒙筌》。又名金薄。为用黄金锤成的纸状薄片。辛、苦，平。入心、肝经。镇心，安神，平肝，解毒。治惊痫，癫狂，心悸。内服：入丸、散。亦用作丸药挂衣。

金箔镇心丸jīnbózhènxīnwán ❶《太平惠民和剂局方》卷十方。紫河车（用黑豆煮软切片，焙干）二十五两，山药一百五十两，牙硝（枯）十五两，甘草（爁）、人参、茯苓（去皮）各五十两，朱砂（研飞）一百两，冰片（研）十两，麝香（研）五两，金箔（为衣）一千二百张。为细末，炼蜜为丸，每一两半作五十丸，金箔为衣，每服一丸，食后、睡前薄荷煎汤化下或含化。治风壅痰热，心神不宁，惊悸烦渴，唇焦颊赤，夜卧不安，谵语狂妄。❷《万病回春》卷四方。胆南星一两，朱砂、琥珀、天竺黄各五钱，牛黄、雄黄、珍珠各二钱，麝香五分。为末，炼蜜为丸，金箔为衣，薄荷煎汤送下。治癫痫，惊悸怔忡，气郁，一切痰火之证。

金薄jīnbó 中药材。出《药性论》。即金箔。详该条。

金不换jīnbùhuàn 中药材。❶见《本草纲目拾遗》。为土大黄之别名。❷见《陕西中草药》。为牛西西之别名。详各条。

金茶匙jīncháchí ❶见《闽东本草》。为螺厣草之别名。详该条。❷见清代赵其光《本草求原》。为向天盏之别名。详该条。

金蝉散jīnchánsǎn 《医宗金鉴·外科心法要诀》卷七十四方。大干虾蟆一个，胡椒十五粒，皂角子七粒。入干锅内，瓦盖锅口，慢火煅至烟尽，取出存性，为细末，涂患处。治污秽毒水入疮口，肿疼痛。

金蟾膏jīnchángāo 《外科启玄》卷十一方。活蛤蟆一个。去骨捣烂如膏，外敷患处。治发背疔毒。

金蟾散jīnchánsǎn ❶《古今医鉴》卷六引李桐峰方。又名益欢散、蟾香散。活大蛤蟆一个。取适量砂仁，推入其口，使吞入腹，以满为度，泥罐封口，炭火煅令透红，烟尽取出，候冷去泥，为末，酒或陈皮煎汤送下，得矢气为效。治气臌。❷《医宗金鉴·幼科心法要诀》卷五十二方。蟾（酥涂炙焦）一枚，夜明砂（炒）、桃白皮、樗根白皮、地榆、黄柏、煨诃子皮、百合、人参、大黄、炒芜荑、铅粉各三钱，槟榔一钱，丁香三十七粒。为末，每服五分，粥饮调下。用于小儿脊疳（症见身形羸瘦，脊骨明显突出，状若锯齿，并有发热，下利，烦渴等）。驱虫之后，继用本方调治其疳。

金蟾丸jīnchánwán 《医宗金鉴·幼科心法要诀》卷五十二方。煅干虾蟆五个，鹤虱二钱，胡黄连、黄连、煨肉豆蔻、苦楝根皮、雷丸、生芦荟、芜荑各三钱。为末，面糊为丸，绿豆大，雄黄为衣，每服十五丸，米汤化下。治小儿肾疳，症见骨瘦如柴，面色黧黑，齿龈出血，口中气臭，足冷如冰，腹痛泄泻，啼哭不已。本方早见于《幼幼新书》卷二十三引《刘氏家传》方，但少黄连，且用量不同。

金城太守白薇丸jīnchéngtàishǒubáiwēiwán 《备急千金要方》卷二方。白薇、细辛各三十铢，人参、杜蘅、牡蒙（即紫参）、厚朴、半夏、白僵蚕、当归、紫菀各十八铢，牛膝、沙参、干姜、秦艽各半两，蜀椒、附子、防风各一两半。为末，蜜和为丸，梧桐子大，每服三至五丸，食后服。治经水不利，闭塞不孕。《古今录验方》无杜蘅，有牡蛎；崔氏方有桔梗、丹参。

金创jīnchuāng 病名。即金属器刃损伤肢体所致的创伤。见《神农本草经》卷中。又名刃伤、金疮、金伤、金刃伤、金疡。亦有将伤后夹感毒邪溃烂成疮称为金疮或金疡。本病轻者皮肉破损，疼痛，流血；重者伤筋，血流不止，疼痛难忍并可因出血过多，引起面色苍白、头晕、眼黑，脉芤或细微等虚脱证。治疗：伤轻者，外敷止血封口药，包扎即可；伤重者，急救止血包扎，清创缝合，如系失血过多，应内服益气养血之剂，必要时应输血补液；若骨折脱臼者，进行整复治疗。参见各条。

金创瘛疭方jīnchuāngchìzòngfāng 外科著作。见《汉书艺文志》。30 卷。已佚。

金创痉jīnchuāngjìng 由金创等外伤而致的痉病，即破伤风，出《诸病源候论》。

金疮jīnchuāng 病名。见《金匮要略》卷中。即金创。详该条。

金疮痉jīnchuāngjìng 病名。见《诸病源候论》卷三十六。即破伤风。详该条。

金疮小草jīnchuāngxiǎocǎo 中药材。出《本草拾遗》。为白毛夏枯草之别名。详该条。

金疮中风痉jīnchuāngzhòngfēngjìng 病名。见《太平圣惠方》卷六十八。即破伤风。详该条。

金疮肿科jīnchuāngzhǒngkē 古代医学分科之一。多属战伤救治的专门学科。周代称金疡，为疡医科治疗内容之一。宋代设金镞兼书禁科，元代始设金疮肿科，明代设金镞科。由于其治疗对象多为箭、剑、刀等武器的创伤，故名。参见“十三科”条。

金大雅jīndàyǎ 明代医家。字伯醇。嘉定（今属上海市）人。少禀伯兄之训，奋力自学，旁通轩岐之书。灾年人多病疫，所治辄效，远近争迎。平生好急人之难，有求必应，故咸礼重之。

金丹jīndān ❶《疡医大全》卷十七方。硝（提过者）一钱八分，生蒲黄四分，僵蚕末、皂角末、冰片（临时加入）各一分。合研成淡黄色药末，每用少许，吹患处。治一切喉证。若证重，加牛黄；喉肿及喉风，加僵蚕、皂角；轻证，只用硝与蒲黄。❷见《证治准绳·疡医》卷一。即洪宝丹。见该条。

金丹大要jīndāndàyào 养生著作。元代上阳子陈致虚著。原书 10 卷。《正统道藏》中分为 16 卷，并将原第八卷分出，单成一书，名《金丹大要图》。该书融合南、北两宋丹法，认为金丹内丹之道，即由神与气、精调练而成。通过“怡神守形，养形炼精，积精化气，炼气合神，炼神返虚，金丹乃成”。并强调意念的作用，认为“神与气、精，迎送动止，凡百作为，皆主子意也……故求丹取铅，以意迎之；收火入鼎，以意送之；烹炼沐浴，以意守之；温养脱化，以意成之”。由于此书系统论述内丹之道，故成为元代内丹术代表作之一。

金弹子jīndànzǐ 中药材。见清代赵其光《本草求原》。为黄皮果之别名。详该条。

金刀散jīndāosǎn 即如圣金刀散。见该条。

金灯草jīndēngcǎo 中药材。见《履巉岩本草》。为酸浆之别名。详该条。

金灯笼jīndēng · long 中药材。见清代汪连仕《采药书》。为挂金灯之别名。详该条。

金顶龙芽jīndǐnglóngyá 中药材。出清代赵学楷《百草镜》。为仙鹤草之别名。详该条。

金豆jīndòu 中药材。见《上海常用中草药》。为蓖麻子之别名。详该条。

金耳环jīn' ěrhuán 中药材。见《广西中草药》。又名一块瓦、土细辛、小洋紫苏。为马兜铃科植物金耳环 *Asarum longipedunculatum* O. C. Schmidt 的全草。分布于广东、广西等地。辛、微苦，温，有小毒。温经散寒，祛痰止咳，散瘀消肿，行气止痛。①治风寒咳嗽，风寒感冒，慢性支气管炎，支气管哮喘，腹中寒痛，风寒痹痛。煎服：0.9～3g。②治跌打肿痛，毒蛇咬伤，龋齿痛。煎服并捣敷。孕妇忌服。本品预试含黄酮苷、氨基酸、糖类和挥发油。挥发油含龙脑、黄樟醚、反式丁香烯等。

金沸草jīnfèicǎo 中药材。出《神农本草经》。又名旋覆梗。为菊科植物旋覆花 *Inula japonica* Thunb. 或条叶旋覆花 *Inula linariifolia* Turcz. 的干燥地上部分。主产于河南、江苏、河北、浙江、安徽等地。苦、辛、咸，温。归肺、大肠经。降气，消痰，行水。用于外感风寒，痰饮蓄结，咳喘痰多，胸膈痞满，煎服 5～10g；治疗疮肿毒，鲜品捣敷或煎水洗。旋覆花的地上部分含旋覆花次内酯，还含旋覆花内酯、豚草素等。欧亚旋覆花地上部分含欧亚旋覆花内酯、槲皮素和木犀草素及它们的糖苷等。本品可抗菌。

金沸草散jīnfèicǎosǎn 《博济方》卷一方。旋覆花、麻黄（去节）、前胡各三两，荆芥穗四两，甘草（炒）、半夏（汤洗七次，姜汁浸）、赤芍药各一两。为粗末，每次三钱，加生姜三片，枣一个，水煎，不拘时服。功能发散风寒，祛痰平喘。治外感风寒，咳嗽喘满，痰涎不利。《类证活人书》亦有本方，但无麻黄，有细辛。

金沸花jīnfèihuā 中药材。见《上海常用中草药》。为旋覆花之别名。详该条。

金凤化痰膏jīnfènghuàtángāo 《医宗金鉴·外科心法要诀》卷六十四方。凤仙花（去青蒂，研末）一捧，大葱自然汁、米醋各一茶盅，广胶（切米粒大，入葱汁内泡）三钱，人中白（微煅存性，研末）八钱。先将葱汁、米醋、广胶入锅内熬化，次入凤仙花末熬成膏，再入人中白末，离火不时搅匀，用时隔水炖化，薄纸摊贴患处。治痰注发，发于脊背，长形如布袋，短形如冬瓜，按之木硬，微觉疼痛，不热不红，皮色如常。

金疳jīngān 病名。见《证治准绳·杂病》。又名金疡。多因肺火亢盛及火邪瘀滞所致。症见白睛上生形如玉粒的小泡样颗粒，周围绕以赤丝。自觉眼部隐涩不爽，畏光流泪。类今之泡性结膜炎。治宜清泻肺火，方用桑白皮汤加减。若红赤涩痛，可于上方加生地、丹皮、赤芍等凉血化瘀；若反复发作，经久不愈者，宜养阴清热，用养阴清肺汤加减。

金刚根jīngānggēn 中药材。出《日华子诸家本草》。为菝葜之别名。详该条。

金刚散jīngāngsǎn 中药材。见《云南中草药》。又名红内消、赤葛、绿葡萄、见肿消、大接骨丹。为葡萄科植物三裂叶蛇葡萄 *Ampelopsis delavayana* (Franch.) Planch. 的根或根皮。分布于中南、西南地区及陕西、甘肃等地。辛、平，活血，镇痛，止血。①治外伤肿痛，风湿痹痛，胃痛，肠炎，痢疾，便血，崩漏，白带。煎服：9～15g。②治骨折，痈肿，捣敷。③治外伤出血，研末撒。④治水火烫伤，研粉，鸡蛋清调敷。

金刚丸jīngāngwán 《素问病机气宜保命集》卷下方。萆薢、杜仲（炒去丝）、肉苁蓉（酒浸）、菟丝子（酒浸）各等分。为细末，酒煮猪腰子，同捣为丸，梧桐子大，每服五十至七十丸，空腹酒送下。功能温肾利湿。治肾虚骨痿。

金疙瘩jīngē · da 中药材。见《山西中药志》。为金莲花之别名。详该条。

金蚣丸jīngōngwán 《外科十三方考》方。蜈蚣（去头足，微炒）十五条，全蝎（去头足，米泔水洗）二十个，山甲珠二十片，僵蚕（炒，去丝）二十条，朱砂、雄黄各二钱，大黄三钱。为细末，黄酒、面糊为丸，绿豆大，朱砂、雄黄为衣，每服三十至五十粒，空腹温黄酒送下。功能祛风破瘀，消肿镇痛。治盘肠痔及疮疡红肿热痛高起者。

金沟jīngōu 出《素女经》。泛指阴道前庭。

金钩散jīngōusǎn 《萧山竹林寺妇科秘方考》方。熟地黄二钱，当归、白芍药、黄芩、续断、阿胶珠（一方作龟甲胶）、地榆各一钱，白芷、川芎各八分。水煎，空腹服。治妇女经来过期不止。

金钩藤jīngōuténg 中药材。见《贵州民间方药集》。即钩藤。详该条。

金钩子jīngōuzǐ 中药材。见《现代实用中药》。为枳子之别名。详该条。

金狗脊jīngǒujǐ 中药材。出《职方典》。为狗脊之药材名。详“狗脊”条。

金瓜jīnguā 中药材。见《中国蔬菜栽培学》。为桃南瓜之别名。详该条。

金龟莲jīnguīlián 中药材。见《修订增补天宝本草》。为罗锅底之别名。详该条。

金匮读本jīnguìdúběn 金匮著作。2卷，不著撰者，成书于清同治七年（1868）。见“医学便览”条。

金匮发微jīnguìfāwēi 金匮著作。4卷。曹家达注。刊于1936年。作者注解《金匮要略》，能结合个人临床心得，力求提要钩玄，分析精义，并校订了部分原文，纠正了一些前人的错误或不当的注解。本书与《伤寒发微》于1956年由上海千顷堂书局出版合刊本，题名《曹氏伤寒金匮发微合刊》。

金匮方歌括jīnguìfānggēkuò 方书。清代陈元犀撰于1811年。作者遵其父陈修园之嘱，用诗歌形式简要介绍《金匮要略》中方剂的主治、药用剂量和煮服法等，并附方解。1949年后有排印本。

金匮方论衍义jīnguìfānglùnyǎnyì 金匮著作。3卷。元末明初赵良仁（以德）约撰于1368年。本书注释《金匮要略》较为详明，但刊本甚少流传。清代周扬俊评介赵氏注本“理明学博，意周虑审”（见《金匮玉函经二注序》）。后世注释《金匮要略》的医家，颇多引录赵氏的见解。原编删去林亿整理本25篇中最后3篇，是现存《金匮要略》较早的全注本。

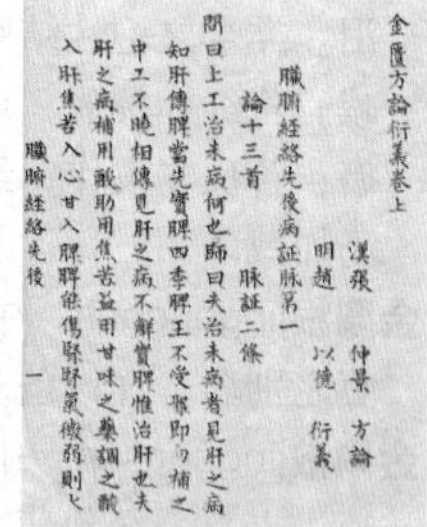

金匮方论衍义

金匮钩玄jīnguìgōuxuán 综合性医著。3卷。元代朱震亨撰，明代戴原礼校补。卷一、二以内科杂病为主，兼述喉症及外科一些病证；卷三为妇人、小儿病证。分证论治，条理赅括，词旨简明。朱氏以补阴为宗，复长于治郁，书中较充分地反映了朱氏这方面的学术经验。戴氏所补订的内容，亦颇精当可取。本书曾因避清康熙帝名讳，将“钩玄”改为“钩元”。又《薛氏医案》收入本书，改名《平治荟萃》。1949年后有排印本。

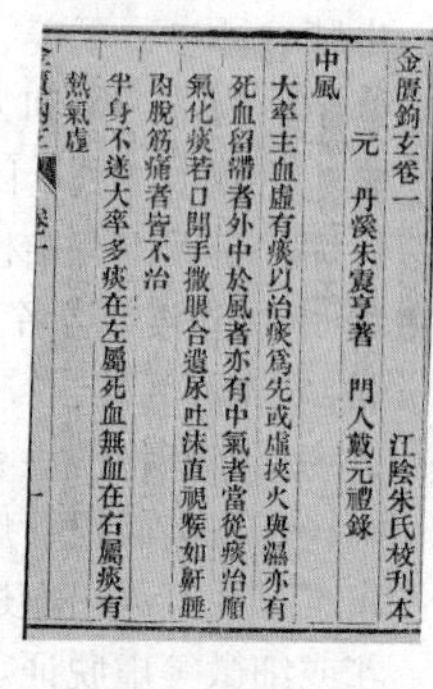

金匮钩玄

金匮钩元jīnguìgōuyuán 金匮著作。见“金匮钩玄”条。

金匮教学参考资料jīnguìjiàoxuécānkǎozīliào 金匮著作，南京中医学院金匮教研组编著。全书分22篇，每篇按因、症、脉、治等，将《金匮要略》原文重新编排，使其系统化。讲解原文，用提示、讨论以及附列参考资料等形式进行分析、综合和对比，选注有一定的代表性。其编写体裁除每篇篇首有概说，末附结语外，论述各病均有小结。本书主要用于教学参考，1961年由上海科技出版社出版。

金匮入门jīnguìrùmén 金匮著作。见“中国医学入门丛书”条。

金匮肾气丸jīnguìshènqìwán 即肾气丸。见该条。

金匮心典jīnguìxīndiǎn 金匮著作。见“金匮要略心典”条。

金匮悬解jīnguìxuánjiě 金匮著作。22卷。清代黄元御编撰。刊于1754年。黄氏认为《金匮要略》治内伤杂病，大旨以扶阳气、运化脏腑气血功能为主，而后世又有滋阴之说，遂推阐“阳自阴升，阴由阳降”之理，颇有见地。但在论治方面多从温燥立法，有其片面性。书中逐篇诠释《金匮要略》原文，并详述四诊九候之法。现有《黄氏医书八种》本等。

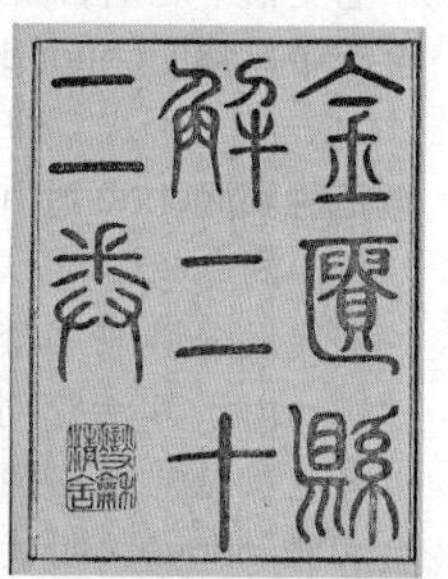
金匱懸解二十二卷

金匮悬解

金匮要略jīnguìyàolüè 杂病经典著作。即《金匮要略方论》。详该条。

金匮要略编注jīnguìyàolüèbiānzhù 金匮著作。24卷。清代沈明宗编注。刊于1692年。初名《张仲景金匮要略》，1693年重刊时改题本名。沈氏以世传的《金匮要略》刊本“编次失序”，与张仲景原著有所出入，并认为“从来著书立言，必先纲领，次及条目”，因将《金匮要略》重予编排，以序例冠于首，将以下的方论部分略予贯串整理，使之趋于条理。其所加释文，或有一些较好的见解。现有《中国医学大成》本，曹炳章将其改名为《沈注金匮要略》。

金匮要略方论jīnguìyàolüèfānglùn 杂病经典著作。简称《金匮要略》。3卷。东汉张机撰。约成书于3世纪初。作者原撰《伤寒杂病论》16卷，魏晋时经王叔和整理后，其古传本之一名《金匮玉函要略方》，3卷。1065年北宋校正医书局根据当时所存的蠹简文字重予整理编校，取其中以杂病为主的内容，略去伤寒部分，仍厘订为3卷，改名《金匮要略方论》。全书共25篇，方剂262首。所述内科杂病有痉湿、百合、狐惑、阴阳毒、疟病、中风历节、血痹、

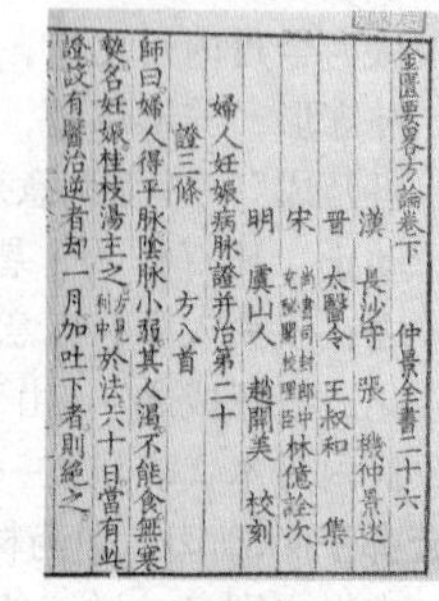

金匮要略方论

虚劳、肺痈、咳嗽上气、奔豚气、胸痹、心痛、短气、腹满、寒疝、宿食、风寒积聚、痰饮、消渴、小便利淋、水气、黄疸、惊悸、吐衄、下血、胸满瘀血、呕吐哕下利、趺蹶等40多种；外科病证有痈肿、肠痈、刀斧伤、浸淫疮等；女科病证有经、带、杂病、妊娠及产后病。此外还记述了急救卒死、脏腑经络病脉及饮食禁忌等。书中总结了汉代以前的丰富临床经验，提供了辨证论治及方药配伍的一些基本原则。本书介绍很多实用有效的方剂，直到现在仍较广泛地应用于临床。自北宋刊行本书以后，历代注释及研究《金匮要略》的著作颇多，故有多种刊本和注本。

金匮要略方论本义jīnguìyàolüèfānglùnběnyì　书名。22卷。清代魏荔彤释义。成书于1720年。魏氏注解《金匮要略》，在汲取前人精义的同时，颇多个人发挥。对所论病证的病机和治法分析较详。但在释义中，间或杂有附会、不经之论。

金匮要略方论集注jīnguìyàolüèfānglùnjízhù　金匮著作。黄竹斋撰于1925年。编者选辑前人有关《金匮要略》的注文，整理归纳为综合性注本，故本书具有资料汇编性质。编者对前人一些论点不当的注文亦不加批判地予以录引，缺乏个人见解。1949年后有排印本。

金匮要略广注jīnguìyàolüèguǎngzhù　金匮著作。3卷。清代李彣撰。刊于1682年。此书以《内经》理论为指导思想，参考《金匮要略》历代注家之说，结合个人心得，对《金匮要略》进行了全面注释。注文简明精当，说理清楚，许多地方颇有独到见解，对后世《金匮要略》注家具有一定影响。现有初刻本。

金匮要略简释jīnguìyàolüèjiǎnshì　金匮著作。秦伯未编著。作者认为“钻研仲景著作，主要是学习他的辨证和治法”（见该书虚劳病），遂打乱原整理本的编次，按病类分为痉病、湿病、暍病、疟疾、虚劳病、消渴病、黄疸病、妇科病等37种，选录《金匮要略》原文，分门别类，列举证治予以简释。原系《中医杂志》连载稿，1958年由人民卫生出版社出版单行本。

金匮要略解jīnguìyàolüèjiě　金匮著作。见“邹氏纯懿庐集”条。

金匮要略今释jīnguìyàolüèjīnshì　金匮著作。又名《金匮要略方论今释》《订正金匮今释》。8卷。陆渊雷撰于1934年。陆氏综合前人注疏，参考日人学说，对《金匮要略》原文予以分析归纳和诠注，并对某些条文的释义试图融会中西医学说。但在联系西医知识方面或有主观片面、附会的观点，如认为三焦相当于淋巴管等。1949年后有排印本。

金匮要略论注jīnguìyàolüèlùnzhù　金匮著作。24卷。清代徐彬撰于1671年。作者据《金匮要略》徐本的条文次序予以诠释，注文的特点浅显易晓，旨在发明原书蕴奥。注后或补以论述，故以“论注”为书名。书中发表个人见解较多，颇为后世医家所重。但在注论中也杂有一些主观片面观点。

金匮要略浅注jīnguìyàolüèqiǎnzhù　金匮著作。10卷。清代陈念祖撰。刊于1803年。本书的体例和编法特点与《伤寒论浅注》略同。作者选集前人《金匮要略》注本中的一些注文，结合个人见解以求阐明要旨。书中删去林亿整理本（共25篇）的最后3篇，并于第22篇（妇人杂病脉症）中增补妇人阴挺论等内容。1949年后有排印本。

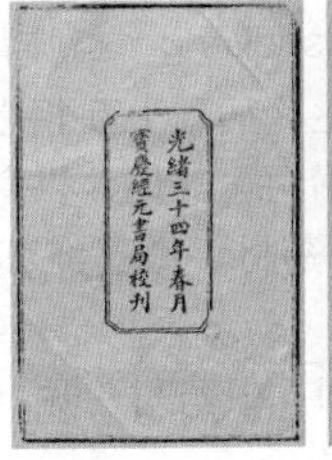

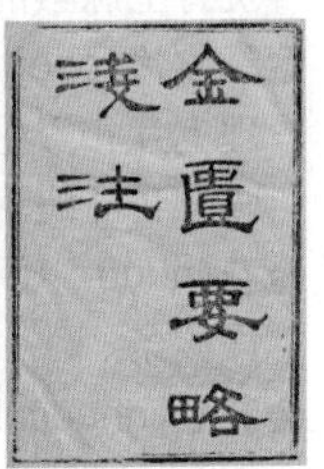

金匮要略浅注

金匮要略浅注补正jīnguìyàolüèqiǎnzhùbǔzhèng　金匮著作。《中西汇通医书五种》之一。9卷。清代唐宗海撰。唐氏推崇陈念祖《金匮要略浅注》，但又认为陈氏注解尚有缺误，遂以陈书为基础，予以补缺正误，并加以发挥。作者试图用中西汇通的观点诠释补正，其中不免有主观片面或附会的见解。

金匮要略浅注方论合编jīnguìyàolüèqiǎnzhùfānglùnhébiān　金匮著作。见“医学初阶”条。

金匮要略释义jīnguìyàolüèshìyì　金匮著作。❶湖北中医学院主编。此书以词解、释义的形式为主，帮助读者理解《金匮要略》原文，每篇并附概说和结语。为切于临床实用，删去原本最后3篇。该书1963年出版，1973年上海人民出版社刊印，并将其列为《中医临床参考丛书》之一。❷黄树曾撰。作者认为《金匮要略》文字深奥，初学者不易理解，遂着重以中医传统理论结合个人学术经验予以诠释，并能联系所论的因、证、治疗等加以论析，此外还广泛联系生理、解剖、病因、病理以及诊断、治疗等问题。在编次方面删去原本中最后3篇，并将《金匮要略》诸篇方剂附列于后。1956年由人民卫生出版社出版。

金匮要略五十家注jīnguìyàolüèwǔshíjiāzhù　金匮著作。24卷。吴考槃编。刊于1931年。吴氏集古今《金匮要略》注本53种，择其精要诠释此书各篇条文，间附个人见解。末附《素灵药义》1卷。

金匮要略心典jīnguìyàolüèxīndiǎn　金匮著作。简称《金匮心典》，3卷。清代尤怡纂注。书成于1729年。尤氏研究仲景学说多年，颇有心得，纂注时力求得其典要，故书名“心典”。作者删去原书的最后3篇，阐述仲景原文的精义。文笔简练，条理通达。对原文中难以解释的深奥文义，宁可缺略，不强予衍释，并改正原文传写之误，删略后人增添的内容，可称《金匮要略》注本中较好的一种。本书有多种刊本，上海中医学院基础理论教研组曾对此书进行过校注，1975年由上海人民出版社出版排印本。

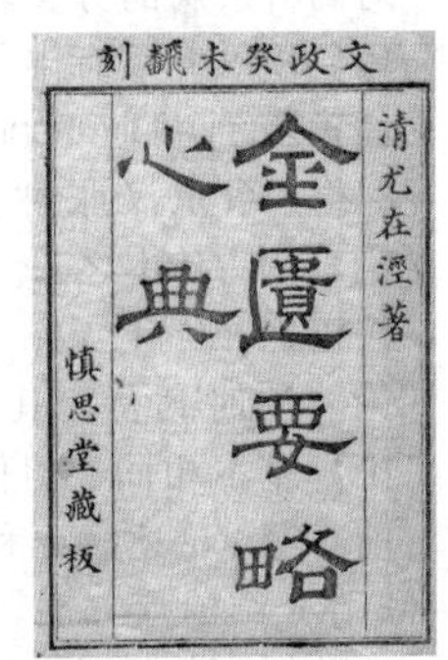

金匮要略心典

金匮要略新义jīnguìyàolüèxīnyì　金匮著作。余无言编著。本书对《金匮要略》原文予以校订整理，注文部分选取前人学术见解，并发挥己见。本书按原书病证分为35篇，附病证方治表及部分医案，将一些费解或不合理的条文作为《金匮删文备考》置于篇末。由于编者试图用中西汇通的观点诠释原文，间有一些主观或附会的论述。1952年由新医书局出版。

金匮要略学习参考资料jīnguìyàolüèxuéxícānkǎozīliào　金匮著作。南京中医学院编。本书参考多种资料，结合临床，对《金匮要略》原文各篇做了比较深入的阐析。卷首列概论，简要介绍各篇内容的重点。各篇的原文部分有原文分析、参考资料、按语等项，着重讲解各种病证的病机、证名和方治。书中选取较有代表性的各家注文作为借鉴，并附按语，提出编者对有关问题的一些见解。1965年由人民卫生出版社出版。

金匮要略译释jīnguìyàolüèyìshì　金匮著作。南京中医学院金匮教研组编选。本书对《金匮要略》原文论析较详，每篇有概说和结语，对篇内条文，一般有校勘、提要、词解、语译、浅释、选注、按语等部分。编写按中医理论体系广泛参考有代表性的各家注本，方药部分多能结合古今医家的实际经验予以介绍。1959年由江苏人民出版社出版。

金匮要略正义jīnguìyàolüèzhèngyì　金匮著作。2卷。清代朱光被（峻明）注。撰年不详。阐述证治及病因、病理较为扼要；分析辨证内容，颇有启发性。刊本甚少，现仅存日本跻寿馆聚珍版。1936年，王一仁氏将此书予以重校加按，署名为"汉张长沙仲景氏著，朱光被峻明氏注，新安王一仁校"，书名改为《金匮读本》。

金匮要略直解jīnguìyàolüèzhíjiě　金匮著作。3卷。清代程林编注。刊于1673年。程氏诠注《金匮要略》，主要引证《内经》《神农本草经》《伤寒论》《脉经》《甲乙经》等古典医籍，并参考六朝、唐、宋有关著作，"以经证经，要在直截简切，义理详明，期于取用"（见凡例）。所谓直解，即以编注者融会前人学术经验的方式直接解释原书各篇条文。程氏学术思想趋于保守，其注文杂有主观或附会的论述。

J

金匮翼jīnguìyì　内科专著。8卷。清代尤在泾撰。刊于1768年。作者曾注释《金匮要略》，书名《金匮心典》。为了补充该书之不足，又撰集本书以为辅翼。书中参考历代方书，参以个人心得和经验，阐述内科杂病48门。每门首列统论，其次分述各种病证和治法，后附作者按语。尤氏对内科杂病的分类较细，论述简要清楚，选方也切于实用。1949年后有排印本。

金匮玉函经jīnguìyùhánjīng　伤寒著作。8卷。系东汉张仲景所撰《伤寒论》的古传本之一。1066年经北宋校正医书局校定，与宋本《伤寒论》同时刊行。其内容与《伤寒论》基本相同，但体例编次不同。前6卷以论述病证和治法为主，后2卷介绍治疗方剂。其中卷一为证治总例；卷二至四为湿、辨脉、六经病、厥利、呕哕、霍乱、阴阳易、差后劳复等病证；卷五、六为汗、吐、下、灸刺、水等治法的"可"与"不可"，以及热病阴阳交并生死证；卷七、八共收载方剂115首。作为一种较早的古传本，在校勘和研究《伤寒论》方面有一定的参考价值。1949年后有影印本。

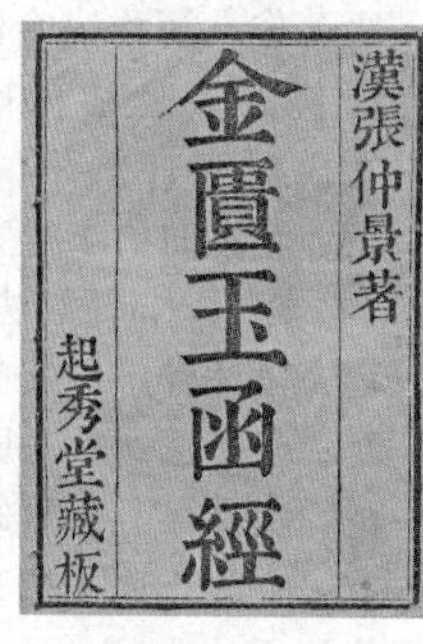

金匮玉函经

金匮玉函经敦煌古抄本 jīnguìyùhánjīngdūnhuánggǔchāoběn　敦煌藏经洞所出"伤寒"类文献之一。载于英藏卷子S. 202。该篇主要讨论了阴阳脉法、阴结与阳结病欲解的脉象、寸口及趺阳诊法、五脏绝脉及其他病脉。现存103行文字，内容与传世《伤寒论·辨脉法》及《金匮玉函经》卷二之《辨脉第二》相合，但细节上明显偏同于后者，因而应该认定为今传《金匮玉函经》之古本。国内学界多称为"敦煌本《伤寒论·辨脉法》"或"敦煌本《伤寒杂病论》"，不确。该卷子避南朝陈代陈高祖陈霸先"先"字之讳，故初抄于南朝陈代；又隐在地避唐高宗李治之讳（"治"改"理"），因而应该经历过唐代复抄。

金匮玉函经二注jīnguìyùhánjīng' èrzhù　金匮著作。22卷。清代周扬俊撰于1687年。周氏于《金匮要略》注家中推崇赵以德《金匮方论衍义》，遂以此书为蓝本而为之补注，名为"二注"。补注部分多采喻嘉言学说加以融会，并有所发挥。但周氏在自序中宣扬"事不师古，其法不立；师古而不师圣人，其理不精"。反映了一定的尊古崇圣思想。

金匮玉函要略方jīnguìyùhányàolüèfāng　杂病经典著作。即《金匮要略方论》。见该条。

金匮玉函要略辑义jīnguìyùhányàolüèjíyì　金匮著作。《聿修堂医学丛书》之一。6卷。日本丹波元简撰于1794年。作者采辑徐彬、程林、沈明宗、魏荔彤及《医宗金鉴·订正金匮要略注》等《金匮要略》注本，结合个人心得，逐条阐析仲景原文，考核校订比较精详。方解部分，除选注诠释外，并参考古今方书增补了一些效方，对读者有一定的启发。1949年后有排印本。

金匮玉函要略述义jīnguìyùhányàolüèshùyì　金匮著作。简称《金匮述义》。《聿修堂医学丛书》之一。3卷。日本丹波元坚撰于1842年。作者鉴于其父丹波元简所撰《金匮玉函要略辑义》在采辑各家学说及阐述精义方面犹有缺漏，有一定的局限性，遂选录《金匮要略》原文，以段落分注，补充了赵以德、周扬俊、朱光被等诸家学说，结合个人的心得体会予以发挥，作为《金匮玉函要略辑义》的补充读物。1949年后有排印本。

金匮折衷jīnguìzhézhōng　金匮著作。书口又作《金匮讲义》。杨叔澄编述于1935年。此书以朱丹溪《金匮钩玄》、尤在泾《金匮心典》、赵以德《金匮方论衍义》、徐忠可《金匮要略论注》、陈修园《金匮要略浅注》为指归，兼取喻嘉言、高士宗之长，融以作者心得汇辑而成。书中对《金匮要略》沿革及注家亦予以阐析，并指出金匮方多以甘药调燮为治等诸多特点。此书系华北国医学院讲义之一，现存1935年华北国医学院铅印本。

金匮真言论篇jīnguìzhēnyánlùnpiān　《素问》篇名。本篇以阴阳五行为中心，联系人体的变化来讨论发病的规律。文中论述了天地、四时、日夜、脏腑、五色、五味、五音等不同事物的阴阳属性，指出人与自然界的关系，进而强调摄生和"藏精"的重要性。作者认为这些内容非常重要，非常真切，故名。

金果jīnguǒ　见《辍耕录》。为无漏子的别名。详该条。

金果榄jīnguǒlǎn　中药材。出《百草镜》。又名金榄、地苦胆、金牛胆、金线吊葫芦、九牛子。为防己科植物金果榄 *Tinospora capillipes* Gagnep. 或青牛胆 *Tinospora. sagittata* (Oliv.) Gagnep. 的干燥块根。主产于广西、湖南。苦，寒。归肺、大肠经。清热解毒，利咽，止痛。用于咽喉肿痛，痈疽疔毒，泄泻，痢疾，脘腹疼痛，煎服3～9g；治痈肿疔毒，瘰疬，蛇咬伤，捣敷或磨汁涂。本品含掌叶防己碱、药根碱、非洲防己碱、木兰花碱等。还含金果榄苷等。本品可降血糖，体外可抑制结核杆菌等。动物实验表明，掌叶防己碱有明显的增进促肾上腺皮质激素分泌，及抗肾上腺素的作用。

金寒水冷jīnhánshuǐlěng　指肺肾虚寒。肺属金，肾属水。生理上互相资生，病理上互相影响。两脏虚寒，临床表现为咳嗽，吐痰稀白，喘促，畏寒肢冷，腰膝冷，浮肿。

金花jīnhuā　中药材。见《江苏省植物药材志》。即金银花。详该条。

金花菜jīnhuācài　中药材。见《中国植物图鉴》。为苜蓿之别名。详该条。

金花草jīnhuācǎo　中药材。❶见《云南中草药选》。即小叶金花草。❷见《广东中药》。为大叶金花草之简称。详各条。

金花果jīnhuāguǒ 中药材。见《云南中草药》。为薯莨之别名。详该条。

金花内障jīnhuānèizhàng 病名。又名金星内障。"因肝经风热冲于目，致使瞳人锁如不开，后渐结成障膜如金花之样，端然失明，惟见三光"（佚名《眼科统秘》）。本病类今之瞳孔闭锁及膜闭，或由虹膜睫状体炎引起的并发性白内障等。

金花散jīnhuāsǎn 《太平圣惠方》卷六十四。郁金、黄连、黄芩各一两，糯米三合。为末，蜜水调如泥，外敷患处。功能清热解毒。治丹毒红肿热痛。

金花丸jīnhuāwán 《洁古家珍》方。半夏（洗）一两，槟榔二钱，雄黄一钱半。为末，姜汁浸，蒸饼为丸，梧桐子大，生姜汤送下。治脾虚肝乘所致的吐食。

金华散jīnhuásǎn 《小儿药证直诀》卷下方。煅黄丹一两，黄连、黄柏各半两，轻粉一钱，麝香少许。为末，先洗后干掺患处。治干湿疮癣。如干癣疮，用腊月猪油和敷，或加黄芩、大黄。

金环蛇jīnhuánshé 中药材。见《广西中药志》。为眼镜蛇科动物金环蛇 *Bungarus fasciatus*（Schneider）除去内脏的全体。分布于福建、广东、广西、云南、江西等地。咸，温。入肝经。祛风，通络，止痛。治风湿麻痹，手足瘫痪、肿痛。内服浸酒。头部毒腺中含有强烈的神经性毒和心脏毒，但无溶血作用。蛇血清含假胆碱酯酶。蛇油含脂肪酸、菜油甾醇等。

金黄散jīnhuángsǎn ❶《外科精义》卷下引《九卫生》方。黄连、大黄、黄芪、黄芩、黄柏、郁金各一两，甘草五钱，冰片（另研）五分。为细末，干掺或水或油调涂敷患处。功能消肿散毒，生肌止痛。治湿毒丹肿，热疮毒赤。❷《寿世保元》卷四方。炒槐花、郁金（湿纸包，火煨）各一两。为细末，每服二钱，淡豆豉煎汤送下。治尿血。❸《医宗金鉴·幼科心法要诀》卷五十方。黄连二钱半，铅粉、煅龙骨各一钱。为末，每用少许敷脐中。治脐疮肿。❹见《外科正宗》。即如意金黄散。见该条。

金鸡脚下红jīnjījiǎoxiàhóng 中药材。见《湖南药物志》。为烟草之别名。详该条。

金鸡勒jīnjīlè 中药材。出《本草纲目拾遗》。又名金鸡纳。为茜草科植物金鸡纳树 *Cinchona ledgeriana* Moens. 或红色金鸡纳树 *C. succirubra* Pav. 及数种同属植物的树皮、枝皮及根皮。云南、台湾、广东、广西等地有栽培。苦，寒。抗疟退热，解醒醒脾。治疟疾，外感高热，醉酒。内服：煎汤，3～6g；或研末服。孕妇忌服。本品含生物碱廿余种，其中主要有奎宁、奎尼丁、辛可尼丁、辛可宁。还含鸡勒苷、金鸡纳鞣酸、奎宁酸、金鸡纳红等。金鸡纳树还含莱氏金鸡纳碱和异莱氏金鸡纳碱。还含茜草素等蒽醌类、瑞诺苷等黄酮类。红色金鸡纳还含花色苷类、绿原酸等。奎宁能消灭各种疟原虫的裂殖体，而终止疟疾的发作，但不能防止良性疟的复发及杜绝各种疟疾的传染源。奎尼丁有抗心律不齐作用。奎尼丁是钾通道阻滞剂。奎宁可使蟾蜍腹直肌挛缩。奎宁对动物有致焦虑作用。奎宁与其他金鸡纳碱所引起的副作用，统称金鸡纳反应，如耳鸣、头痛、恶心、呕吐和视、听力减退，甚至产生暂时性耳聋、目盲。

金鸡落地jīnjīluòdì 中药材。见《植物名实图考》。为千金拔之别名。详该条。

金鸡纳jīnjīnà 中药材。见李承祜《药用植物学》。即金鸡勒。详该条。

金鸡尾jīnjīwěi 中药材。❶见《贵州民间药物》。又名五叶灵芝、掌叶凤尾。为凤尾蕨科植物掌羽凤尾蕨 *Pteris dactylina* Hook. 的根茎或全草。分布于我国西南地区及甘肃等地。苦，微涩，凉。清热解毒，利水化湿，定惊。治肠炎，痢疾，流行性腮腺炎，淋巴结炎，白带，水肿，小儿急惊风，狂犬咬伤。煎服：9～15g。地上部分含蕨素及贝壳杉烯类化合物。❷见《四川中药志》。为凤尾草之别名。详该条。❸见《福建中草药》。为肾蕨之别名。详该条。

金剑草jīnjiàncǎo 中药材。见《泉州本草》。为葫芦茶之别名。详该条。

金津jīnjīn 经外奇穴名。见"金津玉液"条。

金津玉液jīnjīnyùyè 经外奇穴名。金津代号 EX－HN12，玉液代号 EX－HN13。《备急千金要方》："治舌卒肿，满口溢出如吹猪胞，气息不得通，须臾不治杀人，刺舌下两边大脉出血。"《针灸大全》列作奇穴，名金津、玉液。位于舌系带两侧静脉上。左称金津，右称玉液。主治重舌肿痛，口疮，喉痹，失语，呕吐，腹泻，消渴，以及舌炎、扁桃体炎等。点刺出血。

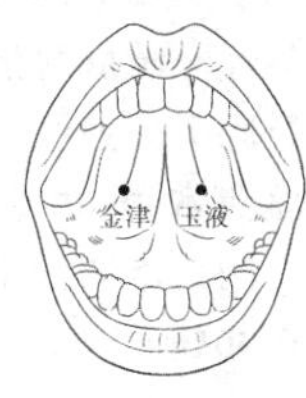

金津玉液

金精石jīnjīngshí 中药材。出《本草纲目》。为水金云母的片状体。产于河南、山东、山西、四川等地。咸，寒。入心、肝、肾经。镇惊安神，止血，去翳明目。①治心悸怔忡，夜寐不安，吐血，嗽血。内服：3～6g，入丸、散用。②治角膜云翳。内服或研末点眼。本品含氧化镁、氧化铁、氧化亚铁、氧化硅、氧化铅等。

金井jīnjǐng 解剖名。见《银海精微》。《目经大成》卷一："风轮下一圈收放者，为金井。"即瞳神。因其清莹幽深，内有神水（房水）而似井，又因五行学说金生水，故名金井。详"瞳神"条。

金井锯齿jīnjǐngjùchǐ 症名。瞳神散大之边缘状似锯齿者。清代聂子因《眼科易简补编》："金井锯齿，金井本圆而聚，此症虽圆而颇大，现出金井周围之弦如锯齿之状。"参见"瞳神散大"条。

金井玉栏jīnjǐngyùlán 中药材的一种性状特征。某些根类药材（如黄芪、桔梗等）横断面的次生木质部呈鲜黄色（金色），次生韧皮部呈黄白色（玉色、银色），习称为金井玉栏或金盏银盘。

金镜内台方议jīnjìngnèitáifāngyì 伤寒著作。12 卷。明代许宏撰集。撰年不详，1794 年复经程永培校订，是一部研究《伤寒论》方的专著。许氏称《伤寒论》方为"内台方"，将原书 113 方归纳为汤、散、丸 3 类，每方列举方剂配伍与辨证论治的准则，或阐明制方的深意以及临床灵活加减法。全书议论平实，条理明晰，其问答部分颇有启发性。1949 年后有排印本。

金菊jīnjú 中药材。见《民间常用草药汇编》。为万寿菊之别名。详该条。

金橘jīnjú 中药材。出《本草纲目》。又名卢橘、山橘。为芸香科植物金橘 *Fortunella margarita*（Lour.）Swingle 或金弹 *F. crassifolia* swingle 等的果实。分布于我国南部各地。辛、甘，温。理气，解郁，化痰，消食，醒酒。治胸闷郁结，脘腹痞胀，食滞胃呆，咳嗽痰多，伤酒口渴。煎汤或

J

泡茶服，3～9g。本品含金柑苷、维生素C，还含有机酸、脯氨酸等。果皮含柑属苷A～D、维生素C等。

金橘根jīnjúgēn 中药材。见《闽东本草》。又名寿星柑根。为芸香科植物金橘 *Fortunella margarita*（Lour.）Swingle 或金弹 *F. crassifolia* Swingle 的根。苦，温。行气散结。治胃痛，疝气，产后腹痛，子宫下垂，瘰疬。煎服：3～9g，鲜者15～30g。本品含挥发油。

金橘核jīnjúhé 中药材。出清代叶小峰《本草再新》。为芸香科植物金橘 *Fortunella margarita*（Lour.）Swingle 或金弹 *F. crassifolia* Swingle 的种子。酸、辛，平。入肺、肝经。治喉痹，瘰疬。煎服：6～9g。

金橘叶jīnjúyè 中药材。出清代叶小峰《本草再新》。为芸香科植物金橘 *Fortunella margarita*（Lour.）Swingle 或金弹 *F. crassifolia* Swingle 的叶。辛、苦，微寒。入肝、脾、肺经。疏肝解郁，理气散结。治噎膈，瘰疬，乳房结块，乳腺炎。煎服：3～9g。本品含维生素C，含量比果实多。

金克木jīnkèmù 中医基础理论名词。五行之中，金有克伐、制约木的作用，用以说明肺对肝的制约。

金扣钮jīnkòuniǔ 见《陆川本草》。又名刺天茄、天茄子、黄水茄、金钮头、小颠茄。为茄科植物紫花茄 *Solanum indicum* L. 的根或全草。分布于华南、西南地区。苦，凉，有毒。祛风，清热，解毒，止痛。治头痛，风湿痹痛，胃痛，牙痛，扁桃体炎，咽喉炎，淋巴结炎，跌打损伤，痈疮肿毒。煎服：9～15g。服用过量，出现口渴、吞咽困难、体温升高、皮肤干燥发红、瞳孔散大、视力模糊等中毒症状，重者可因呼吸衰竭而死亡。孕妇忌服。全草含茄碱、澳洲茄胺、β－谷甾醇、薯蓣皂苷元等。还含薯蓣皂苷、甲基原薯蓣皂苷等。全株有抗肿瘤作用。澳洲茄胺有可的松样抗炎作用。参见“龙葵”条。

金桔榄jīnkǔlǎn 中药材。见清代龙柏《药性考》。即金果榄。详该条。

金癞jīnlài 病名。出《诸病源候论》卷二。由毒邪入肺经所致。其症初起周身白癍如癣，眉睫脱落，日久鼻柱凹陷，眼反唇裂。相当于瘤型麻风。

金兰循经jīnlánxúnjīng 针灸著作。一名《金兰循经取穴图解》。1卷。元代忽公泰著，其子光济诠次。刊于1303年。《针灸聚英》称此书“首绘脏府前后二图，中述手足三阴三阳走属，继取十四经络流注，各为注释，列图于后”。原书已佚。其内容保存于《十四经发挥》中。

金兰循经取穴图解jīnlánxúnjīngqǔxuétújiě 针灸著作。见“金兰循经”条。

金劳黄jīnláohuáng 古病名。见《儒门事亲》卷六。即脾疸。详该条。

金鲤汤jīnlǐtāng 《外科正宗》卷二方。活鲤鱼（约四两重）一条，贝母二钱。先将鲤鱼连鳞剖去肚肠，勿经水气，用贝母细末掺在鱼肚内，用线扎牢，童便半大碗浸鱼，隔水鱼至鱼眼突出为度，少顷取出，去鳞骨，取净肉，浸入童便内热，肉与童便分作二至三次服，一日服完。治肺痈烦热。

金莲花jīnliánhuā 中药材。见《本草纲目拾遗》。又名旱金莲、金梅草、旱地莲、金疙瘩。为毛茛科植物金莲花 *Trollius chinensis* Bge. 或短瓣金莲花 *T. ledebouri* Reichb. 等的花。前者分布于山西、河北和内蒙古南部，后者分布于内蒙古北部和黑龙江。苦，微寒。清热解毒，消肿，明目。治急、慢性扁桃体炎，牙龈肿痛，牙龈出血，急性中耳炎，急性鼓膜炎，急性结膜炎，急性淋巴管炎，口疮，疔疮。煎服：3～6g。金莲花含藜芦酸、藜芦酰胺、荭草素、牡荆素、3、4－二甲氧基苯甲酰胺等。短瓣金莲花含叶黄素环氧化物和金莲花黄质。水提取物在体外对革兰氏阳性球菌及阴性杆菌都有抑制作用。对猫或豚鼠有平喘作用。

金莲花片jīnliánhuāpiàn 中成药。见《中华人民共和国药典（一部）》（2020）。金莲花1500g。以上一味药，按片剂工艺制成，薄膜衣片，每片重0.31g；或每片重0.4g。口服。一次3～4片，一日3次。清热解毒。用于风热邪毒袭肺，热毒内盛引起的上呼吸道感染、咽炎、扁桃体炎。

金铃散jīnlíngsǎn ❶《幼幼新书》卷二十一引茅先生方。川楝子（炮，去皮核）、炮莪术各一两，炮木香、茴香、炮三棱各半两。为末，每服半钱至一钱，热酒调下。治小儿心痛。❷《杂病源流犀烛·脏腑门》卷七方。川楝子、巴豆肉各三十枚。各切片，同炒焦黄色，去巴豆，以茴香（炒）与川楝肉等分，并入木香一钱半，为末，每服二钱，水、酒各半煎，葱白汤调下。治膀胱气痛不可忍者。❸《证治准绳·幼科》集二方。川楝子肉六钱，炮三棱、莪术（醋煮）、青皮、陈皮各二钱半，赤茯苓（去皮）、茴香各半两，木香二钱，炙甘草四钱，槟榔、枳壳（麸炒）、钩藤各三钱。为末，每服半钱至一钱，空腹无灰酒或炒茴香煎汤调下。治疝气腹痛，治愈而复发者。

金铃丸jīnlíngwán 《普济本事方》卷三方。川楝子五两，炒茴香、炒马蔺花、菟丝子（酒浸）、海蛤粉、炒补骨脂、海带各三两，木香、丁香各一两。为细末，煮糊为丸，梧桐子大，每服二十至三十丸，空腹食前温酒或盐汤送下。治膀胱肿硬，牵引作痛，小肠疝气，阴囊湿肿。

金铃泻肝汤jīnlíngxiègāntāng 《医学衷中参西录》方。川楝子15g，生乳香、生没药各12g，三棱、莪术各9g，甘草3g。水煎服。功能泻肝火，化瘀止痛。治胁下疼。

金铃子jīnlíngzǐ 中药材。见唐代侯宁极《药谱》。为川楝子之别名。详该条。

金铃子散jīnlíngzǐsǎn ❶《素问病机气宜保命集》卷中方。川楝子、延胡索各一两。为细末，每服三钱，酒调下。功能疏肝泄热，理气止痛。治肝气郁滞，气郁化火而致的胃脘胸胁疼痛，疝气疼痛及妇女经行腹痛。方中金铃子清泻肝火，行气解郁；延胡索行气活血而止痛。二药合用，善治肝郁化火，气滞血瘀诸痛。本方早见于《小儿药证直诀》，名捻头散，主治小便不通。❷《济生方》卷三方。川楝子（用巴豆七枚去壳，同炒令黄色，去巴豆）一两。为细末，每服二钱，空腹食前，热盐酒调下。治七疝，寒注下焦，小腹引睾丸疼痛，大便多闭。

金龙胆草jīnlóngdǎncǎo 中药材。见《四川中草药通讯》［1972（3）：27］。又名苦艾、苦龙胆草、鱼胆草、矮脚苦蒿。为菊科植物苦蒿 *Conyza blinii* Lévl. 的干燥地上部分。分布于云南、四川。苦，寒。归肺，肝经。清热化痰，止咳平喘，解毒利湿，凉血止血。用于肺热咳嗽，痰多气喘，咽痛，口疮，湿热黄疸，衄血，便血，崩漏，外伤出血，煎服6～9g；治中耳炎，捣汁滴耳；眼结膜炎，捣汁滴眼；疮疡，捣敷；外伤出血，研末撒。本品含生物碱、皂苷、鞣质、酚性物质、酸性物质及微量的挥发油等。小鼠口服煎剂，水浸膏，醇浸膏及分离出的皂苷粗品，均有明显的祛痰作用，对豚鼠有平喘作用。还有止咳、抗菌等作用。

金龙戏水jīnlóngxìshuǐ　练功方法名。见杜自明《中医正骨经验概述》。取立位，两上肢伸直，手掌贴于大腿前，顺腿下滑，躬腰，手至足尖时翘掌，将臂上举至前平举位，目视指尖，然后掌心向面，收至耳侧，再顺鬓旁下压，复至原位。适用于治疗腰部疾患。

金炉底jīnlúdǐ　中药材。见《现代实用中药》。为密陀僧之别名。详该条。

金毛狗jīnmáogǒu　中药材。出《分类草药性》。为狗脊之别名。详狗脊条。

金梅草jīnméicǎo　中药材。出《山西通志》。为金莲花之别名。详该条。

金门jīnmén　❶经穴名。代号 BL63。出《针灸甲乙经》。别名关梁。属足太阳膀胱经。足太阳之郄穴。位于足外踝前下方，当骰骨外侧凹陷处。布有足背外侧皮神经，深层为足底外侧神经，并有足底外侧动、静脉通过。主治头痛，眩晕，癫痫，腰膝痛，外踝痛，下肢痹痛等。直刺 0.3～0.5 寸。艾炷灸 3～5 壮，或艾条灸 5～10 分钟。❷经穴别名。指会阴穴。《备急千金要方》："金门在谷道前，囊之后，当中央是也，从阴囊下度至大孔前，中分之。"

金礞石jīnméngshí　中药材。见《药物出产辨》。为礞石药材之一种。详该条。

金铭jīnmíng　清代医家。字子弁，金山卫城（今属上海市）人，从名医秦景明门下，尽得其传，治验颇众，撰有《药能》一书，未见刊行。其孙金学谦，字有禄，继承其业。

金牛胆jīnniúdǎn　中药材。见《中国药用植物图鉴》。为金果榄之别名。详该条。

金牛黄jīnniúhuáng　中药材。见《陕甘宁青中草药选》。为通经草之别名。详该条。

金牛七jīnniúqī　中药材。见《陕西中草药》。又名火烟子、千捶打。为毛茛科植物太白乌头 *Aconitum taipeicum* Hand. - Mazz. 或松潘乌头 *A. sungpanense* Hand. - Mazz. 的块根。前者分布于陕西，后者分布于山西、陕西、甘肃、青海、四川等地。辛、苦，温，有大毒。祛风除湿，活血散瘀，消肿止痛。①治跌打损伤，瘀血肿痛，劳伤，风寒湿痹，筋骨疼痛。内服：煎汤，90～150mg；研粉，30～90mg，凉开水送服。②治痈肿疔毒。水、酒或醋磨涂，或研粉调敷。太白乌头根含滇乌头碱、新乌宁碱、塔拉胺、展花乌头宁。

金钮草jīnniǔcǎo　中药材。见《福建民间草药》。为水蜈蚣之别名。详该条。

金钮扣jīnniǔkòu　中药材。见《广东中草药》。为天文草之别名。详该条。

金钮头jīnniǔtóu　中药材。出萧步丹《岭南采药录》。为金扣钮之别名。详该条。

金盆jīnpén　见清代刘士季《草木便方》。为罗锅底之别名。详该条。

金盆草jīnpéncǎo　中药材。见《中药材手册》。为细辛之别名。详该条。

金盆寒药jīnpénhányào　中药材。见《四川常用中草药》。为千金藤之别名。详该条。

金破不鸣jīnpòbùmíng　❶肺气肺阴虚损，津亏失润而声哑，甚或失音的病理变化。❷证候名。见《续名医类案》卷十八。《景岳全书·杂证谟》卷二十八："声由气而发，肺病则气夺，此气为声音之户也。肾藏精，精化气，阴虚则无气，此肾为声音之根也。"肺主气，在五行中属金，若肺肾阴亏，阴无以化气，而气不足，发音不出者，谓之金破不鸣。治宜补益肺肾。用左归饮、六味地黄汤、生脉散等加减。详见"喑"条。

金气肃降jīnqìsùjiàng　借用五行学说以说明肺的生理特点。肺属金，主气。肺气宜清肃下降，气化活动正常，才能滋养皮毛，通调三焦水道。

金铅jīnqiān　中药材。见《本草原始》。妇女初潮的月经名金铅，旧时用以入药，现已不用。

金钱白花蛇jīnqiánbáihuāshé　中药材。见《饮片新参》。又名金钱蛇、小白药蛇、寸白蛇、银蛇。为眼镜蛇科动物银环蛇 *Bungarus multicinctus* Blyth 幼蛇干燥体。主产于广东、广西。甘、咸，温，有毒。归肝经。祛风，通络，止痉。用于风湿顽痹，麻木拘挛，中风口眼㖞斜，半身不遂，抽搐痉挛，破伤风，麻风，疥癣，煎服 2～5g，或研末服1～1.5g，亦可入丸剂或浸酒。本品主含蛋白质、脂肪及鸟嘌呤核苷、铁、铜、锌、锶等 21 种微量元素。头部毒腺中含有强烈的神经性毒，其中含蓝环蛇毒素，还含β-谷甾醇、胆甾醇等。并含溶血成分及血球凝集成分（不含出血性毒），毒液中还含胆碱酯酶、蛋白酶、ATP 酶等。银环蛇的乙种环蛇毒素作用于突触前神经末梢部位，抑制神经末梢释放乙酰胆碱，对呼吸肌、神经系统，特别是呼吸中枢有抑制作用；危重病例也能出现严重的心肌损害。毒液中的α-环蛇毒作用于突触后膜，能阻止乙酰胆碱与胆碱受体结合。

金钱薄荷jīnqiánbò · he　中药材。❶见《全国中草药汇编》。为红马蹄草之别名。❷见《福建民间草药》。为连钱草之别名。详各条。

金钱草jīnqiáncǎo　中药材。❶见《四川中药志》。即大金钱草。❷出《本草纲目拾遗》。为连钱草之别名。详各条。

金钱草片jīnqiáncǎopiàn　中成药。见《中华人民共和国药典（一部）》（2020）。金钱草 2000g。以上一味，按片剂工艺制成，素片，每片重 0.3g；或薄膜衣片，每片重 0.32g。口服。一次 4～8 片，一日 3 次。清热利湿，利尿通淋。用于湿热下注所致小便频数短涩，淋沥疼痛，尿色赤黄，腰腹疼痛，甚至尿夹砂石。

金钱花jīnqiánhuā　中药材。出《本草图经》。为旋覆花之别名。详该条。

金钱蕲蛇jīnqiánqíshé　中药材。见《中药志》。为金钱白花蛇之别名。详该条。

金钱蛇jīnqiánshé　中药材。见《中药材手册》。为金钱白花蛇之简称。详该条。

金钱汤jīnqiántāng　《银海精微》卷上方。古钱七枚，黄连二钱，白梅干五个。酒煎，冷后洗用，日二次。治眼睑赤烂，年久不愈者。

金钱癣jīnqiánxuǎn　病名。见朱仁康《实用外科中药治疗学》。指圆癣之形如古钱状者。详该条。

金荞麦jīnqiáomài　中药材。出《植物名实图考》。又名开金锁、金锁银开、天荞麦根、荞麦三七。为蓼科植物金荞麦 *Fagopyrum dibotrys*（D. Don）Hara. 的干燥根茎。分布于江苏、浙江、江西、湖北、湖南、广东、广西、贵州等地。微辛、涩，凉。归肺经。清热解毒，排脓祛瘀。用于肺痈吐脓，肺热喘咳，乳蛾肿痛，煎服 15～45g；治疖肿，跌打，鲜品捣烂敷；蛇、蜈蚣咬伤，研粉醋调搽。本品含双聚原矢车菊素 1%～2%，以及海柯皂苷元、3-没食子酰表儿茶精、β-谷甾醇等。临床证明，双聚原矢车菊素对治疗肺脓疡有显著疗效。根的煎剂，在体外对金黄色葡萄球菌、福氏志贺菌、伤寒杆菌、铜绿脓假单胞菌等有抑制作用，酊剂作用强于水剂。

金球jīnqiú 中药材。见《本草纲目》。为橙子之别名。详该条。

金雀根jīnquègēn 中药材。出《本草纲目拾遗》。又名土黄芪、板参、阳雀花根。为豆科植物锦鸡儿 *Caragana sinica* (Buhoz) Rehd. 的根。产于浙江、江苏、四川等地。甘、辛、微苦，平。入肺、脾经。补肺健脾，活血，祛风。①治体虚乏力，肺虚久咳，妇女血崩，浮肿，盗汗。②治跌打损伤，风湿性关节痛，月经不调，白带，产后乳汁不下，半身不遂。③治高血压病，头晕，目花。煎服：15～30g。根含胆甾醇、菜子甾醇、菜油甾醇、生物碱、皂苷。其中含竹节人参皂苷Ⅳ、刺芒柄花素、下箴刺桐碱等。醇提物可降猫血压。

金雀花jīnquèhuā 中药材。出清代赵学楷《百草镜》。又名黄雀花、阳雀花、斧头花、猪蹄花。为豆科植物锦鸡儿 *Caragana sinica* (Buhoz) Rehd. 的花。分布于河北、河南、陕西、湖北、湖南及华东、西南地区。甘，微温。入脾、肾经。健脾益肾，和血祛风，解毒。治肺虚咳嗽，头晕头痛，耳鸣眼花，腰膝酸痛，白带，疳积，痘疹透发不畅，乳痈，痛风，跌打损伤。煎服：3～15g。

金刃伤jīnrènshāng 病名。见《伤科汇纂》卷九。即金创。详该条。

金腮疮jīnsāichuāng 病名。❶出《圣济总录》卷一百三十二。即腮痈之小者。详该条。❷出《证治准绳·疡医》卷三。指颊疡。详该条。

金沙散jīnshāsǎn ❶《证治准绳·女科》卷三方。海金沙草不拘量。为末，每服二钱，生甘草煎汤调下。治妇人诸淋。❷《证治准绳·幼科》集二方。郁金、海金沙、滑石、甘草各等分。为末，每服一钱，地肤子或灯心、木通煎汤调下。治小便淋沥不通。

金山田七jīnshāntiánqī 中药材。见《四川常用中草药》。为峨参之别名。详该条。

金伤jīnshāng 病名。出《五十二病方》。即金创。详该条。

金伤散jīnshāngsǎn ❶《外科精义》卷下方。白及一两，黄丹、风化陈石灰、桑白皮各二两，龙骨、天南星、白附子各一两。为细末，掺患处。功能止痛生肌。治刀斧伤。❷《证治准绳·疡医》卷六方。白及、白蔹、乳香各一两，陈石灰半斤，龙骨半两，黄丹少许。为细末，掺患处，更以软纸绢帛裹护。治金伤出血不止及跌伤打伤，肉绽血出。

金蛇jīnshé 中药材。出《本草拾遗》。为脆蛇之别名。详该条。

金生水jīnshēngshuǐ 五行之中，金有资生、助长水的作用，用以说明肺对肾的资助关系。

金声jīnshēng(1598—1645) 明代官吏。字正希。休宁（今属安徽）人。崇祯元年（1628）进士，与徐光启习历算于西人。尝因徐荐参修历律，为天主教徒。以西儒务实，吸取其医理。脑主记忆之论，实自其发蒙。

金胜jīnshèng 运气术语。指金运所胜，亦金克之意。《素问·本病论》："木运太虚，反受金胜。"

金石斛jīnshíhú 中药材。见《临证指南医案》。为石斛之处方名。详该条。

金石中毒jīnshízhòngdú 病名。又称丹石中毒。因服食含铅、汞等重金属药过量、过久所致的中毒。《本草纲目》卷四载有解金石毒的药物，如甘草、大青、麦冬、人参、荠汁、心、冬葵子、瞿麦、金星草、葳蕤汁、萱根、蕉根汁、绿豆、胡豆、白扁豆、黑大豆、余甘子、冬瓜练、水芹汁、寒水石、魁蛤肉、牡蛎肉、蚌肉、蚬子肉、蛏肠、石蟹汁、鳗鲡鱼、田螺、雁肪肉、鸭肉、白鸭通、乌肉、犀角汁、猪膏、猪肉、猪骨、猪血、羊血、兔血、牛、兔肉等。可参考。

金实不鸣jīnshíbùmíng ❶肺气实而声音嘶哑的病理。多由于感受外邪而致。有寒热之分。①外感风寒，内遏于肺，寒气凝滞，肺气失宣，开合不利，可突然声音嘶哑。②风热燥邪，灼伤肺阴，或寒郁化热煎熬津液，痰热交阻，肺失清肃，亦见声音嘶哑。③肺有蕴热，复感外寒，热受寒束，肺气失于宣畅亦音哑。❷即暴喑。

金柿根jīnshìgēn 中药材。见《闽东本草》。为苞蔷薇根之别名。详该条。

金绶jīnshòu 明代医生。怀远（今属安徽）人。幼业儒，兼习养生之术，尤精于医。诊治辄效。曾因治愈本府饶都伯之奇疾而得冠带。卒年八十七。

金梳子草jīnshū·zicǎo 中药材。见《民间常用草药汇编》。为眼子菜之别名。详该条。

金鼠矢jīnshǔshǐ 即万应锭第1方。见"万应锭"条。

金水膏jīnshuǐgāo 《类证活人书》卷六方。天冬、紫菀、葳蕤（炒）各六两，生地黄十二两，麦冬八两，白芍药（炒）、百合、款冬花各四两，知母（炒）、山药（略炒）、陈皮、川贝母（另研细末备用）、茜草各二两。上药炼蜜为膏，俟膏冷调入川贝末，不拘时噙化口中。治虚劳烦咳，肺痿痰红等证。

金水六君煎jīnshuǐliùjūnjiān 《景岳全书·新方八阵》卷五十一方。当归、茯苓、半夏各二钱，熟地黄三至五钱，陈皮一钱半，炙甘草一钱。加生姜三至五片，水煎，食远服。功能固肾降逆，祛痰平喘。治肺肾阴虚，水泛成痰，症见咳嗽呕恶，喘逆多痰，痰带咸味等症。如大便不实而多湿者，去当归，加山药；痰盛气滞，胸胁不快者，加白芥子七至八分；阴寒盛而咳嗽不愈者，加细辛五至七分；兼表邪寒热者，加柴胡一至二钱。

金水平调散jīnshuǐpíngtiáosǎn 《马培之外科医案》方。麦冬、茯苓、山药各二钱，女贞子、料豆、玉竹、毛燕、沙参、桑寄生各三钱，当归、怀牛膝、旱莲草各一钱半，大枣三枚。水煎服。治鸡胸龟背，内无痰热，短气脚弱，不能站立。

金水相生jīnshuǐxiāngshēng ❶肺金和肾水是母子关系。参见"肺肾相生"条。❷即肺肾同治。详该条。

金丝矮陀jīnsī' ǎituó 中药材。见《云南思茅中草药选》。为矮陀陀之别名。详该条。

金丝矮坨坨jīnsī' ǎituótuó 中药材。见《滇南本草》整理本。为金铁锁之别名。详该条。

金丝草jīnsīcǎo 中药材。见《山西中药志》。为通经草之别名。详该条。

金丝疮jīnsīchuāng 病名。出明代张洁《仁术便览》卷四。即红丝疔。见该条。

金丝荷叶jīnsīhéyè 中药材。❶见《现代实用中药》。为虎耳草之别名。❷见南京药学院编《中草药学》。为锡生藤之别名。详各条。

金丝蝴蝶jīnsīhúdié 中药材。见《中国树木分类学》。为红旱莲之别名。详该条。

金丝黄连jīnsīhuánglián　中药材。见《四川中药志》。为马尾连之别名。详该条。

金丝茅jīnsīmáo　中药材。见《中国主要植物图说·禾本科》。为笔仔草之别名。详该条。

金丝七jīnsīqī　中药材。见《陕西中草药》。为红毛七之别名。详该条。

金丝万应膏jīnsīwànyìnggāo　❶《证治准绳·疡医》卷二方。松脂二斤半，威灵仙、黄蜡各二两，木鳖子（去壳，研）二十八个，蓖麻子（去壳，研）一百个，没药、乳香（另研）各一两，麻油二至四两（夏二两，春、秋三两，冬四两）。先将松脂同威灵仙熬化，以槐柳枝搅候焦黑，滤过于水盆待冷成块，称二斤再熔开，下麻油、黄蜡、蓖麻、木鳖子泥搅匀，须慢火熬至滴入水中不粘手，扯拔如金丝状即可。如硬再加麻油少许，软加松脂，试得如法乃下乳香、没药末再搅，后以粗布滤膏在水盆内，扯拔如金丝，频换水浸一日即得。如跌仆损伤，将药膏于火上炙热贴伤处；小儿疳，贴患处；泻痢贴腹上；咳嗽贴背心。治跌仆损伤及寒湿脚气疼痛，小儿脾疳，泻痢，咳嗽。❷《疮疡经验全书》卷四方。大黄一斤，贝母半斤，地骨皮四两，小蓟、大蓟、赤蔹、白蔹、马鞭草、威灵仙、白及、赤芍药、肉桂各五钱，玄参、细辛各三钱，黄芩、黄柏、黄连、天花粉、当归、川芎、白芍药、刘寄奴、牡丹皮、苏木、红花、蜂房、血余、马勃、高良姜、续断、桑寄生、木鳖、无名异、桃仁、连翘、金银花、乌梢蛇、狗脊、象皮、羌活、独活、淫羊藿、青皮、五加皮、地龙、白芷、防风、黄芪、姜黄、蛇蜕、穿山甲、虾蟆、血见愁、僵蚕、半夏、骨碎补、龟甲、乌药、皂角刺、天麻子、地榆、艾子、苦参、天南星、皂角、甘松、山柰、藁本、全蝎、麻黄、蝉蜕、五倍子、青风藤、何首乌、白鲜皮、木通、百合各一两，蜈蚣二十条。上药用麻油二十斤浸泡（春浸十日，夏浸五日，秋浸十五日，冬浸一个月），文武火煎熬，旋加桑枝、柳枝、槐枝各二斤。凤仙梗、豨莶草、益母草等少许，待药煎浓滤净渣，再入锅内慢火煎油，滴入不散为度。松香一斤，下油二至四两，柳枝搅匀，俟略温旋下乳香、血竭、没药各一两，麝香一钱，搅至不粘手为度，再入水中浸三日出火毒，摊贴患处。功能定痛追脓，生肌长肉，收敛疮口。治痈疽发背肿毒，并治闪腰跌损，筋疼骨痛，皮肉青肿。

金丝鱼鳖jīnsīyúbiē　中药材。见《浙江中药手册》。为鱼鳖金星之别名。详该条。

金笥玄玄jīnsìxuánxuán　寄生虫专著。1卷。约公元9世纪以后著作，撰人佚名。内容记载人体寄生虫名称、形态、图形及治疗方药，但杂有浓厚的道家迷信色彩，有些图像富有想象力。后收入《夷门广牍》中。

金笋jīnsǔn　中药材。❶见《中国药学大辞典》。为肉苁蓉之别名。详该条。❷见《现代实用中药》。为草苁蓉的别名。详该条。

金锁固精丸jīnsuǒgùjīngwán　《医方集解》方。沙苑蒺藜（炒）、芡实（蒸）、莲须、龙骨（酥炙）、牡蛎（盐水煮一昼夜，煅粉）各一两。为细末，莲子粉糊为丸，盐汤送下。功能固肾涩精。治肾关不固，遗精滑泄。方中蒺藜补肾益精，莲子交通心肾，芡实固肾补脾，龙骨、牡蛎、莲须涩精秘气。诸药合用，既能补肾，又能涩精，实为标本兼顾之良方。

金锁匙jīnsuǒ·shi　中药材。❶见《海南岛常用中草药手册》。为木防己之别名。❷见《植物名实图考》。为瓜子金之别名。❸见《广西药用植物名录》。为凉粉藤之别名。详各条。❹《外科正宗》卷二方。火硝一两五钱，硼砂五钱，冰片一字，僵蚕一钱，雄黄二钱。为细末，吹喉。治喉闭，缠喉风，痰涎壅塞，口噤不开，汤水不下。

金锁天jīnsuǒtiān　中药材。出《雷公炮炙论》。为灰之别名。详该条。

金锁银开jīnsuǒyínkāi　中药材。出《李氏草秘》。为金荞麦之别名。详该条。

金锁玉关丸jīnsuǒyùguānwán　《奇效良方》卷三十四方。芡实、莲子肉、莲花蕊、藕节、茯苓、茯神、山药各二两。为细末，用金樱子二斤去毛刺，捶碎，水熬去渣，再熬成膏，面糊为丸，梧桐子大，每服五十至七十丸，温米汤送下。功能养心安神，益肾固精。治遗精白浊，心虚不宁。

金锁正元丹jīnsuǒzhèngyuándān　《太平惠民和剂局方》卷五方。五倍子、茯苓各八两，补骨脂（酒浸炒）十两，巴戟天、肉苁蓉、炒胡芦巴各一斤，龙骨、朱砂（另研）各三两。为细末，酒糊为丸，梧桐子大，每服十五至二十丸，空腹食前温酒或盐汤送下。功能温肾涩精。治真气不足，元脏虚弱，四肢倦怠，百节酸疼，头昏眩痛，目暗耳鸣，膝胫酸痛，不能久立，腰背拘急，不得俯仰，手足多冷，心胸痞闷，绕脐切痛，两胁虚胀，水谷不消，呕逆恶心，饮食减少，气促喘乏，心忪盗汗，遗精白浊等症。

金汤匙jīntāngchí　中药材。见《中药材手册》。为石韦之别名。详该条。

金天巨jīntiānjù　明代医家。字希瀛。浙江桐乡人。弱冠患病，得吴门戈兰亭、武林王紫芝治愈。后遂习医，潜心钻研，医术日精，尤以治疫症闻名。被荐授太医院判，辞不赴。著《医学圣阶》《医辨》等。卒年八十九。

金铁锁jīntiěsuǒ　中药材。出《滇南本草》。又名麻参、昆明沙参、金丝矮坨坨、独丁子。为石竹科植物金铁锁 *Psammosilene tunicoides* W. C. Wu et C. Y. Wu 的干燥根。产于云南、贵州、四川等地。苦、辛，温，有小毒。归肝经。祛风除湿，散瘀止痛，解毒消肿。用于风湿痹痛，胃脘冷痛，跌打损伤，外伤出血，煎服0.1~0.3g，多入丸散服，刮去外皮用；治创伤出血，研粉撒；外治疮疖，蛇虫咬伤。孕妇忌服。本品主含皂苷，苷元有棉根皂苷元、表棉根皂苷元等。亦含齐墩果烯类化合物。还含氨基酸、有机酸。初步药理试验，乙醇提取物有镇痛作用。总皂苷还可抗炎、抗菌。皂苷有溶血作用，刺激性强，毒性大。

金陀僧jīntuósēng　中药材。见《中药志》。即密陀僧。详该条。

金挖耳jīnwā'ěr　中药材。见《江苏民间草药验方》。为半枝莲之别名。详该条。

金位jīnwèi　运气术语。燥金所主之位。《素问·至真要大论》："金位之主，其泻以辛，其补以酸。"王冰注："金之位，秋分后六十一日，五之气也。"

金仙证论jīnxiānzhènglùn　养生著作。清代柳华阳撰。此书在乾隆庚戌（1790）撰成，并示无霞道人高双景。全书分20章，专言小周天功夫。内容包括炼丹、正道浅说、炼己真论、小周天药物直论、小周天鼎器直论、风火经、效验说、总说、图说、顾命说、风火炼精赋、禅机赋、妙诀歌、论道德冲和、火候次序、任督两脉图、决疑、危险说、后危险说等。凡二章系嘉庆四年（1799）增入，有的版本未收。高双景评价此书说："余开卷读之，必目通明，不觉手舞足蹈，涣然冰释，其中条理、次序，犹如亲口相传，而论小周天之功法，不杂一字。"因此本书的学术地位与明伍守阳之著作可以并列。

金线草jīnxiàncǎo　中药材。❶见《贵州民间草药》。又名毛蓼、山蓼、野蓼、一串红、人字草。为蓼科植物金线草 *Antenoron filiforme*（Thunb.）Roberty et Vautier 或短毛金线草 *A. neofiliforme*（Nakai）Hara 的全草。分布于山西、陕西、山东、河南、江苏、浙江、湖北、四川、云南、贵州等地。辛、苦，凉，有小毒。凉血止血，清热利湿，散瘀止痛。①治咳血，吐血，便血，血崩，经期腹痛，产后血瘀腹痛，跌打损伤，风湿痹痛。②治胃痛，痢疾，腹痛吐泻。煎服：9～30g。孕妇慎服。块根名海根，又名铁箍散、蓼子七、铁拳头。治痈疽肿毒，蛇、犬咬伤，煎服并外敷。❷见《新本草纲目》。为松萝之别名。详该条。

金线吊白米jīnxiàndiàobáimǐ　中药材。见《湖南药物志》。为粉条儿菜之别名。详该条。

金线吊芙蓉jīnxiàndiàofúróng　中药材。❶见《生草药性备要》。为虎耳草之别名。❷见《南宁市药物志》。为锦地罗之别名。详各条。

金线吊葫芦jīnxiàndiàohú · lu　中药材。❶见《浙江民间常用草药》。为三叶青之别名。❷见《全国中草药汇编》。为金果榄之别名。详各条。

金线吊乌龟jīnxiàndiàowūguī　中药材。❶见《杭州药用植物志》。为千金藤之别名。❷见《植物名实图考》。为白药子之别名。❸见《滇南本草》整理本。为地不容之别名。详各条。

金线风jīnxiànfēng　中药材。❶见《广西中草药》。为银不换之别名。❷见《陆川本草》。为凉粉藤之别名。详各条。

金香炉jīnxiānglú　中药材。见《广东中草药》。为天香炉之别名。详该条。

金星草jīnxīngcǎo　中药材。见《四川中药志》。为鱼鳖金星之别名。详该条。

金星内锁jīnxīngnèisuǒ　病名。见清代聂子因《眼科易简补编》。因心脾积热，上灼于目，津血耗损，致瞳神缩小，状似金色之秤星。属金花内障范畴。参见该条。

金星内障jīnxīngnèizhàng　病名。见《疡医大全》卷十一。即金花内障。详该条。

金形之人jīnxíngzhīrén　人的体质类型之一。出《灵枢·阴阳二十五人》。其外貌特征为"方面，白色，小头，小肩背，小腹，小手足，如骨发踵外，骨轻"；性格特征为"身清廉，急心，静悍"；体质和发病特点为"能（耐）秋冬不能春夏，春夏感而病生。"

金学谦jīnxuéqiān　见"金铭"条。

金疡jīnyáng　病名。❶见《周礼·天官篇》。即金创。详该条。❷黄庭镜《目经大成》卷二："此症生于气轮，状如金粟，粒数无定，眵泪涩痛。"即金疳。详该条。

金腰带jīnyāodài　中药材。见《分类草药性》。为芫花根之别名。详该条。

金腰莲jīnyāolián　中药材。见《全国中草药新医疗法展览会技术资料选编·外科》。为罗锅底之别名。详该条。

金液丹jīnyèdān　❶《太平惠民和剂局方》卷五方。硫黄十两。研细飞过，入瓷盒子内，以水和赤石脂封口，盐泥固济，地内先埋一小罐子，盛水令满，安盒子在上，用泥固济讫，慢火养七昼夜，候足加顶火一斤煅，候冷取出再研。每药一两，用蒸饼一两，汤浸，去水为丸，梧桐子大，每服三十丸，多至一百丸，空腹米汤送服。功能固真气，暖丹田，坚筋骨，壮阳道。治久寒痼冷，劳伤虚损，腰肾久冷，心腹积聚，胁下冷癖，腹中诸虫，失精遗溺，形羸乏力，脚膝疼弱，冷风顽痹，上气衄血，咳逆寒热，霍乱转筋，虚滑下利，痔漏湿生疮，下血不止及妇人血结寒热，阴蚀疽痔。又治伤寒阴证，身冷脉微，手足厥逆，或吐或利，或自汗自止，小便不禁。❷见《北京市中药成方选集》。又名稀痘丹。人参、生地黄、连翘、黄连、玄参各60g，白芷、麦冬、甘草各30g，川芎、白芍药、紫草茸各90g，黄芪、炒白术、金银花、当归各150g，茯苓180g。为细末，炼蜜为丸，每丸重3g，每服一丸，温开水送下。功能清热解毒，补气催浆。治小儿出痘，内热火盛，口渴心烦，灰陷不起，久不灌浆。

金义孙jīnyìsūn　明代医生。履贯不详。曾任内医院医官，与全循义合辑《针灸择日编集》1卷（见闻人耆年《备急灸法》）。

金翳jīnyì　病证名。属内障眼病。清代黄岩《眼科纂要》卷七："目生金翳，内如金薄色，永不能治。"

金银花jīnyínhuā　中药材。出《履巉岩本草》。又名忍冬花、银花、双花、二宝花。为忍冬科植物忍冬 *Lonicera japonica* Thunb. 的干燥花蕾或带初开的花。我国大部分地区均产。甘，寒。归肺、心，胃经。清热解毒，疏散风热。用于痈肿疔疮，喉痹，丹毒，热毒血痢，风热感冒，温病发热胆道感染，阑尾炎，外伤感染，子宫颈糜烂，煎服6～15g。本品含绿原酸、异绿原酸。忍冬花的挥发油中主含芳樟醇。还含木犀草素及其葡萄糖苷、肌醇等。亦含β-谷甾醇、豆甾醇及它们各自的D-葡萄糖苷、伞花耳草素、白果酸、棕榈酸等。煎剂及醇浸液在试管内对金黄色葡萄球菌、伤寒杆菌、痢疾杆菌及人型结核杆菌有抑制作用。木犀草素有抗菌、抗病毒作用，还能抗炎、解痉、祛痰，动物试验中还能降低血胆固醇水平，增强毛细血管作用。高压消毒或久煮均能影响其抗菌效力。金银花还可增强免疫功能，抗炎，抗生育，抗肿瘤等。

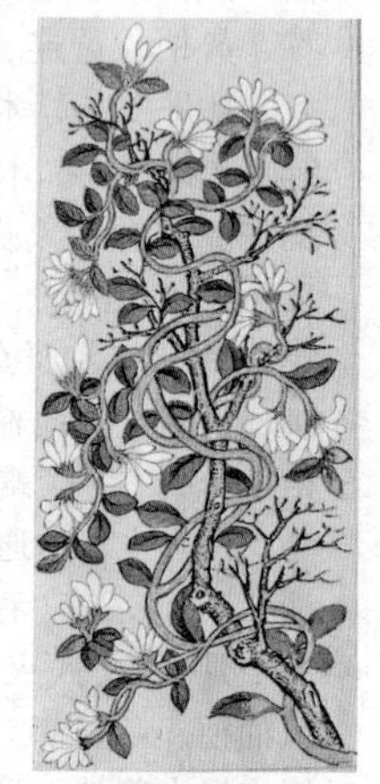
金银花

金银花散jīnyínhuāsǎn　❶《外科精义》卷下方。金银花四两，甘草一两。为粗末，分三次，水、酒各半煎，去渣服。功能托毒止痛排脓。治发背恶疮。❷《证治准绳·疡医》卷四方。金银花、荆芥、朴硝、蛇床子、甘松、白芷、槟榔各一两。为粗末，每服五钱，加葱白三根，水煎数沸，先熏后洗。治下疳疮。❸《杂病源流犀烛·身形门》卷二十七方。金银花、黄芪（蜜炙）、当归、甘草各二钱半。水煎，入酒半杯，食后服。治乳脉不行，结成痈肿，疼痛不可忍者。

金银藤jīnyínténg　中药材。出《乾坤生意秘韫》。为忍冬藤之别名。详该条。

金樱根jīnyīnggēn　中药材。出《日华子诸家本草》。又名金樱、脱骨丹。为蔷薇科植物金樱子 *Rosa laevigata* Michx. 的根。酸、涩，平。收敛固涩，止血敛疮，祛风活血，止痛，杀虫。①治遗精，遗尿，泄泻，痢疾，子宫脱垂，小儿脱肛，咳血，便血，崩漏，白带，风湿痹痛，跌打损伤，牙痛，胃痛，乳糜尿，蛔虫病。煎服：15～60g。②煎浓汁涂治烫伤；煎水洗治痔疮含漱止牙痛，骨梗喉。本品含鞣质。有抑菌作用。

金樱花jīnyīnghuā 中药材。出《日华子诸家本草》。为蔷薇科植物金樱子 *Rosa laevigata* Michx. 的花。酸、涩，平。固涩，杀虫。治遗精，遗尿，尿频，泄泻，痢疾，虚汗，白带，绦虫病，蛔虫病。煎服：3～9g。

金樱蔃jīnyīngqiáng 中药材。见《生草药性备要》。即金樱根。详该条。

金樱叶jīnyīngyè 中药材。出《本草纲目》。又名塘莺。为蔷薇科植物金樱子 *Rosa laevigata* Michx. 的嫩叶。分布于华东、中南、西南地区及陕西等地。苦，凉。清热解毒，活血止血。治痈肿，溃疡，创伤出血，捣敷；烫伤，研末加麻油调敷。

金樱子jīnyīngzǐ 中药材。出《雷公炮炙论》。又名刺榆子、山石榴、山鸡头子、糖刺果。为蔷薇科植物金樱子 *Rosa laevigata* Michx. 的干燥成熟果实。主产于广东、湖南、浙江、江西等地。酸、涩，平。归肾、膀胱，大肠经。固精缩尿，固崩止带，涩肠止泻。用于遗精滑精，遗尿尿频，崩漏带下，久泻久痢，自汗，盗汗，子宫脱垂，脱肛，煎服6～12g。本品含金樱子鞣质A～G、地榆素、齐墩果酸、常春藤皂苷元、11－羟基委陵菜酸及其甲酯等。本品又含枸橼酸、柠檬酸、苹果酸、树脂、维生素C、糖类等。煎剂在体外对金黄色葡萄球菌、大肠埃希菌、铜绿假单胞菌、痢疾杆菌，以及流感病毒均有抑制作用。果实口服有促进胃液分泌，帮助消化和收敛止泻作用。本品还可降血脂。复方制剂可抗衰老等。

金樱子膏jīnyīngzǐgāo 《普门医品》卷十二方。即金樱子煎。见该条。

金樱子煎jīnyīngzǐjiān 《普门医品》卷十二方。又名金樱子膏。金樱子（去刺及子）不拘量。水煎浓缩，似稀饧，每服一匙，用温酒一盏调下。功能活血添精补髓。治肝肾两亏引起的精神衰弱，小便不禁，梦遗滑精，脾虚下利。

金有禄jīnyǒulù 见"金铭"条。

金郁jīnyù 病证名。五郁之一。指肺气郁闭之病证。出《素问·六元正纪大论》。《证治汇补·郁症》："癃闭、气喘、胀满、不眠，皆金郁也。治宜泄之。泄者渗泄而利小便，疏通其气也。"可用泄郁汤、金汤、善泄汤等方。参见"五郁""郁证"条。

金郁泄之jīnyùxièzhī 治则之一。出《素问·六元正纪大论》。王冰注："金郁泄之，谓解表、泄小便也。"金郁，指肺气不利；泄，宣泄。如因肺气不利，不能通调水道，以致咳嗽气喘而水肿，须用宣通水道法。如风寒袭肺，肺失肃降，鼻塞喉痒，咳嗽痰多，须用宣肺化痰法。

金元德jīnyuándé 明代医家。字钟梧。浙江嘉善人。约生活于十六七世纪。因善医而授太医院吏目。

金元四大家jīnyuánsìdàjiā 指金元时期（1115—1368）的刘完素（守真）、张从正（子和）、李杲（东垣）、朱震亨（丹溪）。在学术上，他们各有特点，代表了4个不同的学派：刘完素认为疾病多因火热而起，倡"六气皆从火化"之说，治疗疾病多用寒凉药，世称寒凉派；张从正认为治病应着重在祛邪，"邪去则正安，不可畏攻而养病"，治病善于应用汗、吐、下三法，世称攻下派；李杲认为"人以胃气为本"，长于温补脾胃之法，世称补土派；朱震亨认为"阳常有余，阴常不足"，治病多用滋阴降火的办法，世称养阴派。他们的学术主张在当时以及后世都有较大影响。

金曰从革jīnyuēcóngé 出《尚书·洪范》。金具有顺从、变革的特性，凡具有沉降、肃杀、收敛等性质或作用的事物，均归属于金。肺属金。

金运jīnyùn 运气术语。五运之一。金主乙庚，凡乙年、庚年，均属金运。《素问·天元纪大论》："乙庚之岁，金运统之。"

金运临酉jīnyùnlínyǒu 运气术语。出《素问·六微旨大论》。乙为金运，酉为金的正位，中运金与岁支酉同气，故所指即乙酉年为岁会。参"岁会"条。

金盏银盘jīnzhǎnyínpán ❶同金井玉栏。详该条。❷中药材。见《广东中药》Ⅱ（中草药部分）。又名一包针、盲肠草、粘身草、虾钳草、豆渣菜、引线包。为菊科植物金盏银盘 *Bidens biternata*（Lour.）Merr. et Sherff 的全草。主产于广东、广西等地。甘、微苦，凉。清热解毒，凉血止血。①治感冒发热，黄疸，泄泻，痢疾，血热吐血，血崩。煎服：9～30g（鲜品60～90g）。②治跌打肿痛，痈疮肿毒，鹤膝风，捣敷；疮疡，疥癞，痔疮，煎水洗。

金盏盏花jīnzhǎnzhǎnhuā 见《内蒙古中草药》。为桂竹糖芥的别名。详该条。

金针jīnzhēn ❶用贵金属金制成的医用针具。❷眼科手术器械。用以拨治圆翳内障。其制作形式不一。①见《目科正宗》。赤金制作，长约三寸，针身长寸余，粗若鞋底针，尖端细如绣花针而圆锐滑泽，以坚细中空慈竹为柄，针根用银镶固。②见《审视瑶函》。以紫檀花梨木或犀角为柄，长约二寸八九分，粗如弓弦，柄两端钻眼约三四分，赤金抽粗丝长约寸许，用生面调生漆嵌入柄眼内，外端余六七分，略尖不可太锋利。❸泛指金属针具。

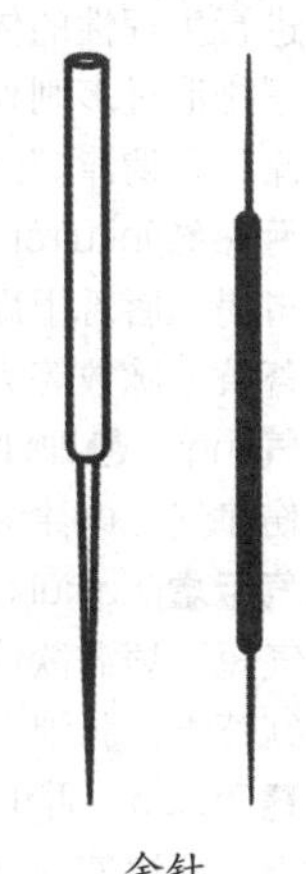

金针

金针拨障术jīnzhēnbōzhàngshù 中医眼科手术方法。即针拨白内障术。详该条。

金针菜jīnzhēncài 中药材。出《滇南本草》。又名黄花菜、萱草花、宜男花。为百合科植物萱草 *Hemerocallis fulva* L.、黄花萱草 *H. flava* L. 或小萱草 *H. minor* Mill. 等的花蕾。我国大部分地区有产。甘，凉。清热利湿，宽胸解郁，凉血解毒。治小便赤涩，黄疸，胸膈烦热，夜不安寐，风火牙痛，腮腺炎，痔疮便血，产后乳汁不下。煎服：15～30g。小萱草花含生物碱、鞣质、挥发油、槲皮素、绿原酸、芸香苷。本品有镇静作用。

金针开内障jīnzhēnkāinèizhàng 眼科手术方法。见《张氏医通》卷八。此法源于《外台秘要》的金篦治疗内障法。又名针内障眼法、开金针法、开内障眼。现名金针拨障术、针拨白内障术。适用于圆翳内障翳定障老，光感、色觉正常者。系用特制的拨障针，将混浊之黄精（晶状体）拨离原位，置于眼珠内之前下方（玻璃体前下方近锯齿缘，贴附球壁）。此法适用于年老体弱，有严重全身性疾病的患者。

金针散jīnzhēnsǎn 《圣济总录》卷一百三十一方。皂角刺（春时取一半青一半黑者）不拘量。晒干为末，每服三钱匕，酒调服。治发背。

金钟茵陈jīnzhōngyīnchén 中药材。见《滇南本草》。为铃茵陈之别名。详该条。

金子弁jīnzǐbiàn 见“金铭”条。

金子久jīnzǐjiǔ(1870—1921) 清末民初医家。浙江桐乡人。以世医并能融合江、浙时宜治法，用药轻灵著称。民国初在上海开业，名噪南北，从游者甚众。遗有《问松堂医案》《金子久医案》《和缓遗风》等医案著作。

金子久医案jīnzǐjiǔyī' àn 医案著作。清代金有恒（子久）撰。约成书于1895年。治案分门别类予以编辑，其中以温病医案居多，记述分析较详。对重症、险症多连续记载其病情变化及治法，记录比较清楚。

金子性jīnzǐxìng 明代医生。永嘉（今属浙江）人。世业医，永乐六年（1408）曾制丸以进朝廷，授职太医院。

金镞科jīnzúkē 古代医学分科之一。参见“金疮肿科条”“十三科”条。

津jīn ❶人身体液中性质清稀、流动性大的部分。来源于饮食，随三焦之气流动，主要散布于体表皮肤，肌肉孔窍，并渗入血脉，起滋润作用。津出于腠理则为汗，下达膀胱即为尿。若腠理闭，津不能出，则下降于膀胱而小便增多；反之，汗多则津不化水下行，小便就会减少，由此而进行生理性的体液调节。病理上，津伤者汗尿减少，而汗尿排泄过多则伤津。《灵枢·决气》：“腠理发泄，汗出溱溱，是谓津。”❷指唾液。

津亏热结jīnkuīrèjié 证候名。津液亏虚，热邪内结，以发热口渴，唇舌干燥，躁烦不宁，小便不利，大便秘结，舌红苔黄，脉数等为常见症的证候。

津气jīnqì ❶即津。详该条。❷津，津液；气，阳气。如热伤津气，即津液与阳气两伤。

津气亏虚jīnqìkuīxū 证候名。津液不足，正气亏虚，以神疲气短，烦渴欲饮，皮肤干燥，眼球凹陷，或汗出量多，舌红苔干，脉细无力等为常见症的证候。

津窍jīnqiào 舌下廉泉穴和玉英穴（或作金津穴和玉液穴），为分泌津液的孔道，故称津窍。《灵枢·胀论》：“廉泉、玉英者，津液之道也。”

津伤化燥jīnshānghuàzào 即化燥。见该条。

津脱jīntuō 大汗伤津，或吐下伤津，造成津液大量脱失的病理变化。大汗可以亡阳。《灵枢·决气》：“津脱者，腠理开，汗大泄。”张景岳注：“汗，阳津也。汗大泄者津必脱，故曰亡阳。”

津泄jīnxiè 水液外渗。《素问·宝命全形论》：“夫盐之味咸者，其气令器津泄。”

津血同源jīnxuètóngyuán 津和血均源于饮食精气所化，同属人体的阴液。它们在生理上互相作用，互相转化，参与周身体液的调节，病理上则互相影响。《灵枢·营卫生会》：“故夺血者无汗，夺汗者无血。”因大汗则津泄，故对失血、贫血者不宜发汗。临床所见大汗、大吐或大泻等津液耗伤者，往往相继表现出心悸气短、肢冷脉细等心血亏虚证候。

津液jīnyè ❶饮食精微通过胃、脾、肺、三焦等脏腑的作用而化生的营养物质。在脉内的，为组成血液的成分；在脉外的，遍布于组织间隙之中。津和液通常并提，为人体的正常水液，但二者在性质、分布和功用方面均有不同之处。详各条。❷泛指一切体液及其代谢产物。《素问·灵兰秘典论》：“膀胱者，州都之官，津液藏焉。”又《灵枢·决气》：“腠理发泄，汗出溱溱，是谓津。”从而说明尿与汗均由津液化生，并对体液有调节作用。

津液亏虚jīnyèkuīxū 证候名。津液亏损，脏腑组织失却濡养，以口燥咽干，唇焦或裂，渴欲饮水，小便短小，大便干结，舌红少津，脉细数无力等为常见症的证候。

津液廓jīnyèkuò 眼的八廓名称之一。用相应脏腑的功能命名者。见葆光道人《眼科龙木集》。《医宗金鉴·眼科心法要诀》：“津液廓即水廓，水廓属肾。肾与膀胱为表里，膀胱为津液之府，故又名焉。”详“水廓”条。

津液之腑jīnyèzhīfǔ 指膀胱。膀胱是贮藏水液的器官，故称。《灵枢·本输》：“肾合膀胱，膀胱者，津液之腑也。”

筋jīn 肌腱。附于骨节的叫筋，包于肌腱外的叫筋膜。筋性坚韧刚劲，对骨节肌肉等运动器官有约束和保护的作用。《灵枢·经脉》：“筋为刚。”筋和筋膜的功能是由肝所主，并由肝血濡养。《素问·痿论》：“肝主身之筋膜。”肝的精气盛衰与筋力的强弱有密切关系。参见“肝合筋”条。

筋痹jīnbì 病证名。❶指风寒湿邪入侵于筋所致的痹证。《素问·长刺节论》：“病在筋，筋挛节痛，不可以行，名曰筋痹。”《圣济总录》卷二十：“《内经》曰：风寒湿三气杂至，合而为痹。又曰：以春遇此者为筋痹。其状拘急，屈而不伸是也。”治宜舒筋养血，参以祛邪，用羚羊角散、天麻丸等方。❷指肝痹。《症因脉治》卷三：“肝痹之症，即筋痹也。”参见“肝痹”条。❸指风痹。《医宗必读·痹》：“筋痹即风痹也。游行不定，上下左右，随其虚邪，与血气相搏，聚于关节，或赤或肿，筋脉弛纵。”参见“风痹”条。

筋瘛jīnchì 症名。筋挛的别称。《杂病源流犀烛》卷二十五：“故筋挛亦曰筋瘛。”详“筋挛”条。

筋癫疾jīndiānjí 病证名。指癫病深入于筋者。《灵枢·癫狂》：“筋癫疾者，身倦挛，急大，刺项大经之大杼脉。呕多沃沫，气下泄，不治。”参见“癫”条。

筋断jīnduàn 病名。即因外伤致使筋发生断裂。见《医宗金鉴》卷八十七。即伤筋。详该条。

筋度jīnduó 五度之一。出《素问·方盛衰论》。测度筋的大小、坚脆，对使用燔针劫刺等强刺激疗法时，注意区别对待。

筋翻jīnfān 病证名。因暴力致使伤筋发生翻转之病证。见《医宗金鉴》卷八十七。即伤筋。详该条。

筋疳jīngān 病证名。出《小儿药证直诀》。即肝疳。见该条。

筋根jīngēn 中药材。出《神农本草经》。为旋花根之别名。详该条。

筋骨草jīngǔcǎo 中药材。出《北方常用中草药手册》。又名透筋草。为唇形科植物筋骨草 *Ajuga decumbens* Thunb. 的干燥全草。分布于河北、陕西、山西、甘肃、山东、浙江、河南、四川等地。苦，寒。归肺经。清热解毒，凉血消肿。治咽喉肿痛，肺热咯血，跌打肿痛。煎服15～30g。外用适量，捣烂敷患处。

筋骨疼痛痧jīngǔténgtòngshā 病证名。痧证之一。《痧胀玉衡·筋骨疼痛痧》：“筋骨疼痛，多延蔓终身，治此者，或风，或湿，或气阻、血凝，或流痰、流火，如此而已，然有效，有不效，或为痧暗相缠，令人莫识，此痧甚慢，不可不知也。”治宜放痧，方用圆红散、蒲黄饮、必胜汤等。

参见"瘰"条。

筋缓jīnhuǎn　症名。指筋脉弛缓，不能随意运动。多因肝肾虚亏，或肝脏受风，或血热所致。《难经·十二难》："肾肝内绝，绝则骨痿筋缓。"《证治要诀·诸中门》："盖肝主筋属木，风易入之，各从其类，肝受风则筋缓不荣。"《杂病源流犀烛·筋骨皮肉毛发病源流》："筋缓之原血热，无足疑者……筋缓宜五加皮散。"本症可见于脑血管意外后遗症及脑炎后遗症、进行性肌营养不良症、多发性肌炎等疾患。

筋会jīnhuì　八会穴之一。《难经·四十五难》："筋会阳陵泉。"阳陵泉属于胆经穴，胆与肝相表里，肝主筋，故称筋会。凡筋肉拘急或弛缓不收等症，皆可酌情取用。

筋极jīnjí　病证名。六极之一。指筋脉疲怠、重急的疾患。《备急千金要方·肝脏》："筋极者，主肝也，肝应筋，筋与肝合，肝有病，从筋生。又曰：以春遇病为筋痹，筋痹不已，复感于邪，内舍于肝，则阳气入于内，阴气出于外。"《诸病源候论·虚劳病诸候》："筋极，令人数转筋，十指爪甲皆痛，苦倦不能久立。"严重者，更见舌卷、卵缩、唇青。宜用滋补养荣丸等方。又有偏实者，症见筋急，爪甲青黑，足心痛，口干，躁热，易怒，胁肋胀痛等。宜用羚羊角散、犀角地黄汤等方。参见"六极""筋绝"条。

筋急jīnjí　症名。指筋脉拘急不柔，屈伸不利。出《素问·五藏生成》。多因风寒侵袭筋脉，或肝热筋伤，或血虚津耗，筋脉失养所致。《诸病源候论·筋急候》："凡筋中于风热，则弛纵；中于风冷，则挛急。十二经筋皆起于手足指，循络于身也，体虚弱，若中风寒，随邪所中之筋，则挛急不可屈伸。"《张氏医通·诸风门》："经所谓肝气热则筋膜干，筋膜干则筋急而挛，六味丸加牛膝、当归之类……虚邪搏筋则筋急，五积散；血虚则筋急，增损四物汤。"《杂病源流犀烛·筋骨皮肉毛发病源流》："仲景言血虚则筋急，此又筋急之原，由血脉不荣于筋之故也。丹溪以四物汤治筋急，本事方以养血地黄汤治筋急。"本证可见于痉病、痹证、惊风等。参见各条。

筋结jīnjié　病证名。指身体出现连贯成串的结块。多因肝失条达，气血凝聚所致。《杂病源流犀烛·筋骨皮肉毛发病源流》："肝之经脉不调，气血失节，往往有筋结之患，不论骸体间，累累然若胡桃块状是也。"

筋疽jīnjū　病名。❶《刘涓子鬼遗方》卷一："发夹脊两边大筋，其色苍，八日可刺，若有脓，在肌腹中。"证治见"外痈"条。❷出《外科启玄》卷六。又名痿漏、曲疽、冷疽。即生于昆仑穴（在外踝与跟腱之中央凹陷部腓骨短肌中）处之无头疽。证治见"足跟疽"条。

筋绝jīnjué　古病名。指筋脉伤损败绝的疾患。《灵枢·经脉》："足厥阴气绝则筋绝。厥阴者肝脉也，肝者筋之合也，筋者聚于阴器，而脉络于舌本也。故脉弗荣则筋急，筋急则引舌与卵，故唇青、舌卷、卵缩。"《华氏中藏经》卷中："筋绝。魂惊，虚恐，手足爪甲青，呼骂不休。"参见"筋极"条。

筋枯jīnkū　病证名。指血不养筋，肢节活动不利，动则作痛的病证。《丹溪心法·中风》："筋枯者，举动则痛，是无血不能滋养其筋。"可见于年老体弱之人。亦为中风后遗症之一。

筋疬jīnlì　病证名。瘰疬的一种。见《外科正宗》卷二。多由忧愁思虑，暴怒伤肝而致。症为颈旁生核，质较硬，大小不等，常伴寒热，每遇劳、怒时加重。治宜清肝解郁，用柴胡清肝汤；病久体虚者，用益气养荣汤。

筋瘤jīnliú　病名。出《灵枢·刺节真邪》。又名石瘤。多因怒动肝火，血燥筋挛或久立负重而致。瘤体坚而色紫，青筋盘曲，甚者筋结如蚯蚓。治宜清肝、养血、舒筋，服清肝芦荟丸。亦可手术或放射治疗。即浅表静脉瘤、静脉曲张。

筋挛jīnluán　症名。亦称筋瘛。指肢体筋脉收缩抽急，不能舒转自如。《灵枢·刺节真邪》："虚邪之中人也，洒淅动形，起毫毛而发腠理，其入深……搏于筋，则为筋挛。"多因感受外邪，或血少津亏，筋脉失于荣养所致。《张氏医通·挛》："《内经》言：挛皆属肝，肝主筋故也。有热有寒，有虚有实。热挛者，经所谓肝气热则筋膜干，筋膜干则筋急而挛，六味丸加牛膝、当归之类；因于湿首如裹，湿热不攘，大筋软短，小筋弛张，软短为拘，弛张为痿，先与瓜蒂散，次与羌活胜湿汤；虚邪搏筋，则筋急，五积散；血虚则筋急，增损四物汤；剧劳筋脉拘急，疼痛少眠者，黄芪丸，更于暖室中近火按摩为佳；虚风袭于经脉，手足拘挛，屈伸短缩，腹痛，爪甲唇俱青，转筋不思饮食，甚则舌卷囊缩，木瓜散；拘挛瘫痪，口目㖞斜，骨节疼酸，行步不正者，舒筋三圣散；痹湿筋挛骨痛者，续断丸；误汗漏风，筋挛缩急，或方士用木鳖发汗；见风筋脉拘挛者，并宜桂枝汤倍桂加归附；病初起者，分表里治。"本症常见于痹、痉、中风等病。参见各条。

筋脉拘急jīnmàijūjí　症名。见《景岳全书·杂证谟》。指肢体筋脉收缩抽急，伸屈不利。多因阴血耗伤，外邪乘袭，筋脉失养所致。参见"筋挛""筋急"条。

筋膜jīnmó　肌肉的坚韧部分。附于骨节者为筋，包于肌腱外者为膜。是联络关节、肌肉而主司运动的组织。为肝所主，并赖肝血的滋养，故云"肝主身之筋膜"（《素问·痿论》）。肝血不足、肝风内动等均可出现筋膜的病变。参见"肝主筋"条。

筋膜间隔区综合征jīnmójiàngéqūzōnghézhēng　病名。指一种继发的综合征。当各种原因引起肌间隔内压力增高，造成间隔内血循环、肌肉、神经等重要组织结构的功能障碍，组织坏死，就被称为筋膜间隔区综合征。

筋纽jīnniǔ　筋的系结之处。《灵枢·九宫八风》："风从东方来……其伤人也，内舍于肝，外在于筋纽。"

筋强jīnqiáng　症名。因暴力致使伤筋发生坚硬，失去正常之柔和性。见《医宗金鉴》卷八十七。即伤筋。详该条。

筋疝jīnshàn　古病名。指阴茎痛痒，挺纵不收，出白如精之症。多因房室劳伤所致。《儒门事亲》卷二："筋疝，其状阴茎肿胀，或溃或脓，或痛而里急筋缩，或茎中痛，痛极则痒，或挺纵不收，或白物如精，随溲而下，久而得于房室劳伤……宜以降心之剂下之。"《医林绳墨》卷四用滋阴降火之法。方用四物汤加炒黄柏、知母、青皮、黄连、龙胆草之类。又称疝瘕、疝。《重订通俗伤寒论》第九章："筋疝者，即经之疝瘕，病源谓之疝。"参见"疝瘕""疝"条。

筋伤jīnshāng　病名。指各种急性外伤或慢性劳损，以及风寒湿邪侵袭等原因造成的人体皮肤、皮下浅深筋膜、肌肉、肌腱、腱鞘、韧带、关节囊、滑膜囊、椎间盘、周围神经及血管等软组织的组织病理损害。

筋束jīnshù　经穴名。出《医学入门》。即筋缩。见该条。

筋碎补jīnsuìbǔ 中药材。见《广西药用植物名录》。为草石蚕之别名。详该条。

筋缩jīnsuō ❶症名。又称缩筋。指筋脉挛急不舒、疼痛。《脉经》卷三："脉弗营则筋缩急。"《杂病源流犀烛·筋骨皮肉毛发病源流》："筋缩为热，缩者短促……是其意实以缩即为拘挛之义。"多由受寒，或热伤筋脉，或血虚无以养筋所致。可见于痉病、痹证等病。若兼唇青、舌卷、卵缩为危候。❷经穴名。代号 GV8。出《针灸甲乙经》。《医学入门》作筋束。属督脉。位于背部第 9、10 胸椎棘突之间。主治胃痛，脊强，癔疢，腰背痛，癫痫，以及肝炎、胆囊炎等。向上斜刺 0.5～1 寸。艾炷灸 3～5 壮，或艾条灸 5～10 分钟。

筋惕肉瞤jīntìròurún 症名。筋肉不由自主跳动的表现。见《伤寒论·辨太阳病脉证并治》。多因汗多伤阳，血虚津耗，筋脉失养所致。《伤寒明理论》卷三："其于筋惕肉瞤，非常常有之者，必待发汗过多亡阳，则有之矣……发汗过多，津液枯少，阳气太虚，筋肉失所养，故惕惕然而跳，瞤瞤然而动也。"《杂病源流犀烛·筋骨皮肉毛发病源流》："伤寒发汗过多，则伤其血，血虚无以荣筋，因拘急而惕惕然跳，且四体百骸，亦瞤瞤然动，是筋惕肉瞤，由于筋肉失养。"因血虚所致者，宜四物汤加减；阳气虚者，宜真武汤等方。

筋痛jīntòng 症名。指筋脉疼痛。《灵枢·经筋》："手少阴之筋……其病当所过者支转筋，筋痛。"可因血少，气血痹阻，或津液耗损，筋失滋养所致。《医学正传》卷一："若动止筋痛，是无血滋筋故痛。"

筋退jīntuì 指甲的别名。见《本草纲目》五十二卷。

筋为刚jīnwéigāng 出《灵枢·经脉》。筋性刚劲而坚韧，有约束骨骼的功能。

筋痿jīnwěi 病证名。❶痿证之一。亦称肝痿。由于肝热内盛，阴血不足，筋膜干枯所致。证见肢体筋急拘挛，渐至痿弱不能运动，伴有口苦、爪枯等症。《素问·痿论》："肝主身之筋膜……肝气热，则胆泄口苦，筋膜干。筋膜干则筋急而挛，发为筋痿。"治宜清热、补血、养肝，选用补阴丸、家秘肝肾丸，或补血荣筋丸、紫葳汤等方。参见"痿"条。❷指阳痿。《杂病源流犀烛·过欲伤源流》："入房太甚，宗筋弛纵，发为筋痿。"多因强忍房事，有伤宗筋，亦致阳痿不起。参见"阴痿"条。

筋镟伤jīnxuànshāng 病名。见《伤科汇纂》卷九。证治同金创。详该条。

筋瘿jīnyǐng 病名。《三因极一病证方论》卷十五："筋脉露结者名筋瘿。"多因怒气伤肝，火旺血燥而致。症见颈前瘿块，青筋显露，结如蚯蚓。治宜清肝解郁，养血舒筋，用清肝芦荟丸化裁。相当于甲状腺肿伴有明显颈部血管怒张者。

筋燥jīnzào 病证名。指筋脉干燥，屈伸不能自如之病证。《圣济总录纂要》卷二："天癸亏而凝涩，则肾脂不长。肾脂不长，则髓涸而气不行……外证当挛节，则以髓少而筋燥，故挛缩而急也。"多由肝经燥热，血液衰少，或肾虚髓少，筋失濡养所致。参见"筋急""拘挛"条。

筋蒸jīnzhēng 病证名。二十三蒸之一。见《诸病源候论·虚劳骨蒸候》。详"二十三蒸"条。

筋之府jīnzhīfǔ 指膝部。膝为诸筋会集之处，是筋会阳陵泉穴之所在，故名。《素问·脉要精微论》："膝者筋之府，屈伸不能，行则偻附，筋将惫矣。"

筋转jīnzhuǎn 病名。因暴力致使伤筋发生扭转之症。见《医宗金鉴》卷八十七。即伤筋。详该条。

筋走jīnzǒu 病名。即因外来暴力致使筋错离原位。见《医宗金鉴》卷八十七。即伤筋。详该条。

黅天jīntiān 天象之一。指黄色的云气。《素问·五运行大论》："黅天之气，经于心尾己分。"谓黄色的云气横亘于心尾二宿和角轸二宿之间。

紧按慢提jǐn'ànmàntí 针刺手法名。出金代窦汉卿《金针赋》。紧，作急解；按，指下按（插）。紧按慢提，就是急插缓提的意思。紧按刺激较重，慢提刺激较轻，故亦称重插轻提。

紧病jǐnbìng 古病名。又称急病。指突然发生的剧烈水泻病证。以其病势紧急，病情紧要，故以"紧"名。《张氏医通·大小府门》："夏暑暴泻如水，周身疼痛，汗出，脉弱少气，甚者加吐，此名紧病。浆水散。"本病可见于急性肠胃炎、霍乱、副霍乱等疾病。详"水泻""霍乱"等条。

紧唇jǐnchún 病证名。❶《杂病源流犀烛》卷二十三："更有茧唇一症，又名紧唇，又名藩唇。其状口唇紧小，不能开合，不能饮食。"详"茧唇"条。❷指唇疮所致口唇紧急，难于开合的病证。《诸病源候论》卷三十："脾胃有热，气发于唇，则唇生疮。而重被风邪，寒湿之气搏于疮，则微肿湿烂，或冷或热，乍瘥乍发，积月累年，谓之紧唇。"治疗可以内服苡仁汤，外敷黄柏散、白灰散。参见"唇疮"条。

紧唇疮jǐnchúnchuāng 病证名。出《普济方》卷三百六十五。即小儿紧唇。详该条。

紧喉jǐnhóu 病证名。《外科大成》卷三："紧喉其发暴，咽喉肿痛，痰涎壅盛，声音不出，脓水不入，由膏粱厚味所致，为之实火。"即紧喉风。详该条。

紧喉风jǐnhóufēng 病名。喉风之一种。指自觉咽喉紧缩压迫感，呼吸困难，汤水难下为主要表现者。多由膏粱厚味，醇酒炙煿太过，或肺胃蕴热，复感风热，火动痰生，痰火邪毒壅塞咽喉所致。《医宗金鉴》卷六十六："紧喉膏粱风火成，咽喉肿痛难出声，声如拽锯痰壅塞，穴刺少商吐下功。"初起咽喉迅速肿起，吞咽不利，继之则全喉焮赤肿痛，痰涎壅塞，喉部紧缩感，痰鸣气促，呼吸困难，声音嘶沙，甚者咽喉肿塞，汤水难下，或可窒息而毙。治宜泄热解毒、消肿利咽，用清瘟败毒饮、清咽利膈汤等加减。若神烦昏冒者，宜开窍豁痰，用安宫牛黄丸，或以刀针于高肿处刺破排脓，吹冰硼散，刺两手少商穴；如呼吸迫促，病势险重者，可行气管切开术。本病似包括今之咽后壁脓肿、扁桃体周围脓肿、喉部水肿等。

紧脉jǐnmài 脉象。脉来绷紧，状如车绳转索，多见于寒邪、痛证、宿食。《濒湖脉学》："紧为诸痛主于寒，喘咳风痫吐冷痰，浮紧表寒须发越，紧沉温散自然安。"

紧痧jǐnshā 病证名。痧证之一。指痧之急发痛晕而危者。《杂病源流犀烛·痧胀源流》："紧痧，其痛急，霎时晕倒，不消半刻即死，故曰紧。若知之者，急为放血焠刮。"方用涤痧丸。参见"痧"条。

紧提慢按jǐntímàn'àn 针刺手法名。出金代窦汉卿《金针赋》。紧，作急解；按，指下按（插）。紧提慢按，就是急提缓插的意思。紧提刺激较重，慢按刺激较轻，故亦称重提轻插。

堇菜地丁jǐncàidìdīng 中药材。见《中药志》。为紫花地丁之别名。详该条。

锦带jǐndài 中药材。见《本草纲目》。为莼之别名。详该条。

锦地罗jǐndìluó 中药材。出《生草药性备要》。又名一朵芙蓉花、落地金钱、文钱红、金线吊芙蓉。为茅膏菜科植物锦地罗 *Drosera burmannii* Vahl 去花茎的全草。分布于云南、广东、广西、福建、台湾等地。甘、微苦，凉。清热除湿，凉血解毒。①治流行性感冒，咽喉肿痛，肺热咳嗽，咳血，衄血，痢疾，肠炎腹泻，疟疾，小儿疳积。煎服：15～30g。②治疮疥，溃疡，荨麻疹。煎水洗。

锦灯笼jǐndēng·long 中药材。见《陕西中草药》。又名酸浆、葴、寒浆、皮弁草、灯笼草、姑娘菜、红娘子、就古牛等。为茄科植物酸浆 *Physalis alkekengi* L. var. *franchetii* (Mast.) Makino 的干燥宿萼或带果实的宿萼。产于华北、华中、华南及西南各地。苦，寒。入肺经。清热解毒，利咽化痰，利尿通淋。治咽痛音哑，痰热咳嗽，小便不利，热淋涩痛；外治天疱疮，湿疹。煎服 5～9g，外用适量，捣敷患处。酸浆叶中含木樨草素－7－β－D－葡萄糖苷，全草含酸浆环氧内酯，全草及根均含酸浆双谷豆碱。有抗乙肝表面抗原作用。

锦囊治疗方论jǐnnángzhìliáofānglùn 医论医案著作。见“药按”条。

锦纹大黄jǐnwéndàhuáng 中药材。见《备急千金要方》。为大黄之处方名。详该条。

谨和五味jǐnhéwǔwèi 调和五味，饮食平衡之意。《素问·生气通天论》：“是故谨和五味，骨正筋柔。”高世栻注：“五味贵得其平，不可太过，是故谨和五味，得其平矣。”

槿皮酒jǐnpíjiǔ 《外科证治全书》卷四方。白槿皮、天南星、槟榔各一两，木鳖子、樟脑各五钱，斑蝥三十个，蟾酥三钱。为粗末，酒一斤浸，外搽患处，日一次。治癣。

尽根牙jìngēnyá 又名臼齿。俗称大牙。方凹如臼，长于牙槽两旁，上下各三。主要具有磨碎食物的作用。在左上者属胆，左下者属肝，右上者属大肠，右下者属肺，该部位有病时，可作为辨证施治的参考。

尽剂jìnjì 尽，完全或完整；剂，剂量。指服药达到完全的剂量。出《伤寒论·辨太阳病脉证并治》。如桂枝汤的剂量，用水七升，微火煮取三升，适寒温服一升，“若一服汗出病差，停后服，不必尽剂”。

尽头牙jìntóuyá 又称尽牙，即智齿。详“尽牙”条。

尽牙jìnyá 即智齿，《疡医大全》卷十六：“上左尽牙属胆，下左尽牙属肝，上右尽牙属肺，下右尽牙属大肠。”

进法jìnfǎ 刺法。指入针后，捻针进至一定深度以候气至的方法。《针经指南·真言补泻手法》：“进者，凡不得气，男外女内者，及春夏秋冬，各有进退之理。”又《针灸问对》：“下针后，气不至，男左女右转而进之，外转为左，内转为右，春夏秋冬，各有浅深。”所述分男左转而进，女右转而进，并结合四时分浅深。以此候气，似不切实用。

进气法jìnqìfǎ 针刺手法。《金针赋》：“进气之诀，腰背肘膝痛，浑身走注疼，刺九分，行九补，卧针五七吸，待气上下。”意指针刺得气以后，行九六补泻法中的补法，术毕，留针 5～7 次呼吸，待气至病所。

进食丸jìnshíwán 《太平惠民和剂局方》卷十方。代赭石（醋煅）、当归（微炒）、朱砂（研飞）、枳壳（麸炒）、木香各半两，麝香（研细）一分，巴豆霜半分。分细末，面糊为丸，麻子大，小儿每一岁服一丸，食后米汤送下。治乳食不消，心腹胀满，壮热喘粗，呕吐痰逆，肠鸣泄泻，完谷不化，或下痢赤白，腹痛后重及食癥乳癖，痰气痞结。

进阳火jìnyánghuǒ 气功术语。阳火又称武火。是指在练“小周天”功和“卯酉周天”功过程中，配合退阴符以升降气机、调和阴阳所应掌握的一种火候。所谓“小周天”进阳火，是选在“六阳时”中的子、丑、寅、辰、巳五时中进行。所谓“卯酉周天”进阳火，是在“大周天”数足，有金液玉露自上田落于黄庭时开始进行的。

进针jìnzhēn 又称内针、下针。指将针刺入穴位，或针刺入穴位后继续向下插进。

进针法jìnzhēnfǎ 又称下针法。指将针刺入穴位的方法。《子午流注针经·流注指微针赋》：“针入贵速，既入徐进。”说明不论何种进针法，在透皮入穴时都应快速，以减轻疼痛。针入以后，当根据补泻手法的需要分轻重快慢。临床常用的有捻转和提插两种。

进针管jìnzhēnguǎn 针刺辅助器具。呈管型，长度略短于所用毫针，粗细以通过针尾为度。应用时将针放入管内，置于穴上，以指力弹击针尾，使针迅速刺入皮内，可以减轻疼痛。

进针器jìnzhēnqì 针刺器具。一种利用弹簧装置将针迅速弹入皮下的针刺辅助器具。可以减轻针刺疼痛。目前市售的有套节型和拉杆型的两种。

近代中医流派经验选集jìndàizhōngyīliúpàijīngyànxuǎnjí 综合性医著。上海中医学院编。本书刊登报告论文 11 篇。介绍丁甘仁、王仲奇、朱南山、陈筱宝、张骧云、范文虎、费绳甫、恽铁樵、徐小圃、奚裳、夏应堂等各医学流派的学术渊源和临床经验，着重介绍诸家所长。其中审病论证、立方用药，对读者颇有启发。本书对充分发扬各学术流派的专长、特色，取其精华，继承中医学遗产，是有现实意义的。1962 年由上海科技出版社出版。

近节段取穴jìnjiéduànqǔxué 选穴法的一种。指选用的穴位与病痛或手术部位由同一或邻近的脊髓节段所支配。如颅脑手术取颧髎，甲状腺手术取扶突等是。

近内jìnnèi 出马王堆汉墓帛书《五十二病方》。指房事。

近取法jìnqǔfǎ 即邻近选穴法。见该条。

近觑jìnqù 病名。觑，看视意。近觑，即近视的病证。《审视瑶函》：“久视伤睛成近觑。”即能近怯远症。参见该条。

近时十便良方jìnshíshíbiànliángfāng 方书。又名《新编近时十便良方》《备全古今十便良方》，简称《十便良方》。40 卷。宋代郭坦撰。刊于 1195 年。书名“十便”，指本书对读者有 10 种便利。主要以选用方药少而精，配合日常习见药品为组成的原则，以应随时随地之需。此书载述多种药物，辨药及炮制；介绍各科病证之方治，计 2000 余方，并附记出处；另载述杂方、脉诀、养生、服食等。今存本内容已不全。

近视jìnshì 病名。见《审视瑶函》。即能近怯远症。详该条。

近效术附汤jìnxiàozhúfùtāng 见《金匮要略》。即术附汤。见该条。

近血jìnxuè 症名。指便血之先下血、后排便者。《金匮要略·惊悸吐衄下血胸满病脉证治》：“下血，先血后便，此近血也。赤小豆当归散主之。”《景岳全书》谓：“血在便前者其来近，近者或在广肠，或在肛门。”肠风、脏毒多见之。详各条。本症可见于溃疡性结肠炎、结肠及直肠癌肿，或息肉、痔疮、肛裂等。

近者奇之jìnzhějīzhī　用药法则。指病在上部、浅表的，或新近得病，病程短的，以作用较单纯的奇方治之。《素问·至真要大论》："近者奇之，远者偶之。"张景岳："近者为上为阳，故用奇方，用其轻而缓也。"

荩草jìncǎo　中药材。出《神农本草经》。又名竹、黄草、䔲草、细叶莠竹、马耳草。为禾本科植物荩草 *Arthraxon hispidus*（Thunb.）Mak. 的全草。我国各地都有分布。苦，平。止咳定喘，解毒杀虫。①治久咳气喘。肝炎、咽喉炎、口腔炎、鼻炎、淋巴结炎、乳腺炎，煎服6~12g。②治恶疮，疥癣，白秃。捣敷，或煎水洗。茎叶含乌头酸、木犀草素、木犀草素-7-葡萄糖苷、荩草素。

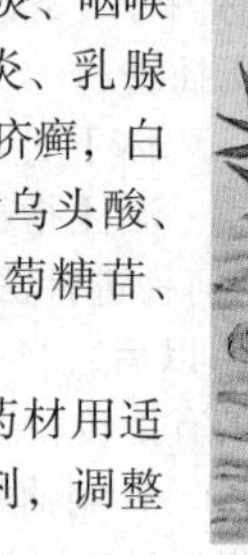

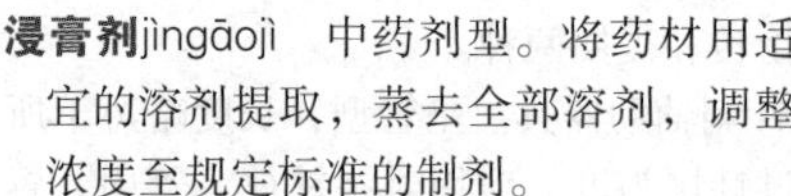

荩草

浸膏剂jìngāojì　中药剂型。将药材用适宜的溶剂提取，蒸去全部溶剂，调整浓度至规定标准的制剂。

浸泪争明jìnlèizhēngmíng　病证名。清代佚名《眼科统秘》："此症目常脓泪浸，乃是肺经实热。"详见"眵泪"条。

浸泡jìnpào　即泡法。详"泡"条。

浸润jìnrùn　中药炮制方法。指用清水浸渍药材，多润少泡，令其湿润软化，以便切制的方法。

浸洗剂jìnxǐjì　将药煎汤，浸洗全身或局部。可以"疏其汗孔，宣导外邪"（《圣济总录》）。如《金匮要略》苦参汤等。

浸洗疗法jìnxǐliáofǎ　外治法。用药物煎汤，浸洗患部，以治疗各种癣病、跌损肿痛、脱肛、阴挺等病症的方法。

浸淫jìnyín　扩展、流溢或蔓延。《素问·气交变大论》："身热骨痛，而为浸淫。"

浸淫疮jìnyínchuāng　病名。是一种瘙痒性湿疮。出《金匮要略》。《备急千金要方》卷二十二："浅搔之曼延长不止，瘙痒者，初如疥，搔之转生汁相连是也。"由心火脾湿，凝滞不散，复感风邪，郁于肌肤而成。初起形如粟米，瘙痒不止，搔破流黄水，浸淫成片，甚者身热。治宜祛风胜湿，清热凉血。内服升麻消毒饮或消风散。外用黄连粉或青蛤散敷之。相当于急性泛发性湿疹。

靳从谦jìncóngqiān（12世纪）南宋医家。临安府（今浙江杭州）人，是太医靳豪的后代，高宗绍兴初为内直翰林医官。

靳豪jìnháo（12世纪）北宋医家。祖籍三晋（今山西），迁居东京（即开封）人。先代为开封知府，居显仁坊，原以卖药为生。1119—1125（宣和年间）得秘方，治小儿有奇功。女贞贵族建立金国后，他随从护送高宗赵构南渡至杭州，遂同子孙等世代为南宋太医。数传至从谦，为御直翰林医官。

靳鸿绪jìnhóngxù　明代医生。字若霖。仁和（今浙江杭州）人。先祖在当地以小儿科闻名，鸿绪也精通医术。撰有《内经纂要》一书，已佚。

靳霖六jìnlínliù　见"靳起蛟"条。

靳起蛟jìnqǐjiāo　南宋医家。字霖六。钱塘（今浙江杭州）人。为翰林医官靳从谦之子，著《本草会编》。

靳若霖jìnruòlín　见"靳鸿绪"条。

靳邵jìnshào　晋代医生。精于经方本草，但迎合服食之风制五石散，为封建统治阶级士大夫所推重。

禁jìn　❶通噤。口噤不开。《素问·至真要大论》："诸禁鼓栗，如丧神守，皆属于火。"❷闭结不通。《素问·六元正纪大论》："太阳所至，为流泄禁止。"❸活动受限制。《素问·六元正纪大论》："关节禁固。"❹控制。《丹溪心法》："脾泄日久，大肠不禁，此脾已脱。"❺古代祝由一类的方法。即用迷信祝祷的办法来禁止发病（出《串雅外编》）。

禁疮jìnchuāng　病证名。出《痘疹经验良方》。指痘疹初出，或一二点，见于隐僻辏节、四肢之间。古人认为此疮一出，则其痘疮不得宣发成浆，故称禁疮。分胃禁、火禁、水禁、风禁、寒禁。详各条。

禁方jìnfāng　私自保存，一般不外传的秘方。《史记·扁鹊仓公列传》："长桑君亦知扁鹊非常人也。出入十余年，乃呼扁鹊私坐，间与语曰：'我有禁方，年老，欲传与公，公毋泄。'"

禁服jìnfú　《灵枢》篇名。禁，是禁止没有把握地乱医乱治；服，就是服从既定治疗法则的指导。本篇主要说明针灸的知识是很渊博的，首先要通晓经络和腧穴的原理才能掌握病变的规律和施行针刺的原则。

禁灸穴jìnjiǔxué　古人认为禁灸的穴位。这些穴位大多分布在重要器官或动脉邻近处，如睛明、丝竹空接近眼球，人迎在颈动脉处，经渠在桡动脉处等。《针灸甲乙经》最早记载禁灸24穴，后世逐渐增加。由于医学发展，近代对禁灸穴的认识也更趋正确，目前除颜面、血管、乳头和心尖搏动等处外，不少古代禁灸的穴位已可施灸。

禁科jìnkē　古代医学分科之一。系以迷信方法治病。参见"祝由""十三科"各条。

禁针穴jìnzhēnxué　古人认为禁用针刺的穴位。后世将部分不宜深刺的穴位也归入这一范畴，所以文献上对这类穴位的记载逐渐增加。禁针穴在《素问·刺禁论》中曾作专篇论述。这些穴位多半在重要脏器或动脉所在处，如针刺不当，易导致不良后果。近代由于针具改良，解剖明确，只要消毒严密，针刺的方向及深度掌握适当，不少古代禁针穴位已可针刺，但对某些因特殊情况禁刺的穴位，如妇女在妊娠期不宜针刺合谷和三阴交等，仍需注意。

噤风jìnfēng　病证名。脐风三证之一。又名著噤。以牙关紧闭，口闭不开为主症。《幼科发挥》："噤风证，牙关紧急，不能吮乳，啼声不出发搐者不治。"参见"脐风"条。

噤黄jìnhuáng　病证名。黄病二十八候之一。《诸病源候论·黄病诸候》："心脾二脏有瘀热所为。心主于舌，脾之络脉，出于舌下，若身面发黄，舌下大脉起青黑色，舌噤强不能语，名为噤黄也。"参见黄疸有关条。

噤口痢jìnkǒulì　病证名。指痢疾而见饮食不进，食即吐出，或呕不能食者。见《丹溪心法》卷三。又名禁口痢，常见于疫痢、湿热痢重症等病程中。多因湿浊热毒蕴结肠中，邪毒亢盛，胃阴受劫，升降失常所致。亦有见于久痢，脾肾虚寒，中气败坏者。症见不思饮食，呕恶不纳，下痢频繁，肌肉瘦削，胸脘痞闷等。治疗可选用清热、解毒、辟秽、降逆和补益脏气等法。因疫毒而致者，宜清热解毒，用黄连温胆汤；久痢脾胃损伤者，宜补脾健胃，用参苓白术散加菖蒲、粳米。《丹溪心法》创用人参、石莲、黄连一法，徐徐呷下。《医学心悟》用开噤散。亦有用荷叶、陈仓米二味同炒煎服。《时病论》卷三：

“大抵初痢噤口，为热瘀在胃口，故宜苦燥。若久痢口噤不食，此胃气告匮……惟大剂参、术，佐以茯苓、甘草、藿香、木香、煨葛之属，大补胃气，兼行津液，乃可耳。”本病可见于中毒性菌痢，部分细菌性食物中毒等疾患。参见“痢疾”条。

噤口痧jìnkǒushā 病证名。痧证之一。《痧胀玉衡·噤口痧》：“默默不语，语亦无声，形如哑子。此乃痧气壅盛，热痰上升，阻逆气管，故咽喉闭塞而然。治宜先放其痧，审其肺肾脾三经之脉为要。然后推详余经之脉，则知病之所本矣。”方用三香散、陈皮厚朴汤等，或陈香橼一枚煎汤微冷服。痧症宜先用刮痧、刺血法以泄痧毒。参见“痧”条。

jing

茎jīng ❶即阴茎。《灵枢·经脉》：“厥阴之别……其别者，经胫上睾，结于茎。”详“阴茎”条。❷植物连系根和叶的营养器官。通常生长在地面以上，其上着生叶、花和果实。具有节和节间。

茎垂jīngchuí 阴茎和睾丸的合称。《灵枢·邪客》：“辰有十二，人有足十指，茎垂以应之。”

茎缩jīngsuō 症名。指阴茎内缩之症。属阴缩范围。《类证治裁·阳痿附茎缩》：“有阴茎内缩，乃肝之筋受寒，四逆汤加参、桂。”详“阴缩”条。

茎物jīngwù 即阴茎。详该条。

茎纵jīngzòng 症名。见《类证治裁·阳痿附茎纵》。又称阴纵。详该条。

京菖蒲jīngchāngpú 中药材。见《药材学》。为九节菖蒲之别名。详该条。

京城医者jīngchéngyīzhě 唐代医生。佚名。行医于京城，长于暗示疗法。尝治某妇误食一虫，疑而成疾，乃予以吐药，令其近亲告病者已吐出一小蛤蟆，病者不疑，遂愈。

京骨jīnggǔ ❶骨骼部位名。代号 BL64。相当于足外侧第 5 跖骨基底部分。《灵枢·经脉》：“膀胱足太阳之脉……出外踝之后，循京骨。”❷经穴名。出《灵枢·本输》。属足太阳膀胱经。原穴。位于足跗外侧，第 5 跖骨粗隆下方赤白肉际处。布有足背外侧皮神经，深层为足底外侧神经，并有足底外侧动、静脉通过。主治头痛，项强，癫痫，腰腿痛，踝关节痛等。直刺 0.3～0.5 寸。艾炷灸 3～5 壮，或艾条灸 5～10 分钟。

京门jīngmén 经穴名。代号 GB25。出《脉经》。别名气府、气俞。属足少阳胆经。肾之募穴。位于侧腰部，当第 12 肋骨游离端下际（《针灸甲乙经》《针灸集成》等）。另说“一头齐神阙，一头齐命门，折中是穴”（《循经考穴编》）；“脐上五分，旁开九寸半”（《类经图翼》）。布有第 11 肋间神经和第 11 肋间动、静脉。主治腹胀，腹痛，肠鸣，泄泻，腰痛，以及肾炎等。直刺 0.3～0.5 寸。艾炷灸 3～5 壮，或艾条灸 5～15 分钟。

京墨行气法jīngmòxíngqìfǎ 气功功法。结合“微息”和“存想”的静功锻炼方法。见明《道藏·神仙食金匮妙录》。其功法：正偃卧，握固，两足间相去四五寸，两臂间亦相距四五寸，去枕，微息，四九三百六十息，再存想自己衣被皆去，骨节皆解，久则自觉云行体中，经营周身，濡养形体，浇灌皮肤，五脏六腑皆悉充满，旧疾尽散。本法对阴虚病人尤宜。

京万红软膏jīngwànhóngruǎngāo 中成药。见《中华人民共和国药典（一部）》（2020）。地榆，地黄，当归，桃仁，黄连，木鳖子，罂粟壳，血余炭，棕榈，半边莲，土鳖虫，白蔹，黄柏，紫草，金银花，红花，大黄，苦参，五倍子，槐米，木瓜，苍术，白芷，赤芍，黄芩，胡黄连，川芎，栀子，乌梅，冰片，血竭，乳香，没药。以上五十味，按膏剂工艺制成，每支装 10g；或每支装 20g；或每瓶装 30g；或每瓶装 50g。用生理盐水清理创面，涂敷本品，或将本品涂于消毒纱布上，敷盖创面，用消毒纱布包扎，一日 1 次。活血解毒，消肿止痛，去腐生肌。用于轻度水、火烫伤、疮疡肿痛、创面溃烂。

泾溲jīngsōu ❶泛指小便。《素问·调经论》：“形有余则腹胀，泾溲不利。”吴注：“泾，水行有常也；溲，溺溲也。”。❷指大便和小便。《素问经注节解》：“泾，大便也。溲，小便也。”❸泾作“经”。《素问经注节解》杨上善云：“泾作经，妇人月经也。”

经崩jīngbēng 病名。亦名经血暴下。指月经来潮量多，其势如水塘河渠之崩决。徐润之《最新三字达生续编》：“经血忽然大下不止，名曰经崩。”参见“血崩”条。

经崩出痘jīngbēngchūdòu 病证名。指患经崩，气血俱虚，而又继续发生痘疮。此时正不胜邪，宜用十全大补汤治之。若见痘色灰白平塌难发难胀者，则加熟附子一二片，使里气充足，毒无停滞，服后饮食增进，痘形起胀者为顺，否则为逆。

经闭jīngbì 病名。出《妇人良方大全》卷一。亦名不月。即闭经。详见该条。

经闭不利jīngbìbùlì 病名。出《脉经》。即经闭。详该条。

经闭不行jīngbìbùxíng 病名。见《张氏医通》卷十。即经闭。详该条。

经闭出痘jīngbìchūdòu 病证名。指妇女经闭而发痘疮之症。如因心脾先病而经闭不通，积垢郁阻于冲任胞宫，以致痘疮火毒当出不出者。初起发热时，宜用桃仁承气汤，以清除宿垢，继用四物汤合匀气散加红花、木通以调之。若心脾虚损，冲任胞宫空虚，无血可行，而适逢出痘者，治用归脾汤以调其心脾，里气和则邪自外出。

经闭发热jīngbìfārè 病证名。清代《妇科秘方》：“此症因行经时及产后食冷水果等物所致。盖血见水则凝滞，初起每日生寒作热，五心烦热，脾土不胜，若半年不治，变作骨蒸，子午发热潮热，肌肉削瘦泄泻不止，须用逍遥散、紫金汤治之。”

经闭浮肿jīngbìfúzhǒng 病证名。亦名经水久不行发肿，月水久不行发肿。指经闭之后而发生肢体肿胀者。《叶氏女科证治》：“经闭不行，致有败血停积五脏，流入四肢作浮肿者，不可误认水气，宜调其经，经调则肿消矣，然服煎药，必须服十余剂，庶无愆期之患至，服丸散更宜久服，可免复肿之忧，宜服调经汤（当归、生地、益母草、川芎、白芍、香附、茯苓、丹皮、甘草、生姜、大枣）、金匮丸（四制香附、没药、当归、茯苓、白薇、白术、阿胶、白芍、人参、砂仁、生地、续断、山药）。”

经闭腹大如鼓jīngbìfùdàrúgǔ 病证名。指经闭后腹部增大如鼓，形似怀孕。其病因较多。《竹林女科证治》：“月经二三月不行，腹大如鼓，人以为有孕。一日崩下，其血内有物如虾蟆子，昏迷不知，体弱形瘦者不治，若体盛者，急投十全大补汤。”相当于葡萄胎，可结合手术处理。

经闭喉肿jīngbìhóuzhǒng 病证名。指妇人经水不调兼见咽

J

喉肿痛者。《医学心悟》卷四：“经闭喉肿，女人经水不调，壅塞经脉，亦令喉肿。宜用四物汤加牛膝、茺蔚子、香附、桃仁之类，俾经脉流通，其肿自消也。”

经闭黄疸jīngbìhuángdǎn　病证名。丁甘仁《女科医案》：“室女经闭肝失疏泄，宿瘀内阻，水谷之湿逗留，太阴、阳明、厥阴三经为病，始而少腹作痛，继则脘胀纳少，目黄，溲赤，肌肤亦黄，大便色黑，现为黄疸。久则恐成血臌，急宜健脾逐湿，祛瘀通经。方用苍术、大腹皮、苏木、陈皮、厚朴、桃仁、延胡索、赤茯苓、茵陈、红花、泽泻，青鳞丸吞服。”

经别jīngbié　❶出《灵枢·经别》。经脉另行别出而循行在身体较深部的分支。即十二经脉别。详该条。❷《灵枢》篇名。本篇专论正经别行的支脉，故名。十二经别由十二经脉别出的支脉所组成，其循行路线由四肢深入内脏，而后出于头颈。它在十二经脉的阴阳经之间离合出入，作为经络中途联系的通路。

经病发热jīngbìngfārè　病名。见《济阴纲目》。即经行发热。详该条。

经不调jīngbùtiáo　病名。见《景岳全书·妇人规》。即月经不调。详该条。

经迟jīngchí　病名。见《景岳全书·妇人规》。即经行后期。详该条。

经刺jīngcì　古刺法名。以其所刺之处均和经脉有关，故名。❶九刺之一。《灵枢·官针》：“经刺者，刺大经之结络经分也。”是指于经脉结聚不通之处（如压痛、瘀血等处）进行针刺的方法。❷《灵枢·禁服》：“不盛之虚，以经取之，名曰经刺。”是指某经有病即选用本经穴位进行针刺治疗的方法。近代所称“循经取穴法”盖源此。❸指巨刺。《素问·缪刺论》：“凡刺之数，先视其经脉……不调者，经刺之，有痛而经不病者，缪刺之。”和缪刺对举，为巨刺刺经之法。

经从口鼻出jīngcóngkǒubíchū　病证名。指经期从口鼻中出血。《竹林女科证治》：“经不往下行而从口鼻中出，名曰逆经，此由过食椒姜多热之物，热伤其血，血乱上行。宜服犀角地黄汤。”参见“逆经”条。

经从上逆jīngcóngshàngnì　病证名。指经期血从上逆，以致口鼻出血。曾鼎《妇科指归》：“经来时，忽从口鼻出者，因多食椒姜热极，火升血逆而上。治宜清热凉血。方用犀角地黄汤。”参见“逆经”条。

经淡如水jīngdànrúshuǐ　病名。指月经色淡，质稀如水。由气血俱虚所致。治宜补气养血。方用黄芪、人参、甘草、肉桂、当归、川芎、香附，或用四物汤加人参、黄芪、香附。腹痛加阿胶、艾叶、延胡索；虚甚者，加生姜、附子。

经断jīngduàn　出《金匮要略·妇人妊娠病脉证并治》。指经水断绝。详该条。

经断复来jīngduànfùlái　病名。见《医宗金鉴·妇科心法要诀》。又名倒经，俗称倒开花。指绝经期妇女月经已断1年以上，而又见经血者。如无明显症状，是属营血有余。若有病态反应，乃多因血热下迫，内扰冲任所致。宜清热为主，用芩心丸，或益阴煎（生地、知母、黄柏、龟甲、砂仁、炙甘草）；若经血过多，热随血去，以致冲任虚损不能固摄者，用十全大补汤、八珍汤以调补气血。若因怒气伤肝，肝不藏血，用逍遥散以疏肝理血。若因忧思伤脾，血失统摄者，用归脾汤，健脾以引血归经。肝脾俱伤则在以上两方斟酌加减。本病应注意癌变。

经断前后诸证jīngduànqiánhòuzhūzhèng　病名。指妇女更年期月经将断未断之时，出现一些综合性的病证。多因肾气衰弱，冲任虚损，精血不足，以致脏腑经络失于濡养和温煦，临床症状参见“更年期综合征”条。如见头昏目眩，心烦易怒，情志失常，手足心发热，月经量多，或经漏淋沥不断，耳鸣心悸，或潮热汗出，颧红口干等症，为真阴亏损，阳失潜藏，宜滋阴潜阳，用六味地黄汤加龙骨、牡蛎、龟甲、白芍、沙苑蒺藜、石决明之类；若见失眠怔忡或情志失常者，为心肾不交，宜滋肾宁心安神，用补心丹；若见畏寒喜暖，腰脊痛，腿软腹冷者，为肾阳不足，冲任督带失于温煦，宜温阳补肾，用右归丸加人参、补骨脂、仙茅、淫羊藿等；若见神志烦乱，善悲欲哭，呵欠频作者，为阴血亏耗，不能濡养五脏，火动内扰之脏躁症，宜甘润滋补，调养心脾，用甘麦大枣汤，酌加枣仁、茯神以安神，竹茹除烦，陈皮理气，或加生地、麦冬以滋心肾之阴，白芍敛肝和脾，黑芝麻以养肝肾而润大肠等，随症酌用。

经多发肿jīngduōfāzhǒng　病证名。见《女科备要》。即经水不止，身发肿满。详该条。

经方jīngfāng　汉代以前的方剂称经方。其说有三：❶后汉班固的《汉书·艺文志》医家类记载经方十一家，这是指汉以前的临床著作。❷指《素问》《灵枢》和《伤寒论》《金匮要略》的方剂。❸专指《伤寒论》《金匮要略》所记载的方剂。一般所说的经方，多指第3说。

经方解jīngfāngjiě　伤寒著作。见“伤寒方经解”条。

经方派jīngfāngpài　中医学术派别的一种。古代尊《伤寒论》《金匮要略》等医籍中的方剂为经方。后世医家，凡主张宗用其方者，被称为经方派。

经方实验录jīngfāngshíyànlù　医案著作。3卷。曹颖甫著，姜佐景整理。刊于1937年。此书系汇集曹氏临床应用张仲景《伤寒论》和《金匮要略》方的治疗病案而成，故以名书。全书共收载经方验案92例，其中包括16例由其门人经治的验案。曹氏临证善用经方，且疗效甚佳，门人姜佐景掇拾编辑加以解说，复经曹氏本人审阅，并进行批注，从中可以反映出曹氏的治病风格和临证经验，对研讨经方之运用有较高的参考价值。现存初刊本及1947年重印本。1979年上海科学技术出版社再行出版。

经后腹痛jīnghòufùtòng　病证名。见《证治准绳·女科》。指经行之后，小腹隐隐作痛，喜按。多属气血虚弱，肝肾亏损所致。参见“气血虚弱痛经”“肝肾亏损痛经”条。

经后吐衄jīnghòutǔnǜ　病证名。见《医宗金鉴·妇科心法要诀》。多因肺胃虚热不尽，以致血不归经，症见经后从口鼻中出血，量少，色鲜红。治以清虚热为主。方用麦门冬汤加生地、沙参、牛膝。

经候jīnghòu　见《产宝百问》。即月经。详该条。

经候不调jīnghòubùtiáo　病名。见《圣济总录》卷一百五十一。即月经不调。详该条。

经候不行jīnghòubùxíng　病名。出《妇人良方大全》卷一。即经闭。详该条。

经候不匀jīnghòubùyún　病名。见《圣济总录》卷一百五十。即月经不调。详该条。

经候不止jīnghòubùzhǐ　病名。见《圣济总录》卷一百五十一。即经漏。详该条。

经坚如石jīngjiānrúshí　病证名。见谢观《中国医学大辞典》。

指月经来时，所下之物坚硬如石者。多因血积或受寒，日久结聚所致。治宜和血归经。方用和血通经汤（当归、三棱、莪术、木香、熟地、肉桂、红花、贯众、苏木、血竭）。

经间出血jīngjiānchūxiě　病证名。即经间期出血。详该条。

经间期出血jīngjiānqīchūxiě　病名。指在两次月经之间，即之时，有周期性出血，血量少于正常月经量，或伴轻微腹痛、腰酸的病证。亦称经间出血。常因肾阴虚、湿热、血瘀所致。因禀赋不足，或房劳多产伤肾，肾阳不足，精血亏损。于之时，阴虚火伏，阳气内动，损伤阴络，冲任不固致出血者，症见经间期出血，量少、色红、无块，腹不痛，头昏腰酸，大便结，小便黄，治宜滋阴止血，方用两地汤合二至丸。若宿有湿热，蕴伏下焦，之时，阳气内动，引动内热，热伤冲任致出血，症见出血量少或多，色红质黏腻或兼赤白带、赤带，神疲乏力，骨节酸楚，胸闷纳呆，治宜清热除湿止血，方用清肝止淋汤（《傅青主女科》）去当归、阿胶，加小蓟、茯苓、薏苡仁、苍术。若胞脉宿有瘀滞，经间期阳气内动，血因瘀滞不得流通，损伤胞络，致出血，症见经间期出血、量少，色紫黑有血块，小腹两侧刺痛，治宜化瘀止血，方用逐瘀止血汤（《傅青主女科》）。

经间期腹痛jīngjiānqīfùtòng　病名。指两次月经中间，约排卵期时出现周期性少腹一侧或两侧发生疼痛，有时剧烈甚至昏厥，或伴有少量阴道出血者，称为经间期腹痛。亦称排卵期腹痛。由于肾虚、血瘀、湿热阻滞冲任所致。若证属肾虚兼胞脉阻滞，治宜补肾养血，和络止痛。方用六味地黄丸（《小儿药证直诀》）合当归芍药散（《金匮要略》）加山楂、鹿角胶、五灵脂。若证属胞脉阻滞，气血运行受阻，治宜化瘀通络，理气止痛。方用膈下逐瘀汤（《医林改错》）加味。若证属湿热阻滞胞络，治宜清热利湿，和络止痛。方用复方红藤败酱散（当归、赤芍、红藤、败酱草、薏苡仁、制苍术、茯苓、泽泻、木香、山楂、续断）。

经筋jīngjīn　❶出《灵枢·经筋》。即十二经筋。详该条。❷《灵枢》篇名。经皆有筋，经筋有病，病各有治。本篇专论经筋这类问题，故名。文中论述十二经筋附属于十二经脉，位于浅表部的筋肉间，和经脉相互关联。它起于四肢末端的指爪，沿四肢上行于颈项，终结于头面部，并不与内脏相连。还简述其发病特点是沿着循行的部位发生。指出“以知为度”“以痛为俞”的针刺特点。

经尽jīngjìn　指伤寒六经病证止于一经而愈。《伤寒论·辨太阳病脉证并治》：“太阳病，头痛至七日以上自愈者，以行其经尽故也。”参见“传经尽”条。

经进萃仙丸jīngjìncuìxiānwán　《张氏医通》卷十四引王人方。沙苑蒺藜（微焙，取细末四两入药，留粗末四两同金樱子熬膏）八两，山茱萸（酒蒸去核）、芡实（同枸杞捣）、白莲子（酒洗）、枸杞子各四两，菟丝子（酒浸，蒸烂）、酒续断、覆盆子（酒浸，九蒸九晒）、金樱子各二两。前八味为细末，以所留蒺藜粗末同金樱子熬膏，入诸药末拌匀，炼蜜为丸，梧桐子大，每服八十至一百丸，空腹淡盐汤送下。治脾肾俱虚，败精失道，精滑不固者。

经禁jīngjìn　指由六经的生理、病理特点所规定的治疗用药禁忌，如太阳禁下之太早，阳明禁发汗、利小便，少阳禁汗、下、利小便，三阴“非胃实，不当下”等，见《脾胃论》卷上。

经绝jīngjué　即经水断绝。详该条。

经来白色jīngláibáisè　病证名。亦名经水全白。《竹林女科证治》：“经血来时而色白者，兼见五心烦热，小便作痛，面色青黄，乃气血俱虚之症。宜服乌鸡丸。”

经来遍身浮肿jīngláibiànshēnfúzhǒng　病证名。见《叶氏女科证治》。即经行浮肿。详该条。

经来遍身疼痛jīngláibiànshēnténgtòng　病证名。《叶氏女科证治》：“经来一二三日，遍身疼痛，此寒邪入骨，或发热或不发热，俱宜解表，服乌药顺气汤（乌药、僵蚕、川芎、白芷、陈皮、枳壳、干姜、甘草、麻黄、姜、葱，水煎温服）。”参见“经行身痛”条。

经来不止jīngláibùzhǐ　病名。见《竹林女科证治》。指经血来潮过期不止。治疗参见“月经过多”“经漏”条。

经来潮热不食jīngláicháorèbùshí　病证名。见《竹林女科证治》。指经来胃气不开，潮热旬日不思饮食。多因气血素虚所致。宜以开胃为主，用保和丸、逍遥丸。继以大补气血佐以滋阴，用十全大补汤酌加山茱萸、山药、丹皮、麦冬、五味子。

经来潮热气痛jīngláicháorèqìtòng　病证名。《叶氏女科证治》：“经来一半，遍身潮热，头痛，口渴，小腹作痛。此因伤食生冷，故血滞不行，内有余血，忌服补剂，宜服莪术汤（莪术、三棱、红花、苏木、牛膝）。”

经来成块jīngláichéngkuài　病证名。见《竹林女科证治》。多因气滞血瘀或血寒凝泣，以致月经来时多含血块。血瘀者，症见小腹痛不可忍而拒按，宜化瘀调经，用延胡索20g，蒲黄15g，五灵脂15g，共为细面，每服10g，酒调服。若寒凝者，症见经来成块，色黑暗无光，少腹胀痛，口唇麻木，宜温经散寒，用内补当归丸（《证治准绳》：当归、阿胶、白芷、续断、干姜、川芎、炙甘草、熟地、附子、白芍、肉桂、吴茱萸、白术、蒲黄）。

经来成块如葱白色jīngláichéngkuàirúcōngbáisè　病证名。《叶氏女科证治》：“经来成块如葱白色，或如死猪血黑色，头昏目暗，口唇麻木，此虚冷也，药忌寒凉，急服内补当归丸（方见“经来成块”条）。”

经来臭如腐肉jīngláichòurúfǔròu　病证名。《竹林女科证治》：“此乃血弱，更伤热物。譬如沟渠水干，天气无雨，久则臭也。身衰旧血少，新血不生，则臭如夏月腐肉。宜服龙骨丸（龙骨、海螵蛸、生地、当归、川芎、白芍、黄芩、茯苓、牡蛎），兼服通瘀散（当归、三棱、莪术、赤芍、丹皮、白术、香附、猪苓、陈皮、木通、生姜）。”

经来出白虫jīngláichūbáichóng　病证名。《竹林寺女科秘方考》：“经水内有白虫如鸡肠，满腹疼痛。宜推虫从大便出。先用追虫丸（续随子、槟榔、牵牛子、大戟、甘遂、芫花、当门子），后用建中丸（黄芪、肉桂、甘草、白芍）。”

经来吊阴痛jīngláidiàoyīntòng　病证名。见《竹林女科证治》。月经来时，自觉有两条筋从阴部中吊起至两乳，疼痛难忍，身上发热。方用川楝汤（川楝子、大茴香、小茴香、猪苓、泽泻、白术、乌药、槟榔、乳香、延胡索、木香、麻黄、生姜）。临床少见。

经来断续jīngláiduànxù　病证名。见顾膺陀《妇科集·调经类》。亦名经水忽来忽断。多因经行之际，血室正开，适为风寒侵袭，肝气为之壅闭不舒，阻碍经血下行，腠理经络亦皆不宜。症见经来忽断，断而又来，或每日经来几滴则止，五日、十日又来几滴，一月常见三四次，面色青黄，腹中时痛，寒热往来等。宜补益肝血，疏郁散风。用加味四物汤（四物汤加丹皮、延胡索、甘草、柴胡、白术）。

经来发狂jīngláifākuáng 病证名。见顾膺陀《妇科集·调经类》。即经来狂言谵语。详该条。

经来发热jīngláifārè 病名。见顾膺陀《妇科集·调经类》。即经行发热。详该条。

经来浮肿jīngláifúzhǒng 病证名。见《竹林女科证治》。多因脾虚水湿不化，泛溢肌肤而致。宜调理脾胃，行气利水。用木香调胃汤（木香、陈皮、车前子、甘草、三棱、莪术、红豆蔻、大腹皮、砂仁、苍术、木通、萆薢、山楂、姜皮）。

经来惯呕吐jīngláiguàn'ǒutù 病证名。见王之翰《妇科胎产百病》。即经来呕吐。详该条。

经来黑色jīngláihēisè 病证名。指月经来时，色如黑灰或如黑豆汁样。《竹林寺女科秘方》："此属虚弱血衰之症。如见面色青，嗜睡，或卧不安，五心烦热，口舌干，头目眩晕，小腹作痛者，宜服调经丸。若沉黑色败，由于虚寒者，宜补中益气汤、理中汤、归脾汤等温之。"

经来黄色jīngláihuángsè 病证名。见《妇科易知》。即经来如黄泥水。详该条。

经来咳血jīngláikéxiě 病证名。《竹林寺女科秘方》："伤于生冷又触于热毒，以致经来咳血，痰气急满，五心烦热。宜先用五虎汤（陈皮、甘草、桑皮、桔梗、苏子、石膏、知母、枳壳），次用紫菀汤（阿胶、桑皮、紫菀、五味子、杏仁、冬花、桔梗、苏子、贝母、陈皮、枳实）。"

经来狂言谵语jīngláikuángyánzhānyǔ 病证名。见《竹林女科证治》。又名经来发狂。多因月经来时偶触烦怒，肝气逆乱，血随气逆，上攻于心。症见神志紊乱，妄有所见，狂言谵语，甚至不知人事。治宜疏肝宁心。方用麝香散（麝香、朱砂、甘草、木香、人参、茯神、桔梗、柴胡、远志）加减。或用茯神丸（茯神、茯苓、远志、砂仁、朱砂）。

经来绿色jīngláilǜsè 病证名。即经来如铜绿水。详该条。

经来目痛jīngláimùtòng 病证名。指经行时眼干涩痛。多因肝血虚、目失所养。症见眼目涩痛，肿涩难开或伴有头痛眩晕。治宜补血养肝。方用当归补血汤合杞菊地黄丸。

经来呕吐jīnglái'ǒutù 病证名。见《竹林女科证治》。亦名经来惯呕吐。多因饮后水聚不化，或胃弱食伤停滞所致。如伤于水饮者，呕吐多为食物夹水，治宜温中化饮，方用丁香散（公丁香、炮姜、白术）；如食伤停滞者，兼见胃痛，宜消食导滞，方用香砂六君子汤。

经来如黄泥水jīngláirúhuángníshuǐ 病证名。又名经来黄色、月水色黄。《竹林寺妇科秘方考》："经来如黄泥水，全无血色，乃大虚大寒，不可用凉药，宜乌鸡丸，服半月，非但病愈，兼能怀孕，再用加味四物汤（四物汤加乌药、延胡索、小茴香、生姜、黑枣），以暖其经、和其血。"

经来如牛膜片jīngláirúniúmópiàn 病证名。《叶氏女科证治》："经来不止，兼下物如牛膜片，昏迷倒地，乃血气结聚，变成此症。症虽惊人，却无大事，宜服朱雄丸（朱砂、雄黄、白茯苓）"。

经来如铜绿水jīngláirútónglǜshuǐ 病证名。又名经来绿色。《叶氏女科证治》："经来全无红色，乃大虚大冷也。忌用凉药，宜用乌鸡丸。"

经来如屋漏水jīngláirúwūlòushuǐ 病证名。《竹林女科证治》："经来如屋漏水，头昏目眩，小腹作痛，更兼白带，咽中臭如鱼腥，恶心吐逆，此血虚有热也。先用理经四物汤（四物汤加白术、柴胡、香附、延胡索、三棱、黄芩），次用内补当归丸。"

经来如鱼脑髓jīngláirúyúnǎosuǐ 病证名。《叶氏女科证治》："经来如鱼脑髓，双脚疼痛，不能举动，乃下元虚冷更兼风邪所致。当行气行血。宜服苏风止痛汤（天麻、僵蚕、紫金皮、乌药、牛膝、独活、川芎、当归、乳香、南藤、补骨脂、生姜、葱白），酒煎空心服。"

经来如猪肝水jīngláirúzhūgānshuǐ 病证名。《叶氏女科证治》："经来如猪肝水，五心烦热，腰腹疼痛，面黄肌瘦，不思饮食，此气血皆虚也。先用黄芩汤（黄芩、当归、川芎、知母、苍术、天花粉、白芍）退其烦热，后用调经丸（生地、熟地、当归、白芍、三棱、莪术、延胡索、茯苓、川芎、砂仁、乌药、香附、大茴、小茴，共为末，粳米糊丸，每服二钱）调其气血。"

经来色淡jīngláisèdàn 病证名。见《竹林女科证治》。多因气血俱虚，脾肾阳虚，运化功能减弱所致。《女科经纶》引朱丹溪语："色淡者，虚而有水混之也。"治宜补气血以调经。用八珍汤加黄芪、香附、生姜，兼常服六味地黄丸。虚甚者加干姜、附子。

经来色紫jīngláisèzǐ 病证名。见《竹林女科证治》。多因情志失调，肝郁化火，郁火伤气，气热灼血，以致月经色紫，稠黏，症属实热。治宜清热调经，方用四物连附汤（四物汤加黄连、香附）。

经来头痛jīngláitóutòng 病名。即经行头痛。详该条。

经来吐蛔虫jīngláitǔhuíchóng 病证名。见《叶氏女科证治》。指妇女于月经期间呕吐蛔虫。王伯龙《养儿宝》："经来寒热，四肢厥冷，大汗不止，呕吐蛔虫。宜用乌梅丸、当归四逆汤。"

经来未尽腹痛jīngláiwèijìnfùtòng 病证名。《叶氏女科证治》："经来一半余血未尽，腹中作痛，或发热或不热，乃气血俱实也。宜服红花当归汤（红花、当归、牛膝、苏木、枳壳、三棱、莪术、赤芍、芫花），破其余血，而热自止。"参见"气滞痛经""血瘀痛经""寒湿凝滞痛经"条。

经来下肉胞jīngláixiàròubāo 病证名。亦名经来下血胞。《叶氏女科证治》："经来不止，忽下肉胞三五个，状如鸡子大，软如絮，用刀剖开，内如石榴子，昏迷不省人事。宜服用十全大补汤。"

经来下血胞jīngláixiàxuèbāo 病证名。见《竹林寺女科秘方考》。即经来下肉胞。详该条。

经来小便出白虫jīngláixiǎobiànchūbáichóng 病证名。见《竹林寺女科秘方考》。即经来出白虫。详该条。

经来小便痛jīngláixiǎobiàntòng 病证名。《叶氏女科证治》："经来小便痛如刀割，此乃血门不通，用八珍散不效，急服牛膝汤（牛膝、麝香、乳香）。"

经来小便痛如刀割jīngláixiǎobiàntòngrúdāogē 病证名。风林寺《女科秘宝》："经来小便痛如刀割，此血淋也。先用牛膝汤（牛膝、麝香、乳香）一剂，后用海金砂丸（海金砂、猪苓、泽泻、白术、车前子、木通、萆薢，为末，米湖小丸，空心下百丸）。"

经来小腹结块jīngláixiǎofùjiékuài 病证名。《竹林寺妇科秘方考》："经来小腹结成一块，如皂角一条横过，痛不可忍，不思饮食，面色青黄，急用延胡散（延胡索、发灰）。"

经来小腹痛如刀刺jīngláixiǎofùtòngrúdāocì　病证名。吴悔《秘传内府经验女科》："经行时，由热邪乘于小肠，闭而不通，以致小腹痛如刀刺。宜服八正散，或用牛膝散（牛膝、麝香、乳香）。"

经来小腹痛有块jīngláixiǎofùtòngyǒukuài　病证名。曾鼎《妇科指归》："经来小腹有块，痛不可忍，不思饮食，面色青黄。宜服元胡散（延胡索、制香附、百草霜，重者再加血余炭，共为细末，用益母膏和匀，砂糖为丸）。"参见"血瘀痛经"条。

经来胁气痛jīngláixiéqìtòng　病证名。《叶氏女科证治》。即经来胁痛。详该条。

经来胁痛jīngláixiétòng　病证名。见《竹林女科证治》。又名经来胁气痛。多因肝郁气滞所致。症见月经来时，胁内作痛，经血色暗。治宜行气止痛。方用四物元胡汤（四物汤加延胡索、沉香）。

经来泄泻jīngláixièxiè　病名。见《竹林女科证治》。即经行泄泻。详该条。

经来腰腹痛jīngláiyāofùtòng　病证名。《竹林女科证治》："经来腰腹痛而气滞血实者，宜服桃仁汤（当归、赤芍、生地、香附、丹皮、红花、延胡索、桃仁）。形瘦有火，加黄芩、黄连；形肥多痰，加枳壳、苍术、半夏。亦有肝肾阴虚腰腹痛者，宜养肝肾，用六味地黄汤加杜仲、续断、寄生、白芍。"

经来音哑jīngláiyīnyǎ　病证名。即经行音哑。详该条。

经来饮食后即吐jīngláiyǐnshíhòujítù　病证名。《竹林女科证治》："此因痰在胸脘，阻隔米谷，不能下胃，急服乌梅丸化其痰涎，后服九仙夺命丹（豆豉、木香、陈皮、山楂、草果、枳壳、茯苓、厚朴、苍术）。"

经量jīngliàng　指经期排出的血量。一般总量约为 50 ~ 100ml。由于个人的体质、年龄、气候、地区和生活条件等不同，经量有时略有增减，均属正常的生理范畴。如有病理变化，血量过多或过少，均属病态。参见"月经过多""月经过少"条。

经漏jīnglòu　病名。见《兰室秘藏》。又名月漏、血漏、经血不断、漏下、漏下不止、月水不绝、月水不断、经脉不止、经候不止等。指阴道出血，淋沥不断，或经期血来而持续，日久不止，血量较少或略增多。病因多为气虚、血热、阴虚、气郁、血瘀等，致使气血失调，冲任不固而为经漏。辨证治疗。参见"崩漏"条。

经乱jīngluàn　病名。见《景岳全书·妇人规》。即经行先后无定期。详该条。

经乱不孕jīngluànbùyùn　病证名。不孕证之一。《叶氏女科证治》："妇人经水不调，气血乖和，不能受孕。"治宜调经。参见"月经不调"条。

经络jīngluò　人体运行气血的通道。包括经脉和络脉两部分，其中纵行的干线称为经脉，由经脉分出，网络全身各个部位的分支称为络脉。《灵枢·经脉》："经脉十二者，伏行分肉之间，深而不见……诸脉之浮而常见者，皆络脉也。"经络的主要内容有十二经脉、十二经别、奇经八脉、十五络脉、十二经筋、十二皮部等。其中属于经脉方面的，以十二经脉为主；属于络脉方面的，以十五络脉为主。它们纵横交贯，遍布全身，将人体内外、脏腑、肢节联系成为一个有机的整体。

经络辨证jīngluòbiànzhèng　诊断学术语。又称分经辨证。指以经络学说为指导，对病人所反映的症状、体征进行分析综合，以判断病位、病性等的辨证方法。

经络磁场疗法jīngluòcíchǎngliáofǎ　见"穴位磁疗法"条。

经络感传现象jīngluògǎnchuánxiànxiàng　又称经络现象、经络敏感现象或针灸感应现象。指感觉沿经络循行路线传导或循经出现的各种皮肤病症。这种现象在某些人身上可因针刺、艾灸、通电、按压等刺激或在气功练功的过程中产生。经络感传的性质，因刺激原和个体之不同而有所不同。如针刺多感酸、胀、重、麻，艾灸则现热气感，低频脉冲电可有电麻感，按压可有胀、麻等。一般呈带状、线状或放射状，其感传路线与经络主干的分布基本相符，有的还出现表里经之间、手足同名经之间的互传现象。感传速度一般缓慢，能为受试者清楚描述，而且可呈双向性传导。这种传导可被机械压迫或局部注射麻醉剂所阻断。刺激一旦停止，感传也就逐渐减弱至消失。经络感传现象有另外的表现，如沿经抽痛、皮疹、脱毛及皮肤出现红线、白线、皮丘带、过敏带、麻木带等特异现象。经络感传现象对于研究经络实质有重要意义。

经络歌诀jīngluògējué　书名。1 卷。清代汪昂撰于 1694 年。本书系将《灵枢·经脉》十二经循行与主病部分编成的七言歌诀。书后附有奇经八脉歌诀，以便初学诵读。本书多与汪昂《汤头歌诀》合刊。

经络汇编jīngluòhuìbiān　医论著作。不分卷。明代翟良撰。刊于 1628 年。此书依十四经的排列顺序，联系脏腑、经络、经穴予以论述，并附脏腑经脉图及歌诀、手足经起止图、内景图和奇经八脉论等。

经络经穴玻璃人jīngluòjīngxuébō · lirén　针灸教具名。是一种直立位正常成年男性体形的针灸电动教学模型。由上海医学模型厂等单位协作设计制造。外壳及内脏均采用有机玻璃或塑料制造。经络穴位采用场致发光工艺装置。整机由一电子程序控制台操纵，随着演示需要模型能自动演转，并有录音磁带配合讲解。台面装有十四经脉、185 个经穴、16 个奇穴的按扭，均可根据需要演示。

经络经穴测定仪jīngluòjīngxuécèdìngyí　针灸仪器名。通过测定皮肤电阻观察脏腑经络功能变化和穴位位置的仪器。种类很多，但其主要组成部分均由电源、电流计（微安表）、控制电量的可变电阻和接触人体的两个电极等组成。测定脏腑经络功能时，主要是通过原穴、井穴及背俞穴进行。探测穴位位置则以皮肤电阻大小为标志，电阻小处即为穴位。

经络论篇jīngluòlùnpiān　《素问》篇名。本篇论述经脉与络脉的五色变化，诊察五色变化可以了解经络脏腑的病情。

经络敏感人jīngluòmǐngǎnrén　指对针刺特别敏感的人。这种人接受针刺或电针时，沿经络循行路线出现感传现象或皮肤反应，十二经脉中有 6 条经以上出现全经传导，其余的感传也通过肘膝关节以上，即称经络敏感人。通过大量普查，各地陆续发现这类敏感人。国外亦有报道。

经络敏感现象jīngluòmǐngǎnxiànxiàng　即经络感传现象。见该条。

经络全书jīngluòquánshū　医论著作。4 册，分为前后两编。前编系明代沈子禄撰于 1566 年，后编为明代徐师鲁撰于 1576 年。其后又经清代尤乘重辑，刊于 1689 年。前编名"分野"，记述全身体表部位的名称，共 88 条，逐一详引博考《内经》等书文字，并论述其经络之循行交会。后编名"枢要"，又分原病、阴阳、脏腑、营卫、经络、常经

（即十二经）、奇经、人迎气口、三部、诊脉、清浊、虚实、客感、传变等14篇。均考《内经》以下有关经络的各家论述加以发挥，对经络学说中的术语进行了较系统的整理。书末附有音释。

经络伤jīngluòshāng 病证名。指外伤引起经络气血损伤的病证。见《圣济总录·伤折门》卷一百四十四。多因跌打、碰撞伤及经络所致。伤后轻者脉道不畅，气机不顺，血流受阻，局部轻度肿痛；重者脉道破裂，血离经脉，或瘀留体内，气机受阻，或溢于体外，伤部明显肿胀、疼痛。治疗参见“内伤”及“跌打损伤”条。

经络现象jīngluòxiànxiàng 见“经络感传现象”条。

经络穴区带jīngluòxuéqūdài 疾病反映于体表呈带状的敏感区域。穴区带疗法就以此为依据。它与敏感点（或压痛点）不同，前者为“面”，后者为“点”。

经络学说jīngluòxuéshuō 中医术语。用以解释人体生理、病理现象，指导临床实践的基础理论之一。来源于医疗实践。其形成和发展，与针灸、推拿、气功等的应用有着密切的关系。它是中医学理论体系的重要组成部分，也是针灸学术的理论核心。从文献考察，早在二三千年以前，中国医家已把针灸的临床经验进行了初步总结，长沙马王堆汉墓帛书中，已有《医方》《经脉》和《导引图》等多种医书。《黄帝内经》对经络的内容已有比较完整的论述，而且形成了系统的理论。经络内属脏腑，外络肢节，沟通内外，贯穿上下，将人体各部组织器官联系成为一个有机的整体，并借以运行气血，营养机体，使人体各部的功能活动得以保持协调和相对平衡。此后，历代中医文献又不断有所补充和发挥。由于历史条件限制，中医学对经络学说未能做出进一步的认识。近年，临床观察和实验研究积累了许多资料，如经络敏感人的相继发现证明经络现象的客观存在，探究经络感传的实质已为研究者所瞩目。他如针刺麻醉的成功等，都为进一步深入研究经络开辟了新的道路。对于经络实质，迄今还不能从解剖学和组织学上得到形态证实，存在着各种不同的见解。如有人根据一些经络现象不同于神经、血管和淋巴管的分布情况而认为经络是一种至今尚未发现的特殊结构；有人以神经通路的某一部分受到阻滞、切断或破坏后针刺效应和循经感传就相应消失，以及从尸体上观察到多数经穴都分布在神经通路上，认为经络与神经系统关系比较密切；有人则提出淋巴反应系统的理论；还有人认为经络是中枢神经系统内特殊功能排列在人体局部的投射，由此解释针刺一个穴位能够引起一条感应路线的现象。此外，还有经络－内脏－皮层相关说；经络与神经、体液调节功能相关说；类传导假说等。还有学者从控制论观点进行解释，将人体看作一个自动的控制系统，而经络相当于“传导道”，穴位则相当于“发生器”，针灸等刺激相当于“信息源”，经络在控制系统与控制对象之间传递着控制信号与反馈信号，等等。目前，国内有人提出第三平衡论和整体区域全息论，即经络是一个新的系统，与已知的神经系统共同协作维持体内的平衡调节。这都为经络研究提供了良好的思路。

经络学说的理论及其运用jīngluòxuéshuō · delǐlùnjíqíyùnyòng 医论著作。上海市中医学会编。本书是上海市中医学会在其举办的经络学说专题讲座的讲稿基础上，经过集体讨论编写的一部经络学专书。共3篇。上篇为经络学说总论，又分基本概念和经络功能与作用两章；中篇列述十二经脉、奇经八脉、经别、经筋、络脉和皮部；下篇为经络学说在临床各科的运用；末为总结，并附子午流注及灵龟八法。本书虽然进行了较系统的整理工作，但对于古代某些唯心论述缺乏批判的态度。1960年由上海科技出版社出版。

经络诊视图jīngluòzhěnshìtú 《徐灵胎医略六书》之附图。包括仰人、伏人骨度部位图，仰人、伏人全图，十四经图，脏腑全人图，十六络图（圆图），宗荣卫三气图，面部图，脉诊图。

经络之海jīngluòzhīhǎi 指冲脉和任脉。《灵枢·五音五味》：“冲脉、任脉，皆起于胞中，上循背里，为经络之海。”

经络之气jīngluòzhīqì 即经气。详该条。

经络之研究jīngluòzhīyánjiū 经络著作。日本长滨善夫、丸山昌郎编于1950年，承淡安译于1955年。作者根据其在临床上发现的一位眼科病人在针刺各经络的原穴时，所表现的感传现象基本上与十二经脉的走行一致，而得出了经络确实存在的结论。本书即其考察报告的总结，书中附有若干图表。1955年由千顷堂书局出版。

经脉jīngmài ❶气血运行的主要通道，是经络系统中直行的主要干线。《灵枢·海论》：“经脉者，内属于府藏，外络于肢节”。分为十二经脉、奇经八脉及十二经别，详各条。❷指月经，见《脉经》。❸《灵枢》篇名。主要叙述十二经脉和十五络脉的起止、分布、全身循行情况，以及每经的“是动病”和“所生病”的表现，阐明各经病理特点并确定针治原则。还简述了五阴经气绝与六阳经气绝的征象。文中着重指出经脉具有决生死、处百病、调虚实的重要作用。

经脉别论篇jīngmàibiélùnpiān 《素问》篇名。首先讨论了惊恐恚劳等过度，以致经脉、内脏失其正常的变化；继论经脉在饮食生化输布过程中的作用，并通过饮食物消化、吸收、输布过程，阐明切脉独取寸口以决死生的原理；后论三阴三阳脏气独至的病变、脉象及治法。张志聪注：“言经脉病脉之各有分别。”故名。

经脉不调jīngmàibùtiáo 病名。见《圣济总录》卷一百五十。即月经不调。详该条。

经脉不利jīngmàibùlì 病名。出《脉经》。一指月经不调。二指经闭。

经脉不通jīngmàibùtōng 病名。见《寿世保元》卷七。即经闭。详该条。

经脉不行jīngmàibùxíng 病名。见《圣济总录》卷一百五十一。即经闭。详该条。

经脉不止jīngmàibùzhǐ 病名。见《圣济总录》卷一百五十一。即经漏。详该条。

经脉分图jīngmàifēntú 针灸经脉专书。4卷。清代吴之英撰。刊于1920年。首载各经脉（正经、奇经）的图像、腧穴，《内经》原文及考证。在腧穴考证方面，作者根据《内经》《难经》《甲乙经》等书，对历来经络文献中的腧穴名称和排列次序重予调整，其主张多与一般针灸文献不同，具有独特见解。现有《寿栎庐丛书》本。

经脉考证jīngmàikǎozhèng 见“六译馆医学丛书”条。

经脉图考jīngmàitúkǎo 针灸经脉专书。4卷。清代陈惠畴撰。约撰于1838年。卷一总论人体内景、周身骨度及经脉循行要穴等；卷二、三为十二经脉经穴循行主病、图像及歌诀；卷四论奇经八脉的循行主病及诸部经络循行，对于全身各部的经络分布考证较详。书中的经脉、经穴插图亦较细致，并对一些穴位的考证提出了个人的看法。现存1878年初刊本。

经脉循行jīngmàixúnxíng 针灸学术语。指经脉在特定的路线运行。

经脉之海jīngmàizhīhǎi 指冲脉。《素问·痿论》："冲脉者，经脉之海也。"参见"冲脉"条。

经逆赤肿jīngnìchìzhǒng 病证名。指经闭上逆，两目赤肿。《张氏医通》卷八："女人逆经，血灌瞳神，满眼赤涩者，乃血热经闭，过期不行，则血逆行于上。如有胬肉，切不可钩割，只用四物加行气破血通经药，经行则血翳自退，势甚，必加酒大黄下夺其势，去火所以存阴。"

经期jīngqī ❶指月经的周期。一般以28天左右为一个月经的周期。但由于个人的体质、年龄、气候、地区和生活条件的不同，月经周期也会有所差异。所以周期在21天和35天之间的，也属正常范围。❷指月经的持续时间。一般为3～7天。如持续时间过长或过短，则属病态。

经期延长jīngqīyáncháng 病证名。指月经周期基本正常，行经期间超过7天，甚至淋漓半月方净的病证。多由气虚、血瘀、血热所致。气虚冲任不固，血失统摄，症见行经期间延长，色淡质稀，小腹空坠，气短懒言，治宜益气固冲、摄血，方用固冲汤；若经产之际，血室正开，余血未尽，外袭寒邪，血为寒凝，或交合阴阳，瘀阻胞中，血不归经，症见经期延长日久，量时多时少，色暗红，夹有瘀块，腹痛拒按，治宜祛瘀行滞止血，方用逐瘀止血汤（《傅青主女科》：生地、大黄、赤芍、丹皮、枳壳、当归尾、龟甲、桃仁）；若阴虚血热，热扰冲任，经血失守，症见经期延长，量少，色红，五心烦热，口干咽燥，治宜滋阴清热，凉血安冲，方用地芍凉血汤（《顾松园医镜》）或用两地汤；若五志化火兼有湿热内蕴，迫血妄行，症见经期延长，量多，质黏稠，味臭腐，治宜解毒除湿，清热固经，方用解毒四物汤（四物汤加黄芩、黄连、黄柏、山栀）。

经气jīngqì 运行于经脉中之气，亦称脉气、经络之气。是先后天精气的结合物，运行、输布全身，不但指经脉的运动功能和经脉中的营养物质，而且是整体生命功能的表现。《素问·离合真邪论》："真气者，经气也。"

经气不调jīngqìbùtiáo 病名。见《圣济总录》卷一百五十一。即月经不调。详该条。

经前便血jīngqiánbiànxiě 病证名。见《简明中医妇科学》。指每月行经前一二日，大便下血。多因素嗜辛辣燥血之物，热郁肠中，大肠与胞宫并域而居，当经行之前，胞中气血俱盛，引动肠中郁热，因而迫血下行所致。症见经前大便下血，色深红，面赤唇干，咽燥口苦，渴喜冷饮，头晕心烦，经行量少，色紫红稠黏等。宜清热凉血止血，方用约营煎（生地、芍药、甘草、续断、地榆、槐花、炒芥穗、乌梅、黄芩）。大便燥结甚者，去乌梅，加麻仁、郁李仁；热甚者，去乌梅，加栀子、黄连。

经前腹痛jīngqiánfùtòng 病证名。指经行之前，出现下腹部疼痛，经行后即愈。多因气滞、血瘀、寒湿凝滞等所致。《叶天士女科诊治秘方》："经水将来，而脐腹绞痛，此血涩不行，以作痛也。宜服通经汤（四物汤加川楝子、小茴香、槟榔、延胡索、木香。水煎，食前服）。"参见"气滞痛经""血瘀痛经"各条。

经前腹痛吐血jīngqiánfùtòngtùxiě 病证名。见《傅青主女科》。指经水未行之前一二日，出现腹痛吐血。乃肝气不顺上逆所致，因血随气为行止，气安则血安，气动则血动。治宜顺气平肝兼行纳气之法。用顺经汤（当归、熟地、白芍、丹皮、茯苓、沙参、黑芥穗）。

经前精神异常jīngqiánjīngshényìcháng 病名。即经行情志异常。详该条。

经前口疳jīngqiánkǒugān 病名。即经行口糜。详该条。

经前期紧张综合征jīngqiánqījǐnzhāngzōnghézhēng 病名。指经行前1周左右，出现烦躁易怒，倦怠嗜睡，或失眠，头晕头痛，偏头痛，乳房胀痛，喉痛声嘶，胸闷，腰腹酸胀浮肿，腹泻，关节痛，荨麻疹，皮肤瘙痒等症。随月经周期发作，月经净后骤然减轻或消失，故称。多由肝肾失调影响冲任，若肝气郁滞，症见经前乳房胀痛，头晕头痛或偏头痛胃纳不佳等，宜疏肝解郁，用丹栀逍遥散加减，配合针刺合谷、三阴交、太冲；若肾阴不足，症见腰膝酸软，口干颧红，盗汗等，宜滋阴补肾，用六味地黄汤。参见"经前浮肿""经行头痛""经前腹泻""经前乳房胀"等条。

经前脐下痛jīngqiánqíxiàtòng 病证名。指经前三五日，脐下作痛势如刀刺，或寒热交作，经血下如黑豆汁样。多因寒湿凝滞所致。宜温经化湿，方用温脐化湿汤（白术、茯苓、山药、巴戟、扁豆、白果、建莲子）。参见"寒湿凝滞痛经"条。

经前失眠jīngqiánshīmián 病证名。亦名经行不寐。指经前或经行则失眠，甚至通宵不寐，经期过后则恢复正常的病证。多因阴虚火旺、心脾两虚、心肝火旺所致。阴虚火旺是阴血亏耗，心火偏旺或肾阳不足，经行时经血下注，阴血愈虚，不能上济心火，症见失眠，甚通宵不寐，伴有口干咽燥，心烦懊侬，治宜养血清心安神，方用黄连阿胶汤；若思虑过度，劳伤心脾，阴血不足，阴不敛阳，症见失眠多梦，伴有纳谷不香，头晕神疲，治宜健脾养血，宁心安神，方用归脾汤加减；若肝郁化火，心肝火旺，上扰心神，则兼见头痛头晕，口苦咽干，心烦易怒，治宜清肝泻热安神，方用龙胆泻肝汤加减。

经前吐衄jīngqiántùnǜ 病证名。指在行经期前出现周期性口鼻出血的病证。详"逆经"条。

经前泄水jīngqiánxièshuǐ 病证名。泄，同泄。见《傅青主女科》。指每在经前则先泄水三四日，然后方行经者。多因脾虚不固，运化失职，水湿停聚，以致经水将动欲流注于血海，而水湿乘之，故先水而后行经。治宜补气健脾除湿。方用健固汤（人参、茯苓、白术、薏苡仁、巴戟）、参苓白术散等。

经前荨麻疹jīngqiánxúnmázhěn 病名。荨麻疹，旧读"qiánmázhěn"，即经行风疹块。详该条。

经渠jīngqú ❶经穴名，代号LU8。出《灵枢·本输》。属手太阴肺经。经（金）穴。位于前臂掌侧，当桡骨茎突内缘，腕横纹上1寸处。布有前臂外侧皮神经和桡神经浅支和桡动、静脉。主治咳嗽，气喘，胸痛，喉痹，手腕痛等。直刺0.3～0.5寸，避开动脉。❷古代全身遍诊法三部九候部位之一。为手太阴肺经动脉，中部天，以候肺气。

经如虾蟆子jīngrúhá·mazǐ 病证名。亦名经来下肉胞、经来下血胞。《妇科易知》："经水过期，其人腹大如鼓，月经来时血中夹物如虾蟆子，并见昏迷不知人事者。宜气血双补法。方用十全大补汤。"相当于葡萄胎，可中西医结合治疗。参"经闭腹大如鼓"条。

经色jīngsè 指月经血的颜色。正常经血一般为黯红色，开始色较浅，以后逐渐加深，最后又转为淡红色而净。如有病理变化，经色也会相应地改变，可作临床辨证的参考。如色淡多气虚、血虚，紫红、深红多血热，紫黯多血瘀，黑黯多寒凝，鲜红多虚热，红夹黄色多湿热，色杂夹带多为湿毒等。

经史百家医录jīngshǐbǎijiāyīlù 医史著作。钱远铭主编。本书辑录了十三经、二十五史、官民办丛书、诸子百家、小说笔记、历代游记等非医学古文献中有关医学的史料，分为医史、医论、医话、药物、验方、医案、养生、志异等8类。所录史料上自周秦，下迄明清，共涉及1000余家，30000余卷。原文均注明出处。1986年由广东科技出版社出版排印本。

经史证类备急本草jīngshǐzhènglèibèijíběncǎo 本草著作。简称《证类本草》。31卷。宋代唐慎微约撰于11世纪末。1108年（大观二年）刊印时由艾晟补入陈承《本草别说》的内容，称为《经史证类大观本草》。1116年（政和六年），曹孝忠等重行校刊，合并为30卷，称为《政和经史证类备用本草》。1159年（绍兴二十九年）王继先等再次校订增补，名《绍兴校定经史证类备急本草》，为32卷。此后又有多种刊本，书名也有变更，但基本内容没有很大改动。本书以《嘉祐补注神农本草》为基础，总结了北宋以前的药物学成就。书中广泛收集了各种文献资料和临床经验，并保存了《神农本草经》以下一些主要本草学著作的文字。卷一、二为序例，卷三以后将药物分为玉石、草、木、人、兽、禽、虫鱼、果、米谷、菜（以上又各分上、中、下三品）、有名未用及图经外草类、图经外木蔓类等13类，共1746种（各种刊本的数字略有出入）。本书收罗广博，编号、体例谨严，对于药物的别名、药性、主治、产地、采收、炮制、辨析、附方等都有较详细的记载，所附的药图也较精细。现有人民卫生出版社《重修政和经史证类备用本草》影印本。

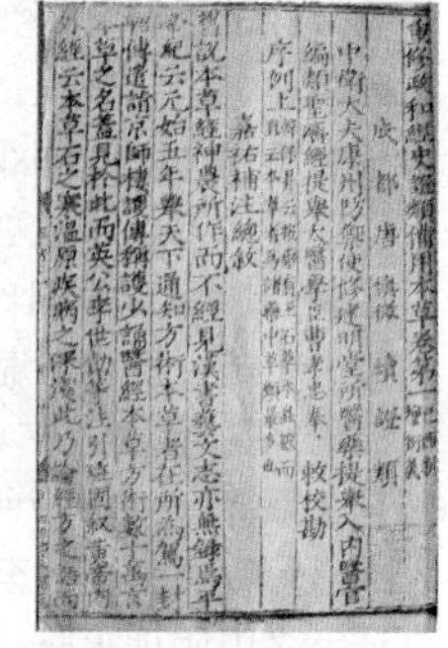
经史证类备急本草

经史证类大观本草jīngshǐzhènglèidàguānběncǎo 本草著作。见“大观本草”条。

经史证类大全本草jīngshǐzhènglèidàquánběncǎo 本草著作。见“大观本草”条。

经始jīngshǐ 经穴别名。出《针灸甲乙经》。即少冲。见该条。

经事jīngshì 见《医学纲目》卷三十四。即月经。详该条。

经俞jīngshù ❶指经穴。杨上善曰：“经俞者，谓经之穴也。”❷指五输穴中的经穴和俞穴。《素问·水热穴论》：“秋刺经俞。”马莳注：“经俞者，据下节井荥推之，则是各经之经穴俞穴也。”

经水jīngshuǐ ❶喻人身经脉。《素问·离合真邪论》：“天有宿度，地有经水，人有经脉。天地温和，则经水安静；天寒地冻，则经水凝泣；天暑地热，则经水沸溢，卒风暴起，则经水波涌而陇起。”❷月经的别称。❸《灵枢》篇名。本文用当时版图上的清、渭、海、湖、汝、渑、淮、漯、江、河、济、漳等12条河流来比喻十二经脉之大小、深浅、广狭、远近的不同，以察十二经脉气血运行的情况，故名。根据经脉的远近、浅深，气血的多少，在针刺治疗时掌握进针的深度和留针的时间等。并强调施行针灸必须注意患者的年龄、体格等情况，以免施术失当。

经水不定jīngshuǐbùdìng 病名。见《圣济总录》卷一百五十一。即月经不调。详该条。

经水不利下jīngshuǐbùlìxià 病名。指由瘀血而导致经闭不行。《金匮要略·妇人杂病脉证并治》：“妇人经水不利下，抵当汤主之。”参见“经闭”条。

经水不调jīngshuǐbùtiáo 病名。见《圣济总录》卷一百五十一。即月经不调。详该条。

经水不通jīngshuǐbùtōng 病名。出《脉经》。即经闭。详该条。

经水不行jīngshuǐbùxíng 病名。见《寿世保元》卷七。即经闭。详该条。

经水不止jīngshuǐbùzhǐ 病名。见明代岳甫嘉《妙一斋医学正印·种子篇》。多因血热损伤胞络，或劳损冲任，气虚不能摄血等所致。症见经来不止，淋沥无时。治宜凉血补血。方用四物汤加白术、黄芩、阿胶、茯苓、栀子、地榆、荆芥、香附、甘草。气虚加人参、黄芪，或用举元煎。即崩漏。参见该条。

经水不止发肿满jīngshuǐbùzhǐfāzhǒngmǎn 病证名。见明代岳甫嘉《妙一斋医学正印·种子篇》。亦名经多发肿。多因脾经血虚，水湿渗入血分所致。症见月经持续不止，兼发肿满。治宜补血健脾利水。方用四物汤加茯苓、白术、砂仁、大腹皮、木香、陈皮、厚朴、猪苓、木通、甘草。

经水断绝jīngshuǐduànjué 亦名经断、经绝。❶指妇女到49岁左右，由于肾气已衰，天癸衰竭，冲任胞脉俱虚，以致月经断绝。是生理现象，不作病论。❷指病理性月经停止，即经闭。出《金匮要略·妇人杂病脉证并治》：“妇人之病，因虚、积冷、结气，为诸经水断绝。”

经水断续jīngshuǐduànxù 病证名。见《陈素庵妇科补解》。即经来断续。详该条。

经水黑灰jīngshuǐhēihuī 病证名。见风林寺《女科秘宝》。经水黑灰者，因体质虚弱，血气衰微，以致面青嗜卧，五心烦热，口苦舌干，头晕目昏，小腹作痛，即将调经丸（四物汤加三棱、莪术、良姜、大茴香、小茴香、槟榔、枳壳、延胡索、乌药）作汤剂服之。

经水后期jīngshuǐhòuqī 病名。见《陈素庵妇科补解》。即经行后期。详该条。

经水忽来忽断jīngshuǐhūláihūduàn 病证名。见《傅青主女科》。即经来断续。详该条。

经水或多或少jīngshuǐhuòduōhuòshǎo 病证名。见《竹林寺女科秘方》。亦名经水乍多乍少。多因肝郁脾虚，久而阴虚生热，冲任失调所致。症见经来血量或多或少不定，兼见面色萎黄，头目眩晕，饮食不思，五心烦热等。治宜先用清凉散（黄芩、知母、当归、丹皮、茯苓、白芍），退去烦热，后用调经四物汤（四物汤加香附、砂仁、丹皮、黄芩、生姜）。

经水久不行发肿jīngshuǐjiǔbùxíngfāzhǒng 病证名。见明代岳甫嘉《妙一斋医学正印·女科》。即经闭浮肿。详该条。

经水绝jīngshuǐjué 见《脉经》。即经水断绝。详该条。

经水淋漓不止jīngshuǐlínlíbùzhǐ 病证名。《陈素庵妇科补解》：“妇人经行，多则六七日，少则四五日，血海自净。

若迟至半月或一月，尚淋漓不止，非冲任内虚，气不能摄血，即风冷外感使血滞经络，故点滴不已，久则成经漏，为虚劳、血淋等症。若经行合房，以致血漏，尤为难治。宜服棕蒲散（棕榈皮、蒲黄、归身、白芍、川芎、生地、丹皮、秦艽、泽兰、杜仲）。”

经水否涩jīngshuǐpǐsè 病名。见《圣济总录》卷一百五十三。指因经水蓄聚，或产后恶露不尽，皆本冲任气虚，风冷所乘，气不能宣而成血瘀。瘀血不去，结瘤成积，则令人面黄肌瘦，烦渴憎寒，腰腹重痛，经水否涩不通。治宜通经活血化瘀。方用桃仁汤（桃仁、大黄、肉桂、当归、甘草、虻虫、水蛭），水煎加芒硝冲服。

经水愆期jīngshuǐqiānqī 病名。见《女科指掌·调经门》。即经行先后无定期。详该条。

经水全白jīngshuǐquánbái 病证名。见清代王之翰《妇科胎产百病》。即经来白色。详该条。

经水涩少jīngshuǐsèshǎo 病名。见《丹溪心法》。即月经过少。详该条。

经水无常jīngshuǐwúcháng 病名。见单南山《胎产证治录》。即月经不调。详该条。

经水先后无定期jīngshuǐxiānhòuwúdìngqī 病名。见《傅青主女科》。即经行先后无定期。详该条。

经水先期jīngshuǐxiānqī 病名。见《傅青主女科》。即经行先期。详该条。

经水一月再行jīngshuǐyīyuèzàixíng 病证名。见顾膺陀《妇科集·调经门》。即指经行先期。详该条。

经水乍多乍少jīngshuǐzhàduōzhàshǎo 病证名。见《陈素庵妇科补解》。即经水或多或少。详该条。

经隧jīngsuì 指潜布于表体以下运行气血的经络通路。《素问·调经论》：“五脏之道，皆出于经遂，以行血气，血气不和，百病乃变化而生，是故守经遂焉。”

经外奇穴jīngwàiqíxué 简称奇穴、经外穴。详“经外穴”条。

经外穴jīngwàixué 又名经外奇穴、奇穴。指十四经穴以外的经验效穴。经外穴在《内经》中已有一些记载，如《素问·刺疟》“刺十指间”“刺舌下两脉”等。后《备急千金要方》《外台秘要》等书记载更多，至《针灸大成》等书专列“经外奇穴”一门。这些穴位，一般都是从阿是穴的基础上发展而来的，其中少数穴位，如风市、膏肓俞等。后来还补充到十四经穴中。近年来新发现的某些经外穴，有称新穴者。

经效产宝jīngxiàochǎnbǎo 女科著作。又名《产宝》。3卷。唐代昝殷撰于852年。原书共52篇，371方。今存本共41篇，374方。卷上论妊娠期杂病及难产诸疾，卷中、下均论产后诸疾。书中论述病候不多，主要介绍具体病证治疗。所列方药大多简易实用，是我国现存较早的一部产科专著。本书后又有宋代附刻的《续论》1卷，内载唐、宋间周颋、郭稽中等人的产科方论，也有一定的参考价值。1949年后有影印本。

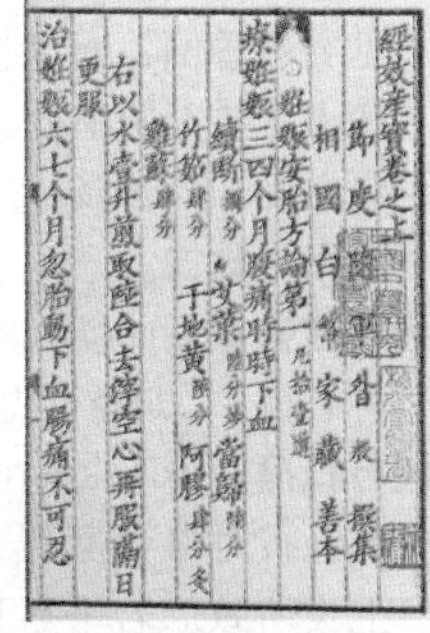

经效产宝

经效阿胶丸jīngxiào'ējiāowán 《苏沈良方》卷五方。阿胶（微炒）、卷柏、山药、生地黄、鸡苏、大蓟、五味子各一两，柏子仁、茯苓、人参、百部、远志、麦冬、防风各半两。为末，炼蜜为丸，弹丸大，每服半丸至一丸，小麦、麦冬煎汤送下。治咳嗽，并嗽血、唾血。

经效散jīngxiàosǎn 《审视瑶函》卷六方。柴胡一两，犀角三钱，赤芍药、当归尾、大黄各五钱，连翘、甘草梢各二钱五分。为末，每服二至三钱，水煎，食远服。治眼因撞刺生翳，疼痛经久，复被物击，兼为风热所攻，转加痛楚，不能睁开见物等症。

经信jīngxìn 出《妇人良方大全》卷一。即月经。详该条。

经行暴怒jīngxíngbàonù 病证名。《陈素庵妇科补解》：“经行，因事暴怒，气逆而厥。怒伤肝，肝藏血，因而崩注。但和肝气，清肝火，养肝血，则病自愈。宜柴胡抑肝散（柴胡、青皮、香附、丹皮、焦栀、当归、川芎、白芍、生地、炒蒲黄、荆芥、棕榈炭）。”

经行便血jīngxíngbiànxiě 即差经。详该条。

经行遍体作痛jīngxíngbiàntǐzuòtòng 病证名。《陈素庵妇科补解》：“妇人经行，忽然遍体作痛，此由外邪乘虚而入，或寒邪，或风冷，内伤冲、任，外侵皮毛，以致周身疼痛。治法宜散风寒，温经血。如下血多，筋失其养，痛如行痹，宜补血温经，兼祛外邪，可服归活温经汤（当归、羌活、独活、防风、川芎、丹参、青皮、香附、乌药、川断）。”

经行不寐jīngxíngbùmèi 病名。即经前失眠。详该条。

经行不止jīngxíngbùzhǐ 病名。见《竹林寺女科秘方》。即经水不止。详该条。

经行抽搐jīngxíngchōuchù 病证名。指经行肢体麻木抽搐，经后即消失。多因血虚与风痰所致。血虚多由素体血虚，营卫失和，筋失所养，症见全身麻木抽搐，头晕眼花，心悸失眠，治宜养血和营，佐以舒筋止痉，方用十全大补汤加白僵蚕、钩藤、鸡血藤；若因风痰者，多为素有癫痫病史，经期情志抑郁，或因劳累过度，肝风挟痰上扰，壅闭经络，症见经行时先觉胸闷头昏泛恶，继则抽搐发作，双目上视，昏不知人，醒后头晕乏力肢软，治宜息风涤痰，开窍止痉，方用定痫丸（《医学心悟》方）。

经行唇起疱疹jīngxíngchúnqǐpàozhěn 病证名。指经行时口唇上下黏膜起疱疹，经后自消的病证。多由脾胃郁热上冲所致。症见疱疹大小不等，周围有红晕或感灼热疼痛、瘙痒，口干便结。治宜泻脾养阴。方用泻黄散加减。

经行发瘢jīngxíngfābān 病名。《陈素庵妇科补解》：“经行则血虚，血虚则生内热，加于风邪客热乘虚而入，聚于阳明，此瘢之所由发也。治法疏风、清热、凉血，不可辛湿之药，宜犀角连翘饮（犀角、连翘、丹皮、生地、枳壳、荆芥、白芷、前胡、花粉、赤芍、葛根、薄荷、红花）。”

经行发狂谵语jīngxíngfākuángzhānyǔ 病证名。《陈素庵妇科补解》：“经正行发狂谵语，忽不知人，与产后发狂相似。缘此妇，素系气血两虚，多怒而动肝火，今经行去血过多，风热乘之，客热与内火并而相搏，心神昏闷，是以登高而歌，去衣而走，妄言谵语，如见鬼神，治宜清心神，凉血清热为主。有痰，兼豁痰；有食，兼消失。宜用金石清心饮（石莲肉、金箔、郁金、麦冬、丹皮、茯苓、赤芍、石菖蒲、生地、甘草、木通、半夏、神曲、枳壳）。”

经行发热jīngxíngfārè 病名。见明代陈文昭《陈素庵妇科补解》。亦名经来发热，经病发热。包括经行潮热。指每值经期或行经前后出现以发热为主症的病症。有外感、内伤、虚实之分，以内伤居多。《女科经纶》引李氏：“经行潮热有时为内伤，属于虚；潮热无时，为外感，属于实。”《医宗金鉴》：“在经前则为血热之热，经后则为血虚之热。”若因经期感受外邪，表被邪束，邪正交争，营卫失调，症见发热、恶寒、无汗，治宜发散表寒，方用四物汤加麻黄。感受风邪者症见发热恶风，自汗，治宜调和营卫，方用四物汤加桂枝。若因热伏冲任，冲脉气盛，气火内燔，症见发热面赤，口干喜饮，心烦易怒，治宜清热凉血调经，方用清经散。若肝郁化火，症见头晕目眩，胸胁乳房胀痛，口苦咽干，治宜疏肝清热，方用丹栀逍遥散加味。若阴虚内热，症见午后潮热，盗汗，手足心发热，治宜养阴清热，方用加味地骨皮饮。若因气血虚弱，经行气随血泄，气血阴阳失调，症见经行或经后低热，动则汗出，神疲肢软，少气懒言。治宜益气固表，方用玉屏风散加当归、白芍。若因瘀血滞于胞宫，气血瘀阻，营卫不和，症见经来发热，腹痛拒按，治宜活血化瘀清热，方用血府逐瘀汤。

经行风疹块jīngxíngfēngzhěnkuài　病名。亦名经行隐疹、经行、经前荨麻疹。指每值临经或行经期间，周身皮肤突起红疹，块形大小不一，或起风团，融合成片，瘙痒异常，经净渐退的病证。多因血虚、风热、血瘀所致。若因素体血虚，或久病失养，营阴暗耗，经行阴血益虚，血虚化燥生风，风盛则痒，症见经行风疹频发，瘙痒难忍，入夜尤甚，面色不华，治宜养血疏风，方用当归饮子（《外科正宗》）去川芎，加旱莲草、生地；若素体阳盛或过嗜辛辣，血分蕴热，经行时气血俱盛，风邪乘虚而入，与热相搏，遂发风疹，症见身发红色疹块，堆累成片，瘙痒难忍，遇风遇热加重，经量多，色鲜红，治以清热散风，方用秦艽牛蒡汤（《医宗金鉴》：秦艽、牛蒡子、枳壳、麻黄、犀角、黄芩、防风、甘草、升麻、玄参）加生地、丹皮；若气机不畅，瘀血内阻，经行冲任失畅，经血渗溢肌肤，遇风则鼓之外出而发风疹，疹色呈瘀斑状，月经量少，有血块，子腹刺痛，治宜活血祛风，方用桃红四物汤（《医宗金鉴》）加豨莶草、紫草根、荆芥、牛膝。

经行浮肿jīngxíngfúzhǒng　病名。亦名经来浮肿、经来遍身浮肿。指每逢经行前后或正值经期出现头面四肢或遍身浮肿的病证。多由脾虚、肾虚或气滞血瘀所致。若因久居湿地或经期冒雨涉水，湿气内侵或饮食劳倦伤脾，经行时阴血注于冲任，气随血下，脾气益虚，转输失司，水湿停聚，泛于肌肤而成水肿，《叶氏女科证治》谓之“经来遍身浮肿，此乃脾土不能克化水，变为肿”，症见四肢面目浮肿，按之没指，经水后期，量少色淡，伴有胸闷腹胀，纳少便溏，神疲肢冷，治宜温脾阳，利水湿，方用理中汤加桂枝、茯苓；若素体肾虚或房室不节，肾气内伤，经行时经血下注，阴盛于下，有碍肾阳敷布，不能化气行水，致水道不利，症见浮肿以下肢为重，伴有腰骶冷痛，经行后期，量少色淡，大便溏薄，治宜温肾利水，方用真武汤加巴戟天；若情志内伤，肝失条达，疏泄无权，气行不畅，血行受阻则滞而为肿，症见肢体肿胀，脘闷胁胀，善太息，治宜理气活血，方用八珍汤（《济阴纲目》：当归、川芎、芍药、熟地、延胡索、川楝子、炒木香、槟榔）加泽兰、茯苓皮。

经行腹痛jīngxíngfùtòng　病名。见《妇人良方大全》卷一。是指经行时出现下腹部及腰部疼痛，经净后即缓解痛止。详“痛经”条。

经行感冒jīngxínggǎnmào　病名。指每逢经期出现感冒的病证。多因卫阳不固，营卫不和所致。若因阳虚气少，卫外不固。症见经期畏寒恶风，头痛鼻塞流涕，治宜温阳益气祛风，方用玉屏风散加桂枝、白芷等。若因经期气血入胞，营卫不和，症见经行乍寒乍热、恶风、微汗出，治宜调和营卫，方用桂枝汤加黄芩等。本证尚应注意平时的身体调理，宜服补益卫阳或调和营卫的方药。行经期亦要避免感受风寒外邪。

经行后期jīngxínghòuqī　病名。亦名月经落后、经水后期、经迟、过期经行等。指月经来潮比正常周期推迟 1 周以上，甚至 3～5 个月一行。多因血虚、血寒、肾虚、气滞和血瘀等所致。当分别用益血、温经、补肾、行气、祛瘀等法治疗。

经行狐惑jīngxínghúhuò　病名。指经行前咽部及前阴并见蚀烂。多因肝脾热郁，化毒伤阴所致。症见口唇周围、咽部及外阴发生溃疡，或兼目赤糜烂。治宜清热解毒，养阴化瘀，方用芩连四物汤加减。目赤加菊花、密蒙花，口干加沙参、石斛、玄参。外阴溃疡加龙胆草、栀子、红藤。

经行环腰痛jīngxínghuányāotòng　病证名。指经行时环腰疼痛，经后即消失的病症。多因肝郁气滞，带脉拘急。症见环腰作痛，月经量少，经行不畅，少腹急迫。治宜疏肝气，缓带脉，方用宽带汤（《傅青主女科》）加延胡索、郁金、牛膝、香附。

经行昏厥jīngxínghūnjué　病证名。指经行突发昏厥，片刻即醒，无后遗症的病证。常见有气脱、气郁、血脱、血瘀、暑厥所致。气脱者多因素体气血虚弱，经行期疲劳过度或悲恐所伤，气虚下陷，清阳不升，症见经期眩晕昏厥，面色苍白，四肢厥冷，汗出淋漓，气息微弱，治宜补气回阳救脱，方用四味回阳饮（《景岳全书》人参、附子、炮姜、干姜）加减。气郁者多因平素精神紧张，经期又因恼怒或惊骇，致气逆于上，壅塞心胸，蒙蔽清窍，症见经行突然昏厥，四肢厥冷，牙关紧闭，两手握拳，小腹胀痛，治宜开郁顺气，方用五磨饮子（《医方集解》：乌药、沉香、槟榔、枳实、木香）加石菖蒲。血脱者多因经血暴下，失血过多，气随血脱，症见经血暴下，突然昏厥，面色白，唇淡无华，治宜养血固脱，方用胶艾四物汤加人参、黄芪。血瘀者因血行不畅，气机不利，症见小腹疼痛剧烈，痛甚则冷汗淋漓，甚四肢厥逆，昏厥不省人事，面色青白，治宜活血行瘀，理气调经，方用通瘀煎（《景岳全书》）加减。暑厥者多因炎夏行经量多，或烈日下久立，汗过多，耗伤气血，腠理不固，暑邪乘虚而入致昏厥，症见突然昏倒，面色苍白，或身热面赤，治宜解暑开窍，将病人速抬至阴凉处，急用紫雪丹或牛黄清心丸，苏醒后可服白虎加人参汤（《伤寒论》）加石斛、生地，汗出多者加用生脉饮。

经行或前或后jīngxínghuòqiánhuòhòu　病名。见陈稚泉《妇科心得》。即经行先后无定期。详该条。

经行口糜jīngxíngkǒumí　病名。亦称经前口疳。指每值临经或经行时口舌糜烂，每月如期反复发作。多由心胃之火上炎所致。若平素思虑过度，耗及心阴，胞脉属心而络于胞中，经期经血下注，心阴益虚，心火亢盛，上炎口舌，或肾精不足，虚火上炎致口糜。偏于实热者，兼见心中烦热，口燥咽干，治宜清心泻火，引热下行，方用导赤散加花粉、麦冬；偏于虚火者，兼见渴不喜饮，五心烦热，治宜养阴清热，方用玉女煎或知柏地黄丸；若因喜食辛辣香燥之品，肠胃蕴热，经行时冲脉偏盛，夹胃上冲所致口糜，兼见口臭，口干喜饮，大便秘结，小便短赤，治宜清热泻火，荡涤胃热，方用凉膈散；若兼脾虚湿热内盛者，症见脘腹胀满，大便溏臭，治宜芳香化浊，清热利湿，方用甘露消毒丹（《温热经纬》：滑石、茵陈、黄芩、石菖蒲、川贝母、木通、藿香、射干、连翘、薄荷、白豆蔻）。

经行面部痤疮jīngxíngmiànbùcuóchuāng 病证名。亦名经前痤疮。指每逢经前面部出现一粒粒突起的小丘疹（粉刺），无色或淡红色，时有痒痛，面部皮肤粗糙的病证。多因肝脾湿热，肝郁化火，或肺热所致。若因喜甜食辛辣，滋腻之品，以致肝热脾湿，上蕴面部，症见面部出现颗粒小丘状突起，痒且痛，月经先期，带下色白或黄、量多，口干黏腻，治以清热利湿，方用龙胆泻肝汤；若因肝气郁结，郁久化火，熏灼肌肤，症见经前面部出现粒粒痤疮，伴有口干咽燥，情绪烦躁，经前乳房胀痛，经行量少不畅，大便干燥，治宜清火解郁，方用丹栀逍遥散；若肺经有热，外蒸皮肤，症见经前面部痤疮，燥咳无痰，口干咽痛，两颧发红，治宜清热泻肺，方用泻白散（《小儿药证直诀》：地骨皮、桑白皮、甘草、黄芩、桔梗、生薏仁、连翘）。

经行尿频jīngxíngniàopín 病证名。指经行期间小便次数增多，甚者日数十次。多由肾阳虚和湿热内结所致。若因肾虚膀胱失约，气化无力，症见经行小便频数，形寒肢冷，腰膝酸软，便溏浮肿，治宜益气固肾，收摄膀胱，方用缩泉丸加味。若因阴虚火旺，热入膀胱夹湿，阻滞气机，症见小便频数，淋漓不爽，短赤热痛，五心烦热，口干便燥，治宜滋阴清热祛湿，方用知柏地黄汤加味。

经行衄血jīngxíngnǜxuè 病名。见《医宗金鉴·妇科心法要诀》。多因肝郁化火犯肺，或阴虚肺热，以致肺络损伤，经期血随火动上逆。症见经行衄血。肝火犯肺者，兼见急躁易怒，口苦咽干或咳，治宜平肝泄热，方用丹栀逍遥散加郁金；阴虚者，兼有午后潮热，治宜养阴清热，方用犀角地黄汤，或麦门冬汤去人参、半夏，加生地、玄参、知母、白茅根。

经行呕吐jīngxíng'ǒutù 病名。见《陈素庵妇科补解》。亦名经来呕吐、经来惯呕吐。指每值经期出现恶心呕吐，并伴随经期反复发作。多因脾胃虚弱，肝胃不和，痰饮内阻，或伤于水饮所致。素体脾虚，或饮食不节，劳逸无度，损伤脾胃，经行之际，气血下注，脾气益虚，胃失和降，症见经行恶心呕吐，胸闷腹胀，头晕气短，精神倦怠，乏力思卧，治宜补益脾胃，降逆和中，方用香砂六君子汤。若因肝气抑郁，横逆犯胃，经行时肝血益虚，气火偏旺，夹冲气上逆，胃失和降，症见经行呕吐泛酸，胸闷烦躁，头晕目眩，口苦咽干，嗳气呃逆，治宜抑肝和胃，降逆止呕，方用柴胡疏肝散合左金丸。若素有痰饮，经行冲气较盛，饮随冲气上逆，《叶氏女科证治》云："此因痰在胸脘，阻隔米谷，不能下胃。"症见经行食后，作呕欲吐，或吐涎沫，嗳气频作，治宜豁痰降逆，方用旋覆代赭汤加茯苓。若伤于水饮者，呕吐多为食物夹水，治宜温中化痰，方用丁香散（公丁香、炮姜、白术）。

经行痦瘰jīngxíngpēilěi 病名。即经行风疹块。详该条。

经行情志异常jīngxíngqíngzhìyìcháng 病名。亦名经行脏躁，经前精神异常。指每值行经前后或经期，出现烦躁易怒，悲伤啼哭，或喃喃自语，精神异常。多因心血不足，肝气郁结，痰火上扰所致。心血不足者多因素体阴虚，心失濡养，血不荣脑，神不守舍，症见悲伤欲哭，精神恍惚，不能自主，心悸怔忡，治宜养心血宁心神，方用甘麦大枣汤或百合地黄汤合泻心汤加减；肝气郁结者，多由情志内伤，肝气不舒，木郁克土，脾土不能化生精血，心神失养，症见精神抑郁不乐，情绪不宁，胸闷胁胀，治宜疏肝解郁，方用逍遥散加减，若肝郁化火，魂不守舍，症见狂躁不安，登高而歌，弃衣而走，治宜清肝解郁，泻火宁神，方用龙胆泻肝汤加味；若因痰火壅积，上蒙清窍，神明逆乱，症见狂躁不安，头痛失眠，面红目赤，治宜清热涤痰，方用生铁落饮（《医学心悟》）。

经行乳房胀痛jīngxíngrǔfángzhàngtòng 病名。指每于行经前或经期、经后出现乳房作胀，连及胸胁，或乳头胀痒疼痛，或有硬块触痛，甚至不能触衣。多因肝气郁结，气血运行不畅，肝胃经脉阻滞所致。症见乳房胀痒作痛，胸闷胁胀，精神抑郁，治宜疏肝解郁，理气止痛，方用柴胡疏肝散加郁金、王不留行；若乳房胀硬有结节成块者加生牡蛎、夏枯草、川楝子以软坚散结；若因肝肾阴虚，精血不足，经脉失养所致者，症见经行或经后两乳作胀，腰膝酸软，五心烦热，治宜滋肾养肝，方用一贯煎或用滋水清肝饮（《医宗己任编》：熟地、山茱萸、山药、丹皮、茯苓、泽泻、柴胡、白芍、山栀）去枣仁加何首乌。

经行乳胀jīngxíngrǔzhàng 病证名。指经行前后或正值经期出现两乳作胀，连及胸胁，或两乳头胀硬痒痛，甚至不可触衣。详见"经行乳房胀痛"条。

经行入房jīngxíngrùfáng 月经期性交。《陈素庵妇科补解》："经正行而男女交合，败血不出，精射胞门，精与血搏，入于任脉，留于胞中，轻则血沥不止，阴络伤则血内溢，重则瘀血积聚，少腹硬起作痛，小便频涩，病似伏梁，甚则厥气上冲，奔窜胸膈，病似癫状，终身不愈，皆由经行合房所致，治宜调荣卫，和气血，则病渐已。可服益肝汤（当归、川芎、白芍、熟地、白术、牛膝、川断、山药、木瓜、远志、乌药、乳香）。"

经行瘙痒jīngxíngsàoyǎng 病证名。指经行前后，自觉身痒，有时仅发生于外阴、乳头，经后痒则消失。多因血虚生风，肝郁化风，湿热所致。若素体阴血不足，经行阴血益虚，化燥生风，肌肤失于濡养，症见经行阴部、乳头或全身瘙痒，入夜尤甚，皮肤麻木干燥，烦躁失眠，头晕心悸，口干便结，治宜滋阴养血润燥，方用当归饮子加减。若因血虚肝郁，化热生风，症见乳头、外阴瘙痒，经前胸胁少腹胀痛，烦躁易怒，治宜养血疏肝消风，方用柴胡疏肝散加减。若肝经湿热下注。症见外阴瘙痒，阴部坠胀，带多色黄，口干便结，治宜清热利湿，方用龙胆泻肝汤加减。

经行身痛jīngxíngshēntòng 病名。见《医宗金鉴·妇科心法要诀》。多因风寒表邪郁阻经络，营卫失调，或因失血过多，筋脉失养所致。症见经行时或经行前后身体疼痛，发热恶寒。若身痛而胀，无汗者，为表实，宜发散表邪，用麻黄四物汤；若发热恶寒，身痛不胀而有汗者，为表虚，宜调和营卫，用桂枝四物汤；若无寒热表证而身痛者，为血脉壅滞，阻塞不通所致，宜疏通经脉，用四物汤加羌活、桂枝，以使血脉通利，疼痛自止；若在经行之后，或因失血过多而身痛者，为血虚不能荣养筋脉，宜补血荣筋，用黄芪建中汤，补益血脉。

经行声喑jīngxíngshēngyīn 病名。即经行音哑。详该条。

经行头痛jīngxíngtóutòng 病名。亦名经来头痛，经行辄头痛。指每逢经期或经行前后，出现以头痛为主症的疾病。

多由气血虚弱、阴虚肝旺、肝郁气滞、血瘀、痰湿所致。若素体虚弱，或大病久病，失血伤气，经行时阴血下注冲任，气血益感不足，髓海失养，症见头痛头昏，心悸气短，神疲倦怠，经血量少，治宜益气养血，方用八珍汤加细辛、蔓荆子；若素体阴虚或房劳所伤，肝肾亏损，精亏血少，经行或经后，阴血益虚，肝阳偏亢，阳盛风动，上扰清空，症见巅顶掣痛，头目昏眩，烦躁易怒，口苦咽干，治宜滋阴养血，柔肝息风，方用杞菊地黄丸加钩藤、蒺藜；若情志内伤，肝气郁结，气滞不宣，血行不畅，瘀阻作痛，症见头两侧胀痛，胸胁苦满，时欲太息，经来不爽，经色暗，治宜疏肝解郁，和血理气，方用柴胡疏肝散；若瘀血内阻络脉，使清窍不利，不通则痛，症见头痛剧烈，痛如锥刺，治宜活血通窍，方用通窍活血汤；若脾虚中州失运，不能散津布液，聚为痰湿，经行脾气益虚，升降失司，浊邪上扰清窍，症见头重昏痛，胸闷泛恶，治宜化痰降浊，方用半夏白术天麻汤。

经行吐衄jīngxíngtùnǜ 病名。是指经行前后或正值经期，出现周期性的吐血或衄血者。即逆经。详见“逆经”条。

经行吐血jīngxíngtùxiě 病名。见《红线女博识摘腴》。多因积热损伤胃络，经行之时，胃经之气随冲气上逆，血随气上所致。症见经行时出现周期性吐血，血色黯红，或经血量少等。治宜清胃热，引血下行。用三黄四物汤或犀角地黄汤等方。

经行下肢瘀血jīngxíngxiàzhīyūxuè 病证名。指经前或经期两下肢瘀血，经后即恢复。多因气滞寒凝，瘀血滞于下肢。症见两下肢瘀血，肤色紫暗，重者青筋暴露。下肢发凉，有麻木感，或兼肿胀，胸腹胀满，常伴经来腹痛。治宜理气活血，祛寒通络。方用血府逐瘀汤加肉桂、炮姜。

经行先后无定期jīngxíngxiānhòuwúdìngqī 病名。亦名经行或前或后、经乱、经水先后无定期、经水无常、经血不定等。指月经来潮或提前或错后，经期表现常不规律。多因肝郁、肾虚所致。详“肝郁经行先后无定期”“肾虚经行先后无定期”条。

经行先期jīngxíngxiānqī 病名。亦名月经先期、一月经再行、经水先期、经早等。指月经来潮比正常周期提前1周以上，甚或1个月两至者。多因血热、虚热、气虚、肝郁等所致。

经行泄泻jīngxíngxièxiè 病名。出《陈素庵妇科补解》。亦名经来泄泻。多因脾肾阳虚，当经行之时，胃肠之气血受阻，影响水谷精微的运化及传导失职所致。脾虚者，症见经期大便泄泻，精神疲倦，食减，或见浮肿、腹胀等，治宜健脾渗湿，方用参苓白术散；肾阳虚者，症见大便溏薄，五更泄泻，腰膝酸软，小便清长，治宜温肾扶阳，方用健固汤（《傅青主女科》：人参、白术、茯苓、薏苡仁，巴戟）水煎送服四神丸。

经行眩晕jīngxíngxuànyūn 病名。指每逢行经期或经后出现头目眩晕，视物昏花的病证。多因血虚，肝肾阴虚，痰湿所致。若素体血虚，或精血化源不足，经行时其血更虚，血虚不能上荣于脑，症见经期或经后头晕如旋，面色白，心悸少寐，经行量少，色红质稀，治宜益气养血安神，方用归脾汤加枸杞、制首乌；若因阴虚，虚火偏旺，每值经行阴血益虚，水不涵木，症见经来之时，尤其经后，头晕目眩，耳鸣如蝉，口干咽燥，烦躁易怒，治宜滋阴潜阳，方用天麻钩藤饮（《杂病证治新义》）。若因脾失健运，湿聚成痰，痰湿上扰清窍，症见经行头晕，头重且胀，泛恶，呕吐痰沫，嗜卧懒言，治宜祛痰降浊，轻症用温胆汤加味，重症宜健脾温阳，化湿去痰，方用半夏白术天麻汤（《医学心悟》）。

经行宜忌jīngxíngyíjì 月经虽属妇女的生理现象，但因正值经期或经行前后生理上产生一时性的特殊改变，情绪易于波动，对七情刺激尤为敏感，此时抗病力减弱，风、寒、暑、湿之邪易于乘虚侵袭，嗜啖酸寒、辛热食物太过，亦可导致脏腑、气血功能失调而发生月经病。如《妇人良方大全》云：“妇人以血为基本，苟能谨于调护，则血气宣行，其神自清，月水如期。”故经行时须注意适寒温、调情志、慎劳逸、禁房事。

经行音哑jīngxíngyīnyǎ 病名。亦名经行声喑、经来音哑。指每逢经行，声音嘶哑，甚至失音，经净后恢复正常的病证。多因肺肾阴虚、肝肾阴虚所致。若素体阴虚，经行之际经水下泄，致肾水不能上承，肺失濡润，声门失畅，症见经引音哑，咽喉干燥，手足心热，虚烦少寐，治宜滋阴降火，方用百合固金汤；若因早婚多产，恣情纵欲，肾精暗耗，经行时阴血下注，精血愈亏，虚火愈旺，灼肺伤津，累及声门而发音哑，兼见咽燥少津，腰膝酸软，头晕耳鸣，治宜滋阴柔肝，养阴润燥，方用一贯煎去当归、加玄参、白芍、天冬、胖大海；若因肾气不能上承，不荣于舌本而发音哑者，去地黄、天冬。偏于滋腻反以遏抑阳气，可加细辛，通少阴之阳。

经行隐疹jīngxíngyǐnzhěn 病名。即经行风疹块。详该条。

经行脏躁jīngxíngzàngzào 病名。即经行情志异常。详该条。

经行辄头痛jīngxíngzhétóutòng 病名。见《张氏医通》。即经行头痛。详该条。

经行指痛jīngxíngzhǐtòng 病证名。指经行时，手指疼痛，经后自消。多因寒凝气滞血瘀，肢端血脉受阻所致。症见手指胀痛，肿胀触痛，麻木发冷或兼有少腹、胸胁胀痛，经血色暗有块。治宜活血化瘀，理气温经，方用桃红四物汤加减。

经行趾痛jīngxíngzhǐtòng 病证名。指经行时足趾疼痛，经后自消。多因寒凝气滞血瘀，肢端血脉受阻所致。症见足趾胀痛，肿胀触痛，麻木发冷或兼有少腹、胸胁胀痛，经血色暗有块。治宜活血化瘀，理气温经，方用桃红四物汤加减。

经穴jīngxué ❶十四经穴的简称。见该条。❷五输穴之一。出《灵枢·九针十二原》。十二经各有1个经穴，即经渠（肺经）、阳溪（大肠经）、解溪（胃经）、商丘（脾经）、灵道（心经）、阳谷（小肠经）、昆仑（膀胱经）、复溜（肾经）、间使（心包经）、支沟（三焦经）、阳辅（胆经）、中封（肝经）。临床应用较广。

经穴纂要jīngxuézuǎnyào 针灸经脉专书。5卷。日本小坂营升撰。刊于1810年。卷一至三为十二经脉及奇经八脉的经穴，根据古今各家学说作了比较详细的考证并绘图；卷四论内景脏腑；卷五为周身名位、诸穴异名及动脉等。其图形则多参考西医的解剖图绘成。现有《皇汉医学丛书》本。

经血jīngxuè 见《圣济总录》卷一百五十一。指月经之血。

经血暴下jīngxuèbàoxià 病名。见《圣济总录》卷一百五十一。即血崩。详该条。

经血暴下兼带下jīngxuèbàoxiàjiāndàixià 病证名。指患血崩

而兼带下。《圣济总录》卷一百五十三："妇人脏腑久冷，素有赤白带下，复因冲任气虚，不能约制经血，以致暴下，二者兼作，故谓经血暴下兼带下也。"治宜补气摄血止带，方用地榆汤（《圣济总录》：地榆、当归、阿胶、黄芪、艾叶、龙骨）。

经血不定jīngxuèbùdìng　病名。见《圣济总录》卷一百五十一。即月经不调。详该条。

经血不断jīngxuèbùduàn　病名。见《圣济总录》卷一百五十一。即经漏。详该条。

经血妄行jīngxuèwàngxíng　病证名。一指经血不按期循经而行。二指逆经。陈稚泉《妇科心得》："女子经血妄行或吐血，或唾血，或口内血腥，用四物凉膈散加生韭自然汁服之。"

经验喉科紫珍集jīngyànhóukēzǐzhēnjí　喉科著作。见"喉科紫珍集"条。

经验良方jīngyànliángfāng　方书。3 卷。清代陆画辑刊于 1786 年。本书属于民间验方汇编，内容按疾病分类，书中并收载了《孙真人海上方》等书的方药。

经验良方汇编jīngyànliángfānghuìbiān　方书。见汇刊经验方条。

经验良方全集jīngyànliángfāngquánjí　方书。4 卷。清代姚俊辑。于 1863 年。全书共 4 卷，分 80 余门，收方 2000 余首。卷一论保养、补益、急治、伤寒、感冒、瘟疫瘴气、中风、中寒、跌打损伤，主要为内科及骨伤科、五官科疾病；卷二论咳嗽、吐血、心气痛、妊娠、赤白带下、小儿杂症；卷三论疔毒、痈疽、痔漏等外科疾病；卷四论痘疹病因病证和治疗方剂。末附常用单味药，述其四气五味及功效。选方既有传统古方，又有大量民间单方、验方，以及宫廷秘方，重视实效，切于实用。

经验奇方jīngyànqífāng　方书。2 卷。清代周子芗辑。成书于 1898 年。本书收录单方，验方约 120 余首，包括多种病证的治疗，内容未予分类。现有《珍本医书集成》本。

经验乌须方jīngyànwūxūfāng　《增补万病回春》卷五方。枸杞子（冬十月采，捣破）二升，无灰酒二斤，生地黄三升。先将枸杞与酒同盛于瓷器内浸二十一日，开封，添地黄汁搅匀，密封其口，至立春前三十日启用，每饮一杯，温服。治须发早白。

经验要方jīngyànyàofāng　方书。1 卷。清代姜鐄辑于 1825 年。此书汇集各科效验医方而成，分中风、伤寒、温疫、暑、霍乱、泻、痢、疟等 52 门，录稀涎散、竹沥汤、葱豉汤等 154 方，其中包括部分熨脐法等外治方。选方简便，旨在归于实用。现存 1825 年初刻本。

经月不利jīngyuèbùlì　病名。出《脉经》。指月经不调。详该条。

经早jīngzǎo　病名。见《景岳全书·妇人规》。即经行先期。详该条。

经乍来乍多jīngzhàláizhàduō　病名。指经血忽来而月经量甚多。秦景明《女科医宗大成》："此因阳气乘阴，血热流散，以致经血乍来乍多。而在月前者，治用三黄汤（熟地、黄芩、黄芪、茯苓、当归、蒲黄、人参、甘草）。"

经乍来乍少jīngzhàláizhàshǎo　病名。指月经忽来而月经量甚少。秦景明《女科医宗大成》："此因阴气乘阳，内寒血涩，以致经血乍来乍少。而在月后者，治用八物汤（四物汤加人参、白术、黄芪、红花、陈皮、甘草、丹皮）。"

经证jīngzhèng　伤寒病分类方法之一。伤寒病邪在某经的证候，如太阳病的恶寒、头痛、发热，阳明病的身壮热、烦渴、自汗，少阳病的寒热往来、心胸烦闷，均属经证。

经汁血jīngzhīxuè　出《神农本草经》。即月经。详该条。

经质jīngzhì　指月经的性状。正常月经一般不稀、不稠、不凝结，无血块，无特殊气味。经质的病理改变可作为临床辨证的参考。例如经质清稀为气血虚，经质稠黏多属血热等。

经中jīngzhōng　经外奇穴名。出《针灸集成》。又名阴都。位于脐下 1.5 寸（气海）再旁开 3 寸处。主治二便不通，五淋，月经不调，赤白带下，腹泻等。直刺 1～1.5 寸。艾炷灸 3～5 壮，或艾条灸 5～15 分钟。

荆防败毒散jīngfángbàidúsǎn　❶《医学正传》方。荆芥、防风、人参、羌活、独活、前胡、柴胡、桔梗、枳壳、茯苓、川芎、甘草各一钱。水煎，食远服。功能疏风解表，败毒消肿。治疮疡时毒，肿痛发热，左手脉浮数。《摄生众妙方》亦有本方，但无人参。❷《杂病源流犀烛·内伤外感门》卷二十方。羌活、独活、柴胡、前胡、人参、桔梗、枳壳、茯苓、川芎、荆芥、薄荷、人中黄、牛蒡子各一钱，防风一钱半。水煎缓服，加金汁一匙尤妙。功能疏风散邪，清热解毒。治捻头瘟（又名虾蟆瘟），喉痹失音，项大腹胀，如虾蟆状。

荆防地黄汤jīngfángdìhuángtāng　《验方新编》卷十方。荆芥、防风、山茱萸、牡丹皮、茯苓、生甘草各一钱，熟地黄四钱，山药二钱。加生姜二片，水煎去滓，再加黄酒服。功能补血散毒。治血虚出痘初起。

荆防解毒汤jīngfángjiědútāng　《医宗金鉴·痘疹心法要诀》卷五十九方。防风、荆芥穗、薄荷叶、连翘（去心）、炒牛蒡子、犀角、黄连、黄芩、大青叶、人中黄。加灯心、芦根，水煎服。功能透疹清热。治麻疹出后，忽然收没，疹毒内攻，烦渴谵语，甚则神昏闷乱。

荆防牛蒡汤jīngfángniúbàngtāng　《医宗金鉴·外科心法要诀》卷十六方。荆芥、防风、炒牛蒡子、金银花、陈皮、天花粉、黄芩、蒲公英、连翘（去心）、皂角刺各一钱，柴胡、香附、生甘草各五分。水煎，食远服。功能清热解毒，疏风散结。治乳痈初起，肿痛，寒热往来，烦躁口渴。

荆芥jīngjiè　中药材。出《吴普本草》。又名假苏、鼠蓂、姜芥。为唇形植物荆芥 *Schizonepeta tenuifolia* Briq. 的干燥地上部分。主产于江苏、浙江、江西、湖北、河北等地。辛，微温。归肺、肝经。解表散风，透疹，消疮。用于感冒，头痛，麻疹，风疹，疮疡初起，疥疮，瘰疬，吐血，衄血，便血，崩漏，产后血晕，煎服 5～10g。解表、透疹生用，止血炒炭用。表虚自汗者、阴虚头痛者忌服。花穗名荆芥穗，功用与荆芥相同，而发散力量较强。全草含挥发油，其中主成分是胡薄荷酮，薄荷酮还有右旋柠檬烯、异薄荷酮等。另含荆芥苷 A、B、C、D、E，芹菜素－7－O－葡萄糖苷，木犀草素－7－O－葡萄糖苷。还含香叶木素、咖啡酸等。煎剂在试管内能抑制结核杆菌。荆芥炒黑后，能使出血时间和凝血时间缩短。荆芥有微弱的解热、抗肿瘤作用。

荆芥连翘汤jīngjièliánqiàotāng　❶《增补万病回春》卷五方。荆芥、柴胡、川芎、当归、生地黄、芍药、白芷、防风、薄荷、栀子、黄芩、桔梗、连翘各等分，甘草量减半。为粗末，水煎，食远服。功能疏风清热，养血和血。治鼻渊。❷《杂病源流犀烛·内伤外感门》卷二十三方。荆芥、连翘、防风、当归、川芎、白芍药、柴胡、黄芩、枳壳、栀子、白芷、桔梗各七分，甘草五分。水煎服。功能疏风清热消肿。治风热上攻，耳肿疼痛，或流脓水。

荆芥散jīngjièsǎn ❶《全生指迷方》卷二方。荆芥穗、人参、白术、当归、黄芪、芍药、桂心各一两，柴胡二两，炙甘草半两。为末，每服五钱，水煎，去滓服。治外感风邪，发热恶寒，手足酸痛，头目昏晕。❷《素问病机气宜保命集》卷下方。荆芥穗一两三钱，桃仁（去皮尖，炒）五钱。为末，每服三钱，温水调下。治产后风虚血晕，精神昏昧。若微喘加杏仁（去皮尖，炒）、炒甘草各三钱。❸《证治准绳·类方》第四册方。荆芥、煅石膏各等分。为末，每服二钱，加生姜三片，连须葱白三寸，水煎，食后服。治头风。❹《证治准绳·类方》第八册方。荆芥穗四两，杏仁（去皮尖）、防风、蒺藜（炒去刺）、炒僵蚕、炙甘草各一两。为细末，每服二钱，食后茶水送下。治肺风疮。❺《证治准绳·幼科》集三方。防风、天花粉、羌活、生地黄、当归、蝉蜕各等分。水煎服。治小儿丹毒。

荆芥汤jīngjiètāng ❶《三因极一病证方论》卷十六方。荆芥穗半两，桔梗二两，甘草一两。为末，每服四钱，加生姜三片，水煎，去滓服。功能疏风散邪，宣肺利咽。治风热壅肺，咽喉肿痛，语声不出，喉中如有物哽，咽之则痛甚。❷《症因脉治》卷三方。荆芥，防风，薄荷，地肤子。水煎服。治湿热腹胀，身热脉浮者。❸《痧胀玉衡》卷下方。又名五号观象方。荆芥、防风各一钱，川芎三分，陈皮、青皮、连翘各八分。水煎，稍冷服。治痧有郁气不通者。若食不消，加山楂、莱菔子；心烦热，去川芎，加焦栀子；有积，加槟榔；痰多，加贝母、白芥子；气壅，加乌药、香附；血壅，加桃仁、红花；郁闷不舒，加细辛；食积，加三棱、莪术；大便不通，加枳实、大黄；暑热，加香薷、厚朴；小便不通，加木通、泽泻；喉痛，去川芎，加薄荷、射干、牛蒡子；咳嗽，加桑白皮、马兜铃。

荆芥饮jīngjièyǐn 《金匮翼》卷二方。荆芥穗、栀子仁、黄芩、蒲黄各一两。每粗末，每服三钱匕，水煎去滓，不拘时冷服。功能清热止血。治呕血不止。

荆条果jīngtiáoguǒ 中药材。见《药材学》。为牡荆子之别名。详该条。

惊jīng 病证名。❶遇事易惊或无故自惊的简称。出《素问·大奇论》。亦称喜惊、惊伤。《张氏医通·神志门》："夫惊虽主于心，而肝胆脾胃皆有之。惊是火热烁动其心，心动而神乱也。若因内气先虚，故触事易惊，或卒然闻响大声，目击异物，遇险临危，皆使人有惕惕之状也……宜温胆汤加熟枣仁。如远志丸、妙香散、平补正心丹、龙齿清魂散皆可选用。"若因大惊而病者，宜黄连安神丸；由肾虚而惊者，宜人参、黄芪、当归、白术、玄参、陈皮、黄柏；由胆虚而惊者，宜人参、枳壳、肉桂、五味子、枣仁、熟地、枸杞子、柏子仁；由肝胆俱虚者，宜酒化鹿角胶，空服下五钱；或由心气不足，神不定而惊者，宜妙香散；由肝虚受风，卧若惊状者，宜珍珠母丸；由血虚而惊者，宜朱砂安神丸；由痰盛而惊者，宜加味定志丸；由思虑过度而惊者，宜清心补血汤；由气血俱虚而惊者，宜养心汤（见《杂病源流犀烛·卷六》）。参见"喜惊""惊伤"条。❷人的一种情绪变化，属七情之一。喜、怒、悲、思、忧、惊、恐，称为七情。

惊怖jīngbù 病证名。指易惊善恐或因惊致恐之意。出《金匮要略·奔豚气病脉证治》。《金匮要略心典》："惊怖即惊恐，盖病从惊得，而惊气即为病气也。"详惊、善恐条。

惊产jīngchǎn 病证名。见《叶天士女科诊治秘方》。即惊生。详该条。

惊抽散jīngchōusǎn 《揣摩有得集》方。党参一钱五分，白术、茯神、半夏、炒酸枣仁、当归各一钱，豆蔻仁、炒川芎、冬虫夏草、炙甘草各五分，橘红三分，大枣一枚（烧黑，去核）。为粗末，水煎服。功能健脾温中，气血两补。治小儿脾胃虚寒，气血两亏而致的急、慢惊风，口眼㖞斜，手足发搐，天吊痰喘。

惊搐jīngchù 病证名。指神识不安而四肢搐搦的病证。清代王伯伟《天花八阵》："惊搐者，骇然而厥，目赤，牙紧，口㖞，四肢搐搦也。盖因热极生风，风撼肝木，木来侮土，土受邪而归心，心神不安，故发惊搐也。"热病惊搐，属热极生风，肝风内动者，治以清肝息风为主，一般用羚角钩藤汤；实热者，用泻青丸或龙胆泻肝汤。

惊搐五证jīngchùwǔzhèng 病证名。惊搐的5种证候。身热力大者为急惊；身冷力小者为慢惊；仆地无声，醒时吐沫者为痫；头目仰视者为天吊；角弓反张者为痉（《东医宝鉴》）。

惊丹jīngdān 病证名。❶因惊而引起的发丹。《活幼心书》："婴儿生后，百日之内，半岁以上，忽然眼泡红晕微起，面带青黯色，日夜烦啼，或面如胭脂，此伏热在内，亦有面不红者。始因居胎之时，母受重惊，惊邪伤胎，递相传袭；降生之后，复受热毒，或再有惊，有惊则热，热气内蕴，形之于外；初发之时，散生满面，状如水痘，脚微红而不壮，出没休息无定，次到颈项，赤如朱砂，名为惊丹。"❷因搐而引起的发丹，《幼科发挥》："先发搐后发丹，此名惊丹，可治。此胎毒自内而外也。宜用大连翘饮主之。"

惊风jīngfēng 病名。儿科常见疾病之一。即惊厥。以搐、搦、掣、颤、反、引、窜、视等8个主要症状为其特征。多见于5岁以下的幼儿，7岁以上发病逐渐减少。年龄越小，发病率越高。病情变化极快，多危及生命。唐以前将本病归入痫证中，《太平圣惠方》才定"惊风"之名。古人将发病暴急，出现壮热、烦渴等热证者，称为急惊风。惊乃强直和痉挛的表现，故古代有的医家把惊风与痉通用。如喻嘉言《寓意草》、吴鞠通《解儿难》、陈复正《幼幼集成》都认为惊风即是痉病。风乃言其病因，《内经》所谓"诸暴强直，皆属于风"。凡因风而引起的各种抽搐症状，皆可名之为惊风。近代习惯将痉厥出现于成人的称痉病，出现于幼儿的称惊风。治疗原则，急惊以疏风解毒，开窍豁痰，平肝镇痉为主；慢惊以回阳救急，逐寒荡惊，温中健脾为主。"详惊风四证""惊风八候""急惊风""慢惊风""慢脾风"条。

惊风八候jīngfēngbāhòu 病证名。惊风的8种证候。《古今医鉴》："夫小儿有热，热盛生痰，痰盛生惊，惊盛发搐，搐盛则牙关紧急而八候生焉。搐、搦、掣、颤、反、引、窜、视是也。搐者两手伸缩，搦者十指开合，掣者势如相扑，颤者头偏不正，反者身仰向后，引者臂若开弓，窜者目直视怒，视者露睛不活，是谓八候也。"八候，无论急惊、慢惊都可出现，但不一定同时并见，发作时的急慢强弱也不尽相同。

惊风辨证必读书jīngfēngbiànzhèngbìdúshū 儿科著作。清代庄一夔（在田）等撰。此书系《福幼编》《急惊风证论》《治验录》三书合刊本。介绍了作者治疗急、慢惊风的临床心得、方药及验案。现存清刻本。

惊风潮搐jīngfēngcháochù　病证名。惊风伴有阵发性抽搐。出《小儿药证直诀》卷下。其症因风热袭络，上扰清空，故在潮搐的同时并见身热昏睡，气粗痰嗽。治宜清热息风，豁痰活络，用蒌贝温胆汤加羚羊角、天竺黄、竹沥，送服抱龙丸。参见“惊涎潮搐”条。

惊风烦渴jīngfēngfánkě　病证名。惊风后伤津引起的烦躁、口渴症状。多因小儿惊风，伤及津液，津亏则虚热内生，烦渴喜饮。治宜益气养阴。用麦门冬汤加减。

惊风腹痛jīngfēngfùtòng　病证名。惊风兼见腹痛，多由积食伤胃，郁热生痰，复感外风而引起。治宜驱风导痰。用四磨汤加蝉蜕、钩藤。

惊风后喑jīngfēnghòuyīn　中医古籍作“惊风后瘖”。病证名。《幼科发挥》：“惊风后喑不能言，宜六味地黄丸加巴戟天、远志、石菖蒲。”

惊风后瘖jīngfēnghòuyīn　病证名。即惊风后喑。详该条。

惊风结核jīngfēngjiéhé　病证名。即小儿既患结核而兼慢惊风的病证。《保婴撮要》：小儿“惊风结核，属肝胆二经相火用事。木旺生风热，同化其病，抽掣扰动，此乃风热血燥而然耳”。盖风动则肝火亢盛，火亢则血内消，血不能养筋，故筋挛结核如贯珠。然颈项两侧，正属肝胆经，故结核于此。宜以滋肾水，清肝火，养阴血，壮脾土为治。

惊风内钓啼jīngfēngnèidiàotí　病证名。指小儿因惊风内钓而啼。《普济方》卷三百六十一：“夫惊风内钓啼者，阴阳两证：阴者起于吐之后，胃气虚弱，精神昏愦，不宁，或不乳，项硬反张，手足瘛疭，内钓啼叫也；阳者起于身体发热，惊悸大哭，精神伤动，恍惚不定，或睡或不睡，涎鸣气粗，手足潮搐，惊钓啼叫也。”治以镇惊息风为主。阴者用沉香散，阳者用乳香丸。

惊风七绝jīngfēngqījué　病证名。惊风危候。《丹台玉案》卷六：“小儿惊风，爪黑者为肝绝，泻黑血者为心绝，日多盗汗者为胃绝，忽作哑声为肺绝，咬人者为骨绝，眼半开半合者为肾绝，口鼻干黑者为脾绝。”

惊风热jīngfēngrè　病证名。指发热而惊厥。《证治准绳·幼科》：“惊风热，发搐惊痫，脉数，烦躁，颠叫恍惚。”见于小儿急性感染性发热疾病。治法详“急惊风”条。

惊风入肺jīngfēngrùfèi　即惊涎入肺。详该条。

惊风伞jīngfēngsǎn　中药材。见《贵州民间方药集》。为追风伞之别名。详该条。

惊风四证jīngfēngsìzhèng　病证名。急惊风的4种证候，出《古今医鉴》。即惊、风、痰、热。惊，指昏谵惊叫，恐惧不安；风，指牙关紧闭，口角牵引，窜视搐搦，项背反张；痰，指痰涎壅盛，满口痰沫，或痰鸣如锯；热，指高热谵妄，唇颊焮红，二便秘涩，烦渴饮冷。其形成的病理与肝、脾、心、肺有关。《东医宝鉴》：“其肝主风，其脾主痰，其肺作热，其心发惊。四证相临，重者先发。”惊宜凉心镇惊，用牛黄清心丸；风宜息风镇痉，用至宝丹；痰宜涤痰攻下，用利痰丸（《幼科全书》：牛胆南星、枳壳、陈皮、大黄、牵牛）；热宜清热泻火，用凉膈散。同时可针刺合谷、曲池、昆仑、承山、十宣等穴。但惊、风、热、痰四证多相互并见，不能截然分开，因而应根据具体病情，辨证施治。

惊风痰jīngfēngtán　病证名。出《医学纲目》。指惊风而夹有痰者，临床特征为在惊厥发作的同时眼黑而气短促。多因肺为火热所锢，痰气郁结，风木鸱张，所谓“金因木旺”所致。宜以息风豁痰为治。如羚角钩藤汤加减。

惊风痰热痧jīngfēngtánrèshā　病证名。小儿发热面赤，手足抽搐，两目上视，痰喘不已。诊其六脉俱伏，反无热象。治以疏风而热不除，豁痰而痰不消，定惊而惊益甚者，属痧胀。视其腿弯、肘弯有痧筋，用消毒三棱针刺之，紫黑毒血流出自愈（《痧胀玉衡》）。

惊风先兆jīngfēngxiānzhào　小儿惊厥发生的前期症状。《幼科释谜》：“凡乳儿欲发惊风者，先神志不定，恍惚惧人，眼上视，左顾右盼，伸手握拳，闷郁努气，情态不如寻常，皆惊风先兆。”

惊风预治法jīngfēngyùzhìfǎ　治法。凡急、慢惊风的发生，必先有其前驱症状，先以药物预治可免发生惊搐。如小儿急性热证，高热，腮红面赤，两目似怒，直视不转，此将发惊风之候，宜服当归龙荟丸，泻肝胆经火，则可不致成为急惊风。如小儿吐泻不止，见其手、足冷，睡时露睛，口鼻出冷者，此慢惊风欲成之候，急用参苓白术散补脾，琥珀抱龙丸去枳壳、枳实，可预防慢惊风发生（《幼科发挥》）。

惊疳jīnggān　见《婴童百问》。即心疳。见该条。

惊膈嗽jīnggésòu　病证名。多因肝经余热，上灼于肺所致。《证治准绳·幼科》：“小儿患惊风，惊止而嗽作，谓之惊膈嗽。”症见咳嗽痰稠，苔黄滑。治宜豁痰利肺，兼以平肝。用二陈汤加钩藤、桑皮。

惊膈吐jīnggétù　病证名。出《证治准绳·幼科》。即惊吐。见该条。

惊骇jīnghài　病证名。出《素问·金匮真言论》。亦称惊。《医学心悟·惊悸恐》：“惊者，惊骇也。”《慎斋遗书·惊骇》：“惊骇之证，乃心肾不交之故也。”参见“惊”“喜惊”条。

惊后瞳斜jīnghòutóngxié　病证名。为小儿惊风后，瞳仁不正，斜于左右。属惊风后，肝经失养所致。治宜养血益肝，用人参、阿胶煎水温服（《仁斋直指方》）。

惊黄jīnghuáng　病证名。三十六黄之一。《太平圣惠方》卷五十五：“惊黄者，面色青黄，心多惊悸，口舌干燥，不肯眠卧，卧即多言语狂乱，身体壮热。”治用点烙法，内服犀黄散或牡荆汤等方。参见黄疸有关条。

惊积jīngjī　病证名。小儿受惊后，复为乳食痰热所伤而成的积证。《活幼心书》：“小儿所患之证，皆因乳哺不节……但有时泄下青水如生草汁，是受惊而后有积，烦闷啾唧，常似生嗔，名为惊积。”《丹溪心法》：“小儿食积、痰热、伤乳为病，大概肝与脾病多，肝只是有余，脾只是不足。”受惊是肝先受病，肝盛脾虚则下泄青绿。治以健脾平肝为主，可选用异功散、大安丸、枳术丸加柴胡、白芍、鸡内金之类。针灸可取足三里、大敦、行间、关元、天枢等穴。

惊悸jīngjì　病证名。❶无故自惊恐惧而悸动不宁，名为惊悸。《诸病源候论·虚劳病诸候》：“虚劳损伤血脉，致令心气不足，因为邪气所乘，则使惊而悸动不定。”参见“心悸”“怔忡”条。❷因惊而悸为惊悸。《三因极一病证方论》卷十：“惊悸，则因事有所大惊……遂使惊悸，名曰心惊胆寒。”❸突然心跳欲厥，时作时止者为惊悸。《医学正传·怔忡惊悸健忘证》：“惊悸者，蓦然而跳跃惊动而有欲厥之状，有时而作者是也。”参见“惊”“心悸”“怔忡”等条。

惊狂jīngkuáng　病证名。即癫狂。《素问·调经论》：“血并于阴，气并于阳，故为惊狂。”吴注：“惊狂，癫狂也。”也可作为症名。如《伤寒论·辨太阳病脉证并治》：“伤寒脉浮，医以火迫劫之，亡阳，必惊狂，卧起不安者，桂枝去芍药加蜀漆牡蛎龙骨救逆汤主之。”明代万密斋《痘疹心法》：“惊者，口眼㖞邪，手足搐搦，随发随止；狂者，手足扰乱，言语乖越，发而不止。惊者心主火而恶热，肝主风而善动。”心肝二经，风火相煽，内扰神明，外窜经络，故作惊狂。

惊痢jīnglì 病证名。八痢之一。小儿因受惊，气机逆乱，湿注肠道而成痢者。多由外感惊恐，肝气逆乱，阻滞气机，湿浊内停，下注肠道所致。症见腹痛，便下青色黏冻，心烦不食。治宜温肝燥湿。用左金丸。

惊衄jīngnǜ 病证名。《素问·气厥论》：“脾移热于肝，则为惊衄。”王冰注：“肝藏血，又主惊，故热薄之则惊而鼻中血出。”《圣济总录》用伏龙肝汤治之。

惊癖jīngpǐ 病证名。指小儿因惊而成的癖疾，惊、癖并存。其癖系由惊气与痰涎相搏所致，盘旋胁间，或在左，或在右，常作惊啼。治宜涤痰化癖。用礞石滚痰丸。

惊气丸jīngqìwán 《太平惠民和剂局方》卷一方。炮附子、木香、炒僵蚕、炙白花蛇、橘红、天麻、麻黄、制南星各半两，全蝎、紫苏子各一两，朱砂一分。为细末，入麝香少许，炼蜜为丸，朱砂为衣，龙眼大，每服一丸，薄荷煎汤或温酒送下。治惊忧积气，心受风邪，发则牙关紧急，涎潮昏塞，醒则精神若痴。

惊热jīngrè 病证名。出《普济方》卷三百八十四。小儿骤受惊忤，惊则气散神浮，引起发热。症见遍身发热，夜间尤甚。外无表证，内无宿滞，但见额上及眉宇间赤色，印堂青色，烦躁不宁，易从睡梦中惊醒。治宜清热镇惊，用抱龙丸；虚而有热者，用补心丹（清代许宣治《小儿诸热辨》）。

惊热夜啼jīngrèyètí 病证名。《活幼心书》谓小儿“惊热者，为衣食之厚，或抱于极暖处久坐，致生烦闷，邪热攻心，心主神，神乱则惊。心与小肠为表里，故啼泣而遗尿者是也。治法遏热镇心则自安矣”。

惊伤jīngshāng 病证名。指受惊吓所致的疾病。《张氏医通·神志门》：“惊则气乱，郁而生火生涎，涎与气搏，变生诸证，或短气，或自汗，或眠多异梦，随即惊觉。并宜温胆汤加熟枣仁，如远志丸、妙香散、平补正心丹、龙齿清魂散皆可选用。”《医醇賸义·惊伤》：“惊则气浮，真阳外越，真阴不守，心悸筋惕，大安汤主之。”参见“惊”条。

惊伤胁痛jīngshāngxiétòng 病证名。见《医宗必读·心腹诸痛》。指因受惊伤碍肝气所致的胁痛。治宜通阳疏肝理气，可用桂枝汤或散加减（《类证普济本事方》）。

惊生jīngshēng 病证名。指受惊而影响产妇分娩。见《医宗金鉴·妇科心法要诀》。又名惊产。产房内人语声嘈杂，使产妇心情不安，容易受惊，而致心气虚怯，精神疲困，不能顺产。应使闲人出去，屋里只留医护人员，使房内安静，产妇情绪自然稳定，胎儿多能顺产。

惊水jīngshuǐ 病证名。即惊风后引起的水肿。《普济方》卷三百八十六：“惊水者，前后重叠受惊，致令心火燥盛，饮水过多，停积于脾。其候四肢肿，身上热，若其脉大者生，小者死。”治宜健脾利水。用五苓散合五皮饮。

惊胎jīngtāi 病证名。《诸病源候论》卷四十二：“惊胎者，见怀妊月将满，或将产，其胎神识已具，外有劳伤损动，而胎在内损动也。”

惊瘫jīngtān 病证名。小儿患惊风后，风毒流入经络、骨节所致的病证。《证治准绳·幼科》：“小儿心惊不常，及遍身肿痛，或手足不随，此为惊瘫之候也。”治宜疏风透毒为主。若迁延失治，则膝胫骨之间流结顽核，或膝大而肿，肉消骨露，成为鹤膝。

惊痰jīngtán 病证名。痰证之一。因痰迷心窍所致。《证治汇补·痰证》：“迷于心为心痛，惊悸，怔忡，恍惚，梦寐奇怪，妄言见祟，癫狂痫，名曰惊痰。”亦指受惊而痰结胸腹者。《杂病源流犀烛·痰饮源流》：“惊痰，因惊痰结成块在胸腹，发则跳动，痛不可忍，或成癫痫，在妇人多有此证，宜妙应丸。”参见痰证有关条。

惊啼jīngtí 病证名。出《颅囟经》。❶系小儿受到惊恐而引起的啼哭。《景岳全书·小儿则》：“盖小儿肝气未充，胆气最怯，凡耳闻骤声，目视骤色，虽非大惊卒恐，亦能怖其神魂，醒时受怖，寝则惊惕，或振动不宁，或忽而惊叫，皆神怯不安之证。”治以安神养气为主，如独参汤、秘旨安神丸之类。❷指小儿睡里忽啼而惊觉者。《普济方》谓有阴阳二证及半阴半阳证。阴证身凉，大便呈青绿色，时复惊啼；阳证则身热，精神不定，睡中惊啼；又有身凉大便赤黄而啼者，有身热大便青白而啼者，则属半阴半阳之证。

惊啼壮热jīngtízhuàngrè 病证名。见《太平圣惠方》卷八十二。指小儿壮热惊厥而啼，为热邪炽盛上窜于心，灼伤阴液而成。临床常兼有面黄颊赤，神志恍惚不宁。治宜清热安神。用钩藤散。

惊惕狂躁jīngtìkuángzào 病证名。出《小儿药证直诀》。疮疹蕴热积毒，余毒上攻，惊惕狂躁不宁，口齿烦躁，或咽干口舌生疮。宜清热化毒，用五福化毒丹。

惊天雷jīngtiānléi 中药材。见《江西民间草药验方》。为腹水草之别名。详该条。

惊吐jīngtù 病证名。又名夹惊吐、惊膈吐。《小儿卫生总微论方》：“吐逆早晚发热，睡卧不安者，此惊吐也。心热则生惊，故睡卧不安，而神不宁也。心神不宁，则气血逆乱而吐也。”临床表现多伴有呕吐清水稀涎，面色青白，精神倦怠，发热不高，时而烦躁不安，手足缓缓抽搐，睡时露睛，脉迟细，舌质淡，苔白腻等。先用全蝎观音散（《证治准绳》：全蝎、黄芪、人参、木香、白茯苓、甘草、石莲肉、扁豆、白芷、羌活、防风、天麻）镇惊去热，再用橘皮竹茹汤加减，和胃止吐。

惊退而喑jīngtuì' éryīn 中医古籍作“惊退而瘖”。病证名。指惊风后出现的失音。多由津液受伤，肺肾阴虚所致。治法详“久喑”条。

惊退而瘖jīngtuì' éryīn 病证名。即惊退而喑。详该条。

惊涎潮搐jīngxiáncháochù 病证名。惊风入肺而兼抽搐者。出《小儿药证直诀》。详“惊涎入肺”条。

惊涎入肺jīngxiánrùfèi 病证名。亦名惊风入肺。《幼幼新书》卷二：“惊风入肺少人知，八锦纹中子细推。环子作纹如面白，涎声潮响急须医。”其特征惊风，指纹呈环形，伴有面白，涎声潮响，气急。兼搐者名“惊涎潮搐”。治宜先服宣风散（钱乙方：槟榔、陈皮、甘草、牵牛），镇惊以涤痰涎；惊涎静，继服异功散以益肺胃之气。参见“惊风潮搐”条。

惊痫jīngxián 病证名。❶指痫因受惊而发者。《诸病源候论》痫候：“惊痫者，因惊怖大啼乃发。”治宜钱氏蛇黄丸等。❷指小儿惊风。唐宋医书所载的惊痫，即指小儿惊风。《小儿卫生总微论方》："小儿惊痫者……轻者但身热面赤，睡眠不安，惊惕上窜，不发搐者，此名惊也。重者上视身强，手足拳，发搐者，此名痫也。"参"痫""惊风"条。❸指小儿痫证的类型之一。《备急千金要方》："起于惊怖大啼，乃发作者，此惊痫也。"❹泛指惊风、痫证各种病证（见《古今图书集成·医部全录》）。❺指痫证发后可见头、口、目后遗症者。《奇效良方·五痫》："惊痫为病，废头目，吊口目，或一目双目，或昏或冒，或邪视，或头，或摇头，或战脑。"参见五痫条。

惊泻jīngxiè　病证名。指小儿脾胃虚弱，外受惊恐所引起的泄泻。临床特点为惊搐与泄泻并见。《证治准绳·幼科》："惊泄，粪青如苔，稠若胶黏。"宜以镇心抑肝，和脾胃，消乳食为治。可用四君子汤、异功散之类，勿用峻攻之药。

惊郁jīngyù　病证名。七情郁证之一。见《类证治裁》卷三。《张氏医通·惊》："惊则气乱，郁而生火生涎，涎与气搏，变生诸证。"症见短气、自汗、眠多异梦者，宜用温胆汤、远志丸、龙齿清魂散等方。若见胆怯神迷者，宜用人参、枣仁、茯神、龙骨、石菖蒲、南枣、小麦等药。若神乱欲狂者，宜清心温胆汤。参见"惊""七情郁证""内郁"条。

惊躁jīngzào　症名。出《素问·六元正纪大论》。指惊骇不安，躁动不宁的表现。详"惊""躁"条。

惊则气乱jīngzéqìluàn　病机。气乱，指心气紊乱。心主血、藏神，大惊则心气紊乱，气血失调，出现心悸、失眠、心烦、气短，甚则精神错乱等症状。《素问·举痛论》："惊则气乱……惊则心无所倚，神无所归，虑无所定，故气乱矣。"

惊蛰jīngzhé　二十四节气之一。《通纬·孝经援神契》："雨水后十五日，斗指甲，为惊蛰，二月节，惊蛰者，蛰虫震惊而起出也。"这时天气转暖，渐有春雷，冬眠昆虫将出土活动。

惊者平之jīngzhěpíngzhī　治则。出《素问·至真要大论》。❶惊悸怔忡、心神慌乱的一类病证，可用重镇安神法或用养心安神法以平定之。❷小儿惊风抽搐一类病证，可用镇静平肝法，如磁朱丸之类平之。

惊振内障jīngzhènnèizhàng　病名。见《秘传眼科龙木论》。又名惊振翳。由于眼受各种外伤，直接或间接损及黄精（晶状体）所致。初始可有目赤痛，畏光流泪，视力减退等症。失治，黄精变混浊，甚则失明。初起宜平肝清热，活血化瘀，用石决明散或镇肝丸，酌加丹参、生三七、红花之类药物。待翳定障老后，光感色觉正常者，可手术除障。详"圆翳内障"条。

惊振外障证jīngzhènwàizhàngzhèng　病证名。《证治准绳·杂病》："目被物撞触而结为外障也。"泛指因目外伤而引起的外障眼疾。

惊振翳jīngzhènyì　病证名。见《审视瑶函》。即惊振内障。详该条。

惊中jīngzhòng　类中风病因之一。因突然惊骇，精神散乱而引起的类中风证。

晶痞jīngpēi　即白痦。详该条。

晶珠jīngzhū　为眼内器官，又称黄精，是一双凸面弹性透明体，位于黄仁之后，神膏之前，正对瞳神圆孔，具有透视屈光作用，即晶状体。

晶珠本草jīngzhūběncǎo　藏药学著作。又译为"无垢晶串"。藏音"吉美协称"。清代藏族医家帝玛尔·丹增彭措著。作者生卒年代待考。全书于1835年完成初稿，1840年正式出版。分上、下两部，前者以偈颂体写成，后者以叙述文体写成。载药2294种。除去异名药、一物多出等情况，实收药物1220种。分为珍宝类、石类、土类、汁液精华类等13类。植物类中又有根、茎、叶、花、果实、皮、全草等之分。动物类中又有头、脑、角、眼、舌、齿、喉、胃、肠、肾、血、肉、骨、毛、便之分。其药物分类法，在目前药物分类学上仍有重要的参考价值。为藏药学古代代表作。1986年毛继祖等将此书全译为汉文，并由上海科学技术出版社出版。另有1986年民族出版社据德格木刻版排印的藏文本。

睛jīng　❶眼球。《济生方》："睛之色赤者病在心。"❷视觉功能。《灵枢·邪气藏府病形》："十二经脉，三百六十五络，其血气皆上于面而走空窍，其精阳气上走于目而为睛。"

睛不和jīngbùhé　症名。指目视不清且眼球转动不灵活。见《伤寒论·辨阳明病脉证并治》。《伤寒溯源集》注："睛，目瞳子也。睛不和，精神不能贯注，故视不明也。"《医宗金鉴》："睛不和者，阳证也。此热结神昏之渐，危恶之候，急以大承气汤下之，泻阳救阴，以全未竭之水。"参见"目中不了了"条。

睛动jīngdòng　症名。又名目睛瞤动。清代余梦塘《保赤存真》卷四："目为肝窍，肝藏血，血不足则肝火内生，故睛动。"治宜四物汤以益其血，加柴胡、山栀以清其肝，使阴血内荣则虚风自息。若因肝经血燥而致者，用六味地黄丸，以滋其化源；若愈后惊悸不寐，或睡中咬牙，目睛瞤动者，乃血虚不能荣于目所致，宜归脾汤加茯苓、五味以补益其血。此证兼属肝脾，为慢惊之渐，应当注意。

睛高突起jīnggāotūqǐ　症名。见《杂病源流犀烛》卷二十二。即突起睛高。详该条。

睛光瞎jīngguāngxiā　病证名。见《青囊真秘》卷一。即睁光瞎，详该条。

睛黄视眇证jīnghuángshìmiǎozhèng　病证名。见《证治准绳·杂病》。多因恣酒嗜燥，或湿热，痰浊等所致。"风轮黄亮如金色，而视亦微眇，为湿热重而浊气熏蒸清阳之气，升入轮中，故轮亦色变"（《张氏医通》卷八）。类今之虹膜异色性睫状体炎，宜清热除湿，用葛花解毒饮加减。

睛帘jīnglián　即黄仁。详该条。

睛明jīngmíng　❶亦作精明。《东垣十书·诸脉目论》："是故瞳子法于阴，白眼赤脉法于阳，故阴阳合德而为睛明也。"详"精明"条。❷经穴名，代号BL1。出《针灸甲乙经》。《备急千金要方》作精明。别名泪孔。属足太阳膀胱经。手太阳、足太阳、足阳明、阴跷、阳跷之会。位于目内眦之内上方0.1寸处（《中国针灸学概要》）。布有滑车上、下神经，深层为动眼神经和眼神经，并有内眦动、静脉通过，深层上方有眼动、静脉本干。主治目赤肿痛，迎风流泪，胬肉攀睛，内外翳障，雀目，青盲，夜盲，色盲，近视，以及急、慢性结膜炎，泪囊炎，角膜炎，电光性眼炎，视神经炎等。直刺，将眼球轻轻推向外侧固定，沿目眶边缘缓缓刺入0.3～0.5寸。

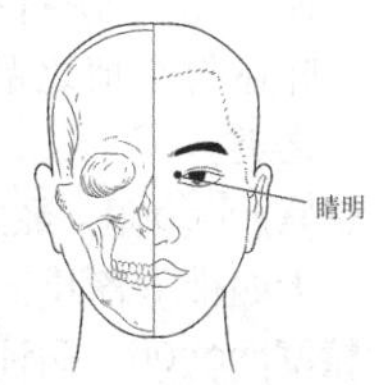

睛明

睛明骨jīngmínggǔ 骨名。指构成眼眶的诸骨。《伤科汇纂》："两眼眶骨，即左右睛明骨。"《医宗金鉴·正骨心法要旨》："睛明骨，即目窠四围目眶骨也。"

睛明骨伤jīngmínggǔshāng 病名。即额骨眉弓部损伤。出《医宗金鉴》卷八十八。多由跌打所致。轻者局部肿胀、疼痛、压之痛剧，重则骨陷下。治宜按一般外伤和骨折处理。

睛凸jīngtū 症名。专指因火邪所致的目珠突出于眼眶者。清代黄庭镜《目经大成》卷二："此症通睛（整个眼珠）突然凸出眶外，非鱼睛（鱼睛不夜症）因滞而慢慢胀高者比……究竟皆水衰精败，脉络焦脆，邪火亢害，内无从泄，则上走空窍，泄之不及，故涨涌而出。至打仆猝凸者，不在此论。"参见"珠突出眶证"条。

睛陷jīngxiàn 症名。见茹十眉《五官病》。即目内陷。详该条。

睛胀jīngzhàng 症名。《杂病源流犀烛》卷廿二："睛高突起，由风热痰饮，渍于脏腑，蕴积生热，热冲于目，致眼珠突起，是名睛胀。"即突起睛高。详该条。

睛中jīngzhōng 经外奇穴名。《针灸大成》："睛中二穴，在黑眼珠正中……治一切内障，年久不能视物。"后在此基础上发展成为金针拨白内障术。

睛中一点似银星jīngzhōngyīdiǎnsìyínxīng 病证名。《证治准绳·杂病》："白点一颗，如星光滑，当睛中盖定，虽久不大不小，傍视瞳神在内……肾络气滞膏凝，结为此病，虽服不退，点亦不除，终身之患。"属宿翳。详该条。

睛珠jīngzhū ❶见《银海精微》。指目珠。详该条。❷见《中西汇通医经精义》卷上。指今之晶状体。参见"黄精"条。

精jīng ❶泛指构成人体和维持生命活动的基本物质。《素问·金匮真言论》："夫精者，身之本也。"指由饮食水谷化生的精微，又称水谷之精、后天之精。《灵枢·大惑论》："五藏六府之精气，皆上注于目而为之精……精散则视歧。"❷指生殖之精。即先天之精。《灵枢·决气》："两神相搏，合而成形，常先身生，是谓精。"

精薄jīngbó 病名。指精液稀薄，影响生育能力的男性生殖疾病。见《辨证录·种嗣门》。其症泄精稀薄，常与滑精早泄并见，每影响生育。多因心肾不足所致。宜温壮心肾。用济火延嗣丹、补天育麟丹等方。

精不足者补之以味jīngbùzúzhěbǔzhīyǐwèi 治则。出《素问·阴阳应象大论》。指对精髓亏虚者，宜使用厚味滋补的药物治疗。《类经》："精不足，阴之衰也，非味不足以实中而补元。"阴精不足使用滋补，可于饮食或药物中选择厚味血肉有情之品，如海参、淡菜、鱼胶、阿胶、龟鹿胶之类。

精宫jīnggōng 经穴别名。《医学入门》："精宫，专主梦遗，十四椎下各开三寸。"所指即志室穴。

精寒jīnghán 病证名。见《辨证录·种嗣门》。又称精冷。其症泄精清冷，多影响生育。因命门和心包火衰所致。治宜温补心肾。用温精毓子丹、胜寒延嗣丹等方。

精滑jīnghuá 病证名。见《济生方·虚损》。又称滑精。详该条。

精积jīngjī 病证名。指经期性交所致闭经癥瘕证候。清代舒驰远《女科要诀》："乃因经信当行，血海未净，而强交媾，精与污浊互结而积于胞中。以致阻塞经闭不通，状类有孕，而症不同……精积之症，闷乱不安，饮食不下，胞无胎息可验，法主攻坚破积。"

精极jīngjí 病证名。六极之一。指脏腑精气衰竭等疾患。见《诸病源候论·虚劳病诸候》。《太平圣惠方·治精极诸方》："夫精极者，通主五脏六腑之病候也。若五脏六腑衰，则形体皆极，眼视无明，齿焦而发落，身体重，耳聋，行不正。"可伴见羸瘦、惊悸、阳痿、遗精、白浊等症。宜用牛髓煎、磁石丸、巴戟丸等方。若见虚热，烦闷，骨疼痛者，宜天门冬散、竹叶汤等方。参见"六极"条。

精窠jīngkē 指眼。五脏六腑的精气汇集于眼，故名。《灵枢·大惑论》："五藏六府之精气，皆上注于目而为之精。精之窠为眼。"参见"目"条。

精冷jīnglěng 病名。见《古今医统·原始要终论》。又称精寒。详该条。

精灵jīnglíng 推拿穴位名。即精宁。详该条。

精癃jīnglóng 病名。即精室肥大的泌尿生殖系疾病。以排尿困难，滴沥不尽，小便次数增多，夜间明显，有尿意不尽之感，甚或尿闭，以致尿液自溢或遗尿为主要表现。常发生于年老肾虚者。

精露jīnglù 经穴别名。出《针灸甲乙经》。即石门。见该条。

精明jīngmíng 见"睛明"条。

精明之府jīngmíngzhīfǔ 指头部。《素问·脉要精微论》："头者，精明之府。"张志聪注："诸阳之神气上会于头，诸髓之精上聚于脑，故头为精髓神明之府。"

精宁jīngníng 推拿穴位名。又名精灵。❶位于腕背横纹的桡侧端。有祛风、化痰、镇惊等作用。《小儿按摩经·阴掌图各穴手法仙诀》："掐精宁穴，气吼痰喘，干呕痞积用之"。❷位于手背第4、5掌骨间，距掌指关节半寸处，约与外劳宫相平。《小儿推拿方脉活婴秘旨全书·掌背穴图》："在四指、五指夹界下半寸。治痰壅，气促，气攻。"❸在无名指及小指间的夹缝间指蹼处。用揉法，有行气破积等作用。见《小儿推拿学概要》。❹精宁与威灵为一个穴组，所以这两穴的位置有时有互换的情况。见《小儿按摩经》《小儿推拿广意》《厘正按摩要术》。参见"威灵"条。

精气jīngqì 同正气，泛指构成和维持生命的精华物质及其功能。《素问·通评虚实论》："邪气盛则实，精气夺则虚。"具体如生殖之精。《素问·上古天真论》："丈夫八岁，肾气实，发长齿更；二八，肾气盛，天癸至，精气溢写，阴阳和，故能有子。"又如饮食化生的精微物质——营气、卫气等。《素问·经脉别论》："饮入于胃，游溢精气，上输于脾。"《灵枢·营卫生会》："营卫者，精气也。"

精气夺则虚jīngqìduózéxū 病机。精气，指人体的正气。指疾病过程中，正气过度耗损，出现虚证的病机。症见面色苍白，神疲体倦，心悸气短，自汗盗汗，脉细弱无力等。《素问·通评虚实论》："邪气盛则实，精气夺则虚。"

精气亏虚jīngqìkuīxū ❶邪正相搏，正气过度耗损，导致以正气虚衰为主的病理变化。❷证候名。即精气亏乏，以形体瘦削，头晕脑鸣，身体矮小，动作迟钝，智力低下，或精少精稀，不孕不育，阳痿早泄等为常见症的证候。

精窍jīngqiào 男性尿道口。《寓意草》："其实漏病乃精窍之病。"

精清jīngqīng ❶症名。精液稀薄的表现。❷病名。以精液稀薄为主要表现的疾病。见《古今医统·原始要终论》。详"精寒""精薄"条。

精热jīngrè 病证名。见《辨证录·种嗣门》。其症入房甚久，泄精之时，女方胞宫有热灼感，多影响生育。治宜补益肾水，不宜泻火，用平火散、镇阳丸等方。

精伤jīngshāng　病名。指精气、精血耗损的疾患。《灵枢·本神》："恐惧而不解则伤精，精伤则骨酸、痿厥、精时自下。"参见"肾伤"条。

精少jīngshǎo　❶症名。精液稀少的表现。❷病名。指以精液稀少为主要表现的疾病，见《辨证录·种嗣门》。又称少精。详该条。

精神jīngshén　精与神的合称。是人体生命活动力的集中表现。《素问·上古天真论》："精神内守，病安从来。"参见"精""神"条。

精神内守jīngshénnèishǒu　指精气内存，神不妄动，以保持充沛的正气，从而抗拒病邪的伤害。《素问·上古天真论》："虚邪贼风，避之有时，恬淡虚无，真气从之，精神内守，病安从来。"与《素问遗篇·刺法论》的"正气存内，邪不可干"前后互参，可以看出古人的养生与防病的基本观点。

精时自下jīngshízìxià　症名。出《灵枢·本神》。即指滑精。详该条。

精室jīngshì　即命门。《难经·三十六难》："命门者，诸精神之所舍，原气之所系也。男子以藏精，女子以系胞。"由于命门是人身精神所寄藏的地方，在男子为藏精之处，在女子是维系胞宫的所在，故又称精室。但通常指男子藏精之处。

精髓枯淋症jīngsuǐkūlìnzhèng　病证名。淋证之一。多因气血虚衰，精髓干枯所致（见罗应章《经验医库·溲淋》）。多见于老年体弱者。症见小便滴沥不断，其痛难忍。治以干茯汤。参见"淋"条。

精脱jīngtuō　❶过劳伤精耗气，导致肾中精气亏损，官窍失养的病理变化。❷病证名。指肾精的虚损脱失。《灵枢·决气》："精脱者，耳聋。"《类经》四卷注："肾藏精，耳者肾之窍，故精脱则耳聋。"

精微jīngwēi　精华微细的营养物质。饮食水谷经消化吸收后，化为精微，荣养全身。《灵枢·五味》："谷始入于胃，其精微者，先出于胃之两焦，以溉五脏。"马莳注："此言谷化精微之气者，为营气卫气……胃纳谷气，脾乃化之，其精微之气，先出于中焦，升则行于上焦，由肺而行五脏六腑，所以灌溉五脏也。"

精虚三消jīngxūsānxiāo　病证名。见《症因脉治》卷三。指由情志、房劳损伤阴精所致的三消。悲哀过度伤肺为上消，症见干渴而饮水不多，气怯喘咳。治以生脉散、人参固本丸等方。思虑太过伤脾为中消。症见时食时饥，饥不欲食。治以地黄膏、琼玉膏等方。纵欲无度伤肾为下消，症见小便频数，牵引作痛，滴沥如膏。治以三才封髓丹。如先见小便过多，然后多饮，为真阳失守，不能蒸动生津，宜用金匮肾气丸以益肾温阳。

精虚痰jīngxūtán　病证名。指因元精虚亏所致的痰证。《症因脉治》卷二："精虚痰，骨蒸潮热，虚火时升，脉多细数。"治宜补精化痰，方用地黄丸、加减二冬汤、固本丸加玄武胶，佐以理气药等。参见"痰证"条。

精血jīngxuè　维持人体生命活动的营养物质的统称。血本源于先天之精，而生成于后天饮食水谷；精的形成，亦靠后天饮食所化生，有"精血同源"之说。精血的盈亏决定人体的健康与否。由于肾主藏精，肝主藏血，如精血不足，一般治以养肝补肾。

精血同源jīngxuètóngyuán　精与血的密切关系。血由水谷微精气化生，精也有赖于水谷精气的培育补充，二者相互滋生，相互转化，同出一源，相互影响。参见"精血"条。

精血之海jīngxuèzhīhǎi　指命门。《景岳全书·传忠录》："命门为精血之海。"命门藏元阴、元阳，为化生精血之本原，故称其为精血之海。

精阳气jīngyángqì　阳气的精微者。《灵枢·邪气藏府病形》："十二经脉，三百六十五络，其气血皆上注于面而走空窍。其精阳气上走于目而为睛。"故亦可理解为由精气所显露的神采。

精液廓jīngyèkuò　眼的八廓名称之一。系用相应脏腑的功能而命名者。清代顾锡《银海指南》卷一认为即坎（水）廓，"络通膀胱之腑，脏属于肾。肾与膀胱为表里，乃真水之源，以输精液，故曰精液廓"。详"水廓"条。

精汁jīngzhī　❶指胆汁。《难经·四十二难》："胆在肝之短叶间，重三两三铢，盛精汁三合。"❷指血液。《难经·四十二难》："心重十二两，中有七孔三毛，盛精汁三合，主藏神。"通常指第1种说法。

精浊jīngzhuó　❶症名。尿色清而窍端时流糊状浊物的表现。❷病名。指以尿色清而窍端时流糊状浊物为主要表现的疾病，见《景岳全书·淋浊》。《证治要诀·白浊》："如白浊甚，下淀如泥，或稠黏如胶，频逆而涩痛异常，此非是热淋，此是精浊窒塞窍道而结。"多因酒色无度，败精瘀阻；或肾精亏损，相火妄动，败精夹火而出；或湿热流注精室而成。症见阴茎口常流米泔样或糊状浊物，茎中或痒或痛，甚则如刀割火灼，而尿色自清。浊物色白者称白浊，夹血者称赤浊。若浊物淋沥，尿出灼痛甚者，多属火盛，宜抽薪饮、治浊固本丸、大分清饮等方。若兼见小便频数者，多属湿热流注精室，宜五苓散合益元散。若日久不愈，涩痛全无，多属心肾不足，宜九龙丹、固阴煎、秘元煎、菟丝子丸等方。如见肾气虚寒，则宜右归丸、附桂八味丸、益智汤等方。多见于淋病、慢性前列腺炎、精囊炎等疾患。

井疽jǐngjū　病名。《灵枢·痈疽》："发于胸，名曰井疽。"又名胸发、穿心冷瘘、慢心锐毒、心漏、穿心毒、井泉疽、穿心疔。为痈疽生于胸部鸠尾穴（脐上7寸，剑突下0.5寸）、中庭穴（膻中穴下1.6寸），或两者之间。多为心经火毒而发。初起如豆粒，逐渐出现肿痛、色变、红肿高突等阳证表现，甚而可见心烦肌热，唇干舌燥，渴思冷饮等热毒之证。治宜参见"外痈""疔疮"条。如初起如豆粒，皮色不变，积久渐大，黑陷平塌，多为冷气攻心而发。久则穿溃成瘘，食少倦怠，精神恍惚，乃毒邪积久，犯心及肾，属无头疽范畴。宜温补托毒，补肾阳为主，外治参见"无头疽""瘘"及溃疡各条。

井口边草jǐngkǒubiāncǎo　中药材。出《本草拾遗》。为凤尾草之别名。详该条。

井栏骨折断jǐnglángǔzhéduàn　病名。即锁骨骨折。出《陈氏秘传》。详"锁子骨伤"条。

井泉疽jǐngquánjū　病名。出《外科证治全生集》卷三。即井疽。见该条。

井荥jǐngxíng　五输穴名。指五输穴中的井穴和荥穴。《素问·水热穴论》："冬取井荥。"张隐庵注："夫井，木也，木生于水，故取井木以下阴气，易使其发生而上逆也；荥，火也，故取荥穴以实阳气，乃助其伏藏也。盖冬令闭藏，以奉春生之气，故冬取井荥。"

井穴jǐngxué　五输穴之一。《灵枢·九针十二原》："所出为井。”意为此处脉气浅小，犹如泉水初出，故称井。井穴分布在四肢末端。十二经各有一个井穴，即少商（肺经）、商阳（大肠经）、厉兑（胃经）、隐白（脾经）、少冲（心经）、少泽（小肠经）、至阴（膀胱经）、涌泉（肾经）、中冲（心包经）、关冲（三焦经）、足窍阴（胆经）、大敦（肝经）。总称十二井穴。其临床应用，《灵枢·顺气一日分为四时》曰：“病在藏者，取之井。”《难经·六十八难》又曰：“井主心下满。”近代的经络测定仪和知热感度测定还用以测试脏腑经络的虚实状况。

井灶jǐngzào　推拿穴位名。即两鼻孔。出明代周于蕃《推拏仙术》。治小儿作寒作热，鼻流清涕，昏迷不醒，急慢惊风等。《厘正按摩要术·立法·汗泄》：“须用葱姜煎汤，以左手托病者头后，用右手大指面，蘸汤摩洗两鼻孔三十六次，谓之洗井灶，以通脏腑之气。”

井珠丸jǐngzhūwán　《兰室秘藏·眼耳鼻门》方。即碧天丸。见该条。

颈jǐng　泛指颈项，或专指颈项的前部。参见“颈项”条。

颈百劳jǐngbǎiláo　经外奇穴名。代号 EX－HN15。位于项部，当大椎直上 2 寸，后正中线旁开 1 寸。主治颈项强痛，咳嗽，气喘，骨蒸潮热，盗汗。直刺 0.5～1 寸。

J

颈臂jǐngbì　经外奇穴名。见《芒针疗法》。位于锁骨内 1/3 与外 2/3 交点向上 1 寸，当胸锁乳突肌锁骨头后缘处。布有锁骨上神经前支，深部在前斜角肌外缘稍内处，正当臂丛神经根，并有颈浅及颈横动、静脉的分支通过。主治上肢瘫痪、麻木，肩臂风湿痛等。直刺 0.5～1 寸。勿向下深刺，以免伤及肺尖。

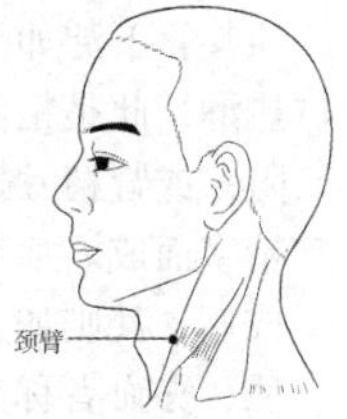

颈臂

颈骨jǐnggǔ　骨名。俗称天柱骨。《医宗金鉴·刺灸心法要诀》：“颈骨者，头之茎骨，肩骨上际之骨，俗名天柱骨也。”详“旋台骨”条。

颈骨折jǐnggǔzhé　病名。出《证治准绳·疡医》卷六。即天柱骨折。详该条。

颈蝗jǐnghuáng　病名。《疡医大全》卷十八：“颈蝗其毒不红，其形坚硬无脓，一年半载长久如此，不能穿溃，两头锁颈，嗜人脂血，食血一饱，病人即将危矣。毒发之初先服益气养荣汤十余剂，即将两患头上用三棱针针住，以艾炷灸七壮或九壮，次服神效瓜蒌散自消。”

颈肌扭伤jǐngjīniǔshāng　病名。即颈部某些筋肉受损而痉挛疼痛，活动受限的疾病。

颈脉jǐngmài　颈部的脉管，相当于人迎脉搏动处。《灵枢·水胀》：“水始起也，目窠上微肿，如新卧起之状，其颈脉动。”

颈脉动jǐngmàidòng　指结喉两旁的足阳明经人迎穴处动脉搏动亢进。可见于水肿、哮喘、怔忡等病证。《灵枢·论疾诊尺》：“视人之目窠上微痈，如新卧起状，其颈脉动，时咳，按其手足上，窅而不起者，风水肤胀也。”

颈痛jǐngtòng　症名。指颈部肌肉筋骨疼痛。见《针灸甲乙经》卷七。多因经脉病变所致。《灵枢·经筋》：“手太阳之筋……绕肩胛引颈而痛。”可见于瘿瘤、落枕等病症。参见“颈项强痛”及“落枕”条。

颈痛颗粒jǐngtòngkēlì　中成药。见《中华人民共和国药典（一部）》（2020）。三七 250g，延胡索 500g，白芍 750g，葛根 750g，川芎 750g，羌活 1000g，威灵仙 1000g。以上七味，按颗粒剂工艺制成，每袋装 4g。开水冲服。一次 1 袋，一日 3 次，饭后服用。2 周为一疗程。活血化瘀、行气止痛。用于神经根型颈椎病属血瘀气滞、脉络闭阻证。症见颈肩及上肢疼痛，发僵或窜麻，窜痛。

颈细jǐngxì　病证名。指小儿颈细，头倾而无力的病证。多由先天精气不足，营养失调所致。明代万全《幼科发挥》：“颈者头之茎也，颈细则不能任元（元即头）”。宜配合填精益髓之剂治疗。

颈项jǐngxiàng　又名脖项。古人把颈部分前、后两部分。前为颈部，后称项部。《素问·骨空论》：“大风颈项痛，刺风府。”

颈项强急jǐngxiàngqiángjí　症名。指颈项肌肉筋脉牵强拘急。《金匮要略·痉湿暍病脉证治》：“病者身热足寒，颈项强急，恶寒，时头热面赤目赤，独头动摇，卒口噤，背反张者，病也。”《证治准绳·杂病》：“颈项强急之证多由邪客三阳经也……颈项强急，发热恶寒，脉浮而紧，此风寒客三阳经也，宜驱邪汤。”又：“颈项强急，腰似折，项似拔，加味胜湿汤。”参见“项强”“颈项强痛”条。

颈项强痛jǐngxiàngqiángtòng　症名。指颈项肌肉筋脉牵强引痛。见《证治准绳·杂病》。常可与项强、项痛、颈肿并见。《杂病源流犀烛·颈项病源流》：“颈项强痛，肝肾膀胱病也。三经感受风寒湿邪，则项强。风热胜，宜加味小柴胡汤；湿胜，宜加味逍遥散；肝血虚，肝火旺，亦筋燥强急，宜首乌汤。而其所属诸病，有项下卒肿坚硬者，由于肝肾之病，昆布、海藻、海带必用，外则于风热湿三者参之；有常惯项痛者，宜六味丸，间服和气饮；有感冒项强或痛者，宜驱邪汤；有痰盛项痛者，宜治风豁痰汤；有湿盛项痛者，宜加味胜湿汤；有项筋急，不得转侧者，宜木瓜煎；有肾气上攻，项筋连背痛，不可转侧者，宜椒附散；有腮项相连肿痛，发热便闭者，宜防风通圣散；有项面肿，众人一般者，是疫疠，宜普济消毒饮；有脑后肿者，恐是疽，宜黄连救苦汤；若兼坚肿木硬，口燥舌干，恶心，烦渴，便秘，宜石决明汤；有颈项肿痛，寒热头眩者，是气毒，宜加味藿香散；有颈项结核浮肿，先寒后热者，此风寒所搏，宜防风解毒汤；有颈项结核坚肿，色红渐热者，是热毒，宜连翘消毒饮；有项强不能回顾，动则脑痛，脉弦数实者，是痰热客太阳经，宜二陈汤加酒炒黄芩、羌活、红花；有伤寒后，项前后肿硬作痛，身热者，宜柴胡葛根汤；有伤寒后项肿痛，却不红，身不热者，宜牛蒡甘桔汤；有项强，卒口噤，背反张，成病者，宜乌药顺气散加羌活、独活、木瓜，以上皆项强之病。”参见“项强”“项痛”等条。

颈痈jǐngyōng　病名。出《素问·病能论》。指位于颈部的痈。多因外感风温，风热，肝胃火毒上攻，夹痰壅结于少阳、阳明之络而成。症见寒热往来，头颈强痛，颈项渐渐肿赤。治宜疏风、清热、消肿。方用牛蒡解肌汤或奇命丹汗之，或仙方活命饮加玄参、桔梗、升麻；外用金黄散围箍。余证治参“外痈”条。

颈中jǐngzhōng　经穴别名。出《千金翼方》。即臂臑。见该条。

颈肿jǐngzhǒng　症名。出《灵枢·经筋》。指颈部单侧或两侧肿胀粗大。多因气火郁逆，或痰滞内结所致。《杂病源流犀烛·颈项病源流》：“有颈项肿痛，寒热头眩者，是气毒，宜加味藿香散；有颈项结核浮肿，先寒后热者，此风寒所搏，宜防风解毒汤；有颈项结核坚肿，色红渐热者，是热毒，宜连翘消毒饮。”《中医临证备要·颈粗》：“颈前粗大，呈现食欲增进，心烦心悸，夜睡不安，呼吸困难，性情急躁，忧郁等肝火肝气交郁现象，用达郁汤法加夏枯草、青黛、丹皮、海藻。”本证可见于瘿瘤、瘰疬、痈等，参见“瘿瘤”“瘰疬”“痈”等条。

颈椎病jǐngzhuībìng　病名。即因颈椎间盘变性、颈椎骨质增生所引起的颈椎骨关节病变并发颈丛、臂丛、椎动脉或颈髓及其相关联的神经组织病变而出现的综合征。以颈肩痛，放射到头枕部或上肢，甚重者出现双下肢痉挛，行走困难，以致四肢瘫痪为主要表现。少数有眩晕、猝倒，或一侧面部发热、出汗异常。

颈椎骨折jǐngzhuīgǔzhé　病名。即以头、颈痛，颈部筋肉紧张，活动受限，患者常用两手托住头部，局部压痛、肿胀，但后突畸形不甚明显为主要表现的颈部椎骨骨折。参见“骨折”条。

景景医话jǐngjǐngyīhuà　医话医论著作。陆锦燧撰于1913年。本书记述作者辨证论治的经验和心得，阐述温、凉、攻、补，因病而施，审病以定用药轻重等见解。于临证有一定参考价值。陆氏对“西洋医学”采取排斥态度。所附《医谈录旧》辑录笔记小说中有关医事记载，多属怪症奇治等内容。本书收入《溪陆氏医述》中。

景天jǐngtiān　中药材。出《神农本草经》。又名慎火草、火焰草、土三七。为景天科植物景天 *Sedum erythrostictum* Miq. 的全草。分布于云南、贵州、四川、湖北、陕西、山西、河北、辽宁、吉林、浙江等地。苦，寒。入肝经。清热，解毒，止血。①治烦热惊狂，吐血，咯血，目赤涩痛。煎服：15～30g。②治风疹，漆疮，煎水洗；痈疮肿毒，外伤出血，捣汁涂。叶含景天庚糖、蔗糖、果糖。

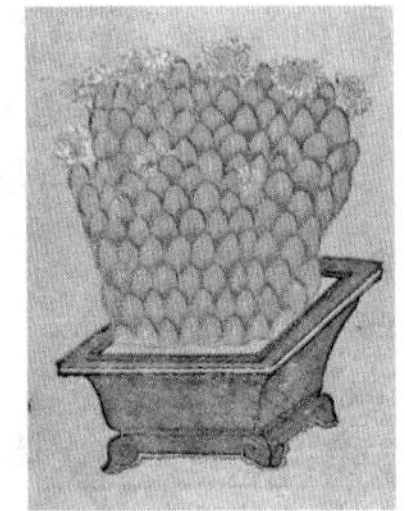
景天

景天三七jǐngtiānsānqī　中药材。见《江苏药材志》。又名费菜、土三七、八仙草、吐血草、活血丹。为景天科植物景天三七 *Sedum aizoon* L. 的根或全草。分布于西北、华北、东北至长江流域地区。甘、微酸，平。止血化瘀，镇静安神。①治血小板减少性紫癜，牙龈出血，衄血，吐血，咯血，消化道出血，尿血，子宫出血。②治心悸，烦躁失眠。煎服：9～30g。③治跌打损伤，外伤出血，烧烫伤，鲜品捣敷。全草含甲基异石榴皮碱、景天碱、景天胺等生物碱及齐墩果酸、谷甾醇、没食子酸、景天庚糖、黄酮类等。根含熊果酚苷、齐墩果酸、谷甾醇等。水溶性提取物能缩短兔凝血及出血时间。煎剂在体外能抑制金黄色葡萄球菌。

景岳全书jǐngyuèquánshū　综合性医著。64卷。明代张介宾撰于1624年。全书分传忠录、脉神章、伤寒典、杂证谟、妇人规、小儿则、麻疹论、痘疹诠、外科钤、本草正、新方、古方、外科方等。择取诸家精要，对辨证论治做了较系统的分析，充分阐发他“阳非有余，真阴不足”的学说和经验。治法以温补为主，创制新方2卷。立论和治法有独到之处。1949年后有影印本。

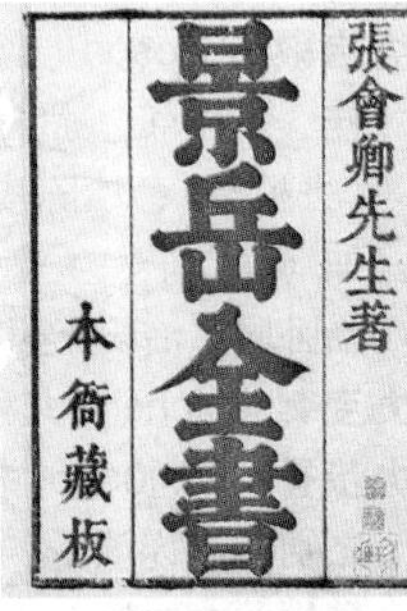
張會卿先生著
景岳全書
本衙藏板

景岳全书

景岳全书发挥jǐngyuèquánshūfāhuī　医论著作。4卷。题名清代叶桂撰（一作姚球撰）。刊于1844年。作者对张景岳所主张的温补学说提出了不少论评，是不同学派辩论之作。

景岳新方砭jǐngyuèxīnfāngbiān　医论著作。又名《新方八阵砭》。4卷。清代陈念祖撰。刊于1804年。作者对张介宾《新方八阵》所载方剂及有关理论以书评的形式予以阐析辨驳，发表了个人的学术见解。陈氏认为该书所立新方，其配伍、方义多“杂沓模糊”，尤其是补阴、补阳之说，与张仲景立方之旨不合，因作此书以抨击张介宾自拟的新方。现有《陈修园医书十六种》等刊本。

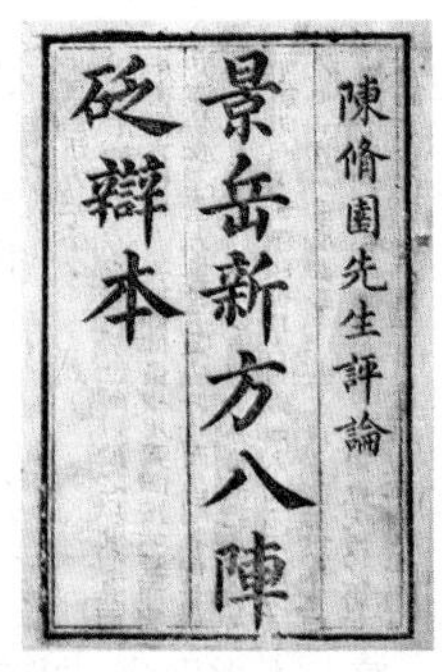
陳脩園先生評論
景岳新方八陣
砭辯本

景岳新方砭

净府jìngfǔ　即膀胱。《素问·汤液醪醴论》：“开鬼门，洁净府。”详“膀胱”条。

净府汤jìngfǔtāng　《疡医大全》卷二十一方。柴胡、山楂、猪苓、茯苓、泽泻、莪术（醋炒）、三棱（醋炒）各一钱，黄芩、白术、半夏（姜汁炒）、人参各八分，胡黄连、甘草各三分。加姜、枣，水煎服。治小儿一切癖块，发热口干等症。

净制jìngzhì　中药炮制方法。用挑选、筛选、风选、水选等方法，除去原药材非药用部分及杂质，选取药用部分，并使其达到净药材质量标准的方法的总称。

胫jìng　出《灵枢·经脉》。❶泛指小腿。❷胫骨。

胫腓骨干双骨折jìngféigǔgànshuānggǔzhé　病名。即以患肢疼痛剧烈、肿胀、功能障碍，触摸压痛明显，纵轴叩击痛，能触及骨擦音和异常活动等为主要表现的胫骨结节、腓骨小头以下及胫腓骨远端内、外踝以上骨折。参见“骨折”条。

胫骨jìnggǔ　骨名。出《灵枢·经脉》。又名骭骨、成骨。解剖学同名骨，位于小腿内侧。

胫骨干骨折jìnggǔgàngǔzhé　病名。即以患肢疼痛剧烈、肿胀、功能障碍，触摸压痛明显，纵轴叩击痛，能触及骨擦音和异常活动等为主要表现的胫骨结节以下及胫内、外踝以上的骨折。参见“骨折”条。

胫骨结节骨骺炎jìnggǔjiéjiégǔhóuyán　病名。即发生于青少年的胫骨结节的以局部疼痛，肌肉萎缩及活动功能障碍为主要临床表现的无菌性炎症疾病。

胫骨髁骨折jìnggǔkēgǔzhé　病名。即以膝部明显瘀肿、疼痛、功能障碍，可有膝内、外翻畸形等为主要表现的胫骨髁骨折。参见“骨折”条。

胫疽jìngjū　病名。《疡医准绳》卷四：“胫疽，发于胫名曰兔啮。”即附骨疽。详该条。

胫毛jìngmáo　小腿部的毛。《灵枢·阴阳二十五人》：“足少阳之下，血气盛则胫毛美长。”

胫阴疽jìngyīnjū　病名。出《外科大成》卷二。即黄鳅痈。见该条。

胫阴痈jìngyīnyōng　病名。出《疡医准绳》卷四。即黄鳅痈。见该条。

胫肿jìngzhǒng　症名。指小腿浮肿。出《素问·藏气法时论》。亦称足胫肿、足胻肿、足胫胕肿。为水肿病常见症状之一。详“脚肿”“水肿”条。

痉jìng　病名。出《灵枢·经筋》。又称痓。以项背强急，口噤，四肢抽搐，角弓反张为主症。《金匮要略·痉湿暍病脉证治》："病者身热足寒，颈项强急，恶寒，时头热，面赤目赤，独头动摇，卒口噤，背反张者，痉病也。"痉有虚实二证。实证多因风、寒、湿、痰、火邪壅滞经络而成。虚证多因过汗，失血，素体虚弱，气虚血少，津液不足，筋失濡养，虚风内动所致。《金匮要略心典》卷上："盖病有太阳风寒不解，重感寒湿而成痉者，亦有亡血竭气，损伤阴阳，而病变成痉者……阴阳既衰，筋脉失其濡养，而强直不柔矣。此痉病标本虚实之异，不可不辨也。"实证治以祛邪为主，可兼扶正。虚证以益气养血为主，兼予息风。痉有刚痉、柔痉、阳痉、阴痉、三阳痉、三阴痉、风痉、风寒痉、风痰痉、痰火痉、湿热痉、热甚发痉、血虚发痉、虚痉等。详各条。

痉病jìngbìng 病名。即以项背强急，四肢抽搐，甚至口噤、角弓反张为主要表现的疾病。

痉病似天钓jìngbìngsìtiāndiào 病证名。急惊风类型之一。小儿痉病表现有项背强直，腰身反张，摇头掣，噤口不语，发热腹痛，整日不醒，病与天钓不同。多由风寒外邪壅闭经络而致。风重汗出者，用桂枝汤加葛根；寒重无汗者，用葛根汤。参见"小儿痉病"条。

痉厥jìngjué 症名。指肢体抽搐，神志不清的表现。

痉书jìngshū 医论著作。见"伤寒论条辨"条。

竟体发jìngtǐfā 病证名。发背的一种。出《证治准绳·疡医》卷四。又名椒眼发、体疽发。系背部范围较大，且因气血虚弱不得起发之有头疽。证治见"有头疽"条。

竟体痈jìngtǐyōng 病证名。指痈之大者。《诸病源候论》卷三十二："肿一寸至二寸疖也，二寸至五寸痈也，五寸至一尺痈疽也，一尺至二尺者名曰竟体痈。"证治见"外痈"及"有头疽"条。

敬直老人jìngzhílǎorén 见"邹铉"条。

静功jìnggōng 气功功法。又称内功。采取坐、卧、站等外表上静的姿势，通过放松、入静、意守、调息等炼意、炼气方法，以锻炼身体内部功能的一种静中有动的功法。明代王阳明《传习录》："静未尝不动，动未尝不静。"静，指在练功时其外部形态上是固定不动的。而其身体内部的脏腑、经络的运动则在不断受到锻炼，从而得到充实。

静脉曲张外痔jìngmàiqūzhāngwàizhì 病名。见王兆铭《中西医结合痔瘘临床证治》。外痔的一种。即肛缘皮下静脉曲张，肛周可见椭圆或环状块物突起，慢性经过，症状不显，不须医治。

静顺jìngshùn 运气术语。五运主岁之中，水岁平气的名称。《素问·五常政大论》："愿闻平气何如而名？……水曰静顺。"喻平气之年，水得平静柔顺。

静香楼医案jìngxiānglóuyī'àn 医案著作。清代尤怡撰。原系抄本，后收入《柳选四家医案》。柳宝诒予以分门汇辑，并加按语。包括内伤杂病、伏气、外感、外疡、妇人等32门。案语明确，说理简要。尤氏善用经方，灵活化裁，对复杂病机善于分清标本缓急，立法甚严谨。

静心汤jìngxīntāng 《辨证录》卷八方。人参、当归各三钱，白术、茯神、麦冬各五钱，炒酸枣仁、山药、芡实各一两，甘草五分，五味子十粒。水煎服。治用心过度，心动不宁，梦遗，口渴舌干，面红颧赤，眼闭即遗，一夜有遗数次，疲倦困顿者。

静坐要诀jìngzuòyàojué 养生著作。明代袁黄编撰。此书系根据佛宗天台宗《小止观》与《六妙法门》写成。其间结合了作者先后从云谷大师、妙峰法师所得真传及其本人的实践经验。全书分辨志、预行、修证、调息、遣欲、广爱6篇，对修习止观者很有参考价值。

镜面草jìngmiàncǎo 中药材。❶见《福建中草药》。为鱼鳖金星之别名。详该条。❷出《杨氏家藏方》。为螺厣草之别名。详该条。

镜面舌jìngmiànshé 也称舌光、光剥舌，即舌苔完全剥脱，舌面光洁如镜的舌象。

jiong

炅jiǒng 热的意思。《素问·举痛论》："炅则气泄。"《类经》十五卷注："炅，居永切，热也。"

炅气jiǒngqì 炅，热也，即热气。《素问·举痛论》："寒气客于经脉之中，与炅气相薄，则脉满，满则痛而不可按也。"

炅则气泄jiǒngzéqìxiè 出《素问·举痛论》。又称热则气泄。炅，即热之意。气泄，指阳气外泄。热则毛窍腠理疏松而多汗，阳气随汗散泄于外。

炅中jiǒngzhōng 即热中，亦即里热。《素问·调经论》："血并于阳，气并于阴，乃为炅中。"王冰注："气并于阴，则阳气内盛，故为热中。炅，热也。"

jiu

鸠尾jiūwěi ❶人体部位名。见"髑骭"条。❷经穴名。代号CV15。出《灵枢·九针十二原》。别名尾翳。属任脉。膏之原穴。任脉之络穴。位于腹正中线，脐上7寸处，仰卧，两臂上举取穴（《备急千金要方》）。一说脐上7.5寸（《针灸甲乙经》）。布有第7肋间神经前皮支和腹壁上动、静脉。主治心胸痛，胃痛，反胃，惊悸，癫痫，以及精神分裂症、心绞痛等。向下斜刺0.5寸。艾炷灸3～5壮，或艾条灸5～10分钟。

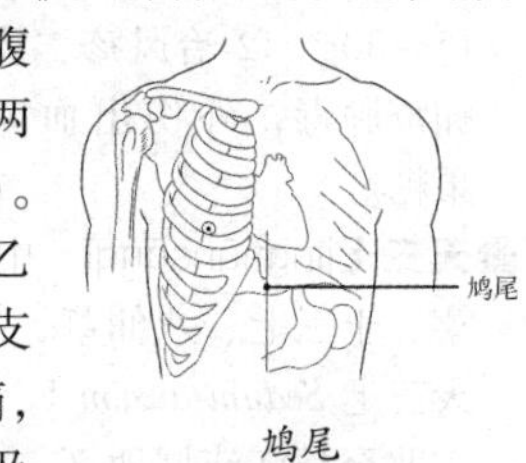

鸠尾

鸠尾骨jiūwěigǔ 骨名。又名蔽心骨、髑骬、心坎骨、护心软骨。即胸骨剑突。《医宗金鉴·刺灸心法要诀》："鸠尾者，即蔽心骨也。其质系脆骨，在胸骨之下岐骨之间。"

揪法jiūfǎ 推拿手法。见《急救痧证全集》。与拧法相似。用拇指和食指，或再加中指，快速敏捷地用力捏住肌肉或韧带上提。多用于肩腰部。

九宝散jiǔbǎosǎn 《苏沈良方》卷五方。大腹子（连皮）、肉桂、炙甘草、苏叶、杏仁（去皮尖）、桑白皮各一两，麻黄（去根节）、炒陈皮、薄荷各三两。为粗末，每服十钱匕，加乌梅二个、生姜五片，以水一大盏、童便半盏煎，食后、临卧服。治积年病喘，秋冬辄剧，不可坐卧者。

九变刺jiǔbiàncì 九种刺法。即九刺。详该条。

九步香jiǔbùxiāng 中药材。见《浙南本草新编》。为隔山香之别名。详该条。

九层楼jiǔcénglóu 中药材。见《贵州民间药物》。为鹿药之别名。详该条。

九层皮jiǔcéngpí 中药材。见《广西本草选编》。为救必应之别名。详该条。

九层塔jiǔcéngtǎ 中药材。❶见《福建中草药》，为兰香草之别名。详该条。❷见萧步丹《岭南采药录》，为罗勒之别名。详该条。

九虫病jiǔchóngbìng 各种人体寄生虫病的统称。《诸病源候论·九虫病诸候》为伏虫、蛔虫、白虫、肉虫、肺虫、胃虫、弱虫、赤虫、蛲虫9种虫病。《证治准绳·杂病》："九虫皆由脏腑不实，脾胃皆虚，杂食生冷甘肥油腻盐藏等物，节宣不时，腐败停滞，所以发动。又有神志不舒，精魄失守及五脏劳热，又病余毒气血积郁而生，或食瓜果，与畜兽内脏遗留诸虫子类而生。"治宜健脾、驱虫。详各虫病条。

九刺jiǔcì 古代的9种刺法。《灵枢·官针》："凡刺有九，以应九变。"指各种不同刺法适应不同病变，分输刺、远道刺、经刺、络刺、分刺、大泻刺、毛刺、巨刺、淬刺9种。详各条。

九丹jiǔdān 古代道家炼丹的9种丹药。《抱朴子内篇·金丹》、"九丹者长生之要。"九丹包括丹华、神符、神丹、还丹、饵丹、炼丹、柔丹、伏丹、寒丹。

九疸jiǔdǎn 9种黄疸之合称。❶《诸病源候论·黄病诸候》："九疸候，夫九疸者，一曰胃疸，二曰心疸，三曰肾疸，四曰肠疸，五曰膏疸，六曰舌疸，七曰髓疸，八曰肉疸，九曰肝疸。凡诸疸病，皆由饮食过度，醉酒劳伤，脾胃有瘀热所致。其病身面皆发黄，但立名不同耳。"❷《外台秘要》卷四列九疸为胃疸、心疸、肾疸、脾疸、肺疸、舌疸、肉疸、髓疸、肝疸。

九疸秦王散jiǔdǎnqínwángsǎn 《外台秘要》卷四方。即秦王九疸散。见该条。

九道jiǔdào 古代所论的月行之道。《汉书》："日有中道，月有九行。中道者，黄道，一曰光道。月有九行者，黑道二，出黄道北；赤道二，出黄道南；白道二，出黄道西；青道二，出黄道东。"《宋史》："凡五纬，皆随日由黄道行，推月之行有九道，四时交会，归黄道而转变焉，故有青黑白赤四者之异名。"

九道出血jiǔdàochūxiě 专指儿科的出血性病证。见《证治准绳·幼科》，又名九窍出血。即眼、鼻、耳、口及二阴出血。小儿九道出血，多因乳母喜吃辛辣之物，流于乳络，儿饮之后，停滞不散，郁蒸于内；或因护养过暖，积温成热，热极则涌泄；亦有气虚而邪热乘袭，则血不得循流络脉，浮出诸经，也生失血之证。《张氏医通·诸血门》："是证非中毒，即跌仆受伤。中毒者，用生羊血法；受伤者，观其人不发热，尚能饮食者，频灌童便。无故发生九窍出血者，肝肾疲极，五脏内崩也。"五脏内崩可见于急性白血病等。因热而出血者，宜清血止血，用十灰散合犀角地黄汤；因虚而出血者，宜补气以摄血，用大剂独参汤加龙骨、牡蛎之类，以防气随血脱。参见"九窍出血"条。

九道脉jiǔdàomài 脉象分类之一类。《脉诀》把二十四脉分为七表、八里、九道3类。九道脉即长、短、虚、促、结、代、牢、动、细9种脉。

九分散jiǔfēnsǎn 《急救应验良方》方。马钱子（去皮毛）、麻黄、乳香（去油）、没药（去油）各四两。为细末，每服九分，无灰酒调下，如不效，3小时后可再服九分，外用烧酒调敷。功能活血祛瘀止痛，治跌打损伤，筋骨受损，红肿作痛。实验研究表明，本方有较好的镇痛和抗炎作用。

九宫jiǔgōng ❶即九窍，出《玄女经》。包括耳二、眼二、鼻孔二、口、前阴、后阴。❷古代将八方及中央定为九宫，见《灵枢·九宫八风》。九宫各有专名和数字。金、元时针灸家将八脉交会穴配合九宫数称为"灵龟八法"。

阴洛宫 四 （东南）	上天宫 九 （南）	玄委宫 二 （西南）
仓门宫 三 （东）	招摇宫 五 （中央）	仓果宫 七 （西）
天溜宫 八 （东北）	叶蛰宫 一 （北）	新洛宫 六 （西北）

九宫八风jiǔgōngbāfēng 《灵枢》篇名。本篇主要阐述九宫的方位和八风的区别及其导致的病变，故名。根据斗星的运行规律，确立了二分（春分、秋分）、二至（夏至、冬至）和四立（立春、立夏、立秋、立冬）8个节气的日期，以及中央和四正、四隅9个方位，从而说明季节和方域不同的气候变化对人体的不同影响。

九股牛膝jiǔgǔniúxī 中药材。见《云南中草药》。为白牛膝之别名。详该条。

九鬼拔马刀jiǔguǐbámǎdāo 练功方法之一，出《易筋经》。侧首直立，一手向下弯至腰后，另一手向上弯至项后，如拔刀状，然后两手交替做上述动作。《易筋经》："单膀用力，夹抱颈项，自头收回，鼻息调匀，两膝立直，左右同之。"

九号坎象方jiǔhàokǎnxiàngfāng 《杂病源流犀烛·内伤外感门》卷二十一方。即沉香阿魏丸。见该条。

九候jiǔhòu 脉诊的一种测候方法。全身遍诊法，以头部、上肢、下肢各分天、地、人三部，合为九候；寸口脉法以寸、关、尺三部各分浮、中、沉，合为九候。详"三部九候"条。

九还丹jiǔhuándān 炼丹术语。把九转之丹再炼一次。《抱朴子内篇·金丹》："若取九转之丹，内神鼎中，夏至之后，爆之鼎热，内朱儿一斤于盖下（米砂）。伏伺之，候日精照之，须臾翕然俱起，煌煌辉辉，神光五色，即化为还丹。"

九黄丹jiǔhuángdān 经验方，见《外伤科学》（广州中医学院编）。制乳香、制没药、川贝母、牛黄、炒硼砂各二钱，熟石膏六钱，升丹三钱，朱砂一钱，冰片三分。各研极细末，和匀掺患处，用膏药或油膏纱布覆盖。功能提脓拔毒，祛瘀去腐，止痛平胬。治痈疽已溃，脓流不畅，肿胀疼痛者。

九积jiǔjī 病名，为食积、酒积、气积、涎积、痰积、癖积、水积、血积、肉积的统称。《儒门事亲》卷三："食积，酸心腹满，大黄、牵牛之类，甚者礞石、巴豆。酒积，目黄口干，葛根、麦蘖之类，甚者甘遂、牵牛。气积，噫气、痞塞，木香、槟榔之类，甚者枳壳、牵牛。涎积，咽如拽锯，朱砂、腻粉之类，甚者瓜蒂、甘遂。痰积，涕唾稠黏，半夏、南星之类，甚者瓜蒂、藜芦。癖积，两胁刺痛，三棱、广茂之类，甚者甘遂、蝎梢。水积，足胫胀满，郁李、商陆之类，甚者甘遂、芫花。血积，打仆肭瘀，产后不月，桃仁、地榆之类，甚者虻虫、水蛭。肉积，瘤核疬，腻粉、白丁香，砭刺出血，甚者硇砂、信石。九积皆以气为主，各据所属之状而对治之。"

九姜连jiǔjiānglián　中药材。❶见《峨眉山药用植物》，为山姜之别名。详该条。❷见《四川常用中草药》，为廉姜之别名。详该条。

九焦jiǔjiāo　焦，在此指脊椎棘突。九焦，即第9、10胸椎棘突间。《灵枢·背腧》："肝腧在九焦之间。"

九节草jiǔjiécǎo　中药材。见《辽宁经济植物志》。为斩龙剑之别名。详该条。

九节茶jiǔjiéchá　中药材。出《生草药性备要》。又名接骨金粟兰、肿节风、接骨木、九节风、山鸡茶。为金粟兰科植物草珊瑚 *Sarcandra glabra*（Thunb.）Nakai 的枝叶。分布于长江以南地区。辛、苦，平，有小毒。清热，祛风，散瘀，接骨。①治流行性感冒，肺热喘咳，流行性乙型脑炎，急性肠胃炎，胃脘痛，细菌性痢疾，风湿骨痛，腰腿痛，肠痈，盆腔炎，紫癜，牙龈出血，鼻衄。煎服：9～15g。②治骨折，跌打损伤，疮疡肿毒，内服并外敷；烧烫伤，用叶研末，油调涂。全草含挥发油、左旋类没药素甲、异秦皮定、延胡索酸、琥珀酸。体外对金黄色葡萄球菌、痢疾杆菌、大肠埃希菌、铜绿假单胞菌、伤寒杆菌等均有一定的抑制作用。体内试验对兔金黄色葡萄球菌菌血症也有治疗作用。延胡索酸、琥珀酸均有抑菌作用。挥发油及总黄酮在动物试验中有抗癌作用，并有免疫抑制作用；对实验性胃溃疡有抑制及治疗作用；对家兔骨折模型能促进骨折愈合。

九节菖蒲jiǔjiéchāngpú　中药材。见《中药志》，又名京菖蒲、节菖蒲。为毛茛科植物阿尔泰银莲花 *Anemone altaica* Fisch. ex C. A. Mey. 的根茎，主产于陕西、河南、山西等地。辛，温。开窍，豁痰，化湿，健胃，解毒。①治热病神昏，痰浊蒙窍，癫痫，痰厥，脘痞腹胀，呕恶，下痢噤口，多梦健忘，气闭耳聋，煎服：1.5～6g。②捣敷，疗痈、疽、疮、癣。根须含琥珀酸、白头翁素、棕榈酸等。九节菖蒲提取液对小鼠有中枢神经系统抑制作用。其中的琥珀酸可抗惊厥、镇痛等。

九节风jiǔjiéfēng　中药材。见《分类草药性》。为九节茶之别名。详该条。

九节篱jiǔjiélí　中药材。见《湖南药物志》。为九头狮子草之别名。详该条。

九节木jiǔjiémù　中药材。见《广西中药志》。为山大颜之别名。详山大颜条。

九九制会jiǔjiǔzhìhuì　九九，指九野、九州、九窍、九脏等；制，是准度；会，是配合。谓人与地以九州、九窍为准度，以配合天之六六之节。《素问·六节藏象论》："余闻天以六六之节，以成一岁，人以九九制会，计人亦有三百六十五节以为天地久矣。"

九疽jiǔjū　病名，指生于肌体的多发性疽病。《外科启玄》卷六："此九疽一生即有九处，初肿势甚重，当看人之虚实，毒之浅深，脓之稀稠，溃之迟早，验之五善七恶，或又二三处者亦轻也。"九疽，言其多发，实非发必9处，或类似今之脓毒症。证治参见各种疽条。

九科jiǔkē　我国古代医学分科情况。宋代始分医学为九科，即大方脉、风科、小方脉、眼科、疮肿兼折疡、产科、口齿兼咽喉科、针灸科、金镞兼书禁科。清初沿袭明末制度，分医学为十一科，不久即改为九科，即大方脉、小方脉、伤寒科、妇人科、疮疡科、针灸科、眼科、咽喉科、正骨科。参见"十三科"条。

九空子jiǔkōng·zi　中药材。见《中国药学大辞典》。为路路通之别名。详该条。

九孔螺jiǔkǒngluó　中药材。出《日华子诸家本草》。为石决明之别名。详该条。

九里明jiǔlǐmíng　中药材。见《生草药性备要》。为千里光之别名。详该条。

九里香jiǔlǐxiāng　中药材。❶见萧步丹《岭南采药录》。又名千里香、过山香、千只眼。为芸香科植物九里香 *Murraya exotica* L. 和千里香 *Murraya paniculata*（L.）Jack 的干燥叶和带叶嫩枝。分布于我国南部至西南部。辛、微苦，温。有小毒。归肝、胃经。行气止痛，活血散瘀。用于胃痛，风湿痹痛；外治牙痛，跌仆肿痛，虫蛇咬伤。用量6～12g。捣敷、研末敷或煎水洗患处。叶含挥发油，油内含丁香油酚、荜澄茄烯、甜没药烯等，另含月橘素、8-去甲氧基月橘素等黄酮类和九里香香豆精、月橘香豆精、脱水长叶九里香内酯等香豆素类。茎皮含迈月橘素、月橘香豆素、8-去甲氧基月橘素等。根含九里香碱、月橘碱等生物碱。以石油醚提取的结晶成分，对大鼠离体肠管有解痉作用。九里香煎剂及月橘碱有抗生育作用。九里香注射液有局部麻醉作用，唯局部刺激性较大。❷见《云南中草药》。为透骨香之别名。详该条。

九灵jiǔlíng　《灵枢》传本之一。详"灵枢"条。

九六补泻jiǔliùbǔxiè　指以提插、捻转手法配合阴阳奇偶的关系来分别补泻的方法。古人认为阳数奇而属天，为补；阴数偶而属地，为泻。故补法用九数，泻法用六数。例如补法当紧按慢提，或向左捻转9次，如不得气，少停再行9次，如此重复3遍，使成三九二十七数；泻法则慢按紧提，或向右捻转6次，如邪气仍盛，少停再行6次，如此重复3遍，使成三六一十八数。本法以数字机械地规定补泻，不切实际。今已少用。

九龙虫jiǔlóngchóng　中药材。见《本草纲目拾遗》。为洋虫之别名。详该条。

九龙丹jiǔlóngdān　❶《外科正宗》卷三方。儿茶、血竭、乳香、没药、巴豆（不去油）、木香各等分。为末，生蜜和丸，豌豆大，每服九丸，空腹热酒一杯送下，大便行四五次方吃稀粥，肿甚者间日再用一服。治鱼口便毒、骑马痈、横痃等症初起，未成脓者。❷《证治准绳·类方》第六册方。枸杞子、金樱子（去核）、莲花须、芡实（去壳）、莲肉、山茱萸肉、当归（酒洗）、熟地黄（酒蒸）、茯苓各二两。为末，酒糊为丸，梧桐子大，每服一百丸，酒或盐汤送下。治滑精。本方早见于《医学正传》卷六，但无山茱萸，而有山果子（即山楂），治虚劳七伤。

九龙根jiǔlónggēn　中药材。见《上海常用中草药》。为虎杖之别名。详该条。

九龙盘jiǔlóngpán　中药材。❶见《贵阳民间药草》，为山姜之别名。详该条。❷见《贵州民间药物》，为蜘蛛抱蛋之别名。详该条。

九龙藤jiǔlóngténg　中药材。见《南宁市药物志》。又名过岗龙、猪蹄叉、黄开口、燕子尾、五花血藤。为豆科植物龙须藤 *Bauhinia championii*（Benth.）Benth. 的茎。分布于浙江、福建等省及中南、西南大部分地区。苦、辛，平。祛风除湿，活血止痛，治风湿性关节炎，跌打损伤，胃痛，小儿疳积。煎服：9～15g。茎皮含鞣质。根含龙须藤苷、5，7，3′，4′-四甲氧基黄酮、5，6，

7，3′，4′－五甲氧基黄酮。九龙藤对金黄色葡萄球菌等有抑制作用。

九龙丸jiǔlóngwán 《张氏医通》卷十四方。当归、苦参各二两，防风、荆芥、羌活各一两半，蝉蜕、川芎各五钱，全蝎（滚水泡去咸）一钱，大枫子仁八两（一方无川芎、蝉蜕，多胡麻仁二两，风藤一两）。为细末，红米饭为丸，梧桐子大，阴干。每服三钱，茶水送下，日三次。治疗风冧肿痒痛。如下体甚，加牛膝二两，防己一两。

九漏jiǔlòu 外科漏管的总称。❶出《诸病源候论》卷三十四。即狼漏、鼠漏、蝼蛄漏、蜂漏、蚍蜉漏、蛴螬漏、浮疽漏、瘰疬漏、转脉漏的合称。❷《外科启玄》卷十二。指狼漏、鼠漏、脓漏、蝼蛄漏、蜂漏、蜈蚣漏、蛴螬漏、瘰疬漏、转脉漏的合称。即瘰疬并发漏管的诸别名。详见各条。

九牛二虎草jiǔniú'èrhǔcǎo 中药材。见《云南中草药》。为石椒草之别名。详该条。

九牛七jiǔniúqī 中药材。见《陕西中草药》。为九牛造之别名。详该条。

九牛藤jiǔniúténg 中药材。见广州部队后勤部卫生部编《常用中草药手册》。为杜仲藤之别名。详“杜仲藤”条。

九牛造jiǔniúzào 中药材。❶见《陕西中草药》。又名五朵云、翻天印、九牛七、震天雷。为大戟科植物湖北大戟 *Euphorbia hylonoma* Hand. －Mazz. 的根。分布于陕西、湖南、湖北、四川、贵州等地。甘、苦，温，有毒。泻下逐水，消积散瘀。①治积聚腹胀，二便不通，肝硬化腹水，煎服1.5～3g，过量则剧烈吐泻；②治跌打损伤，瘀血作痛，捣敷；外伤出血，研末掺。反乌头、甘草。孕妇及体虚者忌服。九牛造茎叶，晒干研末敷，疗外伤，鲜品捣敷，疗无名肿毒。❷见《四川中药志》。为红三七之别名。详“红三七”条。

九牛子jiǔniúzǐ 中药材。❶见《草药手册》，为土儿之别名。详该条。❷见《江西草药》，为金果榄之别名。详该条。

九气jiǔqì 指引起气机紊乱的9种致病因素。❶《素问·举痛论》：“百病生于气也，怒则气上，喜则气缓，悲则气消，恐则气下，寒则气收，炅则气泄，惊则气乱，劳则气耗，思则气结，九气不同，何病之生?”其中炅即暑热，劳指过劳。九气着重说明七情过激引致气机紊乱的病机。❷见《世医得效方》。一曰膈气，二曰风气，三曰寒气，四曰热气，五曰忧气，六曰喜气，七曰惊气，八曰怒气，九曰山岚瘴气。

九气拈痛丸jiǔqìniāntòngwán 《中药制剂手册》方。香附（醋炙）、五灵脂（醋炙）、延胡索（醋炙）各500g，莪术（醋炙）1000g，郁金、橘皮、槟榔各250g，高良姜、甘草、木香各120g。为细末，水泛为小丸，每袋重18g，每服6～9g，温开水送下，日1～2次。功能行气活血，散寒止痛。治寒气郁滞，血行不畅之胃脘疼痛，两胁胀满。本方由《鸡峰普济方》拈痛丸加减而来。

九炁丹jiǔqìdān 《景岳全书·新方八阵》卷五十一方。熟地黄八两，制附子四两，肉豆蔻（面炒）、炮姜、吴茱萸、补骨脂（酒炒）、荜茇、五味子各二两，炒甘草一两。为末，炼蜜或山药糊为丸，梧桐子大，每服六十至一百丸，开水送下。功能温补脾肾，涩肠止泻。治脾肾虚寒，飧泄鹜溏者。若气虚，加人参二至四两。

九窍jiǔqiào 指头部七窍及前、后阴。《素问·阴阳应象大论》：“六经为川，肠胃为海，九窍为水注之气。”马莳注：“头有七阳窍，下有二阴窍，人身止有此九窍耳。”

九窍出血jiǔqiàochūxiě 病证名，又名大衄。指耳、目、口鼻、前阴、后阴九窍同时出血。《诸病源候论·血病诸候》：“凡荣卫大虚，腑脏伤损，血脉空竭，因而恚怒失节，惊忿过度，暴气逆溢，致令腠理开张，血脉流散也，故九窍出血。”亦可因感受疫疠或中毒所致。一般宜内服侧柏散，外用百草霜、油发灰、龙骨末，或吹入或掺之。如因猝然惊恐见此，可用朱砂安神丸加发灰治之；如感受疫疠者，宜清疫解毒；中毒出血者，宜审因施治。参见“大衄”“衄血”“中毒”等有关条目。

九秋香jiǔqiūxiāng 中药材。见《全国中草药汇编》。为九里香之别名。详该条。

九曲中府jiǔqǔzhōngfǔ 经外奇穴名。《备急千金要方》：“九曲中府：在旁廷（痊市），下三寸，刺入五分，灸三十壮，主恶风邪气遁尸，内有瘀血。”位于腋中线上，当第7肋间直下3寸处。主治胸胁疼痛，腹痛等。斜刺0.3～0.5寸。艾炷灸3～5壮，或艾条灸5～10分钟。

九圣散jiǔshèngsǎn 《中药制剂手册》方。又名九胜散。苍术45g，黄柏、苏叶、薄荷各60g，杏仁120g，乳香、没药各36g，轻粉、红升丹各15g。为细末，每袋重9g，用花椒油调敷患处。功能消肿渗湿，解毒止痛。治湿毒引起的黄水疮、秃疮、臁疮，流脓流水，肿痛溃烂，经年不愈者。

九胜散jiǔshèngsǎn 即九圣散。见该条。

九死jiǔsǐ 指虚劳病9种危重表现。即手足色青，四肢久肿，脉枯齿干，声音散漫，鼻孔虚张，唇寒宣露（唇肿齿焦），手循衣缝，汗出不流，舌卷卵缩。供参。

九死还魂草jiǔsǐhuánhúncǎo 中药材。见《现代实用中药》。为卷柏之别名。详该条。

九塔草jiǔtǎcǎo 中药材。见《浙江民间常用草药》。为风轮菜之别名。详该条。

九痛jiǔtòng 即带下三十六疾中之九痛，是指妇人9种病证。《诸病源候论》卷三十八：“一者阴中痛伤，二者阴中淋痛，三者小便即痛，四者寒冷痛，五者月水来腹痛，六者气满并痛，七者汁出阴中如虫啮痛，八者胁下皮痛，九者腰痛。”

九痛丸jiǔtòngwán 《金匮要略》方。炮附子三两，炙狼牙、巴豆（去皮心，熬研为脂）、人参、干姜、吴茱萸各一两。为末，炼蜜为丸，梧桐子大，强人初服三丸，弱者二丸，温酒送下，日三次。功能温通补虚，杀虫止痛。治9种心痛，兼治猝中恶，腹胀痛，口不能言，又治连年积冷，流注心胸痛，并冷冲上气，落马坠车血疾等。

九头狮子草jiǔtóushī·zicǎo 中药材。出《植物名实图考》。又名九节篱、化痰青、尖惊药、蛇舌草。为爵床科植物九头狮子草 *Peristrophe japonica*（Thunb.）Bremek. 的全草。分布于河南及长江以南地区。辛、微苦，凉。祛风镇惊，清热解毒，活血消肿，补虚。①治小儿高热惊风，感冒发热，咽喉肿痛，咳嗽痰多，肺炎，头昏，失眠。煎服：9～30g。②治痈肿疔毒，毒蛇咬伤，鲜品捣敷。

九味安肾丸jiǔwèi'ānshènwán 《医学入门》卷六方。补骨脂、小茴香、胡芦巴、川楝子肉、续断、桃仁、杏仁、山药、茯苓各等分。为末，炼蜜为丸，梧桐子大，每服三十丸，空腹盐汤送下。治肾虚腰痛，目眩耳聋，面黑羸瘦。

九味柴胡汤jiǔwèicháihútāng 《校注妇人良方》卷二十四方。柴胡、炒黄芩各五分，人参、炒栀子、半夏、炒龙胆草、当归、炒芍药各三分，甘草二分。水煎服。治肝经热毒下注，便毒肿痛，或小腹胁间结核，一切疮疡或风毒，恶核瘰疬等症。

九味芦荟丸jiǔwèilúhuìwán 《明医杂著》方，又名大芦荟丸。胡黄连、黄连、芦荟、木香、炒芜荑、青皮、雷丸、鹤虱各一两，麝香三钱。为细末，米糊为丸，麻子大，每服半钱，空腹米汤送下。治肝经炽热，咽喉口舌生疮；或牙龈蚀烂，两目生翳，耳中出水；或肝积瘰疬，下疳阴肿；或茎出白津；或小便良久变白，大便不调，肢体消瘦等症。

九味蟠葱散jiǔwèipáncōngsǎn 《张氏医通》卷十四方。延胡索一两，肉桂五钱，炮姜二钱，丁香一钱，茯苓六钱，炙甘草、苍术（泔浸炒）、槟榔、羌活各三钱。为粗末，每服五钱，加连须葱白二茎，水煎，食前服，取微汗。治疝因风寒湿气而致，睾丸肿痛者。若腹胀便秘，有食积梗痛，去羌活，加三棱、莪术、砂仁。

九味羌活汤jiǔwèiqiānghuótāng 《此事难知》卷上引张洁古方。又名羌活冲和汤。羌活二钱，防风、川芎各一钱半，细辛、甘草各三分，苍术（米泔浸）、白芷、黄芩、生地黄各一钱。为粗末，水煎服。功能祛风寒湿，兼清里热。治外感风寒湿邪，内有蕴热，证见恶寒发热，无汗头痛，肢体酸楚疼痛，口苦微渴，苔薄白，脉浮紧。近代常用于普通感冒、流行性感冒、风湿性关节炎等证属风寒湿者。方中羌活发散风寒，祛风胜湿，宣痹止痛，为君药；防风、苍术助羌活以散寒、胜湿、止痛，为臣药；细辛、川芎、白芷散寒祛风，并能行气活血，宣痹以止头身之痛，地黄、黄芩清泄里热，并防诸辛温香燥之药伤津，均为佐药；甘草调和诸药以为使。全方具有发表祛风胜湿之功，并兼有清热存阴作用。实验研究表明，本方具有解热、镇痛、抗炎作用。

九味羌活丸jiǔwèiqiānghuówán 即九味羌活汤作水丸，治证同。见“九味羌活汤”条。

九味汤jiǔwèitāng 《圣济总录》卷四十八方。姜厚朴、橘皮、白术、诃子皮、防风、炙甘草、桂心、黄芪、细辛各一分。为粗末，每服三钱匕，加生姜三片，水煎，空腹服。治肺气虚冷，胸中气微，不能太息，形体怯寒，鼻多清涕。

九味资生丸jiǔwèizīshēngwán 《张氏医通》卷十六方。人参、白术各三两，茯苓一两半，炙甘草半两，橘红、山楂肉、神曲各二两，黄连、白豆蔻各三钱半。为末，炼蜜为丸，弹子大，每服一丸，生姜煎汤送下。功能健脾开胃，消食止泻，治老人食难运化。

九物五膈丸jiǔwùwǔgéwán 《外台秘要》卷八引《延年秘录》方。麦冬、川椒、远志、细辛、干姜、桂心各三两，炙甘草五两，炮附子一两，人参四两。为末，炼蜜为丸，弹子大，每服一丸，含化，日三至四次，夜一至二次。治五膈（忧、气、食、寒、饮膈），苦心满不得气息，引脊痛如刺，食则心下坚，大痛欲吐，吐则瘥，饮食不得下，甚则手足冷，上气咳逆，喘息气短。

九仙散jiǔxiānsǎn ❶《卫生宝鉴》卷十二引王子昭方。人参、款冬花、桑白皮、桔梗、五味子、阿胶、乌梅各一两，贝母半两，罂粟壳（去顶，蜜炙黄）八两。为末，每服三钱，沸汤点服。嗽停，止后服。功能敛肺止咳，益气养阴。原治一切咳嗽。近代常用于久咳不已，肺气虚弱，咳甚则气喘自汗，脉虚数者。❷《证治准绳·幼科》集二方。柴胡、苍术（米泔浸去粗皮，剉炒燥）各二两，赤芍药、荆芥、甘草各六钱半，麻黄（剉去节，汤泡滤，焙干）、川芎、薄荷（连梗）各半两，旋覆花三钱。为末，每服二钱，加生姜二片，葱一根，水煎，不拘时服。治诸般目疾，不拘岁月远近。❸《医宗金鉴·眼科心法要诀》卷七十八方。黄芩、荆芥、赤芍药、菊花、川芎、当归、甘草、白芷、木通各一钱。为粗末，水煎，食远服。功能清降虚热，治心经虚热，目眦赤脉，起于小眦者。

九香虫jiǔxiāngchóng 中药材。出《本草纲目》，又名屁巴虫。为蝽科昆虫九香虫 *Aspongopus chinensis* Dallas 的干燥体。主产于四川、贵州等地。咸，温。归肝、脾、肾经。理气止痛，温中助阳。用于胃寒胀痛，肝胃气痛，肾虚阳痿，腰膝酸痛。煎服：3～9g。虫全体含九香虫油，油中含硬脂酸、棕榈酸、油酸。其臭气来源于醛或酮。还含蛋白质等。体外试验，对金黄色葡萄球菌、痢疾杆菌等有抑制作用。

九信菜jiǔxìncài 中药材。见《生草药性备要》。为了哥王之别名。详该条。

九星jiǔxīng 见《素问·天元纪大论》。王冰注：“九星，谓天蓬、天芮、天冲、天辅、天禽、天心、天任、天柱、天英。”上古以见此九星为祥瑞。

九一丹jiǔyīdān 《医宗金鉴·外科心法要诀》卷七十二方。煅石膏九钱，黄灵药一钱，为细末，撒患处。功能提脓生肌，治疗疮破溃，脓未尽者。

九英菘jiǔyīngsōng 中药材。出《食疗本草》。为芜菁之别名。详该条。

九脏jiǔzàng 五神脏与四形脏的合称。神脏指五脏；形脏指胃、大肠、小肠、膀胱。《素问·三部九候论》：“故神藏五，形藏四，合为九藏。”参见“神脏”“形脏”条。

九针jiǔzhēn 针具名。出《黄帝内经》。为9种针具的总称。即镵针、员针、鍉针、锋针、铍针、员利针、毫针、长针和大针。《灵枢·官针》：“九针之宜，各有所为，长短大小，各有所施也，不得其用，病弗能移。”说明九针的形状、用途各异，据情选用，方可去病。详各条。

九针论jiǔzhēnlùn 《灵枢》篇名。本篇主要论述九针的产生、命名、形状、性能和在临床上的应用，故名。同时讨论了五脏气、六腑气、五味、五并、五恶、五液、五劳、五走、五裁、五发、五邪、五脏、五主等有关脏腑生理病理治疗和十二经血气多少等问题。从人与天地相应的观点出发，用比类取象的方法说明人和自然的关系。

九针十二原jiǔzhēnshí'èryuán 《灵枢》篇名。篇内有九针、十二原穴之论，故名。本篇首先论述上工守神、守机，粗工守形、守关，以及迎、随、徐、疾、补、泻、候气等针刺手法及适应病证。其次讨论九针的名称、形状和用途，以及五输的循行趋向和十二原穴的名称及所属之经。最后指出了用针必观色、察脉、视病之剧易以为治，若治反其病，反致为害等注意事项。

九制大黄丸jiǔzhìdàhuángwán 《北京市中药成方选集》引吴鹤皋方，又名清宁丸、青麟丸。大黄100kg，黄酒50kg。将大黄串碎，用黄酒拌，于铜罐中密闭，隔水加热，蒸三昼夜后，出罐晒干，为细末，炼蜜为小丸，每服6g，温开水送下。功能祛脏腑湿热，消滞通便。治胃肠湿热，积聚凝滞，大便燥结，宿食不消。本方早见于《饲鹤亭集方》。

九制香附丸jiǔzhìxiāngfùwán 《丸散膏丹集成》方。香附500g。分九等分，分别以酒、醋、盐水、童便、小茴香

60g 煎汁、益智仁 60g 煎汁、莱菔子 60g 煎汁、丹参 60g 煎汁、生姜汁浸，春三，夏一，秋三，冬七日，同酒煮艾绒 120g，焙干，为细末，用酒煮神曲打糊为丸，梧桐子大，每服 12g，开水送下。治月经不调，崩漏带下，胎前产后癥瘕积聚，气逆，腹痛等症。本方早见于《饲鹤亭集方》。

九种心痛jiǔzhǒngxīntòng　前胸和上腹部各种痛证的合称，出《金匮要略·胸痹心痛短气病脉证治》。❶《备急千金要方·心脏》："九种心痛：一虫心痛，二注心痛，三风心痛，四悸心痛，五食心痛，六饮心痛，七冷心痛，八热心痛，九去来心痛。"❷《张氏医通·诸痛门》："心痛分为九种：曰饮，曰食，曰气，曰血，曰冷，曰热，曰悸，曰虫，曰疰。"❸《医学习悟》卷三："心痛有九种：一曰气，二曰血，三曰热，四曰寒，五曰饮，六曰食，七曰虚，八曰虫，九曰疰，宜分而治之。"❹《类证治裁·心痛》指饮、食、寒、火、气、血、悸、虫、疰 9 种心痛。详"虫心痛""注心痛""风心痛""悸心痛""食心痛""饮心痛""冷心痛""热心痛""去来心痛"等条。

九注jiǔzhù　古病名，出《诸病源候论·诸注候》。风注、寒注、气注、生注、凉注、酒注、食注、水注、尸注 9 种注病的总称。

九转黄精丹jiǔzhuǎnhuángjīngdān　《全国中药成药处方集》（北京方），又名黄精丹。当归、黄精各 10kg。用黄酒 10kg 浸透蒸黑为度，为细末，炼蜜为小丸，每服 9g，温开水送下。功能强壮补血，治身体衰弱，面黄肌瘦，饮食减少。

九转金丹jiǔzhuǎnjīndān　即九转之丹。详该条。

九转香jiǔzhuǎnxiāng　中药材。见《贵州民间方药集》。为蜘蛛香之别名。详该条。

九转之丹jiǔzhuǎnzhīdān　俗称九转金丹。即将丹药循环烧炼 9 次。古代认为金丹烧炼次数越多越好。《抱朴子内篇·金丹》："九转之丹者，封涂之于釜中，糠火，先文后武。其一转至九转，迟数各有日数多少，以此知之耳。其转数少，其药力不足，故服之用日多，得仙迟也。其转数多，药力盛，故服之用日少，而得仙速也。"

九子疱jiǔzǐpào　病名，见《外科活人定本》卷二。即瘰疬。详该条。

久病发惊jiǔbìngfājīng　病症名。见《医林改错》。长期患病，气虚血亏而成惊搐。其症身热起伏，面颊潮红，形瘦肉脱，似搐非搐，有时昏迷少气。治宜健脾益气，养血镇惊，用可保立苏汤（方见小儿昏迷条）加减。

久持jiǔchí　脉诊切按时间相对持久。如促、结、代脉，初持往往不易发现，须久持方可诊察清楚。

久持索然jiǔchísuǒrán　脉诊术语。切脉经久按之后，很难摸及；或初按时指下浮大，久按反觉难以捉摸。这种情况，不论新病久病，有热无热，均属正气大虚。

久齿jiǔchǐ　即恒牙。幼儿自 6 岁开始，乳齿逐步脱落，换生成久齿。久齿的生长及荣槁与肾气盛衰有密切关系。参见"齿"条。

久赤白痢jiǔchìbáilì　病症名。指日久不愈的赤白痢。《诸病源候论》卷十七："久赤白痢者，是冷热乘于血，与津液相杂而下，甚者肠虚不复，故赤白连滞，久不瘥也。"治宜益气固肠，用乌梅丸，或调中益气丸加黄连、枳壳。

久喘jiǔchuǎn　病症名。见《东医宝鉴·喘证》。❶指喘证久延不愈者。多表现为正气虚衰，痰饮壅阻的证候。《丹溪心法·喘》："凡久喘之证，未发，宜扶正气为主；已发，用攻邪为主。"❷指久病气短不能接续，似喘非喘者。《医学入门·喘》："久病气短，不能接续，似喘非喘者，单人参汤。"亦可用人参润肺丸等培固元气，补肺平喘。参"积年肺气"条。

久疮jiǔchuāng　病名。出《诸病源候论》卷三十五。指疮反复发作，经久不愈者。详"疮"条。

久恶疮jiǔ'èchuāng　病名。出《诸病源候论》卷三十五。即恶疮。详该条。

久腹胀jiǔfùzhàng　病症名。指腹胀久而不愈者。《诸病源候论》卷十六："久腹胀者，此由风冷邪气在腹内不散，与脏腑相搏，脾虚故胀，其胀不已，连滞停积，时瘥时发，则成久胀也。"其症多伴有腹胀，按之柔软，形体消瘦，面色淡白等。治宜健脾利气，用六君子汤加厚朴、香附。

久惯小产jiǔguànxiǎochǎn　病名。见《妇科易知》。即滑胎。详该条。

久咳jiǔké　病症名。指经久不愈的咳嗽。出《素问·咳论》。又称久咳嗽、久嗽。多因外邪留恋，脏腑内伤，气虚血亏，七情郁结等所致。《太平圣惠方》卷四十六："久咳嗽者，由肺虚极故也。肺气既虚，为风寒所搏，连滞岁月而嗽也。此皆阴阳不调，气血虚弱，风冷之气搏于经络，留积于内，邪正相并，气道壅涩，则咳嗽而经久不差也。"《万病回春》卷四："大抵久嗽者，多属肾气亏损，火炎水涸，或津液涌而为痰者，乃真脏为患也。"《医方集解》："久嗽有痰者，燥脾化痰，无痰者，清金降火。盖外感久则郁热，内伤久则火炎，俱要开郁润燥，其七情气逆者，顺气为先，停水宿食者，分导为要，气血虚者，补之敛之。"《杂病源流犀烛·咳嗽哮喘源流》："久咳者，属虚属郁。有由气虚者，宜补中益气汤；有由血虚者，宜阿胶四物汤；有由血虚火盛，喘咳声嘶者，宜芩连四物汤；有气血两虚者，宜宁肺汤；有虚劳嗽，痰热渴汗者，宜滋阴清化丸；有虚劳咳血痰喘者，宜五汁膏；有虚劳嗽一二声，无痰，夜则发热，过则冷，睡多梦者，宜劫劳散；有火郁于肺，咳则有声无痰者，宜桔梗汤；有湿痰内郁，痰出则咳少止，少顷又咳者，宜加味二陈汤；而又有咳久伤脾，满面生疮者，宜人参蛤蚧散；有久咳失音者，宜杏仁膏、清肺汤；有久咳失气者，宜劫嗽丸；有久咳面目浮肿者，宜葶苈散；有久咳不止，诸药不效者，宜噙化丸、立效方；有久咳成痨者，宜保和汤；有久咳经年，百药不效，余无他症，与劳嗽异者，宜百部膏、乌梅膏；有痰郁火邪在中，成干咳嗽者，此症极难治，先用开剂，宜逍遥散，重加桔梗，后用补阴之品，宜本事鳖甲丸加熟地、当归、白芍、麦冬、阿胶、茯苓之属。"

久咳嗽jiǔké·sou　病症名。见《太平圣惠方》卷四十六。即久咳。详该条。

久痢jiǔlì　病名。指痢疾久延不愈者。见《诸病源候论·痢病诸候》。多因痢证久延，脾胃亏损，中气下陷所致。症见大便常带黏冻血液，腹部隐痛，虚坐努责，甚至脱肛，肌肉消瘦，神疲乏力，食欲减退等。《丹溪心法·痢》："下痢久不止，发热者，属阴虚，用寒凉药，必兼升散药并热药。"又："其或久痢后，体虚气弱，滑下不止，又当以药涩之。可用诃子、肉豆蔻、白矾、半夏。甚者添牡蛎，可择用之，然须用陈皮为佐，恐大涩亦能作痛。"《景岳全书·杂证谟》："久痢阳虚，或因攻击寒凉太过，致竭脾肾元神而滑脱不止者，本原已败，虽峻用温补诸药，亦必不能奏效矣，宜速灸百会、气海、天枢、神阙等穴以回其阳。”《张氏医通·大小府门》：“久痢不瘥，虽所下渐减，而津血枯槁，肛门涩滞者，千金羊脂煎，润以导之。”又：“久痢，虚冷，滑脱，脉细，皮寒，少气，畏食，不能言，或时发虚热者，附子理中汤，加肉桂、肉果、诃子。”《慎斋遗书·痢》：“久痢必用制过乳香、没药，行气行血。盖气行则后重自除，血行则便脓自止，再用白芷以醒脾，人参以补气，甘草、白芍以和中。痢久，小腹痛，破故、小茴、杜仲以固肾，痢不止加续断；久痢，腹痛，如湿热为害里急后重者，用姜汁炒川连。”一般治久痢脱肛，脾虚下陷，宜用三奇散、补中益气汤；肾气不固，用桑螵蛸散；阴血已亏，湿热未尽，用驻车丸；脾肾阳虚，渐见滑脱者，用桃花汤、真人养脏汤等方。参见“痢疾”“虚痢”等条。本病可见于慢性结肠炎、局限性肠炎、溃疡性肠结核、慢性细菌性痢疾及阿米巴痢疾等疾患。

久痢腹痛jiǔlìfùtòng　病症名。久痢不止，腹痛不除的证候。因久痢而脾胃虚弱，冷气在内，与脏气相搏，正邪交争，故令腹痛不除。治宜温养脾胃，用肉豆蔻散（《证治准绳》：肉豆蔻，青橘皮，黄牛角腮、当归、地榆、厚朴、黄连、干姜）。

久痢脱肛jiǔlìtuōgāng　病症名。《医学纲目》：“凡小儿所患泻痢，皆因暑湿风热，乘脾胃虚而得。”因“脾气虚，肺无所养，故大肠之气虚脱而下陷也，用补中益气，或四君子为主”。若脱出绯红或作痛者，为血虚有热，宜补中益气汤合四物汤，加牡丹皮；若微红而作痛者，为气虚有热，宜佐四君子汤，加牡丹皮。外可用五倍子煎汤，加朴硝熏洗。

久聋jiǔlóng　病名。指耳聋久不愈者。《诸病源候论·久聋候》：“足少阴肾之经，宗脉之所聚，其气通于耳，劳伤于肾，宗脉虚损，血气不足，为风邪所乘，故成耳聋。劳伤甚者，血虚气极，风邪停滞，故为久聋。”《医林绳墨》卷七：“体虚不足而久聋者，宜以养血滋阴降火为要……久聋难治，先用小柴胡汤清痰理气以治其标，后用补中益气汤扶阳益阴以治其本。”《医学心悟·耳》：“若久患耳聋，则属肾虚，精气不足，不能上通于耳，宜用六味地黄加枸杞、人参、石菖蒲、远志之类。”参见“耳聋”条。

久逆jiǔnì　指脏腑经络之气长期郁滞，不能通畅下行的病机。《素问·通评虚实论》：“黄疸、暴痛、癫疾、厥狂，久逆之所生也。”

久衄jiǔnǜ　病证名。见《圣济总录》卷七十。指鼻出血经久不愈。《诸病源候论·鼻病诸候》：“鼻衄，由热乘血气也。肝藏血，肺主气，开窍于鼻。劳损脏腑，血气生热，血得热则流散妄行，随气发于鼻者名为鼻衄。脏虚不复，劳热停积，故衄经久不瘥。”常伴见面色无华，头目昏眩。可选用桑根白皮丸、榴花散、血余散、阿胶汤、铅丹散等方。

久疟jiǔnüè　指疟疾久延不愈者。《诸病源候论·久疟候》：“夫疟皆由伤暑及伤风所为，热盛之时，发汗吐下过度，府藏空虚，营卫伤损，邪气伏藏，所以引日不瘥，仍故休作也。”疟见气虚则寒，血虚则热；胃虚则恶寒，脾虚则发热。若阴火下流，则寒热交发而疟作；或微寒微热，面白神萎，口淡无味，胃呆纳差，大便溏薄等。治宜益气养血，温阳化阴。方用补中益气汤、人参养荣丸等。倘阳虚明显，则用桂附八味丸等，以益火之源，而消阴翳。参见“疟疾”条。

久疟全消方jiǔnüèquánxiāofāng　《杂病源流犀烛·六淫门》卷十五方。即倪涵初治疟第4方。见该条。

久癖jiǔpǐ　病症名。指癖病积年不愈者。《诸病源候论·癖病诸候》：“久癖，谓因饮水过多，水气壅滞，遇寒热气相搏，便成癖，在于两肋下，经久不瘥，乃结聚成形段而起，按之乃水鸣，积有岁年，故云久癖。”参见癖有关条。

久热伤阴jiǔrèshāngyīn　病机。指邪热稽留不退，灼烁津液，以致阴液耗损的病机。如肺胃津液受伤，则出现皮肤干燥，烦闷口渴，干咳无痰，舌红而干，少苔或无苔，脉细数或虚数。若伤及肝肾之阴，则出现暮热早凉，口干舌燥，手足颤动，心悸神疲，耳鸣，舌绛苔少或剥苔，脉细数等症。治疗须辨明脏腑，各育其真阴。

久嗽jiǔsòu　病症名。见《圣济总录》卷六十五。详久咳条。

久嗽失音jiǔsòushīyīn　病症名。多由久咳不止，气阴暗耗所致。治宜止咳，敛肺，养阴。方可选用养阴清肺汤、百合固金汤等加杏仁、五味子、人参等。

久痰jiǔtán　病证名。痰证之一。指痰液在体内停积日久的病证。《明医杂著·痰饮》：“久而重者，黄浊稠结，咳之难出，渐成恶味，酸辣腥臊咸苦，甚至带血而出。”亦可见潮热咳嗽，有似内伤阴火。宜用熟地、茯苓、山药、苡仁、芡实、萸肉、五味、车前、益智仁等。参见“痰证”条。

久头痛jiǔtóutòng　病症名。指经久不愈的头痛证。《丹溪心法附余·风热门》：“久头痛病，略感风寒便发，寒月须重绵厚帕包裹者，此属郁热，本热而标寒。”《明医杂著》薛立斋注：“久头痛……多主于痰，痛甚者乃风毒上攻，有血虚者，有诸经气滞者，有气虚者，有四气外伤，有劳役所伤，有可吐者，有可下者，当分虚实寒热兼变而治之。”多属气血阴阳内伤，或内夹痰涎风火，郁遏头部经络，气血壅滞所致。如头风、偏头风、气虚头痛、血虚头痛、郁热头痛、痰厥头痛等，多属久头痛。详各条。

久泄jiǔxiè　病症名。见《素问病机气宜保命集·泄泻论》。又作久泻。指泄泻日久不愈，或兼见脱肛者。多因正虚气陷所致。治宜补虚、固涩。若因邪恋正虚，则宜扶正祛邪兼顾。详“久泻”“气陷泄泻”“滑泄”条。

久泻jiǔxiè　病症名。又作“久泄”。指泄泻之久延时日而不愈者。《寿世保元·泄泻》：“大抵久泻，多由泛用消食利水之剂，损其真阴，元气不能自持，遂成久泻。”《张氏医通·大小府门》：“久泻，谷道不合，或脱肛，乃元气下陷，大肠不行收令而然。补中益气加诃子、肉果、五味、乌梅肉为丸，或四君子加防风、升麻。”参见“泄泻”条。

久泻滑肠jiǔxièhuácháng　病症名。❶指小儿泄泻，迁延不愈不能禁约的证候。出元代朱震亨《幼科全书》。多由久泻不止，或误用攻下，致脾胃阳虚，中气下陷，不能固涩所致。症见泄泻不禁，完谷不化，面㿠神疲，四肢不温，口淡食少等。治宜升提中气，用四君子汤加升麻，防风、乌梅。针灸取足三里、内庭、天枢等穴。❷指慢性腹泻，直肠黏膜脱出者。《证治准绳》：“小儿泄利甚青黄，久患时多转滑肠，下部脱肛频冷咽，朝朝焦瘦渐羸尪。”治宜益气固肠，升提敛气，用补中益气汤、诃子散。

久心痛jiǔxīntòng　病症名。指心痛久延不愈者。《诸病源候论·心痛病诸候》：“久心痛者，是心之支别络，为风邪冷热所乘痛也……发作有时，经久不瘥也。”参见“心痛”条。

久腰痛jiǔyāotòng　病症名。又称积年腰痛。指腰痛反复发作，经久不愈者。《诸病源候论·腰背病诸候》：“夫腰痛皆由伤肾气所为。肾虚受于风邪，风邪停积于肾经，与气血相击，久而不散，故久腰痛。”多因肾气不足或肾虚邪恋所致。治疗以补肾为主，或兼祛邪。参见“腰痛”“内伤腰痛”等条。

久喑jiǔyīn　中医古籍作“久瘖”。病症名。❶因病久而音声渐失者。《类证治裁》卷二：“失音大都不越于肺，须分暴喑、久喑。暴喑多是寒包热邪，宜辛凉和解，肺虚伤风，喘咳声嘶，火邪伤肺，咽痛声哑；久病失音，气虚夹痰，宜滋肺肾之化源，咽干声槁，润肺为主。”方可选用百合固金汤、六味地黄汤等加减。❷系指病喑久不愈者。久喑多属虚证，宜滋养肺肾，益气养血。方可选用六味地黄汤、归脾汤、补中益气汤等加桃仁、红花、丹参等。参见“诸喑”条。

久瘖jiǔyīn　病症名。即久喑。详该条。

久痈jiǔyōng　病名。《诸病源候论》卷三十二：“发痈之后，热毒未尽，重有风冷乘之，冷搏于肿，蕴结不消，故经久一瘥一发，久则变成瘘也。”指痈之失治或治疗不当而成之瘘疮。内服山茱萸散治之。余治法参见“痈”“溃疡”条。

久痔jiǔzhì　病名。《太平圣惠方》卷六十：“连滞经久，差而复发，故名久痔。”多因脏腑久积热毒，流注于大肠而致。证见肛边肿痒，或生疮瘘，脓血间下，经久不愈或愈而复发。

灸瘢jiǔbān　指灸疮脱痂后所留遗的瘢痕。《抱朴子·仙药》：“任子季服茯苓十八年……灸瘢皆灭，面体玉光。”

灸板jiǔbǎn　灸用器具。出《外科图说》。是一种雕有不同大小艾炷形状的木模板，用以制作艾炷。

灸草jiǔcǎo　中药材。见《埤雅》。即艾叶。详该条。

灸疮jiǔchuāng　指因灸而灼伤局部所形成的疮。见《金匮要略》。《明堂灸经》曰：“凡着艾得疮发，所患即差；不得疮发，其疾不愈。”灸疮形成后，应保持清洁，勤换膏药，防止感染，一般经6~8天后灸疮可自行愈合脱痂。

灸疮膏药jiǔchuānggāo·yao　促发灸疮和保护疮面的膏药。据《医宗金鉴·刺灸心法要诀》载，以黄芩、黄连、白芷、金星草、乳香、淡竹叶、当归、薄荷、川芎、葱白各等分，用香油煎药去渣，再下铅粉熬成膏，专贴灸疮。日换1次。

灸刺jiǔcì　艾灸和针刺的合称。《灵枢·四时气》：“灸刺之道，得气穴为定。”

灸癜风jiǔdiànfēng　经外奇穴名。《备急千金要方》：“白癜风，灸左右手中指节去延外宛中三壮，未差报之。”近代《针灸经外奇穴图谱》列作奇穴，名灸癜风，定位于手中指掌侧，远侧指节横纹中点稍前方处。

灸法jiǔfǎ　针灸疗法的一大类。指用艾炷或艾条在体表穴位上烧灼、熏熨方法。《素问·异法方宜论》：“藏寒生满病，其治宜灸焫。”具有温通经脉，调和气血的作用。灸法一般分艾炷灸和艾条灸两类。艾炷灸包括直接灸（化脓灸、非化脓灸）和间接灸（隔姜灸、隔盐灸、隔蒜灸、隔饼灸、长蛇灸）两种；艾条灸包括悬起灸（温和灸、雀啄灸）和实按灸两种。此外又有药物发疱灸、日光灸等。

灸法秘传jiǔfǎmìchuán　针灸著作。1卷。清代金冶田传，雷少逸编。刊于1883年。内容有正面（穴）图、背面（穴）图、指节图、灸盏图、灸药神方、灸法禁忌、应灸七十症（为中风、尸厥等病的灸法取穴）。书末由刘国光附入太乙神针方及雷火针法。本书论述简要。书中介绍了一种将特制的药艾放入银质的“灸盏”中进行灸疗的方法，具有一定的特点。但书中的人神禁忌部分具有明显的唯心色彩。

灸法图jiǔfǎtú　灸法著作。敦煌出土卷子。约撰于唐代，撰人未详。现存残卷，书名原阙，后据内容新拟。现存人体正背面图18幅，每图旁示穴位、主治证候及灸治壮数。其中有些穴名，如板眉、脚五舟、天门、聂俞等，不见于现存针灸专书。说明唐代灸疗取穴范围较广。为现存最早的灸疗图谱。原件藏英国伦敦博物院。

灸感jiǔgǎn　指施灸过程中患者所感知的温热、麻木、虫行样等感觉。这种灸感也可以向一定的方向传布或扩散。《备急灸法·骑竹马灸法》：“其艾火即随流注先至尾闾，其热如蒸，又透两外肾。”即指此。

灸膏肓腧穴法jiǔgāohuāngshùxuéfǎ　针灸著作。又名《膏肓腧穴灸法》。1卷。宋代庄绰撰。1128年刊行。书中介绍膏肓穴的主治、部位及不同流派的取穴法等，并附有插图。参见“针灸四书”条。

灸花jiǔhuā　灸法术语。见《针灸集成》。指灸疮的化脓状态。

灸火疮jiǔhuǒchuāng　见《外科启玄》卷九。是由艾火条灼而伤的一种小面积烧伤。即灸疱。详该条。

灸剂jiǔjì　将艾叶捣、碾成绒状，或另加其他药料捻制成卷烟状或其他形状，供熏灼穴位的外用制剂。

灸劳法jiǔláofǎ　见“骨蒸病灸方”条。

灸痨jiǔláo　经外奇穴名。《针灸资生经》引《集效》：“灸劳法……令身正直，用草子，男左女右，自脚中指尖量过脚心下，向上至曲大纹处截断，却得此草自鼻尖量，从头正中至脊，以草尽处用墨点记；别用草一条，令病人自然合口，量阔狭截断，却将此草于墨点上平折，两头尽处量穴，灸时随年多灸一壮，累效。”近代《中国针灸学》等列作奇穴，名灸痨。以足中趾尖经足心至腘横纹之长为度，自鼻尖向后沿正中线量至脊背尽处标点，此点旁开半寸处是穴。主治虚劳盗汗，咳嗽，咳吐脓血，面黄消瘦，神疲乏力等。艾炷灸3~7壮，或艾条灸5~15分钟。

灸疗器jiǔliáoqì　即温灸器。见该条。

灸疱jiǔpào　灸法术语。出《针灸甲乙经》。指以艾炷直接灸灼穴位，致使灸处皮肤所起的脓疱。《针灸资生经》引《明堂》曰：“凡着艾的疱发，所患即瘥；不得疱发，其疾不愈。”说明灸疱是化脓灸过程中的正常现象。有因灸法不当，火毒伤及皮肤所发之疱，亦称灸疱，见《刘涓子鬼遗方》。可用甘草膏（甘草入当归、胡粉、羊脂、猪胆）外敷治之。

灸焫jiǔruò　指灸法。《素问·异法方宜论》：“藏寒生满病，其治宜灸焫。”王冰注：“火艾烧灼，谓之灸焫。”

灸师jiǔshī　指专以灸法治病的医师。唐代韩愈《昌黎先生集》：“灸师施艾炷，酷似猎火围。”

灸血病jiǔxuèbìng　经外奇穴名。《备急千金要方》：“大便下血，灸第二十椎，随年壮。”近代《中国针灸学》列作奇穴，名灸血病。位于第3骶骨嵴之高点处。主治吐血，衄血，便血，妇人血崩等。艾炷灸5~7壮，或艾条灸10~15分钟。

灸盏jiǔzhǎn　灸具。形如杯盏故名。据《灸法秘传》载：

J

“四周银片稍厚，底宜薄，须穿数孔，下用四足，计高一分许。将盏足钉在姜片上，姜上亦穿数孔，与盏孔相当，俾药气可以透入经络脏腑也。”近代所用的艾斗即由此发展而来。

灸痔法jiǔzhìfǎ 即以艾灸穴位治疗痔漏的方法。出《五十二病方》。《外台秘要》卷二十六曾引录“崔氏灸痔法”。现已少用。

韭菜jiǔcài 中药材。出《滇南本草》。又名草钟乳、壮阳草、扁菜。为百合科植物韭 *Allium tuberosum* Rottler 的叶。辛，温。入肝、胃、肾经。温中，下气，散血，消肿。①治胸痹，噎膈，反胃，吐血，衄血，尿血，倒经。捣汁饮，30~60ml。②治消渴，盗汗。煮汁饮。③治痔漏，脱肛，子宫下垂，煎水熏洗；跌打损伤，瘀血肿痛，外伤出血，漆疮，捣敷。④治产后血晕，不省人事。韭菜切碎，入小口磁瓶中，以醋一大碗煎沸注入，瓶口对产妇鼻孔熏之。⑤治脘腹冷痛，消化不良，痢疾，肾虚阳痿，遗精，腰膝冷痛。炒食，煮食。本品含芳樟醇、苷类、苦味质及多种含甲基和烯丙基的硫化物，如大蒜辣素、蒜氨酸、2-丙烯-1-醇、桧烯等。用韭菜茎压榨过滤所得之原液给小鼠静脉注射，可产生休克样症状乃至狂躁、痉挛而死亡。叶研磨后的滤液，1∶4在试管内对阴道滴虫有杀灭作用。叶原液可轻度降压，对离体心脏先兴奋后抑制等；还可兴奋离体子宫。大蒜辣素类可抗菌。

韭菜散jiǔcàisǎn 《疡医大全》卷三十六方。石灰、韭菜各适量。合同捣成饼，候干碾细，每用少许敷患处。治跌打破损出血。

韭菜子jiǔcàizǐ 中药材。见《滇南本草》。即韭子。详该条。

韭根jiǔgēn 出《名医别录》。又名韭黄。为百合科植物韭 *Allium tuberosum* Rottler 的根及鳞茎。辛，温。行气，散瘀，止汗。治胸痹，反胃，吐血，带下，取汁服，30~60ml；衄血，捣烂塞鼻；盗汗，虚汗，食积腹胀，煎服30~60g；跌打损伤疼痛，煎服并捣敷；捣汁涂漆疮，癣疮，带状疱疹。根含硫化物、苷类，苦味质。鳞茎主含蒜氨酸及甲基蒜氨酸。

韭黄jiǔhuáng 中药材。见《本草纲目》。为韭根之别名。详该条。

韭汁法jiǔzhīfǎ 古代下胎毒法之一。小儿初生时以韭根捣汁煮开灌之；或用甘草煎水，浸韭子汁，涂儿唇上。

韭子jiǔzǐ 中药材。出《本草经集注》。又名韭菜子。为百合科植物韭菜 *Allium tuberosum* Rottl ex Spreng. 的干燥成熟种子。辛、甘，温。归肝、肾经。温补肝肾，壮阳固精。用于肝肾亏虚，腰膝酸痛，阳痿遗精，遗尿尿频，白浊带下，疝痛，煎服3~9g；治顽固性呃逆，炒或生研服，每次9~15g，日服2次。本品含硫化物、苷类、维生素C。预试含生物碱。

酒杯花jiǔbēihuā 中药材。见《南方主要有毒植物》。为黄花夹竹桃之别名。详该条。

酒悖jiǔbèi 症名。悖，违反、逆乱。指饮醉酒后言行胡乱，失于常态。出《灵枢·论勇》。

酒鳖jiǔbiē 病名。指饮酒过多而形成的一种瘕病。《杂病源流犀烛·积聚癥瘕痃癖痞源流》：“如平时嗜酒，血入于酒，而成酒鳖。”其症状与气癥、血癥相似。治宜芫荑汤等方。参见“瘕”“鳖瘕”条。

酒饼木jiǔbǐngmù 中药材。见《广西药用植物名录》。为山小橘之别名。详该条。

酒刺jiǔcì 病名。全称应作“肺风酒刺”。《外科大成》卷三：“肺风由肺经血热郁不行而生酒刺也。宜枇杷清肺散或服荷叶煮糊为丸，白矾末酒化涂之。”即粉刺。详该条。

酒疸jiǔdǎn 病名。五疸之一。亦称酒黄疸，见《金匮要略·黄疸病脉证并治》。多因饮酒过度，湿热郁蒸，胆热液泄所致。《寓意草·论钱小鲁嗜酒积热之证》：“热淫内炽……故胆之热汁，满而溢出于外，以渐渗于经络，则身目俱黄，为酒疸之病。”症见身目俱黄，面发赤斑，心中懊侬热痛，鼻燥，腹满不欲食，时时欲吐等。治宜清利湿热，解酒毒。若脉浮滑，欲吐甚者，当先探吐。脉沉滑而腹满大便秘者，当先下之。方如栀子大黄汤、葛花解酲汤、旺胆消酒汤等。本病可见于酒精性肝炎、酒精性肝硬化、胆汁淤积性肝炎等。参见“黄疸”“五疸”条。

酒毒发jiǔdúfā 病证名。出《外科大成》卷二。又名酒毒发疽。由过饮酒，膏粱厚味积毒所致。此病多发于脊背，初发如弹，次大如拳，皮色不变，坚硬如石，时麻时木，疼痛剧烈，可伴见全身拘急，二便涩滞及头面手足虚肿，泄泻似痢。初宜服连翘消毒饮，进而服内托黄芪散。余治法参见“外痈”及“疽”条。

酒毒发疽jiǔdúfājū 病证名。出《证治准绳·疡医》四卷。即酒毒发。见该条。

酒毒喉闭jiǔdúhóubì 病证名。见《医宗金鉴·外科心法要诀》。系指患喉闭之因于酒毒熏蒸致咽喉肿痛闭阻，吞咽不利。参见“喉闭”条。

酒毒喉痹jiǔdúhóubì 病证名。指喉痹之因于酒毒者。多由痰湿之体，伤于酒毒，湿热酒毒之邪熏蒸心脾，致痰湿热毒壅塞咽喉。《焦氏喉科枕秘》：“此症上焦心脾二经之火，因酒伤而起。形如鸡卵，其色鲜红，其光如镜，壅塞喉中，发热恶寒，头痛项肿。”治宜解毒泄热。可选用黏子解毒汤、泻黄散、龙胆泻肝汤等加减，吹冰硼散。

酒毒喉风jiǔdúhóufēng 病证名。见《喉科秘旨》卷上。喉风之因于酒毒者，故名。症见喉关内肿痛色红或黄，饮食难咽，面部红赤，或目睛上视，发热恶寒，头痛项强。治宜清热除湿，解酒毒。用葛根、栀子、花粉、茵陈、车前草、丹皮、枳椇子、薄荷、桔梗、芥穗等煎服。

酒炖jiǔdùn 中药炮制法。即将净药材或切制品（生片）加酒拌匀，置于适宜容器内炖制的炮制方法。

酒风jiǔfēng 古病名。又名漏风。《素问·病能论》：“有病身热解堕，汗出如浴，恶风少气……病名曰酒风。”详“漏风”条。

酒臌jiǔgǔ 病名。臌胀之一。《不居集·酒臌》：“少年纵酒无节，多成酒臌……其有积渐日久，而成酒臌者，则尤多也。盖酒性本湿，壮者气行则已，酒即血也，怯者著而成病，酒即水也，不惟以酒为水，而血气既衰，亦皆随酒悉化为水矣，所以凡治水臌者，必当以血气为主，而养阴利湿，是诚善矣。”参见“水鼓”条。

酒寒喉风jiǔhánhóufēng 病证名。喉风的一种。《喉科指掌》卷二：“酒寒喉风，因酒后遇寒而发，两仑平而不肿，有淡红块，四五粒，咽物觉痛，无身寒热，六脉洪大。”

酒黄jiǔhuáng 病名。三十六黄之一。《圣济总录》卷六十一：“病人五脏积热，面赤，言语带邪，昏沉错乱，目中黄色，此是酒黄。灸后心、百会、下廉三处百壮。若气上喘，脉如屋漏，此候不治，如只大便下血，宜服泽泻汤方。”参见黄疸有关条。

酒黄疸jiǔhuángdǎn 病名。即酒疸。《金匮要略·黄疸病脉证并治》："酒黄疸，心中懊侬或热痛，栀子大黄汤主之。"又："酒黄疸者，或无热，靖言了，腹满欲吐，鼻燥，其脉浮者先吐之，沉弦者先下之。"参见"黄疸""酒疸"条。

酒积jiǔjī 病名。九积之一。见《儒门事亲》卷二。指因饮酒过多而成积滞者。《医碥》卷三："酒积，目黄口干，肚腹胀痛，少食。宜葛根、枳实、麦芽之类。"亦可用曲蘖丸、酒积丸、乌白丸等方。(《杂病源流犀烛·积聚癥瘕痃癖痞源流》)。参见积条。本证可见于酒精性胃炎、肝硬化等疾病。

酒积便血jiǔjībiànxiě 病症名。多因嗜酒过度，湿热结蓄大肠所致。初起宜清湿热，解酒毒。选用黄连丸、酒蒸黄连丸、约营煎、聚金丸、槐角丸之类。日久下痢脓血，腹痛不瘥，宜用乌梅丸、樗白皮散。酒湿从寒化者，宜用二术煎、四君子汤或葛花解酲汤。参见"便血""痢疾"条。

酒积腹痛jiǔjīfùtòng 病证名。指嗜酒无度、湿热伤脾所致的腹痛。《症因脉治》卷四："酒积腹痛之症，痛而欲利，利下黄沫，天明即发，饮酒痛甚，小便赤涩。"治疗如痛而欲利，脉沉数者，枳壳大黄汤；口苦舌干，干葛清胃汤；利下黄沫，栀连平胃散加枳壳；小便赤涩，益元散等方。参见"腹痛"条。

酒积丸jiǔjīwán 《杂病源流犀烛·六淫门》卷十四方。黄连(酒浸)、乌梅肉各一两，半夏曲七钱，青木香四钱，枳实、砂仁各五钱，杏仁三钱，巴豆霜一钱。为细末，蒸饼为丸，每服八至十丸。治饮酒受伤成积，面黄黑，腹胀，时呕痰水。本方早见于《医学纲目》卷二十五，但无方名。

酒积五更泄泻jiǔjīwǔgēngxièxiè 病证名。见《症因脉治·泄泻论》。指饮酒过多，损伤脾胃，酿成湿热所致的晨泄。其症每至五更则腹中作痛，泄下黄沫，小便赤色或如米泔，脉洪数或弦数。治宜清化湿热，用平胃四苓散加葛根、黄柏，或家秘川连枳壳汤。参见"酒泄""纵酒泄泻"条。

酒积泄jiǔjīxiè 病症名。一作"酒积泻"。《不居集·泄泻》："酒积泄，饮酒太多，清晨作泄，或五更腹痛，泄下黄赤，此酒湿入脏所致，非肾虚者比也。"参见"酒积五更泄泻"条。

酒积泻jiǔjīxiè 病症名。见《医略六书·杂病证治》。又称酒积泄、酒积五更泄泻。详各条。

酒剂jiǔjì 药物剂型之一。古称酒醴，现称药酒。药物浸入酒内，经过一定时间，或隔汤煎煮，滤去渣，取液服。如《素问·腹中论》的鸡矢醴，现代的虎骨木瓜酒等。

酒瘕jiǔjiǎ 病名。指饮酒过多所致的瘕病。《诸病源候论·癥瘕病诸候》："人有性嗜酒，饮酒既多，而食谷常少，积久渐瘦，其病遂常思酒，不得酒，即吐，多睡不复能食，云是胃中有虫使之然，名为酒瘕也。"参见"瘕"条。

酒煎jiǔjiān 煎药法。即将药物放黄酒或白酒中煎煮的方法。

酒煎散jiǔjiānsǎn 《银海精微》卷下方。汉防己(酒洗)、防风、炙甘草、荆芥穗、当归、赤芍药、菊花、牛蒡子各等分(一方无菊花)。为粗末，每服五至六钱，酒煎，食后服。功能疏风清热明目。治眼有风热，赤涩而痛。

酒浸牛膝丸jiǔjìnniúxīwán 《景岳全书·古方八阵》卷五十四方。牛膝(炙黄)三两，川椒(去合口者)、虎骨(醋炙黄)各半两，炮附子一枚。为粗末，用生绢作袋盛药，以煮酒一斗，春、秋浸十日，夏浸七日，冬浸十四日，每日空腹饮一大盏。酒尽出药为末，醋糊为丸，每服二十至三十丸，空腹温酒、盐汤送下。功能补肝肾，强筋骨。治腰脚筋骨酸软无力。

酒禁jiǔjìn 症名。指饮酒后身体发冷颤抖。《素问玄机原病式·六气为病》："酒苦性热，养于心火，故饮之过多，则心火热甚，而为战栗，俗谓之酒禁也。"参见"战栗""振寒"条。

酒厥jiǔjué 病证名。指酒后四肢厥冷，不省人事的病证。《证治汇补·伤酒章》："大醉之后，忽然战栗，手足厥冷，不省人事，名曰酒厥。"又："酒后发厥，四肢俱冷，不省，先以姜汤灌下，然后服药，不可即投寒剂。"《杂病源流犀烛·诸厥源流》："食厥者……或因酒而得，亦名酒厥。宜二陈汤加青皮、葛根。"本病可见于急性酒精中毒。参见"厥证""食厥"条。

酒渴jiǔkě 病证名。❶渴证之一。因饮酒过多所致。《证治要诀·拾遗门》："酒渴者，干葛调五苓散。"参见"渴"条。❷消渴病之一种。又名酣饮。《类证治裁·三消》："有酒渴，由嗜酒积热烦渴，专嗜冷物，乌梅木瓜汤。"详"酣饮"条。

酒客jiǔkè 指嗜酒的人。《伤寒论·辨太阳病脉证并治》："若酒客病，不可与桂枝汤，得之则呕，以酒客不喜甘故也。"

酒癞jiǔlài 病名。出《诸病源候论》卷二。因醉卧汗出迎风，风邪入于胃经所致。初起遍身生疮，小者如豆，大者如钱，色呈灰黄，上覆脓痂。久则眉发脱落。相当于结核型麻风。

酒醴jiǔlǐ 酒剂的古称。详"酒剂"条。

酒痢jiǔlì 病名。指酒毒蓄积肠胃所致的痢疾。见《三因极一病证方论》卷九。亦作酒利。《医说》卷六："有人日逐饮酒，遂成酒利。"其症腹痛，痢血，或下如鱼脑。久者形削骨立，终日不食，但饮酒一二盏。治宜解酒毒为主，用葛根汤、香茸丸，或以丝瓜一条，连皮烧研，空心酒服(《文堂集验方·痢疾》)。参见"痢疾"条。

酒瘤jiǔliú 病名。指瘤体因饮酒而变化者。见张觉人《外科十三方考》下编："酒瘤，吃酒时则厚坚不软，不吃酒时则软而坚。"

酒癖jiǔpǐ ❶病因之一。指嗜酒成癖。❷病名。指饮酒过度，水饮搏聚于胸膈、胁肋的癖病。《诸病源候论·酒癖候》："夫酒癖者，因大饮酒后，渴而引饮无度，酒与饮俱不散，停滞在于胁肋下，结聚成癖，时时而痛，因即呼为酒癖，其状胁下气急而痛。"《外台秘要》卷八："酒癖，饮酒停痰水不消，满逆呕吐，目视，耳聋，腹中水声。"《太平圣惠方·治酒癖诸方》："酒癖，因酒后饮水，停留于胸膈之间及两胁下痛，短气而渴。"《圣济总录》卷七十三："胃弱之人，因饮酒过多，酒性辛热，善渴而引饮，遇气道否塞，酒与饮俱不化，停在胁肋，结聚成癖，其状按之有形，或按之有声，胁下弦急，胀满，或致痛闷，肌瘦不能食，但因酒得之，故谓之酒癖。"治宜消癖化饮。可选用大七气汤、消饮丸、姜桂丸、曲蘖丸、海藻丸等方。参见癖有关条。

酒湿泄jiǔshīxiè 病症名。又名酒泄。《罗氏会约医镜·论泄泻》："酒湿泄，用葛花解酲汤，此因酒之湿热也，而亦有因酒生寒湿者，以酒性去，而水性留为寒也，惟峻补命门则可。"详"酒泄"条。

酒食衄jiǔshínǜ 病证名。又名伤酒鼻衄。《三因极一病证方论》卷九："饮酒过多及啖炙煿五辛热食，动于血，血随

J

气溢，发为鼻衄，名酒食衄。”宜泄热止血，用泻心汤加葛花、枳椇子内服，并以细棉蘸药塞鼻止血。参见“鼻衄”条。

酒嗽jiǔsòu 病症名。指饮酒过度伤肺所致的咳嗽。《丹溪心法·咳嗽》：“饮酒伤肺，痰嗽，以竹沥煎紫苏，入韭汁，就吞瓜蒌杏连丸。”《杂病源流犀烛·咳嗽哮喘源流》：“酒嗽，伤酒而成也。盖酒大热有毒，或冷热兼饮，日久渐伤胃脘，其气结聚不流，致成湿痰作嗽。”宜用瓜蒌青黛丸、蜂姜丸等。参见“咳嗽”条。

酒痰jiǔtán 病证名。痰证之一。❶指酒湿积聚所致者。《杂病源流犀烛·痰饮源流》：“酒痰，因饮酒不消，或酒后多饮茶水，但得酒，次日即吐，饮食不美，呕吐酸水等症，宜瑞竹堂化痰丸。”❷指素有痰疾，因饮食酒醪厚味而喘咯咳唾者，又名味痰。《泰定养生主论》：“味痰，又名酒痰。味痰者，因饮食酒醪厚味而唾痰也……此皆素抱痰疾者，因风寒气热味而喘咯咳唾，非别有此五种之痰。”参见“味痰”“痰证”条。

酒调散jiǔtiáosǎn ❶《银海精微》卷上方。①甘草、当归、茺蔚子、桑螵蛸、赤芍药、菊花、羌活、防风、荆芥、木贼各等分。水煎，加酒三盏，食后服。治眼球突出，麻木疼痛，泪多。②当归、甘草、大黄、赤芍药、菊花、桔梗、苍术、桑螵蛸、麻黄、羌活、茺蔚子、连翘各一两。为细末，每服三钱，酒调下。治飞尘入目，日久生翳者。❷《银海精微》卷下方。槐花、栀子、牛蒡子、防风、蛤粉。为末，水煎，加酒少许，食后调服。治白睛肿痛。

酒调洗肝散jiǔtiáoxǐgānsǎn 《银海精微》卷上方。玄参、大黄、桔梗、知母、朴硝、栀子、黄芩各等分。为细末，每服二至三钱，温酒调下，日二次。功能清热泻火。治热气上攻于目，黑睛疼痛。若热甚者，加生地黄、当归尾。

酒丸jiǔwán 《太平惠民和剂局方》卷三方。雄黄（如皂角子大）六块，巴豆（不去皮油）、蝎尾各十五个。为细末，入白面五两五钱，水泛和丸，豌豆大，候稍干入麸内同炒香，将一粒放水中，如浮于水上即去麸，每服二粒，温酒或茶水送下。治饮酒过度，头旋恶心，呕吐不止及酒积停于胃间，遇饮即吐，久而成癖。

酒哮jiǔxiào 病证名。指因酒伤所致的哮喘。属虚哮范畴。《类证治裁》卷二：“治虚哮，用麦冬三两，桔梗三钱，甘草二钱……酒哮，加柞木三钱。”参见“虚哮”条。

酒泄jiǔxiè 病症名。见《世医得效方·大方脉杂医科》。又称酒湿泄、纵酒泄泻、伤酒泄泻。因饮酒过度，损伤脾胃所致。有寒热之分。《不居集·酒伤》：“人但知酒有湿热，而不知酒有寒湿也。”有善饮而先天禀厚者，大便泄泻，若一日不泻，反觉闷热，此属湿热。治宜清利，用四苓散、大分清饮、葛花解酲汤、酒蒸黄连丸之类。多饮酒而阳气虚弱者，酒湿从寒化，症见饮食渐减，形体渐瘦，困倦畏寒，泄泻日久，或五更作泄，或秋冬加剧，脉多弦细。治宜培补脾肾，温化寒湿，用平胃散、补中益气汤、理中汤、八味丸、胃关煎等方。

酒皶鼻jiǔzhābí 病名。见《证治准绳·杂证》。即酒齄鼻。详该条。

酒齄鼻jiǔzhābí 病名。出《魏书·王慧龙传》。古名鼻赤，《素问·热论》：“脾热病者，鼻先赤。”又名鼻齄、肺风、肺风粉刺、赤鼻、鼻准红赤，俗称酒渣鼻、酒糟鼻。由脾胃湿热上熏于肺所致。症见鼻准发红，久则呈紫黑色，甚者可延及鼻翼，鼻部油腻，疹起如黍，色赤肿痛，破后出粉白汁，日久皆成白屑。重则皮肤变厚，鼻头增大，表面隆起，高低不平，状如赘疣。治宜清热凉血，宣肺散结。内服凉血四物汤或枇杷清肺饮。形成鼻赘时内服通窍活血汤或用手术切割。早期外用颠倒散凉水调搽。亦可用七星针轻刺患处，日一次。

酒胀jiǔzhàng 病名。嗜酒所致的腹胀，二便带血。《张氏医通·腹满》：“嗜酒之人，病腹胀如斗，前后溲便俱有血，用利药转加，其脉数而涩。此得之湿热伤脾阴，不能统血，胃虽受谷，脾不输运，故成痞胀。当理脾气，祛湿热，兼养血之剂，如枳实、黄连、炮姜、半夏、茯苓、当归、芍药、阿胶、乌梅、砂仁之类。”参见“鼓胀”“酒鼓”条。

酒蒸jiǔzhēng 中药炮制法。即将净药材或切制品（生片）加酒拌匀，置于适宜容器内蒸制的炮制方法。

酒蒸黄连丸jiǔzhēnghuángliánwán 《类证活人书》卷十八方。黄连四两。酒浸一宿，晒干为末，酒糊为丸，如梧桐子大，每服三十至五十丸。治肠胃积热及因酒毒下血，腹痛作渴，脉弦数者。

酒癥jiǔzhēng 即酒癖。详该条。

酒制jiǔzhì 中药炮制法。即用酒作为辅料来对药材进行加工炮制。包括酒炙、酒炖、酒蒸、酒煎等。参见各条。

酒炙jiǔzhì 中药炮制法。即将净药材或切制品（生片），加酒拌匀，闷透，置锅内，用文火炒至规定程度时取出放凉的炮制方法。

酒痔jiǔzhì 古病名。❶《外台秘要》卷二十六：“若肛边肿痛生疮者名酒痔也。”相当于肛门周围脓肿，饮酒后发作，宜服蜂房膏。❷牝痔的别名。见《圣济总录》卷一百四十一。

酒煮当归丸jiǔzhǔdāngguīwán 《兰室秘藏·妇人门》方。茴香五钱，炮附子、高良姜各七钱，当归一两，炙甘草、苦楝子、丁香各五钱，木香、升麻各一钱，柴胡二钱，炒盐、全蝎各三钱，延胡索四钱。先将前四味用好酒同煮，至酒尽焙干；再与后九味共研为细末，酒煮面糊为丸，梧桐子大，每服五十至七十丸，空腹淡醋汤送下。治阳虚欲竭，面白，目无所见，肌肉削瘦，腿膝枯细，身重如山，行步侧，不能安地，大便难，小便遗而不知，白带不禁，疝，脚气，腰以下冷如冰，饮食不下，心下痞烦者。

酒煮黄连丸jiǔzhǔhuángliánwán 《证治要诀类方》卷四方。黄连十二两。以好酒煮，焙干为末，面糊为丸，梧桐子大，每服三十丸。治食积泄泻。

酒注jiǔzhù 病证名。九注之一。《诸病源候论·诸注候》：“酒注，体气动，热气从胸中上下，无处不痛，一年之后，四支重，喜卧，喜唠，噫酸，体面浮肿，往来不时。”参见“九注”条。

酒醉花jiǔzuìhuā 中药材。见《陕西中药志》。为洋金花之别名。详该条。

旧德堂医案jiùdétángyī'àn 医案著作。清代李用粹撰于1687年。本书选辑医案67则，多属内科杂病。作者强调“医贵精详”。其治案，辨证审脉较细致，能明析病之标本缓急，析证立方。案语或有艰涩之弊。后收入《三三医书》中。

臼齿jiùchǐ 即尽根牙。

疚疽jiùjū 病名。见《医宗金鉴》卷六十七。即米疽。见该条。《刘涓子治痈神仙遗论》作内疚疽。

救必应jiùbìyìng 中药材。见萧步丹《岭南采药录》。又名白木香、羊不吃、白沉香、小风藤、过山风、熊胆木、白银香、九层皮。为冬青科植物铁冬青 *Ilex rotunda* Thunb. 的干燥树皮。产于我国长江流域以南各地。苦，寒。归肺、胃、大肠、肝经。清热解毒，利湿止痛。①用于暑湿发热，咽喉肿痛，湿热泻痢，脘腹胀痛，风湿痹痛，湿疹，疮疖，跌打损伤，煎服 9～30g。外用适量，煎浓汤涂敷患处。②救必应叶捣敷，治跌打损伤；研末调涂疮疡、烧伤、创伤出血。树皮含救必应酸、救必应酮酸、3－乙酰齐墩果酸、芥子醛、丁香苷。还含黄酮苷、鞣质、β－香树脂醇、β－谷甾醇等。丁香苷有局部止血作用，还能收缩离体兔耳血管。黄酮苷部分对动物小肠有解痉作用。煎剂在体外能抑制金黄色葡萄球菌、链球菌、痢疾杆菌、伤寒杆菌及铜假单胞菌等。

救兵粮jiùbīngliáng　中药材。见《中国种子植物分类学》。为赤阳子之别名。详该条。

救肠败毒至圣丹jiùchángbàidúzhìshèngdān　《疡医大全》卷二十一引岐天师方。金银花八两（煎汁），当归三两，地榆一两，薏苡仁五钱。水煎，分二次服，上午及临卧各一次。治肠痈初起。

救呆至神汤jiùdāizhìshéntāng　见《石室秘录》卷三。即收呆至神汤。见该条。

救肝败毒至圣丹jiùgānbàidúzhìshèngdān　《石室秘录》卷四方。当归、白芍药各三两，栀子、生甘草各三钱，金银花十两（煎汁）。以金银花汁加水煎服。治肝痈。

救荒本草jiùhuāngběncǎo　本草著作。明代朱（周定王）等原撰。4 卷（又有 2 卷本、14 卷本）。本书论述在荒馑时期，利用自然界的植物代替食品，以解决饥荒等问题。作者通过调查访问，将民间可供食用的各种救荒草木（包括根、苗、花、实等）逐一描绘原植物图像，记明出产环境、外形特征、性味及食用的方法。原书共收载 138 种植物。后经增补，共 414 种（又有 112 种本、434 种本）。各种植物项内虽未涉及医疗主治，但却收载了若干不见于一般本草著作中的野生草药。

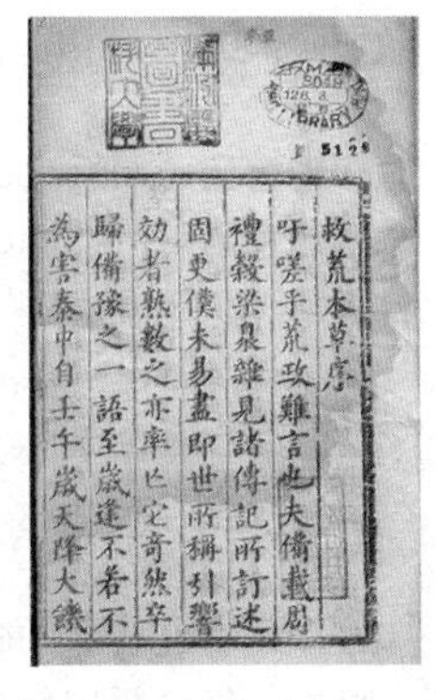
救荒本草序
吁嗟乎荒政難言也夫備載劇
禮穀梁累雜見諸傳記所訂述
周吏僕未易盡即世所稱引響
効者熟數之亦率已它奇然草
歸備豫之一語至歲進不著不
為害泰中自壬午歲天降大饑

救荒本草

救荒良方jiùhuāngliángfāng　方书。又名《疗饥良方》。《济世专门编》六种之一。清代著作。不著撰人。此书汇录许真君济世方、济生大丹、辟谷仙方、道藏救饥方等救荒疗饥方 19 首。现存《济世专门编》本及其他清刻本。

救荒野谱jiùhuāngyěpǔ　本草著作。见野菜谱条。

救荒野谱补遗jiùhuāngyěpǔbǔyí　本草著作。明代姚可成（号蒿莱野人）撰。约成书于 1642 年。姚氏将明王磐（鸿渐）《野菜谱》更名《救荒野谱》；另收集草类 45 种、木类 15 种，编成此书，名曰"补遗"。现存《借月山房汇钞》本等。

救急备用经验汇方jiùjíbèiyòngjīngyànhuìfāng　方书。清代叶廷荐辑。10 卷。刊于 1801 年。本书参考并引录历代医学方书中的成方和单方，共分为四门。卷 1～3 统治门；卷 4～6 分治门；卷 7～8 妇人门；卷 9～10 小儿门。每门分述各科病症及其选方。

救急单验药方卷jiùjídānyànyàofāngjuàn　敦煌出土医术医方卷子。载于英藏卷子 S. 9987B2＋S. 9987A＋S. 3395＋S. 3347。原卷破损较为严重，现存内容 174 行。原卷标题为"□急单验药方卷"，首字残缺，考应为"救"字。收载有多种疾病治疗的药方和艾灸方。约抄成于唐初。

救急篇jiùjípiān　方书。见"寿世编"条。

救急散jiùjísǎn　❶见《全国中药成药处方集》（沈阳方）。苍术 6g，姜黄连 4.5g，厚朴、陈皮、炙甘草、芍药、泽泻、茯苓、防风、车前子、扁豆、佛手、滑石、清半夏、麦冬、猪苓各 9g。为末，每服 3～6g，日 2～3 次。功能祛湿清热，逆降和中。治猝然吐泻，心腹绞痛，呕吐恶心，四肢厥冷，口渴心烦，夏月伤暑，腹痛胃痛等。❷见《全国中药成药处方集》（南京方）。即雷击散。见该条。

救急十滴水jiùjíshídīshuǐ　见《北京市中药成方选集》。又名十滴水。鲜姜 60g，浸酒精 360g；丁香 60g，浸酒精 360g；大黄 120g，浸酒精 500g；辣椒 60g，浸酒精 500g；樟脑 90g，浸酒精 500g；薄荷冰 21g，浸酒精 500g。上 6 种各泡或合泡数十日，去渣澄清，每瓶 2.4g，每服一瓶，温开水送下。功能清暑散寒。治中暑霍乱，呕吐恶心，绞肠痧等。

救急稀涎散jiùjíxīxiánsǎn　《圣济总录》卷六方。又名稀涎散。皂荚（削去黑皮）四枚，白矾一两。为极细末，病轻者服半钱，重者服三钱匕，温水调灌下，不大呕吐，只有微涎稀冷而出，当时省觉，次缓而调治。功能开关催吐。治猝中风，昏昏若醉，心神瞀闷，四肢不收，或倒仆不省，或口角似斜，微有涎出，亦治喉痹。方中皂荚辛能开窍，咸能去垢，可以涤除浊腻之痰；白矾酸苦涌泄，能软顽痰，并有开窍催吐之功。故适于中风闭证，痰涎壅盛，妨碍呼吸，阻塞气机者。

救急仙方jiùjíxiānfāng　方书。见"急救仙方"条。

救急选方jiùjíxuǎnfāng　方书。日本丹波元简辑。1 卷。刊于 1801 年。取张仲景以降历代医籍及日本方书危证门中之方法简捷、仓促易办者，汇辑成帙，以为救猝拯急之用。分 30 门，每方注明出处。现存 1810 年聿修堂刻本、《皇汉医学丛书》本。

救睛丸jiùjīngwán　《审视瑶函》卷三方。❶枸杞子、苍术、栀子（炒黑）、薄荷、赤芍药各等分。为细末，酒糊为丸，梧桐子大，每服三钱，井水或冷茶清送下。治目珠突出。❷当归身、炒苍术、荆芥穗、蝉蜕（去头足翅）、炒草决明、川芎（酒炒）、薄荷、甘草、谷精珠、炒枳壳、木贼草各等分。为细末，炼蜜为丸，弹子大，每服一丸，食后茶清送下。治睛肿，旋螺泛起及青盲有翳。

救军粮jiùjūnliáng　中药材。出《滇南本草》。为赤阳子之别名。详该条。

救苦丹jiùkǔdān　❶《寿世保元》卷六方。蟾酥（乳汁溶化）三分，雄黄、细辛、冰片各二分。调匀，细细纳蛀牙孔内，或痛牙龈缝中。治蛀牙痛。❷《痧胀玉衡》卷下方。又名二十一号睽象方。枳实、莱菔子各一两，郁金二钱，乌药、连翘各八钱。为末，清茶稍冷调下。治痧气郁闷。

救苦膏jiùkǔgāo　《疡医大全》卷七方。生姜、大蒜头、槐枝各一斤，葱白半斤，花椒二两，黄丹二斤，麻油四斤。熬膏，摊贴患处。治痈疽。初起能消，已成能溃，已溃能敛。

救苦化坚丸jiùkǔhuàjiānwán　《兰室秘藏》卷下方。黄芪、人参、漏芦、连翘、羌活、麦芽、升麻各一钱，炙甘草五钱，牡丹皮、当归身、生地黄、熟地黄、莪术、黄连、炒黄柏各三分，白芍药、牛蒡子各三钱，肉桂二钱，柴胡八钱，独活、防风、葛根各五分，昆布、煨三棱、益智仁各二分，炒神曲二钱，厚朴（姜汁炒）一钱二分。为细末，蒸饼和丸，梧桐子大，每服三钱，白汤送下。治马刀疮、瘰疬夹瘿。如气不顺，加木香、橘皮；其疮在颏下及颊车，病在足阳明胃经者，去柴胡、牛蒡子；专属少阳，病马刀夹瘿，去独活、漏芦、升麻、葛根，加瞿麦穗三分；病人素气弱而病势来甚，气不短促者，加黄芩、黄连、黄柏、知母、防己；大便不通，加熟大黄（酒制）；血燥大便秘，加桃仁、大黄；风结便秘，加麻仁、大黄；风湿便秘，加皂角子、大黄；阴寒，加熟附子、干姜，冷服；素气弱者，去苦寒之药，多加人参、黄芪、甘草之类。本方原名“救苦化坚汤”，今据其剂型改作“救苦化坚丸。”

救苦回生丹jiùkǔhuíshēngdān 《解围元薮》卷三方。乳香、没药、当归、川芎各一两五钱，五灵脂、松香、檀香、自然铜（醋煅）、威灵仙各一两，炙虎骨、草乌、闹羊花、地龙各五钱，全蝎、麝香各三钱，白芷、荆芥、苦参各一两二钱，炙番木鳖三十个，冰片三钱，炒黑豆二合，京墨一块，僵蚕六钱。为细末，糯米饭和丸，朱砂为衣，金箔飞裹，龙眼肉大，每服一丸，薄荷酒磨服。治历节风，半枝风（半身上下酸痛、麻木），紫云风（身生紫赤黑斑如钱，晕如云霞），哑风（音哑无声），蛊风（腹大肢瘦，形如蛊毒，眼赤唇翻，久则浑身肿胀，皮肉紫黑，毛发先落，形貌丑陋），干风（皮肤生灰白癍点，干燥，手足心热，渐至血液干枯），寒湿麻痹，瘫痪以及中风不语，口眼㖞斜。

救苦散jiùkǔsǎn 《疡医大全》卷三十三方。煅人中白五钱，僵蚕一钱五分，寒水石三钱，青黛五分，冰片一分，牛黄二分。为细末，搽患处。治痧后口疮牙疳。

救苦汤jiùkǔtāng 《寿世保元》卷六方。苍术、龙胆草各一钱四分，当归（夏月减半）、炙甘草各一钱，川芎六分，生地黄、黄柏、知母、黄芩、羌活、防风、升麻、柴胡、黄连、藁本各三钱，桔梗、连翘、细辛、红花各二分。水煎，临卧服。功能清热泻火，疏风养血。治眼暴发赤肿，苦痛不可忍者。

救里jiùlǐ 治法。同回阳救逆。详该条。

救母丹jiùmǔdān 《辨证录》卷十二方。当归四钱，川芎、人参、益母草各二钱，荆芥三钱，赤石脂末一钱。水煎服。治难产，子死腹中不得下。

救脑汤jiùnǎotāng 《辨证录》卷二方。辛夷三钱，川芎、当归各一两，细辛一钱，蔓荆子二钱。水煎服。功能活血行气，祛风止痛。治真头痛，头痛连脑，双目赤红，如破如裂。

救逆汤jiùnìtāng 《温病条辨》卷三方。炙甘草、干地黄、白芍药各六钱，麦冬五钱，阿胶三钱，生龙骨四钱，生牡蛎八钱。水煎服。功能滋阴养血，镇心安神。治温病误表，津液被劫，心中震震，舌强神昏，汗自出，中无所主者。若脉虚大欲散，加人参。

救偏琐言jiùpiānsuǒyán 儿科著作。清代费启泰撰。5 卷。刊于 1659 年。本书专论痘疹的辨证原则和治疗法。作者认为古人治痘之法多有所偏，特别是略于攻下、解毒、凉血、清火诸法，因而根据个人的经验体会写成此书。书中除讨论了一些具体的痘科辨证外，还附怪痘的图片及备用良方。

救伤秘旨jiùshāngmìzhǐ 骨伤科著作。清代赵廷海撰。1 卷，附《救伤秘旨续刻》1 卷。刊于 1852 年。书中叙述因拳术所致损伤及骨折的辨证、手法和治疗验方。此外还记述了因武术“点穴”所受损伤的治疗法（共 34 穴）。1949 年后有排印本。

救伤秘旨续刻jiùshāngmìzhǐxùkè 骨伤科著作。参“见救伤秘旨”条。

救肾安逆汤jiùshèn’ānnìtāng 《杂症会心录》卷下方。熟地黄三钱，牡丹皮、泽泻、山药、茯苓、山茱萸、沙参各一钱，五谷虫（酒炒，研末，冲）一钱四分。水煎服。治吐屎，久病体虚脉虚者。

救损安胎汤jiùsǔn’āntāitāng 《傅青主女科》卷下方。当归（酒洗）、生地黄（酒炒）各一两，白术五钱，白芍药（酒炒）、苏木各三钱，炙甘草、人参、乳香、没药各一钱。水煎服。功能养血安胎，化瘀止痛。治妊娠跌损内伤，致伤胎元，腹中疼痛，势如将堕者。

救脱活母丹jiùtuōhuómǔdān 《傅青主女科》卷下方。人参二两，当归（酒洗）、熟地黄（九蒸）、麦冬各一两，枸杞子、山茱萸各五钱，阿胶珠、荆芥穗炭各二钱，肉桂一钱。水煎服。功能益气养血，纳气归元。治产后气喘，气血将脱。

救脱汤jiùtuōtāng 《类证治裁》卷二方。人参、黄芪各三两，熟地黄、麦冬各一两，附子、五味子各一钱。水煎服。功能益气养阴，回阳救脱。治纵欲、走阳精脱者。

救阳jiùyáng 治法。挽救亡阳的治法。同回阳救逆。详该条。

救阳理痨汤jiùyánglǐláotāng 即拯阳理劳汤。见该条。

救阴理痨汤jiùyīnlǐláotāng 即拯阴理劳汤。见该条。

救真汤jiùzhēntāng 《辨证录》卷二方。炒栀子二钱，炙甘草、石菖蒲各一钱，白芍药一两，木香末二钱。水煎服。功能清心通窍止痛。治真心痛属火邪犯心，舌燥者。

救中汤jiùzhōngtāng 《温病条辨》卷二方。蜀椒（炒出汗）、厚朴各三钱，淡干姜四钱，槟榔、广皮各二钱。水煎，分二次服。功能祛阴救阳。治卒中寒湿，内夹秽浊，眩冒欲绝，腹中绞痛，脉沉紧而迟，甚则伏，欲吐不得吐，欲利不得利，甚则转筋，四肢欲厥，俗名发痧，又名干霍乱。兼转筋者，加桂枝三钱、防己五钱、薏仁三钱；厥者，加附子二钱。

僦贷季jiùdàijì 传说中的上古时代医家，相传为黄帝时代人，岐伯之师，能运用观察病人颜色和诊脉的方法决定治疗，说明当时诊断技术已有一定水平。

ju

拘jū ❶拘泥。有所顾忌的意思。《素问·五藏别论》：“拘于鬼神者，不可与言至德。”❷症名。筋病症状之一。拘为筋脉牵强不伸。常与挛、急并称，如拘挛、拘急等。多由湿热、风寒或血虚所致。《素问·生气通天论》：“湿热不攘，大筋緛短，小筋弛长。緛短为拘，弛长为痿。”《杂证会心录》卷上：“古书有风寒、湿热、血虚之不同，然总不外亡血，筋无荣养则尽之矣。盖阴血受伤则血燥，血燥则筋失所滋，为拘为挛。”参见“拘急”“拘挛”条。

拘急jūjí 症名。出《素问·六元正纪大论》。指肢体牵引不适或有紧缩感，碍于屈伸的症状。常见于四肢及腹部。四肢拘急，多因六淫外邪伤及筋脉，或血虚不能养筋所致。少腹拘急，多因肾阳不足，膀胱之气不化，常并见腰痛，小便不利。详“四肢拘急”“少腹拘急”等条。

拘苛jūkē　症名。指筋脉拘急，肌肉有沉重、麻木感觉。《素问·至真要大论》：“筋肉拘苛。”王冰注：“拘，急也；苛，重也。”《类经·运气类》：“筋肉得寒则为急为痹，故筋急肉苛。”

拘挛jūluán　症名。出《素问·缪刺论》。一作挛。多因阴血本亏，复由风寒湿热之邪侵袭筋脉，或瘀血留滞所致。以四肢多见。其状牵引拘急，活动不能自如。《杂证会心录·挛症》：“拘挛属肝，肝主身之筋也。古书有风寒湿热血虚之不同，然总不外亡血，筋无荣养则尽之矣。盖阴血受伤则血燥，血燥则筋失所滋……且精血不亏，虽有邪干，亦决无筋脉拘急之病。而病至坚强，其枯可知。治此者，必先以气血为主，若有微邪，亦不必治邪，气血复而血脉行，邪自不能留。”《医述》卷十二：“拘挛则急多缓少，寒多热少，经谓寒则筋挛是也。其治莫如养血温经，使阳气以和柔之，阴津以灌溉之。”并可参用祛风湿、通经络等法。参见“挛”条。本证可见于类风湿关节炎、脑血管意外后遗症及肌强直症等疾患。

居经jūjīng　出《脉经》。亦名季经、按季、披季。指妇女身体无病，而月经每3个月一行者，属正常生理范围。

居髎jūliáo　经穴名，代号GB29。出《针灸甲乙经》。属足少阳胆经。阳、足少阳之会。在髂前上棘与股骨大转子最高联线中点。另说“在章门下同身寸之八寸三分，髂骨上”（《素问·气府论》王冰注）；“从维道下行三寸，监骨上陷中”（《医宗金鉴》）；“维道下二寸，后开五分，环跳前，横直环跳，相去三寸微高些”（《针灸集成》）。布有股外侧皮神经，并有旋髂浅动、静脉分支及旋股外侧动、静脉升支通过。主治腰腿痹痛，月经不调，带下，疝气，以及坐骨神经痛、下肢瘫痪等。直刺1～1.5寸。艾炷灸5～7壮，或艾条灸5～15分钟。

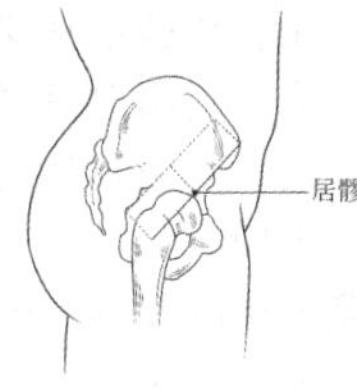

居髎

居气jūqì　运气术语。指少阴间气。因少阴为君火，故尊之而称为居气。即君火之气，无所不居之意。所谓间气是分司于司天在泉之左右的。司天在泉之气，主一年的气化，间气之气，主六十日的气化。《素问·至真要大论》：“少阴司天为热化，在泉为苦化，不司气化，居气为灼化。”

疽jū　病名。出《外科大成》卷二。即阴肿。详该条。

疽病方jūbìngfāng　马王堆汉墓帛书《五十二病方》方。白蔹、黄芪、芍药、肉桂、干姜、川椒、茱萸（应作吴茱萸）各等分。为末，每服一三指大撮，入一杯酒中，日服五六次。治疽病。若骨疽，倍白蔹；肉疽，倍黄芪；肾疽，倍芍药。

疽瘤jūliú　病名。《外科正宗》卷二：“又一种疽瘤，连生肩膊。”瘤体甚痒，常有数枚，扪之有虫体蠕动感，内有蛆样红虫，宜手术治疗。

疽青烂jūqīnglàn　病证名。《本草纲目》卷五十上“豕屎”：“生于胫间，恶水淋漓经年，疮冷败为深疽。好肉虚肿，百药不瘥，或瘥而复发。”根据描述，很似臁疮。详该条。

痀jū　症名。曲脊，亦作拘挛之意。《灵枢·邪客》：“住留则伤筋络骨节，机关不得屈伸，故痀挛也。”

痀挛jūluán　症名。出《灵枢·邪客》。即拘挛。详该条。

局部选穴法júbùxuǎnxuéfǎ　指在病变局部选穴治疗的方法。如额痛取印堂、攒竹，胃痛取中脘、梁门等。适用于周身体表各部的局部病变，对内脏和深部疾患亦有一定疗效。

局方安肾丸júfāng'ānshènwán　《不居集》上集卷二十五方。即安肾丸第1方。见“安肾丸”条。

局方发挥júfāngfāhuī　医论著作。1卷。元代朱震亨约撰于14世纪中。作者因宋代官修《和剂局方》只列各方主治证候，不载病原，立法虽简便，而未能变通，遂对该书的成药配伍使用原则与辨证论治等问题，以问答体例予以评论。全书共30多个问题，着重阐发了滋阴降火的治疗法则，指出《和剂局方》常以温补、辛香燥热之剂治病的偏向，主张戒用温补燥热之法。1949年后有影印本。

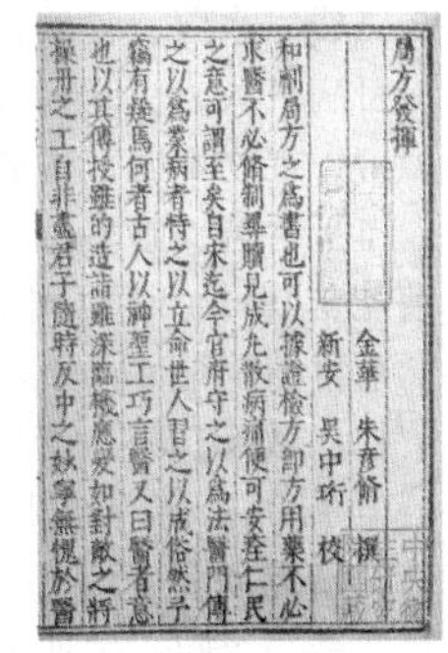
局方發揮
金華　朱彥脩　撰
新安　吳中珩　校
和劑局方之為書也可以據證檢方即方用藥不必求醫不必修製尋贖見成丸散病痛便可安痊仁民之意可謂至矣自宋迄今官府守之以為法醫門傳之以為業病者恃之以立命世人習之以成俗然予竊有疑焉何者古人以神聖工巧言醫又曰醫者意也以其傳授雖的造詣雖深臨機應變如對敵之將操舟之工自非盡君子隨時反中之妙寧無愧於醫

局方发挥

局方黑神散júfānghēishénsǎn　即黑神散第1方。见“黑神散”条。

局方牛黄清心丸júfāngniúhuángqīngxīnwán　即牛黄清心丸第1方。见“牛黄清心丸”条。

局方至宝丹júfāngzhìbǎodān　《温病条辨》卷一方。即至宝丹。见该条。

菊根júgēn　中药材。出《本草纲目拾遗》。为菊科植物菊 *Chrysanthemum morifolium* Ramat 的根。苦、甘，寒。解毒，利水。①治疗疮，喉癣，癃闭。内服：煎汤，30～60g；或捣汁和酒服。②治瘰疬未破。野菊根捣烂煎酒服，渣外敷。根含细胞激肽。

菊花júhuā　中药材。出《神农本草经》。又名节华、女节、更生、周盈、金蕊、滁菊、杭菊、甘菊。为菊科植物菊 *Chrysanthemum morifolium* Ramat. 的干燥头状花序。主产于安徽、浙江、河南。甘、苦，微寒。归肺、肝经。散风清热，平肝明目，清热解毒。用于风热感冒，头痛眩晕，目赤肿痛，眼目昏花，疮痈肿毒，煎服5～10g。或泡茶，或入丸、散。外用：捣敷，或煎汤洗。本品含挥发油，其中主含龙脑，还有樟脑、菊油环酮等。另含菊苷、大波斯菊苷、木犀草素-7-葡萄糖苷、刺槐苷、芹菜素及其鼠李糖苷、百里香酚、胆碱、水苏碱等。菊花制剂能增加离体兔心、在位狗心冠脉流量，改善心肌供血，对冠心病有一定疗效。浸膏可使小鼠毛细血管抵抗力增强。菊花能抗氧化，延缓衰老；对大鼠血清胆固醇升高有改善作用；还可抗诱变。菊花尚有中枢镇静和解热作用。煎剂或浸剂在体外对金黄色葡萄球菌、乙型溶血型链球菌、痢疾杆菌、变形杆菌、伤寒杆菌及大肠埃希菌等有抑制作用。菊花还能抗病毒，抑制疟原虫。

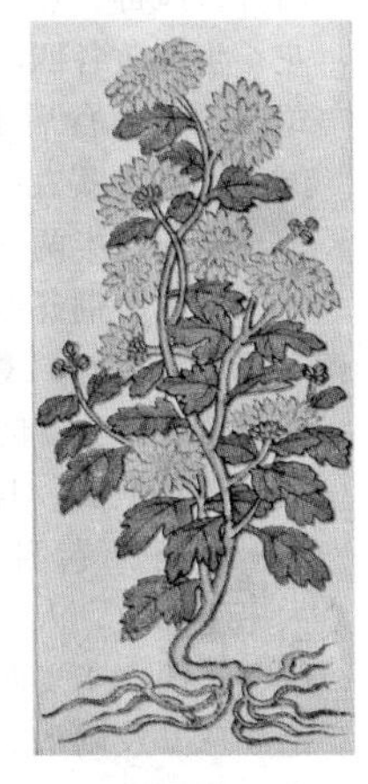
菊花

菊花茶调散júhuāchátiáosǎn　《银海精微》卷下方。川芎、荆芥、细辛、甘草、防风、白芷、薄荷、羌活、菊花、僵蚕、蝉蜕。为末，茶水调服。功能疏散风热，清利头目。治风热上攻，头晕目眩及偏正头痛。若风热偏盛，去细辛、羌活，加蔓荆子、钩藤。

菊花甘草汤júhuāgāncǎotāng 《外科十法》方。白菊花、生甘草各四两。水煎顿服，渣随即再煎服。治疔毒。

菊花决明散júhuājuémíngsǎn 《原机启微》卷下方。菊花、草决明、石决明、木贼草、防风、羌活、蔓荆子、炙甘草、川芎、石膏（另研细）、黄芩各五钱。为细末，每服二钱，水煎，食后连末服。功能疏风清热，凉肝明目。治目病日久，白睛微变青色，黑睛微白，黑白之间赤环如带，视物不明，昏如雾露中，睛白高低不平，其色不泽，口干舌苦，眵多羞涩。

菊花苗júhuāmiáo 中药材。见《得配本草》。又名玉英。为菊科植物菊 *Chrysanthemum morifolium* Ramat. 的幼嫩茎叶。甘、微苦，凉。清肝，明目。治头风眩晕，目翳。煎服：15～30g。菊的幼株中分离得氯代菊花内酯。

菊花清燥汤júhuāqīngzàotāng 《外科正宗》卷四方。菊花二钱，当归、生地黄、白芍药、川芎、知母、贝母、地骨皮、麦冬各一钱，柴胡、黄芩、升麻、犀角、甘草各五分。加竹叶、灯心各二十件，水煎，食后服。治少阳相火与外湿相搏而致的石榴疽，生于肘尖上一寸，初起黄粟小泡，根便开大，色红坚硬，肿如覆碗，皮破泛出叠如榴子，令人寒战，犹如重症。

菊花散júhuāsǎn ❶《太平惠民和剂局方》卷七方。炒白蒺藜、羌活、木贼、蝉蜕（去头足翅）各三两，菊花六两。为细末，每服二钱，食后、临卧茶清调下。功能疏风清热。治眼目赤肿，昏暗羞明，隐涩难开，攀睛瘀肉，或痒或痛，渐生翳膜，亦治暴赤肿痛。❷《普济本事方》卷五方。菊花、炒牛蒡子各八两，防风三两，白蒺藜一两，炙甘草一两半。为细末，每服二钱，食后、临卧温水调下。治肝肾风毒，热气上冲眼痛。❸《银海精微》卷下方。菊花、生地黄各四两，炒白蒺藜二两，甘草五钱。为细末，每服二钱，食后米泔水送下。治远视不明。❹《证治准绳·幼科》集九引张涣方。菊花、防风、前胡各一两，细辛、桂心各半两，甘草一分。为细末，每服五分，加乳香少许，食后荆芥煎汤调下。治鼻塞多涕。

菊花汤júhuātāng ❶《圣济总录》卷一百八十方。菊花、炙甘草各一分，防风五钱，山茱萸七枚。为粗末，每服一钱匕，水煎服，日三次。治小儿鼻多浊涕。❷《证治准绳·女科》卷四方。菊花（鸡子大）一团，麦冬一升，大枣十二枚，人参一两半，甘草、当归各二两，麻黄、阿胶各三两，半夏四两，生姜五两。为粗末，水煎减半，纳清酒三升及阿胶，分三次服。治妊娠四月，心下愠愠欲呕，胸膈满，不欲食，有热，小便数数如淋，脐下苦急，猝风寒，颈项强痛，寒热，或惊动，身躯腰背腹痛，有时胎上迫胸，心烦不得安。

菊花通圣散júhuātōngshèngsǎn 《证治准绳·类方》第七册方。菊花一两半，滑石三两，石膏、黄芩、甘草、桔梗、牙硝、黄连、羌活各一两，防风、川芎、当归、赤芍药、大黄、薄荷、连翘、麻黄、白蒺藜、芒硝各半两，荆芥、白术、栀子各二钱半。为粗末，每服三钱，加生姜三片，水煎，食后服。功能疏风清热，凉肝明目。治风热暴肿，两睑溃烂或生风粟。

菊花丸júhuāwán 《奇效良方》卷五十七方。即地黄丸第2方。见“地黄丸”条。

菊花心júhuāxīn 中药经验鉴别中形容药材自然折断或用刀横切而成的断面微管束与射线组成的辐形纹理。

菊花叶júhuāyè 中药材。出《名医别录》。为菊科植物菊 *Chrysanthemum morifolium* Ramat. 的叶。辛、甘，平。清肝，明目，解毒。治头风，目眩，疔疮，肿毒。内服：煎汤，15～30g；或捣汁服。外用：捣敷。叶含挥发油、腺嘌呤、水苏碱及微量胆碱。参见“菊花”条。

菊睛丸jújīngwán 《太平惠民和剂局方》卷七方。枸杞子三两，巴戟天一两，菊花四两，肉苁蓉（酒浸，炒）二两。为细末，炼蜜为丸，梧桐子大，每服三十至五十丸，温酒或盐汤送下。功能滋补肝肾，疏风明目。治肝肾不足，眼目昏暗，瞻视不明，常见黑花，多有冷泪。

菊苣jújù 中药材。见《新疆中草药手册》。又名卡斯纳（维名）。为菊科植物毛菊苣 *Cichorium glandulosum* Boiss. et Huet 或菊苣 *Cichorium intybus* L. 的干燥地上部分或根。分布于西北、东北、华北地区及山东、江西等地。微苦、咸，凉。归肝、胆、胃经。清肝利胆，健胃消食，利尿消肿。治湿热黄疸，胃痛食少，水肿尿少，煎服9～18g。全草含马栗树皮素、马栗树皮苷、野莴苣苷、山莴苣素、山莴苣苦素。叶含单咖啡酰酒石酸、菊苣酸。

菊人医话júrényīhuà 书医话医案著作。张菊人撰。本书汇集作者多年临床治案和经验论述，分温热病，风、劳、鼓、膈四大症，医案选案三部分。作者强调对古典医著原理应着重领会其精神实质，在实践中创造性地灵活运用；用药治病必须因地、因时、因人制宜。每论一病一症，均附列医案以阐明用药之法。张氏于临床治疗方面，对温热病尤有心得。本书1960年由人民卫生出版社出版。

菊三七júsānqī 中药材。见《上海常用中草药》。又名土三七、菊叶三七、血当归。为菊科植物三七草 *Gynura segetum*（Lour.）Merr. 的根。产于四川、云南、贵州、广西、广东、江苏、江西、湖南等地。甘、苦，温。散瘀，止血，消肿。①治跌打损伤，吐血，咯血，衄血，尿血，便血，崩漏，产后瘀血腹痛。现亦用于大骨节病之关节疼痛。内服：煎汤，6～9g；研末服，1.5～3g。②治创伤出血。研末外敷。本品含生物碱、有机酸、鞣质。内有千里光宁碱、菊三七碱、3-表-薯蓣皂苷元-3-吡喃葡萄糖苷等。菊三七能显著缩短小鼠出血与凝血时间，有止血作用。菊三七有局麻作用。千里光宁碱可抗炎。

菊叶三七júyèsānqī 中药材。见《上海常用中草药》。即菊三七。详该条。

焗服júfú 即泡服。详该条。

橘jú 中药材。出《神农本草经》。为芸香科植物橘 *Citrus reticulata* Blanco 及其变种的果实。栽培于长江以南各地。甘、酸，凉。开胃，润燥，生津，醒酒。治食欲不振，呕逆，烦渴。生食。本品含挥发油，其中主含芳樟醇、柠檬烯、蒎烯等。

橘白júbái 中药材。出《本草便读》。为芸香科植物橘 *Citrus reticulata* Blanco 及其变种果皮的白色内层部分。微苦、甘，平。和胃，化湿。治脘腹胀闷，消化不良。煎服：3～4.5g。

橘半枳术丸júbànzhǐzhúwán 《医学入门》卷七方。橘皮、枳实、半夏各一两，白术二两。为细末，用荷叶裹米、烧饭为丸，梧桐子大，每服五十至六十丸，橘皮煎汤送服。功能健脾助运，燥湿化痰。治脾虚不运，停积痰饮，心胸痞闷。如食不消，加神曲、麦芽；气逆，加木香、白豆蔻；胃脘痛，加草豆蔻；气升，加沉香。

橘饼júbǐng 中药材。出《本草纲目拾遗》。为芸香科植物橘 *Citrus reticulata* Blanco 及其变种果实的制成品。甘、辛，温。宽中，下气，化痰，止嗽。治食滞，气膈，咳嗽，泻痢。煎服或沸水泡饮。

橘根júgēn 中药材。见《民间常用草药汇编》。为芸香科植物橘 *Citrus reticulata* Blanco 及其变种的根。苦、辛，平。理气止痛。治气痛，气胀，疝气痛。煎服：9～15g。

橘核júhé 中药材。出《日华子诸家本草》。又名橘米、橘仁。为芸香科植物橘 *Citrus reticulata* Blanco 及其栽培变种的干燥成熟种子。主产于福建、广东、广西、江西、四川等地。苦，平。入肝、肾经。理气，止痛，散结。治疝气疼痛，睾丸肿痛，乳痈乳癖，煎服3～9g。本品含苦味成分黄柏内酯、闹米林等。

橘核散júhésǎn 《杂病源流犀烛·奇经八脉门》卷十一方。橘核一钱半，桃仁十五枚，栀子一钱，川乌、吴茱萸各五分。各炒，为粗末，水煎服。治疝肿痛之初起者。本方见于《丹溪心法》卷四，但无剂量。

橘核丸júhéwán 《济生方》卷三方。炒橘核、海藻、昆布、海带、炒川楝子、桃仁（麸炒）各一两，厚朴（姜汁炒）、木通、枳实（麸炒）、炒延胡索、桂心、木香各半两。为细末，酒糊为丸，梧桐子大，每服七十丸，空腹盐酒或盐汤送下。功能行气止痛，软坚散结。治疝，卵核肿胀，偏有大小，或坚硬如石，或引脐腹绞痛，甚则肤囊肿胀，或成疮毒，轻则时出黄水，甚则成痈溃烂。若虚寒甚者，加炮川乌一两；坚胀久不消者，加硇砂二钱，醋煮旋入。方中橘核善于行气治疝，为君药；木香、川楝子疏肝行气止痛，桃仁、延胡索活血散结，同为臣药；桂心温肝肾以散寒邪，枳实、厚朴破气分积滞，海藻、昆布、海带咸润软坚散结，木通通利血脉而利湿散结，共为佐药。各药合用，可直达厥阴肝经，共奏行气血，祛寒湿，止疼痛，软坚散结之功。

橘红júhóng 中药材。出《本草纲目》。又名芸红、芸皮。为芸香科植物橘 *Citrus reticulata* Blanco 及其栽培变种的干燥外层果皮。产于浙江、江苏、福建、四川等地。辛、苦，温。归肺、脾经。理气宽中，燥湿化痰。治咳嗽痰多，食积伤酒，呕恶痞闷，煎服3～10g。本品含挥发油、红橘素等。参见“橘皮”条。

橘红化痰丸júhónghuàtánwán 《全国中药成药处方集》（天津方）方。罂粟壳、甘草、川贝母、五味子、橘红、白矾各750g，炒杏仁、山慈菇各1000g。为末，炼蜜为丸，每丸重9g，每服一丸，日二次。功能敛肺止嗽，化痰定喘。治虚热咳嗽，气促喘急，痰涎壅盛，胸膈满闷。

橘红丸júhóngwán 《中药制剂手册》方。橘红72g，生石膏、茯苓、陈皮、麦冬、干地黄、炒杏仁、川贝母、瓜蒌（蜜炙）各48g，紫菀、法半夏、炒苏子、桔梗各36g，款冬花、炙甘草各24g。为末，炼蜜为丸，每丸重6g，每服二丸，温开水送下，日二次。功能清肺祛湿，止嗽化痰。治肺胃湿热而致的咳嗽痰盛，呼吸气促，口舌咽干，胸中痞满，饮食无味。

橘花júhuā 中药材。见《广西中药志》。为柚花之别名。详该条。

橘筋jújīn 中药材。见《中药材手册》。即橘络。详该条。

橘连丸júliánwán 《小儿药证直诀》卷下方。陈皮一两，黄连（米泔浸一日）一两五钱。为细末，研入麝香五分，用猪胆七个，分药入在胆内，浆水煮，候将熟，以针微刺破，以熟为度，取出，以粟米粥和丸，绿豆大，每服十至三十丸，米汤送服。治疳瘦。

橘米júmǐ 中药材。见《四川中药志》。即橘核。详该条。

橘旁杂论júpángzálùn 见“友渔斋医话六种”条。

橘皮júpí 中药材。出《神农本草经》。又名陈皮、红皮、黄橘皮。为芸香科植物橘 *Citrus reticulata* Blanco 及其变种的成熟果皮。主产于四川、浙江、福建等地。辛、苦，温。入脾、肺经。理气，健脾，燥湿，化痰。①治脾胃气滞，脘腹胀满，消化不良，呕吐，呃逆。②治湿痰壅滞，胸膈满闷，咳嗽痰多。煎服：3～9g。③治烧伤，鲜橘皮捣烂装瓶液化后，蘸涂创面，一日数次。橘的外层果皮含挥发油，其主要成分为柠檬烯，还含橙皮苷、新橙皮苷、红橘素、米橘素、5-去甲米橘素。挥发油对胃肠有温和的刺激作用，能促进消化液分泌，排除肠内积气，并有轻度祛痰作用。橙皮苷类似维生素P，有抗炎、抗胃溃疡形成及利胆作用。本品维生素B_1含量较多，在动物身上有某些抗动脉粥样硬化作用。煎剂能抑制胃肠平滑肌，并有某些解痉作用。

橘皮半夏汤júpíbànxiàtāng 《太平惠民和剂局方》卷四方。橘皮、半夏（煮）各七两。为粗末，每服三钱，加生姜十片，水煎服。治肺胃虚弱，好食酸冷，寒痰停积，呕逆恶心，涎唾稠黏，咳嗽吐痰，手足厥冷，目眩身重，饮食减少，昏愦闷乱，中寒停饮，喉中涎声，干哕不止。

橘皮干姜汤júpígānjiāngtāng 《类证活人书》卷十八方。橘皮、通草、炮姜、桂心、炙甘草各二两，人参一两。为粗末，每服四钱，水煎，去滓温服，日三服。治伤寒哕逆不止。

橘皮煎丸júpíjiānwán 《太平惠民和剂局方》卷五方。当归、萆薢、厚朴（去粗皮，姜汁制）、肉苁蓉（酒浸炙）、肉桂（去粗皮）、附子（炮，去皮脐）、巴戟天、阳起石（酒浸，焙干，研如粉）、石斛、牛膝（酒浸）、杜仲（去皮，姜汁炙）、吴茱萸、鹿茸（酒浸炙）、炮姜、菟丝子（酒浸、焙，捣）、煨三棱各三两，炙甘草一两，橘皮（焙，为末）十五两。为细末，用酒五升，于银、石器内，将橘皮末煎熬如饧，入诸药末，搅匀，捣丸，梧桐子大，每服二十丸，空腹温酒或盐汤送下。治久虚积冷，心腹疼痛，呕吐痰水，饮食减少，胁肋虚满，脐腹弦急，大肠虚滑，小便频数，肌肤瘦悴，面色萎黄，肢体怠惰，腰膝缓弱及痃癖积聚，上气咳嗽，久疟久利，肠风痔瘘，血海虚冷，赤白带下，肾虚无子。

橘皮散júpísǎn 《杂病源流犀烛·六淫门》卷十五方。陈皮（去白，切，姜汁浸过一宿）八两。砂罐内重汤煮干，焙，研末，每服三钱，加大枣（去核）十枚，水煎，于发作前，连枣服用。治足太阴疟，不乐，善太息，不嗜食，先寒后热，或寒多。

橘皮汤júpítāng ❶《金匮要略》方。橘皮四两，生姜半斤。水煎，分三次服。治胃气虚寒而致的干呕呃逆，手足不温等症。❷《外台秘要》卷十引《删繁方》方。橘皮、母姜、杏仁各四两，柴胡、麻黄各三两，苏叶二两，石膏八两。先煮麻黄二沸，除沫下诸药，去渣，分三次服，不瘥再服。治肺热而致的气逆咳喘。❸《三因极一病证方论》卷五方。橘皮一两半，炙甘草、竹茹各半两，人参一分。为粗末，每服五钱，加生姜三片、大枣一个，水煎，食前服。治动气在下，误发汗而反无汗，心中大烦，骨节疼痛，目眴，恶寒，食则反呕。❹《赤水玄珠》卷七方。陈皮、紫菀、麻黄、当归、杏仁、炙甘草、黄芩各二钱。水煎，分二次服。治冷嗽。

橘皮枳实生姜汤júpízhǐshíshēngjiāngtāng 即橘枳姜汤。见该条。

橘皮枳术丸júpízhǐzhúwán 《杂病源流犀烛·身形门》卷二十七方。白术二两，陈皮、枳实各一两。功能补脾和胃，消痞。治胸痞。

橘皮茱连散júpízhūliánsǎn 《张氏医通》卷十五方。橘皮六钱，吴茱萸三钱，黄连（与吴茱萸同炒）一两，竹茹一团。为粗末，每服一钱，水煎服。功能清热和胃，降逆止呕。治痘疮初起，干呕而哕。

橘皮竹茹汤júpízhúrútāng ❶《金匮要略》方。橘皮二升，竹茹二升，大枣三十枚，生姜半斤，甘草五两，人参一两。水煎，分三次服。功能益气和胃，降逆止呕。治久病体弱，或胃虚气逆不降而致的呃逆或呕哕。现也用于妊娠呕吐、幽门不全性梗阻呕吐以及腹部手术后呃逆不止而属胃虚气逆者。方中橘皮理气和胃，降逆止呕；竹茹清胃热，止呕逆；人参益气和胃；生姜和胃止呕；甘草、大枣补虚安中。诸药合用，补虚理气，温而不热，气顺热清，胃得和降，则呃逆可止。❷《济生方》卷二方。又名济生橘皮竹茹汤。赤茯苓、橘皮、枇杷叶（去毛）、麦冬、竹茹、半夏（汤洗七次）各一两，人参、炙甘草各半两。为粗末，每服四钱，加生姜五片，水煎服。治胃热多渴，呕哕不食。❸《寿世保元》卷三方。陈皮三分，人参二钱，炙甘草、竹茹、柿蒂各一钱，丁香五分。为末，加生姜五片、大枣二枚，水煎服。治胃虚膈热而致的呃逆。如身热作渴，去丁香，加柴胡、黄芩。

橘仁júrén 中药材。见《药材学》。即橘核。详该条。

橘丝júsī 中药材。见《本草纲目拾遗》。即橘络。详该条。

橘香散júxiāngsǎn 《证治准绳·幼科》集七方。炒青橘皮、吴茱萸、木香、当归各一两，炮姜、丁香各半两。为末，每服一钱，加生姜二片，水煎，食前服。功能温中行气止痛。治寒实腹痛。

橘杏丸júxìngwán 《世医得效方》卷六方。橘红、杏仁各等分。为细末，炼蜜为丸，梧桐子大，每服七十丸，空腹米汤送下。治气秘。

橘叶júyè 中药材。出《本草纲目》。又名橘子叶。为芸香科植物橘 *Citrus reticulata* Blanco 及其变种的叶。苦，平。入肝经。疏肝，行气，消肿散结。治肝郁气滞，胸胁胀痛，疝气，乳痈，乳房结块。煎服：6～15g（鲜品30～60g）。本品含挥发油、维生素C等。

橘叶栝蒌散júyèguālóusǎn 《医宗金鉴·外科心法要诀》卷六十六方。橘叶二十片，瓜蒌半个或一个，川芎、黄芩、栀子、连翘、煅石膏、柴胡、陈皮、青皮各一钱，生甘草五分。水煎，食远服，渣再煎服。治外吹乳，寒热已退而肿未消者。

橘叶散júyèsǎn 《外科正宗》卷三方。柴胡、陈皮、川芎、栀子、青皮、石膏、黄芩、连翘各一钱，甘草五分，橘叶二十片。水煎，食远服，渣再煎服。功能疏肝行气，清热散结。治妇人乳结肿痛，寒热交作，甚者恶心呕吐。

橘枳姜汤júzhǐjiāngtāng 《金匮要略》方。又名橘皮枳实生姜汤。橘皮一斤，枳实三两，生姜半斤。水煎，分二次服。治气滞痰阻而致胸痹，胸中气塞，短气。

橘子叶jú·ziyè 中药材。见《滇南本草》。即橘叶。详该条。

咀华清喉丹jǔhuáqīnghóudān 《医学衷中参西录》方。生地黄（切片）30g，硼砂（研细）4.5g。用生地黄1片，裹硼砂少许，徐徐嚼细咽服，半日许服完。治咽喉肿疼。

咀片jǔpiàn 即饮片。详该条。

沮弛jǔchí 症名。沮，败坏；弛，松弛。《素问·生气通天论》："味过于辛，筋脉沮弛，精神乃央。"

举jǔ 切脉指法。切脉时用不同的指力和手法候测脉象，轻指力而浮取为举。《诊家枢要》："持脉之要有三：曰举，曰按，曰寻。轻手循之曰举，重手取之曰按，不轻不重委曲求之曰寻。"参见"按""寻"条。

举肺汤jǔfèitāng 《杂病源流犀烛·脏腑门》卷一方。桔梗、甘草、天冬、竹茹、阿胶、沙参、贝母、百合。水煎服。功能养阴润肺化痰。治肺痿，寒热往来，自汗，烦闷多唾，或带红线脓血。

举手托天jǔshǒutuōtiān 练功方法之一。见上海中医学院附属推拿学校《推拿学》。两掌缓缓上托，举过头顶，掌心朝上，再渐渐收回至两腰部。

举胎四物汤jǔtāisìwùtāng 《医宗金鉴·妇科心法要诀》卷四十六方。当归、白芍药、熟地黄、川芎、人参、白术各二钱，陈皮、升麻各一钱。为粗末，水煎服。功能益气养血，升提阳气。治妊娠七八月，转胞尿闭，小腹胀满，心烦不得卧。

举痛论篇jǔtònglùnpiān 《素问》篇名。举，谓列举；痛，是症状。马莳注："首篇悉举诸痛以为问答，故名篇。"本篇首先讨论由于寒邪客于脏腑经脉所引起的多种疼痛的辨证；中间又讨论了望五色以辨寒热，视脉坚陷以别虚实；又阐明怒、喜、悲、恐、寒、热、惊、劳、思等对人体生理活动的影响及病理关系。

举元煎jǔyuánjiān 《景岳全书·新方八阵》卷五十一方。人参、炙黄芪各三至五钱，炙甘草一至二钱，炒升麻五至七分，炒白术一至二钱。水煎服。功能补气升阳固脱。治气虚下陷，血崩血脱，亡阳垂危等症。如兼阳气虚寒者，加肉桂、附子、干姜；如兼滑脱者，加乌梅二个，或文蛤七至八分。

蒟酱jǔjiàng 中药材。出《新修本草》。又名土荜拨、青蒟、青蒌、芦子。为胡椒科植物蒟酱 *Piper betle* L. 的果穗。产于云南、广东、广西等地。辛，温。温中，下气，散结，消痰。①治脘腹冷痛，吐泻，虫积腹痛，咳逆上气。煎服：3～6g。②研末掺治牙痛。

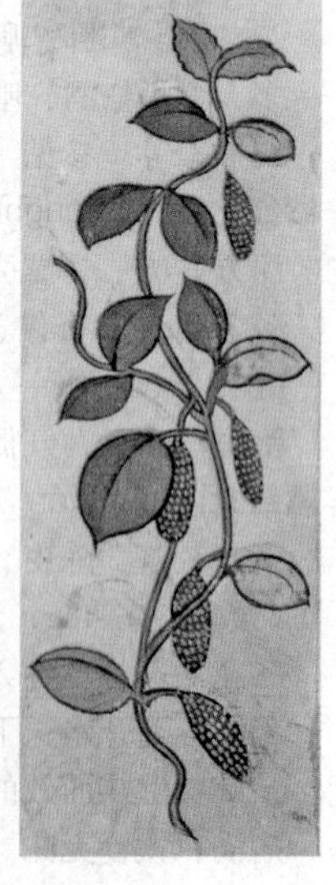
蒟酱

蒟酱叶jǔjiàngyè 中药材。出《新修本草》。又名蒟叶、蒌叶、青老叶。为胡椒科植物蒟酱 Piper betle L. 的叶。主产于广东。辛、微甘，温。祛风，温中，燥湿，消肿，止痒。①治风寒咳嗽，哮喘，胃痛，风湿痹痛，子肿。煎服：9～15g。②治疥癞，湿疹，脚癣，捣敷或煎水洗；烫伤，研末撒或调敷。本品含挥发油，其成分为丁香油酚、胡椒酚、蒌叶酚等，还含多种氨基酸、维生素C、铁等。水提取物及挥发油在试管中对金黄色葡萄球菌、变形杆菌、伤寒杆菌、大肠埃希菌及某些常见致病性真菌均有抑制作用。蒌叶酚为抗菌有效成分，挥发油在试管内对某些原虫、蚯蚓有杀灭作用，对动物肠管有抑制及解痉作用。

蒟蒻jǔruò 中药材。出《开宝重定本草》。又名蒻头。为天南星科植物魔芋 *Amorphophallus rivieri* Durieu 的块茎。分布于广西、云南、四川、贵州、湖北、甘肃、陕西等地，多为栽培。辛，温，有毒。化痰散结，行瘀消肿。①治痰嗽，积滞，疟疾，瘰疬，经闭。近用于治癌肿，脑瘤。煎服：9～15g，须久煎3小时后服。②治跌打损伤，痈肿，疔疮，丹毒，毒蛇咬伤，烧、烫伤。醋磨涂或煮熟捣敷。近用于治肥胖、高脂血症、糖尿病。内服过量或煎煮时间不足，均易引起中毒，表现为舌、咽喉灼热、痒痛、肿大。本品含魔芋甘露聚糖约50%，蛋白质30%，淀粉，以及葡萄糖、甘露糖、果糖、蔗糖等。魔芋甘露聚糖对贲门癌、结肠癌细胞代谢有干扰作用。具有通便、降血脂、减肥、降血糖等作用。

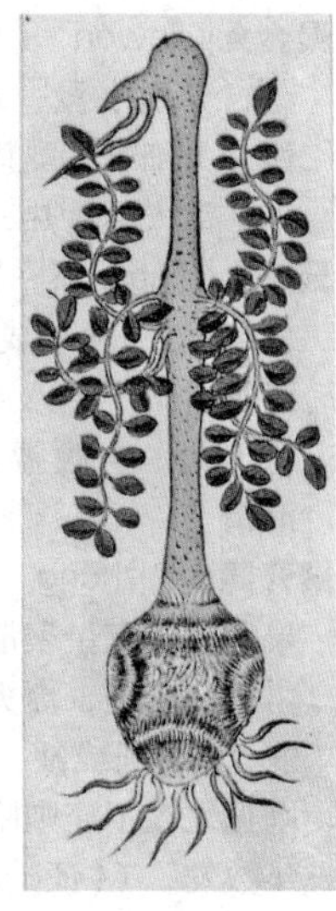
蒟蒻

蒟叶jǔyè 中药材。见《本经逢原》。为蒟酱叶之简称。详该条。

巨处jùchù 见“五处”条。

巨刺jùcì 古刺法名。九刺之一。《灵枢·官针》：“巨刺者，左取右，右取左。”是指机体一侧有病，而于对侧选取经穴治疗的方法。《素问·缪刺论》指出，巨刺适于“邪客于经”的疾患，刺时“必中其经，非络脉也”。本法与缪刺二者均于病位对侧取穴，但刺法有异，即经脉有病，巨刺刺经；络脉有病，缪刺刺络。参“缪刺”条。

巨分jùfēn 口角两侧大纹处。《灵枢·五色》：“巨分者股里也。”张景岳注：“巨分者，口旁大纹处也。”即认为巨分的异常可以反映大腿内侧的病证。

巨骨jùgǔ ❶经穴名。代号 LI16。出《素问·气府论》。属手阳明大肠经。手阳明、阳跷之会。位于肩端上，当锁骨肩峰端与肩胛冈之间凹陷处。布有锁骨上神经后支、副神经分支，深层有肩胛上神经和肩胛上动、静脉。主治肩背疼痛，半身不遂，瘾疹，瘰疬，以及肩关节周围炎等。直刺0.5～1寸。艾炷灸3～5壮，或艾条灸5～10分钟。❷柱骨别名。见该条。❸中药材。出《名医别录》。为溲疏之别名。详该条。

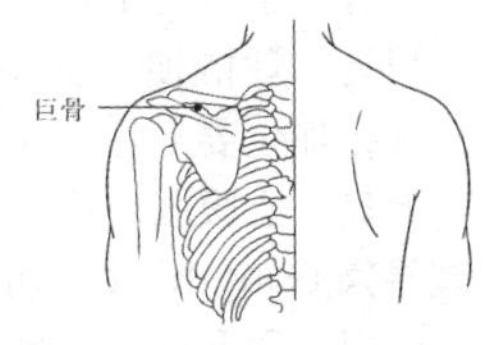

巨骨

巨窌jùliáo ❶古代全身遍诊法三部九候部位之一。即上部地，两颊之动脉，以候口齿之气。❷经穴名。出《针灸甲乙经》。位于面部，瞳孔直下（眼平视），平鼻翼下缘处。❸丝竹空穴别名。见《针灸甲乙经》。

巨髎jùliáo 经穴名。代号 ST3。出《针灸甲乙经》。属足阳明胃经。手足阳明、阳跷之会。位于面部，与鼻翼下缘平齐，正视时，直对瞳孔。一说“在鼻孔下，侠水沟旁八分”（《太平圣惠方》）。布有面神经及眶下神经的分支，并有面动、静脉及眶下动、静脉的分支通过。主治口眼㖞斜，眼睑瞤动，鼻塞，鼻衄，齿痛，以及三叉神经痛等。直刺0.3～0.5寸。艾条灸3～5分钟。

巨气jùqì 指人体的正气。《素问·汤液醪醴论》：“故精自生，形自盛，骨肉相保，巨气乃平。”

巨屈jùqū 颊下曲骨处。《灵枢·五色》：“巨屈者，膝膑也。”张景岳注：“巨屈者，颊下曲骨也。”即认为巨屈的异常可以反映膝膑部位的病证。

巨阙jùquē 经穴名。代号 CV14。出《脉经》。属任脉。心之募穴，位于腹正中线，脐上6寸（《备急千金要方》）。一说在脐上6.5寸（《针灸甲乙经》）。布有第7肋间神经前皮支和腹壁上动、静脉。主治心胸痛，胃脘痛，呃逆，反胃，吞酸，噎膈，呕吐，惊悸，健忘，癫痫，以及精神分裂症、神经衰弱、胆道蛔虫症等。直刺0.3～0.8寸。艾炷灸3～5壮，或艾条灸5～10分钟。

巨阙俞jùquēshù 经外奇穴名。出《千金翼方》。位于背正中线，当第4、5胸椎棘突之间。主治胸膈中气，支气管炎，支气管哮喘，心脏病，肋间神经痛，神经衰弱等。艾炷灸3～7壮，或艾条灸5～10分钟。

巨胜jùshèng 中药材。出《神农本草经》。为黑芝麻之别名。详该条。

巨胜苗jùshèngmiáo 中药材。出《神农本草经》。为胡麻叶之别名。详该条。

巨胜丸jùshèngwán 《医灯续焰》卷十八方。巨胜子、茯苓、菊花各等分。为细末，炼蜜为丸，梧桐子大，每服三钱，清晨白开水送下。治风眩，须发早白。

巨胜子jùshèngzǐ 中药材。出《本草品汇精要》。《神农本草经》称为巨胜，即黑芝麻。详该条。

巨虚jùxū 经穴名。见《西方子明堂灸经》。即下巨虚。见该条。

巨虚上廉jùxūshànglián 经穴别名。出《圣济总录》。即上巨虚。见该条。

巨虚下廉jùxūxiàlián 见下巨虚条。

巨阳jùyáng 巨，大也，巨阳与太阳同义，故《内经》亦称太阳为巨阳，见《素问·五藏生成》等篇章。参见“太阳”条。

巨针jùzhēn 针具名。《灵枢·热病》：“偏枯，身偏不用而痛，言不变，志不乱，病在分腠之间，巨针取之。”现代巨针多用不锈钢制造，形与毫针相似，针身较粗而长。用于治疗偏瘫、小儿麻痹后遗症等。

巨针疗法jùzhēnliáofǎ 用巨针刺激机体以治疗疾病的方法。临床操作时，以左手持针身下部，右手持针柄或针身中段，快速刺入，待有较强感应时，即可出针，亦可据情留针10～15分钟。因本法所用针具粗大，刺激较强，应对患者做好说服解释工作，取穴宜少，出针宜缓，防止出血和刺伤内脏，并应严密消毒，以防感染。对孕妇及有出血倾向者忌用。适用于截瘫、小儿麻痹后遗症、痹证等。

巨指jùzhǐ 大指的别名。

拒按jù'àn 按诊的症状。指疼痛部位因按压而痛增。属里实证。《景岳全书·杂证谟》：“痛有虚实……辨之之法，但当察其可按者为虚，拒按者为实。”多用于胸腹部。

拒霜花jùshuānghuā 中药材。出《益部方物略记》。为木芙蓉花之别名。详该条。

拒霜叶jùshuāngyè 中药材。见《世医得效方》。可木芙蓉叶之别名。详该条。

苣荬菜jùmǎicài 中药材。出《植物名实图考》。又名牛舌头、野苦荬、山苦荬、北败酱。为菊科植物苣荬菜 Sonchus brachyotus DC. L. 的全草。分布于我国大部分地区。苦，寒。清热燥湿，消肿排脓，凉血止血，化瘀解毒。

①治咽喉肿痛，阑尾炎，肠炎，痢疾，吐血，衄血，便血，倒经，产后瘀血腹痛。煎服：9～15g。②捣敷，治疮疖痈肿；煎水熏洗，治痔疮。全草含槲皮素、异鼠李素及它们的葡萄糖苷。尚含青蓝苷、芹菜素、甘露醇、消旋肌醇等。本品可抑制白血病细胞呼吸。

剧痛jùtòng　症名。指疼痛剧烈，难以忍受的表现，常伴有面色苍白或青紫，大汗出等症。

距骨骨折jùgǔgǔzhé　病名。即以局部肿胀、疼痛，皮下瘀瘢，不能站立行走等为主要表现的距骨部骨折。参见“骨折”条。

距骨脱位jùgǔtuōwèi　病名。距骨与胫骨、跟骨、舟骨分别组成关节。距骨从胫距、距跟、距舟3个关节中脱出的疾病。以局部肿胀、疼痛、功能障碍等为主要表现。参见“脱位”“脱臼”条。

鉅阳脈jùyángmài　经脉名。即足太阳经。马王堆汉墓帛书《阴阳十一脉灸经》：“【钜阳眽（脉）：毄（系）于潼（踵）外腂（踝）娄中，出郄中，上穿振（臀），出猒（厌）中，夹（挟）脊，出于项，上头角，下颜（颜），夹（挟）齃，毄（系）目内廉。是勭（动）则病：衝（衝）头，目以（似）脱，项以（似）伐，胷（胸）痛，腰以（似）折，脾（髀）不可以运，胎（郄）如结】，腨如【裂，此】为踵（踵）蹷（蹷－厥），是钜阳眽（脉）【主治。其所产病：头痛，耳聋，项痛，耳】强，疟，北（背）痛（痛），要（要－腰）痛（痛），尻痛（痛），肤（痔）痛（痛），腨痛（痛），【足小】指踝<踝－痹>，【为十】二病。”

鉅阴脈jùyīnmài　经脉名。即足太阴经。马王堆汉墓帛书《阴阳十一脉灸经》：“鉅阴眽（脉）：是胃眽（脉）殹。彼（被）胃，下出鱼股阴下廉，腨上廉，出内踝之上廉。是勭（动）则病：上【当】走心，使復（腹）张（胀），善噫，食〖则〗欲欧（呕），得后与气则怢然衰。是钜阴眽（脉）主治。其所【产病】：独心烦，死；心痛（痛）与復（腹）张（胀），死；不能食，不〇卧，强吹（欠），三者同则死；唐（溏）泄，死；【水与】闭同则死，为十病。”

锯草jùcǎo　中药材。❶见《中国药用植物图鉴》。为洋蓍草之别名。❷见《内蒙古中草药》。为蓍草之别名。详各条。

锯痕症jùhénzhèng　病证名。即肉疙瘩。详见该条。

聚jù　病证名。《灵枢·五变》称大聚。指腹中有块而聚散无常的病证。《难经·五十五难》：“聚者，阳气也。其始发无根本，上下无所留止，其痛无常处，谓之聚。”《景岳全书·杂病》：“聚者聚散之谓，作止不常也……其病多在气分，气无形而动也。”《医灯续焰·积聚脉证》：“如肠腹攻冲，疝痃瘕热，胸腹胀满，切痛雷鸣等证，皆聚之类也。”本证多由情志抑郁，肝气失调，气机不畅所致。治以行气消聚为主。可用散聚汤、化积丸等方。参见“积聚”“六聚”“癥瘕”等条。

聚宝丹jùbǎodān　《仁斋小儿方论》卷二方。人参、茯苓、琥珀、天麻、僵蚕、炙全蝎、防风、胆南星、生白附子、乌蛇肉（酒浸，焙）各一钱，朱砂半钱，麝香少许。为细末，炼蜜为丸，梧桐子大，每服二丸，菖蒲煎汤送下。功能祛风化痰镇惊。治慢惊风。

聚毒寒喉风jùdúhánhóufēng　病证名。《奇效良方》卷六十一：“九曰聚毒寒喉风，喉关聚毒，涎唾稠实，发寒热，仍分上下。关上者依法治疗，关下者难治。”系十八种喉风症之一。参见“喉风”条。

聚金丸jùjīnwán　《杨氏家藏方》卷十三方。黄连（分四等分，分别水浸、炒、炮、生用）四两，防风、黄芩各一两。为细末，醋糊为丸，梧桐子大，每服七十丸，米汤送下。治大肠蓄热，或因酒毒，下血不止。

聚精丸jùjīngwán　《证治准绳·女科》卷四方。黄鱼鳔胶（切碎，蛤粉炒成珠）一斤，沙苑蒺藜（马乳浸二宿，隔汤蒸后焙干）八两。为细末，炼蜜为丸，梧桐子大，每服八十丸，空腹温酒或白开水送下。治肾虚精亏，梦遗滑精。

聚开障jùkāizhàng　病证名。见《证治准绳·杂病》。又名聚散障、夜星聚散、星月聚散、浮萍障、时发时散翳。多由肝肾阴虚，虚火上炎，或阴虚兼湿热所致。症见黑睛生翳，“或圆或缺，或厚或薄，如云似月，或数点如星，痛则见之，不痛则隐，聚散不一，来去无时，或月数发，或年数发”（《证治准绳·杂病》）。治宜滋阴清热，或佐以祛湿，可用生熟地黄丸或甘露饮加减。

聚咳jùké　病证名。指风寒袭肺所致的剧咳。《不居集》卷十五：“聚咳，风寒入肺，每一咳则连数百不止，不能转气，宜三拗汤。久则杏仁煮猪肺，或姜汁调蜜亦好，参苏饮加细辛。”参见“顿呛”“风寒咳嗽”“咳嗽”条。

聚毛jùmáo　见《黄帝内经太素》。即三毛。详该条。

聚泉jùquán　经外奇穴名。代号EX－HN10。出《奇效良方》。位于舌面中点。主治哮喘，咳嗽，消渴，舌强，吐舌等。先用消毒纱布裹舌外牵，直刺0.1～0.2寸。或点刺出血。若治哮喘咳嗽，可用隔姜灸。如热嗽，于艾炷中加雄黄末少许；如冷嗽，则加款冬花末，灸毕以茶清连生姜细咀咽下。

聚散障jùsànzhàng　病证名。见路际平《眼科临症笔记》。即聚开障。详该条。

聚香饮子jùxiāngyǐn · zi　《济生方》卷三方。檀香、乳香、沉香、丁香、木香、藿香各一两，炒延胡索、炒姜黄、炮川乌、炒桔梗、桂心、炙甘草各半两。为粗末，每服四钱，加生姜七片、大枣一枚，水煎服。治七情所伤，遂成七疝，心腹胀，痛引腰胁连背，不可俯卧。

聚星障jùxīngzhàng　病名。出《证治准绳·杂病》。由肝火内炽，风邪外袭，风热相搏，上攻于目，或肝肾阴虚，虚火上炎引起。症见黑睛生细小星翳，数颗聚群分布，常伴有抱轮红赤，沙涩疼痛，羞明流泪。严重者，可变花翳白陷、凝脂翳等。相当于今之角膜炎。治法：肝经风热者，宜祛风清热平肝，用新制柴连汤或石决明散加减；阴虚火炎者，宜滋阴降火，用海藏地黄散加减。

juan

蠲juān　❶通捐。祛除，除去。《素问遗篇·刺法论》：“泻盛蠲余，令除斯苦。”《针灸大成》：“蠲邪扶正。”❷通涓。清洁。

蠲痹四物汤juānbìsìwùtāng　《杂病源流犀烛·身形门》卷二十六方。当归、赤芍药、川芎、熟地黄、黄芪、羌活、甘草、白芍药、僵蚕。水煎服。功能养血祛风。治血不荣筋，瘦弱臂痛。

蠲痹汤juānbìtāng　❶《杨氏家藏方》卷四方。酒当归、羌活、姜黄、白芍药、炙黄芪、防风各一两半，炙甘草半两。为粗末，每服半两，加生姜五片，水煎，不拘时服。

功能益气和营，祛风除湿。治风湿相搏，身体烦疼，项臂痛重，举动艰难及手足冷痹，腰腿沉重，筋脉无力。方中黄芪、甘草益气；防风、羌活疏风除湿；当归、赤芍药和营活血；姜黄理血中之气滞，祛除寒湿；姜为引，和营卫，达腠理，共成营卫兼顾，祛风除湿之功。《杂病源流犀烛·身形门》方无防风，加薄荷、桂枝。❷《医学心悟》卷三方。羌活、秦艽、独活各一钱，桑枝、当归各三钱，川芎七分，炙甘草、桂心各五分，海风藤二钱，乳香、木香各八分。水煎服。治风寒湿痹。如风气胜者，加防风；寒气胜者，加附子；湿气胜者，加防己、萆薢、薏苡仁；痛在上者，去独活，加荆芥；痛在下者，加牛膝；寒郁久化热者，去肉桂，加黄柏三分。

蠲痹通络juānbìtōngluò 治法。针对营卫两亏，风寒湿痹阻关节、肌肉或经络的治法。症见身体烦疼，项背拘急，举动艰难及手足麻痹。用黄芪、甘草、当归、赤芍、防风、羌活、姜黄等药，常用方如蠲痹汤。

蠲毒饮juāndúyǐn 《审视瑶函》卷四方。防风一钱，赤芍药、川芎、连翘、甘草、炒牛蒡子各八分。为末，水煎服。治水疳眼，睛或胞中忽生一珠，状如黑豆，针刺样作痛，属实证者。

蠲风饮子juānfēngyǐn·zi 《医学正传》卷一方。防风、杜仲（去粗皮，姜汁炒）、羌活、白芷、当归（酒洗）、川芎、生地黄（酒浸洗）、白芍药、川牛膝（酒洗）、秦艽、何首乌、萆薢、苍术（米泔浸一二宿）、白术、木通、大枫子仁、威灵仙、过山龙、防己、丁公藤、生姜（另研细）各一两，荆芥穗、海桐皮、五加皮、天南星（煨制）、半夏（汤泡七次）、橘红、赤茯苓、桑寄生、天麻、炒僵蚕、钩藤各五钱，肉桂（去粗皮）、草乌（去皮尖）、甘草节、附子（去皮脐，炮）、皂角各二钱半，两头尖、阴地蕨（一名地茶）、大蓟、小蓟、理省藤、桑络藤各一两五钱。切细，以瓷罐盛好酒三斗五升浸药，严密封口，冬半月、夏七日、秋春十日后启用。每日清晨、午前、午后、临卧各服十大盏。治中风瘫痪，口眼㖞斜及一切手足走注疼痛，肢节挛急，麻痹不仁等症。

蠲痛丸juāntòngwán 《杂病源流犀烛·奇经八脉门》卷十一方。延胡索一两，川楝子仁、茴香五钱，白牵牛子末、当归、高良姜、青皮、木香、乌药各二钱半，全蝎七个。为细末，姜汁打糊为丸，梧桐子大，每服三十至五十丸，烧棉灰调送下。治疝，睾丸肿大，顽不仁及小肠气、膀胱气、一切疝痛。

蠲痛无忧散juāntòngwúyōusǎn 《医宗金鉴·外科心法要诀》卷六十八方。番木鳖（香油炸浮）、当归（酒洗）、生甘草、炒穿山甲、川乌（黑豆酒煮，去皮尖）、草乌（姜汁煮）、苍术（甘泔水浸，炒）、制半夏各二两，麻黄三两，威灵仙一两。为细末，每服五分至一钱，无灰酒调服；再饮酒以醉为度，盖卧出汗避风。治由邪风深袭骨缝，与湿稽留而致的肩风毒，初起宣肿色赤，大者如桃，小者如杏，痛连肩膊，更兼拘急者。

蠲痛五汁膏juāntòngwǔzhīgāo 《疡医大全》卷二十九方。凤仙梗（捣汁）、老姜汁、蒜汁、葱汁、韭汁各等分。熬至滴水成珠，用蓖麻子油同黄蜡收起，以此膏烘热，贴患处。治寒湿气袭于经络血脉之中为痛，痛于两臂、两股、腰背、环跳之间。

蠲饮万灵汤juānyǐnwànlíngtāng 《重订通俗伤寒论》方。芫花（酒炒）五分，煨甘遂八分，姜半夏六钱，茯苓八钱，大戟（酒炒）一钱，大黑枣十枚，炒陈皮三钱，生姜二钱。水煎服。治停饮，轻则痞满呕吐，重则腹满肢肿，甚则化胀成臌。

卷柏juǎnbǎi 中药材。出《神农本草经》。又名长生草、九死还魂草、万年松、回阳草、佛手草、老虎爪。为卷柏科植物卷柏 *Selaginella tamariscina* (Beauv.) Spring 的干燥全草。主产于湖南、福建、四川、陕西、江西、浙江等地。辛，平。归肝、心经。活血通经。用于经闭痛经，癥瘕痞块，跌仆损伤。卷柏炭化瘀止血，用于吐血，崩漏，便血，脱肛。煎服 5～10g。孕妇忌服。叶含芹菜素、穗花杉双黄酮、扁柏双黄酮、苏铁双黄酮和异柳杉素。卷柏复方制剂对动物有镇静、抗惊厥作用。水溶性生物碱部分可止血。卷柏对离体兔小肠收缩有抑制作用。卷柏还可降血糖等。芹菜素还有较弱的抗实验性胃溃疡作用。

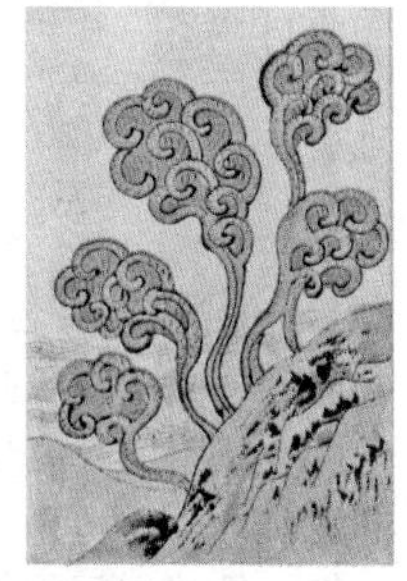
卷柏

卷柏散juǎnbǎisǎn 《太平圣惠方》卷二十四方。卷柏、枳壳（麸炒）、羌活、麻黄、五加皮各一两，天麻、天竺黄、藁本、防风、川芎、黄芪、桑耳、犀角各半两，乌梢蛇（酒浸）二两。为细末，每服二钱，薄荷煎汤食前调下。治皮肤瘾疹及风热致生的毒疮。

卷耳juǎn'ěr 中药材。见《草药手册》。为婆婆指甲菜之别名。详该条。

卷法juǎnfǎ 推拿手法名。出《灵枢·刺节真邪》。即捏法。《灵枢·刺节真邪》："大热遍身，狂而妄见、妄闻、妄言，视足阳明及大络取之，虚者补之，血而实者泻之，因其偃卧，居其头前，以两手四指挟按颈动脉，久持之，卷而切推，下至缺盆中，而复止如前，热去乃止，此所谓推而散之者也。"详"捏法"条。

卷根白皮juǎngēnbáipí 中药材。见清代刘士季《草木便方》。为乌桕木根皮之别名。详该条。

卷帘juǎnlián 眼科金针开内障八法之六。系将拨落之晶状体，压置于玻璃体前下份近锯齿缘球壁处，直至退开拨针，晶状体亦不再上浮为止。《目经大成》卷二："障虽拨落，开手自能上去，必加力掉下，又放上来，务期上而不高，下而到底。"参见"拨内障手法"条。

卷帘疔juǎnliándīng 病证名。多由心经火毒上炎所致。舌上生疔，继之舌忽然向上卷，喉紧烦渴疼痛，饮食难进。治宜解毒泻火。可选用五味消毒饮、黄连解毒汤等加减。参见"舌疔"条。

卷舌痈juǎnshéyōng 病证名。清代金德鉴《喉科枕秘》卷一："此症因风热感于心经，或煎炒热物而生。舌下或左右，或正中，形如圆眼，或如枣核，肿疼不堪，言语不能，舌卷紫硬。"治宜凉血解毒、消肿止痛。可选用犀角地黄汤、导赤散、黄连解毒汤等加减。

卷子根juǎnzǐgēn 中药材。见《分类草药性》。为乌桕木根皮之别名。详该条。

卷子叶juǎnzǐyè 中药材。见《分类草药性》。为乌桕叶之别名。详该条。

绢片juànpiàn 正骨辅助器械。《仙授理伤续断秘方》："凡拔伸捺正要软物，如绢片之类奠之。"相当于今之用绢做成的骨科压垫。

睊目juànmù 病证名。❶目侧视貌。《证治准绳·杂病》指出，双目睛通亦名睊目。详“目偏视”条。❷古义与涓通。《诸病源候论》卷二十八：“风气客于睑眦之间，与血气津液相搏，使目眦痒而泪出，目眦恒湿，故谓之睊目。”

jue

撅骨juēgǔ ❶骨名。即尾骨。出《素问·骨空论》。详“尾骶骨”条。❷长强穴别名（见《针灸聚英》）。长强属督脉。位于尾骨尖与肛门连线的中点处。

撅骨伤juēgǔshāng 病名。见《伤科补要》卷二。即尾骨伤。见“尾闾骨伤”条。

撅肋juēlèi 即季胁。详该条。

决渎之官juédúzhīguān 指三焦。因其有疏通水道的作用，故名。《素问·灵兰秘典论》：“三焦者，决渎之官，水道出焉。”参见“三焦主决渎”条。

决流汤juéliútāng 《石室秘录》卷六方。牵牛子、甘遂各二钱，肉桂三分，车前子一两。水煎服。治水臌，周身水肿，按之如泥者。

决明鸡肝散juémíngjīgānsǎn 《张氏医通》卷十五方。❶决明子（晒燥，为极细末，勿见火）、雄鸡肝（原方为骟鸡肝，生用，勿触水）。将鸡肝捣烂，和决明子末，小儿每服一钱，大者二钱，研匀，同酒酿一杯，饭上蒸服；或用生鸡肝研糊为丸服。治小儿疳积害眼及一切童稚翳障。如目昏无翳，腹胀如鼓者，用芜荑末一钱，同鸡肝酒酿顿服；翳障腹胀，用鸡内金、芜荑、决明子末，同鸡肝酒酿顿服；小便如泔者，用黄蜡同鸡肝酒酿顿服；风热翳障，加白蒺藜一钱。❷火硝一两，朱砂三钱。为末，每服四分，用雄鸡肝（勿触水）一个，竹刀剖开，入药扎好，用酒酿半盏，饭上蒸熟，空腹服。治证同上。

决明散juémíngsǎn ❶《银海精微》卷下方。决明子、菊花各一两，防风、车前子、川芎、细辛、栀子仁、玄参、蔓荆子、茯苓、山茱萸各一两半，生地黄三两。为末，每服二钱，食后盐汤调下。治眼见黑花不散。❷《证治准绳·幼科》集六方。决明子、瓜蒌仁各半两，赤芍药、炙甘草各一分。为细末，入麝香少许研匀，每服二钱，睡前用生米泔水调服。治小儿痘疹入眼。❸《证治准绳·类方》第七册方。决明子、赤芍药、炙甘草各二钱五分，天花粉五钱。为末，入麝香少许和匀，三岁小儿，每服半钱，食后米泔水调服。治证同上。❹《医宗金鉴·外科心法要诀》卷六十五方。草决明、车前子，青葙子各五钱，玉竹、黄连、枳壳、川芎、甘草、羚羊角各一两。为细末，每服三钱，食后服，睡前再一服。治目小眦红丝胬肉，色淡红，属于心经虚火者。

决明丸juémíngwán ❶《证治准绳·类方》第七册方。决明子、菊花各一两，防风、车前子、川芎、细辛、栀子仁、蔓荆子、玄参、茯苓、山药各半两，生地黄七钱半。为细末，炼蜜为丸，梧桐子大，每服二十丸，食后煎桑枝汤送下，日三次。治眼见黑花不散。❷《杂病源流犀烛·面部门》卷二十二方。麦冬、当归、车前子各二两，石决明、茺蔚子、细辛、枸杞子、泽泻、生地黄、黄连各五钱，防风、枳壳、青葙子各一两。为细末，炼蜜为丸，梧桐子大，每服五十至七十丸，空腹麦门冬汤送下。治癍痘后期毒热上攻，两目生翳。

决明夜灵散juémíngyèlíngsǎn 《原机启微》卷下方。石决明粉、夜明砂粉各二钱，生猪肝一两。切开猪肝，将前二药和匀放入缠牢。加米泔水煎，睡前将猪肝连药汁服下。治夜盲症。

决明益阴丸juémíngyìyīnwán 《证治准绳·类方》第七册方。羌活、独活、当归尾（酒制）、五味子、炙甘草、防风各五钱，煅石决明三钱，草决明、黄芩、黄连（酒制）、黄柏、知母各一两。为末，炼蜜为丸，梧桐子大，每服五十加至百丸，茶水送下。治两目畏光，沙涩难开，眵泪俱多，久病不愈者。

决明子juémíngzǐ 中药材。出《神农本草经》。又名草决明、马蹄决明、假绿豆。为豆科植物决明 *Cassia obtusifolia* L. 或小决明 *Cassia tora* L. 的干燥成熟种子。主产于安徽、江苏、浙江、广西、广东、四川。苦、甘、咸，微寒，归肝、大肠经。清肝明目，润肠通便。①治目赤肿痛，羞明多泪，青盲内障，角膜溃疡，头痛眩晕，肝阳上亢的高血压、高脂血症、习惯性便秘，煎服 9～15g，或泡茶饮。②外用研末调敷，或水煎熏洗，治肿毒，癣疾。小决明种子含蒽醌化合物大黄酚、大黄素－6－甲醚、美决明子素、决明素、橙黄决明素、甲基决明素及大黄酚－9－蒽酮等，还含胡萝卜素。决明种子含决明素、甲基决明素等。水浸剂和乙醇浸剂对麻醉狗、猫、兔、大鼠均有降压作用，大剂量可致泻。醇提取物在体外对葡萄球菌、白喉杆菌及伤寒杆菌等有抑制作用。水浸剂对某些皮肤真菌如红色毛癣菌、须癣毛菌等亦有一定的抑制作用。本品还具有降血脂作用。

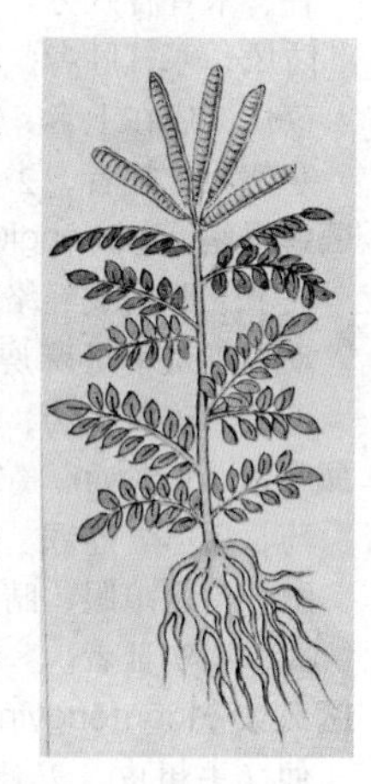
决明子

决明子散juémíngzǐsǎn ❶《济生方》卷五方。草决明、石决明、黄芩、菊花、甘草、赤芍药、石膏、川芎、羌活、木贼、蔓荆子各等分。为末，每服三钱，加生姜三片，水煎，食后服。治赤翳，或瞳仁上如凝脂色，无泪或有泪，时有涩痛。❷《证治准绳·类方》第七册方。决明子、黄连、升麻、枳壳（麸炒）、玄参各一两，黄芩七钱半，车前子、栀子仁、地肤子、人参各半两。为粗末，每服三钱，水煎，食后服。治眼猝生翳膜，视物昏暗及翳覆裹瞳仁。

决明子丸juémíngzǐwán ❶《证治准绳·类方》第七册方。炒决明子、细辛、青葙子、炒蒺藜、茺蔚子、川芎、独活、羚羊角、升麻、防风各半两，玄参、枸杞子、黄连各三两，菊花一两。为细末，炼蜜为丸，梧桐子大，每服二十至三十丸，淡竹叶煎汤送下。治风热上冲，目痛视物不明。❷《证治准绳·幼科》集八方。决明子二两。为末，炼蜜为丸，麻子大，每服三丸，食后开水送下。治小儿冷热无辜疳，惊热夜啼，大便溏薄，色青黄白相兼，头热身热，发焦如穗，四肢黄瘦。

决气juéqì 《灵枢》篇名。决，分的意思；气，这里指精、气、津、液、血、脉6种物质而言。此名虽为六，而总由一气所化，即本于先天真元之气，而生于后天水谷之气，是一气而辨为六名，故名决气。本篇主要论述六气的来源、性质、作用，以及在不足的情况下所发生的病变特征。

决水汤juéshuǐtāng 《辨证录》卷五方。车前子一两，茯苓二两，王不留行五钱，肉桂三分，赤小豆三钱。水煎服。治水臌土气郁塞，水肿既久，遍身手足俱胀，面目亦浮，口不渴，手按其肤如泥。

角jué 五音之一，相当于简谱的“3”。肝者角，其音调畅中正，长而直。另见“角 jiǎo”条。

觉迟子juéchízǐ 见“卢万钟”条。

觉斋居士juézhāijūshì 见“方导”条。

绝产juéchǎn 病名。出《素女经》。又名绝生、断产。❶指妇女因病而终身不孕。❷用药物、手术等方法达到终身不孕的目的。

绝道juédào 指非经脉所过之处。《灵枢·经脉》：“诸络脉皆不能经大节之间，必行绝道而出入。”

绝骨juégǔ ❶人体部位名。在外踝直上 3 寸许的腓骨凹陷处。《灵枢·经脉》：“胆足少阳之脉……直下抵绝骨之端。”腓骨在此突然陷下如尽，故名。❷经穴别名。所指有二。①悬钟穴别名。出《备急千金要方》。②阳辅穴别名。出《素问·刺疟》王冰注。见各条。

绝汗juéhàn 症名。出《素问·诊要经终论》。又名脱汗。指病情危重，汗出如珠如油，黏腻不流，常伴见呼吸短促，四肢厥冷，脉微欲绝等症。为阴阳相离，阳气欲脱之象。急宜回阳救脱，用参附汤加龙骨、牡蛎之类。参见“脱汗”“汗出如油”条。

绝经妇女骨质疏松症juéjīngfùnǚgǔzhìshūsōngzhèng 病名。指绝经期后由于雌激素水平低下，导致骨吸收亢进，全身骨量减少，骨骼脆性增加，极易发生骨折的一种与绝经有关的代谢性骨病，属于原发性骨质疏松症。临床表现为绝经后妇女出现腰背四肢疼痛，腰膝酸软，或足跟痛，疼痛呈慢性持续性钝痛，严重时可出现驼背，身高缩短，活动受限，脊柱变形或压缩性骨折。若肾精亏损，治宜补肾填精益髓，方用左归丸（《景岳全书》）。若阴虚内热，治宜滋阴清热，补肾强津，方用知柏地黄丸（《医宗金鉴》）。若阴阳两虚，方用二仙汤（《中医方剂临床手册》）加菟丝子、五味子、肉蓉、杜仲、茯苓。若脾肾两虚，方用大补元煎（《景岳全书》）。

绝经前后诸证juéjīngqiánhòuzhūzhèng 病名。即妇女在绝经前后，出现以烘热面赤汗出，烦躁易怒，头晕目眩，耳鸣心悸，失眠健忘，腰背酸痛，手足心热，伴有月经紊乱等为主要表现的疾病。

绝命疬juémìnglì 病证名。《疡科全书》：“夹吐血而来者，或因患疬而至吐血者，俱名绝命疬。”宜凉血止血，用加减生地黄汤。相当于肺结核咯血兼淋巴结核等。

绝皮juépí 皮肉相交处。《灵枢·官针》：“先浅刺绝皮，以出阳邪。”

绝痧方juéshāfāng 《痧胀玉衡》卷下方。又名六十四号归妹方。枯矾、食盐各一两，甘草、川乌（炮）各五钱，干姜三钱。为细末，米饭捣为丸，每服五分，温开水送下。用于屡患痧症之人。痧症痊愈后服此方，以绝其根。

绝生juéshēng 出《脉经》。即绝产。详该条。

绝嗣juésì 出《备急千金要方》卷二。指婚后不孕，不生子女。

绝胎juétāi 见清代根心堂主人《坤道指南》。即绝育。

绝阳juéyáng 经穴别名。出《针灸甲乙经》。即商阳。见该条。

绝孕juéyùn 出《神农本草经》。即绝育。

绝孕穴juéyùnxué 经外奇穴名。《太平圣惠方》：“凡妇人……若绝子，灸脐下二寸三分间动脉中，三壮。”又：“小儿深秋冷痢不止者，灸脐下二寸三分间动脉中三壮，炷如小麦大。”近代《腧穴学概论》列作奇穴，名“绝孕”。

绝子juézǐ 出《备急千金要方》卷二。指断绝生育。即绝育。

掘法juéfǎ 推拿手法名。即擦法。《备急千金要方·老子按摩法》：“两手拳反背上，掘脊上下亦三遍（掘揩之也）。”

厥jué 病证名。详“厥证”条。

厥病juébìng ❶即厥证。详该条。❷《灵枢》篇名。厥，指机能的逆乱。本文论述因厥气上逆而引起厥头痛和厥心痛的症状与刺治方法等，故名。文中还介绍了虫瘕、耳聋耳鸣、风痹等症的刺治方法和预后。

厥聋juélóng 病证名。《仁斋直指方》：“盖十二经脉上络于耳，其阴阳诸经适有交并，则脏气逆而为厥，厥气搏入于耳，是为厥聋。”或兼有眩晕之证。宜结合全身情况辨证施治。参见“暴厥而聋”条。

厥论篇juélùnpiān 《素问》篇名。厥，气血逆乱所致的病证。本篇专论厥证，故名。内容主要阐述寒厥、热厥的不同病因及其症状与治法，指出不论寒厥、热厥，主要病理表现是阴阳气不相顺接而影响功能正常活动的一种剧变现象。文中还论述了六经厥逆的症状。

厥逆juénì 病证名。出《素问·腹中论》等篇。❶指四肢厥冷。《伤寒论·辨少阴病脉证并治》：“少阴病，下利清谷，里寒外热，手足厥逆，脉微欲绝……通脉四逆汤主之。”❷指胸腹剧痛，而见两足暴冷，烦而不能食，脉大小皆涩的病证（见《灵枢·癫狂》）。❸指久头痛的一种。《素问·奇病论》：“人有病头痛以数岁不已……当有所犯大寒，内至骨髓，髓者以脑为主，脑逆故令头痛，齿亦痛，病名曰厥逆。”参见“厥证”条。

厥逆头痛juénìtóutòng 病证名。指寒厥头痛。《兰室秘藏·头痛门》：“有厥逆头痛者，所犯大寒，内至骨髓，髓者以脑为主，脑逆故令头痛，齿亦痛。”又称脑逆头痛。症见头痛连及齿痛，四肢厥冷，面青呕吐。治宜温中散寒，用羌活附子汤、白附子散加减，或灸巅顶泥丸宫。参见头痛条。

厥疟juénüè 病证名。指疟疾而见四肢厥冷者。《杂病源流犀烛·疟疾源流》：“厥疟总由气血亏虚，调理失宜，或因寒而厚衣重被，至发热不去，过伤于暖；或因热而单衣露体，虽过时犹然，至又感寒，遂成厥疟。治当分别寒热，不得混施汤剂。热厥以升阳散火汤，寒厥宜建中汤及附桂、吴萸但可酌用。或兼气虚，参用参芪益气汤；或兼血虚，参用四物汤。”参见疟疾条。

厥气juéqì 逆乱之气，泛指一些继发性病因。如阴阳失调、气血逆乱、痰浊闭阻、食积停滞或暴痛等，它们出现在病变过程中，又起了新的作用，引致四肢厥冷、精神失常或突然昏仆等。《素问·阴阳应象大论》：“厥气上行，满脉去形。”

厥热胜复juérèshèngfù ❶阴阳消长，寒热进退的病理变化。❷由阴阳胜复所致的厥冷和发热交替出现的证候。《伤寒论·辨厥阴病脉证并治》：“伤寒病，厥五日，热亦五日，设六日，当复厥，不厥者自愈。”《伤寒论条辨》：“厥五日，热亦五日，阴阳胜复无偏也。当复厥不厥，阳气胜也。阳主生，故自愈可知也。”阳胜则热，阴胜则厥。一般以厥多热少为病进，厥少热多为病退。参见“厥阴病”条。

J

厥疝juéshàn 古病名。出《素问·五藏生成》。多因积于腹中之寒气上逆所致。证见脐周绞痛，恶心，胃脘疼痛，吐出冷涎，四肢厥冷，脉象虚大等。《类证治裁》卷七："积气在腹中，有厥气，名曰厥疝，言脾受肝尅，气逆上升，《宝鉴》当归四逆汤、苦楝汤。"或用吴茱萸汤、当归干姜汤等方。参见"寒疝"条。

厥深热深juéshēnrèshēn 病机。亦作热深厥深。指热厥证热邪越深伏，手足越厥冷。由于热伏于里，不能向外透达所致。《伤寒论·辨厥阴病脉证并治》："伤寒一二日至四五日厥者，必发热。前热者，后必厥。厥深者，热亦深；厥微者，热亦微。厥应下之，而反发汗者，必口伤烂赤。"《注解伤寒论》卷六："前厥后发热者，寒极生热也；前热后厥者，阳气内陷也。厥深热深，厥微热微，随阳气陷之深浅也。"宜用清下二法。参见"热厥"条。

厥俞juéshù 经穴别名。出《针灸大成》。即厥阴俞。见该条。

厥痛juétòng 病证名。指妊娠心痛。永思堂主人《胎产合璧》："孕妇心痛，乃风邪痰饮交结，或肝气不畅，若伤于络则乍作乍安，名曰厥痛。若胎动下血，乃伤触子脏也，用安胎散（白术、当归、黄芩、甘草）或火龙散（川楝、茴香、艾叶）、手拈散（元胡、草果、灵脂、乳香、没药），轻者砂仁一味，煎汤服，气调自安。"

厥头痛juétóutòng 病症名。指经气逆乱所致的头痛。厥，逆乱之意。《灵枢·厥病》："厥头痛，面若肿起而烦心，取之足阳明、太阴。厥头痛，头脉痛，心悲，善泣，视头动脉反盛者，刺尽去血，后调足厥阴。厥头痛，贞贞头重而痛，写头上五行，行五，先取手少阴，后取足少阴。厥头痛，意善忘，按之不得，取头面左右动脉，后取足太阴。厥头痛，项先痛，腰脊为应，先取天柱，后取足太阳。厥头痛，头痛甚，耳前后脉涌有热，泻出其血，后取足少阳。"参见"厥逆头痛"条。

厥心痛juéxīntòng 病名。❶指肾、胃、脾、肝、心有病，病气上逆乘心所致的心痛。《难经·六十难》："其五脏气相干，名厥心痛。"杨玄操注："诸经络皆属于心，若一经有病，其脉逆行，逆则乘心，乘心则心痛，故曰厥心痛。是五脏气冲逆致痛，非心家自痛也。"❷指阳虚而阴气上逆所致的心痛。《圣济总录》卷第五十五："少阴，心主经也。心为阳中之阳，诸阳之所会合，若诸阳气虚，少阴之经气逆，则阳虚而阴厥，致令心痛，是为厥心痛。"证见心腹连季胁痛胀满，冷气上攻，面色青黑，甚则呕逆气闷绝，眼目直视等，用高良姜散、当归散、吴茱萸丸、麝香汤等方。❸指邪犯心包或他脏病邪犯心支脉导致的心痛发厥。《医学入门》卷五："厥心痛，因内外邪犯心包络，或他脏邪犯心之支脉。谓之厥者，诸痛皆少阴、厥阴气逆上冲，又痛极则发厥也。新者身既受寒，日又伤冷，郁遏元阳，宜草豆蔻丸、鸡舌香散温散之，或神保丸温利之。稍久寒郁为热，或因七情者始终是火，此古方多以苦寒泻火为主，辛热行气为向导也。"❹指中寒发厥而心痛。《医门法律》卷二："厥心痛，乃中寒发厥而心痛，寒逆心包，去真心痛一间耳。手足逆而通身冷汗出，便溺清利不渴，气微力弱。"参见"心痛""肾心痛""胃心痛""脾心痛""肝心痛""肺心痛""寒厥心痛""热厥心痛"等条。

厥阳juéyáng ❶厥，孤绝。厥阳指阴虚阳亢，失去阴气涵养而偏亢上逆的孤阳之气。《金匮要略·脏腑经络先后病脉证》："此为有阳无阴，故称厥阳。"❷经穴别名。出《针灸甲乙经》。即飞扬。见该条。

厥阳独行juéyángdúxíng 出《金匮要略·藏府经络先后病脉证》。厥，指气逆失调，因阳气偏胜，阴分不能维系而孤阳上越。如高血压的肝阳上亢证，表现为面赤、汗出、烦躁、易怒，舌红，脉弦，甚至昏仆、肢冷等。

厥阴juéyīn 经脉名称之一。包括手厥阴心包经和足厥阴肝经。与少阳经互为表里。是阴气发展的最后阶段，开始重新向阳的方面转化，故云"两阴交尽"（《素问·至真要大论》）。本经多血少气。因位于太阴和少阴之里，故有"厥阴为阖"之说。参见"手厥阴心包络经""足厥阴肝经"条。

厥阴病juéyīnbìng 《伤寒论》六经病之一。它是阴阳消长、邪正进退的关键，所以常出现寒热错杂的证候。主要有上热下寒与厥热胜复两类情况。上热下寒者，症见消渴，气上撞心，心中疼热，饥而不欲食，下利及吐蛔等，治宜清上温下。厥热胜复者，可预测病情的进退，厥多热少为病进，厥少热多为病退，故其治法当以扶阳抑阴为主。阳虚寒厥，见脉微恶寒，手足厥冷者，治宜回阳救逆；血虚寒厥，见手足厥寒、脉细欲绝者，治宜养血和营、通阳散寒。阳气内郁，以致手足厥逆，心下痞塞，胸胁苦满，或腹中痛，脉弦有力者，治宜疏肝泄热退厥。

厥阴病证juéyīnbìngzhèng 病证名。即外感病中，寒热病邪夹杂，机体阳衰阴耗，以四肢厥逆，或厥与热交替，或寒热夹杂，脉无定体为常见症的严重病证。

厥阴寒厥证juéyīnhánjuézhèng 证候名。即外感病末期，机体阳衰，阴寒内盛，以手足厥逆，脉细欲绝或脉促为常见症的证候。

厥阴寒证juéyīnhánzhèng 厥阴病证型之一。包括阳虚寒厥和血虚寒厥。详"厥阴病"条。

厥阴蛔厥证juéyīnhuíjuézhèng 证候名。即蛔虫阻塞脏气，阳气被遏，以四肢厥冷，时烦时静，得食则呕，平素常吐蛔虫，有时口渴不止，气上撞心，心中疼热，饥不欲食为常见症的证候。

厥阴经脚气juéyīnjīngjiǎoqì 病证名。脚气病之一。见《三因极一病证方论》卷三。指风寒暑湿流注足厥阴肝经而成的脚气。证见腰胁偏疼，从足大趾连及足跗上廉、上腘至内廉，循股环阴器，抵小腹，夹脐诸处胀痛，两脚挛急，咽干，呕逆，洞泄。若自汗者为风胜，无汗痛甚者为寒胜，热烦者为暑胜，重着肿满者为湿胜。治宜神应养真丹等方。

厥阴痉juéyīnjìng 病证名。指厥阴病出现痉证者。《医宗金鉴·订正伤寒论注》："睾丸上升，宗筋下注，少腹里急，阴中拘挛，膝胫拘急者，未尝非厥阴痉也。"《张氏医通·诸风门》："足三阴痉，俱手足厥冷，筋脉拘急，汗出不止，项强脉沉。厥阴则头摇口噤，芪附汤加当归、肉桂。"参见"痉"条。

厥阴厥juéyīnjué 病证名。六经厥之一。《三因极一病证方论·叙厥论》："泾溲不利，热，阴缩，名厥阴厥……考其厥因，多以不胜乘其所胜，气不得行，遂致于逆。"参见"六经厥""厥证"条。

厥阴咳juéyīnké 病证名。十咳之一。《诸病源候论·咳嗽病诸候》："十曰厥阴咳。咳而引舌本是也。"治宜刺大陵。参见"十咳"条。

厥阴热厥证juéyīnrèjuézhèng 证候名。即外感病末期，阴液亏耗，阳热极盛，阳郁不能外达，以四肢厥逆，面红目赤，胸腹灼热，口渴烦躁，舌红苔黄，脉滑数为常见症的证候。

厥阴热证juéyīnrèzhèng　病证名。指邪热之郁于厥阴经而出现热厥、热利等病证。《伤寒论·辨厥阴病脉证并治》："伤寒脉滑而厥者，里有热，白虎汤主之。"又："热利下重者，白头翁汤主之。"均属厥阴热证。参见"厥阴病"条。

厥阴舌juéyīnshé　即红中黑纹舌。详该条。

厥阴俞juéyīnshù　经穴名，代号BL14。亦称阙俞，出《备急千金要方》。别名厥俞。属足太阳膀胱经。心包之背俞穴。位于背部，第4胸椎棘突下旁开1.5寸处，一说"除脊各寸半"（《针灸资生经》）。布有第4、5胸神经后支的内侧皮支，深层为外侧支，并有第4肋间动、静脉后支的内侧皮支和颈横动脉降支通过。主治咳嗽、胸闷、呕吐、失眠，以及风湿性心脏病，心动过速，心律不齐，心绞痛，肋间神经痛等。斜刺0.3～0.5寸。艾炷灸3～7壮，或艾条灸5～15分钟。

厥阴头痛juéyīntóutòng　病证名。三阴头痛之一。❶《兰室秘藏·头痛门》："厥阴头项痛，或吐痰沫，厥冷，其脉浮缓，吴茱萸汤主之。"❷指头痛表现在厥阴经脉循行部位者。《冷庐医话·头痛》："厥阴之脉会于巅顶，故头痛在巅顶。"参见"头痛""三阴头痛"条。

厥阴为阖juéyīnwéihé　经脉生理特点。出《灵枢·根结》。厥阴是阴经之里，故为阖。

厥晕juéyūn　病证名。指温热病过程中，阳热亢极的一种重危病证。《伤寒绪论·厥晕》："温病热病，温毒阳毒，邪热内结，胸满痰盛，或当下失下，以致阳热亢极，忽然手足厥冷，口噤咬牙，昏晕，须臾复苏……承气合解毒，或凉膈双解下之。"参见"厥证"条。

厥证juézhèng　❶病名。简称"厥"。出《素问·厥论》等篇。①泛指突然昏倒，不省人事，但大多能逐渐苏醒的一类疾病。《素问·厥论》有以六经形证立名的巨阳、阳明、少阳、太阴、少阴、厥阴之厥等，可供参考。历代文献又有寒厥、热厥、蛔厥、尸厥、薄厥、煎厥、痰厥、食厥、气厥、血厥等名称。②指癃证之危重者。《素问·奇病论》："有癃者，一日数十溲，此不足也。身热如炭，颈膺如格，人迎躁盛，喘息气逆，此有余也。太阴脉细如发者，此不足也……病名曰厥。"❷症名。指四肢寒冷。《伤寒论·辨厥阴病脉证并治》："厥者，手足逆冷是也。"

厥证喉juézhènghóu　病证名。见《喉科种福》卷四："此证遍冰冷，足硬如木马，故俗名木马证，此体厥也，六脉皆无，此脉厥也。两目瞪视露睛……为风火所闭无疑，牙关紧闭，不见内证，难以措手，宜以开关各方，先开其关，服防风通圣散，以防风、荆芥、麻黄、薄荷开肺窍而解毒。"或结合全身情况辨证施治之。

蕨jué　中药材。出唐代崔禹锡《食经》。又名山凤尾、蕨儿菜、三叉蕨、如意草、狼萁。为蕨科植物蕨 *Pteridium aquilinum*（L.）Kuhn var. *latiusculum*（Desv.）Underw. 的嫩叶。分布于全国各地。苦，寒，有小毒。清热，滑肠，降气，化痰。治食隔，气隔。煎服：9～15g。叶含多种蕨素、蕨苷等印满酮类化合物。还含致癌物蕨内酰胺。又含蕨甾酮等。尚含欧蕨苷、紫云英苷和以5－咖啡酰氧基莽草酸为主要成分的毒性部分，有降白细胞、生成血栓并破坏维生素C的作用。本品有较强的致癌作用，还能抑制全身骨骼造血系统功能。

蕨儿菜jué·ercài　中药材。见《东北药用植物志》。为蕨之别名。详该条。

蕨根juégēn　中药材。出《本草纲目》。又名蕨鸡根、乌角。为蕨科植物蕨 *Pteridium aquilinum*（L.）Kuhn var. *latiusculum*（Desv.）Underw. 的根茎。甘，寒。清热利湿。安神，消肿。治黄疸，泻痢腹痛，风湿性关节炎，白带，高血压病，头昏失眠，痔疮，脱肛，痈肿。煎服：9～15g。

蕨鸡根juéjīgēn　中药材。见《分类草药性》。为蕨根之别名。详该条。

蕨麻juémá　中药材。见《西藏常用中草药》。又名延寿果、人参果、莲菜花。为蔷薇科植物鹅绒委陵菜 *potentilla anserina* L. 的块根。分布于东北、华北、西北地区及湖北、四川、云南、西藏等地。甘，平。入脾经。健脾利湿，益气补血。治脾虚腹泻，风湿痹痛，病后贫血，营养不良，小儿惊悸。煎服：15～30g。或与米同煮粥食之。全草含鞣质约15.25%、脂肪约2%、挥发油约0.28%。已分离得到委陵草苷、水解得苷元委陵菜酸。还含杨梅树皮素、槲皮素、槲皮苷、胆碱、甜菜碱、琥珀酸、咖啡酸、异阿魏酸、龙胆酸、水杨酸、原儿茶酸等。浸剂可致豚鼠心收缩期停止，与洋地黄有协同作用。

蕨薯juéshǔ　中药材。见《广西药用植物图志》。为马骝卵之别名。详该条。

瘚jué　与厥通。《灵枢·邪气藏府病形》："脾脉……缓甚为痿厥。"详"厥证"条。

橛骨juégǔ　经穴别名。出《针灸聚英》。即长强。见该条。

爵床juéchuáng　中药材。出《神农本草经》。又名小青草、孩儿草、野万年青、六方疳积草。为爵床科植物爵床 *Rostellularia procumbens*（L.）Nees 的全草。分布于秦岭以南地区。咸、辛，寒。清热解毒，利湿消肿，活血止痛。①治感冒发热，咳嗽喉痛，疟疾，泻痢，黄疸，肾炎水肿，泌尿系感染，小儿疳积。煎服：9～15g。②治痈疽疔疮，跌打损伤。煎服或捣敷。本品含生物碱，并含爵床脂定A、B、C、D等木脂体。体外试验对痢疾杆菌有抑制作用。本品具有抗心律失常作用。

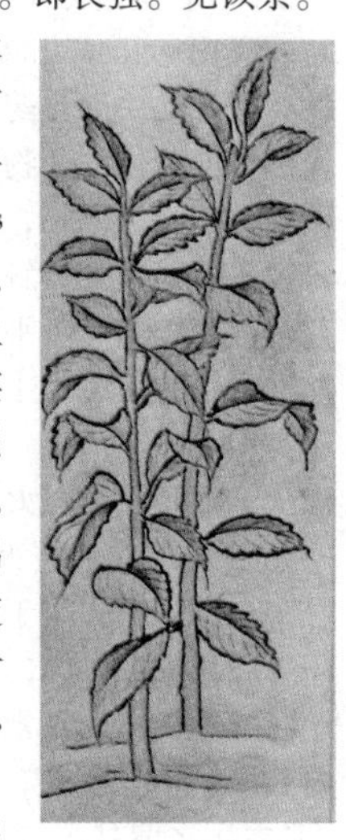

爵床

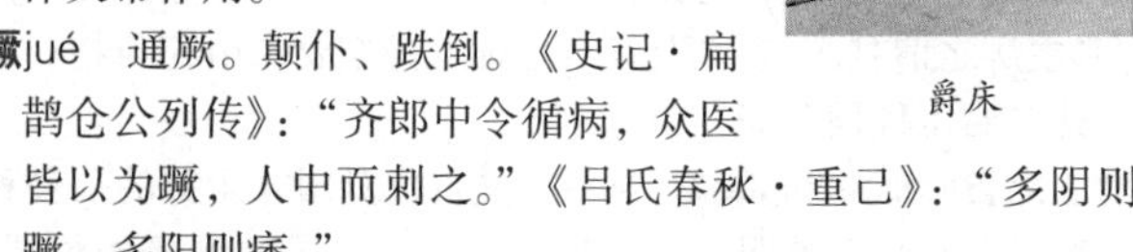

蹶jué　通厥。颠仆、跌倒。《史记·扁鹊仓公列传》："齐郎中令循病，众医皆以为蹶，人中而刺之。"《吕氏春秋·重己》："多阴则蹶，多阳则痿。"

麼阴脈juéyīnmài　经脉名。即足厥阴经。马王堆汉墓帛书《阴阳十一脉灸经》："麼（蹷－厥）阴脈（脉）：毄（系）于足大指菆（丛）毛之上，乘足〔跗上廉〕，去内腂（踝）一寸，上腂（踝）五寸而【出太阴之后】，上出鱼股内廉，触少腹，大渍（眥）旁。是動（动）则【病：丈】夫则【癩山（疝），妇人则少腹肿，腰痛】不可以印<印－仰>，甚则嗌干，面疵。是麼（蹷－厥）阴脈（脉）主治。【其】所产病：热中，【癃，癩，偏疝，为五病。】有而心烦，死，勿治殹（殴）。有阳脈（脉）与之俱病，可治殹（殴）。"

jun

军持露jūnchílù ❶《外科大成》卷一方。没药、乳香、儿茶、轻粉各等分。为末，每用三至五钱，水煎黄色洗之，或猪蹄汤煎洗尤佳。治溃疡腐尽，见新肉珠时，用此洗之。❷《外科大成》卷三方。熊胆一分许，冰片少许。凉水五至七茶匙化开，滴入耳内，少时倾出。治耳内痛引脑项者。

军门立效散jūnménlìxiàosǎn ❶《外科大成》卷四方。甘草节（半寸长）九段，川椒三十枚，天花粉五钱，皂角刺三钱。酒、水同煎，睡前加乳香末一钱，冲服。治乳痞。❷《疡医大全》卷二十方。麻黄八分，瓜蒌、香橼各一枚，天花粉、甘草各八钱，金银花六钱，黄芩三钱，黑棉花核五钱。酒煎服。治证同上。

军中一捻金散jūnzhōngyīniǎnjīnsǎn 《永类钤方》卷七方。金樱叶、苎叶、桑叶各等分。捣烂或阴干研末，敷患处。治金疮出血。

均姜jūnjiāng 中药材。见《本草纲目》。为干姜之别名。详该条。

均药jūnyào 《喉症全科紫珍集》卷上方。炒栀子七钱，薄荷叶、连翘、赤小豆各一两，升麻五钱，炙鸡内金一钱五分。为细末，吹患处。治咽喉诸症，不消不溃而坚硬者。

君臣佐使jūnchénzuǒshǐ 是方剂组成的基本原则。方剂的组成有一定的规律，就是君、臣、佐、使的配合。《素问·至真要大论》："主病之谓君，佐君之谓臣，应臣之谓使。"君是指方中治疗主证，起主要作用的药物，按照需要可用一味或几味。臣是协助主药或加强主药功效的药物。佐是协助主药治疗兼证，或抑制主药的毒性和峻烈之性，或反佐的药物。使是引导各药直达病变部位或调和各药的药物。例如，麻黄汤是治疗伤寒表证的方剂，其中麻黄是君药，发汗解表；桂枝是臣药，协助麻黄解表；杏仁是佐药，助麻黄平喘；甘草是使药，调和诸药。目前，有把君臣佐使改为主药、辅药、佐药、引药的，这样更切近实用。

君火jūnhuǒ 指心火。因心为君主之官，故名。《素问·天元纪大论》："君火以明，相火以位。"君火居于上焦，主宰全身；相火居于下焦，温养脏腑，以潜藏守伏为宜。君火和相火在人体内，一主后天，一主先天，各安其位，共同维持机体的正常活动。

君药jūnyào 指方剂配伍中的主药。《素问·至真要大论》："主病之谓君。"君药是针对主证发挥主要作用的药物。参见"君臣佐使"条。

君主之官jūnzhǔzhīguān 君主，是古代对国家元首的一种称呼。由于心主神明，主血脉，在脏腑中居最重要的位置，故以君主之官一词喻之。《素问·灵兰秘典论》："心者，君主之官也，神明出焉。"张景岳注："心为一身之君主……脏腑百骸，惟所是命，聪明智慧，莫不由之。"

莙荙菜jūndácài 中药材。出《嘉祐补注神农本草》。又名萘菜、牛皮菜、杓菜、猪菜。为藜科植物莙荙菜 *Beta vulgaris* L. var. *cicla* L. 的茎叶。我国南方及西南地区常见栽培。甘，凉。入肺、肾、大肠经。清热行瘀解毒。①治麻疹透发不快，痢疾，经闭，淋病，吐血。煎服：15～30g（鲜品60～120g）。②治痈肿，创伤。鲜茎叶捣敷。

菌灵芝jūnlíngzhī 中药材。见《安徽中草药》。为灵芝草之别名。详该条。

皲裂jūnliè 即皴揭。详该条。

皲裂疮jūnlièchuāng 病名。即皮肤裂口。出《外科启玄》卷九。因肌热骤被寒冷风燥所逼，致血脉阻滞，肤失濡养而成。并与经常摩擦、受压力、浸渍等有关。多发于手掌、手指尖或足跟、足底两侧等处。患处皮肤枯燥，增厚发硬，并有长短深浅不一的裂口，深者可引起出血、疼痛。治宜用地骨皮、白矾各等分煎汤浸洗患处，使皮肤发软，次涂润肌膏或太乙膏。

峻补jùnbǔ 治法。用峻猛补益药治疗气血大虚或阴阳暴脱的方法。见《圣济总录》："峻补之药，施于仓猝，缘阳气暴衰，真气暴脱。"极度虚弱和危重证候，非大剂峻猛补药不足以挽救垂危。故称。如产后亡血，用十全大补汤；峻补元阳，用参附汤之类。

峻下jùnxià 治法。下法之一。用峻烈泻下药攻逐里实的方法。适用于正气未衰者。如通导大便，荡涤实热，用大承气汤；攻逐水饮，用十枣汤；攻逐冷积，用三物备急丸。

浚川散jùnchuānsǎn 即大圣浚川散。见该条。

浚川丸jùnchuānwán 《证治准绳·幼科》集七方。大戟、芫花（醋炒）、沉香、檀香、木香、槟榔、莪术、大腹皮、炒桑白皮各半两，黑白牵牛（研取生末）一两，巴豆（去壳、心）三十五粒。为细末，水煮面糊为丸，麻仁大，每服十七丸，浓煎葱汤，五更空腹送下；如再服可酌减，症退即止。功能峻下逐水，行气除满。治水肿及单腹胀满，气促食减。

浚血丸jùnxuèwán 《张氏医通》卷十四方。人参、生白术、赤茯苓各一两，炒半夏曲七钱，煅海浮石、牡丹皮各五钱，炙甘草、当归身各四钱，桃仁（干漆拌炒，去漆）、穿山甲、桂（病在胁下用官桂，在少腹用肉桂）各三钱。为细末，红曲糊为丸，梧桐子大，每服三钱，温酒送下。治肥人多年内伤，血蓄于胃，杂于痰涎。如瘦人去半夏、海浮石，加生地黄、莪术，作蜜丸服。

䐃jùn 肌肉突起处。《素问·玉机真藏论》："大骨枯槁，大肉陷下，胸中气满，喘息不便，内痛引肩项，身热脱肉破䐃，真藏见，十月之内死。"参见"肉䐃"条。

-K-

ka

卡密kǎmì　中药材。见《中国沙漠地区药用植物》。又名酸胖、哈莫儿、西伯利亚白刺。为蒺藜科植物小果白刺 *Nitraria sibirica* Pall. 的果实。分布于内蒙古、甘肃、宁夏、青海、新疆等地。甘、酸、微咸，温。滋补强壮，健脾胃，调经活血。治身体瘦弱，气血两亏，脾胃不和，消化不良，月经不调，腰腿酸痛。煎服：9～15g。地上部分含白刺喹啉胺、白刺咪唑碱、小果白刺碱等生物碱。对麻醉狗和猫能降低血压，但无抗交感神经效应和罂粟碱样作用。

卡斯纳kǎsīnà　中药材。见《中华人民共和国药典（一部）》（1977）。为菊苣之维吾尔药名。详该条。

咯血kǎxiě　病症名。见《儒门事亲·咯血衄血嗽血》。咳嗽出血，或咯出纯血，或痰中带血。《赤水玄珠》卷九："咯血者，喉中常有血腥，一咯血即出，或鲜或紫者是也，又如细屑者亦是也。"《张氏医通·诸血门》："咯血者，不嗽而喉中咯出小块，或血点是也。其证最重，而势甚微，常咯两三口即止。盖缘房劳伤肾，阴火载血而上。亦有兼痰而出者，肾虚水泛为痰也。"治宜滋阴降火，选用沙参麦冬汤、六味地黄丸加牛膝，或合茜根散加减。偏肺热者，可用青饼子。若心经火旺，痰中带血丝，治宜清心为主，佐以清肺化痰，可用导赤饮加黄连、丹皮、血余、蒲黄、天冬、寸冬、贝母、茯苓，或用太平丸等方（见《血证论》）。

kai

开宝本草kāibǎoběncǎo　本草著作。统指《开宝新详定本草》及《开宝重定本草》。详"开宝新详定本草"条。

开宝重定本草kāibǎochóngdìngběncǎo　本草著作。见"开宝新详定本草"条。

开宝详定本草kāibǎoxiángdìngběncǎo　本草著作。见"开宝新详定本草"条。

开宝新详定本草kāibǎoxīnxiángdìngběncǎo　本草著作。一名《开宝详定本草》。20卷，目1卷。开宝六年（973）由尚药奉御刘翰、道士马志、翰林医官翟煦等9人，取《唐本草》《蜀本草》等详校，并以《本草拾遗》等书相参，重新整理补充修订而成。新增药物计133种，马志为之注解，翰林学士卢多逊等予以刊定。次年（开宝七年）李昉等又据此书重予修订，改名《开宝重定本草》，据序言称：镂版时"以白字为神农（指《神农本草经》）所说，黑字为名医（指《名医别录》）所传，唐（指《唐本草》）附、今附（本书所增），各加显注，详其解释，审其形性。证谬误而辨之者，署为今注；考文记而述之者，又为今按"。全书收集新旧药物983种。《唐本草》《蜀本草》已佚，佚文见于《证类本草》等书中。

开闭kāibì　即开窍。见该条。

开闭法kāibìfǎ　小儿推拿方法。《幼幼集成》卷三："凡小儿风痰闭塞，昏沉不醒，药不能入，甚至用艾火灸之，亦不知痛者。盖因痰塞其脾之大络，截其阴阳升降之隧道也，原非死证。用生菖蒲、生艾叶、生姜、生葱各一握，其入石臼内捣如泥，以麻油、好醋同前四味炒热，布包之，从项背胸四肢，乘热往下熨之。其痰一豁，倏然而醒，此方不特小儿，凡闭证皆效。"

开刺kāicì　即关刺。出《黄帝内经太素》，见该条。

开达膜原kāidámóyuán　和法之一。用消除秽浊药，攻逐伏于膜原间的病邪。温疫或疟疾初起，邪伏膜原，憎寒壮热，或一日一次，或一日三次，发无定时，胸闷呕恶，头痛烦躁，舌苔白或垢腻，脉弦数。用达原饮。透邪破结，溃散伏于膜原之疫邪。

开刀麻药kāidāomáyào　《串雅内编》卷二方。草乌、川乌、半夏、生天南星、蟾酥各一钱，番木鳖、白芷、皂角各三分。为末，手术前，一顿饭时候，水调外敷患处。用于局部麻醉。

开导法kāidǎofǎ　针刺手法之一。此法有通经活络，泄热消肿之功，适用于实证、热证。如太阳穴或耳尖、指尖部位，放血以治疗眼部有红肿热痛，或黑睛新翳的疾患。见"刺血疗法"条。

开法kāifǎ　推拿手法名。❶即拇指平推法。参见"平推法"及"开天门"条。❷见《类经·针刺类》。即对屈曲痉挛，活动不利的肢体关节施以对抗性用力拉开活动的手法。如活动腕关节，名开腕缝。

开骨散kāigǔsǎn　《医宗金鉴·杂病心法要诀》卷四十方。当归二至三两，川芎一两，龟甲一具，血余一团。为粗末，每服五钱，水酒各半煎热服。治交骨不开而致的难产。

开关法kāiguānfǎ　自我按摩方法。转动两肩关节。《医学入门·保养》："先以左手脾（肱）骨并肩，向前圆转九数。次以右手脾骨并肩，向前圆转九次，复以左右脾骨并左右肩，向前圆转九次，加至一九、三九亦好，但要从容和缓为之，或先缓后急亦可为之。此法疏通膏肓、降心包络火。与张紫丘治瘵开关药方意同，善治少劳昏痛胸紧。"

开关散kāiguānsǎn　❶《卫生宝鉴》卷十一方。炒白僵蚕（去丝嘴）、枯矾各等分。为末，每服三钱，生姜、蜜水调下。治缠喉风，气息不通。❷《重楼玉钥》卷上方。川芎一钱，白芷八分。为末，冲服。功能疏风止痛。治头疼目痛。

开鬼门kāiguǐmén　治法。出《素问·汤液醪醴论》。鬼门，指汗孔。开鬼门，即汗法。详该条。

开合枢kāihéshū　指经络学说中有关三阴三阳各经气机活动的特点。《灵枢·根结》："太阳为开，阳明为合，少阳为枢。"又："太阴为开，厥阴为合，少阴为枢"。"合"与

"阖"同义，故"开合枢"即"开阖枢"。参见"关""阖""枢"条。

开阖补泻kāihébǔxiè 针刺手法。指以出针时开、闭针孔来分别补泻的方法。《素问·刺志论》："夫实者，气入也；虚者，气出也……入实者，左手开针空也；入虚者，左手闭针空也。"后世医家在此基础上发展成开阖补泻。以出针后轻轻按揉针孔，使其闭合，不令经气外泄者为补法；反之，出针时边退边摇，针退出后不按针孔，促使邪气逸出者为泻法。

开喉剑kāihóujiàn 中药材。见《天宝本草》。为八爪金龙之别名。详该条。

开喉箭kāihóujiàn 中药材。❶见《湖南药物志》。为朱砂根之别名。❷见《分类草药性》。为射干之别名。详各条。

开花疔kāihuādīng 病名。见《增订治疔汇要》卷上。多由七情郁怒忧思，气血瘀滞，或食秽恶之品所致。症见疔生舌旁，形若开花，舌多紫色。《咽喉经验秘传》："此症百无一二，犯者极凶，因怒气伤心肾，不开花者易治，开花而黑色者，心肾二经之气先绝也。""治此者，须要根下割去方好"（《喉科杓指》卷三）。或内服行气活血，祛痰散结之仙方活命饮、桃红四物汤、三黄凉膈散等加减。

开结舒经汤kāijiéshūjīngtāng 《万病回春》卷十四方。紫苏、陈皮、香附、乌药、川芎、羌活、苍术、天南星、半夏、当归各八分，桂枝、甘草各四分。为末，加生姜三片，水煎，入竹沥、姜汁少许同服。治因七情六郁，气滞经络而致的手足麻木。

开金锁kāijīnsuǒ 中药材。见《上海常用中草药手册》。为金荞麦之别名。详该条。

开金针法kāijīnzhēnfǎ 古代眼科手术方法。见《银海精微》。即金针开内障。详该条。

开噤散kāijìnsǎn 《医学心悟》卷三方。人参、黄连（姜水炒）各五分，石菖蒲七分，丹参三钱，石莲子、茯苓、陈皮、陈米一撮，冬瓜仁一钱五分，荷蒂二个。水煎服。治噤口痢疾，火盛气虚，下痢呕逆，不能饮食。

开噤通关kāijìntōngguān 开闭法之一。治疗中风牙关紧闭、昏迷不醒的方法。如用开通关窍药（冰片、天南星等分为细末）擦臼齿龈上，使口噤自开；用通关散嗃鼻取嚏，使其苏醒。

开蒙集kāiméngjí 针灸著作。见"针方六集"条。

开明丸kāimíngwán 《银海精微》卷下方。羊肝（焙干）一具，防风、炒杏仁（去皮尖）、地肤子、茺蔚子、葶苈子、黄芩、麦冬、炒菟丝子、决明子、五味子、蕤仁、细辛、枸杞子（去心）、青葙子、泽泻、车前子各一两，熟地黄一两半，肉桂五钱。为细末，煮糊为丸，梧桐子大，每服三十丸，开水送下，日三次。治翳障昏盲，寂无所见。

开内障眼kāinèizhàngyǎn 古代眼科手术方法。见《太平圣惠方》卷一百三十三。即金针开内障。详该条。

开痞kāipǐ 理气法之一。用辛香行气药以开散痞结的治法。适用于胸、胁、脘、腹等处胀闷。常用药物如藿香梗、佩兰、广木香、厚朴、佛手等。

开窍kāiqiào ❶指五脏通应于体表的外窍。脏象学说认为体表孔窍无论生理功能及病理变化均与五脏相通应，故《金匮真言论》有肝"开窍于目"，心"开窍于耳"，脾"开窍于口"，肺"开窍于鼻"，肾"开窍于二阴"之说。《灵枢·脉度》则从"五脏常内阅于上七窍"出发，提出"心气通于舌""肝气通于目""肺气通于鼻""脾气通于口""肾气通于耳"之说。两说不同，可以互参。❷治法之一种。又称开闭。治疗邪阻心窍神志昏迷的方法。适用于邪盛气实的闭证。有凉开、温开的不同。药物常用辛香走窜的麝香、冰片、苏合香、石菖蒲等。分清热开窍、化痰开窍、逐寒开窍等法。详各条。

开窍通神kāiqiàotōngshén 即开窍。详该条。

开提kāití 治法。开，祛表里之邪；提，升清气。属解表清里法。适用于外有表证而里热也盛的病证。如病人原有表证，过早服泻下药，致病邪下陷导致热泻，同时并见身热、口渴、喘而汗出等症。处方中解表药与清里药同用，如葛根黄芩黄连汤。葛根解肌祛邪，升其清气；黄连清里热而止下利；甘草和诸药，使气升邪却。表解里和，诸症自愈。

开天门kāitiānmén 小儿推拿方法。出《幼科铁镜》。又名推攒竹。由小儿两眉头之间向上直推至额上前发际处。《保赤推拿法》："先从眉心向额上，推二十四数。谓之开天门。"有发汗解表、开窍醒神等作用。用治感冒，头痛，惊风等症。

开胃kāiwèi 消法之一。即帮助消化、增进食欲的治法。详"醒脾""消食导滞""补脾益气"等条。

开泄kāixiè 即辛开苦泄。详该条。

开心果kāixīnguǒ 中药材。见《江苏省植物药材志》。为娑罗子之别名。详该条。

开胸顺气胶囊kāixiōngshùnqìjiāonáng 中成药。见《中华人民共和国药典（一部）》（2020）。槟榔 360g，炒牵牛子 480g，陈皮 120g，木香 90g，姜厚朴 120g，醋三棱 120g，醋莪术 120g，猪牙皂 60g。以上八味，按胶囊剂工艺制成，每粒装 0.35g。口服。一次 3 粒，一日 2 次。消积化滞，行气止痛。用于气郁食滞所致的胸胁胀满、胃脘疼痛、嗳气呕恶、食少纳呆。

开胸顺气丸kāixiōngshùnqìwán 见《中药制剂手册》。炒槟榔 180g，炒牵牛子 240g，厚朴（姜炙）、陈皮、三棱（麸炒）、莪术（醋制）各 60g，皂角 30g，木香 45g。为末，水泛为丸。每服 3～9g，日 1～2 次。功能消积化滞。治饮食停滞，气郁不舒，胸痞腹胀，胃脘疼痛。本方由《寿世保元》利气丸加减而来。

开胸阴阳kāixiōngyīnyáng 小儿推拿手法。出《小儿按摩经·婴童杂症》。即指胸部的分阴阳法。详"分阴阳"条。

开璇玑kāixuánjī 小儿推拿方法。出清代杨光斗《幼科集要》。用两手大指蘸姜葱热汁，在病儿胸前左右横推至两乳上，共 361 次。再从心坎处分推至胁肋 64 次，从心坎推下脐腹 64 次，用右手掌心合儿脐上，左右推挪各 64 次，再用双手自脐中推下至少腹 64 次，最后用两大指推尾尻穴至命门两肾间。治小儿气促，风寒痰闭，夹食腹痛，呕吐泄泻，发热抽搐，昏迷不醒等证。

开音kāiyīn 治法。治疗声音嘶哑的方法。详失音、音嘶各条。

开郁法kāiyùfǎ 自我按摩方法。《医学入门·保养》："其法以两手旋午向前向后，两足作白鹭行步状，不拘数。良久，复以左手搭右肩，右足搭左膝腕委中而行。右手搭左肩，左足搭右膝腕委中而行。良久，复以左手向前拍腹，右足搭左膝盖而行。右手向后拍腰，左足搭右膝盖而行。良久，以两手极力托天，两足极力踏地。复以两手向后向下，两足十趾挽起，仰面偃腹，使气下行。良久，蹲倒，以两手极力攀起脚后跟，足十趾点起，极力低头至膝下，良久，立起，以两手相交，掩两臂扶胸前脾上，极力摇动数次。善治名利不遂，郁气为病，心腹胀满，夜睡不宁等症。无病者亦可行之，如外感风寒，须行至汗出为度。”

开郁清痰丸kāiyùqīngtánwán 《外科活人定本》卷二方。法半夏、陈皮、香附（醋浸）、川芎、苍术、白术、羌活、当归、桔梗、黄芩、玄参、黄连、白芷、石膏、连翘、贝母、枳壳、乌贼骨（酒制）、海浮石、青黛、昆布（酒制）、甘草、天花粉各等分。为末，炼蜜为丸，梧桐子大，每服 50 ~ 60 丸，空腹生姜煎汤或茴香煎汤送下。治瘰疬，痰核。

开郁舒经汤kāiyùshūjīngtāng 《万病回春》卷四方。紫苏、陈皮、香附、乌药、川芎、苍术（米泔制）、羌活、天南星（姜汁制）、半夏、当归各八分，桂枝、甘草各四分。为末，加生姜三片，水煎，入竹沥、姜汁少许服。治妇人情志抑郁，气滞经络，手足麻痹者。

开郁至神汤kāiyùzhìshéntāng 《辨证录》卷四方。人参、白术、炒栀子各一钱，香附三钱，茯苓、当归各二钱，陈皮、甘草、柴胡各五分。水煎服。治肝胆气郁，上不能行于心包，下必刑于脾胃，畏寒畏热，似风非风，头痛颊疼，胃脘饱闷，甚则胸胁相连胀，膈呕不通，吞酸吐食，见食则喜，食完作楚，甚则耳鸣如沸，昏眩欲仆，目不识人。

开郁种玉汤kāiyùzhòngyùtāng 《傅青主女科》卷上方。白芍药（酒炒）一两，当归（酒洗）、白术（土炒）各五钱，牡丹皮（酒洗）、茯苓（去皮）、香附（酒炒）各三钱，天花粉二钱。水煎服。功能疏肝解郁，调经种子。治妇人肝气郁结而致的不孕症。

开元写本本草经集注序例残卷kāiyuánxiěběnběncǎojīngjízhù xùlìcánjuàn 本草著作。本书是根据敦煌出土唐人抄录的陶弘景《本草经集注》序例部分的影印本。参见“本草经集注”条。

揩齿kāichǐ 古人牙齿保健法之一。用布或药末揩擦牙齿、按摩牙龈。《普济方》卷七十：“夫齿者，骨之所终，髓之所养，摧伏诸谷，号为玉池，揩理灌漱，叩琢引导，务要津液荣流，涤除腐气，令牙齿坚牢。”

揩摩kāimó 推拿手法。揩擦揉摩穴位。出《灵枢·九针十二原》。

kan

坎宫kǎngōng 推拿穴位名。位于两眉上缘。出《小儿推拿广意》。《厘正按摩要术·立法》：“坎宫在两眉上，蘸汤由小儿眉心分推两旁，能治外感风寒。”有发汗解表、开窍醒神作用，用治感冒发热，头痛，目赤痛等症。

坎廓kǎnkuò 眼的八廓名称之一。系用八卦命名者。见《证治准绳·杂病》。即水廓。详该条。

坎离kǎnlí ❶卦象。《周易》中，坎卦形象☵，离卦形象☲。❷气功术语。《周易参同契》有“乾坤者，易之门户，众卦之父母，坎离匡郭，运谷正轴。牝牡四卦以为橐籥”之文。坎卦为阳，离卦为阴，阴阳纯全，生命无穷；阴阳解体，日趋耗散，生命终结。所以内丹术锻炼原则必须使坎离相交，水火相济，“取坎填离”，即中医“心肾相交”之意。

坎离既济丹kǎnlíjìjìdān 《杂病源流犀烛·脏腑门》卷八方。肉苁蓉、生地黄、麦冬、山茱萸、枸杞子、五味子、黄柏、当归身、白芍药、天冬、熟地黄、远志、茯苓、茯神、牡丹皮、酸枣仁、人参、泽泻。为细末，炼蜜为丸。功能滋阴清热。治阴虚而致的热痨，症见口干，咽痛，舌疮，涕唾稠黏，手足心热，大便燥，小便赤。

坎离既济丸kǎnlíjìjìwán ❶《症因脉治》卷三方。熟地黄、天冬、麦冬各四两，当归、白芍药、牡丹皮各三两，知母、黄柏各二两。为细末，入龟甲胶、鹿角胶各等分为丸。功能滋阴养血清热。治肾痹，远行劳倦，腰痛遗精，小便时时变色，足挛不能伸，骨痿不起。❷《杂病源流犀烛·六淫门》卷十七方。酒当归、酒知母、盐知母各二两，熟地黄、酒生地黄、山茱萸、酒牛膝、天冬、麦冬各四两，酒白芍药、五味子、山药、龟甲（酥炙）、酒黄柏、盐黄柏各三两，川芎一两。为细末，炼蜜为丸。每服三十至五十丸，盐汤送下。功能滋阴降火。治阴火，气从脐下起。

坎离砂kǎnlíshā 《中药制剂手册》方。又名坎粒砂。防风、透骨草、川芎各 240g，当归 180g，米醋 3kg，生铁屑 50kg。前五味水煎浓缩，将生铁屑煅红，趁热倾入药汁中，至药液吸尽为度，每用一袋，置大碗内，加米醋二羹匙（约重 15g），迅速拌匀，装入布袋内，待药发热后，熨敷患处，避风。功能散寒止痛。治感受风寒而致的四肢麻木，腰腿筋骨疼痛，小肠疝气，阴寒腹痛。

坎离丸kǎnlíwán ❶《摄生众妙方》卷二方。当归（酒浸）、川芎、白芍药（酒浸、炒赤）各四两，熟地黄（同砂仁、茯苓各四两，共入绢袋，用好酒二壶煮干，取地黄）八两，黄柏（去皮，二两盐水浸，二两酒浸，二两人乳浸，二两蜜浸，俱炒赤）八两，知母（制法同黄柏）四两。为细末，炼蜜为丸，梧桐子大。每服八十至九十丸，空腹盐汤送下。功能生精益血，升水降火。治虚损。❷《异授眼科》方。白术（土炒）、细辛、川芎、炒决明子、羌活、当归、五味子、防风、官桂、菊花、玄参、茯苓、地骨皮、青葙子、炒车前子、甘草、人参、苦参、黄芩各等分。为末，炼蜜为丸，每服四十丸，米汤送下。治心肾两虚，目有眵，泪如脓，赤肿而昏者。❸《验方新编》卷三方。黑豆（炒熟，研末），大枣（煮熟，去皮核）。共捣为丸，每服三至四钱，盐汤或温酒送下。治虚劳。❹见《北京市中药成方选集》。生地黄、山药、泽泻、杜仲炭各 2700g，炙山茱萸 435g，牡丹皮、茯苓各 750g，知母、黄柏各 2400g。为细末，炼蜜为丸，每丸重 9g，每服 1 丸，温开水送下，日 2 次。功能滋阴降火，补肾益气。治肾气亏损，虚火上炎，心血不足，夜不安眠。

坎粒砂kǎnlìshā 即坎离砂。见该条。

坎气kǎnqì 见《本草从新》。为脐带之处方名。详该条。

坎炁kǎnqì 炁，同气。脐带的别名。

坎炁潜龙汤kǎnqìqiánlóngtāng 《重订通俗伤寒论》方。坎炁一条，龙齿、白芍药、白薇各三钱，珍珠母、牡蛎各六钱，生地黄、磁朱丸（包煎）各四钱。先用熟地黄八钱，切丝，开水泡取清汁，代水煎药服。治右脉浮大而虚，左脉细数而濡，心悸舌绛，气喘懒言，面赤，足冷，自汗，虚烦，手足躁扰，时时欲厥者。若肢厥脉细，额汗如珠，加人参、附子、五味子。

坎水廓kǎnshuǐkuò 眼的八廓名称之一。系用八卦配自然界之物质现象而命名者。见《杂病源流犀烛》卷二十二。即水廓。详该条。

坎下kǎnxià 推拿穴位名。即气池。见该条。

K

顑kǎn 同腮。《灵枢·杂病》："顑痛，刺手阳明与之盛脉出血。"

看产人kànchǎnrén 出《诸病源候论》卷四十三。古代对接生员的称呼。

看瓜kànguā 中药材。见《中医杂志》[1958（12）：812]。为桃南瓜之别名。详该条。

kang

康平伤寒论kāngpíngshānghánlùn 伤寒著作。见"古本康平伤寒论"条。

康普思kāngpǔsī 南北朝时期梁代医家。著有《脉经》10卷，已佚。

康治本伤寒论kāngzhìběnshānghánlùn 伤寒著作。系《伤寒论》节编本。1卷。相传原书为我国唐代手抄卷子本，书末有"唐贞元（乙）酉岁写之"字样。因有蠹毁误脱，今仅存65条，50方。此本于19世纪中叶在日本发现，对研读《伤寒论》具有一定的参考价值。现存日刊本和中医古籍出版社影印本。

康仲殷kāngzhòngyīn 参见"韩宗绍"条。

糠疮kāngchuāng 病名。出元代滑伯仁《麻证新书》。麻疹的别称。详该条。

扛板归kángbǎnguī 中药材。出《万病回春》。即杠板归。详该条。

扛抬法kángtáifǎ 正骨手法。适用于肩关节脱位的整复。令助手一人站于患者背后，持木杠放于患者腋窝内，并使后端稍高于患肩。前端由医者一手握住向上抬起，同时令患肢屈肘成直角，另一手紧握患肘向外下方牵引，至杠两端抬平，并将木杠外展，同时内收患侧肘关节，可感到复位的响声，整复即成功。

亢kàng ❶通吭、肮。人颈的前部，喉咙。❷亢进、强盛。如"阴虚阳亢""亢则害，承乃制"。

亢害承制kànghàichéngzhì 五行学说内容之一。出《素问·六微旨大论》："亢则害，承乃制。"《类经》注："亢者，盛之极也。制者，因其极而抑之也。盖阴阳五行之道，亢极则乖，而强弱相残矣。故凡有偏盛，必有偏衰。使强无所制，则强者愈强，弱者愈弱，而乖乱日甚。所以亢而过甚，则害乎所胜，而承其下者，必从而制之。"阴阳五行之间某一方面过于亢盛，则将使整体失去平衡稳定的正常状态，这就是"亢则害"。当某一方过亢而为害时，其下承之气（即能克制该过亢者，如火气过亢，则水为其下承之气）应该发挥制约作用，使其归复于平而不再继续过亢为害。例如火热盛实于肠胃而出现阳明腑实证，必须用寒下的承气汤类解除盛实的火热，以免其耗伤津液。

亢阳kàngyáng 阳气亢盛。一般指阴气不足，不能涵敛阳气，阳气独亢的病机。如肝阴虚，肝阳上亢；肾阴虚，命火偏旺等。清代梁章钜《退庵随笔·摄生》："肝肾虚与阴虚而补以参，庸有济乎？岂但无济，亢阳不更煎铄乎？"

抗感颗粒kànggǎnkēlì 中成药。见《中华人民共和国药典（一部）》（2020）。金银花700g，赤芍700g，绵马贯众233g。按颗粒剂工艺制成。每袋装10g，开水冲服。每次10g，一日3次。小儿酌减或遵医嘱。清热解毒。用于外感风热，发热、头痛、鼻塞、喷嚏、咽痛、全身乏力、腰酸痛等症。孕妇慎服。

kao

尻kāo 体表部位，指尾骶部。亦作尻骨的简称。《灵枢·经别》："足太阳之正……其一道下尻五寸，别入于肛。"参见"尾骶骨"条。

尻骨kāogǔ 骨名。出《素问·骨空论》。即尾骶骨。详该条。

考正穴法kǎozhèngxuéfǎ 针灸著作。见针灸传真条。

考正周身穴法歌kǎozhèngzhōushēnxuéfǎgē 针灸著作。1卷。清代廖润鸿撰。本书将全身十四经经穴及经外奇穴编成五言歌诀，并加注释，便于初学者习诵。末附铜人图两张。现存清刊本（善成堂刊）。

靠山kàoshān 推拿穴位名。出《小儿推拿方脉活婴秘旨全书》。❶位于第1掌骨底的背侧。即阳溪穴。《小儿推拿方脉活婴秘旨全书·掌背穴图》："靠山穴，在大指下掌根尽处腕中。能治疟疾，痰壅。"❷即合谷穴。《小儿推拿广意·中卷·杂症门》："靠山即合谷。"

靠山红kàoshānhóng 中药材。见《东北常用中草药手册》。即满山红。详该条。

ke

苛草kēcǎo 中药材。见《西藏常用中草药》。为血满草之别名。详该条。

苛痒kēyǎng 证名。见《疮疡》。泛指顽固性皮肤病的奇痒证候。

苛轸鼻kēzhěnbí 证名。出《灵枢·热病》。苛，痒也。轸同疹。轸鼻即鼻上瘙痒出疹。治参见"酒齄鼻"条。

柯炌kēkài 明代医家。字集庵。吴（今上海市嘉定）人。精妇科，尝得《保产机要》及《绣阁宝生》，再查《产宝百问》《十产论》《妇人良方》，知汤、钱两编，皆本于先哲，遂以汤著为主，存其确论，节冗补缺，载以经验方药，著成《保产机要》。

柯琴kēqín 清初医学家。字韵伯，号似峰。原籍浙江慈溪，后迁居吴之虞山（江苏常熟）。钻研《内经》《伤寒论》颇有心得，撰《内经合璧》，已佚。另有《伤寒论注》《伤寒论翼》《伤寒附翼》，合称《伤寒来苏集》（1669），根据《内经》理论，阐述仲景之学，认为仲景之书经王叔和编次，多所窜乱；其他诸家，如方有执、喻昌等之注释，更远离原篇之旨。认为张仲景之六经立法，不应限于伤寒一科，杂病亦应在其例。因采用以六经分篇，以证分类，以类分方的方法，对伤寒及杂证据六经加以分类注释，使辨证论治之法更切实用和易于遵循，是继元代王好古之后采用六经分类归纳某些杂证并有较独特的见解的医家，对其后医家有相当影响。但由于过分推崇张仲景，因而表现出一定的保守倾向。

柯似峰kēsìfēng 见"柯琴"条。

柯韵伯kēyùnbó 见"柯琴"条。

颏kē 由承浆以下至下颌骨下缘的部位。俗称下巴或下巴颏。

颏骨kēgǔ 骨名。指下颌骨体。

颏痈kēyōng 病名。出《证治准绳·疡医》卷三。又名承浆痈、虎须毒、虎髭毒。指生于地角（下颌）上的痈。由胃经积热所致。治宜仙方活命饮加升麻、桔梗消之。余证

K

治参“外痈”条。

榼藤kēténg 中药材。出《南方草木状》。又名榼子藤、过岗龙、过江龙、过山枫。为豆科植物榼藤 *Entada phaseoloides*（L.）Merr. 的茎藤。分布于福建、台湾、广东、广西、云南。微苦、涩，平，有毒。祛风除湿，活血通络。治风湿性关节炎，腰痛，跌打损伤。煎服：9～15g。过量可致中毒，参阅“榼藤子”条。茎预试含黄酮类、氨基酸、酚类。茎皮含氢氰酸。

榼藤子kēténgzǐ 中药材。出《开宝本草》。又名象豆、合子、榼子、眼镜豆、牛眼睛、老鸦肾。为豆科植物榼藤子 *Entada phaseoloides*（L.）Merr. 的干燥成熟种子。主产于海南、广东、广西、台湾、云南等地。微苦，凉。有小毒。入肝、脾、胃、肾经。补气补血，健胃消食，除风止痛，强筋硬骨。用于水血不足，面色苍白，四肢无力，脘腹疼痛，纳呆食少，风湿肢体关节痿软疼痛，性冷淡。煎服 10～15g。服用本品，必须煮熟或炒熟后使用，过量会出现头晕，呕吐，血压下降，呼吸缓减，甚至死亡。种子含肉豆蔻酸等脂肪油，还含榼藤酰胺。种仁含皂苷、水解得榼藤子酸、阿拉伯糖、木糖。所含皂苷对大鼠肉瘤瓦克－256 有明显的抗癌活性，对阿米巴原虫有杀灭作用。对哺乳类动物主要会引起溶血，内脏血管扩张，致呼吸衰竭而死亡。

榼子kēzǐ 中药材。出《日华子诸家本草》。为榼藤子之简称。详该条。

榼子藤kēzǐténg 中药材。见《广西本草选编》。即榼藤。详该条。

颗粒剂kēlìjì 中药剂型。也称冲剂，是将药材提取物或药材细粉与适宜的辅料混合制成的颗粒状制剂。

蝌蚪kēdǒu 中药材。出《本草拾遗》。又名虾蟆子。为蛙科动物泽蛙 *Rana limnocharis Boie* 或金线蛙 *R. plancyi Lataste* 等蛙类的幼体。分布于全国各地。清热解毒。治热毒疮肿，流行性腮腺炎，火疮。捣敷；或加适量冰片化水后频涂患处。

蝌蚪拔毒散kēdǒubádúsǎn 《医宗金鉴·外科心法要诀》卷六十二方。寒水石、净皮硝、大黄各二两，蝌蚪水（于初夏收蝌蚪于坛内，泥封口埋至秋天成水）一碗。将诸药为细末，入蝌蚪水内，阴干研匀，收贮，每用少许，冷水调涂。治无名大毒。一切火毒瘟毒，疫喉遗毒肿痛。

髁骨kēgǔ ❶髂骨上缘弧形的突起（髂嵴到髂后上棘）。《素问·长刺节论》：“刺腰髁骨间。”王冰注：“腰髁骨者，腰房（旁）侠脊平立陷者中，按之有骨处也。”❷膝骨。《广韵·下平声·八戈》：“髁，膝骨”。清代洪亮吉《北江诗话》：“又昼夜行戈壁中，沙石吓人，没及髁膝。”❸骨端的椭圆形膨大。《人体解剖学名词（1991）》称“枕髁”“髁突”“肱骨髁”“内侧髁”“外侧髁”。

咳ké 病名。出《素问·咳论》。《济生方·咳嗽》：“经云五脏六腑皆令人咳，非独肺也。由是观之，皮毛始受邪气，邪气先从其合，然后传为五脏六腑之咳，外则六淫所伤，内则七情所感。”《杂病源流犀烛·咳嗽哮喘源流》：“有声无痰曰咳，非无痰，痰不易出也。病在肺，肺主声，故声先而痰后……因咳有痰，重在咳，肺为主。急宜顺气，肺恶温燥，橘红、贝母、桔梗、桑皮、知母、麦冬、紫菀为要药。”详“嗽”“咳嗽”条。

咳喘kéchuǎn 病证名。出《素问·六元正纪大论》。即咳嗽兼气喘之病证。又名咳逆上气。参见“肩息咳”“咳逆上气”条。

咳家kéjiā 指经常咳嗽的病人。出《金匮要略·痰饮咳嗽病脉证并治》。详“咳嗽”条。

咳论经旨kélùnjīngzhǐ 内科著作。4 卷。清代凌嘉六辑。撰年不详。本书主要辑录《内经》《难经》《金匮要略》《伤寒论》等书中有关咳嗽病证的文字及有关诸家注释编成。现有《三三医书》本。

咳论篇kélùnpiān 《素问》篇名。本篇专论咳嗽，故名。篇中就咳嗽的成因、分类、症状、病理传变及针治大法等分别进行了讨论。并着重指出咳虽属肺，但五脏六腑之病皆能令人作咳，说明了脏腑之间的相互关系。篇中还列举了五脏六腑致咳的不同症状。

咳逆kénì ❶症名。咳嗽气逆的表现。❷指咳嗽见气上逆的疾患。出《素问·六元正纪大论》。《诸病源候论·咳逆候》：“咳逆者，是咳嗽而气逆上也。气为阳，流行腑脏，宣发腠理，而气肺之所主也。咳病由肺虚感微寒所成，寒搏于气，气不得宣，胃逆聚还肺，肺则胀满，气遂不下，故为咳逆。”《金匮要略·肺痿肺痈咳嗽上气病脉证治》：“咳逆上气，时时唾浊，但坐不得眠，皂荚丸主之。”又：“咳而上气，喉中水鸡声，射干麻黄汤主之。”《肘后备急方》卷三：“治小儿大人咳逆，短气，胸中吸吸，咳出涕唾，嗽出臭脓涕黏。淡竹沥一合，日三五服，大人一升。”参见“咳嗽”条。

咳逆上气kénìshàngqì 病证名。见《金匮要略·肺痿肺痈咳嗽上气病脉证治》。指咳嗽气逆，呼吸急促。本证有虚实之分。实证多由外感风寒，痰饮内停或邪热炽盛所致；虚证多由久咳不愈或大病后元气耗伤，肺气虚耗，肾不纳气或心气虚衰所致。《诸病源候论·久咳逆上气候》：“肺感而寒，微者则成咳嗽，久咳逆气。虚则邪乘于气逆奔上也。肺气虚极，邪则停心，时动时作，故发则气奔逆乘心，烦闷欲绝，少时乃定，定后复发，连滞经久也。”参“咳嗽”“喘证”条。

咳逆嗽kénìsòu 病证名。见《丹溪心法·咳嗽》。指咳呛气逆的痰嗽。治疗可用蛤粉、青黛、瓜蒌、贝母等。参见“咳嗽”“咳逆”“痰嗽”等条。

咳逆倚息kénìyǐxī 症名。即咳嗽气喘，不能平卧的表现。

咳脓血kénóngxuè 症名。指咳唾脓血。《金匮要略·肺痿肺痈咳嗽上气病脉证治》：“若口中辟辟燥，咳即胸中隐隐痛，脉反滑数，此为肺痈，咳唾脓血。脉数虚者为肺痿，数实者为肺痈。”多由邪火血热凝滞伤肺所致。本症可见于肺脓肿、支气管扩张症等。参“肺痈”条。

咳嗽ké · sou 病名。出《素问·五藏生成》。宋以前，咳、嗽同义。《素问病机气宜保命集》：“咳谓无痰而有声，肺气伤而不清也；嗽是无声而有痰，脾湿动而为痰也。咳嗽谓有痰而有声，盖因伤于肺气动于脾湿，咳而为嗽也。”多因外邪犯肺，或脏腑内伤，累及于肺所致。《医学三字经·咳嗽》：“咳嗽不止于肺，而亦不离于肺也。”外感者，以祛邪宣肺为主；内伤者，以调理脏腑、气血为主。咳嗽从病邪分，有伤风咳嗽、风寒咳嗽、伤燥咳嗽、燥热咳嗽、痰饮咳嗽、风热嗽、热嗽、时行嗽、寒嗽、湿咳、暑咳、火咳、食咳等；从脏腑、气血分，有肺虚咳嗽、肺咳、心咳、肝咳、脾咳、肾咳、大肠咳、小肠咳、胃咳、膀胱咳、三焦咳、胆咳、劳嗽、气嗽、瘀血嗽等；从咳嗽的时间与特点分，有久咳、五更嗽、夜嗽、干咳嗽、呷嗽、哑嗽、顿嗽等。详各条。

咳嗽发搐ké·soufāchù 症名。指咳嗽兼见抽搐的症状。《幼幼发挥》:"咳嗽发搐,视其病之新久,如初咳嗽时,痰盛气促,连声不止,而不能治,发搐者,宜葶苈丸,苏叶煎汤下,利去其痰,咳止搐亦止矣……如发搐后变嗽者,此风邪入肺也,宜人参荆芥散。"若风温咳嗽,发热而搐者,宜用桑菊饮加蝉蜕、僵蚕,宣肺息风;若病久津伤,咳喘气急而搐者,宜清燥救肺汤加竹沥、竹茹、钩藤之类,以柔润息风。

咳嗽散ké·sousǎn 《揣摩有得集》方。白术(土炒)、茯苓、法半夏、杏仁(去皮尖,炒)、当归(土炒)各一钱,炙甘草三分,枇杷叶(蜜炙)、橘红各五分,煨姜一片。水煎服。功能健脾化痰止咳。治小儿脾寒肺虚,精神短少,口舌不燥,动则嗽重,静则嗽轻。若冬天,去枇杷叶,加冬虫草五分。

咳特灵胶囊kétèlíngjiāonáng 中成药。见《中华人民共和国药典(一部)》(2020)。小叶榕干浸膏360g,马来酸氯苯那敏1.4g。以上二味,按胶囊剂工艺制成,每粒含小叶榕干浸膏360mg,马来酸氯苯那敏1.4mg。口服。一次1粒,一日3次。镇咳平喘,消炎祛痰。用于咳喘及慢性支气管炎。

咳特灵片kétèlíngpiàn 中成药。见《中华人民共和国药典(一部)》(2020)。小叶榕干浸膏180g,马来酸氯苯那敏0.7g。以上二味,按片剂工艺制成,每片含小叶榕干浸膏180mg,马来酸氯苯那敏0.7mg。口服。一次3片,一日2次。镇咳平喘,消炎祛痰。用于咳喘及慢性支气管炎。

咳唾脓血kétuònóngxuè 症名。即咳脓血。为肺痈主症之一。参咳"脓血""肺痈"条。

咳血kéxiě ❶症名。咳嗽出血,或痰血相兼的表现。❷病名。又称嗽血。见《济生方》。多因外感风热燥火,或木火刑金,阴虚火动,灼伤肺络所致。《医林绳墨·血论》:"从嗽而来于肺者为咳血。"《症因脉治·吐血咳血总论》:"咽中胃管呕出名吐血,喉中肺管嗽出名咳血。"《赤水玄珠》卷九:"嗽出痰内有血者,名咳血,又云嗽血。其因有二。热壅于肺者易治,不过凉之而已;久嗽损于肺者难治,此已成劳也。"《张氏医通·诸血门》:"咳血者,因咳嗽而见血,或干咳,或痰中见红丝血点一两口,气急喘促。此虽肺体自燥,亦为火逆,咳伤血膜,而血随痰出也……治宜六味丸加门冬、五味、清金壮水为主,略兼阿胶、贝母、百合、款冬、紫菀,润肺止咳之剂。血止后胃虚少食,气息不续者,劫劳散去半夏,加紫菀茸及琼玉膏调理之。咳血久而成劳,或劳而咳血,肌肉消瘦,四肢倦怠,五心烦热,咽干颊赤,心冲潮热,盗汗减食,异功散加阿胶,或四君子加黄芪、鳖甲、麦冬、五味。阴虚火动而咳血,或痰中有血星如珠者,生料六味丸加茜根、乌贼骨、童便。"如外感风热者,症见喉痒干咳,血出鲜红,或痰少带血,口干鼻燥,或身热骨楚,脉浮数。治宜祛风宣肺,润燥宁络,用桑杏汤、千金麦门冬汤加减。肝火犯肺者,症见干咳阵作,痰少带血或纯血鲜红,胸胁刺痛,心烦易怒,头胀头痛,舌红苔黄,脉弦数。治宜清肝润肺,和络止血,用柴胡连梅散或泻白散合黛蛤散。《景岳全书·杂证谟》:"咳血嗽血,皆从肺窍中出,虽若同类,而实有不同也。盖咳血者少痰,其出较难;嗽血者多痰,其出较易。"参见"嗽血""失血"条。本病证可见于支气管扩张、肺炎、肺部结核、肺癌等疾病。

咳血方kéxiěfāng 《丹溪心法》卷二方。青黛、瓜蒌仁、诃子、海粉、栀子。为细末,以蜜同姜汁为丸,噙化。功能清热化痰,止咳止血。治肝火灼肺,咳嗽痰中带血。咳甚者加杏仁(去皮尖)。方中青黛、栀子为君药,清泻肝火以凉血,而栀子又能清心除烦;瓜蒌、海粉清肺化痰,为臣;佐以诃子清热敛肺止咳。诸药合用,共奏清肝宁肺,止咳止血之效。

可保立苏汤kěbǎolìsūtāng 《医林改错》卷下方。黄芪一两五钱,党参、炒酸枣仁各三钱,甘草、白术、当归、白芍药、枸杞子各二钱,山茱萸、补骨脂各一钱,核桃一个。水煎服。治病久气虚,四肢抽搐,角弓反张,两目天吊,口流涎沫,不省人事。

可见性循经病理反应kějiànxìngxúnjīngbìnglǐfǎnyìng 以皮肤改变为主要形式的循经病理反应。其中自发性的多为稳定性病理改变,故称"循经性皮肤病";诱发性的多属于一过性反应,故称"可见性循经反应带"。《灵枢·经脉》:"手太阳之别,名曰支正……实则节弛肘废,虚则生疣,小者如指痂疥。"是循经皮肤病的较早记载。近年,对其临床表现、病理改变、诱发条件、产生基础以及针灸治疗等都有比较深入的研究。

可见性循经反应带kějiànxìngxúnjīngfǎnyìngdài 循经现象之一。见"可见性循经病理反应"条。

渴kě 症名。出《灵枢·五味》。又称口渴。❶指自觉口咽干燥之症状。多因肺胃有热,津耗血少所致。也可因水湿、痰饮、瘀血阻滞,或脾虚不运,或肾阳虚衰不能化气,使津液不能上承而致肺胃有热者,渴喜冷饮,便秘溺赤,苔黄脉数。治宜清热泻火。选用麦门冬饮子、白虎汤、承气汤等。津液亏耗者,咽干口燥,烦热升火,舌干少津。治宜养阴生津,用六味地黄丸、增液汤、五汁饮等。热恋伤阴者,可用连梅汤。血虚者,多见于大失血及产后,头晕目花,面白唇淡,舌质淡,脉芤。治宜补血益气,用四物汤、当归补血汤等。水湿停留者,渴不欲饮,胸闷纳呆,腹胀肢肿,小便不利,苔腻脉濡。治宜祛湿利水,用胃苓汤、五皮饮等。痰饮内停者,口渴胸闷,短气,吐痰涎,心下悸,或呕吐、反胃等。治宜温阳化饮,用小青龙汤、苓桂术甘汤、半夏茯苓汤等。瘀血内阻者,口渴而但欲嗽水不欲咽,唇痿,唇紫,脉涩。治宜活血祛瘀,用桃红四物汤、血府逐瘀汤等。脾虚不运者,口渴而稍饮即止,或喜热饮,四肢困倦,脉弱无力。治宜健运,用七味白术散、春泽汤等。肾阳虚衰者,口渴欲饮,饮一二口即厌,或水入即吐出,恶寒肢冷,嗜卧,脉细。治宜温阳补肾,用金匮肾气丸、通脉四逆汤加猪胆汁等。口渴频饮,多食多尿者,为消渴病。详该条。❷指口咽干燥而欲饮之症。《景岳全书·传忠录》:"凡病人问其渴否,则曰口渴。问其欲汤水否,则曰不欲……此口干也,非口渴也。"参见"口干"条。

渴不欲饮kěbùyùyǐn 症名。即自觉口中干燥但不想饮水的表现。

渴利kělì 病名。《诸病源候论·消渴病诸候》:"渴利者,随饮小便故也。由少时服乳石,石热盛,时房室过度,致令肾气虚耗,下焦生热,热则肾燥,燥则渴。肾虚又不得传制水液,故随饮小便。以其病变,多发痈疽。"《奇效良方》卷三十二:"兰叶散:治渴利,口干烦,热背生痈疽,赤焮疼痛。"

克kè ❶重量单位。符号"g"。❷克制,如五行相克。❸消化。《素问病机气宜保命集·虚损论》:"饮食不能消克。"

克风泪出症kèfēnglèichūzhèng　眼科病证。见邓雄勋《眼科启明》卷下。属迎风流泪。详该条。

克山病kèshānbìng　病名。一种原因未明的地方性心肌病，在黑龙江省克山县首先发现，故名。表现为心力衰竭的症状和体征。临床分急型、亚急型、慢性型和潜在型。《吉林中草药》报道可用卤碱治疗。参见“卤碱”条。

克蛇龟kèshéguī　中药材。见《浙江中药手册》。为夹蛇龟之别名。详该条。

客kè　❶侵入人体的外邪。亦称客气。《灵枢·小针解》：“客者，邪气也。”《素问·至真要大论》：“客者除之。”❷侵犯、中。《素问·玉机真藏论》：“风寒客于人。”❸寄居、留止。《灵枢·邪气藏府病形》：“邪气入而不能客，故还之于府。”❹形容后见于寸口的脉象。与主相对。《素问·阴阳类论》：“先至为主，后至为客。”

客尘医话kèchényīhuà　医话著作。清代计楠撰。3卷。刊于1804年。分杂证述略、妇科述略和产后述略，阐述作者诊治经验。现有《中国医学大成》本。

客气kèqì　❶运气术语。出《素问·六元正纪大论》。与主气相对而言。又名客运。指天气，即在天的三阴三阳之气。它们又各分主司天之气、在泉之气及左右四间气，构成客气六步运动的方式，每步各主60日另87.5刻，但对气候的影响仍以司天在泉二步为主。司天通主上半年，在泉通主下半年。❷病因。指外邪。《素问·标本病传论》：“人有客气，有同气。”

客气上逆kèqìshàngnì　病机。即邪气上逆。例如外感表虚证误用攻下，胃气虚而邪未解，邪气乘虚上逆。《伤寒论·辨太阳病脉证并治》：“伤寒中风，医反下之，其人下利日数十行，谷不化，腹中雷鸣，心下痞鞕而满，干呕，心烦不得安……但以胃中虚，客气上逆，故使鞕也。”

客热kèrè　病证名。小儿发热，进退不定，如客之往来，故名。元代朱丹溪《幼科全书》：“客热者，邪妨于心也；心若受邪，则热形于额，故先起于头面，次而身热，恍惚多惊，闻声则恐，良由真气虚而邪气胜也。邪气既胜，则真气与之交争，发热无时，进退不定，如客之往来也。”

客色kèsè　正色之一。详该条。

客忤kèwǔ　病名。出《诸病源候论》卷四十六。又名中客忤、中客、中人、少小客忤。由于小儿神气未定，如骤见生人，突闻异声，突见异物，而引起惊吓啼哭，甚或面色变易，兼之风痰相搏，影响脾胃，以致运化受纳失调，引起呕泻、腹痛、反侧瘛疭，状似惊痫，宜用安魂丸（《丹台玉案》：炒枣仁、茯苓、远志、当归、胆星、灯心）加减；痰热盛者，可用豁痰清热之剂，如温胆汤加钩藤、桑枝之类。

客忤痉kèwǔjìng　病证名。小儿痉病之一。小儿神怯气弱，受惊吓所致的痉证。症见发热，或有汗，或无汗，面时青时赤，梦中呓语，手足蠕动。宜复脉汤去参、桂、姜、麦，加丹参、丹皮、犀角，补心之体，以配心之用（清代吴鞠通《解儿难》）。

客忤似痫kèwǔsìxián　病证名。急惊风类证之一。小儿客忤，口吐青、黄、白沫，水谷夹杂，面色变易，喘息腹痛，反侧，状如惊痫，眼不上窜，为客忤似痫，治宜镇惊安神（《幼科发挥》）。

客忤夜啼kèwǔyètí　病证名。出《三因极一病证方论》。指小儿夜啼由客忤所致者。其症患儿于忽受外界刺激之后，面色变易不定，气郁如怒，睡中惊惕作啼，口吐青白沫，反侧瘛疭，状如惊痫，但眼不上窜。治法见“客忤”条。

客邪kèxié　泛指侵害人体的邪气。因邪气从外而来，故名。

客运kèyùn　同客气。详该条。

客者除之kèzhěchúzhī　治则。出《素问·至真要大论》。凡外来邪气（六淫、疫疠、饮食积滞）客于人体，应当祛除。如疏风、散寒、清暑、祛湿、消导等法。

客主kèzhǔ　经穴别名。出《针灸大全》，又作容主。即上关。见该条。

客主加临kèzhǔjiālín　运气术语。指每年轮转的客气加在固定的主气之上，推测气候的复杂性。其法以司天客气加临于主气的第三气（三之气）上，其余五气自然以次相加。相加后，如客主之气相生，或客主同气，便为相得；如客主之气相克，而又以主气克客气的，为不相得，客气克主气的仍为相得。《素问·五运行大论》：“气相得则和，不相得则病。”

客主人kèzhǔrén　经穴别名。出《素问·气府论》。《针灸甲乙经》作上关穴别名。见该条。

ken

肯綮kěnqìng　筋骨结合的地方。《庄子·养生主》：“技经肯綮之未尝，而况大乎。”

肯堂医论kěntángyīlùn　医论著作。又名《新镌医论》。3卷。明代王肯堂撰于1602年。第一卷论述痘疹、惊风的病因、诊断和治法；二、三卷主要结合作者的经验心得，阐发或评论历代医家对内科杂病、妇科病疑难病症的治验。

kong

空肠kōngcháng　中药材。出《名医别录》。为黄芩之别名。详该条。

空腹服kōngfùfú　又称平旦服。即在早晨未进食前服药。治四肢血脉病和驱虫药，都宜空腹服。《神农本草经》：“病在四肢血脉者，宜空腹而在旦。”

空莱菔kōngláifú　中药材。见《苏州本产药材》。为地骷髅之别名。详该条。

空麻子kōngmá·zi　中药材。见《江苏省植物药材志》。为苘实之别名。详该条。

空木kōngmù　中药材。见《植物学大辞典》。为溲疏之别名。详该条。

空青kōngqīng　中药材。出《神农本草经》。又名青油羽、杨梅青。为碳酸盐类矿物蓝铜矿的矿石。产于铜矿氧化带中。味甘、酸，性寒。有小毒。归肝经。凉肝清热，明目去翳，活血利窍。治青盲、雀目、翳膜内障，赤眼肿痛。亦治中风口眼㖞斜，肢体麻木不仁，头风，耳聋。外用：点眼，研细水飞。内服：研末吞，0.3～1g。主含碱式碳酸铜。

空沙参kōngshāshēn　中药材。❶见《药材资料汇编》。为南沙参之处方名。❷见《本草从新》。为荠苨之别名。详各条。

空痛kōngtòng　症名。疼痛伴有空虚感。

空心菜kōngxīncài　中药材。见《广西野生资源植物》。为蕹菜之别名。详该条。

空心蕹藤菜kōngxīnwèngténgcài　中药材。见《福建中草药》。为空心苋之别名。详该条。

空心苋kōngxīnxiàn 中药材。见《福建中草药》。又名空心蕹藤菜、水蕹菜、过塘蛇、假蕹菜。为苋科植物空心莲子草 *Alternanthera philoxeroides* (Mart.) Griseb. 的全草。分布于江苏、浙江、江西、福建、广西等地。苦、甘，寒。清热凉血，利尿，解毒。①治感冒发热，麻疹，乙型脑炎及流行性出血热初期，肺结核咳血，黄疸，痄腮，淋浊。内服：煎汤，30～60g（鲜草60～120g）；或制成流浸膏。②治带状疱疹，湿疹，鲜品加洗米水捣汁外涂；疔疖，鲜品捣烂用蜂蜜调敷；蛇咬伤，鲜品捣汁内服并用渣外敷伤口周围；出血性结膜炎，制成眼药水点眼。本品含6－甲氧基木犀草素－7α－L－鼠李糖苷。还含喜旱莲子草酸、齐墩果酸、α－菠菜甾醇、莲子草素等。体外试验有抗亚洲甲型流感病毒70－5株、乙脑病毒、狂犬病毒的作用。初步临床试验，对甲3型流感病毒患者亦有效。本品还有一定保肝作用。

空kǒng ❶同孔，小洞。《素问·四气调神大论》："邪害空窍。"❷孔穴，指经穴、穴位。《素问·五藏生成》："血行而不得反其空。"《灵枢·九针十二原》："机之动，不离其空。"❸空虚。《灵枢·阴阳二十五人》："跟空。"（即足后跟瘦而无肉）《脉经》："胃中如空状。"

空窍kǒngqiào 泛指体表的孔窍。包括九窍、汗窍、津窍、精窍等。《素问·四气调神大论》："天明则日月不明，邪害空窍。"

孔伯华kǒngbóhuá(1885—1955) 现代医家。名繁棣。山东曲阜人。曾在1934年与肖龙友合办北京国医学院，前后达15年之久，为培育中医人才做出贡献。他热爱中医事业，曾于1929年被推选为全国医药团体联合会临时主席。善于治疗温病，尤擅长于用石膏，故有"石膏孔"之称。所著有《时斋医话》等。

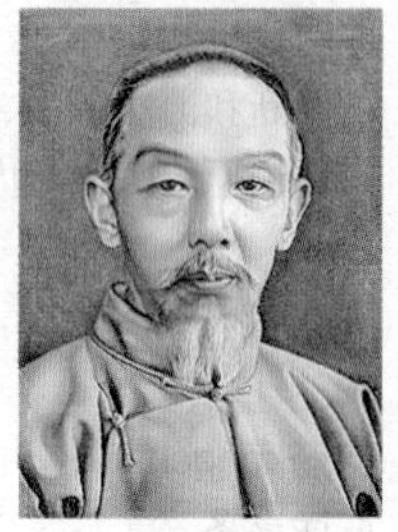
孔伯华

孔广福kǒngguǎngfú 清代医家。字行舟。浙江桐乡市人。精于医术，尤长于治疗外感证。著有《记忆方诗》一书。

孔窍kǒngqiào 同空窍。《灵枢·百病始生》："闭塞不通，津液不下，孔窍干壅。"参见"空窍"条。

孔雀毛kǒngquèmáo 中药材。见《江西草药》。为地柏枝之别名。详该条。

孔雀尾kǒngquèwěi 中药材。❶见《福建中草药》。为小叶金花草之别名。❷见《广东中草药》。为大叶金花草之别名。详各条。

孔圣枕中丹kǒngshèngzhěnzhōngdān 即孔子大圣知枕中方。见该条。

孔行舟kǒngxíngzhōu 见"孔广福"条。

孔穴kǒngxué 即腧穴。晋代皇甫谧撰《针灸甲乙经》称引《明堂孔穴针灸治要》；后《备急千金要方》又载："凡孔穴在身，皆是脏腑荣卫血脉流通，表里往来，各有所主。"参见"腧穴"条。

孔以立kǒngyǐlì 清代医家。字毓礼。黎水（属河南）人。辑有《痢疾论》一书（1752年刊行），采集历代诸家论述，列述辨证、治法、方药，论述亦颇出心裁。

孔毓礼kǒngyùlǐ 见"孔以立"条。

孔志约kǒngzhìyuē(（7世纪中）唐代本草家。657年参加我国第一部由政府颁行的药典——《新修本草》的编撰工作。书成后写了序。并撰有《本草音义》20卷，已佚。

孔子大圣知枕中方kǒngzǐdàshèngzhīzhěnzhōngfāng《备急千金要方》卷十四方。又名孔子枕中散、孔圣枕中丹、枕中方。龟甲、龙骨、远志、菖蒲各等分。为末，每服一方寸匕，水或酒送下。功能补心肾。治心悸不安，失眠健忘。

孔子枕中散kǒngzǐzhěnzhōngsǎn 《千金翼方》卷十六方。即孔子大圣知枕中方。见该条。

孔最kǒngzuì 经穴名。代号LU6。出《针灸甲乙经》。属手太阴肺经。手太阴之郄穴。位于前臂掌侧，太渊穴与尺泽穴的连线上，当太渊穴上7寸处。布有前臂外侧皮神经，桡神经浅支和头静脉，桡动、静脉。主治咳嗽，气喘，咯血，咽痛，肘臂痛等。直刺0.5～1寸。艾炷灸3～5壮，或艾条灸5～10分钟。

恐kǒng 七情之一。因恐惧过度致脏气病变。《素问·阴阳应象大论》："恐伤肾。"《灵枢·口问》："大惊卒恐则血气分离，阴阳破散，经络厥绝，脉道不通。"《素问·举痛论》："恐则气下。"内脏病变可出现气怯惊恐。《灵枢·本神》："肝气虚则恐。"

恐膈kǒnggé 病证名。五膈之一。《三因极一病证方论》卷八："心腹胀满，咳嗽，气逆，腹下若冷，雷鸣绕脐，痛不能食，名曰恐膈。"参见"五膈"条。

恐伤kǒngshāng 病证名。指恐惧过度所致的疾病。《医醇賸义·恐伤》："恐则气馁，骨节无力，神情不安，补骨脂汤主之。"参见"恐"条。

恐伤肾kǒngshāngshèn 出《素问·阴阳应象大论》。大惊猝恐，则精神内损，肾气受伤，气陷于下。肾主藏精，肾气损则精气乏，可致惶恐不安，骨酸痿弱，滑精或小便失禁等。《灵枢·安神》："恐惧而不解则伤精，精伤则骨酸痿厥，精时自下。"

恐郁kǒngyù 病证名。七情郁证之一。恐为肾之志。恐郁，肾精亏损，治宜温肾养精。《类证治裁·郁症》："恐郁，阳消精怯，八味丸加减，或鹿角胶酒化服。"参见"恐""七情郁证""内郁"条。

恐则气下kǒngzéqìxià 恐惧过度，伤损肾气，气虚下陷，肾关不固，导致二便失禁的病理变化。《素问·举痛论》："恐则气下……恐则精却，却则上焦闭，闭则气还，还则下焦胀，故气下行矣。"

恐中kǒngzhòng 病证名。类中风病之一。恐则气下，因恐惧过度，使阴精损伤，阳气不行而引起的类中风证。

控睾kònggāo 病名。小肠气之别称。出《灵枢·四时气》。多因体虚，寒邪侵袭下焦而致。症见少腹腰脊处疼痛，牵引睾丸，甚则痛冲心胸。治宜温里散寒行气。服天台乌药散。

控脑砂kòngnǎoshā 病证名。❶指久病的鼻渊。《医宗金鉴》卷六十五："若久而不愈，鼻中淋沥腥秽血水……即名控脑砂。"❷指鼻渊而伴以剧烈头痛者。《外科大成》卷三："鼻渊而兼脑痛者，名控脑砂。"参见"鼻渊"条。

控涎丹kòngxiándān 《三因极一病证方论》卷十三方。又名子龙丸、妙应丸。甘遂、大戟、白芥子各等分。为细末，面糊为丸，梧桐子大，每服五至十丸，临卧姜汤送下。功能祛痰逐饮。治痰饮伏在胸膈上下，忽然颈项、胸背、腰胯隐痛不可忍，筋骨牵引作痛，走易不定，或手足冷痹，或头痛不可忍，或神志昏倦多睡，或饮食无味，痰唾稠黏，夜间喉中痰鸣，多流涎唾。

kou

口kǒu　指整个口腔，包括口唇、舌、齿、腭等。下连气管、食管。口是饮食物摄入的门户，为脾之外窍，脾胃功能调和，则口食知味，唾液分泌正常。《灵枢·脉度》："脾气通于口，脾和则口能知五谷矣。"口唇、舌与喉咙、会厌等协调动作而发出声音。口也是气体出入的门户之一，亦有助肺行呼吸的作用。口腔是经脉循行的要冲，手阳明大肠经、足阳明胃经、足太阴脾经、手少阴心经、足少阴肾经、手少阳三焦经、足少阳胆经、足厥阴肝经，以及督脉、任脉、冲脉均循行于此。脾开窍于口，其华在唇，《素问·五藏生成》："脾之合肉也，其荣唇也。"故临床上常观察口唇之变化，以诊察脾之病变。

口崩片kǒubēngpiàn　置于口腔内能迅速崩解的或溶解，吞咽后发挥全身作用的片剂。

口鼻出血kǒubíchūxiě　症名。指血从口鼻涌溢而出。多因热盛迫血妄行，或血脉脏器受损所致。《杂病广要·诸血病》："口鼻出血，是肺胃上脘有损破。"《世医得效方·失血》："口鼻出血不止，名脑衄。"本症可见于肺结核大咯血，支气管扩张大咯血，肝硬变之食管与胃底静脉曲张破裂，以及鼻腔较大动脉破裂。参见"脑衄""吐血""鼻衄"等条。

口不能言kǒubùnéngyán　症名。指语言发生困难。可由中风及多种疾病导致。《万病回春·中风》："中经脉者，外无六经之形证，内无便溺之阻隔，肢不能举，口不能言，为在中也。"《杂病源流犀烛·中风源流》："语言謇涩……皆由肾脉之气不能上循喉咙，夹舌本，故不能言，脾土不足，痰涎涌盛而謇涩，故亦不能言。"治宜养营汤、解语丹、涤痰汤、地黄饮子等方。《医学入门·风》："口不能言，肢不能持……乃血弱不能营筋与舌也。"

口不仁kǒubùrén　症名。口舌麻木，感觉减退的症状。可见于中风或脾胃积滞等病。口服乌头等类药物过量亦会出现短暂的口舌麻木。参见"口麻"条。

口吃kǒuchī　症名。系指语言重复，期期不能畅吐。又叫謇吃。《汉书·周昌传》："昌为人口吃，又盛怒曰：臣口不能言，然臣期期知其不可，陛下欲废太子，臣期期不奉诏。"指说话难。即重言。详该条。

口齿疳kǒuchǐgān　病证名。出《太平圣惠方》第八十七卷。疳疾毒热攻胃反映于口齿的证候。多由阳明湿热火毒熏蒸所致。《小儿药证直诀》："初发之时，小儿口臭，上干胃口，气息臭郁，渐进损筋，龈肉生疮，或肿或烂；又进热逼入脉，常出血，其热注久，齿龈腐坏，槽宽齿脱。"治宜清热泻火，解毒养阴。可选用养阴清肺汤、清胃散、黄连解毒汤等加减。参见"走马牙疳""风热牙疳"条。

口齿科kǒuchǐkē　临床专科之一。专治口腔牙齿疾病。唐代分九科，内有耳目口齿科（见《旧唐书》）。元代分十三科，口齿科才独立成科（见《元史》）。元代《世医得效方》卷十七便设有口齿兼咽喉科。参见"十三科"条。

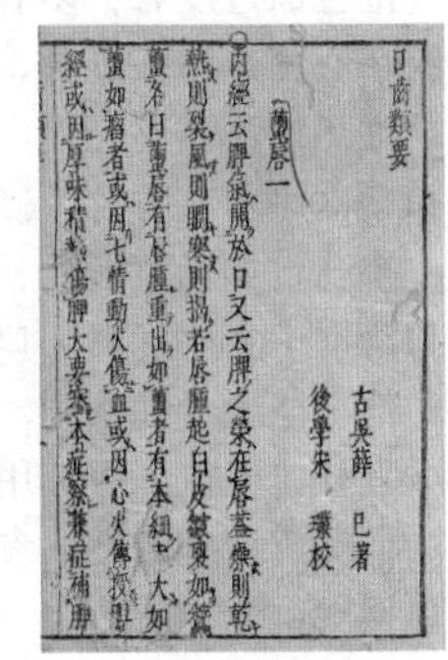
口齒類要
古吳薛　己著
後學朱　㺹校
繭唇一
內經云脾氣開於口又云脾之榮在唇蓋燥則乾熱則裂風則瞤寒則揭若唇腫起白皮皺裂如蠶繭名曰繭唇有唇腫重出如繭者有本細末大如繭如瘤者或因七情動火傷血或因心火傳授脾經或因厚味積熱傷脾大要審本症察兼症補脾

口齿类要

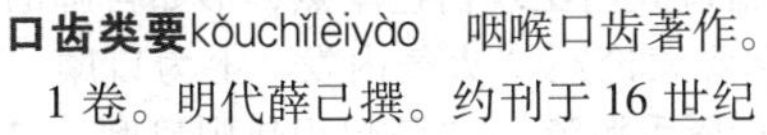

口齿类要kǒuchǐlèiyào　咽喉口齿著作。1卷。明代薛己撰。约刊于16世纪中期。书中记载了茧唇、口疮、齿痛、舌症、喉痹、喉间杂症等12类口齿科疾病的辨证验案与方剂。本书收入《薛氏医案》中。

口齿论kǒuchǐlùn　口齿著作。见《新唐书·艺文志》。1卷，唐代邵英俊撰，已佚。

口臭kǒuchòu　❶病名。指口内呼出秽浊的臭气。又名口气、口殠。《诸病源候论·口臭候》："口臭，由五脏六腑不调，气上胸膈。"《杂病源流犀烛·口齿唇舌病源流》："虚火郁热，蕴于胸胃之间，则口臭，宜加减甘露饮，或心劳味厚之人，亦口臭，宜加减泻白散，或肺为火烁亦口臭，宜消风散、加减泻白散，或吐脓血如肺痈状而口臭，他方不应，宜升麻黄连丸。"并可用香薷、藿香煎汤含漱。❷症名。口中出气臭秽的表现。

口殠kǒuchòu　病证名。见《圣济总录》一百十六卷。殠，"腐气也"（《说文》）。即口臭。详该条。

口疮kǒuchuāng　❶病名。出《素问·气交变大论》。症见口腔之唇颊等处黏膜出现圆形或椭圆形淡黄色或灰白色之小点，单个或多个不等，周围红晕，表面凹陷，局部灼痛，反复发作，饮食吞咽有碍。《医贯》卷五："口疮上焦实热，中焦虚寒，下焦阴火，各经传变所致。"说明口疮有虚火和实火之分。实火者，诸经之热，皆应于心，心火上炎，熏灼于口，则口舌生疮。治宜泻火清心，用导赤散、凉膈散等加减。脾热生痰，痰火互结，上炎于口，亦生口疮，治宜清热祛痰。可选用黄连温胆汤，贝母瓜蒌散等加减。虚火者，肺肾阴亏，虚火上炎，灼于口腔而发口疮，治宜补肺滋肾，滋阴降火。可选用补肺阿胶汤、生脉散、知柏地黄汤等加减。妇人产后血气虚，虚热上冲亦可发口疮。《诸病源候论》卷四十四："产后口生疮者，心脏虚热，心开窍于口，而主血脉。产则血气虚，脏有客热，气上冲胸膈，重发于口，故生疮也。"治宜滋阴清热。可选用四物汤、归脾汤、百合固金汤、麦门冬汤等加减。❷症名。口腔黏膜溃烂，表面呈局限性缺损的表现。

口唇kǒuchún　人体部位名。出《灵枢·忧恚无言》。即唇，亦作唇口。唇之色泽具诊断意义。《疡医大全》卷十四："唇口焦红者吉，唇红者主烦躁渴饮，唇燥裂者是脾热，唇口俱肿赤者是热极……唇青者主血虚脾寒也。"参见"唇"条。

口唇颤动kǒuchúnchàndòng　症名。指口唇上下颤动，尤以下唇颤动较为多见。临床多见于"唇口瞤动"或"唇口蠕动"等证。详各条。

口唇淡白kǒuchúndànbái　症名。指上下口唇缺乏血色而发白，亦有称为"唇色无华""唇色苍白"。口唇淡白常与面色苍白同时存在，主要见于虚寒证与血虚证。如《灵枢·五色》云："白为寒。"《灵枢·决气》亦云："血脱者，色白，夭然不泽。"

口唇红肿kǒuchúnhóngzhǒng　症名。指口唇颜色红赤且有肿胀而言。又名唇风、唇疮，有时与唇裂并见，如《证治准绳》之谓"唇肿裂"。多由脾胃积热，或阴虚血热，或脾胃津亏，风毒外侵所致。参见"唇风""唇疮""唇裂"条。

口唇焦裂kǒuchúnjiāoliè　症名。口唇干裂，或红肿，甚至裂口出血而表面干焦。多为脾胃积热、阴津不足或燥热伤津所致。口唇干焦而枯槁晦黯者，多为脾肾将绝之外候。参见"唇裂"条。

口唇紧缩kǒuchúnjǐnsuō　即唇紧。详该条。

K

口唇青紫kǒuchúnqīngzǐ 症名。指口唇失其红润光泽，而呈现青紫、淡紫或黯紫。为血瘀所致，多见于心气虚、心阳虚或严重呼吸困难的病人。《金匮要略》载有“唇口青”一症，视为危候。

口唇险症kǒuchúnxiǎnzhèng 症名。指表现于口唇部的危重症状。包括口唇反卷、口张气直、口如鱼口、颤摇不定、口不复闭等。

口寸kǒucùn 同身寸之一。以患者本人两口角间宽度为1寸量取穴位，故名。《肘后备急方》救卒客忤死方：“又方，以绳横度其人口，以度其脐，去四面各一处，灸各三壮。”又《备急千金要方》：“风眩……灸法，以绳横度口至两边，既得口度之寸数。”

口淡kǒudàn 症名。指口内淡而无味，品尝不出饮食滋味的表现。《世医得效方》卷十七：“虚则口淡。”《景岳全书·口舌》：“凡大劳大泻大汗大病之后，皆能令人口淡无味，亦岂皆胃火使然耶。”《医学正传·口病》：“有口淡者，知胃热也。”有虚、实之别。虚者可见于病后胃虚，宜健脾和胃，用六君子汤加味；实者多由胃热所致，当清热为主，宜甘露饮加减。

口服液kǒufúyè 中药剂型之一。是以中药汤剂为基础，提取药物中有效成分，加入矫味剂、抑菌剂等附加剂，并按注射剂安瓿灌封处理工艺制成的一种无菌或半无菌的口服液体制剂。它是一种汤剂、糖浆和注射剂3种剂型相结合的新型口服制剂。

口盖骨kǒugàigǔ 指腭骨的水平部，构成硬腭的后四分之一。左右共两块。

口干kǒugān 症名。出《灵枢·热病》。❶即口渴。《证治准绳·杂病》：“口燥咽干，此寻常渴，非三消证。”❷指自觉口中干燥少津但不欲饮水之症。《景岳全书·传忠录》：“凡病人问其渴否，则曰口渴。问其欲汤水否，则曰不欲。盖其内无邪火，所以不欲汤水，真阴内亏，所以口无津液，此口干也，非口渴也。”口干多因阴虚津少，或气虚阳弱，津液不承所致。阴虚津少者，治宜养阴生津，用六味地黄丸、增液汤、五汁饮等方。气虚阳弱者，治宜益气温阳，用七味白术散、小建中汤、金匮肾气丸等方。

口甘kǒugān 症名。指口中有甜味的感觉。《素问·奇病论》：“津液在脾，故令人口甘也，此肥美之所发也。”《张氏医通》卷八：“口甘，经云有病口甘者，此五脏之溢也，名曰脾瘅。治之以兰，除陈气也，兰香饮子。若脉弦滑兼嘈杂，属痰火，滚痰丸，此指实火而言。平人口甘欲渴或小便亦甜而浊，俱属土中湿热。脾津上乘，久之必发痈疽，须断厚味、气恼。服三黄汤加兰叶、白芍、生地。燥渴甚者，为肾虚，日服加减八味丸，可保无虞。中消，脾液上乘口甘者，兰香饮子。老人虚人，脾胃虚热，不能收敛津液而口甘者，当滋补脾气，补中益气汤去升柴，加兰香、煨葛根。”参见“脾瘅”“消渴”条。

口疳kǒugān 病名。❶指口腔病。①即满口疳蚀。详该条。②又名糜疳。见《外科启玄》卷八。多由阳明湿火熏蒸而发，常见于小儿。症见口内腐溃，或连及咽喉，疼痛不适，饮食有碍，或形瘦，腹胀泄泻，手心热等。治法初宜清泻湿热，用清胃散加减；继则健脾益胃，用参苓白术散加减。可用金银花、甘草、薄荷、连翘煎汤漱口。并外吹冰硼散；或以人中白散（人中白煅红60g，孩儿茶30g，黄柏、薄荷、青黛各18g，冰片1.5g共为极细末）少量掺口疳上（《外科正宗》卷四）。❷为龋齿别名。《外台秘要》卷二十二：“又口疳，其齿断不触，自然脓血出。”

口骨kǒugǔ 构成口腔的骨骼。如口盖骨、上牙床骨、下牙床骨等。详各条。

口禾髎kǒuhéliáo 见“禾髎”条。

口角kǒujiǎo 上、下唇交会处。因在口的两侧，故称。

口角疮kǒujiǎochuāng 病名。见《幼幼集成》。系指口角生疮，多见于小儿。即口吻疮。详该条。

口角流涎kǒujiǎoliúxián 病证名。病在中焦，胃热则流热涎，脾虚则流冷涎。症见涎唾从口角流出，绵绵不已，睡时尤甚，以致浸淫口角及下唇，皮肤红赤，湿烂生疮。若因胃家有热者，宜清胃泻火，用清胃散加减；若因脾家虚寒者，宜温中补脾，用白术、半夏、干姜、木香、党参、丁香、青皮等；因虫积者，宜杀虫消疳。可选用乌梅丸加减；小儿生齿口中流涎者，勿需治疗；因中风者，《医钞类编》卷十二：“舌纵涎下多唾或口角流涎不止，口眼㖞斜，手足痿软，神龟滋阴丸。”《张氏医通》卷一：“卒然晕倒，口眼㖞斜，口角流涎者，气虚夹痰也。六君子加秦艽、天麻、姜汁、竹沥。”

口津kǒujīn 涎的别名。俗称口水。参“涎”条。

口噤kǒujìn 症名。指牙关紧急，口不能张开的症状。见《金匮要略·痉湿暍病脉证治》。可因内有积热，外中风邪，痰凝气滞，瘀阻经络所致。《医碥》卷一：“口噤即牙关不开也。由气血凝结于牙关筋脉，不能活动，以苏合丸或生南星为末擦牙或以郁金、藜芦末嗃鼻或针人中颊车。”《张氏医通》卷一：“口噤不能开，肝风乘胃故也……风邪乘虚入其筋则挛，故令口眼㖞斜，牙关急而口噤也。秦艽升麻汤。”又：“痰迷心窍，昏愦，口噤不能言，涤痰汤。”本症可见于中风、痉病、惊厥等疾患。参见“中风”等条。

口菌kǒujūn 病名。❶系指口内或牙龈上肿起，色紫黑，其形如菌者，多由火盛血热并兼气滞所致。口菌生于口内或牙龈肉上，肿起形如覃或如木耳，色紫黑（《重楼玉钥续编》）。治宜泻火解毒、消肿散结。可选用赤芍、丹皮、黄芩、瓜蒌、枳壳、栀子、乳香、没药等煎服。或可外吹冰硼散等。参见“牙菌”条。❷生于舌上者，也称口菌。《喉科明辨》卷三：“心火炽，生舌上。”

口渴kǒukě 渴之俗称。详“渴”条。

口苦kǒukǔ 症名。指口内有苦味的感觉。多由热蒸胆汁上溢所致。《灵枢·邪气藏府病形》：“胆病者，善太息，口苦。”《素问·痿论》：“肝气热，则胆泄，口苦。”为伤寒少阳病主证之一。《伤寒论·辨少阳病脉证并治》：“少阳之为病，口苦咽干目眩也。”治宜和解，方用小柴胡汤加减。杂病亦可见此症。《景岳全书·口舌》：“凡以思虑劳倦色欲过度者，多有口苦舌燥，饮食无味之证。此其咎不在心脾，则在肝肾，心脾虚则肝胆邪溢为苦。”宜分实热、虚热论治。

口瘘kǒulòu 病名。《外台秘要》卷二十二：“口瘘其齿上有小孔，如蜂窠形。”系慢性根尖炎所导致的瘘管。

口麻kǒumá 症名。口舌麻木，感觉减退的表现。常见于其他一些全身性疾病。《血证论》卷六：“口麻是血虚。”治宜补血养血。可选用四物汤、归脾汤等加减。或结合全身情况辨证施治之。参见“口不仁”条。

口糜kǒumí ❶病名。指口腔内泛现白色糜点，形如苔藓的疾患。《素问·至真要大论》：“火气内发，上为口糜。”《杂病源流犀烛·口齿唇舌源流》：“脏腑积热则口糜，口糜者，口疮糜烂也，宜局方凉膈散；心热亦口糜口疮多赤，宜花粉末掺之；肺热亦口糜，口疮多白，宜黄柏、荜茇末掺之良久，以水漱口。膀胱移热于小肠亦口糜，宜移热汤、柴胡地骨皮汤；心脾有热亦口糜，宜升麻散；三焦火盛亦口糜，宜回春凉膈散；中焦不足，虚火上泛亦口糜，或服凉药不效，宜理中汤；阴亏火泛亦口糜，宜四物汤加知柏；内热亦口糜并咽喉肿痛，宜冰柏丸。”❷症名。口腔黏膜糜烂成片的表现。

口内肉球kǒunèiròuqiú　病名。系指口内生瘤，其根蒂较长者。《疡医大全》卷十四：“口内生肉球，有根线长五寸余，吐球出方可饮食，以手轻捻痛彻至心。”治宜疏风泻火，活血凉血。可选用黄芩、丹皮、红花、僵蚕、赤芍、乳香、没药等煎服。或可以益气疏风汤、麝香散等加减。参见“喉球”条。

口䘌kǒunì　病名。《外台秘要》卷二十二：“齿断虚软而无脓血，又口䘌，其齿断触者，即脓血出。”即龋齿。详该条。

口黏腻kǒuniánnì　症名。自觉口中黏腻不爽，或口中有异常味觉，甚至食不知味的表现。常因脾胃湿热、痰热内扰，使脾胃阳气不化，浊气上泛于口而致。可用清利中焦的甘露消毒丹或清热化痰的温胆汤加减治疗。

口僻kǒupì　症名。口角呈或左或右㖞斜之状，亦称口㖞。参见“口㖞”“口眼㖞斜”条。

口破kǒupò　❶病名。《外科正宗》卷四：“口破者，有虚火、实火之分，色淡、色红之别。虚火者，色淡而白斑细点，甚者显露龟纹，脉虚不渴。此因思烦太甚，多醒少睡，虚火动而发之，四物汤加黄柏、知母、丹皮、肉桂以为引导……实火者，色红而满口烂斑，甚者腮舌俱肿，脉实口干，此因膏粱厚味，醇酒炙煿，心火妄动发之，宜凉膈散。”参见“口糜”条。❷症名。口腔水疱、脓疱破溃所致黏膜破损或糜烂病损的表现。

口气kǒuqì　口腔发出的臭气。见《普济方》五十八卷“口门”。口臭多属消化不良，或有龋齿，或口腔不洁；口出酸臭气，为胃有宿食；口出臭秽气，为胃热；口出腐臭气，多为内有溃烂疮疡。

口腔溃疡散kǒuqiāngkuìyángsǎn　经验方。见《新编中成药手册》。青黛、白矾、冰片。为细末，每用适量，外涂患处，日 2~3 次。治复发性口腔溃疡、疱疹性口腔溃疡。

口软kǒuruǎn　❶病名。症见唇色淡白，咀嚼无力，时流清涎。口唇为脾所主。多由小儿乳食不足，脾胃气虚所致。治以补脾为主。宜扶元散。❷症名。小儿咀嚼无力，时流清涎为主的表现。

口上梅疮kǒushàngméichuāng　病名。指杨梅疮毒内侵入血，上攻于口所致。症见环唇满口，疮毒绕生，疮水淋漓，作痛作痒。参见“杨梅疮”条。

口水kǒushuǐ　涎唾、口津的俗称。

口酸kǒusuān　症名。指口内常有酸味的感觉。《医学入门·口舌唇》：“肝热口酸而苦。”多由肝热上犯，或肝热乘脾，宿食停积所致。治宜疏肝泄热，用小柴胡汤、当归龙荟丸等方；肝热乘脾，宜左金丸加神曲、龙胆草等；宿食停积而见口酸嗳腐者，当消积导滞为主。

口甜kǒutián　症名。口中自觉有甜味。多属脾胃湿热。可见于平素嗜食甘肥厚味的消渴病人。《素问·奇病论》：“夫五味入口，藏于胃，脾为之行其精气，津液在脾，故令人口甘也。此肥美之所发也，此人必数食甘美而多肥也……转为消渴。”

口庭kǒutíng　即口腔。

口吐涎kǒutǔxián　症名。胃寒或痰湿困脾所出现的症状，也见于中风病人。《伤寒论·辨厥阴病脉证并治》：“干呕，吐涎沫，头痛者，吴茱萸汤主之。”《金匮要略·中风历节病脉证并治》：“邪入于脏，舌即难言，口吐涎。”

口㖞kǒuwāi　症名，亦称口僻。指口唇㖞斜于一侧。出《灵枢·经脉》。多由风寒阻滞经脉所致。《诸病源候论·风口㖞候》：“风邪入于足阳明手太阳之经，遇寒则筋急引颊，故使口㖞僻，言语不正，而目不能平视，诊脉浮而迟者可治。”《金匮翼》卷一：“风入耳中，亦令口㖞。缘坐卧处对耳有窍，为风所中，筋牵过一边。”治宜祛风散寒，通络活血为主。亦可用外敷法。参见“口眼㖞斜”条。

口㖞斜僻kǒuwāixiépì　证名。小儿中风口㖞斜僻，是风邪入于颌之脉络所致，见于面神经麻痹。治宜疏风舒筋，用防风散内服；外用蓖麻子、樗根皮、瓜蒌瓤研末，以大麦面作饼，上掺药末，左患贴右，右患贴左（《太平圣惠方》）。针刺地仓透颊车。

口味kǒuwèi　指舌及口腔对食物刺激的感觉，并包含进食时对饮食物的心理感受及由此产生的食欲。故在病变时会出现口味异常及食欲改变。

口吻疮kǒuwěnchuāng　病名。又名肥疮、燕口、口角疮。常因脾胃湿热，上攻口唇，或先天遗毒所致。《诸病源候论》卷三十：“足太阴为脾之经，其气通于口；足阳明为胃之经，手阳明为大肠之经，此二经脉并侠于口，其腑脏虚，为风邪湿热所乘，气发于脉，与津液相搏，则生疮，恒湿烂有汁，世谓之肥疮，亦名燕口。”小儿多患之。症见口角生疮，色白糜烂，疼痛微肿，湿烂有汁。治宜清热、除湿、解毒。可选用清胃散、三黄凉膈散等加减。

口问kǒuwèn　《灵枢》篇名。本篇所论诸病，既非风寒之外感，又非情志之内伤，古书没有记载，口授相传，故名。篇内讨论了 12 种病证，即欠、哕、唏、振寒、噫、嚏、亸、泣出、太息、涎下、耳鸣、自啮舌等的发病机制、症状及针刺方法。古人认为皆由十二经奇邪上走空窍为患所致。

口下黄肥疮kǒuxiàhuángféichuāng　病证名。指小儿流涎，口下肥烂而有黄汁渗出者。《诸病源候论》卷五十：“小儿有涎唾多者，其汁流溢浸渍于颐，生疮黄汁出，浸淫肥烂夹热者，疮汁则多也。”治宜外搽碧玉散。

口咸kǒuxián　症名。指口内有咸味的感觉。《医学正传·口病》：“肾热则口咸。”《张氏医通》卷七：“口咸，肾液上乘也。六味地黄丸，加五味乌鲗骨。”《奇效良方·口舌门》：“五脏之气偏，由是诸疾生焉。且咸则为寒。”属虚寒者，用附桂八味丸加五味子；属肾热者，用滋肾丸。

口香kǒuxiāng　症名。病人自觉口香。可见于消渴病重证。

口辛kǒuxīn　症名。指口内有辛辣味的感觉。《医学入门·口舌唇》：“肺热口辛，甘桔汤、泻白散。”《张氏医通》卷八：“口辛，肺气上溢也，生脉散加桑皮、地骨皮、黄芩。”

口形六态kǒuxíngliùtài　可作为辨证参考的口部外形的 6 种变化，即张（口开不闭），主病虚；噤（口闭不开），主病实；僻（左右㖞斜，口角缓急），主肝经风痰；撮（上下唇紧聚），主邪正交争，正虚邪盛；振（寒栗鼓急，上下振摇），主阳气虚；动（开合频繁），主胃气将绝。

口眼歪斜kǒuyǎnwāixié　症名。亦作口眼㖞斜。《景岳全书·非风》：“口眼歪斜者，足阳明及肝胆经病。”详见

"口眼㖞斜"条。

口眼㖞斜kǒuyǎnwāixié 症名。出《灵枢·经筋》。亦称口眼歪斜。指口眼向一侧斜的症象。多由经脉空虚，风痰乘袭所致。《医学发明·中风》："中血脉则口眼㖞斜。"《证治要诀》卷一："中风之证，卒然晕倒不知人，或痰涎壅盛，咽喉作响，或口眼㖞斜，手足瘫缓，或半身不遂，或舌强不语。"治用小续命汤、疏风汤等方。又"有无故口眼㖞斜，投以中风药剂不效，盖缘骨虚受风所致……川乌一味，决不可少，宜炮熟用。"参见"中风""口㖞"条。本证可见于脑血管意外、面瘫等。

口眼斜外障kǒuyǎnxiéwàizhàng 病证名。见清代黄岩《眼科纂要》。即风牵㖞斜。详该条。

口针kǒuzhēn 针灸疗法。是针刺口腔黏膜上的特定穴区以治疗全身疾病的一种方法。因其针刺取穴均在口腔内，故称为口针。

口中和kǒuzhōnghé 指外感病过程中已不苦不燥，食而知味。表示胃阴恢复，胃气正常。

口中生疮kǒuzhōngshēngchuāng 症名。指口腔内黏膜破损，出现糜烂、溃疡的一类症状。常因热毒侵袭、脏腑积热、湿浊泛溢、虚火上扰、气血亏虚及创伤等所致。可见于口疮、口疳、口糜、狐惑等。参见各条。

叩齿kòuchǐ 保健气功的一组动作。又名鸣天鼓。见《诸病源候论·鬼邪候》。又名琢齿。使上、下齿互相叩击如咀嚼状。龚居中《红炉点雪·却病延年一十六句之术》："齿之有疾，乃脾胃之火熏蒸。每日清晨，或不拘时，叩齿三十六遍，则气自固，虫蛀不生，风邪消散。"

叩法kòufǎ 推拿手法。操作同击法，用力较重。

扣法kòufǎ 推拿手法。❶"扣"同"叩"。即击法。见该条。❷用手掌覆盖穴位。《儒门事亲·解利伤寒》："可用两手指相交，紧扣脑后风府穴，向前礼百余拜，汗出自解。"

寇平kòupíng 明代儿科医家。字衡美。嵩阳（今河南登封）人。以为业儿科者，必明乎性命枢纽、营卫脉络；又以五脏之色见于面部，当以之探疾病之根源。然天地气运，古今不同，故古方今用，有效有不效。因博采群书，选古方之仍效于今者，汇成《全幼心鉴》4卷（1468）。

寇宗奭kòuzōngshì（12世纪）宋代药物学家。籍贯不详，原为澧州（今湖南澧县）县吏。重视对药性的研究，强调处方用药必须了解药性。认为《开宝本草》《图经本草》对一些药物考订不够严谨，沿袭旧说。于是历经10余年的搜求访辑，根据自己长期对实物的观察和实验，参考诸家之说，于1116年（政和六年）写成《本草衍义》20卷，收载常用药物460种。他极力反对服食，列举了许多因服食丹药而丧命的事例，予以批判。同时指出正确使用人工化学药品的方向和途径。在对药物真伪优劣鉴别、阐明药理和扩大临床应用药物加工炮制等方面，也都有所贡献。《本草衍义》对后世本草学的发展有一定的影响。

蔻壳kòuké 中药材。见《药材学》。为白豆蔻壳之处方名。详该条。

蔻米kòumǐ 中药材。见《中药材手册》。为白豆蔻之药材名。详该条。

ku

枯kū 骨痿的别称。《金匮要略·中风历节病脉证并治》："咸则伤骨，骨伤则痿，名曰枯。"详"骨痿"条。

枯草慈菇化毒丸kūcǎocígūhuàdúwán 《疬科全书》方。夏枯草五两，川贝母、山慈菇、蒲公英、陈皮、全蝎、枳壳、桔梗、栀子、白芷、半夏、柴胡、金银花各二两，沉香、甘草、杜胆星各一两。为细末，米糊为丸，绿豆大，每服三钱，淡盐汤送下。治性疬。

枯矾散kūfánsǎn 《赤水玄珠》卷十六方。枯矾不拘量。为细末，每服一钱，生姜煎汤调下。治痰晕。

枯筋箭kūjīnjiàn 病名。生长在皮肤上的赘瘤。出《外科正宗》卷四。由于肝失血荣，以致筋气外发而生。本病初起如赤豆大，质硬，时久表面微呈枯槁，逐渐碎裂，蓬松如刺，形如花蕊。多发于手、足、头皮、胸乳等处。治疗：根蒂细小者，用药线齐根系紧，不久自落，后以珍珠散外敷，使收敛痊愈；对根大顶小者，用铜钱套在疣上，以艾火灸之，使其枯落。相当于寻常疣。

枯萝卜kūluó·bo 中药材。见《山东中药》。为地骷髅之别名。详该条。

枯瘔kūpēi 症名。白瘔呈枯白色者。为湿郁日久，气阴两伤之候。参"白瘔"条。

枯芩kūqín 中药材。见《药品化义》。为黄芩之老根。详该条。

枯胎kūtāi 病名。亦称胎枯。指胎儿因某种原因死于母亲腹中，日久不下而渐干枯。相当于西医学的纸样儿。闫纯玺《胎产心法》："胎气因母举动失调，或所禀怯弱不能自固，致儿内失荣养，不能长发，仍不陨坠者，此与果实干萎在枝无异，名曰枯胎。惟宜急早资母血气，则胎自长。若失于早为滋养，以致萎燥即成，无能为矣。"

枯萎期kūwěiqī 中药学名词。植物失去水分或失去生机的阶段。

枯痔法kūzhìfǎ 痔疾外治法之一。出《太平圣惠方》卷六一。用枯痔药物如灰皂散、三品一条枪等敷在痔核上，或用枯痔注射剂注射于痔核内，使痔核干枯、坏死、脱落而愈的方法。适用于二、三期脱出的内痔，绞窄性内痔，内痔兼有轻度贫血，老年患者或血压偏高患者。不适用于外痔和初期不脱出于肛门外的内痔及直肠肿瘤引起的内痔；有严重的肺、肝、肾疾患，以及高血压病、血液病、孕妇等也不宜应用。因古方多含有砒剂，如使用不当，有中毒的可能，故今已改为无砒枯痔锭或枯痔液，枯痔法现已有不少改进，各地方法也不完全一致，各有其优缺点。

枯痔散kūzhìsǎn ❶《外科正宗》卷三方。白矾二两，蟾酥二钱，轻粉四钱，白砒一两，天灵盖（煅）四钱。为细末，入小新铁锅内，上用粗磁碗密盖，盐泥封固，炭火煅至二炷香，待冷取药再研，取适量搽痔上。功能枯痔。治痔疮泛出。❷《仙拈集》卷四方。红砒（瓦上煅，白烟尽，取起）一钱，枯矾、乌梅肉（烧存性）各二钱，朱砂三分。为细末，以手指水中浸湿蘸药搓揉于痔头，痔身，日二次，初敷不肿，五至六日后出臭水，水出尽其痔干枯而愈。治痔疮。❸经验方。见《外伤科学》（广东中医学院编）。砒石、硼砂、硫黄、雄黄各9g，白矾60g。除硫黄外，其他各药混合装入砂罐内，将罐用纸封闭，中间剪一直径1.5cm大的小孔，将砂罐置于炭火中煅制，不久即有黄烟从小孔中冒出，罐内也发出大小不均匀的响声，待黄烟变为青烟，烟量减少，罐内响声较均匀后（罐内药物全部熔化时），再从小孔内放入硫黄末，并将火略减小，待罐中声响消失，青烟出尽，将罐取下冷却，倒出，去火毒，约两个月后，研成细粉，掺涂患处。治内痔。

骷骨kūgǔ 骨名。《灵枢·师传》："缺盆为之道，骷骨有余以候。"马元台、张志聪及后人多以"骷"作"骺"，即骺骨。参见该条。

苦kǔ 五味之一。苦为火味，入通于心，故为心所主之味。《素问·宣明五气》："苦入心。"苦味药物多入心经，有清心泻火作用，如黄连、莲子心等。同时，苦味药亦有燥湿及坚阴作用，如黄柏之类。故《内经》有"肾欲坚，急食苦以坚之"之说。

苦艾kǔ'ài 中药材。见《云南中草药选》。为金龙胆草之别名。详该条。

苦板kǔbǎn 中药材。见《本草纲目》。为苦之别名。详该条。

苦菜kǔcài 中药材。见《本草纲目》。为败酱草之别名。详该条。

苦草kǔcǎo 中药材。❶见《福建中草药》。为穿心莲之别名。❷见《苏州本产药材》。为益母草之别名。详各条。

苦胆草kǔdǎncǎo 中药材。见《广东中药》Ⅱ（生草药部分）。为鲫鱼胆草之别名。详该条。

苦胆木kǔdǎnmù 中药材。见《全国中草药汇编》。即苦木。详该条。

苦灯笼kǔdēng·long 中药材。见萧步丹《岭南采药录》。为鬼灯笼之别名。详该条。

苦地胆kǔdìdǎn 中药材。❶出《生草药性备要》。又名天芥菜、地胆头、土柴胡、草鞋底、毛刷子、地苦胆、铁烛台。为菊科植物地胆草 *Elephantopus scaber* L. 的全草。分布于云南、贵州、广西、广东、江西、福建等地。苦、辛，寒。入肺、肝、肾经。清热，凉血，解毒，利湿。①治感冒，咽喉疼痛，扁桃体炎，咽喉炎，百日咳，眼结膜炎，黄疸，肾炎水肿，月经不调，白带。煎服：6～15g（鲜品30～60g）。②鲜品捣敷，治乳腺炎，疮疖，湿疹，蛇虫咬伤；取汁滴耳，治中耳炎。孕妇慎服。本品含表无羁萜醇、羽醇及其乙酸酯、去氧地胆草素及异去氧地胆草素等。注射液在体外对金黄色葡萄球菌、大肠埃希菌、铜绿假单胞菌、伤寒及痢疾杆菌有一定抑菌作用。去氧地胆草素有抑制肿瘤生长作用。❷见《广东中草药》。为风轮菜之别名。详该条。

苦地胆根kǔdìdǎngēn 中药材。出《生草药性备要》。为菊科植物地胆草 *Elephantopus scaber* L. 的根。苦，寒。清热解毒，除湿。①治中暑发热，头痛，牙痛，肾炎水肿，菌痢，肠炎，月经不调，白带。煎服：9～15g。②治痈肿，乳腺炎，鲜品捣敷；风火牙痛，酒煎含漱。孕妇慎服。

苦地丁kǔdìdīng 中药材。见《中药志》。又名地丁草、小鸡菜。为罂粟科植物紫堇 *Corydalis bungeana* Turcz. 的干燥全草。分布于甘肃、陕西、山西、山东、河北、辽宁等地。苦，寒。归心，肝，大肠经。清热解毒，散结消肿。①治疔疮肿痛，痈疽发背，痄腮丹毒，急性阑尾炎，煎服或捣敷患处。②烫伤，研末油调敷。③治流行性感冒，上呼吸道感染，扁桃体炎，温病发热烦躁，传染性肝炎，肠炎，痢疾，肾炎，瘰疬，水痘，腮腺炎，眼结膜炎，煎服9～15g（鲜品30～60g）。本品含消旋及右旋的紫堇醇灵碱、乙酰紫堇醇灵碱、四氢黄连碱、原阿片碱等生物碱。另含香豆素或内酯、甾体皂苷、酚性物质、中性树脂及挥发油。全草制成的注射剂（含生物碱）在体外对链球菌、肺炎球菌、痢疾杆菌、大肠埃希菌、葡萄球菌等有抑菌作用。组织培养法证明，它对病毒（单纯疱疹病毒、副流感仙台株）也有抑制作用。注射剂临床应用，对某些炎症，如风湿病有效。

苦爹菜kǔdiēcài 中药材。见《植物学大辞典》。为鹅脚板之别名。详该条。

苦碟子kǔdié·zi 中药材。见《全国中草药汇编》。又名满天星。为菊科植物抱茎苦荬菜 *Ixeris sonchifolia*（Bge.）Hance 的当年生幼苗。分布于东北及内蒙古等地。苦、辛，微寒。止痛消肿，清热解毒。①治肠炎，痢疾，阑尾炎，头痛，牙痛，胃痛，外伤及手术后疼痛，肺脓肿，咽喉肿痛，痈肿疮疖。煎服：9～15g。②治黄水疮，研末香油调敷；痔疮，煎水熏洗。本品含黄酮类、氨基酸、植物甾醇等。对小鼠有镇静、镇痛作用，对动物的平滑肌有解痉作用，并有一定的抗炎作用。尚能改善小鼠心肌微循环，对兔心肌缺血性损伤有保护作用。

苦丁茶kǔdīngchá 中药材。出《本经逢原》。为冬青科植物枸骨 *Ilex cornuta* Lindl. 或大叶冬青 *I. latifolia* Thunb. 等的嫩叶。产于江苏、浙江、福建、广西等地。甘、苦，寒。入肝、肺、胃经。疏风清热，明目生津。①治风热头痛，齿痛，目赤，耳，热病烦渴，泄泻，痢疾。煎服：3～9g。②治口腔炎，水煎含并内服；水、火烫伤，乳腺炎初起，研末油调外涂；外伤出血，研细末敷。枸骨叶含咖啡碱，预试尚含皂苷、鞣质、苦味质。大叶冬青叶含大叶冬青苦苷A及B、熊果酸、β－香树脂醇、蛇麻脂醇、蒲公英赛醇、熊果醇、β－谷甾醇。枸骨对豚鼠离体心脏有增加冠脉流量及心肌收缩力的作用。还具有降血脂作用。

苦丁香kǔdīngxiāng 中药材。见《本草衍义补遗》。为瓜蒂之别名。详该条。

苦豆kǔdòu 中药材。❶见内蒙古《中草药新医疗法资料选编》。为苦参实之别名。❷见《饮膳正要》。为胡芦巴之别名。详各条。

苦豆草kǔdòucǎo 中药材。见《中华人民共和国药典（一部）》（1977）。又名苦豆子草。为豆科植物苦豆子 *Sophora alopecuroides* L. 的茎叶。苦，寒，有毒。清热燥湿。治肠炎，细菌性痢疾。煎服：1.5～3g。内服过量可引起中毒，副作用参见"苦豆子"条。本草含槐定碱、苦豆碱、槐果碱以及有机酸、黄酮、多糖等。

苦豆根kǔdòugēn 中药材。❶见《中药材手册》。为山豆根之别名。❷见《内蒙古中草药》。为苦甘草之别名。详各条。

苦豆子kǔdòu·zi 中药材。见《新疆中草药手册》。为豆科植物苦豆子 *Sophora alopecuroides* L. 的种子。分布于河北、河南、山西、陕西、甘肃、内蒙古、新疆、西藏等地。苦，寒，有毒。清热燥湿，止痛杀虫。①治胃痛吐酸，腹痛，腹胀，小儿消化不良，痢疾，白带过多，滴虫性肠炎。炒至冒烟呈黑色后研末内服，每次5粒。②治疮疖，溃疡，煎水外洗；湿疹，顽癣，用干馏油配10%软膏外擦。内服过量或炒制不合要求可发生头晕、恶心、呕吐、腹胀、烦躁腹痛、腹泻、胸闷、心慌、面色苍白、血压下降、呼吸困难等，应及时救治。本品含苦参碱、槐果碱、槐定碱及苦豆碱等多种生物碱。苦参碱的作用见"苦参"条。

K

苦豆子草kǔdòu·zicǎo　中药材。见《新疆中草药手册》。即苦豆草。详该条。

苦芙kǔfú　中药材。出《本草经集注》。又名狭叶蓟、苦板、轮蓟、牛刺犁。为菊科植物条叶蓟 *Cirsium chinense* Gardn. et Champ. 的全草。分布于辽宁、河南、云南、四川等地。甘、苦，凉。清热，凉血，解毒。①治吐血，衄血，尿血，尿路感染，黄疸，崩漏，带下。煎服：15～30g。②治疗疮疖肿，丹毒，捣敷；痔疮，烧灰敷；漆疮，煎水洗。全草含中国蓟醇-4′-葡萄糖苷，3′-去甲条叶蓟醇-4′-葡萄糖苷。

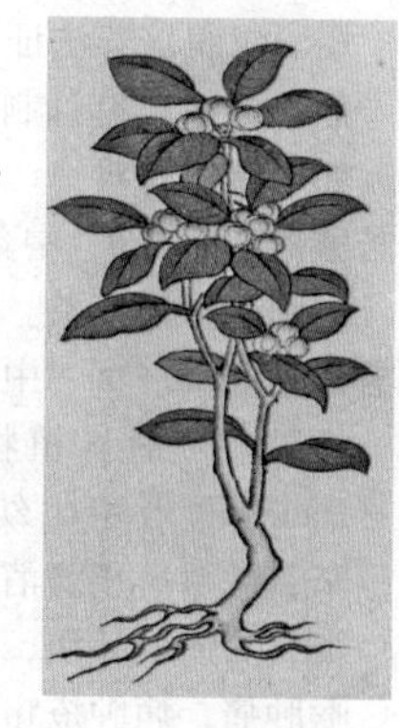
苦芙

苦甘草kǔgāncǎo　中药材。见《内蒙古中草药》。又名苦豆根。为豆科植物苦豆子 *Sophora alopecuroides* L. 的根。主产于内蒙古。苦、寒。清肠燥湿，镇痛。①治细菌性痢疾，肠炎泄泻，黄疸，咽痛，牙痛。煎服：3～9g。②治湿疹，皮肤瘙痒，顽癣，煎服或熏洗；烫伤，研末油调敷。本品含槐果碱、槐定碱、苦豆碱等。槐果碱为抗癌有效成分，还有平喘作用。

苦骨kǔgǔ　中药材。见《本草纲目》。为苦参之别名。详该条。

苦瓜莲kǔguālián　中药材。见《江西民间草药验方》。为王瓜之别名。详该条。

苦寒清气kǔhánqīngqì　清热法之一。用苦寒药清气分热邪。如春温初起，发热不恶寒（或微恶寒），骨节疼痛，口渴汗少，小便黄，舌质红，苔黄，脉数，用黄芩汤。

苦寒清热kǔhánqīngrè　清法之一。又称苦寒泄热。即用苦寒药物清除里热的治法。如临床上所见身热，头痛，口渴，小便黄的里热证，可用黄芩汤等方。如里热严重，兼见谵语发狂，或吐血，衄血，发斑，苔黄或干黑起刺，脉沉数有力者，可用黄连解毒汤等方。

苦寒泄热kǔhánxièrè　即苦寒清热。详该条。

苦寒燥湿kǔhánzàoshī　用苦寒药物祛除湿热病邪的方法。临床用于腹痛腹胀，大便稀烂热臭，舌苔黄腻等肠胃湿热证候。常用黄连、黄芩、黄柏、枳壳、猪苓等。

苦蒿kǔhāo　中药材。见《江苏省植物药材志》。为青蒿之别名。详该条。

苦桔梗kǔjiégěng　中药材。见《本草纲目》。即桔梗。详该条。

苦金盆kǔjīnpén　中药材。见《云南中草药选》。为罗锅底之别名。详该条。

苦酒kǔjiǔ　中药材。出《伤寒论》。为醋之别名。详该条。

苦酒方kǔjiǔfāng　《焦氏喉科枕秘》卷二方。黄芪三两，白芍药二两，桂枝一两六钱。为末，每服三钱，醋三合煎，频服。治阴毒喉风，脉沉细，自汗咽疼，属少阴证者。

苦酒汤kǔjiǔtāng　《伤寒论》方。半夏（洗，破如枣核）十四枚，鸡子一枚（去黄），苦酒适量（入于鸡子壳中）。将半夏入于苦酒中，再将鸡子壳置火上，令三沸，去半夏，趁热下鸡子清，搅匀，少少含咽之。治少阴病，咽中伤生疮，不能语言，声不出者。

苦苦菜kǔkǔcài　中药材。见《陕西中草药》。为骆驼蓬之别名。详该条。

苦葵kǔkuí　中药材。出《本草图经》。为龙葵之别名。详该条。

苦莨kǔlǎng　中药材。见《广西本草选编》。为水胡满之别名。详该条。

苦楝皮kǔliànpí　中药材。出《经史证类备急本草》。又名楝皮、楝根木皮。为楝科植物楝 *Melia azedarach* L. 或川楝 *Melia toosenclan* Sieb. et Zucc 的干燥根皮或树皮。分布于华北、华东、中南及西南各地。苦，寒，有毒。归肝、脾、胃经。杀虫，疗癣。用于蛔虫病、蛲虫病，虫积腹痛，煎服 3～6g（鲜品 15～30g）；治蛲虫病，研末以蜜制成栓剂，塞入肛门内；阴道滴虫病，煎汤外洗或制成栓剂外用；风疹，疥癞，煎水浸洗；头癣，研末油调敷；虫牙痛，煎汤漱口。内服过量易引起头昏、思睡、恶心、呕吐、腹痛、面红等中毒症状。本品含苦楝酮。还含苦楝萜酮内酯、苦楝萜醇内酯、苦楝皮萜酮、苦楝萜酸甲酯等多种苦味成分及β-谷甾醇等。苦楝素有驱蛔作用，高浓度时能麻痹猪蛔虫，特别是其头部的神经节；低浓度则有明显的兴奋作用，使虫体不能附着于肠壁而被驱除体外。对胃有刺激作用，胃溃疡患者慎用。大剂量能伤害肝脏。本品有一定蓄积性，不要连续使用。急性中毒的致死原因似为急性循环衰竭。苦楝皮水浸剂能抑制某些皮肤真菌。

苦楝丸kǔliànwán　见《小儿药证直诀》卷下方。即安虫丸。见该条。

苦榴皮kǔliúpí　中药材。见《全国中草药新医疗法展览会技术资料选编·皮肤病》。为秦皮之别名。详该条。

苦龙胆草kǔlóngdǎncǎo　中药材。见《全国中草药汇编》。即金龙胆草。详该条。

苦荬菜kǔmǎicài　中药材。出《嘉祐补注神农本草》。又名盘儿草。为菊科植物苦荬菜 *Ixeris denticulata*（Houtt.）Stebb. 的全草。我国大部分地区有分布。苦，寒。清热解毒，消肿止痛。①治咽喉肿痛，黄疸，痢疾，淋证，带下，跌打损伤。煎服：9～12g。②治痈疖肿毒，乳痈，煎服并捣敷；阴道滴虫病，煎水熏洗；烧烫伤，研末油调搽。

苦木kǔmù　中药材。见《中国药用中药志》。又名苦皮树、苦胆木、赶狗木、黄檀树。为苦木科植物苦木 *Picrasma quassioides*（D. Don）Benn. 的根干燥枝和叶。分布于我国黄河流域以南各地。苦，寒，小毒。清热解毒，祛湿。用于风热感冒，咽喉肿痛，湿热泻痢，湿疹，疮疖，蛇虫咬伤。煎服，枝 3～4.5g，叶 1～3g。茎含苦木碱 A～G，苦木西碱 C、D、E，苦木素，异苦木素，苦树素，苦树素苷，苦木半缩醛，苦木内酯等。并含苦木萜醇、苦木酮碱、甲基苦木酮碱、铁屎米酮、1-甲氧甲酰-β-咔啉、1-乙氧甲酰-β-咔啉、1-甲酰-β-咔啉、1-乙烯基-4，8-二甲氧基-β-咔啉等。总生物碱在体外对溶血性乙型链球菌、金黄色葡萄球菌、宋内氏志贺菌、枯草杆菌等有抑制作用。苦木素可作健胃剂。1∶10000 的浓度在体外能抑制溶组织阿米巴的运动；浸剂灌肠可治蛲虫。其毒性可侵犯神经系统，在兔先引起全身的肌肉震颤，而后转入麻痹。已证明，苦木酮碱、甲基苦木酮碱及β-类咔啉类生物碱均有抗菌作用。苦树素苷具抗肿瘤作用。

苦木通kǔmùtōng　中药材。见《中药材品种论述》。为关木通之别名。详该条。

苦皮树kǔpíshù　中药材。见《中国树木分类学》。为苦木之别名。详该条。

苦皮子kǔpí·zi　中药材。见《四川中药志》。为苦木之别名。详该条。

苦荞头kǔqiáotóu　中药材。见《贵阳民间药草》。又名荞叶七。为蓼科植物苦荞麦 *Fagopyrum tataricum*（L.）Gaertn. 的块根及根茎。分布于东北、西北、西南地区，栽培或野生。甘、苦，平，有小毒。健脾行滞，理气止痛，解毒消肿。治胃痛，消化不良，痢疾，小儿疳积；跌打损伤，腰腿疼痛；痈肿恶疮，狂犬咬伤。煎服：9～15g。本品含芸香苷等黄酮类。

苦参kǔshēn　中药材。出《神农本草经》。又名苦骨、地骨、牛参、川参。为豆科植物苦参 *Sophora flavescens* Ait. 的干燥根。全国各地均产。苦，寒。归心、肝、胃、大肠、膀胱经。清热燥湿，杀虫，利尿。用于热痢，便血，黄疸尿闭，赤白带下，阴肿阴痒，湿疹，湿疮，皮肤瘙痒，疥癣麻风。外治滴虫性阴道炎。煎服4.5～g。治湿毒疮疡，皮肤瘙痒，疥、癣，麻风，荨麻疹，煎洗或内服；治滴虫性阴道炎，煎水洗；烫伤，研末香油调敷。内服用量不宜过大。反藜芦。本品含苦参皂苷Ⅰ－Ⅳ、大豆皂苷Ⅰ，还含右旋异苦参碱、右旋别苦参碱，右旋槐花醇、左旋槐胺碱、左旋臭豆碱、右旋－N－甲基金雀花碱等生物碱，以及苦参酮、苦参黄酮醇、苦参查耳酮、苦参查耳酮醇、红车轴草根苷、去甲脱水淫羊藿素、异脱水淫羊藿素等。苦参在实验室及临床上均有一定的抗心律不齐作用，作用性质类似奎宁丁。氧化苦参碱有升高白细胞作用。它与槐果碱都有平喘、某些抗心律失常及抗癌活性。臭豆碱与金雀花碱的药理作用与烟碱相似，能反射性地兴奋呼吸。臭豆碱还有某些箭毒样作用。苦参总黄酮有抗心律失常作用。苦参碱等有抗癌活性。醇浸膏在体外尚有抗滴虫作用。在动物身上有平喘作用，并有报告其利尿作用者。毒性剂量的苦参碱能引起兔的脊髓兴奋而导致惊厥，最终致呼吸麻痹而死。

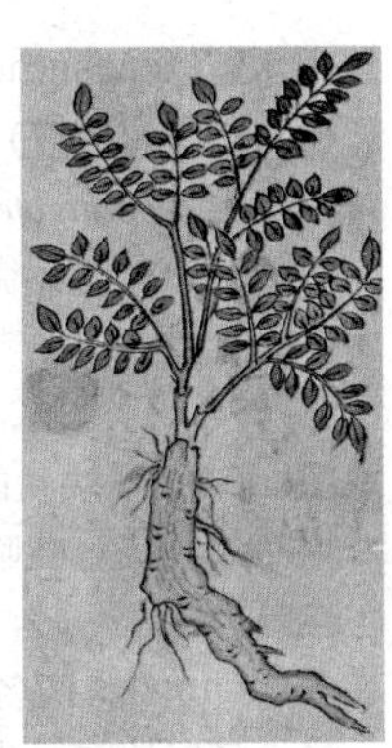
苦参

苦参地黄丸kǔshēndìhuángwán　《外科大成》卷二方。苦参（酒浸蒸晒九次，再炒黄，为末）一斤，生地黄（酒浸一宿，蒸熟捣烂，和苦参末内）四两。炼蜜为丸，梧桐子大，每服三钱，白开水或酒送下，日二次。功能清热，燥热养阴。治痔漏出血，肠风下血，酒毒下血。

苦参散kǔshēnsǎn　《外科精义》卷下方。苦参、蔓荆子、何首乌、荆芥穗、威灵仙各等分。为细末，每服二钱，食前酒调下，日二次。治遍身疮疥，经年不效。

苦参实kǔshēnshí　中药材。出《新修本草》。又名苦参子、苦豆。为豆科植物苦参 *Sophora flavescens* Ait. 的种子。我国南北各地均有分布。苦，寒。清热解毒，通便，杀虫。研末装入胶囊服，每粒0.5g，治急性菌痢，每次0.5g，一日4次；大便秘结，每次吞服10粒。本品含油14.76%，另含少量金雀花碱。

苦参汤kǔshēntāng　❶《备急千金要方》卷五方。苦参八两，地榆、黄连、王不留行、独活、艾叶各三两，竹叶二升。为粗末，水煎，洗患处。治小儿疮疡。❷《外科正宗》卷四方。苦参四两，菖蒲二两。水煎，入公猪胆汁四至五枚，淋洗患处。治痤疮，痒痛难以安睡者。❸《疡科心得集》方。苦参、蛇床子、白芷、金银花、野菊花、黄柏、地肤子、菖蒲。水煎，入猪胆汁四五枚，洗患处。治各种疥癞疯癣。

苦参丸kǔshēnwán　❶《外科精义》卷下方。栀子仁、苦参、防风、玄参、独活、枳实、菊花、黄连、黄芩、大黄各等分。为细末，炼蜜为丸，豌豆大，每服五十丸，食后茶、酒送下。治遍身疮疥，经久不愈。❷《证治准绳·疡医》卷五方。①苦参末一斤，皂角二斤。将皂角浸入水中，揉浓汁，滤去渣，用清汁熬成膏，和苦参末为丸，梧桐子大，每服三十至五十丸，煎荆芥酒或薄荷酒送下。治痂疥瘙痒。②苦参不拘量。为细末，粟米饭为丸，梧桐子大，每服五十丸，空腹温水或米汤送下。治肺毒邪热生疮，疥癣。③苦参一斤半，菖蒲四两，蛇肉（酒浸）八两。为细末，炼蜜为丸，梧桐子大，每服三十丸，开水送下。治一切癣，皮肤瘙痒。❸《证治准绳·幼科》集六方。苦参一两，白蒺藜、胡麻、牛蒡子各半两，甘草二钱半。为末，酒调面糊为丸，竹叶煎汤送下。治痘癞疮，体无完肤，瘙痒难忍，肌肉溃烂。❹《证治准绳·类方》第四册方。苦参粉二两，人参、防风、五加皮、蒺藜（炒去刺）、炙丹参、沙参、乌蛇肉（酒浸）、蔓荆子、败龟甲（酥炙）、虎骨（酥炙）、玄参各一两。为细末，另用皂角一斤为粗末，入水中取汁，去渣，放无油铁器内熬成膏，以炼蜜四两和丸，梧桐子大，每服十五至二十丸，食后良久、睡前荆芥、薄荷酒送下，日三次。治着痹麻木。

苦参子kǔshēnzǐ　中药材。❶见《本草纲目》。即苦参实。❷见《本草纲目拾遗》。为鸦胆子之别名。详各条。

苦石莲kǔshílián　中药材。见《增订伪药条辨》。又名老鸦枕头、土石莲子、猫儿核、广石莲子。为豆科植物南蛇 *Caesalpinia minax* Hance 的种子。主产于云南、广西。苦，凉。清热化湿，散瘀止痛。治风热感冒，痢疾，膀胱炎，淋病，白浊，尿血，梦遗，哕逆，痈肿，疮癣，跌打损伤，毒蛇咬伤。煎服：6～9g。外用适量，煎水洗，或捣敷。

苦实kǔshí　中药材。见《本草原始》。为马钱子之别名。详该条。

苦笋kǔsǔn　中药材。出《食疗本草》。为苦竹笋之简称。详该条。

苦葶苈kǔtínglì　中药材。见《全国中草药汇编》。为桂竹糖芥的别名。详该条。

苦温平燥kǔwēnpíngzào　治法之一。治疗外感凉燥表证的方法。《素问·至真要大论》："燥淫于内，治以苦温，佐以甘辛。"用药如杏仁、陈皮、苏叶、半夏、枳壳、前胡、桔梗等，代表方如杏苏散。

苦温燥湿kǔwēnzàoshī　用苦温药物祛除寒湿病邪的方法。临床用于胸闷呕吐、恶心、腹胀、大便清稀，苔白腻等中焦寒湿证候。常用厚朴、苍术、半夏、白蔻仁等。

苦杏仁kǔxìngrén　中药材。见《临证指南医案》。即杏仁。详该条。

苦薏kǔyì　中药材。❶出《本草图经》。为莲子心之别名。❷出《名医别录》。为野菊之别名。详各条。

苦远志kǔyuǎnzhì　中药材。见《滇南本草》。即远志。详该条。

苦杖kǔzhàng　中药材。出《本草拾遗》。为虎杖之别名。详该条。

苦蘵kǔzhī　中药材。出《本草拾遗》。又名灯笼草、野绿灯、天泡草、响铃草。为茄科植物苦 *Physalis angulata* L.

的全草。分布于长江以南各地。苦、酸，寒。清热，利尿，解毒，消肿。①治感冒，咽喉肿痛，肺热咳嗽，牙龈肿痛，湿热黄疸，痢疾，水肿，热淋。煎服：15～30g。②治天疱疮，捣汁涂或焙干研末油调敷；疔疮肿毒，煎服或捣敷。孕妇忌服。本品含酸浆果红素。又含苦素、苦甾醇、苦甾内酯等。本品具有抗癌作用。

苦蘵根kǔzhīgēn　中药材。见《江西民间草药》。为茄科植物苦蘵 *Physalis angulata* L. 的根。苦，寒。利水通淋。治水肿腹胀，黄疸，热淋，疔疮。煎服：15～30g。

苦蘵果kǔzhīguǒ　中药材。见《湖南药物志》。为茄科植物苦蘵 *Physalis angulata* L. 的果实。酸，平。解毒，利湿。①治急性气管炎。煎服：9～15g。②捣敷或研末调敷治牙痛，天疱疮，疔疮。种子含油约21%，油中含亚油酸（约75%）及油酸（约12%）。

苦猪菜kǔzhūcài　中药材。见《江西中药》。为败酱草之别名。详该条。

苦竹沥kǔzhúlì　中药材。出《名医别录》。为禾本科植物苦竹 *Pleioblastus amarus*（keng）keng f. 的茎秆用火烤灼时流出的液汁。苦，寒。清火，解毒利窍。治目赤，牙痛，口疮。冲服：30～60g。

苦竹茹kǔzhúrú　中药材。出《食疗本草》。为禾本科植物苦竹 *Pleioblastus amarus*（keng）keng f. 的基秆除去外皮后刮下的中间层。苦，凉。清热，化痰，凉血。治烦热呕逆，痰热咳喘，小便涩痛，尿血。煎服：4.5～9g。

苦竹笋kǔzhúsǔn　中药材。出《本草拾遗》。又名苦笋。为禾本科植物苦竹 *Pleioblastus amarus*（keng）keng f. 的嫩苗。苦，寒。清热除烦，除湿，利水，止渴。治烦热，消渴，脚气，面目黄，小便不利，解酒毒。煎汤：60～70g。

苦竹叶kǔzhúyè　中药材。出《本草经集注》。为禾本科植物苦竹 *Pleioblastus amarus*（keng）keng f. 的嫩叶。我国南方各地均产。苦，寒。清心，利尿，解毒，明目。①治热病口渴，心烦不眠，猝然失音，小儿潮热，小便短赤，口舌生疮，目痛目热。煎服：6～12g。②烧存性研末敷汤火伤。

库房kùfáng　经穴名。代号ST14。出《针灸甲乙经》。属足阳明胃经。位于胸部，在第1肋间隙中，距胸正中线4寸处。布有胸前神经分支，并有胸肩峰动、静脉及胸侧动、静脉分支通过。主治咳嗽，气喘，胸胁胀痛，咳吐脓血等。斜刺0.3～0.5寸。不宜深刺。艾炷灸3～5壮，或艾条灸5～10分钟。

kua

胯kuà　两大腿之间的部位。

胯腹痈kuàfùyōng　病名。即生在胯腹部的痈。参见“痈”条。

胯骨kuàgǔ　骨名。即髋骨。详该条。

胯骨出kuàgǔchū　病名。即髋关节脱臼。出《仙授理伤续断秘方》。又名大腿根出臼、臀骱骨出、臀骱脱臼、大腿骨骱脱、环跳骨出臼、环跳骨脱出、胯骨骱脱臼。因跌仆、坠闪所致。患处肿胀、疼痛、活动障碍。有粘膝和不粘膝畸形。前者即后脱臼，又称臀上出、足短形、出向外，患肢呈内收、屈曲、内旋、缩短畸形；后者为前脱臼，又称档内出、足长形、出向内，患肢呈屈曲、外展、外旋、延长畸形。宜在麻醉下用肩抬法，或绳索悬吊法，或脚牮法复位，给予固定。服七厘散或复元活血汤，肿消痛减后，以五加皮汤和海桐皮汤外洗，配合功能锻炼。

胯骨骱脱臼kuàgǔjiètuōjiù　病名。见《伤科大成》。即髋关节脱臼。详“胯骨出”条。

跨骨kuàgǔ　骨名。即髋骨。详该条。

髂骨kuàgǔ　骨名。即髋骨。详该条。

kuai

块根木蓝kuàigēnmùlán　中药材。见《中华人民共和国药典（一部）》（1977）。又名远志木蓝、虫豆柴。为豆科植物块根木蓝 *Indigofera neopolygaloides* Hu 的块根。分布于贵州、云南。辛、微甘，平。活血舒筋，消肿止痛。治劳伤疼痛，骨折，胃痛，胃肠炎，咽喉痛，扁桃体炎。煎服：6～15g；研末服，一次2～3g，一日3次。

块痰kuàitán　块状的痰。由于肺失清肃，气机失调，郁结凝聚而致。痰难吐咯，吐痰成块状。治疗以顺气、化痰、清热等为法。

块痛kuàitòng　病名。倪枝维《产宝》：“产后腹有血块作痛，名曰块痛。生化汤治之。”详“儿枕痛”条。

快瘢汤kuàibāntāng　《证治准绳·幼科》集四方。人参五分，当归、防风、木通各一钱，甘草三分，木香、紫草、蝉蜕各二分。煎服。功能扶正透邪。治痘疮。

快果kuàiguǒ　中药材。出《名医别录》。为梨之别名。详该条。

快脾丸kuàipíwán　《魏氏家藏方》卷五方。生姜六两，橘皮、炙甘草、丁香各一两，砂仁三两。为末，炼蜜为丸，弹子大，每服一丸，空腹姜汤送下。功能温中行气，化湿和胃。治脾气久虚，不受饮食，食荤则肠鸣腹泻，下尽所食之物方快，不食则无事，经久不愈者。

快药kuàiyào　指泻下作用峻烈的药物，如大黄、巴豆之类。《金匮要略·肺痿肺痈咳嗽病脉证治》：“肺痿之病……或从便难，又被快药下利，重亡津液，故得之。”

kuan

宽喉法kuānhóufǎ　推拿方法名。即喉科擒拿法。见“擒拿法”条。

宽筋散kuānjīnsǎn　《伤科补要》卷三方。羌活、防风、续断、芍药各一两，桂枝、甘草各四钱，当归一两半。为末，陈酒调下。治腕部挫伤。

宽筋藤kuānjīnténg　中药材。❶见《南宁市药物志》。又名伸筋藤、舒筋藤、大松身。为防己科植物中华青牛胆 *Tinospora sinensis*（Lour.）Merr. 的茎藤。分布于广东、广西等地。微苦，凉。入肝经。舒筋活络，祛风除湿。①治风湿痹痛，坐骨神经痛，腰肌劳损，跌打损伤。煎服：9～30g。②捣敷乳腺炎，无名肿毒。孕妇及产后慎服。本品预试含氨基酸、糖类。❷见《陆川本草》。为四方藤之别名。❸出《生草药性备要》。为伸筋草之别名。详各条。

宽紧草kuānjǐncǎo　中药材。见《浙江中药手册》。为鼠曲草之别名。详该条。

宽气饮kuānqìyǐn　《证治准绳·幼科》集二方。枳壳一两，人参五钱，天麻、炒僵蚕、羌活、炙甘草各三钱。为粗末，每服二钱，加生姜三片，水煎，不拘时服。治小儿风痰壅满，风伤于气，不能言语。

宽胸kuānxiōng 治法。与疏郁理气义同。详该条。

宽中kuānzhōng 治法。与疏郁理气义同。详该条。

宽中散kuānzhōngsǎn 《张氏医通》卷十六方。生地黄、当归、白芍药、枳壳、赤茯苓、甘草。为粗末，每服一方寸匕，水煎服。治痘疹误用辛热，胸膈痞结。

宽中汤kuānzhōngtāng 《类证治裁》卷三方。陈皮、茯苓、半夏、枳实、山楂、神曲、白术、厚朴、莱菔子、生姜。水煎服。功能化痰消食，行气除满。治气虚中满。

髋kuān 指腰以下尾骶部及臀部。别称髎。《素问·骨空论》："辅骨上横骨下为楗，侠髋为机。"《类经》卷八："髋，尻也，即脽臀也。一曰两股间也。"

髋髀kuānbì 指臀股之间。《素问·气交变大论》："髋髀如别。"

髋骨kuāngǔ ❶骨名。又名胯骨、跨骨、髂骨、骯髋。解剖学同名骨。左右髋骨与骶骨通过韧带形成一个完整的骨性环，即骨盆。髋骨由髂骨、坐骨和耻骨组成。❷经外奇穴名。代号EX－LE1。出《扁鹊神应针灸玉龙经》，定位在"梁丘两旁各五寸"。《针灸大成》作"梁丘两旁各开一寸五分"。现多从《类经图翼》"在膝盖上，梁丘旁，外开一寸"定位。主治腿痛，寒湿走注，历节风痛，膝红肿痛，下肢瘫痪等。直刺0.5～1寸。艾炷灸3～7壮，或艾条灸5～15分钟。

髋关节脱位kuānguānjiétuōwèi 病名。即股骨头与髋臼构成的关节的脱位。以髋关节肿胀、积血、疼痛、功能丧失为主要表现。先天发育异常所致的髋关节脱位称为先天性髋关节脱位，是一种发育异常所致的畸形疾病。

髋侠kuānxiá 指髂骨的髂翼部分。

款冬花kuǎndōnghuā 中药材。出《神农本草经》。又名冬花、款花、九九花、艾冬花。为菊科植物款冬 *Tussilago farfara* L. 的干燥花蕾。主产于河南、甘肃、山西、陕西。辛、微苦，温。归肺经。润肺下气，止咳化痰。用于新久咳嗽，喘咳痰多，劳嗽咳血。煎服5～10g。本品含款冬素、款冬酮、款冬二醇。煎剂在动物试验中有镇咳及轻度的祛痰、平喘作用，醚提取物对胃肠平滑肌有抑制作用。在动物身上有类似去甲肾上腺素的升高血压作用。款冬花粉疑有致癌作用。

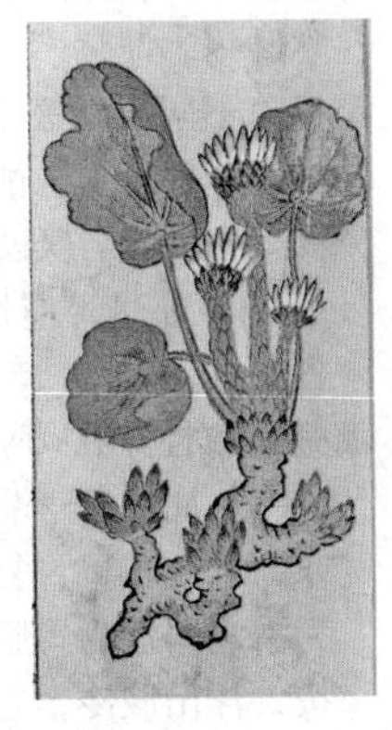

款冬花

款冬花膏kuǎndōnghuāgāo 《传信适用方》卷一引李医观方。人参、白术、款冬花、炙甘草、炮姜、钟乳粉各五钱。为细末，炼蜜为丸，每服一钱，食前米饮送下。治肺虚久嗽。

款冬花散kuǎndōnghuāsǎn 《太平惠民和剂局方》卷四方。款冬花、知母、桑叶各十两，姜半夏、甘草、阿胶珠、炒杏仁、炒贝母各二十两，麻黄四十两。为粗末，每服二钱，加生姜三片，水煎服。功能宣肺利气，化痰止咳。治肺气不利，咳嗽喘满，胸膈烦闷，痰实涎盛，喉中呀呷，鼻塞清涕，头痛眩冒，肢体倦疼，咽嗌肿痛。

kuang

匡kuāng 同眶。眼眶。《素问·玉机真藏论》："目匡陷。"《素问·刺禁论》："刺匡上陷骨中脉。"

匡愚kuāngyú（1378—1459）明代医家。字希贤。常熟（今属江苏）人。父忠，有医名。尝代父任惠民药局医士，后奉召随郑和三度出使西洋，历交趾、占城、爪哇、三佛齐、满剌、苏门答腊、锡兰山、暹罗、索尼诸地。著《华夷胜览》。正统六年（1441）与医学训科郁鼎志重建常熟惠民药局，以惠贫病军民。卒年八十二。

匡忠kuāngzhōng（1359—1428）明代医家。字体道。世居济南。祖父匡通、父匡友文皆以医名。忠以家学相承，读经书医籍均能得其旨趣。青年时丧父，即开门授徒。里人抱疾求治者，无不以诚心起其危殆，从不计酬报，人多德之。子匡愚，代父任惠民药局医士。后奉召随郑和三度出使西洋，历交趾、占城、爪哇、三佛齐、满剌、苏门答腊、锡兰山、暹罗、索尼诸地。著《华夷胜览》。回国后仍以医业于乡里。

恇kuāng 症名。怯弱无力。《素问·通评虚实论》："尺虚者，行步恇然。"《灵枢·寒热病》："精泄则病甚而恇。"

骯髋kuānglánɡ 髋骨的别名。详该条。

狂kuáng 病名。指精神躁狂失常的疾病。出《灵枢·癫狂》。多因七情过度，五志化火，痰蒙心窍或因热盛邪入心包所致。症见发作刚暴，骂詈不避亲疏，甚者持刀持杖，登高而歌，弃衣而走，逾垣上屋，力大倍常；或多食，或卧不知饥，妄见妄闻，妄自尊大，妄走不止，日夜无休等。脉弦滑数或沉紧而实等。《景岳全书》卷三十四："当以治火为先，而或痰或气，察其甚而兼治之。若止因火邪而无胀闭热结者，但当清火，宜抽薪饮、黄连解毒汤、三补丸之类主之。若水不制火而兼心肾微虚者，宜朱砂安神丸，或服蛮煎、二阴煎主之。若阳明火盛者，宜白虎汤、玉泉散之类主之。若心脾受热，叫骂失常，而微兼闭结者，宜清心汤、凉膈散、三黄丸、当归龙荟丸之类主之。若因火致痰者，宜清膈煎、抱龙丸、生铁落饮主之，甚者宜滚痰丸。若三焦邪实热甚者，宜大承气汤下之。若痰饮热壅闭，气道不通者，必须先用吐法，并当清其饮食。此治狂之要也。"《医林改错》卷下："癫狂一症，哭笑不休，詈骂歌唱，不避亲疏，许多恶态，乃气血凝滞脑气，与脏腑气不接，如同作梦一样。"宜癫狂梦醒汤等方。本病症可见于狂躁性精神病、中毒性精神病、反应性精神病及癔病等。参见"癫狂"条。

狂汗kuánghàn 症名。见《温疫论》。是瘟疫、温热病欲作汗解时的症状。多见于体质充盛之人，阳气冲击，不能顿开，故忽然狂躁，坐卧不安，少时大汗淋漓，邪从汗解，脉静身凉而愈。

狂犬病kuángquǎnbìng 病名。狂犬病又名恐水症，系被疯狗等咬伤，疯毒入血攻心，致人发狂，引动肝风所致，俗称疯狗病。其临床表现为极度兴奋，恐惧异常，恐水，怕风，咽肌痉挛，进行性瘫痪等，预后凶险，病死率几为百分之百，罕见有抢救成活者。治疗获效的关键是及时合理注射狂犬病疫苗和抗毒血清。参见"狂犬啮人"条。

狂犬啮人kuángquǎnnièrén 病名。出《五十二病方》。又名疯犬咬伤、猘犬伤、狂犬伤。公元前6世纪，我国已有"国人逐狗"的记载。《淮南子》有"猘犬不投河"的描述。葛洪认为"犬忽避人藏身"的现象即是将疯的先兆，并主张用狂犬脑外敷咬伤处，颇有原始免疫之意。《诸病源候论》卷三十六："其猘狗啮疮，重发则令人发狂乱，如猘狗之状。"当狂犬咬伤后，其毒侵入人体，一般潜伏期短则8～10天，长达数月至1年以上，伤口愈深，愈接近头部，潜伏期愈短。发病初则乏力、头痛、呕吐、纳差、喉部呈紧缩感；1~2天后出现狂躁、恐惧、吞咽和呼吸困难，并有恐水症状；继则出现全身瘫痪、瞳孔散大等危象。治疗初服扶危散，或人参败毒散加地榆、黑竹根。咬伤处要彻底清创，外敷玉真散。若咬后及时注射破伤风抗毒血清及狂犬病疫苗，可预防狂犬病的发生。

狂犬伤kuángquǎnshāng　病名。见《外台秘要》卷四十。即狂犬啮人。详该条。

狂言kuángyán　症名。出《灵枢·癫狂》。病态性言语粗鲁狂妄，失去理智控制的症状。多为心火炽盛所致的实证。

狂越kuángyuè　症名。指神志失常而狂乱无定。《素问·至真要大论》："诸躁狂越，皆属于火。"参见狂条。

邝贤贞kuàngxiánzhēn　明代医生。字文宁。临武（今属湖南）人。崇祯元年（1628）应贡选，授江西定南令，后迁知州。以母老乞归，性嗜古，博览群书，尤好岐黄，缮写《脉诀》《难经》，为人诊病多效。

圹塔症kuàngtǎzhèng　喉科病证。圹，同旷，此指咽喉。圹塔，谓生于咽喉的疙瘩。《喉舌备要》："此症发在帝中内侧圹边，或左或右不定，然俱有白膜黄膜。""发左宜平肝，发右宜清肺，"兼以去膜升提，解毒之剂。

旷处良kuàngchùliáng　参见旷世儦、王东野各条。

旷世儦kuàngshìbiāo　元代医生。永新（今江西永新）人，生平不详。继承其曾祖父名医旷处良的医术，以医名。

矿灰kuànghuī　中药材。见《本草纲目》。即石灰，详该条。

眶kuàng　即目眶。俗称眼眶。眼窝周围的骨骼，起着保护眼球的作用。

kui

揆度kuíduó　推测、度量之意。如从切脉推测病情和病所，结合四时气候变化，估计疾病的顺逆。《素问·病能论》："所谓揆者，方切求之也，言切求其脉理也。度者，得其病处，以四时度之也。"参见"揆度奇恒"条。

揆度奇恒kuíduóqíhéng　❶指诊断中，要善于观察和分析一般的疾病规律和特殊的变化，以期正确判断病情。《素问·玉机真藏论》："吾得脉之大要，天下至数，五色脉变，揆度奇恒，道在于一。"此处"奇恒"指平常（恒）和异常（奇）。❷推测疾病的浅深和奇难。《素问·玉版论要》："揆度者，度病之浅深也。奇恒者，言奇病也。"此处"奇恒"指异于平常的奇特疾病。

葵菜kuícài　见《说文解字》。即冬葵叶。详该条。

葵菜子kuícàizǐ　中药材。见《妇人良方大全》。为冬葵子之别名。详该条。

葵花根kuíhuāgēn　中药材。见《四川常见中草药》。即向日葵根。详该条。

葵花茎髓kuíhuājīngsuǐ　中药材。见《安徽中草药》。即向日葵茎髓。详该条。

葵花盘kuíhuāpán　中药材。见《草药手册》。即向日葵花托。详该条。

葵扇木kuíshànmù　中药材。见《陆川本草》。为蒲葵之别名。详该条。

葵子kuízǐ　中药材。出《金匮要略》。为冬葵子之简称。详该条。

葵子茯苓散kuízǐfúlíngsǎn　《金匮要略》方。冬葵子一斤，茯苓三两。为末，每服一方寸匕，日三次。功能利湿安胎。治妊娠有水气，身重，小便不利，洒淅恶寒，起即头眩。

葵子散kuízǐsǎn　❶《小儿卫生总微论方》卷十六方。冬葵子一两，石楠叶、榆白皮、石韦、木通各半两。为粗末，每服半钱，葱白汤调下，日二次。治石淋尿道涩痛不可忍。❷《仁斋小儿方论》卷四方。冬葵子、车前子、木通、炒桑白皮、瞿麦、赤茯苓、栀子、炙甘草等分。水煎服。治小儿诸淋。

葵子汤kuízǐtāng　❶《外台秘要》卷三十三引《古今录验方》方。冬葵子二升，滑石四两。水煎服。治妊娠身热，二便不利。❷《鸡峰普济方》卷十方。①冬葵子、车前子、茯苓、白术、木通、赤芍药各等分。为粗末，每服二钱，酒调下。治小便凝涩不通。②赤茯苓一两，冬葵子、石韦、泽泻、白术各半两。为粗末，每服五钱，水煎，食后服。治热淋，小便淋漓涩痛。

魁蛤壳kuígéqiào　中药材。见《本草品汇精要》。为瓦楞子之别名。详该条。

溃kuì　治法之一。即排脓法。包括内服、外敷、针刺等多种方法，使疮疡溃破排脓。《灵枢·九针论》："无以其所直之日溃治之。"

溃槽kuìcáo　病证名。出《小儿药证直诀》。指走马牙疳患者所发生的齿槽腐烂、破溃证。参见"走马牙疳"条。

溃耳kuì'ěr　病名。见《寿世保元》卷八："治小儿患溃耳，出脓水成疮，以蚯蚓粪吹耳中。"聤耳的别名。参见该条。

溃疝kuìshàn　病名。《灵枢·经筋》："溃疝腹筋急。"即癀疝。详该条。

溃疡kuìyáng　症名。出《周礼·天官》："疡医下士八人，掌肿疡、溃疡。"中医习惯上把自溃或切开的疮面称为溃疡，不同于西医学所说缺乏愈合倾向的损害。多属虚证。宜服调补气血、醒脾健胃之剂，如十全大补汤、人参养荣汤等；外用各类去腐生肌散（膏）。如溃后仍肿而痛者，为热毒未尽，应以清热解毒为主。证治见痈、疽、疮疡各条。

溃疡病急性穿孔kuìyángbìngjíxìngchuānkǒng　病名。急腹症之一。属中医学胃脘痛、厥心痛范围。多由平素脾胃虚寒，肝气犯胃，复加饮食不节，情志不畅，气血骤闭而发为本病。症为胃脘部突发性剧烈疼痛，迅及全腹，腹硬拒按，汗出肢冷，恶心呕吐，气促脉数或脉微欲绝，舌苔薄白，后则转黄；晚期热邪伤阴，易于亡阴亡阳，并发中毒性休克，少数患者湿热未尽，遗有腹腔残余脓肿。治疗分三期进行。第一期为穿孔发生到穿孔闭合，由于中焦气血骤闭，治宜疏通气血，缓急止痛，防止郁热扩散。以针刺为主，取足三里、中脘、梁门、天枢、内关诸穴，配合半坐卧位、禁食、胃肠减压及输液以扶正祛邪。第二期从穿孔闭合到腹腔渗液完全吸收，以清热解毒、峻泄实热为主。用凉膈散或大柴胡汤化裁，清除腹腔感染。第三期为胃肠气血已和，热邪渐退，可按病情继续用药。能使大部分患者免于手术而治愈。但有中毒性休克，复杂性穿孔，腹腔渗液多者，或用非手术疗法积极治疗观察10小时无效且病情恶化者，均应行手术治疗。

溃疡去腐法kuìyángqùfǔfǎ　外治法之一。见《医宗金鉴》卷六十二。即用以除去各类痈疽、疮疡溃后之腐肉脓毒的方法。临证若病程长，溃疡面积大，腐肉多，则应手术切除，若面积小，可外用提脓去腐药，如五五丹直撒在溃疡面上，或掺于膏药、油膏上贴之。若为窦道、漏管，可黏附于药线上插入，直至腐去为止。面部慎用或不用。

溃疡生肌法kuìyángshēngjīfǎ 治法。出《刘涓子鬼遗方》。又名收口法。即促进体表溃疡愈合的方法。痈疽溃后毒尽而肌肉不生，形成溃疡，多由气血虚衰或治疗失当所致。治宜健脾益气养血为主。溃疡面大者，以补益气血为主，并配合外用生肌散（膏）。若溃疡面较小，单用生肌散（膏）亦可。此法在腐尽脓清的情况下方可应用。

溃疡丸二号kuìyángwán' èrhào 《中西医结合治疗急腹症》（天津南开医院）方。乌贼骨、甘草、陈皮、瓦楞子各15g，川楝子、白芍药各9g，香附6g。为细末，炼蜜为丸，每丸重9g，每服1丸，日2～3次。功能疏肝行气，制酸止痛。治肝郁型溃疡病，症见胸胁胀痛，嗳腐吞酸，胃纳不佳，口苦易怒，脉弦紧或弦细。

溃疡丸三号kuìyángwánsānhào 《中西医结合治疗急腹症》（天津南开医院）方。乌贼骨15g，川楝子、延胡索、赤芍药各9g，桃仁6g，蒲黄3g。为细末，炼蜜为丸，每丸重9g，每服1丸，日2～3次。功能活血化瘀，制酸止痛。治瘀血型溃疡病，症见痛有定处，痛如针刺，食后痛甚，眼周晦黯，大便黏黑，脉弦涩或弦紧。

溃疡丸四号kuìyángwánsìhào 《中西医结合治疗急腹症》（天津南开医院）方。乌贼骨15g，白及、花蕊石、地榆炭、煅牡蛎、煅龙骨各9g。为细末，炼蜜为丸，每丸重9g，每服1丸，日2～3次。功能收敛止血，制酸止痛。治瘀血型溃疡病（症见"溃疡丸三号方"条），有明显出血者。

溃疡丸一号kuìyángwányīhào 《中西医结合治疗急腹症》（天津南开医院）方。乌贼骨18g，吴茱萸、砂仁各15g，甘草、干姜12g，乌药、延胡索各9g，肉桂3g。为细末，炼蜜为丸，每丸重9g，每服1丸，日2～3次。功能温中散寒，活血行气。治脾虚型溃疡病，症见面黄消瘦，胸脘痞闷，腹胀，剑突下、右上腹有轻度压痛，腹泻或便秘，食不化，嗳气，脉沉缓无力或沉细。

聩kuì 病名。《国语·晋语四》："聋聩不可使听。"韦昭注："耳不别五声之和曰聋，生而聋曰聩。"相当于先天性耳聋。

髖kuì 膝以下的部位。《人镜经》："膑下通为髖。"一说膑之外为髖。

kun

坤草kūncǎo 中药材。见《青海药材》。为益母草之别名。详该条。

坤地廓kūndìkuò 眼的八廓名称之一，用八卦配自然界之物质现象命名者。见《杂病源流犀烛》卷二十二。即地廓。详该条。

坤廓kūnkuò 眼的八廓名称之一。用八卦命名者。见《证治准绳·杂病》。即地廓。详该条。

坤顺丹kūnshùndān 《集验良方》卷五方。又名八宝坤顺丹。益母草（带子）三两，木香、紫苏（茎、子）、阿胶珠、琥珀（用柏子仁煮，再去柏子仁）各二钱半，炒砂仁、甘草各一钱半，香附（童便浸，盐水洗）、茯苓、乌药、炒白术、白芍药（酒制）、当归（酒制）、川芎（姜汁制）、生地黄（姜汁制）、黄芩（酒制）、熟地黄（姜汁制）、橘红（盐水制）各五钱，人参、川牛膝（酒制）各二钱，沉香五分。为末，炼蜜为丸，每服二钱五分。治妇人胎前产后诸疾。喘嗽，杏仁、桑白皮煎汤送下；呕吐，淡姜汤送下；气喘，苏子煎汤送下；咳嗽，款冬花、贝母煎汤送下；泄泻，米汤送下；不思饮食，身体羸瘦，手足厥冷，骨节酸软，开水送下；遍身虚肿，赤小豆煎汤送下；乳痛，蒲公英、金银花煎汤送下；两胁疼痛，艾叶煎汤送下；气血虚衰，月经不调，当归、地黄煎汤送下；赤白痢疾，连翘煎汤送下；大便秘结，陈皮煎汤送下；小便不利，木通、灯心煎汤送下；赤白带下，阿胶、艾叶煎汤送下；月经闭止，桃仁、红花、当归尾煎汤送下；行经时身疼腰痛，防风、羌活煎汤送下；胎动下血，阿胶汤送下；胎前脐腹刺痛，胎动不安，下血不止，糯米煎汤送下；横逆难产，葵子煎汤送下；胞衣不下及产后恶血不尽，脐腹刺痛，童便煎汤送下；产后不能饮食，山楂、麦芽煎汤送下；产后便秘，郁李仁煎汤送下；产后恶血上冲，心胸疼闷，结瘀血块，脐腹刺痛，发寒热，薄荷、紫苏煎汤合童便、陈酒送下；产后中风，牙关紧闭，半身不遂，失音不语，童便、酒送下；产后血崩漏下，糯米煎汤或荆芥、蒲黄煎汤送下；产后血晕，不省人事，当归煎汤合童便送下。

坤元kūnyuán 坤为地，元为根元。指大地为生长万物的根元。《素问·六元纪大论》："布气真灵，总统坤元。"

坤元是保kūnyuánshìbǎo 女科著作。2卷，续集1卷。宋代薛轩约撰于1265年。此书仅见近代传抄本。上卷简论诊脉法、病因及月经胎产诸病，下卷载女科方100首。方剂名均按"降都春"（词曲牌名）一阕中的韵文依次编目，可供临床参考。

坤中之要kūnzhōngzhīyào 女科著作。又名《秘传内府经验女科》。不分卷。清代伊精阿（满族人）撰。刊于1800年。本书介绍女科113种病证，简要记述其证候，列述治疗方剂76首。并附产后生化论、治症活法及产后调护法等专论。

昆布kūnbù 中药材。出《吴普本草》。又名纶布、海昆布。为海带科植物海带 *Laminaria japonica* Aresch. 或翅藻科植物昆布 *Ecklonia kurome* Okam. 等的干燥叶状体。产于山东、辽宁等地。咸，寒。归肝、胃、肾经。消痰软坚散结，利水消肿。治瘿瘤，瘰疬，慢性气管炎，噎膈，水肿，脚气，睾丸肿痛，煎服6～12g。海带富含多糖类成分，褐藻酸盐、藻胶酸、系褐藻酸及其钠钾铵钙盐和昆布素，挥发油，还含甘露醇、无机盐（碘、钙、钴、氟、钾等）、海带氨酸、肉豆蔻酸、亚油酸、胡萝卜素、脂多糖及多种维生素、氨基酸等。碘可以纠正因缺碘所致的甲状腺功能不足，亦能抑制甲状腺功能亢进。海带氨酸具有降压作用。昆布素有清除血脂作用。昆布中成分可抗凝血，增强免疫功能，抗肿瘤，抗辐射等。

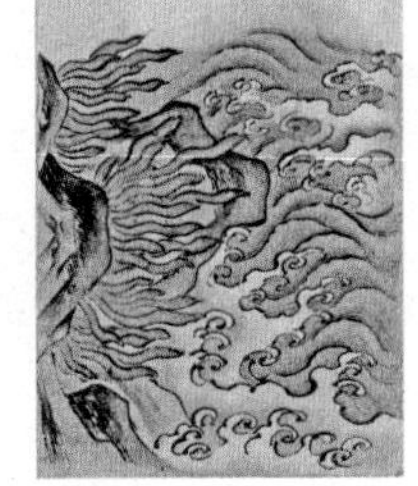
昆布

昆布散kūnbùsǎn 《证治准绳·疡医》卷五方。❶防风、荆芥、黄连（酒炒）、昆布、海藻、海蛤粉、羌活、升麻、连翘、青皮、胆南星、贝母、炒牛蒡子、夏枯草、沉香、香附、川芎、黄芩（酒炒）。加薄荷，水煎服，为散、为丸皆可。治瘿气壅结。若痰多加天南星、半夏。❷昆布、海藻、松萝、半夏（汤泡）、细辛、海蛤粉、白蔹、炙甘草各一两，龙胆草、土瓜根、槟榔各二两。为细末，每服二钱，食后温酒调下。治瘿气结肿，胸膈不利。

昆仑kūnlún ❶经穴名，代号 BL60。出《灵枢·本输》。别名下昆仑。属足太阳膀胱经。经（火）穴。位于足部，外踝尖与跟腱水平连线之中点凹陷处。布有腓肠神经，小隐静脉及外踝后动、静脉。主治头痛，目眩，项强，鼻衄，腰痛，脚跟痛，小儿癫痫，难产，胞衣不下，下肢麻痹或瘫痪；以及坐骨神经痛，足踝关节及周围软组织疾患等。直刺0.5～1寸。艾炷灸3～5壮，或艾条灸5～10分钟。❷道家养生术语。为脑的别称。《云笈七签·太上黄庭外景经》："子欲不死修昆仑。"

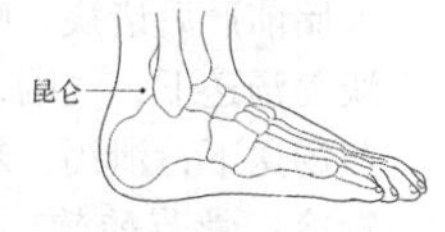

昆仑

昆仑草kūnlúncǎo 中药材。出《新修本草》。为青葙之别名。详该条。

昆仑黄kūnlúnhuáng 中药材。出《本草经集注》。为雌黄之别名。详该条。

昆明鸡血藤kūnmíngjīxuèténg 中药材。出《植物名实图考》。又名网络鸡血藤、血藤、蓝藤、土鸡血、松藤、白骨藤、硬壳藤。为豆科植物昆明鸡血藤 *Millettia reticulata* Benth. 的茎。分布于长江以南地区及台湾等地。苦、微甘，温，有小毒。养血补虚，活血通经。治气血虚弱，月经不调，经闭，遗精，盗汗，白带，腰膝酸软，风湿痹痛，肢体麻木，小儿麻痹后遗症及放射治疗引起的白细胞减少症。煎服：9～30g。茎含7-羟基-8，4′-二甲氧基异黄酮等。昆明鸡血藤煎剂或酊剂对子宫有直接的兴奋作用。小剂量能增强子宫节律性收缩，剂量增大时或对受孕子宫则较易引起痉挛性收缩。

昆明沙参kūnmíngshāshēn 中药材。见《植物名实图考》。为金铁锁之别名。详该条。

顣kūn 《说文解字》："顣……一曰耳门也。"参见"耳门"条。

kuo

蛞蝓kuòyú 中药材。出《神农本草经》。又名蜒蚰、鼻涕虫。为蛞蝓科动物蛞蝓 *Limax flavus* L. 的全体。产于广西、湖南、江苏等地。咸，寒。清热祛风，破瘀通经，解毒消肿。①治中风㖞僻，筋脉拘挛，惊痫，喘息，喉痹，咽肿，经闭，癥瘕。焙干研末吞服，3～5条，或捣烂作丸。②治痔疮，脱肛，痈肿，丹毒，蜈蚣咬伤。焙干研末撒或捣敷患处。

廓清饮kuòqīngyǐn 《景岳全书·新方八阵》卷五十一方。枳壳二钱，厚朴一钱半，大腹皮一至二钱，白芥子五分至二钱，莱菔子（不甚胀不用）、陈皮各一钱，茯苓、泽泻各二至三钱。水煎，食远服。治三焦壅滞，胸膈胀满，身体肿胀，小便不利等症。如内热多火，小便热数者，加栀子、木通各一至二钱；身黄，小便不利者，加茵陈二钱；小腹胀满，大便坚实不通者，加生大黄三至五钱；肝滞胁痛者，加青皮；气滞胸腹胀痛者，加乌药、香附；食滞者，加山楂、麦芽。

-L-

la

拉法lāfǎ ❶正骨手法之一。用于骨折、脱臼出现重叠移位的基本手法。用双手分别握紧骨折之上、下两端，或借助器械做对抗牵拉，以纠正重叠移位，达到整复。参见“拔伸”条。❷推拿手法名。见曹锡珍《外伤中医按摩疗法》。又称牵法、牵引法、拔法。在患处上下两端用力做持续对抗牵拉。多用于四肢和腰部疾患。

拉蛄lāgū 中药材。见《山东中药》。为蝼蛄之别名。详该条。

拉罐法lāguànfǎ 即走罐法。详该条。

拉汗果lāhànguǒ 中药材。见《广西药用植物名录》。即罗汉果。详该条。

拉拉狗lālāgǒu 中药材。见《河北药材》。为蝼蛄之别名。详该条。

拉拉藤lālāténg 中药材。❶见《植物名实图考》。为猪殃殃之别名。详该条。❷见《江苏野生植物志》。为葎草之别名。详该条。

拉牛入石lāniúrùshí 中药材。见萧步丹《岭南采药录》。为穿破石之别名。详该条。

拉田草lātiáncǎo 中药材。见《福建中草药》。为合萌之别名。详该条。

拉宗·札西白桑lāzōng zháxībáisāng 明代藏医学家。著名藏医学家米尼玛·图瓦顿旦之子。著有《后续医典大疏》《医学史华光》《四部医典全解》。其子强美·索南益西坚赞亦为北方学派名医。

喇叭花子lǎ·bahuāzǐ 中药材。见《江苏省植物药材志》。为牵牛子之别名。详该条。

喇嘛穴lǎ·maxué 经外奇穴名。见《北京中医》。位于天宗与腋后皱襞尽头的连线上，距天宗1.5寸处。主治咽喉炎。直刺0.5~0.8寸。

腊là 干燥。《灵枢·寒热病》：“皮寒热者，不可附席，毛发焦，鼻槁腊。”

腊瓜làguā 中药材。见《湖南科技情报（医药卫生）》［1973（3）：44］。为预知子之别名。详该条。

蜡矾丸làfánwán 《景岳全书·外科钤》卷六十四方。又名黄矾丸。黄蜡一两（一方用七钱）。熔化后加白矾末一两，为丸，梧桐子大，每服二十至五十丸，开水或盐汤送下，日二至三次。治金石发疽，痈疽疮疡，肺痈乳痈，痔漏肿痛。

蜡花làhuā 中药材。见南京药学院《中草药学》。为蜡梅花之简称。详该条。

蜡煎散làjiānsǎn 《杨氏家藏方》卷八方。杏仁、人参、麦冬、山药、茯苓、贝母、百合、鹿角胶（如无，可用阿胶代）、炙甘草各等分。为粗末，每服三钱，加黄蜡（皂角大），水煎服。功能滋阴益气，润肺止咳。治虚劳久喘嗽，或咯脓血者。

蜡疗法làliáofǎ 特殊疗法。即用蜡的温热、机械和其他各种因素综合作用于人体，引起局部或全身反应，以治疗疾病的方法。

蜡梅花làméihuā 中药材。出《本草纲目》。又名黄梅花、蜡花。为蜡梅科植物蜡梅 *Chimonanthus praecox*（L.）Link 的花蕾。产于江苏、浙江、四川、贵州等地。酸、涩，平。解暑生津，顺气，止咳。①治暑热头晕，热病烦渴，胸闷，肝胃气痛，百日咳。煎服：3~6g。②花蕾浸油涂治烫伤；滴耳内治中耳炎。本品含挥发油，其主要成分为1，8-桉叶素、龙脑等。又含洋蜡梅碱、异洋蜡梅碱、蜡梅苷。洋蜡梅碱可引起哺乳动物强烈抽搐，作用类似士的宁。对离体兔肠、子宫有兴奋作用，对麻醉猫、犬可抑制心脏、降低血压。

蜡目làmù 病名。以蝇蛆在胞睑内面与白睛皱襞之间寄生繁殖所致眼痒肿痛为主要表现的眼病。《诸病源候论》卷二十八：“蜡目者，是蝇蛆目眦成疮，故谓之蜡目。”

蜡树皮làshùpí 中药材。见《中药志》。为秦皮之别名。详该条。

蜡丸làwán ❶丸剂的一种。用蜂蜡熔化为黏合剂，与药料细粉混合制成。其目的是取其迟化，使药物徐缓崩解，延长疗效。蜡制丸也可使方剂中毒性或刺激性较强的药物药效缓慢发挥，防止中毒，减轻对胃肠的刺激。❷通常指以蜡制壳的丸剂，蜡壳起防潮防腐等作用。

蜡烛疳làzhúgān 病证名。疳疮的一种。出《医宗金鉴》卷六十九。又名蜡烛泻。指男性患下疳时久而遍溃者。

蜡烛扦草làzhúqiāncǎo 中药材。见苏州医学院《中草药手册》。为宝盖草之别名。详该条。

蜡烛泻làzhúxiè 病名。即蜡烛疳。详该条。

辣菜子làcàizǐ 中药材。见《中药志》。为白芥子之别名。详该条。

辣虎làhǔ 中药材。见清代龙柏《药性考》。为辣椒之别名。详该条。

辣椒làjiāo 中药材。出《植物名实图考》。又名番椒、辣茄、辣虎、海椒、海椒、鸡嘴椒、辣子。为茄科植物辣椒 *Capsicum annuum* L. 的干燥成熟果实。全国各地均产。辛，热。入心、脾经。温中散寒，开胃消食。治寒滞腹痛，呕吐，泻痢，研末服1~3g；治冻疮，外用适量。本品含辣椒碱、二氢辣椒碱、辣椒红素、辣椒玉红素、维生素C等。种子含茄碱、茄胺、辣椒新苷、辣椒苷、棕榈酸、组氨酸等。干果含N-（13-甲基十四烷基）乙酰胺。辣椒可刺激人舌的味觉感受器，反射性地增加胃的运动，可作健胃剂，促进食欲，改善消化。辣椒碱可抑制脂质过氧化作用，抗菌杀虫，收缩支气管，引起窒息等。

辣椒根làjiāogēn 中药材。见《全国中草药新医疗法展览会技术资料选编·计划生育、妇产科疾病》。即辣椒头。详该条。

辣椒茎làjiāojīng 中药材。见《重庆草药》。又名海椒梗。

为茄科植物辣椒 *Capsicum annuum* L. 的茎。辛，热。祛寒湿，散瘀血。治风寒湿痹，冻疮。煎水洗浴。

辣椒头 làjiāotóu 中药材。见萧步丹《岭南采药录》。又名辣椒根。为茄科植物辣椒 *Capsicum annuum* L. 的根。治功能性子宫出血，阴囊肿胀。煎服：9～15g。

辣蓼草 làliǎocǎo 中药材。见《江苏省植物药材志》。为蓼科植物辣蓼 *Polygonum flaccidum* Meissn. 或水蓼 P hydropiper L. 等的全草。全国各地均产。辛，温，有小毒。祛风利湿，消滞，散瘀，止痛，杀虫。①治痢疾，泄泻，腹痛，食滞，疳积，风湿疼痛，功能性子宫出血。煎服：15～30g。②治湿疹，顽癣，煎水洗；跌打损伤，蛇、犬咬伤，捣敷。孕妇忌服。上述两种植物的全草均含挥发油、鞣质、黄酮类水蓼素及其7－甲醚、甲基鼠李素、金丝桃苷等。水蓼挥发油中主要成分为水蓼二醛、异水蓼二醛等。黄酮类中还有槲皮素、槲皮苷、芸香苷等。茎含多胡椒酸、对香豆酸、原儿茶酸等。叶中还含槲皮素、异鼠李素、柽柳素葡萄糖苷的硫酸酯等化合物。水蓼煎剂在体外对金黄色葡萄球菌、福氏志贺菌、伤寒杆菌等有抑制作用。所含的苷能加速血液凝固。水蓼叶有麦角样作用，可用于子宫出血及其他内出血。本品还可抗炎，抗肿瘤，抗氧化，镇痛，扩张血管而降压。挥发油有刺激性，可使皮肤发赤。

辣茄 làqié 中药材。见《花镜》。即辣椒。详该条。

辣子 là·zi 中药材。出《本草纲目》。为食茱萸之别名。详该条。

L

lai

来复丹 láifùdān 《太平惠民和剂局方》卷五引杜先生方。又名正一丹、养正丹、黑锡丹、二和丹。硝石、硫黄（共为细末，放入锅内，以慢火炒，用柳篦子不住手搅，令阴阳气相入，不可火太过，再研极细）、玄精石（研飞）各一两，五灵脂、青皮、陈皮各二两。为细末，好醋打糊为丸，豌豆大。每服三十至五十粒，空腹粥饮吞下；小儿三至五粒；新生婴儿一粒；小儿慢惊风或吐利不止变成虚风搐搦，胃气将绝，用五粒研碎，米饮送下；老人伏暑迷闷，紫苏煎汤送下；妇人产后血逆上抢闷绝，恶露不止及赤白带下，并用醋汤送下。功能补损扶虚，救阴助阳。治荣卫不交养，心肾不升降，上实下虚，气闭痰厥，心腹冷痛，脏腑虚滑。

来复汤 láifùtāng 《医学衷中参西录》方。山茱萸60g，生龙骨、生牡蛎（二味均捣细）各30g。白芍药18g，党参12g，炙甘草6g。水煎服。功能益气滋阴敛汗。治外感及大病后期，元气欲脱，症见寒热往来，虚汗淋漓，或但热不寒，或发热汗出，目睛上窜，或喘逆，或怔忡，或气虚不足以息者。

来气 láiqì 运气术语。指六气中，应该及时到来之气。《素问·六微旨大论》："至而至者和，至而不至，来气不及也，未至而至，来气有余也。"

来禽 láiqín 中药材。出《王右军帖》。为林檎之别名。详该条。

来蛇形 láishéxíng 小儿指诊法十三指形之一。详"十三指形"条。

来苏汤 láisūtāng 《医醇賸义》卷二方。天冬、生地黄、熟地黄、南沙参、北沙参、沙苑子、杜仲、杏仁各三钱，麦冬、贝母、茜草根、牛膝各二钱，赤芍药、白芍药各一钱，磁石四钱，莲子（去心）十粒。水煎服。功能滋阴清热。治肾劳，真阴久亏，或房室太过，水竭于下，火炎于上，身热腹痛，咽干口燥，甚则咳嗽吐血。

来甦丹 láisūdān 《普济本事方》卷九方。雄黄、雌黄、砒石各等分。为粗末，瓷罐收盛，上覆盖新瓷盏，赤石脂水调泥合缝，候干透以炭火加热，盏内盛清水半盏，水耗再添，自早至晚后住火。经一夜，取盏底药研细，枣肉或蒸饼为丸，麻子大。每服三至五丸，温水送下。治久嗽气喘。

来甦丸 láisūwán 见《外科正宗》卷一。即黍米寸金丹。见该条。

莱菔 láifú 中药材。出《新修本草》。又名紫菘、萝卜。为十字花科植物莱菔 *Raphanus sativus* L. 的根。全国各地均产。辛、甘，凉。入脾、胃、肺、大肠经。化痰热，散瘀血，消积滞，解渴，利尿。①治痰嗽失音，吐血，衄血，消渴，淋浊。捣汁饮30～100ml。②治食积胀满，反胃吞酸，痢疾。煮食或生嚼数片。③治偏正头痛。取汁随左右滴鼻中。本品含糖类，香豆酸、阿魏酸等有机酸和多种氨基酸。又含胡芦巴碱、胆碱、腺嘌呤等。鲜根含微量甲硫醇、维生素C、胡芦巴碱、胆碱、莱菔苷等。根含芥子油苷，内有葡萄糖莱菔素。还含芥酸、亚油酸等。醇提取物有抗菌作用，特别是对革兰氏阳性细菌作用较敏感；有血清时，活力降低一半。榨取之汁液，可防止胆石形成而应用于胆石症。胡芦巴碱有抗癌作用，可延长白血病P388小鼠的生命，有促使动植物细胞和组织生长停止的作用。

莱菔甲 láifújiǎ 中药材。见《现代实用中药》。为莱菔叶之别名。详该条。

莱菔叶 láifúyè 中药材。出《新修本草》。又名萝卜缨、莱菔甲。为十字花科植物莱菔 *Raphanus sativus* L. 的叶。辛、苦，平。入脾、胃、肺经。清利咽喉，消食和中，散瘀消肿。治咽痛音哑，胸膈痞闷，食滞不消，呕吐酸水，痢疾，乳汁不通。煎服：10～15g，或鲜品捣汁服。本品含叶黄素和挥发油，油中有α－，β－己烯醛及β－，γ－己烯醇。还含胆碱、叶酸、芥子碱和芥子酸酯等。

莱菔子 láifúzǐ 中药材。出《本草衍义补遗》。又名萝卜子。为十字花科植物萝卜 *Raphanus sativus* L. 的干燥成熟种子。全国各地均产。辛、甘，平。入肺、胃、脾经。消食除胀，降气化痰。治饮食停滞，脘腹胀痛，大便秘结，积滞泻痢，痰壅喘咳，煎服5～12g；吐风痰，生研服；消肿毒，醋研敷；治跌打损伤，瘀血肿痛，研烂，热酒调敷。本品含莱菔素、脂肪油、挥发油、植物甾醇等。脂肪油中含多量芥酸、亚油酸、亚麻酸等。还含芥子碱硫酸氢盐等。挥发油中含甲硫醇等。莱菔素在体外对葡萄球菌和大肠埃希菌有抑制作用。水浸剂能抑制常见致病性皮肤真菌生长。水提物可抗炎、降压等。过量水提物可致小鼠惊厥而死。

莱阳参 láiyángshēn 中药材。见《江苏省植物药材志》。为北沙参之别名。详该条。

厉 lài 古同癞。指癞病。厉，本作疠。即麻风。《史记·范睢传》："漆身为厉。"《素问·风论》："疠者，有荣气热胕，其气不清，故使其鼻柱坏而色败，皮肤疡溃。"所述的症状与麻风类似。另见"厉 lì"条。

赖尿郎 làiniàoláng 中药材。见《本草便读》。为桑螵蛸之别名。详该条。

赖汤铭làitāngmíng 明代医生。福建永安人。治病不分贫富，对百里以外病人也前去医治。在福建有一定影响。著有《四科治要》，已佚。

癞lài 病名。即疠风。亦称大风恶疾。见《世医得效方》卷十三。《医学衷中参西录》谓治癞证，蛇蜕一味在所必需，以其既善解毒（以毒攻毒），又善祛风，且有以皮达皮之妙。详"疠风"条。

癞病làibìng 病名。出《诸病源候论》卷三十七。即疠风。见该条。

癞格宝làigébǎo 中药材。见《贵州民间方药集》。为蟾蜍之别名。详该条。

癞格宝草làigébǎocǎo 中药材。见《贵州民间方药集》。为天名精之别名。详该条。

癞虾蟆làihá·ma 中药材。见《本草蒙筌》。为蟾蜍之别名。详该条。

癞蛤蟆làihá·ma 中药材。见《吉林中药手册》。为蟾蜍之别名。详该条。

癞蛤蟆酥làihá·masū 中药材。见《全国中草药汇编》。即蟾酥。详该条。

癞蟆皮làimápí 中药材。见《中药材手册》。为蟾蜍皮之别名。详该条。

癞头疮làitóuchuāng 病名。见《外科真诠》卷上。即白秃疮。见该条。

癞头花làitóuhuā 中药材。见《浙江民间常用草药》。为芫花之别名。详该条。

癞症秘书làizhèngmìshū 麻风专著。即《解围元薮》。详该条。

lan

兰花根lánhuāgēn 中药材。出《刘羽仪经验方》。即建兰根。详该条。

兰花参lánhuāshēn 中药材。见《滇南本草》。即蓝花参。详该条。

兰茂lánmào(1397—1496) 明代本草学家。字延秀，号止庵。云南嵩明县杨林村人。读书很多，通晓经史各家书籍，并且精于医药。因不愿做官，居住在民间，常和农民以及少数民族兄弟生活在一起。著述较多，在医药方面主要有《滇南本草》等书。《滇南本草》是现存地方性本草书籍中较完整和较早的著述，反映了他在医药上有较多的实践经验和对于民间经验的重视。

兰室秘藏lánshìmìcáng 综合性医书。3卷。金代李杲撰。撰年不详。约刊于1336年。书名"兰室"，取《素问·灵兰秘典论》"藏灵兰之室"一语，表示所载方论有珍藏的价值。书中分述饮食劳倦、中满腹胀、心腹痞、胃脘痛、眼耳鼻、内障眼、口齿咽喉、妇人、疮疡等21门病证。其中对脾胃病证的论述尤为后世所重。李氏以"土为万物之母，脾胃为生化之源"的医学理论，强调在治疗过程中要特别注意保护和增强脾胃的功能。此外，本书的治疗方剂多属李氏创制，药味虽较多，

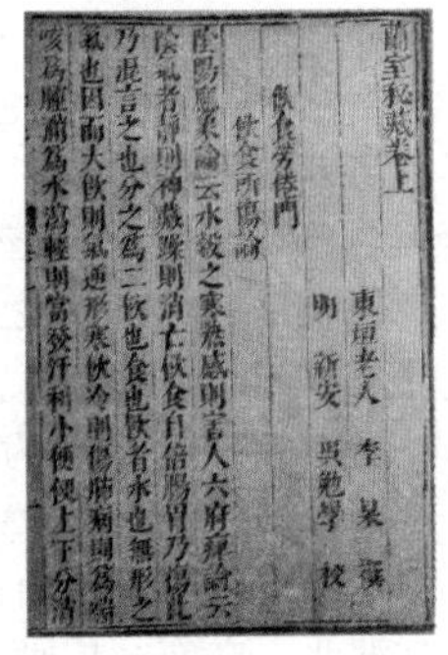

兰室秘藏

但配伍精当，切于实用，对后世有较大的影响。1949年后有影印本。

兰台轨范lántáiguǐfàn 综合性医书。8卷。清代徐大椿撰于1764年。卷一为通治方，卷二至八论内科杂病、时病、五官、妇、儿科病证证治。按病证分门阐述，辨证治疗以《内经》《难经》《伤寒杂病论》等古典医籍的论述为本，宋以后诸方则采"其义有可推试多获效者"。徐氏认为所辑录内容均足为治疗典范，故以"兰台轨范"题名。全书取材比较谨严，对病名、病证、方药主治和配合等内容的论析简明扼要，颇有条理。在辨证论治方面，徐氏主张"先识疾病之所由生，再辨病状之所由异。治必有定法，法必有主方，方必有主药"，为多数医家所赞许。1949年后有排印本。

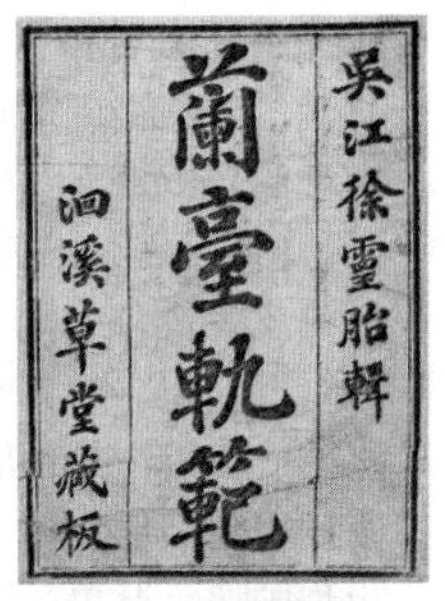

吴江徐靈胎輯

蘭臺軌範

洄溪草堂藏板

兰台轨范

兰香lánxiāng 中药材。见《齐民要术》。为罗勒之别名。详该条。

兰香草lánxiāngcǎo 中药材。出《植物名实图考》。又名山薄荷、石上香，九层塔、对对花。为马鞭草科植物兰香草 *Caryopteris incana*（Thunb.）Miq. 的全草。分布于华东地区及湖北、湖南、广东、广西、甘肃等地。辛，温。祛风除湿，止咳，散瘀。①治感冒发热，风湿骨痛，百日咳，慢性气管炎，月经不调，崩漏，白带，产后瘀血作痛。煎服：9~15g。②治湿疹、皮肤瘙痒，捣汁涂或煎水洗；跌打肿痛、疖肿，捣敷。本品含挥发油，内有α-侧柏烯、α-及β-蒎烯，α-柏木烯等，还含兰香草素钠。体外对金黄色葡萄球菌、白喉杆菌等有抑菌作用。

兰香饮子lánxiāngyǐn·zi 《张氏医通》卷十六方。生石膏、知母、炙甘草、人参、甘草、兰香、防风、升麻、桔梗、连翘、半夏、白豆蔻。水煎服。治消中能食而瘦，大渴便秘。

兰香子lánxiāngzǐ 中药材。出《海上名方》。为罗勒子之别名。详该条。

兰延秀lányánxiù 见"兰茂"条。

兰止庵lánzhǐ'ān 见"兰茂"条。

拦路虎lánlùhǔ 中药材。见《陕西中草药》。又名铁箍散、铁板道、牛舌头草、鸦燕草、玻璃草、狗屎花。为紫草科植物大琉璃草 *Cynoglossum zeylanicum*（Vahl）Thunb. 的根皮及叶。分布于我国西南地区及广西、陕西等地。苦，凉。清热解毒，散瘀止血。①治黄疸，咳血，月经过多，产后恶露不净。煎服：9~12g。②治痈疖肿毒，跌打肿痛，外伤出血，毒蛇咬伤。煎服并捣敷。孕妇慎服。

阑门lánmén ❶《难经·四十四难》："大肠、小肠会为阑门。"七冲门之一。指大、小肠交界部位。形容此处如门户间的门阑，故称。❷经外奇穴名。出《针灸大全》，原谓"在曲骨两旁各三寸"。一说"在阴茎根两旁各开三寸是穴"（《类经图翼》）。今多据《医学纲目》定位于耻骨下缘中点，阴茎根部旁开2寸处。主治疝气，偏坠，阴汗，阴囊红肿等。直刺0.5~1寸。艾炷灸3~5壮，或艾条灸5~15分钟。

阑尾二号lánwěi'èrhào 《中西医结合治疗急腹症》（遵义医学院）方。红藤60g，三棵针30g，大黄（后下）、牡丹皮、川楝子各15g，芒硝（冲）6g。水煎服，日二剂，分

L

4次服；症状减轻后改为每日一剂，分2次服；在急性炎症消失后，继续治疗一周。功能清热，祛瘀，攻下。治成脓型阑尾炎（相当于伴有局限性腹膜炎的急性阑尾炎）及较轻的破溃型阑尾炎（指阑尾炎穿孔形成弥漫性腹膜炎）。

阑尾化瘀汤lánwěihuàyūtāng 《中西医结合治疗急腹症》（天津南开医院编）方。川楝子、金银花各15g，延胡索、牡丹皮、桃仁、木香、大黄（后下）各9g。水煎服。功能行气活血，清热解毒。治急性阑尾炎瘀滞期，症见不寒不热或仅有微热，脘腹胀闷，嗳气纳呆，恶心反胃。气滞重则腹痛绕脐走窜；血瘀重则痛有定所，痛处拒按，或可出现肿块。脉象弦紧，或涩或细，舌苔白，舌质正常或有紫斑。该期多属急性单纯性阑尾炎或腹膜炎、阑尾脓肿炎症消散后期。若血聚成块者加红藤30～60g。

阑尾清化汤lánwěiqīnghuàtāng 《中西医结合治疗急腹症》（天津南开医院编）方。金银花、蒲公英各30g，牡丹皮、大黄（后下）各15g，赤芍药12g，川楝子、桃仁、生甘草各9g。水煎服。功能清热解毒，行气活血。治急性阑尾炎蕴热期，症见低热或午后发热，口渴，腹痛重，食欲不佳，便秘，尿黄赤。湿热重则可见头眩晕，热而不扬，呕吐较重，口渴不欲饮，腹胀疼，胸脘痞闷，身无力，便溏而不爽，尿黄浊，脉弦数或滑数，舌苔黄干或黄腻，舌质红或淡红。该期多属较重的单纯性阑尾炎，或阑尾脓肿早期，或轻型腹膜炎者。若湿热重，加黄连、黄芩；湿重，加佩兰、白蔻、藿梗、木通。

阑尾清解汤lánwěiqīngjiětāng 《中西医结合治疗急腹症》（天津南开医院编）方。金银花60g，蒲公英、冬瓜仁各30g，大黄（后下）24g，牡丹皮15g，木香、川楝子、生甘草各9g。水煎服。功能清热解毒，行气活血。治急性阑尾炎毒热期，症见发热微恶寒或不恶寒，口渴，面红目赤，唇干舌燥，呕恶不能食，腹胀痛拒按，甚至腹皮硬，大便秘结，小便赤涩或尿痛，脉象洪滑数大或弦数有力，舌苔黄燥或黄腻，舌质红绛或尖红。该期多属严重坏疽性阑尾炎，或合并腹膜炎者。若大热大渴者，加生石膏30g，天花粉15g。

阑尾三号lánwěisānhào 《中西医结合治疗急腹症》（遵义医学院编）方。红藤60g，金银花、川楝子各15g，皂角刺、桃仁各9g，炙穿山甲6g。水煎服，日一或二剂，分2或4次服；症状、体征减轻后改为每日一剂，分2次服；在急性炎症消失后，继续治疗一周。功能活血破瘀，清热排脓。治脓肿型阑尾炎（相当于阑尾周围脓肿）。

阑尾穴lánwěixué 经外奇穴名。代号EX－LE7。在小腿外侧，髌韧带外侧凹陷下5寸，胫骨前嵴外一横指（中指），或足三里之下2寸。布有腓肠外侧皮神经，深部有腓深神经及胫前动、静脉。主治急、慢性阑尾炎，急、慢性肠炎，下肢麻痹或瘫痪，足下垂等。直刺1.5～2寸。

阑尾一号lánwěiyīhào 《中西医结合治疗急腹症》（遵义医学院编）方。❶红藤60g，地丁30g，川楝子15g。水煎服，每日一剂，分2次服。功能理气，活血，清热。治瘀滞型阑尾炎（相当于急性单纯性阑尾炎）。❷红藤30g，金樱子根30g。服法、治证同上。

蓝布裙lánbùqún 中药材。出《四川通志》。为狗屎花之别名。详该条。

蓝布正lánbùzhèng 中药材。见《全国中草药汇编》。又名五气朝阳草、水杨梅、见肿消、头晕药、追风七。为蔷薇科植物路边青 *Geum aleppicum* Jacq. 或柔毛路边青 *Geum japonicum* Thunb. var. *Chinese* Bolle 的全草或根。分布于陕西、江西、四川和云南等地。甘、微苦，凉。归肝、脾、肺经。益气健脾，补血养阴，润肺化痰。用于气血不足，虚痨咳嗽，脾虚带下，煎服9～30g；治痈、疖、肿毒，跌打损伤，外敷。根含鞣质、水杨梅苷、酚性葡萄糖苷及糖类等。

蓝地柏lándìbǎi 中药材。见《植物学大辞典》。为翠云草之别名。详该条。

蓝矾lánfán 中药材。见《中药材手册》。为胆矾之别名。详该条。

蓝根散lángēnsǎn ❶《阎氏小儿方论》方。又名二圣散。板蓝根一两，炙甘草七钱半。为细末，每服半钱，取雄鸡冠血二至三滴，温酒少许，食后调下。治疮疹出而不快及倒靥。❷《证治准绳·类方》第八册方。板蓝根、芦根各一握，绿豆（研）二钱半，淀脚（为制作青黛之渣）一合。先将前二味水煎去渣，次入后二味和匀，分三服或一二服，利下恶物勿再服。治中药毒。

蓝蝴蝶lánhúdié 中药材。见《广州植物志》。为鸢尾之别名。详该条。

蓝花菜lánhuācài 中药材。见《全国中草药汇编》。为鸭跖草之别名。详该条。

蓝花柴胡lánhuācháihú 中药材。见《广西中草药》。为大叶蛇总管之别名。详该条。

蓝花参lánhuāshēn 中药材。❶出《滇南本草图谱》。又名兰花参、细叶沙参、拐棍参、罐罐草、寒草。为桔梗科植物蓝花参 *Wahlenbergia marginata*（Thunb.）A. DC. 的根或全草。分布于长江以南各地。甘、微苦，平。入脾、心、肺经。补虚健脾，化痰止咳。治虚损劳伤，自汗，盗汗，咳血，衄血，感冒，咳嗽，妇女白带，小儿疳疾。煎服：9～15g（鲜品30～60g）。❷见《云南中草药》。为狗屎花根之别名。详该条。本品预试含植物甾醇、三萜成分、内酯、香豆精、多糖等。

蓝琉璃lánliú·li 藏医著作。由第司·桑吉嘉措著。全名《医学广论药师佛意庄严四续光明蓝琉璃》。鉴于《四部医典》自刊行以来，历代医家对其注疏、增补甚多，各有不同理解，造成一些混乱，也有不少错误，作者广泛参考了各种古代文献，对当时各种版本之《四部医典》做了认真的批注阅读，以舒卡·洛最给布的《札汤据悉》为底本，纠正了其中不少错讹，做了大量的补充，终于在1687年完成《蓝琉璃》一书。该书成为《四部医典》的标准注释本，在国内外影响极大。现有西藏人民出版社1982年据德格木刻版排印的藏文铅印本。

蓝膜lánmó 症名。见《眼科易简补编》。蓝乃青之浅色，蓝膜指眼生翳膜带蓝色者。

蓝色草lánsècǎo 中药材。见《广州植物志》。为孩儿草之别名。详该条。

蓝实lánshí 中药材。出《神农本草经》。又名蓝子。为蓼科植物蓼蓝 *Polygonum tinctorium* Ait. 的果实。分布于辽宁、河北、山东、山西、陕西、湖北、广东、广西、四川。苦，寒。入肝、胃经。清热，解毒。①治温热发癍，咽痛。煎服：3～9g。②治肿毒，疮疖，湿疹。煎服并研末调敷。

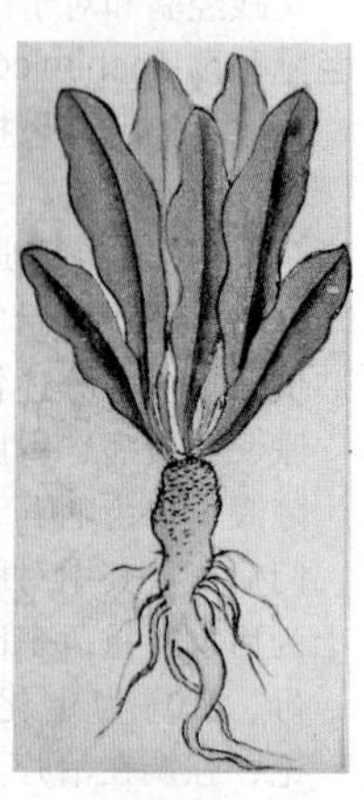

蓝实

蓝藤lánténg 中药材。见《湖南野生植物》。为昆明鸡血藤之别名。详该条。

蓝纹舌lánwénshé 舌象。舌见蓝色紊乱条纹，为胃气衰微，肝气相乘，或有寒积结滞中焦之象，宜疏肝扶脾，或温中散寒（见《伤寒舌鉴》）。

蓝雪草lánxuěcǎo 中药材。见《高原中草药治疗手册》。为鸡娃草之别名。详该条。

蓝叶散lányèsǎn ❶《仁斋直指方论》卷二十四方。蓝叶、川芎、赤芍药、知母、生地黄、白芷、升麻、柴胡、葛根、炒杏仁、甘草各一钱，煅石膏、栀子仁各五分。为粗末，每服八钱，水煎服。治赤游丹毒盛者。热甚者，加黄芩、玄参。❷《证治准绳·类方》第五册方。蓝叶、升麻、玄参、麦冬、黄芪、葛根、沉香、赤芍药、犀角、生甘草各一两，大黄（微炒）二两。为粗末，每服四钱，水煎服。治渴利，口干烦热，背生痈疽，赤焮疼痛。❸《证治准绳·幼科》集三方。蓝叶一两，黄芩、犀角、大黄（微炒）、柴胡、栀子仁各一分，升麻、石膏各一分半，炙甘草半分。为粗末，每服一钱，水煎去渣，加竹沥半合，再煎二三沸温服，量儿大小加减。治小儿丹毒。如气怯弱者，去大黄。❹《证治准绳·幼科》集七方。蓝叶二分，赤茯苓一分，赤石脂一两，黄连（微炒）、冬瓜仁、酸石榴皮（微炒）各半两。为粗末，每服一钱，水煎去渣，加蜜半茶匙，再煎二三沸，不拘时服，量儿大小加减。治小儿痢渴，烦热不止。

蓝饮子lányǐn·zi 《证治准绳·类方》第八册方。蓝根、砂糖。两味研匀，水调服，或加薄荷汁。用于解砒毒及巴豆毒。

蓝注lánzhù 症名。指皮肉出现蓝色紫瘢的一种症状。《诸病源候论》卷四十九："小儿为风冷，乘其血脉，血得冷则结聚成核，其皮肉色如蓝，乃经久不歇，世谓之蓝注。"与紫癜相类似。

蓝子lánzǐ 中药材。出《本草经集注》。即蓝实。详该条。

榄核莲lǎnhélián 中药材。见《广东中草药》。为穿心莲之别名。详该条。

烂边舌lànbiānshé 病证名。《喉科秘旨》卷下："烂边舌，因脾经湿热不清。大舌边上发疳，白点而烂。"见"边舌"条。

烂丁làndīng 病名。出《备急千金要方》卷二十二。十三丁之一。由皮肤破损染毒或湿热火毒蕴蒸肌肤而发，多见手足部。初起患处胀痛呈暗红色，迅速蔓延成片，继则疼痛剧烈，患肢水肿，出现水疱，溃后出现淡棕色浆水，皮肉腐烂，周围转为紫黑色，疮面略呈凹形。重证可伴高热头痛，神昏谵语。治宜清热解毒利湿，用黄连解毒汤、犀角地黄汤、三妙丸合方化裁。初起皮色暗者，以玉露散外敷；如皮色紫黑，可用蟾酥合剂或蟾酥饼涂敷患处。腐去以生肌散或生肌玉红膏盖贴收口。若身热不退，神昏，或患处腐烂继续蔓延者，逆证，为毒邪走窜内攻。参见"疔疮走黄"条。宜中西医结合治疗。类似气性坏疽。

烂喉痹lànhóubì 病证名。见《喉科秘旨》卷上。系指患喉痹而咽喉溃烂者。多由肝胃热毒蕴积，复感时邪而发。症见咽喉肿痛甚剧，腐溃白瘢，形如花瓣，疼痛难咽，甚或目睛上泛，六脉洪大。治宜疏风解毒、凉血消肿。用银翘散、普济消毒饮等加减。或针少商、商阳、关冲、少冲。外吹清咽利喉散。

烂喉丹痧lànhóudānshā 病名。《疡科心得集》卷上："夫烂喉丹痧者，系天行疫疠之毒，故长幼传染者多。"即烂喉痧。详见该条。

烂喉㾦痧lànhóudānshā 病名。见《烂喉痧辑要》。又名烂喉痧、烂喉疫痧、喉痧、烂沙喉、疫喉痧、疫痧。常发于冬春之季。多因时行疫疠之邪毒，从口鼻入于肺胃，上冲咽喉所致。症见咽喉红肿疼痛迅速，继之喉核腐溃，上被假膜，易拭去，疼痛甚剧，汤水难咽，寒热大作，遍体酸楚，全身痧点隐隐，㾦密肌红，宛如锦纹。分散小粒者为痧。痧疹排列甚密、融合，成片如云头突起者，如以手指压，则痧点消失，指离则痧点渐复。《喉痧正的》："其琐碎小粒者为痧，痧者沙也，红晕如尘沙而起，属肺。其成片如云头突起者为。㾦者丹也，或隐在皮肤之间，多起于手足身背之上，昔人谓属脾，以脾主肌肉故也。"猩红痧点先起于颈项，后胸背、腹部、四肢，继而迅速蔓延至全身。然颜面独无，口唇周围苍白无痧点。痧发透出则热减。舌色红，舌面光滑而有小粒突起，状如杨梅。舌苔渐由白厚而转黄腻。痧疹消退后，皮肤有糠皮样之脱屑现象。初宜辛凉解表，泄热解毒，滋液养阴等，银翘散之类辛凉透毒；继用凉营清气汤、清营汤等加减以泄热解毒；终用养阴清肺汤、清燥救肺汤、沙参麦冬汤等加减以清热养阴。初起不宜用辛温发散药，不宜过早用大剂苦寒，不宜过早用泻下之品。若证见大便秘结，小便短赤，口气臭秽，舌苔黄燥，可用凉膈散；若证见神昏谵语，高热等，为邪遏在内，宜服紫雪丹、至宝丹、安宫牛黄丸等以清心开窍，清热解毒；若见大便泄泻，则仍宗发表透疹，和营解毒，方宜升麻葛根汤加味；若邪热炽盛伤津劫液，内动肝风而为痉厥者，宜大剂清营凉解，如清营汤等。外吹玉钥匙散；颈外肿痛者敷三黄二香散；针刺少商、委中出血可泄热，漱口药更利于消肿止痛。本病相当于猩红热。

烂喉风lànhóufēng 病证名。见《咽喉经验秘传》。系指患喉风而咽喉腐溃者。多由肺胃热毒炽盛，熏灼咽喉，热胜肉腐，或过食膏粱厚味所致。症见咽喉肿痛腐溃，色灰白或灰黄，边缘不齐，口出臭秽之气。蒂丁肿胀下垂，饮食吞咽疼痛，或唇赤如涂朱，身发寒热，二便秘涩，舌苔黄，或厚腻。治宜解毒泄热，消肿止痛。方可选用银翘散、普济消毒饮等加减。或外吹冰片散。

烂喉沙风lànhóushāfēng 病名。《喉科心法》："烂喉沙风，生于关内，不分左右，满喉皆烂，兼发瘢痧者是。由伤寒或温热之后，余毒未尽，脾经积热，上炎肺经而成。"治宜疏解余毒。方可选用银翘散、养阴清肺汤等加减。可参见"烂喉痧"条。

烂喉痧lànhóushā 病名。见《喉痧正的》。即喉痧。指外感温热时毒而引起的急性外感热病。临床以发热，咽喉红肿疼痛、糜烂，肌肤丹痧密布为特征，多发于冬春两季。清代叶天士云："雍正癸丑年间以来，有烂喉痧一症，发于冬春之际，不分老幼，遍相传染。发则壮热烦渴，㾦密肌红，宛如锦纹，咽喉疼痛肿烂，一团火热内炽。"参见"烂喉㾦痧"条。

烂喉痧方lànhóushāfāng 见《金匮翼》卷五。即锡类散。见该条。

烂喉癣lànhóuxuǎn 病证名。系指喉癣之因于棉花疮毒未尽，结于咽喉而致咽喉腐烂者。《咽喉脉证通论》："此症因棉花疮毒未尽，而结于咽喉，其状周围紫晕，渐至腐烂，烂上则鼻平陷，烂下则饮食难进……当以清热凉血，补脾为主。”参见“杨梅喉癣”条。本病类今之咽部梅毒或喉部梅毒等。

烂喉疫痧lànhóuyìshā　病名。《疫痧草》：“烂喉疫痧，以喉为主。喉烂浅者疫邪轻，喉烂深者疫邪重。”相当于猩红热。参见“烂喉痹痧”条。

烂眶lànkuàng　病证名。见《异授眼科》。即目眶岁久赤烂。详该条。

烂眶眼lànkuàngyǎn　病证名。见《丹溪心法》卷四。即目眶岁久赤烂。详该条。

烂疬lànlì　病证名。即阳明经部位的瘰疬而易溃难敛者。《冯氏锦囊秘录》卷十九：“瘰疬者，手足少阳蕴热积滞所致也。二经多气少血，所以结核坚而不溃，延蔓串通。若阳明经则气血多而溃矣，俗名烂疬。”

烂乳蛾lànrǔ'é　病证名。系指患乳蛾而喉核溃烂者。多由肺胃热毒熏蒸咽喉所致。《喉科指掌》卷三：“此症因肺胃郁热，红肿烂瘫大痛，难于饮食。”详“烂头乳蛾”条。

烂沙喉lànshāhóu　病名。《喉科秘旨》卷上：“此症发于伤寒之后，表邪未尽，生喉关内肿烂，右关脉急。”治宜以清咽利膈汤加减。详“烂喉痹痧”条。

烂头乳蛾làntóurǔ'é　病证名。《咽喉脉证通论》：“一边肿曰单蛾，两边肿曰双蛾，或前后皆肿白腐作烂，曰烂头乳蛾。”多由热毒痰火熏蒸咽喉所致。症见喉核红肿，腐溃色白，大痛难食，舌苔厚腻，六脉弦紧，便秘烦渴。治宜清热解毒，泻火消肿。可选用五味消毒饮、仙方活命饮、黄连解毒汤等加减。或针两手少商、商阳出血。

烂腿làntuǐ　病名。出《外科全生集》卷一。即臁疮。详该条。

烂弦风lànxiánfēng　病证名。《银海精微》：“烂弦风之症，因脾胃壅热，久受风湿，更加吃诸毒物，日积月累，致成风烂。胞睑之内变成风痘，动则发痒，不时因手拂拭，甚则连眼眶皆烂，无分春夏秋冬皆如是。”属眼弦赤烂。详该条。

烂弦风睑lànxiánfēngjiǎn　病证名。《古今医统》：“此因脾胃积热，风邪相干，致患眼弦赤烂。”详“眼弦赤烂”条。

烂药lànyào　《喉症全科紫珍集》卷上方。文蛤一个，硇砂、巴豆霜各等分。将文蛤挖一孔，填硇砂、巴豆霜于内，面封固，放锅中微火炒枯黑（如文蛤破，换蛤再炒），取出，放地上出火毒，再用元米炒枯黑，为细末，每用少许，置疮口上，吹秘药（见“秘药”条）盖之。治乳蛾，日久长大，疼痛不休。

烂衣疮lànyīchuāng　病证名。见《医宗金鉴·痘疹心法要诀》。即小儿出生后一月内出现瘙疹。详“瘙疹”条。

lang

郎简lángjiǎn（11世纪初）北宋医生。字叔廉。临安府（今浙江杭州）人。幼孤贫，借书阅读摘录，后中进士，任工部侍郎。晚年在城北建造园庐，自号武林居士。注重导引及养生术，又擅长医术，为人治病。汇集整理有《集验方》10卷行于世。卒年八十九。

郎叔廉lángshūlián　见“郎简”条。

郎廷栋lángtíngdòng（1667—1710）清法医学家。字朴斋。盛京广宁（今辽宁北镇）人。曾任湖南提刑。参与校订宋慈《洗冤录》及陈芳生《洗冤集说》等。辑有《洗冤汇编》（1710），阐述大清律例规定之检验制度及初检、复检各种自死、他杀、损伤、刑伤、中毒死亡等法。

郎耶草lángyēcǎo　中药材。出《本草拾遗》。为狼把草之别名。详该条。

郎中lángzhōng　古代南方对医生的一种称谓。此名称始自宋代，相沿至今。

狼把草lángbǎcǎo　中药材。出《本草拾遗》。又名郎耶草、狼尾棵、豆渣草、一包针、大鬼针草。为菊科植物狼把草 *Bidens tripartita* L. 的全草。全国大部分地区有分布。苦、甘，平。养阴宣肺，清热解毒，利湿。①治气管炎，肺结核，感冒，扁桃体炎，咽喉炎，肠炎，痢疾，肝炎，泌尿系感染。煎服：6～15g。②治疖肿，鲜草捣敷；湿疹，皮癣，捣烂，绞汁搽。本品含木犀草素及其7－葡萄糖苷、异金鸡菊属苷、蛇目菊黄酮苷，秦皮乙素，3′，4′，6－三羟基噢哢，2，3′，4，4′－四羟基查耳酮、伞形花内酯、亚油酸、丁香油酚、东莨菪素、维生素C及挥发油等。浸剂对动物有镇静、降压及利尿、发汗作用。

狼把草根lángbǎcǎogēn　中药材。出《本草图经》。为菊科植物狼把草 Bidens tripartita L. 的根。治赤白久痢，小儿大腹痞满，丹毒，盗汗。煎服：6～15g。本品含十三碳－2，12二烯－4，6，8，10－四炔醛等多种微量聚乙炔类化合物。

狼毒lángdú　中药材。出《中药材品种论述》。即白狼毒，又名猫眼睛。为大戟科植物狼毒大戟 *Euphorbia fischeriana* Steud. 或月腺大戟 *E. ebracteolata* Hayata 的根。主产于东北地区及河北、河南、山东、江苏、安徽等地。辛，平，有毒。归肝、脾经。散结，杀虫。治淋巴结结核，皮肤结核，以本品250g放锅内加水煮，大枣500g放笼上蒸，至熟为度，每次服枣7枚，日服2～3次；治痰饮咳逆上气，癥瘕积聚，虫积，醋制后用；治牛皮癣，神经性皮炎，熬膏涂；治疥癣，酒齄鼻，顽固性皮肤溃疡，研末油调敷。本品极易引起中毒，内服宜慎。中毒症状为恶心，呕吐，出冷汗，面色苍白，抽风等，重者可致死亡。体弱者及孕妇忌服。畏密陀僧。本品含茴芹香豆素、异茴芹香豆素、牛防风素、狼毒素等。

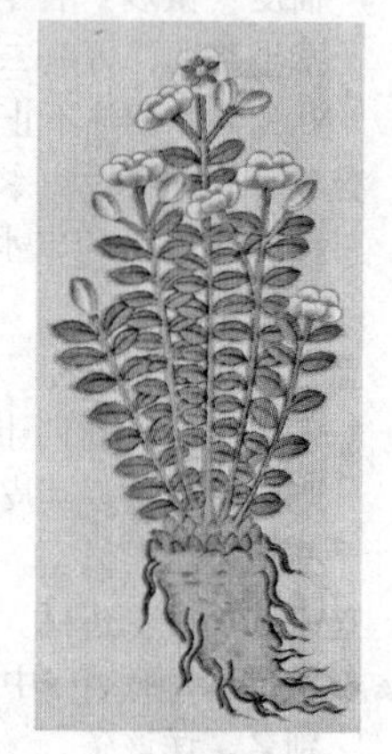

狼毒

狼毒膏lángdúgāo　《医宗金鉴·外科心法要诀》卷六十九方。狼毒、川椒、硫黄、槟榔、文蛤、蛇床子、大枫子、枯矾各三钱。为细末，用香油一茶盅煎滚，下猪胆汁一枚，调前药擦患处。治肾囊风、阴囊极痒。《外科正宗》卷四方，无枯矾，有皮硝。

狼毒洗剂lángdúxǐjì　《中医皮肤病学简编》方。狼毒6g，苦参62g。水煎，外洗患处。治慢性湿疹。

狼毒中毒lángdúzhòngdú　病名。因误服或药服狼毒过量而出现中毒症状者。症见头晕，呕吐，腹痛，腹泻，严重者可致休克，死亡。冲捣药物可产生接触性皮炎。治疗宜中西医结合。《本草纲目》卷四载有解狼毒毒的药物，如兰汁、盐汁、白蔹、杏仁、木占斯等。可供参考。

狼漏lánglòu　古病名。出《诸病源候论》卷三十四。多因情志不遂，郁怒气结而成。症见颈部缺盆穴处肿胀，延及耳根，破溃成漏，疼痛流脓水。宜内服空青散。相当于颈部淋巴结核。

狼萁lángqí 中药材。❶见《全国中草药汇编》。为蕨之别名。详该条。❷见《浙江药用植物志》。为紫萁贯众之别名。详该条。

狼疝lángshàn 病证名。《诸病源候论》卷二十："小腹与阴相引而痛，大便难，名曰狼疝。"多由寒凝肝脉而致。宜暖肝散寒，服暖肝煎。参见"疝"条。

狼尾巴花lángwěi·bahuā 中药材。见《辽宁经济植物志》。为斩龙剑之别名。详该条。

狼尾草lángwěicǎo 中药材。见《江苏药材志》。为珍珠菜之别名。详该条。

狼尾棵lángwěikē 中药材。见《安徽中草药》。为狼尾巴草之别名。详该条。

狼牙草lángyácǎo 中药材。见《中草药通讯》[1972（1）：34]。为仙鹤草之别名。详该条。

狼牙草根芽lángyácǎogēnyá 中药材。见《中草药通讯》[1972（1）：34]。为仙鹤草根芽之别名。详该条。

狼牙汤lángyátāng 《金匮要略》方。狼牙三两。水煮，再以绵缠箸如茧，浸汤沥阴中，日四次。治阴中蚀疮烂者。

狼咬伤lángyǎoshāng 病名。见《肘后备急方》卷七。伤处多皮破肉绽，甚则筋骨撕断，出血不止，严重者可致死。轻者以干姜末或胡椒末敷伤口，重证可按金疮治之。必要时应中西医结合救治。参见"金疮"条。

廊茵lángyīn 中药材。见《草药手册》。又名急解索、蛇不钻、猫儿刺、红火老鸦酸草。为蓼科植物刺蓼 *Polygonum senticosum*（Meissn.）Franch. et sav. 的全草。分布于辽宁、河北、山东、浙江、福建、台湾、江西等地。酸、微辛，平。清热解毒，利湿止痒。治湿疹，漆过敏，煎水洗或捣汁涂；疔疮，痈疖，蛇咬伤，研末调敷或捣敷；耳道炎症，捣汁滴耳。本品含异槲皮苷。

榔头花láng·touhuā 中药材。见《陕甘宁青中草药选》。为漏芦之别名。详该条。

榔玉lángyù 中药材。见《中药志》。为槟榔之别名，详该条。

莨菪根làngdànggēn 中药材。出《本草纲目》。为茄科植物莨菪 *Hyoscyamus niger* L. 的根。苦，寒，有大毒。治疟疾。烧存性，研末服：0.3～0.6g。外用治癣。捣烂，和蜜敷。本品含天仙子胺（即莨菪碱）、天仙子碱（即东莨菪碱）、去水阿托品、托品碱和四甲基二氨基丁烷等生物碱。药理见"天仙子"条。

莨菪叶làngdàngyè 中药材。见《科学的民间药草》。为茄科植物莨菪 *Hyoscyamus niger* L. 的叶。分布于我国北部和西南部。苦，寒，有大毒。解痉，镇痛，平喘，止泻。治胃痛，神经痛，气管炎，咳喘，腹泻。研末服：每次0.1～0.15g。以本品少许，混烟叶中，吸烟含口内治牙痛。妊娠，心脏病，青光眼患者忌用。本品含生物碱，主要为天仙子胺（即莨菪碱）、天仙子碱（即东莨菪碱）和阿托品，另含天仙子苦苷。并含胆碱、挥发油和维生素C等。药理见"天仙子"条。

莨菪中毒làngdàngzhòngdú 病名。莨菪别名闹羊花、黄杜鹃、羊踯躅，又名天仙子。莨菪中毒乃因服莨菪叶、根、花、枝、种子过量而出现中毒症状者。症见面红，烦躁，哭笑不止，谵语，幻觉，口干肤燥，瞳孔散大，脉数等。严重者可致昏睡，肢强挛缩，甚至昏迷，死亡。治疗宜中西医结合救治。《备急千金要方》卷二十四载解莨菪毒的药物如荠苨、甘草、升麻、犀角、蟹等。可参考。

莨菪子làngdàngzǐ 中药材。出《神农本草经》。为天仙子之别名。详该条。

浪脐生làngqíshēng 病证名。《张氏医通》卷十："儿出胞时，头必转向产门，自然正产。若无力转运，脚踏胞衣，脐肠先出，谓浪脐生。急令稳婆清理推入，稍俟气平，乘势就其脚下，不可推转久延。久则脐肠复下，复难收拾矣。"类似于臀足位分娩，脐带脱出。

浪子瘟làngzǐwēn 病名。瘟疫之一。即虾蟆瘟。《古今医鉴·温疫》："使人痰涎壅盛，壮热如火，头疼身痛，项强睛疼，声哑腮肿，俗呼浪子瘟，或称虾蟆瘟，城市乡村，家户相类。"治宜人参败毒散加干葛；若寒热往来，用小柴胡汤等方。详"虾蟆瘟"条。

lao

劳láo ❶病名。虚劳的简称。《金匮要略·血痹虚劳病脉证并治》："夫男子平人，脉大为劳，极虚亦为劳。"劳亦作痨。《医林绳墨》卷三："痨者劳也，劳损气血而为病也。"详"虚劳"条。❷病因之一。指过度劳累。《素问·举痛论》："劳则气耗。"

劳发láofā 病证名。指元气不足，因劳累而发的寒热。《张氏医通·寒热》："元气虚人，遇劳即发寒热，此元气下陷之故。或劳力而发寒热，腿缝中结核作痛，谓之劳发，俱宜补中益气汤。"参见"气虚发热""阳虚发热""阴虚发热""劳热"等条。

劳风láofēng 病证名。指劳力伤风所致的咳嗽。《素问·评热病论》："劳风法在肺下。其为病也，使人强上冥视，唾出若涕，恶风而振寒，此为劳风之病……咳出青黄涕，其状如脓，大如弹丸，从口中若鼻中出，不出则伤肺，伤肺则死也。"参见"劳风咳"条。

劳风咳láofēngké 病证名。一名风咳。指咳嗽由劳力伤风所致者。《儒门事亲》卷三："劳风咳，出青黄涕，其状如脓，大如弹丸，亦风咳也。"治宜桂苓五味甘草汤加姜汁、竹沥；若痰逆势甚，用桂枝二越婢一汤、小青龙加石膏汤；禀气虚者，炙甘草汤等。参见"风咳""劳风"条。

劳复láofù 病证名。指伤寒、温热病瘥后，余邪未清，过度劳累而病复发者。《伤寒论·辨阴阳易差后劳复病脉证并治》："大病差后劳复者，枳实栀子豉汤主之。"《三因极一病证方论·劳复证治》："伤寒新差后，不能将摄，因忧愁思虑，劳神而复，或梳沐洗浴，作劳而复，并谓之劳复。"《重订广温热论·温热复症疗法》："复则诸症复起，惟脉不沉实为辨。轻者静养自愈，重者必先察其虚实。虚则调其营卫，和其脏腑，待其表里融和方愈。误用攻下清凉，必致不救。安神养血汤主之。实则主以仲景枳实栀豉汤，撤表邪而清里热。如兼头痛恶寒，加薄荷、葱白；如兼寒热，寒多加羌活、紫苏；热多加知母、黄芩。一二剂后，必复汗而解，此屡试屡验者。不可妄投补益，以致闭邪增病。"劳复中又有房劳复、食劳复、温病劳复、气虚劳复、阴虚劳复之分。详各条。

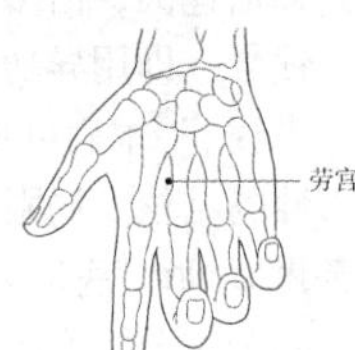

劳宫

劳宫láogōng 经穴名。代号PC8。出《灵枢·本输》。别名五里、掌中、鬼路。属手厥阴心包经。荥（火）穴。

位于掌心横纹第2、3掌骨之间。屈指握拳时，当中指尖下是穴。一说“在掌中央横纹动脉中，屈无名指指头着处即是穴”(《太平圣惠方》)。布有正中神经的第2指掌侧总神经和指掌侧总动脉。主治昏迷，晕厥，中暑，呕吐，心痛，癫狂，痫症，口舌生疮，口臭，鹅掌疯等。直刺0.3~0.5寸。艾炷灸3壮，或艾条灸3~5分钟。

劳汗láohàn 病证名。出《素问·生气通天论》。指稍劳即出汗。多因脾虚气弱，以致稍劳即汗出淋漓。治宜补中益气汤加减。

劳黄láohuáng 病证名。黄病二十八候之一。《诸病源候论》卷十二：“脾脏中风，风与瘀热相搏，故令身体发黄，额上黑，微汗出，手足中热，薄暮发，膀胱急，四支烦，小便自利，名为劳黄。”《太平圣惠方》卷五十五：“劳黄者，四肢无力，骨节烦疼，或时吐逆，不能下食，鼻中干燥，身热疼闷，渐觉羸瘦，寒热不定。若喘息气粗者难治。”若心热劳黄，可见口干舌涩，面目俱黄，上气喘急等症。治宜选用柴胡散、龙胆散、秦艽散、鳖甲散等方。参见黄疸有关条。

劳极láojí 病证名。❶指肾虚劳损者。《济生方》卷一：“肾虚劳损，卧多盗汗，小便余沥，阴湿痿弱，名劳极。”可用磁石丸等方。❷指劳瘵。《医学正传·劳极》：“大抵不过咳嗽发热，咯血吐痰，白浊白淫，遗精盗汗，或心神恍惚，梦与鬼交，妇人则月闭不痛，日渐尪羸，渐成劳极之候……虽然未有不由气体虚弱，劳伤心肾而得之者，初起于一人不谨，而后传注数十百人，甚而至于灭族灭门者。”参见“劳瘵”“虚劳”条。

劳倦láojuàn 属内伤病因。又名劳伤。泛指劳累过度、七情内伤、房事不节、饥饱失常等虚损性因素。致病多伤及脾气与肾精，症状表现为困乏懒言，动则喘乏，烦热自汗，心悸不安等症。《素问·调经论》：“有所劳倦，形气衰少，谷气不盛，上焦不行，下脘不通，胃气热，热气熏胸中，故内热。”

劳倦恶寒láojuànwùhán 病证名。《证治汇补·恶寒章》：“劳倦恶寒，脉必缓弱，或气口虚大无力，兼见倦怠，手心独热。此劳倦过度，脾胃不足，卫阳下陷，宜补中益气汤，甚加桂、附以行参、芪之力。”参见“恶寒”“内伤恶寒”条。

劳咳láoké 病证名。❶指外感、内伤咳嗽经久不愈者。《济生方·咳嗽》：“外则六淫所伤，内则七情所感，连滞岁月，致伤五脏，遂成劳咳者多矣。”即劳嗽。参见该条。❷指劳伤五脏而致者。《医学入门》卷五：“劳咳，五劳虚咳也。”谓疲极伤肝、劳神伤心、劳倦伤脾、叫呼伤肺、房劳伤肾致咳。详“疲劳咳嗽”“劳神咳嗽”“叫伤咳嗽”“房劳咳嗽”“劳嗽”等条。

劳痢láolì 病证名。指痢疾日久不愈，状如虚劳者。《证治要诀·大小腑门》：“劳痢，因痢久不愈，耗损积血，致肠胃虚空，变生他证，或五心发热，如劳之状，宜蒴莲饮。赤多倍莲肉，白多倍山药。痢后调补，宜四君子汤加陈皮一钱半，即用异功散，恶甜者，生料平胃散加人参、茯苓各半钱。”本病可见于慢性菌痢、慢性肠道阿米巴痢疾、溃疡性肠结核、局限性肠炎等。参见“痢疾”“虚痢”条。

劳淋láolìn 病证名。指淋证之遇劳即发者。有肾劳、脾劳、心劳之分。《诸病源候论·淋病诸候》：“劳淋者，谓劳伤肾气，而生热成淋也。肾气通于阴，其状尿留茎内，数起不出，引小腹痛，小便不利，劳倦即发也。”其症可表现为小便淋沥不断，涩痛不甚，遇劳即发。《医碥·淋》：“劳淋，劳则动火，热流膀胱所致。脾劳（劳倦所伤），补中益气合五苓；肾劳（色伤），阳虚肾气汤，阴虚知柏地黄汤；心劳（思虑所伤），清心莲子饮。”参见淋条。本症可见于前列腺炎、前列腺肥大、慢性泌尿系感染等疾病。

劳淋汤láolìntāng 《医学衷中参西录》方。生山药30g，生芡实、知母、阿胶、白芍药各9g。水煎服。治劳淋。

劳聋láolóng 病证名。系指由气血真元耗损所致之耳聋。《太平圣惠方》卷三十六：“夫劳聋者，是肾气虚乏故也。足少阴肾之经，宗脉之所聚，其气通于耳，劳伤于肾，则宗脉虚损，气血不足，故名劳聋。”《仁斋直指方》：“劳役伤于血气，淫欲耗其精元，瘦悴力疲，昏昏愦愦，是为劳聋。”治宜养血益气，培补精元。方可选用人参养营汤、归脾汤、补中益气汤、六味地黄汤等加减。参见“耳聋”条。

劳碌喉风láolùhóufēng 病证名。又名辛劳喉风。《喉科指掌》卷四：“此症肝肾两虚，发于关内，满喉少有红点，根白不肿，常有血腥气，劳碌即发。”治宜滋养肝肾。可选用六味地黄汤、左归饮等加减。或清咽散加盐水炒玄参、知母、生地、丹皮、木通、花粉、黄芩等。

劳碌气虚喘láolùqìxūchuǎn 病证名。见《杂病源流犀烛·咳嗽哮喘源流》。指劳累过度引起的气喘。详“气虚喘”条。

劳疟láonüè 病证名。疟疾的一种。❶指疟久不瘥，表里俱虚，小劳即复者。见《金匮要略·疟病脉证并治》。《诸病源候论·劳疟候》：“凡疟积久不瘥者，则表里俱虚，客邪未散，真气不复，故疾虽暂间，小劳便发。”症见寒热不止，或发于昼，或发于夜，食欲减少，肌肤羸瘦，颜色萎黄，四肢无力，或疟停稍劳即发。治宜补虚截疟，用小柴胡汤去半夏加栝楼根，补中益气汤加鳖甲、牛膝、首乌，或用小建中汤、八味丸、人参乌梅散等。或可加灸膏肓、四花等穴。❷即疟母。《证治要诀·疟寒热》：“久疟，经年累月，名曰疟母，又名劳疟，不宜十分攻之，所谓久疟不治者是也。”参见“久疟”“疟疾”条。

劳怯láoqiè 病证名。指一种阴虚生内热的病证。《松崖医径》卷下：“劳怯者，多由气体虚弱，劳伤心肾，则阴虚而生内热所致。主在痰血水火不能既济故也。亦有外感六淫之气，失于祛散，以致乘虚入里，久不与治，遂成劳瘵。又有传疰而得者。其脉多弦虚细数。治疗之法，当究其源所受，补阴降火为妥，秘传加减八珍汤。”参见“虚损”条。

劳热láorè 病证名。见《丹溪心法·发热》。指虚劳骨蒸发热。《医学说约·热》：“劳热则蒸。”多由气血亏损，阳衰阴虚所致。常见骨蒸、潮热、五心烦热等症。五脏邪热不清亦可导致劳热。《医学入门》卷五：“心劳邪热，则口舌生疮、语涩、肌瘦；肝劳邪热，则胁痛、关格不通；脾劳邪热，则气急、肌痹、多汗；肺劳邪热，则气喘、面肿、口燥、咽干；肾劳邪热，则尿赤、阴疮、耳鸣、溺闭。三白汤主之。”心热，加黄连、木通、麦冬、生地；肝热，加黄芩、防风、当归、龙胆草、赤芍；脾热，加山栀、石斛、升麻；肺热，加知母、桑白皮、秦艽、葶苈；肾热，加玄参、赤苓、车前子、生地。

劳疝láoshàn 病证名。见《医经会元》。指疝症由于诸劳气陷，房劳伤精而发者。天寒时发作尤剧，宜服肾气丸加川楝子、巴戟天、鹿角胶。

劳伤láoshāng 即劳倦。详该条。

劳伤鼻衄láoshāngbínǜ 病证名。指因劳力过度所致的鼻腔出血。《张氏医通·诸血门》:“内伤劳役之人,喘嗽面赤,发热头痛而衄。此肺经气虚,失护卫之职,致心包火炎,经脉热甚,故行清道。当归补血汤加薄荷、荆芥,不应,补中益气倍黄芪,慎不可用辛热之药。兼有风寒,小建中加葱豉。”参见“鼻衄”条。

劳伤吐血láoshāngtùxiě 病证名。指因劳力过度,肺胃络脉损伤所致的吐血。《金匮翼·诸血统论》:“劳伤吐血者,经所谓用力太过,则络脉伤是也。盖络脉之血随经上下,往来不休,若络脉有伤损之处,其血因得渗漏而出矣。”《血证论》卷二:“用力努挣而得失血之证者,法宜补气以续其绝,消瘀以治其伤。四物汤加黄芪、人参、续断、桃仁、红花、陈酒、童便治之。”或用发灰散。血止后如遇劳即发,则用补中益气汤加麦冬、五味、山药、熟地、茯神、远志之属(见《医钞类编》卷七)。愈后尤须调护,以免复发。参见“吐血”“内伤吐血”条。

劳伤月经过多láoshāngyuèjīngguòduō 病证名。月经过多证型之一。多因经期不慎,过度劳伤,冲任受损所致。症见月经过多,持续时间较长,血色暗,面色萎黄,体倦乏力,或有腰腹酸坠等。治宜固冲止血。方用安冲汤、云南白药等。

劳神咳嗽láoshénké·sou 病证名。指劳神伤心所致的虚咳。《不居集》卷十五:“劳神咳嗽,咳而因劳神伤心,烦热自汗,咽干咯血。”治宜劫劳散、梦授天王补心丹等。参见“咳嗽”“劳咳”“心咳”条。

劳嗽láosòu 病证名。见《肘后备急方》卷三。❶指久嗽成劳或劳极伤肺所致者。《证治要诀·诸嗽门》:“劳嗽。有久嗽成劳者,有因病劳久嗽者,其证寒热往来,或独热无寒,咽干嗌痛,精神疲极,所嗽之痰或浓或时有血腥臭异常,语声不出者,补肺汤半贴,加杏仁、贝母、款冬花、阿胶、百合各半钱。”《万病回春》卷四:“劳嗽者,干咳,声哑,痰中有血丝、血屑者是也。”又:“劳嗽者,盗汗,痰多,作寒热,脉数大无力是也。已上四者,皆是劳力、酒色、内伤或忧思郁结,阴虚火动而嗽者。”《类证治裁》卷二:“虚劳干咳,琼玉膏或金水六君煎;脾肺伤损劳嗽,憎寒壮热,团参饮子;心肾虚,发热盗汗,劳嗽无痰,劫劳散;咳而无痰者,人参同蜜煎胡桃肉细嚼,或二味煎服,名观音应梦散;脾肺虚寒,怯冷痰嗽,加味理中汤;肾阴虚,脉细数,下午寒热,干咳颊红,晨服异功散,夜服六味丸;肾阳虚,脉微弱,水泛为痰,七味地黄丸;肺劳久嗽,饥则胸中大痛,视上唇有白点如米西者,此虫啮其肺,百部膏加乌梅、槟榔,下其虫自愈。”参见“劳咳”条。❷即火郁嗽。《丹溪心法·咳嗽》:“劳嗽即火郁嗽。”详该条。❸即邪嗽、疰嗽。《鸡峰普济方》谓:“今之所谓劳嗽者,无所经见,意其华佗所谓邪嗽,真人所谓疰嗽者是也。”参见“邪嗽”“疰嗽”条。

劳损láosǔn 病证名。指虚劳、虚损之属阴虚者。《景岳全书·杂病谟》:“劳损之病,本属阴虚。”多因恣饮纵酒,色欲无度,劳倦过极,精血受损所致。《不居集》卷十九:“精极则阴虚,阴虚则无气,以致为劳为损。”详“虚劳”“虚损”条。

劳堂骨láotánggǔ 骨名。见《医宗金鉴·正骨心法要旨》。即腓骨。参见“骨”条。

劳心吐血láoxīntùxiě 病证名。见《中国医学大辞典》。《张氏医通·诸血门》:“劳心太过,吐血不止,归脾汤去木香加门冬、阿胶。”如心火旺盛,可用米莲散(见《杂病源流犀烛·诸血源流》)。参见“吐血”“内伤吐血”条。

劳噎láoyē 病证名。五噎之一。出《诸病源候论·否噎病诸候》。其症见气上膈,胁下支满,胸中填塞,攻背疼痛等。治用五噎散等。参见“五噎”“噎”条。

劳役痢láoyìlì 病证名。指痢疾之因劳累过度所致者。见《症因脉治·痢疾论》。多因生活无节,劳力过度,或饥饱不匀,负重远行,营伤卫损,血渗大肠所致。其症痢下纯血,或腰酸背楚,胁肋作痛,四肢倦怠,嗜睡减食。节劳稍缓,劳重即发。治宜先用当归活血汤去瘀生新,后用当归补血汤、补中益气汤、归脾汤等调养气血,扶元固本。参见“痢疾”条。

劳瘿láoyǐng 病证名。指瘿病由情绪刺激引起者。出《备急千金要方》卷二十四。《圣济总录》卷一二五:“忧、劳、气(瘿)则本于七情,情之所至,气则随之,或上而不下,或结而不散是也。”治以海藻、龙胆、海蛤、通草、昆布、矾石、松萝各三分,麦面四分,半夏二分,共为末,酒服方寸匕。

劳则气耗láozéqìhào 病机。气耗,精气耗损。指劳累过度而气喘、汗出,使精气耗损,出现倦怠乏力、精神萎靡等症。《素问·举痛论》:“劳则气耗……劳则喘息汗出,外内皆越,故气耗矣。”

劳瘵láozhài 病证名。一作“痨瘵”。又名传尸劳、劳极、尸注、殗殜、鬼注。指痨病有传染性者。《济生方·劳瘵》:“夫劳瘵一证,为人之大患,凡受此病者,传变不一,积年染疰,甚至灭门。”《三因极一病证方论·劳瘵叙论》:“大略令人寒热,盗汗,梦与鬼交,遗泄,白浊,发干而耸;或腹中有块,或脑后两边有小结核,连复数个;或聚或散,沉沉默默,咳嗽痰涎,或咯脓血,如肺痿、肺痈状;或复下利,羸瘦困乏,不自胜持,积月累年,以至于死,死后乃疰易傍人,乃至灭门者。”《杂病源流犀烛·虚损痨瘵源流》:“五脏之气,一有损伤,积久成痨,甚而为瘵。痨者,劳也,劳困疲惫也;瘵者,败也,羸败凋敝也。虚损痨瘵,其病相因。”本病证可见于结核病等。详“虚劳”“传尸劳”条。

劳者温之láozhěwēnzhī 治法。出《素问·至真要大论》。指疲劳过度而见头晕、四肢倦怠。虚劳属气虚的,用甘温的药物调养。例如中气不足而身热有汗,渴喜热饮,少气懒言,舌嫩色淡,脉虚大,须用甘温除热法。

劳蒸láozhēng 病证名。指蒸病。因蒸病多属虚劳,故名。见《三因极一病证方论·劳瘵诸证》。参见蒸病有关条。

劳注láozhù 病证名。《诸病源候论·劳注候》:“人大劳虚,而血气空竭,为风邪所乘,致不平复,小运动,便四肢体节沉重,虚噏吸乏汗出,连滞不差,小劳则极,故谓之劳注。”参见“疰”条。

牢脉láomài 脉象。脉似沉似伏,重按实而弦长。主阴寒积聚,如癥瘕、痞块、疝气等。《脉诀汇辨》引沈氏语:“似沉似伏,牢之位也。实大弦长,牢之体也。牢脉不可混于沉脉、伏脉,须细辨耳。沉脉如绵裹砂,内刚外柔,然不必兼大弦也;伏脉非推寻至骨,不见其形。在于牢脉,既实大,才重按之便满指有力,以此为别耳。”《濒湖脉学》:“寒则牢坚里有余,腹心寒痛木乘脾。”

牢牙地黄散láoyádìhuángsǎn 《兰室秘藏·口齿咽喉门》

方。藁本二分，生地黄、熟地黄、羌活、防己、人参各三分，当归身、益智仁各四分，白芷、黄芪各五分，羊胫骨灰、吴茱萸、黄连、麻黄各一钱，草豆蔻皮一钱二分，升麻一钱五分。为细末，先漱口，后以药擦患处。治寒邪内犯而致的牙痛及头痛。

牢牙散láoyásǎn 《兰室秘藏·口齿咽喉门》方。羌活一两，龙胆草（酒洗）一两五钱，羊胫骨灰二两，升麻四两。为细末，先以温水漱口，再用药粉少许搽于牙龈处。治胃火上炎，牙齿不固，牙痛肿痛，牙齿不长，牙黄口臭。

痨虫病láochóngbìng 病名。指痨瘵一类疾患。又称肺虫病。《血证论》卷五："面色乍赤乍白，乍青乍黄，唇口生疮，声嗄咽痒，烦梦不宁，遗精白浊，发焦舌燥，寒热盗汗，口出秽气，不知香味，喜见人过，常怀忿怒，梦见亡先，惊悸咳逆，或腹中有块，或脑后两边有小结核……皆为痨虫之候也。月华丸主之。多食鳗鱼肉，既有滋补，又善杀痨虫，或用鳗鱼骨烧黑，鳖甲炒为末，煎人参、当归、白芍、白薇汤送下，补虚杀虫，相辅而行。若专事杀虫，金蟾丸亦可间服，金线蛙烧服亦妙。"又："痨虫居肺叶间，咯血声嘶者，皆能治之。"《石室秘录》卷一："痨病已成，人最难治。盖痨虫生之以食人之气血也……方于大补气血之中加入杀虫之药，则元气既全，真阴未散，虫死而身安矣。"参见"肺虫病"条。

痨火喉láohuǒhóu 病名。《喉科金钥》上卷："痰火虚痨，咳损肺金而喉痛者。乃水竭于下，火浮于上。治主滋阴润燥。"相当于结核性咽炎、喉炎。

痨瘵láozhài 病名。见《世医得效方·大方脉杂医科》。又作劳瘵。详该条。

痨瘵咳嗽láozhàiké·sou 病证名。指痨瘵病的咳嗽。见《不居集·痨瘵咳嗽》。《明医杂著·劳瘵》："睡中盗汗，午后发热，哈哈咳嗽，倦怠无力，饮食少进，甚则痰涎带血，咯吐出血，或咳血、吐血、衄血，身热，脉沉数，肌肉消瘦，此名痨瘵。"《寿世保元·劳瘵》："夫阴虚火动，劳瘵之疾，由相火上乘肺金而成之也……盖肾水一虚，则相火旺动，相火上炎，则克肺金，肺受火邪所克，所以为咳，为嗽，为热，为痰，为喘息、为盗汗，为吐血，为衄血，为便血、尿血，为四肢倦怠，为五心烦热，为咽干声哑，为耳鸣、眼花，为遗精、便浊，为虫胀肿满，为一应难状之症。治者宜滋肾水，养心血，扶元气，健脾胃，以培其本；降相火，清湿热，化痰涎，润肺金，以治其标。宜以清离滋坎汤、补中益气汤、河车地黄汤、太平丸、瑞莲丸、宁嗽膏、白雪膏之类，宜对症选用。"《世医得效方·痨瘵》以劫劳散治心肾俱虚劳嗽，阿胶丸治劳嗽并嗽血、唾血。亦可用痨嗽方。参见"咳嗽""痨瘵"条。

痨证白喉láozhèngbáihóu 病证名。系指由阴亏而虚火上灼咽喉，致咽喉疼痛，腐烂色白者。《喉症指南》："痨证白喉，脉沉细而数，按之无力，由阴虚火燥所致，非时疫白喉证也。其证咽喉痛极，而水米难下，渐至朽烂，形容枯槁，面目憔悴，宜用郑氏大剂养阴清肺汤，重加生熟二地……若以此症误认为时疫白喉，治以时疫白喉方法，差之毫厘，失之千里矣。"

醪酒láojiǔ 浊酒，醪酒即由五谷酿成，未经蒸馏或过滤的酒，有温通经脉，运行营卫的作用，古代用之以治病。《素问·玉版论要》："容色见上下左右……其见大深者，醪酒主治。"

醪醴láolǐ 醪，浊酒；醴，甜酒。甘浊的酒，古代用以治病（见《素问·汤液醪醴论》）。

老白毛lǎobáimáo 中药材。见《安徽中草药》。为白头翁之别名。详该条。

老妇行经lǎofùxíngjīng 病证名。指妇女年过五十后，仍然行经者。如身体无病为气血盛实有余。若经来较频，或一月二三次，血量反见增多者，属于病态。多因气虚，肝肾不足，冲任虚损，血失统摄所致。治宜补气养血，大补肝肾，方用安老汤。并应注意癌变的可能。

老妇血崩lǎofùxuèbēng 病名。见《傅青主女科》。即年老血崩。详该条。

老复丁lǎofùdīng 古代养生术语。意为返老还童。《通俗编》："急就章云，长乐无极老复丁。"《参同契》："老翁复丁壮也。"

老鸹筋lǎoguājīn 中药材。见《东北资源植物手册》。为老鹳草之别名。详该条。

老鸹头lǎoguātóu 中药材。见《江苏省植物药材志》。为半夏之别名。详该条。

老鹳草lǎoguàncǎo 中药材。出《本草纲目拾遗》。又名五叶草、破铜钱、老鹳嘴、老鸹筋、鹌子嘴。为牻牛儿苗科植物牻牛儿苗 *Erodium stephanianum* Willd. 老鹳草 *Geranium wilfordii* Maxim. 或野老鹳草 *Geranium carolinianum* L. 的干燥地上部分。主产于河北、山东、山西、云南、四川、湖北等地。苦、辛，平。归肝、肾、脾经。祛风湿，活血，通经络，止泻痢；外用清热解毒，收敛生肌。治风湿性关节炎，坐骨神经痛，急性胃肠炎，痢疾，月经不调，痛经，煎服 9～15g；制成软膏涂敷，治湿疹，痈、疔、疮疖，小面积水、火烫伤。牻牛儿苗全草含挥发油，其主要成分为牻牛儿醇。老鹳草地上部分含老鹳草素。煎剂或浸膏在一定剂量时能抑制兔肠蠕动，有止泻作用，但用量过大反有泻下作用。煎剂在试管内对金黄色葡萄球菌、肺炎球菌、链球菌、痢疾杆菌等多种细菌，以及流感病毒有抑制作用。牻牛儿醇有抗菌作用，临床上用治慢性支气管炎。

老鹳嘴lǎoguànzuǐ 中药材。见《东北植物药图志》。为老鹳草之别名。详该条。

老汉扳缯lǎohànbānzèng 小儿推拿方法。出陈氏《小儿按摩经》。又名"老汉绞罾"。《针灸大成·卷十·手诀》："以一手掐大指根骨，一手掐脾经摇之，治痞块也。"

老汉绞罾lǎohànjiǎozèng 小儿推拿方法。出《小儿推拿方脉活婴秘旨全书》。详"老汉扳缯"条。

老虎刺lǎohǔcì 中药材。见《安徽中草药》。为葎草之别名。详该条。

老虎刺叶lǎohǔcìyè 中药材。见《江苏药材志》。为枸骨叶之别名。详该条。

老虎花lǎohǔhuā 中药材。见《本草纲目》。为闹羊花之别名。详该条。

老虎脚迹草lǎohǔjiǎojìcǎo 中药材。见《中国药用植物志》。为毛茛之别名。详该条。

老虎獠子lǎohǔliáo·zi 中药材。见《中国药用植物图鉴》。为刺五加之别名。详该条。

老虎吞食lǎohǔtūnshí 小儿推拿方法。出《小儿推拿方脉活婴秘旨全书》。《小儿推拿方脉活婴秘旨全书·脚上诸穴图》："仆参穴，治小儿吼喘，将此上推下掐，必然苏醒。如小儿急死，将口咬之，则回生，名曰老虎吞食。"

老虎芋lǎohǔyù 中药材。❶见《广西药用植物名录》。为卜芥之别名。详该条。❷见《贵州民间方药集》。为海芋之别名。详该条。

老虎爪lǎohǔzhǎo 中药材。见《河北药材》。为卷柏之别名。详该条。

老花眼lǎohuāyǎn 病名。见广州中医学院主编《中国眼科学》。又名老人眼昏。为肝肾衰耗所致，指年越四十而视近困难者。《外台秘要》卷二十一指出，凡人年45岁以后，渐觉眼暗。《证治准绳·杂病》亦指出，若人年五十以外而目昏者，虽治不复光明。即今之老视，宜配镜矫正。

老黄苔lǎohuángtāi 舌苔色黄而暗晦，主阳热亢盛。

老君须lǎojūnxū 中药材。❶见《南宁市药物志》。为三十六荡之别名。详该条。❷见《安徽中草药》。为松萝之别名。详该条。

老老恒言lǎolǎohéngyán 养生著作。5卷。清代曹庭栋著。初刻于清乾隆三十八年，后因遭兵燹板毁，同治九年（1870）重刻。又名《养生随笔》。本书前二卷详晨昏动乱之宜，次二卷列居处备用之要，末附粥谱1卷，借为调养治疾之需。全书所述，虽无惊人之语，但切于日用琐屑之事，而且有论有法，周详实用。作者主张养生应顺应自然规律，适应日常生活习惯，把养生的实践寓于日常生活起居琐事之中。同时重视调摄脾胃，认为“古人养老调脾之法，服食即当药饵”，故而把饮食调摄、起居调摄与调理脾胃联系起来，提出一系列保养方法。此外，本书极力推崇食粥，认为“粥能益人，老人尤宜”。全书所列粥谱一百方，按药物气味不同，分为上、中、下三品，对于老年养生防病有重要参考价值。

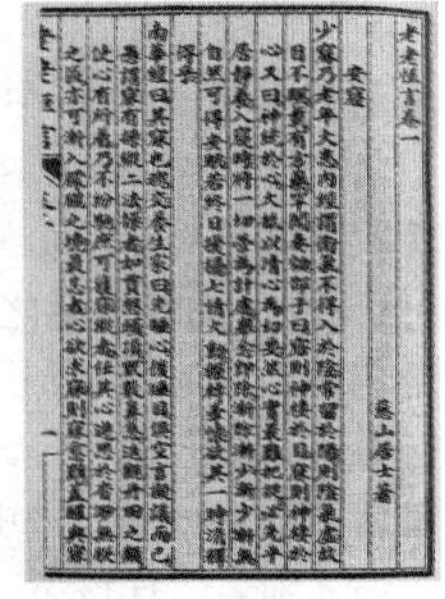

老老恒言

老淋lǎolìn 病名。指老人淋证。见《医医偶录·膀胱部》。老人精气已衰，患淋多见虚证。若精竭复耗，大小便牵痛如淋，用八味丸加车前、牛膝，或萆薢分清饮加减。若气虚下陷成淋，用补中益气汤加木通、泽泻。若老人绝欲太早成淋，用生绿豆衣水浸，擂汁服，或淡秋石擂水饮服。参见“淋”条。

老龙lǎolóng 推拿穴位。❶出《小儿推拿广意》。位于中指远端背面靠指甲根处。掐此穴治惊风、昏迷。《保赤推拿法·掐老龙穴法》：“此穴在中指背靠指甲处。相离如韭叶许。若儿急惊暴死，对拿精灵、威灵二穴，不醒，即于此穴掐之，不知疼痛，难救”。❷出《幼科铁镜·虎口合骨穴图》。位于中指指端。掐此穴用治惊风。

老蒙花lǎoménghuā 中药材。见《药材资料汇编》。为密蒙花之商品名。详该条。

老母虫lǎomǔchóng 中药材。见《四川中药志》。为蛴螬之别名。详该条。

老母猪藤lǎomǔzhūténg 中药材。见《安徽中草药》。为乌蔹莓之别名。详该条。

老奴丸lǎonúwán 《奇效良方》卷二十一方。又名苍龙丸。木香五钱，灯心二钱，大蜘蛛七个，胡桃肉（另研）、荜澄茄、炒车前子、马蔺花（酒浸）、煅牡蛎、萆薢、韭子、木通各一两，山茱萸、补骨脂（酒浸）、桑螵蛸（酒浸）、全蝎、龙骨各一两半，母丁香、紫梢花、肉苁蓉（酒浸）、菟丝子（酒蒸）、蛇床子、茯苓、淫羊藿、八角茴香、巴戟天、远志、当归各二两，沉香七钱，干漆（炒去烟）三两，熟地黄五两（一方无桑螵蛸、当归、沉香）。为细末，炼蜜和丸，梧桐子大，每服三十丸，空腹温酒送下。功能添精补肾虚，去冷除风湿，壮阳。治精神衰弱，腰膝无力，阳事不举。

老疟lǎonüè 病证名。疟疾之一。指疟疾延久不愈，深入三阴经者。见《三因极一病证方论·疟病不内外因》。《丹溪心法·疟》：“老疟病，此系风暑于阴分，用血药引出阳分则散。”一名母疟。参见“母疟”“疟疾”条。

老人便结lǎorénbiànjié 病证名。指老人大便坚涩或不通。《景岳全书·杂证谟》：“老人便结，大都皆属血燥。盖人年四十而阴气自半，则阴虚之渐也，此外则愈老愈衰，精血日耗，故多有干结之证。治此之法无他，惟虚者补之，燥者润之而尽之矣。然亦当辨其虚实微甚及有火无火，因其人而调理之可也。凡润燥等剂，如导滞通幽汤、苁蓉润肠丸、搜风顺气丸、东垣润肠丸、卫生润肠丸、元戎四物汤、三仁丸、百顺丸之类皆可选用。又豕膏为润燥之神剂，最当随宜用之。其有大虚大热者，宜用前阴阳结治法。许学士治年老虚人便秘，只用火麻仁、苏子仁各半研取汁服之，更煮粥食之，不必服药而秘愈。”《济生方·大便》：“年高之人，以致秘结者，非少壮比，多服大黄恐伤真气，后方所载有威灵仙丸最佳。”《世医得效方·秘涩》：“老人脏腑秘，不可用大黄，老人津液少，所以脏腑秘涩，更服大黄以泻之，津液皆去，定须再秘甚于前。只可服宽润大肠之药，更用槐花煎汤淋洗亦效。更有老人发热而大肠秘涩，或因多服丹药，脾胃虚弱，蒸化不行，遂为脏腑积热，须用神保圆，得通泻一行，热亦即退。”《辨证录·大便闭结门》：“人有大便秘结者，其症口干舌燥，咽喉肿痛，头目昏晕，面红烦躁，人以为火盛闭结也，谁知是肾水之涸乎？……此等之症，老人最多，正以老人阴衰干燥，火有余而水不足耳，治法但补其肾中之水，则水足以济火，大肠自润矣。方用濡肠饮。”《张氏医通·大便不通》：“老人血枯便闭，用生地黄、当归身、鲜首乌各四两，广皮一两，熬膏顿热服半小杯，不通，三五次效。”参见“虚秘”条。

老人眼昏lǎorényǎnhūn 病证名。见《东医宝鉴》卷一。指老花眼。参见该条。

老人腰痛lǎorényāotòng 病证名。见《医宗必读·腰痛》。多因肝肾不足所致。《临证指南医案·腰腿足痛》龚商年按：“有老年腰痛者，他人但撮几味通用补肾药以治，先生独想及奇经之脉隶于肝肾，用血肉有情之品。鹿角、当归、苁蓉、薄桂、小茴以温养下焦。”也可选用二至丸、右归丸等方，或外用摩腰膏热摩腰部。

老肉板睛lǎoròubǎnjīng 病证名。见清代佚名《眼科捷径》。即胬肉攀睛。详该条。

老商lǎoshāng 三商之一。见“三商”条。

老鼠疮lǎoshǔchuāng 即瘰疬。详该条。

老鼠刺lǎoshǔcì 中药材。见《江西民间草药》。为虎刺之别名。详该条。

老鼠豆lǎoshǔdòu 中药材。见《湖南药物志》。又名鹿藿、野黄豆、鸟眼睛豆。为豆科植物老鼠眼 *Rhynchosia volubilis* Lour. 的茎叶。分布于华东地

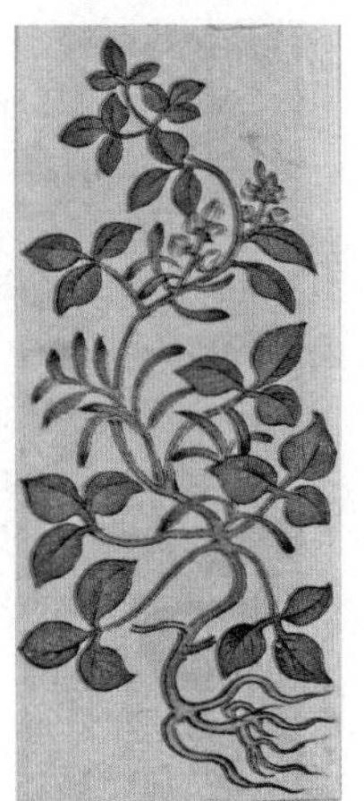

老鼠豆

区及湖北、湖南、广东、广西等地。苦，平。归胃、肾经。解毒，祛风止痛。①治蛊虫，瘰疬，痈肿，流注。捣烂外敷。②治头痛，腰痛，腹痛，妇女产褥热。煎服：10～15g。

老鼠豆根lǎoshǔdòugēn 中药材。见《湖南药物志》。为豆科植物老鼠眼 *Rhynchosia volubilis* Lour. 的根。活血止痛，杀虫解毒。①治痛经，小儿疳积。煎服 10～15g。②治肿毒，瘰疬，蛇咬伤。捣烂外敷。

老鼠耳lǎoshǔ'ěr 中药材。见《福建民间草药》。又名狗脚刺、提云草、老鼠乳、乌蓉藤、鸭公青。为鼠李科植物细叶勾耳茶 *Berchemia lineata*（L.）DC. 的嫩茎叶。分布于福建、台湾、广东、广西等地。微苦、涩，平。止咳，消滞，散瘀，解毒。①治慢性气管炎，小儿胃纳呆滞，睾丸肿痛，痔疮。煎服：15～30g。②治疔疮，煎服并加盐少许捣敷；汤火伤，研末茶油调涂。全草含焦性儿茶酚。

老鼠花lǎoshǔhuā 中药材。见《东还纪程》。为芫花之别名。详该条。

老鼠拉冬瓜lǎoshǔlādōngguā 中药材。见《广西中草药》。为马瓞儿之别名。详该条。

老鼠竻lǎoshǔlè 中药材。见《全国中草药汇编》。为水飞蓟之别名。详该条。

老鼠乳lǎoshǔrǔ 中药材。见《福建中草药》。为老鼠耳之别名。详该条。

老鼠胎lǎoshǔtāi 病证名。缪慎斋《妇女卫生医药常识》：“更有初孕时一二月中，经水仍来，来而色淡不多者，名曰垢胎，俗云老鼠胎。”即激经。见该条。

老鼠尾lǎoshǔwěi 中药材。❶见萧步丹《岭南采药录》。为千斤拔之别名。详该条。❷见《泉州本草》。为草石蚕之别名。详该条。

老鼠钻lǎoshǔzuān 病名。出《疡医准绳》卷四。即串疽。见该条。

老痰lǎotán 病证名。痰证之一。指气火郁结，凝结胶固之痰证。又名郁痰、结痰、顽痰。《症因脉治》卷二：“老痰即结痰。”又：“顽痰坚结胶固……即老痰。”《丹溪心法附余·痰》：“因火邪炎上，熏于上焦，肺气被郁，故其津液之随气而升者为火熏蒸，凝浊郁结而成。岁月积久，根深蒂固，故名老痰郁。”《丹溪心法·痰》：“喉中有物，咯不出，咽不下，此是老痰。重者吐之，轻者用瓜蒌辈，气实必用荆沥。”《张氏医通·痰饮》：“老痰积于胸膈作痞，或流滞于经络四肢者，青礞石丸。”老痰症治宜开郁降火，清润肺金，以消化其凝结之痰。《医碥》卷二：“老痰即郁痰结成黏块，吐咯不出，非南星、半夏、茯苓、苍术可治。青黛为主，五倍、海石、苦梗、旋覆花、瓜蒌仁、芒硝。”老痰可由燥痰失治所致。《医学入门》卷五：“燥痰，久为老痰。”参见痰证有关条。

老头草lǎotóucǎo 中药材。见《东北常用中草药手册》。为火绒草之别名。详该条。

老蜗生lǎowōshēng 中药材。出《植物名实图考》。又名接筋草、野花生。为豆科植物天蓝苜蓿 *Medicago lupulina* L. 的全草。分布于东北、华北、西北、华中地区及云南、四川等地。微苦，平。清热利湿，凉血止血，舒筋通络。①治黄疸型肝炎，便血，痔血，坐骨神经痛，风湿、劳伤疼痛。煎服：9～15g。②捣敷蛇头疔，蜈蚣、黄蜂、蛇咬伤。全草含雌激素样成分。种子含皂苷、半乳糖配甘露聚糖。叶含粗皂苷，酸解后得大豆皂醇 B、C、D、E、F 及苜蓿酸。

老鸦胆lǎoyādǎn 中药材。见《生草药性备要》。为鸦胆子之别名。详该条。

老鸦糊lǎoyāhú 中药材。见《福建民间草药》。又名鱼胆、猴草、米筛花。为马鞭草科植物老鸦糊 *Callicarpa bodinieri* lévl. var. *giraldii* Hesse ex Rehd. 的根、茎、叶、果实。分布于华东地区及湖北、湖南、广东、广西、贵州、四川、云南等地。苦、辛，凉。散瘀止血，祛风除湿。①治内出血，尿血。内服：煎汤，15～30g，或研粉，每次 3g，每日 3～4 次。②治外伤出血，跌打损伤。取叶、果实研末外敷，或鲜叶捣敷。③治风湿关节痛，根 15～30g，水、酒煎服；颈淋巴结结核，根 250g，煮鸡蛋 3 个，吃蛋，一次吃完。本品水煎剂在体外对金黄色葡萄球菌、铜绿假单胞菌有抑制作用。

老鸦蒜lǎoyāsuàn 中药材。见《世医得效方》。为石蒜之别名。详该条。

老鸦眼睛藤lǎoyāyǎn · jingténg 中药材。见《上海常用中草药》。为乌蔹莓之别名。详该条。

老鸦枕头lǎoyāzhěn · tou 中药材。见《药材资料汇编》。为苦石莲之别名。详该条。

老腰弓lǎoyāogōng 中药材。见《云南中草药选》。为草血竭之别名。详该条。

老翳lǎoyì 病证名。见《异授眼科》。指宿翳之顽固不易消退者。参见“宿翳”条。

老子禁食经lǎozǐjìnshíjīng 养生著作。见《隋书·经籍志》。1 卷，已佚。

烙lào 手术器械。见《疮疡经验全书》。自隋唐到后世，制烙的材料不断改进，由铁钉、铁篦、铁器发展到银烙匙、金烙铁。应用范围也由切开排脓到瘤肿切除、止血。眼科烙的应用，就是在此基础上的发展。《目科正宗》所用系由全铜制造，长约 4 寸。攀睛胬肉割治后，以烙烙之，以防复发。亦用于烙治睑弦赤烂、胞肉胶凝等。

烙

烙法làofǎ 外治法之一。古代用大小形式不同的金属器械，烧红后用以烙破脓疡，使脓液流出，以代刀针的方法。眼科亦用以“治残风溃弦疮烂，湿热久不愈者”（《证治准绳·杂病》）。或胬肉攀睛割治后，“头处用火烙之，使其不再生”（《银海精微》）。参见“烙治法”条。

烙铁lào · tie 器械名。为烙乳蛾、喉瘤之用。其烙头用铜或钢制成。有圆形、尖形、纵长方形、横长方形 4 种，连一烙柄。其中每种又分曲颈和直颈两种。

烙铁草lào · tiecǎo 中药材。见《重庆草药》。为铧头草之别名。详该条。

烙铁法lào · tiefǎ 喉科外治法之一。即烙治法。详该条。

烙治法làozhìfǎ 外治法名称。又名烙铁法。此法宜用于乳蛾、喉瘤等病。先以消毒之小手术刀，于瘤体或乳蛾上轻轻割划预定的治疗部位（亦可不割划），再根据乳蛾、喉瘤体之大小选择大小不同之烙铁，先在酒精灯上烧红，蘸香油少量，并在压舌板上轻点一下（以防油多烫伤健康组织），趁热烙其划割之部位。一触即起，不宜久停。可视喉瘤体之大小，每侧烙 5～50 烙（初次宜 3～5 烙，以后渐加），烙后吹冰硼散。宜每隔 2～3 天烙治一次，以烙平为度。注意：烙铁须烧红，凉则无效；烙以前须蘸香油，以防烙铁与肌肉粘连，且香油有清润烙痂作用；小儿或因精神恐惧不能合作者忌用本法；有表邪者，不宜施烙法；喉瘤色暗红，咽喉干痛，颈胀，烦闷，脉弦数者不宜施烙法；术后忌腥辣，烟酒，并暂不宜做剧烈活动；忌暴怒及高声谈唱。术后可服六神丸，或疏风清热之品，如银翘散、清咽利膈汤等。

落枕làozhěn ❶病名。见《外科证治全书》卷三。即失枕。详该条。❷经外奇穴名。别名项强，又称外劳宫。位于手背，第2、3掌骨间，掌指关节后0.5寸（指寸）凹陷中。一说位于天容与天柱穴连线之中点。主治落枕，偏头痛，肩臂痛，胃痛等。直刺0.5~1寸。

le

乐疽lèjū 病名。出《外科大成》卷二。为无头疽生在肩前侧，腋窝上方，骨缝开合凹陷处者。为手厥阴心包络经血热气郁而成。开始如椒，渐长如鹅卵，按之疼痛彻骨。若溃脓及时，肿消痛减，脓稠者为顺证；久不溃破及溃后脓如清水，肿硬不减者为逆证。治法同无头疽，溃后同附骨疽。参见各条。

乐令黄芪汤lèlìnghuángqítāng 《瘴症指南》卷下方。即乐令建中汤。见该条。

乐令建中汤lèlìngjiànzhōngtāng 《太平惠民和剂局方》卷五方。又名乐令黄芪汤。前胡、细辛、蜜炙黄芪、人参、桂心、橘红、当归、白芍药、茯苓、麦冬、炙甘草各一两，半夏七钱半。为粗末，每服四钱，加生姜四片、大枣一枚，水煎服。治血气劳伤，五脏六腑虚损，肠鸣神倦，营卫不和等症。

乐脉胶囊lèmàijiāonáng 中成药。见《中华人民共和国药典（一部）》(2020)。丹参499g、川芎249.5g、赤芍249.5g、红花249.5g、香附124.75g、木香124.75g、山楂62.4g。以上七味，按胶囊工艺制成，每粒装0.56g、0.5g、0.45g或0.42g。口服。0.56g、0.5g、0.45g规格一次3~6粒，0.42g规格一次4~6粒。一日3次。行气活血，化瘀通脉。用于气滞血瘀所致的头痛、眩晕、胸痛、心悸及冠心病心绞痛、多发性脑梗死见上述证候者。

乐脉颗粒lèmàikēlì 中成药。见《中华人民共和国药典（一部）》(2020)。丹参499g，川芎、赤芍、红花各249.5g，香附、木香各124.75g，山楂62.4g。以上七味，按照颗粒剂工艺制成1000g，每袋装3g。开水冲服，每次1~2袋，一日3次。行气活血，化瘀通脉。用于气滞血瘀所致的头痛、眩晕、胸痛、心悸及冠心病心绞痛、多发性脑梗死见上述证候者。

乐梧冈lèwúgāng(1661—1742) 清代药学家。字凤鸣。北京人。初习儒，于1702年创办同仁堂药店。自称方尊《肘后》，药辨地道，注意炮制品味质量。1723年前后开始提供清廷御药房药品。子孙继其业，迄今200余年，享誉中外。

乐只堂人子须知韵语lèzhītángrénzǐxūzhīyùnyǔ 综合性医书。又名《人子须知》。4卷。清代何梦瑶撰于1872年。卷一为望、闻、问、切四诊，卷二方剂汇辑，卷三、四论本草药性。全书编为歌赋韵语，通俗易记，为学医入门读物。

乐尊育lèzūnyù(1630—1688) 清代医家。祖籍浙江宁波，先世自明代永乐（1403—1424）年间迁居北京。历代为走方医，世传医疗经验甚富。曾任太医院吏目，公余常施诊，人或以地道药材相赠。尝谓："古方无不效之理，因修合未工，品味不正，故不能应症耳。"故平日潜心于依方制药。子乐梧冈，承其训，创办同仁堂药店。

竻角强lèjiǎoqiáng 中药材。见萧步丹《岭南采药录》。为露兜之别名。详该条。

竻苋菜lèxiàncài 中药材。见萧步丹《岭南采药录》。即刺苋菜。详该条。

勒法lèfǎ 推拿手法。用屈曲食、中两指紧夹患者手指（趾）根部，迅速滑出指（趾）端。常用于指、趾麻木、屈伸不利之症。

勒荔lèlì 中药材。见《广西中药志》。为荔枝之别名。详该条。

勒马回lèmǎhuí 中药材。见《全国中草药汇编》。为水蔓菁之别名。详该条。

勒马听徽丝lèmǎtīnghuīsī 《医宗金鉴·外科心法要诀》卷六十五方。白砒末一分，麝香末三分，青绵（撕碎）、青黛（水飞）各一两。用香油拌匀，先以清米泔水漱口，次用镊尖将拌过药粉的青绵丝挑少许，塞于牙根缝内，日换三次。治走马牙疳之牙缝黑腐不尽及腐烂深坑。

lei

雷伯宗léibózōng(14世纪) 明初医生。名勋。建安（今福建建瓯）人。精通医术，尤擅长小儿科。洪武年间（1368—1398）任职太医院。著有《千金宝鉴》，已佚。子野僧、孙时中都继承医业，为当地名医。

雷大震léidàzhèn 参见"雷丰"条。

雷丰léifēng 晚清医家。字少逸。其父学医于程芝田，丰承家学，长于温病、时症。撰《时病论》，书中所载治法和成方多有实效，流传颇广。子大震，学生江诚、程子曦等，亦以医闻名。

雷公léigōng ❶传说中的上古时代医家，相传为黄帝之臣，精于针灸学术。旧说黄帝与雷公论医药而创制医学。《内经》中的《著至教论》《示从容论》《疏五过论》《征四失论》等多篇，均以黄帝与雷公论医药的体裁写成。反映了这一传说的由来。❷指南北朝时期的医药学家雷敩。详见"雷"条。

雷公根léigōnggēn 中药材。见《江苏省植物药材志》。为积雪草之别名。详该条。

雷公救疫丹léigōngjiùyìdān 《急救异痧奇方》方。即雷击散，见该条。

雷公炮炙论léigōngpáozhìlùn 本草著作。3卷。刘宋雷敩撰，胡洽重订。约成书于5世纪。本书记述了制药学的基本知识，收载约300种药物的炮炙加工方法。原书早佚，其内容散见于《证类本草》《雷公炮炙药性赋解》《本草纲目》等书中。1932年，张骥根据上述各书重予补辑，分原叙及上、中、下3卷，共180余种，并加入其他古本草著作中有关炮炙的经验，末有附卷，另记70余种药物的炮炙方法。

雷公炮炙药性解léigōngpáozhìyàoxìngjiě 本草著作。6卷。原题明代李中梓辑注。撰于1629年前后。内容分金石、果谷、草、木、菜、人、禽兽、虫鱼，共8部，332种药，每种记述其性味、主治，并加按语。

雷公藤léigōngténg 中药材。见《本草纲目拾遗》。又名黄

L

藤木、断肠草、红药。为卫矛科植物雷公藤 *Tripterygium wilfordii* Hook. f. 根的木质部分。分布于长江流域以南至西南地区。苦、辛，凉，有大毒。祛风除湿，活血通络，消肿止痛。治风湿性关节炎，类风湿关节炎，红斑狼疮，肾炎，肾病综合征，口眼干燥综合征，白塞综合征，皮肤血管炎，顽固性疼痛，突眼性甲状腺肿，麻风反应，银屑病，天疱疮。煎服6～9g。本品皮部毒性更大，不可内服。误服本品的中毒症状为恶心、呕吐、腹痛、腹泻，血压下降，呼吸微弱，最后因心脏及呼吸抑制而死亡。根含雷公藤定碱、雷公藤碱、雷公藤碱丁即雷公藤春碱、雷公藤碱己即异卫矛碱等多种生物碱。还含具抗癌活性的雷公藤甲素、雷公藤羰内酯，以及雷公藤乙素、雷酚内酯、雷公藤内酯酮、雷醇内酯、雷公藤氯内酯醇、雷贝壳杉烷内酯、雷公藤红素、鞣质、山海棠素。雷公藤具有明显的抗炎作用，对细胞免疫和体液免疫都有抑制作用。可抑制雄性动物精子成熟而使其不能生育，并不影响性功能。雷公藤中成分可抗肿瘤，改善实验性肾炎。其中成分有遗传毒性。大剂量有肝脏、心脏等损害。

雷公藤中毒léigōngténgzhòngdú　病名。即因不当服食雷公藤所致，以剧烈腹痛，指甲青紫等为主要表现的中毒类疾病。

雷公头léigōngtóu　中药材。见《本草纲目》。为香附之别名。详该条。

雷公药对léigōngyàoduì　本草著作。4卷（一作2卷）。作者不详。约成书于公元2世纪初。陶弘景认为本书在药物主治及品种方面较《神农本草经》有所补充。此外，还收载了一些新的药物，并论及药物的佐使相须。原书已佚。

雷公药性赋léigōngyàoxìngfù　本草著作。见“珍珠囊药性赋”条。

雷火神针léihuǒshénzhēn　灸法。首载于《本草纲目》该法有祛风、散寒、化湿、温通经络之功。凡风寒湿毒袭于经络，漫肿无头，皮色不变，筋骨疼痛，如附骨疽之类用此针之。其法用蕲艾三钱，丁香五分，麝香二分（后二味研极细末），将药与艾绒拌匀，做成艾卷。用时以软纸七层平放患处，点燃艾卷，在纸上捺紧，待不痛起针。病重者再针，七日后起疱即收功。阳疮焮肿者忌用。关于艾条所含药，各家所载不一。参见《外科正宗》卷三。

雷火针léihuǒzhēn　❶《景岳全书·新方八阵》卷五十一方。白芷、独活、川芎、细辛、皂角、穿山甲（炮，焙用）、丁香、枳壳、松香、雄黄、乳香、没药、杜仲、桂枝各一钱，硫黄二钱，麝香（不拘量），熟艾二至三两（一方有巴豆八分、斑蝥三钱）。为粗末，和匀，将艾铺在表心纸上，撒药末于艾上，如法卷成艾条，上下两头封严，外用鸡蛋清涂刷，每支长一至二寸，阴干备用。用时将针点着隔纸三五层或布贴盖患处，再将针按于纸上。治风寒湿毒，留滞经络而致的疼痛作肿，筋骨麻木等症。❷《疡医大全》卷二十九方。祁艾一两，朱砂二钱，穿山甲（土炙）、桃树皮、草乌、乳香、没药、雄黄、硫黄各一钱，麝香五分。为细末，将艾绒铺粗纸上，入药末三钱撒匀，卷成筒状，长约尺许，白线捆之，外裹红棉纸，用浆糊封严，将针用火点着吹息灸之，暖极即止。治风寒湿痹，筋骨疼痛，麻木不仁。

雷击散léijīsǎn　《急救异痧奇方》方。又名救急散、累济散、雷公救疫丹、暑疫散。皂角、细辛各三钱半，朱砂、雄黄各二钱半，薄荷、藿香各三钱，枯矾、白芷各一钱，桔梗、防风、木香、贯众、陈皮、法半夏曲、甘草各二钱。为细末，每用二至三分，吹入鼻中；再用一至二钱，姜汤冲服。治一切痧症，或头痛腹痛，或手足直硬、麻木，身发寒热，或不寒热而心胸胀痛，神昏，或喉痛，腰腹作胀，或指甲青黑，上吐下泻，或不青黑，或不吐泻。

雷继晖léijìhuī　南宋人。撰有《神圣集》3卷，已佚。

雷廓léikuò　眼的八廓名称之一。用自然界8种物质现象命名者。见《银海精微》。又名震（廓）、震雷廓、关泉廓、关前廓。①《审视瑶函》：“以（气）轮上血脉丝络为凭。”又：“震正东方，络通胆之腑，脏属于肝。”②《医宗金鉴·眼科心法要诀》认为五轮中血轮主脏属心，而此廓位附血轮（内眦下方），属命门，依附于心。③清代黄庭镜《目经大成》卷一：“震（雷廓）为青睛，络通胆之府。”④《杂病源流犀烛》卷二十二：“震雷廓属小肠，位白睛上截向小眦。”⑤《张氏医通》卷八：“小肠之府为雷廓。”有名无位。⑥陈达夫《中医眼科六经法要》认为此廓位于白睛正鼻侧，属命门。

雷气léiqì　指雷火之气。《素问·阴阳应象大论》：“风气通于肝，雷气通于心，谷气通于脾。”

雷少逸léishàoyì　见“雷丰”条。

雷时震léishízhèn　明代医官。字普春。进贤（今属江西）人。以医名选为太医院吏目，后升御医光禄寺丞。尤善外科，为人缜密谦谨，历任万历、泰昌、天启、崇祯等朝御医。子应云，世其官。

雷时中léishízhōng　明代医生。建安（今福建建瓯）人。雷勋裔孙。善易学及岐黄诸书，医能奇中。贫者暮夜叩门，必摄衣往诊，并辞酬金。时称医之隐者。

雷实léishí　中药材。出《吴普本草》。为雷丸之别名。详该条。

雷氏芳香化浊法léishìfāngxiānghuàzhuófǎ　即芳香化浊法。见该条。

雷氏清凉涤暑法léishìqīngliángdíshǔfǎ　即清凉涤暑法。见该条。

雷氏清宣金脏法léishìqīngxuānjīnzàngfǎ　即清宣金脏法。见该条。

雷氏却暑调元法léishìquèshǔtiáoyuánfǎ　即却暑调元法。见该条。

雷氏慎修堂医书三种léishìshènxiūtángyīshūsānzhǒng　丛书名。又名《医学三书》。刊于1887年。包括清代3种医著，即《时病论》《医家四要》和《医法心得》。

雷氏宣透膜原法léishìxuāntòumóyuánfǎ　即宣透膜原法。见该条。

雷头风léitóufēng　病名。❶指头痛鸣响，面起核块的疾病。见《素问病机气宜保命集·大头论》。多由风邪外袭或痰热生风所致。《张氏医通》卷五：“头痛而起核块者，雷头风也。或头中如雷之鸣，为风客所致。”《赤水玄珠·头痛门》：“夫此病未有不因于痰火者，盖痰生热，热生风故也。核块疙瘩皆有形可征，痰火上升，壅于气道，兼于风化，则自然有声，轻则或如蝉之鸣，重则或如雷之响，故以声如雷而为名也。或以其发如雷之迅速也。设如前论尽作风热治之，恐认标而忘其本也。”治疗如风热宜清宣升散，可用清震汤、荆防败毒散等方；痰热可用祛痰丸。根据病势缓急，古有大雷头风、小雷头风名称。见《证治准绳·杂病》。参见“大雷头风”“小雷头风”“头痛”条。

❷《秘传眼科龙木论》名雷头风内障，俗称雷头风。详该条。

雷头风内障léitóufēngnèizhàng　病证名。见《秘传眼科龙木论》。俗称雷头风。分大、小雷头风，多因风火夹痰引起。初患时头旋恶心呕吐，继之则憎寒壮热，状如伤寒，头目肿痛，不能忍耐，两耳若雷鸣，风动轰轰作声，故曰雷头风。治宜祛风、泻火、涤痰。用绿风羚羊饮或将军定痛丸加减。

雷丸léiwán　中药材。出《神农本草经》。又名雷矢、竹苓、雷实、竹铃芝、木连子。为白蘑科真菌雷丸 *Omphalia lapidescens* Schroet. 的干燥菌核。主产于四川、贵州、云南。微苦，寒。入胃、大肠经。杀虫消积。用于绦虫病、钩虫病、蛔虫病，虫积腹痛，小儿疳积。不宜入煎剂，研粉服1次5~7g，饭后用温开水调服，1日3次，连服3天。本品主要成分是一种蛋白酶，称雷丸素及雷丸多糖。浸出液（不可煎服）有驱绦虫作用，雷丸中的蛋白酶能分解蛋白质，从而破坏绦虫节片。煎剂在试管中有抗阴道滴虫作用。

雷丸草léiwáncǎo　中药材。出《外丹本草》。为天葵之别名。详该条。

雷敩léixiào　南北朝时期宋代药学家。擅长药物的炮炙，著有《雷公炮炙论》，此书专论中药炮炙，并详述炮炙过程中的宜忌，对中药学的发展有较大的贡献。原书已佚，其内容散见于后代本草书中。

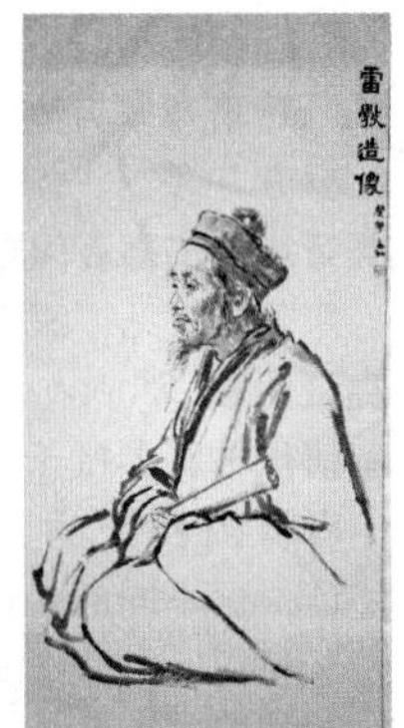

雷敩

雷勋léixūn　见“雷伯宗”条。

雷允上léiyǔnshàng　清医家。名大升，号南山。江苏吴县（今属江苏苏州）人。内阁中书雷嗣源之子。自幼习儒，工诗，善琴，尤精医学。乾隆元年（1736）举鸿博不就而隐于医，治病多良效，尤精于丸、散、膏、丹之配制，为时所重。创设雷允上药铺，研制之六神丸驰誉中外。著有《金匮辨正》《经病方论》《要证论略》《丹丸方论》等书。

肋骨lèigǔ　骨名。左右各12条，后端皆与胸椎相连，上5条前端与胸骨相连，中5条前端融合成一条而连于胸骨，下2条前端游离，合而构成胸廓。

肋骨折lèigǔzhé　病名。见清代徐瑛《接骨全书》。证治参见“胸骨伤”条。

肋疽lèijū　病名。见《外科大成》卷二。又名夹荧疽。由肝经火毒郁怒结聚而成。生于两胁肋骨间，初起肿块如梅李，渐大如碗，色紫暗或焮红，肿痛连及肩肘，脓溃稠黏者顺，溃出清水者逆。相当于肋骨结核、肋骨骨髓炎等。治宜清热解毒、疏肝理气。用柴胡清肝饮内服，外敷乌龙膏。若已成脓，宜服托里透脓散，外用浮海散敷。

肋头lèitóu　经外奇穴名。《千金翼方》：“治瘕癖，患左灸左，患右灸右，第一屈肋头近第二肋下即是灸处，第二肋头近第三肋下向肉翅前亦是灸处。”《类经图翼》列作奇穴，名肋头。位于胸骨两侧缘，当第1及第2肋骨头下缘处，左右共4穴。主治瘕癖，咳嗽，哮喘，呃逆，以及肋间神经痛、支气管炎等。斜刺0.3~0.5寸。艾炷灸3~5壮，或艾条灸5~10分钟。

肋罅lèixià　经外奇穴名。《备急千金要方》：“凡五尸者……又以细绳量患人两乳头内，即裁断中屈之，又以乳头向外量，使当肋罅于绳头，灸三壮或七壮。”《类经图翼》列作奇穴，名肋罅。位于乳头向外旁开4寸，约当第4肋间隙处。主治腹痛，胁肋痛等。艾炷灸3~5壮，或艾条灸5~10分钟。

泪lèi　五液之一。即眼泪。见《素问·宣明五气》。为透明的水样液体，具有清洁和润泽眼球的作用。若非因悲泣而流泪者，多属病态，常与肝经有关。

泪点lèidiǎn　即泪堂。详该条。

泪骨lèigǔ　骨名。在眼眶内侧壁前方，左右眼各1块。

泪孔lèikǒng　经穴别名。出《针灸甲乙经》。《针灸聚英》作泪空。即睛明，见该条。

泪空lèikǒng　见“泪孔”条。

泪窍lèiqiào　见《血证论》卷二。即泪堂。详该条。

泪泉lèiquán　即今之泪腺，位于眼眶外上方的泪腺窝中。其功能为分泌泪液。见《眼科临症笔记》。

泪堂lèitáng　又名泪窍。《银海精微》：“大眦有窍，名为泪堂。”指上下眼弦鼻侧端之小孔窍，今称泪点，为泪液排泄通道之起点。即泪小管的开口。

类编经验医方大成lèibiānjīngyànyīfāngdàchéng　方书。见“医方大成”条。

类编伤寒活人书括指掌图论lèibiānshānghánhuórénshūkuòzhǐzhǎngtúlùn　伤寒著作。见“伤寒图歌活人指掌”条。

类编朱氏集验医方lèibiānzhūshìjíyànyīfāng　方书。宋代朱佐撰。15卷。刊于1266年。作者收集宋代医家常用的方剂和单方，按病分类汇编而成。其中包括诸风、伤寒、诸气、脾胃、痰饮、积聚、黄疸、虚损、头痛、妇人、小儿、痈疽、补损、中毒及拾遗等15门，1000余方。每卷前附有短论。现有《宛委别藏》本。

类搐lèichù　病证名。出《幼幼集成》。指伤暑疟痢等，迁延时日，抑遏邪气而致搐者。详“搐”条。

类方准绳lèifāngzhǔnshéng　医方著作。又名《杂病证治类方》《类方》《王损庵先生类方》。明代王肯堂辑。8卷。本书是《证治准绳》中的一种。书中选集内科杂病、五官科等病证的方剂，予以分类汇编。分为卒中暴厥、中风、中寒等30大类，共2000余方。1949年后有《证治准绳》的影印本。

类风湿关节炎lèifēngshīguānjiéyán　病名。以关节病变引起肢体严重畸形，关节滑膜炎及浆膜、心肺、皮肤、眼、血管等结缔组织广泛性炎症为主要表现的慢性全身性自身免疫性疾病。中医学中属于“痹”的范畴。参见“痹”条。

类经lèijīng　医经著作。明代张介宾撰。32卷。刊于1624年。本书乃将《黄帝内经》中的《素问》和《灵枢》二书内容重新调整归类，改编而成。分为摄生、阴阳、脏象、脉色、经络、标本、气味、论治、疾病、针刺、运气、会通等12类，每类又分若干小类，并附文。由于内容以类相从，故名《类经》。书中将《内经》原文做了较广泛深入的研究和解释，是学习和研究《内经》的重要参考书。1949年后有影印本。

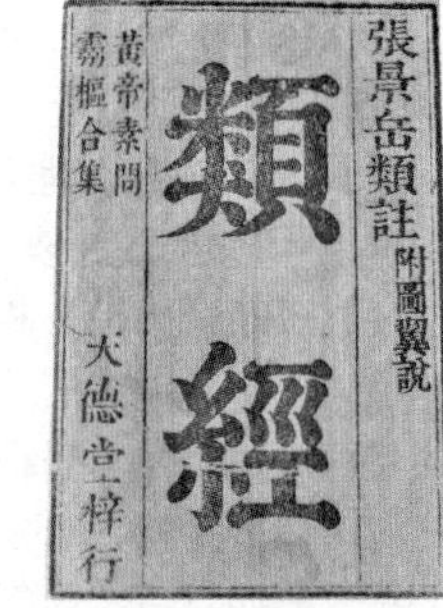

类经

类经附翼lèijīngfùyì　医经著作。明代张介宾撰。4卷。刊于1624年。本书为作者所编撰《类经》的补充。卷一医易，即将《周易》理论和医理相联系；卷二律原，将古音律理论与医理相联系；卷三求正录，着重发挥了作者所倡导的养阴理论；卷四针灸赋，编集前贤多种针灸歌赋。现有1957年人民卫生出版社影印的《类经图翼》（附刊）本。

类经图翼lèijīngtúyì　医经著作。明代张介宾撰。11卷。刊于1624年。本书用图解方式补《类经》注文之不足，故名“图翼”。主要包括运气（卷一、二）和针灸（卷三至十一）两部分。前者为有关五运六气学说的论述和图表，共80余篇；后者首论经络腧穴，次载针灸要穴歌及诸证灸法要穴等。书中（特别是针灸部分）广泛征引有关资料，有一定参考价值。现有1957年人民卫生出版社影印本，并附刊张介宾《类经附翼》4卷。

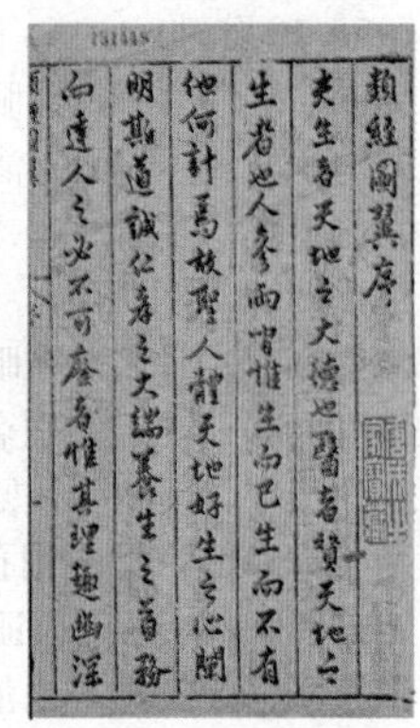

類經圖翼序
夫生者天地之大德也醫者贊天地之
生者也人參兩間惟生而已生而不有
他何計焉故聖人體天地好生之心闡
明斯道誠仁者之大端養生之首務
而達人之必不可廢者惟其理趣幽深

类经图翼

类经纂要lèijīngzuǎnyào　医经著作。清代虞庠辑，王庭俊增注。3卷。刊于1867年。本书节录《类经》原文，并增以简要注释。因系节录，内容不够完备，虞氏注文亦较简略。

类聚方lèijùfāng　医方著作。日本吉益为则撰。1卷。刊于1762年。本书选录《伤寒论》《金匮要略》二书中的方剂220余首，依类编次。每方之后均广集原书各篇中应用该方的辨证立法，并有作者的考证，附以扼要的按语。现有《皇汉医学丛书》本。

类聚祛风散lèijùqūfēngsǎn　《医宗金鉴·外科心法要诀》卷七十三方。硫黄、寒水石、枯矾、贯众各二两，蛇床子一两，朴硝五钱。为细末，猪油捣烂调敷。治大麻风。

类破伤风lèipòshāngfēng　病名。即气血亏虚，筋脉失养引起的痉病。《外科枢要》卷三：“大凡痈疽溃后，筋微肉烂，脓血大泄，阳随阴散，或筋脉拘急，恶寒惕搦，甚者舌强口噤，项背反张，痰涎壅盛，便闭汗出，不时发热，此气血俱虚而传变，虽与破伤风相类，而主治之法，当大补气血。”治宜内服十全大补汤加天麻、钩藤等息风药。

类伤寒lèishānghán　病证名。指类似伤寒的发热性疾患。《医学心悟·伤寒类伤寒辨》：“伤寒者，冬令感寒之正病也，类伤寒者，与伤寒相似而实不同也。世人一见发热，辄曰伤寒。”程氏以冬令感寒者为正伤寒，以春季发病为温病，夏季发病为热病。如冬温、湿温、中寒、时行寒疫、风温、暑病、痉病、伤食、脚气等均属类伤寒范畴。《伤寒绪论》卷上：“类伤寒者，诸凡杂证发热，皆发于里，夜甚于昼，惟伤寒为表邪，郁发于外，而昼夜俱热也。”《伤寒心法要诀·类伤寒五证》：“停痰，伤食，脚气，虚烦，内痈，相类伤寒有五证。”参见伤寒、温病有关条。

类胎痛lèitāitòng　病证名。见《玉峰郑氏女科秘传》。指孕妇未及分娩期（怀胎八九个月时），忽感腹痛，如欲产之状，三四日后，腹痛止，安静如常。参见“试胎”条。

类梧桐lèiwútóng　见《云南中草药》。又名接骨树、绿泽兰、戳皮树、思茅腐婢。为马鞭草科植物类梧桐 *Premnaszemaoensis* Pei 的根皮或茎皮。分布于云南。甘、微苦，平。舒筋活血，接骨止痛，止血。①治风湿痹痛，跌打损伤。煎服：15～30g。②治骨折，外伤出血。捣烂或研末撒。根含皂苷和多羟基酚类。

类消lèixiāo　病名。指类似消渴的一种疾病。多因中气虚寒，阴火浮游于上所致。《杂病源流犀烛·三消源流》：“又有类消症，其人渴欲求饮，饮一二口即厌，不比消渴之无厌。此由中气虚寒，寒水泛上，逼出浮游之火于喉舌间，故上焦欲得水救，水到中焦，以水遇水，故厌也。宜理中汤送八味丸。”

类证活人书lèizhènghuórénshū　伤寒著作。宋代朱肱撰，刊于1108年。22卷（一作20卷）。初名《无求子伤寒百问》，又名《南阳活人书》。全书分四部分，分别论述伤寒各证及一些杂病。卷一至十一以问答体例剖析伤寒的各种相类证候；卷十二至十五释《伤寒论》113方；卷十六至十八载各家伤寒方，计126方；卷十九至二十一介绍妇人病、小儿伤寒及治疗方药，并论小儿疮疹；卷二十二为伤寒十劝。全书对仲景学术颇多发明，是研究《伤寒论》较早的一部著作。原书复经宋代王作肃参考历代医籍增注，参入各条之下，改名《增释南阳活人书》。1949年后有排印本。

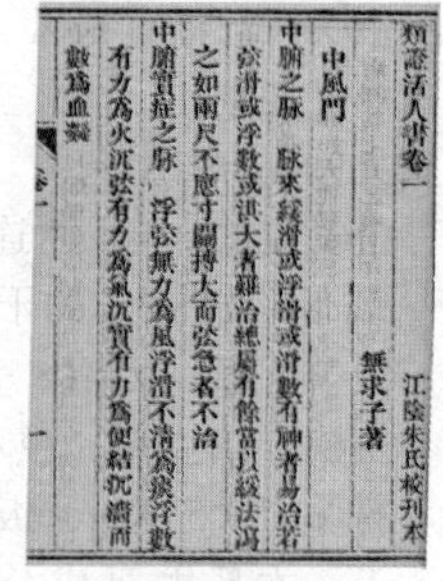

類證活人書卷一　江陰朱氏校刊本
無求子著
中風門
中腑之脈　脈來緩滑或浮滑或滑數有神者易治若
弦滑或浮數或洪大者難治絕厥有餘當以緩法瀉
之如兩尺不應寸關搏大而弦急者不治
中臟實症之脈　浮弦無力為風浮滑不清為痰浮數
有力為火沉弦有力為氣沉實有力為便結沉濇而
數為血瘀

类证活人书

类证普济本事方lèizhèngpǔjìběnshìfāng　方书。见“普济本事方”条。

类证增注伤寒百问歌lèizhèngzēngzhùshānghánbǎiwèngē　伤寒著作。见“武昌医学馆丛书八种”条。

类证治裁lèizhèngzhìcái　综合性医著。清代林珮琴撰于1839年。8卷。作者将内科杂病、妇科、外科等病证，据不同的病因和临床表现，详予辨析，并介绍具体治法及应用方剂。对其中的不少病证附述了个人治案，可供学医者借鉴。书中博采诸家之长，取材较为审慎，在临床参考书中颇有影响。1949年后有排印本。

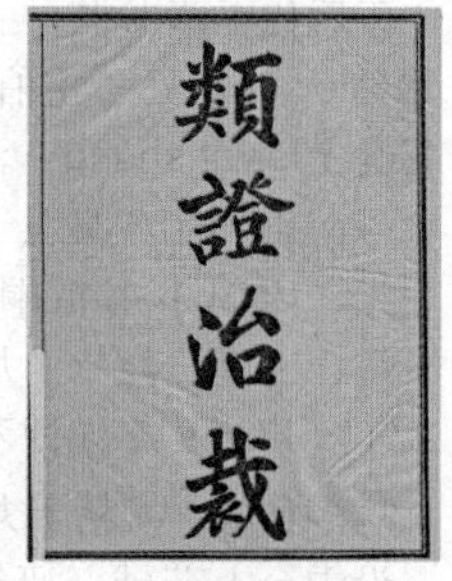

類證治裁

类证治裁

类中lèizhòng　病名。见《景岳全书·杂证谟》。又名类中风。详该条。

类中风lèizhòngfēng　病证名。简称类中。❶指风从内生的中风病。见《医经溯洄集·中风辨》。因非外中风邪，故亦称非风。多由肾阴不足，心火炽盛，肝阳偏亢，肝风内动，或气虚血虚，或湿痰壅盛，化热生风所致。《临证指南医案·中风》华岫云按：“肝为风脏，因精血衰耗，水不涵木，木少滋荣，故肝阳偏亢，内风时起。”《类证治裁·中风》：“迄乎河间主火，谓心火暴盛，肾水虚衰；东垣主气，谓卒中乃本气自病；丹溪主痰，谓湿生痰，痰生热，热生风……皆辨明类中之由，与真中症异。”❷指类似中风的8种病证，《医宗必读》分为火中、虚中、湿中、寒中、暑中、气中、食中、恶中。这些病证临床表现类似中风，但实非中风。

类中暑lèizhòngshǔ　病证名。指劳役血虚发热，类似中暑者。《六气感证要义·暑》：“有伤于劳役，以致肌热面赤，烦渴引饮，脉大而虚，按之无力，此血虚发热，所谓类中暑也。东垣以当归补血汤治之。”参见“中暑”条。

累济散lěijìsǎn　即雷击散。见该条。

累属lěishǔ　经穴别名。出《针灸甲乙经》。即命门。见该条。

leng

棱术汤léngzhútāng 《痧胀玉衡》卷下方。又名十四号丰象方。三棱、莱菔子、莪术、青皮、乌药、槟榔、枳实各一钱。水煎稍冷服。治痧因于食积者。

冷背药材lěngbèiyàocái 一般医院药房、药店不备的不常用药材。

冷闭lěngbì 病证名。指受寒所致咽喉生疮而失音。《世医得效方》卷十七："咽喉生疮、冷闭，声不出者，秘传降气汤去陈皮加黄芩煎。"乃于喉下咽管口灸三壮即愈。

冷秘lěngbì 病证名。又名阴结。指阴寒凝结，腑气不通。《圣济总录·大小便门》："下焦虚冷，窘迫后重，是谓冷秘。"《证治要诀·大便秘》："冷秘由冷气横于肠胃，凝阴固结，津液不通，胃道秘塞，其人肠内气攻，喜热恶寒，宜藿香正气散加官桂、枳壳各半钱，吞半硫丸。"《医述》："世人但知热秘，不知冷秘，冷秘者，冷气凝结，津液不通，如天寒地冻，水结成冰之义，治宜八味丸、半硫丸温而通之。"《医学心悟·大便不通》："冷闭者，唇淡，口和，舌胎白，小便清，喜热，恶寒，此名阴结，宜用温药而兼润燥之法，理中汤加归芍主之。"参见"大便秘结"条。

冷痹lěngbì 病证名。《圣济总录》卷二十："痹虽异状，然皆本于三气，寒气多者，谓之冷痹。其证令人脚膝酸疼，行履艰难，四肢麻，身体俱痛，甚则有一身不随者。"治冷痹，脚膝疼痛，行履艰难，可用巴戟天汤；脚膝疼痛无力，可用牛膝散。参见"寒痹"条。

冷齿lěngchǐ 病证名。《医学入门》第七卷："温风起而冷齿易安。"原注："温风散……水煎服，仍含漱，治风冷齿痛。"即齿痛之由于风冷者。参见"牙痛"条。

冷喘lěngchuǎn 病证名。指阳气虚衰，内寒偏盛所致的气喘。《古今医鉴》卷四："冷喘则遇寒而发。"可用止喘丸等方。参见"寒喘"等条。

冷疮lěngchuāng 病证名。出《诸病源候论》卷三十五。又名冷瘘。由气血不足，复感风寒，伤于肌肤所致。本病顽滞而冷，不知痛痒，溃而难敛，经久不愈。治宜温肌养血。内服桂枝加当归汤，外搽金黄散。

冷丹lěngdān 病证名。出《增辑验方新编》卷六十一。即冷瘼。见该条。

冷疔lěngdīng 病证名。出《外科大成》卷二。多由寒湿凝结而成。生于脚根，形如枣栗，初起紫白疱，疼痛彻骨，渐至腐烂紫黑，深孔出血，气秽，经久不愈。宜神灯照法治之，铁粉散敷之。余按溃疡治疗。

冷毒草lěngdúcǎo 中药材。见《云南中草药选》。为地白草之别名。详该条。

冷毒疳痢lěngdúgānlì 病证名。出《颅囟经》。指小儿疳痢伴有腹胀，腹痛，里急后重，痢下脓血的证候。治宜温中止痢之剂。

冷呃lěng'è 病证名。见《张氏医通·呃逆》。指因吸入冷气而立即发生的呃逆。《杂病源流犀烛·呃逆源流》："故人有寻常并无疾病，或一张口而寒气相袭，立时发呃者，俗名之曰冷呃。"集中思想、屏气，连饮热茶，呃可自止。参见"呃逆"条。

冷饭头lěngfàntóu 中药材。见《广州植物志》。为菝葜之别名。详该条。

冷饭团lěngfàntuán 中药材。出《卫生杂兴》。为土茯苓之别名。详该条。

冷风嗽lěngfēngsòu 病证名。指受风冷即发喘嗽。《万病回春》卷四："冷风嗽者，遇风冷即发痰多喘嗽是也。"治宜三拗汤、五拗汤等。参见"咳嗽"条。

冷服lěngfú 指中草药煎剂待冷却后服，以充分发挥其疗效。如寒剂冷服，适用于大热证；热剂冷服，适用于假热真寒证（见清代景日《嵩崖尊生书》）。

冷疳lěnggān 病证名。疳疾内脏虚冷的一种证型。又名瘦冷疳。《证治准绳·幼科》："冷疳病多在内，利色无常，其沫清白，肢体软弱，目肿面黧。又一证：躁渴卧地，似有热状，惟饮食不进，滑泄无度，亦冷疳也。"治疗先用木香丸（方见"冷热疳"条），继用温补脾肾之剂，如九味地黄丸（方见"肾疳"条）。

冷汗lěnghàn ❶病证名。又名柔汗。见《类证活人书》卷四。又名阴汗。指多汗之属阴证者。多由阳气虚衰，阴寒相乘，以致汗冷肢冷，甚则身冷。《景岳全书·汗证》："阴汗者，冷汗也……所谓寒者，非曰外寒，正以阳气内虚，则寒生于中而阴中无阳，阴中无阳则阴无所主而汗随气泄，故凡大惊大恐大惧，皆能令人汗出，是皆阳气顿消，真元失守之兆，至其甚者则如病后产后，或大吐大泻失血之后，必多有汗出者，是岂非气去而然乎？"治宜益气、温阳等法，用黄芪建中汤，甚者加附子；或参附汤、六味回阳饮等方。参见"阴汗"条。❷症名。指汗出而冷者，除阴证外，热极、痰证亦可见之。《医碥·汗》："盖热聚于内，肌肤反冷，肤冷，故汗亦冷也。"因火邪亢极者，治宜如神白虎汤；相火旺盛者，宜知柏地黄汤。《证治准绳·杂病》："有痰证冷汗自出者，宜七气汤或理气降痰汤，痰去则汗自止。"

冷积lěngjī 病证名。积痛之一。脾胃虚冷，感受寒邪积滞于中而致的腹痛。症见形寒，面色白，腹痛不思饮食，四肢厥冷，小便清长，大便秘结，舌淡，苔白润，脉沉迟。治宜温通镇痛，散寒去积。用温脾汤加减。

冷灸lěngjiǔ 指相对热灸而言，不用任何热源进行灸治的方法，如药物发泡灸等。

冷疽lěngjū 病证名。出《外科启玄》卷六。即筋疽。见该条。

冷厥lěngjué 病证名。厥证之一。《类证活人书·论阴阳寒热》："冷厥者，初得病日便四肢逆冷，脉沉微而不数，足多挛，卧而恶寒，或自引衣盖覆，不饮水，或下利清谷，或清便自调，或小便数，外证多惺惺而静，脉虽沉实，按之迟而弱者，知其冷厥也。四逆汤、理中汤、通脉四逆汤、当归四逆汤、当归四逆加茱萸生姜汤、白通加猪胆汁汤，皆可选用也。"《卫生宝鉴·厥逆》："四肢冷，身不热，恶心，蜷足卧，或引衣被自覆，不渴，或下利，或大便如常，脉沉微不数，或虽沉实，按之则迟弱，此名冷厥。"参见"寒厥""清厥""厥证"条。

冷烂lěnglàn 病证名。眼弦之"秋冬烂者为冷烂"（《银海精微》）。系土衰不能化湿所致。宜温阳化湿，可用苓桂术甘汤之类加减，外用碧天丹熏洗。睑厚者可劆洗。

冷劳lěngláo 病证名。指虚劳病之属虚寒者。《太平圣惠方·治冷劳诸方》："夫冷劳之人，气血枯竭，表里俱虚，阴阳不和，精气散失，则内生寒冷也。"症见宿食不消，脘腹痞满积聚，脐腹疼痛，面色萎黄，口舌生疮，大便泄痢，手足逆冷，骨节疼痛，四肢无力，肌肉消瘦等。治宜温补。

可用补骨脂散、荜澄茄散、獭肝散等方。参见"虚劳"条。

冷泪lěnglèi 病名。《银海精微》:"若迎风而出汪汪，冬日多，夏日少，拭即还生。又不分四季皆有，此冷泪也。"多由肝肾两虚，精血亏耗，招引外风所致。如椒疮及鼻部疾病引起泪道不畅等，亦可造成。本证眼无红痛，无时泪下，迎风更甚，泪液清稀无热感。肝肾两虚者，宜补益肝肾，可用左归丸或菊睛丸，酌加川芎、白芷、五味子、蕤仁等；泪道阻塞者，可酌情探冲及手术治疗。

冷利lěnglì 病证名。八利之一。小儿脾胃嫩弱，寒湿内侵或伤生冷，以致脾胃虚寒，运化失常。症见利下白色黏液，手足冰冷，渴喜饮热等。治宜温运脾阳。用附子理中汤等方加减。

冷痢lěnglì 病证名。指痢疾之由肠虚寒客所致者。《诸病源候论·痢病诸候》:"冷痢者，由肠胃虚弱，受于寒气，肠虚则泄，故为冷痢也。凡痢，色青色白色黑，并皆为冷痢。"《证治要诀》治冷痢下如冻胶，或如鼻涕，先服除湿汤加木香，吞感应丸，继进理中汤。《张氏医通》卷七治积久冷痢，少腹酸痛，结滞不爽，用千金温脾汤去甘草加桂心倍香附、人参。参见"寒痢"条。

冷淋lěnglìn 病证名。❶即寒淋。见《太平圣惠方》卷五十八。《圣济总录·诸淋门》:"其状先寒颤，然后便溺成淋，谓之冷淋也。"《医学心悟》:"冷淋，寒气坚闭，水道不行，其症四肢厥冷，口鼻气冷，喜饮热汤是也。"本症多因肾虚而冷气客于下焦所致。治以温肾散寒为主，兼予通利。可用肉苁蓉丸、沉香散、生附散、金匮肾气丸等方。❷指淋症而小便如米泔者。《华氏中藏经·论淋沥小便不利》:"冷淋者，小便数，色白如泔也。"参见膏淋条。❸指血淋之属于下元虚冷者。见《证治要诀·淋》。其症小便淋沥有血，服冷剂病愈甚。宜用地髓汤下附子八味丸，或用生料鹿茸丸。参"见淋""血淋"条。

冷流注lěngliúzhù 病证名。流注病的一种。见《仙传外科集验方》。流注冷证多附骨而生，内硬不消，骨寒而痛，筋缩不伸，若误用刀针，则流出瘀黑血，或如屋漏汁。类似骨脓疡。治宜内服阳和汤，外用回阳玉龙膏，稍缓后再加生姜、肉桂、白芷、草乌等分，热酒调敷。参见"流注"条。

冷瘘lěnglòu 病证名。出《圣济总录》卷一百三十三。即冷疮。详该条。

冷漏lěnglòu 病证名。《外科启玄》卷七:"孔内出白脓黄水不止者是也。"即慢性感染所致的漏证，时流脓水者。

冷庐医话lěnglúyīhuà 医话医论著作。5卷。清代陆以湉撰。刊于1897年。作者自称本书系"摭拾闻见，随笔载述"。卷一论述医范、医鉴、慎疾、保生、慎药和诊法、用药；卷二评述古今医家及医书；卷三至五分门搜集历代名医治案，参以己见，对各类病证的辨证论治能推究原委，详其利弊。文笔浅近生动，分析颇有识见。1949年后出版排印本，并择要编入作者所著《冷庐杂识》中有关医学部分。

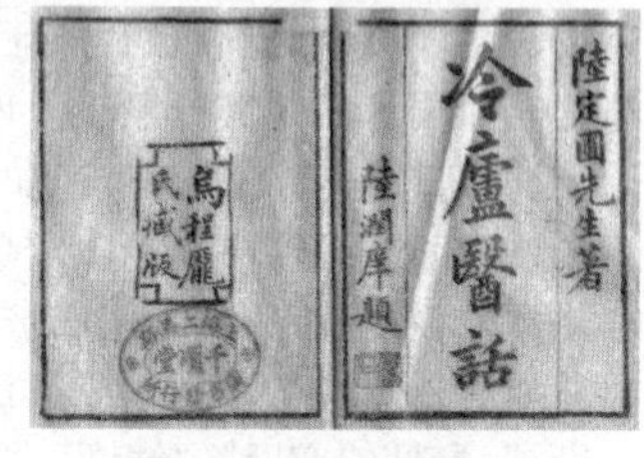

冷庐医话

冷瘼lěngmò 病证名。出《证治准绳·疡医》卷五。又名冷丹，为丹之一种。古人以色赤者谓之丹，色白者谓之冷瘼。由火毒内蕴未发，肌肤外受寒邪郁遏而致。肤见白斑块，或成片如饼，无热无痛，游走不定。治宜内服乌药顺气散，外用生姜擦患处。

冷气lěngqì 病证名。指脏腑之气与寒冷相搏所致的疾患。《诸病源候论·冷气候》:"夫脏气虚，则内生寒也。气常行腑脏，腑脏受寒冷，即气为寒冷所并，故为冷气。其状或腹胀，或腹痛，甚则气逆上而面青手足冷。"《圣济总录·诸气门》:"冷气者，因寒冷搏于气所为也……若人呼吸少气，胁肋刺痛，皮肤拘急，恶寒战栗，百节酸疼，咳嗽声嘶，膈脘否塞者，冷气之为病也。"方用沉香丸等。参见"气病"条。

冷气心痛lěngqìxīntòng 病证名。出《外台秘要》卷七。因风邪宿冷伤及心之支脉所致。《圣济总录》卷五十六:"冷气心痛……风邪冷气，伤于心之络脉，皆能致痛。若阳气偏虚，宿夹冷滞，又因饮食伤动，而致心痛，则其病喜温而恶寒，其气惨而不舒，甚者四肢厥冷，气攻心而发痛也。"治用高良姜汤等方。参见"心痛""冷心痛""寒厥心痛"条。

冷谦lěngqiān 明初官吏。字启敬，武林（今浙江杭州）人。洪武初（约1368）善养生术，提倡"嘘、呵、吹、呼、嘻"六字延年诀，以及四季起居调摄、叩齿、运目、掩耳等保持五官聪明之法。撰有《修龄要指》1卷，后辑入《颐身集》。

冷热疳lěngrègān 病证名。疳疾的一种证型。❶疳疾发病的新久和寒热虚实错综复杂的证候。《证治准绳·幼科》:"疳之新者为热疳，面黄脸赤，骨热盗汗，鼻干口臭，唇焦烦渴，心躁惊悸，情意不乐；若疳之久者为冷疳，目肿腹胀，便利不定，泻粪肥腻或似油珠，烦渴黄疸。热疳病多在外，冷疳病多在内，又有冷热二证交互，非新非久，不内外因者。治冷疳木香丸（木香、青黛、槟榔、肉豆蔻、麝香、续随子、虾蟆），治热疳胡黄连丸（胡黄连、黄连、朱砂）。"❷《证治准绳》引《庄氏家传小儿二十四候·第一候》:"泻脓血，日渐瘦，是冷热疳。"

冷热利lěngrèlì 病证名。冷热之邪相杂损伤胃肠而致的腹泻。又名冷热泻。《诸病源候论》卷四十七:"小儿先因饮食，有冷气在肠胃之间，而复为热气所伤，而肠胃宿虚，故受于热，冷热相交，而走下利，乍黄乍白，或水或谷，是为冷热利也。"治宜和胃止泻。用胃苓汤加减。

冷热痢lěngrèlì 病证名。指痢疾因寒热夹杂而致者。《诸病源候论·痢病诸候》:"夫冷热痢者，由肠胃虚弱，宿有寒，而为寒热所伤，冷热相乘，其痢乍黄乍白是也。若热搏于血，血渗肠间，则变为血痢也；而冷伏肠内，搏津液则变凝白，则成白滞，亦变赤白痢也。"参见"痢疾""赤白痢"等条。

冷热嗽lěngrèsòu 病证名。指感寒受热所致的咳嗽。《证治要诀》卷六:"冷热嗽，因增减衣裳，寒热俱感。遇乍寒亦嗽，乍热亦嗽，饮热亦嗽，饮冷亦嗽。宜金沸草散、消风散各一帖和煎，或应梦人参散，或款冬花散、二母散，仍以辰砂化痰丸、八风丹或四和丸含化。"热重者，用葳蕤汤去川芎加香豉；失音者用《古今录验》续命汤，轻则消风散。参见"咳嗽"条。

冷热泻lěngrèxiè 病证名。见《小儿卫生总微论方》。即冷热利。详该条。

冷痧lěngshā 病证名。痧证之一。《痧症度针》卷上:"阴痧，俗称冷痧。人当夏月乘凉于深堂广厦之中，消暑于冰雪瓜桃之类，遂致遏郁清阳，阴寒内，伤脾败胃，凝结成痧者有之；又或寒凉败脾，食痰内滞，或夜凉失被，触犯外邪；又如暑天行路，骤饮冰浆，酷日操劳，多啖生冷。发则呕泻，腹痛，面白唇青，汗出肢冷，甚则畜血唾血，寒热溢，阴极似阳；或为盘肠、吊脚等痧症，死者，不知凡几也。若以时令温热，辄用寒凉，无不立毙。是当以脾胃为主，疏散温通，以开结滞，加以刮放，自安。”参见“阴痧”条。

冷寿光lěngshòuguāng　东汉方士。传有异术，常屈颈鹅息，须发尽白，年百五六十岁而色理如三四十时。通房中术。死于江陵（今属湖北）。

冷水丹lěngshuǐdān　中药材。❶见《植物名实图考》。为白花射干之别名。详该条。❷见江西药科学校《中草药学》。为鸢尾之别名。详该条。

冷水嗽lěngshuǐsòu　病证名。指饮冷伤肺所致的咳嗽。《不居集》卷十五：“冷水嗽，有饮冷水太过，伤肺致嗽，俗谓之凑肺，宜紫菀饮。”详“凑肺咳嗽”条。

冷嗽lěngsòu　病证名。五嗽之一。指感寒饮冷所致的咳嗽。《外台秘要》卷九：“冷嗽者，年衰力弱，体气虚微，如复寝食伤冷，故成冷嗽。”《圣济总录》卷六十五：“形寒饮冷，内外合邪，因而客之，则为肺咳。盖肺主气，外合皮毛，其经环循胃口，故内外得寒，皆能伤之，而为冷嗽。其候呼吸气寒，口如饮冰雪，呕唾冷沫，胸中急痛，昼静夜甚，得温则止，遇寒即发是也。”方用干姜汤、橘皮汤、紫菀饮、胡椒理中汤等。《赤水玄珠》卷七：“呷热汤而暂停者，冷嗽也……冷嗽，理中汤并加五味子。”参见“五嗽”“咳嗽”条。

冷痰lěngtán　病证名。痰证之一。❶指因气虚阳虚，脾胃无力宣行水谷，致痰水结聚于胸膈，浸渍于肠胃者。《诸病源候论·痰饮诸病候》：“冷痰者，言胃气虚弱，不能宣行水谷，故使痰水结聚，停于胸膈之间，时令人吞酸气逆，四肢变青，不能食饮也。”治用半夏汤、二生汤等。❷指风寒袭肺，脾寒内盛之痰证。《不居集》卷十七：“肺者皮毛之合也，风寒外入，肺先受邪，肺气不清，必兼咳嗽，吊动脾涎……夹寒则为冷痰。”治以散寒利肺。方用华盖散、温肺汤等。❸即寒痰。详该条。

冷痛lěngtòng　症名。指疼痛有冷感，遇温则痛缓，遇寒则痛甚，喜温喜按。多因寒邪阻络，或阳气不足，脏腑肢体失其温养所致。

冷吐lěngtù　即脾胃虚寒吐。详该条。参“寒吐”条。

冷温lěngwēn　病证名。❶又名春温伤寒、客寒包火。即指《伤寒论》中“太阳病，发热而渴，不恶寒者为温病”的疾患（见《重订通俗伤寒论》第8章）。❷温热病伏邪兼寒，名为冷温。其证初起一二日必有头痛、发热、身痛、恶寒诸表证，又有烦躁、口苦、口臭。此症若治寒遗热，必有斑、黄、狂、衄之变；治热遗寒，复有呕、利、厥之忧（见何廉臣《重订广温热论·论温热兼症疗法》）。参见温病有关条。

冷涎lěngxián　病证名。六涎之一。多由“脾气不运，复因肝气所乘，伏而不动，停水滞谷”（《史载之方》）而成。其症可因怒而诱发。症见心前溃乱不快，闷倒不省人事，四肢渐次发冷等。治宜温化痰涎。用青州白丸子。

冷涎泛lěngxiánfàn　病证名。又名冷涎呕吐、冷痫。多因胃有寒痰所致。《医宗必读·呕吐哕》：“痰饮者，遇冷即发，俗名冷涎泛。”详“冷涎呕吐”条。

冷涎呕吐lěngxián'ǒutù　病证名。见《金匮翼·呕吐统论》。又名冷涎泛、冷痫。因痰饮伏于中脘所致。症见胸闷恶心，泛吐痰涎，遇冷即发。治宜温化痰饮。用吴茱萸汤、旋覆花汤、新法半夏汤、归脾汤等方。参见“痰饮呕吐”条。

冷痫lěngxián　病证名。又名冷涎呕吐。指泛吐痰涎，遇冷即发的病证。《证治要诀·诸嗽门》：“又有中脘伏痰，遇冷即发，俗谓之冷痫。”见“冷涎呕吐”条。

冷香汤lěngxiāngtāng　《是斋百一选方》卷七方。高良姜、檀香、甘草（炒令赤）、附子（炮裂，去皮、脐）各二两，丁香二钱，川姜（炮）七钱半，草豆蔻（去皮，面裹煨）五个。为细末，每服五钱，水煎十数沸，贮瓶内，沉置井底，冷服。功能温化湿。治夏秋暑湿，恣食生冷，遂成霍乱，阴阳相干，脐腹刺痛，胁肋胀满，烦躁，引饮无度。

冷香饮子lěngxiāngyǐn·zi　《杨氏家藏方》卷三方。草果仁二两，炙甘草一两，陈橘皮（去白）半两，附子（炮，去皮、脐）一分。为粗末，每服五钱，水煎，去滓，不拘时冷服。功能温中化湿。治伏暑烦躁，引饮无度；中暑内夹生冷饮食，腹痛泻利。

冷哮lěngxiào　病证名。指因寒邪水饮所致的哮吼。《类证治裁》卷二：“遇风寒而发者为冷哮。”多由感受风寒，邪入肺俞，寒饮内停，痰阻气道而成。症见呼吸气急，喉中有哮鸣声，咳吐清稀黏痰，苔白滑，脉弦紧等。治宜温肺以劫寒痰，如温肺汤、钟乳丸、冷哮丸等。亦可采用灸法，并以三建膏护肺俞穴。或选用定喘汤、夺命丹、三白丸等方。亦可由表寒内热，肺气失宣所致。《证治准绳·喘》：“哮喘遇冷则发者，有二证。其一属中外皆寒，治法乃东垣参苏温肺汤、调中益气加茱萸汤及紫金丹劫寒痰者是也。其二属寒包热，治法乃仲景、丹溪用越婢加半夏汤等。”参见“寒包热哮”条。

冷哮丸lěngxiàowán　❶《证治宝鉴》卷五方。麻黄（泡）、生川乌、细辛、蜀椒、生白矾、皂角（去皮、子，酥炙）、半夏曲、胆南星、杏仁、生甘草各一两，紫菀茸、款冬花各二两。为细末，姜汁调，神曲末打糊为丸，每遇发时、睡前生姜汤送服二钱，羸者一钱。功能温肺散寒，涤痰平喘。治寒痰内结，喘嗽时作，感寒即发，胸膈痞满，不能平卧者。❷《外科证治全生集》卷二。豆豉一两，白砒一钱。为末，用饭三钱研烂，入末为丸，莱菔子大，每服七粒，白水送下。治冷哮。本方原书无方名。

冷泄lěngxiè　病证名。指受寒伤冷所致的泄泻。又称冷泻、寒泄、寒泻。《素问·至真要大论》：“厥阴司天，风淫所胜，民病……冷泄，腹胀。”参见“寒泄”“冷泻”条。

冷泻lěngxiè　病证名。指外受风寒或内伤生冷所致的暴泻。陈德求《医学传灯》：“冷泻者，鼻吸风寒之气，口食生冷之物，皆能作泻，此暴病也。宜用香砂理中汤。”参见“寒泄”“寒泻”条。

冷心痛lěngxīntòng　病证名。出《备急千金要方》卷十三。指因寒所致的心痛。症见心痛绵绵不休，喜暖喜按，肢冷，溺清不渴，脉迟微细。治宜温化为主。《杂病源流犀烛·心病源流》：“外受寒，当温散；内受寒，当温利；久则寒必郁，当疏解。总治宜术附汤。虚寒当温补，宜归脾汤加干姜、肉桂、菖蒲。肾寒乘心，痛则心悬如饥，泄利下重，宜五积散。寒气客背俞之脉，则血脉涩。血脉涩，则血虚，血虚则痛。其俞注于心，故相引而痛，宜桂枝四七汤、神效散。”参见“心痛”“寒厥心痛”“冷气心痛”条。

冷罨lěngyǎn 罨法之一。用凉水或冰块局部掩覆的方法。有降温、止血的作用。例如以湿冷毛巾罨额上、耳背，止鼻出血；冰块罨腋下额上，帮助降温。

冷翳lěngyì 病证名。《银海精微》：“黑睛有些微云，薄薄带淡白色不能去，名曰冷翳。”属宿翳。详该条。

冷瘴lěngzhàng 病证名。一名寒瘴。《瘴疟指南·冷瘴》：“其症恶寒，发震，发热，头或痛或不痛，或呕吐，或不呕吐，胸膈痞闷，身重腰痛，脚软，或先寒后热，或先热后寒，寒时虽厚衣被不能温，热时虽卧冷地不能凉，或大渴饮水，或一日一发，发时多，退时少，或间日三日一发，所兼之证极多，不能尽述。惟以其有寒，谓之冷瘴。”治宜温通或温下为主，如来复丹、夺命散、真武汤、截疟丸、姜附汤、黑锡丹、感应丸等方均可选用。亦可用正气散、和解散等。参见“瘴气”“瘴疟”条。

冷针lěngzhēn 与温针对举。指单纯针刺之法。

li

厘正按摩要术lízhèng' ànmóyàoshù 推拿专著。4卷。清代张振鋆辑。刊于1889年。本书是在明代周于蕃《小儿推拿秘诀》一书基础上，进一步校订补辑而成。由于作者广泛征引有关文献，不仅在内容上有较大的增补，编次也更为条理系统。卷一辨证，包括四诊及按胸腹等儿科诊断法；卷二立法，包括各种按摩手法及其他外治法在内的28种方法；卷三取穴，包括十四经脉经穴图说及儿科推拿的各种取穴及手法图说29个；卷四列证，叙述惊风、疳疾等24类疾病的证候及推拿法。本书内容丰富，有较高的临床参考价值，但书中将咒法、符录之类列入外治法，是十分荒谬的。1949年后有影印本。

厘孳lízī 南北朝时称双生为厘孳。详“双生”条。

离宫锭子lígōngdìng·zi 《外科大成》卷一方。胆矾、血竭、蟾酥各三钱，京墨一两，朱砂二钱，麝香一钱半。研末，用凉水调成锭，用时凉水磨浓，以笔蘸药涂患处。功能解毒散瘀，消肿定痛。治疗疮肿毒，毒气内蕴，皮肉不变，漫肿无头者。

离合真邪论篇líhézhēnxiélùnpiān 《素问》篇名。本篇主要讨论真气与邪气的离合，说明在针刺时应掌握邪气初至真邪未合的时机，而及早治疗，故名。文中还介绍了针刺的宜忌和操作方法，强调刺法必须结合天、地、四时、五行、三部九候，全面审察。

离魂症líhúnzhèng 病名。指一种神情不宁，有虚幻感觉的疾病。多因肝虚邪袭，神魂离散所致。《杂病源流犀烛·不寐多寐源流》：“有神气不宁，每卧则魂魄飞扬，觉身在床而神魂离体，惊悸多魇，通夕不寐者，此名离魂症。由肝藏魂，肝虚邪袭，魂无所归，故飞扬离体也。宜前后服真珠母丸、独活汤。”《辨证录·离魂门》：“人有心肾两伤。一旦觉自己之身分而为两，他人未见而己独见之，人以为离魂之症也，谁知心肾不交乎。”可选用摄魂汤、合魂丹、舒魂丹、归魂饮等方。

离火廓líhuǒkuò 眼的八廓名称之一，用八卦配自然界8种物质现象命名者。见《杂病源流犀烛》卷二十二。即火廓。详该条。

离经脉líjīngmài 离其经常度数之脉。❶《难经·十四难》：“脉有损至（注：损为减，至为进）……至之脉，一呼再至曰平，三至曰离经，四至曰夺精……何谓损？一呼一至曰离经，二呼一至曰夺精。”❷孕妇临产时，脉象突然一反常态，亦称。《脉诀汇辨》：“夫孕妇将产，亦得离经之脉，此又非七八至得名如昨浮今沉，昨大今细，昨迟今数，昨滑今涩，但离于平素经常之脉，即名为离经矣。”

离睛líjīng 病证名。《圣济总录》卷一百零六：“脏腑壅滞，肝经积热，上冲于目，令人目痛睛疼，若毒气结聚甚，则黑睛上生黑珠子如蟹目状，故以名之。或有如豆者，名曰损翳，或曰离睛，又曰蟹睛。”详“蟹睛”条。

离廓líkuò 眼的八廓名称之一，见《证治准绳·杂病》。即火廓。详该条。

离照汤lízhàotāng 《医醇賸义》卷四方。琥珀、陈皮、青皮各一钱，丹参、茯神各三钱，朱砂、沉香、生姜皮各五分，柏子仁、郁金各二钱，灯心三尺。水煎服。功能宣郁安神。治心胀，症见烦心短气，卧不安。

离珠丹lízhūdān 《卫生宝鉴》卷六方。即神珠丹。见该条。

梨lí 中药材。出《名医别录》。又名快果、蜜父。为蔷薇科植物白梨 *Pyrus bretschneideri* Rehd. 或沙梨 *P. pyrifolia* (Burm. f.) Nakai 等栽培种的果实。白梨多栽培于我国北部，沙梨多栽培于长江和珠江流域。甘、微酸，微寒。入肺、胃经。生津润燥，清热化痰。治热病津伤烦渴，消渴，肺热咳嗽，咯血，吐血，噎膈，反胃，便秘。内服：生啖、捣汁或熬膏服。白梨含蔗糖、果糖、葡萄糖、山梨糖醇等。沙梨含苹果酸、柠檬酸、绿原酸、葡萄糖、蔗糖、果糖等。挥发油含甲苯、己醛、乙酸乙酯、α-金合欢烯等。

梨膏lígāo 《中药制剂手册》方。秋梨100kg，麦冬、百合、贝母各1kg，款冬花720g，冰糖20kg。水煎浓缩成清膏，每清膏300g，加入炼蜜300g，共熬至滴水成珠为度，每服15g，温开水冲服，日二次。功能滋阴润肺，化痰止咳。治阴虚咳嗽，咽干口渴，音哑气喘，或自汗盗汗。

梨皮lípí 中药材。出《滇南本草》。为蔷薇科植物白梨 *Pyrus bretschneideri* Rehd. 或沙梨 *P. Pyrifolia* (Burm. f.) Nakai 等的果皮。甘、涩，凉。清热生津，润肺。治暑热烦渴，咳嗽，久痢不止。煎服：鲜品15~30g。

梨状肌综合征lízhuàngjīzōnghézhēng 病名。即由梨状肌损伤引起，以骶髂关节区疼痛，坐骨切迹和梨状肌痛较重，放射到大腿后外侧，引起行走困难、跛行为主要表现的综合征。

梨壁藤líbìténg 中药材。见《广东中草药》。为粪箕笃之别名。详该条。

犁尖草líjiāncǎo 中药材。见《本草纲目拾遗》。为杠板归之别名。详该条。

犁头草lítóucǎo 中药材。❶见《江西民间草药》。又名瘩背草、铧头草、如意草、犁嘴草。为堇菜科植物犁头草 *Viola japonica* Langsd. 的全草。分布于浙江、江西、福建、湖北、湖南、四川等地。苦、微辛，寒。清热解毒，化瘀排脓，凉血消肿。①治痈疽，疔疮，目赤肿痛，咽喉炎，急性黄疸型肝炎，化脓性骨髓炎。煎服：9~15g（鲜品30~60g）。②治毒蛇咬伤，瘰疬，鲜品捣敷并取汁内服。❷见《重庆草药》。即铧头草。详该条。

犁头尖lítóujiān 中药材。出清代赵其光《本草求原》。又名犁头七、土半夏、小独脚莲。为天南星科植物犁头尖 *Typhonium divaricatum* (L.) Decne. 的全草或块茎。分布于台湾、福建、广东、广西。辛、苦，温，有毒。解毒消肿，散瘀，止血。治痈疖肿毒，乳痈，瘰疬，癣疮，蛇咬伤，跌打损伤，外伤出血。外用：磨汁涂或捣敷。本品有毒，不可内服。块茎含生物碱、甾醇。

犁头七lítóuqī　中药材。见《陆川本草》。即犁头尖。详该条。

犁嘴草lízuǐcǎo　中药材。见《全国中草药汇编》。即犁头草。详该条。

黎洞丸lídòngwán　《医宗金鉴·外科心法要诀》卷七十五方。又名峒丸。三七、生大黄、阿魏、孩儿茶、天竺黄、血竭、乳香、没药各二两，雄黄一两，山羊血五钱，冰片、麝香、牛黄各二钱五分（以上各研细末），藤黄二两（以秋荷叶露泡，隔水煮十余次，去浮沉取中，将山羊血拌入，晒干）。取秋露水化藤黄，拌药捣匀，如干加炼蜜少许，为丸，重一钱，每服一丸，黄酒化服，或黄酒磨涂患处。治金疮，跌仆伤，发背，痈疽，恶疮，瘰疬，疯犬咬伤，蜂、蛇、蝎毒等。《外科全生集》亦有本方，但无麝香。

黎豆藤lídòuténg　中药材。见《四川常用中草药》。为牛马藤之别名。详该条。

黎民寿límínshòu　参见“杜光庭”条。

篱障花lízhànghuā　中药材。见《中国树木分类学》。为木槿花之别名。详该条。

藜lí　中药材。出《本草拾遗》。又名红心灰、胭脂菜、鹤顶草。为藜科植物藜 *Chenopodium album* L. 的全草。全国各地均有分布。甘，平，微毒。清热，利湿，杀虫。①治痢疾，腹泻，肺热咳嗽。煎服：15～30g。②治疥癣，湿疮，皮肤瘙痒，毒虫咬伤。煎水熏洗或捣敷。全草含挥发油。叶的脂质中含油酸、亚油酸及谷甾醇、油醇、蜡等。根含甜菜碱、氨基酸、甾醇、油脂等。本品70%乙醇浸剂能引起动物的呼吸先兴奋后抑制，终因呼吸麻痹致死；亦有降压和抑制心脏的作用；对骨骼肌和运动神经呈麻痹作用。

藜芦lílú　中药材。出《神农本草经》。又名旱葱、毒药草、七厘丹。为百合科植物藜芦 *Veratrum nigrum* L. 或毛穗藜芦 *V. maackii* Regel 等的根及根茎。全国大部分地区有产。苦、辛，寒，有大毒。入肺、胃经。吐风痰，杀虫。①治中风痰壅，癫痫，喉痹。内服：研末，0.3～0.6g，温水送服以催吐。②治疥癣，恶疮，研末加生油调成软膏外涂。内服过量易中毒，轻者眩晕，剧吐，重者便血，血压下降，心律不齐，震颤，痉挛，失明，昏迷，甚至呼吸衰竭而死亡。孕妇忌服。反人参、沙参、丹参、苦参、玄参、细辛、芍药。本品含介芬胺、玉红介芬胺及藜芦酰棋盘花碱等多种生物碱。总碱有明显而持久的降低血压作用，但必须静脉注射，口服可引起恶心、呕吐，粉剂对口、鼻、眼黏膜有刺激作用。水煎剂对多种皮肤真菌有不同程度的抑制作用。

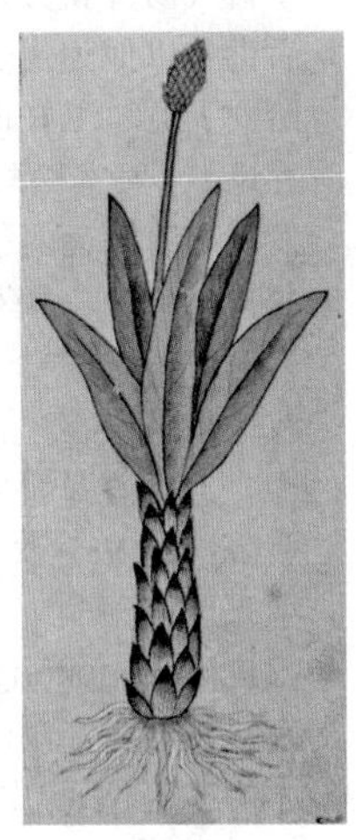

藜芦

藜芦膏lílúgāo　❶《备急千金要方》卷五方。藜芦、黄连、雄黄、黄芩、松脂各三两，猪脂半斤，矾石五两。为末，猪脂煎令烊，调和外敷。治小儿头疮日久，疽痒生疮及癣、浅疮经年抓搔成痒孔者。《外台秘要》无黄芩，有苦参。❷《杂病源流犀烛·身形门》卷二十八方。藜芦适量。为末，猪脂油调涂患处，日一次。治妇人阴挺，并消胬肉突出。

藜芦中毒lílúzhòngdú　病名。因误服或药服藜芦过量中毒。症见出汗，流涎，无力，胃部灼热疼痛，剧烈呕泻，甚至便血。严重者迅即抽搐，谵妄，昏迷，甚至死亡。治疗宜中西医结合救治。《备急千金要方》卷二十四载解藜芦毒的药物有雄黄、煮葱汁、温汤等。可参考。

嚟峒丸lídòngwán　《外科全生集》卷四方。即黎洞丸。见该条。

黧黑斑líhēibān　病名。系指面部皮肤的色素沉着性疾患。出《外科正宗》卷四。又名面皯䵟、黧黑䵟䵟、面尘。由肾亏火旺，血虚不荣，火燥结滞或肝郁气滞所致。多发于面部，以女性多见。皮损呈黄褐色或淡黑色斑片，形状、大小不一，色枯不泽，境界清楚，不高出皮面。治宜滋肾养血，疏肝化瘀。内服知柏地黄丸或加味逍遥丸，外搽玉容散。

黧黑䵟䵟líhēigànzèng　病名。见《医宗金鉴》卷六十三。即黧黑斑。详该条。

蠡草花lícǎohuā　中药材。出《本草图经》。为马蔺花之别名。详该条。

蠡沟lígōu　经穴名。代号 LR5。出《灵枢·经脉》。别名交仪。属足厥阴肝经，为足厥阴之络穴。在小腿内侧，内踝尖上5寸，胫骨内侧面的中央。布有隐神经的分支，后方有大隐静脉通过。主治月经不调，崩漏，带下，疝气，小便不利，睾丸卒痛，遗精，足胫酸痛等。沿皮刺0.3～0.5寸。艾炷灸3～5壮，艾条灸5～10分钟。

蠡牛líniú　中药材。出《药性论》。为蜗牛之别名。详该条。

蠡实líshí　中药材。出《神农本草经》。为马蔺子之别名。详该条。

李翱lǐ’áo（约9世纪初）唐代人。根据民间传说，撰《何首乌传》1卷。

李濒湖lǐbīnhú　见“李时珍”条。

李炳lǐbǐng　清代医家。字振声，号西垣。江苏仪征人。编著有《辨疫琐言》等书。

李炳芬lǐbǐngfēn　清代医史学家。辑有《医林集传》，系历代医家传记专书，稿成于咸丰八年（1858），今存稿本。

李补之lǐbǔzhī　见“李中梓”条。

李梴lǐchān（16世纪）明代医家。字健斋。南丰（今江西南丰）人。著有《医学入门》一书，论述外感、内伤、杂病及临床各科疾病，简要易懂；对于习医规格论述较详，对于医学普及有一定促进作用。但过于强调“医出于儒”，认为学医必先通儒理等。

李昌期lǐchāngqī　见“李文来”条。

李长科lǐchángkē　见“李小有”条。

李常在lǐchángzài　东汉医生。据史料记载，常以道术治病，似为巫医。

李朝正lǐcháozhèng　南宋医家。平江府溧阳（今江苏溧阳）人，为平江知府。1154年（绍兴二十四年）辑有《备急总效方》40卷，已佚。

李车儿lǐchē’ér　见“李信”条。

李辰拱lǐchéngǒng（14世纪）宋元间医生。延平（今福建南平）人。曾从医家杨仁斋游，取其《活人括例》，经30余年的研究，编为《伤寒集成方法》，并补杨氏之缺，于1318年（延祐五年）著《胎产救急方》1卷。

李辰山lǐchénshān　见“李延昰”条。

李柽lǐchēng(12 世纪) 南宋医家。字与几。姑孰溪（今安徽当涂一带）人。为尚书左司郎，精于医术，将张仲景《伤寒论》加以整理列方于前，类证于后，撰《伤寒要旨》1 卷。另撰有《小儿保生方》3 卷及《医家妙语》等书。

李澄心lǐchéngxīn(1272—?) 元代医家。名鹏飞。九华（今安徽青阳）人，曾遇宫姓者授予延寿养生之术。后以其说并搜诸书，集成《三元延寿参赞书》（1291）5 卷。以天地人为纲，以起居饮食之节为目，凡经书之要旨，传记之附载，方书之禁忌，卦画之图说，皆予列述。书收《道藏》。

李崇庆lǐchóngqìng 宋代人。生平不详。撰《燕台集》5 卷，已佚。

李川父lǐchuānfù 见“李濂”条。

李聪甫lǐcōngfǔ(1905—1990) 现代医家。湖北黄梅人。10 岁时母亲病故，承母遗愿，立志学医。1918 年，到江西九江“赵恒兴药店”当学徒。1921 年，回乡随本县名医石椿山学医，两年后独立应诊。先后在家乡及九江、湘乡、新化等地行医。1952—1990 先后任湖南省立中医院院长、湖南省中医进修学校校长、湖南省中医药研究所所长、湖南中医学院副院长、湖南省中医药研究院名誉院长等职。在学术上发挥了李东垣的脾胃学说，且对中医基础理论的发展做出了一定的贡献。主编《麻疹专论》《中医生理学之研究》《李聪甫医案》《李聪甫医论》《〈脾胃论〉注释》《〈中藏经〉校注》等著作。

李大参lǐdàcān 宋代医生。生平不详。著《伤寒指南论》1 卷，已佚。

李当之lǐdāngzhī 三国时药学家。一作李譡之，是著名外科学家华佗的弟子。对本草学有一定研究，曾著有《李当之药录》《李当之药方》《李当之本草经》。这些药物学著作虽然都已散佚，但有的内容曾被后世药物学著作引用。

李当之本草经lǐdāngzhīběncǎojīng 本草著作。见《隋书·经籍志》。1 卷。三国时李当之撰，已佚。

李譡之lǐdǎngzhī 见“李当之”条。

李德润lǐdérùn 见“李珣”条。

李鼎铭lǐdǐngmíng(1881—1947) 原名丰功。陕西米脂人。廪生，初以教书为生，后返乡行医，医术高明。历任陕甘宁边区米脂县参议长，边区参议员、副议长，边区政府副主席。提出“精兵简政”，重视扫盲，普及卫生知识，拥护中西医团结合作，为培养中医等做出了一定贡献。

李东白lǐdōngbái 见“李菩”条。

李东璧lǐdōngbì 见“李时珍”条。

李东垣lǐdōngyuán 见“李杲”条。

李东垣食物本草lǐdōngyuánshíwùběncǎo 本草著作。见“食物本草”条。

李洞元lǐdòngyuán(公元 7 世纪) 唐代医生。在唐太宗时为医博士。《齐东野语》记述：长孙后怀高宗数日不能分娩，李以针刺催产获效。

李杜lǐdù 明代医生。字思齐。仪真（今江苏仪征）人。父伯楼知医。继承家学，以医名于世。享年 84 岁。

李端懿lǐduānyì 宋代官吏。字元伯。潞州上党（今山西长治）人。生活于 11 世纪。颇通阴阳、医术、星经、地理之学。

李端愿lǐduānyuàn 宋代医生。与生平不详。撰有《简验方》1 卷，已佚。

李昉lǐfǎng(925—996) 宋代官员。字明远。饶阳（今河北饶阳）人。五代时为汉秘书郎，集贤殿修撰，至周又为翰林学士。宋开宝七年（974）与翰林学士卢多逊、王佑、扈蒙等刊定本草，编成《开宝重定本草》21 卷。

李逢吉lǐféngjí(757—835) 唐代医生。字虚舟。陇西（今甘肃陇西、武山一带）人，通方书，自调药剂，为父疗治痼疾。

李奉时服气法lǐfèngshífúqìfǎ 气功功法。一种静功调息法。见于《云笈七签·内丹》功前准备，行动前先活动四肢，令四肢舒缓，再行炼功。调身，安定神气，取仰卧式，不用枕。服气随时可行。天气以晴朗日为佳，每日五更时服第一服。每欲服气，如婴儿吮乳。气息似闷，即咽之依前。吮咽大闷即放，令口出甚须微细。每咽使心送到脐下，有病心送到病处。当服之时，须闭目，专意，握固，安定神气方可为之。

李福海lǐfúhǎi 明代医生。定远（今四川武胜）人。生活于 14 世纪。为人倜傥、沉毅，通晓医术，有声于时。

李府lǐfǔ 见“李中梓”条。

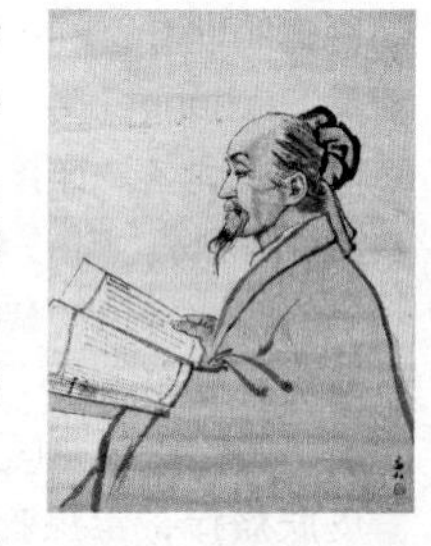

李杲

李杲lǐgǎo(1180—1251) 金代著名医学家，金元四大家之一。字明之，自号东垣老人。真定（今河北正定）人。拜名医张元素为师，学术上受他的影响较大。当时正处在战乱环境，人们生活动荡不安，常遭受饥饿寒冷和精神刺激。这些因素引起的疾病很多，应用治伤寒的方法往往无效。李杲从自己长期的医疗实践中，体会到这些因素最易耗伤人体元气，提出了“内伤学说”，认为“内伤脾胃，百病由生”。并根据《内经》关于四时皆以养胃气为本的理论，治疗上强调调理脾胃，升提中气，自制补中益气汤等新方剂。由于他善于用温补的方法调理脾胃，后世称以他为代表的学术流派为补土派。晚年他将学术传给罗天益、王好古等。医学著作有《脾胃论》《内外伤辨惑论》《兰室秘藏》《医学发明》《药象论》等。对中医学发展有着深远的影响。

李根皮lǐgēnpí 中药材。出《名医别录》。又名甘李根白皮。为蔷薇科植物李 *Prunus salicina* Lindl. 根皮韧皮部。苦、咸，寒。入心、肝、肾经。清热，止渴，降逆，下气，解毒。①治消渴烦热，奔豚气逆，痢疾，赤白带下，热淋。煎服：6～9g。②煎水含漱，治齿痛；烧存性，研末调敷小儿丹毒。

李根皮汤lǐgēnpítāng 《圣济总录》卷七十一方。李根白皮八两，半夏（汤洗）七两，炮姜、桂（去粗皮）各四两，赤茯苓（去黑皮）三两，人参、炙甘草各二两，附子（炮裂，去皮脐）一两。为粗末，每服五钱匕，水煎，去滓服。治奔豚气冲心，吸吸短气，发作有时。

李观民lǐguānmín 宋代官吏。官南康守（今江西南康）。生平不详。集有《集效方》1 卷。

李冠仙lǐguànxiān 晚清医家。字文荣，别号如眉老人。江苏丹徒人。因受喻昌所著《寓意草》一书启发，将自己临证医案于 1825 年整理成《仿寓意草》一书（1887 刊行）。晚年于 1849 年撰《知医必辨》一书（1918 刊行）。认为张仲景之方不偏不倚，而后世自王叔和以下无不有偏，至金、元四家愈甚，至于明张景岳则更偏。李氏有一定见解，也反映出尊古倾向。

李果lǐguǒ 明代官吏。字尚用。成安（今属河北）人。景泰元年（1450）举人，累迁杭州同知，筑堤以障湖水，升济南知府。好读书，兼通医。性倜傥，自奉殊薄，为文古雅。曾校补《卫生宝鉴》。

李含光lǐhánguāng(682—769) 唐代本草学家。广陵江都（今江苏扬州）人。博览群书，而以医名。撰有《本草音义》2卷。

李浩lǐhào(13世纪) 金代医家。祖籍山东曲阜，五世祖官居滕县。世代以儒学显名。精通医术，很敬慕仓公之为人。13世纪70年代，常往来于东平（今山东泰安），为人治病有显效。著有《素问钩玄》《仲景或问》《伤寒铃法》等书。参见"窦杰"条。

李核仁lǐhérén 中药材。出《吴普本草》。又名李仁、李子仁。为蔷薇科植物李 *Prunus salicina* Lindl. 的种子。苦，平。入肝、肺、大肠经。散瘀，化痰，利水，润肠。①治跌打损伤，瘀血作痛，痰饮咳嗽，脚气，水肿，肠燥便秘。煎服：3～9g。②研末调敷治蝎子螫伤。孕妇慎用。本品含苦杏仁苷。

李恒lǐhéng ❶明代医家。字伯常。合肥人。洪武初（1368）以医名，选入太医院，擢周府良医正，寓居滇阳（今属云南），奉周定王朱之命，集《周府袖珍方》等。❷明代医生。江陵（今属湖北）人。随父往粤，性喜旋予，弃儒业医。医名一时。里中病疫者，恒携仆挈药囊偕行，遍诊其病者并投以药。若病者举家不起，则留一仆以伺，日馈薪米，疾愈乃已。

李纪方lǐjìfāng 清代医家。字伦青。湖南衡山人。因得到其外祖父王慎微秘传的白喉验方，因而长于治疗白喉，并于1882年编撰成《白喉全生集》一书（1883刊行）。

李季安lǐjì'ān 元代医家。生活于13世纪下叶。中岁改事医学，于医家经典皆融会贯通。曾取《素问》，纲提类别，名曰《内经指要》。重视医德，常拯贫病于危急之中。

李继昌lǐjìchāng(1879—1982) 字文桢，云南昆明人，世代业医，祖籍上海。明末避乱入滇定居，承家学，广集民间秘验，诊余习西医。曾举办中医讲习班，成立神州医学会云南分会，编《神州医学报》。曾将家藏历代医书捐赠国家，擅长伤寒、温病，撰有《李继昌医案》《伤寒衣钵》等。

李继皋lǐjìgāo 唐代医生。撰有《南行方》3卷，已佚。

李勣lǐjì 见"李世勣"条。

李健斋lǐjiànzhāi 见"李梴"条。

李绛lǐjiàng(764—830) 唐官吏，文学家。字深之。赵郡赞皇（今属河北）人。任兵部尚书等职。知医，曾收集单验方，由薛弘庆辑成《兵部手集方》3卷，佚文收入《外台秘要》等。

李近宸lǐjìnchén 清代医家。字鹄亭，北京密云人。童试未第，发奋精研医理，钩深索隐30余年，颇有心得。远近求医者无不立应。祁州某药行少主，染病岁余，诸医束手。延之诊治，脉象平和谓无病。然病象日剧，因细思之，诊为用药过多而中毒，急用甘草四两，服后即愈。撰有《医学自迩》《启蒙》等书，未梓。

李静叔lǐjìngshū 见"李文渊"条。

李駉lǐjiōng(13世纪) 南宋医家。临川（今江西抚州）人。字子野，号晞范子。因见古医书文字深奥，庸医妄用药饵误人性命，于是钻研《难经》《脉经》等古代医书，详加注解，撰有《难经句解》《脉诀集解》《脉髓》等书。

李俊良lǐjùnliáng 太平天国医生。广西人，原经营药材，兼通医理。太平天国时（1851），洪秀全在永安染疾，他为之治疗，亲为调剂而愈，被封为国医。1853年升为擢捡点。曾在南京征聘医士，选办药材。又任内医长，并率诸医为东王杨秀清诊治眼病。1854年封补天侯。1856年因太平军内讧而罹难。

李可大lǐkědà 明代医生。字汝化。杞县（今河南杞县）人。先业儒，考取诸生。后因母病学医，医病效果较好，名振当地，曾任太医院修职郎。

李兰泉lǐlánquán 明代医生。行医于鄞县（今属浙江），以医名世。所著《医说》为后学徐国麟收藏，今佚。弟子李奎，亦以医名。

李岚溪lǐlánxī 见"谢毓秀"条。

李立之lǐlìzhī 宋代儿科医生。临安（今杭州）人。以擅长儿科名闻一时。据传有儿患乳搐心者，婴儿忽喑哑，不能出声，令以被裹小儿，掷之于地，儿大惊，遂能声言。时人称其医术高明者。

李濂lǐlián(1488—1566) 明代文人。字川父。河南祥符（今开封）人，正德年间（1506—1521）进士，历任山西佥事等官职。后来离官，以古文著名于当时。著作较多，其中《医史》一书（10卷）收录古代名医自《左传》医和以下到金代李杲，见于史传的55人；又采诸家文集所载自宋代张扩以下到张养正共10人；还补写了张仲景、王叔和、王冰等医家的传记。每传记之下各附有论述，为现存最早的医史人物小传的专书。但这部书不仅有遗漏，而且论述有偏误，名为《医史》，实际是从古代有关文献中收集起来的部分医史人物传略。

李濂医史lǐliányīshǐ 医史著作。原名《医史》。10卷。明代李濂撰。刊于1515年。本书编录了明代以前的共72位名医的传记，其中卷一至五从历代史书（包括《左传》《史记》以下至《元史》）中辑录医家列传；卷六至十为作者参考有关文献，补写的张仲景、王叔和等一些古代医家的传记。

李亮lǐliàng(5世纪) 南北朝时北魏医生。曾与王安道向沙门僧垣学医，治病多针药并用，为当时名医李修之父。

李隆基lǐlóngjī(685—762) 唐代皇帝，即唐玄宗，陇西成纪（今甘肃秦安）人。知音律、戏剧，善医识病。开元十一年（723），主持编成《开元广济方》5卷，颁行天下以救疫病。

李伦青lǐlúnqīng 见"李纪方"条。

李履乾lǐlǚqián 见"李仲元"条。

李懋功lǐmàogōng 见"李世勣"条。

李梅山lǐméishān 见"李苦"条。

李孟言lǐmèngyán 见"李调"条。

李密lǐmì 南北朝时期医家。字希邕。平棘（今河北赵县）人。精习经方，治病时擅长针药并用。撰有《药录》2卷，已佚。

李明甫lǐmíngfǔ 宋代医生。东阳（今浙江东阳）人。精通针法，曾用针术救活义乌县令心痛垂死症。

李明远lǐmíngyuǎn 见"李昉"条。

李明之lǐmíngzhī 见"李杲"条。

李念莪lǐniàn'é 见"李中梓"条。

李宁lǐníng 北宋医生。号敷水处士。精通医术，平时常以药济人。据载景德年间（1004—1007）曾奉召为万安太后治病。

李鹏飞lǐpéngfēi　元代医生。池州（今安徽贵池）人。因幼时生母被迫改嫁朱姓，思母哀痛，誓学医以济人。后寻母至朱氏家，逢疫病流行，经救治得安，遂迎生母归。

李平书lǐpíngshū　近代医家。名安。庚子年（1900）后，西医学输入浙广，中医日趋不振，李氏慨然以振兴中医为己任。1902年，与沪上名医陈莲舫、余伯陶、黄春圃等创设上海医会。1903年创办上海公共医院。辛亥革命后，参与组织神州医药总会等，积极为保存中医学而奔走呼号。又曾参与筹办神州医院、粹华制药厂等。

李菩lǐpú　清代医家。字东白，号梅山。浙江绍兴人。长于儿科，尤专于痘疹。认为王肯堂之《幼科证治准绳》博而太繁，学者难于检阅，遂于1701年撮其要而编成《痘疹要略》一书。论治注重辨别证之虚实和小儿禀赋之厚薄，认为痘内发于脏腑，外应乎气运，需结合五运六气加以解证，甚至强调"不明三元甲子与五运六气者，不可以业痘科"。另编有《杂证要诀》一书。

李期叔lǐqīshū　见"李延昰"条。

李千乘lǐqiānchéng　宋代人。生平不详。撰《黄庭中景经注》。

李虔纵lǐqiánzòng(7世纪）唐代医生。洛州洛阳（今河南洛阳）人。唐武则天时为侍御医，与张文仲、韦慈藏齐名。公元8世纪以来，医家皆推三人为首。

李钦仲lǐqīnzhòng　见"李譔"条。

李清lǐqīng　隋唐间医生。北海郡（治今山东昌乐）人。开皇四年（584）在云门山窟遇人授以《小儿医方》，按之治病屡验。

李庆申lǐqìngshēn　见"李子毅"条。

李庆嗣lǐqìngsì(12世纪）金代医家。洺州（今河南永年、肥乡一带）人。因科举不中，弃而学医。天德间（1149—1152）大疫，广平（今属河北）贫苦群众往往全家染病，李氏救治无数。著有《伤寒纂类》《考证活人书》《李庆嗣伤寒论》《针经》等书。年八十余而终。

李穷白玛lǐqióngbáimǎ　见"舒卡·年姆尼多吉"条。

李璆lǐqiú　南宋医生。生平不详。著《瘴论》2卷。

李仁lǐrén　中药材。见《四川中药志》。即李核仁。详该条。

李汝化lǐrǔhuà　见"李可大"条。

李尚衮lǐshànggǔn　见"李中梓"条。

李少君lǐshàojūn　西汉时人。兼懂医术，曾向汉武帝宣扬服食追求长生不老等荒诞之说。提出用黄金作饮食器皿可以成仙。

李少颖lǐshàoyǐng　见"李世英"条。

李涉lǐshè　宋代医生。生平不详。撰有《伤寒方论》20卷，已佚。

李深之lǐshēnzhī　宋代医生。生平不详。著有《李深之手集方》。

李慎斋lǐshènzhāi　明代医生。太平（今属安徽）人。善岐黄术，授太医院吏目。求医者每日堂哄如市，李各随证名缓急，道里远近，先后付方，无不见效，人咸称其术。

李生lǐshēng　宋代医生。泗州（今安徽盱眙）人。原为儒生，后弃儒从岳父杨介习医，精通医术，曾任医科博士。

李盛春lǐshèngchūn　明代医家。初业举，后改习医。远宗仲景，近探薛己，考古证今，审察运气。汇成《治伤寒全书研悦》，以及《脉理原始》《病机要旨》《小儿形证研悦》等书。

李石浮lǐshífú　见"李维麟"条。

李时育lǐshíyù　见"李熙和"条。

李时珍lǐshízhēn(1518—1593）明代杰出的医药学家和科学家。字东璧，号濒湖。蕲州（今湖北蕲春）人。父亲李言闻在当地以医术知名。他曾考科举，后弃儒业医，继承家学，更注重研究药物，重视实践。曾广泛参考历代医药及其他有关文献800种。并亲自上山采药，深入民间，向广大劳动群众，举凡渔人、农民、工人、车夫、猎人、皮工、铃医等请教。重视药物的临床作用，通过亲身服药、临床观察及有关实践，对药物进行研究、比较、分析，纠正了古代本草书籍中不少关于药物产地、品种、药名及治疗作用方面的错误。经过27年的艰苦实践，著成《本草纲目》。书中共收药物1892种，是明代以前药物学的总结性著作，在药物分类、鉴定、采集、炮制、保藏等各方面，都有突出成就，对药物学的发展做出了重大贡献。他敢于否定前人的错误，对当时竭力提倡的服食炼丹等迷信邪术也予以坚决抨击。认为药物的性能可以用人力加以改造，使其符合人们的需要。在自然科学的其他方面，如生物学、化学、矿物学、地质学等，也有一定成就。尤其是在生物分类学上，具有进化论思想，较为突出，是世界公认的古代著名科学家。《本草纲目》自17世纪起，先后传到亚洲及欧洲不少国家，受到有关医生和科学家的重视，博得很高的评价。其中不少部分已被译成英文、法文、德文、拉丁文、日文等多种外文，日本且有日文全译本。其他著作有《濒湖脉学》《奇经八脉考》等书。在针灸学和诊断学上也有重要贡献。另有《五脏图论》《命门考》等，已佚。

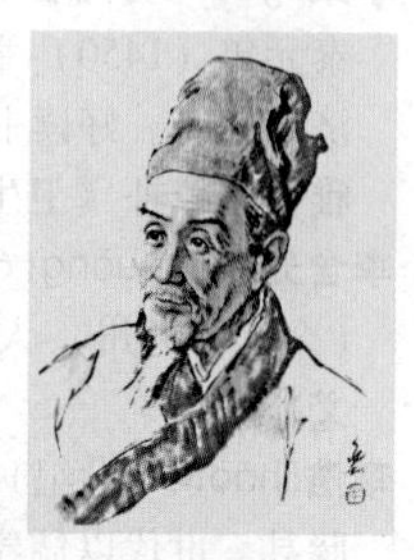
李时珍

李士材lǐshìcái　见"李中梓"条。

李氏经验广集良方lǐshìjīngyànguǎngjíliángfāng　方书。见"仙拈集"条。

李氏医鉴lǐshìyījiàn　方书。10卷。清代李文来撰。刊于1686年。本书编者将汪昂《医方集解》与《本草备要》重新分类，合为一书，并参考其他有关医方著作纂集而成。书中将疾病分为60余大类，按病载方，方后释药。书后并附用药加减、治法提纲等。

李世勣lǐshìjì(583—669）唐代医家。字懋功。曹州离狐（今山东曹县）人。以医名，本姓徐，因避讳改名李。唐太宗、高宗时身居要职。657年曾与许孝宗、孔志约等参与并领导《新修本草》的编写和颁行工作。他个人撰有注《本草药疏》和《脉经》1卷。

李世英lǐshìyīng　南宋医家。字少颖。世代精于外科，从事医疗50余年，有丰富的外科治疗经验。整理家传积世秘方，参考古今诸家论说，于1242年（淳祐二年）编成《痈疽辨疑论》2卷。

李奭lǐshì　辽代医生。析津（今北京大兴区）人。保大二年（1123），父处温结交都统萧干，立魏王为天锡皇帝，以奭为少府少监，提举翰林医官。后事败，父子均被杀。

李守道lǐshǒudào　明代医生。字存吾。浦城（今属福建）人。少治经史，因读华佗传，谓狱吏畏法，不敢受遗书，曷不授吴普、樊阿，仅为五禽戏耶。攻读岐黄，细思《素问》《灵枢》之旨，久之而悟。诊疗辨析阴阳，且试辄验，尤重疗贫儿。遇求乞医者，罄笼不取值。贫者赖以全活，多诣门、加额颂祝之。

李守钦lǐshǒuqīn 明代医家。号肃庵，又号洞元真人。汜水（今河南荥阳）人。因病习医，崇信太素脉，认为太素脉能决生死病夭和预知人事。著有《方书一得》《太素精要》，皆佚。

李守先lǐshǒuxiān(1736—?) 清针灸家。字善述。河南长葛人。少学针6年未尝稍懈，然不敢轻试于人。1786年以针刺疟大有效而始自信。因见针灸专书多古奥难窥，撰《针灸易学》（1789）2卷，前论古人针法，后述己所亲历治验及心得见解者，浅显易读，便于后学。

李叔卿lǐshūqīng 见“李文渊”条。

李思祖lǐsīzǔ 见“李修”条。

李斯炽lǐsīchì(1892—1979) 近现代医家。四川成都人。少时随师侍诊，得耳提面命十余载，尽得其传。1915年毕业于四川省高等师范学校（四川大学前身）理化部，留校任教。业余临证，疗效显著，医名鹊起，即以医为业。历任四川国医学院副院长、院长，四川医学院中医教研室主任，成都中医学院院长等。认为温病学说应与伤寒学说融汇一炉，注重辨证与辨病结合，吸取西医之长。著有《金匮要略新诠》《实用内经选释义》《内经类要》《中医内科杂病》《医学三字经浅释》《运气学说管窥》《素问玄机原病式初探》《李斯炽医案》等。1978年被授予国家第一批中医教授职称。

李嗣立lǐsìlì 见“李迅”条。

李肃lǐsù 明代医生。号杏林。松江府（治今上海市松江）人。从朱丹溪门人金华赵云居游，研讨医理。行医于松江，医名日振。永乐初（约1403）应荐拜松江府医学正科，年近七旬，复被召，随军北征。

李肃庵lǐsù'ān 见“李守钦”条。

李台春lǐtáichūn 明代医生。字怀川。邵阳（今属湖南）人。精医理。予人药，不计其值。途远不能续诊者，即斟酌时日，预以方药，无不验。享年80岁。

李潭lǐtán 南北朝时北魏医生。清河（今属河北）人。善针灸。

李汤卿lǐtāngqīng 元末医家。与刘完素、三传弟子王青字同时。学宗刘完素、张子和，尤重经络运气学说。创轻、清、暑、火、解、甘、淡、缓、寒、调、夺、湿、补、平、荣、涩、和、温十八剂。于病证立名，不循旧说。撰《心印绀珠经》，述经络、运气、脉法、病证、伤寒及方药等。后世评其书“微而臧，约而达”，足见其简明实用。朱之父传其术。

李涛lǐtāo(1901—1959) 字友松，良乡（今北京房山）人。毕业于北京医学专门学校，曾任职协和医学院细菌科、中文部，兼中外医史课。1935年与王吉民、伍连德发起建立中华医学会医史委员会（中华医史学会前身）。1946年任北京医学院医史学科教授、教研室主任，《中华医史杂志》主编。著有《医学史纲》（1940），是一部中西医史合编教材。发表医史相关论文百余篇，对发掘中国古代医学成就多有贡献。

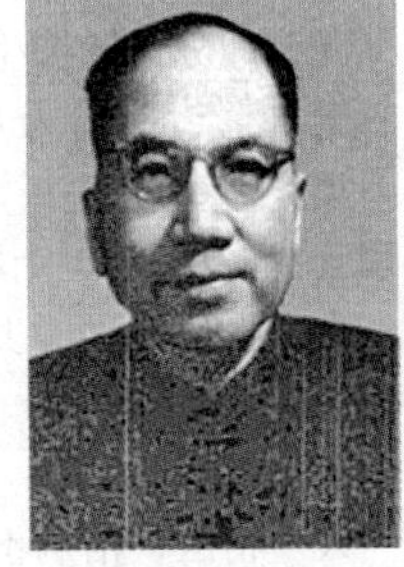
李涛

李天成lǐtiānchéng 明代医家。彭水（今属四川）人。因母病求良医不得，乃发奋攻医而愈母病。日久，术益精，求医者甚众，不计报酬。尝谓“吾济于人者，若济吾母”。著《古今医方》4卷，已佚。

李天授lǐtiānshòu 南北朝北魏医生。阳平馆陶（今属河北）人。父李修有医名于时。从其父学，因通晓医学。并官汶阳令。

李调lǐtiáo 宋代人，居钱塘（今浙江杭州）。一作李调，字孟言，号樗散生。负气节，善诗。从杨维桢学，卖药于金陵（今南京）。

李听lǐtīng(779—839) 唐代医生，曾为河中晋绛慈隰节度使。对医学有所研究，爱好收集医方，择其验者，题于他所住的屋内帷簿和墙壁上，其居处写满了效方、验方。

李惟熙lǐwéixī 宋代医生。舒州（今安徽舒城）人。喜爱研究植物，对一些药用植物的药性能提出一定的见解。

李维麟lǐwéilín 明代医家。字石浮。江苏常熟人。精于察脉，著有《内经摘粹补注》《医宗要略》，已佚。

李文煌lǐwénhuáng 清代官吏。颍川（今河南许昌）人。1652年进士。喜好医方。因幼科最难调治，其中痘疹传变尤速，故留心辑访良方。后得《建松堂简易痘疹良方》，一名《济幼慈航》，6卷，刊刻行于世。首绘儿面应身图，次述认痘、禁宜、服药、痘脉、部位、顺逆、痘疹传变等。

李文来lǐwénlái(17世纪) 清代医家。字昌期。安徽婺源（今属江西）人。精于医术，与汪昂同时并稍晚，曾把汪昂所著《医方集解》《本草备要》二书分类排纂，撮要合编，并补充部分伤寒、杂证，末附汪昂所作《三焦命门辨》1篇，经汪昂校正差误，称为《医鉴》（刊于1686年），又称《李氏医鉴》。

李文荣lǐwénróng 见“李冠仙”条。

李文渊lǐwényuān 清代医家。字静叔。又字叔卿。山东益都人。编有《得心录》一书，已佚。据《四库全书提要》称，该书包括十九方，皆为自制，其中包括为照顾贫穷人无力购买人参等贵重补药而创制的代用方剂。

李翁君lǐwēngjūn 见“李助”条。

李翁医记lǐwēngyījì 医案著作。清代焦循记述。本书所述多为李炳治愈的疑难病案。每案阐明病因、病理、立法处方。

李无垢lǐwúgòu 明末清初医生。字元素。钱塘（今杭州）人。南京太医院医士，1656年寓居嘉兴。著名文学家朱彝尊间访之。李氏撰注《本草经》，多有新义。如认为吉贝子不宜久服，娓娓数百言。朱妻病热20余日，诊为触暑，投甘瓜井水而愈。所著书无存。

李西垣lǐxīyuán 见“李炳”条。

李希邕lǐxīyōng 见“李密”条。

李熙春lǐxīchūn 明代儿科医生。字含章。苏州府人。善治痘证，曾治愈显宦子女痘疮重症多人，得官府赠“一经独圣”匾额。

李熙和lǐxīhé 清代医家。字时育。江苏常州人。于1693年编纂成《医经允中》一书，包括医学理论、诊脉、用药等论述。

李象lǐxiàng 明代医家。字石泉。南京人。少学《周易》，因遘疾延东阳（今属浙江）卢氏诊治，即从其习医，尽得其术。医名大播于嘉靖年间（1522—1566）。研习医经，积其心得，编成《医略正误概论》，一名《医畧正误》（1545），3卷。

李小塘lǐxiǎotáng 见“李瞻”条。

李小有lǐxiǎoyǒu 清代人。字长科。淮南人。因妻难产，经用“草麻子法”而无恙，因是发愿辑成竹林寺僧所撰之

《胎产护生篇》《妇科秘方》，采录妇产验方，记述产家要诀等。

李信lǐxìn　宋代医生。别号李车儿。开封人。曾任宋高宗时期的太医院院判，从高宗赵构南渡，迁居南方。

李惺庵lǐxīng'ān(17世纪）清代医家。字用粹，又字修之，沪渎（今上海人）。先业儒，因有家传而旁通医术，博采前代多种医籍，以《内经》为主，旁及张仲景、刘完素、张洁古、李东垣、朱丹溪等名家之说，编成《证治汇补》一书（1687）。汇集古人关于内科杂证的诊治经验，删繁存要，条理较清晰，论述亦较详尽实用，流传较广。另有《旧德堂医案》一书，为其弟子唐玉书据记录整理而成（辑入《三三医书》中）。

李荥lǐxíng　明代医家。字岚溪。博闻广览，深明医理，受其惠者以万计。尝刻述《心印绀珠经》行世。尤擅治妇产科疾病，撰辑《闺门宝鉴》及《博爱心览撮要》，合称《二难产宝》。

李诇lǐxiòng　见“李调”条。

李修lǐxiū(6世纪）南北朝时北魏医家。字思祖。馆陶（今河北馆陶）人。当过中散令、太医令等官职。曾汇集百余人共同辑集《药方》100余卷，已佚。

李修之lǐxiūzhī　见“李惺庵”条。

李虚舟lǐxūzhōu　见“李逢吉”条。

李暄lǐxuān　唐代医学家。撰有《岭南脚气论》1卷，已佚。

李玄伯lǐxuánbó(？—860）唐代医家。宣宗时期（847—860）太医，宣宗追求长生不老之药，李与方士炼丹进献，帝饵之而背生疽。懿宗立（860），将李与方士王岳、虞紫芝等俱诛死。

李玹lǐxuán　唐末五代人。字廷仪，人称李四郎。祖籍波斯。随僖宗入蜀，定居梓州（今四川三台）。为李珣之弟，曾在僖宗朝任职，后以售香药为业，善对弈，好摄养，尤以炼制丹药为趣。暮年因炼丹耗尽家产，仅存道书、药囊而已。据传雍熙元年（984）尚游青城山。

李珣lǐxún(9世纪末至10世纪初）唐末五代时文学家、本草学家。字德润。梓州（今四川三台）人，祖籍波斯。其家经营香药为业。收采海药，加以详论。撰《海药本草》6卷，已佚。

李迅lǐxùn(12世纪）南宋医家。字嗣立，泉州（今福建泉州）人。本以儒学传家，官至大理评事。以医著名，尤精于外科。尝留意医方，对社会上一般士大夫收秘方而不传的陋习深为不满，于是广集医方并亲自试用，有求医者随证赠方。对当时医家视为奇疾的背疽精心研究，积累了丰富的治疗经验和理论知识，并于庆元二年（1196）编成《集验背疽方》1卷。所汇集的方剂，不少具有简便验廉的特点。

李延昰lǐyánshì(17世纪中叶）清代医家。初名彦贞，字我生；一字期叔，号辰山。华亭（今上海市松江）人。长于脉学，汇集脉学文献70余种，结合家学及个人经验，编成《脉诀汇辨》(1662年刊行）一书，其中包括引用其叔李士材《诊家正眼》二十八脉、缪慕台遗稿、周梅屋《独得篇》、张景岳《类经》等书。其引用诸书，皆注明出处，便于考证。另补订贾所学所编的《药品化义》《辨药指南》二书（均成于1644年）。

李延寿lǐyánshòu　明代官吏。新城（今属山东）人。1488—1505年间知延安府。以延安民俗信鬼好巫，鲜知医药，乃禁革邪巫，提倡医学，修举惠民药局。后得张约斋提刑所传赵季敷《救急易方》，命医校阅，增入经验简易方，刊于1503年。

李言少lǐyánshào　宋代医生。生平不详。著《婴孩病源论》1卷，已佚。

李言闻lǐyánwén　明代医家。字子郁，号月池。蕲州（今湖北蕲春）人。名医李时珍之父，精研医药，对李时珍有很大影响。著有《四诊发明》《痘疹证治》等书，已佚。并对宋代崔嘉彦的《脉学举要》加以删补。

李药师lǐyàoshī　明代医家。生平事迹不详。著有《金秘论》12卷，已佚。根据《四库全书提要》所载该书的自序，可知这本书专论治眼病的方法。所谓“金”是引用佛书金刮眼的说法。

李一乐lǐyīlè　见“李中梓”条。

李用粹lǐyòngcuì　见“李惺庵”条。

李祐lǐyòu　唐代官吏。为淮西将。知医。元和十三年（818）曾为一被乱卒剖腹之孕妇敷药并包扎创口，后孕妇顺利生产。

李与几lǐyǔjī　见“李柽”条。

李玉lǐyù　明代针灸医生。字成章。六安（今属安徽）人。精医，尤擅长针灸，所治多应手而愈。以针灸闻名于两京，因号“神针李玉”。兼善方药，治疑难重症，每有良效。

李玉奇lǐyùqí(1917—2011）近现代医家。辽宁铁岭人。20世纪30年代，先后拜银州名医明星垣、丁乙青、姜弼臣为师。1944年考取中医师资格证书，开始应诊。20世纪50年代，历任中医进修学校副校长、辽宁省卫生厅中医处第一任处长。1957年开始策划组建辽宁中医学院及其附属医院。1978年任辽宁省中医学院副院长、辽宁省中医学院附属医院院长。2009年被评为首届“国医大师”。提出萎缩性胃炎以痈论治理论，在舌诊方面有所发现和创造，能凭借舌脉合参判定患者体内是否存在占位性病变。深究药性，对于对药治研究深刻。一生著书立说颇丰，著有《中医验方》《医门心境》《萎缩性胃炎以痈论治与研究》《脾胃病与胃癌癌前病变研究》《胃脘痛的临床研究》《冠心病临床刍议》《尊麻疹治则探究》《小品话温病》《望诊的宏观作用》等。

李元lǐyuán(13世纪）元代医生。字善长。山东滕县（现属山东枣庄）人。曾任元世祖忽必烈的侍医。

李元基lǐyuánjī　清外科医生。广东龙门人，善医药，擅外科跌打诸伤之诊治。有妇人坠楼，头破气绝，元基先灌以丸，即苏，随捣生药，敷之数日，颅骨自合。又有入山误触机弩者，箭入足踝骨，为之敷药，镞出而愈。其效多类此。

李元孙lǐyuánsūn　南北朝时北魏医生。馆陶（今河北馆陶）人。世代业医，其父李亮、兄李修，均为当时名医。详各条。

李元忠lǐyuánzhōng　南北朝时期医生。赵郡（今河北赵县）人。精医，治病不问贫富。

李月池lǐyuèchí　见“李言闻”条。

李云卿lǐyúnqīng(？—988）五代时医家。通经史，善医药，隐居庐山，各地远途来求医者甚多。

李赞华lǐzànhuá　见“耶律倍”条。

李瞻lǐzhān　明代医生。号小塘。仪真（今江苏仪征）人。以眼科著名，有七十二问，按照72个证候去辨明内外障眼病的病情和预后。

李真人一十六字妙诀lǐzhēnrényīshíliùzìmiàojué 即十六字气诀。详该条。

李振三lǐzhènsān(1898—1958) 陕西米脂人。父李鼎铭精于医术，故少好医学。1938 年参加革命，曾任军医。1949 年后历任中医实验所所长、中医研究院门诊部主任、内外科研究所副所长。临床喜用虫类药治病，尤擅僵蚕之运用。

李振声lǐzhènshēng 见“李炳”条。

李正宇lǐzhèngyǔ 见“李中立”条。

李之材lǐzhīcái 明末医家。字素庵。祁阊（今安徽祁门）人。初习儒，后究心于医。70 余岁时积一生之经验辑成《医宗领要》（约 1628—1644）2 卷。首载生长原始，继述内外景、运气、诸证诊切等，以合人之生成、患疾、治疗之序。常以《河图》《洛书》叩求医理。

李之和lǐzhīhé 清代医家。字节之。清平（今属河北）人。于潜心经学之余，旁及医、卜、星、算、音乐，著述甚多。医书有《漱芳六述》《六述补遗》《外科六述补遗》、《本草杂著》等。

李知先lǐzhīxiān 南宋医家。字元象，陇西（今属甘肃）人。取《南阳活人书》所述诸证，一证作一歌或二三歌，于乾道二年（1166）著成《伤寒类证活人书括》4 卷。

李中lǐzhōng 金代医官。曾任太医院保全郎。以医药侍太子光英，后超任宣武将军、太子左卫副率。

李中立lǐzhōnglì 明代官吏兼本草学家。字正宇，华亭（今上海市松江）人。其父李尚衮曾中进士，他亦考中进士，曾任大理寺评事等官职。兼通医术，尤精于本草，于 1593 年编撰成《本草原始》一书（1612 年刊行）。其特点是对本草名实、性味、形态等加以考证，并绘制插图，图旁附注药物优劣标准、采取季节、入药部位，另附炮制方法。为继《图经本草》之后的一部优秀本草图谱，可谓我国较早的一部生药学性质的本草著述。

李中梓lǐzhōngzǐ(1588—1655) 明末医家。字士材，号念莪，华亭（今上海市松江）人。曾祖李府（字一乐）为地方武官，因抗击倭寇入侵而牺牲；父李尚衮（字补之）中进士，曾在兵部任职。他年轻时，博览群书，曾考科举，后因多病及儿子被庸医治死而究心医术，钻研古典及名家著述，用于临证，常有奇效，求治者颇多。士材对《内经》《伤寒论》等古医籍，以及宋元名家之说研读较深，受张元素、刘完素、李杲、朱震亨、薛己、张景岳等之说影响，并常与王肯堂、施笠泽、秦昌遇等名医交往而相互切磋琢磨。他的撰述较多，行于世的有《内经知要》《士材三书》《医宗必读》《雷公炮炙药性解》《伤寒括要》《颐生微论》等书。由于主张采用各家之长，立论审慎而平正，常能由博返约，提要钩元，故流传很广。在医理上，他主张肾脾并重，强调结合临证实际而施治，并注重扶正。但由于过于强调重视阳气，以及主张古今元气之厚薄不同，在立论上或失之于片面。

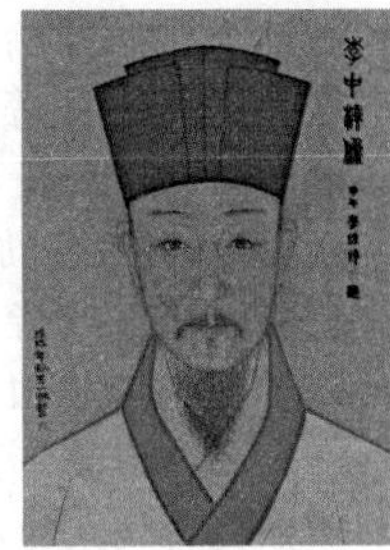

李中梓

李中梓医案lǐzhōngzǐyī'àn 医案著作。明代李中梓撰。本书共收医案 50 多则，不分门类，不立标题，大多为内科杂病疑难治案。作者长于脉诊和辨证，处方灵活，案语明晰。初未刊行，后收入李延昰《脉诀汇辨》中。

李仲南lǐzhòngnán 元代医生。与孙永贤合著《永类钤方》。

李仲元lǐzhòngyuán 清代医生。字履乾。陕西三原人。研究医书，间或为人治病。

李助lǐzhù 东汉时医家。号翁君。曾著有《经方颂说》，不传。

李柱国lǐzhùguó 西汉时医家。为汉成帝侍医，据《汉书·艺文志》记载，李柱国曾校订汉以前的医经、经方共 18 家，490 卷（包括《黄帝内经》），对保存当时医药文献有一定贡献。

李譔lǐzhuàn 三国蜀官吏。字钦仲。梓潼涪（今四川梓潼）人。曾为仆射中散大夫，通五经诸子，博学，笃好医方。

李子lǐ·zi 中药材。出《滇南本草》。又名嘉庆子。为蔷薇科植物李 *Prunus salicina* Lindl. 的果实。除新疆、西藏、内蒙古等地区外，我国大部分地区均有分布。甘、酸，平。入肝、肾、胃经。清热，生津，利水，消食健胃。①治虚劳骨蒸，消渴，腹水，小便不利。内服：生食或捣汁饮。②治消化不良，嘈杂嗳气。煎服：腌李子 3～5 粒。李树干上分泌的胶汁名李树胶，治目翳，透发麻疹。果肉中含天门冬素、谷氨酰胺及 γ－氨基丁酸等多种氨基酸。

李子乘lǐzǐchéng 宋代人。生平不详。注《太上黄庭外景经》，3 卷。

李子建lǐzǐjiàn 宋代医家。生平不详。研讨仲景之书 8 年，认为伤寒无恶证，而庸医往往误投药剂伤人，撰有《伤寒十劝》1 卷。

李子仁lǐzǐrén 中药材。见《四川中药志》。即李核仁。详该条。

李子野lǐzǐyě 见“李駉”条。

李子毅lǐzǐyì 清代医家。字庆申。湖北蕲水人。长于诊治瘰疬等证，撰有《痰疬法门》一书，列述痰疬总论，认为轻微易治者为痰，迟重难治者为瘰疬。对痰疬之鉴别、内治、外治、禁用宜忌、饮食服药，均有论述，并附自己临证经验和所集验方，为论述此类病证之专书。

李子郁lǐzǐyù 见“李言闻”条。

李子豫lǐzǐyù 晋代医生。生平欠详。

里寒lǐhán ❶病机。多因阳气不足，或外寒传里所致的脏腑内寒。❷证候。指伤寒阴证，即中寒。《医学心悟·伤寒主治四字论》：“何谓里寒？凡伤寒不由阳经传入而直入阴经，手足厥冷，脉微细，下利清谷者，名曰中寒。”如太阴病的理中汤证、少阴病的四逆汤证、厥阴病的当归四逆汤证等。亦指慢性病的脏腑内寒证。症见脘腹冷痛，呕吐清水，大便溏泄，小便清长，畏寒肢冷，面色苍白，舌淡苔白滑，脉沉迟或微细等。治宜温中祛寒为主，方如吴茱萸汤、附子理中汤等。参见“寒证”条。

里寒格热lǐhángérè ❶体内阴阳失调，下寒格拒上热。如虚寒久痢，误用寒凉，出现食入即吐的症状。《伤寒论·辨厥阴病脉证并治》：“伤寒，本自寒下，医复吐下之，寒格，更逆吐下，若食入口即吐。”❷同阴盛格阳。详该条。

里喉痈lǐhóuyōng 病名。即喉关里部的喉痈。多由肺胃热蕴，痰火邪毒上冲咽喉所致。症见喉关之内及其周围漫肿疼痛，继之焮红高肿，颈部臖核，吞咽困难，汤水难入，甚则肿塞咽喉，疼痛增剧，呼吸困难，寒热大作，呛咳痰鸣（《中医喉科学讲义》）。治宜清热解毒，泻火消肿。用清咽利膈汤加减。或含化六神丸。脓熟时以刀针于高肿处刺破排脓。外吹冰硼散。本病类今之咽后壁脓肿、咽旁脓肿等。

里急lǐjí　症名。腹内拘急，疼痛不舒。《素问·骨空论》："冲脉为病，逆气里急。"

里急后重lǐjíhòuzhòng　症名。出《难经·五十七难》。其状腹痛窘迫，时时欲泻，肛门重坠，便出不爽。为痢疾主症之一。《景岳全书·杂证谟》："凡里急后重者，病在广肠最下之处，而其病本，则不在广肠，而在脾肾。凡热痢、寒痢、虚痢，皆有之，不得尽以为热也。盖中焦有热，则热邪下迫中焦；有寒，则寒邪下迫脾肾；气虚，则气陷下迫。欲治此者，但当察其所因，以治脾肾之本。"参见"痢疾"条。

里内庭lǐnèitíng　经外奇穴名。见《中国针灸学》。位于足底，当第2、3趾骨间，与内庭穴相对处。主治足趾疼痛，小儿惊风，癫痫，胃痛等。直刺0.3~0.5寸。艾炷灸3~5壮，或艾条灸5~10分钟。

里热lǐrè　❶病机。多指胃肠、肺胃实热或肝胆郁热。因外邪传里化热，或内郁生热，症见发热，不恶寒反恶热，口渴引饮，烦躁或心烦口苦，小便短赤，舌质红苔黄，脉洪数或弦数有力等。❷证候名。指邪热炽盛的里证。多因病邪内传或脏腑积热所致。症见身热汗多，渴欲引饮，心烦口苦，小溲短赤刺痛，舌红苔黄，脉洪数或弦数等。《景岳全书》卷一："热在里者，为瞀闷胀满，为烦渴喘结，或急叫吼，或躁扰狂越。"治宜清热泻火为主。《伤寒论·辨厥阴病脉证并治》："伤寒脉滑而厥者，里有热，白虎汤主之。"《医学心悟·伤寒主治四字论》："热邪入里，皆为里热，其在太阴则津液少，少阴则咽干口燥，厥阴则消渴，仲景所谓急下之，而用大柴胡、三承气者是也。"参见"阳明经证"条。

里热不得卧lǐrèbùdéwò　病证名。外感不得卧之一。指三阳失于解表，邪热传里所致的不寐证。《症因脉治》卷三："里热不得卧之症，身热汗出，渴而引饮，小便不利，太阳经里热也；烦渴消水，口燥唇焦，大便坚结，阳明经里热也；寒热口苦，胁痛干呕，少阳经里热也……里热不得卧之治，太阳里热，冬月五苓散，《家秘》用木通羌活汤；阳明里热，白虎汤，有下证者，承气汤下之；少阳里热，家秘黄芩汤。"参见"不寐"条。

里实lǐshí　❶病机。又称内实。①指外邪化热入里，结于胃肠，出现壮热，烦渴，腹痛，便秘等腑实证候。②泛指人体内部气血郁结、停痰、食滞、虫积等。❷证候名。亦称内实证。①指外邪化热入里，结于胃肠所出现的证候。症见壮热、烦渴、腹痛、便秘等。《伤寒论·辨太阳病脉证并治》："伤寒十三日，过经，谵语者，以有热也，当以汤下之……若自下利者，脉当微厥，今反和者，此为内实也，调胃承气汤主之。"②指停痰、瘀血、食滞、虫积等所致的证候。《景岳全书·传忠录》："里实者，或为胀为痛，或为痞为坚，或为闭为结，或为喘为满，或懊侬不宁，或躁烦不眠，或气血积聚，结滞腹中不散，或寒邪、热毒深留脏腑之间。"治宜祛痰、理气活血、消食导滞、杀虫等法。参见"实证""内实"条。

里水lǐshuǐ　病证名。❶水肿病之一。《金匮要略·水气病脉证并治》："里水者，一身面目黄肿，其脉沉，小便不利，故令病水……越婢加术汤主之，甘草麻黄汤亦主之。"《脉经》注："一云皮水。"黄肿，《脉经》作"洪肿"。❷十水之一。《中藏经·论水肿脉证》："里水者，其根在小肠，其状先从小腹胀而不肿，渐渐而肿也。"参见"十水"条。

里虚lǐxū　❶病机。脏腑气血虚衰。表现为少气懒言，心悸神疲，头晕视蒙，食少肢倦，腰酸腿软，失眠梦遗，舌淡嫩，脉虚弱等症。❷证候。指脏腑阴阳气血虚衰所出现的证候。《伤寒论·辨太阳病脉证并治》："尺中脉微，此里虚。"《金匮要略·血痹虚劳病脉证并治》："男子面色薄者，主渴及亡血，卒喘悸，脉浮者，里虚也。"症见少气懒言，心悸神疲，头晕耳鸣，食少肢倦，舌淡嫩，脉虚弱等，治宜补阴、补阳、益气、养血等法。参见"里证""虚证"条。

里悬痈风lǐxuánqífēng　病证名。又称内悬痈。《重楼玉钥》卷上："悬痈风……起生牙根内，为里悬痈。红肿如蜒蚰样，渐次而长……生于内属恶证，却难治。"详"悬痈风"条。

里证lǐzhèng　证候名。八纲证候之一。指邪入脏腑、血脉、骨髓等所出现的证候。《景岳全书·传忠录》："里证者，病之在内，在脏也。凡病自内生，则或因七情，或因劳倦，或因饮食所伤，或为酒色所困，皆为里证。"《万病回春·伤寒总论》："病在里，有里虚，里实，又有表里俱虚，表里俱实，毫厘之分，贵乎早辨。"详见"里寒证""里热证""里虚证""里实证"条。

里证出表lǐzhèngchūbiǎo　指病邪从里透达于肌表。主要表现为先有内热烦躁、咳逆胸闷等里证，继而发热汗出，皮肤痧疹逐渐透露，烦躁减轻，显示病邪由里出表的趋势，多属病情好转的征象。

理lǐ　即腠理。《金匮要略·脏腑经络先后病脉证》："理者，是皮肤脏腑之文理也。"

理冲汤lǐchōngtāng　《医学衷中参西录》方。黄芪9g，党参、白术各6g，山药15g，天花粉、知母各12g，三棱、莪术、鸡内金各9g。水煎，加醋少许，滚数沸服。功能补气健脾，化瘀消积。治妇女经闭不行，或产后恶露不尽，结为癥瘕，以致阴虚作热，阳虚作冷，食少痨嗽，虚证沓来。并治男子劳瘵，癥瘕积聚，气郁满闷，痞胀，不能饮食等症。若服后觉闷者，去白术；觉气弱者，减三棱、莪术各3g；泻者，以白芍代知母，白术改用12g；热者，加生地、天冬各数克；凉者，知母、花粉各减半，或皆不用；凉甚者，加肉桂（捣细冲服）、附子各6g；瘀血坚甚者，加生水蛭6g。若室女及妇人未产育者，三棱、莪术宜斟酌少用，知母量减半，加生地黄数克；病人身体羸弱，脉象虚数者，三棱、莪术亦宜少用，或以鸡内金代用。

理冲丸lǐchōngwán　《医学衷中参西录》方。水蛭30g，黄芪45g，三棱、莪术各15g，当归、知母、桃仁各18g。为细末，炼蜜为丸，梧桐子大，每服6g，日二次。治证同理冲汤。

理法lǐfǎ　推拿手法名。又名缕法。见曹锡珍《外伤中医按摩疗法》。用手握住肢体，然后一松一紧，自上而下循序移动。多用于四肢部。有理顺筋脉的作用。

理法方药lǐfǎfāngyào　理法方药是应用中医理论诊法治法在临床实践中贯穿起来的思维方法，包括诊治全过程的4个基本内容。理，指中医理论；法，指诊法治法；方，指方剂；药，指药物。即明确病因病机，确定预防措施或治则治法，组方遣药。

理化鉴定lǐhuàjiàndìng　是对药品质进行鉴定的方法之一。指根据药材及其制剂所含成分的某些物理性质或化学性质，采用物理或化学的手段，对其有效成分、主要成分或特征性成分进行定性或定量分析来鉴定药材真伪优劣的方法。

理筋lǐjīn 推拿手法名。见杜自明《中医正骨经验概述》。用手指顺着筋脉缓缓地进行按压推移，反复多次。有舒理筋脉、畅通气血等作用。基本手法包括按法、摩法、揉法、捏法、推法、拿法、提法、抖法、弹法等。详各条。

理苓汤lǐlíngtāng 《张氏医通》卷十六方。人参、干姜、白术、炙甘草、猪苓、茯苓、泽泻、桂枝。水煎服。功能温中健脾，化气利水。治胃虚食滞，喘胀浮肿，小便不利。

理脾益营汤lǐpíyìyíngtāng 《不居集》上集卷十方。制何首乌三钱，海参、莲子肉、黑料豆各二钱，山药、扁豆各一钱。水煎服。治脾虚血少，阴虚发热，不受滋补者。若阴阳两虚，加中和理阴汤；血分热，加牡丹皮、地骨皮各八分；痰多，加橘红、贝母；咳嗽，加紫菀、枇杷叶各一钱；汗多，加浮小麦一钱；失血，加京墨、藕节；食少，加谷芽、薏苡仁各一至二钱。

理气lǐqì 治法。运用具有行气解郁、降气调中、补中益气作用的药物，治疗气滞、气逆的方法。气虚用补益中气药。气滞宜疏，气逆宜降，其中又分疏郁理气、和胃理气、降逆下气等。详各条。

理气和胃lǐqìhéwèi 治法。指用具有理气行滞、和胃宽中作用的方药治疗胃失和降证、胃气停滞证的治法。

理气化痰lǐqìhuàtán 治法。指用具有理气行滞、祛痰作用的方药治疗气滞痰凝证、痰气互结证的治法。

理气健脾lǐqìjiànpí 治法。指用具有理气行滞、补气健脾作用的方药治疗脾失健运所致病证的治法。

理气降痰汤lǐqìjiàngtántāng 《证治准绳·类方》卷五方。桔梗、枳壳、橘红、半夏、茯苓、香附、贝母各一钱二分，甘草、桂枝各五分。水煎服。治痰病自汗。

理气宽肠汤lǐqìkuānchángtāng 《中西医结合治疗急腹症》（遵义医学院编）方。当归15g，桃仁、青皮、陈皮各6g，乌药9g。水煎服。功能通络活血，顺气宽肠。治瘀结型、瘀结型肠梗阻。用于梗阻轻微，体质虚弱或年高不宜急下者。

理气散瘀汤lǐqìsànyūtāng 《傅青主女科》卷下方。人参、黄芪各一两，当归五钱，茯苓二钱，红花一钱，牡丹皮三钱。加姜炭，水煎服。治妊妇跌仆闪挫，遂致小产，血流紫块，昏晕欲绝者。

理气行滞lǐqìxíngzhì 治法。指用具有调理气机、疏通阻滞作用的方药治疗气滞证的治法。

理气止痛lǐqìzhǐtòng 治法。指用具有理气行滞作用的方药以止痛，治疗气机阻滞导致疼痛的方法。

理伤续断方lǐshāngxùduànfāng 骨伤科著作。见“仙授理伤续断秘方”条。

理痰汤lǐtántāng 《医学衷中参西录》方。芡实30g，清半夏12g，黑芝麻（炒捣）9g，柏子仁（炒，捣）、白芍药、陈皮、茯苓各6g。水煎服。治痰涎郁塞胸膈，满闷短气；或渍于肺中，为喘促咳逆；停于心下为惊悸不寐；滞于胃口，为胀满哕呃；溢于经络，为肢体麻木或偏枯；留于关节，着于筋骨，为俯仰不利，牵引作疼；随逆气肝火上升，为眩晕不能坐立。

理虚元鉴lǐxūyuánjiàn 内科著作。2卷。明代汪绮石撰。约刊于17世纪。书中提出治疗虚劳有“三本”（即与肺、脾、肾三脏有关）和“二统”（即分为阳虚与阴虚两种类型）。卷上介绍虚劳的诊断、病原及各种证候的辨析治疗，卷下记述虚劳方剂及其药物应用等。汪氏治虚劳，阴虚主清金保肺，阳虚主健中扶脾。对虚劳的辨证、审脉、立法处方均有独到之处。1949年后有排印本。

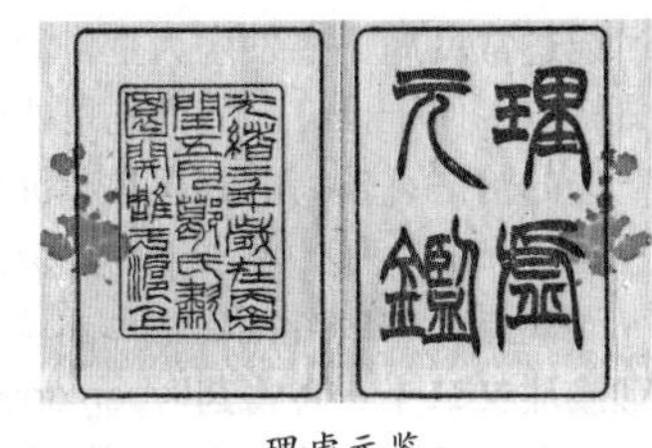

理虚元鉴

理血lǐxuè 治法。治理血分病的方法。包括补血、凉血、温血、祛瘀活血、止血等。详各条。

理血汤lǐxuètāng 《医学衷中参西录》方。山药30g，龙骨、牡蛎各18g，乌贼骨12g，茜草6g，白芍药、白头翁、阿胶（烊化，冲）各6g。水煎服。功能收涩凉血止血。治血淋及溺血、大便下血之属热者。若溺血，加龙胆草9g；大便下血，去阿胶，加龙眼肉15g。

理阴煎lǐyīnjiān 《景岳全书·新方八阵》卷五十一方。熟地黄三钱至二两，当归二至七钱，炙甘草一至二钱，炮姜一至三钱（或加肉桂一至二钱）。水煎服。功能滋阴补血，温运脾阳。治真阴虚弱，胀满呕哕，痰饮恶心，吐泻腹痛，妇人经迟血滞等证。若风寒外感，邪未入深，但见发热身痛，脉数不洪，内无火证，素禀不足者，加柴胡一钱半至二钱；寒凝阴盛而邪难解者，加麻黄一至二钱，或不用柴胡；阴胜之时，外感寒邪，脉细恶寒，或背畏寒者，加细辛一至二钱，甚至再加附子一至二钱，或并加柴胡；阴虚火盛而有内热，气血俱虚，邪不能解者，宜去姜、桂，或加人参；脾肾两虚，水泛为痰，或呕或胀者，加茯苓一钱半，或白芥子五分；泄泻不止及肾泄者，少用当归或并去之，加山药、扁豆、吴茱萸、补骨脂、肉豆蔻、附子之属；腰腹痛，加杜仲、枸杞子；腹胀滞痛，加陈皮、木香、砂仁之属。

理饮汤lǐyǐntāng 《医学衷中参西录》方。白术12g，干姜15g，桂枝尖、炙甘草、茯苓、白芍药各6g，橘红、厚朴各4.5g。水煎服。功能温中化湿。治因心肺阳虚，致脾湿不升，胃郁不降，饮食不能运化精微，变为饮邪，停于胃口为满闷，溢于膈上为短气，渍满肺窍为喘促，滞腻咽喉为咳吐黏涎，甚或阴霾布满上焦，心肺之阳不能畅舒，转郁而作热，或阴气逼阳外出为身热，迫阳气上浮为耳聋，脉必弦迟细弱者。

理郁升陷汤lǐyùshēngxiàntāng 《医学衷中参西录》方。黄芪18g，知母、当归身、乳香、没药各9g，桂枝尖、柴胡各4.5g。水煎服。功能补气升阳，疏肝化瘀。治胸中大气下陷，又兼气分郁结，经络湮瘀者。若胁下撑胀，或兼疼者，加龙骨、牡蛎各15g；少腹下坠，加升麻3g。

理瀹骈文lǐyuèpiánwén 外治法专著。一名《外治医说》。清代吴尚先撰。1册，不分卷。刊于1870年。本书正文系以骈文体写成，并联系《子华子》一书所说“医者理也，药者瀹也”的涵义，故以《理瀹骈文》为书名。这是一部以膏药为主的外治法专书。卷首总论外治之法。正文部分则分别论述了伤寒、中风、痹症等多种病证的外治法，并详加注文阐述，提供了不少行之有效的外治法。书末附常用外治膏药方的配方与制法，并附《治心病方》一文。全书以

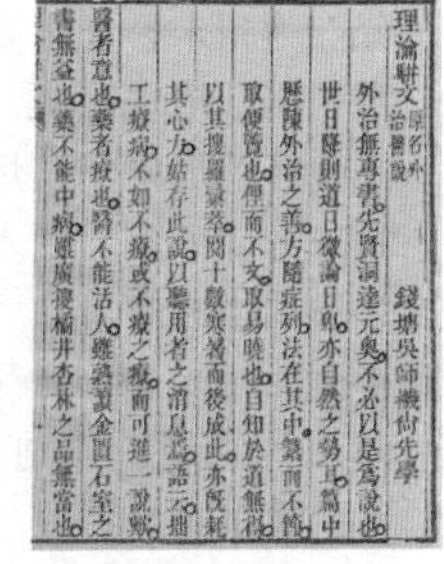
理瀹骈文

记述常见病、多发病为主，治法多具有简、便、验、廉的特点，便于推广。吴尚先是外治法卓越的实践家，其所收选的治法有较高的临床参考价值，该书为外治法专著中影响较大的一种。但书中也掺杂了因果报应等唯心主义的错误观点。1949 年后有影印本。

理瀹骈文二十一种膏药 lǐyuèpiánwén'èrshíyīzhǒnggāo·yao 方书。见“理瀹骈文摘要”条。

理瀹骈文摘要 lǐyuèpiánwénzhāiyào 方书。又名《理瀹骈文二十一种膏药》。辑人不详。2 卷。刊于 1875 年。本书取吴尚先《理瀹骈文》一书中的 21 个膏药方（附糁药方 27 种，补录验方 10 余首）编成。上卷述各方的治疗病证，下卷记各方的配合制法。后又有将此 2 卷本合刊为 1 卷者，改名《理瀹外治方要》。

理瀹外治方要 lǐyuèwàizhìfāngyào 方书。见“理瀹骈文摘要”条。

理中 lǐzhōng 治法。调理中焦脾胃的治法。多指中焦脾胃虚寒证，症见自利不渴，呕吐，腹痛等，用理中汤温中祛寒。《医门法律》：“脾之体阴而用阳，胃之体阳而用阴。理中者，兼阴阳体用而理之，升清降浊，两擅其长。”

理中安蛔散 lǐzhōng'ānhuísǎn 《伤寒全生集》卷四方。人参三钱，白术、白茯苓、干姜各一钱半，川椒十四粒，乌梅三枚。为粗末，水煎服。功能温中散寒，安蛔止痛。治气冲心痛，饥不欲食，吐者。

理中化痰丸 lǐzhōnghuàtánwán 《明医杂著》卷六方。人参、炒白术、干姜、炙甘草、茯苓、姜半夏。为细末，和丸，梧桐子大，每服四十至五十丸，开水送下。功能温中祛寒，燥湿化痰。治脾胃虚寒，痰饮内停，呕吐少食，或大便不实，饮食难化，咳吐痰涎。

理中加丁香汤 lǐzhōngjiādīngxiāngtāng 《丹溪心法》卷三方。人参、炒白术、炒干姜、炙甘草各三两，丁香十粒。水煎服。治中脘停寒，喜辛物，入口即吐或哕者。若兼痛者，丁香可加至一或二钱。

理中降痰汤 lǐzhōngjiàngtántāng 《杂病源流犀烛·脏腑门》卷七方。人参、白术、茯苓、甘草、干姜、半夏、苏子。水煎服。功能补气温中，降逆化痰。治痰盛汗自流。

理中汤 lǐzhōngtāng ❶《伤寒论》方。又名人参汤、治中汤、人参理中汤。即理中丸作汤剂。治证同理中丸。见该条。❷《增补万病回春》卷二方。砂仁、炒干姜、苏子、厚朴（姜汁炒）、官桂、陈皮、炙甘草各一钱，沉香（水磨）、木香（水磨）各五分。为粗末，加生姜三片，水煎去滓，入沉香、木香汁服。治寒喘。若脉细手足冷，加附子。❸《增补万病回春》卷三方。人参、茯苓、白术、炒干姜、陈皮、藿香、丁香、姜半夏、炒砂仁、官桂各二分。为粗末，加生姜三片，乌梅一个，水煎徐徐服。治胃寒，呕吐清水冷涎。若寒极，手足冷，脉微，吐不出者，去官桂，加附子；烦躁，加朱砂、炒米。❸《症因脉治》卷二方。人参、白术、炮姜、炙甘草、陈皮。水煎服。治气虚喘逆有寒者。

理中丸 lǐzhōngwán 《伤寒论》方。人参、干姜、炙甘草、白术各三两。为细末，蜜和为丸，如鸡子黄大，每服一丸，沸汤和丸，日三服、夜二服；或用水煎，分三次服。功能温中祛寒，补益脾胃。治太阴病自利不渴，寒多而呕，腹痛，脉沉而细及中寒霍乱，胃中寒饮，喜唾涎沫。近代也用于慢性胃炎、胃扩张、胃下垂、功能失调性子宫出血、慢性结肠炎、胃及十二指肠溃疡而属脾胃虚寒者。方中人参补虚益脾，干姜温中散寒，白术健脾燥湿，炙甘草和中，共成温补脾胃之剂。若脐上筑者，肾气动也，去术，加桂四两；吐多者，去术，加生姜三两；下多者，还用术；悸者，加茯苓二两；渴欲得水者，加术至四两半；腹中痛者，加人参至四两半；寒者，加干姜至四两半；腹满者，去术，加附子一枚。实验研究表明，本方能促进实验性胃溃疡的愈合，并能避免胃溃疡的发生。

理中消胀丸 lǐzhōngxiāozhàngwán 《重订通俗伤寒论》方。大戟二钱五分，制皂角三钱，木香二钱，炒黑牵牛子一钱五分，煨甘遂一钱。为细末，用枣肉捣丸，每服三钱，分三次服。第一次葱白煎汤，陈酒送下；第二次莱菔子、砂仁煎汤送下；第三次牛膝、木瓜煎汤送下。治湿痰夹气，阻滞胸腹而致的痰胀，症见中满腹胀，上气喘逆，二便不利，甚或面肢俱肿。

鲤鲮丸 lǐlíngwán 《串雅内编》卷一方。当归尾五钱，大黄、荆芥、桔梗、炙乳香、炙没药各二钱，黄芩、连翘各三钱，防风、羌活各二钱五分，朱砂一钱五分，全蝎一钱，蝉蜕二十个，僵蚕二十五条，黄明胶（土炒）一两，雄黄七分，蜈蚣四条（分作四份，分别用姜汁搽、醋搽、香油搽、酥搽炙各一条），穿山甲四两（分作四份，分别用红花、皂角、紫草、苏木各五钱煎汤煮，焙干）。为细末，醋糊为丸，每丸重一钱二分，朱砂为衣，磁瓶收贮，内用麝香五分，以养之，每服一丸，滚酒送下。功能活血化瘀，疏风散结。治一切无名肿毒，已成或未成脓者，亦治瘰疬。

鲤鱼 lǐyú 中药材。出《神农本草经》。为鲤科动物鲤鱼 *Cyprinus carpio* L. 的肉或全体。甘，平。入脾、肾经。健脾开胃，利水消肿，下气，通乳。治病后体虚，食欲不振，水肿胀满，黄疸，水泻，痢疾，咳嗽气逆，乳汁不通。内服：煮食。鲤鱼肉每 100g 含蛋白质 17.3g，脂肪 5.1g，钙 25mg，磷 175mg，铁 1.6mg，维生素 B_2 0.1mg，尼克酸 3.1mg，并含组织蛋白酶、肌酸等。鲤鱼含的氨基酸以谷氨酸、甘氨酸、组氨酸为多。

鲤鱼胆 lǐyúdǎn 中药材。出《神农本草经》。为鲤鱼科动物鲤鱼 *Cyprinus carpio* L. 的胆囊。苦，寒。入肝经。清热，消肿，明目，散翳。①治咽痛，喉痹。内服：和药作丸。②治目赤肿痛，青盲，雀目，翳障，取汁点涂；滴耳治慢性中耳炎。本品含胆汁酸、胆汁色素、脂类、鲤胆醇、别鹅去氧胆酸等。

鲤鱼橄榄 lǐyúgǎnlǎn 中药材。见《福建中草药》。为羊角扭之别名。详该条。

鲤鱼鳞 lǐyúlín 中药材。出《食疗本草》。为鲤科动物鲤鱼 *Cyprinus carpio* L. 的鳞。止血，散瘀。治吐血，衄血，崩漏，带下，瘀滞腹痛。炒存性，研末服，3～6g。本品含鱼鳞硬蛋白。

鲤鱼汤 lǐyútāng 《备急千金要方》卷二方。鲤鱼（约重二斤）一尾，白术五两，生姜、芍药、当归各三两，茯苓四两。为粗末，先煮鲤鱼至熟，澄清取汁，煎药分五次服。治妊娠腹胀满，胎间有水气。

醴泉 lǐquán 养生术语。指唾液。《医心方》卷二十七：“唾者凑为醴泉。”

醴泉饮 lǐquányǐn 《医学衷中参西录》方。生山药 30g，生地黄 15g，人参、玄参、天冬、生赭石各 12g，炒牛蒡子 9g，甘草 6g。水煎服。治虚劳发热，或喘或嗽，脉数内弱。

鳢鱼 lǐyú 中药材。出《神农本草经》。又名蠡鱼、鲖鱼、鲡、黑鳢鱼、玄鳢、文鱼、蛇皮鱼、黑鱼、乌鱼等。为鳢科动物乌鳢 *Ophiocephalus argus* Cantor 的肉。我国大部分地区的河流、湖沼中均有分布。甘，寒。健脾，利水。治水肿，小便不利，湿痹，脚气，痔疮。内服：煮食。鳢鱼肉每100g含蛋白质19.8g，脂肪1.4g，灰分1.2g，钙57mg，磷163mg，铁0.5mg，维生素 B_1 0.03mg，维生素 B_2 0.25mg，尼克酸2.8mg。

力钧lìjūn 清末医家。字轩举，永福（今福建永泰）人。早年治儒习医，尝与福州名医郭永淦作《伤寒问答》，并曾参《全体阐释》作中西医异同之比较，主张“兼求并进，不可偏执”。曾历游新加坡、日、德、法、意、俄、瑞士、奥等国访问医学院校。1903年任商部主事，医名满京都，曾为慈禧、光绪帝诊病。晚年归里，以大青汤治疗福州鼠疫流行之病人取效。辑有《庚寅医案》（1890）、《辛卯医案》（录其1891年在新加坡的治验）、《日本医学调查记》等。卒年七十。子嘉禾等皆留学国外习医。

力劈华山lìpīhuàshān 一种练功的方法，见上海中医学院附属推拿学校主编《推拿学》。两手屈肘交叉于胸前，缓缓向两侧分开，肘部微屈，四指并拢，两臂同时用力上下劈动。

历疮lìchuāng 病名。出《外科启玄》卷六。即蠹疽之多发、大小不一者。证治见“蠹疽”条。

历代名医录lìdàimíngyīlù 医史著作。见“名医传”条。

历代名医蒙求lìdàimíngyīméngqiú 医史著作。宋代周守忠著。书成于嘉定十三年（1220）。2卷。该书系从诸医杂说中收集大量资料，以四言韵语形式编撰而成的医史著作。据作者《自序》知此书仿道书《三洞群仙录》、佛书《释氏蒙求》而成，专载医家奇闻异事。书中记录了上自三皇，下迄宋代，202位医家的医事活动。主要包括部分名医的生平、籍贯、主要著作，历代医家的奇闻轶事和病案选编，部分药名考证和神话传说。该书有1931年故宫博物院据宋临安本之影印本，又有1955—1956人民卫生出版社据临安府尹家书籍铺刊本间接影印本。

历代名医图姓氏lìdàimíngyītúxìngshì 医史著作。原名《原医图》。详该条。

历代医学书目提要lìdàiyīxuéshūmùtíyào 书目著作。丁福保（仲祜）编。此书著录中医古籍2000余种，分为22类，其中《素问》《灵枢》类61种，《难经》类17种，《甲乙经》类3种，本草类519种，伤寒类110种，金匮类19种，脉经类97种，五脏类（附骨与经络）33种，明堂针灸类85种，方书及寒食散类370种，疾病总类230种，妇科类56种，小儿科类87种，疮肿类50种，五官类36种，脚气类8种，杂病类52种，医案类24种，医话类（附名医传、医史）16种，祝由类11种，兽医类6种。内容仅为书名、卷数、著作、版本。现有宣统二年（1910）文明书局排印本、1918年上海医学书局排印本。

历代中医名著精华丛书lìdàizhōngyīmíngzhùjīnghuácóngshū 中医学丛书。余瀛鳌、林菁等选编。该丛书选择《外台秘要》《圣济总录》《普济方》《古今医统大全》《证治准绳》《景岳全书》《本草纲目》《赤水玄珠》《古今图书医部全录》《医宗金鉴》等10种学术内容丰富、篇幅较大的古代医学名著，整理、压缩为精华本，力求取精用宏，突出临床医学精粹，便于读者学习、检索相关内容。1998年由科学出版社出版。

历痔疳疟lìjīgānnüè 古病名。出《颅囟经》卷上。又名锁肠疳。指小儿疟疾发作无时，口噤，咬牙作声的证候。

历节lìjié 病名。出《金匮要略·中风历节病脉证并治》。又名白虎风、痛风。详“历节风”“痛风”条。

历节风lìjiéfēng 病名。《诸病源候论·风病诸候》：“历节风之状，短气自汗出，历节疼痛不可忍，屈伸不得是也。”《圣济总录》卷十：“历节风者，由血气衰弱，为风寒所侵，血气凝涩，不得流通关节，诸筋无以滋养，真邪相薄，所历之节，悉皆疼痛，故为历节风也。痛甚则使人短气汗出，肢节不可屈伸。”参见“痛风”“白虎风”条。

历𠺕lìnǎo 病名。《释名》：“历𠺕，𠺕从耳鼻中出，历历然也。”毕沅注：“此病名历𠺕，耳字疑衍，𠺕止从鼻中出，与耳无涉。”王先谦注：“此鼻渊症也。”“𠺕”即古“脑”字。详“鼻渊”条。

历肾lìshèn 病名。出《疮疡经验全书》卷二。即冲疽。见该条。

厉lì 疫病。《素问·六元正纪大论》：“民乃厉”“厉大至”。另见“厉 lài”条。

厉兑lìduì 经穴名。代号ST45。出《灵枢·本输》。属足阳明胃经。井（金）穴。位于第2趾外侧趾甲角旁0.1寸处。布有腓浅神经的趾背神经和趾背动、静脉形成的趾背动、静脉网。主治面肿，口㖞，齿痛，鼻衄，咽喉肿痛，心腹胀满，胃脘疼痛，热病，多梦等。斜刺0.1～0.2寸，或点刺出血。艾炷灸1～3壮，或艾条灸3～5分钟。

厉疽lìjū 病名。出《刘涓子鬼遗方》卷四。即厉痈。见该条。

厉虱lìshī 病名。《外科证治全书》卷四：“卧时忽浑身虱出，致血肉俱坏，每宿渐多，痛痒不可言状……但饮盐醋汤十余日即安。”

厉痈lìyōng 病名。出《灵枢·痈疽》。又名厉疽。多由足三阳经湿热下注或足三阴经亏损所致。发于足旁小趾之侧。若初起红肿疼痛，溃破有脓，属湿热偏盛，为顺证，易治；若初起局部色黯，痛不显，不易成脓，或溃破清稀，属阴气凝结，为逆证，较难治。初宜服仙方活命饮消之，外用隔蒜灸；将溃宜服人参养荣汤、桂附地黄丸等，以壮脾补肾滋水，外用桑柴烘法，以行壅滞助阳气。溃则治同敦疽。

立安散lì'ānsǎn 《重订严氏济生方》方。炒杜仲、橘核（取仁，炒）各等分。为末，每服二钱，不拘时盐酒调下。治腰痛。

立安丸lì'ānwán ❶《三因极一病证方论》卷十三方。补骨脂、木瓜、杜仲（姜汁炒）、牛膝（酒浸）、续断各一两，萆薢二两。为末，炼蜜为丸，梧桐子大，每服五十丸，空腹温酒或盐汤送下。治肾虚或伤湿腰痛。❷《明医指掌》卷六方。牛膝、杜仲、补骨脂各四两，黄柏、茴香各二两。为末，炼蜜为丸，每服五钱，空腹盐酒送下。治老人肾亏腰痛，不能转侧者。

立迟lìchí 病名。五迟之一。小儿周岁以后，不能自己站立的疾病。肝主筋，肾主骨，小儿肝肾不足，或哺养失宜，影响筋骨的发育，以致膝盖骨软弱，足胫无力，不能自立。治宜滋补肝肾。用六味地黄丸加枸杞、鹿角胶、当归、白芍之类。

立春lìchūn 二十四节气之一。我国习惯将其作为春季开始的节气。

立冬lìdōng 二十四节气之一。我国习惯将其作为冬季开始的节气。《汉学堂经解》所集崔灵恩《三礼义宗》：“冬，终也。立冬之时，万物终成，因为节名。”这时黄河中、下游地区即将结冰。

立法处方lìfǎchǔfāng 是辨证论治过程的重要一环。通过辨证，确定为某种病证后，根据其病因病机和脏腑所属，订立治疗原则（立法），并据以选用方药（处方）。如风温病初起，邪在肺卫，乃立辛凉解表之法，处以辛凉之剂银翘散，随证加减。

立马回疔丹lìmǎhuídīngdān 《外科正宗》卷二方。蟾酥、硇砂、轻粉、白丁香各一钱，炙蜈蚣一条，雄黄、朱砂各二钱，乳香六分，麝香一字，砒石五分。为细末，面糊为丸，麦粒大，用时先将疮以针挑破，用一粒放入孔内，外以膏药贴盖。治疔疮走黄。

立秋lìqiū 二十四节气之一。《通纬·孝经援神契》：“大暑后十五日，斗指坤，为立秋。”我国习惯将其作为秋季开始的节气。

立胜散lìshèngsǎn 《三因极一病证方论》卷十六方。黄连、黄柏、秦皮、甘草各等分。为粗末，每次四钱，加大枣一枚，灯心七茎，水煎去滓，洗眼。治风热攻眼，羞明肿痛。

立位lìwèi 指接受针灸治疗时患者的体位。在站立姿势下取穴或施术。如中暑取委中刺血，经常采用立位。但由于立位容易引起晕针，故较少用。

立夏lìxià 二十四节气之一。我国习惯将其作为夏季开始的节气。

立消散lìxiāosǎn ❶《证治准绳·幼科》卷二方。赤小豆、赤芍药、枳壳、商陆、风化硝各半两。为末，每次二至三钱，侧柏枝煎汤候冷，调涂肿处。治膀胱久受热毒，致外阴或阴囊赤肿胀痛。❷《证治准绳·疡医》卷四方。炒全蝎、炒分心木各等分。为末，每服三钱，空腹酒调下，日二次。治便毒痈肿。❸《疡医大全》卷七方。生地黄、龙胆草、柴胡、防风、荆芥穗、槐花、青木香各等分。酒水同煎，热服取汗。治肿疡。若疮在上部加升麻，在下部加牛膝。❹《疡医大全》卷八方。雄黄二钱二分，穿山甲三钱，生大黄、芙蓉叶、炒五倍子各五钱。为细末，醋调外敷，中留一孔透气。治肿疡。❺《疡医大全》卷十方。龙胆草、藁本、牛黄、白芷、地骨皮、雄黄、金银花藤各等分。为细末，酒调外敷，中留一孔透气。治百会疽。

立效散lìxiàosǎn ❶《兰室秘藏·口齿咽喉门》方。细辛二分，炙甘草三分，升麻七分，防风一钱，龙胆草（酒洗）四钱。为粗末，水煎，漱口。治牙齿痛不可忍，牵及头脑项背，微恶寒饮，大恶热饮。❷《古今医鉴》卷五方。黄连四两（酒洗，另以吴萸二两同炒，去吴萸不用），枳壳二两（麸炒）。共为细末，每服三钱，空心，酒送下；泄泻，米汤下；噤口痢，陈仓米煎汤下。治痢疾腹中痛，赤白相兼。❸《疡医大全》卷七引《锦囊》方。炒皂角刺八两，甘草二两，瓜蒌五个，乳香、没药（均炒去油）各一两。为粗末，每服一两，酒煎服。治痈疽瘰疬。

立效饮子lìxiàoyǐn · zi 《传信适用方》卷二方。炒罂粟壳、当归各四两，炒甘草二两，赤芍药、酸石榴皮、炒地榆各一两。为粗末，每次三钱，水煎，食前服。治痢疾脓血相杂，里急后重，脐腹绞痛，或噤口不食。

立制石lìzhìshí 中药材。出《神农本草经》。为礜石之别名。详该条。

丽泽通气汤lìzétōngqìtāng 《兰室秘藏》卷上方。黄芪四钱，苍术、羌活、独活、防风、升麻、葛根各三钱，炙甘草二钱，川椒、白芷各一钱。为粗末，每服五钱，加生姜三片、大枣二枚、葱白三寸。水煎，去滓，空腹温服。功能益气升阳，祛风散寒。治肺气不足，外感风寒，鼻塞不闻香臭。冬月加麻黄（不去节）。

丽枝lìzhī 中药材。见《本草纲目拾遗》。为荔枝之别名。详该条。

利lì ❶通利之意。《伤寒论·辨太阳病脉证并治》：“太阳病，小便利者，以饮水多，必心下悸。小便少者，必苦里急也。”❷病证名。指泄泻。《伤寒论·辨太阳病脉证并治》：“太阳病，桂枝证，医反下之，利遂不止。”参见“泄泻”条。❸病证名。指痢疾。《金匮要略·呕吐哕下利病脉证治》：“热利下重者，白头翁汤主之。”参见“下利”“痢疾”条。

利胆排石片lìdǎnpáishípiàn 中成药。见《中华人民共和国药典（一部）》(2020)。金钱草、茵陈各250g，黄芩、木香、郁金各75g，大黄、槟榔各125g，枳实（麸炒）、芒硝（精制）、厚朴（姜制）各50g。片剂，每片0.3g。排石，每服6～10片，一日2次；炎症，每服4～6片，一日2次。功能清热利湿，利胆排石。治胆道结石，胆道感染，胆囊炎。

利肝分水饮lìgānfēnshuǐyǐn 《辨证录》卷七方。龙胆草二钱，茵陈、猪苓、车前子、白蒺藜各三钱，茯苓一两，柴胡一钱，甘菊花五钱。水煎服。功能疏肝利胆，清热利湿。治肝气郁结，湿热内蕴，致生肝疸。一身尽黄，目中尤甚，手足发冷，腰以上汗出不止，腰以下无汗。

利膈汤lìgétāng 《普济本事方》卷四引都君予方。鸡苏叶、荆芥穗、炒桔梗、防风、牛蒡子（隔纸炒）、炙甘草各一两，人参半两。为细末，每服一钱，水煎服。治虚烦上盛，脾肺有热，咽喉生疮。若甚者，加僵蚕一两。

利膈丸lìgéwán 《博济方》卷二方。牵牛子（半生，半熟）四两，皂角（酥炙）二两。为末，生姜汁煮米糊为丸，梧桐子大，每服二十丸，荆芥、生姜煎汤送下。治三焦气逆，胸膈壅塞，头眩目昏，涕唾痰涎，精神不爽。

利后虚羸lìhòuxūléi 病证名。下利而致体虚消瘦的证候。《诸病源候论》卷四十七：“肠胃虚弱，受风冷则下利，利断之后，脾胃尚虚，谷气犹少，不能营气血，故虚羸也。”多见于婴儿素体脾胃虚弱，营养不良，气血亏虚者。症见下痢黄白黏冻，里急后重，日夜频频，肢体消瘦。治宜益气健脾。用参苓白术散。

利火汤lìhuǒtāng 《傅青主女科》卷上方。大黄、茯苓、车前子（酒炒）、炒栀子、黄连、王不留行、刘寄奴各三钱，白术（土炒）、煅石膏各五钱，知母二钱。水煎服。功能利湿清热。治黑带，腹中疼痛，小便时如刀刺，阴门发肿，面色红，日久黄瘦等。

利机lìjī 经穴别名。所指有二。❶出《针灸甲乙经》。即石门。见该条。❷出《针灸甲乙经》。即会阳。见该条。

利金汤lìjīntāng 《医宗必读》卷九方。桔梗（炒）、贝母（姜汁炒）、陈皮（去白）各三钱，茯苓二钱，甘草五分，枳壳（麸炒）一钱五分。加生姜五片，水煎，不拘时服。功能宣肺祛痰。治痰气壅肺，咳痰涩而难出，脉涩面白，气上喘促，洒淅寒热，悲愁不乐。

利金丸lìjīnwán 《杂病源流犀烛·六淫门》卷十六方。桔梗、贝母、陈皮、枳壳、茯苓、甘草、姜。为丸服。治燥痰，其色白，咯出如米粒，多喘促，寒热悲愁，脉涩者。

利尿穴lìniàoxué 经外奇穴名。别名止泻、血清、关元上。

位于腹中线，当脐下2.5寸处。或于神阙与曲骨穴连线之中点取穴。主治尿潴留，腹痛，腹泻，痢疾，血尿，淋病，肾炎等。直刺1～1.5寸。

利气lìqì　即行气。详该条。

利气丸lìqìwán　《古今医鉴》卷六方。生大黄、黑牵牛子末各六两，炒香附四两，黄柏三两，木香、槟榔、枳壳（麸炒）、青皮、陈皮、煨莪术、黄连各一两。为细末，水泛为丸，梧桐子大，每服六十至一百丸，睡前淡姜汤送下，以利为度。功能行气导滞。治气滞，心腹饱闷疼痛，胁肋胀满，呕吐酸水，痰涎不利，头目昏眩及食积酒毒，或下痢脓血。

利气泄火汤lìqìxièhuǒtāng　《傅青主女科》卷下方。人参、当归（酒洗）、炒芡实各三钱，白术（土炒）一两，甘草一钱，熟地黄（九蒸）、白芍药（酒炒）各五钱，黄芩（酒炒）二钱。水煎服。治妊娠易怒动胎。

利窍lìqiào　治法之一。❶指通利大小便。如下焦湿热或津液枯燥所引起的二便不通。用榆白皮、冬葵子、郁李仁、柏子仁、滑石、火麻仁之类。❷同开窍。详该条。

利如膏血lìrúgāoxuè　病证名。指痢疾排出呈脂膏血性的大便。《诸病源候论》卷十七："此是赤利肠虚极，肠间脂与血俱下，故谓利如膏血也。"为湿热之邪郁结肠间，损伤阴络所致。治宜滋血养阴，用驻车丸。

利湿lìshī　用渗湿利水药使湿邪从小便排出的方法。有淡渗利湿、温阳利湿、滋阴利湿、清暑利湿、清热利湿、温肾利水等法。

利湿排石汤lìshīpáishítāng　《中西医结合治疗急腹症》方。金钱草30g，萆薢、海金砂各15g，琥珀（冲服）1.5g，石韦、冬葵子、萹蓄、瞿麦、车前子、滑石各9g，甘草6g。水煎服。功能清热利湿，通淋化石。治输尿管结石。若腹疼重，加香附12g，乌药、延胡索各9g，川楝子6g；血尿重，加仙鹤草12g，牡丹皮、炒蒲黄、旱莲草各9g；便秘腹实，加大黄（后下）、芒硝（冲）各9g；气虚脾弱，加党参、白术、黄芪各15g；腰痛重，加续断12g，杜仲9g。

利水渗湿lìshuǐshènshī　治法。通利小便而治疗湿浊停留的方法。适用于各种湿证，以尿量短小，或尿黄赤，或排尿涩痛不畅为主症者。利水渗湿药的性味有甘淡渗利和苦寒清利的不同，因而有淡渗利湿和清热利湿之分。详各条。

利水通淋lìshuǐtōnglìn　治法。又称通淋。用清热利尿化石的药物，治疗下焦湿热所致淋证的方法。症见少腹急满，小便深赤，溺时涩痛，淋沥不畅或癃闭不通等。常用方药有八正散、石韦散及瞿麦、萹蓄、滑石、木通、车前草、石韦、茯苓、海金砂等。

利水消肿lìshuǐxiāozhǒng　治法。指通利小便而消除水肿的方法。该法选用的药物大多具有淡渗利尿的作用，或兼以祛风、行气、健脾、燥湿之药组方。适用于水湿内停而下肢浮肿，小便不利，以及泄泻、痰饮等证。代表方如五苓散、五皮饮等。

利咽lìyān　治法。利咽药大多具有辛凉通利或甘寒滋润，或清热化痰的属性，适用于急、慢性咽喉肿痛，或咽中如物阻隔，或受痰涎黏稠难咯的不适症状。代表方如利咽解毒汤、利咽散等。

利咽解毒汤lìyānjiědútāng　《赤水玄珠》卷二十八方。山豆根、麦冬各一钱，炒牛蒡子、桔梗、玄参各七分，甘草二分，防风五分，绿豆四十九粒。水煎服。功能清热解毒，宣肺利咽。治咽喉痛。

利咽散lìyānsǎn　《疡医大全》卷三十三方。山豆根一钱，桔梗七分，甘草一分，玄参一分五厘，绿豆十粒。水煎服。功能清热解毒，宣肺利咽。治痘疹咽喉疼痛，难进饮食。

沥胞生lìbāoshēng　病证名。即沥浆生。清代亟斋居士《胎产问答》："沥浆生，又名沥胞生。"详"沥浆生"条。

沥浆产lìjiāngchǎn　病证名。见清代寄湘渔父《达生保赤编》。即沥浆生。详该条。

沥浆生lìjiāngshēng　病证名。又名沥胞生、沥浆产。见《陈素庵妇科补解》。相当于早期破水。《胎产心法》："有沥浆生，其浆流一二日不产，俟流浆渐少方生。倘浆来过多，恐胞干难产。"若浆血已涸，元气困惫，急用人参、当归煎服以助血气，不能单纯用催生耗气之药。

沥青疮lìqīngchuāng　病名。指接触沥青而引起的接触性皮炎。见《中医外科学讲义》（上海中医学院编）。因体质特异，沥青热毒入侵，蕴郁肌肤所致。以颜面、颈、手指及前臂等暴露部位多见。初起为光泽红斑，干燥灼痛或瘙痒；继则肿胀，皮肤起丘疹和水疱，严重者水疱破裂、糜烂、滋水。如损及黏膜，则白睛变赤，羞明流泪，视力模糊，常伴有头晕头痛，乏力等全身症状。少数可反复发作，皮肤粗糙，呈棕黑色，起丘疹和黑头粉刺，并形成多发性疖病。治宜清热凉血解毒。内服清瘟败毒饮。外涂清凉膏，或用野菊花、蒲公英煎汤湿敷。湿烂者用青黛散麻油调涂。

沥血腰痛lìxuèyāotòng　病证名。腰痛之一。又名瘀血腰痛、血瘀腰痛。《证治要诀·诸痛门》："腰痛如锯刀所刺，大便黑，小便赤黄或黑，由血滞腰间，名沥血腰痛。"症见痛有定处，日轻夜重，脉涩。治宜化瘀行气。可用调营活络饮（大黄、当归、川牛膝酒洗、杏仁、赤芍药、红花、羌活、生地黄酒洗、川芎、桂枝）、桃红四物汤、复元通气散等方，或用桃仁酒调黑神散。参见"瘀血腰痛"条。

疠lì　❶可通厉。疠气，又称疫疠之气、毒气、异气、戾气或杂气。为具有强烈传染性的致病邪气。《素问·六元正纪大论》："厉大至，民善暴死。"古人认为它的产生及流行与久旱、酷热等反常气候有关。❷疫疠。某些烈性传染病。❸麻风病。《素问·风论》："疠者，有荣气热胕，其气不清，故使其鼻柱坏而色败，皮肤疡溃。"详"疠风"条。

疠风lìfēng　病名。慢性传染性皮肤病之一。《素问·风论》卷五："疠者，有荣气热胕，其气不清，故使其鼻柱坏而色败，皮肤溃疡。"又名冥病、大风、癞病、大风恶疾、疠疡、大麻风、麻风、风癞、血风。由体虚感受暴疠风毒，邪滞肌肤而发；或接触传染，内侵血脉而成。初起患处麻木不仁，次发红斑，继则肿溃无脓，久之可蔓延全身肌肤，出现眉落、目损、鼻崩、唇裂以及足底穿溃等重症。治宜祛风化湿，活血杀虫。初起先服保安化灵丹发汗，后改服神应消风散或磨风丸，亦可选服一号扫风丸、蝮蛇酒。久病体虚可兼服何首乌酒。外治用苦参汤洗涤溃疡，外涂狼毒糊剂。必须隔离治疗。

疠风病痉lìfēngbìngjìng　病证名。为疠风兼证。出《疠疡机要》上卷。多因内虚复亡津液，血虚筋无所养而致。患疠风而兼见项强、口噤、腰脊反张者，治宜大补气血为主。

疠风齿痛lìfēngchǐtòng　病证名。多由疠风邪毒袭胃所致。

症见牙龈溃烂、疼痛。若齿牙恶热喜寒者，属胃火，治宜清胃散加减；若喜热恶寒者，属胃虚，宜补中益气汤加减。

疠风大便不通lìfēngdàbiànbùtōng 病证名。为疠风兼证。出《疠疡机要》上卷。因血虚内热而涩滞，宜生血润燥，内服四物汤加麦冬、天冬、五味子；因燥热之药而致者，用四物汤加连翘、甘草以生血清热；因大肠燥热，大便不通者，宜猪胆汁导之。

疠风二便下血lìfēng'èrbiànxiàxuè 病证名。为疠风兼证。见《杂病准绳》卷五。由气虚而引起的，宜用四君子汤加升麻、当归；因元气下陷而引起的，服补中益气汤；肾虚者，用六味地黄丸。

疠风口眼㖞斜lìfēngkǒuyǎnwāixié 病证名。为疠风兼证。出《疠疡机要》卷三。由肝经血虚，风热内起所致。可见口眼㖞斜，手足抽搐，眉棱痒动。宜补肝滋肾。内服加味逍遥散或六味地黄丸。

疠风衄血吐血lìfēngnǜxuètùxiě 病证名。为疠风兼证。出《疠疡机要》上卷。血虚者，服四物汤加人参、白术；气虚者，用补中益气汤；肾虚者，宜服六味地黄丸；肺胃热者，用清热地黄汤（犀角地黄汤）。

疠风身起疙瘩lìfēngshēnqǐgē · da 病证名。为疠风兼证。出《疠疡机要》上卷。若上体患者，宜服醉仙散；下体患者，宜服再造散；上下体具有者，宜用必胜散；遍体疙瘩或隐疹瘙痒者，宜服羌活当归散；疙瘩搔破，脓水淋漓，兼有寒热往来，服用八珍散加丹皮、柴胡；若肌肤搔如帛隔者，气血不能外荣，用人参养荣汤。

疠风痰喘lìfēngtánchuǎn 病证名。为疠风兼证。出《疠疡机要》上卷。若肺气虚，服六君子汤加桔梗；肺经有热，服泻白散；命门火衰而脾肺虚者，服理中丸。

疠风头目眩晕lìfēngtóumùxuànyūn 病证名。为疠风兼证。出《疠疡机要》上卷。因脾肺气虚者，宜服补中益气汤；肝肾阴虚者，服六味地黄丸；阳气虚所致者，服八味地黄丸；肝经湿热者，宜用柴胡清肝散；兼发热恶寒者，服圣愈汤。

疠风小便不利lìfēngxiǎobiànbùlì 病证名。为疠风兼证。出《疠疡机要》上卷。因服燥药而致者，服四物汤加炒黄柏、知母、甘草以滋阴血；若小便频数而黄者，用补中益气汤加山药、麦冬、天冬、五味子以滋化源。

疠风自汗盗汗lìfēngzìhàndàohàn 病证名。为疠风兼证。出《疠疡机要》上卷。自汗属气虚，盗汗属血虚。自汗者用补中益气汤合六味地黄丸；盗汗者宜服当归六黄汤合六味地黄丸。

疠气lìqì 即戾气。详该条。

疠疡lìyáng 病名。出《疠疡机要》卷上。即疠风。见该条。

疠疡风lìyángfēng 病名。生于皮肤的一种表浅癣疾。《诸病源候论》卷三十一："疠疡者……人有颈边，胸前，腋下，自然斑剥点相连，色微白而圆，亦有乌色者，亦无痛痒，谓之疠疡风。"多由风邪湿热郁于皮肤，久而不散而成。好发于颈旁、胸背、腋下等处，其色紫白，斑点群集相连，可蔓延扩大，痒感不著，夏重冬轻。治宜密陀僧散外搽；或雄黄、明矾、硫黄各等份研末，猪脂调匀外搽；或陈醋磨乌贼骨搽之。严重者内服乌蛇散以祛风清热，燥湿解毒。相当于花斑癣（包括皮肤异色症）。

疠疡机要lìyángjīyào 麻风病专著。3卷。明代薛己撰。约刊于1529年。本书对麻风病的本症、变症、兼症与类症的辨证治疗、验案以及方药分别作了介绍，特别是医案的病例较多，论述病候条目比较清晰。现有《薛氏医案》本。

戾lì 戾气的简称。详该条。

戾气lìqì 又名疠气、疫疠之气、毒气、异气、杂气。指有强烈传染性的病邪，包括一切温疫病和某些外科感染的病因。通过空气与接触传染。戾气有多种，某一特异的戾气可引起相应的疾患（见《温疫论》）。

荔仁lìrén 中药材。见《广西中药志》。为荔枝核之别名。详该条。

荔香散lìxiāngsǎn 《景岳全书·新方八阵》卷五十一方。荔枝核（炮微焦）、炒大茴香各等分。为末，每服二至三钱，酒调下。治疝气疼痛及小腹疼痛。若寒，加制吴茱萸，药量减半。

荔枝lìzhī 中药材。出《本草拾遗》。又名丹荔、勒荔、丽枝。为无患子科植物荔枝 *Litchi chinensis* Sonn. 的果实。分布于福建、广东、广西、云南等地。甘、酸，温。入脾、肝经。生津止渴，补脾养血，理气止痛。①治烦渴，脾虚泄泻，病后体弱，胃痛，呃逆。煎服：15～30g。②捣敷治瘰疬溃烂，疔疮肿毒；烧存性研末撒，治外伤出血。果肉含葡萄糖66%，还含蛋白质、脂肪、多种维生素、有机酸等。

荔枝草lìzhīcǎo 中药材。出《本草纲目》。又名虾蟆草、过冬青、膨胀草。为唇形科植物雪见草 *Salvia plebeia* R. Br. 的全草。我国除新疆、甘肃、青海、西藏外，其他各地都有分布。辛，凉。利水，凉血，清热解毒。①治腹水，肾炎水肿，小便不利，咯血，吐血，尿血，便血，崩漏，慢性气管炎。近用于血小板减少性紫癜、高血压病。煎服：9～30g（鲜品15～60g）；或捣汁饮。②治咽喉肿痛，煎服或鲜草绞汁服；痈肿，捣敷并绞汁服；宫颈糜烂，煎水冲洗后，用棉球浸吸浓药液纳入阴道内宫颈处（棉球须系一线，以便牵出）；痔疮，痒疮，煎水洗。全草的水提取物中含高车前苷元、高车前苷、原儿茶酸和4－羟基苯乳酸。还含朱唇二内酯、尼泊尔黄酮、咖啡酸等。高车前苷元和高车前苷对小鼠有镇咳和明显的祛痰作用，原儿茶酸和4－羟基苯乳酸有平喘作用和抑菌作用。其中成分对四氯化碳等引起的肝细胞毒性有拮抗作用。

荔枝干舌lìzhīgānshé 舌敛束缩短，舌面如荔枝干壳。为津液干涸至极，属危重之候（见清代杨云峰《临症验舌法》）。

荔枝根lìzhīgēn 中药材。出《本草图经》。为无患子科植物荔枝 *Litchi chinensis* Sonn. 的根。微苦、涩，温。理气止痛。治胃寒胀痛，疝气，遗精。煎服：10～30g（鲜品30～60g）。

荔枝核lìzhīhé 中药材。出《本草衍义》。又名荔仁、枝核。为无患子科植物荔枝 *Litchi chinensis* Sonn. 的干燥成熟种子。主产于广东、广西。甘、微苦，温。归肝、肾经。行气散结，祛寒止痛。用于寒疝腹痛，胃脘冷痛，睾丸肿痛，妇女腹中刺痛，煎服4.5～9g。本品含挥发油，内有草烯、α－姜黄烯等。又含鞣质、皂苷。还含α－亚甲基环丙基甘氨酸，给小鼠皮下注射，可降低血糖及肝糖原。本品可增强糖尿病大鼠抗氧化、调血脂作用。

荔枝壳lìzhīké 中药材。出《本草蒙筌》。为无患子科植物荔枝 *Litchi chinensis* Sonn. 的外果皮。除湿止痢，止血。治痢疾，血崩。内服：4.5～9g，或煅存性研末服。煎水洗湿疹。本品含多酚氧化酶。

荔枝散lìzhīsǎn 《证治准绳》方。荔枝核十四枚（用新鲜者，烧灰存性），八角茴香（炒）、沉香、木香、青盐、食盐各一钱，川楝子肉、小茴香各二钱。研为细末，每服三钱，空腹时热酒调下。功能散寒行气，散结止痛。治疝气阴核肿大，痛不可忍。

栎树皮lìshùpí 中药材。出《日华子诸家本草》。为橡木皮之别名。详该条。

栎子lìzǐ 中药材。见清代汪双池《医林纂要·药性》。为橡实之别名。详该条。

疬串lìchuàn 病证名。❶指瘰疬成串而生者。《外科十三方考》下编："瘰疬……其症之成也，往往三五成群，牵连成串，故有疬串之称。"❷马刀挟瘿的俗称。日本丹波元简《灵枢识》卷六："马刀蛤蛎之属，痈形似之，挟瘿者发于结瘿之处，大迎之下，颈侧也。二痈一在腋，一在颈，常相连络，故俗名疬串。"参见"马刀挟瘿"条。

疬科全书lìkēquánshū 外科著作。1 卷。清代梁希曾撰于 1909 年。梁氏善用点药和潜消法，书中首载点疬药方及用法，并阐述了瘰疬的辨证治疗及饮食调摄等内容。现有《三三医书》本。

栗刺壳lìcìké 中药材。出《日用本草》。为栗毛球之别名。详该条。

栗当lìdāng 中药材。出《食医心鉴》。即列当。详该条。

栗花lìhuā 中药材。出《日用本草》。为壳斗科植物栗 *Castanea mollissima* Bl. 的花。苦、涩，平。清热燥湿、止血、散结。①治痢疾，便血，小儿消化不良，腹泻。煎服：3～9g。②治瘰疬，煎汤或研末服；并同八月瓜、金樱子适量捣敷。本品含精氨酸。

栗毛壳lìmáoké 中药材。出《新修本草》。为栗毛球之别名。详该条。

栗毛球lìmáoqiú 中药材。出《本草纲目》。又名栗毛壳、栗刺壳、风栗壳、板栗壳斗。为壳斗科植物栗 *Castanea mollissima* Bl. 的总苞。微甘、涩，平。化痰，散结，解毒。①治百日咳，瘰疬，痰核。煎服：9～30g。②治丹毒、肿毒。煎水洗。

栗树根lìshùgēn 中药材。出明代汪颖《食物本草》。为壳斗科植物栗 *Castanea mollissima* Bl. 的根或根皮。甘、淡，平。①治风湿腰腿痛，疝气，牙痛。煎服：9～15g。②治漆疮。根皮同蟹壳煅研为末，麻油调涂。含多种游离氨基酸、地衣二醇、丁香酸、没食子酸、对羟基苯甲酸等。

栗树皮lìshùpí 中药材。出《食疗本草》。为壳斗科植物栗 *Castanea mollissima* Bl. 的树皮。甘、淡，平。解毒，敛疮。治丹毒，口疮，煎水洗；漆疮，煎水洗或同蟹壳各煅存性，研末麻油调敷；癞疮，创伤，烧灰调敷。皮含槲皮素、尿素、色素和鞣质。

栗子lì·zi 中药材。出《备急千金要方·食治》。又名板栗。为壳斗科植物栗 *Castanea mollissima* Bl. 的种仁。我国大部分地区有栽培。甘，温。入脾、胃、肺、肾经。健脾益气，补肾强筋，活血止血。①治泄泻，痢疾，咳嗽，腰脚酸软，筋骨疼痛，瘰疬，吐血，衄血，便血。内服：煎汤，30～60g；生食或煮食。②治创伤肿痛。捣烂敷。种仁含蛋白质 5.7%、脂肪 2.0%、碳水化合物 62%、灰分 1.3%、淀粉 25% 及维生素 B 等。

栗子痔lì·zizhì 病证名。《疮疡经验全书》卷七："其形如栗子。"相当于痔核之颜色紫红深暗者。

蛎蛤lìhá 中药材。出《神农本草经》。为牡蛎之别名。详该条。

笠泽居士lìzéjūshì 见"施沛"条。

痢lì 病名。见《肘后备急方》卷四。痢疾的简称。《痢症三字诀》："古名肠，又曰滞下，今名曰痢，以其下利而不爽也。"详"痢疾"条。

痢风lìfēng 病证名。❶患痢疾后发生的鹤膝风。见《证治准绳·疡医》卷四。因正气亏虚，湿热侵袭膝部所致。痢止后随即两膝肿痛，足胫软弱，步履艰难，甚至形寒发热。治宜扶正通络，祛湿清热。内服人参败毒散加牛膝、桑枝、秦艽等。参见"鹤膝风"条。❷痢后风也称痢风。

痢后风lìhòufēng 病证名。痢疾的一种继发症。又名痢风。主症为两脚酸软，不能行走。《证治要诀·痢》："痢后风：因痢后下虚，不善调将（一作摄），或多行，或房劳，或感外邪，致两脚酸软，若痛若痹。"治宜扶正祛邪，活血脉，壮筋骨。方用大防风汤，或独活寄生汤吞虎骨四斤丸。参见"痢后痿""痿"条。

痢后痿lìhòuwěi 病证名。痿证之一。因痢后亡阴，或积瘀不清所致。《证治汇补·痿章》："痢后痿：痢后脚软胫疼或膝肿者，此下多亡阴所致，宜补脾兼升举之剂……间有痢后兜涩太早，积瘀不清，下注隧道经络而成痿者，此又当行气逐瘀，与前症迥异矣。"《丹溪心法·痢》："痢后脚弱渐细者，苍术、酒芩、白芍、酒柏为末，粥丸，以四物汤加陈皮、甘草，水煎送下。"参见"痢后风""痿"条。

痢疾lì·ji 病名。见《济生方》。《内经》作"肠"，《伤寒论》称"下利""热利"，《肘后备急方》称"下痢"，《诸病源候论》称为"痢病"，《备急千金要方》称作"滞下"，后世多称"痢疾"。本病以腹部疼痛，大便次数增多而量少，里急后重，下黏液及脓血样大便为特征。常因外受六淫及疫毒之气，内伤七情劳役，或饮食不慎，积滞肠中，传导失常所致。治宜分辨虚实。实证用清热化湿，凉血解毒，消积导滞等法；虚证用补中益气，温阳固涩等法。邪盛正虚者，宜扶正与祛邪法。亦可兼用行血调气，前人有"行血则便脓自愈，调气则后重自除"之说。痢疾从病因分，有风痢、痧痢、暑痢、湿热痢、寒痢、热痢、疫痢、毒痢、气痢；从大便性状分，有赤痢、白痢、血痢、赤白痢、脓血痢、五色痢等；从病情轻重和病程分，有噤口痢、休息痢、奇恒痢、久痢、虚痢等。详见各条。本病常见于细菌性痢疾、阿米巴痢疾、溃疡性结肠炎、过敏性结肠炎、食物中毒及肠吸收功能障碍性疾病。

痢疾草lì·jicǎo 中药材。❶见《广东中药》。为小飞扬草之别名。详该条。❷见南京药学院编《中草药学》。为委陵菜之别名。详该条。❸见《江西民间草药》。为铁苋之别名。详该条。

痢疾罐lì·jiguàn 中药材。见《贵阳民间药草》。为朝天罐之别名。详该条。

痢疾论lì·jilùn 内科著作。4 卷。清代孔毓礼撰。刊于 1752 年。孔氏认为"瘟疫而外，惟痢疾最险恶，能死人于数日之间"。遂集前人有关方论，参以个人的识见经验编撰成书。书中对痢疾的辨证治疗论析颇详，全书共选收治痢方剂百余首，详其主治、方药及服用法。末附痢症诸药。

痢疟纂要lìnüèzuǎnyào 内科著作。8 卷。清代熊立品（圣城）编辑，刊于 1776 年，为《瘟疫传症汇编》之一。作者选集前贤有关痢症、泄泻、疟病诸论，结合个人经验，详析各种治法，论方结合，切于实用。其治疗泄泻九法对后世具有一定的影响。现存初刻本。

痢证汇参 lìzhènghuìcān 内科著作。10卷。清代吴道源纂辑。刊于1773年。吴氏鉴于1768年疫痢流行，因误于调治而死者颇多，遂广选前人有关痢疾的论述和治疗经验，分门别类编撰而成。卷一为诸贤总论，并辑录《临证指南医案》中痢疾治案；卷二至四论述外感痢、内伤痢、噤口痢、休息痢、疫痢等多种痢证和一些痢疾兼夹的病证；卷五至七介绍胎前及产后痢、小儿诸痢；卷八至十列痢证主治诸方。内容较丰富，是一部研究痢疾的临床专著。

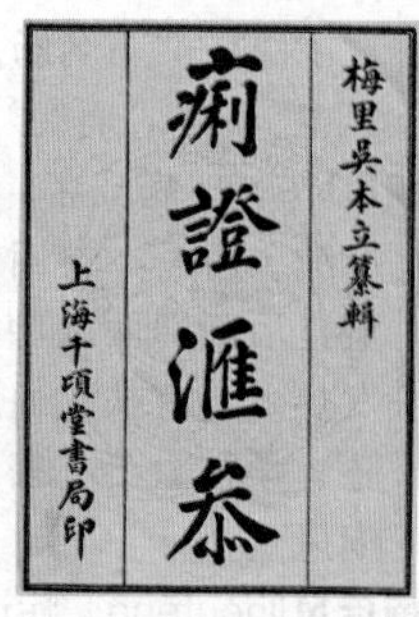

痢证汇参

痢症三字诀 lìzhèngsānzìjué 内科著作。1卷。清代唐容川撰于1884年。唐氏以三言韵语夹注文的形式论述痢疾，包括病理、辨证及治法、方剂等，内容简明，切于实用。又一种版本附张骥补撰的《痢症三字诀歌括》，以七言歌诀介绍治痢常用方剂17首，并加注以说明其主治、方义。

痢症三字诀歌括 lìzhèngsānzìjuégēkuò 内科著作。见“三字经合编六种”条。

lian

连聪甫 liáncōngfǔ 见“连文冲”条。

连附六一汤 liánfùliùyītāng 《医学正传》卷四引朱丹溪方。黄连六钱，附子（炮，去皮脐）一钱。加生姜三片、大枣一枚，水煎，稍热服。治肝火犯胃，胃脘痛甚，呕吐酸水，久治不效者。

连骸 liánhái 指膝部内外两侧的骨隆起，相当于股骨内外上髁部位。《素问·骨空论》：“侠膝之骨为连骸。”

连花清瘟胶囊 liánhuāqīngwēnjiāonáng 中成药。见《中华人民共和国药典（一部）》（2020）。连翘255g，金银花255g，炙麻黄85g，炒苦杏仁85g，石膏255g，板蓝根255g，绵马贯众255g，鱼腥草255g，广藿香85g，大黄51g，红景天85g，薄荷脑7.5g，甘草85g。以上十三味，按胶囊剂工艺制成，每粒装0.35g。口服。一次4粒，一日3次。

连花清瘟颗粒 liánhuāqīngwēnkēlì 中成药。见《中华人民共和国药典（一部）》（2020）。连翘170g，炙麻黄57g，石膏170g，绵马贯众170g，广藿香57g，红景天57g，甘草57g，金银花170g，炒苦杏仁57g，板蓝根170g，鱼腥草170g，大黄34g，薄荷脑5.0g。以上十三味，按颗粒剂工艺制成，每袋装6g。口服。一次1袋，一日3次。清瘟解毒，宣肺泄热。用于治疗流行性感冒属热毒袭肺证，症见发热，恶寒，肌肉酸痛，鼻塞流涕，咳嗽，头痛，咽干咽痛，舌偏红，苔黄或黄腻。

连环疳口风 liánhuángānkǒufēng 病证名。《咽喉经验秘传》：“连环疳口风自舌下起小泡，初起一个，又起一个，甚至三五七八个连珠生起。”多由心火上冲所致。治宜清心解毒。可选用导赤散、泻心汤等加减。参见“连珠喉风”条。

连眶赤烂 liánkuàngchìlàn 病证名。见《审视瑶函》。即目眶岁久赤烂。详该条。

连理汤 liánlǐtāng 《证治要诀类方》卷一方。人参、白术、甘草、干姜、茯苓、黄连各等分。为末，每服二钱，沸汤点服，不拘时；如中暑作渴，小便赤涩，每服半钱，温开水调服。功能温中化湿和胃。治外感寒邪，发热，呕吐酸水，脉弦迟者及外受暑邪，内伤生冷，泄泻次数甚多，心烦口渴，肛门灼热，小便赤涩者。《症因脉治》载本方，无茯苓。

连萝丸 liánluówán ❶《医学入门》卷八方。黄连一两半（用吴萸、益智各炒过一半，去萸、智），萝卜子一两半，香附、山楂各一两，川芎、山栀、三棱、莪术、神曲、桃仁各五钱。为细末，蒸饼为丸服。功能化瘀消积。治妇人死血、食积、痰饮成块在两胁，动则雷鸣，嘈杂眩晕，身热时作时止。❷《杂病源流犀烛·六淫门》卷十四方。又名白芥丸、消积丸。黄连（一半以吴茱萸五钱同炒，去吴茱萸；一半以益智仁五钱同炒，去益智仁）、炒白芥子、炒莱菔子各一两半，栀子、川芎、三棱、莪术、桃仁、香附、山楂肉、神曲各一两，青皮五钱。为细末，蒸饼和丸，每服五十至六十丸，白汤送下。治食积成痞。

连梅安蛔汤 liánméi'ānhuítāng 《重订通俗伤寒论》方。胡黄连一钱，炒川椒十粒，雷丸三钱，乌梅二个，黄柏八分，槟榔（磨汁，冲）二枚。水煎服。功能清热安蛔。治蛔厥，症见饥不欲食，食则吐蛔，甚则蛔动不安，脘痛烦躁，昏乱欲死者。

连梅汤 liánméitāng 《温病条辨》卷三方。黄连、阿胶（烊化）各二钱，乌梅、麦冬、生地黄各三钱。水煎，分二次服。功能清热生津止渴。治暑热伤阴而致的口渴引饮及筋失濡养而致的四肢麻痹。若脉虚大而芤，加人参。

连朴饮 liánpòyǐn 《随息居重订霍乱论》方。又名王氏连朴饮。制厚朴二钱，黄连（姜汁炒）、石菖蒲、制半夏各一钱，炒豆豉、焦栀子各三钱，芦根二两。水煎服。功能清热化湿，调和肠胃。治霍乱，湿热阻于胃肠，症见呕吐泄泻，胸闷，不思饮食，舌苔黄腻等。近代也用于急性胃肠炎、伤寒等见有上症者。

连蒲散 liánpúsǎn 《赤水玄珠》卷九方。生地黄、当归、白芍药、枳壳、川芎、槐角、黄芩各一钱，黄连、炒蒲黄各一钱二分，甘草五分。为粗末，水煎服。功能凉血止血。治因热便血，色鲜红，腹中痛。

连钱草 liánqiáncǎo 中药材。出《质问本草》。又名金钱草、马蹄草、穿墙草、金钱薄荷、江苏金钱草、一串钱。为唇形科植物活血丹 *Glechoma longituba* (Nakai) Kupr. 的干燥地上部分。主产于江苏、浙江等地。微苦、辛，微寒。归肝、胆、膀胱、肾经。利湿通淋，清热利尿，祛风解毒，散瘀消肿。治尿路感染，尿路结石，肾炎水肿，黄疸，感冒咳嗽，脑漏，风湿关节痛，疟疾，煎服15～30g；治毒蛇咬伤，腮腺炎，疮疡肿毒，跌打损伤，鲜品捣敷；疮疥，湿疹，煎水洗。全草含脯氨酸等氨基酸。本品含挥发油，其中主成分为左旋松樟酮，还有蒎烯、薄荷醇、柠檬烯等。又含熊果酸、胆碱、鞣质、苦味质、水苏糖、硝酸钾等。煎剂对大鼠、兔有明显的利尿、利胆作用。抑菌试验对金黄色葡萄球菌极度敏感，宋内氏志贺菌中度敏感，大肠埃希菌、铜绿脓假单胞菌、伤寒杆菌均不敏感。提取物可抗小鼠溃疡。水煎剂可降压，还能抑制乙肝表面抗原。

连壳 liánqiào 中药材。见《药材资料汇编》。为连翘之别名。详该条。

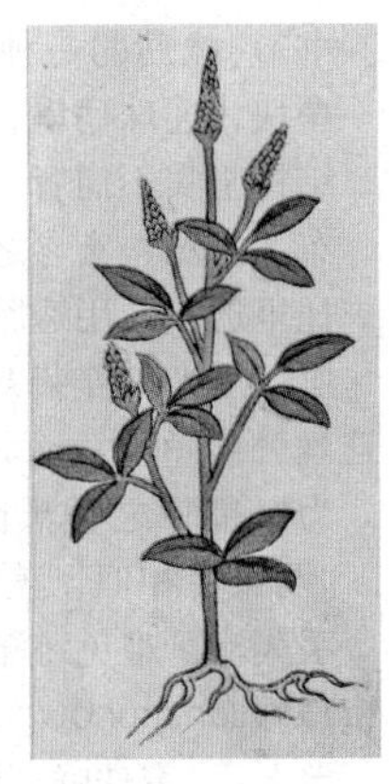
连翘

连翘liánqiào　中药材。出《神农本草经》。又名大翘子、连壳、落翘、空翘、空壳。为木犀科植物连翘 *Forsythia suspensa*（Thunb.）Vahl 的干燥果实。主产于山西、河南、陕西、山东。苦，微寒。归肺、心、胆、小肠经。清热解毒，消肿散结，疏散风热。①治风热感冒，湿病，咽喉肿痛，热病心烦、口渴，斑疹，热淋尿闭，痈疽肿毒，瘰疬，瘿瘤，喉痹，丹毒，煎服6～15g。②连翘茎叶清热解毒，煎服治心肺积热。果实含白桦脂酸、齐墩果酸、松脂醇、连翘苷，多种连翘新苷、芸香苷及毛柳苷、连翘环已醇、β－香树脂醇乙酸酯等。本品水煎液可抗肝损伤，并有解热作用。煎剂在体外对金黄色葡萄球菌、溶血性链球菌、肺炎杆菌以及痢疾、伤寒、副伤寒、白喉、变形、鼠疫、人型结核等杆菌均有抑制作用。连翘酚（即连翘苷）对金黄色葡萄球菌，痢疾志贺菌有较强的抑制作用。煎剂并有一定的镇吐作用。注射剂对动物有降压、利尿及抗炎作用。连翘与茶碱相似，能抑制磷酸二酯酶的活性。

连翘败毒膏liánqiàobàidúgāo　《中药制剂手册》方。连翘、金银花、大黄各500g，桔梗、甘草、木通、防风、玄参、赤芍药、白鲜皮、黄芩、浙贝母、紫花地丁、蒲公英、栀子、白芷各360g，天花粉、蝉蜕各240g。水煎取汁过滤，浓缩炼成清膏，清膏每300g另加炼蜜600g，微炼收膏，每服30g，白开水送下，日二次。功能清热解毒，消肿止痛。治诸疮初起，红肿热痛，疮疖溃烂，灼热流脓，无名肿毒，丹毒疮疹，疥疮癣疮，痛痒不止。本方由《证治准绳·疡医》连翘败毒散加减而来。

连翘败毒散liánqiàobàidúsǎn　❶《证治准绳·疡医》卷三方。羌活、独活、连翘、荆芥、防风、柴胡、升麻、桔梗、甘草、川芎、炒牛蒡子、当归尾（酒洗）、红花（酒洗）、苏木、天花粉。水、酒各一盅，同煎至一盅，去渣，徐徐温服。功能疏散风热，散瘀消肿。治发颐及痈疽初起，憎寒壮热等。如未消，加穿山甲（蛤粉炒）一钱；肿至面，加白芷一钱，漏芦五分；大便燥实，加酒大黄一钱半，壮者倍用；有内热或寒热交作者，倍柴胡，加黄芩（酒洗）、黄连（酒炒）各一钱。❷《伤寒指掌》卷二方。羌活、独活、荆芥、防风、连翘、赤芍药、牛蒡子、桔梗、土贝母、蒺藜、薄荷、金银花、甘草。为末服。治颐毒，因汗下清解未尽，其邪结于少阳、阳明二经。如元气虚者，加当归、黄芪。

连翘败毒丸liánqiàobàidúwán　即连翘败毒膏作水丸。治证同。见“连翘败毒膏”条。

连翘薄荷饮liánqiàobò·heyǐn　《痧胀玉衡》卷下方。又名三十一号大过方。香附、莱菔子、槟榔、山楂、陈皮、连翘、薄荷各等分，木香（研，冲）二分。加砂仁五分，水煎，稍冷服。治痧兼食积气阻者。

连翘防风汤liánqiàofángfēngtāng　《证治准绳·幼科》集三方。连翘、防风、黄连、陈皮、芍药、当归、独活、炒白蒺藜、荆芥、茯苓、甘草、黄芩、炒牛蒡子各等分。为末，每服二钱，水煎服。功能疏散风热，清热解毒。治小儿肝脾风热，时毒，头面生疮。

连翘解毒汤liánqiàojiědútāng　《疡医大全》卷三十五方。牡丹皮、牛膝、天花粉、木瓜、桃仁、金银花、薏苡仁、甘草、僵蚕、连翘。水煎服。治四肢湿肿，疮疡。

连翘散liánqiàosǎn　❶《证治准绳·疡医》卷五方。连翘、射干、独活、升麻、木香、沉香、木通各一两，桑寄生、丁香各半两，大黄（微炒）二两。为细末，每服二钱，粥饮调下，日三次。治项上恶核焮肿。❷《证治准绳·幼科》集三方。连翘一两，沉香、黄芪各半两，白蔹、朴硝、炮大黄、甘草各一分。为粗末，每服一钱，入麝香一钱，水煎去渣，食后服。治痈疖。❸《证治准绳·幼科》集六方。连翘、黄芩、瞿麦、木通、滑石、柴胡、荆芥、牛蒡子、防风、羌活、赤芍药、甘草各等分。为粗末，每服三钱，或加薄荷，水煎服。治小儿疮疖，痘疹余毒，头面生疮，耳痛颊赤。

连翘散坚汤liánqiàosànjiāntāng　《兰室秘藏·疮疡门》方。柴胡一两二钱，龙胆（酒洗）、土瓜根（酒制）各一两，黄芩（酒炒）七钱，当归尾、莪术（酒炒）、三棱（酒炒）、连翘、芍药各五钱，炙甘草三钱，黄连（酒炒）、苍术各二钱。上药混匀，以一半为细末，炼蜜为丸，绿豆大，每服一百余丸；一半为粗末，每服五钱，水煎，去渣，睡前热服。功能清热解毒，破瘀散结。治耳下或至缺盆或肩上或两胁生疮，坚硬如石，动之无根，或已流脓或疮未破者。

连翘汤liánqiàotāng　❶《伤寒保命集》卷下方。连翘、升麻、芒硝（后下）各一两，玄参、芍药、白蔹、防己、射干各八钱，大黄（后下）二钱，甘草六钱，杏仁（去皮尖）四十个。为粗末，水煎，分三次服。治产后乳痈。❷《杂病源流犀烛·身形门》卷二十七方。大黄一钱，连翘、射干、升麻、独活、桑寄生、沉香、木香、藿香、丁香、甘草各七分，麝香三分。水煎服，以利为度。治乳痈。

连翘丸liánqiàowán　《备急千金要方》卷五方。连翘、桑白皮、白头翁、牡丹皮、防风、黄柏、桂心、香豆豉、独活、秦艽各一两，海藻半两。为末，炼蜜为丸，小豆大，三岁儿每服五至十丸。治小儿无辜寒热，结核，颈项瘰疬及心胁腹背有坚核而不痛者。

连翘五香汤liánqiàowǔxiāngtāng　《千金翼方》卷二十三方。即五香连翘汤第2方。见“五香连翘汤”条。

连翘消毒饮liánqiàoxiāodúyǐn　《外科正宗》卷二方。连翘、陈皮、桔梗、玄参、黄芩、赤芍药、当归、栀子、葛根、射干、天花粉、红花各一钱，甘草五分。水煎，食后服。功能清热凉血，解毒散结。治因过食炙煿、醇酒膏粱而致的热毒瘰疬，腮项成核，或天行亢热，湿热作肿，不能转侧者。若病初起便燥者，加大黄；有痰者，加竹茹。

连翘消肿汤liánqiàoxiāozhǒngtāng　《揣摩有得集》方。连翘、防风、炒荆芥、当归、桑螵蛸（盐水炒）各三钱，巴戟天（盐水炒）五钱，炒川芎、牛膝各一钱半，葱白三寸。水煎服。治鹤膝风，两膝肿痛，不能行走，昼轻夜重。

连翘饮liánqiàoyǐn　❶《类证活人书》卷二十方。连翘、防风、栀子、炙甘草各等分。为末，每服二钱，水煎，去渣服。功能疏风清热。治小儿风热感冒，诸疮肿毒，咽喉疼痛。❷《证治准绳·疡医》卷一方。连翘、防风各三两，荠苨、白芍药、黄芩、玄参各二两，人参、茯苓、炒桔梗、前胡、炙甘草各一两，生黄芪四两，炒桑根白皮一两半。为末，每服五钱，水煎，去渣服，日二次。治痈肿疮疖。

连翘饮子liánqiàoyǐn·zi ❶《玉机微义》卷十五方。又名连翘橘叶汤。连翘、川芎、瓜蒌仁、皂角刺、橘叶、青皮、甘草节、桃仁各等分。为粗末，每服七八钱，水煎，食后细细呷之。功能化痰散结，活血解毒。治乳痈及乳内结核。若已破，加人参、黄芪、当归；未破，加柴胡、升麻。❷即凉膈散第1方。见“凉膈散”条。❸即归葵汤。见该条。

连翘栀豉汤liánqiàozhīchǐtāng 《重订通俗伤寒论》方。连翘二钱，炒淡豆豉、郁金（加辛夷仁三分拌捣）、焦栀子各三钱，枳壳、桔梗各八分，橘络一钱，白豆蔻末（分二次，冲）四分。水煎服。功能清热除烦。治外邪初陷于心胸之间，心包气郁，汗吐下后，轻则虚烦不眠，重则心中懊侬，反复颠倒，胸脘苦闷，或心下结痛，起卧不安，舌上苔滑者。

连芍调中汤liánsháotiáozhōngtāng 《医学传灯》卷上方。枳壳、厚朴、山楂、泽泻、陈皮、桔梗、白芍药、黄芩、黄连、甘草。水煎服。治暑厥，猝仆，昏不知人，身热汗出，脉洪数无力者。

连舌liánshé 即结舌。详该条。

连肾发liánshènfā 病证名。即下搭手。见该条。

连文冲liánwénchōng 晚清医家。字聪甫。浙江钱塘人。撰《霍乱审证举要》一书，采集有关书籍，参考西法，阐述各地方土气候及霍乱脉症，并附所用验方及外治、针灸等法。

连香草liánxiāngcǎo 中药材。见《陕西中草药》。为蜘蛛香之别名。详该条。

连珠liánzhū 病名。见《杂病源流犀烛》卷二十四。《咽喉经验秘传》：“乳蛾有双有单，有连珠者。多因酒色郁结而生……其症生于喉旁，左属心，右属肺。一边生者单，两边生者为双，二日白星上下相连，又如缠袋状者为连珠。单轻双重，连珠尤重。”身发寒热。治宜清热泻火，消肿解毒。方用黄连解毒汤、银翘散等加减。

连珠蛾liánzhū'é 病证名。为乳蛾之一种，因其表面凹凸，似多个乳蛾连在一起，故名，多由肺胃热毒熏蒸所致。《杂病源流犀触》卷二十四：“连珠蛾，（咽喉）二白星上下相连，又或如缠袋。”治宜解毒、消肿、泻火。用清咽利膈汤加减。参见“乳蛾”条。

连珠发liánzhūfā 病证名。出《疮疡经验全书》卷四。发背的一种。因症见多处肿焮，甚而彼此相连，形如贯珠故名。由荣血火毒蕴结所致。《校正外科大成》卷二背部：“连珠发，连肿三五块，形若贯珠。内则百节皆痛；小腹胀，小便闭，阴囊肿。由酒色过度所致”。指合并有泌尿系症状的发背疽。初起宜服神授卫生汤加木通、车前。余证治参见“外痈”“有头疽”条。

连珠风liánzhūfēng 病证名。出《杂病源流犀烛》卷二十四。即连珠喉风。详该条。

连珠喉风liánzhūhóufēng 病证名。又称“连珠风”“连珠口疳风”。《焦氏喉科枕秘》卷一：“此症因心经火毒上冲而生舌下。其形如珠，初见一二，少顷蔓生盛，三五七八九如贯珠。舌胀痰升，不能饮食。”吞咽有碍，口出涎丝。治宜清心解毒，泻火祛痰。可选用泻心汤、导赤散、二陈汤等加减。外吹冰硼散。参见“喉风”条。

连珠口疳风liánzhūkǒugānfēng 病证名。见《喉科泄秘》卷上，即连珠喉风。详该条。

连珠疬串liánzhūlìchuàn 病证名。见清代梁希曾《疬科全书》。瘰疬的一种证型。其症颈项颏下、耳之前后，结核垒块，连珠疬串，不痛，或破微痛皮赤，溃烂久不收口。结核坚实不痛者，应舒筋养血，解郁化坚，用四逆散加昆布、海藻、玄参之类；结核微痛皮赤，软化有波动者，宜托里透脓，用透脓散；结核已溃，脓液稀薄者，应补气养血，用人参养荣丸。

连珠外翳liánzhūwàiyì 眼科病证。出《证治准绳·杂病》。为聚星障之类黑睛病后遗的翳痕。《张氏医通》卷八：“与聚星相似，盖聚星在可治之时，此则凝定之证，虽妙手久治，难免跡滞如冰瑕之患。”详“宿翳”条。

帘珠喉liánzhūhóu 病证名。见《喉科指掌》。《喉科秘旨》卷上：“帘珠喉，满喉如白绸油状，两边微肿，根有白点，带红色，小舌红肿，咽水大痛……治宜清火。”用六味汤加盐水炒黄柏等。

莲菜花liáncàihuā 中药材。见《中国高等植物图鉴》。为蕨麻之别名。详该条。

莲蒂liándì 中药材。见萧步丹《岭南采药录》。为荷叶蒂之别名。详该条。

莲房liánfáng 中药材。出《食疗本草》。又名莲蓬壳、莲壳。为睡莲科植物莲 *Nelumbo nucifera* Gaertn. 的成熟花托。全国大部分地区均产。苦、涩，温。归肝经。消瘀止血。治崩漏，尿血，痔疮出血，产后瘀阻，恶露不尽，煎服5～10g。消瘀生用，止血烧存性用。治黄水疮，天疱疮，乳头裂，烧存性研末调涂。本品含微量莲子碱等。还含金丝桃苷、槲皮素、胡萝卜素、维生素等。

莲花liánhuā 中药材。出《日华子诸家本草》。又名荷花。为睡莲科植物莲 *Nelumbo nucifera* Gaertn. 的花蕾。苦、甘，凉。入心、肝经。清热，散瘀止血。①治暑热烦渴，惊痫，咯血，跌损呕血。煎服：3～4.5g。②捣敷天疱疮。花含槲皮素、木犀草素、异槲皮苷、木犀草素葡萄糖苷、山柰酚、山柰酚-3-半乳糖葡萄糖苷、山柰酚-3-二葡萄糖苷等多种黄酮类。

莲花钿舌liánhuādiànshé 病证名。系指舌下生物如莲花状者。《焦氏喉科枕秘》卷一：“此症因心经积热及气郁劳伤，兼夹暑湿热之气而起，舌下生五峰，尖似莲花之状。三峰者轻，七峰者重。”治宜清心凉血，解毒祛痰。可选用犀角地黄汤、黄连温胆汤、导赤散等加减。参见“莲花舌”条。

莲花风liánhuāfēng 病证名。《喉科心法》：“又名舌菌风，生于大舌中间，初起红肿如豆，渐大如菌，腐烂无皮，若成莲花形、鸡冠形，口流臭津，或患上血出不止者不治。由心火夹风，或思虑伤脾，燔灼之毒，留踞而成。”参见“舌疳”条。

莲花姜liánhuājiāng 中药材。见《浙江民间常用草药》。为荷之别名。详该条。

莲花蕊liánhuāruǐ 中药材。见《孙天仁集效方》。为莲须之别名。详该条。

莲花舌liánhuāshé 病名。系指舌下生重舌，其状如莲花者。《疮疡经验全书》卷一：“舌下生三小舌，其类如莲花状。但舌乃心之苗，心火上炎，或思虑太过，或火气所伤，或酒后当风取凉，以致风痰相搏而成。”治宜清心凉血，解毒散结。可选用导赤散、犀角地黄汤、黄连温胆汤、黄连解毒汤等加减。外吹冰硼散，或以刀针刺出脓血以泄热。

莲花须liánhuāxū 中药材。见《医学正传》。即莲须。详该条。

莲花饮liánhuāyǐn 《幼幼集成》卷三方。白莲须、葛根、茯苓、生地黄各一钱，黄连、天花粉、人参、五味子、知母、炙甘草、淡竹叶各五分，灯心十茎。水煎热服。功能清热生津。治上消口渴，饮水不休。

莲花痔liánhuāzhì 病证名。《外科大成》卷二："状如莲花，层层叠起，有细孔，痒痛出脓水。"即肛漏日久，外口肉芽增生，时出脓水而自觉痒痛者。宜如圣散外敷，内服槐角地榆丸；或手术治疗。参见"漏"条。

莲壳liánké 中药材。见《儒门事亲》。为莲房之别名。详该条。

莲蓬草lián·pengcǎo 中药材。见《福建民间草药》。为八角乌之别名。详该条。

莲蓬发lián·pengfā 病名。出《疡医准绳》卷四。凡有头疽顶部疮头较多，其疮口多呈粟样脓粒，状似莲蓬，均称莲蓬发。证治见"有头疽"条。

莲蓬壳lián·pengké 中药材。出《海上方》。为莲房之别名。详该条。

莲蓬子lián·pengzǐ 中药材。见《山西中药志》。即莲子。详该条。

莲肉liánròu 中药材。见《本草纲目》。为莲子的处方名。详该条。

莲蕊须liánruǐxū 中药材。见《本草纲目》。为莲须之别名。详该条。

莲生桂子草liánshēngguìzǐcǎo 中药材。见《福建民间草药》。即莲生桂子花。详该条。

莲生桂子花liánshēngguìzǐhuā 中药材。出《植物名实图考》。又名莲生桂子草、野鹤嘴、山桃花、竹林标。为萝科植物马利筋 *Asclepias curassavica* L. 的全草。我国各地常有栽培，南方有变为野生者。苦，凉，有小毒。清热解毒，散瘀止血。①治肺炎，支气管炎，扁桃体炎，尿路炎症，月经不调，痛经。煎服：6～9g。②治乳腺炎，痈疖，煎服并捣敷；外伤出血，研末撒；湿疹，顽癣，取乳汁搽；骨折，捣敷。全草含强心苷粗品称马利筋苷。叶含细胞毒牛角瓜苷及多种卡烯内酯（如卡罗托苷元、乌沙苷元及马利筋苷元等）。马利筋苷对变温、恒温动物心脏表现强心苷性质，其作用特点与毒毛旋花子苷相似。牛角瓜苷的强心效力与毒毛旋花子苷 G 接近。牛角瓜苷等可抗癌。

莲实liánshí 中药材。出《尔雅·郭璞注》。即莲子。详该条。

莲台夏枯liántáixiàkū 中药材。见《滇南本草》。为宝盖草之别名。详该条。

莲心liánxīn 中药材。见清代叶小峰《本草再新》。即莲子心。详该条。

莲须liánxū 中药材。出《本草纲目》。又名莲花蕊、莲花须、莲蕊须。为睡莲科植物莲 *Nelumbo nucifera* Gaertn. 的干燥雄蕊。全国大部分地区均产。甘、涩，平。入心、肾经。固肾涩精。治遗精滑精，带下，尿频，煎服 3～5g。本品含槲皮素、木犀草素、异槲皮苷、木犀草素葡萄糖苷。煎剂在体外对金黄色葡萄球菌、变形杆菌有抑制作用。

莲薏liányì 中药材。见《本草纲目》。为莲子心之别名。详该条。

莲子liánzǐ 中药材。出《本草经集注》。又名藕实、莲蓬子、莲肉。为睡莲科植物莲 *Nelumbo nucifera* Gaertn. 的干燥成熟种子。主产于湖南、湖北、福建、江苏、浙江、江西。甘、涩，平。入心、脾、肾经。补脾止泻，止带，益肾涩精，养心安神。治脾虚泄泻，带下，遗精，心悸失眠，煎服 6～15g。莲实成熟后，堕入池塘淤泥中，经久坚黑如石者名石莲子，又名甜莲子。功能涤除热毒，止呕开胃，可治噤口痢。莲子含多量淀粉、棉子糖，还含蛋白质、脂肪、钙、磷、铁等。子果皮含荷叶碱、N－去甲基荷叶碱、氧化黄心树宁碱及 N－去甲亚美罂粟碱。N－去甲基荷叶碱有利尿作用，氧化黄心树宁碱能抑制鼻咽癌的产生。

莲子发liánzǐfā 病名。见《仙传外科秘方》卷九。指生于肩、背部之有头疽状似莲蓬者。即蜂窝发。详该条。

莲子疬liánzǐlì 病证名。见《证治准绳·疡医》卷三。指瘰疬核块簇聚，一包生数十个，形同莲蓬之子者。参见"瘰疬"条。

莲子心liánzǐxīn 中药材。出《食性本草》。又名莲心、莲薏、苦薏。为睡莲科植物莲 *Nelumbo nucifera* Gaertn. 的成熟种子中的干燥幼叶及胚根。主产于湖南、湖北、福建、江西、江苏、浙江等地。苦，寒。归心、肾经。清心安神，交通心肾，涩精止血。治热入心包，神昏谵语，心肾不交，失眠遗精，血热吐血，煎服 2～5g。本品含莲心碱、甲基莲心碱、去甲基衡州乌药碱、荷叶碱、牛角花碱、莲子碱等多种生物碱，又含金丝桃苷及芸香苷等。莲心碱对猫有短暂降压效果，改变为季铵盐，则降压作用强而持久。去甲基乌药碱则具有异丙肾上腺素样的强心作用及平滑肌松弛作用。甲基莲心碱具有较广泛的抗实验性心律失常作用。

莲子痔liánzǐzhì 病证名。《疮疡经验全书》卷七。即痔形之状如莲子者。相当于外痔或混合痔形如莲子者。

联珠症liánzhūzhèng 病证名。《喉舌备要》："此症生于喉中，或左或右，单起一片有上下二个，中心有红丝透上下两珠，结成脓血；穿后必连作一个。仍有脓血，出之可愈，是属阳症。治宜左属平肝，右宜清肺，当用甘桔汤（甘草、桔梗）加消风升提排脓解毒之药。"

廉lián 体表定位用词。即"侧"或"面"。上廉即上侧（面），内廉即内侧（面）。《灵枢·经脉》："大肠手阳明之脉……循臂上廉，入肘外廉，上臑外前廉，上肩，出髃骨之前廉。"

廉姜liánjiāng 中药材。出《本草拾遗》。又名箭杆风、华良姜、九姜连。为姜科植物华山姜 *Alpinia chinensis* Rose. 的根茎。分布于四川、贵州、云南、湖北、湖南、广东、广西、福建等地。辛，温。温中暖胃，散寒止痛。①治胃脘痛胀，噎膈呕吐，腹痛泄泻，风湿关节冷疼，月经不调。内服：煎汤，15～30g；或浸酒服。②治跌损瘀血停滞，无名肿毒。捣敷。干根含油，内有 α－丁香烯高良姜素、桉叶素、荜澄茄烯等。还含山姜素、山姜黄酮醇。煎剂能加快小鼠肠道推进。小剂量收缩豚鼠小肠平滑肌，大剂量则抑制。

廉泉liánquán ❶经穴名。代号 CV23。出《灵枢·刺节真邪》。别名本池、舌本。属任脉。阴维、任脉之会。位于结喉上方，当舌骨上缘凹陷处。（《备急千金要方》）。另说"在颔下，结喉上，舌本下。"（《针灸甲乙经》）；"颈下结喉上四寸中央"（《针灸聚英》）。布有颈皮神经的分支、舌下神经及舌咽神经的分支，并有颈前静脉通过。主治舌强不语，舌缓流涎，舌下肿，哑，暴喑，咳嗽、咽喉肿痛，以及支气管炎，舌炎，舌肌麻痹，急、慢性咽炎等。向上直刺0.5～1寸。❷津窍之一，为分泌津液的孔道。《灵枢·胀论》："廉泉、玉英者，津液之道也。"《素问·刺疟》："舌下两脉者，廉泉也。"

廉颐liányí 廉，棱形；颐，口角外下方、腮之下方的部位，形容面颊清瘦，颐部如棱形。《灵枢·阴阳二十五人》："水形之人……面不平，大头，廉颐。"

劆法liánfǎ 眼科手术方法。见《外台秘要》卷十一。"劆者，或以针锋微刺之，或以灯心草微刮之也"（《医宗金鉴·眼科心法要诀》）。适用于椒疮、粟疮等的治疗。

劆洗法liánxǐfǎ 眼科常用外治法。或作镰洗，是以锋针或表面粗糙之器物轻刺或轻刮磨患处，然后用水洗去毒血瘀血的治法。适用于胞睑内面有瘀积或有粗糙颗粒的疾患，如胞睑肿硬、椒疮、粟疮、睑停瘀血等。《圣济总录·眼目门·钩割针镰》："凡目赤肿䩕，泪出难开，疼痛不可忍……宜先镰洗，除去毒血，次服药攻治。"劆洗具有祛瘀消滞、散邪泄毒、疏通局部气血的作用。如所用器物经药物浸泡（如乌贼骨浸泡于黄连水后），则可使药物直接渗入病变组织内部，发挥协同治疗作用。此法可2～3天施行一次。白睛暴赤、眵多稠结、黑睛新翳者禁用。

濂珠liánzhū 中药材。出《增订伪药条辨》。为珍珠之别名。详该条。

臁lián 胫的两侧。

臁疮liánchuāng 病名。生于小腿的溃疡。见《疮疡经验全书》卷六。又名裙边疮、烂腿。多由湿热下注，瘀血凝滞经络所致。局部常有破损或湿疹等病史。本病生于小腿臁骨（胫骨）部位，初起痒痛红肿，破流脂水，甚则腐烂，皮肉灰暗，久不收口。治宜清热利湿，和营解毒，用萆薢化毒汤；久不愈者，宜补养气血，和营解毒，宜服桂枝加当归汤或十全大补汤，用金黄膏掺九一丹外贴；久不收口者，用夹纸膏加缠缚法，或用细白砂糖撒满，胶布牢贴。相当于下肢慢性溃疡。

臁胫骨liánjìnggǔ 骨名。《医宗金鉴·正骨心法要旨》："骨，即膝下之小腿骨，俗名臁胫骨者也。"即胻骨。详该条。

臁肕liánrèn 胫骨前嵴部分。

镰洗法liánxǐfǎ 眼科常用外治法。即劆洗法。详该条。

敛疮止痛liǎnchuāngzhǐtòng 治法。即用具有扶正和络，敛疮和止痛作用的方药，减轻疼痛，促进疮口愈合，以治疗疼痛明显而经久不愈之疮疡的治法。

敛肺汤liǎnfèitāng 《杂病源流犀烛·脏腑门》卷二方。五味子、麦冬各三钱，黄芩二钱，甘草节五分。水煎服。治疹收之后，喘急闷乱，头折眼吊，胸膛高陷，角弓反张，目睛直视，唇白面黄，口鼻㖞斜。

敛肺止咳liǎnfèizhǐké 治法。收涩法之一。用具有补益收涩肺气作用的方药，治疗肺气亏虚之久咳不已的方法。症见咳呛日久，痰少，呼吸迫促，自汗，口舌干燥，脉虚数，用五味子汤（党参、五味子、麦冬、杏仁、橘红、生姜、红枣）。

敛肺止咳剂liǎnfèizhǐkéjì 指以收涩敛肺药为主配伍组成，治疗久咳肺虚证的固涩剂。

敛汗固表liǎnhàngùbiǎo 治法。收涩法之一。治疗表虚或气阴两虚而多汗的方法。如气虚自汗，心悸惊惕，短气烦倦，脉大无力，用牡蛎散、玉屏风散；阴虚盗汗，午后潮热，口干唇燥，舌质红，脉细数，用当归六黄汤或六味地黄汤加牡蛎、浮小麦、糯稻根等。

敛阴liǎnyīn 治法。收敛阴气的治法。适用于阴津耗散而病邪已衰退的证候。如热性病热退身凉，余邪已清，但夜间还有虚汗，可将山茱萸、五味子加入止汗剂中。

脸发liǎnfā 病证名。出《外科启玄》卷四。即面发毒。详该条。

潋水liǎnshuǐ 水清之时。《素问·阴阳类论》："阴阳交，期在潋水。"张景岳注："潋，音敛，清也。"水清之时，相当于中秋。

练功liàngōng 一种功能锻炼的方法。它通过某些特定的姿势、动作来锻炼身体，防治疾病。如华佗的五禽戏，《易筋经》中所记载的韦驮献杵、摘星换斗等法。

练睛liànjīng 病名。清代严景芬《目科捷径》："练睛者，眼皮粘练一处，以致目睛不能转动。"参见"睥肉粘轮"条。

练中丸liànzhōngwán 《备急千金要方》卷十五方。大黄八两，葶苈子、杏仁、芒硝各四两。为末，炼蜜为丸，梧桐子大，每服七分，食后服，日二次。治宿食不消，大便难。

炼丹liàndān ❶指道家应用金、石等矿物作原料，以一定方法炼制，据云可使人长生的丹药。❷气功的练功，亦称炼丹，即炼内丹。

炼己liànjǐ 气功术语。《金仙证论》说："己，即我心中之念耳。"所谓己，即己身的意念。炼己，也就是"炼念"。故气功锻炼过程排除杂念，集中炼功意念谓之炼己。

炼眉疮liànméichuāng 病名。出《疡医大全》卷十。即恋眉疮。详该条。

炼气liànqì 气功术语。道家运用呼吸吐纳，以求长生的方法。南朝刘宋时期鲍照有诗："服食炼气读仙经。"

炼形liànxíng 养生术语。道家养身的方法。传说老子有九丹、八石、引气炼形的方法（见《列仙传》）。

炼药liànyào 即炼丹。见该条。

炼意liànyì 气功术语。又称用意。是指练功者在气功锻炼中，掌握运用意念。意念的锻炼是气功锻炼的主要环节。因为姿势的调整、呼吸的调节、内气的运行，都是通过意念进行的。张锐《鸡峰普济方》指出："意者气之使，意有所到则气到，每体不安处，则微闭气，以意引气到疾所而攻之，必瘥"。以意引气，是用意的一种方法。

炼真丸liànzhēnwán 《张氏医通》卷十五方。槟榔（童便浸）七两，苍术（去皮，泔浸，麻油炒）、川楝子（酒煮，去皮核）、人参、茯苓、黄柏（童便、乳汁、盐水各制一两）各三两，鹿茸（酥炙）一对，大茴香、淫羊藿（去刺，羊脂炒）、泽泻、蛇床子（酒炒）、白莲须（酒洗）、沉香（另为末，勿见火）、五味子、凤眼草（如无，樗根皮代）各一两。为细末，用干山药末调糊为丸，梧桐子大，每服三至四钱，空腹盐汤送下，临卧温酒再送服二钱。治高年体丰痰盛，饱食肥甘，恣情房室，上盛下虚及酒湿素盛，精气不纯，不能生子者。

恋眉疮liànméichuāng 病名。指发生在婴儿眉部的湿疡。出《外科启玄》卷七。又名眉疮。多由婴儿禀受遗毒所致。婴儿出生后，眉间皮肤出现糜烂、流水、结痂、脱屑，其状如癣，瘙痒不止，时轻时重，常生不愈。外用百药煎15g，生白矾6g，研细，麻油调敷；亦可用川连粉、二妙散油调外搽。相当于婴儿脂溢性湿疹。

僆子liànzǐ 秦晋之间称双生为僆子。详"双生"条。

楝根木皮liàngēnmùpí 中药材。见《本草纲目》。即苦楝皮。详该条。

楝花liànhuā　中药材。出《本草纲目》。为楝科植物楝树 *Melia azedarach* L. 或川楝 *M. toosendan* Sieb. et Zucc. 的花。清热燥湿，杀虫止痒，治热痱，头癣。焙干研末掺之。本品含黄酮苷，杨梅树皮素－3′－L－阿拉伯糖苷，槲皮素－3－半乳糖苷，山柰酚－3－葡萄糖苷。

楝皮liànpí　中药材。出《斗门方》。为苦楝皮之简称。详该条。

楝实liànshí　中药材。出《神农本草经》。即川楝子。详该条。

楝叶liànyè　中药材。出《本草纲目》。为楝科植物楝树 *Melia azedarach* L. 或川楝 *M. toosendan* Sieb. et Zucc. 的叶。前者分布于华北、华东、中南及西南各地，后者分布于甘肃、河南、湖北、湖南、贵州、四川、云南等地。苦，寒，有小毒。止痛，杀虫，解毒。①治疝气痛，蛔虫病。煎服：6～9g。②煎水洗滴虫性阴道炎，脓疱疮，皮肤瘙痒，湿疹，疥癣；研末敷跌打肿痛，外伤出血。苦楝叶含槲皮苷、芸香苷。一说含类胡萝卜烃。

鍊眉疮liànméichuāng　又作“炼眉疮”。即“恋眉疮”。详该条。

liang

良方liángfāng　方书。见“苏沈良方”条。

良方集腋liángfāngjíyè　方书。又名《良方集腋合璧》。2 卷（又有 4 卷本）。清代谢元庆编集。刊于 1842 年。本书是民间验方汇编的一种，分为头面、耳目、口鼻齿舌等 32 门，集录 400 余方，选方颇精。

良方集腋合璧liángfāngjíyèhébì　方书。见“良方集腋”条。

良方类编liángfānglèibiān　方书。1 卷。明代杨瑞集。刊于 1531 年。本书系将明代张子麒辑《新刊经验秘方》（共 28 方）、《方外奇方》（共 23 方）、李文敏辑《经验药方》（共 13 方）及杨氏附方（共 6 方）合刊而成。内容以经验成方为主。

良方通关散去细辛方liángfāngtōngguānsǎnqùxìxīnfāng　《疫喉浅论》卷下方。薄荷、皂角各等分。为细末，以纸捻少许，入鼻内，候得喷嚏口开，随进汤药。治疫喉邪郁痧闭，脉伏面滞，牙关拘急，药难下咽，鼻塞气促等症。

良方温经汤liángfāngwēnjīngtāng　即温经汤第 3 方。见“温经汤”条。

良附丸liángfùwán　❶《良方集腋》方。高良姜、香附各等分，为末，米汤为丸，每服二钱。功能温中散寒，行气止痛。治肝郁气滞，胃部寒凝而致胁痛、腹痛、胃脘痛及胸闷不舒者。❷验方。见《全国中药成药处方集》。高良姜 12g，香附 125g，沉香 30g，木香 9g，干姜 60g，当归、青皮各 90g。水丸，每服 3～4.5g。治寒凝气滞，肝胃不和，胸胁胀满，脘腹疼痛。

良姜liángjiāng　中药材。出《太平惠民和剂局方》。为高良姜之简称。详该条。

良姜散liángjiāngsǎn　《仁斋直指方论》卷十三方。高良姜、藿香、陈皮各一两，炙甘草三分。为粗末，每服三钱，水煎服。功能温中化湿，和胃止呕。治霍乱。

良朋汇集liángpénghuìjí　方书。见“良朋汇集经验神方”条。

良朋汇集经验神方liángpénghuìjíjīngyànshénfāng　方书。又名《良朋汇集》。5 卷。清代孙伟撰。刊于 1711 年。本书是验方汇编的一种，内容包括临床各科。分为中风、伤气、中寒、瘟疫等 132 门，约 1600 余方。现存刊本另有 4 卷本、6 卷本和 12 卷本，内容大致相同。

凉liáng　❶天气。指温度低的天气，但比“冷”的程度浅。❷药物寒热温凉四气之一，指清热除蒸等功能的药性，但比“寒”的程度浅。❸治法的一类。指使用寒凉性质的药物以治疗温热性病证的一类治疗方法，如凉血。参见“凉燥”“四气”“凉血”等条。

凉八味丸liángbāwèiwán　即滋阴八味丸。见该条。

凉粉草liángfěncǎo　中药材。❶出《本草纲目拾遗》。又名仙人草、仙人冻、仙草、薪草。为唇形科植物凉粉草 *Mesona chinensis* Benth. 的全草。分布于我国南部。甘、淡，凉。祛暑，清热，利湿，解毒，凉血，降压。治中暑，感冒，糖尿病，痢疾，黄疸，肾炎，肌肉、关节痛，跌打肿痛，高血压病。煎服：9～15g。❷见《广西中药志》。为白马骨之别名。详该条。

凉粉柴liángfěnchái　中药材。见《全国中草药汇编》。为腐婢之别名。详该条。

凉粉果liángfěnguǒ　中药材。见《中国树木分类学》。为木馒头之别名。详该条。

凉粉藤liángfěnténg　中药材。见《广西药用植物名录》。又名百解藤、金线风、金锁匙、银锁匙、黑皮蛇。为防己科植物粉叶轮环藤 *Cyclea hypoglauca*（Schau.）Diels 的根或茎、叶。分布于华南地区。苦，寒。入肺、大肠、肝经。清热解毒，祛风止痛。①治感冒发热，咽喉肿痛，气管炎，肠炎，痢疾，尿路感染，尿路结石，风湿性关节炎，牙痛。煎服：6～15g。②治疮疡肿毒，蛇咬伤。煎服并捣敷。本品含左旋筒箭毒次碱、轮环藤宁碱。还含异谷树碱、小檗胺、异粉防己碱等。

凉肝导赤汤liánggāndǎochìtāng　《疡医大全》卷十方。生地黄、牡丹皮、泽泻、赤茯苓、炒栀子、人中黄、赤芍药、木通。加灯心，水煎服。治小儿胎火肝热，双目流血。

凉膈白虎汤liánggébáihǔtāng　《万氏家传保命歌括》卷十七方。大黄、朴硝、甘草、连翘、栀子、黄芩、薄荷叶、石膏、知母、粳米。水煎服。功能凉膈清热。治肺胃热盛，喘急，口干舌燥作渴，面赤唇红。

凉膈攻毒饮liánggégōngdúyǐn　《医宗金鉴·痘疹心法要诀》卷五十七方。栀子、黄连、石膏、荆芥、紫花地丁、炒枳壳、桔梗、玄参、生地黄、炒牛蒡子、大黄、赤芍药、甘草、薄荷、木通、灯心、竹叶。水煎服。功能清热泻火，凉血解毒。治胸前出痘，攒聚粘连。

凉膈连翘散liánggéliánqiàosǎn　《银海精微》卷上方。连翘、大黄、黄连各二两，薄荷、栀子、甘草、黄芩、朴硝各一两。为粗末，水煎服。功能通便泻火，清热解毒。治五脏壅热，肝膈毒风上冲，眼目忽然肿痛难忍。

凉膈清脾饮liánggéqīngpíyǐn　《外科正宗》卷四方。荆芥穗、石膏、防风、赤芍药、生地黄、黄芩、连翘、栀子仁、薄荷各等分，甘草量减半。为粗末，加灯心，水煎，食远服。功能疏风清热明目。治脾经蕴热凝聚，眼胞内生如菌头蚬肉，甚则下垂及眼翻流泪，昏蒙。

凉膈散liánggésǎn　❶《太平惠民和剂局方》卷六方。又名连翘饮子。大黄、朴硝、甘草（爁）各二十两，栀子仁、薄荷叶、黄芩各十两，连翘二斤半。为粗末，每服二钱，加竹叶七片、蜜少许，水煎，食后服，得利停服。功能清热解毒，泻火通便。治脏腑积热，烦躁多渴，面热头昏，唇焦咽燥，舌肿喉闭，目赤鼻衄，颌颊结硬，口舌生疮，痰实不利，涕唾稠黏，睡卧不宁，谵语狂妄，肠胃燥涩，便溺秘结。近代常用治咽喉炎、口腔炎、急性扁桃体炎、流行性脑脊髓膜炎等中上焦火热者。方中薄荷、连翘、竹叶、栀子、黄芩疏解泄热于上；芒硝、大黄合甘草、白蜜以荡热于中，并寓缓下之意。合成清上泄下、泻火通便之剂。使上、中二焦之邪热迅速消解，则胸膈自清，诸症可愈。❷《医宗金鉴·眼科心法要诀》卷七十八方。大黄、芒硝、车前子、黄芩、知母、炒栀子、茺蔚子各一钱，玄参一钱半。为粗末，水煎，食后服。治睑硬睛痛。

凉膈消毒饮liánggéxiāodúyǐn 《医宗金鉴·痘疹心法要诀》卷五十九方。荆芥穗、防风、连翘、薄荷叶、黄芩、栀子、甘草、炒牛蒡子、芒硝、大黄。加灯心，水煎服。功能通便泻火，透疹解毒。治小儿疹毒，里热壅盛，或疹已发于外。

凉解汤liángjiětāng 《医学衷中参西录》方。生石膏30g，薄荷叶9g，蝉蜕（去足）6g，甘草4.5g。水煎服。功能解表清里。治温病，表里俱觉发热，脉洪而兼浮者。

凉惊丸liángjīngwán 《小儿药证直诀》卷下方。龙胆草、防风、青黛各三钱，钩藤二钱，黄连五钱，牛黄、麝香、冰片各一字。为细末，面糊为丸，粟米大，每服三至五丸，金银花煎汤送下。治惊痫。

凉开liángkāi 治法。即清热开窍。详该条。

凉开剂liángkāijì 方剂学名词。指以芳香开窍，清热凉血药为主配伍组成，治疗温热病神识昏迷证的开窍剂。

凉伞草liángsǎncǎo 中药材。见《质问本草》。为泽漆之别名。详该条。

凉伞遮珍珠liángsǎnzhēzhēnzhū 中药材。见《植物名实图考》。为朱砂根之别名。详该条。

凉水果liángshuǐguǒ 中药材。见《四川中药志》。为马瓟卵之别名。详该条。

凉藤liángténg 中药材。见《陆川本草》。为山甘草之别名。详该条。

凉胃散liángwèisǎn 《杂病源流犀烛·脏腑门》卷七方。黄连、甘草、陈皮、茯苓。水煎，食远服。治胃气盛，身以前皆热，消谷善饥，溺色黄。

凉心清肝汤liángxīnqīnggāntāng 《疡医大全》卷十方。生地黄、当归、白芍药、炒栀子、牡丹皮、丹参、侧柏叶、黄连、甘草。加灯心，水煎服。治心肝火盛，双目出血。

凉血liángxuè 治法。清热法之一。是清血分热邪的治法。适用于热性病热入血分，迫血妄行，症见吐血、衄血、便血、尿血，神昏谵语，舌色紫绛，或瘢色紫黑等。常用方药如犀角地黄汤。

凉血地黄汤liángxuèdìhuángtāng ❶《兰室秘藏·妇人门》方。黄芩、荆芥穗、蔓荆子各一分，黄柏、知母、藁本、细辛、川芎各二分，黄连、羌活、柴胡、升麻、防风各三分，生地黄、当归各五分，甘草一钱，红花少许。为粗末，水煎，空腹服。功能凉血清热，固冲止血。治肾阴虚相火旺而致的血崩。❷《寿世保元》卷四方。犀角（乳汁磨，临服入药内，或剉末煎）四分，生地黄（酒洗）、黄连（酒炒）、黄芩（酒炒）、知母、玄参、天冬各一钱，赤芍药七分，黄柏（酒炒）五分，侧柏叶三钱，牡丹皮、茅根各二钱。为末，水煎，入藕节汁、甜梨汁、茅根汁、韭菜汁、莱菔汁、生地汁、沙蜜、竹沥汁、童便、京墨（磨藕汁），约半盅，频频服之。功能清热泻火，凉血止血。治吐血，因虚火妄动，血得热而妄行者。若吐血成块，加大黄一钱、桃仁十个；衄血，加栀子、沙参、玄参；溺血，加木瓜、牛膝、黄芩、荆芥穗、地榆，倍知母、黄柏；便血，加黄连、槐花、地榆、荆芥穗、乌梅。❸《丹溪心法附余》卷十一方。熟地黄、当归、青皮、炒槐花各五分，炒知母、炒黄柏各一钱。为粗末，水煎服。治热毒肠澼下血。若小便涩，或大便后重，食前调服木香、槟榔末各五分。❹《外科大成》卷二方。当归尾一钱五分，生地黄、炒黄连、地榆炭各二钱，槐角（炒黑）三钱，天花粉八分，甘草、升麻各五分，赤芍药、枳壳、黄芩（炒黑）、荆芥（炒黑）各一钱。水煎，空腹服；或外用熏洗。治痔疮肿痛出血。❺《血证论》卷八方。生地黄四钱，当归、玄参各三钱，甘草一钱半，黄连、黄芩各二钱，炒栀子一钱。水煎服。治肝经怒火，郁血凝聚而致的血痣，渐大如豆，触破时长流血水。

凉血化瘢liángxuèhuàbān 治法。指用具有凉血解毒化瘢作用的方药治疗热入营血所致瘢疹的治法。

凉血解毒liángxuèjiědú 治法。用具有清解血分热毒作用的药物，治疗瘟疫、温毒等热毒炽盛、毒入血分证的治法。适用于瘟疫、温毒等热毒炽盛之证。症见高热烦躁，头痛如劈，昏狂谵语，口渴口臭，或瘢疹色紫，或咽喉溃烂，或头面肿大等。代表方如清瘟败毒饮。

凉血解毒汤liángxuèjiědútāng 《医宗金鉴·痘疹心法要诀》卷五十六方。当归、生地黄、紫草、牡丹皮、红花、连翘、白芷、黄连、甘草、桔梗。加灯心，水煎服。功能清热凉血解毒。治小儿痘至结痂之后，当落不落，干燥不润，根色红艳，渴欲饮冷，烦急不宁。

凉血明目liángxuèmíngmù 治法。指用具有清热凉血、止血明目作用的方药治疗热入营血所致眼病的治法。

凉血清脾饮liángxuèqīngpíyǐn 《杂病源流犀烛·内伤外感门》卷二十三方。生地黄、当归、黄芩、白芍药、连翘、防风、薄荷、石菖蒲、甘草。水煎服。治口舌肿痛流血。若伤酒，加青黛；伤厚味，加大黄、枳壳、山楂；脾火，加姜黄连。

凉血散血liángxuèsànxuè 治法。用清热凉血药与活血化瘀药配伍，治疗温热病邪入血分，迫血妄行，吐血，便血，或发瘢疹等症，方如犀角地黄汤。叶桂《温热论》："乍入营分，犹可透热……至于入血，则恐耗血动血，直须凉血散血。"

凉血四物汤liángxuèsìwùtāng 《医宗金鉴·外科心法要诀》卷六十五方。当归、生地黄、川芎、赤芍药、黄芩（酒炒）、赤茯苓、陈皮、红花（酒洗）、甘草各一钱，生姜三片。水煎，加酒一杯，调五灵脂末二钱，热服。治酒鼻。若气弱者，加黄芪（酒炒）二钱。

凉血调经丸liángxuètiáojīngwán 《妇科玉尺》卷一方。黄芩、黄柏、白芍药、鳖甲、枸杞子、当归、樗皮。为细末，水泛为丸，梧桐子大，每服三钱。功能凉血调经。治妇人血热，经水先期及经闭。

凉血息风liángxuèxīfēng 治法。指用具有清热凉血、息风止痉作用的方药治疗血热动风证的治法。

凉血饮liángxuèyǐn 《证治准绳·疡医》卷一方。又名引兵先锋。木通、瞿麦、荆芥、薄荷、白芷、天花粉、甘草、赤芍药、麦冬、干地黄、栀子、车前子、连翘各等分。为粗末，每服二钱，加灯心、生地黄，水煎服。功能凉血清热，祛风利湿。治心肺有热，或作寒热，口干好饮，周身疼痛，腹内作热，头面赤色。若潮热者，加淡竹叶。

凉血饮子liángxuèyǐn · zi 《张氏医通》卷十五方。生地黄一钱五分，黄连五分，黄芩、荆芥、玄参各一钱，红花三分，赤芍药、牡丹皮各八分，木通七分。水煎服。功能清热解毒，凉血散瘀。治麻疹火毒炽盛，疹色紫赤而黯。

凉血止血liángxuèzhǐxuè 治法。指用具有清热凉血止血作用的方药治疗血热动血证的方法。

凉营清气汤liángyíngqīngqìtāng 《喉痧证治概要》方。犀角尖（磨冲）1.5g，鲜石斛、生石膏、鲜生地各24g，薄荷叶、生甘草各2.4g，黄连1.5g，焦栀子、牡丹皮、赤芍药各6g，玄参、连翘壳各9g，鲜竹叶30片，茅根、芦根、金汁（冲）各30g。水煎服。功能凉营清气。治疫喉痧，症见痧麻密布，壮热烦躁，渴欲冷饮，甚则谵语妄言，咽喉肿痛腐烂，脉洪数，舌红绛或黑糙无津。如痰多，加竹沥一两（冲），珠黄散0.6g。

凉燥liángzào 病名。亦称燥凉。指感受秋燥之邪而偏寒者，与温燥相对而言。《重订通俗伤寒论·秋燥伤寒》："秋深初凉，西风肃杀，感之者多病风燥，此属燥凉，较严冬风寒为轻。"《温病条辨》卷四："盖燥气寒化，乃燥气之正……盖以燥统于寒，而近于寒。"此病初起，多见头痛身热，恶寒无汗，鼻塞流涕，状类风寒，唯唇燥咽干，干咳连声，舌苔薄白而干，脉浮弦紧等证，治宜辛开温润，用杏苏散、葱豉汤之类。如寒热已解，而胸满腹胀便秘，咳嗽不爽而多痰，此乃肺燥移于大肠，法当肃肺化痰，润肠通便，用五仁橘皮汤。参见"秋燥""温燥"等条。

凉注liángzhù 病证名。九注之一。《诸病源候论·诸注候》："凉注，心下乍热乍寒，一年之后，四支重，喜卧，噫酢，体常浮肿，往来不时，皮肉黑，羸瘦，生澼，目黄，爪甲及口唇青。"参见"九注"条。

梁百亨liángbǎihēng 见"梁周泰"条。

梁逢老liángfénglǎo 宋代医家。翰林医学，曾将宜黄（今属江西）戴师悯之医术撰成《惠眼观证》一书，《幼幼新书》存其佚文。

梁逢尧liángféngyáo 宋代医生。撰《惠眼观证》，已佚。

梁革liánggé(9世纪上半叶）唐代民间医生。《续异录》记载：有人病暴死，已入棺，革诊之，认为非死，因针刺其心（膻中）及脐下各数处，穿衣，床下置火以保温并凿掉牙齿灌入药汤，苏醒后再灌以葱粥，竟治愈。

梁关liángguān 见"关梁"条。

梁国佐liángguózuǒ 宋代医生。生平不详。撰有《梁氏见效方》，已佚。

梁嘉庆liángjiāqìng 宋代药学家。生平不详。撰有《本草要诀》1卷，已佚。

梁门liángmén 经穴名。代号ST21。出《针灸甲乙经》。属足阳明胃经。位于腹部脐上4寸旁开2寸处（《针灸甲乙经》又云去任脉三寸）。布有第8肋间神经分支，并有第8肋间动、静脉分支及腹臂上动、静脉分支通过。主治胃痛，呕吐，纳呆，泄泻，便溏，以及消化性溃疡病，急、慢性胃炎，胃下垂等。直刺0.8～1.2寸。艾炷灸3～7壮，或艾条灸5～15分钟。

梁丘liángqiū 经穴名。代号ST34。出《针灸甲乙经》。属足阳明胃经。足阳明之郄穴。位于大腿前外侧，髂前上棘与髌骨外缘连线上，距髌底外侧端2寸处。另说在膝上三寸（《备急千金要方》），在膝盖骨上尽处陷中（《循经考穴编》广注）。布有股前皮神经及股外侧皮神经，并有旋股外侧动脉降支通过。主治膝胫痹痛，鹤膝风，胃痛，乳痈等。直刺0.5～1寸。艾炷灸3～5壮，或艾条灸5～10分钟。

梁权liángquán 参见"梁周泰"条。

梁仁甫liángrénfǔ 见"梁学孟"条。

梁希曾liángxīcéng 见"梁柘轩"条。

梁新liángxīn 唐代民间医生。武陵（今湖南常德）人。有丰富的治疗经验。《北梦琐言》记载：一富商中夜暴死，梁为诊脉，认为是食物中毒。询问后，知为半夏中毒，为捣姜汁，抉齿灌之，半日而愈。

梁学孟liángxuémèng 明代医生。字仁甫。竟陵（今湖北天门）人。认为十二经之病，大半是火热所致。著有《痰火门》一书。

梁柘轩liángzhèxuān 清末医家。字希曾。嘉应（今属广东梅县）人。长于诊治瘰疬，撰有《疬科全书》（1909年刻行），为治瘰疬之专书。认为此症由体质虚弱，血枯阴亏，气滞痰凝等原因引起，其治疗主要采用外用与内服药物。书中并附药方和用法、食物宜忌等。

梁周泰liángzhōutài 元代医生。字百亨。山西稷山人。至正年间（1341—1368）任平阳路（今山西临汾）医学教授。子权继其业。

两liǎng ❶数词，即"二"。常用于成对的人或事物，以及同时出现的双方。如《素问·骨空论》："两季胁之间灸之。"又如《济生方·大便》："入猪胆汁两枚。"❷重量单位。旧制十六两为一斤。如《梦溪笔谈·辨证》："至累煅而斤两不减，则纯钢也。"

两地汤liǎngdìtāng 《傅青主女科》卷上方。生地黄（酒炒）、玄参各一两，白芍药（酒炒）、麦冬各五钱，地骨皮、阿胶各三钱。水煎服。功能滋阴养血凉血。治肾脏火旺水亏而致的月经先期量少者。

两点加压法liǎngdiǎnjiāyāfǎ 骨折固定方法之一。用于有侧方移位的肱骨、股骨干骨折。用两个压垫，相对放于侧方移位骨折的内外凸出点，并于压垫上放好夹板，用绳带紧缚三道，使侧方移位之骨折端逐渐复位。

两钓骨liǎngdiàogǔ 指左右颞骨的下颌关节窝。《医宗金鉴·正骨心法要旨》："两钓骨名曲颊，即上颊之合钳，曲如环形，以纳下牙车骨尾之钩者也。"

两钓骨伤liǎngdiàogǔshāng 病名。脑骨伤之一。即颞下颌关节窝部损伤。见《医宗金鉴》卷八十八。多由打仆所伤。耳肿腮胀，瘀血，疼痛，牙关紧急，不能嚼物。治疗参见"颧骨伤"条。

两额liǎng'é 推拿穴位名。位于太阳穴的上方。《幼科推拿秘书·穴象手法》："两额，在太阳之上。"

两感liǎnggǎn 表里两经同时感受邪气发病，例如太阳与少阴两感，阳明与太阴两感，少阳与厥阴两感。参见"两感伤寒"条。

两感伤寒liǎnggǎnshānghán 病证名。指阴阳两经同时感受寒邪而致病。《素问·热论》："人之伤于寒也，则为病热，热虽甚不死；其两感于寒而病者，必不免于死。"又："两感于寒者，病一日则巨阳与少阴俱病，则头痛，口干而烦满；二日则阳明与太阴俱病，则腹满，身热，不欲食，谵言；三日则少阳与厥阴俱病，则耳聋囊缩而厥，水浆不入，不知人；六日死。"《注解伤寒论》卷二："表里俱病者，谓之两感。”《伤寒标本心法类萃》卷上：“两感谓一日太阳少阴两证俱见，二日阳明与太阴俱病，三日少阳与厥阴俱病，前六经之证是也。小柴胡汤、凉膈散、五苓散、天水散、通圣散、双解散、大柴胡汤可选用之。热势甚，欲可下者，三一承气汤或解毒合承气汤。”《重订通俗伤寒论·两感伤寒》：“两感伤寒一症，俞氏求原固确，惟救里救表，其间先后缓急，当消息之。如下利不止，肢冷筋吊者，则先救里。若下利尚微，足筋不吊，而头身剧痛，发热恶寒者，宜先解表，随证权变可也。”又：“仲景谓两感病俱作，治有先后。朱南阳谓宜先救里，以四逆汤；后救表，以桂枝汤。”参见“伤寒”条。

两归汤liǎngguītāng 《疡医大全》卷十三方。麦冬、熟地黄各一两，丹参、茯神各三钱，生酸枣仁五钱，黄连二钱。水煎服。治耳鸣。

两间liǎngjiān 手阳明大肠经二间、三间两穴的合称。《针经指南·标幽赋》：“两间、两商、两井，相依而别两支。”杨继洲注：“两间者，二间、三间也；两商者，少商、商阳也；两井者，天井、肩井也。言六穴相依而分别于手之两支也。”

两睑赤烂liǎngjiǎnchìlàn 病证名。《秘传眼科龙木论》：“目之两睑赤烂者何也？……风邪客于腠理，湿气相争，停于两睑，目时赤烂，湿之故也。”参见“眼弦赤烂”条。

两睑粘睛liǎngjiǎnzhānjīng 病证名。《秘传眼科龙木论》：“此眼初患之时，或痒或痛，年多风赤，睑中有疮。因热在肺膈，脾胃风壅，致令两睑相粘。即宜钩割熨烙，服排风散。”

两焦liǎngjiāo 指中焦、上焦。《灵枢·五味》：“酸入于胃，其气涩以收，上之两焦，弗能出入也。”

两脚麻木liǎngjiǎomámù 症名。指两脚部肌肉麻木不适感。见《医学入门·痹风》。《张氏医通·麻木》：“湿热下流，两脚麻木，或如火燎者，二妙加牛膝作丸。不应，少加肉桂。”参见“手足麻木”“半身麻木”条。

两井liǎngjǐng 天井、肩井两穴的合称。详见“两间”条。

两面针liǎngmiànzhēn 中药材。❶见萧步丹《岭南采药录》。为入地金牛之别名。详该条。❷见《广西药用植物名录》。为虎刺之别名。详该条。

两胠疼痛liǎngqūténgtòng 症名。指腋下胁上部疼痛。《金匮要略·腹满寒疝宿食病脉证治》：“趺阳脉微弦，法当腹满，不满者必便难，两胠疼痛，此虚寒从下上也，当与温药服之。”参“胠胁肋痛”条。

两商liǎngshāng 少商、商阳两穴的合称。详见“两间”条。

两手撮空liǎngshǒucuōkōng 症名。简称撮空。指患者神昏时，两手向空作抓物状。常与循衣摸床等症同时出现。不论见于实证或虚证，多属病情危重。《普济本事方》卷九：“又有人病伤寒，大便不利，日晡发潮热，手循衣缝，两手撮空，直视喘急……若大便得通而脉弦者，庶可治也。与小承气汤一服，而大便利，诸疾渐退，脉且微弦，半月愈。”《张氏医通·神志门》：“循衣撮空摸床，多是大虚之候，不问杂病伤寒，以大补之剂投之，多有得生者。”参见“循衣摸床”“撮空理线”条。

两手托天liǎngshǒutuōtiān 练功方法之一。见上海中医学院附属推拿学校编《少林内功》。两手屈肘仰掌置于两腰，指端向前，两手缓缓上举过头，再徐徐而下收回至腰部。

两手研子骨liǎngshǒuyánzǐgǔ 见“研子”条。

两头发liǎngtóufā 病证名。出《证治准绳·疡医》卷四。又名满天星、广绵背发。系有头疽生背部，疮形两头小者。证治同有头疽。

两头根liǎngtóugēn 中药材。见《浙江中药手册》。为腹水草之别名。详该条。

两头尖liǎngtóujiān 中药材。出《本草品汇精要》。为竹节香附之别名。详该条。

两外肾冷liǎngwàishènlěng 证状名。外肾，即睾丸。见《兰室秘藏·阴痿阴汗门》。又称两丸冷。《证治准绳》：“两外肾冷，两髀枢阴汗，前阴痿弱，阴囊湿痒臊气，宜柴胡胜湿汤。”参见“两丸冷”条。

两丸冷liǎngwánlěng 症名。丸，即睾丸。见《兰室秘藏·阴痿阴汗门》。又称两外肾冷。多因肝经湿热所致。症见睾丸冷，或前阴、尻臀皆冷，阳痿，阴汗如水，小便淋沥或黄或赤臊臭。《证治准绳·杂病》：“溺黄臊臭淋沥，两丸如冰，阴汗浸，两股阴头亦冷。”治宜清化湿热为主。用柴胡胜湿汤、固真汤，冬月用清震汤等方。参见“两外肾冷”条。

两卫liǎngwèi 脾所主之肌肉为脏腑的外卫，循行于皮肤之中的卫气为体表之外卫，合称两卫。《灵枢·九针十二原》：“方刺之时，必在悬阳，及与两卫。”

两胁刺痛liǎngxiécìtòng 症名。见《儒门事亲·治病百法》。指两侧胁肋部疼痛如刺，多由气结、血瘀、癖积及疫疠之气等滞而不散，络脉受损所致。详“肺邪胁痛”“死血胁痛”“胁痛”“食积”“运气胁痛”等条。

两胁里急liǎngxiélǐjí 症名。出《素问·至真要大论》。指两侧胁部里急牵紧。参见“胁痛里急”条。

两胁痛liǎngxiétòng 症名。见《慎斋遗书》卷九。多由邪袭少阳，肝胆湿热蕴结，或痰瘀阻滞所致。有外感、内伤之分。《杂症会心录》卷下：“两胁之痛皆属肝胆为病。内伤者，不外气血两端，外感者，责在少阳一经而已。”治宜和解少阳、行气行血、化痰祛瘀等法。参见“胁痛”“外感胁痛”“内伤胁痛等”条。

两胁下痛liǎngxiéxiàtòng 症名。指两侧胁肋下疼痛。多由气滞痰凝瘀阻所致。亦可见于肝咳。《素问·咳论》：“肝咳之状，咳则两胁下痛，甚则不可以转。”详“胁痛”“胁下痛”等条。

两胁肿痛liǎngxiézhǒngtòng 症名。指两胁部肿胀疼痛。多由湿热而致。《张氏医通·诸痛门》：“两胁肿痛，或腹痛，或小便滞者，属湿热。”用龙胆泻肝汤。《辨证录·胁痛门》载有右胁肿痛是脾火内伏，瘀血存注不散而致，用败瘀止痛汤。

两虚相得liǎngxūxiāngdé 指人体正气先虚，复感受虚邪，两虚相合而发病。正气虚是形成疾病的内在因素，六淫邪气是引起疾病的外部因素。《灵枢·百病始生》：“故邪不能独伤人。此必因虚邪之风，与其身形，两虚相得，乃客其形。”

两阳合明liǎngyánghémíng 指“阳明”的涵义及其阳气旺盛的特点。《素问·至真要大论》：“阳明何谓也？岐伯曰：两阳合明也。”“两阳”指太阳、少阳，太阳与少阳相合，阳气明盛，故称为阳明。高士宗《素问直解》：“有少阳之阳，有太阳之阳，两阳相合而明，则中有阳明也。”

两阳相熏灼liǎngyángxiāngxūnzhuó 两阳，指风温病邪及艾火或温针等温热之法。《伤寒论·辨太阳病脉证并治》：“邪风被火热、血气流溢，失其常度，两阳相熏灼。”谓阳热的病证误用艾灸或温针熏迫汗的方法，火邪与阳热两种阳邪互相熏蒸燔灼，会导致火毒内攻，伤津劫液。

两叶豆苗liǎngyèdòumiáo 中药材。见《中国主要植物图说·豆科》。为头菜之别名。详该条。

两仪liǎngyí 易学术语，出《易·系辞上》。指由太极之气而分生的阴阳二气，参见“太极”条。

两仪膏liǎngyígāo 《景岳全书·新方八阵》卷五十一方。人参四两至半斤，熟地黄一斤。水煎二次取浓汁，加白蜜四两至半斤收膏，冲服。治气血两虚，身体消瘦，短气乏力。若劳损咳嗽多痰，加贝母四两。

两颐liǎngyí 推拿穴位名。出陈氏《小儿按摩经》。位于上口唇两旁。作为望诊处之一。《幼科推拿秘书·穴象手法》：“两颐，在上口唇两旁，即腮也。”《针灸大成》卷十：“更有两颐胚样赤，肺家客热此非宝。”

两阴交尽liǎngyīnjiāojìn 指“厥阴”的涵义及其阴尽阳生的特点。《素问·至真要大论》：“厥阴何也？岐伯曰：两阴交尽也。”“两阴”指太阴、少阴，厥阴在太阴、少阴之后，太、少二阴交尽，阴气已极，阳气得生，故称厥阴。《素问直解》：“由太而少，则终有厥阴。有太阴之阴，有少阴之阴，两阴交尽，而有厥阴也。”

两止汤liǎngzhǐtāng 《辨证录》卷三方。熟地黄三两，山茱萸、麦冬各一两，五味子、白术各五钱。水煎服。治脐中出血。

亮裆liàngdāng 练功方法之一。见上海中医学院附属推拿学校编《少林内功》。取弓箭步，两手由后向前上方亮掌，掌心朝前，指尖相对，目注掌背，上身略前倾，换步时向后转，两手收回至腰后，再向上亮掌。

亮菌liàngjūn 中药材。见江苏省“亮菌”科研协作组主编《亮菌及亮菌甲素的研究资料汇编》(1978)。为白蘑科真菌假蜜环菌 *Armillariella tabescens* (Scop. ex Fr.) Sing. 的菌丝体。分布于河北、四川、安徽、江苏、浙江。功能利胆，消炎，退热止痛。治急性胆囊炎，慢性胆囊炎急性发作及其他胆道疾病并发急性感染，急性传染性肝炎和迁延性、慢性肝炎，慢性胃炎，阑尾炎，中耳炎。亮菌片内服，每次5～10片（每片含干燥菌丝体0.25g），每日3次；亮菌甲素注射液肌内注射，每次2ml（含甲素1mg），每日2～4次。菌丝体含假蜜环菌甲素、乙素、丙素及甘露醇、氨基酸、多糖等。动物实验证明，甲素具有较强的胆道末端括约肌松弛效应，能促进肝脏胆汁分泌并有轻度免疫功能。未见由药物引起的毒副作用。

liao

辽沙参liáoshāshēn 中药材。见《中药志》。为北沙参之别名。详该条。

疗毒汤liáodútāng 《疡医大全》卷三十五方。何首乌、荆芥、防风、独活、威灵仙、胡麻、石菖蒲、苦参。水煎服。治诸疮痛痒，日久不愈。

疗儿散liáo'érsǎn 《傅青主女科》卷下方。人参一两，当归（酒洗）二两，川牛膝五钱，鬼臼（水飞）三钱，乳香（去油）二钱。水煎服。治难产，子死腹中。

疗耳眼方liáo'ěryǎnfāng 书名。见《隋书·经籍志》。14卷，梁代甘濬之撰，已佚。

疗目方liáomùfāng 眼科著作。见《隋书·经籍志》。5卷，作者陶氏（阙名），已佚。

窌liáo 同“髎”。用于穴位名。《针灸大成·穴同名异》：“巨髎，一名巨窌。”又：“禾髎，一名禾窌。”参见“髎条”。另见“窌 jiào”条。

窌穴liáoxué 泛指穴位。《针灸聚英》：“此书以经络穴类聚为一卷。”

潦叶花liáoyèhuā 中药材。见《民间常用草药汇编》。为马蔺花之别名。详该条。

寮刁竹liáodiāozhú 中药材。见《广东中药》Ⅱ（生草药部分）。为徐长卿之别名。详该条。

燎眉蒿liáoméihāo 中药材。见《甘肃中草药手册》。为补血草之别名。详该条。

燎疱liáopào 病名。北方俗称热疮，以疱疹为主者为燎疱。详“疮”条。

髎liáo ❶骨节空隙处。李时珍《奇经八脉考·释音》：“髎音寥，骨空处也。”❷穴位名称用字。多用于命名骨骼孔隙上的穴位，如八髎、巨髎、禾髎等。❸髋的别称。

髎疽liáojū 病名。为无头疽生于肩之后下方肩贞穴者。出《外科大成》卷二。又名脾痈。由风火凝结而成。初起如粟粒，坚硬肿痛，肩膊拘急，不能举扬。治同外痈。

了哥王liǎogēwáng 中药材。见萧步丹《岭南采药录》。又名九信菜、山棉皮、山雁皮、雀儿麻、小叶金腰带。为瑞香科植物南岭荛花 *Wikstroemia indica* (L.) C. A. Mey. 的根、根的内皮或叶。分布于浙江、江西以南各地。苦、微辛，寒。有毒。清热解毒，散瘀，利水。①治肺炎，支气管炎，扁桃体炎，腮腺炎，淋巴结炎，乳痈，疮疡肿毒。②治风湿痛，肾炎，晚期血吸虫病腹水，闭经，麻风。煎服：4.5～9g（宜久煎4小时以上）。外用：以鲜品捣敷。中毒症状为剧烈呕吐、腹泻。孕妇忌服。南岭荛花的果实名了哥王子，可捣敷治瘰疬、痈疽。了哥王根与茎叶含南荛酚、牛蒡苷元、穗罗汉松树脂酚，还含西瑞香素、芫花素、南荛苷、小麦黄素、了哥王多糖等。西瑞香素对小鼠心肌营养性血流量有较明显的改善作用。了哥王所含成分可抗肿瘤，但其提取物也有促瘤作用。根有中期引产作用。南荛苷对狗有利尿作用，所含树脂有较强的泻下作用。根皮对皮肤有刺激作用。

了了liǎoliǎo 瞭然，视物清晰，精神清爽。《伤寒论·辨太阳病脉证并治》：“风家表解，而不了了者，十二日愈。”又，《辨阳明病脉证并治》：“伤寒六七日，目中不了了。”

蓼实liǎoshí 中药材。出《神农本草经》。又名蓼子。为蓼科植物水蓼 *Polygonum hydropiper* L. 的果实。分布于全国各地。辛，温。入脾、肝经。温中利水，破瘀消积。①主治吐泻腹痛，痢疾，水气浮肿，癥积痞胀。煎服：15～30g。②治痈肿疮疡，瘰疬，蛇虫咬伤。外用：煎水浸洗或研末调涂。种子含水蓼二醛、异水蓼二醛、密叶辛木素、水蓼醇醛、异水蓼半缩醛等。

蓼子liǎozǐ 中药材。出《补缺肘后方》。为蓼实之别名。详该条。

蓼子朴liǎozǐpǔ 中药材。见《中国沙漠地区药用植物》。为黄蓬花之别名。详该条。

蓼子七liǎozǐqī 中药材。见《全国中草药汇编》。为红三七之别名。详该条。

廖濬泉儿科医案liàojùnquán'érkēyī'àn 医案著作。廖伯筠等整理。此书医案分初生儿疾病、时行疾病两类，凡百例案例，均加按语。廖氏诊治小儿疾病，注重望诊，强调治病求本，辨证与辨病相结合，用药慎重，尤用峻烈之剂，当中病即止，以免伤正。1979年云南人民出版社出版。

廖逵宾liàokuíbīn 见“廖润鸿”条。

廖润鸿liàorùnhóng 清代医家。字逵宾。渌江（今湖南株洲澧陵）人，擅长针灸。

廖文彬liàowénbīn 元代医生。将乐（今福建将乐）人。废寝忘食，日夜攻读医书，为人治病，每多奇效。由于乐于助人，人们称为仁医。先后被荐为太医、医官，均辞不就。

lie

列当lièdāng 中药材。出《开宝重定本草》。又名栗当、草苁蓉、独根草、兔子腿。为列当科植物紫花列当 *Orobanche coerulescens* Steph. 的全草。主产于东北地区及陕西、河北、山西。甘，温。补肾，助阳，强筋。①治肾虚腰膝冷痛，阳痿，遗精。煎服：4.5～9g。②治小儿肠炎腹泻，煎水乘热浸洗足部，每日一次，每次10分钟。

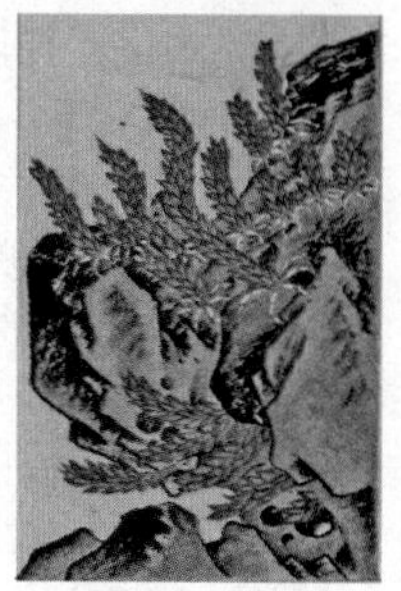

列当

列缺lièquē 经穴名。代号LU7。出《灵枢·经脉》。属手太阴肺经。手太阴之络穴。八脉交会穴之一，通于任脉。位于前臂桡侧，桡骨茎突上方，腕横纹上1.5寸处（《针灸甲乙经》）。另说“去腕半寸”（《灵枢·经脉》），“腕上一寸”（《太平圣惠方》）。或以两手虎口交叉，一手食指押在另一手的桡骨茎突上，当食指尖到处是穴。布有前臂外侧皮神经和桡神经浅支及头静脉、桡动、静脉分支。主治头痛，项强，咳嗽，气喘，咽喉肿痛，口眼㖞斜，手腕无力等。沿皮刺0.3～0.5寸。艾炷灸3～5壮，或艾条灸5～10分钟。

列缺

列缺

捩法lièfǎ 推拿手法名。出《备急千金要方·养性》。使关节作扭转活动的方法。

裂缝骨折lièfènggǔzhé 病名。即以骨折间隙呈裂缝或线状，骨折片无移位，形似瓷器上的裂纹为主要表现的疾病。参见“骨折”条。

裂浆lièjiāng 病证名。指产期未到而破水，以致难产者。毛希蒙《大生全书》：“产期未到，恶露先下，以致水干难生，俗名裂浆。”

裂纹舌lièwénshé 指舌面上出现明显裂沟的舌象。

lin

邻近选穴法línjìnxuǎnxuéfǎ 指在病变部位附近选穴治疗的方支。或称近取法。如头部病取攒竹、天柱，口颊病取翳风、天容，眼病取上星、目窗等。

林褒世línbāoshì 见“林颐寿”条。

林璧línbì 参见“林彦圭”条。

林道飞líndàofēi 明代医家。福建人。好学不倦，以医术闻名，卒年八十三。著有《济世良方》，已佚。

林兰línlán 中药材。出《神农本草经》。为石斛之别名。详该条。

林澜línlán(1627—1691) 明清间医家。字观子。杭州人。弃儒研医，尤邃于医经。纂《灵素合钞》15卷。仿滑寿《素问钞》，自摄生至运气，分12类。又集中外历代医籍考辨参订，辑为《伤寒折衷》12卷，附以《伤寒类证》8卷。评论伤寒诸证，备列诊治方法。名医张卿子等皆重其书。

林灵素línlíngsù 宋代医生。撰有《大成全书》，已佚。

林龙江línlóngjiāng(1517—1599) 明代气功家。名兆恩，字懋勋。福建莆田人。后锐志于身心性命之学。认为孔子执中、老子守中、释迦空中，理合中庸，因而融三门之奥，阐明中一之旨；研究内功，发明医学“九序”气功法，将医理与功法熔于一炉。

林吕línlǚ 六吕之一。详“六吕”“六律”条。

林能干línnénggàn 南宋医生，龙溪（今福建漳州）人。编集《本草单方》15卷，已佚。

林珮琴línpèiqín(18世纪末至19世纪) 清代医家。字云和，号羲桐，江苏丹阳人，勤奋钻研医学数十年，日课生徒，晚则灯下批阅方书，每至油尽。为人治病颇众，然不以医名。晚年采各家之长，结合自身临证经验，于1839年编成《类证治裁》一书，强调治病首在辨证，引用诸家论述，分门别类，列述内科、杂证及妇、外等科病证，概述其病因和脉证、治法方剂，并附医案，取裁较为审慎，切于实用，流传颇广。

林檎línqín 中药材。出《备急千金要方·食治》。又名来禽、花红。为蔷薇科植物林檎 *Malus asiatica* Nakai 的果实。我国长江流域及黄河流域普遍栽培。味酸、甘，性温。归胃、大肠经。下气宽胸，生津止渴，和中止痛。治痰饮积食，胸膈痞塞，消渴，霍乱，吐泻腹痛，痢疾。内服：煎汤，30～90g，捣汁饮或生食。果实含叶酸。

林氏活人录汇编línshìhuórénlùhuìbiān 内科著作。见“证治百问”条。

林思齐línsīqí 参见“林彦圭”条。

林屋散人línwūsǎnrén 见“王惟德”条。

林羲桐línxītóng 见“林琴”条。

林彦圭línyànguī 明代医生。湖北鄂城人。精于医术。其子林思齐、孙林璧都继承医业。

林颐寿línyíshòu 宋代医生。字褒世，号华阳处士。福建晋江人。生卒年代不详。博览经史，精于医药，救治甚多。

林亿línyì(11世纪) 北宋医家。任光禄卿直秘阁，精医术。1057年(嘉祐二年) 宋政府设立校正医书局，仁宗赵祯命掌禹锡、林亿、高保衡、孙兆等校订医书，经十余年，于神宗熙宁年间（1068—1077）完成《素问》《灵枢》《难经》《伤寒论》《金匮要略》《脉经》《诸病源候论》《备急千金要方》《千金翼方》《外台秘要》等古医书的校订工作，并刊印流传，对保存古代医学文献和促进医药学术的传播做出重大贡献。如对《素问》一书，采数十家之长，端本寻支，溯流讨源，改错6000余字，增注2000余条，使汉唐以来该书混乱和错漏的情况得到纠正。

林云和línyúnhé 见“林琴”条。

临草líncǎo 见《卫生家宝产科备要》。即临产。详该条。

临产línchǎn 出《诸病源候论》卷四十三。又名临蓐、临盆、临月、临草、卧蓐、坐蓐、坐草、草蓐、上草、免蓐。指临近生产，进入分娩期。

临产寒战发热línchǎnhánzhànfārè 病证名。《陈素庵妇科补解》：“妇人临产，忽然寒战，即时发热，由气血之虚，或初产畏惧，或脱衣受风，或冬月感寒，不必用解表……可服芎归桂朴汤（当归、川芎、肉桂、厚朴、枳壳、红花、葵子、生芝麻）。”

临产口噤目翻línchǎnkǒujìnmùfān　病证名。《陈素庵妇科补解》：“临产忽然口噤目翻者，由肝脾虚而风邪乘之也……此极危症，宜四物驱风汤（当归、川芎、白芍、熟地、肉桂、秦艽、枳壳、红花、冬葵子、车前子、生芝麻）。”

临产冷汗不止línchǎnlěnghànbùzhǐ　病证名。《陈素庵妇科补解》：“产妇临盆出冷汗不止者，坐草仓卒，由惊气入心，汗为心液。或努力太过，气虚不能固表，或腰腹痛久，逼迫阴血，腠理开张，故汗出不止也。不可用苓、芪、术等固表实卫之药，阻塞胎气，以致难产，宜和血顺气……宜催生四物汤（当归、川芎、白芍、熟地、枳壳、甘草、益母草、香附、冬葵子、肉桂、生芝麻、百草霜）。”

临产六字真言línchǎnliùzìzhēnyán　出亟斋居士《达生篇》。即“睡，忍痛，慢临盆”。古人以此6字概述临产时应注意事项。

临产七候línchǎnqīhòu　见寄湘渔父《达生保赤编》。分娩过程的7种症状表现。即脐腹急痛，腰酸重坠，眼中出火，谷道挺迸，室户肿满，手中指筋脉跳动，胞浆或血大来。

临产时五忌línchǎnshíwǔjì　见濯之《胎产须知》。古时临产时的注意事项。一忌用力太早，二忌曲身坐卧，三忌惊忧，四忌不饮食，五忌锁闭（门窗紧闭）。

临产胎上逼心línchǎntāishàngbīxīn　病证名。《陈素庵妇科补解》：“妇人临产，忽然胎反上冲心者，由气不顺，或胞浆先下，子道干涩，儿难转身，是以上逼也。治宜催生药中，加顺气之药，使胎就下则易产，可服催生顺气饮（当归、川芎、肉桂、木香、乌药、广皮、枳壳、冬葵子、红花、车前子、生芝麻）。”

临产胎死腹中línchǎntāisǐfùzhōng　病证名。《陈素庵妇科补解》：“妇人临产，忽子死腹中，或胎前患热病，以致胎瘘，或生理不顺，坐草太迟，阻塞气血，或稳婆不谨伤胎，治宜速下死胎为第一……宜朴硝急救饮（苍术、陈皮、厚朴、甘草、肉桂、朴硝）。”

临产五要línchǎnwǔyào　见清代员从云《产科一得》。指临产时的5种注意事项。即一要审时，二要饮食，三要戒喧，四要设法助其力量，五要安顿胞衣。

临产泄泻línchǎnxièxiè　病证名。《陈素庵妇科补解》：“临产泄泻，内由脾气虚弱，或先饮食受伤，或新感寒邪，因而泄泻也。治法于催生药内，加一二温中和胃，消食利水，则泄泻可以稍愈而产亦易，不必用苓、术补土，以壅胎气，可服温脾达生汤（厚朴、木香、肉桂、车前、广皮、枳壳、冬葵、黑姜、当归、川芎）。”

临产血晕línchǎnxuèyūn　病证名。见《叶氏女科证治》卷三。指临产时由于去血太多，以致昏不知人，故名。急以回阳救脱，方用独参汤。

临产晕绝línchǎnyūnjué　病证名。“绝”同“厥”。指产妇临产时出现昏不识人，四肢厥冷的证候。清代许廷哲《保产要旨》：“临产儿未生下，忽然晕绝者，此因痛极气闷也。急用生半夏面，米糊为小丸豆大，纳鼻中即醒。”

临床常用中草药手册línchuángchángyòngzhōngcǎoyàoshǒucè　本草著作。湖南中医学院编。本书介绍常用中药330多种。根据药物主要功用分为18类。特别重视其临床应用部分，并将主要效用概括为四字，附以常用药方，供临床参考。由人民卫生出版社出版。

临盆línpén　见薛立斋《女科撮要》。即临产。详该条。

临泣línqì　经穴名。在头部者，称头临泣；在足部者，称足临泣。同属足少阳胆经。见各条。

临蓐línrù　见《张氏医通》卷十。即临产。详该条。

临睡服línshuìfú　中药学名词。指病人服用中药的适宜时间在临睡之前，如安神药等宜临睡前服药。

临月línyuè　出《外台秘要》卷三十三。即临产。详该条。

临月呕吐línyuè'ǒutù　病证名。《陈素庵妇科补解》：“孕妇临产，忽然呕吐，或胃气虚寒，或冬月去里衣太早下体受寒，或胎上逼心气逆而呕，治宜和胃温中顺气，加催生之药……宜温胃汤（肉桂、半夏、厚朴、陈皮、香附、当归、川芎、车前子、枳壳、黑姜、桃仁、砂仁、生芝麻）。”

临证验舌法línzhèngyànshéfǎ　舌诊著作。2卷。清代杨云峰撰。上卷结合虚实、阴阳、脏腑等阐述临床验舌之法；下卷分析见何证、舌，当用何方治疗，多系作者经验之谈。但书中认为验舌“其法不出乎五行……其理总源于太极”的见解是值得商榷的。本书后编入《三三医书》及《中国医学大成》两部丛书中。

临证医案笔记línzhèngyī'ànbǐjì　综合性医著。6卷。清代吴篪撰。刊于1836年。本书分中风、咳嗽等37门，以内科杂病为主，兼及妇科、儿科。每门后并附常用诸方，间附历代医家的有关论述，以供参阅。

临证指南línzhèngzhǐnán　医案著作。见“临证指南医案”条。

临证指南医案línzhèngzhǐnányī'àn　医案著作。简称《临证指南》。10卷。清代叶桂撰，叶氏门人华岫云等辑录整理。刊于1766年。其中内科杂病医案8卷，妇科、幼科病案各1卷。内容以病为纲，分为89门，体现了叶氏治病辨证细致，善于抓住主证的特点。立法处方熨帖中肯，用药灵活而有法度。其中温病治案颇多，吴瑭撰《温病条辨》多取材于此。本书于每门之后均附论1篇，由叶氏门人分别执笔。书末附有案中所引用的方剂，有助于读者掌握运用。本书因是随见随录，故各案缺乏系统完整性。由于治案切于临床实用，流传甚广。1949年后有校印本。

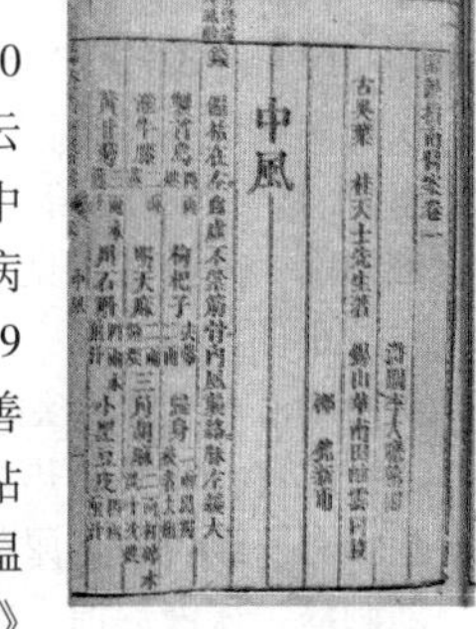

临证指南医案

淋泉línquán　经外奇穴名。《针灸集成》：“石淋……又方，以禾秆量患人口吻如一字样，一端按尾穷骨端向上，秆尽脊上点记，将其按中摺，墨记，横着于脊点，左右秆两端尽处，三七壮。”近代《针灸经外奇穴治疗诀》等列作奇穴，名淋泉。位于后正中线，尾骨尖端上1口寸，再旁开各0.5口寸处。主治淋证。艾炷灸3～5壮，或艾条灸5～10分钟。

淋润línrùn　中药炮制方法。即用清水浇淋药材，使其清洁和湿润软化，以便切制的一种方法。

淋渫法línxièfǎ　外治法。出《圣济总录》。适用于外伤疼痛肿胀之证。用桂附散（《圣济总录》：桂去粗皮，生附子去皮脐，白矾，细辛去苗叶，白芷，五加皮，桑叶）水煎沸，浸洗患处。

鳞体líntǐ　病证名。又名胎垢、蛇身、蛇胎。《小儿卫生总微论方》：“鳞体者，谓皮肤之上，如蛇皮鳞甲之状，故又名蛇体，此由气血否涩，不能通润于皮肤。”类似鱼鳞病。

治宜养血活血，如四物汤加味。亦可用僵蚕、蛇蜕煎水外洗，或用杏仁30g、猪油60g，捣泥外搽。

凛水lǐnshuǐ 凛冽的寒水。《素问·刺法论》："寒行于上，凛水化布天。"

淋lìn 病名。也称淋证。指小便涩痛，滴沥不尽，常伴见溲行急迫、短数者。出《素问·六元正纪大论》。《医学入门·淋》："淋，小便涩痛，欲去不去，不去又来，滴滴不断。"多因湿热结聚，流注膀胱，或中气下陷，肾虚气化无力而成。治疗热者宜清，涩者宜利，陷者宜升，虚者宜补。实证常用八正散、五苓散、萆薢分清饮等方，虚证常用补中益气汤、知柏地黄汤、金匮肾气丸等方。淋病古有五淋、八淋之说，有寒热虚实之分。根据病因症情特点而有石淋、膏淋、气淋、血淋、劳淋、痰淋、暑淋等名称。并有暴淋、卒淋、顽淋不痛、肝热淋滞、精髓枯淋等。淋证伴尿出混浊者，称作淋浊。详各条。本病可见于泌尿系感染、结核、结石、肿瘤，以及前列腺炎、前列腺肥大、乳糜尿等疾患。

淋闭lìnbì 病证名。又作淋、淋秘。出《素问·六元正纪大论》。❶淋与癃闭的总称。小便滴沥涩痛谓之淋，小便急满不通谓之闭。《备急千金要方》卷二十一："热结下焦则为溺血，令人淋闭不通。""下焦结热，小便赤黄不利，数起出少，茎痛或血出……热结下焦及散石热动，关格，小腹坚，胞胀如斗。"详"淋""癃闭"条。❷指癃。《丹溪心法·淋》："淋闭，古方为癃。癃者，罢也。不通为癃。"详"癃"条。

淋秘lìnbì 病证名。"秘"通"闭"。《金匮要略·五脏风寒积聚病脉证并治》："热在下焦者，则尿血，亦令淋秘不通。"详"淋闭"条。

淋閟lìnbì 病证名。见《素问·六元正纪大论》。閟通闭。详"淋闭"条。

淋病lìnbìng 性传播疾病之一。多由交媾不洁，外受湿热邪毒，或过食肥甘辛热之品，积湿生热，蕴结下焦，膀胱气化不利所致。证见尿道口红肿，小便频数，短涩不利，滴沥刺痛，尿液混浊，如脂如膏，甚则排尿困难，阴茎痛性勃起，腹股沟淋巴结肿痛，伴发前列腺炎、精囊炎、附睾炎等。女性仅轻度尿频、尿急、尿痛，外阴刺痒灼热，黏液性或脓性白带增多，宫颈水肿，月经过多，小腹坠胀，伴发子宫内膜炎、输卵管炎、盆腔炎，可继发不育。慢性者，尿道刺激症状轻微，可见少量稀薄排泄物溢出，尿液中可见淋丝。腰膝酸软，头晕乏力，五心烦热，舌红脉细。治宜清热利湿解毒，用萆薢分清饮；慢性者宜益肾健脾利湿，用六味地黄汤合清心莲子饮等。

淋家lìnjiā 指素患小便淋沥不尽，尿意频数而量少，排尿时阴茎中作痛的病人。《伤寒论·辨太阳病脉证并治》："淋家，不可发汗，发汗必便血。"

淋沥lìnlì 症名。❶淋病主症之一。《诸病源候论·诸淋候》："肾虚则小便数，膀胱热则水下涩，数而且涩，则淋沥不宣，故谓之为淋。"《赤水玄珠》卷十五："淋淋沥沥，点滴而出，或涩而疼，一日数十次或百次，俗名淋病者是也。"详"淋""五淋"条。❷指排尿困难，点滴不畅的症状。见《三因极一病证方论·遗尿失禁证治》。《医阶辨证》："小便难，小水点滴而难出，茎中却不痛；小便淋沥，小水点滴而淋沥或痛。"多因心肾气虚，神志不守，下焦气化不利所致。常见于癃闭等疾患之虚者。参见"癃闭"条。❸指精浊从窍端淋沥不断的症状。《杂病源流犀烛·五淋二浊源流》："浊病之源，大抵由精败而腐者居半……窍端时有秽物，如米泔，如粉糊，如疮脓，如目眵，淋沥不断，与便溺毫不相混，故曰是精病，非溺病也。"参"浊""精浊"条。本症可见于下尿路感染、结石、前列腺炎、前列腺肥大等疾患。

淋丝lìnsī 症名。淋病症状之一。慢性淋病时尿液一般透明，但可见棉花纤维样物浮游于尿中，由包皮垢、上皮细胞、脓球等构成，故名。详淋病条。

淋溲lìnsōu 症名。出《素问·本病论》。小便淋沥之意。详"淋"条。

淋证lìnzhèng 病名。即以小便频急，淋沥不尽，尿道涩痛，小腹拘急，痛引腰腹为主要表现的疾病的统称。

淋浊lìnzhuó ❶病证名。见《赤水玄珠·白浊门》。多因湿热痰浊下流，渗入膀胱所致。症见小便频数而痛，尿出混浊，或尿道流出浊物似脓。治宜渗湿化痰，清解热毒。可用二陈汤加木通、栀子、升麻、柴胡，或用八正散加土茯苓、萆薢。❷淋证与浊证的合称。见"淋""浊"条。

蔺道人lìndàorén 唐代骨伤科医家，僧人。长安（今陕西西安）人。他所掌握的正骨技术和指导处理脱臼和骨折的见解很先进。强调麻醉、牵引（拔伸）、复位（收入骨或捺正）、固定（夹缚）、活动等13个步骤。撰有《仙授理伤续断秘方》，是我国现存第1部骨伤科专书。对我国骨关节损伤治疗的发展有深远的影响。唐会昌间（841—846）推行废止寺院以促使僧道人员还俗从事生产的政策，蔺道人流落厌世，以术传密友。

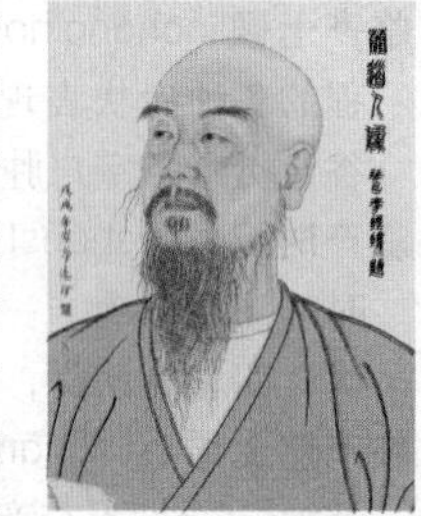
蔺道人

蔺道人仙授理伤续断方lìndàorénxiānshòulǐshāngxùduànfāng 骨伤科著作。见"仙授理伤续断秘方"条。

ling

灵宝如意丹língbǎorúyìdān 《疡医大全》卷七方。人参、乳香（去油）、没药（去油）、朱砂、甘草、儿茶各一钱，琥珀、珍珠各二分，阿胶、白芷、冰片各一分，牛黄、麝香各五分。为细末，将疮先用金银花、甘草煎汤洗净，每日掺药4~5次。治发背，疔疽，肿毒。

灵磁石língcíshí 中药材。见《中国药学大辞典》。为磁石之处方名。详该条。

灵道língdào 经穴名。代号HT4。出《针灸甲乙经》。属手少阴心经。经（金）穴。位于前臂掌侧，当尺侧腕屈肌腱桡侧缘，腕横纹上1.5寸处。布有前臂内侧皮神经，尺侧为尺神经，并有尺动脉通过。主治心痛，失音，腕臂痛，暴喑等。直刺0.3~0.5寸。艾炷灸1~3壮，或艾条灸5~10分钟。

灵根línggēn 即舌。详该条。

灵龟八法língguībāfǎ 又名灵龟飞腾、飞腾八法、奇经纳卦法。其法以奇经八脉的八穴为基础，配合八卦、九宫和天干、地支的变易，以推算人体气血盛衰情况，来决定某日某时治病应取的穴位。一般取主穴和配穴各一个。此法从总体来看，认识到人体经脉气血受到自然界日、时变异的一定影响，有合理的因素，但采取了机械的治疗公式，有待今后在临床实践中进一步研究。

灵龟飞腾língguīfēiténg 即灵龟八法。详该条。

灵剑子língjiànzǐ 养生著作。作者原署"旌阳许真君述"，实为南宋时道教净明派所编著。因该派奉许逊为祖师，故托许真君之名。全书包括序、学问、服气、海喻、暗铭注、松沙记、道诫、导引势等8篇。导引势中讲述了四季导引法，计十六势。此外，本书论述气功养生的关键在于协调形神，稳定情绪，保持"心正"，故曰"心正则神调"，"神调则道气足矣。"

灵兰秘典论篇línglánmìdiǎnlùnpiān 《素问》篇名。灵兰，指灵台兰室，是黄帝藏书之所；秘典，即秘藏之典籍。本篇主要讨论十二脏腑的各种功能和脏器之间的相互关系，强调心神在整体中的主导作用，说明人体是一个有机统一体，所以又名"十二藏相使论"。

灵猫香língmāoxiāng 中药材。见《国药的药理学》。为灵猫科动物大灵猫 Viverra zibetha L. 的香腺囊中的分泌物。产于秦岭以南各地。辛，温。辟秽，行气，止痛。治中恶，心腹卒痛，疝痛。内服：入丸、散，0.15～0.3g。外科药中可作麝香之代用品。本品含香灵猫酮、粪臭素、乙胺、丙胺等。

灵砂língshā 中药材。出《经史证类备急本草》。为银朱之别名。详该条。

灵砂丹língshādān ❶《太平惠民和剂局方》卷六方。硝石、砒霜（二药共研细末，入磁罐内，石灰盖口，炭火烧半日，取出，去火毒）、铅粉、粉霜各半两，黄丹（研）、枯矾（研）各一两半，朱砂（研飞）一两，乳香（研）、滑石各一分。为细末，用蒸饼二两四钱和为丸，梧桐子大，每服五丸，温粟米饮送下。治脏腑怯弱，内有积滞，脐腹撮痛，下痢脓血，日夜无度，里急后重，肠鸣腹胀，水谷不化，少气困倦，不思饮食，或发寒热，渐至羸瘦。❷《宣明论方》卷三方。威灵仙、黑牵牛、何首乌、苍术、香附子、川乌（去尖）、朱砂、没药、乳香、陈皂角。研细末，皂角打破用酒二升半，春夏浸三日，秋冬浸七日，取汁打面糊为丸如桐子大，每服五丸。治破伤风，一切诸风等。❸《普济本事方》卷四方。硇砂、朱砂各一分，黄蜡半两，巴豆三七粒。将黄蜡与巴豆置银石器内，隔汤至巴豆紫色，去二七粒，止将一七粒与前二味研匀，再熔蜡和丸，绿豆大，每服三至五丸，空腹服。治水泻积痢，生姜煎汤送下；白痢，艾叶煎汤送下；赤、白痢，乌梅煎汤送下。治水泻积痢。❹《医宗必读》卷十方。水银一斤，硫黄四两。于新铫内炒成砂子，入水火鼎，煅炼为末，糯米糊为丸，麻子大，每服三丸，空腹枣汤、米汤、井花水或人参煎汤送下。治上盛下虚，痰盛吐逆。

灵枢língshū 医经著作。即《灵枢经》。详该条。

灵枢敦煌古抄本língshūdūnhuánggǔchāoběn 敦煌藏经洞所出医经文献《灵枢》。见载于法藏卷子 P.3481＋英藏卷子 S.10527 两个残片，分别存13行和2行文字。内容可见于传世本《灵枢·邪气藏府病形》《黄帝内经太素》卷15《五脏脉诊》《针灸甲乙经》卷4《病形脉诊第二下》等文献中，但都小有出入。也有人称之为"针经·病形脉诊残卷"。约抄成于唐太宗即位（626）以前。

灵枢经língshūjīng 医经著作。又名《灵枢》《黄帝内经灵枢经》，为《内经》组成部分之一。原书9卷，共81篇，又名《针经》，别称《九卷》。隋唐之际出现多种不同名称的传本，包括《九灵》《九墟》和《灵枢》。宋代以后，原本及传本大多散佚，现存《灵枢》传本系南宋史崧据其家藏9卷本重新校编而成。改为24卷。本书与《素问》所论述的内容相近，尤详于经络、针灸，在介绍基础理论和临床方面则与《素问》内容互有补充阐发，是研究我国秦汉以前医学理论，特别是针灸疗法的重要文献，素为历代医家所重视。现有多种刊印本。

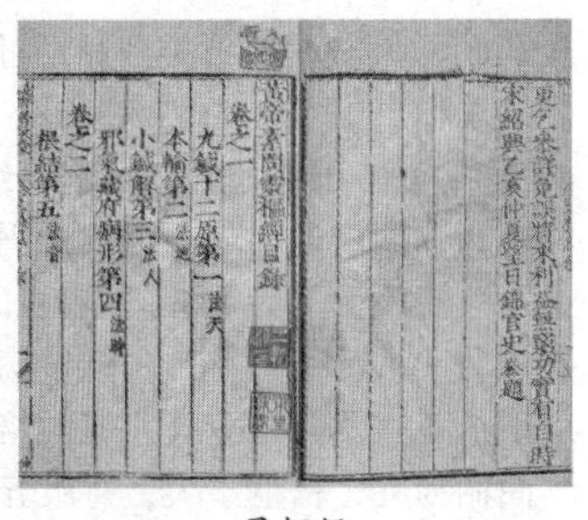
灵枢经

灵枢经白话解língshūjīngbáihuàjiě 医经著作。陈璧琉、郑卓人合编。本书是《灵枢》语释本的一种。按照原书的编次，每篇首列题解，然后逐节先引原文，后加语译及必要的注文。释文浅要，可供研究学习《灵枢》的参考。1962年由人民卫生出版社出版。

灵枢经脉翼língshūjīngmàiyì 医经著作。3卷。明代夏英编撰并绘图。约撰于15世纪末。上卷绘五脏侧面图及经脉流注图说；中、下卷分绘十二经及任督二脉循经经穴共14图，图后为该经循行、腧穴、主病等歌诀及其注文。注释主要根据《灵枢》原文及滑寿《十四经发挥》等著作，作者的个人发挥较少。

灵枢经语释língshūjīngyǔshì 医经著作。山东中医学院编。本书是《灵枢》语释本的一种。按原书编次，每篇均分本篇大意、原文及词解等项。所译原文对于理解学习《灵枢经》有一定帮助。1962年由山东人民出版社出版。

灵枢评文língshūpíngwén 医经著作。见"内经评文"条。

灵枢素问节要浅注língshūsùwènjiéyàoqiǎnzhù 医经著作。又名《灵素节要浅注》。12卷。清代陈念祖集注。刊于1865年。本书分类选辑《内经》原文，加以浅要注释，共分道生、脏象、经络、运气、望色、闻声、问察、审治、生死、杂论、脉诊、病机等12类。现有《陈修园医书十六种》本。

灵枢悬解língshūxuánjiě 医经著作。9卷。清代黄元御撰注。刊于1756年。本书根据通行本《灵枢》81篇的主要内容，按刺法、经络、营卫、神气、脉象、外候、病论、贼邪及疾病的次序重予编次，并在个别原文段落之后加以简注。现有《黄氏医书三种》本。

灵枢注证发微língshūzhùzhèngfāwēi 医经著作。见"黄帝内经灵枢注证发微"条。

灵素节要浅注língsùjiéyàoqiǎnzhù 医经著作。见"灵枢素问节要浅注"条。

灵台língtái 经穴名。代号 GV10。出《素问·气府论》王冰注。别名肺底。属督脉。位于背部，第6、7胸椎棘突之间。布有第6胸神经后支的内侧支和第6肋间动脉后支。主治咳嗽，气喘，项强，背痛，痈疽，疔疮，以及胆道蛔虫症、疟疾等。向上斜刺0.5～1寸。艾炷灸3～5壮，或艾条灸5～10分钟。

灵仙língxiān 中药材。见《药品化义》。为威灵仙之简称。详该条。

灵墟língxū 经穴名。代号 KI24。出《针灸甲乙经》。属足少阴肾经。位于第3肋间隙，距胸正中线2寸处。布有第3肋间前皮支，深层为第3肋间神经，并有第3肋间动、静脉通过。主治咳嗽，气喘，呕吐，胸胁胀痛，乳痈，以及肋间神经痛等。斜刺0.3～0.5寸，不宜深刺。艾炷灸3～5壮，或艾条灸5～10分钟。

灵药língyào 是金石类药品经过升华提炼制成的升丹、降丹的总称。

灵液língyè ❶指唾液。《本草纲目·口津唾》："人舌下有四窍，两窍通心气，两窍通肾液，心火流入舌下为神水，肾液流入舌下为灵液。"❷汞的别名。

灵液丹língyèdān 《三因极一病证方论》卷十一方。硫黄、附子各一两，绿豆（水煮，焙干）四两。为末，生姜汁煮面糊为丸，梧桐子大，每服五十丸，食前米汤送下。治胃中虚寒，聚积痰饮，食饮不化，噫醋停酸，大便反坚，心胸胀满，恶闻食臭，妇人妊娠恶阻，呕吐不纳食者。

灵苑方língyuànfāng 方书。20 卷。宋代沈括撰。约成书于1048—1077。收集内、外、伤、妇产、儿、五官各科验方，并论述鹿、胡麻、鸡舌香等药功用。其中不少验方系当时疗效较高之新方，如至宝丹之治卒中昏厥，竹龙散之治消渴，猪蹄汤之治妇女产后乳汁不足，均属较早记载。藿香、鸡冠花、铜绿等药，为本书首载。在宋、元两代影响较大，如《史载之方》《妇人良方大全》《是斋百一选方》《十便良方》《幼幼新书》《证类本草》《医垒元戎》等均加引用。原书约在明末清初时亡佚。近年，北京医学院辑得 82 条，上海中医学院辑得 78 条，可供参考。

灵芝língzhī 中药材。见《嵇中散集》。即灵芝草。详该条。

灵芝草língzhīcǎo 中药材。出《滇南本草》。又名灵芝、木灵芝、菌灵芝。为多孔菌科植物紫芝 *Ganoderma sinense* Zhao. Xu et Zhang 或赤芝 *Ganoderma lucidum*（Leyss. ex Fr.）Karst. 的干燥子实体。前者分布于华南地区及浙江、福建等地，后者分布华东、西南、华南地区及河北、山西。现多用人工培育。甘，平。归肺、心、肝，肾经。补气安神，止咳平喘。治心神不宁，失眠心悸，肺虚咳喘，虚劳短气，不思饮食，老年慢性气管炎，小儿支气管哮喘，血胆固醇过高症，冠心病，矽肺，肿瘤，白细胞减少症。内服：煎汤，10～15g；研末服，每次 2～6g，日服二次；或制成糖浆、片剂及浸酒服。紫芝含甘露醇，α-海藻糖，麦角甾醇，顺蓖麻酸，延胡索酸，氨基葡萄糖，树脂，多糖类。近来从野生紫芝中得到生物碱甜菜碱及其盐酸盐，γ-三甲胺基丁酸。赤芝中已确证含有 15 种氨基酸，并分离得到 4 个肽，4 个生物碱以及麦角甾醇、苯甲酸、硬脂酸等。还含多种灵芝酸、赤芝酸。赤芝酊对小鼠有镇静作用，水提液、乙醇提取液对小鼠有止咳、祛痰作用。赤芝发酵液和菌丝液均有明显的强心作用，能提高小鼠耐缺氧的能力，改善心肌供血，降低心肌能量消耗。灵芝注射液有较弱的降胆甾醇作用。对某些平滑肌有解痉作用。多糖有增强免疫活性作用。灵芝能保肝解毒，提高小鼠肝代谢能力，促进肝部分切除后的再生。从薄醇水分离出的尿嘧啶和尿嘧啶核苷对实验性肌强直性小鼠有明显降醛缩酶作用。

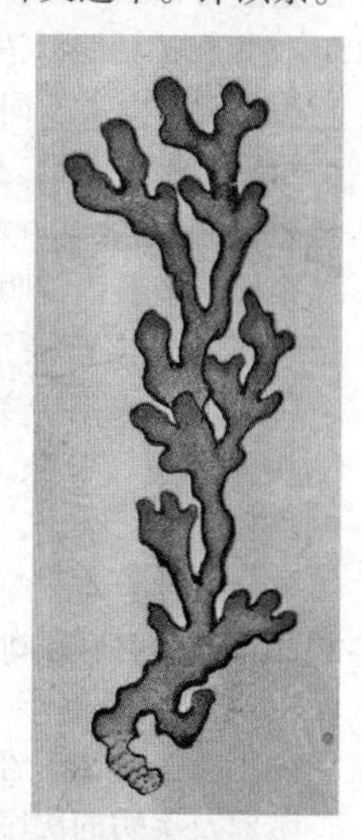

灵芝草（赤芝）

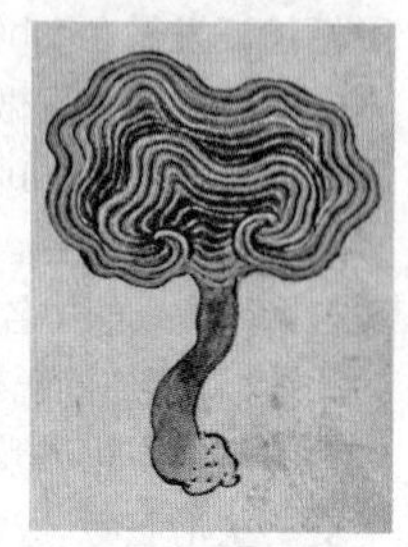

灵芝草（紫芝）

灵芝益寿草língzhīyìshòucǎo 丛书。清代潘霨辑。刊于 1873 年。包括《慎疾刍言》《世补斋不谢方》二种。

灵脂língzhī 中药材。见《山西中草药》。为五灵脂之简称。详该条。

苓甘五味加姜辛半夏杏仁汤línggānwǔwèijiājiāngxīnbànxiàxìngréntāng 《金匮要略》方。茯苓四两，甘草、干姜、细辛各三两，半夏、五味子、杏仁各半升。水煎，分六次服，日三次。治服桂苓五味甘草去桂加干姜细辛半夏汤后，水去呕止，饮邪未尽，其人形肿者。

苓甘五味加姜辛半杏大黄汤línggānwǔwèijiājiāngxīnbànxìngdàhuángtāng 《金匮要略》方。茯苓四两，甘草、大黄、干姜、细辛各三两，半夏、五味子、杏仁各半升。水煎，分六次服，日三次。治痰饮夹热，胃热上冲熏面，面热如醉者。

苓甘五味姜辛汤línggānwǔwèijiāngxīntāng 《金匮要略》方。茯苓四两，甘草、干姜、细辛各三两，五味子半升。水煎，分六次服，日三次。功能温肺化饮。治服桂苓五味甘草汤后，冲气已平，寒饮未去，而反咳嗽，胸满者。近代也常用于治慢性支气管炎，肺气肿等证属寒痰者。方中以干姜为君，既温肺散寒以化饮，又温运脾阳以化湿；细辛温肺散寒，助干姜治已聚之饮，茯苓健脾渗湿，以杜其生痰之源，共为臣药；佐以五味子收敛肺气而止咳，并配合细辛一散一收，散不伤正，收不留邪，且防细辛耗散伤肺；使以甘草和中，调和诸药。各药合用，散中有收，开中有合，标本兼顾，共奏温肺化饮之功。

苓桂术甘汤língguìzhúgāntāng 《金匮要略》方。即茯苓桂枝白术甘草汤。见该条。

苓术菟丝丸língzhútùsīwán 《景岳全书·新方八阵》卷五十一方。白术（米泔洗，炒）、莲子肉各四两，五味子（酒蒸）、炒山药各二两，杜仲（酒炒）三两，炙甘草五钱，菟丝子（酒浸一日，文武火煮烂，焙干）十两。为末，酒煮打糊为丸，梧桐子大，每服一百丸，空腹温酒或白开水送下。功能补脾益肾涩精。治脾肾虚损，不能收摄，以致梦遗滑精，困倦等症。

铃铛菜líng·dangcài 中药材。见《东北药用植物志》。为玉竹之别名。详该条。

铃兰línglán 中药材。见《东北药用植物志》。又名草玉铃、香水花、草寸香、鹿铃草。为百合科植物铃兰 *Convallaria keiskei* Miq. 的全草。分布于东北地区及河北、山西、山东、河南、陕西等地。苦，温，有毒。强心，利尿。①治充血性心力衰竭，克山病。内服：煎汤，1～3g；研末吞，每次 0.3g，一日量为 1g。②煎水外洗治丹毒。内服过量，可出现房室及室内传导阻滞，使用时，应注意心律变化。急性心肌炎、心内膜炎忌用。本品含铃兰毒苷、铃兰毒醇苷、铃兰苦苷、去葡萄糖墙花毒苷等多种强心苷以及铃兰黄酮苷、多种铃兰皂苷和葡萄糖铃兰皂苷等。全草还含异鼠李素、槲皮素、酚各自的单糖、二糖、三糖苷及毕平多苷元、沙门托洛苷元和沙门托西苷元各自的糖苷。全草（根部及叶柄作用最强）浸剂或醇提取物有强心作用，与毒毛旋花子苷相似，口服吸收不恒定，故需注射给药。铃兰毒苷是作用最强的强心苷。铃兰有镇静乃至催眠作用，也有利尿作用，还能延长凝血时间。铃兰制剂毒副作用与洋地黄相似而较小。

铃铃草línglíngcǎo 中药材。见《湖南药物志》。又名小无心菜、雀儿蛋、鸡肠子草。为石竹科植物蚤缀 *Arenaria ser-*

pyllifolia L. 的全草。分布于我国南北各地。辛、苦，凉。入肝、肺经。止咳，明目，清热解毒。①治肺结核咳嗽，急性结膜炎，睑腺炎，咽喉痛，齿龈炎。煎服：15～30g。②治目翳。配韭菜根捣烂塞鼻。本品含皂苷。

铃医língyī　又名走方医。指旧社会游走于民间的一种医生。一般能使用一种或几种方法（草药、针灸、推拿及其他简易治疗方法等）为人治病。由于多以串铃招呼病家，故名。

铃茵陈língyīnchén　中药材。见《中药志》。又名金钟茵陈、黄花茵陈、北刘寄奴、园香草。为玄参科植物阴行草 *Siphonostegia chinensis* Benth. 的全草。主产于江苏、安徽、浙江、云南、广西等地。苦，寒。清热利湿，活血祛瘀。①治黄疸型肝炎，胆囊炎，蚕豆病，泌尿系结石，小便不利，水肿腹胀，血痢，血淋，产后瘀滞腹痛，跌损瘀痛。煎服：9～15g。②治创伤出血，烧烫伤。研末撒或调敷。孕妇忌服。本品含芹菜素、木犀草素等，又含强心苷及挥发油。挥发油含 α－柠檬烯、1，8－桉叶素、薄荷酮等。地上部分含阴行草醇、异茶茱萸碱、黑麦草内酯等。本品有扩张胆管、促进胆汁排泄和肝细胞再生的作用，对实验性肝损伤有保护作用。对伤寒、痢疾杆菌和大肠埃希菌有抑制作用。

凌德língdé　晚清医家。字嘉六，号蛰庵。归安（今浙江吴兴）人。辑有《专治麻疹初编》（1890），《咳论经旨》《女科折衷纂要》（均 1892）等书。兄凌奂，医名尤著。

凌凤仪língfèngyí　明末清初医生。字学川。由常熟迁居吴县。攻医，尤善针灸。康熙二十六年（1687）病疫流行，藩司设局，延凤仪疗治，民多全活，赠匾额，誉为“儒望医宗”。

凌汉章línghànzhāng　见“凌云”条。

凌厚堂línghòutáng　见“凌堃”条。

凌奂línghuàn　清末医家。字晓五，号维正，又号晓邬，自称折肱老人。归安（今浙江吴兴）人。撰有《医学薪传》《饲鹤亭集方》（以上又合称《吴兴凌氏二种》，1892 年刊行）、《外科方外奇方》《凌临灵方》。另增订周鹤群所纂辑之《良方集要》（1851 年刊行）。

凌嘉六língjiāliù　见“凌德”条。

凌堃língkūn　清代医家。字厚堂。乌程（今浙江吴兴）人。撰有《医宗宝笈》一书。

凌临灵方línglínlíngfāng　医案著作。清代凌奂（晓五）撰。1 卷。包括时病、杂病等 100 余则。凌氏善用古方，能因症化裁。案后另加按语，有助于领会和掌握其治疗要点。本书收入《三三医书》中。

凌维正língwéizhèng　见“凌奂”条。

凌卧岩língwòyán　见“凌云”条。

凌霄花língxiāohuā　中药材。出《新修本草》。又名堕胎花、茇花、紫葳华、藤萝花、吊墙花。为紫葳科植物凌霄 *Campsis grandiflora*（Thunb.）Loisel. 或美洲凌霄 *Campsis radicans*（L.）Seem. 的干燥花。主产于江苏、浙江等地。甘、酸，寒。归肝、心包经。活血通经，凉血祛风。治月经不调，经闭癥瘕，产后乳肿，风疹发红，皮肤瘙痒，痤疮，煎服 5～9g。孕妇慎用。研末调搽皮肤湿癣，酒齄鼻。花含芹菜素、β－谷甾醇。

凌霄花根língxiāohuāgēn　中药材。出《圣济总录》。为紫葳根之别名。详该条。

凌霄花散língxiāohuāsǎn　❶《是斋百一选方》卷九方。凌霄花、栀子各等分。为细末，每服二钱，食后茶水调下。治酒齄鼻。❷《证治准绳·疡医》卷五方。凌霄花、黄连、白矾各二钱半，雄黄、天南星、羊蹄根各半两。为细末，用生姜汁调药擦患处；如癣不痒，用清油调擦。治风湿兼热而致的诸癣久不愈。本方方名见《普济方》卷五十七。

凌霄藤língxiāoténg　中药材。见《常用中草药配方》。为紫葳茎叶之别名。详该条。

凌晓邬língxiǎowū　见“凌奂”条。

凌晓五língxiǎowǔ　见“凌奂”条。

凌瑄língxuān　明代医生。号双湖。归安（今浙江吴兴）人。为名医凌云之孙。生活于 16 世纪上叶。尝施针浙闽，疗效卓著。曾奉慈寿太后诏，晋登仕郎。

凌云língyún　明代医家。字汉章，号卧岩。归安（今浙江吴兴）人。精于针灸经脉之学，明孝宗赐任太医院御医。著有《经学会宗》《子午流注图说》等书。

凌云骨伤língyúngǔshāng　病名。指前额部骨折伤。出《医宗金鉴》卷八十八。损伤后多致皮破，面目浮肿，若内损血瘀，则呕吐，鼻衄，昏迷，面黄，身软，周身虚浮，烦渴，胸痛，饮食少进。治宜止血开胃，消瘀定痛，内服疏血丸，外用五加皮汤熏洗患处，敷以乌龙膏。其余证治参见“脑骨伤”条。

凌蛰庵língzhé'ān　见“凌德”条。

凌贞侯língzhēnhóu　明末清初医家。双林（今浙江吴兴）人。世以针术著名。得家传，术尤精，以医术游于河北、京师，诊治无分贵贱，名噪一时，常召入禁中治病。后以《内经》理论为主，参考诸家之说，并附己意，编成《针灸集要》，以明经络俞穴名状、针之分寸、火之度数及迎随补泻之妙。

陵草língcǎo　中药材。见《中药材手册》。为零陵香之别名。详该条。

陵后línghòu　经外奇穴名。见《针灸孔穴及其疗法便览》。位于小腿外侧，当腓骨小头后缘下方凹陷处。主治腓神经痛，膝关节炎，坐骨神经痛，下肢麻痹或瘫痪。直刺 0.5～1 寸。艾炷灸 3～5 壮，或艾条灸 5～10 分钟。

菱líng　中药材。出《名医别录》。为菱科植物菱 *Trapa bispinosa* Roxb. 或其同属植物的种子。全国各地有栽培。甘，凉。入脾、胃经。生食：清热，除烦，止渴。熟食：益气，健脾。治脾虚泄泻，暑热烦渴，消渴，饮酒过度，痢疾。内服：煎汤，9～15g，大剂量可用至 60g。本品除含丰富的淀粉、葡萄糖、蛋白质外，还分离出麦角甾－4，6，8（14）、22－四烯－3－酮、22－二氢豆甾烯－4－二酮－3，6 和β－谷甾醇。曾有报告，醇浸出液对小鼠艾氏腹水癌体内试验有抗癌作用。还有抗腹水肝癌 AH－13 的作用。

菱蒂língdì　中药材。出《本草纲目拾遗》。为菱科植物菱 *Trapa bispinosa* Roxb. 或其同属植物的果柄。微苦，平。解毒散结。①治胃溃疡，近亦用治胃癌，食管癌，子宫颈癌。煎服：鲜品 30～60g。②治皮肤疣。鲜品在患部不断擦拭，每次约 2 分钟，每天 6～8 次。

菱角菜língjiǎocài　中药材。见《广州植物志》。为荠菜之别名。详该条。

菱角痔língjiǎozhì　病证名。《外科大成》卷二：“状如菱角，左右皆有三四孔”。即复杂性肛漏外口较多者。治法：先用挂线疗法或脱管锭除去漏管，再服蜡矾丸干脓收口。体虚者服十全大补汤。

菱壳língké　中药材。出《本草纲目拾遗》。为菱科植物菱

Trapa bispinosa Roxb. 或其同属植物的果壳。甘、涩，平。收敛，止泻，止血，解毒，消肿。①治泄泻，痢疾，便血，胃溃疡。煎服：30～60g。②烧存性研末油调，敷痔疮、天疱疮、黄水疮及无名肿毒；煎水洗脱肛。本品含鞣质等。

菱叶língyè　中药材。出《滇南本草》。为菱科植物菱 *Trapa bispinosa* Roxb. 或其同属植物的叶。甘，凉。清热解毒。治小儿走马牙疳，小儿头疮，研末搽。内服：6～15g，鲜品加倍。

羚角钩藤汤língjiǎogōuténgtāng　《重订通俗伤寒论》方。羚羊角一钱五分（先煎代水），桑叶二钱，川贝母四钱，鲜生地黄五钱，钩藤（后入）、菊花、茯神木、白芍药各三钱，生甘草八分，鲜竹茹五钱（先煎代水）。水煎服。功能凉肝息风，增液舒筋。治肝经热盛，热极动风而致的高热不退，烦闷躁扰，手足抽搐，甚至神昏，发为痉厥，舌绛而干，脉弦而数及妊妇子痫，产后惊风等症。方中羚羊、钩藤、桑叶、菊花凉肝息风定痉；川贝母、茯神、竹茹清热化痰安神，防热邪生痰，蒙蔽心窍；鲜生地黄、白芍药滋阴养血，柔肝舒筋；生甘草缓肝急，和诸药。合用而为凉肝息风，增液舒筋之方。

羚角荷翘汤língjiǎohéqiàotāng　《重订通俗伤寒论》方。羚角片一钱，苏薄荷八分，青连翘、夏枯头、苦丁茶、焦栀皮各一钱半，鲜荷叶边三钱，鲜青菊叶七片。水煎服。功能凉肝疏风，清利头目。治风热头风，头痛经久不愈，时作时止。

羚角清营汤língjiǎoqīngyíngtāng　《重订通俗伤寒论》方。羚角片一钱，鲜生地六钱，焦栀子、金银花、青连翘、血见愁各三钱，生蒲黄一钱半。水煎，去滓，入童便适量冲服。功能清热凉血。治外感温热暑邪，热扰营血，迫血妄行而失血，身热，心烦不卧。

羚翘解毒丸língqiàojiědúwán　《中药制剂手册》方。金银花、连翘各360g，桔梗、牛蒡子、薄荷各240g，竹叶、荆芥穗各180g，甘草、豆豉各150g，羚羊角7.5g。为细末，炼蜜为丸，丸重6g，每服一至二丸，日二次，温开水或鲜芦根汤送下。功能清热解表，辛凉透表。治外感风热，憎寒发热，四肢酸懒，头痛咳嗽，咽喉肿痛。本方由《温病条辨》银翘散加味而来。

羚羊补肝散língyángbǔgānsǎn　《张氏医通》卷十五方。羚羊角、人参各三两，茯苓、防风各二两，细辛、玄参、车前子、黄芩、羌活各一两。为细末，每服二钱，食后米汤送下。功能祛风明目。治肝风内障。

羚羊角língyángjiǎo　中药材。出《神农本草经》。又名羚角。为牛科动物赛加羚羊 *Saiga tatarica* L. 的角。主产于新疆。咸，寒。归肝、心经。平肝息风，清肝明目，散血解毒。用于肝风内动，惊痫抽搐，妊娠子痫，高热痉厥，癫痫发狂，头痛眩晕，目赤翳障，温毒发斑，痈肿疮毒。煎服1～3g（宜另煎2小时以上）；磨汁或研粉服，每次0.3～0.6g。含磷酸钙氨基酸及其他不溶性无机盐和角蛋白。羚羊角外皮浸出液能抑制中枢神经系统，有镇静、镇痛、解热和增强动物耐缺氧的能力，对小鼠并有轻度抗惊厥作用。羚羊角可降压，对平滑肌也有作用。

羚羊角散língyángjiǎosǎn　❶《太平圣惠方》卷三方。羚羊角屑一两，栀子仁、炙甘草各半两，升麻、防风、酸枣仁、桑白皮各三分，羌活一分。为粗末，每服三钱，加生姜半分，水煎服。治肝风筋脉拘挛，四肢烦疼。❷《太平圣惠方》卷十方。羚羊角屑、犀角屑、防风、茯神、柴胡、麦冬、人参、葛根、炙甘草、炒枳壳各一分，石膏、龙齿各半两。为粗末，每服三钱，水煎，不拘时服。功能清热凉肝，息风止痉。治伤寒阳痉，身热无汗，恶寒，头项强直，四肢疼痛，烦躁心悸，睡卧不宁。❸《太平圣惠方》卷十六方。羚羊角、大腹皮、大黄（微炒）、升麻、柴胡各一两，麦冬二两，炙甘草半两。为粗末，每服三钱，水煎服。治时气热毒在脏，大便不通。❹《太平圣惠方》卷二十六方。羚羊角屑、五加皮、炒酸枣仁各一两，防风、赤茯苓、当归、桂心、桃仁（去皮尖，麸炒微黄）、川芎、槟榔各三分，枳实（麸炒微黄）、炙甘草各半两。为粗末，每服四钱，加生姜半分，水煎服。治筋极，四肢拘急，头项强直，爪甲多青，胁肋胀痛。❺《太平圣惠方》卷五十五方。羚羊角屑、黄芩、栀子仁、麦冬、升麻各一两，炙甘草半两。为粗末，每服四钱，水煎去滓，加生地黄汁半合温服。治血黄，头痛心闷，眼晕欲倒，胸膈热壅，鼻衄不止，咽喉干燥，舌上生疮。❻《太平圣惠方》卷八十八方。羚羊角屑、蘘荷各一两，犀角屑半两，栀子七枚，牡丹皮、赤芍药、黄连各一分。为粗末，每服一钱，水煎服，日三四次。治小儿中蛊毒，腹内坚如石，面目青黄。❼《素问病机气宜保命集》卷下方。羚羊角、升麻、细辛各等分，甘草量减半。为细末，一半为散；一半蜜丸，梧桐子大，每服五十至七十丸，食后、临卧米泔水煎，羚羊角散送服。治冰翳日久不去。❽《济生方》卷七方。羚羊角、独活、炒酸枣仁、五加皮各五分，炒薏苡仁、防风、当归（酒浸）、川芎、茯神、杏仁各四分，木香、炙甘草各二分半。为粗末，每服四钱，加生姜五片，水煎，不拘时服。治妊娠中风，头项强直，筋脉挛急，言语謇涩，痰涎不清，或子痫抽搐，不省人事。❾《济生方》卷五方。羚羊角、柴胡、黄芩、当归、决明子、羌活、赤芍药、炙甘草各等分。为粗末，每服四钱，加生姜五片，水煎，不拘时服。治肝劳实热，两目赤涩，烦闷热壅。❿《原机启微》方。羚羊角、黄芩、黄芪、草决明、车前子、升麻、防风、大黄、芒硝各等分。水煎顿服。治小儿瘢疹后余毒不解，上攻眼目，生翳羞明，眵泪俱多，红赤肿闭。⓫《古今医统大全》卷十一方。羚羊角、薄荷、附子、独活、白芍药、防风、川芎各等分。加生姜三片，水煎服。治筋痹，肢节酸痛。⓬《证治准绳·女科》卷五方。羚羊角屑、当归各七钱五分，防风、麻黄、人参、赤芍药、细辛、桂心各五钱。为粗末，每服八钱，加生姜五片，水煎，不拘时服。治产后中风，身体反张。⓭《外科正宗》卷四方。羚羊角、防风、麦门冬、玄参、知母、黄芩、牵牛子各八分，甘草二分，淡竹叶十片。水煎服。治葡萄疫，因感受四时不正之气，郁于皮肤，结成大小青紫瘢点，色若葡萄。⓮《审视瑶函》卷五方。制半夏、当归身、川芎、白芷、防风、天麻、枳壳、甘草各二钱半，茯神、羚羊角屑各一两。为粗末，每服四钱，加生姜三片，水煎服。治视物颠倒。⓯《审视瑶函》卷六方。羚羊角屑、羌活、玄参、车前子、炒栀子、黄芩、瓜蒌各五钱，胡黄连、菊花各三钱，细辛一钱。为细末，每服二钱，食后竹叶煎汤送下。功能清热凉肝，疏风明目。治肝脏受热，眼目昏花，时多热泪。

羚羊角汤língyángjiǎotāng　❶《圣济总录》卷二十八方。羚羊角、百合、川芎、木通、葛根、升麻、黄芩各半两，石膏一两，龙齿、防风各三分。为粗末，每服五钱匕，水煎，不拘时服，日二次。功能凉肝息风。治伤寒刚痉，浑身壮热，头疼口噤，筋脉拘急，心神躁闷。❷《秘传眼科龙木论》卷二方。羚羊角、人参、玄参、地骨皮、羌活各一两，车前子一两五钱。为粗末，每服一钱，水煎服。功能疏风清热明目。治青风内障，头旋脑痛，眼目涩痛，或因劳倦，渐加昏重。❸《证治准绳·类方》第五册方。羚羊角、肉桂、附子、独活各一两三钱半，白芍药、防风、川芎各一两。为粗末，每服五大钱，加生姜三片，水煎服，日二三次。治筋痹肢节束痛。❹《医醇賸义》卷四方。羚羊角二两，龟板、生石决明（打）各八钱，生地黄、牡丹皮、夏枯草各一钱五分，菊花二钱，白芍药、柴胡、薄荷、蝉蜕各一钱，大枣十枚。水煎服。治肝阳上升，头痛如劈，筋脉掣起，痛连目珠。

羚羊角丸língyángjiǎowán ❶《阎氏小儿方论》方。羚羊角、生地黄、炙虎胫骨、炒酸枣仁、茯苓各半两，肉桂、防风、当归、黄芪各一分。为细末，炼蜜为丸，皂角子大，每服一丸，食前温水化下，日三四次。治小儿肾虚或病后筋骨弱，五六岁不能行。❷《世医得效方》卷六方。羚羊角一两半，黄连二两，茯苓一两，黄柏一两半。为细末，炼蜜为丸，梧桐子大，每服五六十丸，蜡茶送下。治蛊疰痢，下血黑如鸡肝色，时发渴者。

羚羊角饮língyángjiǎoyǐn 《圣济总录》卷九十八方。羚羊角屑、栀子仁、炒冬葵子各一两，青葙子、炒红蓝花、麦冬、大青、炒大黄各五钱。为粗末，每服三钱匕，水煎，不拘时服。功能清热通淋。治血淋，小便结热涩痛。

羚羊角饮子língyángjiǎoyǐn · zi ❶《秘传眼科龙木论》卷一方。①羚羊角三两，知母、细辛、车前子、人参、黄芩各二两，防风二两五钱。为粗末，每服一钱，水煎，晚饭后服。治圆翳内障。②羚羊角、防风、茺蔚子、车前子、玄参、黄芩各一两，大黄五钱。为粗末，每服一钱，水煎，空腹服。治沉翳内障。❷《秘传眼科龙木论》卷二方。①羚羊角、防风、知母、人参、茯苓、玄参、桔梗各二两，细辛三两，黄芩、车前子各一两。为粗末，每服一钱，水煎服。治绿风内障。②羚羊角、羌活、玄参、细辛、桔梗、黄芩、柴胡各一两，车前子、茺蔚子各一两五钱，防风一两。为细末，炼蜜为丸，梧桐子大，每服十丸，食后茶水送下。治黑风内障。❸《秘传眼科龙木论》卷三方。羚羊角、五味子、细辛、大黄、知母、芒硝各一两，防风二两。为粗末，每服一钱，水煎服。治小儿黑翳如珠外障。❹《秘传眼科龙木论》卷四方。①羚羊角、知母、人参、五味子、茯苓各一两，黄芪、防风、茺蔚子各一两五钱。为粗末，每服一钱，水煎服。治肝虚中风，口眼㖞斜，睑中赤痒，时时颞部牵动。②羚羊角二两，人参、茯苓、大黄、天冬、玄参、黄芩、车前子各一两。为粗末，每服一钱，水煎服。治猝发眼痛，痛如锥刺而不可忍，睑皮亦如火炙，日后即成翳障。❺《秘传眼科龙木论》卷六方。羚羊角一两五钱，黄芪、茺蔚子各二两，黄芩、麦冬、玄参、知母、桔梗各一两。为粗末，每服一钱，水煎服。治眼赤膜下垂外障。❻《证治准绳·女科》卷五方。羚羊角五钱，防风、羌活、桔梗、败酱草各八钱，桂心、柴胡、煨大黄各一两二钱。为粗末，每服五钱，水煎服。治产后气实，腹中坚硬，胁肋胀满，心中烦热，渴欲饮水，欲成刚痉中风者。❼《审视瑶函》卷三方。羚羊角、犀角、防风、桔梗、茺蔚子、玄参、知母、熟大黄、草决明、黄芩、车前子各等分，甘草量减半。水煎服。治两眼赤脉满布，自白睛入黑睛，障起昏涩，多泪睛疼。❽《审视瑶函》卷四方。羚羊角、细辛、知母、大黄、五味子、芒硝各一两，防风二两。为粗末，每服八钱，水煎，食远服；或为细末，每服五钱，冲服。治眼患木疳，生于风轮，其色蓝绿青碧，虚者大而皆花，实者小而痛涩。❾《审视瑶函》卷五方。羚羊角、防风、茯苓、黄芩（酒炒）、熟地黄、桔梗、枸杞子、人参、车前子、细辛、玄参、知母各等分。水煎服。治枣花翳障。

羚羊羌活汤língyángqiānghuótāng 《审视瑶函》卷五方。黄芪二两，炙甘草一两，羚羊角、羌活、黄芩、山茱萸、车前子、炮附子、人参、青葙子、决明子、泽泻、秦艽、柴胡各一两五钱。为粗末，每服五钱，水煎，不拘时服。治肝肾俱虚，眼见黑花，或作蝇翅。

零陵香línglíngxiāng 中药材。出《本草拾遗》。又名熏草、陵草、熏衣草、满山香。为报春花科植物灵香草 *Lysimachia foenum – graecum* Hance 的全草。分布于广东、广西、四川、云南、贵州等地。辛、甘，温。祛风寒，行气，止痛，驱蛔。①治感冒头痛，鼻塞，咽喉肿痛，胸腹胀满，下利，遗精。煎服：4.5～15g。②治蛔虫病。4.5～15g，水煎，于睡前一次服。③治牙痛，研末撒或煎水含漱。本品含挥发油。煎剂在体外和鸡胚内对流感病毒有抑制作用。

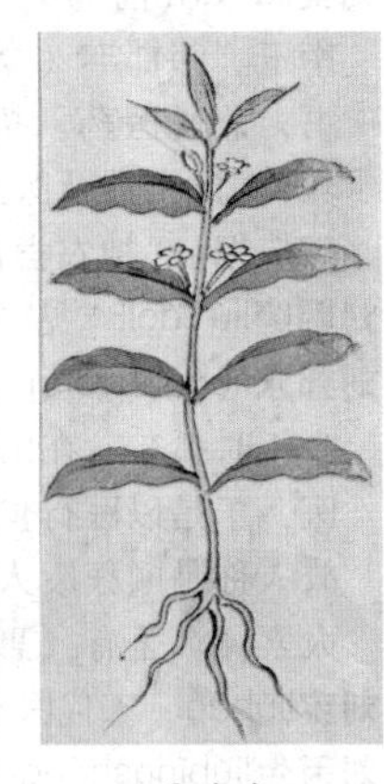

零陵香

零乌豆língwūdòu 中药材。见《本草汇言》。为野料豆之别名。详该条。

零余子língyúzǐ 中药材。出《本草拾遗》。又名薯蓣果。为薯蓣科植物薯蓣 *Dioscorea opposita* Thunb. 的珠芽。全国大部分地区均有栽培或野生。甘，温。入肾经。补肾虚，强腰脚。治遗精，小便频数。煎服：15～30g。本品含山药素Ⅰ～Ⅴ。可调节植物生长。

鲮鲤甲línglǐjiǎ 中药材。出《名医别录》。为穿山甲之别名。详该条。

岭南杜鹃lǐngnándùjuān 中药材。见《广西药用植物名录》。为紫花杜鹃之别名。详该条。

岭南脚气lǐngnánjiǎoqì 古病名。见《圣济总录》卷八十四。又名瘴毒脚气。详该条。

岭南卫生方lǐngnánwèishēngfāng 方书。3卷。元代僧人继洪辑（或题为"宋李璆、张致远原辑"者，系托名）。本书主要辑录宋元时期医学著作中有关我国岭南地区（今广东等地）多发病瘴疟等证治的资料。此外还记述了"蛊毒"、药毒及杨梅疮等病的疗法。原书已佚，现存有明代娄安道的增补本及日本校刻的再次增补复刻本。

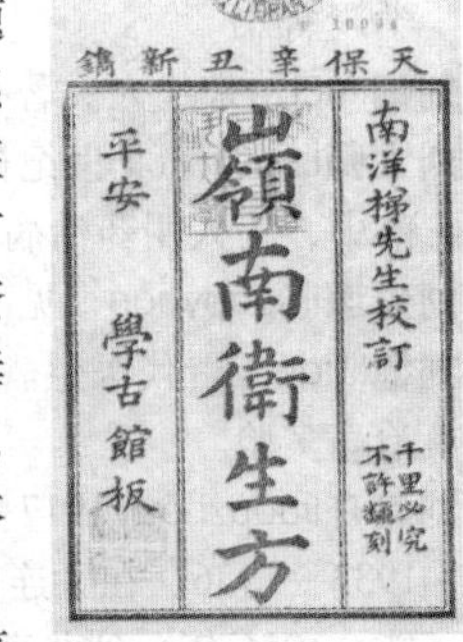

岭南卫生方

领lǐng 颈项部。《灵枢·痈疽》："疽者，上之皮夭以坚，上如牛领之皮。"

另煎兑入lìngjiānduìrù 煎药的方法之一。另煎，又称单煎，即单味药另行煎煮。某些贵重药物，如羚羊角、人参等，为避免溶出的有效成分被其他同煎的药渣吸附，宜另煎取汁，再与其他煎出的药液兑服。

liu

溜liū 脉象。即滑脉。《素问·阴阳别论》："阴阳相过曰溜。"《研经言》卷二："溜脉不言鼓者，以其弱甚也，此阴阳之无胜负者也。"

溜脉liūmài 脉的支别之一。❶与目相溜（流）通的经脉。《素问·刺禁论》："刺面，中溜脉，不幸为盲。"❷浮见于皮下之脉。丹波元简《素问识》卷六："志（张志聪）云：溜脉者，脉之支别，浮见于皮肤之间者也。"❸交通阴阳之脉。《素问识》卷六："高（世栻）云：阴阳相过之脉也。"

刘安liú'ān（前179—前122）西汉思想家、文学家。封为淮南王。沛郡丰（今江苏丰县）人。好穷格物之理，博览群书，兼通医药。招致宾客方术之士数千人，编《淮南鸿烈》。此书涉及医药者甚多，多以医药理论及知识作为说理依据。"神农尝百草"之说即出于此。

刘翱鲤liú'áolǐ 见"刘继芳"条。

刘邦永liúbāngyǒng 明代医家。从化（今广东从化）人。少年时孤贫，在山中打柴为生。传说后来跟从"异人"学医，于是以医行世。用药不拘限于古方，为人放荡不羁，故人称是颠狂废人，因而自称"废翁"。好神仙，并推崇太素脉。著有《惠济方》一书，已佚。

刘宝liúbǎo 宋代医家。生平欠详，撰有《经验名方》一书。

刘丙生liúbǐngshēng 见"刘吉人"条。

刘秉锦liúbǐngjǐn 见"刘奎"条。

刘伯桓liúbóhuán 宋代医家。崇安（今福建崇安）人。为人淳朴，医术较高，凡求治者多全活。

刘伯骥liúbójì（？—1982）医史学家。号石涛。原籍广东。其家曾侨居澳大利亚。曾悉心研读家藏陈修园《南雅堂医书》，复从叔公习医。抗日战争时期从事教育新闻，后留学美国。20世纪70年代著有《中西文化交通小史》《唐代政教史》《宋代政教史》等。后又循治史以治医之法，搜罗史材，贯通医旨，纂辑成《中国医学史》。

刘纯liúchún（14世纪）明代医家。字宗厚（一作景厚）。先祖籍淮南，后于洪武年（1368—1398）中移居咸宁（今陕西西安一带）。精于医学，根据《素问》和张仲景《伤寒论》的医理，又补入后世的方治，编成《伤寒治例》一书。另将明代医家徐用诚（彦纯）的《医学折衷》一书加以增益，改名为《玉机微义》。此外，还有《医经小学》等书。

刘词liúcí 宋代人。著有《混俗颐生录》2卷，已佚。

刘大师liúdàshī（9世纪初叶）唐代民间医生。常骑马巡行村落中，为人用药治病。

刘道源liúdàoyuán 见"刘洙"条。

刘德liúdé 晋代医生。彭城（今江苏境内）人。以医知名，治病多验。

刘渡舟liúdùzhōu（1917—2001）近现代医家。辽宁营口人。1933—1936，在大连市志远药房学习药物知识及临床技能。1956年，到北京中医学院（今北京中医药大学）工作，先后担任伤寒教研组副主任、主任。1978年被评定为教授，1983年被评为全国卫生系统及北京市教育系统先进工作者，1994年被评选为全国首批师承制教育导师。重视六经辨证，强调"提纲条文"，善用经方，但也重视挖掘后世时方，将经方与时方有机融合，用经方补时方之纤弱，用时方补经方之不全。主编出版《伤寒论校注》《伤寒论十四讲》《伤寒论通俗讲话》《中国伤寒论解说》《刘渡舟医学论文集》等著作。

刘方明liúfāngmíng 见"刘昉"条。

刘昉liúfǎng（？—1150）南宋官员。字方明。潮阳（今广东潮阳）人。绍兴年间（1137—1161）任漳州知州，兼荆湖南路安抚使。喜好方书，注重幼科，平时留意访求古方及验方，并同王历、王湜等整理编纂《幼幼新书》，是我国较早而内容相当丰富的儿科专著。

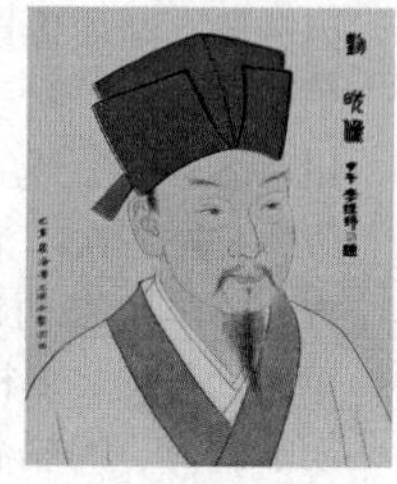
刘昉

刘奉五liúfèngwǔ（1912—1977）近现代医家。北京人。自幼喜爱中医，曾跟随清太医韩一斋学习。17岁拜名医魏寿卿为师，1932年考取行医执照，随师应诊。1935年起自行开业，以善治妇科疑难杂症著称。曾受孔伯华邀请，任教于北平国医学院，讲授《妇科学》，并主编《健康知识》小报。1957年出任北京中医医院第一任妇科主任。晚年曾任教于北京第二医学院中医系，并为多届北京市西医离职学习中医班授课。在临床上强调以肝脏为核心、肝脾肾为重点、五脏为枢机的妇科病理观。擅长辨病与辨证相结合治疗妇科手术感染。从事临床教育工作40余年，后由其门人整理其遗著遗案，辑成《刘奉五妇科经验》，获1987年全国科学大会奖。

刘芙蓉草liúfúróngcǎo 中药材。见《全国中草药汇编》。为蓬子菜之别名。详该条。

刘甫liúfǔ 宋代医生。著有《十全博救方》1卷。已佚。

刘高尚liúgāoshàng 见"刘渊然"条。

刘光大liúguāngdà 元代医官。字宏甫。西安（今浙江衢州）人。至元二十三年（1286）任衢州路医学提领，后任医学教授。曾主持修建三皇庙，创供奉古代名医的先例。

刘贵珍liúguìzhēn（1902—1983）河北威县人。因患胃溃疡、肺结核投师气功而获痊愈。乃潜心研习，于冀南行署干部休养所创气功疗法，后于唐山筹建气功疗养所、北戴河气功疗养院，在运用气功防治慢性疾病方面取得成功，影响日大。晚年任北京市气功学会顾问。撰有《气功疗法实践》（1957），对气功在现代的发展做出了很大贡献。

刘哈喇八都鲁liúhā·labādūlǔ（13世纪）元代医生。河东（今山西风陵渡附近）人。本姓刘，世代为医。善骑射，尤精医术，元世祖忽必烈时，改名为哈喇八都鲁。至元十七年（1280），为太医院管勾。

刘汉基liúhànjī 清代医家。四川巴县（今属重庆）人。1722年曾在太医院任职，撰《药性通考》8卷，论415种药物之药性与主治，并附或问以答疑难。另列有医论25则以论杂证及其治方。

刘翰liúhàn（919—990）宋代医官。临津（今河北临津）人。曾在后周任翰林医官。963年宋政府太常寺考试医官，以刘翰为优。972年任尚药奉御。于973年奉命与马志、翟煦、张素、吴复珪、王光、陈昭遇等人共同校定本草，编成《开宝新详定本草》20卷。979年升为翰林医官使。

刘和斋liúhézhāi 见"刘亩"条。

刘河间liúhéjiān 见"刘完素"条。

刘河间伤寒三书liúhéjiānshānghánsānshū 中医丛书。金代刘完素撰。又名《河间全书》。刊于1186年。包括《宣明论方》《素问玄机原病式》《素问病机气宜保命集》。详各条。

刘河间伤寒直格方论liúhéjiānshānghánzhígéfānglùn 伤寒著作。见《伤寒直格方论》条。

刘河间医学六书liúhéjiānyīxuéliùshū 中医丛书。金代刘完素等撰。明代吴勉学等编校。刊于1601年。包括刘完素所撰《黄帝素问宣明论方》《素问玄机原病式》《素问病机气宜保命集》《伤寒直格》《伤寒标本心法类萃》及元代马宗素撰《伤寒医鉴》。并附镏洪撰《伤寒心要》、常德撰《张子和心镜别录》二种。

刘恒庵liúhéng'ān 见"刘瑾"条。

刘宏liúhóng(434—458) 南北朝宋官吏。字休度。宋文帝第7子，笃好文籍，知医术。尝集医家编撰《宋建平王典术》120卷，已佚。

刘宏甫liúhóngfǔ 见"刘光大"条。

刘惠民liúhuìmín(1900—1977) 名诚思。山东沂水人。少从伯父习医，曾在张锡纯创办的中医院工作。于上海中西医药专门学校毕业后归里执业。1949年后任山东中医学院院长、山东卫生厅副厅长，山东中医学会理事长。学术源于张锡纯、丁福保，善治内科杂症。受严用和、李东垣、薛己、张介宾影响，善用健脾胃、补肝肾之法。对妇科之调经、不孕、保胎及儿科常见麻痘惊疳诸证，均有着丰富的治疗经验。倡用现代技术研究中医。撰有《刘惠民医案选》及《刘惠民医案》(1978)。

刘吉人liújírén 晚清医家。字丙生。江苏镇江人。撰有《伏邪新书》(1898)，对"伏邪"论述较详，编有《外科学讲义》(1911)，并选录校正有《丹溪脉诀指掌》(1923)等书。

刘继芳liújìfāng 明代医家。字养元。安徽人。精于外科，四方求医的人很多，著有《发挥十二动脉解》《怪证表里因》等书，均佚。长子翱鲤承继家业，曾任太医院吏目。

刘寄奴liújìnú 中药材。❶出《新修本草》。又名六月霜、化食丹、南刘寄奴。为菊科植物奇蒿 *Artemisia anomala* S. Moore 的全草。主产于浙江、江苏、江西等地。苦、辛，温。入心、肝、脾经。破血通经，消肿止痛，消食除胀。①治经闭腹痛，产后瘀阻，跌打损伤，食积腹胀，肠炎，痢疾。煎服：9～15g，消食积单味可用至15～30g。②治乳腺炎，鲜品捣敷；创伤出血，研末撒；烧烫伤，研末油调敷。❷见《广西药用植物名录》。为鸭脚艾之别名，详该条。本品含香豆素、7-甲氧基香豆素、乙酸橙黄胡椒酰酯、西米杜鹃醇、奇蒿内酯等。本品具抗缺氧作用。

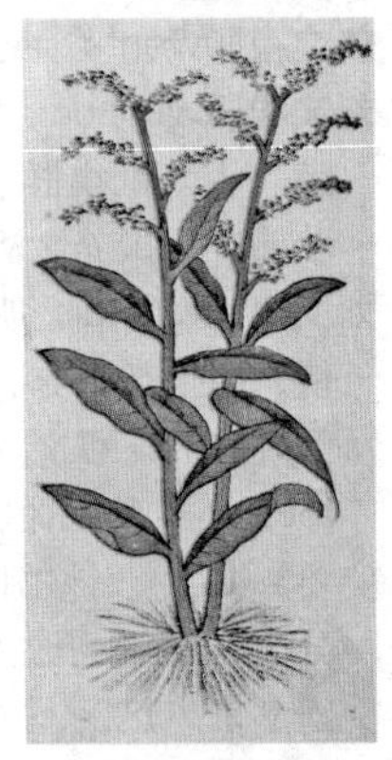

刘寄奴

刘寄奴散liújìnúsǎn 《普济本事方》卷六方。刘寄奴。为末，掺患处。功能敛疮止疼。治金疮。

刘瑾liújǐn 明代医家。字永怀，号恒庵。籍贯未详。从陈会学针灸术，后应宁献王之命重新校订和补辑陈会的《广爱书》，并改名为《神应经》。

刘景厚liújǐnghòu 见"刘纯"条。

刘景裕liújǐngyù 宋代医家。一名景祐。著《小儿药证》1卷，已佚。现有从《医方类聚》的辑本。

刘居士liújūshì 见"刘信甫"条。

刘涓子liújuānzǐ(约370—450) 晋末外科医家。京口（今镇江）人。善医学，尤精外科方术。义熙六年(410)隋刘裕北征，有被创者以药涂之即愈。后居秣陵，撰《刘涓子鬼遗方》。参见"刘涓子鬼遗方"条。

刘涓子鬼遗方liújuānzǐguǐyífāng 外科专著。晋末刘涓子撰，南齐龚庆宣整理。约撰于5世纪，因托名"黄父鬼"所遗而得名。原书共10卷。宋代以后存有两种残本。其一为题《刘涓子鬼遗方》的5卷本，流传较广。其卷一论痈疽病因、各种痈疽的鉴别；卷二述金疮外伤治法；卷三为痈疽、发背及妇人妒乳、乳结肿等病的治疗；卷四为黄父痈疽论及痈疽治方；卷五除痈疽方外，尚有疥癣、面皶、发颓、妇人乳肿、瘭疽、小儿头疮、热毒，以及竹木刺伤、火伤等药方。其二为题《刘涓子治痈疽神仙遗论》的1卷本，内容主要是痈疽证治。此外，1902年在新疆吐鲁番出土的《刘涓子方》残叶二纸，是本书的一种早期传本原件，曾藏于德国柏林勃兰登科学与人文科学院图书馆，现已不见，中国国家图书馆善本部藏有王重民1935年所摄照片。原件为册页装，共1纸，两面接写，有文字30行。背面存有原书卷第9尾题和卷第10首题，内容与标题都可以和传世的中医外科名著《刘涓子鬼遗方》比合，故为《刘涓子鬼遗方》一书的古抄残片。约抄成于唐末五代。本书是我国现存较早的外科专书，较全面地总结了晋以前的外科学成就，具有重要的历史价值。1949年后有影印5卷本。

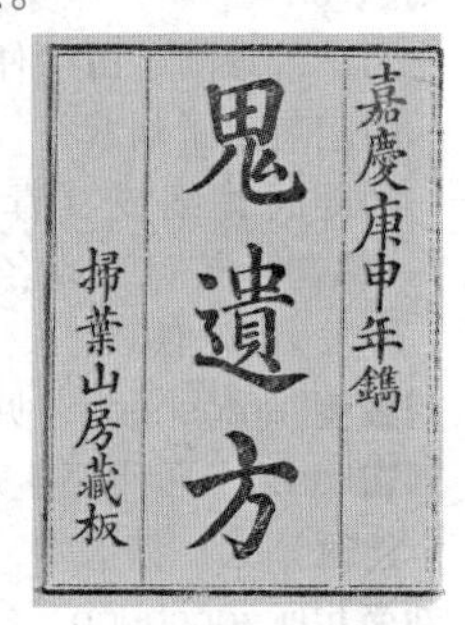

刘涓子鬼遗方

刘均美liújūnměi(14世纪) 明代医家。号阅耕斋。钱塘（今浙江杭州）人。精于医术，乐于救济乞丐、穷人。晚年医术益精，活人更多，死时90岁。著有《拔萃类方》一书，已佚。

刘开liúkāi 宋代医家。字立之，号复真先生。从崔嘉彦学习医术，精于脉学。著有《脉诀》《方脉举要》等书。

刘克用liúkèyòng 见"刘全备"条。

刘扣中liúkòuzhōng 见"刘亩"条。

刘贶liúkuàng 唐代文学家。字惠卿。彭城（今江苏徐州）人。史学家刘知几(661—721)之长子。博通经史，明天文、律历、音乐、医算之术，官至起居郎。参与修国史，著作甚多，医著有《真人肘后方》3卷，已佚。

刘奎liúkuí 清代官吏兼医家。字文甫，号松峰。山东诸城人。其父刘引岚曾任保定郡守等官职。刘奎先为官，中年以后研读家藏医书，认为张仲景以下，多对温疫略而不讲，只有吴又可著《温疫论》对伤寒、温疫做了区分，但疫病范围很广，除温疫外，还有杂疫、寒疫等，因与其子刘秉锦一起于1790年编撰《松峰说疫》一书，用以补充，又与刘秉锦将《温疫论》一书分类述之，并参以己见，加以论述，编成《温疫论类编》(1790)一书。

刘览liúlǎn 明代医生。字月梧。嘉善（今属浙江）人。生活于16～17世纪间。父性良（号仰松），精外科医术，授太医院吏目。得家传，治病常获良效。曾授太医院御医。

刘立之liúlìzhī 见"刘开"条。

刘伦liúlún 明代医家。字宗序。履贯及生平事迹不详。著有《济世外科经验全方》《济世幼科经验全方》《济世女科经验全方》《济世内科经验全方》等书，未见刊行。

刘梦得liúmèngdé 见“刘禹锡”条。

刘沫liúmò 宋代儿科医生。字道源。彭城（今江苏徐州）人。撰有儿科专书《疮疹诀》。

刘默liúmò 明代医家。字默生。浙江杭州人，明末迁居苏州。曾跟随名医缪仲醇学医，活人很多，名噪一时。后来闭门与弟子刘紫谷、叶其辉等讨论医术，用3年时间，将师徒问答编成《青瑶疑问》一书，此书后来又经石楷（临初）校订，改名为《证治百问》。另著有《本草发明纂要》，已佚。

刘默生liúmòshēng 见“刘默”条。

刘亩liúmǔ 元代医生。字扣中，自号和斋。瓯宁（今福建建瓯）人。精医术，常以助人为乐的精神为人治病。

刘南川liúnánchuān 参见“毕懋臣”条。

刘难经liúnànjīng 宋代医家，东郡（今山东兖州）人。精心研究《难经》，认为前代注家有失《难经》本意，于是重加注解，并自号“刘难经”。

刘璞liúpú 清代医家。字石友。平舆（在河南省东南，邻接安徽省）人。编有《医学集要》6卷（刻行于1682），论述脉、药性等。

刘企向liúqǐxiàng 清代医学家。字若政，陕西咸阳人。业儒，涉猎岐黄，后致力医学，就诊者踵接。著有《月婴宝筏》（1721），简切详明，便于据症检方，于矫正产婆之妄治，正确处理新生儿之证治颇有裨益。雍正十年（1723），同邑萧弘士得明孔弘擢传录之《活幼疹书》，以其简明实用，遂请刘氏为之检阅。并据自己治疹经验，撰成《痘疹一得》，增入《活幼疹书》。

刘全备liúquánbèi 明代医家。字克用。柯城（今河南黄县附近）人。生平事迹未详，著有《注解药赋》等书。

刘若金liúruòjīn 明末清初医家。字云密。湖北清江人。明天启乙丑（1625）进士，官至刑部尚书等职。明亡后，隐居30余年，究心医术，于1666年撰《本草述》一书（刊行于1690年）。

刘三点脉诀liúsāndiǎnmàijué 脉学著作。见“脉诀”条。

刘圣泉liúshèngquán 见“刘渊”条。

刘石友liúshíyǒu 见“刘璞”条。

刘守真liúshǒuzhēn 见“刘完素”条。

刘寿山正骨经验liúshòushānzhènggǔjīngyàn 骨伤科著作。北京中医学院附属医院编。本书根据老中医刘寿山对骨伤科疾病的经验整理而成。上篇总论正常人体的筋、骨及手法、诊断、用具、用药等；下篇分别介绍全身各部位的骨折、脱位、伤筋及内伤4类疾病的整复手法、按摩、方药等。全书有插图274帧，附方30首。1966年由人民卫生出版社出版。

刘思道liúsīdào 元代医家。字直甫。衡阳（今属湖南）人。约生活于13世纪。刘祀五世孙。得家传幼科医术之要妙。其术传于曾世荣。所有幼科方论、诗诀等，皆编入曾氏《活幼心书》。

刘祀liúsì 宋代儿科医生。字茂先，衡阳（今属湖南）人。生活于12世纪上半叶。时太医戴尧道精儿科，祀从其学，尽得奥秘，因以医术传世。五世孙思道，亦深得家传。

刘松峰liúsōngfēng 见“刘奎”条。

刘松泉liúsōngquán 明代医生。仪真（今江苏仪征）人。世医出身，在乡里行医，不分贫富，闻名于当地。

刘松岩liúsōngyán 清代医家。广川（今河北景县）人，刘氏积40余年业医心得，于清嘉庆二十五年（1820）撰成《目科捷径》3卷。

刘叟liúsǒu 五代后唐医生。号刘山人。魏州成安（今属河北）人。后唐庄宗刘皇后之父。因以医卜为业，刘皇后拒之不认，故仍行医于民间。

刘天和liútiānhé（？—1545）明代医家。字养和，湖广麻城（今属湖北）人。正德三年（1508）进士，官至兵部尚书。重视医学，曾刻《伤寒六书》《幼科类萃》等。宦游所至，多采录验方，或经亲试。编《保寿堂经验方》（约1542—1545）。

刘完素liúwánsù（约1120—1200） 金代著名医家，金元四大家之一。字守真，自号通玄处士。河间（今河北河间）人，因称刘河间。长期在民间行医，深受群众欢迎。精研《素问》数十年，对运气学说提出精辟的见解。既承认运气分主四时的正常规律，又认为运气有常有变，研究运气学说应当着眼于风、寒、暑、湿、燥、火对疾病发生和发展的影响。结合当时北方地区流行的热性病，分析研究《素问》“病机十九条”，强调了火热致病的理论，并根据北方人的体质和热性病流行的特点，总结其治疗经验，反对套用古方，善用寒凉药，收到较好效果，对后世治疗温热病很有启发。力排《局方》用药燥热之偏，治病多以降心火、益肾水为主。由于他善用寒凉药物，后世称之为寒凉派。生平著作有《素问玄机原病式》《素问病机气宜保命集》《宣明论方》《三消论》以及《伤寒直格》《伤寒标本心法类萃》等。

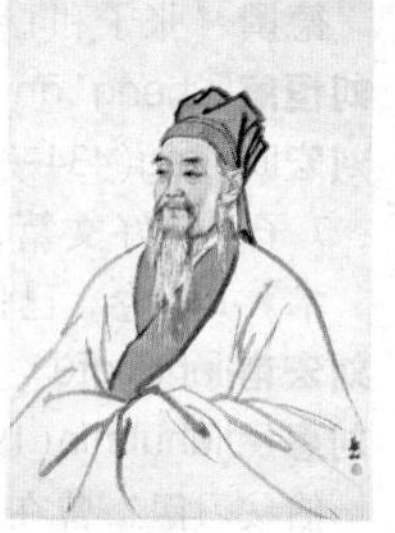
刘完素

刘温舒liúwēnshū（11世纪）宋代医家。履贯欠详。曾任朝散郎太医学司业等职，根据五运六气学说，与医学理论相糅合，撰《素问论奥》《运气全书》《素问入式运气论奥》等书。

刘文甫liúwénfǔ 见“刘奎”条。

刘文华liúwénhuá 清代医家。字云樵。神泉（今广东惠来南）人。汇集群书，辑成《保产金丹》一书，4卷，论述胎前产后摄养之法。

刘文泰liúwéntài 明代医官。贯里不详。宪宗时任太医院院使，因投剂乖方，致损宪宗，遭大臣参劾，降为承德郎太医院院判。弘治六年（1493）因弹劾王恕又降为御医。1503年奉孝宗命任总裁修本草，两年后成《本草品汇精要》42卷。该书以《政和本草》为蓝本，载药1815种，分24项，并予提要解说。附彩图1358幅，逼真精美。后因孝宗患热疾，文泰误投大热之剂烦躁不安而殁。法司奏文泰药不对证，请斩之。后虽免死遣戍，而《本草品汇精要》存内府。1937年虽有排印本行世，但彩图只有摹绘流传。

刘信甫liúxìnfǔ（13世纪）南宋医家。名明之，又称刘居士。桃溪（今福建境内）人。本习儒学，后弃儒为医。钻研医术，救治不少病人。嘉定九年（1216）收集整理治验，编成《活人事证方》《活人事证方后集》各20卷。后又撰《新编类要图注本草》42卷。

刘休liúxiū 南北朝宋齐官吏。字弘明。沛郡相（今安徽濉溪）人。多才艺，知医，尤善食疗之术。建元初（479）为御史中丞。撰有《刘休食方》1卷，今佚。

刘埙liúxūn 元代医生。衢州（今浙江衢州）人。精通方脉，常施药助人。

刘养元liúyǎngyuán 见“刘继芳”条。

刘仪真liúyízhēn 见“刘松泉”条。

刘彝liúyí(1017—1086) 宋代官吏。福州人。庆历六年（1046）进士，通晓水利。熙宁（1069—1077）间主管虔州（今江西赣州）时，鉴于当地多相信巫祝鬼神，不信医药，误治者众多，刘彝严禁巫医，并作《赣州正俗方》2卷，以宣传医学。

刘永怀liúyǒnghuái 见“刘瑾”条。

刘祐liúyòu(6世纪) 隋代官吏。荥阳（今河南郑州）人。撰有《产乳书》2卷。已佚。

刘宇liúyǔ 明代官吏兼医家。字志大。河南人。成化壬辰（1472）进士，曾任山西吏部尚书等官职。通医学，将宋代陈直的《安老书》、元代邹铉的《寿亲养老新书》、明代娄子贞的《恤幼集》等书改名合刊成《安老怀幼书》。

刘禹锡liúyǔxī(772—842) 字梦得。彭城（今江苏徐州）人。曾与王叔文、柳宗元等提出政治改革，反对因循保守。后因革新失败而被贬。他对医学有所研究，强调“一物足了病者”的单方及验方治疗疾病，又重视广大人民群众中防治疾病的经验总结，认为“医拯道贵广”。他把自已平素向卖药摊上学到的方法，从乡村老妇访问得来的经验，经过亲自观察试验，择其治病效果好的，编成《传信方》，流传颇广。

刘裕铎liúyùduó 见“吴谦”条。

刘渊liúyuān(18世纪) 清代医家。字圣泉。归善县（今广东惠阳）人。年轻时习武，兼好医术，辑有《医学纂要》（1739）等书。

刘渊然liúyuānrán(14世纪) 明代道士兼医家。江西赣县人。幼年出家，在祥符宫当道士，通医药。洪武二十年（1387）受召于朱元璋，号高尚。永乐年间（1403—1424）随皇帝到北京。仁宗时，号“长寿真人”。宣德（1426—1435）初年，称“大真人”。编有《济急仙方》一书。

刘元宾liúyuánbīn(约11世纪) 北宋医家。字子仪，自号通真子。精通方脉，著有《通真子补注王叔和脉诀》《通真子续注脉赋》《脉诀机要》《脉要新括》《诊脉须知》《通真子伤寒诀》《伤寒括要》《神巧万全方》等书。

刘岳liúyuè 元代医家，字公泰，南康星子（今江西）人，祖为宋名医，少读书于白鹿洞书院，承家学，世祖授以奉仪大夫，任太医院院使，精脉诊，人称刘三虞（取其三指诊而知病原）。后改翰林学士知制诰，同修国史。

刘赟liúyūn(10世纪) 北宋医生，擅长骨伤科，为翰林医学。据载天武右厢都指挥使韩昰在战争中左股部中箭不出近三十年，行走困难。1004年（景德初）经刘赟治疗，敷药后箭矢出，行走如故。后任医官。

刘云密liúyúnmì 见“刘若金”条。

刘云樵liúyúnqiáo 见“刘文华”条。

刘志大liúzhìdà 见“刘宇”条。

刘仲宣liúzhòngxuān 元代医生。江西安福县人。通医学，后归隐东阳山下。

刘资深liúzīshēn 元代医生。永嘉（今浙江温州）人。世代为医，精通医术。擅长治疗传染病。

刘子仪liúzǐyí 见“刘元宾”条。

刘紫谷liúzǐgǔ 见“刘默”条。

刘宗厚liúzōnghòu 见“刘纯”条。

刘宗序liúzōngxù 见“刘伦”条。

留痹liúbì 病名。指日久而留着不去的痹证。《灵枢·官针》：“傍针刺者，直刺傍刺各一，以治留痹久居者也。”

留罐法liúguànfǎ 拔罐法的一种。亦称坐罐法。是拔罐后，让火罐留在吸着的穴位上不去动它。一般留置10～15分钟为度。对镇痛效果较好。唯此法吸着力强，夏季或皮肤较嫩的部位，留罐时间不宜过长，否则皮肤上会出现水疱。

留气法liúqìfǎ 针刺手法名。或称流气法。《金针赋》：“留气之诀，痃癖癥瘕，刺七分，用纯阳，然后乃直插针，气来深刺，提针再停。”其法先进针0.7寸，行紧按慢提九数；得气后进入1寸深处，略作伸提，再退回原处。

留求子liúqiúzǐ 中药材。见《南方草木状》。为使君子之别名。详该条。

留行子liúxíngzǐ 中药材。见《中国药学大辞典》。为王不留行之处方名。详该条。

留饮liúyǐn 病名。痰饮之一。指水饮蓄而不散者。《诸病源候论·痰饮诸病候》：“留饮者，由饮酒后饮水多，水气停留于胸鬲之间而不宣散，乃令人胁下痛，短气而渴。”《金匮要略·痰饮咳嗽病脉证并治》：“夫心下有留饮，其人背寒冷如掌大。留饮者，胁下痛引缺盆，咳嗽则辄已。胸中有留饮，其人短气而渴。四肢历节痛，脉沉者，有留饮。”若饮留于肾，则囊及足胫肿等。可用甘遂半夏汤等方。《医醇賸义·痰饮》：“留饮者，留而不去也。心下痞满，作哕，头眩。芎归桂朴汤主之。”如中阳不复，旧饮虽暂得排泄，新饮又可再留积，故迁延难愈。治宜逐饮扶正为法，后以健脾温肾固本。参见“饮”“痰饮”条。

留饮咳liúyǐnké 病证名。指饮邪留肺所致的咳嗽。《备急千金要方》卷十八：“留饮咳者，其人咳不得卧，引项上痛。咳者如小儿掣纵状。”《金匮要略·痰饮咳嗽病脉证并治》：“留饮者，胁下痛引缺盆，咳嗽则辄已。”《外台秘要》卷九：“支饮家，咳，烦，胸中痛者……与十枣汤方。”参见“咳嗽”“痰饮咳嗽”等条。

留者攻之liúzhěgōngzhī 治则。出《素问·至真要大论》。凡积瘀留滞的病证（如气、血、痰、水），应用攻逐药物。如气滞者须行气，血瘀者须祛瘀活血，痰饮滞留者须涤痰，水饮停留者须逐水。

留针liúzhēn 指针刺得气后，将针留置于穴位内至预定时间再予出针。《素问·针解》：“刺实须其虚者，留针。”意即治疗实邪疾患，可用留针的方法。留针期间可施行各种手法操作，并可加用温针、电针等。留针时间长短应视具体情况而定，一般在15分钟左右，长者可达几小时乃至数天，如耳针、皮内针等。毫针留针时应嘱患者不要随便改变体位，以防发生弯针等意外。需长时留针的患者，具体方法可参阅“皮内针疗法”“耳针疗法”条。

留针补泻liúzhēnbǔxiè 指留针时，采取不同的操作，来分别补泻的方法。补法的留针，是为了待气，故气至后稍加捻运即行出针。《素问·离合真邪论》：“静以久留，以气至为故，如待所贵，不知日暮，其气以至，适而自护。”泻法的留针，是为了散邪，故气至后，尚须持续捻运，待邪气散尽方可出针。《素问·针解》：“刺实须其虚者，留针，阴气隆至，乃去针也。”

流红liúhóng 病证名。指胎漏下血。陈无咎《女科难题》：“怀胎而月经忽来者，名曰流红。”

流火liúhuǒ 病名。见《外科证治全生集》卷一。为丹毒发于小腿部。症见红肿发亮，热痛如烧，不溃不烂，多在小腿肚之下。治宜用矿石灰化于缸内，次日水面上结一层如薄冰者取起，以桐油调匀，外敷于患处，每日二三次；或以马钱子磨水敷之，一日数次，止痛佳；或用鲜凤仙花、鲜紫苏二味洗净，连根叶捣烂，开水冲之熏洗患处，对小腿部反复发作之丹毒尤效。

流火流痰痧liúhuǒliútánshā　病证名。痧证之一。《痧胀玉衡·流火流痰痧》："痧毒传变，不待时日，朝发于足而足肿痛，夕流于手而手肿痛，朝发于肌肤而肌肤红肿，夕入于里而痰喘不休。此等之痧，乍隐乍现，乍来乍去，按之脉而痧脉或不现，最难识认。如痧毒所流及之处，热者似流火而非流火，肿者似流痰而非流痰。或痛极难忍，或痒痛不已，又痧之变者也。欲知此痧，须看病势凶暴，不比流痰流火之轻缓者。验之于痧筋发现，刺之无疑。然后凭脉所犯风寒暑湿，及食积痰血气阻，分治之。"参见"痧"条。

流金凌木liújīnlíngmù　病名。清代黄庭镜《目经大成》卷二："此症目无甚大弊，但三处两处似膜非脂，从气轮（肺金）而蚀风轮（肝木），故曰流金凌木。状如胬肉攀睛，然色白而薄，位且不定。"类今之假性翼状胬肉。

流浸膏剂liújìngāojì　中药剂型。将药材用适宜的溶剂提取，蒸去部分溶剂，调整浓度至规定标准的制剂。

流泪证liúlèizhèng　病证名。指非因情志因素而时时流泪的证候。可分冷泪和热泪。冷泪包括风冷刺激所致之迎风流泪和泪液排泄受阻所致之无时泪溢。热泪常见于热证眼病及异物入目等。详见"冷泪""热泪"条。

L

流皮漏liúpílòu　病证名。即以颜面及身体其他部位出现褐红色小结节，融合成片、结痂出脓、坏死溃疡，愈后形成萎缩性瘢痕为主要表现的皮肤疾病。

流气法liúqìfǎ　见"留气法"条。

流气饮liúqìyǐn　《太平惠民和剂局方》卷七方。炮大黄、川芎、菊花、炒牛蒡子、细辛、防风、栀子、炒白蒺藜、黄芩、炙甘草、玄参、蔓荆子、荆芥、木贼各一两，炒苍术二两，草决明一两五钱。为细末，每服二钱五分，临卧冷酒调服。功能祛风清热明目。治肝经不足，风热上攻，眼目昏暗，视物不明，眼前黑花，当风多泪，怕光羞明，眵多赤肿，隐涩艰睁，或生障翳，倒睫拳毛，眼眩赤烂。

流气饮子liúqìyǐn·zi　《全生指迷方》卷三方。苏叶、乌药、青皮、桔梗、茯苓、当归、芍药、黄芪、炒枳实、姜半夏、防风各五钱，炙甘草、川芎、橘皮各三分，槟榔一两，木香一分。为粗末，每服五钱，加生姜三片，大枣一枚，水煎服。功能行气止痛。治气攻肩背胁肋，走注疼痛及痞胀呕喘，浮肿脚气。

流伤饮liúshāngyǐn　《伤科秘方》方。刘寄奴、补骨脂各一钱，延胡索五钱。水煎，冲童便一杯温服。治跌仆挫伤，筋骨碎断，内有瘀血者。如伤重，加山羊血（研）一钱，或加地龙二条（去垢，炙为末）。

流水风疮liúshuǐfēngchuāng　病证名。《幼幼集成·诸疮证治》："小儿初生，遍身虫疥，与乎流水风疮，一皆胎毒也。切勿外治，宜内服胡麻丸。倘误用搽洗，逼毒入腹，以致腹胀，危候也。急服解毒汤（玄参、连翘、升麻、黄芩、赤芍、当归、羌活、防风、生地、荆芥、木通、炙甘草、灯心）为佳。"大便秘加酒大黄。

流痰liútán　病名。骨关节慢性破坏性疾病兼有脓肿者。见清代余景和《外证医案汇编》卷三。本病变在破坏过程中，少有新骨形成，当脓肿形成后可以流窜，溃后脓液稀薄如痰，故称流痰。为无头疽的一种，相当于骨与关节结核。多发于儿童和青年，患者常有肺结核病史。发病部位以脊椎、髋关节为多，次为膝、踝、肩、肘、腕关节。故因患病部位不同，又有龟背痰、鹤膝痰、穿踝痰、穿拐痰、鸡胸痰、附骨痰、肾俞虚痰、环跳流痰等名称。其病因多为先天不足，或久病肾阴亏损，骨髓不充，外邪乘虚而入，痰浊凝聚；或跌仆损伤，气血不和而诱发。病初局部酸胀微肿，不红、不热、不痛；久则漫肿疼痛成脓，周围肌肉萎缩；后期由于阴亏火旺，可有午后潮热，盗汗，身困无力，食少，溃流清稀脓液及败絮样物，久则疮口凹陷，周围色紫，形成窦道，不易收口。治疗初宜补肝肾，温经化痰为主，用阳和汤、小金丹之类；中期宜扶正托毒；后期疮溃脓成，难于收口，当重扶正。气血亏损者，用人参养荣汤；若阴虚火旺者，用大补阴丸之类；若窦道形成，应配合外用七仙条或千金散黏附药线插入管内。亦可采用手术治疗。

流涎liúxián　症名。口角流涎，难以控制。《张氏医通》："夫脾主涎，脾虚则不能收摄，多兼流涎。"参见"脾风多涎""脾热多涎""脾冷涎多""脾虚多涎"等条。

流星草liúxīngcǎo　中药材。见《本草纲目》。为谷精草之别名。详该条。

流行性乙型脑炎liúxíngxìngyǐxíngnǎoyán　病名。是一种比较严重的急性传染病。发生于夏秋之际。属于暑温、暑风、暑痉、暑厥范围。暑热之邪由口鼻而入，先在阳明气分。临床以发病急，病情变化大，高热，头痛，呕吐，嗜睡惊厥，昏迷等为主症。在恢复期和后遗症阶段，又可有余热稽留和各种轻重不等的神经精神症状。由于本病的发病季节正值"暑气下迫，湿气上腾"，即暑湿行令的时期，因此，暑邪为本病的主要原因。暑为阳邪，易于化火动风，所以高热可引起抽搐、昏迷，即所谓热极生风，风动生痰，痰盛生惊。而热、痰、风三者的病机转归又互为因果，互有联系，尤其在重型病例中，病情来势凶猛，常因高热、昏迷、抽搐的持续，而出现呼吸、循环衰竭。其主要转归是热、痰、风相互充斥，风火相煽，痰闭清窍，从而由闭及脱，而产生呼吸不整，面色灰滞，四肢不温，腹胀，脉息微细而促等内闭外脱的危象。在重症病例中，热、痰、风三症往往互为存在，在早期，多属实证、闭证；在后期，若因病邪久留，脏腑、经络、气血的功能受到严重的耗损，余邪留在经络，或津液耗损，则以虚为主，或虚中夹实，往往留有各种轻重不同的后遗症。治以清暑解毒为主。初起在表，用新加香薷饮；暑热偏重，用白虎汤加减。同时，因暑必夹湿，所以需配合芳香化湿之剂，如甘露消毒丹；暑风盛者，用羚角钩藤汤；暑湿夹痰，用温胆汤加减；严重病例，高热者，配紫雪丹；昏迷者，配安宫牛黄丸；惊厥者，配至宝丹。恢复期发热，多为余邪未尽，可用清络饮。呼吸衰竭，可取膻中、中府、肺俞等，用10%人参注射做穴位注射。危重病例可采取中西医结合治疗。

流衍liúyǎn　运气术语。五运主岁之中，水运太过的名称。《素问·五常政大论》："水曰流衍。"又："流衍之纪，是谓封藏。"水盛则阴气大行，天地闭而万物藏，故名。

流饮liúyǐn　病证名。痰饮之一。❶指狭义的痰饮。《诸病源候论·痰饮诸病候》："流饮者，由饮水多，水流走于肠胃之间，辘辘有声，谓之流饮。"参见"痰饮"条。❷指痰饮流注无定者。《杂病源流犀烛·痰饮源流》："流饮，饮水流行，遍体俱注无定在是也。宜三花神佑丸。”

流肿liúzhǒng　病名。急性发作性肿胀病，发病时背腹或肢体局部肿起，或痛，或热，移无常处。见《诸病源候论·流肿候》：“流肿凡有两候，有热有冷。冷肿者，其痛隐隐然沉深，着臂膊，在背上则肿起，凭凭然而急痛，若手按及针灸之即肿起是也。热肿者，四肢热如火炙之状，移无常处，或如手，或如盘，着背腹是，剧则皆热如火，遍身熠熠然，五心烦热，唇口干燥，如注之状。”

流珠形liúzhūxíng　小儿指诊法十三指形之一。详“十三指形”条。

流注liúzhù　❶病名。即肢体深部组织的化脓性疾病。又名马痹。见《仙传外科集验方》。由于毒邪内侵，当气血虚弱之时，流窜不定，致使肢体深部发病，肌肉组织结块或漫肿，有单发或多发，久而成脓，溃后脓尽可愈，或此愈彼发。由于发病的原因、部位及临床表现不同，又分为湿痰流注、瘀血流注、暑湿流注、湿毒流注、缩脚流注、髂窝流注、锁脚流注、锁脚马痹、关节流注、冷流注等。详见各条。❷指人身气血流动不息，向各处灌注的意思。如《素问·五常政大论》云：“其政谧，其令流注，其动漂泄沃涌。”❸针灸取穴的一种学派术语，如子午流注。

流注八穴liúzhùbāxué　出《针经指南》。即八脉交会穴。详该条。

流注疬liúzhùlì　病名。又名千岁疮。为瘰疬生于遍身者。《医宗金鉴》卷六十四：“生于遍身，漫肿而软，囊内含硬核者，名流注疬。”详“瘰疬”条。

流注指要赋liúzhùzhǐyàofù　针灸著作。又名《窦太师流注指要赋》《通玄指要赋》。1卷。元代窦杰撰于1232年。主要是根据常用的43个针灸要穴主治编成的一篇歌赋，赋后附有针灸补泻等几篇短论。现有1936年《丛书集成》影印本（与《外科精义》合刊）。

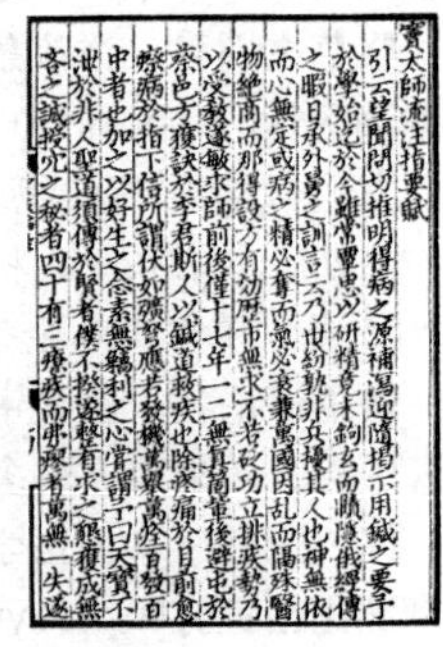

流注指要赋

琉璃疽liú·lijū　病名。出顾鸣盛《中西合纂外科大全》卷三。即土栗。详该条。

琉璃胎liú·litāi　病证名。即子肿。《女科玉尺》：“妊娠五六月以来，浮肿如水气者，名曰子肿，俗呼琉璃胎。”

琉球百问liúqiúbǎiwèn　医论著作。1卷。清代曹存心撰于1824年。本书系曹氏回答其琉球弟子吕风仪所提的问题记录整理而成。内容以临床病例的立法处方为主，旁涉针灸、本草等内容。书中拟制方药、论述医理均有所发挥。现有《三三医书》本，并且收入《国医百家》丛书中。

琉球问答奇病论liúqiúwèndáqíbìnglùn　医论著作。清代曹存心（仁伯）遗稿。福州黄良安录存。本书根据曹氏回答琉球弟子所提问题记录整理编成。共载29问，主论内科、妇科与儿科疑难病证。现有《三三医书》本，1981年江苏科学技术出版社《琉球百问》校点本中录有此书。

硫黄liúhuáng　中药材。见《吴普本草》。又名石硫黄、昆仑黄、黄牙、烦硫、天生黄。为自然元素类矿物硫族自然硫，采挖后，加热熔化，除去杂质或为含硫矿物经加工制得。产于内蒙古、山西、陕西、河南、江西、湖南、江苏、四川、广东、台湾等地。酸，温，有毒。入肾、大肠经。外用解毒杀虫疗疮，内服补火助阳通便。外治用于疥癣，秃疮，阴疽恶疮；内服用于阳痿足冷，虚喘冷哮，虚寒便秘。外用适量，研末油调涂敷患处。内服：1.5～3g，炮制后入丸散服。《抱朴子内篇·金丹》：“以华池和丹，以曾青硫黄末覆之薦之，内中沙中，蒸之五十日，服之百日。”本品内服中毒时，呼气有硫化氢味，可出现呕吐、吞咽困难、头痛、眩晕、腹痛、腹泻，甚至虚脱等症。孕妇忌服。畏朴硝、芒硝、玄明粉。本品内服后变为硫化物或硫化氢，刺激胃肠黏膜，蠕动增加，导致下泻。硫化物局部应用，有软化表皮、溶解角质及杀死皮肤寄生虫（疥）的作用。

硫黄丸liúhuángwán　❶《肘后备急方》卷四方。硫黄、矾石、干姜、吴茱萸、肉桂、乌头、附子、川椒、人参、细辛、皂角、当归各等分。为末，炼蜜为丸，梧桐子大，每服十至二十丸，日三次。治里寒证。❷《备急千金要方》卷十七方。硫黄、矾石、干姜、附子、乌头、桂心、细辛、白术、桔梗、茯苓各二两。为细末，炼蜜为丸，梧桐子大，每服十丸，酒送下，日三次，渐加之，以知为度。治气极虚寒，澼饮，胸中痰满，心腹痛气息，不下饮食。❸《普济本事方》卷二引沈存中方。硫黄二两，硝石一两。为细末，水泛为丸，指头大，每服一丸，日一次，空腹腊茶嚼下。治头风，发则头痛如破。本方早见于《太平圣惠方》卷四十，但无方名。❹《疡医大全》卷三十五方。硫黄一两。为细末，糕粉捣丸，梧桐子大，每服五十至六十丸，荆芥煎汤送下；若上身疮多食后服，下身疮多食前服。治疥疮。

硫黄中毒liúhuángzhòngdú　病名。古代封建贵族为追求长生而恣意服食硫黄或服用含硫黄丹石药过多中毒。《本草纲目》卷四载有解硫黄毒的药物，如金星草、胡麻油、米醋、飞廉、细辛、余甘子、乌梅、黑铅、铁浆、朴硝、猪血、羊血、冷猪肉、鸭肉、猪脂等，可参考。参“丹石中毒”“金石中毒”条。

榴花散liúhuāsǎn　《圣济总录》卷七十方。石榴花（曝干）、故帛灰各半两，人中白一分。同研细，更入麝香一钱研匀，每用少许，吹入鼻中。治鼻衄久不止，诸药不效。本方早见于《太平圣惠方》卷三十七，但无方名。

瘤liú　病名。❶出《灵枢·刺节真邪》。又名瘤赘。《三因极一病证方论》卷十五有六瘤记载，即骨瘤、脂瘤、肉瘤、脓瘤、血瘤、石瘤。多因七情劳欲，复感外邪，脏腑失调，生痰聚瘀，气血凝结而成。症为体表出现肿物，如梅如李，日久增大，界限分明，色白而肿痛，亦可破溃化脓，病程漫长，多属阴症。治宜化痰解瘀，软坚散结；破溃化脓者，佐以解毒。须按瘤体不同而选方。参见“气瘤”“肉瘤”“脂瘤”“血瘤”“筋瘤”诸条。❷见《本草纲目》卷三十九露蜂房。是指严重的酒齄鼻，已进入鼻赘的阶段者。详该条。

瘤病liúbìng　病名。出《灵枢·九针》。❶又称瘤病、瘤疾。瘤者，邪气稽留之意。详见“瘤疾”条。❷指肿瘤。《圣济总录·瘿瘤门》：“论曰，瘤之为义，留滞而不去也……及郁结壅塞，则乘虚投隙，瘤所以生，初为小核，寖以长大，若杯盂然，不痒不痛，亦不结强。方剂所治，与治瘿法同，但瘿有可针割，而瘤慎不可破尔。”参见“瘿”等条。

瘤赘liúzhuì　病名。出《疡科选粹》卷七。即瘤之别称。详该条。

柳白皮liǔbáipí　中药材。出《经史证类备急本草》。为杨柳

科植物垂柳 *Salix babylonica* L. 的树干或根的韧皮部。苦，寒。祛风利湿，消肿解毒。①治风湿痹痛，黄疸，肾盂肾炎，膀胱炎，带下。煎服：30～60g。②治风肿瘙痒，煎汤洗浴；烫伤，猪油熬膏涂；乳痈，炒热温熨；中耳炎，烧存性研末吹耳。本品含水杨苷，有退热作用。还含芸香苷、槲皮素、柚皮素的葡萄糖苷等。又含鞣质。

柳宝诒liǔbǎoyí　清末医家。字谷孙，江苏江阴人，长于诊治温热证，为一时名医，编撰有《温热逢源》《柳选四家医案》等书，流传较广。

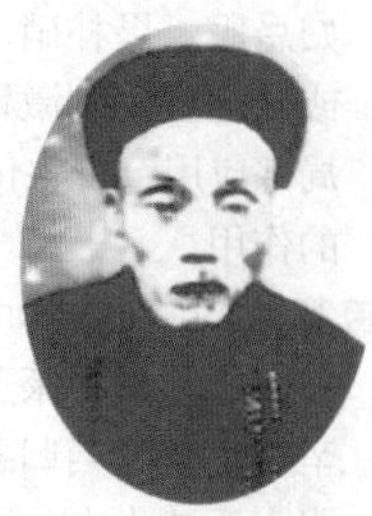
柳宝诒

柳樊邱liǔfánqiū　明代医家。字可封。贵溪（今属江西）人。精治痘疹。正统七年（1442），于上饶凌江教授时著有痘疹专书。谭起岩为之正伪、去繁、补阙，成《痘疹神应心书》两卷。

柳根liǔgēn　中药材。出《经史证类备急本草》。为杨柳科植物垂柳 *Salix babylonica* L. 的根。苦，寒。利水通淋，祛风除湿，泻火解毒。治淋病，白浊，带下，水肿，风湿痹痛，四肢拘挛，牙龈肿痛。煎服：15～30g。柳须根又名水柳须、青龙须，烧存性研末，油调敷黄水湿疮。

柳谷孙liǔgǔsūn　见“柳宝诒”条。

柳花liǔhuā　中药材。出《神农本草经》。又名杨花、柳椹、柳蕊。为杨柳科植物垂柳 *Salix babylonica* L. 的花。苦，寒。祛风利湿，止血散瘀。①治风水，黄疸，咳血，吐血，便血，血淋，经闭。内服：煎汤，15～30g；或捣取汁服。②治走马牙疳。烧存性，入麝香少许，研末搽。

柳花散liǔhuāsǎn　❶《外科正宗》卷四方。黄柏（净末）一两，青黛三钱，肉桂一钱，冰片二分。为细末，每次少许，吹于口内疮面。治虚火上炎而致的口疮，色淡而白斑细点，甚则陷露龟纹，不渴，脉虚者。❷《外科十法》方。炒蒲黄、炒黄柏、煅人中白、青黛各一两，冰片五分，硼砂五钱。为细末，吹喉。治喉疮及口舌生疮，走马牙疳，咽喉肿痛。

柳灰散liǔhuīsǎn　《外科真诠》方。柳枝灰、生甘草各一钱，荆芥炭二钱，太宁石三钱。为末，水或加生蜜少许调涂患处。治手阳明经风热而致的天灶丹，症见两臂或一臂赤肿少黄色。

柳蕊liǔruǐ　中药材。见《本草纲目拾遗》。为柳花之别名。详该条。

柳椹liǔshèn　中药材。出《岣嵝神书》。为柳花之别名。详该条。

柳实liǔshí　中药材。出《神农本草经》。即柳絮。详该条。

柳条liǔtiáo　中药材。出《芷园臆草》。即柳枝。详该条。

柳絮liǔxù　中药材。出《神农本草经》。又名柳实、柳子。为杨柳科植物垂柳 *Salix babylonica* L. 的具毛种子。苦，凉。清湿热，止血，溃痈。①治湿痹四肢挛急，膝痛，吐血。内服：煎汤，9～15g；或焙干研细末服。②治创伤出血。研末敷，痈疽脓成胀痛不溃。研末调敷。

柳选四家医案liǔxuǎnsìjiāyī'àn　医案丛书。清代柳宝诒选评。刊于1904年。本书选编清代4位医家治案，有尤在泾《静香楼医案》2卷，曹仁伯《继志堂医案》2卷，王旭高《环溪草堂医案》3卷，张仲华《爱庐医案》24条。柳氏按病类拟定总目，下据不同的病证又分子目，便于读者查阅。医案以内科杂病为主，理、法、方、药较为完备，按语简明中肯，有一定见解。1949年后有排印本。

柳叶liǔyè　中药材。出《神农本草经》。为杨柳科植物垂柳 *Salix babylonica* L. 的叶。我国大部分地区均有分布。苦，寒。清热解毒，透疹，利尿，平肝。①治慢性气管炎，湿热黄疸，痧疹透发不畅，尿道炎，膀胱炎，膀胱结石，高血压。煎服：9～15g（鲜品30～60g）。②治地方性甲状腺肿，乳腺炎，疔疮疖肿。煎服并熬膏外涂。③治关节肿痛。鲜品捣敷。漆疮，皮肤瘙痒，脚癣，煎水洗；痈疽肿毒，熬膏涂。鲜柳叶含碘，又含鞣质，又含邻苯二酚。本品可抗甲状腺肿、祛痰、抗菌。

柳叶荚liǔyèjiá　中药材。见《昆明民间常用草药》。为黑骨头之别名。详该条。

柳叶散liǔyèsǎn　《证治准绳·幼科》集三方。炒黄柏、蒲黄、青黛、煅人中白各等分。为末，外敷患处。治小儿热毒口疮。

柳叶桃liǔyètáo　中药材。出《花历百咏》。为夹竹桃之别名。详该条。

柳枝liǔzhī　中药材。出《本草拾遗》。又名柳条。为杨柳科植物垂柳 *Salix babylonica* L. 的枝条。苦，寒。入肝、胃经。祛风止痛，利小便，消肿毒。①治风湿性关节炎，尿闭，淋病，白浊，带下，湿热黄疸。煎服：30～60g。②治痈肿，疔疮，熬膏涂；龋齿，龈肿，煎水含漱；烫伤，烧存性研末油调敷；麻疹初起透发不畅，风疹瘙痒，煎水熏洗。木质部含水杨苷。局部作用于胃，可作苦味剂，吸收后部分变为水杨酸，有解热止痛作用，随即很快水解。水杨苷元4%～10%浓度可作局部麻醉用。

柳州七liǔzhōuqī　中药材。见《全国中草药汇编》。为牛奶浆草之别名。详该条。

柳洲医话liǔzhōuyīhuà　医话医方著作。又名《柳洲医话良方》。1卷。清代魏之琇撰，王士雄辑评。约刊于19世纪中期。本书系王氏将魏之琇《续名医类案》一书中原按语85条，单方100余条予以汇编，并附加评按而成。魏氏原按语评论各家医案审证制方，指出其利弊得失，语多简要中肯，所附单方也多简效实用。王氏的评按又有所补充发挥。现有《中国医学大成》本。

柳洲医话良方liǔzhōuyīhuàliángfāng　医话著作。见柳洲医话条。

柳子liǔzǐ　中药材。出《名医别录》。即柳絮。详该条。

六安煎liù'ānjiān　《景岳全书·新方八阵》卷五十一方。陈皮一钱半，半夏二至三钱，茯苓二钱，甘草、杏仁（去皮尖）各一钱，白芥子（老年气弱者不用）五至七分。加生姜三至七片。水煎，食远服。治风寒咳嗽及非风初感，痰滞气逆等症。若外感风邪咳嗽而寒盛，加细辛七分至一钱；冬季严寒邪甚，加麻黄、桂枝；风盛而邪不甚者，加防风一钱，或苏叶；头痛鼻塞，加川芎、白芷、蔓荆子；兼有寒热，加柴胡、苏叶；风邪咳嗽不止，兼肺胃之火，加黄芩一至二钱，甚者再加知母、石膏、生姜；寒邪咳嗽痰不利，加当归二至三钱；非风初感，痰盛而气不顺，加藿香一钱五分，兼胀满，加厚朴一钱。

六变liùbiàn　❶指从脉象的急、缓、大、小、滑、涩反映五脏的6种病理变化（《灵枢·邪气藏府病形》）。❷指八纲中的寒、热、虚、实、表、里。

六不治liùbùzhì　战国时期名医扁鹊的医疗主张。据《史记·扁鹊仓公列传》载，扁鹊认为人的病证在6种情况下不能治好或不予治疗。“骄恣不论于理”“轻身重财”“衣食不能适”“阴阳并脏气不定”“形羸不能服药”“信巫不信医”，是谓“病有六不治”。

六畜痫liùchùxián　痫病发作时的6种证候。出《备急千金要方·少小婴孺方》。马痫，张口摇头，马鸣欲反折，灸风府、脐中；牛痫，目正直视，腹胀，灸鸠尾、大椎；羊痫，喜扬目吐舌，灸椎上；猪痫，喜吐沫，灸完骨两旁；犬痫，手屈拳挛，灸两手心；鸡痫，摇头反折，喜惊自摇，灸足诸阳各三壮。

六达草liùdácǎo　中药材。见《全国中草药汇编》。为六棱菊之别名。详该条。

六耳棱liù'ěrléng　中药材。见《广西本草选编》。为六棱菊之别名。详该条。

六方疳积草liùfānggānjīcǎo　中药材。见《江西草药》。为爵床之别名。详该条。

六缝liùfèng　经外奇穴名。见《腧穴学概论》。位于手掌侧第2、3、4、5指近端指骨关节横纹中点各一穴（即四缝穴），以及拇指掌指关节横纹中点和指骨关节横纹中点各一穴，每手6穴，左右计12穴。主治疳积，疔疮等。直刺0.1~0.2寸。

六府liùfǔ　即六腑。详该条。

六府胀liùfǔzhàng　病证名。出《灵枢·胀论》。指胃胀、大肠胀、小肠胀、胆胀、膀胱胀、三焦胀。详各条。

六腑liùfǔ　亦作六府。❶胆、胃、大肠、小肠、三焦、膀胱6个器官的合称。具有出纳、转输、传化水谷的共同功能。《灵枢·本藏》：“六府者，所以化水谷而行津液者也。”《素问·五藏别论》：“六府者，传化物而不藏，故实而不能满也。”❷推拿部位名。出陈氏《小儿按摩经》。①位于前臂屈侧尺侧边，自肘至腕一线（《小儿按摩经》）。②位于前臂伸侧，自肘至腕一线（《幼科铁镜》）。

六腑腹胀liùfǔfùzhàng　病证名。指腹胀属于腑气失调引起者。《症因脉治》卷三：“六腑腹胀之症，胸前胀满，妨于饮食，胃胀也。肠鸣而痛，濯濯有声，大肠胀也。小便时赤，小腹胀满，小肠胀也。气癃溺涩，少腹胀急，膀胱胀也。气满肤中，空空然响，三焦胀也。胁肋作痛，口苦太息，胆胀也。此六腑腹胀之症也。”多因饮食不节，酿痰成积，湿热壅阻，气滞不通所致。治宜通调腑气为主。胃胀者，宜平胃散；大肠胀者，枳壳化滞汤、导痰汤；小肠胀者，木通饮；膀胱胀者，五苓散；三焦胀者，枳壳青皮饮；胆胀者，柴胡清肝饮等方。参见“腹胀”条。

六腑咳liùfǔké　病证名。指五脏咳证日久，累及其相应之六腑，气机失司而发生的综合病证。《素问·咳论》：“六府之咳奈何？安所受病？五藏之久咳，乃移于六府。脾咳不已，则胃受之，胃咳之状，咳而呕。”参见“五脏咳”条。

六腑气liùfǔqì　病证名。指六腑气化功能失调而致的病候。《灵枢·九针论》：“六府气，胆为怒，胃为气逆、哕，大肠、小肠为泄，膀胱不约为遗溺，下焦溢为水。”

六腑所合liùfǔsuǒhé　指六腑配五脏，表里相合的关系。《灵枢·本输》：“肺合大肠……心合小肠……肝合胆……脾合胃……肾合膀胱……是六府之所与合者。”

六腑下合穴liùfǔxiàhéxué　经穴分类名。六腑在下肢足三阳经上各有一个合穴，称下合穴，是六腑之气输注出入的重要部位。《灵枢·邪气藏府病形》：“胃合于三里，大肠合入于巨虚上廉，小肠合入于巨虚下廉，三焦合入于委阳，膀胱合入于委中央，胆合入于阳陵泉。”下合穴主要用来治疗六腑病证，例如胃病之取足三里，肠痈之取上巨虚，泻痢之取下巨虚等。

六腑以通为用liùfǔyǐtōngwéiyòng　《素问·五藏别论》：“六府者，传化物而不藏。”指出了六腑共同的生理功能特点，举凡胃的腐熟水谷、主降浊，胆的疏泄胆汁，小肠的泌别清浊，大肠的传泻糟粕，膀胱的排泄小便，三焦的通调水道等，都是传而不藏的。要使六腑的出纳、消化、转输等主要功能得以正常进行，必须保持其通畅无阻。后世从大量的临床实践中总结出“六腑以通为用”的理论，对六腑病证的治疗具有指导意义。

六谷米liùgǔmǐ　中药材。见《中药形性经验鉴别法》。为薏苡仁之别名。详该条。

六号剥象方liùhàobōxiàngfāng　《杂病源流犀烛·内伤外感门》卷二十一方。即清凉至宝散。见该条。

六合liùhé　❶经别按十二经脉的表里关系分成的六对组合，故名。即以足太阳经别、足少阴经别为一合，足少阳经别、足厥阴经别为二合，足阳明经别、足太阴经别为三合，手太阳经别、手少阴经别为四合，手少阳经别、手厥阴经别为五合，手阳明经别、手太阴经别为六合。见《灵枢·经别》。❷指四方上下空间。《素问·生气通天论》：“夫自古通天者，生之本，本于阴阳，天地之间，六合之内，其气九州九窍，五脏十二节，皆通乎天气。”王冰注：“六合谓四方上下也。”

六合定中丸liùhédìngzhōngwán　❶《医方易简新编》卷四方。苏叶、藿香、香薷各四两，木香、檀香、甘草、柴胡各一两，赤茯苓、木瓜、羌活各二两，枳壳二两半，姜厚朴一两半。为细末，炼蜜为丸，每丸重一钱半，每服一丸。功能祛暑化湿，健脾和中。治四时瘟疫，春、冬生姜煎汤送下，秋、夏黑豆、甘草煎汤送下；饮食所伤，莱菔子煎汤送下；胃脘痛，吴茱萸煎汤送下；感冒，头痛发热，生姜煎汤送下；小儿发热吐乳，山楂、灯心煎汤送下；饱胀呕吐，生姜煎汤送下；小儿惊风，薄荷煎汤送下；中暑，冰水或水调服；霍乱转筋，阴阳水煎服；痢疾腹泻，温水调下；疟疾，生姜煎汤送下；胃口不开，开水送下。❷见《全国中药成药处方集》（天津方）。檀香、木香各560g，藿香、扁豆（去皮，炒）、苏叶、香薷各250g，木瓜、甘草、桔梗、焦山楂、陈皮、姜厚朴、茯苓去皮、枳壳（麸炒）750g，炒麦芽、炒谷芽、神曲（麸炒）各180g。为细末，炼蜜为丸，朱砂为衣，每丸重9g，每服一丸，白开水送下。功能除湿祛暑，和胃止泻。治中暑感寒，发冷发烧，头疼胀满，呕吐恶心，腹痛泄泻，四肢酸懒。

六合汤liùhétāng　《易简方》方。酒当归、白芍药、官桂、生地黄、川芎、炮莪术各等分。为细末，每服四钱，水煎，空腹服。功能养血和血，温经化瘀。治室女经事不行，腹中结块疼痛，腰疼腿痛。

六和汤liùhétāng　《太平惠民和剂局方》卷二方。砂仁、半夏、杏仁、人参、炙甘草各一两，茯苓、藿香叶、白扁豆（姜汁略炒）各二两，香薷、厚朴（姜汁制）各四两。为粗末，每服四钱，加生姜三片、大枣一枚，水煎，不拘时服。治心脾不调，气不升降，霍乱转筋，呕吐泄泻，寒热交作，痰喘咳嗽，胸膈痞满，头目昏痛，肢体浮肿，嗜卧倦怠，小便赤涩，并治伤寒阴阳不分，冒暑伏热烦闷，或成痢疾，中酒烦渴畏食，妇人胎前产后，并宜服之。

六华liùhuá　穴位名。即八华穴中的上六穴。见《针灸孔穴及其疗法便览》。详“八华”条。

六化liùhuà 风、寒、暑、湿、燥、火六气的变化。《素问·至真要大论》：“故治病者，必明六化分治。”

六极liùjí ❶病证名。出《金匮要略·脏腑经络先后病脉证》。指6种虚损重症。①指气极、血极、筋极、肌极、骨极、精极6种病证（见《诸病源候论·虚劳病诸候》）。②指气极、脉极、筋极、肉极、骨极、精极6种病证（见《备急千金要方》）。③指气极、肺极、脏极、筋极、骨极、肉极6种病证（见《奇效良方·痨瘵门》）。❷生命的六种凶恶状态。即夭折短寿、疾病、忧伤、贫穷、丑恶、懦弱。

六纪liùjì 运气术语。指六气之纪。即六气的上下升降，升天三年必降，下降三年必升。这样升降往来称为六纪。《素问·本病论》：“至天三年，次岁必降，降而入地，始为左间也。如此升降往来，命之六纪也。”

六甲liùjiǎ 出《隋书·经籍志》。指怀孕。

六节liùjié ❶节，谓一定的度数。古人以甲子纪天度，六十日甲子一周而为一节。又从六节以度三阴三阳及六气之变化以至人之六腑等。《素问·六微旨大论》：“愿闻地理之应六节气位何如。”❷节制6种过度情志，以养身心。即节嗜欲以养精，节烦恼以养神，节愤怒以养肝，节辛勤以养力，节思虑以养心，节悲哀以养肺。

六节脏象论篇liùjiézàngxiànglùnpiān 《素问》篇名。原文作“六节藏象论篇”。详该条。

L

六节藏象论篇liùjiézàngxiànglùnpiān 《素问》篇名。现亦作“六节脏象论篇”节，谓一定的度数。古人以甲子纪天度，六十日甲子一周而为一节，六节为一年，故称六节。脏，指内在脏器；象，为可见之形象。脏居于内，形见于外，故曰脏象。本篇首论天度，继论脏象，以明人与天地相应之理，故名。篇末介绍了人迎与寸口脉象异常所发生的病变。

六筋liùjīn 推拿穴位名。见陈氏《小儿按摩经》。位于腕部掌侧，自桡侧起至尺侧，依次分别为赤筋（浮筋）、青筋（阳筋）、总筋、赤淡黄筋（心筋）、白筋（阴筋）、黑筋（肾筋）。《小儿按摩经·要诀》：“六筋专治脾肺热，遍身湿热大便结，人事昏沉总可推。”

六经liùjīng 出《素问·热论》。即太阳经、阳明经、少阳经和太阴经、少阴经、厥阴经的合称。并按十二经脉的走向分为手六经和足六经。《伤寒论》以六经及其所属脏腑的生理、病理、症状等作为外感热病辨证分型的纲领。参见“六经辨证”条。

六经辨证liùjīngbiànzhèng 《伤寒论》的辨证方法。六经，即太阳、阳明、少阳、太阴、少阴、厥阴。是张仲景在《内经》六经的基础上，结合外感热病传变情况总结出来的6个辨证纲领，亦即外感病过程6个深浅阶段的综合证候。六经彼此间是互相联系的，可以合病、并病、两感和互相传变，不能截然分开。

六经标本liùjīngbiāoběn 指手足六经的标部和本部。亦称十二经标本。标，一般是指末梢；本，是指根本。《灵枢·卫气》：“能知六经标本者，可以无惑于天下。”十二经以四肢肘膝以下的某些部（穴）位为本，头、面、胸、背的某些部（穴）位为标，其分布部位与根结基本相仿，但标本的联系范围较之更为广泛。说明经脉四肢（本）与头、面、胸、背（标）之间在生理功能与穴位主治上的联系。其具体内容据《灵枢·卫气》所载，列表如下。

标本 六经	本	标
足太阳	在跟以上5寸中	在两络命门（目）
足少阳	在窍阴之间	在窗笼之前（耳）
足阳明	在厉兑	在人迎颊夹颃颡
足太阴	在中封前上4寸之中	在背腧与舌本
足少阴	在内踝下上3寸中	在背腧与舌下两脉
足厥阴	在行间上5寸所	在背腧
手太阳	在外踝（髁）之后	在命门（目）之上1寸
手少阳	在小指次指之间上2寸	在耳后上角下外眦
手阳明	在肘骨中，上至别阳	在颜下合钳上
手太阴	在寸口之中	在腋内动也
手少阴	在锐骨之端	在背腧
手厥阴	在掌后两筋之间2寸中	在腋下3寸

六经病liùjīngbìng 病名。指太阳病、阳明病、少阳病、太阴病、少阴病、厥阴病六经病证。《伤寒论》中依据外邪所侵犯的经络、脏腑部位，受邪轻重，邪正盛衰，把外感疾病在发展、变化过程中所产生的各种证候划分为六经病证，以之分辨阴阳、表里、寒热、虚实，指出各经的主要脉证、治法及其传变规律，进行辨证论治。对诊治杂病也有指导意义。《伤寒论翼》卷上：“六经之为病，不是六经之伤寒，乃是六经分司诸病之提纲，非专为伤寒一症主法也……夫仲景之六经，是分六区地面，所该者广，虽以脉为经络，而不专在经络上立说，凡风寒温热内伤外感，自表及里，有寒有热，或虚或实，无乎不包。”六经分手足，为十二经。古代有些医家，有伤寒传足不传手之说。《类经·伤寒》：“周身上下脉络，惟足六经则尽之矣。手经无能遍也，且手经所至，足经无不至者，故但言足经，则其左右前后阴阳诸证，无不可按而得，而手经亦在其中。”详“太阳病”“阳明病”“少阳病”“太阴病”“少阴病”“厥阴病”条。

六经病解liùjīngbìngjiě 见“徐灵胎医学全书”条。

六经厥liùjīngjué 病证名。太阳厥、阳明厥、少阳厥、太阴厥、少阴厥、厥阴厥之总称，出《素问·厥论》。《三因极一病证方论·叙厥论》：“经云厥者逆也。有寒厥，有热厥，有六经厥，有尸厥……六经厥者，头重，足弱，发为眴仆，名太阳厥。妄言，走呼，腹满，面赤，名阳明厥。暴聋，颊肿，胁胻拘痛，名少阳厥。腹胀，后闭，食为寒呕，名太阴厥。口干，溺赤，腹满，心痛，名少阴厥。泾溲不利，胻热，阴缩，名厥阴厥。”参见“太阳病”“阳明病”“少阳病”“太阴病”“少阴病”“厥阴病”条。

六经渴liùjīngkě 病证名。指伤寒六经病所见之渴证。《卫生宝鉴》卷十二：“辨六经渴并治法。太阳渴，脉浮无汗者，五苓、滑石之类。阳明渴，脉长有汗者，白虎、凉膈之类。少阳渴，脉弦而呕者，小柴胡加瓜蒌根也。太阴渴，脉细不欲饮水，纵饮唯思汤不思水，四君子、理中汤之类。少阴渴，脉沉自利者，猪苓汤、三黄汤之类。厥阴渴，脉微引饮者，当少少与之滑石。”

六经皮部liùjīngpíbù 见“皮部”条。

六经伤寒辨证liùjīngshānghánbiànzhèng 伤寒著作。4卷。

清代蔡宗玉辑，林昌彝补方。刊于1873年。蔡氏以分经辨证论述伤寒在临床过程中所表现的各种证候。每一证候采用归纳《伤寒论》原文等形式，介绍发生诸证的病因、病理和治法，并根据兼症、脉象的不同，对比所述证候的同中之异。后林氏在此基础上汇辑了治疗方剂，并将全书予以补订，增加了有关温病、疫痧、霍乱等证治内容。

六经提纲liùjīngtígāng　伤寒病六经辨证的纲领。是从《伤寒论》条文中提出来的。清代柯琴《伤寒来苏集》卷一："仲景作论大法，六经各立病机一条，提揭一经纲领，必择本经至当之脉症而表章之。"六经提纲："太阳之为病，脉浮，头项强痛而恶寒"；"阳明之为病，胃家实也"；"少阳之为病，口苦咽干目眩也"；"太阴之为病，腹满而吐，食不下，自利益甚，时腹自痛，若下之，必胸下结"；"少阴之为病，脉微细，但欲寐也"；"厥阴之为病，消渴，气上撞心，心中疼热，饥而不欲食，食则吐蛔，下之利不止"。

六经形证liùjīngxíngzhèng　证候名。见《证治准绳》。指中风病风邪中于经脉出现的证候，如发热、恶寒、头痛、肢体酸痛、筋脉拘急等。临床上作为与类中风病的区别，具中风症状，无六经形证者属类中风，有六经形证者为真中风。

六聚liùjù　病证名。六腑聚证之总称。《中藏经·积聚癥瘕杂虫论》："聚有大肠、小肠、胆、胃、膀胱、三焦之六名也。"故后世有将聚总称为六聚者（如《三因极一病证方论》卷八）。详见聚条。

六君子汤liùjūnzǐtāng　❶《校注妇人良方》卷二十四方。人参、白术、茯苓各二钱，炙甘草、陈皮、半夏各一钱。加生姜、大枣，水煎服。功能健脾补气，和中化痰。治脾虚兼痰，气短咳嗽，痰白清稀，或呕吐，食欲不振。近代也用于慢性气管炎而见上症者。❷《世医得效方》卷五方。人参、甘草、茯苓、白术、煨肉豆蔻、煨诃子肉各等分。为粗末，每服三钱，热盐汤调下；或加生姜三片、大枣二枚，水煎服。功能健脾益气，涩肠止泻。治脏腑虚怯，心腹胀满，呕哕不食，肠鸣泄泻。实验研究表明，本方具有调整胃肠功能作用。

六科证治准绳liùkēzhèngzhìzhǔnshéng　综合性医书。见"证治准绳"条。

六棱菊liùléngjú　中药材。见《福建民间草药》。又名鹿耳苓、臭灵丹、八楞风、六耳棱、羊耳三稔、六达草。为菊科植物六棱菊 *Laggera alata*（D. Don）Sch. – Bip. ex Oliv. 的全草。分布于我国东部、南部及西南各地。苦、辛，温。入肺、脾、膀胱经。祛风利湿，活血解毒。①治感冒咳嗽，风湿关节痛，经闭，肾炎水肿，跌打损伤。煎服：9～15g，鲜品30～60g。②治疗痈瘰疬，湿疹，烧烫伤，蛇咬伤。捣敷或煎水洗。本品含生物碱和皂苷预试还含黄酮苷、酚类、有机酸、糖类等。已分离出艾黄素。叶、花均含挥发油。

六醴斋医书十种liùlǐzhāiyīshūshízhǒng　中医丛书。清代程永培辑。刊于1794年。包括《褚氏遗书》《肘后备急方》《元和纪用经》《苏沈良方》《十药神书》《加减灵秘十八方》《韩氏医通》《痘疹传心录》《折肱漫录》和《慎柔五书》等。

六瘤liùliú　病证名。6种瘤病的合称。见《三因极一病证方论》卷十五。即骨瘤、脂瘤、肉瘤、脓瘤、血瘤、石瘤。参见"瘤"条。

六六之节liùliùzhījié　节，度数。古人以甲子纪天度，六十日甲子一周而为一节，六节为6个甲子，即6个60天，合为一岁，故称。《素问·六节藏象论》："天以六六之节，以成一岁。"

六吕liùlǚ　古代音律之六阴律。即大吕、夹钟、仲吕、林钟、南吕、应钟。参见"六律"条。

六律liùlǜ　古代的6个音律。❶通指黄钟、太蔟、姑冼、蕤宾、夷则、无射六阳律与大吕、夹钟、仲吕、林钟、南吕、应钟六阴律。❷由于六阴律与六阳律阴阳相生，左右旋转，能发出许多声音，周而复始，循环无端，所以用六律来比拟十二经脉在周身循环的统一性。《灵枢·经别》："六律建阴阳诸经，而合之十二月、十二辰、十二节、十二经水、十二时、十二经脉。"❸专指六阳律。把六阴律称为六吕。由于六阳律的音调清亮，象天属阳，故以之类比人体六腑。《灵枢·邪客》："天有六律，人有六府。"

六脉liùmài　❶三阴三阳经脉。《素问·阴阳类论》："此六脉者，乍阴乍阳，交属相并。"❷6种脉象。《难经·四难》："非有六脉俱动也，谓浮、沉、长、短、滑、涩也。"❸两手寸关尺三部脉的合称（见《脉经》）。

六脉垂绝liùmàichuíjué　指左右寸、关、尺三部，或遍诊法之左右人迎、寸口、趺阳三部脉微欲绝之象，示病情危重。参见"微脉""脉厥""七怪脉"条。

六磨汤liùmótāng　《世医得效方》卷六方。又名六磨饮子。槟榔、沉香、木香、乌药、大黄、枳壳。各磨汁半盏，和匀温服。功能行气散结，攻积导滞。治气滞腹痛，大便秘涩而有热者。

六磨饮子liùmóyǐn · zi　《重订通俗伤寒论》方。即六磨汤。见该条。

六气liùqì　❶人体气、血、津、液、精、脉等6种基本物质。因其均发生于后天水谷精气，故名。《灵枢·决气》："余闻人有精、气、津、液、血、脉……六气者，各有部主也，其贵贱善恶，可为常主，然五谷与胃为大海也。"❷风、热（暑）、湿、火、燥、寒等6种气候。亦称六元。见《素问·天元纪大论》。

六气感证要义liùqìgǎnzhèngyàoyì　温病著作。清代周岩撰于1898年。作者认为外感病证的病因不出风、寒、暑、湿、燥、火六气，遂依次分述风、中风、寒、中寒、暑、风温、湿、风湿、湿温、燥、火等多种病证。于六气的每一外感病证，先集说，次方解，集诸家学说，参以个人心得以阐明症、因、脉、治。现有《珍本医书集成》本等。

六曲liùqū　中药材。见《中国药学大辞典》。为神曲之处方名。详该条。

六入liùrù　一年之中，风、火、湿、暑、燥、寒六气互相出入以生化万物。《素问·五运行大论》："寒暑六入，故令虚而生化也。"张介宾注："凡寒暑再更而气入者六，非虚无以寓气，非气无以化生，故曰令虚以化生也。"（《类经》卷二十三）

六膳liùshàn　出《周礼》。膳，指牲畜之肉。六膳指马、牛、羊、豕、犬、鸡之肉。

六神曲liùshénqū　中药材。见《本草便读》。为神曲之处方名。详该条。

六神散liùshénsǎn　❶《奇效良方》卷三方。川芎、防风、炙甘草、羌活各一两，荆芥穗、鸡苏各一两半。为细末，每服一钱，米饮调下，不拘时服。治风眩烦闷，头目晕转不止。❷《奇效良方》卷十三方。罂粟壳（蜜炙）一两，青皮（去白）、陈皮（去白）、乌梅肉、炮姜各五钱，炙甘草三钱（一方无干姜）。为粗末，每服四钱，加乳香一粒，水煎，食前服，日二次。治泻痢赤白，腹痛不可忍，痢久不止者。❸《世医得效方》卷十二方。①人参、炒山药、白术各半两，甘草二钱，茯苓、炒扁豆各一两。为末，每服一钱，加生姜二片、大枣一枚，水煎服。治小儿腹痛啼哭，面青口中气冷，肢冷，便泄青白粪，不吮乳。②当归、白芍药、人参各二钱半，甘草、桔梗、陈皮各一钱。为末，每服二钱，水煎时时与服。治证同上。❹《证治准绳·幼科》集五方。人参、白术、茯苓、炙甘草、炒扁豆、黄芪（蜜炙）各等分。为末，每服二钱，加生姜一片、大枣一枚，水煎，不拘时服。治脾胃虚弱，津液燥少，内虚不食，身发虚热。亦可加乌梅少许。

六神汤liùshéntāng ❶《三因极一病证方论》卷十方。莲房、葛根、枇杷叶、炙甘草、天花粉、黄芪各等分。为粗末，每服四钱，水煎服。治三消渴疾。若小便不利，加茯苓。❷《奇效良方》卷十三方。炒黄连、车前子各二两，地榆、栀子仁、炙甘草各半两，陈皮（汤浸去白）一两。为粗末，每服五钱，以浆水煎，空腹服。治赤痢腹痛，或下纯血。

六神丸liùshénwán 方名。❶见《中药制剂手册》。麝香、牛黄、珍珠（豆腐制）各4.5g，冰片、蟾酥、雄黄各3g。为细末，水泛为丸，百草霜为衣，每30g作1万粒，每服10粒，噙化或温水送下；或取10粒用开水或米醋少许溶成糊状，外敷患处。功能消肿解毒。治烂喉丹痧，喉风，乳蛾，咽喉肿痛及痈疽疮疖。实验研究表明，本方有促进心肌收缩及抗炎、解毒、镇痛等作用。❷《证治准绳·幼科》集七方。丁香、木香、肉豆蔻（面裹煨）、诃子肉各五钱，使君子、芦荟各一两。为末，枣肉和丸，麻子大，每服五至七丸，食前米饮送下。治小儿缺乳喂食太早，或胃虚虫动而致的羸瘦腹大，发竖、发热，精神委顿。❸见《景岳全书·古方八阵》卷五十七。神曲、炒麦芽、茯苓、枳壳（麸炒）、煨木香、炒黄连各等分。为末，神曲打糊为丸，梧桐子大，每服五十至七十丸，白开水送下。治食积兼热，赤白痢疾，或腹痛不食，或日久不愈。

六十六穴liùshíliùxué 十二经中的井、荥、输、经、合、原各穴数字的总称。出《标幽赋》。十二经各有“五输”，合六十穴；另加阳经“原”六穴，共六十六穴。子午流注以此为基础。

六十四号归妹方liùshísìhàoguīmèifāng 《杂病源流犀烛·内伤外感门》卷二十一方。即绝瘀方。见该条。

六食liùshí 出《周礼》。指（粳米）、黍（黏黄米）、稷（谷子，一说为高粱）、粱（上等小米）、麦、（菰米）。

六微旨大论篇liùwēizhǐdàlùnpiān 《素问》篇名。本篇阐述天道六六之节，应天气，应地理，主岁主时加临之六气，其所论各节内容至为精微，故名。文中还对宇宙万物的生长壮老已和生长化收藏的自然规律，特别是生化方面，做了反复说明，同时对万物在气交中正常发展和反常的变易关系加以论述。

六味安消胶囊liùwèi'ānxiāojiāonáng 中成药。见《中华人民共和国药典（一部）》（2020）。藏木香23.81g，大黄95.24g，山柰47.62g，北寒水石（煅）119.05g，诃子71.43g，碱花142.86g。以上六味，按胶囊工艺制成，每粒装0.5g。口服。一次3～6粒，一日2～3次。和胃健脾，消积导滞，活血止痛。用于胃痛胀满，消化不良，便秘，痛经。

六味地黄汤liùwèidìhuángtāng 即六味地黄丸作汤剂。治证同。见“六味地黄丸”条。

六味地黄丸liùwèidìhuángwán 《小儿药证直诀》卷下方。原名地黄丸，又名六味丸。熟地黄八钱，山茱萸肉、山药各四钱，泽泻、牡丹皮、茯苓（去皮）各三钱。为末，炼蜜为丸，梧桐子大，每服三丸，空腹温开水送下。功能滋补肝肾。治肝肾阴虚，腰膝酸软，头晕眼花，耳鸣耳聋，小儿囟开不合，盗汗遗精，或骨蒸潮热，或足心热，或消渴，或虚火牙痛，舌燥喉痛，舌红少苔，脉细数者。近代也用于慢性肾炎、高血压病、肺结核、神经衰弱、糖尿病、甲状腺功能亢进、肾结核、功能性子宫出血、恶性肿瘤等属于肝肾阴虚者。方中熟地滋肾填精为君药；山萸肉养肝肾而涩精，山药补益脾肾而固精为臣药。三药同用，以达到三阴并补之功。并配以茯苓淡渗脾湿，助山药之益脾，且防山药敛邪；泽泻清泄肾浊，防熟地之滋腻敛邪，且可清降肾中虚火；丹皮清泄肝火，制山萸肉之温，且防酸涩敛邪，共为佐使药。各药合用，三补三泻，大开大合，使滋补而不留邪，降泄而不伤正，乃补中有泻，寓泻于补，相辅相成之剂。实验研究表明，本方能增强体力，促进机体免疫功能，改善肾功能，有降压、降血脂作用。此外，在接种移植性肿瘤的初期，可增强单核巨噬系统的吞噬活性，提高荷瘤动物的存活时间。临床研究表明，本方具有降低食管癌变的效应。

六味回阳饮liùwèihuíyángyǐn 《景岳全书·新方八阵》卷五十一方。人参数钱至二两，制附子、炮姜各二至三钱，炙甘草一钱，熟地黄五钱至一两，当归身（泄泻或血动者用白术易之）三钱。水煎服。功能益气回阳，养血救脱。治阴阳将脱证。若肉振汗多，加炙黄芪四钱至一两，或白术三至五钱；泄泻，加乌梅二枚，或五味子二十粒；阳虚上浮，加茯苓二钱；肝经郁滞，加肉桂二至三钱。

六味汤liùwèitāng 《喉科秘旨》卷下方。桔梗、生甘草、防风、荆芥穗、僵蚕、薄荷。水煎，先漱口，后服药。治喉症初起，不论红白，皆可加减应用。

六味丸liùwèiwán 《校注妇人良方》卷二十四方。即六味地黄丸。见该条。

六味香薷饮liùwèixiāngrúyǐn 《医方集解》方。香薷、厚朴（姜汁炒）、炒扁豆、茯苓、甘草、木瓜。水煎服。功能解暑化湿，和中止呕。治中暑湿盛，恶心呕吐，泄泻。

六味异功煎liùwèiyìgōngjiān 《景岳全书·新方八阵》卷五十一方。人参二至三钱，白术、茯苓各二钱，炙甘草、陈皮各一钱，炒干姜一至二钱。水煎服。功能健脾益气，温中祛寒。治脾胃虚寒，呕吐泄泻而兼微滞者。

六物附子汤liùwùfùzǐtāng 《三因极一病证方论》卷三方。炮附子、桂心、防己各四两，白术、茯苓各三两，炙甘草二两。为末，每服四钱，加生姜七片，水煎服。治四气（风、寒、暑、湿）流注于足太阴经，骨节烦疼，四肢拘急，自汗短气，小便不利，恶风怯寒，头面手足时时浮肿。

六物汤liùwùtāng 《杨氏家藏方》卷十六方。阿胶珠、炒糯米、炙黄芪、川芎、当归、熟地黄各等分。为粗末，每服三钱，加生姜三片、葱白一寸，水煎，空腹服。功能安胎和气。治胎动不安，腰腿疼重，恶露频下。

六涎liùxián 病证名。出宋代史堪《史载之方》。指风涎、热涎、冷涎、病涎、虚涎和毒涎6种。详各条。

六泻liùxiè 病证名。6种泄泻的总称。指脾泻、胃泻、肠泻、洞泻、瘕泻、食积泻。《医林绳墨·泄泻》："泻有六焉，脾、胃、肠、瘕、洞、食积是也。"详各条。

六阳liùyáng 指手、足六阳经。《灵枢·脉度》："六阳气绝，则阴与阳相离，离则腠理发泄，绝汗乃出，故旦占夕死，夕占旦死。"

六阳脉liùyángmài ❶指手足三阳经脉（《灵枢·经脉》）。❷正常脉象。两手寸关尺脉象一向比较洪大，但无病态。

六阳虚汗liùyángxūhàn 病证名。出《小儿药证直诀》。手足三阳经脉，都会于头，如禀赋不足，阳虚不固，其汗上至头，下至项大出不止，为亡阳的证候。治宜回阳敛汗，用大剂固真汤、参附汤、芪附汤及回阳救急汤之类。

六一散liùyīsǎn 《类证治裁》卷一方。即益元散第1方。见"益元散"条。

六译馆医学丛书liùyìguǎnyīxuécóngshū 中医丛书。《六译馆丛书》的一部分。廖平撰辑。刊于1913—1923。作者辑录和收集了多种古典或古佚医籍，并对其中的不少著作内容进行了考释、整理和评注。包括《黄帝内经明堂》《黄帝内经太素诊皮篇补证》《杨氏太素诊络篇补证》《黄帝太素人迎脉口诊补证》《杨氏太素三部九候篇诊法补证》《平脉考》《经脉考证》《仲景三部九候诊法》《伤寒总论》《伤寒平议》《伤寒古方订补》《难经经释补正》《脉学辑要评》《药治通义辑要》等22种。

六因条辨liùyīntiáobiàn 温病著作。3卷。清代陆廷珍撰于1868年。陆氏以风、寒、暑、湿、燥、火六因为纲，融会前人学说，参附己见，采用条辨形式分别论述春温、伤暑、中暑、中热、伏暑、秋燥、冬温、温毒、伤湿、暴感风寒、伤风、风温等多种病证，颇有临床心得，内容较简要。后收入《珍本医书集成》中。

六淫liùyín 风、寒、暑、湿、燥、火6种病邪的合称。六气太过、不及或不应时，影响人体的调节适应功能及病原体的孳生传播，遂成为致病的邪气，则称为六淫。六淫为外感病（包括一些流行性疾病和传染病）的病因，其致病自外而入，故属于外因。《三因极一病证方论》："然六淫，天之常气，冒之则先自经络流入，内合于脏腑，为外所因。"

六饮liùyǐn 出《周礼》。指水、浆（酸味的饮料，亦指清酒）、醴（甜酒）、醇（淡酒）、医（酒酿）、酏（薄粥）。

六应丸liùyìngwán 经验方。见《中华人民共和国药典（一部）》（2020）。珍珠、牛黄、蟾酥、腰黄、冰片、公丁香。微粒丸，每五丸重19mg。成人每服10丸，儿童每服5丸，婴儿每服2丸，一日3次。外用以冷开水或醋调敷患处。功能解毒消炎，退肿止痛。治乳蛾，疖痈疮疡，咽喉炎及虫咬等。

六郁liùyù 病名。6种郁证的总称。见《丹溪心法·六郁》。指气郁、湿郁、痰郁、热郁、血郁、食郁。《医学正传·郁证》："夫所谓六郁者，气、湿、热、痰、血、食六者是也。"详各条。

六郁汤liùyùtāng ❶《丹溪心法》卷三方。①香附（童便浸）、苍术（米泔浸）、川芎。水煎服。治气郁，胸胁痛，脉沉涩。②白芷、苍术、川芎、茯苓。水煎服。治湿郁，周身走痛，或关节痛，遇阴寒则发，脉沉细。③海浮石、香附、天南星（姜制）、瓜蒌（一方无南星、瓜蒌，有苍术、川芎、栀子）。水煎服。治痰郁，动则气喘，寸口脉沉滑者。④炒栀子、青黛、香附、苍术、川芎。水煎服。治热郁，瞀闷，小便赤，脉沉数。⑤桃仁（去皮）、红花、青黛、川芎、香附。水煎服。治血郁，四肢无力，能食便红，脉沉。⑥苍术、香附、山楂、炒神曲、针砂（醋炒，研细）。水煎服。治食郁，嗳腐，腹胀不能食，人迎脉平和，气口脉繁盛者。上六方，春季加川芎，夏季加苦参，秋、冬二季加吴茱萸。❷《医学入门》卷七方。陈皮、半夏、川芎、苍术各一钱，赤茯苓、栀子仁各七分，香附二钱，砂仁、甘草各五分，生姜三片。水煎服。治气、血、痰、食、热、湿六郁。❸《古今医鉴》卷四方。香附、苍术、神曲、栀子、连翘、陈皮、川芎、赤茯苓、贝母、苏叶、枳壳各一钱，甘草五分，生姜三片。水煎服。治郁证。

六元liùyuán 即六气。以其为三阴、三阳之本元，故名。《素问·天元纪大论》："厥阴之上，风气主之；少阴之上，热气主之；太阴之上，湿气主之；少阳之上，相火主之；阳明之上，燥气主之；太阳之上，寒气主之。所谓本也，是谓六元。"参见"六气"条。

六元正纪大论篇liùyuánzhèngjìdàlùnpiān 《素问》篇名。本篇所论六气主司天在泉，五运为中气，左右间气纪步，即初气至终气为六气，以分一年四季，五运为木火土金水，如甲巳为土运等。五运和六气相配合，适30年为一纪，60年为一周，故名。

六月冻liùyuèdòng 中药材。见《江西草药》。为腐婢之别名。详该条。

六月寒liùyuèhán 中药材。见《陕甘宁青中草药选》。为鹅脚板之别名。详该条。

六月凌liùyuèlíng 中药材。见《植物名实图考》。为鬼箭羽之别名。详该条。

六月霜liùyuèshuāng 中药材。❶见《中药材手册》。为刘寄奴之别名。详该条。❷见《江西草药》。为鹿茸草之别名。详该条。

六月雪liùyuèxuě 中药材。❶见《陆川本草》。为广东土牛膝之别名。详该条。❷见《四川中药志》。为马牙半支之别名。详该条。

六脏liùzàng ❶指心、心包络、肝、脾、肺、肾（《此事难知》卷上）。❷指心、肝、脾、肺、肾（左肾）、命门（右肾）。《难经·三十九难》："五脏亦有六脏者，谓肾有两脏也，其左为肾，右为命门。"

六之气liùzhīqì 五运六气术语。出《素问·六微旨大论》。即终之气。详该条。

六种新编liùzhǒngxīnbiān 中医丛书。又名《萍乡文氏所刻医书六种》或《萍乡文延庆堂六种新编》。清代文晟辑。成书于19世纪中期。内容为《内科摘录》《外科摘要》《慈幼便览》《增订达生篇》《编方补遗》《药性摘录》。

六轴子liùzhóu·zi 中药材。见《饮片新参》。又名土连翘、山芝麻、闹羊花子、八厘麻子。为杜鹃花科植物羊踯躅 *Rhododendron molle*（Bl.）G. Don 的果实。产于江苏、安徽、浙江、湖南、湖北、河南。苦，温，有大毒。祛风止痛，散瘀消肿。①治风寒湿痹，骨节肿痛，跌打损伤。内服：研末，0.3～0.9g；或入丸、散。②治痈疽，疔毒。研末调敷。内服过量易致中毒。孕妇忌服。本品含八厘麻毒素。药理作用及毒性参见"闹羊花"条。

六柱汤liùzhùtāng 《证治要诀类方》卷一方。人参、茯苓、熟附子、木香、肉豆蔻、白术。水煎服。治溏泄。

六椎liùzhuī　指第 6 胸椎。《素问・刺热》："六椎下间主脾热。"

六子丸liùzǐwán　《杂病源流犀烛・内伤外感门》卷十八方。菟丝子、蛇床子、覆盆子、沙苑蒺藜、韭子、五味子。为细末，鳇鱼胶为丸服。治少年精血未满，房室过早，以致精关不摄，始而精腐变浊，久则元精滑溢，口咸气胀。

六字气诀liùzìqìjué　气功功法。一种练呼为主的呼吸锻炼功法。出陶弘景的《养性延命录》："纳气有一，吐气有六。纳气一者，谓吸也；吐气六者，谓吹、呼、唏、呵、嘘，皆出气也。"即通过口呼结合默念嘘、呵、呼、吹、唏字音，以调整脏腑，祛除病邪。

六总穴liùzǒngxué　见"四总穴"条。

镏洪liùhóng　金代医家。号瑞泉野叟。盱眙人。著有《伤寒心要》一书。

long

龙柏lóngbǎi　清代医生。字青霏。长洲（今江苏苏州西南）人。对痧胀的证治有独到见解，撰有《脉药联珠药性考》及《古方考》（有 1795 年合刻本）。

龙伯坚lóngbójiān（1900—1983）近现代医家。原名毓莹，号伯坚，湖南攸县人。1923 年毕业于湘雅医学专门学校，先后任湘军军医处处长、长沙仁术医院医师、湖南肺病疗养院院长等。1931 年赴美国哈佛大学进修，获公共卫生硕士学位。1933 年回国，任湖南省卫生处处长等职。中华人民共和国成立后，任原中央卫生研究院中国医药研究所所长、一级研究员。1955 年卫生部中医研究院成立，中国医药研究所并入中医研究院，遂到中医研究院医史研究室工作。龙伯坚对中医药学素有深刻的理解，主张用现代的方法研究中医的经验。1957 年在《健康报》发表《中医研究工作中的几个问题》，论述了西医学习中医和研究中医的方法和步骤，引起了广泛、激烈的学术争鸣，后调入中国医学科学院医学情报所。长期从事《黄帝内经》的研究整理，著有《黄帝内经概论》《黄帝内经解》《黄帝经灵枢集解》等，在学术界有一定影响。

龙齿lóngchǐ　中药材。出《神农本草经》。为古代大型哺乳动物如象类、犀牛类、三趾马等的牙齿化石。主产于河南、河北、山西、内蒙古等地。涩，凉。入心、肝经。镇惊安神。治惊痫，癫狂，心悸，心烦失眠。煎服：9～15g，打碎，先煎。本品主含碳酸钙、磷酸钙。

龙齿汤lóngchǐtāng　❶《圣济总录》卷十四方。龙齿、麦冬各三两，远志、茯神各二两半，防风、炙甘草、人参、羚羊角各二两。为粗末，每服三钱匕，加大枣三枚，水煎服，日三次。治风惊恐怖，或因逗逐惊惧，悲伤感动，志意颠越，言语失次。❷《圣济总录》卷六十一方。龙齿、麦冬、人参各一两，远志三分，炙甘草一分。为粗末，每服五钱匕，水煎，食后服。治鬼黄，病人汗不出，渐加困重，惙气心胀，唇黑遍身黄，妄见鬼物。

龙船花lóngchuánhuā　中药材。❶出《生草药性备要》。又名百日红、红樱花、五月花、番海棠。为茜草科植物龙船花 *Ixora chinensis* Lam. 的花。分布于广东、广西、台湾、福建等地。甘、辛，凉。清肝，活血，止痛。①治高血压病，月经不调，经闭。煎服：9～15g。②治筋骨折伤，疮疡。捣敷。❷见《植物名实图考》。为五色梅之别名。详该条。

龙船花根lóngchuánhuāgēn　中药材。见广州部队后勤部卫生部编《常用中草药手册》。为茜草科植物龙船花 *Ixora chinensis* Lam. 的根。苦、微涩，凉。活血散瘀，行气止痛。①治肺结核咯血，胃痛，风湿肿痛，经闭。煎服：15～30g。②治跌打损伤，疮疡。研末水调敷。龙船花的茎叶名卖子木，捣烂外敷或研末调敷，治跌打损伤，瘀血疼痛，疮疖痈肿。

龙唇发lóngchúnfā　病名。唇疮肿起，发于上唇者名龙唇发，发于下唇者名驴嘴风。《重楼玉钥》卷上："若上唇赤肿直长出者，名龙唇发。"多由心经火毒上冲所致。治宜清心泻火，消肿解毒。方可选用五味消毒饮、凉膈散等加减。参见鱼口风条。

龙葱lóngcōng　见《温热经纬》卷四："肺经之结穴在耳中，名曰龙葱，专主乎听。"指听力结构。

龙胆lóngdǎn　中药材。出《神农本草经》。又名龙胆草、胆草、水龙胆、四叶胆。为龙胆科植物龙胆 *Gentiana scabra*Bge. 条叶龙胆 *G. manshurica* Kitag. 、三花龙胆 *G. triflora* Pall. 或坚龙胆 *Gentiana rigescens* Franch. 的干燥根及根茎。主产于东北地区及江苏、浙江。苦，寒。归肝、胆经。清热燥湿，泻肝胆实火，除下焦湿热。治脑膜炎，头痛，肝火目赤，中耳炎，咽喉肿痛，口苦，胁痛，黄疸，肝炎，胆囊炎，小儿惊痫，热痢，睾丸肿痛，痈肿疮疡，尿路感染，阴部湿疹，煎服 3～6g。本品主含龙胆苦苷。龙胆、条叶龙胆还含龙胆碱、龙胆糖。三花龙胆还含当药苦苷、当药苷和三花龙胆苷。龙胆苦苷等可刺激味觉感受器，反射性促进胃液分泌。龙胆碱有镇静、降低体温等中枢抑制作用，对大鼠实验性关节炎有抗炎作用。

龙胆白薇lóngdǎnbáiwēi　中药材。见《药材资料汇编》。为白薇之别名。详该条。

龙胆草lóngdǎncǎo　中药材。见《履巉岩本草》。为龙胆之处方名。详该条。

龙胆地丁lóngdǎndìdīng　中药材。见《中药志》。又名广地丁、华南地丁。为龙胆科植物华南龙胆 *Gentiana loureirii* (D. Don) Griseb. 的全草。分布于浙江、江西、福建、湖南、广东、广西、云南。微苦，寒。清热利湿，解毒消肿。①治咽喉肿痛，痢疾，肝炎，阑尾炎。煎服：6～15g。②治疮疡肿毒，淋巴结结核，煎服或捣敷。本品含黄酮类、苷类、多糖类。

龙胆散lóngdǎnsǎn　❶《太平圣惠方》卷五十五方。龙胆草二分，煅牡蛎一两，柴胡三两，麦冬、炙甘草、升麻、犀角各三分。为粗末，每服三钱，水煎去滓，入生地黄汁半合，温服。治劳累，额上汗出，手足中热，四肢烦疼，薄暮寒热，小便自利。❷《仁斋直指方论》卷九方。龙胆草、防风各等分。为细末，每服一钱，临卧米饮调下。治盗汗有热者。

龙胆汤lóngdǎntāng　《备急千金要方》卷五方。龙胆草、钩藤皮、柴胡、黄芩、桔梗、芍药、茯苓（一方作茯神）、甘草各六铢，蜣螂虫二枚，大黄一两。为粗末，水煎，满月婴儿分三次服。治婴儿壮热，变蒸，惊痫。

龙胆丸lóngdǎnwán　❶《太平惠民和剂局方》卷十方。龙胆草、黄连、使君子仁、青皮各等分。为细末，猪胆汁和丸，梧桐子大，每服三十丸，临卧热汤送下。治疳病发热。❷《证治准绳・幼科》集三方。①黄连、赤芍药各五钱，龙胆草、青皮各二钱半，槟榔一个，麝香少许。为细末，猪胆汁入面糊为丸，莱菔子大，每服二十至三十丸，空腹米饮送下。治小儿饭后发热，至夜则凉。②黄连、龙胆草各等分。为末，面糊为丸，小豆大，每服三十丸，浓盐水送下。治小儿衄血不止。❸《证治准绳·类方》卷七方。苦参、龙胆草、炒牛蒡子各等分。为细末，炼蜜为丸，梧桐子大，每服二十丸，食后米饮送下。治眼睑外翻，如舌舐唇之状，眼皮赤烂成疮。❹《医宗金鉴·幼科心法要诀》卷五十二方。龙胆草、升麻、苦楝根皮、赤茯苓、防风、芦荟、油发灰各二钱，青黛、黄连各三钱。为细末，猪胆汁浸为糊丸，麻子大，量儿大小给药，薄荷煎汤送下。治脑疳，症见头皮光急生疮，头热毛焦，发结如穗，鼻干心烦，腮囟肿硬，困倦睛暗，自汗身热。

龙胆泻肝汤lóngdǎnxiègāntāng ❶《兰室秘藏·阴痿阴汗门》方。龙胆草、生地黄、当归各三分，柴胡、泽泻各一钱，车前子、木通各五分。为粗末，水煎，空腹服。功能清利肝胆湿热。治肝经湿热，阴肿阴痒，小便赤涩，遗精白浊。《医宗金鉴》方有黄芩、栀子、甘草。❷《卫生宝鉴》卷十二方。黄芩七分，柴胡一钱，生甘草、人参、天冬、黄连、知母、龙胆草、栀子、麦冬各五分，五味子十个。为粗末，水煎，食远服。治因怒气或热盛，胆汁上溢，口苦而成胆瘅者。《症因脉治》方无天门冬、五味子，有连翘。❸《杂病源流犀烛·身形门》卷二十八方。龙胆草、柴胡、青皮、栀子、大黄、白芍药、木通、连翘、黄连、滑石各等分。水煎服。治湿热疮疡，小便赤涩及妇人阴挺等症。

龙胆泻肝丸lóngdǎnxiègānwán 即龙胆泻肝汤第1方中的《医宗金鉴》方，作水丸。治证同。见“龙胆泻肝汤”条。

龙胆饮lóngdǎnyǐn ❶《银海精微》卷下方。龙胆草、栀子仁各二钱，防风、茵陈、川芎、玄参、荆芥穗、菊花、楮实、甘草各一钱。为细末，每服一钱半，食后茶清调下（剂量根据《证治准绳·类方》补入）。治肝脏实热，目赤肿痛。❷《张氏医通》卷十五方。龙胆草、淡竹叶各八分，黄芩、犀角、木通、车前子、黄连、玄参各一钱，焦栀子、大黄、芒硝各一钱五分，黄柏（酒炒）五分。水煎，食后分二次热服。治肝经湿热，目赤肿痛。

龙胆饮子lóngdǎnyǐn·zi 《兰室秘藏》卷上方。又名升麻龙胆草饮子、消翳散。谷精草、川郁金、蛇退皮、炙甘草各五分，麻黄一钱半，升麻二钱，青蛤粉、龙胆草、黄芩（炒）、羌活各三钱。为细末，每服二钱，食后温茶清调服。治小儿疳眼，流脓生翳，属肝经湿热为病者。

龙腹香lóngfùxiāng 中药材。见《中国药学大辞典》。即龙涎香。详该条。

龙骨lónggǔ 中药材。出《神农本草经》。又名花龙骨。为古代大型哺乳动物如象类、犀牛类、三趾马等的骨骼化石。产于河南、河北、山西、陕西、山东、内蒙古、湖北、四川、云南、广西、青海等地。甘、涩，平。入心、肝、肾经。平肝潜阳，镇惊安神，固涩。①治惊痫，癫狂，头昏目眩，心悸失眠，遗精，泄泻，自汗，盗汗，崩漏，带下。煎服：15~30g，先煎。镇静多生用，固涩多煅用。②治溃疡久不收口，煅存性研末撒或调敷；汤火伤，与生石膏、大黄、儿茶各等分，同研细末，冷茶水调成糊状，涂患处。本品主含碳酸钙、硫酸钙，尚含铁、钾、钠、氯化物、硫酸盐等。

龙骨风lónggǔfēng 中药材。见《广西实用中草药新选》。为飞天蠄之别名。详该条。

龙骨散lónggǔsǎn ❶《太平圣惠方》卷三十方。龙骨、熟地黄、赤石脂、茯神、黄芪、炒桑螵蛸各一两，炒韭子、远志各三分，麦冬一两半。为粗末，每服三钱，加大枣三枚，水煎去滓，食前温服。治虚劳失精，心多忪悸。❷《小儿药证直诀》卷下方。砒霜、蟾酥各一字，粉霜五分，龙骨一钱，铅粉一钱半，冰片半字。为细末，每用少许，外敷患处。治疳口疮，走马疳。❸《证治准绳·幼科》集一方。煅龙骨、轻粉各五分，黄连一钱半。为细末，取少许干掺脐上。治脐中生疮。❹《证治准绳·幼科》集七方。龙骨一两，胡黄连五钱，茯神、人参、麦冬、白茅根各三分。为粗末，每服一钱，水煎服。治小儿痢渴，体热烦闷。❺《证治准绳·类方》第六册方。龙骨、炒当归、煨肉豆蔻、木香各一两，姜厚朴二两。为细末，每服二钱，食前粥饮调下。治水泻腹痛，不纳饮食。❻《证治准绳·女科》卷四方。龙骨、当归、地黄各二两，炒艾叶一两，阿胶、地榆、芍药、干姜各一两半，蒲黄一两二钱半，炙牛角腮二两半。为细末，每服二钱，米饮调下。治半产下血不止。本方最早见于《外台秘要》卷三十三引《广济方》，但无方名。❼《杂病源流犀烛·身形门》卷二十七方。煅龙骨、枯矾各等分。为细末，掺脐部，或油调敷。治新生儿脐湿，或脐疮。❽《疡医大全》卷二十三方。龙骨二钱半，煨诃子、没石子各二个，赤石脂、罂粟壳（醋炒）各二钱。为细末，食前米饮调下。治小儿脱肛。

龙骨汤lónggǔtāng ❶《备急千金要方》卷十五方。龙骨、甘草、大黄、赤石脂、石膏、桂心、寒水石、天花粉各二两。为粗末，每服二合，酒、水煎，去滓服。治小儿壮热，渴欲引饮，下利。❷《圣济总录》卷十四方。龙骨二两半，远志、茯苓、防风、当归、人参、炙甘草各二两，桂一两半。为粗末，每服三钱匕，加生姜三片，大枣二枚，水煎，空腹服，日三次。治风惊恐，恍惚多忘，神气怯弱。

龙骨丸lónggǔwán 《太平圣惠方》卷九十三方。龙骨、炒黄连、炙黄柏、木香、煨诃子皮各二钱五分，炒铅粉三钱，枯矾、炮姜、炒当归各五钱。为细末，炼蜜为丸，绿豆大，每服五丸，粥饮送下，日三至四次。治小儿赤白痢，腹痛不止。

龙颔lónghàn 经外奇穴名。出《备急千金要方》。位于前正中线胸骨剑突末端向上1.5寸处。一说“在鸠尾穴上1.5寸”（《中国针灸学》）。主治胃脘寒痛，喘息等。沿皮刺0.3~0.5寸。艾炷灸3~5壮，或艾条灸5~10分钟。

龙蚝理痰汤lóngháolǐtántāng 《医学衷中参西录》方。清半夏12g，生龙骨、生牡蛎各18g，生赭石、炒黑芝麻、炒柏子仁、白芍药各9g，朴硝、陈皮、茯苓各6g。水煎服。治思虑生痰，因痰生热而致的神志不宁。

龙虎lónghǔ 养生术语。炼丹中龙为水，虎为火，又龙为坎，虎为离（据《苏沈良方》）。气功中龙指心火，虎指肾水。又常以龙虎代表性别，龙为男，虎为女（据《遵生八笺》）。

龙虎草lónghǔcǎo 中药材。见《中国药用植物志》。为大戟之别名。详该条。

龙虎丹lónghǔdān 《丹溪心法》卷四方。草乌、苍术、白芷各一两，乳香、没药各二钱，当归、牛膝各五钱。为细末，酒糊为丸，弹子大，每服一丸，温酒化下。功能祛风寒湿，通络止痛。治肢体走注疼痛，或麻木不遂，或半身疼痛。

L

龙虎二仙汤lónghǔ'èrxiāntāng 《时疫白喉捷要》方。龙胆草二钱，生地黄、生石膏各一两，犀角八钱，牛蒡子、板蓝根、知母、玄参、马勃、木通各四钱，黄连、焦栀子各三钱，甘草一钱，黄芩、僵蚕、大青叶各五钱。加粳米二合，水煎服。治白喉重症。

龙虎膏lónghǔgāo 《疡医大全》卷八方。陈小粉一斤，炒木鳖子二两，川乌、草乌、干姜、白及、花椒各五钱。为细末，醋调，外敷患处；已溃烂者敷于四周。治无名痈疽肿毒。

龙虎交困lónghǔjiāokùn 证候名。指以"目有眵泪，赤肿而昏"（佚名《眼科秘旨》）为主症的证候。可见于风火眼，天行赤眼等。

龙虎交战lónghǔjiāozhàn 针刺手法。出明代徐凤《金针赋》。其法进针后先左转（大指向前）9次，后右转（大指向后）6次，反复交替施行。也可分浅、中、深3层重复进行。有疏通经气的作用。适于疼痛性疾患。

龙虎经lónghǔjīng 炼丹著作。著者不详，宋代王道为之注疏。全书分33卷，内容专论炼丹。

龙虎升降lónghǔshēngjiàng 针刺手法。出《针灸问对》。亦称龙虎升腾。其法进针后先在浅（天）部左盘一圈，紧按至中（人）部，随即慢提至浅部，右盘一圈，如此反复9次，然后将针轻插至深（地）部，先右后左盘旋，各紧提慢按6次。最后据情使用按法，按之在前，使气在后，按之在后，使气在前，有调和阴阳，宣通经络的作用。适用于一切经络壅滞、气血不通之症。

龙虎升腾lónghǔshēngténg 针刺手法。即龙虎升降。见该条。

龙虎石lónghǔshí 中药材。又名秋石、真汞。见《遵生八笺》和《苏沈良方》。系从青少年男女尿液中提取的一种药物。据称有补益作用。

龙虎丸lónghǔwán 《全国中药成药处方集》（上海方）方。牛黄、巴豆霜、白砒各0.9g，朱砂0.3g。除朱砂外，余药共研细末，糯米糊为丸，朱砂为衣，每粒0.15g，每服一丸。治神志失常，癫痫发狂。

龙黄散lónghuángsǎn 《婴童百问》卷四方。枯矾、煅龙骨、炒铅丹各五钱，麝香一钱。为细末，每用一字，先以棉签蘸净耳中脓水，再将药粉吹入耳内，日二次。治小儿聤耳，脓汁外出。

龙火内燔lónghuǒnèifán 龙火，指肾火，命门之火；燔，焚烧之意。即肾火偏亢。详该条。

龙角lóngjiǎo 推拿穴位。又名文台。位于左鬓发处。《幼科推拿秘书·穴象手法》："龙角，一名文台，在左鬓毛。"

龙角藤lóngjiǎoténg 中药材。见《福建中草药》。为铺地蜈蚣之别名。详该条。

龙疽lóngjū 病名。出《刘涓子鬼遗方》卷一。谓："龙疽发背起胃俞或肾俞，二十日不泻死，九日可刺。"即中搭手。见该条。

龙口含珠风lóngkǒuhánzhūfēng 病名。系指发生于咽后部的血疱。发生于悬雍垂下端的叫悬旗风，发生于上腭的叫飞扬喉。多因肺胃火毒上炎，或过食醇酒厚味所致。《喉科心法》卷上："帝丁两旁，或大舌尽根，或喉关上腭，发一紫血小泡，顷刻肿大，妨碍呼吸。"如血疱溃后并糜烂者，疼痛更剧。严重者可现神昏、闭脱等。治宜凉血解毒，泻火消肿，方可选用犀角地黄汤、清胃散、五味消毒饮等加减。参见"悬旗风"条。

龙葵lóngkuí 中药材。出《药性论》。又名苦葵、天泡草、天茄子、山海椒、乌疔草、野辣椒。为茄科植物龙葵 *Solanum nigrum* L. 的全草。我国各地均有分布。苦、微甘，寒，有小毒。清热解毒，散结消肿，利尿，抗癌。①治痈肿疔疮，丹毒，天疱疮，跌打损伤，蛇咬伤，捣烂外敷；皮肤湿疹，瘙痒，煎服或煎水洗。②治高血压病，咽喉肿痛，慢性气管炎，泌尿系感染，痢疾，水肿，白带。近用于治疗各种癌症。煎服：15～30g。过量服用可引起头痛、腹痛吐泻、瞳孔散大、精神错乱等中毒反应，长期服用并可导致白细胞下降。本品含澳洲茄碱和澳洲茄边碱等多种生物碱苷，又含皂苷；苷元是薯蓣皂苷元和替告皂苷元；还含较多量的维生素类物质。龙葵碱能抑制豚鼠的过敏反应，升高正常大鼠血糖水平，降低糖耐量；静注时可降低动物血压，有镇静、溶血作用，并有某些抗癌活性。动物试验中有抗激素作用，可影响泌乳功能，致使孕鼠流产，故妊娠时不宜使用。龙葵碱毒性较大，如发芽的马铃薯中，含量可超过0.02%，食后可刺激胃肠黏膜，大量（200mg）可致中毒。龙葵碱无蓄积性，煮煎后可减低毒性。

龙葵根lóngkuígēn 中药材。出《本草图经》。为茄科植物龙葵 *Solanum nigrum* L. 的根。苦、微甘，寒。清热利湿，消肿散血。①治痢疾，淋浊，白带。煎服：9～15g。②捣敷治痈疽肿毒，跌打损伤。本品含少量澳洲茄边碱。

龙葵子lóngkuízǐ 中药材。出《药性论》。为茄科植物龙葵 *Solanum nigrum* L. 的果实。甘，温。解毒，祛痰。①治急性扁桃体炎，煎水含漱；疔疮，捣敷。②治咳嗽痰喘。煎服：4.5～9g。本品含脂肪油及少量甾醇。干果含绿原酸、咖啡酸等。醇提取物在动物试验中有镇咳、祛痰作用。

龙雷之火lóngléizhīhuǒ 指寄藏于肝肾等处的相火。龙为阳物而藏于坎水之中，雷为震卦而属木。龙的腾起，雷的击发，其声势均迅速而猛烈，故医家以龙雷之火喻藏于肝肾等处之相火。《医学正传》卷一："然而相火固无定体，在上则寄于肝、胆、胞络之间，发则如龙火飞跃于霄汉而为雷霆也；在下则寓于两肾之内，发则如龙火鼓舞于湖海而为波涛也。"

龙脷叶lónglìyè 中药材。见萧步丹《岭南采药录》。又名龙舌叶。为大戟科植物龙利叶 *Sauropus spatulifolius* Beille 的干燥叶。分布于广东、广西等地，多为栽培。甘、淡，平。归肺、胃经。清肺润燥，止咳，化痰，通便。治肺热咳嗽，失音，喉痛，支气管哮喘，大便秘结，煎服9～15g。咯血，9～15g，开水冲服。叶的煎剂在试管中对金黄色葡萄球菌、溶血性链球菌有抑制作用。

龙鳞草lónglíncǎo 中药材。出《生草药性备要》。为排钱草之别名。详该条。

龙门lóngmén 即玉门。出《脉经》。指已婚妇女而未经产的阴道外口。参"见玉门"条。

龙蜜瓜lóngmìguā 中药材。见《滇南本草》。为瓠子之别名。详该条。

龙牡复脉汤lóngmǔfùmàitāng 《重订通俗伤寒论》方。吉林参一钱，陈阿胶、真玳瑁、炙甘草各一钱半，鸡子黄（包煎）一枚，生龟甲、生牡蛎各八钱，化龙骨二钱，生鳖甲、大生地各四钱，生白芍、麦冬各三钱，大坎炁（酒洗）一条。水煎，温服。功能扶正复脉，潜阳镇逆。治真阳下竭，虚阳上脱，猝然痉厥，舌红，面青，目合口开，手不握固，音嘶气促，甚则冷汗淋漓，手足逆冷，二便自遗，气息俱微，脉沉伏，或微弱无神，或不应指。

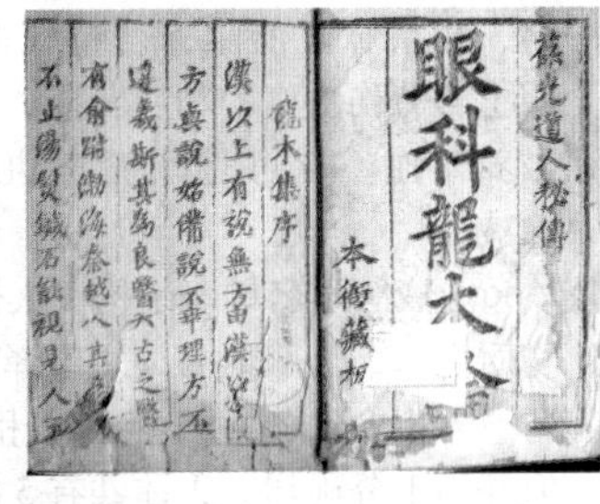

龙木论

龙木论lóngmùlùn 眼科著作。又名《眼科龙木论》，4卷（一作3卷）。撰人佚名。约隋唐间人托名“龙木”（即“龙树菩萨”）撰。此书与《龙树眼论》不同，内容主要记述72种眼科病证的方论，其中包括23种内障眼、44种外障眼，以及5种小儿外障眼。原书已佚。其佚文主要保存在《秘传眼科龙木论》卷一至六中的“七十二证方论”中，但每证后的歌诀部分为《眼论审的歌》的文字。

龙脑冰片lóngnǎobīngpiàn 中药材。见《中药志》。为冰片药材之一种。详该条。

龙脑鸡苏丸lóngnǎojīsūwán 《太平惠民和剂局方》卷六方。柴胡、木通（二药以沸汤同浸一二宿，绞汁）、阿胶珠、炒蒲黄、人参各二两，麦冬四两，黄芪一两，薄荷一斤，炙甘草一两半，生地黄（另研）六两。为细末，以好蜜二斤，先煮一二沸，然后下生地黄末，搅拌，时时入绞下的柴胡、木通汁，慢火熬膏，再加前药末，和丸，豌豆大，每服二十丸，热水送下。治虚劳烦热，消渴惊悸，以人参煎汤送下；肺热咳嗽，鼻衄吐血，血崩下血，以麦冬煎汤送下；血淋，热淋，劳淋，气淋，以车前子煎汤送下。又治胃热口臭，肺热喉腥，脾瘅口甜，胆瘅口苦等症。

龙脑丸lóngnǎowán 见《宣明论方》卷四。即当归龙荟丸。见该条。

龙脑饮子lóngnǎoyǐn · zi 《太平惠民和剂局方》卷六方。砂仁、天花粉各三两，藿香叶二两四钱，石膏四两，炙甘草十六两，炒栀子仁十二两。为细末，每服一至二钱，白水调蜜送下，治伤寒余毒，潮热虚汗，每服二钱，加竹叶五六片，水煎服。治蕴积邪热，咽喉肿痛，赤眼口疮，心烦鼻衄，咽干多渴，睡卧不宁，痰热咳嗽，中暑烦躁。

龙青霏lóngqīngfēi 中药材。见“龙柏”条。

龙泉lóngquán 见“龙渊”条。

龙泉疔lóngquándīng 病名。出《疡医准绳》卷二。即人中疔。见该条。

龙入虎口lóngrùhǔkǒu 小儿推拿方法。出陈氏《小儿按摩经》。陈氏《小儿按摩经·诸穴治法》：“板门穴，往外推之，退热除百病；往内推之，治四肢掣跳。用医之手大拇指，名曰：龙入虎口。”

龙砂八家医案lóngshābājiāyī' àn 医案著作。1卷。清代姜成之编。本书辑录清乾隆、嘉庆年间戚云门、王钟、贡一帆、孙御千、戚金泉、叶德培、姜学山、姜恒斋八家医案（书中并附姜宇瞻医案二则，实为九家）而成。其中以戚云门、王钟、孙御千的治案较多。全书以杂病及时症医案为主，理法颇多可取之处。本书收入《珍本医书集成》中。

龙舌草lóngshécǎo 中药材。❶出《本草纲目》。又名海菜、水白菜、瓢羹菜、塘底菜。为水鳖科植物水车前 *Ottelia alismoides*（L.）Pers. 的全草。分布于华东、中南、西南各地。甘、淡，凉。止咳化痰，清热利尿。①治咳嗽，哮喘，肺结核咯血，水肿。煎服：15～30g。②治痈疽肿毒，汤火伤。捣烂敷。本品含蛋白质90.56%，内含10种氨基酸。❷见《中国药用植物图鉴》。为卤地菊之别名。详该条。

龙舌三尖刀lóngshésānjiāndāo 中药材。见《中国药用植物图鉴》。为卤地菊之别名。详该条。

龙舌叶lóngshéyè 中药材。见《广东中草药》。为龙利叶之别名。详该条。

龙麝聚圣丹lóngshèjùshèngdān 《卫生宝鉴》卷十一方。硼砂、川芎各一两，生地黄、犀角、羚羊角、琥珀、玄参、桔梗、升麻、铅白霜、连翘各五钱，牙硝、赤茯苓、人参、麝香、冰片各三钱，朱砂、牛黄各二钱。为细末，炼蜜为丸，每两作十丸，金箔五十片为衣，每服一丸，食后薄荷煎汤或白水送下。治心脾客热，毒气攻冲，咽喉赤肿疼痛，或成喉痹，或结硬不消，或舌本肿胀，满口生疮，饮食难咽。

龙树菩萨眼论lóngshùpúsàyǎnlùn 眼科著作。见“龙树眼论”条。

龙树眼论lóngshùyǎnlùn 眼科著作。又名《龙树菩萨眼论》。简称《眼论》。1卷（又有3卷本）。撰人佚名。约隋唐间人托名“龙树菩萨”撰。书中记述了眼病的起因及各种眼病的治法。特别是较详细地说明了针拨白内障的方法。原书已佚。其佚文可见于《医方类聚》、《医心方》等书中。

龙头草lóngtóucǎo 中药材。见《广西药用植物名录》。为大驳骨之别名。详该条。

龙涎香lóngxiánxiāng 中药材。出《本草纲目拾遗》。又名龙腹香。为抹香鲸科动物抹香鲸 *Physeter catodon* L. 肠内分泌物的干燥品。我国南海、东海海域有分布。甘、酸，气腥。行气活血，化痰开窍，利水通淋。治咳喘气逆，心腹疼痛，神昏气闷，淋证。内服：研末，0.3～0.6g，或入丸、散用。本品约含25%龙涎香醇（Ambrein）。本品药理与麝香相似，小量对动物中枢神经系统有兴奋作用，大量则表现为抑制；对离体心脏有强心作用，对整体动物则能引起血压下降。

龙须菜lóngxūcài 中药材。❶出《本草纲目》。又名竹筒菜、发菜。为江蓠科植物江蓠 *Gracilaria verrucosa*（Huds.）Papenf. 的藻体。分布于我国沿海各地。甘、咸，寒。除热，软坚，利尿。治瘿瘤结气，小便不利。煎服：9～15g，亦可用醋浸食。本品含藻红蛋白、胆甾醇、花生四烯酸等。❷出《救荒本草》。为黏鱼须之别名。详该条。

龙须草lóngxūcǎo 中药材。❶出《本草纲目拾遗》。又名野席草、水通草。为灯心草科植物野灯心草 *Juncus setchuensis* Buch. 的全草或根。分布于我国长江中下游及陕西、四川、云南等地。甘、淡，平。清热，利尿，解毒，安神。治口咽诸毒火证，牙痛，目赤肿痛，鼻衄，小便淋涩，肾炎水肿，心烦失眠，心悸，梦遗。煎服：9～30g。❷见《江西草药》。为灯心草之别名。详该条。❸见《四川中药志》。为松萝之别名。详该条。❹见《四川中药志》。为狗屎花之别名。详该条。

龙玄lóngxuán 经外奇穴名。出《针灸大成》。位于前臂桡侧，列缺穴上方之静脉处。主治中风口喎，下牙痛，手痛等。艾炷灸3～7壮。

龙芽草根lóngyácǎogēn 中药材。出《本草图经》。又名地冻风。为蔷薇科植物龙芽草 *Agrimonia pilosa* Ledeb. 的根。全国大部分地区均有分布。辛、涩，温。清热解毒，活血消积。①治赤白痢疾，偏头痛，经闭，产后感冒，寒热头痛，腰腹痛，口腔溃疡，疖肿。煎服：9～15g（鲜者30～60g），或研末服。②治小儿疳积，目中翳障。同猪肝煮，食肝及汤。本品含仙鹤草内酯、双氢槲皮素、香草酸、并没食子酸、仙鹤草酚、鞣质等。仙鹤草酚有良好的驱绦虫作用，副作用小，仙鹤草内酯对肠管平滑肌有抑制作用。

龙烟lóngyān　气功术语。肝的代名词。《简易方》："肝名龙烟。"

龙眼根lóngyǎngēn　中药材。见《辽宁主要药材》。为升麻之别名。详该条。

龙眼核lóngyǎnhé　中药材。出明代范洪《滇南本草图说》。为无患子科植物龙眼 *Euphoria longan*（Lour.）Steud. 的种子。涩，平。止血定痛，理气散结。①煅研外敷，治创伤出血，足趾痒烂；煅研油调涂烫伤，疥癣。②治疝气，瘿瘤。煎服：3～9g；研末服，每次1～2g。

龙眼肉lóngyǎnròu　中药材。出《开宝重定本草》。又名桂圆肉、蜜脾。为无患子科植物龙眼 *Dimocarpus longan* Lour. 的假种皮。主产于广西、福建、广东、台湾、四川。甘，温。归心、脾经。补益心脾，养血安神。治失眠，健忘，心悸怔忡，慢性出血，月经过多，气血不足，虚劳羸弱等症，煎服9～15g。本品含葡萄糖，蔗糖，酒石酸，腺嘌呤，胆碱，蛋白质，脂肪，维生素 B_1、B_2 及C。龙眼水浸剂对奥杜盎小芽胞癣菌有抑制作用。

龙眼树皮lóngyǎnshùpí　中药材。见萧步丹《岭南采药录》。为无患子科植物龙眼 *Euphoria longan*（Lour.）Steud. 树皮的韧皮部。杀虫，解毒，消肿，生肌。①治疳积，疔疮，睾丸炎。煎服：6～15g。②煅存性研末可治外伤出血，煎水洗治疳眼。龙眼的根或根皮的韧皮部称龙眼根，治乳糜尿、白带。煎服：15～30g。龙眼花功用与根同，又治各种淋证。

龙眼叶lóngyǎnyè　中药材。出明代范洪《滇南本草图说》。为无患子科植物龙眼 *Euphoria longan*（Lour.）Steud. 的叶或嫩芽。分布于台湾、福建、广东、广西、四川。微苦、涩，平。清热利湿，解毒杀虫。①防治感冒；治肠炎，尿道炎。煎服：15～30g。②治痔疮，烂脚，阴囊湿疹，煎水洗；牙疳，烧存性研末搽；眼睑炎，晒干研末，茶油调涂。叶含槲皮素、槲皮苷、谷甾醇、豆甾醇及其葡萄糖苷，表无羁萜醇等。

龙衣lóngyī　中药材。见《分类草药性》。为蛇蜕之别名。详该条。

龙渊lóngyuān　经穴别名。出《针灸甲乙经》。《备急千金要方》作龙泉。即然谷。见该条。

龙爪草头lóngzhǎocǎotóu　中药材。见《上海常用中草药》。为石蒜之别名。详该条。

龙珠lóngzhū　中药材。出《药性论》。又名赤珠、红珠草。为茄科植物龙珠 Tubocapsicum anomalum（Franch. et Savat.）Mak. 的全草。分布于广东、广西、贵州、江西、浙江、福建、台湾。苦，寒。治小便淋痛。煎服：15～30g。外用捣敷疔疮。龙珠根煎服治痢疾。

聋lóng　病名。聋者，"无闻也"（《说文解字》）。"笼也，如在蒙笼之内不可察也"（《释名》）。"耳不听五声之和曰聋"（《康熙字典》引《左传·僖公二十六年》）。参见"聋聩"条。

聋聩lóngkuì　病证名。系指耳聋不聪之谓也。耳不别五声之和曰聋，生而聋曰聩。《景岳全书》卷二十七："耳为肾窍，乃宗脉之所聚，若精气调和，肾气充足，则耳目聪明。若劳伤血气，精脱肾惫，必至聋聩。"治宜补益肾气，滋养气血。方可选用肾气丸、归脾汤、补中益气汤等加减。

隆lóng　藏医学名词。系构成人体生命活动的3种基本能量物质之一，为藏语名词之音译。是推动人体生命机能的动力，与生命的各种机能密切相关。有人把它译为"风"，但并不十分确切。人体共有5种不同的隆，分别称为维命隆、上行隆、遍行隆、下泄隆和拌火隆。分见各条。

癃lóng　病名。一作瘙。❶淋证的古称。《素问·奇病论》："有癃者，一日数十溲。"《三因极一病证方论·淋闭叙论》："淋，古谓之癃。"详见"淋"条。❷指小便不利，属癃闭之轻者。《类证治裁·闭癃遗溺》："闭者小便不通，癃者小便不利。"详见癃闭条。❸罢癃病。见《史记·平原君列传》。一说罢癃病为背疾，腰曲而背隆高；一说为，足不能行之疾。❹指小便频数。《素问·奇病论》："有癃者，一日数十溲。"

癃闭lóngbì　病名。见《景岳全书·杂证谟》。《灵枢·本输》称闭癃。《类证治裁·闭癃遗溺》："闭者小便不通。癃者小便不利。"今将小便排出甚少及完全无尿排出，统称癃闭，包括西医学所称的尿潴留和尿闭。可因肺热气壅、热结膀胱、水道阻塞、气虚、气滞、阴液不足、肾阳虚衰、转胞等所致。肺为水之上源。肺热壅盛，肺气不能通调水道，则小便点滴而下，或全然不通，呼吸急促，咽干，烦渴欲饮，苔薄黄，脉数。治宜清肺润燥，用清肺饮加减，或用探吐法。膀胱为藏溺之腑，热结膀胱，阻碍气化，则小便量少色赤，甚至闭塞不出，小腹急满胀痛，渴不多饮，舌苔黄，脉数。治宜清热通利，选用通关瞿麦汤、滋肾通关丸、罗太无白花散等方。败精瘀血，阻塞水道，则见尿闭不出，或滴沥而下，或尿出如线，小腹胀满，隐痛拒按，或茎中痛，苔青紫，脉细涩或细数。治宜行瘀散结，选用代抵当丸、桃仁承气汤、牛膝膏、蒲灰散等方。气虚、气滞、阴液不足、命门火衰、转胞所致者，详"气闭""气虚小便不利""阴虚小便不利""阳虚小便不利""转胞"条。

癃闷lóngbì　病证名。出《素问·五常政大论》。指大、小便不通之病证。癃，小便不利；闷，通"秘"，大便秘结不通。《黄帝内经素问吴注》卷二十"二小便不通为癃，大便不通为闷。"详"癃闭""便秘""关格"各条。

癃疝lóngshàn　病名。《医宗金鉴》卷四十二："少腹痛引睾丸，小便不通者，为癃疝也。"治宜行气利水，方用茴楝五苓散。相当于膀胱括约肌痉挛及其所引起的神经性尿闭。

陇lǒng　❶高，隆起。《素问·离合真邪论》："卒风暴起，则经水波涌而陇起。"❷并陇。《灵枢·营卫生会》："日中而阳陇为重阳，夜半而阴陇为重阴。"

拢法lǒngfǎ　推拿手法名。见曹锡珍《外伤中医按摩疗法》。用两手掌尺侧面对合，夹住应治疗部位的肌肉，一夹一放地反复进行。也可将肌肉夹起后摇动几下再放。多用于腹部。

lou

娄居中lóujūzhōng　宋代医生。东虢（今河南荥泽）人。每日在临安府（今浙江杭州）药肆行医卖药，为人治病。

重视调理脾胃，强调食治则身治，撰《食治通说》1卷，已佚。

蒌贝散lóubèisǎn 《医宗金鉴·外科心法要诀》卷六十六方。瓜蒌、贝母、天南星、甘草、连翘各一钱（一方加青皮、升麻）。水煎，加酒服。治乳痨初肿气实者。

蒌贝养营汤lóubèiyǎngyíngtāng 《温疫论》卷上方。知母、天花粉、贝母、瓜蒌、橘红、白芍药、当归、苏子。加生姜，水煎服。功能清热养阴，祛痰利气。治温病下后阴伤，痰涎涌盛，胸膈不清。

蒌根lóugēn 中药材。出《雷公炮炙论》。为天花粉之别名。详该条。

蒌叶lóuyè 中药材。见《本草纲目》。为蒟酱叶之别名。详该条。

蒌油lóuyóu 中药材。出《本草纲目拾遗》。为胡椒科植物蒟酱 Piper betle L. 的叶经蒸馏而得的芳香油。滴耳治耳痛；涂敷刀伤，痈疔，杨梅毒疮，痔漏。成分见"蒟酱叶"条。

楼公爽lóugōngshuǎng 见"楼英"条。

楼护lóuhù 西汉时期人。父为世医，楼护年少时曾研读医书，后又投身政界。

楼全善lóuquánshàn 见"楼英"条。

楼台草lóutáicǎo 中药材。见《滇南本草》。为鬈菜之别名。详该条。

楼英lóuyīng(1320—1389) 明代医学家。一名公爽，字全善。浙江萧山人。年轻时开始学医，读医书较多，钻研30年，曾被朱元璋召到南京治病。楼氏遵从《内经》等古典医理，认为"千变万化之病态"，都离不开阴阳五行。著有《医学纲目》，对后世医学有一定影响。

楼宗望lóuzōngwàng 明初医生。萧山（今属浙江）人。以医名，永乐（1403—1424）年间召至京师，赐予甚厚。

蝼蛄lóugū 中药材。出《神农本草经》。又名土狗、地狗、地牯牛、拉拉狗、拉蛄。为蝼蛄科昆虫蝼蛄 *Gryllotalpa africana* Palisot et Beauvois 或大蝼蛄 *G. unispina* Saussure 的干燥全体。主产于江苏、浙江、山东、河北、安徽、辽宁等地。咸，寒。入胃、膀胱经。利水退肿。①治水肿，小便不利，石淋。内服：煎汤，3～4.5g；或焙干研末，每次2g，日服3次。②治小儿脐风汁出，与甘草研末撒；竹、木刺入肉，与红糖捣敷伤口处。孕妇忌服。蝼蛄睾丸、血淋巴及尿中含多种游离氨基酸。

蝼蛄串穴lóugūchuànxué 病证名。出《外科备要》卷中。即蝼蛄疖。破后形似蝼蛄串穴，故名。详"蝼蛄疖"条。

蝼蛄窜lóugūcuàn 病证名。流痰病的一种。出《疮疡经验全书》卷四。发于前臂及腕部的骨关节处。初起筋骨疼痛，进而漫肿坚硬，不红不热，常连肿数块，日久内溃窜通，穿孔较多，时流白浆，如蝼蛄窜穴，故名。并伴见面黄食少、消瘦，午后寒热交作。类似前臂及腕关节结核。初服逍遥散，外敷太乙紫金锭，次服人参养荣汤。参见"流痰"条。

蝼蛄疖lóugūjiē 病名。常见头皮疮疡之一。见《外科大成》卷三。又名曲蟮拱头、蝼蛄窜穴。由暑热生疖失治所致。多发于小儿头皮，初起为毛囊性丘疹，逐渐增大如黄豆至梅李大小之疖肿，根底坚硬，继之形成脓肿，多自溃脓出。因脓泄不畅，则根底坚硬不易消退。疮内隔膜相裹，故愈而又发。亦有疮口经久不敛，使头皮串空者。治宜凉血解毒，内服五味消毒饮化裁；如疮口久不收敛者，服四妙汤。外治宜进行扩创，将串空头皮剪通，使无藏脓之处，用菊花煎水日洗一次，外贴千锤膏或生肌玉红膏收口。相当于穿掘性毛囊炎。

蝼蛄疬lóugūlì 病名。见清抄本《外科或问》（著人未详）。即瘰疬。详该条。

蝼蛄漏lóugūlòu 病名。❶《诸病源候论》卷三十四："蝼蛄漏者……始发之时，在于颈上。"初似瘾疹，瘙痒。后肿大破溃，形成漏管。相当于颈部淋巴结核所致的窦道等。❷《外科启玄》卷七："是平肉上生孔窍出脓血是也。"相当于软组织部位的慢性窦道。

漏lòu 病证名。❶五不男之一。指男子精关不固，常自遗泄而影响生育者。参"五不男"条。❷指泪流不止的病证。《素问·刺禁论》："为漏为盲。"❸指瘘管。出《素问·生气通天论》。"漏"通"瘘"。多因热毒瘀结，气血亏损，荣卫运行失职而成。症见疮破久不收口，成管，流脓水，以瘰疬破溃，肛周脓肿成瘘最多，其他部位亦可发生。本病治疗随部位和病因不同而异，以外治法为主。外用药线引流，肛瘘可用挂线疗法。虚者配服调补气血之剂。❹指妇女月经淋沥不断。❺肛漏之一。《医学入门》卷六："肛门左右别生一窍，流出脓血，名为漏。"

漏胞lòubāo 病证名。即胎漏。《诸病源候论》卷四十一："漏胞者，谓妊娠数月而经水时下，此由冲脉任脉虚，不能约制太阳、少阴之经血故也。"详"胎漏"条。

漏带lòudài 病证名。❶先下血而后带下淋沥不断。《证治要诀》："有带疾愈后一二月或再发，半年一发，先血而后下带，来不可遏，停蓄未几，又复倾泻，此名漏带，最难治者也。"❷指带下如同经血漏下之势（《竹林女科》）。

漏底伤寒lòudǐshānghán 病证名。指伤寒见下利甚至泄利不止的疾患。《伤寒全生集》卷一："若身热面赤，足冷脉沉，下利清谷，身体疼痛，此为阴利寒证，俗呼漏底伤寒，医用四逆加人参、茯苓、白术、肉桂、肉果、砂仁、木通、灯心、升麻。"《重订通俗伤寒论·伤寒兼证》："外感证一起，即直肠洞泻，不因攻下而自利者，世俗通称为漏底伤寒。然有协风、协寒、协热、协食之别。"协风者，可用肠风汤加味；协寒者，轻则胃苓汤，重则附子理中汤；协热者，先与葛根芩连汤，继用加味白头翁汤；协食者，先与枳实导滞汤，继与芩连二陈汤。参见"太阴脏病"条。

漏耳lóu'ěr 病名。见《本草纲目》卷二十七"马齿苋"。指病聤耳，脓水不涸。即聤耳。详该条。

漏风lòufēng 古病名。又名酒风。因饮酒后感受风邪所致。《素问·风论》："饮酒中风，则为漏风。"《备急千金要方》卷八："因醉取风为漏风，其状恶风多汗，少气，口干善渴，近衣则身如火烧，临食则汗流如雨，骨节懈惰，不欲自劳。"《张氏医通·杂门》："漏风之状，多汗，常不可以单衣，食则汗出，甚则身汗，喘急，恶风，衣常濡，口干善渴，不能劳事，先宜五苓散热服取汗，后与黄芪建中加白术、泽泻。"亦可用泽泻散、白术散、漏风汤等方。参见"酒风"条。

漏疳lòugān 病证名。出《普济方》卷三百八十二。为牙龈红肿，化脓焮痛，绵绵不断，久而不愈，或时发时愈的证候。治宜清热解毒。先服银翘马勃散（《温病条辨》：银花、连翘、马勃、牛蒡子、射干），继服甘露饮。外用锡

L

类散涂患处。

漏谷lòugǔ 经穴名。代号SP7。出《针灸甲乙经》。别名太阴络。属足太阴脾经。位于小腿内侧，内踝尖上6寸，胫骨后缘处。布有小腿内侧皮神经，深层后方为胫神经，并有大隐静脉及胫后动、静脉通过。主治腹胀腹鸣，消化不良，小便不利，丹毒，脚气，偏坠，腿膝厥冷等。直刺1～1.5寸。艾炷灸3～5壮，或艾条灸5～10分钟。

漏汗lòuhàn 症名。指汗出如水，漏泄不止。又作灌汗。多因发汗太过所致。《伤寒论·辨太阳病脉证并治》："太阳病，发汗，遂漏不止。"后人据此称之为漏汗。《脉经》卷六："肺脉……其濡而散者，当病漏汗（漏，一作灌）。"漏汗水止，可导致阳气伤亡，津液耗损，出现小便短少，四肢拘急，屈伸不利，甚至筋惕肉瞤，身振振欲擗地等症。治以温经复阳为主，可用桂枝加附子汤、真武汤等方。参见"灌汗"条。

漏睛lòujīng 病名。见《太平圣惠方》卷三十三。又名目脓漏、漏睛脓出、漏睛眼、热积必溃之病、窍漏证、眦漏症。《证治准绳·杂病》："眦头结聚生疮，流出脓汁或如涎水，粘睛上下，不痛，仍无翳膜。此因心气不宁，并风热停留在睑中，宜服五花丸、白薇丸。"类今之慢性泪囊炎。经年不愈者，宜手术治疗。若心经热毒结聚生疮，在内眦睛明穴附近隆起红痛肿核，甚至身发寒热者，又为漏睛疮。参见该条。

漏睛疮lòujīngchuāng 病名。见《医宗金鉴·外科心法要诀》。多由心经蕴热日久或风热外侵，内外合邪所致。症见大眦睛明穴附近隆起疮核，红肿疼痛，能波及胞睑及颜面部，甚至溃脓穿孔，并可身发寒热。穿孔久不愈者可为瘘。相当于今之急性泪囊炎。治法：初宜清热解毒，散邪消肿，内服仙方活命饮加减，外敷如意金黄散；脓成宜切开排脓，继进清热解毒之剂；若溃后正虚，排脓不畅，宜扶正祛邪，用托里消毒饮加减。

漏睛脓出lòujīngnóngchū 病名。见《秘传眼科龙木论》。《医宗金鉴·眼科心法要诀》："漏睛脓出睑眦间，或流浓汁或清涎，目无翳障不疼痛，风热攻冲心火炎。"即漏睛。详该条。

漏睛眼lòujīngyǎn 病名。《原机启微》："其病隐涩不自在，稍觉眊矂，视物微昏，内眦穴开窍如针目，按之则沁沁脓出，有两目俱病者，有一目独病者。目属肝，内眦属膀胱，此盖一经积邪之所致也，故曰热积必溃之病，又曰漏睛眼是也，竹叶泻经汤主之。"类今之慢性泪囊炎。经年不愈者，宜手术治疗。

漏精lòujīng 病证名。见《诸病源候论·虚劳病诸候》。指见情思情即精液自出者。《寿世保元·浊证》："因见闻而出者，曰漏精。"详"滑精"条。

漏瘤lòuliú 病证名。见清代张绍棠《增广灵验验方新编》卷十一。指瘤体日久时出黄水，愈而复发，痒不可忍者。宜以白油膏外敷之。

漏瘤湿癣lòuliúshīxuǎn 病名。见《本草纲目》卷十九羊蹄，谓"浸淫日广，痒不可忍，愈后复发，出黄水。羊蹄根捣，和大醋，洗净涂上"。相当于湿疹类的皮肤病。

漏芦lòulú 中药材。出《神农本草经》。又名野兰、鬼油麻、榔头花、大头翁、和尚头、鹿鹂、独花山牛蒡、龙葱根、毛头。为菊科植物祁州漏芦 *Rhaponticum uniflorum* (L.) DC. 或禹州漏芦 *Echinops latifolius* Tausch. 的干燥根。前者主产于河北、辽宁、山西，后者主产于山东、河南、内蒙古等地。苦，寒。入胃经。清热解毒，消痈，下乳，舒筋通脉。治乳痈肿痛，痈疽发背，瘰疬疮毒，乳汁不通，湿痹拘挛。煎服5～9g。孕妇慎用。祁州漏芦根含挥发油，蜕皮激素类物质。禹州漏芦根含蓝刺头碱。煎剂和蜕皮激素可降低实验动物血清胆固醇，减轻动脉粥样硬化病变。漏芦可抗氧化，延缓衰老，提高免疫功能，并有保肝作用。蓝刺头碱有士的宁样中枢兴奋作用。

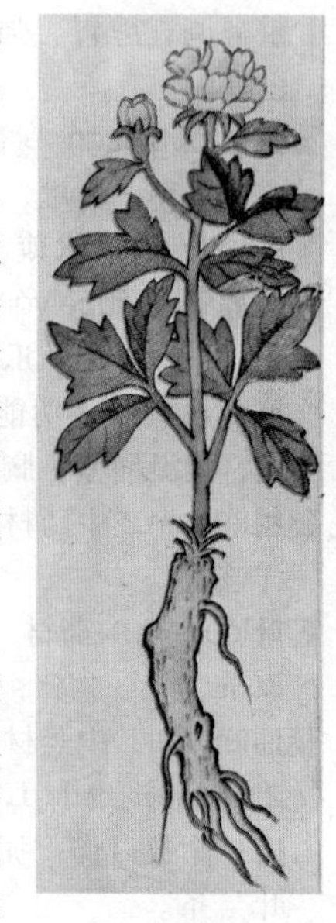
漏芦

漏芦汤lòulútāng ❶《备急千金要方》卷五方。又名漏芦煮散。漏芦、连翘、白蔹、芒硝、甘草各六铢，大黄一两，升麻、枳实、麻黄、黄芩各九铢。为粗末，水煎，分三次服。治痈疽，丹毒，赤肿，疮疖，热毒等。《经心录》无连翘，有知母、芍药、犀角；《备急肘后方》无连翘、芒硝，有白薇、芍药。❷《圣济总录》卷一百三十五方。漏芦、升麻、大黄、黄芩各一两，蓝叶、玄参各二两。为粗末，每服二钱，水煎服。治脏腑积热，发为肿毒，时疫疙瘩，头面红肿，咽嗌堵塞，水药不下。如果肿热甚，加芒硝二钱半。❸《疡科选粹》方。漏芦、生甘草、槐白皮、五加皮、白蔹各一两五钱，白蒺藜四两。为粗末，每次用五两，水煎，去渣淋洗。治脚气疮，疼痒流水。

漏芦煮散lòulúzhǔsǎn 《圣济总录》卷一百三十方。即漏芦汤第1方。见"漏芦汤"条。

漏气lòuqì 古病名。指饮食入胃，先吐后下的病证。多因风邪内干肠胃所致。《三因极一病证方论》卷十一："病者身背皆热，肘臂挛痛，其气不续，膈间厌闷，食入，则先吐而后下，名曰漏气。此因上焦伤风，开其腠理，上焦之气，慓悍滑疾，遇开即出，经气失道，邪气内着，故有是证。"宜用麦门冬汤、千金麦冬理中汤。肥盛多痰者，宜泽泻汤。

漏乳lòurǔ 病名。即产后乳汁自出。详该条。

漏腮lòusāi 病名。指腮部之漏疮。即骨槽风之别称。详该条。

漏食泄lòushíxiè 古病名。见《医学原理》卷六。即录食泻。详该条。

漏胎lòutāi 病名。即胎漏。清代曾鼎《妇科指归》卷二："孕妇或按月下血数滴，名漏胎。"详"胎漏"条。

漏蹄风lòutífēng 病名。出《解围元薮》卷一："生小水窠淫痒，搔破则流黄水，久渐成疮，内生䘌虫，烂穇不口。"生于脚底涌泉穴处，故俗称穿心脚底风。类似麻风引起的脚底溃疡或脊髓空洞症引起的营养不良溃疡。

漏五色俱下lòuwǔsèjùxià 病证名。出《诸病源候论》卷三十八。即经漏所下之血杂见五色，多属五脏虚损所致。参见"经漏"条。

漏下lòuxià 病名。《诸病源候论》卷三十八："漏下者，由劳伤血气，冲任之脉虚损故也。冲脉任脉为十二经脉之海，皆起于胞内，而手太阳小肠之经也，手少阴心之经也，此二经主上为乳汁，下为月水，妇人经脉调适，则月下以时；若劳伤者，以冲任之气虚损，不能制其脉经，故血非时而下，淋沥不断，谓之漏下也。"治疗参见"崩漏”条。

漏下白候lòuxiàbáihòu 病证名。出《诸病源候论》卷三十八。指经漏下血夹有白色液体。参见“崩漏”条。

漏下不止lòuxiàbùzhǐ 病证名。出《金匮要略·妇人妊娠病脉证并治》。即指经漏。详该条。

漏下赤白lòuxiàchìbái 病证名。出《素女经》。亦名赤白漏下。指阴道漏下之血污，赤白相杂，淋沥不断。参见“经漏”条。

漏下赤候lòuxiàchìhòu 病证名。出《诸病源候论》卷三十八。指漏下之血色赤，淋沥不断。参见“经漏”条。

漏下黑候lòuxiàhēihòu 病证名。出《诸病源候论》卷三十八。指经漏下血夹有黑色之液体。参见“经漏”条。

漏下黄候lòuxiàhuánghòu 病证名。出《诸病源候论》卷三十八。指经血漏下夹有黄色之液体。参见“经漏”条。

漏下青候lòuxiàqīnghòu 病证名。出《诸病源候论》卷三十八。指漏下经血夹有青色液体。参见“经漏”条。

漏项lòuxiàng 病证名。即项部瘰疬破溃难敛者。《疡医大全》卷十八：“瘰疬……缠绕项下，先肿作脓，穿破难干，故名漏项。”

漏泄lòuxiè 古病名。出《灵枢·营卫生会》。由于感受风邪，腠理开疏，复因热食之气蒸泄所致。主症为热饮食入胃，随即汗出，或出于面，或出于背，或出于半身。《证治要诀》卷九：“胃气不固，荣血漏泄，宜黄芪建中汤加浮麦少许。”

漏腋lòuyè 病证名。《诸病源候论》卷三十一：“腋下常湿仍臭生疮，谓之漏腋。”多由气血不和，湿热蕴蒸所致。其证腋下潮湿生疮有臭味。外用六物散（干枸杞根、干蔷薇根、甘草各15g，胡粉、商陆根、滑石各3g），共为细末，用醋调涂。

漏泽园lòuzéyuán 宋代福利设施。据载系专为收葬无依无靠的尸骨而设。

漏痔lòuzhì 病证名。见《疮疡经验全书》卷七。即肛漏日久，气血衰败，脓水淋滴者。相当于结核性肛漏或因肛漏失治发展而成者。

lu

卢不远lúbùyuǎn 见“卢复”条。

卢昶lúchǎng 宋代医学家。人称卢尚药。祖籍文安，后迁大名（均属今河北）。幼传家学，勤于攻读，研习岐黄、雷扁，熟读《备急千金要方》，治病多验，医名黄河北。1112年补太医奉御，校《和剂局方》，累迁尚药局使。撰有《医镜》50篇，今佚。又有《伤寒片玉集》3卷。卒年87岁。

卢都子lúdūzǐ 中药材。出《中藏经》。为胡颓子之别名。详该条。

卢复lúfù 明代医生。字不远。钱塘（今浙江杭州）人。精医学，兼通佛学（大乘），撰述有《芷园臆草》《医种子》，辑录有《神农本经》等书。其子卢之颐也是当地名医。他们在医学上都表现出一定的佛教思想影响。

卢和lúhé 明代医家。字廉夫。东阳（今浙江东阳）人。著有《食物本草》2卷、《丹溪纂要》2卷。他在医学思想上，推崇朱丹溪。《丹溪纂要》一书，是他对朱丹溪著述通过学习体会而予以注释之作。

卢晋公lújìngōng 见“卢之颐”条。

卢经裒腋lújīngpóuyè 医经著作。2卷。日本加藤博撰。刊于1721年。作者谓医道以《内》《难》为宗，不明医经则医术无由；《难经》概括《内经》言要义密，而注之者瑕瑜互见。遂旁参诸家，择其精粹，间附己意，以成此书。其《难经》正文以滑寿《难经本义》为主，若有不足，则择诸家善者从之。前列总论及图解，次演《难经》正文而详为阐注，兼取诸家之长而删其繁芜。意见分歧及所出已见者均予标示。后附“或问”一篇，对众说纷纭，莫衷一是者，自设问答，予以辨析。现存日刻本，1949年后有影印本。

卢橘lújú 中药材。出《汉书》。为金橘之别名。详该条。

卢廉夫lúliánfū 见“卢和”条。

卢明铨lúmíngquán 明代医家。字绍庵。乌程（今浙江吴兴）人。天启、崇祯（1621—1644）年间有医名。性笃厚，重医德，人皆敬之。时邑大疫，与同邑金德生、陆士龙建施药局，并掌其事。又与同志结社，虚怀论质，发明医理，取守一毕万之义，名“一万社”。有《一万社草》12卷、《医案万抄社》20卷。

卢氏lúshì 战国时名医。据《列子·力命》载卢氏曾为季梁治病，技术水平较高，认为季梁的病一不由天，二不由人，三不由鬼，而是与其体质有关，体现了唯物主义病因观。当时常把卢氏、扁鹊并称，简称“卢扁”，作为名医的代名词。

卢万钟lúwànzhōng 明末医家。仁和（今浙江杭州）人。号觉迟子。先学儒，后学医。擅长治疗外科疾患，并将自己多年所用的验方汇集成《医说佛乘》一书。

卢繇生lúyáoshēng 见“卢之颐”条。

卢云乘lúyúnchéng（1666—1739）清代医家。字鹤轩。古黟（今安徽黟县）人。因祖父为庸医所误，乃专志岐黄。18岁悬壶，并历诸省访师求教。1703年湖北汉阳时疫流行，卢悉心治疗甚众，乃定居江城30余年。其辨伤寒不取旧论之六经，而以人身实体划分三阴三阳六部。撰《医学体用》2卷，又撰《伤寒医验》（1738）6卷，见解新颖，别具一格。其中有取材于陈月坡《伤寒演义》之治则。门人唐都，传其学。

卢之颐lúzhīyí 明代医家。字繇生，号晋公，自称芦中人。钱塘（今浙江杭州）人。其父卢复精医兼通佛学。他受父亲影响，继承医业，历18年编成《本草乘雅半偈》一书。后又编有《摩索金匮》《伤寒金疏钞》《学古诊则》《痎疟论疏》等书。他业医几十年，中年患目疾，至56岁，两目俱蒙，仍瞑目晏坐，口授子婿记录自己的体会。他推崇《内经》、张仲景，所著《痎疟论疏》，对《素问·疟论》《刺疟论》等篇发挥较详，取方亦简当。他的医学思想受佛教的影响，例如认为《神农本草经》365种药应周天之数，无容去取，便以佛教四数为乘，将其所编本草每药之下列四目。

卢祖常lúzǔcháng（12世纪末）宋代医家。别号砥镜老人。永嘉（今浙江温州）人。曾与当代名医陈无择共同商讨医理。他对朱肱关于伤寒学的论述持有不同意见，著《拟进活人参同余议》加以述评，还撰有《拟进太平惠民和剂类例》等书，均佚。在《续易简方论》一书中，对王硕《易简方》逐条纠剔，反映了卢氏的学术思想。

芦巴lúbā 中药材。见《本草原始》。为胡芦巴之简称。详该条。

芦柴根lúcháigēn 中药材。见《南京民间药草》。即芦根。

详该条。

芦荻头lúdítóu　中药材。见萧步丹《岭南采药录》。为芦竹根之别名。详该条。

芦根lúgēn　中药材。出《名医别录》。又名苇根、芦柴根、芦通、芦芽根、甜梗子。为禾本科植物芦苇 *Phragmites communis* Trin. 的新鲜或干燥根茎。主产于安徽、江苏、浙江、湖北等地。甘，寒。归肺、胃经。清热泻火，生津止咳，除烦，止呕利尿，透疹。①治热病烦渴，鼻衄，齿衄，胃热呕哕，噎膈，反胃，肺热咳嗽，肺痈吐脓，肺痿，小便热涩，热淋，麻疹，煎服15～30g。②解河豚鱼中毒，鲜品0.5kg，捣汁或煎服。本品含薏苡素、天冬酰胺。尚含对羟基苯甲醛、香草酸等。干粉可缩短家兔血浆复钙时间。体外可抑制溶血性链球菌。其含的多糖可促进免疫功能。

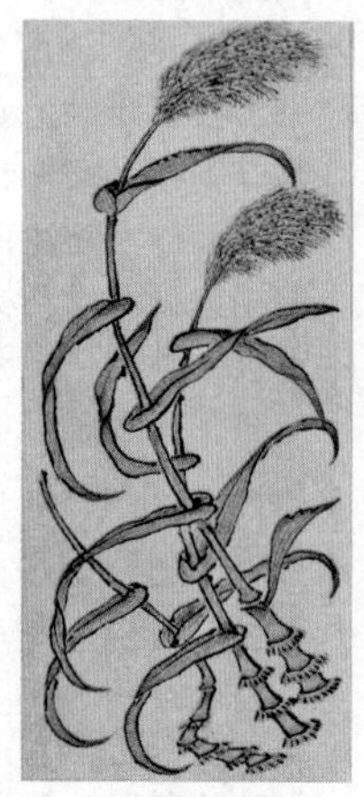
芦根

芦根饮子lúgēnyǐn·zi　❶《备急千金要方》卷十方。芦根、竹茹各一升，粳米三合，生姜三两。先以水七升，煮千里鞋底二支，取五升澄清，下药煮取二升半，随意服。治热病后期，呕哕反胃及干呕不下食者。❷《秘传眼科龙木论》卷五方。玄参、黄芩、芦根各一两半，黄芪、芒硝、大黄、防风各一两。为粗末，水煎去渣，食后服。治暴赤生翳。❸《证治准绳·幼科》集八方。芦根五合，淡竹茹、人参各八分，桔梗五分，知母十分，粟米三合。水煎服。治小儿壮热，口渴，呕吐不止。

L

芦花lúhuā　中药材。出《新修本草》。又名葭花、芦蓬茸。为禾本科植物芦苇 *Phragmites communis*（L.）Trin. 的花。甘，寒。止泻，止血，解毒。①治吐泻，血崩，食鱼、蟹中毒。煎服：15～30g。②煅存性研末吹鼻治鼻衄。③捣敷治刀伤出血。本品含戊聚糖、纤维素、木质素。

芦荟lúhuì　中药材。出《本草蒙筌》。又名草芦荟、卢会、奴会。为百合科植物库拉索芦荟 *Aloe barbadensis* Miller 好望角芦荟 *Aloe ferox* Miller 或其他同属近缘植物叶的汁液浓缩干燥物。产于南美洲的西印度群岛及非洲北部地区，我国广东、广西、福建等地有栽培。苦，寒。归肝、胃、大肠经。泻下通便，清肝泻火，杀虫疗疳。①治热结便秘及习惯性便秘，肝火头痛，目赤惊风，虫积腹痛，惊痫，闭经，小儿疳热虫积，入丸、散服，每日量0.6～1.5g。②治疥癣，痔瘘，瘰疬，研末调涂。孕妇忌服。③芦荟鲜叶功用与制成品同。捣汁涂烧烫伤。④用鲜芦荟叶浸出液制成20%芦荟注射液，注射于下鼻甲前端黏膜下，治萎缩性鼻炎。⑤芦荟根清热利湿，化瘀。煎服治小儿疳积，尿路感染。⑥芦荟花煎服治咳血，吐血，尿血，白浊。制成品含芦荟大黄素苷、少量异芦荟大黄素苷等。库拉索芦荟还含树脂、挥发油等。芦荟提取物对离体蟾蜍心脏有抑制作用，还可降低猫血压。本品还能增强免疫功能，保护受损组织，对消化系统有一定作用。芦荟大黄素苷为刺激性泻下药。水浸剂可轻度促进创伤的愈合，在体外对皮肤某些常见的致病性真菌有不同程度的抑制。醇提取物可抑制小鼠肉瘤-180和艾氏腹水癌生长。

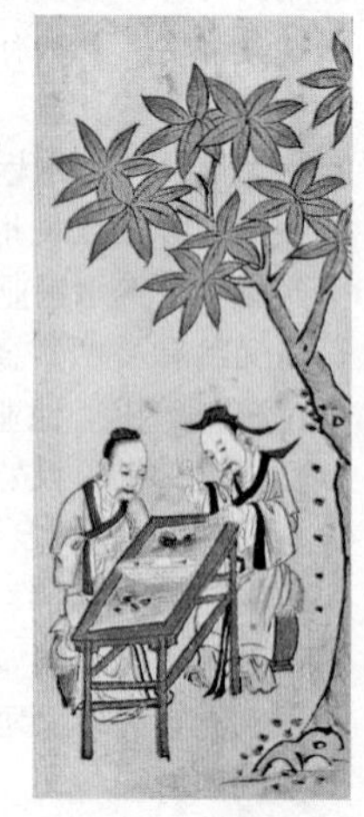
芦荟

芦荟肥儿丸lúhuìféi'érwán　《医宗金鉴·幼科心法要诀》卷五十二方。炒五谷虫、炒扁豆、炒山药、炒神曲各二两，生芦荟、炒胡黄连、黄连（姜炒）、炒芜荑各一两，炒银柴胡一两二钱，山楂、炒使君子各二两半，煅虾蟆四个，煨肉豆蔻七钱，槟榔五钱，炒麦芽一两六钱，炒鹤虱八钱，朱砂（水飞）、麝香各二钱。为细末，醋糊为丸，黍米大。每服一钱，米汤送下。治小儿肝疳，面目爪甲皆青，目生眵泪，隐涩难睁，腹大青筋，身体羸瘦，燥渴烦急，粪青如苔。

芦荟散lúhuìsǎn　❶《太平圣惠方》卷八十七方。芦荟、黄柏末各一分，青黛、雄黄各半分。为细末，外敷疮上，日三次。治小儿鼻疳，痒痛不止者。❷《证治准绳·类方》第八册方。芦荟、青蒿、蟾酥、羊蹄花各半两，枯矾、麝香、牛黄各一钱二分，干蜗牛（研）三枚，瓜蒂二十枚，丁香、细辛、朱砂（研）各二钱半，马牙硝（研末）七钱半，熊胆（研）一钱。为细末，先去脓水，每用少许掺患处。治口舌生疮。病轻者可去蟾酥、芦荟。❸《万病回春》卷五方。芦荟一钱，黄柏末五钱，砒石（用红枣五枚去核，每枣纳砒石一分火烧存性）五分。为细末，先用米泔水漱净疳毒，后敷患处。治走马牙疳。

芦荟丸lúhuìwán　❶《太平圣惠方》卷八十六方。芦荟、丁香各半两，麝香、胡黄连、木香、牛黄、牛蒡子各一分，熊胆半钱，狗胆、猪胆、蟾头（酥炙）各一枚，鸡胆十枚，猬皮七枚，冰片一钱。为细末，猪胆汁和丸，麻子大，每服一丸，冷水送下。治小儿疳积，面目萎黄，头发成穗，鼻痒口干，脘腹虚胀，青筋暴露，四肢壮热。❷《普济方》卷三百三十方。芦荟、禹余粮（醋淬）、阿胶（炙燥）各半两，赤石脂、樗皮（姜汁炙）、地榆各一两，牛角三分，侧柏叶一两一分。为末，炼蜜为丸，梧桐子大，每服二十丸，陈仓米煎汤送下。治伤中，赤白带下。❸《外科理例》方。胡黄连、黄连、芦荟、芜荑、青皮、雷丸、鹤虱草各一两，麝香一钱，木香三钱。为末，蒸饼为糊丸，麻子大。每服一钱，空腹米汤送下。治下疳溃烂作痛，又治妇人阴蚀疮作痒及小儿肝积发热，口鼻生疮，牙龈蚀烂等症。❹见《全国中药成药处方集》（禹县方）。芦荟、砂仁、胡黄连、麦芽、大黄、神曲、槟榔、山楂各60g，陈皮、炙甘草各15g，使君子仁90g。为细末，水泛为丸，绿豆大，每服3g，小儿每服1.5g，白开水送下。治小儿疳积虫积，面黄肌瘦，腹大青筋，寒热往来，口鼻生疮及好食泥土等症。本方由《古今医鉴》大芦荟丸加减而来。

芦荟消疳饮lúhuìxiāogānyǐn　《外科正宗》卷四方。芦荟、胡黄连、石膏、羚羊角、栀子、牛蒡子、银柴胡、桔梗、黄连、玄参各五分，薄荷叶四分，升麻、甘草各三分。加竹叶十片，水煎，食后服。治小儿走马牙疳，身热气粗，牙龈腐烂，气味作臭，甚则穿腮破唇者。《医宗金鉴·外科心法要诀》亦有本方，但多薄荷四分。

芦尖lújiān　中药材。见《要药分剂》。为芦笋之别名。详该条。

芦茎lújīng　中药材。出《新修本草》。又名苇茎、嫩芦梗。为禾本科植物芦苇 *Phragmites communis*（L.）Trin. 的茎。

甘，寒，入心、肺经。清肺解毒，止咳排脓。治肺痈吐脓，肺热咳嗽，痈疽。煎服：15～30g（鲜品60～120g）。本品含纤维素、戊聚糖、木质素。

芦蓬茸lúpéngróng 中药材。出《小品方》。为芦花之别名。详该条。

芦箬lúruò 中药材。见《本经逢原》。即芦叶。详该条。

芦笋lúsǔn 中药材。出《本草图经》。又名笋尖。为禾本科植物芦苇 *Phragmites communis*（L.）Trin. 的嫩苗。甘，寒。清肺止渴，利水通淋。治热病口渴，肺痈，肺痿，淋病，小便不利，解鱼毒。煎服：30～60g。本品含香草、天冬酰胺。

芦通lútōng 中药材。见《江苏省植物药材志》。为芦根之别名。详该条。

芦吸散lúxīsǎn 《张氏医通》卷十三方。款冬花、川贝母、肉桂、炙甘草各三钱，煅鹅管石五钱。为细末，每次少许，噙化，日五至七次。治冷哮寒嗽，喘促痰清者。

芦芽根lúyágēn 中药材。见《山东中药》。即芦根。详该条。

芦叶lúyè 中药材。出《新修本草》。又名芦箬。为禾木科植物芦苇 *Phragmites communis*（L.）Trin. 的叶。分布几遍全国。甘，寒，入胃、肺经。清热辟秽，止血，解毒。①治霍乱吐泻，吐血，衄血，肺痈。内服：煎汤，30～60g；或煅存性研末。②治发背溃烂。研末敷。本品含纤维素、戊聚糖、木质素、维生素C。

芦中人lúzhōngrén 见“卢之颐”条。

芦竹根lúzhúgēn 中药材。见《四川中药志》。又名芦荻头。为禾本科植物芦竹 *Arundo donax* L. 的根茎。分布于西南、华南地区及江苏、浙江、安徽、福建、湖南等地。苦、甘，寒。入肺、胃经。清热泻火，生津除烦，利水。治热病发狂，虚劳骨蒸，热淋，小便不利，风火牙痛。煎服：15～30g。根茎含N，N－二甲基色胺、5－甲氧基－N－甲基色胺、蟾毒色胺等。还含蟾毒季铵、芦竹碱等。根茎脱脂乙醇提取物有降压及解痉作用；蟾毒季铵具有抗乙酰胆碱作用，能松弛骨骼肌，释放组胺对离体兔肠有直接收缩作用。

芦竹笋lúzhúsǔn 中药材。见《重庆草药》。为禾本科植物芦竹 *Arundo donax* L. 的嫩苗。苦，寒。清热泻火。①治肺热吐血，骨蒸潮热，头晕，热淋，牙痛。煎服：15～60g。②捣汁加冰片，滴耳，治中耳炎。③芦竹沥治小儿高热惊风。开水冲饮。

芦子lúzǐ 中药材。见《云南中草药选》。为蒟酱之别名。详该条。

炉底lúdǐ 中药材。见《本草纲目》。为密陀僧之别名。详该条。

炉甘石lúgānshí 中药材。出《本草品汇精要》。又名甘石、羊肝石。为碳酸盐类矿物方解石族菱锌矿。主产于广西、四川、云南、湖南等地。甘，平，归肝、脾经。解毒明目退翳，收湿止痒敛疮。治目赤翳障，烂弦风眼多泪怕光，翳膜胬肉，水飞点眼用；治湿疹瘙痒，疮疡脓水淋沥或久不收口，阴部湿痒，研末撒患处。本品主含碳酸锌，尚含有少量镉、铅、钙、镁、铁、锰。外用能部分吸收创面分泌液，有中度的防腐、收敛、保护皮肤的作用。本品有一定毒性。

炉甘石散lúgānshísǎn ❶《证治准绳·类方》第七册方。炉甘石（先取二两，用黄柏一两、黄连五钱煎浓汁滤净，投入炉甘石内，晒干）一钱，冰片一分，黄连二分半。为细末，以乳汁调涂患处。治目外障，白睛伤破，烂弦风眼。❷《张氏医通》卷十五方。炉甘石三两（煅，再各以童便、黄连煎汁，芽茶煎汁淬，放地上出火气），冰片、麝香各少许。为细末，点患处。治烂沿风眼。

栌木lúmù 中药材。见《经济植物手册》。即黄栌。详该条。

胪lú 腹前壁的肌肉和筋膜。《千金翼方·妇人》：“有伏虫胪胀肿。”

胪胀lúzhàng 症名。指腹部肌肉或腹皮胀急。《素问·六元正纪大论》：“民病腠理热，血暴溢，疟，心腹满热，胪胀，甚则肿。”《类经·运气类》：“胪，皮也。一曰腹前曰胪。”参见“腹胀”“肿胀”条。

鸬鹚瘟lúcíwēn 病名。又名大头瘟、虾蟆瘟、瘟毒喉痹。《医学正传·瘟疫》：“大头天行病，从颐颔肿热者，又名鸬鹚瘟。”《赤水玄珠·疫门》：“头面肿，俗名鸬鹚瘟、虾蟆瘟。”《证治汇补·咽喉章》：“有司天运气过亢，其年乡村染患相似者，此时气乘虚蕴蓄上焦，发作寒热，变为喉痛，俗名虾蟆瘟，又曰鸬鹚瘟。”参见“瘟疫”“大头瘟”“虾蟆瘟”“瘟毒喉痹”条。

鸬鹚涎lúcíxián 中药材。出《本草纲目拾遗》。为鸬鹚科动物鸬鹚 *Phalacrocorax carbo* sinensis（Blumenbach）的口涎。广布于南方地区湖泽中，常被驯养。咸、平。化痰镇咳。治百日咳。内服：开水冲或入丸剂。

颅lú 即头骨。详该条。

颅息lúxī 经穴名。代号SJ19。出《针灸甲乙经》。别名颅囟。属手少阳三焦经。位于耳后，当翳风穴与角孙穴沿耳翼连线的上、中1/3的交点处。布有耳大神经和耳小神经的吻合支，并有耳后动、静脉通过。主治头痛、耳鸣、耳聋、惊痫、抽搐等。沿皮刺0.3～0.5寸。艾炷灸3壮，或艾条灸5～10分钟。

颅囟lúxìn 经穴别名。出《针灸甲乙经》。即颅息。见该条。

颅囟经lúxìnjīng 儿科著作。书名取小儿初生时颅囟未合之义。又名《师巫颅囟经》。2卷（一作3卷）。托名周穆王时“师巫”所传（一作东汉卫汛撰）。明代以后原书已佚，今存本为《四库全书》本（系自《永乐大典》中辑佚者），已非全帙。内容首论脉法，次论病源、病证，再次为惊痫癫证治、疳痢证治及火丹证治。文字简略，是现存较早的儿科专书。现有《当归草堂医学丛书》本。

颅胀lúzhàng 病证名。指头皮光滑，额角胀大的病态。清代程杏轩《医述·幼科集要》：“颅胀，与囟填不同……头皮光急，额角胀大，乃肝肾虚热上冲。”治宜育阴之剂以镇之，用地黄汤加减。

颅针lúzhēn 针灸疗法。即头针。详该条。

嚧瘀风lúsīfēng 病证名。多由风火痰湿、壅塞肺系，致气机不利而声嘶音沙。症见咽喉肿痛，声嘶，甚或失音。治宜疏风祛痰。用射干汤、温胆汤等加减治疗。

卤地菊lǔdìjú 中药材。见《福建民间草药》。又名龙舌草、龙舌三尖刀、黄花冬菊。为菊科植物卤地菊 *Wedelia prostrata*（Hook. et Arn.）Hemsl. 的全草。分布于广东、福建、台湾、浙江等地。甘、淡，凉，清热解毒。①治白喉，急性扁桃体炎，支气管炎，肺炎，百日咳，鼻衄，高血压病。煎服：9～15g（鲜品30～60g）。②治乳腺炎，疔疮痈肿。鲜品捣敷。

卤碱lǔjiǎn 中药材。见《吉林中草药》。又名卤咸、卤盐、寒石。为盐卤凝结而成的氯化镁等物质的结晶。苦、咸，寒。清热泻火，化痰软坚，明目。①治大热烦渴，咳嗽痰多，气喘。现用于治克山病，大骨节病，地方性甲状腺肿，风湿性关节炎，高血压病。内服：每次1～2g，每日2～3次。以开水溶化后冷服。②水煎，点眼或洗涤治风热赤眼，涩痛。部分病人服后胃部有烧灼感，肠鸣增加，或出现轻度腹泻，皮肤瘙痒，在一般情况下可继续给药，如症状不减甚至加重时，可酌情减量或停药。本品主含氯化镁，还含钠、锌、钙、硫酸盐和微量元素。

卤咸lǔxián 中药材。出《神农本草经》。即卤碱。详该条。

卤盐lǔyán 中药材。出《吴普本草》。即卤碱。详该条。

鲁府禁方lǔfǔjìnfāng 方书。又名《鲁府秘方》。4卷。明代龚廷贤撰（一作刘应泰编）。刊于1594年。本书系作者将在明宗室鲁王府任职时所录之验方汇编而成，并由鲁王府刊行，故以为书名。书中列病名110余种，附以作者收集或试用之治疗方剂。书末百病、百药等篇杂有宣扬封建伦理的论述。现有《珍本医书集成》本，题作龚廷贤编，刘应泰校正。

鲁府秘方lǔfǔmìfāng 方书。见"鲁府禁方"条。

鲁烈lǔliè 明代医生。字怀阳，平湖（今属浙江）人。青年时喜读杨雄《太玄经》，并从中深悟医理。任学正时，于讲学之余兼研医术，精于临证治疗，能起人膏肓。百余岁卒。

鲁照lǔzhào 清代医家。字三桥。尝收集民间方士治病法。与赵学敏《串雅》所集有所不同，乃出其所集，精选编成《串雅补》5卷（1825），补赵学敏之未备，并附多种效方成药。后世或将其书与赵学敏所著合为《串雅内外编附补》12卷。

鲁宗朝lǔzōngcháo 明代医官。西安（今浙江衢州）人。明初医学提领鲁望石之裔孙。嘉靖（1522—1566）年间被荐治愈章圣献皇后之疾，遂擢太医院御医。以侄鲁守仁为嗣，传与医术，所著《保婴心法》，亦授守仁。

擼法lǔfǎ 推拿手法名。见曹锡珍《外伤中医按摩疗法》。双手用力紧贴或握住患者肢体。然后急速滑开。有活血消肿作用。

櫓罟子lǔgǔzǐ 中药材。出《本草纲目》。又名露兜竻、假菠萝。为露兜树科植物露兜树 *Pandanus tectorius* Soland. 的果实。产于广东、广西等地。甘、酸，平。补肺益肾，养肝明目，利湿解毒。治虚咳，目暗，视物昏花，小便不利，痢疾。煎服：30～60g。本品含挥发油，主要成分为苯乙基甲基甲酮和芳樟醇，另含二戊烯、乙酸苯乙酯、柠檬醛及酸类等。

陆昂lù'áng 明代医家。字季高。会稽人，后迁居浙江宁波。永乐初（约1403），征召至京师，参与修撰《兰台金匮》《元机素要》等，均佚。

陆才lùcái 明代医家。太平（今安徽当涂）人。父惟恭为太医院院判。陆才继父业，术益精。治疾每以一剂见效，人称"陆一帖"。景泰（1450—1456）年间授太医院御医。子三人，豫、道常、道源亦以医知名。

陆大朝lùdàcháo 明代医家。字彦清。海盐（今属浙江）人。世业医。承家业，用药不拘古方。嘉靖（1522—1566）年间东南大疫，悉心诊治，效卓著，为当政者所重，授医官。

陆道元lùdàoyuán 明代儿科医家。字南旸。云间（今上海松江）人。少业儒，后改习医。熟谙家传"翁仲仁《痘疹金镜录》"，讲究潜玩，按之施治，并参酌时宜，活人甚多。后又以己验添翁氏书中之未备，成《痘疹金镜录补遗》3卷（1618）。或谓此书乃袭取胡廷训《补遗痘疹辨疑全幼录》。另有《增补麻疹心法》，亦以翁氏原著为本。

陆地仙经lùdìxiānjīng 养生著作。撰者不详。清代马齐录。刊于1726年。书中介绍多种简便易行养生却病术，如涂搓自助颜、膝风摩涌泉、猿臂和血脉、熊颈免痰涎、鼓呵消积聚等。作者主张养生须注意节饮食、慎起居、惜精气。现存清代抄本，1949年后有排印本。

陆定圃lùdìngpǔ 见"陆以湉"条。

陆放翁lùfàngwēng 见"陆游"条。

陆广莘lùguǎngxīn（1927—2014）现代医家。江苏松江（今属上海）颛桥人。1945年初学中医，1952年以"中学西"身份考入北京大学医学院，学习西医5年。1957年分配至中央人民医院（今北京大学人民医院），1958年首开中医病房，讲授《中医学概论》课程。1983年奉调中国中医研究院中心实验室任副主任，1985年任中医基础理论研究所业务副所长。1993年任第八届全国政协委员。2009年被评为首届"国医大师"。强调中医学术体系的独立性，重视人体的自主健康能力。提出"循生生之道，助生生之气，用生生之具，谋生生之效"的学术观点。出版有《陆广莘论医集——中医学之道》等。

陆敬舆lùjìngyú 见"陆贽"条。

陆九芝lùjiǔzhī 见"陆懋修"条。

陆懋修lùmàoxiū 清代著名医家。字九芝。元和（原属江苏吴县）人。初业儒，以文学著名。家中世代知医，中年以后，致力于医，博览群书，尤精《内经》、仲景之学。治病主宗仲景之方，常奏良效。撰《世补斋医书》33卷（1866），对医家著述上的抄袭和医疗思想多所评述，其中虽有中肯之处，但也有不少偏执之见。其所涉及运气、内、难、伤寒、温病、妇等科，多为后世医家所重视。然在思想倾向上，由于过分推崇仲景，泥信五运六气，表现了较明显的保守倾向，如抨击王清任之亲见脏腑，是教人于杀人场上、腐骨堆中学医道，均属偏激之词。

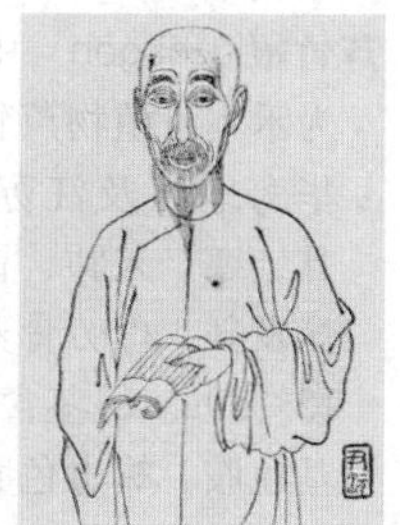

陆懋修

陆彭年lùpéngnián 见陆渊雷条。

陆圻lùqí（1614—?）明末清初医家。字丽京，一字景宣，号讲山。钱塘（今浙江杭州）人。幼聪颖，读书过目不忘，六七岁即能诗，及长为贡生，文名振于时，为"西泠十子"之一。因自疗母疾而知医。明亡，于顺治二年（1645）徙业为医，提囊三吴间，治病奇效，求治者众。后因湖州有人私撰《明史》，株连陆圻，械系刑部。事发后遁迹黄山，游岭南，或云隐于武当为道士。著《本草丹台录》《伤寒捷书》《医林口谱》各2卷、《医案》1卷及《医林新论》等。另有文学著作多种。

陆氏lùshì 明代女医生。无锡（今属江苏）人。永乐（1403—1424）年间有医名。熟谙医理，临证经验丰富，验案颇多。受召入宫为太后审病问疾，侍内多年，后告老归里。

陆氏三世医验lùshìsānshìyīyàn 医案著作。又名《习医钤法》。5卷。明代陆岳及其子肖愚、孙祖愚撰。刊于1838年。内载一世医案66例，二世39例，三世63例，附陆氏自制各方。医案详载病状、病因及望、闻、问、切辨证过程，治疗能抓住主要病证，或舍证从脉，或舍脉从证，随证处方，灵活化裁。如胎逆重用大黄峻下，痢疾用补塞法等。治法寓变于常，颇有特色。

陆瘦燕 lùshòuyàn（1909—1969）针灸学家。本姓李，字昌，因从舅姓，改姓陆。江苏昆山人。父李培卿针术精湛，瘦燕秉承家学，亦精是术。18岁赴上海，并在苏、沪两处设诊，后定居沪上。1949年后，在上海市公费医疗第五门诊部工作。1956年执教于上海中医学院，曾任针灸系主任、附属龙华医院针灸科主任、上海市针灸研究所所长。为国家科委委员、第二军医大学中医顾问。其治学，临床配穴以脏腑虚实及五行生克为依据，重视五输穴应用及补母泻子法；讲究针刺手法，曾对"烧山火"与"透天凉"补泻手法做研究，提倡温针；以审证以切按经脉与腧穴部位之皮表为诊病特色。尝于1948年创办新中国针灸学研究社，并附设函授班，普及针灸学，研制有针灸经络穴位模型。著有《针灸正宗》一二集（1950，1951）、《经络学图说》（1959）、《刺灸法汇论》（1959）、《腧穴学概论》（1961）、《针灸腧穴图谱》（1965）等。

陆完 lùwán　明代医生。字用全，号橘庵。原籍归安，后迁居德清（今属浙江）。世医陆颐之子，处方调剂有独得之妙。凡病危甚而诸医束手者，诊之多收良效。

陆务观 lùwùguān　见"陆游"条。

陆心源 lùxīnyuán（1834—1894）清代藏书家。字刚甫，号存斋，晚号潜园老人。归安（今浙江吴兴）人。咸丰（1851—1861）年间举人，光绪（1875—1908）年间官至福建盐运使。精于校勘学、目录学。其家藏书甚富，其藏书处宋楼多藏宋元刻本及名人手抄本，守先阁多藏明清刻本，十万卷楼多藏普通书。所藏医书甚富，并校刻医书多种，有《十万卷楼所刻医书八种》等。

陆曮 lùyǎn　宋代医家。奉化（今浙江奉化）人。精于医术。新昌有一妇人难产，自二百里外抬至奉化，已"死"，但胸中尚有微热，陆用红花"数十斤"煮汤熏之，半日即苏醒。

陆以湉 lùyǐtián（19世纪）清代医家。字定圃。浙江桐乡人。医术精工，博极群书。所撰《冷庐医话》，后人有较高评价。又撰《再续名医类案》，未见刊行。

陆英 lùyīng　中药材。出《神农本草经》。为忍冬科植物蒴 *Sambucus chinensis* Lindl. 的茎叶。分布于华东、中南、西南地区及陕西、甘肃、宁夏等地。甘、微苦，平。祛风，利湿，舒筋，活血，消肿。①治风湿痹痛，腰腿痛，水肿，黄疸，跌打损伤，产后恶露不行，丹毒，疮肿。煎服：9～15g。②煎水洗，治风疹瘙痒。

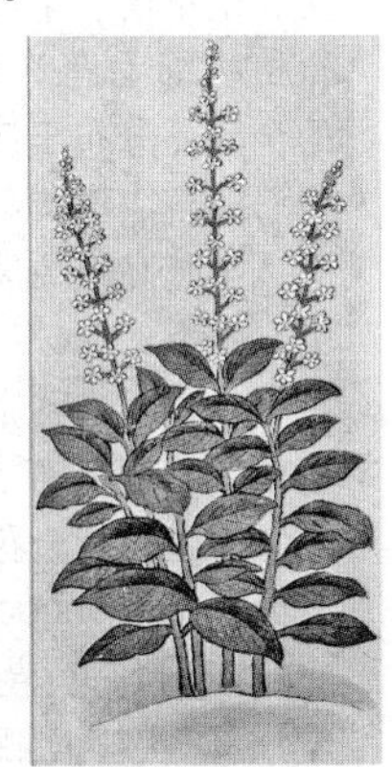
陆英

陆游 lùyóu（1125—1210）南宋爱国诗人。字务观，号放翁。山阴（今浙江绍兴）人。兼通医学，著有《陆氏续集验方》2卷。

陆渊雷 lùyuānléi（1894—1955）近现代医家。字彭年。江苏川沙人。曾任教于中国医学院、中医专门学校。受中西医汇通学派影响，对中医学术有一定研究，并试图以西医的学说来印证中医古代学术见解。其代表作《伤寒论今释》及《金匮要略今释》，多引证古代注家及日本汉医学者的解释，证以西医学理论。对沟通中西医学，有一定的见解，但也有不少牵强附会的观点。20世纪50年代初曾任上海卫生局中医顾问。晚年笃信佛教，宣扬因果轮回说，其学说观点也深受影响。

陆嶽 lùyuè　明代医家。字养愚。乌程（今浙江吴兴）人。少习儒，长精医学。嘉靖（1522—1566）年间以医名三吴（今江浙一带），外至闽峤粤海（今闽粤等地）皆崇信之。著有《红炉点雪》8卷。子肖愚、孙祖愚皆能医。祖愚并辑其祖、父及己所得之经验，汇成《陆氏三世医验》（一名《习医钤法》）5卷（1639）。书中治案及用药构思，颇多可取。

陆真翘 lùzhēnqiào（1897—1969）近现代医家。原名甘崇兰。江苏太仓人。年轻时在家从一陆姓中医学习，后改姓陆。1949年以前积极参加反对国民党政府消灭中医的活动，后任中央国医馆顾问。1949年后先后任武汉市中医联合会主任委员、卫生局副局长，并被选为市二、三届人大代表。著有《湿温枕证》等书。

陆贽 lùzhì（754—805）唐代医家。字敬舆。嘉兴（今浙江嘉兴）人。792年任宰相，主张积谷边境，改进边防等，被裴延龄所谗，罢相贬忠州，因当地多瘴疠，乃收录有关疗瘴的医方编撰《今古集验方》，或称《陆氏集验方》15卷，曾刊行于世，后佚。

陆仲安 lùzhòng'ān（1882—1949）北京人。精内科，先后执业于北京、上海等地。曾任上海神州医学总会常务委员、上海中西疗养院董事。善用黄芪，有"陆黄芪"之称。孙中山先生患病，曾延其诊治，亦敬佩其学识。

陆仲远 lùzhòngyuǎn　元代医家。安徽青阳人。著《千金圣惠方》一书，已佚。

陆子正 lùzǐzhèng　南宋人，生平不详。著《胎产经验方》1卷，已佚。

鹿安茶 lù'ānchá　中药材。见《山西中草药》。为鹿衔草之别名。详该条。

鹿鞭 lùbiān　中药材。见清代汪双池《医林纂要·药性》。为鹿肾之别名。详该条。

鹿冲 lùchōng　中药材。见《四川中药材生产技术》。为鹿肾之别名。详该条。

鹿葱 lùcōng　中药材。见《群芳谱》。为大一枝箭之别名。详该条。

鹿耳苓 lù'ěrlíng　中药材。见《生草药性备要》。为六棱菊之别名。详该条。

鹿骨 lùgǔ　中药材。出《名医别录》。为鹿科动物梅花鹿 *Cervus nippon* Temminck 或马鹿 *C. elaphus* L. 的骨骼。甘，微热。补虚羸，强筋骨。治虚劳，风湿痹痛。煎服：15～30g，或浸酒服。

鹿藿 lùhuò　中药材。出《神农本草经》。为老鼠豆之别名。详该条。

鹿酱 lùjiàng　中药材。出《药性论》。为败酱草之别名。详该条。

鹿胶 lùjiāo　中药材。见《本经逢原》。即鹿角胶。详该条。

鹿角 lùjiǎo　中药材。出《神农本草经》。为鹿科动物梅花鹿 *Cervus nippon* Temminck 或马鹿 *Cervus elaphus* L. 雄体已骨化的角或锯茸后翌年春季脱落的角基。主产于东北及河北、北京、四川、青海、内蒙古、新疆等地。咸，温。入肝、肾经。温肾阳，强筋骨，行血消肿。①用于肾阳不足，阳痿遗精，腰脊冷痛，阴疽疮痍，乳痈初起，瘀血肿痛，煎服6～15g，研末服3～5g。②治阴证疮疡，乳痈初起，瘀血肿痛，内服并醋磨涂。本品含骨胶原（内含氨基己糖）、氨基酸、磷酸钙、磷酸镁及氯化物等。鹿角提取物能增加心脏搏出量。

鹿角菜lùjiǎocài 中药材。出《食性本草》。又名赤菜、山花菜、胶菜。为海萝科植物海萝 *Gloiopeltis furcata* (Post. et Rupr.) J. Ag. 的藻体。分布于我国沿海地区。甘、咸，寒。清热，化痰，散结。治小儿骨蒸劳热，痰结痞积，瘿瘤，风湿痹证，痔疮。煎服：4.5～9g。海萝含氮、可溶盐、灰质等。黏液内含甲基半乳糖苷、甲基木糖、D－半乳糖，以及由半乳糖等组成的硫酸多糖。还含牛磺酸。

鹿角草lùjiǎocǎo 中药材。❶见《泉州本草》。又名小鬼叉子、不怕日草、鬼疙草、刺针草。为菊科植物小花鬼针草 *Bidens parviflora* Willd. 的全草。分布于东北、华北地区及河南、山东、江苏、四川等地。苦，凉。清热解毒，活血祛瘀。①治感冒发热，咽喉肿痛，肠炎，阑尾炎，痔疮，跌打损伤，痈疖。煎服：15～30g。②治蛇虫咬伤，捣敷。❷见《闽南民间草药》。为铺地蜈蚣之别名。详该条。

鹿角刺果lùjiǎocìguǒ 中药材。见《贵阳民间药草》。为绛梨木子之别名。详该条。

鹿角胶lùjiǎojiāo 中药材。出《神农本草经》。又名白胶、鹿胶。本品为鹿角经水煎煮、浓缩制成的固体胶。主产于吉林、辽宁、黑龙江、山东等地。甘、咸，温。归肝、肾经。温补肝肾，益精养血。用于肝肾不足所致的腰膝酸冷，阳痿遗精，虚劳羸瘦，崩漏下血，便血尿血，阴疽肿痛，烊化冲服3～6g。本品含骨胶原及其部分水解产物和钙等。

鹿角胶丸lùjiǎojiāowán 《医学正传》卷四方。鹿角胶一斤，鹿角霜、熟地黄各半斤，牛膝、茯苓、菟丝子、人参各三两，当归四两，白术、杜仲各二两，炙虎胫骨、炙龟甲各一两。为细末，另将鹿角胶用好酒烊化，共为丸，梧桐子大，每服一百丸，空腹姜盐汤送下。功能补气血，壮肾阳，强筋骨。治血气虚弱，两足痿软，不能行动。

鹿角散lùjiǎosǎn ❶《外科正宗》卷三方。鹿角尖三寸。煅稍红存性，为细末，每服三钱，饭后热酒送下，甚者再服。治乳痈新起，结肿疼痛，憎寒发热。❷《杂病源流犀烛·内伤外感门》卷十八方。鹿角屑、鹿茸各一两，茯苓七钱五分，人参、川芎、当归、桑螵蛸、补骨脂、煅龙骨、韭子（酒浸）各五钱，柏子仁、甘草各二钱五分。为粗末，每服五钱，加生姜五片、大枣二枚、粳米一百粒，水煎，空腹服。治色欲伤，阴虚火动而致梦遗。

鹿角霜lùjiǎoshuāng 中药材。出《宝庆本草折衷》。又名鹿角白霜。为鹿角去胶质后的角块。主产于东北及山东、北京等地。咸、涩，温。入肝、肾经。温肾助阳，收敛止血。用于脾肾阳虚，白带过多，遗尿尿频，崩漏下血，疮疡不敛，煎服9～15g，先煎。本品含可溶胶约25%、磷酸钙约50%、碳酸钙约15%。另含氨基酸等。

鹿角霜丸lùjiǎoshuāngwán 《三因极一病证方论》卷十二方。鹿角霜、茯苓、秋石各等分。为末，煮糊为丸，梧桐子大，每服五十丸，米汤送下。治膏淋。

鹿筋lùjīn 中药材。出《新修本草》。为鹿科动物梅花鹿 *Cervus nippon* Temminck 或马鹿 *C. elaphus* L. 四肢骨上的韧带。淡、微咸，温。入肝、肾经。益肾阳，壮筋骨。治劳损，风湿关节痛，转筋。内服：煎汤或煮食，15～30g。

鹿梨根皮lùlígēnpí 中药材。出《本草图经》。为蔷薇科植物豆梨 *Pyrus calleryana* Decne. 的根皮。分布于华东及中南地区。酸、涩，寒。治疮疡，研末麻油调敷；癣疮，和醋捣烂，布包擦患处。果实名鹿梨，煨食治痢。

鹿铃草lùlíngcǎo 中药材。见《东北药用植物志》。为铃兰之别名。详该条。

鹿皮lùpí 中药材。出《本草纲目》。为鹿科动物梅花鹿 *Cervus nippon* Temminck 或马鹿 *C. elaphus* L. 的皮。咸，温。补气，收涩。①治肾虚滑精，白带，血崩。煎服：9～12g。②治瘘疮。烧灰猪脂调涂。

鹿茸lùróng 中药材。出《神农本草经》。又名斑龙珠。为鹿科动物梅花鹿 *Cervus nipport* Temminck 或马鹿 *Cervus elaphus* Linnaeus 的雄鹿未骨化密生茸毛的幼角。主产于吉林、辽宁、河北、黑龙江等地。甘、咸，温。归肝、肾经。壮肾阳，益精血，强筋骨，调冲任，托疮毒。用于肾阳不足，精血亏虚，阳痿滑精，宫冷不孕，羸瘦，神疲，畏寒，眩晕，耳鸣，耳聋，腰脊冷痛，筋骨痿软，崩漏带下，阴疽不敛，研末服1～2g。含硫酸软骨素A、雌酮，还含多量骨胶原、蛋白质，灰分中含钙、磷、镁。乙醚提取物含胆甾醇及其酯类。还含尿嘧啶、次黄嘌呤、肌酐、脂肪酸、多胺类等。鹿茸精系鹿茸的醇提取物，含有25种氨基酸，其中以脯氨酸、赖氨酸及丙氨酸为最多，为良好强壮剂，能提高机体工作能力，改善睡眠和食欲，减少疲劳。鹿茸能促进生长发育和溃疡与创口的愈合，增加免疫功能。家兔服用鹿茸粉末或注射鹿茸浸膏后，红细胞、血红蛋白及网织红细胞数增加。中等剂量鹿茸能增加冠脉流量，使心收缩力加强，心率加快，输出量增加，大剂量时心脏抑制，血压下降。鹿茸提取物可增强免疫功能，抗脂质过氧化，延缓衰老等。亦有报道称其有促性腺激素样作用。

鹿茸补涩丸lùróngbǔsèwán 《杂病源流犀烛·脏腑门》卷九方。人参、黄芪、菟丝子、桑螵蛸、莲子肉、茯苓、肉桂、山药、附子、鹿茸、桑白皮、龙骨、补骨脂、五味子。功能温补脾肾，固涩下元。治白浊，茎中不痛，脉来无力，下元虚冷者。

鹿茸草lùróngcǎo 中药材。出《植物名实图考》。又名千年艾、千重塔、千层矮、毛茵陈、牙痛草、六月霜。为玄参科植物绵毛鹿茸草 *Monochasma savatieri* Franch. ex Maxim. 的全草。分布于江苏、安徽、浙江、福建、江西、湖南等地。微苦、涩，平。清热解毒，凉血止血。①治感冒，肺炎，小儿高热惊风，风湿性关节炎，牙痛，牙龈炎，牙髓炎，肠炎，赤痢，咯血，便血，月经不调，崩漏。煎服：9～15g。②治乳痈，捣敷或捣汁服；外伤出血，捣敷。全草含桃叶珊瑚苷、5－去羟基桃叶珊瑚苷、8－乙酰基－11－去甲玉叶金花苷、甘露醇等。还有两种环烯醚萜苷。

鹿茸大补汤lùróngdàbǔtāng 《太平惠民和剂局方》卷五方。鹿茸（制）、黄芪（蜜炙）、当归（酒浸）、白茯苓（去皮）、肉苁蓉（酒浸）、杜仲（炒去丝）各二两，人参、白芍药、肉桂、石斛（酒浸，蒸，焙）、附子（炮）、五味子、半夏、白术（煨）各一两半，甘草半两，熟干地黄（酒蒸，焙）三两。为粗末，每服四钱，加生姜三片、大枣一枚，水煎，空腹热服。功能补气血，益肝肾。治男子、妇人诸虚不足，产后血气耗伤，一切虚损。

鹿茸散lùróngsǎn ❶《外台秘要》卷二十七引《古今录验方》方。鹿茸（酒洗，酥炙令黄）、生地黄、炒当归各二两，蒲黄一合，炒冬葵子四两半。为细末，每服三钱匕，空腹温酒送下，日三次。治小便尿血，日夜不止。❷《太平圣惠方》卷五十五方。鹿茸（酥炙）、熟地黄、山茱萸、五味子、黄芪、煅牡蛎各一两。为细末，每服二钱，温酒送下。治房劳，症见眼赤身黄，骨髓烦疼，头目昏痛，喜卧，体虚无力，夜多梦泄，神思不安，腰脚酸疼，小便黄赤。❸《太平圣惠方》卷五十八方。鹿茸（酥炙）二两，炒韭子、羊踯躅（酒拌，炒干）、炮附子、泽泻、桂心各一两。为细末，每服二钱，食前粥饮送下。治小便不禁，阴痿脚弱。❹《校注妇人良方》卷八方。炙鹿茸、乌贼骨、桑寄生、当归、煅龙骨各二两，炒白芍药、炮附子各三钱，炙桑螵蛸五钱。为细末，每服二钱，空腹、食前用温酒送下，或作丸服。功能温肾助阳，缩尿止遗。治肾气虚寒，便溺数甚，或夜间频数，遗溺。❺《证治准绳·女科》卷一方。鹿茸（酥炙微黄）、龙骨、鳖甲（酥炙令黄）、熟地黄、炙乌贼骨、续断各一两，肉苁蓉（酒浸一宿，炙干）一两半。为细末，每服二钱，食前，粥饮送下。治崩中漏下不止，虚损羸瘦。❻《证治准绳·类方》第六册方。鹿茸（酥炙）、炙乌贼骨各三两，白芍药、当归、桑寄生、龙骨（另研）、人参各一两，炙桑螵蛸一两半。为细末，入龙骨同研匀，每服一钱，空腹温酒送下，日、晚、临卧各一次。治肾虚，腰脐冷疼，夜遗小便。

鹿茸四斤丸lùróngsìjīnwán 《太平惠民和剂局方》卷五方。肉苁蓉、天麻、炙鹿茸、菟丝子、熟地黄、牛膝、杜仲、木瓜各等分。为细末，炼蜜为丸，梧桐子大，每服五十丸食前温酒或米汤送下。功能补肝肾，壮筋骨。治肝肾虚热淫于内，致筋骨萎弱，足不任地，惊恐战掉，潮热时作，纳少无力，诸虚不足。

鹿茸丸lùróngwán ❶《太平圣惠方》卷三十方。鹿茸（酥炙）、牛膝、麦冬、肉苁蓉（酒浸一宿，炙干）、石斛各一两半，覆盆子、萆薢、桂心、茯苓、炮附子、人参、黄芪各一两，钟乳粉、熟地黄各二两，防风三分。为细末，炼蜜为丸，梧桐子大，每服三十丸，食前温酒送下。治虚劳伤惫，骨气不足，精清而少，阴痿，脚膝无力。❷《校注妇人良方》卷八方。炙鹿茸、椒红、桂心、炮附子、煅牡蛎、炒补骨脂、石斛、肉苁蓉、炙鸡内金、沉香各一两，炙桑螵蛸三钱。为细末，酒糊为丸，空腹温酒送下。治妇人阳气虚寒，小便白浊，滑数不禁，或脐腹阴冷，大便不实。❸《济生方》卷一方。又名济生鹿茸丸。鹿茸（酒蒸）、川牛膝（酒浸）、五味子各二两，石斛、菟丝子（酒浸）、棘刺、炒杜仲、巴戟天、炒山药、煅阳起石、炮附子各一两，沉香（另研）半两，炒川楝子、煅磁石、官桂、泽泻各一两。为细末，酒糊为丸，梧桐子大，每服七十丸，空腹盐酒或盐汤送下。治肾虚少气，腹胀腰痛，小腹急痛，手足逆冷，饮食减少，面色黧黑，百节疼痛，日渐无力。❹《证治准绳·类方》第四册方。鹿茸（酥炙，捣成泥）、五味子、熟地黄各等分。为细末，酒糊为丸，梧桐子大，每服三十至四十丸，食前温酒或盐汤送下。治因脚气而脚腕生疮。❺《证治准绳·女科》卷一方。鹿茸（酥炙）、制赤石脂、制禹余粮各一两，艾叶、柏叶、炮附子各半两，熟地黄、当归、续断各二两（一方无艾叶）。为细末，酒糊为丸（或作蜜丸），梧桐子大，每服三十丸，空腹温酒送下。治妇人冲任虚衰，风冷客乘胞中，气不能固，经水过多，其色瘀黑，甚者崩下，吸吸少气，脐腹冷极则汗出如雨，尺脉微小。

鹿肉lùròu 中药材。出《名医别录》。为鹿科动物梅花鹿 *Cervus nippon* Temminck 或马鹿 *C. elaphus* L. 的肉。甘，温。补五脏，调血脉。治虚劳羸瘦，产后无乳。煮食。本品每100g含粗蛋白质19.77g，脂肪1.92g。

鹿肾lùshèn 中药材。出《名医别录》。又名鹿鞭、鹿冲。为鹿科动物梅花鹿 *Cervus nippon* Temminck 或马鹿 C. elaphus L. 的雄性外生殖器。甘，咸，温。补肾，壮阳，益精。治劳损，腰膝酸痛，肾虚耳聋，耳鸣，阳痿，遗精，滑精，宫冷不孕，乳汁不足。内服：煎汤，6～9g；或入丸剂。

鹿髓lùsuǐ 中药材。出《名医别录》。为鹿科动物梅花鹿 *Cervus nippon* Temminck 或马鹿 *C. elaphus* L. 的脊髓或骨髓。甘，温。补阳益阴，生精润燥。治虚劳羸弱，肺痿咳嗽，阳痿，血枯。熬膏或入丸剂服。

鹿胎lùtāi 中药材。出清代陈士铎《本草新编》。为鹿科动物梅花鹿 *Cervus nippon* Temminck 或马鹿 *C. elaphus* L. 的胎兽及胎盘。甘，咸，温。益肾壮阳，补虚生精。治虚损劳瘵，精血不足，崩漏，带下，不孕。内服：入丸、散，6～15g；或煮汁熬膏用。

鹿尾lùwěi 中药材。见《青海药材》。为鹿科动物梅花鹿 *Cervus nippon* Temminck 或马鹿 *C. elaphus* L. 的尾。甘，咸，温。益肾精，暖腰膝。治肾虚头昏，耳鸣，腰脊疼痛，遗精，阳痿。煎服：6～9g，或入丸剂。

鹿戏lùxì 导引法。系模仿鹿的动作的一种健身活动。《后汉书·华佗传》始列入五禽戏中。《云笈七签·导引按摩》（似为宋以前，960年以前的著作），始有简单动作记述："鹿戏者，四肢距地，引项反顾，左三右二。左右伸脚，伸缩亦三亦二也。"此后流派很多。

鹿衔草lùxiáncǎo 中药材。出《滇南本草》。又名鹿安茶、破血丹、鹿寿茶、鹿含草。为鹿蹄草科植物鹿蹄草 *Pyrola calliantha* H. Andres 或普通鹿蹄草 *Pyrola decorata* H. Andres 的干燥全草。主产于浙江、安徽，云南、四川、陕西等地亦产。甘、苦，温。归肝、肾经。祛风湿，强筋骨，止血，止咳。①用于风湿痹痛，肾虚腰痛，腰膝无力，月经过多，久咳劳嗽，煎服9～15g。②治过敏性皮炎，煎水洗。③治痈疮肿毒，虫蛇咬伤，外伤出血，捣敷或研末撒。鹿衔草叶含有效抗菌成分鹿蹄草素，即甲基氢醌。还含熊果酚苷、高熊果酚苷、异高熊果酚苷、伞形梅笠草素、鞣质等。煎剂能明显增加小鼠心肌营养性血流量。浸剂可使狗、兔等血管扩张，血压下降，叶的作用较根、茎强。煎剂对雌小鼠有抑制生育作用，在体外对葡萄球菌、痢疾杆菌、伤寒杆菌、铜绿假单胞菌等均有抑制作用。

鹿血lùxuè 中药材。出《备急千金要方·食治》。为鹿科动物梅花鹿 *Cervus nippon* Temminck 或马鹿 *C. elaphus* L. 血的干燥品。咸，温。补虚，和血。治虚损腰痛，贫血，心悸，失眠，肺痿吐血，鼻衄，崩中，带下。炒枯研末和酒服，3～6g。

鹿药lùyào 中药材。出《备急千金要方·食治》。又名九层楼、盘龙七、偏头七、狮子七、螃蟹七。为百合科植物鹿药 *Smilacina japonica* A. Gray 的根茎及根。分布于东北、华北地区及

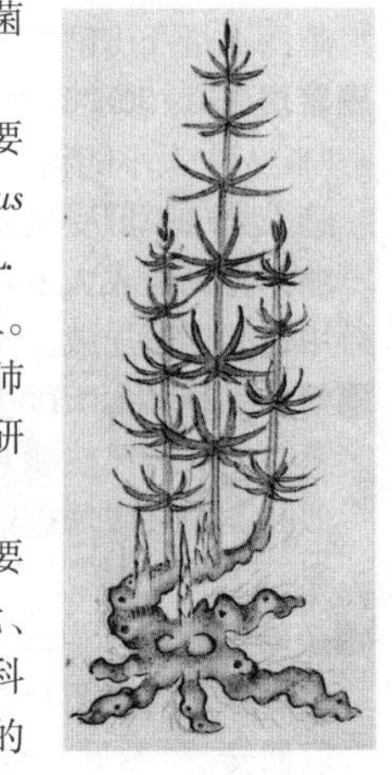

鹿药

陕西、甘肃、四川、湖北、湖南、安徽、江苏、浙江、江西、台湾。甘、苦，温。补气，益肾，祛风，活血，解毒。①治劳伤，阳痿，偏正头痛，风湿疼痛，月经不调。煎服：9～15g。②治跌打损伤，乳痈，痈疖肿毒。捣烂外敷。

逯南轩谢遽乔先生医书二种lùnánxuānxièjùqiáoxiān · shengyī shū'èrzhǒng　中医丛书。清谢应材（遽乔）编撰。收有谢氏所撰《咽喉论》《谢氏医书》二种，附扬州存济堂药局膏药方。现存清刻本。

禄食泻lùshíxiè　古病名。指食入即泻。见《丹溪心法·泄泻》。又称漏食泄。《症因脉治》卷四："脾气久虚，不受饮食者，食毕即肠鸣腹急，尽下所食之物方快，不食则无事，经年累月，此禄食泻之症。"治宜温补脾肾，用快脾丸、五味丸。亦有因脾胃积热而致者，宜栀连平胃散、川连枳壳汤等加减。参见"直肠泄"条。可见于胃源性腹泻、神经官能性腹泻、类癌综合征等疾病。

路边草lùbiāncǎo　中药材。见《全国中草药汇编》。为牛筋草之别名。详该条。

路边姜lùbiānjiāng　中药材。见《四川中药志》。为白马骨之别名。详该条。

路边菊lùbiānjú　中药材。❶见《上海常用中草药》。为马兰之别名。详该条。❷见萧步丹《岭南采药录》。为野菊之别名。详该条。❸见《生草药性备要》。为蟛蜞菊之别名。详该条。

路克遵lùkèzūn　清代医生。海城（今属辽宁）人。世业医，尤擅针灸术，砭治中风等证有效。弟克循，尤精小儿科，历年施行牛痘，不取一文，于防治天花有所贡献。

路路通lùlùtōng　中药材。出《本草纲目拾遗》。又名枫果、枫实、枫菜子、狼目、枫球子、九空子。为金缕梅科植物枫香树 *Liquidambar formosana* Hance 的干燥成熟果序。主产于江苏、浙江、安徽、福建、湖北、湖南等地。苦，平。归肝、肾经。祛风活络，利水，通经。用于关节痹痛，麻木拘挛，水肿胀满，乳少，经闭。煎服 5～10g。本品含挥发油，内有松香烯 α－及β－榄香烯、柠檬烯、百里香酚、香荆芥酚等 54 种成分。又含路路通酸、24－乙基胆甾－56－烯－3β－醇。预试还含黄酮苷、酚类、糖类等。60%乙醇溶剂外用，能防止钩蚴侵入小鼠皮肤。还有抗炎作用。

路头花lùtóuhuā　中药材。见《南宁市药物志》。为露兜花之别名。详该条。

漉汗lùhàn　症名。出《灵枢·五变》。漉，如水滤过之意。漉汗，指汗出淋漓的症状。

辘轳展开lù · luzhǎnkāi　症名。指瞳神散大。《银海精微》："瞳人之大小随黄仁之展缩，黄仁展则瞳人小，黄仁缩则瞳人大……肝受风而不展辘轳，则瞳人环圆也，随肝轮而缩，觉见瞳人大不收，号曰辘轳展开症。"治宜祛风涤痰，用僻巽绽子加减。参见"瞳神散大"条。

辘轳转关lù · luzhuànguān　症名。见《世医得效方》卷十六。因肝经风热壅盛，以致二目睛旋转不定，与辘轳相似。类今之眼球震颤。宜疏风解热，用通肝散（《张氏医通》方）加减。

辘轳转关外障lù · luzhuànguānwàizhàng　病证名。《秘传眼科龙木论》："肝脏热极，风毒入脑，致令眼吊起，睛瞳难以回转。"参见"目偏视"条。

辘轳自转lù · luzìzhuàn　症名。眼珠不由自主上下左右转动的表现。清代黄庭镜《目经大成》卷二："为脏气乖蹇，阴阳不和，中风中痰，并脱血脱气，至目直视、上视、紧闭、频眨、翻腾动摇（目珠震颤）而作也。夫翻腾动摇，乃目不得心使，而自蓦然察上，蓦然察下，倏左倏右，或瞤或摇。"以上眼证，似辘轳展转而得名。本证可见于某些眼疾或全身性疾病。

潞党参lùdǎngshēn　中药材。见《医学衷中参西录》。为党参之处方名。详该条。

鹭鸶咳lùsīké　病名。又称"鹭鹚咳"。百日咳的俗称。详"百日咳"条。

鹭鸶咳丸lùsīkéwán　《中药制剂手册》方。炒杏仁、生石膏、栀子（姜水炒）、天花粉、炒苏子、煅蛤壳、瓜蒌皮各 60g，炒牛蒡子、青黛、射干各 30g，甘草 12g，细辛 6g，龙涎香 1.5g，麝香 0.6g。为细末，炼蜜为丸，每丸重 1.2g，每服一至二丸，温开水送服，日二次。功能清热润肺，化痰止咳。治由于肺气上逆引起的咳嗽不休，气呛声嘶，甚则呛血及久嗽音哑，面目浮肿，经久不愈。

鹭鸶藤lùsīténg　中药材。出《履巉岩本草》。为忍冬藤之别名。详该条。

鹭鸶涎丸lùsīxiánwán　《全国中药成药处方集》（上海、杭州方）方。细辛 15g，杏仁、焦栀子、生石膏、煅蛤壳、天花粉各 60g，炒牛蒡子、鹭鸶涎各 90g，甘草 12g，麻黄 24g，青黛、射干各 30g。为细末，炼蜜为丸，每丸重 2.4g，每服一丸，温开水或灯心、竹叶煎汤化服。功能清热润肺，化痰止咳。治小儿百日咳。

露lù　❶中药炮制法之一。将药物露置户外，任其日晒夜露。❷药物剂型之一。参见"露剂"条。

露丹lùdān　病证名。为小儿满面发红的疱疹性疾患。《幼幼集成》："小儿生后，百日内外，半岁以上，忽然眼胞红肿，面青黯色，夜间烦啼，脸如胭脂，此因热伏在内，发之于外，初则满面如水痘，脚微红而不壮，出没无定，次至颈项，赤如丹砂，名曰露丹。"治宜疏散伏热，用三解散（人参、防风、天麻、郁金、白附、大黄、黄芩、僵蚕、全蝎、枳壳、薄荷、赤芍、甘草、灯心草）加减。

露兜根lùdōugēn　中药材。见《云南思茅中草药选》。为露兜竻蔃之别名。详该条。

露兜竻lùdōulè　中药材。见清代赵其光《本草求原》。为櫁罟子之别名。详该条。

露兜竻花lùdōulèhuā　中药材。见《南宁市药物志》。又名路头花。为露兜树科植物露兜树 *Pandanus tectorius* Soland. 的花。甘，寒。清热，利水，解毒。治感冒咳嗽，热泻，淋浊，煎服 3～9g。研末调敷治对口疮。花含挥发油，内含甲基苯乙基醚、二戊烯、右旋方樟醇、乙酸苯乙酯、柠檬醛、苯乙醇等。

露兜竻蔃lùdōulèqiáng　中药材。出清代赵其光《本草求原》。又名勒角蔃、露兜根、茄骨、猪锯、老锯头。为露兜树科植物露兜树 *Pandanus tectorius* Soland. 的根。淡，凉。解表，清热，利水，解毒。治感冒发热，肾炎水肿，尿路感染，肝炎，肝硬化腹水，小儿夏季热，眼结膜炎，煎服 15～30g。根预试含酚类、氨基酸、糖类。

露兜竻心lùdōulèxīn　中药材。出清代赵其光《本草求原》。为露兜树科植物露兜树 *Pandanus tectorius* Soland. 的叶芽。分布于广东、广西、云南等地。甘，寒。清热，凉血，解毒。①治麻疹，发癍，丹毒，暑热证，煎服 9～18g。②治恶疮，烂脚。煎水洗或捣敷。

露蜂房lùfēngfáng　中药材。出《神农本草经》。又名蜂肠、紫金沙、百川、蜂房、马蜂窝、蜂巢、黄蜂窝。为胡蜂科昆虫大黄蜂 *Polistes mandarinus* Saussure 或多种近缘昆虫的巢。全国大部分地区均有分布。甘，平，有毒。入肝、胃经。祛风，攻毒，杀虫。治风痹，头风，百日咳，惊痫，瘾疹瘙痒，煎服2.4～6g；治乳痈，疔肿，瘰疬，研末调敷或煎服；治湿疹，头癣，蜂螫肿痛，烧存性研末油调敷或煎水熏洗；治龋齿疼痛，配乳香、细辛煎水含漱，或与全蝎同研末擦牙。此外，还治阳痿、遗尿，并试用于癌症。肾功能不全患者忌服。本品主含蜂蜡、树脂，蜂巢含有毒的露蜂房油。醇、醚及丙酮浸出物能促进血液凝固，利尿；低浓度增强心脏，高浓度则抑制心脏；能扩张血管，引起血压下降。

露蜂房散lùfēngfángsǎn　❶《太平圣惠方》卷六十六方。露蜂房一枚，鳖甲、吴茱萸、干姜、雄黄各一分，川椒二百粒。为末，研入雄黄，以生油调涂疮口上，日三次。治蜂瘘有头，始发之时其根在颈，疬历三四处，但肿溃生疮，状如痈形，瘥而复生。❷《证治准绳·类方》第八册方。炙露蜂房、荆芥、川椒（去目及合口者，炒出汗）、地骨皮、松节、青盐、枯矾各一两。为细末，每用半钱，绵裹于患处咬之，有涎吐出。治牙齿不生及齿风痛。

露剂lùjì　药物剂型之一。药物加水蒸馏，收集所得的澄明、具芳香性的液体。如金银花露（单味成药）。

露姜饮lùjiāngyǐn　《温病条辨》卷二方。人参、生姜各一钱。水煎，露一宿，隔水炖，温服。治太阴脾疟，脉濡，寒热，疟来日迟，腹微满，四肢不暖。本方早见于《明医杂著》，但无方名。

露木尔lùmù'ěr　中药材。见《西藏常用中草药》。为螃蟹甲之藏语名。详该条。

露珠lùzhū　见《医学入门》。怀孕一月，胎元初成，形如露珠，故名。

露珠草lùzhūcǎo　中药材。见《广西本草选编》。为茅膏菜之别名。详该条。

lü

驴耳朵菜lǘ'ěr·duocài　中药材。见《全国中草药汇编》。为紫菀之别名。详该条。

驴马疔lǘmǎdīng　病证名。出《证治准绳·疡医》卷二。其状三角，顶有黑点，根脚有赤色或突起，身有寒热，治同疔疮。

驴皮胶lǘpíjiāo　出《备急千金要方·食治》。即阿胶。详该条。

驴嘴风lǘzuǐfēng　病证名。系下唇生疮，唇部肿起者。多由痰毒邪火上冲所致。《重楼玉钥》卷一："驴嘴风生在下唇，逐时肿大不堪论，更加作痛如刀刺，敷药频施效自神。初起下唇生一红疮，逐时肿大，渐至下唇长出。"疼痛甚剧，或身发寒热。治宜解毒泻火，消肿止痛。内服用紫地汤、五味消毒饮等加减。亦可外吹冰硼散。参见"唇疮""唇风"条。

闾上lǘshàng　经外奇穴名。《针灸大成》灸肠风下血法："取男左女右手中指为准，于尾闾骨尖头，从中倒比，上至腰脊骨一指尽处，是第一穴也。又以第二指，于中穴取中一字分开指头各一穴，灸七壮。"近代《针灸经外奇穴治疗诀》列作奇穴，名闾上。位于尾骨尖端直上一中指处一穴，此穴左右旁开1/2中指长度处各一穴，共3穴。主治痔疮，肠风下血等。艾炷灸3～7壮，或艾条灸5～15分钟。

闾尾lǘwěi　推拿穴位名。即龟尾。见该条。

藘茹lǘrú　中药材。见《诗经》。为茜草之别名。详该条。

吕博lǚbó　三国时吴国医家。一作吕广。擅长于脉学，著有《玉匮针经》《金韬玉鉴经》等书，均佚。还注过《黄帝八十一难经》。

吕才lǚcái(600—665)　唐初医学家。博州清平（今山东临清）人。精阴阳、方技、舆地、历史，对药物亦多有研究。曾任尚药奉御、太常博士、太常丞。尝奉命删定《阴阳书》。显庆（656—660）年间，奉旨参与《新修本草》之修撰。

吕榛村lǚchácūn　见"吕震名"条。

吕大章lǚdàzhāng　见"吕夔"条。

吕东庄lǚdōngzhuāng　见"吕留良"条。

吕读lǚdú　见"吕应钟"条。

吕复lǚfù　明代医家。鄞县（浙江宁波）人。少年贫苦，后因母病学医。曾从名医郑礼之学医，得到古代禁方及色脉药论等书。又购得多种古今医书，日夜钻研，并为人治病。他曾对《素问》《灵枢》《本草经》《难经》《脉经》等古代医书和古代医家有所评论。著有《内经或问》《灵枢经脉笺》等书，均佚。

吕光伦lǚguānglún　见"吕留良"条。

吕广lǚguǎng　见"吕博"条。

吕建勋lǚjiànxūn　见"吕震名"条。

吕夔lǚkuí　明代医家。字大章。本姓承，后改姓吕。江苏江阴人。先学儒，后改学医，精心研究，博访医方，医术逐渐熟练，在当地有"吕仙"之称。江苏地区疫病流行时，救治甚多，嘉靖（1523—1566）时曾在太医院任职。著有《运气发挥》《经络详据》《脉理明辨》《治法捷要》等书，均佚。

吕坤lǚkūn　明代官吏。字叔简，号心吾。零陵（今属湖南）人。平素关心医术，尝于万历三十二年（1604）校勘并刊行孔弘擢《疹科》1卷。又辑有《疹科真传》（1608）。卒年八十三。

吕留良lǚliúliáng(1629—1683)　明末清初思想家兼医家。初名光伦，字用晦，又字庄生，号晚村，又称东庄。崇德（今浙江桐乡）人。少攻举子业，为邑诸生，曾与黄宗羲等交往。明亡，散财结友，图谋复兴。反清事败，曾剪发为僧。雍正时，因曾静案，竟被剖棺戮尸，并株亲族。留良宗程、朱理论，32岁时，与名医高鼓峰交往，共论医术，研读医书，并曾为人治病，但不以医名，治病重温补，曾评注《医贯》，并撰有《东庄医案》1卷。

吕孟盛lǚmèngshèng　见"吕应钟"条。

吕梦征lǚmèngzhēng　见"吕应钟"条。

吕明经lǚmíngjīng　见"吕应钟"条。

吕樵翁lǚqiáowēng　见"吕熊飞"条。

吕尚清lǚshàngqīng　明代医家。因慕陆贽撰《经验方》之义，每检阅孙允贤、李东垣、杨宣、魏君用诸家秘方，成《经验良方》1卷。

吕田lǚtián　清代医家。字心斋。温疫新安（今河南省新安）人。摘录杨璇、陈良佐的《伤寒温疫条辨》一书，编成《伤寒温疫条辨摘要》。

吕晚村lǚwǎncūn　见"吕留良"条。

L

吕细lǚxì 穴位别名。❶太溪穴别名。见《针灸聚英》。❷指内踝尖穴。见《针灸集成》。❸《扁鹊神应针灸玉龙经》："吕细，在足内踝骨肉下陷中，针三分。"所指疑为照海穴。

吕仙lǚxiān 见"吕夔"条。

吕献策lǚxiàncè 明末医家。字匡时。广川平原（今山东长山）人。撰《妇人调经》，专论续嗣。又鉴于儿科为最难事，乃聚麻痘书数种，参考研寻，纂成《痘疹幼幼心书》（1635）。

吕心斋lǚxīnzhāi 见"吕田"条。

吕熊飞lǚxióngfēi 晚清医家。字樵翁。浙江鄞县（宁波）人，长于眼科。撰《眼科易秘》4卷（1876刻成），记眼科杂证，并附歌诀，又用八卦配两目以解释眼病。

吕应钟lǚyìngzhōng 明代医家。江苏江阴人。世医出身，祖父吕夔，父亲吕读（明经），都在当地以医闻名。他曾在太医院任吏目。传说精于望诊，著有《葆元行览》《世效单方》，均佚。弟应阳（元复）、子梦征（孟盛），都以医术知名。

吕用晦lǚyònghuì 见"吕留良"条。

吕震名lǚzhènmíng(1798—1852) 清代官吏兼医生。字建勋，号榛村。浙江杭州人。1825年（道光五年）举人，曾任直隶州同等官职。嗜好医书，为人治病，多宗《内经》《伤寒论》等古法，于1850年编撰有《内经要论》《伤寒寻源》等书。

吕庄生lǚzhuāngshēng 见"吕留良"条。

侣山堂类辨lǚshāntánglèibiàn 医论著作。2卷。清代张志聪撰于1670年。上卷大多采用问答的形式杂论医理，对脏腑功能、病原、病症、病种、证治、方剂等分题予以辨析，说理简明扼要。作者对古医书和医家谬误之说颇多纠正，对六经和脏腑的功能有所发挥。下卷主要阐述药性和方剂配伍。本书收入《医林指月》中。

捋法lǚfǎ 推拿手法名。出《金匮要略·杂疗方》。在患者肢体的外侧面，由近端推向远端。《寿世保元·发痧》："先将儿两手自臂捋下，血聚指头方刺。"

胆lǚ 同膂。指脊柱两旁的肌肉。《素问·气穴论》："中胆两傍各五，凡十穴。"参见膂条。

旅舍备要方lǚshèbèiyàofāng 方书。1卷。宋代董汲撰。约成书于11世纪末。原书共载医方100余首，于明代失传。今本系编《四库全书》时自《永乐大典》辑出者，仅存40余方。本书系作者为行旅急病者所提供的简易验方。分为瘢疹、痰证、霍乱、腰痛、眼、耳、口、齿、妇人、小儿疮科及杂伤等12类。1949年后有《董汲医学论著三种》排印本。

偻附lǚfù 症名。偻，曲身；附，同"俯"。行走屈身下俯之状。多由肝肾亏损，筋骨失养所致。《素问·脉要精微论》："膝者，筋之府，屈伸不能，行则偻附，筋将惫矣。"

缕法lǚfǎ 推拿手法名。见曹锡珍《外伤中医按摩疗法》。即理法。见该条。

膂lǚ 人体部位名。指脊柱两旁的肌肉。约当解剖学上所称之骶棘肌分布处。《灵枢·经脉》："膀胱足太阳之脉……入循膂。"张介宾曰："膂，吕同，脊骨曰吕，象形也。又曰夹脊两旁肉也。"

膂骨lǚgǔ 骨名。又名杼骨。指第1胸椎棘突。《灵枢·骨度》："膂骨以下至尾骶二十一节，长三尺。"

膂筋lǚjīn 出《灵枢·九宫八风》。指脊骨两旁浅层肌肉的肌腱。

履巉岩本草lǚchányánběncǎo 本草著作。3卷。宋代王介编撰并手绘。书成于1220年。作者根据他在山中采药和用药的实践与见闻，选出206种有效的地方草药，按照实物形态绘成彩色图谱，并记述了别名、性味、主治及附方等。书中大部分药物系作者试用有效的品种。

履巉岩本草

履霜集lǚshuāngjí 医论著作。3卷。清代臧达德撰于1814年。内容以叙述诊疗经验为主。卷一论虚劳病证治，包括虚损劳症总论，虚劳阳证、阴证辨证，分述各证，阐析较详；卷二、三论妇、儿科病证之治。现有《珍本医书集成》本。

稆豆衣lǚdòuyī 中药材。见《药材资料汇编》。为黑大豆皮之处方名。详该条。

律畅lǜchàng 六律和畅，形容时令的正常。《素问·气交变大论》："春有鸣条律畅之化，则秋有雾露清冷之政。"指春天有和风使草木萌芽抽条正常，犹如音律和畅的正常时令，秋天也就有雾露润泽而凉爽的正常气候。

虑lǜ 谋虑，思虑。《灵枢·本神》："因思而远慕谓之虑。"

绿菜lǜcài 中药材。见《中国药用海洋生物》。为石莼之别名。详该条。

绿豆lǜdòu 中药材。出《开宝重定本草》。又名青小豆。为豆科植物绿豆 *Phaseolus radiatus* L. 的种子。我国南北各地均有栽培。甘，凉。入心、胃经。清热，消暑，利尿，解毒。①治暑热烦渴，消渴，水肿，热痢，高脂血症。煎服：30～60g。大剂量做清凉饮料，可预防中暑。②解乌头、附子、砒石等药毒，酒毒，铅中毒，1059农药中毒，用大剂量配甘草煎服，或研粉末调服。③治烧烫伤，研细粉，白酒调如糊状，加冰片少许，涂敷患处；痈疽，肿毒，丹毒，研粉，蜜调敷。本品含蛋白质，脂肪，糖类，胡萝卜素，维生素 B_1、B_2，尼克酸和磷脂等。水、醇提取物连续口服可降低动物实验性高胆固醇血症的血清胆固醇。绿豆可抗动脉粥样硬化，抗肿瘤，保护肝肾。

绿豆壳lǜdòuké 中药材。见《本经逢原》。即绿豆皮。详该条。

绿豆皮lǜdòupí 中药材。出《本草纲目》。又名绿豆衣、绿豆壳。为豆科植物绿豆 *Phaseolus radiatus* L. 的种皮。甘，寒。清热解毒，利尿，退翳。治痈肿疮毒，瘢疹，麻疹合并肠炎，水肿腹胀，目翳。煎服：4.5～12g。本品含牡荆素、β-谷甾醇。体外试验对葡萄球菌有抑制作用。

绿豆叶lǜdòuyè 中药材。出《本草纲目》。为豆科植物绿豆 *Phaseolus radiatus* L. 的叶。苦，寒。①治疔毒，瘢疹。捣汁服，30～60g；霍乱吐泻。捣汁和醋服。②治风癣，干疥。捣烂和醋少许，纱布包擦患处。

绿豆衣lǜdòuyī 中药材。见《山西中药志》。即绿豆皮。详该条。

绿豆饮lǜdòuyǐn 《证治准绳·幼科》集七方。绿豆粉一两，黄连、葛根、甘草各半两。为细末，每服五分至一钱，温豉汤调下。用于误服热毒之剂，烦躁闷乱，或作吐，或狂渴。

绿萼梅花lǜ'èméihuā 中药材。出《本草纲目拾遗》。又名白梅花、绿梅花。为蔷薇科植物绿萼梅 *Prunus mume* Sieb. et zucc var. *viridicalyx* Makino 的花蕾。主产于江苏、浙江。酸、涩，平。入肝、胃经。疏肝解郁，和胃化痰。①治肝气郁结，脘痛，胸闷，食欲不振，梅核气。煎服：3～6g。②治瘰疬。鸡蛋开一孔，入本品7朵，封口，蒸熟，去花食蛋，每日1枚，连服7日。本品含挥发油，主要成分为苯甲醛、异丁香油酚、苯甲酸。

绿矾lǜfán　中药材。出《日华子诸家本草》。又名青矾、绛矾、皂矾。为水绿矾的矿石或化学合成品。产于山东、湖南、甘肃、新疆、陕西、安徽、浙江、河南等地。酸、涩，凉。入肝、脾经。燥湿，杀虫，补血。①治黄肿胀满，疟疾，痢疾，疳积，贫血。煅研细末，饭后吞服，0.3～0.9g；或入丸剂。②治湿疹，疥癣，研末调搽或煎汤熏洗；烂弦风眼，煅、研细，沸水溶化澄清点洗。本品主含七水硫酸亚铁，杂有铜、钴、镁、锌等。硫酸亚铁有治疗缺铁性贫血的作用。

绿矾散lǜfánsǎn　《世医得效方》卷十九方。绿矾（炒熟）半两，芦荟一钱半，麝香一字。为细末，以绢盛药，纳指于袋内，线扎定。治甲疽疮。

绿矾丸lǜfánwán　《医学正传》卷六引《集验方》方。炒五倍子、炒神曲各半斤，绿矾（姜汁炒）、针砂（醋炒）各四两。为细末，生姜汁煮红枣肉为丸，梧桐子大，每服六十至七十丸，温酒或米汤送下。治黄肿病。

绿风lǜfēng　病证名。见《世医得效方》卷十六。谓病发则瞳神之色，“若蓝靛之合藤黄者，绿风也”（清代黄庭镜《目经大成》卷二）。即绿风内障。详该条。

绿风变花lǜfēngbiànhuā　病名。见清代佚名《眼科统秘》。即绿风内障。详该条。

绿风羚羊饮lǜfēnglíngyángyǐn　《医宗金鉴·眼科心法要诀》卷七十七方。玄参、防风、茯苓、桔梗、知母各二钱，黄芩、细辛、羚羊角、车前子、大黄各一钱。为粗末，水煎，食后服。功能疏风清热明目。治外感风热而致的绿风内障。

绿风内障lǜfēngnèizhàng　病名。见《秘传眼科龙木论》。又名绿风、绿水灌珠、绿水灌瞳、绿风变花。为五风变内障之一。多由肝胆风火升扰，或阴虚阳亢，气血不和引起。症见发病迅猛，眼珠剧烈胀痛，牵引眼眶头额胀急，疼痛欲裂，恶心呕吐，视力锐减，见灯光周围似有彩虹环绕，抱轮红赤，黑睛雾状混浊，瞳神散大呈淡绿色，眼珠变硬，“乃青风变重之证，久则变为黄风”（《张氏医通》卷八）。本病类今之急性充血性青光眼。由肝胆风火引起者，宜平肝，息风，泻火，用绿风羚羊饮加减；由阴虚阳亢，气血不和引起者，宜滋养肝肾，调和气血，用明目地黄丸加减。

绿凤散lǜfèngsǎn　《疡医大全》卷二十四方。鸡蛋一个。入瓦罐内煮三四滚，取起，用银簪扎三四十孔，再入罐内，加芫花末一钱，同煮一二十滚，去药食蛋。治瘰疬、痰核、鱼口、便毒初起。

绿梅花lǜméihuā　中药材。见《中国药学大辞典》。为绿萼梅花之处方名。详该条。

绿袍散lǜpáosǎn　《卫生宝鉴》卷十一方。黄柏四两，炙甘草二两，青黛一两。为细末，每用五分，干掺口内。治口疮。

绿葡萄lǜpú·tao　中药材。见《昆明民间常用草药》。为金刚散之别名。详该条。

绿蓐草lǜrùcǎo　中药材。出《新修本草》。为荩草之别名。详该条。

绿升麻lǜshēngmá　中药材。见《医学广笔记》。即升麻。详该条。

绿水灌瞳lǜshuǐguàntóng　病名。见《一草亭目科全书》。即绿风内障。详该条。

绿水灌珠lǜshuǐguànzhū　病名。清代佚名《眼科捷径》谓此病“绿水灌瞳人，与风绿障相同”。详绿“风内障”条。

绿苔lǜtāi　指舌苔呈浅绿或深绿色的舌象。

绿翳青盲lǜyìqīngmáng　病证名。《外台秘要》卷二十一：“如瞳子翳绿色者，名为绿翳青盲。皆是虚风所作，当觉急须即疗，汤丸散煎针灸，禁慎以驱疾势。若眼自多时，不复可疗，此疾之源，皆从内肝管缺，眼孔不通所致也，亦宜须初欲觉时，即须速疗之，若已成病，更不复可疗。”属绿风内障。参见该条。

绿银散lǜyínsǎn　《小儿卫生总微论方》卷十七方。铜绿、密陀僧各三钱，白及（烧存性）九钱。为细末，每用半钱，津唾调涂腋下，三至五日一次。治狐臭。

绿映瞳神证lǜyìngtóngshénzhèng　病证名。见《证治准绳·杂病》。“瞳神乍看无异，久之专精熟视，乃见其深处隐隐绿色，自视亦渐觉昏眇，病甚始觉深绿，盖痰火湿热害及清纯之气也……久而不治，为如金青盲等证”（《张氏医通》卷八）。似绿风内障之早期。

绿云散lǜyúnsǎn　❶《证治准绳·类方》第八册方。铜绿、铅霜各等分。为细末，每用少许掺舌上。治舌上生疮。❷《证治准绳·疡医》卷六方。柏叶、芙蓉叶各等分。为细末，每遇灸疮黑痂脱落，即用水调如膏药，摊纸上贴之。治灸疮疼痛。

绿泽兰lǜzélán　中药材。见《云南中草药》。为类梧桐之别名。详该条。

绿竹lǜzhú　中药材。出《诗经》。为荩草之别名。详该条。

绿竹堂集验方lǜzhútángjíyànfāng　方书。6卷。明代罗浮山人约于万历年间撰。刊于1696年。书中所集录的验方，分为固精、种子、妇人、小儿、诸风、痰火、须发等30门。现存1696年重刊本。

葎草lǜcǎo　中药材。出《新修本草》。又名拉拉藤、割人藤、老虎刺。为桑科植物草 *Humulus scandens*（Lour.）Merr. 的全草。除新疆和青海外，全国大部分地区均有分布。甘、苦，寒。清热利尿，解毒消肿。①治热淋，石淋，尿血，小便不利，水肿，腹泻，痢疾，肺结核潮热，盗汗，肺热咳嗽，肺脓疡。煎服：9～30g。②治风湿性关节炎，瘰疬，痈疖肿毒，毒虫咬伤，鲜草捣敷；皮肤瘙痒，湿疹，痔疮，脱肛，煎水洗。叶含木犀草素-7-葡萄糖苷、大波斯菊苷、牡荆素、胆碱、天冬酰胺、挥发油、鞣质等。挥发油中主含β-草烯。球果含草酮、羽扇酮，二者都有抑菌作用，参见“啤酒花”条。

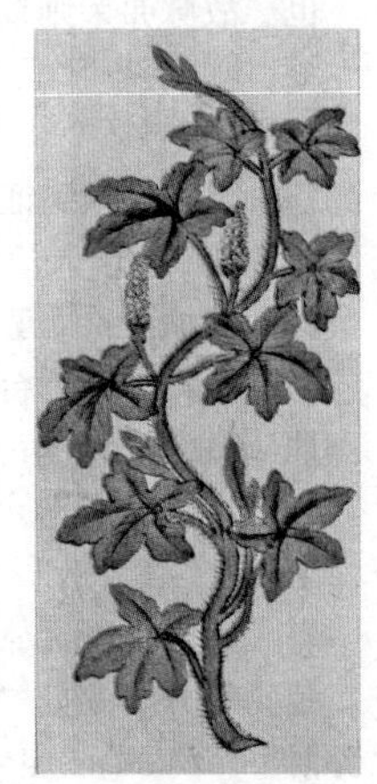

葎草

葎草根lǜcǎogēn　中药材。出《本草纲目》。为桑科植物草 *Humulus scandens*（Lour.）Merr. 的根。治石淋，疝气，瘰疬。煎服：15～24g。

葎草果穗lǜcǎoguǒsuì　中药材。见《本草推陈》。为桑科植物草 *Humulus scandens*（Lour.）Merr. 的果穗。甘、苦，寒。清热，健胃，利尿。治热病发热烦渴，肺结核潮热，盗汗，消化不良，急性胃肠炎，痢疾，膀胱炎，尿道炎。

煎服：15～30g。本品含草酮及羽扇酮。对结核杆菌和金黄色葡萄球菌有抑制作用。

葎草花lǜcǎohuā　中药材。见《现代实用中药》。为桑科植物草 *Humulus scandens*（Lour.）Merr. 的花。治肺结核，大叶性肺炎。煎服：9～18g。

luan

孪生luánshēng　即双生。详该条。

栾茶luánchá　中药材。见《本草纲目拾遗》。为石南叶之别名。详该条。

挛luán　症名。出《素问・异法方宜论》。挛为屈而不伸之状，常与拘、急并称，如拘挛、挛急，多属筋病。可分虚、实、寒、热四证。《证治准绳・杂病》："《内经》言挛皆属肝，肝主身之筋故也……有热，有寒，有虚，有实。"虚挛多因血虚不能养筋，治用四物汤、养血地黄丸等方。实挛由外受风寒，内有实热等所致，宜活血通经汤。寒挛则胫逆而痛，筋挛骨痛，治宜乌头汤、千金薏苡仁汤等方。热挛经谓肝气热则筋膜干，筋膜干则筋急而挛，用生地、当归之属，或六味丸加牛膝、当归等。

挛急luánjí　症名。出《灵枢・经脉》。义同拘挛、拘急。参见"拘挛""拘急"条。

挛节luánjié　症名。指骨节拘挛。为骨痹之外证。《素问・逆调论》："病名曰骨痹，是人当挛节也。"《圣济总录》卷二十："肾脂不长，则髓涸而气不行，骨乃痹而其证内寒也……外证当挛节，则以髓少而筋燥，故挛缩而急也。"参见"拘挛"条。

卵luǎn　即睾丸。《灵枢・经脉》："筋急则引舌与卵。"

卵缩luǎnsuō　症名。指睾丸上缩之症状。多因足厥阴肝经病变所致。《灵枢・经脉》："足厥阴气绝则筋绝。厥阴者，肝脉也。肝者筋之合也。筋者，聚于阴器而络于舌本也。故脉弗荣则筋急，筋急则引舌与卵，故唇青舌卷卵缩，则筋先死。"又称囊缩。属阴缩范畴。详"阴缩""囊缩"条。

卵㿗luǎntuí　㿗病证名。出《肘后备急方》卷五。多因过劳所致。《医学入门》卷五："卵㿗，玉茎肿硬，引脐绞痛，甚则阴缩肢冷，囊上生疮生痈。"治宜桃仁捣烂外敷，燥即易之；内服天台乌药散或橘核丸。

卵胀luǎnzhàng　病名。见《备急千金要方》卷二十四。阴㿗之一。即疝气，俗称小肠气。《三因极一病证方论》卷十四："病者劳役无节，及跨马坐车，致卵核肿胀，或偏有大小，上下无常，名曰卵胀。亦属不内外因。"治宜蒺藜汤等方。参见"疝气"条。

卵肿luǎnzhǒng　症名。出《世医得效方》卷十二。即睾丸肿大的病证。

乱疔luàndīng　病证名。出《疡科选粹》卷三。即三十六丁。见该条。

乱气luànqì　❶清阳不升，浊阴不降，互相干扰。《灵枢・阴阳清浊》："清浊相干，命曰乱气。"❷气血逆乱。《素问・四时刺逆从论》："逆四时而生乱气。"

lun

伦珠扎西lúnzhūzhāxī　清代藏医学家。全名觉吾・伦珠扎西。著有《宇陀・元丹贡布传记》一书。详细介绍新老宇陀的生平事迹。民族出版社于1982年根据拉萨木刻版出版排印本。国外有英译本。

沦指lúnzhǐ　病名。见《圣济总录》卷一百三十七。即"代指"。见该条。

纶布lúnbù　中药材。出《吴普本草》。为昆布之别名。详该条。

轮lún　解剖部位名。即关节。《释名》："轮，纶也，言车轮周匝也。"古代周转活动的东西都可借用称轮。人身能周旋轮转的关节，也借以称为轮。

轮2lún'èr　耳穴名。代号HX_{10}，在轮1区下方的耳轮处。

轮蓟lúnjì　中药材。见《江苏南部种子植物手册》。为苦芙之别名。详该条。

轮3lúnsān　耳穴名。代号HX_{11}，在轮2区下方的耳轮处。

轮上一颗如赤豆lúnshàngyīkērúchìdòu　病名。见《证治准绳・杂病》。轮，指风轮，故又名风轮赤豆。多由肝经积热，气血瘀滞所致。症见黑睛上有颗粒状突起，白睛一束赤脉追随直上黑睛，绕布颗粒，状若赤豆，抱轮红赤，羞明流泪。常见于体弱儿童和青年，容易反复发作。类今之束状角膜炎。治法：初起宜平肝泻热为主，选用龙胆泻肝汤或洗肝散，酌加通络散瘀之品；病久反复不愈或红赤不甚者，宜养阴清热，用甘露饮加减。

轮4lúnsì　取穴名。代号HX_{12}，在轮3区下方的耳轮处。

轮1lúnyī　耳穴名。代号HX_9，在耳轮结节下方的耳轮处。

论方lùnfāng　宋代太医局对医生的考试内容之一。用以试验其对古代医方的配伍原则以及君、臣、佐、使的理论和方法等的掌握情况。相当于今之方剂学考试。

论疾诊尺lùnjízhěnchǐ　《灵枢》篇名。尺，尺肤，即自肘至腕的皮肤。本篇讨论了各种疾病的成因、症状和诊尺肤在诊断上的意义，故名。指出诊尺肤的润泽、粗糙、肉的坚实与脆弱、寒热等各种现象，有助于测知内脏的盛衰和病变情况。此外，还介绍了诊目、诊齿、诊血脉、诊妇女怀孕、诊小儿病等方法。最后，简述了四时不正之气的发病特点。

论痛lùntòng　《灵枢》篇名。本文主要讨论耐痛问题，故名。篇内讨论了由于人的体质不同，耐痛程度亦异，凡体质强壮的人，多能耐痛，易于接受针灸的刺激，同时对毒药的耐受力亦强；相反，体质衰弱的人，多不耐痛，对毒药的耐受力亦较弱。

论勇lùnyǒng　《灵枢》篇名。本文论及勇敢与怯弱的性格，故名。首先论述人体的皮肤色泽不同，因而在每一季节中受病的情况也不同。同时，进一步论述了勇敢与怯弱的不同性格与心、肝、胆等内脏功能盛衰有关。

luo

罗布麻luóbùmá　中药材。见《陕西中草药》。又名吉吉麻、泽漆麻、野茶、野麻、红麻、茶叶花。为夹竹桃科植物罗布麻 *Apocynum venetum* L. 的全草或叶。分布于东北、华北、西北地区及河南等地。甘、微苦，凉，入肝经。清热平肝，利水消肿。①治高血压眩晕头痛，失眠梦多。②治急、慢性心功能不全，能改善充血性心力衰竭之症状、体征。③治心、肝、肾性的水肿尿少。内服：煎汤，5～10g；或泡茶饮，3～6g。本品对黏膜的刺激性较强，过量易致恶心、呕吐、肠鸣、腹泻。全草含新异芸香苷。叶含芸香苷、槲皮素、羽扇豆醇、异秦皮定、东莨菪素、金丝桃苷、己醇棕桐酸酯、消旋肌醇、烷醇、异槲皮苷、儿茶精、蒽醌、甾体化合物、氨基酸等。根含加拿大麻苷、毒毛旋花子苷元及K－毒毛旋花子次苷－β、异槲皮苷、槲皮素。罗布麻叶可降低血压，同时减慢心率，降低心肌氧耗量，叶还有降血脂、血小板解聚作用。叶亦可抗脂质过氧化、抗辐射、抗化疗药副作用等。加拿大麻苷有强心作用，性质和毒毛旋花子苷相似。

罗布麻茶luóbùmáchá　中成药。见《中华人民共和国药典（一部）》（2020）。罗布麻叶3000g。以上一味，按茶剂工艺制成，每袋装3g。开水冲泡代茶饮。一次1～2袋，一日2～3次。平肝安神，清热利水。用于肝阳眩晕，心悸失眠，浮肿尿少，高血压病，神经衰弱，肾炎浮肿。

罗赤诚luóchìchéng　见“罗周彦”条。

罗淡生luódànshēng　见“罗美”条。

罗德甫luódéfǔ　见“罗周彦”条。

罗东逸luódōngyì　见“罗美”条。

罗浮金锦香luófújīnjǐnxiāng　见《中国药用植物图鉴》。为朝天罐之别名。详该条。

罗浮山人luófúshānrén　清代古粤（今广东）人。有感于医家不明脏腑，误用刀圭，以人命试其技术之得失，乃参阅欧西人体图绘，又详研《参同契》历脏之说，撰“人生生之所以然”及“脏腑真形十二篇”，名《医学引蒙新说》（1891），后改名《历脏篇》，并附有《鼠瘟病情验方》。

罗鬲luógé　即膈。《伤科补要》：“膈者，胸下腹上之界内之膜也，俗名罗鬲。”

罗锅底luóguōdǐ　中药材。见《云南中草药选》。又名金盆、金龟莲、金腰莲、苦金盆、曲莲、蛇莲、土马兜铃。为葫芦科植物大籽雪胆 *Hemsleya macrosperma* C. Y. Wu 或雪胆 *H. amabilis* Diels 等的块根。产于云南、四川。苦，寒，有小毒。入心、胃、大肠经。清热解毒，利湿消肿，止痛止血。①治上呼吸道感染，急性咽喉炎，扁桃体炎，肺炎，慢性气管炎，百日咳，细菌性痢疾，肠炎，泌尿系感染，前列腺炎，胃痛，目赤肿痛，牙痛，外伤疼痛。内服：煎汤，6～9g；研末服，0.6～0.9g。②治痔疮，子宫颈炎，外伤出血，痈疖，烫伤。研末调敷。内服过量，有呕吐、腹泻等反应。雪胆块根含雪胆皂苷甲、乙（苷元为齐墩果酸），苦味成分雪胆素甲、乙。大籽雪胆块根含雪胆苷Ma1、Ma2和Ma3及双氢葫芦素F。双氢葫芦素F，即是雪胆素乙。本品在体外对金黄色葡萄球菌、溶血性链球菌、福氏志贺菌、伤寒杆菌、猪霍乱沙门菌以及结核杆菌等有强的抑制作用，但能明显抑制心脏，心脏病患者慎用。雪胆皂苷及苦味成分亦有抗菌作用。雪胆总皂苷能增加小鼠心肌供血量，对抗垂体后叶素引起的冠脉收缩，并降低心肌耗氧量。

罗国纲luóguógāng（18世纪中叶）清代医家。字振召，号整斋。湖南人。少习举子业，爱读医书，能随境处方，治验较多。晚年将平日临证所用考脉法及心得辑成《罗氏会约医镜》一书，1789年刊行，列述脉法、治法、伤寒、瘟疫、杂证、妇、儿、疮痘、本草等，条理较清晰。

罗汉果luóhànguǒ　中药材。见萧步丹《岭南采药录》。又名拉汗果、假苦瓜。为葫芦科植物罗汉果 *Siraitia grosvenorii*（Swingle）C Jeffrey ex A. M. Lu et Z. Y. Zhang 的干燥果实。主产于广西。甘，凉。归肺、大肠经。清热润肺，利咽开音，滑肠通便。①用于肺热燥咳，咽痛失音，肠燥便秘，煎服9～15g，或开水泡服。②罗汉果叶捣敷顽癣，痈肿。果实含多量葡萄糖。含罗汉果新苷、罗汉果苷、罗汉果黄素、山柰酚二吡喃鼠李糖苷，亦含D－甘露醇、果糖、油酚、蛋白质及微量元素等。复方罗汉果对肠管运动有双向调节作用。罗汉果体外可抑菌。

罗晃子luóhuǎngzǐ　中药材。见《本草纲目》。为凤眼果之别名。详该条。

罗济川luójìchuān　见“高士亿”条。

罗敬夫luójìngfū　见“罗知悌”条。

罗勒luólè　中药材。出《重修政和经史证类备用本草》。又名兰香、香菜、翳子草、九层塔、家佩兰、省头草。为唇形科植物罗勒 *Ocimum basilicum* L. 的全草。我国各地多有栽培，南方亦有野生。辛、甘，温。入脾、肺、胃、大肠经。疏风解表，化湿和中，行气活血，解毒消肿。①治感冒头痛，发热咳嗽，中暑，食积不化，不思饮食，脘腹胀满疼痛，呕吐泻痢，风湿痹痛，遗精，月经不调，煎服：5～15g。②治跌打扭伤。煎服或捣敷。③治湿疹，皮炎，煎服并煎水洗；齿龈烂疮，烧灰涂敷。罗勒含挥发油，油中含罗勒烯、甲基胡椒酚、芳樟醇、1，8－桉叶素、牛儿醇等。全草含黄酮类如槲皮素、芸香苷、迷迭香酸、圣草素及其糖苷，又含香豆精类如马栗树皮素等。本品可增强胃屏障，抗胃溃疡，还可抗补体，亦能促进卵泡成熟排出等。

罗勒子luólèzǐ　中药材。出《嘉祐补注神农本草》。又名兰香子、光明子。为唇形科植物罗勒 *Ocimum basilicum* L. 的果实。甘、辛，凉。清热，明目，祛翳。①治目赤肿痛，倒睫，走马牙疳。煎服：3～4.5g。②研末，以黍米大，点眼眦头治角膜云翳。种子中的糖主要是车前糖，黏液中主含半乳糖、葡萄糖、甘露糖等。种子油中含亚油酸、亚麻酸等。本品还含β－谷甾醇、熊果酸等。

罗炼luóliàn　明代医生。湖北人。为人治病常有良效，并曾为御史李某及楚王妃周氏等疗病。撰有医书传授其子，因见其子在酒醉时为人诊病，认为是拿生命当儿戏，竟将所撰医书焚毁，未得流传。

罗络luóluò　喻罗网状的络脉。指附着于脾之大络（大包穴）周围的络脉。《灵枢·经脉》：“此脉若罗络之血者，皆取之脾之大络脉也。”

罗美luóměi（17世纪）清代医家。字淡生，号东逸。新安（今江苏新沂）人。自幼酷嗜医学，钻读《内》《难》及仲景之学。撰有《古今名医汇粹》《古今名医方论》《内经博议》（1675年刊行）等书。

罗普宣luópǔxuān　五代时后蜀医家。撰有《广正集灵宝方》100卷，已佚。

罗谦甫luóqiānfǔ　见“罗天益”条。

罗谦甫治验案luóqiānfǔzhìyàn'àn　医案著作。2卷。近人裘吉生将元代医家罗天益（谦甫）《卫生宝鉴》（1283）各卷中散见的治疗验案单独摘录成册，编为2卷，名《罗谦甫治验案》，刻入《医药丛书》初二集。见“医药丛书”条。

罗青散luóqīngsǎn　《瑞竹堂经验方》卷五方。蒲黄五钱，青黛（研）、芒硝、甘草各三钱。为细末，每服一钱，冷蜜水调，细细咽服。治单、双乳蛾。

罗裙带luóqúndài　中药材。出《本草纲目拾遗》。又名水蕉、海蕉、郁蕉、引水蕉、扁担叶、玉带风。为石蒜科植物文殊兰 *Crinum asiaticum* L. var. *sinicum* Bak. 的叶。分布于福建、台湾、广东等地。辛、苦，凉，有毒。清热解毒，祛瘀止痛。①治咽喉炎。煎服：3～9g。②治热疮肿毒，淋巴结炎，头痛，痹痛麻木，跌伤瘀肿，骨折，蛇咬伤，捣敷。本品含石蒜碱、多花水仙碱。

罗裙带根luóqúndàigēn　中药材。见《广西药用植物图志》。为石蒜科植物文殊兰 *Crinum asiaticum* L. var. *sinicum* Bak. 的鳞茎及根。苦、辛，凉，有毒。清热解毒，散瘀止痛。①治痰热咳嗽，喉痛，煎服：3～9g。②治痈疽疮肿，疥癣，乳痈，风湿关节痛，跌打损伤，骨折，毒蛇咬伤，捣敷。③治牙痛，取根一小片，置牙痛处，咬含15分钟左右吐去。罗裙带根毒性较叶大，内服宜慎。中毒后可导致腹痛，先便秘，后剧烈泻下，脉搏增速，呼吸不整，体温上升。鳞茎含石蒜碱、多花水仙碱。多花水仙碱在蛙心、豚鼠小肠及神经肌肉等标本上有拟胆碱样作用。石蒜碱有抗癌活性和明显的催吐作用，能兴奋动物子宫。

罗氏会约医镜luóshìhuìyuēyījìng　综合性医著。20卷。清代罗国纲辑。刊于1789年。本书综合《内经》及以下的历代有关文献资料，选择会要，可使读者由博返约地借鉴前人的丰富经验，故题名为"会约医镜"。内容首论脉法和治法大要，后分述伤寒、杂症、妇科、儿科、外科、本草等内容。本书辨识临床病证较细致，分析论治颇为灵活，并附罗氏自己化裁的新方，大多切于实用。1949年后有排印本。

罗适luóshì(12世纪中期) 宋代医家。宁海（今浙江宁海）人。任桐城（今属安徽）县尉时，因见当地巫术盛行，不信医药，曾发动医家主持编校医书，撰成《伤寒救俗方》一书，在普及医药方面起了一定作用。

罗太无luótàiwú　见"罗知悌"条。

罗天益luótiānyì　元代医学家。字谦甫。真定（今河北正定）人，是金代著名医学家李杲的学生，医学造诣很深。他继承李杲学说，集录诸家之说，结合自己的经验良方，并附列验案，撰成《卫生宝鉴》一书。还有《内经类编》等著作。

罗仙子luóxiānzǐ　中药材。见《中医方药学》。为五谷虫之别名。详该条。

罗宪顺luóxiànshùn　明代医生。字文溪。宜黄（今属江西）人。生活于17世纪初。行医至新城（今江西黎川），因治病多验，人皆德而留之，遂家于新城。曾为太医院吏目。与人相交，和蔼可亲，常游湖广，晚年并制药施人。卒年八十二。

罗遗编luóyíbiān　针灸著作。3卷。清代陈廷铨撰。刊于1763年。本书书名系取收罗古针灸遗法之义。卷上论述经络及要穴、针灸禁忌等，卷中为各经腧穴部位及五脏用药，卷下为内外各科疾病的针灸取穴及五运六气论等。内容多辑自有关专著，间附撰人按语，但无甚发挥。

罗元恺luóyuánkǎi(1914—1995) 近现代医家。广东南海县人。幼承庭训，诵读方书，随父侍诊。1935年毕业于广东中医药专门学校，考取广州市中医师执照，留任本校附属的广东中医院从事临床工作。1950年任广东中医药专门学校校长，1951年起兼任广东中医院院长。1953年广东中医药专门学校改名为广东省中医进修学校，罗元恺任副校长。1956年参与筹办广州中医学院，历任金匮要略教研组组长、进修部主任、妇科教研室主任、儿科教研室主任。1979—1982出任广州中医学院副院长。1984年任中华全国中医学会妇科委员会副主任委员。发挥"天癸"理论，提出"肾－天癸－冲任－子宫轴"概念。主编出版《罗元恺医著选》《罗元恺论医集》《罗元恺女科述要》《实用中医妇科学》《中医儿科学》等。

罗振召luózhènzhào　见"罗国纲"条。

罗整斋luózhěngzhāi　见"罗国纲"条。

罗知悌luózhītì(1243？—1327) 元代医家。字子敬（一说字敬夫），号太无。钱塘（今浙江杭州）人。是金代名医刘完素的弟子。他除继承刘氏之学外，还吸收了金代名医张从正、李杲两家的学说，在医学上别有新的见解。经过其弟子朱震亨进一步发挥，为创建后来的丹溪学派奠定了基础。

罗仲光luózhòngguāng　明代医家。字觐吾。自号青城山人。南充（今属四川）人。博览群书，因母病，遂精医术。著《伤寒补古》《活人奇方》，均佚。

罗周彦luózhōuyàn(17世纪初) 明代医生。字德甫，号赤诚。歙县（今安徽歙县）人。幼时学儒，后学医，游历江苏、湖北、安徽等地，与名家讨论医术，著有《医宗粹言》一书。

罗子敬luózǐjìng　见"罗知悌"条。

萝卜luó · bo　中药材。出《食疗本草》。为莱菔之别名。详该条。

萝卜地丁luó · bodìdīng　中药材。见《中药材手册》。为甜地丁之别名。详该条。

萝卜甲luó · bojiǎ　中药材。见《江苏省植物药材志》。为莱菔叶之别名。详该条。

萝卜缨luó · boyīng　中药材。见清代叶小峰《本草再新》。为莱菔叶之别名。详该条。

萝卜子luó · bozǐ　中药材。出《日华子诸家本草》。为莱菔子之别名。详该条。

萝卜子散luó · bozǐsǎn　《太平圣惠方》卷八十三方。莱菔子、麻黄各一分，皂荚子十枚，灯心一束，甘草五厘。为末，每服一钱，水煎服。治小儿咳嗽，喘急作呀呷声。

萝芙木luófúmù　中药材。见《中国药用植物志》。又名鱼胆木、羊屎果、山马蹄。为夹竹桃科植物萝芙木 *Rauvolfia verticillata*（Lour.）Baill. 的根。主产于广西、广东、云南。苦，寒，有小毒。降压，镇静，清热，解毒。①治高血压引起的头痛，眩晕，失眠，耳鸣，癫痫，胆囊炎，感冒发热，咽喉肿痛。煎服：6～9g。②捣烂敷，治跌打损伤及蛇咬伤。本品含利血平、育亨宾、萝芙木碱、四氢蛇根碱、萝莱碱、萝芙木甲素等多种生物碱以及熊果酸、β－谷甾醇等。萝芙木总碱和利血平有温和而持久的降压作用，并有镇静和安定作用，可使心率减慢。国产的萝芙木根总碱的降压作用比印度产萝芙木总碱强，副作用相似，有嗜睡、口干、乏力、鼻塞等。萝芙木碱对动物和人都有明显的抗心律不齐作用。利血平有类似氯丙嗪的镇静和安定作用，但作用较弱。本品毒性较小。

萝芙木茎叶luófúmùjīngyè　中药材。见《南宁市药物志》。为夹竹桃科植物萝芙木 *Rauvolfia verticillata*（Lour.）Baill. 的茎叶。分布于台湾及华南、西南地区。苦、甘，凉。降压，清热，解毒。①治高血压，痧症吐泻，咽痛。煎服：9～15g。②治疮疖，跌打损伤，蛇咬伤，捣敷；汤火伤，煎浓汁洗。本品含马蹄叶碱、维洛斯明碱、霹雳萝芙辛碱、蛇根碱、萝芙木碱、利血平等多种生物碱以及羊槐苷、β－谷甾醇、β－香树脂醇乙酸酯等。叶的水浸剂或酸性乙醇浸剂对麻醉狗有立即降压作用，能维持约1小时。叶及茎皮的煎剂亦有降压作用，但较弱。

L

萝藦luómò 中药材。出《本草经集注》。又名白环藤、羊角菜、婆婆针线包、奶浆藤。为萝科植物萝藦 *Metaplexis japonica*（Thunb.）Mak. 的全草或根。我国大部分地区均有分布。甘、辛，平。补气益精，通乳消肿解毒。①治虚损劳伤，阳痿，遗精，白带，乳汁不足，小儿疳积。煎服：6～15g。②治丹毒，疮肿，蛇、虫咬伤。捣烂敷。本品含酯型苷，从中可分得萝藦苷元、肉珊瑚苷元、去酰牛皮消苷元、夜来香素等。茎所含孕烯类苷的水解产物有洋地黄毒糖、苯甲酰热马酮等。

萝藦子luómòzǐ 中药材。出《新修本草》。又名斫合子。为萝藦科植物萝藦 *Metaplexis japonica*（Thunb.）Mak. 的果实。甘、微辛，温。补肾壮阳，生肌止血。治虚劳，阳痿，遗精。煎服：9～15g。捣敷治创伤出血。本品含酯型苷。从中可分得热马酮、萝藦苷元、肉珊瑚苷元、去酰牛皮消苷元等多种苷元和多种脱氧糖。

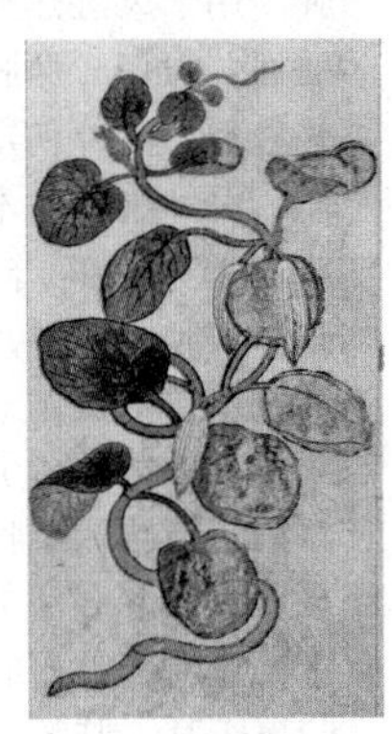

萝藦子

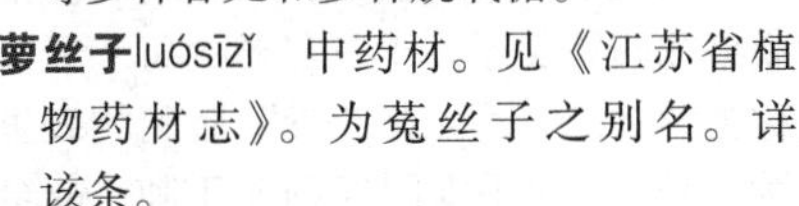

萝丝子luósīzǐ 中药材。见《江苏省植物药材志》。为菟丝子之别名。详该条。

螺luó 病证名。五不女之一。明代万全《广嗣纪要·择配篇》："阴户外纹如螺蛳样，旋入内。"属生殖器畸形，影响性交与生育。参见"五不女"条。

螺疔luódīng 病名。指疔之一。出《中国外科学大纲》卷下。指疔生于手指螺纹处，又称螺纹疔。证治见"指疔"条。

螺盖翳luógàiyì 病证名。见清代黄岩《眼科纂要》。即旋螺突起。详该条。

螺丕草luópīcǎo 中药材。见《福建民间草药》。为马蹄金之别名。详该条。

螺丝三七luósīsānqī 中药材。见《浙江天目山药用植物志》。为红三七之别名。详该条。

螺蛳luósī ❶中药材。出《本草纲目》。为田螺科动物方形环棱螺 *Bellamya quadrata*（Benson）等的全体。全国大部分地区均有分布。甘，寒。入膀胱经。清热，利水，明目，解毒。治黄疸，痢疾，水肿，淋浊，目赤，翳障。煮食。捣敷治疔疮肿毒。❷推拿穴位名。又名螺蛳骨。出《小儿按摩经》。位于腕部两侧骨突起处，即尺、桡骨茎突处。《小儿按摩经·手诀》："猿猴摘果：以两手摄儿螺蛳上皮，摘之。消食可用。"

螺蛳骨luósīgǔ 推拿穴位名。详"螺蛳"条。

螺纹疔luówéndīng 病证名。即螺疔。见该条。

螺旋藻luóxuánzǎo 中药材。见《海洋药物》[1986，5(3)：54]。为颤藻科植物钝顶螺旋藻 *Spirulina platensis*（Notds.）Geitl. 等数种螺旋藻的藻体。广泛分布于温暖的海水、淡水水域。用于癌症的辅助治疗，能减轻癌症放、化疗引起的毒副反应；治高脂血病，缺铁性贫血，糖尿病，营养不良，病后体虚。也可作为健美、减脂及老人、妇女、儿童的保健食品。现多制成片剂、丸剂和口服液内服。本品含蛋白质60%，还含多种维生素、肌酸、藻青素、脂肪等。螺旋藻能抗辐射损伤、抗肿瘤、抗菌，还能提高免疫功能，降低血清胆固醇，提高铁的生物有效性和调理贫血症，帮助建立健康的乳酸杆菌群，对大鼠胃溃疡模型有保护作用，减轻汞及药物对肾的毒性等。藻蓝蛋白（藻青素）有光敏作用。本品口服急性毒性很小。

螺厣草luóyǎncǎo 中药材。出《本草拾遗》。又名地连钱、抱石莲、瓜子草、金茶匙、镜面草。为水龙骨科植物伏石蕨 *Lemmaphyllum microphyllum* Presl 的全草。分布于福建、台湾、广东、广西、云南、湖北、湖南、江西等地。辛，凉。清肺泄热，凉血解毒。①治肺痈咳吐脓血，肺结核咯血，衄血，尿血，腮腺炎，痢疾，白带，风火牙痛。煎服：9～18g。②捣敷治手指肿毒，痈肿，创伤出血。全草含蕨甾醇、蜕皮松、蜕皮甾酮及伏石蕨甾酮。

瘰疬luǒlì 病名。《灵枢·寒热》："寒热瘰疬，在于颈项者。"又名鼠瘘、鼠疮、老鼠疮、九子疮、鼠疬、走鼠疮、蝼蛄疬、延珠瘰、野瘰、串疮等。小的为瘰，大的为疬。多因肺肾阴虚，肝气久郁，虚火内灼，炼液为痰，或受风火邪毒，结于颈、项、腋、胯之间。初起结块如豆，数目不等，无痛无热，后渐增大串生，久则微觉疼痛，结块粘连，推之不移，溃后脓汁稀薄，其中或夹有豆渣样物质，此愈彼起，久不收口，可形成窦道或漏管。相当于淋巴结结核、慢性淋巴结炎。治法：初期宜疏肝解郁，软坚化痰，用逍遥散合二陈汤加减或服消瘰丸；后期以滋补肺肾为主，用六味地黄丸加沙参、麦冬等。如属风热结毒，应以祛风清热为主，佐以软坚散结，服防风清毒饮。未溃者外用阳和解凝膏，已溃者外用丹药或生肌散。

瘰疬风luǒlìfēng 病名。见《喉科指掌》卷三。多由患舌痈而舌肿起，如豆，如菌，渐如莲花，溃久不愈，甚则穿透舌体和腮部，所食之汤水皆漏出。参见"舌痈"条。

瘰疬膏luǒlìgāo 《疡医大全》卷十八方。金线重楼、金线吊虾蟆、蓖麻仁、商陆各四两，天南星、半夏、露蜂房、防风、蛇蜕各二两，大黄、土鳖虫、穿山甲、番木鳖、射干、川乌、草乌、枳壳、当归、红花、白芷、僵蚕、紫花地丁、紫背天葵各一两，活雄鼠、干蟾各一个，芫花一两五钱，巴豆、急性子各五钱，鲫鱼四尾。用麻油三斤浸七日熬枯去渣，复入净锅内熬至滴水成珠，秤热油一斤，加银朱、黄蜡各八两成膏，再下乳香、没药、血竭、儿茶各五钱，麝香二钱，樟脑二两，研匀，摊贴患处。治瘰疬。

瘰疬漏luǒlìlòu 病名。出《诸病源候论》卷三十四。多由风邪毒气客于肌肤而得。初起如梅李枣核，随处可生，常可皮损相连伴全身寒热，久则化脓成漏。宜内服斑猫散。相当于淋巴结核所致的窦道。

瘰疬丸luǒlìwán 《疡医大全》卷十八方。煅牡蛎、炒玄参各五两，炒土茯苓二钱五分。为细末，面糊为丸，绿豆大。患在上身，每早酒送服二钱五分，晚服二钱；患在下身，早服二钱，晚服五钱。治瘰疬。

洛札·丹增诺布luòzhá dānzēngnuòbù 清代藏族画家。藏医"曼汤"中人体脏腑解剖图的绘制者。由于受宗教意识的影响，藏医传统解剖图误将人体心脏画在胸部正中位置，且心尖朝上。丹增诺布绘制藏医成套挂图时对此做了更正，绘出内脏的正确解剖图。并强调，之所以要更正传统的解剖图，是因为传统的解剖图与他目睹的真实情形不相符合。为藏医解剖学图谱的绘制做出了贡献。

骆龙吉luòlóngjí 宋代医生。生平不详。著《内经拾遗方论》8卷。对于研究古代医学方药有一定参考价值。

骆潜庵luòqián'ān 见"骆如龙"条。

骆如龙luòrúlóng 清代医家。字潜庵，安徽太平（今黄山市）人。专门儿科，注重推拿法，撰有《幼科推拿秘书》（又称《推拿秘书》）一书（1784年刊行）。

骆善由luòshànyóu 明代医家。舒城（今属安徽）人。名医。永乐（1403—1424）年间任太医院院判。

骆驼刺糖luò·tuocìtáng 中药材。见《新疆药材》。为刺蜜之别名。详该条。

骆驼蒿luò·tuohāo 中药材。见《陕甘宁青中草药选》。即骆驼蓬。详该条。

骆驼蓬luò·tuopéng 中药材。见《新疆中草药手册》。又名苦苦菜、骆驼蒿。为蒺藜科植物骆驼蓬 *Peganum harmala* L. 的全草。分布于华北、西北地区。辛、苦，凉，有毒。宣肺平喘，祛风湿，消肿毒。治咳嗽哮喘，风湿性关节炎，皮肤瘙痒，无名肿毒。煎水洗或捣敷。含左旋鸭嘴花碱、哈尔明碱等多种生物碱。另含骆驼蓬酸。

骆驼蓬子luò·tuopéngzǐ 中药材。见《新疆中草药手册》。为蒺藜科植物骆驼蓬 *Peganum harmala* L. 的种子。苦，温，有毒。宣肺止咳，祛风湿，解毒。①治咳嗽气喘，小便不利。研末，加蜂蜜开水冲服，0.6～1.2g。②治关节酸痛。榨油外涂。③制丸服可试用于食管癌。本品含哈尔明碱、四氢哈尔明碱、去甲骆驼蓬酚、鸭嘴花碱等。在动物试验中，骆驼蓬碱对皮层及其运动中枢、脊髓有兴奋作用，可引起幻觉、震颤以及阵发性惊厥。曾用以治帕金森症，有短暂疗效。骆驼蓬碱还能松弛小肠平滑肌，但也有抗胆碱酯酶作用。对孕妇子宫有兴奋作用。此外有抗阿米巴、抗疟、抗菌及驱蛔作用。

L

络luò ❶络脉。出《灵枢·经脉》等篇。络脉如罗网状，无处不到，由大而小。通常分别络、浮络和孙络等类。它的作用是加强表里经脉的联系，并通达经脉未能行经的器官与形体部位。参见“络脉”条。❷专指别络。《素问·调经论》：“先客于皮肤，传入于孙脉，孙脉满则传入于络脉，络脉满则输于大经脉。”❸连络。《灵枢·经脉》：“肺手太阴之脉，起于中焦，下络大肠。”

络刺luòcì 古刺法名。九刺之一。《灵枢·官针》：“络刺者，刺小络之血脉也。”是指浅刺皮下血络的针刺方法，三棱针及皮肤针的刺法均属此。以其刺及络脉，故名络刺。

络脉luòmài 由经脉分出的网络全身的分支。广义的络脉又包括十五络、络脉及孙络几部分，其中紧连十二正经及任督脉的分支共14条，加上脾之大络合称十五络；由十五络分出的网络全身的分支称络脉，即狭义的络脉；由络脉再分出的更细的分支称孙络。《灵枢·经脉》：“诸脉之浮而常见者，皆络脉也。”《灵枢·脉度》：“支而横者为络，络之别者为孙。”络脉以十五络为主体，也包括孙络、血络、浮络等，有沟通经脉，运行气血，反应和治疗疾病的作用。

络却luòquè 经穴名。代号BL8。出《针灸甲乙经》。《备急千金要方》作“脳却”；《医学入门》作“络郄”。别名强阳、脑盖。属足太阳膀胱经。位于头正中线入前发际5.5寸，再旁开1.5寸处（《铜人腧穴针灸图经》）。另说在头正中线，入前发际5.8寸（《针灸甲乙经》）或5寸（《备急千金要方》）或5.3寸（《针灸集成》），再旁开1.5寸处。布有枕大神经分支和枕动、静脉分支。主治眩晕，耳鸣，青盲内障，鼻塞，口㖞，癫狂等。沿皮刺0.3～0.5寸。艾炷灸3壮，或艾条灸5～10分钟。

络伤出血luòshāngchūxiě 证候名。指因外伤而损伤脉络，以患处出血，或局部紫暗斑块、疼痛等为常见症的证候。

络石藤luòshíténg 中药材。出《本草述钩元》。又名爬山虎、风藤、石南藤、石龙藤。为夹竹桃科植物络石 *Trachelspermum jasminoides* (Lindl.) Lem. 的干燥带叶茎藤。主产于江苏、安徽、湖北、山东。苦，微寒。归心、肝、肾经。祛风通络，凉血消肿。用于风湿热痹，筋脉拘挛，腰膝酸痛，喉痹，痈肿，跌仆损伤，煎服6～12g；治外伤出血，痈肿，跌仆损伤，鲜叶捣敷。本品含牛蒡苷、络石苷、去甲络石苷、穗罗汉松树脂酚苷、橡胶肌醇等。煎剂在体外能抑制金黄色葡萄球菌、福氏志贺菌及伤寒杆菌。牛蒡苷可引起血管扩张，血压下降，大量可使动物腹泻、惊厥乃至呼吸衰竭。

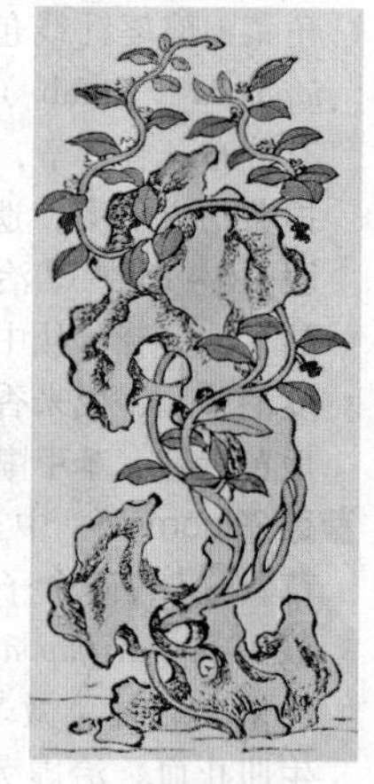
络石藤

络属luòshǔ 出《灵枢·经脉》。络，联络；属，归属。指十二正经与脏腑的联络或归属关系。十二经脉的每一经都归属于某一脏腑，称为“属”；而与所“属”脏腑相表里的脏腑相联络，称为“络”。如手太阴经归属于肺，故全称手太阴肺经；肺与大肠相表里，故手太阴肺经也下络大肠。同理，手阳明大肠经归属于大肠，又联络肺。

络俞luòshù 有浮络显露部位的腧穴。《素问·诊要经终论》：“夏刺络俞，见血而止。”

络郄luòxì 见“络却”条。

络穴luòxué 经穴分类名。指十五络脉从本经（脉）别出之处的穴位（见“络穴”表）。其中十二经脉的络穴，有沟通表里经脉和治疗表病及里、里病及表，或表里两经同病的作用；任脉督脉及脾之大络有通调躯干前、后、侧部营卫气血和治疗胸腹、背腰及胁肋部病症的作用。

络穴表

手三阴经	手太阴肺经—列缺
	手少阴心经—通里
	手厥阴心包经—内关
手三阳经	手太阳小肠经—支正
	手阳明大肠经—偏历
	手少阳三焦经—外关
足三阳经	足太阳膀胱经—飞扬
	足少阳胆经—光明
	足阳明胃经—丰隆
足三阴经	足太阴脾经—公孙
	足少阴肾经—大钟
	足厥阴肝经—蠡沟
任脉—尾翳（鸠尾）	
督脉—长强	
脾之大络—大包	

络血luòxuè 络脉中的血。《素问·举痛论》：“寒气客于小肠膜原之间，络血之中，血泣不得注入大经。”

胳luò 同络。《灵枢·热病》："索气于胃胳，得气也。"另见"胳 gē""胳 gé"条。

胳却luòquè 见"络却"条。

落草luòcǎo 见《外台秘要》卷三十三。指婴儿娩出。

落得打luò·dedǎ 中药材。见《江苏省植物药材志》。为积雪草之别名。详该条。

落地金钱luòdìjīnqián ❶见《岭南草药志》。为广东金钱草之别名。详该条。❷见《广州植物志》。为锦地罗之别名。详该条。

落地生luòdìshēng 中药材。见《新华本草纲要》。为绞股蓝之别名。详该条。

落地生根luòdìshēnggēn 中药材。见萧步丹《岭南采药录》。又名叶生根、晒不死、打不死、脚目草、土三七。为景天科植物落地生根 *Bryophyllum pinnatum*（L. f.）Oken 的全草。分布于广东、广西、福建、台湾、云南等地。淡、微酸、涩，凉。消肿解毒，清热凉血。①治咽喉肿痛，捣烂绞汁含漱；中耳炎，取汁滴耳；乳痈，疔疮肿毒，捣敷；创伤出血，烫伤，研末撒。②治吐血，热性胃痛，关节肿痛。内服：煎汤，鲜品 15～30g；或捣烂绞汁服。叶含苹果酸、柠檬酸、异柠檬酸、延胡索酸、咖啡酸、阿魏酸、槲皮素-3-二阿拉伯糖苷、紫云英苷等。本品叶汁有抗菌作用。

落弓痧luògōngshā 病证名。痧证之一。《痧胀玉衡·落弓痧》："倏忽昏迷不醒，或痰喘不已，眼目上吊，形如小儿落弓之症。此暗痧难识，必须审脉辨症，的是痧毒，看其身体凉热，唇舌润燥如何，然后治之。"宜大黄丸。如痧气未尽，宜救苦丹加金银花、山楂、丹参、莱菔子。《治痧要略·落弓痧》："病者一时昏迷不醒，痰声如锯，形如落弓之状，此暗痧内攻，诊视其脉，或微细而数，或动止不匀，先放痧，后进药，以清痰降气，凉膈为主。"参见"痧"条。

落花生luòhuāshēng 中药材。出明代范洪《滇南本草图说》。又名长生果、花生。为豆科植物落花生 *Arachis hypogaea* L. 的种子。我国各地均有栽培。甘，平。入肺、脾经。润肺，和胃，补脾。①治燥咳，反胃，浮肿，脚气，乳妇奶少。内服：煎汤，60～90g；煮食或生研冲汤服。②落花生油治蛔虫性肠梗阻，内服，60～80ml。种子含脂肪油 40%～50%。含氮物质 20%～30%。除蛋白质外，还有氨基酸、卵磷脂、嘌呤、甜菜碱和胆碱等。又含维生素 B_1、泛酸、生物素、α-及γ-生育酚。种子中还含三萜皂苷、焦性儿茶酚型鞣质、无色矢车菊素、无色飞燕草素及花生苷等。花生中有凝集细胞的凝集素。有报道称花生有促凝作用。

落花生枝叶luòhuāshēngzhīyè 中药材。出《滇南本草》。为豆科植物落花生 *Arachis hypogaea* L. 的枝叶。治失眠，神经衰弱，高血压病。煎服：30～45g。捣敷跌打损伤。花生的地上部分含有戊烯醇、己醇、芳樟醇、α-松油醇和牻牛儿醇等。花生叶中还含阿魏酸、对香豆酸、马栗树皮素等。花生枝叶可止血，降压，镇静催眠。

落架风luòjiàfēng 病名。指颊车骨脱臼。俗名吊下巴。《重楼玉钥》卷上："此症或因酒后，或偶大笑，或大呵欠致脱落下颏不得合架，口大开而不能咀嚼。虽属上热下虚，实由气血有亏，以致胲筋弛而不收。"治宜以手法复位，并用布兜其下颏，系于项上。内服归脾汤、补中益气汤等加减。本病即今之颞下颌关节脱臼。

落井蛾喉luòjǐng'éhóu 病证名。见《梅氏验方新编》第一集："蛾子生在喉窝内，为落井蛾喉。"乳蛾的一种。参见乳蛾有关条。

落葵luòkuí 中药材。出《名医别录》。又名蘩露、藤葵、燕脂菜。为落葵科植物落葵 Basella alba L. 的叶或全草。我国长江流域以南各地多有栽培。甘、淡，凉。清热滑肠，凉血解毒。①治大便秘结，小便短涩，痢疾，阑尾炎，便血，斑疹。水煎服：10～12g（鲜品 30～60g）。②治疔疮，外伤出血，捣烂外敷。叶含葡萄糖及由阿拉伯糖、半乳糖、鼠李糖和糖醛酸组成的黏多糖、β-胡萝卜素、有机酸等。还含皂苷。

落脐疮luòqíchuāng 病名。出《外科启玄》卷八。新生儿脐带脱落后，脐部受污染而成之疮。治疗同一般疮疡。又称脐漏。见该条。

落翘luòqiào 中药材。见《中药志》。为连翘之别名。详该条。

落苏luòsū 中药材。出《食疗本草》。为茄子之别名。详该条。

落胎luòtāi 见《郑氏女科家传秘方》。即打胎。

落头疽luòtóujū 病名。出《疡科心得集》卷上。即脑疽。见该条。

落头痈luòtóuyōng 病名。出《疡医大全》卷十八。即环项发。见该条。

落下颏luòxiàkē 病名。即下颌关节脱臼。出《外科正宗》卷四。详"颊车蹉"条。

落项喉风luòxiànghóufēng 病证名。指患喉风但以颈项肿痛或破溃为主要表现者。又叫掩颈风。《喉科心法》："不分左右，其肿痛腐烂，皆在颈内，喉中并不现形，最为恶候，致病之源，其因有二。一因正虚邪盛，蒙蔽脉络，不及透至部位而发……一因各种喉症，不及清透，或误表，毒气散漫，至下陷项颈而成。"宜结合全身情况辨证施治之。可选服紫地汤。若肿高焮红成脓者，宜针肿处排脓。

落痔汤luòzhìtāng 《张氏医通》卷十四方。又名起痔汤。黄连、黄柏、黄芩、大黄、防风、荆芥、栀子、槐角、苦参、甘草各一两，朴硝五钱。分作三服，水煎洗，直至痔落（如痔旁肉不赤肿，不用此药）。治痔疮。

- M -

ma

麻痹mábì　症名。见《太平圣惠方》卷二十。泛指肢体或局部肌肤麻木，不知痛痒。《医学正传·麻木》："夫所谓不仁者，或周身或四肢唧唧然麻木不知痛痒，如绳扎缚初解之状，古方名为麻痹者是也。"

麻勃mábó　中药材。出《神农本草经》。为麻蕡之别名。详该条。

麻布叶mábùyè　中药材。见《广东中草药》。为破布叶之别名。详该条。

麻虫máchóng　中药材。见《圣济总录》。为苍耳蠹虫之别名。详该条。

麻促脉mácùmài　脉象。十怪脉之一。脉搏细微如麻丝，急促而零乱，为荣卫枯绝之死脉。《世医得效方》："脉如麻子之纷乱，细微至甚。盖卫枯荣血独涩。轻者三日死，重者一日殂矣。"

麻毒攻目mádúgōngmù　病证名。为麻疹毒邪所引发，浊害清和之病证。麻疹恢复期，疹点已退而白睛红赤转甚，羞明流泪，肿痛多眵，甚至黑睛生翳，失治可致丧明。白睛红赤，羞明流泪者，宜疏风清肺，解除余邪，服泻白散加桑叶、薄荷、牛蒡子；红肿多眵，涩痛生翳者，宜祛风清热，泻肝解毒，散血退翳，服谷精草汤加金银花、紫草，或龙胆泻肝汤加紫草、蝉蜕、赤芍、红花。外点犀黄散。

麻毒内攻mádúnèigōng　病证名。指麻毒不能透发外出的逆证。《古今医鉴》："麻疹既出，一日而又没者，乃为风寒所冲，麻毒内攻。"清代张霞溪《麻疹阐注》："麻疹见形三日之后，当渐次收没，不疾不徐，始为无病。若一二日疹即收没，此为太速，因调摄不谨，或风寒所袭，或为邪秽所触，以致毒气反内攻。轻则烦躁谵妄，重则神昏闷乱。急宜内服荆防解毒汤。"外用胡荽酒擦全身，借以促疹透出。重者配合内服安宫牛黄丸，以苏神志。

麻毒入营mádúrùyíng　病证名。在麻疹的病变过程中，由于再感热毒之邪，入于营分，内陷心包所致。症见疹色紫黯，稠密成片，高热烦渴，谵妄神昏，抽搐，撮空，舌质红绛起刺；毒入血分，则口鼻及二便出血，见于麻疹并发其他严重感染。治宜清营凉血，止痉开窍。用化斑汤合犀角地黄汤，或清瘟败毒饮，并用紫雪丹、安宫牛黄丸或神犀丹等吞服。

麻毒陷肺mádúxiànfèi　病证名。指在麻疹病变过程中，麻毒深重，再感时邪，以致麻毒内攻，陷入于肺。《医宗金鉴·痘疹心法要诀》："麻疹发脾肺，故多咳嗽。"症见疹出不透，高热，咳嗽不畅，痰声呼呼，气急鼻扇，甚至面唇青紫。见于麻疹并发肺炎。初期，为风邪所郁者，用升麻葛根汤加前胡、桔梗、苏叶、杏仁；已出而咳者，肺为火灼，宜宣肺透邪，辛凉解毒，用麻杏甘石汤加金银花、连翘、鱼腥草等。痰多加葶苈子、桑白皮，痰中带血加白茅花、藕节炭，咳嗽不爽加桔梗、紫菀。

麻沸散máfèisǎn　《华佗神医秘传》卷三方。羊踯躅三钱，茉莉花根一钱，当归一两，菖蒲三分。水煎服。用于手术麻醉。本方来自《串雅内编》的换皮麻药方。

麻蕡máfén　中药材。出《神农本草经》。又名麻勃、麻蓝。为桑科植物大麻 *Cannabis sativa* L. 的幼嫩果穗。辛，温，有毒。祛风，止痛，破瘀，镇静。治痛风，痹证，癫狂，失眠，痉挛性咳嗽，喘息。内服：煎服，0.3～0.6g。大麻的幼果穗含树脂15%～20%，其中主含四氢大麻酚，另含大麻酚、大麻二酚、大麻色烯、大麻萜酚等。

麻风máfēng　病名。见《外科摘录》卷二。即疠风。见该条。

麻风疮máfēngchuāng　病证名。出清代朱丹山《麻疹集成》。指小儿麻疹收没之后，遍身生疮，痒甚，心烦等。多由麻疹余毒未清，复感风邪所致。治宜疏风解毒。用消风散或大连翘饮加减。

麻附五皮饮máfùwǔpíyǐn　《重订通俗伤寒论》方。麻黄一钱，附片八分，茯苓皮三钱，大腹皮二钱，细辛五分，陈皮一钱半，五加皮三钱，生姜皮一钱。水煎服。功能温下发汗。治一身尽肿。

麻附细辛汤máfùxìxīntāng　《重订通俗伤寒论》方。麻黄、附子、细辛、茯苓、半夏。水煎服。功能解表并通心肾。治冬月夹阴伤寒，心肾受伤，发热头痛，骨节烦疼。

麻根疮mágēnchuāng　病名。见《外科启玄》卷七："此疮多生于足后根下，赤烂内有肉丝，缕缕如麻根相似，故名之。"由肾虚，气血不足所致。治宜补肾养血。内服十全大补汤或肾气丸，外搽轻乳生肌散。本病类似跟腱部疮疡。

麻骨风mágǔfēng　中药材。见《广西药用植物名录》。为买麻藤之别名。详该条。

麻瘖máguāi　病证名。出清代郁谢《麻科合璧》。指麻疹愈后肌肤发痒，出现似疮非疮，似疥非疥的一种疾患。系风湿热毒郁于肌肤所致。宜用开理肌表，疏风利湿，兼以活血为治。

麻桂温经汤máguìwēnjīngtāng　《伤科补要》卷三方。麻黄、桂枝、红花、白芷、细辛、桃仁、赤芍药、甘草。加姜、葱，水煎服。功能通经活络祛瘀。治伤后着寒。

麻桂饮máguìyǐn　《景岳全书·新方八阵》卷五十一方。官桂一至二钱，当归三至四钱，炙甘草一钱，陈皮适量（或不用），麻黄二至三钱。加生姜五至十片，水煎，不拘时服。功能助阳解表。治伤寒、瘟疫、阴暑、疟疾等阴寒气胜而邪不能散者。若阴气不足者，加熟地黄三至五钱；三阳并病者，加柴胡二至三钱。

麻桂术甘汤máguìzhúgāntāng　《症因脉治》卷三方。麻黄、桂枝、白术（或苍术）、甘草。水煎服。功能散寒祛湿。治寒湿腹胀，身重身冷无汗者。

麻后喉风máhòuhóufēng　病证名。指麻疹后期，突然喉肿，呼吸困难大都是麻疹后，余毒未尽，肺胃积热，夹毒火上炎所致。症见高热，呼吸困难，吸气时胸骨上窝、肋间隙深陷，上腹内缩，咽喉充血并水肿，面青，唇紫，不能进食。治宜清热通闭，用麻杏甘石汤合银翘马勃散（《温病条辨》：金银花、连翘、马勃、射干、牛蒡子）。并结合针刺少商、商阳、天突、尺泽、合谷、曲池。

麻后牙疳máhòuyágān 病证名。麻疹后期，牙龈腐烂，营养状态较差的婴儿最为多见。元代滑伯仁《麻证新书》："此乃胃中伏毒，上窜阳明部分，宜用犀角地黄汤加火麻仁、滑石，以泄大肠之火，使下移毒势，上清胃火。"外用锡类散或硼砂、冰片、硝石敷之，或栗树根煅存性调搽。

麻后有痰máhòuyǒután 病证名。麻疹后期而吐痰者。《麻疹全书》："吐痰之证有二。有吐出而白者，有吐出而成块者，皆肺胃之火欠清而作也，俱宜清肺消痰降火为急，以杏仁清肺汤去甘草、桔梗，加黄芩……但清痰切勿用半夏、南星等燥药，惟宜用天花粉、贝母、陈皮之类。"

麻花máhuā 中药材。出《名医别录》。又名乌麻花。为桑科植物大麻 *Cannabis sativa* L. 的雄株花枝。苦、辛，温。祛风活血。①治风病肢体麻木，遍身苦痒，妇女经闭。内服：煎汤，0.3～0.6g；或研末蜜调服。②治瘰疬，配艾叶做成药条灸患处。麻花含挥发油约0.5%，内含丁香油酚、α－和β－蒎烯、莰烯、β－水芹烯、芳樟醇、α－香柑油烯、香桧烯、β－金合欢烯、姜黄烯等。另含哌啶，呈恶臭。雌株大麻植物花、叶制成的大麻是一种对中枢神经系统有较广泛作用的麻醉品。

麻黄máhuáng 中药材。出《神农本草经》。又名龙骨、狗骨、卑相。为麻黄科植物草麻黄 Ephedra sinica Stapf、木贼麻黄 *Ephedra equisetina* Bge. 或中麻黄 *Ephedra intermedia* Schrenk et Mey. 的干燥草质茎。主产于山西、河北、甘肃、辽宁等地。辛、微苦，温。归肺、膀胱经。发汗散寒，宣肺平喘，利水消肿。用于风寒感冒，胸闷喘咳，风水浮肿。蜜麻黄润肺止咳，多用于表证已解，气喘咳嗽。煎服2～10g。高血压及心功能不全患者慎用。草麻黄、木贼麻黄和中麻黄的茎均含生物碱，主为左旋麻黄碱，其次为右旋伪麻黄碱。草麻黄还含黄酮类、儿茶鞣质和挥发油等。木贼麻黄还含无色飞燕草素、鞣质、黄酮化合物等。中麻黄还含鞣质、黄酮苷等。麻黄碱有平喘、升高血压、收缩血管等作用，伪麻黄碱的作用与麻黄碱相似，二者对横纹肌均有兴奋作用。对大脑、脑干及脊髓均有兴奋作用，大量可致失眠、不安和震颤。其乳剂对发热兔有解热作用。人处于温热环境中，麻黄碱有发汗作用。伪麻黄碱有显著利尿作用。麻黄碱反复应用，可产生快速耐受性。麻黄还有抗过敏、抗病原微生物的作用。

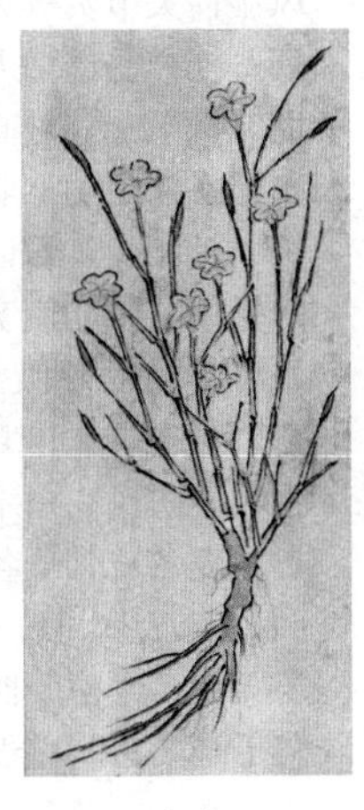
麻黄

麻黄苍术汤máhuángcāngzhútāng ❶《兰室秘藏·自汗门》方。麻黄八钱，苍术五钱，黄芪一钱五分，草豆蔻六分，柴胡、羌活各五分，生甘草、当归梢、防风各四分，炙甘草、黄芩各三分，五味子九个。为粗末，分作二服，水煎，临卧服。治秋冬每夜五更嗽，连声不绝，至天晓日高方缓，口苦，两胁下痛，心下痞闷，卧而多惊，筋挛肢节疼痛，痰唾涎沫，日晚神昏呵欠，不进饮食。❷即术桂汤。见该条。

麻黄醇酒汤máhuángchúnjiǔtāng 《备急千金要方》卷十方。麻黄三两。以好酒五升（春季用水），煮取一升半，顿服，温覆令汗出。治伤寒热出表，发为黄疸。

麻黄定喘汤máhuángdìngchuǎntāng ❶《症因脉治》卷二方。麻黄、杏仁、枳壳、桔梗、苏子、橘红、甘草。水煎服。功能宣肺散寒，祛痰平喘。治风寒喘逆，肺受寒邪而未化热者。❷《张氏医通》卷十三方。麻黄八分，杏仁十四粒，厚朴（姜制）八分，款冬花、桑白皮（蜜炙）、苏子（微炒，研）各一钱，生、炙甘草各四分，黄芩、半夏（姜制）各一钱二分。水煎去滓，以生银杏七枚，捣烂入药，绞去滓，乘热服，覆取微汗。治寒包热邪，哮喘痰嗽，遇冷即发。

麻黄豆蔻丸máhuángdòukòuwán 《兰室秘藏·胃脘痛门》方。木香、青皮、红花、厚朴各二分，苏木三分，荜澄茄四分，升麻、半夏（汤洗）、麦芽、砂仁、黄芪、白术、陈皮、柴胡、炙甘草、吴茱萸、当归身各五分，益智仁八分，炒神曲二钱，麻黄三钱，草豆蔻仁五钱。为细末，汤浸蒸饼为丸，梧桐子大，每服五十丸，细嚼，温水送下。功能健脾温中，行气散寒。治客寒犯胃，心胃大痛不可忍。

麻黄附子甘草汤máhuángfùzǐgāncǎotāng 《伤寒论》方。麻黄（去节）二两，炙甘草二两，附子（炮，去皮）一枚。先煮麻黄一二沸，去上沫，内诸药再煮，分三次服，日三服。治少阴中寒二三日，须微汗者。本方与《金匮要略》麻黄附子汤组成相同，可以互参。

麻黄附子汤máhuángfùzǐtāng ❶《金匮要略》方。麻黄三两，甘草二两，炮附子一枚。先煮麻黄，去上沫，内诸药再煮，分三次服，日三服。功能助阳发汗。治肾阳不足，水气在表，症见身面浮肿，小便不利，脉沉小者。本方与《伤寒论》麻黄附子甘草汤组成相同，可以互参。❷《杂病源流犀烛·六淫门》卷十四方。麻黄、附子、人参、白术、炙甘草、干姜各等分。水煎服。治肾阳不足之中寒证，症见身体强直，口噤不语，四肢战掉，突然眩晕，身无汗，脉沉细或紧涩者。

麻黄附子细辛汤máhuángfùzǐxìxīntāng 即麻黄细辛附子汤。见该条。

麻黄膏máhuánggāo 《医学心悟》卷六方。雄猪油四两，斑蝥三个，蓖麻子（去壳，研烂）一百粒，麻黄五钱，大枫子（研烂）一百粒。将猪油化开，下斑蝥煎数沸，去渣，再下麻黄煎枯，滤去渣，合大枫子、蓖麻子和匀成膏，每用少许，搽患处。治汤火伤。

麻黄根máhuánggēn 中药材。出《本草经集注》。为麻黄科植物草麻黄 *Ephedra sinica* Stapf 或中麻黄 *Ephedra intermedia* Schrenk et C. A. Mey. 的干燥根和根茎。主产于内蒙古、辽宁、山西、河北、陕西、甘肃等。甘、涩，平。归心、肺经。固表止汗。用于自汗，盗汗。煎服3～9g。外用适量，研末撒扑。本品含麻黄根碱、麻黄根素等。麻黄根浸膏静脉注射，能使动物血压下降。麻黄根生物碱部分能止汗。

麻黄根散máhuánggēnsǎn 《证治准绳·女科》卷五方。❶麻黄根、当归、黄芪、煅牡蛎、人参、甘草各等分。为粗末，每服四钱，水煎服。功能益气固表，收敛止汗。治

M

产后虚汗不止。❷麻黄根二两，当归、黄芪各一两。为粗末，每服三钱，水煎服。治证同上。

麻黄根汤máhuánggēntāng 《傅青主女科·产后编》卷下方。人参、当归各二钱，炙黄芪一钱半，炒白术一钱，桂枝五分，炒甘草五分，麻黄根一钱，牡蛎（研）少许，浮小麦一大撮。水煎服。功能益气固表，收敛止汗。治产后虚汗不止。若虚脱汗多手足冷，加炮姜四分、熟附子一片；渴，加麦冬一钱、五味子十粒；肥胖人产后多汗，加竹沥一盏、姜汁一小匙；恶风寒，加防风、桂枝各五分；血块不落，加熟地三钱，晚服八味地黄丸。

麻黄桂枝汤máhuángguìzhītāng 《三因极一病证方论》卷九方。麻黄（去节，汤浸，焙干）、桂心、白芍药、细辛、炮姜、炙甘草各三分，半夏（汤洗）、炒香附各半两。为粗末，每服四大钱，加生姜五片，水煎，食前服。功能散寒温中，行气止痛。治外因心痛，恶寒发热，内攻五脏，拘急不得转动。若大便秘，加大黄（如棋大）两枚。

麻黄加术汤máhuángjiāzhútāng 《金匮要略》方。麻黄（去节）三两，桂枝（去皮）二两，炙甘草一两，杏仁（去皮尖）七十个，白术四两。先煮麻黄，去上沫，内诸药再煮，分三次服，覆取微似汗。功能散寒除湿。治外感寒湿，一身烦疼。方中取麻黄汤（麻黄、桂枝、杏仁、甘草）以散寒，加白术以除湿。麻黄得白术，使发汗而不过汗；白术得麻黄，并可行表里之湿。此为治寒湿在表之方。

麻黄连轺赤小豆汤máhuángliányáochìxiǎodòutāng 《伤寒论》方。麻黄（去节）二两，连轺（即连翘根）二两，杏仁（去皮尖）四十个，赤小豆一升，大枣十二枚，生梓白皮一升，生姜二两，炙甘草二两。以潦水先煮麻黄，去上沫，内诸药再煮，分三次服，半日服尽。功能解表、清热、利湿。治伤寒瘀热在里，小便不利，身发黄者。近代也用于荨麻疹、肾炎水肿属风水有湿热者。方中麻黄、杏仁、甘草发表宣肺；连轺、赤小豆清热利湿；梓白皮宣泄肺气，协助利湿；生姜、大枣、甘草和中而调营卫。实验研究表明，本方具有降低血清谷丙转氨酶和止痒的作用。

M

麻黄人参芍药汤máhuángrénshēnsháo·yaotāng 《脾胃论》卷下方。人参、麦冬各三分，桂枝、当归各五分，麻黄（另捣）、炙甘草、白芍药、黄芪各一钱，五味子二个。为粗末，先煮麻黄令沸，去沫，入他药再煮，临卧服。功能发汗散寒，益气养阴。治病人久虚，表有大寒，壅遏里热，火邪不得舒伸，而致吐血。

麻黄散máhuángsǎn ❶《太平圣惠方》卷二十六方。麻黄（去根节）、杏仁（汤浸去皮，麸炒微黄）、麦冬（去心）各一两，煨诃子一两半，细辛、桂心、炙甘草、炒紫苏子各半两。为粗末，每服三钱，加生姜半分，大枣三枚，水煎服。治气急，肺虚，上气喘急。❷《兰室秘藏·口齿咽喉门》方。麻黄（不去节）、龙胆草（酒洗）、生地黄各二钱，羌活一钱五分，升麻、黄连、草豆蔻仁各一钱，熟地黄、当归、羊胫骨灰各六分，防风、藁本各三分，细辛少许。为细末，擦牙痛处。治冬天寒湿脑痛项筋急，牙齿动摇疼痛。❸《证治准绳·类方》第一册方。麻黄（去节）、白术、防风、川芎、炙甘草、汉防己各半两，当归、人参、远志、升麻、桂心、茯神、羌活各七钱半。为粗末，每服五钱，加生姜五片，水煎去滓，入荆沥半合，更煎一二沸，不拘时服。治心脏中风，虚寒颤，惊悸，语声混浊，口㖞，冒昧好笑。❹《证治准绳·女科》卷四方。麻黄（去节）、陈皮、前胡各一两，半夏（汤洗，炒）、人参、白术、炒枳壳、贝母、甘草各半两。为粗末，每服四钱，加葱白五寸、生姜三片、大枣一枚，水煎服。治妊娠外伤风冷，痰逆咳嗽不食。

麻黄升麻汤máhuángshēngmátāng ❶《伤寒论》方。麻黄（去节）二两半，升麻、当归各一两一分，知母、黄芩、葳蕤（一作菖蒲）各十八铢，芍药、天冬（去心）、桂枝（去皮）、茯苓、炙甘草、石膏（碎，绵裹）、白术、干姜各六铢。先煮麻黄一两沸，去上沫，内诸药再煮，分三次服，汗出则愈。功能清上温下，扶正益阴，调和营卫，发越郁阳。治伤寒大下后，手足厥逆，喉咽不利，唾脓血，泄利不止，寸脉沉而迟，下部脉不至。❷《证治准绳·幼科》集七方。麻黄二分，升麻、桂枝、杏仁、吴茱萸、草豆蔻、厚朴、神曲、羌活、茯苓、苍术、泽泻、猪苓、陈皮、黄柏各一分，柴胡、白术、青皮、黄连各五分。为粗末，水煎，食前服。治小儿面色萎黄，腹胀食不下。

麻黄汤máhuángtāng ❶《伤寒论》方。麻黄（去节）三两，桂枝（去皮）二两，炙甘草一两，杏仁（去皮尖）七十个。先煮麻黄，去上沫，内诸药，再煮去滓，分三次温服，覆取微似汗，若一服汗出病愈，停后服，不必尽剂。功能发汗解表，宣肺平喘。治太阳病风寒在表，头项强痛，身疼腰痛，骨节疼痛，发热恶寒，恶风无汗，胸满而喘，其脉浮紧者。近代也用于支气管炎、支气管哮喘、风湿性关节炎等见有上症者。方中麻黄发汗解表，宣肺平喘；桂枝温经散寒，助麻黄发汗以解表；杏仁宣肺降气，助麻黄平喘；甘草调和诸药。四者配合，共收发汗解表，宣肺平喘之功。实验研究表明，本方具有解热、镇咳、祛痰、扩张支气管以及抗菌、抗病毒、抗炎、促进汗腺分泌的作用，并能使实验动物动脉血压先下降后升高，加大剂量可使动物呼吸加深加快、心率增加。❷《备急千金要方》卷七方。麻黄一两，大枣二十枚，茯苓三两，杏仁三十枚，防风、白术、当归、升麻、川芎、芍药、黄芩、桂心、麦冬、甘草各二两。为粗末，加清酒，水煎，分四次（日三夜一）服，覆令小汗，莫令见风。治恶风毒气，脚弱无力，顽痹，四肢不仁，失音不语，毒气冲心。❸《备急千金要方》卷五方。麻黄、升麻、葛根各一两，射干、鸡舌香、甘草各半两，石膏半合。为粗末，水煎，分三次服。治小儿恶毒丹及风疹。❹《证治准绳·幼科》集六方。麻黄（去根节，制过）、升麻、炒牛蒡子、蝉蜕（去足翅）、甘草各一钱。为粗末，加腊茶叶一钱，水煎服。治小儿发热六七日后，麻疹伏而未出者。若烦渴，加石膏末四钱，❺《证治准绳·女科》卷三引《古今录验》方。麻黄、黄连、蛇床子各二两，艾叶一两半，乌梅十个。为粗末，水煎外洗，避风冷。治妇女阴肿，或疮烂者。

麻黄细辛附子汤máhuángxìxīnfùzǐtāng 《伤寒论》方。又名麻黄附子细辛汤。麻黄（去节）二两，细辛二两，附子（炮，去皮）一枚。先煮麻黄，去上沫，纳诸药再煮，分三次服。功能助阳解表。治少阴病，始得之，反发热，脉沉者。方中麻黄散寒解表，附子温经助阳，细辛通彻表里，既能助麻黄解表发汗，又能助附子温经散寒。三药合用，使外感寒邪得以表散，而阳气受到固护，里寒亦为之散逐，此为补散兼施之剂。

麻黄杏仁甘草石膏汤máhuángxìngréngāncǎoshígāotāng 《伤

寒论》方。又名麻杏甘石汤。麻黄（去节）四两，杏仁（去皮尖）二十个，炙甘草二两，石膏（碎，绵裹）半斤。先煮麻黄，去上沫，内诸药再煮，分二次温服。功能宣泄郁热，清肺平喘。治热邪壅肺，发热，咳嗽气喘，甚则鼻翼扇动，口渴，有汗或无汗，脉浮滑而数。近代也用于急性气管炎，大、小叶性肺炎等属于肺热作喘者。本方是麻黄汤去桂枝加石膏而成，方中麻黄辛温，宣肺平喘；石膏辛寒，清泄肺热，并制约麻黄之温，以防助热。杏仁苦温，润肺平喘；甘草甘平，调和诸药。四药配伍，共成辛凉宣肺、清泄肺热、止咳平喘之功。实验研究表明，本方具有镇咳、祛痰、平喘、抗炎、解热、抗过敏、抗病原微生物、增强免疫功能、改善血液流变学等作用。

麻黄杏仁汤máhuángxìngréntāng 《症因脉治》卷二方。麻黄、杏仁、桔梗、甘草。水煎服。功能宣利肺，化痰止咳。治伤寒咳嗽，寒伤肺无郁热，脉浮紧者。如肺热，加石膏；头痛身痛，加羌活、防风。

麻黄杏仁薏苡甘草汤máhuángxìngrényìyǐgāncǎotāng 《金匮要略》方。又名麻杏苡甘汤。麻黄（去节，汤泡）半两，炙甘草一两，薏苡仁半两，杏仁（去皮尖，炒）十个。为粗末，每服四钱，水煎服，有微汗避风。功能发汗解表，祛风利湿。治风湿在表，一身尽疼，发热，日晡所剧者。本方是麻黄汤去桂枝加薏苡仁而成，方中麻黄散风寒，薏苡仁除湿热，杏仁利肺气，炙甘草和中，合用有发散风湿，兼清湿热之效。

麻黄杏仁饮máhuángxìngrényǐn 《医学入门》卷三方。麻黄、桔梗、前胡、黄芩、陈皮、半夏各一钱，杏仁、细辛各八分，防风七分，甘草四分，生姜三片。水煎服。功能发汗解表，止咳化痰。治太阳发热恶寒，头痛无汗，脉浮紧而咳嗽。如夏月，去麻黄，加苏叶；自汗，去麻黄，加桂枝、芍药；表热，去麻黄，加柴胡；口渴，加天花粉；胸满，加枳壳；喘急，加瓜蒌仁。

麻黄杏子汤máhuángxìngzǐtāng 《症因脉治》卷一方。麻黄、杏仁、薏苡仁、桑白皮、桔梗、甘草。水煎服。治风寒壅肺而腋痛。

麻黄宣肺酒máhuángxuānfèijiǔ 《医宗金鉴·外科心法要诀》卷六十五方。麻黄、麻黄根各二两，头生酒五壶。将药入酒内煮三炷香，露一宿，每早晚各饮三至五杯。治酒齄鼻。

麻黄栀子汤máhuángzhīzǐtāng 《圣济总录》卷六十一方。麻黄半两，栀子七枚，炙甘草三分。为粗末，水煎，分二次，食后服。治阴黄，病人寒热，并十指疼痛，鼻中煤生。

麻黄茱萸汤máhuángzhūyútāng 《兰室秘藏·杂病门》方。麻黄、羌活各五分，吴茱萸、黄芪、升麻各三分，黄芩、当归、黄柏、藁本各二分，川芎、蔓荆子、柴胡、苍术、黄连、半夏各一分，细辛、红花各少许。为粗末，水煎，食后服。治胸中痛，头痛，食减，咽嗌不利，脉右寸弦急。

麻黄左经汤máhuángzuǒjīngtāng 《三因极一病证方论》卷三方。麻黄、葛根、细辛、白术、茯苓、防己、桂心、羌活、防风、炙甘草各等分。为粗末，每服四钱，加生姜三片、大枣一个，水煎，空腹服。功能散表祛邪。治太阳经脚气，症见手足挛痹，行步艰难，憎寒发热，无汗恶寒，或自汗恶风，头疼眩晕，腰重，关节痛。若自汗，去麻黄，加桂、芍药；重着，加术、橘皮；无汗，减桂，加杏仁、泽泻。所加皆等分。

麻秸májiē 中药材。出《本草纲目》。又名脂麻秸、芝麻茎、油麻稿。为胡麻科植物脂麻 Sesamum indicum DC. 的茎。我国各地均有栽培。①治小儿盐哮。内服：烧存性研末，以淡豆腐蘸食。②治周身浮肿，胀满气喘。内服 60g，加红糖 30g 炖服。全草的水提取物对离体豚鼠子宫有兴奋作用。

麻九畴májiǔchóu（约 1183—1232） 金代医家。字知几。易州（今河北易县）人。由于廷试不中，隐居，后被荐为太常寺博士，不久以病辞归。移居今河南，因病从名医张子和学医，交往密切，尽传其学。并对张子和的《儒门事亲》做了加工整理。

麻科合璧mákēhébì 麻疹专著。又名《郁谢麻科合璧》。1卷。清代杨开泰编于 1740 年。本书系杨氏将其师沈氏所传的《郁氏遗书》及另一师谢心阳所撰的《瘄子要领》合编为一书者。书中简要地介绍了麻证总论、调治、避忌、辨证和用药，以及麻证各期病候、杂病等内容。

麻科活人全书mákēhuórénquánshū 麻疹专著。4 卷。清代谢玉琼撰于 1748 年。本书系参考多种麻疹专著，删补编订而成。卷一概述麻疹及其辨症治疗、常用药物等，卷二至四介绍麻疹发病每个阶段的表现与变证的具体治法。全书共 108 篇。每篇均有歌诀及论说，末附刘齐珍辑麻疹论及医案等。全书内容比较丰富，在麻疹专著中是较好的一种。1936 年朱礼堂附评注，此评注本 1957 年由上海卫生出版社出版。

麻口皮子药mákǒupí · zìyào 中药材。见《湖南药物志》。又名总管皮、满山香、四皮麻。为芸香科植物柄果花椒 *Zanthoxylum simulans* Hance var. *podocarpum* (Hemsl.) Huang 的根皮或树皮。分布于湖南、广西等地。辛，温。祛风散寒，止痛，解毒。①治风湿筋骨疼痛，跌打损伤，牙痛，喉痛。内服：煎汤，3～9g；研末，每服 1.5g。②治蛇咬伤。研末调敷。根皮含β-香树脂醇、左旋细辛素、左旋芝麻素、柄果脂素、新南美花椒酰胺等。

麻癞málài 病名。出《诸病源候论》卷二。由毒留胃腑所致。初起遍体生疮如疥癣，瘙痒难忍，日久手足顽痹不仁。相当于结核型麻风。

麻蓝málán 中药材。出《吴普本草》。为麻蕡之别名。详该条。

麻里果málǐguǒ 中药材。见《云南中草药》。为野冬青果之别名。详该条。

麻沥果málìguǒ 中药材。见《本草纲目拾遗》。为橡实之别名。详该条。

麻凉膏máliánggāo 《外科十三方考》方。川乌、草乌、野芋头（如无，用水仙花根瓣代）、芙蓉叶各四两，生南星二两。为细末，阳毒用酒调敷，阴毒用醋调敷，皮破者以清油调敷。治盘肠痔。

麻柳皮máliǔpí 中药材。见《四川中药志》。即枫柳皮。详该条。

麻柳叶máliǔyè 中药材。见清代刘士季《草木便方》。又名枫杨叶。为胡桃科植物枫杨 *Pterocarya stenoptera* DC. 的叶。分布于陕西、河南及长江流域以南地区。苦，温，有小毒。止咳化痰，消炎解毒，杀虫止痒。①治慢性气管炎。鲜叶 250g，加水 500ml，煮 15 分钟，去渣，浓缩至 200ml，3 次分服。②治关节痛，鲜叶捣敷；痈疽疖肿，煎浓汁，湿敷。③治稻田性皮炎，天疱疮，皮肤痒疹，煎水洗；麻风溃疡，以提取物制成软膏外用；疥疮，黄癣，捣敷或煎水洗。枫杨的果实名麻柳果，又名一群鸭、雁鹅群。炒黄煎服，散寒止咳；煎水洗治天疱疮。叶及果实，内服宜慎。叶有泻下作用。叶含维生素、鞣质、水杨酸、内酯及酚类。100%煎剂在体外对金黄色葡萄球菌、铜绿假单胞菌及伤寒杆菌有抑制作用。动物体内试验有抑制钩端螺旋体生长的作用。

麻木mámù　症名。见《素问病机气宜保命集》。麻，非痛非痒，肌肉内如有虫行，按之不止，搔之愈甚；木，不痛不痒，按之不知，掐之不觉，如木厚之感。由气血俱虚，经脉失于营养，或气血凝滞，或寒湿痰瘀留于脉络所致。治疗总以补助气血，培本为主，不可专用消散。若夹痰湿瘀血为患，属重症。高血压病者觉拇指及食指麻木，多系中风先兆，要加强防治。

麻雀máquè　中药材。出《滇南本草》。为文鸟科动物麻雀 *Passer montanus Saturatus* Stejneger 的肉。分布几遍全国。甘，温。入肾、膀胱经。壮阳益精，暖腰膝，缩小便。治老人阳衰，虚损羸瘦，阳痿，疝气，小便频数，崩漏，带下。内服：煨食，或煅存性研末为丸服。

麻仁丸márénwán　❶《博济方》卷一方。枳壳（去瓤，麸炒）、槟榔（煨半生）、菟丝子（酒浸，另研）、山药、防风、山茱萸、车前子、肉桂（去粗皮）各一两半，木香、羌活各一两，郁李仁（去皮，另研）、大黄（半蒸，半生）、麻仁（另捣研）各四两。为细末，炼蜜和丸，梧桐子大，每服十五至二十丸，临卧温水送下。功能顺三焦，和五脏，润肠胃，除风气。治冷热蕴结，津液耗少，大便秘难，或闭塞不通及气高气弱，或有风之人大便秘涩者。❷《洁古家珍》方。枳壳（麸炒，去瓤）、川芎各等分，麻仁泥量减半。为细末，炼蜜为丸，梧桐子大，食前温水送下。治风秘大便不通。❸《产育宝庆集》卷上方。麻仁（研和泥）、枳壳、人参、大黄各半两。为细末，炼蜜为丸，梧桐子大，每服二十丸，空腹温酒送下，未通渐加。治产后大便秘涩。❹即麻子仁丸。见该条。

麻仁滋脾丸márénzīpíwán　即麻子仁丸。见该条。

麻舌máshé　病证名。即舌痹。详该条。

麻参máshēn　中药材。见《云南中草药》。为金铁锁之别名。详该条。

麻糖果mátángguǒ　中药材。见《四川中药志》。为扁担杆之别名。详该条。

麻杏甘石汤máxìnggānshítāng　即麻黄杏仁甘草石膏汤。见该条。

麻杏苡甘汤máxìngyǐgāntāng　即麻黄杏仁薏苡甘草汤。见该条。

麻药máyào　❶《证治准绳·疡医》卷六方。川乌、草乌、天南星、半夏、川椒。为末，唾调外搽。用于局部麻醉止痛。❷《伤科汇纂》卷七方。草乌三钱，当归、白芷各二钱半。为细末，每服五分，热酒送下（饮甘草汤解，或白糖汤冷服亦解）。用于整骨手术时，以缓解疼痛。❸《喉症全科紫珍集》卷上方。川乌、草乌、何首乌、烧盐各五钱，半夏、全蝎、白芷各三钱，天南星、细辛各一钱五分，川椒二十一粒。为细末，吹患处。用于咽喉手术麻醉。

麻药法máyàofǎ　用中药进行麻醉的方法。我国关于使用麻醉药的记载很早，见《列子·汤问篇》。2世纪华佗应用酒服麻沸散的麻醉方法施行外科手术。元代危亦林《世医得效方》卷十八："仆损伤，骨肉疼痛，整顿不得，先用麻药服，待其不识痛处，方可下手。或服后麻不倒，可加曼陀罗花及草乌五钱，用好酒调些少与服，若其人如酒醉，即不可加药。"后世多沿用并有改进。1949年后，曼陀罗、樟柳碱等中药麻醉应用于临床，中药麻醉重新得到重视和应用。

麻药方máyàofāng　《种福堂公选良方》卷三方。白芷、生半夏、天南星、肉桂、乳香、没药、胡椒各一钱，川乌、三七、蟾酥、草乌各二钱，丁香八分，麝香少许，花蕊石二钱半，风茄子三钱。为细末，外敷。用于外科手术麻醉。

麻叶青máyèqīng　中药材。见《浙江民间常用草药》。为斑叶兰之别名。详该条。

麻油máyóu　中药材。出《本草经集注》。又名香油、清油。为胡麻科植物脂麻 *Sesamum indicum* DC. 种子的脂肪油。甘，凉。润燥，通便，解毒，生肌。①治肠燥便秘，蛔虫痛，食积腹痛。内服：生用或熬熟，30～60ml。②治溃疡，疥癣，皮肤皲裂，涂搽疮肿。本品含棕榈酸、油酸、亚油酸、花生酸、廿二酸、廿四酸等的甘油酯、植物甾醇、芝麻素、芝麻林素、芝麻酚、维生素E等。大量黑芝麻油能抑制大鼠的肾上腺皮质功能。

麻油截法máyóujiéfǎ　治法。见《外科证治全书》卷五："凡痈疽一切恶疮，预防毒邪内攻。真麻油一斤，银器内熬十数沸，候冷用酒两碗入麻油五盏，通口热服，一日用尽，缓则数日服之。吴世安云：吾家三世用之，无有不效。又闻猎者云：凡中药毒，急饮麻油，药毒即消。"因具缓下作用，可泄其毒热。

麻芋果máyùguǒ　中药材。见《贵州民间方药集》。为半夏之别名。详该条。

麻疹mázhěn　病名。又名瘄、麻证、瘖子、痧子、肤证、糠疮、麸疮。元代滑伯仁《麻证新书》定为麻疹。是一种由麻疹病毒引起的发疹性传染病。多见于婴幼儿，以体表皮疹状如麻粒而名。四季均可发病，但以冬春季最易流行。1949年以来，对麻疹采取了各种有效的防治措施，麻疹发病率已经显著降低。病因为麻疹病毒由口鼻而入。《麻疹拾遗》指出："多为天行疠气传染。"也有认为与胎毒有关。主要病位在肺、脾二经。《小儿药证直诀》："初起候，面燥腮赤，目胞亦赤，呵欠顿闷，乍凉乍热，咳嗽喷嚏，手足梢冷，夜卧惊悸，多睡。"《麻科活人全书》："认麻须看两耳根下，颈项连耳之间，以及脊背以下至腰间，必有三五红点，此即麻之报标。"又：《麻证新书》："舌上白珠累累如粟，甚则上腭、牙龈，满口遍生。"这是发疹期具有特殊意义的征象。在发病过程中，如患儿体质壮实，护理恰当，毒能透发，勿药可愈。由于气候、环境，以及小儿体质强弱等各种不同因素的影响，麻疹所表现的症状也有所不同。根据病情轻重的表现，一般分为顺证、逆证及险证。顺证经过良好，逆证较严重，险证多属危急。麻疹一般分为疹前期、出疹期及疹退期3个阶段。从透发到收没，有一定过程。因此它是由内而外，由里及表，所以，在治疗上以宣透清解为主，初期尤为重要；中期疹向外透，治应解毒，仍宜顺势宣透，使其完全出齐；末期，当养阴，清解托毒，使其逐渐收没。对于不同的变证，应具体分析，分别论治。

麻疹备要方论mázhěnbèiyàofānglùn　麻疹专著。1卷。清

代吴砚丞撰。刊于 1853 年。书中简要地介绍了麻疹的病原、脉症、各种兼证、禁忌以及备用诸方等。现有《中国医学大成》本。

麻疹阐注 mázhěnchǎnzhù　麻疹专著。4 卷。清代张霞撰。刊于 1840 年。本书卷一、二系将《医宗金鉴·痘疹心法要诀》的（麻）疹门做了补充注释。卷三、四为附采诸家麻（疹）后证治，引述各书中有关麻疹的合并症、后遗症等内容。现有《珍本医书集成》本。

麻疹喘急 mázhěnchuǎnjí　病证名。指麻毒攻肺，呼吸急促之证。《医宗金鉴·痘疹心法要诀》："初出未透，无汗喘急者，此表实拂郁其毒也，宜用麻杏石甘汤发之。疹已出，胸满喘急，此毒气内攻，肺金受克，宜用清气化毒饮（前胡、桔梗、瓜蒌仁、连翘、桑白皮、杏仁、黄芩、黄连、玄参、生甘草、麦冬）清之。"参见"麻毒陷肺"条。

麻疹烦渴 mázhěnfánkě　病证名。《医宗金鉴·痘疹心法要诀》："凡出麻烦渴者，乃热毒壅盛也。"热扰于心则烦，热灼于胃则渴。麻疹尚未透出时，而见烦渴者，宜透疹生津，用升麻葛根汤加天花粉、麦冬；疹已出者，宜清热保津，用白虎汤；疹没后烦渴者，宜清余热，益胃津，用竹叶石膏汤。

麻疹喉痛 mázhěnhóutòng　病证名。麻毒热盛，上攻咽喉之证。多由表邪郁遏，麻毒不能舒发，或"疹后余毒不散，结于咽喉"（《治疹全书》）所致。其症轻者咽喉肿痛，重者汤水难下。疹初喉痛，宜清热解毒，用银翘散加减；里热炽盛或疹已发出而痛者，用清咽消毒饮。

麻疹集成 mázhěnjíchéng　麻疹专著。2 卷。清代朱楚芬撰。刊于 1824 年。卷上为麻疹总论及分期论治，卷下论麻疹的各种兼证。全书共 50 余篇，均系集录整理前人的著作而成。

麻疹夹瘢 mázhěnjiābān　病证名。麻毒炽盛，内陷营血而夹红瘢的证候。清代马之骥《疹科纂要》："麻疹不出，忽发红点者，名为夹斑。"由肺、胃同时受麻毒热蒸所致。症见恶寒，壮热，喷嚏流涕，腮红眼赤，咳嗽气急，继则全身既可见碍手的颗粒麻疹，复见成片、平坦不碍手之红瘢。治宜清营解毒，透疹化瘢为主。如清瘟败毒饮。

麻疹经验方 mázhěnjīngyànfāng　方书。朝鲜族李常和著于 1918 年。着重阐述麻疹的一般临床症状、预防及临床治疗。载方 86 个。东西医学研究会出版发行。

麻疹逆证 mázhěnnìzhèng　病证名。麻疹透发艰难，病毒内陷者，多属逆证。一般年龄较小、体质较弱的小儿，在出疹时，又遇气候不良，往往疹毒内闭，不能外透。如疹出不透，或一出即收，或发热无汗，或疹色不正，稀疏淡白，或紫黯成片，以致正虚邪实，遂成逆证。清代马之骥《疹科纂要》谓凡麻疹"身体极热，隐伏不出，或带紫黑不明，或不突起，与肌肉一平，或一二日就没，喘嗽利下者，逆"。又："麻未出时，发热，面先青黑，乃毒气攻心者，逆。"应透邪扶正，辨证施治，并加强护理，以促其疹毒外透，由逆转顺。

麻疹全书 mázhěnquánshū　又名《麻证新书》《麻证全书》。4 卷。旧题元代滑寿撰，实系清人托名之作。此书内容大部分辑自《麻科活人全书》，前两卷论病候及证治，后两卷为治疗方剂。

麻疹诠 mázhěnquán　参见"小儿则"条。

麻疹舌苔 mázhěnshétāi　麻疹舌苔主要辨黄、白、黑 3 种。白苔为肺热，黄苔为脾胃热，宜用清热解毒或随证施治。若黑而湿润，为热在血分，黑而干燥苔，为热在气分，宜分别选用清热解毒凉血或清气分实热之剂治之（见《麻科活人全书》）。

麻疹顺证 mázhěnshùnzhèng　病证名。麻疹红润，五液俱全，多为顺证。清代郑卜年《瘄略》："出瘄发热，时有微汗滋润，并汗、泪、鼻涕、唾、溺，此谓五液俱全，出时色红润，部位齐而透，此顺症也。"一般发育正常，身体健康的小儿，在出疹时，先由头颈、胸背逐渐遍及全身四肢，渐透渐多，疹色红润。自初潮、透疹，直至收没，经过良好，无合并症，通为顺证。但顺和逆是能相互转化的，顺证要加强护理，慎风寒，节饮食，避免逆转。

麻疹险证 mázhěnxiǎnzhèng　病证名。通常指麻疹患者邪盛正衰、麻毒内陷而出现的各种险恶情况。小儿易虚易实、易寒易热。如麻疹透发不顺，可能转为险证。主要病变在肺，对肺的危害最大；如邪毒陷肺，肺气闭郁，则出现肺炎喘嗽。清代马之骥《疹科纂要》："麻未出时，发热喘促者，险。"又"身体极热，欲出不出，隐伏皮内，不发透快者，险。"咽喉为肺之门户，如肺热上冲，毒热蕴于咽喉，则会出现喉痹失音；如肺热移于大肠，泻下黄赤焦臭，可发生泄泻或肠炎；如热传心肝，则可见神昏、惊厥。如邪毒深入营血，则皮疹夹瘢，而见吐血、衄血。若年龄幼小，体质虚弱，正虚不能抗邪外出，可能出现心阳不振，正不胜邪的内闭外脱的危象。这些都属险证，宜加紧治疗，精心护理。

麻疹泄泻 mázhěnxièxiè　病证名。麻疹泄泻，多由胃肺热毒，下移于肠所致。《古今医鉴》："麻疹泄泻，须分新久寒热。新泄热泄者，宜服四苓散，加木通；寒泄者，十中无一；如有伤食伤冷，不得已以理中汤，一服而止。"麻疹泄泻，乃火邪内迫，纯是热证，莫作寒论。一般皮疹初出未出而泄泻者，宜升透制泄，用升麻葛根汤合四苓散。疹已出而泄泻，宜黄连解毒汤合四苓散；疹没后而泄泻，宜黄连解毒汤加导赤散。

麻疹喑 mázhěnyīn　病证名。指患麻疹而失音者。常见于小儿。多因小儿麻疹后肺胃余毒未尽，复感风邪，致失声不语，咳嗽等。治宜祛风邪，清解余毒。方用蝉蜕、牛蒡子、射干、桔梗、连翘、甘草、前胡及养阴清热药等。参见"麻疹""喑"等条。

麻疹谵妄 mázhěnzhānwàng　病证名。指麻疹出现谵妄症状。《医宗金鉴·痘疹心法要诀》："谵妄一证，乃毒太盛，热昏心神而然也。"治宜清火解毒。疹未出而谵妄者，用三黄石膏汤；疹已出而谵妄者，用黄连解毒汤。

麻疹紫黑 mázhěnzǐhēi　病证名。麻疹热极则颜色紫黑。元代滑伯仁《麻证新书》："麻遇紫色，内热极也。"内热上迫于肺，则伴有呼吸迫促，口唇、指甲青紫、发绀。治法参见麻毒陷肺条。如热毒深入营者，则伴有皮肤发瘢，吐血，衄血，治宜清营凉血，用清营汤加减。明代徐春甫《痘疹泄秘》："热盛吐衄，粪黑秘结者，用犀角地黄汤加大黄下之。"

麻疹作痢 mázhěnzuòlì　病证名。又名夹疹痢。因热毒未解，移于大肠所致。清代朱梦芬《麻疹集成》："麻疹作痢，毒在肠胃，在初热未出时见之，宜疏托为君，佐以行滞；若因食积，加以消食行滞；正没、没后见之，宜解毒、凉血、行气。"如临床表现有腹痛下痢，或赤或白，与赤白相兼者，不可轻用收涩之剂，宜清热导滞汤（《医宗金鉴》：山楂、厚朴、生甘草、枳壳、槟榔、当归、白芍、黄芩、连翘、牛蒡子、青皮、黄连）。

麻证mázhèng 出元代滑伯仁《麻证新书》。即麻疹。详该条。

麻证口渴mázhèngkǒukě 病证名。麻疹发热而口渴。元代滑伯仁《麻证新书》："麻证原是火邪，心火内亢，肺焦胃枯，津液干涸，发热之时，未有不渴，不可以冷水与饮，只宜绿豆，或芝麻，或陈炒米煎汤饮之。"如麻疹初起即口渴、热重者，多夹温热，治宜凉透，用银翘散加天花粉；如疹出始烦渴者，为胃热，宜凉透清胃，兼以保津，用白虎加人参汤加竹叶、金银花、连翘之类；如收没期而口渴不止，为胃枯津涸，宜予甘淡养阴之剂，如增液汤等。

麻证衄血mázhèngnǜxuè 病证名。麻疹口鼻出血。元代滑伯仁《麻证新书》："夫麻证衄血。因肺胃中热毒，迫而上升，初潮得之，原是顺候，乃逆邪外移，衄血即是宣毒之意，不必遽止，倘失血太过，恐至亡阳。经云夺血者无汗。用犀角地黄汤加茅根，泻火、润肺、凉血为主。"如麻疹已出而衄血者，须防血虚内陷，宜清营汤加贝母、麦冬以降火清肺。

麻证全书mázhèngquánshū 麻疹专著。见"麻疹全书"条。

麻证新书mázhèngxīnshū 麻疹专著。见"麻疹全书"条。

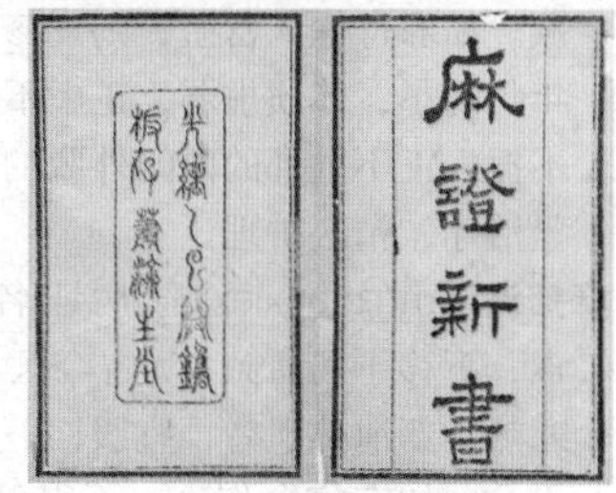
麻证新书

麻证燥痒mázhèngzàoyǎng 病证名。麻疹后期全身燥痒。元代滑伯仁《麻证新书》："麻证燥痒，乃是风邪外袭，皮肤燥烈之故。其证多在将收、收后时，因而得此燥痒，即用紫背浮萍加胆矾熏洗。"内服滋润活血息风之剂，如生地黄、白芍、菊花、蝉蜕、紫草等。

麻症集成mázhèngjíchéng 麻疹专著。4卷。清代朱载扬撰。刊于1879年。卷一、二编集前人有关麻症的论述，卷三、四为麻症的治疗方剂。

麻知儿mázhījī 见"麻九畴"条。

麻子má·zi ❶中药材。出《神农本草经》。为火麻仁之别名。详该条。❷病证名。麻疹疹点的俗称。参见"麻疹"条。

麻子丁má·zidīng 病证名。出《备急千金要方》卷二十二。十三丁之一。患处肉上起头，大如黍米，色稍黑，四边微赤多痒。治见"疔疮"条。

麻子仁mázǐrén 出《伤寒论》。为火麻仁之别名。详该条。

麻子仁丸mázǐrénwán 《伤寒论》方。又名麻仁丸、麻仁滋脾丸、脾约麻仁丸、脾约丸。麻子仁二升，芍药半斤，枳实（炙）半斤，大黄（去皮）一斤，厚朴（炙，去皮）一尺，杏仁（去皮尖，炒）一升。为细末，炼蜜和丸，梧桐子大，每服十丸，日三次，渐加，以知为度。功能润肠通便。治脾约，大便硬，小便数，趺阳脉浮而涩。方中麻仁质润多脂，润肠通便。杏仁降气润肠；芍药养阴和里；大黄、厚朴、枳实（即小承气汤）泄热行滞；蜂蜜润燥滑肠。合而为丸，具有润肠、通便、缓下之功。

马鞍藤mǎ'ānténg 中药材。见《福建民间草药》。为鲎藤之别名。详该条。

马鞍叶mǎ'ānyè 中药材。见《全国中草药汇编》。为大飞扬之别名。详该条。

马雹儿子mǎbáo·erzǐ 中药材。出《濒湖集简方》。为王瓜子之别名。详该条。

马宝mǎbǎo 中药材。见《饮片新参》。又名马结石。为马科动物马 *Equus caballus*（L.）胃肠中的结石。主产于河北、内蒙古、新疆、甘肃、云南、贵州、西藏和东北地区牧区。甘、咸，凉。入心、肝经。镇惊，化痰，止血，解毒。治高热动风，手足抽搐，惊痫癫狂，痰热咳喘，吐血，衄血，恶疮肿毒。内服：研末，0.6～1.5g。

马痹mǎbì 病证名。指咽喉肿痛，水浆难下的病证。《诸病源候论》卷四十八："马痹与喉痹相似，亦是风热毒气，客于咽颔颊之间。与气血相搏，结聚肿痛，其状从颔肿连颊下，应喉内肿痛塞，水浆不下，甚者脓溃，毒若攻心，则心烦懊闷致死。"见于急性扁桃体炎扁桃体周围脓肿、咽后脓肿。治以清热解毒为主。详见"喉痹"条。如热毒入于营血者，宜清营汤加减。脓肿已形成，宜行切开排脓术。

马鞭草mǎbiāncǎo 中药材。出《名医别录》。又名凤颈草、紫顶龙芽。为马鞭草科植物马鞭草 *Verbena officinalis* L. 的干燥地上部分。我国大部分地区均产。苦，凉。归肝、脾经。活血散瘀，解毒，利水，退黄，截疟。用于癥瘕积聚，痛经，经闭，喉痹，痈肿，水肿，黄疸，疟疾。煎服：5～10g。捣汁含咽治咽喉肿痛，捣敷或捣汁涂治痈肿、下部湿疮、跌打损伤。孕妇忌服。本品含马鞭草苷、鞣质、挥发油。水及醇提取物有抗炎、镇痛作用。对子宫有兴奋作用。马鞭草苷毒性低，不溶于血，有促进哺乳动物乳汁分泌的作用。

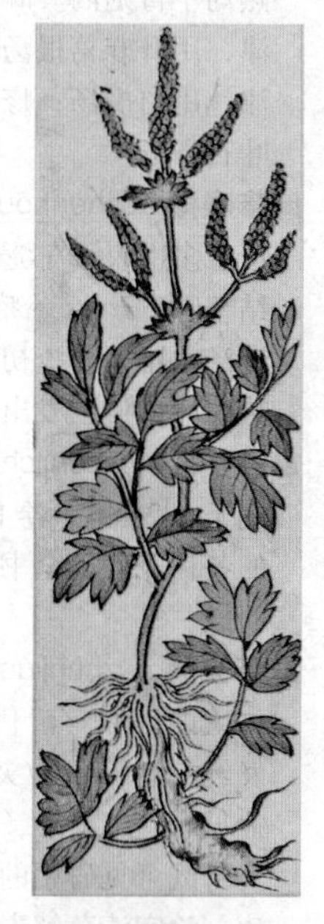
马鞭草

马槟榔mǎbīngláng 中药材。见《本草品汇精要》。又名紫槟榔、屈头鸡、太极子。为白花菜科植物水槟榔 *Capparis pterocarpa* Chun 或马槟榔 *C. masaikai* Lévl. 的种仁。产于广西、广东、云南、贵州。甘、微苦，寒。清热利咽，生津止渴。治急慢性咽喉炎，暑热口渴，以种仁2～3粒，生嚼含咽药汁；食滞胀满、瘿瘤、淋巴结炎、乳腺癌，煎服，3～9g；恶疮肿毒，嚼烂涂敷患处。马槟榔含2－羟乙基芥子油苷、马槟榔甜蛋白Ⅰ和Ⅱ。

马勃mǎbó 中药材。出《名医别录》。又名马屁包、灰包菌。为灰包科真菌脱皮马勃 *Lasiosphaera fenzlii* Reich.、大马勃 *Calvatia gigantea*（Batsch ex Pers.）Lloyd 或紫色马勃 *Calvatia lilacina*（Mont. et Berk.）Lloyd 的干燥子实体。主产于内蒙古、甘肃、江苏、湖北等地。辛，平。归肺经。清肺利咽，止血。用于风热郁肺咽痛，音哑，咳嗽；外治鼻衄，创伤出血。煎服：2～6g，包煎。治冻疮，臁疮不敛，痔疮出血，外伤出血，研末撒或调敷。脱皮马勃子实体含马勃

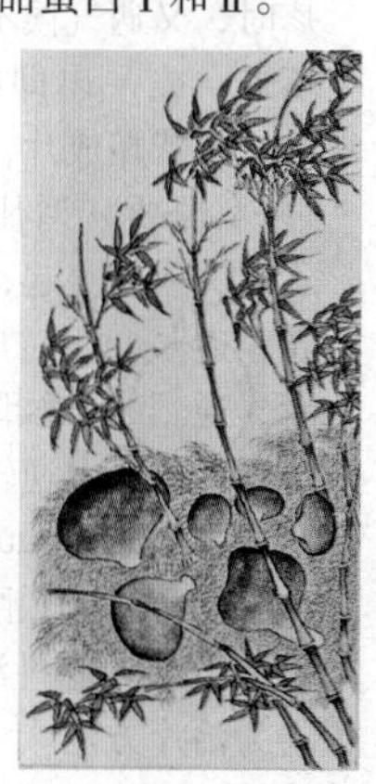
马勃

素、麦角甾醇及磷酸钠等。大颓马勃子实体含大量氨基酸及α-淀粉酶和辛-1-烯-3-醇。紫颓马勃子实体发酵沉淀物中有马勃菌酸。本品止血作用不亚于明胶海绵，但不被组织吸收。煎剂在体外对常见致病性皮肤真菌有抑菌作用。

马瓟儿mǎbó·er　中药材。出《救荒本草》。又名老鼠拉冬瓜、土白蔹。为葫芦科植物马瓟儿 *Melothria indica* Lour. 的根或叶。分布于江苏、福建、广东、广西、云南等地。甘、苦，微寒。清热利湿，解毒散结。①治风湿痹痛，咽喉肿痛，急性肠炎，痢疾，尿路感染、结石，结膜炎。煎服：根9~15g。②治痈疽疔疮，湿疹，淋巴结结核，睾丸炎。捣敷或煎水洗。本品含廿二酸、廿三酸、廿四酸的混合物和醛、酮、甾类混合物。

马昌运mǎchāngyùn　宋代医家。著有《黄帝素问入试秘宝》7卷，已佚。

马齿菜mǎchǐcài　中药材。见《太平圣惠方》。为马齿苋之别名。详该条。

马齿苋mǎchǐxiàn　中药材。出《本草经集注》。又名马齿菜、五行草、安乐菜、酱瓣豆草。为马齿苋科植物马齿苋 *Portulaca oleracea* L. 的干燥地上部分。分布于全国各地。酸，寒。归肝、大肠经。清热解毒，凉血止血，止痢。用于热毒血痢，痈肿疔疮，湿疹，丹毒，蛇虫咬伤，便血，痔血，崩漏下血。煎服：9~15g（鲜品60~120g）。治疮疖肿毒，稻田性皮炎，湿疹，天疱疮，带状疱疹，丹毒，瘰疬。捣敷或煎水洗。本品含大量去甲基肾上腺素和钾盐。还含多巴、多巴胺和多种维生素、糖类等。马齿苋提取物在体外对痢疾杆菌有抑菌作用，易产生显著的抗药性。对伤寒杆菌、大肠埃希菌及金黄色葡萄球菌也有抑制作用。提取液或鲜马齿苋汁有兴奋子宫的作用。马齿苋有肌肉松弛作用。马齿苋鲜汁或沸水提取物对心脏和血管有异丙肾上腺素样作用。

马齿苋子mǎchǐxiànzǐ　中药材。出《开宝重定本草》。为马齿苋科植物马齿苋 *Portulaca oleracea* L. 的种子。明目，利大小肠。治青盲，白翳。研末服，每次1匙。

马俶mǎchù　清代医家。字元仪，江苏苏州人。学医于李中梓、喻嘉言，尽得其传。为当时名医，撰有《印机草》（又名《马氏医案》）一书，另校定沈朗仲所撰之《病机汇论》一书。

马丹阳天星十二穴mǎdānyángtiānxīngshí'èrxué　指宋代针灸家马丹阳在临床实践中总结出来的12个治病要穴。《针灸大全·马丹阳天星十二穴并治杂病歌》："三里内庭穴，曲池合谷接，委中配承山，太冲昆仑穴，环跳与阳陵，通里并列缺。合担用法担，合截用法截，三百六十穴，不出十二诀。"这些穴位，具有取用方便，治病效验的特点，为历代针灸家所重视。

马裆mǎdāng　练功方法之一。见上海中医学院附属推拿学校编《推拿学》。两足分开呈内八字形，屈膝下蹲，两手后伸，挺肘翘掌，四指并拢，拇指外分，挺胸收腹，两目平视，呼吸随意。

马刀mǎdāo　病名。即马刀疮。出《灵枢·经脉》。马刀生耳之前后，忽有疮作核，如杏核，大小不一，名马刀疮。参见"马刀疮"条。

马刀疮mǎdāochuāng　病名。见《医学正传》卷六。《疡科准绳》卷三："又有马刀疮，亦生于项腋之间，有类瘰疬，但初起其状类马刀，赤色如火烧烙极痛，此疮甚猛，宜急治之。"未溃者用柴胡通经汤，已溃者用救苦化坚汤。并可艾灸肩井、肺俞、膻中、风池等穴。

马刀夹瘿mǎdāojiáyǐng　病名。又名疬串。《灵枢·痈疽》："其痈坚而不者，为马刀夹瘿。"瘰疬成串，质坚，其形长如马刀者称马刀。挟颈所生者，因其状如缨络，故称夹瘿。参见"瘰疬"条。

马道玄mǎdàoxuán　五代后周医家。曾任后周翰林医官。见于《旧五代史》。

马登风mǎdēngfēng　明代医家。字继高。绍兴（今属浙江）人。生活于万历（1573—1620）间。深明医理，尤善论药性。《本草汇言》中存其论黄芪、射干、海蛤之佚文，而尤以阐黄芪药性为详。尝谓："虚冷沉寒，乃元阳不足。虽用姜、桂、术、附之属，而无参、芪之药，则不得温经以回阳。阴虚不足，阳邪下陷，于阴经虽用升提透达之类，而无参、芪之剂，则自上而复下也。"其辨析药性，类多如此。

马癫mǎdiān　病名。❶五癫之一。《诸病源候论》卷二："五曰马癫，发作时时反目，口噤，手足相引，身体皆然。"❷即马痫。痫症发时如马鸣状。《景岳全书》卷三十四："马痫、牛痫、猪痫、羊痫、鸡痫者，即今人之谓羊癫、猪癫也。此不过因其声之相似，遂立此名。"参见"痫"条。

马疔mǎdīng　病名。《疡医准绳》卷五："起堆核数枚，但小些为马疔，又名马铃。用紫金钟、紫金皮、紫河车、天南星磨醋暖涂，又用紫金皮、紫金藤、红内消、马蹄香、马蹄藤煎酒服。"

马兜铃mǎdōulíng　中药材。出《雷公炮制论》。又名葫芦罐、臭铃铛、水马香果。为马兜铃科植物北马兜铃 *Aristolochia contorta* Bge 或马兜铃 *Aristolochia debilis* Sieb. et Zucc 的干燥成熟果实。主产于辽宁、黑龙江、河北、山东、陕西等地。苦，微寒。归肺、大肠经。清肺降气，止咳平喘，清肠消痔，用于肺热咳喘，痰中带血，肠热痔血，痔疮肿痛。煎服：3~9g。马兜铃果实含马兜铃酸及马兜铃次酸等。煎剂口服对麻醉兔有弱的祛痰作用，对离体豚鼠支气管有一定的解痉作用。鲜北马兜铃果实及叶在试管内对金黄色葡萄球菌及某些皮肤真菌有抑菌作用。马兜铃次酸能抗动物肿瘤及增强免疫功能。

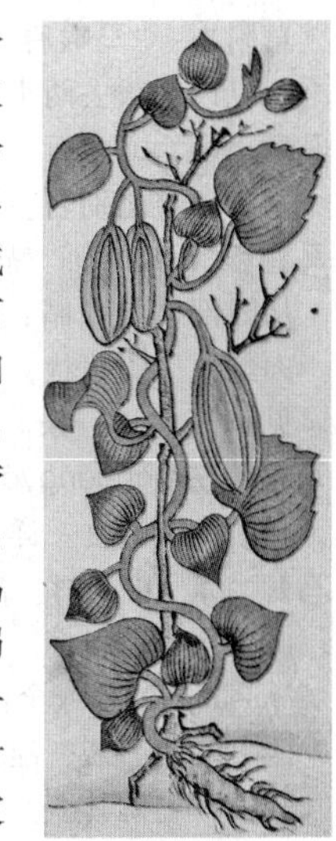
马兜铃

马兜铃根mǎdōulínggēn　中药材。见《肘后方》。即青木香。详该条。

马兜铃藤mǎdōulíngténg　中药材。见《普济方》。即天仙藤。详该条。

马豆mǎdòu　中药材。出《本草图经》。为云实之别名。详该条。

马耳草mǎ'ěrcǎo　中药材。见《吉林中草药》。为荩草之别名。详该条。

马蜂窝mǎfēngwō　中药材。见《河南中药手册》。为露蜂房之别名。详该条。

马根子草mǎgēn·zicǎo　中药材。见《湖南药物志》。为铁线草之别名。详该条。

马瓜mǎguā　中药材。见《本草纲目》。为王瓜之别名。详该条。

马冠群mǎguànqún 见“马良伯”条。

马哈德哇māhādéwā(约7世纪中叶) 唐代医家，一作大天和尚。和其他医家将文成公主进藏时带去的医书共同编译为藏文《医学大全》，广为流传，是藏医学史上现知最古的医学文献，对藏医学的发展起到显著的作用，已佚。他长期居留西藏，对汉藏医学的交流有很大贡献。

马哈金达mǎhājīndá(8世纪) 唐代医家，长期居于西藏，为藏医学的发展做出贡献。曾把金成公主进藏时带去的中医中药书籍译成藏文，对汉藏医学的交流起到很大的作用。

马哈也那mǎhāyěnà(8世纪) 又作大乘和尚或摩诃衍。唐代僧人、医家。长期在西藏传授佛经，精通藏文，曾将译成藏文的中医书加以综合归纳，编著《月王药诊》。该节是现存最早的藏医古代文献，对藏医学的发展及藏汉文化交流做出了贡献。

马核果mǎhéguǒ 中药材。见《中国树木分类学》。为核桃楸果之别名。详该条。

马喉痹mǎhóubì 病名。见《诸病源候论》卷三十。多由痰毒邪火，熏蒸肺系，结于咽喉所致。症见喉间肿痛色红，呼吸、吞咽不利，痰涎壅盛，气促烦热，如“马喘”之状，甚或肿连腮颊。《诸病源候论》卷三十：“马喉痹者，谓热毒之气，结于喉间，肿连颊而微壮热，烦满而数吐气，呼之为马喉痹。”治宜泻火解毒，消肿止痛。用五味消毒饮、仙方活命饮等加减。

马喉痹风mǎhóubìfēng 病名。即喉痹。《本草纲目》马鞭草附方：“马喉痹风，躁肿连颊，吐血数者。马鞭草一握，勿见风，截去两头，捣汁饮之良。”

马黄七mǎhuángqī 中药材。见《广西药用植物名录》。为苍条鱼鳖之别名。详该条。

马蝗积mǎhuángjī 病名。与胬肉攀睛相似，亦是血丝赤膜从眦部横贯白睛，直达黑睛，即“两头尖薄，中间高厚，肉红色如蚂蝗状，横卧于中”（《证治准绳·杂病》）。参见“胬肉睛”条。

马蟥咬伤mǎhuángyǎoshāng 病名。见《外科证治全书》卷四。即蛭食。详该条。

马棘mǎjí 中药材。出《救荒本草》。又名一味药、野绿豆、山皂角、马料梢。为豆科植物马棘 *Indigofera pseudotinctoria* Matsum. 的根或全株。分布于华东、华南、西南地区及山西、陕西。苦、涩，平。清热解毒，消肿散结。①治感冒咳嗽，扁桃体炎，颈淋巴结结核，痔疮，食积饱胀。煎服：15～30g。②捣敷治疔疮。

马蓟mǎjì 中药材。出《范汪方》。为大蓟之别名。详该条。

马脚迹mǎjiǎojì 中药材。见《江西民间草药》。为积雪草之别名。详该条。

马脚莲mǎjiǎolián 中药材。见《湖南药物志》。为荅菜之别名。详该条。

马结石mǎjiéshí 中药材。见《四川中药志》。即马宝。详该条。

马疥mǎjiè 病名。出《诸病源候论》卷三十五。其疮潜隐皮肤，钻刺剧痒，搔抓不知痛。治宜内服消风散，外搽绣球丸。类似结节性痒疹。

马菊兰mǎjúlán 明代儿科医生。嘉善（今属浙江）人。生活于15世纪。与时医袁泽齐名，皆精治痘疹。子孙均传其术。

马口mǎkǒu 尿道外口。《景岳全书·杂证谟》：“通塞法，凡败精干血或溺孔结垢，阻塞水道，小便胀急不能出者，令病人仰卧，亦用鹅翎筒插入马口。”

马口疔mǎkǒudīng 病名。指疔生于下唇，致唇部肿起者。多由脾胃热毒上冲所致。治宜泻火解毒，消肿止痛。方可选用五味消毒饮、黄连解毒汤、紫地汤等加减。参见“唇疔”及“驴嘴风”条。

马兰mǎlán 中药材。出《本草拾遗》。又名路边菊、鱼鳅串、鸡儿肠。为菊科植物马兰 *Kalimeris indica*（L.）Sch Bip. 的全草或根。分布于我国各地。辛、苦，凉。入肝胃、肺经。凉血止血，清热利湿，解毒消肿。①治咯血，吐血，衄血，崩漏，肠炎，痢疾，黄疸，水肿，小便淋痛，急性咽炎，扁桃体炎，流行性腮腺炎。煎服：15～30g。②治外伤出血，疮疖肿毒，乳腺炎，蛇咬伤。捣敷。全草含挥发油，油中含乙酸龙脑酯、二戊烯、辛酸及萜类等。马兰提取液可镇咳、抗惊厥、加强戊巴比妥钠的催眠等。

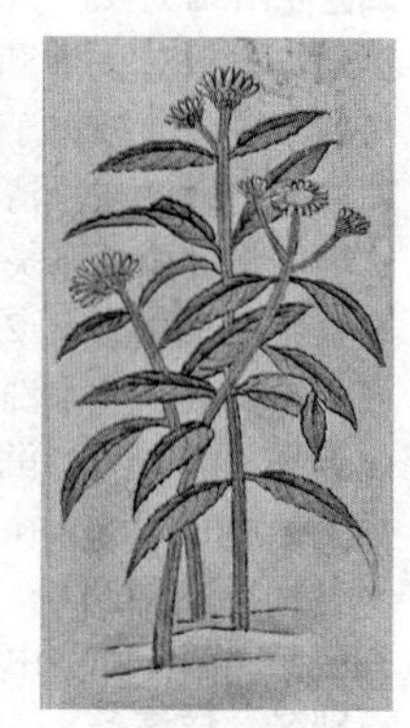
马兰

马莲子mǎliánzǐ 中药材。见《河北中药手册》。即马蔺子。详该条。

马楝子mǎliànzǐ 中药材。出《本草图经》。即马蔺子。详该条。

马良伯mǎliángbó 晚清医家。字冠群，孟河（今江苏武进西北）人。撰《医悟》一书，主要采集和仿照王肯堂、张璐、程钟龄等名家有关著述，论述脉法、望诊、伤寒、杂证、妇科、外科等，并附治方。其外科方半数出自家传。另有《伤寒集注》《伤寒类编》各9卷。

马料豆mǎliàodòu 中药材。见《本草汇言》。为野料豆之别名。详该条。

马料梢mǎliàoshāo 中药材。见《浙江天目山药用植物志》。为马棘之别名。详该条。

马蔺根mǎlìngēn 中药材。出《本草纲目》。为鸢尾科植物马蔺 *Iris pallasii* Fisch. var. *chinensis* Fisch. 的根。分布于东北、华北、西北、华东和西南地区。甘，平。清热解毒。治痈疽，急性咽炎，支气管炎，风湿痹痛。煎服：3～9g。本品含挥发油。

马蔺花mǎlìnhuā 中药材。出《珍珠囊补遗药性赋》。又名潦叶花、旱蒲花、蠡草花。为鸢尾科植物马蔺 *Iris pallasii* Fisch. var. *chinensis* Fisch. 的花。产于江苏、河北等地。咸、酸、苦，微凉。清热凉血，利尿消肿。治咯血，吐血，衄血，小便不通，淋病，疝痛，咽喉肿痛，痈肿疮疖。煎服：3～6g。本品含挥发油。

马蔺叶mǎlìnyè 中药材。出《本草纲目》。为鸢尾科植物马蔺 *Iris pallasii* Fisch. var. *chinensis* Fisch. 的叶。酸、咸。治喉痹，大便不通，砂淋。内服：煎汤，3～9g；或捣汁。

马蔺子mǎlìnzǐ 中药材。出《新修本草》。又名蠡实、马楝子、马莲子。为鸢尾科植物马蔺 *Iris pallasii* Fisch. var. *chinensis* Fisch. 的种子。主产于江苏、

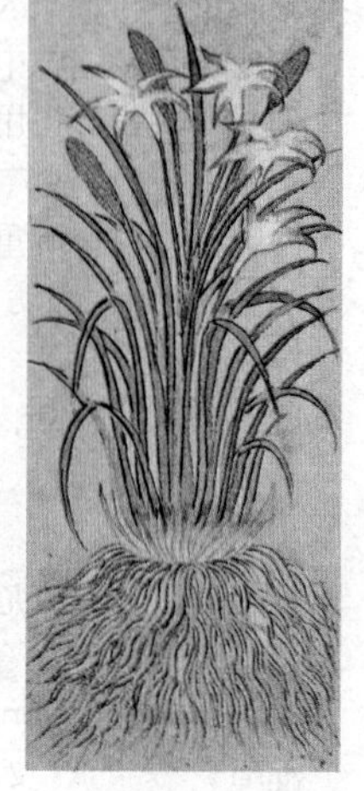
马蔺子

辽宁、河北、北京等地。甘，平。清热利湿，止血解毒。治急性黄疸型传染性肝炎，泻痢，小便不利，疝痛，吐血，衄血，血崩，风湿痹痛，急性咽炎，痈肿。煎服：3～9g。本品含脂肪酸，尚含油酸（酯）等，还有抗癌有效成分马蔺子甲素。马蔺子甲素可抗肿瘤，抗辐射，并有放射增敏作用。马蔺子甲素有一定毒性。醇浸膏对小鼠有避孕作用，而对家兔则无。

马铃mǎlíng 病名。出《疡医准绳》卷五。即马疔。见该条。

马铃草mǎlíngcǎo 中药材。见《草药手册》（江西）。为响铃草之别名。详该条。

马骝卵mǎliúluǎn 中药材。见《陆川本草》。又名蕨薯、凉水果、石窝蛋、雉鸡蛋。为骨碎补科植物肾蕨 *Nephrolepis cordifolia*（L.）Presl 的块茎。分布于西南、华南地区及福建等地。甘、淡，凉。清热利湿，止咳，止血。①治湿热腹泻，痢疾，疳积，疝气。②治肺热咳嗽，吐血，尿血。煎服：9～15g。③捣敷治淋巴结炎，创伤出血；鲜品切片外擦治体癣。块根中含羊齿烯、β－谷甾醇、里白烯等。

马骝藤果mǎliúténgguǒ 中药材。见《广东中药》Ⅱ（生草药部分）。为山橙之别名。详该条。

马陆mǎlù 中药材。出《神农本草经》。又名千脚虫、大草鞋虫。为圆马陆科动物约安巨马陆 *Prospirobolus joannsi*（Brolemann）或其他马陆类动物的全虫。全国大部分地区有分布。辛，温，有毒。破积，解毒。①治癥瘕，痞结，拌糠炒黄，去头足。煎服：3～9g。②治痈肿，恶疮，熬膏涂，捣敷或研末撒。本品有毒，内服宜慎。

马明退mǎmíngtuì 中药材。出《儒门事亲》。为蚕蜕之别名。详该条。

马木通mǎmùtōng 中药材。见《东北植物药图志》。为关木通之别名。详该条。

马尿花mǎniàohuā 中药材。出《植物名实图考》。又名水旋覆、白苹。为水鳖科植物水鳖 *Hydrocharis asiatica* Miq. 的全草。分布于河北、湖北、安徽、江苏、浙江、云南等地。苦、微咸，微寒。治赤白带下。研末，每服3g。

马培之mǎpéizhī(1820—1898) 清代医学家。名文植。江苏武进孟河镇人。后寓居苏州（设诊之所今仍称“马医科巷”）。精医术，为孟河学派代表人物之一。祖父省三，有医名。随祖临证16年，尽传其学，以内、外、喉三科见长。光绪六年（1880）被荐为慈禧太后治病，故人称“马征君”。尝云：“看症辨证，全凭眼力；而内服外敷，又在药力。”重视整体辨证审因，用药绵密而平和。认为外科实难于内科，须精通内科医理，熟谙诊断及用药方能取效，故于外科能融贯众科以自辅。撰《外科传薪集》。另经评述之医书有《马评外科证治全生集》《急救百病济世回生良方》2卷（1893）等。从学弟子甚众，著名者如丁甘仁、贺季衡、邓星伯等。曾孙马泽人，有医名。

马培之外科医案mǎpéizhīwàikēyī'àn 外科著作。清代马培之撰。成书于1892年。作者长于外科，书中记述疔毒、瘰疬、流注等42种外科病症的治疗。对其中的主要病种分析病因、病理、病变，并根据不同病情采用补、散、发、清等各种治法，在前人的基础上有所变化与发展。本书收入《三三医书》中。

马脾风mǎpífēng 病名。出明代楼英《医学纲目》。又名风喉、暴喘。为小儿“暴喘而胀满”（《证治准绳》）的危重病证。多由“胸膈积热，心火凌肺，痰热壅盛”（《幼幼集成》）所致。症见胸高气壅，肺胀喘满，两胁抬动，鼻翼扇动，大小便秘，神气闷乱。因寒邪客闭肺经，郁而化热，肺气不通者，治宜宣肺清热，先用五虎汤；继以利下痰涎，用一捻金。

马脾风似痫mǎpífēngsìxián 病证名。急惊风类证之一，小儿肺胀似痫。表现上气喘急，鼻翼扇动，两胁闷乱，喘喝声嘎，痰涎壅塞者，即为此证。其状险恶，宜急攻下，用牛黄散（《幼科发挥》）。

马屁勃mǎpìbó 中药材。出《本草经集注》。为马勃之别名。详该条。

马齐mǎqí 清代官吏。姓富察氏。满族。镶黄旗人。康熙（1662—1722）年间从征噶尔丹有功，官至保和殿大学士兼户部尚书。传其祖官庆阳县令时得道家张百（字此法）所授养生秘诀，家族世代习之，故家族长寿者众。雍正四年（1726）整理而成《陆地仙经》，谓于多寿少病至验。全书共五言诗二十句，每句下加注释。如“澹（淡）食能多补”下注“早饭淡而早，午饭厚而饱，晚饭须要少。若能常如此，无病直到老”等。所述养生法多切实可行。

马瘄mǎqí 病名。《外科大成》卷四：“流注之症，俗称马瘄。”详见“流注”条。

马蜞mǎqí 中药材。出《本草经集注》。为水蛭之别名。详该条。

马蜞啮人mǎqínièrén 病名。见《疡医大全》卷三十八。即蛭食。详该条。

马千里mǎqiānlǐ 明代医家。字少川。回族。於潜（今浙江临安）人。生活于万历（1573—1620）年间。倪朱谟称之为“回回医”。深通医学，集有验方及论药稿，《本草汇言》中存其佚文。

马钱子mǎqiánzǐ 中药材。出《本草纲目》。又名番木鳖、大方八、苦实。为马钱科植物马钱 *Strychnos nux－vomica* L. 的干燥成熟种子。福建、台湾、广东、海南、广西、云南等地有栽培。苦、温，有大毒。归肝、脾经。通络止痛，散结消肿。用于跌打损伤，骨折肿痛，风湿顽痹，麻木瘫痪，痈疽疮毒，咽喉肿痛。内服：一日0.3～0.6g，炮制（油炸法或砂烫法）后入丸、散用。治痈疽肿毒，醋磨涂或研末调敷；喉痹肿痛，痞块，磨水含咽；面神经麻痹，切成薄片，排列在胶布上，贴患侧面部。内服未经炮制或剂量过大者，均易中毒，甚至死亡。本品含生物碱，主要为番木鳖碱（士的宁）和马钱子碱。番木鳖碱对脊髓有强烈的兴奋作用，较大剂量可引起强直性惊厥。其味苦，可刺激味觉感受器而反射性地增加胃液分泌。马钱子有镇咳、祛痰的作用，毒性较大，易致惊厥而衰竭或窒息死亡。

马茄子mǎqié·zi 中药材。见《陕西中草药》。为蕤仁之别名，详该条。

马秦客mǎqínkè 唐官吏。中宗时（705—710）任散骑常侍。精于医，被引入内庭。

马乳mǎrǔ 中药材。出《本草经集注》。为马科动物马 *Equus caballus*（L.）的乳汁。甘，凉。补血润燥，清热止渴。治血虚烦热，虚劳骨蒸，消渴，牙疳。煮沸服。每100g含水分91g，蛋白质2.1g，脂肪1.1g，碳水化物6g，灰分0.4g。

马三纲mǎsāngāng 清代外科医家。定州（今河北定州）

人。幼攻外科，自创新方数十种。尤善医疥、痔诸疮，针药兼施，数日而愈。撰《外科验方》，未见刊行。

马三七mǎsānqī　中药材。见《湖南药物志》。为费菜之别名。详该条。

马桑根mǎsānggēn　中药材。出清代刘士季《草木便方》。又名乌龙须。为马桑科植物马桑 *Coriaria sinica* Maxim. 的根。苦，凉，有大毒。化瘀散结，消肿止痛。①治风湿痹痛，牙痛，瘰疬，跌打损伤，狂犬咬伤。煎服：3～6g。②治汤火伤。研粉调敷。内服、外用均须刮去外层粗皮。服用本品过量会出现间歇性强直性痉挛，流涎，出汗，心悸，呼吸困难，间歇性癫痫样发作等中毒症状，重者可致死亡。故一般只作外用，内服宜慎。孕妇、小儿、体虚者忌服。本品含毒性成分马桑内酯、吐丁内酯，二者均有印防己毒素样的致惊厥作用。

马桑叶mǎsāngyè　中药材。出清代刘士季《草木便方》。为马桑科植物马桑 *Coriaria sinica* Maxim. 的叶。分布于华北、西北、西南及华中。辛、苦，寒，有大毒。治痈疽，肿毒，疥癞，黄水疮，烫伤。外用：捣敷、煎水洗或研末调敷。本品含鞣质、没食子酸、山柰酚、马桑糖等，并含毒性成分马桑内酯、吐丁内酯。吐丁内酯等有印防己毒素样作用，可治精神分裂症；没食子酸能抗菌。

马蛇子mǎshézǐ　中药材。见《青岛中草药手册》。为石龙子之别名。详该条。

马师皇mǎshīhuáng　上古时代兽医。相传生活于黄帝时代，善治马病，是古书中记载最早的兽医。

马莳mǎshí　明代医家。字玄台或元台（一说字仲化），会稽（今浙江绍兴）人。他根据班固《汉书·艺文志》记载《黄帝内经》18 卷以及《素问·离合真邪论》所载“九针九篇”的说法，认为《内经》应分为《素问》《灵枢》各9卷，并认为王冰等人的注解卷数与古书记载不合，《灵枢》文字古奥，自古无注，于是对《素问》《灵枢》重新分卷，加以注解，编注成《黄帝内经素问注证发微》及《黄帝内经灵枢注证发微》（最早全注本）各9卷。前者的注释错误较多，无何发明；后者的注释较好，尤其在经络穴道方面较为详明，多为后世医家所参考。

马矢蒿mǎshǐhāo　中药材。出《神农本草经》。即马先蒿。详该条。

马氏点mǎshìdiǎn　经外奇穴名。位于右下腹，当脐与髂前上棘连线的外、中1/3的交点处。主治急、慢性阑尾炎。直刺0.5～1寸。

马氏眼药mǎshìyǎnyào　即马应龙眼药。见该条。

马蒁mǎshù　中药材。出《新修本草》。为郁金之别名。详该条。

马嗣明mǎsìmíng　南北朝至隋初医生，河内野王（今属河南）人，精于诊脉，善用针灸治病。

马粟草mǎsùcǎo　中药材。见《现代实用中药》。为莼之别名。详该条。

马尿泡mǎsuīpāo　中药材。❶见《青海常用中草药手册》。又名羊尿泡。为茄科植物马尿泡 *Przewalskia tangutica* Maxim. 的根。分布于甘肃、青海、四川等地。微苦、辛，寒，有毒。镇痛，解痉，杀虫，消炎。①治胃肠痉挛疼痛，白喉，炭疽。煎服：0.15～0.3g。本品多入丸、散用，内服宜慎。②治疮疡，无名肿毒，皮肤瘙痒。煎水洗，酒精浸涂或研末冷开水调敷。本品含山莨菪碱、天仙子胺（莨菪碱）、和天仙子碱（东莨菪碱）。❷见《山西中草药》。为马先蒿之别名。详该条。

马蹄mǎtí　中药材。见清代赵其光《本草求原》。为荸荠之别名。详该条。

马蹄草mǎtícǎo　中药材。❶见《植物名实图考》。为连钱草之别名。详该条。❷见《滇南本草》。为积雪草之别名。详该条。❸出《经验良方》。为莼之别名。详该条。❹见《福建民间草药》。为鸢藤之别名。详该条。❺见《广西本草选编》。为黄水芋草之别名。详该条。

马蹄防风mǎtífángfēng　中药材。见《滇南本草》整理本。为杏叶防风之别名。详该条。

马蹄肺筋草mǎtífèijīncǎo　中药材。见《四川中药志》。为红马蹄草之别名。详该条。

马蹄金mǎtíjīn　中药材。见《四川中药志》。又名荷包草、黄疸草、肉馄饨草、小金钱草、螺丕草。为旋花科植物马蹄金 *Dichondra repens* Forst. 的全草。分布于长江流域至南部各地。苦、辛，凉。清热利湿，解毒消肿。①治黄疸型肝炎，胆囊炎，痢疾，胆结石，泌尿系结石，肾炎水肿，淋浊，尿血，扁桃体炎，风火眼痛。煎服：6～15g。②捣敷治乳腺炎，疔疮肿毒，跌打损伤。本品高浓度的煎剂在体外能抑制金黄色葡萄球菌。煎剂有利尿、利钠作用。

马蹄决明mǎtíjuémíng　中药材。见《本草经集注》。为决明子之别名。详该条。

马蹄漏mǎtílòu　病名。即肛漏漏管的走行类似马蹄状者。亦称马蹄铁形漏。外口通常位于肛门左、右侧，因管道纡回方向不同，又有前马蹄漏与后马蹄漏之别，为复杂性肛漏的一种。

马蹄香mǎtíxiāng　中药材。❶出《新修本草》。为杜衡之别名。详该条。❷见《广西中药志》。为蜘蛛香之别名。详该条。

马头鱼mǎtóuyú　中药材。见《动物学大辞典》。为海马之别名。详该条。

马琬mǎwǎn　隋代医家，撰有《食经》3 卷，已佚。《医心方》卷三十引用其内容十多条。

马尾黄连mǎwěihuánglián　中药材。见《中药志》。即马尾连。详该条。

马尾连mǎwěilián　中药材。出《本草纲目拾遗》。又名马尾黄连、金丝黄连、草黄连。为毛茛科植物多叶唐松草 *Thalictrum foliolosum* DC. 或高原唐松草 *T. cultratum* Wall. 等的根茎及根。主产于四川、云南等地。苦，寒。入心、大肠、肝、胆经。清热燥湿，泻火解毒。①治口舌生疮，胃火牙痛，痢疾，肠炎，传染性肝炎，扁桃体炎，结膜炎。煎服：3～9g。②治痈肿疮疖，研末调敷。本品含小檗碱、掌叶防己碱、药根碱、鹤氏、芬氏、异芬氏、厚果唐松草碱、唐松草舒平碱、皱唐松草定碱和宁碱、木兰花碱等。其中的成分可抗肿瘤、抗菌、降压、抗心律失常。

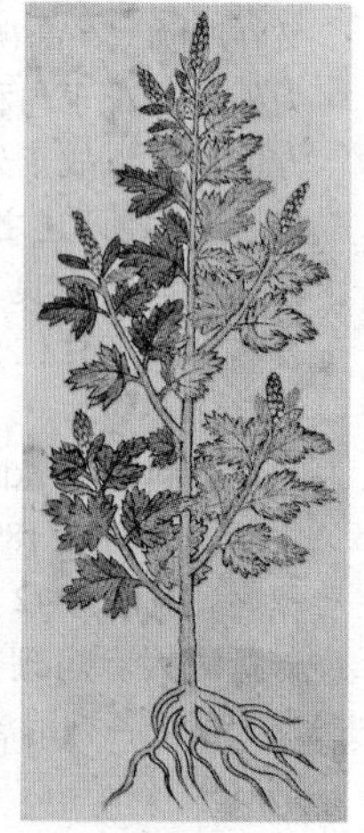

马先蒿

马先蒿mǎxiānhāo　中药材。出《神农本草经》。又名马矢蒿、马尿泡。为玄参科植物返顾马先蒿 *Pedicularis resupinata* L. 的根。分布于东北、华北地区及山东、安徽、陕西、甘肃、四川、贵州。苦，平。祛风，胜湿，利水。①治风湿关节疼痛，小便不利，带下，尿路结石。煎服：6～9g。②治疥疮，煎水洗。

马御铁针mǎxiántiězhēn　指以马唧铁为原料制成的针灸针。见《针灸聚英》。

马痫mǎxián　病名。六畜痫之一。即马癫。《备急千金要方》卷五："马痫之为病，张口摇头，马鸣欲反折。灸项风府、脐中二壮。"参见"六畜痫""马癫"条。

马辛mǎxīn　中药材。❶见《江苏药材志》。为杜衡之别名。详该条。❷出《神农本草经》。为薪蓂之别名。详该条。

马玄台mǎxuántái　见"马莳"条。

马牙mǎyá　病证名。出《万病回春·初生》。又名上皮疹。即初生儿齿龈上呈散在的淡黄色若米粒大小的圆形结节，内含脂肪渣，往往因妨碍吮乳而引起啼哭。清代程永培《咽喉经验秘传》："马牙系初生小儿胎内已受热毒，见风即生，但看牙根上有白色如脆骨者是。此症初发出胎即打喷嚏，含乳在口或吞，或吐，或吞而不吐……大约百日外不患此病。"可以针刺出血，并吹清凉解毒之清咽利喉散或冰硼散。

马牙半支mǎyábànzhī　中药材。出《本草纲目拾遗》。又名酱瓣半支、酱瓣草、六月雪。为景天科植物凹叶景天 *Sedum emarginatum* Migo 的全草。分布于江苏、浙江、江西、湖北、云南、四川、陕西等地。酸，凉。清热解毒，止血。①治肝炎，痢疾，吐血，衄血，血崩，带下。内服：煎汤，30～60g；或捣汁服。②治痈肿，疔疮，带状疱疹，跌打损伤。捣敷。

马牙风mǎyáfēng　病名。出明代万全《育婴家秘》。即脐风。详该条。

马牙疳mǎyágān　病名。《杂病源流犀烛》卷二十四："马牙疳，初生小儿胎内受热，见风即生，但看牙根上有白色如脆骨者即是。"即马牙。详该条。

马牙砂mǎyáshā　中药材。见《保健药石——麦饭石》。为麦饭石之别名。详该条。

马牙硝散mǎyáxiāosǎn　《太平圣惠方》卷五十五方。马牙硝、朱砂、龙齿、犀角、黄芩、炙甘草各一两。为细末，每服二钱，生地黄汁调下。治心黄，心神恍惚，口干烦闷。

马延之mǎyánzhī　宋代医生。生平不详。撰有《马氏录验方》1卷。

马咬成疮mǎyǎochéngchuāng　病名。见《肘后方》卷七。伤处红肿疼痛，出血，甚至染毒成脓。治宜先清洗创面，用益母草切细，醋炒研细涂疮口。或马齿苋捣烂外敷，并煎汤内服。

马银花mǎyínhuā　中药材。出《植物名实图考》。为马缨花之别名。详该条。

马印麟mǎyìnlín(1646—1735?)　清代医家。字长公，古青（今山东益都）人。三世业医，尤精儿科。因见小儿脐风夭折者甚众，遂辑《保婴秘诀》(1696)。详论婴幼儿之产出、断脐、洗浴、哺乳等调护法。倡断脐不以剪刀，隔单衣咬断，或施以艾灸、桑柴火灸，以防脐风。又撰《五运六气瘟疫发源》(1725)、《预防痘疹论》(1734) 等。门人穆天德传其学。

马缨花mǎyīnghuā　中药材。出《植物名实图考》。又名马银花、密筒花。为杜鹃花科植物马缨杜鹃 *Rhododendron arboreum* Smith subsp. *delavayi* (Franch.) Chamberlain 的花。分布于云南、贵州。苦，凉，有小毒。清热解毒，止血，调经。治流感，痢疾，骨髓炎，消化道出血，衄血，咯血，崩漏，月经不调。内服：煎汤，10～15g。

马应龙眼药mǎyìnglóngyǎnyào　见《北京市中药成方选集》。又名马氏眼药。煅炉甘石 2700g，麝香、琥珀各 45g，炙珍珠 54g。为细末。膏剂每 120g 药粉加凡士林油 500g。粉剂用玻璃针蘸凉开水，沾药粉少许，点于眼角；膏剂每次少许挤于大眼角，每日 3 次。功能明目止痛，退蒙化翳。治眼红肿刺痒，气蒙，火蒙，云翳，胬肉攀睛，迎风流泪，暴发火眼，眼边赤烂。

马应勋mǎyìngxūn　明代医生。字启明。原女真族人，少颖悟，承祖岐黄之术，后遇高僧授方书。居城北，以医道济人，有奇验，延之者日百余人。重建育婴所，存活婴无数。后由廪生拔贡。卒年八十三。

马元台mǎyuántái　见"马莳"条。

马元仪mǎyuányí　见"马俶"条。

马云从mǎyúncóng(约 1630—1705)　清代眼科医家。名化龙。山东益都人。少因病目废读，后王万化传《孙真人眼科秘诀》治愈目疾，以眼科为业。悬壶青州，名重于时。编撰有《眼科入门》《眼科阐微》《注孙真人眼科秘诀》等，合为《孙真人眼科秘诀》7 卷。

马兆圣mǎzhàoshèng　明代医生。字无竞。常熟（今属江苏）人。初以诗名，后因多病遇高手授方药得愈，遂通医术。

马志mǎzhì(10 世纪)　宋代医家。初为道士，通晓医药，为人治病多有显效，曾与刘翰共同治愈宋太宗病。973 年（开宝六年）奉命与尚药奉御刘翰、翰林医官翟煦、陈昭遇等 9 人同校本草，新增药品百余种，马志均一一详加注解，编成《开宝新详定本草》20 卷。后为御医。

马仲化mǎzhònghuà　见"马莳"条。

马宗素mǎzōngsù(约 12 世纪)　金代医家。平阳（今山西省临汾）人。对热性病有研究，撰有《伤寒医鉴》1 卷。反对朱肱《南阳活人书》用温热药治伤寒，而推崇刘完素用寒凉之法。

玛瑙内伤证mǎnǎonèishāngzhèng　病名。见《证治准绳·杂病》。又名玛瑙障。指黑睛宿翳之薄而色黄白或微红似玛瑙者。《证治准绳·杂病》："其障薄而不厚，圆斜不等，其色昏白而带焦黄，或带微微红色，但如玛瑙之杂者，虽生在轮外，实是内伤肝胆，真气清液受伤，结成此翳，最不能治尽。或先有重病，退后结成者，久久耐心医治，方得减薄。"由于正气内伤，翳久难退，治宜扶正祛邪，明目退翳，用补肝丸加减。参见"宿翳"条。

玛瑙障mǎnǎozhàng　病名。即玛瑙内伤证。详该条。

蚂蝗疔mǎhuángdīng　病名。见《喉科秘钥》。多由心火上炎致上腭生疔，疼痛甚剧，饮食吞咽有碍，身发寒热等。《喉科秘旨》卷上："疼而微白蚂蝗疔，腭上生来韭菜形，内不肿兮发寒热，速宜针刺自然平。"治宜解毒泻火。用黄连解毒汤、三黄凉膈散等加减。参见"疔"条。

蚂蝗风mǎhuángfēng　病名。《增订治疔汇要》卷上："蚂蝗疔，又名蚂蝗风。"详"蚂蝗疔"条。

蚂蝗藤mǎhuángténg　见《广西药用植物名录》。为四方藤之别名。详该条。

蚂蚁mǎyǐ　中药材。见《四川中药志》。又名大黑蚂蚁、玄驹。为蚁科动物黑蚁 *Formica fusca* L. 等的全虫。全国大部分地区均有分布。甘、咸，平。入肝、肾经。祛风通络，化瘀消癥，益肾壮阳。①治类风湿关节炎，风湿性关节炎，强直性脊柱炎，中风偏瘫，手足麻木，恶性肿瘤，肺结核，慢性肝炎，哮喘，早泄，阳痿，病后脱发，失眠，健忘，耳鸣。研末服10～15g，或浸酒服15～30ml，亦可制成胶丸或口服液服。②治神经性皮炎，疔毒肿痛，慢性下肢溃疡，恶疮，蛇咬伤。煎水熏洗或涂擦。本品含蛋白质42%～67%，游离氨基酸，维生素B_1、B_2、B_{12}、E及钙、磷、铁、硒、锌等多种微量元素。蚁体含烷烃、金合欢烯、香豆精类等化合物。尚含多种酶、蚁酸等。蚂蚁对小鼠及大鼠实验性炎症有明显抑制作用，对支气管和肠管平滑肌有抑制作用，对小鼠有镇静作用，能对抗由四氯化碳引起的大鼠血清谷丙转氨酶升高，对体液免疫有明显抑制作用，对细胞免疫则呈双相调节作用，并有明显抗衰老作用。

蚂蚁草mǎyǐcǎo 中药材。见《上海常用中草药》。为鸡眼草之别名。详该条。

蚂蚁丹mǎyǐdān 病证名。小儿丹毒的一种。明代秦景明《幼科金针》："小儿三焦风热，乘于肌表，风动火生，风火相搏，自发寒热，遍身如丹，似痧非痧，斑如雪片，上有风粟，发之多痒，烦渴焦躁者，蚂蚁丹也，以化斑解毒汤主之。"

蚂蚱mà·zha 中药材。见《内蒙古中草药》。即蚱蜢。详该条。

mai

埋藏疗法máicángliáofǎ 即埋植疗法。见该条。

埋线疗法máixiànliáofǎ 埋植疗法之一。见该条。

埋药疗法máiyàoliáofǎ 埋植疗法之一。见该条。

埋针疗法máizhēnliáofǎ 即皮内针疗法。见该条。

埋植疗法máizhíliáofǎ 又称埋藏疗法。是指在穴位皮下埋留异物以治疗疾病的方法。埋留羊肠线、药物者，又可分别特称为"埋线疗法"或"埋药疗法"。临床操作时，首先对施术部位常规消毒，选择经过灭菌处理的异物，如施行埋线，可以外科缝皮针或腰椎穿刺针进行，应注意将线完全埋入皮下，线端不可露出皮肤。如埋植钢圈或药物，则需将皮肤作一0.5～1cm的切口，割除少量脂肪组织后，埋入钢圈或药物，缝合皮肤，包敷固定。术中应严格遵循无菌操作，防止感染，术后如有局部疼痛、低热、疲乏、全身不适等反应，一般无需处理，可自行消失。如有感染或反应过重，则应另行处理。每20～30天埋留一次。本法适于治疗哮喘，慢性支气管炎，慢性胃病，消化性溃疡，慢性肠胃炎，癫痫，腰腿痛，关节炎，小儿麻痹后遗症等。

买麻藤mǎimáténg 中药材。出《本草纲目拾遗》。又名大节藤、麻骨风、接骨藤、竹节藤。为买麻藤科植物小叶买麻藤 *Gnetum parvifolium* (Warb.) C. Y. Cheng 的茎藤。主产于广东、广西、福建、江西、湖南。苦，微温。祛风除湿，消肿止痛，化痰止咳。①治风湿痹痛，腰肌劳损，跌打损伤，毒蛇咬伤，慢性支气管炎。煎服：6～9g，鲜品15～30g。②治骨折，鲜品捣烂，酒炒，复位后热敷包扎，固定，每天换药一次。本品含消旋去甲基乌药碱。本品含生物碱，对豚鼠支气管平滑肌有解痉作用。茎含和乌胺为β-肾上腺素能兴奋剂，作用似异丙肾上腺素，能强心，加速心率，降血压，松弛平滑肌等。

迈步màibù 经外奇穴名。位于大腿伸侧，髂前上棘与髌骨外缘的连线上，平臀沟下2.5寸处。正当股外侧皮神经，深部有旋股外侧动、静脉及神经的分支。主治下肢麻痹，瘫痪，疼痛，腰痛，膝关节痛，腹股沟淋巴结炎等。直刺或斜刺1～2寸。艾炷灸3～5壮，或艾条灸5～10分钟。

麦齿màichǐ 出《玄女经》。即处女膜。

麦冬màidōng 中药材。出《神农本草经》。为百合科植物麦冬 *Ophiopogon japonicus* (L. f) Ker-Gawl. 的干燥块根。主产于浙江、四川。甘、微苦，微寒。归心、肺、胃经。滋阴润肺，益胃生津。治热病心烦失眠，心悸，津伤口渴，肺燥干咳，咽痛，咯血，衄血，肺痈，内热消渴，胃热呕吐，肠燥便秘，萎缩性胃炎，冠心病，煎服6～12g。本品含多种麦冬皂苷多种麦冬黄烷酮的衍生物，还含β-谷甾醇及其葡萄糖苷、豆甾醇等。麦冬粉在体外对白色葡萄球菌、大肠埃希菌及伤寒杆菌有抑制作用；能明显提高小鼠的耐缺氧能力，故对心绞痛可能有缓解作用。

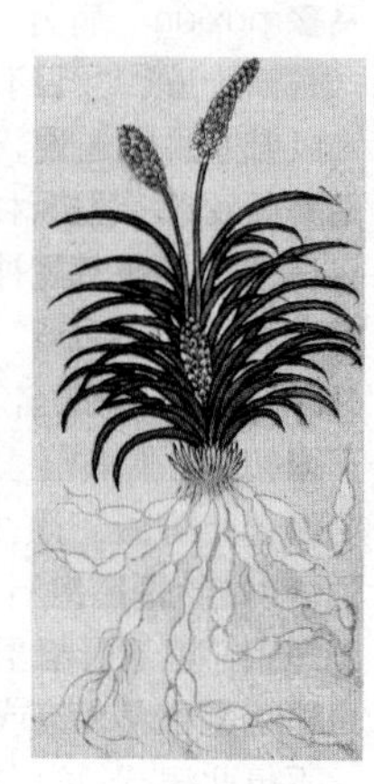
麦冬

麦冬平肺饮màidōngpíngfèiyǐn 《外科正宗》卷二方。麦冬、人参、赤芍药、槟榔、甘草、赤茯苓、陈皮、桔梗。水煎服。治肺痈初起，咳嗽气急，胸中隐痛，吐脓痰者。

麦冬清肺饮màidōngqīngfèiyǐn 即门冬清肺饮。见该条。

麦冬汤màidōngtāng ❶《杂病源流犀烛·六淫门》卷十五方。石膏、知母、白芍药、茯苓、栀子、竹茹、麦冬、白术、扁豆、人参、陈皮、乌梅、莲子肉、甘草。功能清热生津止渴。治中暑燥渴者。❷《马培之外科医案》方。沙参、瓜蒌皮、薏苡仁、枇杷叶（去毛）各三钱，麦冬、蛤粉、茯苓各二钱，橘红、半夏、川贝母各一钱，竹茹六分。水煎服。治肺虚有热，胃有湿痰。

麦冬养荣汤màidōngyǎngróngtāng 《血证论》卷八方。人参、麦冬、当归、白芍药、生地黄、陈皮、黄芪各三钱，知母二钱，五味子、甘草各一钱。水煎服。治脾之阳气不旺，无以统运阴血而致唾血，心颤脉弱，四肢清冷，饮食不健，自汗身热者。

麦冬饮子màidōngyǐn·zi 《不居集》上集卷二十五方。麦冬、黄芪各一钱，人参、当归、生地黄各五分，五味子十粒。水煎服。功能益气养阴。治内伤劳役，精神耗散，胃气不升，或血后亡津而致口渴者。

麦饭石màifànshí 中药材。出《本草纲目》。又名白麦饭石、豆渣石、马牙砂。为花岗闪长斑岩或花岗闪长石类矿石。主产于内蒙古、辽宁、天津等地。辛、甘，温。入肝、肾、胃经，活血解毒，祛风利湿，疏肝和胃，益肾强身。①治痈疽发背，牙痛，腰痛，神经痛，关节挫伤。研末调敷患处。②治痤疮，雀斑，黄褐斑，湿疹，脚气，痱子，手足皲裂。浸水擦洗患处。③治慢性胃炎，慢性肝炎，久痢，神经衰弱。煎服或热开水浸泡饮，或研末服。为多种矿物的集合体，主要有钾长石、黑云母和角闪石，副矿物有磷灰石，偶有褐帘石、锆石和金红石。化学成分主要是硅铝酸盐，系由二氧化硅、氧化铝、氧化铁、氧化亚铁、氧化镁、氧化钙、氧化钠、氧化钾、二氧化钛、五氧化二磷、氧化锰、二氧化碳、氟、硫和镍、锆、锶、钡、钴、铬、钇、钪、钒、铜、锌、铀、钍13种微量元素所组成。本品具有抗菌、提高免疫系统功能、抗疲劳、抗缺氧作用。

麦斛màihú 中药材。出《新修本草》。又名果上叶、七仙桃、石豆、青兰、小扣子兰、石仙桃。为兰科植物麦斛 *Bulbophyllum inconspicuum* Maxim. 的全草。分布于安徽、浙江、江苏、湖南、江西、福建、广东、广西、贵州等地。甘、辛，凉。入肺、胃经。润肺化痰，滋阴养胃，活血止痛。治肺燥干咳，肺结核咯血，热病烦渴，慢性咽痛，慢性胃炎，胃酸缺乏，食欲不振，小儿惊痫，风火牙痛，月经不调，跌打损伤。煎服：6～15g，鲜品30～60g。

麦黄草màihuángcǎo 中药材。见《陕西中草药》。为紫堇之别名。详该条。

麦煎散màijiānsǎn 《苏沈良方》卷十方。鳖甲（酥炙）、大黄（湿纸裹、煨熟）、常山、柴胡、赤茯苓、当归（酒浸）、干生漆、白术、石膏、干地黄各一两，炙甘草半两。为末，每服二钱，加小麦五十粒，水煎，食后、睡前服。治少年骨蒸，妇人血风攻疰，四肢心胸烦壅。若有虚汗，加麻黄根一两。

麦蓝子màilánzǐ 中药材。见《甘泉县志》。为王不留行之别名。详该条。

麦粒灸màilìjiǔ 灸法术语。指用麦粒大小的艾柱施灸，故名。一般作直接灸用。《备急千金要方》："哕，灸承浆七壮，炷如麦大。"

麦粒团màilìtuán 中药材。见《安徽中草药》。为木半夏之别名。详该条。

麦灵丹màilíngdān 《医宗金鉴·外科心法要诀》卷六十二方。鲜蟾酥二钱，活蜘蛛二十一个，两头尖（即鼠粪）一钱，飞罗面六两。为细末，用菊花熬成稀膏，捻如麦粒大，每服七至九丸，病在上白水送服，在下淡黄酒送服。治痈疽恶毒，无名诸疡及疔疮走黄，令人烦闷神昏，或妇人初发乳证，小儿痘疹余毒，或腰腿暴痛等。

麦门冬理中汤màiméndōnglǐzhōngtāng 《备急千金要方》卷二十方。麦冬、芦根、竹茹、陈仓米各一升，生姜四两，白术五两，甘草、茯苓各二两，陈皮、人参、玉竹各三两，蓴心（蘘荷子）五合。为粗末，水煎，分三次服。治上焦热，腹满不欲食，或食则先吐后泻，肘挛痛。

麦门冬散màiméndōngsǎn ❶《备急千金要方》卷二方。麦冬、通草、石钟乳、理石各等分。为末，每服一方寸匕，食后酒送服，日三次。治缺乳。❷《千金翼方》卷二十方。麦冬、石膏、柏子仁、炙甘草各半两，桂心一分。为粗末，每服一方寸匕，酸浆和服，日四次（昼三夜一）。治金疮乳痈，诸肿烦满。❸《太平圣惠方》卷十方。麦冬（去心）、麻黄（去根节）、赤茯苓、知母、犀角、地骨皮、黄芩、赤芍药、白鲜皮、炙甘草、杏仁（汤浸，去皮尖、双仁，麸炒微黄）各三分。为粗末，每服五钱，水煎，去滓服。治伤寒阳痉，身体壮热，项背强直，心膈烦躁，发热恶寒，头面赤色，四肢疼痛。❹《太平圣惠方》卷八十四方。麦冬、淡竹茹各半两，人参、茅根、炙甘草各一分，陈皮一两。为粗末，每服一钱，加生姜少许，水煎去渣，稍热频服。治小儿呕吐不止，心神烦热。❺《普济本事方》卷十方。麦冬、炙半夏曲、人参、茯苓各三钱，炙甘草一分，为细末，每服二钱，加生姜三片，水煎，去渣服，日二至三次。治小儿呕吐，脉数有热。❻《校注妇人良方》卷六方。麦冬、赤茯苓、黄芪、赤芍药、羚羊角、柴胡、炒桑白皮各四分，生地黄、炙甘草各三分。加生姜，水煎服。治妇人客热，四肢倦痛，烦闷不食，或往来寒热。❼《证治准绳·类方》第五册方。①麦冬、地骨皮、麻黄、赤茯苓、知母、黄芩、赤芍药、白鲜皮、杏仁（麸炒，去皮尖）、炙甘草、犀角各七钱半。为粗末，每服五钱，水煎，去渣服。治伤寒阳痉，身体壮热，项背强直，心膈烦躁，发热恶寒，头面赤色，四肢疼痛。②麦冬、茯神、柴胡、黄芪、白术各一两，防风、赤芍药、枳壳（麸炒）、川芎、酸枣仁、羚羊角各七钱半，炙甘草半两。为粗末，每服五钱，加生姜五片，水煎，去渣服。治风虚劳，筋脉拘挛，四肢疼痛，心神烦热，不得眠。❽《证治准绳·类方》第六册方。麦冬、木通、赤芍药、冬葵子各一两，滑石二两，芒硝一两半。为粗末，每服四钱，加生姜半分、葱白二茎，水煎去渣，食前服。治心热气壅，涩滞或淋，脐下妨闷。❾《证治准绳·女科》卷四方。麦冬、黄芩、赤茯苓各一两，茯神，赤芍药、陈皮、人参、苦桔梗、桑寄生、甘草、旋覆花各半两，生地黄七钱半。为粗末，每服四钱，加生姜一钱，水煎服。治妊娠心烦愦闷，虚躁吐逆，恶闻食气，头眩四肢重，百节疼痛，多卧少气。

麦门冬汤màiméndōngtāng ❶《金匮要略》方。麦冬七升，半夏一升，人参、甘草各二两，粳米三合，大枣十二枚。水煎，分六服，日三夜一服。功能滋养肺胃，降逆下气。治肺胃阴伤，津液不足，气火上逆而致的肺痿证，症见咳唾涎沫，气喘短气，咽干口燥，舌干红少苔，脉虚数。近代也常用于慢性支气管炎、支气管扩张、慢性咽炎、胃及十二指肠溃疡、萎缩性胃炎等肺胃阴虚者。方中麦冬清肺胃虚热，并滋肺胃之阴；人参、甘草、粳米、大枣补益胃气而滋生津液，培土生金；半夏降逆下气而化痰涎，并可防麦冬滋腻碍胃。各药合用，使阴津复、虚火降、痰涎化而气逆止。实验研究表明，本方能改善气管黏液纤毛运动系统功能，并有镇咳和促进唾液分泌作用。❷《外台秘要》卷三十六方。麦冬、炙甘草各四分，炙枳实、黄芩、人参各三分，龙骨六分。水煎，去渣服。治小儿夏季服药大下后，胃中虚，热渴。❸《类证活人书》卷二十方。麦冬（去心）三分，石膏、寒水石、炙甘草各半两，桂心三钱半。为粗末，每服三钱，水煎服。治婴儿未满百日，伤寒鼻衄，身热呕逆。❹《三因极一病证方论》卷十一方。麦冬、生芦根、竹茹、白术各五两，炙甘草、茯苓各二两，橘皮、人参、葳蕤各三两。为末，每服四大钱，加生姜五片，陈米一撮，水煎，去滓热服。治上焦伏热，腹满不欲食，食入胃未定，汗出，身背皆热，或食入先吐而后下。❺《医垒元戎》方。麦冬一两，炙甘草二两，粳米半合。前二味为细末，先煎粳米，米熟去米，入药末五钱匕，加大枣二枚、竹叶十五片，水煎，去渣服。治劳复，气欲绝者。❻《证治准绳·类方》第七册方。麦冬、秦皮、赤茯苓、玉竹各一两半，生大黄、升麻各一两。为末，每服五钱，加竹叶十片，水煎，去滓，入朴硝末一钱，再煎令沸，空腹服。治肝热上攻于目，赤肿痛痒。❼《证治准绳·类方》第八册方。麦冬十两，蜀椒（去目并合口者，微妙）、炮姜各一两，黄芪、百部、白术、人参、桂心各一两二钱半，远志、附子（炮，去皮脐）、细辛、炙甘草各一两半，炒杏仁半两（一方有槟榔，一方无白术）。为细末，炼蜜，更于铁臼内涂酥杵令匀为丸，酸枣大，含化。治肺痨，咳逆气喘。❽《证治准绳·女科》卷四方。①麦冬、茯苓、防风各三钱，人参一钱半。加生姜五片、淡竹叶十片，水煎服。治妊娠心惊胆怯，烦闷。②麦冬一升，人参、黄芩、甘草各二两，干地黄三两，阿胶四两，生姜六两，大枣十五枚。水、酒煎，分三次服；或用乌雌鸡一只，煎汁煮药。治妊娠六月，胎动不安，往来寒热，腹内胀满，身体肿，惊怖忽有所下，腹痛如欲产，手足烦疼。❾《证治准绳·疡医》卷二方。麦冬、黄芪、炒五味子、茯苓、人参、官桂（去粗皮）、当归、远志、川芎各一两，炙甘草七钱半。为粗末，每服五钱，加生姜半分、大枣二枚，水煎去渣，空腹服。治痈疽溃后，脓水不断。《证治准绳·幼科》集五方。麦冬、人参、菊花、赤芍药、赤茯苓、升麻各一钱，甘草五分，石膏三钱。水煎服。治瘢疹烦渴，吐泻及痂后余热。

麦门冬丸màiméndōngwán 《太平圣惠方》卷八十八方。麦冬一两，人参、黄芪、青蒿子、黄连、桑白皮、枳壳（麸炒）、地骨皮各半两，柴胡三分。为细末，炼蜜和丸，绿豆大，每服五丸，不拘时温开水研服。治小儿肌肤羸瘦，骨热，小便赤黄。

麦门冬饮màiméndōngyǐn 《外台秘要》卷十六方。生麦冬（去心）、陈粟米各一升，鸡子二至七枚，淡竹叶三升。先以水一斗八升，煮粟米、竹叶，取九升，去滓，澄清，接取七升，冷下鸡子白，搅五百转，去上白沫，下麦冬，煮取三升，去滓，分三次服。治心劳热不止，肉毛焦色无润，口赤干燥，心闷。

麦门冬饮子màiméndōngyǐn·zi ❶《宣明论方》卷一方。麦冬二两，瓜蒌、知母、炙甘草、生地黄、人参、葛根、茯神各一两。为粗末，每服五钱，加竹叶数片，水煎，去渣，食后服。治膈消，胸满，心烦，津液燥少，短气，久为消渴。《杂病源流犀烛》亦有本方，但多五味子。❷《素问病机气宜保命集》卷下方。麦冬、生地黄各等分。上药剉碎，每以一两，水煎服。治衄血不止。❸即门冬清肺饮。见该条。

麦蘖màiniè 中药材。出《日华子诸家本草》。为麦芽之别名。详该条。

麦参màishēn 中药材。见《云南中草药》。为千针万线草之别名。详该条。

麦穗红màisuìhóng 中药材。见《南宁市药物志》。为狗肝菜之别名。详该条。

麦味地黄丸màiwèidìhuángwán 即八仙长寿丸。见该条。

麦芽màiyá 中药材。出《本草纲目》。又名麦蘖、大麦芽。为禾本科植物大麦 *Hordeum vulgare* L. 的成熟颖果经发芽干燥的炮制加工品。甘，平。归脾、胃经。行气消食，健脾开胃，回乳消肿。治食积不消，腹满泄泻，食欲不振，嗳气吞酸。治断乳时乳汁淤积，乳房胀痛，煎服 10～15g（回乳炒用 60g）；治急、慢性肝炎胁痛，厌食，生品研粉制成糖浆服。麦芽含淀粉酶、转化糖酶、脂酶、朊酶等多种酶类物质。另含大麦芽碱，甜菜碱，胆碱，腺嘌呤，氨基酸，细胞色素 C，维生素 B、D、E，磷脂，麦芽糖，葡萄糖等。还含抗霉菌有效成分大麦芽胍碱 A、B 及其葡萄糖苷。大麦芽胍碱 A、B 均有抗真菌活性。大麦芽碱药理作用类似麻黄碱，为支气管扩张剂，还有放射性防护作用。麦芽炒焦后消食化积作用更强。

麦芽糖màiyátáng 中药材。见《药材学》。为饴糖之别名。详该条。

卖药所màiyàosuǒ 宋代官方设立的专门经营药品的机构的名称。始创于 1076 年（熙宁九年），后又在各地增设达七所之多。参见“太平惠民局”条。

脉mài ❶脉管。气血运行的通道。《素问·脉要精微论》：“夫脉者，血之府也。”《灵枢·决气》：“壅遏营气，令无所避，是谓脉。”脉与心密切相连，为心气所推动。《素问·痿论》：“心主身之血脉。”❷脉搏，脉象。《灵枢·邪气藏府病形》：“按其脉，知其病。”❸脉法。参见“切脉”“脉诊”条。❹五不女之一。详该条。

脉暴出màibàochū 出《伤寒论·辨少阴病脉证并治》。病程中原见微细欲绝之脉，突然跳动显露。多属病情危笃，阴阳离决之候。

脉痹màibì 病名。❶指风寒湿邪阻滞血脉所致的痹症。出《素问·痹论》。症见皮肤变色，皮毛枯萎，肌肉顽痹等。治宜导痹通脉，可用导痹汤、人参丸等方。❷指热痹。《医宗必读·痹》：“脉痹即热痹也。”详见“热痹”条。❸指心痹。《症因脉治》卷三：“心痹之症，即脉痹也。”参见“心痹”条。

脉尺合参màichǐhécān 脉象与尺肤诊候互相参合。寸口部的脉象与尺肤的诊候有相应之处，故诊病可以将脉象与尺肤诊候互相参合比较，以正确诊断疾病。《灵枢·邪气藏府病形》：“夫色脉与尺之相应也，如桴鼓影响之相应也，不得相失也……脉急者，尺之皮肤亦急；脉缓者，尺之皮肤亦缓；脉小者，尺之皮肤亦减而少气。”

脉从四时màicóngsìshí 亦称脉应四时。脉象随着四时气候寒温变化而相应变化的生理现象。人体在春温、夏热、秋凉、冬寒四时气候变化的影响下，脉象相应有微弦、微洪、微毛（浮）、微石（沉）的差异，这属于生理范围，脉诊时要注意结合四时气候识别这些差异。脉不应时，或脉反四时，均属病态。《素问·玉机真藏论》：“脉从四时，谓之可治。”

脉癫疾màidiānjí 病证名。指癫病深入于脉者。《灵枢·癫狂》：“脉癫疾者，暴仆，四肢之脉皆胀而纵。脉满，尽刺之出血；不满，灸之夹项太阳，灸带脉于腰相去三寸，诸分肉本输。呕多沃沫，气下泄，不治。”参见“癫”条。

脉度màiduó ❶测度经脉长短的度数。《灵枢·脉度》讨论手足三阴三阳十二经脉和任、督脉等的长度。《灵枢·骨度》：“先度其骨节之大小、广狭、长短，而脉度定矣。”❷脉诊上辨别脉象的大小、浮沉、滑涩，别其左右、上下、前后，以求五脏四时逆从。❸《灵枢》篇名。本篇主要说明经脉的长度，故名。根据当时的度量和标准身材，计算手足三阴三阳十二经脉和跻、任、督脉的长度。同时还叙述了五脏的精气上通七窍，因而有视、听、嗅、味觉等功能。文中还论述了阴阳偏胜和关格的病理。

脉法màifǎ 出土医学帛书。残卷，撰人未详，约为秦以前的作品。1973 年于湖南长沙市马王堆三号汉墓出土的帛书之一。全文 400 余字，主要谈脉法，特别是灸法或砭法与脉之间的关系。

脉法撮要màifǎcuòyào 脉学著作。1 卷。严三点撰。成书年代不详。此书首列浮、沉、迟、数四脉主病及治法，继列七表、八里各脉体状。末分阳证、阴证、六经、五脏及命门等项，述所见脉象主病。书采七言歌诀体，将症、脉结合起来。此书述脉形状，多用比喻的言辞，易于理解掌握。今存明嘉靖戊午（1558）抄本及明抄《幼幼新书》附录本。

脉法解màifǎjiě 脉学著作。见“医学粹精”条。

脉法删繁màifǎshānfán　脉学著作。见“顾氏医镜”条。

脉风màifēng　病证名。同疠风。因风邪侵犯血脉，留而不去，蕴酿而成，故称。《素问·脉要精微论》：“脉风成为疠。”参见“疠风”条。

脉孤màigū　脉象。脉来但弦、钩、毛、石，缺乏胃气，为阳气消散之象。《素问·玉版论》：“脉孤为消气。”

脉骨疔màigǔdīng　病名。出《疡医大全》卷十九。即疫疔。见该条。

脉管màiguǎn　血液运行的通道。简称脉。详该条。

脉贯màiguàn　脉学著作。9 卷。清代王贤撰。刊于 1711 年。王氏论述脉法，采摭《难经》要旨为提纲，并广引诸家学说，删繁纂要，附述己见以求脉理贯通。

脉会màihuì　八会穴之一。《难经·四十五难》：“脉会太渊。”太渊为肺经腧穴。肺朝百脉，本穴位于寸口，寸口为脉之大会，候诊脉气之处，故云脉会太渊。凡脉病皆可酌情针灸此穴。

脉极màijí　病证名。指血脉亏损、重急的疾患。又称血极。《备急千金要方·心脏》：“凡脉极者，主心也，心应脉，脉与心合，心有病从脉起。又曰以夏遇病为脉痹，脉痹不已，复感于邪，内舍于心则食饮不为肌肤，咳脱血色白不泽，其脉空虚，口唇见赤色。”常伴见面无血色，头发脱落，易怒，言语不快，惊跳不定等症。宜用人参散、地黄汤、补荣汤等方。参见“脉绝”条。

脉简补义màijiǎnbǔyì　脉学著作。《周氏医学丛书脉学四种》之一。2 卷，清代周学海撰。本书重点介绍作者对脉学的见解。上卷谈诊法及诸脉；下卷经义丛谈，论析脉学中多方面的问题。周氏此编是对《脉义简摩》一书的补充与发挥，有一定的参考价值。

脉解篇màijiěpiān　《素问》篇名。内容主要是解释三阴三阳经脉之气，以及经脉在偏盛偏衰时所发病变的机制，故名。

脉经màijīng　脉学著作。❶西晋王叔和撰于 3 世纪，是我国现存最早的脉学专著。本书集汉以前脉学之大成，选取《内经》《难经》以及张仲景、华佗等有关论述，分门别类，在阐明脉理的基础上联系临床实际。全书共 10 卷。卷一论三部九候，寸口脉及二十四脉；卷二、三则以脉合脏腑经络，举其阴阳之虚实，形证之异同，作为治疗依据；卷四决四时、百病死生之分，并论脉法；卷五述仲景、扁鹊脉法；卷六列述诸经病症；卷七至九讨论脉证治疗，其中卷七以伤寒、热病为主，卷八为杂病，卷九为妇产科、小儿病证；卷十论奇经八脉及右侧上下肢诸脉。原有“手检图三十一部”，今已亡佚。《脉经》经宋代林亿等校订后，卷数未变，而篇次和内容均有所更动。此书刻本颇多，1949 年以来，人民卫生出版社、上海卫生出版社先后有影印本刊行。❷《内经》以前的脉学著作。《素问·示从容论》：“臣请诵《脉经》上下篇，甚众多矣。”❸黄公兴、秦承祖、康普思（以上见《隋书·经籍志》）、王子颙、甄权（以上见《新唐书·艺文志》）、李勣（见《崇文总目》）等均撰《脉经》，均佚。《濒湖脉学》《脉诀汇辨》等所列“考证书目”中有蔡西山《脉经》，亦未见。

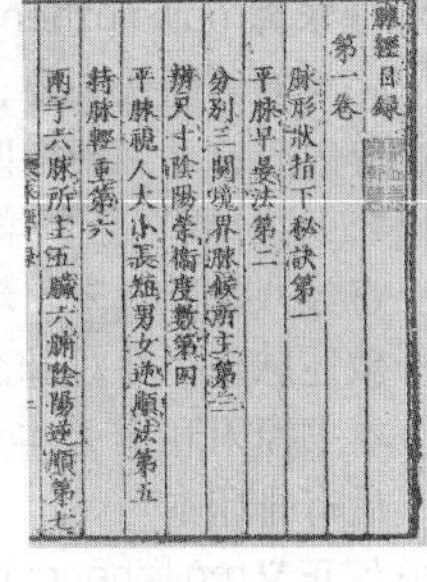
脈經目録
第一卷
脈形狀指下秘訣第一
平脈早晏法第二
分別三關境界脈候所主第三
辨尺寸陰陽榮衛度數第四
平脈視人大小長短男女逆順法第五
持脈輕重第六
兩手六脈所主五臟六腑陰陽逆順第七

脉经

脉经钞màijīngchāo　脉学著作。见“孙氏医学丛书”条。

脉经敦煌古抄本màijīngdūnhuánggǔchāoběn　敦煌藏经洞出土之诊法类文献。载于英藏卷子 S. 6245 + S. 9431 + S. 9443 + S. 8289，卷子存 84 行文字，全卷上半横残近半。《脉经》在该组缀合文件的第 60 ~ 84 行，存序言与卷一《脉形状指下秘诀第一》的部分内容。后一部分是关于脉名和脉形态的基本介绍，卷子残文中的脉象为 21 条，与《脉经》中的 24 脉象相比，少沉脉、革脉、散脉 3 个脉象，且各脉顺序不同。卷子约抄成于五代时期。

脉静màijìng　出《素问·平人气象论》。指脉来和缓平静。如伤寒表证，脉象和缓平静，为不传经。《伤寒论·辨太阳病脉证并治》：“伤寒一日，太阳受之，脉若静者，为不传。”

脉疽màijū　病名。出《刘涓子鬼遗方》卷一。又名百脉疽。痈发于颈部。初起漫肿，环绕颈项，色紫红，疼痛不能转动，食难，气逆咳嗽，身体大热。如脓成即切开引流，迟则毒攻咽喉。有脓稠者为顺，反之为逆。相当于颈部蜂窝织炎。治法见“外痈”条。

脉诀màijué　脉学著作。❶宋代崔嘉彦撰。又名《崔氏脉诀》《崔真人脉诀》《紫虚脉诀》。1 卷。撰年不详。作者鉴于脉理难明，“非言可传，非图可状”，遂以较通俗易晓的文笔，以四言歌诀的形式阐述脉学义理，便于初学者习诵。崔氏论脉以“浮、沉、迟、数为宗，风、气、冷、热主病”。本书对后世脉学有相当影响，明代李言闻曾予补订，改名《四言举要》，李时珍将其辑入《濒湖脉学》中。❷《王叔和脉诀》的简称。详见该条。❸南宋刘开撰。又名《刘三点脉诀》《复真刘三点先生脉诀》。撰于 1241 年。本书将七表八里脉法总括为浮、沉、迟、数 4 类，分别就寸、关、尺三部 4 类脉的主病做了概述。❹清代刘璞、叶盛、董西园、朱铭石、陈璞等分别曾撰《脉诀》，但流传不广。

脉诀采真màijuécǎizhēn　脉学著作。3 卷（即《利溥集》卷一至三）。清末王鸿骥编于 1909 年。王氏以黄蕴兮《脉确》一书内容列于篇首，以此引伸，兼采诸家脉学有关专题论述于后，并附妇人、小儿脉法。

脉诀阐微màijuéchǎnwēi　脉学著作。见“辨证录”条。

脉诀规正màijuéguīzhèng　脉学著作。见“删注脉诀规正”条。

脉诀汇编màijuéhuìbiān　脉学著作。见“脉诀汇编说统”条。

脉诀汇编说统màijuéhuìbiānshuōtǒng　脉学著作。简称《脉诀汇编》。2 卷。明代翟良纂，清代林起龙鉴定。刊于 1667 年。本书论述简要，浅显易明。翟氏论脉颇能融会古说，强调使读者“明于书”“明于心”，以此领会脉之真传。书中分述诊脉指法，各脉形状、主病，从症、从脉、相类脉、相反脉、相兼脉等多方面内容，末附四时顺逆脉及濒湖脉诗，便于读者习诵。

脉诀汇辨màijuéhuìbiàn　脉学著作。10 卷。清代李延昰辑撰于 1664 年。作者鉴于当时广为流传的高阳生《脉诀》之言辞鄙俚，谬误颇多。遂汇集古今有关脉学论著，结合其叔父李中梓所传的脉学予以辨驳订正。卷一所述，多属作者研究脉学之心得。其认为脉诊须掌握 6 个要点，即辨析相类之脉，对举相反之脉，熟悉兼至之脉，察定平常本脉，准随时令变脉，确认真脏绝

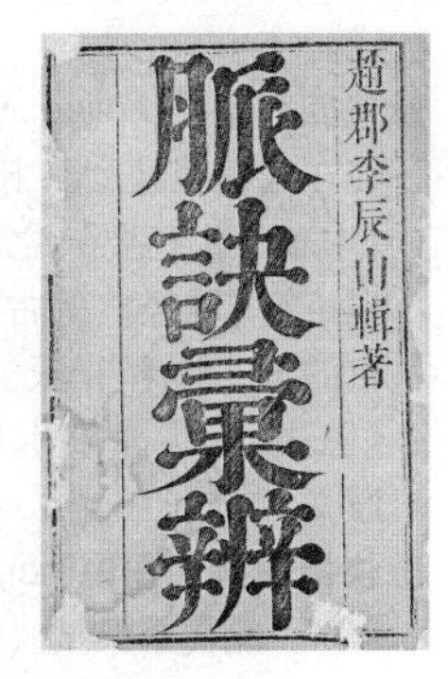

脉诀汇辨

M

脉。卷二至六以崔嘉彦“四言脉诀”为基本内容，予以增删，并采撷古典医著及名家学说，诠释脉理。卷七阐述望、闻、切三诊，以示四诊合参的重要意义。卷八以运气联系脉法。卷九选录李中梓医案若干条，以脉参证，体现脉诊在临床诊治方面的灵活应用。卷十为经络脏象，摘选有关诊法的纲领，并附脉案图式。全书理论联系临床实际，内容详备，但个人发挥的见解不多，卷八运气一部分有不少机械的观点。本书于1963年由上海科技出版社据康熙刻本予以校订排印。

脉诀刊误màijuékānwù　脉学著作。又名《脉诀刊误集解》。2卷。元代戴启宗撰。戴氏认为当时流传颇广的高阳生《脉诀》，内容虽较通俗，又是以韵语歌诀的形式编写，但其中不免语意不明，立义偏异之处，并存在不少错误。遂遵《内经》《难经》张仲景、华佗、王叔和及历代有关论述，对《脉诀》原文考核辨妄，详为订正，观点颇多可取。后经明代汪机于1523年予以补订，汪氏集诸家脉说并将他所撰《矫世惑脉论》附录于后。1949年后有排印本。

脉诀刊误集解màijuékānwùjíjiě　脉学著作。见“脉诀刊误”条。

脉诀考证màijuékǎozhèng　脉学著作。见“濒湖脉学”条。

脉诀秘鉴màijuémìjiàn　脉学著作。不分卷。清郭大铭撰。约刊于1723—1735。先述诊脉的基本知识、诊察要点以及神门脉、反关脉、上鱼脉、冲阳脉、太溪脉、太冲脉等少见脉象，后评论二十八脉象及意义。本书内容较为丰富，对临床诊断有一定参考价值。现存清雍正年间凝和堂刻本。

脉诀启悟màijuéqǐwù　脉学著作。见“脉诀启悟注释”条。

脉诀启悟注释màijuéqǐwùzhùshì　脉学著作。简称《脉诀启悟》。1卷，原题清代徐灵胎撰。本书首论诊法，次分述浮、沉、迟、数、滑、虚、实等二十八脉，各辨其形象、主病、寸关尺、虚实（指证候合脉）、兼脉、兼象等。每脉均列“诊宗脉学”（内容与《诊宗三昧》所述基本相同）作为总结。本书刊入《徐灵胎医学全书》及《徐灵胎医略六书》，后者并附“经络诊视图”。

脉诀筌蹄màijuéquántí　脉学著作。不分卷。清代吴甡选辑。约刊于1710年。吴氏此编的脉学部分，基本上取材于《王叔和脉诀》和《濒湖脉学》，后附望、闻、问及小儿色诊。书中叙述各脉体象以《濒湖脉学》二十七脉为宗，删去原《王叔和脉诀》中七表八里九道脉。全书内容大多从前人著述中辑录，缺乏个人见解。

脉诀乳海màijuérǔhǎi　脉学著作。6卷。清代王邦傅纂注，叶子雨参订。刊于1891年。王氏对高阳生《脉诀》予以注释发挥，颇多独到的见解。但书内如营卫循行等内容，杂以玄虚的解释，是其不足之处。现有《珍本医书集成》本。

脉诀四言举要màijuésìyánjǔyào　脉学著作。2卷。清代王道纯在宋代崔嘉彦《脉诀》的基础上加以整理注释。原附于《本草品汇精要》之后。上卷以《内经》《难经》《伤寒杂病论》《脉经》等古典医籍，参合王氏个人见解以另分子目的方式诠释崔氏《脉诀》；下卷扼要叙述四诊，并附《脉诀》（指高阳生《脉诀》）考证及崔氏《四言举要》原文。

脉诀指掌病式图说màijuézhǐzhǎngbìngshìtúshuō　脉学著作。1卷。元代李杲撰（旧题元代朱震亨撰，系后人所误移）。本书论述脉证诊法，自三部九候、五运六气、十二经脉、男女各种病脉分析辨异，并附图表说明。今所通行为明代吴勉学校刻本（见《医统正脉全书》卷六十一）。

脉诀纂要màijuézuǎnyào　脉学著作。1卷（即《冯氏锦囊秘录》卷十五）。清代冯兆张纂辑。此书分述脉位法天、脉论、七诊之法、论脉紧要诸条、太素脉说、删润脉诀等内容。以《内经》理论为主，结合己见编纂而成。

脉绝màijué　古病名。指血脉枯涩败绝的疾患。《备急千金要方·心脏》：“扁鹊云：脉绝不治三日死，何以知之？脉气空虚，则颜焦发落。脉应手少阴，手少阴气绝，则脉不通血先死矣。”参见“脉极”条。

脉厥màijué　病证名。厥证之一。❶指温疫里证，应下失下，六脉如无之重证。《温疫论》：“温疫得里证，神色不败，言动自如，别无怪证。忽然六脉如丝，沉细不应指，似有如无，或两手俱无，或两手先伏。察其人不应有此脉，有此脉者，皆缘应下失下，内结壅闭，营气逆于内，不能达于四末，此脉厥也。亦有过用黄连、石膏诸苦寒药，强遏其热，致邪愈结，脉愈不通。”治宜承气汤缓下之，其脉自复。❷指战汗后暂见脉停而呼吸尚存之证。《伤寒寻源·战汗》：“战定之后，其人忽沉沉睡去，如死一般。须察其脉仍和缓有根者勿讶，俟其气复即醒矣。亦间有脉停者，又必察其呼吸，如呼吸尚长，此属脉厥，久之自复。”参见“厥证”“战汗”条。

脉口màikǒu　即寸口。《灵枢·终始》：“持其脉口，人迎，以知阴阳有余不足，平与不平。”详“寸口”条。

脉理màilǐ　见“脉理存真”条。

脉理存真màilǐcúnzhēn　脉学著作。3卷。清代余显廷校订。刊于1876年。余氏叔祖父余燕峰曾以《诊家枢要》为基础，杂采诸家学说，详辨脉象，编成《脉理》一书。显廷据《脉理》予以校订补充。书成，其父余丽元定名《脉理存真》，并撰滑伯仁先生传。1篇附于卷前。

脉理求真màilǐqiúzhēn　脉学著作。3卷。清代黄宫绣撰。卷一为新著脉法心要，介绍诊脉部位，各种脉的形象、主病等内容；卷二新增四言脉要，系据《诊家正眼》所载崔氏“四言脉要”予以增删而成；卷三有汪昂所撰十二经脉歌、奇经八脉歌，末附新增脉要简易便知。作者结合临床实际叙述脉理，并对脉法中某些重要的问题做了扼要的阐析。本书原附刊于《本草求真》之后，后出单行本。1949年后有排印本。

脉理正义màilǐzhèngyì　脉学著作。6卷。明代邹志夔撰。刊于1635年。邹氏汇集诸家学说阐析脉理，卷前列辨脉10篇，“其卷一曰明诊，揭脉之纲领也；其卷二曰序脉，布脉之条目也；其卷三、卷四曰类证，详其使用也；其卷五曰萃经，其故典也；其卷六曰外诊，佐诊之不逮也”（见凡例）。邹氏立论多宗《内经》《脉经》，于后世诸家，推重滑寿《诊家枢要》。

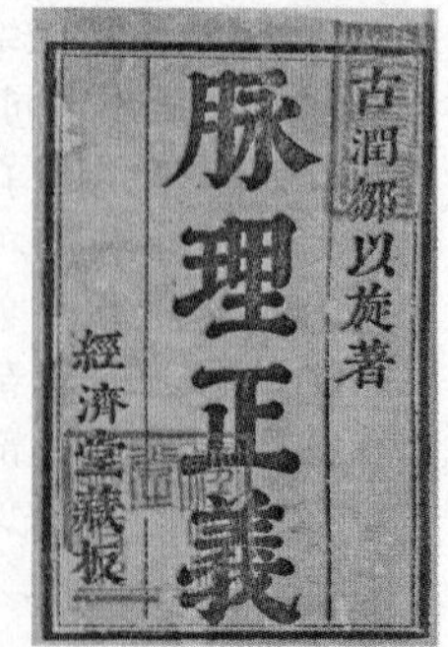

脉理正义

脉理宗经màilǐzōngjīng　脉学著作。3卷，补集1卷。清代张福田撰于1868年。作者认为“脉必以《内经》为正宗”，遂辑录有关论述详注，首录《内经》脉要、诊候，次以仲景脉法及诸家脉学理论予以补充发挥，并分述30种脉之形象、主治，以及足脉、脉法、内照图说等。

脉逆四时màinìsìshí　脉象不能随着四时气候的改变而相应

变化的病脉。《素问·平人气象论》："脉有逆从四时，未有藏形。春夏而脉瘦，秋冬而脉浮大，命曰逆四时也。"《素问·玉机真藏论》："脉逆四时，为不可治……所谓逆四时者，春得肺脉，夏得肾脉，秋得心脉，冬得脾脉；其至皆悬绝沉涩者，命曰逆四时。"

脉气màiqì ❶脉中的精气。《素问·经脉别论》："食气入胃，浊气归心，淫精于脉，脉气流经，经气归于肺。"❷出《素问·气府论》，即经气。详该条。

脉确màiquè 脉学专著。1卷。清代黄蕴兮撰。约刊于1746年。黄氏以歌诀形式论述二十六脉及其主病。歌诀在编法上有其特点，如介绍浮、沉等脉，即用浮、沉等字之韵论析。各脉主病以《内经》记载为主，并摘取《脉经》及后世脉学著述作为补充，内容简要。后辑入《疡医大全》等医著中。

脉如màirú 脉学著作。2卷。清代郭治撰于1753年。作者深感切脉诊病之不易，遂搜集前人有关脉学理论经验，结合个人临床体会编成本书。书中以浮、沉、迟、数为四大纲，阐析二十八脉颇详。除脉诊外，并简介望、闻、问三诊。但书中杂有"天和脉""《素问》六十年运气治病之纪"等论述，应予分析地对待。

脉软màiruǎn 喻脉象的软弱。《灵枢·四时气》："脉软者，病将下。"

脉色合参màisèhécān 切脉与望色须互相参合印证，以明病情。《灵枢·邪气藏府病形》："色脉形肉不得相失也……色青者，其脉弦也；赤者，其脉钩也；黄者，其脉代也；白者，其脉毛；黑者，其脉石。见其色不得其脉，反得其相胜之脉，则死矣；得其相生之脉，则病已矣。"脉象与五色诊候在主病机制方面有共通之处，两者合参互证，既可确诊疾病，又可从色脉相应与否判断病情的顺逆死生，故《素问·五藏生成》认为"能合脉色，可以万全"。

脉疝màishàn 病证名。《外台秘要》卷七："少腹胀满，引膀胱急痛名曰脉疝。"即小腹部胀满而伴有拘急疼痛的病证。宜服七疝丸。

脉舍神màishèshén 血是神志活动的物质基础。心藏神，主血脉，故脉既为血之府，而神亦舍于其中。《灵枢·本神》："心藏脉，脉舍神。"

脉神章màishénzhāng 脉学著作。明代张介宾撰。3卷（即《景岳全书》四至六卷）。上卷阐述《内经》脉义；中卷分析脉神、脉位，介绍16种脉象，并兼析脉之常变、逆顺等情况；下卷列述《难经》、张仲景、滑寿等诸家脉义以资参考。

脉数急màishùjí 即弦数脉。太阳表证，脉弦数，有躁烦、恶心症状者，为病向里传之候。《伤寒论·辨太阳病脉证并治》："伤寒一日，太阳受之……颇欲吐，若躁烦，脉数急者，为传也。"

脉说màishuō 脉学著作。2卷。清代叶霖撰。上卷选取《内经》《难经》《脉经》等有关论脉部分阐明新义，并分别论述脉机、妇人脉法、幼儿诊法、奇经八脉、脉色兼察等。所附察色节要，多采石芾南之说。下卷列举分析30种脉象，末附清脉、浊脉。

脉痿màiwěi 病证名。痿证之一。亦称心痿。由于心热火炎，血气上逆，下部血脉空虚；或悲哀太甚，阳气内动，屡屡失血，脉失濡养所致。症见四肢关节如折，不能举动，足胫软弱，不能着地站立。《素问·痿论》："心主身之血脉……心气热，则下脉厥而上，上则下脉虚，虚则生脉痿，枢折挈，胫纵而不任地也。"又："悲哀太甚，则胞络绝，胞络绝，则阳气内动，发则心下崩，数溲血也。故《本病》曰：大经空虚，发为肌痹，传为脉痿。"治宜清心泻火，养血活血。可用导赤各半汤，或六味丸合丹溪大补丸，或用大生脉汤、铁粉丸、调营通脉汤等方。参见"痿"条。

脉无胃气màiwúwèiqì 脉来失去从容和缓及正常的节律，表现出弦劲绷急，坚硬搏指，或浮散无根，杂乱不匀等。表示胃气将绝，五脏真气败露，生命垂危。《素问·平人气象论》："脉无胃气亦死。所谓无胃气者，但得真脏脉，不得胃气也。"

脉象màixiàng 脉动应指的形象。包括频率、节律、充盈度、通畅的情况，动势的和缓，波动的幅度等。晋代王叔和《脉经》根据这些征象总结出24种脉象，元代滑寿《诊家枢要》发展为30种脉象，明代李时珍《濒湖脉学》定为二十七脉，明代李士材《诊家正眼》再增入疾脉，合28种脉。后世多沿用二十八脉。

脉象统类màixiàngtǒnglèi 脉学著作。见"沈氏尊生书"条。

脉象主病màixiàngzhǔbìng 与脉象相应的病证。如浮脉主表证、沉脉主里证、迟脉主寒证、数脉主热证等。

脉学发微màixuéfāwēi 脉学著作。4卷。恽铁樵撰于1926年。卷一专论脉诊以外的诊法，包括望色、察呼吸、分析病状等；卷二为脉学概论、原理等，并释十字脉象（指大、浮、动、数、滑、沉、涩、弱、弦、微）；卷三、四结合病例分析促、结、代、浮、沉、迟、数诸脉。全书用中西汇通的观点阐述脉理，解释脉要。但不免有牵强附会、联系欠当的缺陷。

脉学辑要màixuéjíyào 脉学著作。3卷。日本丹波元简撰于1795年。作者纂辑诸家脉学的精要部分，附录家传及个人心得编成。上卷总论，中卷为二十八脉形象分析，下卷列述妇人、小儿及诸怪脉。1955年人民卫生出版社出版排印本。

脉学辑要评màixuéjíyàopíng 脉学著作。3卷。清代廖平评。刊于1853年。廖氏对《脉学辑要》有"不背古而最实用"的好评，但又批评原书"不以脉定病，与两手分六脏腑之诊"，遂编此书。将二十七脉的次序，按分部类居重予编次。评述部分能结合临床，颇有个人识见。现有《六译馆医学丛书》本、《中国医学大成》本等。

脉学精华màixuéjīnghuá 脉学著作。见"脉语"条。

脉学入门四言举要màixuérùménsìyánjǔyào 脉学著作。1卷。宋代崔紫虚撰，清代莫熺注。刊于1742年。莫氏认为崔氏《四言举要》"言宗经旨，理越前人，较之素（问）、难（经）诸书，又无浩瀚难测之患"，"但言辞简要，含义实深"（见自序），遂予注释。注文主要参考《濒湖脉学》，兼采其他脉学著作，为《莫氏锦囊十二种》之一。

脉要精微论篇màiyàojīngwēilùnpiān 《素问》篇名。本篇较全面地论述切脉与观神察色的主要精微，故名。文中分述望、问、闻、切所搜集各种证候的临床意义，详论五脏脉象与各种病证的关系，提出四诊合参以决死生的重要性。

脉要图注màiyàotúzhù 脉学著作。一名《脉要图注详解》。4卷。清代贺升平辑，刊于1783年。本书博采前人有关论著编纂而成。卷一以脉学总论内容为主，兼谈各科脉法及五运六气；卷二介绍28脉、奇经八脉及灸法等；卷三列述骨度名位、十二经脉、十六络脉、十二经别、十二经筋；卷四专论形身、脏腑、营卫、颜色、声音、五行等诊法。内容比较丰富，插图颇多。

脉要图注详解màiyàotúzhùxiángjiě　脉学著作。见“脉要图注”条。

脉以胃气为本màiyǐwèiqìwéiběn　脉诊上用以推断疾病预后依据之一。《素问·平人气象论》指出平人之常气禀于胃，五脏四时之脉，皆以胃气为本，“人绝水谷则死，脉无胃气亦死”。有胃气的脉，在平脉指不浮不沉，不急不徐，从容和缓，节律一致。在病脉则不论浮、沉、迟、数，皆不失冲和之象。《望诊遵经》：“凡诊脉有胃气者生，无胃气者死。”说明脉的胃气存亡，对疾病预后有重要意义。

脉义màiyì　宋代太医局对医生的考试内容之一。其方法系由教授、助教选择病人，令被试者切脉并作出结论，以考核其脉学的水平。

脉义简摩màiyìjiǎnmó　脉学著作。《周氏医学丛书脉学四种》之一。8卷。清代周学海撰于1892年。作者阐述脉理，主张由博返约，执简驭繁。但又认为当时流行的《濒湖脉学》过于简略，于脉理无所发明，遂参阅有关文献五六十种，并结合个人心得撰成此书。卷一至三论述切脉部位、方法及脉象，卷四、五论主病，卷六名论汇编，卷七、八为妇科、儿科诊略。周氏论脉以《脉经》为本。后世著作比较推崇《诊家枢要》和《诊宗三昧》，书中引录颇多。

脉溢màiyì　病名。即毛窍出血。详见该条。

脉因证治màiyīnzhèngzhì　综合性医著。2卷（一作4卷）。旧题元代朱丹溪撰。本书介绍各科临床病证凡70篇，各证论述的顺序为脉诊、病因、证候及治法，故名。本书一般认为并非朱氏原著，系采集《丹溪心法》《活法机要》《格致余论》等书的有关内容编成。现存最早为清乾隆年间刻本，前有缪遵义所撰序文。1949年后有排印本。

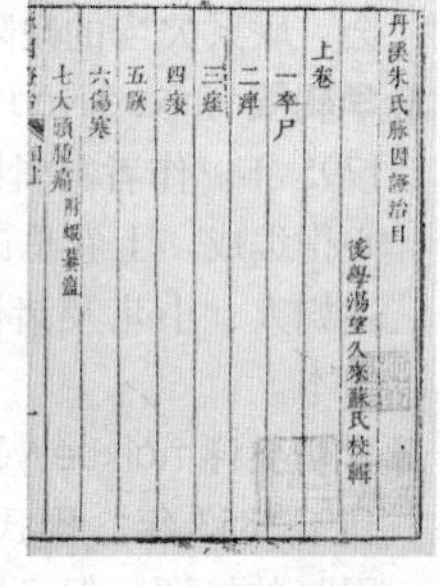

脉因证治

脉阴阳俱浮màiyīnyángjùfú　出《伤寒论·辨太阳病脉证并治》。寸脉属阳，尺脉属阴，两部之脉俱浮。可见于风温病外热已盛，而误用辛温发汗，津液受伤，致使热邪内外充斥，故脉见浮洪。

脉阴阳俱紧màiyīnyángjùjǐn　阴阳，指寸脉、尺脉（一说指浮、沉）。两部（浮沉）之脉俱见紧象。多因寒邪外束，表气不宣所致。《伤寒论·辨太阳病脉证并治》：“太阳病，或已发热，或未发热，必恶寒体痛呕逆，脉阴阳俱紧者，名曰伤寒。”

脉影图说màiyǐngtúshuō　见“人元脉影归指图说”条。

脉应四时màiyìngsìshí　详“脉从四时”条。

脉语màiyǔ　脉学著作。一名《脉学精华》。2卷。明代吴崑撰。刊于1584年。本书论脉简要，别有见解。作者对太素脉基本上持批判态度。书末附脉案格式，是对医者在诊病时书写病案所提出的具体要求。

脉原màiyuán　脉学著作。3卷。日本大西葆光撰于1860年。本书广引历代医家之说，阐述常见27种脉象所主病证。又摘录《伤寒论》《金匮要略》有关脉诊之原文，结合个人临床心得，分析其病证及治法。书中或因脉论证，或因证论脉，提示脉诊与辨证之间的关系。现有1861年桂林堂刻本，1949年后有排印本。

脉诊màizhěn　即切脉。详该条。

脉诊概要màizhěngàiyào　蒙医诊断专著。罗布增苏勒和木用藏文撰于18世纪。主要介绍诊脉的部位、时间，兼论放血疗法常用的穴位。现存木刻本。

脉蒸màizhēng　病证名。五蒸之一。见《诸病源候论·虚劳骨蒸候》。又为二十三蒸之一。详“五蒸”“二十三蒸”条。

脉证合参màizhènghécān　指辨证过程中，把脉象和证候互相参照，推断病情的方法。一般来说，脉证一致为顺，相反为逆。例如阳热证见浮数脉，虚弱证见细弱脉，属于顺证。若阳热证见沉细脉，虚弱证见洪大脉，就是脉证相逆，说明表里邪正错综复杂，病情较重，属于逆证。在这种情况下，辨证必须透过现象看本质，以确定脉证的从舍。参见“舍证从脉”“舍脉从证”条。

脉症治方màizhèngzhìfāng　综合性医书。四卷。明代吴正伦撰。卷一为风门、寒门，卷二为暑门、湿门、燥门，卷三为火门、气门、血门，卷四为痰门、郁门、补门，书后附名方92首、吴正伦医案42例。全书以脉、症、治、方为纲，按脉审症，因症论治，因治定方，脉症治方四者紧密相承，体例谨严。现存清康熙刊本、影印清康熙刊本、清抄本、点校整理本。

脉之大会màizhīdàhuì　指寸口部是十二经脉之气总会聚之处，出《难经·一难》。寸口是手太阴肺经的动脉，而肺朝百脉，十二经脉及其所络属的五脏六腑之气“皆出于胃，变见于气口”（《素问·五藏别论》），故称其为脉之大会。

脉痔màizhì　病证名。出《五十二病方》。《诸病源候论》卷三十四：“肛边生裂，痒而复痛出血者，脉痔也。”相当于肛裂。又《外台秘要》卷二十六引《集验方》及《医心方》卷七引《龙门方》：“五痔中均有脉痔。”泛指出血性痔。

man

悗mán　病状名。烦闷、惑乱。《灵枢·五乱》：“清浊相干，乱于胸中，是谓大悗。”《脾胃论》：“心乱而烦，病名曰悗。悗者，心惑而烦闷不安也。”

蛮姜mánjiāng　中药材。出《履巉岩本草》。为高良姜之别名。详该条。

蔓菁mánjīng　中药材。出《礼记·郑玄注》。为芜菁之别名。详该条。

蔓菁子mánjīngzǐ　中药材。出《备急千金要方》。为芜菁子之别名。详该条。

蔓菁子散mánjīngzǐsǎn　《太平圣惠方》卷八十九方。蔓菁子。为末，猪脂调涂患处。治小儿头秃不生发，苦痒。

馒头果mán·touguǒ　中药材。见《福建民间草药》。为算盘子之别名。详该条。

鳗鲡鱼mánlíyú　中药材。出《名医别录》。又名鳗鱼、白鳗。为鳗鲡科动物鳗鲡 *Anguilla japonica Temminck* et Schlegel 的全体或肉。分布于长江、闽江、珠江流域及南海海域。甘，平。入肝、肾经。补虚羸，祛风除湿。治虚劳骨蒸，风湿痹痛，脚气，风疹，小儿疳积，崩漏，肠风下血，痔漏，带下，疮疡。内服：煮食或烧炙研末。本品每100g含蛋白质14.5g，脂肪8g，灰分1.4g，钙166mg，磷211mg，铁1.8mg，维生素$A_3$000IU，维生素$B_1$10μg，维生素$B_2$100μg，尼克酸3mg，维生素C15mg。还含肌肽和鹅肌肽。鱼身黏滑液含有多糖。

鳗鲡鱼骨mánlíyúgǔ　中药材。出《本草纲目》。为鳗鲡科动物鳗鲡 *Anguilla japonica Temminck* et Schlegel 的骨骼。治疳痢，肠风，血崩，带下。内服：炙研末入丸、散。烧灰敷恶疮。

鳗鱼mányú　中药材。见《本经逢原》。为鳗鲡鱼之简称。详该条。

满江红mǎnjiānghóng　中药材。出《本草纲目》。又名红浮萍、红浮漂、草无根、浮飘。为满江红科植物满江红 *Azolla imbricata*（Roxb.）Nakai 的全草，分布于长江以南各地。辛，寒。入肺、膀胱经。发汗祛风，透疹，利尿。①治外感发热，风湿疼痛，风瘙瘾疹，麻疹不透，小便不利，带下。煎服：3～9g。②治烧烫伤，研末油调敷。③满江红根煎服治肺痨病，有润肺止咳功能。本品含马栗树皮素、咖啡酸-3，4-双葡萄糖苷、绿原酸及氨基酸等。

满口疳蚀mǎnkǒugānshí　病证名。又名口疳。“夏季秋热，小儿泄泻，或初愈未愈，满口皆生疳蚀，当有阻塞咽喉致危者。此皆在里湿盛生热，热气蒸灼，津液不生，湿热伤气分。治在上焦，或佐淡渗。世俗常刮西瓜翠衣治疳，取其轻扬渗利也”（《幼科要略》）。

满脉mǎnmài　喻气血上涌，充满脉内。多因怒气太过，厥逆之气上行所致。《素问·疏五过论》：“厥气上行，满脉去形。”

满痧mǎnshā　病名。见《文堂集验方》卷一。即黑痧。详该条。

满山红mǎnshānhóng　中药材。❶见《东北常用中草药手册》。又名映山红、靠山红、迎山红、山崩子、金达来。为杜鹃花科植物兴安杜鹃 *Rhododendron dauricum* L. 的干燥叶。分布于东北地区及内蒙古中部等地。辛、苦，寒。入肺、脾经。止咳祛痰。治咳嗽气喘痰多。煎服25～50g，或用40%乙醇浸服6～12g。满山红根煎服治急性细菌性痢疾。叶含挥发油，内含大牻牛儿酮、松樟脑等。还含杜鹃素、去甲杜鹃素、东莨菪素、伞形花内酯、槲皮素、山柰酚、杨梅树皮素、香草酸、原儿茶酸、杜鹃醇、金丝桃苷、异金丝桃苷等。又含微量梫木毒素（0.003%）、氢醌等。大牻牛儿酮对小鼠有止咳作用，杜鹃素有祛痰作用。叶提取物的水溶部分及挥发油部分，对豚鼠有平喘作用。煎剂或醇提取液在体外对金黄色葡萄球菌、甲型链球菌、铜绿脓假单胞菌等有抑制作用。浸剂及酊剂给动物注射，能减慢心率，降低血压。梫木毒素毒性大，可引起犬呕吐、呼吸抑制、心跳微弱、血压剧降等。人服用大量，也可出现头晕、出汗、心悸或肝功能异常。❷见《吉林中草药》。为迎山红之别名。详该条。

满山黄mǎnshānhuáng　中药材。见《浙江民间常用草药》。为一枝黄花之别名。详该条。

满山香mǎnshānxiāng　中药材。❶见《草药手册》。为水团花之别名。❷见《全国中草药汇编》。为阿利藤之别名。❸见《分类草药性》。为透骨香之别名。❹见《湖南药物志》。为麻口皮子药之别名。❺见《全国中草药汇编》。为零陵香之别名。❻见《陕西中草药》。为缬草之别名。❼见《民间常用草药汇编》。为七里香之别名。详各条。

满堂红mǎntánghóng　中药材。出《涌幢小品》。为紫薇花之别名。详该条。

满天星mǎntiānxīng　❶中药材。①见清代刘士季《草木便方》。为天胡荽之别名，详该条。②见《阳春县志》。为白马骨之别名，详该条。③见《黑龙江省主要野生药用植物的鉴别及中草药新制剂》。为苦碟子之别名，详该条。④见明代范洪《滇南本草图说》。为野棉花之别名，详该条。⑤见《安徽中草药》。为喉咙草之别名，详该条。❷病证名。①出《疡医准绳》卷二。为疔疮周围有赤肿，并生多个小疮者。有此表现者病势缓。②出《疡医准绳》卷四。发背之一，两头发之又名，见该条。③出《外科启玄》卷二。三十六丁之又名。见该条。

满天星疔mǎntiānxīngdīng　病证名。出《外科真诠》卷下。即三十六丁。见该条。

满月mǎnyuè　出《外台秘要》卷三十三。通常指分娩后一个月。也有的认为一月为小满月，两个月为大满月。张仲远《产孕集》：“产后一月俗谓之满月，二月谓之大满月。”使产妇在此期间可以得到休息和恢复体力。

曼巴扎仓mànbāzhācāng　藏医机构。指藏传佛教寺庙中专门培养藏医接班人的一种教育机构，也可以授予学位，相当于现在的医学院校。旧时藏医的接班人，大多是从这种机构培养出来的。多数比较大的藏传喇嘛寺庙，如塔尔寺等，都设有这种机构。

曼汤màntāng　藏医挂图。1704年在第司·桑杰嘉措主持下，根据《四部医典蓝琉璃》的内容及编排顺序，并参考《月王药诊》等有关藏医著作绘制的一套图文并茂的著作。全套曼汤共80幅，最后一幅是由近代“门孜康”主持人钦绕诺布主持补充绘制的藏医学名人画像。全套挂图分别介绍了人体的生理、病理、诊断和治疗。曼汤别具一格，有着浓厚的藏民族色彩，在世界医学史上也是绝无仅有的创举。其自问世后，曾多次被复制，现我国还有两套完整的曼汤保存在西藏，一套在西藏自治区藏医医院，另一套在西藏自治区文物局。全套挂图曾于1986年由西藏人民出版社出版，书名为《四部医典系列挂图全集》，汉藏文对照本，由王镭和强巴赤列整理。西藏人民出版社又于1988年出版该书藏英对照版，由蔡景峰翻译整理。

曼陀罗根màntuóluógēn　中药材。见《陆川本草》。为茄科植物曼陀罗 *Datura metel* L. 或毛曼陀罗 *O. innoxia* Mill. 的根。治牛皮癣。根皮晒干研末，加醋及枯矾外擦患处。治筋骨疼痛，浸酒饮，每日1～2次，每次量不超3g。白曼陀罗根和毛曼陀罗根均含生物碱，主要为天仙子碱（东莨菪碱）、天仙子胺（莨菪碱）、托品碱、伪托品碱等。药理作用参见“曼陀罗子”条。

曼陀罗花màntuóluóhuā　中药材。出《御药院方》。为洋金花之别名。详该条。

曼陀罗叶màntuóluóyè　中药材。见《现代实用中药》。为茄科植物白曼陀罗 *Datura metel* L. 或毛曼陀罗 *D. innoxia* Mill. 等的叶。我国各地有栽培或野生。苦、辛，温，有大毒。止咳平喘，镇痛，祛腐敛疮。①治哮喘。本品切成丝和入烟丝中燃吸，作临时平喘用。用量60～240mg，不可多用。儿童忌用。②治痉挛性咳嗽，胃肠挛痛，疝痛。煎服：0.3～0.6g。③治风湿痹痛，跌打损伤。煎服或捣敷。④治慢性瘘管，溃疡。取叶洗净，刺多数小孔，放煮沸之米汤中烫软后贴疮口，每日换药1次。内服过量易致中毒，禁忌证同洋金花。白曼陀罗叶及毛曼陀罗叶均含天仙子碱（东莨菪碱）、天仙子胺（莨菪碱），白曼陀罗叶还含阿托品。毛曼陀罗叶还含红古豆碱、陀罗碱。药理作用参见“曼陀罗子”条。

曼陀罗中毒màntuóluózhòngdú 病名。曼陀罗别名洋金花、枫茄花。因药用或误服曼陀罗的花、叶、茎、根、子过量中毒。症见面红烦躁，哭笑不止，谵语幻觉，口干肤燥，瞳孔散大，脉数等，严重者可致昏睡，肢强挛搐，甚至昏迷、死亡。宜中西医结合救治。中药以清热解毒为主。常用绿豆衣、金银花、连翘、甘草等。民间有多食黄糖、口含米醋以解毒的方法。可参考。

曼陀罗子màntuóluózǐ 中药材。出《本草纲目》。为茄科植物白曼陀罗 *Datura metel* L. 或毛曼陀罗 *D. innoxia* Mill. 等的种子。产于江苏、福建、广东等地。辛、苦，温，有毒。祛风止痛，散瘀消肿，平喘，镇惊安神。治风湿痹痛，跌打损伤，胃痛，喘咳，惊痫。内服：煎汤，0.15～0.3g；或浸酒服。过量或生食易致中毒。儿童忌用。白曼陀罗和毛曼陀罗的种子均含天仙子碱（东莨菪碱）、天仙子胺（莨菪碱）。白曼陀罗的种子还含阿托品。东莨菪碱有中枢神经抑制作用，可产生麻醉、镇痛作用，东莨菪碱和阿托品可阻断M－胆碱受体，有解除平滑肌痉挛、减少腺体分泌等作用。

蔓椒mànjiāo 中药材。出《神农本草经》。为入地金牛之别名。详该条。

蔓荆子mànjīngzǐ 中药材。出《本草经集注》。又名蔓菁实、荆子、万荆子、蔓青子。为马鞭草科植物单叶蔓荆 *Vitextrifolia* L. var. *simplicifolia* Cham. 或蔓荆 *Vitex trifolia* L. 的干燥成熟果实。主产于云南、台湾、福建等地。辛、苦，微寒。归肝、胃、膀胱经。疏散风热，清利头目。治风热感冒，偏正头痛，齿龈肿痛，目赤肿痛，煎服6～9g。单叶蔓荆子含挥发油，其中主成分为莰烯和蒎烯，还含单叶蔓荆呋喃、前单叶蔓荆呋喃、牡荆子黄酮、维生素A和微量生物碱等。蔓荆子含少量蔓荆子碱，主要成分是肉豆蔻酸、棕榈酸、硬脂酸、棕榈油酸。尚含脂肪油、石蜡、γ－生育酚、β－谷甾醇和对羟基苯甲酸等。蔓荆子可抗菌、抗病毒、降血压、抗凝、祛痰平喘，抑制豚鼠离体回肠收缩。其成分对酪氨酸酶有抑制作用。甲醇提取物有镇痛、消炎作用。

蔓荆子叶mànjīngzǐyè 中药材。见萧步丹《岭南采药录》。又名白背叶。为马鞭草科植物单叶蔓荆 *Vitex trifolia*L. var. *simplicifolia* Cham. 或蔓荆 *V. trifolia* L. 的叶或枝叶。分布我国沿海各地和云南、江西。辛、苦，凉。消肿，止痛，止血。治跌打损伤，头风，风湿痹痛，煎服3～9g；治创伤出血，痈疮肿毒，捣敷。蔓荆枝叶含挥发油，其中主成分为莰烯和左旋蒎烯，还含苯酚、1，8－桉叶素及α－松油醇、桃叶珊瑚苷、穗花牡荆苷、牡荆子黄酮、木犀草素－7－葡萄糖苷、锦葵花素－3，5－二葡萄糖苷、无羁萜等。单叶蔓荆叶含挥发油，油中主含蒎烯，还含单叶蔓荆呋喃、牡荆子黄酮等。

慢蛾màn'é 病名。系指乳蛾之发病缓慢，病情缠绵，反复发作者。多由虚火上炎所致。参见“乳蛾”“阴虚乳蛾”等条。

慢肝风màngānfēng 病证名。又名婴儿目涩。《幼幼新书》：“月内目闭不开，或肿羞明，或出血者，名慢肝风。”多因感染污浊风热病邪所引起，内服明目饮（《证治准绳》：山栀仁、香附、夏枯草），外用黄连蒸人乳点眼。

慢肝解郁胶囊màngānjiěyùjiāonáng 中成药。见《中华人民共和国药典（一部）》（2020）。当归31g，三棱10g，茯苓31g，甘草20g，丹参85g，香橼68g，延胡索34g，白芍41g，柴胡31g，白术20g，薄荷20g，麦芽136g，川楝子17g。以上十三味，按胶囊剂工艺制成，每粒装0.25g。口服。一次4粒，一日3次。疏肝解郁，健脾养血。用于肝郁脾虚所致的肝区疼痛，胸闷不舒，食欲不振，腹胀便溏及迁延性肝炎或慢性肝炎见上述证候者。

慢肝惊风màngānjīngfēng 病证名。出《本草纲目》。慢惊风的一种证型。症见抽搐，兼目如橘黄而上视，不乳食，气虚欲脱等。多因泄泻过久，损伤脾胃，土虚木亢所致。

慢喉痹mànhóubì 病名。《罗氏会约医镜》卷七：“冰片破毒散，治急、慢喉痹，肿塞切痛。”冰片破毒散（朴硝四钱，姜蚕八钱，甘草八钱，青黛六钱，马屁勃三钱，蒲黄五钱，麝香一钱，冰片二钱），为细末，每用一钱，清水调咽。

慢喉风mànhóufēng 病证名。多由素体虚弱，更兼忧思郁怒而成。症见咽干、微肿痛，大便自利，舌苔白滑。其发病缓，其色淡。《医宗金鉴》卷六十六：“慢喉发缓体虚生，微肿咽干色淡红，或由暴怒五辛火，或因忧思过度成。”若午前痛甚者，服补中益气汤加麦冬、玄参、桔梗、牛蒡子。午后痛甚并口渴，足冷身热者，忌用苦寒药。服甘桔汤（甘草、桔梗）加味。

慢喉喑mànhóuyīn 病名。即以声音低沉费力，讲话不能持久，甚则声嘶失音，日久不愈为主要表现的疾病。

慢惊风mànjīngfēng 病名。出《太平圣惠方》。又名天吊风。惊风的一种证型。大多出现于大病、久病之后，但也有因小儿体弱，一病就成慢惊者。临床以发病缓慢，无热，抽搐时发时止，缓而无力为特点。《证治准绳·幼科》：“慢惊之候，或吐或泻，涎鸣微喘，眼开神缓，睡则露睛，惊跳搐搦，乍发乍静，或身热，或身冷，或四肢热，或口鼻冷气，面色淡白淡青，眉唇间或青黯，其脉沉迟散缓。盖由急惊过用寒凉，或转太骤，传变成之。”治以培补元气，温运脾胃为主。可用逐寒荡惊汤（《福幼新编》：胡椒、炮姜、肉桂、丁香、灶心土）或六君子汤加全蝎、木香、白附子、南星。如脾虚肝旺，惊搐频作，宜健脾平肝，用缓肝理脾汤（即异功散加桂枝、白芍、扁豆、山药）。但也有久病伤阴，虚风内动者，宜滋阴镇静，用阿胶鸡子黄汤（《通俗伤寒论》：阿胶、白芍、石决明、双钩藤，生地、炙甘草、茯神、鸡子黄、络石藤、牡蛎）。

慢惊夹痰mànjīngjiātán 病证名。慢惊风夹有热痰者。由于病久脾损阴消，以致虚火亢盛，烦渴喜饮；水谷停蓄，痰浊易生，形成痰热相兼，虚中夹实的半阴半阳证候。其症午后身热，口渴烦饮，胸脘胀闷，呼吸气促，泛吐痰涎，心烦不寐，时发抽搐。治法：《明医杂著》以二陈为主，脾虚有热痰，加白术、芩、连；风痰稠结，加南星、贝母、枳实；胃虚生痰，加白术、麦芽、竹沥。

慢惊自汗mànjīngzìhàn 病证名。出《证治准绳·幼科》。慢惊风，阳气大亏，自汗不止，遍身冰冷，面色苍白。治宜回阳救急。用固真汤，或参附汤加龙骨、牡蛎、黄芪、五味、干姜。

慢脾风mànpífēng 病证名。慢惊风的一种类型。见《证治准绳·幼科》。又名脾风、虚风。多因吐泄既久，脾虚气弱，肝失濡养所致。症见闭目摇头，面唇发青发黯，额上汗出，四肢厥冷，手足微搐，气弱神微，昏睡不语，舌短声哑，呕吐清水，指纹隐约。属无阳纯阴的虚寒败象。患儿往往衰脱而死，预后大多不良。治宜补脾益胃，温中回阳为主。用参附汤、回阳救急汤之类。

慢痧mànshā　病证名。痧证之一。指痧毒滞结脏腑经络而慢性发作的病证。《痧胀玉衡·慢痧必须速治》："痧若紧者，只在顷刻。慢者或期至十日半月而死，或期至一月二月而死，甚有期至三四月而死，此诚痧之慢矣……痧毒蔓延于肠胃经络间者，正多凶险之处，即如痧毒滞结于身之或左或右，或上或下，或里或中或表，既有若是之滞结者，必不犹然若是之滞结而已也，将且在内者先坏脏腑，在中者先损经络，在表者先溃肌肉，虽未即毙，而其难治之形，必然先见，若一不治，便成死症。"《痧症全书》卷中："慢痧……盖由胃气本虚，故尔数犯，俟痧退后，当用木八方充其胃气，则痧自断矣。"参见"痧"条。

慢心锐毒mànxīnruìdú　病名。出《外科证治全生集》卷一。即井疽。见该条。

慢性附骨疽mànxìngfùgǔjū　病名。附骨疽是一种毒邪深袭，附着于骨的化脓性疾病。多发于四肢长骨，局部胖肿，附筋着骨，推之不移，疼痛彻骨，溃后脓水淋漓，不易收口，可成窦道，损伤筋骨。由急性期经久迁延而成，或开放性骨折染毒而发，以形成窦道，排除脓液或死骨，长期不愈等为特征的附骨疽则称为慢性附骨疽。参见"附骨疽""急性附骨疽"条。

mang

芒刺舌mángcìshé　即舌起芒刺。详该条。

芒果mángguǒ　中药材。见《中国树木分类学》。即杧果。详该条。

芒硝mángxiāo　中药材。出《医学启源》。又名盆硝。为硫酸盐类矿物芒硝经加工精制而成的结晶体。咸、苦，寒。入胃、大肠经。泄热通便，润燥软坚。治实热积滞，大便燥结，胸腹胀满，入汤剂或开水溶化服，10～15g；治目赤肿痛，以溶液点眼；丹毒，痈肿，水化涂敷；咽痛，口疮，研细末吹搽患处；痔疮肿痛，水煎熏洗；乳痈初起及哺乳妇断奶，外敷乳房。孕妇忌服。畏三棱。本品主含含水硫酸钠，常有氯化钠、硫酸钙、硫酸镁等杂质。硫酸钠口服，在肠内形成高渗溶液，为盐类泻药。服用时饮大量水，可于服后4～6小时排出液体粪便。本品对肠有刺激性，不适用于慢性便秘。

芒芋mángyù　中药材。出《神农本草经》。为泽泻之别名。详该条。

芒针mángzhēn　针具名。针身细长，形如麦芒故名。现用芒针仿古代长针，用不锈钢制造，形与毫针相似，但针体较长，一般都在6寸以上，专用于深刺、透刺。参见"芒针疗法"条。

芒针疗法mángzhēnliáofǎ　是指用芒针深刺穴位的治疗方法。临床操作时，以右手持针柄捻转，左手持针体下压，缓慢进针至一定深度并出现较强针感时即止。刺激时如患者感觉不适，即应停针。腹部可直刺，腰臀及肘膝关节处直斜刺，头面或腰背部应横刺。施术应认真谨慎，防止刺伤内脏。适用于精神病、风湿痹痛、月经不调等疾患。体质虚弱者慎用。

芒种mángzhòng　二十四节气之一。《通纬·孝经援神契》："小满后十五日，斗指丙，为芒种，五月节。言有芒之谷可播种也。"芒种后，我国中部地区将进入多雨的黄梅时节。

芒种花mángzhònghuā　中药材。出《植物名实图考》。又名云南连翘、细连翘、土连翘、栽秧花、大过路黄。为藤黄科植物金丝梅 *Hypericum uralum* Buch. Ham. ex D. Don. 的全株。分布于陕西、四川、云南、贵州、江西、湖南、湖北、安徽、浙江、福建等地。苦，寒。清热解毒，利尿通淋，凉血止血。①治感冒，咳嗽，肝炎，痢疾，喉蛾，口腔炎，淋病，疝气，鼻衄，便血，血崩。煎服：9～15g。②治皮炎，皮肤瘙痒，叶煎水洗；黄水疮，茎叶研末撒敷。

杧果mángguǒ　中药材。见萧步丹《岭南采药录》。又名庵罗果、蜜望子、槾果、望果。为漆树科植物杧果 *Mangifera indica* L. 的果实。分布于云南、广西、广东、福建、台湾。甘、酸，凉。止咳，和胃止呕。治咳嗽，晕船呕吐，坏血病，妇女经闭。内服：生食。果实含三萜酸，如杧果酮酸、异杧果醇酸、阿波酮酸、阿波醇酸；多酚类化合物，如没食子酸、并没食子酸、间双没食子酸、没食子鞣质。又含槲皮素、异槲皮苷、杧果苷、多种类胡萝卜素（β－胡萝卜素及蝴蝶梅黄素等10余种）、维生素（维生素 B_1、B_2 及叶酸）、糖类、挥发油。杧果苷有中枢抑制及抗炎作用。并没食子酸为止血剂，并有兴奋子宫的作用。叶酸能抗营养性大细胞贫血。本品可抗病毒、抗菌。未成熟杧果可致过敏。

杧果核mángguǒhé　中药材。见萧步丹《岭南采药录》。为漆树科植物杧果 *Mangifera indica* L. 的果核。酸、涩，平。健食消食，化痰行气。治饮食积滞，食欲不振，咳嗽，疝气，睾丸炎。煎服：6～12g。果仁含脂肪，其脂肪酸组成主要为油酸、硬脂酸，尚含谷甾醇和多量淀粉。种子含氢氰酸。

杧果叶mángguǒyè　中药材。见萧步丹《岭南采药录》。为漆树科植物杧果 *Mangifera indica* L. 的叶。酸、甘，凉。清热止咳，健胃消滞。①治急、慢性支气管炎，消化不良。煎服：15～30g。②煎水洗治湿疹瘙痒。叶含杧果苷、异杧果苷、高杧果苷、槲皮素、金丝桃苷、没食子酸、羽扇豆醇等。尚含维生素C、鞣质等。煎剂及异杧果苷有祛痰止咳作用，体外对金黄色葡萄球菌、大肠埃希菌有抑制作用。

盲肠草mángchángcǎo　中药材。❶见《广东中药》Ⅱ（生草药部分）。为金盏银盘之别名。详该条。❷见《福建中医杂志》［1959（3）：9］。为鬼针草之别名。详该条。

盲肠气mángchángqì　病名。后世称小肠气，即疝。《太平圣惠方》卷七："肾气虚微，为邪冷之气所侵，传注于小肠，则令小肠连阴疼痛，故号盲肠气也。"宜服荜澄茄散，手足逆冷者，绿云丸方。或用手法整复，嵌顿严重者宜手术松解。

盲肠穴mángchángxué　经外奇穴名。见《腧穴学概论》。位于腹右侧，当髂前上棘与脐孔连线的中点处。主治阑尾炎。直刺1～1.5寸。艾炷灸3～5壮，或温灸5～10分钟。

槾果mángguǒ　中药材。见《植物名实图考》。即杧果，详该条。

M

莽草mǎngcǎo　中药材。出《神农本草经》。又名红茴香、山木蟹。为八角科植物狭叶茴香 *Illicium lanceolatum* A. C. Smith 的叶。分布于长江中、下游以南各地。辛，温，有毒。祛风，解毒，杀虫。①外用治头风，痈肿，瘰疬，皮肤麻痹，疥癣，秃疮。煎水洗或研末调敷，勿近目。狭叶茴香的根及根皮名红茴香根，捣敷治跌打损伤。②内服可治风湿痹痛，但本品有大毒，一般不宜使用。叶含挥发油。莽草的毒理作用与印防亡毒素相似，作用于脑干的延脑部分，主要引起痉挛、恶心、呕吐、大小便失禁等。

mao

猫胞māobāo　中药材。见《本经逢原》。为猫胞衣之简称。详该条。

猫胞衣māobāoyī　中药材。出《本草纲目》。又名猫胞。为猫科动物家猫 *Felisocreata domestica* Brisson 的胎盘。甘、酸，温。治噎膈反胃，胃脘痛。煮食或焙干研末吞。

猫儿刺māo·ercì　中药材。❶见《本草纲目》。为枸骨叶之别名。详该条。❷见《草药手册》。为廊茵之别名。详该条。

猫儿核māo·erhé　中药材。见《广西中药志》。为苦石莲之别名。详该条。

猫儿眼māo·eryǎn　中药材。见《中国药用植物图鉴》。即猫眼草。详该条。

猫儿眼睛草māo·eryǎn·jingcǎo　中药材。见《履巉岩本草》。为泽漆之别名。详该条。

猫耳朵māo'ěr·duo　中药材。见《湖南药物志》。为虎耳草之别名。详该条。

猫花māohuā　中药材。见《四川中药志》。又名蜂糖罐、密桶花、叶上花。为玄参科植物来江藤 *Brandisia hancei* Hook. f. 的全株。分布于西南、华中、华南等地区。微苦，凉。祛风利湿，清热解毒。①治风湿筋骨痛，骨髓炎，骨膜炎，黄疸型肝炎，泻痢，痨伤咳嗽咯血。煎服：9～15g。②治疮疖，捣敷。

猫蓟māojì　中药材。出《本草经集注》。为小蓟之别名。详该条。

猫腿姑māotuǐgū　中药材。见《中药大辞典》。为绒背蓟之别名。详该条。

猫须草māoxūcǎo　中药材。见广州部队后勤部卫生部编《常用中草药手册》。又名猫须公、肾茶。为唇形科植物猫须草 *Clerodendranthus spicatus*（Thunb.）C. Y. Wu. 的全草。分布于广东、广西、云南等地。甘、微苦，凉。清热利湿，排石通淋。治急慢性肾炎，膀胱炎，尿路结石，胆结石，风湿性关节炎。煎服：30～60g。全草含挥发油，三萜类如 α－香树脂醇、甾醇类如β－谷甾醇，黄酮类如三裂鼠尾草素、高山黄芩素四甲醚等，还含有皂苷、醛酸、硫酸钙等。叶含内消旋肌醇。

猫须公māoxūgōng　见广州部队后勤部卫生部编《常用中草药手册》。即猫须草。详该条。

猫眼草māoyǎncǎo　中药材。❶见《河北中药手册》又名打碗棵、猫儿眼。为大戟科植物猫眼草 *Euphorbia lunulata* Bge. 的全草。分布于辽宁、吉林、黑龙江、内蒙古、河北、山东等地。苦，凉，有毒。利尿消肿，祛痰散结，拔毒止痒。①治四肢浮肿，小便不利，慢性气管炎。煎服：3～6g。②治颈淋巴结结核，未溃破的与鸡蛋同煮吃蛋，已溃破的熬膏外敷；疥癣瘙痒，研粉香油调敷；痈肿，捣敷。本品含猫眼草素、山柰酚、槲皮素、槲皮苷、山柰酚－3－鼠李糖苷、秦皮乙素、挥发油、生物碱等。所含黄酮苷对小鼠有镇咳、祛痰、平喘作用。乙醇浸剂和水浸剂在体外对结核杆菌、肺炎双球菌、甲链球菌、卡他球菌、流感杆菌均有抑制作用。❷见《南宁市药物志》。为铁苋之别名。详该条。

猫眼疮māoyǎnchuāng　病名。见《医宗金鉴》卷七十四。又名寒疮。由内郁湿热，外受风寒，凝结肌肤而成。本病多生头面手足，疮面红润光泽，起红癍成片，或有水疱，形似猫眼。治宜清热利湿散邪。内服清肌渗湿汤，外用妙贴散涂敷。类似虹膜样多形红斑。

猫眼根māoyǎngēn　中药材。见《东北植物药图志》。为白狼毒之别名。详该条。

猫爪草māozhuǎcǎo　中药材。见《中药材手册》。又名猫爪儿草、三散草。为毛茛科植物小毛茛 *Ranunculus ternatus* Thunb. 的干燥块根。主产于长江中下游各地，北达河南南部，南达广西北部。辛、苦，温。入肝、肺经。化痰散结，解毒消肿。用于瘰疬痰核，疔疮肿毒，蛇虫咬伤，煎服15～30g；治疟疾，鲜根捣烂，于疟发前2小时敷内关穴。块茎含肉豆蔻酸十八醇酯、二十烷酸、豆甾醇等。

猫爪子花māozhuǎ·zihuā　中药材。见《东北药用植物志》。为白头翁之别名。详该条。

毛矮子máo'ǎi·zi　见"张朝魁"条。

毛拔máobá　症名。《素问·五藏生成》："多食苦，则皮槁而毛拔。"相当于脱发病。

毛柴子máochái·zi　中药材。见《江西草药》。为华山矾之别名。详该条。

毛慈菇máocígū　中药材。见《药材资料汇编》。即山慈菇。

毛刺máocì　古刺法名。九刺之一。《灵枢·官针》："毛刺者，刺浮痹皮肤也。"是指浅刺皮肤治疗肤表痹证的方法，现在常用的皮肤针刺法，即属此。以其病处浮浅，针刺浅及皮毛，故名。

毛悴色夭máocuìsèyāo　症名。指皮毛憔悴，色泽枯黯。出《灵枢·本神》。多由心脾不足，肺气亏虚，皮毛失养所致。

毛达可máodákě　见"毛世洪"条。

毛大丁草máodàdīngcǎo　中药材。见《中国药用植物志》。又名一枝香、一炷香、兔耳风。为菊科植物毛大丁草 *Gerbera piloselloides*（L.）Cass. 的全草。分布于江西、福建、广东、四川、云南等地。苦、辛，平。入肺、脾、肾经。宣肺止咳，利水行气，散瘀，解毒。①治感冒发热，咳嗽痰多，水肿，淋浊，小便不通，泄泻，痢疾，气滞食积。煎服：9～15g。②治跌打损伤，痈疽疔疮，蛇咬伤。捣烂敷。全草含熊果酚苷。本品所含紫花前胡苷元的异构体能降低血压，对氯化钡引起的大鼠离体肠管痉挛有抑制作用。

毛大丁草根máodàdīngcǎogēn　中药材。见《闽东本草》。又名白花白头翁。为菊科植物毛大丁草 *Gerbera piloselloides*（L.）Cass. 的根及根茎。苦，平。清热解毒，理气和血。治痈肿，乳蛾，痄腮，瘰疬，疝气，痢疾，便血。煎服：6～9g。外用：捣烂敷。根含毛大丁草醛、毛大丁草酮、羟基毛大丁草酮、羟基异毛大丁草酮，环毛大丁草酮和去氧去氢环毛大丁草酮。

毛地梨máodìlí 中药材。见《中国药用植物志》。为光慈菇之别名。详该条。

毛冬青máodōngqīng 中药材。见《广西中草药》。又名喉毒药、乌尾丁。为冬青科植物毛冬青 *Ilex pubescens* Hook. et Arn. 的根。分布于广东、广西、安徽、福建、江西、浙江、台湾等地。苦、涩，寒。活血通脉，清热解毒。①治冠心病心绞痛，心肌梗死，脑卒中所致的偏瘫，血栓闭塞性脉管炎，风热感冒，肺热咳嗽，咽喉炎，扁桃体炎，中心性视网膜炎。煎服：30～90g。②治烧烫伤，痈肿疮疖。研末调涂或煎液湿敷。本品含毛冬青三萜苷 A、D、E、J、K、O，毛冬青皂苷，东莨菪素，马栗树皮素，毛冬青酸及高香草酸等。本品具增加冠脉流量、降压、抗心律失常、抑制血小板聚集及抗血栓形成等作用，又具抗菌、抗炎、镇咳祛痰等作用。

毛冬青叶máodōngqīngyè 中药材。见《广西中草药》。为冬青科植物毛冬青 *Ilex pubescens* Hook. et Arn. 的叶。苦、涩，平。清热解毒。①治烧烫伤。煎服：3～9g。外用纱布蘸药液湿敷。②治外伤出血，痈肿疮疖。研末撒或捣敷。本品含熊果酸、齐墩果酸。所含青心酮（3，4－二羟基苯乙酮）能抗血小板聚集及增强心肌耐缺氧能力。

毛对山máoduìshān 中药材。见“毛祥麟”条。

毛发焦máofàjiāo 症名。指毛发干焦的征象。出《灵枢·寒热病》。多由血气耗伤，津液不能滋养所致。

毛发脱落máofàtuōluò 症名。是指体毛，如毛发、腋毛、阴毛及眉毛脱落的一种症状。多因虚损及疠毒所致。古文献中“产后劳”“疠风”“黑疸”有类似症状。常因先天禀赋不足，后天失养，复遭失血，病邪久留，外力损伤，导致气血虚损不足，肝肾亏虚，毛发失去濡养而脱落。此外《中医临证备要》谓毛发脱落是“麻风病症状之一，由于病毒攻肺”。参见“毛折”条。

毛风藤máofēngténg 中药材。见《江西民间草药》。为白毛藤之别名。详该条。

毛枫山máofēngshān 见“毛世洪”条。

毛茛máogèn 中药材。出《本草拾遗》。又名毛建草、老虎脚迹草、野芹菜、起泡草。为毛茛科植物毛茛 *Ranunculus japonicus* Thunb. 的全草。我国大部分地区有分布。辛，温，有毒。退黄，截疟，平喘，止痛，消肿。鲜品捣烂外敷，黄疸，敷列缺或内关穴；疟疾，敷大椎或内关穴（发作前3～6小时用）；哮喘，敷大椎或肺俞穴；风湿关节痛，敷疼痛关节附近穴位；鹤膝风，敷膝眼穴。敷治后，局部皮肤有灼热感或起疱时即应除去，用消毒纱布覆盖。本品含毛茛苷，水解得原白头翁素。对革兰氏阳性及阴性细菌、白色念珠菌都有抑制作用。接触皮肤有强烈刺激性，内服则可引起剧烈胃肠炎。对组胺引起的支气管痉挛和回肠收缩有对抗作用。

毛茛灸máogènjiǔ 药物发泡灸法之一种。见《本草纲目》卷十七。其法用新鲜毛茛茎叶捣烂，敷贴有关穴位使之起疱。敷贴时间为1～2小时，以局部起疱为度。适用于疟疾，黄疸等。

毛姑máogū 中药材。见《本草从新》。为山慈姑之别名。详该条。

毛姑朵花máogūduǒhuā 中药材。见《东北植物药图志》。为白头翁之别名。详该条。

毛葫芦máohú·lu 中药材。见萧步丹《岭南采药录》。为鸡屎藤之别名。详该条。

毛黄连máohuánglián 中药材。见《辽宁经济植物志》。为鲜黄连之别名。详该条。

毛际máojì 体表部位。指男女生殖器上方阴毛边缘部位。《灵枢·经脉》：“胆足少阳之脉……绕毛际。”

毛建草máojiàncǎo 中药材。出《本草拾遗》。为毛茛之别名。详该条。

毛姜máojiāng 中药材。见《本草正义》。为骨碎补之别名。详该条。

毛姜黄máojiānghuáng 中药材。见《全国中草药汇编》。即姜黄。详该条。

毛孔máokǒng 即汗孔。见“汗空”条。

毛老虎máolǎohǔ 中药材。见《生草药性备要》。为羊耳菊之别名。详该条。

毛梨máolí 见《四川常用中草药》。为猕猴桃之别名。详该条。

毛荔枝máolìzhī 中药材。见《植物名实图考》。为韶子之别名。详该条。

毛凉伞máoliángsǎn 中药材。见《广西中草药》。为红毛走马胎之别名。详该条。

毛蓼máoliǎo 中药材。见《植物名实图考》。为金线草之别名。详该条。

毛脉máomài ❶秋季脉来时轻虚而浮之象。《素问·玉机真藏论》：“其气来，毛而微，此谓不及。”王冰注：“其脉来，轻虚以浮，故曰毛。”❷皮毛与血脉。《素问·经脉别论》：“毛脉合精，行气于府。”

毛脉合精máomàihéjīng 指心肺功能。出《素问·经脉别论》。皮毛和经脉中的精气相结合，示意气血相合。因肺主皮毛，心主脉，此语以皮毛、脉分别代表肺、心。肺藏气，心藏血，水谷精气经过心、肺的作用后，化为气、血，两者相合流行于经脉之中，敷布于脏腑组织，并可从寸口脉的搏动反映其征象。

毛七哥máoqīgē 中药材。见《陆川本草》。为漆大姑之别名。详该条。

毛七公máoqīgōng 中药材。见《南宁市药物志》。为漆大姑之别名。详该条。

毛漆máoqī 中药材。见《陆川本草》。为漆大姑之别名。详该条。

毛窍máoqiào 皮毛之孔窍，即毛孔。见《脾胃论》。

毛窍血出máoqiàoxuèchū 病证名。亦称脉溢。《医学入门》卷八：“毛窍血出，节次若血不出，皮膨胀如鼓，须臾眼鼻口被气胀合，此名脉溢。饮生姜汁、水各一二盏即安。”

毛青杠máoqīnggàng 中药材。见《民间常用草药汇编》。为红毛走马胎之别名。详该条。

毛山茶máoshānchá 中药材。见《全国中草药汇编》。为山腊梅叶之别名。详该条。

毛麝香máoshèxiāng 中药材。出《生草药性备要》。又名饼草、香草、麝香草。为玄参科植物毛麝香 *Adenosma glutinosum*（L.）Druce 的全草。分布于云南、广西、广东、江西、福建。辛、苦，温。疏风活络，行气散瘀，解毒。①治小儿麻痹症初期，风湿痹痛，腹痛。煎服：9～15g。②治跌打损伤，疮疡，捣敷；湿疹，荨麻疹，煎水洗。本品含黄酮苷、酚类、三萜、氨基酸、挥发油反应。

毛世洪máoshìhóng 清代医家。字达可，又字枫山。武林（今属浙江杭州）人。善于脉诊，辑有《济世养生集》《便易经验集》，二书合刊，称《养生经验合集》，或题

《养生经验集合刊》。

毛刷子máoshuā · zi　中药材。见《江西民间草药验方》，为苦地胆之别名。详该条。

毛耸máosǒng　症名。指毫毛耸然直竖。见《金匮要略 · 痉湿暍病脉证治》。

毛藤果máoténgguǒ　中药材。见清代赵学楷《百草镜》。为鬼目之别名。详该条。

毛天仙果根máotiānxiānguǒgēn　中药材。见《浙江民间常用草药》。为牛奶浆根之别名。详该条。

毛祥麟máoxiánglín　清代医家。字对山，上海人。撰有《对山医话》一书，主要为平时研究医学心得之随笔。

毛血藤máoxuèténg　中药材。见《贵州民间方药集》。为胖血藤之别名。详该条。

毛叶仙桥máoyèxiānqiáo　中药材。见《贵州民间方药集》。为茅莓之别名。详该条。

毛茵陈máoyīnchén　中药材。见《湖南药物志》。为鹿茸草之别名。详该条。

毛芋máoyù　中药材。见《中国药用植物图鉴》。即芋头。详该条。

毛篸箕藤máozānjīténg　中药材。见广州部队后勤部卫生部编《常用中草药手册》。为银不换之别名。详该条。

毛召máozhào　中药材。见《陆川本草》。为韶子之别名。详该条。

毛折máozhé　症名。出《素问 · 玉机真藏论》。危重症状之一。指毛发枯槁，稀疏易折的病变。多因久病精气枯竭，不能濡润皮毛所致。

毛爪参máozhuǎshēn　中药材。见《云南经济植物》。为白云花根之别名。详该条。

矛盾草máodùncǎo　中药材。见《贵州草药》。为瓶尔小草之别名。详该条。

茅草根máocǎogēn　中药材。见《江苏省植物药材志》。即白茅根。详该条。

茅旦máodàn　明代医生。本姓印，字右周。嘉定（今属上海市）人。生活于16世纪。幼为茅氏所育，因传其医术，为胎产专家，旁兼杂症，治疗多效。

茅膏菜máogāocài　中药材。出《本草拾遗》。又名石龙芽草、捕虫草、露珠草、胡椒草、夏无踪、黄金丝。为茅膏菜科植物茅膏菜 *Drosera peltata* Smith var. *glabrata* Y. Z. Ruan 的全草。分布于长江、珠江流域及西藏。甘、辛，平，有毒。祛风止痛，活血，解毒。①治风湿性及类风湿关节痛，跌打损伤，腰肌劳损，瘰疬，研末水调，取绿豆或黄豆大，放在胶布中心贴患部，24 小时后取下（敷药后局部有轻微灼痛感，并可出现水疱）；疟疾，如上法敷贴大椎穴；偏头痛，角膜云翳，贴患侧太阳穴；湿疹，神经性皮炎，研末，酒精浸泡（每药末 100g 浸泡酒精 100ml）外搽。②治胃痛，痢疾，小儿疳积。煎服：3～9g（小儿酌减）。不可多服、久服，以免中毒。孕妇忌服。茅膏菜的块根名落地珍珠，又名一粒金丹，功能、主治及用法与全草同。全草含矶松素、茅膏醌、羟萘醌、氢化萘醌等。叶还含氢氰酸。茅膏醌在体外抗人型结核杆菌的 MIC 为 25μg/ml；矶松素有抗菌作用，对结核杆菌的 MIC 为 7.8μg/ml。本品还有降血压、抗凝血、祛痰作用，大量可抗生育。

茅根máogēn　中药材。出《神农本草经》。即白茅根。详该条。

茅根散máogēnsǎn　《三因极一病证方论》卷十八方。茅根八两，瞿麦穗、茯苓各四两，蒲黄、桃胶、滑石、炙甘草各一两，煅紫贝齿十个，冬葵子、人参各三两，煅石首鱼脑骨二十个。为粗末，每服四钱，加生姜三片、灯心二十茎，水煎，去渣服，亦可为末，每服二钱，木通煎汤调下。如气壅闭，木通、橘皮煎汤调下。治妇人产后诸淋。

茅根饮máogēnyǐn　《圣济总录》卷九十八方。茅根、木通各三两，石韦、黄芩、当归、芍药、冬葵子（打碎）、滑石各二两，血余炭（鸡子大）二块。为粗末，每服三钱匕，水煎，不拘时服。功能清热，利尿通淋。治卒淋，结涩不通。

茅花散máohuāsǎn　《普济方》卷三百三十一方。茅花一握，棕榈三寸，嫩荷叶三张，甘草节二寸。为细末，每服半匙，空腹酒调下。治妇人血崩不止，赤白带下。

茅花汤máohuātāng　《外台秘要》卷二引《小品方》方。茅花一大把。水煎，分二次服。治鼻衄不止。

茅盔花máokuīhuā　中药材。见《江苏省植物药材志》。为白茅花之别名。详该条。

茅莓máoméi　中药材。出《本草拾遗》。又名天青地白草、薅田、蛇泡、红锁梅、过江龙、五月红、草杨梅、毛叶仙桥。为蔷薇科植物茅莓 *Rubus parvifolius* L. 的茎叶。分布几遍全国。苦、涩，凉。清热解毒，散瘀止血，杀虫疗疮。①治感冒发热，咳嗽痰血，痢疾，产后腹痛，跌打损伤、出血，内服并外敷。②湿疹，皮炎，痈疮肿毒，鲜叶煎水洗或捣敷。煎服：10～15g。煎剂在体外对金黄色葡萄球菌有抑制作用。

茅莓根máoméigēn　中药材。见《福建中草药》。又名薅田根。为蔷薇科植物茅莓 *Rubus parvifolius* L. 的根。苦、甘，微寒。清热解毒，祛风利湿，活血凉血。①治感冒发热，咽喉肿痛，腮腺炎，咯血，吐血，衄血，便血，崩漏，风湿痹痛，肝炎，肠炎，痢疾，肾炎水肿，尿路感染，结石，白带。煎服：6～15g。②治疮疖肿毒，跌打损伤，捣敷；龋齿痛，以乙醇浸出液滴入龋洞。本品含甜茶皂苷 R_1、表儿茶精、β-谷甾醇、豆甾醇、鞣质、糖。

茅针花máozhēnhuā　中药材。见《江苏省植物药材志》。为白茅花之别名。详该条。

髦máo　❶下垂至眉的长发。《灵枢 · 经脉》："血不流，则髦色不泽。"❷中药材。颠棘之别名。《尔雅 · 释草》："髦，颠棘。"郭璞注："即天门冬"。

氂针máozhēn　针身细长，针尖微钝，形如牛氂的针具。《灵枢 · 九针论》："员利针，取法于氂。"

冇刺根mǎocìgēn　中药材。见南京药学院编《中草药学》。即无莿根。详该条。

卯酉主金mǎoyǒuzhǔjīn　运气术语。以十二支分主六气，则卯酉主燥金之气。《素问 · 五运行大论》："卯酉之上，阳明主之。"所指即为阳明燥金。

茂化màohuà　运气中六气的变化之一。《素问 · 六元正纪大论》："少阳所至为茂化。"少阳之气到来，火气敷布，万物茂盛，故名茂化。

眊矂màosào　症名。指目干涩少津，昏昧不适之候。《原机启微》："肝开窍于目，故肝受克，而目亦受病也。其病眵多眊矂紧涩，赤脉贯睛。"参见"目昏"条。

冒mào　❶用手按住。《伤寒论 · 辨太阳病脉证并治》："病人叉手自冒心。"❷恍恍惚惚。《素问 · 气交变大论》：

“郁冒蒙昧，心痛暴喑。”❸犯、冲犯。《素问·五藏生成》：“下厥上冒，过在足太阴、阳明。”

冒风màofēng　病证名。感冒之一种。指感受风邪所致的轻症。《医学入门·风》卷五：“冒风恶风多属肺。”《时病论》卷二：“冒风者，风邪冒于皮毛，而未传经入里也。汪庵曰：轻为冒，重为伤，又重则为中。可见冒风之病，较伤风为轻浅耳。”又：“今谓冒风，乃因风邪复冒皮毛，皮毛为肺之合，故见恶风、微热、鼻塞、声重、头痛、咳嗽，脉来濡滑而不浮缓，此皆春时冒风之证据，与风伤卫之有别也，宜乎微辛轻解法治之。”参见“感冒”“伤风”等条。

冒寒màohán　病证名。感冒之一种。见《丹溪心法附余·伤寒》。《时病论·冒寒》：“冒寒之病，乃寒气罩冒于躯壳之外，而未传经入里也。是以遍体酸疼，头亦微痛，畏寒发热而乏汗，脉象举之而有余，宜辛温解表法治之。”详见“风寒感冒”条。

冒家màojiā　指平素患有头目眩晕的人。《伤寒论·辨太阳病脉证并治》：“太阳病，先下而不愈，因复发汗。以此表里俱虚，其人因致冒，冒家汗出自愈。”

冒暑màoshǔ　病证名。指感受暑热，传入肠胃而致的病证。见《丹溪心法》卷一。《医林绳墨》卷一：“冒暑者，其人元气有余，但不辞辛苦，暑热冒于肌表，而复传入于里，以成暑病也。是则腹痛水泻，口渴欲饮，心烦躁热，胃与大肠受之，宜以黄连香茹饮、天水散或六和汤。”《杂病源流犀烛·暑病源流》：“寻常感受暑气，致腹痛水泻者，乃胃与大肠感邪之故，或恶心呕吐者，乃胃口有痰饮，而又感邪之故，此皆名冒暑，是暑病之轻且小者。”治宜清暑十全饮、解暑三白汤和香薷饮等方。参见“暑病”条。

冒暑眩晕màoshǔxuànyūn　病证名。见《世医得效方》卷三。又称中暑眩晕。详该条。

冒心màoxīn　症名。以手按心下之意。由于胸阳不足，病人自觉心下空虚而悸动不宁，故喜以手按心下。《伤寒论·辨太阳病脉证并治》：“发汗过多，其人叉手自冒心，心下悸，欲得按者，桂枝甘草汤主之。”成无已注：“发汗过多亡阳也。阳受气于胸中，胸中阳气不足，故病叉手自冒心。”参见“心悸”条。

冒眩màoxuàn　症名。见《金匮要略·痰饮咳嗽病脉证并治》。《医学入门》卷五：“头眩……或云眩晕，或云眩冒。眩言其黑，晕言其转，冒言其昏，一也。”冒眩义同眩冒。详该条。

冒阳màoyáng　见“昌阳”条第2义项。

瑁mào　中药材。出《开宝重定本草》。即玳瑁。详该条。

瞀mào　❶目不明，眼花。《医宗金鉴·杂病心法要诀》：“头卒大痛目瞀凶。”❷心中闷乱。《素问·至真要大论》：“食已而瞀。”❸闷热、闷重。《素问·至真要大论》：“肩背瞀热。”《素问·气交变大论》：“肩背瞀重。”❹昏蒙、昏迷。《素问·至真要大论》：“诸热瞀瘛，皆属于火。”《儒门事亲》：“眩瞀不知人。”

瞀昧màomèi　症名。指神情烦乱昏昧。《素问·六元正纪大论》：“少阳所至，为惊躁，瞀昧，暴病。”

瞀闷màomèn　症名。出《素问·六元正纪大论》。指昏昧兼烦闷的症名。《医学纲目》卷十六：“盖瞀者，昏也；闷者，烦也。凡瞀而不闷者，名曰昏迷。闷而不瞀者，名曰虚烦。今曰瞀闷者，谓昏迷虚烦并病。”

瞀热màorè　症名。指闷乱烦热之状。出《素问·至真要大论》。参见“闷瞀”条。

mei

玫瑰花méiguīhuā　中药材。出明代姚可成《食物本草》。又名徘徊花、笔头花、刺玫花。为蔷薇科植物玫瑰 *Rosa rugosa* Thunb. 的干燥花蕾。主产于江苏、浙江、山东、广东。甘、微苦，温。归肝、脾经。行气解郁，和血止痛。用于肝胃气痛，食少呕恶，月经不调，跌仆伤痛，煎服3～6g。鲜花含挥发油（玫瑰油），其中主要成分为香茅醇、牛儿醇等，还含槲皮素、鞣质等。玫瑰花提取物对人免疫缺陷病病毒、白血病病毒和T细胞白血病病毒均有抗病毒作用。玫瑰油所含成分有抗菌、健胃作用。

枚méi　处方中某些果实或块根类药物的计数单位。如大枣三枚（去核）。一般应以大小适中者为度。为保证用量准确，后世对这类药的计量大部分已改用重量单位，如附子、乌头、桃仁、杏仁等，都不再以枚计量。

眉méi　眉毛。《灵枢·阴阳二十五人》：“足太阳之上，血气盛则美眉，眉有毫毛。”

眉本méiběn　经穴别名。《素问·气穴论》载：“眉本二穴。”王冰注：“攒竹穴也。”

眉冲méichōng　经穴名。代号BL3。出《脉经》。别名小竹。属足太阳膀胱经。位于眉毛内侧端直上入前发际0.5寸处，或于神庭与曲差两穴连线之中点取穴（《太平圣惠方》《医学入门》）。布有额神经内侧支和额动、静脉。主治头痛，目赤，鼻塞，眩晕，癫痫等。沿皮刺0.3～0.5寸。

眉丛méicóng　聚集的眉毛。

眉刀méidāo　眼科手术器械。见《审视瑶函》。钢铁制作，用以剔除外障之膜翳等。

眉刀

眉疔méidīng　病名。出《疡医准绳》卷二。疔生于眉部。证治同疔疮。

眉发méifā　病名。出《疡科心得集》卷上。即眉疽。见该条。

眉风癣méifēngxuǎn　病名。出《疡医大全》卷十。由肝血不足，风湿外浸所致。症见眉中瘙痒，搔破流水，甚至蔓延额上、眼胞处。治宜养血疏风祛湿。内服消风散（《医宗金鉴》）。外搽紫茸膏，或用松香60g，真蛤粉15g，青黛6g，研细干掺。相当于脂溢性皮炎或脂溢性湿疹。

眉骨méigǔ　骨名。眉棱骨的简称。详该条。

眉骨痛méigǔtòng　症名。又名眉眶痛。为多种疾病常见之症状。❶“眉骨者，目系之所过，上抵于脑，为目属于脑也”（《证治准绳·杂病》）。故诸阳经病或风热毒邪上攻下注于目睛者，遂从目系过眉骨，与眉骨相并而痛。若系心肝壅热或风热痰上攻目睛而痛者，亦目系与眉骨相牵并痛。若为寒湿内蕴，则痛留颈项，牵引眉间，可为酸痛、抽掣痛、重痛、昏闷痛等。由于证因不同，宜结合全身情况，分别施治。❷由于鼻部疾患起者，多因风热上攻，蒙蔽清窍所致。证见眉棱骨疼痛，头昏闷胀，鼻涕多而黄稠。本症可见于今之副鼻窦炎。治宜祛风清热，芳香醒脑，涤浊开窍，用苍耳子散加减。

眉疽méijū　病名。出《外科启玄》卷六。又名发眉疽、眉发、发眉、眉发疽、风眉疽。此证生于眉棱骨上，形长如瓜，坚硬，疼痛引脑，色赤焮红，二目合肿。治同外痈。

眉眶痛méikuàngtòng 症名。见《丹溪心法》卷四。即眉棱骨痛。详该条。

眉棱骨méilénggǔ 骨名。额骨的眶部。眼眶的上缘。

眉棱骨痛méilénggǔtòng 症名。指眼眶上缘额骨作痛。见《丹溪心法》卷四。又名眉框痛、眼框骨痛。《杂病源流犀烛·眉棱骨痛》："眉棱骨痛，风痰湿火，俱有病也……有由风痰，眉骨痛连于目，不可开，昼静夜剧者，宜芎辛导痰汤；有由痰火，眉心并眉梁骨痛者，宜二陈汤送青州白元子；有由风热夹痰而痛者，宜芷苓散；有中风寒侵犯而痛者，宜羌乌散；有由湿痰，眉眶骨痛，而身重者，宜芎辛导痰汤加川乌、白术。大约选奇汤、上清散二方，俱为总治眉棱骨痛之剂。戴复庵分为二症，皆属于肝。一为肝经伤，头痛，眼不可开，必昼静夜剧，宜导痰汤加川乌、细辛；一为肝虚而痛，方见光明即发，宜生地黄丸、熟地黄丸。"参见"眉眶痛""眼眶骨痛"等条。

眉炼méiliàn 病名。出《卫生宝鉴》。指眉间生疮。由小儿胎热上蒸而生。症见眉间生疮如癣，流脂成片，瘙痒不已。外用五倍子、生白矾研细，麻油调敷。并可内服清热解毒、消风止痒之剂。

眉寿堂方案选存méishòutángfāng'ànxuǎncún 医案著作。清代叶桂撰，郭维浚编。2卷。原系抄本，后收入《中国医学大成》中。上卷包括春温、时疠、暑、燥、寒、冬温、疟疾等各类时症，下卷记述妇、儿、痘疹、外科。每类病证，介绍辨证立法及处方，辨析疑似之证，掌握各类疾病治法。其中妇科治案记述尤详。

M

眉头méitóu ❶眉毛的内侧端。❷指攒竹穴。属膀胱经。位于眉毛的内侧端。《素问·骨空论》："从风憎风，刺眉头。"王冰注："谓攒竹穴也。"

眉心疔méixīndīng 病名。出《医宗金鉴》卷六十三。又名印堂疔、眉心疽、面风毒、印堂疽。生于两眉中心印堂穴。色黑木痛、麻痒太过，根硬如铁钉之状，寒热并作，治法见疔疮。若毒初色暗根平，肿硬疼痛，无脓黑陷者同疽，治同百会疽。

眉心疽méixīnjū 病名。出《疡医准绳》卷二。即眉心疔。见该条。

眉皂méizào 中药材。见《中药志》。为猪牙皂之别名。详该条。

梅彪méibiāo 唐代道士，字崇献。西蜀江源人。知医，唐代元和间撰有《石药尔雅》《梅崇献方》《医门秘录》等书。均已佚。

梅崇献méichóngxiàn 参见"梅彪"条。

梅得元méidéyuán 明代医家。字元实。钱塘（今浙江杭州）人。精于医术，著有《药性会元》一书。

梅毒咽疮méidúyānchuāng 病证名。多由杨梅疮毒未尽，蔓延上冲于咽所致。参见"杨梅喉癣"条。

梅根méigēn 中药材。出《名医别录》。为蔷薇科植物梅 *Prunus mume* (Sieb.) Sieb. et Zucc. 的根。全国各地均有栽培。微苦，平。祛风，活血，解毒。治胆囊炎，风痹，休息痢，瘰疬。煎服：10～15g，鲜品30～60g。

梅核膈méihégé 病证名。膈证之一。指喉间似为梅核所梗，膈间痛或闷者。多因气郁痰结或瘀血所致。《杂病源流犀烛·噎塞反胃关格源流》："梅核膈者，喉中如有物，膈间痛，死血居多。宜昆布、当归、桃仁、韭汁、童便，甚加大黄；亦或因痰结，宜涤痰丸。《医鉴》谓或结于咽喉，时觉有所妨碍，吐之不出，咽之不下，由气郁痰结而然者，正指此也。"参见"噎膈""梅核气"条。

梅核气méihéqì 病名。泛指咽喉部有异物感。《赤水玄珠·咽喉门》："梅核气者，喉中介介如梗状。"《古今医鉴·梅核气》："梅核气者，窒碍于咽喉之间，咯之不出，咽之不下，核之状者是也。始因喜怒太过，积热蕴降，乃成厉痰郁结，致斯疾耳。"多因情志郁结，痰气凝滞所致。治宜理气、解郁、化痰，用半夏厚朴汤、加味四七汤、噙化丸等方。本证多见于慢性咽喉炎、神经症等疾患。

梅花冰片méihuābīngpiàn 中药材。❶见《中国药学大辞典》。为冰片之处方名。详该条。❷见《中药材手册》。为冰片之别名。详该条。

梅花草méihuācǎo 中药材。见《内蒙古中草药》。为虎耳草科植物梅花草 Parnassia palustris L. 的全草。分布于东北、华北地区及陕西、甘肃等地。微苦，平。清热凉血，解毒消肿，止咳化痰。治黄疸型肝炎，细菌性痢疾，咽喉肿痛，脉管炎，疮痈肿毒，咳嗽多痰，百日咳。煎服：3～9g。全草含山柰酚、芸香苷、金丝桃苷。茎尚含槲皮素的葡萄糖苷。根含生物碱。浸剂有收缩血管及轻泻作用，能增强豚鼠离体子宫的张力。

梅花点舌丹méihuādiǎnshédān 《洞天奥旨》卷十四方。熊胆、冰片、雄黄、硼砂、血竭、葶苈子、沉香、乳香、没药各一钱，珍珠三钱，牛黄、麝香、蟾酥（人乳化）、朱砂各二钱。为细末，药汁为丸，绿豆大，金箔为衣，每服一丸，以葱白打碎，陈酒送服，或用醋化开外敷。功能解毒消肿止痛。治疗毒恶疮，无名肿痛，红肿痈疖，乳蛾，咽喉肿痛。实验研究表明，本方能显著增加小鼠免疫器官的重量，提高腹腔巨噬功能，促进抗体形成。

梅花碎地méihuāsuìdì 古症名。黄乔岳《眼科全集》："此症因肝虚，故受克而泪横溢出，点滴如梅花碎地之状。"参见"流泪症"条。

梅花翳méihuāyì 病证名。见宋代杨士瀛《仁斋直指方》。指黑睛生翳成片，状如梅花瓣者。参见"翳"条。

梅花针méihuāzhēn 皮肤针之一种。因针柄一端集针五枚形如梅花，故名。参见"皮肤针"条。

梅花针疗法méihuāzhēnliáofǎ 皮肤针疗法之一。因使用梅花针进行刺激而名。见"梅花针"条。

梅花症méihuāzhèng 病证名。多由湿热痰浊熏蒸咽喉所致。《喉舌备要》："此症发来满喉俱有，红黄白点似梅花，痰涎壅盛，舌硬面红，潮热作渴，是乃大热之症。治当清凉消风、解毒去膜之药。"方可选用甘露消毒丹、黄连温肝汤、贝母瓜蒌散等加减。

梅煎散méijiānsǎn 《普济方》卷三百九十六方。赤芍药、黄连、甘草各一两，罂粟壳三两。为末，三岁儿每服一钱，加乌梅一个，水煎，食前服。治小儿暑毒下痢，烦渴肚疼，发热。

梅片méipiàn 中药材。即梅花冰片。详该条。

梅仁汤méiréntāng 《圣济总录》卷一百二十九方。梅核仁四十九粒，大黄三两，牡丹皮一两七钱半，芒硝二两半，冬瓜仁四两，犀角一两半。为粗末，每服五钱，水煎服，以利下脓血二三行为度。治肠痈里急隐痛，大便秘涩。

梅深师méishēnshī 隋代僧人、医学家。号文梅。广陵（今江苏扬州）人。善疗瘴疠，运用单方治疗杂病，取得很好的效果。撰有《梅师方》（《本草纲目》作《梅师集验方》），宋、明医家著作多所引用。

梅师方méishīfāng　方书。又名《梅师集验方》。卷数不详。梅师即梅文梅，为隋代广陵（江苏扬州）僧人。《古今医统》载：“善疗瘴疠，医杂证，悉悉说单方，其效甚速。人咸集，相传曰《梅师方》云。”书已佚，《证类本草》等书均有引录。

梅师集验方méishījíyànfāng　方书。见“梅师方”条。

梅实méishí　中药材。出《神农本草经》。即梅之果实。详“乌梅”条。

梅氏验方新编méishìyànfāngxīnbiān　方书。清代梅启照辑。8 卷。刊于 1878 年。本书原为梅氏在刊行《验方新编》16 卷本时续补的 8 卷（即 24 卷本），其后刊印单行本，改为此名。书中仿《验方新编》体例，新辑了临床各科民间验方，还辑入了《叶天士眼科》及《痧症全书》等内容，现有多种近代刊本。

梅树菌méishùjūn　中药材。见《云南中药资源名录》。为桑黄的别名。详该条。

梅苏丸méisūwán　《圣济总录》卷五十八方。白梅肉、紫苏叶、乌梅肉各半两，麦冬三分，百药煎三两，煨诃子皮、人参各一分，炙甘草一两半。为细末，炼黄蜡汁拌和为丸，芡实大，每服一丸，不拘时含化。功能生津解渴。治消渴，膈热，烦躁，津少。

梅文梅méiwénméi　见“梅深师”条。

梅藓méixiǎn　中药材。见《山东中草药手册》。为石花之别名。详该条。

梅衣秃méiyītū　病证名。见《本草纲目》卷二十二胡麻油。即油风。详该条。

梅元实méiyuánshí　见“梅得元”条。

脢méi　背部脊柱两旁的肌肉群。

腜méi　指妇女始怀胎。《圣济总录》卷一百五十四：“妊娠之初，月水乍聚，一月为腜。”《说文》：“妇始孕，兆也。”

霉变méibiàn　中药生霉、腐败、腐烂等现象的统称。

霉疮méichuāng　病名。出《疮疡经验全书》卷六。即杨梅疮。详该条。

霉疮秘录méichuāngmìlù　性病专著。2 卷。明代陈司成撰，刊于崇祯五年（1632）。系汇集历代医家有关方论，结合家传及个人多年治疗梅疮临证经验编成。内容包括总例、或问、治验、方法、宜忌五部分。系统论述梅疮传染途径、起因、发病症状及治法，记述病案 29 例，选辑验方 49 首，并有药食禁忌。书中论梅毒有性交传染、非性交传染、遗传等传染途径，用生生乳（砒及轻粉）治疗梅毒等皆属创见。本书为我国现存最早的论述梅毒的专著。流传较广，现存初刻本，且有清以后多种刊本及日刻本。

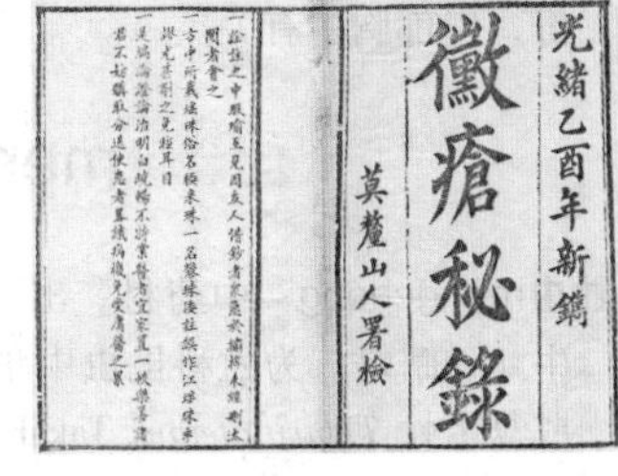

霉疮秘录

霉疮约言méichuāngyuēyán　性病专著。2 卷。又名《梅疮约言》。日本和气惟亨撰于宽政七年（1795）。作者在研究陈司成《霉疮秘录》基础上，结合个人临证经验编成此书。书中所论重视察标本缓急及病情转归，指出此病与任督两脉之关系；在病因、辨证、治法方面阐述个人的见解。陈氏之书崇饰文辞和世医滥用轻粉之弊提出不同看法。现有日本享和元年（1801）三津屋喜兵卫刊本及享和二年（1802）观宜堂藏版。

霉酱色苔舌méijiàngsètāishé　舌象。霉，灰黑色；酱，黄赤色。舌生黄赤兼黑苔，似沉香色，属里实热证。可因内蕴湿热，夹有宿食，或瘀血气滞，或湿热夹痰所致（见《伤寒舌鉴》）。

霉酱苔méijiàngtāi　即舌苔呈红中发黑，又带黄色，类似霉酱颜色的舌象。

霉菌性阴道炎méijūnxìngyīndàoyán　病名。由白色念珠菌引起的阴道炎。临床表现为外阴奇痒，甚至溃烂疼痛，白带量多呈凝乳样，阴道壁有白色伪膜覆盖，擦掉后可见黏膜发红等症。治疗以阴道局部冲洗、敷药为主，如用细叶香薷蒸馏液或一枝黄花（《中草药通讯》）治疗。参见“带下”“阴痒”等条。

霉疠新书méilìxīnshū　外科著作。2 卷。日本片仓元周撰于天明六年（1786）。作者承袭其父治疗霉、疠之经验秘传，结合个人临证心得撰集成书。分乾、坤两册，一为理疠，一为理霉，遵古法而增新意，故名为《霉疠新书》。现有日本天明六年（1786）静俭堂藏版及《皇汉医学丛书》本传世。

霉中黄苔舌méizhōnghuángtāishé　舌象。舌霉色中有黄苔，即灰黑黄苔。为湿热蕴阻中焦，宜清热祛湿（见《伤寒舌鉴》）。

美草měicǎo　中药材。出《神农本草经》。为甘草之别名。详该条。

美骨měigǔ　言骨骼强劲。《灵枢·论痛》：“加以黑色而美骨者，耐火。”

美眉měiméi　眉毛秀美润泽。眉毛的润泽或枯萎与血气的盛衰有关，润泽是血气盛的征象。《灵枢·阴阳二十五人》：“血气盛，则美眉。”

美人蕉根měirénjiāogēn　中药材。见《南宁市药物志》。又名小巴蕉头。为美人蕉科植物美人蕉 *Canna indica* L. 的根茎。全国大部分地区有栽培。苦、涩，寒。清热利湿，收敛止血。①治急性黄疸型肝炎，痢疾，高血压病，白浊，白带，血崩，咯血。煎服：15～30g。②捣敷治疮疡肿毒，跌打损伤。③美人蕉花治吐血、衄血。美人蕉根茎含 β－植物凝集素、淀粉、脂肪、生物碱、树胶。美人蕉根的酚性提取物有明显的利胆作用。

美商陆měishānglù　中药材。见《杭州药用植物志》。又名花商陆。为商陆科植物美洲商陆 *Phytolacca americana* L. 的根、叶及种子。长江流域以南地区有栽培，也有野生。苦、辛，平。有小毒。入肾、肝经。利尿化湿，解毒。①治慢性肾炎，胸膜炎，肝硬化腹水，带下。煎服：6～10g，或炖肉服。②治无名肿毒及皮炎，适量捣敷。全株含商陆皂苷 B、E、G。还含加利果酸、商陆碱、甜菜碱、组胺、γ－氨基丁酸等。叶含黄酮类山柰酚及其木糖苷、紫云英苷、瑞诺苷、异槲皮苷、烟花苷、芸香苷等。种子含商陆木质体 A、B、D，系抗肝毒剂。美商陆肽（PAP）能抑制哺乳动物脊髓灰质炎病毒的复制。所含抗病毒蛋白能治疗脊髓灰质炎。叶提取物能抑制动物组织培养的流感病毒的感染。有丝分裂原（PWM）可使非致敏淋巴细胞转化细胞毒性效应淋巴细胞，可抑制骨髓瘤细胞 DNA 合成。

美须měixū　须色华美。《灵枢·五音五味》：“美须者阳明多血。”

M

痗舌症mèishézhèng 病名。《喉舌备要》：“此症生于舌之上下，缓缓发来，其舌粗硬如石结核，成脓者可治。如不结核，口舌日见短小，至二三年后，舌忽失去，则虽有灵丹，不能治矣。此是内伤心经之症。”参见“舌痗”条。

men

门齿ménchǐ 即门牙。详该条。

门冬甘露饮méndōnggānlùyǐn 《张氏医通》卷十五方。麦冬（去心）二钱，玄参、黄芩、天花粉、连翘各一钱，生甘草五分，灯心二十茎，竹叶二十片。水煎服。治麻疹热甚而渴者。

门冬清肺汤méndōngqīngfèitāng 《证治准绳·幼科》集六方。天冬、麦冬、知母、贝母、桔梗、款冬花、甘草、牛蒡子、杏仁、马兜铃、桑白皮、地骨皮各等分。为粗末，水煎，食后服。治麻疹退后，咳甚气喘频作，甚至饮食汤水俱呛者。

门冬清肺饮méndōngqīngfèiyǐn 《内外伤辨惑论》卷中方又名麦门冬饮子、麦冬清肺饮。紫菀茸一钱五分，黄芪、白芍药、甘草各一钱，人参、麦冬各五分，当归身三分，五味子三个。为粗末，分作二服，水煎，食后服。治脾胃虚弱，气促气弱，精神短少，衄血吐血。

门冬饮子méndōngyǐn·zi 《症因脉治》卷二方。天冬、麦冬、桑白皮、枳壳、桔梗、荆芥、甘草。水煎服。治伤燥咳嗽，口渴唇焦，烦热引饮，咯痰不出，或痰中带血，喘急咳嗽。如痰多加贝母，大便燥结加大黄。

门洞启méndòngqǐ 明医家。字吉士。顺天（今北京）人。万历（1573—1619）年间御医，精于医理。有以少女初行经血而称为“先天红铅”者，门氏力辟其非。于川芎药用颇有心得，谓此药非但治血有功，治气亦神验。其时烟草已盛行，则谓其“非善物”，告诫阴虚之人不宜吸用。其论药之稿，今有佚文见于《本草汇言》中。同里人门有道（字吉生），亦为御医；门一忠（字国士），深明医理。两人与洞启同时，论药之文，并见于《本草汇言》中。

门户ménhù ❶指五脏在面部分属部位。《望诊遵经》：“所谓门户者，阙庭（印堂）肺门户，目肝门户，耳肾门户，口心脾门户。”《脉经》：“病人首部，耳目口鼻有里气起，入于口者，为入门户。”❷经气出入道路。《灵枢·卫气》：“知六府之气街者，能知解结契绍于门户。”

门闩疬ménshuānlì 病名。见《外科大成》卷二。指瘰疬之坚硬如砖者。参见“瘰疬”条。

门牙ményá 又称门齿、前板牙。居于牙列中间的切齿，上下各有4个。主要具有切断食物及辅助发音的作用。是望诊牙齿的润泽或枯槁的主要部位。

门孜康ménzīkāng 藏医机构名。又称医学星算利众院，创立于1916年，系十三世达赖喇嘛时钦绕诺布创办主持。这是一所集医学教育、治疗技术、配制方药、天文历算及语言文化于一体的机构，有一套完整和系统的规章制度，设有门诊和帮仓（相当于现时医院的住院部）及制药厂等不同部门。

扪mén 循摸，属切诊的范围。《素问·举痛论》：“视其主病之脉，坚而血及陷下者，皆可扪而得也。”参见“切诊”条。

扪法ménfǎ ❶刺法名。指出针后，以手指扪按穴位，掩闭针孔，无令正气外泄的方法。补法多用之。《针经指南》：“扪者，凡补者出针时用手扪闭其穴也。”《针灸问对》：“补时出针，用手指掩闭其穴，无令气泄，故曰扪以养气。”适用于补法。❷推拿手法。见《保生秘要》。两手擦热后迅速地将一手按放在某一穴位上。有散寒通络等作用。

闷肠生mènchángshēng 病证名。出《大生要旨》。即婴儿生下后不啼哭。详“闷气生”条。

闷瘄mèncù 指麻疹闭表，疹难透出的病证。清代张《麻疹阐注》：“闷瘄之症，有热五六日而不出者，有一出而即隐者，有头面微出而身上俱无者，有身上微影而头面胸背俱无者，有形迹在内而外不见形者，有皮肤隐隐紫赤者，有红紫遍身紫黑成块者。”临床分风闭、火闭、食闭、痰闭四证。详各条。

闷瞀mènmào 病状名。指心胸闷乱，眼目昏花之状。多属热证、实证。《素问·玉机真藏论》：“脉盛，皮热，腹胀，前后不通，闷瞀，此谓五实。”高士宗注：“闷，郁也；瞀，目不明也。”

闷脐生mènqíshēng 病证名。❶出元代朱震亨《幼科全书》。即初生不啼。详该条。❷初生儿肛门有膜闭塞。清代鲍相《验方新编》卷五：“有闷脐生者，儿粪门有一膜，闭住其气，故不能出声。”宜手术治疗。

闷气生mènqìshēng 病证名。出王伯龙《养儿宝》。又名闷肠生、梦生、闷脐生、生后不啼。包括寤生、草迷。指婴儿生下闷绝不啼，相当于新生儿窒息。

闷痧mènshā 病证名。痧证之一。《痧胀玉衡·闷痧》：“痧毒冲心，发晕闷倒地，一似中暑、中风，人不知觉，即时而毙。此痧之急者，如略有苏醒，扶起放痧，不愈，审脉服药施治。如发晕不醒，扶之不能起，必须审脉辨证的确，果系何因，先用药数剂灌醒，然后扶起放痧，渐为调治。”刮紫宫、膻中、中脘、中庭及刺间使、大陵穴。方用金花散、薄荷汤、藿香汤等。参见“痧”条。

闷痛mèntòng 症名。指郁闷不舒的疼痛，多见于胸部。因痰浊、湿热之邪阻滞上焦，气机不畅所致，亦与情绪不舒，气郁胸中有关。

meng

虻虫méngchóng 中药材。出《本草经集注》。又名蜚虻、牛虻、瞎蠓。为虻科昆虫中华虻 *Tabanus mandarinus* Schi. 或复带虻 *T. bivittateinus* Takahasi. 及其同属近缘昆虫的雌虻干燥全体。产于广西、四川、浙江、江苏、湖南、湖北、山西、河南、辽宁等地。苦，微寒，有毒。入肝经。逐瘀血，消癥结。治血滞经闭，癥瘕寒热，跌打瘀痛。内服：微炒用，煎汤，1.5～3g；或研末吞，每日0.3～1g。孕妇忌服。本品有溶栓、活化纤溶系统的作用。复方可降低大鼠血黏度。

萌发期méngfāqī 指植物发芽的阶段，为某些药物的最佳采收时节。

蒙méng 症名。见《素问·五藏生成》。有眸子而无见者曰蒙。指眼珠外观未见异常而目盲者。

蒙顶茶méngdǐngchá 中药材。见《本草纲目》。为石蕊之别名。详该条。

蒙花ménghuā 中药材。见《本草求真》。为密蒙花之简称。详该条。

蒙花珠ménghuāzhū 中药材。见《中药材手册》。为新蒙花之别名。详该条。

蒙昧méngmèi 证名。《素问·气交变大论》作朦昧。指神情昏昧，意识不清，如有物蒙蔽之状。

蒙头méngtóu 病证名。异痘之一。指痘出蒙头满面。属痘疮火毒共积于头部所致。治宜疏解，用松肌通圣散（《医宗金鉴》：荆芥、羌活、牛蒡、防风、紫草、红花、青皮、当归、赤芍、紫花地丁、蜂房、山楂、木通）。

礞石méngshí 中药材。出《嘉祐补注神农本草》。为变质岩类黑云母片岩及绿泥石化云母碳酸盐片岩的石块或碎粒。前者产于湖南、湖北、四川、江苏、浙江等地，药材称为青礞石；后者产于河南、河北等地，药材称为金礞石。咸，平。入肝、肺、胃经。坠痰下气，镇肝止痉。治咳嗽喘急，痰涎上壅，顽痰癖积，胸膈胀满，大便秘结，癫痫，狂躁，惊风。煎服：3～6g。孕妇忌用。青礞石主要成分为镁、铝、铁及硅酸。金礞石主要成分为云母及石英，主含钾、镁、铝、硅酸及钒。

礞石滚痰丸méngshígǔntánwán 方名。即滚痰丸。见该条。

猛疽měngjū 病证名。多由肺肝二经蕴热，痰毒邪火上攻咽喉所致。症见咽喉焮红，漫肿疼痛，汤水难入，呼吸不利，寒热大作。《灵枢·痈疽》："痈发嗌中，名曰猛疽。猛疽不治，化为脓，脓不泻，塞咽，半日死。""因其来势太猛，倘猛不可遏"（《外证医案汇编》卷一），故曰猛疽，治宜解毒、泻火、消肿、止痛。用普济消毒饮、黄连消毒饮等加减。本病类今之咽后壁脓肿、扁桃体周围脓肿等。参见"喉痈"条。此外亦有谓猛疽即结喉痈。"问当结喉生痈何如，曰：是名喉痈，又名猛疽。以其势毒，猛烈可畏也"（《证治准绳·疡医》卷三）。可与"结喉痈"条互参。

蒙药方剂měngyàofāngjì 蒙医著作。于庆祥著。载方剂277个。按主治功能分为赫依气、希日内热、巴达干病、热病、瘟疫等21类。并介绍了每个方剂的药物组成、功能主治。1986年由内蒙古人民出版社出版。

蒙药正典měngyàozhèngdiǎn 蒙医著作。即《蒙医本草图鉴》。详见该条。

蒙医本草图鉴měngyīběncǎotújiàn 蒙医著作。又名《蒙药正典》。占布拉道尔吉用藏文撰于19世纪。载药879种。按药物性能分为8部24类。重点论述每种药物的产地、形态、性味、功能、主治、药用部分、采集时间及炮制法。附药物图谱576幅。1988年内蒙古人民出版社出版，将书名改为《无误蒙药鉴》。

蒙医成方选měngyīchéngfāngxuǎn 蒙医著作。武绍新编。此书汇集蒙医成方1011首，按性能、功用及病种分为32类。每方分处方、制法、功用、用法用量、贮藏诸项，或加禁忌，附注项。总论中简要介绍蒙药概况、蒙药与方剂、蒙药剂型等。将蒙医药术语意译为汉语时，参照并借用了中西医中药材词术语，一时无借词者，采用音译加注。全部方名均用音译传统名称，书后附蒙汉文对照。1984年由内蒙古人民出版社出版。

蒙医传统验方měngyīchuántǒngyànfāng 蒙医著作。即《观者之喜》。详见该条。

蒙医金匮měngyījīnguì 蒙医著作。即《方海》。详见该条。

蒙医药简编měngyīyàojiǎnbiān 蒙医著作。即《珊瑚验方》。详该条。

蒙医药简史měngyīyàojiǎnshǐ 民族医史著作。吉格木德编。3章。主要论述汉代匈奴医学至20世纪蒙医药在各个时期的发展概况，分析和详述历代蒙医药学家的贡献及蒙医药著作的学术价值。1985年内蒙古人民出版社出版。

蒙医药选编měngyīyàoxuǎnbiān 蒙医著作。19世纪内蒙古达赖王旗蒙医学家罗布桑却泊勒用藏文写成。全书121章。内容包括临证各科基础理论、药物、治疗等。曾以藏文木刻版印行。1983年由内蒙古医学院中医系蒙医教研室译为蒙文。

孟保元mèngbǎoyuán 见"孟昶"条。

孟笨mèngbèn 明代会稽（今浙江绍兴）人。字福兆，号伯山。世业医。认为人之生赖饮食滋养，方能保天和而无疾，取饮食之与人体最为关切者著成《养生要括》（又名《食物本草》，1634），以介绍水、土、谷、果、蔬菜、鳞介类之功用、主治。

孟昶mèngchǎng（约919—965）五代时后蜀统治者。字保元。兼通医药，比较重视发展卫生事业，韩保升的《重广英公本草》等就是在他的倡导下完成的。965年降宋，被封为秦国公，群臣有病，每亲为诊之。

孟春痹mèngchūnbì 病证名。出《灵枢·经筋》。十二经筋病中的足少阳筋病。《灵枢注证发微》："此证当发于正月之时，故名之曰孟春痹也。"详"足少阳经筋病"条。

孟春沂mèngchūnyí 见"孟继孔"条。

孟冬痹mèngdōngbì 病证名。出《灵枢·经筋》。十二经筋病中的手心主（即手厥阴）筋病。《灵枢注证发微》："此证当发于十月之时，故名之曰孟冬痹也。"详"手心主经筋病候"条。

孟河mènghé（17世纪下半叶至18世纪初） 清代医家。字介石。江苏江宁人。长于儿科诸证，于1725年撰《幼科直言》一书（1726年刻行）。其书简明不繁，采取直言无隐之意，并辑有儿科验方。

孟继孔mèngjìkǒng（16世纪）明代医家。字春沂。祖籍山东，宋王朝南渡偏安后，迁居吴县（今苏州）。先学儒，后学医，以小儿、痘疹科闻名。孟氏根据过去儿科名著，结合自身临证经验，编成《幼幼集》等书。据记载，他将得到的金钱都捐助穷人，死时囊中无余物。

孟介石mèngjièshí 见"孟河"条。

孟秋痹mèngqiūbì 病证名。出《灵枢·经筋》。十二经筋病中的足太阴筋病。《灵枢注证发微》："此证当发于七月之时，故名之曰孟秋痹也。"详"足太阴经病候"条。

孟诜mèngshēn（约621—713） 唐代医学家。汝州梁县（今河南汝州）人。曾任光禄大夫。少好医药，长于饮食疗法。因议论武则天赐凤麟阁侍郎刘玮之金为药金，出为台州（今属浙江）司马。年虽晚暮，志力如壮。撰有《食疗本草》3卷，现存有敦煌莫高窟所发现的古抄本残卷（原卷被盗存英国博物馆）。又撰《必效方》3卷、《补养方》3卷等。《外台秘要》《医心方》《证类本草》等多有引用。710年睿宗召赴京师，以衰老固辞任用。

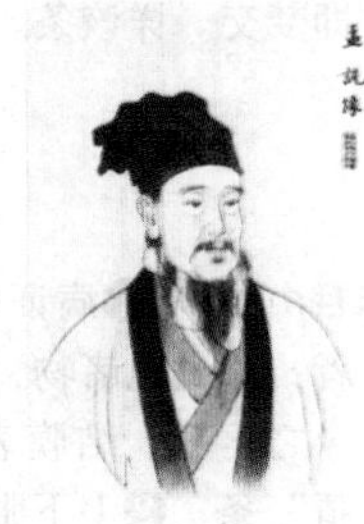
孟诜

孟氏杂证良方mèngshìzázhèngliángfāng 儿科著作。见"幼幼集"条。

孟氏治痘详说mèngshìzhìdòuxiángshuō 儿科著作。见"幼

幼集”条。

孟夏痹mèngxiàbì　病证名。出《灵枢·经筋》。十二经筋病中的手阳明筋病。《灵枢注证发微》：“此证当发于四月之时，故名之曰孟夏痹也。”详“手阳明经筋病”条。

梦花mènghuā　中药材。见《分类草药性》。为新蒙花之别名。详该条。

梦花根mènghuāgēn　中药材。出《分类草药性》。为瑞香科植物结香 *Edgeworthia chrysantha* Lindl. 的根。分布于河南、陕西和长江流域及其以南各地区。辛、甘，温。舒筋活络，滋养肝肾。治风湿关节僵硬，劳伤疼痛，遗精，早泄，虚淋，白浊，白带，血崩，肾虚眼雾，迎风流泪。煎服：6～15g。

梦交mèngjiāo　❶症名。即女子的性梦，梦见与男子性交的情况。❷病名。即以女子常出现与异性交配的梦境为主要表现的郁病类疾病。参见“郁病”条。

梦生mèngshēng　病证名。即初生不啼。《济阴纲目·保婴经验方》：“初生不能发声，谓之梦生。”详“闷气生”条。

梦失精mèngshījīng　病名。出《金匮要略·血痹虚劳病脉证并治》。又称梦遗，详该条。

梦泄mèngxiè　病名。见《外台秘要·虚劳》。亦称梦洩。即梦遗。详该条。

梦泄精mèngxièjīng　病名。见《诸病源候论·虚劳病诸候》。即梦遗。详该条。

梦洩mèngxiè　病名。见《备急千金要方》卷十九。即梦泄。详“梦遗”条。

梦魇mèngyǎn　病证名。见《杂病源流犀烛·不寐多寐源流》。即魇。详该条。

M

梦遗mèngyí　❶病名。以梦交而精液遗泄为主要表现的疾病。见《普济本事方》卷三。又称梦失精、梦泄精、梦泄。多因见情思色，相火妄动，或思虑过度，心火亢盛所致。《类证治裁》：“心为君火，肝肾为相火。君火一动，相火随之，而梦泄焉。”治宜清心宁神为主，或兼滋肾固精。方用清心莲子饮、妙香散、静心汤、补心丹、知柏八味丸等。梦遗而气实火旺者，也可用龙胆泻肝汤直折其火。又有因湿热下扰而梦遗者，宜用秘精丸，大、小分清饮；因经络郁热而梦遗者，宜用清心丸。详“遗精”条。❷症名。有性梦而遗精的表现。

梦游mèngyóu　症名。在睡梦中无意识地起床行走，或从事某些活动，醒来对此一无所知的症状。

梦与鬼交mèngyǔguǐjiāo　病名。出《妇人良方大全》卷六。即梦交。详该条。

mi

眯目mīmù　❶病证名。《太平圣惠方》卷三十三：“眯目者，是飞飏诸物，尘埃之类，入于眼中，粘睛不出。”类今之角膜、结膜表浅异物。宜及时取出。参见“物偶入睛”条。❷上下眼睑微合之状。

眯目飞扬证mīmùfēiyángzhèng　病证名。《证治准绳·杂病》：“因出行间，风吹沙土入目，频多揩拭，以致血气凝滞而为病也。初起涩湿赤脉，次后泪出，急涩渐渐重，结为障翳。”参见“物偶入睛证”条。

迷迭香mídiéxiāng　中药材。出《本草拾遗》。为唇形科植物迷迭香 *Rosmarinus officinalis* L. 的全草。原产于南欧各国，我国有栽培。辛，温。强壮，发汗，健胃，安神。治头痛。煎服：4.5～9g。全草含芹菜素-7-葡萄糖苷、木犀草素-7-葡萄糖苷、香叶木苷、鼠尾草酸、迷迭香碱、异迷迭香碱、挥发油（内含α-蒎烯、莰烯，桉叶素，龙脑，樟脑等）等。可用作催经药，对更年期的神经功能紊乱所引起的月经过少或停经，可用此加速月经来潮。迷迭香碱静脉注射，能利胆，还有催眠、抗惊厥作用。叶的挥发油对金黄色葡萄球菌、大肠埃希菌、霍乱弧菌等在体外有抗菌作用。

迷口míkǒu　病名。见《喉科泄秘》卷上。即鹅口疮。详该条。

迷马桩棵mímǎzhuāngkē　中药材。见《云南中草药》。为拔毒散之别名。详该条。

猕猴桃míhóutáo　中药材。出《开宝重定本草》。又名藤梨、阳桃、羊桃、毛梨。为猕猴桃科植物猕猴桃 *Actinidia chinensis* Planch. 的果实。分布于长江以南各地。甘、酸，寒。入胃、肾经。解热，止渴，通淋。治烦热，消渴，食欲不振，消化不良，呕吐，黄疸，痢疾，尿路结石，痔疮。煎服：30～60g。本品含糖、维生素、猕猴桃碱等。猕猴桃多糖复合物能增强机体免疫功能，对小鼠腹水癌及实体肝癌有明显抑制作用，可减轻小鼠实验性肝损伤，有保肝作用。

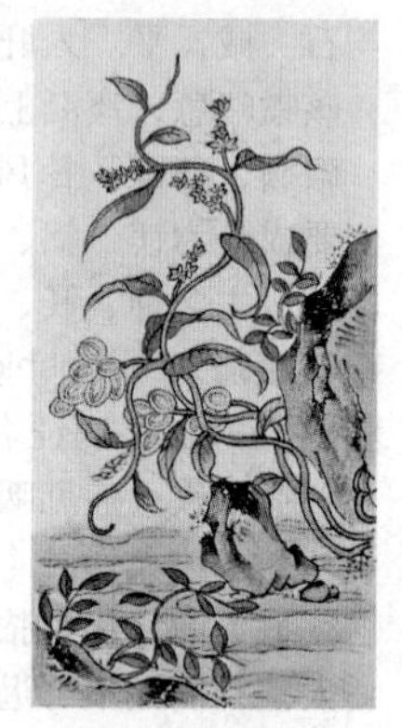

猕猴桃

猕猴桃根míhóutáogēn　中药材。见《福建民间草药》。为猕猴桃科植物猕猴桃 *Actinidia chinensis* planch. 的根或根皮。苦、涩，寒。清热解毒，祛风利湿，活血消肿。①治肝炎，水肿，风湿关节痛，淋浊，带下，产后缺乳，亦用治胃癌、乳腺癌。煎服：30～60g。②治疮疖，瘰疬，跌打损伤。鲜根皮捣敷。根含大黄素、大黄素甲醚、大黄素-8-葡萄苷、β-谷甾醇等。

猕猴桃藤中汁míhóutáoténgzhōngzhī　中药材。出《本草拾遗》。为猕猴桃科植物猕猴桃 *Actinidia chinensis* Planch. 茎中的液汁。甘，寒。治石淋，反胃，茎汁和姜汁服。茎含多量的精氨酸和相当量的赖氨酸、亮氨酸、丙氨酸及天冬酰胺。

猕猴桃叶míhóutáoyè　中药材。出《开宝重定本草》。为猕猴桃科植物猕猴桃 *Actinidia chinensis* Planch. 的叶。苦，凉。清热解毒。治乳痈，鲜叶一握和酒糟、红糖捣烂，加热外敷，早晚各换一次；治烫伤，鲜叶加石灰少许捣敷。本品含咖啡酸、对香豆酸、槲皮素、山柰素、无色飞燕草素及无色矢车菊素。

糜疳mígān　病证名。口腔及牙床糜烂的病证。又名口疳。多由疳疾及痘疮患儿口腔不洁，或于夏令暑湿偏盛之际，胃火与湿热之气上攻，侵蚀于口而成。症见口中溃烂，常发生于舌、颊、唇内侧及上腭等处，有时扩展到唇外，口角、齿龈及咽喉。治宜清热解毒，内服五味消毒饮加玄参、桔梗、青黛，外用锡类散涂于疮面。

麋角丸míjiǎowán　《三因极一病证方论》卷九方。麋角（镑，酒浸一宿）一斤，熟地黄四两，附子（生，去皮脐）一两半。用大麦米二升，以一半藉底，一半在上，以二布巾隔覆，炊一日，取出药与麦，别焙干为末，以浸药酒，添清酒煮麦粉为糊，搜和捣丸，梧桐子大，每服五十丸，食前温酒或米汤送下。治五痿，皮缓毛悴，血脉枯槁，肌肉薄着，筋骨羸弱，饮食不滋，庶事不兴，四肢无力，爪枯发落，眼昏，唇燥，疲惫不能支持。

麋茸丸 míróngwán 《普济本事方》卷二方。麋茸（酥炙黄，燎去毛，如无以鹿茸代）、菟丝子（酒浸、晒干，用纸条子同碾取末）各一两，炒大茴香半两。为末，用羊肾二对，酒浸煮烂去膜，捣和为丸，梧桐子大，每服三十至五十丸，温酒或盐汤送下。治肾虚腰痛，不能转侧。

蘼芜 míwú 中药材。出《神农本草经》。又名薇芜、江蓠、蕲茝、芎䓖苗、川芎苗。为伞形科植物川芎 *Ligusticum chuanxiong* Hort. 的苗叶。主要栽培于四川，云南、贵州、广西、湖北等地多为引种栽培。辛，温。入心、肝、胆经。祛风散寒。治头风头眩，流泪，咳嗽，煎服 3～9g。

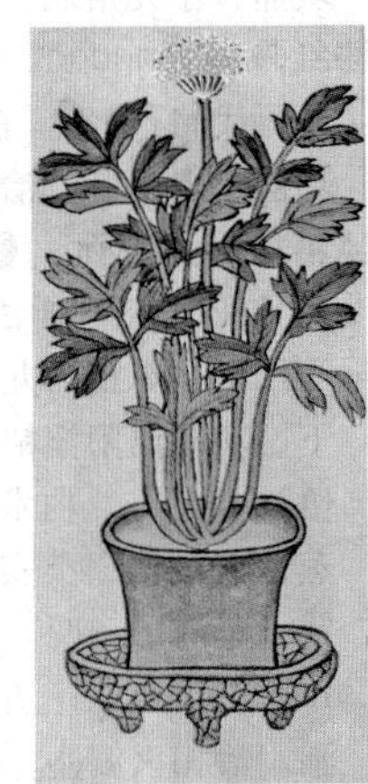

蘼芜

米秕 mǐbǐ 中药材。见明代汪颖《食物本草》。为米皮糠之别名。详该条。

米瘕 mǐjiǎ 病证名。见《医说》卷五。《杂病源流犀烛·积聚癥瘕痃癖痞源流》："好吃生米成瘕，不得米则吐清水，得米即止，米不消化，久亦毙人，宜鸡屎米煎。"本病与《诸病源候论》记载的米癥略同。参见该条。

米浆水 mǐjiāngshuǐ 中药材。见《中国医学大辞典》。即浆水。详该条。

米久才旦 mǐjiǔcáidàn 参见"舒卡·年姆尼多吉"条。

米疽 mǐjū 病名。发于腋下之无头疽。《灵枢·痈疽》："发于腋下赤坚者，名曰米疽。"又名腋疽、疚疽，由肝脾二经气血凝滞而成。初起一核，漫肿坚硬，皮色如常。不热不疼，日久将溃始转红色，微热疼痛。初宜内服柴胡清肝汤加乌药消之；体弱者宜香贝养荣汤；外用隔蒜灸或乌龙膏敷贴；若脓成即切开引流，按溃疡处治。

米糠 mǐkāng 中药材。见《验方新编》。即米皮糠。详该条。

米莲散 mǐliánsǎn 《杂病源流犀烛·六淫门》卷十七方。糯米五钱，莲子心十枚。为末，酒服，或以墨汁作丸服。治劳心吐血。

米皮糠 mǐpíkāng 中药材。出《本草纲目》。又名谷白皮、米秕、米糠、杵头糠。禾本科植物稻 *Oryza sativa* L. 的颖果经加工而脱下的果皮。甘、辛，温。入胃、大肠经。开胃，下气。治噎膈，反胃，脚气。内服：煎汤，9～30g；或入丸、散。本品含油，油中含三萜烯醇阿魏酸酯，通称谷维醇。还含多种甘油酯及游离脂肪酸、角鲨烯、阿魏酸、甾醇、磷脂、脂蛋白、维生素 B_1 和 E 簇、一种抗肿瘤物质和糠苷等。谷维醇可改善自主神经的功能障碍，能促进大鼠生长，增加肝脏中糖原的含量。对切除卵巢的大鼠，皮下注射可引起动情期改变，口服则无效。

米仁 mǐrén 中药材。见《本草崇原》。为薏苡仁之别名。详该条。

米仁根 mǐréngēn 中药材。见《上海常用中草药》。为薏苡根之别名。详该条。

米筛花 mǐshāihuā 中药材。见《浙江民间常用草药》。为老鸦糊之别名。详该条。

米寿 mǐshòu 88 岁的艺术性表述。"米"字形似"八十八"。

米癥 mǐzhēng 病证名。七癥之一。见《诸病源候论·癥瘕病诸候》。由好吃生米，食多不消，兼夹痰瘀积聚而成。主要症状为脘腹结块固定不移，常思食生米，其他饮食难进，呕吐清水等。参见"癥""食癥""七癥"等条。

觅盐生 mìyánshēng 见朱振声《妇女病》。即手先下的横产。参见"横产"条。

泌别清浊 mìbiéqīngzhuó 小肠在承受胃中饮食以后，进行消化和分清别浊的过程。其中饮食精微在小肠吸收后，由脾转输到身体各部；糟粕部分下注大肠，部分水液泌入膀胱，成为大小便排出体外。

秘传抱龙丸 mìchuánbàolóngwán 《种福堂公选良方》卷三方。赤芍药一钱，川贝母、天麻各一钱七分，防风五钱，胆南星七钱，钩藤三钱三分，枳壳、薄荷叶、桔梗、陈皮、天竺黄各三钱，茯神二钱。为细末，炼蜜为丸，芡实大，朱砂为衣，每服一丸。功能化痰息风，镇惊安神。治小儿受惊，口唇发青，四肢摇动，卧起不安。

秘传常山敬斋杨先生针灸全书 mìchuánchángshānjìngzhāiyáng xiān · shengzhēnjiǔquánshū 针灸著作。见"杨敬斋针灸全书"条。

秘传跌打损伤妙方 mìchuándiēdǎsǔnshāngmiàofāng 骨伤科著作。简称《跌损妙方》。题明代异远真人撰。不分卷。成书于 1523 年。初以抄本传世，1836 年孙应科予以厘定刊行。全书由治伤总论、全身各部损伤、金疮、通用方等门类组成，并载有古代武术家治伤经验。内容简明，切于实用，治疗突出动静结合的特点，可供临床参考。1958 年上海卫生出版社出版排印本，1988 年上海科学技术出版社又出版校释本。

秘传敛瘤膏 mìchuánliǎnliúgāo 《外科正宗》卷二方。血竭、乌贼骨、象皮、乳香、轻粉、龙骨各一钱。为细末，用鸡蛋十五枚，煮熟，去白留黄，熬油一小杯，将药和匀。先将患处用甘草汤洗净，再涂药膏。用于瘿瘤枯落后，以此生肌收口。

秘传内府女科 mìchuánnèifǔnǚkē 女科著作。见"坤中之要"条。

秘传酸枣仁汤 mìchuánsuānzǎoréntāng 《永类钤方》卷十三方。炒酸枣仁、制远志、黄芪、茯苓、莲子肉、酒当归、人参、茯神各一两，陈皮、炙甘草各五钱。为粗末，每服四钱，加生姜三片、大枣一枚，水煎，分二次服。治心肾不交，精血虚耗，痰饮内蓄，怔忡恍惚，夜卧不安。

秘传推拿妙诀 mìchuántuīnámiàojué 推拿著作，又名《小儿推拿秘诀》。2 卷。明代周于蕃辑注，书成于 1612 年。后经清代钱汝明（1776）参订重刊。上卷为诊法及手法总论，下卷列诸病症状及其推拿治法的处方、推拿穴位图、手法图等。书后附有钱汝明《秘传推拿妙诀补遗》1 卷，杂论手法口诀、小儿诸病的药物疗法、经络、诊候等。

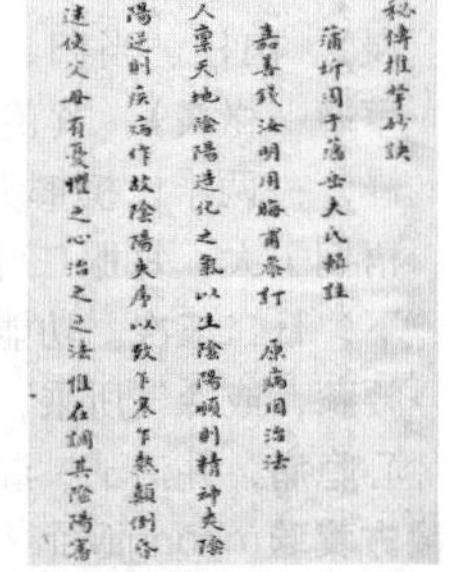

秘傳推拿妙訣
蒲圻周于蕃岳夫氏輯注
嘉善錢汝明用晦甫參訂　原病因治法
人禀天地陰陽造化之氣以生陰陽順則精神夫陰
陽逆則疾病作故陰陽失序以致下寒下熱顛倒否
逆使父母有憂懼之心治之之法惟在調其陰陽寫

秘传推拿妙诀

秘传推拿妙诀补遗 mìchuántuīnámiàojuébǔyí 推拿著作。见"秘传推拿要诀"条。

秘传眼科龙木论 mìchuányǎnkēlóngmùlùn 眼科著作。又名《秘传眼科龙木总论》《眼科龙木论》。撰人不详。10 卷。约宋元间人编集。此书卷一至六主要辑录了《龙木论》及

M

《眼论审的歌》的内容，除眼科总论外，分别记述了72种眼科病证及其治疗方药。卷七为诸家秘要名方，引录《三因极一病证方论》等书中的38个眼科方剂；卷八为针灸经；卷九、十为诸方辨论药性，均系从有关文献中辑录的眼科常用针灸穴位、针灸法及药性主治。1949年后有排印本（末附《葆光道人眼科龙木集》1卷）。

秘传眼科七十二症全书mìchuányǎnkēqīshí' èrzhèngquánshū 眼科著作。又名《秘传眼科全书》。明代袁学渊（字晴峰）撰，成书年代不详。全书共6卷，病证方治皆赋予歌诀及说明，条理清晰，便于记诵，对各种外治手法进行了详尽而细致的叙述，具有很强的临床指导价值。该书一些内容与约成书于明代中后期的《异授眼科》有较大的相似性。现存日本贞享三年（1686）刻本、日本宽政三年（1791）刻本及中国中医科学院图书馆藏鲍氏手抄本等。1949年后有排印本。该书收入古医籍稀见版本影印存真文库。

秘传噎膈膏mìchuányēgégāo 《种福堂公选良方》卷二引缪仲淳方。人乳、牛乳、芦根汁、人参汁、龙眼肉汁、蔗汁、梨汁各等分，姜汁少许。隔汤炖成膏，微下炼蜜，徐徐频服。治噎膈，食涩不下。

秘传证治要诀mìchuánzhèngzhìyàojué 综合性医著。见证治要诀条。

秘传证治要诀及类方mìchuánzhèngzhìyàojuéjílèifāng 丛书。即《秘传证治要诀》和《证治要诀类方》的合刊本。1955年由商务印书馆出版。

秘方mìfāng 即禁方。详该条。

秘方茶调散mìfāngchátiáosǎn 《赤水玄珠》卷三方。黄芩（酒炒）二两，川芎一两，细芽茶、薄荷各三钱，白芷五钱，荆芥穗四钱。为细末，每服二至三钱，茶水送下。功能疏风止痛，清利头目。治风热上攻，头目昏痛及头风热痛不可忍。若头巅及脑痛，加细辛、藁本、蔓荆子各三钱。

秘方定振丸mìfāngdìngzhènwán 《证治准绳·类方》第五册方。天麻（蒸熟）、秦艽、全蝎（去头尾）、细辛各一两，熟地黄、生地黄、当归（酒洗）、川芎、芍药（煨）各二两，防风、荆芥各七钱，白术、黄芪各一两五钱，威灵仙（酒洗）五钱。为细末，酒糊为丸，梧桐子大，每服八十至九十丸，食远服，或温酒送下。功能养血祛风，活血通络。治老人血虚受风，肢体振颤。

秘方换腿丸mìfānghuàntuǐwán 《太平惠民和剂局方》卷一方。薏苡仁、石楠叶、天南星（姜汁炒）、川牛膝（酒浸）、肉桂、当归、天麻、炮附子、羌活、防风、石斛、萆薢（微炙）、黄芪（蜜炙）、续断各一两，苍术（米泔浸）一两半，槟榔五钱，木瓜四两。为细末，面糊为丸，梧桐子大，每服三十至五十丸，空腹温酒或木瓜煎汤送下，日二三次。功能散寒湿，利关节。治肾经虚弱，下注腰膝，或冷气所乘，移步迟缓，筋脉挛痛，不能屈伸，脚心隐痛，并治干、湿脚气。

秘方集验mìfāngjíyàn 方书。2卷。清代王梦兰（蕙子）纂辑。本书首列诸症歌诀88首，包括中风、伤寒、瘟疫、中暑等常见病证。概述其因、证、治则及禁忌。歌诀以下分别诸药食毒、诸虫兽伤、暴死诸症、危笃诸症等36门，门下又分证、列方，其方多属秘授、经验者，药则专取简易，便于穷乡僻壤应手而得。卷末附"余方补遗"。现存康熙四年（1665）醇堂刻本及杨守敬藏抄本。日本藤井见隆译为日文，易名为《锦囊妙药秘录》。

秘方万应丸mìfāngwànyìngwán 《赤水玄珠》卷四方。三棱（醋炒）、莪术（醋炒）、陈皮（麸炒）、橘红、使君子肉、麦芽曲（炒）、神曲（炒）、雷丸、干漆（炒烟尽）各五钱，槟榔一两，芜荑二钱半，鹤虱（略炒）、胡黄连（炒）、甘草（炙）各三钱，木香、良姜（土炒）、砂仁各二钱。为细末，醋米糊为丸，绿豆大，每服三十至五十丸，空腹淡姜汤送下。功能消积杀虫。治腹内有虫及积气块痛，小儿疳病。

秘红丹mìhóngdān 《医学衷中参西录》方。大黄、肉桂各3g，代赭石18g。前二味为末和匀，用代赭石末煎汤送下。功能降胃平肝。治肝郁气逆而致的吐血、衄血。

秘精丸mìjīngwán ❶《魏氏家藏方》卷四方。炮附子、煅龙骨、肉苁蓉（酒浸）、牛膝（酒浸）、巴戟天各一两。为细末，炼蜜为丸，梧桐子大，每服三十丸，空腹盐汤送下。功能温阳涩精。治元气不固，梦泄遗精。❷《医学心悟》卷三方。白术、山药、茯苓、茯神、莲子肉（去心，蒸）各二两，芡实四两，莲须、牡蛎各一两五钱，黄柏五钱，车前子三两。为细末，金樱子熬膏为丸，梧桐子大，每服七十至八十丸，开水送下。功能健脾固涩，清热利湿。治相火偏盛，湿热下注，遗精白浊。

秘授经验喉科紫珍集良方mìshòujīngyànhóukēzǐzhēnjíliángfāng 喉科著作。托名朱纯衷曾得秘授，由朱翔羽增补编成。此书重点介绍治疗喉科诸病方剂，如清咽利膈汤、普剂消毒饮、六神丸等130余首。部分方后附有方歌。现仅存抄本。

秘授眼科mìshòuyǎnkē 眼科著作。作者不详。全书以五轮八廓为诊治眼疾纲领，多采用歌括的形式，对眼科72症的病因病机、治则治法等做了形象的记述，通俗易懂。对八廓部位的描述与众不同，并设立了各廓治疗方药。现存清代嘉庆年间周赞亭传、王伯舆抄录的稿本。该书收入古医籍珍本集萃丛书（与《异授眼科》合刊）。

秘验清胃饮mìyànqīngwèiyǐn 《景岳全书·古方八阵》卷五十七方。石膏、栀子、黄连、黄芩、当归、生地黄、白芍药、苍术各一钱，青皮八分，细辛、藿香、荆芥穗各六分，升麻五分，牡丹皮、甘草各四分。水煎，食后缓缓含饮。功能清胃养阴，祛风止痛。治风热湿痰，牙痛龈肿，血出动摇。

秘元煎mìyuánjiān 《景岳全书·新方八阵》卷五十一方。炒远志八分，炒山药、炒芡实、炒酸枣仁、金樱子各二钱，炒白术、茯苓各一钱五分，炙甘草一钱，人参一至二钱，五味子十四粒（畏酸者不用）。水煎，食远服。功能补益心脾，固摄下焦。治肝肾亏虚，脾虚气陷，小便频数。遗精带浊。

秘珍济阴mìzhēnjìyīn 女科著作。清代周贻观辑。3卷。刊于1830年。周氏采集群书，参以己见，辑成此书。分调经、求嗣、胎前、产后4门，概述妇女经带胎产常见病的病因、病机、病证及治法，并附以歌括，便以读者记诵。现存初刻本。

秘真丹mìzhēndān 《医学衷中参西录》方。五倍子30g，甘草24g。为细末，每服3g，竹叶煎汤送下，日2次。治淋证已愈，因淋久气化不固，遗精白浊者。

秘真丸mìzhēnwán 《御药院方》卷六方。莲蕊、益智仁、半夏各一两，茯苓、砂仁各五钱，黄柏（酒炒）、炙甘草各二两，猪苓二钱半。为细末，水浸蒸饼为丸，梧桐子大，空腹温酒送下。治肾阴虚，心火旺，梦遗滑精。

秘旨安神丸mìzhǐ' ānshénwán 《保婴撮要》卷一方。人参、酸枣仁、茯神、法半夏各一钱，当归、白芍药、橘红各七分，五味子七粒，炙甘草五分。为细末，炼蜜为丸，芡实大，每服一丸，生姜煎汤送下。功能养心安神。治心血虚而睡中惊惕及大惊猝恐。

秘制太和丸mìzhìtàihéwán 《萧山竹林寺妇科秘方考》方。制香附、制苍术、藿香、防风、前胡、苏叶、薄荷叶、厚朴、草果、姜半夏、乌药、陈皮、焦麦芽、砂壳、炒枳壳、焦山楂各四两，白蔻仁、木香、茯苓、川芎、羌活、白芷、甘草各三两。为细末，面糊为丸，弹子大，每服一丸，日二三次。治月经不调，经行腹痛，腰酸带下，骨节疼痛，胸闷食少，停经腹胀，脾虚泄泻，积年不孕等症。

密蒙花mìménghuā 中药材。出《开宝重定本草》。又名小棉花、蒙花、水锦花、老蒙花、黄饭花、羊耳朵、酒药花。为马钱科植物密蒙花 *Buddleja officinalis* Maxim. 的干燥花蕾及花序。主产于湖北、四川、陕西、河南、云南等地。甘，微寒。归肝经。清热泻火，养肝明目，退翳。用于目赤肿痛，多泪羞明，目生翳膜，肝虚目暗，视物昏花。煎服3～9g。花穗含刺槐素、刺槐苷、密蒙萜苷、桃叶珊瑚苷、洋丁香酚苷等。刺槐素有维生素P样作用，能减轻小鼠甲醛性炎症及松弛大鼠离体肠平滑肌。

密蒙花散mìménghuāsǎn ❶《太平惠民和剂局方》卷七方。密蒙花、石决明、木贼、白蒺藜、羌活、菊花各等分。为细末，每服一钱，食后茶清送下，日二次。功能疏风清热明目。治风气攻注，两目昏暗，眵泪羞明，睑生风粟，隐涩难开，或痒或痛，渐生翳膜，视物不明及久患偏头疼，牵引两目，昏涩隐痛，并治两目暴赤肿痛。❷《银海精微》卷上方。密蒙花、羌活、菊花、蔓荆子、青葙子、木贼、石决明、蒺藜、枸杞子各等分。为细末，每服三钱，食后茶水送下。功能疏风清热，养血明目。治眼羞明怕热，瞳仁不清。

密嘿mìmò 症名。“嘿”通“默”。沉默不语之意。《灵枢·五乱》：“故气乱于心，则烦心密嘿。”参见“忧郁”条。

密筒花mìtǒnghuā 中药材。见《新华本草纲要》。为马缨花之别名。详该条。

密陀僧mìtuósēng 中药材。出《本草纲目》。又名金陀僧、炉底、金炉底。为粗制的氧化铅块状物。产于广东、湖南、湖北、福建等地。咸、辛，平，有毒。入肝、脾经。燥湿，杀虫，敛疮，坠痰，镇惊。①治疥疮，湿疹，汗斑，溃疡久不收口，腋臭，研细末撒或油调涂。②治惊痫。研末吞服：1.5～3g。一般多入丸、散用。本品外用为主，内服宜慎。不宜与狼毒同用。主要含氧化铅，尚含砂石、金属铅等。密陀僧膏和水浸剂在体外对多种皮肤真菌有抑制作用。外用可减轻炎症。

密陀僧散mìtuósēngsǎn ❶《外科正宗》卷四方。又名汗斑散、汗斑粉。密陀僧一钱，硫黄、雄黄、蛇床子各二钱，轻粉五分，石黄一钱。为细末，醋调搽敷患处，或用黄瓜蒂蘸药搽。功能清血化瘀。治汗斑面痣，紫白癜风，黑白癜痕，雀斑粉刺。❷《疡医大全》卷二十七方。密陀僧一两，石膏、枯矾各二钱，轻粉一钱。为细末，桐油调搽，湿则干掺。治脚丫痒烂。

蜜草mìcǎo 中药材。出《名医别录》。为甘草之别名。详该条。

蜜蜂草mìfēngcǎo 中药材。❶见《本草纲目》。为香薷之别名。详该条。❷见《云南中草药》。为绣球防风之别名。详该条。

蜜蜂毒素mìfēngdúsù 中药材。见《药材学》。即蜂毒。详该条。

蜜蜂子mìfēngzǐ 中药材。出《本草经集注》。又名蜂子。为蜜蜂科昆虫中华蜜蜂 *Apis cerana* Fabricius 或意大利蜜蜂 *A. mellifera* L. 的幼虫。甘，平。祛风，解毒，杀虫。治头风，麻风，丹毒，风疹，虫积腹痛，带下。炒炙研末服。

蜜父mìfù 中药材。见《本草纲目》。为梨之别名。详该条。

蜜果mìguǒ 中药材。见《群芳谱》。为无花果之别名。详该条。

蜜煎导mìjiāndǎo 《伤寒论》方。又名蜜煎方。食蜜七合。纳入铜器内，微火煎，稍凝如饴状，搅之勿令焦，候可丸，即以蛤粉涂手，乘热捏作锭，大如指，长约二寸，每用一条，纳于肛门中，以手急抵住，欲大便时则去。治燥屎不下。

蜜煎导法mìjiāndǎofǎ 导便法之一。用蜂蜜适量，在锅内熬煎浓缩，趁热取出，捻成如小指样二寸长的栓子，塞入肛门内（见《伤寒论·辨阳明病脉证并治》）。适用于病后或老年、新产，因肠胃津液不足，大便秘结，体虚不任攻下者。

蜜煎方mìjiānfāng 《伤寒论》方。即蜜煎导。见该条。

蜜蜡mìlà 中药材。出《神农本草经》。为蜂蜡之别名。详该条。

蜜脾mìpí 中药材。见《本草纲目》。为龙眼肉之别名。详该条。

蜜糖mìtáng 中药材。见《本草蒙筌》。即蜂蜜。详该条。

蜜桶花mìtǒnghuā 中药材。见《云南中草药》。为猫花之别名。详该条。

蜜丸mìwán 中药剂型。即将药材细粉以蜂蜜为黏合剂制成的丸剂。

蜜望子mìwàngzǐ 中药材。出《肇庆志》。为杧果之别名。详该条。

蜜犀丸mìxīwán 《扁鹊心书》方。炒槐花四两，当归、川乌、炒玄参各二两，麻黄、茯苓（乳拌）、防风、薄荷、甘草各一两，炒皂角五钱，冰片五分。为细末，炼蜜为丸，樱桃大，每服一丸，小儿减半，细嚼茶水送下。治半身不遂，口眼㖞斜，语言不利，小儿惊风抽搐等症。

蜜香mìxiāng 中药材。见《南方草木状》。为沉香之别名。详该条。

蜜制mìzhì 中药炮制方法。也称蜜炙，即将净药材或切制品（生片）加入定量的稀释炼蜜，混合均匀，闷透，置锅内，用文火炒至规定程度时取出放凉的炮制方法。

mian

绵大戟miándàjǐ 中药材。出《滇南本草》。为狼毒之别名。详该条。

绵黄耆miánhuángqí 中药材。出《本草图经》。为黄芪之处方名。详该条。

绵茵陈miányīnchén 中药材。见《本经逢原》。为茵陈蒿之处方名。详该条。

绵枣儿miánzǎo·er 中药材。出《救荒本草》。又名天蒜、鲜白头。为百合科植物绵枣儿 *Scilla sinensis* (Lour.) Merr. 的鳞茎或全草。全国大部分地区有分布。甘，寒。活血解毒，消肿止痛。①治肠痈，腰腿痛，跌打损伤。煎服：3～9g。②治乳痈，捣敷并煎服。鳞茎含绵枣头糖苷、绵枣儿素、15－去氧尤可甾醇、海葱原苷甲及一种有毒糖苷。还含果糖、蔗糖、淀粉以及类似淀粉精的多糖和类似菊糖的多糖。根茎醇提取物的水溶液及提取物有洋地黄样强心作用。根提取液对犬有明显利尿作用，对离体小鼠子宫有显著的兴奋作用。

棉花miánhuā 中药材。出《本草纲目》。为锦葵科植物草棉 *Gossypium herbaceum* L. 或陆地棉 *G. hirsutum* L. 等种子上的棉毛。甘，温。止血。①治吐血，便血，血崩。内服：煅存性入散剂。②治创伤，冻疮。烧存性敷。本品含纤维素91%，蜡和脂肪0.4%，细胞内容物0.6%。

棉花疮miánhuāchuāng 病名。出《证治准绳·疡医》卷五。即杨梅疮。见该条。

棉花根miánhuāgēn 中药材。见《上海常用中草药》。为锦葵科植物陆地棉 *Gossypium hirsutum* L. 或草棉 G. herbaceum L. 等的根或根皮。甘，温。入脾、肺经。补虚，止咳，平喘。治体虚咳喘，肢体浮肿，乳糜尿，月经不调，子宫脱垂，胃下垂。煎服：根，30～60g；根皮，9～30g。蜜炙用，不宜长期大量服用，孕妇慎服。含棉酚、甜菜碱、香草乙酮、水杨酸等。还含半棉酚、甲氧基半棉酚、6－甲氧基棉酚和6，6′－二甲氧基棉酚，以及天冬酰胺、维生素C、维生素K及皂苷、黄酮类、甾醇等。棉酚有男性避孕作用，成年男子服棉酚后，精液中精子逐渐消失，但对性功能无影响。棉根皮可祛痰。棉酚或天冬酰胺有止咳作用，树脂及天冬酰胺有某些平喘作用。煎剂对离体豚鼠子宫有兴奋作用。棉酚有抗病毒（A型流感病毒Pr8）、抗肿瘤（小鼠吉田肉瘤、艾氏腹水癌、肉瘤－180、大鼠瓦克氏癌等）作用。棉酚或棉花根煎剂长期喂动物，能引起中毒，致心肌浊肿、变性，内脏出血，导致死亡。人长期服用，少数人可出现低血钾。

棉花核miánhuāhé 中药材。出《兰台轨范》。即棉花子。详该条。

棉花壳miánhuāké 中药材。出清代赵学楷《百草镜》。又名棉桃壳。为锦葵科植物草棉 *Gossypium herbaceum* L. 或陆地棉 *G. hirsutum* L. 等的果皮。温。理气，止吐，泄痰瘀。治膈食，膈气，反胃呕吐。内服：9～15g，煎汤代茶饮。陆地棉棉花壳含卅烷、卅醇、β－谷甾醇、亚油酸及棕榈油酸的脂类等。小鼠口服棉桃壳提取物有某些镇咳及祛痰作用。

棉花条miánhuātiáo 中药材。见《江苏省植物药材志》。为芫花之别名。详该条。

棉花团miánhuātuán 中药材。见《安徽中草药》。为鼠曲草之别名。详该条。

棉花子miánhuāzǐ 中药材。出清代赵学楷《百草镜》。又名棉花核、棉子。为锦葵科植物草棉 *Gossypium herbaceum* L. 或陆地棉 *G. hirsutum* L. 等的种子。辛，热，有毒。补虚，温胃，止血，催乳。①治腰膝无力，遗尿，胃寒作痛，便血，崩漏，白带，痔漏，脱肛，乳汁缺少。煎服：6～12g。②治睾丸偏坠，手足皲裂。煎水熏洗。③棉子油局部涂擦治恶疮，疥癣。陆地棉种子含棉酚、6，6′－二甲氧基棉酚、6－甲氧基棉酚、棉紫色素、类脂物质、脂肪油、棉子糖，并含极微量的黄曲霉毒素B_1。草棉含油脂及棉酚等。棉酚有男性避孕作用。参见“棉花根”条。

棉筋条miánjīntiáo 中药材。见《草药手册》。为扁担杆之别名。详该条。

棉桃壳miántáoké 中药材。见《安徽中草药》。即棉花壳。详该条。

棉子miánzǐ 中药材。见《安徽中草药》。即棉花子。详该条。

免乳miǎnrǔ 出《证治准绳·女科》。即分娩。详该条。

免蓐miǎnrù 出《卫生家宝产科备要》。即临产。详该条。

免身miǎnshēn 出《证治准绳·女科》。即分娩。详该条。

勉学堂针灸集成miǎnxuétángzhēnjiǔjíchéng 针灸著作。见“针灸集成”条。

缅栀子miǎnzhīzǐ 中药材。见《植物名实图考》。为鸡蛋花之别名。详该条。

面miàn 即脸，头的前部。《灵枢·邪气藏府病形》：“十二经脉，三百六十五络，其血气皆上于面而走空窍。”又：“诸阳之会，皆在于面。”人体内脏发生病变时，往往在面部反映出神色的变化。面部望诊是望诊的重点内容之一。

面白miànbái 症名。色诊之一。白为虚寒之色，属肺。临床上主气虚、寒证。白而色淡，肺虚失血；白而肥胖，气虚有痰；白而颧赤，气阴两虚；白而带青，气虚寒重；白如傅粉（浮白），气色皆夺；面多白斑，腹有虫积（多见于小儿）。白色而光泽明润者有胃气，枯槁晦滞者多属危重证候。《素问·脉要精微论》：“白欲如鹅羽，不欲如盐。”

面尘miànchén 症名。❶出《素问·至真要大论》。“燥淫所胜，民病面尘，身无膏泽”。指面色灰暗，如蒙尘灰。有实证和虚证之分，实证多因燥邪所伤或伏邪内郁，常伴有口苦咽干等症状；虚证多由久病肝肾阴虚，常伴有头晕耳鸣、五心烦热、腰酸、遗精等症状。❷《外科证治全书》卷一认为是黧黑斑、黧黑的别称。

面赤miànchì 症名。色诊之一。赤为火热之色，属心。临床上赤甚主实热，微赤主虚热。久病虚人，午后两颧发赤，为肝肾阴火上炎；赤色如妆，嫩红带白，游移不定，为戴阳证；肺病见赤色，多属阴虚火盛，灼伤肺阴；面赤耳鸣，头目眩痛，多属肝阳化火。赤而明润，为有胃气，枯槁晦滞多属危重证候。《素问·脉要精微论》：“赤欲如帛裹朱，不欲如赭。”

面疮miànchuāng 病名。出《疡科选粹》卷三。即面发毒。详该条。

面发毒miànfādú 病名。生于面颌部的肿疡。出《疮疡经验全书》卷二。又名脸发、面疮。由风热郁滞阳明胃经，循经上攻而成。多生于面部颊车处。初起一个，形如赤豆，渐发数枚，色红肿疼痛，破后时津黄水。治宜疏风清热，内服荆防败毒散；胃火盛者，服凉膈散。外用清凉拔毒散鸡子清调服。

面风毒miànfēngdú 病名。出《证治准绳·疡医》卷二。即眉心疔。见该条。

面胕庞然壅miànfūpángrányōng 症名。指面部、足部浮肿。为水肿病常见症状之一。《素问·评热病论》：“有病肾风者，面胕庞然壅。”王冰注：“庞然，肿起貌；壅，谓目下壅如卧蚕形也。”马莳注：“胕，足面也。”参见“水肿”“胕肿”条。

面浮miànfú 症名。指面部虚浮微肿。多属虚证。《古今医统·面部门》：“面浮属脾土肺金……面浮则为虚。因脾伤劳役，饮食失节，水土不调，脾气输散不常，肺气传布失度，故面虚浮，眼下如卧蚕之状，或有气喘，皆其候也，此正气不足，脉必虚弱或浮而无力。”《景岳全书·

面病》："面肿有虚实，肿者为实，浮者为虚……虚浮者，无痛无热而面目浮肿。此或以脾肺阳虚，输化失常，或以肝肾阴虚，水邪泛滥。"脾肺阳虚者，宜补中益气汤；肝肾阴虚，水湿上泛者，宜六味、八味地黄汤。参见"面肿"条。

面皯miàngǎn　病证名。出《太平圣惠方》卷四十。即黧黑斑。见该条。

面根藤miàngēnténg　中药材。见《分类草药性》。又名兔耳苗、兔耳草、狗儿蔓、小旋花。为旋花科植物打碗花 *Calystegia hederacea* Wall. 的全草或根茎。分布于全国各地。甘、淡，平。补虚益气，活血调经，强筋健骨。治脾虚消化不良，小儿疳积，月经不调，白带，淋病，咯血，衄血，尿血，骨折，跌打损伤。煎服：15～30g。块根含防己内酯、掌叶防己碱。花含山柰酚－3－半乳糖苷。

面垢miàngòu　症名。指面部如蒙尘垢，洗之不去之色。见《伤寒论·辨阳明病脉证并治》。多因感受暑邪或胃热熏蒸所致。《秘传证治要诀·伤暑》："伤暑必自汗、背寒、面垢……宜香薷饮、六和汤。"《景岳全书·暑证》："暑有八证：脉虚、自汗、身热、背寒、面垢、烦渴、手足微冷、体重是也。凡治此者，宜调理元气为主，清利次之。"《医宗金鉴·订正伤寒论注》卷九："阳明主面，热邪蒸越，故面垢也。"治宜清泄保津，可用白虎汤等方。

面骨miàngǔ　构成面颅的骨块，包括上腭骨、颊车骨、颧骨、鼻骨、泪骨、甲介骨、口盖骨、鼻柱骨、舌骨等。详"上腭"及各骨条。

面寒miànhán　指面部有恶寒感觉者。见《丹溪心法·恶寒》。多因胃中有寒湿，或胃气虚所致。《医学入门》卷五："如阳明气不足，则身已前皆寒，寒湿上逆，则面反不能耐寒，先以附子理中汤数服，次以升麻葛根汤去芍加参、芪、附子、益智、草蔻、白芷、葱白。"

面黑miànhēi　症名。色诊之一。黑为阴寒之色，属肾，临床上主寒，主痛，主劳倦、血瘀。黑而瘦削，多属阴火内伤，肾水枯竭；黑而焦干，为下焦肾热；黑而熏亮，水气支饮；黑而带黄，劳疸蓄血；黑色骤起，常见于中毒、中恶；黑绕口角，胃阴已绝。黑色多深重凶险，如光泽明润，为有胃气，枯槁晦滞，多属危重证候。《素问·脉要精微论》："黑欲如重漆色，不欲如地苍。"

面黑子miànhēizǐ　病名。出《诸病源候论》卷三十九。又名黑痣、黑子。由肾经浊气滞结皮肤而成。多发于面部。呈黑褐色之扁平隆起，散在分部，小者如黍，大者如豆，有时表面可生硬毛；对生长迅速，或突然增大的中老年患者，应考虑有恶变可能。一般不需治疗。如生长在易受摩擦部位而逐渐扩大，颜色变深者，可外点水晶膏。相当于色素痣或毛痣。

面黄miànhuáng　症名。色诊之一。黄为湿着之色，属脾。临床上主湿，主血虚。黄而光亮，脾胃湿热；黄而暗淡，寒湿困脾；萎黄淡白，脾虚血少；萎黄而带白斑，有虫积；黄色而光泽明润者，有胃气；枯槁晦滞者，多属危重证候。《素问·脉要精微论》："黄欲如罗裹雄黄，不欲如黄土。"

面积miànjī　病名。指食面类食品过多而成积滞者。《杂病源流犀烛·积聚癥瘕痃癖痞源流》："面积，食面太多，或受寒，或懊侬以致成积，胸胃饱闷也。宜麦芽、莱菔子，方用阿魏丸。"或用莱菔子酒煎服（见《医宗必读》）。参见"食积"条。

面焦miànjiāo　症名。指面部泛现干枯焦黑的病色。出《素问·上古天真论》。多由阳明气衰，气血失荣所致。可见于久病及衰老患者。《医碥·面》："面焦，胃脉衰。人参、黄芪、甘草、白芍、升麻、葛根、白芷。"

面癞miànlài　病证名。出《诸病源候论》卷二。由金癞将愈，余毒难消，蠹存肺脏，致全身皮肤艾白斑驳如癣。相当于结核型麻风晚期。参"金癞"条。

面髎miànliáo　经穴别名。出《针灸甲乙经》，即承泣。见该条。

面目浮肿miànmùfúzhǒng　症名。见《金匮要略·肺痿肺痈咳嗽上气病脉证治》。有虚实之分。虚证亦称面目虚浮。多因脾、肺、肝、肾脏气虚衰所致。实证多由湿热壅盛、风火水气、阳明实热所致。《景岳全书·面病》："面肿有虚实，肿者为实，浮者为虚。实肿者，或热或痛，乃因风火上炎，此以邪之有余也，脉必紧数，证必寒热。风则散之，火则清之，壅滞秘结则通之利之，邪去而肿自消也。虚浮者，无痛无热而面目浮肿，此或以脾肺阳虚，输化失常，或以肝肾阴虚，水邪泛滥。然浮而就上，其形虚软者，多由乎气；肿而就下，按而成窝者，多由乎水。治气者，须从脾肺，虚则补之，实则顺之；治水者，须从脾肾，虚则化之，实则泻之。然水气虽分上下，而气即水之母，水即气之质，故有相因之化，而亦有相因之治也……面目虚浮，有因色欲过度，阴虚气越而致者，宜六味地黄汤或八味地黄汤或加减八味丸；若因劳倦伤脾，气虚不敛而面目虚浮者，宜参苓白术散、归脾汤或十全大补汤；若因饮酒过度，湿热上聚而面目浮肿者，宜葛花解酲汤或七味白术散；若因泻痢不止，脾肾气虚而面目浮肿者，宜胃关煎或温胃饮；若因饮食不节，阳明壅实，二便秘结而头面满胀者，宜廓清饮，惟小儿多有此证，甚者宜木香槟榔丸下之；若阳明实热，胃火上浮，或烦热干渴而头面浮肿者，宜抽薪饮或白虎汤，或大分清饮利之。"《证治汇补》卷四："面浮……眼下肿如卧蚕状，将有水肿之虞。若脉浮虚无力，是脾气不足，宜培脾实土。沉实有力，是肺气不顺正，宜降气泻水。"

面目虚浮miànmùxūfú　症名。指面目浮肿由虚所致者。见《景岳全书·面病》。详"面目浮肿"条。

面皰miànpào　病名。《诸病源候论》卷二十七："谓面上有风热气生皰，头如米大，亦如谷大，白色者是。"类似囊肿性痤疮。

面青miànqīng　症名。色诊之一。青为风之色，属肝。临床上主惊，主风，主寒，主痛。青而脱色，为惊恐；青而黑色，为寒痛；青而淡白，为虚风；青而带赤，为肝火；青赤晦滞，为郁火；青而带紫，为郁血、缺氧、中毒。青色多属凶险之色，忌单见，鼻部更忌。小儿惊风，成人痉厥，每有青色出现，是为先兆。妇女痛经也可见青色。青色而光泽明润为有胃气，枯槁晦滞，多属危重证候。《素问·脉要精微论》："青欲如苍璧之泽，不欲如蓝。"

面热miànrè　症名。指面部热如火灼者。多因胃家郁热，或饮食不节，湿火上行，独燎其面所致。《灵枢·邪气藏府病形》："面热者足阳明病。"治宜清泄为主。方用调胃承气汤、升麻黄连汤等。

面如漆柴miànrúqīchái　症名。指面黑如漆而形瘦如柴之貌，为心肾病危重证状之一。《灵枢·经脉》："手少阴气绝，则脉不通，脉不通，则血不流，血不流，则髦色不泽，故其面黑如漆柴者，血先死。"《杂病源流犀烛·肾病源流》："肾家本有水火两病。火病者，龙火腾炽，上烁为害也。其证有口热咽干，烦心，心如悬，喝喝而喘，面如漆柴，咳唾有血等类。"

面色miànsè　诊断学名词。指面部的颜色与光泽，是中医望诊时所需诊察的内容。

面色白miànsèbái　症名。面部缺乏含蓄的红色而白于正常人的表现，常见于气血不足之证。

面色苍白miànsècāngbái　症名。面色白而隐含青色或灰色的表现，常见寒证、痛证、风证、气血不足之证。

面色苍黑miànsècānghēi　症名。见《中藏经·察声色形证决死法》。指面部泛现晦黑的病色。多因肾气耗损，血气失荣于面所致。可见于阴黄、黑疸等病，肾上腺皮质功能减退亦多有此证候。如伴见身肿或额黑者，显示病势危重，预后不良。参见"面色黧黑"条。

面色淡白miànsèdànbái　症名。面色泛白而没有血色的表现。常见于气血不足之证。

面色红miànsèhóng　症名。面部颜色红于正常人的表现。常见于热证、阴虚证。

面色㿠白miànsèhuǎngbái　症名。面色白而面目虚浮的表现。常见于脾肾阳虚之证。

面色晦暗miànsèhuì'àn　症名。面色或白，或青，或黄，或黑而色黯，缺少光泽的表现。常见于久病而正气亏虚之人。

面色黧黑miànsèlíhēi　症名。指面部呈现黑色，缺少光泽的表现。多因饮邪久滞胸膈，或少阴气绝，血脉不流及肾虚水枯所致。《难经·二十四难》："手少阴气绝，则脉不通，脉不通则血不流，血不流则色泽去，故面黑如黧，此血先死。"《金匮要略·痰饮咳嗽病脉证并治》："膈间支饮，其人喘满，心下痞坚，面色黧黑，其脉沉紧，得之数十日，医吐下之不愈，木防己汤主之。虚者即愈，实者三日复发，复与不愈者，宜木防己汤去石膏加茯苓芒硝汤主之。"《医学纲目》："肾外证，面黑。"参见"面色苍黑"条。

面色青miànsèqīng　症名。面部皮肤显露青色的表现。常见于寒证、痛证。

面色萎黄miànsèwěihuáng　症名。指面色黄而没有光泽的表现。多由脾胃虚弱，气血不能上荣所致。《中藏经·脾脏虚实寒热生死逆顺脉证之法》："脾病则面色萎黄。"可见于多种慢性消耗性病及贫血、失血、营养不良等疾患。

面色缘缘正赤miànsèyuányuánzhèngchì　症名。形容满脸通红。太阳病未解，并传阳明时出现的病色。阳明之经循于面，阳气郁发于表，故面色红赤。治宜发汗解表。《伤寒论·辨少阳病脉证并治》："设面色缘缘正赤者，阳气怫郁在表。"

面上证miànshàngzhèng　儿科察面诊法。五脏之气形于面部。六朝高阳生《面部形色赋》："察儿形色，先分部位。左颊青龙属肝，右颊白虎属肺。天庭高而离阳心火，地角低而坎阴肾水。鼻在面中，脾应唇际。"钱乙《小儿药证直诀·面上证》："左颊为肝，右为肺，额上为心，鼻为脾，颏为肾。赤者热也。"《素问·刺热》："肝热病者，左颊先赤；心热病者，颜先赤；脾热病者，鼻先赤；肺热病者，右颊先赤；肾热病者，颐先赤。病虽未发，见赤色者刺之，名曰治未病。"五脏热邪未发，而必先见于色可变。面色分部位，为五脏之气所应。病虽未发，其色先见，可知邪本伏于血气之中，随气血流行而先现色于面。察其色而知邪动之处，乘其始动而治刺之，使邪势杀而病情轻，即《难经》所云"随其经之所在而取之者，是为上工治未病也"。用药之法，可类推。

面瘦miànshòu　症名。指面部肌肉消瘦。多因体虚久病，气血耗损所致。《灵枢·阴阳二十五人》："血气皆少，则面瘦恶色。"

面条树miàntiáoshù　中药材。见《广西本草选编》。为灯台树之别名。详该条。

面痛miàntòng　症名。指鼻、口唇、颊车、发际等部痛不可触，甚至妨碍言语饮食者。《证治汇补·面痛》："面痛皆属于热，但暴病多实，久病多虚，饮食妨碍，皆因膏粱风毒，食卧少安，无非胃虚有火。"《张氏医通·诸痛门》："面为阳明部分，而阳维起于诸阳之会，皆在于面，故面痛皆因于火，而有虚实之殊……高者抑之，郁者开之，血热者凉之，气虚者补之，不可专以苦寒降火为事。"治宜清热解毒，用犀角升麻汤等方。又："老人过劳，饥则面痛，补中益气加芩、栀、连翘、鼠粘、黑参；因郁结积成胃热，遂患面痛，越鞠丸加山栀、连翘、贝母、橘红之类。"本症可见于三叉神经痛等症。

面脱miàntuō　症名。指面部肌肉消瘦，两颊、眼窝深陷，颧骨高耸的表现。多由正气大虚，气血耗竭所致。《素问·玉版论要》："色夭面脱，不治。"

面王miànwáng　❶即鼻准，俗称鼻尖。《灵枢·五色》："面王以上者，小肠也。面王以下者，膀胱子处也。"参"鼻准"条。❷素穴的别名。见《针灸甲乙经》。属督脉。位于鼻尖端中央。

面无血色miànwúxuèsè　症名。指面部缺少血气，失去红活润泽的病色，常伴见口唇、指甲色淡白等血虚症状。可见于各种衄血、下血、吐血、失血病证。《金匮要略·惊悸吐衄下血胸满瘀血病脉证治》："病人面无血色，无寒热，脉沉弦者衄；浮弱，手按之绝者，下血；烦咳者必吐血。"

面岩miànyán　经外奇穴名。出《刺疗捷法》。近代《针灸经外奇穴图谱》定位于鼻翼凸出处平行两侧，上直眶下缘外1/4与内3/4交界点。主治头面疔疮，直刺0.2～0.3寸。

面游风miànyóufēng　病名。见《疡科选粹》卷三。多由平素血燥，过食辛辣厚味，胃蕴湿热，外受风邪所致。初起面目浮肿或发红，痒如虫行。风甚者肌肤干燥，时起白屑；湿甚者破流脂水，瘙痒难忍。风甚者宜凉血消风，服消风散（《医宗金鉴》），湿甚者宜利湿清热，服龙胆泻肝汤。外搽摩风膏。相当于脂溢性皮炎或脂溢性湿疹。

面针miànzhēn　针灸疗法。是在面部的一些特定穴位上针刺，用于治疗多种疾病及针刺麻醉的一种方法。这种疗法是在中医"面部色诊"的理论基础上发展而来的。

面针疗法miànzhēnliáofǎ　是针刺面穴以治疗疾病的方法。面部和经络联系密切，"十二经脉，三百六十五络，其血气皆上于面而走空窍"（《灵枢·邪气藏府病形》）。《灵枢·五色》明确指出，在颜面"五藏六府肢节三部也，各有部分"，并具体记载了相应部位的划分，并以其色泽变化的情况"各以其色言其病"。1949年后，广大医务工作者据此进行临床实践，创造了面针疗法。不仅用于治疗疾病，还可以进行针刺麻醉。临床操作时，根据病变处所选取相应穴位，视其肌肤厚薄分别采用直刺、斜刺或横刺，得气后留针15～30分钟，其间可运针数次，亦可加用电针等刺激或以皮内针埋藏。唯面部感觉敏锐，刺激不宜过强。如有瘢痕破溃处，应予避开。本法适应范围较广，凡针刺疗法适应证均可使用，对神经衰弱、高血压、痹证、哮喘等效果尤佳。

面针疗法穴位表

区别	穴名	部位及取法
额区	首面（单穴）	在额正中部，当眉心至前发际正中线的上、中1/3交界处
	咽喉（单穴）	当眉心至前发正中线的中、下1/3交界处，即首面与肺连线的中点
	肺（单穴）	当两眉内侧端连线的中点
	心（单穴）	在鼻梁骨最低处，正当两眼内眦连线的中点
	肝（单穴）	在鼻梁骨最高点之下方，当鼻正中线与两颧连线之交叉处，即心点与脾点连线的中点
	脾（单穴）	在鼻尖上方，在鼻端准头上缘正中处
	胆（单穴）	在鼻梁骨外缘偏下方，当肝点的两旁、目内眦直下，鼻梁骨下缘处
	胃（双穴）	在鼻翼中央偏上方，当脾点的两旁，胆点直下，两线交叉处
眼区	膺乳（双穴）	在目内眦稍上方，鼻梁骨外缘凹陷处
口区	子宫、膀胱（单穴）	在人中沟上，当人中沟上、中1/3交界处
	股里（双穴）	在口角旁5分，当上、下唇吻合处
耳区	背（双穴）	在耳屏前方，当耳屏内侧与下颌关节之间
颧区弓下缘处	小肠（双穴）	在颧骨内侧缘，当肝、胆点的同一水平线上
	大肠（双穴）	在颧部，当目外眦直下方，颧骨下缘处
	肩（双穴）	在颧部，当目外眦直下方，颧骨下缘处
	臂（双穴）	在颧骨后上方，当肩点之后方，颧骨弓上缘处
	手（双穴）	在颧骨后下方，当臂点之下方，颧骨
颊区	股（双穴）	当耳垂与下颌角连线上、中1/3交界处
	膝（双穴）	当耳垂与下颌角连线的中、下1/3交界处
	胫（双穴）	当下颌角之前方，下颌骨上缘处
	足（双穴）	在胫点前方，目外眦直下方，下颌骨上缘处
	肾（双穴）	在颊部，当鼻翼水平线与太阳穴直下垂线的交叉处
	脐（双穴）	在颊部，当肾点之下方约7分处

面针麻醉miànzhēnmázuì　针刺麻醉法之一。是在面针疗法的基础上发展起来的一种针刺麻醉法。即按针麻要求在面针刺激点上针刺以进行手术。临床上可根据手术部位选取相应的刺激点，如股骨颈三刃钉内固定术可选取股点，胃切除术可选取胃点等。并可根据“肺主皮毛”“心主神明”等脏象学说的理论选用肺点止切皮痛，用心点以镇静安神。其操作方法参阅“面针疗法”条，一般多采用手法运针，额区、鼻区、眼区等部位则用电针更为适宜。

面肿miànzhǒng　症名。指面部作肿。与面浮属虚者相对而言。《素问·平人气象论》：“面肿曰风。”多因食后冒风，或风热相搏，上攻头面所致。治疗以祛邪为主。《医学入门》卷五：“面肿乃食后冒风所致，能食者风虚，面麻木，牙关急搐，升麻胃风汤；不食者风热，面唇黑，心悬如饥，防风通圣散；内伤气促者，升麻顺气汤。”《景岳全书·面病》：“面肿有虚实，肿者为实，浮者为虚。实肿者，或热或痛，乃因风火上炎，此以邪之有余也，脉必紧数，证必寒热。风则散之，火则清之，壅滞秘结则通之利之，邪去而肿自消也。”《杂病源流犀烛·面部病》：“面肿为胃风症……皆由阳明经络受风热毒气，故若此也。”治宜犀角升麻汤等方。参见“面浮”“胃风”条。

miao

苗父miáofù　又作弟父、茅父。上古时代巫师，用巫祝的方法治疗疾病，为后世祝由科之始。

眇miǎo　人体部位名。指季肋下方夹脊两旁空软部分。《素问·玉机真藏论》：“冬脉……不及则令人心悬，如病饥，眇中清。”王冰注：“眇者，季胁之下，侠脊两傍空软处也。肾外当眇，故眇中清冷也。”

眇目miǎomù　病证名。❶指单眼丧失视力。《诸病源候论》：“经络有偏虚者，翳障则偏覆一瞳子，故偏不见物，谓之眇目。”❷指一只眼异常小者（《说文》）。

眇视miǎoshì　病证名。见《银海精微》。同眇目。详该条。

妙功丸miàogōngwán　《证治准绳·类方》第五册方。丁香、木香、沉香各半两，乳香（研）、麝香（另研）、熊胆各二钱半，白丁香（即雄雀屎）、赤小豆各三百粒，轻粉四钱半，雄黄（研）、青皮、黄芩、胡黄连各半两，黄连、黑牵牛（炒）、荆三棱（煨）、炙甘草、蓬莪术、陈皮、雷丸、鹤虱各一两，大黄一两半，巴豆（去皮、心、膜、油）七粒。为细末，用荞面一两半作糊为丸，每两作十丸，朱砂（水飞）一两为衣，每服一丸，用温水浸一宿，去水，再用温水化开，空腹服，小儿减量，若不愈，三五日再服。治虫积在内，使人多疑善惑，而成癫痫。

妙济丸miàojìwán　中成药。见《中华人民共和国药典（一部）》（2020）。黑木耳（醋制）300g，当归、续断、川牛膝（酒蒸）、苍术、土茯苓各32g，白芍（酒炒）10g，川芎12g，木瓜16g，杜仲（盐炒）20g，木香、丁香、母丁香各6g，小茴香（盐炒）、乳香（制）各8g，茯苓、龟甲（制）各50g。以上十七味按丸剂工艺制成大蜜丸，每丸重6g。用黄酒送服，每次1~2丸，一日2次。强筋壮骨，祛湿通络，活血止痛。用于四肢麻木拘挛，骨节疼痛，腰酸腿软。

妙灵散miàolíngsǎn　《玉机微义》卷十五方。海藻二两，川牛膝、生何首乌、当归（酒洗）、乌贼骨、桑寄生各一两，海带、青葙子（酒洗）、昆布（酒洗）、甘草节各五钱，木香三钱，沉香二钱。为细末，每服二钱，食后温酒调下。功能活血行气，软坚散结。治瘰疬。

妙圣丹miàoshèngdān　《证治准绳·幼科》集二方。雄黄、蝎尾、朱砂、代赭石（煅，醋淬）、轻粉、麝香各二钱半，

M

巴豆（去油）三个，杏仁（去皮尖，微炒）二钱。为细末，蒸枣肉为丸，梧桐子大，每服三至五丸，木香煎汤化服。治小儿食痫，症见面黄腹满，吐利酸臭，继则时时发搐。《医宗金鉴》亦有本方，但无轻粉、麝香。

妙贴散miàotiēsǎn 《外科正宗》卷一方。原名真君妙贴散。硫黄末十斤，荞麦面、白面各五斤。以清水微拌，干湿得宜，做成薄片，单纸包裹，风中阴干，用时再研细，清水调敷患处。皮破血流湿烂者，麻油调敷；天疱、火丹、酒刺，以靛汁调搽。治痈疽诸毒，顽硬恶疮，散漫不作脓者。或皮破血流湿烂及天疱、火丹、肺风酒刺等。本方早见于《仙传外科集验方》，但剂量不同。

妙香散miàoxiāngsǎn 《太平惠民和剂局方》卷五方。又名辰砂妙香散。麝香（另研）一钱，煨木香二两半，山药（姜汁炙）、茯苓、茯神、黄芪、远志（去心，炒）各一两，人参、桔梗、炙甘草各半两，朱砂（另研）三钱。为细末，每服二钱，温酒调下。功能补益气血，安神镇惊。治心气不足，惊悸不安，虚烦少寐，喜怒不常，夜多盗汗，饮食无味，头目昏眩。

妙香丸miàoxiāngwán 《苏沈良方》卷十方。朱砂一两，牛黄、冰片、麝香各一分，金箔十四片，粉霜、铅粉各一钱，蜡二两，巴豆一百二十个。为细末，制丸，弹子大，每服三至十丸，夜半后入冰片，米汤送下。治小儿正虚夹积，潮热寒热，脘腹胀满作疼及小儿吐逆者。

妙一斋医学正印种子编miàoyīzhāiyīxuézhèngyìnzhǒngzǐbiān 综合性医著。见“医学正印种子编”条。

妙应大师miàoyìngdàshī 见“张明德”条。

妙应丸miàoyìngwán ❶《鸡峰普济方》卷九方。大附子、补骨脂、荜澄茄、木香各五钱，硇砂五分。为细末，和大麦面裹药同烧，候面黄焦，去面，将药为细末，用面糊和丸，绿豆大，每服3～5丸，食后、临卧用米饮送下。功能温阳散寒，消积化瘀。治脾胃虚冷，饮食迟化，心腹刺痛，噫气吞酸，两胁膨胀，胸膈痞闷，四肢倦怠，不思饮食。❷《医学入门》卷七方。槟榔一两二钱，黑牵牛头末三钱，大黄、雷丸、锡灰、芜荑、木香、使君子肉各一钱。为细末，葱白煎浓汤露一宿，和药为丸，粟米大，每服四钱，小儿每服五分至一钱，清晨葱汤送下；如治寸白虫，用石榴根皮煎汤送下。功能驱虫。治虫痛，症见面色青黄有斑，唇红，能食或食后即痛，或痛后即能食，或呕哕涎沫，或吐清水。❸《三因极一病证方论》卷九方。附子（四个七钱重者，去皮脐，中央剜空作瓮，入硇砂，面裹煨熟，去面）一两七钱，荜茇、补骨脂、木香、青皮各三两半。为末，煮糊为丸，每服三十丸，生姜、陈皮煎汤送下。治诸脏气虚，积聚癥瘕，冷痢久疾；因惊恐而致之痞症；过食鳖蟹成积，腹中疼痛，胸中满闷，或吐或泻者。❹见《杂病源流犀烛·六淫门》卷十六。即控涎丹。见该条。

缪存济miàocúnjì（16世纪）明代医生。字慕松。长州（今江苏苏州）人。因多病而学医，认为疾病以伤寒最为重要，于是采集前人关于伤寒的论述，结合自己的见解，编成《伤寒撮要》。另撰有《识病捷法》一书。

缪坤miàokūn（16世纪）明代医家。字子厚。江苏江阴人。家中七代世医，传到他时，医名更著。嘉靖年间（1522—1566）曾被官方征到军队中治疗流行病。著有《方脉统宗》一书，已佚。

缪慕松miàomùsōng 见“缪存济”条。

缪慕台miàomùtái 见“缪希雍”条。

缪希雍miàoxīyōng（1546—1627?）明代医家。字仲淳，号慕台，江苏常熟人。少时多病，年长嗜好医术，尤精于本草，为人疗病，每奏良效。在内、外、妇、儿等科临证上颇多心得。对《神农本草经》一书十分推崇，前后用30余年对之加以参订注疏，撰成《本草经疏》一书。对本草学，特别是中药炮炙有一定贡献。另有《本草单方》一书。其医学名著为《先醒斋医学广笔记》。

缪仲淳miàozhòngchún 见“缪希雍”条。

缪子厚miàozǐhòu 见“缪坤”条。

mie

灭瘢丹mièbāndān 《疡医大全》卷十二引岐天师方。轻粉、白附子、炒黄芩、白芷、防风各等分。为细末，炼蜜为丸，洗面后擦面部。治面部瘢。

灭火汤mièhuǒtāng 《辨证录》卷二方。玄参三两，沙参二两，白芥子三钱，茯苓、熟地黄各一两，山茱萸、麦冬各五钱，五味子一钱。水煎服。治头面肿痛，口渴心烦，一旦卒中，手足抽搐，言语不出，口眼㖞斜。

蠛miè ❶鼻出血。《素问·气厥论》：“传为衄蠛瞑目。”指鼻衄轻微者。《类经》十五卷：“衄、蠛皆为鼻血，但甚者为衄，微者为蠛。”参见“鼻衄”条。❷被血迹所污秽者。

min

民众医药指导丛书mínzhòngyīyàozhǐdǎocóngshū 医学丛书。蔡陆仙著，刊于1935年。共4集，24种。包括《伤寒病问答》《温热病问答》《肠胃病问答》《内科杂病问答》《小儿科病问答》《妇人科问答》《外科病问答》等。均采用问答的形式，较通俗地阐述内、外、妇、儿等各科疾病防治。每病分述病名、病因、症状、治法、方药，附以验方。本书并宣传卫生、护理、调养等方面的知识，对普及医疗卫生常识起到一定的作用。

民族药mínzúyào 在少数民族传统医药理论指导下使用的药物。如藏药、蒙药等。参见“藏药标准”“蒙医本草图鉴”等条。

闵刀刀mǐndāodāo 清末外科医生。佚名，因擅刀圭术，故称。四川叙永人。生活于19世纪下半叶。能行剖肠、断腕术。每有刳割，先洒喷药水，再施刀圭，使病者免除痛苦。

ming

名方类证医书大全míngfānglèizhèngyīshūdàquán 医方著作。简称《医书大全》（又作《医方大全》）。24卷。刊于1446年。明代熊宗立辑。本书是在《南北经验医方大成》基础上扩充、分类编辑而成。共分病证68门。包括临床各科。每门又细分小类，每类之前有简要的论述，但以选方为主。共收约2200余方。所选各方大多切于实用。

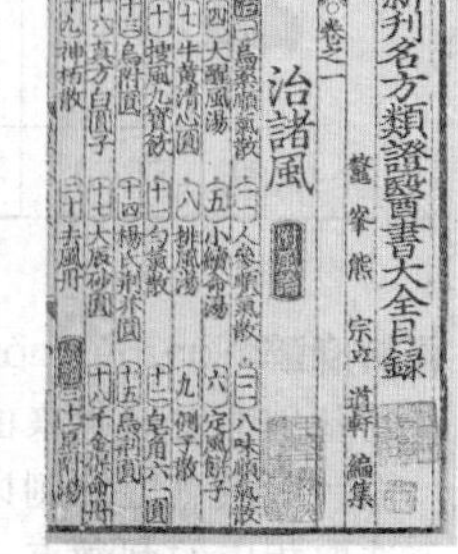

名方类证医书大全

名医别录míngyībiélù 本草著作。❶简

M

称《别录》，辑者佚名（一作陶氏）。约成书于汉末。是秦汉医家在《神农本草经》一书基础上补记药性功用及新增药物品种而成。由于本书系历代医家陆续汇集，故称为《名医别录》。原书早佚。梁代陶弘景撰注《本草经集注》时，在收载《神农本草经》365种药物的同时又辑入本书的365种药物，使本书的基本内容得以保存下来。其佚文主要见于《证类本草》《本草纲目》等书。❷清代黄钰编。1卷。是选要编集常用药物主治的一种小册子。被收入《陈修园医书七十二种》中。

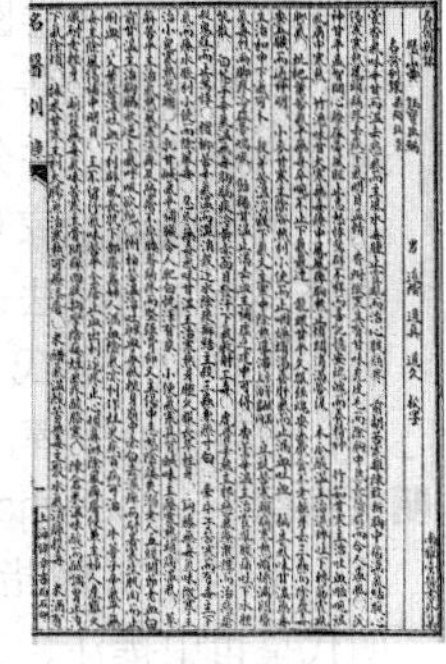
名医别录

名医刺法míngyīcìfǎ　针灸著作。见"针灸传真"条。

名医类案míngyīlèi'àn　医案著作。12卷。明代江瓘编辑，生前草创未就，其子应宿予以增补，于1591年作跋付梓。后经清乾隆年间魏之琇等重校，即今流通本。全书集录明以前历代名医治案，按病证分类编纂。分205门，包括急、慢性传染病及其他内科杂病，外、妇、儿科等多种病证。病案记录较详，辨证、方药亦较妥当，并附编者按语及其治案。《四库全书总目》谓其"可为法式者固十之八九"。1949年后有影印本。

名医类案

名医传míngyīzhuàn　医史著作。见《唐书·艺文志》。《宋史·艺文志》"医书类"作《历代名医录》7卷，唐代甘伯宗撰。据《玉海》记载，此书收集"自伏羲至唐，凡一百二十人"。原书已佚。

明代彝医方míngdàiyíyīfāng　民族医方书。作者不详。约成书于1566年。前后传抄11次。全书共16面。载病名76个。按病名分为疮症、风症、痛症、伤症、不通症、其他症、产后病、毒症8类。载药275味，方剂243首。按病名、药方、用法、禁忌、疗效等编写。现有手抄本，最后一次传抄于1916年。

明党参míngdǎngshēn　中药材。见《饮片新参》。又名粉沙参、明沙参、山萝卜。为伞形科植物明党参 *Changium smyrnioides* Wolff的干燥根。主产于安徽、江苏、浙江等地。甘、微苦，微寒。归肺、脾、肝经。润肺化痰，养阴和胃，平肝，解毒。用于肺热咳嗽，呕吐反胃，食少口干，目赤眩晕，疔毒疮疡，煎服6~12g。脾虚泄泻、梦遗滑精者以及孕妇禁服。本品含微量挥发油，并含有机物、糖类及多量淀粉。挥发油中主含6，g-十八碳二炔酸甲酯、蜡醇、α-姜黄烯、橙花叔醇等，还含乙酸十四醇酯、磷脂酰胆碱、明党参多糖及多种氨基酸和脂肪酸等。

明煅míngduàn　中药炮制方法。将净药材直接放置在无烟炉火上或装于适宜的耐火容器内，不隔绝空气煅烧至酥脆或红透，至易于碾碎的炮制方法。

明耳目法míng'ěrmùfǎ　养生功法。见《遵生八笺》。其功法为：常用手按两眉后小穴中，27次；再用手心和手指摩两眼和颧骨上，再向后揉耳，共30次。作毕，用手自耳向额按摩27次，到眉中和发际。同时要咽唾液。常做可耳目清明。

明矾míngfán　见《本草纲目》。即白矾。详该条。

明矾压缩疗法míngfányāsuōliáofǎ　痔疾治法之一。肛门消毒后，在局麻下，将8%~10%明矾液注入痔核内，并用血管钳将痔压缩成薄片状之萎缩体，以加速痔核的坏死、凝固、脱落为目的。

明光míngguāng　经穴别名。出《针灸甲乙经》。即攒竹。见该条。

明化mínghuà　运气中六气的变化之一。《素问·至真要大论》："少阳司天为火化，在泉为苦化，司气为丹化，间气为明化。"少阳相火象太阳之火，可以照明万物，故居于间气称为明化。

明睛地黄丸míngjīngdìhuángwán　《太平惠民和剂局方》卷七方。生地黄、熟地黄各一斤，牛膝（酒浸）三两，石斛、枳壳（麸炒）、防风各四两，杏仁（去皮尖，麸炒黄，研去油）二两。为细末，炼蜜为丸，梧桐子大，每服三十丸，空腹、食前温酒吞下或米汤或盐汤送下。功能补肝益肾，祛风明目。治肝肾虚热，目暗不明，膜入水轮，漏睛眵泪，眼见黑花，视物不明，翳膜遮障及暴热赤眼；兼治干湿脚气，消中消渴等。

明灸míngjiǔ　即直接灸。详该条。

明目míngmù　治法。用具有祛风、清热、凉血、化瘀、养血、益气、滋阴、健脾、补肝肾等作用的方药或其他疗法，以祛邪扶正，提高视力，治疗以视物不清为主证之病证的治法。

明目地黄丸míngmùdìhuángwán　《审视瑶函》卷五方。熟地黄四两，生地黄（酒洗）、山药、泽泻、山茱萸（去核，酒洗）、牡丹皮（酒洗）、柴胡、茯神（乳蒸）、当归身（酒洗）、五味子各二两。为细末，炼蜜为丸，梧桐子大，每服三钱，空腹淡盐汤送下。功能滋补肝肾。治肾虚目暗不明。

明目良方míngmùliángfāng　眼科著作。2卷。明代作品。撰人佚名。首卷为目疾证候总论及五轮八廓病证等；卷一为眼科治疗药方，并分论药性品目；卷二为五轮八廓主病图及72种眼病（上列图，下为七言诗及所用药品），末附眼科用药便览。现有明万历间刊本。

明目流气饮míngmùliúqìyǐn　《杂病源流犀烛·面部门》卷二十二方。苍术一两，草决明七钱半，大黄、川芎、细辛、牛蒡子、菊花、防风、白蒺藜、荆芥穗、玄参、蔓荆子、木贼、栀子、黄芩、甘草各五钱。为末，水煎服。功能清热泻火，疏风明目。治阳明热多，大便实，赤脉成翳。

明目上清丸míngmùshàngqīngwán　见《全国中药成药处方集》（北京、济南、承德方）。黄连、菊花、玄参、熟大黄、枳壳、陈皮、桔梗、黄芩、薄荷、甘草、当归、荆芥、栀子、生石膏、连翘、蝉蜕、车前子、赤芍药、炒蒺藜、天花粉、麦冬各150g。为细粉，水泛小丸，滑石为衣，每服6g，开水送下，日二次。功能清热散风，明目止痛。治暴发火眼，红肿作痛，头晕目眩，云翳遮睛。本方由《万病回春》清上明目丸加减而来。

明目四神丸míngmùsìshénwán　《杂病源流犀烛·面部门》卷二十二方。枸杞子（酒水拌，分四份。一用小茴香三钱炒，去茴；一用川椒三钱炒出汗，去椒；一用青盐三钱炒；一用黑芝麻三钱炒）八两，白蒺藜四两，当归头（酒炒）、熟地黄各三两，石决明、菊花、桑叶、谷精草各二两。为末，炼蜜为丸，每服三钱，开水送下。功能壮水滋阴。治久病目虚昏暗。

明目细辛汤míngmùxìxīntāng　《兰室秘藏》卷上方。川芎五分，生地黄、蔓荆子各六分，当归梢、白茯苓、藁本各一钱，荆芥一钱二分，防风二钱，麻黄、羌活各三钱，细辛少许，红花少许，川椒八个，桃仁二十个。为末，分四服。每服水二盏，煎至一盏，临卧稍热服。治两目发赤微痛，羞明，祛风寒，怕火，眵多瘾涩难开，鼻塞，涕唾黏稠，大便微硬。

明目至宝míngmùzhìbǎo 眼科著作。又名《明目至宝赋》。4卷。元代作品，撰人不详。后由明代杨希洛、夏惟勤整理。刊于1593年。卷一总论眼病，并载有“明目赋”等歌赋，五轮八廓所主病症，眼科问答等；卷二分论眼科七十二证，每病编成歌赋，并有图说；卷三、四为眼科疾病的治疗方剂和灸法。内容比较简要。

明目至宝赋míngmùzhìbǎofù 眼科著作。见“明目至宝”条。

明色赤巴míngsèchìbā 藏医学名。音译为赤巴多塞。位于人的体表，使人的皮肤细腻、润泽和光亮。

明沙参míngshāshēn 中药材。见《中药志》。为明党参之别名。详该条。

明堂míngtáng ❶望诊部位，指鼻。《灵枢·五色》：“明堂者，鼻也。”亦特指鼻准头，《东医宝鉴》卷一：“山根之下曰鼻准，即明堂也。”❷针灸模型表明腧穴的标志点。故人体经脉孔穴图，旧称明堂图或明堂孔穴图。《医说》：“今医家记针灸之穴，为偶人点志其处，名明堂。”❸指上星穴。《太平圣惠方》：“明堂一穴，在鼻直上入发际一寸是穴。”

明堂经敦煌古抄本míngtángjīngdūnhuánggǔchāoběn 敦煌藏经洞所出针灸类文献之一。载于俄藏卷子ДX00235 + ДX06634 + ДX11538b + ДX00239 + ДX030705件残片中，存51行。内容涉及胃腧（只存2残字）、三焦腧（穴名所在行阙）、肾腧、大肠腧、小肠腧、膀胱腧、中膂腧、白环腧、上窌（敦煌本作“聊”，下同）、次窌、中窌、下窌、附分、魄户、神堂、譩譆共15穴，论述各别穴位所在位置、所属经络、刺灸要点、主治病证等，可与《医心方》和《针灸甲乙经》相应内容对观，为古本明堂经抄本残卷。约抄成于五代至宋以前。

M

明堂孔穴针灸治要míngtángkǒngxuézhēnjiǔzhìyào 针灸著作。见“黄帝明堂经”条。

明堂人形图míngtángrénxíngtú 针灸著作。见《新唐书·艺文志》。1卷。唐代甄权撰，已佚。

明堂图míngtángtú 为绘有人体经脉、经穴的图像或挂图。此类图像，在唐代以前已有多种流传，均佚。现存近代的明堂图有题为元代滑寿撰，明代吴崑校，清代魏玉麟重刻的一种，共4幅木板刻印挂图。

明堂五脏论míngtángwǔzànglùn 敦煌藏经洞出土之医论文献。《明堂五脏论》载于法藏卷子P.3655。原件为册页装，存8个半页（第8个半页无相关内容），正背面接写。正面共35行，背面44行。《明堂五脏论》为该文献中的第1个文件，从正面接写到背面。《明堂五脏论》具有医学综论性质，前部为人体综论；后部分肝与胆、心与小肠、肺与大肠、脾与胃、肾与膀胱五部，论述各脏腑命名（声训）、形态、体表腧穴、常见病等内容。约抄成于五代时期。

明天麻míngtiānmá 中药材。见《临证指南医案》。为天麻之处方名。详该条。

明医杂著míngyīzázhù 综合性医著。6卷。明代王纶撰于1502年，后经薛己整理注释。刊于1549年。此书系王氏医学杂著，前3卷医论部分，论述发热、劳瘵、泄泻、痢疾、咳嗽、痰饮等内科杂病，以及妇产科、眼、耳、鼻、齿等病证证治，并分析了李杲、朱震亨治法及方论等，末附元代滑寿《诊家枢要》；卷四专谈风症；卷五介绍小儿诸证及小儿用药法；卷六附方。王氏原撰于1502年。目前流通本为《薛氏医案》本，由薛己另加注按，或附医案，内容颇有发挥。1949年后有排印本。

明医指掌míngyīzhǐzhǎng 综合性医著。又名《明医指掌图》。10卷。明代皇甫中撰注，王肯堂订补，邵达参校。撰年不详。本书体例仿效吴恕《伤寒活人指掌图》，用歌赋、论述相结合的形式编成。卷一病机赋、经络，总抄及龚云林“药性歌”；卷二至七为内科杂病；卷八为五官、外科病证；卷九妇人科；卷十为小儿科病证。每证先列歌括，次载以论，再记脉法，并附成方，论方颇多可取之处。

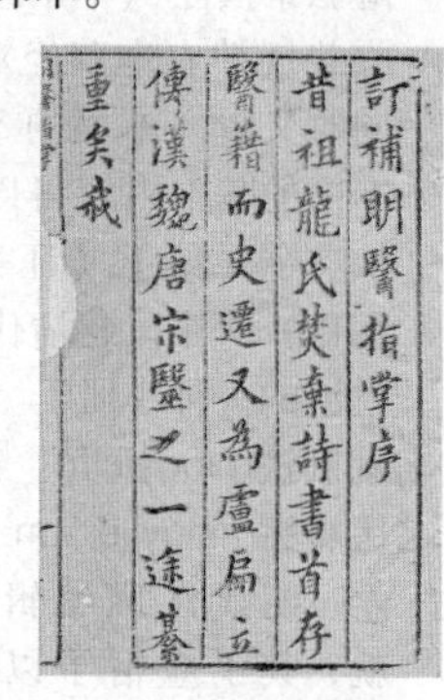
訂補明醫指掌序
昔祖龍氏焚棄詩書首存
醫籍而史遷又爲盧扁立
傳漢魏唐宋鑒之一逹纂
重矣哉

明医指掌

明子míngzǐ 中药材。见《安徽中草药》。为木半夏之别名。详该条。

鸣蝉míngchán 中药材。出《新修本草》。为蚱蝉之别名。详该条。

鸣胎míngtāi 病证名。出《医学正传》。即子啼。详该条。

鸣天鼓míngtiāngǔ 自我锻炼方法。❶即击探天鼓。《河间六书》：“双手闭耳如鼓音，是谓鸣天鼓也。由脉气流行而闭之于耳，气不得泄，冲鼓耳中，故闻之也。”❷即叩齿。《杂病源流犀烛·口齿唇舌病源流》：“《养性书》曰……叩中央齿名鸣天鼓。”❸即打天钟。其法以两掌掩两耳，食指、中指叩击枕部，由骨导发出声音，这种锻炼方法被称为“鸣天鼓”。参见“打天钟”条。

鸣条míngtiáo 喻风木之声，形容春天的正常时令。《素问·气交变大论》：“春有鸣条律畅之化，则秋有雾露清冷之政。”

鸣蜩míngtiáo 中药材。出《诗经》。为蚱蝉之别名。详该条。

鸣显míngxiǎn 鸣，声音；显，显露形色。指显露声色。《素问·五常政大论》：“其令鸣显。”

冥病míngbìng 病名。出马王堆汉墓帛书《五十二病方》。即痜风。详该条。

榠樝míngzhā 中药材。出《本草经集注》。又名土木瓜、光皮木瓜。为蔷薇科植物 *Chaenomeles sinensis*（Thouin）Koehne的果实。分布于华东地区及江西、湖北、广东、广西、四川、陕西等地。酸，平。祛湿，舒筋活络，和胃化痰。治风湿痹痛，吐泻转筋，痢疾，恶心，泛酸。煎服：6～9g。

瞑míng ❶闭眼。《灵枢·寒热病》：“阴气盛则瞑目。”❷古义与“眠”通。《灵枢·营卫生会》：“壮者之气血盛……故昼精而夜瞑。”

瞑菜míngcài 中药材。见《南方草木状》。为睡菜之别名。详该条。

瞑眩míngxuàn 症名。指头目昏花，胸中烦闷的症状。《尚书·说命》：“若药弗瞑眩，厥疾弗瘳。”孔颖达疏：“瞑眩者，令人愤闷之意也。”

命带mìngdài 脐带的别名。详该条。

命蒂mìngdì 出《本草纲目》。即脐带。详该条。

命关mìngguān ❶小儿指纹的诊断部位之一。指纹透达食指第3节为命关，表示病情危重，可能危及生命，故名。❷经外穴名。见《扁鹊心书》。位于胁下，以中脘穴至乳中穴连线为底边，向外侧作一等边三角形，其顶角是穴。❸推拿部位名。见“指三关”条。

命火mìnghuǒ 命门之火的简称。详该条。

命门mìngmén ❶有生命的关键之意。是先天之气蕴藏所在，人体生化的来源，生命的根本。命门之火体现肾阳的功能，包括肾上腺皮质功能。《难经·三十六难》：“命门者，诸神精之所舍，原气之所系也，故男子以藏精，女子以系胞。”又：“肾两者，非皆肾也，其左者为肾，右者为命门。”此为右肾命门说。后又有肾间动气命门说等其他说法，未能统一。❷经穴名。代号GV4。出《针灸甲乙经》。别名累属、精宫。属督脉。位于腰部，第2、3腰椎棘突之间。布有腰神经后支的内侧支和腰动脉后支。主治腰脊强痛，遗精，阳痿，月经不调，痛经，带下，久泻，痔血，脱肛，小儿发痫，下肢萎痹等。直刺0.5~1寸。艾炷灸3~7壮，或艾条灸5~15分钟。❸石门穴别名，见《针灸甲乙经》。属任脉。位于脐下2寸。❹两眼睛明穴部位的别称。《灵枢·根结》：“太阳根于至阴，结于命门。命门者，目也。”

命门火衰mìngménhuǒshuāi 证候名。元阳虚衰，温煦推动失职，以畏寒蜷卧，四肢逆冷，小便清长，夜尿频多，或五更泄泻，男子阳痿早泄，女子性欲减退、宫寒不孕，舌淡，苔白，脉沉弱尺部尤甚等为常见症的证候。

命门火旺mìngménhuǒwàng 即肾火偏亢。详该条。

命门之火mìngménzhīhuǒ 简称命火，亦即肾阳。是生命本元之火，寓于肾阴之中，是性功能和生殖能力的根本。与人身的生长、发育、衰老有密切关系。还能温养五脏六腑。脏腑得命火的温养，才能发挥正常的功能。尤其是脾胃需有命门火的温煦，才能发挥正常的运化功能。

miu

缪刺miùcì 古刺法。出《素问·缪刺论》。又称交经缪刺。指左侧有病取右侧穴，右侧有病取左侧穴的交叉刺法。本法与巨刺的不同之处，主要在于巨刺刺经，缪刺刺络。临床一般以浅刺井穴和呈现瘀血的络脉为主。用以治疗络脉的病变。

缪刺论篇miùcìlùnpiān 《素问》篇名。缪刺，针刺法之一，以其与经刺法有不同之处，故名。凡病在经脉，则刺其经穴，是谓经刺（又名巨刺）；病在络脉，则刺其皮络，是谓缪刺。本篇主要论述各经络脉发病所采取之缪刺方法。

mo

摸法mōfǎ 推拿手法名。用手触摸肢体穴位。适用于全身各关节、骨骼、肌腱损伤的诊断和治疗。《医宗金鉴·正骨心法要旨》：“摸法摸者，用手细细摸其所伤之处，或骨断、骨碎、骨歪、骨整、骨软、骨硬、筋强、筋柔、筋歪、筋正、筋断、筋走、筋粗、筋翻、筋寒、筋热，以及表里虚实，并所患之新旧也。先摸其或为跌仆，或为错闪，或为打撞，然后依法治之。”《备急千金要方·养性》：“手摸肩，从上至下使遍。”

膜mó ❶体内形如薄皮的组织。如耳膜、筋膜等。《素问·痿论》：“肝主身之筋膜”。❷膜原。《素问·疟论》：“横连膜原也。”详见“膜原”条。❸病证名。见《神农本草经》卷二。眼生片状薄膜，通常伴有血丝，从白睛发出，侵向黑睛，甚至遮盖瞳神，影响视力。一般以血丝疏密和红赤的浓淡不同，又分赤膜和白膜。

膜入冰轮mórùbīnglún 病证名。见《古今医统》。冰轮，即水轮。详“膜入水轮”条。

膜入水轮mórùshuǐlún 病证名。指翳膜侵及瞳神者。又名膜入冰轮、膜入瞳神。《世医得效方》卷十六：“此因黑睛上生疮，稍安其痕不没，侵入水轮，虽光未绝，终亦难治。”参见“宿翳”条。

膜入瞳神mórùtóngshén 病证名。指翳膜侵及瞳神者。《眼科易知》：“膜入瞳神者，因黑白睛上生疮而起，愈后疮痕不没，渐生翳膜，侵入瞳神，此乃肝经积热，大肠燥滞，邪热上逆所致，宜用退热饮清降其热。”参见“膜入水轮”条。

膜外气mówàiqì 病名。指气攻腹膜之外而虚胀、肿满者。《圣济总录》卷八十：“膜外气……本于肺受寒邪，传之于肾，肾气虚弱，脾土又衰，不能制水，使水湿散溢于肌肤之间，气攻于腹膜之外，故谓之膜外气，其病令人虚胀，四肢肿满，按之没指是也……治膜外气水病，不限年月深浅，洪肿大喘，须臾不可过，朝服暮差，防己汤方。”

膜原móyuán 又名募原。❶胸膜与膈肌之间的部位。《素问·举痛论》：“寒气客于肠胃之间，膜原之下。”王冰注：“膜，谓膈间之膜；原，谓膈肓之原。”丹波元简认为“盖膈幕（膜）之系，附着脊之第七椎，即是膜原也”（《医剩附录·募原考》）。❷温病辨证指邪在半表半里的位置。《温疫论》：“其邪去表不远，附近于胃……邪在膜原，正当经胃交关之所，故为半表半里。”

摩mó 即按摩。详该条。

摩法mófǎ ❶推拿手法名。出《内经》。用手掌面或手指指面附着于一定部位上，以腕关节连同前臂作轻缓而有节律的盘旋摩擦。用手掌进行者，称为掌摩法；用手指进行者，称为指摩法。有理气和中，活血止痛，散瘀消积等作用。常用于消化道疾患及软组织急性损伤肿痛者。《医宗金鉴·正骨心法要旨》：“摩其壅聚，以散瘀结之肿。”《内功图说·分行外功》：“两手摩腹，移行百步，除积滞。”❷针刺手法。用拇指指腹与示指末节桡侧相合，在针柄上轻摩，捏针要轻，摩针柄的力度要均匀，摩针时针体不能转动。

摩风膏mófēnggāo ❶《银海精微》卷下方。黄芪、细辛、当归、防风、杏仁、松脂、黄蜡各一两，白芷、麻油各四两。先将蜡油熔化，他药为细末，慢火煎成膏，贴太阳穴。治鹘眼凝睛，外障。❷《证治准绳·类方》第四册方。蓖麻子（研）一两，生草乌半两，乳香（研）一钱。为末，以猪脂炼去沫成膏，再入药末搅匀，涂摩攻注之处，以手心摩挲，觉如火之热，再涂摩患处。治风毒攻注，筋骨疼痛。❸《证治准绳·疡医》卷三方。麻黄五钱，升麻、防风各二钱，当归身、白及各一钱，羌活一两，白檀香五分。用香油五两浸药同熬，去渣澄清后，加黄蜡再熬，待蜡化尽搅冷，每用少许，涂患处。治面上或身肤风热肿痒，肌肤干燥，时起白屑，或面出油垢。❹《证治准绳·疡医》卷五方。①附子、川乌、防风各二两，凌霄花、踯躅花、露蜂房各一两。为细末，用猪脂三

M

斤煎炼，待药黄去渣，候冷，摩擦患处。治白癜风。②硫黄、密陀僧、铅粉、乳香、杏仁、炒僵蚕。为细末，酥调成膏，先以浆水洗患处，再以新布擦破涂之，日四至五次。治白癜风。

摩腹mófù 推拿方法名。见《诸病源候论·风湿痹候》。用手掌摩动腹部。《理瀹文》："调中者摩腹，寓大和（健脾丸名）之理。"为内伤调补之法。

摩诃衍móhēyǎn 见"马哈也那"条。

摩脊法mójǐfǎ 小儿推拿方法名。可预防痘疹。明代张浩《仁术便览》卷四："摩脊法：小儿痘疹未出之先宜以手蘸油摩儿背脊中间，痘疮出稀少，预解胎毒，或不生。"明代俞弁《续医说·摩脊法》："此亦古人推摩之法。盖所以散寒水逆流之毒，背为太阳膀胱经也，正与东垣论相合。"亦可用治小儿惊风发搐等症。

摩面mómiàn 自我推拿方法。即浴面法。《诸病源候论·时气候》："摩手掌令热，以摩面从上下二七止，去肝气，令面有光。"

摩目mómù 自我推拿方法名，即熨目。《诸病源候论·目茫茫候》："以热指摩目二七，令人目不瞑。"

摩脐法móqífǎ 小儿推拿方法名。《推拿指南》："摩脐法，此治腹痛便结……用右掌心向上下左右按而摩之。"

摩挱mósuō 即按摩。参见"摩娑"条。

摩娑mósuō 即推拿。又作摩挲、摩。《释名·释姿容》："摩娑，犹末杀也，手上下之言也。"详见"摩法""推拿"条。

摩挲mósuō 即推拿。参见"摩娑"条。

摩挲石散mósuōshísǎn 《秘传眼科龙木论》卷五方。摩挲石少许，曾青、冰片、胆矾各一分。为细末，点眼。治因外伤而致的血灌瞳仁外障。

摩胁móxié 推拿方法名。见《圣济总录》卷一百九十九。抚摩两侧胁肋部。有消食导滞，疏肝利气等作用。《厘正按摩要术》："摩左右胁，左右胁在胸腹两旁肋膊处，以掌心横摩两边，得八十一次，治食积痰滞。"

摩眼móyǎn 自我推拿方法名。见《备急千金要方·养性》。即熨目。见该条。

摩腰丹móyāodān 《医学入门》卷六方。即摩腰膏。见该条。

摩腰膏móyāogāo 《丹溪心法》卷四方。又名摩腰丹。附子尖、乌头尖、天南星各二钱半，雄黄、樟脑、丁香、干姜、吴茱萸各一钱半，朱砂一钱，麝香五粒。为末，炼蜜为丸，龙眼大，每用一丸，姜汁化开如厚粥状，火上熬热，置掌中，摩腰上，候药尽粘腰上，烘棉衣包缚定，觉腰热如火，日换一次。治老人、虚人腰痛，妇人白带。《医学入门》亦有本方，但无吴茱萸。

摩治法mózhìfǎ 用推拿治病的方法。《石室秘录·摩治法》："摩治者，抚摩以之也。譬如手足疼痛，脏腑瘀结，颈项强直，口眼㖞斜是也。法当以人手为之按摩，则气血流通，痰病易愈。"

磨裆módāng 练功方法之一。见上海中医学院附属推拿学校编《少林内功》。右足跨前取弓箭步，右手后旋反掌护腰，左手俯掌屈肘向右上方推出，再向左方徐徐外展，同时身体随着向左转成左弓步，左手随即收回护腰，右手推出，身体再向右转，两手交替进行。

磨挡草módǎngcǎo 中药材。见《生草药性备要》。为磨盘草之别名。详该条。

磨法mófǎ 推拿手法名。❶即摇法。详该条。❷即摩法。详该条。

磨风丸mófēngwán 《医宗金鉴·外科心法要诀》卷七十三方。豨莶草、炒牛蒡子、麻黄、苍耳草、细辛、川芎、当归、荆芥、蔓荆子、防风、车前子、威灵仙、天麻、何首乌、羌活、独活各一两。为细末，酒打面糊为丸，梧桐子大，每服六十至七十丸，温酒送下，日二次。治大麻风。

磨光散móguāngsǎn 《仁斋直指方论》卷二十方。炒蒺藜、防风、羌活、菊花、甘草、煅石决明、草决明、蝉蜕、炒蛇蜕、川芎各等分。为末，每服一钱，食后、临卧麦门冬汤送下。功能祛风消翳。治诸风上侵，眼生翳膜。

磨积丸mójīwán 《杂病源流犀烛·六淫门》卷十四方。陈仓米半升，巴豆七粒，青皮、橘红各二两。前二味同炒令米赤，去巴豆，与余药为末，醋和为丸，每服二十至三十丸，姜汤送下。治茶积，由好饮茶或喜吃干茶叶而成，面黄，胸膈或空或胀无常者。

磨翳散móyìsǎn 《医学衷中参西录》方。生炉甘石 9g，硼砂 6g，黄连 3g，人指甲 1.5g（无翳者不用）。先将黄连捣碎，泡碗内，冷时二至三日，热时一日，将泡黄连水滤过，再将余药为末，和黄连水中研，以极细为度，点眼外用，日三至四次。若有目翳，人乳调和点之；若目翳大而厚者，不可用黄连水研药，宜用蝉蜕 3g，煎水研诸药。治目睛胀疼，或微生云翳，或赤脉络目，或目眦溃烂。

磨障灵光膏mózhànglíngguānggāo 《原机启微》卷下方。黄连（童便浸一宿）一两，铅丹三两，当归二钱，麝香、乳香各五分，乌贼骨、轻粉、硇砂、白丁香各一钱，冰片少许，炉甘石（用黄连一两放水中，烧炉甘石通红，淬七次）六两。为末，先用白蜜七两，砂锅内熬五七沸，以净纸搭去蜡面，除铅丹、麝香、乳香、轻粉、硇砂外，下余药，以柳木棍搅匀，次下铅丹再搅，慢火徐徐搅至紫色，再将乳香、麝香、轻粉、硇砂和匀，入上药内，以不粘手为度，急丸如皂角大，以纸裹之，每用一丸，用水化开，加入冰片少许，时时点翳上。治胬肉攀睛。

蘑菇mó·gu 中药材。出《日用本草》。又名蘑菇蕈、肉蕈。为黑伞科植物四孢蘑菇 *Agaricus campestris* L. ex Fr.、双孢蘑菇 *Agaricus brunnescens* Peck 等的子实体。前者分布于河北、山西、甘肃、青海、新疆、江苏、湖南、四川、云南等地，后者全国各地广为栽培。甘，平。入脾经。健脾益胃，降压。治消化不良，肝炎，白细胞减少，贫血，小儿麻疹透发不畅，产妇乳少，高血压，胃癌，宫颈癌，煎服 200～300g。经常食用，可防治维生素缺乏引起的病症，如脚气病、毛细血管破裂、牙床出血等。干蘑菇每 100g 可食部含水分 17g、蛋白质 35.6g、脂肪 1.4g、碳水化合物 14g、粗纤维 6.9g、灰分 16.2g、钙 100mg、磷 162mg、铁 32mg、维生素 B_1 0.02mg、维生素 B_2 2.53mg、烟酸 55.1mg、维生素 C 1mg。脂肪内的脂肪酸中含亚油酸较多而油酸很少。又含多种游离的氨基酸、肌肽、肌酐、5′-磷酸腺苷、5′-磷酸尿核苷等。蘑菇培养液对金黄色葡萄球菌、伤寒杆菌及大肠埃希菌有抑制作用。蘑菇产生的野菇菌素对革兰氏阳性及阴性菌皆有一定抑制作用，对小鼠 S180 也有抑制作用。蘑菇醇提物有降血糖作用。

蘑菇蕈mó·guxùn 中药材。见潘子恒《广菌谱》。为蘑菇之别名。详该条。

抹法mǒfǎ 推拿手法名。❶用拇指指腹或手掌面紧贴皮肤，略用力做上下或左右缓慢的往返移动。常用于头部、颈项及胸腹部。❷推拿的俗称。《理瀹骈文》："推拿，乡村人谓之抹。"

末mò ❶四肢或四肢末梢。《灵枢·杂病》："痿厥为四末束。"《灵枢·九针十二原》："治之者反取四末。❷标病或标部。《灵枢·寒热》："鼠瘘之本，皆在于脏，其末上出于颈腋之间。"《灵枢·邪客》："必先明知十二经脉之本末。"❸针尖。《灵枢·九针论》："故为之治针，必以大其头而锐其末。"❹中草药的枝叶。《素问·移精变气论》："治以草苏草之枝，本末为助。"❺粉末。如细末、粗末等。

末药mòyào 中药材。见《本草纲目》。即没药。详该条。

没石子mòshízǐ 中药材。出《子母秘录》。即没食子。详该条。

没食子mòshízǐ 中药材。出《海药本草》。又名无食子、没石子。为没食子蜂幼虫寄生于壳斗科植物没食子树 *Quercus infectoria* Olivier 幼枝上所生的虫瘿。产于希腊、土耳其、伊朗等国。苦，温。入肺、脾、肾经。固气，涩精，敛肺，止血，生肌。①治泻痢不止，便血，遗精，咳嗽，咯血，盗汗。煎服：6～12g。②治创伤出血及疮疡久不收口，研末撒或调敷；齿痛，以少量用药棉包裹，置患处咬紧，可止痛。本品含没食子鞣质、没食子酸、并没食子酸、丁香酸及树脂等。丁香酸有抗细菌和抗真菌的作用。尚有镇静和局部麻醉作用。

没食子丸mòshízǐwán 《小儿药证直诀》卷下方。木香、黄连各一分（一作二钱半），没食子一个，豆蔻仁二个，诃子肉三个。为细末，饭和丸，麻子大，每服十至三十丸，食前米汤送下。治小儿疳痢滑肠，腹痛泄泻，白浊。

没药mòyào 中药材。出《药性论》。又名末药。为橄榄科植物地丁树 *Commiphoramyrrha* Engl. 或哈地丁树 *Commiphoramolmol* Engl 的干燥树脂。主产于非洲和西亚热带地区，现我广西等地区有引种。辛、苦，平。归心、肝、脾经。散瘀定痛，消肿生肌。用于胸痹心痛，胃脘疼痛，痛经经闭，产后瘀阻，癥瘕腹痛，风湿痹痛，跌打损伤，痈肿疮疡，煎服 3～5g，或入丸散用；治溃疡久不收口，研末敷。孕妇忌服。本品含 α－和β－罕没药酸，α－、β－和 γ－没药酸，没药尼酸，α－和β－罕没药酚，罕没药树脂。另含挥发油，其成分为丁香油酚、间苯甲酚、枯醛、桂皮醛、罕没药烯等。水浸剂对堇色毛癣菌等皮肤真菌有抑制作用。其挥发油也能轻度抑制皮肤真菌。本品还能降低兔、大鼠及鸡的血胆甾醇水平，并有抗炎作用。

没药散mòyàosǎn ❶《博济方》卷四方。没药、红花、延胡索、当归各等分。为细末，每次二钱，冲服。功能化瘀止痛。治妇人血瘀腹痛。❷《圣济总录》卷十方。没药（研）五钱，虎胫骨（酒炙）三两。为末，每服一钱，温酒调下，日三服，不拘时。治历节风，百节疼痛，昼夜不可忍。❸《杨氏家藏方》卷十六方。血竭、没药、桂心、当归、蒲黄、红花、木香、延胡索、炒干漆、赤芍药各等分。为末，每服二钱，空腹热酒调下。治血瘀而致的脐腹疼痛及产后恶露不行，儿枕痛。❹《洁古家珍》方。铅粉、风化大灰各一两，枯矾三钱，没药、乳香各一钱。为细末，每用少许，敷于伤处。功能止血定痛。治刀斧伤。❺《素问病机气宜保命集》卷下方。炒虻虫、没药各一钱，炒水蛭二钱，麝香少许。为细末，用当归、川芎各二两，熟地黄、芍药、鬼箭羽、红花、延胡索各一两。为粗末，煎汤调服。治血运血结，或聚于胸中，或偏于少腹，或运于胁肋。❻《证治准绳·类方》第八方。没药、炒全蝎、炮天南星、炮白附子、雄黄、当归、朱砂、胡黄连、牛黄、白芷、麝香、官桂（去皮）、丁香、炙甘草各二钱半，乌梢蛇（酒浸，去皮骨，炙）半两。为细末，每服半钱，温酒调下，早晚各一服。治风冷搏于肺脏，上攻于鼻，则令鼻痛。❼《证治准绳·疡医》卷三方。乳香、没药、雄黄各一钱，轻粉半钱，巴豆霜少许。为末，搽患处。治口疮。

没药丸mòyàowán ❶《全生指迷方》卷四方。当归一两，桂心、芍药各半两，桃仁（去皮尖，炒，研）、没药各二钱半，虻虫（去足翅，炒）、水蛭（炒焦）各三十枚。为末，醋糊为丸，豌豆大，每服三丸，醋汤送下。治产后恶露方行而忽然断绝，血蓄经络，骤作寒热，脐腹疼痛，痛如锥刺。❷《世医得效方》卷十八方。没药、乳香、芍药、川芎、川椒（去目及合口者）、当归各五钱，自然铜（炭火烧）二钱半。为末，用黄蜡二两熔开，入药末不住手搅匀，为丸，弹子大，每服一丸，用好酒煎开乘热服。功能活血化瘀、消肿止痛。治打仆内损，筋骨疼痛。❸《正体类要》卷下方。没药、乳香、川芎、川椒、芍药、当归、红花、桃仁、血竭各一两，自然铜（火煅，醋淬七次）四钱。为细末，用黄蜡四两熔化，入前药，速搅匀，为丸，弹子大，每服一丸，酒化服。治打仆筋骨疼痛，或气逆血晕，或瘀血内停，肚腹作痛，或胸膈胀闷等症。❹《证治准绳·女科》卷五方。没药、高良姜、延胡索、炒干漆、牡丹皮、干姜各等分。为细末，醋糊为丸，梧桐子大，每服十至五十丸，神曲煎汤送下。治产后心胸烦躁，恶血不快。

茉莉根mòlìgēn 中药材。出《本草纲目》。为木犀科植物茉莉 *Jasminum Sambac*（L.）Ait. 的根。苦，热，有毒。麻醉，止痛。①治跌打损伤，筋骨疼痛，头痛。捣烂，酒炒包敷患处。②治龋齿，研末，熟鸡蛋黄调匀塞龋孔内。③治失眠。磨水服：0.9～1.5g。内服宜慎。本品预试含生物碱，甾醇。水提取物对动物有镇静和催眠作用，作用于青蛙则表现为全身瘫痪。

茉莉花mòlìhuā 中药材。出《本草纲目》。又名柰花、木梨花。为木犀科植物茉莉 *Jasminum Sambac*（L.）Ait. 的花。产于江苏、四川、广东等地。辛、微甘，温。理气止痛，辟秽开郁。①治湿浊阻中，脘腹胀闷。下痢腹痛，头晕头痛。煎服：3～10g。②治眼结膜炎。煎水洗。本品含挥发油，其中含芳樟醇、苯甲醇和它们的乙酸酯等，尚含茉莉花素。

茉莉叶mòlìyè 中药材。见广州部队后勤部卫生部编《常用中草药手册》。为木犀科植物茉莉 *Jasminum Sambac*（L.）Ait. 的叶。我国南方各地均有栽培。辛、微苦，温。疏风解表，消肿止痛。治外感发热，腹胀腹泻，脚气肿痛，毒虫螫伤。煎服：6～10g。外用煎水洗或捣敷。

沫mò 体液所化的泡沫。《灵枢·周痹》："风寒湿气客于分肉之间，迫切而为沫，沫得寒则聚。"

沫痰mòtán 病证名。痰症之一。多因气虚不能约束津液所致。《不居集》卷十七："沫痰，人有坐处，卒吐痰涎满地，其痰不甚稠黏，此气虚不摄而吐沫也。不可用利药。六君子汤加益智仁以摄之。"参见"痰证"条。

莫伯盛mòbóshèng 宋代人。字致道。乌程（今浙江吴兴）人。通医学，曾刻《博济方》，并集家藏经验方，编有

M

《莫氏方》一书附于后，已佚。

莫君锡mòjūnxī 隋代医生。大业中（605—616），曾任太医。

莫枚士mòméishì（1862—1933）清末医家。字文泉。浙江归安（今属吴兴）人。先致力于研究古代经学，后改习医学。其所著医书有《研经言》《神农本草经校注》《经方例释》等。书中多考证古代的资料，以经解经，甚至从文字训诂学来解释医中药材词，以示博学多闻，间亦有一些较新之见解。

莫士英mòshìyīng 明代医生。字士颖。浙江人。治病有验。尝有二女求其诊。一女命将绝，自以为瘵，士英谓：非瘵，可愈。一女无大病，士英谓：脉不祥，至秋当死。果如其言。

莫氏锦囊十二种mòshìjǐnnángshí'èrzhǒng 丛书。清代莫辑。于清顺治、康熙年间陆续刊印。计收有《医门约理》《难经直解》《脉学入门四言举要》《濒湖脉学》《脉诀汇辨》《脉诀考证》《本草纲目摘要》《月令考》《黄帝阴符经注》《心经悟解》《黄庭经注》《性命圭旨约说》等。

莫文泉mòwénquán 见“莫枚士”条。

莫致道mòzhìdào 见“莫伯盛”条。

莫仲仁mòzhòngrén 元代医生。华亭（今上海市松江区）人。以医术闻名于时。民间曾流传其治愈疾病的一些故事。

墨地mòdì 中药材。见《四川中药志》。又名八月瓜。为小檗科植物桃儿七 *Podophyllum emodi* Wall. var. *chinense* Sprague 的果实。分布于陕西、甘肃、青海、四川、云南和西藏等地。酸、涩，平，有毒。健脾，理气，调经活血。治痢疾腹痛，劳伤咳喘，血瘀经闭，月经不调，白带。煎服：3～9g。

M

墨斗草mòdǒucǎo 中药材。见《医学正传》。为墨旱莲之别名。详该条。

墨旱莲mòhànlián 中药材。见《饮片新参》。又名旱莲草、墨斗草、止血草。为菊科植物鳢肠 *Eclipta prostrata* L. 的干燥地上部分。主产于江苏、浙江、江西、广东等地。甘、酸，寒。入肝，肾经。滋补肝肾，凉血止血。治肝肾阴虚，牙齿松动，须发早白，眩晕耳鸣，腰膝酸软，阴虚血热吐血、衄血、尿血，血痢，崩漏下血，外伤出血。煎服 6～12g。全草含烟碱、鳢肠素、黄酮类、皂苷、鞣质、三萜类化合物及多种噻吩化合物，如 α－三联噻吩等。还有烟碱、木犀草素－7－葡萄糖苷、β－香树脂醇等。叶含蟛蜞菊内酯等。提取物对四氯化碳引起的豚鼠肝损伤有预防作用。煎剂、酊剂对白喉杆菌有较强抑制作用，对金黄色葡萄球菌、链球菌及大肠埃希菌也有一定抑制作用。墨旱莲可抗炎，增强非特异性免疫和细胞免疫功能，促进止血，增加豚鼠离体心脏冠脉流量，并可抗诱变。

墨义mòyì 宋太医局对医生的考试内容之一。其方法系由教授出题，由被考者根据记忆进行笔答。

墨鱼盖mòyúgài 中药材。见《中药志》。为海螵蛸之别名。详该条。

墨柱根mòzhùgēn 中药材。见广州部队后勤部卫生部编《常用中草药手册》。为倒吊蜡烛之别名。详该条。

墨子行气法mòzǐxíngqìfǎ 气功功法。是托名墨子而引动内气，为布气打基础的一种行气功法。见于宋《云笈七签》卷五十九中。其方法：正仰卧，握固，叩齿，漱口咽津，缩鼻徐徐纳气，将极满，以口徐徐吐之，吐后一咽，又复鼻纳气，口吐之；凡纳气，则气上升，吐气则气下降。待自觉气行周身，可于月一日尽十五日，念令气从手十指出，十六日尽月晦，念气从足十趾出。引之既久，则能自觉气从手足十指通。

磨盘草mòpáncǎo 中药材。见萧步丹《岭南采药录》。又名磨挡草、耳响草、耳聋草。为锦葵科植物磨盘草 *Abutilon indicum*（L.）Sweet 的全草。分布于福建、台湾、广东、广西、贵州、云南等地。甘、淡，平。疏风，清热，化痰，止咳。①治感冒，荨麻疹，气管炎，百日咳，肺结核，流行性腮腺炎，耳鸣，耳聋，小便不利，风湿痹痛。煎服：15～30g。②鲜草捣烂绞汁滴耳，可治中耳炎；捣敷痈肿，煎水熏洗痔疮。全草含土木香内酯、异土木香内酯，花含棉花皮苷、棉花皮次苷、矢车菊素－3－芸香糖苷。又含酚类、氨基酸、有机酸、糖类。棉花皮苷有抗炎作用，能明显降低大鼠用各种致炎剂引起的足跖水肿，并使血管通透性增加。

磨盘根mòpángēn 中药材。见《广西中药志》。为锦葵科植物磨盘草 *Abutilon indicum*（L.）Sweet 的根。甘、淡，凉。清热利湿，活血解毒。治咳嗽，淋病，白浊，泄泻，中耳炎，喉蛾。煎服：9～15g。孕妇慎用。磨盘草子炒研末服治赤白痢疾，痈疽肿毒。

磨盘树子mòpánshùzǐ 中药材。见《江西民间草药》。为算盘子之别名。详该条。

mou

眸móu ❶《说文解字》：“目童子也。”指瞳神。详该条。❷指眼珠。《景岳全书》卷二十七：“龙木禅师曰：人有双眸，如天之有两曜，乃一身之至宝，聚五脏之精华。”参见“目珠”条。

眸子móu·zi 即瞳仁。《孟子·离娄上》：“存乎人者，莫良于眸子。”汉代刘熙《释名》卷二：“童子，或曰眸子。”

谋风móufēng 八风之一。指从西南方来的风邪。《灵枢·九宫八风》：“风从西南方来，名曰谋风，其伤人也，内舍于脾，外在于肌，其气主为弱。”

mu

母病及子mǔbìngjízǐ 病机。用五行相生的母子关系说明五脏之间的病理传变。如肝木为母，心火为子，肝阳上亢可发展为心火亢盛；又如脾土为母，肺金为子，脾胃虚弱也可累及肺气不足。

母草mǔcǎo 中药材。见广州部队后勤部卫生部编《常用中草药手册》。又名四方草、四方拳草、水辣椒。为玄参科植物母草 *Lindernia crustacea*（L.）F. Muell. 的全草。分布于江苏、安徽、浙江、江西、福建、广东、云南等地。苦、微辛，凉。清热利湿，解毒消肿。①治感冒，痢疾，肠炎，消化不良，急性肝炎，肾炎水肿，白带。煎服：30～60g。②治痈疮疔毒，蛇咬伤。捣敷。全草含苦味质。

母丁香mǔdīngxiāng 中药材。出《别录》。又名鸡舌香。雌丁香。为桃金娘科植物丁香 *Eugenia caryophyllata* Thunb. 的干燥近成熟的果实。产于印度尼西亚、马来西亚及东非沿海国家，我国广东有栽培。辛、温。归脾、胃、肺、肾经。温中散寒，降逆，补肾助阳。治暴心气痛，胃寒呕逆，小儿疳积，煎服1～3g；或研末服；治龋齿痛，牙宣，口臭，煎水含漱。畏郁金。忌见火。本品含挥发油，主成分为丁香油酚。丁香油酚有抗菌、健胃作用。

母儿血型不合mǔ'érxuèxíngbùhé　病名。系指孕妇与胎儿之间因血型不合而产生的同族血型免疫性疾病。本病属高危妊娠，常引起流产、早产、死胎、死产或新生儿死亡。主要病机是湿热内蕴，湿热熏蒸，而致胎黄；以及血瘀内阻，阻滞冲任之血不能养胎。临床上血瘀型与湿热型常并见。治疗宜用活血化瘀及清热利湿之品。

母疟mǔnüè　病名。《三因极一病证方论·疟病不内外因证》："亦有数年不差，百药不断，结成癥癖在腹胁，名曰老疟，亦曰母疟。"即疟母、老疟。参见各条。

母气mǔqì　五行学说术语。在五行相生关系中，任何一行都具有生我、我生两方面的联系。生我者为母气，如木生火，则木是火的母气。余类推。

母前胡mǔqiánhú　中药材。同雌前胡。详该条。

母腮mǔsāi　推拿穴位。出《小儿推拿广意》。位于大指甲后一韭叶处。掐之，止吐血。

母指mǔzhǐ　出《灵枢·五色》。即拇指。详该条。

牡丹皮mǔdānpí　中药材。出《珍珠囊》。又名丹皮、粉丹皮、牡丹根皮、丹根。为毛茛科植物牡丹 *Paeonia suffruticosa* Andr. 的干燥根皮。主产于安徽、四川、甘肃、陕西、湖北、湖南、山东、贵州等地。辛、苦，微寒。归心、肝、肾经。清热凉血，活血散瘀。治热入营血，温毒发斑，吐血，衄血，夜热早凉，热病后期热伏阴分发热，无汗骨蒸，惊痫，经闭，痛经，癥瘕，跌损瘀血，跌仆伤痛，肠痈，痈肿疮毒，潮热，煎服6～12g。孕妇慎用。牡丹花：活血调经。煎服治月经不调，经行腹痛。根含牡丹皮酚、牡丹皮苷、牡丹皮原苷、芍药苷、挥发油及植物甾醇等。煎剂在体外对金黄色葡萄球菌、溶血性链球菌、肺炎链球菌、白喉、痢疾、伤寒、副伤寒等杆菌有抑制作用。浸剂对某些皮肤真菌也有抑制作用。煎剂、牡丹酚和除去牡丹酚的煎剂对实验动物均有降压作用。牡丹酚对小鼠有镇静、催眠、镇痛、解热、抗炎和抗惊厥作用。此外，还能抑制大鼠胃液分泌，防止大鼠的应激性胃溃疡；对肠管、子宫有解痉作用。牡丹皮还可抑制血小板聚集，对动物心肌缺血有保护作用。

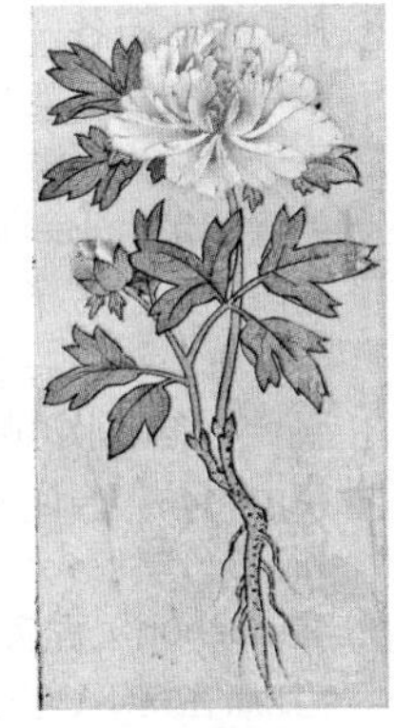

牡丹皮

牡丹散mǔdānsǎn　❶《太平惠民和剂局方》卷九方。炒干漆、苏木、鬼箭羽、炮莪术各一分，牡丹皮、当归、芍药、桂心、陈皮、红花、炒延胡索、没药（另研）、乌药、甘草（半生用，半盐水炙）各一两。为末，每服二钱，水煎服。治血虚劳倦，五心烦热，肢体疼痛，头目昏重，心忪颊赤，口燥咽干，发热盗汗，月水不利，脐腹胀痛，寒热如疟，及室女痰嗽潮热，肌体羸瘦，渐成骨蒸。❷《三因极一病证方论》卷十七方。牡丹皮、大黄（蒸）、芒硝各一两，冬瓜子半合，桃仁三七粒。为粗末，每服五钱，水煎去渣，入硝再煎，分二次服。治产后血晕。

牡丹汤mǔdāntāng　❶《普济方》卷三百一十九方。牡丹皮、芍药、土瓜根各一两半，桂心、炒木通各一两，鳖甲（醋炙）二两，炒桃仁（原书缺量）。为粗末，每服五钱，水煎去渣，空腹食后服。功能滋阴清热，活血通经。治妇人骨蒸，经脉不通，渐至瘦弱。❷《证治准绳·疡医》卷二方。牡丹皮、栝蒌仁各一钱，桃仁、芒硝各二钱，大黄五钱。水煎去渣，入硝再煎数沸服。功能祛瘀泄热。治肠痈，小腹肿痞，按之即痛，小便如淋，发热恶寒，自汗，脉迟紧，脓未成者。

牡丹丸mǔdānwán　❶《圣济总录》卷一百五十方。牡丹皮、郁李仁各二两，芍药、当归、川芎、桂心、苦参、炒大黄各一两，贝母半两。为末，炼蜜为丸，梧桐子大，每服二十丸，温酒送下，日二次。治妇人血风劳气，气块攻心，日渐黄瘦，经脉不行。❷《圣济总录》卷一百五十一方。牡丹皮一两一分，苦参半两，贝母三分。为末，炼蜜和丸，梧桐子大，每服二十至三十丸，空腹米汤送下，日三次。治妇人月水不利，或前或后，乍多乍少，腰疼腹痛，手足烦热，唇口干燥。

牡矾丹mǔfándān　《类证治裁》卷二方。牡蛎粉、黄丹各二两，枯矾四两。为末，外擦患处。治湿热流注，两腋汗，脚心汗。

牡狗阴茎mǔgǒuyīnjīng　中药材。出《神农本草经》。即黄狗肾。详该条。

牡桂mǔguì　中药材。出《神农本草经》。即肉桂。详该条。

牡蒿mǔhāo　中药材。出《名医别录》。又名齐头蒿、土柴胡、臭艾、油蒿、脚板蒿。为菊科植物牡蒿 *Aretmisia japonica* Thunb. 的全草。主产于江苏、四川等地。微苦，凉。解表，清热，凉血。①治感冒发热，小儿疳热，衄血，肺结核潮热，咯血，疟疾，黄疸型肝炎，便血，崩漏，带下。煎服：10～15g。②捣敷外伤出血；煎水洗湿疹，风疹。③牡蒿根煎服治风湿痹痛。全草含挥发油，油中含烯、乙酸金合欢醇酯、α-及β-蒎烯、柠檬烯、丁香烯、桉叶素、蒿属酮、蒿属醇等。又含香豆精、脱肠草素等。

牡荆根mǔjīnggēn　中药材。出《名医别录》。为马鞭草科植物牡荆 *Vitex negundo* L. var. *cannabifolia* (Sieb. et Zucc.) Hand. - Mazz. 的根。辛、微苦，平。祛风解表，化痰，通络。治感冒，头痛，支气管炎，风湿关节痛，疟疾。煎服：9～15g。本品含黄酮苷、强心苷、生物碱、氨基酸、中性树脂。粗制剂及牡荆根黄酮苷对豚鼠有平喘作用。

牡荆茎mǔjīngjīng　中药材。出《名医别录》。又名牡荆条。为马鞭草科植物牡荆 *Vitex negundo* L. var. *cannabifolia* (Sieb. et Zucc.) Hand. - Mazz. 的枝条。辛、微苦，平。祛风解表，消肿止痛。①治感冒，喉痹肿痛。煎服：6～9g。②煎水洗治皮肤疮肿湿毒，煎水含漱治牙痛。

牡荆沥mǔjīnglì　中药材。出《本草拾遗》。又名牡荆汁。为马鞭草科植物牡荆 *Vitex negundo* L. var. *cannabifolia* (Sieb. et, Zucc.) Hand. - Mazz. 的茎，用火烤灼而流出的液汁。甘，凉。入肺、肝、心经。除风热，化痰涎，通络，止痉。①治中风口噤，痰热惊痫，高热惊风，痰鸣气急，头风，喉痹，热痢。冲服：20～40ml。②治火眼，点入目中。

牡荆实mǔjīngshí　中药材。见《本草经集注》。即牡荆子。详该条。

牡荆汤mǔjīngtāng　《圣济总录》卷六十一方。牡荆子、白术各半两，芒硝（后下）一分。为末，水煎，去渣，下芒硝搅匀，食后服。治惊黄，病人面青身黄，心中烦乱，起卧不安唇里疮生，目视。

牡荆条mǔjīngtiáo 中药材。见《安徽药材》。即牡荆茎。详该条。

牡荆叶mǔjīngyè 中药材。出《名医别录》。为马鞭草科植物牡荆 *Vitex negundo* L. var. *cannabifolia*（Sieb. et Zucc.）Hand. – Mazz. 的新鲜叶。微苦、辛，平。归肺经。止咳，平喘，解表，祛痰，解毒化湿。治伤风感冒，咳嗽哮喘，胃痛，腹痛，暑湿泻痢，脚气肿胀，风疹瘙痒，风湿痛，久痢，急性胃肠炎，慢性支气管炎，血淋，乳痈肿痛，蛇虫咬伤，煎服9～15g；煎水熏洗治湿疹，皮炎，脚气；捣汁涂治头癣，脚癣。本品含挥发油，其组成与牡荆子挥发油基本一致。还含健胃苦味有效成分穗花牡荆苷以及牡荆内酯、艾黄素、对羟基苯甲酸等。对小鼠有祛痰、镇咳、镇静作用，本品对麻醉动物还有降血压作用。本品可增强肾上腺皮质功能和单核－巨噬细胞系统的吞噬能力。

牡荆汁mǔjīngzhī 中药材。出《陶隐居登真隐诀》。即牡荆沥。详该条。

牡荆子mǔjīngzǐ 中药材。出《本草经集注》。又名牡荆实、荆条果。为马鞭草科植物牡荆 *Vitex negundo* L. var. *cannabifolia*（Sieb. et Zucc.）Hand. – Mazz. 的果实。分布于华东地区及江西、湖南、四川、贵州、广东、广西等地。苦、辛，温。入肺、胃经。祛痰止咳平喘，化湿消滞，理气止痛。治咳嗽哮喘，消化不良，痢疾，肠炎，胃痛，疝气，白带。煎服：6～9g。本品含丁香酸、香草酸、牡荆木脂素等。还含黄酮苷、强心苷、生物碱、氨基酸、中性树脂和少量挥发油。油中含右旋萜烯、柠檬烯、桉叶素、对聚伞花素、β－丁香烯等。挥发油对小鼠有祛痰作用。挥发油、醇及石油醚提取物对猫和小鼠有镇咳作用。非挥发性成分有平喘作用。牡荆子黄酮类成分可扩张冠状动脉，减轻心脏负担，还能增强肾上腺皮质功能。煎剂在体外对金黄色葡萄球菌等有抑制作用。

牡蛎mǔlì 中药材。出《神农本草经》。又名蚝壳、海蛎子壳、左壳、左顾牡蛎、蛎蛤。为牡蛎科动物长牡蛎 *Ostrea gigas* Thunberg 或大连湾牡蛎 *Ostrea talienwhanensis* Crosse 或近江牡蛎 *Ostrea rivularis* Gould 的贝壳。产于山东、江苏、福建、广东、浙江、河北、辽宁等地。咸，微寒。归肝、胆、肾经。生用：潜阳补阴，重镇安神，软坚散结。治眩晕，耳鸣，惊痫，抽搐，心悸，失眠，瘰疬痰核，癥瘕痞块。煅用：收涩固涩，制酸止痛。治自汗，盗汗，遗精，滑精，崩漏，泄泻，带下，胃痛吐酸，胃酸过多。煎服9～30g。生用宜先煎。本品主含碳酸钙、磷酸钙及硫酸钙，并含镁、铝、硅、氧化铁等。牡蛎提取物能增强免疫功能，抗实验性胃溃疡，并有局部麻醉和镇静等作用。钙盐有抗酸及轻度镇静、消炎作用。

牡蛎大黄汤mǔlìdàhuángtāng ❶《活幼心书》卷下方。煅牡蛎（用熟黄泥包裹，炭火煅）、大黄（纸裹煨）各一两。为细末，每服一钱，空腹无灰酒调下，或开水加酒少许调下。治小儿感受湿温之气，侵袭膀胱，致阴茎、阴囊浮肿作痛。❷《杂病源流犀烛·身形门》卷二十六方。牡蛎、煨大黄、木香各一钱半。水煎，春、夏露一宿，冬月于暖处一宿，黎明时温服。得利即止。治肘痛。

牡蛎肉mǔlìròu 中药材。出《本草拾遗》。为牡蛎科动物长牡蛎 *Ostrea gigas* Thunb. 等的肉。甘、咸，平。滋阴，安神，软坚，解毒。治烦热失眠，心神不安，瘰疬，丹毒。煮食。长牡蛎肉主含糖原，尚含氨基酸，无机盐，维生素A、B_1、B_2、D等。

牡蛎散mǔlìsǎn ❶《太平惠民和剂局方》卷八方。煅牡蛎（米泔水浸，烧通赤）、黄芪、麻黄根各一两。为粗末，每服三钱，加浮小麦一百余粒，水煎，去渣热服，日二次。功能敛汗固表。治气虚不足，津液不固，体常自汗，夜卧尤甚。心悸短气，虚烦体倦等。方中用煅牡蛎潜阳敛汗；黄芪益气固表；浮小麦养心阴，止虚汗，麻黄根止汗，二药相助黄芪、牡蛎起益气固表、敛阴止汗之效。如属阳虚，可加白术、附子以助阳固表；属气虚，可加人参、白术健脾益气；属阴虚，可加干地黄、白芍以养阴止汗；属血虚，可加熟地黄、何首乌以养血止汗。❷《世医得效方》卷十四方。牡蛎、川芎、熟地黄、茯苓、龙骨各一两，续断、炒当归、艾叶（酒炒）、人参、五味子、地榆各半两，甘草一分。为粗末，每服二钱，加生姜三片、大枣一枚，水煎，食前服。治产后恶露淋沥不绝，胸闷短气，四肢乏力，不思饮食，头目昏重，五心烦热，面黄体瘦。

牡蛎汤mǔlìtāng 《圣济总录》卷十四方。牡蛎（火烧令碎）、茯苓各三两，麦冬、远志各二两，炙甘草、龙骨、桂、凝水石各一两。为粗末，每服三钱匕，加生姜三片，水煎，空腹及晚饭前各一服。治风惊恐，忽忽善忘，悲伤不乐，烦壅多恚闷。

牡蛎泽泻散mǔlìzéxièsǎn 《伤寒论》方。煅牡蛎、泽泻、蜀漆、炒葶苈子、炒商陆、海藻（洗）、栝楼根各等分。为粗末，每服一方寸匕，冲服，日三次。小便利，止后服。功能逐水消肿。治大病差后，腰以下有水气者。

牡疟mǔnüè 病证名。疟疾之一。出《金匮要略·疟病脉证并治》。"牡"系"牝"字之讹。详"牝疟"条。

牡疝mǔshàn 古病名。疝的一种。《史记·扁鹊仓公列传》："牡疝在鬲下，上连肺，病得之内。"详"疝"条。

牡脏mǔzàng 出《灵枢·顺气一日分为四时》，原文作牡藏。即阳脏。详该条。

牡藏mǔzàng 即牡脏。详该条。

牡痔mǔzhì 病证名。出《五十二病方》。症为肛边生痔，如枣大，时痛时痒，或下脓血；或肛内生小肉，上有孔窍，根蒂较小。相当于肛漏或混合痔。

拇mǔ 拇指的简称。

拇指mǔzhǐ 拇，同"母"。即母指。❶手大指。《灵枢·五色》："黑色出于庭，大如母指，必不病而卒死。"❷足大趾。《素问·骨空论》："膝痛，痛及拇指治其腘。"

拇指寸mǔzhǐcùn 指寸法之一。以被取穴者拇指的指间关节的宽度作为1寸量取穴位，故名。《备急千金要方》："取手大拇指第一节横度为一寸。"适用于四肢部取穴。

拇指同身寸mǔzhǐtóngshēncùn 指寸法之一。又称拇指寸。详见该条。

木mù ❶五行之一。《素问·藏气法时论》："五行者，金木水火土也。"故常用木代表五行属性中属木的事物。如《素问·示从容论》："若夫三藏土木水参居，此童子之所知。"在此，木代表肝。❷五运之一，指木运。《素问·五常政大论》："木曰敷和。"❸六气之一，指厥阴风气。《素问·六元正纪大论》："上厥阴木，中少宫土运，下少阳相火。"❹指感觉迟钝、肌肤麻木的症状。

木半夏mùbànxià 中药材。出《本草拾遗》。又名四月子、野樱桃、麦粒团、明子。为胡颓子科植物木半夏 *Elaeagnus multiflora* Thunb. 的果实。分布于河北、河南、山东、江

M

苏、安徽、浙江、江西等地。涩、微甘，温。活血止血，理气定喘。治跌打损伤吐血，痔疮下血，咳嗽哮喘。煎服：9～15g。木半夏根：煎服治跌打损伤，哮喘；根皮煎水洗恶疮。果实含番茄烃。

木笔花mùbǐhuā　中药材。出《蜀本草》。为辛夷之别名。详该条。

木鳖子mùbiēzǐ　中药材。出《开宝重定本草》。又名土木鳖、木别子。为葫芦科植物木鳖 *Momordica cochinchinensis* (Lour.) Spreng. 的干燥成熟种子。主产于广西、四川、湖北。苦、微甘，凉，有毒。归肝、脾、胃经。散结消肿，攻毒疗疮。用于疮疡肿毒，乳痈，瘰疬，痔瘘，干癣，秃疮。煎服：0.9～1.2g，一般入丸、散用。内服宜慎。孕妇及体虚者忌服。木鳖根：捣敷治痈疮疔毒，淋巴结炎。木鳖子含多种皂苷，其苷元有皂皮酸、棉根皂苷元。还含脂肪油44.38%，油中含α－桐酸等。此外，还含齐墩果酸、甾醇、海藻糖、木鳖糖蛋白等。木鳖子的水或醇浸液对麻醉动物有降压作用。大鼠口服或皮下注射木鳖子皂苷，对角叉菜胶引起的足踝浮肿有抗炎作用。木鳖子皂苷有溶血作用。木鳖子素有较大毒性。

木别子mùbiézǐ　中药材。见《中国药学大辞典》。即木鳖子。详该条。

木耳mù'ěr　中药材。出《神农本草经》。又名木檽、黑木耳。为木耳科植物木耳 *Auricularia auricula* (L. ex Hook.) Underw. 的子实体。产于四川、福建等地。甘，平。入胃、大肠经。益气，凉血，止血。治咯血，吐血，衄血，肠风，血痢，崩漏，痔血，产后血虚，便秘，腰酸，痹痛，高血压病。煎服：9～30g。止血炒用。本品含黑木耳多糖AA、黑刺菌素及其他蛋白质、脂类、糖类及无机盐。木耳有抗凝血、抗血小板聚集、抗血栓形成、升白细胞、增强免疫功能、降血脂、抗动脉硬化、促进生长、延缓衰老、抗炎、抗辐射、抗生育、抗肿瘤等作用。

木防己mùfángjǐ　中药材。出《药性论》。又名土防己、青藤根、青藤香、金锁匙。为防己科植物木防己 *Cocculus orbiculatus* (L.) DC. 的根。我国除西北地区外，各地均有分布。苦、辛，寒。入膀胱、脾、肾经。祛风止痛，利水消肿，降压，解毒。①治风湿痹痛，水肿，脚气，尿路感染，高血压病。煎服：6～9g。②捣烂外敷治毒蛇咬伤。木防己的茎叶名青檀香，煎服治诸风麻痹，痰湿流注，胃痛。本品含木兰花碱、木防己碱、异木防己碱、木防己胺、木防己宾碱、毛木防己碱、去甲毛木防己碱等。木防己碱对发热兔有解热作用。对兔小肠、子宫，小量使之兴奋，大量麻痹。动物中毒时死于呼吸衰竭。木防己胺对中枢神经系统有抑制作用。木兰花碱作用见"青木香"条。异木防己碱有抗菌、抗炎、抗癌、抑制血小板聚集作用。木防己胺有中枢抑制作用。木防己碱有抗炎、解热、细胞毒活性，并能降压、镇痛、抗心律失常。

木防己去石膏加茯苓芒硝汤mùfángjǐqùshígāojiāfúlíngmángxiāotāng　《金匮要略》方。木防己、桂枝各二两，人参、茯苓各四两，芒硝三合。水煎去渣，入芒硝，再微煎，分二次服，微利则愈。治膈间支饮，喘满，心下痞坚，面色黧黑，其脉沉紧，得之数十日，医吐下之不愈，服木防己汤，虽好转，但三日复发，复与木防己汤而不愈者。

木防己汤mùfángjǐtāng　《金匮要略》方。木防己三两，石膏（鸡子大）十二枚，桂枝二两，人参四两。水煎，分二次服。治膈间支饮，喘满，心下痞坚，面色黧黑，脉沉紧，得之数十日，医吐下之不愈者。

木芙蓉根mùfúrónggēn　中药材。出明代范洪《滇南本草图说》。为锦葵科植物木芙蓉 *Hibiscus mutabilis* L. 的根。微辛，凉。清热解毒。治痈肿，肺痈，乳痈，臁疮，咳嗽气喘，白带。煎服：鲜品30～60g。外用：捣敷或研末调敷。根含黏液，主含阿聚糖、半乳聚糖、鼠李聚糖等。

木芙蓉花mùfúrónghuā　中药材。出《本草纲目》。又名芙蓉花、三变花、胡索花、拒霜花。为锦葵科植物木芙蓉 *Hibiscus mutabilis* L. 的花。主产于浙江、江苏等地。辛，微寒。入肺、肝经。清热解毒，散瘀消肿，凉血止血。①治痈肿，疔疮。初起可捣敷，已化脓者并宜煎服。②治肺痈、肺热咳嗽，吐血，崩漏，白带。煎服：9～15g。③治烧烫伤，可熬膏外用。本品含异槲皮苷、金丝桃苷、芸香苷、槲皮黄苷等黄酮苷。红花含矢车菊苷、冬青花色苷等花色苷。煎剂在体外对金黄色葡萄球菌、铜绿脓假单胞菌及伤寒杆菌有抑制作用。其中的芸香苷、金丝桃苷等可抗炎、止咳，抑制眼醛糖还原酶，还有同化作用和维生素P样作用。

木芙蓉叶mùfúróngyè　中药材。出《滇南本草》。又名芙蓉花叶、拒霜叶、铁箍散。为锦葵科植物木芙蓉 *Hibiscus mutabilis* L. 的干燥叶。除东北、西北外，广布全国各地。辛、平。归肺、肝经。凉血，解毒，消肿，止痛。治痈疽焮肿，缠身蛇丹，烫伤，目赤肿痛，跌打损伤。煎服：10～30g。治阑尾炎。鲜品500g，水煎，一日3～5次分服；另用鲜品适量，加食盐少许捣敷患部。本品含延胡索酸、芸香苷、氨基酸、鞣质、还原糖、黄铜苷、酚类。10%芙蓉叶在体外对金黄色葡萄球菌有抑制作用。

木附子mùfùzǐ　中药材。见《现代实用中药》。为盐麸子之别名，详该条。

木疳mùgān　病名。见《证治准绳·杂病》。又名木疡。因肝经实热或阴虚火炎所致。本病黑睛上生一个或数个圆形小颗粒样突起，实者小而痛涩，虚者大而昏花，日久反复，黑睛云翳，影响视力。严重者，可变生花翳白陷，甚至溃穿黑睛。类今单纯疱疹性角膜炎。治法：实证宜清肝泻火，用龙胆泻肝汤加减；虚证宜养阴清热，可用养阴清肺汤加石决明、青葙子、赤芍、木贼等。

木瓜mùguā　中药材。出《别录》。又名宣木瓜、铁脚梨。为蔷薇科植物贴梗海棠 *Chaenomeles Speciosa* (Sweet) Nakai 的果实。主产于安徽、浙江、湖北、四川。酸、温。归肝、脾经。舒筋活络，和胃化湿。用于湿痹拘挛，腰膝关节酸重疼痛，暑湿吐泻，转筋挛痛，脚气水肿。煎服：6～9g。木瓜根治脚气；泡酒饮治风湿痹痛，肢体酸痛，筋脉拘挛。果实含皂苷、苹果酸、酒石酸、枸橼酸和齐墩果酸。煎剂对小鼠蛋清性关节炎有消肿作用。本品还有保肝、抗菌作用。

木瓜煎mùguājiān　《普济本事方》卷一方。木瓜二个（取盖去瓤），没药末二两，乳香末一分。将药末放入木瓜中，盖严以竹签固定，饭上蒸三至四次，烂研成膏，每服三至五匙，地黄酒（生地黄汁半盏、无灰酒二盏）炖暖化下。治筋急项强，不可转侧。

木瓜牛膝丸mùguāniúxīwán　《三因极一病证方论》卷三方。大木瓜三至四个（切开盖去瓤，先用糯米浆过，盐焙干为末，将盐末入木瓜内，令满，仍用盖盖住，蒸三次，烂研作膏），川乌（去皮尖，用无灰酒一升浸，薄切，煮干，研为膏）三两，牛膝（酒浸）、萆薢、炒茴香、羌活、青

M

皮、青盐（另研）、狗脊（燎去毛）、巴戟天、海桐皮各一两，为末，入青盐和匀，用前二膏搜和为丸，如硬，再入酒，杵为丸，梧桐子大，每服五十丸，食前盐汤或盐酒送下。功能补肾气，壮筋骨。治寒湿脚气，冷湿下注，脚弱无力，或肿急疼痛，兼治妇人血风。

木瓜散mùguāsǎn 《重订严氏济生方》方。木瓜（酒浸）七钱半，虎胫骨（酥炙）一具，五加皮、当归、桑寄生、炒酸枣仁、人参、柏子仁、黄芪（蜜酒炒）各一两，炙甘草五钱。为末，每服五钱，加生姜五片，水煎热服。治肝肾不足，气血俱虚，筋脉拘挛缩急，唇青面白手足痛。

木瓜汤mùguātāng 《仁斋直指方论》卷十三方。木瓜一两，炒茴香一分，炙甘草二钱，吴茱萸五钱。为粗末，每服四钱，加生姜五片、苏叶十片，水煎，空腹服。治霍乱吐泻，转筋闷乱。

木瓜丸mùguāwán ❶《太平圣惠方》卷四十五方。木瓜、赤茯苓、沉香、陈皮（汤浸，去白）、紫苏茎叶、柴胡、高良姜各一两，木香、赤芍药各半两，桂心一分，槟榔二两，炒吴茱萸三分。为细末，炼蜜为丸，梧桐子大，每服三十丸，温酒送下，不拘时服。治脚气，心腹胀满，上气喘促，脚膝浮肿。❷《太平惠民和剂局方》卷二方。熟地黄、陈皮、乌药各四两，炒黑牵牛子三两，石南藤、杏仁（去皮尖）、当归、肉苁蓉（酒浸）、木瓜、续断、牛膝（酒浸）各二两，赤芍药一两。为细末，酒糊为丸，梧桐子大，每服三十至五十丸，空腹木瓜煎汤或温酒送下。治肾虚，腰膝沉重无力，腿部肿痒，疰破生疮，脚心隐痛，筋脉拘挛，或腰膝缓弱，步履艰难，举动喘促，面色黧黑，二便秘涩，饮食减少。❸《小儿药证直诀》卷下方。木瓜末、麝香、铅粉、木香末、槟榔末各一字。为末，煮糊为丸，小黄米大，每服一至二丸，甘草煎汤送下，不拘时服。治小儿呕吐不止。❹《传信适用方》卷二引陶茂安方。①牛膝、黄芪、肉苁蓉（上三味无灰酒浸，夏七日，冬十四日，如要急用，将慢火煮）、天麻、何首乌各五两，萆薢、狗脊、续断、青盐各二两。为末，用大木瓜两个，切取盖去瓤，将青盐分作二份，每个放入一份，盖定，于饭上蒸熟研烂，与药末和丸，不就，即将所浸药酒打面糊为丸，梧桐子大，每服三十丸，空腹温酒送下。治脚气。②肉苁蓉（酒洗）、牛膝、天麻、木瓜（上四味剉碎，用酒三升密封浸泡，春五日取出，急用沸汤漉过）、枸杞子、黄芪（蜜炙）、虎骨（酒浸炙黄）、青盐各二两。为末，用前浸药酒入面糊为丸，梧桐子大，每服三十至五十丸，饭前温酒或白开水送下。治脚气。

木瓜茱萸汤mùguāzhūyútāng 《太平圣惠方》卷四十五方。木瓜、槟榔各二两，炒吴茱萸一两。为粗末，每服四钱，水煎服。治脚气入腹，困闷欲死，腹胀喘急。本方方名见《世医得效方》卷九。

木蝴蝶mùhúdié 中药材。出《本草纲目拾遗》。又名白千层、千张纸、玉蝴蝶、三百两银药。为紫葳科植物木蝴蝶 *Oroxylum indicum*（L.）Vent. 的干燥成熟种子。主产于云南、广西、贵州。甘、苦，凉。归肺、肝、胃经。清肺利咽，疏肝和胃。用于肺热咳嗽，喉痹，音哑，肝胃气痛。煎服：1～3g。治痈疽疮口不敛。贴患处。本品含脂肪油20%，其中油酸占80.4%。还含黄芩苷元、特土苷、木蝴蝶苷A及B、白杨素等。白杨素对人体鼻咽癌细胞有细胞毒活性。

木蝴蝶树皮mùhúdiéshùpí 中药材。见广州部队后勤部卫生部编《常用中草药手册》。为紫葳科植物木蝴蝶 *Oroxylum indicum*（L.）Vent. 的树皮。分布于福建、广西、广东、四川、贵州、云南等地。微苦、甘，凉。清热利湿，消肿解毒。①治传染性肝炎，膀胱炎，咽喉肿痛。煎服：9～15g。②治痈疮，湿疹。捣敷或煎水洗。茎皮含木蝴蝶素、白杨素、黄芩苷元、高山黄芩素、黄芩苷元-7-葡萄糖醛酸苷、高山黄芩素-7-芸香糖苷。树皮提取物可抗大鼠蛋清性炎症。白杨素对人鼻咽癌细胞有细胞毒活性。黄芩苷元有抗炎、抗菌、利尿、利胆、解热、镇静、降胆固醇等作用。黄芩素苷可治疗脑出血后瘫痪病人。

木患子mùhuànzǐ 中药材。见《本草纲目》。为无患子之别名。详该条。

木黄连mùhuánglián 中药材。见《四川常用中草药》。为十大功劳之别名。详该条。

木火刑金mùhuǒxíngjīn 五行归类中，肝属木，肺属金。由于肝火过旺，耗灼肺阴，出现干咳，胸胁疼痛，心烦易怒，口苦，目赤，甚或咯血等，均属肝木化火而加剧肺金病证的变化。

木姜子mùjiāngzǐ 中药材。见《贵州民间药物》。又名山姜子、山胡椒、木樟子、木香子。为樟科植物木姜子 *Litsea pungens* Hemsl. 的果实。分布于云南、四川、贵州、湖北、湖南、江西、浙江、江苏、河南、甘肃、陕西、山西。辛，温。健脾燥湿，行气散寒。①治胃寒腹痛，消化不良，胀满泄泻，风寒关节痛，煎服：9～15g。②治疮疡肿毒。捣烂或研末敷。干果含挥发油，主要为柠檬醛、香叶醇等。木姜子油对多种真菌有抑制作用。

木姜子根mùjiāngzǐgēn 中药材。❶见《重庆草药》。为木椒根之别名，详该条。❷见《四川中药志》。为豆豉姜之别名。详该条。

木椒根mùjiāogēn 中药材。见《贵州草药》。又名木姜子根。为樟科植物木姜子 *Litsea pungens* Hemsl. 的根。辛，温。温中理气，祛风散寒。治胃脘冷痛，风湿痹痛，痛经。内服：煎汤，9～15g；研末服，0.9～1.5g。

木槿花mùjǐnhuā 中药材。出《日华子诸家本草》。又名篱障花、猪油花、灯盏花、白饭花、朝开暮落花。为锦葵科植物木槿 *Hibiscus syriacus* L. 的花。主产于江苏、湖北、四川等地。甘、苦，凉。入肺、脾、大肠经。清湿热，凉血，解毒。①治肺热咳嗽吐血，肠风泻血，痢疾，痔血，白带。煎服：3～9g。②治痈肿疮疖。捣敷或研末调敷。③木槿叶煎服治痢疾，肠风。木槿花含以花旗松素、蜀葵苷元、山柰酚等为苷元的糖苷。动物实验证明，木槿花粉有致敏作用。

木槿皮mùjǐnpí 中药材。出《本草纲目》。又名川槿皮。为锦葵科植物木槿 *Hibiscus syriacus* L. 的茎皮或根皮。主产于四川。甘、苦，微寒。入肝、脾、大肠经。清热利湿，杀虫止痒。①治黄疸，痢疾，肠风泻血，肺痈，肠痈，赤白带下。煎服：3～9g。②治痔疮，脱肛，阴囊湿疹，煎水熏洗；疥疮，癣疾，酒浸搽擦或研末醋调敷。茎皮含月桂酸、肉豆蔻酸、棕榈酸、铁屎米酮。根皮含鞣质、黏液质。根与茎的醇浸液在试管内能抑制革兰氏阳性菌、痢疾杆菌及伤寒埃希菌。

木槿子mùjǐnzǐ 中药材。出《本草纲目》。又名朝天子、川槿子。为锦葵科植物木槿 *Hibiscus syriacus* L. 的果实。主产于江苏、广西等地。甘，微苦，平。清热化痰，止痛，解毒。①治肺热咳嗽，痰喘，偏正头痛。煎服：9～15g。

②烧存性，研末敷或煎水熏洗黄水疮。种子含油，含α-、β-及δ-生育酚、β-谷甾醇、菜油甾醇、含锦葵酸、苹婆酸等。还含维生素E的中解产物α-生育酚，临床用于习惯性流产、月经过多等。

木克土mùkètǔ 五行学说的一种相克关系。肝属木，脾胃属土。指肝气过亢可影响脾胃。相克本属正常范围内的制约，但近人已习惯把木克土与木乘土混同。参见“肝气犯胃”条。

木癞mùlài 病名。出《诸病源候论》卷二。由毒邪入肝经而发病。初起肤如虫癣，大小不一，形色不同，久则连片，腐烂腥秽，面目作痒，眉睫脱落。相当于瘤型麻风晚期。

木蓝mùlán 中药材。出《本草图经》。又名槐蓝、大蓝、小青。为豆科植物木蓝 *Indigofera tinctoria* L. 的枝叶。分布于福建、广东等地，南方各地多有栽培。微苦，寒。清热解毒。①防治流行性乙型脑炎，治腮腺炎。血热之吐血、衄血，煎服15~30g。②治疮疡肿毒，丹毒。鲜叶捣敷。木蓝的根名大靛根，煎服治丹毒。全草含靛苷，氧化成靛蓝，又含靛玉红。本品含的靛玉红有抗肿瘤作用。

木梨花mùlíhuā 中药材。见《中国树木分类学》。即茉莉花。详该条。

木疬mùlì 病名。瘰疬之一种。即瘰疬坚硬推之不动者。《外科大成》卷二：“如柱木者名木疬。”忌用针砭及追蚀药。参见“瘰疬”条。

木莲果mùliánguǒ 中药材。见《安徽中草药》。为木馒头之别名。详该条。

木莲藤mùliánténg 中药材。出《日华子诸家本草》。为薜荔之别名。详该条。

木灵芝mùlíngzhī 中药材。见《杭州药用植物志》。为灵芝草之别名。详该条。

木馒头mùmán·tou 中药材。出《本草纲目》。又名薜荔果、凉粉果、木莲果。为桑科植物薜荔 *Ficus pumila* L. 的花序托及果实。产于四川、江苏、浙江、广东、广西。甘、涩，平。补肾固精，活血止血，解毒消肿，通乳。①治肾虚腰酸，阳痿，遗精，乳糜尿，久痢脱肛，便血，痔血，经闭，乳汁不下。煎服：6~15g。②治痈疮，疔肿。煎水洗。含芸香苷、β-谷甾醇、蒲公英赛醇乙酸酯、β-香树脂醇乙酸酯及内消旋肌醇。瘦果含多量黏液质。

木绵mùmián 中药材。出《名医别录》。为杜仲之别名。详该条。

木棉根mùmiángēn 出萧步丹《岭南采药录》。为木棉科植物木棉 *Gossampinus malabarica* (DC.) Merr. 的根。甘，凉。清热利湿，散结止痛。①治慢性胃炎，溃疡病，产后浮肿，赤痢，风湿痹痛，瘰疬。煎服：15~30g。②治跌打扭伤。浸酒搽或捣敷。本品含羽扇豆醇、β-谷甾醇、香橙素-4′-甲醚、胡萝卜苷、齐墩果酸等。

木棉花mùmiánhuā 中药材。出《生草药性备要》。又名攀枝花。为木棉科植物木棉 *Gossampinus malabarica* (DC.) Merr. 的干燥花。主产于广东、广西等地。甘、淡，凉。归大肠经。清热利湿，解毒。用于泄泻，痢疾，痔疮出血。煎服：6~9g。本品有明显的保肝作用。

木棉皮mùmiánpí 中药材。出《生草药性备要》。为木棉科植物木棉 *Gossampinus malabarica* (DC.) Merr. 的树皮。分布于云南、贵州、广西、广东。甘，凉。清热利湿，祛风活血。①治慢性胃炎，溃疡病，痢疾，产后浮肿，风湿痹痛，跌打肿痛。煎服：15~30g。②治疮肿，湿疹，癣症。捣敷或煎水洗。树皮含酚性苷元、鞣质。

木檽mùruǎn 中药材。出《经史证类备急本草》。为木耳之别名。详该条。

木疝mùshàn 病名。指睾丸结硬，阴囊皮厚，不知痛痒的一种疝症。《医林绳墨》卷四：“有木疝者，睾丸结硬，不知痛痒，阴囊皮厚，不知长大，重坠难当，是谓木疝……木疝当宜温和，则补养脾胃，充和元气，其肾不木者矣。温则健脾温中，通调水道，其疝自可愈矣。”

木芍药mùsháo·yao 中药材。出西晋崔豹《古今注》。即赤芍药。详该条。

木舌mùshé ❶病名。又名舌黄鹅口、死舌。舌体肿大，板硬如木。元代朱震亨《平治会萃》：“木舌者，舌肿硬不和软也。”见于新生儿舌炎。《婴童百问》：“舌者心之候，脾之脉络于舌也。脏腑壅滞，心脾积热，热气上冲，故令舌肿，渐渐胀大，塞满口中，是为木舌。”《赤水玄珠》卷三：“舌肿硬而不柔和，挺然胀满或出口者为木舌。”《医学纲目》：“木舌者，舌肿粗大，渐渐肿硬满口，不急治，即塞杀人也。”《焦氏喉科枕秘》：“木舌皆由心火盛，舌如木硬紫多疼，壮热憎寒言謇涩。”同时伴有转运不灵，妨碍吮乳，啼哭不安。治宜泻火解毒，用凉膈散加减。热毒深重。舌肿硬痛，不能言语者，宜清心凉血解毒，用黄连解毒汤、犀角地黄汤等加减。并可于舌刺去恶血，冲服紫雪丹，外吹冰硼散，或用芒硝、百草霜、滑石，酒调敷舌上。临床上常见新生儿脱水时，其舌亦强硬似木，并略向上卷，塞满口中，则为干缩性肿大，经哺乳后，往往不药而愈。❷症名。舌体肿胀，木硬满口，不能转动，无疼痛的表现。

木舌风mùshéfēng 即木舌。详该条。

木舌乳蛾mùshérǔ'é 病证名。系指患乳蛾而舌紫胀。《疮疡经验全书》卷一：“此症为因心经热毒，或因酒后温床厚被，以致热气攻于心经，故生单蛾及舌胀而紫，吐出风痰。急用三棱针刺舌下金津、玉液二穴及刺乳蛾俱被出血痰。”治宜清心解毒、凉血消肿。方可选用牛黄清心丸、犀角地黄汤等加减。

木舌胀mùshézhàng 病证名。小儿舌上偶生疮肿，症见舌体粗大、木闷而硬。《儒门事亲》：“热结于舌中，舌为之肿，名曰木舌肿。木者，强而不柔和也。”见于感染性疾病而伴有神经损害者。参见“木舌”条。

木肾mùshèn 病名。出《丹溪心法》卷四。指睾丸肿大，坚硬麻木之病。多由下焦感受寒湿而致。《育婴秘诀》：“卵肿不痛者，此湿也，又名木肾。”治宜软坚利气，用金茱丸（《幼科准绳》：金铃子、吴茱萸）或用瓜蒌连皮带子、荜茇、生姜、葱白，同煎热服。《嵩崖尊生书》卷十三：“木肾，顽痹硬大，或痛或不痛，此肾经虚惫，水火不交，寒冷凝滞之故，惟当温散，使荣卫流转则愈。”外用艾炒热裹丸，冷则频换。

木生火mùshēnghuǒ 五行理论之一。用五行相生理论来解释内脏之间相互滋生或促进作用的关系。肝属木，心属火。肝木能滋生心火，肝主疏泄情志而藏血，心主神明而行血，肝木功能正常，有助于心的功能活动。木生火的关系有时也用于解析病理变化。参见“木火刑金”条。

木蒴mùshuò 中药材。出《新修本草》。为接骨木之别名。详该条。

木天蓼mùtiānliǎo 中药材。出《新修本草》。为猕猴桃科植

物木天蓼 *Actinidia polygama*（Sieb. et Zucc.）Miq. 的枝叶。分布于东北地区及陕西、山东、河南、湖北、湖南、四川、贵州等地。辛，温，有小毒。祛风补虚，理气散结。①主治血虚风湿痛，腰腿冷痛，癥瘕积聚，风劳虚冷，气痢久不止。研末服或浸酒服。②果实名葛枣，可治贼风口面㖞斜，腰痛，疝气。叶含猕猴桃碱、阿根廷蚁素、异阿根廷蚁素、二氢假荆芥内酯、异二氢假荆芥内酯、新假荆芥内酯、木天蓼醇、木天蓼醚、β－苯乙醇、3,4－甲基苯甲酸等。猕猴桃碱有镇静、催眠作用。β－苯乙醇对猫科动物行为有特异作用。大剂量β－苯乙醇可松弛平滑肌。β－苯乙醇可使血压轻度下降，并可引起唾液分泌。猕猴桃碱可缩短未孕大鼠性周期的休止期，延长动情期和动情后期，并可使雄性大鼠脑下垂体、睾丸重量增加。

木通mùtōng　中药材。出《药性论》。又名通草。为木通科植物木通 *Akebia quinata*（Thunb.）Decne.、三叶木通 *Akebia trifoliata*（Thunb）Koidz 或白木通 *Akebia trifoliata*（Thunb）Koidz. var. *australis*（Diels）Rehd.. 的干燥藤茎。主产于四川、湖北、湖南、广西等地。苦，寒。归心、小肠、膀胱经。利尿通淋，清心除烦，通经下乳。用于淋证，水肿，心烦尿赤，口舌生疮，经闭乳少，湿热痹痛。煎服：3～6g。孕妇慎服。木通和三叶木通茎均含豆甾醇、β－谷甾醇和β－谷甾醇葡萄糖苷。木通茎还含多种木通皂苷（苷元为常春藤皂苷元和齐墩果酸）及白桦脂醇、内消旋肌醇等。木通醇浸剂口服有利尿作用，木通皂苷有中枢抑制、解热及较弱的镇痛作用；木通皂苷元对大鼠有抗炎作用。

M

木通散mùtōngsǎn　❶《太平圣惠方》卷八十九方。木通、升麻、麦冬（去心）各半两，知母、犀角、炒杏仁（汤浸，去皮尖、双仁）、炙甘草各一分，栀子仁三枚。为末，每服一钱，水煎服。治小儿脑热无涕，口干心烦，眠卧不安。❷《古今医统大全》卷八十五方。木通、黄芩各八分，木香、槟榔、紫苏、枳壳、白术、茯苓各七分。为粗末，加生姜七片，水煎服。治妊娠四肢浮肿，或遍身面俱肿。❸《保婴撮要》卷八方。木通、滑石各一两，炒牵牛子半两。为末，加灯心、葱白，水煎，空腹服。治小便不通，少腹作痛。❹《证治准绳・类方》第四册方。木通、苏叶、猪苓各一两，桑白皮、槟榔、赤茯苓各二两。为末，每服四钱，加生姜五片、葱白二至五寸，水煎，不拘时服。治脚气遍身肿满，喘促烦闷。

木通汤mùtōngtāng　《普济方》卷三七八方。木通、菖蒲、防风、枳壳、全蝎、炒僵蚕、甘草、木香、炮天南星各等分。为粗末，每服二钱，加生姜一片，猪心三片，紫苏叶五叶，水煎服。治小儿血滞于心，心窍不通，语言不出。

木通枳壳汤mùtōngzhǐqiàotāng　《症因脉治》卷四方。木通、枳壳。水煎服。治泄泻不止，水谷不分，小便全无，小肠气滞者。

木位mùwèi　运气术语。风木所主之位。《素问・至真要大论》："木位之主，其写以酸，其补以辛。"王冰注："木位春分前六十一日，初之气也。"

木五加mùwǔjiā　中药材。见《广西本草选编》。为枫荷梨之别名。详该条。

木喜条达mùxǐtiáodá　借用五行学说阐述树木生发的特性来比喻肝胆的生理特点。肝胆主疏泄升发，疏泄则能助脾胃消化吸收，升发则能使气机舒畅。故肝木喜畅达而不宜抑郁，肝郁则产生胁下痛、嗳气不舒等症。

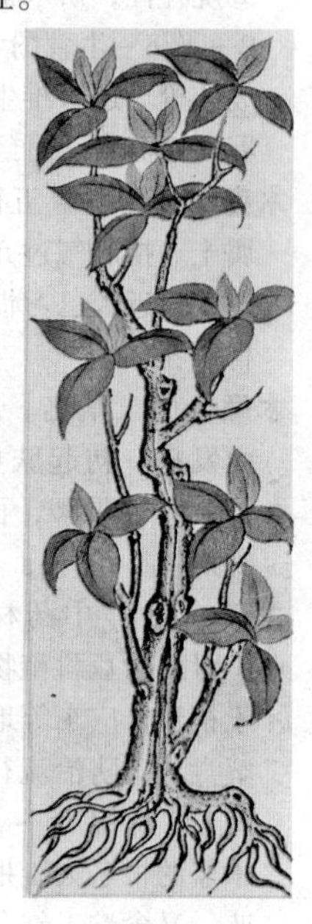
木香

木香mùxiāng　中药材。出《神农本草经》。又名广木香。为菊科植物木香 *Aucklandia Lappa* Decne. 的干燥根。主产于云南、四川。辛、苦，温。归脾、胃、大肠、三焦、胆经。行气止痛，健脾消食。用于胸胁、脘腹胀痛，泻痢后重，食积不消，不思饮食。煨木香实肠止泻。用于泄泻腹痛。内服：煎汤，3～6g，不宜久煎；研末服，每次0.6～0.9g。本品含挥发油，主要含木香烯内酯、去氢木香内酯，还有月桂烯、对－聚伞花素、芳樟醇、草烯、柏木烯、β－紫罗兰酮、柏木醇、木香醇、单紫杉烯以及木香内酯等。还含多种氨基酸、白桦脂醇、豆甾醇、生物碱等。生物碱对豚鼠支气管及小肠平滑肌有明显解痉作用。根油中分离出来的某些内酯及去内酯挥发油亦有解除平滑肌痉挛、扩张支气管和降低血压的作用。可用于支气管哮喘。木香还可抗菌，对心血管系统也有一定作用。木香烯内酯及白桦脂醇均有抗癌活性。

木香白术散mùxiāngbáizhúsǎn　《太平惠民和剂局方》卷十方。炮诃子（去核）、龙骨、厚朴（去粗皮，姜汁炙）、炒当归各半两，木香、炮姜、白术各一分。为末，三岁小儿每服一钱，加大枣二枚，水煎，食前服。治小儿冷痢腹痛。饮食减少，渐至羸瘦。

木香槟榔丸mùxiāngbīnglángwán　❶《儒门事亲》卷十二方。木香、槟榔、青皮、陈皮、莪术（烧）、黄连（麸炒）各一两，黄柏、大黄各三两，炒香附、牵牛子各四两。为细末，水泛为丸，小豆大，每服三十丸，食后生姜煎汤送下。功能行气导滞，攻积泄热。治积滞内停，脘腹痞满胀痛，大便秘结，以及赤白痢疾，里急后重等。近代常用于急性胃肠炎、细菌性痢疾、单纯性肠梗阻等湿热积滞较重者。方中木香、槟榔行气导滞除满；青皮、陈皮行肝脾气滞；香附、莪术行血中气滞；牵牛、大黄攻积导滞泄热；黄连、黄柏燥湿清热止痢。全方行气与攻积并用，使积滞下腑气通，则诸证自愈。《卫生宝鉴》亦有本方，但多枳壳一两。❷《太平惠民和剂局方》卷三方。郁李仁、皂角（酥炙）、半夏曲各二两，槟榔、枳壳（麸炒）、木香、杏仁（去皮尖，麸炒）、青皮（去白）各一两。为细末，另用皂角四两，以浆水搓揉熬膏，更入熟蜜少许和丸，梧桐子大，每服五十丸，食后生姜煎汤送下。治痰食停积，三焦气滞，脘腹痞满，大便秘结。❸《类证治裁》卷五方。木香、槟榔、白术、枳实、陈皮、香附。为末，神曲煮糊为丸。治食滞，脾气不得运于四肢而成痿。

木香饼mùxiāngbǐng　《外科正宗》卷三方。生地黄一两，木香五钱。生地黄捣膏，木香为末，二药和匀，量患处大小作饼置肿处，以热熨斗熨之。治乳中结核及一切气滞结肿成核疼痛。

木香饼子mùxiāngbǐng・zi　《太平惠民和剂局方》卷三方。砂仁十二两，檀香四两，甘松五两，丁香四两半，莪术十两，木香二两半。为细末，甘草熬膏为丸，每两作二百五十丸，捏作饼子，每服三至五饼，生姜煎汤或温酒送下，不拘时服。治脾经虚冷，胃脘寒痰，胸膈噎痞，口淡舌涩，心腹撮痛，呕逆宿水，胁下疼痛，喘满气急，倦怠少力，不思饮食。

木香大安丸mùxiāngdà'ānwán 《痘疹世医心法》卷十二方。木香二钱，黄连、陈皮、白术各三钱，枳实、山楂肉、炒莱菔子、连翘、炒神曲、炒麦芽各三钱，砂仁各一钱半。为末，神曲煮糊为丸，每服一钱，陈仓米煎汤送下。功能消食导滞。治小儿食滞，头温腹热，大便酸臭，嗳气恶食，烦不安眠，口干作渴。

木香导滞丸mùxiāngdǎozhìwán ❶《松崖医径》方。大黄一两，制枳实、炒神曲各五钱，茯苓、黄芩、黄连、白术各三钱，木香、槟榔、泽泻各二钱。为细末，汤浸蒸饼为丸，梧桐子大，每服七十至八十丸，食远温开水送下，以利为度。功能行气导滞，清热祛湿。治伤湿热之物，不得消化，痞满闷乱不安。本方即《内外伤辨惑论》枳实导滞丸加木香、槟榔而成。❷《幼科发挥》卷三方。炒枳实、厚朴（姜汁炒）、槟榔各五钱，黄连、黄芩、黄柏、大黄各七钱半，黑牵牛子（半生，半炒）、木香各二钱半。为末，煮糊为丸，小豆大，白开水送下。功能清热燥湿，攻积导滞。治痢疾初起。

木香分气汤mùxiāngfēnqìtāng 《奇效良方》卷四十方。木香、猪苓、泽泻、赤茯苓、半夏、枳壳、槟榔、灯心草、苏子各等分。为末，每服一两，水煎，入麝香少许服。治气滞湿停，胸满腹急，胁肋膨胀，四肢肿胀，小便臭浊。

木香分气丸mùxiāngfēnqìwán ❶《太平惠民和剂局方》卷三方。①木香、甘松各一两，炙甘草六两，香附十六两，煨莪术八两。为细末，煮糊为丸，梧桐子大，每服二十丸，生姜、陈皮煎汤送下。治气逆，心胸满闷，腹胁虚胀，饮食不消，干呕吐逆，胸膈痞满，上气咳嗽冷痰等症。②木香、丁香皮、炒香附、煨莪术、砂仁、甘草各四两，藿香叶、姜黄、檀香、甘松各一两。为细末，煮糊为丸，梧桐子大，每服二十至三十丸，生姜、陈皮煎汤送下。治证同上。❷见《全国中药成药处方集》（天津方）。木香、香橼、陈皮、藿香、甘草、甘松各45g，莪术（醋制）、豆蔻、砂仁各60g，枳实（麸炒）、公丁香、郁金、檀香各30g。为细末，水泛为丸，每服9g。功能顺气化痰。治闪腰岔气，膨闷胀饱，胃痛气闷，消化不良。

木香诃黎勒丸mùxiānghēlílèwán 《奇效良方》卷十四方。木香（半生，半炒）、官桂（去粗皮）、炒芜荑各一两半，附子（炮裂，去皮脐）、厚朴（去粗皮，生姜汁炙焦）各二两，炙甘草各半两，炮姜一分。为末，陈曲末煮糊为丸，梧桐子大，每服三十丸，食前煨生姜煎汤送下。治洞泄，大肠切痛，肠鸣食不化。

木香化滞散mùxiānghuàzhìsǎn 《奇效良方》卷四十一方。木香、姜黄、青皮（去白）、砂仁（去壳）、人参、槟榔、白术各二钱，茯苓（去皮）、檀香、白蔻仁、藿香叶、橘皮、大腹子、桔梗各五分，炙甘草四分。为细末，每服三钱，水煎，食前热服，或食前沸汤点服。治气滞心腹满痛。

木香化滞汤mùxiānghuàzhìtāng 《内外伤辨惑论》卷下方。半夏一两，草豆蔻仁、炙甘草各五钱，柴胡四钱，木香、橘皮各三钱，枳实（麸炒）、当归尾各一钱，红花五分。为粗末，每服五钱，加生姜五片，水煎，食远稍热服。治郁怒食滞，结于中脘，腹微痛，心下痞满，不思饮食，食之不散。

木香黄连汤mùxiānghuángliántāng 《奇效良方》卷十三方。木香、黄连、木通、黄柏、枳壳（麸炒）、陈皮各四钱半，大黄三钱。为粗末，分作二帖，水煎，食前服。治下痢脓血，里急后重。

木香黄连丸mùxiānghuángliánwán 即木香黄连汤作水丸。治证同。见“木香黄连汤”条。

木香金铃散mùxiāngjīnlíngsǎn 《素问病机气宜保命集》卷中方。大黄半两，金铃子、木香各三钱，朴硝二钱，轻粉少许。为细末，每服三至四钱，食后柳白皮煎汤调下，微利为度。治暴热，心肺上喘不已。

木香金铃丸mùxiāngjīnlíngwán 《古今医鉴》卷十方。木香、乳香、没药、附子（面裹火煨）、小茴香（盐酒炒）、川楝子肉、延胡索、全蝎、人参各等分。为细末，酒糊为丸，梧桐子大，每服一百丸，空腹盐酒送下。治疝，睾丸肿痛。

木香利膈丸mùxiānglìgéwán 《兰室秘藏·呕吐门》方。即吴茱萸丸。见该条。

木香楝子散mùxiāngliànzǐsǎn 《证治准绳·类方》第六册引《易简方》方。川楝子三十个，萆薢半两，炒石菖蒲、炒青木香各一两，炒荔枝核二十个。先将川楝子与巴豆二十粒同炒至黄赤色，去巴豆，与余药研为细末，每服二钱，入麝香少许，空腹，炒茴香煎汤入盐酒调下。治小肠疝气，膀胱偏坠，久药不效者。

木香流气饮mùxiāngliúqìyǐn ❶《太平惠民和剂局方》卷三方。半夏（汤洗）二两，陈皮（去白）二斤，厚朴（去粗皮，姜汁炒）、青皮（去白）、甘草、炒香附、紫苏叶各一斤，人参、赤茯苓（去黑皮）、木瓜、石菖蒲、白术、白芷、麦冬各四两，草果仁、肉桂（去粗皮）、煨莪术、大腹皮、丁香皮、槟榔、木香、藿香叶各六两，木通（去节）八两。为粗末，每服四钱，加生姜三斤，大枣二枚，水煎热服。功能调顺荣卫，通流血脉，快利三焦，安和五脏。治气滞痞满不通，胸膈膨胀，口苦咽干，呕吐少食，肩背腹胁走疰刺痛；喘急痰嗽，面目虚浮，四肢肿满，大便秘结，小便赤涩；忧思太过，怔忡郁积，脚气风热，聚结肿痛，喘满胀急。❷《外科正宗》卷三方。川芎、当归、紫苏、桔梗、青皮、陈皮、乌药、黄芪、枳实、茯苓、防风、半夏、白芍药各一钱，甘草节、大腹皮、木香、槟榔、泽泻、枳壳各五分。加生姜三片、大枣一枚，水煎，食远服。治流注瘰疬，及郁结为肿，或血气凝滞，遍身走注作痛，或心胸痞闷，嗌咽不利，胁腹膨胀，呕吐不食，上气喘急，咳嗽痰盛，或四肢面目浮肿。若病在下者，加牛膝一钱。

木香硇砂煎丸mùxiāngnáoshājiānwán 《卫生宝鉴》卷十四方。木香、硇砂、官桂、炮附子、炒干漆、皂角、细辛、乳香、炮三棱、炮莪术、炒大黄、没药、炮姜、青皮各一两，巴豆霜半两。为末，硇砂、大黄、巴豆霜另放，选好醋一升化开硇砂，去滓，银器内慢火熬，次下巴豆霜、大黄末，熬成膏后，将余药末入膏内为丸，梧桐子大，每服三十至五十丸，食后温酒送下。治妇人痃癖积聚，血块刺痛，脾胃虚寒，宿食不消，日久不愈者。

木香破气散mùxiāngpòqìsǎn 《杂病源流犀烛·脏腑门》卷二方。香附四两，乌药、姜黄各二两，炙甘草、木香各五钱。为末，每服二钱，盐汤送下。治中焦气滞，脘腹刺痛。

木香散mùxiāngsǎn ❶《太平圣惠方》卷八十三方。木香、麝香、炒大黄各一分，桑根白皮、陈皮（汤浸，去白）、益智仁、草豆蔻仁各半两。为粗末，每服一钱，加生姜少许，水煎，不拘时服。治小儿心腹虚胀。❷《太平圣惠方》卷八十四方。木香、大腹皮、人参、赤茯苓、青皮（汤浸，去皮）、诃子皮、桂心、前胡、半夏（汤浸，去滑）、丁香、炙甘草各一分。为粗末，每服一钱，加生姜少许，水煎服。治小儿冷热不调，胃气壅滞，不思饮食。❸《苏沈良方》卷二方。羌活一两，麻黄（去节，水煮少时去沫）二两，防风三分，木香、槟榔、炮附子（去皮）、白术、炮川乌（去皮）、草豆蔻、陈皮、牛膝（酒浸）、杏仁（去皮尖）、当归（酒浸）、人参、茯苓、炙甘草、川芎、官桂各半两。为粗末，每服一两，加生姜七片，水煎服。治偏风瘫痪，脚气等症。若大便不通，加大黄末一至五钱；心腹胀，加葶苈末、滑石末各一钱，滑石煎汤送下；膈上壅滞，痰嗽气急，加半夏、升麻、天门冬、知母（俱研末）各二钱。❹《苏沈良方》卷四方。木香、补骨脂、高良姜、砂仁、厚朴（姜汁炙）各三分，赤芍药、橘红、肉桂、白术各半两，胡椒、吴茱萸（汤洗）各一分，肉豆蔻四枚，槟榔一个。为末，每服三钱，用不经水猪肝约四两，去筋膜，劈为薄片，层层掺药，置锅中，加浆水、醋煮肝熟，入盐一钱、葱白三茎、生姜（弹子大）一块同煎至水欲尽，空腹冷食。治脏腑冷极及久冷伤惫，水泻冷痢，完谷不化，饮食无味，肌肉瘦悴，心多恚怒，妇人产后虚冷下泄。❺《普济本事方》卷四方。木香半两（用黄连半两同炒），炙甘草一两，罂粟壳半两（用生姜半两同炒）。为细末，入麝香少许研匀，每服二钱，陈米饮送下。治痢疾，血痢。❻《活法机要》方。木香、槟榔各等分。为细末，每服二钱，桔梗汤调下。治上焦气热上冲，食已暴吐，脉浮而洪者。

木香生化汤mùxiāngshēnghuàtāng 《傅青主女科·产后编》卷上方。川芎二钱，当归六钱，陈皮三分，炮姜四分，木香末（冲）二分。水煎服。治产后郁怒气逆，胸膈不利。

木香顺气散mùxiāngshùnqìsǎn ❶《证治准绳·类方》第四册引《医学统旨》方。木香、香附、槟榔、青皮（醋炒）、陈皮、厚朴（姜汁炒）、苍术（米泔浸炒）、枳壳（麸炒）、砂仁各一钱，炙甘草五分。为末，加生姜三片，水煎，食前服。功能行气散结。治气滞腹痛。❷《杂病源流犀烛·脏腑门》卷二方。陈皮、青皮、乌药、香附、半夏、枳壳、厚朴各一钱，木香、砂仁各五分，肉桂、干姜、炙甘草各三分。为末，加生姜三片，水煎服。用于气厥醒后的调理。

木香顺气汤mùxiāngshùnqìtāng ❶《医学发明》卷四方。木香、苍术（泔水浸）、煨草豆蔻各三分，厚朴（姜制）四分，青皮（去白）、陈皮、益智仁、茯苓（去皮）、泽泻、干姜、半夏（汤洗）、吴茱萸（汤洗）各二分，当归五分，升麻、柴胡各一分。为粗末，水煎，食前服。功能温化寒湿，行气消胀。治浊气在上，胸膈痞闷，腹胁胀满。❷经验方。见《外伤科学》（广东中医学院编）。木香、香附、苍术、厚朴、枳壳各9g，陈皮6g，甘草4.5g。水煎服。功能下气，开郁，止痛。治跌仆伤气，气郁不舒。

木香顺气丸mùxiāngshùnqìwán 即木香顺气散第1方作水丸。治证同。见“木香顺气散”条。

木香塌气丸mùxiāngtāqìwán 《金匮翼》卷四方。丁香、胡椒各三钱，郁李仁四钱，白牵牛子、枳实各一两，槟榔、木香、蝎尾各半两。为细末，饭和丸，绿豆大，每服十至十五丸，生姜煎汤送下。治寒中胀满泄利等症。

木香汤mùxiāngtāng ❶《太平惠民和剂局方》卷十方。木香、青皮各三斤，姜黄、炒麦芽各五斤，炒甘草、炒盐各十一斤，莪术四斤。为末，每服一钱，不拘时沸水点服。治胸膈痞塞，心腹刺痛，胁肋胀满，饮食减少，噫气吞酸，呕逆噎闷。❷《仁斋直指方论》卷十六方。木香、木通、槟榔、大茴香、当归、赤芍药、青皮、泽泻、肉桂、橘红、炙甘草。为粗末，每服三钱，加生姜五片，水煎服。治冷气凝滞，小便淋涩作痛。❸《证治准绳·类方》第六册方。木香七钱半，人参、芍药、槟榔、细辛、赤茯苓（去皮）、当归、官桂（去粗皮）、前胡、青皮（去白）各一两。为粗末，每服三钱，水煎，不拘时服。治寒疝攻注，胸胁满痛，汗出。

木香调气散mùxiāngtiáoqìsǎn ❶《万病回春》卷二方。木香、乌药、香附、枳壳、青皮、陈皮、厚朴、川芎、苍术各一钱，砂仁五分，桂枝、甘草各三分，生姜三片。为粗末，水煎服。治气郁，胸满胁痛，脉沉涩。❷《医宗必读》卷六方。又名木香匀气散。白豆蔻、丁香、檀香、木香各二两，藿香、炙甘草各八两，砂仁四两。为细末，每服二钱，加盐少许，沸汤点服。治七情内伤，气逆为病，痰潮昏塞，牙关紧急，与中风相似，但身冷，脉沉应气口，经灌服苏合香丸醒后，无痰体实者，及寒湿气滞，脘胀腹痛等症。

木香调气汤mùxiāngtiáoqìtāng 《杂病源流犀烛·六淫门》卷十七方。木香、藿香、砂仁、豆蔻仁、甘草。水煎服。治胃气不顺，忽然发呕者。

木香调气饮mùxiāngtiáoqìyǐn 《杂病源流犀烛·脏腑门》卷五方。白蔻仁、木香、藿香、砂仁、甘草。水煎服。功能芳香化浊，行气和中。治气胀腹满。

木香通气散mùxiāngtōngqìsǎn 《卫生宝鉴》卷十八方。木香、炒戎盐、炮三棱各半两，姜厚朴一两，枳实（麸炒）、炙甘草各三钱，炮姜、炮莪术各二钱。为末，每服三钱，食前生姜煎汤调下。治寒气结瘕，腹大坚满，痛不可忍。

木香丸mùxiāngwán ❶《太平圣惠方》卷八十四方。木香一分，川芎、炒当归、桔梗、黄芩各半两。为细末，炼蜜为丸，梧桐子大，每服二丸，生姜煎汤调下。治小儿冷热不调，腹痛不可忍，或时寒热，下痢脓血。❷《太平圣惠方》卷八十六方。木香、胡黄连、炒当归、诃子皮各半两，青皮（汤浸，去白）一分，麝香一钱。为细末，粟米饭和丸，绿豆大，每服三丸，粥饮送下，不拘时服。治小儿气疳，不欲乳食，时复腹痛。❸《圣济总录》卷二十方。木香、白术、桂枝、芜荑、高良姜各一两，煨诃子皮一两半，炮附子、姜厚朴各二两，肉豆蔻、炙甘草各半两，炮姜三分。为末，神曲糊为丸，梧桐子大，每服二十丸，食前生姜、大枣煎汤送下。治肠痹腹胀痛，时复飧泄，食不消化。❹《圣济总录》卷七十一方。木香、鳖甲（醋炙）、诃子皮、桂枝、炒牵牛子各二两，吴茱萸（汤浸，炒）一两半。为末，炼蜜为丸，梧桐子大，每服三十至四十丸，温酒送下。治贲豚气，脐腹坚硬，横连如臂，若弓弦急痛。❺《小儿药证直诀》卷下方。木香、青黛、槟榔、豆蔻仁各一分，麝香一钱五分，续随子（去皮）一两，虾蟆三个（烧存性）。为细末，炼蜜为丸，绿豆大，每服三至二十丸，食前薄荷煎汤送下。治小儿疳瘦腹大。❻《苏沈良方》卷三方。槟榔、陈皮（去白）各二两，

M

青木香、人参、厚朴、官桂、附子、羌活、三棱、独活、炮姜、炙甘草、川芎、炒大黄、芍药各五钱，牵牛子一斤（入水淘去浮者，揩干烘热捣取末四两，余不用），肉豆蔻仁六枚（止泻时选用）。前十五味为末，临用取牵牛末二两，上药末一两，研匀，炼蜜为丸，梧桐子大，若治风冷结气，肾脏风毒，阳毒脚气，初次三十丸，临卧陈皮煎汤送下，以大便通利为度，此后每夜服二十丸；妇人病在血者，初服三十丸，生姜煎汤送下，以大便通利为度，此后每夜服二十丸；小儿五岁以上，疳气腹胀气喘，每服五至七丸，空腹温水送下；胸腹饱闷不消，脾泻不止，临卧温酒送下。治风劳冷气，脐下刺痛，口吐清水白沫，醋心，痃癖气块，心腹胀满；男子肾脏风毒，攻刺四体，阳毒脚气，目昏头痛，心间呕逆，两胁坚满不消；妇人血痢，下血刺痛，积年血块，胃口逆满，手足心烦热，不思饮食；小儿疳气腹胀气喘，胸腹饱闷，泄泻不止；误食毒物，痈疽发背，山岚瘴疟，才觉头痛，背膊拘紧等症。❼《奇效良方》卷四十方。木香、泽泻各三分，防己二分，巴豆（去心膜、研，纸捶去油）、铅粉各一分，生甘遂、青皮（去白）、莱菔子、瞿麦、水银（以枣肉略煮，研令星尽）各半两。为细末，糯米饭和丸，绿豆大，每服三丸，空腹木通煎汤送下。治水癥，腹内坚胀，喘促，大小便涩。❽《婴童百问》卷五方。木香、莪术、砂仁、青皮、朱砂、代赭石、丁香各二钱，巴豆（去油）一钱。为细末，煮糊为丸，麻子大，每服二至三丸。伤乳，乳汁送下；伤食，米饮送下。治乳积食积，积聚痞块。❾《证治准绳·幼科》集二方。木香、全蝎各五分，没药、茴香、钩藤各一钱。为末，大蒜研烂和丸，梧桐子大，每服二丸，钩藤煎汤送下。治小儿惊风内钓，腹痛惊啼。❿《证治准绳·幼科》集八方。黄连三钱，木香、姜厚朴、夜明砂（隔纸炒）各二钱，炒诃子肉一钱。为末，饭和丸，麻子大，干艾、生姜煎汤，食前送下。治疳痢。⓫《证治准绳·女科》卷四方。木香二钱，三棱、人参、茯苓各三钱。为细末，煮糊为丸，绿豆大，每服三十至四十丸，热水送下。治孕妇伤食。⓬《张氏医通》卷十五方。木香、肉豆蔻、炒砂仁、续随子（去油）各三钱，麝香一钱，干蟾（烧存性）三枚。为末，炼蜜为丸，绿豆大，每服五至十五丸，薄荷煎汤送下。治小儿冷疳，泄泻少食。若虚者，去续随子，加生姜、肉桂、人参、白术。

木香匀气散mùxiāngyúnqìsǎn ❶《世医得效方》卷三方。丁香、檀香、白蔻仁、藿香、木香各一两，甘草四两，砂仁二两，白豆蔻仁、沉香各一两。为末，每服二钱，加生姜三片、苏叶五片、食盐少许，水煎，不拘时热服，或炒茴香煎汤入盐酒调下。治寒疝作痛。❷见《医学入门》卷七。即木香调气散第1方。见“木香调气散”条。

木香枳壳丸mùxiāngzhǐqiàowán 《杂病源流犀烛·六淫门》卷十四方。黑牵牛（头末，微炒）、大黄各二两，茯苓、白术、厚朴、半夏曲、人参、木香、青皮、陈皮、三棱、莪术、槟榔、神曲、麦芽各一两，干姜、枳实各五钱。为末，姜汁打糊为丸，梧桐子大，每服七十丸，生姜煎汤送下。治积聚。

木香枳术丸mùxiāngzhǐzhúwán 《内外伤辨惑论》卷下方。木香、枳实各一两，白术二两。为末，荷叶裹饭捣为丸，梧桐子大，每服五十丸，白开水送下。功能理气化滞，开胃进食。治气滞食积，胸闷腹胀，饮食乏味。

木香子mùxiāngzǐ 中药材。见《全国中草药汇编》。为木姜子之别名。详该条。

木形之人mùxíngzhīrén 人的体质类型之一。出《灵枢·阴阳二十五人》。其外貌特征为“苍色，小头，长面，大肩背，直身，小手足”。性格特征为“有才，好劳心，少力，多忧劳于事”。体质和发病特点为“能（耐）春夏不能（耐）秋冬，（秋冬）感而病生”。

木疡mùyáng 病名。出《目经大成》卷二。即木疳。详该条。

木萸散mùyúsǎn 经验方。见《外科学》（武汉医学院编）。木瓜、吴茱萸、防风、天麻、僵蚕、全蝎、制天南星、白蒺藜各9g，藁本、桂枝、朱砂、雄黄各6g。为末，加猪胆汁为丸，每服3~9g，开水冲服，日3次；同时用蜈蚣2条焙黄研末，开水吞服。治破伤风晚期，面呈苦笑，吞咽困难，角弓反张，痰多，小便困难，舌苔黄燥，脉弦紧者。

木郁mùyù 病证名。五郁之一。指肝胆郁结之证。出《素问·六元正纪大论》。病见畏寒畏热，头痛颊痛，头晕耳鸣，目赤暴痛，脘腹胀满，吞酸吐食等。治宜疏达。《杂病源流犀烛·诸郁源流》：“木郁风之属，脏应肝，腑应胆，主在筋爪，伤在脾胃，症多呕酸。木喜条畅，宜用轻扬之药，在表疏其经，在里疏其脏，但使气得通行，均谓之达。”可用达郁汤、开郁至神汤或舒木汤等方。参见“五郁”“郁证”条。

木郁达之mùyùdázhī 治则之一。出《素问·六元正纪大论》。王冰注：“木郁达之，谓吐令条达也。”《内外伤辨惑论》认为是肺金抑遏肝木。木郁，指肝气郁结；达，疏泄畅达。肝气郁结证见两胁胀痛或窜痛，胸闷不舒，或恶心、吐酸，食欲不振，腹痛腹泻，苔薄脉弦，用疏肝解郁，如逍遥散之类治疗。

木郁化风mùyùhuàfēng 五行归类中，肝属木，主风，由于肝气郁结，耗伤肝血，血虚风动，出现眩晕、舌麻、震颤、痉厥等肝风证候，故称。

木郁化火mùyùhuàhuǒ 五行归类中，肝属木，木郁即肝郁，由于肝郁引起肝阴亏损，或素有内热而出现肝火症状，故称。临床表现有头痛、眩晕、面赤、目痛、呕血、咳血，性情暴躁，甚则发狂等。

木郁土虚mùyùtǔxū 肝属木，脾属土。即肝郁脾虚。详该条。

木曰曲直mùyuēqūzhí 形容五行中木的特性。出《尚书·洪范》。“曲直”是说树木的主干挺直向上生长，树枝曲折向外舒展，生长繁茂，随风招摇，故说木有升发、生长、条达舒畅等特性。凡具有此类特性的事物和现象，都可归属于木。如肝属木，有疏泄升发的特性和功能。

木运mùyùn 运气术语。五运之一。木主丁壬，凡丁年、壬年均属木运。《素问·天元纪大论》：“丁壬之岁，木运统之。”

木运临卯mùyùnlínmǎo 运气术语。出《素问·六微旨大论》。丁为木运，卯为木的正位，中运木与岁支卯同气，故所指即丁卯年为岁会。参“岁会”条。

木贼mùzéi 中药材。出《嘉祐补注神农本草》。又名木贼草、锉草、节骨草、无心草。为木贼科植物木贼 *Equisetum hyemale* L 的干燥地上部分。主产于辽宁、吉林、黑龙江、陕西及湖北。甘、苦，平。归肝、肺经。疏散风热，明目退翳。①用于风热目赤，迎风流泪，目生云翳。煎服：3~9g。②治脱肛。烧存性，研末敷。本品含犬问荆碱、二甲砜、香草醛、阿魏酸、咖啡酸、鞣质、山柰酚-3，7-双葡萄糖苷、山柰酚-3-双葡萄糖-7-葡萄糖苷、山柰酚-3-葡萄糖-7-双葡萄糖苷、皂苷及较大量的硅质。牲畜食木贼后可致中毒，引起四肢无力、共济失调、震颤及肌强直，脉弱而频。血化学分析示维生素B缺乏，用大量维生素B有解毒作用。阿魏酸钠可抑制血小板聚集。咖啡酸有止血作用。

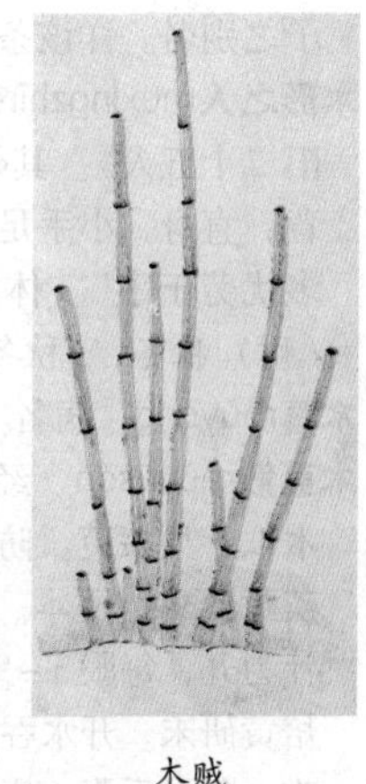
木贼

木贼草mùzéicǎo 中药材。见《本草经疏》。即“木贼”。详该条。

木贼煎mùzéijiān 《景岳全书·新方八阵》卷五十一方。半夏、青皮各五钱，木贼、厚朴各三钱，苍术、槟榔各一钱。陈酒煎，露一宿，于发病前二小时温服。治疟疾湿痰气盛者。

木樟子mùzhāngzǐ 中药材。见《全国中草药汇编》。为木姜子之别名。详该条。

木蛭毒疮mùzhìdúchuāng 病名。《本草纲目》卷九丹砂：“南方多雨，有物曰木蛭，大类鼻涕，生于枯木之上，人过其下，坠人体间，即立成疮，久则遍体。惟以朱砂、麝香涂之，即愈。”即山蛭（草蛭）附着于胫、股上，入皮肉中，吮吸血液，被螫处继发感染所致之毒疮。

目mù 五官之一。即眼。为视觉器官。眼的生理功能与全身脏腑经络均有关系。《灵枢·大惑》：“五藏六府之精气皆上注于目而为之精，精之窠为眼。”《灵枢·邪气藏府病形》：“十二经脉，三百六十五络，其血皆上于面而走空窍，其精气上走于目而为睛。”其中尤以肝为密切，临床上常可从眼的变化推测肝的病证，而某些眼病亦可从肝论治。《素问·金匮真言论》：“肝，开窍于目。”《灵枢·脉度》：“肝气通于目，肝和则目能辨五色矣。”《灵枢·五阅五使》：“目者肝之官也，肝病者，眦青。”目又是望诊时察神的重要器官。明代李元荐《推蓬寤语》：“目为神之牖。”

目暗不明mù'ànbùmíng 症名。又名眼暗。《诸病源候论》卷二十八：“夫目者，五脏六腑阴阳精气，皆上注于目。若为血气充实，则视瞻分明；血气虚竭，则风邪所侵，令目暗不明。”即目昏。详该条。

目黯黑mù'ànhēi 症名。多由内有瘀血或痰饮所致。两眼周围目胞呈黯黑色。《金匮要略·血痹虚劳病脉证并治》：“内有干血，肌肤甲错，两目黯黑。”又李中梓《诊家正眼》卷一：“目胞黑者，痰也。眼黑行走呻吟者，骨节酸痛，痰入骨也。眼黑面黄，四肢痿痹，屈伸不便者，风痰也。”宜结合全身证候辨证论治。

目胞mùbāo 人体部位名。见《张氏医通》卷八。即眼睑。详该条。

目本mùběn 人体部位名。指眼球深部。《灵枢·寒热病》：“足阳明有挟鼻入于面者……对入系目本。”或称眼系。《灵枢·寒热病》：“足太阳有通项入于脑者，正属目本，名曰眼系。”参“目系”条。

目闭mùbì 症名。指闭目不欲开。《灵枢·大惑论》：“卫气留于阴，不得行于阳。留于阴则气盛，阴气盛则阴满，不得入于阳则阳气虚，故目闭也。”

目闭不开mùbìbùkāi 病状名。出《证治准绳·杂病》。多为胞睑受邪的表现。《张氏医通》卷八：“足太阳之筋为目上纲，足阳明之筋为目下纲，热则筋纵目不开，助阳和血汤；然又有湿热所遏者，则目胞微肿，升阳除湿防风汤；真阳不能上升者，则喜暖怕亮，补中益气汤；肝虚者则闭目不欲见人，金匮肾气丸。”又有初生儿眼不开者，多由秽汁浸渍于目所致，用真熊胆和人乳加水蒸汁擦胞睑上，并服地黄散，凉血解毒。

目不瞑mùbùmíng 症名。指不能闭目入睡。《灵枢·大惑论》：“卫气不得入于阴，常留于阳。留于阳则阳气满，阳气满则阳蹻盛，不得入于阴则阴气虚，故目不瞑矣。”《灵枢·邪客》：“营气……行于阳则阳气盛，阳气盛则阳蹻陷，不得入于阴，阴虚，故目不瞑。”常见于阴虚失眠之证。

目不能远视mùbùnéngyuǎnshì 病名。出《诸病源候论》卷二十八。即能近怯远证。详该条。

目常暮昏mùchángmùhūn 病证名。见葆光道人《眼科龙木集》。谓至日暮则目视昏蒙。属雀目。详该条。

目常日夕昏mùchángrìxīhūn 病证名。又名日夕昏。谓至傍晚则目视昏蒙。乃“阴血亏损，阳气消耗，以致水火不济矣，所以至日将暮而昏也”（清代王子固《眼科百问》）。属雀目范围。参见该条。

目常应时而痛mùchángyìngshí'értòng 见清代王子固《眼科百问》。指目疼于每日某个时辰，周期性发作者。古人认为与十二经络受邪干目有关。

目常有应日而发mùchángyǒuyìngrì'érfā 见清代王子固《眼科百问》。指目病有周期性发作规律者。古人认为与三阴三阳随月消长有关。

目晨昏mùchénhūn 症名。见《中国医学大辞典》。即目中常早晨昏。详该条。

目碜涩mùchěnsè 症名。见《太平圣惠方》卷三十三。碜，参杂砂土之意。本症指目有沙涩感。详“目沙涩”条。

目眵䁾mùchīmiè 症名。指眦睑红赤，眵泪不绝的证候。《诸病源候论》卷二十八：“腑脏有热气熏于肝，冲发于目眦睑，使液道热涩滞结，成眵䁾也。”

目赤mùchì 症名。出《素问·五常政大论》等篇。又名赤眼。通常指白睛红赤之候。《张氏医通》卷八：“目赤有三：一曰风助火郁于上，二曰火盛，三曰燥伤肝。”一般因于风火邪毒入侵者，多见目赤肿痛；肝热上攻者，多见白睛红赤，或抱轮红甚；肝肺阴虚者，多见白睛淡红，视物昏朦。宜结合眼部及全身病情辨证论治。

目赤烂mùchìlàn 症名。又名风赤眼。《圣济总录》卷一百零五：“论曰目赤烂者，睑眦俱赤且烂，见风益甚，又谓之风赤眼。此由冲冒风日，风热之气，伤于睑眦，与津液相搏，故令赤烂也。迎风则作痒泪出，遇热则伤烂眵多。治宜镇平肝气，洗涤睑肤。”属眼弦赤烂。详该条。

目赤烂眦mùchìlànzì 病证名。又名风眼。《诸病源候论》卷二十八：“此由冒触风日，风热之气伤于目，而眦睑皆赤烂，见风弥甚，世亦云风眼。”参见“眼弦赤烂”条。

目瘛mùchì 症名。出《灵枢·热病》。瘛，引纵也。谓宜近而引之远，宜远而引之近，皆为牵掣也。此处指目牵动感。

目窗mùchuāng 经穴名。代号GB16。出《针灸甲乙经》。别名至营。属足少阳胆经。足少阳、阳维之会。位于瞳孔直上入发际1.5寸处，或于头临泣后1寸取穴。一说在“临泣后一寸半”（《针灸大成》）。布有额神经内、外侧支的吻合支和颞浅动、静脉额支。主治头痛，目眩，目赤肿痛，青盲内障，鼻塞，面目浮肿，惊痫等。沿皮刺0.3～0.5寸。艾条灸5～10分钟。

目唇mùchún 人体部位名。见《银海精微》。即眼弦。详该条。

目寸mùcùn　同身寸之一。以患者本人内、外眼角间宽度为1寸量取穴位，故名。《医学入门》："头部横寸：以眼内眦角至外眦角为一寸。"

目飞血mùfēixuè　症名。出《诸病源候论》卷二十八。又名白睛飞血，俗称铺红。《圣济总录》卷一百零五："飞血者，谓赤脉散于白睛之上是也。由肝脏气虚，为风热所乘，致血飘溢，散络白睛，势若飞驰，故谓之飞血。治法宜镇肝气，平心火。"常见于风火眼、火疳等多种眼病。

目风mùfēng　病证名。出《素问·风论》。谓："风入系头，则为目风、眼寒。"❶泛指因风邪所致之目疾。❷目掣动谓之目风。参见"目瘴"条。

目风赤mùfēngchì　病证名。系指因风所致流泪及眼睑红赤的病证。《诸病源候论》卷二十八："风热在内乘肝，其气外冲于目，故见风泪出，目睑皆赤。"

目风泪出mùfēnglèichū　症名。《诸病源候论》卷二十八："若被风邪伤肝，肝气不足，故令目泪出。"即迎风流泪。详该条。

目风肿mùfēngzhǒng　病证名。《诸病源候论》卷二十八："肝虚不足，为冷热之气所干，故气上冲于目，外复遇风冷所击，冷热相搏，而令睑内结肿，或如杏核大，或如酸枣之状，肿而因风所发，故谓之风肿。"参见"目疡"条。

目封塞mùfēngsè　病证名。《诸病源候论》卷二十八："风邪毒气客于睑肤之间，结聚成肿，肿而睑合不开，故谓之封塞。"即肿胀如杯。详该条。

目干涩mùgānsè　症名。指眼觉干涩不爽。又名目枯涩。《诸病源候论》卷二十八："液竭者，目涩。"常由肝肾阴亏，肝虚血少，肺阴不足，阴虚火旺等所致。《审视瑶函》："此症谓目日觉干涩不爽利。"宜结合眼及全身证候辨证论治。分别选用滋养肝肾、补肝养血、养阴清肺、滋阴降火等法。

目纲mùgāng　❶人体部位名。指上、下眼睑部。《医宗金鉴》："目纲者，即上、下目胞之两睑也，又名曰睫，司目之开阖也。"❷即目。

目裹mùguǒ　出《素问·平人气象论》。即眼睑。详"胞睑"条。

目䀮䀮mùhuānghuāng　症名。出《素问·藏气法时论》等篇。《太平圣惠方》卷三十三："视物昏暗，故谓之䀮䀮也。"常与肝肾疾病有关。《素问·藏气法时论》："肝病者……虚则目䀮䀮无所见。"又《灵枢·经脉》："肾足少阴之脉……是动则病坐而欲起，目䀮䀮如无所见。"说明肝肾受病均能引起视力减退，目视䀮䀮。详"目昏"条。《圣济总录》卷一百八："目䀮䀮，论曰目者肝之外候，血之府也。腑脏气虚，不能上注于目，则精华衰弱，又为风邪痰饮所致，故使瞻视不明而䀮䀮也。或见飞蝇黑花者，久成障翳。"治宜补肝明目，如青羊肝散等方。

目黄mùhuáng　症名。指两眼巩膜泛现黄色。有虚实之辨。《罗氏会约医镜·杂证》："然目黄亦有虚实之异。实热之黄，以湿热内蓄、郁蒸而成，清其热而黄自退；若虚寒之黄，以元阳日剥，津液消索而然，即无烦热脉症，惟有干涸枯黄，此则其衰已甚，须大加温补，始可救治。"《医学纲目·目黄》："经云：目黄者曰黄疸，然亦有目黄而身不黄者，风气自阳明入胃，循脉而上至目眦，其人肥，风气不得外泄则为热中而目黄。"治宜选用青龙散等方。本症多见于黄疸病。详该条。

目昏mùhūn　症名。见《素问玄机原病式》。又名眼昏、目昧、目昏昧、目瞀、目暗不明、眼暗、眼阇、目茫茫、目𥇖𥇖、目䀮䀮、视物䀮䀮。为视物不明的证候。《灵枢·大惑论》："五藏六府之精气，皆上注于目而为之精。"如久病虚羸，气血两亏；肝肾不足，精血暗耗；心营亏损，神气虚乏；脾胃虚弱，运化失调；情志不舒，肝失条达；气滞血瘀，玄府闭塞；风、火、痰、湿等上扰清窍，以及头眼部外伤，均可使眼失去五脏六腑精气的正常濡养，而致目昏。宜结合眼部及全身情况辨证论治。

目昏昧mùhūnmèi　证名。见《审视瑶函》。即目昏。详该条。

目见黑花飞蝇mùjiànhēihuāfēiyíng　症名。指患者自视眼前常有黑花如飞蝇状。《圣济总录》卷一百零九："肾水既虚，肝无以滋养，故见于目者，始则䀮䀮不能瞩远，久则昏暗，时见黑花飞蝇。"为多种内障眼疾常见症状。

目浸mùjìn　症名。出《灵枢·热病》。指泪出不止的症状。详"流泪证"条。

目经大成mùjīngdàchéng　眼科著作。清代黄庭镜（燕台）著。成书于乾隆六年（1741），未付梓。弟子邓学礼得此书后于嘉庆十年（1805）刊行，更名为《目科正宗》。9年后被黄庭镜之孙发现，遂以家藏旧本相校后，于嘉庆二十二年（1818）以原貌刊印。全书23万字，居历代眼科专著之冠。共3卷。卷一立论，共20余篇；卷二考证，按病因分12类，共89证。每证之下，列表现，述病机，论治法，或附案例。卷三类方，共收载眼科方剂229首，更收外治方19首。只是在病名及用语方面有卖弄之嫌。该书有清代嘉庆、同治年间多种版本，1987年中医古籍出版社出版点校本。

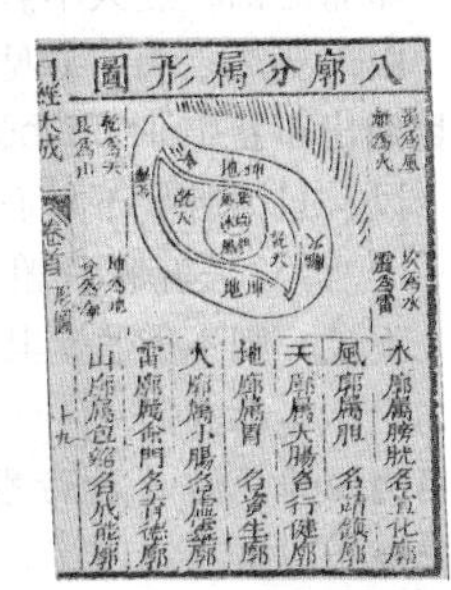

目经大成

目睛mùjīng　指眼球。《银海精微》："目睛斜视倒目者何也？答曰：肝经受风邪所牵。"

目睛瞤动mùjīngrúndòng　症名。《审视瑶函》："目者肝胆，属风木二经，兼为相火。肝藏血，血不足则风火内生，故目睛为之瞤动。"即目珠掣动。治宜养血为主，佐以清热息风，可用阿胶鸡子黄汤或四物汤加山栀、石决明、钩藤等。参见"睛动"条。

目睛缩入mùjīngsuōrù　病证名。与目内陷同。详该条。

目科捷径mùkējiéjìng　眼科著作。清代刘松岩著。全书共3卷。卷一为《目形诸图附说》《目科诸辨》；卷二为《目科诸论》《分症诸论》；卷三为《点药诸方》《服药诸方》《炮制点药诸法》《目科应用点服药本草》。作者曾孙在书后序中记载，刘氏编此书时以《易经》为经，以《内经》为纬，互相参详，前后考阅而定方作论。纵观全书，从眼科基础理论到临床治法方药，都体现了《周易》《黄帝内经》学说的指导。此外，该书立足整体论述目病，高度重视眼与全身的联系，也是一大特色。现存清光绪六年庚辰（1880）盛京同文山房刻本。该书收入中国古医籍整理丛书。

目窠mùkē　窠，即窝穴。眼的凹陷处，包括眼眶及上、下眼胞。《灵枢·水胀》："水始起也，目窠上微肿，如新卧起之状。"

目窠上微肿mùkēshàngwēizhǒng　症名。指眼胞浮肿。目窠，下眼胞。即目下肿。《灵枢·水胀》："水始起也，目窠上微肿，如新卧起之状。”《金匮要略·水气病脉证并治》称为“目窠上微拥。”《诸病源候论·水肿候》：“脾病则不能制水，故水气独归于肾，三焦不泻，经脉闭塞，故水气溢于皮肤而令肿也。其状目裹上微肿，如水裹物之状。”参见“水病”“目下肿”等条。

目枯涩mùkūsè 症名。见《审视瑶函》。即目干涩。详该条。

目眶mùkuàng 解剖部位。出《素问·玉机真藏论》。由眼窝上方的眉棱骨、眼窝下方的颧骨连结成的框状隐窝及覆盖其上的皮肉筋脉组织。

目眶骨mùkuànggǔ 眼窝周边的骨骼。在眼窝上方的称眉棱骨，在眼窝下方的称顺骨。详“眉棱骨”条。

目眶岁久赤烂mùkuàngsuìjiǔchìlàn 病证名。出《兰室秘藏》卷上。又名烂眶眼、烂眶、连眶赤烂，俗呼赤瞎。多因脾胃湿热壅盛，日积月累而成。症见睑弦溃烂，红赤，痒痛流泪，经久不愈。外治当以三棱针刺目眶外出血，内服泻湿热之剂。参见“眼弦赤烂”条。

目泪出不止mùlèichūbùzhǐ 病证名。指目无赤痛，亦未受风，只因脏气不足而频频泪出之症。《诸病源候论》卷二十八：“夫五脏六腑，皆有津液，通于目者为泪。若脏气不足，则不能收制其液，故目自然泪出，亦不因风而出不止，本无赤痛。”

目力mùlì 见《黄帝素问宣明论方》卷十四。即眼力。详该条。

目连劄mùliánzhā 症名。眼睑频繁的劄动。又名眼睫连劄。《小儿药证直诀》：“凡病或新或久，皆引肝风，风动而上于目，目属肝，风入于目，上下左右如风吹，不轻不重，儿不能任，故目连劄也。”治宜清肝祛风，用柴胡清肝散。如目面青，食少体倦，为肝气乘脾，宜平肝健脾，用五味异功散加白芍、柴胡、生姜，实者去参，加赤芍、羌活、蝎梢。

目髎mùliáo 经穴别名。出《外台秘要》。即“丝竹空”。见该条。

目临泣mùlínqì 穴名。见“头临泣”条。

目盲mùmáng ❶病名。见《素问·生气通天论》。即失明，俗称瞎眼。《难经·二十难》：“脱阴者目盲。”病因较多，有先天与后天之分。凡严重的内、外障眼病及外伤等，均可致盲。❷症名。视力严重下降甚至失明的表现。

目茫茫mùmángmáng 症名。亦作目。《诸病源候论》卷二十八：“夫目是五脏六腑之精华，宗脉之所聚，肝之外候也。脏腑虚损，为风邪痰热所乘，气传于肝，上冲于目，故令视瞻不分明，谓之茫茫也。”即目昏。详该条。

目𥅴𥅴mùmángmáng 症名。出王焘《外台秘要》卷二十一。“𥅴”通“茫”，即目茫茫。详“目昏”条。

目瞀mùmào 症名。见《医宗必读》卷六。即目昏。详该条。

目眛mùmèi 症名。出《素问·至真要大论》。“眛”通“昧”，即目昏。详该条。

目明mùmíng 经外奇穴名。出《扁鹊心书》。正视时，位于瞳孔直上入发际处，主治头痛，目赤，视力减退等。沿皮刺0.3~0.5寸。艾炷灸1~3壮，或艾条灸3~5分钟。

目瞑mùmíng 症名。指眼睛闭着不想睁开的表现。《素问·六元正纪大论》：“其病眩掉目瞑。”多由精气不足，或邪热内盛所致，可见于热病心烦、眩晕等病证。亦可见于病危之时，《难经·二十四难》：“三阴气俱绝者，则目眩转目瞑，目瞑者为失志，失志者则志先死，死即目瞑也。”

目内陷mùnèixiàn 症名。出《素问·三部九候论》。眼珠向眼眶内退陷的表现。又名陷睛翳、睛陷、目睛缩入。多由肾阴亏损，正气大虚所致。《素问·三部九候论》：“目内陷者死。”本症见于重病或虚证久病者，为正气衰竭之象。参见“膏伤珠陷”条。

目内有丁mùnèiyǒudīng 病名。丁亦作疔。《诸病源候论》卷二十八：“目，肝之外候也。脏腑热盛，热乘于腑，气冲于目，热气结聚，而目内变生，状如丁也。”

目内证mùnèizhèng 儿科察目诊法。脏腑之精，上注于目。《小儿药证直诀·目上证》：“赤者心热，淡红者心虚热；青者肝热，黄者脾热，无精光者肾虚。”明代李梴：“小儿诸病，但见两眼无精光，黑睛运转，目睫无芒锋，如鱼猫眼状，或两眼闭而睛蒙胧者死。或若昏困，而神藏于内不脱者生。黑珠满轮，睛明者少病。眼白多，眼珠或黄或小者，禀弱多病。”《保婴金镜录》：“目内色青，主肝经风热发搐；色赤，主心肝二经热，抽搐烦躁；色黄主脾积少食；目视不明，或雀目揩拭眉眼，此欲生风之兆。”

目内眦mùnèizì 人体部位名。指内眼角。《灵枢·经脉》：“膀胱足太阳之脉，起于目内眦。”

目脓漏mùnónglòu 病名。《诸病源候论》卷二十八：“目是肝之外候，上液之道，风热客于睑眦之间，热搏于血液，令眦内结聚，津液乘之不止，故成脓汁不尽，谓之脓漏。”即漏睛。详该条。

目衄mùnǜ 病名。指眼内出血。又名目血。❶指血自泪窍出。《医宗金鉴·杂病心法要诀》：“目出血，曰目衄。”唐容川《血证论》卷二：“泪窍出血，乃阳明燥热所攻发，犀角地黄汤加归尾、赤芍、银花、白芷、粉葛、牛膝、石膏、草梢治之。如风热重，大便秘者，通脾泻胃汤治之。”❷指目中流血泪。多属风热毒邪为害，治宜祛风清热，解毒凉血，可用驱风散热饮子加减。

目疱疮mùpàochuāng 即目皰疮。详该条。

目皰疮mùpàochuāng 病名。《诸病源候论》卷二十八：“腑脏有热，气乘于肝，冲发于目，热气结聚，故睛上生皰疮也。”类今之疱疹性结膜炎、角膜炎。

目偏视mùpiānshì 病名。又名眼偏视、双目睛通、通睛。症见双眼平视前方时，一眼目珠偏斜于眦侧（称“神珠将反”），甚者偏斜眼之黑睛为该侧眼眶半掩或全部掩没（称“瞳神反背”），外观只显白睛。《诸病源候论》卷二十八：“人府藏虚而风邪入于目……睛不正则偏视，此患亦有从小而得之者，亦有长大方病之者，皆由目之精气虚，而受风邪所射故也”。本病相当于今之斜视。如目珠转动灵活者，常伴有近视或远视、视力极差等候，相当于今之共转性斜视。多由婴幼儿时脾气虚，约束失权所致，治宜健脾益气，用补中益气汤或参苓白术散加减；由习惯不良或先天所致者，宜舒筋通络，用正容汤加减；症见一眼或两眼目珠骤然偏斜，向某些方向转动受限，兼见头痛目眩，恶心呕吐，视一为二，但视物尚清晰者，相当于今之麻痹性斜视。常由风热、风痰等所致，宜平肝清热，祛风涤痰，用正容汤或通肝散加减；因外伤所致者，在前方中选加红花、桃仁、丹参、赤芍等活血化瘀之品。此类疾患皆可用针灸治疗。

目青mùqīng 病名。指“目之白睛变青蓝色者”（《张氏医通》卷八）。即白睛青蓝。详该条。

目瞏mùqióng 症名。出《素问·诊要经终论》。即两目直视，作彷徨惊顾之状。儿在胎中，孕母骤受大惊猝恐，以致儿袭其气，生后出现目睘，宜按胎惊治之。《儒门事亲》治一儿目睘，目赤多泪，令服瓜蒂散加郁金，上涌下泄，排出涎沫而愈。

目锐眦mùruìzì　人体部位名。亦称目外眦。指外眼角。《灵枢·经脉》："胆足少阳之脉，起于目锐眦。"

目瞤mùrún　症名。清代黄庭镜《目经大成》卷二："此症谓目睑不待人之开合，而自牵拽振跳也。"即胞轮振跳。详该条。

目涩mùsè　症名。眼干燥滞涩或似异物入目般涩痛不适，称目涩。《诸病源候论》卷二十八："目，肝之外候也……上液之道，若悲哀内动腑脏，则液道开而泣下，其液竭者，则目涩；又风邪内乘其腑脏，外传于液道，亦令泣下而数欠，泣竭则目涩；若腑脏劳热，热气乘于肝，而冲发于目，则目热而涩也，甚则赤痛。"说明阴亏液竭，风邪内乘，以及腑脏劳热等，均能致目涩。参见"目干涩"及"目沙涩"条。

目沙涩mùshāsè　症名。见《银海精微》。指眼觉沙涩，有异物感。又名磣涩。多由风热、肝火、阴虚火旺或异物入目所致。症见眼内沙涩外，多伴有羞明流泪，红赤痒痛等。常见于外障眼病。宜结合眼及全身证候辨证施治，分别选用祛风清热、平肝泻火、养阴清热等法。如因异物入目所致者，首当清除异物。

目上胞mùshàngbāo　即上眼睑。见"胞睑"条。

目上纲mùshànggāng　足太阳经筋网维于目上胞的细小分支，统管眼之上部。隋代杨上善《黄帝内经太素》卷十三："足大（太）阳之筋起于小指之上……其支者，为目上纲。"

目上睑mùshàngjiǎn　指上眼睑，又称目上弦。见"目弦"条。

目上视mùshàngshì　症名。指眼睛上翻、白多黑少的表现。亦称瞳子高、戴眼。多因精气竭绝，肝风或痰闭所致。《瘴疟指南》卷上："如其证目上视，口噤牙关紧闭，昏不知人。"可见于痉厥、瘴疟、癫痫、惊风等。属危候。

目上网mùshàngwǎng　指足太阳经的分支，网维于目上胞。《灵枢·经筋》："太阳为目上网。"

目上弦mùshàngxián　指上眼睑。见"目弦"条。

目视无光mùshìwúguāng　症名。指目无光彩、神情疲乏之状。见《景岳全书》卷二十七。证因真阴不足，但无火证，给人以目视无光的感觉。且常常伴有自觉乏力困倦等症。宜滋阴益肾，补养气血，用杞菊地黄丸、人参养营汤等加减。

目视无神mùshìwúshén　症名。见秦伯未《中医临症备要》。即目视无光。详该条。

目视一物为两候mùshìyīwùwéiliǎnghòu　证名。《诸病源候论》卷二十八："目是五脏六腑之精华。凡人脏腑不足，精虚而邪气乘之，则精散，故视一物为两也。"即视歧。详该条。

目胎赤mùtāichì　病证名。《诸病源候论》卷二十八："人初生洗目不净，令秽汁浸渍于眦，使睑赤烂至大不瘥，故云胎赤。"属胎风赤烂。详该条。

目痛mùtòng　症名。见《神农本草经》卷三。指眼珠疼痛的表现。一般日间痛属阳，夜间痛属阴。痛而烦闷为气实，痛而恶寒为气虚。隐隐而痛，时作时止，为阴虚火动。痛如针刺，持续无间，为火邪有余。痛而干涩不适，为津液耗损或水亏血虚；赤痛而多分泌物，眵泪胶黏，为风热壅盛。二便清利，目微赤痛为虚火上浮；二便不利，目赤痛甚为实火内燔。痛而拒按，喜冷敷为实；痛而喜按，热熨则舒为虚。眼痛连及巅顶、前额，是足太阳膀胱经受邪；痛连前额、鼻、颊、牙齿，为足阳明胃经受邪；痛连颞颥者，乃足少阳经受邪。

目外眦mùwàizì　即外眼角。见"目锐眦"条。

目妄见mùwàngjiàn　症名。为患者自觉目视有各种异常所见者。出《灵枢·癫狂》。❶指眼外观正常，而自视有各种异常改变者，为多种眼疾常见的自觉症状之一。清代黄庭镜《目经大成》卷二："此目亦无外症，然无中生有，如游丝、结发、飞蝇、舞蝶、蛇、旗、绦、环等物之状。色或青黑、粉白、微黄，看在眼外，空中飞扬撩乱。"类似今之玻璃体混浊或角膜翳。❷《张氏医通》卷八又认为以长为短、以白为黑、神光自见、黑夜精明、视正反邪、视定反动、视物颠倒、视一为二、视瞻有色、视赤如白、光华晕大等视觉异常的病患亦属此证范畴。❸为狂证证候之一。《灵枢·癫狂》："狂，目妄见。"谓癫狂类的病患，常因幻觉而见奇异怪诞之物。

目夕昏mùxīhūn　症名。即目常日夕昏。详该条。

目息肉淫肤mùxīròuyínfū　病证名。《诸病源候论》卷二十八："此由邪热在脏，气冲于目，热气切于血脉，蕴积不散，结而生息肉，在于白睛肤睑之间，即谓之息肉淫肤也。"

目系mùxì　又名眼系、目本。眼球内连于脑的脉络。相当于视神经等。《灵枢·大惑论》："故邪中于项，因逢其身之虚，其人深，则随眼系以入于脑。入于脑则脑转，脑转则引目系急。目系急则目眩以转矣。"《灵枢·经脉》："心手少阴之脉……其支者，从心系上挟咽，系目系。"

目下胞mùxiàbāo　即下眼睑。见"胞睑"条。

目下纲mùxiàgāng　谓足阳明经筋网维于目下胞的细小分支，统管眼之下部。隋代杨上善《黄帝内经太素》卷十三："足阳明之筋起于中三指……阳明则为目下纲。"

目下睑mùxiàjiǎn　指下眼睑，又称目下弦。见"目弦"条。

目下网mùxiàwǎng　指足阳明经的分支，网维于目下胞。《灵枢·经筋》："阳明为目下网。"

目下弦mùxiàxián　指下眼睑。见"目弦"条。

目下有卧蚕mùxiàyǒuwòcán　症名。出《金匮要略·水气病脉证并治》。形容眼睑浮肿，下睑如卧蚕之状。为水肿体征之一。目下为胃脉所过，属脾所主，脾失健运，水湿潴留，故见眼睑浮肿。

目下肿mùxiàzhǒng　症名。指眼胞浮肿。为水肿病初起常见症状之一。《素问·评热病论》："诸有水气者，微肿先见于目下也。"又："水者阴也，目下亦阴也。腹者至阴之所居，故水在腹者，必使目下肿也。"参见"水病""目窠上微肿""风水"条。

目弦mùxián　又称眼弦、睑弦、胞弦、目纲、目唇、眼楞。即睑缘。包括目上弦、目下弦。外连眼睑，内连睑结膜。有睫毛附生其上，靠内眦处有泪小管的两个开口。目弦有保护眼球、防御异物入侵的作用。在脏腑的连系上，与脾胃有关。

目眩mùxuàn　症名。又称眼花。出《灵枢·大惑论》。指眼前发黑，视物昏花的表现。多由肝肾精血不足，或肝阳风火、痰浊上扰所致。《诸病源候论·目眩候》："目者五脏六腑之精华，宗脉之所聚也。筋骨血气之精，与脉并为目系，系上属于脑，若腑脏虚，风邪乘虚随目系入于脑，则令脑转而目系急，则目眴而眩也。”本症可见于耳源性眩晕、前庭神经炎、晕动病等疾患。

目血mùxuè 病证名。见清代黄庭镜《目经大成》卷二。即目衄。详该条。

目血灌瞳人mùxuèguàntóngrén 病证名。见《圣济总录》卷一百零五。即血灌瞳人。详该条。

目扬mùyáng 指怒目圆睁，炯炯逼人之状。《灵枢·论勇》：“勇士者……怒则气盛而胸张，肝举而胆横，眦裂而目扬，毛起而面苍。”

目疡mùyáng 病名。指胞睑生疮。见《审视瑶函》。系由火毒郁结，邪热上攻于目所致。初起肿痛微痒，渐致赤烂成脓，甚则寒热交作，饮食减少。治宜清热凉血解毒，服用加减四物汤，并可外用眼疮药掺患处。

目痒mùyǎng ❶症名。见《太平圣惠方》卷三十三。亦作眼痒。由风、火、湿、热、血虚等，以及邪退正复，气血得行，均可引起。眼内痒涩不适，重者痒若虫行，奇痒难忍。可见于今之沙眼、睑缘炎、春季卡他性结膜炎等病。内治：因风者，宜祛风散邪，用驱风一字散加减；属风热者，宜疏风清热，用银翘散加减；属湿热者，宜清热除湿，用除湿汤加减；属血虚生风者，宜养血祛风，用四物汤加荆芥穗、白蒺藜等。外治：广大重明汤煎水熏洗，眼药精调冷开水外涂。目病邪退正复而痒者，勿需治疗。❷病名。以眼部发痒为主要表现的眼病。

目痒若虫行症mùyǎngruòchóngxíngzhèng 症名。《证治准绳·杂病》：“痒若虫行证，非若常时小痒之轻，乃如虫行而痒不可忍也。为病不一，需验目上有无形证，决其病之进退。至如有障无障，皆有痒极之患。”详“目痒”条。

目瘾涩mùyǐnsè 症名。见《原机启微》。瘾，瘾疹。目瘾涩指目中似有瘾疹颗粒样碜涩不适。即目沙涩。详该条。

目疣mùyóu 病名。《审视瑶函》：“此症或眼皮上下，生出一小核是也，乃脾胃痰气所致。”即睥生痰核。详该条。

目晕mùyùn 症名。❶指沿黑睛与白睛交界处出现的灰白色环状混浊。《诸病源候论》卷二十八：“肝藏血，血气不足，则肝虚，致受风邪，风邪搏于精气，故精气聚生于白睛之上，绕于黑睛之际，精彩昏浊，黑白不明审，谓之目晕。”❷指患眼观灯光时有红绿色彩环围绕。清代黄庭镜《目经大成》卷二：“此目别无甚病，但见灯视月及隙漏之处，则有碗大一圈环影睛外，其色内青红而外紫绿，绝似日华月晕，故曰目晕……若以恙小而忽之，并不加培养，丧明之前驱也。”类今所称之虹视现象。

目早晨疼痛mùzǎochénténgtòng 病证名。见《银海精微》。指眼于清晨疼痛。“因虚阳上攻，头风注目，早晨血气皆从上行，故虚阳得风火而势益盛，故（目）疼痛也”（《古今医统》）。宜养阴明目，祛风止痛，用芎䓖散或白蒺藜散加减。

目劄mùzhā ❶症名。为眼睑时时眨动的症状。《审视瑶函》谓本证病机有四。①两目连劄，或色赤，或时拭眉，此胆经风热，欲作肝疳，用四味肥儿丸加龙胆草。②有雀目眼，服煮肝饮兼四味肥儿丸。③有发搐目，属肝胆风热，先用柴胡清肝散，继用六味地黄丸。④受惊眼或搐，先用加味小柴胡汤加芜荑、黄连以清肝热，兼用六味地黄丸滋肾生肝。❷病名。以胞睑不由自主频频眨动为主要表现的眼病。即目连劄。详该条。

目直mùzhí 症名。指定睛直视。多因风热袭络，肝风内动所致。《小儿药证直诀》：“热入于目，牵其筋脉，两眦俱紧，不能转视，故目直也。”因热者，治宜清肝泻热，用泻青丸；风邪袭络者，宜息风之剂，如钩藤、桑枝、全蝎之类。

目直视mùzhíshì 症名。指目睛不能转动。《华氏中藏经·察声色形证诀死法》：“面（两）目直视者死。”《伤寒论·辨太阳病脉证并治》：“直视失溲。”《伤寒明理论·直视》：“伤寒目直视者，邪气壅盛，冒其正气，使神智不慧，脏精之气不上荣于目，则目为之直视……为邪气已极，证候已逆，多难治。”可由邪热壅盛、精气不能上荣于目或阴虚肝血不足，不能上注于目所致。多见于危重病证。

目中不了了mùzhōngbùliǎoliǎo 症名。指目视昏蒙不清。多由阳明腑热炽盛，邪热上蒸所致。《伤寒论·辨阳明病脉证并治》：“伤寒六七日，目中不了了，睛不和，无表里证，大便难，身微热者，此为实也，急下之，宜大承气汤。”《伤寒论本义》：“其目昏暗蒙昧，若隔云雾而不了了明白者，此证名为睛不和也。阳明热盛，循经络而发其昏蒙之象，以致睛失其光，此内热盛而为实。”参见“阳明腑证”条。

目中常早晨昏mùzhōngchángzǎochénhūn 病证名。亦作目晨昏。谓清晨目视昏蒙，“此乃头风攻冲于头，目者太阳之首，肝脏为阳，气旺故使头风攻注于目”（葆光道人《眼科龙木集》），甚者可兼见头痛身热。宜祛风明目，用局方芎菊散或石膏散加减。

目中红筋附睛mùzhōnghóngjīnfùjīng 病证名。清代王子固《眼科百问》：“此心火乘于肝木，俗作谓攀睛是也。”详“胬肉攀睛”条。

目中昏mùzhōnghūn 症名。谓于正午目视昏蒙，“乃痰之所作也。在巳午时，真阳之气火胜，心胜肺，肺壅痰灾，时复浑浑而昏也”（葆光道人《眼科龙木集》）。治宜涤痰为主，用局方辰砂化痰丸或局方玉壶丸加减。

目中结骨症mùzhōngjiégǔzhèng 病名。清代严景芬《目科捷径》：“在上胞内有块如杏核窍形，扣在胞内，翻转則露出似骨。”

目中胬肉mùzhōngnǔròu 病名。《医宗金鉴·外科心法要诀》：“此证生于目两眦，瘀肉努出，时觉疼痛，总属心火所成。然火有虚实，如大眦红肉深红色，心经实火也，宜黑参汤服之；小眦红丝色淡红者，心经虚火也：宜决明散主之。外俱用清凉圆泡洗。”即胬肉攀睛。详该条。

目肿胀mùzhǒngzhàng 症名。见《证治准绳·杂病》。为多种眼病常见的症状。包括胞睑肿胀，白睛肿胀，目珠周围肿胀等。参见有关条。

目珠mùzhū 即眼球。见《赤水玄珠》卷三。又名睛、眼珠。为眼的主要部分，略似球形，位于眼眶前部中央。其前端为黑睛，黑睛内为黄仁，黄仁正中有圆孔，名瞳神。黑睛边缘紧接白睛。目珠内有神水、睛珠、神膏、视衣等。目珠后端连目系，上入于脑，为视觉主要器官。参见“眼珠”条。

目珠俱青mùzhūjùqīng 病证名。《证治准绳·杂病》：“目珠俱青证，乃目之白珠变青蓝色也。”即白睛青蓝。详该条。

目珠痛mùzhūtòng 症名。见《赤水玄珠》卷三。指眼珠痛。参见“目痛”条。

目珠子脱出mùzhū · zituōchū 病证名。见《诸病源候论》卷二十八。即珠突出眶证。详该条。

目转耳鸣mùzhuàn'ěrmíng　症名。指眼目昏旋耳有鸣响的表现。《素问·五常政大论》："风行太虚，云物摇动，目转耳鸣。"多由肝热，肝肾阴血不足，风阳上扰所致。参见"眩晕"条。

目眦mùzì　见《灵枢·癫狂》。又名眦，俗称眼角。为上下眼弦的联合处。外眼角称外眦，内眼角称内眦。两眦内应于心，为五轮之血轮。因心与小肠相表里，故眦部疾患常与心或小肠有关。

目眦溃烂mùzìkuìlàn　病证名。见《医学衷中参西录》。即眦赤烂。详该条。

沐浴mùyù　气功术语。泛指在练功过程中，应掌握的原则与要求，以及在练功的某阶段中所应掌握的一种火候。但有数种理解，一指练功时要求清心寡欲。《太乙金华宗旨·逍遥章》："洗心涤虑为沐浴。"一指练功过程中微微汗透，得到如沐浴真气熏蒸的体会。《琐言谈》："觉遍体氤氲，下极火热，身前身后，微微汗透，得有如沐如浴。"一指在行火候的进阳火、退阴符过程中，各有一次特殊火候。戴起宗《悟真篇注疏》："子进阳火息火谓之沐浴。"

苜蓿mù·xu　中药材。出《名医别录》。又名金花菜、光风草。为豆科植物紫苜蓿 *Medicago sativa* L. 或南苜蓿 *M. hispida* Gaertn. 的全草。我国大部分地区有栽培。苦、涩、微甘，平。清热凉血，利湿退黄，通淋排石。治热病烦满，黄疸，痢疾，肠炎，痔疮出血，膀胱结石，小便不利，浮肿。内服：煎汤，15～30g；捣汁，90～150g。紫苜蓿含皂苷、苜蓿酚、苜蓿二酚、拟雌内酯、大豆黄酮、苜蓿素等。南苜蓿含鹰嘴豆芽素A、染料木素、胡萝卜素等。全草提取物在体外能抑制结核杆菌生长，并对小鼠脊髓灰白质炎有效。苜蓿素对离体兔肠有抑制作用。每日喂食大鼠，使血中甲状腺素水平增高，有轻度抗氧化作用及雌激素样作用。苜蓿酚、鹰嘴豆芽素A、染料木素、拟雌内酯均有弱的雌激素样作用。

苜蓿根mù·xugēn　中药材。出《新修本草》。又名土黄芪。为豆科植物紫苜蓿 *Medicago sativa* L. 或南苜蓿 *M. hispida* Gaertn. 的根。苦，寒。清热利湿，通淋排石。治热病烦满，黄疸，尿路结石，夜盲症。煎服：15～30g。紫苜蓿根含糖类、α－氨基己二酸、苜蓿苷。

牧马豆mùmǎdòu　中药材。见《东北植物检索表》。为野决明之别名。详该条。

募mù　❶与膜通。《灵枢·邪客》："地有林木，人有募筋。"详"膜"条。❷募穴。《难经·六十七难》："五脏募皆在阴，而俞在阳者。"详"募穴"条。

募筋mùjīn　筋膜。《灵枢·邪客》："地有林木，人有募筋。"

募穴mùxué　经穴分类名。或称腹募。指脏腑之气汇聚于胸腹部的一些特定穴位。五脏、心包络及六腑各有募穴一个（见表），多用以诊断和治疗本脏腑病症。《素问·奇病论》："胆虚气上溢而口为之苦，治之以胆募俞。"又《太平圣惠方》："募中府隐隐而痛者，肺疽也；上肉微起者，肺痈也。"

募穴表

脏腑	募穴	脏腑	募穴
肺	中府	胃	中脘
心包	膻中	胆	日月
心	巨阙	膀胱	中极
肝	期门	大肠	天枢
脾	章门	三焦	石门
肾	京门	小肠	关元

募原mùyuán　即膜原。《灵枢·岁露论》："其内搏于五脏，横连募原。"详"膜原"条。

墓头灰mùtóuhuī　中药材。见《山西中草药》。即墓头回。详该条。

墓头回mùtóuhuí　中药材。出《本草纲目》。又名墓头灰、追风箭、虎牙草、摆子草。为败酱科植物异叶败酱 *Patrinia heterophylla* Bge. 或糙叶败酱 *P. rupestris*（Pall.）Juss. Subsp. *scabra*（Bunge）H. J. Wang. 等的根。主产于山西、河北、河南。苦、微酸、涩，凉。清热燥湿，祛瘀，截疟。①治崩漏，子宫颈糜烂，赤白带下，赤痢。现用治早期宫颈癌。煎服：9～15g。②治温疟，15～30g，水煎于疟发前一小时服。本品含挥发油，内有α－及β－蒎烯、σ－及γ－榄香烯、柠檬烯、β－橄榄烯（β－Maaliene）、龙脑等。对小鼠艾氏腹水癌有抑制作用。

慕荷mùhé　中药材。见《四川中药志》。又名索骨丹、红药子、牛角七。为虎耳草科植物鬼灯檠 *Rodgersia aesculifolia* Batal. 的根茎。分布于陕西、甘肃、宁夏、河南、湖北、四川、云南、西藏等地。苦、涩，平，有小毒。清热化湿，解毒，止血。①治痢疾，腹泻，白浊，带下，淋巴结结核，甲状腺肿，咽喉肿痛，衄血，吐血，咯血，便血，崩漏。煎服：4.5～9g。②煎水洗治子宫脱垂、痔疮、脱肛；研末撒治外伤出血；捣敷疮毒。根茎含丁香酸、熊果酚苷、没食子酸、岩白菜素及其3－甲醚、2，6－二羟基苯乙酸甲酯。又含黄酮苷、蒽醌苷、强心苷、鞣质等。本品对标准株腺病毒、肠病毒、流行株腺病毒及单纯疱疹等有广谱性的体外抗病毒作用。用酸水解后的提取物，对金黄色葡萄球菌、铜绿假单胞菌、大肠埃希菌、福氏志贺菌均有体外抑菌作用。

暮食朝吐mùshízhāotù　症名。见"朝食暮吐"条。

穆世锡mùshìxī　明代医家。履贯及生平事迹不详。撰有《食物辑要》《痧疹辨疑》等书。

穆昭嗣mùzhāosì　五代末宋初医家。生活于10世纪。宋初任翰林医官。太祖（960—975）屡次召问蜀中地理，故疑其为蜀（今四川）人。

穆中mùzhōng　唐代眼科医生。扬州（今江苏扬州）人。与谭简同为当时眼科名医。

-N-

na

拿法náfǎ　推拿手法。用拇指和食、中指，或用拇指和其余四指的指腹，相对用力紧捏一定部位。用五指进行捏拿的又称抓法。明代周于蕃《秘传推拿妙诀·字法解》：“拿者，医人以两手指或大指或各指于病者应拿穴处或掐或捏或揉，皆谓之拿也。”

内nà　古同“纳”。❶受纳、纳入。《灵枢·营气》：“营气之道，内谷为宝。”❷进针、下针。《素问·八正神明论》：“以息方吸而内针。”《素问·调经论》：“候呼内针。”❸房事、性交。《灵枢·终始》：“新内勿刺，新刺勿内。”《灵枢·淫邪发梦》：“阙气……客于阴器，则梦接内。”另见“内 nèi”条。

内针nàzhēn　出《灵枢·官针》即进针。见该条。另见“内针 nèizhēn”条。

纳呆nàdāi　症名。指食欲不振，无饥饿感，或饥不欲食等症状。常见于伤食、脾失健运、胃阴虚等病证。参见各条。

纳干法nàgānfǎ　子午流注开穴方法之一。又称纳甲法。此法以天干为主推演五输开穴。以日领经，以时主穴。运用时，首当掌握当日天干，按《针灸大全·十二经纳天干歌》确定值日经。其关系如歌曰：“甲胆乙肝丙小肠，丁心戊胃己脾乡，庚属大肠辛属肺，壬属膀胱癸肾藏。三焦亦向壬中寄，包络同归入癸方。”即甲日属胆经值日，甲戌时首开胆经井穴足窍阴，根据阳（阴）日阳（阴）时开阳（阴）穴的道理，以后隔时逢阳时按五输流注顺序开穴，如丙子时开小肠经（甲胆乙肝丙小肠）荥穴前谷；戊寅时开（戊）胃经的输穴陷谷，同开丘墟为返本还原；庚（属大肠）辰时开大肠经穴阳溪；壬（属膀胱）午时开膀胱经合穴委中。至甲申时为日干重见，按“气纳三焦”取他（水）生我（胆木）的原则开三焦经的荥（水）穴液门。余此类推。

纳甲法nàjiǎfǎ　见“纳干法”条。

纳气nàqì　即补肾纳气。用补肾药物为主治疗肾不纳气导致虚喘的治法。详“补肾纳气”条。

纳气法nàqìfǎ　❶小儿推拿方法。《幼幼集成》卷三：“凡小儿虚脱大证，上气喘急，真气浮散，不得归元，诸药莫效，用吴茱萸五分、胡椒七粒、五倍子一钱，研极细末，酒和作饼，封肚脐，以带扎之，其气自顺。”❷针刺方法。针入之后，反复运用阴阳数、提插配合呼吸等手段使积聚之气消散的方法。

纳气丸nàqìwán　❶《症因脉治》卷三方。熟地黄、山茱萸、泽泻、茯苓、山药、牡丹皮、益智仁。为丸服。治气散腹胀，气不归原者。❷《张氏医通》卷十六方。熟地黄八两，山茱萸、山药各四两，牡丹皮、茯苓、泽泻各三两，沉香一两，砂仁二两。为细末，炼蜜为丸，梧桐子大，每服五十至七十丸，空腹淡盐汤送服及睡前温酒送下；如泄泻少食者，用干山药末调糊代蜜为丸。治脾肾两虚，骨蒸劳热，咳嗽，倦怠少食。

纳支补泻nàzhībǔxiè　指以十二经脉纳支时刻为基础的针刺补泻方法。《素问·针解》：“补泻之时者，与气开合相合也。”十二经脉的血气盛衰，各有一定的时刻，古人以十二地支来相配，一经一时，依次而行，称为纳支。即肺经寅时，大肠经卯时，胃经辰时，脾经巳时，心经午时，小肠经未时，膀胱经申时，肾经酉时，心包经戌时，三焦经亥时，胆经子时，肝经丑时。经脉流注时刻已至，正当经气大盛之时，用针迎而夺之，损其有余，是为泻法。如肺经实证，应于寅时针刺。经脉流注时刻已过，正渐衰退而后进针，随而济之，以补充其不足，是为补法。如肺经虚证，应于卯时针刺。本法亦可与子母补泻法配合应用。

纳支法nàzhīfǎ　子午流注开穴方法之一。又称纳子法。此法以地支为主按“虚则补其母，实则泻其子”“迎而夺之”“随而济之”的原则择取穴位。十二经配十二地支，《针灸大全》有《十二经配地支歌》：“肺寅大卯胃辰宫，脾巳心午小未中，申胱酉肾心包戌，亥焦子胆丑肝通。”即寅时（3～5点）气血注于肺经，其气方盛，肺属金，金生水，此时取肺（金）经合（水）穴尺泽，为迎而夺之为泻；卯时气血流过肺经，注入大肠，此时肺经其气方衰，肺属金，土生金，此时取肺经输穴太渊（土），为随而济之为补。也可仅按经脉与时辰之间的关系择穴施治。如胃经有病时于辰时（7～9点）取胃经的穴位治疗，心经有病时于午时（11～13点）取心经的穴位进行治疗。

纳子法nàzǐfǎ　见“纳支法”条。

娜仁·阿柏nàrén ābǎi（1770—1855）　清代蒙医骨科医生。世医出身。得家传有所创新。以听、扪和问诊诊断骨折。以蛇蛋花宝石按压法止血止痛，热熨患肢、上吊牵拉等为骨科治疗手法，效果显著。其后代亦多名医。

捺正nàzhèng　正骨手法之一。出《仙授理伤续断秘方》。医者一手或双手在拔伸的基础上将骨折断端或关节脱位外突之骨按回原位，从而使骨折断端的分离、重叠、成角畸形、侧方移位及关节脱位得到矫正。

nai

奶疳nǎigān　病名。出《婴童百问》。即脾疳。详该条。

奶孩儿nǎihái'er　中药材。见《本草纲目拾遗》。为泽兰之别名。详该条。

奶蓟nǎijì　中药材。见《全国中草药汇编》。为水飞蓟之别名。详该条。

奶浆草nǎijiāngcǎo　中药材。见《草药手册》。为地锦草之别名。详该条。

奶浆柴胡nǎijiāngcháihú　中药材。见《滇南本草》整理本。为还阳参之别名。详该条。

N

奶浆果nǎijiāngguǒ 中药材。见《湖南野生植物》。为无花果之别名。详该条。

奶浆藤nǎijiāngténg 中药材。❶见《贵州药用植物目录》。为通光散之别名。详该条。❷见《民间常用草药汇编》。为萝藦之别名。详该条。

奶疬nǎilì 病名。出《疮疡经验全书》卷三。即乳疬。乳中结核之一种。多见于女子青春发育期，多因冲任不调，气滞痰郁而成。症见乳头晕下扁圆形肿块，轻度疼痛及压痛。多在数周后逐渐消散而自愈。如若不愈，治宜调理冲任，开郁化痰，一般可用柴胡、当归、赤芍、鹿角霜、肉苁蓉、巴戟肉、蒲公英、制半夏、橘叶、制香附、丝瓜络等，随证加减。不需外治。本病类于青春期乳腺炎。

奶栗nǎilì 病名。出《疡医大全》卷二十。即乳癖。见该条。

奶麻nǎimá 病名。又名胎麻、奶麻子。《麻证新书》："奶麻者，小儿初生未满月时，遍身红点，斑驳如珠，皆由儿在母胎中，受有热毒所致。故生下散见于皮肤，不可认作时行麻疹。"奶麻与幼儿急疹相似，治宜清热疏风解毒，用银翘散加减。

奶麻子nǎimá · zi ❶中药材。出《痘疹精详》。详该条。❷即奶麻。详该条。

奶米nǎimǐ 中药材。见南京药学院编《中草药学》。为王不留行之别名。详该条。

奶母草nǎimǔcǎo 中药材。见《卫生简报》[1971（3）：11]。为飞扬草之别名。详该条。

奶旁nǎipáng 推拿穴位。又名乳旁。出《小儿推拿秘诀》。位于两乳外侧，左右共二穴。能去风，止咳吐。

奶癖nǎipǐ 病证名。❶出《儒门事亲》。即乳痈癖。详该条。❷《证治准绳 · 幼科》："壅乳成奶癖。"参见"壅乳"条。❸即乳癖。详该条。

奶参nǎishēn 中药材。❶见《广西中药志》。为山海螺之别名。详该条。❷见清代刘士季《草木便方》。为土党参之别名。详该条。

奶哮nǎixiào 病证名。见《幼幼集成》。小儿齁喘之发于乳哺期者。其症气喘促而连续，不能以息，久延不已。多因伤乳而得。伴有痰涎壅盛，喘息有声。先用山楂、神曲、麦芽煎汤服，以消乳食；次用越婢加半夏汤，以定其喘。奶哮遇气候寒暄不时，则发作连绵不已，但可自行缓解。于未发时，可预防之，宜服补肾地黄丸加五味子、补骨脂。

奶腥nǎixīng 《幼幼新书》引杜光庭《指迷赋》儿生："百日名奶腥。"另有"四岁曰奶腥"，参见"小方脉科"条。

奶癣nǎixuǎn 病名。❶为婴儿特有的一种湿疮。出《外科正宗》卷四。又名胎疮、胎癣、乳癣。多为禀性不耐，风湿热蕴阻肌肤而成。多发于婴幼儿头面部，有时可延及其他部位。其症初起形如粟米，散在或密集，疹色红赤，搔起白屑，其形如癣。无流水，称干癓，偏于风热盛；皮肤起粟，瘙痒无度，破则流水，浸淫成片，甚则延及遍体，称湿癓，偏于湿热重。治疗：风热盛者宜清热祛风，湿热重者宜清热除湿。均可内服消风导赤汤加减或五宝散。外治：干用润肌膏，湿用文蛤散。相当于婴儿湿疹。❷女子乳晕湿疹，俗称奶癣。

奶疹子nǎizhěn · zi 病名。婴幼儿发疹性疾病。《证治准绳 · 幼科》："小儿有出一二次者，出轻而日数少者，名奶疹子。"本证类似风疹、幼儿急疹等。参见"奶麻"条。

奶汁草nǎizhīcǎo 中药材。见《本经逢原》。为蒲公英之别名。详该条。

柰nài 中药材。出《说文》。为苹果之别名。详该条。

柰花nàihuā 中药材。出《丹铅杂录》。为茉莉花之别名。详该条。

耐惊菜nàijīngcài 见《救荒本草》。为节节花之别名。详该条。

能nài 古通耐。耐受。《素问 · 阴阳应象大论》："能夏不能冬。"《素问 · 五常政大论》："能毒者，以厚药。"另见"能 néng""能 tái"条。

能毒者以厚药nàidúzhěyǐhòuyào 治则。出《素问 · 五常政大论》。指用药应因人制宜，对身体强壮，正气充足，能耐受攻邪药物者，就给予气味厚、作用强的药物治疗，取其速效。

nan

男化育丹nánhuàyùdān 《辨证录》卷十方。人参、山药、白术、芡实、熟地黄、薏苡仁各五钱，白芥子、半夏各三钱，茯苓一两，肉桂二钱，诃子五分，益智仁一钱，肉豆蔻一枚。水煎服。治男子体胖湿盛多痰而无子。

男外女内nánwàinǚnèi 外内，指针刺的浅刺、深刺手法，即针刺不得气时，男子当用浅提法，女子当用深插法，以使针下得气。《难经 · 七十八难》："不得气，乃与男外女内。"《难经本义》注："若停针候气，久而不至，乃与男子则浅其针而候之卫气之分，女子则深其针而候之营气之分。""男外女内"之说，固然基于男女在生理上有气血阴阳的不同生理特点，但针刺得气与否，尚受其他因素的影响，故临床运针时可作为参考，但不可过分拘泥。

男子乳痈nánzǐrǔyōng 病名。出《外科理例》卷四。多因肝虚血燥，肾虚精亏所致。证同女性乳痈。如《疡医大全》卷二十："男子乳房忽然臃肿如妇人之状，扪之疼痛……乃阳明之毒气结于乳房之间也。"较罕见。治宜随证选用仙方活命饮或十宣散加青皮、香附，或以六味地黄汤加归、芍、青皮等。余证治参见"乳痈"条。

南北经验医方大成nánběijīngyànyīfāngdàchéng 方书。10 卷。本书为孙允贤《医方大成》的增补本改名者。参见"医方大成"条。

南扁豆nánbiǎndòu 中药材。见《滇南本草》。即扁豆。详该条。

南病别鉴nánbìngbiéjiàn 温病著作。3 卷。清代叶天士等撰，宋兆淇辑注。初刊于 1878 年。宋氏鉴于江南地区温热湿热病居多，因取叶天士《温证论治》、薛生白《湿热条辨》及薛公望《伤寒直解辨证歌》三书加以辑注。其中《温证论治》《湿热条辨》二书，主要参考章虚谷注本，但有所删节或补充发挥；《伤寒直解辨证歌》，虽沿用伤寒名称，实际上仍宗叶、薛（生白）意旨论治。宋氏辑注本书，在分析温热、湿热两种热病的辨证和方治方面颇有条理，末附宋氏个人所撰《辨证要略》，亦颇有见地。1949 年后有排印本。

南大戟nándàjǐ 中药材。见《本草纲目》。即红大戟。详该条。

南豆花nándòuhuā 中药材。见《广东中药》Ⅱ（生草药部分）。为扁豆花之别名。详该条。

南方学派nánfāngxuépài 藏医学术流派之一。指以舒卡 ·

年姆尼多吉为主，包括著名医家舒卡·洛追给布等不同时期的医学家所创立的学术派别。其特点是擅长使用清热药物，对温热病的治疗有良效。此学派还以擅长绘制人体解剖图著名于世。

南瓜nánguā　中药材。出《滇南本草》。又名番瓜。为葫芦科植物南瓜 *Cucurbita moschata*（Duch.）Poiret 的果实。我国各地广泛栽培。甘，平。入脾、胃经。消炎止痛，解毒，杀虫。①治肺痈，南瓜500g，牛肉250g，煮熟食（勿加盐、油）；治糖尿病，南瓜250g煮熟，每晚服食；蛔虫病，南瓜生食，成人每次500g，儿童250g，两小时后再服泻剂，连服2天；解鸦片毒，生品捣汁饮。②治干性肋膜炎，肋间神经痛，煮熟敷；汤火伤，生品捣敷。③南瓜瓤捣敷烫伤，创伤。果肉含瓜氨酸，精氨酸，天冬酰胺，胡芦巴碱，腺嘌呤，维生素B、C，戊聚糖，甘露醇等。

南瓜蒂nánguādì　中药材。出《本草纲目拾遗》。为葫芦科植物南瓜 *Cucurbita moschata*（Duch.）Poiret 的果柄。甘，平。安胎，解毒，消肿。①治先兆流产。煎服：3～5个。②治疔疮痈肿，乳头破裂或糜烂，汤火伤。煅存性，研末，油调敷。

南瓜花nánguāhuā　中药材。出《分类草药性》。为葫芦科植物南瓜 *Cucurbita moschata*（Duch.）Poiret 的花。清湿热，消肿毒。治黄疸，痢疾，咳嗽。煎服：9～15g。捣敷痈疽肿毒。

南瓜藤nánguāténg　中药材。出清代叶小峰《本草再新》。又名番瓜藤。为葫芦科植物南瓜 *Cucurbita moschata*（Duch.）Poiret 的茎。甘、苦，微寒。清肺，和胃，通络。治肺结核低热，胃痛，月经不调。煎服：15～30g。捣汁涂烫伤。茎上的卷须名南瓜须，又名南瓜蔓，开水泡服治妇人乳头内缩，剧烈疼痛。

南瓜叶nánguāyè　中药材。见《岭南草药志》。为葫芦科植物南瓜 *Cucurbita moschata*（Duch.）Poiret 的叶。治痢疾，疳积，夏季热。煎服：60～90g。研末敷，治刀伤出血。

南瓜子nánguāzǐ　中药材。见《现代实用中药》。又名白瓜子。为葫芦科植物南瓜 *Cucurbita moschata*（Duch.）Poiret 的种子。甘，温。驱虫，止咳。①治绦虫、蛔虫、血吸虫病。去皮生食或微炒研末空腹服，每次60～120g，两小时后再服泻剂，或连皮捣碎入煎剂服。②百日咳，南瓜子炙焦，研末，赤砂糖调服。种子在果实内萌发的幼苗，名盘肠草，又名南瓜阴芽，捣烂炒热熨，治小儿盘肠气痛；煎服治惊风，感冒，风湿热。种子含南瓜子氨酸（Cucurbitine）、维生素及脂肪油。煎剂在体外对牛肉或猪肉绦虫的中段或后段有麻痹作用，而对其头节及未成熟节片则无此作用，故与槟榔有协同作用。水溶液在体外能杀死蛲虫或蛔虫。南瓜子能抑制血吸虫幼虫的生长发育。南瓜子氨酸与南瓜子过高剂量对小鼠肝、肾等有影响，停药后可恢复。

南鹤虱nánhèshī　中药材。见《中华人民共和国药典》。为伞形科植物野胡萝卜 *Daucus carota* L. 的干燥成熟果实。分布于安徽、江苏、浙江、江西、湖北、四川、贵州等地。苦、辛，平，有小毒。归脾、胃经。杀虫消积。用于蛔虫病、蛲虫病、绦虫病，虫积腹痛，小儿疳积，久痢，煎服3～9g。本品含挥发油，油中主含细辛醚、细辛醛、蒎烯、甜没药烯、胡萝卜醇、胡萝卜次醇等。果实含白杨素、芹菜素等。种子含岩芹酸、油酸等。本品醇提物可扩张冠状动脉。种子提取物可短暂降压，抑制呼吸，轻度抗惊厥，还可舒张平滑肌。药理实验表明，南鹤虱可杀灭钩虫。

南极nánjí　南方之极，与北极相对。《素问·六元正纪大论》："云奔南极。"

南苦参nánkǔshēn　中药材。见《广西中草药》。为古羊藤之别名。详该条。

南刘寄奴nánliújìnú　中药材。见《中药志》。即刘寄奴。详该条。

南吕nánlǚ　六吕之一。详"六吕""六律"条。

南沙参nánshāshēn　中药材。出《本经逢原》。又名白沙参、泡沙参、空沙参、羊婆奶。为桔梗科植物轮叶沙参 *Adenophora tetraphylla*（Thunb.）Fisch. 或沙参 *A. Stricta* Miq. 等的根。主产于安徽、江苏、浙江、贵州、四川、云南等地。甘、微苦，凉。入肺、胃经。清肺养阴，祛痰，止咳。治肺热咳嗽，咯痰不爽，百日咳，口燥咽干，虚火牙痛，煎服9～15g。反藜芦。轮叶沙参的根含三萜皂苷。沙参根含羽扇烯酮、白花前胡素、β－谷甾醇及其糖苷等。又含多糖类。煎剂对兔有祛痰作用，其浸剂对离体蟾蜍心脏有强心作用；对奥杜盎小芽胞癣菌、羊毛状小芽胞癣菌等皮肤真菌有一定抑制作用。

南蛇竻nánshélè　中药材。见《南宁市药物志》。为豆科植物南蛇 *Caesalpinia minax* Hance 的根或嫩茎叶。分布于广东、广西、四川、贵州、云南。苦，寒。清热解毒，散瘀止痛。①治感冒发热，胃肠炎，风湿性关节炎。煎服：9～15g。②治跌打损伤，疮疡肿毒，瘰疬，皮肤瘙痒，捣敷或煎水洗。

南蛇藤nánshéténg　中药材。出《植物名实图考》。又名过山风、穿山龙、过山龙。为卫矛科植物南蛇藤 *Celastrus orbiculatus* Thunb. 的藤茎。我国大部分地区有分布。辛，温。祛风，活血，解毒。治风湿痹痛，腰腿痛，瘫痪，四肢麻木，闭经，跌打损伤，痢疾，肠风，痔漏，痈疽肿毒，毒蛇咬伤。煎服：15～24g。南蛇藤叶治毒蛇咬伤，捣烂加白酒、雄黄少许，调敷伤口周围；疮疡，疱疹，煎服并捣敷。叶含卫矛醇及山柰苷、山柰酚－7－鼠李糖苷、槲皮素－3，7－二鼠李糖苷等多种黄酮苷。

南蛇藤根nánshéténggēn　中药材。出《植物名实图考》。为卫矛科植物南蛇藤 *Celastrus orbiculatus* Thunb. 的根。产于江西、福建、湖南等地。微辛，温。祛风胜湿，行气活血，解毒消肿。①治风湿痹痛，腰痛，经闭，头痛，疝气痛，痢疾，肠风下血，跌打损伤，痧气呕吐腹痛。内服：煎汤，15～30g；或浸酒服。②治多发性脓肿，煎服并研末调敷；水火烫伤、毒蛇咬伤，煎服并捣敷。根含鞣质、卫矛醇。从根皮中提出一种红色结晶，体外能抑制枯草杆菌、金黄色葡萄球菌、普通变形杆菌、大肠埃希菌，还可抗病毒，对吉田肉瘤亦有抑制效力。

南藤nánténg　中药材。出《开宝重定本草》。即石南藤。详该条。

南天扇nántiānshàn　中药材。见《湖南药物志》。为兔儿伞之别名。详该条。

南天竹根nántiānzhúgēn　中药材。见《福建民间草药》。为小檗科植物南天竹 *Nandina domestica* Thunb. 的根。苦，寒，有毒。祛风，清热，化痰，利湿。①治感冒发热，目赤肿痛，肺热咳嗽，瘰疬，急性胃肠炎，痢疾，黄疸，风湿痹痛，尿路感染，跌打损伤。煎服：15～30g。②治疮癣，疥癞。煎水洗。本品含的生物碱有南天竹种碱、南天竹种碱甲醚、南天青碱、小檗碱和药根碱。

N

南天竹梗nántiānzhúgěng　中药材。出《本草纲目拾遗》。为小檗科植物南天竹 *Nandina domestica* Thunb. 的茎枝。苦，平，有毒。止咳平喘，健胃，强筋。治咳嗽气喘，腹泻，坐骨神经痛，跌打肿痛。煎服：3～9g。内服过量可引起中毒，中毒症状参阅“南天竹叶”条。本品含木兰花碱、小檗碱、药根碱、蝙蝠葛壬碱、南天竹碱、南天竹碱甲醚、南天青碱、异波尔定碱、原阿片碱及异南天竹碱。

南天竹叶nántiānzhúyè　中药材。出《本草纲目拾遗》。又名南竹叶、天竹叶。为小檗科植物南天竹 *Nandina domestica* Thunb. 的叶。分布于江苏、浙江、安徽、江西、湖北、四川、广西等地。苦，寒，有毒。解热，利湿，止咳，止血，健胃，强筋。①治感冒，风湿痹痛，肺热咳嗽，百日咳，血尿，小儿疳积，跌打损伤。煎服：3～9g。②治目赤肿痛，煎水洗；疮毒，捣敷；烫伤，研末油调敷。内服过量，可引起中毒，表现为头晕、呕吐、麻痹（全身不能自主活动、不能说话）。本品含木兰花碱、穗花杉双黄酮、南天竹苷A、B及氢氰酸。煎剂在体外对金黄色葡萄球菌、福氏志贺菌、伤寒杆菌、铜绿假单胞菌、大肠埃希菌均有抑制作用。

南天竹子nántiānzhúzǐ　中药材。出《本草纲目拾遗》。又名天竺子、天烛子、南竹子。为小檗科植物南天竹 *Nandina domestica* Thunb. 的果实。产于江苏、浙江、广西等地。苦、涩、微甘，平，有小毒。入肺经。止咳平喘。治咳嗽，哮喘，百日咳。煎服：3～9g。内服过量，易引起痉挛和神经麻痹。本品含生物碱，为南天竹碱、南天宁碱、南天青碱等。还含蹄纹天竺素-3-木糖葡萄糖苷、翠菊苷。又含氢氰酸，系以氰苷形式存在。南天竹碱兴奋中枢神经系统，使反射活动亢进及肌肉痉挛，对离体及在体蛙心有抑制作用。南天竹碱还可增加冠脉流量，低浓度兴奋平滑肌，高浓度则抑制。

南天竺饮nántiānzhúyǐn　《圣济总录》卷七十方。南天竺草（即瞿麦，拇指大）一把，栀子仁三十枚，生姜（拇指大）一块，大枣（去核）五枚，炙甘草半两，灯草（小指大）一大把。为粗末，水煎，去滓服。治血热妄行，九窍出血。

南通蛇药nántōngshéyào　即季德胜蛇药。见该条。

南五加皮nánwǔjiāpí　中药材。见《科学的民间药草》。为五加皮之正品。详该条。

南五味子nánwǔwèizǐ　中药材。出《本草纲目》。又名川五味子、西五味子。为木兰科植物华中五味子 *Schisandra sphenanthera* Rehd. et Wils. 的果实。分布于陕西、甘肃、江西、四川、云南等地。酸、甘，温。归肺、心、肾经。收敛固涩，益气生津，补肾宁心。用于久嗽虚喘，梦遗滑精，遗尿尿频，久泻不止，自汗盗汗，津伤口渴，内热消渴，心悸失眠，煎服2～6g。本品含五味子酯甲、乙、丙、丁、戊，还含戈米辛U、华中五味子酮、安五脂素、挥发油等。油内含罗汉柏烯等。五味子酯甲经临床验证，对迁延性、慢性病毒性肝炎的血清谷丙转氨酶升高有较好的降低作用；经实验性小鼠四氯化碳中毒性肝炎模型试验及临床初步观察表明，五味子酯乙、丙和丁均有降低转氨酶的作用。其他药理作用见“五味子”条。

南细辛nánxìxīn　中药材。见清代汪双池《医林纂要·药性》。为杜衡之药材名。详该条。

南星nánxīng　中药材。见《本草纲目》。为天南星之简称。详该条。

南星二陈汤nánxīng'èrchéntāng　《症因脉治》卷一方。胆南星、制半夏、茯苓、橘红、甘草、海浮石、香附。水煎服。治闪伤腰痛，痰涎停注者。若虚寒者，加生姜、肉桂；内热者，加栀子、黄柏；大便秘结者，加枳壳、玄明粉。

南星散nánxīngsǎn　❶《普济方》卷三百六十三方。大天南星一个（开一坑，入朱砂半两，塞坑内，慢火煨制），白及半两。为末，醋调，隔绢外涂囟上，用慢火炙手，频频熨之。治婴儿解颅及百日儿鼻塞不乳。❷《证治准绳·疡医》集五方。大生天南星一枚。研烂，入醋五至七滴，杵如膏，先以细针刺患处令气透，再以膏药摊贴，觉痒则频换。治皮肤、项面上瘤，大者如拳，小者如粟，或软或硬，不痒不痛者。❸《幼科释谜》卷五方。天南星八至九钱（掘地坑深尺许，用炭五斤，烧通红，醋一碗洒坑中，即入天南星，以火炭密盖，又用盆覆盖时许，取出研为末），琥珀、全蝎各一钱。为细末，每服二字，生姜、防风煎汤调下。功能祛风豁痰。治小儿慢惊风。❹见《圣济总录》卷一百五十。即天南星散第1方。见“天南星散”条。

南雅堂医案nányǎtángyī'àn　医案著作。清代陈念祖撰。本书选录陈氏生平治案，原系抄本。传抄百余年后，于1920年经后人重新编辑、删订，予以刊行。共8卷，以病证分为50余门，包括内、儿、妇各科多种病证治案。治法师古而能灵活化裁。

南雅堂医书全集nányǎtángyīshūquánjí　丛书。又名《陈修园医书十六种》，或名《公余十六种》。清代陈念祖撰。刊于1865年。包括《灵素节要浅注》《金匮要略浅注》《金匮方歌括》《伤寒论浅注》《长沙方歌括》《医学实在易》《医学从众录》《女科要旨》《神农本草经读》《医学三字经》《时方妙用》《时方歌括》《景岳新方砭》《伤寒真方歌括》《伤寒医诀串解》《十药神书注解》共16种。陈氏著作浅近易懂，大多切于实用，故流传甚广。此外尚有名为《陈修园医书二十一种》以及“四十八种”“六十种”“七十种”“七十二种”等多种刊本，多出部分均系书商附入的其他医家的著作。

南阳活人书nányánghuórénshū　伤寒著作。见“类证活人书”条。

南政之岁nánzhèngzhīsuì　出《素问·至真要大论》。详“北政之岁”条。

南竹叶nánzhúyè　中药材。出清代赵学楷《百草镜》。为南天竹叶之简称。详该条。

南竹子nánzhúzǐ　中药材。见《广西中药志》。为南天竹子之简称。详该条。

南烛叶nánzhúyè　中药材。出清代陈士铎《本草新编》。为杜鹃花科植物乌饭树 *Vaccinium bracteatum* Thunb. 的叶。分布于长江以南各地。酸、涩，平。益精气，强筋骨，明目，止泄。①治筋骨痿软，须发早白，视力减退，久泻。煎服：6～9g。②南烛根内服治牙痛，煎水洗治跌打损伤。叶含无羁萜、表无羁萜醇、槲皮素、异荭草素、对羟基桂皮酸及内消旋肌醇等。

南烛子nánzhúzǐ　中药材。出《本草纲目》。又名乌饭果。为杜鹃花科植物乌饭树 *Vaccinium bracteatum* Thunb. 的果实。产于江苏、浙江等地。酸、甘，平。益肾固精，补气，止血。治体气虚弱，筋骨痿软，遗精，赤白带，久泻，久痢，鼻衄，牙龈出血，血小板减少性紫癜。煎服：6～12g。本品含糖及苹果酸等。提取物体外能使艾氏腹水

N

癌细胞变性。

难产nánchǎn　病名。见《诸病源候论》卷四十三。又名产难。指胎儿娩出发生困难，为各种异常产的总称。多因气滞、气虚、血瘀、产道异常、胎位异常、胎儿异常等原因所致。杨子建《十产论》中伤产、催产、冻产、横产、倒产等均属难产范畴。

难产七因nánchǎnqīyīn　出《赞育编》。指造成难产的7种原因。即一因安逸，二因奉养，三因淫欲，四因忧疑，五因娇怯，六因仓皇，七因虚乏。

难乳nánrǔ　病名。出《诸病源候论》卷四十七。指小儿不能吮乳。《小儿卫生总微论方》："小儿难乳有二：一者儿初生，客风邪热中脐，流入心脾之经，即令舌厚唇燥而急，口不能乘乳，故乳而不能咂饮也。二者儿初生时，拭掠口中秽血不及，咽而入腹，则令儿心腹痞满，短气促急，故口不能吮乳。"治宜清热除秽，用五福化毒丹（《明医指掌》：玄参、桔梗、甘草、牙硝、青黛、人参、茯苓、黄连）。

难经nànjīng　医经著作。又名《八十一难经》《黄帝八十一难经》。作者不详，托名秦越人撰。成书约在西汉以前（一说在秦汉之际）。本书以假设问答、解释疑难的方式编纂而成。论述以基础理论为主，也分析了一些病证。其中一至二十二难论脉诊，二十三至二十九难论经络，三十至四十七难论脏腑，四十八至六十一难论病，六十二至六十八难论穴道，六十九至八十一难论针法。诊脉以"独取寸口"为主，对经络学说和脏腑中的命门、三焦等论述则在《内经》的基础上有所推阐和发展。有多种刊本注本。

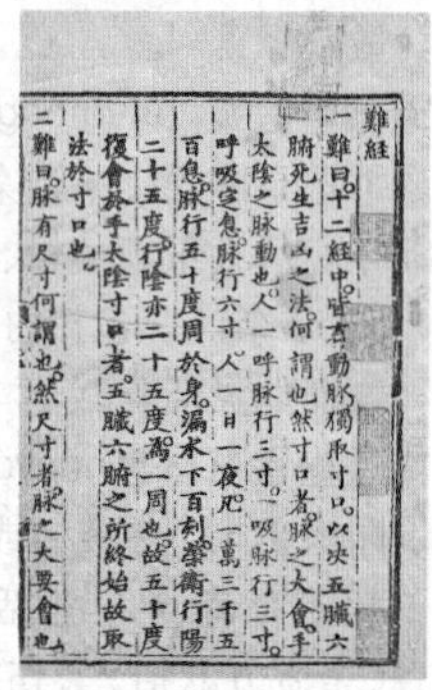
難經
一難曰十二經中皆有動脉獨取寸口以决五臟六腑死生吉凶之法何謂也然寸口者脉之大會手太陰之脉動也人一呼脉行三寸一吸脉行三寸呼吸定息脉行六寸人一日一夜凡一萬三千五百息脉行五十度周於身漏水下百刻榮衛行陽二十五度行陰亦二十五度為一周也故五十度復會於手太陰寸口者五臟六腑之所終始故取法於寸口也
二難曰脉有尺寸何謂也然尺寸者脉之大要會也

难经

难经本义nànjīngběnyì　医经著作。2卷。元代滑寿撰于1361年。作者鉴于《难经》原书有文字缺漏，编次错乱的情况，而历代注本又不够理想，遂参考元以前《难经》注本及有关医籍诠注，对其中的部分内容进行考订辨论。释义能融会诸家，结合个人见解予以发挥，在《难经》注本中影响较大。1949年后有排印本。

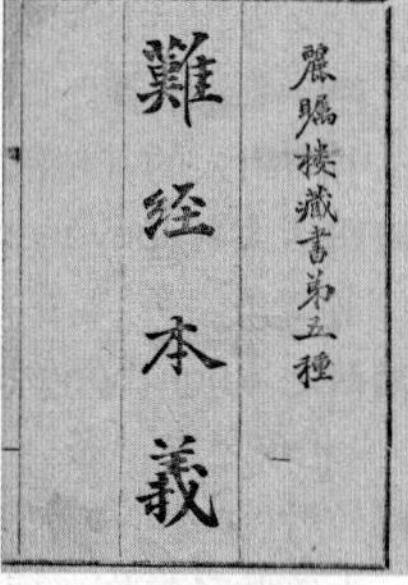

难经本义

难经敦煌古抄本nànjīngdūnhuáng gǔchāoběn　敦煌藏经洞所出医经类文献之一。载于俄藏卷子ДX11538a，为《难经》语录摘抄，是现存最早的《难经》残卷本。存有19行文字，可能抄于唐代。内容涉及今本《难经》五十三难、三十八难、三十九难、二十五难、六十八难部分文句。部分地反映出《难经》古本的原貌。另外，敦煌脉学文献组抄卷子法藏P. 3287中也包含着2行与《难经·一难》相合的残文。

难经汇注笺正nànjīnghuìzhùjiānzhèng　医经著作。3卷。卷首1卷。张寿颐撰。刊于1923年。本书主要以滑寿《难经本义》及徐大椿《难经经释》为据，参考选用历代各家《难经》注文，并结合张氏本人的见解，将《难经》原文进一步予以校注，引用资料较多，颇有参考价值，但也杂有某些主观片面的论点。1949年后有排印本。

难经集注nànjīngjízhù　医经著作。原题宋代王惟一撰。明代王九思等辑。5卷。本书是将三国时吴代吕广，唐代杨玄操，宋代丁德用、虞庶和杨康候等人的注文加以选录汇编而成。全书分经脉诊候、经络大数、奇经八脉、营卫三焦、脏腑配象、脏腑积聚、五泄伤寒、神圣工巧、脏腑井俞、用针补泻等13篇，卷末附以《音释》。这是现存最早的一种《难经》集注本。1949年后有排印本。

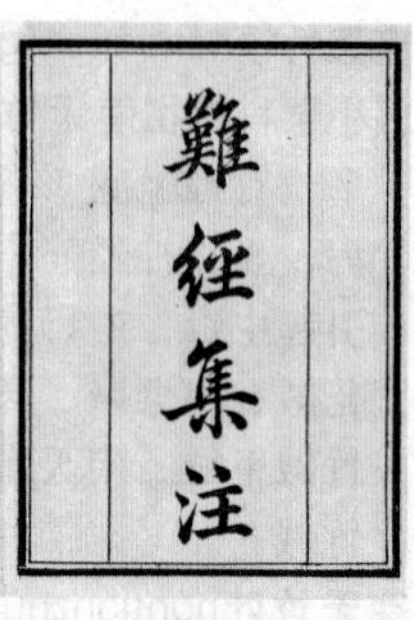

难经集注

难经解nànjīngjiě　医经著作。见邹氏纯懿庐集条。

难经经释nànjīngjīngshì　医经著作。2卷。清代徐大椿撰于1727年。徐氏注释《难经》以《内经》理论为本，对照《内经》《难经》二书有关内容，阐发义理及其学术渊源，颇有参考价值。但作者提出"《难经》之必不可违乎《内经》"的观点是错误的，书中并有一些附会的观点。

难经经释补正nànjīngjīngshìbǔzhèng　医经著作。见"六译馆医学丛书"条。

难经疏证nànjīngshūzhèng　医经著作。又名《黄帝八十一难经疏正》。2卷。日本丹波元胤撰于1819年。本书首列其父丹波元简《难经解题》1篇，元胤征引各家学说，结合个人见解补其义，其后分别将八十一难予以疏证。作者于注疏方面主要参考《难经集注》《难经本义》《难经经释》等书，所写按语补充了注文之不足，并在一定程度上考订了《难经》的原文。1949年后有排印本。

难经悬解nànjīngxuánjiě　医经著作。2卷。清代黄元御撰于1756年。黄氏根据个人阅读《难经》的心得，对八十一难予以逐段注解，注文大多简要，诠释或以《内经》理论作对照，但真正发挥义蕴的见解并不多。现有《黄氏医书三种》本等。

难经章句nànjīngzhāngjù　见"孙氏医学丛书"条。

难经正义nànjīngzhèngyì　医经著作。❶明代马莳撰于万历年间，9卷。有万历八年（1580）陈懿德序，其云："玄台以考究之妙心，察前晰后，击节廓蒙，于'八十一难'又发其变通之用，而合于越人、仓公，继樱宁之步。"今有万历间刊本，残存一至五卷。❷清代叶霖撰于1894年，6卷。叶氏认为《难经》一书"理趣深远，非浅学得窥堂奥"，遂参考诸家学说，以《内经》原文作对照排比、诠释发挥，全书辨论精要，考证颇详。现有《珍本医书集成》本。

难经直解nànjīngzhíjiě　医经著作。又名《详注难经脉诀直解》。清代莫熺撰。2卷。书成于1669年。本书是《莫氏锦囊十二种》的一种。莫氏注释《难经》以滑寿《难经本义》的理论为主，并附个人心得作为补充。

nang

囊虫病nángchóngbìng　病名。即感染囊虫引起的寄生虫病。以痰核包囊，癫痫样发作，视力障碍等症，以及检查发现囊虫为主要表现。参见"癫痫"条。

囊底nángdǐ　经外奇穴名。《太平圣惠方》："小儿胎疝，卵偏重者，灸囊后缝十字文当上三壮。"《奇效良方》列作奇穴，名囊底穴。位于男性阴囊后十字纹中。主治肾脏风疮、小肠疝气、偏坠、阴囊湿痒、睾丸炎等。艾炷灸3～5

壮，或艾条灸5~10分钟。

囊耳náng' ěr 病证名。五般聍耳之一。《疡医大全》："耳内虚鸣，常出青脓。"即震耳。详该条。

囊发nángfā 病名。出《外科活人定本》卷一。即脱囊。见该条。

囊缩nángsuō 病证名。指阴囊与睾丸上缩。出《素问·热论》。又称卵缩。属阴缩范畴。本证常与舌卷并见于危重病中。多由厥阴经受病所致。《证治要诀》卷二："厥阴舌卷囊缩。"若因阳明热盛，邪传厥阴者，宜急下存阴，用大承气汤之类。因寒邪直中者，用当归四逆汤、吴茱萸汤等方。参见"阴缩""卵缩"条。

囊脱nángtuō 病名。出《外科证治全生集》卷一。即脱囊。见该条。

囊痈nángyōng 病名。出《外科理例》卷三。又名肾囊痈。多因肝肾二经湿热下注，或外湿侵内蕴酿成毒而致。证见恶寒发热，口干喜凉饮，小便赤涩，阴囊红肿热痛。因其睾丸不肿大，故可与子痈鉴别。初起宜清利湿热，服清肝利湿汤；已成脓或脓已溃者，宜滋阴托脓，服滋阴内托散。外敷如意金黄散。余参见"外痈"条。

瀼痢nǎnglì 病证名。八痢之一。即曩痢，详该条。

瀼泄nǎngxiè 古病名。又称瀼泻。❶指停饮积食所致的泄泻。《医学入门·杂病》："停蓄饮食，数日乃泻，腹胀者，名瀼泻。枳术丸、没食子丸；烦渴或兼呕者，钱氏白术散、参苓白术散；食少肠鸣，四肢困倦者，升阳除湿汤；日止夜泻者，启脾丸。"❷肾泄的别名。《杂病源流犀烛·泄泻源流》："肾泄，即五更泄。一名晨泄，又名瀼泄。"详"肾泄"条。

曩痢nǎnglì 病证名。八痢之一。又名瀼痢。为突然暴冷而致的痢疾。其特征为小腹胀痛，赤白冻下等。治宜散寒止痢。用芍药汤加减。

齉nàng 症名。指因鼻内阻塞而发音欠清畅者。参见"鼻齆"条。

nao

硇砂náoshā 中药材。出《新修本草》。又名北庭沙。为紫色石盐晶体或氯化铵矿石。前者药材称紫硇砂或红硇砂，后者药材称白硇砂。产于青海、甘肃、新疆等地。咸、苦、辛，温，有毒。入肝、脾、胃经。消积破瘀，祛痰软坚，去翳。①治噎膈反胃，癥瘕积块，痰饮咳嗽，妇女经闭。研末服：0.3~0.9g，一般多入丸、散用。②治痈肿、疔疮、息肉、疣赘，研末或制成药膏敷贴；目翳，细粉点眼。孕妇忌服。紫硇砂主要含氯化钠，尚含铁、镁、硫化物，硫酸盐等。白硇砂主要含氯化铵，尚含钙、镁、硫酸盐等。

硇砂煎丸náoshājiānwán 《卫生宝鉴》卷十四方。附子二个（约一两），补骨脂、荜茇各一两，硇砂、木香各三钱。除附子、硇砂外，其余为末，附子炮，去皮脐，剜坑，将硇砂化水熬干为末，放附子坑内，用剜出之附子末盖口，面裹煨黄，同木香等药研匀，醋调煮糊为丸，梧桐子大，每服十五至三十丸，生姜煎汤送下。治积块痃癖，一切凝滞。

硇砂散náoshāsǎn 《外科正宗》卷四方。硇砂一钱，轻粉、雄黄各三分，冰片五厘。为末，水调浓，蘸点痔上。治鼻痔及耳痔、耳蕈、耳挺。

硇砂丸náoshāwán 《普济本事方》卷三方。❶木香、沉香、巴豆肉各一两，铜青半两，青皮二两，硇砂一分。先以木香、沉香、青皮剉细，同巴豆慢火炒令紫色，去巴豆，为细末，入硇砂、铜青研匀，蒸饼和丸，梧桐子大，每服七至十丸，空腹，食前盐汤送下，日二至三次。治疝气。❷硇砂、三棱、干姜、白芷、巴豆（去油）各半两，大黄、干漆（烧令烟尽）各一两，木香、青皮、胡椒各一分，槟榔、肉豆蔻各一个。为细末，以醋二升煎巴豆数沸，后下三棱、大黄末同煎五七沸，入硇砂同煎成膏，稠稀适中，再入诸药和匀为丸，绿豆大，每服四至五丸。年深气块，生姜煎汤送下；食积，温水送下；白痢，干姜煎汤送下；血痢，当归煎汤送下，葱酒亦可。治一切积聚，停饮心痛，痢疾。

蛲虫náochóng 人体寄生虫。九虫之一。出《诸病源候论》卷五十。《太平圣惠方》卷第九十二："夫小儿蛲虫者，此是九虫内之一虫也。形甚细小，如今之蜗虫状，亦因脏腑虚弱而致发。"

蛲虫病náochóngbìng 病名。蛲虫寄生于肠下，晚间爬出肛门产卵，而致肛门奇痒。病久长期抓痒而致肛门周围炎症、湿疹，并有面色萎黄，易怒，嗜食指甲等。治以杀虫止痒为主。内服可用苦楝根皮、百部、榧子煎剂。外治可用韭菜煎汤每晚洗肛；或用大蒜打烂成泥状，加菜油涂拭肛门周围。肛门湿疹，可用青黛散调黄连油膏外敷。

蛲虫痢náochónglì 病证名。指蛲虫等寄生于肠道引起机械性刺激所致的痢疾样腹泻。《张氏医通》卷七："蛲虫痢，其证腹大，皮肤黄粗，循循戚戚然……或痒，或（虫）从谷道中溢也。"治疗以杀虫为主。方如化虫丸、乌梅丸、扫虫煎。外用百部煎剂灌肠。后以补脾胃、清湿热调理。本病可见于肠寄生虫病。

蛲疳náogān 病证名。出《诸病源候论》卷十八。五疳之一。详"五疳"条。

蛲瘕náojiǎ 病证名。指蛲虫结聚于肠胃而形成的瘕病。《史记·扁鹊仓公列传》："蛲瘕为病，腹大上，肤黄粗，循之戚戚然。"参"见瘕"条。

脑nǎo 奇恒之腑之一。又名髓海、头髓。指颅腔中的髓质，下通脊髓。《说文》："脑，本作，头髓也。"《灵枢·海论》："脑为髓之海，其输上在于其盖，下在风府。"脑与全身骨髓有密切联系。《素问·五藏生成》："诸髓者，皆属于脑。"脑为精髓和神明高度汇聚之处，人的视觉、听觉、嗅觉、感觉、思维记忆力等，都与脑的作用有关。《素问·脉要精微论》："头者，精明之府，头倾视深，精神将夺矣。"《脾胃论》："张洁古曰：视听明而清凉，香臭辨而温暖，此内受脑之气而外利九窍者也。"《本草纲目》强调"脑为元神之府。"金正希曰："人之记性皆在脑中。"（《医林改错》转引）。因此，脑是人体极其重要的器官，是生命要害的所在。

脑崩nǎobēng 病名。鼻渊之别名。《外科大成》卷三："鼻渊者，鼻流浊涕黄水腥秽是也，又名脑崩。"详"鼻渊"条。

脑长头大nǎochángtóudà 病证名。指大头畸形。《太平圣惠方》卷八十二："小儿脑长头大，囟开不合，臂胫小，不能胜头。"常伴有智力发育不全，视力和听力障碍，约有半数病儿发生惊厥。治以固肾为主，地黄丸内服；南星、白蔹为末，醋调，摊布上，烘热贴敷囟门，以纱布包扎。亦可用烫药方（半夏、川芎、细辛、桂心、川乌头）

研末，煮热，温熨囟门。

脑卒中nǎocùzhòng 病名。详“脑中风”条。

脑得生颗粒nǎodéshēngkēlì 中成药。见《中华人民共和国药典（一部）》（2020）。三七 156g，川芎 156g，红花 182g，葛根 522g，山楂（去核）314g。以上五味，按颗粒剂工艺制成，每袋装 3g。口服。一次 1 袋，一日 3 次。活血化瘀，通经活络。用于瘀血阻络所致的眩晕、中风，症见肢体不用、言语不利及头晕目眩，应用于脑动脉硬化、缺血性脑卒中及脑出血后遗症见上述证候者。

脑顶风nǎodǐngfēng 病证名。出《颅囟经》。指小孩无故摇头的病证。系由肝风内动所致。临床可伴有惊搐、咬牙、弄舌等。须依据具体病情，辨证施治。

脑发nǎofā 病名。出《外科启玄》卷四。指发于头巅顶部的痈，由热毒上壅，凝聚而发。证治见外痈条。

脑发疽nǎofājū 病名。出《疡医准绳》卷三。即勇疽。见该条。

脑风nǎofēng 病证名。指风冷袭侵脑户的病证。见《素问·风论》。《圣济总录》卷十五：“风生高远，始自阳经，然督脉阳维之会，自风府而上至脑户。脑户者，督脉足太阳之会也……今风邪客搏其经，稽而不行，则脑髓内弱，故项背怯寒，而脑户多风冷也。”《证治准绳·头痛总论》：“项背怯寒，脑户极冷，神圣散主之。”亦指邪气上熏而头痛不止之症。《杂病源流犀烛·身形病源流》：“亦有风邪但攻于上焦，而邪气上熏，令人日夜头痛不止者，亦为脑风，宜太阳丹。”参“见头风”“头痛条”。

脑缝nǎofèng 头部颅骨相互吻合之齿状缝线。顶骨与额骨吻合的缝线称冠状缝，顶骨与顶骨吻合的缝线叫顶缝，顶骨与枕骨吻合的缝线叫人字缝，顶骨与颞骨吻合的缝线叫顶颞缝，蝶骨与额骨吻合的缝线称蝶额缝，枕骨与乳突吻合的缝线称枕乳突缝。

脑盖nǎogài ❶头部覆盖包围脑髓的骨骼部分。主要由左、右顶骨和部分额骨、枕骨构成。❷经穴别名。出《针灸甲乙经》。即络却。见该条。

脑盖骨nǎogàigǔ 骨名。又名天灵盖。详该条。

脑疳nǎogān 病证名。出《颅囟经》。为头部生疮的一种疳疾。多由小儿平素感受风热，失于发散，加以乳食不调，中气内虚，风热乘虚上犯头部所致。症见头上生疮疡，头热，毛发焦枯如穗，甚至脱落光秃，鼻干，心烦，疲倦，困睡，目睛无神，腮肿囟凸，身热汗出不解等。治宜用龙胆泻肝汤，清热败毒；继用肥儿丸，健脾消疳。

脑膏nǎogāo 即耵聍。详该条。

脑骨伤nǎogǔshāng 病名。见《仙授理伤续断秘方》。脑骨包括囟骨、颠顶骨、凌云骨、山角骨、后山骨等。多因跌打、碰撞等暴力所致。一般常有头颅骨折和脑髓损伤。伤处可伴有局部肿胀，甚则颅骨凹陷，眼结膜出血，或流出脑脊液，昏睡不知人事。轻者伤后出现暂时性昏迷，逐渐清醒，但以后多留有头昏、头痛、恶心、呕吐和嗜卧一类后遗症；重者清醒一段时间后会再度陷入昏迷，两瞳孔不对称，或伴有抽搐、惊厥、偏瘫、脉数而弱，呼吸不规则，渐趋危亡；严重者可立即死亡。初起昏迷时，治宜宣窍开闭，内服八厘散、苏合香丸、安宫牛黄丸或至宝丹；伴高热时用紫雪丹；外敷混元膏；伤重颅骨凹陷者，应即配合手术急救处理。清醒后，宜接骨散瘀，服八厘散、正骨紫金丹，仍有抽搐者，宜平肝息风，兼服天麻钩藤饮；头晕，恶心，呕吐者，和胃降逆，活血化瘀，服柴胡细辛汤、玉枢丹。后期恢复时，益气养阴，用补中益气汤、杞菊地黄汤、八珍汤等。

脑后nǎohòu 头部的后方。

脑后顶门nǎohòudǐngmén 后囟之别称。出《奇效良方》。婴幼儿元气充实者则脑后顶门坚实而矫健。

脑后发nǎohòufā 病名。出《仙传外科秘方》卷九。即脑疽。见该条。

脑后骨nǎohòugǔ 见《伤科汇纂》。即脑杓。详该条。

脑户nǎohù ❶头的后方，枕骨部位。《素问·至真要大论》：“太阳之胜……头项囟顶脑户中痛。”❷经穴名。代号 GV17。出《素问·刺禁论》。别名匝风、会额、合颅。属督脉。督脉、足太阳之会。位于头正中线，风府穴直上 1.5 寸，当枕骨粗隆上缘凹陷处。布有枕大神经分支和左右枕动、静分支。主治癫痫，头晕，失眠，项强，喑不能言及枕神经痛等。沿皮刺 0.5～0.8 寸。艾条灸 5～10 分钟。

脑黄nǎohuáng 病证名。黄疸二十八候之一。《诸病源候论·黄病诸候》：“热邪在骨髓，而脑为髓海，故热气从骨髓流入于脑，则身体发黄，头脑痛，眉疼，名为脑黄候。”治宜石膏散等方。参见黄疸有关条。

脑疽nǎojū 病名。为生于脑后发际正中的有头疽。出《集验背疽方》。又名对口、对口发、对口疮、对口疽、对口疔、对口痈、脑瘰、落头疽、项疽、项中疽、脑后发、脑痈、大疽。其虚证又称为脑烁。患部系督脉、膀胱经之循行处，多因膀胱经湿热邪毒上壅或阴虚火炽，热邪上乘所致。由于头为诸阳之会，脑为髓海，疽发之后，毒邪内陷，易伤脑髓，致神志昏愦而成险证。证治见“有头疽”条。有的文献记载本证患部忌灸及热烘法。但当急灸足三里穴 5 壮，气海穴 3～7 壮，仍服凉血化毒药；或以骑竹马灸法灸之。

脑空nǎokōng 经穴名，代号 GB19。出《针灸甲乙经》。别名颞颥。属足少阳胆经。足少阳、阳维之会。位于后头部，风池穴直上，与枕骨粗隆上缘相平处（《针灸甲乙经》《循经考穴编》《针灸集成》等）。布有枕大神经分支和枕动、静脉分支。主治头痛，目眩，颈项强痛，心悸，耳鸣，癫痫等。沿皮刺 0.3～0.5 寸。艾条灸 5～10 分钟。

脑流青盲眼nǎoliúqīngmángyǎn 病名。《外台秘要》卷二十一：“眼无所因起，忽然膜膜，不痛不痒，渐渐不明，久历年岁，遂至失明，令观容状，眼形不异，惟正当眼中央，小珠子里，乃有其障，作青白色，虽不辨物，犹知明暗三光，知昼知夜，如此之者，名作脑流青盲眼……宜用金篦决。”属圆翳内障。详该条。

脑瘤nǎoliú 病名。即以部位固定的局限性头痛，颅骨外压痛，并出现脑部受压所致的相应的麻木、瘫痪等症为主要表现的疾病。

脑漏nǎolòu 病名。鼻渊的俗称。《景岳全书·鼻证》：“鼻渊证，总由太阳督脉之火，甚者上连于脑，而津津不已，故又名为脑漏。”《医醇賸义·脑漏》：“脑漏者，鼻如渊泉，涓涓流涕，致病有三：曰风也，火也，寒也。鼻为肺窍，司呼吸以通阳，贼风侵入，随吸入之气上彻于脑，以致鼻窍不通，时流清涕，此风伤之脑漏也。阳邪外烁，肝火内燔，鼻窍半通，时流黄水，此火伤之脑漏也。冬月邪寒，感冒重阴，寒气侵脑，鼻窍不通，时流浊涕，此寒伤之脑漏也。”参见“鼻渊”条。

脑鸣nǎomíng ❶症名。头脑鸣响的简称。亦称天白蚁。指头内如有虫蛀鸣响。《杂病源流犀烛·头痛》："有头脑鸣响，状如虫蛀，名曰天蚁者，宜茶子末吹鼻，效。"《张氏医通·诸痛门》："头内如虫蛀响者，名天白蚁，多属于火，亦有因痰湿在上者。丹溪云，瘦人皆属于火，宜薄荷、栀子、茯苓、甘草、细辛、川芎、黄芩、石膏、芽茶之类；肥人皆属湿痰，半夏、茯苓、枳实、黄连、天麻、胆星、苍术、黄柏、芽茶之类。戴复庵云，头中鸣响，有虚有实。实者用凉膈散、礞石丸下夺之；虚者非独参、保元、六味、八味、茸朱丹、鹿茸丸等药调补不应也。"参见"天白蚁"条。❷病名。以自觉脑内如虫蛀鸣响为主要表现的疾病。

脑逆头痛nǎonìtóutòng 病证名。厥逆头痛的别称。见《世医得效方》卷十。详"厥逆头痛"条。

脑衄nǎonǜ 病证名。指鼻出血甚者。《医宗金鉴·杂病心法要诀》："鼻出血如泉，曰脑衄。"《血证论》："脑衄者，口鼻俱出血也。乃鼻血多，溢从口出，非别有一道来血也。亦非真从脑髓中来，此不过甚言鼻衄之重，而因名之曰脑衄耳。"宜参苏饮，用人参益气止血，苏木行血祛瘀。如衄甚不止，气短肢厥，气随血脱者，可用独参汤加附子浓煎呷服。参见鼻衄有关各条。

脑热nǎorè 病证名。《太平圣惠方》卷八十四："夫小儿肺脏壅滞有热，上攻于脑，则令脑热也。"脑热则引起鼻干，口渴，心烦，不寐等。宜以清热养液为治。

脑热注目nǎorèzhùmù 病证名。出《小儿卫生总微论方》。指小儿风热入脑而睑涩常闭不开者。宜用明目饮（方见"慢肝风"条）。

脑砂nǎoshā 病证名。《医学入门》："（鼻）有流臭黄水者，甚则脑亦作痛，俗名脑砂。"参见"鼻渊""控脑砂"等条。

脑杓nǎosháo 又名脑后骨。枕骨的枕鳞部分，以其形如杓，故名。《伤科汇纂》："脑后骨者，俗呼脑杓。"

脑渗nǎoshèn 病名。见《医学准绳六要》。即鼻渊。详该条。

脑湿nǎoshī 古病名。《诸病源候论》卷三十一："脑湿，谓头上忽生肉如角，谓之脑湿，言脑湿气蕴蒸冲击所生也。"本病相当于皮角，先用双套结齐根结扎，再以千金散外敷，以净根蒂。

脑烁nǎoshuò 病证名。指脑疽之虚证。初起形如椒粒，坚硬紫暗，渐肿如横木，甚则上至巅顶，下至大椎，色如灶烟，硬不见脓，即损外皮，形如犬咬去肉之迹，溃而不敛，难愈。此证由阴精枯涸，毒火上炎所致。治当补阴精，泄毒火。《灵枢·痈疽》："阳气大发，消脑留项，名曰脑烁，其色不乐，项痛而如刺以针，烦心者，死不可治。"

脑髓nǎosuǐ 脑和脊髓的合称。《灵枢·经脉》："人始生，先成精，精成而脑髓生。"《医林改错》："精汁之清者，化而为髓，由脊骨上行入脑，名曰脑髓。"参见"脑""髓"各条。

脑髓不足nǎosuǐbùzú 头缝开解的病机。"小儿年大头缝开解而不合者，肾主髓，脑为髓海，肾气有亏，脑髓不足，所以头颅开而不合也"（《婴童百问》）。

脑漯nǎotà 病名。《刘涓子鬼遗方》卷四："阳气大发，消脑，名曰脑漯。其色不乐，项痛如刺以针，头乘心者，不治。"即脑疽。详该条。

脑痛nǎotòng 病证名。指外邪入脑而致的头脑剧痛。见《中藏经》卷中。《脉因证治·头目痛》："脑痛。乃风热乘虚而入于脑，以辛凉之药散之行之……羌活汤，治风热壅盛，上攻头目，昏眩疼痛及脑疼。"《医钞类编》卷十二："冬月大寒入脑，令人脑痛连齿痛，名曰脑痛。肾虚者多患之，缓治则死，急宜羌活附子汤。又风寒湿犯脑头痛，脑痛项筋急，头动摇，以及脑痛连齿等证。宜羌活散、麻黄散、细辛散、白芷散、蝎梢散。"参见"脑风"条。

脑泻nǎoxiè 病证名。指鼻涕脓臭者。《普济方》卷五十七："脑泻臭秽。"属鼻渊类。参见"鼻渊"条。

脑痈nǎoyōng 病证名。出《疡科选粹》卷三。即脑疽之易破者。见"脑疽"条。

脑蒸nǎozhēng 病证名。二十三蒸之一。见《诸病源候论·虚劳骨蒸候》。详"二十三蒸"条。

脑中风nǎozhòngfēng 病名。又称脑卒中。多因气血逆乱、脑脉痹阻或血溢于脑所致。以突然昏仆、不省人事、肢体麻木、舌蹇不语、口角㖞斜、饮水发呛、半身不遂为主要表现。起病急，变化快，具有善行数变的特点。参见"中风"条。

脑转耳鸣nǎozhuàn'ěrmíng 病证名。系指头目眩晕而兼耳鸣。《灵枢·海论》："髓海不足，则脑转耳鸣，胫酸眩冒。"由肾虚髓海不足所致。可见于今之梅尼埃病等病。

闹狗药nàogǒuyào 中药材。见《昆明民间常用草药》。为青羊参之别名。详该条。

闹羊花nàoyánghuā 中药材。出《本草纲目》。又名黄杜鹃花、老虎花、黄喇叭花、石棠花、踯躅花。为杜鹃花科植物羊踯躅 *Rhododendron molle* G. Don 的干燥花。主产于江苏、浙江、湖北、湖南等地。辛，温，有大毒。归肝经。祛风除湿，散瘀定痛。用于风湿痹痛，偏正头痛，跌仆肿痛，顽癣，煎服 0.6～1.5g，浸酒或入丸散；捣烂擦皮肤顽癣，疥疮，癞痢头；煎水含漱治龋齿痛。本品内服宜慎，中毒时可出现恶心、呕吐、腹泻、心跳缓慢、血压下降、动作失调、呼吸困难等症，严重者因呼吸停止而死亡。孕妇忌服。本品有较强毒性含毒性成分八厘麻毒素和石楠素。还含梫木毒素、木藜芦毒素Ⅲ、山月桂萜醇等。混悬液、浸剂、酊剂均有镇痛作用，其镇痛指数与阿片相似。但剂量加大，作用不见增加而毒性显著增加。木毒素有降压、减慢心率作用，本品对昆虫与人均有毒性。对人可致心律不齐、呼吸困难及惊厥等。

闹羊花根nàoyánghuāgēn 中药材。见《本草纲目拾遗》。为羊踯躅根之别名。详该条。

闹羊花子nàoyánghuāzǐ 中药材。见清代汪连仕《采药书》。为六轴子之别名。详该条。

闹鱼花nàoyúhuā 中药材。见《本草纲目》。为醉鱼草之别名。详该条。

淖nào ❶湿盛。《素问·阴阳别论》："淖则刚柔不和，经气乃绝。"❷柔润、滑润。《灵枢·卫气失常》："膏者，其肉淖而粗理者，身寒。"

淖泽nàozé 淖，滑润之意；泽，作濡润解。即濡润流利。《素问·离合真邪论》："夫邪之入于脉也，寒则血凝泣，暑则气淖泽。"《灵枢·刺节真邪》："脉淖泽者，刺而平之。"《灵枢·决气》："淖泽注于骨"。

臑nào 人体部位名。即现代解剖学上所称的肱部。在肩下肘上部。见《灵枢·经脉》。或专指肱二头肌部。《类经图翼》："肩髃下内侧对腋处，高起软白肉也。"

臑骨nàogǔ 骨名。即肱骨。《医宗金鉴·正骨心法要旨》："臑骨，即肩下肘上之骨也。"

臑骨伤nàogǔshāng 病名。见《医宗金鉴》卷八十八。臑骨即肱骨。多因跌打、坠撞而折伤。通常易发生肱骨头部、干部及踝部骨折。局部肿胀、疼痛，活动受限，并有骨声，甚则出现假关节。折端有移位者，宜手法整复后夹缚固定；无移位者，夹缚固定。用药详见“骨折”条。

臑骨突出nàogǔtūchū 病名。见《医宗金鉴》卷八十八。臑骨即肱骨，指肩关节脱臼后肱骨头离位，明显突出。证治详肩胛骨出条。

臑会nàohuì 经穴名，代号 SJ13。出《针灸甲乙经》。别名臑髎、臑交。属手少阳三焦经。手少阳、阳维之会。位于肩髎与肘尖（尺骨鹰嘴）连线上，肩髎直下 3 寸，当三角肌后缘处。布有臂背侧皮神经、桡神经肌支，深层为桡神经，并有中侧副动、静脉通过。主治肩臂痛、瘿气、瘰疬、上肢麻痹等。直刺 1 ~ 1.5 寸。艾炷灸 3 ~ 5 壮，或艾条灸 5 ~ 10 分钟。

臑交nàojiāo 经穴别名。出《针灸甲乙经》。即臑会。见该条。

臑髎nàoliáo 经穴别名。出《针灸甲乙经》。即臑会。见该条。

臑俞nàoshù 经穴名，代号 SI10。出《针灸甲乙经》。属手太阳小肠经，手太阳、阳维、阳之会。位于肩后，当腋后纹头直上，肩胛冈下缘处。一说“肩贞上一寸，外开八分”（《针灸集成》）。布有臂后皮神经及腋神经，深层为肩胛上神经。并有旋肱后动、静脉，深层为肩胛上动、静脉。主治肩背痛、臂酸无力、瘰疬、肩关节周围炎等。直刺 0.5 ~ 1 寸。艾炷灸 3 ~ 7 壮，或艾条灸 5 ~ 15 分钟。

臑痈nàoyōng 病证名。出《证治准绳·疡医》卷三。又名病藕包、藕包、藕包毒。臑即上臂，臑痈指生于上臂之痈。由风温或风火邪毒凝结而成。初起状如粟米样疹，或起一粒僵疙瘩者，逐渐热焮肿痛，以至绕臂臑漫肿。无晕者为顺，有晕者为逆。其症轻而结肿如鹅卵者称藕包毒。治法见“外痈”条。

N

nei

内nèi 里面。与外相对。《素问·调经论》：“阳虚则外寒，阴虚则内热。”另见“内 nà”条。

内八卦nèibāguà 推拿穴位。即八封。详该条。

内闭外脱nèibìwàituō 病机。见《温病条辨·上焦篇》。指邪气盛实郁闭于内，元气衰微脱失于外的病理变化。热邪炽盛，或湿聚酿痰，或瘀血阻滞，或风火相煽，或气血上逆，以致邪实壅阻，清窍闭塞；同时邪气严重损伤元气，元阳虚衰，阴血大亏，则气机出入失常，形成内闭外脱，病情危重。参见“闭证”“脱证”等条。

内补当归建中汤nèibǔdāngguījiànzhōngtāng 《备急千金要方》卷三方。当归四两，芍药、生姜各六两，甘草二两，桂心三两，大枣十枚。为粗末，水煎，一日分三次服。治产后虚羸，腹中痛，呼吸少气，或小腹拘急，痛引腰背，不能饮食。若大虚，加饴糖六两（烊化）；若出血过多，崩伤内竭不止者，加地黄六两、阿胶（烊化）二两。

内补当归丸nèibǔdāngguīwán 《证治准绳·女科》卷一方。炒当归、炒阿胶、白芷、续断、炮姜、川芎、炙甘草各四两，熟地黄五钱，炮附子、白芍药、肉桂各二两，吴茱萸、白术各三两，炒蒲黄八钱。为末，炼蜜为丸，梧桐子大，每服五十丸，空腹温酒送下。补血益气，温阳止血。治气血虚损，月经不调，或崩中漏下，失血过多，形体羸困及月经将至而腰腿重痛。

内补黄芪汤nèibǔhuángqítāng 《证治准绳·疡医》卷二方。黄芪（盐水炙）二钱，熟地黄（酒拌）、人参、茯苓、炙甘草各五分，芍药（炒）、川芎、官桂、远志（去心，炒）、当归（酒拌）各八分，麦冬（去心）五分。加生姜三片、大枣二枚，水煎，食远服。治痈疽溃而反痛者。

内补黄芪丸nèibǔhuángqíwán 《外科精要》卷下方。黄芪八两，木香、肉桂、沉香、乳香各一两，当归三两，绿豆末四两。为细末，用姜汁绿豆粉糊为丸，熟水送下。治针砭所伤，恶寒发热，脓水不止，肌肉不生，疮口不敛。

内补鹿茸丸nèibǔlùróngwán 《卫生宝鉴》卷十五方。鹿茸（酥炙）、菟丝子（酒浸）、炒蒺藜、紫菀、白蒺藜、肉苁蓉、官桂、炮附子、阳起石、蛇床子（酒浸）、桑螵蛸、黄芪各等分。为末，炼蜜为丸，梧桐子大，每服三十丸，食前温酒送下。功能养血和血。治男子劳伤思虑，阴阳气虚，阳痿遗精，白淫。

内补十宣散nèibǔshíxuānsǎn 见《医宗金鉴·外科心法要诀》卷六十六。即化毒排脓内补十宣散。见该条。

内补丸nèibǔwán 《女科切要》卷二方。鹿茸、菟丝子、沙苑蒺藜、紫菀、黄芪、肉桂、桑螵蛸、肉苁蓉、制附子、茯神、白蒺藜。为末，炼蜜为丸，绿豆大，每服二十丸，食远温酒送下。治妇人阳虚白淫。

内补芎䓖汤nèibǔxiōngqióngtāng 《备急千金要方》卷三方。川芎、干地黄各四两，芍药五两，桂心二两，甘草、干姜各三两，大枣四十枚。为末，水煎服，日三次。功能养血和血，温里散寒。治产后虚羸，崩伤过多，虚竭，腹中绞痛。若微寒下利，加附子三两。

内缠喉风nèichánhóufēng 病名。系指缠喉风以咽喉内红肿疼痛等为其主要症状者。多由脏腑积热，火毒上炎所致。症见咽喉内红肿疼痛，胸闷气紧，甚者红肿疼痛连及胸前，发热恶寒。《咽喉经验秘传》：“恶寒恶痛名阴毒，内外五形气短促，胸前红肿作多寒，若有红丝针贯速。”治宜清热泻火、消肿解毒。可选用清瘟败毒饮、五味消毒饮等加减。参见“缠喉风”条。

内床nèichuáng 指牙齿受牙龈裹护的部分。《奇效良方》卷六十二：“外板则为牙，内床则为齿。”

内吹nèichuī 病名。出《疮疡全书》。即妊娠乳肿。清代何荣《胎产金针》：“凡孕妇胎前两乳硬肿疼痛，寒热并发者，此名内吹。”参见“妊娠乳肿”条。

内吹乳nèichuīrǔ 病名。出《疮疡全书》。指妊娠六七个月，胎气旺盛，肝气郁结，胃热壅滞，致使肝胃二经，经络瘀阻，乳房结肿疼痛，谓之内吹乳。若色红者，多属热，宜柴胡清肝散；不红者，为气郁，宜逍遥散。参见“妊娠乳肿”条。

内丹nèidān 气功术语。道家称进行气功练功活动，吐故纳新，为炼内丹。

内吊nèidiào 病名。出《外科大成》卷四。多因寒邪侵袭肝肾二经而致。症为阴囊肿痛，连及少腹，甚或睾丸上缩，待痛止还纳原位。宜内服乌梅散。

内钓nèidiào 病证名。出《幼科发挥》。惊风的一种类型。临床以内脏抽掣，腹痛多啼为特征。多由内伤寒冷所致。因寒则拘急，内脏掣痛。明代陈治《幼幼近编》：“内钓属脾胃虚寒，寒主收引，故伛偻拳曲，腹痛多啼，唇黑囊肿也。”治宜温中定痛，用理中汤加木香、吴茱萸、肉桂。

内钓似痫nèidiàosìxián 病证名。急惊风类证之一。小儿内钓，表现腹痛多啼，唇黑囊肿，伛偻反张，眼内有红筋斑白者，即为此证。为寒气壅结所致。治宜温经散寒，用木香丸（《幼科发挥》）。

内疔nèidīng 病名。出《疡医准绳》卷二。内疔者，先发寒热，体痛、头痛，数日后，胸腹、背胁、头面手足间有一处甚痛而肿起，即内疔所发之处。急用霹雳火汗之，并内服败毒散。若毒势不尽，憎寒壮热不减，宜服五味消毒饮、黄连解毒汤、蟾酥丸。外用野菊花根、叶捣烂敷之。

内毒nèidú 病证名。指内发的热毒。表现为痈疮、发癍或吐血、衄血，神志不清，舌绛，苔焦甚或起芒刺，脉浮大而数或六脉沉细而数等。

内发丹毒nèifādāndú 病名。出《证治准绳·疡医》卷四。为丹毒发于腰胁者。多由热毒兼肝火而致。治宜清热解毒，泻肝火，内服化癍解毒汤加柴胡、黄芩、山栀等，亦可于患处针刺放血。见“丹毒”条。

内烦nèifán 症名。指伏热或吐后引起的心胸烦热或烦闷。《素问·本病论》：“伏热内烦。”《伤寒论·辨太阳病脉证并治》：“太阳病吐之，但太阳病当恶寒，今反不恶寒，不欲近衣，此为吐之内烦也。”《注解伤寒论》卷五：“吐后心烦，谓之内烦。”参见“虚烦”条。

内泛nèifàn 病证名。指眦角内胬肉泛白的病证。本病一般处于静止状态，不发展，勿需治疗。

内风nèifēng ❶古病名。指因房劳汗出，风邪乘袭的病证。《素问·风论》：“入房汗出中风，则为内风。”《增补内经拾遗方论·内风》：“新房室竟，取风，为内风。其状恶风，汗流粘衣被，此其候也，大补黄芪汤。”❷病机。指肝风。与外风相对而言。《临证指南医案·中风》华岫云按：“今叶氏发明内风，乃身中阳气之变动。肝为风脏，因精血衰耗，水不涵木，木少滋荣，故肝阳偏亢，内风时起，治以滋液息风，濡养荣络，补阴潜阳。如虎潜、固本、复脉之类是也。”参肝“风内动”条。

内府nèifǔ 指六腑。《灵枢·邪气藏府病形》：“荥输治外经，合治内府。”

内疳nèigān 病证名。疳疾的一种类型。出《小儿药证直诀》。指疳病时间长，病位在心、腹、胃、肠的证候。《证治准绳》：“小儿乳食，心腹虚胀，眼目涩痒，体热皮枯，肠胃不和，痢下五色，渐渐羸瘦，虫蚀肛肠，日月弥深，痢转不止。”由脏腑虚冷所致，治宜厚肠丸（李东垣方：陈皮、半夏、苍术、人参、麦芽、枳壳、神曲末、青皮、厚朴）。

内疳疮nèigānchuāng 病名。出《疡科选粹》卷三。指生于上腭部之疳疮。症见上腭焮肿，状似莲蓬，渐大而下垂，饮食及牙关开阖不利；或身发寒热，口渴，舌红苔黄，脉数有力。多由火毒炽热所致。治宜泻火解毒，消肿利咽，可用五味消毒饮、仙方活命饮加减化裁，外用吹药。参见“上腭痈”条。

内功按摩nèigōng'ànmó 即运气按摩。见该条。

内固清心散nèigùqīngxīnsǎn 《外科正宗》卷一方。茯苓、朱砂、人参、玄明粉、白豆蔻、甘草、乳香、雄黄、冰片各一钱，绿豆粉二两。为细末，每服一钱五分，蜜汤调下，不拘时服。治痈疽、发背、对口、疔疮，热甚焮痛，烦躁饮冷者。

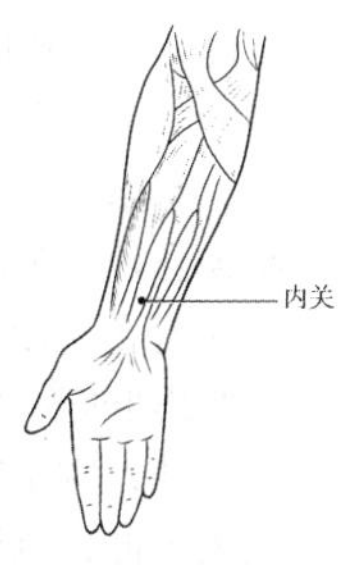

内关

内关nèiguān ❶病证名。阴邪极盛，积聚于内，不能与阳气相交所致的病证。《灵枢·终始》：“脉口四盛，且大且数者，名曰溢阴。溢阴为内关，内关不通，死不治。”❷经穴名。代号 PC6。出《灵枢·经脉》。属手厥阴心包经。手厥阴之络穴。八脉交会穴之一，通于阴维。位于前臂掌侧，腕横纹上 2 寸，当掌长肌腱与桡侧腕屈肌腱之间。布有前臂内、外侧皮神经，正中神经掌皮支，深层有前臂掌侧骨间神经，并有前臂正中动、静脉，深层有前臂掌侧骨间动、静脉通过。主治心痛，惊悸，胃痛，呕吐，呃逆，健忘，失眠，胸胁痛，癫狂，痫症，疟疾，肘臂挛痛，以及休克、心律不齐、心绞痛、神经衰弱、精神分裂症、癔病、无脉症等。直刺 0.5～1 寸。艾炷灸 3～5 壮，或艾条灸 5～10 分钟。

内关外格nèiguānwàigé 脉象。脉过于尺下部位，为阳气关闭于内，阴气被格拒于外，故称。《难经·三难》：“遂入尺为复，为内关外格，此阴乘之脉也。”

内观nèiguān 气功术语。即反目内观脏腑等部位。又称内视。出《列子·仲尼》。“务外游，不知务内观，外游者，求备于物；内观者，取足于身”。“内”是指人体内部，是与体外环境相对而言；“观”是指气功入静状态中自我保持的意念，与自发的意识活动相对而言。

内寒nèihán 病机。因阳气虚弱，脏腑功能衰退而引起水液运化障碍、浊阴潴留、阴寒内盛的病机。阳虚则阴盛，“阴盛则内寒”（《素问·调经论》）。可引起内寒证。《素问·至真要大论》：“诸病水液，澄澈清冷，皆属于寒。”脾主运化水湿，肾主水液调节，肾阳为人身阳气之本，故本证实由脾肾阳虚所致。临床表现为吐泻、腹痛、手足逆冷，或水肿痰饮等。本证患者之痰涎涕唾及小便多以澄澈清冷或大便稀薄为特点。

内红消nèihóngxiāo 见《江西中药》。为红木香之别名。详该条。

内踝nèihuái 骨名。又名合骨。出《灵枢·本输》。解剖学同名骨。即胫骨下端向内的骨突。见“踝骨”条。

内踝尖nèihuáijiān 经外奇穴名。代号 EX－LE8。出《备急灸法》。见“足两踝”条。

内踝疽nèihuáijū 病名。见《证治准绳·疡医》卷四。即发于内踝处的附骨疽。《外科真诠》卷上：“内踝疽生于足踝近腕之处，内属三阴经，外属三阳经，俱有寒湿下注。血凝气滞而成。初起坚硬漫肿，皮色不变，时时隐痛，难于行立。”并可成脓，溃破外溢，久而不敛。类似踝关节结核及骨髓炎。治疗：初起温经燥湿，服疮科流气饮加牛膝、木瓜、防己；外敷乌龙膏。参见“附骨疽”条。

内踝上nèihuáishàng 经外奇穴名。《备急千金要方》：“诸风，若筋急不能行者，内踝筋急，灸内踝上四十壮。”近代《针灸经外奇穴图谱》列作奇穴，名内踝上。定位在内踝上缘上 1 寸，胫骨内缘处。

内黄nèihuáng 病证名。黄病二十八候之一。《诸病源候论·黄病诸候》：“热毒气在脾胃，与谷气相搏，热蒸在内，不得宣散，先心腹胀满气急，然后身面悉黄，名为内黄。”治宜选用栀子散、茵陈散、三黄散等方。参见“黄疸”条。

内火喘逆nèihuǒchuǎnnì 病证名。指阴虚火旺犯肺所致的气喘。《症因脉治·喘症论》："内火喘逆之因：内而欲心妄动，外而起居如惊，五志厥阳之火，时动于中，煎熬真阴，精竭血燥，内火刑金，肺气焦满而喘逆作矣。"症见喘逆自汗，五心烦热，口燥唇焦，得食稍减，少顷复发，时作时止，面赤便秘等。治宜审察火动之原，随证施治。如肾虚肝旺，宜养阴制火，用门冬饮子、家秘肝肾丸；肝火上冲，宜柴胡清肝散；心火上炎，宜导赤各半汤；脾胃之火上冲，宜清胃汤；肺火煎熬，宜石膏泻白散等方。参见"阴虚喘""火喘"条。

内急nèijí 症名。❶指在内的筋脉拘急。《灵枢·经筋》："手少阴之筋……其病内急，心承伏梁，下为肘网（《甲乙经》卷二及《黄帝内经太素》卷十三作"肘纲"）。"❷大便急迫。

内急外弛nèijíwàichí 病证名。多因椒疮失治，睑内脉络壅遏闭阻，失于濡养所致。《原机启微》："急者紧缩不解也，弛者宽纵不收也……不解不收，皆为病也。"症见胞睑外皮松弛而内面紧急，以致睑缘向内卷缩，睫毛随之倒入。本症宜手术矫正。详"皮宽弦紧"条，并参见"椒疮"及"倒睫拳毛"等条。

内家拳nèijiāquán 结合气功的一种拳术名称。据传始于宋代张三丰。张精于少林拳，并有所发展，增加了点穴法等。著名的八卦掌、太极拳、形意拳等都属此类。

内经nèijīng ❶医经著作。《黄帝内经》的简称。《黄帝内经》包括《素问》和《灵枢》二书。详"素问""灵枢经"条。❷指行于脏腑的经脉。《黄帝内经太素》："十二经脉，入腑脏者，以为内经。"

内经辨惑提纲nèijīngbiànhuòtígāng 医经著作。陈无咎撰，约成书于1931年。作者深研《内经》，对其疑难学理予以辨析、解惑。前二编均先列提纲予以阐论，其内容包括言气、言脏、言诊、言病、言变、言输、举针等目。并对《素问》58篇之惑予以辨析。第三编论《皮部论》等10篇为"续"，《天元纪大论》等7篇为"伪"，《刺法论》《本病论》2篇为"篡"。论辨精辟，不落窠臼。现存1984年浙江科学技术出版社排印本。

内经辩言nèijīngbiànyán 医经著作，不分卷。清代俞樾（曲园）撰于1850年。此书乃俞氏《读书余录》之一。总收48条《内经》经文。俞氏发挥其考据之长，以决《内经》之疑、之阙、之异，以断注家之失、之得、之误。考据精确，使《内经》中不少疑点涣然冰释。如《素问·四气调神大论》有"道者，圣人行之，愚者佩之"一句，王冰注曰："圣人心合于道，故勤而行之；愚者性守于迷，故佩服而已。"俞氏辨之曰："佩当为倍，反也，同背。"虽仅48条，亦可供研习《内经》者鉴。

内经病机十九条之研究nèijīngbìngjīshíjiǔtiáozhīyánjiū 医经著作，秦伯未撰。分上、下篇。上篇着重将《素问·至真要大论》中之"病机十九条"予以逐一阐解，并予分析研究，联系临床，探讨其病机病理。下篇将"病机十九条"予以合并研究，综合统计其病因，并予审评。秦氏对病机的看法主张补充燥证，而暑证则毋须单立。书末节录刘河间《素问病机气宜保命集》中"病机论"一篇，意在互相发明。1932年由上海中医书局出版。

内经博议nèijīngbóyì 医经著作。4卷。清代罗美撰。刊于1675年。本书是作者综合《内经》中的一些主要内容所写的论文集。共分天道、人道、脉法、针刺、病能、述病六部分，每部又有若干篇。作者根据《内经》原文参考各家注释予以阐述。现有《珍本医书集成》本。

内经刺法nèijīngcìfǎ 针灸著作。见"针灸传真"条。

内经方集释nèijīngfāngjíshì 医经著作。2卷。张骥撰。卷上辑录《内经》（包括《素问遗篇》）中的13个方剂；卷下分方制、方宜、方禁3篇，分别引录《内经》中的有关原文，次集各家注文，末为作者按语。

内经或问nèijīnghuòwèn 书名。见《明史·方技》。明代吕复撰。已佚。

内经辑要nèijīngjíyào 医经著作。南京中医学院医经教研组编。本书选辑《黄帝内经》中的重要内容，分阴阳五行、摄生、脏象、经络、病能、诊法、论治、运气8章，逐章予以语译、注释，并加按语，作为学习《黄帝内经》的参考之用。1959年上海科技卫生出版社出版。

内经教学参考资料nèijīngjiàoxuécānkǎozīliào 医经著作。南京中医学院医经教研组编。本书系根据该院的教材《内经辑要》所补充编写的教学参考书。书中介绍《内经》中有关阴阳五行、摄生、脏象、经络、病能、诊法、论治、五运六气等内容，分章节并予分段讲解。1959年由江苏人民出版社出版。

内经类编nèijīnglèibiān 医经著作。9卷。元代罗天益编。全名《内经类编试效方》（见钱大昕《补元史艺文志》）。本书系罗氏在其师李杲授意下，将病证及其治疗按照《内经》的理论体系分类编纂而成，是分类研究《内经》的作品。已佚。

内经类编试效方nèijīnglèibiānshìxiàofāng 医经著作。见"内经类编"条。

内经类证nèijīnglèizhèng 医经著作。秦伯未原编，余瀛鳌重订。此书由秦氏初编于1929年，编者将《内经》病证予以分类汇编，由上海中医书局出版。1961年由原编者门人余氏予以补充修订，将《内经》病证分为44类，311种病候，更于每病类之后写按语一篇，予以阐论，使读者从探讨各类病证中认识中医理论的完整性。1962年由上海科学技术出版社出版。

内经脉学部位考nèijīngmàixuébùwèikǎo 诊法著作。见"伤寒方经解"条。

内经难字音义nèijīngnánzìyīnyì 医经著作。见"世补斋医书"条。

内经评文nèijīngpíngwén 医经著作。为《素问评文》24卷（附《遗篇》）和《灵枢评文》12卷的合称。清代周学海评注。刊于1896年。内容全依通行本《内经》的编次排列。书中用品评文章的方式，根据诵读古文的要求，通过注文及旁注予以评述。但略于原书的医理及字义的解释。现有《周氏医学丛书》两集本。

内经入门nèijīngrùmén 医经著作。见"中国医学入门丛书"条。

内经十二脉nèijīngshí'èrmài 《内经》所论述的12种脉象。即鼓、搏、坚、横、急、喘、躁、疏、格、关、溢、覆。《诊家正眼》："《内经》十二，仲景十二，凡得二十四脉，未尝非辨证之旨诀，而世皆置若罔闻，则有惭于司命之职矣。"

内经十讲nèijīngshíjiǎng 医经著作。任应秋著。此书概括作者多年研究《内经》之心得。对什么叫《黄帝内经》、《内经》成书时代、《内经》所引古代文献、《内经》学术思想、理论体系等10个问题进行深入系统研究。议论恢宏，不乏精辟之论见。后附"色脉诊""八纲辨证""补泻赘言”“临证点滴”等论述。现存1978年北京中医学院排印本。后被收入《任应秋论医集》中。

内经拾遗方论nèijīngshíyífānglùn 医经著作。8卷。宋代骆龙吉撰。撰年不详。作者鉴于《内经》一书所记疾病，虽有病因、证候，但缺方剂、治法，遂摘取其中62种病证加以注解，并为之拟定处方。其后明代刘浴德、朱练又续补88种病证，体例一仿前书，合编为4卷，改名《增补内经拾遗方论》。现有1957年上海卫生出版社排印本。

内经释义nèijīngshìyì 医经著作。北京中医学院主编。其总论分导论、脏象、经络、病机、诊法、治则6篇。详阐《内经》理论体系及全书要旨。其原文部分则是选取重要而又有代表意义的《素问》《灵枢》及《难经》原文若干篇予以注释，间附按语，是《内经》教材中较好而影响较大的版本。1964年由上海科学技术出版社出版。

内经素问校正nèijīngsùwènjiàozhèng 医经著作。2卷。清代于鬯（醴尊）撰。于氏本非医家，于经学甚有功底。此书着重将《素问》之疑难及误注加以校正，共97则，每能披聋醒聩，径得旨蕴。如释《生气通天论》“溃溃乎若坏都”句之“都”字曰：“都字盖本作‘陼’，二者并谐‘者’声，论假借之例亦无不通。《说文》“阜”部云‘陼，如渚’。者、陼、邱，水中高者也。《字通》作‘渚’。”似这等言必有据、不作妄说之校正，对于研究《素问》者足资参鉴。此书统收《香草续校书》中。1963年中华书局出影印本。

内经吴注nèijīngwúzhù 医经著作。见“黄帝内经素问吴注”条。

内经药瀹nèijīngyàoyuè 医经著作。10卷。张骥撰。本书辑录《内经》中有关用药理论的原文，分为阴阳色气味、气运、五岁、穴化、五方、水谷、五宜、五过和药制共9类，分别予以集注，并加按语说明。1923年成都义生堂刊印发行。

内经遗篇病释nèijīngyípiānbìngshì 医经著作。见“世补斋医书”条。

内经运气表nèijīngyùnqìbiǎo 医论医话著作。1卷。清代陆懋修（九芝）撰，刊于1866年。世人多谓运气之学义奥难晓，非图不明。故刘温舒《素问入式运气论奥》为29图，张介宾《类经》为48图。陆氏则认为图说愈多，卒业愈难，且有不宜于图而宜于表者。故易图为表，编成此书。全书仅“五气经天”“五行化为六气”“五运合五行太少相生”“司天在泉左右间气”等13表。表前有短论，使读者明其源而知其要。现存《世补斋医书》本等。

内经运气病释nèijīngyùnqìbìngshì 医经著作，9卷。清代陆懋修（九芝）撰于1866年。作者鉴于《内经》自《天元纪大论》以下7篇皆言五运六气、天时民病同异生化之原、反正逆从之理，凡在天人气交之病非此不能知。遂就《内经》之言运气者，首列经文民病于上，即以气交之旨予以概括、疏通。更以宋代陈无择“三因十六方”及缪问芳“十六方解”附于后。全书释《六节藏象论》6条，释《天元纪大论》5条，释《五运行大论》1条，释《六微旨大论》2条，释《气交变大论》58条，释《五常政大论》41条，释《六元正纪大论》110条，释《至真要大论》198条；释《素问遗篇》19条。此书后被收入《世补斋医书六种》中。另存光绪年间多种刻本。

内经知要nèijīngzhīyào 医经著作。2卷。明代李中梓辑注。刊于1643年。本书将《黄帝内经》一书的重要内容加以选录，分为道生、阴阳、色诊、脉诊、脏象、经络、治则和病能8篇。原文辑自《内经》，由李氏结合基础、临床理论加注阐析，内容简要，条理亦较清楚。便于初学者理解和应用，对临床疾病的诊疗也具有重要的指导意义。1764年薛生白予以重校加按，亦即后世的流通本。1955年人民卫生出版社出版影印本。

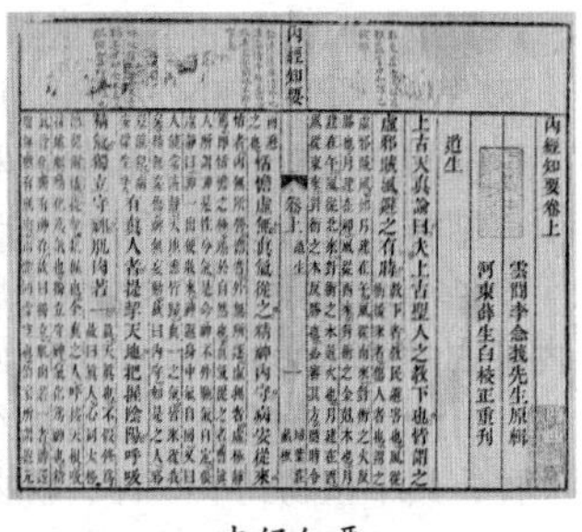
内经知要

内经知要浅解nèijīngzhīyàoqiǎnjiě 医经著作，秦伯未（之济）撰。秦氏邃于《内经》，学验俱丰。书名“浅解”，意在深入浅出，由博返约，颇得“知其要者，一言而终”之趣。此书首先对《内经知要》各篇予以题解，使知要领。其语译，信达而雅；其词解，准确有据；于“体会”“应用”两项着力尤雄。或决千古之疑而独树异帜，或采先哲之善而补救其失。撷取前贤注论多所补正，阐发己见不乏独到之论。1957年由人民卫生出版社出版。

内经纂要nèijīngzuǎnyào 医经著作。见“冯氏锦囊秘录”条。

内睛明nèijīngmíng 经外奇穴名。《扁鹊神应针灸玉龙经》：“睛明在目内眦泪孔中。”《针灸经外奇穴图谱》称此为“内睛明”。并定位于眼内眦泪阜上。主治目赤红肿，视网膜出血，视神经萎缩，结膜炎等。沿眶内侧壁直刺0.5～1寸。勿捻转，免伤眼球。

内景nèijǐng ❶气功术语。古人以阳为外景，阴为内景。景，意为神（据《云笈七签》和《黄庭内景经注释》）。内景，可理解为意念中的脏腑气血活动的景象。❷人体脏腑组织器官的图象，描绘人体内部各脏腑、经络、筋骨血脉的形态、性状、大小、位置等，是古代条件下所获得的人体解剖知识。清代顾靖远《顾氏医镜》中收载有《内景图解》一书。

内景图nèijǐngtú 内丹修炼图。又名内经图。本为清初道人所画，光绪年间一位叫“素云道人”（即刘诚印）的太监在高松山斋中看到，发心付梓印制，木板印制后由北京白云观收藏。受白云观影响，各大小宫观都有重刻，清宫如意馆更收藏一幅重画彩绘。此图为一幅内丹养生修炼图，隐含神气（性命）双修、一气合道的内丹养生的核心理念，包括炼精化气、炼气化神、炼神还虚、炼虚合道4个内丹修炼程序，涵盖了内丹小周天、过关服食大周天、阳神成就、形神俱妙的整体内容。

内景图解nèijǐngtújiě 医经著作。见“顾氏医镜”条。

内科约编nèikēyuēbiān 医经著作。见“中国医学约编十种”条。

内科摘录nèikēzhāilù 内科著作。见“六种新编”条。

内昆仑nèikūnlún 经穴别名。❶出《普济方》。即太溪。见该条。❷出《太平圣惠方》。即昆仑。见该条。

内廉nèilián 指内侧缘。《灵枢·经脉》：“肾足少阴之脉……出腘内廉，上股内后廉。”

内漏nèilòu 病名。出《素问·刺禁论》。《类经》卷二十二解释为：“脓生耳底，是为内漏伤其经气，故致聋也。”系指耳内流脓。类今之化脓性中耳炎。

内蒙古蒙成药标准nèiměnggǔměngchéngyàobiāozhǔn 蒙医

药著作。原内蒙古自治区卫生厅编。载方 103 首。包括汤、散、丸、膏和外用药。并介绍了蒙药汤、散、丸、膏等不同剂型制剂通则和蒙药采集加工炮制等方法。对蒙医常见病，包括赫依、协日、巴达干等 12 种病名做了注释。1984 年由内蒙古科学技术出版社出版。

内蒙古中草药 nèiměnggǔzhōngcǎoyào 本草著作。原内蒙古自治区革命委员会卫生局编。载内蒙古常用中草药 393 种，其中植物药 342 种、动物药 38 种、矿物药 13 种。按其主治功能分为解表、清热、止咳、化痰等 21 类。每种药物按别名、蒙药名、形态特征、生境分布、采集加工、性味功能、主治用法、附方等项叙述。附图 323 幅。1972 年由内蒙古自治区人民出版社出版。

内衄 nèinǜ 病证名。❶呕血的一种表现。《备急千金要方》卷十二："内衄者，出血如鼻衄，但不从鼻孔出，是近从心肺间津液出，还流入胃中，或如豆羹汁，或如切衉，血凝停胃中，因即满闷便吐，或去数斗至于一石者是也。得之于劳倦、饮食过常所为也。"此证有虚实之分，实者用三黄泻心汤加生地黄，虚者用茯苓补心汤、人参救肺散等（见《东医宝鉴·内景篇》）。❷血从口出之总称。《医宗金鉴·杂病心法要诀》："若从口出则为内衄。内衄出血，涎嗽出于脾，唾出于肾，咯出于心，咳出于肺，呕出于肝，吐出于胃。"参见"吐血""呕血""咳血""咯血""唾血"等条。

内取 nèiqǔ 病位在内的疾病，用内服药消除之。《素问·五常政大论》："上取下取，内取外取，以求其过。"

内热 nèirè ❶病机。与外感发热相对而言，泛指体内脏腑阴阳偏胜之热。可引内热证。宜辨虚实。《素问·调经论》："阴虚生内热……有所劳倦，形气衰少，谷气不盛，上焦不行，下脘不通，胃气热，热气熏胸中，故内热。"《素问·厥论》："酒气与谷气相搏，热盛于中，故热遍于身，内热而溺赤也。"内热常见胸中烦热，午后潮热，五心发热，口苦，溲赤等症。《明医杂著》卷一："内伤发热，是阳气自伤不能升达，降下阴分而为内热，乃阳虚也，故其脉大而无力，属肺脾；阴虚发热，是阴血自伤不能制火，阳气升腾而为内热，乃阳旺也，故其脉数而无力，属心肾。"《理虚元鉴·虚热内热骨蒸论》："故夜热、内热、虚热，为虚劳之初病，骨蒸内热、潮热，则虚劳之本病也……治法以清金养营，疏邪润燥为主，则热自退矣。"参见"发热"条。❷一种治法。"内"通"纳"。《灵枢·寿夭刚柔》："刺寒痹者内热。"即在针刺痹证时用火针或熨法、灸法等。

N

内热头痛 nèirètóutòng 病证名。见《医宗金鉴·幼科杂病心法要诀》。胃中郁热而引起的头痛。因小儿脾胃脆嫩，过食肥甘厚腻食物，引起脾胃消化功能失调，积滞化热，热极生火，火性上炎，循足阳明经上行而致。症见鼻干目痛，上至头额，下至齿颊，痛无定时。治宜疏风清热，用菊花茶调散。

内三合 nèisānhé 气功术语。见秦仲三《气功疗法与保健》。心与意合（思想念头和意志实施一致）、意与气合（以意领气）、气与力合（气下降时，内脏随之松弛；气上升时，内脏随之紧缩），是谓内三合。

内伤 nèishāng 出《素问·疏五过论》。❶病因之一类。泛指内损脏气的致病因素。如七情不节、饮食饥饱、劳倦、房事过度等。❷病名。指创伤损及肢体深部组织及脏腑、气血的病患。见《外台秘要》卷二十九。又名内损。因跌打、坠堕、碰撞、用力举重、旋转闪挫等外力过重所致，好发于胸及腹部。一般有伤气、伤血及伤脏腑之分。若伤处肿痛不明显，痛无定处，则为伤气；伤处疼痛明显，皮色发红或青紫，甚则血溢妄行，出现发热、寒战、呕吐、便血、尿血、咯血等症者，为伤血；胸胁或腹中疼痛剧烈，伴有昏厥、吐血、便血等症者，为伤脏腑。若伤头部，损及脑髓，则症见头晕目眩，额部有冷汗，言语不清，恶心呕吐，甚至口眼㖞斜。治宜手法外治。合并伤气者，服复元通气散；伤血及损伤内脏者，以活血化瘀为主，可服桃仁承气汤。并详见"伤气""伤血""伤脏腑"及"脑骨伤"等条。

内伤半身不遂 nèishāngbànshēnbùsuí 病证名。指半身不遂不由外邪所致者。多因气血凝滞，脉络不通，或痰火内作，饮酒酿湿，流踞经络而成。症有缓急。《症因脉治》卷一："或一手、一指，先见麻木，一年半载，渐渐不能举动，此病起于缓者；或痰火内作，忽尔僵仆，少顷即苏，半身不能举动，此病因于火而急者。二者皆无表邪形象，故曰内伤半身不遂也……血痹者，活血汤；结痰者，二陈汤加竹沥、生姜；酒湿成瘫者，戒酒，服散湿热之药，葛花平胃散，或加栀、连，或栀连二陈汤；若气虚补气，血少补血。"参见"半身不遂"条。

内伤不得卧 nèishāngbùdéwò 病证名。指脏腑不调引起的不寐。《症因脉治·不得卧论》："在杂症门，则里热多而无表热者也。今注外感者七条，内伤者六条。"内伤不得卧，包括肝火不得卧、胆火不得卧、肺壅不得卧、胃不和卧不安、心血虚不得卧、心气虚不得卧等。详见各条。

内伤喘逆 nèishāngchuǎnnì 病证名。见《症因脉治·喘症论》。指气喘由内伤脏腑气血引起者。包括内火喘逆、痰饮喘逆、食积喘逆、气虚喘逆、阴虚喘逆、伤损喘逆等。详各条。

内伤短气 nèishāngduǎnqì 病证名。见《症因脉治·短气论》。指因内伤而致气短不足以息者。有实邪短气与气虚短气之分。详各条。

内伤呃逆 nèishāng'ènì 病证名。见《症因脉治·呃逆论》。指脏腑不调及情志失常、伤食等引起的呃逆症。因中气不足所致者，宜六君子汤。因胃气损伤，食滞中焦者，宜枳术汤、苍朴二陈汤。因膏粱积热，胃火上冲者，宜栀连平胃散。因胃寒饮冷、水寒上逆者，宜丁香柿蒂汤、理中汤、苓桂术甘汤。因怒动肝火者，宜加味柴胡汤。因肝肾阴亏者，宜知柏地黄丸、家秘知柏天地煎、家秘肝肾丸等方。参见"呃逆"条。

内伤发斑 nèishāngfābān 病证名。斑的类型之一。《医学入门》卷五："内伤发斑，轻如蚊迹疹子者，多在手足，初起无头疼身热。"又名内伤斑。《丹溪心法·斑疹》："内伤斑者，胃气极虚，一身火游于外所致。"治以补虚为主。用调中益气汤、黄芪建中汤、大建中汤等方。参见"斑"条。

内伤腹胀 nèishāngfùzhàng 病证名。见《症因脉治·肿胀总论》。指因气郁、痰饮，或食滞、虫积，或脏腑虚衰等所致的腹胀。如气结腹胀、痰饮腹胀、食积腹胀、虫积腹胀、肝火腹胀、脾虚腹胀、六腑腹胀等。详各条。

内伤黄疸 nèishānghuángdǎn 病证名。指因脾胃内伤所致的黄疸。见《症因脉治》卷三。包括谷疸、酒疸、女劳疸、阴黄在内。《医学纲目》卷二十一："劳役形体，饮食失节，中州变寒，病生黄，非外感而得，只用建中、理中、大建中足矣。”《石室秘录·黄疸》：“黄疸，盖外感之湿易治，内伤之湿难医，外感单治湿而疸随愈，内伤单治湿而疸难痊，泻水则气愈消，发汗则精愈泄。”治宜健脾、化湿、温肾、利胆为主。忌用攻法。参见黄疸等条。

内伤夹暑nèishāngjiāshǔ 病证名。指炎暑因伤房劳及杂进膏粱、水果致全身阳气不得伸越的重危病证。《杂病源流犀烛·暑病源流》：“内伤夹暑者，暑月房劳，兼膏粱、水果杂进，至周身阳气不伸，脉沉细，或弦紧，面垢，无汗恶寒，四肢厥逆拘急，霍乱呕吐，宜冷香饮子；或吐利兼作，脉微欲绝，或虚浮而散，此为紧病，急当救之毋缓，宜浆水散；或冒暑伏热，引饮过多及恣啖生冷，致脾胃受寒，及腹痛呕泄，水谷不分，脉沉而紧，宜大顺散。”参见暑病条。

内伤肩背痛nèishāngjiānbèitòng 病证名。指因肺气不足或肺气壅阻，劳力损伤，积热上熏所致的肩背痛。《症因脉治》卷一：“内伤肩背痛之症，气怯神离，精神不足，痛势不急，仍能睡卧，此肺气不足之症也；若喘急气逆，不得睡卧，此肺壅作痛之症也；若劳伤脱力，遇劳即痛，此损伤之症也；口渴唇焦，二便赤涩，烦躁不宁，此积热作痛之症也。”多由元气素亏，伤损肺气，或肺热叶焦，肺气怫郁，或劳碌举重，损伤筋膜，或肠胃积热，上熏肺金所致。如症见气怯神清，脉大而虚，宜四君子汤、补中益气汤；喘急气逆，不得安卧，六脉躁盛，宜葶苈泻肺汤、家秘泻白散；久痛不愈，气血有伤者，宜四物汤、八珍汤加秦艽、续断、钩藤、羌活等药；膏粱积热，口燥唇焦，六脉沉数者，宜家秘泻白散；木火刑金，左关脉数者，泻白各半汤等方。参见“肩背痛”条。

内伤结胸nèishāngjiéxiōng 病证名。指寒饮结胸者。《医学衷中参西录·论结胸治法》：“结胸之证，有内伤外感之殊。内伤结胸，大抵系寒饮凝于贲门之间，遏抑胃气不能上达，阻隔饮食不能下降。当用干姜八钱，赭石两半，川朴、甘草各三钱开之。其在幼童，脾胃阳虚，寒饮填胸，呕吐饮食成慢惊，此亦皆寒饮结胸证。治用庄在田《福幼编》逐寒荡惊汤。”

内伤咳嗽nèishāngké·sou 病证名。见《景岳全书·杂证谟》。指肺脏虚弱或他脏累肺所致的咳嗽。《医宗必读·咳嗽》：“劳役情志伤其内，则脏气受伤，先由阴分而病及上焦，此自诸脏而后传于肺也。”其表现为起病缓慢，咳声轻微，并有脏腑虚损及气虚血亏等症，多属虚证或虚实夹杂。治宜调理脏腑为主。《医门法律·咳嗽门》：“内伤之咳，治各不同，火盛壮水，金虚崇土，郁甚舒肝，气逆理肺，食积和中，房劳补下，用热远热，用寒远寒，内已先伤，药不宜峻。”由于内伤性质和脏腑病变的不同，有肺经咳嗽、脾经咳嗽、心经咳嗽、肝经咳嗽、肾经咳嗽、气虚咳嗽、血虚咳嗽等。详各条。

内伤痢疾nèishānglì·ji 病证名。见《慎斋遗书》卷八。《痢证汇参》卷二：“内伤之痢有三。有七情内伤，劳力内伤，饮食内伤。虽属一证，而治各不同。”详见“七情痢”“劳役痢”“饮食内伤痢”等条。

内伤衄血nèishāngnǜxuè 病证名。统指无外伤、外感所致的鼻衄。《症因脉治》卷二：“内伤衄血之症，身无表邪，目睛或黄，五心烦热，鼻孔出血。”常由肺热上壅、胃热熏蒸、肝火上炎、阴虚火浮等因所致。因肺热者，伴见口干鼻燥，或见咳呛。治宜辛凉清解，可选用泻白一物汤，或桑菊饮加丹皮、茅根。因胃热者，伴见口渴口臭，大便秘结。治宜清胃降火，可选用玉女煎，或清胃汤加酒大黄。因肝火者，伴见烦躁易怒，头胀目赤。治宜清肝泻火，可选用龙胆泻肝汤、清肝饮。肝肾阴虚，火浮于上者，伴见头晕耳鸣，脉沉细而数。治宜滋阴降火，可选用知柏地黄丸，或六味地黄丸加龟甲、牡蛎等。本证可见于血液病、高血压、动脉硬化症、肝硬化、鼻腔炎症等疾病。参见“鼻衄”条。

内伤呕吐nèishāng'ǒutù 病证名。见《症因脉治·呕吐论》。指脾胃虚弱，或邪滞脾胃所致的呕吐。如胃寒呕吐、胃热呕吐、痰饮呕吐、食积呕吐等。详各条。

内伤三消nèishāngsānxiāo 病证名。见《症因脉治》卷三。指七情、房室、饮食内伤引起的消渴病。有精虚、积热之分。详见“精虚三消”“积热三消”“消渴”条。

内伤湿痰nèishāngshītán 病证名。湿痰证之一。《症因脉治·内伤痰症》：“湿痰之症，身或热或不热，体重足酸，呕而不渴，胸膈满，时吐痰，身体软倦，此内伤湿痰之症也。”多因脾胃阳虚，水液停留，生湿酿痰所致。治宜理脾燥湿为主。如二陈平胃散、二陈羌防汤、栀连二陈汤、六君子汤等方。参见“湿痰”条。

内伤嗽血nèishāngsòuxuè 病证名。见《症因脉治》卷二。指内伤肺络的咳嗽吐血。多因肺胃积热，痰火上冲，或房劳精竭，肾火刑金，或思虑伤脾，脾火消阴，或郁怒伤肝，肝火怫郁，或用心太过，心火妄动所致。其症身无表邪，咳嗽吐血。肺胃积热，胃火上冲者，治宜清金降火，选用泻白散、清胃汤、化痰丸等方。房劳精竭，肾火刑金者，先用犀角地黄汤，血止后选用归芍天地煎、三才丹等。脾阳不足，土不生金者，加味归脾汤；脾阴不足，土中之火刑金，加味戊己汤。怒动肝火，木火刑金者，柴胡饮子；肝血不足者，加味补肝散。心火妄动者，导赤各半汤；心血不足者，天王补心丹。肾火不足，阳虚不能摄血者，八味肾气丸等方。本证可见于慢性支气管炎、支气管扩张症、肺部结核、肺部肿瘤等疾病。参见“嗽血”条。

内伤头痛nèishāngtóutòng 病证名。指人体脏腑、气血损伤，或内邪上扰所致的一类头痛。《景岳全书·杂证谟》：“至若内伤头痛，则不得以三阳为拘矣。”内伤头痛，一般起病较缓，时作时止，遇劳累受风，或情志刺激则常易发作，并有脏腑气血不足或内邪的证候。《症因脉治·头痛论》：“头痛之因，或元气虚寒，遇劳即发，或血分不足，阴火攻冲，或积热不得外泄，或积痰留饮，或食滞中焦，或七情恼怒，肝胆火郁，皆能上冲头角，而成内伤头痛之症也。”内伤头痛以虚证居多。有气虚头痛，血虚头痛，阴虚头痛，阳虚头痛，肾虚头痛，瘀血头痛，痰湿头痛，肝阳头痛等。详各条。

内伤吐酸水nèishāngtùsuānshuǐ 病证名。见《症因脉治》卷二。指因恼怒忧郁，肝郁生火，克伐脾胃所致的吐酸症。症见食入吐水酸馊，两胁刺痛，面红升火，脉多弦数。宜用柴葛平胃散、栀连平胃散等方。因脾胃虚寒、宿食、水饮、痰热所致者，亦属内伤吐酸，详“吐酸”条。

内伤吐血nèishāngtùxiě 病证名。见《症因脉治》卷二。多因胃热络伤，或心、脾、肝、肾劳损而致。《临证指南·吐血》：“内因起见，不出乎嗔怒郁勃之激伤肝脏，劳形苦志而耗损心脾及恣情纵欲以贼肾脏之真阴真阳也。”其症身无表邪，脉不浮大，时而呕吐纯血。因胃热络伤者，吐血量多，鲜瘀相杂，兼见胸闷作痛，嘈杂便秘，苔黄腻，脉滑数。宜清胃泻火，用三黄泻心汤加侧柏叶、白及之类。因郁怒伤肝者，吐血鲜红，头痛目赤，口苦心烦，胸胁引痛。治宜清肝凉血，用化肝煎合茜根散加减。因心脾损伤者，吐血气短，憔悴声怯，心悸少寐。治宜补养心脾，用归脾汤。因阴虚火旺者，吐血盗汗，耳鸣遗精。治宜壮水制火，用六味地黄丸加蒲黄、藕节、阿胶、五味子之属。因阳虚血不归经者，血色晦淡，怕冷肢凉。治宜温中补阳，用理中汤加木香，或八味丸以引火归元。参见"吐血""劳伤吐血"等条。

内伤胃脘痛nèishāngwèiwǎntòng 病证名。见《症因脉治·胃脘痛论》。指胃痛之由食积、痰饮、积热、积冷、气滞、死血、虫积等所致者。详"食滞脘痛""痰饮胃脘痛""积冷胃脘痛""积热胃脘痛""瘀血胃脘痛""蛔动脘痛""胃脘痛"条。

内伤恶寒nèishāngwùhán 病证名。指恶寒由饮食、劳倦等所致者。《证治汇补·恶寒章》："内伤恶寒稍就温暖即止。"《张氏医通》卷三："脉缓弱，或气口虚大，按之无力，兼见倦怠，手心热，是内伤元气证。补中益气汤，加桂附二三分，以行参芪之力，且益阳气。"参见"阳虚恶寒""劳倦恶寒""伤食恶寒"等条。

内伤小便不利nèishāngxiǎobiànbùlì 病证名。指因内伤而引起的小便不利。见《症因脉治》卷四。内伤小便不利包括热结小便不利、偏渗小便不利、气虚小便不利、阴虚小便不利、阳虚小便不利。详各条。

内伤胁痛nèishāngxiétòng 病证名。指胁痛由内伤引起者。见《景岳全书·胁痛》。《症因脉治·胁痛论》："内伤胁痛之因，或痰饮悬饮，凝结两胁；或死血停滞胁肋；或恼怒郁结，肝火攻冲；或肾水不足，龙雷之火上冲；或肾阳不足，虚阳上浮，皆成胁肋之痛矣。"宜随证施治。详"停饮胁痛""死血胁痛""肝郁胁痛""肝火胁痛""肾虚胸胁痛"条。

内伤泄泻nèishāngxièxiè 病证名。见《症因脉治》卷四。包括积热泄泻、积寒泄泻、痰积泄泻、食积泄泻、脾虚泄泻。又如气泻、积瘀泄、酒泄、肾泄、肝泄等，亦属内伤泄泻。参见各条。

内伤休息痢nèishāngxiūxīlì 病证名。休息痢类型之一。见《症因脉治》卷四。由劳心过度，饮食伤损，脾肾相传所致。详"休息痢"条。

内伤蓄血nèishāngxùxuè 病证名。指蓄血是由于内伤所致者。其症胸胁或小腹急痛，宜桃仁承气汤或抵当汤，随痛之高下选用之。体虚者，可略加桂、附；若下血瘀滞，色晦不鲜者，酌加温补气血之品。参见"瘀血"条。

内伤牙衄nèishāngyánǜ 病证名。指胃中实热或阴虚火炎所致的牙齿出血。《症因脉治》卷二："内伤牙衄之症，身无表邪，牙龈出血，一涌而上，来血甚多，此阳明经牙衄之症；若身无表邪，牙龈时或出血，来血不多，久而不愈，肌肉消瘦，此少阴经牙衄之症也。"因多进膏粱厚味，或饮酒过量，嗜食辛辣炙煿，使肠胃积热，血中伏火或肾阴不足，水中之火上炎所致。肠胃积热者，治宜清胃，用升麻清胃散加酒制大黄；若阳明血热者，用犀角地黄汤加酒浸黄芩；龙火上冲者，宜用知柏肝肾丸加减。参见衄血有关条。

内伤腰痛nèishāngyāotòng 病证名。《症因脉治·腰痛总论》："内伤腰痛之症，日轻夜重，痛定一处，不能转侧，此沥血停蓄之症；胁肋气胀，遇怒愈甚，此怒气郁结之症；腰间重滞一片如冰，得热则减，得寒愈甚，此痰注作痛之症；时常怕冷，手足不暖，凡遇寒气，腰背即痛，此真火不足，阳虚之症也；五心烦热，足心如火，痛如锥刺，此阴虚火旺之症也。内伤腰痛之因，挫闪跌仆，劳动损伤，则腰腹作痛；七情恼怒，忧思郁结，则腰胁疼痛；脾湿不运，水饮凝结，则为痰注腰痛；先天不足，真阳亏损，则为阳虚腰痛；真水不足，复损阴精，则肾虚火旺而腰痛。"详"肾虚腰痛""血虚腰痛""气滞腰痛""瘀血腰痛""食积腰痛""痰注腰痛"等条。

内伤噎隔nèishāngyēgé 病证名。多因忧愁郁结，五志之火皆动，日夜煎熬，津液干涸，或膏粱厚味，辛辣炙煿，恣意不谨，积热消阴等所致。《症因脉治》卷二："饮食之间，渐觉难下，或下咽稍急，即噎胸前，如此旬月，日甚一日，渐至每食必噎，只食稀粥，不食干粮，此内伤噎隔之症也。"治宜生津养胃为主，可用二母二冬汤。虚者，生脉散加养血之药，若凝窒已久，痰涎聚结于胃脘，不可用凝滞之药，先用清痰清火，开豁化痰，宜《金匮要略》麦门冬汤冲竹沥、姜汁、芦根汁，以开通中脘结痰，随以养阴生津治本。若膏粱积热，本元旺者，可酌用承气汤。参见"噎膈"条。

内伤腋痛nèishāngyètòng 病证名。指郁怒伤肝，积热熏肺，肾火上冲等因而致的腋痛。见《症因脉治·腋痛论》。详"腋痛"条。

内伤遗尿nèishāngyíniào 病证名。见《症因脉治》卷一。指脏腑内伤所致的小便失禁。脾肾不足者居多。主要证候为小便时时自遗，神志清醒，语言轻微，饮食减少，大便溏泄，脉濡软或浮大。治宜补益脾肾，可选用补中益气汤、八味肾气丸。又有肝阴不足，肝火内扰，脉见沉数者，宜用三才汤加麦冬、五味子、黄柏、知母等。参见"遗尿""小便不禁"条。

内伤饮食痉nèishāngyǐnshíjìng 病证名。小儿痉病之一。出清代吴鞠通《解儿难》。小儿食伤脾胃之阳，呕吐、腹泻引起津液枯竭，经脉失养而致发痉，亦有脾肾阳虚而致者。治以调理脾胃为主，用参苓白术散之属；脾肾阳虚者，用理中汤加丁香、肉桂、肉果、诃子之类。

内伤燥痰nèishāngzàotán 病证名。燥痰证之一。《症因脉治·内伤痰症》："燥痰之症，咳嗽喘逆，痰火上升，时咳时止，痰不能出，连嗽不已，面赤气升，此内伤燥痰之症也。"多因肺肾阴亏，或膏粱厚味，肠胃积热，火灼津液而致。治宜养阴润肺为主，如二冬二母汤、二母固本丸等。因膏粱积热者，宜节斋化痰丸。参见"燥痰"条。

内伤中风证nèishāngzhòngfēngzhèng 病证名。指类中风。《症因脉治》卷一："内伤中风论……以其不因外感，故曰内伤，以其症类中风症，故亦曰中风，古人名类中风，即此症也。"参见"类中风"条。

内肾nèishèn 即肾脏。与外肾（男子外生殖器）相对而言。

内湿nèishī 病机。指体内水湿停滞。由脾肾阳虚，运化水湿功能障碍所致。可引起内湿证。临床表现为食欲不振，腹泻，腹胀，尿少，面黄，浮肿，舌质淡苔润，脉濡缓等。治当健脾温肾利湿。

内实nèishí 同里实。详该条。

内实外虚nèishíwàixū 详"内痛外快"条。

内实外虚脉nèishíwàixūmài 脉象。来迟去疾之脉。为内邪有余，表气不足。《注解伤寒论·平脉法》："初持脉，来迟去疾，此出迟入疾，名曰内实外虚也。"

内实证 nèishízhèng　证候名。里实证的别称。《伤寒论·辨太阳病脉证并治》："伤寒十三日，过经谵语者，以有热也，当以汤下之。若小便利者，大便当鞕，而反下利，脉调和者，知医以丸药下之，非其治也。若自下利者，脉当微厥，今反和者，此为内实也，调胃承气汤主之。"详见"里实证"条。

内视 nèishì　气功术语。也称反观内照。即闭双目，内视身体的某一部位。义在意守以引起机体的相应变化。

内疏黄连汤 nèishūhuángliántāng　❶《素问病机气宜保命集》卷下方。黄连、芍药、当归、槟榔、木香、黄芩、栀子、薄荷、桔梗、甘草各一两，连翘二两。为末，每服一两，水煎服，先服一二服，以后每服加大黄一至二钱，以利为度。功能清热解毒，消肿散结。治疮疡肿硬木闷，根盘深大，皮色不变，呕哕烦热，大便秘结，脉象沉实者。❷《医学入门》卷七方。连翘二钱，大黄一钱半，黄连、黄芩、栀子、薄荷、木香、槟榔、芍药、当归、桔梗、甘草各一钱（一方去木香、槟榔，加银花、牡丹皮）。水煎服。治热毒在脏，痈疽肿硬，发热呕吐，大便秘结，脉洪而实，纯属阳证者。

内损 nèisǔn　病名。出《肘后方》卷四。即内伤。详该条。

内太冲 nèitàichōng　经外奇穴名。出《针灸集成》。位于足背，长伸肌腱胫侧缘，与太冲穴相平处。主治疝气上冲，呼吸不通。直刺0.3～0.5寸。艾炷灸3～5壮，或艾条灸5～10分钟。

内庭 nèitíng　经穴名。代号ST44。出《灵枢·本输》。属足阳明胃经。荥（水）穴。位于足背第2、3跖趾关节前方凹陷处，或于2、3趾间的缝纹端取穴。布有足背内侧皮神经外侧支之趾背神经和足背静脉网。主治发热，头痛，牙痛，口㖞，鼻衄，咽喉肿痛，腹痛，腹胀，泄泻，痢疾，便秘，便血，瘾疹，足背肿痛等。直刺0.5～0.8寸。艾炷灸3～5壮，或艾条灸5～10分钟。

内痛外快 nèitòngwàikuài　痛证辨证之一法。快与痛相对而言。指内有邪气实而作痛，外则不痛，表示邪实于里。《难经·四十八难》："内痛外快，为内实外虚。"

内推云 nèituīyún　病证名。见清代顾锡《银海指南》卷二。即黄液上冲。因黑睛内积之脓液，自下向上漫增，仿佛云彩推移，故名内推云。详"黄液上冲"条。

内托 nèituō　又称托法。用内服药治疗疮疡的三大治法之一。是运用补益气血的药物，扶助正气，托毒外出，以免毒邪内陷的方法。❶托毒透脓法。适用于疮疡中期毒邪盛而正气未虚，尚未溃破者，用黄芪、当归、川芎、穿山甲片、白芷、皂角刺等药。❷补托法。适用于正气虚不能托毒外出，以致疮形平塌，根脚散漫，难以溃破，或溃后脓汁稀少，坚肿不消，出现身热、精神不振、面色萎黄、脉数无力等症，用黄芪、白术、茯苓、党参、炙草、当归、白芍、皂角刺、白芷、金银花、连翘、桔梗、陈皮等药。

内托安神散 nèituō'ānshénsǎn　《外科正宗》卷二方。人参、茯神、黄芪、白术、麦冬、玄参、陈皮各一钱，酸枣仁、远志、甘草、石菖蒲、五味子各五分。水煎，兑入朱砂末三分和匀，食远服。功能益气补血，养心安神。治疗疮针后出脓时，元气虚弱，睡卧惊悸，心志不宁，或毒未尽流入心窍，致生健忘者。

内托白蔹散 nèituōbáiliǎnsǎn　《增补万病回春》卷五方。当归、赤芍药、连翘各一钱，川芎、天花粉、乳香各七分，白芷、白蔹、瓜蒌仁、黄芩（酒炒）各八分，白蒺藜、生甘草节各四分，防风、桔梗、柴胡各五分。水煎，临卧热服。治腋下瘰疬，因酒怒而致肿痛溃脓，久不收口者。

内托复煎散 nèituōfùjiānsǎn　《医学入门》卷七方。地骨皮、黄芪、白芍药、黄芩、白术、茯苓、人参、甘草、当归、防己、肉桂各一两，苍术一斤，防风三两。水煎分服，一日内服完。治阴证痈疽，毒蕴于中者。

内托黄芪柴胡汤 nèituōhuángqíchǎihútāng　《证治准绳·疡医》卷一方。即内托芪柴汤。见该条。

内托黄芪散 nèituōhuángqísǎn　《医宗金鉴·外科心法要诀》卷六十四方。当归、炒白芍药、川芎、白术（土炒）、陈皮、炒穿山甲、皂角刺、黄芪各一钱，槟榔三分，肉桂五分。水煎，食前服。功能补益气血，托毒生肌。治疮疡因气血虚而不能发长者。

内托黄芪丸 nèituōhuángqíwán　《杨氏家藏方》卷十二方。黄芪八两，当归三两，肉桂（去粗皮）、木香、乳香（另研）、沉香各一两。为细末，用绿豆粉四两，生姜自然汁煮糊和丸，梧桐子大，每服五十丸，温水送下，不拘时。功能补益气血，托毒生肌。治疮疡误治，邪滞经络，白脓赤汁，流溢不止。

内托酒煎汤 nèituōjiǔjiāntāng　《医学入门》卷七方。黄芪、当归尾各二钱，柴胡一钱半，连翘、肉桂、白芷、牛蒡子各一钱，升麻七分，黄柏、甘草各五分。水酒各半煎服。治邪在足少阴经，痈生腿内侧，或因寒湿而致的附骨疽。

内托芪柴汤 nèituōqíchǎitāng　《医学入门》卷七方。又名内托黄芪柴胡汤。黄芪二钱，柴胡、土瓜根（酒洗）各一钱，羌活五分，连翘一钱半，肉桂三分，生地黄、黄柏各二分，当归尾七分半。酒一盏、水二盏煎热服。治疮生腿内近膝股，或痈或附骨疽初起，肿痛势大，属足太阴经或足厥阴经者。

内托千金散 nèituōqiānjīnsǎn　《瑞竹堂经验方》卷五方。白芍药、黄芪、川芎、当归、防风、桔梗、天花粉、金银花、人参各一钱，肉桂、白芷、甘草各五分。水煎，加酒一小杯，食远临卧服。治脑疽发背，诸毒恶疮，已成不消者。若痛甚者，加乳香、没药。

内托羌活汤 nèituōqiānghuótāng　《医学入门》卷七方。羌活、黄柏各二钱，防风、当归尾、藁本各一钱，肉桂三分，黄芪一钱半，连翘、甘草、苍术、陈皮各五分。水二盏、酒一盏煎服。治发于足太阳经的尻臀痈，坚硬肿痛，两尺脉紧而无力者。《外科正宗》卷三亦有本方，但多红花五分。

内托散 nèituōsǎn　❶《证治准绳·疡医》卷一方。大黄、牡蛎各半两，瓜蒌二枚，甘草三钱。为粗末，每服三钱，水煎服。治诸肿毒恶疮。❷《证治准绳·幼科》集五方。人参、黄芪、甘草、川芎、当归、防风、白芷、桔梗、白芍药、厚朴、木香、肉桂。加生姜一片、大枣一枚，水煎服；浆不满者，水酒各半煎服。治小儿痘疮不起发，根窠不红或灰白色，寒战咬牙等症。若色红紫者，去木香、肉桂，加紫草、蝉蜕；色淡白者，去防风、白芷，加糯米；大便燥者，加人乳。

内托生肌散 nèituōshēngjīsǎn　《医学衷中参西录》方。生黄芪120g，白芍药、甘草各60g，丹参、生乳香、生没药各45g，天花粉90g。为细末，每服9g，开水送下，日三次。功能补气养血，活血化瘀。治瘰疬疮疡溃破后，气血亏损，不能化脓生肌；或其疮数年不愈，外部疮口甚小，内部溃烂甚大，并窜至他处不能敷药者。

N

内托十宣散nèituōshíxuānsǎn 见《医学入门》卷七。即化毒排脓内补十宣散。见该条。

内托消毒散nèituōxiāodúsǎn 《证治准绳·疡医》卷三方。人参、黄芪、防风、白芷、川芎、当归、桔梗、连翘、升麻、柴胡、金银花、甘草节。水、酒各半煎，徐徐温服。功能补益气血，消毒散结。治发颐有脓不可消者。

内外nèiwài 指疾病的内外部位。《素问·至真要大论》："从内之外者，调其内；从外之内者，治其外。从内之外而盛于外者，先调其内而后治其外；从外之内而盛于内者，先治其外而后调其内。"

内外丹nèiwàidān 内丹和外丹的合称。详各条。

内外功图说辑要nèiwàigōngtúshuōjíyào 养生著作。2册。席裕康辑。刊于1919年。本书辑录有关气功、导引的著作，如《陈希夷二十四气坐功导引治病图说》《五禽舞行功法图说》《八段锦》《易筋经》等及《奇经八脉考》、内景图等。收集资料颇多，但较芜杂。

内外踝尖nèiwàihuáijiān 即足两踝。见该条。

内外踝伤nèiwàihuáishāng 病名。见《证治准绳·疡医》卷六。多因跌打或扭压所致。局部肿胀、疼痛，压之痛剧，活动受限，甚则足内翻或外翻畸形。治宜麻醉下手法复位，夹缚固定。服复元活血汤、七厘散，肿痛减轻后改服正骨紫金丹或接骨丸，后期服健步虎潜丸，并配合功能锻炼。

内外伤辨nèiwàishāngbiàn 见内外伤辨惑论条。

内外伤辨惑论nèiwàishāngbiànhuòlùn 内科著作。又名《内外伤辨》。3卷。金代李杲撰。刊于1247年。主要论述由于饮食劳倦所致疾病，反映了李东垣保护脾胃元气，从脾胃论治内伤病的学术特点。卷上有辨阴证阳证、辨脉等13篇有关辨证的论述，卷中、卷下结合具体方药论述了以饮食劳倦为主的一些内科疾病的证治，共计8篇。1949年后有排印本。

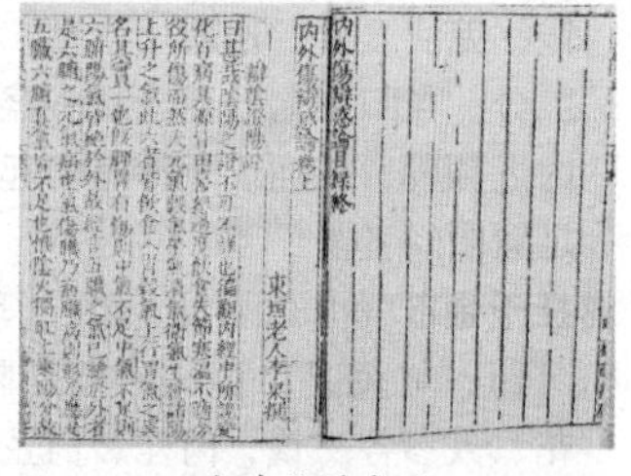

内外伤辨惑论

内外痔nèiwàizhì 病名。《外科大成》卷二："肛门内外皆有，遇大便即出血疼痛。"又名混合痔。参见"内痔""外痔"条。

内外肿喉nèiwàizhǒnghóu 病名。多由肺胃郁火熏蒸，邪毒聚于咽喉所致。症见咽喉肿起，疼痛色红，甚或连及颈外亦肿痛，汤水难咽，身发寒热。《喉科指掌》卷三："此症生于关内下部，阴阳相结，内外皆肿，或有烂斑，火郁之症。"治宜泻火解毒，消肿止痛。宜以大黄、黄芩、栀子、丹皮、赤芍、夏枯草、野菊花、蒲公英、荆芥、防风、白芷等煎服。

内膝眼nèixīyǎn 经外奇穴名。代号EX-LE4。见"膝眼"条。

内陷nèixiàn 病证名。病邪深入所导致的一类逆证。❶邪气亢盛，正气不能祛邪外出，邪气因而迅速深入营分、血分的病理过程。多见于急性热病，如麻疹等。《温热经纬》："病在卫分……以邪从气分下行为顺，邪入营分内陷为逆也。"故防治措施均需透邪外出。❷伤寒表证未罢，而误下之，遂成结胸或痞证。亦属表邪内陷。❸专指疮毒内陷的危重病证。出《外科大成》卷一。参见"三陷"条。

内消nèixiāo ❶病证名。①消渴病之一。《诸病源候论·消渴病诸候》："内消病者，不渴而小便多是也。由少服五石，石热结于肾内也。"《备急千金要方》卷二十一："内消之为病，当由热中所作也。小便多于所饮。令人虚极短气。夫内消者，食物消作小便也，而又不渴。"参"下消"条。②指强中症。《张氏医通·杂门》："肾消之病，古曰强中，又谓内消。"详强中条。❷治疗方法之一。是运用消散的药物，使初起尚未化脓的肿疡得到消散。见《刘涓子治痈疽神仙遗论》："贴痈毒令内消，金黄散。"如有表证者需解表，里实者需通里，热毒蕴结者需清热解毒，寒邪凝聚者需温通，湿邪阻滞者需祛湿；有气滞者需行气，有血瘀者需行瘀和营等。如疮已形成，则不宜使用本法，以免毒散不收，损伤气血，致使肿疡破溃难以收口。

内消连翘丸nèixiāoliánqiàowán 《疡科选粹》卷四方。连翘三两，漏芦、胡桃仁、夏枯草、土瓜根、射干、泽兰、沙参、白及各五钱。为细末，酒糊为丸，空腹盐汤送下。治瘰疬。

内消瘰疬丸nèixiāoluǒlìwán 《医学启源》卷三方。夏枯草八两，玄参、青盐各五两，海藻、川贝母、薄荷叶、天花粉、海蛤粉、白蔹、连翘（去心）、熟大黄、生甘草、生地黄、桔梗、枳壳、当归、硝石各一两。为细末，酒糊为丸，梧桐子大，每服三钱，临卧白汤送下。治痰凝气滞而致的瘰疬痰核，颈项瘿瘤，皮色不变，或肿或痛。

内消散nèixiāosǎn ❶《备急千金要方》卷二十二方。赤小豆（醋浸炒）一升，人参、甘草、瞿麦、当归、猪苓、黄芩各二两，白蔹、黄芪、薏苡仁各三两，防风一两，升麻四两。为末，每服一方寸匕，酒送下，日三夜一服。治痈疽。❷《增补万病回春》卷五方。当归尾、连翘、羌活、独活、薄荷、桂枝、赤芍药、白芷各一两，防风一两半，荆芥、细辛各八钱，藁本七钱半，川芎、甘草节各六钱。为细末，每服二钱，食后酒调下。治梅核，痰核，马刀，瘰疬。❸《外科正宗》卷一方。金银花、知母、贝母、天花粉、白及、半夏、穿山甲、皂角刺、乳香各一钱。水、酒各半煎，病在上食后服，病在下食前服；药渣捣烂，另加秋芙蓉叶末一两，白蜜五匙调敷疮上。治痈疽发背，对口疔疮，无名肿毒。❹见《重楼玉钥》卷上。即地黄散第4方。见地黄散条。

内消退管丸nèixiāotuìguǎnwán 《外科大成》卷二方。又名血竭内消丸。蜂房（带子者，煅存性）、刺猬皮（重五两者，煅存性）各一个，血竭二两，象牙（醋炒）五钱，僵蚕、蝉蜕、木香、火硝、乳香、没药各三钱。为末，黄蜡八两熬黑，待温入药末为丸，梧桐子大，每服三钱，酒送下，日三次，连服七日，脓水更多，以后日一次，半月后，毒将尽肉长管出，渐渐剪去，用生肌散。功能退管收口。治疮毒成漏。

内消丸nèixiāowán 《卫生宝鉴》卷十三方。炮莪术、炮三棱各三钱，青皮（去白）、陈皮（去白）各一两，牵牛子（头末）半斤，薄荷叶、沉香、皂角各五钱。先将皂角水煮取汁，再熬成膏，余药为末，共和为丸，绿豆大，每服三十丸，食后连翘煎汤送下。治疮肿初起及瘰疬结核，内毒郁滞。

内消沃雪汤nèixiāowòxuětāng 《外科正宗》卷一方。青皮、陈皮、乳香、没药、连翘、黄芪、当归、甘草节、白芷、射干、天花粉、穿山甲、贝母、白芍药、金银花、皂角刺各八分，木香四分，大黄二钱。水、酒各半煎，病在上食后服，病在下食前服。治发背，五脏内痈，尻臀诸肿，大小肠痈，肛门肿毒初起，但未成脓，坚硬疼痛不可忍者。

内虚nèixū　指形体瘦弱似病而脉象正常者。《注解伤寒论·平脉法》："人病脉不病，名曰内虚，以无谷神，虽困无害。"

内虚外实脉nèixūwàishímài　脉象。来疾去迟之脉。为表邪有余而里气不足。《注解伤寒论·平脉法》："初持脉，来疾去迟，此出疾入迟，名曰内虚外实也。"

内悬瘨风nèixuánqífēng　病名。即里悬瘨风。《重楼玉钥》卷上："凡牙匡下浮肿为外悬。起生牙根内为里悬。红肿如蜒蚰样，渐次而长。"参见悬瘨风各条。

内阳池nèiyángchí　经外奇穴名。见《针灸经外奇穴治疗诀》。位于前臂屈侧，大陵穴上1寸处。主治鹅掌风，口腔炎等。直刺0.5～1寸。艾炷灸3～5壮，或艾条灸5～15分钟。

内养功nèiyǎnggōng　气功功法。为静功基本功种之一。在操作中强调腹式呼吸，呼吸停顿，舌体起落，意守丹田，配合默念字句等内容。常取姿势有侧卧式、仰卧式、平坐式及壮式4种。常用呼吸法有吸停呼、吸呼停、吸停吸呼3种。其意守部位以下丹田、膻中、脚趾三者为主。其作用主要是静心宁神，培补元气，调和气血，协调脏腑，适用于消化道疾病、神经衰弱、风湿性心脏病以及手术后康复等。

内因nèiyīn　病因之一类。指喜、怒、忧、思、悲、恐、惊等七情过度，使气机紊乱，脏真损伤而成为致病因素。《三因极一病证方论》："七情，人之常性，动之则先自脏腑郁发，外形于肢体，为内所因。"参"三因"条。

内迎香nèiyíngxiāng　经外奇穴名。代号EX－HN9。出《扁鹊神应针灸玉龙经》。位于鼻孔内上端，鼻黏膜上。主治晕厥，目赤肿痛，中暑等。点刺出血。

内痈nèiyōng　病名。出《灵枢·邪气藏府病形》。泛指生于脏、腑的痈。《诸病源候论·内痈候》卷三十三："内痈者，由饮食不节、冷热不调，寒热客于内，或在胸膈，或在肠胃。寒折于血，血气留止，与寒相搏，壅结不散，热气乘之，则化为脓，故曰内痈也。"历代医家认为脏腑生痈，在本经募穴处先隐痛微肿，形寒身热，日渐酿脓，脉洪数者为脓已成，脉迟紧者为脓未成或有瘀血，以此作为诊断内痈的一个依据。病名则因病位不同而名称各异，如胃脘痈、三焦痈、肠痈、小肠痈、心痈、肝痈、脾痈、肺痈、肾痈等。详见有关各条。

内有久寒nèiyǒujiǔhán　即沉寒痼冷。见"痼冷"条。

内郁nèiyù　病证名。指七情所致之郁证。《不居集·诸郁》："内郁者，七情之郁也。"参见"怒郁""思郁""忧郁""悲郁""惊郁""恐郁"各条。

内阅nèiyuè　指通过七窍的望诊，可以内察五脏，因五脏的精气，上达于七窍。《灵枢·脉度》："五藏常内阅于上七窍也。"

内脏nèizàng　泛指胸腹腔中的五脏六腑。《灵枢·本藏》："视其外应，以知其内藏，则知所病矣。"

内燥nèizào　❶病机。与外燥相对，指体内津液耗伤而致干燥少津的病理变化。可导致燥证。多在热病后期，或吐泻、出汗、出血过多，损伤津液所致；也有因营养障碍、瘀血内阻，致使津血不能滋润而起。临床表现为骨蒸潮热，心烦口渴，唇舌干燥，皮肤皲裂，毛发不荣，肌肉消瘦，大便秘结，小便短少等阴虚血少之证。❷证候名。阴血津液亏损，机体失却濡润，以形体消瘦，皮肤干燥瘙痒，毛发枯槁，口鼻咽喉干燥，大便燥结，舌红无苔，脉细数为常见症的证候。

内障nèizhàng　病名。见《太平圣惠方》卷三十三。指主要发生于瞳神及眼内各组织的疾病。多因脏腑内损，气血两亏，目失濡养所致，尤以肝肾不足为常见。此外，阴虚火旺或情志失调，气滞血瘀，风火痰湿上扰清窍，以及外伤等病因亦不少见。患者可感觉眼前蚊蝇飞舞，黑花飘荡，观灯火如彩虹环绕，视物昏蒙，夜盲，甚至暴盲，等等。眼外观可无特殊病证，亦可见瞳神之大小、形状、颜色等改变，如青盲、绿风、圆翳内障之类。眼内障病情比较复杂，一般宜结合全身情况辨证论治。除用药物、针灸等疗法外，有的尚需手术治疗。

内照法nèizhàofǎ　诊法著作。旧题汉代华佗撰。为《中藏经》附录部分。内照即从色、脉、症的反映来鉴察内脏的病变。全书共6篇，首篇仅列四时平脉之名而无论，二至五篇列论脏腑之间互相影响的病脉、病症和选用药物，第六篇辨色、脉、症死候。有一定参考价值。

内针nèizhēn　器械名。《喉风论》："内针长六寸，其锋遍以竹竿套之，外露锋二分，其利如刃。凡口内红肿至牙床者以此破之。有格则不深入，故套竹杆于外也，其针如刃利欲其速破也。"另见"内针 nàzhēn"条。

内蒸nèizhēng　五蒸之一。亦名血蒸。见《诸病源候论·虚劳骨蒸候》。详"五蒸"条。

内证nèizhèng　病证名。指发生于病人身体内部，即胸腹部的病证，系与"外证"相对而言，主要指病人的自觉症状和通过按诊得到的体征，见《难经·十六难》。如肝之内证为"脐左有动气，按之牢若痛"，心之内证为"脐上有动气，按之牢若痛"等。

内证头痛nèizhèngtóutòng　病证名。指内伤头痛。《内外伤辨·辨头痛》："内证头痛有时而作，有时而止。"详"内伤头痛"条。

内至阴nèizhìyīn　经外奇穴名。见江苏省中医学校编《针灸学》。位于足小趾内侧趾甲角旁约0.1寸处。主治小儿惊风，晕厥，脏躁等。浅刺0.1～0.2寸；或点刺出血。当施行知热感度测定法时，以本穴代替足少阴肾经涌泉穴测定温热值。

内炙散nèizhìsǎn　《太平惠民和剂局方》卷九方。茴香、藿香、丁香皮、熟地黄、肉桂（去粗皮）各一两半，炙甘草、山药、当归、白术、白芷各八两，藁本、炮姜、川芎、黄芪各二两，木香一两，陈皮（去白）四两，白芍药十两。为细末，每服三钱，加生姜三片，艾叶一团，水煎，食前空腹热服，或温酒调下。治妇人崩漏虚惫，腹胁痛，腰疼，气逆呕吐；寒冷结聚，月经不调，块硬刺痛；肠鸣泻痢，气满坚胀；频产血衰，颜色青黄；或下血堕胎，头疼脑晕，体虚多汗；恶露不净，恶血上心，闷绝昏迷，手足逆冷等症；并治男子虚冷气利，心腹疼痛。若产后下血过多，加蒲黄；恶露不快，加当归、红花；水泻，加肉豆蔻末；呕吐，加藿香、生姜；上热下冷，加荆芥。

内治nèizhì　即内治法。详该条。

内治法nèizhìfǎ　治法。用可以服食之药品治疗疾病。《素问·至真要大论》："内者内治，外者外治。"故内治法只是与外治法相对的、范围广泛的概念。

内痔nèizhì　病名。《外台秘要》卷二十六："内痔每便即有血……出血过多，身体无复血色。"即生于肛门齿线以上的痔。其症为患部有紫红色块状物突出，伴肛门部不适感，常有便血。根据痔核大小、脱出程度、能否还纳及还纳难易分为三期。如痔核嵌顿，即为嵌顿性内痔，便血过多可致贫血。治宜清热凉血，滋阴润燥，疏风利湿，可选用槐角丸。参见“痔”条。

内痔注射疗法nèizhìzhùshèliáofǎ　内痔治法之一。用于各期内痔及混合痔之内痔部分。用对痔核具有坏死作用的药物（如枯痔油、枯脱油）或能使痔核硬化萎缩的药物（如5%～8%明矾液，5%鱼肝油酸钠等）注射，从而使痔核硬化萎缩、坏死、脱落。本法对内痔出血者尤宜。

内肿锁喉风nèizhǒngsuǒhóufēng　病名。《喉科指掌》第四卷：“此症因肺胃两经阴阳相结，内塞不通，外无形迹，喉间痰喘。先用吐痰法灌吐，再用六味汤。针少商、商阳、关冲、曲池、合谷、两手十穴。有血则生，无血则死。”相当于急性喉阻塞。

内眦nèizì　解剖名。又名目内眦、大眦、眼大头、眼大嘴、眼大睫、（眼）大角。即内眼角（上下眼睑在鼻侧连结部）。是足太阳膀胱经的起点，有睛明穴。眦角上下睑弦各有一泪窍（泪小点）。《灵枢·癫狂》：“目眦外决于面者，为锐眦；在内近鼻者，为内眦。”详“目眦”条。

nen

嫩芦梗nènlúgěng　中药材。见《现代实用中药》。即芦茎。详该条。

嫩双钩nènshuānggōu　中药材。见上海中医学院编《中草药学》。为钩藤之处方名。详该条。

嫩阳nènyáng　即少阳，以其为生气之首。故名。

neng

能néng　效能、功能、性能。《景岳全书》：“本草所注，又概言其能。”另见“能 nài”“能 tái”条。

能合培根nénghépéigēn　藏医学名词。音译为培根居而且。它分布在人体的各个关节部位，其功能是使关节，也即骨骼与骨骼相结合的部位，紧密地结合在一起，负责关节的屈曲和伸展，使它们能灵活地活动。

能化培根nénghuàpéigēn　藏医学名词。音译为培根涅且。它位于胃的上部，能磨碎食物，消化腐熟食物。当然，这一功能还需与其他两种因素，即能消赤巴、拌火隆来共同完成。

能近怯远症néngjìnqièyuǎnzhèng　病名。指视近物清晰而视远物模糊之病证。见《审视瑶函》。又名能近视不能远视、近视、目不能远视、视近怯远症。可由先天不足，习惯不良，劳瞻竭视等所致。眼外观正常，视近物清晰，视远物则模糊。《景岳全书》卷二十七：“不能远视者，阳气不足也”。阳不足则阴有余，故能拘敛视近。阳为阴侵，光华不能发越于远，故视近清晰而视远模糊。甚者常可并发数种严重的内眼疾病而导致失明。治宜滋养肝肾，益气明目，用定志丸或驻景丸加减方加减，并可用针灸治疗，亦可配镜矫正视力。

能近视不能远视néngjìnshìbùnéngyuǎnshì　病名。见明代倪维德《原机启微》。即能近怯远症。详该条。

能视赤巴néngshìchìbā　藏医学名词。音译为赤巴通且。它位于人的眼睛部位，主宰人体的视觉，使人能看到周围的物体，辨别颜色。

能味培根néngwèipéigēn　藏医学名词。音译为培根良且。它位于舌头的部位，主要功能是主管人体味觉以辨别食物中的各种不同的味道。

能消赤巴néngxiāochìbā　藏医学名词。音译为赤巴久觉。它位于胃肠之间，其作用是协助把食物中的精华和糟粕加以分解，使其产生出热能，并使其他各种赤巴的作用能正常地进行，更好地发挥生理作用。

能依培根néngyīpéigēn　藏医学名词。音译为培根丹且。它位于胸中，为5种培根之首，可协助其他4种培根进行正常功能运转。当人体体内的体液水分产生异常，即过多或过少时，培根丹且能起调节作用，使其恢复正常。

能远怯近症néngyuǎnqièjìnzhèng　病名。指视远清晰而视近处反模糊的病证。见《审视瑶函》。又名能远视不能近视、远视、不能近视、视远怯近症。多由先天所致。眼外观多无异常，一般视近物模糊，视远较清晰。《景岳全书》卷二十七：“不能近视者，阴气不足也”。阴不足则阳越于外，故能远照而视远清晰，阴被阳灼，光华不能收敛于近，故视近反模糊。患者久视尚可见头眼昏眩疼痛，眼干涩疲劳，眼睑沉重等证候。其重者，阳乏阴衰，则视远近皆困难。宜滋阴明目，用杞菊地黄丸或地芝丸加减，并可用针灸治疗，亦可配镜矫正视力。

能远视不能近视néngyuǎnshìbùnéngjìnshì　病名。见明代倪维德《原机启微》。即能远怯近症。详该条。

能足培根néngzúpéigēn　藏医学名词。音译为培根其木且。它位于头部，在外界刺激作用下，能使人体产生各种精神情绪，如喜、怒、哀、伤、知足、满意等。

能作赤巴néngzuòchìbā　藏医学名词。音译为赤巴朱且。它位于心脏部位，其职能是司人的思想意识，负责人的胆略，使人心胸开朗，有谋识。人的欲望及骄傲的情绪也与之有关。

ni

泥菖蒲níchāngpú　中药材。见《本草纲目》。为水菖蒲之别名。详该条。

泥疗法níliáofǎ　治法。用各种泥沙类物质加热后作为介体，接触或涂敷在人体的一定部位上，以治疗疾病的方法。

泥鳅ní · qiu　中药材。出《滇南本草》。又名鳅鱼、鱼鳅。为鳅科动物泥鳅 *Misgurnus anguillicaudatus*（Cantor）的全体。我国南北各地均有分布。甘，平。入脾、肝、肾经。补益脾肾，利水，解毒。①治消渴，传染性肝炎，小儿盗汗，水肿，泄泻，小便不利，淋病，阳事不举，痔疾，疥，癣。内服：烘干研粉，每次6～9g，每日3次；或用100～250g煨汤服。②治久疮，醋炙为末敷。本品可食部分每100g含蛋白质9.6g，脂肪3.7g，碳水化物2.5g，钙28mg，磷72mg，铁0.9mg。

泥鳅疔ní · qiudīng　病名。见《中国医学大辞典》。即鳅疽。见该条。证治见“指疔”条。

泥鳅疽ní · qiujū　病名。指疔之一。出《医宗金鉴》卷六十八。又名泥鳅痈、泥鳅疔。症为一指通肿，形如泥鳅，色紫热，痛连肘臂。证治见“指疔”条。

泥鳅痈ní · qiuyōng　病名。出《外科证治全书》卷三。即泥鳅疽。见该条。证治见“指疔”条。

泥丸níwán　气功意守部位名称。❶道家称上丹田为泥丸，即两眉之心。❷医家称百会为泥丸（泥丸宫）。又，泥丸即囟门（囟会）。《黄庭内景经》："脑神精根字泥丸。"

泥丸宫níwángōng 出《素问·本病论》。即上丹田。见该条。

泥丸脂níwánzhī 道家称耵聍为泥丸脂。《黄庭内景经》："脑神精根字泥丸。"因道家语称脑为泥丸，而耵聍为脑的脂液。

泥瘿níyǐng 病名。《圣济总录》卷一二五："石与泥（瘿）则因山水饮食而得之。"即地方性甲状腺肿。参见"瘿"及有关条。

倪纯宇níchúnyǔ 见"倪朱谟"条。

倪凤宾nífèngbīn 见"倪枝维"条。

倪涵初疟痢三方níhánchūnüèlìsānfāng 内科著作。清代倪涵初手定。撰年不详。倪氏对疟疾、痢疾各拟3首方，介绍其适应证及加减用法，处方平易有效。对于痢疾治法，提出忌温补、忌大下、忌发汗、忌分利四忌。本书后刊入《济世专门编》中。

倪涵初治痢第二方níhánchūzhìlìdì'èrfāng 《杂病源流犀烛·六淫门》卷十五引倪涵初方。又名加减第二方。黄连（酒炒六分，生用四分）、黄芩（酒炒六分，生用四分）、白芍药（酒炒六分，生用四分）、山楂各一钱，桃仁六分，当归、甘草（炙三分，生用二分）各五分，橘红、青皮、槟榔、地榆各四分，红花三分，木香二分。水煎，空腹服，渣再煎服。治痢疾，十日以外者。孕妇去桃仁、红花、槟榔。

倪涵初治痢第三方níhánchūzhìlìdìsānfāng 《杂病源流犀烛·六淫门》卷十五引倪涵初方。又名补理第三方。黄连（酒炒）、黄芩（酒炒）各六分，白芍药（酒炒）四分，陈皮六分，白术（土炒）、当归、党参、炙甘草各五分。水煎，空腹服，药渣再煎再服。治下痢日久，脾胃弱而虚滑者。

倪涵初治痢第一方níhánchūzhìlìdìyīfāng 《杂病源流犀烛·六淫门》卷十五引倪涵初方。又名初起第一方。黄连、黄芩、白芍药、山楂肉各一钱二分，枳壳、厚朴、槟榔、青皮各八分，当归、地榆、甘草各五分，红花（酒炒）三分，桃仁一钱，木香二分。水煎，空腹服，渣再煎服。功能清热燥湿，行气活血。治痢下赤白，里急后重，身热头痛，初起三五日或十日以内者。如痢白者，去地榆、桃仁，加橘红四分、木香三分；滞涩者，加大黄（酒炒）二钱；孕妇，去桃仁、红花、槟榔。

倪涵初治疟第二方níhánchūzhìnüèdì'èrfāng 《杂病源流犀烛·六淫门》卷十五引倪涵初方。生首乌三钱，陈皮、柴胡、茯苓、黄芩各八分，威灵仙、白术、当归各一钱，知母、鳖甲各二钱，炙甘草三分。为粗末，加生姜三片，井、河水各半煎，并加无灰酒再煎一滚，空腹服，渣再煎服。功能扶正祛邪。治疟疾，服用倪涵初治疟第一方后病势虽减而未痊愈者。

倪涵初治疟第三方níhánchūzhìnüèdìsānfāng 《杂病源流犀烛·六淫门》卷十五引倪涵初方。党参、白术各一钱，黄芪、当归各一钱二分，陈皮、柴胡各八分，炙甘草三分，升麻四分（或加何首乌二钱、炒知母一钱，或再加青蒿八分、麦芽一钱）。为粗末，加生姜一片、大枣二枚，水煎，半饥时服。功能补益气血，兼以祛邪。用于疟疾。转愈，服此剂以根除。

倪涵初治疟第四方níhánchūzhìnüèdìsìfāng 《杂病源流犀烛·六淫门》卷十五引倪涵初方。又名久疟全消方。威灵仙、醋莪术、炒麦芽各一两，何首乌二两，狗脊八钱，青蒿子、铅丹、山甲珠、醋鳖甲各五钱。为细末，用山药粉、饴糖各一两，水糊为丸，每服二至三钱，半饥时姜汤送下。若小儿服，加炙鸡内金五钱。功能补消散结。治疟疾日久不愈而成疟母。

倪涵初治疟第一方níhánchūzhìnüèdìyīfāng 《杂病源流犀烛·六淫门》卷十五引倪涵初方。陈皮、姜半夏、茯苓、威灵仙各一钱，制苍术、姜厚朴、柴胡、黄芩各八分，青皮、槟榔各六分，炙甘草三分。为粗末，加生姜三片，井、河水各半煎，饥时服，渣再煎服。功能燥湿行气，祛痰截疟。治疟疾。若头痛加白芷。

倪佩玉nípèiyù 见"倪枝维"条。

倪维德níwéidé 明初医家。字仲贤。祖籍原为河南开封，迁居江苏吴县（今苏州）。家世以医闻名，少时学儒，后继承家业，认为"医为儒者之一事"。研读《内经》，为人治病，有请必赴。穷人求治，不仅送药而且送煮药瓦器。晚年在敕山建别墅居住，自号敕山老人。因见眼科书少而不全，著《原机启微》，该书为现存较早的眼科专书。

倪枝维nízhīwéi 清代医家。字佩玉，号凤宾。浦江（今属浙江）人。长于产科，于1728年撰有《产宝》一书，重点论述产后病证，为清以后流行较广的妇产科专书之一。

倪仲贤nízhòngxián 见"倪维德"条。

倪朱谟nízhūmó 明末医家。字纯宇。钱塘（今浙江杭州）人。年轻时学医药，为人治病有良效。搜集历代本草书籍，加以辨疑证误和考订，编成《本草汇言》一书，由其子洙龙刻印行世。

倪洙龙nízhūlóng 明代医家。钱塘（今浙江杭州）人，继父倪朱谟之医业，仍在当地以医闻名。纂有《伤寒汇言》一书。

拟颠茄nǐdiānqié 中药材。见《全国中草药汇编》。为搜山虎之别名。详该条。

逆nì ❶病证名。即呃逆。又称咳逆。《赤水玄珠·咳逆》："咳逆古谓之逆。"详见"呃逆"条。❷仲景十二脉之一。子母相乘的脉象。水行乘金，火行乘木。《诊家正眼》："曰逆者，水乘金，火乘木也。"

逆产nìchǎn 出《诸病源候论》卷四十三。即倒产。详该条。

逆传nìchuán 疾病传变方式。与顺传相对而言。病证不按一般规律发展。如温热病从卫分证迅即发展至心包证候。《温热论》："温邪上受，首先犯肺，逆传心包。"

逆传心包nìchuánxīnbāo ❶病机。温热病邪侵犯肺卫之后不从卫分顺传气分，而径入心包，扰及心神的病理变化。❷证候名。出《温热论》。温邪犯肺之后，不顺传气分而迳入心包。主要证候有高热，神昏，谵语，心烦，舌绛，脉数等。

逆从nìcóng ❶正、反两大治疗法则的别称。用药逆证候而治者为逆，从证候而治者为从。《医门法律》："逆从者，以寒治热，以热治寒，是逆其病而治之；以寒治寒，以热治热，是从其病而治之。"《素问·至真要大论》："逆者正治，从者反治。"❷标本的不同治法。《素问·标本病传论》："病有标本，刺有逆从。"马莳注："逆者，如病在本而求之于标，病在标而求之于本；从者，如在本求本，在标求标，此乃治法之不同也。"

逆经nìjīng 病名。见《医宗金鉴·妇科心法要诀》。亦名经从上逆、经从口鼻出、经行吐衄、经前吐衄、经后吐衄、经行吐血、经行衄血、倒经等。是指行经时或行经的前后，出现周期性的口鼻出血。多因肝经郁火炽盛，经期冲脉气盛血动，血随气火上逆；或阴虚肺热，热伤肺络所致。在经前或经期者，多属内热壅盛，迫血上行之实热证。治宜泄热凉血。方用三黄四物汤、顺经汤等。经后者，虽属血虚，但仍为阴虚余热内扰之虚热证，治宜养阴清热，方用犀角地黄汤、麦门冬汤之类。

逆经目赤nìjīngmùchì 病证名。见广州中医学院编《中医眼科学讲义》。即室女逆经。详该条。

逆灸nìjiǔ 灸法用语。见《范汪方》。指无病先灸，用以增强自身抗病能力。参见"逆针灸"条。

逆流挽舟nìliúwǎnzhōu 对外感夹湿型痢疾的治法。本证除有痢疾主症外，兼有恶寒、发热、头痛、身痛、无汗等表证。用人参败毒散治疗。本方疏表除湿，寓通于散，使表解而里滞亦除。亦即前人所谓从表陷里者仍当由里出表，如逆水中挽船上行之意，故称逆流挽舟。但本方药味多辛燥，非典型病例不宜滥用。

逆气nìqì 病机。出《素问・藏气法时论》。指喘急气逆。有阳明气逆，肺络气逆，肾气上逆之分。《类证治裁・喘证论治》："逆气，气上逆不得卧而息有音……阳明脉逆，不得以其道，故不得卧而息有音也……其不得卧，卧则喘者，是水气之客者。水者，循津液而流，肾为水脏，主津液，主卧与喘也。治阳明之气逆，四磨汤、七气汤；治肺络之气逆，杏子汤、小青龙汤、越婢汤、苏子降气汤；治肾气之逆，麻黄附子细辛汤、肾气汤、灵砂丹。"一般所指逆气，多指喘逆。《证治准绳》："逆气者，但气上而奔急，肺壅而不下，宜详辨之。"参"咳逆上气""奔气""喘证"条。

逆取nìqǔ 治法之一。即逆治、正治。《素问・标本病传论》："有逆取而得者。"参见"逆治""正治"条。

逆生nìshēng 病名。出《备急千金要方》卷二。即倒产。详该条。

逆顺nìshùn ❶指经脉的上下往来。《灵枢・营气》："此营气之所行也，逆顺之常也"。❷指逆证和顺证。《灵枢・阴阳二十五人》："察其形气有余不足而调之，可以知逆顺矣。"❸指形气的相称与不相称以及治疗的适当与否而言。《灵枢・根结》讨论形气之逆顺与刺法补泻之逆顺。其大意形气相称为顺，形气不相称为逆。在治疗上补泻适当为顺，补泻不适当为逆。❹《灵枢》篇名。主要论述在针刺治疗前必须明确辨别人体气行的逆顺，脉象的盛衰，以及应掌握病机的可刺、尚未可刺与已不可刺3种情况。本文着重指出针刺大法，须明逆顺，故名。

逆顺肥瘦nìshùnféishòu 《灵枢》篇名。本篇主要论述根据患者肥、瘦、肥瘦适中，以及壮士、婴儿等不同体质和年龄，在针刺治疗中分别运用不同的手法，则为顺；相反则为逆。文中还列述了三阴三阳经脉的走向和气血上下逆顺的关系。

逆顺生翳nìshùnshēngyì 病证名。见《银海精微》。又名逆顺障证。古人认为翳从上方向下蔓延者为顺，反之为逆。病因多属风热侵袭，脉络瘀滞。症见赤脉翳从黑睛或上，或下，或左，或右，或四周向中央侵犯，涩痛羞明，视昏多泪。严重者，可遮满黑睛而失明。治宜祛风清热，通络散瘀，明目退翳等法，可选用蝉花无比散或知母饮子加减，病久正虚者，酌加扶正药物。参见"赤膜下垂"条。

逆顺障证nìshùnzhàngzhèng 病证名。《证治准绳・杂病》："凡见风轮际处，由白珠而来无数粗细不等赤脉，周围圈圆侵入黑睛，黑睛上障起昏涩者，即此证，必有瘀滞在内。"详"逆顺生翳"条。

逆死nìsǐ 病名。指病气传变至相逆之脏而死。按五行生克规律，五脏疾病相互传变，严重时，常死于其所不胜（克我）之脏，称逆死。《素问・玉机真藏论》："病之且死，必先传行至其所不胜，病乃死。此言气之逆行也，故死……肾受气于肝，传之于心，气舍于肺，至脾而死。此皆逆死也。"

逆调论篇nìtiáolùnpiān 《素问》篇名。逆调，不协调也。本篇主要讨论由于阴阳、营卫之气逆乱失调所形成的内热、里寒、肉烁、骨痹、肉苛诸证及经脉、脏气失调所致的喘息等几种病变。因其言人身之阴阳、荣卫气血不协调之病理变化，故名。

逆翳nìyì 病证名。《银海精微》："翳膜下生向上，谓之逆翳。"详"逆顺生翳"条。

逆针灸nìzhēnjiǔ 指未病而用针灸刺激穴位，增强体质，预防疾病。《备急千金要方》："小儿新生无疾，慎不可逆针灸之。如逆针灸，则忍痛动其五脏，因喜成痫。河洛关中土地多寒，儿喜病痉，其生儿三日，多逆灸以防之。"

逆证nìzhèng 证名。指病情不按一般规律发展，突然加重而出现的证候。如麻疹病风寒闭束，疹暗淡不透，咳喘鼻扇；或热毒壅滞，谵语烦躁，疹色紫赤；或气虚神乏，疹浅淡稀落难出；或下利不止等均属逆证。出现逆证的原因有多种，如正虚邪盛，治疗、护理失当等。

逆证汇录nìzhènghuìlù 外科著作。参见"高憩云外科全书十种"条。

逆治nìzhì 即正治。详该条。

逆注nìzhù 经穴别名。出《针灸甲乙经》。即温溜。见该条。

腻粉nìfěn 中药材。出《传家秘宝方》。即轻粉。详该条。

腻苔nìtāi 舌象。苔质致密，颗粒细腻，中心稍厚，边周较薄，擦之不去，刮之不脱，舌面如罩着一层黏液，呈油腻状。为胃中阳气被阻，痰湿内盛之候，多见于湿浊、痰饮、食积、顽痰等一类病证。

溺nì 沉溺的意思，如沉于水而死亡的称溺毙。另见"溺niào"条。

溺死nìsǐ 指落水淹没而致死者。《诸病源候论・中恶病诸候》："人为水所没溺，水从孔窍入，灌注腑脏，其气壅闭，故死。若早拯救得出，即泄沥其水，令气血得通，便得活。"《证治准绳・杂病》："溺水死，捞起以尸伏牛背上，无牛以凳，控去其水，冬月以棉被围之，却用皂角以生姜自然汁灌之，上下以炒姜擦之，得苏可治。"《寿世保元・五绝》："救溺水死者，先以刀斡开溺者口，横放筯一只，令其牙之，使可出水。又令一健夫，屈溺人两足，着肩上，以背相贴，倒驼之而行，令其出水。"

匿nì 病名。出《妇人良方大全》卷二十三。即阴蚀。详见该条。

匿鼻nìbí 病名。见《诸病源候论》卷四十八。即鼻疳疮。详该条。

匿齿nìchǐ 病名。《外台秘要》卷二十二："病源齿匿者，是虫蚀齿至龈，脓烂汁臭，如蚀之状，故谓之匿齿。"即齿匿。详该条。

匿疮nìchuāng 病名。指阴户生疮。《王节斋公胎产》："妇人阴户生疮，名曰匿疮。"详见"阴蚀"条。

N

nian

拈痛汤niāntòngtāng 见《兰室秘藏·腰痛门》。即当归拈痛汤。见该条。

拈痛丸niāntòngwán 《鸡峰普济方》卷十一方。五灵脂、木香、当归、高良姜、莪术各等分。为末，炼蜜为丸，梧桐子大，每服五至十丸，空腹木香煎汤送下。功能活血行气，散寒止痛。治9种心痛。《奇效良方》亦有本方，但无高良姜。

年老经水复行niánlǎojīngshuǐfùxíng 病证名。见《傅青主女科》。指妇人年五十外或六七十岁，本已绝经而忽然又再行经者。多因肝脾损伤，血失藏摄，或精伤而动命门之火，气郁而肝火妄动，两火交并迫血妄行所致。症见下血色紫有块。治宜补益肝肾健脾。方用安老汤加贯众炭末冲服。同时应做妇科检查，防止癌变可能。

年老血崩niánlǎoxuèbēng 病证名。见《傅青主女科》。亦名老妇血崩，俗名血海败。指年老经断前后而患血崩之症。多因肾气、天癸已将衰竭，身体虚弱，如肝脾损伤，血失藏摄，或房室不慎而动命门之火，气郁而动肝火，迫血妄行，冲任胞宫失于约制，而发为血崩。治宜先用加味当归补血汤（当归、黄芪、汉三七、桑叶），后补益肝肾健脾，方用安老汤，或用白术、熟地、山药、麦冬、五味子以补精血。同时应做妇科检查，防止癌变可能。

年寿niánshòu ❶推拿部位。出陈氏《小儿按摩经》。①指印堂与山根之间的部位（《小儿推拿广意》）。②指山根与准头之间的部位（《小儿推拿方脉活婴秘旨全书》）。③指鼻尖（《幼科推拿秘书》）。❷望诊部位名。指眉心与鼻尖之间的鼻梁部分。《婴童百问》："年寿平陷者主夭，青主发热主惊。"

年未老经水断niánwèilǎojīngshuǐduàn 病证名。见《傅青主女科》。指年未届绝经期而月经断绝。多因素体虚弱，营养不良，或早婚、产多、乳众等，耗伤精血，肾气、天癸虚衰，或忧思劳伤心脾，阴血暗耗，以致脏腑、冲任血亏失养，无血下达。肾虚者，症见面色晦黯，头晕耳鸣，腰膝酸软等，治宜补肾益精，养阴调经，方用左归饮、当归地黄饮、六味地黄丸等；血亏者，症见面色萎黄，皮肤不润，饮食日少，精神虚惫等，治宜补血养阴，扶脾宁心，方用益经汤、十全大补汤、归脾丸等。

年希尧niánxīyáo 清代官吏。字允恭，号偶斋主人。广宁（今辽宁锦州）人。其父年遐龄曾任清代湖广巡抚等职，兄年羹尧亦任高职。他曾任工部右侍郎等职。平时浏览金、元名家等著述，并嗜好搜集良方，曾辑刻有《经验四种》（1717年刻行），包括清代官吏梁文科和他自己所集录的部分方药，称为《集验良方》，以及明代朱栋隆所撰《经验痘疹不求人方论》、邓苑所撰《一草亭眼科》、吴又可所撰《温疫论》。另辑刻《本草类方》（1735刻行）。

年希尧集验良方niánxīyáojíyànliángfāng 医方著作。6卷。又名《集验良方》。清代年希尧辑。刊于1724年。本书属于验方汇编性质，分为养生、急治、中风、预防中风、伤寒、感冒等50余类。除辑录验方外，其中养生、伤寒、感冒、类中等均附以简短的医论。又有《经验四种》本。

年允恭niányǔngōng 见"年希尧"条。

黏nián 能使一个物体附着在另一个物体上的性质。

黏不扎niánbùzhā 中药材。见《东北药用植物志》。为豨莶草之别名。详该条。

黏汗niánhàn 症名。见《杂病源流犀烛·诸汗源流》。即油汗。详"绝汗"条。

黏糊菜nián·hucài 中药材。见《救荒本草》。为豨莶草别名。详该条。

黏榔根niánlánggēn 中药材。见《文山中草药》。为雾水葛之别名。详该条。

黏腻苔niánnìtāi 即舌苔颗粒紧密胶黏，上有垢浊稠厚黏液的舌象。

黏黏葵niánniánkuí 中药材。见《福建民间草药》。为苍耳之别名。详该条。

黏鱼须niányúxū 中药材。出《救荒本草》。又名铁丝灵仙、龙须菜。为百合科植物华东 *Smilax glauco – China* Warb 的根茎及根。分布于辽宁、山东、江苏、安徽、浙江、福建、台湾。甘，温。祛风，活血，消肿。①治风湿筋骨疼痛，关节不利。煎服：4.5～9g。②捣敷或研末调敷治疗疮肿毒。根茎含皂苷、鞣质、树脂及淀粉。茎含替告皂苷元、新替告皂苷元和拉肖皂苷元。

黏子解毒汤niánzǐjiědútāng 《喉症全科紫珍集》卷上方。牛蒡子、天花粉、白术、炒栀子、葛根各一钱，甘草、升麻各五分，生地黄二钱，连翘、黄芩、青皮、防风各八分，黄连四分，桔梗一钱二分，玄参一钱五分。水煎，食后服。治酒食热毒郁于喉间，嚏塞肿闭诸症。

捻法niǎnfǎ ❶刺法名。"捻"同"撚"，指入针后，以拇、食指持针做前后交替动作，使针转动的方法，现称捻转法。《针经指南》："捻者，以手捻针也，务要识乎左右，左为外，右为内，慎记耳。"《针灸大成》："捻者，治上，大指向外捻；治下，大指向内捻。外捻者，令气向上而治病；内捻者，令气向下而治病。如出针，内捻者令气行至病所，外捻者令邪气至针下而出也。"指出本法有行气的作用，以使气至病所，提高疗效。参捻转法条。❷推拿手法名。出《备急千金要方·养性》。用拇指和食指捏住一定部位，对称用力作均匀和缓的捻线状搓揉。《保赤推拿法》："捻者，医以两指摄儿皮，微用力而略动也。"《石室秘录·摩治法》："手足疼痛者……执其两手捻之者千下而后已。"本法多用于指、趾小关节及浅表肌肤部。有调和气血的作用。《诸病源候论·鼻病诸候》："手捻鼻两孔，治鼻中患。"

捻头散niǎntóusǎn 见《小儿药证直诀》卷下。即金铃子散第1方。见"金铃子散"条。

捻头瘟niǎntóuwēn 病证名。瘟疫的一种。一名虾蟆瘟。《杂病源流犀烛·瘟疫源流》："捻头瘟，喉痹失音，项大腹胀，如虾蟆状，故亦名虾蟆瘟。宜荆防败毒散。"参见"瘟疫""虾蟆瘟"条。

捻五指背皮法niǎnwǔzhǐbèipífǎ 小儿推拿治疗方法名。《保赤推拿法》："捻五指背皮法：将五指背面夹缝上皮轻轻捻之，治惊吓，又燥湿。"

捻衣摸床niǎnyīmōchuáng 症名。出《伤寒论·辨太阳病脉证并治》。一作循衣摸床。详循衣摸床条。

捻转niǎnzhuǎn 针刺手法。指将针刺入腧穴一定深度后，施以向前向后捻转动作的操作方法。

捻转补泻niǎnzhuǎnbǔxiè 指针刺得气后，以捻转幅度的大小、速度的快慢和次数的多少来分别补泻的方法。《灵枢·官能》："泻必用员，切而转之……补必用方……微旋而徐推之。"现今一般以捻转幅度较小（180°左右）、速度较慢、次数较少者为补；捻转幅度较大（360°以上）、速度较快、次数较多者为泻。亦有以捻转的方向分别补泻的。金代窦汉卿《标幽赋》："迎夺右而泻凉""随济左而补暖"。意指右转为泻，左转为补。

捻转法niǎnzhuǎnfǎ 指针刺时，使针体左右旋转的一种基本针刺手法。通常以右手拇、食两指持住针柄，进行一前一后的交替运动，针即呈旋转状。捻转幅度的大小应视病情而定。一般在180°左右的称小幅度捻转，360°以上的称大幅度捻转。施行捻转法时，应注意勿过度单向捻转，以免肌肉纤维缠绕针体，造成滞针。

捻转行气niǎnzhuǎnxíngqì 行气法之一。指用捻转的手法来控制针感传导方向的方法。金代窦汉卿《金针赋》："欲气上行，将针右捻，欲气下行，将针左捻。"据针灸临床实践，捻转的手法虽可促使针感的产生和加强传导，但对针感传导方向似无影响。

捻子niǎn · zi 俗称纸捻、纸钉、药钉。《卫济宝书》卷上："疮已溃，须用好厚纸作一合索捻子捻之。"用富有韧性而不易酥烂、吸水性强的纸张做成。一般裁成1.5cm×8cm大小，搓成条状，长短以窦道长短而取舍。其作用有4点：将药粉送达到深处；作引流用，使脓液畅流；防止疮口粘连，造成假性愈合；可借以探测脓腔、窦道的深浅、曲折及其方向。

撚法niǎnfǎ 即捻法。见该条。

碾挫伤niǎncuòshāng 病名。即由于钝性物体推移挤压与旋转挤压等外力直接作用于肢体，造成以皮下及深部组织出血、变性、坏死的严重损伤性疾病。

念西居士niànxījūshì 见"王肯堂"条。

念盈药条niànyíngyàotiáo 药艾条之一。所含药物以桂枝、川乌、雄黄、广皮、檀香、丹参、香附、白芷、藿香、降香、良姜为主。用于风寒湿痹，寒性腹痛，痛经等。

念珠藤niànzhūténg 中药材。见《广州植物志》。为阿利藤之别名。详该条。

念珠丸niànzhūwán 《普济本事方》卷三方。乳香、硇砂各三钱，黄蜡一两。前二味研细末，熔蜡和丸，分作一百零八丸，以线穿之，露一宿，次日用蛤粉为衣，每服一丸，乳香煎汤吞下。治膀胱疝气，睾丸肿胀，痛不可忍。

niao

鸟不宿niǎobùsù 中药材。见《岭南草药志》。为鹰不泊之别名。详该条。

鸟不踏niǎobùtà 中药材。见《江西草药》。为虎刺之别名。详该条。

鸟戏niǎoxì 导引法。模仿鸟类动作的一种体操活动。战国时期（前475—前221）《庄子》有"熊经鸟伸"的叙述。马王堆三号墓出土的西汉初年（前168）帛画《导引图》有"鹤□""鹞"等图。《后汉书·华佗传》始列入五禽戏中。《云笈七签·导引按摩》（似为宋以前著作）有简单动作记述："鸟戏者，双立手，翘一足，伸两臂，扬眉鼓力，右二七。"坐伸脚，手挽足距各七，缩伸二臂各七也。"此后流派甚多。

鸟眼睛豆niǎoyǎn · jingdòu 中药材。见《浙江天目山药用植物志》。为老鼠豆之别名。详该条。

尿niào ❶尿液。又名溺、溲、小便、小溲、前溲、小水、水泉、下泉。尿为津液之余，它的产生，源于肾的化气，经膀胱气化而排出，又与脾对水湿的运化、三焦水道的通调、小肠泌别清浊等脏腑功能密切相关。尿的排泄，对整体津液代谢有重大影响。❷指排尿。

尿白niàobái 病证名。出《婴童百问》。指小儿小便初下色黄赤，落地良久凝如白膏者（《幼幼集成》）。多因乳食伤脾，脾不散精，湿热内蕴，清浊相干，下注膀胱所致，亦有因肺脾气虚而产生的。脾伤湿蕴者，治宜健脾分利，用胃苓丸；肺脾气虚者，用补中益气汤。

尿白碱niàobáijiǎn 中药材。见《四川中药志》。为人中白之别名。详该条。

尿床niàochuáng 病症名。《诸病源候论·尿床候》："夫人有于眠睡不觉尿出者，是其禀质阴气偏盛，阳气偏虚者，则膀胱肾气俱冷，不能温制于水，则小便多或不禁而遗尿。"《类证治裁》卷七："睡中自遗，多属下元虚冷，宜螵蛸丸，然遗失不知，必交通心肾，寇氏桑螵蛸散。"《杂病源流犀烛·小便闭癃源流》："小儿睡中遗尿，多由于实热，而间或因寒，宜沈氏泉丸，夹寒去山栀，加萸肉、巴戟、干姜。"参见"遗溺"条。

尿道niàodào 为膀胱通于体表的管道。

尿后余沥niàohòuyúlì 症名。见《医学入门·小便不禁》。又称小便余沥。指小便后仍有余沥点滴不净的症状。久病体弱者见之，多因肾虚胞寒而膀胱气化不利所致。新病排尿不畅而有余沥涩痛者称小便赤涩，多因膀胱湿热所致。参见"小便余沥""小便赤涩"等条。

尿精niàojīng 病证名。指精液随小便而出者。《诸病源候论·虚劳病诸候》："肾藏精，其气通于阴，劳伤肾虚，不能藏于精，故因小便而精液出也。"治宜益肾固精。用枸杞子散、金锁子丸、菟丝子丸、聚精丸等方。若小便多而溺后精出，宜用补中益气汤送服缩泉丸。

尿孔niàokǒng 尿道外口。

尿来niàolái 病名。指小儿夜间小便不禁而遗尿者。《古今医统》："小儿遗尿者，此膀胱有冷，不能约于水，故遗尿也，又有尿来者，亦由膀胱冷。夜属阴，小便不禁，胞里自出，谓之尿来也。"治法参"小儿遗尿"条。

尿瘘niàolòu 病名。多因产伤、妇科手术损伤、疮疡等所致。以女性膀胱或输尿管与阴道之间有屡道相通，出现尿液从阴道排出为主要表现的疾病。一般以外科修补手术治疗为主，结合补益气血，固肾健脾方药，帮助患者康复。

尿门无孔niàoménwúkǒng 由于先天性畸形，尿门无孔，以致婴儿出生后小便不通，宜采用外科手术治疗。

尿石二号niàoshí' èrhào 见《中西医结合治疗急腹症》（遵义医学院编）。金钱草30g，石韦、萹蓄、车前子（包煎）各15g，瞿麦、栀子各12g，大黄（后下）、滑石各9g。木通、甘草梢各6g。水煎服。功能清利湿热，消石通淋。治湿热型尿路结石病。若阴虚，去大黄，加生地黄12g，麦冬9g；内热，加黄柏、知母各9g。本方即八正散去灯心，加金钱草、石韦而成。

尿石一号niàoshíyīhào 见《中西医结合治疗急腹症》（遵义医学院编）。金钱草30～60g，海金沙（全草）、石韦各30g，车前子15g，木通6g。水煎服。功能通淋消石。治气结型尿路结石病。如因气结疼痛者，加延胡索12g，川楝子9g；因血瘀疼痛者，加蒲黄、五灵脂各9g；尿血者，加大、小蓟各9g，白茅根15～30g；肾阳虚者加肉桂4.5g，附子、补骨脂各9g；肾阴虚者加熟地黄15g，枸杞子、女贞子、旱莲草各9g。

N

尿血niàoxiě ❶病名。出《金匮要略·五脏风寒积聚病脉证治》。又名溺血、溲血。指血从尿道排出而无疼痛者。《医学心悟》卷三："心主血，心气热，则遗热于膀胱，阴血妄行而溺出焉。又肝主疏泄，肝火盛，亦令尿血。"《杂病源流犀烛·五淋二浊源流》："尿血，溺窍病也。其原由于肾虚。"尿血与心、肝、肾三经关系较为密切。其证属心肝火盛者，可伴见虚烦不眠，舌咽作痛，少腹胀满，胁肋刺痛，口苦耳聋等。治以清热为主，用导赤散、清肠汤、龙胆泻肝汤等。倘火盛伤阴，小便短赤带血，目眩耳鸣，腰腿酸软，舌质红，脉弦细数者，宜滋阴清火，凉血止血，方用保阴煎、知柏地黄丸合小蓟饮子。亦有日久导致脾肾气虚，尿血淡红，面色萎黄，饮食减少，腰酸肢冷，舌质淡，脉虚软者，宜健脾补肾，益气摄血，用补中益气汤、无比山药丸等方。本证可见于肾结核、尿路感染、尿路结石、某些血液病等病。❷症名。血从小便中排出，尿色因之而呈淡红、鲜红、红赤，甚或尿中夹杂血块的表现。

尿血穴niàoxiěxué 经外奇穴名。《备急千金要方》："治小儿尿血方……灸第七椎两旁各五寸，随年壮。"《针灸经外奇穴图谱》列作奇穴，名尿血。

尿灶火丹niàozàohuǒdān 病证名。小儿丹毒之一。《诸病源候论》卷四十九："丹发膝上，从两股起及脐间，走入阴头，谓之尿灶火丹也。"治宜用桑根白皮煎汤外洗，或烧李根为灰调敷。类似于尿布皮炎。

尿诊niàozhěn 藏医诊断方法。即通过检查尿液进行疾病诊断的一种方法，主要观察尿液的颜色、尿味、蒸汽、尿花、浮皮、沉淀和放置一定时间以后的变化。

尿珠根niàozhūgēn 中药材。见成都中医学院等编《常用草药治疗手册》。为薏苡根之别名。详该条。

溺niào 即尿。《灵枢·五癃津液别》："水下留（流）于膀胱，则为溺与气。"详尿条。另见"溺 nì"条。

溺白niàobái ❶症名。指小便浑浊色白。见《素问·至真要大论》。《景岳全书·淋浊》："溺白证如泔如浆者，亦多属膀胱水道之热，宜导赤散、徙薪饮之类以清之，若无内热而溺白者，多由饮食湿滞，宜小分清饮或苓术二陈汤减去干姜以燥之利之……若胞气不固而液浊不清者，此亦败精之属也，宜秘元煎或水陆二仙丹以固之。"详"便浊"条。❷中药材。出《名医别录》。为人中白之别名。详该条。

溺白散niàobáisǎn 《医宗金鉴·外科心法要诀》卷六十五方。煅人中白五钱，白霜梅（烧存性）、枯矾各三钱。为细末，先用韭根、松萝茶煎成浓汁，洗净患处，去净腐肉，见津出鲜血，再敷此药，日三次；若烂至咽喉，以芦筒吹之。治走马牙疳之属于痘疹余毒者。

溺赤niàochì 症名。出《素问·至真要大论》。详"小便黄赤""小便赤涩"条。

溺后漏精niàohòulòujīng 病证名。指排尿后有精液滑出，多因气虚不能固摄所致。《张氏医通·大小府门》："小便过多，而便后常有滑精者，补中益气汤下缩泉丸。痛而小便频数者，禁用缩泉，以益智壮火，乌药耗气，非阴虚多火人所宜。"参见"滑精"条。

溺茎niàojìng 即阴茎。详该条。

溺孔niàokǒng 尿道外口。《素问·骨空论》："女子系廷孔，其孔，溺孔之端也。"

溺窍niàoqiào 尿道外口。

溺血niàoxiě 症名。出《素问·气厥论》。又名溲血、尿血。指血随小便排出而无疼痛者。详"尿血"条。

溺浊niàozhuó 症名。见《类证治裁·淋浊》。即便浊。见该条。

nie

捏法niēfǎ ❶推拿手法名。与拿法相似，但需将肌肤提起。操作方法有两种：①用拇指和食、中两指相对，夹提皮肤，双手交替捻动，向前推进。②手握空拳状，用食指中节和拇指指腹相对，夹提皮肤，双手交替捻动，向前推进。常用于治疗食欲不振、消化不良、腹泻、失眠及小儿疳积等症。❷伤科手法之一。适用于骨折、脱臼及软组织损伤。医者用单手或双手的拇指及其余四指在患部相对紧捏，并酌情配合上挺、下抠等力。

捏积niējī 即捏脊。详该条。

捏癖niējī 推拿方法名。即捏脊。因本法多用于治疗小儿积聚之症而得名。

捏挤法niējǐfǎ 推拿手法名。以两手拇、食二指捏住一定部位后，再用力挤压，然后放松，如此反复数次，以局部皮肤出现红色、紫色或黑紫色为度。常用于小儿。

捏脊niējǐ 推拿方法之一。又称捏积。治疗疳积方法。也可用于治疗遗尿、失眠及其他小儿消化系统疾病。手法：首先使患儿裸露背部，平卧，术者立于左侧背后，两手半握拳，两手食指抵于脊背上，用中指第 2 节与拇指夹起皮肉，自下向上两手交替，不间断地边推，边捶，边卷，自长强穴开始，沿着督脉向上，至大椎穴为止算作一遍，每次捏 3～6 遍。为了加强刺激，可从第 4 遍起加用提的手法。即在捏拿的同时，间断地稍用力向上提拉，使发出"刮刮"的声音。最后，用两拇指在肾俞加按并向外侧分抹，共 3 次。在治疗过程中亦可辨证用药内服或外用化痞膏贴脐。忌食螃蟹、蚕豆、醋及不易消化的食物。患有急性热病，有出血倾向，严重心脏病及背部皮肤有感染或浮肿者禁用。

捏结喉法niējiéhóufǎ 推拿方法名。见《医学衷中参西录·治痰饮方》。用手捏结喉部。常与点天突穴法同用，治痰厥。《医学衷中参西录·治痰饮方》："捏结喉法……其令人喉痒作嗽之力尤速。欲习其法者，可先自捏其结喉，如何捏法即可作嗽，则得其法矣。然当气塞不通时，以手点天突穴，其气即通。捏结喉，必痒嗽吐痰后，其气乃通。故二法宜相辅并用也。"

捏破涎涡儿niēpòxiánwō · er 出《普济方》卷三百六十二。即脾冷涎多。详该条。

捏腕骨入髎法niēwàngǔrùliáofǎ 正骨手法。见《伤科汇纂》卷一。适用于腕关节脱臼的整复。医者握患者的手指（前脱手心向上，后脱手心向下）向远端牵引，同时另一手拇指下压尺桡骨下端或突出的腕骨，即可复位。

捏中指中节法niēzhōngzhǐzhōngjiéfǎ 自我按摩方法名。手握拳，拇指捏住中指中节，两掌面相合，放于两大腿之中，用力紧夹。《寿世保元·伤寒》："病人用大指捏住中指中节，紧捏莫放，十指俱屈，合掌夹在两大腿中，紧紧坐住，待良久汗自出。"用治伤寒无汗等症。

聂久吾nièjiǔwú(1572—?) 明代儿科医家。名尚恒，又字惟贞。江西清江人。少习举业，万历（1573—1619）年间以乡进士出任福建汀州府宁化县知事。暇日究心医术，博

N

览方书，乃精于医，尤擅治痘术。治病不胶于古方旧说，治多奇效。晚年归乡，以著述自娱，著有《活幼心法大全》（又名《活幼心法》《痘疹慈航》）9卷、《痘门方旨》（附《麻疹方旨》《痢门方旨》）8卷、《痘科慈航》3卷，刻有《奇效医术》2卷（1616）。

聂苏诺期nièsūnuòqī 彝医药著作。系聂鲁等根据民国八年（1919）的抄本和流传在施河一带的民国十年（1921）抄本翻译整理而成。载药273种，植物药214种，动物药52种，矿物药7种，对药用部分、性味、功能主治、用量做了全面阐释。收载53种常见病症的治疗方剂134首。除内服治疗外，常用刮痧、放针、拔罐、按摩等外治法。对骨折的治疗尤为独特。主张先针刺放血，再施按、摩、揉、摇、推、拉、搓等手法复位，继用芭蕉茎干壳作固定夹板。具有民族医疗特色。1988年云南民族出版社出版铅印本。

聂莹nièyíng 明代针灸医生。浙江人。得湖州针灸御医凌云针法，针至病起，虽厚衣亦可按准其穴。不以钱帛介意，世人誉为“神医”。

啮齿nièchǐ 症名。即龂齿。详该条。

啮唇nièchún 症名。出《灵枢·口问》。系指自咬其唇。详见“啮舌”条。

啮颊nièjiá 症名。出《灵枢·口问》。系指自咬其颊。详见“啮舌”条。

啮舌nièshé 症名。啮者，咬也。系指自咬其舌。《灵枢·口问》：“少阴气至则啮舌，少阳气至则啮颊，阳明气至则啮唇矣。”《黄帝内经灵枢集注》：“齿者，肾气之所生也，少阴之脉夹舌本，少阳之脉循于颊，阳明之脉，夹口环唇下，如肾藏之生气，厥逆走上，与中焦所生之脉气，相辈而至，则舌在齿之内，而反向外矣，唇在齿之外，而反向内矣，颊在齿之旁，而反向中矣。”故自咬其舌。《证治汇补》卷四：“心脾之虚，恒通于舌，阳明之经，直入齿缝，故邪入心脾，则舌自挺；邪入阳明，则口自噤，一挺一噤，故令嚼舌。治宜清其风火，则舌自愈。”

颞颌关节脱位nièhéguānjiétuōwèi 病名。即下颌髁状突与颞骨下颌凹构成的关节发生移位，以口半开，不能张合自如，语言不清，口流唾涎，吞咽困难，咬食不便等为主要表现的疾病。参见“脱臼”条。

颞颌关节紊乱症nièhéguānjiéwěnluànzhèng 病名。即以颞颌关节在咀嚼运动时疼痛，开口或闭口时发生杂音或弹响，张口度受限制为主要表现的综合征。

颞后线nièhòuxiàn 头针穴线名。代号MS10。从颔厌到悬厘的连线。

颞前线nièqiánxiàn 头针穴线名。MS11。从率谷到曲鬓的连线。

颞颥nièrú ❶指眼眶的外后方，相当于蝶骨颞面部位。《灵枢·热病》：“热病头痛颞颥，目瘛，脉痛，善衄，厥热病也。”❷即眉毛外端与眼外眦角连线的中点，为经外奇穴名。主治时邪温病，头痛眩晕，眼部疾患及面神经麻痹等，沿皮刺0.3～0.5寸。❸脑空穴别名（见《针灸甲乙经》）。属足少阳经。位于风池穴直上，与枕骨粗隆上缘相平处。

ning

宁肺汤níngfèitāng 《证治准绳·类方》第二册方。人参、当归、白术、熟地黄、川芎、白芍药、五味子、麦冬、桑白皮、茯苓、炙甘草各一钱，阿胶（蛤粉炒）各一钱半。加生姜五片，水煎，食后服。治荣卫俱虚，发热自汗，肺气喘急，咳嗽痰涎。

宁坤秘籍níngkūnmìjí 女科著作。又名《竹林寺女科》。实际上是题名《竹林寺女科》的传本之一。3卷。竹林寺僧撰。清代刊行。卷上载妇科91症，79方；卷中、下为产后生化汤论及经验良方。本书另有收载妇科110症等多种传本，书名亦有所改动，而内容则以91症本为基础。

宁嗽膏níngsòugāo 《古今医鉴》卷七引京师方。天冬（去心）半斤，杏仁（去皮）、百部、百合、贝母（去心）、白术各四两，款冬花五两，紫菀三两。上药捣碎，用长流水二十碗，煎至五碗；滤渣再煎，如是者三次，共得药汁十五碗，入饴糖半斤、蜜一斤，再熬；又入阿胶、茯苓细末各四两，和匀为膏，每服三至五匙。治阴虚咳嗽，火动咯血。

宁嗽化痰汤níngsòuhuàtántāng 《证治准绳·类方》第二册方。桔梗、枳壳（麸炒）、半夏（姜汤泡）、陈皮、前胡、葛根、茯苓、炒杏仁、桑白皮、麻黄（冬季加，夏季减）各一钱，紫苏一钱二分，甘草四分。加生姜三片，水煎服。功能宣肺散寒，化痰止咳。治感冒风寒，咳嗽鼻塞。

宁嗽金丹níngsòujīndān 《十药神书》方。即太平丸第1方。见“太平丸”条。

宁嗽汤níngsòutāng 《杂病源流犀烛·脏腑门》卷一方。桔梗、半夏、枳壳、陈皮、前胡、葛根、桑白皮、茯苓、苏叶、杏仁、甘草。加姜、枣，水煎服。治外感风寒而致的咳嗽。

宁心开窍níngxīnkāiqiào 治法。通常以重镇安神、化痰开窍与平肝息风3类药物组方，达到既开窍醒神，又宁心安神，及息风镇痉的目的，多用于治疗痫证、小儿惊风等病证。如五痫丸。

宁志膏níngzhìgāo 《太平惠民和剂局方》卷五方。酸枣仁（微炒）、人参各一两，朱砂（水飞研细）半两，乳香（以乳钵坐水盆中研）一分。研末和匀，炼蜜为丸，弹子大，每服一粒，空腹、临卧温酒或枣汤化下。治心脏亏虚，神志不守，恐怖惊惕，常多恍惚，易于健忘，睡卧不宁，夜多恶梦。

宁志丸níngzhìwán ❶《仁斋直指方论》卷十一方。人参、酸枣仁（酒浸）、茯苓、柏子仁、当归、远志（酒浸）、茯神、石菖蒲、琥珀各五钱，乳香、朱砂各三钱。为细末，炼蜜为丸，梧桐子大，每服三十至五十丸，食后枣汤送下。功能补血养心，重镇安神。治怔忡，惊悸，癫痫。❷《世医得效方》卷八方。人参、茯苓、当归、石菖蒲、乳香、炒酸枣仁各半两。为细末，另用朱砂一两，绢裹线扎，再取猪心一枚，竹刀剖开去血，入朱砂于猪心内，用线缚合，甜笋壳重裹，麻皮扎定，同无灰酒二升，入银器或砂罐内煮，煮至酒尽，取出朱砂另研，将猪心用竹刀细切，砂盆内研烂，再入前药末及朱砂、枣肉为丸，少留朱砂为衣，梧桐子大，每服五十丸，人参煎汤送下。治心气不足，精神恍惚，喜怒不常，语无伦次。

柠果níngguǒ 中药材。见《南宁市药物志》。为柠檬之别名。详该条。

柠檬níngméng 中药材。见萧步丹《岭南采药录》。又名宜母果、柠果。为芸香科植物黎檬 *Citrus limonia* Osbeck 或柠檬 *C. limon* Burm. F. 的果实。我国南部有栽培。酸、甘，平。化痰，生津，祛暑，和胃。治支气管炎，百日咳，维生素C缺乏症，中暑烦渴，食欲不振，孕妇胃气不和，纳减，噫气，胎动不安。内服：15～30g，绞汁饮或生食。柠檬果实含橙皮苷、柚皮苷、柠檬酸、苹果酸等。柠檬果实中一般还含维生素 B_1、B_2、C，烟酸，糖类，钙，磷，铁等。橙皮苷、柚皮苷有抗炎作用。

柠檬茅níngméngmáo　中药材。见《种子植物名称》。为香茅之别名。详该条。

柠檬皮níngméngpí　中药材。见《陆川本草》。为芸香科植物黎檬 *Citrus limonia* Osbeck 或柠檬 *C. limon* Burm. F. 的果皮。酸、辛，微温。理气，化痰，健胃，止痛。治郁滞腹痛，不思饮食。煎服：9～15g。柠檬果皮含橙皮苷、圣草原苷（Eriocitrn）、香叶木苷、伞形花内酯、东莨菪素、奎宁酸、咖啡酸、β－谷甾醇等。黎檬果皮含橙皮苷、β－和γ－谷甾醇。

柠檬香碱草níngméngxiāngjiǎncǎo　中药材。见《草药手册》。为隔山香之别名。详该条。

柠檬叶níngméngyè　中药材。出《生草药性备要》。为芸香科植物黎檬 *Citrus limonia* Osbeck 或柠檬 *C. limon* Burm. F. 的叶。辛、甘，温。理气化痰，健胃止泻。治咳嗽，气喘，腹胀，泄泻。煎服：9～15g。本品含槲皮素、伞形花内酯、东莨菪素、马栗树皮素、芥子酸、对羟基苯甲酸、香草醛等。

凝产níngchǎn　病证名。见明代岳甫嘉《妙一斋医学正印种子编》。即碍产。详该条。

凝胶贴膏níngjiāotiēgāo　将中药提取物、饮片或（和）化学药物与适宜的亲水性基质混匀后，涂布于背衬材料上制成的贴膏剂。

凝神níngshén　气功术语。指凝聚意念。出《庄子·达里》："用志不分，乃凝于神。"在气功中排除种种杂念，将思维活动凝聚在练功上，除练功意念外，其他思维活动不起，而保持着一种宁静的练功状态。

凝翳通明散níngyìtōngmíngsǎn　《医宗金鉴·眼科心法要诀》卷七十七方。防风一钱半，茺蔚子、人参、桔梗、茯苓各一钱，玄参、车前子、柏子仁各二钱。为粗末，水煎，食后服。治黑水凝翳内障，症见瞳仁微大，瞳内微青白色，大小眦头涩痛，眼中见花，黄黑不定，频频下泪等。

凝脂翳níngzhīyì　病名。见《证治准绳·杂病》。多因黑睛外伤，风热毒邪外侵；肝胆实火内炽，风火毒邪相搏于上所致。黑睛生翳，色带鹅黄，状若凝脂，头眼剧痛，目赤羞明。类今之化脓性角膜炎。治宜清肝、泻火、解毒。用四顺清凉饮子或龙胆泻肝汤，酌加银花、蒲公英、羚羊角、丹皮、大黄等。

拧法nǐngfǎ　推拿手法名。用屈曲的食指和中指，张开如钳形。蘸水后，夹住治疗部位的肌肤。一夹一放，直到被拧的部位出现红紫色瘢痕为度。适应病症同扯法，但本法刺激量较强。

拧痧nǐngshā　推拿手法名。即提痧。见该条。

niu

牛蒡甘桔汤niúbànggānjiétāng　《外科正宗》卷四方。牛蒡子、桔梗、陈皮、天花粉、黄连、川芎、赤芍药、甘草、苏木各一钱。水煎，食后服。治颐毒表邪已尽，耳项结肿，微热不红而疼痛者。

牛蒡根niúbànggēn　中药材。出《药性论》。又名恶实根、鼠粘根。为菊科植物牛蒡 *Arctium lappa* L. 的根。分布于全国各地，野生或栽培。苦，寒。入肺经。祛风热，消肿毒。治风热头面赤肿，咽喉肿痛，咳嗽，龈肿牙痛，痈疽疮疥。内服：煎汤，30～60g；或捣汁服。外用捣敷。本品含咖啡酸、绿原酸、异绿原酸、牛蒡酸、巴豆酸、亚油酸、亚麻酸、多炔物质及可用二氯甲烷和乙醇提取的抗肿瘤物质等。多炔物质有抗菌和抗真菌作用。

牛蒡僵蚕散niúbàngjiāngcánsǎn　《证治准绳·幼科》集四方。即独胜散第1方。见"独胜散"条。

牛蒡解肌汤niúbàngjiějītāng　《疡科心得集·方汇》方。牛蒡子、薄荷、荆芥、连翘、栀子、牡丹皮、石斛、玄参、夏枯草。水煎服。功能疏风清热，凉血消肿。治头面风热，或颈项痰毒，风热牙痛等症。

牛蒡芩连汤niúbàngqínliántāng　《增补万病回春》卷二方。黄芩（酒炒）、黄连（酒炒）、石膏、桔梗各一钱半，连翘、牛蒡子、玄参各一钱，大黄、荆芥、防风、羌活各三分，甘草一钱。为粗末，加生姜一片，水煎，食后分次细细呷服。治大头瘟，从头顶肿起，或面肿多从耳根上肿起。

牛蒡汤niúbàngtāng　❶《证治准绳·幼科》集二方。炒牛蒡子三两，大黄一两半，防风、薄荷（去老梗）各三两，荆芥（去老梗）四两，甘草一两一钱半。为粗末，每服二钱，水煎服。功能解表散邪，通便泄热。治小儿伤风，发热烦躁，鼻塞气喘，痰嗽惊啼及诸疮赤紫，丹毒，咽喉肿痛。❷《杂病源流犀烛·内伤外感门》卷二十四方。牛蒡子、升麻、黄药子、玄参、紫背浮萍、桔梗、甘草、天花粉。水煎服。功能清热解毒消肿。治喉痹。

牛蒡子niúbàngzǐ　中药材。出《本草图经》。又名恶实、大力子、牛子、鼠黏子。为菊科植物牛蒡 *Arctium lappa* L. 的干燥成熟果实。主产于东北地区及河北、浙江。辛、苦，寒。入肺、胃经。疏风，宣肺透疹，解毒利咽，消肿。①治风热感冒，咳嗽，疹出不畅，咽喉肿痛，荨麻疹，流行性腮腺炎，痈肿疮毒，煎服6～12g。②牛蒡茎叶煎汤当茶饮，治乳痈。本品含牛蒡苷、异牛蒡酚、牛蒡酚A、B、C、D、E等。煎剂在体外对金黄色葡萄球菌有抑制作用。水浸剂对多种致病性真菌有抑制作用。提取物能降低大鼠血糖。牛蒡苷能引起血管扩张、血压下降，使动物产生惊厥，呼吸衰竭；对运动神经及骨骼肌呈麻痹作用。

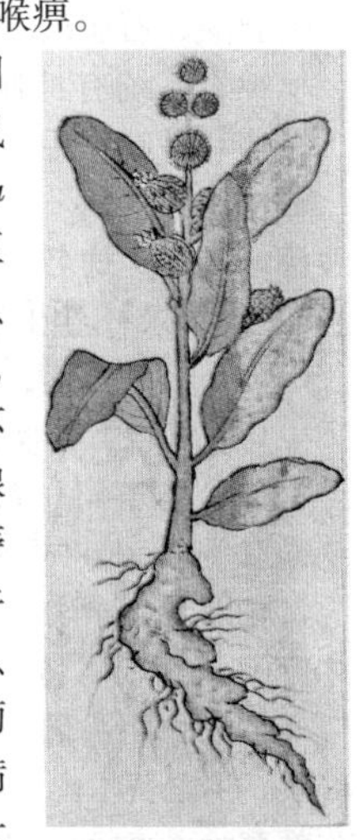
牛蒡子

牛蒡子散niúbàngzǐsǎn　❶《太平圣惠方》卷三十六方。炒牛蒡子一两，炙甘草一分。为末，每服三钱，水煎，细细含咽。治口疮久不瘥。❷《普济本事方》卷三方。炒牛蒡子三两，炒豆豉、羌活各一两，干地黄二两半，黄芪（蜜炙）一两半。为细末，每服二钱，空腹食前白开水送下，日三次。治风热成历节，手指赤肿麻木，甚则肩背两膝肿痛，遇暑热及大便秘即作。❸《证治准绳·幼科》集七方。牛蒡子、栀子、甘草、芒硝、郁金各半两，枳壳（麸炒）、冰片各半钱。为细末，每服半钱，薄荷水调下。小儿心脾壅热，多涎。

牛蒡子汤niúbàngzǐtāng ❶《证治准绳·幼科》集二方。炒牛蒡子、玄参、升麻、炒桔梗、犀角、黄芩、木通、甘草各等分。为粗末，每服一至二钱，水煎服。治小儿咽喉肿痛。❷《外科正宗》卷二方。葛根、贯众、甘草、豆豉、牛蒡子（半生，半熟）各二钱。水煎，食后服。治时毒热甚肿痛，脉浮数而无力者。

牛鼻漏niúbílòu 病名。《外科十三方考》下编："此漏与曲尺痔相似，形状如牛之鼻孔。"故名。参见"曲尺痔"条。

牛程蹇niúchéngjiǎn 病名。见《外科正宗》卷四。由热足涉水见风，令气滞血凝，皮肉失荣而成。多生于足根及手掌。患处皮肉顽硬肿起，色黄疼痛，步履艰难。治宜外用千金散腐蚀法。如已溃脓，皮厚难破者，可切开引流，外搽牛角散；皮肉难生者用生肌散。

牛刺菜niúcìcài 中药材。见《江西民间草药验方》。为大蓟之别名。详该条。

牛刺犁niúcìlí 中药材。见《湖南药物志》。为苦芙之别名。详该条。

牛大黄niúdàhuáng 中药材。见《湖南药物志》。为商陆之别名。详该条。

牛大力niúdàlì 中药材。见萧步丹《岭南采药录》。为山莲藕之别名。详该条。

牛胆niúdǎn 中药材。出《神农本草经》。为牛科动物黄牛 *Bos taurus domesticus* Gmelin 或水牛 *Bubalus Bubalis* L. 的胆。苦、寒，入肝、胆、肺经。清肝明目，利胆，止咳。治风热目赤，小儿惊风痰热，黄疸，慢性便秘，百日咳。内服：研末，0.3～0.9g；或入丸、散。外用：点眼。本品含胆酸、脱氧胆酸、鹅脱氧胆酸、甘胆酸、牛磺胆酸、石胆酸、胆甾醇、卵磷脂、胆碱等。本品对中枢神经系统有抑制作用，有较强的利胆作用，有镇咳、祛痰和平喘作用，有抗炎和抗过敏作用，有抗菌和抗病毒作用等。

牛癫niúdiān 病名。即牛痫。因发作时吼声如牛鸣而得名。《圣济总录》卷十五："牛癫若牛鸣。"《辨证录·癫痫门》："痰气太盛，一时跌仆，口作牛马之鸣者，世人所谓牛马之癫也，其实乃虚寒之症，痰入心包也。"参"痫""癫""六畜痫"条。

牛迭肚niúdiédù 中药材。见《中国高等植物图鉴》。为托盘之别名。详该条。

牛疔niúdīng 病名。出《诸病源候论》卷三十一。皮色不变，但肿而头黑，形圆而小，疮口内无油，疱起掐之不破，挑之黄水出，四边赤，身有寒热。治法同疔疮。

牛顿草niúdùncǎo 中药材。见《闽南民间草药》。为牛筋草之别名。详该条。

牛耳大黄niú'ěrdàhuáng 中药材。见《陕西中草药》。为牛西西之别名。详该条。

牛肝niúgān 中药材。出《名医别录》。为牛科动物黄牛 *Bos taurus domesticus* Gmelin 或水牛 *Bubalus bubalis* L. 的肝。甘，平。补肝，养血，明目。治虚劳羸瘦，血虚萎黄，青盲，雀目。内服：煮食或入丸、散服。本品每100g含水分69g，蛋白质18.9g，碳水化合物9g，脂肪2.6g，灰分0.9g，钙13mg，磷240mg，铁9mg，维生素$B_1$0.39mg、维生素$B_2$2.3mg，尼克酸16.2mg，维生素C18mg，维生素A18300U。还含各种酶、磷脂、胆甾醇、肝糖原等。

牛含水niúhánshuǐ 中药材。见《甘肃卫生通讯》[1972(3)：35]。又名倒爪草、紫花秧、刺儿草。为玄参科植物野胡麻 *Dodartia orientalis* L. 的全草。分布于新疆、内蒙古、甘肃、四川等地。清热解毒，止咳化痰，散风止痒。①治肺炎，支气管炎，扁桃体炎，乳腺炎，急性结膜炎，急性淋巴结炎，尿路感染。煎服：15～30g。②治荨麻疹，皮肤瘙痒，湿疹。煎水洗。

牛黄niúhuáng 中药材。出《神农本草经》。又名犀黄、丑宝。为牛科动物牛 *Bos taurus domesticus* Gmelin 的干燥胆结石。全国各地均产，以西北、西南、东北等地较多。甘，凉。入心、肝经。清心开窍，豁痰定惊，清热解毒。治热病高热烦躁、神昏、谵语、惊痫、发狂，小儿惊风抽搐，热痰壅盛，咽喉肿痛，口舌生疮，痈肿疔毒，研末服0.15～0.35g，一般多入丸、散用。外用研末敷患处。孕妇慎服。本品含胆酸、去氧胆酸、胆甾醇、胆红素、卵磷脂、维生素D等。牛黄给动物口服，有抗惊厥、镇静作用，并能解热、抗炎及刺激肠蠕动，起通便作用。又含两种酸性肽类成分，能收缩平滑肌，包括胆囊平滑肌及胆道口括约肌，并能防止毒物对肝脏的损害。去氧胆酸有镇静、抗惊厥及利胆作用。牛黄小剂量有抗贫血作用及某些强心作用。牛黄具抗肿瘤作用。

牛黄八宝丸niúhuángbābǎowán 《杂病源流犀烛·内伤外感门》卷二十一方。牛黄、冰片、青黛各二钱，雄黄、玄参、朱砂各五钱，炒羌活、黄连（土炒）、羚羊角、犀角、炒贝母、乳香、没药各三钱，珍珠四分。为细末，另用金银花、紫花地丁、菊花各二两，甘草五钱。水煎取汁熬膏，入炼蜜盏许再熬，与前药末和丸，每丸重三分，成人每服二丸，小儿每服一丸，蜜水化服。治痧证发癍发狂，浑身赤紫及痧后恶毒疮疡。

牛黄抱龙丸niúhuángbàolóngwán 《医学入门》卷五方。胆南星八钱，雄黄、人参、茯苓各一钱半，朱砂一钱二分，僵蚕三分，钩藤一两半，天竺黄二钱半，牛黄二分，麝香五分。为细末，甘草四两熬膏为丸，芡实大，金箔为衣，每服半丸至一丸，薄荷煎汤磨服。功能清热化痰，息风止痉。治小儿急慢惊风及风热风痫等症。

牛黄承气汤niúhuángchéngqìtāng 《温病条辨》卷二方。安宫牛黄丸二粒化开，调生大黄末三钱。先服一半，不效再服。功能清热开窍，通便泻火。治阳明温病，下之不通，邪闭心包，神昏舌短，饮不解渴者。

牛黄定志丸niúhuángdìngzhìwán 《杂病源流犀烛·六淫门》卷十二方。朱砂、半夏各二两，雄黄、天麻、甘草、乌梢蛇肉各一两，琥珀七钱半，牛黄、冰片、全蝎、僵蚕、附子、牛膝、天南星各五钱，麝香二钱半。为细末，炼蜜为丸，芡实大，每服一丸，人参、薄荷煎汤嚼下。功能镇心化涎，安神定惊。治中风昏冒，神情不爽，如有物蒙蔽及风犯于心，心神不宁，健忘惊悸等症。

牛黄夺命散niúhuángduómìngsǎn 《证治准绳·幼科》集九方。白牵牛子（半生，半熟）、黑牵牛子（半生，半熟）、大黄、槟榔各一两。为细末，三岁小儿每服二钱，冷浆水调下。治小儿马脾风，症见肺胀喘满，胸膈起急，两胁扇动，陷下作坑，两鼻窍张，闷乱嗽渴，声嗄不鸣，痰涎潮塞。若涎多，加铅粉少许；病作无时，加蜜少许。

牛黄化毒片niúhuánghuàdúpiàn 中成药。见《中华人民共和国药典（一部）》（2020）。制天南星81g，金银花162g，甘草54g，没药27g，连翘162g，白芷81g，乳香27g，人工牛黄5.4g。以上八味，按片剂工艺制成，糖衣片，片心重0.3g，或薄膜衣片，每片重0.62g。口服。糖衣片一次

8片，薄膜衣片一次4片，日3次；小儿酌减。解毒消肿，散结止痛。用于疮疡、乳痈红肿疼痛。

牛黄降压片niúhuángjiàngyāpiàn 中成药。见《中华人民共和国药典（一部）》（2020）。羚羊角，水牛角浓缩粉，冰片，党参，决明子，黄芩提取物，薄荷，珍珠，人工牛黄，白芍，黄芪，川芎，甘松，郁金。以上十四味，按片剂工艺制成，每片重0.27g。口服，一次2片，一日2次。清心化痰，平肝安神。用于心肝火旺、痰热壅盛所致的头晕目眩、头痛失眠、烦躁不安及高血压病见上述证候者。

牛黄解毒丸niúhuángjiědúwán ❶《保婴撮要》卷十一方。牛黄三钱，甘草、金银花各一两，草河车五钱。为细末，炼蜜为丸。治小儿胎毒疮疥及一切疮疡。❷见《全国中药成药处方集》（北京方）。防风、麦冬、甘草各9g，赤芍药、黄连、黄芩、钩藤、黄柏、栀子、当归尾各15g，大黄、生石膏、连翘、金银花各30g，桔梗12g。为细末，每274g药粉兑牛黄、薄荷水各3g，冰片、雄黄各15g，朱砂30g，麝香1.5g。研细和匀，炼蜜为丸，每丸重3g，温开水送下，日二次。功能清热解毒。治头晕目赤，咽干咳嗽，风火牙痛，大便秘结。❸见《中华人民共和国药典（一部）》（2020）。牛黄5g，雄黄50g，石膏200g，冰片25g，大黄200g，黄芩150g，桔梗100g，甘草50g。制成蜜丸，每丸重3g，口服一次1丸，一日2~3次。功能清热解毒。治火热内盛，咽喉肿痛，牙龈肿痛，口舌生疮，目赤肿痛。

牛黄净脑片niúhuángjìngnǎopiàn 中成药。见《中华人民共和国药典（一部）》（2020）。人工牛黄0.21g，连翘30g，黄连5g，蒲公英73g，朱砂2.1g，煅磁石21g，猪胆膏2.1g，雄黄56g，天花粉52g，地黄37g，玄参52g，大黄37g，甘草51g，金银花21g，黄芩52g，石膏51g，珍珠2.1g，煅石决明11g，代赭石51g，冰片5.3g，麦冬52g，葛根30g，板蓝根50g，栀子30g，郁金41g。以上二十五味，按片剂工艺制成，素片，每片重0.34g。口服。一次2~4片，一日3次；小儿酌减，或遵医嘱。清热解毒，镇惊安神。用于热盛所致的神昏狂躁，头目眩晕，咽喉肿痛等症。亦用于小儿内热，惊风抽搐等。

牛黄噙化丸niúhuángqínhuàwán 见《全国中药成药处方集》（天津方）。黄连15g，金果榄、冰片各6g，硼砂9g，柿霜、绿豆粉45g，朱砂12g，雄黄18g，牛黄3g，麝香0.9g。为细末，炼蜜为丸，每丸重1.5g，每服1丸，噙化。功能清热解毒，消肿止痛。治咽喉肿痛，口燥咽干，痰涎不出，咳嗽声哑。

牛黄青黛散niúhuángqīngdàisǎn 《疡医大全》卷十六方。牛黄、青黛各五分，硼砂二钱，朱砂、人中白、龙骨各一钱，冰片二分。为细末，甘草煎汤漱口后，吹撒患处。治青腿牙疳，症见牙疳腐烂而腿肿色青者。

牛黄清心丸niúhuángqīngxīnwán ❶《太平惠民和剂局方》卷一方。又名局方牛黄清心丸。白芍药、麦冬、黄芩、当归、防风、白术各一两半，柴胡、桔梗、川芎、茯苓、杏仁各一两二钱半，神曲、炒蒲黄、人参各二两半，羚羊角、麝香、冰片各一两，肉桂、炒大豆黄卷、炒阿胶各一两七钱半，白蔹、炮姜各七钱半，牛黄一两二钱，犀角二两，雄黄八钱，山药七两，甘草五两，金箔一千二百张（取四百张为衣），大枣一百枚（蒸熟，去皮核，研为膏）。为细末，炼蜜与枣膏为丸，每两作十丸，每服一丸，食后温水化下。治诸风缓纵不遂，语言謇涩，心神恍惚，怔忡健忘，头目眩冒，胸中烦郁，痰涎壅塞，精神昏愦及心气不足，惊悸悲忧，虚烦少眠，喜怒无时，或发狂癫，神情烦乱。❷《痘疹世医心法》卷十一方。又名万氏牛黄丸、万氏牛黄清心丸。牛黄二分半，朱砂一钱半，黄连五钱，郁金二钱，黄芩、栀子仁各三钱。为细末，腊雪水调面糊为丸，黍米大，每服八至九丸，灯心煎汤送下。功能清热解毒，开窍醒神。治心热神昏。实验研究表明，本方有显著镇静、镇惊、解热作用，并能提高实验动物耐高温、耐缺氧能力。❸《疡医大全》卷十七引窦太师方。胆南星一两，防风、黄连、雄黄各二钱，五倍子、玄参、天竺黄、桔梗、茯苓、茯神、当归、犀角、荆芥各一钱，冰片、珍珠、麝香各五分，牛黄、轻粉各三分。为末，甘草熬膏为丸，龙眼大，朱砂为衣，每服一丸，薄荷煎汤磨服。治锁喉毒，症见耳前听会穴处初生如瘰疬硬肿，渐攻咽喉，肿塞疼痛，妨碍饮食者。

牛黄散niúhuángsǎn ❶《太平圣惠方》卷三十六方。牛黄、冰片、朱砂各一分，玄精石二两。为细末，先将重舌用针刺破出血，并用盐汤漱口，然后取药粉五分掺舌下，咽津。治小儿重舌，口中涎出，水浆不收。❷《太平圣惠方》卷五十五方。牛黄二分，犀角、防风、炒杏仁、白鲜皮、秦艽各三分，炙甘草、栀子仁各五钱，天花粉、炒大黄、麦冬各一两。为细末，每服一钱，竹叶汤或金、银煎汤送下。治风疸，心脾风热，面色虚黑，身体皆黄，小便赤涩。❸《素问病机气宜保命集》卷中方。栀子、大黄、郁金各半两，甘草二钱半。为细末，每服五钱，水煎，食后服，微利为度。治上焦热，心烦不眠。

牛黄上清丸niúhuángshàngqīngwán 见《全国中药成药处方集》（天津、兰州方）。黄连、桔梗、白芷、川芎、赤芍药、荆芥穗各24g，生石膏、大黄各120g，黄芩、当归、生栀子、连翘（去心）各75g，薄荷叶45g，莲子心、菊花各60g，黄柏、甘草各15g。为细末，每细粉900g兑朱砂面、雄黄面各18g，牛黄3g，冰片15g。研细和匀，炼蜜为丸，每丸重6g，每服一丸，白开水送下，日二次。功能清火散风，通便解热。治头脑昏晕，暴发火眼，口舌生疮，咽喉肿痛，牙齿疼痛，头面生疮，大便燥结，身热口渴。

牛黄生肌散niúhuángshēngjīsǎn 《外科大成》卷三方。牛黄、硼砂各五分，珍珠、琥珀、人中白、胡黄连、乳香、没药各一钱，儿茶二钱，冰片三分。为末，掺患处。治牙疳，臭烂穿腮者。

牛黄丸niúhuángwán ❶《太平圣惠方》卷八十五方。①牛黄、炒蝉蜕各一分，大黄、黄芩、龙齿各半两。为末，炼蜜为丸，麻子大，每服三丸，金、银、薄荷煎汤送下。功能清热化痰，息风止痉。治小儿惊热，发歇不定。②牛黄、天竺黄、犀角、胡黄连各半两，川芎、人参、茯苓、丁香、钩藤、龙齿各一分，麝香一钱，冰片半钱。为末，蜜和丸，绿豆大，每服三丸，米饮送下。治小儿慢惊风，发歇不定。❷《小儿药证直诀》卷下方。雄黄、天竺黄各二钱，牵牛子末一钱。为末，面糊为丸，粟米大，每服三至五丸，食后薄荷煎汤送下。治小儿疳积。❸《婴童百问》卷二方。胆南星、全蝎、蝉蜕各二钱半，防风、生白附子、天麻、炒僵蚕各一钱半，麝香半钱。为末，用枣肉加水银半钱为丸，绿豆大，每服二丸，荆芥、生姜煎汤送下。治风痫迷闷，搐掣涎潮。❹《婴童百问》卷四方。牛黄、白附子、肉桂、全蝎、川芎、石膏各二钱半，白芷、

N

藿香各半两、朱砂、麝香各少许。为细末，炼蜜为丸，梧桐子大，每服三丸，临卧薄荷煎汤送下。治肝受惊风，眼目疼痛。❺《审视瑶函》卷四方。牛黄、珍珠、天竺黄、琥珀、青黛、僵蚕、炮白附子、地龙各等分，麝香少许，金箔、苏合油、青油各适量。前九味各另研为极细末，后合一处，用甘草梢煎汁为全量三分之二，苏合油、香油为三分之一，兑匀，共和为丸，金箔为衣，薄荷煎汤化下。治小儿双目睛通（即斗视）。❻《医宗金鉴·幼科心法要诀》卷五十一方。黑牵牛子、白牵牛子各七钱半，胆南星、枳实（麸炒）、姜半夏各五钱，皂角（去皮弦）二钱，大黄一两半。为细末，炼蜜为丸，每丸重五分，生姜煎汤送下。治小儿痰盛急惊风。

牛黄醒消丸niúhuángxǐngxiāowán 即犀黄丸。见该条。

牛黄镇惊丸niúhuángzhènjīngwán 《中药制剂手册》方。天麻、防风各3g，制白附子、僵蚕（麸炒）、薄荷叶、钩藤、天竺黄、法半夏、朱砂、胆南星（酒蒸）、珍珠（豆腐制）、雄黄各1.5g，全蝎4.5g，甘草6g，牛黄1.2g，琥珀0.9g，麝香、冰片各0.6g。为细末，炼蜜为丸，每丸重1.5g，每服1丸，日1~3次，温开水送下。功能豁痰祛风，镇惊安神。治小儿风痰壅盛，惊风，高热抽搐，牙关紧闭，烦躁不安。本方由《婴童百问》牛黄丸加减而来。

牛茧蚕niújiǎncán 病名。出《疮疡经验全书》卷六。即土栗。详该条。

牛胶蒸法niújiāozhēngfǎ 治法。用以促进疮口愈合。出《外科大成》卷一。用于久顽不敛之疮口。取牛皮胶一块，水熬稀稠得宜，摊厚纸上，用时剪一块贴疮口。次用酽醋（指味厚者）煮软布两块，乘热罨胶纸上，稍温再换，使热气蒸透，疮疡脓出，再用贯众二两，煎汤热洗，去胶纸，用生肌膏药贴之。每日蒸洗一次，直至脓尽疮干为度。

牛角花niújiǎohuā 中药材。❶见《植物名实图考》。为地羊鹊之别名。详该条。❷见《贵州民间方药集》。为淫羊藿之别名。详该条。

牛角七niújiǎoqī 中药材。见《陕甘宁青中草药选》。为慕荷之别名。详该条。

牛角䚡niújiǎosāi 中药材。出《神农本草经》。又名牛角胎、角心。为牛科动物黄牛 *Bos taurus domesticus* Gmelin 或水牛 *Bubalus bubalis* L. 角中的骨质角髓。苦，温。入心、肝经。化瘀，止血。治经闭腹痛，血崩，赤白带下，便血，痢疾，水泻。内服：煎汤，6~12g；或入散剂。本品含碳酸钙、磷酸钙等。

牛角胎niújiǎotāi 中药材。见《本草纲目》。即牛角。详该条。

牛角藤niújiǎoténg 中药材。见《广西药用植物名录》。为古钩藤之别名。详该条。

牛筋草niújīncǎo 中药材。❶出《本草纲目拾遗》。又名蟋蟀草、路边草、扁草、千斤草、牛顿草。为禾本科植物牛筋草 *Eleusine indica*（L.）Gaertn. 的全草。分布于全国各地。甘、淡，平。清热解毒，祛风利湿，散瘀止血。①治伤暑发热，小儿急惊，风湿性关节炎，黄疸，肠炎，痢疾，淋浊，乳痈。煎服：9~15g。②治跌打损伤，外伤出血。鲜草捣敷。本品茎叶含异荭草素、木犀草素-7-*O*-芸香糖苷、木犀草素-7-*O*-葡萄糖苷、小麦黄素、牡荆素等。牛筋草蒸剂对乙脑病毒有抑制作用。❷见《河南中草药手册》。为铁线草之别名。详该条。

牛筋条根niújīntiáogēn 中药材。见《四川中药志》。为山胡椒根之别名，详该条。

牛拘丁niújūdīng 病名。出《备急千金要方》卷二十二。十三丁之一。其状肉色疱起，掐不破，痛痒不显。不治亦无危险。

牛郎串niúlángchuàn 《串雅内编》卷三方。又名遇仙丹。白牵牛子（半生，半炒，研取头末）四两五钱，槟榔一两，茵陈、莪术（醋煮）、三棱（醋炙）、皂角（炙，去皮）各五钱。为细末，醋糊为丸，绿豆大，成人每服三钱，黎明冷茶水送下，后以温粥补养。治邪热上攻，痰涎壅滞，噎膈，反胃吐食及积聚痞块，疮热肿痛，或大小便不利；女人面色萎黄，鬼胎癥瘕。

牛李niúlǐ 中药材。出《吴普本草》。为鼠李之别名。详该条。

牛马藤niúmǎténg 中药材。出清代刘士季《草本便方》。又名过山龙、油麻血藤、黎豆藤。为豆科植物常绿油麻藤 *Mucuna sempervirens* Hemsl. 的根及茎叶。分布于云南、四川、贵州、湖北、江西、浙江、福建。甘，温。行血补血，祛风活络。治风湿痹痛，四肢麻木，跌打损伤，痛经，闭经，贫血。内服：煎汤，12~30g；或浸酒服。

牛虻niúméng 中药材。见《本草崇原》。即虻虫。详该条。

牛奶柴niúnǎichái 中药材。见《福建中草药》。为琴叶榕之别名。详该条。

牛奶根niúnǎigēn 中药材。见《分类草药性》。为胡颓子根之别名。详该条。

牛奶浆草niúnǎijiāngcǎo 中药材。见《中草药土方土法》。又名见气消、柳州七、铁凉伞。为大戟科植物牛奶浆草 *Euphorbia hippocrepica* Hemsl. 的根或茎。分布于湖南、湖北等地。微苦、涩，寒，有毒。逐水消肿。治血吸虫病腹水，水肿，胸腔积液。内服：研末（装入胶囊），2.4~4.5g，每日1次，连服5~10天。如需续服，须间隔1个月再用。药后忌食盐3个月。服本品后有恶心、呕吐或头昏、腹痛、腹泻等反应。用糖衣片剂可减少副作用，药后服适量胡椒水亦可防止呕吐。孕妇、新产以及心力衰竭、食道静脉曲张、身体虚弱者忌服。本品对动物有导泻作用，利于腹水的减轻。

牛奶浆根niúnǎijiānggēn 中药材。见《浙江民间常用草药》。又名毛天仙果根。为桑科植物天仙果 *Ficus beecheyana* Hook. et Arn. 的根。分布于广西、广东、湖南、江西、福建、台湾和浙江。甘、辛，温。入肺、脾、肾经。健脾益气，活血祛风。治气虚食少，劳倦乏力，乳汁不通，月经不调，白带，风湿痹痛。煎服：30~60g。

牛奶子树niúnǎi·zishù 中药材。见《江西民间草药验方》。为琴叶榕之别名。详该条。

牛皮菜niúpícài 中药材。见《滇南本草》。为莙荙菜之别名。详该条。

牛皮冻niúpídòng 中药材。见《植物名实图考》。为鸡屎藤之别名。详该条。

牛皮蛾niúpí'é 病名。《喉科种福》卷四："证由蛾将成脓之时，犹连服凉散之剂，吹凉散之药，以求速效，虽红退消肿，而脓根未拔，外皮顽硬，一遇时气外感，饮食积热，则旧蛾复作。"参见"石蛾""乳蛾"等条。

牛皮胶niúpíjiāo 中药材。出《本草图经》。即黄明胶。详该条。

牛皮癣niúpíxuǎn 病名。是一种慢性瘙痒性皮肤病。因患处皮肤厚而且坚，如牛领之皮，故名。见《世医得效方》卷十九。由风湿热毒蕴郁肌肤所致；或因营血不足，血虚风燥，肌肤失养而成。与情志失调亦有一定关系。大多发于颈项处，亦可发生在肘窝、腘窝、上眼睑、会阴、大腿内侧等处。初起皮肤先有瘙痒，继之出现粟米大小不规则之扁平实质丘疹，皮色如常或呈淡褐色，进而融合成片，皮肤干燥、肥厚、浸润，有阵发性奇痒，入夜更甚。治宜活血疏风，清热祛湿。内服当归饮子。外用疯油膏、黑豆馏油制剂，亦可选用熏药疗法及梅花针疗法。类于神经性皮炎。

牛人参niúrénshēn 中药材。见《浙江民间常用草药》。为豨莶之别名。详该条。

牛肉niúròu 中药材。出《名医别录》。为牛科动物黄牛 *Bos taurus domesticus* Gmelin 或水牛 *Bubalus bubalis* L. 的肉。甘，平。入脾、胃经。补脾胃，益气血，强筋骨。治虚痨羸瘦，脾虚食欲不振，腰膝酸软。内服：煮熟食。每100克牛肉含蛋白质约20.1g，脂肪10.2g，维生素 $B_1$0.07mg、$B_2$0.15mg，钙7mg，磷170mg，铁0.9mg。

牛肉积niúròujī 病证名。指因多食牛肉停滞不化者。《医钞类编》卷九："牛肉积，捣马鞭草汁或生姜汁饮之。"参见"肉积"条。

牛乳niúrǔ 中药材。出《本草经集注》。为牛科动物黄牛 *Bos taurus domesticus* Gmelin 或水牛 *Bubalus bubalis* L. 的乳汁。甘，平。入肺、胃经。补虚，生津，润肠。治虚弱羸瘦，反胃噎膈，消渴，小儿佝偻病，便秘。内服：煮沸饮。每100g含水分约87g，蛋白质3.1g，脂肪3.5g，碳水化合物6g，灰分0.7g，维生素 $B_1$0.04mg，维生素 $B_2$0.13mg，尼克酸0.2mg，维生素C 1mg，维生素A140IU。

牛乳汤niúrǔtāng 《世医得效方》卷六方。荜茇二钱，牛乳半升。同煎减半，空腹服。治气痢，泄如蟹渤。

牛舌草niúshécǎo 中药材。见陆玑《诗疏》。为车前草之别名。详该条。

牛舌大黄niúshédàhuáng 中药材。见《植物名实图考》。为羊蹄之别名。详该条。

牛舌黄niúshéhuáng 中药材。见《福建民间草药》。为球兰之别名。详该条。

牛舌癀niúshéhuáng 中药材。见《福建中草药》。为兴尾风之别名。详该条。

牛舌头niúshé · tou 中药材。见《民间常用草药汇编》。为苣荬菜之别名。详该条。

牛舌头菜niúshé · toucài 中药材。见《云南中草药》。为黑阳参之别名。详该条。

牛舌头草niúshé · toucǎo 中药材。见《陕西中草药》。为拦路虎之别名。详该条。

牛参niúshēn 中药材。见《湖南药物志》。为苦参之别名。详该条。

牛虱子niúshī · zi 中药材。见《贵州民间方药集》。为苍耳子之别名。详该条。

牛屎虫niúshǐchóng 中药材。见《苏州本产药材》。为蜣螂之别名。详该条。

牛髓niúsuǐ 中药材。出《神农本草经》。为牛科动物黄牛 *Bos taurus domesticus* Gmelin 或水牛 *Bubalus bubalis* L. 的骨髓。甘，温。润肺，补肾，助胃。①治虚劳羸瘦，伤损骨折，泄痢，消渴。煮汁或熬膏服。②煎油涂擦伤损骨痛。本品每100g含水3g，蛋白质0.5g，脂肪95.8g，灰分0.3g，维生素 B_1 微量，维生素 B_2 0.01mg，尼克酸0.05mg。

牛髓煎丸niúsuǐjiānwán 《太平圣惠方》卷二十六方。牛髓、羊髓、白蜜、酥、枣肉各一斤，茯神、川芎、天冬、桂心、当归、牛膝、人参、防风、五味子、鹿角胶、菟丝子（酒浸）、熟地黄各一两，肉苁蓉（酒浸一宿，刮去皱皮，炙令干）二两。前五味熬令成膏，余药为末，搜和为丸，梧桐子大，每服三十丸，空腹及晚食前温酒送下。治精极，虚极羸瘦。

牛髓汤niúsuǐtāng 《医门法律·咳嗽门》卷五方。牛髓一斤，白蜜半斤，杏仁、炒山药、胡桃仁各四两。髓、蜜二味砂锅内熬沸，以绢滤去滓，盛瓶内，后三味入瓶内，隔水煮一昼夜，取出冷定，每服一至二匙，晨起白汤化下。治咳嗽。

牛菟丸niútùwán 《杂病源流犀烛·身形门》卷二十七方。牛膝、菟丝子各一两。酒浸晒干为末，以酒煮糊为丸，空腹酒送下。治腰膝疼痛，或顽麻无力。

牛腿子niútuǐ · zi 中药材。见《全国中草药汇编》。为藤杜仲之别名。详该条。

牛尾巴花niúwěi · bahuā 中药材。见《山东中药》。为青葙之别名。详该条。

牛尾菜niúwěicài 中药材。出《救荒本草》。又名大伸筋草、牛尾蕨、七层楼。为百合科植物牛尾菜 *Smilax riparia* A. DC. 的根及根茎。分布于江苏、浙江、江西、湖南、湖北、广东、广西、贵州、四川、云南、陕西等地。甘、苦，平。补气活血，祛风通络，化痰止咳。治气虚浮肿，风湿痹痛，偏瘫，跌打损伤，咳嗽咯血。内服：煎汤，9～15g；或泡酒服。本品含有镇咳作用的皂苷、蒽醌苷。

牛尾花子niúwěihuāzǐ 中药材。见《中药材手册》。为青葙子之别名。详该条。

牛尾蕨niúwěijué 中药材。见《广西本草选编》。为牛尾菜之别名。详该条。

牛尾七niúwěiqī 中药材。见《陕西中草药》。为竹根七之别名。详该条。

牛尾参niúwěishēn 中药材。见《昆明民间常用草药》。为青羊参之别名。详该条。

牛西西niúxīxī 中药材。见《天津中草药》。又名土大黄、牛耳大黄、金不换。为蓼科植物巴天酸模 *Rumex patientia* L. 等数种同属植物的根。分布于黑龙江、辽宁、河北、山西、陕西、青海等地。苦、酸、寒，有小毒。凉血止血，清热解毒，通便杀虫。①治吐血，咯血，鼻衄，牙龈出血，溃疡病呕血，便血，功能性子宫出血，紫癜。②治慢性肝炎，痢疾，热结便秘，阑尾炎。煎服：9～15g。③治疥癣，疮疖，脂溢性皮炎，鲜根捣汁或干根研末加醋调敷。本品含大黄酚、大黄素、大黄素甲醚、芦荟大黄素等。还含蒽醌苷。大黄酚灌胃或皮下注射能缩短小鼠血凝时间。牛西西缩短兔血凝时间的作用比仙鹤草素、维生素K强。血小板减少症患者口服煎剂可使血小板数有所上升。此外，本品较大剂量有致泻作用，对动物尚有祛痰、镇咳及平喘、抗菌作用。

牛膝niúxī 中药材。出《神农本草经》。又名怀牛藤。为苋科植物牛膝 *Achyranthes bidentata* Bl. 的干燥根。主产于河南。苦、甘、酸，平。入肝、肾经。生用活血，行瘀，消肿，治经闭，痛经，癥瘕，产后瘀积腹痛，淋痛，高血压，喉痹，痈肿。酒制补肝肾，强筋骨，治寒湿痿痹，腰脊酸痛，足膝软弱，煎服5～12g。孕妇忌服。牛膝茎叶煎服治寒湿痿痹，腰膝疼痛，久疟，淋病。本品含三萜皂苷、多量钾盐、蜕皮甾酮、牛膝甾酮，又含β－谷甾醇、豆甾醇、β－香树脂醇、氨基酸、琥珀酸等。本品总皂苷或苯提取物具有明显的抗生育作用。醇浸液对大鼠实验性关节炎有抑制作用。对小鼠实验性疼痛（扭体反应）有一定缓解作用。流浸膏对多种动物子宫有兴奋作用，少数为抑制（因动物种类不同）。流浸膏对狗、兔有短暂降压和轻度利尿作用，并能抑制心脏和肠管的收缩。

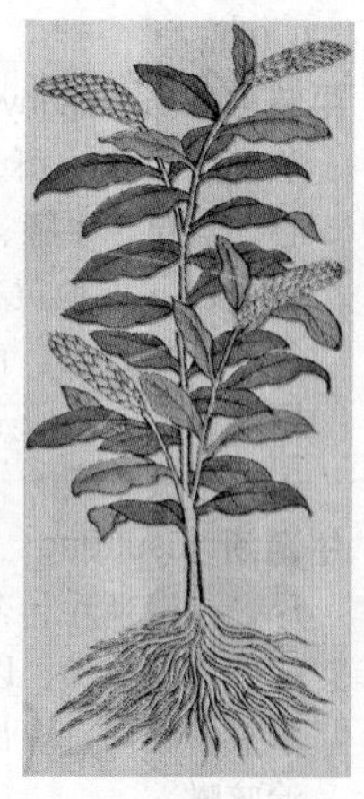
牛膝

牛膝膏niúxīgāo 《证治准绳·类方》第六册方。桃仁（去皮，炒）、当归尾（酒洗）各一两，牛膝（酒浸）四两，赤芍药、生地黄（酒洗）各一两五钱，川芎五钱。为粗末，以甜水十盅，炭火慢煎至二盅，加麝香少许，分四次，空腹服。治死血作淋。

牛膝散niúxīsǎn ❶《证治准绳·女科》卷五方。牛膝、川芎、朴硝、蒲黄各七钱半，桂心半两，当归一两半。为粗末，每服四钱，加生姜三片，生地黄一分，水煎频服。治妊娠五六月坠胎，胞衣不下。❷《济阴纲目》卷一方。牛膝（酒洗）一两，桂心、赤芍药、桃仁（去皮尖）、炒延胡索、当归（酒浸）、木香、牡丹皮各七钱半。为细末，每服三钱，空腹温酒送下；或每服五至六钱，水煎服。治妇人月经不利，脐腹疼痛，或小腹疼痛牵引腰部，气攻胸膈。

牛膝汤niúxītāng ❶《备急千金要方》卷二方。牛膝、瞿麦各一两，滑石二两（一方用桂心一两），当归、通草各一两半，冬葵子半升。为粗末，水煎，分三次服。治胞衣不下。❷《证治准绳·类方》第六册方。牛膝根叶（生用）一握，当归一两，黄芩（去黑心）半两。为粗末，每服五钱匕，水煎服，日三次。治小便不通，茎中痛及女人血结腹坚痛。❸《萧山竹林寺女科秘方考》方。土牛膝二两，乳香一钱。水煎，临服再磨乳香、麝香各一分入药内，空腹服。治经来小便痛如刀割。

牛膝丸niúxīwán 《素问病机气宜保命集》卷下方。牛膝（酒浸）、萆薢、炒杜仲、肉苁蓉（酒浸）、菟丝子（酒浸）、防风、白蒺藜各等分，桂枝量减半。为细末，酒煮猪腰子捣丸，梧桐子大，每服五十至七十丸，空腹酒送下。功能补肝肾，强筋骨。治肝肾虚，骨痿筋缓。《松崖医径》卷上亦有本方，但多胡芦巴（炒）、补骨脂，治腰胯疼痛。

牛细辛niúxìxīn 中药材。见《湖南药物志》。为及己之别名。详该条。

牛痫niúxián 古病名。六畜痫之一。见《小儿药证直诀·五痫》。即牛癫。详"六畜痫""牛癫"条。

牛心茶niúxīnchá 中药材。见《辽宁经济植物志》。为红旱莲之别名。详该条。

牛眼niúyǎn 病名。见《疮疡经验全书》卷三。即湿毒流注。详该条。

牛至niúzhì 中药材。见《中药志》。又名土香薷、土茵陈、五香草。为唇形科植物牛至 *Origanum vulgare* L. 的全草。分布于新疆、甘肃、陕西、河南至江南各地。辛，凉。解表，理气，化湿，利水。①治感冒发热，胸闷、吐泻，黄疸，水肿，小儿疳积。煎服：9～15g。②治跌打损伤，皮肤瘙痒。捣敷或煎水洗。茎、叶含挥发油，内有百里香酚、香荆芥酚、牻牛儿乙酸酯等。还含山柰酚、芹菜素、木犀草素和香叶木素为苷元的黄酮苷以及咖啡酸等多种羧酸。酊剂有明显利尿作用，浸剂有祛痰作用。在体外对某些常见致病性真菌及细菌有抑制作用。

牛子niúzǐ 中药材。见《江苏省植物药材志》。为牛蒡子之简称。详该条。

扭法niǔfǎ 推拿手法。用手指夹住肌肤，反复扭转，使局部皮肤呈现紫红色。多用于肩颈部和腰背部，有排除风邪的作用，本法与揪法相似，但揪法揪有转动。

扭痧niǔshā 推拿方法。即提痧。见该条。

扭伤niǔshāng 病名。多因外力旋转超越关节的正常活动范围所致。常见于肩、腕、膝、踝等关节处。伤后局部肿胀、疼痛，活动受限，皮色紫青，但无骨折及关节脱位。治宜活血化瘀，舒筋通络，内服壮筋养血汤或复元活血汤，外敷栀乳散或海桐皮汤熏洗，亦可配合针灸、按摩治疗。

纽痛niǔtòng 证名。出《灵枢·经筋》。指痛如纽结之状。是经筋病的症状之一。

纽子三七niǔ·zisānqī 中药材。见《中国药用植物志》。为羽叶三七之别名。详该条。

钮扣风niǔkòufēng 病证名。出《外科正宗》卷四。由汗出受风，与湿相搏，风湿凝滞肌肤而成。初起形如粟米，瘙痒无度，破流脂水，甚则疮面湿烂，浸淫成片，延及项背。治宜疏风、清热、利湿。内服消风散，外搽冰硫散。相当于脂溢性湿疹。

钮子七niǔ·ziqī 中药材。见《民间常用草药汇编》。为珠儿参之别名。详该条。

拗哭niùkū 症名。❶指幼儿数日内啼哭不止（《儒门事亲》）。❷小儿夜啼，见灯即止者，此由点灯习惯，为拗哭（明代万全《育婴家秘》）。又名儿嗜灯花。❸小儿初生，性多执拗，凡有亲狎之人，玩弄之物，一时不见，其心不悦而哭，谓之拗哭（《幼幼集成》）。

nong

农吉利nóngjílì 中药材。见《中医方药学》。又名野芝麻、芝麻响铃铃、狗铃草、紫花疗草。为豆科植物野百合 *Crotalaria sessiliflora* L. 的地上部分。分布于华东、中南及西南各地。苦、平，有毒。解毒抗癌，止咳平喘，利湿消积。①用于皮肤鳞状上皮癌、子宫颈癌等癌症，野百合碱注射液作肿瘤基底部浸润注射，一次2ml（含野百合碱50mg），一日1次。15日为1个疗程，停3～5日后可行第2疗程。皮肤癌亦可用鲜草捣成糊状或干品研粉，水调成糊，涂敷患处。②治耳鸣耳聋，头目眩晕，慢性气管炎，咳嗽喘息，痢疾，小儿黄疸，疳积。煎服：15～30g。③治疔疮，疖肿，煎服并捣敷；毒蛇咬伤，捣敷。本品含野百合碱、6，8－二－C－葡萄糖基芹菜素、6，8－二－C－葡萄糖基木犀草素等。野百合碱对小鼠肉瘤－180、白血病L615、大鼠瓦克癌－256均有一定的抑制作用。但毒性大，有积蓄性，对肺、肝、肾均有损害，故不作全身注射用。半胱氨酸和蛋氨酸对其有解毒作用。

农经酌雅nóngjīngzhuóyǎ　本草著作。2卷。清代黄山采药翁撰。撰年不详。作者参阅自《神农本草经》至《本草纲目》共29家本草著作编成此书。共分水、火、土、金石、草、谷等16部。书中列举药物异名，但略于性味主治，末附《炮炙论·序》节文。现仅存抄本。

浓缩煎剂nóngsuōjiānjì　中药剂型。将药材按处方取用，用水煎煮，然后去渣再煎，去水浓缩而成的汤剂。

浓缩丸nóngsuōwán　中药剂型。将药材或部分药材提取的清膏或浸膏，与适宜的辅料或药物细粉混合，以水、蜂蜜或蜂蜜与水的黏合剂制成的丸剂。

脓耳nóng'ěr　病证名。五般聤耳之一。耳中有粉红色脓液溢出。《丹溪心法》："热气乘虚，随脉入耳，聚热不散，脓汁出，谓之脓耳。"由湿热火毒，郁结肝胆而致者，耳中肿痛，口苦心烦，治宜清泻肝火，用泻青丸、龙胆泻肝汤；因风热蕴结成毒而致者，发热，口渴，治宜清热解毒，用银翘散、五味消毒饮加减。外用龙骨、五倍子、乳香、枯矾、血余炭，等分为末，卷净吹之（《临证指南》）。

脓见消nóngjiànxiāo　中药材。见《生草药性备要》。为雾水葛之别名。详该条。

脓疥nóngjiè　病名。出《疡科选粹》卷六。多因生疥疮搔抓破皮，继发感染作脓，或湿热蕴毒所致。皮损形如豆粒，顶含稠脓，痛痒相兼。治宜内服秦艽丸，外搽蛇床子散。

脓瘤nóngliú　病证名。出《三因极一病证方论》卷十五。指瘤体日久破溃化脓者。

脓漏nónglòu　病证名。❶《诸病源候论》卷三十四："诸漏皆有脓汁，此漏独以脓为名者，是诸疮久不瘥成漏，而重为热毒气停积生脓常不绝，故谓之脓漏也。"❷《外科启玄》卷十二："脓漏其根在胆，因不遂志而得之。"属瘰疬之类，指淋巴结核破溃流脓者。

脓漏眼nónglòuyǎn　病名。指以发病急剧，胞睑及白睛高度红肿，眵多如脓，易引起黑睛溃损生翳为主要特征的外障眼病。多由外感疫毒致肺胃邪毒炽盛，夹肝火升腾，攻冲于目所致。传染性极强，是最凶猛和破坏性最大的急性眼病之一。眼科古籍未见相关记载，近代根据其病症特点称为脓漏眼。类似于西医学之超急性细菌性结膜炎。

脓窝疮nóngwōchuāng　病证名。一种化脓性皮肤病。出《外科正宗》卷四。由湿热二气交感，蕴蒸皮肤而成；或因先患湿疹、痱子，复经搔痒磨擦，破伤感染所致。好发于颜面、手臂、小腿等处。初起红斑或小水疱，旋即变成黄豆大水疱，渐成脓疱。疮周红赤，热痒痛，疮壁较厚，破后凹陷成窝，干燥结痂渐愈。亦有反复发生，经久不愈者。可伴有身热、口渴等全身症状。治宜清热利湿解毒。内服黄连解毒汤或升麻消毒饮。外用蛇床子散或红油膏。相当于深脓疱疮。

脓窝疥nóngwōjiè　病证名。见《疡科心得集》卷下。疥疮之继发感染化脓者。证治参见"疥疮"及"脓疥"条。

脓血痢nóngxuèlì　病名。指痢下多脓血者。《诸病源候论·痢病诸候》："积热蕴结，血化为脓，肠虚则泄，故成脓血痢也。"《杂病源流犀烛·痢疾源流》："又有脓血痢，凡脓血稠黏，里急后重，皆属于火……易老云：行血则便脓自愈，调气则后重自除。重剂则以大黄汤下之，轻剂则以芍药汤和之。然而所便脓血，自有三部：如脉沉，恶寒，或腰痛，脐下痛，此中部血也，非黄芩不能治；如烦躁，先便脓后见血，此上部血也，非黄连不能治；如脉沉，恶寒，先见血后便脓，此下部血也，非地榆不能治。"参见痢疾有关条。

癑耳nóng'ěr　病名。即脓耳。详该条。

弄产nòngchǎn　病名。指妊娠后期，忽感胎动腹痛，而脉象并无即将分娩的征象。清代周登庸《续广达生篇》卷三："怀孕六七个月或八九个月，偶略曲身，胎忽乱动。二三日间或痛或止，或有水下，惟腰不甚痛，脉未离经。名曰弄产。"

弄舌nòngshé　❶病名。出《小儿药证直诀》。又名蛇丝惊。即患儿舌头频频外伸，随露随收，并上下、左右掉弄如蛇舌者，与久露不收的吐舌有别。在温热病过程中往往见之。明代方贤《奇效良方》："夫弄舌者，脾脏微热，令舌络微紧，时时舒舌。"舌乃心之苗，脾络系舌本，弄舌多由心脾积热所致。心热偏重者，多见面赤心烦，渴喜冷饮，甚者扰动欲惊；脾热偏重者，多见面黄腹胀，大便黄稠而臭甚。治宜清脾泄热，用泻黄散。一般不宜过用寒凉，否则损脾耗液，最易变成疳证。❷症名。即吐弄舌。见该条。

弄舌风nòngshéfēng　病证名。见《疮疡经验全书》。系指舌吐出口外而时时吐弄。《咽喉脉证通论》："此症因风痰久积于内，或劳役过度而生，其状舌出过唇，不能言语，患者以手时弄其舌，故名。"有以下几种。①心脾积热致者，症见时时舒舌于口外，旋伸旋缩，左右吐弄，舌红胀满，或口舌生疮，渴而喜冷。治宜泻心脾两经之热，可选用泻黄散、清胃散、清心莲子饮等加减。②咽喉肿痛，痰涎壅塞，声嘶音沙，舌出不收，时时搅动，常欲手扪者，属弄舌喉风。详该条。③脾肾虚热致者，症见舌不红肿，时吐出口外，大便不实，渴喜热饮，口角流涎。治宜补益脾肾，可选用六味地黄汤、归脾汤、补中益气汤等加减。④肝风上扰致者，可选用镇肝息风汤、大定风珠等加减。

弄舌喉风nòngshéhóufēng　病证名。指患喉风并以手弄舌者，故名。《医宗金鉴》卷六十六："弄舌喉风心脾经，实火外寒凝滞成，舌出搅动因胀闷，咽喉作痛更兼疼。"治宜以三棱针刺少商穴出血。口中含化蟾酥丸，或内服清咽利膈汤。

弄胎nòngtāi　见《妇人良方大全》卷十七。亦称弄痛、试胎。❶指临产假阵痛。李长科《胎产护生篇》："凡临月忽然腹痛，或一日、二日、三五日。胎水已来，腹痛不止者，此名弄胎，非当产也。"❷指妊娠后期，胎忽乱动，而脉象并无分娩的征象。《大生要旨》："受胎六七个月或八九个月，胎忽然乱动，两三日间或痛或止，或有水下，但腰不甚痛，是胎未离经，名曰弄胎。又曰试胎。"参见"弄产""弄痛"条。

弄痛nòngtòng　指妊娠临月，腹痛不甚，或时痛时止，或腹痛而腰不痛等，均非正产之候。《卫生家宝产科备要》卷三："大凡生产自有时候，痛不甚者，名曰弄痛。"《叶天士女科诊治秘方》："妊娠临月腹痛，或作或止，名曰弄痛，非正产之候，或腹虽痛，但腰不甚痛，非正产之候。"参见"弄产""弄胎"条。

弄瓦nòngwǎ　出《延寿第一绅言》。古称生女为弄瓦。

弄丸心法nòngwánxīnfǎ　综合性医书。8卷。清代杨凤庭撰于乾隆年间。初刊于1911年。作者谓读医书，运用书中药方，犹如以手弄丸，圆转自如，不可泥古。故题名《弄丸心法》。卷一、二总论脉诀，卷三、四杂论医理，卷五至七为内科杂证，卷八为妇科、儿科。

弄璋nòngzhāng　出《延寿第一绅言》。古称生子为弄璋。

nu

奴柘刺núzhècì 中药材。出《本草拾遗》。为桑科植物构棘 *Cudrania cochinchinensis*（Lour.）kudoet Masam. 或柘树 *C. tricuspidata*（Carr.）Bur. 的棘刺。分布于华东、中南、西南等地。苦，温。治血瘕，痃癖，痞块。煎服：6～12g。

努法nǔfǎ 刺法。指入针得气后，用大指、次指捏住针头，用中指侧压针身使之成弯弓之状，以使气行的办法。《针灸问对》："下针至地，复出人部，补泻务待气至，如欲上行，将大指次指捻住针头，不得转动，却用中指将针腰轻轻按之，四五息久，如拔弩机之状，按之在前，使气在后，按之在后，使气在前。"具有行气的作用。

胬肉nǔròu 见《疡科纲要》。高突于疮口之肉芽，影响脓毒排泄。可用丹药或乌梅肉炭、冰片研匀外敷去之。见"疮疡生胬肉"条。

胬肉扳睛nǔròubānjīng 病名。见《一草亭目科全书》。即胬肉攀睛。详该条。

胬肉攀睛nǔròupānjīng 病名。见《银海精微》。又名胬肉侵睛、瘀肉攀睛、攀睛、胬肉扳睛、老肉板睛、目中胬肉。多由心、肺二经风热壅盛，气血瘀滞而成，亦有属阴虚火炎者。症见眦部血脉丛生，胬肉似昆虫翼状，横贯白睛，渐侵黑睛，甚至掩及瞳神，自觉碜涩不适，影响视力。以发自大眦者居多。相当于今之翼状胬肉。内治：胬肉红赤肥大，发展较快，羞明涩痛者属实，宜祛风清热，通络散瘀，可选用栀子胜奇散或石决明散加减；胬肉淡红薄小，涩痛间作者属虚，宜滋阴清热，可用知柏地黄丸或甘露饮加减。外治：点磨障灵光膏。胬肉侵及瞳神者，可手术治疗，古代使用钩割法或割烙法。

胬肉侵睛nǔròuqīnjīng 病名。出《秘传眼科龙木论》。即胬肉攀睛。详该条。

怒nù 七情之一。恼怒过度可引起脏腑气血病变。《素问·阴阳应象大论》："暴怒伤阴""怒伤肝"。脏腑气血病变可致情绪急躁易怒。《素问·四时刺逆从论》："血气上逆，令人善怒。"《素问·举痛论》："怒则气上。"《灵枢·本神》："肝气虚则恐，实则怒。"

怒喘nùchuǎn 病证名。见《类证治裁·喘症论治》。指因郁怒伤肝所致的气喘。宜用四七汤等方理气降逆。参"气喘"条第2义项。

怒膈nùgé 病证名。五膈之一。《三因极一病证方论》卷八："胸胁逆满，噎塞不通，呕则筋急，恶闻食臭，名曰怒膈。"参见"五膈"条。

怒后崩漏nùhòubēnglòu 病证名。见《竹林女科证治》。妇人因大怒之后，经血暴下或淋沥不止。乃暴怒伤肝，肝不藏血，以致经血妄行而成崩漏。治宜平肝养血，方用养血汤（当归、白芍、白术、茯苓、香附、青皮、柴胡、甘草）。

怒气nùqì 病证名。七气之一。《诸病源候论·七气候》："怒气，则上气不可忍，热上抢心，短气欲死，不得气息也。"参见"七气""九气"条。

怒气咳nùqìké 病证名。指因情绪激动，逆气冲上，损及肺络所致的咳嗽。《不居集》卷十五："怒气咳：怒则气上，积血在胸胁，咳嗽年久不愈，每咳则隐隐而痛。"宜用活血饮等方。参见"咳嗽"条。

怒气肋痛nùqìlèitòng 病证名。见《春脚集·胸肋部》。指恼怒伤肝，气郁胁肋而致的肋痛。治宜理气和血，如香附、川芎、当归、柴胡、青皮等药。《证治准绳·杂病》："怒气者，脉弦实有力，大剂香附合芎归之属。"参见"肝郁胁痛""肝气胁痛"条。

怒伤nùshāng 病证名。指因郁怒所致的疾病。《医醇賸义·怒伤》："怒甚则胁痛，郁极则火生，心烦意躁，筋节不利，入夜不寐。"用冲和汤等。参见"善怒"条。

怒伤肝nùshānggān 出《素问·阴阳应象大论》。大怒不止，则肝气上逆，血随气而上溢，可致面赤，气逆，头痛，眩晕，甚而吐血或昏厥猝倒等病证。

怒郁nùyù 病证名。情志三郁之一。《景岳全书·杂证谟》："怒郁者，方其大怒气逆之时，则实邪在肝，多见气满腹胀，所当平也。及其怒后而逆气已去，惟中气受伤矣，既无胀满疼痛等证，而或为倦怠，或为少食。"暴怒伤肝，或胀或痛者，宜用解肝煎、神香散、六郁汤等方；若郁怒化火，更见烦热、吐血、鼻衄等症者，宜用化肝煎；若肝脾受伤而倦怠少食者，宜选用五味异功散、大营煎、归脾汤等方。参见"三郁""七情郁症""内郁"条。

怒则气上nùzéqìshàng 指郁怒、暴怒所致肝气上逆或肝阳上亢的病理。肝藏血，为风木之脏，喜条达而恶抑郁。若精神过度刺激，则肝气过于升发而上逆，出现胸胁胀满，头痛头晕，目赤肿痛，甚则肝血失藏，血随气升，而出现昏厥、呕血等症。《素问·举痛论》："怒则气上……怒则气逆，甚则呕血及飧泄，故气上矣。"

怒中nùzhòng 病证名。类中风病证之一。怒则气上，因暴怒则肝气上逆，血随气溢而引起的类中风证。

nü

女肠nǚcháng 中药材。出《广雅》。为女菀之别名。详该条。

女儿茶nǚ'érchá 中药材。见《陕西中草药》。为贯叶连翘之别名。详该条。

女金丹nǚjīndān 见《韩氏医通》卷下。又名胜金丸、不换金丹。藁本、当归、白芍药、人参、白薇、川芎、牡丹皮、桂心、白芷、白术、茯苓、延胡索、甘草、石脂（赤、白皆可）、没药各一两，香附（去皮毛，米醋浸三日，略炒，为末）十五两。前十三味俱酒浸三日，烘干，与余药共为末，炼蜜为丸，弹子大，每服一丸，清晨先以薄荷或茶灌漱咽喉后细嚼，用温酒或白开水送下，再以食物干果压服，服至四十九丸为一剂，以月经调平，受妊为度，妊中三日服一丸，产后二日服一丸，百日止。治妇人子宫虚寒不孕，带浊白崩；胎死腹中，气满烦闷，脐腹作痛；月水不通；中风口噤；痢疾消渴；产后伤寒虚烦及半身不遂，下虚无力等症。

女金胶囊nǚjīnjiāonáng 中成药。见《中华人民共和国药典（一部）》（2020）。当归89.6g，白芍44.8g，川芎44.8g，熟地黄44.8g，党参35.2g，麸炒白术44.8，茯苓44.8g，甘草44.8g，肉桂44.8g，益母草128g，牡丹皮44.8g，醋没药44.8g，醋延胡索44.8g，藁本44.8g，白芷44.8g，黄芩44.8g，白薇44.8g，醋香附96g，砂仁32g，陈皮89.6g，煅赤石脂44.8g，鹿角霜96g，阿胶44.8g。以上二十三味，按胶囊剂制成，每粒装0.38g。口服，一次3粒，一日2次。益气养血，理气活血，止痛。用于气血两虚、气滞血瘀所致的月经不调，症见月经提前，月经错后，月经量多，神疲乏力，经水淋漓不净，行痉腹痛。

女科nǚkē　即妇科，为中医专科之一。主要从妇女的生理、病理特点出发，研究妇女的经、带、胎、产疾病及其他特有疾病的辨证论治。

女科百问nǚkēbǎiwèn　女科著作。2卷。宋代齐仲甫撰。刊于1220年。本书以问答体例，对妇产科的主要疾病治疗做了扼要的记述。上卷50问，包括妇科的天癸、经候及血分、经、带诸病证治；下卷50问，主要是妊娠胎产诸病的证治。现有《珍本医书集成》本。

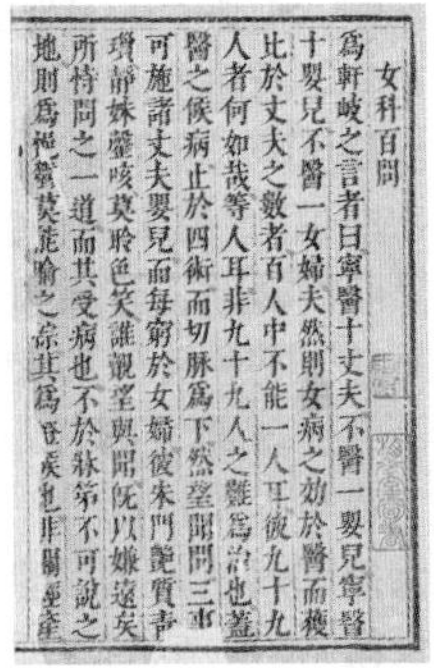
女科百问

女科·产后编nǚkē chǎnhòubiān　女科著作。一名《傅氏女科全集》《女科全集》。旧题清代傅山撰。约成书于17世纪。4卷。1827年始有初刊本。其中《女科》2卷，内容有带下、血崩、鬼胎、调经、种子、妊娠、小产、难产、正产、产后等10门，共77篇，论述妇科各病证治。《产后编》2卷，内容有产后总论，产前产后方证宜忌及血块、血晕、厥证等共43种产科疾病的证治。内容简要，选方实用，流传较广。本书又有清代陆懋修校订本（收入《世补斋医书》），其中将《女科》析为8卷，合并为8门，改名《重订傅青主君女科》并将《产后编》并为1卷，改名《生化编》。在编次和内容方面均有所调整。

女科撮要nǚkēcuōyào　女科著作。2卷。明代薛己撰。刊于1548年。上卷列述经候不调、经漏不止等15类妇科疾病的证治和方药；下卷介绍保胎、小产等15类产科疾病的证治和方药，每类疾病后附有作者治案。现有《薛氏医案》本。

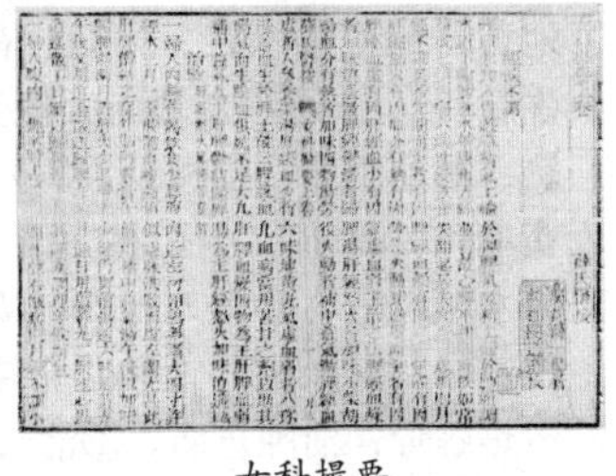
女科撮要

女科歌诀nǚkēgējué　见“邵氏医书三种”条。

女科辑要nǚkējíyào　女科著作。❶清代周纪常撰。4卷。刊于1823年。书中节要辑录各家女科论述。卷一经脉，卷二胎孕，卷三产育，卷四《竹林寺产科》，卷五《达生编》，卷六杂病，卷七至卷八为治疗方剂。并附刊单养贤《胎产全书》1卷。❷清代沈尧封撰。2卷。又名《沈氏女科辑要》，刊于1850年。内容分为经水、崩漏、带下等12类，并附治疗方剂及有关西医的学说（泰西诸说），均系辑自有关医籍者。1933年张寿颐复将此书予以补注，名《沈氏女科辑要笺正》。

女科经纶nǚkējīnglún　女科著作。8卷。清代肖赓六撰。刊于1684年。本书汇辑历代有关妇科著作中的理论和证治，依类选编，共分月经、嗣育、胎产、产后、崩带、带下和杂证7门，列病证163种，引录各家论述700余条，并附加按语，予以补充或订正。本书资料较广博，对妇科临床辨证有一定参考价值，唯书中有论治而无附方。1949年后有排印本。

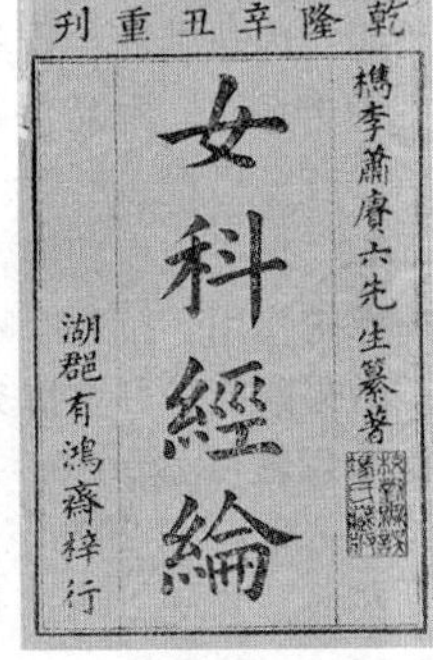

女科经纶

女科精华nǚkējīnghuá　见“退思庐医书四种合刻本”条。

女科精要nǚkējīngyào　见“冯氏锦囊秘录”条。

女科秘诀大全nǚkēmìjuédàquán　女科著作，5卷。清代陈莲舫编于1909年。作者指出：“妇人阴性偏拗，幽居多郁，七情所染，坚不可破，且面加粉饰，语多隐讳，仅凭切脉一端下药岂能免误？”遂选集诸家论说，结合临证实践，分经脉、胎前、产后、杂证予以论述。理法方药，章法井然，所附按语，亦有见地。现有1914—1923广益书局石印本。

女科秘要nǚkēmìyào　见“竹林寺三禅师女科三种”条。

女科秘旨nǚkēmìzhǐ　见“竹林寺三禅师女科三种”条。

女科切要nǚkēqièyào　女科著作，8卷。清代吴本立（道源）纂辑。刊于1773年。作者上采前贤、旁取时论，分门别类，纂辑成书。卷一至卷二论调经及妇科杂病，卷三至卷四论广嗣及妊娠诸疾，卷五论生产及难产救治，卷六至卷八论产后诸疾。所论病疾之脉因证治、理法方药皆约而达、简而精。曹炳章谓其“方全法备、简明切要”，可信。现存初刻本及《中国医学大成》本等。

女科全集nǚkēquánjí　见“女科·产后编”条。

女科入门nǚkērùmén　见“中国医学入门丛书”条。

女科万金方nǚkēwànjīnfāng　女科著作。1卷。旧题宋代薛古愚撰，撰年不详。本书论述女科调经及胎产诸证，有歌诀、问答、论证及立方等内容。书中载有“东垣曰”字样，似非宋人所撰。现北京图书馆存明崇祯己巳（1629）抄本。

女科仙方nǚkēxiānfāng　见“傅青主女科”条。

女科心法nǚkēxīnfǎ　妇科著作。又名《郑氏女科秘方》，不分卷。明代郑钦谕撰。成书于1697年。该书论述经、带、胎、产等35种病症，首论病因病机，而后引经据典，辨证论治，后附以方药，临床较为实用。现存清康熙三十六年嘉庆堂抄本。

女科要略nǚkēyàolüè　女科著作。1卷。清代潘蔚撰。刊于1877年。分调经、安胎、临产及产后4节。论述简要，对调经门较详，治疗重视调理脾胃，内容比较切于实用。本书收入《韡园医学六种》中。

女科医案nǚkēyī'àn　见“徐灵胎医学全书”条。

女科医案选粹nǚkēyī'ànxuǎncuì　见“退思庐医书四种合刻本”条。

女科原旨nǚkēyuánzhǐ　见“医述”条。

女科摘要nǚkēzhāiyào　见“傅青主女科”条。

女科折衷纂要nǚkēzhézhōngzuǎnyào　妇科专著。清代凌德（嘉天）纂辑于1892年。全书分调经、虚劳、胎产、临产、杂证及产后6门，共79篇。凌氏论述胎、产、经、带及妇科杂病，重视养气血、扶脾胃，条分缕析，纲目分明。现存《三三医书》本。

女科证治约旨nǚkēzhèngzhìyuēzhǐ　见“退思庐医书四种合刻本”条。

女科证治准绳nǚkēzhèngzhìzhǔnshéng　女科著作。《证治准绳》中的一种，又名《女科准绳》。5卷。明代王肯堂撰。本书主要以《校注妇人良方》为基础，广泛收集各家学说，对明以前妇科学成就做了较系统的整理。分为治法总论、调经门、杂证门、胎前门及产后门五大类，每类分列若干病症，对于病因、辨证及治疗论述颇详，是一部资料比较丰富的妇科著作。

女科旨要nǚkēzhǐyào　见“竹林寺三禅师女科三种”条。

女科指要nǚkēzhǐyào　女科著作。6卷。清代徐大椿（灵胎）撰。约成书于1764年。此书系《徐灵胎医略六书》之一。设调经、种子、胎前、临产和产后五门。广摘历代医家对女科证治之医论。对妇科疾病的病因病机阐述颇具特色，强调辨证施治的重要性，指出“当审其血气之通塞，禀赋之刚柔，然后投剂”。书后附徐氏女科验案数十则，可资临证参酌。现存《徐灵胎医略六书》本。

女科指掌nǚkēzhǐzhǎng　女科著作。5卷。清代叶其蓁撰。刊于1724年。本书分调经、种子、胎前、临产、产后五门，系作者引录前人妇科著作，参以己见编成。叙述每种病证，首先编成歌诀，其次分析病证，介绍治法。唯书中杂有部分迷信论述。

女科准绳nǚkēzhǔnshéng　见“女科证治准绳”条。

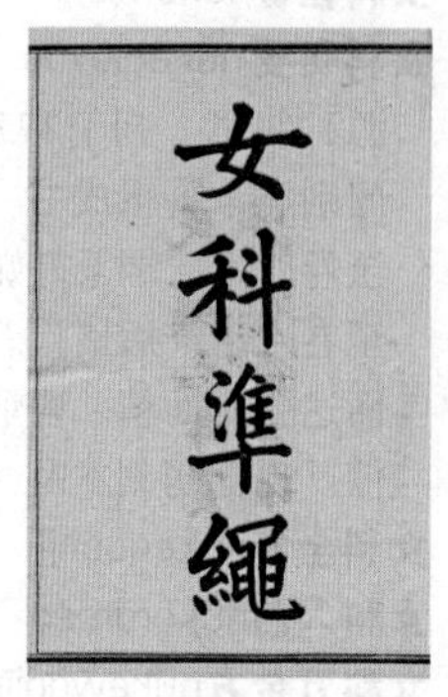

女科准绳

女劳疸nǚláodǎn　病证名。五疸之一。多因房劳伤肾，瘀血内阻所致。《金匮要略·黄疸病脉证并治》：“额上黑，微汗出，手足中热，薄暮即发，膀胱急，小便自利，名曰女劳疸。”《症因脉治·黄疸论》：“女劳疸之症，发热恶寒，膀胱急，小腹满，身黄额黑，足心热，大便或黑或溏，腹胀如水。”治宜补肾消瘀为主。方用减黄丹、小菟丝子丸、硝石矾石散等。参见“黄疸”条。

女劳复nǚláofù　劳复之一。指大病初愈，精神气血尚未平复，房劳过早，以致阴精耗损，肾气受伤而出现头重不举，目中生花，腰背强痛或小腹急绞痛，憎寒发热，时时阴火上冲，头面烘热，心烦胸闷，饮食不振等证候。《诸病源候论·伤寒交接劳复候》：“虽瘥尚虚，未平复，阳气不足，勿为劳事也。男劳尚可，女劳即死。”其治有补虚、温阳、清热等法。

女人腹中十二疾nǚrénfùzhōngshí'èrjí　病证名。指妇女腹中12种病证。《备急千金要方》卷四：“一曰经水不时，二曰经来如清水，三曰经水不通，四曰不周时，五曰生不乳，六曰绝无子，七曰阴阳减少，八曰腹苦痛如刺，九曰阴中寒，十曰子门相引痛，十一曰经来冻如葵汁状，十二曰腰急痛。”

女人血气逆流nǚrénxuèqìnìliú　病证名。《古今医统》：“经血不通，气血逆行，而上攻于目，故目每害之，满眼红筋，或如血翳包睛之状，甚者血灌瞳人。”即室女逆经。详该条。

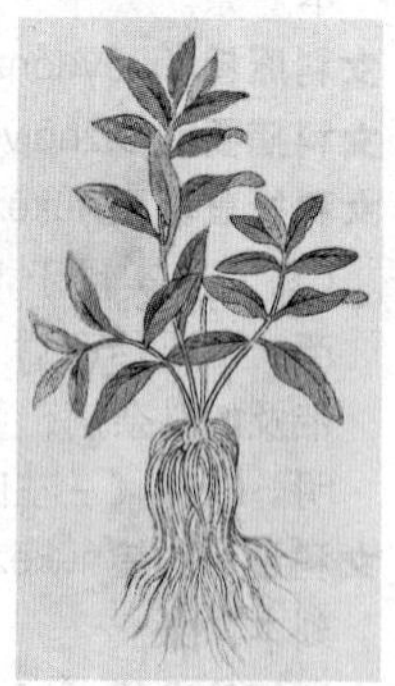
女菀

女菀nǚwǎn　中药材。出《神农本草经》。又名白菀、女肠。为菊科植物女菀 *Aster fastigiatus* Fisch. 的全草或根。分布于东北、华北、长江流域各地及陕西。辛，温。温肺化痰，和中，利尿。治咳嗽气喘，肠鸣腹泻，小便不利。煎服：9～15g。全草含槲皮素，根含挥发油、香豆素。

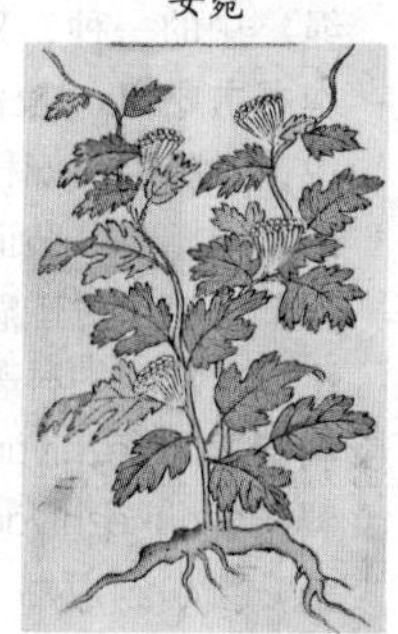
女萎

女萎nǚwěi　中药材。出三国时期魏李当之《药录》。又名山木通、小木通、白木通、钥匙藤、万年藤。为毛茛科植物女萎 *Clematis apiifolia* DC. 的茎。分布于华东地区及江西、湖南、云南等地。辛，温，有小毒。祛风利湿，消肿散结。①治筋骨疼痛，泄泻，痢疾，尿路感染，妊妇浮肿，项下瘿瘤，煎服：9～15g。②久痢脱肛，烧烟熏之。全草含槲皮素、有机酸、甾醇及少量生物碱。

女膝nǚxī　经外奇穴名。亦称女须、丈母、女婿。出《癸辛杂识》。位于跟骨中央，当跟腱附着部下缘处。主治黄疸，吐泻转筋，骨槽风，齿龈炎，精神病等。直刺0.2～0.3寸。艾炷灸3～7壮，或艾条灸5～15分钟。《备急千金要方》所载之脚后跟穴及《类经图翼》所载之足踵穴，位置与本穴相当。

女须nǚxū　穴名。即女膝穴。见该条。

女婿nǚxù　穴名。即女膝。见该条。

女阴nǚyīn　出《素女经》。指女性外生殖器。

女阴溃疡nǚyīnkuìyáng　病名。外阴部由细菌、病毒或其他原因感染而发生的大小不等的溃疡面。多发生于小阴唇内外两侧，有烧灼痛和奇痒，溃疡面有较多的脓样分泌物。局部可外用溃疡粉（生蛤粉、樟丹、冰片）、珍珠散（养殖珍珠5g，青黛5g，雄黄5g，黄柏15g，儿茶10g，冰片0.25g，共为极细面）香油调膏外敷。参见“阴蚀”条。

女阴湿疹nǚyīnshīzhěn　病名。多因感受风热湿毒等所致。以大、小阴唇及肛周皮肤潮红、瘙痒、肿胀、糜烂等为主要表现的妇科疾病。本病多见于阴痒、阴蚀、外阴白色病变等证。详参各条。

女贞实nǚzhēnshí　中药材。出《神农本草经》。即女贞子。详该条。

女贞汤nǚzhēntāng　《医醇賸义》卷二方。女贞子四钱，生地黄、龟甲各六钱，当归、茯苓、石斛、天花粉、萆薢、牛膝、车前子各二钱，大淡菜三枚。水煎服。治肾受燥热，淋浊溺痛，腰脚无力，久为下消。

女贞叶nǚzhēnyè　中药材。出《本草纲目》。又名冬青叶。为木犀科植物女贞 *Ligustrum lucidum* Ait. 的叶，分布于长江流域及其以南各地和甘肃南部。微苦，寒。祛风明目，清热解毒，消肿止痛。①治头痛目昏，风热赤眼，支气管炎，小儿肺炎，痢疾。煎服：9～15g。②治口腔炎，咽喉肿痛，捣汁含漱；烫伤，熬膏涂；风热赤眼，取汁点；痈疖肿毒，捣敷或醋煮贴。③女贞树皮浸酒服补腰膝；研粉茶油调敷治烫伤。叶含橄榄苦苷、木犀臭蚁醛苷、丁香苷、甘露醇等。甘露醇为其止咳成分。本品可改善微循环，增加冠脉流量，并可抗菌、抗病毒。

女贞子nǚzhēnzǐ　中药材。出《本草正》，又名女贞实、冬青子、爆格蚤。为木犀科植物女贞 *Ligustrum lucidum* Ait. 的干燥成熟果实。主产于浙江、江苏、湖南、福建、四川等地。甘、苦，凉，归肝、肾经。滋补肝肾，明目乌发。用于肝肾阴虚，眩晕耳鸣，腰膝酸软，须发早白，目暗不明，内热消渴，骨蒸潮热。煎服：6～12g。脾胃虚寒及阳虚者忌服。本品含齐墩果酸、甘露醇、大量葡萄糖、女贞子苷、橄榄苦苷等。女贞子可提高免疫功能，抑制变态反应，促进造血功能，降血脂和血糖，有明显的染色体损伤保护作用、抗血卟啉衍生物光氧化作用，并可抗诱变。齐墩果酸能护肝、抗炎。

女珍颗粒nǚzhēnkēlì　中成药。见《中华人民共和国药典（一部）》（2020）。女贞子200g，墨旱莲200g，地黄200g，紫草200g，炒酸枣仁200g，柏子仁166.7g，钩藤200g，珍珠粉16.7g，茯苓200g，莲子心50g。以上十味，按颗粒剂制成，每袋装6g。开水冲服，一次1袋，一日3次。滋肾，宁心。用于更年期综合征属肝肾阴虚、心肝火旺证者，可改善烘热汗出，五心烦热，心悸，失眠。

N

女子暗闭nǚzǐ'ànbì　病名。见吴悔庵《秘传内府经验女科》，即室女经闭。详该条。参见“女子暗闭经”条。

女子暗闭经nǚzǐ'ànbìjīng　病名，指未婚女子的经闭。王之翰《妇科胎产百病》：“十四五岁月水初潮，将出血海，少女不自知觉，此时或以冷水洗手足，或洗衣物，血冷则凝，不能出血海，致面色青黄，遍身浮肿，人多作水肿医治不愈，宜用通经丸（三棱、莪术、苏木、赤芍、川芎、当归、山甲珠、刘寄奴、芫花），通其血脉，其肿自消。”

女子胞nǚzǐbāo　出《素问·五藏别论》。即胞宫。详该条。

女子赤白沥nǚzǐchìbáilì　病症名。出《甲乙经》。指妇女从阴道流出赤白相兼的黏液。详“赤白带下”条。

女子赤淫nǚzǐchìyín　病症名。出《甲乙经》。指妇女从阴道流出胶样的赤色黏液。参见“赤带”条。

女子梦交nǚzǐmèngjiāo　病名，出《金匮要略·血痹虚劳病脉证并治》，亦名梦与鬼交。指妇人睡则梦中交合的一种病证。系因摄养失宜，气血衰微；或为七情所伤，心血亏损，神明失养所致。症见睡则梦中交合，头痛、头晕、精神恍惚，甚则喜怒无常，妄言妄见等。治宜养心安神，方用柏子养心丸、桂枝龙骨牡蛎汤等。

女子逆经nǚzǐnìjīng　病证名。《医宗金鉴·眼科心法要诀》：“女子逆经之证，乃血逆上行，冲灌瞳人，以致满眼赤涩。”即室女逆经。详该条。

女子逆经赤涩nǚzǐnìjīngchìsè　病证名。见清代佚名《眼科易知》。即室女逆经。详该条。

衄nǜ　病证名。出《灵枢·杂病》。指鼻出血。《诸病源候论·鼻病诸候》：“血性得热，则流散妄行。从鼻出者，谓之衄。”也有统指鼻、齿、耳、目、舌以及皮肤不因外伤的出血者。详见“鼻衄”“衄血”等条。

衄家nǜjiā　指常流鼻血的病人。《伤寒论·辨太阳病脉证并治》：“衄家，不可发汗，汗出必额上陷，脉急紧，直视不眴，不得眠。”

衄衊nǜmiè　病证名。《素问·气厥论》：“鼻渊者，浊涕下不止也，传为衄衊。”衄指鼻血，衊指汗孔出血。《圣济总录·鼻衄门》：“胆受胃热，循脉而上，乃移于脑，盖阳络溢则血妄行，在鼻为衄，在汗孔为衊。二者不同，皆热厥血溢之过也。”也指鼻出血。《类经·疾病类》：“衄衊皆为鼻血，但甚者为衄，微者为衊。”参见衄血有关条。

衄血nǜxuè　病症名。❶指非外伤所致的头部诸窍及肌表出血。《灵枢·百病始生》：“阳络伤则血外溢，血外溢则衄血。”阳络指在上或属表的络脉而言。见“齿衄”“耳衄”“目衄”“鼻衄”“舌衄”“肌衄”等各条。❷专指鼻出血。《丹溪心法·咳血》：“衄血者，鼻中出血也。”衄血除由血热妄行，阴虚火盛，迫血妄行，或瘀血内阻血不归经外，尚有阳虚不能固阴、脾虚不能摄血所致者。治疗除可用泻火、清热、凉血、滋阴等法外，并可采用补气摄血、导火归元以及活血止血等法。详见有关条。

nuan

暖病nuǎnbìng　病证名。见清代许宣治《小儿诸热辨》。小儿纯阳之体，稍寒无妨，过暖则病。衣被过厚，室温过高，或睡时覆盖过严，气不得泄，均可导致身热面赤，心烦多啼，谓之暖病。既非外感，亦非内伤，宜即去过厚的衣被，调节室温，使之寒温适宜，并酌服轻清凉解之剂，其证自愈。

暖肝nuǎngān　治法。温阳法之一。治疗肝肾虚寒引起的小腹疼痛，疝气等。常用当归、肉桂、小茴香、沉香、吴茱萸等，如暖肝煎（见《景岳全书》）。

暖肝煎nuǎngānjiān　《景岳全书·新方八阵》卷五十一方。当归二至三钱，枸杞子三钱，沉香一钱，肉桂一至二钱，乌药、小茴香、茯苓各二钱。加生姜三至五片，水煎，食远服。功能温补肝肾，行气逐寒。治肝肾阴寒，小腹疼痛，疝气等症。如寒甚者，加吴茱萸、干姜或附子。方中当归、枸杞温补肝肾；肉桂、小茴香、乌药暖肝肾，散阴寒；沉香降气温中；茯苓、生姜利湿降逆。本方温补肝肾以治其本，行气逐寒以治其标，标本兼顾，温阳散寒，则疝痛可愈。

暖肝散寒nuǎngānsànhán　治法。又称暖肝、温肝散寒。即用具有温阳行气、散寒止痛作用的方药治疗寒滞肝脉证的治法。常用当归、肉桂、小茴香、沉香、吴茱萸等，如暖肝煎（见《景岳全书》）。

暖宫散寒nuǎngōngsànhán　治法。即用具有温阳散寒暖宫作用的方药治疗寒凝胞宫证的治法。

暖宫丸nuǎngōngwán　《太平惠民和剂局方》卷九方。生硫黄六两，赤石脂（火煅）、乌贼骨、附子（炮，去皮脐）各三两，禹余粮（煅，醋淬）九两。为细末，醋糊为丸，梧桐子大，每服三十丸，空腹温酒或醋汤送下。功能温补下元，收涩止血。治冲任虚损，下焦久冷，月经不调，不能受孕及崩漏下血，赤白带下。

暖脐膏nuǎnqígāo　❶《古今医方集成》方。母丁香、胡椒各6g，硫黄、绿豆粉各9g，吴茱萸3g。为细末，用太乙膏四两，隔水炖化，将药末搅入和匀，贴于脐上。功能祛寒暖脐。治寒邪入里，太阴受病，脘腹胀痛，大便泄泻。❷《全国中药成药处方集》（天津方）方。又名十香暖脐膏。生附子、川楝子、干姜、韭菜子、吴茱萸、小茴香各90g，川椒180g，生大蒜20头。上药用香油7.5kg，炸枯去渣，滤净，炼至滴水成珠，再入章丹2.8kg，搅匀成膏。每膏药油7.5kg兑肉桂面126g，公丁香面、广木香面各36g，麝香3g，搅匀每大张净油24g，中张净油12g，小张净油6g，贴脐部。功能散寒止痛，暖脐止泻。治寒凉腹痛，疝气痞块，大便溏泻，脐腹胀痛。孕妇忌贴。

暖肾助火汤nuǎnshènzhùhuǒtāng　《揣摩有得集》方。党参、白术（土炒）、炒山药、桑螵蛸（盐水炒）、炒芡实各三钱，巴戟天（盐水炒）、覆盆子（盐水炒）各五钱，附子、肉桂各一钱五分，肉苁蓉一钱。水煎温服。治房室过度，肾经虚寒而致的缩阳症。

暖食nuǎnshí　由于胃喜暖恶寒，故饮食以暖食为宜，过冷、过热均伤脾胃。《灵枢·师传》：“饮食者，热无灼灼，寒无沧沧。”

暖水脏 nuǎnshuǐzàng　即温肾。详该条。

暖痰法nuǎntánfǎ　❶外治法之一。用生附子一枚，生姜一两，同捣烂炒热，布包熨背心及胸前，将姜附捻成一饼，贴于胃口。治小儿胸有寒痰，不时昏倒者。❷小儿推拿方法名。《幼幼集成》卷三：“凡小儿胸有寒痰，不时昏绝，醒则吐出如绿豆粉，浓厚而带青色，此寒极之痰……惟以生附子一枚，生姜一两，同捣烂炒热，布包。熨背心胸前，熨完将姜、附捻成一饼，贴于胃口，良久其痰自开。”

暖胃nuǎnwèi　治法。温法之一。即温胃散寒。用温热药治疗胃寒证的方法。症见胃脘胀满，疼痛绵绵，遇热则减，

N

遇寒加剧，泛吐清涎，脉沉迟，苔白滑等，方用良附丸，或选用良姜、干姜、丁香、吴茱萸、豆蔻、肉桂、川朴等药。

暖针nuǎnzhēn 指针刺前，将针置于机体近处暖热后再予针刺。《针灸聚英》引《素问遗篇注》："毫针于人近体，暖针至温，又曰著身温之。"意同口温针，今已废用。

nüe

疟nüè 病名。《素问·疟论》："夏伤于暑，秋必病疟。"又："疟之始发也，先起于毫毛伸欠，乃作寒栗鼓颔，腰脊俱痛，寒去则内外皆热，头痛如破，渴欲冷饮。"即疟疾。详见该条。

疟寒疾nüèhánjí 病名。疟疾之古称。《周礼》："秋时有疟寒疾。"《素问·六元正纪大论》称"疟寒之疾"。亦指寒疟。参该条。

疟后黄nüèhòuhuáng 病证名。指患疟后，面黄、肤黄而目不黄的病证。《证治要诀》卷十："病疟后多黄，盖疟谓之脾寒，脾受病，故色见于面，宜理脾为先。异功散加黄芪、扁豆各半钱。诸痛后黄者亦宜。"本证可见于疟疾后贫血。参见"疟黄"条。

疟黄nüèhuáng 病证名。亦称疟后黄。指患疟疾所致的发黄。即疟疾反复发作所致的贫血。《太平圣惠方》卷五十五："疟黄者，面色萎黄，憎寒壮热，头痛不止，口干多渴，四肢羸瘦，不能饮食，或好或恶，进退不定。"治宜截疟为先，如恒山散（常山散）等方。参见"疟后黄"条。

疟积nüèjī 病证名。即疟母。《杂病源流犀烛·积聚癥瘕痃癖痞源流》："疟积，疟疾不善调理而成积，经汗吐下日久，荣卫亏损，邪气伏藏胁腹，结为癥癖，坚痛，名为疟母也。宜常山、鳖甲、三棱、蓬术、草果。方用十将军丸、鳖甲丸、消癖丸。"参见"疟母"条。

疟疾nüè·ji 病名。见《太平圣惠方》卷七十四。指以间歇性寒战、高热、出汗为特征的一种传染病。古人观察到本病多发于夏秋季节及山林多蚊地带。《内经》称疟、痎，《金匮要略》称疟病。多因风寒暑湿之邪客于营卫所致。因体质强弱及所感病邪之流行特点、表现证候不同，大致分类如下。按临床证候分类，有风疟、暑疟、湿疟、痰疟、食疟、寒疟、温疟、风热疟等；按发病时间分类，有间日疟、三日疟、正疟、子母疟、夜疟、鬼疟、暴疟、游疟、老疟、久疟、阴疟、阳疟等；按诱发因素及流行特点分类，有劳疟、虚疟、瘴疟、疫疟等；以脏腑、经络分类，有五脏疟、三阳经疟、三阴疟等。治疗除辨证用药外，常可加用常山、草果、蜀漆、青蒿等，并可用针刺及穴位敷贴等。病情控制后，注意预防复发。详见各条。

疟疾草nüè·jicǎo 中药材。见《中国药用植物志》。为水蜈蚣之别名。详该条。

疟疾论nüè·jilùn 疟疾专著。3卷（或作1卷）。清代韩善徵撰。韩氏论疟，上本《内经》《难经》《伤寒杂病论》，下参清代温热病诸学派，阐析疟疾脉、因、症、治等多方面内容，末附古今疟疾医案和治疗方剂。

疟劳nüèláo 病证名。疟疾之重危变证，亦称劳疟。《杂病源流犀烛·疟疾源流》："疟后变症，惟痢最为危急……其次疟劳，或素有弱症而又患疟，以致旧病更深，或因疟煎熬，日久顿惫，精神衰耗，内热不清，肌肉消削，渐至往来潮热，致成痨瘵。急宜察其何经受病，以补益调理之。宜补中益气汤、八味丸为主。"参见"劳疟"条。

疟痢纂要nüèlìzuǎnyào 温病著作。见"瘟疫传症汇编"条。

疟论篇nüèlùnpiān 《素问》篇名。本篇专论疟疾的病因、病理、证候、诊断和治疗原则，故名。

疟门nüèmén 经外奇穴名。位于手背侧，中指与无名指之间指蹼缘稍后之赤白肉际处。主治疟疾。斜刺0.5～1寸。

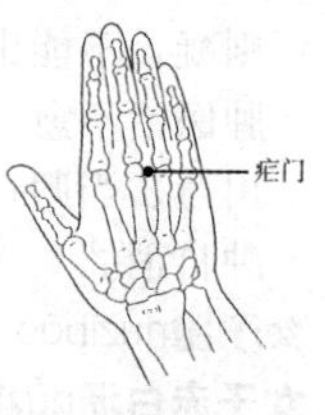

疟门

疟母nüèmǔ 病名。疟疾日久不愈，顽痰夹瘀，结于胁下所形成的痞块。又称疟积、母疟、劳疟。《金匮要略·疟病脉证并治》："病疟以月一日发，当以十五日愈，设不差，当月尽解。如其不差，当云何？师曰：此结为癥瘕，名曰疟母，急治之，宜鳖甲煎丸。"《张氏医通》卷三："疟母者，顽痰夹血食而结为癥瘕，鳖甲煎丸，或小柴胡加鳖甲蓬术桃仁……此金匮法也。"又："虚人久疟，时止时发，芎归鳖甲饮，不应，脾虚也，急用补中益气加鳖甲；少食痞闷，胃虚也，四兽饮加鳖甲当归蓬术肉桂。虚人疟母，必用补益。盖缘治之失宜，邪伏肝经，而胁下有块，仍寒热时作，不可以癖积治之，每见急于攻块者，多致不救。久疟不愈，必有留滞，须加鳖甲消之；如无留滞，只宜补益。"参见"劳疟"条。

疟痞nüèpǐ 病证名。亦称疟母。见《鸡鸣录》。《症因脉治·疟母》："即痰血痃癖也。疟久不愈，胸腹胁肋，有癥瘕痞癖，为患不瘥，此疟母之症也。"本病即慢性疟疾或疟疾反复发作所致的肝脾肿大。详见"疟母"条。参见"痞"条。

疟脱nüètuō 病证名。指疟疾发作过程中出现大汗亡阳等虚脱之症者。清代吴楚《宝命真诠》："疟脱之症，魄汗淋漓，面色青黑。脉虚浮数，按之极虚。"治宜用补中益气汤去升麻、柴胡，倍参、芪，加白芍、五味、枣仁等。参见"疟疾"条。

nuo

挪法nuófǎ 推拿手法名。见曹锡珍《外伤中医按摩疗法》。把手掌平压在治疗部位上，然后如握拳状，将此部位的肌肤提住，稍停，再放手前移，提住前方肌肤，如此不断前移。

挪脚踝骨入臼手法nuójiǎohuáigǔrùjiùshǒufǎ 正骨手法。见《伤科汇纂》卷一。适用于踝关节脱臼的整复。以脚内翻、外踝凸出的脱臼为例：医者环握患者足部向远端牵引，同时两拇指压腓骨下端，余指推外翻足部以复其位，再使关节屈伸活动数次即可。

挪手腕法nuóshǒuwànfǎ 正骨手法。见《陈氏秘传》。用于腕关节脱臼的整复。以右腕为例：患者正坐仰掌，医者以左手托捏其伤臂固定不动，再以右手握其掌部，用力拔伸，听到关节滑动声即已复位。

糯稻根nuòdàogēn 中药材。见《江苏省植物药材志》。即糯稻根须。详该条。

糯稻根须nuòdàogēnxū 中药材。出清代叶小峰《本草再新》。又名糯稻根、稻根须、糯谷根、糯稻草根。为禾本科植物糯稻 *Oryza sativa* L. var. *glutinosa* Matsum. 的根茎及根。甘，平。入肺、肝、肾经。止汗，养胃阴，退虚热。治自汗，盗汗，肺痨虚热，慢性肝炎，肾炎蛋白尿，丝虫

N

病乳糜尿，煎服30～60g。根含玉蜀黍嘌呤及其葡萄糖苷和小麦黄素－7－鼠李糖葡葡糖苷。

糯米草nuòmǐcǎo　中药材。见《贵州民间方药集》。即糯米藤。详该条。

糯米藤nuòmǐténg　中药材。见《贵州民间方药集》。又名糯米草、生扯拢、红石薯。为荨麻科植物糯米团 *Memorialishirta*（Bl.）Wedd. 的全草。分布于我国东部、南部至西南部。淡、微苦，凉。清热利湿，健脾消积，消肿，止血。①治急性黄疸型肝炎，痢疾，小儿疳积，吐血，白带。煎服：15～30g。②治疗疮痈肿，瘰疬，跌打肿痛，外伤出血。捣敷。

糯秫nuòshú　中药材。出《新修本草》。即秫米。详该条。

糯粟nuòsù　中药材。出《新修本草》。为秫米之别名。详该条。

-O-

ou

欧士海ōushìhǎi 明末医家。曾行山谷间，每见病人因市远而求药不易，遂择地定居行医。见方书中姜葱蒜韭之类，知菜果草卉亦有疗疾之效，因选诸经验良方中之用药不弘而有效验，且便于居山谷者，汇成《山谷便方》1卷（1639）。

欧希范五脏图ōuxīfànwǔzàngtú 解剖著作。宋代吴简（一作灵简）主持编绘。北宋庆历间（1041—1048），宜州州吏吴简命医官与画工共同解剖了56具尸体，对这些尸体的咽喉部、胸腹腔脏腑进行了详细的观察比较。由绘工宋景绘成图谱。被解剖者都是反抗北宋统治者而被诱捕杀害的义士，欧希范则是其中的首领。此为中国现知较早的脏腑图谱，原书已佚，但其图被收录于宋代杨介《存真环中图》、清代严振《循经考穴编》等书中。

欧阳叔坚ōuyángshūjiān 见“欧阳植”条。

欧阳植ōuyángzhí 明代医生。字叔坚。景陵（今湖北天门）人。学儒，旁通医术，著有《救急疗贫易简奇方》1卷。

呕ǒu 症名。出《素问·诊要经终论》。❶即呕吐。指胃内之物上涌而出，有声有物。《卫生宝鉴·补遗》：“有物有声，名曰呕。”详“呕吐”条。❷食入即吐出，称为呕。《医宗必读·呕吐哕》：“后世更为分别，食刹则吐谓之呕。刹者，顷刻也。食才入口，即便吐出。”详“噎膈”条。

呕胆ǒudǎn 病证名。指呕吐苦水的病证。《灵枢·四时气》：“邪在胆，逆在胃，胆液泄则口苦，胃气逆则呕苦，故曰呕胆。”详“呕苦”条。

呕家ǒujiā 指常发呕吐疾患的病者。《金匮要略·呕吐哕下利病脉证治》：“呕家本渴，今反不渴者，以心下有支饮故也。”详“呕吐”条。

呕苦ǒukǔ 症名。指呕吐苦水。又称呕胆、呕苦水、吐苦水。《灵枢·四时气》：“邪在胆，逆在胃，胆液泄则口苦，胃气逆则呕苦。”肝胆受病，胆液外泄，随胃气上逆而出，故呕出苦水。《症因脉治》卷二以呕吐苦水有因外感时邪，邪犯少阳、阳明所致者，症见潮热，胸闷太息，脉弦数，或洪大。宜用柴胡清胆汤、葛根清胃汤。有因恼怒伤于肝胆所致者，症见胁肋胀痛，胸闷太息，或见目黄，脉弦数。偏虚者，宜用人参小柴胡汤。偏实者，宜用家秘清胆汤。夹食者，宜用干葛平胃散。夹痰者，合用二陈汤。

呕苦水ǒukǔshuǐ 症名。见《赤水玄珠·呕吐哕门》。又称呕苦。详该条。

呕逆ǒunì 病证名。出《灵枢·经脉》等。即呕吐。详该条。

呕脓ǒunóng 症名。指呕吐脓液，为胃痈主症之一。《金匮要略·呕吐哕下利病脉证治》：“夫呕家有痈脓，不可治呕，脓尽自愈。”详“胃痈”条。

呕青蓝水ǒuqīnglánshuǐ 症名。呕吐青蓝色水液。多因肝郁化火所致。《医贯·噎膈论》：“又有一种肝火之证，亦呕而不入，但所呕者酸水，或苦水，或青蓝水，惟大小便不秘，亦能作心痛，此是火郁木郁之证。”宜用吴茱萸、黄连浓煎，继服逍遥散。愈后用六味丸调理。

呕清水ǒuqīngshuǐ 症名。见《证治准绳·杂病》。又称吐清水。详该条。

呕乳ǒurǔ 病证名。亦称嗌乳。小婴儿呕乳，无其他症状，往往是由于小儿贲门松弛，乳母哺乳方法不当，以致有时在哺乳后有少量乳汁倒流出口腔而出现呕乳。《幼科发挥》：“初生小儿，胃小而脆，容乳不多，多乳母者，量饥而与之，勿令其太饱可也。”这种呕乳会改进哺乳方法或小儿年龄增长消失。

呕酸ǒusuān 症名。出《素问·至真要大论》。又称吐酸。详该条。

呕吐ǒutù ❶病名。出《素问·六元正纪大论》。古代文献有将呕、吐区分者，谓声物俱出为呕，有物无声为吐。现一般将胃内容物经食道口腔吐出者，总称为呕吐。可分虚实两类。《景岳全书·杂证谟》：“呕吐一证，最当详辨虚实。实者有邪，去其邪则愈。虚者无邪，则全由胃气之虚也。”实证因外感六淫、痰饮停积、宿食不消，以及情志失调，气机逆乱所致。虚证多因脾胃气阴不足所致。和胃降逆，为呕吐通治法，然仍当审因治本。呕吐有实呕、虚呕、外感呕吐、内伤呕吐、寒呕、热呕、痰呕、气呕、食呕、血呕、脾虚呕吐、阴虚呕吐等。但呕而有声无物者，称干呕。详各条。❷症名。胃内容物，甚至胆汁、肠液通过食道反流到口腔并吐出的反射性动作的表现。

呕吐苦水ǒutùkǔshuǐ 症名。见《症因脉治·吐水类》。又称呕苦。详该条。

呕吐散ǒutùsǎn 《揣摩有得集》方。炒白术、茯苓、半夏、灶心土各一钱，豆蔻仁（研）、炙甘草各五分，炒扁豆三钱，煨姜一片。水煎服。功能温中化湿，降逆止呕。治脾胃寒湿而致的呕吐。

呕血ǒuxuè 病证名。出《素问·厥论》。指血因呕吐而出，有多至盈盆倾碗者。常因恼怒、过劳及伤于酒色所致。亦有因暴怒伤肝，气火上逆者，兼见胸胁疼痛，心烦不宁，少寐多梦。甚者可见惊狂骂詈，不辨亲疏。舌质红，脉多弦数。治宜泻肝清胃，用丹栀逍遥散、伐肝煎等方。偏火旺者，可先用犀角地黄汤凉血止血。若肝木侮土，脾胃受伤，致营血失守，其症无胀无火而神疲脉虚者，则宜五阴煎、五福饮、理阴煎等方。过劳所伤者，兼见遍身疼痛，时或发热，宜用犀角地黄汤加当归、肉桂、桃仁泥。饮酒过度，积热动血者，宜葛黄丸。房劳过度损伤肝肾者，兼见面赤足冷，烦躁口渴。偏真阴亏损者，宜生脉散合加减八味丸，或用左归饮、小营煎之类。偏气虚阳衰者，宜异功散合八味丸，或五福饮、大补元煎之类。呕血量多者，皆可合用花蕊石散。本证可见于食管及胃底静脉曲张破裂、消化性溃疡、胃炎、胃动脉硬化、某些血液病等。参“吐血”条。

呕汁ǒuzhī　症名。指呕吐清水或涎沫。《素问·痹论》：“脾痹者，四支解堕，发咳呕汁，上为大塞。”《素问吴注》卷十二：“寒气乘之故发呕，湿气乘之故涌出涎汁。”详“吐清水”“吐涎沫”条。

偶刺ǒucì　古刺法名。十二刺之一。又称阴阳刺。《灵枢·官针》：“偶刺者，以手直心若背，直痛所，一刺前，一刺后，以治心痹。刺此者，傍针之也。”指治疗心气闭塞，如心胸痛一类疾病的针刺方法。其法用手按其胸背，当痛处所在，前后相对各刺一针。刺时必须斜针刺入，以防伤及内脏。因此法一前一后相对针刺，前胸属阴后背属阳，故又名阴阳刺。后世所称的前后配穴法即源于此。

偶方ǒufāng　七方之一。药味合于双数或由两味药组成的方。《儒门事亲》卷一：“偶方之说有三，有两味相配之偶方，有古之复方之偶方，盖方之相合者也。病在下而远者，宜偶方也；有数合阴阳之偶方，谓二、四、六、八、十也，皆阴之数也；君二臣四、君四臣六，亦合阴之数也，故偶方宜汗不宜下。”当前一般认为病因较为复杂，需要用两种以上的双数药味来治疗的为偶方，如金匮肾气丸。

偶斋主人ǒuzhāizhǔrén　见“年希尧”条。

藕ǒu　中药材。出《神农本草经》。为睡莲科植物莲 *Nelumbo nucifera* Gaertn. 根茎的肥厚部分。甘，寒。入心、脾、胃经。清热生津，凉血散瘀。治热病烦渴，咯血，衄血，吐血，便血，尿血，跌打内伤，胸腹瘀痛。内服：250～500g，分数次生吃，亦可捣汁或煎浓汁服。本品含淀粉、天冬酰胺、焦性儿茶酚、右旋没食子儿茶精、新绿原酸、无色飞燕草素、无色矢车菊素及维生素 C 等。本品收敛作用较强，能缩短凝血时间。

藕包ǒubāo　病名。出《病科选粹》卷四。即臑痈。见该条。

藕包毒ǒubāodú　病证名。出《外科大成》卷二。即臑痈之轻症。详该条。

藕杆ǒugǎn　中药材。见《随息居饮食谱》。为荷梗之别名。详该条。

藕节ǒujié　中药材。出《药性论》。又名光藕节、藕节疤。为睡莲科植物莲 *Nelumbo nucifera* Gaertn. 的干燥根茎节部。全国大部分地区均有生产，主产于浙江、江苏、安徽、湖南、湖北。甘、涩，平。入肝、肺、胃经。收敛止血，化瘀。用于吐血，咯血，衄血，尿血，崩漏，煎服 9～15g。有报道称可用于治疗鼻息肉。本品含鞣质及天冬酰胺。

藕节疤ǒujiébā　中药材。见《中药志》。即藕节。详该条。

藕节毒ǒujiédú　病名。出《外科医镜》。即臂痈。见该条。

藕实ǒushí　中药材。出《神农本草经》。为莲子之别名。详该条。

藕蔬菜ǒushūcài　中药材。见《救荒本草》。为莕菜之别名。详该条。

藕汁茯苓饮ǒuzhīfúlíngyǐn　《金匮翼》卷二方。茯苓、炒蒲黄各等分。为末，每服二钱，用生藕汁、小蓟根汁、生地黄汁调下。治蓄热吐血。

-P-

pa

爬地香pádìxiāng 中药材。见《全国中草药汇编》。为碎米柴之别名。详该条。

爬墙虎páqiánghǔ 中药材。❶见《文山中草药》。为扶芳藤之别名。详该条。❷见《中国树木分类学》。为壁石虎之别名。详该条。❸见《中国药用植物志》。为薜荔之别名。详该条。

爬山虎páshānhǔ 中药材。❶见《浙江民间常用草药》。又名大风藤、假葡萄藤、爬墙虎、飞天蜈蚣、枫藤、地锦。为葡萄科植物爬山虎 *Parthenocissus tricuspidata* (Sieb. et Zucc.) Planch. 的根及茎。分布于辽宁、河北、陕西、湖北、湖南及华东、华南、西南等地。辛、微涩，温。祛风止痛，活血通络。①治风湿关节疼痛，偏头痛，半身不遂，痛经，产后血瘀，腹生结块。内服：煎汤，15~30g，或浸酒服。②治跌打损伤，痈疖肿毒，捣烂敷；带状疱疹，磨汁外搽。本品含藜芦醇，矢车菊素。❷见《全国中草药汇编》。为三爪金龙之别名。详该条。❸见广州部队后勤部卫生部编《常用中草药手册》。为百眼藤之别名。详该条。❹见《南京民间药草》。为络石藤之别名。详该条。

爬岩板páyánbǎn 中药材。见《贵州民间药物》。为球兰之别名。详该条。

爬岩红páyánhóng 中药材。见《陕甘宁青中草药选》。为腹水草之别名。详该条。

爬岩香páyánxiāng 中药材。❶见《广西实用中草药新选》。为山之别名。详该条。❷见《全国中草药汇编》。为石南藤之别名。详该条。

怕日羞明pàrìxiūmíng 症名。见《秘传眼科龙木论》。清代康维恂《眼科菁华录》："怕日羞明症，虚实两境施，目疼并赤肿，络滞气行迟，火炽兼脾燥，心肝脾辨之，但分邪实治，病亦不难驱，不疼不赤肿，单为血家虚。"

怕羞草pàxiūcǎo 中药材。见《生草药性备要》。即含羞草。详该条。

怕痒花pàyǎnghuā 中药材。出《群芳谱》。为紫薇花之别名。详该条。

pai

拍打法pāidǎfǎ 推拿手法名。用虚掌或手指，有节律地平稳拍打体表的一定部位。具有促进气血运行，消除肌肉疲劳以及解痉止痛等作用。拍打背部还有助于痰液的排出。《名医类案》卷十："游让溪翁云：被廷杖时，太医用粗纸以烧酒贴患处，手拍血消，复易之。"

拍击法pāijīfǎ 推拿手法名。拍打法与击法的统称。见该条。

拍蟹毒pāixièdú 病名。出《疡科选粹》卷五。即虎口疔。见该条。

排风散páifēngsǎn 《秘传眼科龙木论》卷三方。桔梗、天麻、防风各半两，五味子、全蝎、乌风蛇、细辛、赤芍药各一两。为细末，每服一钱半，食远米饮调下。治眼胞外翻，贴于外睑之上，如舌舐唇之状。

排风汤páifēngtāng 《备急千金要方》卷八方。❶犀角、羚羊角、贝齿、升麻各一两。为粗末，每服四方寸匕，水煎服；若肿，和鸡子敷上，日三次。治诸毒风邪气所中，口噤闷绝不识人及身体疼烦，面目暴肿，手足肿者。❷白鲜皮、肉桂、白芍药、当归（酒浸）、炒杏仁、炙甘草、防风、川芎、白术各二两，独活、麻黄、茯苓各三两。为粗末，每服三钱，加生姜四片，水煎服。治风虚冷湿，邪气入脏，狂言谵妄，精神错乱。肝风发，则偏枯筋急，曲拳而卧；脾风发，则身体不仁，不能行步；肺风发，则咳逆唾脓血；肾风发，则腰痛难以俯仰，痹冷骨疼。

排风藤páifēngténg 中药材。见《分类草药性》。为白毛藤之别名。详该条。

排风子páifēngzǐ 中药材。见《本草纲目》。为鬼目之别名。详该条。

排脓散páinóngsǎn ❶《金匮要略》方。枳实十六枚，芍药六分，桔梗二分。为末，取鸡子黄一枚，以药末与鸡子黄相等，揉和令相得，饮和服之，日一次。治内痈，脓从便出（原书有方无证，该治证根据《张氏医通》补入）。❷《外科发挥》卷四方。黄芪（盐水拌炒）、白芷、五味子（炒杵）、人参各等分。为细末，每服一至三钱，食后蜜汤调下。治肺痈吐脓。❸《证治准绳·疡医》卷二方。当归（酒拌）、黄芪（盐水拌炒）、金银花、白芷、穿山甲（蛤粉炒）、防风、连翘、瓜蒌（杵）、甘草各一钱。水煎，食前服；或为末，每服三钱，食后蜜汤调下。治肠痈小腹胀痛，或里急后重，或时时下血。若脓将尽，去穿山甲、连翘，加当归、川芎。

排脓汤páinóngtāng 《金匮要略》方。甘草二两，桔梗三两，生姜一两，大枣十枚。水煎，分二次服。治内痈，脓从呕出（原书有方无治证，该治证根据《张氏医通》补入）。

排脓托毒páinóngtuōdú 治法。简称排托。即内托中的托毒透脓法。详"内托"条。

排气饮páiqìyǐn 《景岳全书·新方八阵》卷五十一方。陈皮、藿香、枳壳各一钱五分，香附、乌药各二钱，厚朴、泽泻各一钱，木香七分至一钱。水煎服。功能行气化滞。治气逆食滞，胀满疼痛。如食滞，加山楂、麦芽各二钱；寒滞，加干姜、吴茱萸、肉桂之属；气逆甚者，加白芥子、沉香、青皮、槟榔之属；呕而兼痛者，加半夏、丁香；痛在小腹者，加小茴香；兼疝者，加煨荔枝核（捣碎）二至三钱。

排钱草páiqiáncǎo 中药材。见《福建民间草药》。又名龙鳞草、钱串草、午时合。为豆科植物排钱树 *Desmodium* *pulchellum*（L.）Benth. 的叶。分布于福建、台湾、广东、广西、云南等地。淡，微苦，平。有小毒。解表清热，祛风利湿，活血消瘀。治感冒发热，风湿性关节炎，腹水，锁喉风，跌打瘀肿。煎服：6～15g，鲜品30～60g。孕妇忌服。全草含蟾毒色胺及其甲醚，N，N－二甲基色胺、5－甲氧基－N－甲基色胺、禾草碱等生物碱、3－二甲基氨甲基吲哚等。禾草碱对哺乳类动物中枢神经系统有兴奋作用，大量可导致麻痹。体外试验能收缩动物子宫。禾草碱能升高血压，抑制哺乳动物心脏，可拮抗5－羟色胺对动物的作用等。

排钱草根páiqiáncǎogēn 中药材。见《泉州本草》。为豆科植物排钱树 *Desmodium pulchellum*（L.）Benth. 的根。淡、涩，凉，有小毒。行瘀散结，除湿消肿。治肝脾肿大，急性传染性肝炎，风湿骨痛，月经不调，闭经，子宫脱垂，痈疽疔疮，跌打瘀肿。煎服：9～15g（鲜品30～60g）。孕妇忌服。根含α－香树脂醇、白桦脂醇、β－谷甾醇，并显生物碱、酚类、有机酸和氨基酸反应。

排石汤六号páishítāngliùhào 《中西医结合治疗急腹症》（遵义医学院编）方。虎杖（或三棵针）30g，木香、枳壳、大黄各15g，金钱草（或茵陈）30g，栀子12g，延胡索15g。水煎服，每日12g，体壮证实者可日服二剂。用药后疼痛加剧，可能是排石的象征，应注意观察。功能清热利湿，行气止痛，利胆排石。治湿热型胆囊炎胆石病（相当于急性化脓性胆囊炎、梗阻性胆管炎、胆总管结石引起之梗阻及感染）。

排石汤五号páishítāngwǔhào 《中西医结合治疗急腹症》（遵义医学院编）方。金钱草30g，木香、枳壳、黄芩、川楝子各9g，大黄6g。水煎服，每日一剂，体壮证实者可日服二剂。用药后疼痛加剧，可能是排石的象征，应注意观察。治气郁型胆囊炎胆石病（相当于不伴有明显梗阻与感染的胆总管、肝胆管、胆囊结石及某些慢性胆囊炎的早期阶段）。

排托páituō 治法。排脓托毒之简称。详“内托”条。

徘徊花páihuáihuā 中药材。见《群芳谱》。为玫瑰花之别名。详该条。

pan

潘本初pānběnchū 见“潘文源”条。

潘澄濂pānchénglián（1910—1993） 近现代医家。浙江温州人。1926年考入上海中医专门学校，在丁甘仁、谢观、曹颖甫等名师指导下，系统学习中医经典著作，毕业后回温州开办诊所，同时参加某医务所的工作。1938年至1949年，在上海中医学院、上海中国医学院任教。1949年后，历任浙江省中医药研究所副所长、所长，中华全国中医学会第一届、第二届理事和浙江分会副会长。长期从事中医临床与医学经典著作的研究工作，擅长中西医结合治疗肝炎、肝硬化等病。著有《伤寒论新解》《潘澄濂医论集》等。

潘澄濂医论集pānchéngliányīlùnjí 医论著作。浙江省中医研究所文献组编。此书以医论形式介绍浙江名医潘澄濂之学术经验，共19篇，分理论探讨、治疗肝病经验、治疗急性热病经验、其他内科杂病证治经验4部分。1981年由人民卫生出版社出版。

潘邓林pāndènglín 见“潘楫”条。

潘楫pānjí（1591—1664） 明末医生。字硕甫，号邓林。仁和（今浙江杭州）人。拜当地名医王绍隆为师，学习诊脉和制药技术。在市镇中卖药，门徒很多，从所用的器皿上，便可以辨知是潘门弟子。他曾增注王绍隆所著的《医灯续焰》一书。

潘璟pānjǐng 宋以前医生。字温叟。晚年隐居长垣（今属河南），自号竹林老人，以医济世。故或以萧山竹林寺为纪念温叟而得名。

潘琪pānqí 宋代医生。常熟（今属江苏）人。善医，工灸法。其取穴法与《备急千金要方》不同，而近乎古法。部分论述可见于庄绰《灸膏肓俞穴法》。

潘仁仲pānrénzhòng 明代医家。无锡（今属江苏）人。世业医，受家传，又师从杨维桢，与倪瓒、张居贞等共研医学，任医学教授，后以高年应诏。子克诚，永乐（1403—1424）年间召为太医院医士；孙韫辉擅针灸，官医学训科。

潘桑叶pānsāngyè 中药材。见上海中医学院编《中草药学》。为胡颓子叶之别名。详该条。

潘硕甫pānshuòfǔ 见“潘楫”条。

潘涛pāntāo 元代医家。上高（今江西上高）人。世代以医闻名，著有《医学绳墨》一书，已佚。

潘伟然pānwěirán 见“潘霨”条。

潘霨pānwèi 清代医家兼官吏。字伟然。江苏吴县（今江苏苏州）人。官至贵州巡抚，精于医，任官所到之处，恒以医济民。辑刻有《园医学六种》，为其在江西时所作。其书包括伤寒、针灸、妇产、外治、本草等科，流传较广。

潘文源pānwényuán 明代医家。字本初。婺源桃溪（今属江西）人。少业儒，后攻医，治病常有良效，病人日盈门，对贫穷人多所施舍，不计酬报，行医30余年，家无何积蓄，人皆称道之。撰有《方脉纂要》一书。

潘阳坡pānyángpō 元代医家。为金代名医刘完素三传弟子，著《加减方》1卷，已佚。

瘖pān 病名。《女科入门》：“阴挺，时医名之曰瘖。”详见“子宫脱垂”条。

攀睛pānjīng 病名。见《原机启微》。即胬肉攀睛。详该条。

攀索叠砖pānsuǒdiézhuān 正骨方法。见《医宗金鉴》卷八十七。用绳横结挂于高处，下叠砖左右各三块，患者立于砖上，双手攀绳，医者按扶患部，助手抽患者足下一砖，令患者直身挺胸，少顷再各抽一砖，如法三次，其足着地，使气舒瘀散，则椎骨陷者能起，曲者复直。之后，外加竹帘围裹固定，仰卧，腰以下以枕垫之，勿左右移动。适用于胸、腰椎骨折、错位而致陷下或侧弯者。亦可用于治疗闪腰岔气。

攀枝花pānzhīhuā 中药材。见《本草纲目》。为木棉花之别名。详该条。

盘肠产pánchángchǎn 病名。见《张氏医通》卷十。即盘肠生。详该条。

盘肠气钓啼pánchángqìdiàotí 病证名。指小儿啼叫之由盘肠气钓所致者。《普济方》卷三百六十一：“盘肠气发先腰曲，无泪叫啼眼干哭，口开脚冷上唇乌，额上汗流珠碌碌。”治宜行气止痛。用木香散。

盘肠气痛pánchángqìtòng 病证名。出《婴童百问》。又名盘肠痛、肠痛。多由小儿脾气不足，感受寒邪风冷，搏于肠间所致。症见腹痛屈腰，叫哭不已，不乳，面色青白，两眉蹙锁，大便泻青，额上汗出等。治以温运脾阳，行气止痛。用金铃子散或沉香降气汤之类。

盘肠痧pánchángshā　病证名。痧证之一。❶即紧痧。《痧胀玉衡·盘肠痧》："痧毒肆行，盘转肠胃，虽不痛不疼，苦楚万状，命在须臾，此紧痧之症也。"❷即绞肠痧。《痧证汇要·绞肠痧（盘肠痧）》："心腹绞痛，大痛，或如板硬，或如绳转，或如筋吊，或如锥触，或如刀割，痛极难忍。"参见"痧""紧痧""绞肠痧"条。

盘肠生pánchángshēng　病名。见《张氏医通》卷十。又名推肠生、蟠肠生、盘肠献花、盘肠产、盆肠生、催肠生。过去一般认为产母平日气虚，临产时努挣，浑身气血下注，以致肠随儿下，儿下后肠仍不收。相当于临产时产妇直肠脱出。宋代陈选《妇科秘兰》："临产时肚肠先出，然后产子，产子之后，其肠不收，甚是苦楚，以蓖麻子十四粒去壳研如膏，贴产母头顶，肠收即忙拭去，又名推肠生。"

盘肠似内钓pánchángsìnèidiào　病证名。急惊风类证之一。即小儿盘肠气痛，表现有干啼，额上汗出者。多因小儿肠胃脆弱，突为寒气所搏而成。治宜利气散寒。用金铃子散加减（《幼科发挥》）。

盘肠痛pánchángtòng　病证名。见《幼科发挥》。即盘肠气痛。见该条。

盘肠献花pánchángxiànhuā　病名。即盘肠生。《杜氏女科辑要》："临产子肠先出，产后肠不收，名曰盘肠献花。"详"盘肠生"条。

盘肠痈pánchángyōng　病证名。❶见《张氏医通》卷七。指肠痈化脓后，脓汁从脐部溢出者。❷清抄本《外科或问》："此因脏腑积热归大小肠，或因食死畜肉发毒于左腹肠下，初觉红肿如粟，渐大如杯盘。"治以活命饮加柴胡胜金丹。

盘肠痔pánchángzhì　病证名。指盘肠而生的痔疮。《疮疡经验全书》卷七。多因气血虚损，湿热侵入大肠所致。症见直肠脱出二三寸，痔核如棉子大，环聚而生，肿痛溃脓，甚或阴部亦肿，过劳易发，治宜托里排脓，兼服金蚣丸、中九丸。外用麻凉膏消肿止痛。

盘儿草pán · ercǎo　中药材。见《陕西中草药》。为苦荬菜之别名。详该条。

盘法pánfǎ　❶刺法名。全称盘旋法。指入针后，手持针柄并作圆环形轻盘摇转的方法。《针经指南》："盘者，如针腹部，于穴内轻盘摇转而已。"《针灸问对》又规定了每次盘转的次数，并以左右区分补泻，谓："其盘法如循环之状，每次盘时，各须运转五次，左盘按针为补，右盘提针为泻，故曰盘以和气。"本法多用于腹部或肌肉丰满处的穴位，有促使针下得气的作用。❷推拿手法名。即活动幅度较大的摇法。

盘肛痈pángāngyōng　病证名。《医门补要》卷中："肛门四周红肿作痛……每易成漏，有数处溃开者盘肛痈。"治疗参见"肛漏"条。

盘根牙痈pángēnyáyōng　病名。《鲍氏验方新编》卷一："盘根牙痈，牙根破烂，甚至骨、牙通身脱落。"即骨槽风。详该条。

盘龙草pánlóngcǎo　中药材。见《湖南药物志》。为东风菜之别名。详该条。

盘龙花pánlónghuā　中药材。见《江西草药》。为盘龙参之别名。详该条。

盘龙七pánlóngqī　中药材。❶见《云南中草药》。为小叶蛇总管之别名。详该条。❷见《贵州民间药物》。为鹿药之别名。详该条。

盘龙参pánlóngshēn　中药材。出《植物名实图考》。又名一叶一枝花、猪辽参、盘龙花、双瑚草。为兰科植物绶草 *Spiranthes sinensis*（Pers.）Ames 的根或全草。全国大部分地区均有分布。甘、苦，平。益阴清热，润肺止咳。①治病后虚弱，阴虚内热，神经衰弱，肺热燥咳，肺结核咯血，咽喉肿痛，糖尿病，小儿夏季热，遗精，淋浊，带下。煎服：6～15g。②治带状疱疹，研末撒；烫伤，蛇咬伤，捣烂敷。

盘脐痧pánqíshā　病证名。痧证之一。《七十二种痧症救治法·盘脐痧》："此系肾经受邪，脐上盘旋，悠悠作痛。"治用香油刮膻中、中庭、中脘，再刺中魁、小骨空穴。用砂仁、槟榔、芦粟梗、藿香、木通、灯心等。参见"痧"条。

盘疝pánshàn　病证名。《诸病源候论》卷二十："腹中痛在脐旁，名曰盘疝。"多由感寒气滞所致。治宜散寒理气，用芍药甘草汤加肉桂、香附。

盘舌痈pánshéyōng　病证名。舌痈的一种。多由心经火毒上炎所致。症见舌体肿起，疼痛，饮食难咽，语言难出。《医门补要》卷中："满舌肿硬，难于语言进食为盘舌痈。"治宜清心泻火，消肿解毒。方可选用犀角地黄汤、黄连解毒汤、五味消毒饮等加减。

盘珠集pánzhūjí　中医丛书。清施雯（澹宁）等撰。收有《今运摘要》《脉法大成》《胎产证治》《虚损启微》《得配本草》等5种。现存清刻本。

盘珠集胎产证治pánzhūjítāichǎnzhèngzhì　女科著作。3卷。清代严洁、施雯、洪炜合撰。约成书于18世纪中期。卷上列胎前共34症；卷中列产后共61症；卷下列胎产治疗方剂，包括补剂、散剂、攻剂、热剂、和剂及胎前、产后备用良方共253首。

蟠肠气pánchángqì　病名。疝之别称。出《奇效良方》卷四十七。详"疝"条。

蟠肠生pánchángshēng　病证名。清代周登庸《续广达生编》卷三："问蟠肠生是何缘故。是用力过度耳，产母平日气虚，临产用力努挣，浑身气血下注，以致肠随儿下。一次如此，下次又复如此，若能等到瓜熟蒂落，焉有此怪异。"即盘肠生。详该条。

蟠葱散páncōngsǎn　《太平惠民和剂局方》卷三方。延胡索三两，苍术（米泔浸一宿，去皮）、炙甘草各半斤，茯苓、莪术、煨三棱、青皮各六两，丁香皮、砂仁、槟榔各四两，肉桂、炮姜各二两。为粗末，每服二钱，加连根葱白一根，水煎，空腹、食前服。功能活血行气，温中止痛。治脾胃虚冷，攻流心腹，连胁肋刺痛，胸膈痞闷，背膊连项拘急疼痛，不思饮食，时或呕逆，霍乱转筋，腹冷泄泻，膀胱气刺，小肠及外肾肿痛及妇人血气攻刺，癥瘕块硬，带下赤白，或发寒热，胎前产后恶血不止，脐腹疼痛。

蟠龙草pánlóngcǎo　中药材。见《生草药性备要》。为仙茅之别名。详该条。

蟠蛇疬pánshélì　病名。见《证治准绳·疡医》卷三。又名蛇盘疬。为瘰疬绕项串生，如蛇盘绕。参见"瘰疬"条。

販门pànmén　推拿穴位名。即板门。详该条。

泮衍pànyǎn　泮，融合；衍，流溢或蔓延。《灵枢·淫邪发梦》："愿闻淫邪泮衍奈何？"乃指病邪的积渚和蔓延。

P

pang

滂藤pāngténg　中药材。出《本草拾遗》。为扶芳藤之别名。详该条。

滂溢pāngyì　涌流出于外。《素问·著志教论》："阳气滂溢，干嗌喉塞。"

霶霈pāngpèi　同滂沛。形容下大雨的情景。《难经·二十六难》："天雨降下，沟渠溢满，当此之时，霶霈妄行。"

庞安常páng'ānchánɡ　见"庞安时"条。

庞安时páng'ānshí(约 1042—1099)　北宋著名医家。字安常。蕲州蕲水（今湖北浠水）人。自幼随父学医，对于古代医籍有较深的研究。后患病耳聋，更加专心钻研医学，他编写的《伤寒总病论》阐发了张仲景《伤寒论》的理论，对有证无方者，参考古医书并结合自己的临证经验予以补充，是宋代著名的伤寒学者之一。对脉学也有研究，对《难经》中有关脉法的理论有所发挥。他的医术高明，有远道求医的，还留病人住宿，供给汤药；治病时采用多种方法。曾用针灸治疗一例难产患者，其事迹在民间广为流传。另著有《难经介义》《本草补遗》《验方集》等，皆佚。

庞鹿门pánglùmén(16 世纪)　明代医生。湖北人。李时珍的弟子，年幼时跟从李时珍一起编写《本草纲目》，查阅了古代的许多本草书籍，并且亲自查看实物，得到李时珍的传授，但不肯轻易为人治病，老年时方应诊，治疗常奇中。

旁篇pángpiān　书名。见《汉书·艺文志》。25 卷。原列于《白氏内经》《白氏外经》之后，书已佚。原书作者、著作年代及书的具体内容，均已失于稽考。

旁廷pángtíng　经外奇穴名。《备急千金要方》："旁廷在腋下四肋间，高下正与乳相当，乳后二寸陷中。俗名注市，举腋取之，刺入五分，灸五十壮。主卒中恶，飞尸遁注，胸胁满。"即位于胸部第 4 肋间隙，乳头外开 2 寸，适与足太阴脾经天溪穴同位。

旁通集pángtōngjí　针灸著作。见"针方六集"条。

膀páng　解剖部位。胁肋。同"髈"。《说文》："膀，胁也。从肉，旁声""髈，膀或从骨作髈""胁，两膀也。从肉，劦声。"

膀胱pángguāng　❶六腑之一。又名净府、水府、玉海、脬、尿胞。位于下腹部，在脏腑中，居于最下处，是水液汇聚之所，有津液之腑、州都之官之称。膀胱主要功能是贮藏水液，经过气化之后排出小便。《素问·灵兰秘典论》："膀胱者，州都之官，津液藏焉，气化则能出矣。"足太阳膀胱经络于肾，与肾互为表里。肾主二阴，膀胱的排尿功能与肾阳有密切关系。❷推拿部位名。出《小儿推拿广意》。位于小指近端指节的腹面。

膀胱癌pángguāng'ái　病名。即以无痛性尿血为早期主要表现，发生于膀胱的癌病类疾病。

膀胱痹pángguāngbì　病证名。见《症因脉治》卷三。又名胞痹。详该条。

膀胱病pángguāngbìng　病证名。六腑病证之一。膀胱主贮存津液，化气行水，与肾相为表里。其病有虚寒与实热之分。多因湿热蕴结或肾阳不足，气虚客寒，气化失司所致。临床表现以小便失常为主。《素问·标本病传论》："膀胱病，小便闭。"《诸病源候论·膀胱病候》："其气盛为有余，则病热，胞涩小便不通，小腹偏肿痛，是为膀胱之气实也，则宜泻之，膀胱气不足，则寒气客之，胞滑小便数而多也，面色黑，是膀胱之虚也，则宜补之。"《太平圣惠方》卷七："虚则生寒，寒则脬滑，小便不禁，尿多白色，面黑胫酸，两胁胀满，则是膀胱虚冷之候也。""实则生热，热则膀胱急，口舌燥，咽肿痛，小便不通，尿黄赤色，举体沉重，四肢气满，面肿目黄。少腹偏痛者，则是膀胱实热之候也。"《本草经疏》："膀胱实一证。癃闭，属膀胱实热。""膀胱虚三证。小便不禁，属气血虚。遗尿，属本经气虚……膀胱气。"《杂病源流犀烛·膀胱源流》："膀胱病者，热结下焦，小腹苦满胞转，小便不利，令人发狂。冷则湿痰上溢，而为多唾，小便淋沥，故遗尿。鳌按：小便不禁，由膀胱气虚……小便不通，由膀胱邪热。"治宜宣通气化，渗湿利水，温肾固脬等法。参见膀胱病各条。

膀胱寒pángguānghán　病证名。《备急千金要方》："膀胱寒，小便数，漏精稠厚如米白泔。"

膀胱经pángguāngjīng　足太阳膀胱经之简称。详该条。

膀胱咳pángguāngké　病证名。指咳而小便自出者。《素问·咳论》："肾咳不已，则膀胱受之；膀胱咳状，咳而遗溺。"治用茯苓甘草汤、《校注医醇賸义》加味茯菟汤等。参见"咳嗽"条。

膀胱呕吐症pángguāng'ǒutùzhèng　病证名。指呕吐因寒湿侵犯膀胱所致者。《经验医库·膀胱呕吐症》："足太阳膀胱，感受寒湿，膀胱阳虚，不能化散，小腹胀痛呕吐，手足微寒，脉沉紧。"治宜温散，用加减五苓散。

膀胱气pángguāngqì　❶病名。见《普济本事方》卷三。《医宗必读·疝气》："膀胱气，小腹肿痛，不得小便是也。"《杂病源流犀烛·膀胱病源流》："膀胱气，膀胱经病也。其症小腹肿痛，必小便秘涩。宜五苓散加茴香、葱白、盐。服药后，若下小便如墨汁，膀胱之邪去矣，邪去而便通痛止矣。宜随用硼砂丸。"❷指疝之别称。《奇效良方·疝门》："世俗呼为小肠气，膀胱气、奔肠气、蟠肠气……由疝之为病，其名别也。"《医碥·疝》："疝……由膀胱经得者，旧名膀胱气，毛际上小腹作痛。"参见"疝"条。

膀胱气闭pángguāngqìbì　膀胱气化功能障碍，引起小便不畅的病机。多与肺、肾、三焦气化不利有关。症见小便困难或尿闭、小腹胀满。治宜温肾法与行气法相配合。

膀胱气化pángguāngqìhuà　津液代谢后的剩余水液贮存于膀胱。在肾阳蒸化作用的促进下，膀胱具有排泄尿液的功能。

膀胱气痛pángguāngqìtòng　病证名。见《幼科铁镜》。指脐周绞痛的疝气。详"小肠气痛"条。

膀胱湿热pángguāngshīrè　❶湿热蕴结膀胱病机。❷证候名。即湿热侵袭，蕴结膀胱，以小便频数、急迫、灼热、涩痛，或浑浊，或尿血，或有砂石，发热口渴，小腹胀痛，舌红苔黄腻，脉滑数等为常见证候。治宜清热利湿。❸膀胱小肠气疝之俗称。出《三因极一病证方论》卷七。详"疝"条。

膀胱实pángguāngshí　病证名。《备急千金要方》："左手关后尺中阳实者，膀胱实也。病苦逆冷，胁下邪气相引痛。""右手关后尺中阳实者，膀胱实也。病苦少腹满，腰痛。"

膀胱实热pángguāngshírè　❶一般指膀胱有实热病邪的病证。如膀胱湿热。见该条。❷指膀胱经的证候。《备急千

P

金要方》："左手尺中神门以后脉阳实者，足太阳经也。病苦逆满，腰中痛，不可仰是也。名曰膀胱实热也。"又："右手尺中神门以后脉阳实者，足太阳经也。病苦胞转不得小便，头眩痛，烦满，脊背强，名曰膀胱实热也。"

膀胱俞pángguāngshù 经穴名。代号 BL28。出《脉经》。属足太阳膀胱经。膀胱之背俞穴。位于骶部，平第 2 骶后孔，距骶正中线 1.5 寸处。当骼后上棘内缘下与骶骨间凹陷中。一说"除脊各寸半"（《针灸资生经》）。布有第 1、2 骶神经后支的外侧支和骶外侧动、静脉后支。主治遗尿，癃闭，泄泻，阴部湿痒肿痛，腰骶痛以及尿路感染等。直刺 1～1.5 寸。艾炷灸 5～7 壮，或艾条灸 10～15 分钟。

膀胱水pángguāngshuǐ 病证名。小儿浮肿的一种类型。因膀胱有病而引起的水肿。由膀胱气化不利，水液潴留而成。临床特征为浮肿，腹急（小腹胀急）。治宜化气利水，用五苓散。

膀胱小肠气pángguāngxiǎochángqì 疝之俗称。出《三因极一病证方论》卷七。详"疝"条。

膀胱邪pángguāngxié 膀胱的邪气。《难经·十难》："心脉微沉者，膀胱邪干小肠也。"

膀胱虚寒pángguāngxūhán ❶病机。指膀胱气化功能减弱。常见于老人、久病体弱患者，多与肾阳虚有关。症见遗尿、尿急，尿频而清，淋沥不尽，苔薄润，脉细弱等。治宜补肾固脬。❷证候名。即肾阳亏虚，膀胱气化失司，以畏冷肢凉，小腹冷痛，小便失禁或不利，或夜尿多，尿清长，苔白滑等为常见证候。

膀胱虚冷pángguāngxūlěng 指膀胱经虚寒证候。《备急千金要方》："左手尺中神门以后脉阳虚者，足太阳经也。病苦脚中筋急，腹中痛引腰背，不可屈伸，转筋恶风，偏枯，腰痛，外踝后痛，名曰膀胱虚冷也。"又："右手尺中神门以后脉阳虚者，足太阳经也。病苦肌肉振动，脚中筋急，耳聋，忽忽不闻，恶风飕飕作声，名曰膀胱虚冷也。"

膀胱胀pángguāngzhàng 病证名。胀病之一。《灵枢·胀论》："膀胱胀者，少腹满而气癃。"《医醇賸义·胀》："膀胱主藏津液，气化则出。盖水气循下焦而渗入膀胱，津液之藏，皆由气化渗入，然后能出。寒气上逆，则水气窒塞不通，故少腹满而小便癃也。当理气行水，俾寒水得其阳而通利，既济汤主之。"参见"胀病"条。

膀胱蒸pángguāngzhēng 病证名。二十三蒸之一。见《诸病源候论·虚劳骨蒸候》。详"二十三蒸"条。

膀胱中暍证pángguāngzhòngyēzhèng 病证名。《证治汇补》卷一："不恶寒但恶热而渐厥者，为膀胱中暍证……中暍宜泻火益元。"参见"暑病""中暑"条。

膀胱主藏津液pángguāngzhǔcángjīnyè 指膀胱有汇集三焦水液的功能。《素问·灵兰秘典论》："膀胱者，州都之官，津液藏焉，气化则能出矣。"谓贮藏在膀胱的水液经肾阳的气化，变成尿液排出体外。

膀胱足太阳经病证pángguāngzútàiyángjīngbìngzhèng 病证名。指足太阳膀胱经经气异常所致的病症。《灵枢·经脉》："膀胱足太阳之脉……是动则病冲头痛，目似脱，项如拔，脊痛腰似折，髀不可以曲，腘如结，踹如裂，是为踝厥。是主筋所生病者，痔，疟，狂，癫疾，头囟项痛，目黄，泪出，鼽衄，项、背、腰、尻、腘、踹、脚皆痛，小指不用。为此诸病，盛则写之，虚则补之，热则疾之，寒则留之，陷下则灸之，不盛不虚，以经取之。"《脉经·膀胱足太阳经病证》除上列"是动""所生"病外，尚列举了少腹偏肿而痛、小腹满而气癃等证。参见膀胱病有关各条。

膀胱足太阳之脉pángguāngzútàiyángzhīmài 出《灵枢·经脉》。即足太阳膀胱经。详该条。

滂疽pángjū 病名。出《刘涓子鬼遗方》卷一。即发于足背或足小趾后京骨穴等处之疽。脓少、瘙痒。治同足背发。

螃蟹pángxiè 中药材。见《蟹谱》。即蟹。详该条。

螃蟹夹pángxièjiá 中药材。见《四川中药志》。为枫香寄生之别名。详该条。

螃蟹甲pángxièjiǎ 中药材。见《西藏常用中草药》。又名露木尔（藏名）。为唇形科植物螃蟹甲 *Phlomis younghuslandii* Mukerjee 的块根。分布于西藏。甘，平。清热，镇咳，化痰。治感冒咳嗽，支气管炎。煎服：3～6g。本品含生物碱、苷类和甾体等。对小鼠有明显止咳作用。

螃蟹七pángxièqī 中药材。见《陕西中草药》。为鹿药之别名。详该条。

胖大海pàngdàhǎi 中药材。出《本草纲目拾遗》。又名大洞果、大海子、大发。为梧桐科植物胖大海 *Sterculia lychnophora* Hance 的干燥成熟种子。主产于越南、泰国、马来西亚。甘、寒，归肺、大肠经。清热润肺，利咽开音，润肠通便。用于肺热声哑，干咳无痰，咽喉干痛，头痛目赤，风火牙痛，热结便秘，煎服 2～3 枚，或沸水泡服。本品含胖大海素、西黄芪胶黏素、戊糖、半乳糖、黏液质及收敛性物质。水浸出液能增加兔肠内容积，促进肠蠕动，有缓泻作用，种仁的作用最强。种仁溶液（去脂干粉制成）对猫有降压作用。胖大海素能改善黏膜炎症，可减轻痉挛性疼痛，可用于治疗前列腺炎、尿道炎、子宫及附件炎和月经不调等。

胖舌pàngshé 舌体稍胖大，色淡而嫩，舌边有齿痕，多属脾虚。舌色深红而肿大满口，是心脾二经有热。舌肿胖，色青紫而暗，多见于中毒。参见"舌胀大"条。

胖血藤pàngxuèténg 中药材。见《贵州民间方药集》。又名毛血藤、百解药、云钩莲、荞叶细辛。为蓼科植物牛皮消蓼 *Polygonum cynanchoides* Hemsl. 的根。分布于西南地区及湖北、陕西等地。辛、涩，凉。敛肺，止咳，理气，止痛。治肺结核咳血，百日咳，胃脘胀痛，风湿关节痛。煎服：9～15g。

pao

泡桐果pāotóngguǒ 中药材。见河南医学院编《医药科研资料》[1972（3）：20]。为玄参科植物泡桐 *Paulownia fortunei*（Seem.）Hemsl. 或毛泡桐 *P. tomentosa*（Thunb.）Steud. 的果实。苦，微寒。化痰，止咳，平喘。治慢性气管炎，咳嗽咯痰。煎服：15～30g。泡桐果实含桐酸、脂肪油、黄酮类、生物碱。毛泡桐果实含泡桐素（Paulownin）、右旋芝麻素等。还含桐酸等。提取物小鼠口服有止咳、祛痰作用，对大鼠的实验性炎症有某些抑制作用。泡桐素有杀灭昆虫作用。本品还有平喘作用，可治疗慢性气管炎，亦有一定抗菌作用。

泡桐花pāotónghuā 中药材。见《河南中草药手册》。为玄参科植物泡桐 *Paulownia fortunei*（Seem.）Hemsl. 或毛泡桐 *P. tomentosa*（Thunb.）Steud. 的花。前者分布于长江流域及其以南各地，后者分布于辽东半岛及河北、河南、山东、江苏、安徽、江西等地。苦，寒。清热利咽，解毒消肿。①治上呼吸道感染，支气管肺炎，哮喘，急性扁桃体炎，腮腺炎，细菌性痢疾，急性肠炎，急性膀胱炎。煎服：10～25g。②治急性结膜炎，鼻炎，外耳道炎，制成水剂，滴患部；治疖肿，手足癣，烧伤，研末调膏涂敷或捣敷。毛泡桐花含挥发油。本品可抗菌。

脬pāo　即膀胱。详该条。

脬痹pāobì　病证名。见《东医宝鉴》卷四。详“胞痹”条。

脬气不固pāoqìbùgù　病机。脬，膀胱的别称。指膀胱之气虚弱，不能约束小便的病变。膀胱与肾相表里。故此证与肾阳虚有关。症见小便淋沥不断，或小便失禁或遗尿等。治宜补肾固脬。

脬舌pāoshé　病证名。《太平圣惠方》卷三十六：“舌卒肿起，如吹脬满口塞喉。”后《重纂包氏喉证家宝》释为脬舌，痰火犯心经，舌忽胀满，软如猪尿脬，不痛流涎，妨言语。即泡舌。详该条。

脬转pāozhuǎn　病名。即转胞。《太平圣惠方·治脬转诸方》：“夫脬转者，是脬屈辟，小便不通。”详“转胞”条。

炮páo　中药炮制法之一。把药物放在高温的铁锅内急炒，直至药物焦黄爆裂。如干姜、附子、天雄等，经炮后其烈性可减弱。

炮制páozhì　又称炮炙、修治、修事。泛指药材的加工处理，如切饮片、炙、煅、蒸、淬等。药物炮制，早在《内经》和《神农本草经》已有记载，至刘宋代雷敩著成《雷公炮炙论》，是我国最早的制药专书。炮制的目的在于清除杂质，易于保存。可用洗、漂、烘、晒及阴干等法。便于制剂和服用，如代赭石、磁石、牡蛎、鳖甲等，采用煅制，使质地松脆，易于研碎，有助于煎出有效成分；消除或减低药物的毒性和副作用，如生半夏用生姜制过，巴豆去油等；改变药物性能，加强疗效，如生地清热凉血，经用酒蒸晒成为熟地后，就变为温性而滋肾补血；常山用醋制，催吐的作用加强，用酒制可减弱其催吐的作用。炮制总分为水制、火制、水火合制。水制有洗、漂、泡、渍、水飞等，火制有煅、炮、煨、炒、烘、焙、炙等，水火合制有蒸、煮、淬等。详各条。

炮炙páozhì　即炮制。详该条。

炮炙大法páozhìdàfǎ　本草著作。1卷。明代缪希雍撰，庄继光整理。刊于1622年。本书以《雷公炮炙论》为主，参以作者的用药经验，分水、火、土、金、石、草、木、果、米谷、菜、人、兽、虫鱼等14类，共记述了439种药物的炮炙方法。末附用药凡例，系制药学的一些基本知识。

匏舌páoshé　病证名。即痰包。详该条。

泡pào　中药炮制法之一。用水浸泡药物。如枳壳、芍药等放在水里浸泡，使之柔软，便于切片。当归、桔梗等浸湿后放置容器中，经过一段时间才切片，叫作伏。桃仁、杏仁等放在沸汤内浸泡，易于去皮尖，叫作燀。

泡服pàofú　煎服法之一。即焗服。对含有挥发油或容易出味，用量较少，久煎失效的药物，如西红花、肉桂、番泻叶等可用泡服法。泡时用半杯开水或将煮好的一部分药液趁热浸泡（加盖，以减少挥发油的挥发）。

泡花草pàohuācǎo　中药材。见《贵州民间药物》。为野芝麻之别名。详该条。

泡络突睛pàoluòtūjīng　病证名。指胞肿睛突之病证。清代王子固《眼科百问》：“泡肿者脾湿也，当消其湿。丝络红者心热也，当清其热。突睛者肝实也，宜疏其肝。”参见“突起睛高”条。

泡木根pàomùgēn　中药材。见《分类草药性》。为盐麸子根之别名。详该条。

泡润pàorùn　中药炮制方法。用液体浸泡药材，使其软化，以便切制的一种润法。

泡沙参pàoshāshēn　中药材。见《四川中药志》。为南沙参之别名。详该条。

泡舌pàoshé　病证名。《焦氏喉科枕秘》卷一：“此症因火上冲，痰随火上注，舌忽胀满口中，软如猪尿泡形，不疼痛，口中流涎，妨言语。”治宜清热泻火，祛痰消肿。可选用黄连温胆汤加减。或结合全身情况辨证施治之。

泡水pàoshuǐ　见《叶天士女科诊治秘方》。即羊水。

泡腾片pàoténgpiàn　中药剂型。含碳酸氢钠和有机酸，遇水可放出大量二氧化碳而呈泡腾状的片剂。

泡通珠pàotōngzhū　中药材。见《湖南药物志》。为博落回之别名。详该条。

泡叶乌头pàoyèwūtóu　中药材。见《云南中草药》。为小白撑之别名。详该条。

泡竹叶pàozhúyè　中药材。见《上海市中药饮片炮制规范》。为番泻叶之别名。详该条。

pei

胚pēi　指妊娠之始称。《千金翼方》卷十一：“凡儿在胎，一月胚，二月胎。”

胚胎pēitāi　孕育在母体内初期发育的幼体。详胎条。

衃pēi　又名衃血。凝聚成紫黑色的瘀血。《灵枢·杂病》：“衄而不止，衃血流，取足太阳。”

衃血pēixuè　见“衃”条。

痦瘰pēilěi　病名。出《证治准绳·疡医》卷五。又名风痦瘰、鬼饭疙瘩、肥脉瘾疹。多因汗出受风，或卧露乘凉。风邪入于皮肤腠理所致。初起皮肤发痒，继起大小不等的风团，形如豆瓣，成片成块。赤色属风热，白色属风寒。时隐时现，反复发作，甚或数月数年不愈。治宜疏风固表，清热利湿。风热者内服秦艽牛蒡汤，风寒者内服荆防败毒散，气血虚者服当归饮子。相当于荨麻疹。

痦子pēi·zi　病名。出《妇人良方大全》卷二十四。即妇人痃。详该条。

培根péigēn　藏医学名词。系构成人体生命活动的3种基本能量物质之一，为藏语名词之音译。它与人体内津液、黏液及其他水液的物质和功能保持密切的关系。有人把它译为“痰”，但并不十分确切，因为这是一种生理状态下存在的正常物质，而不是病理状态下出现的痰液。人体共有5种不同的培根，分别称为能依培根、能化培根、能味培根、能足培根和能合培根。见各条。

培脾舒肝汤péipíshūgāntāng　《医学衷中参西录》方。生黄芪、白术各9g，陈皮、厚朴、生姜、麦冬各6g，桂枝、柴胡各4.5g，白芍药12g。水煎服。功能健脾疏肝。治因肝气不舒，木郁克土，致脾胃之气不能升降，胸中满闷，常常短气。

培土péitǔ　治法。即培补脾土。用补益脾气的药物，以增强或恢复脾胃运化功能的方法。参见“健脾”条。

培土生金péitǔshēngjīn　治法。也称补脾益肺。土指脾，金指肺。借五行相生的理论用补脾益气的方药补益肺气的方法。临床多用于咳嗽日久，痰多清稀，兼见食欲减退，大便溏，四肢无力，舌淡脉弱等肺虚脾弱的证候。

培土养阴汤péitǔyǎngyīntāng 《不居集》上集卷十方。制首乌三钱，丹参、扁豆、谷芽各一钱，白芍药、车前各八分，莲子肉一钱五分，猪腰一具。水煎服。治虚劳食少痰多，阴分不足，自汗盗汗，遗精，不任熟地、山萸肉等药者。若阳经火甚，痰嗽喘急者，加保金汤；心脾气虚失血者，加薏苡仁、藕节各二至三钱；积瘀胸膈胀满，加白茅根一钱；血中气滞者，加降香八分；气血大虚者，加人参、燕窝各三钱；泄泻不止者，加脐带；汗多者，加桑叶一钱；嗽不止者，加枇杷叶、佛耳草各七至八分；遗精者，加芡实、莲须各一钱。

培土抑木péitǔyìmù 治法。即健脾疏肝。用健脾疏肝药以治疗肝旺脾虚的方法。症见两胁胀痛，不思饮食，腹胀肠鸣，大便稀溏；舌苔白腻，脉弦等。培土常用山药、薏苡仁、白术、茯苓等，抑木常用柴胡、白芍、佛手、青皮等。常用方如逍遥散、痛泻要方等。

培元通脑胶囊péiyuántōngnǎojiāonáng 中成药。见《中华人民共和国药典（一部）》（2020）。制何首乌 429g，熟地黄 286g，天冬 286g，醋龟甲 46g，鹿茸 23g，酒苁蓉 114g，肉桂 24g，赤芍 49g，全蝎 48g，烫水蛭 96g，地龙 49g，炒山楂 142g，茯苓 48g，炙甘草 29g。以上十四味，按胶囊剂工艺制成，每粒装 0.6g。口服。一次 3 粒，一日 3 次。益肾填精，息风通络。用于肾元亏虚，瘀血阻络证，症见半身不遂，口眼㖞斜，言语謇涩，半身麻木，眩晕耳鸣，腰膝酸软，脉沉细及缺血性中风中经络恢复期见上述证候者。

裴琏péiliǎn 唐代医生。撰有《五脏论》1 卷，已佚。

裴王庭péiwángtíng 唐代医生。撰有《五色旁通五脏图》1 卷，已佚。

裴頠péiwěi（267—300） 晋代哲学家，兼明医术。字逸民。河东闻喜（今山西闻喜）人。反对玄学清谈，医药上重视药物的治疗效果，主张革新。

裴一中péiyīzhōng 明末医家。字兆期，海宁（今属浙江）人。世业医。谓诸名家之言有精粹处，亦有可商者。如朱丹溪言产后宜大补气血，虽有杂病，“以末治之”；裴氏则以产后血凝腹痛、食滞胸胀诸症，是不足中有余之候，不可大补，宜“以权治之”。其治重脾胃，倡调摄养生以防病。撰有《裴子言医》4 卷（1644）。

裴逸民péiyìmín 见“裴頠”条。

裴煜péiyù 唐代道家、医生。撰有《延寿赤书》1 卷。

裴元灵péiyuánlíng 唐代道士。撰有《五脏旁通明鉴图》1 卷（《宋志》记载为孙思邈撰），已佚。

裴宗元péizōngyuán（12 世纪初） 北宋医家，徽宗时太医令。赴京前以医名于越。1107—1110（大观年间）任奉议郎、太医令兼措置药局检阅方书等职，奉命与陈师文、陈承等校正医方，编辑《校正太平惠民和剂局方》10 卷。此外，还撰有《药诠总辨》3 卷。

佩兰pèilán 中药材。出清代叶小峰《本草再新》。又名醒头草、兰草。为菊科植物兰草 *Eupatorium fortunei* Turcz. 的干燥地上部分。主产于江苏、浙江、河北、山东等地。辛，平。归脾、胃，肺经。芳香化湿，醒脾开胃，发表解暑。①用于湿浊中阻，脘痞呕恶，口中甜腻，口臭，多涎，暑湿表证，湿温初起，发热倦怠，胸闷不舒，煎服 3～10g。②治疗牙痛，煎汤含漱。本品含挥发油，主要成分为对－聚伞花素、百里香酚甲醚。还含宁德洛菲碱、香豆精、麝香草氢醌、β－谷甾醇、蒲公英甾醇及其酯类等。鲜叶或干叶的醇浸出物对动物有毒性作用。佩兰能使小鼠动情周情暂时停止、排卵受抑制。还可抗菌、抗病毒。挥发油刺激胃肠运动。

佩文斋广群芳谱·药谱pèiwénzhāiguǎngqúnfāngpǔ yàopǔ 本草著作。又名《广群芳谱·药谱》。8 卷。清代刘灏著。刊于 1708 年。本书为《佩文斋广群芳谱》的卷九十三至一百。共收药物 720 余种。系在《二如亭群芳谱·药谱》的基础上增补而成。故每种药物下标记的“原”字，均为《群芳谱》原文；“增”字，为新增加的内容，特别是新增的“汇考”及“集藻”二项，补充的各种文史资料尤为丰富。此外还新增补了一些新药。在笔叙方面，删去了原书中种植、修治、服食、疗治等内容。

配穴法pèixuéfǎ 指针灸临床治病时穴位相互配合的方法。常用的有前后配穴法、俞募配穴法、表里配穴法、原络配穴法、远近配穴法、子母配穴法等。详各条。

pen

喷嚏pēntì 症名。嚏之俗称。详该条。

喷雾剂pēnwùjì 中药剂型。即不含抛射剂，将内容物借助手动泵的压力以雾状等形态喷出的制剂。

喷雾疗法pēnwùliáofǎ 外治法。即将药物的溶液或极细粉末经喷雾器或雾化器等形成药物蒸汽、雾粒或汽溶胶，供呼吸道吸入或局部喷洒，以治疗疾病的方法。

盆肠生pénchángshēng 病证名。即盘肠生。详该条。

盆腔炎pénqiāngyán 病名。系指子宫、输卵管、卵巢、子宫旁组织及盆腔腹膜等部位炎症的总称。以输卵管炎较为多见。根据发病过程及临床表现有急、慢性之分。主要症状有发热，恶寒，少腹疼痛，带下多，月经不调等。这些证候分别归属于带下、痛经、月经不调、不孕症、癥瘕、产后发热、热入血室等范围。急性期以发热、恶寒为主，兼有小腹疼痛，带下，苔黄脉数等症，宜清热利湿，化瘀解毒，用大黄牡丹皮汤加减，若属热入血室，寒热往来，心烦喜呕等症，宜和解少阳，用小柴胡汤加减。慢性炎症以带下为主症者，如湿从寒化，可用完带汤加减。湿从热化，用龙胆泻肝汤加减。以痛经或癥瘕为主症者，当以活血止痛，化瘀散结，用桂枝茯苓丸加减，亦可用千年健、追地风、川断、归尾、防风、乳香、没药、红花、血竭、透骨草、五加皮作腹部熥药法（上药为粗末，装纱布袋内蒸 30 分钟，乘热敷下腹部，1 日 1 次），或用红藤汤（红藤、败酱草、桃仁、赤芍、蒲公英）作煎剂保留灌肠。其他结合临床症状辨证治疗。

盆消pénxiāo 出《本草图经》。即芒硝。详该条。

peng

憉pēng 症名。通悑。心中满。《灵枢·厥病》：“憉腹侬痛，形中上者。”喻虫病发作时，腹满心痛难忍，有形结块，由中部向上冲。

彭宾péngbīn 明代医家。太平府（治今安徽当涂）人。名医彭正之子。承家学，精于临证。天顺六年（1462）诊疗诸王之病，获重赏。子辅亦典供御药，授王府医正。

彭浩pénghào 明代医家。字养浩。仁和（今浙江杭州）人。在杭州行医时，不为人所重视，后被张尹崑请到京师治病，名声大振。著有《伤寒秘用》《杂病正传》等书，已佚。

彭晓péngxiǎo 五代后蜀道士。字秀川。永康（今属浙江）人。仕孟昶，精炼丹术，撰《周易参同契真义》3卷，《四库全书总目》以其书为《周易参同契》之最早注本。《永乐大典》所载《参同契》，亦本此书。

彭养浩péngyǎnghào 见“彭浩”条。

彭医妇péngyīfù 明代女医生。生活于万历（1573—1620）年间。精医理，善临证，皇太后病目，已失明，彭氏投剂，大有起色，乃留居宫内有年。

彭用光péngyòngguāng 明代医家。江西庐陵人。以医术在当地闻名，曾旅游并行医于江浙、广东、河南、山西等地，但泥于唯心主义的太素脉。著有《体仁汇编》及有关太素脉的医书。

彭祖péngzǔ 传说中的长寿人物。《论语疏》说他是上古陆终氏第三子，名铿，作尧的臣，年700岁，经虞、夏以至商。《世本》说他在商是守藏史，在周是柱下史，年800岁。晋代张湛《养生要集》中引有彭祖的话，恐系伪。

彭祖导引法péngzǔdǎoyǐnfǎ 气功功法。是托名彭祖用以治病的一套静功为主的锻炼方法。见于《云笈七签》卷三十六。具体锻炼方法：①伸腰，五息止，引肾，去消渴，利阴阳。②挽两足趾，五息止，引腹中气，去疝瘕，利九窍。③仰两足趾，五息止，引腰中，去腰背痹、偏枯，令人耳聪。④两足相向，五息止，引心肺，去咳逆上气。⑤踵内相向，五息止，引股，除五络之气，利肠胃，去邪气。⑥掩左胫屈右膝，内压之，五息止，引肺气，去风虚，令人明目。⑦张胫两足趾，五息止，令人不转筋。⑧两手牵膝，置心上，五息止，愈腰痛。⑨外转两足，息十通止，治诸劳。⑩解发东向坐，握固，不息一通，举手左右导引，以手掩两耳，以指掐两脉边五通，令人目明发黑不白，治头风。

蓬莪术péng'ézhú 中药材。出唐代侯宁极《药谱》。即莪术。详该条。

蓬莱丸péngláiwán 《串雅内编》卷一方。苍术（米泔浸透，陈壁土炒）八两，半夏（姜汁制）、柴胡、黄芩、厚朴（姜汁炒）、陈皮、炒枳实、羌活、苏叶、木通各四两，炒山楂、炒莱菔子各六两。为末，鲜荷叶煎汤，加神曲六两，打糊为丸，朱砂五钱，雄黄一两为衣，每丸重三钱，每服一丸，头痛寒热，葱姜煎汤送下；咳嗽痰喘，姜汁汤送下；中暑，香薷、扁豆煎汤送下；疟疾，姜汁冲服；赤、白痢，木香、槟榔煎汤送下；霍乱吐泻，藿香、砂仁煎汤送下；腹痛水泻，赤芍药、车前子煎汤送下；饱闷，陈皮、木香煎汤送下；山岚瘴气，蛊毒虫积，槟榔煎汤送下；不服水土者，藿香煎汤送下。功能解表散邪，化湿消食。治感冒，瘟疫时症。

蓬蘽pénglěi 中药材。出《神农本草经》。为蔷薇科植物灰白毛莓 *Rubus tephrodes* Hance 的果实。分布于安徽、江苏、浙江、江西、湖北、湖南、广西。甘、酸，温。补肝肾，益气。治头晕，目眩，病后体虚，神经衰弱，多尿。煎服：9～15g。

蓬术péngzhú 中药材。见《普济方》。为莪术之简称。详该条。

蓬子菜péng·zicài 中药材。出《救荒本草》。又名铁尺草、刘芙蓉草、疔毒草、黄米花。为茜草科植物蓬子菜 *Galium verum* L. 的全草。分布于东北、西北至长江流域。苦、微辛，微寒。清热，解毒，活血。①治肝炎，咽喉肿痛，静脉炎，妇女血气痛。煎服：9～15g。②治急性荨麻疹，稻田性皮炎，痈疖疔疮，蛇咬伤，跌打损伤。煎服或捣汁搽。全草含挥发油，油中有甲基香草醛、向日葵素。还含槲皮黄苷、异槲皮苷、槲皮素-3、7-二葡萄糖苷、木犀草素-7-葡萄糖苷，芸香苷、喇叭茶苷、绿原酸等。根含茜黄素、樱草糖苷、伪紫茜素葡萄糖苷。全草有利胆作用。

硼砂péngshā 中药材。出《日华子诸家本草》。又名月石。为矿物硼砂经精制而成的结晶。主产于青海、西藏。甘、咸，凉。入肺、胃经。解毒防腐，清热化痰。①治咽喉肿烂，口舌生疮，与冰片等研粉吹患处；目赤肿痛，制成眼药点眼。②治热痰咳嗽，百日咳，噎膈，癫痫，尿闭。研末服：0.9～1.5g。③外用治霉菌性阴道炎，皮肤汗斑，脂溢性皮炎。本品为含水四硼酸钠。与硼酸一样有较弱的抑菌作用。可用以冲洗溃疡、脓肿，特别是黏膜发炎，因本品为碱性，可使黏膜去垢。口服用于尿道杀菌，特别尿为酸性时，可使之成碱性。硼砂有抗惊厥作用，对动物实验性氟中毒，可使尿氟总排出量增加，骨氟含量降低。

硼砂丹péngshādān 《张氏医通》卷十五方。硼砂（生研）、白矾（生研）各一钱，人爪甲（焙脆）、犀牛黄各一分。为细末，以烂白霜梅肉三钱，研糊分作四丸，每服一丸，噙化。治缠喉风，风热喉痹。

硼砂散péngshāsǎn ❶《仁斋直指方论》卷十六方。硼砂、琥珀、赤茯苓、冬葵子、陈皮各等分。为末，每服二钱五分，用葱头二片，麦冬二十一粒，蜜二匙，水煎服。治砂石淋急痛。❷《证治准绳·类方》第八册方。①硼砂、马牙硝、滑石、寒水石各二钱，冰片（研）半钱，白矾一钱半。为细末，每用半钱，不拘时，新汲水调服。治悬痈肿痛。②硼砂（研）三两，薄荷叶、蒲黄各一两，寒水石（烧过，研）二两半，贯众、玄参、青黛（研）、茯苓、砂仁、滑石（研）、荆芥穗、山豆根、生甘草各半两。为细末，每服半钱，新汲水调下，或掺在舌上咽津服下。治心脾风热而致的咽喉生疮肿痛，或子舌胀，或木舌、重舌肿胀闷塞，水浆不下。

膨脝pénghēng 病名。蛊胀的俗称。《证治要诀·蛊胀》："蛊胀，俗谓之膨脝。"详"蛊胀"条。

膨颈蛇péngjǐngshé 中药材。见薛德《系统动物学》。为眼镜蛇之别名。详该条。

膨胀草péngzhàngcǎo 中药材。见《中国药用植物图鉴》。为荔枝草之别名。详该条。

蟛蜞盖péngqígài 中药材。见《生草药性备要》。为水胡满之别名。详该条。

蟛蜞菊péngqíjú 中药材。出清代赵其光《本草求原》。又名路边菊、水兰、黄花曲草。为菊科植物蟛蜞菊 *Wedelia chinensis*（Osb.）Merr. 的全草。分布于广东、广西、福建、台湾。甘、微苦，凉。清热解毒，祛瘀，消肿。①治感冒发热，白喉，咽喉炎，扁桃体炎，肺炎，百日咳，痢疾，痔疮，跌打损伤。煎服：15～30g。②捣敷治疔疮肿毒。全草含三十烷酸、二十四烷酸、豆甾醇、豆甾醇葡萄糖苷等。叶含蟛蜞菊内酯，并含异黄酮类化合物。水提取物腹腔注射对小鼠艾氏腹水癌有一定的抑制作用。酊剂和煎剂在体外对白喉杆菌、金黄色葡萄球菌和乙型链球菌有不同程度的抑制作用。具抗炎镇痛作用。

捧耳摇头pěng'ěryáotóu 小儿推拿方法。出《幼科铁镜》。

又名揉耳摇头、丹凤摇头。先用两手拇、食两指揉捏小儿两耳垂，再用两手捧住小儿头部轻轻摇动。有镇惊、退热、祛风寒等作用。《保赤推拿法》："将两手捻儿两耳下垂揉之，再将两手捧儿头摇之。"

捧心生pěngxīnshēng 旧病名。亦名儿捧母心。见清代陈莲舫《女科秘诀大全》。相当于臂位分娩，儿两臂上举。属难产的一种。古人从现象观察，误以为儿捧母心以致难产，故名。

皏pěng 淡白色。《素问·风论》："肺风之状，多汗恶风，色皏然白。"

pi

披肩pījiān 正骨器械。见《医宗金鉴》卷八十七。用熟牛皮一块，长五寸，宽三寸，两头各开两孔，夹于伤处，以棉绳穿之，紧紧缚定。适用于肩部骨折、断碎，尤其是肱骨颈部的骨折固定。

砒石pīshí 中药材。出《开宝重定本草》。又名人言、信石、信砒。为天然的砷华矿石，或为毒砂、雄黄等含砷矿石的加工制成品。产于江西、湖南、广东、贵州等地。辛、酸，大热，有大毒。杀虫，蚀疮去腐，平喘化痰，截疟。①外用治痔疮，瘘管，瘰疬，牙疳，癣疮，溃疡恶肉不脱。②治寒喘，疟疾，休息痢。内服：一日量 3～6mg，入丸剂用。本品有剧毒，内服时需用绿豆或豆腐同煮后应用，不能过量或持续服用，以防中毒。孕妇忌服用。主成分为三氧化二砷，具砷剂的基本药理和毒理。外用亦可自黏膜面吸收，如应用不当，可致急性中毒，引起呕吐，淘米水样腹泻，蛋白尿，血尿，眩晕，惊厥，麻痹，以至死亡。

砒霜中毒pīshuāngzhòngdú 病名。即三氧化二砷中毒。急性中毒多因突然吸入大量砒粉尘，或因误服、药用过量所致。前者主症为咳嗽，胸痛，呼吸困难。后者主症为烦躁如狂，心腹绞痛，头旋，欲吐不吐，或剧烈吐泻，面色青黑，四肢逆冷，甚则迅速昏迷，导致死亡。慢性中毒者，可见各种皮肤损害，毛发脱落，腹痛腹泻，黄疸及肢体麻木痛等。治疗宜中西医结合抢救。《本草纲目》卷四载有解砒毒药，如米醋、乌桕根、白芷、郁金、胡粉、白扁豆、蚤休、黑铅、鲞鱼枕、蓝汁、荠苨汁、酱汁、绿豆汁、豆粉、大豆汁、杨梅树皮汁、冬瓜藤汁、早稻秆灰汁、地浆、井泉水、白鸭通汁、鸭血、羊血、雄鸡血、胡麻油等。可参考。

鈚石pīshí 出《黄帝内经太素》。即铍石。见该条。

鈚针pīzhēn 即铍针。见该条。

霹雳火pīlìhuǒ 古代治疗疔疮的一种方法。见《证治准绳·疡科》卷二。在铁桶内放置烧红的鹅卵石，将醋泼在石上，再将患处覆桶上，四周以衣被盖护，勿令泄气，以患处出汗为度。

霹雳散pīlìsǎn ❶《随息居重订霍乱论》方。附子（浓甘草汤煎去毒）、吴茱萸（泡去汁，盐水微炒）各三两，灶心土（烧酒一小杯收干）二两，木瓜（络石藤七钱，煎汁，炒干）一两五钱，丁香（蒸晒）一两，丝瓜络（酒洗）五两。为细末，分作十九服。另以醋半杯、盐一钱五分、藕一两五钱煎滚，瓦上炙存性，每服加三厘，每次只需半服，人参煎汤送下。治阳虚中寒，腹痛吐泻，转筋肢冷，汗淋不渴，苔白，脉微欲绝者。❷《温病条辨》卷一方。桂枝六两，公丁香、炒小茴香、韭白、吴茱萸、青木香各四两，炒川椒、降香、荜澄茄、薏苡仁各五两，草果、五灵脂、石菖蒲、槟榔、细辛各二两，高良姜、乌药、干姜、防己、附子各三两，雄黄五钱。为细末，每服三钱，病重五钱，小儿量减半，以痛止厥回，或泻止筋不转为度。治中燥吐泻腹痛，甚则四肢厥逆，转筋，腿痛，肢麻，起卧不安，烦躁不宁，甚则六脉全无，阴毒发瘢，疝瘕等证，并一切凝寒痼冷积聚。

皮pí ❶即皮肤。《灵枢·九针论》："皮者，肺之合也。"参见"皮毛"条。❷药物入药部位，为动植物药的表层部分。植物药以皮入药者有枝干皮、根皮、果实皮等。枝干皮，如黄柏、厚朴、桂皮等；根皮，如桑白皮、牡丹皮、地骨皮等；果实皮，如陈皮、青皮、枳壳、大腹皮等。动物皮则如刺猬皮、干蟾皮、象皮等。此外尚有一些动物皮虽然不直接入药，但也作为熬制某些药物的原料，如驴皮用以熬制阿胶、牛皮用以熬制黄明胶等。

皮痹píbì 病名。出《素问·痹论》。❶指风寒湿邪外袭皮毛所致的痹证。也有称寒痹者。《医宗必读·痹》："皮痹者，邪在皮毛。"症见隐疹风疮，搔之不痛。初起皮中如虫行状。治宜疏风养血，用秦艽地黄汤、羌活汤、蔓荆实丸等方。参"寒痹"条。❷指肺痹。《症因脉治》卷三："肺痹之症，即皮痹也，烦满喘呕，逆气上冲，右胁刺痛，牵引缺盆，右臂不举，痛引腋下。"参见"肺痹"条。

皮部píbù ❶指人体表皮按十二经脉分布划分为 12 个部区，故称皮部。《素问·皮部论》："欲知皮部……以经脉为纪者，诸经皆然。"十二皮部按手足同名经相合，则称六经皮部。六经皮部各有专名：太阳皮部称关枢，阳明皮部称害蜚，少阳皮部称枢持，太阴皮部称关蛰，少阴皮部称枢儒，厥阴皮部称害肩。详各条。❷经穴别名。出《针灸甲乙经》。即承扶。见该条。

皮部论篇píbùlùnpiān 《素问》篇名。本篇主要论述十二经在皮肤上的分属部位，故名。并论从皮肤上出现的变化测知经脉的病变。文中还指出了邪气由浅入深、由表入里的传变过程，提示及早诊断和治疗。

皮疮píchuāng 病名。出《医门补要》上卷。由于湿热郁于肌肤所致。初起皮肤红亮焮肿，继起细小黄水疱，痛痒相兼，破后延及全身。外用黄柏、大黄、生石膏、青黛、芙蓉叶各等分研末，白蜜、米醋调和外敷。两日一换。

皮刺疗法pícìliáofǎ 即皮肤针疗法，因刺激仅及皮肤而名。见该条。

皮腠pícòu 指皮肤腠理，为人体卫外的屏障。《素问·六元正纪大论》："寒气及体，君子周密，民病皮腠。"

皮翻粘睑pífānzhānjiǎn 病名。见康维恂《眼科菁华录》卷上。即风牵睑出。详该条。

皮翻证pífānzhèng 病证名。《医宗金鉴·外科心法要诀》："此证由胃经血壅气滞而成。小儿多有之。眼皮外翻，如以舌舐唇之状。"即风牵睑出。详该条。

皮肤pífū 参见"皮毛"条。

皮肤不仁pífūbùrén 证名。又称肌肤不仁。指肌肤麻木，不知痛痒。多由邪入于肌肤，气血运行不畅所致。《诸病源候论·风不仁候》："其状，搔之皮肤如隔衣是也，诊其寸口脉缓，则皮肤不仁。"可见于中风后遗症、痹证等疾患。

皮肤否肿pífūpǐzhǒng 证名。否，通痞。指皮肤因寒邪凝聚、气血痞塞而引起的肿胀。《素问·至真要大论》："太阳之胜，凝溧且至……皮肤否肿，腹满食减。"参见"水

P

肿”“肤胀”“鼓胀”等条。

皮肤痛pífūtòng 症名。指皮肤有疼痛的感觉。《灵枢·五邪》：“邪在肺，则病皮肤痛。”多由火邪侵袭肺卫所致。《杂病源流犀烛·筋骨皮肉毛发病源流》：“皮也者，所以包涵肌肉，防卫筋骨者也……心实之痛，深至肉间，宜导赤散加减；火灼之痛，如欲炙手，宜加减凉膈散；风热之痛，痒痛相间，宜上清散；肺经火郁之痛，不可抚按，宜泻肺汤。”

皮肤针pífūzhēn 针具名。一种多针浅刺的专门针具，因其刺激仅及皮肤，故名。可用6～7号缝衣针5～7枚，横插入一根钻有孔眼的竹箸末端，并加线固定，亦称箸针。市售小锤式皮肤针，以其装置的针数不同，分别有梅花针、七星针、丛针等名称。使用时用腕力弹叩刺激部位。现在之滚刺筒亦属此类。

皮肤针疗法pífūzhēnliáofǎ 又称皮刺疗法、小儿针疗法。是指用皮肤针刺激机体穴位以治疗疾病的方法，具有多针、浅刺及刺激面广的特点。因所用的针具不同，又分别有“七星针疗法”“梅花针疗法”“滚刺疗法”等名称。临床操作时，选定适宜针具和刺激部位予以消毒后，手持针柄以腕力进行弹叩或使滚筒来回滚动，先轻后重，着力均匀，由上而下，自内向外，直至皮肤潮红充血或有微量出血为止。每日或间日一次，7～15次为一疗程。本法适应范围较广，对头痛、高血压、消化性溃疡、神经衰弱、肋间神经痛、痛经、近视、神经性皮炎等效果更佳。

皮槁毛拔pígǎomáobá 症名。指皮肤枯槁不泽，毫毛脱落如拔掉。《素问·五藏生成》：“多食苦，则皮槁而毛拔。”多由肺气耗伤，皮毛失荣所致。

皮急píjí 病证名。清代黄庭镜《目经大成》卷二：“此症谓上下胞渐自紧小，甚则小如枣核，眼将合矣。盖膏液耗尽，筋脉急缩故也。若治而小者，治之之过，乃皮宽睫倒，只夹外而失内理，后则复倒复夹，遂尔肉焦血损，目络不舒而睑目急小。”即睥急紧小。详该条。

皮急紧小症píjíjǐnxiǎozhèng 病证名。见《审视瑶函》。即睥急紧小。详该条。

皮宽弦紧píkuānxiánjǐn 病证名。指睑皮宽松，睑弦紧急，睫毛内倒的病证。《目经大成》卷二：“此症皆由患疾，妄称时眼，不以为意……致风邪深入，久而不瘳，然后内急外弛，皮宽弦紧，睫渐拳倒。”参见“倒睫拳毛”及“内急外弛”条。

皮毛pímáo 体表皮肤和附着于皮肤的毫毛的合称。《素问·五藏生成》：“肺之合皮也，其荣毛也。”皮毛与肺敷布的卫气有密切关系，肺卫之气足，则肌表固密，身体抵抗力强，不易受外邪侵袭。肺卫之气虚，则皮毛腠理疏松，易受风寒侵袭，而出现呼吸系统症状。肌表不固，津液外泄，还可以发生自汗、盗汗等症。参见“肺合皮毛”条。

皮毛焦pímáojiāo 症名。指皮毛枯憔。出《灵枢·经脉》。多由经气不荣皮毛所致。《难经·二十四难》：“手太阴气绝，即皮毛焦。太阴者，肺也，行气温于皮毛者也。气弗营则皮毛焦，皮毛焦则津液去，津液去则皮节伤，皮节伤则皮枯毛折，毛折者则毛先死。”

皮毛痿 pímáowěi 病证名。痿证之一。见《医宗必读·痿》。又名皮痿、肺热痿，亦称肺痿。由于肺热叶焦，病及皮毛所致。症见皮毛枯萎，或咳呛气急等。若病邪留着不去，可使筋、脉、骨、肉失养，发生痿躄。《素问·痿论》：“肺主身之皮毛……故肺热叶焦，则皮毛虚弱急薄，着则生痿躄也。”治宜清热生津，养阴润肺。选用二母二冬汤、知柏天地煎、清燥救肺汤、犀角桔梗汤、玉华煎等方。参见“痿”条。

皮膜pímó 即指今之鼓膜。《血证论》卷六：“肾开窍于耳，而肾脉却不上头，肾与心交，假道于心腑小肠之脉，以入耳中，名曰听宫。为司听之神所居，其形如珠，皮膜包裹真水，若真水破，而耳立聋，有为大声所震而聋者，皮膜破也，或聋或不聋者，心肾不交也，宜磁珠丸。”

皮内针pínèizhēn 针具名。一种浅刺皮下埋置留针的专用小型针具。常用的有颗粒式和揿钉式（即揿针）两种。颗粒式皮内针尾端如麦粒，身长有5分、1寸两种，粗细如毫针；揿钉式皮内针尾部绕成圆形，状如图钉，身长1～2分。使用时将针横刺入皮下（揿针则垂直按入），若无不适，且不刺痛或影响肢体活动时，即可用胶布固定。埋针时间应据情而定。临床多用于某些需要较长时间留针的疼痛性疾病或慢性病。参见“皮内针疗法”条。

皮内针疗法pínèizhēnliáofǎ 又称埋针疗法。是指将皮内针浅刺穴位皮下并留置较长时间以治疗疾病的方法。临床操作时，首先应选易于固定而又不影响肢体活动处（如背部、四肢或耳部等）的穴位。如用颗粒式或环式皮内针，可横刺；如用揿针，则直刺。若无不适，即可以胶布固定。据情留置1～7天，夏季宜酌减，以防感染。留置期间可嘱患者自行按压，以加强刺激。本法对神经性头痛、高血压、胃痛、神经衰弱等疗效较优。

皮罢pípí 推拿穴位。又名肝记。出周于蕃《推拿仙术》。位于大指端爪甲内。能清神，治哮喘、昏迷不醒等。《推拿仙术·身中十二拿法》：“八拿皮罢穴，属肝经能清神。”《厘正按摩要术·立法·掐法》：“大指端即肝记穴，又名皮罢。掐之治哮喘，并治昏迷不醒者。”

皮热pírè 症名。指皮肤有发热感觉。多由阴虚或阳盛所致。《中藏经·寒热论》：“皮热而燥者，阴不足……皮热而热者，阳盛也。”若仅局部热痛，须防疮痈。《灵枢·上膈》：“其痈在外者，则痈外而痛浮，痈上皮热。”

皮水píshuǐ 病名。出《金匮要略·水气病脉证并治》。《诸病源候论·水肿病诸候》：“肾虚则水妄行，流溢于皮肤，故令身体面目悉肿，按之没指而无汗也。腹如故而不满，亦不渴，四支重而不恶风是也。脉浮者，名曰皮水也。”治宜通阳、健脾、利水，用防己茯苓汤、蒲灰散等方。参见“水肿”“风水”等条。

皮骺pítú 体表部位。骺，同腯。指脐下5寸横纹处。《素问·长刺节论》：“病在少腹有积，刺皮骺以下，至少腹而止。”王冰注：“皮骺，谓脐下同身寸之五寸横约文。”

皮痿píwěi 病证名。痿证之一。见《三因极一病证方论》卷九。又名皮毛痿。详该条。

皮硝píxiāo 中药材。见《本草纲目》。即朴硝。详该条。

皮巡píxún 东汉医官，约生活于公元1世纪。太医。一日从猎上林苑，暮宿殿门下，寒疝病发，告人以火熨其背。因求火不得，大臣邓训以口嘘背，同辈共嘘，至朝遂愈。

皮蒸pízhēng 病证名。五蒸之一。见《诸病源候论·虚劳骨蒸候》。又为二十三蒸之一。参见“五蒸”“二十三蒸”条。

枇杷pí·pa 中药材。出《名医别录》。为蔷薇科植物枇杷 *Eriobotrya japonica*（Thunb.）Lindl. 的果实。分布长江流域以南及甘肃、陕西、河南等地。甘、酸，凉。入肺、脾经。润肺，止渴，下气。治肺热咳喘，咯血，燥渴，呕逆。生食：适量。果肉含脂肪、糖、蛋白质、纤维素、果胶、鞣质、维生素 B_1、C、隐黄素、β－和－γ 胡萝卜素及钠、钾、铁、钙、磷等。

枇杷膏pí · pagāo ❶《验方新编》卷三方。鲜枇杷叶五十六片，大梨（去皮核）二个，白蜜（先熬滴水成珠，大便溏泻者以白糖代）半盅，大枣半斤，莲子肉四两。先将枇杷叶水煎，去渣取浓汁，再将梨、枣、蜜、莲子加入煎熬，以莲肉融烂为度，随意温热服。功能润肺止咳。治劳伤虚损，吐血咳嗽，发热，身体瘦弱，四肢酸软，精神疲倦，腰背疼痛，不思饮食等。如咳嗽痰多者，加川贝母一两；吐血者，加藕节二十一个。❷见《全国中药成药处方集》（南京方）。鲜枇杷 50kg。将枇杷去核熬汁，滤去渣，收成清膏，加冰糖，每服 9～15g 开水和服。功能清热润肺。治咳嗽，干呕气逆，咽痛声哑及痰中带血等症。

枇杷根pí · pagēn 中药材。见《四川中药志》。为蔷薇科植物枇杷 *Eriobotrya japonica*（Thunb.）Lindl. 的根。苦，平。清肺止咳，祛风湿，下乳。治虚劳久嗽，吐血，风湿骨痛，乳汁不通。内服：煎汤，6～30g；或用 60～120g 同肉类煨汤服。枇杷树茎干的韧皮名枇杷木白皮，生嚼咽汁或煎汤冷服，下气，止哕不止。

枇杷核pí · pahé 中药材。出《本经逢原》。为蔷薇科植物枇杷 *Eriobotrya japonica*（Thunb.）Lindl. 的种子。苦，平，有小毒。疏肝理气，化痰止咳，利水消肿。①治疝气，水肿，咳嗽痰多。煎服：6～15g。②治瘰疬，研末热酒调敷。本品只能水煎服，不能炒熟吃。本品含苦杏仁苷及游离氢氰酸，另含绿原酸、新绿原酸、异绿原酸、咖啡酸、儿茶酸。还含磷脂酰丝氨酸、脑苷等磷脂类物质及谷甾醇等。

枇杷花pí · pahuā 中药材。出《本草纲目》。又名土冬花。为蔷薇科植物枇杷 *Eriobotrya japonica*（Thunb.）Lindl. 的花。淡，平。疏风止咳，通鼻窍。治感冒，咳嗽，痰血。内服：煎汤，6～12g；或研末服。本品含挥发油及寡糖。

枇杷清肺饮pí · paqīngfèiyǐn《外科大成》卷三方。人参、甘草各三分，枇杷叶（蜜炙）、桑白皮（鲜者佳）各二钱，黄连、黄柏各一钱。水煎，食远服。功能清热泻肺。治肺风粉刺，症见面鼻起碎疙瘩，色赤肿痛，破出白粉汁，日久结成形如黍米白屑。

枇杷叶pí · payè 中药材。出《名医别录》。为蔷薇科植物枇杷 *Eriobotrya japonica*（Thunb.）Lindl. 的干燥叶。主产于广东、江苏、浙江、福建、湖北等地。苦，微寒。归肺、胃经。清肺止咳，降逆止呕。治肺热咳嗽气喘，咳血，衄血，胃热呕吐，呃逆，妊娠恶阻，小儿吐乳，消渴及肺风面疮，酒齄鼻赤，煎服 6～10g。治肺病蜜炙用，治胃病姜汁炒用。本品含皂苷、熊果酸、齐墩果酸、苦杏仁苷、枇杷佛林、金丝桃苷、鞣质、糖类及山梨醇。鲜叶含挥发油，油中主含反式橙花叔醇及金合欢醇等。煎剂在体外对金黄色葡萄球菌有抑制作用。苦杏仁苷有止咳作用，其水解产物苯甲醛在消化道有抑制酵母、防止发酵的作用。

枇杷叶膏pí · payègāo《全国中药成药处方集》方。鲜枇杷叶（去毛）2.5kg，川贝母、天冬各 150g，莲子（去心）、麦冬、玄参、大枣、生地黄各 300g。熬汁去渣，将汁炼至滴毛头纸上背面不阴为标准，收清膏，每清膏 500g 兑蜜 1000g 收膏，每服 30g，开水冲服。功能清热化痰止嗽。治虚热咳嗽，气逆喘促，咽肿声哑，口燥舌干，痰中带血等症。

枇杷叶散pí · payèsǎn ❶《太平惠民和剂局方》卷二方。枇杷叶（去毛，炙）、陈皮、丁香各半两，厚朴（姜汁炙）四两，茅根、麦冬、木瓜、炙甘草各一两，香薷三分。为粗末，每服二钱，加生姜二片，水煎，去渣服。治冒暑伏热，引饮过多，脾胃伤冷，饮食不化，胸膈痞闷，呕哕恶心，头目昏眩，口干烦渴，肢体困倦，全不思食，或阴阳不和，致成霍乱，吐利转筋，烦躁引饮。❷《普济本事方》卷四引庞老方。枇杷叶（去毛）、人参各一分，茯苓（去皮）半两，茅根二分，半夏（汤浸）三分。为细末，每服四钱，加生姜七片，水煎，去渣，入槟榔末半钱，和匀服之。治呕吐，胸膈痞满。❸《证治准绳·幼科》集八方。枇杷叶（去毛，阴干）一两，栀子半两，百部、槟榔各二钱半。为细末，每服三钱，白汤调下。治鼻疳赤烂。❹《不居集》上集卷十五方。枇杷叶、薏苡仁、麦冬、橘红各等分。为末服。治劳嗽。

枇杷叶汤pí · payètāng《杂病源流犀烛·身形门》卷二十七方。苏子、枇杷叶、贝母、桑叶、天花粉、沙参、百合、薄荷、射干、前胡。水煎服。功能降气消痰。治龟胸肺实，胀满有痰。

枇杷叶丸pí · payèwán《外科正宗》卷四方。枇杷叶（去毛刺）八两，黄芩（酒炒）四两，甘草一两，天花粉四两。为末，新安酒为丸，梧桐子大，每服一钱五分，食后并临睡白滚汤或茶汤送下。治肺风、粉刺、酒齄鼻，初起红色，久则肉匏发肿者。

毗卢札那pílúzhánà 唐代藏族翻译家。前藏尼木人，自幼聪颖。曾向印度高僧莲花生学习梵文和医学。一生译著甚多。译有《甘露精义八支密诀》《赞木央本草》《四续释难明灯》等医著。所译医著，对宇陀·元丹贡布撰写《四部医典》多有帮助。为丰富藏医学的内容做出贡献。

蚍蜉漏pífúlòu 古病名。出《诸病源候论》卷三十四。症为颈项生疮疡如疥癣，终成漏孔，出脓水而伴寒热腹胀等症。宜内服赤小豆散。相当于颈部淋巴结核。

铍刀pídāo 出《华佗别传》。即铍针。见该条。

铍石píshí 针具名。出《灵枢·刺节真邪》。指形如铍针的砭石。

铍针pízhēn 古针具名。九针之一。铍，钢铁制作，针端如剑锋。亦称针、铍刀、剑针。《灵枢·九针论》："铍针，取法于剑锋，广二分半，长四寸，主大痈脓，两热争者也。"是一种形如宝剑，两面有刃的针具。用于疮疡排脓放血，亦用于割治眼部赘生物。《秘传眼科龙木论》："息肉者，宜钩起，以铍针割取气尽。"

铍针法pízhēnfǎ 针刺手法之一。铍针尖如剑锋，两面有刃，可以刺亦可切割。对胬肉、息肉、胞生痰核及脓已成之疮疡等，可用铍针来割除或切开；嵌于睑内或眼球表面的异物，可用铍针剔除，如角膜异物剔除法。《圣济总录·眼目门·钩割针镰》："凡眼上肿，睑皮里有核如米豆大，渐长如梅李大者，内有物如脓，或似桃胶，此皆风热所致也，可针破捏去之即差，仍翻眼皮，向里针之。"

疲劳咳嗽píláoké · sou 病证名。指疲极伤肝所致的虚咳。《医学入门·咳嗽》："疲极伤肝，咳而左胁疼引小腹者，二陈汤加芎、归、芍药、青皮、柴胡、草龙胆、黄芩、竹茹，或黄芪建中汤。"《不居集·疲劳咳嗽》："咳而左胁偏痛，引小腹并膝腕疼。"参见"咳嗽""劳咳"条。

啤酒花píjiǔhuā 中药材。见《中国药用植物图鉴》。又名忽布、香蛇麻。为桑科植物啤酒花 *Humulus lupulus* L. 的雌花序。新疆北部有野生，东北、华北及山东等地有栽培。苦，微凉。健胃，安神，抗痨，消炎，利尿，化痰止咳。①治消化不良，食欲减退，癔病，失眠，肺结核，结核性胸膜炎，麻风，膀胱炎。煎服，1.5～4.5g。②治慢性气管炎。研粉服，每次1g，每日3次，连服2个月。③治淋巴结核，用本品提取物酒花素制成软膏外敷；伤口感染，用酒花素制成油剂外涂。本品含苦味成分（葎草酮、异葎草酮、羽扇酮及其各种衍生物）、挥发油（主成分为葎草烯、月桂烯等）、黄酮类（芸香苷、异槲皮苷、紫云英苷等）、鞣质等。还含无色矢车菊素、山柰酚、异黄腐醇、6－异戊烯基柚皮素、抗坏血酸等。羽扇酮、葎草酮及含异葎草酮的酒花素，在体外对结核杆菌、枯草杆菌、金黄色葡萄球菌等有抑制作用。啤酒花对兔的实验性动脉粥样硬化有治疗作用，并使血压轻度下降。羽扇酮具镇静作用。鲜花粉能引起接触性皮炎。啤酒花尚有雌激素样作用，浸膏能抑制大鼠实验性炎症。啤酒花浸膏对平滑肌有解痉作用。啤酒花毒性较小。

琵琶pí·pa 推拿穴位。出《小儿推拿广意》。位于肩前方。《厘正按摩要术·立法·按法》："琵琶在肩井下，以大指按之，能益精神。"

琵琶骨pí·pagǔ 骨名。即肩胛骨。详该条。

琵琶蛇pí·pashé 中药材。见《脊椎动物分类学》。为眼镜蛇之别名。详该条。

脾pí ❶五脏之一。与胃相为表里。主运化水谷精微，输布全身，供应各方面的需要，维持人体的正常的功能活动。《类经》卷三："脾主运化……五味入胃，由脾布散，故曰五味出焉。"脾与胃为营血化生之源，故称为后天之本。又主运化水湿，对体内水分的输布有重大影响，如脾气虚弱，失却运化水湿的能力，即会导致水肿的发生。《素问·至真要大论》："诸湿肿满，皆属于脾。"又能统血，统摄血液于脉管内而不致外溢。又主肌肉，肌肉的丰满及活动正常与否，与脾的功能有密切关系。《素问·阴阳应象大论》："脾生肉……在体为肉。"脾开窍于口，其荣在唇，"脾气通于口，脾和则口能知五谷矣"（《灵枢·脉度》），而脾的功能状态亦往往可从唇色反映出来。❷推拿部位名。见"脾经"条。

脾痹píbì 病名。由肌痹发展而成，亦有称为肌痹者。以四肢倦怠，脘腹痞满，隐隐作痛，大便溏泻，纳差，面黄，下肢浮肿，肌肉麻痹不仁，脉或弦滑或虚细等为常见症。《素问·痹论》："脾痹者，四支解堕，发咳呕汁，上为大塞。"《圣济总录·脾痹》："肌痹不已，复感于邪，内舍于脾，是为脾痹。"《症因脉治·脾痹》："脾痹之症，即肌痹也。四肢怠惰，中州痞塞，隐隐而痛，大便时泄，面黄足肿，不能饮食，肌肉痹而不仁。"可用黄芪丸、白术汤、大半夏汤、枳术丸、保和丸、四君子汤等方。参见"肌痹"条。

脾病píbìng 病证名。指脾脏的各种病证。脾司运化，主四肢肌肉，统摄血液，为气上生化之源，开窍于口。脾病有寒热虚实之分。多由饮食劳倦所伤，脾失健运，水湿不化，或脾阳虚衰，中气下陷所致。《素问·藏气法时论》："脾病者，身重，善肌，肉痿，足不收，行善瘛，脚下痛。虚则腹满肠鸣，飧泄，食不化。"《难经·十六难》："假令得脾脉，其外证面黄，善噫，善思，善味；其内证当齐有动气，按之牢若痛。其病腹胀满，食不消，体重，节痛，怠惰，嗜卧，四肢不收，有是者脾也"。《太平圣惠方·脾脏论》："夫脾者，位居中央，王于四季，受水谷之精气，化气血以荣华，周养身形，灌溉脏腑者也，若虚则生寒，寒则阴气盛，阴气盛则心腹胀满，水谷不消，喜噫吞酸，食则呕吐，气逆，霍乱，腹痛肠鸣，时自泄利，四肢沉重，常多思虑，不欲闻人声，多见饮食不足，诊其脉沉细软弱者，是脾虚之候也。"又："夫脾实则生热，热则阳气盛，阳气盛则心胸烦闷，唇口干焦，身热颊疼，体重不能转侧，语声沉而心急，咽喉痛而不利，舌本肿强，口内生疮，腹胁胀满，不得安卧，梦多见歌乐，四肢怠惰，诊其脉紧实者，是脾实之候也。"《本草纲目·脏腑虚实标本用药式》："脾藏意，属土，为万物之母，主营卫，主味，主肌肉，主四肢。本病，诸湿肿胀，痞满，噫气，大小便闭，黄疸，痰饮，吐泻霍乱，心腹痛，饮食不化。标病，身体胕肿，重困嗜卧，四肢不举，舌本强痛，足大趾不用，九窍不通，诸痉项强。"《杂病源流犀烛·脾病源流》："盖脾统四脏，脾有病必波及之，四脏有病，亦必待养于脾……至若本经为病，不外湿淫热郁两端，湿由水气，病则壅，壅则伤气，气虚而不运，必腹胀，胃痛，肠鸣飧泄，身重，食不化。热由火气，病则不濡，不濡则伤血，血枯而燥，必胃气厚，善肌，肉痿，足不能行，善瘛，脚下痛，口干，舌本强，食即吐，食不下，烦心，水闭，黄疸，脾约，皆脾经病也。治之者，务使三焦之气流转和通，则土润而升，不忧其燥。而火气不得病之，土健而运，不忧其湿，而水气亦不得病之矣。"脾病治宜健脾化湿、温阳运脾、补益中气、益气摄血等法。参见脾病各条。

脾不统血píbùtǒngxuè ❶病机。脾气虚弱，运化失常而致血不循经的病机。《血证论》："脾统血，血之运行上下，全赖乎脾，脾阳虚则不能统血。"❷证候名。即脾虚气弱，不能统摄血行导致各种慢性出血，如皮下出血、便血、溺血，或妇女月经过多、先期、淋漓不尽，崩漏，同时伴有面色淡白少华，神疲，气少，脉虚弱，指纹淡，舌质淡等。治宜补脾摄血。用归脾汤加减。

脾藏意pícángyì 脾的生理功能。出《素问·宣明五气》。意，是神志活动中的思维记忆功能。脾主运化，化生水谷精气，是产生记忆思维活动的物质基础，故言"脾藏意"。思虑过度可伤脾，影响脾的健运而出现食欲不振、胸腹痞满等病症。参见"五脏所藏"条。

脾藏营pícángyíng 出《灵枢·本神》。营，指循行于脉中的精气，生于水谷，源于脾胃，有化生血液的功用，故常营血并提。《难经·四十二难》："脾……主裹血。"谓脾有藏纳营血的功能。

脾常不足píchángbùzú 小儿生理病理特点之一。由于小儿脾气未充，消化力弱，而生长发育又非常迅速，对水谷营养的需求较大，往往影响消化功能。一旦饮食失调，喂养方法不当，过食过量，或突然改变饮食，超过脾胃的耐受能力，或气候变化感受外邪，就会出现运化不健，不能升清降浊以化生精微，发生积滞、呕吐、泄泻等病证。如果迁延失治，会出现营养障碍、全身消瘦等状态，甚而可致严重后果。

脾虫病píchóngbìng 病名。脾虫即寸白虫。《本事方释义·诸虫飞尸鬼疰》："脾虫曰寸白。"即寸白虫病。详该条。

脾瘅pídān 病证名。出《素问·奇病论》。指过食甘肥所致口中发甜的病证。日久遂成消渴。《圣济总录》卷四十五："《内经》曰：有病口甘者，此五气之溢也，名曰脾瘅。夫食入于阴，长气于阳，肥甘之过，令人内热而中满，则阳气盛矣，故单阳为瘅，其证口甘，久而弗治，转为消渴，以热气上溢故也。"《张氏医通·口》："口甘。经云有病口甘者，此五藏之溢也，名曰脾瘅。治之以兰，除陈气也，兰香饮子，若脉弦滑兼嘈杂，属痰火，滚痰丸，此指实火而言。平人口甘欲渴，或小便亦甜而浊，俱属土中湿热，脾津上乘，久之必发痈疽，须断厚味气脑。服三黄汤加兰叶、白芍、生地，燥渴甚者，为肾虚，日服加减八味丸，可保无虞。"参见"中消"条。

脾疸pídǎn　病证名。❶九疸之一。见《诸病源候论·黄病诸候》。由饮食过度，醉酒劳伤，脾胃郁热所致。症见身面发黄，溺赤而少，心惴惴若恐。治宜秦王散及瓜蒌等药。❷《辨证奇闻》谓脾疸由寒湿困扰，脾阳不振所致。症见身黄如秋葵色，汗及涕唾有黄，小便不利，恶闻人声。治宜健脾温阳，佐以利水。参见黄疸有关条。

脾疔pídīng　病名。❶《外科启玄》卷二："脾疔，又名曰黄疔，其形多生脾脏之部位，其症不食，多呕吐，其色黄。治宜泻黄散加解毒等剂。"❷出《中国医学大辞典》。黄鼓疔之又名。见该条。

脾毒痢pídúlì　病证名。出《婴童百问》。感受暑热之毒而致的痢疾。夏暑之时，饮食不洁，生冷不禁，暑热之毒犯及胃肠，而成下痢。其症发热烦渴，腹痛，里急后重，痢下频作。治宜清暑解毒。如白头翁汤，或香连丸、黄连香薷饮，或黄连素穴位注射。

脾肚发pídùfā　病名。出《外科百效全书》卷三。即上发背。见该条。

脾肚痈pídùyōng　病名。出《外科大成》卷二。即上发背。见该条。

脾发疽pífājū　病证名。出《证治准绳·疡医》卷三。多由饮食不节，脾经积火成毒而发。指有头疽生于胸胁部食窦穴（第5肋间，前正中线旁开6寸）处。证治见有"头疽"及"膻中疽"条。

脾肺两虚pífèiliǎngxū　病机。脾主运化，饮食精微之气上输于肺以养全身，二者关系至为密切，故往往互相影响，两脏同病。临床表现为面色少华，手足不温，倦怠食少，便溏，咳嗽，短气，痰多，舌淡嫩苔白，脉虚或虚数等证候。多见于脾气不足而肺气弱者。如小儿慢性消化不良易合并感冒、气管炎等。临床多从补脾益肺治疗，脾气旺则肺气易复，即为培土生金之法。

脾肺气虚证pífèiqìxūzhèng　证候名。即脾肺气虚，脾失健运，肺失宣降，以咳嗽声低，气短而喘，吐痰清稀，食少，腹胀，便溏，舌淡苔白滑，脉细弱为常见症的证候。

脾风pífēng　病证名。❶脾经风邪。《素问·风论》："脾风之状，多汗恶风，身体怠惰，四肢不欲动，色薄微黄，不嗜食，诊在鼻上，其色黄。"❷肝传脾之病，肝为风木，故名。《素问·玉机真藏论》："肝传之脾，病名脾风。发瘅，腹中热，烦心出黄。"

脾风多涎pífēngduōxián　病证名。出《太平圣惠方》卷八十九。指小儿因脾经有风而致多涎的症状。由于风邪上逆，导致脾胃气机不和，以致涎液上壅，乳汁不下，甚则昏昏多睡。治宜调和脾胃，疏风豁痰。用防风散（防风、羚羊角、人参、枳壳、甘草、半夏）。

脾风疝pífēngshàn　古病名。《素问·四时刺逆从论》："太阴有余，病肉痹、寒中；不足，病脾痹；滑则病脾风疝。"马莳注："其脉若滑，则病脾风疝，外感之邪也。"张志聪注："太阴脉滑，则土邪有余，脾风疝者，即癞肿重坠之属，病在湿也。"参见"风疝"条。

脾疳pígān　病证名。五疳之一。又名肥疳、食疳、奶疳。是疳疾中的最基本证候。由脾经蕴郁湿热所致。《古今医鉴》："疳在脾，则面黄身热，腹胀肚大，好吃泥土，水谷不消，泄下酸臭，困睡，减食，消瘦。"有时吐泻，夹有蛔虫等。治以攻积杀虫为主，用集圣丸（方见"肝疳"条）；积去以后，应调理脾胃，用参苓白术散。

脾疳积pígānjī　病证名。出《证治准绳·幼科》。指两胁间有块如石，按之则痛的病证。多由病者营卫俱虚，外感风寒，内伤乳食，停滞既久，以致肝脾气滞血瘀而成。其症可伴有面黄肌瘦，肚硬而胀，肝脾肿大，触痛明显等。治宜利气活血，疏肝理脾。用鳖甲、白茅根、当归、赤芍药、五灵脂、蒲黄、茜草、柴胡、地龙、鸡内金、青皮、枳壳为丸服。

脾寒píhán　❶证候名。《备急千金要方》："治脾寒饮食不消，劳倦气胀，噫满，忧恚不乐，槟榔散方。"❷同脾阳虚的病机。详该条。

脾合肉píhéròu　五脏与五体相合，脾主要合于肉。肌肉的营养从脾的运化吸收而得，肌肉丰满与消瘦与脾气盛衰有密切关系。《素问·五藏生成》："脾之合肉也，其荣唇也。"

脾合胃píhéwèi　脏腑相合之一。《灵枢·本输》："脾合胃，胃者五谷之腑。"脾和胃同是消化、吸收和输布饮食物及其精微的主要脏腑。脾主运化，胃主受纳腐熟。脾为脏属阴，其性喜燥恶湿；胃为腑属阳，其性喜润恶燥。脾主升清，胃主降浊。二者在功能上互相配合，经脉上互相络属，构成表里关系。一纳一运的互相配合，才能完成消化、吸收和输布精微的任务。脾与胃在病理上也互相影响。

脾黄píhuáng　病证名。三十六黄之一。❶《太平圣惠方》卷五十五："脾黄者，遍身如金色，眼目俱黄，唇口生疮，或吟或咏，有时吐逆，不能下食，大便涩，若脐凸者难治。"治宜土瓜根散等方。❷《圣济总录》卷六十一："病人两颊生青脉起，目黄，齿皆青，唇黑生疮，通身黄色，鼻中煤生，心腹胀满，不下饮食，大便不通，即是脾黄。"治宜猪苓汤、盐蜜煎等方，并宜灸法。参见黄疸有关条。

脾火píhuǒ　病机。所致证候多同胃火。详"胃热"条。

脾积píjī　古病名。五积之一。《难经·五十四难》："脾之积，名曰痞气。"《脉经·平五脏积聚脉证》："诊得脾积，脉浮大而长，饥则减，饱则见，起与谷争减，心下累累如桃李，起见于外，腹满呕泄，肠鸣，四肢重，足胫肿，厥不能卧，是主肌肉损，其色黄。"治宜七气汤下红丸子，兼吞痞气丸（见《证治准绳·杂病》）。参见"痞气"条。

脾及胃辨证píjíwèibiànzhèng　中医诊断学名词。属脏腑辨证法之一，即以脏象学说的理论为指导，分析判断脾与胃的病证及其影响关系的脏腑辨证方法。

脾结气陷泄泻píjiéqìxiànxièxiè　病证名。指思虑伤脾，中气下陷所致的泄泻。见《医略六书·杂病证治》。《张氏医通·大小府门》："忧思太过，脾气结而不能升举，陷入下焦而成泄泻者，逍遥散去归，加升麻、木香；或越鞠、枳术相和服。"参见"脾泄""气泻"条。

脾经píjīng　❶足太阴脾经之简称。见该条。❷推拿穴位名。

P

见陈氏《小儿按摩经》。又名脾土、脾。①位于拇指远端的指腹面。治脾胃虚弱之疳积之泄泻等。《针灸大成》卷十："饮食不进，人瘦弱，肚起青筋，面黄，四肢无力用之。"②位于拇指桡侧缘（转引自《幼科铁镜》）。参见"五经"条。

脾经咳嗽pījīngké · sou　病证名。又称脾咳。指脾胃湿热，上熏于肺，或脾虚土不生金所致的咳嗽。《症因脉治·内伤咳嗽》："脾经咳嗽之症，咳而右胁下隐隐作痛，痛引心脾，神衰嗜卧，面色萎黄，腹胀黄肿，身重不可以动，动则咳剧，此脾咳嗽之症。"肺有热者，家秘泻白散；脾胃热积，栀连二陈汤；肺气不足，生脉散；土不生金，四君子汤；有痰，六君子汤，虚热，加丹皮、山栀，热甚加栀、连。《不居集·脾经咳嗽》："脾咳之状，咳则右胠下痛，阴阴引肩背，甚则不可以动，动则咳剧，升麻汤主之。咳而涎出，续续不止，引小腹谓之脾咳。"参见"咳嗽""脾咳"条。

脾经失血pījīngshīxuè　病证名。指脾不统血所致的失血。《不居集》卷十三："脾为后天之本，三阴之首也。脾气健则元气旺，而阴自足。故血症中有脾虚者，当补脾以统其血。"伴饮食无味，不知饥饱，胸腹胀满，痰多。宜归脾汤、柔脾汤等方。参见"失血"条。

脾经湿痰pījīngshītán　病证名。痰证之一，即湿痰。见《不居集》卷十七。详该条。

脾惊pījīng　病证名。脏腑惊证之一。出《小儿病源方论》。详"脏腑惊证"条。

脾精pījīng　脾的精气，即脾所运化的水谷精微物质。《素问·示从容论》："四支解堕，此脾精之不行也。"

脾绝píjué　病证名。五脏绝候之一。❶指脾气绝出现的危重脉证。《华氏中藏经》卷上："面青，无右关脉者，脾绝也。"《注解伤寒论·辨脉法》："环口黧黑，柔汗发黄者，此为脾绝也。"《脉经》卷四："病人脾绝十二日死，何以知之？口冷，足肿，腹热，胪胀，泄利不觉，出无时度（一曰五日死）。"《灵枢·经脉》："足太阴气绝者，则脉不荣肌肉，唇舌者，肌肉之本也，脉不荣则肌肉软，肌肉软则舌萎人中满，人中满则唇反，唇反者，肉先死。甲笃乙死，木胜土也。"❷指中风脱证之一。《医宗必读·真中风》："若中风昏倒……手撒脾绝。"参见"中风脱证"条。

脾开窍于口píkāiqiàoyúkǒu　出《素问·金匮真言论》。脾气通于口，胃脉夹口环唇，所以脾胃的功能可以从口反映出来，脾气健旺则知饥欲食。《灵枢·脉度》："脾和则口能知五谷矣。"脾病则食欲不振，脾虚则口淡无味，脾热往往口有甜味。

脾咳píké　病证名。❶指咳则右胁下引及肩背痛，动则咳剧者。《素问·咳论》："脾咳之状，咳则右胁下痛，阴阴引肩背，甚则不可以动，动则咳剧。"治用升麻汤。如脾胃积热者，用栀连二陈汤；脾虚痰湿者，用六君子汤加枳壳、桔梗，或术米汤。参"脾经咳嗽"条。❷十咳之一。《诸病源候论·咳嗽病诸候》："六曰脾咳，咳而涎出，续续不止，引少腹是也。"治宜刺足太白。参"十咳""咳嗽"条。❸五嗽之一。见《三因极一病证方论》卷十二。参见"五嗽"条。

脾劳píláo　病证名。因饮食劳倦伤脾所致。《诸病源候论·虚劳病诸候》："脾劳者，舌本苦直，不得咽唾。"《外台秘要·脾劳实热方》："脾劳热，身体、眼目、口唇悉萎黄，舌本强直，不能得咽唾，生地黄煎。"又："脾劳虚损，消瘦，四肢不举，毛悴色夭，牛髓补虚寒丸。"《三因极一病证方论·五劳证治》："茱萸膏，治脾劳虚寒，气胀，咽满，食不下通，噫宿食臭。"参见"虚劳""五劳"条。

脾痨píláo　病证名。❶即脾劳。详该条。❷《慎柔五书》卷四以虫在于脾则成脾痨。治以吴萸根汤等方。

脾冷多涎pílěngduōxián　病证名。又名捏破涎涡儿。《普济方》卷三百六十二："脾之液为涎，脾气冷不能收制其津液，故流出渍于颐上。"治宜温中健脾。用益黄散、理中丸。

脾疟pínüè　病证名。五脏疟之一。《素问·刺疟》："脾疟者，令人寒，腹中痛，热则肠中鸣，鸣已汗出，刺足太阴。"治宜小建中汤、橘皮散等。参见"五脏疟"条。

脾气píqì　❶指脾的精气。为脾主运化、升清和统血的功能活动所依赖的物质基础。《灵枢·脉度》："脾气通于口，脾和则口能知五谷矣。"❷病证名。脾气虚滞。见《妇科良方大全》：木香散"治妇人脾气、血气、血蛊、气蛊、水蛊、石蛊"。

脾气不升píqìbùshēng　病机。指脾气衰弱不能升清的病机。多因脾阳虚，中气不足所致。临床表现为面色不华，眩晕，易汗，短气，食少，倦怠，腹胀，便溏或见眼花，视蒙，耳聋，食不知味，舌淡嫩，苔白，脉虚缓等。若因湿浊食滞以致脾气不升，则见头重如蒙，怠倦，不欲食，腹胀或腹痛，舌苔厚腻，脉沉缓。治须补中益气，升阳益胃。

脾气不舒píqìbùshū　病机。指脾胃出现消化功能障碍。多由肝失疏泄或湿困脾阳所致，亦有因饮食壅滞而致者。主要证候有脘腹胀闷，食不消化，厌食，呃逆等。治宜疏肝理气。

脾气不足píqìbùzú　病机。即脾气虚。详该条。

脾气热píqìrè　病机。指脾热而津液损伤的病机。《素问·痿论》："脾气热，则胃干而渴，肌肉不仁，发为肉痿。"

脾气盛píqìshèng　病机。出《灵枢·淫邪发梦》。又名脾气实。指脾经邪气盛实。《诸病源候论·五脏六腑病诸候·脾病候》："脾气盛，为形有余，则病腹胀，溲不利，身重苦饥，足痿不收，胻善瘛，脚下痛，是为脾气之实也。"参见"脾病""脾实"等条。

脾气实píqìshí　病机。见《外台秘要》卷十六。即脾气盛。《灵枢·本神》："脾气虚，则四肢不用，五藏不安；实则腹胀，泾溲不利。"详"脾气盛"条。

脾气下陷píqìxiàxiàn　病机。同中气下陷。详该条。

脾气虚píqìxū　❶脾气虚弱，功能减弱，致运化无力，形体失养的病理变化。❷证候名。以脾气不足，运化失职，以食少，腹胀，食后尤甚，大便溏泄，神疲肢倦，舌淡苔白，脉缓弱等为常见症的证候。

脾气虚证píqìxūzhèng　证候名。即脾气不足，运化失职，以食少，腹胀，食后尤甚，大便溏泄，神疲肢倦，舌淡苔白，脉缓弱等为常见症的证候。

脾气主升píqìzhǔshēng　脾的功能特点。脾气能将饮食精微、津液上输于肺，再输布于其他组织器官而化生气血，营养全身。它的功能特点是上升水谷精微，与胃主降浊相对而言。参见"脾主升清"条。

脾热pírè　病证名。泛指脾的各种热证。《素问·刺热》："脾热病者鼻先赤。"又："脾热病者，先头重颊痛，烦心颜青，欲呕身热，热争则腰痛不可用俯仰，腹满泄，两颔痛。"可由外感热邪深伏，或胃肠积热，或嗜酒，或过食肥甘燥热等所致。治宜清热结合行气消导。

脾热病pírèbìng 病名。指脾受邪热所致的疾病。《素问·刺热》："脾热病者，先头重颊痛，烦心，颜青，欲呕，身热，热争则腰痛不可用俯仰，腹满泄，两颔痛。"

脾热多涎pírèduōxián 病证名。指脾经风热上壅而多涎。《太平圣惠方》："儿多涎者，风热壅结，在于脾脏，积聚成涎也。若涎多，即乳食不下，涎沫结实，而生壮热也。"治宜清脾泄热。

脾热身黄pírèshēnhuáng 病证名。小儿黄疸，因脾胃积热而致者。《太平圣惠方》卷八十四："夫小儿黄疸者，是热入于脾胃，热气蕴积，与谷气相搏，蒸发于外，故皮肤悉黄，眼赤黄也。"治宜清热解毒。用茵陈丸或三黄散。

脾热身肿pírèshēnzhǒng 病证名。身肿类型之一。《症因脉治》卷三："脾热身肿之症，面肿目黄，烦躁不卧，皮肤常热，小便赤，大便时泄时结，常肿不退。此脾热肿之症也。脾热身肿之因，膏粱厚味，日积月累，热聚脾中，则脾热肿之症作矣。"脉弦数或沉滑。治宜选用加味泻黄散、栀连枳壳汤、龙胆泻肝汤、家秘戊己汤等方。参见"身肿""水肿"条。

脾热痿软pírèwěiruǎn 病证名。指膏粱积热，湿热伤脾所致的痿证。《症因脉治》卷三："脾热痿软之症，唇焦齿燥，口干作渴，肌肉不仁，身重不能转侧，纵缓不能举动，此《内经》脾热痿弱之症也。"治宜清热化湿。水湿生热者，可用栀连平胃散、栀连三陈汤；膏粱积热者，可用川连枳壳汤或泻黄散等。参见"痿""肉痿"条。

脾热证pírèzhèng 病证名。《素问·痿论》："脾热者，色黄而肉蠕动。"《证治准绳·杂病》："脾热者，轻手扪之不热，重按至筋骨又不热，不轻不重，在轻手重手之间，此热在肌肉，遇夜尤甚。"脾热有虚实之分，详"脾实热""脾虚热"条。

脾疝píshàn 病证名。类似腹腔内包裹性化脓性包块。《备急千金要方》卷十五上："脾脉……微大为脾疝，气裹大脓血在肠胃之外。"《疡医大全》卷二十四："脾疝者其浊气自下逆上，连嗳不宽，胀满作痛，痛则呕吐清水或苦水痰涎之类。"

P

脾善píshàn 外科病五善之一。口唇滋润，衾帏气香（指无臭气），饮食如常，脓黄肥厚者为脾善（见《外科正宗》）。是预后良好的征象。

脾伤píshāng 病证名。指脾脏伤损的疾患。《脉经》卷六："凡有所击仆，若醉饱入房，汗出当风，则伤脾，脾伤则中气阴阳离别，阳不从阴。"《诸病源候论·虚劳候》："大饱伤脾，脾伤，善噫，欲卧，面黄。"《慎斋遗书·虚损》："若房劳辛苦之人，七情六欲，损伤元气，心神失养，相火亢烈，亢烈之火，不能生土，则脾土有伤矣。脾伤则金气不足，不能平肝木，木转以克土则后天伤；金气不足则水无从以生，而先天伤，二天俱伤，则不能转相滋养。"治以养脾胃为主，方如生脉散加芪术或保元汤等。参见"肉极""七伤"条。

脾舍píshè 经穴别名。出《针灸甲乙经》。即地机。见该条。

脾肾双补丸píshènshuāngbǔwán 《先醒斋医学广笔记》卷二方。人参（去芦）、莲肉（去心，每粒分作八小块，炒黄）、山萸肉（去核，烘干）、怀山药（炒黄）、补骨脂（盐水拌炒，研末）各一斤，菟丝子（研细末）、五味子（蜜蒸，烘干）各一斤半，车前子（米泔淘净，炒）、巴戟天（甘草汁煮，去骨）各十二两，肉豆蔻十两，橘红、砂仁（炒，后入）各六两。为细末，炼蜜和丸，绿豆大，每服五钱，空腹服。治脾肾两亏，阴阳不固，以致虚寒飧泄，腹痛泻利，食少神倦者。如虚而有火，或火盛肺热者，去人参、肉豆蔻、巴戟天、补骨脂。

脾肾泄píshènxiè 病名。又称脾肾泻。《医学从众录·泄泻》："五更天将明时，必洞泄一二次，名曰脾肾泄……四神丸加味主之。大抵初泻与泻之未甚，宜利水，次补脾。久泻大泻，宜补肾，以胃关煎、八味丸之类为主，兼服补中益气汤，以升其下陷之气。"参"肾虚五更泄泻"条。

脾肾泻píshènxiè 病名。又称脾肾泄。指五更泄之因脾肾虚弱者。《丹溪心法·泄泻》："但得日间上半夜无事，近五更，其泻复作，此病在肾。俗呼为脾肾泻。分水饮下二神丸及椒朴丸，或平胃散下小茴香丸。病久而重，其人虚甚，宜椒附汤。"参见"肾虚五更泄"条。

脾肾阳虚píshènyángxū ❶脾肾阳气虚损，温煦气化无力，脾主运化与肾主水液功能失常的病理变化。❷证候名。即脾肾阳虚，温化无权，虚寒内生，以畏寒肢冷，面色㿠白，腰酸，腹部冷痛，久泻久利，或完谷不化，或浮肿尿少，舌淡胖，苔白滑，脉沉迟无力为常见症的证候。

脾肾阳虚证píshènyángxūzhèng 证候名。即脾肾阳虚，温化无权，虚寒内生，以畏寒肢冷，面色㿠白，腰酸，腹部冷痛，久泻久利，或完谷不化，或浮肿尿少，舌淡胖，苔白滑，脉沉迟无力为常见症的证候。

脾失健运píshījiànyùn ❶脾运化功能失常的病理变化。❷证候名。脾主运化，脾阳虚则运化失职，不能升清。轻则出现腹胀纳呆、肠鸣、泄泻等消化不良症状；久则面黄肌瘦，四肢无力；若水湿困阻则四肢浮肿，或水泛成痰成饮，产生其他痰证或饮证。治以健脾为主。

脾湿热píshīrè 病机。指脾失健运，水湿停滞，湿蕴生热，湿热郁蒸的病机。症见脘痞腹胀，食少倦怠，恶心满闷，便溏不爽，尿少而黄，甚则身目俱黄，舌苔黄腻，脉濡数。又如皮肤病的湿疹、脓疱疮等亦多与脾湿热有关。治宜淡渗利湿或辅以芳香化浊，不宜过用苦寒之品。

脾实píshí 病机。指脾为邪气所壅滞。多由饮食积滞所致。《景岳全书》卷一："脾实者为胀满气闭，或为身重。"治宜消导、运脾等法。

脾实腹胀píshífùzhàng 病证名。指湿热伤脾所致的腹胀。《症因脉治》卷三："脾实腹胀之症，眼目黄肿，夜不得卧，肚腹时热，小便赤色，大便或结或泻，或时作痛，泻下黄沫，肛门热痛。"多因膏粱积热，湿热之气，聚于脾中，转输失常所致。治宜清热化湿为主。眼目黄肿，宜龙胆泻肝汤。肚腹时热，宜川连戊己汤、川连枳壳汤。小便赤色，宜导赤各半汤。泻下黄沫，家秘泻黄散。肛门热，川连枳壳汤加黄柏、槐米。胸前满闷，栀连二陈汤、栀连平胃散加枳实以消痞满。参见"腹胀""内伤腹胀"条。

脾实热píshírè 证候名。指脾为热邪困阻的实证。《备急千金要方》："右手关上脉阴实者，足太阴经也。病苦足寒胫热，腹胀满，烦扰，不得卧，名曰脾实热也。"

脾实热证píshírèzhèng 证候名。指脾经邪热炽盛的证候。《备急千金要方》卷十五："病苦足寒胫热，腹胀满，烦扰不得卧，名曰脾实热也。"《太平圣惠方》卷五："夫脾实则生热，热则阳气盛，阳气盛则心胸烦闷，唇口干焦，身热颊疼，体重不能转侧，语声沉而心急，咽喉痛而不利，舌本肿强，口内生疮，腹胁胀满，不能安卧。"常伴泾溲不利，面目焦黄等症。治宜泻脾清热为主，方选泻热汤、泻脾大黄汤、泻脾赤茯苓汤等。

脾实证píshízhèng 证候名。指脾病因邪气盛实所出现的证候。多由湿热困脾或瘀血停积等所致。《脉经》卷二："脾实也，苦肠中伏伏如坚状，大便难。"又："脾实……病苦足寒，胫热，腹胀满，烦扰不得卧。"《圣济总录》卷四十四："脾实论曰：脾脏盛实，则生热，热气熏蒸，则令人舌本肿胀，语言謇涩，腹胁坚硬，四肢不举，身体沉重，面目焦黄，不得安卧，而唇口干燥也。"《本草经疏》："脾实，即湿热邪胜六证。蛊胀，由于脾家湿热积滞或内伤瘀血停积而成；易饥，属脾家郁火；口唇生疮，口糜，中消，属脾家实火；湿热腹痛，按之愈甚。"方用泻热汤、泻脾升麻汤等。参见"脾病""脾实热"条。

脾俞píshù 经穴名。代号 BL20。《灵枢·背腧》作脾腧。属足太阳膀胱经。位于背部，第 11 胸椎棘突下旁开 1.5 寸处，一说"除脊各寸半"（《针灸资生经》）。布有第 11、12 胸神经后支的内侧皮支，深部为外侧支；并有肋间动、静脉后支的内侧支通过。主治脘腹胀痛，胸胁支满，呕吐噎膈，黄疸，泄泻，鼓胀，痢疾，便血，带下，以及胃炎，消化性溃疡，胃下垂，肝炎，糖尿病，消化不良，贫血等。斜刺 0.3～0.5 寸。艾炷灸 5～10 壮，或艾条灸 10～20 分钟。

脾腧píshù 经穴名。《灵枢·背腧》："脾腧在十一焦之间。"详"脾俞"条。

脾水píshuǐ 病名。五脏水肿病之一。指脾阳虚困，不能运化水湿所致的水肿。《金匮要略·水气病脉证并治》："脾水者，其腹大，四肢苦重，津液不生，但苦少气，小便难。"参见"水肿""十水"条。

脾死脏písǐzàng 脾脏真气已绝的脉象。轻按大坚，重按中空，或脉来摇荡不定，突然中断。《金匮要略·五脏风寒积聚病脉证并治》："脾死脏，浮之大坚，按之如覆杯，洁洁状如摇者，死。"

脾损písǔn 病名。五脏虚损之一。又称损脾。《难经·十四难》："三损损于肌肉，肌肉消瘦，饮食不为肌肤。"又："损其脾者，调其饮食，适寒温。"虞庶注："脾化水谷以生气血，今见脾损，饮食不为肌肉，宜调节饮食，无令伤脾也。"可选服四君子汤以补脾益气。《杂病源流犀烛》卷八："损脾伤仓廪，饮食不为肌肤，急应时饮食，适寒温，宜十全大补汤。"参见"虚损"条。

脾统血pítǒngxuè 脾的主要功能之一。指脾有统摄血液，使之运行于经脉之中，不致外溢的功能。《难经·四十二难》："脾……主裹血，温五脏。"《血证论》："脾阳虚则不能统血，脾阴虚又不能滋生血脉。"脾主中焦，化生营气，营行脉中，血由气摄，脾虚则营气化生不足，影响统摄血液的功能，容易引起各种出血疾患。

脾土pítǔ ❶即脾，脾为土脏。❷推拿穴位名。见陈氏《小儿按摩经》。即脾经。详该条。《针灸大成》卷十："脾经有病食不进，推动脾土效必应。"《幼科推拿秘书·穴象手法》："大拇指属脾土，脾气通于口，络联于大指，通背右筋、天枢穴、手列缺穴、足三里。"

脾王不受邪píwàngbùshòuxié 王，通旺。指脾胃健旺则正气充足，不易受病邪侵害的道理。《金匮要略·脏腑经络先后病脉证》："夫治未病者，见肝之病，知肝传脾，当先实脾，四季脾王不受邪，即勿补之。"

脾为生痰之源píwéishēngtánzhīyuán 指痰饮证的病机。脾主健运，若脾虚健运失职，则水湿停滞，蕴而成痰。《医宗必读·痰饮》："按痰之为病，十常六七，而《内经》叙痰饮四条，皆因湿土为害，故先哲云脾为生痰之源……脾复健运之常，而痰自化矣。"

脾为吞píwéitūn 五脏气逆证中，脾气上逆的症状，出《素问·宣明五气》。《黄帝内经素问集注》："脾主为胃行其津液，脾气病而不能灌溉于四脏，则津液反溢于脾之窍口，故为吞咽之证。"临床多见于脾虚水湿不化患者。

脾为涎píwéixián 出《素问·宣明五气》。涎出于口，口为脾窍，故涎为脾液。参见"五脏化液"条。

脾痿píwěi 病名。指肉痿。以四肢痿软、食少、腹胀、腹泻、疲乏、消瘦等为主要表现的痿病。《医宗必读·痿》："脾痿者，肉痿也。"详"肉痿"条。

脾胃不和证píwèibùhézhèng 证候名。即气机阻滞，脾胃失健，以脘腹痞胀，或胃脘嘈杂，食少纳呆，或食后腹胀，嗳气肠鸣，大便不调，脉弦等为常见症的证候。

脾胃俱实píwèijùshí 病机。指脾胃两经邪实。《备急千金要方》："右手关上脉阴阳俱实者，足太阴与阳明经俱实也，病苦脾胀，腹坚，引胁下痛，胃气不转，大便难，时反泄利，腹中痛，上冲肺肝，动五脏，立喘鸣，多惊，身热汗不出，喉痹精少，名曰脾胃俱实也。"

脾胃俱虚píwèijùxū 病机。指脾胃两经俱虚。《备急千金要方》："右手关上脉阴阳俱虚者，足太阴与阳明经俱虚也。病苦胃中如空状，少气不足以息，四肢逆寒，泄注不已，名曰脾胃俱虚也。"

脾胃论píwèilùn 内科著作。3 卷。金代李杲撰。约刊于 13 世纪。本书是作者创导脾胃论学说的代表作。李氏根据《内经》"人以水谷为本"的观点，强调补益脾胃的重要性，并在此理论基础上结合内科杂病的辨证论治予以阐析。书中对于饮食劳倦等引起的脾胃病，创用补中益气汤、升阳益胃汤等治疗方剂，具有较好的疗效，对后世有较大的影响。1949 年后有影印本。

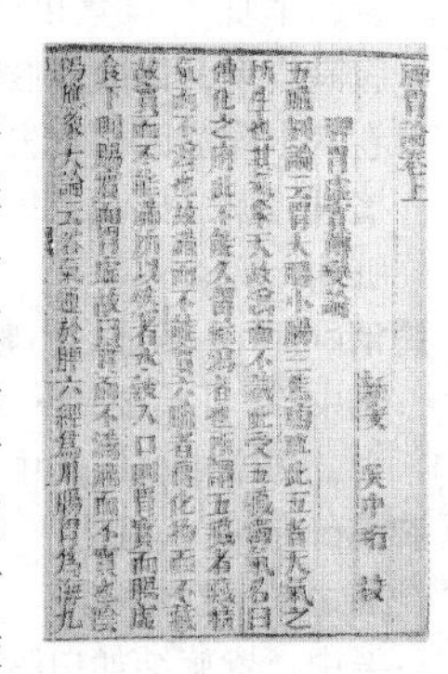

脾胃论

脾胃气虚píwèiqìxū ❶脾气胃气虚弱，运化收纳功能衰减的病理变化。❷证候名。即脾胃气虚，中焦失运，以食欲不振，脘腹痞胀，食后尤甚，大便溏泄，神疲肢倦，舌淡，脉弱等为常见症的证候。

脾胃湿热píwèishīrè ❶湿热内蕴中焦，阻碍脾胃气机，纳运失司，升降失常的病理变化。❷证候名。即湿热内蕴，脾胃失运，以脘腹痞闷，食少纳呆，恶心呕吐，肢体困重，便溏不爽，或面目发黄，或身热不扬，汗出热不解，渴不多饮，舌红苔黄腻，脉濡数等为常见症的证候。

脾胃虚寒píwèixūhán ❶脾胃阳气不足，失其温煦，受纳运化功能减退，并虚寒内生的病理变化。❷证候名。也称脾胃阳虚证，即脾胃阳气虚衰，失于温运，以腹胀，食少，脘腹冷痛，喜温喜按，畏寒肢冷，大便稀溏，舌淡苔白润，脉沉迟无力等为常见症的证候。同脾阳虚。详该条。

脾胃虚寒吐píwèixūhántù 病证名。脾胃虚寒而致的呕吐。《活幼心书》即冷吐。其证乳片不消，多吐而少出，脉息沉微，面白眼慢，气缓神昏，额上汗出。此因风寒入胃，或食生冷，或伤宿乳，胃虚不纳而出。宜温胃去风，除宿冷，用当归散，水煨姜陈皮煎服，或间投冲和饮、理中汤及姜橘汤，定吐饮，如诸药不效，以参香饮治之。

脾胃虚弱píwèixūruò 病机。同脾气虚。详该条。

脾胃阳虚证píwèiyángxūzhèng 证候名。见“脾胃虚寒证”条。

脾胃阴虚píwèiyīnxū ❶脾胃阴液不足，失其濡润，受纳运化功能减退，并虚热内扰的病理变化。❷证候名。即阴液亏虚，脾胃失濡，以口燥咽干，饥不欲食，或胃脘嘈杂，或腹胀隐痛，或干呕呃逆，消瘦，大便干结，舌红少津，脉细数等为常见症的证候。参“胃阴虚”“脾阴虚”条。

脾胃郁píwèiyù 病证名。郁证之一。《类证治裁》卷三：“脾胃郁，气噎哕呃。《金匮》麦门冬汤加竹茹、丁香。”参见“五脏郁证”条。

脾胃蕴热吐píwèiyùnrètù 病证名。即胃热呕吐。《幼科要略》：“幼儿脾胃受伤……倘热气深伏，烦渴引饮、呕逆，连香饮。”参见“热吐”条。

脾恶湿píwùshī 恶即畏恶。《素问·宣明五气》：“五藏所恶……脾恶湿。”脾主运化水湿，湿盛则易伤脾阳，影响健运而产生泄泻、四肢困乏等症，故称恶湿。

脾喜燥恶湿píxǐzàowùshī “恶”为讨厌畏惧之意，“喜”为喜好之意。脾阳气充盛，则运化水液正常，水湿不在体内潴留，故言喜燥。而脾虚不运则最易生湿，湿邪内蕴，又最易困脾而导致脾的病变，故言恶湿。用以说明脾的生理病理特点。

脾痫píxián 病证名。出《备急千金要方》卷五。可表现为多种症状。《医学入门·痫》：“脾痫，面黄，下利，吐舌，羊吼。”《景岳全书》卷四十一：“面色萎黄，目直，腹满自利，四肢不收，其声如牛者曰脾痫。”《医林绳墨》卷六以痫症因饮食失节，饥饱无时，痰蓄气逆而发，手足搐搦，唇口掀动，痰沫外出，猝然而仆者为脾痫。参“五脏痫”条。

脾消píxiāo 病证名。❶即脾瘅。详该条。❷指消中、寒中、热中。《证治要诀·大小腑门》：“然脾消又自有三：曰消中，曰寒中，曰热中。”参见有关条。

脾痟píxiāo 病证名。又作脾消。《世医得效方》卷六：“脾痟之证，饮食入腹，如汤浇雪，随小便而出，落于溷僻沟渠中，皆旋结如白脂，肌肤日益消瘦……精神恍惚，口舌焦干，或阳强兴盛，不交而泄。”可用姜粉散、附子猪肚丸等方。参见“中消”“消渴”条。

脾邪píxié 五脏病邪之一。《难经·十难》：“心脉缓甚者，脾邪干心也。”《灵枢·五邪》：“邪在脾胃，则病肌肉痛。阳气有余，阴气不足，则热中，善饥；阳气不足，阴气有余，则寒中，肠鸣，腹痛；阴阳俱有余，若俱不足，则有寒有热，皆调于三里。”

脾泄píxiè 病证名。又称脾泻。因寒湿损脾或饮食伤脾，脾气虚弱所致。《难经·五十七难》：“脾泄者，腹胀满，泄注，食即呕吐逆。”《丹溪心法·泄泻》：“老人奉养太过，饮食伤脾，常常泄泻，亦是脾泄。”《寿世保元·泄泻》：“气弱易饱，常便稀溏者，此脾泄也。”用白术芍药汤、扶脾散。脾泄日久者，宜兼固涩。参见“滑泄”“脾泄”条。

脾心痛píxīntòng 病名。厥心痛之一。因脾病而邪上乘心所致。《灵枢·厥病》：“厥心痛，痛如以锥针刺其心，心痛甚者，脾心痛也。”《三因极一病证方论》卷九：“脾心痛者，如针锥刺其心腹，蕴蕴然气满。”《张氏医通·诸痛门》：“脾心痛者，多由寒逆中焦……寒多虚，则或温或补之。”《杂病源流犀烛》治脾心痛用诃子散、复元通气散等方。参见“厥心痛”“心痛”条。

脾虚píxū ❶病机。出《素问·藏气法时论》。泛指脾之阴阳、气血不足。多因饮食失调、寒温不适、忧思、劳倦过度或久病伤脾所致。症见消瘦面黄，四肢乏力，纳减，食不消化，腹痛，肠鸣，便溏或泄泻，浮肿，便血，崩漏等。治以健脾为大法。❷证候名。指脾气、脾阳、脾阴不足所出现的各种证候。《脉经》卷二：“脾虚……病苦泄注，腹满，气逆，霍乱，呕吐，黄疸，心烦不得卧，肠鸣。”《圣济总录》卷四十四：“脾虚，论曰脾象土，位处中焦，主腐化水谷，通行营卫，脾气和则可以埤诸脏，灌四旁。若虚则生寒，令人心腹胀满，水谷不消，噫气吞酸，食辄呕吐，霍乱泄利，四肢沉重，多思气结，恶闻人声。”《本草经疏》：“脾虚十二证，饮食劳倦，伤脾发热，饮食不消化，属脾气虚；伤食必恶食，停食，为恣饮汤水，或冷茶、冷酒所致。水肿属脾气虚，脾虚中满，属脾气虚，兼脾阴虚；噎膈，属气血两虚，由于血液衰少，而非痰气壅逆所成。脾虚，属气虚；健忘，属气血两虚；倦怠，嗜卧，属脾气不足；脾虚腹痛，按之则止，属血虚；痞气，属脾气虚及气郁所致。”方用养脾散、大理中丸等方。参见“脾病”“脾气虚”“脾阴虚”“脾虚寒”等条。

脾虚秘píxūbì 病证名。指大便秘结由于脾虚而致者。《医学原理》卷五：“脾病不能克化水谷，是以不思饮食，水谷外入既少，则内便溺亦无，况又胃气不生，脾血不濡，大肠枯燥，是以大便或二三日只一见，或涩而不行。夫弦乃肝脉，缓属脾脉，肝脉乘脾，脾虚可验。治宜补中升阳益气。”《张氏医通·大便不通》：“脾虚不能运化，倦怠懒于言动，补中益气倍升柴当归，煎成调生蜜麻油，清气一升，浊气自降。”参见“虚秘”条。

脾虚不固píxūbùgù ❶脾气虚弱，失其固摄的病理变化。❷证候名。即脾气虚弱，肠道失固，以久泄不止，甚至滑泄不禁，气短气坠，食少，腹胀，舌淡，脉弱等为常见症的证候。

脾虚带下píxūdàixià 病证名。由于脾失健运，聚湿下注，伤及任、带二脉而致带下量多，色白或淡黄，无臭，如涕如唾，连绵不断，并见面色淡黄，精神疲倦，不思饮食，腰酸腹坠，或下肢浮肿，大便溏泄等。治宜健脾益气，升阳除湿，方用完带汤，或用白扁豆20g、向日葵瓤25g，水煎服。

脾虚多涎píxūduōxián 病证名。指脾气虚弱而多涎者。《证治准绳·幼科》：“小儿多涎，由脾气不足，不能四布津液而成。”症见神疲，面色萎黄，涎多清稀。治宜补益脾气，用补中益气汤。

脾虚发黄píxūfāhuáng 病证名。脾气虚弱导致湿热郁滞而致的黄疸。《幼幼集成》：“盖脾土强者，足以捍御湿热，必不生黄，惟其脾虚不运，所以湿热乘之。”黄重者利湿清热，用茵陈五苓散；黄稍退，即速健脾。若面目俱黄而带虚浮，宜补脾健胃，用六君子汤加减。

脾虚肺弱píxūfèiruò 病机。指因脾胃虚弱而导致肺气不足的病机，多属气虚。脾为生化之源，故常以脾为本而肺为标。参见“脾肺两虚”条。

脾虚腹胀píxūfùzhàng 病证名。指脾虚运化不健所致的腹胀。《症因脉治》卷三：“脾虚腹胀之症，食少身倦，脾虚不运，二便清利，言语轻微，心腹时胀时退，朝宽暮急。”因脾气素虚，饮食难化，凝积肠胃所致。治宜健脾消食为主。脾气不实者，宜参苓白术散；言语轻微者，宜四君子汤；心腹时胀，饮食难消者，加减枳术汤。参见“腹胀”“内伤腹胀”条。

脾虚寒píxūhán　证候名。脾虚兼寒，运化功能低下所致的证候。症见形寒肢冷，腹中冷痛，得温则舒，口泛清涎，大便溏泄，或浮肿，或妇女崩漏，白带清稀。《景岳全书·传忠录》："腹满时减者，以腹中本无实邪，所以有时或减，既减而腹满如故者，以脾气虚寒而然。"治宜温胃建中。

脾虚寒证píxūhánzhèng　证候名。指脾气、脾阳不足所出现的证候。见《备急千金要方》卷十五。《三因极一病证方论·脾胃经虚实寒热证治》："脾虚寒病，泄泻，腹满，气逆，呕吐，心烦不得卧，肠鸣，虚胀，饮食不消，劳倦，虚羸，喜噫，四肢逆冷，多卧少起，情意不乐。"治宜补脾温中为主，选用补脾汤、厚朴汤、白术汤等方。

脾虚经闭píxūjīngbì　病证名。见《竹林女科证治》。因脾胃损伤，饮食益减，生化之源不足，无血下达冲任胞宫而致经闭，常兼见饮食不振，痞满，大便不实等症。治宜补脾胃，养气血，方用补中益气汤、参苓白术散等。

脾虚经行先后无定期píxūjīngxíngxiānhòuwúdìngqī　病证名。因脾虚气血生化之源不足，气虚血少，统摄无力以致冲任失调，故见经期先后不定，经血色淡，或混有黏液，肢体倦怠，食少便溏等。治宜健脾益气，方用补中益气汤等。

脾虚久嗽píxūjiǔsòu　病证名。脾气虚弱而引起的咳嗽。《证治准绳·幼科》："脾虚亦能作嗽。"小儿脾常不足，易为乳食所伤；脾伤则运化失职，而使湿化成痰，痰湿交阻，肺气失宣则咳嗽。其症多伴有久嗽，痰多，食纳不佳，腹胀，便溏，面黄肌瘦等。治宜健脾利气，止咳化痰，用六君子汤加减。

脾虚冷píxūlěng　证候名。即脾虚寒。《备急千金要方》："右手关上脉阴虚者，足太阴经也。病苦泄注，腹满气逆，霍乱，呕吐，黄瘅心烦，不得卧，肠鸣，名曰脾虚冷也。"参见"脾虚寒"条。

脾虚呕吐píxū'ǒutù　病证名。见《经验医库》。指呕吐因脾胃虚弱所致者。《石室秘录》卷三："胃吐出于脾虚。脾气不下行，自必上反而吐。补其脾气则胃气自安。"宜用附子理中汤等。

脾虚气陷píxūqìxiàn　❶脾气虚弱，中气升举无力，致气虚下陷或脏器下垂的病理变化。❷证候名。又称中气下陷证，即脾气虚弱，中气下陷，以神疲乏力，头晕食少，腹胀便溏，或脘腹坠胀，食后益甚，或便意频数，肛门重坠，或久泄不止，或脱肛，或阴挺，或小便浑浊，或崩漏、胎漏，舌淡苔白，脉缓弱等为常见症的证候。

脾虚热证píxūrèzhèng　证候名。劳热之一。见《中国医学大辞典》。《杂病源流犀烛·虚损劳瘵源流》："脾热，轻重按俱不得，热在不轻不重间，脾主肌肉也。夜尤甚。必兼怠惰嗜卧，四肢不收，无气以动。"可伴面黄、腹胀、肠鸣、泄泻、吐逆、不欲食、食不化、足肿等症。治宜甘温除热，补脾益气。可用补中益气汤等方。参见"劳热"条。

脾虚如球píxūrúqiú　病证名。出《证治准绳·杂病》。又名胞虚如球、悬球。多由脾虚夹湿或气血不足，虚火壅于气分所致。症见胞睑浮肿，虚起如球，无赤痛，喜按。《张氏医通》卷八："谓目睥浮肿如球也。以两手掌擦热拭之，少平，顷复如故。"治之宜补脾益气为主，辅以祛邪。可选用神效黄芪汤或补中益气汤加减。

脾虚身肿píxūshēnzhǒng　病证名。身肿类型之一。《症因脉治》卷三："脾虚身肿之症，小便清利，大便溏泄，面色萎黄，语言懒怯，常肿常退，此脾虚肿之症也。脾虚身肿之因，大病后，久泻后，脾土之真阴受伤，转输之官失职，不能运化水谷，则诸经凝窒，而肿症作矣。"脉见濡软或弦数或见浮大。治宜温中健脾。可选用理中汤、白术散、金匮肾气丸、六君子汤、加味归脾汤等方。参见"身肿""水肿"条。

脾虚生风píxūshēngfēng　❶病机。脾气虚弱，筋脉失养而虚风内动的病理变化。❷吐泻或药饵损脾，无以濡养筋脉，而致虚风内动的证候。主要表现为手足微有抽搐，伴肢体逆冷，口鼻气微，昏睡露睛等症。《张氏医通·诸风门》："若体倦神昏不语，脉迟缓，四肢欠温者，脾虚生风也。"治宜温补脾胃为主，用归脾汤加钩藤、羌活或六君子汤加炮姜、肉桂、蝎尾等。

脾虚生痰píxūshēngtán　病机。用以说明脾的病机特点，即脾虚运化水湿功能减退，津液代谢失调，痰浊内生的病理变化。

脾虚湿困píxūshīkùn　❶脾虚运化无力而致湿浊内停，虚实夹杂的病理变化。❷证候名。即脾气虚弱，水湿内停，以食少，腹胀，大便溏泄，身体困重，或有微肿，舌淡胖，苔白润或腻，脉濡缓等为常见症的证候。治宜健脾利湿。

脾虚食积píxūshíjī　❶脾气虚弱，运化不及，饮食积滞的病理变化。❷证候名。即脾失健运，食积胃肠，以平素食少腹胀，经常腹泻，饮食稍有不慎则脘腹胀痛，嗳腐吐酸，泄泻不爽，大便腐臭，舌淡苔腻等为常见症的证候。

脾虚水泛píxūshuǐfàn　❶脾阳虚衰，温运失职，水湿内停，泛溢肌肤的病理变化。❷证候名。以食少，腹胀，便溏，面浮肢肿，或有腹水，神疲乏力，面白，舌淡胖，苔白滑，脉濡或弱等为常见症的证候。

脾虚痰湿píxūtánshī　❶脾气虚弱，痰湿内蕴的病理变化。❷证候名。即脾气虚弱，痰湿内蕴，以食少，腹胀，便溏，身体虚胖，四肢困重，疲乏嗜睡，舌淡胖，苔白腻，脉濡缓等为常见症的证候。

脾虚泄泻píxūxièxiè　病证名。指脾气素虚，或病后过服寒冷，或饮食不节，劳伤脾胃所致的泄泻。《症因脉治·脾虚泄泻》："脾虚泻之症，身弱怯冷，面色萎黄，手足皆冷，四肢倦怠，不思饮食，时时泻薄。"脉多微弱，或迟缓。治宜健脾温运。用理中汤、四君子汤、参苓白术散等方。参见"脾泄""气陷泄泻"条。

脾虚泻píxūxiè　病证名。见《医宗金鉴·幼科杂病心法要诀》。指小儿脾胃虚弱的慢性腹泻。因小儿脾胃嫩弱，乳食所伤，脾阳不足，不能温化水谷，水谷滞留，而成泄泻。症见食后作泻，腹胀便溏，水谷不化，面黄形瘦，神疲倦怠。治宜健脾益胃。用参苓白术散。

脾虚自汗píxūzìhàn　病证名。自汗证之一。《证治汇补·汗病章》："脾虚自汗，倦怠少食。"《医宗必读·汗》："脾虚者壮其中气，补中益气汤、四君子汤。"参见"自汗"条。

脾阳píyáng　指脾的运化功能及在运化活动过程中起温煦作用的阳气，是人体阳气在脾脏功能方面的反映。如脾阳虚，运化失职，可出现饮食不化，腹胀满，大便溏泄，四肢不温；或痰湿内阻，发生痰饮；或水湿停滞，四肢浮肿等病症。脾阳须命门火的温养，命火不足可引起脾阳虚的病证。

脾阳不振píyángbùzhèn　病机。同中阳不振。详该条。

脾阳虚píyángxū　❶脾阳不足，功能减退，温煦无力，运化失职，并虚寒内生的病理变化。❷证候名。以脾虚症兼见腹中冷痛，得温痛减，口泛清水，四肢欠温，畏寒喜暖，

P

小便清长，舌淡胖嫩，舌苔白润，脉沉迟等为常见症的证候。治宜健脾温中。

脾阳虚水泛证píyángxūshuǐfànzhèng 证候名。即脾阳虚衰，温运失职，水液内停，以食少，腹胀，便溏，畏冷肢凉，面浮肢肿，或有腹水，面白，舌淡胖，苔白滑，脉濡或弱等为常见症的证候。

脾阳虚证píyángxūzhèng 证候名。即脾阳虚衰，失于温运，以食少，腹胀，腹痛绵绵，喜温喜按，畏冷肢凉，大便溏薄，或下肢水肿，或妇女带下量多，舌淡苔白润，脉沉迟无力等为常见症的证候。

脾遗píyí 病证名。指脾病而致遗精。《医宗必读》卷九："脾病而遗者，色黄肉消，四肢懈惰。"治宜健脾固精。可以补中益气汤与聚精丸、水陆二仙丹合用。参见"遗精""五脏遗精"条。

脾阴píyīn ❶指存在于脾脏的阴液（包括血液、津液等）。❷指脾脏本身，与胃阳相对而言。脾脏为阴，胃腑为阳。

脾阴虚píyīnxū ❶脾阴亏虚，失于濡养，散精不足，运化失常的病理变化。❷证候名。即阴液亏虚，脾失健运，以纳呆，腹胀，便结，体瘦倦怠，涎少唇干，低热，舌红少苔，脉细数等为常见症的证候。多见于各类营养不良症。

脾阴虚证píyīnxūzhèng 证候名。即阴液亏虚，脾失健运，以纳呆，腹胀，便结，体瘦倦怠，涎少唇干，低热，舌红少苔，脉细数等为常见症的证候。

脾痈píyōng 病名。❶指位于章门穴处的痈。章门穴为脾经之募穴，故名。《圣济总录》卷一百二十八："章门隐隐而痛者，脾疽也。上肉微起者，脾痈也。"此证由过食生冷兼内蕴湿热，或瘀血滞于脾经而成。症见腹胀、咽干、小便短涩。治宜利下攻瘀，用大黄汤、赤豆苡仁汤二方合用，腹胀全消宜六君子汤补脾调理。参见"胃痈"条。❷出《外科启玄》卷五。指发于肩贞、臑俞二穴之外痈。证治见"外痈"条。

脾郁píyù 病证名。五脏郁证之一。《赤水玄珠》卷十一："脾郁者，中脘微满，生涎少食，四肢无力。治宜陈皮、半夏、苍术。"参见"五脏郁证"条。

脾约píyuē 病名。便秘的一种。出《伤寒论·辨阳明病脉证并治》。约，约束之意。这里指脾虚津少，肠液枯燥，以致大便艰涩难出的病证。《注解伤寒论·辨阳明病脉证并治法第八》："胃强脾弱，约束津液，不得四布，但输胱，致小便数，大便难，与脾约丸。"《三因极一病证方论·秘结证治》："或饮食燥热而成热中，胃气强涩，大便坚秘，小便频数，谓之脾约。"《杂病源流犀烛·大便秘结源流》："脾约，液枯证也。仲景论阳明伤寒，自汗出，小便数，则津液内竭，大便必难，其脾为约，脾约丸主之。盖液者，肺金所布，肺受火烁，则津液自竭，而不能行清化之令，以输于脾，是肺先失传送之职，脾亦因失转输之权，而大便有不燥结者乎，但仲景以脾约丸主之……当大病后或东南人虚羸，恐虽热甚，而偶误服此，必脾愈弱而肠愈燥也。故本病只宜以滋养阴血，使阳火不炽为上。宜当归润燥汤、苁沉丸、润肠丸。"参见"大便秘结"条。

脾约麻仁丸píyuēmárénwán 见《太平惠民和剂局方》卷六。即麻子仁丸。见该条。

脾约丸píyuēwán 见《丹溪心法》卷二。即麻子仁丸。见该条。

脾脏中风pízàngzhòngfēng 古病名。亦称脾中风。泛指风邪入中于脾发生的证候。《太平圣惠方·治脾脏中风诸方》："夫脾气虚弱，肌肉不实，则腠理开疏，风邪乘虚入于足太阴之经，则令身体怠惰，多汗恶风，舌本强直，言语謇涩，口面㖞僻，肌肤不仁，腹胀心烦，翕翕发热，神思如醉，手足不能动摇，诊其脉浮缓者，是脾中风之候也。"参见"脾中风"条。

脾胀pízhàng 病证名。胀病之一。《灵枢·胀论》："脾者，善哕，四肢烦悗，体重不能胜衣，卧不安。"《医醇賸义·胀》："脾为湿土而主四肢，寒气乘之，则土德衰而真阳不运，故善哕而肢体疲重，夜卧不安也。当扶土渗湿，兼解寒邪，姜术二仁汤主之。"脾胀又名水胀。《金匮翼·胀满诸论》："脾胀，湿气归脾，壅塞不行，其脉濡，其体重，其便不利，大便溏而不畅……脾土受湿，不能制水，水渍于肠胃而溢于皮肤，辘辘有声，怔忡喘息，即为水胀是也。"治宜小温中丸、胃苓汤、禹余粮丸等方。参见"胀"条。

脾蒸pízhēng 病证名。二十三蒸之一。见《诸病源候论·虚劳病诸候·虚劳骨蒸候》。详"二十三蒸"条。

脾之大络pízhīdàluò 十五络脉之一。《灵枢·经脉》："脾之大络，名曰大包，出渊腋下三寸，布胸胁。"脉从渊腋穴（胆经）下3寸的大包穴处分出，散布在胸胁部。本脉发生病变，实则浑身尽痛，虚则全身关节松弛无力。

脾志思pízhìsī 思为脾之志。人的思虑与脾有关，思虑过度则伤脾。《素问·阴阳应象大论》："脾……在志为思。"

脾中风pízhòngfēng 古病名。又名脾脏中风。风邪入中于脾经而致的病证。主症为发热，形如醉人，皮目动，短气，腹满，身黄等。《金匮要略·五脏风寒积聚病脉证并治》："脾中风者，翕翕发热，形如醉人，腹中烦重，皮目瞤瞤而短气。"《诸病源候论·风病诸候》："脾中风，踞而腹满，身通黄。"参见"脾脏中风"条。

脾中寒证pízhònghánzhèng 证候名。指脾受寒邪所致的证候。《三因极一病证方论》卷二："脾中寒之状，心腹胀，四肢挛急，嗳噫不通，脏气不传，或秘或泄。"治宜温脾散寒为主。选用不换金正气散、附子五积散、姜附汤、温脾丸等方。

脾中积pízhòngjī 病证名。见《证治准绳·幼科》。又名中脾积。食硬物或冷物伤脾而成的积滞。症见面黄，或带虚浮，脐上微痛，肚皮热，饮食减少，脐上及腹中痛，所食不化，头微热。治宜消积健脾。先用取癖丸，后用匀气散、醒脾散调理。

脾主裹血pízhǔguǒxuè 出《难经·四十二难》。脾有裹藏血液的功能。参见"脾藏营"条。

脾主后天pízhǔhòutiān 人体出生后的营养、发育，靠脾胃之气吸收水谷精微以供给。《医宗必读》："一有此身，必资谷气，谷入于胃，洒陈于六腑而气至，和调于五脏而血生，而人资以为生者也。故曰后天之本在脾。"临床上，后天营养失调或因病伤及脾胃，以调理脾胃法治疗多能获效。

脾主肌肉pízhǔjīròu 肌肉的营养靠脾运化水谷精微而得。《素问·痿论》："脾主身之肌肉。"脾气健运，则肌肉丰盈而有活力，"脾病……筋骨肌肉皆无气以生，故不用焉"（《素问·太阴阳明论》）。

脾主升清pízhǔshēngqīng 与胃主降浊的功能相对而言。脾胃对饮食物消化吸收输布的过程是食糜（浊）入胃，下灌入肠，脾则将精微（清）上输心肺。故脾的功能特点是升清。《素问·经脉别论》："饮入于胃，游溢精气，上输于脾，脾气散精，上归于肺。”

脾主四肢pízhǔsìzhī 脾的功能之一。水谷清阳之气由脾气输布，充养四肢，四肢的功能活动与脾有密切关系。《素问·太阴阳明论》：“四肢皆禀气于胃，而不得至经，必因于脾，乃得禀也。”临床上脾气虚弱则见四肢乏力、消瘦或浮肿，脾受湿困则见四肢倦怠等。体现脾与四肢的关系。

脾主运化pízhǔyùnhuà 脾的主要功能之一。运化包括两方面：一是运化精微，从饮食中吸收营养物质，使其输布于五脏六腑各器官组织。《素问·经脉别论》：“饮入于胃，游溢精气，上输于脾，脾气散精，上归于肺。”二是运化水湿，促进体内水液的运转和排泄，配合肺、肾、三焦、膀胱等脏腑，维持水液代谢的平衡。如脾气虚弱，不能运化水湿，则可发生大便溏泄、身重肤肿等症。《素问·至真要大论》：“诸湿肿满，皆属于脾。”

脾主中土pízhǔzhōngtǔ 脾属中央土。因其运化水谷精微，滋养脏腑器官、四肢百骸，故称。《素问·阴阳应象大论》：“中央生湿，湿生土……在藏为脾。”《素问·玉机真藏论》：“脾为孤藏，中央土以灌四傍。”张景岳注：“脾属土，土为万物之本，故运行水谷，化津液以灌溉于肝心肺肾之四脏者也。”

脾浊pízhuó 病证名。溺浊之一。见《世医得效方·大方脉科》。病因脾虚气陷，精微下注而成。症见小便浑浊，腰痛神疲，舌淡脉软。治宜健脾益气，升清固涩。用苍术难名丹、补中益气汤。参见“便浊”条。

脾足太阴经病证pízútàiyīnjīngbìngzhèng 病证名。足太阴脾经经气异常所致。《灵枢·经脉》：“脾足太阴之脉……是动则病舌本强，食则呕，胃脘痛，腹胀善噫，得后与气则快然如衰，身体皆重。是主脾所生病者，舌本痛，体不能动摇，食不下，烦心，心下急痛，溏瘕泄，水闭，黄疸，不能卧，强立，股膝内肿厥，足大指不用。为此诸病，盛则写之，虚则补之，热则疾之，寒则留之，陷下则灸之，不盛不虚，以经取之。”《脉经·脾足太阴经病证》除上列“是动、所生”病之外，尚列举了身重、四肢不用、不嗜食、食不化、肠鸣、溏泄、小便难、吐逆等多种病证。参见脾病有关条。

脾足太阴之脉pízútàiyīnzhīmài 出《灵枢·经脉》。即足太阴脾经。详该条。

否pǐ 同痞。不通。❶指痞塞的证候。《素问·六元正纪大论》：“太阳所至，为积饮否隔。”《素问·五常政大论》：“备化之纪……其病否。”又：“其病留满否塞。”《诸病源候论·瘘候》：“寒热邪气，客于经络，使血气否涩。”《素问玄机原病式·六气为病》：“痞，与否同，不通泰也。”详见“痞”条。❷指阴阳隔绝，上下否塞不通的病机。《华氏中藏经》卷上：“阳气上而不下曰否，阴气下而不上亦曰否。”

否格pǐgé 病证名。指阴阳之气阻塞不通所致的疾患。《华氏中藏经·阴阳否格论》：“否格者，谓阴阳不相从也。阳奔于上则燔，脾肺生其疸也，其色黄赤，皆起于阳极也；阴走于下则冰，肾肝生其厥也，其色青黑，皆发于阴极也。疸为黄疸也，厥为寒厥也，由阴阳否格不通而生焉。阳燔则治以水，阴厥则助以火。”参见“黄疸”“厥逆”“痞”等条。

否隔pǐgé 否，同痞；隔，阻滞。《素问·六元正纪大论》：“天气否隔，寒风晓暮。”病机术语，通常多指气机阻滞。

痞pǐ 病证名。❶指胸腹部痞满、按之不痛的疾患。《伤寒论·辨太阳病脉证并治》：“病发于阳，而反下之，热入，因作结胸；病发于阴，而反下之，因作痞。”又：“若心下满而硬痛者，此为结胸也，大陷胸汤主之；但满而不痛者，此为痞，柴胡不中与之，宜半夏泻心汤。”《赤水玄珠·痞气门》：“刘宗厚曰：痞之为病，由阴伏阳蓄，气上不运而成，处心下，位中央，满痞塞，皆土之病也。胀满有轻重之分，痞则内觉痞闷，而外无胀急之形，胀满则外有形也。前人所论皆指误下而致之，亦有不因误下而然者，如中气虚弱，不能运化精微，则为痞；饮食痰积不能施化，则为痞；湿热太盛，土乘心下，则为痞。既痞与湿同治，惟上下分消其气，如果有内实之症，庶可略与疏导。”根据病因、症状、部位之不同，可分气痞、痰痞、虚痞、实痞、上痞、中痞、下痞等。详各条。❷指胸腹部有癖块，属积聚一类。《临证指南医案·痞》徐灵胎评：“痞有二义。痞结成形之痞，是病胸膈痞满。是症痞结之痞，即积聚之类，另立一门亦可。但痞满之痞，不拘何病皆有。”《杂病源流犀烛·肿胀源流》：“痞者，闭也。痞必有块，块则有形，总在皮里膜外，其源皆由伤于饮食。”参见积聚有关条。

痞根pǐgēn 经外奇穴名。代号 EX－B4。出《医经小学》。位于腰部，当第1腰椎棘突下旁开3.5寸处（《医学入门》）。另说在“十二椎下旁开三寸半”（《医宗金鉴》）；“第十一胸椎之下两侧，相去三寸半”（《中国针灸学》）。主治痞块。艾炷灸3～7壮。

痞积pǐjī 病证名。指过食生冷油腻所致的痞块。《医林绳墨·痞块》：“有因好食生冷油腻而食所得者，名曰痞积。”证见胸中满闷，膈塞不通等。参见“痞”条。

痞结pǐjié 病证名。出《婴童百问》。指小儿脘部痞满结痛，多因热邪蕴于胸膈，与胃脘留饮相搏，致脏腑不得宣通，营卫运行不畅所致。临床表现为心下脘腹满而坚，按之啼哭，乳食减少，身热，大便不通等，治宜疏利大便，破结散气为主。

痞块pǐkuài 病名。❶指腹腔内的肿块。《丹溪心法·积聚痞块》：“痞块在中为痰饮，在右为食（一云痰），积在左为血块，气不能作块成聚，块乃有形之物也，痰与食积死血而成也。”《杂病广要·积聚》：“大抵积块者，皆因一物为之根，而血涎裹之，乃成形如杯如盘，按之坚硬也。食积败血，脾胃有之，痰涎之积，左右皆有之。”❷即肝积。《慎斋遗书·痞块》：“痞块，肝积也，肝经湿热之气，聚而成也。”详“肝积”条。❸即癥瘕。《东医宝鉴·积聚》：“痞块一名癥瘕，其不能移动者，是块也；或有或无，或上或下，或左或右者，是癥瘕块也。”参见“癥瘕”“积聚”条。

痞满pǐmǎn 症名。《素问》称否、满、痞塞。指胸脘痞塞满闷不痛。《医方考》卷四：“土郁者痞满。”《景岳全书·伤寒典》：“若但满不痛者，此为痞满，非结胸也。凡痞满之证，乃表邪传至胸中，未入于腑，此其将入未入犹兼乎表，是即半表半里之证，只宜以小柴胡之属加枳壳之类治之。”《寿世保元·痞满》：“痞满与胀满不同，胀满是内胀而外亦形，痞则内觉痞闷，而外无胀急之形也……痞满，宜调中补气血，消痞清热，攻补兼施。”《杂病源流犀烛·肿胀源流》：“痞满，脾病也。本由脾气虚，及气郁不能运行，心下痞塞填满，故有中气不足，不能运化而成者，有食积而成者，有痰结而成者，有湿热太甚而成者，虚则补其中气，宜调中益气汤；实则消食，宜资生丸；豁痰宜豁痰汤；除湿宜二陈汤加猪苓、泽泻；有湿热清热，宜当归拈痛汤而消导之，亦不可用峻剂，致伤元气。”参见“气痞”“痰痞”“虚痞”“实痞”条。

痞气pǐqì ❶古病名。指脾积。见《难经·五十四难》。《济生方》卷四：“痞气之状，留于胃脘，大如复杯，痞塞不通，是为脾积。诊其脉微大而长，其色黄，其病饥则减，饱则见，腹满呕泄，足肿肉削。久不愈，令人四肢不收。”治疗用大七气汤下红丸子、痞气丸等方。参“脾积”条。❷病证名。指气痞。《伤寒论·辨太阳病脉证并治》：“脉浮而紧，而复下之，紧反入里，则作痞。按之自濡，但气痞耳。”明代吴枯南《伤寒补天石》续集卷下：“太阳无汗，当服麻黄汤。由误下之，邪乘虚结于心下，但满而不痛者，此为痞气。”宜用半夏泻心汤、枳实理中汤等方。

痞气丸pǐqìwán 《三因极一病证方论》卷八方。炮乌头一分，炮附子、桂心各半两，赤石脂（煅，醋淬）、川椒（炒，出汗）、炮姜各二两。为细末，炼蜜为丸，梧桐子大，朱砂为衣，每服五至七丸，逐渐加至十丸，米汤送下。治脾积在胃脘，覆大如盘，久久不愈，病四肢不收，黄瘅，饮食不为肌肤，心痛彻背，背痛彻心，脉浮大而长者。

痞热pǐrè 病证名。小儿食积成痞而致发热者。《幼科指南》：“痞热者，由饮食不清，伏结于内，致成痞块，以生内热，熏灼于外。”宜以消积清热为治。

痞饮pǐyǐn 古病名。出《素问·六元正纪大论》。指水液内停见胸腹胀满者。参见“痰饮”“积饮”条。

痞硬pǐyìng 症名。痞，气隔塞不通；硬，自觉胀满发硬。一般指胃脘部胀满不适，如有硬物堵塞的自觉症状。《伤寒论·辨太阳病脉证并治》：“伤寒汗出解后，胃中不和，心下痞硬，干噫食臭，胁下有水气，腹中雷鸣下利者，生姜泻心汤主之。”

痞胀pǐzhàng 症名。指胸脘痞满而兼腹胀者。《张氏医通·腹满》：“此得之湿热伤脾阴，不能统血，胃虽受谷，脾不输运，故成痞胀。当理脾气，祛湿热，兼养血之剂，如枳实、黄连、炮姜、半夏、茯苓、当归、芍药、阿胶、乌梅、砂仁之类。”《杂病源流犀烛·胸膈脊背乳病源流》：“酒积杂病，下之过亦作痞。盖胸中之气，因虚下陷于心之分野，故心下痞。宜升胃气，以血药兼之，若全用导气，则气愈下降，必变为中满鼓胀矣。”如伤饮食胸痞者，用枳术丸；食后感寒，以致饮食不化者，二陈汤加山楂、麦芽、神曲；虚寒不散，或宽或急，常喜热物者，理中汤加枳实；稍久郁成湿热者，平补枳术丸（见《医学入门·痞满》）。参见“痞”“痞满”条。

癖pǐ 病名。又称癖气。指痞块生于两胁，平时寻摸不见，痛时则可触及者。《诸病源候论·癖病诸候》：“因饮水浆过多，便令停滞不散，更遇寒气积聚而成癖。癖者，谓僻侧在于两胁之间，有时而痛是也。”《杂病源流犀烛·积聚癥瘕痃癖痞源流》：“癖者，匿也，潜匿两肋之间，寻摸不见，有时而痛，始觉有物，其原皆由荣卫失调，经络阏隔，而又起居饮食无度，伤脾伤胃，有所劳力，强忍作劳，以致精伤血铁，邪冷之气搏结不散，藏于隐僻之所，故名曰癖。”《医学传灯·积聚癥瘕痃癖痞块》：“癖者，隐在两胁之间，时痛时止，故名曰癖，痰与气结也。”根据病因、症状之不同，可分水癖、饮癖、痰癖、酒癖、寒癖等。

癖黄pǐhuáng 病证名。黄病二十八候之一。《诸病源候论·黄病诸候》：“气水饮停滞结聚成癖，因热气相搏，则郁蒸不散，故胁下满痛，而身发黄，名为癖黄。”《太平圣惠方》卷五十五治癖黄用半夏散方。参见黄疸有关条。

癖积pǐjī 病证名。九积之一。指水瘀互结所致的积证。《儒门事亲》卷三：“癖积，两胁刺痛，三棱、广茂之类。”《医钞类编》卷九：“陈飞霞曰：癖者，血膜裹水，侧癖胁旁，时时作痛，时发潮热，或寒热往来似疟。故疟家多有此症，凡疟发过之后，必令其热退尽，方可饮食，若热未尽而饮食之，则中脘多蓄黄水，日久而成癖积。”参见“癖”“积”等条。

癖疾pǐjí 病证名。见《古今医鉴》。小儿脾胃柔脆，脏腑娇嫩，调护不当，乳食失调，势必伤及脾胃，使脾胃不能消化水谷，水谷不化，则容易停滞而生湿生痰，使邪积胸中，气血流行不畅，脏腑功能衰退，以致气滞血涩，体内排出的浊液外溢，复感寒气，凝聚不散，留结成块，结于胁下，则成癖疾。临床表现胁下有一结块，开始比较柔软，渐渐增大而变硬，如继续发展，扩大到肚脐以下，则病根已深。本病同时还伴有潮热，头出虚汗，腹部膨大，青筋暴露，甚至毛发焦枯，肌肉消瘦，口渴喜饮，面色青黄等。若病延日久，则气血衰耗，往往导致虚脱。临床有乳癖、食癖、癖气之分。详各条。

癖结pǐjié 病名。指水邪与宿食相搏，结聚于胁下而成的癖块。《诸病源候论·癖病诸候》：“此由饮水聚停不散，复因饮食相搏，致使结积在于胁下，时有弦互起或胀痛，或喘息短气，故云癖结，脉紧实者，癖结也。”参见癖有关条。

癖气pǐqì 病名。癖的别称。见《太平圣惠方·癖气》。《圣济总录》卷七十三：“聚于两胁间，有时而痛是也。以其僻在肋下，故名癖气。”详“癖”条。

癖热pǐrè 病证名。见元代朱震亨《幼科全书》。由乳食不消，伏结于内，致成癖块而引起的发热。症见癖块结于胁下，按之则痛，发热不规则，或伴有腹胀、呕吐。治宜疏肝和胃。用四逆散合温胆汤加鳖甲，或配合服疏肝理脾丸。

癖嗜pǐshì 病因之一。指饮食方面积久成习的不良嗜好。如长期饮酒的人易患酒癖。

癖饮pǐyǐn 病证名。痰饮之一。《诸病源候论·痰饮诸病候》：“此由饮水多，水气停聚两胁之间，遇寒气相搏，则结聚而成块，谓之癖饮。在胁下弦互起，按之则作水声。”一名饮癖。参见“痰饮”“饮癖”条。

屁巴虫pìbāchóng 中药材。见《中药志》。为九香虫之别名。详该条。

睥pì 解剖部位名。见《证治准绳·杂病》。即眼睑。详该条。

睥翻粘睑pìfānzhānjiǎn 病证名。《证治准绳·杂病》：“乃睥翻转贴在外睑之上，如舌舐唇之状。乃气滞血涌于内，皮急系于外，故不能复转。”即风牵睑出。详该条。

睥急紧小pìjíjǐnxiǎo 病证名。出《证治准绳·杂病》。又名皮急紧小症、眼胞紧小、皮急。《张氏医通》卷八：“睥急紧小，谓眼楞紧缩，乃倒睫拳毛之渐也。若不因治而渐自缩小者，乃膏血精液涩耗，筋脉紧急之故。若因治而急小者，多因睥宽倒睫，屡次夹去上睥，失于内治，或不当割导而频数开导，致血液耗而紧小者。”类今之睑裂缩小。

睥倦pìjuàn 病证名。见佚名《双燕草堂眼科》。即上胞下垂。详该条。

睥轮振跳pìlúnzhèntiào 病证名。睥，即眼睑。《证治准绳·杂病》："谓目睥不待人之开合而自牵拽振跳也，乃气伤之病，属肝脾二经络牵振之患。人皆呼为风，殊不知血虚而气不顺，非纯风也。若有湿烂及头风病者，方是风邪之故。久而不治，为牵吊败坏之病。"即胞轮振跳。详该条。

睥肉粘轮pìròuzhānlún 病名。又名睑粘睛珠、睑倒粘睛。多因风热上攻，热燥血涌，气血瘀阻而成。常可见于椒疮重症。此外，烧伤及腐蚀性物质入目等亦可造成本病。《证治准绳·杂病》："目内睥之肉与气轮相粘不开，难于转运。"相当于今之睑球粘连。内治宜祛风清热、散瘀通络等法。可选用排风散或菊花通圣散加减，严重者可考虑手术治疗。

睥生痰核pìshēngtánhé 病名。出《证治准绳·杂病》。又名眼胞痰核、胞生痰核、胞睑肿核、眼泡痰核、目疣。多由脾胃蕴热与痰湿相结阻滞经络而发。本病"睥外皮内，生颗如豆，坚而不疼。火重于痰者，其色红紫，乃痰因火滞而结。此生于上睥者多，屡有不治自愈"（《审视瑶函》）。痰核初起如米粒，逐渐长大，以致眼胞重坠。相当于今之睑板腺囊肿。治宜化痰散结为主。内服化坚二陈丸或清胃汤加减，外用生南星磨醋涂擦。痰核大者应手术治疗。据《原机启微》记载，我国古代手术法亦系翻转眼睑，切开肿核，清除其内容物。

睥沿pìyán 解剖部位名。见《证治准绳·杂病》。即眼弦。详该条。

僻邪pìxié 泛指病邪。僻与邪均属不正之义。故合称。《灵枢·本神》："如是则僻邪不至，长生久视。"

僻巽锭子pìxùndìng·zi 《银海精微》卷上方。胆南星七钱，防风、干姜各三钱，白附子、川乌、白芷、薄荷、木香、白术、茯苓、人参各五钱，朱砂一钱，麝香、冰片各五分，牛黄三分，白僵蚕二十个。为细末，冬季用蜜二斤，甘草半斤，煎作膏，和药末作锭子，每锭重七分或一钱，金箔为衣。小儿急慢惊风，手足搐搦，每服一锭，金、银箔磨汤化服；大人破伤风，每服三至四锭，酒化服。夏季用麻黄一斤，甘草半斤，用水三四碗，砂锅内煎至一盅之时，入蜜一斤，缓缓熬炼，滴水内成珠，后将前药搜和为丸作锭子。治因肝胆受风而致的瞳仁开大，眼不收而展缩者。

睥石子头pìshízǐtóu 经外奇穴名。出《备急千金要方》。位于前臂屈侧桡侧缘，腕横纹上3寸处。主治马黄黄疸。艾炷灸5~7壮。

pian

偏差piānchā 气功术语。是指练功者在练功过程中，由于选择功法不当，或操作未掌握要领，或因指导不当而致偏离正常，甚至发展到不可自制的程度，造成精神与肉体的痛苦。若出现胸腹胀痛，或头胀重如箍，甚至内气周身乱窜，外动不已，癫狂等，则称之走火。若进一步加重，产生幻景、躁狂、神志错乱者，则称为入魔。

偏产piānchǎn 病证名。见杨子建《十产论》。指在分娩过程中，由于产妇用力不当或其他原因，使儿头偏左或偏右，不能即产。相当于儿头先露的异常分娩。有仰顶生、垂头生、左呙、右藉、胀后产、前跻等名称。详各条。

偏对口piānduìkǒu 病证名。出《外科证治全书》卷三。即偏脑疽。见该条。

偏对口疔piānduìkǒudīng 病证名。见《治疔大全》。疔疮生于颈后颈椎旁者。证治见"疔疮"条。

偏方piānfāng 同单方。指药味不多，对某些病证具有独特疗效的方剂。

偏风piānfēng 病证名。偏枯的别称。出《素问·风论》。多由于风邪乘虚客于躯体的偏侧所致。《诸病源候论·风病诸候》："偏风者，风邪偏客于身一边也。人体有偏虚者，风邪乘虚而伤之，故为偏风也。"参见"偏枯""半身不遂"条。

偏风口噤piānfēngkǒujìn 病证名。见《证治准绳·幼科》。即小儿偏风。详该条。

偏骨piāngǔ 经穴别名。出《循经考穴篇》。即肩髃。见该条。

偏荷枫piānhéfēng 药证名。见《江西草药》。为枫荷梨之别名。详该条。

偏跏piānjiā 气功姿势名称。俗称单盘膝。即盘膝而坐，一足落地，另一足压于对侧大腿上。

偏肩piānjiān 经穴别名。出《针灸大成》。即肩髃。见该条。

偏结piānjié 病证名。见《太平圣惠方》卷九十二。即小儿偏癫。见该条。

偏经piānjīng 病证名。见庄复严《妇科百辨》。即经行便血。详"差经"条。

偏沮piānjǔ 病证名。指汗出偏于半身（左侧或右侧）。即半身有汗，半身无汗。多由气血不能畅流周身所致。《素问·生气通天论》："汗出偏沮，使人偏枯。"马莳注："或左或右，一偏阻塞而无汗，则无汗之半体，他日必有偏枯之患。"张志聪注："沮，湿也……如汗出而止半身沮湿者，是阳气虚而不能充身遍泽，必有偏枯之患矣。"

偏枯piānkū 病证名。见《灵枢·刺节真邪》。又名偏风，亦称半身不遂。多由营卫俱虚，真气不能充于全身，邪气侵袭于半身偏虚之处所致。症见一侧上下肢偏废不用，或兼疼痛，久则患肢肌肉枯瘦，神志无异常变化。《灵枢·热病》："偏枯，身偏不用而痛，言不变，志不乱，病在分腠之间。"《素问·大奇论》谓偏枯不喑能言，舌转灵活者易治，喑不能言者难治。治偏枯可从调阴阳、通经脉、益营卫中求之。《类证治裁·中风》："治偏枯，宜从阴引阳，从阳引阴，从右引左，从左引右，使气血灌注，周流不息，莫如养血温经，补中汤少加附子，下七味地黄丸……营卫俱虚者，黄芪五物汤。膝骨软，加牛膝、虎骨；节软，加木瓜、当归。"参见"半身不遂""左瘫右痪"条。本证可见于脑血管意外后遗症等。

偏历piānlì 经穴名，代号LI6。出《灵枢·经脉》。属手阳明大肠经。手阳明之络穴。位于前臂背面桡侧，阳溪穴与曲池穴连线上，距阳溪穴3寸处；或以两手虎口交叉，当中指尽处是穴。其桡侧布有前臂外侧皮神经和桡神经浅支，尺侧为前臂背侧皮神经和前臂骨间背侧神经，并有头静脉通过。主治鼻衄，耳聋，耳鸣，目赤，齿痛，咽喉肿痛，口眼㖞斜，水肿，腕臂痛等。直刺0.3~0.5寸。艾炷灸3~5壮，或艾条灸5~10分钟。

偏漏piānlòu 病名。指白睛生漏的病证。《证治准绳·杂病》："漏生在气轮，金坚而位旁，为害稍迟，故曰偏漏。其流如稠浊白水，重则流脓，久而失治，水泄膏枯，目亦损矣。"

P

偏马坠piānmǎzhuì 病证名。见《疡科心得集》卷中。即悬痈。详该条。

偏脑疽piānnǎojū 病证名。为脑疽生于项后偏旁者。出《外科大成》卷二。又名偏对口。

偏气piānqì 病证名。出《儒门事亲》卷二。即气疝。见该条。

偏身青筋痧piānshēnqīngjīnshā 病证名。痧证之一。《杂病源流犀烛·痧胀源流》："偏身青筋痧，痧发，面色如靛，满身青筋胀起，粗如筋，痛自小腹起，攻上胸胁，困倦不堪。切不可误认作虚，急刺曲池、委中出黑血，宜涤痧丸以火酒下。"参见"痧"条。

偏身肿胀痧piānshēnzhǒngzhàngshā 病证名。痧证之一。《痧胀玉衡·遍身肿胀痧》："痧者，暑热时疫恶毒之气，攻于里则为痰喘，为血瘀，昏迷沉重，不省人事。若元气壮实，内不受邪，不入于里，即散其毒于肌肤血肉之表，为肿为胀。若误饮热汤热酒，便成大害，此痧之暗者，宜从脉异处辨之。"治用刮痧、放痧，药用宝花散等。

偏肾piānshèn 病证名。即单侧阴囊肿大的病证。明代周慎斋《慎斋遗书》卷九："疝偏于左右名偏肾。"

偏渗小便不利piānshènxiǎobiànbùlì 病证名。小便不利证之一。见《症因脉治》卷四。因水谷偏走大肠所致。主要症状为泄泻不止，腹中辘辘有声，或痛或不痛，小便量少或无，脉弦。因脾胃有热而致者，宜用清胃汤、黄连戊己汤合泻黄散、导赤各半汤等方。因脾胃有寒而致者，宜用理中汤。因脾虚气弱而致者，宜用四君子汤、补中益气汤等方。因胃中有痰而致者，宜用二陈平胃散。因小肠气滞而致者，宜用木通枳壳汤。参见"小便不利"条。

偏食piānshí 指偏嗜某种食味或食味过浓的不良习惯。《素问·五藏生成》："是故多食咸，则脉凝泣而变色；多食苦，则皮槁而毛拔；多食辛，则筋急而爪枯；多食酸，则胝而唇揭；多食甘，则骨痛而发落。"

偏头风piāntóufēng 病名。指头痛之偏于一侧者。又名偏头痛、边头风。《丹溪心法·头风》："偏头风，在左而属风者。"《张氏医通·诸痛门》："偏头风者，其人平素先有湿痰，加以邪风袭之，久而郁热为火，总属少阳厥阴二经。有左痛忽移于右，右痛忽移于左者，风火击动其痰湿之气，所以互换也。痛久不已，令人丧目，目者，肝之窍，肝风内动，则害空窍也。盖木邪亢盛，则生风生火，鼓动胸中之痰积，皆随火上逆为患耳。"治宜祛风通络，疏肝豁痰，补肝养血诸法。可用清空膏、散偏汤、加味四物汤等方。一般认为，头痛偏左者，属风，属血虚，或血虚火盛；头痛偏右者，属痰，属热，或气虚夹痰。参见"头风""头痛"条。

偏头七piāntóuqī 中药材。见《陕西中草药》。为鹿药之别名。详该条。

偏头痛piāntóutòng 病名。又称头偏痛、偏头风。《兰室秘藏·头痛门》："如头半寒痛者，先取手少阳、阳明，后取足少阳、阳明，此偏头痛也。"《医林绳墨·头痛》："有偏头痛者，发则半边痛。然痛于左者属气，此气胜生风也，宜以驱风顺气为先，如防风通圣散之类；痛于右者属痰，此风胜生痰也，治宜清痰降火为要，如贝母、二陈加芩、栀、甘菊之属。"参见"头痛""偏头风"条。

偏瘨piāntuí 即差㿗。详该条。

偏坠piānzhuì 病证名。出《中藏经》卷二。多因痰湿、瘀血、食积或肝火亢盛所致。亦可继发于腮腺炎之后。症见单侧睾丸肿大、疼痛下坠。偏左者多为瘀血、肝火，偏右者多是痰湿、食积。因痰湿瘀血者，治宜橘核丸；肝经火热者，宜龙胆泻肝汤。

骈产piánchǎn 骈，并列或一对。即双生。详该条。

骈胎piántāi 出《褚氏遗书》。即双胎。

骈胁piánxié 胁部肌肉丰满、外观不见肋骨条痕。《史记·商君列传》："多力而骈胁者为骖乘。"一说骈胁指肋骨连合为一。

骈指押手法piánzhǐyāshǒufǎ 押手进针法之一，又称平掌押手法。是以左手五指相骈，手掌平伸，按放于施针部位，使穴位适当食、中二指缝间，针由缝间进入的押手方法。多用于长针进针或腰、背、臀部的穴位。

胼胝piánzhī 病名。即手掌、足跖皮肤局限增厚。出《诸病源候论》卷三十。因患处长期受压、磨擦，局部气血受阻，皮肤失营而成。多见于掌跖突起部位。患处皮肤增厚，以中央为甚，触之坚硬或有疼痛，边缘不清，表面多光滑，呈黄白色或淡黄褐色。治疗用刀削后敷水晶膏，或用修脚术切除，并可配合外用生半夏末，凉水调搽。

片piàn ❶片剂。将药物细粉中加入适量淀粉糊或米浆，压成片状。也可将药物浓缩流浸膏加淀粉适量混合，压成片状。❷将药切开之意。如生姜一片，约计一钱。

片剂piànjì 药物剂型之一，药物经加工或提炼，与辅料混合后加压而成。片剂具有用量准确、体积小、服用方便等优点，是临床常用剂型，如银翘解毒片、橘红片、穿心莲片等。

片姜黄piànjiānghuáng 见《中华人民共和国药典（一部）》(2020)。为姜科植物温郁金 *Curcuma wenyujin* Y. H. Chen et C. Ling 的干燥根茎。产于浙江。辛、苦，温。归肝、脾经。破血行气，通经止痛。治血滞经闭，行经腹痛，胸胁刺痛及风湿痹痛，肩臂疼痛，跌打损伤，瘀肿疼痛，煎服 3～9g。孕妇慎服。温郁金块根含挥发油，油中主要成分为姜黄烯。又含二草酸二甲镁二水合物，对实验性心律失常有显著治疗效果。

片脑piànnǎo 中药材。见《寿域神方》。即龙脑冰片，为冰片药材之一种。详"冰片"条。

片玉痘疹piànyùdòuzhěn 儿科著作。又名《万氏秘传片玉痘疹》。13 卷。明代万全撰。约撰于16 世纪中期。本书专论痘疹。卷一、二为痘疹碎金赋及痘疹西江月二赋；卷三、四为痘疹始终验方及歌诀；卷五至十二为痘疹总论，并分论发热、见形、起发、成实、收靥、落痂及余毒证治；卷十三为痘疹骨髓赋及麻疹西江月。本书编排与作者的《痘疹心法》略相似，但内容不同。本书收入《万密斋医学全书》中。

片玉心书piànyùxīnshū 儿科著作。5 卷。明代万全撰。约刊于16 世纪中期。本书主要介绍治疗儿科病的临床经验。卷一至三总论儿科病证的诊断、治法，并附歌赋和望诊图；卷四、五记述胎毒、变蒸、惊风等32 类疾病的证治。现有《万密斋医书十种》本等。

piao

漂摇草piāoyáocǎo 中药材。见《本草纲目》。为小巢菜之别名。详该条。

飘麻piāomá 病名。是一种较轻的出疹性传染病。多见于5岁以下的乳幼儿，流行于冬春季节。《验方新编》："感风热而麻者，俗谓飘麻。”因其疹点细小淡红，形如麻粒，飘于皮肤之上，出没较快，故名。由于风热时邪首先侵犯肺卫，临床可伴有发热，咳嗽，流涕等。因病毒较轻，一般只伤及肺卫，邪从外泄，所以疹点透发后即热退而解。治宜疏风解毒，用银翘散加减。

螵蛸丸piāoxiāowán 《类证治裁》卷七方。炙桑螵蛸三十个，鹿茸（酥炙）、炙黄芪各三两，煅牡蛎、赤石脂、人参各二两。为末，山药糊为丸，盐汤送下。治下元虚冷，睡中遗尿。

瓢儿果piáo·erguǒ 中药材。见《四川中药志》。为梧桐子之别名。详该条。

瓢羹菜piáogēngcài 中药材。见《贵州草药》。为龙舌草之别名。详该条。

漂piǎo 中药炮制法之一。将药物，如海藻、肉苁蓉、附子、半夏等用清水浸漂，除去其毒性、盐分、杂质、腥味。

pin

频服pínfú 服药方法之一。病在上部，药汤宜少量，分多次服。如咽喉痛，宜缓慢频频含咽。

频婆pínpó 中药材。出《广志》。为苹果之别名。详该条。

频婆果pínpóguǒ 中药材。出《岭外代答》。为凤眼果之别名。详该条。

品产pǐnchǎn 即一孕生三婴。

品胎pǐntāi 出《褚氏遗书》。即一孕三胞胎。

牝户pìnhù ❶口的别称。《礼记·月令》：“修键闭。”郑玄注：“键，牡也；闭，牝也。”孔颖达再注“牝”字：“凡锁器……受者谓之牝。”因为口是“受者”，故称牝户。或谓《大戴礼记·易本命》有“丘陵为牡，溪谷为牝”。口是一如溪谷之有孔下陷者，故称牝户。故《医学正传》有“口通地气，曰牝户”。详“口”条。❷一说即阴户，妇女的阴道外口。

牝疟pìnnüè 病名。疟疾之一。《金匮要略·疟病脉证并治》：“疟多寒者，名曰牝疟。”《三因极一病证方论·疟叙论》：“病者寒多，不热，但惨戚振栗，病以时作，此以阳虚阴盛，多感阴湿，阳不能制阴，名曰牝疟。”方用蜀漆散、柴胡桂枝干姜汤等。参见“疟疾”条。

牝脏pìnzàng 出《灵枢·顺气一日分为四时》。即阴脏。详该条。

牝痔pìnzhì 病名。出《五十二病方》。即肛边有漏孔，漏管弯曲，便后出血的病症。相当于肛漏。又《圣济总录》卷一四一描写牝痔症状为“肛边生疮而出血也”。

ping

平píng ❶指正常。《素问·平人气象论》：“春胃微弦曰平。”《素问·至真要大论》：“论言人迎与寸口相应，若引绳小大齐等，命曰平。”❷指气血平和、饱满，阴阳平衡。《素问·生气通天论》：“阴平阳秘。”❸平调、平治。《素问·调经论》：“神气乃平。”《灵枢·根结》：“上工平气。”❹剂名之一。性味平和的剂型为平剂。❺辨别、治理。指言论明晰，条理精详。如平脉法，即辨脉法；平虚实，即辨虚实。

平安饼píng'ānbǐng 《外科全生集》卷四方。乌梅肉一钱，轻粉五分。同研，不见粉亮为度，如硬则用唾液润之，不可用水，研至成膏，按患口大小，作薄饼数个，以贴毒根，外用膏掩，日易一次，待毒根不痛，落下乃止。治毒根凸起。

平安万应丸píng'ānwànyìngwán 《增广验方新编》卷五方。茅苍术（米泔水浸）三两，丁香六钱，麝香三钱，蟾酥一两，炒甘草二两四钱，大黄六两，天麻、麻黄、雄黄、朱砂各三两六钱。为细末，糯米浆为丸，梧桐子大，朱砂为衣，每服三丸。治泻痢，开水送下；寒暑痧胀，头眩腹痛，放舌上，候微麻，咽下；受暑受寒，痧胀重者，绞肠腹痛，心口闭闷，不省人事，用三丸研细，吹入鼻中，再以三丸放舌上，少顷，温水送下；中寒中暑，痧胀吐泻，手足厥冷，先以三丸研末，吹入鼻中，再以三丸放舌上，候微麻咽下；感冒风寒，恶心头痛，或肚腹饱胀及风痰诸证，以三丸放舌上，微麻咽下；感受山岚瘴气，或夏季空腹触受秽气，口含三丸；胃脘气痛，膨胀噎膈，以三丸放舌上，微麻咽下；痈疽疔疮，蛇蝎诸虫咬伤，以数丸研末，酒调敷患处；小儿急惊风，牙关紧闭，以四五丸研末，吹入鼻中，随以三丸，温水调灌；气厥、痰厥，以数丸研末，吹入鼻中，并温水灌服。

平贝母píngbèimǔ 中药材。见《中药志》。为百合科植物平贝母 *Fritillaria ussuriensis* Maxim. 的干燥鳞茎。分布于长白山地区。苦、甘，微寒。归肺、心经。清热润肺，化痰止咳。治肺热咳嗽，痰多胸闷，煎服3～9g；研粉冲服，1次1～2g。反乌头、附子。本品含生物碱可能是贝母碱，有祛痰降压作用。

平补píngbǔ 补法之一。属缓补法。见《圣济总录》：“方书论平补之法，欲阴阳适平而已。”即用甘平和缓的补益药治疗疾病，多用于上焦久病、体质虚弱、病势发展较慢者。如心虚血少，惊悸失眠，用平补正心丸。

平补平泻píngbǔpíngxiè ❶指先泻后补的补泻方法。《神应经》：“平补平泻，须先泻后补，谓之先泻邪气，后补真气。”❷指调和气血，平衡阴阳的补泻方法。《针灸大成》：“有平补平泻，调其阴阳而平也。阳下之曰补，阴上之曰泻。但得内外之气调则已。”故亦称调和法。现今多以中等强度的捻转、提插为平补平泻。用以治疗虚实不太显著或虚实兼有的病证。

平补镇心丹píngbǔzhènxīndān 《太平惠民和剂局方》卷五方。酸枣仁（隔纸炒）二钱五分，车前子、茯苓、五味子、肉桂、麦冬、茯神各一两二钱五分，天冬、龙齿、熟地黄（酒蒸）、山药（姜汁制）、远志、炙甘草各一两五钱，人参、朱砂各五钱（一方无五味子、茯苓、车前子、肉桂、人参、酸枣仁、炙甘草、龙齿，有生地黄、苦桔梗、柏子仁、石菖蒲、龙骨、当归）。为细末，炼蜜为丸，梧桐子大，每服三十丸，空腹米饮或温酒送下。治心气不足，神志恍惚，惊悸多梦及肾气耗伤，四肢倦怠，足胫酸疼，遗精白浊等。

平补枳术丸píngbǔzhǐzhúwán 《丹溪心法附余》卷七方。白术二两，白芍药一两半，陈皮、枳实、黄连各一两，人参、木香各五钱。为末，荷叶煎浓汁，煮糊为丸，梧桐子大，每服五十至七十丸，食远米饮送下。治痞满。

平刺píngcì 即横刺。见该条。

平旦píngdàn 指寅时。《素问·金匮真言论》：“平旦至日中，天之阳，阳中之阳也。”《素问·藏气法时论》：“心病者……平旦静。”详“十二时”条。

平旦服píngdànfú 即早晨空腹服药。详“空腹服”条。

P

平旦热píngdànrè 证名。指在清晨四至五时左右发热。多因肺气热盛所致。《证治准绳·发热》："平旦发热，热在行阳之分，肺气主之，故用白虎汤，以泻气中之火。"参见"发热"条。

平地木píngdìmù 中药材。出《李氏草秘》。为矮地茶之别名。详该条。

平肺脉píngfèimài 肺脏正常脉象。指脉来轻浮虚软而和缓之象。《素问·平人气象论》："平肺脉来，厌厌聂聂，如落榆荚。"

平肝降逆pínggānjiàngnì 治法。见《中医临床诊疗术语·治法》。通过调肝理气以潜镇降逆的方法。适用于肝阳上逆、上盛下虚所致的病证。症见头痛晕眩，面红目赤，甚则昏仆，口眼㖞斜而脉弦有力等。代表方如镇肝息风汤。

平肝开郁止血汤pínggānkāiyùzhǐxuètāng 《傅青主女科》卷上方。白芍药（醋炒）、白术（土炒）、当归（酒洗）各一两，牡丹皮、生地黄（酒炒）、三七（研末）各三钱，甘草、荆芥穗（炒黑）各二钱，柴胡一钱。水煎服。治肝气郁结而致的血崩，症见突然阴道下血甚多，少腹及胸胁胀痛，精神抑郁。

平肝脉pínggānmài 肝脏正常脉象。指舒缓软弱的微弦脉象。《素问·平人气象论》："平肝脉来，弱招招，如揭长竿末梢。"

平肝潜阳pínggānqiányáng 治法。见《中医临床诊疗术语·治法》。用滋阴养血和平肝息风之品治疗肝阳上亢证、肝阳暴亢证的方法。适用于阴虚阳亢、气火上扰的眩晕耳鸣，面红目赤，急躁易怒，失眠多梦等。常用药物有天麻、牡蛎、珍珠母、石决明等。代表方剂如天麻钩藤饮。

平肝清火汤pínggānqīnghuǒtāng 《审视瑶函》卷四方。车前子、连翘各一钱，枸杞子、柴胡、夏枯草、白芍、生地黄、当归各钱半，白水二钟，煎至八分，去滓温服。治黑睛胀大，虚者服。

平肝息风pínggānxīfēng 治法。息风法之一种，与镇肝息风同义。是治疗肝阳上亢而引动内风的方法。病人头部掣痛，头晕目眩，口眼㖞斜，肢体发麻或震颤，舌头发硬，舌体偏斜抖动，语言不清，甚至突然昏倒，手足拘急或抽搐，苔薄质红，脉弦。可用钩藤、天麻、白蒺藜、菊花、地龙、珍珠母、牡蛎、石决明等药。

平火散pínghuǒsǎn 《辨证录》卷十方。熟地黄一两，玄参五钱，麦冬、生地黄、牡丹皮、山药、石斛、沙参各三钱。水煎服。功能滋阴清热。治男精过热，不易得子。

平肌散píngjīsǎn ❶《外科精义》卷下方。黄丹、乳香、黄连各二钱五分，轻粉一钱，密陀僧、花蕊石（二味同煅赤色）、白龙骨各一两。为细末，入乳香、轻粉、黄丹，同研合匀，每用干掺患处。治诸疮久不收敛者。❷《证治准绳·疡医》卷二方。煅密陀僧、煅花蕊石、龙骨各一两，乳香、轻粉各一钱。为细末，干掺患处。治疮疡久不收敛。

平剂píngjì 指性味平和的方剂。

平乐郭氏正骨法pínglèguōshìzhènggǔfǎ 骨伤科著作。郭春园撰。本书系作者根据其六世家传的《正骨手法略要》等书和自己的临床经验整理而成。书中除简述正骨简史及人体骨骼外，重点介绍"正骨八法"（即辨症法、定搓法、压棉法、缚理法、摔置法、砌砖法、托拿法、推按法）的手法和具体应用，并有较多的插图和照片，末附方药。1959年河北人民出版社出版排印本。

平脉píngmài ❶又称常脉。即正常的脉象。亦即脉来有胃气、有神、有根。❷辨别脉象。

平脉考píngmàikǎo 诊法著作。见"六译馆医学丛书"条。

平脉略例píngmàilüèlì ❶敦煌藏经洞出土之诊法类文献。内容涉及诊脉基本方法和诸脉主病。其中的诸脉主病内容分为两部分：一是两手寸、关、尺三部各分（浮）阳绝、阳实、（沉）阴绝、阴实4种情况，分述各脉主病，计有24句短语；二是列出19种脉，分述了其中18种脉见于寸、关、尺三部的主病，又介绍各脉的形态特点，故每个脉象下有4组短语。与《脉经》卷二相关内容相比，既有继承，又有发展变化。敦煌出土文书中，《平脉略例》出现在6个文件中。其中，英藏卷子S.5614为完整文书，法藏卷子P.2115后部残缺。另外，法藏卷子P.4093，俄藏残片Дx02869A+Дx06150（两件可以缀合）、Дx08644，考证认为也属《平脉略例》，但都是残破文件，只存有较少内容。《平脉略例》可能是在唐代由敦煌地方的医者编撰而成。还有人提出，英藏卷子S.6245+S.9431+S.9443+S.8289一组中的相应部分也属于《平脉略例》，但该组文书只局限于《平脉略例》中的一小部分内容。❷诊法著作。不著撰人，约成书于公元8世纪。此书系敦煌出土医学卷子。书中主要论述诊脉方法及部位，对寸、关、尺二十四气脉及19种脉象主病阐述颇新，系研究唐以前脉诊学术之珍贵文献。原书藏于法国巴黎图书馆和英国伦敦博物馆。现有《敦煌古医籍考释》可作参考。

平胬丹píngnǔdān 《药奁启秘》方。煅乌梅肉、硼砂各4.5g，轻粉1.5g，冰片0.9g。为细末，掺疮口。功能腐蚀平胬。治反花疮，胬肉突出。

平疟养脾丸píngnüèyǎngpíwán 《幼科发挥》卷四方。人参、白术、茯苓、炙甘草、当归、川芎、陈皮、半夏曲、炒苍术、姜厚朴、柴胡、黄芩、猪苓、泽泻、草果、常山、青皮、肉桂、鳖甲（酥炙）各等分。为末，酒煮曲糊为丸，麻子大，陈米汤送下。治疟疾。

平脾脉píngpímài 脾脏正常脉象。指脉来柔和而起伏有节，从容均匀之象。《素问·平人气象论》："平脾脉来，和柔相离，如鸡践地。"

平气píngqì ❶一般指正常的气候。《素问·至真要大论》："平气何如？岐伯曰：谨察阴阳所在而调之，以平为期。"张隐庵注："平气，谓无上下之制胜，运气之和平也。"❷运气学说术语。出《素问·五常政大论》，指该年岁运之气平和，无太过或不及的情况。凡岁运太过而被司天之气所抑制，或岁运不及而得司天之气等的资助，则为平气。如戊辰年，岁运为火运太过，但受司天的太阳寒水之气所克制，故该年为平气之年。

平气散píngqìsǎn 《卫生宝鉴》卷十二方。青皮（去白）、鸡心槟榔各三钱，大黄七钱，陈皮（去白）五钱，白牵牛子（半生，半炒，取头末）一两。为末，每服三钱，生姜煎汤调下。治湿热而致的腹胀喘满，大小便涩滞。

平人píngrén 指气血调和的健康人。古代诊法中，将健康人平静的呼吸和脉象等与病人进行对比，作为判别病证的依据之一。《素问·平人气象论》："人一呼脉再动，一吸脉亦再动，呼吸定息，脉五动，闰以太息，命一平人。平人者不病也。"

平人绝谷píngrénjuégǔ 《灵枢》篇名。平人，即健康人；绝谷，就是不食东西。本篇着重说明健康人7天不进饮食就要死亡的原因，故名。说明肠胃的消化和吸收是补给营养、维持生命的源泉。

平人气象论篇píngrénqìxiànglùnpiān 《素问》篇名。平人，谓气血平调无病之人；气象，为脉气之动象。本篇主要讨论了平人的脉气动象，故名。文中论脉首重胃气，有胃气为平脉，胃气少为病脉，无胃气为死脉，并从人与自然界四时气候变化的关系讨论了四时五脏的平脉、病脉和死脉的脉象。

平肾脉píngshènmài 肾脏正常脉象。指脉来沉而滑利之象。《素问·平人气象论》："平肾脉来，喘喘累累如钩，按之而坚。"

平手托塔píngshǒutuōtǎ 练功方法之一种。见上海中医学院附属推拿学校编《少林内功》。两手屈肘仰掌置于两腰，两手仰掌向前推出，犹似托物在手，待推足后再缓缓收回至腰间。

平调寒热píngtiáohánrè 治法。见《中医临床诊疗术语·治法》。通常选用寒、热两类或两类以上的药物组方，治疗往来寒热，或上热下寒、上寒下热，或表寒里热、表热里寒之类的病证，以期平调康复。方如黄连汤、小柴胡汤等。

平推法píngtuīfǎ 推拿手法。为推法的一种。分别以手指、全掌、掌根、大鱼际或小鱼际为着力点，贴于人体的一定部位上，用力向前作直线移动。有温通经络，利气活血，祛风散寒，消肿等作用。《灵枢·刺节真邪》："以两手四指……推下至缺盆中……此所谓推而散之者也。"《保赤推拿法》："推者，医指按儿经穴，挤而上下之也。"《厘正按摩要术·推法》："推须着力，故推必沾汤，否则有伤肌肤……推从摩法出……按少而摩多者，均以宣通为得其法也。"

平胃导痰汤píngwèidǎotántāng 《症因脉治》卷一方。苍术、厚朴、陈皮、甘草、天南星、半夏、茯苓、枳壳。水煎服。功能行气和胃，燥湿化痰。治痰饮胃脘痛，痛而呕恶，吐出痰涎稍减者。

平胃地榆汤píngwèidìyútāng 《卫生宝鉴》卷十六方。苍术、升麻、炮附子各一钱，地榆七分，陈皮、厚朴、白术、干姜、茯苓（一方为赤茯苓）、葛根各五分，炙甘草、益智仁、人参、当归、炒神曲、白芍药各三分，生姜三片，大枣一枚。水煎，食前服。治阴气内结，渗入肠间，而致便血。

平胃二陈汤píngwèi'èrchéntāng 《症因脉治》卷二方。即苍朴二陈汤，见该条。

平胃散píngwèisǎn ❶《太平惠民和剂局方》卷三方。苍术（去粗皮，米泔水浸）五斤，厚朴（去粗皮，姜汁制，炒香）、陈皮（去白）各三斤二两，炒甘草三十两。为细末，每服二钱，加生姜二片、大枣二枚，水煎，去姜枣，食前热服；或入盐一捻沸汤冲服。功能燥湿运脾，行气和胃。治脾胃不和，不思饮食，心腹胁肋胀满刺痛，口苦无味，胸满短气，呕哕恶心，噫气吞酸，面色萎黄，肌体瘦弱，惰怠嗜卧，体重节痛，常多自利。方中重用苍术为君药，以其苦温性燥，最善除湿运脾；臣以厚朴行气化湿，消胀除满；佐以陈皮理气化滞；使以甘草甘缓和中，调和诸药，生姜、大枣调和脾胃。诸药相合，可使湿浊得化，气机调畅，脾胃复健，胃气和降。❷《三因极一病证方论》卷八方。厚朴（去皮，姜制炒）、射干（米泔浸）、升麻、茯苓各一两半，芍药二两，枳壳（麸炒）、熟大黄、炙甘草各一两。为粗末，每服四钱，水煎，空腹服。治胃实热，口唇干，呕哕烦闷，大小便秘涩及热病后余热不除，蓄于胃中，四肢发热，口渴，胸满，无汗。

平息píngxī 正常、平静的呼吸。诊法上，要求医者平静自己的呼吸，然后给病人诊脉。《素问·平人气象论》："医不病，故为病人平息以调之为法。"

平心脉píngxīnmài 心脏正常脉象。指滑利的脉象。《素问·平人气象论》："平心脉来，累累如连珠，如循琅玕曰心平。"

平血饮píngxuèyǐn 见《观聚方要补》卷八。即升麻葛根汤。见该条。

平尧卿píngyáoqīng 宋代医家。开封（今河南开封）人。生平欠详。撰有《伤寒证类要略》2卷，对仲景书只取其要，以类集成，并无发挥，已佚。

平易方píngyìfāng 方书。4卷。清代叶香侣辑。刊于1804年。本书系作者选录曹绳彦《本草纲目万方类编》一书中"平稳无害，简易可从"的药方，并参考其他方书中的简效方整理汇编而成。卷一简述医学理论和药材炮制、药剂制作，卷二、三、四按疾病门类列述方药。

平掌押手法píngzhǎngyāshǒufǎ 即骈指押手法。见该条。

平针法píngzhēnfǎ 进针后达到得气而不分补泻的方法。《医经小学》："先说平针法……掐穴故教深，持针安穴上，令他嗽一声，随嗽归天部，停针再至人，再停归地部，待气候针沉，气若不来至，指甲切其经，次提针向病，针退天地人。"本法适用于不虚不实和虚实难分的疾病。近人亦称之为"平补平泻法"。

平治荟萃píngzhìhuìcuì 医案著作。《薛氏医案》改称《平治荟萃》，收入《金匮钩玄》。参见"金匮钩玄"条。

评点叶案存真类编píngdiǎnyè'àncúnzhēnlèibiān 医案医论著作。见叶氏医案存真条。

评琴书屋医略píngqínshūwūyīlüè 综合性医著。3卷。清代潘名熊撰于1865年。本书记述以内科杂病为主的30余种常见多发病的证治，内容简要，方治多属自订经验方，颇多可取，并附医案若干。现有《三三医书》本。

评热病论篇píngrèbìnglùnpiān 《素问》篇名。本篇是对热病的病理变化和预后吉凶的评议，故名。内容论述阴阳交、风厥、劳风、肾风等几种热病的成因、病理、治法、预后等。着重阐明邪正消长的变化规律。

评注史载之方píngzhùshǐzǎizhīfāng 方书。见"周氏医学丛书"条。

苹píng 中药材。出《吴普本草》。又名田字草、四叶草、十字草、夜合草、水浮钱。为苹科植物苹 *Marsilea quadrifolia* L. 的全草。分布于长江流域以南各地，北达辽宁，西北至陕西。甘，寒。清热解毒，利水消肿，止血，除烦安神。①治黄疸，疟疾，小儿夏季热，尿路感染，急性肾炎，脚气，水肿，吐血，衄血，崩漏，心烦不眠，消渴，感冒，小儿夏季热，急性结膜炎。煎服：9～30g。②捣敷治痈疖肿毒，痔疮肿痛，蛇咬伤。本品含环鸦片甾烯醇。本品对白喉杆菌有较强的抗菌能力，对金黄色葡萄球菌、枯草杆菌及大肠埃希菌有一定抑菌作用。对埃柯病毒有抑制作用。

苹果píngguǒ 中药材。出《滇南本草》。又名柰、频婆。为蔷薇科植物苹果 *Malus pumila* Mill 的果实。我国东北、华北、华东等地广为栽培。味甘、酸，性凉。益胃，生津，除烦，醒酒。①治脾虚泄泻，胃热口渴，暑热烦渴，食后腹胀，饮酒过度。内服：生食、捣汁或熬膏服；或苹果干粉15g，开水冲服。②外治疮毒红，捣汁涂。主含碳水化合物，其中大部是糖，随品种而异。蔗糖约4%、还原糖

P

6%～9%。又含酸约0.5%，主要为苹果酸，还有奎宁酸、柠檬酸、酒石酸等。芳香成分中醇类占92%，羰类化合物占6%，尚有脂及酸。除去果胶的苹果注射液能升高血糖，并有利尿作用。

屏风píngfēng 出《名医别录》。为防风之别名。详该条。

屏尖píngjiān 耳穴名。代号 TG_1p。位于耳屏游离缘上部尖端。

屏间后píngjiānhòu 耳穴名。代号 AT_{11}。位于屏间切迹前方耳屏最下部。

屏间前píngjiānqián 耳穴名。代号 TG_{21}。位于屏间切迹后方对耳屏的前下部。

屏翳píngyì 经穴别名。出《针灸甲乙经》。即会阴。见该条。

瓶城子píngchéngzǐ 见"朱栋隆"条。

瓶尔小草píng'ěrxiǎocǎo 中药材。出《植物名实图考》。又名独叶一支枪、一支箭、蛇舌草、矛盾草。为瓶尔小草科植物瓶尔小草 *Ophioglossum vulgatum* L. 或有梗瓶尔小草 *O. pedunculosum* Desv. 等的全草。分布于长江下游、西南地区及湖南、陕西、台湾等地。甘，凉。入肺、胃经。清热凉血，解毒，止痛。①治肺热咳嗽，肺痈，肺痿，咯血，黄疸，胃痛，痧证腹痛。煎服：9～15g。②治痈疮肿毒，蛇咬伤。煎服并捣敷。叶含一支箭三糖苷，即3－*O*－甲基槲皮素－7－*O*－二葡萄糖苷－4′－*O*－葡萄糖苷。还含丙氨酸、丝氨酸等。

萍乡文氏所刻医书六种píngxiāngwénshìsuǒkèyīshūliùzhǒng 丛书。见"六种新编"条。

萍乡文延庆堂六种新编píngxiāngwényánqìngtángliùzhǒngxīnbiān 丛书。见"六种新编"条。

po

钋刀pōdāo 眼科手术器械。见佚名《广勤轩遗稿》。钢铁制造，形若金针。用以治疗粟疮等。

婆婆丁pó·podīng 中药材。见《滇南本草》。为蒲公英之别名。详该条。

婆婆针pó·pozhēn 中药材。见《江苏南部种子植物手册》。为鬼针草之别名。详该条。

婆婆针线包pó·pozhēnxiànbāo 中药材。见《本草纲目》。为萝藦之别名。详该条。

婆婆指甲菜pó·pozhǐ·jiacài 中药材。出《救荒本草》。又名瓜子草、高脚鼠耳草、卷耳。为石竹科植物粘毛卷耳 *Cerastium Viscosum* L. 的全草。分布于江苏、浙江、安徽、江西、湖南、河南等地。甘，凉。①治感冒发热，高血压。煎服：9～15g。②治乳痈初起，捣烂加酒糟作饼，烘热敷于腕部脉门上，左乳敷右腕，右乳敷左腕；疔疽，加桐油捣敷。水煎剂在急性及慢性动物试验中有降低血压作用。

朴附汤pòfùtāng 《续易简方论》卷三方。附子（炮，去皮脐）、厚朴（姜汁炒）各等分。为粗末，每服四钱，加生姜七片、大枣二枚，水煎服（加木香少许尤佳）。治寒胀，老人、虚人中寒下虚，心腹膨胀，不喜饮食，脉来浮迟而弱。

朴黄丸pòhuángwán 《是亦良方》方。制厚朴一两二钱，陈皮一两，木香五钱，大黄八钱。为细末，荷叶水为丸，每服三钱。治痢疾初起，腹中实痛，手不能按。

迫咳pòké 病名。即百日咳。《备急千金要方》卷五："小儿冷风入肺，上气气逆面青，喘迫咳嗽。"详"百日咳"条。

破布艾pòbù'ài 中药材。见《中医方药学》。为小飞蓬之别名。详该条。

破布叶pòbùyè 中药材。出《生草药性备要》。又名布渣叶、麻布叶、薢宝叶。为椴树科植物破布树 *Microcos paniculata* L. 的叶。分布于云南、广西、广东等地。酸，平。入肝、脾、胃经。清热利湿，健胃消滞。治感冒，食欲不振，消化不良，腹泻，黄疸。煎服：9～30g。

破布粘pòbùzhān 中药材。见《福建民间草药》。为倒扣草之别名。详该条。

破风藤pòfēngténg 中药材。见《草药手册》。为破骨风之别名。详该条。

破骨风pògǔfēng 中药材。出《分类草药性》。又名破膝风、破风藤、花木通。为木犀科植物光清香藤 *Jasminum lanceolarium* Roxb. 或清香藤 *J. lanceolarium* Roxb. var. *puberulum* Hemsl. 的根或茎。分布于安徽、台湾、福建及中南、西南大部分地区。苦、辛，微温。祛风除湿，活血散瘀。治风湿痹痛，腰痛，头风，跌打损伤。煎服：9～30g。孕妇忌服。

破故纸pògùzhǐ 中药材。出《药性论》。即补骨脂。详该条。

破故纸散pògùzhǐsǎn 《补要袖珍小儿方论》卷七方。补骨脂（生用或炒用）。为末，每服一钱，热水或黄柏煎汤调下。治小儿膀胱虚冷，夜间遗尿，或小便不禁。

破棺丹pòguāndān 《卫生宝鉴》卷十三方。大黄二两（半生，半熟），芒硝、甘草各一两。为细末，炼蜜为丸，弹子大，每服半丸，茶水或温酒送下。治疮肿。

破棺散pòguānsǎn 《古今医鉴》卷二方。天南星五分，冰片少许。共研细末，于病人牙齿间频频擦之令热。治中风牙关紧急，难以下药。

破积导饮丸pòjīdǎoyǐnwán 《卫生宝鉴》卷十四方。槟榔、陈皮（去白）、广木香、青皮（去白）、枳壳（麸炒）、枳实（麸炒）、莪术（炮）、干生姜、半夏（泡七次）、京三棱、炒神曲、炒麦芽、茯苓（去皮）、炙甘草、泽泻各五钱，牵牛（头末）二钱，巴豆（去心膜）三个（取霜）。为细末，入巴豆和匀，生姜汁打糊为丸，梧桐子大，每服三十丸，食前温姜汤送下。治积块坚硬，饮食不消，心下痞闷。

破䐃脱肉pòjiǒngtuōròu 症名。肌肉严重干瘦，为脾气衰败之象。可见于久病后期，恶病质病人。《素问·玉机真藏论》："破䐃脱肉，目眶陷。"

破迷正道歌pòmízhèngdàogē 养生专著，题正阳真人钟离权述。全书以七言歌诀形式写成，凡1700余字。书中斥服食、胎息、行气、咽津、采补、辟谷、符咒、科仪、存思、守丹田、缩龟炼乳、识心见性、止念降心等为旁门小法。唯以金液还丹之内丹说为正道。认为此道以先天一为本，"一循环无阻碍，散在万物与人身"，若行金木交并，铅汞交结，龙虎交合，子母相会，神归根，合于混沌未分之本真，则成金丹。歌中对内丹药物、采取、锻炼、火候之要及景象效用，皆有所述。宋之内丹说多受其影响。

破皮疮pòpíchuāng 病名。皮肤慢性溃疡之一。见《医门补要》卷上。多由素体虚弱或病后脾虚，湿邪浸淫所致。患处皮破肉烂，色黑形陷，滋水淋漓，不易生肌，顽固难愈。治宜健脾渗湿为主。内服除湿胃苓汤。外搽生肌散。

破气pòqì 治法。指能够疏利气机，破除郁滞积结之气的治疗方法。具有这种治疗作用的药物，如青皮、枳实等，则称破气药。《温疫论》上卷："若专用破气之剂，但能破正气，毒邪何自而泄？胀满何由而消？”

破散pòsàn 病名。见清代黄庭镜《目经大成》卷二。即散翳内障。详该条。

破伤风pòshāngfēng 病名。见《仙授理伤续断秘方》。又名伤痉、金疮痉、金疮中风痉。多因风邪侵入破伤或疮口所致。初起四肢无力，头痛，两腮酸痛，口噤，颈部转动不灵，发热发冷，进而面肌痉挛，呈苦笑面容，牙关紧闭，舌强口噤，流涎，甚则全身肌紧张，角弓反张，频频发作，最后语言、吞咽、呼吸均困难，甚或窒息而死。治法初宜祛风定痉，服玉真散或五虎追风散或脱凡散（蝉衣30g，研极细末热黄酒送下，取微汗）。外治宜清创、扩创及敷玉真散。后期当祛风、解毒、镇痉，用木萸散加减，并配合针灸。或注射破伤风抗毒素。

破伤湿pòshāngshī 病名。出《世医得效方》卷十八。因皮破肉伤，水湿浸入所致。症见口噤，不能吞咽，项背强直，疮口流黄水。用牡蛎末敷疮口，或甘草煎汤调服牡蛎末二钱；亦可用南星、防风等分为末，水调敷疮上，并温水调服牡蛎末一钱。

破天菜pòtiāncài 中药材。见《全国中草药新医疗法展览会技术资料选编·内科》。为野烟之别名。详该条。

破天云pòtiānyún 中药材。见《湖南药物志》。为阴地蕨之别名。详该条。

破铜钱pòtóngqián 中药材。❶见《植物名实图考》。为天胡荽之别名。详该条。❷见《贵州民间方药集》。为老鹳草之别名。详该条。❸见《湖南药物志》。为积雪草之别名。详该条。

破膝风pòxīfēng 中药材。见《分类草药性》。为破骨风之别名。详该条。

破血pòxuè 治法。使用祛瘀药中比较峻烈的药物，如大黄、桃仁、红花、水蛭、䗪虫等，达到祛瘀的目的。

破血丹pòxuèdān 中药材。❶见《植物名实图考》。为鹿衔草之别名。详该条。❷见《仙传外科集验方》。即洪宝丹。见该条。

破血红花散pòxuèhónghuāsǎn 《银海精微》卷上方。当归尾、川芎、赤芍药、枳壳、苏叶、连翘、黄连、黄芪、栀子、大黄、苏木、红花、白芷、薄荷、升麻各等分。为末，水煎，加酒温服。治心热血旺而致的血翳包睛。

破血散瘀汤pòxuèsànyūtāng 《兰室秘藏·腰痛门》方。羌活、防风、肉桂各一钱，苏木一钱半，连翘、当归尾、柴胡各二钱，炒水蛭三钱，麝香少许。后二味研末，前七味水、酒煎，去渣，待药汁稍温，调入水蛭、麝香末，空腹服。治跌伤，瘀血积于胁下，疼痛不得转侧，不能饮食。

破血伤风pòxuèshāngfēng 病证名。出《活幼心书》卷二。为跌仆损伤皮肤，外风侵袭，伤痕随时发肿，疼痛的证候。治宜活血疏风为法。

破阳伞pòyángsǎn 中药材。见《浙江民间常用草药》。为兔儿伞之别名。详该条。

破瘀散结pòyūsànjié 治法。即用虫类等具有破血化瘀、消癥除积迅猛作用的方药治疗血瘀所致积聚病证的治法。

破瘀消癥pòyūxiāozhēng 治法。消法之一。用活血祛瘀的药物，消除腹中瘀血积块的方法。腹腔或子宫积块，推之不移动，舌有紫斑，脉涩，用膈下逐瘀汤、血府逐瘀汤、抵当汤之类。

魄pò 精神意识活动的一部分。《灵枢·本神》：“并精而出入者，谓之魄。”《类经》：“魄之为用，能动能作，痛痒由之而觉也。”说明魄属于本能的感觉和动作，如听觉、视觉、冷热痛痒感觉和躯干肢体的动作，新生儿的吸乳和啼哭等，都属魄的范围。这种功能与构成人体的物质基础——精是密切相关的。精足则体健魄全，魄全则感觉灵敏，动作正确。亦引伸为体魄、气魄等。

魄汗pòhàn 病证名。肺藏魄，肺经之汗称为魄汗。《素问·生气通天论》马莳注：“肺经内主藏魄，外主皮毛，故所出之汗，亦可谓之魄汗也。”一说“魄”“白”古通，魄汗即白汗。参见“白汗”条。

魄户pòhù 经穴名。代号 BL42。出《针灸甲乙经》。属足太阳膀胱经。位于背部，第3胸椎棘突下旁开3寸处；一说“除脊各三寸取穴”（《针灸资生经》）。布有第2、3胸神经后支的内侧皮支，深层有外侧及颈横动脉降支通过。主治咳嗽，气喘，虚劳，颈项强痛，肩背痛等。斜刺0.3～0.5寸。艾炷灸3～7壮，或艾条灸5～15分钟。

魄门pòmén 又称肛门。《素问·五藏别论》：“魄门亦为五藏使。”“魄”为“粕”之通假字，魄门即粕门。饮食糟粕由此排出体外，故称。魄门的开合由心神支配，又与前阴同为肾之开窍。饮食糟粕的排出与脾的运化、肺的肃降，以至肝的疏泄作用均有密切关系，而魄门把浊物糟粕排出体外，亦有利于五脏的正常气化活动。

pu

攴法pūfǎ 推拿手法。用指尖、指掌或指背轻打治疗部位，似雨点下落状。见曹锡珍《外伤中医按摩疗法》。

仆击pūjī 症名。即击仆。猝然倒仆，不省人事。癫痫病发作和中风病多见。《素问·通评虚实论》：“凡治消瘅仆击，偏枯痿厥，气满发逆，甘肥贵人，则高粱之疾也。”

扑地金钟pūdìjīnzhōng 中药材。见《泉州本草》。为金边兔耳之别名。详该条。

扑蛾痧pū'éshā 病名。痧证之一。《痧症全书》卷中：“痰涎壅盛，喘急如锯，痛若喉蛾，但喉蛾内肿胀，痧只痛而无肿胀，形若急喉风，但喉风痛而不移，痧痛则无一定，且痧有痧筋可辨也。”《病源辞典》谓：“多由热壅肺胃，痰涎壅盛，或感受时邪所致。”症见喉间痛而不肿，痛无定处，手足肩背有痧筋可寻。治宜疏风清热，用甘菊花、牛蒡子、薄荷、苏梗、川贝、金银花、连翘、枳壳、桔梗、乌药等煎水服。或可以冰硼散吹喉。参见“痧”条。

扑粉pūfěn 一种外治法所用之药粉。亦称温粉。把药物研成细粉，撒扑于皮肤上而发挥药效者。如热性病发汗后汗出不止，用煅龙骨、煅牡蛎、生黄芪、粳米，研成细粉，和匀扑身上止汗；生痱子用滑石粉扑身以爽身止痒。

铺地草pūdìcǎo 中药材。见《云南中草药》。为铁线草之别名。详该条。

铺地虎pūdìhǔ 中药材。见《全国中草药汇编》。为血盆草之别名。详该条。

铺地锦pūdìjǐn 中药材。❶见萧步丹《岭南采药录》。为丁癸草之别名。详该条。❷见《福建民间草药》。为地锦草之别名。详该条。

铺地凉伞pūdìliángsǎn 中药材。见《广西药用植物名录》。为矮地茶之别名。详该条。

铺地蜈蚣pūdìwúgōng 中药材。❶见《福建民间草药》。又名龙角藤、鹿角草、地松柏、松筋草。为石松科植物垂穗石松 *Lycopodium cernuum* L. 的全草。分布于浙江、福建、台湾、广东、广西、贵州、云南、四川、江西。甘、淡，平。入肝、脾、肾经。祛风除湿，活血止血，清热解毒。①治风湿拘疼麻木，吐血，衄血，便血，黄疸，痢疾，目赤，跌打损伤。煎服：6～15g。②煎水洗疮疖肿毒；炒存性研末油调搽带状疱疹，汤火伤；末敷刀伤出血。孕妇忌服。本品含垂石松碱、羟基垂石松碱、烟碱等多种生物碱及垂石松黄酮苷、β－谷甾醇、豆甾醇、菜油甾醇、三萜类、山芝烯二醇；山芝烯三醇，21－表山芝烯三醇，芒柄花醇等。铺地蜈蚣在体外对福氏志贺菌、宋内氏志贺菌有抑制作用。浸液及醇提物对实验性发热兔有解热作用。❷见《广西野生资源植物》。为黄毛耳草之别名。详该条。

铺灸pūjiǔ　即长蛇灸。见该条。

仆参púcān　经穴名。代号 BL61。出《针灸甲乙经》。别名安邪。属足太阳膀胱经。足太阳、阳跷之会。位于足跟的外侧面，外踝尖与跟腱水平连线之中点直下，当跟骨凹陷中之赤白肉际处。布有腓肠神经跟骨外侧支和腓动、静脉跟骨外侧支。主治足跟痛，脚气，腰痛，癫痫，以及踝关节炎等。直刺 0.3～0.5 寸。艾炷灸 3～5 壮，或艾条灸 5～10 分钟。

葡萄pú · tao　中药材。出《神农本草经》。又名草龙珠。为葡萄科植物葡萄 *Vitis vinifera* L. 的果实。主产于新疆、甘肃、陕西、山西、河北、山东等地。甘、酸，平。入肺、脾、肾经。补气血，强筋骨，利小便。治气血虚弱，肺虚咳嗽，心悸，盗汗，风湿痹痛，淋病，浮肿，小便不利。内服：煎汤，15～30g；或捣汁服。葡萄含葡萄糖、果糖、酒石酸、草酸、柠檬酸、苹果酸、维生素 C 等。葡萄皮含矢车菊素、芍药素、飞燕草素等。种子含油 9.58%，还含磷脂。又含焦性儿茶酚、儿茶精、没食子酸盐等。有某种维生素 P 的活性。种子油 15g 口服可降低胃酸度，12g 可利胆，40～50g 有致泻作用。葡萄所含成分有抗氧化活性。

葡萄疔pú · taodīng　病名。出《疡医大全》卷三十四。即蒲桃疔。见该条。

葡萄根pú · taogēn　中药材。出《食疗本草》。为葡萄科植物葡萄 *Vitis vinifera* L. 的根。各地普遍栽培。甘、涩，平。除风湿，利尿。①治风湿痹痛，肿胀，小便不利。煎服：15～30g。②捣敷筋伤骨折。本品含胶质、聚糖及酶。

葡萄胎pú · taotāi　病名。即临床以有停经史，阴道不规则出血，子宫增大超出妊娠月份为主要表现；病理以胚胎异常，累累成串，细蒂相连，崩下血泡，状如葡萄为主要表现的疾病。

葡萄藤叶pú · taoténgyè　中药材。出《本草纲目》。为葡萄科植物葡萄 *Vitis vinifera* L. 的茎藤和叶。甘、涩，平。祛风利湿，止呕，止咳。①治风湿痹痛，水肿，小便不利，呕吐，恶阻，咳嗽，目赤。内服：煎汤，9～15g；或捣汁。②治无名肿毒。鲜叶捣敷。茎含还原糖、鞣质、黄酮类化合物等。叶含酒石酸、苹果酸、异槲皮苷、芸香苷等。

葡萄形内痔pú · taoxíngnèizhì　病证名。见王芳林《临床实用痔漏学》。指多个内痔，状如葡萄者。痔黏膜表面薄嫩，颜色鲜红，便时常有血出。宜结扎或手术治疗。

葡萄疫pú · taoyì　病证名。遍身出现大小青紫瘢点的病证。明代秦景明《幼科金针》："小儿稍有寒热，忽生青紫斑点，大小不一，但有点而无头，色紫若葡萄，发于头面者点小，身上者点大，此表症相干，直中胃腑，邪毒传攻，必致牙宣。"治宜清热凉血。用犀角地黄汤。

葡萄痔pú · taozhì　病名。《外科大成》卷二："左右如乳头堆起，只痒不痛，遇辛苦出水，或痔有孔出脓。"相当于肛漏。宜挂线疗法或手术治疗。

蒲棒púbàng　中药材。出《本草衍义》。又名水蜡烛实、蒲厘、蒲槌。为香蒲科植物水烛 *Typha angustifolia* L. 或宽叶香蒲 *T. latifolia* L. 等的果穗。我国各地均有分布。甘、微辛，平。消炎止血。外用治创伤出血。

蒲棒花粉púbànghuāfěn　中药材。见《新疆药材》。为蒲黄之别名。详该条。

蒲包草púbāocǎo　中药材。见《本草纲目拾遗》。为香蒲之别名。详该条。

蒲包草根púbāocǎogēn　中药材。见《上海常用中草药》。为蒲蒻之别名。详该条。

蒲草黄púcǎohuáng　中药材。见《药材学》。即蒲黄。详该条。

蒲槌púchuí　中药材。出《本草衍义》。为蒲棒之别名。详该条。

蒲地蓝消炎口服液púdìlánxiāoyánkǒufúyè　中成药。见《中华人民共和国药典（一部）》（2020）。蒲公英 500g，板蓝根 188g，苦地丁 125g，黄芩 188g。以上四味，按口服液工艺制成，每支装 10ml。口服。一次 10ml，一日 3 次，小儿酌减。如有沉淀，摇匀后服用。清热解毒，消肿利咽。用于疖肿，腮腺炎，咽炎、扁桃体炎。

蒲辅周púfǔzhōu（1888—1975）　现代医家。四川梓潼人。15 岁开始学中医，具有丰富的临床经验，治病强调辨证论治，讲求全面辨证，对望舌及切脉尤有心得。擅长治疗温病、妇、儿科疾病。1956 年调至卫生部中医研究院工作，历任内科主任、副院长等职。1962 年加入中国共产党，为卫生保健事业做出一定的贡献。曾任全国政协常委及国家科学计术委员会中医专题委员会委员。所著有《蒲辅周医案》《蒲辅周医疗经验》，系学生根据其平日诊疗经验整理而成。

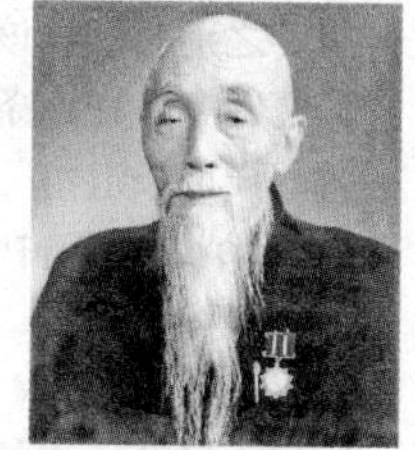
蒲辅周

蒲辅周医案púfǔzhōuyī'àn　医案著作。高辉远等整理，中医研究院主编。本书收录蒲氏治疗内、妇、儿及其他科疾病医案 120 例，主要反映蒲氏所擅长治疗的危急、疑难病，如乙型脑炎、腺病毒肺炎、痢疾、麻疹和石瘕等的治疗理论和方法，以及其临证强调辨证论治的特点。蒲氏立法用药强调"汗而毋伤，下而毋损，凉而毋凝，温而毋燥，补而毋滞，消而毋伐"，配方严谨，药少、量轻、价廉。1972 年由人民卫生出版社出版。

蒲辅周医疗经验púfǔzhōuyīliáojīngyàn　医论医案著作。中医研究院编。全书分论述、医话、方药杂谈、医案 4 部分。书中总结蒲氏关于时病、低烧、麻疹、乙型脑炎、痢疾、腺病毒肺炎、支气管炎、肾炎、疳积、妇科病诊治经验，收录医话 33 篇，以及中药方剂论文数篇，选载蒲氏医案 108 则，大多为内、儿科危急疑难病症，兼及妇科等病。1976 年由人民卫生出版社出版，限国内发行。

蒲公英púgōngyīng　中药材。出《本草图经》。又名黄花地丁、婆婆丁、奶汁草、黄花三七。为菊科植物蒲公英 *Taraxacum mongolicum* Hand. – Mazz.、

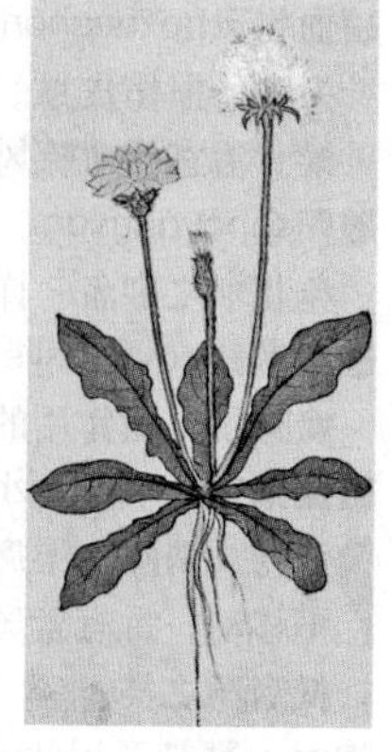
蒲公英

碱地蒲公英 *T. sinicum* Kitag. 或同属数种植物的干燥全草。全国大部分地区均有分布。苦、甘，寒。归肝、胃经。清热解毒，消肿散结，利尿通淋。治疗疮肿毒，乳痈，瘰疬，目赤，咽痛，肺痈，肠痈，湿热黄疸，热淋涩痛。煎服 10～15g。本品含苦味质皂苷、天冬酰胺、胆碱、菊糖和果胶等。根含蒲公英甾醇、蒲公英赛醇、蒲公英苦素、咖啡酸等。注射液对金黄色葡萄球菌有显著抑制作用，对溶血性链球菌、肺炎球菌、脑膜炎球菌、白喉杆菌、伤寒杆菌、痢疾杆菌、铜绿假单胞菌、变形杆菌等亦有抑制作用。水浸剂对常见致病性皮肤真菌有抑制作用；醇提物对钩端螺旋体有抑制作用，动物实验尚有健胃、轻泻、利胆及保肝作用。

蒲黄púhuáng　中药材。出《神农本草经》。又名蒲棒花粉、蒲草黄。为香蒲科植物水烛香蒲 *Typha angustifolia* L.、东方香蒲 *Typha orientalis* Presl 或同属植物的干燥花粉。全国大部分地区均产。甘，平。归肝、心包经。止血，化瘀，通淋。用于吐血，衄血，咯血，崩漏，外伤出血，经闭痛经，胸腹刺痛，跌仆肿痛，血淋涩痛。炒黑治吐血，衄血，尿血，便血，崩漏，带下。煎服 5～10g，包煎。外用适量，敷患处。水烛香蒲和宽叶香蒲的花粉均含黄酮苷、β-谷甾醇、脂肪油等。香蒲还含α-香蒲甾醇。煎剂对动物子宫有兴奋作用。水或醇浸液可使兔凝血时间缩短，降低实验动物血脂，减轻动脉粥样硬化病变，缩小实验性心肌梗死范围。并有抗炎、兴奋动物子宫平滑肌等作用。煎剂在体外对结核杆菌有抑制作用，对豚鼠实验性结核病也有一定疗效。

蒲黄草púhuángcǎo　中药材。出《经效产宝》。为香蒲之别名。详该条。

蒲黄根púhuánggēn　中药材。出《产乳集验方》。为蒲蒻之别名。详该条。

蒲黄散púhuángsǎn　❶《刘涓子鬼遗方》卷二方。①马勃一两，蒲黄二两。为粗末，每服一钱匕，温酒调服，日七次（昼五，夜二）。治金疮内瘘。②蒲黄一升，当归、桂心各二两。为末，每服一方寸匕，开水或酒调服，日四次（昼三，夜一）。治被打腹中瘀血。❷《太平圣惠方》卷六十七方。蒲黄、延胡索、赤芍药、没药、附子（炮，去皮脐）、栗子、大黄（微炒）、芸薹子各一两，当归、桂心、川芎、庵闾子各三分。为细末，每服一钱，温酒调下。功能散血止痛。治从高坠下，落马坠车，辗着踠骨，骨碎筋伤；内损，恶血攻心闷绝，坐卧不安。❸《圣济总录》卷五十三方。蒲黄、滑石各一两。为末，每服二钱匕，鸡子清调下。治转胞不得小便。❹《三因极一病证方论》卷十八方。蒲黄（微炒，纸铺地、出火气）。为细末，每用少许，掺于舌下。治小儿重舌。❺《证治准绳·类方》第六册方。①生蒲黄、木通、荆芥、车前子、炒桑白皮、滑石、灯心、赤芍药、赤茯苓、炙甘草各等分。为细末，每服二钱，食前用葱白、紫苏煎汤调服。治心肾有热，小便不通。②蒲黄、血竭各半两。为细末，每用少许，贴患处。治痔漏。❻《证治准绳·疡医》卷六方。蒲黄、生地黄各一两半，黄芪、当归、川芎、白芷、续断各一两，炙甘草三分。为细末，每服三钱，空腹温酒调下，日三至四次。治金疮出血，腹胀欲死。

蒲黄饮púhuángyǐn　《痧胀玉衡》卷下方。又名四十三号鼎象方。牛膝三钱，独活、枳壳、连翘、桃仁、泽兰、赤芍药、山楂、姜黄、蒲黄各一钱。水煎，微冷服。功能散瘀，引火下行。治痧毒。

蒲灰散púhuīsǎn　《金匮要略》方。蒲灰七分，滑石三分。为粗末，每服一方寸匕，日三次。治下焦湿热，小便不利；或因下焦湿热，水湿外盛，阻遏阳气而致皮水肢厥。

蒲葵púkuí　中药材。见萧步丹《岭南采药录》。又名扇叶葵、葵扇木。为棕榈科植物蒲葵 *Livistona chinensis* R. Br. 的叶柄、种子或根。分布于我国南部。甘、涩，平。①叶柄止血。治血崩。煎服：6～9g，或煅存性研末服。治外伤出血，煅存性研末撒。②种子抗癌。治食管癌、绒毛膜上皮癌、葡萄胎、白血病。煎服：30～60g。须久煎。③根止痛。治各种痛症。制成浸膏片服，或制成注射剂供肌内注射。种子预试含酚类、还原糖、鞣质，并含甘油三酯。

蒲厘púlí　中药材。出《本草图经》。为蒲棒之别名。详该条。

蒲栗子púlìzǐ　中药材。见苏州医学院等编《中草药手册》。为胡颓子之别名。详该条。

蒲虔贯púqiánguàn　宋代养生学家。生平欠详。著有《保生要录》1 卷，详论人体调养精神、健身、起居、饮食以及药石调养之注意事项。

蒲蒻púruò　中药材。出《本草纲目》。又名蒲黄根、蒲笋、蒲包草根。为香蒲科植物水烛 *Typha angustifolia* L. 或宽叶香蒲 *T. latifolia* L. 等的带有部分嫩茎的根茎。甘，凉。清热凉血，利水消肿。治胎动下血，消渴，口疮，咳喘，热痢，小便淋沥，带下，水肿，瘰疬。内服：煎汤，3～9g；或捣汁服。

蒲扇púshàn　中药材。见《江苏药材志》。为白果叶之别名。详该条。

蒲笋púsǔn　中药材。见《日用本草》。为蒲蒻之别名。详该条。

蒲桃pútáo　中药材。见《广西本草选编》。又名水蒲桃。为桃金娘科植物蒲桃 *Syzygium jambos*（L.）Alston 的果实。我国云南、广东、广西、福建、台湾有栽培或野生。甘、涩，平。性收敛。治腹泻，痢疾。煎服：15～30g。果皮名蒲桃壳，煎服治肺虚寒嗽，止呃逆。蒲桃根皮治刀伤出血，研末撒。根皮含蒲桃碱及油树脂、生物碱等。

蒲桃疔pútáodīng　病名。出《外科启玄》卷二。又名葡萄疔。其形起疱，色黑兼紫，如水晶，故名之。疱内黑血毒水宜去之，入追毒丹；内服夺命丹加托毒之品。

蒲颓叶pútuíyè　中药材。出《中藏经》。为胡颓子叶之别名。详该条。

蒲颓子pútuízǐ　中药材。见《本草纲目》。即胡颓子。详该条。

蒲种壳púzhǒngké　中药材。见《药材资料汇编》。又名地蒲壳、扁蒲壳。为葫芦科植物瓠子 *Lagenaria siceraria*（Molina）Standl. var. *hispida*（Thunb.）Hara 老熟的干燥果皮。我国各地均有栽培。苦，寒。利水消肿。治水肿胀满，小便不通。煎服：9～15g。

朴青pǔqīng　中药材。出《石药尔雅》。为曾青之别名。详该条。

朴硝pǔxiāo　中药材。出《神农本草经》。又名皮硝。为矿物芒硝经加工而得的粗制结晶。苦、咸，寒。入胃、大肠经。泄热，通便，软坚。①治实热积滞，腹胀便秘。入汤剂或开水溶化服，4.5～9g。②治小儿食积，外敷脐部；乳痈初起及哺乳妇断奶，敷乳房；目赤肿痛，取溶液点眼；痔疮肿痛，煎水洗。孕妇忌服。畏三棱。本品多作外用，内服都用精制品芒硝及玄明粉。成分、药理见“芒硝”条。

朴硝荡胞汤pǔxiāodàngbāotāng　《备急千金要方》卷二方。

P

又名荡胞汤。朴硝、牡丹皮、当归、大黄、桃仁各三铢，细辛、厚朴、桔梗、赤芍药、人参、茯苓、桂心、甘草、牛膝、陈皮各一铢，虻虫、水蛭各十枚，附子六铢。为粗末，酒、水煎，分四次（昼三夜一）服，覆被取汗。治妇人不孕。《千金翼方》亦有本方，但无桔梗、甘草。

浦天球pǔtiānqiú 清代医家。字鸣虞。京兆（今陕西西安）人。先业儒，后改习医。游吴楚三湘五湖间，访师求友，遂精医术，治病辄效。后撰妇科医著，稿成适何涛来访，涛亦编有妇科之作，乃合订为《女科正宗》4卷（1664），于经带胎产证治论述简明。

普济pǔjì 唐代医家、僧人。亦名释普济。编集《广陵正师口齿论》1卷、《口齿玉池论》1卷。均佚。

普济本事方pǔjìběnshìfāng 方书。又名《类证普济本事方》或《本事方》。宋代许叔微撰。10卷。约刊于12世纪中期。书中按病类分为中风肝胆筋骨诸风、心小肠脾胃病、肺肾经病、头痛头晕方等23类。收载治疗方剂及针灸法，所选方剂300余首，多系当时试用有效者。方剂之末附有作者的验案及论述。1949年后有排印本。

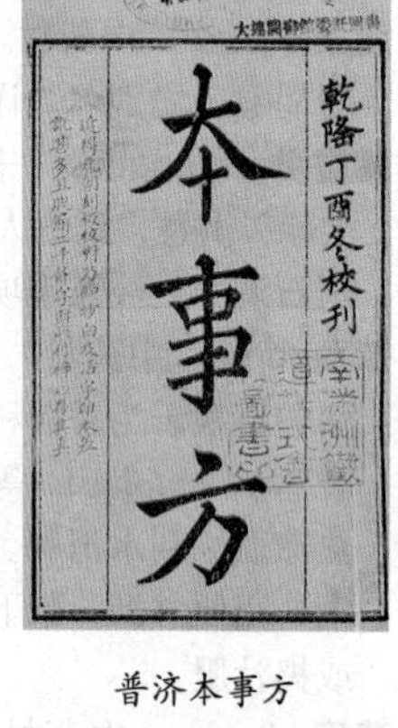

普济本事方

普济丹pǔjìdān 《仙拈集》卷一引世德堂方。制大黄一两五钱，生大黄一两五钱，僵蚕三两。为细末，生姜汁捣和为丸，重九分、七分、五分三等，视病人老幼强弱选用，以井水送下。治瘟疫时气，恶寒发热，昏迷头痛等症。

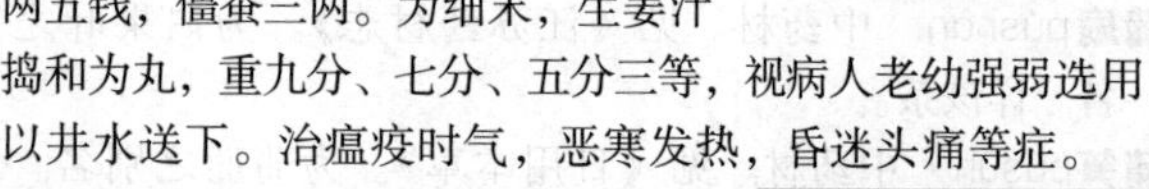

普济方pǔjìfāng 综合性医著。明代朱橚（周定王）、滕硕、刘醇等编。168卷。刊于15世纪初。系明初编修的一部大型医学方书，乃广泛辑集明以前的医籍和其他有关著作分类整理而成。原书今仅存残本。清初编《四库全书》时将本书改编为426卷。其中有方脉总论、运气、脏腑（包括脏象及脏腑诸病候）、身形（包括头、面、耳等部位所属及身形诸病）、诸疾（包括伤寒、杂病、疮疡、外科、骨科以及各种治法）、妇人（包括妇、产科）、婴儿、针灸、本草等，共100余门。据《四库提要》记载："凡一千九百六十论，二千一百七十五类，七百七十八法，六万一千七百三十九方，二百三十九图。"对于所述病证均有论有方，资料比较丰富。但也杂有一些糟粕。1949年后有排印本。

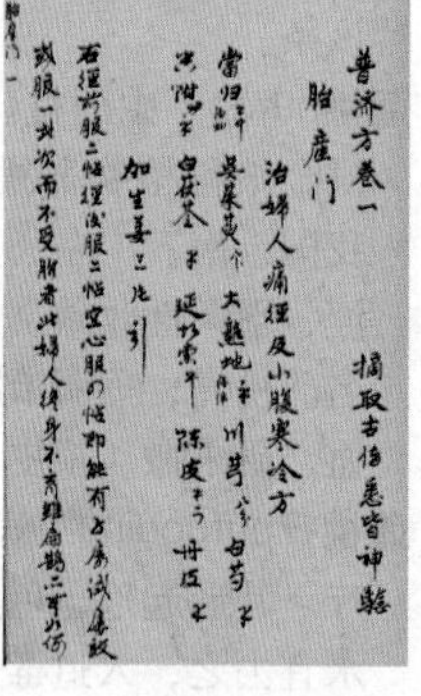
普济方

普济解毒丹pǔjìjiědúdān 见《温热经纬》卷五。即甘露消毒丹。见该条。

普济消毒饮pǔjìxiāodúyǐn 即普济消毒饮子。详该条。

普济消毒饮子pǔjìxiāodúyǐn · zi 《东垣试效方》卷九方。又名普济消毒饮。黄芩、黄连各半两，人参三钱，橘红、玄参、生甘草各二钱，连翘、牛蒡子、板蓝根、马勃各一钱，白僵蚕（炒）、升麻各七分，柴胡、桔梗各二钱（或加防风、薄荷、川芎、当归身）。为粗末，每服五钱，水煎，不拘时服。功能清热解毒，疏风散邪。治风热疫毒上攻之大头瘟证，症见恶寒发热，头面红肿痛，目不能开，咽喉不利，舌干口燥，舌红，苔白兼黄，脉浮数有力。如大便硬，加大黄（酒煨）一二钱。方中重用黄芩、黄连以清泄上焦热毒；牛蒡子、连翘、僵蚕以疏散上焦头面风热；玄参、马勃、板蓝根、桔梗、甘草以清解咽喉热毒；橘红理气而疏通壅滞；人参益气扶正；升麻、柴胡升阳散火，并协助诸药上达头面。

普济杂方pǔjìzáfāng 蒙医方书。阿拉善左旗高世格编。载临床常用方剂170个。方药用藏、蒙、汉、满4种文字对照编写。阿拉善北寺存有木刻本。

普门医品pǔményīpǐn 方书。明代王化贞撰。48卷。刊于1628年。本书辑录《本草纲目》等多种医籍中的单方、验方。按病名分为中风、破伤风、伤寒、瘟疫等150余类。1694年郎廷模又仿其体例续撰《医品补遗》4卷。

普明子pǔmíngzǐ 见"程国彭"条。

普映pǔyìng 元代医僧。德兴（今江西德兴）人。精通医术，武宗（1308—1311）时为太医。

普照pǔzhào 明代医僧。万历末至金坛（今属江苏）。精于医，多秘方，尤善治疮疡、汤火诸患，不求报酬。卒年八十余。

铺蓐pùrù 指胎儿娩出。顾允若《妇科辑要》："胞水已破，儿即堕地，谓之铺蓐。"

舖红pùhóng 症名。"白睛内赤脉布散，平铺一片，亦谓之铺红"（梁翰芬《眼科学讲义》）。即目飞血，详该条。

-Q-

qi

七宝丹qībǎodān 即七宝散第一方作水丸。治证同。见“七宝散”条。

七宝美髯丹qībǎoměirándān 《本草纲目》卷十八引《积善堂方》方。又名七宝美髯丸。赤、白何首乌各一斤（米泔水浸三四日，瓷片刮去皮，用淘净黑豆二升，以砂锅木甑，铺豆及首乌，重重铺盖蒸之，豆熟取出，去豆晒干，换豆再蒸，如此九次，晒干为末），赤、白茯苓各一斤（去皮，研末，以水淘去筋膜及浮者，取沉者捻块，以人乳十碗浸匀，晒干，研末），牛膝八两（去苗，酒浸一日，同何首乌第七次蒸之，至第九次止，晒干），当归八两（酒浸，晒），枸杞子八两（酒浸，晒），菟丝子八两（酒浸，生芽，研烂，晒），补骨脂四两（以黑脂麻炒香）。为末，炼蜜为丸，如弹子大，共一百五十丸。每日三丸，侵晨温酒送下，午时姜汤送下，卧时盐汤送下。其余并丸如梧桐子大，每日空心酒服一百丸。功能补肾固精，乌发壮骨，继嗣延年。治肝肾不足，须发早白，齿牙动摇，梦遗滑精，崩漏带下，肾虚不育，腰膝酸软。

七宝美髯丸qībǎoměiránwán 即七宝美髯丹，见该条。

七宝散qībǎosǎn ❶《杨氏家藏方》卷三方。又名截疟七宝饮、七宝饮。常山、姜厚朴、陈皮、青皮、甘草、槟榔、草果仁各等分。为粗末，每服五钱，水、酒煎，疟发前二小时服。功能燥湿祛痰截疟。治疟数发不止，体壮痰湿盛，舌苔白腻，脉弦滑浮大者。方中常山、草果、槟榔祛痰截疟；厚朴、青皮、陈皮、甘草健脾燥湿，理气和中。❷《银海精微》卷下方。琥珀、珍珠各三钱，珊瑚一钱五分，朱砂、硼砂各五分，玉屑一钱，葳蕤仁三十粒，冰片、麝香各一分。为细末，每次一米大许，点于有翳膜处。治翳膜遮睛。❸《证治准绳·类方》第七册方。当归、芍药、黄连、铜绿各二钱，杏仁（去皮）七粒，白矾、甘草各一钱。为细末，水煎去滓，临卧洗患处。可除瘀热。治风火眼痛。❹《证治准绳·类方》第八册方。僵蚕、全蝎各十个，硼砂、雄黄、明矾、皂角各一钱，胆矾五分。为细末，吹喉。治喉痹及缠喉风。❺《证治准绳·幼科》集二方。紫苏（去老梗）、香附各三两，甘草、陈皮（去白）、炒桔梗各二两半，川芎、白芷各一两。为细末，每服二钱，加生姜二片，水煎，不拘时服。治时气伤风、伤寒，头昏体热，咳嗽；脾胃肺腑不和，口中腥气异常，或牙缝微有鲜血。若痰嗽加制半夏；口腥气入盐煎。❻即七圣散第一方，见“七圣散”条。

七宝丸qībǎowán 《圣济总录》卷七十一方。丁香、沉香、硇砂（汤浸绵滤澄，入陈曲同煎成膏）各半两，蒺藜（炒去刺）、木香各三分，附子（炮，去皮脐）一两，麝香一分。上七味，除煎膏外，为末，用煎膏搜和为丸，梧桐子大，每服十丸，炒生姜、酒，或炒生姜、黑豆、人尿调下。治奔豚气上冲，胁肋痛。

七宝洗心散qībǎoxǐxīnsǎn 《银海精微》卷上方。当归、赤芍药、大黄、黄连、栀子各一两，麻黄二两，荆芥五分。为末，每服三至四钱，水煎，食远服。治心经实火，目大眦赤脉传睛，目常赤，视物不准。

七宝饮qībǎoyǐn 《类证治裁》卷四方。即七宝散第一方，见“七宝散”条。

七抱三撑qībàosānchēng 气功术语。见秦仲三《气功疗法和保健》。呼气时，使两臂以十分之三的力量向外撑张。吸气时，使两臂以十分之七的力量向内环抱。

七表八里三部脉qībiǎobālǐsānbùmài 敦煌藏经洞出土之脉学文献。《七表八里三部脉》载于法藏文书 P. 3655。原件为册页装，存 8 个半页（第 8 个半页无相关内容），正背面接写。正面共 35 行，背面 44 行。《七表八里三部脉》载于背面，为该文献中的第 2 个文件。《七表八里三部脉》主要记载了七表脉（浮、芤、滑、实、紧、洪、弦）、八里脉（迟、缓、微、软、沉、弱、伏、涩）见于寸、关、尺时各自主病与症状，以及洪、弦、缓、沉、浮五种脉象在寸关尺三部俱见时的主病与症状。《七表八里三部脉》以七言歌诀形式写成，其主病基本规律是：七表八里诸脉见于寸部反映上焦疾病，见于关部反映中焦疾病，见于尺部反映下焦疾病。三部俱见洪、弦、缓、沉、浮则分别对应心、肝、脾、肾、肺的病状。后世一度流行之《脉诀》一书，载有“七表八里九部脉”，应受到了本篇“七表八里三部脉”的影响。约抄成于五代时期。

七表脉qībiǎomài 脉象分类之一。《脉诀》把二十四脉分为七表、八里、九道三类。七表即浮、芤、滑、数、弦、紧、洪七种脉。

七层楼qīcénglóu 中药材。见《全国中草药汇编》。为牛尾菜之别名，详该条。

七成汤qīchéngtāng 《温疫论补注》卷上方。炒补骨脂三钱，五味子八钱，熟附子、茯苓、人参各一钱，甘草五分。水煎服。治温疫愈后命门真火不足，脉迟细而弱，每至黎明或夜半后泄泻者。

七冲门qīchōngmén 指消化道的七个要冲部位。即飞门、户门、吸门、贲门、幽门、阑门、魄门。《难经·四十四难》：“唇为飞门，齿为户门，会厌为吸门，胃为贲门，太仓下口为幽门，大肠、小肠会为阑门，下极为魄门，故曰七冲门也。”详各条。

七传qīchuán 古人以五行相克推演疾病的七种传变。根据十天干，隔七位相传，每一天干所属的五行，到第七个天干的五行必是相克的。如甲是天干第一位，庚是第七位，七传则是甲木为庚金所克。仿此推算则乙木为辛金所克，丙火为壬水所克，丁火为癸水所克，戊土为甲木所克，己土为乙木所克等。《难经·五十三难》：“经言七传者死，间脏者生，何谓也？然：七传者，传其所胜也。”

七寸金qīcùnjīn 中药材。见《福建民间草药》。为地耳草之别名，详该条。

七恶qī'è 证候名。指患疮疡时出现的险恶证候。是判断疮疡预后的方法之一，往往与五善并称。❶《太平圣惠方》卷六十一："烦躁时嗽，腹痛渴甚，或泄利无度，或小便如淋，一恶也；脓血大泄，肿焮尤甚，脓血败臭，痛不可近，二恶也；喘粗短气，恍惚嗜睡，三恶也；目视不正，黑睛紧小，白睛青赤，瞳子上视者，四恶也；肩项不便，四肢沉重，五恶也；不能下食，服药而呕，食不知味，六恶也；声嘶色脱，唇鼻青赤，面目四肢浮肿，七恶也。"❷《外科正宗》卷一："一恶神志昏愦，心烦舌干，疮形紫黑，语言呢喃；二恶身体强直，目睛斜视，疮流血水，惊悸不宁；三恶形容消瘦，脓清臭秽，疮处软陷，不知疼痛；四恶皮肤枯槁，鼻动声嘶，痰多喘急；五恶形容惨黑，口渴囊缩；六恶周身浮肿，肠鸣呕呃，大便滑泄；七恶恶疮倒陷，形如剥鳝，四肢逆冷，污水自流。"临证出现其中四项则危重难治。

七方qīfāng 七类方剂。即大方、小方、急方、缓方、奇方、偶方、复方。详各条。方剂的分类最早见于《内经》。《素问·至真要大论》："治有缓急，方有大小。""君一臣二，奇之制也；君二臣四，偶之制也。""奇之不去则偶之，是谓重方。"至金代成无己《伤寒明理论》才将其总结为七方。

七福饮qīfúyǐn 《景岳全书·新方八阵》卷五十一方。人参、熟地黄各随宜，当归二至三钱，炒白术、炙甘草各一钱，酸枣仁二钱，制远志三至五分。水煎，食远服。治气血俱虚而心脾为甚者。

七怪脉qīguàimài 亦称七死脉。危重病出现的特殊脉象。即釜沸脉、鱼翔脉、弹石脉、解索脉、屋漏脉、虾游脉、雀啄脉七种。详各条。

七害qīhài 出《诸病源候论》卷三十八。即带下三十六疾中之七害。一指七种病因，二指七种病证。《诸病源候论》："一者害食，二者害气，三者害冷，四者害劳，五者害房，六者害妊，七者害睡。"《备急千金要方》卷四："一曰窍孔痛不利，二曰中寒热痛，三曰小腹急坚痛，四曰藏不仁，五曰子门不端引背痛，六曰月浣乍多乍少，七曰害吐。"

七号晋象方qīhàojìnxiàngfāng 《杂病源流犀烛·内伤外感门》卷二十一方。即阿魏丸，见该条。

七基质qījīzhì 藏医学名词。指人体中的七种基本物质，即精华、血液、肌肉、脂肪、骨、骨髓、精。这些物质在体内都保持一定的量和比例，互相协调和平衡，任何失衡都将引发疾病。

七加皮qījiāpí 中药材。见《广西实用中草药新选》。为七叶莲之别名，详该条。

七焦qījiāo 焦，在此指脊椎棘突；七焦，即第七、八胸椎棘突间。《灵枢·背腧》："膈腧在七焦之间。"

七节qījié ❶推拿穴位名。见七节骨条。《针灸聚英》卷一下："七节自尾骶数上。"❷指第七胸椎。《素问·刺禁论》："七节之旁，中有小心。"

七节骨qījiégǔ 推拿穴位名。又名七节。❶位于腰骶正中，命门至尾骨端一线。向上推温阳止泻，并治脱肛；向下推治便秘等症。❷位于背部正中线，约当第七胸椎处。《幼科推拿秘书》："七节骨者，从颈骨数下第七节也。""七节骨穴，与心窝相对。"治腹泻，痢疾，伤寒后骨节痛等症。

七姐妹qījiěmèi 中药材。见《浙江天目山药用植物志》。为小金樱之别名，详该条。

七孔莲qīkǒnglián 中药材。见《江西草药》。为天香炉之别名，详该条。

七厘丹qīlídān 中药材。见《南方主要有毒植物》。为藜芦之别名，详该条。

七厘散qīlísǎn 《同寿录》卷尾方。血竭一两，红花、乳香、没药各一钱五分，儿茶二钱四分，麝香、冰片各一分二厘，朱砂一钱二分。为细末，每服七厘，黄酒或白开水送下，外用白酒调敷患处。功能活血散瘀，止痛止血。治跌扑损伤，骨折筋伤，创伤出血，瘀血肿痛，无名肿痛，烧伤烫伤等。近代常用于骨折、外伤性关节炎等外伤疾病，以及中毒性心肌炎、冠心病等属血瘀兼热之内伤疾病。方中主以血竭化瘀止痛，生肌止血；辅以红花活血祛瘀，消肿止痛；乳香、没药活血化瘀，消肿生肌；麝香、冰片辛香走窜，通络开窍止痛；朱砂镇心安神；儿茶清热止血，生肌止痛。诸药相合，具有瘀血能消，出血可止，内服、外用均可，开窍止痛之功卓著等特点。

七里麻qīlǐmá 中药材。见《南京民间药草》。为兔儿伞之别名，详该条。

七里香qīlǐxiāng 中药材。❶见《修订增补天宝本草》。又名满山香、驳骨丹。为马钱科植物醉鱼草 *Buddleia lindleyana* Fort. 的根。分布于浙江、安徽、江苏、江西、福建、广东、广西、湖南、湖北、四川。辛、苦，温，有小毒。活血化瘀，消积，解毒。治经闭，癥瘕，血崩，小儿疳积，腮腺炎。煎服：3～9g。孕妇忌服。❷见《福建中草药》。为阿利藤之别名，详该条。

七匹散qīpǐsǎn 中药材。见《云南中草药》。为矮陀陀之别名，详该条。

七气qīqì 指七情之气所伤的病证。❶《诸病源候论·七气候》："七气者，寒气、热气、怒气、恚气、忧气、喜气、愁气。凡七气积聚，牢大如杯，若拌在心下腹中疾痛欲死，饮食不能，时来时去，每发欲死，如有祸状，此皆七气所生。"❷《证治要诀·诸气门》："喜怒忧思悲恐惊，谓之七气所伤。有小疾，在咽喉间，如棉絮相似，咯不出，咽不下，并宜四七汤；未效，进丁沉透膈汤。"参见"气病""九气"条。

七气手拈散qīqìshǒuniānsǎn 《证治准绳·女科》卷五方。延胡索、小茴香、白芍药、炒干漆、枳壳各二钱，黄连、石菖蒲、香附、苏叶各一钱半，没药、乳香各一钱，甘草六分。为粗末，分作二服，每服加生姜三片，水煎，空腹服。治产后心气攻痛。

七气汤qīqìtāng ❶《备急千金要方》卷十七方。人参、炙甘草、肉桂（去粗皮）各一两，半夏（汤洗七遍，切片焙干）五两。为粗末，每服三钱，加生姜三片，水煎，食前服。治虚冷上逆，及七情内结，积聚坚牢，心腹绞痛，不能饮食。❷《三因极一病证方论》卷十一方。半夏（汤洗）五两，姜厚朴、桂心各三两，茯苓、白芍药各四两，紫苏叶、橘皮各二两，人参一两。为粗末，每服四钱，加生姜七片，大枣一枚。水煎，空腹服。治喜怒忧思悲恐惊七气郁发，致五脏互相刑克，阴阳反戾，挥霍变乱，吐利交作，寒热，眩晕，痞满，咽塞。❸《全生指迷方》卷二方。又名大指迷七气汤。三棱、莪术、青皮、陈皮、香附、桔梗、藿香叶、桂心、益智仁各一两半，炙甘草三钱。为末，每服五钱，加生姜二片，大枣二枚，水煎、食前服。治七情相干，阴阳升降，气道壅滞，攻冲作疼。《胡氏经效方》有沉香半两，无陈皮。❹《证治准绳·类方》第四册方。半夏（汤泡洗）三钱，桂心、延胡索（炒，去皮）各二钱半，人参、乳香、甘草各一线。加生姜五大片，大枣二枚，水煎，食远服。治七情为病，心腹刺痛不可忍；或外感风寒湿气作痛。❺见《类证治裁》卷二。即四七汤，见该条。

七窍qīqiào 指头面部七个孔窍（眼二、耳二、鼻孔二、口）。五脏的精气分别通达于七窍，五脏有病，往往从七窍的变化中反映出来。《灵枢·脉度》："五脏常内阅于上七窍也。故肺气通于鼻，肺和则鼻能知臭香矣；心气通于舌，心和则舌能知五味矣；肝气通于目，肝和则目能辨五色矣；脾气通于口，脾和则口能知五谷矣；肾气通于耳，肾和则耳能闻五音矣。五脏不和，则七窍不通。"

七情qīqíng ❶喜、怒、忧、思、悲、恐、惊等七种情志活动，是人的精神意识对外界事物的反应。作为病因是指这些活动过于强烈、持久或失调，引起脏腑气血功能失调而致病。《素问·举痛论》："怒则气上，喜则气缓，悲则气消，恐则气下……惊则气乱……思则气结。"又包括某些内脏病变而继发的病态情志活动。如《灵枢·本神》："肝气虚则恐，实则怒。"❷药物配伍的七种不同作用。即：单行、相须、相使、相畏、相恶、相杀、相反（《神农本草经》）。详见各条。

七情饥饱嗽qīqíngjībǎosòu 病名。指因情绪不安，饥饱失常，伤及脏腑所致的咳嗽。《证治要诀·诸嗽门》："七情饥饱嗽，无非伤动脏腑正气，致邪上逆，结成痰涎，肺道不理，宜顺为先。"用四七汤加桑白皮、杏仁、枇杷叶等。参见"七情伤感嗽"条。

七情痢qīqínglì 病名。指因情绪失常，影响脾胃运化功能所致的下利。《症因脉治·痢疾论》："七情内伤痢之症，初起先见饮食难化，后复大便不实，时常清泄，久久不愈，渐下脓血。"治宜消补兼施，健脾化积，用枳术丸、参苓白术散等方。若久泻气虚下陷，用补中益气汤、升阳益胃汤。久泻虚寒，用理中汤、归脾汤，滑泄不禁加固涩药。肾阳不足用肾气丸，肾阴不足用六味丸与白术散，朝暮对服。本病可见于神经官能性腹泻等。参见"痢疾"条。

七情疝qīqíngshàn 病名。《医学入门》卷五："七情疝乍满乍减。湿热者气疝饮、古萸连丸；寒冷者蟠葱散、生料木香匀气散。"

七情伤感嗽qīqíngshānggǎnsòu 病名。指七情伤动脏腑之气所致的咳嗽。《不居集》卷十五："七情伤感嗽。七情伤感，无非伤动脏腑正气，致邪上逆，结成痰涎，肺道不理，宜顺气为先。四七汤加杏仁、五味子、桑白皮、人参、阿胶、麦冬、枇杷叶。"参见"咳嗽""七情饥饱嗽"条。

七情泻qīqíngxiè 病名。指因情志刺激过度所致的泄泻。《医学入门·杂病》："七情泻，腹常虚痞，欲去不去，去不通泰。"《景岳全书·泄泻》："凡遇怒气便作泄泻者，必先以怒时夹食致伤脾胃，故但有所犯即随触而发，此肝脾二脏之病也，盖以肝木克土，脾气受伤而然。"治宜和中顺气，用藿香正气散、七气汤、古萸连丸等方。参"气泻"条。

七情郁证qīqíngyùzhèng 病证名。指因情志郁结所致的病证。《证治汇补·七情郁症》："七情不快，郁久成病，或为虚怯，或为噎膈，或为痞满，或为腹胀，或为胁痛，女子则经闭堕胎、带下崩中，可见百病兼郁如此。"参"怒郁""思郁""忧郁""悲郁""惊郁""恐郁"各条。

七情中qīqíngzhòng 因七种情志刺激过度，使气机逆乱而发生的类中风证。即喜中、怒中、忧中、思中、悲中、恐中、惊中等。

七日风qīrìfēng 病名。脐风的俗称。详该条。

七三丹qīsāndān 经验方。见《中医外科学讲义》（上海中医学院）。熟石膏21g，升丹9g。为细末，掺于疮口上，或用药线蘸药插入疮中，外用膏药或油膏贴盖。功能提脓祛腐。治流痰、附骨疽、瘰疬、有头疽等溃后腐肉难脱，脓水不净者。

七疝qīshàn 指七种疝病。历代有各种说法：❶《素问·骨空论》："任脉为病，男子内结七疝，女子带下瘕聚。"马莳注："七疝乃五脏疝及狐疝、㿗疝也。"❷《诸病源候论》卷二十："七疝者，厥疝、癥疝、寒疝、气疝、盘疝、胕疝、狼疝，此名七疝也。"❸《儒门事亲》卷二："七疝者何，寒疝、水疝、筋疝、血疝、气疝、狐疝、㿗疝，是谓七疝。"❹《医宗必读》卷八："所谓冲疝、狐疝、㿗疝、厥疝、瘕疝、㿉疝、㿉癃疝，分言七疝之状也。"❺《素问识》卷七："（丹波元）简按：七疝，考经文，其目未明显，姑从马、张之意。王永辅《惠济方》以石、血、阴、气、妒、肌疝、癖为七疝，亦未知何据。李中梓《医宗必读》别立七疝之名，分㿉与㿗，误甚。"

七伤qīshāng 病名。❶指食伤、忧伤、饮伤、房室伤、饥伤、劳伤、经络营卫气伤（见《金匮要略·血痹虚劳病脉证并治》）。❷指虚劳的七种病证。①指阴寒、阴痿、里急、精连连、精少阴下湿、精清、小便苦数临事不卒（见《诸病源候论·虚劳病诸候》）。②指阴汗、精寒、精清、精少、囊下湿痒、小便涩数、夜梦阴人等（见《古今医鉴》）。③指脾伤、肝伤、肾伤、肺伤、心伤、形伤、志伤（见《诸病源候论·虚劳病诸候》）。参"虚劳"条。

七神qīshén 五脏中所藏的七种神态。《难经·三十四难》："五脏有七神……脏者，人之神气所舍藏也。故肝藏魂，肺藏魄，心藏神，脾藏意与智，肾藏精与志也。"

七圣散qīshèngsǎn ❶《普济方》卷三百五十六方。又名七宝散。延胡索、没药、白矾、白芷、姜黄、当归、桂心各等分。为末，每服三钱，临产阵痛时烧铁淬酒调下。治临产腰痛。❷《类证治裁》卷七方。郁李仁一两半，羌活一两，制大黄八钱，桂心、槟榔、木香、川芎各五钱。为末，炼蜜为丸，白开水送下。治大肠有火，肛门作痛。❸《证治准绳·类方》第一册方。枳壳（麸炒）、天麻各一两，大黄、地骨皮、白蒺藜、川芎各半两，薏苡仁七钱半。为细末，每服二钱，温水调下，不拘时服。治脾脏中风，心腹烦躁，头面微肿，冷汗频出。

七圣丸qīshèngwán ❶《太平惠民和剂局方》卷六方。川芎、肉桂（去粗皮）、木香、羌活、槟榔各半两，郁李仁（去皮）、大黄（取一分生用，其余蒸焙）各一两。为细末，炼蜜为丸，梧桐子大，每服十五至二十丸，食后、临卧服。治风气壅盛，痰热搏结，头目昏重，涕唾稠黏，心烦面赤，咽干口燥，精神不爽，夜卧不安，肩背拘急，胸膈痞闷，腹胁胀满，腰满重疼，大便秘结，小便赤涩。❷《证治准绳·幼科》集八方。三棱、莪术、川楝子、青皮、陈皮、芫花、杏仁各等分。先用醋浸芫花一夜，炒渐干，次入莪术、三棱，同炒赤色，又入陈皮、川楝子等同炒，微令焦，取出为末。前药为各半两，杏仁亦用半两，汤浸，去皮尖、双仁不用，或再研入巴豆二十粒，去油和匀，醋糊为丸，黍米大。一岁儿常服二丸，临卧温热汤送下。治小儿疳积黄瘦。

七十二日qīshí' èrrì 古人认为，一年四季分属于五脏，每一脏在某一季中主时的日数为七十二日。如脾旺于四季，主每季最后之十八天，共七十二天。《素问·刺要论》："脾动则七十二日四季之月，病腹胀烦，不嗜食。"

七死脉qīsǐmài 亦称七怪脉。详"七怪脉"条。

七松岩集qīsōngyánjí 内科杂病专著。清代郑树珪原作，王满臣等编校。书中用问答体裁阐述了67种内科杂病的证治，共计58篇。辨证集历代各家精华，以金元四大家为主，结合个人临床实践经验，阐明病因、病理，确立治疗大法。对临床有一定的实用参考价值。1959年由河北人民出版社出版。

七损八益qīsǔnbāyì 有关房中术的最早论述。《素问·阴阳应象大论》："能知七损八益则二者可调，不知用此则早衰之节也。"历代注家对七损八益的解释皆误。马王堆出土的古医书《天下至道谈》解开了这一迷团。该书说："气有八益，有有（又有）七孙（损），不能用八益去七孙（损），则行年卌而阴气自半也。"又说："八益：一曰治气，二曰致沫，三曰智（知）时，四曰畜（蓄）气。五曰和沫，六曰窃气，七曰寺赢，八曰定顷（倾）。""七孙（损）：一曰闭，二曰泄，三曰渴（竭），四曰勿，五曰烦，六曰绝，七曰费。"书中还逐一阐述了八益对行房的具体要求和七损的具体危害。如"治八益：旦起起坐，直脊、开（挠）尻、翕州，印（抑）下之，曰治气……巳（已）而洳（洗）之，怒而舍之，曰定倾，此胃（谓）八益。""七孙（损）：为之而疾痛，曰内闭；为之出汗，曰外泄……为之秦（臻）疾，曰费，此谓七孙（损）。"该书还指出："故善用八益，去七孙（损），耳目葸（聪）明（明），身體（体）轻利，阴气益强，延年益寿，居処（处）乐长。"

七味白术散qīwèibáizhúsǎn 见《证治准绳·疡医》卷二。即白术散第二方。见"白术散"条。

七味苍柏散qīwèicāngbòsǎn 《医学入门》卷六方。苍术、黄柏、杜仲、补骨脂、川芎、当归、白术各一钱。水煎服。治湿热腰痛，动止滞重，身不能转侧。

七味地黄丸qīwèidìhuángwán《摄生秘剖》卷一方。熟地黄（酒蒸杵膏）八两，山茱萸（酒润去核，炒）、山药（炒黄）各四两，牡丹皮（酒洗，微炒）、茯苓（人乳拌，焙）、泽泻（淡盐、酒拌炒）各三两，肉桂（去皮）一两。为末，炼蜜为丸，梧桐子大，每服四钱，淡盐汤送下。功能滋肾降火。治肾水不足，虚火上炎，发热作渴，口舌生疮，牙龈溃烂，咽喉作痛，或形体憔悴，寐中发热等症。

七味都气丸qīwèidūqìwán 即都气丸，见该条。

七味散qīwèisǎn 《备急千金要方》卷十五方。黄连八分，龙骨、赤石脂、厚朴、乌梅肉各二分，甘草一分，阿胶三分。为细末，每服二方寸匕，小儿一钱匕，浆水送下，日二次。治痢下久不瘥。

七味圣神汤qīwèishèngshéntāng 《疡医大全》卷二十三引岐天师方。金银花四两，蒲公英二两，人参、当归、甘草各一两，大黄五钱，天花粉二钱。水煎服。治骑马痈，症见阴囊之旁，大腿内侧，痈肿疼痛。

七味枳术汤qīwèizhǐzhútāng 《重订通俗伤寒论》方。枳实一钱，炒白术、神曲、炒麦芽各三钱，茯苓二两，赤小豆、车前子各一两。后三味煎汤代水，再煎余药服。治湿痰夹气阻滞胸腹而致的痰胀，腹胀轻减而喘肿未除者。

七物升麻丸qīwùshēngmáwán 《证治准绳·幼科》集四方。升麻、犀角、黄芩、朴硝、栀子仁、大黄各二两，豆豉（微炒）二升。为末，炼蜜为丸，黍米大，凡四肢大热，大便难即服，取微利为度。治小儿痘疮，口燥渴，目赤唇焦，烦躁，大小便不利者。

七仙丹qīxiāndān《丹溪心法附余》卷二十四方。何首乌（九蒸九晒）四两，人参、干地黄（酒洗）、熟地黄、麦冬、天冬、茯苓、炒茴香各二两。为末，炼蜜为丸，弹子大，每服一丸，细嚼，好酒或盐汤送下；或梧桐子大，每服五十至七十丸，空腹酒送下。治须发早白。

七仙桃qīxiāntáo 中药材。见《湖南药物志》。为麦斛之别名，详该条。

七仙条qīxiāntiáo 《药启秘》方。白降丹、红升丹、熟石膏各等分，冰片少许。为细末，米糊为条，插入疮口，上盖薄贴。治一切疮毒阴疽，日久成漏，脓水淋漓不断。

七香丸qīxiāngwán《医学入门》卷六方。丁香、香附、甘草各一两二钱，甘松八钱，益智仁六钱，莪术、砂仁各二钱。为末，蒸饼糊为丸，绿豆大，每服三十丸，米汤送下。治郁闷忧思，或闪挫跌扑，一切气滞腰痛。《是斋百一选方》七香丸有姜黄，而无莪术。

七星草qīxīngcǎo 中药材。见《江苏省植物药材志》。为瓦韦之别名，详该条。

七星疮qīxīngchuāng 病名。《焦氏喉科枕秘》卷一："此症因脾经积热。上腭属脾，脾气通于喉，故上腭生疮，似粟如珠，或黄或白，口中腥臭，手足怕冷，身体畏寒。"指上腭生疮，状似七星者，故名。治宜清热解毒。用凉膈散加减。吹冰硼散。即上腭疮。详该条。

七星丹qīxīngdān 《疡医大全》卷七方。即提毒丹，见该条。

七星剑qīxīngjiàn 中药材。❶出《生草药性备要》。又名独行千里、野香薷、星色草。为唇形科植物细叶七星剑 *Mosla cavaleriei* Lévl. 的全草。分布于云南、四川、贵州、广西、广东、湖北、江西、浙江等地。辛，微温。发汗解暑，利湿解毒。①治感冒，中暑，水肿，急性胃肠炎，消化不良。煎服：3~6g。②治湿疹，疮疖肿毒，带状疱疹，跌打肿痛。捣烂敷或煎水洗。③治毒蛇咬伤，捣汁服，渣敷伤口周围。本品含挥发油。❷《外科正宗》卷二方。野菊花（嫩头）、苍耳头、豨莶草、半枝莲、紫花地丁各三钱，麻黄一钱，紫河车二钱。用好酒一斤，煎服。盖被出汗为度。治各种疔疮初起，憎寒发热，恶心呕吐，肢体麻木痒痛非常，心烦作躁，甚则昏愦者。

七星箭qīxīngjiàn 中药材。❶见《四川中药志》。为狗屎花之别名。❷见《全国中草药汇编》。为紫金莲之别名。各详该条。

七星莲qīxīnglián 中药材。见《植物名实图考》。为地白草之别名，详该条。

七星针qīxīngzhēn 皮肤针之一种。因针柄一端集针七枚，如七星并列，故名。参见"皮肤针"条。

七曜qīyào 《素问·天元纪大论》："七曜周旋。"马莳注："七曜谓日、月、金、木、水、火、土星也。"

七叶胆qīyèdǎn 中药材。见《中草药通讯》[1972（2）：24]。为绞股蓝之别名，详该条。

Q

七叶莲 qīyèlián 中药材。❶见广州部队卫生部《常用中草药手册》。又名七加皮、七叶藤、汉桃叶。为五加科植物广西鹅掌藤 *Schefflera arboricola* Hayata 的茎或叶。分布于广东、广西、云南、贵州、福建、江西等地。苦、甘，温。祛风活络，消肿止痛。①治三叉神经痛，神经性头痛，坐骨神经痛，风湿关节痛，消化道溃疡疼痛，跌打肿痛。煎服：15～30g。②治外伤出血。鲜叶捣敷。本品含延胡索酸、黏液酸、琥珀酸、苹果酸、酒石酸。本品含镰叶芹醇，为过敏性接触性皮炎的致敏原，还含金合欢烯、植物醇等。本品的注射剂对小鼠有明显的镇痛作用，并有一定的镇静和抗电惊厥作用；对离体蛙心有强心苷样作用；对离体豚鼠回肠有解痉作用，可用于胆绞痛及痉挛性胃痛。动物实验：较高浓度对大鼠、小鼠离体子宫均有明显作用，故孕妇宜慎用。❷见《浙南本草新编》。为野木瓜之别名，详该条。

七叶麻 qīyèmá 中药材。见《江西民间草药》。为蒴之别名，详该条。

七叶藤 qīyèténg 中药材。见《广西实用中草药新选》。为七叶莲之别名，详该条。

七叶一枝花 qīyèyīzhīhuā 中药材。出《本草蒙筌》。又名蚤休、重楼、三层草、草河车、白河车。为百合科植物华重楼 *Paris polyphylla* Smith var. *chinensis*（Franch.）Hara 或七叶一枝花 *P. polyphylla* Smith 的根茎。前者分布于华东、华南、西南及陕西、山西、甘肃、湖北等地；后者分布于西南地区。苦、辛，寒，有小毒。入肺、肝经。清热解毒，息风定惊，缩宫止血。①治毒蛇咬伤，内服并捣敷创口周围；疮疖痈肿，腮腺炎，乳腺炎，淋巴结结核，研末醋调涂患处，亦可煎服；神经性皮炎，研末油调涂。②治小儿高热惊风，肺热咳嗽，哮喘，喉痹，疟疾寒热，流行性乙型脑炎，扁桃体炎，功能性子宫出血，子宫肌瘤。近常用于治疗癌症。煎服：4.5～9g。体虚，阴证疮疡及孕妇忌服。过量可引起恶心、呕吐、头痛，严重者可致痉挛。本品含皂苷，苷元为薯蓣皂苷元。其中含蚤休皂苷和薯蓣皂苷。皂苷对小鼠有镇静、镇痛作用，煎剂对豚鼠组胺导致的哮喘有某些保护作用，对大鼠有抗炎作用，有较强的解蛇毒作用。体外试验有抗菌作用。

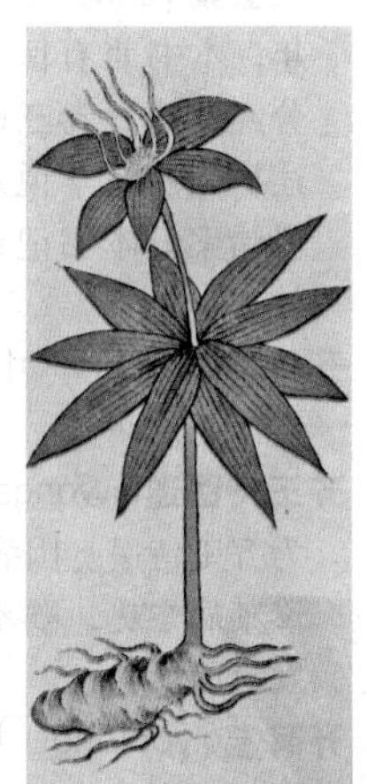
七叶一枝花

七叶子 qīyè·zi 中药材。见《陕西中草药》。又名参叶子、定风草。为五加科植物珠子参 *Panax japonicus* C. A. Mey. var. *major*（Burk.）C. Y. Wu et K. M. Feng 的叶。主要分布于西南地区；陕西、甘肃、河南等地亦有分布。苦、甘，微寒。入心、肺、胃经。清热，生津，利咽。治暑热伤津，口干舌燥，心烦神倦，咽喉肿痛，风火牙痛。煎服：3～12g。本品含少量与人参皂苷类似的皂苷，水解得齐墩果酸、人参三醇，而人参二醇很少。

七枣汤 qīzǎotāng 《三因极一病证方论》卷七方。大附子（炭火煨，以盐浸，再煨，再浸七次，去皮脐，切片）一个。加生姜七片，大枣七枚，水煎，当发早晨空腹服，仍吃枣三至五枚。治外感风寒，内伤生冷，或五脏气虚，阴阳相胜，发为瘴疟，寒多热少，或但寒不热。

七珍散 qīzhēnsǎn 《普济本事方》卷二方。人参、白术、黄芪（蜜水炙）、山萸，茯苓（去皮）、粟米（微炒）、炙甘草各一两。为细末，每服二钱，加姜、枣，水煎服。功能开胃养气，进饮食。治伤寒、疟疾、中暑等愈后，饮食减少者。

七诊 qīzhěn 诊法。❶指脉象言。《素问·三部九候论》："察九候，独小者病，独大者病，独疾者病，独迟者病，独热者病，独寒者病，独陷下者病。""七诊虽见，九候皆从者不死。"一候之中见七脉之一者，均为病脉。❷切脉七法：静心以存神；忘外以涤虑；均呼吸以定中气；轻按于皮肤之间以探其腑脉；稍重按于肌肉之间，以探其胃气；再重按于骨上，以探其脏脉；上寻鱼际，下寻尺泽，以求其终始（见《脉诀》）。

七癥 qīzhēng 指七种癥病。《三因极一病证方论·癥瘕证治》："夫癥者，坚也，坚则难破……然七癥八瘕之名，经论亦不详出。虽有蛟龙、鱼、鳖、肉、发、虱、米等七证，初非定名，偶因食物相感而致患耳。"《东医宝鉴·杂病篇》："癥名有七，蛟、龙、鱼、鳖、獭、狐、蛇是也，亦曰蛇、蛟、鳖、肉、发、虱、米也（《备急千金要方》）。"

七制香附丸 qīzhìxiāngfùwán ❶《医学入门》卷七方。香附十四两。分七等份，一份同当归二两酒浸，一份同莪术二两童便浸，一份同丹皮、艾叶各一两米泔水浸，一份同乌药二两米泔水浸，一份同延胡索、川芎各一两水浸，一份同三棱、柴胡各一两醋浸，一份同红花、乌梅各一两盐水浸，各浸春三日、夏二日、秋七日、冬十日，晒干，单取香附为末，以浸药水打糊为丸，梧桐子大，每服八十丸，临卧酒送下。治妇女诸虚百损，气血不调，月经赶前错后，结成癥瘕，或骨劳发热，四肢无力。❷《验方新编》卷十一方。香附一斤。一制泡米水泡一夜，石上擦去毛，晒干；二制陈酒泡一夜，晒干；三制童便照前；四制盐水照前；五制牛乳照前；六制小扁黑豆煮水照前；七制茯神六两去皮去木心，二味共为末。炼蜜为丸，弹子大，每服一丸，每早空腹服。治心血亏虚，火不下降，水不上升，以致心肾不交，夜梦遗精，百药不效者。

七椎 qīzhuī 指第七胸椎。《素问·刺热》："七椎下间主肾热。"

七子散 qīzǐsǎn 《备急千金要方》卷二方。五味子、牡荆子、菟丝子、车前子、菥蓂子、石斛、山药、干地黄、杜仲、鹿茸、远志、钟乳粉各八铢，附子、蛇床子、川芎各六铢，山茱萸、天雄、人参、茯苓、黄芪、牛膝各三铢，巴戟天十二铢，肉苁蓉、桂心各十铢（一方加覆盆子十铢）。为细末，每服一方寸匕，日二次，温酒调下，不知，增至每服二方寸匕，以知为度，不能饮酒者，蜜和丸服亦可。治男子风虚目暗，精气衰少无子。

朞 qī 是期的异体字。《说文解字·月部·期》段注："朞借为期年、期月字。"详"期日"条。

期门 qīmén 经穴名。代号 LR14。出《伤寒杂病论》。属足厥阴肝经。肝之募穴。足太阴、厥阴、阴维之会。位于乳头直下，当第六肋间隙中。（《针灸甲乙经》）。另说："在乳下四寸，第三筋（肋）端"（《扁鹊神应针灸玉龙经》）；"乳旁开一寸五分，直下一寸五分"（《循经考穴编》）；"在乳直下四寸，乳根下微外，日月上，横直巨阙"（《针灸集成》）。布有第六肋间神经，第六肋间动、静脉。主治胸胁满痛、黄疸、呕吐、呃逆、腹胀、

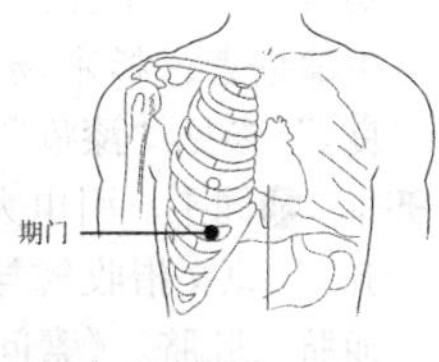

期门

胁下积聚等。斜刺0.3～0.5寸，不宜深刺。艾炷灸3～5壮；或艾条灸5～10分钟。

期日qīrì 期，指一周年。期日，即三百六十五日。《素问·天元纪大论》："五气运行，各终期日，非独主时也。"谓五运之气轮流主岁，每运各主一年。

漆疮qīchuāng 病名。由感受漆毒而发生的皮肤病。出《诸病源候论》卷三十五。又名漆咬。因禀性畏漆，感受漆气而成。多发生在暴露部位，接触的皮肤突然焮热作痒，起小丘疹及水泡，抓破则糜烂流水；重者可遍及全身，并见形寒、发热、头痛、纳差等全身症状。治宜清热解毒。内服化斑解毒汤或黄连解毒汤加银花、蝉衣、荆芥、苦参。外用鬼箭羽、生地榆等量煎水待温湿敷；外敷三白散。即漆性皮炎。

漆大姑qīdàgū 中药材。见萧步丹《岭南采药录》。又名毛漆、毛七哥、毛七公、藤篮果、痒树棵。为大戟科植物毛果算盘子 *Glochidion eriocarpum* Champ. 的根或枝叶。分布广东、广西、贵州、云南等地。苦、涩，平。清热利湿，解毒止痒。①治急性胃肠炎，痢疾，风湿性关节炎，牙痛，咽喉痛，脱肛，白带，月经过多。煎服：15～30g。②治漆过敏，水田皮炎，湿疹，荨麻疹，剥脱性皮炎。枝叶煎水洗或研末撒。茎含算盘子酮、算盘子酮醇、算盘子二醇、羽扇豆醇等。煎剂在体外对金黄色葡萄球菌、溶血性链球菌、福氏痢疾杆菌、伤寒杆菌和铜绿假单胞菌有抑菌作用。

漆姑草qīgūcǎo 中药材。出《本草拾遗》。又名珍珠草、羊儿草、地松、瓜槌草。为石竹科植物漆姑草 *Sagina japonica*（Sw.）Ohwi 的全草。分布于江苏、安徽、江西、湖南、湖北及西南等地。苦，凉。清热解毒，行血止血。①治跌打内伤，呕血，咯血。煎服：9～15g。②治漆疮，捣汁外搽；慢性鼻炎，鼻旁窦炎，捣烂塞患侧鼻孔，每天2～3次，连用1周；痈肿，瘰疬，毒蛇咬伤，鲜品捣敷；龋齿痛，捣烂取汁含漱，或捣烂塞入牙缝内。本品含6，8－二葡萄糖基芹菜素、葡萄糖基芹菜素、6－阿拉伯糖基－8－葡萄糖基芹菜素等，又含挥发油。水提物对小鼠S－180、S－37、L－615等瘤株有明显抗癌作用。煎剂镇痛、祛痰，兴奋兔肠平滑肌，对血压先升后降。挥发油有镇咳作用，对子宫平滑肌有兴奋作用。

漆脚qījiǎo 中药材。见《中药材手册》。为干漆之别名，详该条。

漆咬qīyǎo 病名。出朱仁康《实用外科中药治疗学》（1955年千顷堂出版）。即漆疮。见该条。

漆渣qīzhā 中药材。见《中药材手册》。为干漆之别名，详该条。

漆中毒qīzhòngdú 病名。因漆入目或皮肤接触致病。《本草纲目》卷三十五："凡人畏漆者，嚼蜀椒涂口鼻，则可免生漆疮者；杉木汤、紫苏汤、漆姑草汤、蟹汤浴之，皆良。"参见"漆疮"条。

齐qí ❶同平。引申为正常。《素问·五常政大论》："其收齐。"原文指收气与长、化之气相平，意即收气正常。❷通脐。肚脐。《素问·腹中论》："此久病也，难治。居齐上为逆，居齐下为从。"另见"齐 jì"条。

齐秉慧qíbǐnghuì（18世纪） 清代医家。字有堂。戎州（今四川兴文县西）人。年轻时经商，后弃商业医，编有《齐氏医书四种》（1806年刻行），包括《医案》《家传医秘》《痢症汇参》《痘麻医案》。

齐刺qícì 古刺法名。十二刺之一。又称三刺。《灵枢·官针》："齐刺者，直入一，傍入二，以治寒气小深者。或曰三刺，三刺者，治痹气小深者也。"指治疗痹症，寒邪稽留范围较小而又较深的针刺方法。其法当病处直下一针，左右两旁各下一针，三针齐下，故名齐刺，或三刺。

齐德之qídézhī（14世纪） 元代外科医生。曾任医学博士、御药院外科太医。学术思想强调从整体观出发来认识疮疡病因，认为疮疡是阴阳不和，气血凝滞所致。在诊断与治疗上重视全身症状，结合脉证，作为辨证论治的依据。整理从《内经》至唐宋时期医书中有关外科疮肿等内容，结合自己多年的临证经验，于至元年（1335）编成《外科精义》2卷，受到后世医家的推崇。

齐化qíhuà 运气术语，见《类经图翼》。阳干所统属之年，为中运太过，虽遇司天之气为克中运者，但因中运之气旺，司天之气不能克胜，反为中运所化，称为"齐化"。齐化的结果为太过之运受抑而为平气之年。如庚子、庚午、庚寅、庚申等年，为金运太过，虽逢子午君火司天或寅申相火司天，但"金齐火化"而为金运平气之年。

齐氏医案qíshìyī' àn 医案著作。6卷。清代齐有堂撰于1806年。本书兼有医案、医论。卷一至卷二阐述六经辨证，分经治病；卷三论述先天肾和命门学说；卷四至卷五论述后天脾胃学说及有关疾病的证治；卷六为妇、外、儿科治案。本书记录了齐氏的学术见解、临床经验和一些效方。

齐头蒿qítóuhāo 中药材。出《新修本草》。为牡蒿之别名，详该条。

齐王侍医遂qíwángshìyīsuì 汉代医家。习经方，学识精博，为齐王侍医。因病，自炼五石散服之。曾问于淳于意，意诊其病中热，嘱不可服五石，否则将发痈。遂不以为然，发疽而死。

齐有堂qíyǒutáng 见"齐秉慧"条。

齐仲甫qízhòngfǔ 南宋医家。宁宗赵扩时为太医局教授，分职主管产科。收集妇产诸病常用有效方剂，并附妊娠、产前、产后杂病病例，于1220年（嘉定十三年）编成《女科百问》二卷（一名《产宝百问》）。

祁广生qíguǎngshēng 见"祁坤"条。

祁宏源qíhóngyuán（约1760—？） 清代外科医家。山阴（今浙江绍兴）人。名医祁坤之孙，尽得家传，行医50余年，颇有医名。奉诏于公元1739年修《医宗金鉴·外科心法要诀》。乃取其祖之《外科大成》编辑而成。列证详备，治法实用，又编歌括、绘图260余幅以便览诵，因而流传颇广。

祁坤qíkūn（17世纪） 清代医家。字广生。山阴（今浙江绍兴）人。专门研究外科，闻名于当时。曾任太医院院判等职。撰有《外科大成》一书。

祁木香qímùxiāng 中药材。见《河北药材》。为土木香之别名，详该条。

祁嗣qísì 明代医家。字肖虚。丹徒（今属江苏）人。崇福观道士，羽士韩平叔至京口（镇江）授以秘方，乃精针砭及外科技术，治痈疽诸毒立效。诊断疾病，颇多确论。以荐举，官太医院院判。

祁彦辅qíyànfǔ 见"祁宰"条。

祁宰qízǎi（12世纪） 宋代医生。字彦辅。江淮人。原为北宋医官，金人攻破开封，任金太医、中奉大夫、太医院使等职。后被杀害。

祁州一枝蒿qízhōuyīzhīhāo 中药材。出《祁州药志》。为小飞蓬之别名，详该条。

芪附汤qífùtāng 《重订严氏济生方》方。黄芪（蜜炙）、附子（炮，去皮脐）各等分。每服四钱，加生姜十片，水煎，食前服。功能补气助阳，固表。治阳气大虚，汗出不止，肢体倦怠。

芪苈强心胶囊qílìqiángxīnjiāonáng 中成药。见《中华人民共和国药典（一部）》（2020）。黄芪 450g，人参 225g，黑顺片 112.5g，丹参 225g，葶苈子 150g，泽泻 225g，玉竹 75g，桂枝 90g，红花 90g，香加皮 180g，陈皮 75g。以上十一味，按胶囊剂工艺制成，每粒装 0.3g。口服。一次 4 粒，一日 3 次。益气温阳，活血通络，利水消肿。用于冠心病、高血压病所致轻、中度充血性心力衰竭证属阳气虚乏，络瘀水停证，症见心慌气短，动则加剧，夜间不能平卧，下肢浮肿，倦怠乏力，小便短少，口唇青紫，畏寒肢冷，咳吐稀白痰。

芪芍桂酒汤qíshāoguìjiǔtāng 《金匮要略》方。即黄芪芍药桂枝苦酒汤，见该条。

芪蛭降糖胶囊qízhìjiàngtángjiāonáng 中成药。见《中华人民共和国药典（一部）》（2020）。黄芪 1000g，地黄 830g，黄精 830g，水蛭 670g。以上四味，按胶囊剂工艺，每粒装 0.5g。口服，一次 5 粒，一日 3 次。3 个月为一疗程。益气养阴，活血化瘀。用于气阴两虚兼血瘀所致的消渴病，症见口渴多饮、多尿易饥、倦怠乏力、自汗盗汗、面色晦暗、肢体麻木；2 型糖尿病见上述证候者。

岐伯qíbó 传说上古时代医家，后人又称岐天师。相传黄帝与岐伯等人讨论医药而创医药，《黄帝内经》中许多重要论述多以黄帝问、岐伯答的体裁写成。参见“岐黄”条。

岐伯经qíbójīng 医经著作。见《隋书·经籍志》十卷，已佚。

岐伯灸经qíbójiǔjīng 灸法著作。见《新唐书·艺文志》一卷，已佚。

岐骨qígǔ 骨名。❶左右第七肋软骨会合于胸骨处。《医宗金鉴·正骨心法要旨》：“岐骨者，即两凫骨端相接之处，其下即鸠尾骨也。”❷泛指骨骼连接成角之处。《伤科汇纂》：“岐骨者，凡骨之两叉者，皆曰岐骨。”

岐黄qíhuáng 岐伯与黄帝的合称。古代相传黄帝和岐伯研讨医药创立了医经。我国现存最古的医书《黄帝内经》主要部分是以黄帝问、岐伯答的体裁写成的。故以后有称中医学为岐黄之术的说法。

岐天师qítiānshī 见“岐伯”条。

其高者因而越之qígāozhěyīn'éryuèzhī 治则。出《素问·阴阳应象大论》。高，指上部。如咽喉、胸膈、胃脘等部位；越，升散、涌吐。指病所在上的病证可用升散或涌吐方法治疗，如实热风痰，壅遏上焦，用瓜蒂散。

其下者引而竭之qíxiàzhěyǐn'érjiézhī 治则。出《素问·阴阳应象大论》。下，指下部如腹部、二阴等部位；引，引导、通利；竭，祛除。指病邪在下的病证用泻法、利法等疏导，使病邪从下而出。如阳明腑实用承气汤，太阳蓄水证用五苓散之类。

奇qí 异常的、特殊的。如奇病、奇邪。《素问·玉版论要篇》：“奇恒者，言奇病也。”《灵枢·根结》：“奇邪离经，不可胜数。”《临证指南医案》：“倘如情志感触，轻则奇损带淋，重则髓枯蓐损。”另见“奇jī”条。

奇病qíbìng 奇，异常。奇病通常指较疑难而少见的病证。参见“奇病论篇”条。

奇病论篇qíbìnglùnpiān 《素问》篇名。奇病，是指异于寻常的疾病。本篇所论述身重而喑、息积、疹筋、厥逆、脾、胆瘅、五有余二不足、胎病、肾风等，皆有异于常病，故名。

奇病治法三百种qíbìngzhìfǎsānbǎizhǒng 医案著作。陈景岐编。刊于 1935 年。陈氏汇集古今书籍中各种奇病诊治验案 300 余种，每病一则，注明病名和医者姓名。选案中有治愈不常见疾病的特效简易方。有一定临床参考价值。但其所记述大多为传奇式治案，须分析对待。

奇方纂要qífāngzuǎnyào 方书。不分卷。清代王锡鑫撰。成书于清道光二十七年（1847）。书中首载五脏六腑辨证、中药要略、问证等歌括，后为内、外、儿、妇、眼科等病证 29 门，收方 203 首。该书系丛书《医学切要全集》之一，见“医学切要全集”条。

奇恒qíhéng 异于平常之意。《素问·疏五过论》：“善为脉者，必以比类奇恒，从容知之。”又《素问·病能论》：“奇恒者，言奇病也。所谓奇者，使奇病不得以四时死也，恒者，得以四时死也。”

奇恒痢qíhénglì 病证名。指一种病情危重的痢疾。见《医学实在易》卷三。症见下痢不重而见神昏谵语，咽干喉塞，气呛喘逆等。本病发展迅速，属痢疾危证。由阳邪壅盛，上攻心肺，九窍皆塞，阳气旁溢，下窜肠腑所致。治宜泻阳救阴，可用大承气汤等方急下逐邪法。参见“痢疾”等条。

奇恒之腑qíhéngzhīfǔ 奇恒：异于平常之意。指脑、髓、骨、脉、胆、女子胞六者。这些都是贮藏阴精的器官，似脏非脏，似腑非腑，故称。《素问·五脏别论》：“脑、髓、骨、脉、胆、女子胞，此六者，地气之所生也，皆藏于阴而象于地，故藏而不泻，名曰奇恒之府。”

奇恒阴阳qíhéngyīnyáng 古医书篇名。《素问·病能论》：“论在《奇恒阴阳》中。”王冰注：“上古经篇名，世本阙。”

奇恒之势qíhéngzhīshì 古医书篇名。《素问·方盛衰论》：“奇恒之势乃六十首。”王冰注：“奇恒势六十首，今世不传。”

奇经qíjīng ❶奇经八脉的简称。《难经·二十七难》：“脉有奇经八脉者，不拘于十二经。”因这些经脉“别道而行”，不受十二经脉的拘制，且无脏腑配偶的关系，与正经有别，故称。参“奇经八脉”条。❷与色泽不相符合之脉。《素问·五藏生成》：“凡相五色之奇脉。”

奇经八脉qíjīngbāmài 指十二经脉以外的八条经脉。奇经，是相对十二正经而言，即督脉、任脉、冲脉、带脉、阳跷脉、阴跷脉、阳维脉和阴维脉。奇经八脉的内容，最早散见于《黄帝内经》，集于《难经·二十七难》，并详载它们的分布路线和病候，指出：“凡此八脉者，皆不拘于经，故曰奇经八脉也。”奇经八脉具有内不联属脏腑，外无本经腧穴（任、督两脉除外）和无表里相配的特点。它错综于十二经脉之间。起着调节溢蓄正经脉气的作用。详见各该条。

奇经八脉考qíjīngbāmàikǎo 经脉专书。1 卷。明代李时珍撰。刊于 1578 年。本书论述奇经八脉，李氏考证历代有关文献，对十二正经以外的冲、任、督、带、阴维、阳维、阴跷、阳跷八条奇经的循行和主病等，分别进行了整理和说明，并提出了个人的见解，是一部研究奇经八脉的重要著作。但书中也掺杂了某些道家丹书的唯心思想成分。现有与《濒湖脉学》的合印本，1956年人民卫生出版社出版。

奇经纳卦法qíjīngnàguàfǎ 即灵龟八法。详该条。

奇授藿香汤qíshòuhuòxiāngtāng 《外科正宗》卷四方。藿香（连枝带叶者）五钱。水一碗煎七分，加公猪胆汁一枚，和匀，食后顿服；亦可用藿香末一两，公猪胆汁熬稠膏为丸，每服二钱，食后白开水送下。治鼻渊。

奇授藿香丸qíshòuhuòxiāngwán 见《医宗金鉴·外科心法要诀》卷六十五。即奇授藿香汤作丸剂，见"奇授藿香汤"条。

奇输qíshū 《灵枢·刺节真邪》："彻衣者，尽刺诸阳之奇输也。"张隐注："奇输者，六府之别络也。"或指奇穴（见《灵枢经白话解》）。

奇胎qítāi 见朱振声《妇女病续集》。多指胎儿畸形。

奇效海上良方秘本qíxiàohǎishàngliángfāngmìběn 方书。4卷。旧题孙真人著，实系托名之作。撰年不详，1914年曾予刊印。本书分为头面、耳目、口鼻、喉舌齿牙、身体、四肢、胸胃心腹、杂症、妇女、胎产、小儿、痘疹、痈疽疮毒及中毒急救等类，各类病证分别汇选单方验方。

奇效海上仙方秘本qíxiàohǎishàngxiānfāngmìběn 方书。见"海上方"条。

奇效简便良方qíxiàojiǎnbiànliángfāng 方书。简称《奇效良方》。4卷。清代丁尧臣辑。刊于光绪七年（1881）。丁氏按人体部位及疾病分为头面、耳目、妇女、小儿、痧症霍乱、便淋泻痢等18门，每门详分各证，汇辑简便验方。现存初刻本。1925年宏大书局出版石印本，简称为《奇效良方》。1949年后有铅印本，改题《民间简易良方》。

奇邪qíxié ❶留于大络之邪。《素问·三部九候论》："其病者在奇邪，奇邪之脉，则缪刺之。"❷特殊的邪气。《灵枢·口问》："凡此十二邪者，皆奇邪之走空窍者也。"

奇穴qíxué 经外奇穴之简称，见该条。

奇验金箍散qíyànjīngūsǎn 《冯氏锦囊秘录》卷十九方。芙蓉叶（阴干）三两，五倍子、白及、白蔹各四钱，生大黄六钱。为末，用蛋清少许，同醋调敷患处，如干，以葱头泡酒润之；已有头者，露出头，敷四周。治痈疽肿毒。

奇症汇qízhènghuì 医案著作。8卷。清代沈源编辑。刊于1786年。编者搜罗医书及笔记、小说中有关疑难、怪疾等治案四百余条，按头、目、耳、鼻等人体各部位记叙，编者间或加入按语，阐明医理。其中杂有一小部分传奇式病案，须分析对待。

Q

歧骨qígǔ 骨骼部位名。指两骨末端互相交合的部分，状如分枝，故名。《灵枢·经脉》："胆足少阳之脉……循大指歧骨内出其端。"

荠苨qínǐ 中药材。出《名医别录》。又名杏参、杏叶沙参、土桔梗、甜桔梗、空沙参。为桔梗科植物荠苨 *Adenophora trachelioides* Maxim. 或薄叶荠苨 *A. remotiflora*（Sieb. et Zucc.）Miq. 的根。前者分布于安徽、江苏、山东、河北、内蒙古、辽宁，后者分布于辽宁、吉林。甘，寒。入肺、脾经。清肺化痰，生津养胃，解毒。①治肺热咳嗽，消渴，咽喉炎。煎服：3~9g。②捣敷治疮毒疔肿。③荠苨苗煎服治咳嗽上气。薄叶荠苨根含β-谷甾醇、胡萝卜甾醇（Daucosterol）。

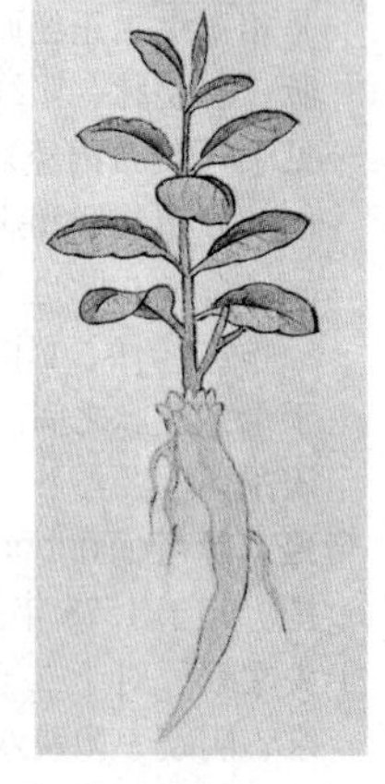

荠苨

荠苧qíníng 中药材。出《新修本草》。又名臭苏、青白苏。为唇形科植物荠苧 *Mosla grosseserrata* Maxim. 的全草或根。分布于江苏、浙江、福建、山东及东北等地。辛，温。宣肺平喘。治哮喘。煎服：9~15g。荠苧茎叶：内服治冷气泄痢，胃酸过多。全草及根含挥发油，油中主含甲基丁香油酚，又含左旋甜没药烯，α-石竹烯。茎叶含百里香酚、水芹烯等。

耆婆万病丸qípówànbìngwán 即万病丸，见该条。

耆婆五脏论qípówǔzànglùn 吐鲁番出土之医论文献。《耆婆五脏论》文献主要部分收藏在俄罗斯，载于俄藏卷子ДХ09935R+ДХ09936R+ДХ10092R+ДХ09935V+ДХ09936V+ДХ10092V//ДХ12495V+ДХ12495R+ДХ09178V+ДХ09178R//ДХ09882R+ДХ09882V等多个残片缀合文件中，后面的一小部分所载残片Ch3725R（TⅡY49）收藏在德国，记载为吐鲁番文献。据考整体属吐鲁番文献。《耆婆五脏论》为册叶装，双面书写，每面6行，每叶12行。内容为医药杂论书籍，现存出土残片中包含五败、十绝、五脏病主证、服药概说等。原件末行有标题"焉［耆］婆五脏论一卷"。15世纪朝鲜编纂的《医方类聚》卷四收有《五脏论》，与本篇内容有相似之处，吐鲁番残本《耆婆五脏论》可能是该种文献未曾定型时的文本。抄成年代不详。

脐qí ❶又名神阙。脐带脱落结疤后的陷窝。❷脐带。《诸病源候论》卷四十三："胞系连儿脐，胞不出则不得以时断脐。"详"脐带"条。

脐肠qícháng 见《张氏医通》卷十。即脐带。详该条。

脐疮qíchuāng 病证名。出《诸病源候论》卷五十。又称脐中生疮。脐疮是在脐湿的基础上，皮肤破损，再感毒邪，壅于脐部，郁而不散，出现脐部红肿，轻者局限于脐部，重者可向周围蔓延，甚则糜烂，脓水外溢，同时可见发热，烦躁，唇红口干。治疗以清热解毒为主，佐以疏风止痒。轻者用青黛散或金黄散干扑脐部即可；重症则须内外兼治，内服如五味消毒饮。

脐带qídài ❶胎儿附属物。见《妇人良方大全》卷十六。又名脐、肚带、脐肠、命蒂。即联结胎儿和胎盘的管状物。长约50cm。具有供给胎儿血液和营养物质代谢，保持胎儿在宫腔内的一定活动等作用。❷中药材。出《本草拾遗》。又名坎气，为初生婴儿的脐带。甘、咸，温。入肝、肾、肺经。益肾，纳气，益气血敛汗。治虚劳羸弱，气血不足，肾虚喘咳，盗汗。内服：煎汤，1~2条；焙干研末服0.6~1.8g。本品含有硫酸软骨素（一种酸性糖胺聚糖），还含糖原和脂质。提取物有脐带激素（雌性激素）样作用，此外，能兴奋兔肠管及子宫。

脐带法qídàifǎ 古代下胎毒法之一。用本儿落下脐带，瓦上焙燥为末，入辰砂、黄连、甘草末各五分，和匀蜜拌，分作三五次涂乳母乳上，候儿吞之。必须一日夜吞尽，次日恶毒皆从大便而出（《证治准绳》）。

脐疔qídīng 病名。出《疡医准绳》卷二。疔疮生于脐部，多见于婴幼儿。证治见"疔疮"条。

脐粪qífèn 见《医宗金鉴·幼科杂病心法要诀》。指婴儿出生后，第一次所排的粪便。一般初生儿于一日内均可排出粪便，呈青绿色，如过时而不解者，多为胎热所致。

脐风qífēng 病名。出《备急千金要方》卷五。又名风噤、风搐、噤风、马牙风、初生口噤、四六风、七日风。即新生儿破伤风。系由断脐不洁，感染外邪所致。一般在4～7天内发病，发病后以全身各部发生强直性痉挛，牙关紧闭，面呈苦笑状为其特征。属于危重疾病，病死率高。1949年后，积极推广新法接生，已控制了新生儿破伤风的发生。本病以通经开闭，镇痉息风为治。选用方剂有撮风散（《证治准绳》：蜈蚣、全蝎尾、钩藤、麝香、僵蚕、水飞朱砂、用竹沥水送服）等。

脐风灯火法qífēngdēnghuǒfǎ　脐风灯火疗法。见《幼幼集成》附夏禹铸治脐风灯火法。脐风初发，一见眉心鼻准有黄色，即用灯火于囟门一燋，人中、承浆、两手大拇指端少商各一燋，脐轮绕脐六燋，脐带未落，于带口一燋；既落，于落处一燋，共一十三燋。风便止而黄即退。

脐风三证qífēngsānzhèng　指脐风的三种危重证候。《幼科发挥》："一曰撮口，二曰噤风，三曰锁肚。虽曰不同，皆脐风也。"

脐风散qífēngsǎn　《全国中药成药处方集》（天津方）。又名小儿脐风散。皂角、全蝎各60g，大黄120g，当归18g。为细末，兑入：牛黄3g，朱砂面330g，巴豆霜6g；再研细和匀，每服0.06g。用于初生儿未食乳前，作开口药；并能预防脐风；并治宿食停水，呕吐涎沫，腹胀腹痛。

脐风锁口方qífēngsuǒkǒufāng　《证治准绳·幼科》集一方。蜈蚣一个，蝎尾五个，僵蚕七个，瞿麦半钱。为末，每用一字，吹入鼻中，或用薄荷汤调下。治小儿脐风锁口。

脐寒泻qíhánxiè　病证名。见《医宗金鉴·幼科杂病心法要诀》。又名脏寒泻。因婴儿断脐失护，风冷乘入，传于脏腑而引起。症见粪色清白，腹痛肠鸣。先用和气饮（苍术、紫苏、防风、赤苓、豆豉、藿香、陈皮、厚朴、炙甘草、生姜），温散寒邪；再用调中汤（人参、茯苓、藿香、白术、炙甘草、木香、香附、缩砂仁、煨姜水煎服），温补脾胃。

脐呼吸法qíhūxīfǎ　气功功法。见"胎息"条。

脐漏qílòu　病名。出《外科真诠》卷上。又名脐漏疮、落脐疮。多由脐痈久治不敛，形成漏管；或落脐带之后，脐汁不干，疮口不合所致。症见脐中时流脓血臭水，久不收口。外用提脓去腐，腐去继以生肌收口之药。相当于先天性及后天性脐尿管瘘。参见"溃疡去腐法"条。

脐漏疮qílòuchuāng　病名。出《疡科心得集》卷中。即脐漏。见该条。

脐旁穴qípángxué　出《针灸集成》。即疝气穴。见该条。

脐上疽qíshàngjū　病名。出《疡医准绳》卷四。即冲疽❶。见该条。

脐上下五分穴qíshàngxiàwǔfēnxué　经外奇穴名。《备急千金要方》："小儿囟陷，灸脐上下各半寸，及鸠尾骨端，又足太阴各一壮。"近代《针灸孔穴及其疗法便览》将前者列作奇穴，名脐上下五分。并治肠炎，下痢，水肿，疝痛，肠雷鸣，腹直肌痉挛，腹部膨胀，妇科病等。直刺0.5～1寸。艾炷灸5～7壮；或艾条灸10～20分钟。

脐湿qíshī　病名。出《颅囟经》。指新生儿脐带脱落后，脐孔湿润不干，甚或有水溢出，或脐孔周围稍见红肿。由于断脐后护理不当，为水湿所浸，如洗浴未给揩干，或因尿布过分潮湿，久浸脐部而成。治宜外用收敛固涩药物，如枯矾、煅龙骨、煅牡蛎、滑石粉等，干扑脐部。

脐石症qíshízhèng　病证名。见清代洪金鼎《一盘珠》卷八。指小儿脐部四周肿硬疼痛。

脐突qítū　病名。见《外科大成》卷四。多因胎中积热，或新生儿断脐不当，或生后啼哭过多，咳嗽频繁而致。症见脐部膨出，甚或红肿。治宜清热为主，用白芍药汤，外用外消散。若年龄在2岁以上，脐环直径过大者，应考虑手术切除疝囊，并修补其腹壁的缺损。

脐下悸qíxiàjì　症名。指脐下悸动不安。常为奔豚证的征兆。多因肾阳虚衰，水气内动所致。《伤寒论·辨太阳病脉证并治》："发汗后，其人脐下悸者，欲作奔豚，茯苓桂枝甘草大枣汤主之。"《伤寒论本义》："脐下者，膀胱之位也。肾属水，宜静不宜动，今反悸动，皆因发汗亡阳于上而阴邪乘之而起也。悸为奔豚之兆。"参见"奔豚"条。

脐下悸动qíxiàjìdòng　症名。即自觉脐下跳动不安的症状。

脐下痛qíxiàtòng　症名。见《时方妙用》卷二。指脐腹部疼痛。《医学刍言》："脐下寒痛、火痛。寒痛乃肾阳虚而阴寒凝结，宜真武汤，或桂枝茯苓汤。又有火痛者，必小便不利，或小便点滴胀痛，宜五苓散送下通关丸。大便不通者，宜下之。"如脐下冷撮痛，阴内冷如冰者，用延胡苦楝汤（见《金匮翼》）。参见"腹痛"条。

脐痈qíyōng　病名。见《疮疡经验全书》卷三。又名脐痈毒。生于脐中之痈肿，系由心脾湿热火毒流入小肠经，或脐部搔抓染毒而成。症见脐部肿突，皮色或红或白，红则清解，以外痈治之；若色白宜隔蒜灸之；初起服仙方活命饮加升麻；便结者服内疏黄连汤；溃后得稠脓者为顺，时出黄水为逆，易成脐漏，宜服黄连平胃散，或导赤散加归尾、赤芍、银花，外用三妙散、龙骨散干撒之。余治法参见"外痈""漏"条。

脐痈毒qíyōngdú　病名。出《疮疡经验全书》卷三。即脐痈。见该条。

脐中qízhōng　经穴名，代号CV8。出《针灸甲乙经》。又名神阙。别名气舍、维会。属任脉。位于脐窝正中。布有第十肋间神经前皮支和腹壁下动、静脉。主治中风脱证，腹痛，泄泻，痢疾，脱肛，水肿等。禁针。艾炷灸（隔盐或姜）7～15壮；或艾条灸20～30分钟。

脐中出血qízhōngchūxuè　病证名。《伤寒九十论·脐中出血》："本少阴证，而误汗之，故血妄行，自脐中出……予以治少阴之本，而用姜附汤。"本证亦有由肾火外越而致者，宜用六味地黄汤加骨碎补等药。

脐中冷qízhōnglěng　病证名。出《备急千金要方》卷五。指初生儿脐带未脱时，脐部受到冷邪侵袭所致的病证。详"脐中水"条。

脐中流血qízhōngliúxuè　病证名。指脐中出血。若其血不多，夹水流出者，乃大小肠火旺，以致肾经干燥无水滋润所致。须以治肾为主，方用两止汤或障脐汤（《辨证录》：大黄、当归、生地、地榆）。

脐中生疮qízhōngshēngchuāng　出《备急千金要方》卷五。即脐疮。详该条。

脐中水qízhōngshuǐ　病证名。指初生儿脐带未脱时，脐带被水浸湿所致的病证。《备急千金要方》卷五："若脐中水及冷，则令儿腹绞痛，夭紏（音义同纠。夭纠，形容小儿屈曲绞痛不堪之状）啼呼，面目青黑，此是中水之过。"为寒湿之邪，结于腹部所致。治宜温经散寒，宣通阳气为主。灸中脘、下脘、气海、关元。或用吴茱萸研粗末，盐水炒热，熨于腹部。

脐中四边穴qízhōngsìbiānxué　经外奇穴名。《备急千金要方》："治小儿暴痫者，身躯正直如死人，及腹中雷鸣，灸太仓及脐中上下两旁各一寸，凡六处。"近代《针灸孔穴及其疗法便览》取脐中及其上下左右各1寸为奇穴，定名脐中四边。主治慢性肠炎，小儿一切痉挛，腹部疼痛，胃痉挛，水肿病，肠鸣，疝痛，胃扩张，消化不良等。直刺（脐中不针）0.5~1寸。艾炷灸5~7壮；或艾条灸10~20分钟。

脐中痛qízhōngtòng　症名。见《张氏医通》。指脐周部疼痛。《医学刍言》："脐中痛不可忍，喜按者，肾气虚寒也。宜通脉四逆加白芍。若脉沉实，口渴，腹满，便闭，是有燥屎，宜承气下之。"亦有因虫积引起者。参见"虫积腹痛""当脐痛"等条。

脐肿qízhǒng　病症名。婴儿脐肿，多因伤湿。《太平圣惠方》："脐肿出汁不止，用白矾烧灰敷之。"《海上方》："小儿脐肿，荆芥煎汤洗净，以煨葱刮薄，出火毒，贴之即消。"参见"脐湿"条。

骑马漏qímǎlòu　病名。见王芳林《临床实用痔漏学》。指外口位于会阴部的肛漏。即海底漏的别名。

骑马痈qímǎyōng　病名。见《仁术便览》卷四。即悬痈，详该条。

骑竹马灸法qízhúmǎjiǔfǎ　❶灸骑竹马穴法。见"骑竹马穴"条。❷灸法文献。见"备急灸法"条。

骑竹马穴qízhúmǎxué　经外奇穴名。出《备急灸法》。位于背部，取穴时以绳量取肘横纹至中指尖长度，令患者跨竹竿上，挺背正坐，并令两人抬扛，两人扶定，使足尖离地寸许。然后以绳之一端着尾骨尖，沿脊直上，尽处标点，以此点向两侧各开1同身寸处是穴。约当第十胸椎之两侧各开1寸处。主治发背脑疽，肠痈，牙痛，风瘅肿瘤，恶核瘰疬，四肢下部痈疽疔疮等。艾炷灸3~7壮。

棋盘菜qípáncài　中药材。出《植物名实图考》。为菟葵之别名，详该条。

棋盘花qípánhuā　中药材。见《分类草药性》。为蜀葵花之别名，详该条。

蛴螬qícáo　中药材。出《神农本草经》。又名老母虫、土蚕、核桃虫。为金龟子科昆虫朝鲜黑金龟子 *Holotrichia diomphalia* Bates 或铜绿金龟子 *Anomala carpulenta* Motsch. 等的幼虫。产于江苏、四川、安徽、河北、山东、河南和东北等地。咸，温，有毒。入肝经。破血，行瘀，解毒。①治癥瘕积聚，折损瘀痛，经闭，破伤风，喉痹，历节风。研末入丸、散服，1.5~6g。②研末调敷或捣敷治丹毒、痈疽；取汁点眼治目翳。水浸剂对离体兔耳血管、蟾蜍肺血管皆有收缩作用，大剂量有利尿作用。

蛴螬灸qícáojiǔ　间接灸之一。《医宗金鉴》："痔瘘恶疮，诸药不验者，取蛴螬剪去两头，安疮口上，以艾灸之，七壮一易，不过七枚，无不效者。"蛴螬即金龟子的幼虫，功能行血祛瘀，化结散滞，故能灸治恶疮、瘘管等症。

蛴螬漏qícáolòu　古病名。颈部漏的一种。出《诸病源候论》卷三十四。多由悲思忧虑，情志不遂而得。其症颈项生核如枣，可移动，伴有寒热胀满的病症，日久可生孔道，疼痛瘙痒。宜玄参散内服。

蛴蛕qíhuí　蛔虫的别称。《灵枢·厥病》："心肠痛，侬作痛，肿聚，往来上下行，痛有休止，腹热喜渴，涎出者，是蛟蛕也。"张志聪注："蛟蛕者，蚘（蛔）虫也。"参见"蛔虫病"条。

魃病qíbìng　病名。出《备急千金要方》卷五。马王堆汉墓帛书《五十二病方》简称魃。即继病。详该条。

魃乳qírǔ　病证名。出《证治准绳·幼科》。《幼幼集成》："儿将周岁，母复有娠，儿饮其乳，谓之魃乳。"因为"母既妊娠，精华下荫，冲任之脉，不能上行，气则壅而为热，血则郁而为毒。"儿饮这种乳汁，所以易患魃病。详"继病"条。

瘈疬痈qílìyōng　病名。出《仙传外科秘方》卷一。由包络寒痰，脾气郁结而成。属手少阳三焦经，生于乳旁。初肿坚硬，形似结核，生长缓慢，渐增焮肿，实系寒证非热证。治宜温中，舒郁化坚。内服内补十宣散，外敷回阳玉龙膏；若成脓，宜内服托里散；溃脓后，按溃疡治疗。

瘈疡疬qíyánglì　病名。即指生于腋窝及腹股沟部的瘰疬。《外科大成》卷二："生乳旁、两胯软肉等处，名瘈疡疬。"参见"瘰疬"条。

綦针qízhēn《灵枢·九针论》："长针取法于綦针。"

蜞qí　中药材。出《本草图经》。为水蛭之别名，详该条。

蜞蜍著人qíchúzhuórén　病名。见《诸病源候论》卷三十六。即蛭食。详该条。

蜞针法qízhēnfǎ　外治法之一。见《本草拾遗》。蜞即蚂蜞，又称蚂蝗、水蛭，其头部有毒腺，吮血时分泌一种毒液，使血不凝聚，故用此以吸取痈疽之血脓，称蜞针法。操作时取大蚂蝗一条，入笔管内，以管口对疮头，使蜞吸吮恶血，促其毒消散，如疮大须换三、四条。

蕲艾qí'ài　中药材。出《蕲艾传》。为艾叶之处方名，详该条。

蕲菜qícài　中药材。见吴其濬《植物名实图考》卷三。即冬葵的别名。分别见"冬葵"相关条。

蕲蛇qíshé　中药材。见《本草纲目》。又名白花蛇、花蛇、五步蛇、百步蛇、龙蛇。为蝰科动物五步蛇 *Agkistrodon acutus*（Guenther）的干燥体。主产浙江、江西、广东、广西等地。甘、咸，温；有毒。归肝经。祛风，通络，止痉。用于风湿顽痹，麻木拘挛，中风口眼㖞斜，半身不遂，抽搐痉挛，破伤风，麻风，疥癣。研末吞服，1次1~1.5g，一日2~3次。蛇干燥身含3种毒蛋白，透明质酸酶，出血毒素Ⅰ，出血毒素Ⅳ等。本品的50%乙醇提取物有抗溃疡作用。

蕲蛇药qíshéyào　中药材。见《浙江民间常用草药》。为斑叶兰之别名，详该条。

麒麟竭膏qílínjiégāo《医学入门》卷七方。当归、木鳖肉、知母、五倍子、细辛、白芷各五钱，槐枝、柳枝各十四寸（一方有山慈菇、红芽大戟、巴豆各五钱）。用香油三两半，文武火同煎上药，以柳枝不住搅拌，煎至药枯黑，滤去渣，加松脂末十二两，熬至滴水成珠，不软不硬，即入血竭三钱，轻粉、麝香各二钱，雄黄四钱，乳香、没药末各五钱，速搅均匀，凝则再上火，勿令沸溢，倾入水中浸半日，以手揉扯如金丝之状（春、夏频换水浸），摊贴患处。治一切痈疽毒疮、疔肿结核、臁疮、臀股黄湿痒痛等疮，跌打损伤、闪挫气闷，及小儿疳痢，风寒湿痹，臂腿疼痛等。

麒麟血qílínxuè　中药材。出《太平圣惠方》。为血竭之别名，详该条。

乞力伽散qǐlìgāsǎn《校注妇人良方》卷五方。白术、茯苓、炒白芍药各一钱，炒甘草五分。为粗末，加生姜、大枣，水煎服。治血虚肌热，或脾虚蒸热。

岂刺qǐcì　古刺法。出《灵枢·官针》。即关刺。详该条。

杞菊地黄丸qǐjúdìhuángwán《麻疹全书》方。原名杞菊六味丸。熟地黄八两，牡丹皮、白菊花、茯苓、枸杞子、泽泻各三两，山萸肉、山药各四两。各为末，炼蜜为丸，梧桐子大，每服三丸，空腹服。功能养肝明目。治肝肾不足，眼花歧视，或干涩目痛。

杞子qǐzǐ 中药材。见《藏府药式补正》。为枸杞子之简称，详该条。

启膈散qǐgésǎn 《医学心悟》卷三方。沙参、丹参各三钱，茯苓一钱，川贝母一钱五分，郁金五分，砂仁壳四分，荷叶蒂二个，杵头糠五分。为粗末，水煎服。功能润燥解郁，化痰降逆。治噎膈，症见咽食梗噎不顺，时发噎气或疼痛，或食入反出等。若虚者，加人参；兼虫积，加胡黄连、芜荑；兼血积，加桃仁、红花，或另以生韭汁送下；兼痰积，加橘红；兼食积，加莱菔子、麦芽、山楂。

启迷丹qǐmídān 《石室秘录》卷六方。生半夏、人参各五钱，菖蒲二钱，菟丝子一两，甘草三分，茯神三钱，皂角、生姜各一钱。水煎服。功能化痰开窍，益气固脱。治忽然发厥，口不能言，目闭手撒，喉中作酣声，痰气甚盛。

启脾口服液qǐpíkǒufúyè 中成药。见《中华人民共和国药典（一部）》（2020）。人参 20g，茯苓 20g，陈皮 10g，炒莲子 20g，炒六神曲 16g，泽泻 10g，麸炒白术 20g，甘草 10g，山药 20g，炒山楂 10g，炒麦芽 10g。以上 11 味，按口服液剂工艺制成，口服，一次 10ml，一日 2～3 次，三岁以内儿童酌减。健脾和胃。用于脾胃虚弱，消化不良，腹胀便溏。

启脾散qǐpísǎn 《成方便读》卷四方。人参（元米炒黄，去米）、制白术、莲子肉各三两，山楂炭、五谷虫炭各二两，陈皮、砂仁各一两。为末，每服二钱，开水送下。功能健脾消疳。治小儿因病致虚，食少形羸，将成疳积，或禀赋素亏，脾胃薄弱，最易生病者。

启脾丸qǐpíwán ❶《是斋百一选方》卷二方。人参、白术、陈皮、青皮（去瓤）、炒神曲、炒麦芽、砂仁、厚朴、干姜各一两，炙甘草一两半。为末，炼蜜为丸，弹子大，每服一丸，食前细嚼米饮下。功能健脾消食，行气和胃。治脾胃不和，气不升降，中满痞塞，心腹膨胀，肠鸣泄泻，不思饮食。❷《医学入门》卷六方。又名人参启脾丸。人参、白术、茯苓、山药、莲子肉各一两，陈皮、泽泻、山楂、甘草各五钱。为末，炼蜜为丸，弹子大，每服一丸，空心米饮化下。功能健脾消食，涩肠止泻。治脾积，五更泻。

启窍汤qǐqiàotāng 《辨证录》卷三方。又名启窍丹。熟地黄二两，麦冬、山茱萸各一两，远志、茯神、炒酸枣仁、柏子仁各三钱，五味子二钱，石菖蒲一钱。水煎服。治大病后或年老人之耳聋。

启心救胃汤qǐxīnjiùwèitāng 《辨证录》卷四方。人参、茯苓各一两，白芥子、神曲各三钱，半夏、天南星各二钱，菖蒲、黄连、甘草各一钱，枳壳五分。水煎服。治起居失节，胃气伤而痰迷，一时成呆病者。

启玄子qǐxuánzǐ 见“王冰”条。

起废神丹qǐfèishéndān 《串雅内编》卷一方。❶麦冬八两，熟地黄一斤，玄参七钱，五味子一两。水煎，分三次服。治痿症，日久不愈。❷熟地黄八两，玄参三两，五味子三钱，山茱萸四钱，牛膝一两。水煎，分二次服。治痿症，服上方见效后，改服此方。

起罐qǐguàn 拔罐术语。指拔罐后将火罐除去之意。起罐时常先用手指按压罐口边的皮肤，另以一手将罐体略向对侧扳动，使罐口与皮肤间形成一个孔隙，让空气进入罐内，火罐就可松脱。惟起罐时，用力宜轻缓，以免损伤皮肤。

起落升降qǐluòshēngjiàng 练功方法。见杜自明《中医正骨经验概述》。两足分开与肩等宽，交替做下蹲和起立动作，足跟不离地。适用于膝胯部疾患。

起泡qǐpào 即发泡。详该条。

起泡草qǐpàocǎo 中药材。见南京药学院《中草药学》。为毛茛之别名，详该条。

起脾法qǐpífǎ 自我按摩方法名。《医学入门·保养》：“先静坐存中气，后挺身，以两手相叉，极力扒左扒右各七次。扒左侧头向右，扒右侧头向左。如此者三五次，静坐良久。善和脾胃，进饮食；兼治臂腰拘挛。与开关法相续行之，亦可。”

起霜qǐshuāng 同析霜。详该条。

起痿汤qǐwěitāng 《医学衷中参西录》方。生黄芪、柏子仁、白芍药各 12g，代赭石、怀牛膝、天花粉各 18g，玄参 15g，没药、乳香各 9g，䗪虫 4 枚，制马钱子末 0.6g。前 10 味煎汤，送服马钱子末。功能益气补血，化瘀通络。治中风经治疗病情转愈，脉象平和，而肢体仍痿废者。

起针qǐzhēn 即出针的俗称。见该条。

起痔汤qǐzhìtāng 见《张氏医通》卷十四。即落痔汤，见该条。

起坐生花qǐzuòshēnghuā 症名。指久坐突然起立时眼冒星花之症状。见《古今医统》。亦称坐起生花。多因肝肾虚损，气血不足所致。《证治准绳·杂病》：“（目）内外别无证候，但其人动作少过，起坐少频，或久坐，或久立、久眠、久视，便觉头眩目花昏晕也。”某些眼疾或全身性疾病，年老体衰者，可出现此症。

气qì ❶形成宇宙万物的最根本的物质实体。王充《论衡》：“天地气合，万物自生。”张载《正蒙·太和篇》：“太虚不能无气，气不能不聚而为万物，万物不能不散而为太虚。”气分阴阳，提示质与能的统一，以及万物由气所化的原理。反映于人，则生命的维持全赖于气，它是一切组织活动的营养所系，如精气、津气、水谷之气、呼吸之气等。又是一切组织器官的功能活力，如脏腑之气、经络之气等。在生理上，大致可分原气、卫气、营气和宗气等（详各条）。但一般概念均以气作阳气，强调功能方面，故在病机上，气亢指功能过盛的火热之证；气虚即为功能衰退、阴寒弥漫之证；气的障碍则为气郁、气逆或变生闭厥瘀滞诸证。此外，气的概念还引申至各个方面，如致病物质的邪气、湿气、疠气等（各详该条）；病机或病证的厥气、肝气、水气等；药物性质的寒热温凉四气和针灸效应的得气等。❷温病辨证气分证的简称。详该条。❸药物的温凉寒热之性，如“四气五味”。❹可以发挥治疗作用的针刺效应。如“得气”。

气包qìbāo 中药材。见《东北药用植物志》。为瘪赤之别名，详该条。

气奔qìbēn 古病名。《世医得效方》卷十：“遍身忽皮底混混如波浪声，痒不可忍，抓之血出不能解，谓之气奔。以人参、苦杖、青盐、细辛各一两，作一服。”

气闭qìbì ❶病名。①癃闭之一。指气虚或气滞而使小便不通。《景岳全书·癃闭》：“气闭证当分虚实寒热而治之。凡气实者，气结于小肠膀胱之间而壅闭不通，多属肝强气逆之证，惟暴怒郁结者多有之，宜以破气行气为主，如香附、枳壳、乌药、沉香、茴香之属，兼四苓散而用之。若气陷于下，药力不能骤及者，当即以此药多服探吐以提其气，使气升则水自降也。有痰气逆滞不通者，即以二陈汤、六安煎之类探吐之。有热闭气逆者，即以大分清饮探吐之。有气实血虚而闭者，用四物汤探吐之。”又：“凡气虚而小便闭者，必以素多斫丧或年衰气竭者，方有此证，正以气有不化，最为危候，不易治也。然凡病此者，必其有渐，但觉小便短少或便时费力，便当留心速治，若待其剧，恐无及也。但治此者，亦当辨其脏气之寒热，若素无内热之气者，是必阳虚无疑也，或病未至甚，须常用左归、右归、六味、八味等汤丸……若气虚下陷，升降不利者，宜补中益气汤主之，或即用此汤探吐之最妙。”内热不堪温补者，宜补阴化阳，用化阴煎等方。参“癃闭”“小便不利”等条。②指便秘由气滞所致者。《金匮翼》卷八：“气者，气内滞而物不行也。”通闭。《诗·鲁颂》毛传：“闳，闭也。”参“便秘”条。❷病机。指气机阻滞的一类病机。❸证候名。气机闭塞不通，以突然昏厥，牙关紧闭，肢体强直，或胸腹绞痛，或走窜剧痛，无肠鸣矢气，二便不通，脉沉弦或伏等为常见症的证候。《兰台轨范·厥门》：“尸厥，脉动而无气，气闭不通。”

气闭耳聋qìbì' ěrlóng　病名。见《医学准绳六要》。系指耳聋之因于气闭者。详“气闭”条。

气秘qìbì　病证名。见《济生方·大便》。指气滞或气虚所致的便秘。《证治要诀·大便秘》：“气秘则气不升降，谷气不行，其人多噫。宜苏子降气汤加枳壳，吞养正丹，或半硫丸、来复丹；未效，佐以木香槟榔丸；欲其速通则枳壳生用。”《症因脉治·大便秘结论》：“气秘便结之症，心腹胀满，胁肋刺痛，欲便而不得便，此气实壅滞之症也。若质弱形弱，言语力怯，神思倦怠，大便不出，此气虚不振之症也。”多因七情郁结，气壅大肠，或中气不足，传送无力所致。可选用枳桔汤、四君子汤等方。《医碥·大便不通》：“有气秘，气壅塞不通，不升不降，其人多噫。实者破结导滞，木香、槟榔、枳壳、陈皮、杏仁等类。虚者，补而行之，不宜破者，人参多用。”“若气少气弱，无力推送，则惟有助气而已。丹溪云：肺气不降，则难传送。用枳壳、沉香、诃子、杏仁等。老人虚人津液少，宜滑之，用胡麻、麻仁、阿胶等。”《杂病源流犀烛·大便秘结源流》：“有由气秘者，气不升降，谷气不行，善噫，宜苏子降气汤加枳壳。”参见“大便秘结”条。

气痹qìbì　病名。指由情志刺激等因素引发的痹证。《中藏经·论气痹》：“气痹者，愁忧（一本无“忧”字）思喜怒过多，则气结于上，久而不消则伤肺，肺伤则生气渐衰，则邪气愈胜，留于上则胸腹痹而不能食，注于下则腰脚重而不能行，攻于左则左不遂，冲于右则右不仁，贯于舌则不能言，遗于肠中则不能溺，壅而不散则痛，流而不聚则麻。”宜节忧思，慎喜怒。不能食者，用异功散加郁金、香附；腰脚重痛者，用蠲痹汤加减；半身不遂、口不能言者，治法参见“中风”“类中风”等条。

气鳖qìbiē　病证名。指因多气恼怒而成的一种瘕病。以其瘕块形状如鳖，故名。《杂病源流犀烛·积聚癥瘕痃癖痞源流》：“平时多气，血凝于气，而成气鳖……摇头掉尾，如虫之行，上侵入咽，下餂入肛，或附胁背，或隐胸腹，大则如鳖，小则如钱。宜芜荑汤。”参见“瘕”“鳖瘕”条。

气病qìbìng　病证名。指脏腑经络气机失调的病证。见《诸病源候论·气病诸候》。有虚实之分。虚由精气内夺，实由邪气偏盛。虚证可见气耗、气消、气脱等；实证可见气结、气郁、气乱、气逆等。气病与情志过极关系密切，如怒则气上，喜则气缓，悲则气消，恐则气下。并与寒热偏胜有关，如炅热则腠理开而气泄，聚寒则经络凝涩而气收。劳损可致元气虚衰，积聚可使气机壅阻。古有七气、九气等名。气病与肺肾疾患关系尤深，以肺主一身之气，肾为元气之根。血病与气亦有密切的联系，以气为血帅，气病常易导致血疾。参见气病各条。

气病及血qìbìngjíxuè　病机。指由于气的功能失常而影响及血，导致血虚、瘀血或出血的病机。详“气血失调”条。

气不摄血qìbùshèxuè　❶气虚固摄无力，致使体内的各种液态物质易于丢失的病理变化。❷证候名。以自汗、遗精、泄泻、遗尿、崩漏、便血等为常见症的证候。参见“气虚不摄”“气陷血崩”“脾不统血”各条。

气不足qìbùzú　指正气不足。《灵枢·口问》：“故邪之所在，皆为不足。故上气不足，脑为之不满，耳为之苦鸣，头为之苦倾，目为之眩。中气不足，溲便为之变，肠为之苦鸣。下气不足，则乃为痿厥心悗。”

气池qìchí　推拿穴位名。又名坎下。见陈氏《小儿按摩经》。《幼科推拿秘书·穴象手法》：“气池，在目下胞，一名坎下。”与目上胞（风池）同作望诊之处。《小儿推拿广意·上卷》：“风气二池黄吐逆，若黄舌色定为风，惊啼烦躁红为验。”

气冲qìchōng　❶经穴名。代号 ST30。出《针灸甲乙经》。别名气街。属足阳明胃经。位于腹部，脐下 5 寸旁开 2 寸处（《针灸甲乙经》《素问·刺热》王冰注）。一说“去腹中行当各三寸”（《针灸资生经》）。布有髂腹股沟神经；并有腹壁浅动、静脉通过，外侧为腹壁下动、静脉。主治疝气，偏坠，睾丸肿痛，小便淋沥，月经不调，带下，难产，遗精，阳痿等。直刺 0.5～1 寸。艾条灸 5～10 分钟。〔附注〕本穴位置，《针灸甲乙经》载：“在归来下，鼠鼷上一寸，动脉应手。”《备急千金要方》谓：“在归来下一寸，鼠鼷上一寸。”《素问·刺热》王冰注谓：“在腹脐下横骨两端鼠鼷上同身寸之一寸动脉应手。”其与腹正中线距离有 2 寸（《针灸甲乙经》）和 3 寸（《针灸资生经》）二说。今从《针灸甲乙经》和《素问》王冰注定位。❷经外奇穴别名。《医学纲目》：“气冲在气海旁一寸半。”所指即经外奇穴气中，见该条。

气喘qìchuǎn　病证名。❶各种呼吸困难证候的统称。包括实喘与虚喘两类。见《景岳全书·喘促》。详“喘证”“实喘”“虚喘”等条。❷指七情所伤而导致的气喘。见《医学入门·喘》。《证治准绳·喘》：“七情郁结，上气喘急，宜四磨汤、四七汤。”《张氏医通·喘》：“有因气而喘者，遇恼便发，脉必沉弦。此气滞其痰也，苏子降气汤。”参见“怒喘”条。

气促qìcù　症名。呼吸短促。多属虚证。《罗氏会约医镜》卷九：“促者，即经之所谓短气者也。呼吸虽急而不能接续，似喘而无声，亦不抬肩，劳动则甚，此肾经元气虚也。盖肾为气之根，主精髓而在下焦，若真阴亏损，则精不化气，下不上交而为促，治宜补之、温之。”亦有因外邪、水饮等所致者。《类证治裁·喘症》谓呼吸促而不能续，似喘而无痰声，其证有二：一属支饮，症见短气有微饮，治宜苓桂术甘汤、肾气丸等方。一属气虚，症见气短小便利者，四君子汤去茯苓加黄芪；腹中气不转者，倍甘草；肺气短促，倍人参，加白芍。若失血后阴火上乘，短气不足以息，或肾虚发热唾痰者，生脉散加当归、黄芪、生地。参见“短气”“外感短气”“内伤短气”“真元耗损喘”条。

气单qìdān　病名。《喉科紫珍集》上卷：“此症因受湿热郁气，七情所伤而起。初起靠舌根横生，红紫色，青筋直现。”

气道qìdào　出《灵枢·口问》。同息道，详该条。

气疔qìdīng　病名。出《疡医准绳》卷二。疔疮的一种。因恼怒而生，其形或大或小，疔色白有疱。治法参疔疮，加疏肝解郁之品。忌气恼。

气端qìduān　经外奇穴名。代号 EX－LE12。出《备急千金要方》。位于足十趾之尖端。主治脚气，足趾麻痹，足背红肿；并用于急救。直刺 0.1～0.2 寸。艾炷灸 3 壮。

气短qìduǎn　即气少。详该条。

气呃qì'è　病证名。见《杂病源流犀烛·呃逆源流》。指因气滞及气虚所致的呃逆。中气虚者，宜补中益气汤、六君子汤。阳气欲尽，呕吐，呃逆，下利，两脉微涩者，急宜温阳驱阴，用干姜、吴茱萸、人参、茯苓、丁香、柿蒂、炮附子等。气滞而呃者，宜木香调气散、调气平胃散、气郁汤。肺气郁闭，面冷、频呃、咽喉不爽者，宜舒展清阳，用枇杷叶、川贝、郁金、射干、通草等药。参见“呃逆”条。

气反qìfǎn　指病气所在的部位与所表现症状的部位相反，如下元虚衰而表现为头晕、眼花、耳鸣等上部病候。《素问·五常政大论》：“气反者，病在上，取之下；病在下，取之上；病在中，旁取之。”张志聪注：“气反者，谓上下内外之病气相反也。如下胜而上反病者，当取之下，上胜而下反病者，当取之上，外胜而内反病者，当取之外旁。”

气分qìfèn　❶泛指属于气的范围的功能活动及病变，常相对于血分而言，如邪在气分、气分湿热等。❷热病卫气营血辨证的实热阶段。以中焦阳明为主，包括肺、胆、脾、胃、大肠等脏腑，范围较广。参“气分证”条。❸病名。出《金匮要略·水气病脉证并治》。指寒气乘阳之虚而结于气分之病。《诸病源候论·气病诸候》：“夫气分者，由水饮搏于气，结聚所成，气之流行，常无壅滞，若有停积水饮搏于气，则气分结而住，故云气分。”

气分寒qìfènhán　指寒之在气分者，多与素体脾胃阳虚有关。宜桂枝加附子汤，或桂枝加芍药人参新加汤之类。

气分热qìfènrè　热之在气分者，一般以实热为多。参见“气分证”条。属虚热者，宜清心莲子饮，或补中益气汤、升阳益胃汤之类。

气分热盛qìfènrèshèng　证候名。指温邪进入气分，邪正抗争，里热炽盛的证候。临床一般可见壮热，不恶寒、反恶热，口渴喜饮，汗多，尿赤，舌红，苔黄，脉数等症。具体表现可因病邪性质、病变部位等不同而有差异。参见“气分证”“气分热”条。

气分湿热qìfènshīrè　证候名。湿热病邪深入气分而见身热、脘腹痞满、呕恶、苔黄等症。因热、湿轻重而有不同的表现。湿重热轻者，身热不扬；热重湿轻者，身热汗出，热虽盛而不为汗衰。治疗也当随湿热轻重、留滞部位各有所侧重。参见“湿阻气分”条。

气分证qìfènzhèng　温热病的化热阶段。以发热不恶寒，舌苔转黄为特点。多从卫分证转来，或由伏热内发。气分以中焦阳明为主，也包括肺、胃、脾、胆、大肠等脏腑。或热郁于肺而鼻扇气促、咳嗽痰黄；或热结胃肠而口渴引饮、大便秘结或下利；或湿热交困于中焦，胸闷脘满、舌苔腻滞；或热毒壅盛，或邪传少阳等均是。

气府qìfǔ　经穴别名。出《针灸甲乙经》。即京门，见该条。

气府论篇qìfǔlùnpiān　《素问》篇名。本篇是补充《气穴论》未足之义，重点介绍手足三阳经脉气所发之穴，因手足三阳经之脉，为六腑所主，故名。文中说明各经脉气交会之处的腧穴数与分布概况。其所举之穴有属本经的，也有他经的，所以不同于现代一般以经脉循行路线为纲的叙述方法。

气腑论篇qìfǔlùnpiān　《素问》篇名。原文作气府论篇，详该条。

气疳qìgān　病证名。出《小儿药证直诀》。即肺疳。见该条。

气高qìgāo　症名。指胸满气喘不平。《素问·脉要精微论》：“上盛则气高。”上盛可由病邪壅阻，致肺气胀满，亦可由真阳不固而上浮，见下虚上盛之证。《素问·脉解》：“所谓呕咳上气喘者，阴气在下，阳气在上，诸阳气浮，无所依从，故呕咳上气喘也。”参见“喘证”“虚喘”“实喘”等条。

气鬲病qìgébìng　膈病之一。《史记·扁鹊仓公列传》：“气鬲病，病使人烦懑，食不下，时呕沫，病得之少忧，数忔食饮。”参见“噎膈”条。

气膈qìgé　病机名。五膈之一。见《肘后备急方》卷四。多因恼怒太过，肝木乘脾所致。《诸病源候论·五鬲气候》：“气鬲之为病，胸胁逆满，咽塞，胸鬲不通，恶闻食臭。”或见大小便闭涩，不时吐逆等。治用七气汤、四七汤等方。若见脾胃久冷，心腹痞满，饮食无味，面色萎黄等，可用《圣惠》沉香丸。本证可见于贲门痉挛。参见“噎膈”“五膈”条。

气功qìgōng　体育疗法之一。发挥病人主观能动性用以防治疾病的一种方法。导源于古代的“吐纳导引”，有坐、卧、站等姿势。经近年的实践研究，初步认为专心用功，用调息、意守等方法，调整呼吸之气，使其逐步达到缓、细、深、长，从而使大脑皮质得以发挥其对机体内部的主导调节作用，血中含氧量增加，促进全身气机的畅通，加强肠胃消化功能和全身物质代谢，达到疏通经络、调和气血阴阳，保健强身，防病治病的目的。练功方法有多种，比较常见的如放松功、内养功等。但气功在古代的发展过程中，曾掺杂道家、佛家唯心之说，应加以区别对待。

气功推拿qìgōngtuīná　即运气按摩。见该条。

气鼓qìgǔ　病名。❶指气机郁滞所致的鼓胀。《万病回春·鼓胀》：“中空无物，有似于鼓，小便短涩不利，其病胶固，难以治疗，用分消汤加减……胁痛面黑是气鼓，加青皮去白术。”❷指气虚所致的全身肿胀。《石室秘录·内伤门》：“气臌乃气虚作肿，似水臌而非水臌也。其症一如水鼓之状，但按之皮肉不如泥耳。必先从脚面肿起，后渐渐肿至上身，于是头面皆肿者有之。此等气臌，必须健脾行气加利水之药则可救也，倘亦以水臌法治之，是速之死也。”方用消气散，并禁食盐。参见“鼓胀”条。

气鼓法qìgǔfǎ　正骨手法。适用于胸肋骨个别骨折及错位的整复。患者仰卧，背部垫高，令患者用力咳嗽或深呼吸，同时令助手下压腹部，医者下压突出的骨端，借“鼓气”的力将陷内的骨端或错位骨端鼓出，借以达到整复的目的。

气关qìguān　❶小儿指纹的诊断部位之一。指纹伸延至食指

第二节为气关，表示病邪较重。❷推拿部位名。指三关之一。位于食指中段指节的腹面。用揉法可行气通窍。参见“指三关”条。

气海qìhǎi ❶身体部位。①四海之一。指膻中。又名上气海。是宗气会聚发源之处。《灵枢·海论》：“膻中者，为气之海。”②指丹田。又名下气海（《类经附翼》）。参见丹田条。❷经穴名，代号CV6。出《针灸甲乙经》。别名脖、下肓、下气海。属任脉。肓之原穴。位于腹正中线，脐下1.5寸。布有第十一肋间神经前皮支，腹壁浅动、静脉分支和腹壁下动、静脉分支。主治虚脱，厥逆，腹痛，泄泻，月经不调，痛经，崩漏，带下，遗精，阳痿，遗尿，疝气；以及尿潴留，尿路感染，肠梗阻等。具有强壮作用。直刺1～1.5寸。艾炷灸5～10壮；或艾条灸15～30分钟。

气海俞qìhǎishù 经穴名。代号BL24。出《太平圣惠方》。属足太阳膀胱经。位于腰部，第三腰椎棘突下旁开1.5寸处；一说“除脊各寸半”（《针灸资生经》）。布有第二腰神经后支的外侧皮支和第二腰动、静脉后支。主治腰痛，月经不调，痛经，痔漏下血，下肢瘫痪等。直刺1～1.5寸。艾炷灸5～10壮；或艾条灸10～20分钟。

气耗qìhào 病机。指过劳而导致正气的耗损，为《内经》九种气机失常病机之一。《素问·举痛论》：“劳则喘息汗出，外内皆越，故气耗矣。”《类经》注：“疲劳过度，则阳气动于阴分，故上奔于肺而为喘，外达于表而为汗。阳动则散，故内外皆越而气耗矣。”常因过劳所致，临床可见短气乏力，四肢倦怠，动辄喘息汗出，甚则自汗、遗精滑脱等。治疗应本“劳者温之”的原则，用四君子汤、补中益气汤等温阳益气。参见“九气”条。

气喉qìhóu 即喉。喉为气道，故名。《喉风论》：“经曰喉通天气，呼吸之道也，俗名气喉。”详“喉”条。

气户qìhù 经穴名，代号ST13。出《针灸甲乙经》。属足阳明胃经。位于胸部，锁骨下缘，距胸正中线4寸处。布有锁骨上神经及胸前神经的分支；并有胸肩峰动、静脉分支通过，上方为锁骨下静脉。主治咳嗽，气喘，胸胁胀满，吐血，呃逆等。斜刺0.3～0.5寸，不宜深刺。艾炷灸1～3壮；或艾条灸5～10分钟。

气化qìhuà ❶气的运行变化。泛指人体各脏腑器官的气化活动，其中较多用以表示三焦输布水液及肾与膀胱的泌尿功能。《素问·灵兰秘典论》：“膀胱者，州都之官，津液藏焉，气化则能出矣。”具体表现为精、气、血、津液各自的新陈代谢及其相互转化。❷自然六气的变化。《素问·气交变大论》：“各从其气化也。”

气化不利qìhuàbùlì 病机。又称气化无权。指由于阳气不足，不能使体内生化功能畅旺，而致消化、吸收不良，影响气、血、精、液等的化生和体液代谢产物的排除。狭义常指由阳虚而引起水液代谢功能障碍，致痰饮内停，水湿不化，小便不利等症。其中，实证病多在腑，与膀胱、三焦有关；虚证病多在脏，与肺、脾、肾有关。

气化无权qìhuàwúquán 病机。即气化不利。见该条。

气缓qìhuǎn 病机。指气机失常而表现为弛纵涣散的病理状态。为《内经》九种气机失常病证之一。《素问·举痛论》：“喜则气和志达，荣卫通利，故气缓矣。”《类经》注：“气脉和调，故志畅达；荣卫通利，故气徐缓。然喜甚则气过于缓而渐至涣散。”喜为七情之一，适度的喜乐能使心情舒畅，气血通达调和。但大喜则使心神涣散，气机缓纵散涣而出现歌笑无常，甚则狂言多语等神志症状以及肢体缓纵等病候，治疗除调适情志外，可用镇心安神等法。参见“九气”条。

气黄qìhuáng 三十六黄之一。《太平圣惠方》卷五十五：“气黄者，上气心闷，腹胁胀痛，两脚冷疼，睡卧不安，小便淋涩，状似脾黄。”《圣济总录》卷六十一：“气黄，病人初得，先从两脚黄肿，大小便难，心中战悸，面目虚黄，不能食。”治用灸烙法，内服葫芦饮方。参见黄疸有关条。

气会qìhuì 八会穴之一。《难经·四十五难》：“气会三焦外一筋直两乳内也。”所指为膻中穴。膻中位于两乳之间，内部为肺，肺主气，诸气皆属于肺，故名。凡属气的病变，皆可酌情取用。

气机qìjī 指人体内气的正常运行机制，包括脏腑经络等的功能活动。人体气机活动的基本形式主要为升降出入，若气机的升降出入失常，则可出现气逆、气郁、气滞、气陷、气闭甚至气泄气脱等病变。

气机不利qìjībùlì 气流通不畅，甚至阻滞，或气郁不散，从而导致脏腑、经络功能障碍的病理变化，包括气滞、气郁等。

气积qìjī 病证名。九积之一。指气机郁滞成积者。《儒门事亲》卷三：“气积，噫气痞塞，木香、槟榔之类，甚则枳壳、牵牛。”《金匮翼·积聚统论》：“气积，气滞成积也，凡忧思郁怒，久不得解者，多成此疾。故王宇泰云：治积之法理气为先。气既升降，津液流畅，积聚何由而生。”主要症状有胸闷痞塞，嗳气则舒，胁腹膨胀，或痞块时隐时现，或游走不定等。治宜疏肝理气为主。方如大七气汤，或四逆散加香附、郁金、青皮、陈皮等药。参见“积”条。本证可见于慢性胃炎、胃肠功能紊乱、慢性胆囊炎等疾病。

气极qìjí 病证名。六极之一。指气虚重证。多因脏气不足，正虚邪袭所致。《诸病源候论·虚劳病诸候》：“气极，令人内虚，五脏不足，邪气多，正气少，不欲言。”偏虚者，症见短气不能言，入晚甚，乏力，皮毛焦。治宜益气。可用诃黎勒丸、钟乳石散、益气丸等方。偏实者，症见喘急胸满，易怒，心腹胀满，口燥咽干，发热，唾血等。宜用麻黄散、前胡汤等方。参见“六极”条。

气急喘qìjíchuǎn 症名。指喘急无痰。《丹溪心法·喘》：“气急喘者，呼吸急促而无痰声。”参见“气喘”条。

气交qìjiāo 阴阳二气的交会。《素问·四气调神大论》：“天地气交，万物华实。”

气交变大论篇qìjiāobiàndàlùnpiān 《素问》篇名。本篇论述了天地阴阳和五运六气的消长胜负关系，以及由于这些关系所造成的天地万物之间的灾害情况，古人认为可从五运的德、化、政、令的正常功能和它的太过不及的反常变化，结合星辰的出现，说明这种环境对人和万物生长的影响。由于这种影响是气化相交起了反常变化所致，故名。

气脚qìjiǎo 古病名。泛指脚气以外的其他脚膝软弱之症。《中藏经·论脚弱状候不同》：“谓人之喜怒忧思，寒热邪毒之气，自内而注入于脚……其状类诸风、历节、偏枯、痈肿之证，但入于脚膝，则谓之气脚也。”因与脚气之病邪从外而入于脚，从足而入于脏者不同，故名为气脚以资区别。

气街qìjiē ❶指经络之气通行的径路。全身分四气街。《灵枢·卫气》：“胸气有街，腹气有街，头气有街，胫气有衔。故气在头者，止之于脑；气在胸者，止之膺与背腧；气在腹者，止之背腧与冲脉于脐左右之动脉者；气在胫者，止之于气街（冲）与承山、踝上以下。”说明经络在头面、胸、腹、胫的分部联系。❷指腹股沟股动脉处。《素问·气府论》：“气街动脉各一。”王冰注：“气街，穴名，在毛际两旁归来下鼠鼷上，同身寸之一寸脉动应手。”❸气冲穴别名。见《针灸资生经》。

气结qìjié　病机。指气机失常而表现为郁结不舒的病理状态，为《内经》九种气机逆乱病机之一。《素问·举痛论》：“思则心有所存，神有所归，正气留而不行，故气结矣。”由于思虑过度、情志抑郁而致气机郁结不舒，痰湿凝滞。治宜行气解郁。《杂病源流犀烛·诸气源流》：“有气结，痰在喉间吞吐不得，膈痞呕恶者，宜四七汤。”参见“九气”条。

气结腹痛qìjiéfùtòng　病证名。指气滞郁结所致的腹痛。亦称气滞腹痛。《症因脉治·腹痛论》：“气结腹痛之症，胸腹胀满，痛应心背，矢气则痛减，气闭则痛甚，服破气之药稍减，服补气之药则愈痛，此气结腹痛之症也。”多因七情郁结，气食相凝，用力屏气及起居不慎所致。治宜调气散结为主。心腹胀者，枳朴香砂汤、木香调气散。痛应背心，气结痰凝者，二陈四七汤。气食相凝，中气郁结者，调气散。气结便实，脉数应下者，厚朴大黄汤。脉迟应下者，煮黄丸。郁伤肝脾之络，致败血瘀留，遇劳役动怒，腹痛即发者，宜辛通润血，用桃仁、桂枝、薤白等药。参见“腹痛”“气滞腹痛”条。

气结腹胀qìjiéfùzhàng　病证名。指气机郁结所致的腹胀。《症因脉治》卷三：“气结腹胀之症，胸腹凝结作胀，胀而不休，或胸前饱闷，或小腹胀急。”多因恼怒伤肝，肝气怫郁，或因思虑伤脾，脾气郁结，气血凝滞所致。治宜理气解郁为主。若攻冲刺痛，宜四七汤；寒凝结胀，厚朴汤；胸前饱闷，枳桔平胃散；小腹胀急，青皮散；小便涩滞，木通饮。参见“腹胀”“内伤腹胀”条。

气结难产qìjiénánchǎn　病证名。指气结不行，反而逆上所造成的难产。清代周登庸《续广达生篇》：“数日胎不下，服催生药不效，似交骨不开，实气结不行。儿未到产门，虽数日不下，万不可用开骨药，又切忌催生药。多因坐草太早，儿未转头，原难骤生，产母见儿不下，心必忧恐，恐则神怯，怯则气下不升，则下焦闭塞，气乃逆上。气即逆则上焦胀满，气阻于上，下而难行，苟不利气而催生，则气愈逆，而胎愈闭，故但利气用舒气汤（人参、当归、紫苏、牛膝各三钱，川芎、白芍各五钱，柴胡八分，陈皮一钱，葱白七寸）胎自下矣。”

气绝qìjué　古病名。指十二经脏气衰竭败绝的疾患。《难经·二十四难》：“手足三阴三阳气已绝，何以为候，可知其吉凶不？……三阴气俱绝者，则目眩转目瞑，目瞑者，为失志，失志者则志先死，死即目瞑也。六阳气俱绝者，则阴与阳相离，阴阳相离，则腠理泄，绝汗乃出，大如贯珠，转出不流，即气先死，旦占夕死，夕占旦死。”《备急千金要方·肺脏》：“扁鹊曰，气绝不治，喘而汗出，二日死。气应于手太阴，太阴气绝，则皮毛焦，气先死矣。”参见“气极”“脉绝”条。

气厥qìjué　❶厥证之一。指中气衰竭，或气机怫郁上逆而厥者。《景岳全书·厥逆》：“气厥之证有二，以气虚气实，皆能厥也。气虚卒倒者，必其形气索然，色清白，身微冷，脉微弱，此气脱证也。宜参、芪、归、术、地黄、枸杞、大补元煎之属，甚者以回阳饮、独参汤之类主之。气实而厥者，其形气愤然勃然，脉沉弦而滑，胸膈喘满，此气逆证也。《经》曰大怒则形气绝而血菀于上，即此类也。治宜以排气饮，或四磨饮，或八味顺气散、苏合香丸之类，先顺其气，然后随其虚实而调理之。又若因怒伤气，逆气旋去而真气受损者，气本不实也。再若素多忧郁恐思而气怯气陷者，其虚尤可知也。若以此类而用行气开滞等剂，则误矣。”气厥亦称中气。《证治要诀·厥》：“气厥，即中气。”《丹溪心法·厥》：“气厥者，与中风相似，何以别之？风中身温，气中身冷。以八味顺气散或调气散。如有痰，以四七汤、导痰汤服之。”❷病机。指气逆。《素问·气厥论》：“胆移热于脑，则辛頞鼻渊，鼻渊者，浊涕下不止也，传为衄衊瞑目，故得之气厥也。”参见“厥证”等条。

气厥论篇qìjuélùnpiān　《素问》篇名。厥者，逆也。本篇讨论寒热相移，皆由气逆所致，故名。其内容以讨论寒热之气在脏腑之间相移传化而发生的病变为主，一方面说明寒热之气厥逆，可演变为种种疾病；另一方面又说明人是一个有机整体，一脏有病，可影响其他脏腑。

气厥头痛qìjuétóutòng　病证名。指因情志触发，气逆于上所致的头痛。见《丹溪心法附余·风热门》。症见头痛，头目昏眩，胸腹胀满，呕吐酸水等。治宜理气解郁，可用芎乌散加味。参见“头痛”条。

气口qìkǒu　即寸口，脉诊部位。《素问·经脉别论》：“气口成寸，以决死生。”故将气口称为寸口。详“寸口”条。

气劳qìláo　病证名。指虚劳病之中虚气滞者。《太平圣惠方·治气劳诸方》：“夫气劳者，由脏腑虚弱，阴阳不和，喜怒无恒，劳逸过度之所致也。”症见胸膈噎塞，呕逆，脘腹胀气，饮食不下，大便时泄，面色萎黄，四肢无力，日渐消瘦等。治宜补中行气，可选用丁香散、荜茇丸、前胡丸等方。参见“虚劳”条。

气立qìlì　气，谓生气，在人体则指真气；立，谓确立、独立或健全。《素问·生气通天论》：“内外调和，邪不能害，耳目聪明，气立如故。”《素问·五常政大论》：“根于外者，命曰气立。”王冰注：“根于外者，生源系地，故其所生长化成收藏，皆为造化之气所成立。”

气疬qìlì　病名。见《医宗金鉴》卷六十四。症为包块生于颈之两侧，推之可动，形圆而软，遇恼怒愤郁则肿大而痛。宜疏肝解郁，可用丹栀逍遥散化裁。

气痢qìlì　病名。❶指中气下陷致痢者。症见气短言微，面色㿠白，下利滑脱，所下之物不黏不臭，大便随矢气而出。治宜温涩固脱。《金匮要略·呕吐哕下利病脉证治》：“气痢，诃黎勒散主之。”《医宗金鉴·订正金匮要略注》：“气利……若所利之气不臭，所下之物不黏，则谓气陷肠滑，故用诃黎勒散以固肠，或用补中益气以举陷亦可。”❷指气滞致痢者。症见下利如蟹渤，秽臭稠黏，常伴腹部胀痛。治宜行气导滞消积为主。《医学入门》卷五：“气痢如蟹渤，拘急独甚，流气饮子、古萸连丸、六磨汤。”《世医得效方》卷六治气痢用牛乳、荜茇煎服。❸指冷气停于肠胃致痢者。《圣济总录》卷七十七：“冷气停于肠胃间，致冷热不调，脾胃不和，腹胁虚满，肠鸣腹痛，便痢赤白，名为气痢。治宜厚肠胃，调冷热，益脾气，则痢当自愈。”参“痢疾”条。

气痢丸qìlìwán　《杂病源流犀烛·六淫门》卷十五方。诃子皮、陈皮、厚朴各五钱。为末，炼蜜为丸，每服三十丸，米饮送下。治气痢。

气淋qìlìn　病证名。诸淋之一。又名气癃。为尿有余沥结涩不通的证候。《诸病源候论》卷四十九："气淋者，肾虚膀胱受肺之热气。"《圣济总录》："肾虚则不能制小便，膀胱夹热则水道涩。肾虚膀胱热，则胞内气胀，小腹坚满，而生淋涩之病也。其候出少喜数，尿有余沥是也。"治宜清热利气，用沉香散（《金匮翼》：沉香、石韦、滑石、当归、橘皮、白芍、冬葵子、甘草、王不留行）加减。

气淋汤qìlìntāng　《医学衷中参西录》方。生黄芪15g，知母12g，生白芍药9g，柴胡6g，生乳香、生没药各3g。水煎服。治气淋，小腹下坠作痛，小便淋沥涩痛。

气瘤qìliú　病名。见《外科枢要》卷三。多因劳伤肺气，复被外邪所袭而成。瘤体软，皮色如常，无寒无热，随喜怒而增大或缩小。治宜益肺调气，化痰散结。用通气散坚丸。

气六合汤qìliùhétāng　《医垒元戎》方。❶当归（酒浸炒）、川芎、白芍药、熟地黄（酒洒蒸）、厚朴、陈皮。为粗末，水煎服。治气虚弱，起则无力，恇然而倒。❷当归（酒浸炒）、川芎、白芍药、熟地黄（酒洒蒸）、木香、槟榔各一两。为粗末，水煎服。治血气上冲心腹，胁下满闷。

气癃qìlóng　病机名。气淋的别称。《诸病源候论·淋病诸候》："气淋者……亦曰气癃。"详"气淋"条。

气漏qìlòu　病名。《外科启玄》卷七："一曰气漏，或肿或消，痛胀难忍者是也。"泛指时愈时发的漏证，漏孔时出脓水者。

气卵qìluǎn　病名。即疝气。《育婴家秘》："肝主怒，病则性急，大叫哭，甚则卵肿，俗呼气卵是也。"参见"气疝"条。

气乱qìluàn　病机。❶指气机紊乱，失去正常的升降出入秩序，为《内经》九种气机失常病机之一。《素问·举痛论》："惊则心无所倚，神无所归，虑无所定，故气乱矣。"《类经》注："大惊卒恐，则神志散失，血气分离，阴阳破散，故气乱矣。"由于情志因素所致者常见呼吸喘促，神志散乱，心慌汗出，脉来急速不匀。治宜平惊镇怯，安神定志。参见"九气"条。❷病证名。《小儿卫生总微论方》："吐泻于夏秋大热之时，伏暑伤冷，则心脏烦躁，小便不利，清浊不分，阴阳二气相干，名曰气乱……其证乘热伤冷，气逆而喘，腹胁胀满，身热脉乱，头痛体疼，如伤寒之状，上即大吐，下即大泄，重者四肢厥冷，脚胫转筋，法当调顺其气，分别清浊，升降阴阳。"

气轮qìlún　眼的五轮之一。见《秘传眼科龙木论》。即白睛。《银海精微》："肺属金，曰气轮。在眼为白仁。"其疾患多与肺、大肠有关。详"白睛"条。

气轮枯落qìlúnkūluò　症名。清代黄庭镜《目经大成》卷二："此症白珠红肿，长垂若舌卷下舐。"参见"形如虾座"条。

气门qìmén　❶又名鬼门。即汗毛孔。汗孔是阳气散泄的门户，故称。《素问·生气通天论》："故阳气者，一日而主外……日西而阳气已虚，气门乃闭。"❷经外穴名。见《备急千金要方》。位于腹正中线脐下3寸，旁开3寸处。❸子户穴别名。出《世医得效方》。

气纳三焦qìnàsānjiāo　子午流注用语。《针灸大全》："三焦乃阳气之父，包络乃阴血之母。""阳干注腑，甲、丙、戊、庚、壬而重见者，气纳于三焦。"指凡阳经开过五输穴之后，由于三焦为阳气之父，诸阳气皆归于三焦的原则，再按"他生我"的规律（他指三焦腧穴，我指值日经），开取三焦经的腧穴。如甲日甲戌时开胆经井（金）穴足窍阴，丙子时开小肠经荥（水）穴前谷，戊寅时开胃经输（木）穴陷谷，庚辰时开大肠经经（火）穴阳溪，壬午时开膀胱经合（土）穴委中。至甲申时重见甲，此时五输穴已经开过，则纳入三焦，根据"他生我"的原则，当开三焦经荥水（甲属木，水生木）液门，此即为气纳三焦，余此类推。

气逆qìnì　病机。气机逆乱失常。主要指气机上逆，亦包括气机横逆。前者常因郁怒伤肝，或火热上冲，以致气升不降而逆于上，亦可由于痰壅、食积、形寒饮冷、上实下虚等原因，致气不顺降而上逆，头目眩晕，为其常见症状，甚则可见颠仆昏倒。后者则常因肝气郁结，不能正常疏泄升发而致横逆侮脾犯胃，腹胀飧泄、胃脘疼痛、嘈杂吞酸为其常见病候。参见"九气"条。

气逆耳聋qìnì'ěrlóng　病证名。《济生方》卷五："大抵气逆耳聋尚易治。"《证治准绳·杂病》："气逆耳聋有三，肝与手太阳、少阳也。"又云："肝气逆则头痛、耳聋不聪、颊肿。""手太阳气厥耳聋者，其候聋而耳内气满也。""手少阳气厥而耳聋者，其候耳内浑浑。"参见"耳聋"条。

气逆难产qìnìnánchǎn　病证名。见《傅青主女科》。指因气逆造成的儿不能下生。多因产妇临蓐心怀恐惧，恐则神怯，气机不利，气逆不行小儿转动无力所致。症见临蓐数日，儿头尚未到产门不能下生。治宜利气安神，调畅气机。除安慰产妇之心，使其不可忧虑焦烦外，方用舒气散（人参、当归、川芎、白芍、紫苏梗、牛膝、陈皮、柴胡、葱白）。

气逆失血qìnìshīxuè　病证名。指呕血由气逆而致者。多因情志过分激动，肝火随气上逆而然。常伴见胸胁满痛、烦躁而渴等症。《金匮翼·诸血统论》："气逆失血者，血从气逆，得之暴怒而厥也。经云："阳气者，大怒则形气绝，而血菀于上，使人薄厥。又：怒则气逆，甚则呕血及飧泄是也。"可用小乌沉汤加芍药、生地、丹皮、黄芩、黄连之属。参见"呕血"条。

气呕qì'ǒu　病证名。指呕吐因七情伤感、盛怒气逆所致者。《三因极一病证方论》卷十一："病者心膈胀满，气逆于胸间，食入即呕，呕尽却快，名曰气呕。"《证治要诀》卷六："气呕，胸满膈胀，关格不通，不食常饱，食则常气逆而吐，此因盛怒中饮食而然。"治宜降气和中。选用茱萸人参汤、藿香汤、丁香透膈散、五膈宽中汤等方。

气痞qìpǐ　病证名。❶指表邪因误下入里，无形之邪结于心下，按之柔和不痛的痞证。《伤寒论·辨太阳病脉证并治》："脉浮而紧，而复下之，紧反入里，则作痞，按之自濡，但气痞耳。"❷指气膈。多因忧思郁结所致。《医方考·痞门》："忧气郁结，腹皮里微痛，心下痞满，不思饮食……即六朝之医所谓气膈也，今人谓之气痞耳。经曰：脾主行气于三阴，三阴之脉皆行腹里，今忧气郁结，营卫之行涩，故令腹皮里微痛。心下痞满者，升降之道乖也；不思饮食者，忧气伤脾也。"初起可理气和营，解郁消痞，用木香化滞汤等；倘日久虚中夹实，兼见肢体懒倦，则宜健脾行滞，用枳实消痞丸等。参"痞"条。

气迫qìpò　病机。指主令之气不能应时而至，导致气候反常，成为致病因素。《素问·六节藏象论》："至而不至，此谓不及，则所胜妄行，而所生受病，所不胜薄之也，命曰气迫。"

气怯qìqiè　病证名。指胆虚气怯而出现虚弱而惊慌的病证。

由于中气不足，脾虚生痰，痰湿扰胆，阻碍了胆气的疏泄和肝气的生发所致。临床表现为气短、心烦、失眠、惊悸不安、口苦、恶心等。治宜补气安神。

气热不得卧qìrèbùdéwò　病证名。外感不得卧之一。指气分受邪热所致的不寐。《症因脉治》卷三：“气热不得卧之症，昼则发热，夜则身凉，是阳气伤于阳分而不得卧也；昼则发热烦躁，夜亦发热烦躁，是气受邪热，重阳无阴而不得卧也。”如左脉浮数，宜羌活败毒散加黄柏、知母；左关数大，柴胡饮子；右关洪数，白虎汤；骨节烦热，地骨皮散。参见“不寐”条。

气乳qìrǔ　乳母忧思气结哺儿，令儿致病。因思则伤脾，儿饮其乳，则病吐泻腹胀，面黄而啼（《证治准绳》）。

气散腹胀qìsànfùzhàng　病证名。指真气耗散所致的腹胀。《症因脉治》卷三：“气散腹胀之症，时胀时退，气怯，言微，目慢神清，静则稍减，动则胀急。”多因劳累太过，中气受伤，或久病缠绵，元气受损，真气散乱所致。治宜补气敛气为主。气怯言微，宜生脉散；动则胀急，静则稍减，宜戊己汤加敛气药；气不归元，宜都气丸、纳气丸；气虚极，宜四君子汤、参橘煎等方。参见“腹胀”条。

气色qìsè　诊法术语，见《金匮要略·脏腑经络先后病脉证》：“病人有气色见于面部。”五脏六腑的精华藏于内为气，现于外为色，“夫气由脏发，色随气华”（《四诊抉微》），隐然含于皮肤之内者为气，显然彰于皮肤之表者为色，气的有无盛衰决定了色的泽夭枯荣、有神无神，故可由此诊察内脏精气的盛衰、存亡，判断病情的轻重安危。

气色门户qìsèménhù　出《望诊遵经》。气色，指五脏的精气及反映于面部色泽；门户，指五脏在面部分属部位。五脏各有主色和分部，前人根据五行相生相克的理论，从面部一定部位的色泽变化，推测五脏的病变及预后。这种诊法，需四诊合参，全面分析，才合实际。

气涩嗽qìsèsòu　病证名。指痰湿阻滞，气机不利，喘而咳微者。《不居集》卷十五：“气涩漱：气涩咳嗽，气塞喘而咳不起也。用二陈汤加瓜蒌、莱菔子、桔梗、枳壳。”参见“咳嗽”条。

气疝qìshàn　病名。❶《诸病源候论》卷二十：“腹中气乍满乍减而痛，名曰气疝也。”多因饮食寒温不适，气机阻塞而致腹中气痛的病证。宜理气为主，用荔香散。❷指因气郁而发作的阴囊坠痛，或伴有少腹结滞不舒、大小便困难、遗尿、腹胀等症。治宜疏肝理气，服导气汤或天台乌药散。气虚者用补中益气汤。❸气疝发于小儿者名偏气。《儒门事亲》：“……或小儿亦有此疾，俗曰偏气。”

气疝饮qìshànyǐn　《杂病源流犀烛·奇经八脉门》卷十一方。黄连（吴茱萸煎水浸炒）二钱，人参、白术各一钱，白芍药、陈皮各七分，甘草三分，生姜三片。水煎服。治气疝，少腹痛，上连肾俞，下及肾囊，偏坠而痛，或不痛，忿怒号哭，气郁作胀，号怒罢，气即散。

气上qìshàng　指气机失常而表现为上逆的病理状态。为《内经》九种气机逆乱病证之一。《素问·举痛论》：“怒则气逆，甚则呕血及飧泄，故气上矣。”《类经》注：“怒，肝志也。怒动于肝，则气逆而上，气逼血升故甚则呕血。肝木乘脾，故为飧泄。肝为阴中之阳，气发于下，故气上矣。”本证多因郁怒等情志因素而致肝气上亢或横逆，治宜平肝降逆或疏肝理气。参见“九气”条。

气上冲胸qìshàngchōngxiōng　症名。《素问·至真要大论》：“岁少阴在泉……民病腹中常鸣，气上冲胸，喘不能久立……”指腹内逆气上冲胸脘部，或吞咽有气团阻塞感的表现。见于奔豚、厥阴病及肝气逆证。参见各条。

气上撞心qìshàngzhuàngxīn　症名。《伤寒论·辨厥阴病脉证并治》：“厥阴之为病，消渴，气上撞心，心中疼热，饥而不欲食……”所谓撞心及心中疼热，均为胃脘至食道的痞胀、嗳气及烧灼感等症状。因肝气逆乱，横逆犯胃所致。可与“气上冲胸”互参。

气少qìshǎo　❶指气血虚弱不足。《素问·脉要精微论》：“（脉）细则气少。”❷即少气或短气，指呼吸无力而浅表、急促的症状，病人自感气的交换不足。由气虚所致。治宜补益肺气，或健脾益气。

气舍qìshè　❶经穴名。代号 ST11。出《针灸甲乙经》。属足阳明胃经。位于颈部，人迎穴直下，锁骨内端上缘，当胸锁乳突肌的胸骨头与锁骨头之间凹陷处。布有锁骨上神经前支及舌下神经襻肌支；并有颈前静脉通过，深层为颈总动脉。主治咽喉肿痛，颈项强急，咳嗽，气喘，瘿瘤，瘰疬等。直刺 0.3～0.5 寸，不宜深刺。艾条灸 3～5 分钟。❷经穴别名。出《针灸甲乙经》。即脐中，见该条。

气胜形qìshèngxíng　形气相失之一种，指形质羸瘦而气盛喘促的病态。人体以元气为本，正常人元气充足虽形体瘦小，仍属健康。若因疾病的缘故，形肉大脱，喘急气满，元气无所依附者，为气胜形，是垂危之候。《灵枢·寿夭刚柔》：“平人而气胜形者寿，病而形肉脱，气胜形者死，形胜气者危矣。”

气食泄qìshíxiè　病证名。《不居集》卷二十一：“气食泄，腹痛下无休时，去如蟹渤者，气食交并而作泄也。”《世医得效方》治气痢泄如蟹渤，可用牛乳汤、异香散、木香匀气散等方。参见“气泻”“食泻”条。

气收qìshōu　病机。指气机失常而主要表现为收敛闭郁，不能正常宣发舒布的病理状态。为《内经》九种气机逆乱病机之一。《素问·举痛论》：“寒则腠理闭，气不行，故气收矣。”多因感受外寒或里寒过盛所致，《杂病源流犀烛·诸气源流》：“有气收，胸寒上喘，腹不和者，宜分气紫苏饮。”参见“九气”“寒则气收”条。

气俞 qìshù　经穴别名。出《针灸甲乙经》。即京门，见该条。

气数qìshù　一年二十四节气的常数。《素问·六节藏象论》：“气数者，所以纪化生之用也。”谓气数是用来标志万物化生的时间节律的。

气衰呕吐qìshuāi'ǒutù　病证名。清代罗应章《经验医库》：“气衰呕吐，是脾胃气虚不化。”症见呕吐，面白唇淡，形寒胃冷，口渴不欲饮水。治宜健脾益气。用加减六君子汤。参见“脾虚呕吐症”条。

气水qìshuǐ　古病名。十水之一。《中藏经·论水肿脉证生死候》：“气水者，其根在大肠，其状乍来乍去，乍盛乍衰者是也。此良由上下不通，关窍不利，气血痞格，阴阳不调而致之也。”参见“十水”条。

气水肿qìshuǐzhǒng　病证名。水肿之一。指肺肾不足，水气留滞皮肤的病证。《太平圣惠方》卷五十四：“夫肾主水，肾虚则水妄行；肺主气，肺虚则卫气不能循环。水之与气，留滞皮肤，令身体四肢肿满，故名气水肿也。”症见肿满喘急，大小便涩，胸胁烦闷等。治用大腹皮散、猪苓散、木香圆等方。参见“水肿”条。

气烁qìshuò　病机。烁，销蚀。指正气为邪气所消烁。《素问·生气通天论》：“魄汗未尽，形弱而气烁。”

气嗽qìsòu　病证名。见《肘后备急方》。可因肺虚邪气壅塞所致。如肺虚而阴冷之邪上攻于肺者。《太平圣惠方》卷四十六：“肺主于气，若肺虚，则风寒入于经络，而成咳嗽也。此皆由脏腑不调，阴阳否塞，阳气外虚，阴气内积，邪冷之气，上攻于肺，肺气不足，为邪所搏，则嗽而多气，故曰气嗽。”治用干姜散、五味子散等。亦可由宿热及饮食伤热，久嗽肺虚引起。《外台秘要》卷九：“肺气嗽者，不限老少，宿多上热，后因饮食将息伤热，则常嗽不断，积年累岁，肺气衰，便成气嗽。”七情郁结，或劳伤脾肺亦可引起本病。《杂病源流犀烛·咳嗽哮喘病源流》：“气嗽，七气积伤成咳也。其脉浮洪滑数，必兼上气喘急，痰涎凝结，或如败絮，或如梅核，滞塞咽喉，吐不出，咽不下。多因七情郁结，或劳伤脾肺，甚而多吐脓血，渐成肺痿将作痨瘵也。然气嗽一症，妇人多有之，宜团参饮子、苏子降气汤、星香丸。”参见“郁嗽”“咳嗽”条。

气随血脱qìsuíxuètuō　病机。血脱导致气亦随之而脱。见“血脱气脱”条。

气随液脱qìsuíyètuō　病机。由于津液大量丢失，气失依附而随津液外泄，从而导致阳气暴脱亡失的病机。津能载气，津液的大量丢失必然导致气的亡失。多由大汗伤津或吐泻太过，耗伤津液所致。《伤寒论·阴阳病脉证并治》：“发汗多，若重发汗者，亡其阳。”津液外泄，阳气随之亡失。《金匮要略心典·痰饮》：“吐下之余，定无完气。”《景岳全书·泄泻》亦谓：“若关门不固，则气随泻去，气去则阳衰。”

气胎qìtāi　病名。指假孕之一。《续名医类案》卷二十四：“因当经著气伤肝，久郁冲于血海，似怀胎而无形，此名气胎。”多因平素肝旺易怒，肝气郁结，气血运行不畅，冲任胞脉阻滞所致。症见经闭腹大，状如怀孕。治宜疏肝理气行血。方用逍遥散加木香、香附、川芎等。

气痰qìtán　病证名。❶即燥痰。《医宗必读·痰饮》：“在肺经者，名曰燥痰。又名气痰。”参见“燥痰”条。❷指梅核气类病证。《医学入门》卷五：“七情痰滞咽膈，多胸胁痞满，名曰气痰。”又：“七情郁成，咯之不出，咽之不下，形如破絮，或如梅核，四七汤；久者换苏子加黄芩、山栀、海石、三仙丸、千金指迷丸。”❸指素有痰疾，因气恼而喘咯咳唾的病证。《泰定养生主论》：“气痰者，因事逆意而然也……此皆素抱痰疾者，因风寒气热味，而喘咯咳唾，非别有此五种之痰。”参见“痰证”条。

气藤qìténg　中药材。见《贵州草药》。为血藤之别名，详该条。

气痛qìtòng　病证名。指气滞三焦所致的疼痛。出《灵枢·五色》。《杂病源流犀烛·诸气源流》：“气痛，三焦内外俱有病也。人身之气，周流不息，本无停止，多因七情六气，饮食劳役所郁，以致凝滞上焦，则为心胸痞痛，宜枳橘汤、清膈苍莎丸；凝滞中焦，则为腹胁刺痛，宜木香破气散、撞气阿魏丸；凝滞下焦，则为疝瘕、腰痛，宜四磨汤、木香槟榔丸；凝滞于内，则为癖积疼痛，宜化积丸、三棱散；凝滞于外，则为遍身刺痛，或浮肿，或胀，宜流气饮子、木香流气饮。”参见“气病”条。

气㿗qìtuí　病名。见《备急千金要方》卷二十四。阴之一。即疝气，俗称小肠气㿗。《三因极一病证方论》卷十四：“病者久蓄忧思，恐怒兼并，随脏气下坠阴，肿胀急痛，名曰气㿗，属内所因。”治宜大戟丸。详见“阴”条。

气脱qìtuō　指正气的耗损脱失。常由于过汗、过下、失精、亡血等原因，以致气失依附涵载而外脱。《灵枢·决气》：“气脱者，目不明。”临床见证除了目失所养而视物模糊不清外，尚可有气息低微、面色苍白、脉微弱，甚则冷汗淋漓，昏不知人等表现。

气为血帅qìwéixuèshuài　指气对血的推动、统摄和化生的作用。气为阳，是运行的动力；血为阴，是物质的基础。气行血亦行，气虚血亦虚，气滞血亦滞，脾气虚则血失统摄而溢，气火盛则迫血妄行而泄。《本草纲目》卷五十二：“故曰气者血之帅也。气升则升，气降则降；气热则行，气寒则凝。”治疗上，补气摄血，行气活血、益气固脱等都是这种理论的运用。

气味qìwèi　❶即性味。指药物寒、热、温、凉四气和辛、甘、酸、苦、咸五味的基本属性，它们直接影响药物的作用与效能。❷指药材和饮片的嗅感与味感。

气味阴阳qìwèiyīnyáng　指药物四气、五味和升降浮沉的阴阳属性。四气中的热、温属阳，寒、凉属阴。五味中的辛、甘、淡属阳，酸、苦、咸属阴。升、浮属阳；沉、降属阴。《素问·阴阳应象大论》：“辛甘发散为阳，酸苦涌泄为阴。”

气雾剂qìwùjì　药物剂型之一。系指药物和抛射剂共同封装于带有阀门的耐压容器中，使用时借抛射剂气化所产生的压力，定量或非定量地将药物以雾状喷出的制剂。喷出的药物经呼吸道或皮肤、黏膜吸收产生效用。

气郄qìxì　经穴别名。出《针灸大全》。即长强，见该条。

气下qìxià　指气机失常而主要表现为下陷不能正常上升的病理状态。为《内经》九种气机逆乱病证之一。《素问·举痛论》：“恐则气下。”可由于惊恐伤肾以致下元虚衰，升腾无力而致，亦常由于脾气虚弱，中气升举无力而致，临床常见下腹胀坠，二便频数而排出不爽，短气乏力，甚则脱肛、子宫脱垂、疝气偏坠等，治疗宜温补脾肾，益气升阳。参见“九气”条。

气陷qìxiàn　即气虚下陷。详“中气下陷”条。

气陷泄泻qìxiànxièxiè　病证名。指中气亏损，气虚下陷而致者。症见食后即泻，完谷不化，食减，消瘦，困倦，脱肛，自汗等。《医略六书·杂病证治》：“气陷泄泻，补中益气汤加羌、防。”“久泻脱肛，补中益气汤加粟壳、乌梅、五味、肉果。”《寿世保元·泄泻》：“饮食入胃不住，完谷不化者，气虚也。”用益气健脾汤。《罗氏会约医镜·杂证》：“泄泻急而趋下，不能少停，此脾气虚而下坠也。”用甘缓汤。若大泻气脱不知人，口眼俱闭，呼吸欲绝，急灸气海穴，可进大剂参附辈温补。参见“虚泻”“脾虚泄泻”条。

气陷血崩qìxiànxuèbēng　病证名。属血崩证型之一。多因素体虚弱，饮食不节，或劳伤形体，以致脾虚气陷，血随下脱，冲任失固，发为血崩。症见出血色淡，质稀，困倦乏力，怠惰嗜卧，动则气短血下更多。治宜补气升阳为主，方用举元煎，或补中益气汤等，重用人参、黄芪，再加乌贼骨、棕榈炭、煅牡蛎等，以固涩止血。若见汗出肢冷，昏不知人，脉微欲绝者，为气陷血脱之危候，急煎独参汤，或加附子，以回阳救逆，但均需频服。

气消qìxiāo　病机。指气机失常而属于气消损耗散者，为《内经》九种气机失常病机之一。《素问·举痛论》："悲则心系急，肺布叶举，而上焦不通，荣卫不散，热气在中，故气消矣。"高士宗《黄帝素问直解》注："悲则心气并于肺，故心系急，心系上连于肺，故肺布叶举，肺位居上，主行荣卫阴阳之气。今肺布叶举，而致上焦不通，荣卫不散，则气郁于中，而致热气在中。悲则气消，以此故也。"临床常见胸胁拘迫，气促，语声断续，精神委靡不振。治疗除调适情志外，应补肺益气，缓急和中，调和营卫。参见"九气"条。

气泄qìxiè　病机。指气机失常而表现为外泄脱失的病理状态。为《内经》九种气机失常病机之一。《素问·举痛论》："炅则腠理开，荣卫通，汗大泄，故气泄。"除由于火热蒸迫、汗出过多而致气泄脱失外，大失血、大泻下等亦可致阳气泄脱。临床上除了因气泄而表现气虚证外，亦常伴有因津液或血液过度亡失而致的津亏或血虚证，治疗当益气生津或益气补血并进，但若气泄气脱病证严重者，又当以独参汤益气固脱为先。

气泻qìxiè　病证名。指气机郁滞所致的泄泻，包括七情过极所致者。《证治要诀·大小腑门》："气泻肠鸣，气走胸膈，痞闷腹急而痛，泻则腹下须臾又急，亦有腹急气塞而不通者。此由中脘停滞，气不流转，水谷不分所致。"治宜行气和中，用大七香丸、解肝煎、痛泻要方、排气饮、五膈宽中散、震灵丹等方。参见"七情泻""泄泻"条。

气心痛qìxīntòng　病证名。见《外台秘要》卷七。多因诸气郁滞及七情过用所致。《医学从众录·心痛》："气痛，脉沉而涩，诸气郁滞及七情过用所致。宜二陈汤加沉香、乌药、百合主之。"《证治汇补·腹胁门》："气痛，因恼怒而发，痛时隐隐闷结，胸臆相引，得嗳觉宽，为忧郁所致《指掌》。甚则痛连胁肋，呕逆恶心，吐不得出，坐卧不安，奔走狂叫。均宜枳壳、木香，以开其气。"《张氏医通·心痛胃脘痛》："气郁脉沉伏，或结或弦，胸中气壅，攻刺胀痛，沉香降气散。中气虚，按之则痛定，二陈加炮姜。不应，理中汤。病久服耗气药太过，脉大或数无力，亦为中气虚，六君子加炮姜。"参见"心痛"条。

气虚qìxū　气的虚衰不足。统指脏腑正气虚弱。《景岳全书·传忠录》："如心气虚则神有不明，肺气虚则治节有不行，脾气虚则食饮不能健，肝气虚则魂怯而不平，肾气虚则阳道衰而精少志屈，胃气虚则仓廪匮而并及诸经，三焦虚则上中下俱失其职，命门虚则精气神总属无根。凡此者，何非气虚之类？"但肺主气，脾为化生气血之源，肾为元气之根本，故气虚与肺脾肾三脏关系尤为密切。《素问·通评虚实论》："气虚者，肺虚也。"《杂病源流犀烛·虚损痨瘵源流》："气虚者，脾肺二经虚也。或饮食，或劳倦，气衰火旺，四肢困热，无气以动，懒于言语，动作喘乏，自汗心烦，必温补中气。"《东医宝鉴·杂病篇》："夫肾虚为病，不能纳诸气以归元……肺出气也，肾纳气也，肺为气之主，肾为气之藏。凡咳嗽暴重，动引百骸，自觉气从脐下逆奔而上，此肾虚不能收气也，当以补骨脂安肾丸主之。"参见"气病"等条。

气虚崩漏qìxūbēnglòu　病证名。多因素体虚弱，忧思不解，或饮食失节等损伤脾胃，以致气虚冲任不固，血失统摄。症见阴道出血量多，或淋漓不止，色淡质稀，疲倦气短懒言，不思饮食等。治宜补气固摄。方用举元煎，或补中益气汤。血多加阿胶、艾叶炭、乌贼骨；若流血不止，两目昏暗或眩晕跌仆，脉细弱者，用固本止崩汤（《傅青主女科》）。

气虚痹qìxūbì　病证名。指气虚阴盛所致的痹证。《医学入门·痹风》："气虚痹者，关节不充，一身如从水中出，阳虚阴盛也。四君子汤加肉桂、生附，或川附丸。"麻木重着者，可用神效黄芪汤加减。

气虚不摄qìxūbùshè　❶泛指脏气虚统摄失职，可见自汗、遗精、泄泻、遗尿、崩漏、便血等症。治宜固涩，并补其脏气。❷气为血帅，指气虚不能摄血而见各种出血症状。治宜补脾益气摄血。

气虚喘qìxūchuǎn　病证名。见《证治汇补》卷五。又名气虚喘逆。指肺气或元气不足所致的气喘。《症因脉治》卷二："气虚喘逆之因，或本元素虚，或大病后、大劳后，失于调养，或过服克削，元气大伤，则气虚喘逆之症作矣。"症见身倦懒怯，言语轻微，久久渐见气不接续，喝喝喘急等。《景岳全书》卷十九："气虚之喘十居七八，但察其外无风邪，内无实热而喘者，即皆虚喘之证。若脾肺气虚者，不过在中上二焦，化源未亏，其病犹浅，若肝肾气虚，则病出下焦而本末俱病，其病则深。"《医学纲目·喘》："若久病气虚而发喘者，宜阿胶、人参、五味补之。"如脾肺气虚，上焦微热微渴而作喘者，宜生脉散，如气虚而无热者，用独参汤；若火燥肺金，上焦热甚，烦渴多汗，宜人参白虎汤。又如人参平肺散、参橘煎、四君子汤、参冬饮、理中汤等均可随证选用。参见"虚喘""真元耗损喘"条。

气虚喘逆qìxūchuǎnnì　病证名。见《症因脉治·喘症论》。即气虚喘。详该条。

气虚短气qìxūduǎnqì　病证名。内伤短气之一。多由本元素弱，劳伤中气或大病后元气耗伤所致。《症因脉治》卷二："气虚短气之症，气怯神离，言语轻微，气不接续。"脉象微弱或见浮大者，为阳微或真阳外越；脉细数、芤涩，为阴血不足。治宜补气为主。如有气脱者，急用独参汤；中气不足者，用补中益气汤等；有痰用六君子汤、参橘煎等方。

气虚耳鸣qìxū'ěrmíng　病证名。耳鸣的一种。《诸病源候论·耳鸣候》："此为血气虚损，宗脉不足，病苦耳鸣嘈嘈。"《医钞类编·耳病门》："耳聋、耳鸣：有痰，有火，有气虚，有阴虚，有肝火。"《医学入门·耳》治气虚耳鸣，四君子汤。若气虚有火，四君子加山栀、柴胡。《杂病源流犀烛·耳病源流》："耳鸣……右寸关大于左，无力倦怠，色黄白，属中气虚，补中益气汤加减。"参见"耳鸣"条。

气虚发热qìxūfārè　证候名。以低热日久，劳累更甚，食少乏力，气短懒言，舌淡脉弱等为常见症的证候。参见"气虚热""气虚身热"条。

气虚腹痛qìxūfùtòng　病证名。指中气虚弱的腹痛。《症因脉治》卷四："气虚腹痛之症，面色萎黄，言语轻微，饮食减少，时时腹痛，劳动则甚，按之稍减。此气虚腹痛之症也。"《证治汇补·腹痛章》："气虚痛者，痛必喜按，呼吸短浅。"可因久病汗下，久泻伤元，劳形气散，或饥饿损伤，或勉强行房，气道虚损所致。脉多见微弱，或见空大，或见细涩。如气怯神倦，脉微细，宜四君子汤；遇劳痛甚，脉大无力，宜补中益气汤；饮食减少者，宜香砂六君子汤。参见"腹痛"条。

气虚喉痛qìxūhóutòng　病证名。《喉科心法》："时痛时止，微红微肿，或不红肿。每遇劳动及服凉药则更甚。兼现食少困倦，少气懒言，唇淡面白，二便调和，身微热，或时热时退，手足心更热诸症。此中气不足，虚火泛上也。法当补中益气为主。”

气虚滑胎qìxūhuátāi　病证名。滑胎证型之一。孕妇有滑胎病史，孕后脾胃虚弱，中气不足，冲任不固，胎失摄养以致腰酸，腹胀，胎动下坠，或阴道下血，气短无力等。宜益气安胎，以防滑坠。用举元煎。若腰酸腹痛坠甚者，加杜仲、桑寄生；阴道下血者，加阿胶、艾炭。

气虚经行先期qìxūjīngxíngxiānqī　病证名。属经行先期证型之一。多因素体虚弱，忧思伤脾，或饮食不节等。以致中气不足，冲任失固，经血妄行，症见经期提前，血量较多，色淡红，质清稀，面色白，精神疲倦，气短懒言，不思饮食，或心悸，小腹空坠等。治宜补气摄血，健脾固冲。方用补中益气汤、举元煎等。

气虚厥qìxūjué　病证名。厥证之一。因劳伤气弱，不能运行所致。《赤水玄珠·厥证门》：“厥因气虚而得者，其脉细小，宜四君子汤加黄芪、附子。”或用补中益气汤等。参见“厥证”条。

气虚咳嗽qìxūké·sou　病证名。指气虚引起的咳嗽。多因劳役过度，肺气有伤；或饮食劳倦，中气有损，土不生金所致。《症因脉治》卷二：“气虚咳嗽之症，面黄肌瘦，气怯神离，咳嗽吐痰，痰色清稀，饮食减少。”治宜健脾益气补肺。方用四君子汤、参术膏、补中益气汤、琼玉膏、生脉散等。参见“咳嗽”条。

气虚劳复qìxūláofù　病证名。《重订广温热论·温热复症疗法》：“气虚劳复者，温热瘥后，余邪未尽，止因正气大虚，因劳复热，微兼恶寒，四肢倦怠，无气以动，脉虚右大，舌润无胎，胸膈宽畅者，此真气虚劳复也。宜补中益气汤甘温补之，惟升、柴须蜜炙；如兼汗多恶寒，归芪建中汤最妙；若正气虽虚，尚有余热未清，其人虚羸少气，气逆欲呕者，竹叶石膏汤加姜汁主之，或陈氏六神汤加银柴胡、地骨皮亦佳。”参见“劳复”条。

气虚淋qìxūlìn　病证名。气淋之一。指淋证因气虚所致者。《证治准绳·淋》：“气虚淋，八珍汤加杜牛膝、黄芩汁煎服。老人气虚亦能淋，参、术中加木通、山栀。”参见“气淋”条。

气虚热qìxūrè　病证名。❶指脾胃气虚或脾肺气虚而致的虚热。多因饮食劳倦，内伤脾胃，以致气虚火旺，虚热内生。《杂病源流犀烛·虚损痨瘵源流》：“有气虚热，必兼少气自汗，体倦心烦。”《证治汇补·气血热辨》：“气分虚热者，用甘温以除热。”治宜用补中益气汤等方。❷指暑湿伤气而致的发热。伴见四肢困倦，精神疲乏，心烦气促，口渴，自汗，小便黄，脉虚等。《素问·刺志论》：“气虚身热，得之伤暑。”治用东垣清暑益气汤。若暑热之邪耗气伤津，症见身热脉虚，汗多，烦渴较甚者，治以清暑热，益气生津，宜用王氏清暑益气汤等方。

气虚身热qìxūshēnrè　病证名。《素问·刺志论》：“气虚身热，得之伤暑。”因元气本虚，伤于暑湿所致发热。治用李东垣及王孟英清暑益气汤。亦有因饮食劳倦，内伤脾胃而致气虚发热。宜用甘温除热。详“气虚热”条。

气虚水停qìxūshuǐtíng　❶病机。指阳气虚弱、气化不利而致水湿内停并出现浮肿的病理变化，以肺、脾、肾三脏的气虚关系较大。参见“气化不利”“肺移寒于肾”“脾虚湿困”“肾虚水泛”各条。❷证候名。正气亏虚，水液停聚，以神疲乏力，气短，肢体浮肿，小便不利，头身困重，胸胁脘腹胀闷疼痛，舌淡苔白滑，脉沉弱等为常见症的证候。

气虚痰qìxūtán　病证名。因气虚所致的痰证。《症因脉治》卷二：“气虚痰，面黄肌瘦，六脉濡缓。”治宜健脾、益气、化痰。方用六君子汤等。参见“痰证”条。

气虚头痛qìxūtóutòng　病证名。指气虚清阳不升所致的头痛。见《脉诀·头痛》。《兰室秘藏·头痛门》：“头痛耳鸣，九窍不利者，肠胃之所生，乃气虚头痛也。”常兼有神疲乏力，饮食无味，脉弱，或大而无力，遇劳则头痛更甚等。治宜健脾益气，可用补中益气汤，四君子汤加黄芪、蔓荆子等。本证可见于贫血、紧张性头痛等病。参见“头痛”条。

气虚脱肛qìxūtuōgāng　病证名。肛门脱出，有的在大便时肛门下脱，便后又慢慢收合，但也有病延日久，肛门滑脱不收，不能自然收缩者。主要是由于泻痢日久，中气虚弱，肠薄脂消，使肛门滑脱不收。每多伴见面色青黄，唇色淡白，指头发冷等。治以温中健脾为主，先服补中益气汤，以升提下陷之气；再用真人养脏汤，以温补固涩。外用温开水洗净，再用涩肠散（《医宗金鉴》：诃子、赤石脂、龙骨、陈茶叶）掺肠头上，药棉揉入。

气虚外感qìxūwàigǎn　❶素体气虚，卫表不固，感受外邪的病理变化。❷证候名。以恶寒发热，自汗，头痛鼻塞，语声低怯，气短倦息，脉浮无力为常见症的证候。治当益气解表。可用人参败毒散、参苏饮。

气虚痿qìxūwěi　病证名。痿证之一。见《证治汇补·痿躄章》。多由劳倦内伤、饮食失调或久病脾胃气虚，不能充养肢体而成。主症为手足痿弱，举动无力。治以补脾益气为主。宜四君子汤。有虚热者，用补气和中汤。《医宗必读·痿》：“气虚，四君子汤合二妙散。”《张氏医通·痿痹门》：“肥白人脉沉缓或滑，恶心，胸膈不利，属气虚有痰，六君子加苍术、黄柏、竹沥、姜汁。”参见“痿”条。

气虚下陷qìxūxiàxiàn　又称中气下陷。详该条。

气虚小便不利qìxūxiǎobiànbùlì　病证名。见《症因脉治》卷四。由于久病、劳倦过度、汗下太过等伤气所致。主要症状为气怯神疲，面色萎黄，言语低微，唇不焦，口不渴，欲小便而解不出，脉细弱。治宜补气为主。肺气不足者，用生脉散；中气不足者，用补中益气汤；膀胱气弱者，用人参车前汤。参见“小便不利”条。

气虚眩晕qìxūxuànyūn　病证名。《症因脉治·内伤眩晕》：“气虚眩晕之症，气虚即阳虚也。其人面色白，身无热，神识清爽，言语轻微，二便清利，时或虚阳上浮，头面得火，眩晕不止。”《医略六书·眩晕》：“劳倦伤脾，清阳下陷，眩晕倦息，此劳役人多气虚眩晕。”治宜益气为主。肺气不足者，人参生脉散合四君子汤；中气不足者，补中益气汤；心气不足者，酸枣仁汤；肾气不足者，都气丸；若真阳不足，虚阳上浮者，肾气丸加鹿角胶。亦有因肾不纳气引起者。《医林绳墨·眩运》：“有醉饱房劳，损伤精血，肾家不能纳气归元，使诸气逆奔而上，此气虚而眩运也。”参见“眩晕”“肾虚眩晕”条。

气虚血瘀qìxūxuèyū　❶病机。因气虚无力行血而致血行瘀滞的病理变化。气为血帅，血液的正常运行，有赖于气的正常推动，若元气亏虚，无力行血，则血行缓慢，停留而瘀。《医林改错·论抽风不是风》云：“元气既虚，必不能达于血管，血管无气，必停留而瘀。”❷证候名。气虚运血无力，血行瘀滞，以面色淡白而晦暗，身倦乏力，少

Q

气懒言，局部疼痛如刺，痛处不移，舌淡紫或有紫斑，脉沉涩等为常见症的证候。治宜补气益气为主，兼以活血行血。可用补阳还五汤加减。

气虚阳微qìxūyángwēi 病机。气属阳，气虚与阳微（弱）是相近的概念。一般是指某脏气虚，代谢功能低下，出现阳气不振的寒证。参见“气虚则寒”条。

气虚月经过多qìxūyuèjīngguòduō 病证名。属月经过多证型之一。多因素体虚弱，忧思伤脾，中气不足，冲任失固，血失约制所致。症见经行血量过多，或行经时间延长，色淡，质稀，面色白，精神疲倦，气短懒言，或心悸，小腹空坠等。治宜补气摄血，健脾固冲。方用补中益气汤、举元煎、归脾汤等。

气虚则寒qìxūzéhán 病机。指阳气不足出现阴寒的病机。阳气不足则不能温养脏腑，致使脏腑的活动和代谢功能相应减弱，出现恶寒肢冷、神疲乏力、口淡不渴、面白舌淡、尿清便溏、脉沉迟或细弱等虚寒证候。《素问·调经论》：“阳虚则外寒。”

气虚中满qìxūzhōngmǎn 证候名。指气虚所致的脘腹胀满。《医林绳墨·臌胀》：“由其忿怒太甚，不能发越，郁结中州，痰涎停住，乃成满也。久而不食，以致气虚，则曰气虚中满。宜当塞因塞用，治以二陈汤去甘草加参、术、厚朴、山楂之类。”《类证治裁·肿胀》：“气虚中满者，兼消补，消导宽中汤。”《医贯·气虚中满论》：“气虚者，肾中以火气虚，中满者，中空似鼓，虚满而非实满也。”宜八味丸。若脾虚，以参芪四君合八味丸。参见“中满”条。

气虚自汗qìxūzìhàn 病证名。见《红炉点雪》。由气虚卫不固表所致。症见自汗恶风，汗出常冷，疲乏无力，脉微而缓或虚大。治宜益气固表。可用玉屏风散、补中益气汤等方。参见“自汗”条。

气穴qìxué ❶指腧穴。因穴位与脏腑经络之气相通，故名。《素问·气穴论》：“气穴之处，游针之居。”参见“腧穴”条。❷经穴名。代号 KI13。出《针灸甲乙经》。别名胞门、子户。属足少阴肾经。冲脉、足少阴之会。位于腹正中线脐下 3 寸，旁开 0.5 寸处（《铜人腧穴针灸图经》）。另说在脐下 2.5 寸，旁开 0.5 寸（《针灸甲乙经》）；脐下 3 寸，旁开 1 寸（《针灸大成》）；脐下 3 寸，旁开 1.5 寸（《针灸资生经》）。布有肋下神经及髂腹下神经的分支，并有腹壁下动、静脉的肌支通过。主治月经不调，经闭，痛经，不孕，带下，腹泻，小便不利等。直刺 0.5～1 寸。艾炷灸 3～5 壮；或艾条灸 5～10 分钟。

气穴论篇qìxuélùnpiān 《素问》篇名。气穴，即经气所注的穴位。本篇主要论述人体三百六十五个气穴的分布情况，故名。文中还叙述了孙络和溪谷致病的原因和治法。

气血qìxuè 气与血的合称。是人体生命活动必需的两种重要物质。参见“气”“血”各条。

气血痹阻qìxuèbìzǔ 病机。痹，通痹。原指风、寒、湿三种邪气侵袭，导致气血阻滞而发生痹痛的病机。实际上，也包括人体营卫失调，气机郁结，或病变后痰瘀内生而导致气血阻滞的病机。参见“痹”“痹气”各条。

气血辨证qìxuèbiànzhèng 内伤杂病的辨证方法之一。即以气、血的病证为纲进行辨证。属气血痰食辨证的一部分。详该条。

气血冲和qìxuèchōnghé 指气血协调，运动通畅。气与血是相互依存的，血有赖于气的推动而流行，气也赖于血的供养而发挥作用，故有“气为血帅，血为气母”的说法。人体的正常生理活动有赖于气血功能的协调来维持，一旦失调，即可发病。《丹溪心法》：“气血冲和，万病不生。一有怫郁，诸病生焉。”

气血俱虚头痛qìxuèjùxūtóutòng 病证名。指气虚与血虚证候并见的头痛。见《兰室秘藏·头痛》。《脉因证治·诸头痛有六证》：“气虚，因下部气虚，上攻，温温而痛者，异乎邪毒所攻。”《张氏医通·头痛》：“因血虚而痛者，痛连鱼尾，善惊惕，其脉芤或沉数。”气血俱虚，可血虚、气虚二证同见。《证治准绳·头痛》：“气血俱虚头痛者，于调中益气汤加川芎、蔓荆子、细辛。”参见“气虚头痛”“血虚头痛”条。

气血两燔qìxuèliǎngfán ❶温热病中，邪热入于血分，而气分证候未解，气分、血分病变同在而邪热炽盛的病理变化。❷证候名。燔，焚烧；指火盛。温热病气分的热邪未解，而营血分热邪已盛，以致形成气血两燔之证。症见壮热、口渴、烦躁谵妄、瘢疹透露，甚或吐血、衄血，舌绛苔黄，脉数等。《温病条辨·上焦篇》：“太阴温病，气血两燔者，玉女煎去牛膝加元参主之。”

气血两虚qìxuèliǎngxū ❶气虚和血虚并存，机体失养，功能减退的病理变化。❷证候名。亦称气血两亏。指气血均亏损不足的证候。多由久病不愈，气血两伤所致。可因气虚不能生血而致血虚，亦可因血虚而致气虚。临床表现气虚与血虚同时存在，症见少气懒言、神疲乏力、自汗、眩晕、心悸失眠、面色淡白或萎黄等。治当气血双补。可用八珍汤。

气血失调qìxuèshītiáo 病机。气与血失去互相协调作用的病机。生理上，气血是相依相附的，气以生血，血以养气，气为血帅，血为气母。人若有病，气病可以影响血病，血病可以影响气病。如气滞可致血滞，血滞亦可致气滞，出现疼痛、瘀血等症；气逆可致血逆而上溢，出现吐血、咯血、衄血等症；气虚不能统摄血液，可使血不循经而见便血、尿血、月经不调、崩漏、皮下出血等症。临床上凡是久痛、厥逆、月经不调、慢性出血等病证，多与气血失调有关。

气血双补qìxuèshuāngbǔ 补法之一。是以补气药与补血药并用治疗气血俱虚之证。气血俱虚多见面色苍白、头晕心悸、气短乏力，舌质嫩淡，脉细弱。用八珍汤之类。

气血痰食辨证qìxuètánshíbiànzhèng 内伤杂病辨证方法之一。根据气、血、痰（饮）、食的病证特征，分别进行辨证。气的病证多指功能活动的紊乱、不足或障碍，如气虚、气滞、气逆、气厥等；血的病证，多指血的生成不足或运行失常，如血虚、血瘀、出血和血厥等；痰可分痰证和饮证，其证繁多；食的病证主要指饮食失调所致的急性和慢性消化紊乱与营养代谢障碍，如宿食、食积和食厥等。

气血虚弱痛经qìxuèxūruòtòngjīng 病证名。属痛经证型之一。由于体质素虚，气血不足，经行之后气血更虚，以致冲任胞脉失养。症见经后小腹绵绵作痛，喜温喜按，经血量少，色淡质稀。治宜补气养血，扶脾止痛。方用内补当归建中汤，或用民间方：红糖、生姜等量，蒸后口服，每次一食匙。

气眼qìyǎn 病证名。多因郁怒伤肝而起。《银海精微》：“眼昏而泪，胞肿而软，上壅朦胧，酸涩微赤，是谓之气眼。”

气腰痛qìyāotòng 病证名。见《东医宝鉴·外形篇》。指情

Q

志不舒使气机郁滞所致的腰痛。详“气滞腰痛”条。

气噎qìyē 病机名。五噎之一。出《诸病源候论·否噎病诸候》。其症心悸，上下不通，噎哕不彻，胸背痛等。治用五噎丸、《深师》七气汤。参见“噎”“五噎”条。

气宜qìyí 宜，适宜。指根据与五脏相通应的六气的病机特点而采取适宜的治疗措施。《素问·至真要大论》：“审察病机，无失气宜，此之谓也。”

气翳qìyì 病名。多由肝经风热或湿热，郁久伤阴，瘀血凝滞所致。清代黄庭镜《目经大成》卷二：“此症目赤痛眵泪都可，但青睛（即黑睛）如浊烟笼罩，色泽欲死，甚者若混镜呵气，不能照人面目，从侧面视之，始隐隐微见金井（即瞳神）……分明是外障，而风轮光滑，无障可去，故曰气翳。”类今之角膜实质炎。内治：肝经风热者，宜祛风清热，平肝退翳，用地黄散加减；热甚血瘀者，宜清热泻火，活血祛瘀，用龙胆泻肝汤加丹皮、赤芍、红花；阴虚湿热者，宜养阴清热除湿，用甘露饮重加土茯苓。外治：以退障为主，可点磨障灵光膏。

气阴两伤qìyīnliǎngshāng 即气阴两虚。详该条。

气阴两虚qìyīnliǎngxū ❶气虚和阴虚同时并见的病理变化。❷证候名。又称气阴两伤。元气不足，阴津亏损，以神疲乏力，气短懒言，咽干口燥，烦渴欲饮，午后颧红，小便短少，大便干结，舌体瘦薄，苔少而干，脉虚数等为常见症的证候。常见于热性病的过程中，如：①温热病耗津夺液，出现大汗、气促、烦渴、舌嫩红或干绛、脉散大或细数，有虚脱倾向者。②温热病后期及内伤杂病，真阴亏损，元气大伤，出现神疲形怠、少气懒言、口干咽燥、低热或潮热，或五心烦热、自汗、盗汗、舌红苔少、脉虚大或虚数者。③温热病，邪恋气分，汗出不彻，久而伤及气液，出现白痦，其色枯白不亮者。此外，亦可见于某些慢性消耗性疾病。

气淫qìyín 淫，过乱之意。气淫，指时令未到而气先至，属太过之气而造成气候紊乱失常。《素问·六节藏象论》：“未至而至，此谓太过，则薄所不胜，而乘所胜也，命曰气淫。”

气营两燔qìyíngliǎngfán ❶温热病中，邪热入于营分，而气分证候未解，气分、营分病变同在而邪热炽盛的病理变化。❷证候名。温热病中气分证与营分证的表现同时存在，以壮热口渴，烦躁不宁，头痛，或神昏谵语，斑疹隐隐，便结尿黄，舌红绛，苔黄燥，脉数等为常见症的证候。

气营两清qìyíngliǎngqīng 清热法之一。用辛凉合甘寒之法，以治热性病热邪入气分和营分之证。症见高热、心烦、夜睡不宁、口渴、汗出、舌绛、苔黄而干、脉洪数等。可同时使用清气分和营分的药物如石膏、知母、竹叶心、连翘、黄芩、石斛、生地、元参等，常用方如清瘟败毒饮。

气营同病qìyíngtóngbìng 见“气营两燔”条。

气瘿qìyǐng 病名。出《备急千金要方》卷二十四。多由情志抑郁或水土因素所致。主症为颈部生肿物，边缘不清，皮色如常，按之柔软，随喜怒增大或缩小。治宜理气解郁，化痰软坚，健脾除湿。用四海舒郁丸，或海藻玉壶汤化裁。亦可选用碘剂、针灸及手术治疗。

气痈qìyōng 病名。出《咽喉脉证通论》。指因郁怒所生之咽喉痈肿。《秘传喉科十八证》：“此症因恼怒伤肝，肝血不和，以致肺气壅塞，火炽上升，发于喉间。其状帝丁之上，红肿作痛，或有连及两边者，寒热大作。”治宜宣肺泻热，疏肝解郁。用荆芥、防风、牛蒡子、连翘、黄芩、栀子、枳壳、青皮、柴胡、香附、瓜蒌仁、乌药等煎服。

气痈喉闭qìyōnghóubì 病名。系指因邪毒结聚壅塞喉间而发之喉闭。《疮疡经验全书》卷一：“此症为因聚毒塞于喉间，痰涎稠实发寒热者。”参见“喉闭”条。

气壅喉痹qìyōnghóubì 病名。多由痰毒邪火之气壅塞肺系，肺气闭郁，气机不利所致。症见咽喉肿痛，痰涎稠黏，身发寒热。治宜宣肺气、祛风痰、清热毒。用荆芥、防风、桔梗、蝉蜕、僵蚕、瓜蒌、陈皮、枳壳、法夏、黄芩、栀子等煎服。

气由脏发qìyóuzàngfā 气，指神气、精气。皆源于五脏。五脏精气的盛衰和病变，会反映到气色的变化（见《四诊抉微》）。

气有余便是火qìyǒuyúbiànshìhuǒ 病机。出《丹溪心法》。阳气偏盛，呈现病理性的功能亢进，导致各种火证的病机。如：❶由于阴液不足，阳气偏盛引起的目赤、咽痛、牙龈肿痛等虚火上炎证候。❷五志、七情过极，出现阳亢或气郁化火的肝火、胆火、胃火、心火等证候。

气郁qìyù ❶气郁结而不得疏泄发散的病理变化。❷证候名。出《素问·六元正纪大论》。多因情志不舒，气机郁结所致。《丹溪心法·六郁》：“气郁者，胸胁痛，脉沉涩。”《证治汇补·郁证章》：“气郁，胸满胁痛，噫气腹胀。”治宜行气解郁。《杂病源流犀烛·诸气源流》：“一切气郁，总宜以化滞为主。”用气郁汤、木香调气散、七气汤、越鞠丸等方。若气郁生痰者，用温胆汤、半夏厚朴汤、上下分消导痰汤。若气郁化火者，用加味逍遥散等方。参见“六郁”“郁证”条。

气郁化火qìyùhuàhuǒ ❶指气郁日久而化生火热的病理变化。气本属阳，久郁则从火化。《医旨绪余·气郁胁痛论》：“是以七情一有不遂则生郁，郁久则生火，壅遏经隧，充塞清道而痛作矣。”❷证候名。气机郁滞，日久化火，以情绪抑郁，烦躁易怒，胸胁胀闷、灼痛，口苦口干，舌红苔黄，脉弦数等为常见症的证候。参见“气郁”“郁证”“郁火”“肝火胁痛”各条。

气郁汤qìyùtāng ❶《证治准绳·类方》第二册方。香附（童便浸）三钱，苍术、橘红、制半夏各一钱半，贝母（去心）、茯苓、川芎、紫苏叶（自汗用苏子）、炒栀子仁各一钱，甘草、木香、槟榔各五分。加生姜五片，水煎服。治气郁胸满胁痛，脉沉而涩者。❷《杂病源流犀烛·六淫门》卷十七方。香附、茯神、藿香、桔梗、木香、枳壳、厚朴、砂仁。水煎服。治气郁呕逆。

气郁吐血qìyùtùxiě 病证名。指气机郁结不舒所致的吐血。《医贯·血症论》：“但郁之一字，不但怒为郁，忧为郁，怒与忧固其一也。若其人素有阴虚火证，外为风寒暑湿所感，皮毛闭塞即为郁。郁则火不得泄，血随火而妄行。郁于经络，则从鼻而出；郁于胃脘，则从吐而出。”其症多见恶风寒，面色晦滞，口苦口酸，恶心喜呕，脉涩。木郁达之，治以舒郁为主，宜逍遥散加丹皮、吴茱萸、黄连、栀子之属。血止后，继用六味丸滋阴。因忧思气郁，损伤心脾者，兼见神疲肢倦，气短气怯，形气憔悴，饮食无味，或饥不欲食，卧不得安，宜用五福饮、五阴煎等治本。气陷者用归脾汤。大便时溏，四肢不温者，宜六味回阳饮加白术等（见《景岳全书·杂证谟》）。

气郁脘痛qìyùwǎntòng 病证名。指气机郁滞所致的胃脘痛。

《类证治裁》卷六："气郁脘痛，必攻刺胀满。"多由情志不舒，肝气郁结，横逆犯胃所致。故又称肝胃气痛。症见胃脘胀痛，痛常游走，连及两胁，嗳气频繁，嘈杂吐酸等。《医林绳墨》卷四："痛者手不可按，按之而痛甚者，此则气之实也，实当破气先之；手按之而少可者，此则气之虚也，虚当补气兼之。"方用柴胡疏肝汤、沉香降气散、金铃子散等。参见"肝胃气痛""胃气痛"条。

气郁胁痛qìyùxiétòng　病证名。见《东医宝鉴·外形篇》。指七情过度，肝气郁结所致的胁痛。《杂病源流犀烛·肝病源流》："一曰气郁，由大怒气逆，或谋虑不决，皆令肝火动甚，以致胠胁肋痛，宜沉香降气散、枳壳煮散、枳壳散、桂枝汤、小龙荟丸。"详"肝气胁痛"条。

气郁眩晕qìyùxuànyūn　病证名。又称气晕。《证治汇补·气郁眩晕》："七情所感，脏气不平，郁而生涎，结而为饮，随气上逆，令人眩晕。"症见头目昏眩，精神抑郁，心悸怔忡，时时面部发热，眉棱骨痛，嘈杂恶心，脉沉等。治宜解郁化痰，安神定志。可用十四友丸、茯神汤、化痰玉壶丸等方。本证可见于神经官能症、高血压病等。参见"眩晕""气晕"条。

气郁血崩qìyùxuèbēng　病证名。属血崩证型之一。多因暴怒伤肝，气乱血动，血失所藏，冲任失调，发为血崩。症见突然阴道下血量多，色紫红有块，烦躁易怒，胸胁不舒。治宜止血以治其标，方用固冲汤；待血量减少后，再以疏肝解郁，方用逍遥散加炒香附、青皮。或用醋炒香附为细面，每次口服10g，米饮送下。

气郁怔忡qìyùzhēngchōng　病证名。《不居集》卷二十二论气郁怔忡："失意之人，怀抱抑郁，气生痰涎，涎与气搏，心神不宁，脉必沉结，或弦者是也。"治宜疏肝和营，解郁化痰。用逍遥饮、益营汤、温胆汤等方。参见"怔忡"条。

气原qìyuán　经穴别名。出《针灸甲乙经》。即中极，见该条。

气月qìyuè　运气术语。出《素问·六元正纪大论》。指由初之气至终之气各气所主的月份。

气晕qìyūn　病证名。指眩晕由气郁痰逆所致者。《东医宝鉴·外形篇》："气晕，七情过伤，气郁生涎，痰涎迷塞心窍而眩晕，眉棱骨痛，眼不可开。宜玉液汤、补虚饮。"参见"气郁眩晕"条。

气胀qìzhàng　病证名。❶胀病之一。一名胀。出《素问·脉要精微论》。《仁斋直指方·胀证》："七情郁结，气道壅塞，上不得降，下不得升，身体肿大，四肢瘦削，是为气胀。"气虚、气热、气寒亦可致气胀。《医碥·肿胀》："因于气：气热壅滞作胀，或气寒不运作胀，或气实作胀。其色苍老，皮厚肉坚，其胀或连胸胁，或倏然而胀，或通身尽胀，以手按之随手即起者，如按气囊也……凡胸腹胀初得是气胀，宜行气疏导之剂，木香、槟榔、枳壳、青皮、陈皮、厚朴之类。"参见"胀"条。❷即鼓胀。《医碥》卷三："气胀，又名鼓胀，以其外虽坚满，中空无物（止气作胀耳），有似乎鼓也。"参见"鼓胀"条。❸眼科病证名。清代黄庭镜《目经大成》卷二："此症睛无所苦，但气轮一处二处虚虚壅起而不红不紫，或圆或长或中断，隐若鱼腹中之白泡。"即状如鱼胞。详该条。

气障qìzhàng　病证名。见刘河间《黄帝素问宣明论方》卷十四。清《异授眼科》（撰人不详）："白睛肿起，多生瘀肉，有泪，或白膜侵睛，名曰气障，其病在肺。"

气针丸qìzhēnwán　《奇效良方》卷二十六方。木香、槟榔、青皮、陈皮、大黄各四两，牵牛子（取头末，半生，半炒）半斤。为细末，炼蜜为丸，梧桐子大，每服三十丸，食前生姜煎汤送下。治久积风壅，心胸筑痛，两胁心胸刺痛拒按，六脉沉伏。

气蒸qìzhēng　二十三蒸之一。见《诸病源候论·虚劳骨蒸候》。详"二十三蒸"条。

气之阴郄qìzhīyīnxì　经穴别名。出《针灸甲乙经》，《医学原始》名阴郄。即长强，见该条。

气至病所qìzhìbìngsuǒ　针刺术语。出《针经指南》。"气"是指针下的得气感应。《灵枢·九针十二原》："刺之要，气至而有效。"气至病所，是指这种感应通过一定的手法，到达了病变部位。

气痔qìzhì　病名。出《诸病源候论》卷三十四。多因风邪蕴积肠间，或情志过激，酒食所伤而致。症见肛门肿突，大便难而血出，腹胁胀满，甚或形成脱肛良久不能入。治疗：因风邪蕴积者，可选用威灵仙丸加减；因情志过激而发者，可选用加味香苏饮；因酒食所伤者，可选用橘皮汤。

气滞qìzhì　❶病机。指脏腑、经络之气阻滞不畅。可因饮食邪气或七情郁结而致；亦可因体弱气虚不运而引起。❷证候名。随所滞之脏腑经络而表现为不同证候。如脾胃气滞则胃纳减少，胀满疼痛；肝郁气滞则胁痛易怒；肺气壅滞则痰多喘咳。经络气滞则经络所过部位疼痛或运动障碍，或出现与该经有关之症状。血脉气滞则可引起血瘀。

气滞腹痛qìzhìfùtòng　病证名。见《赤水玄珠·腹痛门》。指气机结滞所致的腹痛。详"气结腹痛"条。

气滞经闭qìzhìjīngbì　病证名。属经闭证型之一。多因郁怒伤肝，肝气郁滞，气滞则血涩，瘀阻冲任胞脉，经血不得下达胞宫而致经闭。症见经闭不通，精神郁闷，烦躁易怒，胸胁小腹胀闷不舒。治宜行气开郁调经。方用乌药散、七制香附丸等。

气滞经行后期qìzhìjīngxínghòuqī　病证名。属经行后期证型之一。多因郁怒伤肝，气机不畅，冲任胞脉血行受阻，以致经血不能按时下达胞宫。症见经期错后，血量较少，涩滞不畅，小腹及乳房胀痛拒按。治宜行气开郁。方用加味乌药汤、七制香附丸等。

气滞湿阻qìzhìshīzǔ　❶病机。指气机郁滞，津液失其正常输布，导致湿浊内停的病机。❷证候名。气机郁滞，湿浊内阻，以胸胁脘腹胀闷窜痛，恶心欲吐，肢体困重，头晕嗜睡，或有浮肿，苔白腻，脉弦滑或濡缓等为常见症的证候。

气滞痰凝qìzhìtánníng　病机。因气机郁结，津液滞留而凝聚成痰的病机。证治参见"郁痰"条。

气滞痛经qìzhìtòngjīng　病证名。属痛经证型之一。多因情志抑郁，气机不畅，气滞则血涩，冲任血行郁阻，不通则痛。每在经前或经行时，下腹部胀甚于痛，或兼胸乳胀闷不舒，经行涩滞不畅。治宜行气开郁止痛。方用加味乌药汤、七制香附丸、金铃子散、延胡索散等。

气滞血瘀qìzhìxuèyū　❶病机。因气机郁滞日久而致血行瘀阻的病机。血液的正常运行，有赖于气的推动，若气行不畅，无法行血，则血停而瘀生矣。《寿世保元》："盖气者，血之帅也，气行则血行，气止则血止，气温则血滑，气寒则血凝，气有一息之不运，则血有一息之不行。"《血证论》亦谓："气结则血凝。"气滞、血瘀互为因果，气滞导致血瘀，血瘀又加重气滞。多由情志郁结或跌仆闪挫

Q

而致。❷证候名。气机阻滞，血行瘀滞，以胸胁脘腹胀闷疼痛，偶有刺痛，或有痞块，时消时聚，舌紫或有斑点，脉弦涩等为常见症的证候。治宜行气活血化瘀，可用血府逐瘀汤类。

气滞腰痛qìzhìyāotòng　病证名。腰痛之一。见《医学入门》卷三。因忧思或闪挫跌仆而气滞不行所致。症见腰痛连腹胁胀满，其痛如刺，或痛处走注不定。治宜行气调气。可用沉香降气汤、七香丸、乌药顺气散等方。

气中qìzhōng　经外奇穴名。出《医学纲目》。亦称气冲。位于脐下 1.5 寸，旁开腹正中线 1.5 寸处。主治妇人血弱气喘，腹痛肠鸣。直刺 1～2 寸。艾炷灸 3～5 壮；艾条灸 5～15 分钟。另见“气中 qìzhòng”条

气肿qìzhǒng　病证名。❶指水肿以气滞为主者。《丹溪心法·水肿》：“气肿者，皮厚，四肢瘦削，腹胁胀膨。”多因气滞湿郁水凝所致。治宜理气化湿，消肿除满，用橘皮煎丸、加味枳术汤、控涎丹、推车丸、增损流气饮等方。参见“水肿”条。❷指皮肤局部肿痛。《诸病源候论·气肿候》：“气肿者，其状如痈，无头，虚肿，色不变，皮上急痛，手才着，便即痛，此风邪搏于气所生也。”

气中qìzhòng　类中风证之一种。又名中气。多由七情气结，或怒动肝气，气逆上行所致。《太平惠民和剂局方》附《指南总论》论诸风气中：“因事激挫忿怒而不得宣泄，逆气上行，忽然仆倒昏迷，不省人事，牙关紧急，手足拘挛，其状与中风无异，但口内无涎声。此证只是中气，不可妄投取涎发汗等药，反生他病。但可与七气汤，分解其气，散其壅结。”《医宗必读·类中风》：“但风中身温，气中身冷……急以苏合香丸灌之，候醒，以八味顺气散加香附，或木香调气散。”另见“气中 qìzhōng”条。

气主煦之qìzhǔxùzhī　指气所具有的温煦人体之功能。《难经·二十二难》：“气主煦之，血主濡之。”人体之体温，脏腑、经络等组织器官之生理活动，血液、津液的运行与输布，均有赖于气的温煦功能，若温煦失职，可出现身寒肢冷、血流阻滞等功能低下之表现。

气注qìzhù　病证名。九注之一。《诸病源候论·气注候》：“风邪搏于肺气所为也，肺主气，气通行表里，邪乘虚弱，故相搏之，随气游走冲击，痛无定所，故名为气注。”参见“九注”条。

气壮痔qìzhuàngzhì　病名。指痔因情绪刺激，起居不慎等因素而发者。《外科大成》卷二：“……遇劳苦气怒酒色则发，发则肿胀，形若核桃，坚硬如石，俟气消毒散则平复如初，惟戒气怒，不须医治。”常见于单纯肛漏并发感染者。

气子qìzǐ　病名。见《喉科杓指》卷三。多由气郁痰凝，复感风热而发。症见喉间肿起，形如赤珠，色紫或白，饮食吞咽受碍。《焦氏喉科枕秘》：“此症因气郁，及时风热而起喉间，形如赤珠，或紫或白，犯之即痛，日久则嗌气。”治宜清热消肿，理气解郁。用清气利咽汤、黄连温胆汤等加减。若脓成则以刀针刺破出脓。吹冰硼散。参见诸“喉风”条。

弃杖散qìzhàngsǎn　经验方。见《中西医结合治疗骨与关节损伤》（武汉医学院第一附属医院）。当归尾、姜黄、紫荆皮各 120g，细辛、大黄、生川乌、皂角、肉桂、透骨草、丁香、白芷、红花各 60g。为细末，以蜂蜜或凡士林调成软膏，外敷伤处，每 3～5 天换药一次。功能行瘀活血。治各种损伤，作肿作痛，以及骨、关节损伤初期之瘀血凝滞等症。

泣qì　❶泪。《灵枢·五癃津液别》：“悲哀气并则为泣。”《灵枢·口问》：“人之哀而泣涕出者。”❷小声哭。谓泣不成声。另见“泣 sè”条。

泣涕qìtì　指涕、泪俱出。《灵枢·口问》：“故悲哀愁忧则心动……液道开，故泣涕出焉。”

亟qì　❶指气。《素问·生气通天论》：“阴者，藏精而起亟也。”张景岳注：“亟，即气也。观阴阳应象大论曰：精化为气。即此藏精起气之谓。”❷屡次。另见“亟 jí”条。

亟夺qìduó　屡次夺走。《素问·四气调神大论》：“去寒就温，无泄皮肤，使气亟夺。”另见“亟夺 jíduó”条。

契绍qìshào　契，相合；绍，继承。相合相继之意。《灵枢·卫气》：“知六腑之气街者，能知解结契绍于门户。”

器qì　指脏腑中脾、胃、大肠、小肠、三焦及膀胱。以其能盛贮水谷，犹如器物，故名。《素问·六节藏象论》：“脾、胃、大肠、小肠、三焦、膀胱者，仓廪之本，营之居也，名曰器。”

器qì　❶形器，即形体。《素问·六微旨大论》：“器者，生化之宇。”王冰注：“包藏生气者，皆为生化之器。”气机的升降出入，皆依附于形体而进行，故又称“升降出入，无器不有”。❷器皿，特指人体中贮盛饮食水谷及待排泄的代谢产物的器官而言。《素问·六节藏象论》：“脾、胃、大肠、小肠、三焦、膀胱者，仓廪之本，营之居也，名曰器。”以其能贮盛有形物质，有若器皿之盛物，故“名曰器”。

qia

掐不齐qiābùqí　见《救荒本草》。为鸡眼草之别名，详该条。

掐大指qiādàzhǐ　小儿推拿方法名。《针灸大成》卷十：“小儿喉中气响，掐大指第二节。”

掐法qiāfǎ　推拿手法名。又称爪法。用指甲按压穴位。用力较重而刺激面积较小，为开窍解痉的强刺激手法。常用于晕厥、惊风等证。《幼科推拿秘书》：“掐者，用大指甲，将病处掐之。”《厘正按摩要术·立法》：“掐之则生痛，而气血一止，随以揉继之，气血行而经舒也。”

掐揉五指节法qiāróuwǔzhǐjiéfǎ　小儿推拿方法名。《推拿指南》：“掐揉五指节法，此法治风痰咳嗽，口眼㖞斜……用右大指甲掐之，复以右大指面揉之，男左女右。”

掐揉中指节qiāróuzhōngzhǐjié　小儿推拿方法名。出《小儿按摩经》。用手指掐病儿中指第一节横纹，掐后揉之。治泄泻、咳嗽等症。

掐五指节qiāwǔzhǐjié　小儿推拿方法名。其法有二：❶出《小儿按摩经》。掐小儿五指近端指间关节手背侧的横纹处。祛风，化痰，苏醒人事，通关膈闭塞。治惊风，四肢抽搐，夜寐不安，伤风，面青等症。掐后继用揉法，治口眼㖞斜，咳嗽，风痰等症。❷出《针灸大成·阴掌图各穴手法仙诀》：“掐五指节：伤风被水吓，四肢常掣，面带青色用之。”

掐五指爪甲qiāwǔzhǐzhǎojiǎ　小儿推拿方法名。出《保赤推拿法》。重掐小儿五指的爪甲处。《保赤推拿法》：“掐五指爪甲法，治惊吓，若不醒，再拿精宁、威灵二穴。”

掐中指甲法qiāzhōngzhǐ · jiafǎ　小儿推拿方法名。《保赤推拿法》：“掐中指甲法，将儿中指甲上面轻轻掐之，止儿泻。”《厘正按摩要术》：“掐中指甲，医者以大指入儿中

Q

指甲内，着力掐之，治急慢惊。”

卡法qiǎfǎ ❶正骨手法之一种。适用于骨折后有即将撕裂、分离的碎骨片或有重叠错位者。医者以拇、食二指钳住伤处，逐渐加大力量，使碎骨片牢固地卡附于主骨之上，不致再移位。如系重叠错位的骨片，应在牵拉开后用卡法使断端对齐平复。施术结束时应缓缓松手，否则卡好之骨易复弹出。❷推拿手法。将一手的腕部或前臂垫压病员肘或膝关节的屈侧面，另一手握住病员的手腕或脚踝，屈曲肘或膝关节，使该关节受到压挤。

髂qià 解剖部位。髂骨，是髋骨的组成部分之一，构成髋骨的后上部，分髂骨体和髂骨翼两部分。

髂窝流注qiàwōliúzhù 病名。发生于髂窝部的多发性脓肿。即缩脚流注。详该条。

qian

千柏鼻炎胶囊qiānbǎibíyánjiāonáng 中成药。见《中华人民共和国药典（一部）》（2020）。千里光4848g，卷柏808g，羌活32g，决明子484g，麻黄162g，川芎16g、白芷16g。以上七味，按胶囊剂工艺制成，每粒装0.5g。口服，一次2粒，一日3次，清热解毒，活血祛风，宣肺通窍。用于风热犯肺、内郁化火、凝滞气血所致的鼻塞、鼻痒气热、流涕黄稠，或持续鼻塞、嗅觉迟钝；急慢性鼻炎、急慢性鼻窦炎见上述证候者。

千柏鼻炎片qiānbǎibíyánpiàn 中成药。见《中华人民共和国药典（一部）》（2020）。千里光2424g，卷柏404g，羌活16g，决明子242g，麻黄81g，川芎8g，白芷8g。各药按照片剂工艺，压制成1000片糖衣片。口服每次3～4片，一日3次。清热解毒，活血祛风。用于急慢性鼻炎，鼻窦炎，咽炎。

千层矮qiāncéng'ǎi 中药材。见《湖南药物志》。为鹿茸草之别名，详该条。

千层楼qiāncénglóu 中药材。见《四川中药志》。为贯叶连翘之别名，详该条。

千层纸qiāncéngzhǐ 中药材。见《广西中草药》。为木蝴蝶之别名，详该条。

千层塔qiāncéngtǎ 中药材。出《植物名实图考》。又名蛇足草、虱子草、矮松。为石松科植物蛇足石松 *Lycopodium serratum* Thunb. 的全草。分布于东北、长江流域及福建、广东、广西、云南、贵州。辛、甘，平，有小毒。散瘀止痛，解毒，生肌。①治跌打损伤，瘀肿疼痛，劳伤吐血，带下。煎服：3～9g。②治毒蛇咬伤，汤火伤，捣烂敷；疮疡溃烂久不生肌，全草煎膏涂。内服过量，可致中毒，出现头昏、恶心、呕吐等症。孕妇忌服。本品主含千层塔烯二醇及其单乙酸酯。还含千层塔碱、千层塔宁碱、石松文碱、石杉碱等生物碱。石杉碱是强效的可逆性胆碱酯酶抑制剂。

千重塔qiānchóngtǎ 中药材。见《植物名实图考》。为鹿茸草之别名，详该条。

千捶膏qiānchuígāo ❶《疡医大全》卷七方。松香四两，巴豆五粒，蓖麻仁七钱，杏仁（去皮）、乳香（去油）、没药（去油）、铜绿各一钱。捣膏浸清水中，用时随疮大小用手捻成薄荷片，贴疮上，以绢覆盖。治痈疽疔疮初起，瘰疬，小儿蟮拱头，臁疮久不收口。❷《疡医大全》卷十八方。杏仁、蓖麻仁各四十九粒，琥珀（灯心同研）、冰片各三分，珍珠（豆腐煮制，去豆腐不用）、血竭、麝香、乳香（去油）、没药（去油）、铜绿、黄丹、龙骨、轻粉各六分，水安息（龙眼肉大）三块，松香八钱（入锅内，小火化开，滤去渣，冷定，用豆腐煮数次，次用绿豆汤煮三次，再用葱、韭、生姜汁各一盅煮干，研细末）。先将杏仁、蓖麻捣如泥，次将前药研细末，逐渐加入，捶千余下，摊贴患处。治瘰疬初起。如内觉有脓未熟，恐穿破难于收口，可加木鳖子七枚，黑驴蹄五分，研细入膏内，隔皮取脓。❸见《全国中药成药处方集》（南京方）。蓖麻子肉150g，松香300g，轻粉（乳细）30g，银朱、杏仁（研细末）、广丹、茶油各60g。先将蓖麻子肉捶烂如泥，再将余药缓缓加入，捶极透后，放入茶油再打成膏，隔水燉化，用油纸摊成膏，贴患处。治痈疡热疖，初起未溃者。

千捶纸qiānchuízhǐ 《外科十三方考》方。白砒1.5g，雄黄3g。为细末，取好皮纸一张，将药末撒纸上，摺为十数折，以木槌在纸上捶之，约千余下，使药吸入纸层，至转黄色时为度，外贴患处。治杨梅疮毒肿。

千锤打qiānchuídǎ 中药材。❶见《广西药用植物名录》。为石吊兰之别名。❷见《四川中药志》。为羊齿天冬之别名。❸见《湖南药物志》。为翻白草之别名。各详该条。

千脚虫qiānjiǎochóng 中药材。见《分类草药性》。为马陆之别名，详该条。

千斤拔qiānjīnbá 中药材。出《植物名实图考》。又名金鸡落地、老鼠尾、一条根、吊马桩、大力黄。为豆科植物蔓性千斤拔 *Flemingia philippinensis* Merr. et Rolfe 的根。分布于贵州、湖南、湖北、广东、广西、福建、台湾等地。甘、淡，平。祛风湿，强腰膝，消肿解毒。❶治风湿骨痛，腰腿痛，腰肌劳损，偏瘫，跌打损伤，阳痿，白带，慢性肾炎。煎服：15～30g。❷治喉蛾肿痛，研末吹喉；肿毒，蛇咬，酒、水磨涂。本品含蔓性千斤拔素A～D、刺桐素B、β-谷甾醇和脂肪酸。

千斤草qiānjīncǎo 中药材。见《上海常用中草药》。为牛筋草之别名，详该条。

千金宝要qiānjīnbǎoyào 方书。6卷（又有8卷本或17卷本，后者系析篇为卷）。宋代郭思编。刊于1124年。作者取《备急千金要方》中的简、便、验方及针灸法汇编而成。内分妇人、小儿、中毒等17篇。其中医论一篇，系摘录《备急千金要方》中有关病机、制药等内容编成。本书除木刻本外，另有陕西耀县药王山的石刻拓印本。

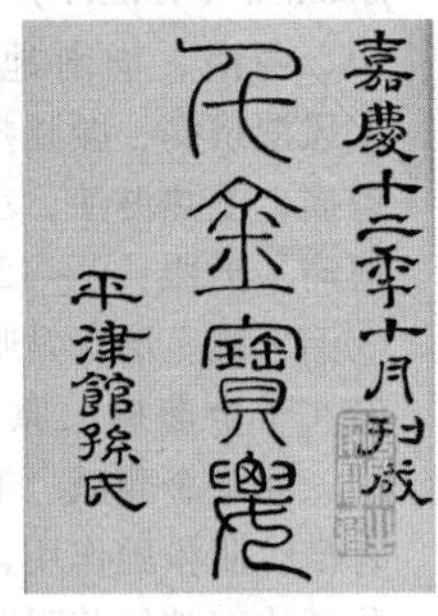

千金宝要

千金保胎丸qiānjīnbǎotāiwán 《万病回春》卷六方。熟地黄（姜汁炒）、白术（土炒）、姜杜仲、酒当归、酒续断、阿胶珠、香附（四制）、益母胶、黄芩各二两，陈皮、醋艾叶、川芎各一两，砂仁五钱。为末，枣仁肉为丸，梧桐子大，每服三钱。治妇人妊娠三月，气血不足，冲脉受伤，欲小产者。

千金保童丸qiānjīnbǎotóngwán 《古今医鉴》卷十三方。人参、白术、炒神曲、炒麦芽、炒莱菔子、炒水红花子各五钱，茯苓（去皮）、炒黄连、使君子、炒夜明砂、龙胆草、苍术（米泔水浸，炒）、炒青皮、陈皮、木香、槟榔、煨三棱、煨莪术、炒香附、山楂肉各三钱半，芦荟一钱，胡黄连、阿魏各二钱，芜荑仁、柴胡、炒枳实各三钱，炒蟾酥二个，砂仁二钱半。为细末，猪胆汁为丸，绿豆大，每服三十至五十丸，食前米饭送下。治宿食停滞，痞积痞块，肚胀青筋，面黄肌瘦，精神不振。

千金磁朱丸qiānjīncízhūwán 《证治准绳·类方》第七册方。即神曲丸第一方，见“神曲丸”条。

千金地黄丸qiānjīndìhuángwán 《普济本事方》卷四方。黄连四两，生地黄八两。为末，炼蜜为丸，梧桐子大，每服三十丸，食后麦冬煎汤送下。治心经有热。

千金方qiānjīnfāng 《备急千金要方》的简称。详该条。

千金方衍义qiānjīnfāngyǎnyì 方书。30卷。清代张璐撰。刊于1698年。本书对《备急千金要方》进行校勘，并就其中收载的方剂（不包括其中的医论、药物和针灸），予以注释发挥（即所谓“衍义”）。此外，书中还阐述了立方法则中的“反用、激用之法”。

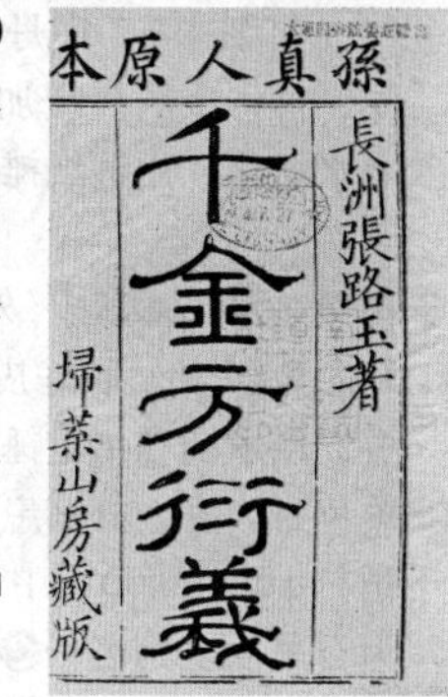

千金方衍义

千金方养生书qiānjīnfāngyǎngshēngshū 见“世医得效方”条。

千金方摘抄qiānjīnfāngzhāichāo 见“邹氏纯懿庐集”条。

千金散qiānjīnsǎn ❶《寿世保元》卷八方。炙全蝎、僵蚕、胆南星、甘草各三分，天麻、黄连、朱砂各四分，牛黄六厘，冰片二分。为细末，每服五至七厘，薄荷、灯心、金银花煎汤，不拘时调下。功能祛风化痰，消热镇痉。治小儿痰喘，急慢惊风。❷即去腐散，见该条。

千金汤qiānjīntāng 《杂病源流犀烛·脏腑门》卷一方。麻黄、桑白皮、苏子、杏仁、白果、黄芩、半夏、甘草、款冬花。水煎服。功能清热化痰，宣肺定喘。治痰热内蕴之哮喘。

千金藤qiānjīnténg 中药材。出《本草拾遗》。又名金线钓乌龟、天膏药、金盆寒药。为防己科植物千金藤 *Stephania japonica*（Thunb.）Miers 的块根或茎藤。分布于华东、华中、西南、华南地区。苦，寒。祛风利湿，清热解毒。①风湿痹痛，腰腿疼痛，偏瘫，治咽喉肿痛，痧气腹痛，胃痛，湿热淋浊，小便不利，水肿脚气，外阴湿疹，风湿痹痛。煎服：9～15g。②治毒蛇咬伤，疮疖痈肿。捣敷。③治牙痛。磨汁含咽或切片放患处咬住。全株含轮环藤酚碱、千金藤碱、原千金藤碱、表千金藤碱、氧化千金藤碱、间千金藤碱、毛叶含笑碱等多种生物碱。轮环藤酚碱有横纹肌松弛作用，并能被新斯的明所拮抗。它与和千金藤碱均有神经节阻断作用，故可使血压降低。表千金藤碱可阻断肾上腺素能神经元。轮环藤酚碱有较弱的箭毒样作用；千金藤碱能抑制胃的收缩及分泌功能。

千金托里散qiānjīntuōlǐsǎn 《证治准绳·疡医》卷一方。黄芪一两半，厚朴、防风、桔梗各二两，连翘二两二钱，木香、没药各三钱，乳香二线，当归五钱，川芎、白芷、芍药、官桂、人参、甘草各一两。为细末，每服三钱，酒煎二至三沸，和渣温服。治疮肿，发背，疔疮。

千金葳蕤汤qiānjīnwēiruítāng 即葳蕤汤第一方，见“葳蕤汤”条。

千金苇茎汤qiānjīnwěijīngtāng 即苇茎汤，见该条。

千金五味子汤qiānjīnwǔwèizǐtāng 《类证治裁》卷二方。即五味子汤第一方。见“五味子汤”条。

千金犀角散qiānjīnxījiǎosǎn 《张氏医通》卷十四方。即犀角汤第一方，见“犀角汤”条。

千金要方qiānjīnyàofāng 即《备急千金要方》，见该条。

千金翼方qiānjīnyìfāng 综合性医书。30卷。唐代孙思邈约撰于682年。本书是作者为补充其所撰《备急千金要方》而编集。卷一药录纂要，总论采药时节、药名、产地及用药法等；卷二至卷四本草；卷五至卷八妇产科病；卷九至卷十伤寒病；卷十一小儿病；卷十二至卷十五养生、辟谷、退居、补益；卷十六至卷十七中风；卷十八至卷二十杂病；卷二十一至卷二十二万病、飞炼；卷二十三至卷二十四疮痈；卷二十五色脉；卷二十六至卷二十八针灸；卷二十九至卷三十禁经（祝由科）。书中收载了不少唐以前的医学论述及方药，也采录了一些国外医学资料（如婆罗门、高丽等）。取材广博，内容丰富。1949年后有影印本。

千金翼方

千金止带丸qiānjīnzhǐdàiwán 中成药。见《中华人民共和国药典（一部）》（2020）。党参50g，白术（炒）50g，当归100g，白芍50g，川芎100g，香附（醋制）200g，木香50g，砂仁50g，小茴香（盐炒）50g，延胡索（醋制）50g，杜仲（盐炒）50g，续断50g，补骨脂（盐炒）50g，鸡冠花200g，青黛50g，椿皮（炒）200g，牡蛎（煅）50g。以上17味，粉碎成细粉，过筛，混匀，用水泛丸，干燥即成。口服每次6～9g，一日3次。补虚止带，和血调经。用于赤白带下，月经不调，腰酸腹痛。

千金竹叶汤qiānjīnzhúyètāng 《张氏医通》卷十六方。即竹叶汤第三方，见“竹叶汤”条。

千金子qiānjīnzǐ 中药材。出《开宝重定本草》。又名打鼓子、小巴豆。为大戟科植物续随子 *Euphorbia lathyris* L. 的干燥成熟种子。主产于河北、河南、浙江。辛，温，有毒。归肝、肾、大肠经。泻下逐水，破血消癥；外用疗癣蚀疣。用于二便不通，水肿，痰饮，积滞胀满，血瘀经闭；外治顽癣，赘疣。内服入丸、散：1～2g，去壳，纸包榨去油，取霜用。多入丸散服。外用适量，捣烂敷患处。捣敷治毒蛇咬伤，疥癣，疣赘。本品峻烈有毒，不可多用、久服；体弱及孕妇忌服。本品含脂肪油，油中分离出千金子甾酯、巨大戟萜醇20-棕榈酸酯等含萜的酯类化合物；又含马栗树皮苷、瑞香素千金子素、油酸等。脂肪油可很快变恶臭而有辛辣味，口服后刺激胃肠，引起峻泻，致泻成分为甾醇；其有效成分还有镇静、镇痛、抗炎作用。

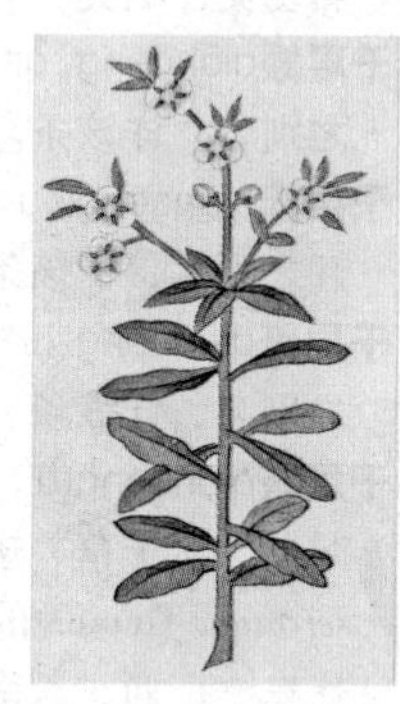
千金子

千里光qiānlǐguāng 中药材。❶出《本草图经》。又名千里及、眼明草、九里明、一扫光。为菊科植物千里光 *Senecio Scandens* Buch.-Ham. 的干燥地上部分。分布于陕西及华东、中南、西南地区。苦，寒。归肺，肝经。清热解毒，明目，利湿。用于痈肿疮毒，感冒发热，目赤肿痛，泄泻痢疾，上呼吸道感染，扁桃体炎，咽喉炎，肺炎，细菌性痢疾，肠炎，阑尾炎，黄疸型肝炎，胆囊炎，钩端螺旋体病。煎服：15～30g。外用适量，煎水熏洗，治眼结膜炎，角膜炎，煎服并制成眼药水滴眼；疮疖肿毒，急性淋巴管炎，丹毒，煎服并捣敷；湿疹，皮炎，痔疮，水火烫伤，煎水洗。本品含千里光宁碱、千里光菲林碱、氢醌、对羟基苯甲酸、香草酸、水杨酸、焦粘酸、胆碱、鞣质等。氢醌和对羟基苯甲酸对流感杆菌等均有抑菌作用。煎剂即有广谱抗菌作用可抗钩端螺旋体和滴虫。❷见《本草纲目》。为石决明之别名，详该条。

千里及qiānlǐjí　中药材。出《本草拾遗》。为千里光之别名，详该条。

千里香qiānlǐxiāng　中药材。出《生草药性备要》。为九里香之别名，详该条。

千缗导痰汤qiānmíndǎotántāng　《寿世保元》卷三方。半夏（泡）七个，天南星、陈皮、赤茯苓、枳实各一钱，皂角（蜜炙）、甘草（蜜炙）各一寸。加生姜五片，水煎服。治风痰哮证，痰盛而喘，不能平卧者。

千缗汤qiānmíntāng　《校注妇人良方》卷六方。制半夏七枚，皂角（去皮尖弦）、炙甘草各一寸，生姜（如指大）一块。水煎服。治痰壅咳喘。

千年矮qiānnián'ǎi　中药材。见《广西中药志》。为矮陀陀之别名，详该条。

千年艾qiānnián'ài　中药材。出《庐山志》。为鹿茸草之别名，详该条。

千年红qiānniánhóng　中药材。见《江苏省植物药材志》。为千日红之别名，详该条。

千年见qiānniánjiàn　中药材。见《药材资料汇编》。即千年健，详该条。

千年健qiānniánjiàn　中药材。出《本草纲目拾遗》。又名千年见、一包针。为天南星科植物千年健 *Homalomena occulta* (Lour.) Schott 的干燥根茎。主产于广西。辛、苦，温。归肝、肾经。祛风湿，壮筋骨。用于风寒湿痹，腰膝冷痛，拘挛麻木，筋骨痿软。煎服：5～10g。治痈疽疮肿。捣敷或研末调敷。本品含挥发油，内有蒎烯、芳樟醇、丁香油酚、橙花醇等22种成分。挥发油在体外可抑制布氏杆菌的生长。

千年老鼠屎qiānniánlǎoshǔshǐ　中药材。见《本草纲目拾遗》。为天葵子之别名，详该条。

千年润qiānniánrùn　中药材。见《本草纲目》。为石斛之别名，详该条。

千年枣qiānniánzǎo　出《开宝本草》。为无漏子的别名，详该条。

千屈菜qiānqūcài　中药材。出《救荒本草》。又名对叶莲、败毒草。为千屈菜科植物千屈菜 *Lythrum salicaria* L. 的全草。我国大部分地区有分布。苦，凉。清热解毒，凉血止血。①治泄泻，痢疾，便血，血崩。煎服：6～12g。②治外伤出血，研末敷。本品含千屈菜苷、牡荆素、邻苯二甲酸、二丁酯、荭草素、异荭草素、并没食子酸、绿原酸、胆碱、鞣质等。煎剂在体外抑制葡萄球菌、伤寒杆菌等，痢疾杆菌尤敏感。有降血糖作用。

千日疮qiānrìchuāng　病名。生于皮肤浅表的赘疣。出《外科启玄》卷七。又名疣疮、瘊子、疣。由于风邪搏于肌肤而生；或肝虚血燥，筋气不荣所致。本病好发于手背、指背、头面等处。初起小如粟米，渐大如黄豆，突出皮面，色灰白或污黄，表面蓬松枯槁，状如花蕊，数目多少不一，少则一个，多则数十个，或散在或群集。一般无自觉症状，但挤压时则有疼痛，碰撞或摩擦时易出血。治疗：外用推疣法或鸡肫皮擦之，或用鸦胆子仁捣烂涂敷，亦可用艾灸之。数目多时，用熟地12g，制首乌9g，红花9g，白芍9g，当归9g，杜仲9g，牛膝9g，川芎4.5g，穿山甲9g，水煎内服。即寻常疣。

千日红qiānrìhóng　中药材。出《植物名实图考》。又名百日红、千年红、沸水菊、长生花、蜻蜓红。为苋科植物千日红 *Gomphrena globosa* L. 的花序或全草。我国南北各地均有栽培。甘，平。止咳平喘，清肝明目。①治支气管炎，支气管哮喘，百日咳，肺结核咯血，头风目痛，视物昏糊，瘰疬初起，痢疾，小儿惊风，夜啼。煎服：9～15g。②捣敷治疮疡肿痛。全草含千日红苷－Ⅰ、Ⅱ、Ⅲ、Ⅴ、Ⅵ，少量苋色素，异苋色素。又含4，5－二羟基－6，7亚甲二氧基黄烷醇－3－葡萄糖苷，对动物有祛痰平喘作用。

千岁疮qiānsuìchuāng　见《疡医准绳》卷三。即流注病。详该条。

千万舍利qiānwànshèlì　藏医学著作，藏名《起瓦林谢》。十五世纪舒卡·年姆尼多吉著。全书不分卷。主要论述医学理论、药性及临床治疗的诀窍，有如一粒舍利衍生出无数要诀，故名。

千张树qiānzhāngshù　中药材。见《天津医学通讯》[1971(6)：1]。为喜树之别名，详该条。

千张纸qiānzhāngzhǐ　中药材。见《滇南本草》。为木蝴蝶之别名，详该条。

千针万线草qiānzhēnwànxiàncǎo　中药材。出《滇南本草》。又名麦参、筋骨草。为石竹科植物云南繁缕 *Stellaria yunnanensis* Franch. 的根。分布于云南。甘，微温。健脾，养肝，益肾。治体虚贫血，头晕，耳鸣，潮热，虚汗，腰痛脚酸，肾虚遗精，月经不调，带下，小儿疳积。煎服：15～30g。

千只眼qiānzhīyǎn　中药材。见《文山中草药》。为九里香之别名，详该条。

扦扦活qiānqiānhuó　中药材。❶见《本经逢原》。为接骨木之别名。❷见《江苏省植物药材志》。为蒴之别名。各详该条。

迁正位qiānzhèngwèi　运气术语。指值年的岁气（司天之气），迁居于一年的中位。《素问遗篇·本病论》："正司中位，是谓迁正位。"如巳年、亥年厥阴司天，于上年（辰戌年）大寒日，太阳寒水之气应退位，而厥阴风木之气应迁居中位，以主持该年政令。

牵抖qiāndǒu　推拿方法名。牵拉并抖动病人的肢体。如腰部牵抖，使病人俯卧，双手抓住床头，术者两手握住其两踝上部，用力向下牵引，然后放松，作左右摆动，待患者腰部肌肉松弛时，突然抖颤腰部3～4次。然后再用力向下牵引。常用于急性腰扭伤、腰椎间盘突出等症。

牵法qiānfǎ　推拿手法名。见《备急千金要方》。即拉法。《世医得效方》："理腰痛，病人正东坐，收手抱心，一人于前据蹑其两膝，一人后捧其头，徐牵令偃卧，头到地，三起三卧便差。"

牵拉肘qiānlāzhǒu　病名。即小儿桡骨小头半脱位。又名曲骱假性脱骱。因过度牵拉手臂所致。伤肘呈半伸屈位，肘外侧疼痛，前臂呈旋前垂于体侧，活动受限，尤其不能旋后、屈伸及取物，桡骨小头处压痛明显。治宜用手翻托法，或牵拉肘复位法。

牵拉肘复位法qiānlāzhǒufùwèifǎ 正骨手法。适用于牵拉肘（小儿桡骨小头半脱位）的整复。以左肘为例：医者坐于患肢外侧，以右手拇指置于患肘桡骨小头部，余指对握肘内侧；左手拇指置于患腕背侧，余指对握掌侧。当左手持患臂作旋后同时牵引伸肘动作时，右手拇指下压桡骨小头，即可感到复位的滑动声，再做2～3次伸屈肘关节的活动即可。

牵牛丸qiānniúwán 《杨氏家藏方》卷四方。炒黑牵牛子三两，延胡索、炒补骨脂各二两。为细末，煨大蒜研膏为丸，梧桐子大，每服三十丸，食前葱须、盐煎汤送下。治冷气流注，腰痛不可俯仰。

牵牛子qiānniúzǐ 中药材。出《雷公炮炙论》。又名丑牛子。为旋花科植物裂叶牵牛 *Pharbitis nil*（L.）Choisy或圆叶牵牛 *P. purpurea*（L.）Voigt的干燥成熟种子。药材商品以种皮呈灰黑色者名黑丑，淡黄白色者名白丑，合称二丑。全国大部分地区均产。苦、寒，有毒。归肺、肾、大肠经。泻水通便，消痰涤饮，杀虫攻积。用于水肿胀满，二便不通，痰饮积聚，气逆喘咳，虫积腹痛，研末（取头末）吞1～2g，或煎服3～6g，或入丸散服，每次1.5～3g。孕妇忌服。不宜与巴豆同用。种子含牵牛子苷、没食子酸、裸麦角碱等。未成熟种子含多种赤霉素及其葡萄糖苷。牵牛子苷水解生成牵牛子酸、巴豆酸等。圆叶牵牛种子还含牵牛素等。水、醇浸剂对小鼠皆有泻下作用。致泻的有效成分主要为牵牛子苷，它在肠内分解后，刺激肠道，引起腹泻。牵牛子还有一定兴奋平滑肌的作用。甲醇提取物可抗氧化。

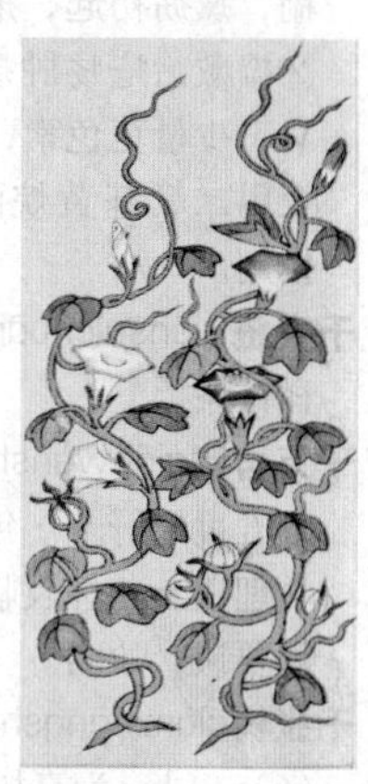
牵牛子

牵推复位法qiāntuīfùwèifǎ 正骨手法。适用于肘关节脱位的整复。局麻后患者侧卧，患侧向上，屈曲肩、肘关节，一助手立于患者胸前，双手紧握患腕上部，沿前臂纵轴方向牵拉，医者双手拇指顶住鹰嘴部，余指环钩住肱骨远端，配合助手对抗牵引，如感到复位的响动，即已复位。

牵引法qiānyǐnfǎ 推拿手法名。即拉法。见该条。

牵正qiānzhèng 经外奇穴名。位于耳垂前0.5～1寸。在咬肌中。正当面神经颊支，上前方有腮管；深部有咬肌动、静脉分支。主治面神经麻痹，腮腺炎，口腔溃疡等。斜刺或沿皮刺0.5～1寸。

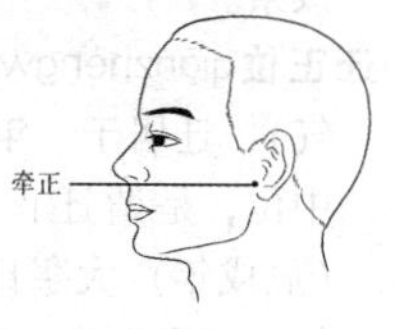

牵正

牵正散qiānzhèngsǎn 《杨氏家藏方》卷一方。白附子、僵蚕、全蝎（去毒）各等分。为末，每服一钱，热酒调下。功能祛风化痰。治口眼㖞斜，面部筋肉抽动。方中白附子善去头面之风；僵蚕化痰，祛络中之风；全蝎又为祛风止搐要药。三药合用，力专效著，更用热酒调服，以助药势，从而使风去痰消，经络通畅，则诸症自除。实验研究：本方具有抗惊厥、催眠、局部麻醉和降低血管阻力的作用。

铅丹qiāndān 中药材。出《神农本草经》。又名黄丹、广丹、东丹、丹粉。为纯铅加工制成的四氧化三铅粉末。产于河南、广东、福建、湖南、云南等地。辛、咸，寒，有毒。入心、肝经。拔毒，生肌，杀虫。治痈疽疮疡。研末撒，或制油膏涂搽。在古代，亦作为炼丹药之一。

铅丹散qiāndānsǎn 《圣济总录》卷七十方。铅丹。研细，每服二钱匕，发时新汲水调下。治鼻衄日久。

铅汞qiāngǒng 气功术语。本为古代外丹术的主要原料，后借以比喻气功内炼过程中体内精、气、神的变化。内丹术中多用"铅"比喻肾中元气。如《钟吕传道集》中说："肾中之水，伏藏于受胎之初，父母之真气，真气隐于人之内肾，所谓铅者此也。"用"汞"比喻心中真气。如《钟吕传道集》说："心气太极而生液，液中有正阳之气，所谓朱砂者心液也，所谓汞者，心液中，正阳之令是也。"气功内炼，意守下丹田，引发沿督脉循行的感传，使之上达头部，即由"下田入上田"，称之"抽铅添汞"。历代文献又称之为黑铅、朱砂等。

谦益斋外科医案qiānyìzhāiwàikēyī'àn 外科著作。清代高秉钧撰于1805年。治案按人体部位及病种分20部，97病种，分门别类汇辑。作者根据外科疾病"病虽在外，而其本在内"的特点，每证详辨八纲，随证立法处方，并指出防止病情恶变及病后调理之法。案末附疡科日用丸散膏丹论略，阐述若干外用药的药理、效能，可供临床参考。

谦斋医学讲稿qiānzhāiyīxuéjiǎnggǎo 综合性医著。秦伯未撰于1964年。全书选录作者有关中医学术方面讲稿十二篇，包括脏腑发病及用药法则、五行生克的临床运用、气血湿痰治法、种种退热法，温病、肝病、水肿、腹泻、感冒论治等专题。讲述中结合个人临床经验阐发中医学理法方药、辨证论治的经验知识，深入浅出，并附治疗病例。

荨麻qiánmá 中药材。出《本草图经》。又名蝎子草。为荨麻科植物麻叶荨麻 *Urtica cannabina* L. 或狭叶荨麻 *U. angustifolia* Fisch. ex Hornem. 的全草。前者分布于西北、华北、东北；后者分布于华北、东北。苦、辛，温，有毒。祛风湿，活血，镇痉，解毒。①治产后抽风，小儿惊风。煎服：2～3g。②治风湿关节疼痛，煎水洗；荨麻疹，捣汁涂擦；蛇咬伤，捣敷。麻叶荨麻全草含多种维生素及鞣质。还含香叶木苷、水苏碱等。茎皮主要含蚁酸、丁酸及有刺激作用的酸性物质等。

荨麻根qiánmágēn 中药材。见《新疆中草药手册》。为荨麻科植物麻叶荨麻 *Urtica cannabina* L. 或狭叶荨麻 *U. angustifolia* Fisch. ex Hornem. 的根。苦、辛，温，有毒。祛风，活血，止痛。①治风湿痹痛，高血压肢麻，麻风。煎服：6～9g。②煎水洗，治湿疹、荨麻疹。内服过量，可致剧烈呕吐、腹痛、头晕、心悸，甚至虚脱。

前板齿qiánbǎnchǐ 即门牙。《金匮要略·痉湿病脉证并治》："太阳中暍……前板齿燥。"参见"门牙"条。

前板牙qiánbǎnyá 即门牙。详该条。

前闭qiánbì 病证名。《素问·厥论》："厥阴厥逆，挛，腰痛，虚满前闭。"前指前阴。前闭，即小便闭塞不通。《类经》卷十五："肝经之脉环阴器，故为前闭不通。"详癃闭条。

前臂托板qiánbìtuōbǎn 正骨器械。可限制已整复固定的前臂发生旋转及下垂，保持患肢于功能位置，以利于骨折的愈合。多用木质材料制作，长度以鹰嘴到手指端，宽以前臂横径为度，并于远端做一圆柱大小把手，便于手握，同时置于患臂下，挂颈部将患肢悬于胸前。

前承山qiánchéngshān 推拿穴位名。出《小儿推拿方脉活婴秘旨全书》。位于小腿前方。与承山穴相对。治急惊。

《厘正按摩要术·立法、掐法》："前承山，在足三里下，与后承山相对。"

前顶qiándǐng 经穴名，代号 GV21。出《针灸甲乙经》。属督脉。位于头正中线，入前发际 3.5 寸；或于百会穴前 1.5 寸取穴。当额神经分支和枕大神经分支的会合处，并有左右颞浅动、静脉吻合网。主治癫痫，头痛，眩晕，鼻渊，目痛，颜面浮肿，小儿惊痫等。沿皮刺 0.5～0.8 寸。艾条灸 5～10 分钟。

前发际qiánfàjì ❶额部上方的头发边缘部。❷经外奇穴名。出《刺疗捷法》位于太阳穴直上 3 寸，当发际处。主治颜面疔疮。沿皮刺 0.3～0.5 寸。艾炷灸 1～3 壮；或艾条灸 5～10 分钟。❸即发际穴，见该条。

前谷qiángǔ 经穴名，代号 SI2。出《灵枢·本输》。属手太阳小肠经。荥（水）穴。位于小指尺侧，第五掌指关节前方，掌指横纹端凹陷处，赤白肉际，握拳取穴。一说"在手小指外侧，第二节纹头"（《针灸集成》）。布有来自尺神经的指背神经及指掌侧固有神经，并有来自尺动、静脉的指背动、静脉通过。主治热病无汗，头痛项强，耳聋，耳鸣，目赤，鼻塞，咽痛，痄腮，产后无乳，手指麻木等。直刺 0.3～0.5 寸。艾炷灸 3 壮；或艾条灸 5～10 分钟。

前关qiánguān 经穴别名。所指有二：❶出《备急千金要方》注。即瞳子髎。见该条。❷太阳穴别名。《太平圣惠方》："前关二穴，在目后半寸是穴。亦名太阳之穴。"

前后qiánhòu 前指小便，后指大便。《灵枢·邪气藏府病形》："肾脉急甚为骨癫疾；微急为沉厥奔豚，足不收，不得前后。"

前后不通qiánhòubùtōng 五实之一。出《素问·玉机真藏论》。即大小便闭塞不通。参见"五实"条。

前后配穴法qiánhòupèixuéfǎ 前指胸腹，后指背腰，前后穴位相配，称前后配穴法。如胃痛取腹部的中脘、梁门，背部的脾俞、胃俞；咳嗽气喘取胸部的膻中、天突，背部的定喘、肺俞等。以背俞穴和胸腹部的募穴相配者则称俞募配穴法。参见该条。

前后血qiánhòuxuè 症名。出《素问·腹中论》。指大小便皆出血，详见"便血""溺血"等条。

前胡qiánhú 中药材。出《雷公炮炙论》。为伞形科植物白花前胡 *Peucedanum praeruptorum* Dunn 的干燥根。主产于浙江、江西、安徽、湖南等地。苦、辛，微寒。归肺经。降气化痰，散风清热。治风热感冒，肺热咳喘痰多，胸膈痞闷，呕逆，煎服 3～10g。白花前胡根含外消旋白花前胡素 A、外消旋白花前胡素 B、右旋白花前胡素 C、右旋白花前胡素 D、右旋白花前胡素 E 和微量的紫花前胡苷，还含挥发油、甘露醇。紫花前胡根含挥发油、前胡苷、前胡苷元、前胡素、紫花前胡素、紫花前胡素、伞形花内酯等。还含甘露醇、海绵甾醇。白花前胡丙素对离体心脏能增加冠脉流量，抑制氯化钙和高钾去极化所致兔主动脉条的收缩，对 5－羟色胺诱导的依外钙性收缩有抑制作用，但不影响依内钙性收缩。紫花前胡煎剂口服对麻醉猫有祛痰作用，前胡苷元并有某些抗菌作用。

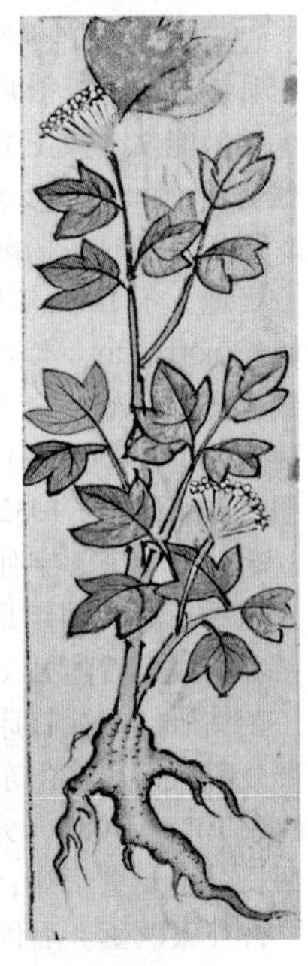

前胡

前胡半夏汤qiánhúbànxiàtāng 《证治准绳·类方》第二册方。前胡、姜半夏、茯苓各二钱，陈皮、木香、紫苏、枳实、甘草各一钱。加生姜三片、乌梅一个，水煎，食远服。功能宣肺散邪，祛痰止咳。治痰饮咳喘。

前胡散qiánhúsǎn ❶《太平圣惠方》卷八十八方。①前胡、炒大黄各三分，赤茯苓、犀角、枳实（麸炒）、炒郁李仁、鳖甲（酥炙）各五钱。为粗末，每服一钱，水煎服。治小儿腹内痞结，壮热羸瘦，多啼。②前胡、槟榔、炒大黄、枳壳（麸炒）、赤茯苓、沉香各五钱，诃子皮三分，木香、炙甘草各一分。为粗末，每服一钱，加生姜少许，水煎服，日三至四次。治小儿伤食，心腹滞闷，不能乳哺。❷《宣明论方》卷一方。前胡、白芷、细辛、官桂、白术、川芎各三两，炮附子、吴茱萸（酒炒）、当归各二两，川椒（去目）二钱。为末，茶酒二升拌匀，同窨一夜，入炼成猪脂膏五斤同煎，候白芷黄紫色，去渣熬成膏，在病处摩之，以热为度。治荣虚卫实，肌肉不仁。❸《证治准绳·类方》第二册方。前胡、桑白皮、煨贝母各一两，麦冬（去心）各一两半，炙甘草二钱半，杏仁（汤浸，去皮尖双仁，炒）半两。为末，每服四钱，加生姜半分，水煎去滓，不拘时服。治咳嗽涕唾稠黏，心胸不利，时有烦热。

前胡汤qiánhútāng ❶《备急千金要方》卷十三方。前胡、甘草、半夏、芍药各二两，黄芩、当归、人参、桂心各一两，生姜三两，大枣三十枚，竹叶一升。为粗末，水煎，分四次服。治胸中逆气，心痛彻背，少气不食。❷《三因极一病证方论》卷八方。前胡八两，半夏（汤洗七次去滑）、麻黄（去节）、芍药各四两，黄芩三两，枳实（麸炒，去瓤）一两。为末，每服四钱，加生姜二片、大枣一枚，水煎去滓，不拘时服。功能宣肺降气。治气实急，喘息冲胸，常欲自恚，心腹满痛，内外有热，烦呕不安，甚则唾血，短气，不欲食，口燥咽干。

前胡丸qiánhúwán ❶《太平圣惠方》卷二十八方。前胡、赤茯苓、桃仁（麸炒）、陈皮、鳖甲（酥炙）、煨诃子各一两，木香、枳实（麸炒）、桂心、槟榔、半夏（汤浸七遍去滑，微炒）各三分。为细末，炼蜜为丸，梧桐子大，每服二十丸，生姜、橘皮煎汤送下。治气劳，心胸噎塞，不下食，渐加羸瘦。❷《太平圣惠方》卷八十八方。前胡、赤芍药、桔梗、赤茯苓、枳壳（麸炒黄，去瓤）、炒大黄、郁李仁（汤浸去皮，微炒）、当归各半两，鳖甲（涂醋炙令黄，去裙）一两。为末，炼蜜为丸，绿豆大，三岁小儿每服五丸，空腹粥饮化下。治小儿癖气腹痛。

前胡饮qiánhúyǐn 《圣济总录》卷八十七方。前胡、人参、官桂、茯苓（去皮）、柴胡、炒桔梗、黄芩（去黑心）、生地黄、旋覆花、炙甘草、玄参各一两，麦冬（去心）、半夏（洗七次）、白术各一两半，厚朴（去粗皮，生姜汁炒）二两。为粗末，每服四钱，加生姜七片，水煎去滓，不拘时服。功能益气养阴，宣肺祛痰。治暴急成劳，痰盛喘嗽。

前胡枳壳汤qiánhúzhǐqiàotāng 《证治准绳·幼科》集五方。前胡、枳壳、赤茯苓、炙甘草各五钱，大黄适量。为末，每服三钱，水煎服。治痰实壮热，胸中壅闷，卧则喘急。

前跷qiánqiāo 属儿头先露的异常分娩之一。清代员从云

《产科一得》："临产儿头偏抵阴前也。"参见"偏产"条。

前神聪qiánshéncōng 经外奇穴名。出《类经图翼》。位于头部中线，入前发际4寸，或于百会穴前1寸取穴。主治中风，头痛，眩晕，癫痫等。沿皮刺0.3~0.5寸。艾炷灸1~3壮；或艾条灸3~5分钟。

前溲qiánsōu 即尿。详该条。

前推八匹马qiántuībāpǐmǎ 练功方法之一。见上海中医学院附属推拿学校《推拿学》。两手屈肘，置掌于两胁，挺胸，目平视，两掌心相对，拇指伸直，四指并拢，两臂用力徐徐前推，伸直，再慢慢屈肘，收回至两胁。

前囟qiánxìn 婴儿出生后，左右顶骨与额骨形成的菱形骨间隙。参见"囟"条。

前阴qiányīn 又称下阴。指男、女外生殖器及尿道的总称。《素问·厥论》："前阴者，宗筋之所聚，太阴阳明之所合也。"

前阴漫肿qiányīnmànzhǒng 病证名。见徐大椿《女科指要》。多因脾虚不能运化水湿，肝郁化热，湿热蕴结流注于厥阴，以致前阴漫肿、疼痛。因脾虚者，兼见倦怠乏力，食少便溏，治宜健脾利湿，方用四苓汤；因肝经湿热者，兼见心烦易怒，口苦胁痛，带多色黄，治宜疏肝解郁，清热利湿，方用丹栀逍遥散加减。

钱伯常qiánbócháng 参见"钱瑛"条。

钱伯煊qiánbóxuān(1896—1986) 现代医家。江苏苏州人。出身于中医世家，16岁起师从名医曹融甫。22岁开始独立行医。曾在苏州国医专科学校任讲师。1955年担任中医研究院研究员和西苑医院妇科主任。精于妇科，用药精练平和，治崩漏立虚、瘀、热三纲，治子宫肌瘤按三型三步论治，用药喜用粉剂冲服，独具特色。著有《妇科常用中药》《妇科常用方剂》《脉诊浅说》《女科证治》《女科方萃》《钱伯煊妇科医案》等。

钱伯煊妇科医案qiánbóxuānfùkēyī'àn 医案著作。中医研究院西苑医院编。此书收载钱伯煊妇科验案84例，包括月经、妊娠、产后和杂病。钱氏临证善用调脾胃、补肝肾之法。其于保胎和不孕症之治疗，尤有良效；对疑难妇科杂病，亦多治疗心得。1980年由人民卫生出版社出版。

钱串草qiánchuàncǎo 中药材。见《草药手册》。为排钱草之别名，详该条。

Q

钱大用qiándàyòng 明代儿科学家。早游江浙，遇京师太医院名公，讲明医道，遂精哑（儿）科。曾采诸家疗小儿效验方，集为《活幼全书》8卷附1卷（1495）。另撰有《钱氏小儿方考》。

钱钝qiándùn 参见"钱瑛"条。

钱萼qián'è 明代医生。浙江嘉兴人。名医殳珪的外孙女婿，曾从殳珪学习灸术，精于医，在当地闻名。辑有《医林会海》一书，已佚。

钱国宾qiánguóbīn 明代医生。字君颖。钱塘（今浙江杭州）人。生平事迹不详。著有《备急良方》等书。

钱恒qiánhéng 参见"钱瑛"条。

钱潢qiánhuáng 清代医家。字天来，虞山（今江苏常熟附近）人。尊崇《内经》《伤寒论》，认为张仲景之方，无能越其矩度者，而王叔和之编次，成无已等之注释，皆附己意而有失仲景原意。主张仲景之学当上溯《素问》《灵枢》，故撰《重编张仲景伤寒证治发明溯源集》一书（1707）。

钱经纶qiánjīnglún 清代医家。字彦。秀水（今浙江嘉兴）人，康熙年间（1662—1723）名医，撰有《脉法须知》一书（1853年刊行）。

钱君颖qiánjūnyǐng 见"钱国宾"条。

钱恺qiánkǎi 参见"钱瑛"条。

钱孔qiánkǒng 经外奇穴名。《备急千金要方》："钱孔穴，度乳至脐中，屈肋头是，灸百壮，治黄疸。"即当乳头至脐中连线与肋弓下缘交点处。近代《针灸经外奇穴图谱》定位于胸膛窝下3寸，从正中线左右旁开各2.5寸处。

钱良玉qiánliángyù 见"钱瑛"条。

钱汝砺qiánrǔlì 见"钱瑛"条。

钱氏儿科案疏qiánshì'érkē'ànshū 儿科著作。上、下两篇。宋代钱乙原作，近人张山雷疏注，何光华参补。本书先由张山雷将钱乙《小儿药证直诀》中所录的儿科医案23则及医案中所用的方剂加以注释，后由何光华补入万全、缪仲淳、江瓘、喻昌等人的儿科医案（共22则）及其治疗方剂，并予补注。卷末附薛己在《薛氏医案》中所摘录的钱乙儿科医案的评注，作为对照。现存1923年后上海大东书局铅印本。

钱氏经验良方qiánshìjīngyànliángfāng 方书。参见"幼幼集"条。

钱氏七味白术散qiánshìqīwèibáizhúsǎn 《景岳全书·小儿则》方。即白术散第五方，见"白术散"条。

钱氏小儿药证直诀qiánshìxiǎo'éryàozhèngzhíjué 儿科著作。见"小儿药证直诀"条。

钱松汉qiánsōnghàn 见"钱秀昌"条。

钱悌qiántì 参见"钱瑛"条。

钱天来qiántiānlái 见"钱潢"条。

钱闻礼qiánwénlǐ（12世纪） 南宋医生。任建宁（今福建建瓯）府判，精于伤寒，撰有《伤寒百问歌》4卷。

钱襄qiánxiāng 清代士人。约生活于康熙（或嘉庆）至道光年间。字皋谟，又字（或号）叔云。江苏苏州太仓人。1832年撰护理文献《侍疾要语》，论述了老年精神护理、起居生活护理的部分内容以及延医、备药、煎药、服药的一些注意事项。《中国地方志集成·府县志辑宣统太仓州志卷》记载其父钱元熙："字履吉，文梓子。乾隆四十四年举人。淡于荣利，以典籍自怡。规言矩行，绝口不谈人过。嘉庆元年举孝廉方正，赐六品顶戴，截选知县，改歙县教谕数载。引疾归。卒年七十。子襄，字皋谟。廪生，款敏能文，兼工书法。年仅四十余卒。"

钱秀昌qiánxiùchāng 清代医家。字松汉。上海人。因臂部骨折，经时医杨雨苍治疗，遂从之学伤科，后以伤科名于当地。于1808年撰《伤科补要》一书（1818年刊行）。

钱愃qiánxuān 参见"钱瑛"条。

钱彦臞qiányànqú 见"钱经纶"条。

钱彦深qiányànshēn 见"钱原"条。

钱乙qiányǐ（约1032—1113） 北宋著名儿科学家。字仲阳。郓州（今山东东平）人。幼年是个孤儿，由姑母收养，成人后随姑父吕氏学医，由于刻苦钻研，重视临床实践，成为杰出的儿科医家。在山东一带颇享盛名。后于1078—1085（元丰年间）先后治愈长公主及皇子病，授予翰林医学，并曾任太医丞。后因病辞退。钱氏专业儿科60年，积累了丰富的临证经验，对一些常见小儿病

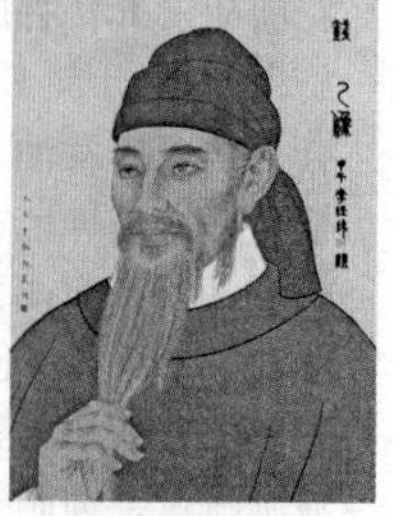

钱乙

如惊风、吐泻、咳嗽、天花、麻疹等的诊断、预防和治疗，均有进一步的发展。又根据小儿病理特点，总结出以五脏为纲的儿科辨证方法，治疗上主张柔润的原则，强调补泻需同时进行。不拘泥于古人的经验，善于化裁古方和创制新方，如治痘疹初起的升麻葛根汤，治小儿心热的导赤散，治脾胃虚弱、消化不良的异功散，以及治肾阴不足的六味地黄丸等均有较好的疗效，为后世医家所推崇和应用。其理论、临床经验和医案，经阎孝忠加以整理，约于1114年（政和四年）编成《小儿药证直诀》，对我国儿科的发展有很大的贡献。

钱瑛qiányīng（15世纪） 明代医生。字良玉。苏州（今属江苏省）人。世传小儿医，宣德年间（1426—1435）在太医院任职。其子恒、恺、悌、愃，皆继医业。钱恒（字伯常），于成化年间（1465—1487）任御医，官至太医院判。恒子钝（字汝），继父业，亦仕太医院判。

钱愈庵qiányù'ān 见“钱原濬”条。

钱原濬qiányuánjùn 宋代医家。字彦深，号愈庵。镇江（今江苏镇江）人。通医术，集书数千卷，常摘录精要，加以点校。撰《集善方》36卷。

钱仲阳qiánzhòngyáng 见“钱乙”条。

钱宗道qiánzōngdào 明代儿科医家。苏州府（治今江苏苏州）人。世医钱元善之子，精通小方脉。官晋府良医正。相传为钱乙之后，家有“生幼堂”，宅虽屡徙而堂名不易。

钳qián ❶耳屏前下方处。张口时，此处凹陷如钳，故名。《灵枢·卫气》：“手阳明之标，在颜下含钳上也。”❷眼科手术器械。见《眼科菁华录》。类今之眼科手术钳，钢铁制作。用以拔除拳毛，或钳取嵌入眼睑内之细碎异物等。

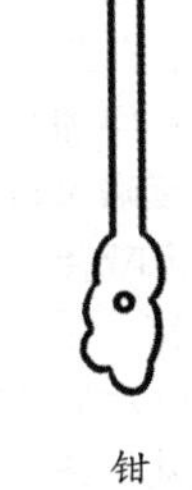
钳

乾疽qiánjū 病名。出《外科真诠》卷上。生于肩之前廉（肩峰前侧）的无头疽，属大肠经。证治见“肩疽”条。

乾坤生意qiánkūnshēngyì 综合性医著。明代朱权撰。2卷。约刊于14世纪末。内容分述用药大略、运气、各科病证治法以及丹药、膏药、针灸等。卷帙不多，包罗颇广。

乾坤一气膏qiánkūnyīqìgāo 《外科正宗》卷四方。当归、白附子、赤芍药、白芍药、白芷、生地黄、熟地黄、穿山甲、木鳖子、巴豆仁、蓖麻仁、三棱、莪术、五灵脂、续断、肉桂、玄参各一两，乳香、没药各一两二钱，麝香三钱，阿魏二两。除后四味外，余药为粗末，用香油五斤浸（春三天，夏五天，秋七天，冬十天），桑柴火熬至药枯，滤去渣，每净油一斤入黄丹（水飞）十二两，置锅内熬，槐枝搅拌，候膏成，撤火，放入阿魏至化尽，再下乳香、没药、麝香搅匀，摊成膏药。痞肿者贴患处，男子遗精、妇人白带贴于丹田，诸风瘫痪贴于肾俞。治积聚痞块，诸风瘫痪，湿痰流注，恶疮，妇人赤白带下，男子梦遗，及男女精寒血冷，久无子嗣者。

乾廓qiánkuò 眼的八廓名称之一。系用八卦而命名者。见《证治准绳·杂病》。即天廓。详该条。

乾天廓qiántiānkuò 眼的八廓名称之一。用八卦配自然界八种物质现象命名者。见《杂病源流犀烛》卷二十二。即天廓。详该条。

潜厂医话qiánchǎngyīhuà 医话著作。杨则民遗著，董汉良等整理。整理者从杨氏遗著中采辑出医学言论201则，分为六部：一、说理、讨论医事医术；二、论病、论病因病机；三、议法、治疗法则；四、阐方、评介古今方剂；五、述药之性、理、效；六、杂论。1985年由人民卫生出版社出版。

潜龙汤qiánlóngtāng 《医醇賸义》卷二方。龙齿、龙骨、玄参各二钱，龟甲八钱，生地黄五钱，知母、黄柏、人参各一钱，蛤粉四钱，肉桂四分，鲍鱼（切片，煎汤代水）。水煎服。功能滋阴清热。治肾阴虚，虚火上炎，口燥咽干，面红目赤。

潜阳qiányáng 治法。治疗阴虚而肝阳上亢的方法。肝阳上亢，出现头痛眩晕、耳鸣耳聋、肢体麻木或震颤等症，用牡蛎、生龙骨、生石决明、真珠母、磁石、代赭石等质重镇坠的药物以收敛虚阳。本法常与平肝、滋阴等法同用。

潜阳填髓丸qiányángtiánsuǐwán 《杂病源流犀烛·内伤外感门》卷十八方。熟地黄八两，石斛膏、线胶各四两，莲子、芡实各三两，麦冬、茯神、五味子、沙苑子各二两，远志一两。为细末，金樱膏为丸。治肾脏精亏，相火易动难制，致梦遗精浊，烦劳即发，频年不愈者。

潜阳息风qiányángxīfēng 治法。也称平肝息风，即用具有重镇潜阳、平肝息风作用的方药治疗肝阳化风证、肝阳暴亢证的治法。

潜斋简效方qiánzhāijiǎnxiàofāng 方书。1卷。清代王士雄辑。刊于1853年。本书收录民间验方，分为头风、面皱、肺痈等40余类，约100余方。选方大多简便实用。末附王氏所撰《潜斋医话》。

潜斋医话qiánzhāiyīhuà 方书。见潜斋简效方条。

潜斋医书五种qiánzhāiyīshūwǔzhǒng 丛书。清代王士雄撰。刊于1854年。包括《王氏医案》《医案续编》《霍乱论》《温热经纬》《随息居饮食谱》五种。

潜斋医学丛书qiánzhāiyīxuécóngshū 丛书名。“潜斋”为清代名医王士雄的书斋名。《潜斋医学丛书》系王氏等医家所撰辑若干种医书之合称，有8种本和14种本之分。8种本包括《言医》（裴一中撰，王士雄评选）、《愿体医话良方》（史典撰，俞世贵补）、《医砭》（徐灵胎撰，张鸿补辑）、《霍乱论》（王士雄撰）、《潜斋简效方》（附《潜斋医话》，王士雄辑）、《柳洲医话良方》（魏之琇辑）、《女科辑要》（沈尧封辑，徐政杰补注）和《重庆堂随笔》（王学权撰，王国祥注）。14种本除上述8种外，另有《四科简效方》（王士雄辑）、《古今医案按选》（俞震编撰，王士雄等评）、《王氏医案》（周辑）、《王氏医案续编》（张鸿辑）、《王氏医案三编》（徐然石辑）及《归砚录》（王士雄撰）。王氏学术经验宏富，故所撰辑之丛书为医林所重，流传颇广。

潜镇qiánzhèn 治法。又名镇潜。镇静安神药和潜阳药合用，治疗因心神浮越表现惊悸失眠或肝阳上亢所致头痛眩晕的方法。镇潜药多为金石、介类质重下坠之品，如磁石、朱砂、生铁落、龙骨、牡蛎、真珠母等。

潜趾qiánzhǐ 病名。又称嵌甲。多由指甲损伤、鞋窄、夹脚等原因所致。症为趾甲嵌于甲沟内，有程度不同的疼痛。分硬潜指、软潜趾两类。若局部感染可形成潜指炎（甲沟炎）。治宜手术修去嵌入的趾甲。

浅刺qiǎncì 指针刺时，针体进入组织较浅或仅及皮肤的程度。《灵枢·终始》：“脉虚者，浅刺之。”又：“痒者，阳也，浅而刺之。”一般在皮肉浅薄之处或重要脏器附近的穴位，或病变部位较浅，属于热、虚证名，或体质虚弱及感应灵敏患者，适于浅刺。浅刺虽不致引起不良后果，但应该获得适当的针感才能达到预期的目的。

欠qiàn ❶症名。出《灵枢·口问》。又称呵欠、欠伸、呼欠。自觉困乏而伸腰呼气，常发生在过度疲劳时。如经常呵欠，称数欠，为肾精亏虚、肾气不充、精不养神的表现。《灵枢·九针》："肾主欠。"治宜益精补肾。❷不足、短少之意。《灵枢·经脉》："小便数而欠。"

欠故qiànqù 欠，呵欠；故，张口状。《灵枢·经脉》："虚则欠故。"参见"欠"条。

欠舌风qiànshéfēng 病名。又名吹舌喉风。系因心血亏而火易动，肺气盈而水不升所致。症见喉风而面白，舌向上，或破或不破者（《咽喉经验秘传》）。治宜滋阴养血。可选用四物汤、归脾汤等加减。参见"吹舌喉风""阴虚喉风"条。

芡实qiànshí 中药材。出《本草纲目》。又名鸡头、鸡头米、刺莲蓬实、刀芡实。为睡莲科植物芡 *Euryale ferox* Salisb. 的干燥成熟种仁。主产东北、华北、华东、华中及西南，山东、湖北、湖南、江苏等地。甘、涩，平。归脾、肾经。益肾固精，补脾止泻，除湿止带。治遗精，滑精，尿频，遗尿，白浊，带下，久泻，小便不禁，大便泄泻，煎服9～15g。芡根：治疝气，白浊，白带，散结止痛，止带。芡茎：止烦渴，清虚热，生津液。种子含淀粉、蛋白质、脂肪、糖类，维生素 B_1、B_2、C及无机盐等。还含乙基胆甾二烯葡萄糖基棕榈酸酯等。

茜草qiàncǎo 中药材。出《本草经集注》。又名蘆茹、活血丹、血见愁。为茜草科植物茜草 *Rubia cordifolia* L. 的干燥根及根茎。主产于陕西、河北、河南、山东等地。苦，寒。归肝经。凉血，祛瘀，止血，通经。①用于吐血，衄血，崩漏，外伤出血，瘀阻经闭，关节痹痛，跌扑肿痛，煎服6～10g；②治疖肿，跌打损伤，内服或捣敷。活血宜生用，止血多炒用。脾胃虚寒者慎用。根含茜草素、异茜草素、紫黄茜素。根煎剂对小鼠有镇咳、祛痰作用，对离体兔小肠有解痉作用；水提取物并能收缩子宫。根温浸液能轻度缩短兔血凝时间，其作用可能与其抗肝素效能有关。在体外对葡萄球菌、卡他球菌、肺炎球菌及流感杆菌有抑制作用。提取物在体外，体内对某些实验肿瘤有明显抑制作用。大叶茜草素还能抗血小板聚集。茜草提取物可抗心肌缺血。

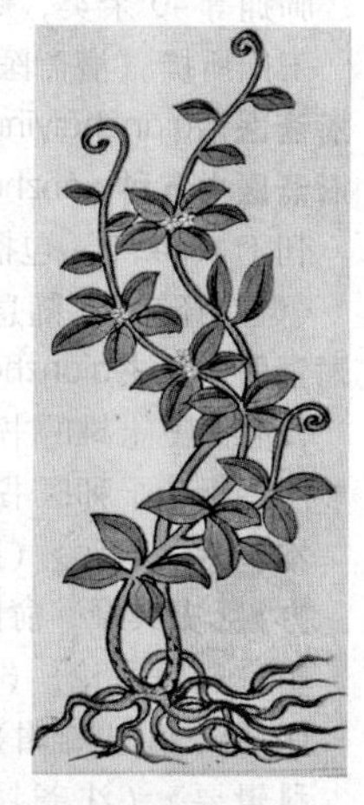
茜草

茜根散qiàngēnsǎn ❶《鸡峰普济方》卷七方。茜草根、侧柏叶、小蓟、羚羊角、阿胶、白芍药、白术、黄芪、当归、黄芩各一两，甘草、干地黄、伏龙肝各二两，血余半两。为粗末，每服四钱，加竹茹一分，水煎，去滓，不拘时服。功能凉血止血。治虚劳少力，吐血心闷，头旋目晕。❷《重订严氏济生方》方。茜根、黄芩、阿胶（蛤粉炒）、侧柏叶、生地黄各一两，炙甘草半两。为末，每服四钱，加姜三片，水煎服。功能凉血止血。治鼻衄终日不止，心神烦闷。

茜根丸qiàngēnwán 《重订严氏济生方》方。茜草根、升麻、犀角、地榆、黄连、当归、枳壳、白芍药各等分。为末，醋糊为丸，梧桐子大，每服五十丸，空腹米饮送下。治毒痢及蛊注，下血如豚肝，心烦腹痛者；又脉或大或小，五内切痛者。

嵌甲qiànjiǎ 病名。出《鲍氏验方新编》卷二。即甲疽，见该条。

嵌指qiànzhǐ 病名。出《外科大成》卷二。即甲疽，见该条。

qiang

呛qiāng 症名。指因饮食水谷误入气管致肌肉痉挛而引起。例如呛逆、呛食等。另见"呛 qiàng"条。

呛喉风qiānghóufēng 病证名。又名飞丝毒、抢食风。多由心经热毒熏灼咽喉所致。症见咽喉干燥，口中发泡。若饮食吞咽有碍，甚而呛逆者则为重症。《喉科秘旨》卷上："此症谓之飞丝毒，口中发泡丑药（雄精3g，梅片1.5g，胆矾0.3g）覆，燥极点痰热在心，忽然呛食终非福。"

呛食风qiāngshífēng 病证名。指胃中伏火，上灼咽喉，或过食膏粱炙煿、醇酒厚味，致咽喉或舌、上腭等处肿生血泡者。《喉风论》："此症因饮食煿炙，膏粱厚味，偶一触动，陡起血泡，咽喉舌腭，不拘其部，即时胀大，吐咽有妨，宜刺破其泡。"治宜清热降火，解毒消肿。可选用五味消毒饮、黄连解毒汤、犀角地黄汤等加减。参见"呛食喉风"条。

呛食喉风qiāngshíhóufēng 病证名。指由热毒积于心经致咽喉干燥疼痛，无痰涎，或气喘，饮食吞咽有碍，甚则呛食不下者为重症。《焦氏喉科枕秘》："呛食喉风热积心，喉中干燥立时疼，更无痰涎多气喘，若还呛食命无存。"治宜顺气利膈汤、川桔散（川芎、防风、桔梗、牛蒡、山栀、白芷、玄参、花粉、枳壳、黄芩、乌药、甘草、陈皮）等加减。

呛食哑喉qiāngshíyǎhóu 病证名。指患喉疾而症见呛食并有声哑者。《喉科指掌》卷三："此症因伏邪在肺，声哑呛食，六脉迟细，甚属险症。"治宜疏风宣肺，利咽开音。方以六味汤加减化裁。可见于咽部肿瘤等症。参见"呛食喉风"条。

羌防泻白散qiāngfángxièbáisǎn ❶《症因脉治》卷一方。桑白皮、地骨皮、甘草、羌活、防风。水煎服。治风寒束于肌表而致的肩背痛。❷《症因脉治》卷二方。桑白皮、地骨皮、甘草、羌活、柴胡、葛根、防风。水煎服。治伤寒咳嗽，寒伤肺而化热者。如有痰加瓜蒌、半夏；有热加黄芩、石膏。

羌活qiānghuó 中药材。出《神农本草经》。为伞形科植物羌活 *Notopterygium incisum* Ting ex H. T. Chang 或宽叶羌活 *N. forbesii* H. de Boiss. 的干燥根茎和根。主产于四川、甘肃、青海等地。辛、苦，温。归膀胱、肾经。解表散寒，祛风除湿，止痛。治感冒风寒，头痛项强，肩背酸痛，风湿痹痛，痈疖疮毒，荨麻疹，皮肤瘙痒，煎服3～10g。本品含挥发油，内有蒎烯、β－罗勒烯、α－侧柏烯、欧芹脑、愈创薁醇等。又含二氢山芹醇、欧前胡内酯等。在体外对布氏杆菌有抑制作用。并可拮抗电针刺激引起的

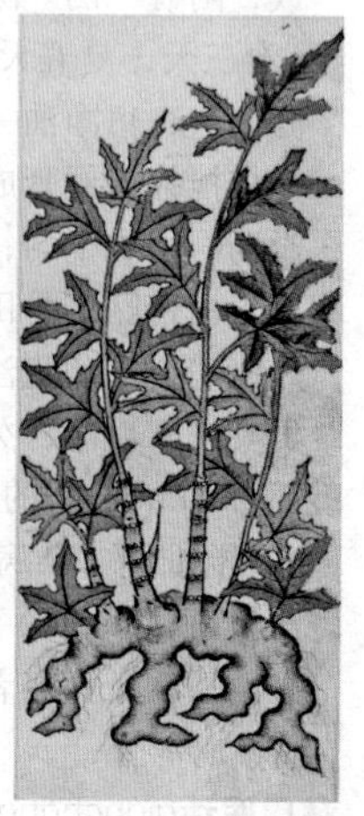
羌活

动物癫痫。

羌活败毒散qiānghuóbàidúsǎn ❶《症因脉治》卷一方。①羌活、独活、防风、荆芥、川芎、柴胡、前胡、甘草、苍术、白芷。水煎服。功能散风祛湿，通痹止痛。治风湿腰痛，痛引项脊尻背，脉左尺浮涩者。②羌活、独活、柴胡、前胡、枳壳、川芎、陈皮、人参、甘草。水煎服。功能祛风散表，扶正祛邪。治太阳表证，头疼身痛，恶寒发热无汗，脉浮紧。❷《症因脉治》卷三方。羌活、独活、柴胡、前胡、防风、荆芥、陈皮、川芎、甘草。水煎服。治湿热痿软，身体重着，走注疼痛，首如裹，面瘇肿，小便黄赤，手足发热，脉浮数，湿在表者。❸《症因脉治》卷四方。羌活、独活、柴胡、前胡、川芎、桔梗、枳壳、陈皮、甘草。水煎服。治湿痉，身体重痛，肢节烦疼，脉浮紧者。

羌活败毒汤qiānghuóbàidútāng 《症因脉治》卷一方。羌活、独活、柴胡、前胡、防风、荆芥、甘草、川芎。水煎服。治风寒眩晕，邪在太阳，脉浮紧者。

羌活冲和汤qiānghuóchōnghétāng 《伤寒全生集》卷二方。即九味羌活汤，见该条。

羌活导滞汤qiānghuódǎozhìtāng 《医学发明》卷八方。羌活、独活各半两，大黄（酒煨）一两，防己、当归各三钱，枳实（麸炒）二钱。为粗末，每服五至七钱，水煎去渣服，以微利为度。治脚气初发，一身尽疼，或肢节肿痛，便溺阻隔。

羌活防风汤qiānghuófángfēngtāng ❶《素问病机气宜保命集》卷中方。羌活、防风、川芎、藁本、当归、芍药、甘草各一两，地榆、细辛各二两。为粗末，每服五至七钱，水煎去渣热服。治破伤风，邪在表者。若有热加大黄二两；大便秘加大黄一两。❷《症因脉治》卷一方。羌活、防风、柴胡、葛根、荆芥、木通。水煎服。治外感遗尿，身体发热，神志不清，小便自出而不觉，溺色黄赤。❸《症因脉治》卷三方。羌活、防风、甘草、陈皮。水煎服。治湿温酸软，头痛项强，骨节烦疼，两胫逆冷，属太阳表证者。

羌活附子汤qiānghuófùzǐtāng ❶《东垣试效方》卷五方。黄芪、麻黄各一钱，羌活、苍术各半钱，防风、升麻、甘草各二分，附子一分，白芷、僵蚕、黄柏各三分。水煎，食后服。功能温阳散寒，祛风止痛。治冬月大寒犯脑，脑痛齿亦痛，名曰脑风。若有寒嗽者，加佛耳草三分。❷《卫生宝鉴》卷十二方。木香、炮附子、羌活、炒茴香各半两，干姜一两。为细末，每服二钱，加盐一捻，水煎二十沸，和渣热服。治呃逆。《杂病源流犀烛》亦有本方，但多丁香。❸《医学心悟》卷三方。羌活一钱，附子、干姜各五分，炙甘草八分。水煎服。治客寒犯脑，脑痛连齿，手足厥逆，口鼻气冷。

羌活黄芩汤qiānghuóhuángqíntāng 《杂病源流犀烛·六淫门》卷十五方。羌活、黄芩、陈皮、前胡、猪苓、甘草、知母。水煎服。治太阳疟，腰痛头痛且重，遍身骨痛，小便短赤，寒从背起，先寒后热，热止，汗出难已。如口渴，即兼阳明，宜倍知母，加麦冬、石膏；渴而汗少或无汗，加葛根；深秋或冬无汗，加姜皮；因虚汗少或无汗，加人参、麦冬、姜皮；因虚汗多，加黄芪、桂枝，汗止即去桂枝。

羌活蒲蓝汤qiānghuópúlántāng 《辨证施治》方。羌活9～15g，蒲公英、板蓝根各15～30g。水煎服。功能辛凉解表。治感冒风热，咽喉肿痛。

羌活散qiānghuósǎn ❶《增补内经拾遗》卷二方。羌活、苍术各一钱半，川芎、茯苓、防风、枳壳、桔梗各一钱，甘草三分。加生姜三片，葱一根，水煎，不拘时服。治遇风头痛。若有汗恶风，加桂枝八分。❷《三因极一病证方论》卷十六方。羌活、川芎、天麻、旋覆花、青皮、天南星（炮）、藁本各一两。为末，每服二钱，加生姜三片、薄荷七叶，水煎，食后服；或加牵牛子末二两，生姜汁煮糊为丸，梧桐子大，每服二十至三十丸，酒送下。治风毒气上攻，眼目昏涩、翳膜、生疮，及偏正头痛。❸《兰室秘藏·口齿咽喉门》方。藁本、白芷、桂枝各三分，苍术、升麻各五分，当归六分，草豆蔻仁一钱，羌活一钱五分，羊胫骨灰二钱，麻黄、防风各三钱，柴胡五钱，细辛少许。为细末，先用温水漱口，擦牙龈。治风寒湿而致的脑痛，项筋急，牙齿动摇，肉龈袒脱疼痛。❹《证治准绳·疡医》卷五方。羌活、独活、明矾、白鲜皮、硫黄、狼毒各一两，轻粉二钱半，白附子、黄丹、蛇床子各半两。为细末，油调成膏外敷患处。治顽癣疥癞，风疮成片，流黄水久不瘥者。❺《医宗金鉴·外科心法要诀》卷六十八方。羌活、当归各二钱，独活、乌药、威灵仙各一钱五分，升麻、前胡、荆芥、桔梗各一钱，生甘草五分，肉桂三分。水、酒各半煎，食远服。治手发背，手背初起如芒刺，渐觉疼痛，高肿红活热，速溃为痈，迟溃为疽。❻见《中医临证备要》。羌活、防风、细辛、川芎、菊花、黄芩、石膏、蔓荆子、前胡、枳壳、茯苓、甘草、生姜。水煎服。治肺受风热，肩痛偏前，连及手臂者。

羌活胜风汤qiānghuóshèngfēngtāng 《原机启微》卷下方。白术、黄芩各五分，羌活、枳壳、川芎、白芷、独活、防风、前胡、桔梗、薄荷各四分，荆芥、甘草各三分，柴胡七分。水煎，去渣热服。治眵多，紧涩羞明，赤脉贯睛，头痛鼻塞，肿胀涕泪，脑巅沉重，眉骨酸痛，外翳如云雾、丝缕、秤星、螺盖。

羌活胜湿汤qiānghuóshèngshītāng ❶《内外伤辨惑论》卷中方。羌活、独活各一钱，炙甘草、藁本、川芎、防风各五分，蔓荆子三分。为粗末，水煎，去渣服。功能发汗祛风胜湿。治湿气在表，症见头痛头重，腰脊重痛，或一身尽痛，难以转侧，恶寒微热，苔白脉浮。如身重腰沉沉然，经中有寒湿，加汉防己（酒洗）五分，轻者加附子五分，重者加川乌五分。方中羌活、独活散周身风湿，舒利关节而通痹，为君药；防风、藁本发汗止痛而去肌表风湿，为臣药；佐以川芎活血祛风止痛，合蔓荆子升散在上的风湿而止头痛；使以甘草调和诸药。全方共奏祛风、胜湿、止痛之功。《症因脉治》亦有本方，但无蔓荆子。实验研究：本方具有抗炎和免疫调节作用。❷《证治汇补》卷三方。炙甘草、人参各三钱，黄芪一钱，生甘草、升麻、柴胡各五分，生黄芩、炒黄芩、川芎、细辛、蔓荆子、藁本、防风各三分，独活二分，薄荷一分。水煎服。治湿胜自汗。

羌活四物汤qiānghuósìwùtāng 《症因脉治》卷一方。羌活、防风、当归、生地黄、川芎、白芍药。水煎服。功能养血疏风。治风中于左，邪入厥阴，口眼㖞斜。如身痛加秦艽、钩藤、柴胡。

羌活汤qiānghuótāng ❶《素问病机气宜保命集》卷中方。羌活、菊花、麻黄、川芎、防风、石膏、前胡、黄芩、细辛、甘草、枳壳、茯苓、蔓荆子各一两，薄荷、白芷各半

Q

两。为粗末，每服五钱，加生姜五片，水煎去渣稍热服，日二次。功能祛风散邪清热。治破伤风邪，在半表半里者。❷《兰室秘藏·头痛门》方。炙甘草七分，泽泻三钱，天花粉（酒洗）、茯苓、酒黄柏各五钱，酒黄连、黄芩（酒洗）、羌活各一两。为粗末，每服五钱，水煎，去渣，食后睡前服。功能疏风清热。治风热壅盛上攻，头目昏眩。❸《症因脉治》卷一方。羌活、独活、柴胡、防风。水煎服。功能辛温解表。治风寒发热，头痛身痛，无汗恶寒。❹《症因脉治》卷二方。羌活、防风、荆芥、桔梗、甘草、柴胡、前胡。水煎服。功能辛温解表，宣肺止咳。治伤风咳嗽，恶寒发热，脉浮紧。❺《症因脉治》卷四方。①羌活、防风、黄芩、柴胡、大黄。水煎服。功能解表攻里。治伤寒便结，症见恶寒身热，大便闭结，属表邪未解，里证又急者。②羌活、防风、川芎、黄芩、苍术、白芷。水煎服。治肠胃有热，寒邪外束太阳，以致三阳热泻，恶寒身痛，身仅发热，口仅渴者。❻《张氏医通》卷十五方。羌活、防风、枳壳各八分，荆芥、柴胡各七分，川芎四分，赤芍药六分，山楂一钱，木通五分，甘草三分，葱白一茎，生姜一片。水煎热服。治痘疹热甚未出，头痛腹胀。

羌活退翳散qiānghuótuìyìsǎn 《审视瑶函》卷三方。羌活、五味子、黄连、当归（酒洗）、升麻各二钱，龙胆草（酒洗）、黄柏（酒炒）、炙甘草、黄芩、赤芍药、柴胡、黄芪各三钱，防风一钱五分，煅石膏二钱五分。为细末，每服五钱，水煎减半，加酒少许，微煎去渣，睡前热服。治阴阳翳，症见黑睛上生云翳，俱白色，两翳连环，如阴阳之圈。

羌活退翳汤qiānghuótuìyìtāng 《兰室秘藏·眼耳鼻门》方。羌活一两五钱，防风一两，荆芥穗（后下）、薄荷叶、藁本各七钱，酒知母五钱，黄柏四钱，川芎、当归各三钱，酒生地黄一钱，川椒五分，细辛少许，麻黄根二钱。为粗末，每服三钱，水煎去渣，食远稍热服。治太阳寒水，翳膜遮睛，不能视物。

羌活退翳丸qiānghuótuìyìwán 《兰室秘藏·眼耳鼻门》方。又名滋阴地黄丸、地黄丸、柴胡退翳丸。熟地黄八钱，生地黄（酒制）、黄柏（酒制）、当归身（酒制）、茺蔚子、丹参各半两，炮附子、寒水石各一钱，芍药一两三钱，防己（酒制）二钱，知母（酒制）、牡丹皮、羌活、川芎各三钱，柴胡三钱或半两。为细末，炼蜜为丸，小豆大，每服五十至七十丸，空腹白开水送下。治目内障，右眼小眦青白翳，大眦微显白翳，脑痛瞳子散大，恶热，大便涩，遇天热则头痛眼胀，日没后或天阴则昏暗。若翳在大眦，加葛根、升麻；翳在小眦，加柴胡、羌活。

羌活丸qiānghuówán 《圣济总录》卷七十三方。羌活、桂枝、川芎、木香、槟榔各一两，郁李仁（汤浸去皮，研如膏）五两，炒大黄二两。为末，与郁李仁同研，炼蜜为丸，梧桐子大，每服二十丸，空腹生姜煎汤或姜枣煎汤送下；气痛温酒送下。治结癖气块，饮食不消，肺积气发，心胸痰逆，气喘，卒中风毒，脚气，大肠秘涩，奔豚气痛。

羌活芎藁汤qiānghuóxiōnggǎotāng 《审视瑶函》卷三方。半夏（姜汁炒）、杏仁（去皮尖）、羌活、藁本、川芎、防风、茯苓、甘草、白芷、麻黄、陈皮、桂枝各等分。为粗末，水煎服。功能散风止痛。治太阳经头风头痛，夜热恶寒。若有热加酒黄芩、薄荷叶、生姜。

羌活愈风汤qiānghuóyùfēngtāng 《医学发明》卷九方。羌活、炙甘草、防风、黄芪、蔓荆子、川芎、细辛、枳壳（麸炒）、前胡、人参、地骨皮、麻黄、知母、菊花、薄荷、枸杞子、当归、独活、白芷、炒杜仲、秦艽、柴胡、半夏（汤洗，姜制）、厚朴（姜制）、熟地黄、防己各二两，芍药、黄芩、茯苓各三两，石膏、生地黄、苍术各四两，官桂（米泔浸）一两。为粗末，每服一两，加生姜三片，水煎，去渣空腹服，睡前再煎渣服。治肝肾虚，筋骨弱，言语难，精神昏愦；或瘦而一臂偏枯，或肥而半身不遂，及一切风病；并治小儿风痫，急、慢惊风。如遇天阴，加生姜三片同煎。

羌麻汤qiāngmátāng 《杂病源流犀烛·六淫门》卷十三方。羌活、麻黄、川芎、菊花、蔓荆子、石膏、防风、前胡、黄芩、细辛、枳壳、茯苓、甘草各七分，白芷、薄荷各五分，生姜三片。水煎服。功能祛风清热。治破伤风，搐不已。

羌乌散qiāngwūsǎn 《丹溪心法》卷四方。羌活、细辛、川乌、草乌（上二味俱用童便浸一宿）各一钱，酒黄芩、炙甘草各五分。为细末，冲服。功能祛风散寒。治风寒上攻，眉棱骨痛。本方方名见《证治准绳·类方》卷四。

枪头菜qiāngtóucài 中药材。见《东北植物药图志》。为苍术之别名，详该条。

枪形qiāngxíng 小儿指诊法十三指形之一。详“十三指形”条。

蜣螂qiāngláng 中药材。出《神农本草经》。又名推车虫、推粪虫、牛屎虫、粪球虫、铁甲将军。为金龟子科昆虫屎壳螂 *Catharsius molossus* L. 的干燥虫体。产于江苏、浙江、河北、湖北等地。咸，寒，有毒。入肝、胃、大肠经。定惊，破瘀，通便，攻毒。①治惊痫，癫狂，癥瘕，噎膈反胃，腹胀便秘，疳积，血痢，淋病。煎服：1.5～3g。②治疮疡，痔漏。焙焦研粉，油调搽敷。孕妇忌服用。蜣螂含蜣螂毒素。另含棕榈酸、硬脂酸等脂肪酸。蜣螂毒素有一定毒性，对蟾蜍神经－肌肉标本有麻痹作用。蜣螂提取物能增加冠脉流量和心肌收缩力。

蜣螂蛊qiānglánggǔ 病证名。蛊毒病之一。《诸病源候论·蛊毒病诸候》：“其脉缓而散者，病发之时，身体乍冷乍热，手脚烦疼无时节，吐逆，小便赤黄，腹内闷，胸痛，颜色多青，毒或吐出，似蜣螂有足翅，是蜣螂蛊。经年不治，啖人血脉，枯尽而死。”参见“蛊”“蛊毒病”条。

蜣螂蛀qiānglángzhù 病名。❶见《医宗金鉴》卷六十八。生于手指骨节的流痰。初起不红不热不痛，渐渐肿硬，形如蝉腹，又似蜣螂，故名。患指伸屈困难，日久方知木痛，渐至腐溃，脓水淋漓，疮口难敛。相当于指关节结核。初服六君子汤，益气除湿化痰，外用离宫锭姜汁磨敷患处。溃流清水时服人参养荣汤，外贴蟾酥饼子，盖陀僧膏，参见“流痰”条。❷为脱骨疽的又名。见《外科证治全书》卷三。

强巴·南杰札桑qiángbā nánjiézhásāng(1394—1475) 明代藏医家。西藏昂仁人。藏医北方学派创始人。曾系统学习佛经、语言、文学、天文、历算、医学及工技。著述涉及宗教、文学、天文、医学、工技等各个方面。医著有《药学宝箱》《精简八支药方》《甘露源流》《所需可得》等。其弟子众多。著名藏医学家米尼玛·图瓦顿旦是其弟子之一。

强巴赤列qiángbāchìliè(1928—2011) 现代藏族医学家。

Q

西藏自治区拉萨市人。曾历任拉萨藏医院院长、西藏藏医学院院长、西藏自治区藏医院院长、西藏卫生厅副厅长等职，为第六届和第七届全国人大代表，第八届全国政协委员。他全面促进西藏自治区藏医院发展，带动藏医医疗事业进步；建立西藏藏医学院，引领各省藏区藏医药人才培养。著有《四部医典系列挂图全集》（藏汉版、藏英版）、《藏医四部医典八十幅曼唐释难·蓝琉璃之光》等。

强刺激qiángcìjī　指较大的针灸刺激。针刺以粗长针具，高频率、大幅度及长时间地捻转提插，使患者得到强烈感应者为强刺激；灸治则以大炷、多壮或长时间熏灸为强刺激。适用于体质壮实，耐受性强的患者，或某些需要大剂量刺激的病症，如急性疼痛、痉挛、瘫痪等。

强肝汤（丸）二号qiánggāntāng（wán）èrhào　经验方。见《新医药学杂志》（1972，1）。丹参15～30g，当归、白芍药、郁金、党参、车前子、白术、茯苓各9～15g，败酱草、金银花各12～30g，茵陈9～30g，龙胆草6～12g，栀子、甘草各6～9g，香橼、炒莱菔子各9～12g。水煎服，或作蜜丸。治慢性肝炎，用于湿热比较明显者，症见身重体倦，不思饮食，口干心烦，小便短赤，大便溏或结，舌苔黄腻，脉滑数、濡数或弦滑。

强肝汤（丸）一号qiánggāntāng（wán）yīhào　经验方。见《新医药学杂志》（1972，1）。黄芪、丹参15～30g，当归、白芍药、郁金、党参、黄精、泽泻、生地黄、山药、山楂、神曲、茵陈各9～15g，秦艽6～9g，板蓝根9～12g，甘草6～12g。水煎服，或作蜜丸。治慢性肝炎，用于气血不足、脾虚、肾虚、肝郁等证型，症见身体虚弱，腰酸，或食欲不振，便溏，或胁痛，苔白或舌红少苔，脉弦细、弦细数或虚软等。实验研究：有保护肝细胞，抗脂肪肝，轻度抑制肝纤维化，促进肝细胞再生，抑制血清转氨酶升高，抑制丙种球蛋白升高和促进白蛋白合成等作用。

强和亭qiánghétíng（1901—1972）　字惠。陕西宝鸡人。世业医，父仲为凤翔名医。幼时随父学医，后又师从丁正南深造，医术日精。后执医业，常施医赠药，救济贫病。20世纪40年代末曾遍历宝鸡地区，收采民间验方，并将之与孙思邈《海上方》一并刻为石碑，立于摩性山和景福山（现已迁至陕西中医药大学），以供患病者选用。1949年后任宝鸡市科技协会特约研究员，并任教于中医学习班、进修班等。行医50余年，对杂病、疑难症尤富经验。编有《医门法律摘要》《伤寒论辑要》《新编脉诀》等。后人为之编有《强和亭医案手迹》一书（1984年）。

强间qiángjiān　经穴名。代号GV18。出《针灸甲乙经》。别名大羽。属督脉。位于头正中线，百会穴后3寸，即入后发际4寸处。布有枕大神经分支和左右枕动、静脉分支。主治头痛，目眩，烦心、失眠，癫狂，颈项强痛等。沿皮刺0.5～0.8寸。艾条灸5～10分钟。

强筋壮骨qiángjīnzhuànggǔ　治法。即用练功或服药等使筋骨强健的治法，治疗素体虚弱或伤后、病后体虚而筋骨不健病证的方法。

强美·索南益西坚赞qiángměi suǒnányìxījiānzàn　明代藏医学家。世医出身。藏医北方学派代表之一。著有《医学史莲园光辉》。

强上qiángshàng　症名。指颈项强急而上仰。《素问·脉解》："强上引背者，阳气大上而争，故强上也。"可见于热病、痉、厥等病证。

强阳qiángyáng　经穴别名。出《针灸甲乙经》。即络却。见该条。

强阳不倒qiángyángbùdǎo　症名。见《石室秘录》卷二。指阴茎常举不软之症。详"强中"条。

强阴qiángyīn　治法。即补阴。亦称滋补肾阴。是强壮阴精的治法，故称。临床上，一般在补肾阴药中，酌加一些壮阳药，取阳生阴长之义，效用较著。参见"补阴"条。

强者写之qiángzhěxièzhī　治则。写，通泻。出《素问·至真要大论》。即实者泻之。对邪气亢盛、正气未虚的病证用攻逐泻下的方药或针刺泻法治疗。

强直qiángzhí　症名。出《素问·至真要大论》。指颈项、肢体僵硬，不能活动自如者。《内经知要·病能》："强者，筋强；直者，体直而不能屈伸也。"强直是痉、痫、破伤风等病的主要症状。参见"痉""痫"等条。

强直性脊柱炎qiángzhíxìngjǐzhùyán　病名。是一种主要累及脊柱、中轴骨骼和四肢大关节，并以椎间盘纤维环及其附近结缔组织纤维化和骨化、关节强直为病变特点的慢性炎性疾病。

强中qiángzhōng　病证名。❶以阴茎久举不痿，精液自泄为主要表现的疾病。《诸病源候论·消渴病诸候》："强中病者，茎长兴盛不痿，精液自出。"由于饵食金石丹药，火毒内盛，或因肾气衰弱，虚阳妄动所致。证见阴茎常举，不能泄精或精液自泄等。因火毒内盛者，治宜泻火解毒，用石子荠苨汤、黄连猪肚丸。火盛阴虚者，加玄参、麦冬、生地，或用倒阳汤。因肾气衰弱，虚火妄动者，治宜温补肾元，用鹿茸丸、苁蓉丸等方。❷消渴病证之一。《证治要诀·三消》："消肾为病，比诸为重，古方谓之强中，又谓之内消。"详"消肾"条。

强壮功qiángzhuànggōng　气功练功方法。分坐、卧两种姿势。卧式除呼吸法外，其他与内养功同。

墙qiáng　❶喻身之肌肉。《灵枢·经脉》："骨为干，脉为营，筋为刚，肉为墙，皮肤坚而毛发长。"❷喻面部的周围。《灵枢·天年》："基墙高以方。"

墙头竹qiángtóuzhú　中药材。见《福建民间草药》。为笔仔草之别名，详该条。

蔷薇根qiángwēigēn　中药材。出《本草纲目》。为蔷薇科植物多花蔷薇 *Rosa multiflora* Thunb. 的根。分布于华北、华东、华中、华南及西南地区。苦、涩，凉。入脾、胃经。清热解毒，活血通络，收涩。①治肺痈，痢疾，风湿关节痛，面神经瘫痪，半身不遂，吐血，衄血，便血，月经不调，带下，遗尿，尿频，跌打损伤，疮疖，口疮疥癣。煎服：4.5～12g。②治外伤出血，烫伤。研末油调涂。本品含委陵菜酸；野蔷薇苷、2α，19α－二羟基熊果酸、β－谷甾醇。蔷薇根制剂有明显的降血脂作用。

蔷薇果qiángwēiguǒ　中药材。见《东北植物药图志》。为刺莓果之别名，详该条。

蔷薇花qiángwēihuā　中药材。出清代汪双池《医林纂要·药性》。又名白残花。为蔷薇科植物多花蔷薇 *Rosa multiflora* Thunb. 的花朵。主产于浙江、江苏等地。甘，凉。入胃、肝经。清暑，和胃，止血。①治暑热胸闷，口渴，呕吐，不思饮食，泻痢，吐血，口疮。煎服：3～6g。②捣敷治创伤出血。本品含紫云英苷及少量挥发油，油内含2，5，5－三甲基庚二烯、牛儿酸甲酯等。

蔷薇叶qiángwēiyè　中药材。出《本草纲目》。为蔷薇科植

物多花蔷薇 *Rosa multiflora* Thunb. 的叶。苦，寒。清热解毒。治痈疖疮疡。捣敷或研末调敷。

蔷薇子qiángwēizǐ 中药材。出《本草经集注》。即营实，详该条。

抢舌风qiǎngshéfēng 病证名。《喉科心法》："抢舌风，着力咯出血，即愈。"即飞扬喉。详该条。

抢舌喉风qiǎngshéhóufēng 病证名。见《咽喉急症秘书》。该书认为本病是肺家之病，吃汤饮食俱要抢呛出，治须润肺疏风降气之剂。参见"还食风"条。

抢食风qiǎngshífēng 病证名。《奇效良方》卷六十一："抢食风，又名飞丝毒，口中或食腥鲙之恶物，发泡者。"即呛食喉风。详该条。

抢食症qiǎngshízhèng 病证名。《喉舌备要》："此症或发在喉中或发在舌上，俱生红疱，患者必面色紫黑，骤伤风热，喉内气闭不能吞物。"治宜针刺出血，吹冰硼散；须结合全身情况辨证施治之。参见"呛喉风"条。

襁褓qiǎngbǎo 襁，布幅，用以络员；褓，小儿的被，用以裹复。泛称背负小儿的东西。亦用以代指婴儿时期。

呛qiàng 称受有害气体刺激致气逆而咳嗽者为呛。另见"呛 qiāng"条。

qiao

敲爻歌qiāoyáogē 养生著作，相传为吕洞宾撰。本书是敲着八卦爻辞板为节拍演唱的宣传气功基本理论、功法的歌诀。全文可分两部分。第一部分指出进行气功养生的宜忌，要节制性欲、戒酒色，保持平静愉快的心境。第二部分指出行气功法时，要保持精神活动的高度集中，如"性要空，意要专"，"十二时中唯守一"等。有一定参考价值。

骹qiāo 解剖部位。胁肋。《灵枢·本藏》："广胸反骹者，肝高。"张志聪注："骹者，胸胁交分之扁骨内膈，前连于胸之鸠尾，旁连于胁，后连于脊之十一椎。"

跷脉qiāomài 阴跷、阳跷两脉之简称。《灵枢·脉度》："脉安起安止？" "脉有阴阳……男子数其阳，女子数其阴，当数者为经，不当数者为络也。"意指脉有阴跷、阳跷的区别，男子以阳跷为经，阴跷为络；女子以阴跷为经，阳跷为络。

乔埰qiáocài 明末医家。字善来。商丘（今属河南）人。男女沉疴多应手奏效，尤精妇儿科。撰《幼幼心裁》(1638)。

乔摩qiáomó 见《灵枢·病传》。乔，同"硚"，用足踩；摩，按摩，用手按压或抚摸。硚与摩都是通过压按病人身体的一定部位以调整阴阳气血，疏通脏腑经络气机的治疗方法，《素问·金匮真言论》称为"按硚"，现代则属"推拿"范畴。

乔士琰qiáoshìyǎn 明医生。字仲余。上海人。从父追习医，声名近其父。尝出游，遇富家子"死"一日，投药即愈，其家奉诊资百金，不受。卒年八十余。子在修（字三余），治病善用古方，察脉精审，所活人众。

荞麦qiáomài 中药材。出《备急千金要方·食治》。又名麦。为蓼科植物荞麦 *Fagopyrum esculentum* Moench 的种子。我国各地都有栽培。甘，凉。入脾、胃、大肠经。降气宽肠，导滞，消肿毒。①治肠胃积滞，腹痛泄泻，痢疾，白浊，赤白带，瘰疬。磨粉炒黄，水调服：每次 10～15g，一日数次。②荞麦粉和醋调涂，治小儿丹毒，疮疖初起；水调敷烫伤。脾胃虚寒者慎服。种子含槲皮素、芸香苷、油酸及三种胰蛋白酶抑制剂等。瘦果含水杨酸等。含本品的饲料或食物可降低血压、血脂、血糖等。

荞麦秸qiáomàijiē 中药材。出《本草纲目》。为蓼科植物荞麦 *Fagopyrum esculentum* Moench 的茎叶。酸，寒。降压，止血，下气，解毒。①治高血压病，毛细血管脆弱性出血，眼底出血，肺出血。煎服：鲜品 30～60g。②治噎食，消化不良，痢疾、白带。煎服，10～15g。③治深部脓肿，烫伤。鲜品打汁，用陈酒冲服；药渣外敷。全草含芸香苷、槲皮素、咖啡酸。芸香苷有维生素 P 样活性。提取物在体外有杀肠道圆虫的作用。整个植物特别是花，含红色荧光色素，动物食后，可产生光敏感症，某些人食后亦可产生过敏的各种症状，如皮炎。

荞麦三七qiáomàisānqī 中药材。见《浙江民间常用草药》。为金荞麦之别名，详该条。

荞叶七qiáoyèqī 中药材。见《陕西草药》。为苦荞头之别名，详该条。

荞叶细辛qiáoyèxìxīn 中药材。见《贵州草药》。为胖血藤之别名，详该条。

雀儿蛋qiǎo·erdàn 见《陕西中草药》。为铃铃草之别名，详该条。

雀儿麻qiǎo·ermá 见《广西中兽医药用植物》。为了哥王之别名，详见该条。

雀盲qiǎománg 病证名。《证治准绳·杂病》："雀盲，俗称也……（目）至晚不明，至晓复明也。"即雀目，详该条。

雀子斑qiǎo·zibān 病名。雀斑之俗称。出《疮疡经验全书》卷六。即雀斑。详该条。

壳槟榔qiàobīngláng 中药材。见《药材学》。为枣槟榔之别名。详该条。

壳菜qiàocài 中药材。出《嘉祐补注神农本草》。为淡菜之别名。详该条。

窍qiào 指孔道。《灵枢·刺节真邪》："刺邪以手坚按其两鼻窍而疾偃。"

窍闭qiàobì 病证名。系指耳窍闭。《景岳全书》卷二十七："窍闭者，必因损伤或挖伤者，或雷炮之震伤者，或患聤耳溃脓不止，而坏其窍者是，宜用开通之法以治之也。"治法：属外伤者，宜内服凉血活血之剂。可选用桃红四物汤、犀角地黄汤等加减。

窍漏证qiàolòuzhèng 病名。《证治准绳·杂病》："乃目傍窍中流出薄稠水，如脓腥臭，拭之即有，久则目亦模糊也。"同漏睛。详该条。

窍泄qiàoxiè 病名。即泄泻。窍指"后窍"。《素问·至真要大论》："太阴之复，则湿变乃举……甚则入肾，窍泻无度。"详"泄泻"条。

窍穴qiàoxué 即孔穴，与腧穴同义。《圣济总录》："窍穴虽同，而浅深各有部分，在用针者以意审之。"

窍阴qiàoyīn 经穴名。在头部者，称头窍阴；在足部者，称足窍阴，同属足少阳胆经。见各该条。

翘荷汤qiàohétāng 《温病条辨》卷一方。连翘、薄荷、焦栀子皮各一钱半，桔梗、绿豆皮各二钱，甘草一钱。水煎顿服，日二至三剂。功能疏风清热。治燥气化火，清窍不利，耳鸣目赤，龈胀咽痛。若耳鸣加羚羊角、苦丁茶；目赤加鲜橘叶、苦丁茶、夏枯草；咽痛加牛蒡子、黄芩。

翘摇qiàoyáo 中药材。出《本草拾遗》。为小巢菜之别名，详该条。

翘掌qiàozhǎng 练功方法。见杜自明《中医正骨经验概述》。两臂前平举，尽量翘掌，静止片刻。适用于治疗腕部疾患。

qie

切qiē ❶切脉的简称。即按脉。《素问・三部九候论》："切而从之。"❷按压。《素问・调经论》："必切而出。"《素问・骨空论》："缺盆骨上切之坚痛如筋者灸之。"❸制成切片。《伤寒论・辨太阳病脉证并治》："附子泻心汤方……上四味，切三味。"另见"切 qiè"条。

切段qiēduàn 中药炮制方法。将洗净软化后的药材，用机器或人工切铡制成段状的炮制工艺过程。有些药物含黏质较重，质软而黏者，宜切段状，如白茅根、仙鹤草、忍冬藤等。

切法qiēfǎ ❶刺法名。指针刺时以拇指指甲切压穴位，以使局部气血宣散，然后下针的方法。《针经指南》："切者，凡欲下针，必先用大指甲左右于穴切之，令气血宣散，然后下针。"《针灸问对・十四法》："凡欲下针之时，用两手大指甲与穴傍上下左右四围掐而动之，如刀切割之状。"本法源于《素问・离合真邪论》："切而散之。"❷推拿手法的一种。有二法：①《灵枢・刺节真邪》即掐法。《肘后备急方・救卒客忤死方》："心腹绞痛胀满，气冲心胸……令切鼻柱下也。"②用手掌尺侧小鱼际肌处进行叩击。

切开疗法qiēkāiliáofǎ 治法。运用手术刀切开脓肿病灶的一种手术方法。通过排出脓液，以使毒随脓泄，肿消痛止。一切外疡，不论阴证、阳证，确已成脓者，均可使用。应用切开疗法之前，须辨清脓成的程度、脓之深浅、患部的经络位置等情况，然后决定切开与否。

切块qiēkuài 中药炮制方法。将洗净软化后的药材，用机器或人工切铡制成块状的炮制工艺过程。有些药物在煎熬时易于糊化，宜切不等的块状，以便煎熬，如茯苓、葛根、六神曲等。

切脉qiēmài 诊查脉象的方法。又称脉诊、诊脉、按脉、持脉。是我国最早创用的诊断技术。古代有三部九候的遍诊法，人迎、寸口、趺阳三部诊法和寸口诊法等。后世则以寸口诊法为主，并从脉的位置、次数、性状、形势等，分为多种。前人有二十四脉（《脉经》）、二十七脉（《濒湖脉学》）、二十八脉（《诊家正眼》）、三十脉（《诊家枢要》）、三十二脉（《诊宗三昧》）等诊法，现多沿用二十八脉。

切片qiēpiàn 中药炮制方法。将洗净软化后的药材，根据质地软硬或个体大小、厚薄等不同，用机器或人工切铡制成片状的炮制工艺过程。药物切成饮片后，易于提取有效成分，容易粉碎加工；便于制备汤剂及其他制剂；在炮制中易于与其他辅料结合，以便于进一步加工炮制；饮片纯净干燥后易于储藏，体积小易于调剂称量；易于显露组织结构特征，便于药物鉴别。一般呈长条形和部分根及果实者，宜切薄片，如白芍、当归、玄参等；质地疏松和含有粉性者，宜切厚片，如山药、白术、泽泻、天花粉等；形体肥大，组织致密，色泽鲜艳者，宜切直片，如附子、大黄等；长条形和纤维性较强者，宜切斜片，如黄芪、鸡血藤等。

切丝qiēsī 中药炮制方法。将洗净软化后的药材，用机器或人工切铡制成丝状的炮制工艺过程。一般叶、皮类者，宜切狭窄丝条，如桑白皮、枇杷叶等。

切诊qiēzhěn 四诊之一。包括脉诊和按诊，医者运用手和指端的感觉，对病人体表某些部位进行触摸按压的检查方法。检查内容：脉象的变化，胸腹的痞块，皮肤的肿胀，手足的温凉，疼痛的部位等。把所得资料与其他三诊互相参照，从而作出诊断。是临床上不可缺少的基本诊察方法。

伽蓝菜qiéláncài 中药材。见《广西中草药》。又名鸡爪三七、假川连、五爪三七。为景天科植物伽蓝菜 *Kalanchoe laciniata*（L.）DC. 的全草。分布于云南、广西、广东、福建及台湾。甘、微苦，寒。清热解毒，散瘀止血。①治跌打损伤，蛇咬伤。内服煎汤，15～30g；或鲜品捣汁冲酒服，渣捣敷患处；蛇伤敷创口周围。②治疮疡肿毒，外伤出血，汤火伤，湿疹。鲜叶捣烂外敷。

茄病qiébìng 病名。即阴挺。清代周贻观《秘珍济阴》："妇人阴门坠出，或红或白，状如茄子，名曰茄病。红属湿热，宜白薇散（白薇、川芎、当归、熟地、白芍、苍术、泽兰、丹皮、灵霄花）；白属气虚，宜服四物吴茱萸汤（吴茱萸、当归、人参、白术、熟地、川芎、陈皮、白芍、沉香、肉桂、甘草，白茄根引）。或三茱丸（吴茱萸、家茱萸、山茱萸各一两，米糊为丸）。"参"阴挺"条。

茄蒂qiédì 中药材。出《履巉岩本草》。为茄科植物茄 *Solanum melongena* L. 的宿萼。凉血，解毒。①治肠风下血。烧存性为末服，每次 6～9g。②治痈毒初起，对口疮。煎服：6～9g，或研末调敷。③治蛀牙痛，口疮。研末撒患处。茄花：治牙痛，烧研敷痛处。

茄根qiégēn 中药材。出《开宝重定本草》。又名茄母。为茄科植物茄 *Solanum melongena* L. 的根和茎。甘、辛，寒。祛风利湿，清热止血。①治风湿热痹，脚气，血痢，便血，痔血，血淋。煎服：15～30g。②治冻疮未溃，妇女阴痒，皮肤瘙痒。煎水洗。本品含 N–反式阿魏酰基酪胺、N–反式阿魏酰基去甲辛弗林等。又含香草酸、异东莨菪素等。根皮含薯蓣皂苷元。

茄母 qiémǔ 中药材。出《摘元方》。为茄根之别名，详该条。

茄叶qiéyè 中药材。出《开宝重定本草》。为茄科植物茄 *Solanum melongena* L. 的叶。甘、辛，平。散血，消肿。①治血淋，血痢，肠风便血。研末服：6～9g。②治冻伤，煮水熏洗；痈肿，捣烂和醋煮后外敷。叶含茄碱。

茄子qié・zi 中药材。出《本草拾遗》。又名落苏、矮瓜、吊菜子、草鳖甲。为茄科植物茄 *Solanum melongena* L. 的果实。我国大部分地区有栽培。甘，凉。入脾、胃、大肠经。清热，活血，消肿。❶治肠风下血，血痔。烧存性研末服，每次 9g，米汤冲服。❷治热毒疮痈，研末调敷；皮肤溃疡，煅研细末，撒创面；乳头皲裂，经过霜冻的茄子（名霜茄子）焙干研末，香油调敷；蜈蚣蜇伤，捣敷。果实含对–香豆酸、绿原酸、δ–羟基谷氨酸、飞燕草苷，还含胡芦巴碱、水苏碱、胆碱、茄碱。果皮含茄色苷、紫苏苷、飞燕草素–3–葡萄糖苷、飞燕草素–3，5–二葡萄糖苷等。口服或注射其提取物，能降低兔与人的血胆固醇水平，并有利尿作用。

茄子疾qié・zijí 病名。❶子宫脱垂。出《证治准绳・女科》。指阴中突出一物如茄子，俗名茄子疾。参见阴挺条。❷聤耳，分泌物结丸塞耳。见《医学疑问》："茄子疾者，

Q

乃耳中耵聍津液结聚而成。虽人人有之，而不能为害。但加以风热乘之，则结成丸核塞耳，故名茄子疾，是即聤耳之症也。”

切qiè ❶剧烈。《灵枢·邪气藏府病形》：“肠中切痛。”❷急速。《医方集解》：“当大升浮气血，切补命门之下脱也。”另见“切 qiē”条。

切总伤寒qièzǒngshānghán 见“医学五则”条。

怯qiè 病证名。❶五不男之一。指男子阳痿而影响生育者。参“五不男”条。❷指虚劳证。以虚劳血气虚衰，心常恐怯，故俗有怯证之称。

怯肺qièfèi 出《小儿药证直诀》。即肺脏怯。详该条。

qin

钦谦qīnqiān（？—1449） 明代医家。吴县（今属江苏苏州）人。任都督府经历，后改太医院院判。宣宗（1426—1435）曾数次召见，索其秘药，三问皆以不知对。最后切谕之，谦曰：“臣以医受陛下官禄，先圣传医道者，无此等术，亦无此等书。陛下承祖宗洪业，宜兢兢保爱圣躬，臣死不敢奉诏。”宣宗愧怒，命密囚卫狱幽室中，以致谦家莫知其由，遍访不得。久之，宣宗悟而释出，复其官。正统十四年（1449）随英宗出征，因“土木之变”身亡。

钦饶诺布qīnráonuòbù（1882—1965） 著名藏医学家。西藏拉萨人。幼年系拉萨南阿曲扎乞寺喇嘛。后转入拉萨药王山习医。成绩显著。生前为藏医药教育事业做出贡献。曾建议十三世达赖建立“门孜康”（即今日之藏医院），达赖委命其主持该组织。1949 年后首任藏医院院长。

侵风qīnfēng 病证名。《诸病源候论》卷二十八：“血气虚则肤腠开而受风，风客于睑肤之间，所以其皮缓纵，垂覆于目，则不能开，世呼为睢目，亦名侵风。”即“上胞下垂”。详该条。

侵脑疽qīnnǎojū 病名。出《外科大成》卷二，即生于头顶五处穴部位的疽。证治同透脑疽，详见该条。

芹菜 qíncài 中药材。❶出《尔雅·郭璞注》。即水芹。❷出《名医别录》。即旱芹。各详该条。

芹叶钩吻qínyègōuwěn 中药材。见《植物学大辞典》。为毒芹之别名，详该条。

芩连二陈汤qínlián' èrchéntāng ❶《外科正宗》卷二方。黄芩、黄连、陈皮、茯苓、半夏、甘草、桔梗、连翘、牛蒡子、天花粉各一钱，木香三分，夏枯草二钱。加生姜三片，水煎二次，食后、睡前服，日二次。功能清热化痰散结。治马刀，症见颈项瘰疬结核，外皮漫肿色红微热，或至缺盆高骨上下发肿，形长坚硬作痛等。❷《重订通俗伤寒论》方。黄芩、竹茹各二钱，半夏、陈皮、枳实各一钱半，赤茯苓、碧玉散（包煎）各三钱，黄连八分。水煎，加生姜汁、淡竹沥，冲服。功能清肝和胃，蠲痰泄饮。治发热有汗不解，肝胃不和，痰涎壅滞，或呕黏涎，或呕酸汁，或吐苦水，或饥不欲食，食即胃脘不舒，甚则胀痛，或嘈杂心烦。

芩连二母丸qínlián' èrmǔwán 《外科正宗》卷二方。黄芩、黄连、知母、贝母、当归、白芍药（酒炒）、羚羊角、生地黄、熟地黄、蒲黄、地骨皮、川芎各一两，生甘草五钱。为末，侧柏叶煎汤，面糊为丸，梧桐子大。每服七十丸，灯心煎汤送下。治血瘿，血瘤。

芩连片qínliánpiàn 中成药。见《中华人民共和国药典（一部）》（2020）。黄芩、连翘、赤芍各 213g，黄连、甘草各 85g，黄柏 340g。以上 6 味，按片剂工艺压制成 1000 片，每片 0.55g。口服每次 4 片，一日 2～3 次。清热解毒，消肿止痛。用于脏腑蕴热，头痛目赤，口鼻生疮，热痢腹痛，湿热带下，疮疖肿痛。

芩连平胃汤qínliánpíngwèitāng 《医宗金鉴·外科心法要诀》卷六十三方。黄芩一钱五分，黄连、厚朴（姜炒）、陈皮各一钱，炒苍术二钱，生甘草五分。加生姜一片，水煎，食后服。功能清热燥湿和胃。治燕窝疮，症见疮生于下颏，初起小者如粟，大者如豆，色红，热痒微痛，破渗黄水，形似黄水疮，浸淫成片。

芩连清心汤qínliánqīngxīntāng 《类证治裁》卷四方。即芩连清心丸作汤剂，治证同。见“芩连清心丸”条。

芩连清心丸qínliánqīngxīnwán 《杂病源流犀烛·脏腑门》卷七方。黄芩、黄连、麦冬、天花粉、茯神、丹参、牛黄、菖蒲、远志。为丸服。功能清心安神，开窍化痰。治心经蓄热而致的癫证，或时烦躁，眼鼻觉热者。

芩连芍药汤qínliánsháo · yaotāng 《杂病源流犀烛·六淫门》卷十五方。白芍药二钱，黄芩、黄连、木香、枳壳各一钱半，陈皮一钱，炙甘草三分。水煎服。功能清热燥湿，行气和血。治热痢。

芩连四物汤qínliánsìwùtāng 《古今医统大全》卷八十八方。川芎、当归、白芍药、生地黄各五钱，黄芩、黄连各二钱半。为粗末，水煎，空腹服。功能养血清热。治血虚火盛，喘咳声嘶；妇人血分有热，月经先期，经来量多、色紫黑者。

芩芍调中汤qínsháotiáozhōngtāng 《医学传灯》卷下方。枳壳、厚朴、山楂、黄芩、白芍药、丹参、桔梗、槟榔、泽泻。水煎服。治痢疾，外无头疼身痛，内无里急后重者。若热盛，加黄连（酒炒）。

芩心丸qínxīnwán 《瑞竹堂经验方》卷四方。黄芩（用米醋浸七日炙干，又浸又炙，如此七次）二两。为细末，醋糊为丸，梧桐子大。每服七十丸，空腹温酒送下，日二次。功能凉血止血。治妇女围绝经期后，月经不止。

秦伯未qínbówèi（1901—1970） 现代医家。名之济，别号谦斋。上海浦东人。早年毕业于上海中医专门学校，后任教于上海中国医学院、新中国医学院。治学态度严谨勤奋，有较高的中医学术水平。1949 年后曾任教于北京中医学院（今北京中医药大学），并任原卫生部中医顾问及政治协商会议全国委员会委员。生平著述甚多，重要的有《谦斋医学讲稿》《内经知要浅解》《中医临证备要》《清代名医医案菁华》及《中医入门》等书。

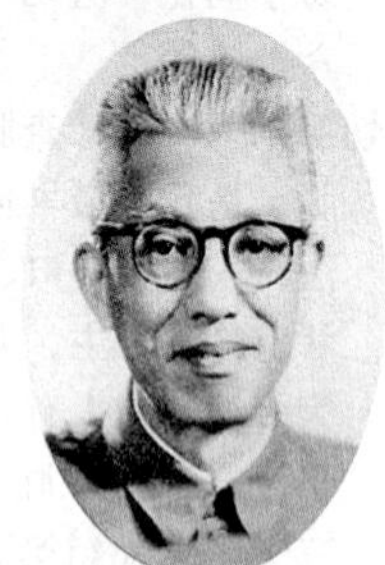

秦伯未

秦伯未医文集qínbówèiyīwénjí 医论医话著作。吴大真、王凤岐整理。此书共收集秦氏医学论文 38 篇，涉及中医基础理论、辨证论治、方药运用及中医工作等多方面内容；并包括部分秦氏信函。1983 年由湖南科学技术出版社出版。

秦昌遇qínchāngyù 明代医家。字景明。上海人。因年轻时多病而学医，开始时通儿科，后精于内科，在当地闻名，求治的人很多。著有《症因脉治》《痘疹折衷》《幼科折衷》等书。

Q

秦承祖qínchéngzǔ（5 世纪） 南北朝时期刘宋医学家，精通针灸及医药，医术高明，被誉为“上手”。著作甚多，计有《脉经》《偃侧杂针灸经》《偃侧人经》《明堂图》《本草》和《药方》等，均已佚。秦承祖是较早绘制经络穴位图像的古代医家之一。

秦归qínguī 中药材。见《本草纲目》。为当归之药材名，详该条。

秦桂丸qínguìwán 《太平惠民和剂局方》卷十七引范罗谦方。又名螽斯丸。秦艽、桂心、杜仲（姜汁炒）、防风、姜厚朴各三分，附子、茯苓各一两半，白薇、炮姜、牛膝（酒浸）、沙参、半夏各半两，人参一两，细辛二两一分。为细末，炼蜜为丸，赤豆大，每服五十丸，食前温酒或醋汤送下。治妇人无子。

秦皇士qínhuángshì 见“秦之桢”条。

秦艽 qínjiāo 中药材。出《神农本草经》。又名秦胶、秦纠、左扭、左秦艽、秦札、秦爪、大艽。为龙胆科植物秦艽 *G. macrophylla* Pall. 或粗茎秦艽 *G. crassicaulis* Duthie ex Burk. 或麻花秦艽 *G. straminea* Maxim. 或小秦艽 *G. dahurica* Fisch. 的干燥根。主产于甘肃、陕西、山西、四川、云南等地。苦、辛，平。入胃、肝、胆经。祛风湿，清湿热，止痹痛，退虚热。治风湿痹痛，中风半身不遂，筋脉拘挛，骨节酸痛，湿热黄疸，骨蒸潮热，小儿疳积发热，煎服 3～10g。秦艽根含秦艽碱甲（龙胆碱），秦艽碱乙（龙胆次碱）和秦艽碱丙；还含龙胆苦苷、当归苦苷挥发油等。秦艽碱甲能抑制中枢神经，对大鼠有镇痛和镇静作用；大剂量时反而出现兴奋。对大鼠实验性关节炎有抗炎作用；还有抗过敏性休克及抗组胺作用，降低毛细血管通透性。短暂降压和升高血糖的作用。中毒时出现严重恶心、呕吐等症状。秦艽醇浸液在体外对金黄色葡萄球菌，肺炎球菌，痢疾、伤寒等杆菌有抑制作用。水浸液能抑制常见致病性皮肤真菌。

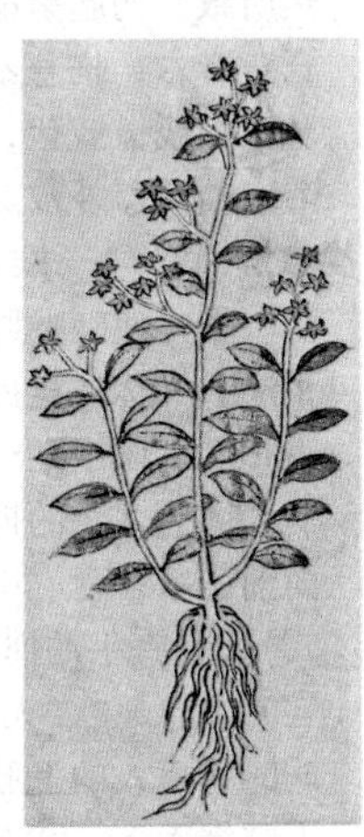
秦艽

秦艽白术丸qínjiāobáizhúwán 《兰室秘藏·痔漏门》方。秦艽、桃仁、皂角子（烧存性）各一两，当归尾（酒浸）、泽泻、枳实（麸炒）、白术各五钱，地榆三钱。为细末，和桃仁泥研匀，煎熟汤打面糊为丸，芡实大，每服五十至七十丸，空腹服。治痔疮、痔漏有脓血，大便燥硬作痛。

秦艽鳖甲散qínjiāobiējiǎsǎn 《卫生宝鉴》卷五方。柴胡、鳖甲（酥炙）、地骨皮各一两，秦艽、当归、知母各五钱。为粗末，每服五钱，加青蒿五叶、乌梅一个，水煎服。功能滋阴养血，清热除蒸。治骨蒸劳热，肌肉消瘦，唇红颊赤，四肢困倦，盗汗咳嗽，脉细数。方中鳖甲、当归滋阴养血；地骨皮、知母清阴血中伏热；柴胡、秦艽、青蒿透阴血中伏热；乌梅敛阴生津。

秦艽苍术汤qínjiāocāngzhútāng 《兰室秘藏·痔漏门》方。秦艽、桃仁、皂角子（烧存性）各一钱，制苍术、防风各七分，黄柏（酒洗）五分，当归尾（酒洗）、泽泻各三分，槟榔一分，大黄少许。为粗末，水煎，空腹服。治痔漏，大便秘结疼痛。

秦艽当归汤qínjiāodāngguītāng 《兰室秘藏·痔漏门》方。煨大黄四钱，秦艽、枳实各一钱，泽泻、当归尾、皂角子、白术各五分，红花少许，桃仁二十个。水煎，食前服。治痔漏，大便燥结疼痛。

秦艽地黄汤qínjiāodìhuángtāng ❶《杂病源流犀烛·身形门》卷二十六方。秦艽、牡丹皮、茯苓、白术、钩藤、甘草、生地黄、柴胡。水煎服。治两臂发热疼痛。❷《类证治裁》卷五方。熟地黄、芍药、当归、川芎、秦艽、荆芥、防风、羌活、白芷、升麻、蔓荆子、甘草、牛蒡子各一钱。水煎服。治皮痹，邪在皮毛，搔如隔帛，或瘾疹风疮。

秦艽防风汤qínjiāofángfēngtāng 《兰室秘藏·痔漏门》方。秦艽、白术、防风、当归各一钱五分，桃仁三十个，升麻、柴胡各二分，泽泻、炙甘草各六分，黄柏五分，橘皮、煨大黄各三分，红花少许。为粗末，水煎热服。治痔漏，大便时发疼痛。

秦艽扶羸汤qínjiāofúléitāng 《杨氏家藏方》卷十方。柴胡二两，人参、鳖甲（醋炙）、秦艽、地骨皮各一两半，半夏、紫菀、炙甘草各一两，当归一两一分。为粗末，每服五钱，加生姜五片，乌梅、大枣各一枚，水煎，食后服。功能益气养血，清热除蒸，治肺痿，骨蒸劳嗽，或寒或热，声嗄羸瘦自汗，四肢怠惰，饮食不香。

秦艽牛蒡汤qínjiāoniúbàngtāng 《医宗金鉴·外科心法要诀》卷七十四方。秦艽一钱半，炒牛蒡子、炒枳壳、炙麻黄、犀角、黄芩、防风、甘草、玄参、升麻各一钱。水煎服。功能疏风清热。治痛痒甚。

秦艽羌活汤qínjiāoqiānghuótāng 《兰室秘藏·阴痿阴汗门》方。羌活一钱二分，秦艽、黄芪各一钱，防风七分，升麻、炙甘草、麻黄、柴胡各五分，藁本三分，细辛、红花各少许。为粗末，水煎，空腹服。治痔漏成块下垂，不任其痒。

秦艽散qínjiāosǎn ❶《太平圣惠方》卷五十五方。①秦艽、赤芍药、犀角各半两，黄芩三分，柴胡、茵陈蒿、麦冬各一两，大黄（微炒）二两。为粗末，每服四钱，水煎服，日三四次，以利为度。治劳黄，心脾热壅，皮肉面目悉黄。②秦艽一两，旋覆花、赤茯苓、炙甘草各半两。为粗末，每服四钱，牛乳煎，去渣温服。治阴黄，症见四肢不收，头眩目痛，上气痰饮，心腹胀满，面色青黄，脚膝浮肿，小便不利。❷《全生指迷方》卷四方。秦艽、阿胶珠、艾叶各等分。为粗末，每服五钱，加糯米一百粒，水煎服。治妊娠胎动不安。❸《小儿药证直诀》卷下方。秦艽、炙甘草各一两，薄荷五钱。为粗末，每服一至二钱，水煎，食后服。治骨蒸潮热，食少羸瘦。❹《校注妇人良方》卷十四方。秦艽、柴胡各五分，石膏一钱，犀角、赤茯苓、前胡、甘草、葛根、升麻、黄芩各四分。加淡竹茹一分，水煎服。治妊妇感四时不正之气，不得汗，口干饮水，狂言呕逆。

秦艽升麻汤qínjiāoshēngmátāng 《卫生宝鉴》卷八方。升麻、葛根、炙甘草、芍药、人参各五钱，秦艽、白芷、防风、桂枝各三钱。为粗末，每服一两，加葱白三茎，水煎服，取微汗。功能祛风通络，扶正达邪。治手足阳明经中风，口眼㖞斜，恶风恶寒，四肢拘急。

秦艽汤qínjiāotāng ❶《医宗金鉴·外科心法要诀》卷六十九方。秦艽六钱，石菖蒲、当归各三钱，葱白五个。水煎，食前服。治妇人阴中肿痛。❷《妇科玉尺》卷四方。秦艽、石膏各一钱，炙甘草、川芎、当归、白芍药、羌活、独活、防风、黄芩、白术、熟地黄、茯苓各五分，生

Q

地黄六分，白芷七分，细辛三分。冬季加生姜，春夏加知母，水煎服。功能祛风清热，养血和血。治产后头痛。

秦艽丸qínjiāowán 《太平圣惠方》卷六十五方。秦艽、苦参、酒大黄、黄芪各二两，防风、漏芦、黄连各一两半，乌梢蛇五钱。为细末，炼蜜为丸，梧桐子大，每服三十丸，食后温酒送下。治脓窠疥，症见疥疮顶含稠脓，痒疼相兼。

秦胶qínjiāo 中药材。出《本草经集注》。即秦艽，详该条。

秦椒散qínjiāosǎn 《千金翼方》卷十八方。川椒一分，瓜蒂半两（《外台秘要》卷四引深师方作二分）。为细末，每服一方寸匕，日三次。治膏疸，饮少溺多。

秦景明qínjǐngmíng 见“秦昌遇”条。

秦纠qínjiū 中药材。出《新修本草》。即秦艽，详该条。

秦鸣鹤qínmínghè（7 世纪） 唐代著名医生。高宗时侍医。以医术名于时，精针术，曾为唐高宗刺百会、脑户出血，治疗风脑头痛获良效。

秦皮qínpí 中药材。出《神农本草经》。又名蜡树皮、梣木皮、苓皮。为木犀科植物苦枥白蜡树 *Fraxinus rhynchophylla* Hance、白蜡树 *F. chinensis* Roxb. 尖叶白蜡树 *F. szaboana* Lingelsh. 或宿柱白蜡树 *F. stylosa* Lingelsh. 的干燥枝皮或干皮。主产于辽宁、黑龙江、内蒙古、陕西、河南、四川、湖北等地。苦、涩，寒。归大肠、肝、胆经。清热燥湿，收涩止痢，止带，明目。治湿热泻痢，赤白带下，目赤肿痛，目生翳膜，煎服 6～12g。外用适量，煎洗患处。苦枥白蜡树皮含马栗树皮素、马栗树皮苷。白蜡树皮含马栗树皮素、秦皮素。马栗树皮素和马栗树皮苷在体外有抑制痢疾杆菌的作用。对大鼠实验性关节炎有消炎作用；对小鼠有镇静作用；对大鼠及兔还有促进尿酸排泄的作用，并有止咳、祛痰的功效，前者尚能平喘。后者有镇痛作用。

秦谦斋qínqiānzhāi 见“秦伯未”条。

秦氏内经学qínshìnèijīngxué 医经著作。秦伯未著。此书为秦氏主讲《内经》之讲义，取材精而包罗较广。全书以《内经》原文为主，结合后世医学，共分生理学、解剖学、诊断学、治疗学和方剂学 5 个部分。1934 年由中医书局出版。

秦王九疸散qínwángjiǔdǎnsǎn《千金翼方》卷十八方。又名九疸秦王散。栀子仁（治胃疸，食多喜饮，量增半）、茜草根（治心疸，心中烦热，量增半）、葶苈子（治肾疸，唇干，量增半）、瓜蒌（治脾疸，尿少而赤，量增半）、川椒、瓜蒂（治膏疸，饮少尿多，前二药量增半）、石钟乳（治舌疸，口渴尿频，量增半）、寒水石（治肉疸，小便白，量增半）、牡蛎、泽泻（治髓疸，目眶深，多嗜卧，前二药量增半）、白术（治肝疸，胃热多饮，量增半）各等分。为末，每服五分匕至一方寸匕，日三次。治九疸。本方早见于《古今录验方》，《外台秘要》卷四亦载此方。

秦信qínxìn 西汉时期医生。对本草学及古代医经有所研究。

秦越人qínyuèrén 见“扁鹊”条。

秦政应qínzhèngyìng 隋代外科医家。撰有《疗痈疽诸疮方》二卷。

秦之济qínzhījì 见“秦伯未”条。

秦之桢qínzhīzhēn 清代医家。字皇士。云间（今上海市松江）人。为明代名医秦昌遇（字景明）之从孙。承继家业，亦以医名。撰有《伤寒大白》（1714 年刻行）一书，主张伤寒证之夹食者，消食尤为其要。另辑有《女科切要》（1677）及秦景明之《症因脉治》等书。

秦子通qínzǐtōng 元代医生。安徽怀远人。继承家学。曾任太医院提举。

琴qín 解剖部位名。《素女经》：“女人阴深一寸曰琴。”即阴道内一寸处。

琴叶榕qínyèróng 中药材。见《江西民间草药验方》。又名牛奶柴、牛奶子树、骨风木、铁牛入石。为桑科植物琴叶榕 *Ficus pandurata* Hance 的根或叶。分布于广东、广西、云南、江西、福建、浙江。辛、微涩，平。祛风利湿，活血调经。①治风湿痹痛，黄疸，闭经，月经不调。煎服：9～15g。②治乳腺炎。煎服并捣敷。

禽疽qínjū 病名。出《刘涓子鬼遗方》卷一。多由时气风热所致。初起呈散在疹块，发于背。色紫红，如拳击状，脊背麻木，拘急不疼。神清脉和，服药得汗者顺；若神昏脉数，或微或代，发寒啮噤者逆。初宜仙方活命饮加羌活、独活。外敷二味拔毒散。余参见“外痈”条。

擒拿法qínnáfǎ 推拿方法名。❶泛指捏、拿一类的推拿方法。❷是使咽喉肿胀疼痛剧烈的病人可以进食的一种推拿手法。又称喉科擒拿法、宽喉法。操作方法有两种：①病人正坐，医生立于一侧，将病人的一侧上肢侧平举，用与病人同侧之手的拇指腹和病人的拇指指腹相对合，并用力向前压紧；食、中、无名指紧按病人虚口处（相当于合谷穴）；另一手的拇指按住病人锁骨肩峰端处（相当于肩髃穴），食、中、无名指紧握腋窝（相当于极泉穴）；于此同时将病人的上肢用力向后拉开。这时可将药汁饮食给病人缓缓吞下。②双手从患者背后穿过腋下，伸向胸前。以食、中、无名指按住锁骨上缘，肘臂压住患者胁肋，前胸紧贴于患者的背部，然后两手用力向左右两侧拉开，两肘臂和胸部把患者胁肋及背部压紧，三方面同时用力。

噙化qínhuà 将药物含在口内溶化的服药法，多用于丸剂或锭剂。可按病情需要，含后将溶液缓缓吐出，如急性扁桃体炎，用山豆根、玄参制成的丸剂；或含后将溶液咽下，如治肺阴虚证，用滋阴清肺止咳的丸剂之类。

噙化丸qínhuàwán ❶《增补万病回春》卷五方。薄荷叶、楝参各五钱，生地黄一两，生甘草二两，桔梗三钱，山豆根八钱，冰片三分。为细末，炼蜜为丸，龙眼大，每一丸分三次，临卧噙入口中，津液渐渐化下。治咽喉肿痛，或声不清，或声哑，咽喉干燥，或生疮者。❷《杂病源流犀烛·脏腑门》卷一方。熟地黄、阿胶、五味子、贝母、款冬花、杏仁、人参、炙甘草。为末，炼蜜为丸。治久咳不止，诸药不效者。

螓舌qínshé 病名。属舌衄。《焦氏喉科枕秘》卷一：“此症因心膈蕴积热毒，而生于舌，老者难医，少者尤可；若（舌上）有孔，则全症也，或有一二孔，其中流血，或在左右，有黑心。”治宜清热、凉血、止血。可选用三黄凉膈散、犀角地黄汤等加减。参见“舌衄”条。

寝汗qǐnhàn 症名。出《素问·六元正纪大论》。又名盗汗。详该条。

揿针qìnzhēn 见“皮内针”条。

qing

青白苏qīngbáisū 中药材。出《日华子诸家本草》。为荠之别名，详该条。

青崩qīngbēng 病证名。出《脉经》。指崩下之血为青色者，临床极少见。治疗参见“血崩”条。

青饼子qīngbǐng·zi 《杂病源流犀烛·六淫门》卷十七方。青黛、杏仁（以牡蛎粉炒）各一两。为细末，研匀，黄蜡化和，作三十饼，每服一饼，以干柿半个夹定，湿纸包，煨香嚼食，粥饮送下，日三次。治肺热咯血。

青肠qīngcháng 出《难经·三十五难》。即胆。参见“黄肠”条。

青带qīngdài 病证名。见《傅青主女科》。亦名带下青候。多因经产之后胞脉正虚，湿浊秽邪乘虚侵袭，或肝经湿热下注，伤及任脉所致。症见阴道流出青绿色黏腻，气味臭秽的液体，连绵不断。治宜调肝清热利湿。方用加减逍遥散（茯苓、白芍、柴胡、甘草、茵陈、陈皮、焦栀子）。参见“肝经湿热带下”“湿毒带下”条。

青黛qīngdài 中药材。出《药性论》。又名靛花、青缸花、靛沫花。为爵床科植物马蓝 *Baphicacanthus cusia*（Nees）Bremek，十字花科植物菘蓝 *Isatis indigotica* Fort.，蓼科植物蓼蓝 *Polygonum tinctorium* Ait. 的叶或茎叶经加工制成的干燥粉末，团块或颗粒。产于河北、江苏、安徽、江西、福建、河南、四川、云南等地。咸，寒。归肝经。清热解毒，凉血消斑，泻火定惊。①用于温毒发斑，血热吐衄，胸痛咳血，口疮，痄腮，喉痹，小儿惊痫，内服1~3g，多入丸散用。②治痄腮，中耳炎，口腔炎，小儿鹅口疮，咽喉肿腐，丹毒，黄水疮，湿疹，干撒或调涂患处。本品含靛蓝和靛玉红，是治疗慢性粒细胞白血病的有效成分。青黛（木蓝）醇浸液在体外对某些细菌具抑制作用。本品还具有抗肿瘤作用。

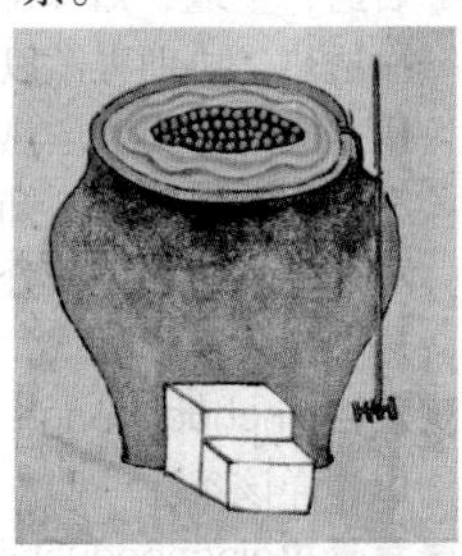
青黛

青黛海石丸qīngdàihǎishíwán 《症因脉治》卷二方。青黛、海浮石、瓜蒌仁、川贝母。功能清热润肺化痰。治肺经咳嗽，肺有热痰者。

青黛散qīngdàisǎn ❶《颅囟经》卷上方。青黛、细辛各一钱，芦荟、黄连、瓜蒂、地龙各半钱，朱砂一字匕，麝香少许。为细末，吹鼻中。治小儿鼻流清涕，或鼻下赤痒。❷《太平圣惠方》卷九十三方。①青黛、朱砂、雄黄、附子（炮裂，去皮脐）、藜芦、胡黄连、细辛、麝香、黄矾灰、莨菪子（炒令微焦）各一分。为细末，每服半钱，米汤调下，早、晚各一次。治小儿疳痢，脊膂如锯，眼口鼻痒，自咬指甲，头发干焦，下部急痛。②青黛、炒铅粉、炒黄连、麝香、蟾灰各一分，赤石脂半两，煨诃子皮一两。为末，每服半钱，乳汁调下，日三至四次。治小儿疳痢不止，下部发痒。❸《杂病源流犀烛·面部门》卷二十三方。黄连、黄柏各三钱，牙硝、青黛、朱砂各六分，雄黄、牛黄、硼砂各三分，冰片一分。为末，先以薄荷末抹口中，再以药掺。治重舌，及口舌生疮粟，兼治咽疮肿。❹经验方。见《儿科学》（上海中医学院）。青黛、黄连、儿茶、煅人中白各6g，薄荷、煅硼砂各9g，甘草3g，冰片1.5g。为细末，麻油调匀，外擦患处。治口疮。❺经验方。见《中医外科学讲义》（上海中医学院）。青黛、黄柏各60g，石膏、滑石各120g。为细末，撒患处；或麻油调敷。功能收涩止痒，清热解毒。治一般皮肤病，肿痒痛出水。

青黛丸qīngdàiwán ❶《证治准绳·幼科》集二方。青黛、天竺黄、蜗牛壳、黄连、人参、地龙、炒钩藤、龙胆草各二钱半，芦荟、熊胆各半两，牛黄、麝香、雄黄、朱砂各一钱，夜明砂、胡黄连各三钱，干蟆（黄泥包裹烧赤，去泥）一个。为细末，蒸饼糊为丸，麻子大，一岁服三丸，空腹米汤送下。治小儿天钓客忤，五疳八痫十二种惊。❷《证治准绳·幼科》集八方。①青黛、朱砂、夜明砂（微炒）、铅粉各一分，蟾酥、熊胆、羚羊角、犀角各半分，黄连半两，麝香一钱。为细末，软饭和丸，绿豆大，每一岁二丸，以粥饮送下。治小儿脊疳，四肢瘦弱，腹胀壮热，头发干疏，时时烦渴，脊骨如锯。②青黛三分，牛黄、芦荟、朱砂、麝香、雄黄、胡黄连、蛇蜕灰、龙胆草、蝉蜕（微炒）各一分，蟾（涂酥炙焦黄）一枚。为末，研匀，面糊为丸，黍米大，每服三丸，粥饮送下，日三次。治小儿干疳，身体羸瘦，皮毛干焦，时发寒热，昏昏多睡。

青道qīngdào 月球所运行之道。出黄道东者，有青道二，立春春分，月从青道行。《汉书》：“月有九行者……青道二，出黄道东。”

青丁qīngdīng 病证名。出《中藏经》卷三。五丁之一。属肝经，起于目下，始如瘤瘢，其色青，硬如石，使人目昏昏然无所见，多恐悸，睡不安宁，或生筋骨之间，久则危，可用紫花草敷疮上。余参“疔疮”条。

青娥丸qīng'éwán 《太平惠民和剂局方》卷五方。❶胡桃肉二十个，补骨脂（酒浸炒）八两，杜仲（姜汁炒）十六两，大蒜（熬膏）四两。为细末，蒜膏为丸，每服三十丸，空腹温酒送下，妇人淡醋汤送下。功能温肾阳，止腹痛。治肾虚腰痛如折，起坐艰难，俯仰不利，转侧不能。❷胡桃肉（去皮膜，另研如泥）三十个，补骨脂（用芝麻同炒熟）、杜仲（去粗皮，麸炒黄色，去麸，用酒洒匀再炒）各六两。为细末，酒糊为丸，梧桐子大，每服三十至五十丸，空腹食前温酒或盐汤送下。治证同上。

青凡木qīngfánmù 中药材。见《广西中草药》。为黑面神之别名，详该条。

青矾qīngfán 中药材。出《新修本草》。即绿矾，详该条。

青防风qīngfángfēng 中药材。见《中国药学大辞典》。为防风之处方名，详该条。

青风qīngfēng ❶春季当令之风。春属木，色为青，故名。《灵枢·论勇》：“春青风，夏阳风。”《甲乙经》作温风。❷病证名。五风内障之一。见《世医得效方》卷十六。谓病发则瞳神之色“如青山之笼淡烟者，青风也”（清代黄庭镜《目经大成》卷二）。即青风内障。详该条。

青风还睛散qīngfēnghuánjīngsǎn 《医宗金鉴·眼科心法要诀》卷七十七方。茯苓、人参、防风、地骨皮、车前子、羌活、川芎、细辛各等分。为粗末，水煎，去渣，食后服。治青风内障之虚证。

青风羚羊汤qīngfēnglíngyángtāng 《医宗金鉴·眼科心法要诀》卷七十七方。羚羊角、玄参、地骨皮、川芎、羌活各一钱，车前子一钱五分，细辛五分。为粗末，水煎，食远服。治青风内障之实证。

青风内障qīngfēngnèizhàng 病名。见《秘传眼科龙木论》。又名青风。为五风变内障之一。多由肝肾阴虚，风火升扰所致。“视瞳神内有气色昏蒙，如晴山笼淡烟也，然自视尚见，但比平时光华则昏日进，急宜治之，免变绿色，变绿色则病甚而光没矣”（《张氏医通》卷八）。瞳神呈淡青

Q

色，可略散大，抱轮不红或微红，头眼有轻微胀痛，视力渐降，或可兼见口苦、咽干、脉弦细等症。宜养阴清热，平肝息风，用犀角、沙参、黄芪、花粉、生地、当归、麻黄、蛇蜕、钩藤、防风（《杂病源流犀烛》），或羚羊角汤加减。参见“五风变内障”“绿风内障”条。

青风藤qīngfēngténg　中药材。见《本草纲目》。又名清风藤、寻风藤、追骨风、大青藤。为防己科植物青藤 *Sinomenium acutum*（Thunb.）Rehd. et Wils. 或毛青藤 *S. acutum*（Thunb.）Rehd. et Wils. var. *cinereum* Rehd. et Wils. 的干燥藤茎。主产于西南、中南、华东等地。苦、辛，平。归肝、脾经。祛风湿，通经络，利小便。用于风湿痹痛，关节肿胀，麻痹瘙痒，煎服6g～12g。茎及根含光千金藤碱、蝙蝠葛宁、8，14－二氢多花罂粟碱、青藤碱、异青藤碱、土藤碱、清风藤碱、双青藤碱等生物碱以及丁香树脂酚，β－谷甾醇、豆甾醇。青藤碱对各种动物有镇痛、镇静、镇咳、降压、抗炎等作用，但也有明显的释放组胺的副作用。给犬、猴口服常有轻度的胃肠不良反应。

青柑皮qīnggānpí　中药材。见清代赵其光《本草求原》。即青皮，详该条。

青刚皮qīnggāngpí　中药材。见南京药学院《中草药学》。为橡木皮之别名，详该条。

青缸花qīnggānghuā　中药材。见《外科正宗》。为青黛之别名，详该条。

青蛤散qīnggésǎn　《外科大成》卷三方。煅蛤粉、煅石膏各一两，青黛三钱，轻粉、生黄柏各五钱。为细末，先用香油调成块，次加凉水调稀，薄涂患处。功能清热解毒，燥湿杀虫。治黄水疮，鼻疮等。

青蛤丸qīnggéwán　《卫生鸿宝》卷一方。青黛、煅蛤粉各三钱。为细末，炼蜜为丸，指头大，每服三丸，睡前噙化。治肝火犯肺，头晕耳鸣，咳痰带血，咽喉不利，胸胁作痛等症。

青骨藤qīnggǔténg　中药材。见《云南中草药选》。为瓦草之别名，详该条。

青果qīngguǒ　中药材。出《宛陵集》。为橄榄之别名，详该条。

青果丸qīngguǒwán　中成药。见《中华人民共和国药典（一部）》（2020）。青果、金银花、黄芩、北豆根、麦冬、玄参、白芍、桔梗，以上八味等分，按丸剂工艺制成大蜜丸。每丸重6g，口服每次2丸，一日2次。清热利咽，消肿止痛。用于咽喉肿痛，失音声哑，口干舌燥，肺燥咳嗽。服药期忌食辛辣。

青蒿qīnghāo　中药材。出《神农本草经》。又名香蒿、苦蒿、草蒿。为菊科植物黄花蒿 *Artemisia annua* L. 的干燥地上部分。全国大部分地区均产。苦、辛，寒。归肝、胆经。清虚热，除骨蒸，解暑热，截疟，退黄。①用于温邪伤阴，夜热早凉，阴虚发热，骨蒸劳热，暑邪发热，疟疾寒热，湿热黄疸，煎服 6～12g（鲜品 30～60g）。②治疟疾，煎服，或晒干研末，于疟发前 4 小时服 3g，连服 5 日。③治皮肤瘙痒，荨麻疹，煎水熏洗。④青蒿经蒸馏得到饱和水溶液名青蒿露，治骨蒸，虚热，虚烦，久疟，蓐劳。全草含挥发油，内含异蒿属酮、樟脑、丁香烯、桉叶素、蒎烯、莰烯等，并含东莨菪素，东莨菪苷。青蒿还含芸香苷、绿原酸、胆碱、鞣质等。黄花蒿还含青蒿素以及青蒿甲素、乙素、丙素、丁素、戊素等。青蒿素有良好的抗疟作用，可代替氯喹以抑制各型疟原虫裂殖体的繁殖而中止发作，具有高效、速效、低毒、用法简便等优点，唯复发率较高。青蒿素有促进单核－巨噬细胞吞噬功能的作用，青蒿素及其衍生物促进淋巴细胞转化等作用，可能是促进 Ts 细胞增殖，从而起到抑制免疫功能的作用。青蒿素及其衍生物或青蒿酯钠对体外肿瘤细胞有较显著的抑瘤作用。

青蒿鳖甲汤qīnghāobiējiǎtāng　❶《温病条辨》卷三方。青蒿、知母各二钱，鳖甲五钱，生地黄四钱，牡丹皮三钱。水煎服，日两次。功能养阴透热。治温病后期，邪气深伏阴分，症见夜热早凉，热退无汗，舌红少苔，脉细数；近代也常用于原因不明的发热，麻疹后肺炎，肺结核，肾结核，小儿夏季热等阴虚有热者。方中鳖甲直入阴分，咸寒滋阴，以退虚热，青蒿芳香，清热透络，引邪外出，共为君药；生地、知母益阴清热，协助鳖甲以退虚热，丹皮凉血透热，协助青蒿以透泄阴分之热，共为佐使药。诸药合用，成为养阴清虚热之剂。❷《温病条辨》卷二方。青蒿三钱，鳖甲五钱，知母、桑叶、牡丹皮、天花粉各二钱。水煎，疟疾发作前分两次服。治少阳症邪热伤阴，症见暮热早凉，汗解渴饮，脉左弦。

青蒿虫qīnghāochóng　中药材。见《本草推陈》。即青蒿蠹虫，详该条。

青蒿蠹虫qīnghāodùchóng　中药材。出《本草纲目》。又名青蒿虫。为寄居于菊科植物青蒿茎中的一种昆虫的幼虫。镇痉息风。治急、慢惊风，对流行性乙型脑炎及脑膜炎的痉挛抽搐有效。内服：入丸剂。

青蒿根qīnghāogēn　中药材。出《滇南本草》。为菊科植物黄花蒿 *Artemisia annua* L. 或青蒿 *A. apiacea* Hance 的根。清热，除蒸凉血。治劳热骨蒸，关节酸痛，便血。煎服：3～15g。本品含烯炔类成分。

青蒿散qīnghāosǎn　《太平圣惠方》卷七十方。青蒿、鳖甲（醋炙）各二两，龙胆草三分半，栀子仁、知母各三分，黄连、黄芪、桑白皮、白术各一两，地骨皮、炙甘草各半两，柴胡一两半。为末，每服四钱，加生姜半分，水煎，去渣服。治妇人骨蒸劳热，四肢烦疼，日渐羸瘦。

青蒿子qīnghāozǐ　中药材。出《食疗本草》。又名青蒿珠。为菊科植物黄花蒿 *Artemisia annua* L. 或青蒿 *A. apiacea* Hance 的果实。甘，凉。清热明目，杀虫。①治劳热骨蒸，痢疾。煎服：3～6g。②煎水洗恶疮，疥癣，风疹。

青黑为痛qīnghēiwéitòng　诊法。五色主病之一。出《灵枢·五色》。青色和黑色多主痛证。由血脉瘀滞，寒邪凝结，气机不畅，不通则痛。《望诊遵经》：“鼻头色青，腹中痛，青黑甚者，痛甚为挛。面青而唇口撮者，疼痛方殷也。心痛色苍苍如死状，终日不得太息者，肝心痛。”

青黑纹qīnghēiwén　指纹青而紫黑，为风热邪气深重，闭郁血络，证多危重。

青胡桃皮qīnghútáopí　中药材。出《救急方》。即胡桃青皮，详该条。

青黄牒出qīnghuángdiéchū　眼科病证名。见《证治准绳·杂病》。又名青黄凸出。系指眼之“风轮破碎，内中膏汁叠出也。不治者，甚则膏尽珠粺”（《证治准绳》），以致失明。参见“蟹睛”条。

青黄凸出qīnghuángtūchū　眼科病证名。《张氏医通》卷八：“青黄凸出者，风轮破碎，内中膏汁绽出也。”即青黄牒出。详该条。

青记qīngjì　❶病证名。见《医林改错》卷上：“青记，脸如

Q

墨，血瘀症，长于天庭者多……”内服通窍活血汤。类似色素失禁症。❷指胎生青记，详该条。

青瘕qīngjiǎ 病证名。八瘕之一。《杂病源流犀烛·积聚癥瘕痃癖痞源流》：“青瘕聚在左右胁下，藏于背膂，上至肩胛，其苦腰下急痛，腹下气冲，面色黄，四肢肿，二便难，喜唾涎，不可多食。”《类证治裁·痃癖癥瘕诸积论治》：“青瘕，新产浴早风袭，瘕聚左右胁，崩中不禁，下青汁，用坐导戎盐散。”参见“瘕”“癥瘕”“八瘕”等条。

青金丹qīngjīndān 《三因极一病证方论》卷十二方。杏仁（去皮尖）、牡蛎（煅取粉，入杏仁同炒黄色，去牡蛎粉不用）、青黛各一两。为细末，入黄蜡一两熔化，和为丸，弹子大，压扁如饼，用时取柿一个，去核入药在内，湿纸裹煨，约药熔，取出去火毒，细嚼，糯米汤送下。治肺虚气壅，咳嗽，喘满，咯痰血。

青金泻白散qīngjīnxièbáisǎn 《症因脉治》卷一方。桑白皮、地骨皮、甘草、黄芩、栀子。水煎服。功能泻肺清热。治外感腋痛，属燥火伤肺金之血者。若肝火刑金，加白芍药；胃火旺，加葛根、石膏。

青筋qīngjīn ❶推拿穴位名。又名阳筋。出陈氏《小儿按摩经》。位于腕部掌侧横纹，正对食指处。《小儿按摩经·六筋》：“青筋：乃纯阳属木，以应肝与胆，主温和，外通两目。”外热内寒者，掐之，以汗出为度。尚治目赤涩、多泪等。❷证名。指人体体表部异常显露的青色筋脉。多由瘀血、虫积或痧证等引起。《张氏医通·鼓胀》：“畜血成胀，腹上青紫筋见，或手足有红缕赤痕，小水不利，大便黑，《金匮》下瘀血汤。不应，抵当丸去水蛭加樗鸡作丸，空服。”《症因脉治》卷四：“肚大青筋，此虫积腹痛之症也。”治宜秘方万应丸等。《古今医鉴》卷六所述青筋症似痧证、乌痧，详各该条。本证可见于肝硬化、静脉曲张等疾病。

青筋牵qīngjīnqiān 古病名。指发于春季的一种疫病。见《伤寒总病论》卷五。《三因极一病证方论·叙疫论》：“夫疫病者……若春时应暖，而清气折之，则责邪在肝，病曰青筋牵。”其症“发热，腰痛，强急，脚缩不伸，中欲折，目中生花，或涩涩憎寒复热，颈中双筋牵，不能屈伸，项直，背强，眼赤黄，欲转动，合目回侧”。治宜清解疫毒为主。用柴胡地黄汤、石膏竹叶汤等方。

青筋藤qīngjīnténg 中药材。见广州部队卫生部《常用中草药手册》。为血风藤之别名，详该条。

青睛qīngjīng 即黑睛。清代黄庭镜《目经大成》：“肝木风轮乃青睛。”详“黑睛”条。

青酒缸qīngjiǔgāng 中药材。出清代刘士季《草木便方》。又名山蚂蝗、粘身草、草鞋板。为豆科植物小槐花 *Desmodium caudatum*（Thunb.）DC. 的茎叶。分布于安徽、浙江、江西、福建、台湾、湖北、湖南、广东、广西、四川、云南、贵州。微苦、平。清热利湿，消肿、散瘀。①治感冒发热，肠胃炎，痢疾，风湿痹痛，小儿疳积，劳伤咳嗽吐血，白带过多。煎服：9～15g。②治痈疖疔疮，漆疮，汤火伤。捣敷或煎水洗。③治蛇咬伤。煎服并捣敷。茎含青酒缸酚、N，N－二甲基色胺、蟾毒色胺及其缸－氧化物。叶中又含当药素、刀豆氨酸等。蟾毒色胺有致幻作用。

青酒缸根qīngjiǔgānggēn 中药材。见清代刘士季《草木便方》。为豆科植物小槐花 *Desmodium caudatum*（Thunb.）DC. 的根。微苦，温。祛风除湿，化瘀拔毒。①治风湿腰痛，痢疾，黄疸型肝炎，瘰疬。内服：煎汤，15～30g；或浸酒。②治痈疽，跌打损伤，蛇咬伤。鲜品捣敷。根含青缸酚、N，N－二甲基色胺、蟾毒色胺及其N－氧化物。

青橘皮qīngjúpí 中药材。见《本草品汇精要》。即青皮，详该条。

青蒟qīngjǔ 中药材。见《岭南草药志》。为蒟酱之别名，详该条。

青蒟叶qīngjǔyè 中药材。见萧步丹《岭南采药录》。为蒟酱叶之别名，详该条。

青空膏qīngkōnggāo 即清空膏，见该条。

青兰qīnglán 中药材。见《中国药用植物图鉴》。为麦斛之别名，详该条。

青榄膏qīnglǎngāo 《不知医必要》卷二方。又名青果膏。青橄榄十斤。入石臼内捣烂，煎熬成膏，加白矾末八钱搅匀，每服一小酒盅，早、晚各一次，滚水送下。治癫痫。

青莲膏qīngliángāo 《外科大成》卷三方。青黛二钱，乳香、轻粉各一钱，麝香五分，砒石一分。为细末，用香油调成膏药，薄摊纸上，每于卧时用泔水漱净口拭干，随疳证大小，剪膏药贴患处，至晓揭去，再以泔水将口漱净，至晚再贴。功能化腐消坚。治走马牙疳。

青麟丸qīnglínwán 即九制大黄丸，见该条。

青灵qīnglíng 经穴名。代号 HT2。出《太平圣惠方》。《医学入门》作青灵泉。属手少阴心经。位于上臂前内侧，平腋前纹头下6寸，当肱二头肌内侧沟处；或于少海穴上3寸取穴。布有前臂内侧皮神经、臂内侧皮神经、尺神经和贵要静脉、尺侧上副动脉。主治目黄，胁痛，腋下肿痛，肩臂不举等。直刺0.5～1寸。艾炷灸1～3壮；或艾条灸5～10分钟。

青灵泉qīnglíngquán 见“青灵”条。

青龙白虎汤qīnglóngbáihǔtāng 《疫喉浅论》方。即竹茹石膏汤第二方，见“竹茹石膏汤”条。

青龙摆尾qīnglóngbǎiwěi ❶针刺手法名。出金代窦汉卿《金针赋》。又名苍龙摆尾。其法进针得气后，斜刺向病所，持针勿转，不进不退，然后向左右慢慢摆动针柄，如扶船舵状。一说“行针之时，提针至天部（浅部），持针摇而按之”（《针灸问对》）。有行气至病所的作用，适用于经络气血壅滞之症。❷练功方法名。见杜自明《中医正骨经验概述》。两臂前平举，掌心朝下，两手掌向内外徐徐摆动。适用于治疗腕部疾患。

青龙草qīnglóngcǎo 中药材。见《草药手册》。为百蕊草之别名，详该条。

青龙骨qīnglónggǔ 中药材。见《江西草药》。为水龙骨之别名，详该条。

青龙疽qīnglóngjū 病名。出《疡医大全》卷二十二。即中搭手。见该条。

青龙散qīnglóngsǎn 《宣明论方》卷二方。地黄、淫羊藿、何首乌（去黑皮，泔水浸）、防风各一分，荆芥穗一两。为末，每服一钱，食后沸汤调下，日三次。治风气入胃，循脉而上，为目黄，风气不得泄，为热中，烦渴引饮。《杂病源流犀烛》亦有本方，但无淫羊藿，有威灵仙。

青龙探爪qīnglóngtànzhǎo 练功方法之一。出《易筋经》。两手握拳置于两腰，上体偏转，一手沿胸壁伸向对侧，五指伸开，掌心向上，再旋臂翻掌，上体前俯，掌绕过膝，握拳收回至腰际。《易筋经》：“肩背用力，平掌探出，至地围收，两目注平。”

青龙衣qīnglóngyī 中药材。见《山东中草药手册》。为胡桃青皮之别名，详该条。

青蒌qīnglóu 中药材。见《广东中草药》。为蔄酱之别名，详该条。

青麻qīngmá 中药材。见《中国药用植物志》。即苘麻，详该条。

青盲qīngmáng 病证名。指眼外观无异常而逐渐失明者。《诸病源候论》卷四十八："目是五脏之精华，肝之外候也。肝气通于目，为停饮水渍，脏气不宣和，精华不明审，故不赤痛，亦无障翳，而不见物，故名青盲也。"亦有幼儿在胎中，孕母感受风邪，致儿生后，瞳人无损而视物昏蒙，或夜卧多惊，呕吐黄汁，是为青盲外障。宜以滋补肝肾，益精养血，开窍明目为治。用菊花散（《太平圣惠方》：甘菊花、牯牛胆、寒水石、雌鸡肝）、杞菊地黄丸、驻景丸等。并配合针睛明、光明等穴。

青盲翳qīngmángyì 病证名。❶谓青盲患者，瞳内复生翳障。《诸病源候论》卷二十八："黑白二睛，无有损伤，瞳子分明，但不见物，名为青盲。更加以风热乘之，气不外泄，蕴积于睛间而生翳，似蝇翅者，覆瞳子上，故谓青盲翳也。"类今因某些内眼疾病引起的并发性白内障。❷"青盲翳者，天行风赤，无端忽不见物"。（《外台秘要》卷二十一）。❸《葆光道人眼科龙目集》："五脏风热甚，发于目睑如粟之状。"亦谓之青盲翳。

青礞石qīngméngshí 见《太平圣惠方》。为礞石药材之一种，详该条。

青礞石丸qīngméngshíwán 《医学入门》卷六方。青礞石、火硝（捣碎，同入小罐内，瓦片盖严，铁丝缚定，盐泥固济，晒干，火煅红，候冷取出）、天南星（白矾水浸）各二两，半夏（水浸）、皂角（水浸）、黄芩（姜汁炒）、茯苓、枳实各三两，风化硝（用萝卜同煎，硝化，去萝卜，滤净，入腊月牛胆内风干）五钱。为末，神曲糊为丸，梧桐子大，每服三十至五十丸，白汤送下。治食积湿热痰盛。《张氏医通》亦有本方，但无天南星、皂角、枳实，有白术、枳实。

青膜qīngmó 病证名。见《葆光道人眼科龙木集》，指眼生翳膜带青色者。

青木香qīngmùxiāng 中药材。出《本草蒙筌》。又名马兜铃根、独行根、青藤香。为马兜铃科植物马兜铃 *Aristolochia debilis* Sieb. et Zucc. 的根。主产于浙江、江苏、安徽、河南等地。苦、辛，寒，有小毒。入肺、胃、肝经。行气止痛，平肝降血压，解毒消肿。①治胃痛，腹痛，胸胁胀痛，疝气，肠炎，咳嗽痰喘，高血压。煎服：3～9g。②治痈肿疔疮，湿疹，皮肤瘙痒。研末调敷或磨汁涂。③治毒蛇咬伤。研末内服并调敷。本品含挥发油，其中已分离出马兜铃酸 A、B、C，青木香酮、7－羟基马兜铃酸 A、7－甲氧基马兜铃酸 A 等。还含马兜铃内酰胺、木兰碱、轮环藤酚碱等。木兰碱对麻醉猫、正常大鼠、肾性高血压狗均有明显降压作用，对舒张压的降低更显著，降压作用与神经节阻断有密切关系。粗制剂对小鼠有镇静作用，高浓度在体外对金黄色葡萄球菌等有某些抑菌作用。马兜铃酸对小鼠腹水癌有抑制作用。

青木香汤qīngmùxiāngtāng 《证治准绳·幼科》集二方。青木香、枳壳（麸炒）各半两，甘草二钱半。每服二钱，水煎，不拘时服。治小儿阴茎无故而肿或痛缩；并治咳嗽痰喘。

青木香藤qīngmùxiāngténg 中药材。见《本草备要》。为天仙藤之别名，详该条。

青木香丸qīngmùxiāngwán 《太平惠民和剂局方》卷三方。补骨脂（炒香）、荜澄茄、煨槟榔各四十两，黑牵牛子（炒香）一百二十两，木香二十两。为细末，水泛为丸，绿豆大，每服二十丸，食后茶汤或开水送下。功能宽中利膈，行滞气，消饮食。治胸膈噎塞，腹胁胀痛，心下坚痞，腹中水声，呕哕痰逆，不思饮食。《杂病源流犀烛》亦有本方，但多丁香、神曲、巴豆霜。

青囊斑龙丸qīngnángbānlóngwán 方名。见《医学正传》。即斑龙丸，见该条。

青娘子qīngniáng·zi 中药材。出《本草纲目》。又名芫青、相思虫。为芫青科昆虫绿芫青 *Lytta caraganae* Pallas 的全虫。产江苏、浙江等地。辛，温，有大毒。攻毒逐瘀，祛腐杀虫。治痈疽瘰疬，狂犬咬伤，疥癣。本品以外用为主，不宜内服。含斑蝥素及脂肪等。

青牛道士qīngniúdào·shi 见"封君达"条。

青皮qīngpí 中药材。出《珍珠囊》。又名青橘皮、青柑皮。为芸香科植物橘 *Citrus reticulata* Blanco 及其变种的干燥幼果或未成熟的果皮。主产福建、广西、四川。苦、辛，温。归肝、胆、胃经。疏肝破气，消积化滞。用于胸胁胀痛，疝气疼痛，乳癖，乳痈，食积气滞，脘腹胀痛，煎服 3～10g。成分参见"陈皮"条。所含挥发油及柠檬烯用蒸气给兔吸入，能刺激呼吸道分泌细胞，有祛痰、平喘作用，其余参见"橘皮"条。

青皮散qīngpísǎn ❶《疡科选粹》卷四方。青皮、山甲珠、白芷、甘草、土贝母各八分。为细末，温酒调服。治乳痈初起。❷《症因脉治》卷三方。青皮、大腹皮。水煎服。治气结腹胀，症见胸腹作胀，或胸前饱闷，或小腹胀急者。

青蘘qīngráng 中药材。出《神农本草经》。为胡麻叶之别名，详该条。

青如草兹qīngrúcǎozī 症名。草兹，枯死的青草。指青而失去润泽之色。喻肝的真脏色。《素问·五藏生成》："青如草兹者死。"参见"真脏色"条。

青舌qīngshé 舌象。舌色青紫，有如皮肤上暴露之青筋者。即显露于舌体之静脉和络脉瘀血，缺少红色，如水牛之舌。主寒凝阳郁和瘀血。全舌青者，多是寒邪直中肝肾，阳郁而不宣；舌边青者，或口燥而漱水不欲咽，是内有瘀血。

青蛇便qīngshébiàn 病证名。出《证治准绳·疡医》卷四。即青蛇毒。见该条。

青蛇毒qīngshédú 病证名。见《外科大成》卷二。又名青蛇便。由肾经虚损，湿热下注所致。初起小腿肚结块长约二三寸，色青紫，肿硬疼痛，头大尾小，形如青蛇，全身可出现憎寒壮热。蛇头向下者，毒轻而浅，急刺蛇头半寸或一寸，出紫黑血，随针孔搽拔钉散，外敷离宫锭，内服仙方活命饮，加黄柏、牛膝、木瓜；蛇头向上者，毒深而恶，急刺蛇头一二寸，出紫黑血，针孔用白降丹细条插入五六分，外贴太乙膏。余肿敷太乙紫金锭，内服麦灵丹，俟毒减退，次服仙方活命饮调和之。相当于今急性血栓性静脉炎。

青蛇头qīngshétóu 病证名。见《疡医大全》卷二十七。又名指风毒。为足大趾节红肿剧痛的一种疡证。因邪毒外发或局部染毒所致。症见患趾如汤泼火烧，痛不可忍，甚则憎寒壮热，四肢酸痛，其后胬肉突出，痛如刀割。宜用人龙散或用蜈蚣散外搽，内服白芷散。

青蛇仔qīngshézǎi 中药材。见《岭南草药志》。为狗肝之别名，详该条。

青树跌打qīngshùdiēdǎ 中药材。见《云南中草药选》。为滑叶跌打之别名，详该条。

青水qīngshuǐ 古病名。十水之一。《中藏经·论水肿脉证生死候》："青水者，其根起于肝，其状先从面肿，而渐行一身也。"参见"十水""水肿"条。

青水胆qīngshuǐdǎn 中药材。见《全国中草药汇编》。为野棉花根之别名，详该条。

青桃丸qīngtáowán 《疡医大全》卷三十五方。油核桃、猪板油各三钱，白薇二钱，轻粉、防风、苏叶各一钱。捣丸，弹子大，擦患处。治疥疮。

青藤根qīngténggēn 中药材。见《药材学》。为木防已之别名，详该条。

青藤香qīngténgxiāng 中药材。❶见清代刘士季《草木便方》。为青木香之别名。❷出《阳春县志》。为木防已之别名。各详该条。

青腿牙疳qīngtuǐyágān 病证名。患牙疳而下肢兼见瘀斑者。《疡医大全》卷十六："凡病腿肿色青者，其上必发牙疳；凡病牙疳腐血者，其下必发青腿。二者相因而至。"多因寒湿之气凝滞经脉，致气血不畅，瘀郁于下；加之胃肠郁热上冲，致寒湿停于下，湿热蒸于上。初起齿龈肿痛，渐致牙龈溃腐出脓血，甚者可穿腮破唇，两腿青肿，形如云片，色似茄黑，筋肉顽硬，步履艰难，兼见肢体疼痛，四肢浮肿，无汗，尿少而清。治宜散寒、活络、解毒。可选用活络流气饮加减；或可选用加味二妙散、六味地黄汤等加减化裁。

青为风qīngwéifēng 五色主病之一。青色属肝、属木，主惊风抽搐之证。《望诊遵经》："目下色青者，肝风也；风门（目）色青者，风病变搐也；乍赤乍青者，瘛疭也；面青吐沫，卒不知人者，痫也。"

青纹qīngwén 指纹色青，主惊、主痛、主抽搐（见《四诊抉微》）。

青乌子脉诀qīngwūzǐmàijué 敦煌藏经洞出土之脉学文献。《青乌子脉诀》载于法藏之 P. 3655。原件为册页装，存 8 个半页（第 8 个半页无相关内容），正背面接写。正面共 35 行，背面 44 行。《青乌子脉诀》载于背面，为该文献中的第 3 个文件。《青乌子脉诀》以 64 句七言歌诀形式论述了左手心肝肾、右手肺脾命（脉）之生脉、死脉大法，其特点是通过脉来的歇止情况判断病人病情。与传世的《王叔和脉诀》有一定关联。如其论述右手寸部肺脉时曰："右手肺脉看头指，四十五动别无事。若言脉急中其风，二十七动看其候。指下忽然看交慢，肺冷应言无大患。一朝肺脉再沉沉，名师善治病难医。二十动脉伏不来，嗽血兼脓补治乖。发直如麻当日死，名医扁鹊也应难。"认为右手寸部肺脉四十五动一止的病人尚属体健，二十七动一止为中风，二十动一止则病情严重。约抄成于五代时期。

青霞医案qīngxiáyī'àn 医案著作。1 卷，清代沈登阶撰于 1892 年。书中多连续治疗的医案，便于读者掌握治疗疾病的全过程，但沈氏论治及分析预后尚有可商之处。本书收入《珍本医书集成》。

青葙qīngxiāng 中药材。出《神农本草经》。又名野鸡冠、鸡冠苋、草蒿、昆仑草、牛尾巴花。为苋科植物青葙 *Celosia argentea* L. 的茎叶。全国大部分地区均有分布。苦，微寒。清热燥湿，杀虫，止血。治疥疮，皮肤风热瘙痒，荨麻疹，妇女阴痒，煎水洗；创伤出血，捣烂敷。全草含糖类和多量草酸。

青葙花qīngxiānghuā 中药材。见《江西草药》。为苋科植物青葙 *Celsia argentea* L. 的花序。苦，凉。凉血止血，清肝除湿，明目。①治吐血，鼻衄，血淋，血崩，赤痢，白带，目赤肿痛，目生翳障。煎服：15～30g（鲜品 30～60g）。②治视网膜出血。适量煎水洗。含 β-花青苷。

青葙丸qīngxiāngwán 《医宗金鉴·眼科心法要诀》卷七十八方。青葙子、生地黄各二两，菟丝子、茺蔚子、防风、玄参、柴胡、泽泻、车前子、茯苓各一两，五味子、细辛各三钱。为细末，炼蜜为丸，梧桐子大，每服三钱，空腹茶水送下。治肝虚积热而致的两目红肿疼痛，涩泪难睁，时发时止，久则渐重，遂生翳膜，视物昏暗。

青葙子qīngxiāngzǐ 中药材。出《神农本草经》。又名草决明、牛尾巴花子、狗尾巴子。为苋科植物青葙 *Celosia argentea* L. 的干燥成熟种子。全国大部分地区均产。苦，微寒。归肝经。清肝泻火，明目退翳。用于肝热目赤，目生翳膜，视物昏花，肝火眩晕。煎服 9～15g，外用适量，研末调敷。瞳孔散大、青光眼患者忌服。本品含青葙子油脂，烟酸和丰富的硝酸钾。动物实验表明本品有降低血压的作用。青葙子油脂有扩瞳作用。

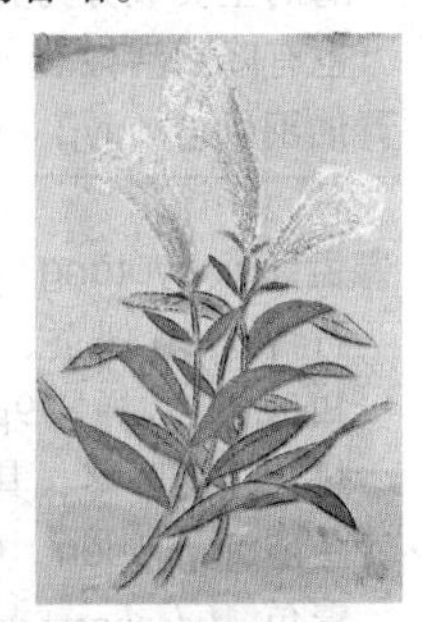
青葙子

青葙子丸 qīngxiāngzǐwán 《证治准绳·类方》第七册方。青葙子、蓝实、枳壳（麸炒）、炒大黄、菊花、炙甘草各二两，草决明、黄连、茺蔚子、细辛、麻黄、车前子各一两半，鲤鱼胆、鸡胆（阴干）各一枚，羚羊角三两。为细末，炼蜜为丸，梧桐子大，每服二十丸，食后茶水送下，日三次。治肝心毒热，丁翳入黑睛，兼治内外一切眼病。

青小豆qīngxiǎodòu 中药材。出《太平圣惠方》。为绿豆之别名，详该条。

青盐qīngyán 中药材。出《本草图经》。即大青盐，详该条。

青盐丸qīngyánwán 《普济本事方》卷二方。炒茴香三两，菟丝子（酒浸，煎煮，火煨，晒干，研末）四两，山药二两，青盐一两。为细末，酒糊为丸，梧桐子大，每服三十至五十丸，盐酒或盐汤送下。治肾虚及足膝无力。

青羊参qīngyángshēn 中药材。出《植物名实图考》。又名青阳参、白石参、牛尾参、闹狗药。为萝科植物青羊参 *Cynanchum otophyllum* Schneid. 的根。分布于湖南、广西、贵州、云南、西藏。甘、辛，温，有小毒。益肾健脾，祛风湿，解毒。治头晕，耳鸣，腰痛，癫痫，风湿骨痛，跌仆闪挫，食积，脘腹胀痛，小儿疳积，荨麻疹，狂犬咬伤，蛇咬伤。内服：煎汤，15～25g；或入丸、散。根含青羊参苷 A、B，牛皮消素、青羊参苷元和洋地黄毒糖。又含香草酸、β-谷甾醇、棕榈酸甲酯。本品具有抗惊厥、抗实验性癫痫等作用。

青羊血qīngyángxuè 中药材。见《全国中草药汇编》。即山羊血，详该条。

青阳参qīngyángshēn 中药材。见《云南中草药选》。即青羊参，详该条。

青阳汤qīngyángtāng　《医醇賸义》卷四方。青皮（醋炒）一钱五分，柴胡（醋炒）、乌药、陈皮、延胡索各一钱，炮姜、木香各五分，蒺藜四钱，郁金二钱，花椒子（打碎）二十四粒。水煎服。治肝胀，胁下满而痛引小腹。

青瑶疑问qīngyáoyíwèn　内科医著。见"证治百问"条。

青叶胆qīngyèdǎn　中药材。见《云南中草药》。又名肝炎草、小青鱼胆、土疸药。为龙胆科植物青叶胆 *Swertia mileensis* T. N. Ho et W. L. Shi 的干燥全草。分布云南。苦，甘，寒。清肝利胆，清热利湿。用于肝胆湿热，黄疸尿赤，胆胀胁痛，热淋涩痛。煎服10～15g。云南当药含油橄榄酸、氧蒽酮的羟基和甲氧基衍生物及其苷类，还含有具生理作用的内酯碳苷类和黄酮酸苷类。青叶胆含日本当药素及当药素。能显著降低大白鼠四氯化碳中毒性肝炎引起的血清谷丙转氨酶升高。对肝细胞有保护作用。保肝降酶的主要成分为齐墩果酸；它还有抗炎活性，日本当药素也有降酶活性。

青油羽qīngyóuyǔ　中药材。出《石药尔雅》。为空青之别名，详该条。

青盂汤qīngyútāng　《医学衷中参西录》方。荷叶1片，生石膏30g，僵蚕、金线重楼、羚羊角（另煎兑服）各6g，知母18g，蝉蜕9g，粉甘草4.5g。水煎服。治瘟疫表里俱热，头面肿疼，其肿或连项及胸；亦治阳毒发斑疹。

青鱼胆qīngyúdǎn　中药材。❶出《食疗本草》。为鲤科动物青鱼 *Mylopharyngodon piceus*（Richardson）的胆囊。分布于长江以南平原地区。苦，寒。有毒。入肝、胆经。清热解毒，明目退翳。治乳蛾，喉痹，含咽；目赤肿痛，翳障，滴眼；热疮，涂敷。内服宜慎。食鱼胆有中毒报告，特别是草鱼胆，吞服后除消化道症状外，可发生急性溶血，合并肝损害。❷见《湖南药物志》。为四方麻之别名，详该条。❸见《云南中草药选》。为青叶胆之别名，详该条。❹见《全国中草药汇编》。为黑及草之别名，详该条。

青藏高原药物图鉴qīngzànggāoyuányàowùtújiàn　民族药学著作。青海高原生物研究所等编。3册。第一、二册载植物药309种，原植物378种。第三册载动物药77种。附图较多。重点叙述每种药物的生长分布、采集加工、药味及药用部分。分别于1972年、1976年和1978年由青海人民出版社出版。

青州白丸子qīngzhōubáiwán·zi　《太平惠民和剂局方》卷一方。生半夏（汤洗）七两，生川乌（去皮脐）半两，生天南星三两，生白附子二两。为细末，盛绢袋内，置水盆中摆揉绢袋，使药粉渗出，以尽为度，将药置瓷盆中，日晒夜露，每日换清水搅之，如此春五日、夏三日、秋七日、冬十日，去水，晒干，以糯米粉煎粥清为丸，绿豆大，初服五丸，加至十五丸，生姜汤送下；瘫缓风，每服二十丸，温酒送下，日三次；小儿惊风，每服二至三丸，薄荷汤送下。功能风痰，通经络。治风痰壅盛而致的呕吐涎沫，半身不遂，口眼㖞斜，手足瘫痪，及小儿惊风等症。

青竹标qīngzhúbiāo　中药材。见《贵州草药》，为八楞木之别名，详该条。

轻方qīngfāng　与重方相对而言。用药力较轻的药味组成，以治疗轻浅病证的方剂，如辛凉轻剂桑菊饮。

轻粉qīngfěn　中药材。出《本草拾遗》。又名水银粉、汞粉、腻粉、扫盆。为粗制的氯化亚汞结晶。产于湖北、河北、湖南、云南等地。辛，寒，有大毒。入肝、肾经。外用杀虫，攻毒，敛疮，内服逐水，通便。①治疥、癣，瘰疬，梅毒，下疳，皮肤溃疡，酒糟鼻，慢性湿疹，神经性皮炎。配他药研末外掺。②治水肿臌胀，大小便不利的实证。内服：60～150mg，多入丸剂。因有强烈的毒性反应，故内服宜慎。孕妇忌服。主含氯化亚汞。与水共煮则分解成氯化汞或汞。此二者均有剧毒。外用有杀菌作用，对常见致病性皮肤真菌也能抑制。内服能制止肠内异常发酵，阻碍肠中电解质与水分的吸收而导致泻下。少量吸收后有利尿作用，但过量可致中毒，导致心、肝、肾病变。也可致卵巢受损。

轻粉中毒qīngfěnzhòngdú　病名。轻粉系水银、白矾、食盐烧炼而成。因内服轻粉过量而出现中毒症状者。《本草纲目》卷九："若服之过剂，或不得法，则毒气被蒸窜入经络筋骨，莫之能出，痰涎既去，血液耗亡，筋失所养，营卫不从，变为筋挛骨痛，发为痈肿疳漏，或手足皲裂，虫癣顽痹，经年累月，遂成废痼。"文献载有解轻粉毒药，如黄连、贯众、酱汁、斑蝥、猪肉等。可参考。参见"金石中毒"条。

轻黄散qīnghuángsǎn　《卫生宝鉴》卷十方。轻粉、杏仁（汤浸去皮尖及双仁）各一钱，雄黄半两，麝香少许。为细末，每次用粳米大，临睡点息肉上，日一次。治鼻中息肉。

轻剂qīngjì　十剂之一。用轻清升散药物组成，具有解除肌表邪气作用的方剂。《沈氏尊生书·要药分剂》："徐之才曰：轻可去实，麻黄、葛根之属是也。"张从正曰："风寒之邪，始客皮肤，头痛身热，宜解其表。《内经》所谓因其轻而扬之也。"

轻解散qīngjiěsǎn　《外科真诠》方。防风、天花粉各五分，麦冬、生地黄、白芍药各三钱，桑白皮二钱，黄芩一钱，柴胡八分。水煎服。治手阳明经风热而致的天火丹，症见两臂或一臂赤肿少黄色。

轻可去实qīngkěqùshí　治法。用轻清疏解的药物，以治疗风温初起的表实证。《汤液本草》："轻可以去实，麻黄、葛根之属是也。"又如症见头痛身热、微恶风寒、无汗、咳嗽，苔白，脉浮数等，用葱豉桔梗汤以疏风清热。

轻雷丸qīngléiwán　《疡医大全》卷二十五引岐天师方。轻粉、茯苓各一钱，雷丸三钱。为末，敷患处。治人面疮，生于膝肘，疮形似人面。

轻清疏解qīngqīngshūjiě　治法。指用轻清上浮、疏解泄热的方药，治疗上焦风热病证的治法。《温病条辨》："治上焦如羽，非轻不举。"故治上焦病证须轻清疏解。热本易伤津，发表过度则徒损正气，故宜疏解。常用药物有薄荷、牛蒡子、桑叶、菊花、桔梗、竹叶之属。常用方有桑菊饮等。

轻乳散qīngrǔsǎn　《外科真诠》方。轻粉二分，甘草、乳香、黄丹各五分，黄柏一钱，铜绿、没药各三分，冰片一分。为细末，苎麻根四两，先以苦参三钱煎汤洗患处，再用此散掺之。治麻根疮，症见足跟之下，色赤皮烂，内有肉丝缕缕，状似麻根。

轻乳生肌散qīngrǔshēngjīsǎn　《医宗金鉴·外科心法要诀》卷六十二方。煅石膏一两，血竭、乳香、轻粉各五钱，冰片一钱。为细末，撒患处。功能化腐生肌。治疮疡溃烂，红热肿痛腐脱者。若有脓水，加龙骨、白芷各一钱；不收口，加炙鸡内金一钱。

轻宣肺气qīngxuānfèiqì　治法。即用轻剂宣通肺气，清解表热的治法。如感受秋季温燥之气，身微发热，口干而渴，干咳无痰，用桑杏汤之类。

轻宣润燥qīngxuānrùnzào 治法。润燥法之一。治疗外感凉燥或温燥表证的方法。燥气通于肺，燥邪初感，肺失清肃，肺津不能输布，故宜轻宣润燥。轻宣有轻浮表散的意思。根据燥邪有温凉之别，用药各有不同，凉燥犯肺表现为头痛恶寒、咳嗽鼻塞、咽干口燥，用杏苏散；温燥伤肺表现为头痛身热、干咳无痰、口渴咽干，用桑杏汤。

轻腰汤qīngyāotāng 《辨证录》卷八方。白术、薏苡仁各一两，茯苓五钱，防己五分。水煎服。治风湿腰痛，俯仰不利。

轻重qīngzhòng 脉诊手法之一。指切脉时指力的轻按、重按。《难经·五难》："初持脉，如三菽之重，与皮毛相得者，肺部也。如六菽之重，与血脉相得者，心部也。如九菽之重，与肌肉相得者，脾部也。如十二菽之重，与筋平者，肝部也。按之至骨，举指来疾者，肾部也，故曰轻重也。"三菽、六菽、九菽、十二菽，应作轻重比例数看。

圊qīng ❶又作清。厕所。《难经·五十七难》："里急后重，数至圊而不能便。"❷排泄大便。《景岳全书》卷二十一："小肠热结则血脉燥，大肠热结则不圊。"《伤寒论·辨厥阴病脉证并治》："必圊脓血。"

圊脓血qīngnóngxuè 症名。一作清脓血。指大便下脓血。《金匮要略·呕吐哕下利病脉证治》："下利脉数而渴者，令自愈。设不差，必圊脓血，以有热故也。"详"便脓血""脓血痢"条。

圊血qīngxuè 症名。又作清血。指大便下血。见《伤寒论·辨太阳病脉证并治》。《伤寒贯珠集》："太阳病，以火熏之，不得汗，其人必躁，到经不解，必圊血，名为火邪。"又："圊血，便血也。"详"便血"条。

清qīng ❶清凉、清冷。《素问·脉要精微论》："腰足清也。"❷清寒之病；清邪，即雾露之气。《素问·六元正纪大论》："热病生于上，清病生于下。"《伤寒论·辨脉法》："清邪中上，名曰洁也。"❸澄清。与浑相对。《伤寒论·辨太阳病脉证并治中》："其小便清者，知不在里。"❹指大自然清阳之气或水谷精微。《素问·阴阳应象大论》："寒气生浊，热气生清。"《灵枢·动输》："胃为五脏六腑之海，其清气上注于肺。"❺指凉药；也是治病八法之一。《素问·五常政大论》："治温以清，冷而行之。"《医学心悟》："而论治病之方，则又以汗、和、下、消、吐、清、温、补，八法尽之。"❻通圊。排泄。《伤寒论·辨厥阴病脉证并治》："下利，寸脉反浮数，尺中自涩者，必清脓血。"《伤寒论·辨脉法》："清便下重，令便数难。"❼形容谷之不化。《伤寒论·辨厥阴病脉证并治》："下利清谷，里寒外热。"

清白散qīngbáisǎn 《赤水玄珠》卷二十六方。桑白皮（蜜炒）、地骨皮、寒水石各三钱，甘草一钱，贝母二钱，天花粉、酒黄芩、天冬各一钱半。为细末，蜜水调服。功能清肺化痰。治肺热痰火上壅，耳出白脓，兼治咳嗽。

清碧先生qīngbìxiān·sheng 见"杜本"条。

清便自调qīngbiànzìtiáo 清同圊。圊，厕所。清便自调，指排大便正常。《伤寒论·辨太阳病脉证并治》："伤寒，医下之，续得下利清谷不止，身疼痛者，急当救里；后身疼痛，清便自调者，急当救表。救里宜四逆汤，救表宜桂枝汤。"

清补qīngbǔ 治法。用甘润生津益气药，治疗阴虚气弱的方法。见《活人心统》："其间麻痒不时，肉影对人，临事不觉，宜行清补。"如肺阴虚用沙参麦冬汤；久病体虚，身有余热，用生脉散、益胃散等。

清补并用qīngbǔbìngyòng 治法。清热、补阴药合用的治法。具有补阴退热的作用。如燥伤肺胃，症见咽干口渴，或热，或干咳少痰者，用沙参麦冬汤。如肺肾阴亏，虚火上炎，症见咽喉燥痛，咳嗽气喘，痰中带血，手足烦热，舌红少苔，脉细数者，用百合固金汤。

清肠润燥qīngchángrùnzào 治法。润燥法之一。治疗大肠燥热而便秘的方法。症见大便干结，口臭唇疮，面赤，小便短赤，苔黄燥，脉滑实，用麻仁丸。

清肠泄热qīngchángxièrè 治法。治疗大肠实热所致的痢证、大便秘结或热结旁流以及便血等症的方法。多以清热解毒与凉血或行气药相配合，从而达到清热、去湿、止血、止泻、止痛等目的。常用白头翁汤、芍药汤等。

清肠饮qīngchángyǐn ❶《辨证录》卷十三方。金银花三两，当归二两，地榆、麦冬、玄参各一两，甘草三钱，薏苡仁五钱，黄芩二钱。水煎服。功能滋阴清热，活血解毒。治肠痈腹痛拒按，右足屈而不伸者。❷《新急腹症学》方。金银花、蒲公英、红藤各30g，连翘、大黄（后下）各15g，丹皮、木香各9g。水煎，分两次服。功能清热解毒，行气活血。治急性单纯性阑尾炎。

清炒qīngchǎo 中药炮制法。即将净药材或切制品（生片）置锅中，不加辅料，用文火炒至表面黄色；或用中火炒至表面焦黄色，断面色加深，取出，放凉的炒制法。参见"炒"条。

清晨嗽qīngchénsòu 病证名。见《类证治裁·咳嗽》。即早晨嗽。详该条。

清聪化痰丸qīngcōnghuàtánwán 《杂病源流犀烛·内伤外感门》卷二十三方。橘红（盐水洗）、蔓荆子、赤茯苓各一两，酒黄芩、酒黄连、白芍药（酒浸，煨）、酒生地黄、姜半夏曲、柴胡各七钱，人参六钱，醋青皮五钱，生甘草四钱。为细末，葱汤浸蒸饼为丸，梧桐子大，每服一百丸，茶水送下。治因醇酒厚味，阳明火盛，以致耳聋失聪者。

Q

清代宫廷医话qīngdàigōngtíngyīhuà 医话著作。陈可冀主编。本书收录清宫医话60题，内容多为清宫医药遗闻轶事，涉及养生、美容、诊治、调养以及有关人物。1987年由人民卫生出版社出版。

清代名医医案精华qīngdàimíngyīyī'ànjīnghuá 医案著作。秦伯未编。书成于1928年。全书选辑清代叶桂、薛雪、吴瑭、张聿青等20多位医家约2000条医案，其中以内科杂病为主，兼及他科病证。以医家为纲，以病证为目，分类清楚。选案多属记录简要，方治切于病情，并对病理有一定阐发者。1949年后有排印本。

清代名医医话精华qīngdàimíngyīyīhuàjīnghuá 医话著作。秦伯未编。刊于1929年。全书选辑清代喻昌、张璐、徐大椿、王士雄等20位医家属于笔记体裁的治案，以内科杂病为主；编辑以医家为纲，以病证为目，每证分析较详。所选治例大多在病因、证候及辨证、立法处方等方面。

清带汤qīngdàitāng 《医学衷中参西录》方。生山药30g，生龙骨、生牡蛎各18g，海螵蛸（去净甲，捣）12g，茜草9g。水煎服。功能固涩、收、止带。治妇女赤白带下。

单赤带，加白芍、苦参各6g；单白带，加鹿角霜、白术各9g。

清胆安神qīngdǎn'ānshén 治法。清法之一。治疗胆热而引起烦躁不得眠的方法。常用方如蒿芩清胆汤。

清胆利湿汤qīngdǎnlìshītāng 见《中西医结合治疗急腹症》（天津南开医院）。柴胡9～15g，黄芩、半夏、木香、郁金、车前子、木通、栀子、生大黄（后下）各9g，茵陈15g。水煎服。功能疏肝理气，清热利湿。治湿热型急性胆囊炎，右胁持续性胀痛，有口苦咽干等少阳症，多发热恶寒，目黄身黄，尿黄浊或赤涩，大便秘结，舌红，苔黄腻或厚，脉弦滑、洪数。此型多属胆囊胰腺炎、胆总管结石或化脓性胆管炎。

清胆汤qīngdǎntāng ❶《三因极一病证方论》卷八方。榆白皮、冬葵子各五两，石韦四两，黄芩、通草、瞿麦各三两。为粗末，每服四钱，加车前叶数片，水煎服。治右肾实热，身热，脊胁相引痛，足冷，小便黄赤如栀子柏汁，每欲小便即茎头痛。❷《杂病源流犀烛·内伤外感门》卷二十三方。青蒿叶、青菊叶、薄荷梗、连翘、苦丁茶。水煎，再加鲜荷叶汁冲服。治因外触惊气，内伤肝胆，以致耳聋者。❸《急腹症方药新解》方。柴胡、黄芩、栀子、郁金、枳壳、大黄（后下）各15g，金银花、茵陈、金钱草各25g，黄连、芒硝（冲服）各10g。水煎，分2～4次服。功能理气开郁，利胆通腑。治急性胆道感染、急性梗阻性化脓性胆管炎、胆石症属郁结型者。实验研究表明：本方有利胆与松弛胆道括约肌作用。

清胆泻火汤qīngdǎnxièhuǒtāng 见《中西医结合治疗急腹症》（天津南开医院）。柴胡、黄芩各15g，茵陈30g，半夏、栀子、龙胆草、木香、郁金、生大黄（后下）、芒硝（冲服）各9g。水煎服。功能疏肝理气，通里利湿。治实火型急性胆囊炎，右胁持续性胀痛，口苦，咽干，寒热往来，腹胀而满，舌红或绛，苔黄燥或有芒刺，脉弦滑数或洪数。此型多属急性化脓性胆囊炎。

清胆行气汤qīngdǎnxíngqìtāng 见《中西医结合治疗急腹症》（天津南开医院）。柴胡、黄芩、半夏、枳壳、香附、郁金、延胡索、生大黄（后下）各9g，木香9～12g，白芍药15g。水煎服。功能疏肝理气，缓急止痛。治气滞型急性胆囊炎，右胁绞痛或窜痛，常有口苦、咽干、头晕、食少等少阳证，舌尖微红，苔薄白或微黄，脉弦紧或弦细，一般无寒热或黄疸。此型多属胆绞痛或单纯性胆囊炎。

清胆竹茹汤qīngdǎnzhúrútāng 《症因脉治》卷三方。柴胡、黄芩、半夏、陈皮、甘草、竹茹。水煎服。治胆火乘脾，不得卧。

清毒qīngdú 寒湿的气候环境中产生的致病物质。《素问·五常政大论》："厥阴在泉，清毒不生。"

清毒拨翳汤qīngdúbōyìtāng 《疡医大全》卷十方。生地黄一钱五分，当归一钱，柴胡八分，牛蒡子、白蒺藜、天花粉、葛粉、薄荷、防风、川芎、密蒙花、谷精草、草决明、菊花各七分，栀子、羌活、木贼草各五分，黄连三分，生姜一片。水煎服。治痧痘翳膜。若大便秘涩，加大黄一钱五分。

清毒活血汤qīngdúhuóxuètāng 《医宗金鉴·痘疹心法要诀》卷五十六方。紫草茸、当归、木通、生地黄、白芍药、连翘、牛蒡子、山楂、桔梗、黄连、黄芩、人参、黄芪、灯心草。水煎服。治小儿痘不如期灌浆，板硬干黄，或灰滞紫黯干枯者。如形壮实者，去人参、黄芪；便秘，加大黄。

清法qīngfǎ 治法。又称清热法。也可简称为清。用寒凉药物以清解火热证的治法。《素问·至真要大论》："治热以寒""温者清之"。此法适用于热性病和其他热证。对热性病，有清卫分、清气分、清营分、清血分之分。对其他热证，则多根据脏腑辨证，针对某脏某腑的热证而立法处方。如口舌生疮用导赤散清心火；牙龈肿痛用清胃散清胃火；胁痛、耳聋、目赤用龙胆泻肝汤清肝火；燥热咳嗽用泻白散清肺火；热痢后重用白头翁汤清肠火等。热证又有虚热和实热之分，对实热证适用苦寒清热；对虚热证多用甘凉清热。清法常可与他法配合，如与下法合则属清下法（寒下）；与汗法合则为清解法；与补法合则为清补法。甚至可与温法合用，治疗寒热错杂之证。清法不宜久用，病去即止。病后体虚及产后妇女须慎用。

清肺和肝饮qīngfèihégānyǐn 《马培之外科医案》方。杏仁、茯苓、瓜蒌皮各二钱，橘络、枳壳各八分，当归、丹参、秦艽、川楝子、佛手各一钱半，蒺藜三钱。水煎服。治龟背，肝俞脊驼，胁肋痛，兼咳嗽者。

清肺解毒汤qīngfèijiědútāng 《杂病源流犀烛·脏腑门》卷二方。黄芩、陈皮各一钱，麦冬二钱，贝母一钱五分，赤茯苓、黄连（酒炒）各七分，桑白皮（蜜炙）、甘草各五分，蒲公英三钱。水煎，另用大黄三钱开水泡一时，澄汁一小杯，冲服。治疹出忽收，余毒入肺，胸胀喘急，咳嗽闷乱，狂言谵语，手足动摇。

清肺润燥qīngfèirùnzào 治法。即用具有清热宣肺、增液润燥作用的方药，治疗燥邪犯肺证、肺热阴虚证、肺燥郁热证的治法。

清肺汤qīngfèitāng ❶《三因极一病证方论》卷八方。薏苡仁、防己、杏仁、冬瓜仁各三分，鸡子白皮一分。为末，每服四钱，先以苇叶切半握，水煎，再入上药同煎去滓，食前服。治肺实热，肺壅，汗出若露，上气，喘逆，咳嗽，咽中塞，如呕状，短气客热，或唾脓血。❷《增补万病回春》卷二方。黄芩一钱，栀子、枳实、桑白皮、杏仁、陈皮、茯苓、苏子、麦冬、贝母各八分，沉香（磨水）、朱砂各五分。为粗末，水煎，入沉香汁、朱砂末、竹沥调服。功能清肺化痰，降气平喘。治火喘。❸《张氏医通》卷十六方。桔梗、甘草、麦冬、款冬花、杏仁、贝母、牛蒡子。水煎服。治痘疹肺热，喘嗽吐痰。❹《杂病源流犀烛·脏腑门》卷一方。五味子、五倍子、黄芩、甘草各等分。水煎服。治咳嗽失音。❺《杂病源流犀烛·六淫门》卷十七方。赤茯苓、陈皮、当归、生地黄、赤芍药、天冬、麦冬、栀子、黄芩、紫菀、桑白皮、阿胶珠各七分，甘草三分，大枣二枚。水煎服。治痰涎血。

清肺丸qīngfèiwán 《眼科纂要》卷上方。桑白皮四两，天冬、麦冬、黄芩、菊花、生地黄（酒洗）、当归尾各一两，茯苓五钱。为细末，炼蜜为丸，每服三钱，不拘时茶水送下。治胬肉攀睛。

清肺抑火丸qīngfèiyìhuǒwán 见《中华人民共和国药典（一部）》（2020）。黄芩140g，栀子、桔梗、天花粉各80g，知母、苦参各60g，浙贝母90g，黄柏、前胡各40g，大黄120g。以上十味为细末，水泛为丸，每服6g，一日2～3次。功能清肺止咳，化痰通便。治肺热咳嗽，痰黄稠黏，口干咽痛，大便干燥。

清肺饮qīngfèiyǐn ❶《仁斋小儿方论》卷八方。前胡、荆芥、桑白皮、枳壳各一钱，知母、贝母、薄荷、赤茯苓、桔梗、苏叶、阿胶、杏仁、天冬、甘草各七分。加生姜三片，乌梅一个。水煎服。治火嗽，其脉洪数，兼面赤烦渴引饮，有声痰少，由肺家积热所致者。❷《证治准绳·幼科》集九方。柴胡二两，杏仁、炒桔梗、赤芍药、荆芥、枳壳（麸炒）、炒桑白皮、五味子、麻黄、半夏各一两，旋覆花、人参各五钱，甘草一两半。为粗末，每服二钱，加生姜二片、葱一根，水煎服；或加薄荷同煎服。功能疏表宣肺，化痰止咳。治肺受风邪客热，嗽声不断，气促喘闷，痰壅鼻塞，流涕失音，及时行疹毒、痘疮，涎多咳嗽，咽痛烦渴。❸《证治汇补》卷八方。茯苓、黄芩、桑白皮、麦冬、栀子、泽泻、木通、车前子。水煎服。功能养阴清肺，利尿通淋。治因肺脾气燥而致的淋证。❹《眼科纂要》卷上方。生地黄（酒洗）、桑白皮（蜜炙）、麦冬、当归尾、前胡、连翘、知母、荆芥、陈皮各一钱，防风七分，枳壳八分，甘草四分，薄荷二分。水煎服。治胬肉攀睛，眼白淡红，怕日羞明，属肺经风热者。❺《疡医大全》卷三十三方。石膏、生地黄各二钱，麦冬、玄参各一钱，桔梗、黄芩、当归、知母各八分，柴胡、陈皮各六分，甘草五分，僵蚕五条，竹叶三片。水煎服。治痧证四、五、六日，回时尚有余热留于肺胃，咳嗽气粗，外热不退者。❻《症因脉治》卷二方。①桔梗、甘草、杏仁、天花粉、黄芩、栀子、薄荷、连翘。水煎服。功能清热化痰，宣肺止咳。治肺经咳嗽，右寸脉洪数者。②黄芩、栀子、薄荷、桔梗、甘草、连翘、杏仁、桑白皮、枳壳。水煎服。治外感短气，伤燥热者。如大便秘结加大黄；脉数口渴加石膏、知母。❼《症因脉治》卷三方。又名甘露饮子。石膏、桔梗、栀子、知母、连翘、黄连、甘草、麦冬、杏仁、枇杷叶。水煎服。治湿热伤肺之上消症。❽《疫痧草》方。桑叶、鲜沙参、羚羊角、连翘、桔梗、甘草、款冬花、桑白皮、川贝母。水煎服。治痧点已足，烂喉渐减，神爽热减，而咳呛未平者。❾《马培之外科医案》方。杏仁、牛蒡子各二钱，苏梗、川贝母、橘红、桑叶、桔梗各一钱，瓜蒌皮、枇杷叶各三钱，枳壳八分。水煎服。治鸡胸，内有痰热，兼受外风者。❿见《赤水玄珠》卷十五。即黄芩清肺汤，见该条。

清肺饮子qīngfèiyǐn · zi 《兰室秘藏·小便淋闭门》方。灯心草一分，通草二分，泽泻、瞿麦、琥珀各五分，萹蓄、木通各七分，炒车前子一钱，茯苓二钱，猪苓三钱。为粗末，每服五钱，水煎，食远服。治邪热在上焦气分，渴而小便闭涩不利。

清风汤qīngfēngtāng 《疡医大全》卷三十五方。白芍药一两，人参、当归各五钱，白术、栀子、牡丹皮、沙参、天花粉各三钱，川芎二钱，柴胡、连翘、甘草各一钱。水煎服。治肝经风热血燥所致的顽疮，症见疮生内股，敛如豆许，翻出肉一块，宛如菌状。

清风藤qīngfēngténg 中药材。出《本草图经》。即青风藤，详该条。

清肝达郁汤qīnggāndáyùtāng 《重订通俗伤寒论》方。栀子三钱，白芍药、菊花各一钱五分，当归、橘白各一钱，柴胡、薄荷各四分，牡丹皮二钱，炙甘草六分，鲜橘叶五片。水煎服。功能清肝泄火，疏郁宣气。治肝郁不伸，胸满胁痛，或腹满而痛，甚则欲泄不得泄，即泄亦不畅。若暴怒气盛者，加制香附三钱，青皮（醋炒）八分；肠鸣飧泄者，加僵蚕一钱五分、乌梅炭三分；疝气肿痛者，加小茴香二分、炒橘核三钱、荔枝一钱五分。

清肝导滞汤qīnggāndǎozhìtāng 《外科正宗》卷三方。萹蓄四钱，滑石、大黄各二钱，瞿麦三钱，甘草一钱，灯心五十寸。水煎服。功能清热利湿。治肝肾邪火而致的疳疮，阴茎肿痛，小水淋涩。

清肝活络汤qīnggānhuóluòtāng 《马培之外科医案》方。当归、赤芍药、新绛、桃仁、青皮、郁金、参三七、枳壳、苏梗、泽兰、瓦楞子。水煎服。功能活血化瘀，行气止痛。治闪挫胁痛，瘀凝于络，肋骨肿胀者。

清肝解郁汤qīnggānjiěyùtāng ❶《证治准绳·疡医》卷三方。人参、茯苓、贝母、炒栀子、熟地黄、炒芍药各一钱，白术、当归各一钱五分，柴胡、川芎、陈皮各八分，甘草五分。加牡丹皮，水煎服。功能养血疏肝，化痰散结。治肝经血虚风热，或肝经郁火伤血，乳内结核，或为肿溃不愈。❷《外科正宗》卷三方。当归、生地黄、白芍药（酒炒）、川芎、陈皮、半夏各八分，贝母、茯神、青皮、远志、桔梗、苏叶各六分，栀子、木通、甘草各四分，香附（醋炒）一钱。加生姜一片，水煎，食远服。功能养血疏肝，化痰散结。治肝脾气郁，乳房结核坚硬，时时隐痛者。❸《外科正宗》卷三方。熟地黄、当归、白芍药、白术、茯苓、贝母、栀子各一钱，人参、半夏、柴胡、牡丹皮、陈皮、川芎、香附各六分，甘草四分。加生姜三片，水煎，食远服。治暴怒伤肝，忧思郁结，致肝火妄动，发为鬓疽，头眩痛彻太阳，胸膈痞连胁肋，呕吐酸水。

清肝凉胆汤qīnggānliángdǎntāng 《杂病源流犀烛·脏腑门》卷十方。白芍药一钱半，川芎、当归各一钱，柴胡八分，栀子、牡丹皮、龙胆草各四分。水煎服。功能养血疏肝，清热泻火。治肝血虚，胆汁少，有怒火者。

清肝芦荟丸qīnggānlúhuìwán 《外科正宗》卷二方。川芎、当归、白芍药、生地黄（酒浸，捣膏）各二两，青皮、芦荟、昆布、海蛤粉、甘草节、皂角、黄连各五钱。为细末，神曲糊为丸，梧桐子大，每服八十丸。功能养血疏肝，化痰散结。治恼怒伤肝，致肝气郁结而为瘤，坚硬色紫，垒垒青筋结若蚯蚓，遇喜则安，遇怒则痛者。

清肝明目qīnggānmíngmù 治法。清肝热与养肝阴的药物组合，治疗肝热盛导致肝阴亏而生眼疾的方法。清肝热如白菊花、夏枯草、白芍、冬桑叶之类；养肝阴如枸杞子、女贞子、旱莲草、蕤仁、酸枣仁之类。但这两类药中，多半既有清肝又有养阴作用，故也合称为清肝明目药。

清肝渗湿汤qīnggānshènshītāng《外科正宗》卷三方。黄芩、栀子、当归、生地黄、白芍药、川芎、柴胡、天花粉、龙胆草各一钱，甘草、泽泻、木通各六分，灯心五十寸。水煎服。功能清热利湿。治肾囊痈肿痛，小水淋漓。

清肝汤qīnggāntāng 《医学入门》卷八方。白芍药一钱半，当归、川芎各一钱，栀子、牡丹皮各四分，柴胡八分。水煎服。功能养血疏肝泻热。治肝经血虚有火，及气滞胁痛。

清肝息风qīnggānxīfēng 治法。即用具有清肝泻火、平息风阳作用的方药治疗肝热动风证、肝阳化风证的治法。

清肝泻肺qīnggānxièfèi 治法。即用具有清肝火、泻肺热作用的方药治疗肝火犯肺证、肝肺热盛证的治法。

清肝泻火qīnggānxièhuǒ 治法。即泻肝，详该条。

清肝饮qīnggānyǐn 《症因脉治》卷三方。柴胡、黄芩、栀子、连翘、桔梗、川芎、甘草。水煎服。功能疏肝清热。治肝火腹胀。

清肝止淋汤qīnggānzhǐlíntāng 《傅青主女科》卷上方。白芍药（醋炒）、当归（酒炒）各一两，生地黄（酒炒）五钱，阿胶（面炒）、牡丹皮各三钱，黄柏、牛膝各二钱，香附（酒炒）一钱，大枣十个，黑小豆一两。水煎服。治赤带。

清疳解毒汤qīnggānjiědútāng 《医宗金鉴·外科心法要诀》卷六十五方。人中黄、黄连、柴胡各五分，知母、连翘、炒牛蒡子、犀角、玄参、荆芥、防风各一钱，石膏一钱五分，竹叶一钱，灯心五十寸。水煎服。治走马牙疳之属于痘疹余毒上攻者。

清膈苍莎丸qīnggécāngshāwán 《杂病源流犀烛·脏腑门》卷二方。苍术二两，香附（童便制）一两半，黄连、黄芩各五钱。为细末，加熟瓜蒌同捣为丸，梧桐子大，每服五至七丸。治气凝滞上焦，心胸痞痛。

清膈煎qīnggéjiān 《景岳全书·新方八阵》卷五十一方。陈皮一钱半，贝母二至三钱，胆南星一至二钱，海浮石二钱，白芥子五至七分，木通二钱。水煎服。功能清热化痰。治痰因火动，气壅喘满，内热烦渴等证。如火盛痰不降者，加童便一小盅；渴甚者，加天花粉一钱；热及下焦，小便不利者，加栀子一钱半；热在上焦，头面红赤，渴喜冷者，加生石膏二至三钱；痰火上壅而小水不利者，加泽泻一至二钱；痰火闭结，大便不通而兼胀满者，加大黄数钱，或朴硝一至二钱。

清宫qīnggōng 治法。即清心包之热邪。《灵枢·邪客》："诸邪之在于心者，皆在心之包络。"包络为心之宫城，故称。详"清心"条。

清宫汤qīnggōngtāng 《温病条辨》卷一方。玄参心三钱，莲子心五分，竹叶卷心、连翘心、犀角尖（磨冲）各二钱，麦冬（连心）三钱。水煎服。功能清心热，养阴液。治温病误用汗法而汗出过多，耗伤心液，致邪陷心包，出现神昏谵语等症。若热痰盛，加竹沥、梨汁各五匙；咯痰不清，加瓜蒌皮一钱五分；热毒盛，加金汁、人中黄；渐欲神昏，加金银花三钱，荷叶二钱，石菖蒲一钱。

清骨风qīnggǔfēng 中药材。见《南京民间药草》。即寻骨风，详该条。

清骨散qīnggǔsǎn 方名。同名方约有7首，现选《证治准绳·类方》之清骨散为例。方剂组成为：银柴胡一钱五分，胡黄连、秦艽、鳖甲（醋炙）、地骨皮、青蒿、知母各一钱，甘草五分。上以水二盅，煎八分，食远服。具有滋阴清虚热的功效，用以治疗阴虚内热。

清骨滋肾汤qīnggǔzīshèntāng 《傅青主女科》卷上方。地骨皮一两，牡丹皮、沙参、麦冬、玄参各五钱，五味子五分，白术三钱，石斛二钱。水煎服。功能清热凉血养阴。治骨蒸夜热，遍体火焦，口干舌燥，咳嗽吐沫，难于生育者。

清海丸qīnghǎiwán 《傅青主女科》卷上方。熟地黄（九蒸）、白术（土炒）、白芍药（酒炒）、玄参、桑叶各一斤，山茱萸（蒸）、炒山药、牡丹皮、地骨皮、沙参、石斛、麦冬各十两，炒五味子、龙骨各二两。为细末，炼蜜为丸，梧桐子大，每服五钱，早晚各一次。治血海热盛而致的血崩。

清化会厌退腐汤qīnghuàhuìyàntuìfǔtāng 《疫喉浅论·新补会厌论》方。金银花五钱，人中黄一钱五分，连翘、玄参、牡丹皮、桃仁、浙贝母、板蓝根各三钱，生地黄四钱，麦冬、赤芍药、红花各二钱，薄荷一钱，芦根二两。水煎，日二服，夜一服。治疫喉会厌腐溃，口出秽味，音哑声嘶。若谵语神昏如犀角；壮热烦渴可与竹茹石膏汤相间服用；胸膈饱满加枳壳、山楂、神曲、麦芽；小便不通加泽泻、车前子、灯心草、莲子心；大便秘结加清宁丸、玄明粉，重者并加大黄。

清化暑湿qīnghuàshǔshī 治法。即用具有清热、解暑、利湿作用的方药治疗暑湿证的治法。

清化汤qīnghuàtāng 《寒温条辨》卷三方。炒僵蚕三钱，蝉蜕十个，金银花、泽兰、黄芩各二钱，炒栀子、连翘、龙胆草、玄参、桔梗各一钱，橘皮八分，白附子、甘草各五分。水煎去渣，入蜜、酒冷服。功能清热解毒，疏风散结。治温病壮热憎寒，体重气喘，口干舌燥，咽喉不利，头面猝肿，目不能开者。若头面不肿，去白附子。

清化丸qīnghuàwán 《丹溪心法》卷二方。❶贝母、杏仁、青黛。为细末，砂糖入姜汁泡，蒸饼为丸，弹子大，噙化。治肺郁痰喘嗽，睡不安宁。❷青黛、海蛤粉。为细末，蜜调噙化。治血虚火多，咳嗽声嘶者。❸白术、半夏、苍术、贝母、香附各一两，杏仁、黄芩各半两。为细末，姜汁打糊为丸。治嗽喘。❹青黛、瓜蒌仁、香附（童便浸，晒干）。为细末，姜蜜调，噙化。治妇人形瘦，有时夜热痰嗽，月经不调。❺炒灯笼草。为细末，蒸饼为丸，或醋调敷咽喉痛处；与清金丸同用。治热嗽及咽痛。❻煅礞石、黄芩各半两，风化硝二钱半，半夏二两，白术一两，茯苓、陈皮各七钱半。为细末，粥和为丸。治痰嗽。❼罂粟壳（蜜炒）四两，乌梅、马兜铃、天南星（姜制）各一两，人参、款冬花、桔梗各半两。为细末，炼蜜为丸，弹子大，含化。治咳嗽气实而无虚热者；汗多者亦可服。

清化饮qīnghuàyǐn 《景岳全书·新方八阵》卷五十一方。芍药、麦冬各二钱，牡丹皮、茯苓、黄芩、生地黄各二至三钱，石斛一钱。水煎，食远服。功能滋阴清热。治妇人产后因火发热，及血热妄行，阴亏诸火不清等症。如觉骨蒸多汗者，加地骨皮一钱半；热甚而渴或头痛者，加石膏一至三钱；下热便涩者，加木通一至二钱，或黄柏、栀子；兼外邪发热，加柴胡一至二钱。

清黄散qīnghuángsǎn 《证治准绳·幼科》集三方。防风、滑石各五钱，炙甘草一钱，藿香叶、酒黄连各二钱，栀子（酒炒）三钱。为细末，每服二钱。功能疏风散邪，清热降火。治肝胆风热，耳鸣流脓，便秘尿黄。

清魂散qīnghúnsǎn 《产育宝庆集》卷上方。泽兰叶、人参各一分，荆芥穗一两，川芎半两。为末，温酒、热汤各半盏，调一钱，急灌下咽。功能补气醒神，祛风和血。治产后气血虚弱，又感风邪，忽昏晕不知人事。

清魂汤qīnghúntāng 《兰室秘藏·阴痿阴汗门》方。又名柴胡胜湿汤。柴胡、生甘草、酒黄柏各二钱，升麻、泽泻各一钱五分，当归尾、羌活、麻黄根、汉防己、龙胆草、茯苓各一钱，红花少许，五味子二十个。为粗末，分作二帖，水煎，食前服。治睾丸冷，两髀阴汗，前阴痿，阴囊湿痒臊气。

清火豁痰丸qīnghuǒhuòtánwán 《古今医鉴》卷四引高冢宰方。大黄（酒蒸）三两，煅礞石、青黛、甘草各五钱，沉香二钱，黄芩（酒炒）、黄连（酒炒）、炒栀子、制南星、制半夏、炒白术、炒枳实、炒白芥子各二两，连翘、天花粉、陈皮、茯苓、炒神曲各一两，贝母一两五钱，玄明粉七钱。为细末，姜汁、竹沥和丸，梧桐子大，每服四十丸，姜汤送下。功能泻火祛痰。治上焦郁火，痰涎壅盛，胸膈不利，烦躁咽喉噎塞，吐之不出，咽之不下，如鲠状。

清火消丹汤qīnghuǒxiāodāntāng 《外科真诠》方。生地黄、牡丹皮、玄参、牛膝、赤芍药、天花粉、甘草。水煎服。功能清热解毒，凉血消丹。治丹毒热在胆经，色赤，陷于皮肤之内，灯下视之如纱裹朱砂。

清火消毒汤qīnghuǒxiāodútāng 《杂病源流犀烛·脏腑门》卷二方。黄芩、黄连、栀子、郁金、龙胆草、地骨皮、灯心草。水煎服。治疹后痨，症见昼夜发热，渐至发焦肤槁，羸瘦如柴，而成骨蒸痨瘵。

清火止咳汤qīnghuǒzhǐkétāng 《杂病源流犀烛·脏腑门》卷一方。枳壳、杏仁、黄芩、石膏、栀子、瓜蒌霜、桔梗、桑白皮、知母、贝母、前胡、甘草、生姜。水煎服。功能清热降火，化痰止咳。治新咳由火热而致者。

清火滋阴汤qīnghuǒzīyīntāng 《寿世保元》卷四方。天冬、麦冬、生地黄、牡丹皮、赤芍药、栀子、黄连、山药、山茱萸、泽泻、赤茯苓、甘草。为粗末，水煎，入童便服。功能清热滋阴。治阴虚，先吐血后见痰者。

清肌渗湿汤qīngjīshènshītāng 《医宗金鉴·外科心法要诀》卷七十四方。制苍术、厚朴（姜制）、陈皮、甘草、柴胡、木通、泽泻、白芷、升麻、白术（土炒）、栀子、黄连各一钱。加生姜三片、灯心二十根，水煎服。治猫眼疮，疮生于面及遍身，初起形如猫眼，光彩闪烁，无脓无血，但痛痒不常。

清降汤qīngjiàngtāng 《医学衷中参西录》方。生山药 30g，清半夏 9g，山茱萸 15g，生赭石 18g，炒牛蒡子 6g，白芍药 12g，甘草 4.5g。水煎服。功能滋阴潜阳降逆。治因吐衄不止，致阴分亏损，不能潜阳而作热，不能纳气而作喘。甚或冲气因虚上干，为呃逆、眩晕；心血因虚甚不能内荣，为怔忡、惊悸不寐；或咳逆，或自汗，诸虚证蜂起之候。

清解qīngjiě 治法。热性病治法之一。有清热解表、清热解毒、清热解暑等。详各条。

清解散qīngjiěsǎn 《医宗金鉴·痘疹心法要诀》卷五十六方。防风、荆芥、炒牛蒡子、甘草、升麻、葛根、桔梗、黄连、黄芩、蝉蜕、紫草茸、川芎、前胡、山楂、木通、连翘。加生姜、灯心草，水煎服。功能辛凉透散，清热解毒。治小儿痘欲出而面赤心烦，口渴，手足抽搐。若无汗头痛，身痛，咳嗽喷嚏，加羌活、苏叶、白芷；若形气虚弱，面色浅淡，微热，四肢微温，倦怠嗜卧，加人参、黄芪。

清解透表汤qīngjiětòubiǎotāng 经验方。见《儿科学》（上海中医学院）。西河柳、蝉蜕、葛根、升麻、连翘、金银花、紫草根、桑叶、甘草、菊花、牛蒡子。水煎服。功能辛凉透疹。治麻疹初起，发而不透。

清解余毒qīngjiěyúdú 治法。即用具有清热解毒作用的方药，消除余毒，以治疗疮疡后期余毒未尽的治法。

清金qīngjīn 治法。清法之一。又称清金降火。治疗肺热而肺气上逆的一种方法。症见咳嗽气逆、咯黄痰、口渴，舌质红苔黄，身热，脉浮数等。用泻白散或金银花、桑皮、鱼腥草、前胡、枇杷叶等药。

清金保肺汤qīngjīnbǎofèitāng 《医醇賸义》卷二方。天冬、麦冬各一钱五分，南沙参、北沙参、玉竹、杏仁、瓜蒌皮、海蛤粉各三钱，石斛、贝母、茜草根、茯苓各二钱，梨三片，藕五片。水煎服。功能养阴润肺，化痰止咳。治肺受燥热，发热咳嗽，甚则喘而失血。

清金丹qīngjīndān 《杂病源流犀烛·脏腑门》卷一方。莱菔子（蒸熟为末）一两，皂角（烧存性）三钱。为细末，姜汁煮糊为丸。功能化痰消食降气。治食哮。

清金降火qīngjīnjiànghuǒ 治法。同清金，详该条。

清金降火汤qīngjīnjiànghuǒtāng 《古今医鉴》卷四方。陈皮、杏仁各一钱五分，茯苓、半夏、桔梗、贝母、前胡、瓜蒌仁、炒黄芩、枳壳（麸炒）、石膏各一钱，炙甘草三分。加生姜三片，水煎，食远临卧服。功能清肺泻热，化痰止咳。治肺胃郁火嗽，痰少，面赤，脉数。

清金解毒汤qīngjīnjiědútāng 《医学衷中参西录》方。生乳香、生没药、甘草、黄芪、玄参、沙参、牛蒡子、贝母、知母各 9g，三七末 6g（冲服）。水煎服。功能益气养阴，清热消痈。治肺脏损烂，或将成肺痈，或咳嗽吐脓血者，兼治肺结核。若将成肺痈者，去黄芪，加金银花 9g。

清金宁肺丸qīngjīnníngfèiwán 《外科正宗》卷二方。陈皮、茯苓、桔梗、贝母、人参、黄芩各五钱，麦冬、地骨皮、银柴胡、川芎、炒白芍药、胡黄连各六钱，炙甘草三钱，五味子、天冬、生地黄、熟地黄、当归身、炒白术各一两。为细末，炼蜜为丸，梧桐子大，每服七十丸，白水送下。治肺痈溃后，咳嗽不止，脓痰不尽，形气虚羸者。

清金润燥汤qīngjīnrùnzàotāng 《医学传灯》卷下方。沙参、葳蕤、薏苡仁、山药、石斛、黄芩、白芍药、桔梗、甘草、地骨皮、陈皮、芡实。水煎服。功能清热润肺。治秋伤于燥，内热咳嗽，肺火传于大肠而致肺燥作泻。

清金润燥天门冬丸qīngjīnrùnzàotiānméndōngwán 《医门法律·咳嗽门》方。❶天冬一两半，百合、前胡、煨贝母、半夏、桔梗、桑白皮、防己、紫菀、赤茯苓、生地黄、炒杏仁各七钱半。为细末，炼蜜为丸，梧桐子大，每服二十丸，生姜煎汤送下，日三次。功能润肺清热，化痰止咳。治肺脏壅热咳嗽，痰唾稠黏。❷天冬一两半，百合、煨贝母、半夏、桔梗、紫菀、生地黄、杏仁各七钱半，麦门冬、人参、肉桂、陈皮、阿胶、甘草各三两。为细末，用糯米粉、黄蜡各一两成粥，更入蜜再熬和匀为丸，樱桃大，每服一丸，同生姜细嚼下。治肺经内外合邪，咳嗽语声不出，咽喉妨碍，壮如梅核，噎塞不通，及膈气噎食。

清金散qīngjīnsǎn 《外科大成》卷二方。黄连三钱，枳壳、陈皮、乳香各一钱，没药五分。水煎，空腹服；肿痛甚者，外兼熏洗。治沿肛痔，周围皆有，痛痒出水。

清金丸qīngjīnwán 《丹溪心法》卷二方。❶贝母、知母各半两，巴豆（去油膜）半钱。为细末，姜泥为丸，朱砂为衣（一云青黛为衣），每服五丸，食后白汤送下。治食积火郁嗽。❷又名与点丸。炒黄芩。为细末，煮糊或蒸饼为丸，梧桐子大，每服五十丸，须与清化丸同用。治肺火膈上热痰。

清金益气汤qīngjīnyìqìtāng 《医学衷中参西录》方。黄芪、知母、甘草、玄参、沙参、牛蒡子各 9g，生地黄 15g，川贝母 6g。水煎服。功能养阴益气，化痰止咳。治羸少气，劳热咳嗽，肺痿失音，频吐痰涎，一切肺金虚损之病。

清金饮qīngjīnyǐn 《杂病源流犀烛·脏腑门》卷十方。薏苡仁、橘叶、黄芩、天花粉、贝母、桑白皮、桔梗、牛蒡子、白蒺藜。水煎服。功能宣肺化痰，利湿排脓。治肺痈，痰中腥臭，或带脓者。

清经散qīngjīngsǎn 《辨证录》卷十一方。牡丹皮三钱，地骨皮五钱，白芍药三钱，熟地黄、青蒿各二钱，茯苓一钱，黄柏（盐水炒）五分。水煎服。功能清热凉血，退虚热。治月经先期，肾中水火两旺者。

清经四物汤qīngjīngsìwùtāng 《古今医鉴》卷十一方。当归一钱五分，生地黄、黄芩、香附各一钱，黄连（姜炒）、白芍药各八分，川芎、黄柏、知母各五分，艾叶、甘草各三分。为粗末，水煎，空腹服。功能养血清热。治血虚有热，月经先期而至者。

清净廓qīngjìngkuò 眼的八廓名称之一。用相应脏腑的功能命名者。见葆光道人《眼科龙木集》。❶《银海精微》："山廓属胆经，清净。"有名无位。❷《证治准绳·杂病》认为此廓即震廓。"震正东方，络通胆府，藏属于肝，肝胆相为阴阳，皆主清净，不受秽浊，故曰清净廓"。❸《医宗金鉴·眼科心法要诀》又认为此廓为泽廓，属三焦。"三焦者，阳相火也。蒸化水谷，为决之官，故名清净"。❹陈达夫《中医眼科六经法要》："巽风名清净廓，属胆者，盖因胆腑素称清净也。"

清净之府qīngjìngzhīfǔ 出《难经·三十五难》。即胆。因胆所贮藏的胆汁清而不浊，故名。

清厥qīngjué 病证名。厥证之一。寒厥之指尖独冷者。《杂病源流犀烛·诸厥源流》："大约手足寒者为寒厥……又有独指尖冷者，则名清厥，宜理中汤。以上寒厥所统。"参见"寒厥"条。

清空膏qīngkōnggāo 方名。见《兰室秘藏·头痛门》。即清空散，见该条。

清空散qīngkōngsǎn 《银海精微》卷下方。又名清空膏、青空膏。川芎五钱，柴胡七钱，炒黄连、防风、炙甘草、羌活各一两，黄芩（半炒，半酒制）三两五钱，栀子一两五钱。为细末，每服一钱，放热酒内，再入茶少许调如膏，临卧抹口内，温水送下。功能疏风清热。治偏正头痛及雷头风。若头痛甚，加细辛二钱；痰厥头痛，加羌活、防风、川芎、甘草、半夏各一两五钱；偏正头痛服之不愈者，减羌活、防风、川芎一半，加柴胡一倍。《兰室秘藏》亦有本方，但无栀子。

清里法qīnglǐfǎ 小儿推拿方法名。《幼幼集成》卷三："小儿发热至二三日，邪已入里，或乳食停滞，内成郁热，其候五心烦热，睡卧不宁，口渴多啼，胸满气急、面赤唇焦，大小便秘，此为内热。以鸡蛋一枚，去黄取清，以碗盛之，入麻油约与蛋等，再加雄黄细末一钱，搅极匀，复以妇女乱发一团，蘸染蛋清，于小儿胃口拍之。寒天以火烘暖，不可冷用。自胸口拍至脐轮止，须拍半时之久。仍以头发敷于胃口，以布扎之，一炷香久，取下不用。一切诸热，皆能退去。盖蛋清能滋阴退热；麻油、雄黄拔毒凉肌故也。此身有热者用之，倘身无热，惟啼哭焦烦、神志不安者，不必蛋清，专以麻油、雄黄乱发拍之，仍敷胃口；即时安卧。此法多救危险之症。"

清利三焦qīnglìsānjiāo 治法。即用具有清热、祛湿作用的方药治疗湿热弥漫三焦证的治法。

清凉涤暑法qīngliángdíshǔfǎ 《时病论》卷三方。又名雷氏清凉涤暑法。滑石、连翘、茯苓各三钱，生甘草八分，青蒿一钱五分，白扁豆、通草各一钱，西瓜翠衣一片。水煎服。功能清暑利湿。治暑温、暑热、暑泻、秋暑。

清凉甘露饮qīngliánggānlùyǐn 《外科正宗》卷四方。犀角、银柴胡、茵陈、石斛、枳壳、麦冬、甘草、生地黄、黄芩、知母、枇杷叶各一钱。加淡竹叶、灯心各二十件，水煎服。治茧唇，高突坚硬，或损破流血，或虚热生痰，或渴症久作。

清凉膏qīngliánggāo ❶《证治准绳·类方》第七册方。①大黄、朴硝、黄连、黄柏、赤芍药、当归、细辛、薄荷、芙蓉叶各等分。为细末，用生地黄汁、鸡子清、蜜同调匀，贴太阳穴及眼胞上。治暴赤火眼，肿痛难开，瘴眼，及打扑伤眼。②生南星、薄荷叶各五钱，荆芥、百药煎各三钱。为细末，井水调贴眼角上。治眼目赤肿热痛。❷《太平圣惠方》卷六十八方。栀子仁、黄连、白芷各二钱五分，生地黄二钱，葱白十茎，黄蜡五钱，清麻油四两。前五味为粗末，于铛内油煎至生地黄焦黑色，滤去滓，再入铛内慢火熬，入蜡，至蜡消，倾于瓷盆内，每用少许，涂疮上。功能止痛解毒，润肌生肉。治汤泼火伤。❸《外科正宗》卷四方。石灰末（水泼开）一升。清水四碗，将石灰与水搅浑，待澄清后，取清汁一碗，加香油一碗，搅至稠黏如粥，用鸡翎蘸药扫伤处。功能解毒止痛。治烫火伤。❹《赵炳南临床经验集》方。当归30g，紫草6g，大黄面4.5g，香油500g，黄蜡120～180g。以香油浸泡当归、紫草三日后，用微火熬至焦黄，离火，将油滤净去滓，再入黄蜡加火熔匀，待冷后加大黄面搅匀成膏，外敷患处。功能清热解毒，凉血止痛。治烫伤、烧伤疮面；多型红斑（血风疮）、牛皮癣（白疕）等炎症性干燥脱屑皮损。

清凉华盖饮qīngliánghuágàiyǐn 《医学衷中参西录》方。生没药、丹参、知母各12g，甘草18g。水煎服。功能清热化瘀。治肺痈时吐脓血，胸中隐隐作疼，或旁连胁下亦疼者。若病剧，加三七末冲服；脉虚弱，加人参、天冬各适量。

清凉拈痛膏qīngliángniāntònggāo 《医宗金鉴·外科心法要诀》卷七十五方。如意金黄散一两，樟脑末三钱。和匀，用生石灰块三至四斤，清水泡开，水高出石灰二三指，露一宿，将石灰面上浮起油水结如云片者，轻轻带水倒入碗内，凡水一碗，兑香油一碗，搅成稠膏，调上药稀稠适宜，敷伤处，纸盖布扎，夏月一日，冬月二日，用葱汤淋洗干净再敷，以痛消痛止为度。治杖疮已破者。

清凉散qīngliángsǎn ❶《世医得效方》卷十六方。蔓荆子、荆芥、苦竹叶、甘草各五钱，栀子二钱半。加薄荷，水煎服。治冰瑕深翳。❷《增补万病回春》卷五方。栀子、连翘、黄芩、防风、枳壳、黄连、当归、生地黄、甘草各等分，桔梗、薄荷量减半，白芷量减半（或不用），灯心一团，细茶一撮。水煎，磨山豆根调服。功能清热解毒利咽。治一切实火咽喉肿痛。若咽喉干燥，加人参、麦冬、天花粉，去白芷；咽喉发热，加柴胡；咽喉肿痛或生疮，加牛蒡子、玄参，去白芷；痰火盛，加射干、瓜蒌、竹沥，去白芷；极热大便实，加大黄，去桔梗；虚火泛上，咽喉生疮，加知母、黄柏，去白芷。❸《医宗金鉴·外科心法要诀》卷六十六方。硼砂三钱，煅人中白二钱，黄连末一钱，薄荷六分，冰片五分，青黛四分。为细末，吹患处。治喉癣腐烂。❹《证治准绳·类方》第一册方。即四顺饮子，见该条。

清凉透邪qīngliángtòuxié 温病治法。见《时病论》。用于温病初起，症见发热、口渴、小便黄、无汗，苔黄，脉数，可用鲜芦根、石膏、连翘、竹叶、淡豆豉、绿豆皮等，清凉透邪，诸证可随汗出热退而解。

清凉丸qīngliángwán 《医宗金鉴·外科心法要诀》卷六十五方。当归尾、石菖蒲、赤芍药各二钱，黄连、地肤子、杏仁各一钱，羌活五分，胆矾二分。为粗末，红绸包之如樱桃大，甜滚水浸泡，乘热熏洗患处。治眼胞菌毒初起。

清凉饮子qīngliángyǐn·zi 《景岳全书·古方八阵》卷六十方。黄芩、黄连各二钱，薄荷、玄参、当归、芍药各钱半，甘草一钱。水煎，不拘时服。功能凉散泻火。治上焦积热，口舌咽鼻干燥。若大便秘结，加大黄二钱。

清凉至宝散qīngliángzhìbǎosǎn 《痧胀玉衡》卷下方。又名六号剥象方。薄荷、地骨皮、牡丹皮、焦栀子、玄参、天花粉各等分，细辛量加倍。水煎服。治痧热。

清凉至宝饮qīngliángzhìbǎoyǐn 《痧胀玉衡》卷下方。薄荷、地骨皮、牡丹皮、焦栀子、玄参、天花粉各等分，细辛量加倍。水煎，冷服。功能清热凉血。治痧症因热致呃逆者。

清泠泉qīnglíngquán 见"清泠渊"条。

清泠渊qīnglíngyuān 经穴名。代号TE11。出《针灸甲乙经》。《备急千金要方》作清泠泉。属手少阳三焦经。在臂后区，肘尖与肩峰角连线上，肘尖上2寸。一说"肘上三寸"(《备急千金要方》)。布有臂背侧皮神经、桡神经肌支和中侧副动、静脉末支。主治头痛，项强，目黄，肩臂痛等。直刺0.5~1寸。艾炷灸3~5壮，或艾条灸5~10分钟。

清六丸qīngliùwán 《丹溪心法》卷二方。滑石六两，甘草一两，炒红曲半两（一方二两半）。为细末，饭糊为丸，梧桐子大，每服五十至七十丸，白汤送下。治赤痢，及产后腹痛或自利。

清络保阴qīngluòbǎoyīn 治法。清法之一。清肺热而保肺阴的治法。暑温治疗后诸症皆退，但咳而无痰，咳声清高者，是肺络中仍有热，肺阴易于受灼。可用清络饮加甘草、桔梗、甜杏仁、麦冬、知母等。

清络饮qīngluòyǐn 《温病条辨》卷一方。鲜荷叶边、鲜金银花、西瓜翠衣、丝瓜皮、鲜竹叶心各二钱，鲜扁豆花一枝。水煎服。功能解暑清肺。治暑伤肺经气分之轻证，或暑温病经发汗后，余邪未解，身热口渴不甚，但头目不清，昏眩微胀，舌淡红，苔薄白。方中西瓜翠衣清热解暑，生津利尿，有涤暑解渴之效，为君药；鲜扁豆花解暑化湿，鲜银花辛凉清暑，共为臣药；丝瓜络清肺络，解暑热，鲜荷叶升清阳，散暑湿，竹叶清心利水，令邪从下而泄，共为佐使药。

清络饮加甘桔甜杏仁麦冬汤qīngluòyǐnjiāgānjiétiánxìngrénmàidōngtāng 《温病条辨》卷一方。鲜荷叶边、鲜银花、西瓜翠衣、丝瓜皮、鲜竹叶心、桔梗、甜杏仁各二钱，鲜扁豆花一枝，甘草一钱，麦冬三钱。水煎服。功能清肺热，利肺气，保肺阴。治手太阴暑温，但咳无痰，咳声清高者。

清络饮加杏仁苡仁滑石汤qīngluòyǐnjiāxìngrényǐrénhuáshítāng 《温病条辨》卷一方。即清络饮加杏仁二钱，滑石、薏苡仁各三钱。水煎服。功能清涤暑湿。治暑瘵属暑湿伤肺者，症见寒热，舌白不渴，吐血。

清明qīngmíng 二十四节气之一。《孝经纬》："万物至此，皆洁齐清明。"到了清明时节，我国大部分地区气候温暖，草木萌茂，已完全改变了冬季寒冷枯黄的景象。

清明菜qīngmíngcài 中药材。见《南京民间药草》。为鼠曲草之别名，详该条。

清明草qīngmíngcǎo 中药材。见《分类草药性》。为天青地白之别名，详该条。

清明花qīngmínghuā 中药材。见《江西民间草药验方》。为杜鹃花之别名，详该条。

清宁丸qīngníngwán ❶《全国中药成药处方集》(北京)方。大黄60kg（用黄酒30kg蒸熟），牛乳5kg，绿豆、黑豆、厚朴、车前草、香附、麦芽、白术、桑叶、侧柏叶、橘皮、半夏各2.5kg，桃树枝0.5kg。共熬去渣取汁，和牛乳及前蒸大黄共蒸一昼夜，晒干为末，炼蜜为小丸，每服6g，温开水送下。功能清理胃肠，泻热润燥。治停滞饮食，腹胁膨胀，头晕口干，大便秘结。❷《全国中药成药处方集》(上海）方。大黄10kg，牡丹皮、泽泻、薄荷、赤茯苓、石斛、黄柏、侧柏叶、玄参、连翘、木通、当归、知母、车前子、猪苓、陈皮、生地黄、萆薢、薏苡仁、青盐、韭菜各0.25kg，鲜藕、甘蔗各0.5kg。先将大黄用米泔水浸透晒干，以鲜藕、甘蔗汁拌蒸，再将余药拌蒸，至黑为度，晒干为末，黄酒和水泛丸，绿豆大，每服4.5~9g，温开水送下。功能通便泻热，滋阴润燥。治目赤便秘，小溲热者。❸即九制大黄丸，见该条。

清脓血qīngnóngxuè 症名。见《伤寒论·辨厥阴病脉证并治》。《金匮要略》作"圊脓血"。指大便下脓血。详"便脓血""脓血痢"条。

清脾除湿饮qīngpíchúshīyǐn 《医宗金鉴·外科心法要诀》卷七十四方。赤茯苓、白术（土炒）、苍术（米泔水炒）、黄芩、栀子、泽泻、生甘草、连翘、茵陈、枳壳（麸炒）、玄明粉各一钱。加竹叶二十片、灯心二十根，水煎，食前服。治火赤疮属湿热盛者，初起小如芡实，大如棋子，水疱色赤，焮热疼痛，下体多生。

清脾凉血汤qīngpíliángxuètāng 《医宗金鉴·外科心法要诀》卷六十五方。荆芥、防风、赤芍药、玄参、陈皮、蝉蜕、炒苍术、白鲜皮各一钱，连翘、大黄（酒洗）各一钱五分，厚朴（姜炒）、甘草各五分。加竹叶三十片，水煎，食远服。治椒疮、粟疮。

清脾散qīngpísǎn ❶《古今医统大全》卷五十一方。炒白术、苍术、茯苓、半夏各一钱，滑石、柴胡、升麻、甘草、羌活各五分。加灯心草，水煎，空腹服。治手足心出汗。❷《审视瑶函》卷四方。薄荷叶、升麻、炒栀子、赤芍药、枳壳、黄芩、陈皮、藿香叶、石膏、防风各等分，甘草量减半。为粗末，每服二钱五分，水煎服。治针眼。

清脾汤qīngpítāng ❶《重订严氏济生方》方。又名清脾饮。青皮（去白）、厚朴（姜制，炒）、白术、草果仁、柴胡（去芦）、茯苓（去皮）、半夏（汤泡七次）、黄芩、炙甘草各等分。为粗末，每服四钱，加生姜五片，水煎去滓，不拘时温服。治瘅疟，脉来弦数，但热不寒，或热多寒少，膈满能食，口苦舌干，心烦渴水，小便黄赤。❷《三因极一病证方论》卷六方。厚朴（姜制）四两，乌梅、半夏（汤洗去滑）、青皮、高良姜各二两，草果一两，炙甘草半两。为粗末，每服四钱，加生姜三片、大枣一枚，水煎，未发前并三服。治胃疟，发作有时，先觉伸欠，乃作寒栗，中外皆寒，腰背俱痛，寒战既已，内外皆热，头痛如破，渴欲饮冷，或痰聚胸中，烦满欲呕，或先热后寒，先寒后热，寒多热少，或寒少热多，或寒热相半，或但热不寒，但寒不热，或隔日一发，或一日一发，或三五日一发；并治胸膈痞闷，心腹胀满，噫醋吞酸等症。

❸《三因极一病证方论》卷八方。茯苓、橘皮、草果、白术各二两，人参、桂心、白芷、炙甘草、川芎各一两，半夏（洗）三两。为粗末，每服四钱，加生姜七片、紫苏叶三片，水煎服。功能益气健脾，化湿和中。治脾湿热病，足寒胫热，腹胀满，烦扰不得卧，舌本强，体重面黄，头痛，右胁满痛偏胀，口唇干裂，寒热如疟。

清脾饮qīngpíyǐn 《景岳全书·古方八阵》卷五十四方。即清脾汤第一方，见“清脾汤”条。

清气qīngqì ❶水谷精华的轻清部分。《灵枢·动输》：“胃为五脏六腑之海，其清气上注于肺。”❷即清气分热，见该条。《温热论》：“到气才可清气。”❸秋令清肃之气。《素问·五常政大论》：“秋气劲切，甚则肃杀，清气大至，草木凋零。”

清气分热qīngqìfènrè 治法。清解气分热邪的方法。通常分辛凉清气及苦寒清气，详各条。

清气分热剂qīngqìfènrèjì 指以清气泄热药为主配伍组成的，治疗气分热证的清热剂。

清气化痰丸qīngqìhuàtánwán ❶《医方考》卷二方。瓜蒌仁、黄芩、茯苓、枳实、杏仁、陈皮各一两，胆南星、半夏各一两五钱。为细末，姜汁为丸，每服二至三钱，温开水送下。功能清热化痰，下气止咳。治痰热内结，咳嗽痰黄，稠厚胶黏，甚则气急呕恶，胸膈痞满，舌质红，苔黄腻，脉滑数者。方中胆南星清热化痰，为君药；半夏、瓜蒌化痰降逆，涤痰开胸，且兼润肠通便，为臣药；黄芩清肺火，杏仁利肺气，枳实、陈皮行气消痰，茯苓利湿化痰，姜汁化痰和胃，共为佐使药。诸药合用，共奏清热理气化痰之功，气顺、热清、痰消，则诸症可愈。❷《丹溪心法附余》卷九引古庵方。半夏（汤洗）二两，陈皮、茯苓各一两半，薄荷、荆芥穗各五钱，黄芩（酒炒）、连翘、炒栀子、桔梗、炙甘草各一两。为细末，姜汁打糊为丸，梧桐子大，每服五十丸，食后、临卧各一次。功能清头目，凉膈，化痰利气。治胸膈痞满，头目昏眩。❸《杂病源流犀烛·六淫门》卷十六方。半夏、天南星、白矾、皂角、干姜（先水煎后三味，入星、夏浸二日，再煮至星、夏无白点，晒干）、莱菔子、橘红、青皮、杏仁、葛根、山楂、神曲、麦芽、香附。为细末，蒸饼为丸，每服六十至七十丸，茶汤送下。治郁气凝聚成块痰。

清气化痰饮qīngqìhuàtányǐn 《痧胀玉衡》卷下方。又名四十二号旅象方。贝母二钱，姜黄一钱，细辛、橘红各八分，青皮、厚朴各七分，荆芥六分，乌药五分。水煎，冲砂仁末五分，微冷服。治头痛痧，痰气壅塞，痛入脑髓，发晕沉重。《杂病源流犀烛》亦有本方，但无橘红，有红花。

清气利咽汤qīngqìlìyāntāng 《焦氏喉科枕秘》卷二方。茯苓、苏梗、甘草、栀子、陈皮、桔梗、贝母、香附、天花粉、枳壳、半夏。加生姜一片，水煎服。治风热喉丹，形如赤珠，或紫或白，犯之即痛，日久则嗌气。如火盛咽痛色紫，去半夏、生姜，加黄芩、黄连；如虚火不甚红，劳力即痛，加玄参、生地黄、川芎、当归、知母、黄柏。

清气凉营qīngqìliángyíng 治法。同气营两清，详该条。

清气饮qīngqìyǐn 《疡医大全》卷二十八方。麻黄、紫荆皮、荆芥、海风藤、防风、天麻、羌活、桑白皮、辛夷、牛蒡子、槟榔各二两，细辛、桔梗、乳香、没药、升麻各一两，白鲜皮、金银花、牡丹皮、黄柏、生地黄、苦参各四两，大枫肉、白芷各三两。上药用火酒一大坛，浸三日，每饮一小杯，不可大醉，终日勿绝酒气（服酒前，先用治风药煎汤洗浴）。治紫云疯。

清热除蒸qīngrèchúzhēng 治法。即用具有清虚热、退虚火作用的方药治疗阴虚火旺证之骨蒸潮热的治法。

清热导痰汤qīngrèdǎotántāng 《寿世保元》卷三方。人参、姜半夏、陈皮、黄芩、制南星各二钱，白术一钱五分，炒枳实、茯苓、瓜蒌仁各三钱，桔梗、甘草各八分，黄连五分。为粗末，加生姜，水煎去滓，入竹沥、姜汁同服。功能清热化痰开窍。治痰迷心窍，憎寒壮热，头痛昏沉迷闷，上气喘息，口出涎沫；兼治中风痰厥、气厥不省人事。

清热导滞qīngrèdǎozhì 治法。即用具有清热消食导滞作用的方药治疗食滞胃热证、食滞肠胃证的治法。

清热导滞汤qīngrèdǎozhìtāng《医宗金鉴·痘疹心法要诀》卷五十九方。山楂、厚朴（姜制）、甘草、炒枳壳、槟榔、当归、炒白芍药、黄芩（酒炒）、连翘、炒牛蒡子、炙青皮、黄连（吴茱萸炒）、生姜。水煎服。治小儿麻疹作痢，腹痛欲解，或赤或白，或赤白相间。

清热法qīngrèfǎ 详“清法”条。

清热攻下qīngrègōngxià 治法。即用具有清热攻下作用的方药治疗胃肠热结证的治法。

清热固经汤qīngrègùjīngtāng 经验方。见《简明中医妇科学》（成都中医学院）。生地黄、地骨皮、炙龟甲、牡蛎、阿胶（溶化）、焦栀子、地榆、黄芩、藕节、棕榈炭、甘草。水煎服。功能清热凉血止血。治血热崩漏。如气虚者加沙参、黄芪；口渴者加麦冬、天花粉。

清热和胃丸qīngrèhéwèiwán《医宗金鉴·幼科杂病心法要诀》卷五十一方。黄连、栀子、麦冬、炒枳实、大黄各五钱，竹茹、连翘、陈皮各四钱，山楂、炒神曲、炒麦芽各一两，甘草三钱。为细末，炼蜜为丸，每丸重一钱，量儿大小与之，白开水送下。功能消食清热。治小儿食痫，用以调理。

清热和中汤qīngrèhézhōngtāng《医宗金鉴·幼科杂病心法要诀》卷五十二方。白术（土炒）、陈皮、厚朴（姜炒）、赤茯苓、黄连、炒神曲、炒麦芽、使君子、甘草、泽泻。加灯心草，水煎服。功能健脾消食，利湿清热。治小儿疳久泄泻。

清热化斑qīngrèhuàbān 治法。即用具有清热解毒化斑作用的方药治疗热盛动血所致斑疹的治法。

清热化湿qīngrèhuàshī 治法。以清热药与化湿药并用，治疗湿热病邪互结中、上焦的方法。症见胸闷腹胀、胃纳不纳、口苦，或咽喉痛、小便黄赤、舌苔黄腻、脉濡数等湿热证候，多用甘露消毒丹或茵陈蒿汤之类加减治疗。

清热化痰qīngrèhuàtán 治法。以清化热痰的方药治疗热痰的方法。由于邪热壅肺，炼液成痰。症见咳嗽不利、咯痰黄稠、面赤烦热、舌红苔黄等。用葶苈子、黄芩、桑白皮、瓜蒌皮、象贝母、芦根之类。

清热化痰汤qīngrèhuàtántāng ❶《证治准绳·类方》第八册方。贝母、天花粉、炒枳实、桔梗各一钱，黄芩、黄连各一钱二分，玄参、升麻各七分，甘草五分。水煎服。治上焦有热，痰盛作渴，口舌肿痛。❷《医宗金鉴·杂病心法要诀》卷三十九方。人参、白术、茯苓、炙甘草、橘红、半夏、麦冬、石菖蒲、枳实、木香、竹茹、黄芩、黄连、天南星。水煎，加竹沥、姜汁冲服。功能开窍化痰，清热益气。治中风痰热，神气不清，舌强难言，或手足麻

Q

木无力，筋挛不收，头眩足软，神思恍惚，言语失常。

清热解表qīngrèjiěbiǎo　治法。❶用辛凉解表药治疗风温表证，如银翘散。❷属表里双解法。适用于里热较重而表证较轻的治法。症见高热、心烦口渴、微恶风寒、少汗或无汗、便秘、尿黄、苔黄白而干、脉滑数等，治宜三黄石膏汤。方中石膏、黄连、黄芩、黄柏等能清里热，而麻黄、淡豆豉又可解表邪。

清热解毒qīngrèjiědú　治法。适用于瘟疫、温毒及多种热毒病证的治法。使用能清热邪、解热毒的方药，治疗热性病的里热盛及痈疮、疖肿疔毒、瘢疹等病症。常用药有黄连、黄芩、黄柏、石膏、连翘、板蓝根、蒲公英等，代表方有普济消毒饮、黄连解毒汤等。

清热解毒剂qīngrèjiědújì　指以清热解毒药为主配伍组成的治疗瘟疫、温毒及多种热毒证的清热剂。

清热解毒汤qīngrèjiědútāng　❶《张氏医通》卷十五方。黄连（酒炒）、栀子（炒黑）、连翘、当归各一钱五分，芍药、生地黄各一钱，金银花二钱，甘草六分。水煎服。功能清热解毒，和血消痈。治疮疡焮肿赤痛，形病俱实者。❷《张氏医通》卷十六方。生石膏（打碎）、知母、炙甘草、人参、羌活、升麻、葛根、白芍药、黄芩、黄连、生地黄、生姜。水煎服。功能疏风散邪，清热解毒。治时疫大热。

清热解毒丸qīngrèjiědúwán　《证治准绳·幼科》集三方。寒水石、石膏各八两，青黛四两。为细末，蒸饼七个，水调为丸，芡实大，每服一丸，食后开水化服，或细嚼生姜汤送下。功能清热解毒。治五脏积热，毒气上攻，咽喉肿痛，赤眼臃肿，头面发热，唇口干燥，两颊生疮，精神恍惚，闷乱不宁，及伤暑身热，面赤，烦躁而渴，饮食不下。

清热解肌汤qīngrèjiějītāng　《杂病源流犀烛·内伤外感门》卷二十方。葛根三钱，黄芩、赤芍药各一钱五分，甘草一钱。水煎服。功能清热解肌。治瘟疫所发未尽，膜原尚有伏邪，隔数日再发热，脉洪大而数者。

清热解暑qīngrèjiěshǔ　治法。用清热药结合解暑药治疗外感暑热的方法。临床表现为头痛、身热、有汗、烦渴、小便黄赤，苔薄而黄，脉浮数等。常用药如鲜荷叶、扁豆花、青蒿、香薷、金银花、连翘、芦根、黄连等，代表方如黄连香薷饮、新加香薷饮等。

清热解郁汤qīngrèjiěyùtāng　《寿世保元》卷五方。栀子（炒黑）二钱，干姜（炒黑）、陈皮各五分，川芎、炒黄连、炒香附各一钱，炒枳壳一钱五分，苍术（米泔水浸）七分，甘草三分。为粗末，加生姜三片，水煎服，服后戒饱食大半日，再服一剂。功能活血行气，清热解郁。治胃脘积有郁热，刺痛不可忍者。若痛甚，加姜汁三匙，入药同煎。

清热开窍qīngrèkāiqiào　治法。开窍法之一。又称清心开窍。是治疗温热病神识昏迷的方法。此法多以芳香开窍药与清热药同用。适用于温病高热神昏、谵语、烦躁不安、唇焦齿燥、四肢抽搐，以及小儿热证惊厥等，用紫雪丹或安宫牛黄丸合清营汤。

清热利湿qīngrèlìshī　治法。用具有清热利湿作用的方药治疗下焦湿热的方法。湿热蕴结下焦，症见小腹急胀、小便浑赤、溺时涩痛、淋沥不畅、舌苔黄腻，用八正散。

清热凉血qīngrèliángxuè　治法。即用具有凉血清热作用的方药治疗血热炽盛证、血分证的治法。

清热排脓qīngrèpáinóng　治法。即用具有清解热毒、排除脓液作用的方药及其他疗法治疗热毒壅盛之疮疡的治法。

清热祛湿剂qīngrèqūshījì　指以清热祛湿药为主配伍组成的治疗湿热互结证的祛湿剂。

清热如圣散qīngrèrúshèngsǎn　《增补万病回春》卷五方。枳壳、天花粉、荆芥、薄荷各五分，黄连、牛蒡子各八分，连翘一钱，栀子六分，甘草三分，灯心草十根。水煎服。治舌下肿如核大，取破出黄痰，已痊而复发者。

清热润燥qīngrèrùnzào　治法。即用具有清热增液润燥作用的方药治疗温燥证的治法。

清热渗湿汤qīngrèshènshītāng　❶《赤水玄珠》卷二方。黄连、茯苓、泽泻各一钱，盐黄柏二钱，苍术、白术各一钱半，甘草五分。水煎服。治湿热浮肿，肢节疼痛，小便不利；夏月湿热伤脾，心烦口渴，泄泻溺赤。❷《近代中医流派经验选集》引朱南山方。鲜生地二两，竹叶、栀子各四钱，柏皮一钱五分，茯苓皮、冬瓜皮、五加皮、野菊花各三钱，连翘、赤芍药各二钱，板蓝根五钱，芦根一尺，灯心草五扎。水煎服。治皮肤湿痒，疹疮诸症。

清热生津qīngrèshēngjīn　治法。即用味性甘凉、具有清热生津作用的方药治疗火热伤津证、阴虚内热证的治法。

清热胜湿汤qīngrèshèngshītāng　《寿世保元》卷五方。苍术（米泔制）、黄柏（盐水炒）、羌活、白芍药（酒炒）、陈皮、牛膝（酒洗）、木瓜、杜仲（姜汁炒）、威灵仙、泽泻各五分，甘草三分。为粗末，水煎服。治腰胯湿热作痛。若痛甚，加乳香、没药各五分；水湿停下，加黑牵牛子、槟榔各五分；血瘀，加归尾、桃仁各一钱，红花（酒洗）五分；冷风作痛，去黄柏、泽泻各三分，加熟附子一钱、虎胫骨末五分；倦怠，脚如欲坠，加苍术、防己、薏苡仁、白术各五分；游走而痛，加紫荆皮；湿热，加炒栀子；气不顺，加乌药；酸软，加牛膝、当归、地黄；肾虚，加炒补骨脂五分。

清热调血汤qīngrètiáoxuètāng　《古今医鉴》卷十一方。当归、川芎、白芍药、生地黄、黄连、香附、桃仁、红花、延胡索、牡丹皮、莪术。水煎服。功能养血清热，活血止痛。治气血俱实，经水将来，腹痛阵作。若有热，加柴胡、黄芩。

清热通淋qīngrètōnglìn　治法。即用具有清泻膀胱火热、通利小便作用的方药治疗热淋、膀胱蓄热证的治法。

清热透肌汤qīngrètòujītāng　《张氏医通》卷十五方。玄参、石膏、牛蒡子、荆芥、防风、前胡、葛根、杏仁各等分，生甘草量减半。水煎服。功能清热透疹。治麻疹未透，热甚而咳。

清热退翳汤qīngrètuìyìtāng　《医宗金鉴·幼科杂病心法要诀》卷五十二方。栀子（微炒）、胡黄连、木贼、赤芍药、生地黄、羚羊角、龙胆草、银柴胡、蝉蜕、甘草、菊花、蒺藜。加灯心草，水煎服。治疳热上攻而致的眼疳，痒涩赤烂，眼胞肿疼，白睛生翳，流泪羞明，目不睁。

清热息风qīngrèxīfēng　治法。即用具有清热泻火、息风止痉作用的方药治疗热极动风证的治法。

清热消毒散qīngrèxiāodúsǎn　《外科枢要》卷四方。炒黄连、炒栀子、连翘、当归各一钱，川芎、炒芍药、生地黄各一钱五分，金银花二钱，甘草一钱。水煎服。功能清热解毒，养血和血。治一切痈疽阳证，肿痛发热作渴。

清热消风散qīngrèxiāofēngsǎn　《医宗金鉴·外科心法要诀》卷六十二方。皂角刺、陈皮、连翘、柴胡、黄芪、炒苍术、红花各一钱，天花粉、黄芩、川芎、白芍药、甘草、当归、金银花、防风各五分。水煎，食远服。功能疏风清热，活血消痈。治痈疽疮肿已成未成之际，红肿焮痛，高肿有头者。妇人加香附（童便炒）。

清热消肿qīngrèxiāozhǒng　治法。即用具有清热泻火、消肿散结作用的方药治疗火热所致痈肿疔毒的治法。

清热泻肺qīngrèxièfèi　治法。即用具有清泻肺热作用的方药治疗肺热炽盛证的治法。

清热泻火qīngrèxièhuǒ　治法。即用具有清除火热作用的方药治疗火热炽盛证、气分证的治法。

清热泻脾散qīngrèxièpísǎn《医宗金鉴·幼科杂病心法要诀》卷五十一方。炒栀子、煅石膏、姜黄连、生地黄、黄芩、赤茯苓、灯心草。水煎服。治小儿鹅口，白屑生满口舌。

清热泻湿汤qīngrèxièshītāng《杂病源流犀烛·身形门》卷二十九方。黄柏（盐酒炒）、苍术各一钱，苏叶、赤芍药、木瓜、泽泻、木通、防己、槟榔、枳壳、香附、羌活、甘草各七分。水煎服。功能清热祛湿。功能清热解毒泻湿。治脚气。若痛加木香；肿加大腹皮；热加黄连、大黄。

清热镇惊汤qīngrèzhènjīngtāng《医宗金鉴·幼科杂症心法要诀》卷五十一方。柴胡、薄荷、麦冬、栀子、黄连、龙胆草、茯神、钩藤、甘草、木通、灯心草、竹叶。水煎，调朱砂末服。功能清热凉肝，镇惊息风。治小儿急惊，壮热烦急，面红唇赤，痰壅气促，牙关紧急，二便秘涩，脉洪数。

清热止血qīngrèzhǐxuè　治法。用清热滋阴止血药物治疗血热妄行出血的方法。例如胃热吐血，血色鲜红，口干咽燥，唇舌绛红，苔黄，脉洪数，用茜草根、阿胶、黄芩、侧柏叶、生地、小蓟等。

清润化痰剂qīngrùnhuàtánjì　指以清凉润燥化痰药为主配伍组成的治疗燥痰证的祛痰剂。

清散汤qīngsàntāng《外科真诠》方。茯苓、赤茯苓、当归、栀子（炒炭）、荆芥、黄柏各一钱，防风三分，生地黄、麦冬各二钱，甘草五分。水煎服。治厥阴肝经虚火外发而致的胡漏丹，症见阴囊下红肿。

清上明目丸qīngshàngmíngmùwán《增补万病回春》卷五方。当归尾、川芎各六钱，生地黄、黄连、黄芩、大黄、黄柏（酒炒）、连翘、桔梗、薄荷、防风、荆芥、羌活、独活、白芷、菊花、决明子、木贼、甘草各五钱。为细末，炼蜜为丸，绿豆大，每服三十至五十丸，早、晚各一次。功能疏风清热，消肿明目。治一切肿痛，风热眼疾。

清上丸qīngshàngwán　❶《赤水玄珠》卷十六方。石菖蒲、酸枣仁、胆南星、茯苓、黄连、半夏、神曲、橘红各一两，僵蚕、青黛、木香各五钱，柴胡七钱五分。为细末，竹沥打糊为丸，每服一钱五分，食后茶水送下。功能清热化痰。治痰火眩晕。❷《杂病源流犀烛·内伤外感门》卷二十四方。熊胆一分，雄黄、薄荷、青盐各五分，硼砂一钱，胆矾少许。为细末，炼蜜为丸，芡实大，每服一丸，含化。治咽喉热毒。

清上消郁汤qīngshàngxiāoyùtāng《证治准绳·疡医》卷五方。昆布、玄明粉、陈皮、姜半夏、黄连、海藻、莪术、川芎、香附、青黛、白芥子、薄荷。水煎服。功能清热化痰，软坚散结。治痰火气血郁结，作核成瘤，发在上部，脉弦滑者。

清上泻火汤qīngshàngxièhuǒtāng《兰室秘藏·头痛门》方。荆芥穗、川芎各二分，蔓荆子、当归身、苍术各三分，酒黄连、生地黄、藁本、甘草各五分，升麻、防风各七分，酒黄柏、炙甘草、黄芪各一钱，酒黄芩、酒知母各一钱五分，羌活三钱，柴胡五钱，细辛少许，红花少许。为粗末，分作二服，水煎，食后服。治少年气弱，灸气海、三里太过，致年老热厥头痛，喜寒畏热，日久不愈。

清上瘀血汤qīngshàngyūxuètāng《证治准绳·疡医》卷六方。羌活、独活、桔梗、苏木、大黄、连翘、枳壳、当归、栀子、黄芩、川芎、桃仁、赤芍药、甘草、生地黄。水煎，和老酒、童便服。治膈上被伤者。

清上止消丹qīngshàngzhǐxiāodān《辨证录》卷六方。麦冬二两，天冬、金银花各一两，人参三钱，生地黄、茯苓各五钱。水煎服。功能清肺益气养阴。治消渴，气喘痰嗽，面红虚浮，口舌腐烂，咽喉肿痛，得水则解，每日饮水约一斗，属肺消者。

清神补气汤qīngshénbǔqìtāng《兰室秘藏·杂病门》方。即除湿补气汤，见该条。

清神散qīngshénsǎn　❶《太平惠民和剂局方》卷一方。檀香、人参、羌活、防风各十一两，薄荷、荆芥穗、甘草各二十两，石膏四十两，细辛五两。为细末，每服二钱，沸汤点服。功能消风壅，化痰涎。治头昏目眩，心忪面热，脑痛耳鸣，鼻塞声重，口眼瞤动，精神昏愦，肢体疼倦，颈项紧急，心膈烦闷，咽嗌不利。❷《朱氏集验方》方。干菊花、白僵蚕（炒，去丝、嘴）各一两，荆芥穗、羌活、木通、川芎、防风各半两，木香二钱，甘草、石菖蒲各三钱。为末，每服三钱，食后及临卧茶清调下。功能祛风痰，清头目，聪耳窍。治风痰阻遏清阳，头目不清，耳常重听。❸《外科正宗》卷二方。绿豆粉一两，甘草节五钱，朱砂三钱，冰片五分，牛黄三分。为末，每服一钱，淡竹叶、灯心煎汤送下。治脱疽，闷乱心烦。

清神汤qīngshéntāng《张氏医通》卷十四方。黄连、茯苓、生酸枣仁（研）、石菖蒲、柏子仁、远志各钱半，炙甘草五分，姜汁少许，竹沥半杯。水煎，食远服。治心肺虚热，痰迷膈上。若肺热，加沙参二钱；痰壅，加半夏、天南星各一钱，橘皮、瓜蒌霜各六分。

清肾汤qīngshèntāng　❶《杂病源流犀烛·内伤外感门》卷十八方。焦黄柏、生地黄、天冬、茯苓、煅牡蛎、炒山药。水煎服。功能滋阴清热，固肾涩精。治肾中有火，积热妄行，频频精泄，不寐心嘈，日久必成肾消。❷《医学衷中参西录》方。知母、黄柏、龙骨、牡蛎、白芍药、山药各12g，乌贼骨、茜草各6g，泽泻4.5g。水煎服。功能清热泻火，固肾涩精。治小便频数涩痛，遗精白浊，脉洪滑有力，属实热者。

清肾抑阳丸qīngshènyìyángwán《审视瑶函》卷五方。黄柏（盐水炒）、知母（盐水炒）、黄连（酒炒）、茯苓、生地黄、枸杞子、寒水石各二两，当归（酒洗）、白芍药（酒炒）、草决明各一两，独活八钱。为细末，炼蜜为丸，梧桐子大，每服三钱，空腹白水送下。治瞳神细小。

清肾愈风汤qīngshènyùfēngtāng《疡医大全》卷二十八方。荆芥、防风、羌活、独活、白鲜皮、白芷、蝉蜕、川芎、当归、威灵仙、生地黄、何首乌、枳壳、苦参、甘草各一两，苍术、黄柏、穿山甲、乌药、石菖蒲各二两，金银花四两。分作十剂，好酒煎服。治大麻风。

清湿qīngshī　寒湿类病邪。《灵枢·百病始生》："清湿袭虚，则病起于下。"因寒湿之气下坠，致病时可见下肢酸麻痹痛，浮肿，屈伸不利，膝肿痛或腹痛水泻等症。

清暑利湿qīngshǔlìshī 治法。治疗夏季暑湿病的基本方法。暑多夹湿，故清暑常需利湿。症见发热、心烦、口渴、小便不利者，用六一散、薏苡竹叶散。

清暑汤qīngshǔtāng 《外科证治全生集》卷四方。连翘、天花粉、赤芍药、金银花、甘草、滑石、车前子、泽泻各等分。水煎服。治外感暑热，头面生石疖。

清暑益气qīngshǔyìqì 治法。对暑病耗伤津气的治法。暑天症见高热不退，口渴，烦躁汗多，神疲少气，苔黄白而干，脉虚数无力，可用《温热经纬》清暑益气汤。该方着力于益气生津，兼清暑邪。若虚人夹湿而病暑者，则以《脾胃论》清暑益气汤为宜。

清暑益气汤qīngshǔyìqìtāng ❶《温热经纬》卷四方。又名王氏清暑益气汤。西洋参、石斛、麦冬、黄连、竹叶、荷梗、知母、甘草、粳米、西瓜翠衣。水煎服。功能清暑益气，养阴生津。治暑热未尽，耗气伤津，身热汗多，口渴心烦，体倦少气，脉虚数。方中西瓜翠衣、荷梗解暑清热；西洋参、石斛、麦冬益气生津；黄连、知母、竹叶清热除烦；甘草、粳米益胃和中。诸药合用，具有清暑热、益元气之功。❷《脾胃论》卷中方。黄芪（汗少减五分）、制苍术、升麻各一钱，人参、泽泻、炒神曲、橘皮、白术各五分，麦冬、当归身、炙甘草各三分，青皮二分半，黄柏（酒洗）二分或三分，葛根二分，五味子九枚。为粗末，水煎，食远服。治平素气虚，感受暑湿，脾湿不化，身热头痛，口渴自汗，四肢困倦，不思饮食，胸满身重，大便溏泄，小便短赤，苔腻脉虚。实验研究表明：在高温环境中，小鼠的消化道蠕动功能下降，血中水分减少而组织间含水量增加，白细胞的吞噬功能降低。给予本方后，各项指标恢复正常。《症因脉治》卷二亦有本方，但多青皮、炙甘草、五味子。

清暑益气丸qīngshǔyìqìwán 即清暑益气汤第二方作水丸。治证同。见“清暑益气汤”条。

清暑益元散qīngshǔyìyuánsǎn ❶《症因脉治》卷四方。香薷、鲜藿香。以水煎汤调六一散。功能清热解暑利湿。治热霍乱，湿热所胜，心腹绞痛，上吐下泻，烦闷扰乱，昏不知人。❷见《症因脉治》卷二。即四味香薷饮第一方，见“四味香薷饮”条。

清水跌打qīngshuǐdiēdǎ 中药材。见《云南中草药》。为滑叶跌打之别名，详该条。

清肃肺气qīngsùfèiqì 治法。治疗肺气上逆的方法。❶肺气以下行为顺，上逆则为喘为咳，故凡喘咳病症，均应降肺利气，使肺气能清肃下降，用药如旋覆花、前胡、苏子、枇杷叶、白前等。❷邪热迫肺，引致肺失清肃而上逆，则出现咳嗽气急、咯黄痰，口干渴，身热不恶寒，舌红苔黄，脉浮数等症，用桑白皮、鱼腥草、石膏、芦根、前胡、枇杷叶等清肺热以降肺气。

清涕qīngtì 症名。见《金匮要略》。指鼻涕清稀如水，喷嚏频频。参见“鼽”条。

清天河水qīngtiānhéshuǐ 小儿推拿方法名。详“天河”条。

清胃败毒散qīngwèibàidúsǎn 《杂病源流犀烛·内伤外感门》卷二十三方。赤芍药、当归尾、甘草、黄芩、连翘、天花粉、荆芥、酒大黄、金银花。为粗末，水煎服。功能清热解毒，凉血散瘀。治阳明蕴热而致的耳后腮边忽然肿痛。

清胃黄连丸qīngwèihuángliánwán 《全国中药成药处方集》（北京方）方。黄连、牡丹皮、连翘、生地黄、生石膏、天花粉、桔梗、知母、赤芍药、玄参各2.5kg，栀子、黄芩、黄柏各6.25kg，甘草1.25kg。为细末，水泛小丸，每服6g，日二次。功能清胃解热，消肿止痛。治口舌干燥，咽喉肿痛，齿龈腐烂。本方由《万病回春》滋阴清胃丸加减而来。

清胃降逆qīngwèijiàngnì 治法。用清胃热、降胃气的药物治疗胃热气逆的方法。临床用于因胃热而引起的呃逆。常用《温病条辨》新制橘皮竹茹汤。

清胃散qīngwèisǎn ❶《脾胃论》卷下方。当归身、黄连（夏日加倍）、生地黄（酒制）各三分，牡丹皮五分，升麻一钱。为粗末，水煎，候冷服。功能清胃凉血。治阳明热盛，致使上下牙疼，痛不可忍，牵引头脑满面，发热大痛，喜寒恶热，其齿喜冷恶热。方中黄连苦寒，直折胃腑之火，为君药；生地、丹皮凉血清热，为臣药；当归养血活血，可助消肿止痛，升麻散火解毒，并为阳明引经药，共为佐使。诸药合用，共成清胃火，凉血热之效。❷《外科正宗》卷四方。黄芩、黄连、生地黄、牡丹皮、升麻、石膏各一钱。水煎，食后服。功能清热泻火凉血。治胃经有热，牙龈作肿，出血不止。❸《医宗金鉴·幼科心法要诀》卷五十一方。生地、丹皮、黄连、当归、升麻、石膏。用灯心为引，水煎服。功能清热泻火，凉血消肿。治小儿热蓄于胃，牙龈肿如水泡，胀痛难忍，名曰重龈。❹《医宗金鉴·眼科心法要诀》卷七十八方。车前子、石膏、大黄、柴胡、桔梗、玄参、黄芩、防风各一钱。为粗末，水煎，食后服。治小儿目胞内生赘，初起如麻子，久则渐长如豆，隐磨瞳仁，赤涩泪出。

清胃射干汤qīngwèishègāntāng 《医宗金鉴·外科心法要诀》卷六十七方。射干、升麻、犀角、麦冬、玄参、大黄、黄芩各一钱，芒硝、栀子、竹叶各五钱。水煎服。治胃痈初起，中脘穴隐痛微肿，寒热如疟，皮肤甲错，脉沉数。

清胃汤qīngwèitāng ❶《审视瑶函》卷四方。炒栀子、枳壳、苏子各六分，煅石膏、炒黄连、陈皮、连翘、当归尾、荆芥穗、黄芩、防风各八分，甘草三分。为粗末，水煎服。功能清胃散肿。治阳明积热而致的眼胞红肿。❷《医宗金鉴·外科心法要诀》卷六十五方。煅石膏四钱，黄芩、生地黄、黄连、升麻各一钱，牡丹皮一钱五分。水煎服。功能清胃凉血。治胃中实热而致的牙缝出血，口臭而牙齿不动摇者。❸《症因脉治》卷二方。①升麻、黄连、生地黄、栀子、甘草、葛根、石膏、犀角。水煎服。治脾胃积热而致的内伤衄血。②升麻、黄连、生地黄、栀子、甘草、葛根、石膏。水煎服。功能清胃凉血。治胃火上冲而致的内伤嗽血。❹《症因脉治》卷四方。升麻、黄连、栀子、甘草。水煎服。治积热泄泻，右关脉数者。

清胃泄热qīngwèixièrè 治法。即用具有清泻胃火作用的方药治疗胃火炽盛证的治法。

清瘟败毒饮qīngwēnbàidúyǐn 《疫疹一得》卷下方。生石膏大剂六两至八两，中剂二两至四两，小剂八钱至一两二钱；生地黄大剂六钱至一两，中剂三钱至五钱，小剂二钱至四钱；犀角大剂六钱至八钱，中剂三钱至四钱，小剂二钱至四钱（磨冲）；黄连大剂四钱至六钱，中剂二钱至四钱，小剂一钱至一钱五分；栀子、桔梗、黄芩、知母、赤芍药、玄参、连翘、竹叶、甘草、牡丹皮各适量。水煎

Q

服。功能清热凉血，泻火解毒。治火热证表里俱盛，气血两燔，证见大热烦躁，渴饮干呕，头痛如劈，昏狂谵语，或发癍吐衄；近代也用于乙型脑炎、流行性脑脊髓膜炎、败血症等见有上症者。本方是综合白虎汤、犀角地黄汤、黄连解毒汤等加减而成的。方中石膏、知母清阳明经之火热；犀角、地黄、玄参、丹皮、赤芍清营凉血解毒；黄芩、黄连、栀子、连翘清热泻火解毒；竹叶清心除烦；桔梗载药上行；甘草和胃。凡疫证初起，恶寒发热，头痛如劈，烦躁谵妄，身热肢冷，舌刺唇焦，上呕下泄，六脉沉细而数，即用大剂；沉而数者用中剂；浮大而数者用小剂。如癍已出，即用大青叶，量加升麻四至五分，引毒外透。

清瘟解毒丸qīngwēnjiědúwán　见《中华人民共和国药典（一部）》(2020)。大青叶、玄参、天花粉、牛蒡子（炒）、葛根、黄芩、淡竹叶各100g，连翘、桔梗、羌活各75g，防风、柴胡、白芷、川芎、赤芍各50g，甘草25g。为细末，炼蜜为丸，每丸9g，每服2丸，一日2次。功能清瘟解毒。治外感时疫，憎寒壮热，头痛无汗，口渴咽干，痄腮，大头瘟。

清香桂qīngxiāngguì　中药材。见《云南中草药》。为胃友之别名，详该条。

清邪qīngxié　病因。雾露轻清之邪。《金匮要略·脏腑经络病脉证并治》："清邪居上，浊邪居下。"

清泄里热qīngxièlǐrè　治法。即用具有清泻内脏邪热作用的方药治疗脏腑实热证的治法。

清泄少阳qīngxièshàoyáng　治法。和法之一。用清热泄湿的药物以治疗湿热病邪在半表半里（少阳）的方法。如症见往来寒热、口苦、胁痛、胸闷欲呕、小便浑浊，舌质红，苔黄白腻，脉弦滑数等，用蒿芩清胆汤。

清泄相火qīngxièxiànghuǒ　治法。即用具有清泄相火作用的方药治疗相火妄动证的治法。

清泻肠热qīngxièchángrè　治法。即用具有清泻肠道火热作用的方药治疗肠道实热证的治法。

清泻肝胆qīngxiègāndǎn　治法。即用具有清肝利胆泻火作用的方药治疗肝胆火旺证的治法。

清心qīngxīn　治法。又称清心涤热或清宫。是治疗热性病邪入心包的方法。热入心包，症见神昏谵语、高热、烦躁不安、舌质绛、脉细数，可用清宫汤使心包热邪向外透达而解。

清心补血汤qīngxīnbǔxuètāng　《杂病源流犀烛·脏腑门》卷六方。人参、当归、白芍药、茯神、酸枣仁、麦冬、川芎、生地黄、栀子、炙甘草、陈皮、五味子。水煎服。功能养血安神，清心除烦。治劳心思虑，损伤精神，头眩目昏，心虚气短，惊悸烦热者。

清心导痰丸qīngxīndǎotánwán　❶《医学纲目》卷十七方。白附子、天花粉各一两，制南星、姜半夏各二两，炒黄连、郁金各七钱五分，炒僵蚕、天麻、羌活各五钱，制川乌二钱。为细末，姜汁捣和为丸，梧桐子大，每服五十丸，用通天愈风汤送下。治舌纵口角流涎不止，口目㖞斜，手足痿软。❷见《杂病源流犀烛·脏腑门》。即清心滚痰丸，见该条。

清心涤热qīngxīndírè　治法。详"清心"条。

清心涤痰汤qīngxīndítántāng　《医宗金鉴·幼科心法要诀》卷五十一方。竹茹、橘红、姜半夏、茯苓、枳实（麸炒）、甘草、麦冬、炒酸枣仁、人参、菖蒲、天南星、黄连。加生姜，水煎服。功能清心涤痰，养心安神。治小儿急惊风后，脾虚多痰者。

清心滚痰丸qīngxīngǔntánwán　《杂病源流犀烛·脏腑门》卷七方。又名清心导痰丸。大黄（酒蒸）、黄芩各四两，煅青礞石、犀角、皂角、朱砂各五钱，沉香二钱五分，麝香五分。为细末，水泛为丸，梧桐子大，朱砂为衣，每服六十至七十丸，白水送下。功能泻火豁痰，清心安神。治痰火郁结而致的癫狂。

清心开窍qīngxīnkāiqiào　治法。即清热开窍，详该条。

清心莲子饮qīngxīnliánzǐyǐn　❶《太平惠民和剂局方》卷五方。黄芩、麦冬、地骨皮、车前子、炙甘草各五钱，石莲肉、茯苓、炙黄芪、人参各七钱五分。为粗末，每服三钱，加麦冬十粒，水煎，食前冷服。功能益气阴，清心火，交心肾，止淋浊。治心中蓄积，抑郁烦躁，思虑劳力，小便白浊，遗精涩沥，便赤如血，或上盛下虚，心火炎上，肺金受克，口舌干燥，渐成消渴，睡卧不安，四肢倦怠，五淋带下，及病后气不收敛，阳浮于外，五心烦热。若发热，加柴胡、薄荷。方中莲子清心火而交心肾；地骨皮清热凉血；以退虚热；黄芩清上焦热；茯苓、车前子分利湿热，引心火下行；麦冬清心养阴；人参、黄芪、甘草益气扶正。❷《仁斋小儿方论》卷十方。莲子二钱，茯苓一钱五分，益智仁、麦冬各一钱，人参、远志、石菖蒲、车前子各五分，白术六分，泽泻四分，甘草三分。加灯心十茎，水煎服。治白浊。❸《明医杂著》卷六方。炒黄芩、麦冬、地骨皮、炒车前子、柴胡、人参各一钱。水煎服。治热在气分，烦躁作渴，小便赤浊淋沥，或阴虚火盛，口苦咽干，烦渴微热者。

清心凉膈散qīngxīnliánggésǎn　《温热经纬》卷五方。又名桔梗汤。连翘、甘草、黄芩（酒炒）、薄荷、栀子、桔梗（余师愚氏又加生石膏）。为粗末，加竹叶，水煎，入白蜜微煎温服。功能清热透疹。治疫疹初起。本方即凉膈散去硝、黄，加桔梗。

清心牛黄丸qīngxīnniúhuángwán　《证治准绳·类方》第八册方。胆南星、黄连各一两，牛黄二钱，当归身、甘草、朱砂各半两。为细末，汤浸蒸饼为丸，绿豆大，每服五十丸，临卧唾津咽下。功能清心开窍豁痰。治舌纵口角流涎不止，口目㖞斜，手足痿软。

清心散qīngxīnsǎn　❶《古今医鉴》卷二方。青黛、硼砂、薄荷各二钱，牛黄、冰片各三分。为细末，先以蜜水洗舌后，以姜汁擦舌，再将药末用蜜调稀搽舌本上。治中风不语。❷《张氏医通》卷十六方。大黄（酒浸）二两，芒硝、连翘、黄芩、黄连各一两，栀子八钱，薄荷七钱，炙甘草六钱。为粗末，每服四至五钱，加竹叶一把，白蜜少许煎服。功能清热解毒，泻火通便。治温热时行壮热，神昏不语，便溺闭涩。若头痛加川芎、防风、石膏，不应加麻黄。本方即凉膈散加黄连。❸《杂病源流犀烛·脏腑门》卷六方。远志、赤茯苓、赤芍药、生地黄、麦冬、知母、甘草各一钱。加生姜三片、大枣二枚（若加黄连尤佳），水煎服。治心痛发于胸乳间。

清心汤qīngxīntāng　❶《证治准绳·疡医》卷一方。防风、当归、川芎、芍药、大黄、芒硝、连翘、薄荷、麻黄、桔梗、石膏、黄芩、滑石各一两，白术、栀子、荆芥各二钱五分，甘草二两，黄连五钱。为粗末，每服一两，水煎服。功能解表散邪，清泻里热。治疮疡肿痛，发热饮冷，脉沉实，睡卧不宁。本方即防风通圣散加黄连。❷见《景岳全书·古方八阵》卷五十七。黄连、黄芩、栀子、连翘、薄荷、甘草、芒硝、大黄各等分。加竹叶二十片，水煎服。功能清心泻火。治心受热邪，狂言叫骂，步履失常者。❸《杂病源流犀烛·脏腑门》卷二方。黄连、连翘、生地黄各一钱五分，栀子二钱，黄芩一钱，当归尾三钱，黄柏、牡丹皮、甘草各五分，赤芍药八分，菊花七分，灯心草三分，川芎六分。水煎服。功能清心泻火，凉血解毒。治疹不出，痕如朱点，或赤或紫，烦躁不宁者。

清心丸qīngxīnwán ❶《圣济总录》卷一百八十五方。黄柏一两，冰片一钱。为细末，炼蜜为丸，梧桐子大，每服十至十五丸，浓煎麦冬汤送下。治热盛遗精，心忪恍惚，胸膈痞闷。❷《普济本事方》卷八方。地骨皮、黄芩、麦冬、青黛、车前子、乌梅肉、炒蒲黄、炒香附各等分。为细末，炼蜜为丸，弹子大，每次一丸，不时含化，或温水化服。治余热不退，津亏烦渴。❸《仁斋直指方论》卷二十三方。黄连一两，茯神（去木）、微赤茯苓各半两。为末，炼蜜为丸，梧桐子大，每服一百丸，食前米饮送下。治心经血热，痔疮肿痛。本方原名"清心汤"，与剂型不符，现据《丹溪心法》卷二改。❹《医学心悟》卷四方。生地黄四两，丹参二两，黄柏五钱，牡蛎、山药、炒酸枣仁、茯苓、茯神、麦冬各一两五钱，五味子、车前子、远志各一两。为细末，金樱膏为丸，每服三钱，开水送下。治遗精。

清心温胆汤qīngxīnwēndǎntāng 《古今医鉴》卷七方。陈皮、半夏、茯苓、枳实、姜黄连、竹茹、白术、菖蒲、香附、当归、白芍药各一钱，麦冬八分，川芎、远志、人参各六分，甘草四分，生姜三片。水煎服。功能涤痰补虚。治心脏虚损，气血不足而致的癫痫。

清心泻火qīngxīnxièhuǒ 治法。即用具有清泻心经火热作用的方药治疗心火亢盛证、心火上炎证的治法。

清心药方qīngxīnyàofāng 《世医得效方》卷十八方。降香、白芷（醋炒）、苏木（盐水炒）、枳壳、藿香（清油炒）、丁香皮（盐水炒）、紫金皮、木香（茶水炒）、丁香（米泔水炒）、木通、栀子、大黄、莲子肉（酒蒸）、沉香、人参、煨当归、煨川芎、羌活、独活、花蕊石（醋碎）、乌豆、赤芍药各等分，灯心少许。为细末，每服二钱，薄荷或灯心煎汤或童便调下；或水煎服。治大小肠不通，或恶血污心，或烦闷暴死。如痰血从口中出，加半夏。

清虚热剂qīngxūrèjì 方剂学名词。指以清退虚热药为主配伍组成，治疗虚热证的清热剂。

清宣金脏法qīngxuānjīnzàngfǎ 《时病论》卷四方。又名雷氏清宣金脏法。牛蒡子、桔梗各一钱五分，川贝母、杏仁各二钱，马兜铃一钱，瓜蒌皮、桑叶、蜜炙枇杷叶各三钱。水煎服。功能宣肺清热，化痰止咳。治热烁肺金，咳逆胸闷，身体发热。

清宣郁热qīngxuānyùrè 治法。即用具有清热泻火、理气解郁作用的方药治疗气郁化火证、热扰心神证的治法。

清眩丸qīngxuànwán 《中药制剂手册》方。川芎、白芷各60g，薄荷、荆芥穗、石膏各30g。为细末，炼蜜为丸，每服6g，日1~2次。功能清热疏风。治风热上攻，头目眩晕，偏正头痛，鼻塞不通。本方由《丹溪心法》上清散加减而来。

清血qīngxuè 症名。见《伤寒论·辨太阳病脉证并治》。亦作圊血。详"圊血""便血"条。也指下清鲜纯血。《医学纲目》卷十七："如下清血色鲜者，肠风也；血浊而色黯者，藏毒也。"参见"肠风"条。

清咽qīngyān 治法。即用具有清热解毒，或清热养阴作用的方药，治疗咽喉红肿疼痛或不适病证的治法。

清咽白虎汤qīngyānbáihǔtāng 《疫喉浅论》卷下方。玄参、羚羊角、马勃、麦冬、石膏、知母、生地黄、犀角、甘草、竹叶、粳米。水煎服。功能清热养阴，凉血解毒。治疫喉毒壅阳明，咽喉腐烂，壮热痧艳，口渴面赤，舌绛少津，神烦自汗，脉洪。

清咽导赤散qīngyāndǎochìsǎn 《疫喉浅论》卷下方。鲜生地黄、玄参心、麦冬、甘草梢、连翘、青黛、木通。加灯心二十寸，竹叶二十片，水煎服。功能滋阴清热，通利小便。治疫喉痧透，溲涩不通，舌燥脉数。

清咽导痰汤qīngyāndǎotántāng 《疫喉浅论》卷下方。薄荷、杏仁、桔梗、瓜蒌、浙贝母、橘红（盐水炒）、牛蒡子、赤茯苓、苏子、枳实、鲜竹茹、陈白萝卜缨。水煎服。治疫喉红肿白腐，身热有汗，痧见不透，咳嗽痰壅，神呆气粗，苔黄黏厚，脉滑并数，心烦少寐者。若心烦甚，加黄芩、黄连、犀角；热痰甚，去萝卜缨，加风化硝、白萝卜汁、橄榄汁。

清咽奠阴承气汤qīngyāndiànyīnchéngqìtāng 《疫喉浅论》卷下方。玄参、麦冬、生地黄、甘草、知母、马勃、大黄、犀角、芒硝、沙参。水煎，兑童便一盅服。治疫喉腐烂，灼热痧赤，谵语神烦，舌干绛或干黑，脉数便秘，瘛疭抽搐，内火大炽，津液已伤等症。如神识模糊者，急另服万氏牛黄清心丸一粒，竹叶、灯心草煎汤送下。

清咽复脉汤qīngyānfùmàitāng 《疫喉浅论》卷下方。西洋参、牡蛎、炙鳖甲、龟甲、生地黄、炙甘草、白芍药、火麻仁、阿胶、玄参、麦冬、天冬、鸡子黄、童便。水煎去渣，入阿胶烊化，再入鸡子黄搅和，最后冲童便一大盅服。治疫喉腐烂，痧透热留，舌干少津，脉数而细。

清咽甘露饮qīngyāngānlùyǐn 《疫喉浅论》卷下方。鲜生地黄、茵陈、黄芩、鲜石斛、犀角、石膏、枳壳、麦冬、人中黄、马勃。加鲜枇杷叶（蜜炙，绢包），水煎服。治疫喉腐烂，或白或黄，神烦痧赤，唇舌破烂，口渴溲赤，脉数，苔燥而厚。

清咽葛根汤qīngyāngégēntāng 《疫喉浅论》卷下方。葛根、荆芥、金银花、僵蚕、薄荷、牛蒡子、桔梗、蝉蜕、枳壳、甘草、山楂、赤芍药。水煎服。治疫喉肿痛微腐，身热汗少，痧隐神清，舌白，脉郁不起者。若无汗加豆豉；热甚加连翘、栀子。

清咽化痧煎qīngyānhuàshājiān 《疫喉浅论》卷下方。金银花、牡丹皮、玄参、丹参、鲜生地黄、人中黄、麦冬、白茅根、莲房、赤芍药、连翘、犀角、竹叶。水煎，兑陈金汁（童便亦可）、地骨露温服。功能清热凉血解毒。治疫痧红艳，颗粒无分，灼热无汗，神烦口渴，肤燥喉烂，脉数舌绛，营血热极等症。若痧斑紫黑，加大青叶。

清咽利膈汤qīngyānlìgétāng 《外科理例》方。连翘、黄芩、甘草、桔梗、荆芥、防风、栀子、薄荷、金银花、黄连、牛蒡子、玄参各一钱，大黄、朴硝各二钱。水煎服。功能疏风清热，通便泻火。治积热而致的咽喉肿痛，痰涎壅盛，及乳蛾、喉痹、喉痈、重舌、木舌，或胸膈不利，烦躁饮冷，大便秘结等症。

清咽利膈丸qīngyānlìgéwán ❶见《全国中药成药处方集》（青岛方）。连翘、黄芩、栀子、薄荷、防风、玄参、牛蒡子、天花粉、射干、荆芥穗各1000g，桔梗2000g，熟大黄

250g。为细末，水泛为丸，绿豆大，每服6g，日二次。功能疏风清热。治肺胃热盛，胸膈不利，咽喉肿痛，口苦舌干。本方由《外科正宗》清咽利膈汤加减而来。❷见《全国中药成药处方集》（沈阳方）。犀角、牛蒡子、连翘、荆芥、防风、栀子、桔梗、玄参、黄连、金银花、黄芥、薄荷各9g，甘草、大黄、朴硝各6g。为细末，炼蜜为丸，每丸重6g，金箔为衣，每服一丸，食后竹叶煎汤送下。功能疏风清热，泻火解毒。治急、慢喉风，双单乳蛾，咽喉肿痛，项肿发颐，咽喉糜烂，唇口焦裂，疹后余毒未尽，音哑喉痹。

清咽凉膈散qīngyānliánggésǎn 《疫喉浅论》卷下方。天花粉、栀子、玄参、浙贝母、薄荷、黄芩、黄连、金银花、大黄、风化硝、犀角、连翘。加竹叶二十片，水煎，入蜜一匙和匀服（或加人中黄）。治疫喉腐烂，痧点红赤，神烦气促，口渴，脉数，灼热，谵语，便秘，热痰壅于膈上者。

清咽宁肺汤qīngyānníngfèitāng 《证治准绳·类方》第二册引《医学统旨》方。桔梗二钱，栀子、黄芩、桑白皮、甘草、前胡、知母、贝母各一钱。水煎服。功能清热泻肺，化痰止咳。治热壅肺气，声哑咳嗽。

清咽人中黄汤qīngyānrénzhōnghuángtāng 《疫喉浅论》卷下方。人中黄、豆豉、浙贝母、牡丹皮、玄参、连翘壳、金银花、木通。加白蜜一大匙，水煎服。治少阴疫喉，咽腐不利，烦满昏寐，脉细数，身热痧隐，邪未宣达，火已鸱张。若神昏加犀角；相火旺者加天冬、生地黄、知母、黄柏；白腐加马勃；声不出加鸡子清。

清咽润燥汤qīngyānrùnzàotāng 《疫喉浅论》卷下方。杏仁、桑叶、牡丹皮、连翘、甘草、天花粉、浙贝母、石膏、牛蒡子。水煎，兑橄榄汁半酒盅服。治疫蒸气分，咽喉红肿，上有细碎白点，身热有汗，口渴唇燥，心烦脉数；或秋燥熏蒸，致咽喉燥痛者。

清咽三黄汤qīngyānsānhuángtāng 《疫喉浅论》卷下方。玄参、黄连、生地黄、麦冬、连翘、栀子、大黄（绞汁）、竹叶、黄芩、石膏。水煎，兑大黄汁服。功能滋阴清热，泻火解毒。治疫喉腐烂，痧艳，灼热口渴，脉实便秘等症。若神呆，加犀角；无汗，合清咽消毒饮服；兼痰热壅甚者，加礞石滚痰丸二三钱。

清咽散qīngyānsǎn 《喉科指掌》卷一方。荆芥穗、薄荷各三钱，炒僵蚕、桔梗、生甘草、防风、前胡、枳壳各二钱。为粗末，水煎去渣，徐徐漱咽。功能疏风清热，利咽散结。治一切咽喉诸症。

清咽渗湿汤qīngyānshènshītāng 《疫喉浅论》卷下方。葛根、枇杷叶（绢包）、大豆卷、茵陈、薄荷、蚕蜕、牛蒡子、茯苓皮、通草、滑石、连翘、马勃。地浆水煎服。治疫喉红肿白腐，微汗身热，痧隐心烦，脘痞溲少，上喘下利，苔色灰潮而黄，脉濡带数。若热甚加金银花、犀角、炒黄芩、炒黄连、鲜芦根；湿甚加石菖蒲、藿香、佩兰。

清咽双和饮qīngyānshuānghéyǐn 《喉症全科紫珍集》卷上方。桔梗、金银花各一钱五分，当归一钱，赤芍药一钱二分，生地黄、玄参、赤茯苓各二钱，荆芥、牡丹皮各八分，川贝母、甘草各五分，葛根、前胡各七分。加灯心一分，地浆水煎服。功能清热解毒，凉血散瘀。治一切喉症初起。

清咽汤qīngyāntāng ❶《杂病源流犀烛·脏腑门》卷二方。升麻、玄参、射干、连翘、栀子、黄芩、石膏、当归尾、麦冬、生地黄、薄荷、大黄、金银花、甘草节。水煎服。功能清热解毒，养阴生津。治疹后热毒上冲，喉哑疼痛，饮水不止。❷《疫喉浅论》卷下方。荆芥穗、防风（微寒略用，有汗勿用）、桔梗、杏仁、薄荷、生甘草、枳壳、鲜浮萍、牛蒡子、前胡（酌用）、僵蚕、橄榄。水煎服，取汗。功能疏散风热，解毒利咽。治疫喉初起，寒热咳嗽，咽喉肿痛，已破未破者。如痰多呕吐者，去甘草，加橘红（盐水炒）、郁金；汗多者，去浮萍、防风、前胡。

清咽消毒饮qīngyānxiāodúyǐn 《疫喉浅论》卷下方。鲜金银花、连翘、犀角、栀子、黄连、牛蒡子、玄参心、人中黄、马勃、薄荷、绿豆衣、板蓝根。水煎频服。治疫喉腐烂，灼热汗少，神烦痧隐，口渴，面赤项肿，脉弦数，舌苔干黄。如便秘，加大黄。

清咽泻白散qīngyānxièbáisǎn 《疫喉浅论》卷下方。桑白皮、地骨皮、牛蒡子、瓜蒌皮、甘草、连翘、鲜枇杷叶（去毛，绢包）、浙贝母。鲜芦根煎汤代水煎服。治疫喉红肿，痧见而不透，肺热甚，咳嗽气喘。

清咽养荣汤qīngyānyǎngróngtāng 《疫喉浅论》卷下方。西洋参、生地黄、茯神、麦冬、白芍药、天花粉、天冬、玄参、知母、炙甘草。水煎，兑蔗浆一盅服。治疫喉痧透，舌绛无津，脉数少寐，筋惕肉瞤等。若余毒仍盛者，加犀角。

清咽抑火汤qīngyānyìhuǒtāng 《寿世保元》卷下方。连翘一钱五分，黄芩、栀子、防风、朴硝、黄连、知母、玄参、牛蒡子、大黄各一钱，桔梗二钱，薄荷七分，甘草五分。水煎频服。功能疏风清热。治上焦实热，初起咽喉肿痛，痰涎壅盛者。

清咽栀豉汤qīngyānzhīchǐtāng 《疫喉浅论》卷下方。栀子、豆豉、金银花、薄荷、牛蒡子、甘草、犀角、僵蚕、连翘、桔梗、马勃、蝉蜕、芦根、灯心草、竹叶。水煎服。功能清热解毒，疏风散结。治疫喉邪郁未透，内火已炽，咽喉红肿白腐，壮热汗少，痧隐不齐，心烦懊憹，舌干口渴，脉数。

清咽滋肺汤qīngyānzīfèitāng 《张氏医通》卷十五方。玄参、牛蒡子、荆芥、葳蕤、贝母、天花粉、马兜铃、桔梗、麦冬各等分，甘草量减半。水煎服。功能清热养阴，化痰止咳。治麻后余热，咳嗽声喑。

清阳qīngyáng 指体内轻清升发之气。走向上窍的阳气，发于肌表腠理的卫气，充实四肢而具有卫外作用的阳气等，均属清阳。《素问·阴阳应象大论》："清阳出上窍，浊阴出下窍；清阳发腠理，浊阴走五脏；清阳实四肢，浊阴归六腑。"

清阳补气汤qīngyángbǔqìtāng 《杂病源流犀烛·六淫门》卷十三方。苍术一钱，甘草、当归、藁本、知母各五分，升麻一钱半，柴胡、黄柏、黄芪各八分，五味子四分，陈皮六分。水煎服。治体倦麻木，食汗善饥，舌强，声哑、声重者。

清阳不升qīngyángbùshēng 病机。指水谷化生的轻清阳气不能正常濡养头部、肌表、四肢的病机。《素问·阴阳应象大论》："清阳出上窍""清阳发腠理""清阳实四肢"。清阳不升多因脾胃阳气不足，升清降浊的功能障碍所致。症见头晕、眼花、耳鸣、耳聋、畏寒肢冷、困倦乏力、食不知味、纳减便溏、舌淡嫩、苔白、脉弱或虚等。治疗上，阳虚者宜补中益气，湿重者须芳香化浊。

清阳汤qīngyángtāng 《脾胃论》卷下方。红花、黄柏（酒炒)、桂枝各一分，苏木、生甘草各五分，炙甘草一钱，葛根一钱五分，当归身、升麻、黄芪各二钱。为粗末，黄酒煎服，服后以火熨紧结处。治口颊急紧，胃中火盛，汗不止而小便数者。

清胰二号qīngyí·èrhào 见《中西医结合治疗急腹症》（遵义医学院）。生大黄（后下）、赤芍药各15g，厚朴、木香、延胡索、栀子、牡丹皮、芒硝（冲）各9g。水煎服，每日二剂，三至四次分服。功能泄热通便，理气止痛。治重型胰腺炎（急性出血、坏死性胰腺炎）。

清胰三号qīngyísānhào 见《中西医结合治疗急腹症》（遵义医学院）。生大黄（后下）、白芍药各15g，栀子、木香、槟榔、延胡索、芒硝（冲）各9g，细辛0.9g。水煎服，每日二剂，三至四次分服。功能通里泻实，理气止痛。治合并型胰腺炎（指合并有胆道疾患者）。如需驱蛔，可再加苦楝根皮9～24g。

清胰汤qīngyítāng 见《中西医结合治疗急腹症》（天津南开医院）。柴胡、白芍药、生大黄（后下）各15g，黄芩、胡黄连、木香、延胡索、芒硝（冲服）各9g。水煎服。功能疏肝理气，清热通便。治急性单纯性胰腺炎。

清胰一号qīngyíyīhào 见《中西医结合治疗急腹症》（遵义医学院）。生大黄（后下）、白芍药各15g，龙胆草、木香、延胡索各9g。水煎服。功能通里清热，理气止痛。治轻型胰腺炎（急性水肿性胰腺炎）。

清音丸qīngyīnwán ❶《证治准绳·类方》卷二引《医学统旨》方。桔梗、诃子各一两，甘草五分，硼砂、青黛各三钱，冰片三分。为细末，炼蜜为丸，龙眼大，每服一丸，噙化。治咳嗽失音。❷《全国中药成药处方集》（天津）方。玄参、桔梗、山豆根、胖大海、薄荷、硼砂、金果榄、射干、黄连各30g，金银花、麦冬各45g，诃子肉60g，黄芩、栀子、锦灯笼、川贝母、甘草各1.5g。为细末，炼蜜为丸，每服3g，含口中，缓缓咽下，日二三次。功能清凉解热，生津止渴。治咽喉肿痛，音哑声嘶，口干舌燥，咽下不利。本方由上方加减而来。

清饮qīngyǐn 指清冷的饮料。《灵枢·杂病》："齿痛不恶清饮。"

清营qīngyíng 治法。又称清营泄热。是清除热性病邪在营分的治法。热邪入于营分，症见高热、烦躁、夜睡不安、舌绛而干、脉细数、口渴不甚，可用清营汤，清营解毒，泄热养阴。

清营凉血剂qīngyíngliángxuèjì 指以清营泄热药及凉血药为主配伍组成的治疗血热证的清热剂。

清营汤qīngyíngtāng 《温病条辨》卷一方。犀角三钱，生地黄五钱，玄参、麦冬、金银花各三钱，丹参、连翘各二钱，黄连一钱五分，竹叶心一钱。水煎，分三次服。功能清营解毒，透热养阴。治温邪传营，身热烦渴，或反不渴，时有谵语，烦躁不眠，舌绛而干，脉细数，或斑疹隐隐；近代也用于流行性乙型脑炎、流行性脑脊髓膜炎、败血症等见有上症者。方中用犀角咸寒清解营分之热毒，为君药；热甚伤阴，故以玄参、生地、麦冬甘寒清热养阴，共为臣药；佐以苦寒之黄连，清气分未尽之邪，兼能清心除烦，竹叶心清心除烦，导心热下行，从小便出；连翘、金银花清心解毒，并透热于外，使热邪转出气分而解；丹参清热凉血，并能活血，以防血与热结，亦为佐药。诸药合用，共奏清营解毒、透热养阴之效。

清营透疹qīngyíngtòuzhěn 治法。清营分热结合透疹的治法。如症见高热烦躁、夜寐不安、口不甚渴、皮肤疹点隐隐，舌绛而干，苔少，脉细数。此热邪传入营分之候。可用细生地、麦冬、丹皮、大青叶等清营分热邪，用金银花、连翘、竹叶、牛蒡子等以透疹。

清营泄热qīngyíngxièrè 治法。详"清营"条。

清油qīngyóu 中药材。出《岭南卫生方》。为麻油之别名，详该条。

清源汤qīngyuántāng 《三因极一病证方论》卷八方。茯苓、黄芩、菖蒲各五两，玄参、细辛各四两，大黄、炙甘草各二两，煅磁石八两。为粗末，每服四钱，水煎服。治肾实热，小腹胀满，四肢色黑，耳聋，骨热，小便赤黄，腰脊离解等。

清脏补漏丸qīngzàngbǔlòuwán 《疡医大全》卷二十三引汤松阿道士方。炮穿山甲一两，炒槐花、明矾各二两。为细末，以黄蜡二两熔化为丸，每服二钱，每早空腹时白汤送下。治痔漏。

清脏腑热剂qīngzàngfǔrèjì 指以清解内热药为主配伍组成的治疗五脏六腑里热证的清热剂。

清脏汤qīngzàngtāng 《杂病源流犀烛·六淫门》卷十七方。生地黄一钱，当归（酒洗）、地榆各八分，栀子、黄芩、黄柏各七分，白芍药、黄连、阿胶、侧柏叶各六分，川芎、槐角各五分。水煎服。功能清热凉血。治肠风便血。

清燥qīngzào 治法。润燥法之一。又称凉燥。治疗外感燥热伤肺的方法。症见身热头痛、干咳少痰，或气逆喘急、咽干鼻燥、口渴心烦，舌干红无苔，或薄白而燥。用桑杏汤或清燥救肺汤。

清燥解郁汤qīngzàojiěyùtāng 《医醇賸义》卷二方。人参、半夏、陈皮各一钱，丹参三钱，茯神、柏子仁、当归、郁金各二钱，沉香四分（人乳磨冲）。水煎服。治心受燥凉，心烦而膈上喘满。

清燥救肺qīngzàojiùfèi 治法。治疗燥热伤肺及其变生肺痿诸证的方法。其法甘凉微辛以清肺胃之热，益胃气滋肾水以保肺金，既避苦寒，又免温热。《温病条辨·秋燥》："诸气郁，诸痿喘呕之因于燥者，喻氏清燥救肺汤主之。"

清燥救肺汤qīngzàojiùfèitāng 《医门法律·伤燥门》方。桑叶三钱，煅石膏二钱五分，炒杏仁、人参各七分，甘草、炒胡麻仁各一钱，阿胶（烊化）八分，麦冬一钱二分，枇杷叶（去毛，蜜炙）一片。水煎，频服。功能清燥润肺。治温燥伤肺，头痛身热，干咳无痰，气逆而喘，咽喉干燥，胸满胁痛，心烦口渴，舌干无苔。若痰多加贝母、瓜蒌；血枯加生地黄，热甚加犀角、牛黄。方中桑叶轻宣肺燥，石膏清肺金燥热，两药合用，以治其致病之源，共为君药；阿胶、麦冬、胡麻仁润肺滋液，同为臣药；人参、甘草益气生津，杏仁、枇杷叶肃降肺气，共为佐药；甘草又调和诸药为使。诸药合用，使肺金之燥得以滋润，肺气之郁得以肃降，则诸症自解。《症因脉治》亦有本方，但无胡麻仁。

清燥汤qīngzàotāng 《兰室秘藏·杂病门》方。黄芪一钱五分，橘皮、白术、泽泻各五分，茯苓、升麻各三分，炙甘草、麦冬、当归身、生地黄、神曲、猪苓各二分，柴胡、黄柏（酒炒）、黄连、苍术各一分。为粗末，每服五钱，水煎，空腹服。治肾亏痿厥，腰以下痿软瘫痪，不能动，行步不正，两足欹侧。

清瘴汤qīngzhàngtāng 经验方。见《内科学》（上海中医学院）。青蒿、柴胡、茯苓、知母、陈皮、半夏、黄芩、黄连、枳实、常山、竹茹、益元散（布包）。水煎服。功能清热利尿。治温疟、瘴疟，症见热甚寒微，或壮热不寒，面红目赤，烦渴引饮，胸闷呕吐，肢节烦疼，小便热赤，大便秘结或自利，甚则神昏谵语。

清者为营qīngzhěwéiyíng　营，指营气。营气与卫气均源于水谷精微，其清稀部分化生为营气，其浓浊部分则化生为卫气。《灵枢·营卫生会》："人受气于谷，谷入于胃，以传与肺，五脏六腑，皆以受气，其清者为营，浊者为卫。"

清者温之qīngzhěwēnzhī　治则。出《素问·至真要大论》。清稍次于寒，温稍次于热。即对偏于寒性的病证，可用温性的方药治疗。

清疹汤qīngzhěntāng　《医学衷中参西录》方。生石膏（碎）30g，知母18g，羚羊角、薄荷叶、连翘、僵蚕各6g，金线重楼、蝉蜕（去足）各4.5g。水煎服。功能辛凉透疹，清热解毒。治小儿出疹，表里俱热，或烦躁引饮，或喉疼声哑，或喘逆咳嗽。

清震汤qīngzhèntāng　❶《兰室秘藏·阴痿阴汗门》方。羌活、酒黄柏各一钱，升麻、柴胡、苍术、黄芩各五分，泽泻四分，麻黄根、猪苓、防风各三分，炙甘草、当归身、藁本各二分，红花一分。为粗末，水煎，临卧服。治小便色黄，臊臭淋沥，睾丸如冰，阴汗浸多。❷《审视瑶函》卷三方。升麻、赤芍药、甘草、荆芥穗、葛根、薄荷、黄芩、荷叶、苍术各等分。为粗末，水煎服。治雷头风，兼治发热、恶寒、口渴者。❸《卫生宝鉴》卷九方。即升麻汤第四方，见"升麻汤"条。

清镇汤qīngzhèntāng　《杂病源流犀烛·脏腑门》卷六方。茯神、酸枣仁、远志、菖蒲、石莲子、当归、生地黄、贝母、麦冬、柏子仁。水煎服。功能养心血，调心气。治心血不足，怔忡不安。若病深者，可酌加犀角、朱砂、琥珀、龙齿、牛黄、麝香之属。

清镇丸qīngzhènwán　《素问病机气宜保命集》卷下方。柴胡半斤，黄芩三两，人参六两，半夏半升，炙甘草、生姜各三两，大枣十二枚，青黛五钱。为细末，面糊为丸，梧桐子大，每服五十丸，生姜汤送下。功能和解少阳，清肝泻胆。治热厥。本方即小胡汤加青黛。

清中蠲痛汤qīngzhōngjuāntòngtāng　《张氏医通》卷十四方。栀子（姜汁炒黑）、香附（醋炒）各一钱五分，炮姜三分，川芎（童便浸）、黄连（姜汁炒）、橘红各五分，苍术（童便浸，麻油拌炒）八分，神曲（姜汁炒）一钱。加生姜三片、大枣一枚，水煎，食前服。治中脘火郁，发寒热。

清中驱疟饮qīngzhōngqūnüèyǐn　《医学准绳六要·治法汇》卷三方。半夏、橘红、黄芩、槟榔、草果、山楂、青皮、厚朴、苍术。加姜、枣，水煎服。功能化痰截疟，行气散结。治疟疾初起，先寒后热，胸膈饱闷，或寒战后大渴。

清中汤qīngzhōngtāng　《证治准绳·类方》第四册引《医学统旨》方。黄连、栀（炒）子各二钱，陈皮、茯苓各一钱半，半夏（姜汤泡七次）一钱，草豆蔻仁（捶碎）、炙甘草各七分。加生姜三片，水煎，食前服。功能清解郁热。治热郁心痛，口渴，便秘，脉数。

清浊qīngzhuó　❶指清气和浊气。《灵枢·阴阳清浊》："愿闻人气之清浊……受谷者浊，受气者清。清者注阴，浊者注阳……清浊相干，命曰乱气。"参见"清气""浊气"条。❷相气十法之一。诊察病人面部颜色的清亮与浊暗，以了解疾病的阴阳属性。《望诊遵经》："清者病在阳，浊者病在阴。自清而浊，阳病入阴；自浊而清，阴病转阳。"

蜻蛉qīnglíng　中药材。出《名医别录》。为蜻蜓之别名，详该条。

蜻蜓qīngtíng　中药材。出《本草经集注》。又名蜻蛉。为蜓科动物大蜻蜓 *Anax parthenope* Selys 的全虫。分布几近全国。甘，凉。益肾强阴，解毒消肿，止咳。治肾虚阳痿，遗精，咽喉肿痛，百日咳。内服：煎汤，2～5只；或入丸散。

蜻蜓红qīngtínghóng　中药材。见《福建中草药》。为千日红之别名，详该条。

情欲qíngyù　指人的各种情感和本能的欲望。古人认为，欲求长生，应予节制。《庄子·天篇》："以禁攻寝兵为外，以情欲寡浅为内。"但也有另外一种说法。王充《论衡》中有"草木无欲，寿不逾岁；人多情欲，寿至于百"的语句。

情志三郁qíngzhìsānyù　病证名。指因情志抑郁所致的三种郁证。见《景岳全书·论情志三郁证治》。即怒郁、思郁、忧郁。详各条。

擎疽qíngjū　病名。出《辨证录》卷十三。即手心毒。见该条。

擎珠毒qíngzhūdú　病名。出《疡科心得集》卷上。即手心毒。见该条。

擎珠疽qíngzhūjū　病名。即手心毒。见该条。

苘麻qǐngmá　中药材。出《新修本草》。又名青麻、白麻。为锦葵科植物苘麻 *Abutilon theophrastii* Medic. 的全草或叶。分布几遍全国。苦，平。清热利湿，解毒开窍。①治痢疾，中耳炎，耳鸣，耳聋，睾丸炎，化脓性扁桃体炎。煎服：9～30g。②治痈疽肿毒。鲜叶捣敷。苘麻根：煎服治痢疾，小便淋沥。叶含芸香苷。根含黏液质。

苘麻子qǐngmázǐ　中药材。见《圣济总录》。即苘实，详该条。

苘实qǐngshí　中药材。出《新修本草》。又名苘麻子、空麻子。为锦葵科植物苘麻 *Abutilon theophrasti* Medic. 的干燥成熟种子。主产于四川、河北、江苏、湖北。苦，平。归大肠、小肠、膀胱经。清热解毒，利湿，退翳。用于赤白痢疾，淋证涩痛，痈肿疮毒，目生翳膜，煎服3～9g，或研末服。本品含油量15%～17%，其中58%为亚油酸，并含球蛋白C。

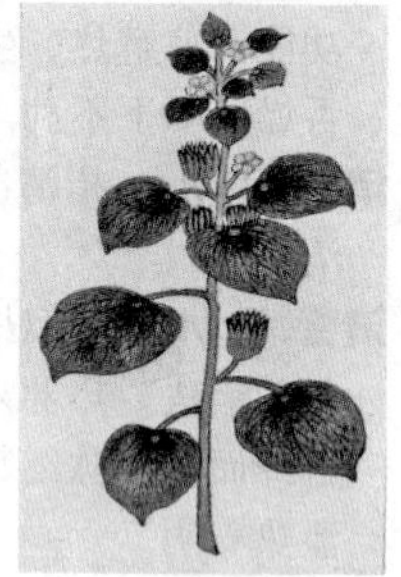
苘实

庆云散qìngyúnsǎn　《备急千金要方》卷二方。覆盆子、五味子、菟丝子各一升，石斛、白术各三两，桑寄生四两，天冬九两，天雄一两，紫石英二两。为末，每服一方寸匕，食前温酒调服，日三次。治男子阳气不足，不能生育。若素不耐寒者，去桑寄生，加细辛四两。

qiong

穷骨qiónggǔ　骨名。出《灵枢·癫狂》。即尾骨。详"尾骶骨"条。

琼布孜孜qióngbùzīzī　唐代藏医学家。曾与汉族高僧、医家马哈也那（一译摩诃衍）合作将大批中医书籍翻译成藏文。据载，现存最早的藏医文献《月王药诊》就是其中之一，为汉藏医学交流做出贡献。

琼瑶发明神书 qióngyáofāmíngshénshū 针灸著作。见“琼瑶神书”条。

琼瑶捷径灸疾疗病神书 qióngyáojiéjìngjiǔjíliáobìngshénshū 针灸著作。见“琼瑶神书”条。

琼瑶神书 qióngyáoshénshū 针灸著作。又名《琼瑶发明神书》《针灸神书大成》《琼瑶捷径灸疾疗病神书》。有2卷本、3卷本及4卷本数种。旧题宋代刘真人（又作刘党或琼瑶真人）撰。撰年未详。明、清间有数种不同的刊本。重点论述用针手法及诸病的针灸治疗。

琼液膏 qióngyègāo 《外科大成》卷四方。当归尾、闹羊花、红花、白芷、蒲黄各二两。香油一斤，浸药七日，炸枯去渣，入白蜡、黄蜡各一两，熔化尽，滤净，稍温再入冰片六分，乳香、没药各六钱，搅匀，摊贴患处。功能活血化瘀止痛。治夹伤破溃。

琼液散 qióngyèsǎn 《医宗金鉴·外科心法要诀》卷七十五方。闹羊花不拘量。微焙为末，每服五至七分，先饮酒至半酣，次调药服下，再饮酒至大醉为度。治器械伤之瘀滞肿痛。

琼玉膏 qióngyùgāo ❶《洪氏集验方》卷一引申铁瓮方。高丽参二十四两，生地黄汁十六斤（捣汁），茯苓四十九斤，白蜜十斤。先以地黄汁同蜜熬沸，入参、苓（各为末）和匀成膏，每服一二匙，早晨温酒或白开水化服。功能养阴润肺。治虚劳干咳，咽燥咯血。方中地黄滋肾水，白蜜养肺阴，二者有金水相生之义；参、苓益气补脾，脾旺则土能生金，肺虚可复；且茯苓味淡气薄，用于甘寒滋润药中，可使滋而不腻。诸药合用，具有滋阴润肺、调补脾胃之功。❷《臞仙活人心方》方。即上方加沉香、琥珀。主治同上。❸《张氏医通》卷十三方。鲜生地黄四十两，人参、茯苓各十两，沉香、琥珀各五钱（四味均另研）。先以地黄熬膏，点纸上不渗，入人参、茯苓末，并入冰糖二十两溶化，离火，再入琥珀、沉香末和匀成膏，每服数匙，清晨、午前温酒或开水和服。治虚劳干咳，喉中血腥，胸中隐痛。

琼脂膏 qióngzhīgāo 《医学正传》卷二方。生地黄二十斤（打汁去渣），白蜜二斤（煎沸去沫），鹿角胶、酥油各二斤，生姜二两（取汁）。先以慢火熬地黄汁数沸，滤取净汁，又煎二十沸，下胶，次下酥、蜜，同熬至如饴状，瓷器收贮。功能滋补阴阳。治血虚而皮肤枯燥及消渴等证。

qiu

丘处机 qiūchùjī（1148—1227） 金、元间道士，养生学家。字通密，号长春子。登州（今山东栖霞）人。其时方士多以不死药惑人，实则多促其人速死。丘断言“有卫生之道，无长生之药”。以其善养生之道，元太祖成吉思汗召见于雪山，尊为“神仙”，与论养生之理。他劝太祖少杀人，远女色。后定居北京，建白云观。撰有《摄生消息论》等。殁后，元世祖忽必烈褒赠“长春演道主教贞人”封号。北京白云观有丘之遗骨埋葬处。

丘经历 qiūjīnglì 宋代医生。山东益都人。善长针术，曾以针刺治愈患牙槽风而日久颔穿脓血不止的病者。

丘可封 qiūkěfēng 明代医生。贵溪（今江西贵溪）人。曾任国子监典簿等官，通天文，尤精于《素问》，但泥于太素脉。编辑有医书和经验良方，都已失传。

丘墟 qiūxū 经穴名。代号GB40。出《灵枢·本输》。属足少阳胆经。原穴。位于足背外侧，外踝前下缘，当趾长伸肌腱外侧凹陷处。一说“去临泣一寸”（《针灸甲乙经》）。布有足背中间皮神经分支及腓浅神经分支；并有外踝前动脉分支通过。主治胸胁满痛，颈项强，腋下肿，下肢痿痹，疟疾，脚气，足跟痛以及肋间神经痛，坐骨神经痛等。直刺0.5～1寸。艾条灸5～10分钟。

丘哲 qiūzhé 宋代医家。生平不详。撰有《备急效验方》三卷，已佚。

丘疹 qiūzhěn 症名。高出于皮面、界限清楚、局限性的小疹块。一般直径在1cm以内，是皮肤病或某些全身性疾病常见的一种表现。丘疹可发生于表皮内（如扁平疣），亦可发生在真皮上部；有炎性的，亦可为非炎性的；形状、大小、硬度、颜色均呈多样。

邱圭 qiūguī（1407—1474） 明代医家。字廷用。浙江人。景泰（1450—1456）年间，以名医征入京，隶职太医院。宫庭官府之有疾者，经治辄愈，医名震京师。成化三年（1467）告老南归，被赐冠带。

邱熺 qiūxī 清代医家。字浩川。广东南海人。嘉庆十年（1805）于澳门经商，习得种牛痘之法，自身试之并及亲友，均无不验，乃于会馆专司其事，历十余年。后将种痘方法详加记述，纂为《引痘略》（1817）。为我国介绍引种牛痘较早之专书。

邱映堂 qiūyìngtáng 清代伤科医家。世传治跌打要诀，家藏伤科医籍，图、穴、方、论俱全。道光二十二年（1842），出《跌打大全》一书，选简易急救方法及药物，据图证穴，按症选方，便于施用。

秋蝉 qiūchán 中药材。出《太平圣惠方》。为蚱蝉之别名，详该条。

秋分 qiūfēn 二十四节气之一。《灵枢·九针》：“右胁应秋分。”古人喻人之形体与节气相应。右胁在节气与秋分相应。

秋枫木 qiūfēngmù 中药材。见《陆川本草》。又名水梁木、三叶红、红桐、丢了棒。为大戟科植物秋枫 *Bischofia javanica* Bl. 的根、树皮、枝叶。分布长江流域以南各地。辛、涩，微温。祛风化湿，消肿解毒。①治风湿骨痛，痢疾，疳积，膈食反胃。煎服：9～15g。②捣敷治痈疽，无名肿毒。根含β-香树脂醇、熊果酸、β-谷甾醇。树皮含乙酸表无羁萜酯、无羁萜、β-谷甾醇、白桦脂酸甲酯。枝叶含黄酮类、香豆素类等。叶尚含酸性酒石酸甲、酒石酸钙、乙酸无羁萜-3α-酯、无羁萜、无羁萜-3β-醇、无羁萜-3α醇、β-谷甾醇、并没食子酸。

秋后晚发 qiūhòuwǎnfā 病证名。指秋后发作、病势沉重的疟疾。《医宗己任编》卷八：“有一种疟疾，秋后晚发，不论间日一日，热多寒少，或独热无寒，或寒热相半，势沉重者，总当以治感症之法治之。”亦指伏暑。《六因条辨》中卷：“己任编有秋时晚发，以感证之法治之一语，因著伏暑之称。”详“伏暑”条。

秋兰 qiūlán 中药材。出《本草衍义》。为建兰花之别名。详该条。

秋脉如浮 qiūmàirúfú 秋季应时的脉象。《素问·玉机真藏论》：“秋脉如浮……其气来轻虚以浮，来急去散，故曰浮。”

秋脉如毛 qiūmàirúmáo 秋季的正常脉象。毛，轻微而浮之象，秋季阳气开始收，脉象搏动相应地减弱而稍浮。参“毛脉”条。

Q

秋日泄痢qiūrìxièlì 病证名。出《济生拔萃·田氏保婴集》。秋初之际，湿热伤及脾胃，致运化失常，发生泄泻；湿热下注，蕴积肠道，腹痛即泄，或里急后重，便脓血者，则成痢疾。如症见泄泻灼肛气秽，粪色黄褐，心烦口渴，小便短赤者，为湿热郁滞，治宜清热利湿，用葛根芩连汤加金银花、木通，以分消湿热；如痢下赤白黏液，便带脓血者，用香连丸以调气清热。泄痢久而不愈者，治法参见“久泻滑肠”“久痢”条。

秋石qiūshí 中药材。出《本草品汇精要》。亦名龙骨石。为人中白或食盐的加工品。古代亦有用人尿、秋露水和石膏等加工制成。人中白加工而成的名淡秋石，主产华东；食盐加工而成的名咸秋石，主产安徽。咸，寒。入肺、肾经。滋阴降火。①治骨蒸劳热，咳嗽，咳血，遗精，白浊，膏淋，带下。煎服：4.5～9g。②治口疮，咽喉肿痛。淡秋石煎服；或咸秋石研末外用。亦可作为水肿患者食盐的代用品，但不宜多用。淡秋石主含尿酸钙与磷酸钙。咸秋石主含氯化钠与尿素等。

秋时晚发qiūshíwǎnfā 病证名。即伏暑。《时病论》卷五：“伏天所受之暑者，其邪盛，患于当时，其邪微，发于秋后，时贤谓秋时晚发，即伏暑之病也……其脉必滞，其舌必腻，脘痞气塞，渴闷烦冤，每至午后则甚，入暮更剧，热至天明得汗，则诸恙稍缓。”详“伏暑”条。

秋暑qiūshǔ 病证名。《时病论》卷五：“七月大火西流，暑气渐减，而凉气渐生，其时炎敲尚存，一如盛夏，亦有较盛夏更热之年，人感其热而病者，为秋暑，即世俗所称秋老虎是也。斯时湿土主气，犹是暑湿交蒸，但见壮热烦渴，蒸蒸自汗，脉象洪濡或数，是秋暑之证，其治法与阳暑相同。”宜清凉涤暑法。参见“阳暑”条。

秋鼠曲草qiūshǔqūcǎo 中药材。见《中国药用植物图鉴》。又名天水蚁草、下白鼠曲草、黄花草、大叶毛鼠曲草、白调羹、碎叶青花。为菊科植物秋鼠曲草 *Gnaphalium hypoleucum* DC. 的全草。全国大部分地区均有分布。微辛、微苦，平。祛风清热，止咳化痰，降血压，解湿毒。①治风热感冒，急、慢性支气管炎，哮喘，高血压，风疹，湿疹，痔疮，脱肛。煎服：9～15g。②捣敷治下肢溃疡。

秋温qiūwēn 病证名。指秋季的一种热病。《温热经解·客气温病治法》：“秋温，不大便五六日，舌苔焦燥者，热病也，大承气汤主之。秋温，化热十余日，邪入厥阴，唇焦齿燥，耳聋，舌根焦黑，手指蠕动欲痉者，三甲复脉汤主之。秋温，温邪下陷为热利，下重者，白头翁汤主之……秋温下陷，泄泻不止，欲作痢者，葛根黄芩黄连汤主之。”上列各种证治，可见于一般热病，以病发于秋季，故名秋温。参见“温病”条。

秋应中衡qiūyìngzhònghéng 脉应四时之象。出《素问·脉要精微论》。秋季阳气收，脉象应轻平而浮，像秤杆的平衡一样。

秋月咳嗽qiūyuèké·sou 病证名。指秋月感受湿热或燥热所致的咳嗽。《不居集》卷十五：“秋月咳嗽，秋月咳而身热自汗，口干便赤，脉虚而洪者，白虎汤；身热而烦，气高而短，心下痞满，四肢困倦，精神短少，香薷饮；若病邪既去，宜补中益气汤加山药、五味，以养元气，柴胡、升麻各二分，以升生气；秋深初冬，天久不雨，燥金用事，则肺燥咳嗽，当清金润肺，或兼清散。”《温热经解》：“秋咳嗽者，人气内收，清气入肺，法当疏解，杏苏散主之。”《类证治裁·咳嗽》：“秋季咳，燥气乘金也。治宜清润。玉竹、贝母、杏仁、阿胶、百合、枇杷膏之属。”参见“咳嗽”“肺燥咳嗽”等条。

秋燥qiūzào 病名。见《医门法律·秋燥论》。指感受秋季燥气而发的热性病。一般病情较轻，传变较少。《六因条辨·秋燥辨论》：“因秋令太温，雨泽愆期，风阳化燥，皷荡寰宇，以致消烁之势，乘虚袭肺，肺失清肃，则洒洒恶寒，翕翕发热，鼻鸣干燥，咳逆衄血，舌赤齿枯，诸症丛生。”《医碥》卷二：“秋燥宜润，杏仁、瓜蒌之属。”可用滋燥养荣汤、清燥救肺汤、杏苏汤、桑杏汤等。秋燥有温燥与凉燥两类。《医醇賸义·秋燥》：“燥者干也，对湿言之也。立秋以后，湿气去而燥气来，初秋尚热则燥而热，深秋既凉则燥而凉。”若肺受燥热，症见发热咳嗽，甚则喘而失血，可用清金保肺汤；若肺受燥凉，症见咳而微喘，气郁不下，可用润肺降气汤。本病可见于上呼吸道感染、急性支气管炎、肺炎等疾患。参见“温燥”“凉燥”条。

蚯蚓qiūyǐn 中药材。出《神农本草经》。为地龙之别名，详该条。

蚯蚓散qiūyǐnsǎn 《阎氏小儿方论》方。蚯蚓。为末，唾液调外敷（敷前先用花椒煎汤洗患处）。治肾子肿硬成疝。本方原书无方名，该方名见《证治准绳·幼科》。

蚯蚓头qiūyǐntóu 中药材的一种性状特征。指某些药用植物（如防风，前胡等）的根头部细密的横环纹，因与蚯蚓头部特征相似，故习称“蚯蚓头”。

楸白皮qiūbáipí 中药材。出《备急千金要方》。为楸木皮之别名，详该条。

楸马核果qiūmǎhéguǒ 中药材。见《中国药用植物图鉴》。为核桃楸果之别名，详该条。

楸木皮qiūmùpí 中药材。出《本草拾遗》。又名楸白皮。为紫葳科植物楸 *Catalpa bungei* C. A. Meyer 的树皮、根皮的韧皮部或叶。分布于河北、山西、陕西、甘肃、贵州、云南、江苏、浙江等地。苦，微寒。清热解毒，排脓生肌。治痈肿疮疡，痔瘘，瘰疬，头疮，白秃，跌打损伤，骨折。外用，捣汁或熬膏涂。

楸皮qiūpí 中药材。见《中药志》。为核桃楸皮之简称，详该条。

楸树皮qiūshùpí 中药材。见《甘肃中药手册》。即核桃楸皮，详该条。

楸叶常山qiūyèchángshān 中药材。见《现代实用中药》。为臭梧桐之别名，详该条。

鳅肚疔qiūdùdīng 病名。出《疡科心得集》卷上，即蛇腹疔。见该条。证治，见“指疔”条。

鳅鱼qiūyú 中药材。出《本草拾遗》。即泥鳅，详该条。

求嗣qiúsì 出《妇人良方大全》卷九。即求子。详该条。

求子qiúzǐ 出《备急千金要方》卷二。亦名求嗣。指不孕妇女要求生育。

球后qiúhòu 经外奇穴名。代号 EX－HN7。位于眶下缘的外1/4与内3/4交点处。布有面神经分支及颧面神经分支，眶下神经和眶下动、静脉。主治视神经萎缩、视神经炎、近视、青光眼、玻璃体混浊、内斜视等。直刺，嘱病人眼向上看，固定眼球，朝视神经孔方向刺1～2寸。勿用强烈手法。出针后轻轻压迫局部1～2分钟，以防出血。

球兰qiúlán 中药材。见《福建民间草药》。又名玉绣球、牛舌黄、绣球叶、爬岩板、草鞋板。为萝科植物球兰 *Hoya carnosa*（L. f.）R. Br. 的藤茎或叶。分布于云南、广西、广东、台湾等地。苦，平。清热解毒，祛风利湿，催乳。治支气管炎、肺炎、流行性乙型脑炎、瘰疬、睾丸炎、风湿性关节炎、小便不利、乳妇奶少。煎服：9～15g。捣敷治痈肿疔疮。茎、叶含球兰苷、春日菊醇、谷甾醇、脂肪油等。又含碳酸酐酶、丙酮酸、正磷酸盐双激酶等。

球子草 qiú·zicǎo　中药材。❶见《全国中草药汇编》。为水蜈蚣之别名。❷见《广州植物志》。为鹅不食草的别名。详各条。

頄 qiú　人体部位名。指眼眶下外侧之高骨，或称颧骨。《灵枢·经筋》：“足太阳之筋……邪上出于頄。”张景岳注：“目下曰頄，即颧也。”

裘吉生 qiújíshēng　见“裘庆元”条。

裘沛然 qiúpèirán（1916—2010）　现代医家。浙江慈溪人。1930—1934 年入丁甘仁先生创办的上海中医学院学习，毕业后先后悬壶于慈溪、宁波、上海等地。1958 年入上海中医学院（今上海中医药大学），历任针灸、经络、内经、中医基础理论、各家学说教研室主任。2009 年被评为首届“国医大师”。在中医学术建构、伤寒与温病的融合、经络理论、各家学说等方面均有独到见解。善用古方治今病，用方知常达变，倡言“处方贵精，立法宜奇，用药在巧，关键在博”。不仅是享誉杏林的中医学家，还是文史兼通的著名学者。主编《中医历代各家学说》《上海名医学术精粹》《新编中国针灸学》《中国医籍大辞典》，著有《裘沛然选集》等书。

裘庆元 qiúqìngyuán（1873—1947）　民国时期医家。字吉生，浙江绍兴人。热心中医事业，创办《三三医报》、三三医院。曾积极参加反对消灭中医斗争。编有《三三医学丛书》，该书主要收集近代有关中医的论述和著作，对保存和普及中医文献有一定的作用。

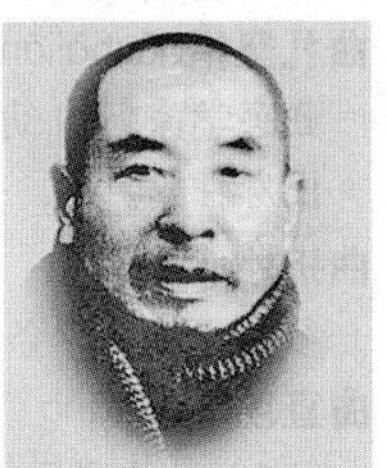
裘庆元

裘笑梅妇科临床经验选 qiúxiào méifùkēlínchuángjīngyànxuǎn　妇科著作。裘笑梅撰。此书系作者 50 余年妇科临床经验总结。分医论、医案、医话 3 部分。书中于妇科理论、临证治则等方面较能吸取诸家之长，兼收并蓄，探究病因病理，并结合当代医学科研成果及中西医诊治之法，阐述己见，介绍个人临证心得。1982 年由浙江科学技术出版社出版。

鼽 qiú　❶解剖部位名。《素问·气府论》：“面鼽骨空各一。”即面颊、颧骨处。❷病证名，《素问·金匮真言论》：“故春善病鼽衄。”《素问玄机原病式》卷一解释谓：“鼽者，鼻出清涕也。”❸症名。鼻塞为鼽（《释名·释疾病》）。鼽从久，涕久不通，遂至窒塞。

鼽鼻 qiúbí　病证名。见《千金翼方》。指鼻塞流清涕。详“鼽”条。

鼽骨 qiúgǔ　骨名。鼽与頄通。即颧骨。《素问·气府论》：“鼽骨下各一。”

鼽衄 qiúnǜ　病证名。出《素问·金匮真言论》。指鼻流涕与鼻腔出血的病症。王冰注：“鼽，谓鼻中水出；衄，谓鼻中血出。”详“鼻流涕”“鼻衄”条。

鼽嚏 qiútì　症名。《素问·至真要大论》：“少阴之复，燠热内作，烦躁鼽嚏。”为鼻流清涕兼有喷嚏之候。多见于今之上呼吸道感染、过敏性鼻炎等病。

qu

曲鬓 qūbìn　经穴名，代号 GB7。出《针灸甲乙经》。别名曲发。属足少阳胆经。足太阳、少阳之会。位于头颞部，当耳前鬓角发际后缘的垂线与耳尖水平线之交点处；或于平齐耳尖之横线与耳屏根直上的交点处取穴。布有耳颞神经颞支和颞浅动、静脉顶支。主治偏正头痛，齿痛，颔颊肿，口眼㖞斜等。沿皮刺 0.3～0.5 寸。艾条灸 5～10 分钟。

曲差 qūchā　经穴名，代号 BL4。出《针灸甲乙经》。别名鼻冲。属足太阳膀胱经。位于头正中线入前发际 0.5 寸，再旁开 1.5 寸处；或于神庭与头维两穴连线的内 1/3 与中 1/3 的交点处取穴（《铜人腧穴针灸图经》）。另说在前发际上，距头正中线 1.5 寸（《针灸甲乙经》）；或在头正中线入前发际 0.5 寸，再旁开 1 寸处（《针灸集成》）。布有额神经外侧支和额动、静脉。主治头痛，目眩，鼻塞，鼻衄等。沿皮刺 0.3～0.5 寸。艾炷灸 3 壮；或艾条灸5～10 分钟。

曲池 qūchí　❶经穴名，代号 LI11。出《灵枢·本输》。别名阳泽、鬼臣、鬼腿。属手阳明大肠经。合（土）穴。位于肘横纹桡侧端凹陷处，屈肘取穴。布有前臂背侧皮神经，内侧深层为桡神经；并有桡侧返动、静脉的分支通过。主治发热，咽喉肿痛，目赤，齿痛，臂肘疼痛，上肢不遂，腹痛，吐泻，痢疾，瘰疬，丹毒，疮疡，湿疹，荨麻疹；以及中暑，高血压，神经衰弱等。直刺 1～1.5 寸。艾炷灸 3～7 壮；或艾条灸 5～15 分钟。❷推拿穴位。出《针灸大成》卷十。又名洪池、拱池。即肘窝部。《杂病源流犀烛·痧胀源流》：“臂弯名曲池。”

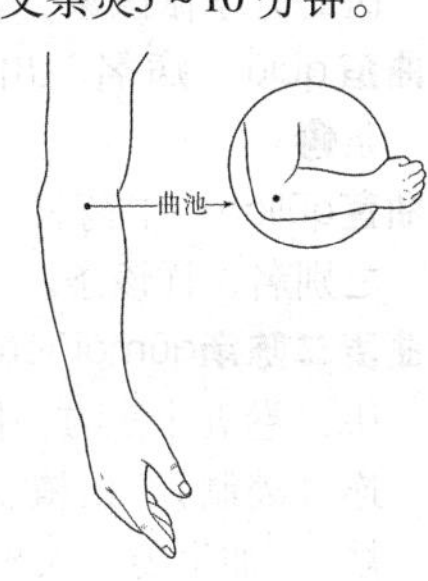

曲池

曲尺痔 qūchǐzhì　病名。即肛漏。《外科十三方考》下编：“肛门侧边一寸处，如疽如节，穿头后，时出脓水不干，延数日后，患部即肿起化脓，再数月后又有一枚肿起成脓，脓水不干，延穿至三四孔后，内中结玺。”治宜内服槐角丸，外以药线插入，熏洗汤外洗；或用挂线、手术疗法。

曲发 qūfà　经穴别名。《太平圣惠方》：“曲发二穴，在耳上发际曲禺陷者中，鼓颔有穴。”后《针灸聚英》等作曲鬓，见该条。

曲骨 qūgǔ　❶人体部位名。指耻骨联合部。❷经穴名，代号 CV2。出《针灸甲乙经》。别名回骨。属任脉。任脉、足厥阴之会。位于腹正中线，脐下 5 寸，耻骨联合上缘上方凹陷处。布有髂腹下神经的分支，腹壁下动脉及闭孔动脉的分支。主治小腹疼痛，月经不调，带下，遗精，阳痿，疝气，遗尿，尿闭等。直刺 0.5～1.5 寸。艾炷灸 3～5 壮；或艾条灸 5～10 分钟。

曲焕章 qūhuànzhāng（1878—1938）　云南江川人。彝族。少时从草药医姚连钧学习，随师遍涉江湖，行医施药，耳濡目染，渐明医道，曾研制成伤科“白药”，疗效甚佳。1925 年改名百宝丹，行销日广，为军阀敲榨威逼，被投入监狱而亡。1949 年由曲氏后人献方。今“云南白药”即以其配方改制而成。

曲剂 qūjì　药物剂型之一。把药粉与面粉混合揉和，使之发酵切为块状而成。一般用水煎服。多入脾胃而助消化。如六神曲、半夏曲等。

曲颊qūjiá 又名曲牙。颊，是面的两旁，因其屈而向前，故称曲颊。相当于下颌骨角。《灵枢·本输》："手太阳当曲颊。足少阳在耳下曲颊之后。"

曲江桑波qūjiāngsāngbō 清代藏医学家。著有《医学史甘露长河》，未见传世。

曲角qūjiǎo 人体部位名。指鬓发上部向前突出的部分。足少阳经的额厌、悬颅、悬厘穴所在。《素问·气府论》："耳前角上各一，耳前角下各一。"王冰注："谓颔厌二穴也，在曲角下，颞颥之上廉……谓悬厘之二穴也，在曲角上，颞颥之下廉。"其中间为悬颅。

曲节qūjié 经穴别名。出《针灸甲乙经》。即少海，见该条。

曲节草qūjiécǎo 中药材。❶见《福建民间草药》。为节节花之别名。❷见萧步丹《岭南采药录》。为白马骨之别名，各详该条。

曲杰·华丹坚参qūjié huádānjiāncān 清代藏医学家。系藏医北方学派医家，著有《医学通义》一书。

曲疽qūjū 病名。出《外科启玄》卷六。即筋疽。见该条❷。

曲莲qūlián 中药材。见《昆明民间常用草药》。为罗锅底之别名，详该条。

曲麦二陈汤qūmài'èrchéntāng 《医宗金鉴·幼科心法要诀》卷五十三方。陈皮、半夏（姜制）、茯苓、甘草、黄连（姜制）、山楂、炒麦芽、炒神曲、瓜蒌仁、枳实（麸炒）。加生姜、大枣，水煎服。治小儿积嗽，症见气促痰壅，频频咳嗽，便溏者。

曲麦枳术丸qūmàizhǐzhúwán 《内外伤辨惑论》卷下方。炒神曲、炒麦芽、枳实各一两，白术二两。为细末，荷叶煨饭为丸，梧桐子大，每服五十丸，食远白水送下。治饮食过多，心腹满闷不快。

曲眉qūméi 经外穴名。即印堂。《千金翼方》："曲眉穴，位在两眉间。"

曲蘖丸qūnièwán 《重订严氏济生方》方。炒神曲、炒麦芽各一两，黄连（同巴豆七粒炒，去巴豆）五钱。为细末，水泛为丸，梧桐子大，每服五十丸，食前姜汤送下。治酒积成癖，腹胁满痛，后便积沫。若酒积下白沫，加炮姜二钱；下鲜血倍黄连；下瘀血加红曲一两。

曲脉qūqiū 肘的别名。《证治准绳·疡医》："凡脚及曲中痒，搔则黄水出，名风疽。"

曲脉骱qūqiūjiè 见《伤科补要》卷二。即肘关节。由尺骨鹰嘴与肱骨鹰嘴窝构成。

曲脉骱出qūqiūjièchū 病名。见《伤科补要》卷二。即肘关节脱臼。详"手臂出臼"条。

曲脉骱假性脱骱qūqiūjièjiǎxìngtuōjiè 病名。即牵拉肘，详该条。

曲鳅qūqiū 病名。《疡科心得集》卷中。即委中毒，见该条。

曲泉qūquán 经穴名，代号LR8。出《灵枢·本输》。属足厥阴肝经。合（水）穴。位于膝内侧横纹头，股骨内侧髁的后缘，半腱肌、半膜肌止端的前缘凹陷处，屈膝取穴。布有隐神经，膝最上动脉，前方为大隐静脉。主治少腹痛，小便不利，遗尿，尿闭，泄泻，痢疾，阴挺，阴痒，遗精，膝痛等。直刺0.5～0.8寸。艾条灸5～10分钟。

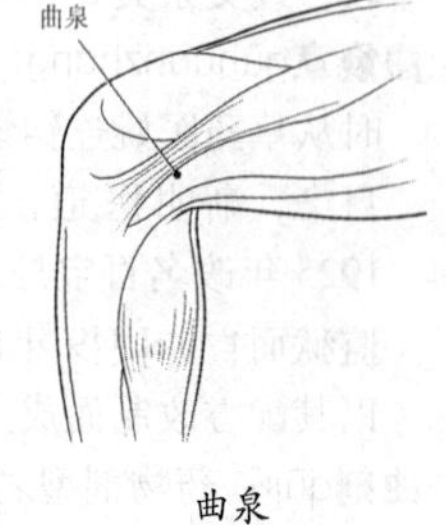

曲泉

曲蟮qūshàn 中药材。见《小品方》。为蚯蚓之别名，详该条。

曲蟮拱头qūshàngǒngtóu 出《外科备要》中卷。即蝼蛄疖。因其未破者如曲蟮拱头，故名。详"蝼蛄疖"条。

曲牙qūyá ❶人体部位名。亦称曲颊。《灵枢·经筋》："手太阳之筋……上曲牙……"详"曲颊"条。❷经穴别名。《素问·气穴论》："曲牙二穴。"王冰注"为颊车穴也。"❸《针灸聚英》等作颊车别名，见该条。

曲隅qūyú 隅，两边相交成角。即曲周，详该条。

曲垣qūyuán 经穴名，代号SI13。出《针灸甲乙经》。属手太阳小肠经。位于肩后，肩胛冈上窝内侧端，约当臑俞与第二胸椎棘突连线的中点处。布有第二胸神经后支的外侧支及副神经，深层为肩胛上神经肌支，并有颈横动、静脉降支通过，深层为肩胛上动、静脉肌支。主治肩背疼痛，颈项强急，以及冈上肌腱炎，肩关节周围炎等。直刺0.5～1寸。艾炷灸3～5壮；或艾条灸5～10分钟。

曲泽qūzé 经穴名，代号PC3。出《灵枢·本输》。属手厥阴心包经。合（水）穴。位于肘横纹中，当肱二头肌腱尺侧缘处，微屈肘取穴。布有正中神经本干和肱动、静脉。主治心痛，心悸，热病烦躁，胃痛，呕吐，肘挛，臂痛等。直刺0.3～0.5寸；或点刺出血。艾条灸3～5分钟。

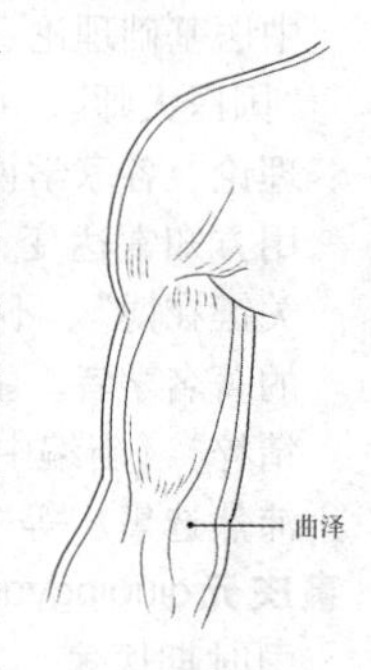

曲泽

曲扎坚措qūzhājiāncuò（1584—1635） 明代藏医学家，自幼习医。著有《医学论典长寿甘露》。

曲折处qūzhéchù 即可活动的关节部位。见《江氏伤科学》。参见"关节"条。

曲直汤qūzhítāng 《医学衷中参西录》方。山茱萸30g，知母18g，生乳香、生没药、当归、丹参各6g。水煎服。治肝虚腿疼，左部脉微弱者。若服药数剂后，左脉仍不起者，加续断9g，或更加黄芪9g；觉凉者，减知母。

曲周qūzhōu 相当于颊车穴。又称曲隅。《灵枢·杂病》："（颇）颌痛，刺足阳明曲周动脉见血，立已。"马元台注："此穴在耳下曲额端，动脉环绕一周，故曰曲周也。"

曲术丸qūzhúwán ❶《三因极一病证方论》卷十一方。炒神曲三两，苍术（泔浸炒）一两半，陈皮一两。为末，生姜汁煮神曲糊为丸，每服七十丸，姜汤送下。治中脘宿食留饮而致的脘痛，吞酸嘈杂，或口吐清水。❷《证治准绳·类方》第六册方。炒神曲、苍术（米泔浸一宿，炒）各等分。为细末，面糊为丸，梧桐子大，每服三十丸，温米汤送下。治时暑暴泻及饮食所伤而致的胸膈痞闷。

曲转qūzhuǎn 外伤后功能锻炼的方法。《仙授理伤续断秘方》："凡曲转，如手腕、脚凹、手指之类，要转动、用药贴，将绢片包之。后时时运动，盖曲则得伸，得伸则不得屈，或屈或伸，时时为之方可。"

曲转处qūzhuǎnchù 见《仙授理伤续断秘方》。指可活动的关节部位。

驱虫法qūchóngfǎ 又称杀虫。使用具有麻痹或毒杀寄生虫作用的药物，治疗人体寄生虫病的方法。如驱蛔虫选用使君子、槟榔、苦楝根皮、鹧鸪菜（红叶藻科）、石榴皮、雷丸、榧子等。驱蛲虫选用榧子、雷丸、芜荑、使君子、大蒜、苦楝根皮、百部、槟榔等。驱绦虫选用槟榔、南瓜子、仙鹤草根、雷丸、榧子、鸦胆子、蛇蜕等。驱钩虫选用雷丸、榧子、苦楝根皮、槟榔、土荆芥等。驱姜片虫选用槟榔、榧子等。

驱虫攻下qūchónggōngxià　治法。用驱虫药与攻下药组方，以提高驱虫的效果，尤其适用于蛔虫所致肠梗阻者。代表方如布袋丸、化虫丸等。

驱虫消疳qūchóngxiaogān　治法。即运用驱虫的方药，治疗蛔虫、蛲虫感染所致的疳证。但疳积病因病机复杂，通常包括饮食失调、脾胃损伤与虫积的相互作用，故消疳须结合调理脾胃。参见“疳”及“肥儿丸”各方。

驱风散qūfēngsǎn　《外科大成》卷四方。金银花三钱，炒牛蒡子、防风、荆芥、当归、川芎、白芍药、黄芩、连翘各八分，木通、甘草各四分。水煎，母子同服。功能清热解毒，养血疏风。治紫赤丹毒及诸疮，咽喉肿痛，并伤风发热烦躁，鼻塞气喘，痰嗽惊风等症。甚者加大黄；丹毒加炒麻仁。

驱风散热饮子qūfēngsànrèyǐn・zi　《审视瑶函》卷三方。连翘、牛蒡子（炒研）、羌活、薄荷、大黄（酒浸）、赤芍药、防风、当归尾、栀子仁、川芎各等分，甘草少许。为粗末，水煎去渣，食远热服。功能疏风清热。治天行赤热，目赤疼痛，或头痛身热，胞睑红肿，怕光羞明，泪涕交流。若病在少阳经，加柴胡；病在少阴经，加黄连。

驱风上清散qūfēngshàngqīngsǎn　《审视瑶函》卷三方。酒黄芩（二钱）、白芷（钱半）、羌活、防风、柴胡梢（各一钱），川芎（一钱二分），荆芥（八分），甘草（五分），上为细末，每服四钱，白水二钟，煎至八分，食后服。治风热上攻，眉棱骨痛。

驱风一字散qūfēngyīzìsǎn　《世医得效方》卷十六方。炮川乌、川芎、荆芥穗各五钱，羌活、防风各二钱半。为末，每服二钱，食后薄荷煎汤调下。治目痒难忍。

驱蛔汤二号 qūhuítāng' èrhào　《中西医结合治疗急腹症》方。柴胡、郁金、栀子、木香、枳壳各9g，茵陈、牡蛎各15g，枯矾3g。水煎服。功能利胆排蛔。治胆道蛔虫症，用于驱除胆道死蛔虫。若便秘，加生大黄（后下）9g。

驱蛔汤三号qūhuítāngsānhào　《中西医结合治疗急腹症》方。槟榔30g，使君子、苦楝皮各24g，雷丸、大黄（后下）各9g，厚朴、枳壳各12g。水煎服。功能驱虫通便。治胆道蛔虫症，驱除肠道蛔虫。

驱蛔汤一号qūhuítāngyīhào　《中西医结合治疗急腹症》方。槟榔、使君子各30g，苦楝皮15g，乌梅5枚，木香12g，枳壳6g，川椒、细辛、干姜各3g，玄明粉（冲服）9g。水煎服。功能驱蛔止痛。治胆道蛔虫症的早期，疼痛明显者。

驱绦汤 qūtāotāng　经验方。见《方剂学》（广州中医学院）。南瓜子肉，槟榔片。先将南瓜子肉略炒香，嚼烂吞服，隔1～2小时再服槟榔煎成的浓汁，约4小时后，腹泻排出虫体。如未腹泻，可加玄明粉开水冲服；如头节未驱下，隔半月后再服。功能驱绦虫。治绦虫病。

驱邪汤qūxiétāng　《证治准绳・类方》第四册方。麻黄、桂枝、杏仁、甘草、防风、羌活、独活、川芎、藁本、柴胡、葛根、白芷、升麻（一方加紫金藤）。加生姜、薄荷，水煎服。功能散风寒湿。治感冒风寒，颈项强痛。

屈法qūfǎ　推拿手法名。见《诸病源候论・风冷候》。是对活动功能障碍的关节帮助其屈曲的一类手法，多用于上、下肢关节。

屈骨qūgǔ　即曲骨。《备急千金要方》曲骨作屈骨。

屈骨端qūgǔduān　即曲骨穴。《备急千金要方》：“失精，五脏虚竭，灸屈骨端五十壮，阴上横骨中央宛曲如却月中央是也。”

屈曲漏qūqūlòu　病名。《外科大成》卷二：“为其管屈曲不直，难以下药至底也。”即管道走行弯曲的肛漏。

屈头鸡qūtóujī　中药材。❶见清代赵其光《本草求原》。为山橙之别名。❷见《广西中药志》。为马槟榔之别名。❸见《南宁市药物志》。为水田七之别名。各详该条。

屈肘反背翻掌通臂qūzhǒufǎnbèifānzhǎngtōngbì　推拿手法名。见杜自明《中医正骨经验概述》。一手按于肩部，一手握住腕部，将病人上肢向后，屈肘翻手于背部。适用于肩部寒凝气聚等症。

屈肘俯掌位qūzhǒufǔzhǎngwèi　针灸体位名。见“坐位”条。

屈肘仰掌位qūzhǒuyǎngzhǎngwèi　针灸体位名。见“坐位”条。

胠qū　腋下胁上部位。《素问・玉机真藏论》：“春脉……不及，则令人胸痛引背，下则两胁胠满。”王冰注：“胠，谓腋下胁也。”

胠胁肋痛qūxiélèitòng　症名。胠指腋下，胠胁肋为腋下及胁肋部。气郁、血瘀、痰饮、食积及外感之邪侵袭，均可发生胠胁肋部疼痛。《杂病源流犀烛・肝病源流》：“胠胁肋痛，固由于肝邪之实，而所谓肝邪者，不越气、血、痰、食、风寒五端。”详“肝郁胁痛”“死血胁痛”“食积胁痛”“停饮胁痛”“感冒胁痛”条。

胠胁痛qūxiétòng　症名。指腋下至胁部疼痛。出《素问・气交变大论》。详“胠胁肋痛”条。

祛毒牛黄丸qūdúniúhuángwán　《证治准绳・类方》第八册方。牛黄三钱半，人参、琥珀、犀角粉、桔梗、生地黄、硼砂各半两，雄黄一两，玄参、升麻各三钱，蛤粉四两，煅寒水石二两，朱砂七钱，铅白霜、冰片各一钱。为细末，炼蜜为丸，小弹子大，金箔为衣，每服一丸，食后薄荷煎汤、或新汲水化下、或噙化，日二至三次。治咽喉肿痛，舌体强硬，满口生疮，涎潮喘急，饮食难进，胸膈不利。

祛风qūfēng　治法。疏散风邪的统称。即祛除表里、经络、脏腑间留滞的风邪。风有外风、内风之分，外风宜散，内风宜息。祛风法用于外风。分为祛风除湿、疏风泄热、祛风养血、搜风逐寒等法。详各条。

祛风除湿qūfēngchúshī　治法。祛风法之一。是风湿之邪留滞经络、肌肉、关节等部位，出现游走性疼痛症状时的治法。可用羌活、独活、防风、秦艽、威灵仙、桑枝、五加皮等药。

祛风除湿汤qūfēngchúshītāng　《古今医鉴》卷二方。白术一钱二分，酒当归、茯苓、酒黄连、酒黄芩、陈皮、赤芍药、半夏、苍术、乌药、枳壳、羌活各一钱，人参、川芎、桔梗、防风各八分，白芷七分，炙甘草五分，生姜五片。水煎服。功能祛风清热，除湿化痰。治右半身不遂。

祛风导痰汤qūfēngdǎotántāng　《张氏医通》卷十六方。姜半夏、茯苓、陈皮（去白）、炙甘草、生姜、乌梅肉、天南星、枳实、羌活、防风、白术、姜汁、竹沥。水煎服。功能燥湿化痰，祛风通络。治类中风，筋脉颤掉。

祛风地黄丸qūfēngdìhuángwán　《医宗金鉴・外科心法要诀》卷六十八方。生地黄、熟地黄各四两，白蒺藜、川牛膝（酒洗）各三两，知母、黄柏、枸杞子各二两，菟丝子（酒制）、独活各一两。为末，炼蜜为丸，梧桐子大，每服三钱，黄酒送下，夏月盐汤送下。功能养血清热祛风。治鹅掌风。

祛风定志汤qūfēngdìngzhìtāng 《张氏医通》卷十三方。防风、炒酸枣仁、人参、当归各一钱，远志一钱二分，橘红、菖蒲、天南星（泡）、茯苓各八分，羌活、炙甘草各五分，生姜五片。水煎，不拘时服。治心虚惊悸，不能言。

祛风化痰qūfēnghuàtán 治法。即用具有祛风化痰作用的方药治疗风痰证的治法。

祛风换肌丸qūfēnghuànjīwán 《外科正宗》卷四方。威灵仙、菖蒲、何首乌、苦参、牛膝、苍术、胡麻仁、天花粉各等分，甘草、川芎、当归量减半。为末，酒和丸，绿豆大，每服二钱，白开水送下。功能祛风除湿，清热养血。治白屑风及紫白癜风，顽风顽癣，湿热疮疥，诸疮瘙痒无度，日久不愈，或愈之又发者。

祛风解肌qūfēngjiějī 治法。即用具有疏风散邪而发汗作用较弱的方药治疗风邪侵袭肌表所见证候的治法。

祛风解痉qūfēngjiějìng 治法。即用具有祛散风邪、息风止痉作用的方药治疗风中经络证、风毒入络证等的方法。

祛风立效散qūfēnglìxiàosǎn 《罗氏会约医镜》卷六方。陈皮、半夏、茯苓、甘草、白芷、川芎、蔓荆子各一钱，羌活、防风、桂枝各八分，细辛三分，苏叶四分，生姜五分。水煎热服，取汗。功能发汗解表，燥湿化痰。治外感风寒，咳嗽痰多，头痛暴甚，畏风恶寒，脉紧而数。若寒甚者，冬季加麻黄五分，夏天加麻黄三至四分，佐以当归一钱，白芍药七分；若有汗者，去麻黄、羌活。

祛风明目qūfēngmíngmù 治法。即用具有祛风明目作用的方药，治疗风邪犯眼所致眼病的治法。

祛风散qūfēngsǎn ❶《卫生宝鉴》卷九方。蚕砂五斤，壁虎一条。白面四至五斤，蚕砂水淘净晒干，用白面拌为络索，晒干，壁虎焙干，共为末，每服一至二合，熬柏叶汤食前调下，日三次。治大麻疯。❷《证治准绳·幼科》集二方。防风、生天南星、生甘草、制半夏、黄芩各一两。为粗末，每服二钱，加生姜三片，水煎，不拘时服。治卒暴中风，言语謇涩，口眼㖞斜，惊痰抽掣，痰实烦躁，神昏有热，睡卧不稳。

祛风舒筋丸qūfēngshūjīnwán 经验方。见《中华人民共和国药典（一部）》（2020）。防风、桂枝、麻黄、威灵仙、制川乌、制草乌、炒苍术、茯苓、木瓜、秦艽、炒骨碎补、牛膝、甘草、海风藤、青风藤、穿山龙、老鹳草、茄根各50g。为细末，炼蜜为丸，每丸7g，每服1丸，1日2次。功能祛风散寒，舒筋活络。治风寒湿痹，四肢麻木，腰腿疼痛。

祛风丸qūfēngwán 《卫生宝鉴》卷八方。半夏（姜汁作饼，阴干）、荆芥各四两，槐角子（麸炒黄）、白矾、陈皮（去白）、朱砂（一半为衣）各一两。为细末，生姜汁打糊为丸，梧桐子大，每服三十丸，生姜、皂角子煎汤，早晨、临卧送下。治痰饮聚于胸膈，或呕逆恶心流涎，一臂麻木，或头目昏眩，或腰脚疼痛，肢体瘫痪，甚则卒然仆倒。

祛风养血qūfēngyǎngxuè 治法。祛风法之一。治疗风湿日久，血脉不和，肝肾亏虚的方法。症见腰膝冷痛、腿足屈伸不利或痹着不仁，用独活寄生汤。方中除了用祛风湿和补肝肾的药以外，还选用当归、白芍、川芎、熟地以和营养血，使血脉通利，滞留的风邪亦随之消除。《景岳全书》："治风先治血，血行风自灭。"

祛风至宝丹qūfēngzhìbǎodān 《杂病源流犀烛·六淫门》卷十二方。滑石一两半，川芎、当归各一两二钱半，甘草一两，白芍药、防风各七钱半，白术六钱半，石膏、黄芩、桔梗、熟地黄、天麻、人参、羌活、独活各五钱，栀子三钱，连翘、荆芥、薄荷、麻黄、大黄、芒硝、黄连、黄柏、细辛、全蝎各二钱半。为末，炼蜜为丸，弹子大，每服一丸，细嚼，茶水或温酒送下。治风中脏，昏冒神情不爽，心神不宁，健忘惊悸，及风热之症。

祛寒法qūhánfǎ 即温法。详该条。

祛寒化痰qūhánhuàtán 治法。化痰法之一。治疗寒痰的方法。由于脾胃阳虚，寒饮内停。症见吐痰清稀、怕冷、手足不温，舌淡苔滑。用桂枝、茯苓、干姜、姜半夏、细辛等。

祛湿qūshī 治法。祛除湿邪的统称。分化湿、燥湿、利湿等法。湿在上焦宜化，在中焦宜燥，在下焦宜利。脾主运化水湿，治湿应注意健脾。详见"化湿""燥湿""利湿"各条。

祛湿散qūshīsǎn 《卫生宝鉴》卷十三方。蚕砂四两，薄荷半两。为末，生油调搽患处，湿者干敷。治干湿癣。

祛湿痰汤qūshītántāng 《杂病源流犀烛·六淫门》卷十六方。茯苓、胆南星、半夏、羌活、独活、当归、黄芩、白术、苍术、陈皮、薄荷、甘草、香附、防己、威灵仙。水煎服。功能燥湿化痰，祛风通络。治痰湿流注肌肉间，时发酸疼。

祛湿宣痹qūshīxuānbì 治法。即用具有燥湿或化湿作用的方药治疗以湿邪所致之著痹的治法。

祛暑解表qūshǔjiěbiǎo 治法。即用具有清热、解暑、解表作用的方药治疗暑湿袭表证的治法。

祛痰qūtán 治法。帮助排痰或祛除生痰病因的方法。分为化痰、消痰、涤痰三类。其中以化痰法最为常用。

祛痰化浊qūtánhuàzhuó 治法。即用具有祛除痰涎、化解湿浊作用的方药治疗痰证的治法。

祛痰丸qūtánwán ❶《圣济总录》卷十七方。生南星、生半夏、赤茯苓（去皮）、陈皮（去白）、炮姜各等分。为细末，煮糊为丸，梧桐子大，每服五十丸，温米饮送下。治风痰头眩，恶心，胸膈不利。❷《瑞竹堂经验方》卷二方。人参、木香、煨白术、茯苓、青皮（去瓤）、陈皮（去白）各一两，槐角子、半夏各七钱半，天麻一两，皂角（去皮弦，酥炙）五钱。为细末，生姜自然汁打糊为丸，梧桐子大，每服五十至七十丸，食后临卧温酒或姜汤送下。功能祛风化痰。治风痰喘嗽。❸《杂病源流犀烛·身形门》卷二十五方。皂角（姜制）、半夏各一两，橘红、桔梗、天麻各五钱，大黄（酒浸后，纸裹煨三次）二两，黄芩七钱，薄荷三钱，青礞石、白芷、甘草各一钱。为细末，蒸饼为丸，临卧茶水送。治痰热生风而致的雷头风，头痛而成核块，头中有如雷鸣。

祛痰宣痹qūtánxuānbì 治法。即用具有祛除痰浊、宣通痹阻作用的方药治疗痰浊阻痹所致病证的治法。

祛邪扶正qūxiéfúzhèng 治则。是针对邪实而正稍虚的病情，以祛邪为主、扶正为辅的治则。取邪去则正自安之意。参"扶正祛邪"条。

祛瘀活血qūyūhuóxuè 治法。又称去瘀生新、活血生新、化瘀行血。是祛除瘀血、流通血脉的方法。血液由于阻滞而变为瘀血，须去除才能使血脉流畅。用桃仁、生地、丹皮、赤芍、当归、川芎、红花、三七、丹参等药。

祛瘀排脓qūyūpáinóng 治法。即用具有活血祛瘀、排除脓液作用的方药治疗兼有瘀血之脓毒证的治法。

祛瘀生新qūyūshēngxīn 治法。即用具有活血化瘀兼益气生血作用的方药以促进新血化生，治疗血瘀兼血虚证的治法。

祛瘀通络qūyūtōngluò 治法。即活血通络，指用具有活血化瘀、疏通经络作用的方药治疗血瘀阻络证的治法。

祛瘀消肿qūyūxiāozhǒng 治法。消法之一。治疗外伤瘀血的方法。如跌打损伤，伤处青肿疼痛，或腹部内伤，气血阻滞疼痛。用七厘散（血竭、麝香、冰片、没药、乳香、红花、朱砂、儿茶）、复元活血汤，祛瘀活血，宣通气滞，瘀去气行则痛除肿消。

祛瘀止血qūyūzhǐxuè 治法。止血法之一。是去瘀血以止血的方法。例如：①妇女崩漏证，下腹胀痛拒按，出血量多，色紫黑有块，块去痛减，舌苔灰暗，脉涩。用当归、川芎、白芍、蒲黄、山楂炭、桃仁、三七等药。②产后恶露淋沥日久不绝，颜色紫黑、有块，腹痛拒按，腹胀，舌边紫暗。用当归、川芎、益母草、赤芍、桃仁、炮姜等药，恶露量多加失笑散。

祛瘴辟瘟丹qūzhàngpìwēndān 《杂病源流犀烛·内伤外感门》卷二十一方。厚朴、苍术、羌活、防风、陈皮、枳实、香附、牛蒡子各一钱，槟榔、白芷各八分，藿香、川芎各五分，细辛四分，甘草三分。加葱白，水煎服。治感受时行不正之气，瘟疫痧瘴。若无汗加苏叶、薄荷；口渴加天花粉、葛根；身重汗出加防己、石膏；温疟加柴胡、半夏；大便秘结加大黄；肌肉发红黑紫瘢加玄参、青黛、连翘；先中热又中暑加白虎汤、香薷；咳嗽涕唾，头目昏眩加旋覆花、荆芥；风温身体灼热加黄芩、黄连、炒栀子。

蛆qū 中药材。出《集韵》。即五谷虫，详该条。

蛆儿草qū·ercǎo 中药材。见《四川中药志》。为粉条儿菜之别名，详该条。

躯qū ❶身体。《荀子·劝学》："曷足以美七尺之躯哉！"❷妊娠。《脉经》："妇人经自断而有躯。"

躯干qūgàn 人体除头颈与四肢以外的躯体部分。

躯骨qūgǔ 即躯干骨。包括脊骨、胸骨、肋骨等。

躯壳qūké 指身体，与精神相对而言。

蛐蛐qū·qu 中药材。见《河北药材》。为蟋蟀之别名，详该条。

瞿介福qújièfú 明代医生。祖籍常熟，后徙靖江（今属江苏）。以医名于邑。万历（1573—1620）年间邑中瘟疫流行，施治获愈甚众。

瞿麦qúmài 中药材。出《神农本草经》。又名巨句麦、大兰、南天竺草、龙须、野麦、剪绒花、竹节草。为石竹科植物石竹 *Dianthus chinensis* L. 或瞿麦 *D. superbus* L. 的干燥地上部分。全国大部分地方均有分布，主产于河北、河南、辽宁、湖北、江苏。苦，寒。入心、小肠经。利尿通淋，活血通经。治小便赤涩，或癃闭不通，尿路结石，血淋，水肿，经闭，目赤障翳，痈肿。煎服：9～15g。孕妇慎用。瞿麦的带花全草含有一些黄酮类化合物。石竹带花全草含具抗癌活性的花色甙和黄酮类化合物；花含挥发油，其主成分为丁香油酚、苯乙醇、苯甲酸苄酯、水杨酸苄酯、水杨酸甲酯等。全草含皂苷。瞿麦穗煎剂口服对兔有利尿作用，氯化物的排泄也增加，对肠管有兴奋作用。瞿麦在体外对金黄色葡萄球菌、大肠埃希菌、伤寒杆菌、福氏痢疾杆菌和铜绿假单胞菌均有抑制作用。

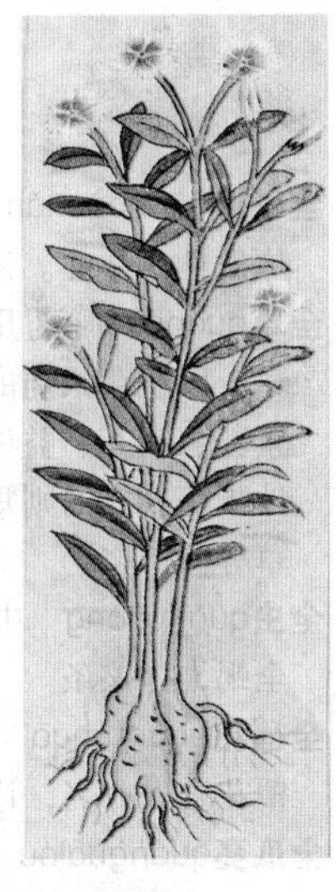

瞿麦

瞿麦散qúmàisǎn 《奇效良方》卷三十五方。瞿麦穗、赤芍药、车前子、白茅根、赤茯苓、炒桑白皮、石韦、生地黄、阿胶珠、滑石、黄芩、炙甘草各二钱。为细末，每服二钱，入血余灰一钱，食前沸汤调服。功能清热利尿，凉血止血。治血淋，尿血。

瞿麦汤qúmàitāng 《圣济总录》卷九十八方。❶瞿麦穗三分，冬瓜子、茅根各半两，冬葵子二合，木通、滑石（研，分作三份）各一分，竹叶一把，黄芩六钱。为粗末，分作三剂，每剂水煎去渣，入滑石末一份搅匀，食前分二次服。功能清热利水通淋。治热淋，心经壅热，小便淋涩赤痛。❷瞿麦、黄连、熟大黄、枳壳（麸炒）、当归、羌活、木通、牵牛子、延胡索、桔梗、大腹皮、射干各一两，桂心半两。为粗末，每服四钱匕，加生姜七片，水煎服。治气淋涩滞。

瞿麦饮子qúmàiyǐn·zi 《证治准绳·疡医》卷三方。瞿麦穗半两，连翘一斤。为粗末，水煎，临卧服。治瘰疬马刀。

瞿祐qúyòu 元代学者，字宗吉。钱塘（今浙江杭州）人。尝编《四时宜忌》，乃按月摘取前人书中时令宜忌之论，及抄辑本草方书中有关药物采收、服用之宜忌而成。

臞仙qúxiān 见"朱权"条。

臞仙活人心方qúxiānhuórénxīnfāng 养生著作。即《活人心法》，见该条。

取qǔ 针对病情选取施治部位。针对病邪所在，用针刺或汤药攻邪。根据部位有上取、下取、内取、外取、傍取等。《灵枢·癫狂》："治之取太阴、阳明。"《素问·藏气法时论》："取其经，厥阴与少阳。"

取鼻痔秘法qǔbízhìmìfǎ 鼻息肉手术方法。《外科正宗》："先用茴香草散（茴香草、高良姜晒干等分为末），连吹二次。次用细铜二根，头钻一小孔，用丝线穿孔内，二相离五分许，以二头直入鼻痔根上，将线绞紧，向下一拔，其痔自然拔落，置水中观其大小。预用胎发烧灰同象牙末等分吹鼻肉，其血自止。"现代用圈套器摘除鼻息肉手术，正是在此基础上发展起来的。

取癖丸qǔpǐwán 《仁斋小儿方论》卷三方。甘遂（微炒）、芫花（微炒）、黑牵牛子（半生，半炒）、肉桂、莪术、青皮、木香、炒桃仁、五灵脂各二钱，巴豆霜一钱。为细末，面糊为丸，麻子大，每服一至二丸，姜、蜜煎汤灌下。治小儿痞块大痛。

取嚏疗法qǔtìliáofǎ 治法。将芳香辛窜之药末吹入患者鼻腔，通过药物对鼻黏膜的刺激，使之引起喷嚏反射，从而达到祛除病邪、治疗疾病的一种方法。多用于神昏厥脱或头面部疾病，也可用于癃闭、感冒等，还可用于某些胃肠病、尿潴留、黄疸、传染病的防治。晋代葛洪《肘后备急方》："取皂荚豆大，吹其鼻中，嚏则气通矣。"

取天河水qǔtiānhéshuǐ 小儿推拿方法名。详"天河"条。

取蛀牙法qǔzhùyáfǎ 治疗方法之一。即取硼砂、朱砂各3g，硇砂6g，川乌尖7个，附子尖14个，蟾酥7个，信砒6g，共为细末备用。用时取少许揩牙上，可加速蛀牙之脱落。

龋qǔ 病名。龋，朽也。虫啮之齿缺朽也（《释名》）。龋者，“齿蠹也”（《说文》）。详“齿龋”条。

龋齿qǔchǐ 病名。以牙体被蛀蚀，逐渐毁坏而成龋洞为主要表现的疾病。出《灵枢·论疾诊尺》。《诸病源候论》卷二十九：“齿龋注……侵蚀齿龂，谓之龋齿。”《外台秘要》卷二十二：“风气客之，络搏齿间，与血气相乘，则龂肿热气，加之脓汁出而臭，侵食齿龂，谓之龋齿，亦曰风龋。”详“齿龋”条。

龋脱qǔtuō 病证名。指因齿龋而牙齿脱落者。《仁斋直指方》：“手阳明之支脉入齿，壅则齿浮，虚则宣露，夹风则上攻头面，疳则变成龋脱。”详“齿龋”条。

龋蛀qǔzhù 病证名。见《证治准绳·杂病》。指龋齿蛀空之牙痛。属齿龋。详该条。

去毒生肌qùdúshēngjī 治法。见《中医临床诊疗术语·治法》。又称排毒生肌。用促进新肉生长、加速疮口愈合的方药治疗毒邪未尽之疮疡的方法。适用于疮痈日久而脓毒未出，或溃后脓不尽而不能生肌收口者。常用托毒透脓法，如内托生肌散、透脓散等方。参见“内托”条。

去恶平胃散qù'èpíngwèisǎn 《医醇賸义》卷四方。当归、川芎、桃仁、陈皮、炒苍术、厚朴、砂仁各一钱，炮姜、木香、降香各五分，山楂炭三钱，苏木三分。水煎服。功能生新化瘀，降逆和胃。治新产之后，恶露上冲于胃，胸脘痞满，时时作哕。

去恶清肺汤qù'èqīngfèitāng 《医醇賸义》卷四方。当归、苏子、贝母各二钱，川芎、桃仁、延胡索、橘红各一钱，炮姜、降香各五分，山楂炭、桑白皮各三钱，苏木三分。水煎，加童便一杯冲服。治新产之后，恶露上冲于肺，气喘鼻掀，头汗微出。

去恶清心汤qù'èqīngxīntāng 《医醇賸义》卷四方。当归、牛膝各二钱，川芎、延胡索、琥珀各一钱，桃仁一钱五分，炮姜、生蒲黄、熟蒲黄各六分，山楂炭、丹参各三钱，灯心三尺，苏木三分，降香五分。水煎服。治新产之后，恶露上冲于心，头眩神昏，不能语言。

去腐散qùfǔsǎn 经验方。见《外伤科学》（广州中医学院）。又名千金散。制乳香、制没药、朱砂、蛇含石（醋制）、轻粉各15g。为细末，掺疮面，或黏附在纱条上，插入疮中。功能化腐。治一切恶疮，腐肉不脱者。

去腐消肿qùfǔxiāozhǒng 治法。见《中医临床诊疗术语·治法》。运用清热解毒与行气活血的药物组合，达到消肿止痛、清除疮毒的目的。适用于疮疡初起，局部红肿热痛者。如仙方活命饮。

去谷食气qùgǔshíqì 养生著作。西汉帛书。1973年底长沙马王堆三号汉墓出土。原无书名，经马王堆汉墓帛书整理小组定名。原文残缺较多，内容主要是关于不食谷物利用食气养生的一些记述。

去火毒qùhuǒdú 中药炮制法之一。指除去膏药的火毒。膏药熬成后，如果立即涂贴皮肤上，能刺激皮肤，轻的发痒，重的起水疱，甚至引起溃烂。去火毒的方法有二：①把刚制成的膏药，放置阴凉地方若干时日。②浸泡在井水或凉水内几天后待用。

去来汤qùláitāng 《辨证录》卷二方。人参、茯苓、苍术各三钱，白术五钱，甘草、川乌各二钱，半夏一钱。水煎服。治气虚而微感寒湿之邪，邪冲心包，心痛忽作忽止，一日十数遍，饮食无碍，昼夜不安。

去来心痛qùláixīntòng 症名。出《备急千金要方》卷十三。指心痛或作或止，久而不愈者。《辨证录·心痛门》：“人有一时心痛，倏痛倏已，一日而十数遍者，饮食无碍，昼夜不安……乃气虚而微感寒湿之邪，邪冲心包而作痛。”治宜补气温阳，祛湿消痰。方用去来汤、苍乌参苓散等。参见“心痛”条。

去蛇形qùshéxíng 小儿指诊法十三指形之一。详“十三指形”条。

去宛陈莝qùyùchéncuò 治法。出《素问·汤液醪醴论》。指驱除郁于体内的水液废物。宛，通郁，即郁结；陈莝，是陈旧的铡碎的草，指人体水液废物。

去油qùyóu 中药炮制法之一。有的药物用火煨去油，如肉豆蔻可用湿纸包裹火煨去油。有些不宜火煨去油的，如巴豆、续随子等，可放在吸水的纸内压榨去油，或研细加水，待油浮起，倒去水和油便得。其目的在于减低药物的烈性或毒性。

去瘀生新qùyūshēngxīn 即祛瘀活血。详该条。

去爪qùzhǎo ❶古刺法“五节”之一。《灵枢·刺节真邪》：“余闻刺有五节……一曰振埃，二曰发蒙，三曰去爪，四曰彻衣，五曰解惑……去爪者，刺关节之支络也。”爪，指甲；去爪即剪去多余的指甲。篇中以该法治疗因水道不通，津液内溢，聚于睾丸，阴囊日渐胀大，以致行动、俯仰不利，甚至外形显露，裙裳亦不能遮蔽的阴囊水肿病。其治疗作用好像是修剪掉多余的指甲一样，故称为去爪。❷疝的别名，见《张氏医通》卷七。其取名之义可能与《内经》用“去爪”刺法治该病有关。参见“疝”条。

去针qùzhēn 即出针。《素问·针解》：“刺虚须其实者，阳气隆至，针下热乃去针也。”见“出针”条。

呿qù 症名。本作欯。张口。《灵枢·本输》：“刺上关者，呿不能欠。”又：“刺下关者，欠不能呿。”

呿吟qùyín 症名。病人痛苦呻吟的声音。呿为开口发出的声音，吟为闭口发出的声音，一般声高气粗为实，声低气微为虚。《素问·宝命全形论》：“呿吟至微，秋毫在目。”此乃强调医生须明察患者微小的动态变化，如张口或闭口的表现。

欯qù 音义通呿。《灵枢·经脉》：“手太阴之别……虚则欠欯。”参“呿”条。

quan

全不产quánbùchǎn 病名。出《备急千金要方》卷二。即原发性不孕症。详“不孕”条。

全草quáncǎo 药用部分。植物药以其全株入药者，称全草。以全草入药的药物，有的从根上割取其地上部分，如紫苏、荆芥、益母草等；有的连根入药，如车前草、紫花地丁等；有的则取其嫩苗或带叶花梢，如茵陈蒿、夏枯草等。

全虫quánchóng 中药材。见《中药形性经验鉴别法》。即全蝎，详该条。

全福花quánfúhuā 中药材。见《中国药学大辞典》。为旋覆花之处方名，详该条。

全瓜蒌quánguālóu 中药材。见《中国药学大辞典》。为瓜蒌之处方名，详该条。

Q

全国名医验案类编quánguómíngyīyàn'ànlèibiān 医案著作。何廉臣选编。刊于1929年。本书征集当时全国各地名医医案，共选辑三百余案。分上、下二集。上集为风寒、暑、湿、燥、火、四时六淫病案；下集为温疫、喉痧、白喉、霍乱、痢疫、瘄疫六种传染病案。医案记录完整，包括患者姓名、年龄、职业及所患疾病的病名、原因、证候、诊断、疗法、处方、效果等项。案后由何廉臣另加按语评述，对如何掌握这些病证的病机和辨证治疗有一定的启发。

全国中草药汇编quánguózhōngcǎoyàohuìbiān 本草著作。《全国中草药汇编》编写组编。分上、下二册，共收中草药2200种左右，各药均按名称、来源、形态、生境、栽培、采制、化学、药理、性味功能、主治用法、附方制剂等顺序编写，并附以墨线或彩色图。全书内容丰富，资料较准确可靠，并在一定程度上结合现代医学科学知识，绘图精致，可供科研和临床参考。

全国中药成药处方集quánguózhōngyàochéngyàochǔfāngjí 医方著作。中国中医研究院中药研究所等编。本书根据全国25个大中城市中具有代表性或通用的中成药配本整理汇编而成。共收集成药配方2000余种。首为总论，略述中药炮制；次为各论，分内、外、妇、儿、五官、杂症六门，每门又根据不同药性分为补益、风痰、时感等类。每类分别记述有关成药配方，包括方名、生产地区、功能、主治、处方、制法、禁忌等。初步反映了我国中成药生产和临床应用的基本情况。1962年由人民卫生出版社出版。

全国中医图书联合目录quánguózhōngyītúshūliánhémùlù 中医目录学著作。中国中医研究院图书馆编。此书是继1961年《中医图书联合目录》基础上予以扩充、增补，历时7年，于1985年修订、编写而成。书中依据中医古籍体裁特征及其学科分类，列医经、基础理论、伤寒金匮、诊法、针灸按摩、本草、方书、临证各科、养生、医案医话医论、医史、综合性著作12类。每类采用分科编年、成书顺序、版本类别逐一著录，从整体编次反映出中医学术发展的历史源流。全书由全国各省、市图书馆，各中医药院校以及科研机构等113家图书馆参与协作，共计收录1949年以前中医药图书12124种，基本反映了我国现存中医药书籍的概况。现有1991年中医古籍出版社排印本。

全鹿丸quánlùwán 《古今医统大全》卷四十八方。中鹿（退毛、去皮及内脏）一只，人参、炒白术、茯苓、炙甘草、当归、川芎、生地黄、熟地黄、黄芪（蜜炙）、天冬、麦冬、枸杞子、杜仲（盐水炒）、牛膝（酒拌蒸）、炒山药、炒芡实、制菟丝子、五味子、锁阳（酒拌蒸）、肉苁蓉、补骨脂（酒炒）、巴戟天、胡芦巴（酒拌蒸）、川续断、覆盆子（酒拌蒸）、楮实子（酒拌蒸）、秋石、陈皮各一斤，川椒（去目，炒）、炒小茴香、沉香、青盐各半斤。鹿肉加酒煮熟，横切，焙干为末，取皮同内脏仍入原汤熬膏，和肉末（骨须酥炙）及诸药末，炼蜜和捣为丸，梧桐子大，每服八十至九十丸，空腹、临卧用姜汤、盐汤或白水送下，冬用温酒亦可。功能补诸虚。治百损五劳七伤，肾阴亏损而致的精神衰惫，神志不安，头眩耳聋，盗汗遗精，面色萎黄，腰膝无力，及妇女血亏，崩漏带下等症。

全生白术散quánshēngbáizhúsǎn 《证治准绳·女科》卷四方。即白术散第八方，见“白术散”条。

全生指迷方quánshēngzhǐmífāng 医方著作。又名《济世全生指迷方》。3卷。宋代王贶撰于12世纪初。明代以后原书失传。今本4卷，系编《四库全书》时自《永乐大典》辑出后改编而成。卷一为诊脉法；卷二至卷四为寒证、热证、风湿、疟疾、痹证、劳伤等20种内科病及若干妇科疾病的医论和方剂，内容以选方为主，并有论述以阐析病因、证候。1949年后有《宋人医方三种》排印本。

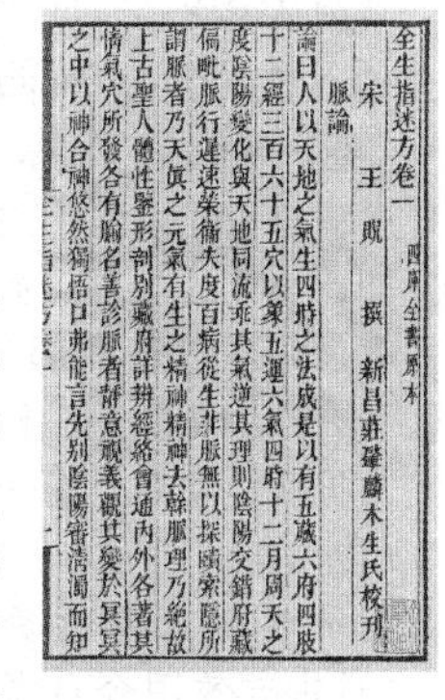

全生指迷方

全息律针法quánxīlǜzhēnfǎ 针灸疗法。生物全息律认为，全身的任一节肢都存在与第二掌骨侧群同样的穴位分布规律，并且每两个相连的节肢结合处，总是对立的两极连在一起（头穴、足穴），每一节肢都含着整体的全部信息，这种穴位分布规律被称为穴位全息律。利用这种穴位分布的全息律进行针灸治疗的方法即为全息律针法。

全蝎quánxiē 中药材。出《本草纲目》。又名全虫、蝎子。为钳蝎科动物东亚钳蝎 *Buthus martensii* Karsch 的干燥全体。主产于河南、山东、河北、辽宁等地。辛，平，有毒。归肝经。息风，镇痉，通络，解毒。①治惊风，癫痫，抽搐痉挛，中风半身不遂、口眼㖞斜、语言謇涩，破伤风，偏正头痛，风湿痹痛，淋巴结结核。内服：煎汤3～6g，研末0.5～1g。②治疮疡肿毒，研末调敷。孕妇忌服。本品含蝎毒、三甲胺、甜菜碱、牛磺酸、花生酸、正十七碳酸和多种氨基酸、卵磷脂及胆甾醇等。动物实验证明全蝎有抗惊厥作用，也可使清醒动物产生镇静。全蝎浸剂及煎剂可显著而持久地降低犬、兔的血压。蝎毒可使呼吸麻痹。蝎毒等还可抗癫痫。全蝎提取物还可抗血栓形成、抗肿瘤等。本品有一定毒性。

全蝎观音散quánxiēguānyīnsǎn 《太平惠民和剂局方》卷十方。炒石莲肉、炒白扁豆、人参各二两半，全蝎、羌活、天麻、防风、炮木香、白芷、炙甘草、黄芪（蜜炙）各一两，炒神曲二两，茯苓一两半。为细末，婴儿服一字，二至三岁服半钱，四至五岁服一钱，加大枣半个或一个，水煎去渣服。治小儿外感风冷，内伤脾胃，呕逆吐泻，不进乳食。

全蝎散quánxiēsǎn 《阎氏小儿方论》方。炒全蝎、炒僵蚕、甘草、赤芍药、桂枝、制南星、麻黄、川芎、黄芩各三钱，天麻六钱。为粗末，每服三钱，加生姜七片，水煎服，日三至四次。治小儿惊风，中风口眼㖞斜，言语不正，手足偏废不举。

全形quánxíng 指形体健康无损。《素问·宝命全形论》：“君王众庶，尽欲全形。”

全循义quánxúnyì 见“金义孙”条。

全叶青兰quányèqīnglán 中药材。见《陕甘宁青中草药选》。为唇形科植物全叶青兰 *Dracocephalum integrifolium* Bge. 的全草。分布于新疆、甘肃等地。辛，平。祛痰，止咳，平喘。治咳嗽，支气管炎，支气管哮喘。煎服：9～15g。地上部分含挥发油，青兰苷（即木犀草素-7-葡萄糖苷）、木犀草素-7-葡萄糖醛酸苷、内酯、皂苷、酸性树脂等。芹菜素-7-糖苷等。醇提取物对豚鼠有平喘作用。对小鼠有止咳、祛痰作用。

全婴须知 quányīngxūzhī 儿科著作。为《广嗣五种备要》系列丛书之一。见“广嗣五种备要”条。

全幼心鉴 quányòuxīnjiàn 儿科著作。4卷。明代寇平撰。刊于1468年。卷一总论儿科医生之守则，服药须知，小儿的生理、血气、禀赋、保育、调理以及面部与手部望诊等；卷二论小儿脉法、初生儿的护理及常见病；卷三至卷四分论小儿诸病（以内科病证为主，包括痘疹），并附录《小儿明堂灸经》。书中除“选古方效用今日者”（见自序）予以汇集说明外，对面部及虎口三关、指纹望诊作了较细致的描述，并附图40余幅。

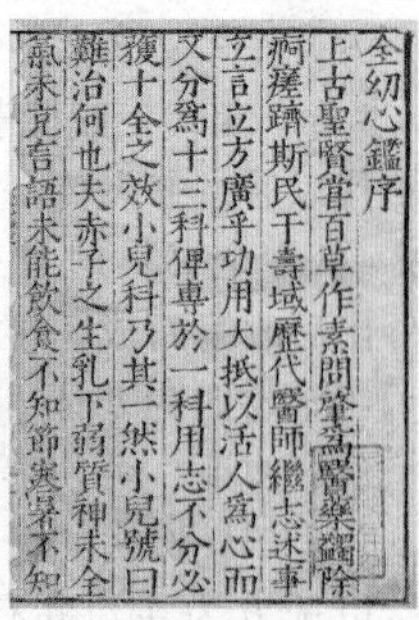
全幼心鑑序
上古聖賢嘗百草作素問肇爲醫藥蠲除
疴瘵躋斯民于壽域歷代醫師繼志述事
立言立方廣乎功用大抵以活人爲心而
又分爲十三科俾專於一科用志不分必
獲十全之效小兒科乃其一然小兒號曰
難治何也夫赤子之生乳下弱質神未全
氣未充言語未能飲食不知節寒暑不知

全幼心鉴

全元起 quányuánqǐ（6世纪） 隋代医家。籍贯不详。《南史·王僧孺传》记述他曾任太医侍郎，较早注解《素问》，原书已佚，部分内容保存在《重广补注黄帝内经素问》的注文中，对研究《素问》有相当参考价值。此外还著有《内经训解》，已佚。在学术上他“悉祖《内经》，以医鸣隋”，有“一时慕之如神，患者仰之，得元起则生，舍元起则死”的评论。

全真一气汤 quánzhēnyīqìtāng 《冯氏锦囊秘录》卷二十方。熟地黄（如大便不实焙干用，如阴虚者加倍用）八钱，制麦冬（去心，恐寒气可拌炒，米炒黄色去米，肺脾虚弱者少减）三钱，白术（炒深黄色，置地上一宿，出火气，不用土炒，如阴虚而脾不甚虚者，人乳拌透晒干，炒黄）三至六钱，牛膝二至三钱，五味子八分至一钱五分，制附子一钱至二钱余，人参（肺脉大，元气不虚者不用）一至五钱（甚者一至二两）。前六味先水煎好，另水煎人参取浓汁冲服。治元气日困，津液耗竭，虚火妄升，气勿藏源，上迫喘促；或小儿病后，妄汗妄下，精神沉困，或短气而似喘非喘，或虚极而似惊非惊，或斑疹阴分焦灼，热极烦躁，上喘下泻，上实下虚，上热下寒等症。

泉门 quánmén 经外奇穴名。《备急千金要方》：“妇人绝嗣不生，漏赤白，灸泉门十壮，三报之。穴在横骨当阴上际。”即位于女性耻骨联合下缘，阴唇前联合上缘处。

泉液 quányè 经穴别名。出《针灸聚英》。即渊腋，见该条。

泉腋 quányè 经穴别名。出《备急千金要方》。即渊腋，见该条。

泉阴 quányīn 经外奇穴名。出《千金翼方》。位于耻骨联合上缘（曲骨）旁开3寸处（《中国针灸学》）。主治偏坠，睾丸炎等。直刺0.3～1寸。艾炷灸3～5壮；或艾条灸5～10分钟。

泉州湾沉船药材 quánzhōuwānchénchuányàocái 宋代药材标本。1974年，在福建泉州湾发掘出一艘宋代海船，船舱出土遗物非常丰富，其中香料木、药物出土数量最多，包括香料木、胡椒、槟榔、乳香、龙涎、朱砂、水银、玳瑁等，其中以香料木最多，总重量（未经完全脱水）达4700多斤，经鉴定有沉香、檀香、降真香等多种。宋代泉州海外交通贸易发达，出土的香料木和胡椒等，是我国从南洋诸国进口的大宗货物。这艘海船出土的大量香药，正是宋代药物贸易的实物证据。

拳 quán 拳头，屈指向内而紧握的手。

拳顶法 quándǐngfǎ 推拿手法名。手握拳，用食指或中指近端指间关节的背面用力按压穴位。作用似按法而刺激量较大。

拳衡 quánhéng 元代医僧。号忠顺药师。江西德兴烧香院僧人，至治三年（1323）任五省采药使。

拳尖穴 quánjiānxué 经外奇穴名。《备急千金要方》：“风翳患右目，灸右手中指本节头骨上五壮，如小麦大。左手亦如之。”《太平圣惠方》定名拳尖。位于手背第三掌骨小头之高点，握拳取之。主治目痛，目翳，瘾风，赘疣等。艾炷灸3～5壮。

拳毛倒睫 quánmáodàojié 病证名。见《银海精微》。即倒睫拳毛。详该条。

拳参 quánshēn 中药材。出《本草图经》。又名山虾子、虾参、刀剪药、紫参、马行、活血莲、地蜂子。为蓼科植物拳参 *Polygonum bistorta* L. 的干燥根茎。主产于华北、西北及山东、江苏、湖北等地。苦、涩，微寒。归肺、肝、大肠经。清热解毒，消肿，止血。①治赤痢热泻，肺热咳嗽，痈肿瘰疬，口舌生疮，血热吐衄，痔疮出血，蛇虫咬伤。煎服5～10g。外用适量。②治口腔炎，咽喉炎，煎水含漱。③治痈疖肿毒、瘰疬，醋磨汁涂搽。本品含鞣质、儿茶酚、没食子酸、羟基甲基蒽醌等。外用有一定的止血效果。试管内对金黄色葡萄球菌、大肠埃希菌有抑制作用。本品对肉瘤－180有一定抑制作用。

拳手伤 quánshǒushāng 病名。见《伤科汇纂》卷十。即打伤。详该条。

鬈毛毒疮 quánmáodúchuāng 病证名。《本草纲目》卷三十五上黄柏：鬈毛毒疮“生头中，初生如蒲桃，痛甚。黄柏一两，乳香二钱半为末，槐花煎水调作饼，贴于疮口”。

颧 quán ❶位于眼的外下方，在颜面部隆起的部分。《灵枢·经脉》：“小肠手太阳之脉……斜络于颧。”❷骨名。即颧骨。

颧赤 quánchì 症名。指两颧骨部呈现鲜红之色。出《灵枢·五阅五使》。《景岳全书·面病》：“两颧鲜赤，如脂如缕，而余地不赤者，此阴虚也。”多因肝肾阴亏，虚阳上浮所致。治宜滋阴降火为主。方用八仙长寿丸、大补阴丸等。亦有心火上炎所致者。《杂病源流犀烛·面部病源流》：“亦有由于心病者，《灵枢》曰：心病者颧赤。察其色赤，且诊其脉，病果属心，则急降心火，宜黄连安神丸清之。”常见于痨瘵、虚劳等病证。

颧疔 quándīng 病名。见《外科大成》卷二。又名颧骨疔、赤面疔，为生于颧部的疔疮。多因胃经积火成毒而生。不论左右，初如粟米色黄，次如赤豆，顶凹坚硬，按似疔头，麻痒疼痛。初宜蟾酥丸，次服黄连消毒饮。外治法同疔疮。

颧骨 quángǔ 骨名。出《灵枢·五变》。解剖学同名骨。在眼眶的下外侧，左右各一。

颧骨疔 quángǔdīng 病名。出《疡医准绳》卷二。生于颧部的一种疔疮。即颧疔，详该条。

颧骨伤 quángǔshāng 病名。见《医宗金鉴》卷八十八。多因跌打所致。伤后轻者青肿硬痛，重者颧骨平塌或凹陷，可伴有牙关紧急，嚼物艰难，鼻孔出血，流泪或听觉障碍等。治宜清创、整复；内服正骨紫金丹或云南白药、七厘散、接骨丸等；外用海桐皮汤熏洗；荜茇散漱口。

颧红 quánhóng 症名。也称颧赤、两颧潮红，指面部仅两部位皮肤发红的表现。

颧疽 quánjū 病名。出《疡科选粹》卷三。系生于颧部的疽。由阴分积热而成。患处色紫、漫肿、坚硬、麻木、疼痛，毒甚根深，难溃难愈。初起宜清热通结，内服内疏黄连汤。余治法见无头疽条。

颧髎quánliáo 经穴名。代号 SI18。出《针灸甲乙经》，《备急千金要方》作权髎。别名兑骨。属手太阳小肠经，手少阳与太阳之会。位于目外眦直下，颧骨下缘凹陷处。布有面神经、眶下神经、面横动、静脉。主治口眼㖞斜、眼睑瞤动、目赤、目黄、齿痛以及面神经麻痹、三叉神经痛等。直刺 0.3～0.5 寸；斜刺或沿皮刺 0.5～1 寸。

颧疡quányáng 病名。出《疡医准绳》卷三。系发于颧部的痈。由风热而生。初起小，后渐增大，焮红、肿、痛，进而破溃流脓。初起治宜清热解毒，消肿止痛，内服仙方活命饮。参见"外痈"条。

犬齿quǎnchǐ 又名虎牙。即今之单尖牙。

犬噬人伤quǎnshìrénshāng 病名。即狗咬伤。出《五十二病方》。伤处皮肉破裂，血流不止、疼痛、肿胀。如失治，易溃流脓血。《五十二病方》治疗用热熨、用酒冲洗伤口。今临床多先清洁伤口，次以葱白煎汤洗之；或用醋和石灰外敷；或掺花蕊石散，贴生肌玉红膏。

犬尾草quǎnwěicǎo 中药材。见《福建民间草药》。即狗尾草，详该条。

犬痫quǎnxián 六畜痫之一。即狗癫。《备急千金要方》卷五："犬痫之为病，手屈拳挛。灸两手心一壮，灸足太阳一壮，灸脑户一壮。"参见"六畜痫""狗癫"条。

que

缺唇quēchún 病名。见《疡医大全》卷十四。即兔缺。《鲍氏验方新编》卷一："缺唇，先用麻药敷上，然后用刀割开两边薄皮，用丝线缝好，以生蟹黄敷之。静坐七日，勿言勿笑，自能收口。"参见"兔缺"条。

缺盆quēpén ❶人体部位名。即锁骨上窝。《灵枢·经脉》："大肠手阳明之脉……从缺盆上颈贯颊。"❷经穴名。代号 ST12。出《素问·气府论》。别名天盖。属足阳明胃经。位于锁骨上窝中央，胸正中线旁开 4 寸处。布有锁骨上神经中支，深层正当臂丛的锁骨上部；上方有颈横动脉通过。主治咳嗽，气喘，缺盆中痛，胸部满闷，喉痹，瘰疬，瘿瘤等。直刺或斜刺 0.3～0.5 寸。不宜深刺，《类经图翼》："孕妇禁针。"艾条灸 5～10 分钟。

缺盆草quēpéncǎo 中药材。出《经验良方》。为莼之别名。详该条。

缺盆骨quēpéngǔ 骨名。出《素问·骨空论》。又称骬，又名血盆骨。即锁骨。参见"拄骨"条。

缺盆疽quēpénjū 病名。出《疡医准绳》卷三。即蠹疽。见该条。

缺乳quērǔ 病名。见《济阴纲目》卷十三。以产妇哺乳期内乳汁甚少甚则全无为主要表现的疾病。多因产后气血亏虚、乳汁化源不足，或肝郁气滞，气血运行不畅，乳汁壅滞不行所致。气血亏虚者乳房无胀痛感，唇色淡白，面白，食少体倦。宜补气养血，佐以通乳。方用《傅青主女科》通乳丹（党参、黄芪、当归、桔梗、通草、麦冬、猪蹄）。肝郁气滞者乳房胀满而痛，甚则身热，胸闷不舒，宜疏肝解郁通乳，用《清太医院配方》下乳涌泉汤（当归、川芎、山甲珠、王不留行、白芍、桔梗、甘草、通草、漏芦、青皮、柴胡）。

阙què 又名阙中、印堂。《灵枢·五色》："阙者，眉间也。"古人认为这个部位可作为望肺部疾病的参考。

阙待新编quèdàixīnbiān 儿科著作。2 卷。清代孙能迁撰。刊于 1760 年。本书系作者治疗小儿瘢疹的经验总结。卷上记述该病的病理和治疗方药；卷下为作者经治医案。书名"阙待"，是作者认为要"阙其疑以待损益"的意思。

阙上quèshàng 阙之上、天庭之下的部位。古人认为可作望诊咽喉病证的参考。《灵枢·五色》："阙上者，咽喉也。"近人报道此处涂敷巴豆朱砂膏防治白喉获效。

阙俞quèshù 见"厥阴俞"条。

阙庭quètíng 即天庭。《灵枢·五阅五使》："五官已辨，阙庭必张。"详"天庭"条。

阙中quèzhōng 同阙。《灵枢·五色》："阙中者，肺也。"详"阙"条。

却毒汤quèdútāng 《医宗金鉴·外科心法要诀》卷六十九方。瓦松、马齿苋、生甘草各五钱，文蛤、川椒、苍术、防风、葱白、枳壳、侧柏叶各三钱，火硝一两。水煎，先熏后洗，日三次。治痔漏。

却暑调元法quèshǔtiáoyuánfǎ 《时病论》卷四方。煨石膏四钱，滑石、茯苓各三钱，制半夏一钱，东洋参（或西洋参）、麦冬各二钱，甘草六分。加粳米一撮为引，水煎服。治暑热盛极，元气受伤。

雀斑quèbān 病名。见《外科正宗》卷四。俗称雀子斑。以面部出现淡褐斑点，色如雀卵为主要表现的皮肤疾病。由火郁孙络血分，复感风邪凝滞；或肺经风热所致。多发于颜面、颈和手背等处。皮肤呈黑褐色或淡黑色散在斑点，小如针尖，大如绿豆，数目多少不一，甚则延及满面。外用玉容散水调搽患处或以白茯苓末调敷之。

雀卵quèluǎn 中药材。出《名医别录》。为文鸟科动物麻雀 *Passer montanus*（Linnaeus）的蛋。分布几遍全国。甘、咸，温。入肾经。补肾阳，益精血，调冲任。治阳痿，血枯经闭，崩漏，带下。内服：煮食；或入丸剂。

雀目quèmù 病证名。又名雀盲、雀目内障、雀目昏睛、黄昏不见、鸡蒙眼、鸡盲、阴风障、阳衰不能抗阴之病、鸡摸眼。《诸病源候论》卷廿八："人有昼而睛明，至暝则不见物，世谓之雀目，言其如雀鸟暝，便无所见也。"《杂病源流犀烛》卷廿二："雀目者，日落即不见物也。"即今之夜盲。有先天、后天两类，先天者称高风雀目内障，多因先天禀赋不足所致；后天者称肝虚雀目内障，多由脾失健运所致，为疳疾上目的早期病证。前者宜温补肾阳，用右归丸加减；后者宜杀虫消疳，健脾益气，用肥儿丸加减。并可用鲜猪肝入药或食用。早在公元 7 世纪，唐代孙思邈《千金翼方》中就有猪肝治疗雀目的记载。可见于今之视网膜色素变性、维生素甲缺乏症等。参见"高风雀目内障""肝虚雀目内障"各条。

雀目昏睛quèmùhūnjīng 病证名。见佚名《眼科统秘》。即雀目，详该条。

雀目内障quèmùnèizhàng 病证名。谓目"暮暗朝明与雀同"（《医宗金鉴·眼科心法要诀》）。即雀目，详该条。

雀目泻肝汤quèmùxiègāntāng 《医宗金鉴·眼科心法要诀》卷七十七方。芒硝、大黄、白芍药、桔梗各一钱，黄芩、防风各二钱。为粗末，水煎服，功能清热泻火，凉肝明目。治雀目内障。

雀舌quèshé 病证名。《咽喉经验秘传》："此症舌上复生小舌。心经郁热也。"因所生小舌状若雀舌，故名。发于左侧者，名左雀舌；发于舌右侧者，名右雀舌。《焦氏喉科枕秘》卷一："此症心膈蕴积热毒，感风热，气郁劳苦而生，或上或左右，疼痛臭烂，舌上生苔，并腮两边红肿。"治宜清心、凉膈。方以凉膈散加减。或以刀针刺患处，后吹冰硼散等。

雀舌草quèshécǎo 中药材。见《植物名实图考》。为地耳草之别名，详该条。

雀啄法quèzhuófǎ 见"提插法"条。

雀啄灸quèzhuójiǔ 悬起灸之一种。将艾条燃着的一端在施灸部位上作一上一下忽近忽远的一种灸法。形如雀啄，故名。适用于昏厥急救及一般虚寒性疾病。本法热感较强，应避免灼伤皮肤。

雀啄脉quèzhuómài 七怪脉之一。脉象急数，节律不调，止而复作，如雀啄食之状。

qun

裙边疮qúnbiānchuāng 病名。出《疡医大全》卷二十五。即臁疮。详该条。

群芳谱·药谱qúnfāngpǔ yàopǔ 本草著作。见"二如亭群芳谱·药谱"条。

群经见智录qúnjīngjiànzhìlù 医论著作。3卷。恽铁樵撰。卷一首论《内经》之发源、成书、读法及总提纲；次述易理、太极、《内经》与《易经》、五行、四时及甲子；卷二为扁鹊、仓公医案及仲景《伤寒论》之研究等；卷三系对余云岫《灵素商兑》一文所作的论辩。

痺痹qúnbì 病证名。《素问·五藏生成篇》："卧出而风吹之，血凝于肤者为痹。"王冰注："谓痺痹也。"详"顽痹"条。

Q

-R-

ran

蚺蛇胆ránshédǎn　中药材。出《本草经集注》。为蟒蛇科动物蟒蛇 *Python molurus bivittatus* Schlegel 的胆。甘、苦，寒，有毒。入肝、脾经。燥湿，杀虫，明目，消肿止痛。①治腹部虫痛，疳痢，痫疾，目翳肿痛。内服：研末，0.9～1.5g，酒化或水化服。②治痔疮。研末调敷。

蚺蛇肉ránshéròu　中药材。出《食疗本草》。为蟒蛇科动物蟒蛇 *Python molurus bivittatus* Schlegel 的肉。蟒蛇分布于广东、广西、云南、福建等地。甘，温，有小毒。祛风，杀虫。治风痹，瘫痪，疠风，疥、癣。煮食、酒浸或焙干研末。

然谷rángǔ　经穴名。代号 KI2。出《灵枢·本输》。别名龙渊、然骨。属足少阴肾经。荥（火）穴。位于足内侧缘，舟骨粗隆下缘凹陷处。布有小腿内侧皮神经末支及足底内侧神经，并有足底内侧动脉及跗内侧动脉分支通过。主治喉痹，咳血，消渴，阴痒，阴挺，月经不调，阳痿，遗精，脐风口噤，足跗肿痛等。直刺 0.5～1 寸。艾炷灸 3 壮；或艾条灸 5～10 分钟。

然骨rángǔ　❶经穴名。即然谷穴。《针灸甲乙经》卷十二："女子不孕，阴暴出，经水漏，然骨主之。"见然谷条。❷骨骼部位名。相当于舟状骨部分。《灵枢·脉度》："脉者，少阴之别，起于然骨之后。"杨上善云："然骨在内踝下近前起骨是也。"

然纳桑培ránnàsāngpéi　藏医成中药材。又称七十味珍珠丸，系藏族验方，由珍珠、檀香、降香、九眼石、西红花、牛黄、麝香等多种藏药组成并加工制成的丸剂。本品为黑色的水丸，气芳香，味甘、涩、苦。功能安神、镇静、通经活络、调和气血、醒脑开窍。用于治疗"黑白脉病"、"隆血"不调；中风、瘫痪、半身不遂、癫痫、脑溢血、脑震荡、心脏病、高血压及神经性障碍等多种病症。此药现行销国内外，受到普遍的欢迎。

髯rán　两侧面颊的胡须。古人认为髯的多少及色泽的好坏与血气的盛衰有关。《灵枢·阴阳二十五人》："血气盛则髯美长，血少气多则髯短；故气少血多则髯少，血气皆少则无髯。"

燃照汤ránzhàotāng　《随息居重订霍乱论》卷下方。滑石四钱，炒豆豉三钱，焦栀子二钱，黄芩（酒炒）、佩兰各一钱五分，制厚朴、制半夏各一钱。水煎，去渣，研入白蔻仁八分，温服。治暑秽挟湿，霍乱吐下，脘痞烦渴，恶寒肢冷，苔色白腻者。如苔腻而厚浊者，去白蔻，加草果仁一钱。

冉雪峰rǎnxuěfēng(1877—1962)　现代医家。重庆市奉节县人。早年学习文学，后改习医学，从二十多岁开始行医，有较丰富的医疗经验。1949 年后，任全国政治协商会议委员会委员，并任中医研究院（今中国中医科学院）学术委员会委员。著有《八法效方举隅》《冉雪峰医案》等。

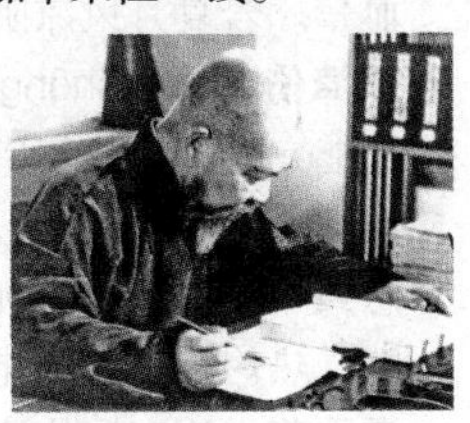
冉雪峰

冉雪峰医案rǎnxuěfēngyī'àn　医案著作。冉雪峰著。本书包括内、外、妇、儿科医案七十一则，案中结合中医理论较深入地分析病情，并能继承发扬传统治法，于临床辨证较有识见，治法亦较灵活。1962 年由人民卫生出版社出版。

染苔rǎntāi　亦称假苔。舌苔被食物或药物所染，改变原来苔色。如食橄榄、杨梅可染为黑苔，食枇杷可见黄苔。望舌时须加以注意，排除假象。

染易rǎnyì　染，传染；易，交换，移易。染易指病邪由一些人传染与另一些人，由一地传播至另一地。《素问遗篇·刺法论》："五疫之至，皆相染易，无问大小，病状相似。"

rang

蘘荷ránghé　中药材。出《名医别录》。又名观音花、野老姜、莲花姜、阳藿、土里开花。为姜科植物蘘荷 *Zingiber mioga* Rosc. 的根茎。分布于长江流域及陕西、甘肃、贵州、四川等地。辛，温。温中调经，止咳平喘，消肿解毒。①治脘腹冷痛，月经错后，痛经，咳嗽，气喘，跌打损伤，腰腿痛。煎服：9～15g。②治喉痹，捣汁含漱；颈淋巴结结核，捣敷并煎服。根茎含 α－和β－蒎烯，β－水芹烯。β－水芹烯对支气管有温和的刺激作用，可吸入作祛痰剂，蒎烯有明显祛痰作用、抗真菌作用，α－蒎烯有镇咳作用。

rao

荛花ráohuā　中药材。出《神农本草经》。为瑞香科植物荛花 *Wikstroemia canescens* Meisn. 的花。分布于湖南、湖北、陕西、江西、云南等地。辛、苦，寒，有毒。泻水饮，破积聚。治痰饮咳逆上气，咽喉肿闭，水肿，癥瘕痃癖。内服：煎汤，1.5～3g；或入丸剂。体虚无积及孕妇忌服。

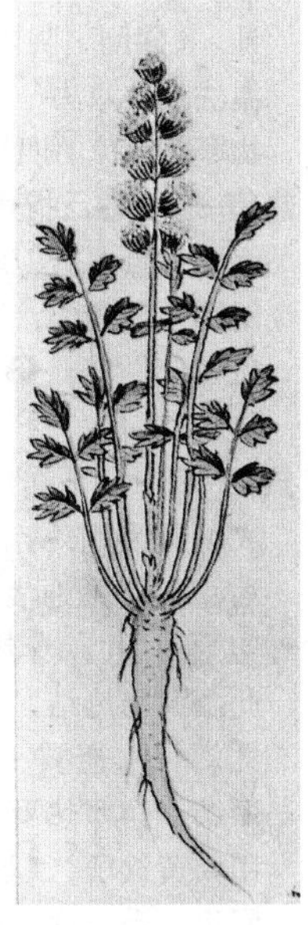
荛花

饶东溪ráodōngxī　见"饶鹏"条。

饶进ráojìn　明代医生。祁门（今属安徽）人。性醇笃，学医于休宁丁氏。丁有异术，不轻易传人，甚至秘于其子。进从之，日为种园，夜读书，三年不倦。丁喜，乃口授之。后遣归，诊人生死甚有效验。

饶九万ráojiǔwàn　见"饶鹏"条。

饶鹏ráopéng　明代医家。字九万，号东溪。临川（今江西抚州）人。较长时间旅居于广东、正德（1613）时任医官。学术上宗张仲景和李杲为主，著有《节略医林正宗》一书。

饶士守ráoshìshǒu　明代医生。字述泉。江西进贤人。行医于南丰达四十载，年逾六十归里，远近赖以全活者甚众，品德淳朴，乡里称之。卒年八十八。

桡侧伸腕肌腱周围炎ráocèshēnwànjījiànzhōuwéiyán　病名。即由于腕部伸屈活动的劳损，引起桡侧伸腕肌周围腱膜、筋膜炎症改变，以腕桡侧部疼痛、乏力，在前臂中下1/3段桡骨背侧肿胀疼痛明显，作腕关节的伸展活动时疼痛加剧，以单拇指按在患处屈伸腕关节时，可感到或听到有"吱吱"的捻发音为主要表现的疾病。

桡骨干骨折ráogǔgàngǔzhé　病名。即以桡骨干局部疼痛、畸形，骨软及骨擦音明显，前臂活动受限，旋转功能障碍等为主要表现的骨折。参见"骨折"条。

桡骨头半脱位ráogǔtóubàntuōwèi　病名。即桡骨头与肱骨小头构成的关节轻度脱位引起功能障碍性疾病。参见"脱位""脱臼"条。

桡骨头骨折ráogǔtóugǔzhé　病名。即以肘关节桡侧有肿胀、疼痛、瘀斑、压痛明显，肘关节活动受限，前臂旋转功能丧失为主要表现的病症。

桡骨远端骨折ráogǔyuǎnduāngǔzhé　病名。即桡骨远端关节面以上2～3cm内的桡骨骨折的疾病，以局部疼痛，伴压痛和瘀斑，功能障碍为主要临床表现。参见"骨折"条。

扰海rǎohǎi　眼科金针开内障八法之五。指将混浊之晶状体拨离原位，置于玻璃体前下份。《目经大成》卷二："神龙既见，雾雨潜兴，闭目片刻，则风雷自息，然后重截云头，轻收虹脚。"参见"拨内障手法"条。

绕绕藤ràoràoténg　中药材。见《浙江中药资源名录》。为野木瓜之别名，详该条。

re

惹肥rěféi　病证名。出《治疗大全》。即乌茄疔，详该条。

热rè　❶热邪。六淫中与火同一属性的致病因素。《素问·五运行大论》："其在天为热，在地为火……其性为暑。"❷热证。辨证的八纲之一，各种原因引致阳气亢盛的病证。《素问·阴阳应象大论》："阳盛则热。"❸治疗方法。温法或祛寒法。《素问·至真要大论》："寒者热之。"❹药物寒热温凉的四气之一。

热闭rèbì　❶泛指热邪壅闭于脏腑经络的病理。麻疹热毒内闭则疹点不透，麻毒内陷，邪热闭肺则咳逆喘促；膀胱热闭则小便痛涩，淋沥不通。❷由热邪内陷引起的闭证。参见"闭"条。❸中风闭实证中以热象为主的病证，称为热闭。

热秘rèbì　病证名。见《圣济总录·大小便门》。由于热结大肠所致。又名阳结。《万病回春·大便闭》："身热烦渴，大便不通者，是热闭也。"《证治要诀·大便秘》："热秘，面赤身热，肠胃胀闷，时欲得冷，或口舌生疮，此由大肠热结。宜四顺清凉饮，吞润肠丸，或木香槟榔丸。"《金匮翼·便秘统论》："热秘者，热搏津液，肠胃燥结，伤寒热邪传里，及肠胃素有积热者，多有此疾。"用大黄饮子。《医学心悟·大便不通》："热闭者，口燥，唇焦，舌胎黄，小便赤，喜冷、恶热，此名阳结。宜用清热攻下之法，三黄枳术丸主之。"参见"大便秘结""阳明腑病""阳结"各条。

热痹rèbì　病名。又称脉痹。出《素问·四时刺逆从论》。指热毒流注关节，或内有蕴热，复感风寒湿邪，与热相搏而致的痹证。《证治准绳·痹》："热痹者，藏府移热，复遇外邪，客搏经络，留而不行，阳遭其阴，故㾓熻然而闷，肌肉热极，体上如鼠走之状，唇口反裂，皮肤色变。"并可见关节红肿热痛，发热，烦闷，口渴。治以清热祛邪，宣痹止痛，宜白虎加桂枝汤、升麻汤。若风寒湿邪未尽者，可用桂枝芍药知母汤。热毒盛者，用千金犀角汤加减。本病可见于风湿性关节炎活动期，类风湿关节炎及痛风急性发作期等疾患。

热病rèbìng　病名。出《素问·刺热》。❶泛指一切外感热性病，意同广义的伤寒。《素问·热论》："今夫热病者，皆伤寒之类也。"参见"伤寒""温病"条。❷指伤寒病五种疾患之一。《难经·五十八难》："伤寒有五……有热病，有温病。"❸指夏季伏气所发的暑病。《医宗必读·伤寒》："热病者，冬伤于寒，至夏乃发，头疼，身热恶寒，其脉洪盛。"《温热逢源》："伏气所发者，名为热病；而以暴感而病者，仍名曰暑病。"❹指五脏热病。见《素问·刺热》所论"肝热病""心热病""脾热病""肺热病""肾热病"等，详见各该条。❺《灵枢》篇名。本文主要论述各种热病的症状、诊断、治疗和预后等，故名。内容列举了59个治疗热病的穴位和热病禁刺的兼症。同时对偏枯、痱、胸满、喉痹等症治也作了简述。

热病劳复rèbìngláofù　病证名。劳复证之一。见《诸病源候论·热病劳复候》。参见"劳复""温病劳复"条。

热病五十九俞rèbìngwǔshíjiǔshù　指治疗热病的59个主要穴位。《素问·水热穴论》："治热病五十九俞……头上五行行五者，以越诸阳之热逆也；大抒、膺俞、缺盆、背俞，此八者，以泻胸中之热也；气街、三里、巨虚上下廉，此八者，以泻胃中之热也；云门、髃骨、委中、髓空，此八者，以泻四支之热也；五藏俞傍五，此十者，以泻五藏之热也。凡此五十九穴者，皆热之左右也。"王冰注："即上星、囟会、前顶、百会、后顶；五处、承光、通天、络却、玉枕；头临泣、目窗、正营、承灵、脑空；大杼、膺俞（中府）、缺盆、背俞（风门）；气街（气冲）、足三里、上巨虚、下巨虚；云门、髃骨（肩髃）、委中、髓空（腰俞）；魄户、神堂、魂门、意舍、志室等五十八穴。"文中"云门、髃骨、委中、髓空，此八者，以泻四支之热"说明髓空当有二穴，而王注髓空为腰俞，便少一穴。今据《素问·骨空论》"髓空在脑后三分，在颅际锐骨之下"之文，拟补风府一穴，以合五十九俞之数。热病五十九俞与五十九刺所含穴位并不完全相同，但都是治疗热病的要穴。临床可相互为用。参见该条。

热产rèchǎn　病证名。又名暑产。杨子建《十产论》："热产者，言盛暑之月，产妇当温凉得宜。热甚，产母则头疼，面赤昏晕。若产室人众，热气蒸逼，亦致前患，名曰血晕。若夏月风凉阴雨，亦当谨避。"

热炽津伤rèchìjīnshāng　病机。指温热入里，正邪斗争剧烈，功能亢盛，里热壅盛，灼伤津液的病理变化。

热喘rèchuǎn　病证名。指肺热炽盛的气喘。《古今医鉴·喘急》："肺实肺热，必有壅盛胸满，外閧上炎之状。"多由肺受热灼，水津不能下行，痰火壅阻气道所致，常发于炎夏季节。治宜泻热清肺为主。《临证指南医案·喘》邵新甫曰："实而热者，不外乎蕴伏之邪，蒸痰化火，有麻杏甘膏、千金苇茎之治也。”双玉散（丸）、玉液散、泻火清肺汤、泻白散、桑白皮汤等方，均可选用。参见“火喘”条。

热疮rèchuāng　病名。❶热病后生于口周围及颜面的疱疹性皮肤病。出《刘涓子鬼遗方》卷五。又名热气疮，俗名燎疱。由风热外感，或肺胃积热上蒸所致。易发生在上唇、口角和鼻孔周围，也可发生在颜面。患处皮肤出现密集成簇的小水泡，形如粟米，或如小豆，疱液澄清，渐变混浊，自觉瘙痒灼痛，约1周消退，愈后常可复发。治宜清热解毒。内服黄连解毒汤，外涂黄连膏或金黄膏。相当于单纯疱疹。❷泛指发生暑季之小疮。

热毒rèdú　❶病名。温毒的别称。《重订广温热论·论温热兼症疗法》：“其六兼毒，病名温毒，一名热毒，通称时毒。”详时毒条。❷病邪名。指火热病邪郁结成毒。《素问·五常政大论》：“太阳在泉，热毒不生。”❸疮疹病因之一。《儒门事亲·小儿疮疱丹熛瘾疹旧蔽记五》：“凡胎生血气之属，皆有蕴蓄浊恶热毒之气。有一二岁而发者；有三五岁至七八岁而作者；有年老而发丹熛、瘾疹者；亦有伤中温毒而发瘢者；亦有阳毒发瘢者。瘢有大小，色有轻重，大者为阴，小者为阳，均是热也。但色重者热深，色轻红者热浅。”

热毒闭肺rèdúbìfèi　❶热毒炽盛，阻闭肺气的病理变化。❷证候名。以发热肢厥，口渴，咳嗽，气粗而喘，胸闷气，鼻扇气灼，舌红苔黄，脉数等为常见症的证候。

热毒炽盛rèdúchìshèng　证候名。指火热壅盛成毒，以肌肤疮疖疔痈，红肿灼痛，化脓溃烂，发热口渴，舌红苔黄，脉数等为常见证的证候。

热毒疮疥rèdúchuāngjiè　病证名。出《证治准绳·幼科》。湿热毒邪郁于皮肤而致的疮疥。其症以手指缝最为多见，亦常见于肘窝腋下、小腹、腹股沟、臀腿等处，甚则遍及全身。呈针尖大小的丘疹和皮泡，痒甚，故体表常见抓痕和结痂。如搔破皮肤引起继发性感染，则可成疮化脓。治用蛇床子、苍耳子、地肤子煎水外洗。

热毒疮疡rèdúchuāngyáng　病证名。出《证治准绳·幼科》。为热毒蕴积而引起疮疡。临床表现以局部出现焮红、疼痛、发肿、发热。热毒炽盛，累及脏腑则可出现里热的证候，如烦热、便秘等。治宜清热解毒，如仙方活命饮、五味消毒饮之类。

热毒风rèdúfēng　病证名。《圣济总录》卷十三：“热毒风之状，头面肿热，心神烦躁，眼目昏暗，时复语涩，痰黏口干，皮肤壮热，肢节疼痛是也。皆由脏腑虚弱，风邪因入，客于心胸，或服热药与饮酒过度，心肺壅滞，热积不散，故其证如此。”治宜清热解毒祛风为主。

热毒攻喉rèdúgōnghóu　证候名。指热毒上攻咽喉，以咽喉红肿疼痛，吞咽困难，甚至溃烂、化脓，口气臭秽，壮热口渴，舌红苔黄，脉数有力等为常见症的证候。

热毒攻舌rèdúgōngshé　证候名。指火热邪毒炽盛，攻犯舌体，以舌体红肿疼痛，或舌体局部红肿高突、疼痛，舌体活动不灵，发热口渴，脉数有力等为常见症的证候。

热毒痢rèdúlì　病名。指痢疾之因骤受暑湿热毒所致者。见《医学传灯》卷下。《医门法律》卷五：“又有骤受暑湿之毒，水谷倾囊而出，一昼夜七八十行，大渴引水自救，百杯不止，此则肠胃为热毒所攻。”若里急后重者，宜大黄黄连甘草大剂频服；若无里急后重，宜芩芍调中汤加黄连、肉桂。参见“痢疾”“毒痢”“暑痢”等条。

热毒瘰疬rèdúluǒlì　病证名。出《证治准绳·幼科》。指因风热毒邪入于手足少阳经而引起的瘰疬。其症多伴发于热毒疮疡的患儿。如头、面和颈部疮疡，则颈部出现瘰疬。轻者略有疼痛，可以自愈。重者局部红、肿、痛、热，并有显著触痛及发热、恶寒等全身症状。如能及时治疗，瘰疬亦可消退，但常遗留下小的硬结；若瘰疬化脓，则最后穿破而出脓汁。治法以清热解毒为主，可选用五味消毒饮、仙方活命饮等煎剂内服，局部可用芙蓉花叶或野菊花捣烂敷于患处。如已破溃，则用三黄散或生肌散敷之。

热毒内陷rèdúnèixiàn　❶火热毒邪炽盛，内陷脏腑的病理变化。❷证候名。以壮热口渴，神昏谵语，面色暗红，便秘尿黄，舌红绛，苔黄，脉沉数等为常见症的证候。

热毒酿脓rèdúniàngnóng　证候名。指热毒炽盛，壅滞不散，肉腐成脓，导致脓肿形成，因脓肿所在部位不同而有不同症状表现的证候。

热毒伤阴rèdúshāngyīn　❶火热毒邪壅盛，耗伤阴液的病理变化。❷证候名。以壮热口渴，烦躁不宁，面赤唇焦，少汗或无汗，便结尿黄，舌红绛而干，苔黄少津，脉细数等为常见症的证候。

热毒下血rèdúxiàxuè　病证名。见《丹溪心法附余》卷十一。多因嗜食炙煿，或饮酒过多，热毒蕴结大肠，迫血妄行所致。症见大便下血，颜色鲜红，腹痛口渴，肛门灼热，舌红干燥，脉弦数等。治宜清热解毒，凉血止血。选用黄连丸、凉血地黄汤、芍药黄连汤，或四物汤加黄连、槐花之类。亦有热甚所下色黑者，解毒汤合四物汤加大黄……毒者病邪蕴久，色浊，后重疼坠，四物汤加木香、槟榔，或四味香连丸等（见《医学入门·杂病》）。本证可见于细菌性痢疾、出血性小肠炎、溃疡性结肠炎等疾病。参见“热痢”“便血”等条。

热毒壅聚头面证rèdúyōngjùtóumiànzhèng　证候名。指湿热之邪，弥漫全身，累及上中下三焦，以身热不扬，渴不多饮，咳嗽胸闷，腹胀呕恶，便溏不爽，小便短涩，舌红苔黄腻，脉濡数或滑数等为常见症的证候。

热呃rè'è　病证名。见《丹溪心法·咳逆》。又称火呃。因胃火上逆，或痰火郁遏所致。《证治汇补·呃逆》：“火呃，呃声大响，乍发乍止，燥渴便难，脉数有力。”治宜和胃降火。可用安胃饮、小柴胡汤等方。热结便秘者，可用凉膈散。胃有痰火者，可用栀连二陈汤、半黄丸。胃虚膈热者，可用橘皮竹茹汤。参见“呃逆”条。

热遏rè'è　遏，抑郁、阻遏。即热被郁遏于内，不能透泄发越于外的病理变化。参“热郁”条。

热烦rèfán　病证名。小儿表里俱热的证候之一。《诸病源候论》卷四十六：“小儿脏腑实，气血盛者，表里俱热，则苦烦躁不安，皮骨壮热也。”治宜清解表里。用防风通圣散。

热烦啼rèfántí　病证名。小儿心经伏热烦躁而啼。多系热扰心阴所致。《片玉心书》谓“其哭无泪，见灯则喜而止”。治宜清心养阴。用导赤散加麦冬、栀子。

热痱rèfèi　病证名。出《太平圣惠方》第九十卷。即痱子簇集成瓣，颜色鲜红者。详“痱疮”条。

热痱草rèfèicǎo　中药材。见《浙江中医杂志》，[1966，9(6)：47]。为石荠苧之别名，详该条。

热敷疗法rèfūliáofǎ　外治法。将发热的物体置于身体的患病部位或特定部位，产生温热效果，以防治胃肠疾患、腰腿痛、痛经、冻疮、乳痈等的方法。

热敷止痛法rèfūzhǐtòngfǎ　外治法。见《外台秘要》卷二十九。即在未破皮之软组织损伤处用药物进行热敷，藉以达到散瘀消肿、活络止痛之目的。亦可用海桐皮汤为末装袋内热敷，或以食盐炒后热敷。以疼痛缓解为度。

热伏冲任rèfúchōngrèn　病机。指热邪伏于冲脉和任脉的病机。热伏冲任，可使阴精暗耗、肾阴亏损，或迫血妄行。临床表现为低热、腰酸痛、下腹疼痛、崩漏等妇科疾患。

热服rèfú　指中药煎剂乘热服下，以充分发挥其疗效。热剂热服，适用于大寒证；寒剂热服，适用于假寒真热证（见清代景日昣《嵩崖尊生书》）。

热府rèfǔ　经穴别名。出《备急千金要方》。即风门。见该条。

热胕rèfū　病证名。指血中荣气有热而引起血肉腐坏，血气污浊不清。《素问·风论》："疠者，有荣气热胕，其气不清……皮肤疡溃。"张志聪注："胕，肉也……有荣气胕热者，言有因风伤荣气，搏而为热，热出于胕肉之间……"

热疳règān　病证名。出《颅囟经》。又名肥热疳。疳疾湿热侵入肌肤的一种证型。《证治准绳·幼科》："热疳病多在外，鼻下赤烂，头疮湿痒，五心烦热，掀衣气粗，渴饮冷水，烦躁卧地，肚热脚冷，潮热往来，皆热疳也。"先用胡黄连丸（《颅囟经》：胡黄连、蟾酥），继用清热消疳之剂，如柴胡清肝散。

热膈règé　病证名。五膈之一。《诸病源候论·五鬲气候》："热鬲之为病，藏有热气，五心中热，口中烂生疮，骨烦四支重，唇口干燥，身体头面手足或热，腰背皆疼痛，胸痹引背，食不消，不能多食，羸瘦少气及癖也。"参见"五膈"条。

热汗rèhàn　病证名。见《景岳全书·杂证谟》。亦名阳汗。详该条。

热烘rèhōng　外治法之一。病变部位涂药后，再加火烘的方法。适用于鹅掌风、皲裂疮、慢性湿疹、牛皮癣等皮肤干燥瘙痒的疾病。

热化rèhuà　❶寒邪化热入里，寒从热化。❷伤寒少阴病有热化之证。《伤寒论·辨少阴病脉证治》："少阴病得之二三日以上，心中烦，不得卧，黄连阿胶汤主之。"❸五运学说术语。《素问·至真要大论》："少阴司天为热化。"参"少阴热化"条。

热化少阴rèhuàshàoyīn　运气术语。三阴三阳分司六气，其中少阴属君火之热气。《素问·至真要大论》："少阴司天，其化以热。"

热霍乱rèhuòluàn　病证名。见《医学纲目·伤寒部》。又称热气霍乱。多因感受暑热湿浊之邪，或内伤饮食厚味，郁遏中焦所致。《素问·六元正纪大论》："热至则身热，吐下霍乱。"《霍乱论》："倘热霍乱因暑邪深入而滞其经隧，显脉细、肢寒之假象者，必有溺赤便臭之真谛。"症见心腹绞痛，上吐下泻，烦闷扰乱，昏不知人。夹有停滞者，更兼吐下皆有酸臭味。脉多见洪数。治宜清热化湿，辟秽泄浊。方如连朴饮、燃照汤、黄连香薷饮、清暑益元散、急救回生丹、解毒活血汤等均可选用。参见"霍乱"条。

热积rèjī　病证名。指邪热滞积于里者。《证治准绳·杂病》："热积，寒取之。千金硝石丸，醋煮三棱丸、神功助化散、圣散子。"《杂病源流犀烛·积聚癥瘕痃癖痞源流》："热积，伤热成积，或吐或泻，头晕，腹痛，心中烦躁也。宜黄芩、黄连、黄柏、石膏，方用清心汤、地骨皮散。"参见"积"条。本证可见于慢性胃炎、慢性肠炎等疾病。

热极生风rèjíshēngfēng　❶邪热炽盛，伤及营血，燔灼肝经，筋脉失养挛急抽搐的病理变化。❷证候名。邪热炽盛，燔灼肝经，引动肝风，以高热烦躁，四肢抽搐，角弓反张，神识昏迷等为常见症的证候。临床多见于小儿高热惊厥、流行性脑脊髓膜炎、乙型脑炎、中毒型痢疾、败血症等。

热极生寒rèjíshēnghán　病机。根据阴阳转化的观点，认为阳热的病证在一定条件下会转化为阴寒的病证，有如夏热转变为秋凉冬寒。一般由热转寒多因正气耗伤，属病情逆转。如热性病热极伤阴，阴竭而至阳脱，出现四肢厥冷、大汗淋漓、脉微欲绝的亡阳证；亦有因热邪深伏出现热深厥深的假寒现象。"《素问·阴阳应象大论》："寒极生热，热极生寒。"张志聪注："寒极生热，阴变为阳也；热极生寒，阳变为阴也。"

热剂rèjì　十二剂之一。用温热药物以祛除阴寒痼冷之剂。参"热可制寒"条。

热疖rèjiē　病名。出《太平圣惠方》卷六十一。即疖；又夏日所生之小脓肿亦称热疖。见"疖"条。

热结rèjié　病机。指热邪聚结而出现的病理现象。如热结于胃肠，则出现腹痛、大便燥结，甚则潮热谵语、脉沉实等症。若热邪搏结血分，则出现蓄血证。《温病条辨》："热结旁流，非气之不通，不用枳朴，独取芒硝入阴以解热结。"《伤寒论·辨太阳病脉证并治》："太阳病不解，热结膀胱，其人如狂，血自下，下者愈。"

热结膀胱rèjiépángguāng　❶热邪与瘀血相搏，瘀热互结于下焦，致小腹硬满，神志如狂的病理变化。❷病证名。膀胱被邪热困扰，出现血热相搏的实证。膀胱为足太阳经之腑，伤寒太阳病不解，化热入里，与血相搏，结于膀胱，症见下腹部硬满、拘急不舒、小便自利、发热而不恶寒、神志如狂等。《伤寒论·辨太阳病脉证并治》："热结膀胱，其人如狂。"

热结膀胱腹胀rèjiépángguāngfùzhàng　病证名。伤寒腹胀之一。见《症因脉治·肿胀总论》。由伤寒表邪不解，内传膀胱所致。症见恶寒发热，自汗口渴，小便不利而小腹胀满等。详"伤寒腹胀"条。

热结腹痛rèjiéfùtòng　病证名。指热邪内积所致的腹痛。《症因脉治》卷四："热结腹痛之症，身热腹热，烦躁不寐，时作时止，痛则汗出，或痛而作声，或痛而一汛即欲下痢，一利即止。此热积腹痛之症也。"多因心肝火动，煎熬于内，或饮食不节，停积发热所致。《寿世保元·腹痛》："肚腹满硬，痛久不止，大便实，脉数而渴者，积热也。"治宜清热消积导滞为主。方用枳壳川连汤、承气汤，或栀连平胃散加枳葛、保和丸加枳连、清胃汤、龙胆泻肝汤等。参见"腹痛"条。

热结旁流rèjiépángliú　病证名。指阳明腑实，肠内燥屎闭结，而时泄臭水者。《瘟疫论·大便》："热结旁流者，以胃家实，内热壅闭，先大便闭结，续得下利，纯臭水，全然无粪，日三四度，或十数度。宜大承气汤，得结粪而利止；服汤不得结粪，仍下利并臭水，及所进汤药，因大肠邪胜，失其传送之职，知邪犹在也，病必不减，宜更下之。"参见"阳明病"条。

热结下焦rèjiéxiàjiāo　病机。下焦，指大、小肠、膀胱等。热邪郁结下焦，可见下腹胀痛，大便秘结，小便涩赤或尿血，甚则小腹满拒按，狂躁不安等症。

热结小便不利rèjiéxiǎobiànbùlì　病名。小便不利证之一。见

《症因脉治》卷四。多由热结脏腑所致。热在肺与胃肠者，小便不利而兼见喘咳面肿，气逆胸满，脉数。宜用清肺饮、黄芩泻白散、黄连枳壳汤、清胃汤等方。热在心与小肠者，小便不利而兼见烦热闷躁，舌赤便秘，脉细数或大数。宜用泻心汤、导赤各半汤等方。热在肾与膀胱者，小便不利而兼见腰痛骨蒸，两足心热，脉细数或大数。宜用知柏地黄丸、车前木通汤等方。参见“小便不利”“癃闭”等条。

热结胸rèjiéxiōng　病证名。结胸证之一。即热实结胸。亦称实热结胸。《伤寒全生集·辨伤寒结胸》：“若懊憹，发热，烦渴，心下痛硬，大便秘，昏闷，名热结胸，少与大陷胸汤加黄连。”参见“热实结胸”“实热结胸”条。

热惊rèjīng　病证名。亦名感冒夹惊。《小儿卫生总微论方》：“小儿身热，饮水悸惕，手足摇动，上视弄舌，印内青筋，见掌中赤，怕物生涎，此为惊热。”宜荆防败毒散加蝉蜕、僵蚕、钩藤钩，送服牛黄镇惊丸，或琥珀抱龙丸。

热痉rèjìng　病证名。热邪炽盛引起的痉病。清代吴鞠通《解儿难》：“风温、风热、风暑、燥火致痉者，热痉也。”见于小儿高热引起的惊厥。治宜清热息风，用羚角钩藤汤。如壮热、大汗而烦渴、脉洪大者，宜清热保津，兼以息风，用白虎汤加全蝎、蜈蚣。

热灸rèjiǔ　与冷灸相对而言，称利用各种热源进行灸治的方法为热灸，如艾灸、灯火灸等。

热厥rèjué　病证名。厥证之一。❶指邪热过盛，阴分不足所致的厥证（见《素问·厥论》等篇）。症见手足心热，身热，溺赤等。❷指因邪热过盛，阳郁于里不能外达的厥证（见《类证活人书》）卷四。症见初病身热头痛，继则神志昏愦，手足厥冷，脉沉伏按之滑，或畏热，或渴欲饮水，或扬手掷足，烦躁不得眠，胸腹灼热，便秘尿赤等。治宜宣通郁热。参见“厥证”“阳厥”条。

热厥头痛rèjuétóutòng　病证名。因热盛气逆所致的头痛。见《证治准绳·头痛》：“热厥头痛，虽严寒犹喜风寒微来，暖处，或见烟火，其痛复作。”由邪热上攻，经气厥逆所致。症见头痛积年不愈，烦热，虽当严冬，犹喜风寒，其痛便止，略近温暖或见烟火，其痛便甚。治宜清泄，可用清上泻火汤，或选奇汤加川芎、柴胡、黄连、生地、当归、黄柏、知母、荆芥、芽茶等药，后用补气汤。参见“头痛”条。

热厥心痛rèjuéxīntòng　病证名。指热郁气逆所致的心痛。《活法机要·心痛证》：“热厥心痛者，身热足寒，痛甚则烦躁而吐，额自汗出，知为热也。其脉浮大而洪，当灸太溪及昆仑，谓表里俱泻之，是谓热病汗不出，引热下行，表汗通身而出者愈也。灸毕，服金铃子散则愈。痛止，服枳术丸去其余邪也。”《医学入门》卷五：“热痛内因酒食积热，痰郁发厥，手足虽冷，而身热甚，则烦躁吐逆，额汗。古玄金散、三味川楝散、莎芎散。甚者大承气汤下之，后服枳术丸。”《证治汇补·心痛章》：“热痛，纵酒嗜辛，蓄热在胃，偶遇寒气，热郁而发。大便不通，面带阳色，痛必作止不常，甚则躁渴吐酸，额上有汗，手足温暖或身虽热而手足寒，谓之热厥。”参见“心痛”“厥心痛”“热心痛”条。

热可制寒rèkězhìhán　治疗寒证，当以热药制之。如附子汤、附子细辛汤，治太阳、少阴之寒；四逆汤、理中汤治脾肾之寒；吴茱萸汤、乌梅丸治肝寒；青龙汤治肺寒；薤白汤治心胸之寒；回阳救逆汤统治里寒；桂枝汤治表寒。《汤液本草》卷上：“热可以去寒，附子、官桂之属是也。”

热渴rèkě　病证名。因实热而口渴。《诸病源候论》卷四十六：“小儿气血盛者，则脏腑生热，热则脏燥，故令渴。”治宜清热保津。用白虎汤。

热烂rèlàn　病证名。眼弦之“春夏烂者为热烂”（《银海精微》）。系脾土蕴积湿热所致。宜清热祛湿。可服三黄汤加减，外用棉裹散熏洗，有瘀滞者可劆洗。

热劳rèláo　病证名。见《圣济总录·热劳门》。指虚劳病之呈现热象者。《金匮翼·热劳》：“热劳者，因虚生热，因热而转虚也。”症见身热，面赤，头痛，心神烦躁，口渴，怔忡，盗汗，饮食无味，倦怠多卧，消瘦，或口舌生疮等。治宜养阴益气，清热除蒸。可用黄芪汤、蛤蚧丸、补阴丸等方。参见“虚劳”条。

热泪rèlèi　病证名。见《银海精微》。多由风热外袭，肝肺火炽，血热瘀滞等；或肝肾阴亏，虚火上炎所致；异物入目亦可引起。目中多泪，泪下有热感，邪实盛者可泪热如汤，常伴有红赤、肿痛、羞明等证。治之当根据证情，分别选用疏风、清热、养阴、平肝、凉血、祛瘀等法。异物入目者，则应及时清除异物。

热痢rèlì　病证名。指痢疾之由肠胃蕴热而致者。见《备急千金要方》卷十五。《时病论》卷三：“热痢者，起于夏秋之交，热郁湿蒸，人感其气，内干脾胃……热挟湿食，酝酿中州，而成滞下矣。盖热痢之为病，脉滑数而有力，里急后重，烦渴引饮，喜冷畏热，小便热赤，痢下赤色，或如鱼脑，稠黏而秽者是也。”常伴见身热腹痛，舌苔黄腻等。治宜清热解毒，消荡积滞。可用白头翁汤、芩连芍药汤、香连丸等方，益以楂肉、槟榔、川军等药。参见“痢疾”“燥热痢”“湿热痢”等条。可见于急性细菌性痢疾、溃疡性结肠炎发作期及细菌性食物中毒等。

热淋rèlìn　病名。出《诸病源候论·淋病诸候》。因湿热蕴结下焦而成。主症为小便短、数、热、赤、涩、痛，并可伴有寒热，腰痛，小腹拘急胀痛，烦渴等，甚者尿出有血。治宜清热利湿为主。常用瞿麦汤、八正散、导赤散、五淋散等方。本病常见于急性泌尿系感染。又诸淋多属于热，故有将热淋视为诸淋总称者（见《医学心悟·热淋》）。参见“淋”条。

热六合汤rèliùhétāng　《医垒元戎》方。当归（酒炒）、川芎、白芍药、熟地黄、黄连、栀子。为粗末，水煎服。功能养血清热。治发热而烦，不能睡卧者。

热漏rèlòu　病证名。出《外科启玄》卷七。即血漏。见“血漏”条。

热挛 rèluán　挛证之一。见《证治准绳·杂病》。详“挛”条。

热论篇rèlùnpiān 《素问》篇名。本篇把热病的成因、主证、传变、治疗大法、禁忌、两感和预后等作了较系统的论述，是一篇较系统又较全面的热病文献。《伤寒论》“撰用素问九卷”，而本篇所列巨阳（即太阳）、阳明、少阳、太阴、少阴、厥阴等的主病及其传变，基本上全部被其继承并加以发展。

热疟rènüè　病证名。疟疾之一。《普济方·诸疟门》：“邪在阳明经谓之热疟，治多下之。”参见“足阳明疟”条。

热呕rè'ǒu　病证名。《三因极一病证方论》卷十一：“病者胃中夹热，烦躁，聚结涎沫，食入即吐，名曰热呕。或因胃热伏暑，及伤寒伏热不解，湿疸之类，皆热之所为也。”《世医得效方·热呕》：“胃受邪热，心烦喜冷，呕吐不止。”可伴见口干面赤，二便不畅，脉洪数等。方用小柴胡汤、竹茹汤、大黄甘草汤等。参见“胃火呕吐”条。本证可见于肝胆疾患、胰腺炎、胃炎等疾病。

热迫大肠rèpòdàcháng　病机。指急性、热性的腹泻病变。因热邪下迫大肠，大肠传导失常所致。症见腹痛，泻下如注，粪便黄臭，肛门灼热，尿黄短，舌苔黄干，脉滑数等。

热气rèqì　七气之一。《诸病源候论·七气候》：“热气则说物不章，言而遑。”参见“七气”“九气”条。

热气疮rèqìchuāng　病证名。见《实用外科治疗学》。即热疮。详该条。

热气霍乱rèqìhuòluàn　病证名。见《病因脉治·霍乱》。即热霍乱。详该条。

热扰心神rèrǎoxīnshén　证候名。指邪热炽盛，上扰心神，以高热，口渴，面赤，心悸失眠，躁扰不宁，甚或神昏谵语，舌红苔黄，脉数等为常见症的证候。

热扰胸膈rèrǎoxiōnggé　证候名。指邪热扰于胸膈，以胸中烦热、懊侬，发热口渴，躁扰不宁，咳嗽气喘，吐黄痰，舌红苔黄，脉数等为常见症的证候。

热乳rèrǔ　出《千金翼方》卷十一。古人认为乳母热甚哺儿，令儿致病。因热伤肺胃，儿饮其乳，肺胃之气上逆，则面黄不食，甚或呕吐气急。

热入心包rèrùxīnbāo　❶温热病邪内陷心包，扰乱神明的病理变化。❷证候名。温热病内陷营血阶段的证型之一。主要表现为高热、神昏、谵语，甚则昏迷不醒、四肢厥逆或见抽搐等。可见于各型脑炎、化脓性脑膜炎、大叶性肺炎、中毒型痢疾、中暑等急性热病的极期。

热入血分rèrùxuèfèn　❶温热病邪侵入血分，迫血妄行，扰乱心神，伤阴动风的病理变化。❷证候名。指邪热侵入血分的病变。热入血分是温热病入血的深重阶段，容易消耗阴血和迫血妄行。临床表现为发热夜重，神志昏迷，躁扰不安或抽搐。而以瘢疹、出血、舌色深绛、神昏躁扰等症为特征。《温热论》：“入血就恐耗血动血，直须凉血散血。”

热入血室rèrùxuèshì　❶外感病适逢妇人月经来潮，或月经适断，邪热与血互相搏结的病理变化。❷病证名。指妇女在经期或产后，感受外邪，邪热乘虚侵入血室，与血相搏所出现的病证。症见下腹部或胸胁下硬满，寒热往来，白天神志清醒，夜晚则胡言乱语，神志异常等。《金匮要略·妇人杂病脉证并治》有如下记载：①“妇人中风发热恶寒，经水适来，得之七八日，热除，脉迟，身凉和，胸胁满如结胸状，谵语者，此为热入血室也。当刺期门，随其实而取之。”（本条兼见于《伤寒论·辨太阳病脉证并治》）。②“妇人中风，七八日，续来寒热，发作有时，经水适断，此为热入血室，其血必结，故使如疟状，发作有时，小柴胡汤主之。”③“妇人伤寒发热，经水适来，昼日明了，暮则谵语，如见鬼状者，此为热入血室，治之无犯胃气及上二焦，必自愈。”④“阳明病下血谵语者，此为热入血室，但头汗出，当刺期门，随其实而泻之，濈然汗出者愈。”

热痧rèshā　病证名。痧证之一。《七十二种痧症救治法·热痧》：“此系外受热邪，发热狂躁，一周时不治则死。治法：用三指拍曲池穴，拍出紫黯块，刺出微血；用香油钱刮两臂臑穴，余同上寒痧症各穴，服绿豆清汁碗半而愈。”参见“痧”“阳痧”“寒痧”条。

热疝rèshàn　病证名。指因火邪积聚于阴分所致的疝。《景岳全书》卷三十三：“热疝大能作痛。凡火邪聚于阴分而为痛者，必有热证热脉，或大便秘结，或小水热闭不通，或为胀为满，而烦热喜冷者是也。”参见“疝”条。

热伤肺络rèshāngfèiluò　❶指肺络被火热病邪所伤，引起咯血的病理变化。❷证候名。邪热炽盛，灼伤肺络，以发热口渴，咳嗽气喘，或有胸痛、咽痛，痰中带血，或咯血鲜红，便秘尿黄，舌红苔黄，脉数等为常见症的证候。邪热有虚实之分：实热属新病，多因外邪郁而化热，热伤肺络，症见咯血量多、发热面赤、舌红苔黄、脉滑数；虚热多属慢性，平素肺肾阴亏，虚火灼肺所致，症见咯血量少，或仅痰中带血，时作低热，午后潮热，两颧潮红、舌质嫩红苔少，脉细数等。

热伤风rèshāngfēng　病名。伤风有热象者。《赤水玄珠》卷一：“热伤风，咳嗽喉疼、面热，此素有痰火郁热在内，热极生风或为风寒所束不得发越。此热为本，寒为标。治宜清热散寒。经云，火郁则发之。又曰，风寒外束者可发，二陈汤加桔梗、天花粉、玄参、薄荷、酒芩、前胡。”《类证治裁·伤风》：“热伤风，咳而咽痛，鼻塞吐痰，消风散加减。”参见“风热感冒”“火伤风”条。

热伤风咳嗽rèshāngfēngké·sou　病证名。指天时应寒反暖，人感而致的咳嗽。《医学心悟·咳嗽兼症》：“俗称热伤风咳嗽者，何也？答曰：热伤风者，如冬温之候，天应寒而反温，自人受之，则为头痛、喉肿、咽干、咳嗽之属，与正风寒之咳稍异。”治用止嗽散、甘桔汤加味等。参见“咳嗽”“热伤风”条。

热伤筋脉rèshāngjīnmài　病机。因高热或久热，灼伤营阴，导致筋脉失养，出现四肢拘挛、痿软、瘫痪等症。

热伤气rèshāngqì　病机。暑热侵入，则腠理开而多汗，开泄太过，伤津耗气。《素问·阴阳应象大论》：“寒伤形，热伤气。”马莳注：“热为阳，而气亦属阳，热则气散而气斯病矣。”张志聪注：“热则阳盛，故伤气。”

热伤神明rèshāngshénmíng　❶因邪热炽盛，扰乱神明，而致神志障碍的病理变化。❷证候名。同热入心包。都是热性病因高热而出现神志症状的病变。热入心包是指病变部位，热伤神明是针对神志症状。参见“热入心包”条。

热参rèshēn　中药材。见《全国中草药汇编》。为华山参之别名，详该条。

热深厥深rèshēnjuéshēn　邪热深伏，阳气内郁，阴阳之气不相顺接，热郁重而肢冷甚的病理变化。属真热假寒。

热甚发痉rèshènfājìng　病证名。指热盛伤阴，筋脉失养所致的痉病。见上海中医学院主编《中医内科学讲义·痉证》。由于邪热壅滞，或热甚伤阴，筋脉失于濡养所致。症见壮热，项背强，口噤齿，手足挛急，腹满便秘，甚则角弓反张，神识不清，舌苔黄，舌质红，脉洪数或沉滑有力。治宜泄热存阴，用增液承气汤。无腹满便秘者，宜清热救津，可用白虎加人参汤、玉女煎等方。参见“痉”条。

热胜则肿rèshèngzézhǒng　热邪炽盛，蕴郁肌肤，导致痈肿疮疡的病理变化。热郁于肌肤腠理，气血壅塞，热盛则血聚成脓，表现红肿热痛，故疮疡属热者必红肿。《素问·阴阳应象大论》：“风胜则动，热胜则肿。”王冰注：“热胜则阳气内郁，故洪肿暴作，甚则荣气逆于肉理，聚为痈脓之肿。”

热盛动风rèshèngdòngfēng　❶邪热炽盛，引动肝风的病理变化。❷证候名。以壮热口渴，神志昏迷，手足抽搐，颈

R

项强直，角弓反张，牙关紧闭，舌红绛，苔黄，脉弦数为常见症的证候。

热盛动血rèshèngdòngxuè ❶邪热炽盛，迫血妄行的病理变化。❷证候名。以壮热口渴，面红目赤，便血、尿血、衄血，瘢疹显露，舌红绛，苔黄，脉洪数等为常见症的证候。

热盛风动rèshèngfēngdòng 病机。即热极生风。详该条。

热盛气分rèshèngqìfēn ❶邪入气分，里热蒸腾，伤津耗液的病理变化。❷证候名。以壮热不恶寒、面赤、心烦、大汗、大渴、舌苔黄干，脉洪大为常见症的证候。

热盛伤津rèshèngshāngjīn ❶火热炽盛，损伤津液的病理变化。❷证候名。以发热，口渴喜饮，皮肤干瘪，眼眶凹陷，小便短黄，大便干结，舌红干，苔黄燥，脉细数等为常见症的证候。

热实结胸rèshíjiéxiōng 病证名。结胸证之一。又名实热结胸、热结胸。指邪热伏饮搏结胸膈的病证。《类证活人书》卷十："有热实结胸，胸中烦躁，心内懊憹，舌上燥渴，脉沉滑者，皆热证也，大陷胸汤主之。"《医学入门·杂症》："热实结胸者，心下满硬，懊憹烦躁而渴，柴胡汤，甚者大陷胸汤。"参见"结胸""实热结胸""热结胸"条。

热俞五十九穴rèshùwǔshíjiǔxué 治热病的 59 个腧穴，出《素问·气穴论》篇。同"热病五十九俞"。详该条。

热水肿rèshuǐzhǒng 病证名。指水肿之偏于热重者。见《丹溪心法·水肿》。多因燥热伤肺，失于肃降，不能通调水道所致。主要表现为身面浮肿，先见喘促，胸腹胀闷，口渴心烦，小便赤涩等。治宜清肺利水，用麦冬汤、清肺饮合四苓散。二便不通，用八正散。两胁刺痛，烦躁不得卧，唇口干燥，用竹叶白虎汤。燥伤血分，用清凉饮子。有咳嗽，用石膏泻白散。参见水肿有关条。

热嗽rèsòu 病证名。指邪热犯肺或积热伤肺所致的咳嗽。《外台秘要》卷九："热嗽者，年少力壮，体气充满，将息伤热，积热所成，故致热嗽。"《圣济总录·咳嗽门》："热嗽之状，嗽而少涎。由邪热熏于上焦，客于肺经，使津液内燥，搏于咽嗌，喉咙不利，随其呼吸而咳嗽也。"《证治要诀》卷六："热嗽，咽喉干痛，鼻出热气，其痰嗽而难出，色黄且浓，或带血缕，或带血腥臭，或坚如蛎肉。"方用金沸草散、旋覆汤等。亦有伤于暑热所致者。《洁古家珍·咳嗽》："夏月嗽而发寒热者，谓热嗽。"《杂病源流犀烛·咳嗽哮喘源流》："热嗽，伤于暑热而得嗽也，其脉数，必兼口燥声嘶，烦热引饮，或吐涎沫，甚至咯血，宜洗肺散，芩半丸，黄连化痰丸。"又指咳嗽饮水暂止，或酒后嗽甚者。《赤水玄珠》卷七："饮水一二口而暂止者，热嗽也……热嗽以小柴胡汤。"又："凡饮酒后嗽甚者，热嗽也。"参见"热痰嗽""伤热咳嗽""伤暑咳嗽"等条。

热痰 rètán ❶痰浊与热邪相合或阴虚生痰之病理产物。❷病证名。①指痰水与热相搏的病症。《诸病源候论·痰饮诸病候》："热痰者，谓饮水浆，结积所生也。言阴阳否膈，上焦生热，热气与痰水相搏，聚而不散，故令身体虚热，逆害饮食，头面翕翕而热，故云热痰也。"②即火痰。《杂病源流犀烛·痰饮源流》："若由于外感而生者……四曰热痰，即火痰也。多烦热燥结，头面烘热，或为眼烂喉闭，癫狂嘈杂，懊憹怔忡，其色亦黄，宜清气化痰丸、清热导痰汤。"③指痰聚于心者。《杂病源流犀烛·痰饮源流》："在心曰热痰，其色赤，结如胶而坚，多烦热，心痛，口干唇燥，喜笑，脉必洪，宜半黄丸。"一名心经热痰。参见该条。

热痰嗽rètánsòu 病证名。❶指夏月嗽而发热的疾患。《素问病机气宜保命集·咳嗽论》："夏月嗽而发热者，谓之热痰嗽。小柴胡四两，加石膏一两，知母半两用之。"参见"热嗽""伤暑咳嗽"条。❷指伤热咳嗽。《症因脉治》卷二："伤热咳嗽……此即痰饮门热痰嗽。"详"伤热咳嗽"条。

热烫伤目rètàngshāngmù 病名。即眼部被高温物质烧伤或烫伤，以眼部红肿剧痛，甚至影响视力为主要表现的眼病。

热吐rètù 病证名。又名胃热呕吐。小儿因胃热而致的呕吐。元代朱震亨《幼科全书》："热吐食化，不恶食。"多因乳食停积化而为热；或夏秋暑热侵袭于胃以致胃气上逆所致。《幼幼集成》卷三："小儿胃热呕吐，外证面赤烦躁，身热作渴，手足心热者，热吐也。黄连一钱姜汁炒熟，石膏一钱，共为细末，每服一钱，白汤调下。吐止，止后服。"乳食停滞者用保和丸，暑热伤胃者用香薷饮加竹茹、芦根。

热痿rèwěi 病证名。痿证之一。指痿证由内热所致者。见《医学纲目》卷十七。多因内热灼阴耗血，筋失濡养所致。症见身热骨蒸，筋骨痿软，不能步履等。治宜滋阴清热，补肝肾，强筋骨等。方用虎潜丸加减。

热无沉rèwúchén 药物性用特征。出《本草纲目·序例》。热性药一般是向上向外，所以没有沉降的作用。但亦有例外，如巴豆性热，能向下通大便。

热无犯热rèwúfànrè 治则。出《素问·六元正纪大论》。指季节用药的一般规律。在炎热夏季，如无寒证者就不要随便使用热药，以免伤津化燥，或生其他变证。《医门法律》："故不远热则热至……热至则身热，吐下，霍乱，痈疽疮疡，瞀郁，注下，瞤瘛，肿胀……血溢，血泄，淋闷之病生矣。"但如确属表寒证，则不在此限，所谓"发表不远热"。

热涎rèxián 病证名。六涎之一。指劳伤精气，髓海空虚，虚热内生，灼液而成的痰涎。《史载之方》："脏腑骨槽，虚热转盛，其涎所积，隔在中焦，因其肾脏之虚寒，邪气与热涎相交，发为疼痛。"

热痫rèxián 病证名。小儿内有积热所致的痫证。《太平圣惠方》第八十五卷："夫小儿热痫者，由气血不和，内有积热之所致也。"其症口眼相牵，手足抽掣，腰背强直，口中吐沫，鼻里作声，颈项反张，壮热啼哭。治宜退热除痫。用羚角钩藤汤。

热哮rèxiào 病证名。见《类证治裁·哮症论治》。指肺热炽盛，痰壅气升所致的哮吼。多在夏月暑火旺盛时发作。症见哮喘痰鸣，烦热燥渴等。治宜清肺泄热，佐以顺气化痰，如桑白皮汤、白虎汤加黄芩、枳壳、瓜蒌等药。《鸡鸣录·哮喘》："热哮，俗名痰火。口渴、苔黄，小溲短赤者是也。莱菔子二两，风化硝一两，共研，蜜丸芡子大，每一丸，噙化。"

热邪rèxié 病因之一。致病特点是出现热性、阳性的实证。如发热息粗、红肿、焮痛、便秘等。

热邪传里rèxiéchuánlǐ 病机。指外邪不从表解而化热入里的病变过程。外感六淫之证，传里的症状为恶风寒症消失，但发热更甚，目赤、胸中烦闷、口渴引饮、烦躁，甚则谵语，大便秘结、舌红苔黄、脉数等。

热邪阻肺rèxiézǔfèi　病机。指热邪壅阻于肺，发生高热喘咳的病机。主要证候有发热、咳嗽、痰稠黄或痰中带血，甚则呼吸迫促、胸胁作痛，舌边尖红，苔黄干，脉洪数或弦数。多见于呼吸道感染等疾患。

热泄rèxiè　病证名。即热泻。《古今医鉴·泄泻》："热泄，所下黏垢，小便赤涩，脉数烦渴。"详"热泻""火泄"条。

热泻rèxiè　病证名。又称热泄、火泻、火泄。因热迫肠胃所致。症见肠鸣腹痛，痛泻阵作，泻下多黄色稠黏，或注泻如水，或米谷不化，肛门灼痛，后重不爽，口渴喜冷，小便赤涩，脉数。《丹溪心法·泄泻》："热泻，粪色赤黄，肛门焦痛，粪出谷道犹如汤烧，烦渴，小便不利。"治宜清热泻火，可用黄芩汤、柴葛芩连汤、加味四苓散、香连丸等方。气虚有热者，可用卫生汤。阴虚火动者，可用升阴丸。本病可见于细菌性食物中毒及肠炎、细菌性痢疾等疾病。参见"火泄""火泻"等条。

热心痛rèxīntòng　病证名。指邪热攻心所致的心痛。见《备急千金要方》卷十三。《医学入门》卷五："热因心包络暑毒乘心，痛彻背俞，掌热，黄连香薷散加蓼草，或单黄连丸。"《医学心悟·心痛》："热痛者，舌燥唇焦，溺赤便秘，喜冷畏热，其痛或作或止，脉洪大有力，清中汤主之。"《杂病源流犀烛·心病源流》："曰热，必身热，烦躁，掌热，口渴，便秘，面目赤黄，大热作痛。由积热攻心，或暑热入心包也。宜金铃子散、剪红丸。"如积热内甚，可用下法。参见"心痛""热厥心痛"条。

热眼rèyǎn　病证名。见《银海精微》。其症乌轮突起，胞硬红肿，眵泪湿浆，里热刺痛，是谓热眼。

热罨rèyǎn　罨法之一。用热汤或热药汁作局部掩覆的方法。有止痛、消肿、醒神的作用。例如用湿热毛巾罨头面醒酒，罨关节、腹部止痛；以布浸热药汁湿罨患处去痹消肿。

热夜啼rèyètí　病证名。见《证治准绳·幼科》。又称心躁夜啼。多因胎热、惊热、风热等内犯于心所致。其症面红身热，小便赤涩，入夜即烦躁不安，仰目啼哭而多泪，见灯火则烦啼更甚。治宜清热宁心。用导赤散加黄连。

热翳rèyì　病证名。出《素问病机气宜保命集》卷下。肝风热邪生翳膜，其邪气未除，红丝涩痛，翳较浮嫩者属热翳。参见"翳"条。

热因寒用rèyīnhányòng　反治法之一。出《素问·至真要大论》。❶指温热药治寒证，反佐以寒而发挥作用。例如阴寒证格热于外，服温热药常见格拒吐出，佐以少量寒药或热药凉服则不呕吐。《素问注证发微》："热以治寒，而佐以寒药，乃热因寒用也。"❷指热药因寒证而用，例如《伤寒论·辨少阴病脉证并治》："少阴病，下利清谷，里寒外热，手足厥逆，脉微欲绝，身反不恶寒，其人面色赤……通脉四逆汤主之。"这是以热药治疗真寒假热证。有人主张改作热因热用。

热因热用rèyīnrèyòng　反治法之一。以热药治疗真寒假热之法。例如病人四肢逆冷、下利清谷、脉沉细、面颊浮红、烦躁、口渴不欲饮，其中四肢逆冷、下利清谷、脉沉细是真寒，面颊浮红、烦躁、口渴是假热，用白通汤（葱白、干姜、附子）加猪胆汁煎汤冷服。

热淫rèyín　淫，过甚。热气过甚，成为致病邪气。《素问·至真要大论》："热淫所胜，平以咸寒，佐以苦甘，以酸收之。"

热痈rèyōng　病名。为喉痈之生于中间者。《咽喉经验秘传·双喉痈篇》："须要看他地位，在中者为热痈。"

热油汤火伤rèyóutānghuǒshāng　病名。明代汪机《外科理例》卷六："热油汤火伤，皮烂肉大痛，冷霜散：煅牡蛎、寒水石、明朴硝、青黛各一两，轻粉一钱，桐油二钱。水二钱，以桃柳枝不住搅成膏，再以水溶涂之。"

热郁rèyù　❶情志不舒，肝郁气滞，郁久化生火热的病理变化。❷病证名。①六郁之一，一称火郁。因情志不舒，肝气郁结而化热。主症有头痛、口干苦、情绪急躁、胸闷胁胀、嘈杂吞酸、大便秘结、小便短赤，或目赤耳鸣、舌红苔黄、脉弦数等。②亦作热遏。指热邪阻遏于内不能透泄。主要表现为心烦瞀闷、肌肤灼热等症。《素问·六元正纪大论》："其变炎烈沸腾，其病热郁。"

热越rèyuè　病机。指热邪随汗外越。《伤寒论·辨阳明病脉证并治》："阳明病，发热汗出者，此为热越，不能发黄也。"

热晕rèyūn　病证名。指眩晕由火热炎上所致者。《东医宝鉴·外形篇》："热晕，火热上攻，烦渴引饮，或暑月热盛，宜大黄散、荆黄汤。"参见"火冲眩晕"条。

热在骨髓rèzàigǔsuǐ　病机。指邪热在身体深处的病症。《伤寒论·辨太阳病脉证并治》："病人身大热，反欲得近衣者，热在皮肤，寒在骨髓也；身大寒，反不欲近衣者，寒在皮肤，热在骨髓也。"《伤寒缵论·太阳上篇》："详仲景论，止分皮肤骨髓，而不曰表里者，盖以皮肉脉筋骨五者，主于外而充于身者也，惟曰藏曰府，方可言里。可见皮肤即骨髓之上，外部浮浅之分；骨髓即皮肤之下，外部深沉之分，与经络属表，藏府属里之例不同……至于壮盛素热之人，或酒客辈感邪之初，寒未变热，阴邪闭其伏热，阴凝于外，热郁于内，故内烦而不欲近衣，此所谓寒在皮肤，热在骨髓，药用辛凉必矣。一发之后，表解正和。"一说为表寒里热或表热里寒的一种辨证。《注解伤寒论》："皮肤言浅，骨髓言深；皮肤言外，骨髓言内。身热欲得衣者，表热里寒也；身寒不欲衣者，表寒里热也。"《医宗金鉴》作寒热真假解。如"身大热，谓通身内外皆热，三阳证也。反欲近衣者，乃是假热虽在皮肤之浅，而真寒实在骨髓之深，阴极似阳证也。身大寒，谓通身内外皆寒，三阴证也。反不欲近衣者，乃是假寒虽在皮肤之浅，而真热实在骨髓之深，阳极似阴证也。"参见"热在皮肤"条。

热在皮肤rèzàipífū　病机。与热在骨髓相对而言。一般指邪热在体表浮浅处的病症。亦作表热里寒解。又有释为真寒假热者。参见"热在骨髓"及有关各条。

热则疾之rèzéjízhī　针灸治疗法则。出《灵枢·经脉》。凡邪热亢盛，体温较高的实热证，采用针刺泄热驱邪。宜浅针，急针，不留针，或用三棱针点刺出血。

热则气泄rèzéqìxiè　见"炅则气泄"条。

热胀rèzhàng　病证名。胀病之一。《兰室秘藏·诸腹胀大皆属于热论》："伤酒湿面及厚味之物、膏粱之人，或食已便卧，使湿热之气不得施化，致令腹胀满。此胀亦是热胀。"《证治汇补·胀满章》："热胀宜清，诸腹胀大皆属于热，因湿热之气不得施化，壅滞于中而成胀满者，宜以苦寒药治之，若脾气不宣，郁而成火吞酸，吞酸渐成胀满者，用药宜刚中带柔，连理汤主之。"《医学准绳六要》："有火盛阴虚，热乘血分者，其腹虽胀而不甚大，按之益坚，小便黄赤，大便秘涩，其脉数实细小，不可误作湿食治。盖消导则阴愈伤，去湿则津愈涸，宜用苦寒之药，如当归龙荟丸加胡连之类。”亦可选用分消丸、厚朴七物汤等。参见“胀病”条。

热瘴rèzhàng 病证名。瘴疟的一种。《瘴疟指南》卷上：“其病身发大热，神气沉昏，昼夜如卧炭火中，腰痛脚弱，大渴欲饮冷水，上脘痞闷，神昏妄语，头痛或不痛，或呕逆，或不呕逆，小便赤涩，或频数，或遗尿，大便或秘或自利，舌黑面赤目红，或吐血衄血，兼见之证，不能尽述，惟以其单热不寒，谓之热瘴。”热瘴初起，刺病人两足腕出血，又刺舌下出血。头痛两额角脉胀者，与两额角脉上刺之出血，次服不换金正气散，又服和解汤，然后用截法，和解后热势稍缓，服养胃汤，吞截疟丸或四兽饮等方。参见“瘴疟”“冷瘴”条。

热者寒之rèzhěhánzhī 治则。出《素问·至真要大论》。指热证要用寒凉的方药治疗。热证有表、里、虚、实之不同。表热证用辛凉解表，疏散风热；里热证，实者用清法通里攻下，虚者则用甘凉养阴透热或滋阴清热等法。

热证rèzhèng 证候名。热邪侵袭或阳气亢盛，以身热烦躁，面目红赤，唇红而干，咽燥口渴，喜冷饮，大便秘结，小便短赤，舌红苔黄，脉数等为常见症的热性证候。《素问·阴阳应象大论》：“阳胜则热。”《医学心悟》：“假如口渴而能消水，喜冷饮食，烦躁，溺短赤，便结，脉数，此热也。”

热中rèzhōng 病证名。❶指胃火炽盛，善饥能食的病证。《灵枢·五邪》：“邪在脾胃……阳气有余，阴气不足，则热中善饥。”❷多饮多尿的病证。《素问·腹中论》：“夫子数言热中、消中，不可服高粱芳草石药。”王冰注：“多饮数溲，谓之热中。”❸指消瘅。见《杂病源流犀烛·三消源流》。参见“消瘅”条。❹以目黄为主症的病证。由于风邪入侵于胃，胃脉上系于目，因其人体肥而腠理致密，邪气不得外泄，故成为热中而致目黄（见《素问·风论》）。❺指由于饮食劳倦等损伤脾胃所致气虚火旺的病证（见《脾胃论》）。症见身热而烦、气喘、头痛、恶寒，或口渴、脉洪大（无力）等。治宜补中益气。

热灼肾阴rèzhuóshènyīn 病机。指肾阴液被热邪所消耗的病变。多发生在温病后期。症见低热、手足心灼热、口齿干燥、耳聋，舌光绛干瘦，脉细数或虚数等。

ren

人胞rénbāo 中药材。胞衣的别名。即胎盘，药用名紫河车。详“胞衣”“紫河车”条。

人丹réndān 《中药制剂手册》方。又名仁丹。甘草240g，木香45g，草豆蔻、槟榔、茯苓、砂仁、橘皮、小茴香（盐水炒）、肉桂、青果各30g，丁香、红花各15g，薄荷冰27g，冰片9g，麝香0.3g。为末，糯米粉120g为糊小丸。每干丸300g另取朱砂粉28g为衣，每30g约1000粒，每袋重1.5g，每服10～20粒。功能清暑祛湿，避秽排浊。治中暑受热引起的恶心呕吐，腹痛泄泻，胸中满闷，以及晕车晕船，水土不服。

人定réndìng 指亥时。《素问·标本病传论》：“冬人定，夏晏食。”参见“十二时”条。

人痘接种法réndòujiēzhòngfǎ 是取天花患者痘痂制浆接种于健康儿童，使之产生免疫力，以预防天花的方法。相传公元10世纪的北宋时期已应用引痘法以预防天花，到公元16、17世纪，人痘接种在国内已较普遍并成为专业。其方法分为4种，即痘浆法、旱苗法、水苗法、痘衣法（见各条）。前三者都是接种于鼻孔，其痘苗又叫鼻苗。痘衣法是穿用天花患者患病时所穿的衣服。人痘接种法是人类免疫学的先驱。公元17世纪开始，先后传播到俄国、日本、阿拉伯等许多亚、欧、非、美洲国家。公元1717年传到英国，直到公元1796年英国人发明牛痘接种法后，渐被代替。

人黄rénhuáng 病证名。三十六黄之一。《圣济总录》卷六十一：“病人面青掩口，恶闻人声，或似颠狂，此是人黄。”治宜灸烙法，内服赤箭散。参黄疸有关条。

人经rénjīng 泛指人体经脉。《灵枢·经脉》：“人经不同，络脉异所别也。”

人镜经rénjìngjīng 见“脏腑证治图说人镜经”条。

人镜经附录rénjìngjīngfùlù 见“脏腑证治图说人镜经”条。

人镜经附录全书réjìngjīngfùlùquánshū 见“脏腑证治图说人镜经”条。

人镜经续录rénjìngjīngxùlù 见“脏腑证治图说人镜经”条。

人疴rénkē 病名。亦作“人”，五不男之一，亦称“变”。见清代卢若腾《岛居随笔》。类于两性畸型，俗称阴阳人。详“五不男”条。

人马平安散rénmǎpíng'ānsǎn 见《张氏医通》卷十五。即点眼砂，见该条。

人面疮rénmiànchuāng 病名。是生于肘膝部的一种疮疡，溃后有数孔，状似人面，故名。《疮疡经验全书》卷六：“此证生于两膝之上，形如人面。然膝者筋之府，屈伸不能，而行则偻俯，筋将惫矣，此系皮肉坚硬之所，且生疽毒则里先溃后烂，皮肤次作，故成此形”。古人认为因心肝壅热下注胯膝所致。除医籍中屡有记载外，某些文学作品中，亦有描述。如明代徐应秋著《玉艺堂说荟》：“世间固有一种奇疾……有生人面疮者，诸药饲之，俱下咽”即是。据各书所载特点，相当于膝部结核性或化脓性关节炎之溃孔多、排列很似头面五官者，故而更有“眉目口鼻皆全”等说法。治疗参见“流痰”“附骨疽”各条。

人面恶疮rénmiàn'èchuāng 病名。见《本草纲目》卷十三贝母条下。即人面疮，见该条。

人面果rénmiànguǒ 中药材。见《广西本草选编》。为人面子之别名，详该条。

人面子rénmiànzǐ 中药材。❶出《本草纲目》。又名银莲果、人面果。为漆树科植物人面子 *Dracontomelon duperreanum* Pierre 的果实。分布于广东、广西、云南。甘、酸，平。健胃，生津，解毒。治消化不良，食欲不振，热病口渴，风毒遍身疮痒。煎服：3～5枚。捣敷治背痈。人面子根皮：以酒煎服能散乳痈。❷见南川药物试验种植场《常用中草药手册》。为广枣之别名，详该条。

人尿rénniào 中药材。出《名医别录》。药用为健康人的小便，一般以10岁以下男性儿童的小便为佳。咸，凉。入肺、肝、肾经。滋阴降火，止血消瘀。治阴虚发热，劳伤咳血，吐血，衄血，产后血瘀，血晕，跌打损伤。内服：取新鲜尿1～2杯温饮，或和入汤药内服。本品成分常因饮食及排尿时间之影响而变动较大，一般含尿素、尿酸、肌酐、氨、马尿酸、尿蓝母、氯化钠、钾、磷盐和多种激素等。

人尿白rénniàobái 中药材。见《四川中药志》。即人中白，详该条。

人气rénqì 指人体阳气。《素问·生气通天论》："故阳气者，一日而主外，平旦人气生。"见"阳气"条。

人乳汁rénrǔzhī 中药材。出《名医别录》。甘、咸，平，入心、肺、胃经。滋阴，养血，润燥。①治虚劳羸瘦，虚风瘫痪，消渴，噎膈，大便燥结，血虚经闭，取新鲜者乘热饮。②治肝热目赤，涩痛多泪，点眼用；痈肿未溃，口疮，臁疮久不收口，外涂。每100g人乳汁含蛋白质1.5g，脂肪3.7g，碳水化合物6.4g，灰分0.3g，钙34mg，磷15mg，铁0.1mg，维生素A 250IU，维生素B_1 0.01mg，维生素B_2 0.04mg，尼克酸0.1mg，维生素C 6mg。还含多种脂肪酸、氨基酸和免疫球蛋白等。

人参rénshēn 中药材。出《神农本草经》。又名人衔、棒棰。为五加科植物人参 *Panax ginseng* C. A. Mey. 的干燥根和根茎。主产于吉林、辽宁。甘、微苦，微温。归脾、肺、心、肾经。大补元气，复脉固脱，补脾益肺，生津养血，安神益智。用于体虚欲脱，肢冷脉微，脾虚食少，肺虚喘咳，津伤口渴，内热消渴，气血亏虚，久病虚羸，惊悸失眠，阳痿宫冷。3~9g，另煎兑服；也可研粉吞服，一次2g，一日2次。实证、热证或肝阳上亢，阴虚火动者忌用。反藜芦，畏五灵脂。人参商品药材，因产地、加工方法及野生与栽培的不同，而有野山参、移山参、生晒参、白参、红参、别直参（朝鲜参、高丽参）等不同名称。临床认为野山参、红参、别直参力量较胜。根含皂苷水解后主要产生原人参二醇、原人参三醇和齐墩果酸，前两类皂苷是人参的有效成分，后一类皂苷的生理活性不强。还含挥发油，其中低沸点部分为β-榄香烯，系人参特有香气的来源，挥发油中还含二十碳烯酸。又含胡萝卜甾醇、多种糖类和人参三糖、氨基酸、有机酸以及胆碱、胆胺、维生素B_1、维生素B_2、维生素C等。人参能兴奋中枢神经系统提高体力和脑力劳动的效率，有明显的抗疲劳作用。其中所含的某种皂苷对小鼠有镇静、安定及镇痛作用。人参有抗应激作用，能提高机体对各种有害刺激（如温度或气压的过高、过低，各种有毒的化学物质，微生物，放射线或移植癌等）的非特异性抵抗力，对免疫系统有双向调节的正性作用。人参皂苷可增强心肌耐缺氧能力，保护心血管系统。人参能兴奋垂体分泌促性腺激素，促进动物生长的作用。所含多糖部分具有降血糖作用。人参能促进肝细胞的核糖核酸、蛋白质及脂质的生物合成，促进骨髓中血细胞脱氧核糖核酸的生物合成，抑制高脂血症和脂肪肝形成，对神经-垂体-肾上腺皮质系统有兴奋作用。人参还有抗肿瘤、抗氧化和延缓衰老的作用。

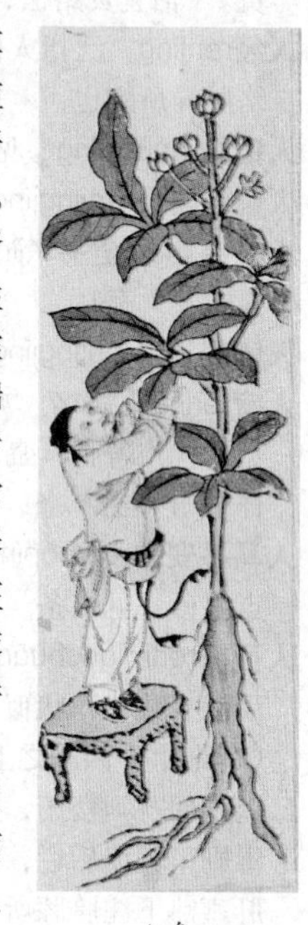
人参

人参安神汤rénshēn'ānshéntāng 《幼科铁镜》卷六方。麦冬、人参、当归、黄连、酸枣仁、生地黄、茯神。水煎服。功能养血安神，清心除烦。治小儿心血不足，惊悸不安。

人参白虎汤rénshēnbáihǔtāng ❶《杂病源流犀烛·脏腑门》卷二方。人参、知母、石膏、天花粉、葛根、麦冬、竹叶、粳米。水煎服。功能清热益气，养阴生津。治麻疹服表散药后，发热时渴者。❷《杂病源流犀烛·六淫门》卷十七方。人参、石膏、知母、甘草。水煎服。治上消，烦渴能食。❸《验方新编》卷十方。党参三钱，石膏四钱，知母一钱五分。加升麻、防风、牛蒡子、炒黄芩、水煎服。治小儿痘疹毒盛，元气又亏而出不快者。❹见《杂病源流犀烛·内伤外感门》卷十九。即白虎加人参汤，见该条。

人参败毒散rénshēnbàidúsǎn 《太平惠民和剂局方》卷二方，又名败毒散。柴胡、甘草、桔梗、人参、川芎、茯苓（去皮）、枳壳（麸炒）、前胡、羌活、独活各三十两。为粗末，每服二钱，加生姜、薄荷各少许，水煎，寒多热服，热多寒服，不拘时。功能益气解表，散风寒湿。治伤寒时气，头项强痛，壮热恶寒，身体烦疼，及寒壅咳嗽，鼻塞声重，风痰头痛，呕哕寒热。现常用于气虚外感，脉浮而虚者。方中羌、独活散风寒湿邪，配以川芎行血祛风，加强宣痹止痛之效，以除头项强痛、肢体酸痛，柴胡、前胡、薄荷宣解表邪；枳壳、桔梗宽胸利气；茯苓、生姜、甘草和中健脾以化痰；人参扶正祛邪，以鼓邪从汗而解，合为扶正解表剂。《症因脉治》有本方，多葛根、苍术。《医便》亦有本方，但多陈皮。

人参半夏汤rénshēnbànxiàtāng 《医醇賸义》卷二方。人参、茯苓、当归、郁金、牛膝各二钱，半夏三钱，陈皮、砂仁、佩兰各一钱，沉香、佛手、檀香各五分，薏苡仁四钱，水煎服。治关格，痰气上逆，食入即吐。

人参半夏丸rénshēnbànxiàwán ❶《鸡峰普济方》卷十一方。半夏、厚朴、丁香各四两，陈皮、人参、细辛各二两。为末，姜汁打糊为丸，麻子大，三岁儿每服二十丸，量儿大小加减，食后姜汤送下。治小儿肺胃受冷，咳嗽气急，胸膈痞满，喉中呀呷，呕吐痰涎，乳食不下。❷《卫生宝鉴》卷十二方。人参、茯苓（去皮）、天南星、薄荷各半两，寒水石、白矾、半夏、姜屑各一两，蛤粉二两，藿香二钱半。为末，水糊为丸，梧桐子大，每服三十丸，食后姜汤或温水送下，日三次。功能化痰坠涎，止嗽定喘。治痰逆呕吐，痰厥头痛，或风气偏正头痛，或风壅头目昏，或耳鸣，鼻塞咽干，胸膈不利。

人参鳖甲煎丸rénshēnbiējiǎjiānwán 即鳖甲煎丸，见该条。

人参鳖甲丸rénshēnbiējiǎwán 《太平惠民和剂局方》卷四方。杏仁（汤浸，去皮尖，炒）、人参、当归、赤芍药、炙甘草、柴胡、桔梗各一两，地骨皮、黄连、胡黄连各一分，肉桂（去粗皮）、木香各半两，麝香半分，鳖甲（醋炙黄）二两。为细末，有青蒿一斤研烂取汁，入童便五升、酒五升同熬至二升，次入酥油、白蜜各三两再熬成膏，待冷，下诸药末，和匀为丸，梧桐子大，每服五十丸，温酒送下，不拘时。治妇人虚烦，肌肉瘦瘁，盗汗心忪，咳嗽上气，经脉不调，或作寒热，不思饮食。

人参补肺汤rénshēnbǔfèitāng 《证治准绳·疡医》卷二方。人参、黄芪、白术、茯苓、陈皮、当归各一钱，山茱萸、山药各二钱，麦冬七分，炙甘草、五味子各五分，熟地黄一钱半，牡丹皮八分。加生姜、大枣，水煎服。功能益气养血，滋阴清热。治肺痈咳喘短气，或肾水不足，虚火上炎，痰涎壅盛，或吐脓血，发热作渴，小便短涩。

人参补肺饮rénshēnbǔfèiyǐn 《症因脉治》卷二方。人参、麦冬、五味子、天冬、薏苡仁、黄芪、百合、炙甘草。水煎服。治肺经咳嗽，脉迟细者。

人参补胃汤rénshēnbǔwèitāng 《审视瑶函》卷二方。羌活、独活各六分，白芍药、生地黄、泽泻各三分，人参、茯苓、炙甘草、白术、黄芪、熟地黄（酒洗）、当归身各四分，柴胡、防风各五分。为粗末，水煎服。治伤寒愈后，余邪不散，上走空窍，眼目瘾涩赤胀，生翳障，羞明，头脑骨皆痛。

人参车前汤rénshēnchēqiántāng 《症因脉治》卷四方。人参、车前子。水煎服。治膀胱气弱，小便不利。

人参丁香散rénshēndīngxiāngsǎn 《妇人良方大全》卷十二方。❶人参、丁香、藿香叶各二钱，为粗末，每服三钱，水煎，不拘时服，治妊娠恶阻，胃寒呕逆，翻胃吐食，及心腹刺痛。❷人参、丁香、柿蒂各二两，甘草、高良姜各半两，为细末，每服二钱，不拘时热汤送下，治证同上。

人参定喘汤rénshēndìngchuǎntāng 《太平惠民和剂局方》卷四方。人参、麻黄（去节）、炙甘草、炒阿胶、半夏曲各一两，桑白皮、五味子各一两半，罂粟壳（蜜炙）二两。为粗末，每服三钱，加生姜三片，水煎，食后服。功能宣肺祛痰，敛肺止咳。治新久咳嗽，上喘气急，喉中涎声，胸满气逆，坐卧不安，饮食不下，及肺感寒邪，咳嗽声重，语声不出，鼻塞头昏；又治小儿久病，肺气喘急，喉中涎声，胸膈不利，呕吐痰沫。

人参豆蔻散rénshēndòukòusǎn 《妇人良方大全》卷八方。人参、肉豆蔻、干姜、厚朴、甘草、陈皮各一两，川芎、桂心、诃子、小茴香各半两。为细末，每服三钱，加生姜三片，大枣一枚，水煎服。功能温补脾肾，涩肠止泻。治久泻不止。

人参茯苓丸rénshēnfúlíngwán 《圣济总录》卷四十八方。人参、茯苓、白术各二两半，桂心、炮姜、炒当归、炙甘草、川芎、黄芪各二两，陈皮（汤浸去白，焙）一两半。为末，炼蜜为丸，梧桐子大，每服三十至五十丸，空腹酒或生姜煎汤送下，日二次。治肺气虚寒，咳逆下利，少气。若利甚加厚朴二两半。

人参固本丸rénshēngùběnwán 《内经拾遗方论》卷一方。又名固本丸。人参二两，炒天冬、炒麦冬、生地黄、熟地黄各四两。为末，炼蜜为丸，梧桐子大，每服五十至六十丸，空腹温酒或淡盐汤送下。功能滋阴清热，补肺益肾。治脾虚烦热，金水不足，及肺气燥热，作渴作嗽，或小便短赤，涩滞如珠，大便燥结等阴虚有热之症。

人参固肌汤rénshēngùjītāng ❶《证治准绳·幼科》集五方。人参、黄芪、甘草、当归、蝉蜕各等分，糯米一撮。水煎服。治痘疹表达太过，致肌肉不密，痘痂粘肉，久不落者。❷《张氏医通》卷十六方。黄芪（蜜酒炙）、人参、炙甘草、当归、白术、茯苓、酸枣仁、金银花、连翘。水煎服。治痘疮表虚，斑烂不能收靥。

人参归脾丸rénshēnguīpíwán 即归脾丸，见该条。

人参果rénshēnguǒ 中药材。见《西藏常用中草药》。为蕨麻之别名，详该条。

人参蛤蚧散rénshēngéjièsǎn 《卫生宝鉴》卷十二方。蛤蚧（河水浸五夜，逐日换水，洗去腥，酥炙黄色）一对，杏仁（去皮尖炒）、炙甘草各五两，知母、桑白皮、人参、茯苓（去皮）、贝母各二两。为末，茶水冲服。治久病气喘，咯唾脓血，满面生疮，遍身黄肿。

人参胡桃汤rénshēnhútáotāng 《济生方》卷二方。人参寸许，胡桃（取肉）五个。加生姜五片，水煎，临卧服。治胸满喘急，不能睡卧。《医说》卷三曾载此方，并注为《夷坚志》方，又名观音人参胡桃汤。

人参黄芪散rénshēnhuángqísǎn 《卫生宝鉴》卷五方。人参、桔梗各一两，秦艽、茯苓、地骨皮、生地黄各二两，知母、柴胡各二两半，黄芪三两半，天冬、鳖甲（酥炙）各三两。为粗末，每服三钱，水煎，食远服。功能益气阴，退虚热。治虚劳客热，肌肉消瘦，四肢倦怠，五心烦热，咽干颊赤，心悸潮热盗汗，食减，咳嗽脓血，胸胁不利。

人参建中汤rénshēnjiànzhōngtāng 见《景岳全书·古方八阵》卷五十三。炙甘草、桂枝、生姜各三两，大枣十二枚，芍药一两，饴糖一升，人参二两。水煎去滓，纳饴糖微火稍煎，分三次服。治虚劳自汗。

人参健脾丸rénshēnjiànpíwán 见《中华人民共和国药典（一部）》（2020）。人参、砂仁、远志（制）各25g，白术（麸炒）150g，茯苓、陈皮、当归、酸枣仁（炒）50g，山药、炙黄芪100g，木香12.5g。共研细末，炼蜜为丸，每丸重6g，每次2丸，一日2次。功能健脾益气，消食和胃。治脾胃虚弱而致的食欲不振，消化不良，脘胀呕恶，腹痛便溏，久泻疳积。

人参截疟饮rénshēnjiénüèyǐn 《杂病源流犀烛·六淫门》卷十五方。人参、白术、茯苓、当归、青皮、厚朴、柴胡、黄芩、知母、酒常山、草果、醋鳖甲各八分，肉桂、甘草各三分，生姜三片，大枣三枚，乌梅一枚，桃仁七粒。水煎露一夜，五更空腹服，渣再煎，朝服，糖拌乌梅下药。用于截一切疟，虚人尤宜。

人参荆芥散rénshēnjīngjièsǎn ❶《太平惠民和剂局方》卷九方。荆芥穗、羚羊角、酸枣仁（微炒）、生干地黄、枳壳（麸炒）、人参、鳖甲（醋炙）、肉桂（去粗皮）、白术、柴胡各七两半，甘草（爁）、川芎、赤芍药、牡丹皮、当归、防风各五两。为粗末，每服三钱，加生姜三片，水煎，去渣热服，不拘时，日二服。治妇人血风劳气，身体疼痛，头昏目涩，心怔烦倦，寒热盗汗，颊赤口干，痰嗽胸满，精神不爽；或月经不调，脐腹痛，痃癖块硬，时痛时止；或时呕逆，饮食不进；或因产后调理不善，淹延瘦瘁，乍起乍卧，甚即着床。❷《济生方》卷二方。荆芥穗、麻黄（去根节）、细辛、炒桔梗、陈皮（去白）、半夏（汤洗七次）、杏仁（去皮尖）、人参、通草、炙甘草各半两。为粗末，每服四钱，加生姜五片，水煎，食后服。治肺感寒邪，或感风热，痰多咳嗽，头目不清，言语不出，咽干痰实，或项背强硬，皮肤不仁。

人参荆芥汤rénshēnjīngjiètāng 《圣济总录》卷十三方。荆芥穗二两，芍药、天麻、川芎、当归、煨三棱、黄芪、鳖甲（醋浸炙）、牛膝（酒浸焙）各一两，木香、人参、石膏、白术、羌活、款冬花、炒陈皮各半两，熟地黄、柴胡各一两半，防风、牡丹皮、大腹皮各三分，枳壳（麸炒）三两，半夏（为末，生姜汁作饼爆干）一两，秦艽一分。为粗末，每服三钱匕，加生姜二片，大枣一枚，水煎，空腹、日午、临卧服。治风消，血气虚损，攻刺疼痛，四肢无力，多困黄瘁，胸膈痞满，或大便多秘，或时泄利。

人参考réncānkǎo 本草著作。1卷。清代唐秉钧撰，撰年不详。1916年绍兴医药报社据日刻本重刊，名《重刻人参考》。本书对人参的商品、产地、真伪以及采集、收藏等，均作了较详细的考察。现有绍兴医药学报《医药丛书》本。

人参理中汤rénshēnlǐzhōngtāng 《校注妇人良方》卷二十

方。即理中汤第一方，见“理中汤”条。

人参六合汤rénshēnliùhétāng 《医垒元戎》方。当归（酒浸炒）、川芎、白芍药、熟地黄（酒洒蒸）各一两，人参、五味子各五钱。为粗末，水煎服。治妊娠伤寒汗下后，咳嗽不止。

人参芦rénshēnlú 中药材。出《本草蒙筌》。又名竹节参。为五加科植物人参 *Panax ginseng* C. A. Mey. 的根茎。甘、苦，温。涌吐，升阳。益气升阳，养心益智。治脾虚久泻，脱肛，神疲乏力，心悸失眠，低血压症。煎服：3～9g；或研末服。本品含多种人参皂苷。

人参鹿茸丸rénshēnlùróngwán 《圣济总录纂要》卷九方。人参、黄芪（蜜炙）、杜仲（盐酒炒）、山茱萸各三分，鹿茸、天花粉、炙桑螵蛸各一两，炙鸡内金四枚，菟丝子（酒煮）一两半。为末，炼蜜为丸，梧桐子大，每服三十至四十丸，大枣煎汤送下，日二次。治肾气不足，肢体瘦弱无力，小便频数。

人参麦冬汤rénshēnmàidōngtāng 《嵩崖尊生全书》卷十一方。人参、麦冬、茯苓、甘草、枸杞子、五味子。水煎服。治老人、虚人消渴，大渴多饮者。

人参木香散rénshēnmùxiāngsǎn 《普济方》卷一百九十二方。人参、木香、茯苓、枳壳、滑石、琥珀、槟榔、海金沙、猪苓、甘草各等分。为细末，每服五钱，加生姜三片，水煎，分三次服。治水气病。

人参宁神汤rénshēnníngshéntāng 《杂病源流犀烛·六淫门》卷十七方。人参、生地黄、甘草、葛根、茯神、知母、天花粉、竹叶、五味子。水煎服。治上消，胸满心烦，精神不振等。

人参平肺散rénshēnpíngfèisǎn 《医学发明》卷六方。桑白皮一两，知母七钱，炙甘草、地骨皮、陈皮（去白）各半两，五味子三百个，茯苓、青皮、人参、天冬（去心）各四钱。为粗末，水煎服。治心火刑金，传为肺痿，咳嗽喘呕，痰涎壅盛，胸膈痞满，咽嗌不利。如热甚，加黄芩四钱，竹叶、半夏各半两。《症因脉治》亦有本方，但无五味子，有薄荷叶。

人参启脾丸rénshēnqǐpíwán 即启脾丸，见该条。

人参前胡散rénshēnqiánhúsǎn 《小儿卫生总微论方》卷十六方。人参、前胡、柴胡各一两，桔梗、半夏、地骨皮，炙甘草各半两。为细末，每服一钱，加生姜二片，水煎服。治小儿寒热往来。

人参羌活散rénshēnqiānghuósǎn 《太平惠民和剂局方》卷十方，又名人参羌活汤。柴胡、独活、羌活各二两，人参、川芎、枳壳（麸炒）、茯苓（去皮）、甘草（炙）各一两，桔梗、前胡、天麻（酒炙）、地骨皮各五钱。为粗末，每服一钱，入薄荷少许，水煎，去滓，温服，不计时。治小儿寒邪温病，时疫疮疹，头痛体疼，壮热多睡，及潮热烦渴，痰实咳嗽；亦治肝经有热，眼目涩痒昏朦。

人参羌活汤rénshēnqiānghuótāng 《审视瑶函》卷三方。即人参羌活散，见该条。

人参清肺汤rénshēnqīngfèitāng 《太平惠民和剂局方》卷四方。又名人参清肺饮。地骨皮、人参、阿胶（麸炒）、杏仁（去皮尖，麸炒）、桑白皮（去粗皮）、知母、乌梅肉、炙甘草、罂粟壳（蜜炙）各等分。为粗末，每服三钱，加乌梅、大枣各一枚，水煎，食后、临卧服。治肺胃虚热，咳嗽喘急，胸膈噎塞，腹胁胀满，迫塞短气，喜欲饮冷，咽嗌隐痛；及肺痿劳嗽，唾血腥臭，干呕烦热，声音不出，肌肉消瘦，倦怠减食。《医学入门》亦有本方，但多桔梗一味。

人参清肺饮rénshēnqīngfèiyǐn 《医学入门》卷七方。即人参清肺汤，见该条。

人参清肌散rénshēnqīngjīsǎn 《寿世保元》卷四方。人参、当归、赤芍药、半夏、葛根各二钱，白术一钱五分，茯苓（去皮）三钱，柴胡、甘草各八分。为粗末，加生姜、大枣，水煎服。治气虚无汗潮热。

人参清神汤rénshēnqīngshéntāng ❶《证治准绳·幼科》集五方。人参、黄芪、甘草、当归、炒白术、麦冬、陈皮、酸枣仁、黄连（酒炒）、茯苓各等分。加大枣、糯米，水煎服。治小儿痘痂不落，昏迷沉睡者。❷《外科正宗》卷二方。人参、黄芪、当归、白术、麦冬、陈皮、茯苓、地骨皮、远志等各一钱，甘草、柴胡、黄连各五分。加糯米一撮，水煎，食远服。功能清心降火，保扶元气。治疔疮溃脓后，余毒未尽，五心烦热，精神恍惚，不宁多语，睡卧不清。

人参清镇汤rénshēnqīngzhèntāng 《内外伤辨惑论》卷中方。柴胡、人参各一两五钱，生黄芪、半夏、炙甘草各七钱五分，青黛六钱，天冬（去心）三钱，陈皮（去白）、五味子（去核）各二钱。为末，水糊为丸，梧桐子大，每服三十至五十丸，食后温白汤送下。治痰热咳喘痰多。

人参润肺丸rénshēnrùnfèiwán 《太平惠民和剂局方》卷四方。知母六两，桔梗、官桂各五两，人参、款冬花、杏仁、细辛、甘草各四两。为末，炼蜜为丸，芡实大，每服一丸，细嚼，姜汤送下。治肺虚咳嗽喘急，日久成劳。

人参三白汤rénshēnsānbáitāng 《医学入门》卷三方。人参、白术、白芍药、白茯苓各一钱半，柴胡三钱，川芎一钱，天麻五分。水煎服。治太阳病误下误汗，表里俱虚，以致郁冒不得汗解者。

人参散rénshēnsǎn ❶《太平圣惠方》卷五十五方。人参、黄芩、赤茯苓、枳壳（麸炒）各一两，炙甘草五钱，瓜蒌一枚。为末，每服五钱，水煎服。治胃黄，症见吐逆下利，心腹气胀，或时烦闷，不能饮食，四肢无力，甚者唇口面目舌根黑。❷《太平圣惠方》卷八十三方。人参、炒当归各半两，炙甘草、炮姜、黄芪、细辛各一分。为末；每服一钱，水煎服。治小儿卒吐下，腹痛不止。❸《太平圣惠方》卷八十四方。①人参、黄芪、柴胡、茯苓、鳖甲（酥炙令黄，去裙襕）、木香各半两，诃子皮三分，白术、桃仁（汤浸去皮尖、双仁，麸炒微黄）、炙甘草各一分，为细末，每服半钱，量儿大小加减，水煎服，治小儿寒热往来，食少羸瘦；②人参、丁香、菖蒲各一分。为细末，每服一钱，加生姜少许，水煎，量儿大小，渐渐与服，治小儿呕吐不止，心神烦闷，恶闻食臭；③人参、白术、茯苓各半两，炙甘草、藿香各一分，为粗末，每服一钱，水煎，不拘时服，量儿大小加减。治小儿哕逆不止，心神烦乱；④人参、藿香、葛根各半两，白术、厚朴（去粗皮，涂生姜汁，炙令香熟）、炙甘草各一分，为粗末，每服一钱，水煎，不拘时服，量儿大小加减，治小儿霍乱，吐逆不止。❹《太平惠民和剂局方》卷十方。葛根二两，人参、茯苓（去皮）各一两，木香、炙甘草、藿香叶各一分。为末，每服一钱，水煎，不拘时服。功能调中和气，止呃逆，除烦渴。治昏困多睡，乳食减少，及伤寒时气，胃气不顺，吐利止后，躁渴不解。❺《普济本事方》卷一方。人参、枳壳（麸炒黄）、五味子、桂心、山茱萸（连

R

核）、菊花、茯神（去木）、枸杞子各三分，柏子仁，熟地黄（酒洒，九蒸九晒，焙干）各一两。为细末，每服二钱，温酒调下。治胆虚常多畏恐，不能独卧，如人捕状，头目不利。❻《普济本事方》卷四方。人参、白术、茯苓（去皮）、柴胡、半夏曲、当归、赤芍药，葛根、炙甘草各一两，黄芩半两。为细末，每服三钱，加生姜四片，大枣二枚，水煎服。治邪热客于经络，肌热痰嗽，五心烦躁，头目昏痛，夜多盗汗，及妇人血热，虚劳骨蒸。❼《普济本事方》卷十方。人参、冬瓜仁各半两，天南星（切，用浆水姜汁煮略存性）一两。为细末，每服一钱，水煎服。治小儿脾风多困。❽《校注妇人良方》卷十四方。人参、姜厚朴、橘红各一钱，当归、炮姜、炙甘草各五分。水煎服。治妇人脾胃虚寒，霍乱吐泻，心烦腹痛，饮食不入。❾《证治准绳·类方》第五册方。人参、炙甘草、龙齿各二两，犀角屑、干地黄、茯苓（去皮）各一两，麦冬（去心）一两半。为粗末，每服五钱，水煎，不拘时服。治风惊闷乱恍惚。

人参升胃汤rénshēnshēngwèitāng 《证治准绳·类方》第六册方。黄芪二钱，陈皮、人参、炙甘草各一钱，升麻七分，柴胡、当归身、益智仁各五分，红花少许。水煎，食前服。治大便日三四次，溏而不多，有时泄泻肠鸣，小便黄者。

人参生脉散rénshēnshēngmàisǎn 见《症因脉治》卷四。即“生脉散”，见该条。

人参石膏汤rénshēnshígāotāng 《素问病机气宜保命集》卷二十三方。人参半两，石膏一两二钱，知母七钱，甘草四钱。为粗末，每服五至七钱，水煎，食后服。功能清热益气生津。治膈消，上焦烦热消渴。

人参实卫汤rénshēnshíwèitāng 《张氏医通》卷十六方。黄芪（蜜酒炙）、人参、炙甘草、白术、白芍药。水煎服。治疟病自汗不止。若初发，加桂枝；久疟，加乌梅。

人参酸枣汤rénshēnsuānzǎotāng 《张氏医通》卷十五方。人参、炒酸枣仁、栀子（炒黑）、生地黄、麦冬（去心）、当归各等分，炙甘草减半。水煎服。治心肺虚热，烦躁不宁。

人参汤rénshēntāng ❶《备急千金要方》卷二十方。人参、葳蕤、黄芩、知母、茯苓各三两，白术、橘皮、生芦根、栀子仁各四两，石膏八两。为粗末，水煎，分三次服。治下焦热，气道不续，呕吐不禁，名曰走哺者。❷《圣济总录》卷一百五十七方。人参、麦冬（去心）、干地黄、当归（酒洗）、芍药、黄芪、茯苓（去皮）、炙甘草各一两。为粗末，每服三钱，水煎服。治半产后下血过多，心惊作颤，头目运转，或寒或热，脐腹虚胀疼痛。❸《校注妇人良方》卷十九方。人参、当归各等分。为末，以猪腰子一枚切片，糯米半合，葱白二根煮取汁，入药煎服。治产后诸虚不足，发热盗汗，内热哺热等症。❹《证治准绳·类方》第八册方。人参、茯苓、黄芩、陈皮、羌活、麻黄（去根节）、川椒（去目并合口者，炒出汗）各一钱半。水煎，食后服。治肺气上攻、鼻塞不通。❺《金匮要略》方，即理中丸作汤剂。见“理中丸”条。

人参丸rénshēnwán ❶《备急千金要方》卷三方。人参、甘草、茯苓各三两，麦冬、菖蒲、泽泻、山药、干姜各二两，桂心一两，大枣五十枚。为末，蜜、枣膏和丸，梧桐子大，每服二十丸，食前温酒送下，日三、夜一次，不知稍增。治产后大虚心悸，志意不安，恍惚恐畏，夜不得眠，虚烦少气，及男子虚损心悸。若有风气，加当归、独活各三两。方中若加远志二两更妙。❷《太平圣惠方》卷四方。人参、麦冬、茯神、龙齿、远志、黄芪、菖蒲、赤石脂各一两，熟地黄二两。为末，蜜和捣丸，梧桐子大，每服三十丸，食后良久以清粥饮送下。治脉痹。❸《证治准绳·类方》第五册方。人参、熟地黄、龙齿各一两，茯神（去木）一两半，白术、炙甘草、麦冬（去心）半两，防风七钱半，金箔、银箔各五十片。为细末，炼蜜为丸，梧桐子大，每服十五丸，不拘时粥饮送下。治心脏风虚，惊悸心忪，或忧虑之后，时有恍惚，心神不安。

人参胃风汤rénshēnwèifēngtāng 见《张氏医通》卷十六。即人参养胃汤，见该条。

人参乌梅汤rénshēnwūméitāng 《温病条辨》卷三方。人参、炒莲子、炙甘草、乌梅、木瓜、山药。水煎服。治久痢伤阴，口渴舌干，微热微咳。

人参五味子汤rénshēnwǔwèizǐtāng 《幼幼集成》卷三方。人参、茯苓、麦冬各一钱，白术一钱五分，五味子五分，炙甘草八分，生姜三片，大枣三枚。水煎服。治小儿久嗽脾虚，中气怯弱，面白唇白。

人参消风散rénshēnxiāofēngsǎn 《卫生宝鉴》卷九方。川芎、甘草、荆芥穗、羌活、防风、僵蚕、茯苓、蝉蜕、藿香叶、人参各二两，厚朴、陈皮各半两。为末，每服二钱，茶水送下；若脱衣淋浴，暴感风寒，头痛身重，寒热倦疼，荆芥茶水或温酒送下。治诸风上攻，头目昏痛，耳鸣眼涩，鼻塞多嚏，项背拘急，肢体烦疼，皮肤顽麻，瘙痒瘾疹。

人参泻心汤rénshēnxièxīntāng 《温病条辨》卷二方。人参、干姜、白芍药各二钱，黄连、黄芩各一钱五分，枳实一钱。水煎，分两次服。治上焦湿热未清，里虚内陷，神识如蒙，舌滑脉缓。

人参芎归汤rénshēnxiōngguītāng 《仁斋直指方论》卷十七方。❶当归、川芎、白芍各二分，人参、半夏、橘皮、茯苓、阿胶、细辛、五味子、甘草各一分，加生姜、大枣，水煎服，治虚劳少血，津液内耗，心火自炎，燥热乘肺，咳嗽咯血，及血不荣肌者。❷当归、制半夏各三分，川芎一两，莪术、木香、砂仁、乌药、炙甘草各五钱，人参、肉桂、炒五灵脂各一分，为粗末，每服三钱，加生姜五片，大枣二枚，紫苏叶四叶，水煎，食前服，治血胀。

人参须rénshēnxū 中药材。出《本经逢原》，又名参须。为五加科植物人参 *Panax ginseng* C. A. Mey. 的侧根。甘、苦，平，入肺经。益气，生津。治胃虚吐逆，口渴，咳嗽失血，功近人参而力薄，用于轻病可代人参。本品含人参皂苷。

人参养肺汤rénshēnyǎngfèitāng 《证治准绳·类方》第二册方。人参、阿胶（蛤粉炒）、贝母、炒杏仁、桔梗、茯苓、桑白皮、枳实、甘草各一钱，柴胡二钱，五味子半钱。加生姜三片，大枣一枚，水煎，食远服。治肺痿咳嗽有痰，午后发热声嘶者。

人参养肺丸rénshēnyǎngfèiwán 《太平惠民和剂局方》卷四方。人参、黄芪（蜜炙）各一两八钱，茯苓（去皮）、天花粉各六钱，炒杏仁（去皮）二两四钱，炒半夏曲四两，皂角子（炒，去皮）三十个。为细末，炼蜜为丸，弹子大，每服一丸，食后细嚼，用紫苏煎汤送下；喘用桑白皮煎汤送下。治肺胃俱伤，气奔于上，客热熏肺，咳嗽喘急，胸中烦悸，涕唾稠黏，吐血、衄血者。

人参养荣汤 rénshēnyǎngróngtāng 《太平惠民和剂局方》卷五方。又名养营汤、养荣汤。白芍药三两，当归、陈皮、黄芪、桂心、人参、煨白术、炙甘草各一两，熟地黄、五味子、茯苓各七钱半，远志（炒，去心）半两。为粗末，每服四钱，加生姜三片，大枣二枚，水煎服。功能补气养血，养心安神。治积劳虚损，四肢沉滞，呼吸少气，行动喘喝，小腹拘急，腰背强痛，心虚惊悸，咽干唇燥，饮食无味，阴阳衰弱，多忧惨戚，多卧少起，久者积年，少者百日，渐至羸削，五脏气竭，难可振复；又治肺与大肠俱虚，咳嗽下痢，喘乏少气，呕吐痰涎等症。若便泄遗精，加龙骨一两；咳嗽，加阿胶。实验研究：本方可明显升高实验动物外周血白细胞，提高其血清中集落刺激因子水平。

人参养荣丸 rénshēnyǎngróngwán 即人参养荣汤作蜜丸。治证同。见“人参养荣汤”条。

人参养胃汤 rénshēnyǎngwèitāng 《太平惠民和剂局方》卷二方。又名人参胃风汤。半夏（汤洗七次）、厚朴（去粗皮，姜汁制）、苍术（米泔浸一夜，洗切炒）各一两，藿香叶、草果仁、茯苓（去黑皮）、人参各半两，炙甘草二钱半，橘红七钱半。为粗末，每服四钱，加生姜七片，乌梅一个，水煎热服。治外感风寒，内伤生冷，憎寒壮热，头目昏疼，肢体拘急，兼治饮食伤脾，发为痎疟，或脾胃中脘虚寒，呕逆恶心。

人参养血丸 rénshēnyǎngxuèwán 《太平惠民和剂局方》卷九方。乌梅肉三两，熟地黄五两，当归二两，人参、川芎、赤芍药、炒菖蒲各一两。为细末，炼蜜为丸，梧桐子大，每服五十至一百丸，食前温酒或米汤送下。功能补冲任，调血脉，治女人素体怯弱，血气虚损；妇人怀身腹中绞痛，口干不食，崩伤眩晕，及产后羸瘦不复者。

人参营汤 rénshēnyǎngyíngtāng 《温疫论补注》卷上方。人参、麦冬、五味子、地黄、当归、白芍药、知母、陈皮、甘草。水煎服。功能益气补血，敛阴止汗。治大病愈后数日，表里虚怯，每饮食及惊动即汗出者。

人参叶 rénshēnyè 中药材。见《本草纲目拾遗》。又名人参苗，参叶。为五加科植物人参 *Panax ginseng* C. A. Mey. 的干燥叶。苦、甘，寒。归肺、胃经。补气，益肺，祛暑，生津。用于气虚咳嗽，暑热烦躁，津伤口渴，头目不清，四肢倦乏。煎服：3～9g。本品含人参皂苷、黄酮、多糖等。参见“人参”条。

人参饮 rénshēnyǐn ❶《奇效良方》卷十二方：人参、炙甘草各一分，陈皮（汤浸去白，焙）半两，乌梅肉（焙）五枚，草豆蔻仁七枚。为粗末，每服五钱，用湿纸裹煨热，加生姜一片、大枣一枚，水煎，未发前服，治脾疟。❷《奇效良方》卷三十方：人参、桔梗、半夏曲、五味子、细辛、枳壳、赤茯苓（去皮）、杏仁各一钱半，炙甘草半钱，加生姜五片，乌梅半枚，水煎，食后服（一方无杏仁，不用乌梅煎服），治咳嗽痰饮，若加紫菀，增甘草用量更佳。

人参饮子 rénshēnyǐn · zi 《世医得效方》卷五方。人参、桔梗、五味子、赤茯苓、炒白术各一两，枳壳（麸炒）、炙甘草各半两（一方有半夏一两）。为粗末，每服四钱，加生姜五片，水煎，食前服。治时行咳嗽，寒热上壅，咳嗽痰涎。若嗽多，加桑白皮一两；痰多加半夏曲一两；寒壅者，加杏仁（不去皮尖）、紫苏各半两。

人参再造丸 rénshēnzàizàowán 《北京市中药成方选集》方。又名再造丸。祁蛇（酒炙）120g，炙龟甲、玄参、炙香附、天竺黄、羌活、乌药、细辛、赤芍药、黑附子、炙虎骨、炒青皮、炒僵蚕、炒白术、骨碎补、党参、沉香、制乳香、制没药、母丁香各30g，麻黄、山甲珠、白芷、制大黄、熟地黄、姜黄、制何首乌、茯苓、草豆蔻、紫豆蔻、藿香、川芎、黄芪、天麻、黄连、炙白附子、防风、草薢、肉桂（去粗皮）、甘草、当归各60g，地龙、炙松香、山羊血各15g，威灵仙、葛根、全蝎、桑寄生各75g，菊花、血竭各24g。为细末，每2350g药兑：麝香9g，冰片、牛黄各10.5g，朱砂粉30g，犀角粉24g，高丽参粉60g，研匀，炼蜜为丸，每丸重9g，金箔为衣，每服一丸，温开水送下，日两次。功能舒筋活血，祛风化痰。治中风痰壅，口眼㖞斜，言语不清，手足拘挛，左瘫右痪，半身不遂。

人参竹叶汤 rénshēnzhúyètāng ❶《三因极一病证方论》卷五方。竹叶二把，人参、炙甘草各二两，半夏二两半，石膏、麦冬各五两。为粗末，每服四大钱，加生姜五片，粳米一撮，水煎至半熟，去滓，食前服。功能清热生津，益气和胃。治汗下后，表里虚烦，不可攻者。本方由《伤寒论》竹叶石膏汤变化药量并加生姜而成。❷《证治准绳·幼科》集二方。人参、竹叶、甘草各二钱，半夏、小麦、麦冬各一钱五分。每服二至三钱，加生姜二片，粳米一撮，水煎服。治虚烦不得眠。

人神 rénshén 古代针灸宜忌的一种说法。《黄帝虾蟆经》：“神所藏行，不可犯伤。”意为人神在人体按时巡行各部，其所在部位，不宜针灸。

人体经穴模型 réntǐjīngxuémóxíng 针灸教学用具。一般采用纸浆、石膏或塑料制成。外形按健康成人或按比例缩小，上标经络、穴位，供针灸教学使用。

人退 réntuì 中药材。为人指甲之别名，见《眼科龙木论》。详该条。

人衔 rénxián 中药材。为人参之别名，出《神农本草经》。详该条。

人苋 rénxiàn 中药材。见《植物名实图考》。为铁苋之别名，详该条。

人言 rényán 中药材。见《普济本事方》。为砒石之别名，详该条。

人迎 rényíng ❶经穴名。代号 ST9。出《灵枢·本输》。别名天五会、五会。属足阳明胃经。足阳明、少阳之会。位于颈部，喉结旁开1.5寸，胸锁乳突肌的前缘，当颈总动脉处。布有颈皮神经及面神经颈支，深层为动脉球，最深层为交感干，外侧有舌下神经降支及迷走神经；有甲状腺上动脉，当颈内、外动脉的分歧处。主治咽喉肿痛，咯血，喘息，瘰疬，瘿气以及高血压等。直刺或斜刺0.3～0.5寸，避开颈动脉。❷切脉部位名。①指喉节两旁颈动脉搏动的部位，亦称人迎脉。《灵枢·寒热病》：“颈侧之动脉人迎，人迎，足阳明也，在婴筋之前。”②左手寸口脉的别称。《脉经》：“左为人迎，右为气口。”

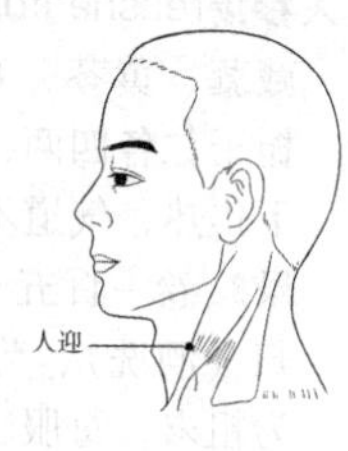

人迎

人迎脉 rényíngmài 详“人迎”条。

人元脉影归指图说 rényuánmàiyǐngguīzhǐtúshuō 脉学著作。简称《脉影图说》。2卷。旧题晋代王叔和编，明代沈际飞重订。书中论述七表、八里、九道脉，奇经八脉，十六怪脉，左右手三部阴阳脉绝候等脉学专题，有图有论。作者还介绍了“观形色歌”，作为脉诊的辅助。

人指甲 rénzhǐ · jia　中药材。出《本草衍义》。又名手爪甲，人退，筋退。为健康人的指甲。甘、咸，平。①治破伤风，尿血。内服：煅研末，1.5～2.4g；或入丸、散。②研极细末点目去翳障。③搐鼻治鼻衄。④煅研极细末吹耳内治中耳炎。⑤吹喉治乳蛾。本品主含角蛋白。

人中 rénzhōng　❶指人中沟。出《灵枢·经脉》。又名水沟。在鼻下方、唇上方的皮肤纵沟部，为手足阳明经与督脉交会之处。古人认为此处可作望诊膀胱和子宫的参考。❷水沟穴的别名，见《针灸资生经》。详“水沟”条。

人中白 rénzhōngbái　中药材。出《日华子诸家本草》。又名溺白垽、人尿白、尿白碱。为人尿自然沉结的固体物。咸、寒。入肺、肝、膀胱经。清热解毒，祛瘀止血。①治咽喉肿痛，研末吹；口舌生疮，牙疳，下疳恶疮，水火烫伤，湿疮溃烂，跌打肿痛，研末调敷。②治劳热，肺痿，咯血，衄血。散剂：1～3g。人尿沉淀物组成复杂，主成分为磷酸钙和尿酸钙。

人中白散 rénzhōngbáisǎn　❶《证治准绳·幼科》集六方。煅人中白一两，炒黄柏三钱。为末，搽口内。治小儿痘疮后牙龈溃烂。❷《证治准绳·幼科》集八方。人中白一分，麝香半分，虾蟆（酥炙）、芦荟各半两。为细末，每服半钱，白水冲下，日二次。治小儿无辜疳气，寒热，积滞不化，肚腹胀痛。❸《外科正宗》卷四方。煅人中白二两，儿茶一两，黄柏、薄荷、青黛各六钱，冰片五分。为细末，先用温水洗净，每次少许吹疳上，日六至七次。治小儿口疳、走马疳及牙龈腐烂黑臭。❹《杂病源流犀烛·面部门》卷二十四方。制人中白、鸡内金、挂金灯子、青黛、鹿角灰、蒲黄、薄荷、白芷、冰片、甘草。为细末，吹患处。治牙叉重舌，舌根痈，喉蛾，喉菌。❺《重楼玉钥》卷上方。又名异功散。白霜梅、枯矾各二钱，煅人中白五钱，冰片二分。为细末，先用韭根、松萝茶煎浓汁，乘热以鸡翎蘸洗患处，去净腐血见鲜血，再敷此药，若烂至咽喉者，以竹管吹之。治痘疹而致的牙疳，黑臭腐烂出血者。

人中白丸 rénzhōngbáiwán　《杂病源流犀烛·脏腑门》卷八方。生地黄、当归、阿胶、白术、白芍药、鳖甲、熟地黄、青蒿子、羚羊角、人中白。为细末，用百部熬膏和丸，男服四钱，女服三钱。治虚劳病，血虚发热，烦躁口渴，睡卧不安者。

人中疔 rénzhōngdīng　病名。出《疡科心得集》卷上。又名走黄疔、龙泉疔、闭口疔。生于人中穴部位的疔疮。人中为阳明络脉所经行之地，易发生走黄而成险证。证治见“疔疮”条。

人中黄 rénzhōnghuáng　中药材。出《日华子诸家本草》。又名甘中黄、甘草黄。为甘草末置竹筒内，于人粪坑中浸渍后的制成品。甘，寒，入心、胃经。清热，凉血，解毒。治伤寒热病高热烦渴，热毒斑疹，咽喉肿痛，丹毒，疮疡。煎服：6～9g，包煎。

人中黄散 rénzhōnghuángsǎn　❶《张氏医通》卷十三方。人中黄一两，雄黄、朱砂各一钱。为末，每服二钱，薄荷、桔梗煎汤送下，日三、夜二次。治疙瘩温，症见头面洪肿，咽嗌堵塞，水药不进。❷《杂病源流犀烛·六淫门》卷十七方。人中黄适量。为细末，每服三至四钱，用茜草根汁、生姜汁、竹沥调下。治吐痰夹血，心烦骨蒸。

人中黄丸 rénzhōnghuángwán　《医学入门》卷四方。大黄三两，黄芩、黄连、人参各一两，人中黄、苍术、桔梗、滑石各二两，防风五钱，香附一两五钱。为细末，神曲糊为丸，每服二至三钱，清热解毒汤送下。治温疫热毒。

人中针 rénzhōngzhēn　针灸疗法。是在人中沟的特定穴位上进行针刺，用以治疗全身多种疾病的一种方法。

人子须知 rénzǐxūzhī　见“乐只堂人子须知韵语”条。

人字草 rénzìcǎo　中药材。❶见萧步丹《岭南采药录》，为丁癸草之别名。❷见清代赵其光《本草求原》，为鸡眼草之别名。❸见《广西中药志》，为金线草之别名。各详该条。

壬癸 rénguǐ　古人用十干以纪日，壬癸即壬日与癸日。壬癸属水，水分阴阳。壬为阳水，内应足太阳膀胱经，故膀胱为壬日；癸为阴水，内属足少阴肾经，故肾旺于癸日。《素问·脏气法时论》：“肾主冬，足少阴，太阳主治，其日壬癸。”

仁丹 réndān　即人丹，见该条。

仁当·东桑嘉措 réndāng dōngsāngjiācuò　清代藏医学家。西藏吉雪人。著有《医学源流》。

仁端录 rénduānlù　痘疹专著。16卷（又有5卷本及10卷本）。又名《仁端录痘疹》《仁端录痘疹玄珠》。明代徐谦撰。撰年不详。包括痘病总括、辨痘形色、分期调治、痘疹兼杂症、治疗方药及药性、痘病歌赋和杂说等，内容较简明实用。

仁端录痘疹 rénduānlùdòuzhěn　痘疹专著。见“仁端录”条。

仁端录痘疹玄珠 rénduānlùdòuzhěnxuánzhū　痘疹专著。见“仁端录”条。

仁寿镜 rénshòujìng　女科著作。4卷。清代孟葑（不病人）辑。刊于光绪二十一年（1895）。此书采辑前人临证经验，分宁阃、宜男、益母、保赤4集，概述妇女月经、崩漏、带下、种子以及胎前、临盆、产后、护婴等各类病证的治则、忌宜和预防。现有清光绪二十一年（1895）刻本及1927年铅印本。

仁熟散 rénshúsǎn　《医学入门》卷七方。柏子仁、熟地黄各一钱，人参、五味子、枳壳、山茱萸、肉桂、菊花、茯神、枸杞子各七分半。水煎服；或为末，每服二钱，酒送下。治胆虚易惊，或不得眠。

仁术便览 rénshùbiànlǎn　方书。4卷。明代张浩撰。刊于1585年。本书收选明代以前的临床各科验方分类编辑而成。内容包括中风、厥病、痛风、中寒等94类病证。以内科杂病为主，兼及外、妇、儿、五官等科，有论有方，选方大都切于实用。末附炮制药法。1949年后有排印本。

仁术志 rénshùzhì　医案著作。见“王氏医案”条。

仁香汤 rénxiāngtāng　《重订通俗伤寒论》方。白蔻仁（研末，冲）、木香各六分，藿香、香附、陈皮各一钱半，砂仁八分，檀香五分，母丁香四分，生甘草三分，淡竹茹三钱。水煎服。功能化湿和胃。治感受暑湿秽浊，呕恶少食，胸膈烦闷，腹痛泄泻等症。

仁斋小儿方论 rénzhāixiǎo'érfānglùn　儿科著作。4卷。宋代杨士瀛撰。本书将小儿诸病分为：初生、变蒸、惊、中风、疳、积、热、伤寒、痰嗽、脾胃、丹毒、杂证诸门，每门各列疾病子目，分别介绍证治与方论。此书原刊本已佚，今存本为明代朱崇正重校复刊本，复刻时补入第5卷小儿痘疹，主要内容引自明代魏直《博爱心鉴》一书，并改题书名为《新刊仁斋直指小儿附遗方论》，收入《杨仁斋著作三种》中。

仁斋直指rénzhāizhízhǐ 方书。又名《仁斋直指方论》《仁斋直指方》。26卷。宋代杨士瀛撰于1264年。这是一部以介绍内科杂病证治为重点的临床综合性医书，卷一为总论；卷二为证治提纲；卷三至卷十九为内科病；卷二十至卷二十一为五官病；卷二十二至卷二十四为外科病；卷二十五为虫疾蛊毒等；卷二十六为妇科。作者据证释方，摘取诸家效方，参以家传经验，区别不同的病证，对证施方，在治疗上给读者以规矩绳墨。书名“直指”，取“明白易晓，之谓直；发踪以示，之为指”（见本书杨士瀛序），故名《仁斋直指》。全书析为79条，每条之后，另有“附遗”部分，系明代嘉靖年间朱崇正所续增。

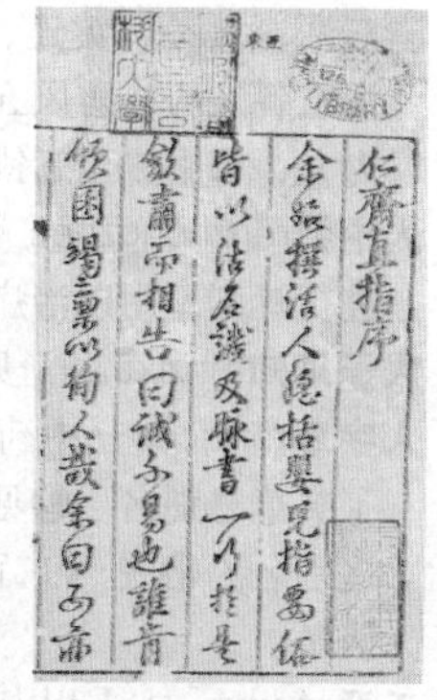
仁齋直指序

仁斋直指

仁斋直指方rénzhāizhízhǐfāng 方书。见“仁斋直指”条。

仁斋直指方论rénzhāizhízhǐfānglùn 方书。见“仁斋直指”条。

仁斋直指小儿附遗方论rénzhāizhízhǐxiǎo’érfùyífānglùn 儿科著作。5卷。宋代杨士瀛（仁斋）撰于景定元年（1260）。本书卷一、二“初生”，述小儿噤风、撮口、脐风、惊风；卷三论疳积；卷四论伤寒、脾胃、丹毒；卷五论疮疹。杨氏于小儿胎毒反对用朱砂、水银汞类药物；于疮疹则反对泻下。此书明嘉靖时徽州朱崇正为之补遗，附以插图。现有《杨仁斋著作三种》本及日抄本1949年后福建科技出版社出版排印本。

任度réndù 宋代医生。据记载一患者因麻风病常吃蛇肉，引致吞食即吐的病证。任度以芒硝、大黄等将之治愈。

任二琦rén’èrqí 明代儿科医生。字瑞庵。杭州人。宋代韩世忠后裔。先世从任氏习幼科，遂改姓。得家传，业益精，审证入微。

任继学rénjìxué（1926—2010） 现代医家。吉林扶余人。15岁开始学中医，先后任教于吉林省中医进修学校和长春中医学院（今长春中医药大学），学理与实践并重，创建中医急症学，首次提出脾心痛、急性胆胀、肾风等17种新的病证证治体系，推动构建中医急诊学学科体系，2009年被评为首届“国医大师”。编写《中医急诊学》《中医内科学》《眼科学》《各家学说》等教材。

任尽言rénjìnyán 见“任元受”条。

任应秋rényìngqiū（1914—1984） 字鸿滨。四川江津（今重庆市江津区）人，对《十三经》皆有较深造诣，17岁从师学医，曾于上海国医学校就读，侍诊陆渊雷等名家。20世纪50年代后相继任重庆中医学校教务主任、北京中医学院（今北京中医药大学）中医系主任、国务院学位委员会中医评议组组长。热心中医教育。编撰有《中国医学史略》《伤寒论评译》《金匮要略语译》《内经十讲》《中医基础理论六讲》《任应秋论医集》《中医各家学说》等。

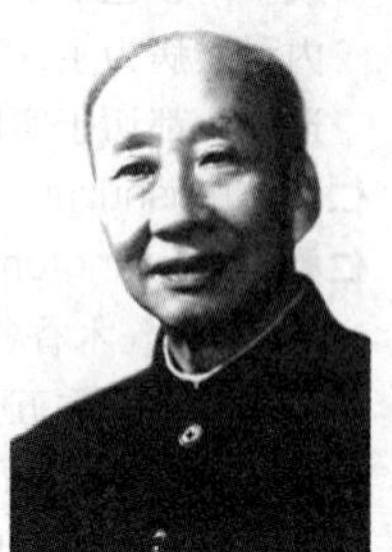
任应秋

任元受rényuánshòu 宋代医生。字尽言。精于医，生平欠详。

任作田rénzuòtián（1886—1950） 现代针灸医家。辽宁辽阳人。具有丰富的针灸临床经验。“九一八”事变后，积极参加抗日救亡斗争，后转至延安参加革命，热心传授医术。在医疗工作中为革命做出了贡献，曾被评为“中西医合作模范”。著有《针术》一文，对针刺手法有独到的见解。

忍冬花rěndōnghuā 中药材。出《新修本草》。为金银花之别名，详该条。

忍冬藤rěndōngténg 中药材。出《本草经集注》。又名银花秧、金银藤、鹭鸶藤、忍寒草、右旋藤、二花秧。为忍冬科植物忍冬 *Lonicera japonica* Thunb. 的干燥茎枝。我国大部分地区均产。甘，寒。归胃、肺经。清热解毒，疏风通络。治温病发热，痈肿疮疡，热毒血痢，风湿热痹，关节红肿热病，煎服10～30g。叶含忍冬素、忍冬苷、木犀草素、番木鳖苷等。茎含鞣质、生物碱。所含木犀草素对离体兔肠平滑肌有解痉作用，并有抗炎作用，在体外能抑制葡萄球菌和枯草杆菌，亦具抗癌作用。

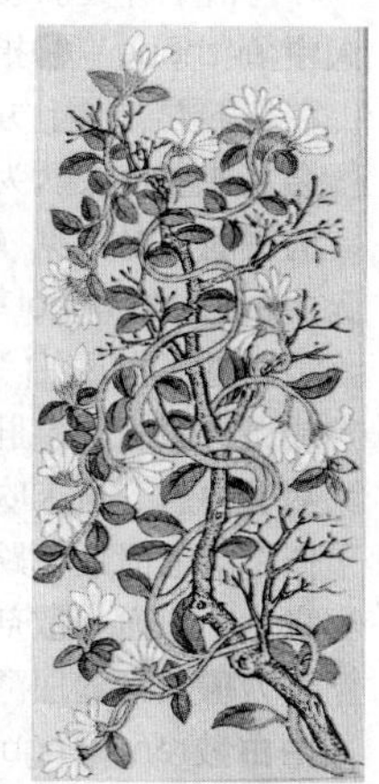
忍冬藤

忍寒草rěnháncǎo 中药材。出《洪氏集验方》。为忍冬藤之别名，详该条。

荏叶rěnyè 中药材。出《名医别录》。为白苏叶之别名，详该条。

荏子rěnzǐ 中药材。出《名医别录》。为白苏子之别名，详该条。

刃伤rènshāng 病名。出《五十二病方》。即金创，详该条。

认药白晶药鉴rènyàobáijīngyàojiàn 蒙药书。伊舍巴勒珠尔著于18世纪。全书用藏、梵文对照编写。按石类、珍宝类、草药类对801种药物进行分类，并说明每种药物的产地、形态、性味、功能。对“三子”“四凉”等药物作了解释。现存木刻本。

认药学rènyàoxué 蒙药书。罗布增苏勒和木用藏文撰于18世纪。全书共四册。主要介绍矿物药、植物药和动物药的形态。现存木刻本。

任脉rènmài 奇经八脉之一。代号CV。《素问·骨空论》：“任脉者，起于中极之下，以上毛际，循腹里，上关元，至咽喉，上颐，循面入目。”本脉自小腹内起始，下出于会阴部，向前上行于阴毛部位，沿着腹里，经过关元，沿腹正中线直上，经咽喉，至下颌，环绕口唇，经过面部，进入眼目。本经发生病变，主要表现为男子内结七疝，女子带下，腹中结块等。

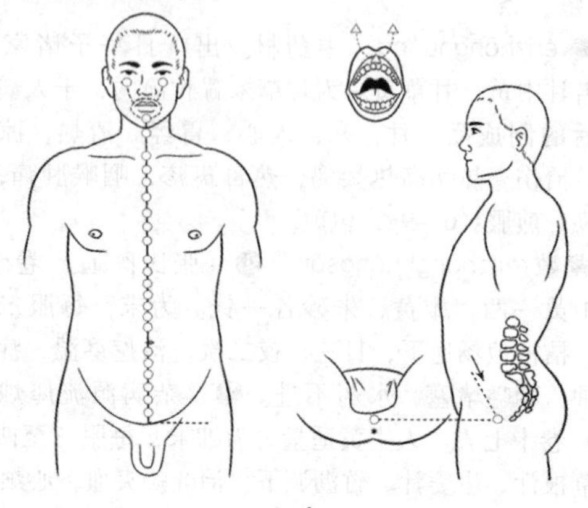
任脉

任脉病rènmàibìng 病证名。指任脉经气异常而致的病证。《素问·骨空论》："任脉为病，男子内结七疝，女子带下瘕聚。"《脉经》卷二："脉来紧实细长至关者，任脉也。动苦少腹绕脐下引横骨、阴中切痛。"又："横寸口边丸丸，此为任脉，苦腹中有气如指，上抢心，不得俛仰，拘急。"《杂病源流犀烛·任脉病源流》用夺命丹、一捏金散治少腹引阴中切痛，用木香顺气散、和气汤治腹中有气上抢心等症。

任脉络rènmàiluò 十五络脉之一。详"任脉络脉"。

任脉络脉rènmàiluòmài 十五络脉之一。《灵枢·经脉》："任脉之别，名曰尾翳，下鸠尾，散于腹。"脉从胸骨剑突下方的鸠尾穴处分出，向下散于腹部。本脉发生病变："实则腹部皮肤疼痛，虚则腹部皮肤瘙痒。"

任脉之别rènmàizhībié 出《灵枢·经脉》。即任脉络脉。详该条。

任娠rènshēn 出《诸病源候论》卷四十一。即妊娠。详该条。

任主胞胎rènzhǔbāotāi 出《素问·上古天真论》王冰注。指任脉主女子的胞宫与胎孕。《类经·任冲督脉为病》："任脉者，女子得之以养任也。"女子十四岁左右，任脉气通，冲脉血盛，则月经正常，婚后即能孕育。反之，任脉不足，则经、带、胎孕亦因之出现病变。

妊娠rènshēn 出《金匮要略·妇人妊娠病脉证并治》。亦名六甲、有子、有身、有妊、有娠、妊娠、双身、妊子、怀子、怀孕、怀身、怀胎、怀娠、怀躯、孕、重身、躯。指妇女受孕。

妊娠白带rènshēnbáidài 病证名。见《叶氏女科证治》卷二。亦称胎前白带。在正常情况下，孕后白带较平时可稍为增加。如超出正常现象，则为病态。多因孕后脾虚运化失职，或胞虚寒冷，寒湿凝滞，伤及冲带二脉，以致白带量多。治宜健脾固摄。方用闭白丸（龙骨、牡蛎、赤石脂、乌贼骨），胞寒者，加艾叶、炮姜。

妊娠便血rènshēnbiànxuè 病证名。汪喆《产科心法》："孕妇大便见血，亦是血热妄行。大凡血症上行为逆，下行为顺，宜服生地四物汤加麦冬、槐米、赤芍，甘草主之。"

妊娠遍身瘙痒rènshēnbiànshēnsàoyǎng 病证名。见《叶氏女科证治》卷二。孕妇遍身瘙痒，多系皮中有风。宜用樟脑调酒，或用川椒、艾叶、透骨草、防风、荆芥擦洗之。

妊娠遍身酸懒rènshēnbiànshēnsuānlǎn 病证名。《叶氏女科证治》卷二："妊娠遍身酸懒，面色青黄，不思饮食，精神困倦，形容枯槁，此血少无以养胎也，宜四物汤。"

妊娠病rènshēnbìng 病证名。指妊娠期间发生与妊娠有关的疾病。出《诸病源候论》。亦名胎前病。

妊娠不语rènshēnbùyǔ 病名。出《妇人良方大全》卷十五。即子喑。详该条。

妊娠肠风下血rènshēnchángfēngxiàxuè 病证名。《陈素庵妇科补解》："妊娠五六个月，胎气已成，忽患肠风，此风淫伤胃所致……迁延不愈，胎必受损。治法祛风清燥、除热凉血；或久则用涩脱之剂、宜安荣散（白芍、当归、生地、熟地、黄芩、槐角、地榆、皂角仁、秦艽、防风、黄柏、甘草、赤石脂）。"

妊娠肠痈rènshēnchángyōng 病名。亦名孕痈。指妊娠期间、腹内患痈的病症。多因寒温不适、饮食不节、暴饮暴食、劳力过度，情志不畅致脾虚气滞，运化失职，糟粕留滞，血气蕴结，化热为毒，蓄积成痈。可分脓未成与脓已成两个阶段。脓未成时症见腹痛初起，绕脐疼痛，随而转至右下腹痛为甚，按之痛剧，痛引前后二阴，身热恶寒、口渴引饮、大便秘结。治宜清热化瘀。方用复元通气散加减。若脓已成，治宜解毒排脓。方用排脓散（《证治准绳》）。参见"肠痈"条。

妊娠瘛疭rènshēnchìzòng 病证名。见《妇人良方大全》卷十四。为筋脉急而缩，为筋脉缓而伸。一缩一伸，手足相引，搐搦不已，发为瘛疭。多因孕后血聚养胎，肝肾不足，风火相炽，筋失濡养所致。宜平肝养血，用钩藤汤。热盛者，加山栀、黄芩；兼有风痰上涌者，加竹沥、南星、半夏；气血亏损者，宜八珍汤加钩藤、山栀；风邪急搐者，加全蝎、僵蚕。

妊娠喘rènshēnchuǎn 病证名。见清代汪家谟《胎产辑萃》。亦名胎喘。病因脾肺素虚，孕后水气逆行，上乘于肺；或感受风寒，肺气失宣；或火动胎元，气逆作喘；及胎死不下，奔迫上冲等所致。症见痰喘气急，夜卧不安。脾肺素虚者，兼见四肢无力，卒然气喘不足以息，宜补益脾肺，用生脉散；感受风寒者，兼见发热恶寒，宜疏风散寒，用参苏饮；火动气逆者，兼见烦躁发热，用黄芩、香附为末，水调服；胎死不下者，兼见面赤舌青，喘不得卧，用催生汤（苍术、枳壳、桔梗、陈皮、芍药、白芷、川芎、当归、肉桂、半夏、甘草、麻黄、厚朴、木香、杏仁、茯苓、生姜）。

妊娠疮疡治法rènshēnchuāngyángzhìfǎ 见《外科启玄》卷一。妇女孕期患痈疽疔毒之症，宜用调气安胎、托里解毒之剂。对于妊娠禁忌药，诸如活血、攻下、破气及有毒之类方药，不用或慎用。

妊娠卒心痛rènshēncùxīntòng 病证名。《经效产宝》："治妊娠卒心痛，气欲绝，川芎、当归、茯苓、厚朴。"参见"妊娠心痛"条。

妊娠大便不通rènshēndàbiànbùtōng 病证名。亦名胎前大便不通、妊娠大便秘不通。指妊娠期间出现大便秘结不通或欲便而艰涩不行。多由脾肺气虚、胃肠气滞、血虚津亏、大肠燥热所致。脾肺气虚则运化传导糟粕无力。症见大便艰难、虚坐努责、汗出神疲、纳差腹胀、气短懒言。治宜益气润肠。方用黄芪汤（《金匮翼》黄芪、陈皮、麻仁、白蜜）。若情志不畅，或久坐久卧，或孕后胎体增大，压迫大肠，气机通降失常，大肠传导失职致肠中糟粕停搁不下。症见大便不通，脘腹胀满，欲便不畅，矢气则舒，嗳气频作，心烦不得卧。治宜理气行滞通便。方用紫苏饮（《妇人良方大全》）加味。若素体血虚，孕后血聚养胎，阴血更显不足，血虚则津亦涸，不能滋润大肠。症见便秘不通，或欲便而努责难下，面唇白无华，头昏眼花、心悸。治宜养血润燥通便。方用润麻丸（《沈氏尊生书》）去桃仁、加阿胶、肉苁蓉、首乌。若胃肠素有积热，或孕后过食辛热助阳之品，或孕后外感邪热，致肠道燥热，热灼津液，肠失濡润。症见大便干结，数日一解，下腹胀满，面赤口臭，或身热，便后肛门灼痛，小便短赤。治宜清热润肠通便，方用润燥汤（《胎产心法》：阿胶、黄芩、苏梗、防风、当归、麻仁、芝麻）加减。

妊娠大小便不通rènshēndàxiǎobiànbùtōng 病证名。出《诸病源候论》卷四十二。孕妇血聚养胎，脏腑气实，血燥生热，热积于大小肠，以致大小便不通。治宜清热、润燥、利水。方用栀子汤（栀子、石膏、黄芩、泽泻、柴胡、车前子、葳蕤、竹叶）。

R

妊娠痘rènshēndòu 病证名。指妊娠期出天花或水痘。妊期在治则上只以清热安胎为主，不可触动其胎。余症均按天花、水痘辨证治疗。

妊娠毒药伤胎rènshēndúyàoshāngtāi 病证名。见《证治准绳·女科》。指孕妇误服毒药，损伤胎元。症见腰痛腹坠，胎动不安。宜解毒安胎。用甘草、黑豆、淡竹叶浓煎频服。并根据所服毒药，进行抢救。安胎参见“胎动不安”条。

妊娠多怒堕胎rènshēnduōnùduòtāi 病证名。见《傅青主女科》。由于孕后性急多怒，肝火妄动，下扰冲任，气迫血乱，胎元受损欲堕。症见腰酸腹胀，胁痛，甚者阴道流血。治宜平肝、泻火、安胎。方用逍遥散加黄芩、桑寄生。

妊娠恶阻rènshēn’èzǔ 病证名。见《诸病源候论·妇人妊娠病诸疾》。即恶阻，详该条。

妊娠耳鸣rènshēn’ěrmíng 病证名。见《叶氏女科证治》卷二。亦名胎前耳鸣。多因肾虚，或肝胆火盛所致。孕后足少阴肾经不足，肾虚髓海不足则耳鸣，兼有头晕、目眩、腰酸。治宜滋阴补肾，方用猪肾丸（猪肾子一对，青盐少许，蜜丸酒下）。因肝胆火盛鸣于午前者，多为实证，兼见头痛目眩，口苦咽干，治宜清肝胆之火，方用小柴胡汤加黄连、栀子；鸣于午后者，多属血虚，兼见心烦不宁，夜寐不安。治宜平肝补血，方用四物汤加白术、茯苓。

妊娠二便不通rènshēn’èrbiànbùtōng 病证名。见《女科知要》。即妊娠大小便不通。详该条。

妊娠烦渴rènshēnfánkě 病证名。见《普济方》卷三百四十。亦称妊娠口渴、胎前焦渴。多因孕妇脏腑气虚，荣卫不和，阴阳失调，热乘于心脾，津液枯少，故令烦躁，口干作渴。若胃经实热者，宜泻热生津止渴，方用竹叶石膏汤；若胃经虚热者，宜滋阴清热止渴，方用竹叶黄芪汤；若心经火动者，宜清热泻火，用竹茹、麦冬、甘草煎汤代茶饮。

妊娠风痉rènshēnfēngjìng 病名。见《妇人良方大全》卷十四。即子痫。详该条。

妊娠风疹rènshēnfēngzhěn 病名。指孕妇因感受风疹病毒而出现皮肤发红起团块或瘢疹、丘疹的病变，常伴发热、头痛。中医辨证多属外有风热之邪蕴郁肌肤血络，内有早孕机体自身的热毒所致。风热蕴肤者，宜疏风清热，方用加味消毒饮；热毒较盛者，宜清热凉血解毒，方用透疹凉解汤。

妊娠腹内冷痛rènshēnfùnèilěngtòng 病证名。《经效产宝》：“疗妊娠腹内冷痛，忽胎动。薤白、当归。”水煎服。

妊娠腹痛rènshēnfùtòng 病证名。出《金匮要略·妇人妊娠病脉证并治》。亦名胞阻、妊娠小腹痛、子痛。指孕妇发生小腹部疼痛的病症。多因虚寒、血虚、气郁胞脉气血运行失畅，或血虚胞脉失养所致。虚寒者，小腹冷痛，得热痛减，宜温经散寒，用艾附暖宫丸；血虚者，兼见头痛目眩，小腹绵绵作痛，喜按，宜养血止痛安胎，用胶艾汤；气郁者，兼见脘腹胀满，烦躁易怒，宜疏肝解郁，用逍遥散。

妊娠感冒rènshēngǎnmào 病名。指妊娠期出现发热恶寒，头痛鼻塞，有汗或无汗等病证。由于孕妇体虚，外感风寒或风热之邪，邪气束表，营卫失和，正邪相争，肺失宣畅引起。风寒感冒：症见恶寒发热，头痛鼻塞，声重流涕，身无汗，脉浮紧或浮滑，治宜辛温解肌，发散表邪，方用芎苏散（《普济方》川芎、苏叶、白芍、白术、麦冬、陈皮、葛根、甘草、生姜、葱白）；风热感冒：症见发热恶风、汗出、头痛咳嗽、口干咽痛、舌尖红、苔薄白，或淡黄、脉浮滑数。治宜辛凉解表、方用桑菊饮或银翘散。若发热汗出、口渴引饮者，则于方中加花粉、知母以清热生津。

妊娠肛门肿痛rènshēngāngménzhǒngtòng 病证名。《陈素庵妇科补解》：“妊娠肛门肿痛，乃手阳明大肠风热所致……宜通幽化热汤（秦艽、犀角、槐花、枳壳、白芍、地榆、玄参、生地、麦冬、知母、花粉、连翘、益母草）。”

妊娠喉痹rènshēnhóubì 病名。见《陈素庵妇科补解》。多由心胆二经伏火循经上攻，或夹外邪所致。症见咽喉或痛不能下咽，或会厌、舌根部两旁上下生紫黑点如小豆大。治以清火利咽、凉膈解毒。方用清肺化热汤。（荆芥、玄参、桔梗、甘草、射干、连翘、犀角、生地、白芍、薄荷、大力子）。若血虚加阿胶、知母、川贝母；热甚大便闭加大黄、玄明粉、天花粉。

妊娠喉痛rènshēnhóutòng 病证名。泛指妊娠期之咽喉疼痛。是由孕妇阴虚火旺，胎气上冲所致。治宜养阴清热，如知母、黄柏、玄参、麦冬、薄荷、黄芩等煎服，更应详审脉症，辨证施治。

妊娠忽然耳聋rènshēnhūrán’ěrlóng 病证名。《陈素庵妇科补解》：“妊娠忽然耳聋，由肾水虚不能制火。手少阳三焦、足少阳胆两经之火妄行于头面及耳，内外是以卒然耳聋也……肺主声，肺虚则无以极息，故耳聋也。治法宜清相火、除浮热、滋阴血、养胎元，勿徒以开通耳窍为急，宜升阳散火汤（荆芥、焦栀、防风、甘草、细辛、白芍、生地、当归、麦冬、川芎、柴胡、黄芩、泽泻、茯苓）。”

妊娠护胎法rènshēnhùtāifǎ 指妇人在孕期的注意事项。如妊娠药忌、胎前节养六条、胎前用药三禁、胎前十字真言、换睡等。均属护胎法范畴。参见各条。

妊娠环跳穴痛rènshēnhuántiàoxuétòng 病证名。清代阎纯玺《增补胎产心法》上卷：“妊娠环跳穴痛，属肾虚，宜六味地黄汤加杜、续或千金保孕丸。”

妊娠患淋rènshēnhuànlìn 病证名。出《经效产宝》。即子淋。详该条。

妊娠霍乱rènshēnhuòluàn 病证名。出《诸病源候论》卷四十二。亦名胎前霍乱。多因孕期贪凉饮冷，饮食不洁，感受秽浊之邪，以致卒然发作，腹中绞痛，上吐下泻等。《叶氏女科证治》：“妊娠霍乱，或邪在上胃脘，则当心痛而吐多；邪在下胃脘，则当脐痛而利多；邪在中胃脘，则腹中痛而吐利俱多。吐多伤气，利多伤血。邪击胎元，母命易殒，气血伤而无以养胎，子命易倾。此急证也，宜香苏散（香附、紫苏、陈皮、甘草、姜、葱白），转筋加木瓜，胎动加白术，吐泻频作先服六合汤（扁豆、人参、木香、半夏、茯苓、砂仁、杏仁、陈皮、藿香、甘草、姜、枣），次服丹溪安胎饮（人参、川芎、黄芩、白术、当归、熟地、紫苏、陈皮、甘草、砂仁、姜、枣）。”

妊娠积聚rènshēnjījù 病证名。即胎兼癥瘕。详该条。

妊娠禁忌药rènshēnjìnjìyào 即妊娠药忌，详该条。

妊娠经来rènshēnjīnglái 即激经。《证治准绳·女科》：“大抵妊娠经来不多，而饮食精神如故，六脉和缓滑大无病者，血盛有余也，儿大能饮自不来矣。”

妊娠惊悸rènshēnjīngjì 病证名。指孕后心悸易惊，恐惧不安的病症。多因孕后心血不足，或阴虚火旺，或心阳不振等引起。症见心神不宁，心悸善惊，坐卧不安。若心血不足者，兼见面色不华，头晕目眩，宜补血养心，方用归脾汤；阴虚火旺者，兼见心悸不宁，心烦少寐，宜滋阴清火，方用补心丹；心阳不振者，兼见面白少气，形寒肢冷。宜振奋心阳，方用桂枝甘草龙骨牡蛎汤。

妊娠痉rènshēnjìng 出《诸病源候论》卷四十二。即子痫。详该条。

妊娠咳嗽rènshēnké·sou 病证名。出《诸病源候论》卷四十二。即子嗽。详该条。

妊娠咳血rènshēnkéxiě 病证名。多因孕妇肺阴素虚，或感风热之邪，以及情志内伤，肝火上犯于肺，损伤肺络所致。阴虚者，兼见潮热盗汗，咳嗽胸痛，宜养阴清肺止血，用百合固金汤加藕节、焦山栀；风热者，兼见喉痒咳嗽，口干鼻燥，痰中带血，宜疏风清热，养阴止血，用桑杏汤加黄芩、黄连、栀子、藕节；肝火犯肺者，兼见烦躁易怒，胸胁疼痛，痰中带血，宜平肝清热止血，用丹栀逍遥散加藕节、桑皮、仙鹤草。

妊娠口干rènshēnkǒugān 病证名。见《女科指要》。指孕后脾肾两虚，清阳下陷，以致津液不能上承，口干不渴。治宜健脾生津。方用七味白术散。

妊娠口渴rènshēnkǒukě 病证名。见《闺中宝录》。即妊娠烦渴。详该条。

妊娠口舌生疮rènshēnkǒushéshēngchuāng 病证名。病因孕后血聚养胎，血热心火上炎所致。治宜清热、泻火。方用东垣凉膈散（方见“妊娠咽喉痛”条）。

妊娠口水不止rènshēnkǒushuǐbùzhǐ 病证名。多由脾胃虚弱，脾虚不能运化水湿，水湿上泛而致口水流出不止，兼见脘腹胀满，胸闷、困倦乏力。治宜健脾益气，和胃渗湿。方用参苓白术散。

妊娠类中风rènshēnlèizhòngfēng 病证名。《达生保赤编》：“孕妇因吐血衄血，徒然口噤不能言语，有类中风，若不急治，必致坠胎，宜紫苏饮加减治之，切勿用苏合丸及乌药顺气散。”不可以真中风治疗。

妊娠两胯肿痛rènshēnliǎngkuàzhǒngtòng 病证名。《陈素庵妇科补解》：“妊娠两胯肿痛，由风木夹相火以烁阴血所致……宜清肝火、和阴血、祛湿热，以固胎元，可服消肿定痛汤（柴胡、龙胆草、焦栀、生地、黄芩、白芍、秦艽、当归、川芎、薄荷、甘草、连翘、竹叶、大茴香）。”

妊娠流涎rènshēnliúxián 病证名。涎是口液，伏于脾而溢于胃，由于孕后胞宫内实，冲脉气盛，胎气上逆，致使脾胃不和，则往往液自口流出。宜理脾降逆，调和脾胃。方用香砂六君子汤，或二陈汤。

妊娠脉rènshēnmài 孕妇的脉象。常见滑而冲和，或滑数搏指有力，或尺脉滑数，寸脉微小等，与常人脉有所不同。《素问·阴阳别论》：“阴搏阳别，谓之有子。”《素问·平人气象论》：“妇人手少阴脉动甚者，妊子也。”《素问·腹中论》：“身有病而无邪脉。”《濒湖脉学》：“滑而冲和，娠孕可决。”《医宗金鉴·四诊心法要诀》：“滑疾而散，胎必三月；按之不散，五月可别。”以上均为妊娠脉。

妊娠目病rènshēnmùbìng 病证名。见《张氏医通》卷八。多属热证。因孕后胎热有火所致。如气分有热者，症见旋螺突起，瞳人散大，治宜清火，泄气分之热，方用天门冬饮；血分有热者，症见瘀血凝翳，治宜清火，泻血分之热，方用保胎清火汤；心脾壅热者，症见目赤烦闷，治宜清火，泻心脾壅热，方用简易知母汤（知母、麦冬、茯苓、黄芩、黄芪、甘草、桑皮、竹沥）；外感风邪者，症见眼花头昏，治宜清火，驱风邪，方用芎苏散；胎气受伤邪热上攻者，症见眼昏生花，治宜清火泄热，方用消风散。

妊娠目赤肿痛rènshēnmùchìzhǒngtòng 病证名。见《陈素庵妇科补解》。多由肝脾郁火，外感风热，郁火夹风热上攻所致。症见目赤肿痛，眵多羞明，或痒涩。重则憎寒恶热，胎动不安。治以疏风清热，滋阴凉血。方用疏风汤（荆芥、防风、柴胡、黄芩、升麻、葛根、当归、川芎、木通、生白芍、生地、木贼、密蒙花、甘草、甘菊、黑小豆）。

妊娠尿血rènshēnniàoxuè 病证名。出《诸病源候论》卷四十一。亦名胎前尿血。指孕妇尿中带血。多因孕后肾虚；或心经火盛，移热于小肠，热扰血分，渗入膀胱所致。肾虚者，兼见小便频数，血色淡红，腰膝酸软，头晕倦怠。治宜补肾固摄，方用六味地黄汤加阿胶、杜仲、血余炭；心经火盛者，兼见小便热赤，血色鲜红，心烦口渴，口舌生疮，治宜清热泻火，方用小蓟饮子。

妊娠疟rènshēnnüè 病名。出《诸病源候论》卷四十二。亦称子疟、胎疟。多因脾胃虚弱，饮食停滞，夏伤于暑，感染疟邪所致。治宜和解驱邪，健脾安胎。用七宝散。若脾胃虚弱，饮食停滞者，宜六君子汤加藿香、桔梗、苍术；停食而又感寒邪者，宜驱邪散寒；伤暑而饮食少者，宜藿香正气散。

妊娠衄血rènshēnnǜxiě 病证名。亦名胎前鼻衄。见《证治准绳·女科》。多因孕后嗜食辛辣，积热不散，上蒸于肺，灼伤肺络，血随上逆，发为鼻衄。若衄血不止，热伤胞络，有坠胎之虞。宜养阴清热，止血安胎。用丹皮汤（《竹林寺女科秘方》：丹皮、黄芩、白芍）。

妊娠呕吐rènshēn'ǒutù 病名。出《金匮要略·妇人妊娠病脉证并治》。即恶阻。详该条。

妊娠疱疹rènshēnpàozhěn 病名。指孕妇外阴、肛周和阴道出现疱疹，色红肿起，可有疼痛，白带增多，尿痛，乏力，低热，腹股沟淋巴结肿大压痛等。因感受疱疹病毒所致。对孕妇一般无严重后果，对胎儿可能致畸。中医辨证可酌参“妊娠阴痒”“妊娠身痒”各条。

妊娠皮肤干涩rènshēnpífūgānsè 病证名。《陈素庵妇科补解》：“妊娠皮肤干涩，由荣血衰少不能濡润肌肉，充达腠理，是以外则皮肤皱揭，内则口燥咽干，或二便俱闭，或足痿无力也……治宜清肺之燥，滋肾水生化之源……宜清燥汤（黄芩、黄连、黄柏、人参、麦冬、川芎、白芍、生地、苍术、白术、甘草、茯苓）。”

妊娠偏头痛rènshēnpiāntóutòng 病证名。指孕妇出现单侧或双侧头痛，呈阵发性或持续性反复发作，甚者可伴恶心呕吐、视力障碍、感觉异常等。多因血虚肝旺、阴虚阳亢等所致。证治参见“胎前头痛”条。

妊娠贫血rènshēnpínxuè 病名。指妊娠中后期，孕妇的血红蛋白及红细胞数量下降，低于妊娠生理性贫血的下限。从中医辨证，孕妇出现倦怠气短，面色淡白，浮肿，食欲不振等症，多因素体脾胃虚弱，孕后气血不足，水湿停滞所致。证治参见“胎虚不安”“胎水肿满”各条。

妊娠期rènshēnqī 指妇人自怀孕起，至分娩前的全过程。

妊娠脐下冷痛rènshēnqíxiàlěngtòng 病证名。清代阎纯玺

R

《增补胎产心法》卷上："妊娠脐下冷痛，腹胀虚疼，小便频数，大便虚滑，皆食生冷所致，小建中加炮姜、木香，不应更加茴香、良姜。"

妊娠乳痈rènshēnrǔyōng 病名。出《诸病源候论》卷四十。发于妊娠期间的乳痈。乳头属肝，乳房属胃，由于妊娠乳肿失于治疗，或复伤气怒，令肝胃积热，血涩不通，气结不散，以致结聚成痈。治宜托里解毒，兼顾胎元，方用托里解毒汤（人参、黄芪、当归、芍药、白术、茯苓、陈皮、连翘、白芷、金银花、甘草），并结合外治法。参见"乳痈"条。

妊娠乳肿rènshēnrǔzhǒng 病名。见《叶氏女科证治》卷二。亦名内吹、胎前乳肿、内吹乳。怀孕六七个月，因肝气不舒，气滞血瘀，经络不通，乳管阻塞，以致乳房胀硬疼痛，寒热并发。宜疏肝、理气、清热，用清肝解郁汤（《证治准绳》：人参、茯苓、熟地、芍药、贝母、川芎、山栀、白术、当归、柴胡、丹皮、陈皮、甘草），并结合外治法。

妊娠瘙痒症rènshēnsàoyǎngzhèng 病证名。即妊娠身痒，详该条。

妊娠伤湿rènshēnshāngshī 病证名。见《陈素庵妇科补解》。即妊娠中湿。详该条。

妊娠伤食rènshēnshāngshí 病证名。见王肯堂《胤产全书》。亦名胎前停食。孕妇脾胃虚弱，饮食不节，伤及脾胃，而致食水停滞。症见脘腹胀满，或呕吐泄泻。因饮食停滞而胀满者，治宜消食导滞健脾，方用保和丸，恶心呕吐加枳壳、砂仁；伤食腹满泄泻者，治宜消食健脾止泻，方用六君子汤，伤于肉食加山楂；伤于面食加麦芽；冷物所伤加砂仁、木香。

妊娠少阳证rènshēnshàoyángzhèng 病证名。病因孕后邪中半表半里。症见胸胁满痛，寒热往来，脉弦。治宜和解安胎。方用四物汤加柴胡、黄芩，或黄龙汤（即小柴胡汤去半夏）主之。

妊娠舌肿痛rènshēnshézhǒngtòng 病证名。见《陈素庵妇科补解》。多由心脾二经伏热上攻所致。症见舌肿痛甚则塞口填喉，呼吸困难，水谷难咽，胎气逼心烦闷欲死，舌强硬不语。治宜速下之，使逆行之火尽从下降。方用四黄夺命丹（《陈素庵妇科补解》大黄、黄芩、黄连、黄柏、胆星、焦栀、知母、甘草、枯矾、竹叶）。

妊娠身痒rènshēnshēnyǎng 病证名。亦名妊娠遍身瘙痒、胎前皮肤瘙痒。多由风热、血热、血瘀所致。风热多因素体阳盛，加之风热外邪侵袭肌表。症见身痒，起瘖疹，发热微恶寒。治宜祛风清热解表。方用荆防清热汤（《经验方》：防风、黄柏、连翘、苦参、黄芩、荆芥、生石膏、白鲜皮、蝉衣、升麻、甘草）。血热多因感受热邪，侵入营血，血热外蒸皮肤。症见身痒、烦躁不安，口渴喜饮。治宜清热凉血，祛风解毒。方用凉血消风汤（《经验方》：生地、石膏、白茅根、金银花、白芍、玄参、知母、荆芥、防风、牛蒡子、升麻、甘草）。血瘀多因肝气不舒、血行不畅、瘀血停滞、孕后感受风邪，风邪夹瘀血溢于肌表。症见身痒，红紫瘖疹、丘疹、舌有瘀点。治宜养血化瘀、消风止痒。方用养血化瘀汤（《经验方》：熟地、赤白芍、丹皮、桃仁、红花、牛膝、白术、首乌、当归、杜仲、炮山甲）。

妊娠失音rènshēnshīyīn 病名。妊娠期间出现声音嘶哑，或不能出声，称为妊娠失音。参见"子喑"条。

妊娠食忌rènshēnshíjì 孕期饮食禁忌，又称"忌食养胎"或"忌食护胎"。有关孕期饮食禁忌的内容广泛，历代论述较多。其忌食部分可整理归纳为5类：①活血类，主要有山楂、蟹爪等，这类食物能活血祛瘀而犯胎。②滑利类，主要有冬癸叶、落葵、马齿苋、苋菜、薏苡仁等，这类食物能通利下焦、伤损肾气，使胎元不固。③辛热类，主要有肉桂、干姜、胡椒、花椒及鳗鲡鱼等，这类食物能助热动火，热迫血脉，伤损胎元。④酒类，特别是烈性酒，孕妇饮之能消胎气。⑤消导软坚类，有昆布、麦芽、鳖肉等。上述食物也要因人因物而论。

妊娠暑泻rènshēnshǔxiè 病证名。见明代赵献可《邯郸遗稿》。亦名胎前暑泻。多因孕后内伤生冷之湿，外受暑热之邪，湿热损及肠胃，症见泄泻如水，烦渴尿赤，自汗面垢等。由于耗伤津液，则易伤胎。治宜清暑去湿，并需注意安胎。方用藿香正气散。

妊娠数堕胎rènshēnshùduòtāi 病证名。出《诸病源候论》卷四十一。指妇人屡孕屡堕，故名。参见"滑胎"条。

妊娠水气rènshēnshuǐqì 病证名。见《经效产宝》。即妊娠肿胀。详该条。

妊娠水气成臌rènshēnshuǐqìchénggǔ 病证名。《陈素庵妇科补解》："妇人受孕数月，或寒气客于肠胃，或水饮停于胸腹，致伤冲任二经血脉。四肢浮肿，腹臌胀大，弹之空空然有声、重按则肌肤凹陷，移时乃平，久则胸满气喘、胃纳不思，病将成蛊，胎气通窒不安，此非胎气胎水可做一例治也。行水祛胀，消失除满恐有伤胎，宜温经散寒、壮土健中则胀自除，宜加味三合丸（杜仲、车前、当归、白芍、白术、黄芩、香附、广皮、肉桂、茯苓、泽泻、山药、丹皮、熟地）。"

妊娠胎肥rènshēntāiféi 病名。《陈素庵妇科补解》："妊娠身居富贵，口厌肥甘，忧乐不常，饮食不节，饱则即卧，贪闲久坐，血多饮溢，气壅痰生，致令胞胎肥厚……九月以后，儿已转身，可服催生如意散保产。"（官桂、甘草、川芎、白芷、陈皮、赤芍、木香、厚朴、南星、车前子、葵子、百草霜、枳壳、麻黄、益母草）。

妊娠胎瘦不长rènshēntāishòubùzhǎng 病证名。见《陈素庵妇科补解》。即胎萎不长。详该条。

妊娠胎萎燥rènshēntāiwěizào 出《圣济总录》卷一百五十五。即胎萎不长。详该条。

妊娠瘫痪rènshēntānhuàn 病证名。见《叶氏女科证治》卷二。指孕后血聚养胎，阴血不足，或因气怒痰阻气血，而致手足不举，体用不遂的病症。《叶氏女科证治》："妊娠手足不能举动，乃痰闭气血也，宜乌药顺气汤（乌药、僵蚕、川芎、白芷、陈皮、枳壳、干姜、甘草，麻黄、姜、葱）。"阴血不足者，方用八珍汤。

妊娠头痛rènshēntóutòng 病证名。见《竹林女科证治》。即胎前头痛。详该条。

妊娠吐酸rènshēntùsuān 病证名。见《陈素庵妇科补解》。即胎前吞酸。详该条。

妊娠吐泻腹痛rènshēntùxièfùtòng 病证名。见《傅青主女科》。多由于素体脾虚，孕后贪食生冷，脾阳更虚，寒湿内聚所致。症见口淡、呕吐清涎、腹痛难忍，脘闷纳呆，泻下完谷不化之物，胎动欲坠。治宜培土固胎。方用援土固胎汤（《傅青主女科》：人参、白术、山药、肉桂、附子、续断、杜仲、山萸、枸杞、菟丝子、砂仁、炙甘草）。

妊娠吐血rènshēntùxuè 病证名。出《诸病源候论》卷四十一。亦名胎前吐血。多因胃中积热，或肝郁化热，热伤胃络，气逆于上，血随而溢，则出现吐血。若吐血不止，易致堕胎。因胃中积热者，脘腹胀闷疼痛，吐血色红或紫暗，夹有食物残渣，大便色黑。治宜清胃热，止血。方用加味清胃散（当归、生地、升麻、丹皮、黄连、犀角、连翘、甘草）。肝火犯胃者，兼见口苦胁痛，心烦善怒，治宜平肝清热，止血，方用丹栀逍遥散加止血药。

妊娠唾血rènshēntuòxiě 病证名。指鲜血与唾沫混杂而出。多由阴虚火旺，虚火上扰口舌及齿龈之络所致。治宜养阴清热为主。方用滋阴降火汤（白芍、当归、熟地、白术、天冬、麦冬、生地、陈皮、知母、黄柏、炙甘草、姜、枣）加减。

妊娠外感白苔舌rènshēnwàigǎnbáitāishé 孕妇外感见白苔，为外感风寒或里虚寒证。若舌苔白浮滑，症见身热，恶寒无汗，脉浮者，为外感风寒，宜辛温解表。若舌白嫩湿润无苔，不见表证者，为里虚寒证，宜温中散寒（见《伤寒舌鉴》）。

妊娠外感纯赤舌rènshēnwàigǎnchúnchìshé 孕妇纯赤舌。多见于温热病素体阴血不足者，治宜养阴清热以安胎（见《伤寒舌鉴》）。

妊娠外感黄苔舌rènshēnwàigǎnhuángtāishé 孕妇外感见黄苔。为邪已化火的里热证，宜白虎汤清里热，以免热邪伤胎。若面黄舌苔黄腻，为湿热在里，当清热利湿（见《伤寒舌鉴》）。

妊娠外感灰黑舌rènshēnwàigǎnhuīhēishé 孕妇外感舌见灰黑。胎多难固。若面赤而舌灰黑，急用泻下以救其母，若面赤而舌微黑，仍须兼保胎，若面舌俱黑，则母子俱危（见《伤寒舌鉴》）。

妊娠外感卷短舌rènshēnwàigǎnjuǎnduǎnshé 孕妇舌卷而短，或黄黑燥裂有芒刺。为里热炽盛，灼伤肝肾之阴，属险候，急当泻下存阴（见《伤寒舌鉴》）。

妊娠外感舌rènshēnwàigǎnshé 指孕妇外感的舌诊。妊娠妇女患外感病，轻则母体受病，重则可影响胎儿，辨证尤须慎重。《伤寒舌鉴》以面色诊察母病，以舌色诊察胎病。色泽鲜明，则母子俱安，色泽暗晦则母子俱危。面赤舌青，可能为死胎。

妊娠外感紫青舌rènshēnwàigǎnzǐqīngshé 孕妇外感舌见紫青。若淡紫带青者，为素体虚寒，内有食滞。外感寒邪，宜辛温解表，兼以消导。若舌紫而赤，为素体阴虚，误用温补，虽有外感而里热炽盛，宜解表中侧重清里（见《伤寒舌鉴》）。

妊娠脘腹胀满rènshēnwǎnfùzhàngmǎn 病证名。多因孕后饮食不节，损伤脾胃，或湿邪困脾，脾不健运，或暴饮暴食，积食停胃致气滞不舒。若脾胃气虚，症见脘腹胀满，食少纳呆、便溏、少气懒言、四肢倦怠、消瘦、面色萎黄、口泛涎沫。治宜益气健脾。方用《医学正传》香砂六君汤。若因食滞所致，症见脘腹胀痛，厌食、嗳气、呕吐酸腐，大便不调。治宜消食导滞。方用保和丸。

妊娠五更泄泻rènshēnwǔgēngxièxiè 病证名。《陈素庵妇科补解》："妊娠每日五更之时必起泄一二次者，此由命门火衰不能运化水谷，书中谓之肾泄。治宜益火之源以消阴翳、大补脾胃为主，不可利小便反泄肾气，致伤胎元……宜安胎神应丸（补骨脂、肉果、山茱萸、扁豆、熟地、当归、白术、木香、山药、杜仲、生姜、大枣、神曲）。"

妊娠下痢rènshēnxiàlì 病证名。出《诸病源候论》卷四十二。亦名子痢、胎前赤白痢。病因孕后内伤饮食生冷，或外受暑湿热毒之邪，以致里急后重，腹痛，下痢赤白，日夜无度，若阳气下陷则胎易坠。由饮食所伤者，初起腹痛，里急后重者，宜香连化滞丸；若受暑湿热邪，宜当归芍药汤。

妊娠下血rènshēnxiàxiě 病证名。出《金匮要略·妇人妊娠病脉证并治》。亦称胎前流血。指妊娠后阴道流血。包括激经、胎漏、胎动不安。详见各条。

妊娠下肢抽筋rènshēnxiàzhīchōujīn 病证名。指妊娠期下肢抽痛，反复发作。多因肝血不足或感寒所致。若素体血虚，或妊娠恶阻严重，化源不足，孕后精血聚以养胎，肝血愈虚，筋失所养。症见妊娠期下肢酸楚或抽搐疼痛，步履不便，夜间或入睡后尤甚，面白形瘦，头晕眼花，肢体发麻。治宜养血柔筋。方用四物汤去川芎，加鸡血藤、首乌、炙甘草。若因感寒受冷，血被寒凝，血脉运行失畅。症见下肢掣痛或转筋，得温稍减，微恶风寒，无汗。治以散寒解肌舒筋。方用桂枝汤加木瓜、独活、威灵仙。同时取麸皮炒热布包熨患部，每次 20 分钟，一日 2～3 次。

妊娠痫证rènshēnxiánzhèng 病名。即子痫。详该条。

妊娠消渴rènshēnxiāokě 病证名。见《竹林女科证治》。即胎前消渴。详该条。

妊娠小便不禁rènshēnxiǎobiànbùjīn 病证名。《女科知要》："孕妇肾气不足，胞脏下压膀胱，不可约束，宜桑螵蛸、益智等为末，米饮调下。膀胱有热者，宜白薇、芍药为末，酒调下，或加味逍遥散。"

妊娠小便不利rènshēnxiǎobiànbùlì 病证名。出《诸病源候论》卷四十二。病因孕后小肠积热，热结膀胱，气化受阻；或脾肺气虚，通调运输失职，不能下输膀胱，以致小便不利。小肠积热者，症见口渴、心烦、尿赤，宜清热利水，方用八正散加减；脾肺气虚者，多有心悸、气短、神疲、乏力等症，宜补益脾肺，方用补中益气汤加减。

妊娠小便不通rènshēnxiǎobiànbùtōng 病证名。出《诸病源候论》卷四十二。亦名转胞、转脬、胞转。指以脐下急痛为主症的小便不通。多因强忍小便（忍尿疾走、忍尿入房、饱食忍尿等），或寒热所迫，或惊恐暴怒，水气上逆，气迫膀胱，使膀胱屈戾不舒所致。治宜滑利疏导。方用蒲黄散（《圣济总录》：蒲黄、滑石），或滑石散（《世医得效方》：寒水石、滑石、葵子、乱发灰、车前子、木通）；年老体弱者，当宜补肾，用六味丸；惊忧暴怒，小便卒暴不通者，宜葱白汤（《世医得效方》：陈皮、葵子、葱白）；若孕妇胎满压迫膀胱所致者，宜用肾气丸，或令孕妇平卧床榻，脚端抬高，使胎不压胞，小便自通；若因孕妇中气虚弱，胎元下坠所致，宜补中益气汤。

妊娠小便淋痛rènshēnxiǎobiànlìntòng 病名。即子淋。详该条。

妊娠小便难rènshēnxiǎobiànnán 病证名。出《金匮要略·妇人妊娠病脉证并治》。由于受孕后血虚有热，气郁化燥，膀胱津液不足，肺气失于通调，致小便难而不爽。《金匮要略方论本义》："妊娠小便难，饮食如故者，血虚生热，津液伤而气化斯不利也，主之以当归贝母苦参丸。"

妊娠小腹痛rènshēnxiǎofùtòng 病证名。即妊娠腹痛。《诸病源候论》卷四十二："妊娠小腹痛者，由胞络宿有冷，而妊娠血不通，冷血相搏，故痛也。"详"妊娠腹痛"条。

妊娠小腹虚胀rènshēnxiǎofùxūzhàng 病证名。《胎产秘书》：

R

“凡妊娠小腹虚胀，因食硬物伤胎，胎即受病，传于脾胃，胃气虚冷，下逼小肠，若奔豚腰重，或大便闭涩，两胁虚鸣、宜服胜金散（吴萸、陈皮、熟军、干姜、川芎、厚朴），温中下气，胎自安矣。”

妊娠胁痛rènshēnxiétòng 病证名。见清代阎纯玺《增补胎产心法》。亦名胎前胁痛。多因痰浊瘀阻，或恼怒伤肝，气郁不舒所致。痰浊瘀阻者，痰涎壅盛，胸胁疼痛，治宜祛痰理气，方用二陈汤加减；恼怒伤肝者，烦闷易怒，两胁疼痛，治宜疏肝解郁，方用逍遥散加减。

妊娠泄泻rènshēnxièxiè 病证名。出《妇人良方大全》卷十五。亦名胎前泄泻。孕妇脾肾素虚，外受风寒暑湿之邪，内伤饮食生冷；或肾阳不能上蒸脾土，脾失健运；及肝气乘脾而致腹痛泄泻。伤于风寒者，泄泻清稀，腹痛肠鸣。治宜散寒化浊，方用藿香正气散；伤暑者，泄泻烦渴，小便赤，治宜清热利湿，方用葛根芩连汤；停食不化而泻者，吞酸胀饱，腹痛肠鸣，治宜消食、导滞、健脾，方用保和丸；脾肾阳虚者，饮食少思，五更作泻，治宜温补脾肾之阳，方用四神丸；肝气乘脾者，胸胁痞闷。治宜抑肝扶脾，方用痛泻要方。

妊娠心腹痛rènshēnxīnfùtòng 病证名。出《诸病源候论》卷四十一。妊娠心腹俱痛，多由冷积或新触风寒，邪正相击，而并于气，随气上下，上冲于心则心痛，下攻于腹则腹痛，上下俱作则心腹俱痛。若不早治，则冲击胞络必致胎动。素有冷痛者，发病急，痛如刀刺。方用川芎散（川芎、当归、人参、吴茱萸、厚朴、茯苓、桔梗、芍药、枳壳、甘草）。冲击胞络腹痛者，宜当归芍药汤（当归、芍药、白术、茯苓、泽泻、川芎）。

妊娠心腹胀满rènshēnxīnfùzhàngmǎn 病证名。见《太平圣惠方》卷七十五。多因脾胃素虚，孕后感寒，或内伤饮食，以致胃气壅滞，浊邪内阻，升降失调。症见心腹胀满，脘闷不思食。感寒者，兼见食后胀甚、喜按、喜热。治宜温中散寒，方用香砂六君子汤；伤食者，兼见食后胀痛，嗳腐吞酸，治宜消食化滞，方用保和丸。

妊娠心悸rènshēnxīnjì 病证名。《陈素庵妇科补解》：“妊娠无外感症，忽然心悸如怔忡状，醒则烦闷，睡则多惊，或卧中言语恍惚，加之膨胀腹满，连脐急痛，坐卧不宁，气逆迫胎，皆血虚内热乘心故也。宜大圣茯苓散安心神，保胎定痛。”（茯苓、麦冬、香附、陈皮、厚朴、黄芪、紫苏、茯神、黄芩、黄连、川芎、当归、白芍、熟地、人参、白术、木香、甘草）。

妊娠心痛rènshēnxīntòng 病证名。出《诸病源候论》卷四十一。亦名胎前心痛。病因风邪痰饮交结，痹阻胸阳所引起的心前疼痛，重者胸痛彻背，喘不得卧，轻者时痛时止，若痛不止，气乘胞络则令胎动。因风邪乘于心包而痛者，宜驱邪止痛，用四磨汤加延胡索、香附、草果；因寒痰停饮而痛者，用二陈汤加山楂、青皮、木香、乌药；宿有冷痛外感寒邪而痛者，用吴茱萸汤加砂仁主之。一说妊娠心痛，非心痛也，乃胎气上升，壅塞胃口作痛，治宜顺气安胎，方用手拈散。

妊娠胸痞rènshēnxiōngpǐ 病证名。《陈素庵妇科补解》：“妊娠胸痞者，由寒气客于脏腑，气上冲胸，心下胀满，胃脘作痛，饮食不进。经曰：脏寒生满病是也。治宜温中和胃，除满去胀为要，佐以养血安胎……宜理气汤。”（人参、茯苓、白术、甘草、川芎、当归、白芍、枳实、枳壳、木香、乌药、香附、陈皮、砂仁、桔梗）。

妊娠胸胁胀满rènshēnxiōngxiézhàngmǎn 病证名。即子悬。详该条。

妊娠胸胁支满rènshēnxiōngxiézhīmǎn 病证名。见《诸病源候论》。即子悬。详该条。

妊娠眩晕rènshēnxuànyūn 病名。见顾允若《妇科辑要》。即子眩。详该条。

妊娠牙痛rènshēnyátòng 病证名。见《陈素庵妇科补解》。多由胃火炽盛或阴虚胃热，火热循经上炎所致。若症见牙痛、口臭、其牙喜冷恶热。治宜清泻胃火，凉血止痛。方用清胃散。若牙痛、口燥咽干，五心烦热。治以清胃滋阴止痛，方用玉女煎。

妊娠眼昏rènshēnyǎnhūn 病证名。指妊娠临月，忽然两目失明。由孕后阴虚，伏热在内，肝经热毒上攻于目所致。症状急骤，卒然视物不见，并头痛项肿，不能转颈等。宜清热息风。急以天门冬饮子（天冬、知母、茺蔚子、五味子、防风、茯苓、川羌、人参）治之。

妊娠咽喉痛rènshēnyānhóutòng 病证名。出《胎产新法》。病因阴虚火盛，胎气上攻，感受时邪，热灼肺胃，发为喉痛。宜降火驱邪。方用东垣凉膈散（薄荷、黄芩、黄连、栀子、连翘、桔梗、甘草）。

妊娠咽痛rènshēnyāntòng 病证名。见《叶氏女科证治》卷二。亦名胎前咽干痛，多因孕妇胃中积热，或有痰涎所致。宜清胃化痰。方用升麻桔梗汤（升麻、桔梗、甘草、玄参、防风），或东垣凉膈散（方见“妊娠咽喉痛”条）。

妊娠阳明证rènshēnyángmíngzhèng 病证名。孕后热病邪在阳明。症见口渴便秘，谵语气促，腹中满痛，脉沉数有力。治宜泻热安胎，方用四物汤加大黄。

妊娠腰背痛rènshēnyāobèitòng 病证名。出《经效产宝》。因孕后肾气虚弱，又因湿伤于肾，以致相引腰背窜痛。若痛不止者，易致坠胎。治宜补肾、祛湿、安胎。方用青娥丸。

妊娠腰痛rènshēnyāotòng 病证名。出《诸病源候论》卷四十一。亦名胎前腰痛，多因妊娠而肾虚所致；或跌仆闪挫，损伤肾气；或风冷所乘，瘀血阻滞经络。甚者可致胎坠。肾虚者，兼见腰酸无力，劳动则甚，宜温补肾阳，方用青娥丸；闪挫伤肾者，腰痛下坠，转侧不利，宜养血止痛，补肾安胎，方用八珍汤加续断、寄生、杜仲；风冷所乘者，兼见腰部冷痛，遇寒则甚，宜驱风散寒，方用四物汤加寄生、防风。

妊娠药忌rènshēnyàojì 怀孕期中，有些药物可能引起流产或损害母子，一般不得使用或慎用，称妊娠药忌。大致有以下几类：①植物药类：毒草类：乌头、附子、天雄、侧子、野葛、羊踯躅、南星、半夏、大戟、芫花、常山。破血药类：牛膝、桃仁、牡丹皮、茜根、干漆、瞿麦、乳香菇、三棱、鬼箭羽、通草、红花、苏木。吐下滑利药类：藜芦、巴豆、牵牛、皂荚、葵子、薏苡仁。辛温辛热药类：厚朴、肉桂、干姜。②动物药类：毒虫类：水蛭、芫青、斑蝥、地胆、蜘蛛、蝼蛄、蜈蚣、蛇蜕、虻虫。其他动物药类：猬皮、牛黄、麝香、龟甲、鳖甲。③矿物药类：代赭石、水银、锡粉、硇砂、砒石、芒硝、硫黄、雄黄。其中有些是剧毒药，如砒石、巴豆、斑蝥等都绝对禁用；有些经过炮炙，可以使用，如生半夏用姜汁制成姜半夏，常用于怀孕初期的恶心呕吐。所以妊娠药忌是否完全禁忌，也须进一步研究。

妊娠遗尿rènshēnyíniào 病名。以妊娠晚期小便不能控制而

R

自行排出为主要表现的疾病。见《妇人良方大全》卷十五。亦名孕妇尿出。因孕后血虚，脬中有热；或脾肺气虚，下逼于脬；及肝肾阴虚，热扰膀胱所致。血虚脬中有热者，兼见心烦尿赤，宜养血清热，用丹栀逍遥散，或白薇散（白薇、白芍）；若脾肺气虚者，兼见少腹坠胀，宜补益脾肺，用补中益气汤加益智仁、桑螵蛸；若肝肾阴虚者，兼见神疲头晕，腰膝酸软，宜滋补肝肾，用六味地黄丸。

妊娠疫喉rènshēnyìhóu　病证名。系孕妇感受时邪而发疫喉者。症见咽喉肿胀疼痛，闭塞不通，身体大热或兼瘢疹。治以辛凉透表，泄热解毒，滋液养阴。临症时宜详审虚实，灵活用药，尤宜注意疫喉初起三禁，以减少流产或其他并发症的发生。参见“疫喉”条。

妊娠阴吹rènshēnyīnchuī　病名。《陈素庵妇科补解》：“妊娠阴吹之病，子室内聒聒有声，如矢气状。或赤白带下，或先有浊气臭液出流阴户，然后有声，此系足少阴、厥阴二经血虚所致。失久不治，必致漏而半产，宜当归羊肉汤（羊肉、当归、山药、白术、砂仁、杜仲、白糯米）。”

妊娠阴门肿痛rènshēnyīnménzhǒngtòng　病证名。见《陈素庵妇科补解》。即胎前阴门肿。详该条。

妊娠阴痒rènshēnyīnyǎng　病证名。见《竹林女科证治》。亦名胎前阴痒，胎前阴户痒。指妊娠后外阴及阴道内瘙痒，甚则奇痒难忍，坐卧不安。多因肝郁脾虚、湿热下注或外阴不洁，感染病虫，虫蚀阴中，或孕后房室过多，阴精耗损，加之孕后血聚养胎，精血更不足，化燥生风，外阴失养所致。治法参见“阴痒”条。

妊娠阴肿rènshēnyīnzhǒng　病证名。见《叶氏女科证治》卷二。即胎前阴门肿。详该条。

妊娠脏躁rènshēnzàngzào　病名。亦名孕悲。多由于孕后血聚养胎，阴虚血少津亏，五脏失于濡养，或心气虚，热乘心脾及肝气抑郁所致。清代阎纯玺《胎产心法》：“妊娠脏躁，悲伤欲哭，象如神灵所凭，数欠伸。盖肺志为悲，胎热火炎，肺不自持，故悲，属肺病燥也，胎前气血壅养胎元，则津液不能充润，而肺为之燥。”治宜养心宁神，和中缓急。用甘麦大枣汤治之。

妊娠燥渴rènshēnzàokě　病证名。见《竹林女科证治》。即妊娠烦渴，详该条。

妊娠谵语rènshēnzhānyǔ　病证名。亦名胎前谵语。《张氏医通》卷十：“妊娠谵语，为脏腑热极之候，急宜童便时时灌之。不应，用生地黄黄连散清其血中之火，庶胎得安。脉实者，加酒大黄下之，下迟则伤胎也。”

妊娠疹rènshēnzhěn　病名。指妊娠期患麻疹。其症初起发热，易动胎。治疗除注意安胎外，余症均按麻疹辨证治疗。

妊娠中恶rènshēnzhòng'è　病证名。出《诸病源候论》卷四十二。指孕妇中邪恶之气，症见忽然心腹刺痛，闷绝欲死。治宜扶正祛邪安胎。方用当归散（《证治准绳》：当归、丁香、川芎、青橘皮、吴茱萸），或用金银藤煎汤饮服。

妊娠中风rènshēnzhòngfēng　病证名。出《诸病源候论》卷四十二。多因孕后血虚，经络、脏腑失荣，中于风邪所致。中于经络者，症见肌肤不仁，手足麻木，口眼㖞斜，甚则半身不遂；中于脏腑者，症见卒然昏倒，痰涎壅盛，不省人事。惟孕妇患此症不可以按中风常法治疗，应以补虚安胎，佐以祛风为主。方用增损八物汤（《证治准绳》：人参、黄芪、白术、甘草、当归、川芎、牛蒡子、赤芍、防风、荆芥穗、连翘、桔梗、葛根）。若口眼㖞斜，手足顽痹者，宜养血祛风，佐以安胎，用防己散（《证治准绳》：防己、羌活、防风、麻黄、松木节、羚羊角、桂心、荆芥穗、薏苡仁、桑寄生、炙甘草）；若卒然昏倒，痰涎壅滞者，治宜搜风、开窍、祛痰，方用防风散（《证治准绳》：防风、葛根、桑寄生、羚羊角、细辛、当归、菊花、防己、秦艽、桂心、茯神、甘草）加竹沥；若中风不语，肢体强直，不省人事者，治宜祛风开窍，方用生犀角散（《证治准绳》：生犀角屑、麻黄、秦艽、甘草、防风、赤箭、羌活、当归、人参、葛根、赤芍、石膏）。

妊娠中湿rènshēnzhòngshī　病证名。见《万氏女科》。病因孕后冒雨，或感受雾露之邪，久坐湿地，及汗出冷浴，以致湿伤于肌腠。症见发热，骨节烦痛，身重头重鼻塞等。治宜祛湿安胎。方用黄芩白术汤（黄芩、白术、苏叶、生姜）。

妊娠中暑rènshēnzhòngshǔ　病证名。见边继孝校刊《竹林女科证治》。妊娠中暑热之邪。症见发热口渴，自汗闷乱，昏愦倦怠，胎动不安。治宜清暑安胎。方用香薷饮，大渴多饮加麦冬、黄芩、花粉、五味子、栀子。

妊娠肿胀rènshēnzhǒngzhàng　病名。指妊娠以后发生的肢体肿胀。根据肿胀部位和症状的不同，有子肿、子气、子满、皱脚、脆脚、胎水肿满等名称。详各条。

妊娠子烦rènshēnzǐfán　病名。出《诸病源候论》卷四十二。即子烦。详该条。

妊娠紫癜rènshēnzǐdiàn　病证名。指孕妇皮下或黏膜出现紫瘢，遍及肢体，甚至出现鼻衄、尿血。中医辨证多因热毒窜络、血热妄行；或脾虚气不摄血，使血不循经，外溢肌肤所致。证治参考“瘢”“内伤发瘢”各条。

妊娠足痿rènshēnzúwěi　病证名。《陈素庵妇科补解》：“妊娠足痿乃阴血聚养胎元，不能荣润筋骨，故自膝之踝胫，艰于履地，状如痿躄……宜养血滋荣，壮筋健骨则两足自然有力。产后加温经强阴之药，宜大健步丸（熟地、砂仁、白术、苍术、山药、独活、黄柏、当归、白芍、远志、益智仁、香附、川断、茴香、杜仲、黄芩、虎胫骨）。”

妊子rènzǐ　即妊娠。《素问·平人气象论》：“妇人手少阴脉动甚者，妊子也。”详“妊娠”条。

ri

日晡潮热rìbūcháorè　症名。出《伤寒论·辨阳明病脉证并治》，即日晡发热。详该条。

日晡发热rìbūfārè　症名。指下午三至五时左右发热。《类证活人书·问伤寒疟状》：“问伤寒疟状，有阳明证，病人烦热汗出，如疟状，日晡发热而脉浮虚者与桂枝汤，脉实者宜承气汤。”本症在《伤寒论·辨阳明病脉证并治》称日晡所发热。参见“潮热”“发热”条。

日晡所rìbūsuǒ　指申时。《伤寒论·辨阳明病脉证并治》：“日晡所发潮热，不恶寒。”参“十二时”条。

日乘四季rìchéngsìjì　古人以一日一夜划分四季。脾脏居中属土，土旺于四季，日乘四季，指出现于一日之中的四季，即辰、戌、丑、未时。《素问·三部九候论》：“其脉乍疏乍数，乍迟乍疾者，日乘四季死。”王冰注：“乍疏乍数，乍迟乍疾，脾气绝也。辰戌丑未，土寄王（旺）之。脾气绝，故日乘四季死。”

日出rìchū　指卯时。《素问·脏气法时论》：“脾病者……日出甚。”参见“十二时”条。

日昳rìdié 指未时。《素问·脏气法时论》："脾病者，日昳慧。"参见"十二时"条。

日光灸rìguāngjiǔ 指利用太阳能作为热源以治疗疾病的方法。其法有二：①将艾绒平铺腹部，在日光下暴晒（见《夷坚志》卷十九），适用于虚寒性疾病。②利用凸透镜集聚阳光照射穴位，故又称透镜灸。适用于治疗疟疾、牙痛等。使用本法时，穴位皮面应在透镜的焦点以内，略小于焦距，以免灼伤皮肤。

日华子rìhuázǐ 五代药学家。一说宋代药学家。姓大，名明，《鄞县志》记载为四明（今浙江省鄞州区）人，《古今医统》记载为雁门（今山西代县）人，对药物很有研究。在诸家本草和当代用药经验的基础上，以药物的寒温、性味、华实、虫兽为分类方法，自成一家，撰有《大明本草》二十卷（又称《日华子诸家本草》）。惜其书早佚，其具体条文，仍散见于《证类本草》等。另撰眼科专书《鸿飞集》一卷，亦佚。

日华子诸家本草rìhuázǐzhūjiāběncǎo 本草著作。20卷。日华子撰。掌禹锡称此书"开宝中四明人撰，不著姓氏"。原书已佚，部分佚文见于《证类本草》等书中。

日角月角rìjiǎoyuèjiǎo 小儿面部望诊的部位。见《奇效良方》。即风池直上发际处。左为日角，右为月角。参见"太阳"条。

日轻夜重咳rìqīngyèzhòngké 病证名。指咳嗽在白天轻而入夜加剧。多因久咳后阴虚血少所致。《杂病源流犀烛·咳嗽哮喘源流》："日轻夜重咳，血少也。宜二陈汤多加当归。"或用六味丸加二冬以滋化源等。参见"夜嗽""咳嗽"条。

日日新rìrìxīn 中药材。见《广州植物志》。为长春花之别名，详该条。

日入rìrù 指酉时。《灵枢·营卫生会》："日入阳尽而阴受气矣。"参"十二时"条。

日晒疮rìshàichuāng 病名。由于酷日曝晒所致的皮肤疮疡。《外科启玄》卷九："三伏炎天，勤苦之人，劳于工作……受酷日曝晒，先疼后痒而成疮。"其症在皮肤暴露部位出现红斑、肿胀，甚者发生水疱、灼热、瘙痒、刺痛，轻者一两天逐渐消退，脱屑而愈，重者可伴有畏寒、发热、恶心等全身症状。治宜清热消暑解毒。内服香薷饮或青蒿饮。外搽柏黛散。相当于日光性皮炎（包括多形性日光疹）。

日晚发搐rìwǎnfāchù 病证名。出《小儿药证直诀》。因日晚潮热引起抽搐，由肺热所致者。临床特点为每逢申、酉、戌时不甚搐而喘，目微斜视，身体似热，睡露睛，手足冷，大便为淡黄色水液。治宜补脾、治心、治肝。补脾，用益黄散；治肝，用泻青丸；治心，用导赤散。

日午发搐rìwǔfāchù 病证名。出《小儿药证直诀》。因日午潮热引起抽搐，由心火亢旺所致者。临床特点为每逢巳、午、未时发搐，心神惊悸，目上视，白睛赤色，牙关紧，口内流涎，手足动摇。当补肝治心。治心，用导赤散、凉惊丸；补肝，用地黄丸。

日用本草rìyòngběncǎo 食物本草著作。8卷。元代吴瑞著。撰于1329年。类列各种食物计540余种，分为米、谷、菜、果、禽、兽、鱼、虫共八门。所谓日用本草，也就是日常所饮食者，即食物本草。正如李汛在序文上所说："夫本草曰《日用本草》者，摘其切于饮食者耳。"

日月rìyuè 经穴名。代号GB24。出《脉经》。别名神光。属足少阳胆经。胆之募穴。足太阴、少阳之会。位于乳头直下，当第七肋间处（《针灸甲乙经》）。另说"在期门下五分"（《备急千金要方》）；"在期门旁一寸五分，直下五分"（《循经考穴编》）；"在期门直下八分"（《针灸集成》）。布有第七肋间神经和第七肋间动、静脉。主治胁肋痛，呕吐，吞酸，呃逆，黄疸，胃痛，腹胀；以及胆囊炎，肝脏疾患等。斜刺0.3～0.5寸，不宜深刺。艾炷灸3～5壮；或艾条灸5～15分钟。

日中rìzhōng 指午时。《灵枢·营卫生会》："日中而阳陇为重阳。"参见"十二时"条。

rong

戎盐róngyán 中药材。出《神农本草经》。即大青盐。详该条。

戎盐散róngyánsǎn 《类证治裁》卷八方。戎盐一升，炙皂角（去皮子）五钱，细辛一两。为末，盛于囊中，大如指，长二寸，纳阴中，恶水毕出，以温汤洗之。治青瘕。症见瘕聚左右胁，崩中不禁，下青汁者。

戎盐丸róngyánwán 《奇效良方》卷六十方。又名加减三黄丸。戎盐、黄芩（一作葵子）、黄柏、大黄各五两，人参、桂心、甘草各二两。为细末，炼蜜和丸，梧桐子大，每服十丸，米汤送下，日三次。治舌上出血者。本方早见于《备急千金要方》卷六，但无方名。

荣róng ❶古通营，即营气。《素问·痹论》："荣者，水谷之精也。"❷光华、润泽。《素问·五藏生成》："心之合脉也，其荣色也。"❸营养濡润。《灵枢·邪客》："化以为血，以荣四末。"❹显现。《素问·刺热》："太阳之脉，色荣颧骨，热病也。"❺萌发。《素问·四气调神大论》："春三月……万物以荣。"另见"荣 yíng"条。

荣华rónghuá 血气外露于颜面的光泽。《灵枢·天年》："四十岁……腠理始疏，荣华颓落，发颇斑白。"

荣疽róngjū 病名。生于胁部的疽。出《刘涓子鬼遗方》卷一。证治参见"肋疽"条。

荣枯老嫩róngkūlǎonèn 望舌质的基本内容。荣枯是辨别津液和舌神。荣是指舌有光彩，红活鲜明，润泽而有血色，活动灵敏，为津足有神，预后良好；枯是指舌无光彩，枯晦干涩，活动迟滞，为津亏失神，预后较差。老嫩是辨别疾病的虚实。老是指舌质纹理粗糙苍老，多属实证；嫩是指舌质纹理浮胖娇嫩，多属虚证。

荣气róngqì 即营气。《素问·逆调论》："荣气虚则不仁，卫气虚则不用，荣卫俱虚，则不仁且不用，肉如故也。"参"营气"条。

荣卫返魂汤róngwèifǎnhúntāng 《仙传外科集验方》方。又名通顺散、何首乌散。当归、何首乌、木通（去皮尖）、炒赤芍药、白芷、炒茴香、炒土乌药、枳壳（麸炒，若恶心姜汁炒）、甘草各等分。为末，每服四钱，水或酒或水、酒各半煎，病在上食后服，病在下食前服。治流注，痈疽，发背，折伤。若症属流注，加独活。

绒背蓟róngbèijì 中药材。见《全国中草药汇编》。又名猫腿姑、刺毛菇。为菊科植物绒背蓟 *Cirsium vlassovianum* Fisch. 的块根。分布于东北、华北地区。微辛，温。祛风，除湿，止痛。治风湿性关节炎，四肢麻木。煎服：3～6g。

绒毛鸡róngmáojī 中药材。见《中药志》。为乌骨鸡之别名，详该条。

绒毛鸭脚木róngmáoyājiǎomù 中药材。见《广西本草选编》。又名大加皮、野巴戟、隔子通。为五加科植物穗序鹅掌柴 *Schefflera delavayi*（Franch.）Harms 的根、根皮或茎。分布于广西、四川、云南等地。苦、涩，平。祛风活络，强筋骨。治风湿关节痛，腰肌劳损。煎服：15～30g。捣敷骨折，扭挫伤，无名肿毒。

容成róngchéng 人名，传为黄帝大臣。相传道家采阴补阳的房中术，即由容成传来。因之容成成为房中的代名。《汉书艺文志》阴阳家有《容成阴道二十六卷》《容成子十四篇》，均已失传。其片段见《医心方》二十八卷中。

容主róngzhǔ 经穴名。见"上关"条。

溶róng ❶流动貌。《素问·离合真邪论》："此邪新客，溶溶未有定处也。"❷宽缓无力。《难经·二十九难》："阴阳不能自相维，则怅然失志，溶溶不能自收持。"❸畏寒状。《难经·二十九难》："带之为病，苦腹满，腰溶溶，若坐水中状。"

溶化rónghuà 中药煎服法。指药物加入适量开水，自然溶解。

榕树胶汁róngshùjiāozhī 中药材。见萧步丹《岭南采药录》。为桑科植物榕树 *Ficus microcarpa* L. 嫩枝中的树脂。治瘰疬，牛皮癣，涂患处；唇疔，醋调涂。榕属植物的胶汁中含有蛇麻脂醇。

榕树皮róngshùpí 中药材。见《南宁市药物志》。为桑科植物榕树 *Ficus microcarpa* L. 的树皮。苦、涩，凉。清热解毒，止泻，止痒。①治感冒，气管炎，百日咳，扁桃体炎，泄泻。煎服：9～30g。②治疥、癣，疮疡，痔疮。煎水洗。水浸剂在试管内对金黄色葡萄球菌、痢疾杆菌有抑制作用。

榕树须róngshùxū 中药材。见萧步丹《岭南采药录》。即榕须，详该条。

榕树叶róngshùyè 中药材。见萧步丹《岭南采药录》。为桑科植物榕树 *Ficus microcarpa* L. 的叶。微苦、涩，凉。清热解毒，活血散瘀。①治流行性感冒，急、慢性气管炎，百日咳，扁桃体炎，肠炎，痢疾，疟疾，结膜炎。煎服：9～15g。②治臁疮，捣烂敷患处；跌打损伤，骨折，捣烂酒炒敷。本品主要含黄酮苷、香豆素。还含三萜皂苷、酸性树脂、鞣质。叶的水浸剂在试管内对金黄色葡萄球菌、痢疾杆菌有抑制作用。

榕须róngxū 中药材。出《本草纲目拾遗》。又名半天吊、吊风根、榕树须。为桑科植物榕树 *Ficus microcarpa* L. 的气根。分布于广东、广西、福建、台湾、浙江、云南、贵州等地。苦、涩，凉。解表清热，祛风活络，利尿。①治感冒发热，麻疹不透，疟疾，百日咳，眼结膜炎，风湿痹痛，跌打损伤，小便不利，血淋，疝气，白带，子宫脱垂。煎服：9～15g。②治扁桃体炎，牙痛，煎水含漱；湿疹，痔疮，阴痒，煎水洗；神经性皮炎，捣敷。本品预试含酚类、氨基酸、有机酸及糖类。

熔化rónghuà 将药物放入适量开水或药液中，使其自然溶解的方法。

rou

柔痓róuchì 病名。❶指肺热传肾所致骨强筋柔，肢体举动无力的疾患。《素问·气厥论》："肺移热于肾，传为柔痓。"王冰注："柔，谓筋柔而无力。痓，谓骨痓而不随。气骨皆热，髓不内充，故骨痓强而不举，筋柔缓而无力也。"❷即柔痉。见《金匮要略·痉湿暍病脉证治》。详该条。

柔风róufēng 古病名。指气血虚而风邪入中，表现为四肢缓弱，腹里拘急的一种疾患。《诸病源候论·风病诸候》："血气俱虚，风邪并入，在于阳则皮肤缓，在于阴则腹里急。柔风之状，四肢不能收，里急不能仰。"治宜独活葛根汤等方。

柔肝róugān 治法。亦称养肝。治疗肝阴虚，肝血不足的方法。症见视力减退，两眼干涩，夜盲，头晕耳鸣，或睡眠不熟，多梦，口干津少，脉弦细等。常用药物如当归、白芍、地黄、首乌、枸杞子、女贞子、旱莲草、桑椹子等。《类证治裁》："肝为刚脏，职司疏泄，用药不宜刚而宜柔，不宜伐而宜和。"故柔肝为补肝的常法。

柔肝息风róugānxīfēng 治法。即用具有滋阴养血柔肝、息风止痉作用的方药治疗肝阴血虚动风证的治法。

柔汗róuhàn 又名冷汗。《伤寒论·辨脉法》："柔汗发黄者，此为脾绝也。"成无己注："柔为阴。柔汗，冷汗也。"参见"冷汗""黏汗"条。

柔化róuhuà 运气中六气的变化之一。《素问·至真要大论》："太阴司天为湿化，在泉为甘化，司气为黅化，间气为柔化。"司天在泉主一年的气化，间气主六十日的气化，太阴之年的间气称为柔化。

柔痉róujìng 病名。痉病的一种。与刚痉相对而言。一作柔痓。症见身热汗出，颈项强急，头摇口噤，手足抽搐，甚则角弓反张，脉沉迟。《金匮要略·痉湿暍病脉证治》："太阳病，发热汗出，而不恶寒，名曰柔痓（一作柔痉）。"《金匮要略心典》卷上："太阳病发热汗出为表虚，则当恶寒，今不恶寒者，风邪变热，外伤筋脉为痉病也。"治用瓜蒌桂枝汤加减。亦有因暑热、湿热所致者。《医醇賸义·暑湿热》："柔痉者，身体重着，肢节拘挛，有汗而热。暑热为天之气，其来甚速，其去亦甚速。体重筋挛，乃热邪为湿所留，故有汗而热不退也，白术苡仁汤主之。"参见"痉"条。

柔脾汤róupítāng 《校注妇人良方》卷七方。炙甘草、炒白芍药，黄芪各半两，熟地黄一两五钱。为末，每服五钱，水、酒各半煎服。治虚热吐血，衄血汗出。

柔痰róután 病证名。痰证之一。见《杂病源流犀烛·痰饮源流》。其症痰出如稀涎。因脾虚不运而致。方用参术健脾丸。参见"痰证"条。

揉大脚趾法róudàjiǎozhǐfǎ 小儿推拿方法。《针灸大成·诸穴治法》："惊，揉大脚趾，捏中脚趾爪甲少许。"

揉大指róudàzhǐ 小儿推拿方法名。《推拿捷经》："醒脾消食应揉二大指头顶，向外转三十六次。"

揉大指甲法róudàzhǐ·jiafǎ 小儿推拿方法。《保赤推拿法》："揉大指甲法，大指甲为外脾，揉之，补虚止泻。"

揉耳摇头róu'ěryáotóu 小儿推拿方法名。即捧耳摇头，详该条。

揉法róufǎ 推拿手法名。见元代忽思慧《饮膳正要·养生避忌》。用手指指腹或手掌掌面轻按于治疗部位上，带动该处皮下组织，作轻柔缓和的回旋转动。《保赤推拿法》："揉者，医以指按儿经穴，不离其处而旋转之也。"《厘正按摩要术·揉法》："揉以和之。揉法以手宛转回环，宜轻宜缓，绕于其上也，是从摩法生出者。可以和

R

气血，可以活筋络，而脏腑无闭塞之虞矣。”本法有祛瘀活血、消肿散结、缓痛解痉及松解粘连等作用。伤科用于四肢、头颈躯干的扭挫伤、胸腹部瘀血凝滞及胸部岔气等症的治疗。

揉捏法róuniēfǎ 推拿手法名。为揉法和捏法的综合手法。操作时手掌自然张开，拇指外展，其余四指并拢，紧贴于皮肤上，以拇指或掌根作为着力点，作环形旋转的揉捏动作，即拇指和掌根作揉的动作，其余四指作捏的动作，边揉捏边向前作螺旋形地推进。用于四肢及腰背部的软组织损伤。

揉脐法róuqífǎ 小儿推拿方法名。《针灸大成》卷十：“揉脐法：掐斗肘毕，又以左大指按儿脐下丹田不动，以右大指周围搓摩之，一往一来。”《幼科推拿秘书》：“神厥，揉此止泻痢。”

揉手背法róushǒubèifǎ 小儿推拿方法名。出《保赤推拿法》。重揉小儿手背。可平肝和血，用治惊风等症。

揉眼róuyǎn 自我推拿方法。即熨眼。《饮膳正要·养生避忌》：“凡夜卧，两手摩令热，揉眼，永无眼疾。”

肉ròu ❶即肌肉。详该条。❷肥人的一种类型。《灵枢·卫气失常》：“皮肉不相离者，肉。”参“肉人”条。

肉矮陀陀ròuǎituó·tuo 中药材。见《贵州民间药物》。为水苋菜之别名，详该条。

肉痹ròubì 病证名。指虽能饮食而四肢活动迟钝、不能收持之病证。《素问·四时刺逆从论》：“太阴有余，病肉痹寒中。”《华氏中藏经·论肉痹》：“肉痹者，饮食不节，膏粱肥美之所为也。脾者肉之本，脾气已失，则肉不荣，肉不荣则肌肤不滑泽，肌肉不滑泽，则腠理疏，则风寒暑湿之邪易为入，故久不治则为肉痹也。肉痹之状，其先能食而不能充悦，四肢缓而不收持者，是也……宜节饮食以调其脏，常起居以安其脾，然后依经补泻以求其愈尔。”参见“肌痹”条。

肉虫病ròuchóngbìng 病名。九虫病之一。一名肝虫病。《诸病源候论·九虫病诸候》：“肉虫，状如烂杏……令人烦满。”参见“九虫病”条。

肉刺ròucì 病名。《诸病源候论》卷三十：“脚趾间生肉如刺，谓之肉刺。”又名鸡眼。本病因鞋紧窄，或足骨畸形，局部长期受压、磨擦，使皮肤局限性增厚而成。多生于足底前端或足趾部。数目不一，似豌豆大，状如鸡眼，根部深陷，顶端硬凸，表面淡黄，受压则痛，影响行走。治宜外敷鸡眼膏或千金散，或采用修脚术治疗。

肉苁蓉ròucōngróng 中药材。❶出《神农本草经》。又名地精、大芸、金笋、寸芸。为列当科植物肉苁蓉 *Cistanche deserticola* Ma 或管花肉苁蓉 *C. tubulosa* (Schenk) Wight 的干燥带鳞片的肉质茎。主产于内蒙古。甘、咸，温。入肾、大肠经。补肾阳，益精血。润肠通便。治阳痿，早泄，遗精，不孕，遗尿，腰膝酸软，筋骨痿弱，血枯便秘，煎服 6～10g。本品含有肉苁蓉含抗衰老活性成分，如甘露醇、肉苁蓉多糖，还含雄性激素样活性成分如甜菜碱、洋丁香酚苷，还含β－谷甾醇、肉苁蓉苷、海胆苷和多种氨基酸等。本品煎剂可增强雌大鼠下丘脑－垂体－卵巢促黄体功能，促进内分泌和代谢。总苷抗心肌缺血。本品还能增强免疫功能，延缓衰老，抗氧化，保肝，促进排便等。水或醇浸剂对麻醉狗、猫、兔均有降低血压作用。❷见《现代实用中药》。为草苁蓉的别名，详该条。

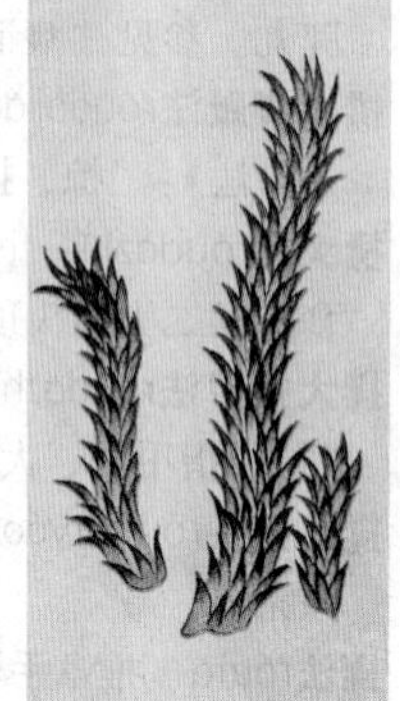
肉苁蓉

肉苁蓉散ròucōngróngsǎn 《太平圣惠方》卷二十九方。肉苁蓉（酒浸一宿，刮去皱皮，炙干）二两，五味子、续断、车前子、当归、天雄（炮裂，去皮脐）、白龙骨各三分，炒韭子、熟地黄、蛇床子、炒桑螵蛸、白石英、鹿茸（酥炙）、菟丝子（酒浸一宿，曝干）、磁石（醋淬七遍，研细）各一两，天冬一两半。为细末，每服二钱，食前温服酒调下。治虚劳小便余沥，或黄或白，茎中疼痛，囊下湿痒。

肉苁蓉丸 ròucōngróngwán 《医宗必读》卷八方。肉苁蓉（酒蒸，焙）、熟地黄（酒煮，杵膏）、炒山药、石斛、牛膝（酒浸，焙）、官桂、槟榔各五钱，附子（炮，去皮脐）、黄芪各一两，黄连七钱五分，细辛、炙甘草各二钱半。为细末，炼蜜为丸，梧桐子大，每服二钱，盐酒送下。治冷淋。

肉腠ròucòu 即肌腠。《素问·生气通天论》：“陷脉为瘘，留连肉腠。”详“肌腠”条。

肉疸ròudǎn 病证名。见《诸病源候论·黄病诸候》。为九疸之一。症见身面发黄，饮少，小便多而色白如泔。《三因极一病证方论》卷十：“发于脾，则为肉疸。”多因饮食过度，醉酒劳伤，脾胃有瘀热所致。治宜寒水石散等方。参见黄疸有关条。

肉豆蔻ròudòukòu 中药材。出《药性论》。又名肉果、玉果。为肉豆蔻科植物肉豆蔻 *Myristica fragrans* Houtt. 的干燥种仁。主产于马来西亚及印度尼西亚、印度、巴西。辛，温，有小毒。入脾、胃、大肠经。温中，行气，消宿食，固大肠。治脾胃虚寒，脘腹胀痛，食欲不振，霍乱中恶，呕吐，久泻，久痢，煎服 3～10g。肉豆蔻的假种皮名肉豆蔻衣，可作芳香健胃剂。种子含挥发油，主为香桧烯、冰片烯、丁香油酚、甲基丁香油酚、蒎烯。还含有毒物质肉豆蔻醚、二羟基三甲氧基－8－O－4′－新木脂素，2－（4－烯丙基－2，6－二甲氧基苯基）－1，4－二羟基－3－甲氧基苯基丙－1－醇、利卡灵 A 等。挥发油及其成分有中枢抑制作用。本品还可抗肿瘤、抗炎。挥发油对肠胃道有局部刺激，而呈祛风效果。给猫服用过大剂量可引起半昏迷状态，并因肝损害在 24 小时内死亡。肉豆蔻醚、榄香脂素对正常人有引起幻觉的作用。甲基异丁香酚有镇静、催眠及抗菌作用。肉豆蔻油还是一种强大的单胺氧化酶抑制剂。

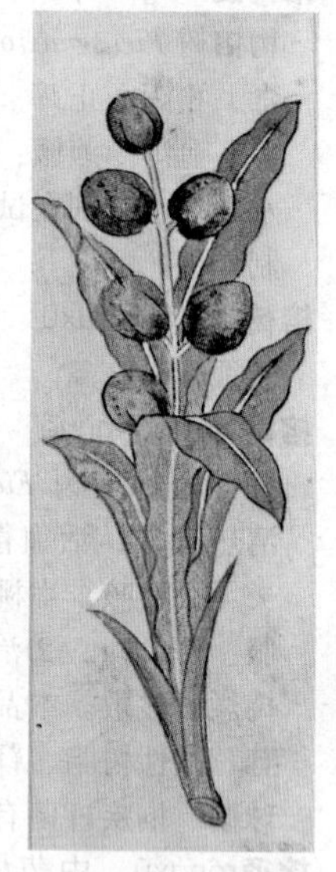
肉豆蔻

肉豆蔻散ròudòukòusǎn ❶《太平圣惠方》卷九十三方。肉豆蔻、炮姜、厚朴（姜汁炙令香熟）、朱砂、龙骨、煨诃子皮、茅香、枳壳（麸炒）各一分。为细末，每服半钱，温水调下，日三至四次，量儿大小，加减服用。治小儿囊痢，症见下痢赤白，小腹胀痛，肌体壮热，脉洪大急数。❷《证治准绳·幼科》集七方。肉豆蔻、桂心各一分，人参、炙甘草各半两。为粗末，每服一钱，加生姜少许，水煎服。治霍乱吐泻腹痛。

R

肉豆蔻丸ròudòukòuwán ❶《太平圣惠方》卷八十四方。肉豆蔻、木香、诃子皮、朱砂各一分，人参半两，麝香一钱。为细末，面糊和丸，麻子大，三至四岁小儿，每服三丸，粥饮送下，量儿大小加减。治小儿脾胃气逆，呕吐不止。❷《太平圣惠方》卷九十三方。肉豆蔻一枚，胡黄连一分，砒霜半分，巴豆（去油）十枚。为细末，以糯米饭和丸，黍米大，每服一丸，冷水送下。治小儿疳痢不止。❸《鸡峰普济方》卷十二方。肉豆蔻、赤石脂、钟乳粉、石斛、干姜、附子、椒、当归、茯苓、龙骨、人参各一两，诃子皮、桂各二两。为细末，水煮面糊和丸，梧桐子大，每服二十丸，食前米饮下。功能逐寒、渗湿、补虚。治脾胃俱寒，寒湿气胜，心腹绞痛，胁肋牵痛，手足厥，身冷，胃哽呕吐，不思饮食，无力，怠惰嗜卧，滑泄频数，米谷完出，久痢滑肠，或变脓血，腹痛肠鸣，里急后重等疾。❹《圣济总录》卷四十五方。肉豆蔻二枚，人参、炮天雄、当归、大腹、地榆、煨三棱各一两半，黄连、白术、木香各一两，茯苓、桂、黄芩、炮姜各半两，赤石脂二两，桃仁（去皮尖、双仁，炒）二十枚。为细末，烂粟米饭和丸，梧桐子大，每服三十丸，空腹米饮送下。治脾胃虚弱，冷物积滞，脐腹撮痛，饮食无味。❺《痘疹世医心法》卷十一方。肉豆蔻、木香、砂仁、龙骨、诃子肉各五钱，赤石脂、枯矾各七钱半。为细末，面糊为丸，黍米大，一岁服三十至五十丸，米汤送下。治协寒而利。

肉度ròuduó 五度之一。出《素问·方盛衰论》等篇。即度量人的形体肥瘦、大小、体质强弱，作为辨证治疗的参考。《灵枢·卫气失常》把肥壮之人，区别为脂、膏、肉三种类型，并指出各型生理上的差别、气血多少、体质强弱、形态特征等，用以提示针刺时的刺激量。

肉蛾ròu'é 病名。见《普济方》卷三。即乳蛾。详该条。

肉分ròufēn 肌肉的纹理。《素问·气穴论》："肉分之间，谿谷之会。"

肉疙瘩ròugē·da 俗病名。为肉芽组织过度增生的一种皮肤病。见《中医外科学讲义》（上海中医学院编）。又名锯痕症、肉蜈蚣，多继发于外伤、烧伤或手术后的瘢痕上，亦可因疮疖后而继发者。好发于胸、背及四肢等处。皮损高凸不平，逐渐扩展，形状不一，大小不等；或如蟹爪，坚韧有弹性，色淡红或暗红，表面光滑无毛发；或有痛痒感。若发生在关节部位，可影响活动功能。外贴黑布膏或苦参子膏。发痒者，用山豆根、五倍子各30g，研末，麻油调，厚敷患处，五日敷一次。即瘢痕疙瘩。

肉龟ròuguī 病名。❶《证治准绳·疡医》卷四。即黄瓜痈。见该条。❷见《中国医学大辞典》。发际疮之别称。见该条。

肉桂ròuguì 中药材。出《新修本草》。又名牡桂、玉桂、官桂。为樟科植物肉桂 *Cinnamomum cassia* Presl 的干燥树皮，除去栓皮者名桂心。主产于越南；我国广东、广西、福建、云南亦产。辛、甘，大热。入肾、脾、心、肝经。补火助阳，引火归原，补肾阳，暖脾胃，除积冷，温通经脉，散寒止痛。治肾阳不足，阳痿遗精，尿频，腰膝冷痛，脾阳不振，胃腹冷痛，食少溏泄，妇女冲任虚寒，痛经，闭经，癥瘕，阴疽色白，漫肿顽硬或久溃不敛，内服煎汤，1~5g，后下；研粉冲服，每次1~1.5g；外敷局部或穴位治面神经瘫痪、支气管哮喘。有出血倾向者及孕妇忌服。肉桂树皮及枝叶蒸馏所得的芳香油称肉桂油，内服可健胃祛风，外用治风湿及皮肤瘙痒。含挥发油，主成分为桂皮醛，并含少量苯甲醛、乙酸桂皮酯、桂皮酸、乙酸苯丙酯等。还含3′-甲氧基左旋表儿茶精、左旋表儿茶精及其多种糖苷、桂皮鞣质、多种原矢车菊素、锡兰肉桂素、肉桂醇、桂皮苷、桂皮多糖等。桂皮醛能阻止小鼠的应激性胃溃疡的形成，还有利疸、解痉、镇静、镇痛、抗惊厥和解热作用。桂皮油对胃肠有缓和的刺激作用，增强消化功能，排除消化道内积气，缓解胃肠痉挛性疼痛，并有抗菌及抑制某些致病性真菌作用。附子、肉桂复方对肾上腺皮质性高血压大鼠有降压作用。肉桂能扩张冠脉，提高小鼠耐缺氧能力。桂皮醛能增加儿茶酚胺释放分泌，还可抗肿瘤、升高白细胞等。

肉桂散ròuguìsǎn 即黑神散第一方，见"黑神散"条。

肉桂子ròuguìzǐ 中药材。见清代赵学楷《百草镜》。为桂丁之别名，详桂丁条。

肉果ròuguǒ 中药材。见《本草纲目》。为肉豆蔻之别名，详该条。

肉肓ròuhuāng 即膜原。《灵枢·胀论》："此言陷于肉肓，而中气穴者也。"详"膜原"条。

肉馄饨草ròuhún·tuncǎo 中药材。出《眼科要览》。为马蹄金之别名，详该条。

肉积ròujī 病症名。九积之一。指食肉过多而成积滞者。《儒门事亲》卷三："肉积，瘿瘤核疬，腻粉、白丁香，砭刺出血，甚则硇砂、信石。"《杂病源流犀烛·积聚癥瘕痃癖痞源流》："食肉过多成积，腹多膨胀，泄泻疼痛也。宜楂肉、阿魏、硇砂、硝石；方用阿魏丸、小阿魏丸、三棱煎丸。"按：轻粉、硇砂、信石（砒石）等药有毒，一般作外用，不入煎剂。参见"积"条。

肉极ròují 病证名。指肌肉痿弱困怠的疾患。《备急千金要方·脾脏》："凡肉极者，主脾也，脾应肉，肉与脾合，若脾病则肉变色。又曰，至阴遇病为肌痹，肌痹不已，复感于邪，内舍于脾。"症见身上如鼠走，多汗，四肢急痛，或软弱，唇口坏，皮色变。宜用薏苡仁散、石楠散、参苓丸等方。其偏虚寒者，症见体重怠惰，四肢不欲举，不嗜饮食，动则关节痛，右胁下痛引肩背不可转动。宜用大黄芪汤、茯苓散等方。参见"六极""肌极"条。

肉瘕ròujiǎ 病证名。指因食肉无度而成的瘕病。《诸病源候论·癥瘕病诸候》："人有病常思肉，得肉食讫，又思之，名曰肉瘕。"本病与肉癥类似，参见该条。

肉节ròujié 指肌肉与骨节相连部位。《灵枢·邪气藏府病形》："刺此者，必中气穴，无中肉节。"

肉疽ròujū 病名。泛指阴疽。《灵枢·刺节真邪》："有此结，中于肉，宗气归之，邪留而不去。有热则化为脓。无热则为肉疽。"

肉绝ròujué 病证名。指肌肉羸弱败绝的疾患。《备急千金要方·脾脏》："扁鹊云："肉绝不治，五日死。何以知之？皮肤不通，外不得泄。凡肉应足太阴，太阴气绝则脉不营其肌肉，唇反者气尽，则肉先死。"参见"肉极"条。

肉䐃ròujùn 指人体肌肉较丰厚处。《灵枢·本脏》："脾应肉，肉䐃坚大者，胃厚；肉䐃么者，胃薄。"《类经》："䐃，肉之聚处也。"

肉苛ròukē 病证名。指肌肉顽木沉重，不知痛痒寒热之病。《素问·五常政大论》："寒客至，沉阴化，湿气变物，水饮内搐，中满不食，皮痹肉苛，筋脉不利，甚则胕肿身后痈。"《素问·逆调论》："人之肉苛者，虽近衣絮，犹尚苛也，是谓何疾？岐伯曰：荣气虚，卫气实也。荣气虚则不仁，卫气虚则不用，荣卫俱虚，则不仁且不用，肉如故也。”可见于痿、痹、中风、麻木等证。

肉枯ròukū　症名。出《灵枢·刺节真邪》。指肌肉干枯萎缩。多由外邪乘虚内侵，气血衰少，肌肉失于濡养所致。本症可见于虚劳、偏枯、痿、痹等。参见各条。

肉里之脉ròulǐzhīmài　❶指阳维之脉。《素问·刺腰痛论》：“肉里之脉，令人腰痛，不可以咳，咳则筋缩急。”王冰注：“肉里之脉，少阳所生，则阳维之脉气所发也。”❷指阳辅穴。张志聪注：“肉者分肉，里者肌肉之文理也……足少阳阳辅穴，又名分肉，穴在太阳膀胱经之外，少阳绝骨穴之后，去足外踝四寸，乃其脉也。”

肉淋ròulìn　病证名。即膏淋。《诸病源候论·淋病诸候》：“淋而有肥状似膏，故谓之膏淋，亦曰肉淋。”详“膏淋”条。

肉瘤ròuliú　病名。出《备急千金要方》卷十一。多因思虑伤脾，脾气郁结所致。瘤体初如桃李，渐大如拳，其根宽大，坚实柔韧，皮色不变，无热无寒。治宜健脾益气，开郁化痰。用归脾汤化裁，亦可手术治疗。相当于肌纤维瘤。

肉蝼蛄ròulóugū　病名。鼻息肉的另一名称。《儒门事亲》卷十五：“治鼻中肉蝼蛄；赤龙爪、苦丁香，以上各三十个。苦葫芦子、麝香少许。右为末，用纸捻子，蘸药末点之。”

肉轮ròulún　眼的五轮之一。见《秘传眼科龙木论》。又名土轮。即眼睑。《银海精微》：“脾属土，曰肉轮。在眼为上下胞睑。”故眼睑疾患多与脾胃有关。

肉螺ròuluó　病证名。见《医学衷中参西录·医方》。指眼生翳膜积厚如螺者，参见“翳膜”诸条。

肉螃蟹ròupángxiè　中药材。见《四川常用中草药》。为见血清之别名，详该条。

肉人ròurén　三种肥壮人中的一种。出《灵枢·卫气失常》。其皮肉结实，体型较大。

肉瞤筋惕ròurúnjīntì　症名。筋惕肉瞤的别称。见《伤寒论大全》卷二。详“筋惕肉瞤”条。

肉色疽ròusèjū　病名。出《诸病源候论》卷三十三。即缓疽。见该条。

肉烁ròushuò　症名。指阳热亢盛，煎熬津液，久而肌肉消削者。《素问·皮部论》：“热多则筋弛骨消，肉烁䐃破，毛直而败。”《素问·逆调论》：“人有四支热，逢风寒如炙如火者何也？岐伯曰：“是人者，阴气虚，阳气盛……逢风而如炙如火者，是人当肉烁也。”本症可见于虚劳、消渴等。

肉脱ròutuō　症名。出《素问·玉机真藏论》等篇。指肌肉瘦削如脱尽的征象。多因精血内竭，中气虚衰所致。本证可见于虚劳、久病垂危及痿等。

肉痿ròuwěi　病证名。痿证之一。亦称脾痿。由于脾气热而致肌肉失养，或湿邪困脾，伤及肌肉所致。症见肌肉麻痹不仁，口渴，甚则四肢不能举动等。《素问·痿论》：“脾主身之肌肉……脾气热，则胃干而渴，肌肉不仁，发为肉痿。”又：“有渐于湿，以水为事，若有所留，居处相湿，肌肉濡渍，痹而不仁，发为肉痿。”治宜清热化湿，健脾和胃。选用川连枳壳汤、泻黄散、栀连平胃散、栀连二陈汤，或用二术二陈汤、霞天膏等方。参见“痿”条。

肉蜈蜂ròuwúfēng　病名。见《外科真诠》卷上。指生于大腿内侧之肿疡。由风湿郁积，气血阻滞而成。患处皮肤不红肿，但疼痛难忍，溃后有败肉如蜂之状，故名肉蜈蜂。初起治宜消散，服黄芪内消汤；外用五虎丹；已溃用五五丹去腐，继用生肌散收口。

肉蜈蚣ròuwúgōng　病名。即肉疙瘩。详见该条。

肉行ròuxíng　病证名。天行时疫的一种。见《续名医类案·奇疾门》。多为血枯而感天时不正之气所致。以其肉推之则一堆，平之则如故为特征，并见头痛发热，恶心口渴，神昏欲寐，四肢无力等症。治法不宜单从发散，须在补血药如熟地黄、当归、首乌、枸杞子中加羌活等风药。

肉蕈ròuxùn　中药材。见《新华本草纲要》。为蘑菇之别名，详该条。

肉蜒痈ròuyányōng　病名。出《疡医准绳》卷五。即病虾。见该条。

肉瘿ròuyǐng　病证名。出《三因极一病证方论》卷十五。多因郁结伤脾，脾气不行而致。症见颈部单个或多个肿块，状如覆碗，皮色如常，软如棉，硬如馒，始终不溃，可伴有性急多汗，心悸胸闷。相当于甲状腺腺瘤及结节性甲状腺肿等病。治宜开郁化痰，佐以软坚。用海藻玉壶汤；外用阳和解凝膏掺桂麝散，必要时可采用手术治疗。

肉枣ròuzǎo　中药材。见《本草纲目》。为山茱萸之别名，详该条。

肉皂荚ròuzàojiá　中药材。见《中国主要植物图说·豆科》即肥皂荚，详该条。

肉皂角ròuzàojiǎo　中药材。见《药材学》。为肥皂荚之别名，详该条。

肉蒸ròuzhēng　病证名。五蒸之一。见《诸病源候论·虚劳骨蒸候》。又为二十三蒸之一。详“五蒸”“二十三蒸”条。

肉癥ròuzhēng　病证名。❶指因食思肉类无度，日久脘腹结块坚定不移的一种病症。多由滞积夹痰瘀凝滞所致。见《备急千金要方·肝脏》。❷指妇人脐下结块，大如杯升，按之坚硬，月经不通，身体羸瘦的一种病症。见《肘后备急方·治卒心腹癥坚方》。参见“癥病”各条。如《金匮要略·妇人杂病脉证并治》：“少阴脉滑而数者，阴中即生疮。”❸外科阴证，阴疽也俗称阴疮。❹亦有称褥疮为阴疮或印疮者。

ru

如华rúhuá　脉象。华，通花。喻脉来轻浮软弱如草木之花。《素问·大奇论》：“脉至如华者令人善恐，不欲坐卧，行立常听，是小肠气予不足也。”

如金解毒散rújīnjiědúsǎn　《证治准绳·疡医》卷二方。桔梗一钱，甘草一钱半，炒黄连、炒黄芩、炒黄柏、炒栀子各七分。水煎，分作十余次服，徐徐呷之。功能清热宣肺祛痰。治肺痈。

如金青盲rújīnqīngmáng　病证名。见《证治准绳·杂病》。为绿映瞳神的晚期证候。《张氏医通》卷八于绿映瞳神证内指出：“瞳神乍看无异，久之专精熟视，乃见其深处隐隐绿色，自视亦渐觉昏眇……久而不治，为如金青盲等证。”类黄风内障，参见该条。

如眉老人rúméilǎorén　见“李冠仙”条。

如疟rúnüè　病证名。指症情似疟而非疟的一类病证。《症治要诀·疟寒热》：“外有伤寒，往来寒热如疟；劳病，往来寒热，亦如疟。谓之如疟，非真疟也。然伤寒寒热如疟，初必恶风寒，发热，头痛体疼，自太阳经而来；劳病寒热如疟，初必五心发烦热，劳倦咳嗽，久乃成寒热，与正疟自不同。诸病皆有寒热，如失血、痰饮、癥瘕积聚、小肠气、风寒暑湿、食伤发劳、劳瘵、疮毒脚气，已各见本门，其余不能尽举，应有不如发疟之传为寒热者，须问其元有何病而生寒热，则随病施治。寒热发作有期者，疟也，无期者，诸病也。”参见“似疟”“疟疾”条。

如丧神守rúsàngshénshǒu　症名。指火郁于内，而见神志昏乱，心神不宁，惊惶不安状态。《素问·至真要大论》：“诸禁鼓栗，如丧神守，皆属于火。”

如神三生散rúshénsānshēngsǎn　《素问病机气宜保命集》卷下方。露蜂房、蛇退皮、头发（洗净）各等分。三味烧灰存性，研细，酒调三钱。治诸疮疼痛，不变肉色，漫肿光色，名曰附骨痈。

如神散rúshénsǎn《卫生宝鉴》卷十三方。川大黄。为末，新汲水调敷。治冻疮，皮肤破烂，痛不可忍。

如圣白虎汤rúshèngbáihǔtāng　《医略六书·杂病证治》卷十八方。人参、知母各一钱半，五味子八分，麦冬（去心）三钱，石膏五钱，炙甘草五分。水煎服。功能清热益气生津。治自汗烦渴，脉洪涩者。

如圣饼子rúshèngbǐng·zi　《太平惠民和剂局方》卷三方。防风、天麻、生半夏各半两，天南星、干姜、川乌（去皮尖）各一两，川芎、炙甘草各二两。为细末，汤浸蒸饼和丸，芡实大，捻饼曝干，每服五丸，同荆芥三至五穗细嚼，茶、酒或温开水送下。功能清头目，消风化痰，暖胃。治男子妇人气厥，上盛下虚，痰饮风寒，偏正头痛，痛连脑巅，吐逆恶心，目暝耳聋，气厥胃寒。

如圣金刀散rúshèngjīndāosǎn　《外科正宗》卷四方。又名金刀散。松香末七两，枯矾、生白矾一两五钱。为细末，掺于伤处，纸盖包扎。治刀刃所伤，皮破筋断，出血不止者。

如圣散rúshèngsǎn　❶《圣济总录》卷一百五十二方。棕榈、乌梅肉各一两，炮姜（烧存性）一两五钱。为细末，每服二钱，乌梅酒调，空腹、食前服。功能温经止血。治冲任虚寒，崩漏下血，淋漓不断，血色淡而无血块者。❷《卫生宝鉴》卷九方。①麻黄（烧灰）半两，芒硝二钱半，麝香、樟脑各少许。为末，嗅鼻。治眼目及头风，偏头痛。②顽荆子、苦参、玄参、紫参、厚朴、荆芥、沙参、陈皮、麻黄各一两，蔓荆子、防风、白芷、威灵仙各二两，桃枝、柳枝各一把。为末，每服三钱，临卧煎汤热洗。治麻风。❸《普济方》卷二百一十五引《经验良方》，马蔺花、麦冬、白茅根、车前子、甜葶苈子、檀香、连翘各等分。为末，每服四钱，水煎服。治砂淋。如渴加黄芩同煎，服时加烧盐少许。❹《仙传外科集验方》方。雄黄、生藜芦、白矾、皂角（去皮，炙黄）。加蝎尾，为细末，每用一字，吹入鼻中，以吐出顽痰为度。治缠喉风，渐入咽塞，水谷不下，牙关紧急，不省人事。

如圣丸rúshèngwán《小儿药证直诀》卷下方。胡黄连、炒芜荑、黄连各二两，使君子仁一两，麝香（另研）五分，干虾蟆（酒熬膏）五枚。为末，用膏和丸，麻子大，二至三岁儿，每服五至七丸，三岁以上每服十至十五丸，不拘时人参煎汤送下。治小儿冷热疳泻。

如圣饮子rúshèngyǐn·zi　《瘢论萃英》方。桔梗、生甘草、牛蒡子（炒）各一两，麦冬（去心）半两。共为末，加竹叶同煎，徐服。治小儿疮疹毒攻咽喉疼痛。

如宜方rúyífāng　医方著作。2卷。元代艾元英撰。撰年不详。卷一将病证等内容分为17类，包括头痛、咽喉、诸气、腰痛、心恙、补益、消渴、痈疽、肿病、脚气、失血、大便、小便、疮疥、妇人、小儿、杂病，每类均简述证候及其应用的方剂名称；卷二附列卷一所用的方剂，共304首，并予编号，便于检阅。

如意草rúyìcǎo　中药材。❶见《全国中草药汇编》。为犁头草之别名。❷见《南京民间药草》。为蕨之别名。各详该条。

如意丹rúyìdān　《医学入门》卷三方。川乌八钱，槟榔、人参、柴胡、吴茱萸、川椒、干姜、茯苓、黄连、紫菀、厚朴、肉桂、当归、桔梗、皂角、石菖蒲各五钱，巴豆二钱半。为细末，炼蜜为丸，梧桐子大，朱砂为衣，每服三丸或五丸或七丸，随症使引送下。治温疫及一切伏尸传痨，癫狂失心等症。山岚瘴气（枣汤或白汤下）；风疫及大麻风、紫癜、疮癣、左瘫右痪、鹤膝风等一切风疫（荆芥煎汤下）；寒疫及小肠气痛（小茴香煎汤或吴茱萸煎汤下）；暑疫及五淋（灯心煎汤下）；热盛（大黄煎汤下）；燥疫（生地或麻仁煎汤下）；膀胱疝气肿痛（萝卜煎汤或冷水下）；温疫及水肿（车前子或木通煎汤下）；水气（甘遂、大戟煎汤下）；瘿蛊（甘遂煎汤下）；五般痔（白矾汤下）；五痫（乳香汤下）；肾脏积，咬齿，唾涎，腰疼（盐汤下）；五疟（桃枝煎汤下）；失心中邪（柳枝、桃枝煎汤下）；阴阳二毒，伤风咳嗽（薄荷煎汤下）；五疳，痢疾，肠风，脏毒（陈米煎汤下）；诸般咳嗽（姜汤下）；小儿惊风（薄荷煎汤下）；痈疽，瘰疬，疮痍，涎喘，消渴，大小肠闭，或泄或利，酒毒，便红，喉痹，重腮，不服水土（温汤下）；痢疾红甚（黄连煎汤下）；妇人血海久冷，带下赤白，难以生育及诸般血气（艾汤下）。

如意花rúyìhuā　中药材。见萧步丹《岭南采药录》。为五色梅之别名，详该条。

如意金黄散rúyìjīnhuángsǎn　《外科正宗》卷一方。又名金黄散。天花粉十斤，黄柏、大黄、姜黄、白芷各五斤，厚朴、陈皮、甘草、苍术、天南星各二斤。为细末，随症调敷。功能活血散瘀，消肿止痛。治痈疽发背，诸般疔肿，跌仆损伤，湿痰流毒，大头时肿，漆疮火丹，风热天泡，肌肤赤肿，干湿脚气，妇女乳痈，小儿丹毒等症。凡红肿热痛未成脓者，及夏月火令时俱用茶水同蜜调敷；微热微肿及大疮已成，欲作脓者，用葱汁同蜜调敷；漫肿无头、皮色不变，湿痰流毒，附骨痈疽，鹤膝风等症，用葱酒煎调；风热恶毒所生疾患，必皮肤亢热色红光亮，形状游走不定者，俱用蜜水调敷；天泡火丹、赤游丹、黄水疮、漆疮、恶血攻注等证，用板蓝根叶捣汁调敷，加蜜亦可；烫火伤用麻油调敷。实验研究：本方具有抗炎、抗感染、消肿、镇痛、抗冻伤和抑菌作用。

如银内障证rúyínnèizhàngzhèng　病名。又名如银障症、如银翳。《证治准绳·杂病》：“瞳神中白色如银也，轻则一点白亮如星似片。”指圆翳内障因黄精混浊呈银白色者。详“圆翳内障”条。

如银翳rúyínyì　病名。见《证治准绳·杂病》。即如银内障证。详该条。

如银障症rúyínzhàngzhèng　病名。见《审视瑶函》。即如银内障证。详该条。

茹草编rúcǎobiān　本草著作。4卷。明代周履靖撰。刊于

R

1582年。本书是作者亲自在山野采集可食的野生植物，通过访问、绘图的实践所编成的一部野菜食谱。卷一至卷二共收野菜101种，均绘图并以诗赋的形式介绍其采集时间及食用法。卷三至卷四引录古书中有关服食草木的资料，所绘各图可供药用植物学参考，但书中缺乏医药内容。

儒门事亲 rúménshìqīn　综合性医著。15卷（一作14卷）。金代张子和撰。撰年不详。张氏为金元四大家之一，善用汗、吐、下三法。书中详细介绍他用三法的学术见解和各科多种病症的临床实践，有不少精辟的论述和创见，并附较多治案。相传此书系张氏向麻知几、常仲明等讲学内容，由麻氏等整理而成（或认为前3卷系张氏自撰）。全书论述病症分风、暑、火、热、湿、燥、寒、内伤、内积、外积共十形，较系统地反映了张氏汗、吐、下三法的理论和实践，对读者有所启发。但作者过于强调三法对各科临床的应用，甚至提出："汗、下、吐三法该尽治病"的片面观点。1949年后出版排印本。

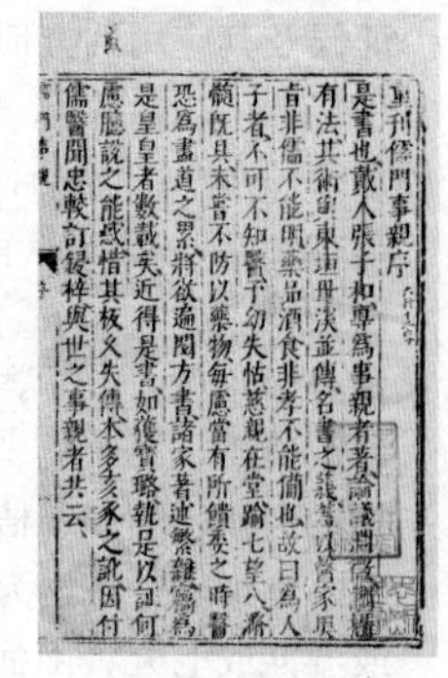

儒门事亲

濡肠饮 rúchángyǐn　《辨证录》卷九方。熟地黄二两，当归、肉苁蓉各一两。水洗，淡水浸，一日换水五次，水煎，空腹服。功能润肠通便。治肾水不足，大便秘结，口干舌燥，咽喉肿痛，头目昏晕，面红烦躁。

濡化 rúhuà　运气中六气的变化之一。《素问·六元正纪大论》："太阴所至为濡化。"指太阴之气司天则湿气敷布，万物泽润。

濡脉 rúmài　脉象。脉象浮小而无力，轻按可得，重按反不明显。《脉经》："濡者，如帛衣在水中，轻手相得。"《脉诀汇辨》："濡者，即软之象也。必在浮候见其细软，若中候、沉候，不可得而见也。"多见于亡血伤阴或湿邪留滞之证。

濡泄 rúxiè　病证名。指湿盛伤脾的泄泻。出《素问·气交变大论》。又称濡泻、湿泻、洞泄、脾虚泄。《卫生宝鉴·泄痢门》："《内经》云：湿胜则濡泄……夫脾为五脏之至阴，其性恶寒湿。今寒湿之气，内客于脾，故不能禅助胃气，腐熟水谷，致清浊不分，水入肠间，虚莫能制，故洞泄如水，随气而下，谓之濡泄。法当除湿利小便也，对金饮子主之。"《杂病源流犀烛·泄泻源流》："惟濡泄一症，又名洞泄，乃为湿自甚，即脾虚泄也。由土虚不能制湿，肠胃不固，湿反胜而成病，故脉迟而缓，小便不利，身重，腹不痛，肠鸣辘辘，所下多水。宜四苓汤加二术、胃苓汤加草蔻。"参见"洞泄""湿泻"条。

濡泻 rúxiè　病证名。出《素问·阴阳应象大论》。又称濡泄、湿泻、洞泄。《圣济总录》卷七十四："寒湿之气，内客于脾，则不能禅助胃气，腐熟水谷，致清浊不分，水入肠间，虚莫能制，故洞泄如水，随气而下，谓之濡泻。"详"濡泄""湿泻"条。

乳 rǔ　❶乳房。《灵枢·经别》："手阳明之正，从手循膺乳。"详"乳房"条。❷哺乳。如乳母、乳子等。❸乳汁。如通乳，即指通乳汁。❹乳头状物。如钟乳（钟上可敲打的突出物）、钟乳石。❺生，生殖。如产乳。❻初生的、幼小的。如乳牙。

乳癌 rǔ'ái　病名。指以乳房部结块，质地坚硬，高低不平，病久肿块溃烂，脓血污秽恶臭，疼痛日增为主要表现，发生于乳房的癌病类疾病。

乳癌方 rǔ'áifāng　《外科传薪集》方。青皮、石膏、生甘草节、瓜蒌、橘络、皂角刺、金银花。水煎服。治乳癌初生者。

乳瓣 rǔbàn　❶妇女发育后乳房内组织成瓣状，故名。即乳腺体。❷小儿呕出之乳积，细碎成块。

乳哺 rǔbǔ　指喂养小儿的方法。乳，人乳；哺，喂养。婴儿初生一周，消化能力较弱，母乳是婴儿最适宜的天然营养品。《备急千金要方》："凡乳儿不欲太饱，饱则呕吐。"婴儿逐渐长成，乳量逐渐增多，使婴儿胃口逐渐适合于食物，但乳哺不可太过。《古今医统》："忍三分饥，吃七分饱。"一般"小儿四五个月，只与乳吃"。（《寿世保元》）"半年以后宜煎陈米粥，取粥面时时与之，十月以后渐与稠粥稀饭，以助中气，自然易养少病。"（《小儿药证直诀》）8～12月为断乳适当的时期。人乳喂养太久的婴儿，尤其是不增加辅食的，会食欲异常或消失，导致元气虚弱，易于感染疾病。经期内往往乳汁减少，此时哺乳可引起婴儿泄泻、吐乳等症。但经期后喂哺的婴儿若能增长如常，不妨继续哺乳。如母亲患重病或怀孕，必须立即停止哺乳。

乳不消 rǔbùxiāo　病名。出《诸病源候论》卷四十六。即乳积。详该条。

乳齿 rǔchǐ　小儿的牙齿，相当于正常幼儿7～8岁前长出来的牙齿。随着年龄的增长，乳齿逐步脱落，更换为久齿。

乳吹 rǔchuī　病名。《萧山竹林寺妇科秘方考》："胎前二乳肿痛，身发寒热，名乳吹。"即妊娠乳肿。详该条。

乳豆丸 rǔdòuwán　《世医得效方》卷五方。乳香、肉豆蔻。先以乳香酒浸研成膏，和肉豆蔻末为丸，梧桐子大，每服五十丸，空腹米汤送下。治滑泄不止。

乳毒 rǔdú　病名。见《太平圣惠方》卷六十四。即乳痈。见该条。

乳妬 rǔdù　病名。见刘斋甫《妇科三字经》。指两乳胀硬痛疼，憎寒发热的病证。即"妬乳"。详该条。

乳鹅 rǔ'é　病名。《张氏医通》卷八："乳鹅缠喉二种不同，肿于喉两傍者为双鹅，肿于一边者，为单鹅。"即"乳蛾"。详该条。

乳蛾 rǔ'é　病名。见《幼科金针》。又名蛾子、乳鹅、单双肉蛾。主要是由于肺胃蕴热，复感风邪，风热相搏，循经上乘于咽喉所致。发于咽喉两侧之喉核，或左或右，或两侧均见，有红肿疼痛。发于一侧者名单蛾，发于两侧者名双蛾，以其形如蛾腹而得名。其症喉核一侧或两侧红肿疼痛，其表面可见黄白色之脓性分泌物，口臭便秘，舌苔厚腻，汤水难咽，身发寒热，发病急骤者曰急乳蛾，相当于急性扁桃体炎。若蛾如乳头，不甚疼痛，感寒易发，病难速愈者，曰石蛾，相当于慢性扁桃体炎。属肺胃热壅者，宜疏风清热，消肿解毒，用清咽利膈汤加减；属痰浊肝火者，宜清热涤痰，用指迷茯苓丸加减；属阴虚火旺者，宜滋阴降火，用知柏地黄汤加减。《幼科金针》："治乳蛾，儿小者，用针微刺出血，吹冰硼散，服清咽利膈汤。"此外，板蓝根、土牛膝根、七叶一枝花均可选用。

乳蛾核 rǔ'éhé　病名。《焦氏喉科枕秘》卷一："此症气恼郁结不伸而起，喉边形起乳头，遇阴天劳神气恼，颈外如绳扣住，饮食不下，呼吸不利，日久年深则蛾下起黄皮或白皮一条，长入喉底。"《喉症全科紫珍集》卷下："左喉两边，形似乳头……日久年深，则成嫩骨。"相当于慢性扁桃体炎。参见“石蛾”条。

乳儿rǔ'ér 从出生后一个月至一周岁为乳儿。又称乳下婴儿，亦名婴儿。《成方切用·杂将护法》：“婴儿百日，任脉生，能反复，乳母当存节喜怒，适其寒温。婴儿半，尻骨已成，乳母当教儿学坐。婴儿二百日外，掌骨成，乳母教儿地上匍匐。婴儿三百日，髌骨成，乳母教儿独立。婴儿周岁，膝骨已成，乳母教儿步行。”乳儿以乳汁为主，可逐渐增加辅助食品，以满足其肌体发育需要。但由于胃气稚弱，运化不强，食有不慎，每易发生食乳停滞。加之气血未充，筋骨柔弱，容易感邪发生惊搐等病。

乳儿法rǔ'érfǎ 小儿乳哺法。《幼科类萃·乳哺论》：“初生芽儿，藉乳为命，乳哺之法，不可不慎。”乳母以乳哺儿，要捉去宿乳。《备急千金要方》：夏不去热乳，令儿呕逆；冬不去寒乳，令儿咳痢。《儒门事亲·过爱小儿反害小儿说》：“婴儿之病，伤于饱也。今人养稚子，不察肠胃所容几何，但闻一声哭，将谓饥号，急以潼乳纳之儿口，岂复知量，不吐不已。”《证治准绳·幼科》：“乳贵有时，食贵有节。”必须乳勿过量，宁饥勿饱。《颅囟经》：“乳后抱儿，使其身直。恐软弱颠倒，致乳溢出。”至于乳子之母，尤宜谨节，饮食下咽，乳汁便通；情欲动中，乳汁便应。《保婴撮要》：“小儿初生，须令乳母慎七情、六淫，厚味炙煿，则乳汁清宁，儿不致疾。否则阴阳偏胜，气血滞腾，乳汁败死，必生诸证。”当母乳不足或母体患病时，可兼用或改用代乳品。《古今医统》：“初生时或未有奶子，产妇之乳未下，可用猪乳代之，可免惊痫痘疮。钱氏曰：初生小儿至满月内，可常取猪乳滴口中最佳。”大抵乳哺不可过饱。故谚云：“小儿常病，伤于饱也。”又云：“忍三分饥，吃七分饱。”亦至论也。

乳发rǔfā 病名。出《仙传外科秘方》卷九。即发乳。见该条。

乳房rǔfáng 出《素问·刺禁论》。与解剖学同名器官同。为足阳明胃经所过。其中央有乳头，属肝；乳头周围有乳晕。

乳房疼痛rǔfángténgtòng 症名。乳房发胀疼痛的症状。

乳疯rǔfēng 病名。出《外科百效全书》卷三。即乳痈。见该条。

乳疳rǔgān 病证名。出《外科启玄》卷五。指乳部所生疮肿，经年不愈；或乳头溃烂，延及周围；或腐肉不去，好肉不生，破似莲蓬，疼痛难忍者。治宜内服三星汤，外搽白芷散。余参见“乳岩”条。包括乳腺结核、乳岩等慢性乳病。

乳根rǔgēn 经穴名。代号ST18。出《针灸甲乙经》。属足阳明胃经。位于胸部，在第五肋间隙中，距胸正中线4寸处。布有第五肋间神经分支及肋间动、静脉分支。主治咳嗽，气喘，胸痛，少乳，乳痈；以及肋间神经痛，乳腺炎等。斜刺0.3～0.5寸。不宜深刺。艾条灸5～10分钟。

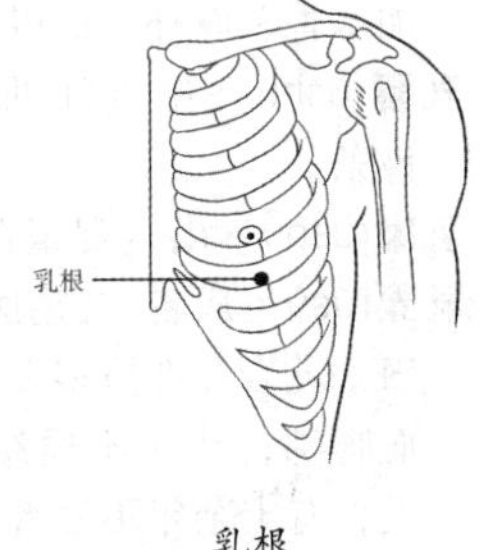

乳根

乳根痈rǔgēnyōng 病名。出明代龚居中《外科活人定本》卷二。生于乳头之下的痈肿。因乳根穴而得名，故云。详“乳痈”条。

乳核rǔhé 病证名。出《外科启玄》卷五。即乳结核。见该条。

乳花rǔhuā 中药材。见《北方常用中草药手册》。为石花之别名，详该条。

乳积rǔjī 病证名。见《幼科金针》。又名伤乳、乳不消、乳滞。婴儿哺乳失宜，停滞不化而得。症见呕吐泄泻，吐出物与泄下物均有未消化的乳瓣，且有馊臭气，伴有面色青黄，发热，口渴，多睡，口疮，身渐黄瘦等。治宜开胃消导，先服消乳丸；常服健脾散（党参、茯苓、厚朴、苍术、橘皮、甘草、草果、姜、枣）。

乳剂rǔjì 中药剂型。两种互不相溶的液体经乳化制成的非均匀分散体系的药剂。

乳浆草rǔjiāngcǎo 中药材。见《江苏省植物药材志》。为泽漆之别名，详该条。

乳疖rǔjiē 病名。出《外科启玄》卷五。即疖生于乳房部者。证治同疖。

乳结核rǔjiéhé 病证名。出《诸病源候论》卷四十。又名乳核、乳中结核。为乳疬、乳癖、乳痨、乳岩等仅以乳房结块为早期特征的多种乳病总称。证治因病而异，详各条。

乳疽rǔjū 病名。出《诸病源候论》四十卷。因寒搏于血，血涩不通所致。症见肿硬木闷，破而不溃，肿亦不消。治宜神效瓜蒌散，外宜隔蒜灸。《外科启玄》卷五：“初发即有头曰乳疽。”又《校正外科大成》：“乳痈、乳疽生于乳房。红肿热痛者为痈，坚硬木痛者为疽。由肝气郁结，胃热壅滞而成也。”乳疽，是乳痈的另一临床表现，即有头疽生于乳房，治见“乳痈”条。但应因症而异，偏血瘀者，宜活血化瘀；偏痰者，宜清热化痰，均侧重疏肝解毒和营之法。

乳菌rǔjūn 病名。俗称鹅口疮。发于婴儿。指婴儿口中肿起如菌状，致使婴儿不能吮乳者。多因胎中蕴热所致。轻者以软布蘸京墨拭口，数次可愈。或以冰硼散、朱黄散等拭口，日数次。亦可用银花、甘草煎汤服饮。

乳痨rǔláo 病名。乳疾的痨症。出《秘传外科仙方》。多由肝气郁结、胃经痰浊凝结所致。初起结核形如梅李，硬而不痛，皮色如常。数日后肿块渐大，与皮肤粘连，隐痛，皮色转微红，肿块逐渐变软成脓，脓稀呈白汁，腐肉难脱，周围皮色暗红，疮口难敛。病变可延及胸胁、腋下。久溃不愈者，多呈现阴虚火旺之症。治宜早期内服神效瓜蒌散或蒌贝散，外用隔蒜灸，并贴绀珠膏；若成脓兼用八珍汤加姜炒香附、夏枯草、蒲公英补之；若阴虚之证已见，宜服六味地黄汤，以培其本。疮口按溃疡处理。然此病久而成痨者，不易奏效。

乳利如膏rǔlìrúgāo 病证名。《颅囟经》：“初生小儿，一月内，乳利如膏，是母寒气伤胃所致也。”新生儿消化力弱，哺乳失宜，复感寒邪，最易导致乳汁不消而成此症。故《古今医统》论抚养婴儿，要注意哺乳之法，有“忍三分饥，吃七分饱”的说法。

乳利如血rǔlìrúxuè 病证名。《颅囟经》：“初生小儿一月内，乳利如血，是母胸有滞热所作也。”治宜清除滞热，用荷叶蒂、黄连煎服。

乳疬rǔlì 病名。❶出《疮疡经验全书》。古名奶疬。为乳中结核之一种。症见月经初潮前后，乳晕部出现疼痛性结块。多因冲任失调，肾气不充所致。治宜调理冲任，滋养肝肾，活血化瘀。选用逍遥调经汤。❷即童子疬。出《疬科全书》。详该条。

乳令儿病rǔlìng'érbìng 小儿脾胃怯弱，乳食易伤。《证治准绳》乳令儿病：“喜乳，涎喘生惊。怒乳，疝气腹胀。

寒乳，奶片不化。热乳，面黄不食。气乳，吐泻腹胀。病乳，能生诸疾，令儿黄瘦骨蒸，盗汗噬煎夜哭。壅乳，吐逆生痰。魃乳，腹急脏冷。淫乳，必发惊痫。”

乳漏rǔlòu　病名。出《诸病源候论》卷四十。指生于乳晕或乳房的漏管或窦道，由乳痈、乳发、乳疽、乳痨等病深伤乳络或治疗不当，溃后久不收口所致。疮口经久不敛，时流脓水或溢出乳汁。宜内服托里散，外用提脓祛腐药，以五五丹作药线插入，腐肉尽则用生肌散收口。并可兼用豆豉饼灸法，缓缓灸之以祛寒，促进愈合。

乳脉不行rǔmàibùxíng　病名。《儒门事亲》：“因啼哭悲怒郁结，气溢闭塞，以致乳脉不行。”详见“乳汁不行”条。宋代陈无择《三因极一病证方论》：“产妇有二种乳脉不行，有气血盛而壅闭不行者，有血少气弱涩而不行者，虚当补之，盛当疏之。”属缺乳范畴。参见该条。

乳没汤rǔmòtāng　《医学从众录》卷八方。乳香、防风、知母、陈皮、木通、香附各一钱，没药、川芎、甘草、当归、贝母各五分，薏苡仁、金银花、瓜蒌仁各二钱，橘叶二十片。水、酒各半煎，食后服。治乳痈。

乳母食忌rǔmǔshíjì　乳母饮食有三方面须知避忌：①乳母有病服药时暂时不哺乳，以免药物通过乳汁影响小儿身体健康。②乳母勿大饥、大饱、大寒、大热、大喜、大悲，以免影响乳汁分泌的质量。③子有病时，乳母勿食发物等。

乳难rǔnán　病名。❶出《神农本草经》。指分娩困难。即难产。《神农本草经》的滑石、贝母、泽泻等条主治乳难，应作产难或难产解。❷指乳汁分泌不足或乳汁不下之意。

乳衄rǔnǜ　❶病名。《疡医大全》卷二十：“妇人乳房并不坚肿结核，惟乳窍常流鲜血，此名乳衄。”乃属忧思过度，肝脾受伤，血失统藏所以成衄。治宜平肝散郁，养血扶脾为主。内服黑逍遥散。相当于乳腺管内或囊内乳头状瘤。❷症名。乳头溢血的表现。

乳旁rǔpáng　推拿穴位名。即奶旁。见该条。

乳膨rǔpéng　病名。见《张氏医通》卷十一。因无子饮乳，蒸乳而发寒热作痛者，俗名乳膨。可用炒麦芽一两，水煎频饮。乳退，胀热自除。

乳癖rǔpǐ　病名。❶乳中结核之一种。见《外科活人定本》卷二。又名乳栗、奶栗。因肝气不舒、郁结而成。此核可随喜怒而消长，大小不等，形如鸡卵或呈结节状。质硬，多无痛感，无寒热，推之可移，不破溃，皮色不变。治宜疏肝解郁，化痰消结，内服逍遥散加味；或和乳汤加附子七分、煨姜一片；或化圣通滞汤主之；外用艾灸五、七壮，或丁香末敷之。古代文献有将乳癖与乳痞混称者。本病类似慢性纤维囊性乳腺病。❷癖疾之一。见《太平圣惠方》第八十八卷。又名奶癖。指哺乳期婴儿，因伤乳食所致的癖疾。病机主要在于肝脾。因乳积损伤脾胃，肝气横逆，气血瘀阻，遂成癖疾。临床表现为身瘦肌热，面黄腹大，腹壁青筋怒张，胁下痞块结硬。用调理肝脾，消乳化积之剂，如消癖丸。但过于攻下克伐之药，不宜滥用，以免损伤正气。

乳癖消颗粒rǔpǐxiāokēlì　中成药。见《中华人民共和国药典（一部）》（2020）。鹿角 66.8g，昆布 173.5g，鸡血藤 44.5g，赤芍 13.4g，漏芦 26.7g，玄参 44.5g，夏枯草 44.5g，红花 26.7g，蒲公英 44.5g，天花粉 17.8g，三七 44.5g，海藻 86.8g，木香 35.6g，牡丹皮 62.3g，连翘 178g。以上十五味，按颗粒剂工艺制成，每袋装 8g。开水冲服。一次 1 袋，一日 3 次。软坚散结，活血消痈，清热解毒。用于痰热互结所致的乳癖、乳痈，症见乳房结节、数目不等、大小形态不一、质地柔软，或产后乳房结块、红热疼痛；乳腺增生、乳腺炎早期见上述证候者。

乳泣rǔqì　病名。出宋代陈选《妇科秘兰》。亦名乳胎、儿泣、鬼泣。《妇科秘兰》：“妊娠乳自流出者，谓之乳泣。”因孕妇气血虚弱不能统摄，乳汁自出，出多则血不足以养胎，以致影响胎儿发育。治宜补气养血。方用八珍汤。

乳上rǔshàng　经外奇穴名。《备急千金要方》：“乳，以蒲横度口，以度从乳上行，灸度头二七壮。”《类经图翼》列作奇穴，名乳上穴。位于乳头直上 1 寸处。主治乳痈，少乳以及肋间神经痛等。艾炷灸 3～5 壮；或艾条灸 5～10 分钟。

乳少rǔshǎo　见清代许廷哲《保产要旨》。即缺乳。详该条。

乳食不消rǔshíbùxiāo　病证名。见《小儿药证直诀》。即小儿伤积。《活幼心书》：“小儿所患积证，皆因乳哺不节，过餐生冷、坚硬之物，脾胃不能克化，停积中脘，外为风寒所伤，或因夜卧失盖，致头疼面黄身热，眼胞微肿，腹痛膨胀，足冷肚热，喜睡神昏，不思饮食，或呕，或哕，口噫酸气，大便馊臭，此为沉积所伤。有食饱伤脾，脾气稍虚，物难消化，留而不去，遂成其积，积败为痢。”至于乳食不消的治则，务以消积勿过攻伐，调补勿过温峻为要旨。参“乳滞”“调和脾胃”条。

乳食冲肺rǔshíchōngfèi　病证名。出《小儿药证直诀》。小儿脾胃脆弱，乳食停滞，脾胃受伤，聚液为痰，痰涎上冲，乳食上逆，咳嗽面赤，痰喘壅甚，宜葶苈丸。

乳食积滞rǔshíjīzhì　病证名。指婴幼儿伤乳、伤食而致的胃肠病。多因脾胃虚寒，乳食不化，久而成积所致。单纯饮乳积滞者，参见“乳积”条。乳食俱伤积滞者，称宿食不消。《诸病源候论》卷四十七：“小儿宿食不消者，脾胃冷故也，小儿乳哺饮食，取冷过度，冷气积于脾胃，脾胃则冷，胃为水谷之海，脾气磨而消之，胃气调和，则乳哺消化。若伤于冷，则宿食不消。”参见“食积”条。

乳食停滞吐rǔshítíngzhìtù　病证名。婴幼儿乳食停滞中脘，胃气上逆而引起的呕吐。其症呕吐酸臭乳片或食物，口气臭秽。《幼幼集成》：“此因乳食无度，脾胃嫩弱，不能运化”而成。伤乳用消乳丸，消乳行滞，安胃和中；伤食用保和丸，消食和胃，降逆止呕。

乳食作痛啼rǔshízuòtòngtí　病证名。指小儿因乳食所伤而致腹痛啼哭。《普济方》卷三百六十一：“因儿饮乳，乳壅不散，伤动脾胃，脾胃气弱，不能消化，滞乳停留，与正气交击，故成阵作痛而啼也。”治宜消乳导滞。用保和丸加木香、厚朴。或以熟艾烘热，布包，频熨腹脐。

乳薯rǔshǔ　见《江西民间草药》。为山海螺之别名，详该条。

乳嗽rǔsòu　出《婴童百问》。即百内嗽。详该条。

乳粟rǔsù　病名。《疡医大全》卷二十乳岩门主论：“胡公弼曰：乳岩乃性情多多疑忌……以致厥阴之气不行，阳明之血腾沸，孔窍不通结成坚核，形如棋子，或五、七年不发，有十余年不发者……或因大怒触动，一发起烂开如翻花石榴者名曰乳粟。”即乳岩之翻花如石榴者。参见“乳岩”条。

乳缩症rǔsuōzhèng　病名。见晟叔来《增订达生篇》。指乳头收缩内陷者。由肝经受寒，气敛不舒所致。症见乳头收缩肉里。治宜温经暖肝。方用暖肝煎（黄芪、当归、白芷、防风、木通、干姜、肉桂）。

乳胎rǔtāi　病名。见《郑氏女科真传·胎前杂症》。指妊娠期乳汁自出。即乳泣。详该条。

乳痰rǔtán　病名。乳中结核之一。《疡科心得集》卷中："有乳中结核，始不作痛，继遂隐隐疼痛，或身发寒热，渐渐成脓，溃破者此名乳痰；或亦由肝经气滞而成，或由于胃经痰气郁蒸所致。用药疏肝之中必加贝母、半夏、瓜蒌等以治痰，则未脓可消，至已溃必兼补气血，方易收口。"

乳痛rǔtòng　病证名。出《外科理例》卷四。《证治准绳》卷之三："……妇人内热，胁胀两乳不时作痛，口内不时辛辣，若卧而急起则脐下牵痛，此带脉为患。用小柴胡加青皮、黄连、山栀煎服。"

乳头rǔtóu　位于乳房中央突起的尖端部分。属肝，有病多按肝经病变治疗。

乳头风rǔtóufēng　病名。指哺乳妇女乳头的破裂。见《疡科心得集》卷中。多由肝火不能疏泄，肝胃湿热蕴结而成。症见乳头、乳颈及乳晕部裂口，疼痛，揩之出血或流黏水，或结黄痂。易继发乳痈。病程较长，常延续断乳后方能痊愈。治宜清肝泻火，内服龙胆泻肝汤，外搽生肌玉红膏或以白芷研末乳汁调敷。即乳头皲裂。

乳头香rǔtóuxiāng　中药材。出《海药本草》。即乳香，详该条。

乳无汁rǔwúzhī　病名。指产后无乳。《诸病源候论》卷四十四："妇人手太阳少阴之脉，下为月水，上为乳汁、妊娠之人，月水不通，初以养胎，即产则水血俱下，津液暴竭，经血不足者。故无乳汁也。"治疗见"缺乳"条。

乳下rǔxià　经外奇穴名。《肘后备急方》："治卒吐逆方，灸乳下一寸，七壮即愈。"又《备急千金要方》："小儿癖，灸两乳下一寸各三壮。"《针灸集成》列作奇穴，名乳下。位于乳头直下一寸处。主治腹痛腹胀，胸胁疼痛，乳肿少乳，小儿癖疾，久嗽，反胃，干呕，吐逆，胃脘痛，闭经等。艾炷灸3～5壮；或艾条灸5～10分钟。

乳下婴儿rǔxiàyīng'ér　出《诸病源候论》卷四十五。指六岁以下的小儿。

乳香rǔxiāng　中药材。出《名医别录》。别名熏陆香。为橄榄科植物卡氏乳香树 *Boswellia carterii Birdw.* 的胶树脂。主产于索马里、埃塞俄比亚。辛，苦，温。入心、肝、脾经。活血，行气，止痛。治气滞血瘀的脘腹疼痛，风湿痹痛，跌打损伤，痛经，产后腹痛。煎服：3～9g。治痈疽肿毒，煎服，或研末外敷。孕妇忌用。本品含树脂、树胶、挥发油。树脂主含α-β-乳香脂酸、α-β-香树脂醇及其衍生物。树胶主含多聚糖。挥发油中含蒎烯、二戊烯、α-水芹烯等。

乳香趁痛散rǔxiāngchèntòngsǎn　《仁斋直指方论》卷十八方。虎胫骨（酒炙）、龟甲（酒炙）各二两，血竭、赤芍药、当归、乳香、没药、防风、煅自然铜、炮白附子、肉桂、白芷、炒苍耳子、炒骨碎补各三两，牛膝、天麻、槟榔、五加皮、羌活各一两。为末，每服二钱，温酒调下。治打坠腰痛，脚气。

乳香定痛散rǔxiāngdìngtòngsǎn　❶《张氏医通》卷十四方。乳香、没药各半两，川芎、白芷、赤芍药、牡丹皮、生地黄各七钱半，炙甘草二钱。为粗末，每服四钱，醋酒和童便调下，日二次。治跌仆伤筋。若大便秘加酒大黄；筋伤用生牛膝半两，酒浸捣绞取汁冲服。❷见《证治准绳·疡医》卷二。即乳香散第一方，见"乳香散"条。

乳香定痛丸rǔxiāngdìngtòngwán　《万病回春》卷五方。乳香、没药各三钱，苍术二两，川乌、当归、川芎各一两，丁香五钱。为末，枣肉和丸，梧桐子大，每服五十至六十丸，温酒送下。功能疏风驱寒，除湿止痛。治历节风。

乳香膏rǔxiānggāo　《外科精义》卷下方。乳香（研）、松脂、白蜡各五钱，白胶香二两，杏仁油一斤。先将松脂在炭火上熔开，下白胶香、白蜡化开，入油搅匀，过滤去渣，在水中持拔呈白色如银，再入乳香拔白色，摊贴患处。治恶疮，打扑，走注疼痛。

乳香黄芪散rǔxiānghuángqísǎn　《证治准绳·疡医》卷二方。黄芪（去芦）、当归（酒洗）、川芎、麻黄（去根节）、甘草（生用）、芍药、人参（去芦）、罂粟壳（蜜炒）各一两，乳香（另研）、没药（另研）各五钱，陈皮一两。为细末，每服三钱，水一盏，煎至七分，去粗温服。如疮在上，食后服；疮在下，食前服。治一切恶疮、痈疽、发背、疔疮疼痛不可忍者；并治打扑伤损，筋骨疼痛。

乳香散rǔxiāngsǎn　❶《素问病机气宜保命集》卷下方。又名乳香定痛散。①寒水石（煅）、滑石各一两，乳香、没药各五分（一方作各五钱），冰片少许（一方作一钱）。为细末，掺疮口上。治疮口大而痛者。②乳香、没药各一钱，白矾半钱，铜绿少许。为末，掺用。治赤口疮。❷《疡医大全》卷三十七方。当归、自然铜（醋淬）各五钱，茴香四钱，乳香（去油）、没药（去油）各三钱。为细末，每服五钱，温酒调下。治杖疮。

乳香神应散rǔxiāngshényìngsǎn　《医学发明》卷三方。乳香、没药、桑白皮、黑豆、栗子各一两，补骨脂（炒香）二两。为细末，每服半两，醋煎去渣，入麝香少许，温服。治跌打损伤，疼痛不可忍，及腹中疼痛。

乳香丸rǔxiāngwán　《普济方》卷三百六十一方。乳香、没药、沉香各一两，蝎尾四枚，槟榔一两半（一方无槟榔）。为末，炼蜜和丸，黍米大，每服三丸，菖蒲、钩藤煎汤送下。治小儿腹痛多啼，唇黑囊肿，惊风内钓，角弓反张。

乳香寻痛丸rǔxiāngxúntòngwán　《世医得效方》卷十三方。乳香、川乌、没药、五灵脂、白胶香、地龙、干姜、半夏、五加皮、赤小豆各等分。为细末，面糊为丸，梧桐子大，每服二十丸，空腹黑豆淋酒送下。功能活血化瘀，祛风通络。治中风瘫痪不遂，手足亸曳，口眼㖞斜，或旋运僵仆，涎潮搐搦，卒中急风，不省人事。

乳香盏落散rǔxiāngzhǎnluòsǎn　《卫生宝鉴》卷九方。罂粟壳四两，柴胡、桔梗、陈皮、炒甘草各一两。为末，每服三钱，灯草（长四指）十茎，水煎服。治偏正头痛不可忍者。

乳卸rǔxiè　病证名。见晟叔来《增订达生篇》。指乳头拖下过长的病证。多因肝经风热发泄所致。用小柴胡汤主之，外用羌活、防风、白蔹烧烟熏之，仍以蓖麻子四十九粒、麝香一分同研烂，涂顶心，俟乳收上，急急洗去。

乳悬rǔxuán　病名。以产后乳头或乳房过度下垂，坠胀不适为主要表现。《医学入门》："乳悬，乃产后瘀血上攻，忽两乳伸长，细小如肠，直过小腹，痛不可忍，名曰乳悬，危证也。"治疗参《医宗金鉴·妇科心法要诀》："宜浓煎芎归汤，不时饮之，以其余药熏鼻，则瘀散乳即上升。如不上者，更以蓖麻仁捣，贴顶心，收即去之。"

乳癣rǔxuǎn　病名。《诸病源候论》卷五十癣候："小儿面上癣，皮如甲错起、干燥，谓之乳癣。言儿饮乳，乳汁渍

R

污儿面，变生此，仍以乳汁洗之，便瘥。”即奶癣，参见该条。

乳岩rǔyán 病名。见《丹溪心法》卷五。又名石榴翻花发。多见于中年以上妇女。因恚怒忧思，肝脾气逆所致。初起乳中结核大如枣栗，渐如棋子，不疼不痒，无红无热，一年或二三年渐渐肿大，始生疼痛，痛则无解。未溃时肿若堆栗或如覆碗，高突如岩，乳头内陷，肿处皮核相亲，推之不移；若顶透紫色，先腐后溃，溃后状如岩穴、如菜花，时流污水或出血，臭秽难闻者，此系阴疽，最为险恶，终因耗尽气血，五脏俱衰而危亡。传统治法：初宜疏肝解郁。神效瓜蒌散或乳岩方内服；或犀黄丸每服三钱；或犀黄丸与和乳汤加土贝母五钱，早晚交替服用。或活壁虎用针扦住，乘活以竹纸包如小，饭后开水吞服，每日服一次，近多焙干后，研末冲服，每服一钱。或黄牛大角煅存性一两，鹿角火焙黄色八钱，枯矾三钱和研极细末，热酒调服，每服三钱。外用季芝鲫鱼膏贴之，其核或可望消。久病破溃者，宜补养气血，通络化痰，服香贝养荣汤；或服千金托里散三日，接服犀黄丸；外用大蟾蜍六只，每日早晚取一只剖腹，去内脏，以皮贴于疮口，以拔其毒，一日一换。亦可常服消乳岩丸。今多主张早期施行手术治疗。

乳医rǔyī 出《汉书》。❶指接生员。俗称稳婆。古亦称看产。❷指产科医生。

乳痈rǔyōng 病名。出《肘后备急方》卷五。又名疙乳、妒乳、乳毒、吹妳、吹乳、内吹、外吹、乳根痈、乳疯。多因肝气郁结、胃热壅滞，或乳汁瘀积而成。初起乳房出现硬结、胀痛、乳汁流出不畅，全身可有恶寒发热，继则肿块增大，红剧痛，寒热不退而内蕴成脓。早期治宜疏肝理气、清胃热、通乳散结，方用瓜蒌牛蒡汤或橘叶散和乳汤内服；如意金黄散或蒲公英捣烂外敷；或隔蒜灸之；或葱一握洗净，连须捣烂作饼，置患处，以茶杯盛热灰，覆葱上热熨之；或南星末调敷；或玉簪花根加盐少许，共捣如泥外敷；鹿角尖磨汁敷之；若脓成宜服托里透脓汤，并于脓肿处切开排脓，余按一般溃疡处理。

乳痈癖rǔyōngpǐ 病证名。出《儒门事亲》。又名奶癖。多由乳食太过，郁于肠胃，积热熏蒸而成。症见身瘦肌热，面黄腹大，或吐泻腹有青筋，两胁结硬如碗。宜以导滞清热为治。

乳晕rǔyùn 位于乳房中央，乳头的外围，呈淡红色。怀孕时，乳晕色素沉着，色泽加深，可作妊娠诊断的参考。

乳蒸rǔzhēng 病名。见《郑氏女科家传秘方》。指乳房胀痛发热者。即蒸乳。详该条。

乳汁不通rǔzhībùtōng 见《萧山竹林寺妇科》。即乳汁不行。详该条。

乳汁不行rǔzhībùxíng 病名。又名乳汁不通、乳脉不行。《三因极一病证方论》：“产妇有二种乳汁不行，有气血盛而壅闭不行者，有血少气弱涩而不行者，虚常补之，盛当疏之，盛者当用通草、漏芦、土瓜根辈，虚者当用炼成钟乳粉、猪蹄、鲫鱼之属。”参见“缺乳”条。

乳汁草rǔzhīcǎo 中药材。见《岭南草药志》。为小飞扬草之别名，详该条。

乳汁溢rǔzhīyì 指产后乳汁分泌过多而泛溢。《诸病源候论》卷四十四：“其产虽血水俱下，其经血盛者，则津液有余，故乳汁多而溢出也。”参见“乳汁自涌”条。

乳汁自出rǔzhīzìchū 病名。以哺乳期内，乳汁不经婴儿吮而自然流出为主要表现的疾病。

乳汁自涌rǔzhīzìyǒng 病名。出《医宗金鉴·妇科心法要诀》。由于气血大虚。宜十全大补汤倍人参、黄芪。

乳滞rǔzhì 病证名。小儿哺乳停滞，消化不良。《医宗金鉴·幼科心法要诀》：“乳滞之儿，其候睡卧不宁，不时啼叫，口中气热，频吐乳片，肚胀腹热，大便酸臭。”治当调和脾胃，兼以消导，用消乳丸。

乳中rǔzhōng ❶经穴名。代号 ST17。出《针灸甲乙经》。属足阳明胃经。位于乳头中央，不针灸，只作胸腹部输穴的定位标志——两乳头之间作 8 寸。❷乳，《脉经》作产字解释。《辑义》：“乳中盖在草蓐之谓。”亦即产后。❸泛指哺乳期。

乳中结核rǔzhōngjiéhé 病证名。出《外科大成》卷二。即乳结核。见该条。

乳肿rǔzhǒng 病证名。《诸病源候论》卷四十：“足阳明之经，胃之脉也。其直者，以缺盆下于乳。因劳动则足腠理虚，受风邪，入于荣卫，荣卫否涩，气血不流，热结于乳，故令乳肿。其结肿不散。则成痈。”实为乳痈的早期症状。

乳子rǔzǐ ❶指婴儿。出《素问·通评虚实论》。吴注：“乳子，乳下婴孩也。”❷指产育。《说文》：“人与鸟生子曰乳，兽曰产。”❸指哺乳。《张氏医通》：“乳子言产后以哺乳时，非婴儿也。”

乳子病热rǔzǐbìngrè 病证名。出《素问·通评虚实论》。《幼科要略》：“襁褓小儿，体属纯阳，所患热病最多。”《素问》：“乳子而病热，脉悬小者……手足温则生，寒则死。”高士宗：“乳子秉质未充，借后天乳食以生，故胃气行于四肢，而手足温则生；胃气不行于四肢，而手足寒则死。”

乳子脉rǔzǐmài 乳子，吮食母奶的婴儿，乳子脉即婴儿的脉象，见《景岳全书·脉神章》。三岁以下的婴儿，其诊脉方法有不同于成人之处：一般以一息八至为平；诊脉只候其脉象，一般不分别其寸关尺部位；脉象以浮沉候表里、迟数候阴阳寒热、强弱以测虚实、缓急以测邪正，不详求二十八脉。

乳子伤寒rǔzǐshānghán 病证名。出《幼幼集成》。指婴幼儿感受寒邪而引起的急性发热性疾病。初起寒邪在表，恶寒，身热，无汗，沉迷；如表寒化热，则必热势增高，心烦，口渴；如便秘，小便黄涩者，则为热邪传里之候。初起表寒，治宜辛温解表，用葱豉汤（《类证活人书》：葱白、豆豉、麻黄、葛根）；表寒化热者，治宜辛凉清解，用银翘散加减；表里俱热者，治宜表里双解，可用防风通圣散。

乳子中风热rǔzǐzhòngfēngrè 病证名。出《素问·通评虚实论》。乳子中风发热，“喘鸣肩息者，脉实大也。缓则生，急则死。”张志聪：“风热之邪，始伤皮毛，喘鸣肩息，是风热盛而内干于肺气宗气，故脉实大也。夫脉之所以和缓者，得阳明之胃气也，急则胃气已绝，故死。”

入地金牛rùdìjīnniú 中药材。出清代赵其光《本草求原》。又名蔓椒、豕椒、两面针、上山虎。为芸香科植物两面针 *Zanthoxylum nitidum*（Roxb.）DC. 的根及根皮。分布于中南地区及云南、福建、台湾。辛、苦，温，有小毒。祛风，活血，麻醉止痛，解毒。①治风湿痹痛，腰肌劳损，跌打瘀痛，胃肠绞痛，胆道蛔虫病引起的疼痛，煎服：根，9～15g；根皮，4.5～9g；②治牙痛，煎水含漱；

③蛇咬伤，煎服并研末调敷。内服过量常引起头晕、腹痛、呕吐等中毒症状。本品禁与酸类食物同服。孕妇忌服。根及根皮含光叶花椒碱、光叶花椒酮碱等。根皮又含香叶木苷。光叶花椒碱对动物有抗癌与镇痛作用；根皮水提取液对胃痛及关节肌肉痛有一定缓解作用。提取物可诱发僵住症。其成分也有强心作用。

入地老鼠rùdìlǎoshǔ　中药材。见萧步丹《岭南采药录》。为紫茉莉根之别名，详该条。

入静rùjìng　气功术语。是指练功者在气功锻炼过程中，意念集中，神志清醒，出现高度安静、轻松舒适的一种练功状态。宋代胡三省注《资治通鉴·唐僖宗光启三年》："入静者，静处一室，屏去左右，澄神静虚，无私无营。"

入魔rùmó　气功术语。练功不当而导致的一类失常现象。见"偏差"条。

入药镜rùyàojìng　气功著作。不分卷。唐代崔希范撰，撰年不详。此书以三字诀形式写成，记述了内气贯通任督二脉之过程、内丹功修练阶段与步骤，并介绍意守命门之法、月节律与练功之关系、练功偏差之预防等内容。现存《道藏》之《解注崔公入药镜》注本、《道藏辑要》之《入药镜合解》注本；1988 年中国人民大学出版社出版《全真秘要》注释排印本。

入月rùyuè　❶指临近产期。见《外台秘要》卷三十三。❷月经的别称。《妆楼记》："红潮，谓桃花癸水也。又名入月。"

蓐疮rùchuāng　病名。出《小儿卫生总微论方》。小儿自初生至七日内外，因胎毒攻发，身生疮者，名曰蓐疮。此症见于头面腿臂等处，并逐渐蔓延，引起患儿啼哭不乳。治宜用黄连粉、青黛香油调涂。

蓐风rùfēng　病名。见《备急千金要方》卷三。李师圣《产育宝庆集》："产后为风邪所中，角弓反张，口噤不开，名曰蓐风，用药不得大发其汗。并忌转泻吐利，用华佗愈风散（荆芥穗一味）最妙。"治疗参见"破伤风"条。

蓐劳rùláo　病名。又名产后痨。《经效产宝》："产后虚弱，喘乏作寒热状如疟，名为蓐痨。"因产后气血耗伤，调理失宜，感受风寒，或忧劳思虑等所致。症见虚羸喘乏，寒热如疟，头痛自汗，肢体倦怠，咳嗽气逆，胸中痞，腹绞痛或刺痛。宜扶养正气为主。用六君子汤加当归。饮食渐进，正气恢复，其病自愈。

溽暑rùshǔ　溽，湿润。即暑湿。《素问·六元正纪大论》："少阴司天……四之气，溽暑至。"参"暑湿"条。

溽蒸rùzhēng　湿热熏蒸。《素问·气交变大论》："中央生湿，湿生土，其德溽蒸。"《素问·五常政大论》："其类土，其政安静，其候溽蒸。"

褥疮rùchuāng　病名。即席疮之今称。见该条。

ruan

阮炳ruǎnbǐng　晋代医家。字叔文，一说文叔。曾任河南尹，又称阮河南。精于医术，撰有《阮河南药方》十六卷，已佚。

阮德如ruǎndérú　见"阮侃"条。

阮河南ruǎnhénán　见"阮炳"条。

阮侃ruǎnkǎn　晋代医生。字德如。陈留尉氏（今河南开封）人。精研本草及医方。

阮叔文ruǎnshūwén　见"阮炳"条。

阮文叔ruǎnwénshū　见"阮炳"条。

软痹ruǎnbì　病证名。《医学入门》卷五："软痹者，乃膏粱火乘肝肾，以致血气涩，则痹厥不仁，虚则软缓无力，或麻木不举，三妙丸，搜风顺气丸。然肾主骨，虚则骨软，阳虚附虎四斤丸，阴虚虎潜丸、肾气丸。脚软筋痛者，大补阴丸去地黄加白芍、知母、甘草，倍牛膝。肝主筋，虚则脚膝顽麻，养真丹。肝肾脾俱虚者，五兽三匮丹。"

软膏剂ruǎngāojì　中药剂型。将药物、药材细粉、药材提取物与适宜基质混合制成的半固体外用制剂。

软坚除满ruǎnjiānchúmǎn　下法之一。用润下通便的药物治疗腹部胀满的治法。坚，指干燥的粪便。大便燥结不通，引起腹部胀满不舒，用咸寒增液法，以大黄、芒硝、玄参等药软大便，使排便通畅则胀满自除。

软坚散结ruǎnjiānsànjié　用具有消痰化瘀、软坚散结等作用的方药，治疗痰浊、瘀血停滞而形成的瘿瘤、瘰疬、肿块、症积的治法。如浊痰凝聚的瘰疬、瘿气，宜消痰软坚散结，常用浙贝母、海藻、昆布、牡蛎等；久疟而脾脏肿大，宜软坚破结，用醋泡制的鳖甲、三棱、莪术等。此外，热结胃肠的燥粪，用芒硝等咸寒软坚，亦属本法的范围。

软胶囊剂ruǎnjiāonángjì　中药剂型。将一定量的药材提取物加适宜的辅料混合均匀，密封于球形，或椭圆形，或其他形状的软质囊材中用压制法或滴制法制成的制剂。

软脚瘟ruǎnjiǎowēn　病名。瘟疫见两足痿软者。一名湿温症。《杂病源流犀烛·瘟疫源流》："软脚瘟，即湿温症，便清泄白，足肿难移是也。"治宜苍术白虎汤、增损双解散、升降散等方。不可轻下。参见"瘟疫""湿温"条。

软疖ruǎnjiē　病证名。《卫济宝书》卷上："大人毒存而为漏，小儿毒存而为软疖。"指疖之有脓者。初起时用紫荆皮、石菖蒲各等分为末，酒调敷。亦可用清热解毒的药膏外敷。内服清热解毒之剂。若脓已成，宜及时排脓，易收口。参见"外痈"条。

软筋藤ruǎnjīnténg　中药材。见《广西药用植物名录》。为四方藤之别名，详该条。

软懒症ruǎnlǎnzhèng　病证名。见《理虚元鉴》。多因伤食劳倦，或思虑过度，或房室不节，脏腑内伤，复感外邪所致。症见四肢倦怠，面色淡黄，胸闷，不思饮食，或见恶寒发热，脉沉迟软弱。迁延日久，则见黄肿、痰嗽、潮热等症。治宜审察表里，先去病邪，再养气养血；若起于忧惊思虑者，以交固心肾药善后。参见"虚劳""虚损"条。

软肋ruǎnlèi　即凫骨。详该条。

软石膏丸ruǎnshígāowán　《丹溪心法》卷三方。煅软石膏、制半夏、制天南星、炒香附、炒栀子各等分。为末，米粥为丸，梧桐子大，每服五十至七十丸，姜汤送下。功能清热化痰，降逆和胃。治嘈杂嗳气。本方方名见《医学正传》卷三。

软下疳ruǎnxiàgān　病名。性传播疾病之一。多由交媾不洁，传染而得，或感受湿热之毒，侵蚀皮肤黏膜而成。男性好发于包皮内外、包皮系带、冠状沟、阴茎体与龟头等处。女性多发于阴道口、阴唇系带、前庭和阴蒂等处。初起为炎性小丘疹，周围绕以鲜红斑，继则变为脓疱。破后形成溃疡，呈圆形或椭圆形，边界清楚，参差不齐，自觉疼痛，表面有脓液，易出血，溃疡基地较之硬下疳软。女性很少有痛感，尿液经过溃疡时有烧灼感。由于自身接种，皮损周围可出现二至五个成簇的卫星溃疡。常合并腹股沟淋巴结炎、包茎和嵌顿包茎等。治宜清热解毒利湿，内服土茯苓汤（土茯苓、忍冬藤、板蓝根、威灵仙、山豆根、草河车、白鲜皮、甘草）或黄连解毒汤。外用鹅黄散（详“沿肛痔”条）或下疳散。

緛戾ruǎnlì　症名。緛，短缩；戾，扭转。《素问·六元正纪大论》：“厥阴所至为緛戾。”指厥阴之气致病，为筋肉拘急短缩，肢体屈曲扭转。

rui

蕤宾ruíbīn　六律中的六阳律之一。详“六律”条。

蕤核ruíhé　中药材。出《神农本草经》。为蕤仁之别名，详该条。

蕤仁ruírén　中药材。出《雷公炮炙论》。又名蕤核、蕤子、白桵子、美仁子、马茄子。为蔷薇科植物蕤核 *Prinsepia uniflora* Batal. 或齿叶扁核木 *P. uniflora* Batal. var. *serrata* Rehd. 的干燥成熟果核。主产于陕西、山西、甘肃、内蒙古等地。甘，微寒。入肝经。疏风散热，养肝明目。治目赤肿痛，睑弦赤烂，目暗羞明。煎服 5～9g。种仁含脂肪油约 32%。

蕤仁丸ruírénwán　❶《奇效良方》卷五十方。蕤仁三两，车前子、黄连各二两，青葙子（汤浸）、黄芩、秦艽、生地黄、羚羊角末、防风各一两半，人参、天冬、升麻、炒苦参、地肤子、菊花、炒玄参、羌活、炒决明子、地骨皮、炙甘草、朱砂各一两二钱半，麦冬七钱半。为细末，炼蜜为丸，梧桐子大，每服二十至三十丸，食后百合煎汤送下。治内外障眼。❷《证治准绳·类方》第七册方。蕤仁、地肤子、细辛、人参、地骨皮、石决明（捣）、茯苓、白术各二两，熟地黄、楮实各三两，空青（另研）、防风各一两半，石胆（研）半两，鲤鱼胆五枚，青羊胆一枚。为细末，以胆汁同炼蜜和为丸，梧桐子大，每服二十丸，食后米汤送下。治眼见黑花飞蝇，涩痛昏暗，渐变青盲。

芮六吉ruìliùjí　见“芮养仁”条。

芮养仁ruìyǎngrén　明代医家。字六吉。太平府（今安徽当涂县）人。对于医学常有自己的见解，见闻较广，著有《医经原始》等书，已佚。

锐毒ruìdú　病名。即发于耳后一寸三分高骨处的有头疽。见《外科正宗》卷一。又名耳后发、耳后疽、耳后疮、发颐、参发颐、耳后毒。证同夭疽。治法参见“有头疽”条。

锐发ruìfà　鬓角的头发。禾髎穴在此发尖处。《素问·气府论》：“足少阳脉气所发者六十二穴……锐发下各一。”

锐骨ruìgǔ　见《灵枢·经脉》。即兑骨。见该条。

锐疽ruìjū　病名。《灵枢·痈疽》：“发于尻，名曰锐疽。”即鹳口疽，见该条。

锐中 ruìzhōng　经穴别名。出《针灸聚英》。即神门。见该条。

锐眦ruìzì《灵枢·癫狂》：“目眦外决于面者，为锐眦。”即外眦，详该条。

瑞安陈氏白喉条辨ruì'ānchénshìbáihóutiáobiàn　白喉专著。见“白喉条辨”条。

瑞金丹ruìjīndān　《张氏医通》卷十三方。大黄（酒拌、炒黑，至黄烟起为度）、秋石各一两。为细末，煮枣肉为丸，小豆大，每服二钱，空腹薄荷煎汤送下。治虚劳吐血，瘀血内结者。如瘀在心包，不时惊悸，面赤神昏者，加郁金三钱；如瘀在胃，吐血甚者，犀角地黄汤送下。

瑞金散ruìjīnsǎn《妇人良方大全》卷七方。片子姜黄四两，牡丹皮、莪术、红花、当归、赤芍药、川芎、桂心、延胡索各一两半。为末，每服二钱，加酒三分，水煎，温服，日三次。功能温经活血。治妇人血气撮痛，月经不行，经前呕吐疼痛。

瑞莲ruìlián　中药材。出《岭南杂记》。为睡莲之别名，详该条。

瑞莲丸 ruìliánwán《重订严氏济生方》方。茯苓、炒石莲肉、生龙骨、天冬、麦冬、远志、柏子仁（炒，另研）、紫石英（火煅七次，研令极细）、当归（酒浸）、炒酸枣仁、龙齿各一两，乳香（另研）半两。为末，炼蜜为丸，梧桐子大，朱砂为衣，每服七十丸，空腹温酒、枣汤任下。治思虑伤心，便下赤浊。

瑞泉野叟ruìquányěsǒu　见“镏洪”条。

瑞香根ruìxiānggēn　中药材。出《本草纲目》。为瑞香科植物瑞香 *Daphne odora Thunb.* 的根。甘，咸。解毒消肿，活血散瘀。①治急喉风，胃脘痛，跌打损伤。内服：煎汤，3～6g，或研末、捣汁。②治蛇咬伤。烧酒磨浓汁涂敷。本品含杀线虫成分瑞香辛。还含瑞香春、瑞香醇酮。

瑞香花ruìxiānghuā　中药材。出清代龙柏《药性考》。又名雪冻花、雪地开花、红总管。为瑞香科植物瑞香 *Daphne odora* Thunb. 的花。长江流域以南都有栽培。甘，咸，平。祛风除湿，活血止痛。治风湿痛，坐骨神经痛，咽喉肿痛，齿痛，跌打损伤。煎服：3～6g。花含挥发油，内有瑞香素（Daphnetin）、木犀草素、芹菜素等百余种成分。瑞香素有镇痛、镇静及抗炎作用，并有扩张冠脉、增加冠脉血流量、减少心肌耗氧量、扩张外周血管、抗动脉血栓形成等作用。

瑞香叶ruìxiāngyè　中药材。见萧步丹《岭南采药录》。为瑞香科植物瑞香 *Daphne odora* Thunb. 的叶。①治痛风，胎漏。煎服：3～6g。②治疮疡，面疔。捣敷、研末调敷或煎水洗。茎叶含瑞香苷，瑞香黄烷素 A、B 及 C，还含伞形花内酯、西瑞香素等。瑞香苷可降低兔血液凝固性，此作用可被维生素 K 所拮抗；还能促进体内尿酸之排泄。

瑞竹堂经验方 ruìzhútángjīngyànfāng　方书。元代沙图穆苏撰。15 卷。约刊于 1326 年。本书分为诸风、心气痛、疝气、积滞、痰饮、喘嗽、头面、口眼耳鼻、发齿、咽喉、杂治、疮肿、妇女、小儿等 15 门，计 310 余方。均选自各家方书及采录见闻中经验效方，选方较为精要。现尚存 1795 年日本复刻的 15 卷本。但国内在清初时本书曾一度失传，故编修《四库全书》时，又有从《永乐大典》中辑佚改编为 5 卷本者，分为调补、消导、劳伤、遗浊、喘嗽等 24 门，另附补遗 1 卷，共 180 余方。1949 年后有排印本。

run

瞤rún　症名。形容肌肉、皮肤、身体、眼睑等的跳动。《素问·气交变大论》：“肌肉酸，善怒。”《伤寒论·辨太阳病脉证并治》：“筋惕肉瞤，此为逆也。”《金匮要略·痰饮咳嗽病脉证并治》：“其人振振身瞤剧，必有伏饮。”另见“瞤 shùn”条。

瞤瘛rúnchì 症名。指肌肉或眼胞跳动，伴有抽掣的症状。《素问·气交变大论》："肉瞤瘛。"《素问·至真要大论》："目乃瞤瘛。"

闰以太息rùnyǐtàixī 平常呼吸中，出现一次较长的呼吸。《素问·平人气象论》："人一呼脉再动，一吸脉亦再动，呼吸定息，脉五动，闰以太息，命曰平人。"张景岳注：闰，余也，犹闰月之谓，言平人常息之外，间有一息甚长者，是谓闰以太息。"

润rùn 中药炮制方法。通过浸、洗、淋、泡等使药材软化以便切制的方法。

润肠汤rùnchángtāng ❶《杨氏家藏方》卷四方。芝麻半钱（水研取汁），麻仁一钱半（水研取汁）、桃仁（研泥）、荆芥穗末各一两。共和匀，入盐少许，煎汤代茶饮，以利为度。治虚人阴冷而血干枯，老人阳衰而气道塞，导致大便不通。❷《兰室秘藏·大便结燥门》方。又名润燥汤、当归润肠汤。生地黄、生甘草、煨大黄、熟地黄、当归尾、升麻、桃仁、麻仁各一钱，红花三分。为粗末，水煎，食远服。治大便结燥不通。❸《证治准绳·幼科》集五方。当归尾、甘草、生地黄、火麻仁、桃仁泥。水煎服。治虚秘。

润肠丸rùnchángwán ❶《脾胃论》卷下方。桃仁、麻仁各一两，当归尾、煨大黄、羌活各一钱。为细末，炼蜜为丸，梧桐子大，每服三十至五十丸，空腹服。治脾胃伏火，大便秘涩，不思饮食。❷《重订严氏济生方》卷四方。沉香一两，肉苁蓉（酒浸）二两。为末，用麻子仁汁打糊为丸，梧桐子大，每服七十丸，空腹米饮送下。治津液亏少，大便秘结。❸《正体类要》卷下方。麻仁一两，煨大黄、当归尾、羌活、桃仁、皂角刺、秦艽各五钱。为细末，炼蜜为丸，梧桐子大，每服三十至五十丸。治脾胃伏火，大肠干燥，风热血结，而致便秘。

润胆汤rùndǎntāng 《辨证录》卷三方。当归、白芍药、玄参各一两，焦栀子二钱，柴胡一钱，天花粉三钱，石菖蒲八分。水煎服。治脓耳，双耳忽肿痛，内流清水，身发寒热，耳内如沸汤响，或如蝉鸣。

润肺膏rùnfèigāo 《十药神书》方。羊肺一具，杏仁（研）、柿霜、真酥、真粉（据陈修园注，真粉即《伤寒论》猪肤汤之白粉，一说即粳米粉，当以天花粉为是）各一两，白蜜二两。先将羊肺洗净，再将其余五味入水搅黏，灌入肺中，白水煮熟，如常法服食。治久嗽肺燥、肺痿。

润肺化痰rùnfèihuàtán 治法。化痰法之一。与润燥化痰同义。用具有养阴润燥、化痰作用的方药治疗燥痰的方法。由于外感温燥，或肺阴不足，虚火灼金，炼液为痰。症见咽喉干燥哽痛，呛咳痰稠难咯，舌红苔黄而干。用贝母、瓜蒌、沙参、麦冬、梨皮之类。

润肺化炎汤rùnfèihuàyántāng 《洞天奥旨》卷八方。桔梗、桑白皮、麦冬、天冬、生地黄各三钱，炙甘草、黄芩、贝母各二钱，玄参五钱，陈皮五分，升麻一钱。水煎，食后服。治赤炎风疮。若左寸脉旺大，心火胜者，去黄芩，加黄连一钱。

润肺降气汤rùnfèijiàngqìtāng 《医醇賸义》卷二方。沙参、瓜蒌仁各四钱，桑白皮、苏子、郁金、合欢花各二钱，杏仁三钱，旋覆花、橘红各一钱，生姜五分。水煎服。治肺受燥凉，咳而微喘，气郁不下。

润肺汤rùnfèitāng 见《不居集》上集卷十七。即润肺饮，见该条。

润肺丸rùnfèiwán 《医学入门》卷六方。诃子、五倍子、五味子、黄芩、甘草各等分。为细末，炼蜜为丸，噙化。治咳嗽失音。《医学统旨》方无黄芩。

润肺饮rùnfèiyǐn 《医宗必读》卷九方。又名润肺汤。炒贝母、天花粉各三钱，桔梗一钱，甘草五分，麦冬、橘红、茯苓各一钱五分，知母（酒炒）七分，生地黄二钱五分，生姜三片。水煎，食后服。功能润燥化痰。治肺燥痰涩难出。

润肺止咳rùnfèizhǐké 治法。指用具有滋阴润燥、止咳作用的方药，治疗阴虚肺燥证所致咳嗽的治法。

润肺止嗽方rùnfèizhǐsòufāng 《不居集》上集卷十五方。松子仁三钱，贝母、紫菀各一钱五分，知母、牛膝各一钱，枇杷叶、菊花各三分。水煎服。治喉干声哑，水亏金燥，火盛刑金者。

润肝汤rùngāntāng 《辨证录》卷十方。熟地黄一两，山茱萸四钱，白芍药、当归各五钱，五味子、炒栀子一钱，玄参、牡丹皮各三钱。水煎服。功能滋阴清热。治多怒怫郁，心烦意躁，至夜口干舌燥，寐少等证属肾水不足者。

润肌膏rùnjīgāo 《外科正宗》卷四方。麻油四两，当归五钱，紫草一钱。同煎，药枯滤清，将油再熬，加黄蜡五钱，溶化待冷搽患处。治秃疮干枯，白斑作痒，脱发等症。

润神散rùnshénsǎn 《三因极一病证方论》卷十方。人参、黄芪、炙甘草、桔梗、麦冬各等分。为末，每服二钱，水煎服。功能益气养阴。治劳瘵，憎寒发热，口干咽燥，疲惫，烦躁。若自汗，加淡竹叶、小麦。

润苔rùntāi 舌苔湿润度正常的舌象。

润下rùnxià 治法。又称缓下。用于不宜峻下的肠燥津枯的病证。如老年人肠燥便秘或习惯性便秘，以及孕妇或产后便秘，采用的药物多属甘平而润滑，如火麻仁、郁李仁、蜂蜜等。又如大肠热结而津液枯燥的便秘，则用滋阴增液的药物，如玄参、麦冬、生地等，代表方有增液汤等。故又称增液润下。参见"增水行舟"条。

润下剂rùnxiàjì 方剂学名词。指以增液润燥药与攻下药为主配伍组成，治疗肠燥便秘等证的泻下剂。

润下丸rùnxiàwán ❶《幼科发挥》卷四方。橘红（盐水炒）、炒枳壳、桔梗、姜半夏、甘草、炒苏子、炒莱菔子、茯苓各一钱。为细末，神曲打糊为丸，黍米大。治小儿咳嗽，痰甚气弱。❷《证治汇补》卷二方。天南星、黄芩、黄连各一两，橘红五钱，白矾、半夏各三两。为末，姜汁、竹沥和丸。治痰郁肠胃，脉滑而沉，变生百病。❸《杂病源流犀烛·内伤外感门》卷二十一方。大黄（酒制）四两，黑牵牛子（取头末，炒）二两。为细末，皂角煎汁和丸，凤仙子大，每服一至二钱，灯心煎汤送下。治干霍乱，盘肠大痛，不吐泻者。❹即二肾散作糊丸。治证同。见"二肾散"条。

润燥rùnzào 治法。用滋润药以治疗燥证的方法。《素问·至真要大论》："燥者润之。"燥证分内燥、外燥二种。外燥是外感燥气致病，内燥是内脏津液亏损之证。润燥分为轻宣润燥、甘寒滋润、清肠润燥、养阴润燥等。详各条。

润燥安胎汤rùnzào'āntāitāng 《辨证录》卷十二方。熟地黄一两，生地黄（酒炒）三钱，山茱萸、麦冬各五钱，炒五味子、黄芩（酒炒）、阿胶（蛤粉炒）、益母草各二钱。水煎服。功能养血清热安胎。治妊娠阴虚蕴热，口干咽痛，胎动不安。

R

润燥腐腻rùnzàofǔnì　望舌苔的基本内容之一。润燥是诊察津液的盈亏。润指舌苔湿润，说明津液尚充，但若苔润而厚，则表明有湿邪。燥指舌苔干燥，不论见于何种舌苔，均表明津液已伤。腐腻主要是诊察胃阳的标志。腐是胃的阳气有余，能鼓动胃中浊气上升。腻是胃中阳气被湿浊阻抑，多有湿邪痰饮、食积顽痰为病。参见“腐苔”“腻苔”条。

润燥化痰rùnzàohuàtán　治法。即润肺化痰。详该条。

润燥汤rùnzàotāng　《兰室秘藏·大便结燥门》方。即润肠汤第二方，见“润肠汤”条。

润燥通便rùnzàotōngbiàn　治法。指用具有增液润燥通便作用的方药治疗肠燥津亏证、阴虚肠燥证的治法。

润燥泻肺汤rùnzàoxièfèitāng　《医醇賸义》卷二方。玉竹、沙参、薏苡仁各四钱，瓜蒌皮、桑白皮、杏仁各三钱，麦冬、贝母各二钱，黄芩一钱，梨汁半杯（冲）。水煎服。功能润燥养阴，泻肺清热。治肺火伤阴，微喘而咳，烦渴欲饮，鼻端微红，肌肤作痒。

润泽丸rùnzéwán　《丹溪心法附余》卷十三引丹溪秘方。麻子仁、当归、桃仁、生地黄、枳壳各一两。为细末，炼蜜为丸，梧桐子大，每服五十丸，空腹服。功能润肠通便。治大便不通。

ruo

挼法ruófǎ　推拿手法名。见《诸病源候论·风头眩候》。用手掌轻压在治疗部位上作短促的揉搓。《备急千金要方·居处法》：“小有不好，即按摩挼捺，令百节通利，泄其邪气。”

弱虫病ruòchóngbìng　病证名。九虫病之一。又名膈虫病。《诸病源候论·九虫病诸候》：“弱虫，状如瓜瓣。”其症令人多唾。参见“九虫病”条。

弱刺激ruòcìjī　指较小量的针灸刺激。针刺，用细短针具，低频率，小幅度，短时间地捻转提插，使患者获得微弱针感者为弱刺激。灸治，则以小炷，少壮或短时间熏灸为弱刺激。适用于体质较弱，耐受性较差，或情绪紧张，易于晕针晕灸的患者。

弱风ruòfēng　八风之一。指从东南方来的风邪。《灵枢·九宫八风》：“风从东南方来，名曰弱风，其伤人也，内舍于胃，外在肌肉，其气主体重。”

弱脉ruòmài　脉象。脉来细软而沉，柔弱无力。见于气血不足的虚证。《四诊抉微》：“弱脉阴虚阳气衰，恶寒发热骨筋痿，多惊多汗精神减。”

弱视ruòshì　病名。即视力用眼镜矫正不能达到 0.8 以上，而经多种有关检查又未发现异常的眼病。

弱证喉癣ruòzhènghóuxuǎn　病证名。❶《咽喉脉证通论》：“此症因酒色过度，或劳碌忧郁所成。其状喉间红筋红瘰蔓延而生，津咽疼痛，夜间发热，口燥舌干，六脉洪数。”治宜养阴清热。可选用四物汤、知柏地黄汤等加减。❷喉癣。见《喉科杓指》卷二。因虚火上炎攻喉发癣。症见咽部生红丝有如海棠，兼见青白斑点，或有苦刺，吞咽不利，喉干声哑，咳嗽无痰，六脉细数。治用清喉散或知柏地黄加四物汤、玄参、麦冬、女贞子、何首乌、阿胶等。外用吹喉药。参见“喉癣”条。

焫ruò　音义同“爇”，烧灼的意思。指火针或用火烧灼等一类治疗方法。《灵枢·病传》：“或有导引行气、乔摩、灸、熨、刺、焫、饮药之一者，可独守耶？将尽行之乎？”

蒻头ruòtóu　中药材。出《开宝重定本草》。为蒟蒻之别名，详该条。

-S-

sa

洒腿sǎtuǐ 自我推拿方法名。屈膝提腿，清代尤乘《寿世青编·十二段动功》："洒腿：足不运则气血不和，行走不能爽快。须将左足立定，右足提起，共七次，左右交换如前。"

萨里弥实sàlǐmíshí 见"沙图穆苏"条。

萨守坚sàshǒujiān 元代道家。西蜀（今四川）人。生活于14世纪。少学医。曾因误用药物致死人命，遂弃而学道。教人以运动和气功治疗疾病。

sai

腮sāi 又名颇。面颊的下部。

腮颔发sāihànfā 病名。出《证治准绳·疡医》卷三。即发颐。见该条。

腮喉痈sāihóuyōng 病证名。又叫兜腮痈。《喉科指掌》卷五："此症生于腮下，其名悬痈。因郁积寒气而发。"

腮颊热肿sāijiárèzhǒng 病证名。腮及颊部充血，发红而肿痛者。多因风热毒邪壅滞阳明、少阳经脉，以致气血郁遏而成。治宜疏风清热，解毒消肿为主。内服普济消毒饮，外用赤小豆末和蜜涂之。

腮岩sāiyán 病名。即以腮部出现菌状肿块，溃烂翻花，流血水臭秽为主要表现的癌病类疾病。

腮痈sāiyōng 病证名。出《保婴撮要》卷十三。又名腮颔发、鱼腮毒、金腮疮。指位于腮颔部痈。多因阳明结热所致。症见腮颔部结肿焮痛，甚者可溃脓。治宜清泄胃府积热为主，若兼见二便不通者，用凉膈散；二便如常者，用漏芦汤。参见"外痈"条。

腮肿sāizhǒng 症名。指两颊下半部肿胀的表现。

塞sāi 治法之一。❶指阻塞不通的病证用补益固涩的方法。《素问·至真要大论》："塞因塞用。"详"塞因塞用"条。❷外治法之一。即塞法。详该条。

塞鼻丹sāibídān 《医宗金鉴·正骨心法要旨》卷八十八方。朱砂、麝香、丁香、乌梅、川乌、草乌、当归、山柰各一钱，乳香三钱，皂角七分。为细末，独头蒜捣泥为丸，以丝棉包裹，塞于鼻中。治跌打损伤，鼻中流血不止，神志昏迷，牙齿损伤，虚浮肿痛等症。

塞鼻疗法sāibíliáofǎ 特殊疗法。即将药物制成适当剂型塞入鼻内，通过鼻黏膜吸收，以治疗鼻部、头面部及口腔病证，以及乳痈、疟疾、哮病等的方法。

塞耳疗法sāi'ěrliáofǎ 特殊疗法。即将药末用纱布包裹塞入耳内以治疗耳鸣、耳聋、脓耳、鼻衄、疟疾等病症的方法。

塞法sāifǎ 是将药粉以纱布包裹，扎紧，或将药物制成锭剂填塞耳、鼻或阴道、肛门的一种外治法（用于阴道、肛门的，亦名坐药）。如治疗慢性鼻旁窦炎，用川芎、辛夷、细辛、木通研细末，纱布裹少量塞鼻孔中。又如妇女滴虫性或霉菌性阴道炎，先用桃树叶煎水洗阴道，后以纱布蘸药粉（五倍子、蛇床子、黄柏、冰片，共为细粉，也可制成锭剂），二三分塞入阴道。

塞喉风sāihóufēng 病证名。指患喉风且影响吞咽者，故云塞喉。多因湿热痰浊壅塞肺系所致。《囊秘喉书》："塞喉风，喉痹聚毒，喉涎稠实而发寒热。关上可治，关下难治。"治宜清热祛痰、消肿止痛。用温胆汤、清气化痰丸等加减。脓成则以刀针于高肿处刺破排脓。外吹冰硼散。

塞因塞用sāiyīnsāiyòng 反治法之一。出《素问·至真要大论》。指用止塞的方法治疗塞证。闭塞不通之证，一般应采用通利的治法，但对某些现象是塞，而本质是虚的病证，则不但不能通，反而要用补法，故称反治法。例如中气不足、脾阳不运所致的脘满腹胀，命门火衰所致的尿闭症，气虚血枯、冲任亏损所致的月经不通等，应分别采用补脾、固肾、养血等方法治疗。

赛金丹sàijīndān 综合性医著。2卷。清代蕴真子集。刊于1847年。本书以介绍验方治疗为主。卷上杂论养生、病机、用药、炮制等，并附铜人图；卷下分列风寒、瘟疫、疟疾等多种病症的简易单方。

san

三拗汤sān'àotāng 《太平惠民和剂局方》卷二方。甘草（不炙）、麻黄（不去根节）、杏仁（不去皮尖）各等分。为粗末，每服五钱，加生姜五片，水煎服，以衣被盖覆睡，取微汗为度。功能疏风宣肺，止咳平喘。治感冒风邪，鼻塞声重，语声不出，或伤风伤冷，头痛目眩，四肢拘倦，咳嗽痰多，胸满气短。

三白草sānbáicǎo 中药材。出《本草经集注》。又名白水鸡、过塘莲、白面姑、水木通。为三白草科植物三白草 *Saururus chinensis*（Lour.）Baill. 的干燥地上部分。分布长江以南各地。甘、辛，寒。归肺、膀胱经。利尿消肿，清热解毒。用于水肿，小便不利，淋沥涩痛，带下。煎服：15～30g。治疗疮痈肿，捣烂敷；湿疹、癣疥、绣球风，煎水洗。全草含挥发油，主成分为甲基正壬基甲酮。叶尚含槲皮素、金丝桃苷、异槲皮苷等黄酮类物质。煎剂在体外对金黄色葡萄球菌、伤寒杆菌有一定抑菌作用。三白草还可降血糖、抗凝血。其成分可保肝、抗病毒。

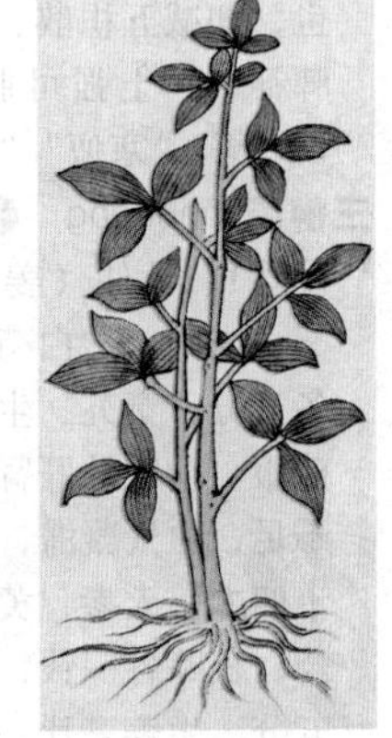
三白草

三白散sānbáisǎn ❶《太平惠民和剂局方》卷八方。白牵牛子（半生，半炒，杵碎）、炒桑白皮、白术、木通（去皮节）、陈皮（去白）、甘草各半两。为粗末，每服二钱，水煎，不拘时服。治小儿初患四肢肤囊浮胀，大小便不利，因膀胱蕴热，风湿相乘者。❷《外科正宗》卷四方。铅粉一两，轻粉五钱，煅石膏三钱。为细末，韭菜汁或凉水调敷，纸盖。治漆疮。❸《妇科玉尺》卷二方。白术、茯苓各三钱，白芍药二钱。为粗末，水煎服。治妊娠泄泻。

三白饮sānbáiyǐn 《古今医鉴》卷三方。鸡子（用清）一个，白蜜一大匙，芒硝三钱。以凉水调和饮服。治伤寒时气，热极狂乱；并治发热不退。

三百棒sānbǎibàng 中药材。❶见《湖南药物志》。为飞龙掌血之别名。❷见《云南中草药》。为白背三七之别名。❸见《贵州草药》。为三对节之别名。各详该条。

三百两银药sānbǎiliǎngyínyào 中药材。见《滇南本草》。为木蝴蝶之别名，详该条。

三百六十五会sānbǎiliùshíwǔhuì 会，指穴位。《灵枢·九针十二原》：“节之交，三百六十五会……所言节者，神气之所游行出入也。”谓人体有365个穴位，是经络气血出入会合的地方。

三百六十五节sānbǎiliùshíwǔjié 指全身穴位。《素问·调经论》：“人有精气津液，四支九窍，五脏十六部，三百六十五节。”王冰：“三百六十五节者，非谓骨节，是神气出入之处也。”三百六十五是约数，当时实际穴位不足此数。

三百六十五络sānbǎiliùshíwǔluò 是全身络脉的约数。《灵枢·邪气藏府病形》：“十二经脉，三百六十五络，其血气皆上于面而走空窍。”

三宝sānbǎo 指精、气、神。三者关系非常密切，存则俱存，亡则俱亡，是生命存亡的关键，故称。参见“精”“气”“神”各条。

三痹sānbì 病名。指行痹、痛痹、著痹三种痹证。《素问·痹论》：“风寒湿三气杂至，合而为痹也。其风气胜者为行痹，寒气胜者为痛痹，湿气胜者为著痹也。”《类证治裁·痹症》：“风寒湿三气杂至，合而为痹。痹非偏受一气。其风胜者为行痹。风行而不定，如走注之类。寒胜者为痛痹。寒凝则阳气不行，痛有定处，即痛风。湿胜者为着痹。重著不移，或肿痛，或不仁，湿从土化，痛发肌肉，即麻木也……风胜脉必浮，寒胜脉必涩，湿胜脉必缓。三痹各有所胜，用药以胜者为主，而兼者佐之。治行痹散风为主，兼去寒利湿，参以补血，血行风自灭也，防风汤。治痛痹温寒为主，兼疏风渗湿，参以益火，辛温解凝寒也，加减五积散。治著痹利湿为主，兼去风逐寒，参以补脾补气，土强可胜湿也。川芎茯苓汤加芪、术。”参见“风痹”“寒痹”“着痹”条。

三痹汤sānbìtāng ❶《校注妇人良方》卷三方。续断（酒浸炒）、杜仲（姜汁炒）、防风、桂心、细辛、人参、茯苓、当归、炒白芍药、炒黄芪、牛膝（酒浸炒）、炙甘草各五分，秦艽、生地黄、川芎、独活各三分。加生姜，水煎服。功能补肝肾，益气血，祛风湿，治肝肾两亏，气血不足，血气凝滞，手足拘挛，风痹等。❷《张氏医通》卷十四方。人参、黄芪（酒炒）、白术、当归、川芎、白芍药、茯苓各一钱，炙甘草、桂心、防己、炮乌头、细辛各五分，生姜三片，大枣二枚。水煎，不拘时热服。功能益气补血，祛风寒湿。治风寒湿气合病，气血凝滞，手足拘挛。

三变刺sānbiàncì 古刺法名。《灵枢·寿夭刚柔》：“刺有三变……有刺营者，有刺卫者，有刺寒痹之留经者。”《黄帝内经太素》名三变刺。具体方法为“刺营者出血”，放除瘀血；“刺卫者出气”，疏泄邪气；“刺寒痹者内热”，除针刺外，还可配以火焠艾灸中药熨的方法，使热气入内，去除寒邪。

三变花sānbiànhuā 中药材。见南京药学院《中草药学》。为木芙蓉花之别名，详该条。

三补丸sānbǔwán 《太平圣惠方》卷五十九方。又名三黄丸。黄连、黄芩、黄柏各等分。为细末，蒸饼为丸，梧桐子大，白开水或盐汤送下。功能清热泻火。治三焦火热之证。本方方名见《丹溪心法》卷三。

三补枳术丸sānbǔzhǐzhúwán 《古今医鉴》卷四方。白术（土炒）二两，陈皮（去白）、枳实（麸炒）、黄柏（盐炒）各一两，黄连（姜炒）、黄芩（酒炒）、茯苓、炒神曲，山楂肉、香附（醋炒）各五钱，贝母（去心）八钱，炒麦芽、炙甘草各三钱，砂仁一钱，连翘、桔梗各二钱。为细末，荷叶煮饭为丸，梧桐子大，每服一百丸，姜汤送下。功能化痰清热，健胃补脾，消食顺气。治伤食。

三步跳sānbùtiào 中药材。见《湖南野生植物》。为半夏之别名，详该条。

三部sānbù ❶指脏部、上部、下部三部。《灵枢·百病始生》：“三部之气各不同，或起于阴，或起于阳，请言其方，喜怒不节则伤脏，脏伤则病起于阴也，清湿袭虚则病起于下，风雨袭虚则病起于上，是为三部。”❷身体上、中、下三部。《素问·三部九候论》：“何谓三部？……有下部，有中部，有上部。”❸面部之上、中、下三部。《灵枢·天年》：“三部三里起。”❹脉诊寸、关、尺三部。《难经·十八难》：“三部者，寸关尺也。”

三部九候sānbùjiǔhòu 古代脉诊方法之一。❶全身遍诊法。把人体头部、上肢、下肢分成三部，每部各有上、中、下动脉，在这些部位诊脉，如果那部的脉出现独大、独小、独迟、独数，即表示该经的脏气有寒热虚实的变化。头部：上，两额动脉（太阳），候头部病变；中，两侧耳前动脉（耳门），候耳目病变；下，两颊动脉（巨髎），候口齿病变。上肢：上，手太阴肺经动脉（寸口），候肺；中，手少阴心经动脉（神门），候心；下，手阳明大肠经动脉（合谷），候胸中。下肢：上，足厥阴肝经动脉（五里或太冲），候肝；中，足太阴脾经动脉（箕门），候脾，候胃气配足阳明胃经动脉（冲阳）；下，足少阴肾经动脉（太溪），候肾（《素问·三部九候论》）。❷寸口诊法。寸口脉分寸、关、尺三部，每部以轻、中、重指力按，分浮、中、沉（《难经·十八难》）。

三部九候论篇sānbùjiǔhòulùnpiān 《素问》篇名。主要讨论三部九候的诊脉法。以人身上中下分为三部，每部又以天地人分作三候，三部综合，共得九候。篇中指出三部九候脉必须相应，否则即属病态，并提示脉症合参的重要性。本文从三部九候的变化，了解病情和决断死生，故名。

三部五脉sānbùwǔmài 小儿察色辨脉方法。《奇效良方》：“小儿三部，面看其色为一部，虎口脉纹为二部，一指脉为三部。五脉者，上按额前，下按太冲，前三部，共为五部。”

三才sāncái 经外奇穴名。《扁鹊神应针灸玉龙经·标幽赋》：“天地人三才也，涌泉同璇玑百会。”百会在顶应天，主气；涌泉在足应地，主精；璇玑在胸应人，主神。

S

故称三才。

三才丹sāncáidān 即三才丸，见该条。

三才封髓丹sāncáifēngsuǐdān ❶《医学发明》卷七方。又名三才封髓丸。天冬（去心）、熟地黄、人参各半两，黄柏三两，砂仁一两半，炙甘草七钱半。为细末，面糊为丸，梧桐子大，每服五十丸，肉苁蓉半两（酒浸一夜）煎汤去渣，空腹食前送下。功能滋阴清热。治虚火上炎，梦遗失精。❷《症因脉治》卷二方。天冬、人参、熟地黄。治肾经咳嗽，真阴涸竭者。

三才封髓丸sāncáifēngsuǐwán 《丹溪心法》卷三方。即三才封髓丹第一方，见“三才封髓丹”条。

三才汤sāncáitāng 《温病条辨》卷三方。人参三钱，天冬二钱，干地黄五钱。水煎，分二次服。功能益气养阴清热。治暑温气阴两伤，睡卧不安，不思饮食，神志不清。若欲复阴者，加麦冬、五味子；欲复阳者，加茯苓、炙甘草。

三才丸sāncáiwán 《儒门事亲》卷十五方。又名三才丹。天冬、熟干地黄、人参各等分。为细末，炼蜜为丸，如樱桃大，含服。治虚劳，气阴不足，咳嗽气短，精神不振。

三层草sāncéngcǎo 中药材。见《本草纲目》。为七叶一枝花之别名，详该条。

三层茴香丸sāncénghuíxiāngwán 即三增茴香丸，见该条。

三叉虎sānchāhǔ 中药材。见《广西中兽医药用植物》。为三丫苦之别名，详该条。

三叉剑sānchājiàn 中药材。见《江西民间草药》。为鹅掌金星草之别名，详该条。

三叉蕨sānchājué 中药材。见《广西中兽医药用植物》。为蕨之别名，详该条。

三叉明棵sānchāmíngkē 中药材。见《河南中草药手册》。为猪毛菜之别名，详该条。

三柴胡饮sānchái húyǐn 《景岳全书·新方八阵》卷五十一方。柴胡二至三钱，芍药一钱半，炙甘草、陈皮各一钱，生姜三至五片，当归（溏泻者易熟地黄）二钱。水煎服。治素禀阴分不足，或肝经血少而偶感风寒，或感邪不深可补散兼用者；或病后、产后感冒，气血虚弱不能外达者。如微寒咳呕，加半夏一至二钱。

三常sāncháng 问诊内容之一。出《素问·疏五过论》。即诊病要了解病人的社会地位（古人称贵贱）、经济状况（古人称贫富）、精神状况（古人称苦乐）等三种变化情况。

三朝名医方论sāncháomíngyīfānglùn 丛书。本书系清末人将以下三书合刊而成。即《增补内经拾遗方选》4卷（前2卷为宋代骆龙吉撰，后2卷为明代刘浴德等补订）、《宣明论方》15卷、《名医方论》（《医宗金鉴·删补名医方论》的节录本）4卷。

三虫sānchóng 出《诸病源候论》卷五十。小儿三种常见的肠寄生虫病，即长虫、赤虫、蛲虫。见“蛔虫病”“蛲虫病”“姜片虫病”条。

三虫病sānchóngbìng 病名。长虫病、赤虫病、蛲虫病的合称。《诸病源候论·三虫候》：“三虫者，长虫、赤虫、蛲虫也……此既是九虫内之三者，而今别立名，当以其三种偏发动成病，故谓之三虫也。”治宜白薮丸等方（见《太平圣惠方》）。参见“九虫病”条。

三串毒sānchuàndú 病名。《疮疡经验全书》卷五：“此症上下生之，其形虽一，而中间皮好，但内肉溃烂，初起红色，亦不大痛，日渐溃烂。此症之来，六气七情所感，严寒酷暑所遇，积毒于脏腑，或年老男妇性度怡默而亦患此者，恐平居坐卧湿地而然也。若无外症得生，若饮食日减，泄泻发热，势难生矣。”治法与发背诸痈同。

三春柳sānchūnliǔ 中药材。出《开宝重定本草》。为柽柳之别名，详该条。

三刺sāncì 古刺法名。❶指针刺浅深不同的三种刺法。即先刺至浅层，再较深地刺入，最后刺入更深的部位，以产生针刺感应，达到补虚泻实的目的。《灵枢·官针》：“所谓三刺则谷气出者……始浅刺之，以逐邪气而来血气；后深刺之，以致阴气之邪；最后刺极深之，以下谷气。”❷即齐刺，详该条。

三等sānděng 将全身或面部划分为上、中、下三等。头、腰、足为身之三等；面部三等，以身前发际到印堂为上等，山根至准头为中等，人中至地阁为下等。《灵枢·师传》：“上下三等，脏安且良矣。”

三豆饮sāndòuyǐn 《世医得效方》卷十一方。赤小豆、黑豆、绿豆各一升，甘草半两。水煮熟，逐日随意服。功能活血解毒。治天行疹痘。

三对节sānduìjié 中药材。见《文山中草药》。又名三台花、三台红花、三百棒、大常山、大罗伞。为马鞭草科植物三对节 *Clerodendrum serratum*（L.）Moon. 或抱茎三对节 *C. serratum*（L.）Moon. var. *amplexifolium* Moldenke 的根或叶。分布于广西、云南、贵州等地。苦，凉，有小毒。清热毒，祛风湿，截疟，接骨。①治风湿痛，咽喉炎，扁桃体炎，肝炎，痢疾。煎服：9～15g。②治恶性疟疾。本品配胡椒、草果少许，于疟发前一小时煎服。③治跌打损伤，骨折，无名肿毒，以鲜品捣敷；黄水疮，煎水外洗。孕妇慎服。皮含皂苷，主要苷元为齐墩果酸、栎焦油酸和三对节酸。根皮含甘露醇及其他多元醇物质。叶含α-菠菜甾醇、芹菜素、阿魏酸等。本品水提取物在动物实验中有抗组胺作用。甘露醇有脱水作用。

三法sānfǎ ❶对疾病初、中、末三个阶段的处理方法。出王好古《三法五治论》。谓疾病初期感邪方浅，正气未伤，以攻邪为主，用药宜峻猛；中期邪正交争，养正祛邪兼顾，用药宜缓疾得中；末期邪虽未尽，但正气已虚，应宜养正为主，使正胜邪却。❷指汗、吐、下三种治法。金代张子和对三法有丰富的经验，后人称为攻下派。三法中，尤以汗、下两法实用意义较大。

三分三sānfēnsān 中药材。见《中药形性经验鉴别法》。又名大搜山虎、山野烟、山茄子。为茄科植物三分三 *Anisodus acutangulus* C. Y. Wu et C. Chen 的根。产于云南。辛、苦，温，有大毒。解痉，止痛，祛风除湿。治各种痛证，如胃痛，胁痛，腹痛，风湿痛，痛经，跌打肿痛。煎服：0.3～0.9g。过量可发生中毒，甚至死亡。心脏病及青光眼患者忌服。本品含樟柳碱、东莨菪碱、天仙子胺（莨菪碱）、红古豆碱等多种生物碱。根的浸膏可扩瞳、减少唾液分泌、解除平滑肌痉挛、对抗氨甲酰胆碱对心脏的抑制作用。用途参见“藏茄”条。

三分散sānfēnsǎn 《素问病机气宜保命集》卷下方。川芎、熟地、当归、芍药、白术、茯苓、黄芪各一两，柴胡、人参各一两六钱，黄芩、半夏、甘草各六钱。为粗末，水煎去渣服。治产后日久虚劳，针灸、服药俱不效者。

三丰伐木丸sānfēngfámùwán 即伐木丸，见该条。

三伏sānfú ❶初伏、中伏、末伏的合称，是一年中最炎热的时候。从夏至后第三个庚日为初伏；第四个庚日为中伏，立秋后初庚为末伏。❷指第三伏，即末伏。

三固 sāngù　出《诸病源候论》卷三十八。即三痼。详该条。

三痼sāngù　病名。即带下三十六疾中三痼。又名三固。古人认为属妇人三种顽固疾病。《备急千金要方》卷四："何谓三痼？一曰羸瘦不生肌肤，二曰绝产乳，三曰经水闭塞。"

三关sānguān　❶小儿指诊部位。小儿指纹显现的食指掌侧三个部位，又名虎口三关。即风关、气关和命关。详"小儿指纹"条。❷脉诊部位。指寸口切脉的三部。《医宗金鉴》："三关者，寸关尺也。"❸推拿穴位名。出陈氏《小儿按摩经》。位于前臂桡侧缘（《幼科铁镜》位于前臂伸侧）。常用推法，自腕推至肘，为推上三关；自肘推至腕，为推下三关。寒证、虚证用之，能培元气，发汗行气。治发热恶寒，无汗，四肢冷弱，赤白痢下，因寒而引起的头痛，腹痛等症。

三关纹sānguānwén　即小儿指掌脉纹。见《医方集宜》卷之八。"虎口乱纹多，须知气不和。色青惊积聚，下乱泻如何。青黑慢惊发，入掌内吊多。三关急通过，此候必沉疴。"

三管sānguǎn　管，与脘通。任脉的上脘、中脘、下脘三穴合称三管。《脉经》："关脉细，脾胃虚，腹满，宜服生姜茱萸蜀椒汤、白薇圆，针灸三管。"

三光sānguāng　古称日、月、星为天之三光。历代眼科对视力严重减退者，常以是否能见三光辨患眼有无光感。《秘传眼科龙木论》："目不辨人物，惟睹三光。"即指视力减退至仅存光感。

三果sānguǒ　常用藏中药材。即诃子、毛诃子和余甘子。①诃子清血热、涩肠、敛肺、降气、愈"赤巴"和"隆"病，治疗"培根"病、"龙"病、黄水病、"培根"综合征；②毛诃子益气养血、解毒收敛、调和诸药，治疗各种虚弱、各种热证、消化不良、黄水病等；③余甘子清血热、愈"培根、赤巴"病、消积健胃、生津止渴，治疗血热病、肝胆病、"培根"病、"赤巴"病等。其中的诃子被认为五味俱全，是一种"圣药"。

三果汤sānguǒtāng　藏医汤中药材。是用"三果"做成的汤药，用于治疗瘟疫、紊乱热、新旧热证，对于需要放血的病人，在体内的好血和坏血尚未分清时，可以服用三果汤，使之分开，然后才可以放血。

三合sānhé　❶运气术语。指主运、司天、年支三者同气相合，故名。《素问·天元纪大论》："应天为天符，承岁为岁直，三合为治。"❷经脉表里关系的组合。出《灵枢·经别》。指足阳明与足太阴经别相合而言。

三合散 sānhésǎn　《证治准绳·女科》卷五方。白术、当归、芍药、川芎、黄芪、茯苓、熟地黄一两，柴胡、人参各一两半。水煎服，日三次。治产后日久虚劳，针灸不效者。

三合汤sānhétāng　《杂病源流犀烛·身形门》卷二十七方。麻黄、陈皮、乌药、川芎、僵蚕、白芷、桔梗、枳壳、甘草、干姜、茯苓、半夏、香附、苏叶、苍术、羌活。水煎服。治寒聚背痛。此方为乌药顺气散、二陈汤、香苏散三方合剂而成。

三和散sānhésǎn　《太平惠民和剂局方》卷三方。羌活、紫苏、沉香、木瓜、大腹皮各一两，川芎、炒甘草、橘皮、木香、煨槟榔、白术各三分。为粗末，每服二大钱，水煎服。治五脏不调，三焦不和，心腹痞闷，胁肋胀，风气壅滞，肢节烦疼，头面虚浮，手足微肿，肠胃燥涩，大便秘难；背痛胁痛，有妨饮食；脚气上攻，胸腹满闷，大便不通。

三候sānhòu　农历推算四季气候的单位。五天共有六十个时辰，成为一个甲子，称为一候；三候共十五天，成为一个节气。《素问·六节藏象论》："三候谓之气。"

三花神祐丸 sānhuāshényòuwán　《宣明论方》卷八方。甘遂、大戟、芫花（醋酒拌炒）各半两，牵牛子二两，大黄一两，轻粉一钱。为细末，泛水为丸，小豆大，初服五丸，以后每服加五丸，温开水送下，日三次，加至快利后却常服，病去为度。功能峻下逐水，荡涤积滞。治中满腹胀，喘嗽淋闭；水湿肿满，湿热肠垢沉积变生疾病，久病不已，黄瘦困倦，或肢体麻痹，走注疼痛；风痰涎嗽，头目眩晕，疟疾不已，癥瘕积聚，坚满痞闷；酒积食积；痰饮呕逆；及妇人经病不快，带下淋漓；伤寒湿热，腹满实痛，腰痛；下痢，乳癖胀满，及小儿惊疳积热等。

三化汤 sānhuàtāng　《素问病机气宜保命集》卷中方。厚朴、大黄、枳实、羌活各等分。为粗末，每服三两，水煎服，以微利为度。治中风，在外六经形证已解，内有便溺之阻格者。

三黄宝蜡丸 sānhuángbǎolàwán　《医宗金鉴·外科心法要诀》卷七十五方。藤黄（秋荷叶露泡，隔汤煮十余次，去浮沉、取中，用山羊血拌晒干）、天竺黄、大戟、刘寄奴、血竭、儿茶、雄黄各三两，朴硝一两，当归尾一两五钱，铅粉、水银、乳香、麝香各三钱，琥珀二钱。先将水银同铅粉在铁锅内火上热研成末，余药各为末，然后合一处研细，用炼净黄蜡二十四两，放瓷器内，坐滚水中化开，将药入内搅匀作丸，每丸重一钱或五分，病重者每服一钱，病轻者每服五分，热黄酒调下；若伤重，连服数次药后，饮酒汗出更妙；治恶疮、香油化开外敷。治金疮出血，及恶疮肿毒。

三黄补血汤sānhuángbǔxuètāng　《兰室秘藏·衄血吐血门》方。牡丹皮、黄芪、升麻各一钱，当归、柴胡各一钱五分，熟地黄、川芎各二钱，生地黄三钱，白芍药五钱。为粗末，每服五钱，水煎，食前稍热服。治气盛而亡血，上热，面赤善惊，六脉俱大，按之空虚者。

三黄丹sānhuángdān　《外科传薪集》方。大黄三两，黄柏一两，黄连三钱，煅石膏二两，炉底灰少许。为细末，黄连水调敷患处。治风毒黄水疮。

三黄二香散 sānhuáng'èrxiāngsǎn　《温病条辨》卷一方。黄连、黄柏、生大黄各一两，乳香、没药各五钱。为细末，初用茶水调敷，干则易之，继用香油调敷。治温毒外肿，敷水仙膏后，皮间有小黄泡如黍米者。

三黄解毒汤 sānhuángjiědútāng　❶《妇科玉尺》卷二方。大黄、黄连、黄柏、黄芩、焦栀子各等分。水煎服。功能清热泻火解毒。治妊娠伤寒五、六日后，表邪悉去，但烦躁发热大渴，小便赤，大便秘，或利下赤水，六脉沉实，邪在里者。若得沉弦有力之肝脉，内症烦满消渴，倍栀子，加当归一钱半、甘草五分；得沉数有力之心脉，内症烦躁心中热，倍黄连，加麦冬一钱；得沉缓有力之脾脉，内症腹胀满谵妄，倍大黄，加枳实、厚朴各一钱；得沉滑有力之肺脉，内症喘咳胸满多嚏，倍黄连，加桔梗五分、葶苈子一钱；得沉实有力之肾脉，内症下重足肿，寒而逆，倍黄柏，加熟地黄一钱、炮姜五分。本方即黄连解毒汤加大黄。❷《疡医大全》卷十七方。黄连二钱，黄芩、焦栀子、黄柏各一钱五分。水煎服。治咽痛。

三黄凉膈散sānhuángliánggésǎn 《喉症全科紫珍集》卷上方。黄连四分，黄芩、黄柏、栀子、赤芍药、薄荷、陈皮、天花粉、射干各一钱，甘草五分，川芎七分，青皮八分，金银花、当归各一钱五分，玄参二钱。加灯心二十寸、竹叶十片，水煎服。功能清热解毒，凉膈利咽。治咽喉壅肿疼痛，初起黄红，甚至紫黑，恶寒发热。若口干便秘，加大黄三钱。

三黄散sānhuángsǎn ❶《备急千金要方》卷十方。大黄、黄连、黄芩各四两。为细末，每服二钱，一日三次。功能清热燥湿。治黄疸，身体面目皆黄。❷《证治准绳·类方》第八册方。雄黄、雌黄各等分。为细末，每次少许吹耳内。治耳内流脓。❸《小儿药证直诀·附方》方。牛黄、大黄、生地黄、木香、青黛各等分。为细末，每服一钱匕，熟水调下。治牙龈肿烂出血，牙齿摇动，口内气臭，身微潮热。❹《尤氏喉科秘书》方。生大黄、姜黄各二钱，生蒲黄五分，冰片五厘，麝香二厘。为细末，用白蜜调，加葱汁二至三匙，或芭蕉根汁，或扁柏汁，和蜜调敷患处。治颈、面、腮部诸痈，小儿丹毒。❺《杂病源流犀烛·身形门》卷二十五方。雄黄、硫黄各五钱，黄丹、天南星、枯矾、密陀僧各三钱。先以姜汁擦患处，再以姜片蘸药擦患处。治白癜风。❻《疡医大全》卷十七方。生地黄、蒲黄、牛黄、冰片。为细末，芭蕉根汁或侧柏叶汁和蜜调敷患处；若兼阴证，肿破不散，用生姜汁、葱汁调敷。治头痛，面痈及小儿丹毒。

三黄石膏汤sānhuángshígāotāng ❶《证治准绳·类方》第一册方。黄连二钱，黄柏、栀子、玄参各一钱，黄芩、知母各一钱五分，石膏三钱，甘草七分。水煎服。功能清热解毒。治伤暑发热。❷《伤寒总病论》卷五方。即石膏汤第一方，见“石膏汤”条。

三黄熟艾汤sānhuángshú'àitāng 《类证活人书》卷十八方。黄芩、黄柏、黄连各二分，熟艾（半个鸡子大）一团。为粗末，每服三钱，水煎，不拘时服。功能除热止痢。治伤寒四五日，大下热痢，诸药不止者。

三黄四物汤sānhuángsìwùtāng 《医宗金鉴·妇科心法要诀》卷四十四方。当归、白芍药、川芎、生地黄、黄连、黄芩、大黄。为粗末，水煎服。治热盛经前吐衄。

三黄汤sānhuángtāng ❶《备急千金要方》卷十九方。大黄、黄芩各三两，栀子十四枚，甘草一两，芒硝二两。各为粗末，先煎黄芩、栀子、甘草，去渣，下大黄，煮一二沸，再下芒硝，分三次服。功能通便泻火。治骨极，及肾热病则膀胱不通，大小便闭塞，颜焦枯黑，耳鸣虚热。❷《千金翼方》卷十七方。麻黄（去节）五分，独活一两，黄芩三分，黄芪、细辛各半两。为粗末，水煎，分二次服，一服小汗，二服大汗。治中风手足拘挛，肢节疼痛，烦热心乱，恶寒，不欲饮食。若心中热，加大黄半两；腹满，加枳实一枚；气逆，加人参三分；心悸，加牡蛎三分；口渴，加栝蒌三分；素有寒，加附子一枚。本方也见于《备急千金要方》卷八，名仲景三黄汤，惟剂量略有出入。❸《杂病源流犀烛·面部门》卷二十三方。黄芩、黄连、栀子、石膏、赤芍药、桔梗、陈皮、茯苓各八分，白术、甘草各三分，乌梅一枚。水煎服。治脾热口甘、口臭。❹见《银海精微》卷上。黄连、黄芩、大黄各一两。水煎服。治脾胃积热，胬肉攀睛。若热甚，目眦赤脉红盛，加黄柏、石膏、生地黄。

三黄丸sānhuángwán ❶《千金翼方》卷十九方。春三月：黄芩、黄连各四两，大黄三两；夏三月：黄芩六两，黄连七两，大黄一两；秋三月：黄芩六两，黄连三两，大黄二两；冬三月；黄芩三两，大黄五两，黄连二两。为细末，炼蜜为丸，大豆大，每服五至七丸，日三次。功能清热泻火。治男子五劳七伤，消渴不生肌肉；妇女带下，手足寒热。❷《太平惠民和剂局方》卷六方。黄连、黄芩、大黄各十两。为细末，炼蜜为丸，梧桐子大，每服三十丸，熟水吞下。功能清热泻火解毒。治三焦积热，上焦有热，致目赤头痛，口舌生疮；中焦有热，致心膈烦躁，饮食不美；下焦有热，致小便赤涩，大便秘结；五脏俱热，疽疖疮痍；及治五般痔疾，肛门肿痛，或下鲜血；并治小儿积热。实验研究：本方对福氏志贺菌及大肠埃希菌有抑制效能。又有某种程度的降压、抑制神经兴奋和降低血中总脂质、中性脂质和胆固醇的作用。❸《银海精微》卷上方。黄连、黄芩各一两，大黄（酒浸炒）三两。为细末，炼蜜为丸，梧桐子大，每服三十丸，热水送下。治大眦赤脉传睛，症见大眦常壅涩，看物不准，及目赤，眼内生虚肉，形似鸡冠蚬肉者。❹《脉因症治》卷上方。大黄半两，芒硝、地黄各二钱，黄连、黄芩、栀子各一钱。为细末，炼蜜为丸服。治衄血不止，大便燥结。❺《外科全生集》卷四方。熟大黄（酒磨汁）三两，制乳香、制没药各一两，雄黄五钱，麝香、牛黄各三钱。为细末，和大黄汁为丸，梧桐子大，每服五钱。治悬痈红肿，及热毒大痈，杨梅结毒，大毒疼痛等症。❻即三补丸，见该条。

三黄洗剂sānhuángxǐjì 经验方。见《外伤科学》（广东中医学院）。大黄、黄柏、黄芩各等分。为细末，每 10～15g 加入蒸馏水 100ml、医用石碳酸 1ml，摇匀，以棉签蘸搽患处，每日多次。功能清热止痒，保护收敛。治各种急性无渗出性皮炎，单纯性皮肤瘙痒等。

三黄泻心汤sānhuángxièxīntāng 《杂病源流犀烛·脏腑门》卷六方。大黄、黄连各二钱，黄芩一钱。为粗末，以麻沸汤浸良久，去渣，分二次服。治狐惑，舌白齿晦，面目乍白、乍赤、乍黑，变异无常，四肢沉重，默默多眠，喉蚀声哑，上唇生疮。本方组成与《金匮要略》泻心汤同。

三黄油浸剂sānhuángyóujìnjì 经验方。见《外科学》（武汉医学院）。黄连、黄芩、黄柏各等分。为细末，每 20g 加枯矾 5g，置石蜡油或麻油 1000ml 中，高压灭菌后，加冰片 5g。直接涂抹创面，或制成油纱布外敷包扎。治烧伤。

三黄栀子豉汤sānhuángzhī·zichǐtāng 《张氏医通》卷十六方。黄连（酒煮）、黄芩（酒炒）、大黄（酒浸）、栀子、豆豉。水煎服。治热病时疫，头痛壮热。

三黄枳朴丸sānhuángzhǐpòwán 《幼科发挥》卷三方。黄连（酒炒）、黄芩（酒炒）、黄柏（酒炒）各三钱，大黄（酒煨）五钱，枳实（麸炒）、厚朴（姜汁炒）、槟榔各二钱。为末，酒糊为丸，麻子大，姜汤送下。治湿热痢疾，并有食积者。

三黄枳术丸sānhuángzhǐzhúwán 《内外伤辨惑论》卷下方。枳实（麸炒）五钱，黄连（酒洗）、煨大黄、炒神曲、橘皮、白术各一两，黄芩二两。为细末，汤浸蒸饼为丸，如绿豆一倍大，每服五十丸，白开水送下。功能消食清热。治伤肉食面食，辛辣厚味之物，填塞闷乱不快。

S

三秽sānhuì 藏医学名词。指人体的三种排泄物，即汗液、尿液和粪便，藏医认为这三种排泄物（秽）有固定的量，三者之间保持固定的比例，其失调可使人致病。

三秽液毒sānhuìyèdú 古痘疮的病因学名称。出宋代陈文中《小儿痘疹方论》，所指有三：①五脏六腑秽液之毒，发为水泡疮。②皮膜筋肉秽液之毒，发为脓水泡疮。③气血骨髓秽液之毒，发为脓血水泡疮，三毒既出，则发为疹痘疮。

三加减正气散sānjiājiǎnzhèngqìsǎn 《温病条辨》卷二方。藿香（连梗、叶）、茯苓皮、杏仁各三钱，厚朴二钱，陈皮一钱半，滑石五钱。水煎服。功能化湿和中。治湿阻中焦，舌黄脘闷，气机不宣，久则酿热者。

三加皮sānjiāpí 中药材。见《广西药用植物名录》。为刺三甲之别名，详该条。

三家医案合刻sānjiāyī' ànhékè 医案著作。3卷。清代吴金寿刊刻于1831年。本书汇萃苏州名医叶桂、薛雪、缪遵义三家医案，所选大多证治熨贴，议论中肯。本书收入《中国医学大成》中。

三荚草sānjiácǎo 中药材。见萧步丹《岭南采药录》。为水蜈蚣之别名，详该条。

三甲复脉汤sānjiǎfùmàitāng 《温病条辨》卷三方。炙甘草、干地黄、白芍药各六钱，阿胶、麻仁各三钱，麦冬（不去心）、生牡蛎各五钱，生鳖甲八钱，生龟甲一两。水煎服。功能滋阴潜镇。治下焦温病，热深厥甚，脉细数，心中憺憺大动，甚至心中痛者。

三甲皮sānjiǎpí 中药材。见《四川中药志》。为刺三加之别名，详该条。

三间sānjiān 经穴名。代号LI3。出《灵枢·本输》。别名少谷。属手阳明大肠经，输（木）穴。在手背，第二掌指关节桡侧近端凹陷中，微握拳取穴。布有桡神经浅支，手背静脉网和第一掌背动脉的分支。主治咽喉肿痛，齿痛，目痛，胸腹满，气喘，热病，手背红肿等。直刺0.5～0.8寸。艾炷灸3壮；或艾条灸5～10分钟。

三建膏sānjiàngāo 《张氏医通》卷十三方。天雄、附子、川乌各一枚，桂心、官桂、桂枝、细辛、干姜、川椒各二两。切片，麻油浸春五、夏三、秋七、冬十日，煎熬去滓，滤净再熬，徐徐下黄丹，不住手搅，滴水不散为度，摊膏贴敷。治阴疽歹肉不化，及腹痛少食泄泻，阳衰精冷，冷哮喘嗽，癥瘕冷积等症。若治阴疽，先以葱汤洗患处，并加银粉少许于膏上贴患处；腹痛、少食、泄泻，加丁香末少许于膏上，贴脐上及中脘；阳衰精冷，加鸦片少许于膏上，贴脐中及丹田；冷哮喘嗽，加麝香少许于膏上，贴肺俞、华盖及膻中穴；癥瘕冷积，加阿魏、麝香少许于膏上，贴患处。

三将军丸sānjiāngjūnwán 《世医得效方》卷九方。吴茱萸，木瓜（去瓤）、大黄各等分。为末，米糊为丸，绿豆大，每服五十丸，粳米、枳壳煎汤送下。不应，酌加丸数再服，以通利为度。治脚气入腹冲心。

三焦sānjiāo ❶六腑之一。是脏腑外围最大的腑，又称外腑、孤腑。有主持诸气，疏通水道的作用。《难经·三十一难》："三焦者，水谷之道路，气之所终始也。"《素问·灵兰秘典论》："三焦者，决渎之官，水道出焉。"分上焦、中焦、下焦三部。《灵枢·营卫生会》："上焦出于胃上口，并咽以上，贯膈而布胸中……中焦亦并胃中，出上焦之后……下焦者，别回肠，注于膀胱而渗入焉。"三焦手少阳经脉，与手厥阴心包经互相络属。❷温病学作为辨证纲领。《温病条辨》："肺病逆传，则为心包，上焦不治则传中焦，胃与脾也，中焦不治则传下焦，肝与肾也，始于上焦，终于下焦。"❸推拿部位名。用于治疗心气冷痛等症。①位于总筋穴与天河水穴之间（《小儿推拿方脉活婴秘旨全书》）。②位于无名指中节的腹面（《小儿推拿广意》）。③位于中指中节的腹面（《幼科铁镜》）。④位于中指近端指骨的腹面（《推拿仙术》）。

三焦秘sānjiāobì 病证名。见《中国医学大辞典》。指大便秘结之由于三焦不和者。《丹溪心法附余·燥门》："三焦不和，胸膈痞闷，气不升降，饮食迟化，肠胃燥涩，大便秘结。"用搜风润肠丸。参见"大便秘结"条。

三焦辨证sānjiāobiànzhèng 温病辨证方法之一。是清代吴鞠通根据前人经验，按温热病传变情况，自上而下划分为上焦、中焦、下焦三个阶段，并作为辨证施治的提纲。初期属上焦肺、心包病变。手太阴肺病有发热恶寒、头痛、汗出而咳等；手厥阴心包病有神昏谵语，或舌謇肢厥、舌质红绛。高热极期属中焦脾、胃病变。足阳明胃经有发热不恶寒、汗出口渴、脉大；足太阴脾病有发热不扬、体痛且重、胸闷呕恶、苔腻脉缓等。末期属下焦肝、肾病变。足少阴肾病有身热面赤、手足心热、心烦不寐、唇裂舌燥；足厥阴肝病有热深厥深、心中憺憺大动、手足蠕动、抽搐等。

三焦病sānjiāobìng 病证名。六腑病候之一。三焦即上焦、中焦、下焦。其病有寒热虚实之分。《灵枢·邪气藏府病形》："三焦病者，腹气满，小腹尤坚，不得小便，窘急，溢则水留，即为胀。"《诸病源候论·三焦病候》："三焦气盛为有余，则胀气满于皮肤内，轻轻然而不牢，或小便涩，或大便难，是为三焦之实也，则宜泻之。三焦气不足，则寒气客之，病遗尿，或泄利，或胸满，或食不消，是三焦之气虚也，则宜补之。"《杂病广要·脏腑类》："三焦者，谓上中下也。若上焦有热，则胸膈痞满，口苦咽干，有寒则吞酢而吐沫；中焦有热，则身重目黄，有寒则善胀而食不消；下焦有热，则大便难，有寒则少腹痛而小便数。三焦之气主腐熟水谷，分别清浊，若不调平，则生诸病（《简要济众方》）。"《杂病源流犀烛·三焦病源流》："海藏曰：上焦如雾，雾不散，则为喘满，此出而不纳也。中焦如沤，沤不利，则为留饮不散，久为中满，此上不能纳，下不能出也。下焦如渎，渎不利，则为肿满，此上纳而下不出也。"治宜宣通三焦、升降气机等法。

三焦传变sānjiāochuánbiàn 病机。指温热病在上中下三焦及其相关脏腑的传变。有"顺传"和"逆传"两种形式。从肺自上而下，传入中焦，进而传入下焦，即为"顺传"。这一传变，标志着温病由浅入深，由轻到重的传变过程。若病邪从肺卫直入心包，则为"逆传"，表明邪热亢盛，正气内虚，病情危重。参见"三焦辨证"及"顺传""逆传"条。

三焦积热sānjiāojīrè 病证名。见《幼科释谜》。临床表现眼目赤肿，头顶肿痛，心膈烦躁，口疮，二便秘涩。宜三黄丸，清泻积热。

三焦经sānjiāojīng 手少阳三焦经之简称。详该条。

三焦惊sānjiāojīng 病证名。脏腑惊证之一。详该条。

三焦咳sānjiāoké 病证名。指咳而腹满，纳食减少者。《素问·咳论》："久咳不已，则三焦受之；三焦咳状，咳而腹满，不欲食饮。"治宜异功散、通理汤、木香顺气散、七气汤加黄连、枳实等。参见"咳嗽"条。

三焦实热sānjiāoshírè 病证名。❶上、中、下三焦同现实热的病证。上焦心肺的实热，可见胸膈闷瞀，额汗出，舌干，嗌肿，喘满；中焦脾胃的实热，可见腹痛胀满，不吐不下，喘急；下焦肝肾的实热，可见大小便不通，或下利脓血。❷温病气分热邪弥漫的一种证型。叶香岩《外感温热篇》："再论气病有不传血分，而邪留三焦，亦如伤寒中少阳病也。"

三焦手少阳经病证sānjiāoshǒushàoyángjīngbìngzhèng 指手少阳三焦经经气异常所致的病证。《灵枢·经脉》："三焦手少阳之脉……是动则病耳聋浑浑焞焞，嗌肿，喉痹。是主气所生病者，汗出，目锐眦痛，颊痛，耳后、肩、臑、肘、臂外皆痛，小指次指不用。为此诸病，盛则写之，虚则补之，热则疾之，寒则留之，陷下则灸之，不盛不虚，以经取之。"《脉经·三焦手少阳经病证》除上述"是动""所生"病外，还列举了腹胀气满、小腹坚、不得小便、咳成肺痿、溺血等症。参见三焦经病有关条。

三焦手少阳之脉sānjiāoshǒushàoyángzhīmài 出《灵枢·经脉》。即手少阳三焦经。详该条。

三焦俞sānjiāoshù 经穴名。代号 BL22。出《针灸甲乙经》。属足太阳膀胱经。三焦之背俞穴。位于腰部，第一腰椎棘突下旁开 1.5 寸处；一说"除脊寸半"(《针灸资生经》)。布有第十胸神经后支的外侧皮支，深层为第一腰神经后支的外侧支；并有第一腰动、静脉后支通过。主治腹胀，肠鸣，呕吐，泄痢，水肿，鼓胀，黄疸，遗尿，癃闭，腰脊强痛等。直刺 1～1.5 寸。艾炷灸 5～10 壮；或艾条灸 10～20 分钟。

三焦虚寒sānjiāoxūhán 病证名。上、中、下焦同现虚寒的病证。上焦心肺的虚寒，可见精神不守，气短不足，语声不扬；中焦脾胃的虚寒，可见腹痛，肠鸣，洞泻下利，腹满喜按；下焦肝肾的虚寒，可见大便洞泄，小便清长，或遗尿，腹满身重。

三焦痈sānjiāoyōng 病名。指位于丹田处的痈。《圣济总录》卷一百二十八："丹田隐隐而痛者，三膲疽也。上肉微起者，三膲痈也。"由湿热遇寒凝结而成。证为寒热往来，二便秘涩。治法见"小肠痈"条。

三焦郁sānjiāoyù 病证名。为郁证之一。《类证治裁》卷三："三焦郁，口干不食，栀子仁姜汁浸，炒黑研细，以人参、麦冬、乌梅煎汤服。"参见"郁证"条。

三焦胀sānjiāozhàng 病证名。为胀病之一。《灵枢·胀论》："三焦胀者，气满于皮肤中，轻轻然而不坚。"《奇效良方·胀满》："若其不升降，痞结胸中，三焦相混，大小便不通，卒然胀满，脉来沉伏，为三焦胀也。又有虚实之分，虚者皮肤壳壳然而坚，不痛而气满，治以升降气道，温补脾元即复矣。实者内夹宿食，邪实于内，按之坚痛，当以疏气涤实可也。"《医醇賸义·胀》："上焦如雾，中焦如沤，下焦如渎，此状其气与水之流行，而究无实在形质。受寒气逆，故气满于皮肤之中，因无形质，故虽胀而轻轻然不坚也。当调和气血，疏导行水，通皮饮主之。"参见"胀病"条。

三焦蒸sānjiāozhēng 病证名。二十三蒸之一。见《诸病源候论·虚劳骨蒸候》。详"二十三蒸"条。

三焦之原sānjiāozhīyuán ❶指"肾间动气"，见《难经·八难》。肾间动气为两肾之间所藏的元阳之气，三焦相火由元阳之气所化生，故称肾间动气为三焦之原。❷指三焦之原穴。《灵枢·九针十二原》："三焦者，上合手少阳……过于阳池，阳池在腕上陷者之中也，为原。"

三焦主决渎sānjiāozhǔjuédú 三焦的主要功能之一。决渎，指疏通水道。《素问·灵兰秘典论》："三焦者，决渎之官，水道出焉。"三焦通调水道、调节水液代谢的功能，全赖其气化作用，并与肾、脾、肺、膀胱等器官协同完成。三焦的气化，又靠命门原气的维持。若三焦气化失常、水道不通，可出现肿胀和小便不利等症。

三角草sānjiǎocǎo 中药材。见《广西民间常用草药》。为一箭球之别名，详该条。

三角风sānjiǎofēng 中药材。❶见《本草纲目》。为常春藤之别名。❷见《四川中药志》。为鹅掌金星草之别名。各详该条。

三角枫sānjiǎofēng 中药材。见《植物名实图考》。为梵天花之别名，详该条。

三角蒺藜sānjiǎojí·li 中药材。见《本草求真》。即刺蒺藜，详该条。

三角灸sānjiǎojiǔ 经外奇穴名。代号 EX－CA2。即疝气穴。见该条。

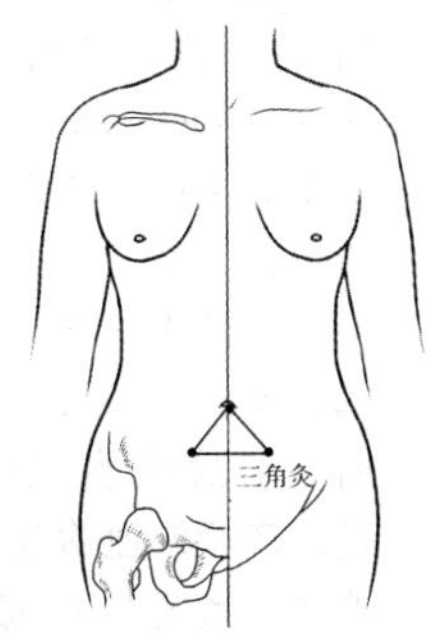

三角灸

三角藤sānjiǎoténg 中药材。❶见《江西民间草药》。为杠板归之别名。❷见《海南植物志》。为粪箕笃之别名。各详该条。

三结交sānjiéjiāo 足阳明胃经，足太阴脾经与任脉的交会穴——关元穴。《灵枢·寒热病》："三结交者，阳明太阴也，脐下三寸关元也。"

三捷汤sānjiétāng 《医学传心录》方。青皮、当归尾、香附、柴胡各一钱，官桂五分，槟榔、橘核、木通、赤茯苓各二钱，大茴香（微炒）、紫苏各七分，黄柏三分，炒荔枝核七个，生姜一片。水煎，空腹热服。治肝经湿热下注，不得泻越，或为偏坠，或为疝痛。

三解散sānjiěsǎn 《幼幼集成》卷四方。人参、防风、天麻、郁金、白附子、大黄、黄芩、僵蚕、全蝎、枳壳、薄荷、赤芍药、甘草、灯心。水煎服。治小儿露丹，症见小儿百日内外、半岁以上，忽然眼胞红肿，面青色暗，夜间烦啼，脸如胭脂，初则满面如生水痘，根脚微红而不壮，出没无定，次至颈项，赤如丹砂。

三进一退sānjìnyītuì 针刺手法术语。见《针灸大成》。指先按浅、中、深次序分层进针，然后一次提至皮下的针刺方法。操作时不论进退，每层均应根据需要作提插、捻转等手法。如需继续刺激，可以重复操作。

三九胃泰胶囊sānjiǔwèitàijiāonáng 中成药。三叉苦、九里香、两面针、木香、黄芩、茯苓、地黄、白芍。以上八味，按胶囊剂工艺制成，每粒装 0.5g。口服，一次 2～4 粒，一日 2 次。清热燥湿，行气活血，柔肝止痛。用于湿热内蕴、气滞血瘀所致的胃痛，症见脘腹隐痛、饱胀反酸、恶心呕吐、嘈杂纳减；浅表性胃炎、糜烂性胃炎、萎缩性胃炎见上述证候者。

三科大生合璧sānkēdàshēnghébì 见"大生要旨"条。

三颗针sānkēzhēn 中药材。出《分类草药性》。又名刺黄连、刺黄柏。为小檗科植物拟豪猪刺 *Berberis soulieana* Schneid.、小黄连刺 *B. wilsonae* Hemsl、细叶小檗 *B. poiretii* Schneid. 或匙叶小檗 *Berberis vernae* Schneid. 等同属数种植物的干燥根。拟豪猪刺分布于陕西、甘肃、湖北、四川；小黄连刺分布于湖北及西南各地；细叶小檗分布于东北及河北、内蒙古。苦，寒；有毒。归肝、胃、大肠经。清热燥湿，泻火解毒。用于湿热泻痢，黄疸，湿疹，咽痛目赤，聤耳流脓，痈肿疮毒。煎服：9～15g。治眼结膜炎，根磨汁点眼角；疮疡溃烂，湿疹，烫伤，研末调敷。本品根均含小檗碱、小檗胺和少量的掌叶防己碱、药根碱。小檗碱的药理见黄连条。小檗胺可升高白细胞、抗矽肺、肌肉松弛、抗心律失常，保护实验性心肌缺血及心肌梗死、抗肿瘤作用。三颗针还有降压、利胆、抗炎等作用。

三泪sānlèi　病名。《银海精微》："三泪：一曰冷泪，二曰热泪，三曰眵泪。一冷泪，不赤不痛，无翳无膜。凡早起迎风有泪，或至秋迎风有泪，其泪自出，病在肝也。二热泪，如糊粘下与上睑皮，有红有肿，眼罔不见日，夜见灯火泪涌出，病在心也。三眵泪，如糊粘两眼弦，赤肿生胬肉，病在肺也。"详"冷泪""热泪""眵泪"条。

三棱 sānléng　中药材。出《本草拾遗》。为黑三棱科植物黑三棱 *Sparganium stoloniferum* Buch. －Ham. 的干燥块茎。主产于江苏、河南、山东、江西。苦、辛，平。归肝、脾经。破血行气，消积止痛。用于癥瘕痞块，痛经，瘀血经闭，胸痹心痛，食积胀痛。①治癥瘕积聚，血滞经闭，痛经，产后瘀血腹痛，乳汁不下，子宫外孕，瘿瘤，瘰疬。②治饮食积滞，脘腹胀痛。煎服：5～10g。醋炒用可缓和其烈性，增强疗效。孕妇忌服。本品含挥发油。挥发油主要成分为苯乙醇、对苯二酚等，又含琥珀酸、三棱酸、刺芒柄花素、豆甾醇等。三棱体内外有抗凝血、抗血栓形成的作用，对心脏缺血缺氧损伤有一定保护作用。

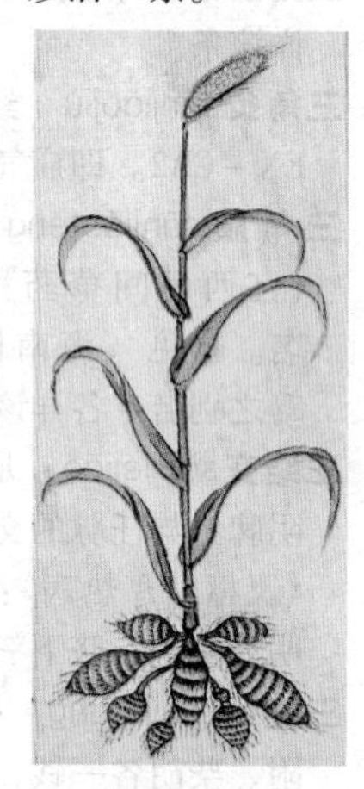
三棱

三棱草sānléngcǎo　中药材。见《江苏省植物药材志》。为莎草之别名，详该条。

三棱草根sānléngcǎogēn　中药材。见《中药志》。为香附之别名，详该条。

三棱煎sānléngjiān　❶《三因极一病证方论》卷十八方。三棱、莪术各四两，青皮、半夏（汤洗七次）、麦芽各三两。用好醋六升煮干，焙为细末，醋糊为丸，梧桐子大，每服三十至四十丸，醋汤送下；痰积，姜汤送下。治妇人癥瘕血瘕，食积痰滞。❷《证治准绳·类方》第三册方。三棱半斤，杏仁（炒黄）、干漆（炒烟尽）、炒麦芽各三两，青皮、炒莱菔子、炒神曲各二两，硇砂（飞研）一两。先将三棱捣为细末，以酒三升熬成膏，余药为末，搜和为丸，梧桐子大，每服二十丸，食后米饮送下。治心腹坚胀，胁下满硬，胸中痞塞，喘满短气。❸《杂病源流犀烛·六淫门》卷十四方。①三棱、莪术各四两，芫花一两。用醋五盏，瓷器内浸之，封口，文火煅令干，取出棱、术，将芫花以余醋炒令微焦，共焙干为末，醋糊为丸，每服十五丸，生姜煎汤送下。治气滞血结，癥瘕痞块。②三棱、莪术各二两，青皮、半夏、麦芽各一两。醋六升同煮，焙干为末，醋糊为丸，每服十五丸，生姜煎汤送下，治气滞血结，癥瘕痞块。

三棱煎丸 sānléngjiānwán　❶《证治准绳·类方》第二册方。生三棱半斤，杏仁（汤泡去皮尖，炒黄）、干漆（炒烟尽）、炒麦芽各三两，青皮（去白）、炒莱菔子、炒神曲各二两，硇砂（飞研）一两。三棱为末熬膏，余药为细末，和丸，梧桐子大，每服二十丸，食后温米饮送下。功能顺气，消积滞，除膨胀。治心腹坚胀，胁下满硬，胸中痞塞，喘满短气。❷《活幼口议》卷十七方。三棱（成块煮，炮）、炮莪术、鳖甲（去裙，米醋炙焦）、当归各半两，芫花（醋浸炒）、炒杏仁各二钱半，淡豆豉二钱，巴豆（去壳）二十一粒。为细末，水煮面糊为丸，麻子大，每服二十丸，生姜煎汤送下。治婴儿伤食生冷，甜腻毒热等物，脾胃积滞，久不克化，肚热脚冷，痞癖寒热，及癥瘕中脘不和，膨胀上膈，气壅心腹，不得宣通者。

三棱散sānléngsǎn　❶《太平惠民和剂局方》卷三方。蓬莪术（煨）、益智仁、京三棱（煨）、青皮（去白）各二两，白茯苓（焙）四两，甘草（爁）三两。为细末，每服二钱，加大枣一枚、盐少许，水煎温服，不拘时。功能宽胸利膈，消食和胃。治酒食所伤，胸膈不快，腹胁胀满，呕吐酸水，翻胃腹疼；食积气块，攻刺腹胁，不思饮食，日渐羸瘦；年高气弱，三焦痞塞，脘闷不舒。❷《普济方》卷三九三方。炒三棱、炒莪术各一两，益智仁、甘草、炒神曲、麦芽、橘皮各半两。为细末，每服一钱，白开水冲服。功能补脾消食化积。治小儿尿白，久则成疳。❸《证治准绳·幼科》集七引汤氏方。砂仁、甘草、炒益智仁、三棱、莪术、炒青皮各等分。为细末，冲服。治积气腹痛。❹《证治准绳·幼科》集八方。人参七钱半，炮三棱、香附各一两半，青皮、益智仁、陈皮、炒枳壳、炒神曲、谷芽、大黄（半生，半熟）、紫苏各五钱，甘草（半生、生炙）一两一钱。为细末，每服二钱，加生姜三片，陈仓米一百粒，水煎服。治停滞疳积，发热泻痢酸馊，水谷不化。若气虚者加茯苓一两。❺《证治准绳·幼科》集八引张涣方。三棱（炮）、赤茯苓、当归、鳖甲（醋炙）各一两，炒枳壳、白术、木香各五钱。为细末，每服一钱，加生姜七片，水煎频服。治小儿乳癖结实不瘥。❻《嵩崖尊生全书》卷七方。三棱八钱，川芎四钱，大黄（醋煨）一钱。为末，水煎服。治气机凝滞，癖积疼痛。

三棱丸sānléngwán　《证治准绳·幼科》集七方。煨三棱、木香、炒神曲、陈皮（去白）、半夏（姜汁制）各一两，丁香、官桂各半两。为末，煮糊为丸，黄米大，每服二十丸，乳食后生姜煎汤送下。治小儿停积，腹胁胀满，干哕恶心，不思饮食。

三棱消积丸sānléngxiāojīwán　《内外伤辨惑论》卷下方。丁香、益智仁各三钱，巴豆（和粳米同炒焦，去米）、茴香、陈皮、青皮各五钱，炮三棱、炮莪术、炒神曲各七钱。为细末，醋糊为丸，梧桐子大，每服十至二十丸，食前温姜汤送下。治伤生冷硬物，不能消化，心腹满闷。

三棱针 sānléngzhēn　❶眼科手术器械。见《眼科菁华录》。亦名锋针。长约四寸，钢铁制作。胞睑生疮、椒疮、粟疮等用以刺刮劆洗。❷针刺工具，用于放血。

三棱针

三棱子sānléng · zi　中药材。见《广西中药志》。为阳桃之别名，详该条。

三里sānlǐ　经穴名。其中，在上肢者称手三里，属手阳明经，位于前臂背面桡侧的上段，阳溪穴与曲池穴连线上，距曲池穴2寸处。在下肢者称足三里，属足阳明经，位于小腿前外侧外膝眼下3寸，胫骨前嵴外侧一横指处。

三里发sānlǐfā 病名。见《疡医准绳》卷四。系生于足三里穴处之痈疽。多由劳损伤筋，胃热壅结而成。初肿形如牛眼，拘急冷疼，其色青黑，渐增肿痛，一般五、七日破溃，出紫血，次出稀脓。宜内服加味三星汤，外用太极黑铅膏。余参见“外痈”及“溃疡”条。

三敛子sānliǎn·zi 中药材。见《广东新语》。为阳桃之别名，详该条。

三两半药酒sānliǎngbànyàojiǔ 中成药。见《中华人民共和国药典（一部）》（2020）。当归100g，黄芪100g，牛膝100g，防风50g。各药按酒剂工艺浸渍，制成约10L的药酒。口服一次30～60ml，一日3次。益气活血，祛风通络。用于气血不和，四肢疼痛，感受风湿，筋脉拘挛。高血压患者慎服，孕妇忌服。

三铃子sānlíng·zi 中药材。见《贵州民间药物》。为歪头菜之别名，详该条。

三毛sānmáo 人体部位名。亦称丛毛、聚毛。生于足大趾背面爪甲后皮肤上者。《灵枢·经脉》：“胆足少阳之脉……还贯爪甲，出三毛。”

三门sānmén 推拿穴位名。见“天庭”条。

三妙散sānmiàosǎn ❶《医宗金鉴·外科心法要诀》卷六十六方。槟榔、生苍术、生黄柏各等分。为细末，干撒肚脐。功能渗湿止痒。治脐痈，水津浸淫成片而痒，又治湿癣。❷《罗氏会约医镜》卷七方。即三妙丸作散剂，水煎服。治证同。见“三妙丸”条。

三妙丸sānmiàowán 《医学正传》卷五方。黄柏（酒炒）四两，苍术（米汤浸一二夜，细切焙干）六两，牛膝二两。为细末，煮糊为丸，梧桐子大，每服五十至七十丸，空腹姜、盐汤送下。功能清热燥湿，强壮筋骨。治湿热下流，两脚麻木，或如火烙之热。

三柰sānnài 中药材。见《本草纲目》。即山柰，详该条。

三蒽sānrěn 中药材。见《生草药性备要》。为阳桃之别名，详该条。

三盘落地sānpánluòdì 练功方法之一。出《易筋经》。两足分开，两膝屈曲如骑马状，足尖稍向内收，膝向外开；两手从胸上提，自耳旁翻掌向下，分别悬空放于两大腿上方。《易筋经》：“目注牙龇，舌抵上腭，睛瞪口裂，两腿分跪，两手用力抓地，反掌托起，如托千斤，两腿收直。”

三匹风sānpǐfēng 中药材。见清代刘士季《草木便方》。为蛇莓之别名，详该条。

三片风sānpiànfēng 中药材。见《浙江民间常用草药》。为地蜂子之别名，详该条。

三品sānpǐn 《神农本草经》对药物的分类法。没有毒性，可以多服久服不会损害人体的列为上品；没有毒或毒性不大而可治病补虚的，列为中品；有毒或性较峻烈而不能长期服用，足以祛除寒热邪气、破积聚的列为下品。这在当时有一定可取之处。但划分不够严格，如上品药中也有一些剧毒的药物在内，所以这样分类是比较粗略的。

三品锭子sānpǐndìng·zi 见《外科理例·补遗》。即上品锭子、中品锭子、下品锭子之总称。分见各条。

三品一条枪sānpǐnyītiáoqiāng 《外科正宗》卷二方。明矾二两，砒石一两五钱，雄黄二钱四分，乳香一钱二分。先将明矾、砒石入小罐内，炭火煅红，青烟已尽旋起白烟，片时，待上下红彻住火，取罐倾地上一夜，取出约有砒矾净末一两，再加入雄黄、乳香，共为细末，厚糊调稠搓成药条，阴干，插入疮孔内。功能祛腐拔瘘。治痔疮肛瘘，瘿瘤瘰疬，疔疮发背，脑疽等。

三七sānqī 中药材。出《本草纲目》。又名山漆、参三七、田七。为五加科植物三七 *Panax notoginseng*（Burk.）F. H. Chen. 的干燥根和根茎。主产于云南、广西。甘、微苦，温。归肝、胃经。散瘀止血，消肿定痛。①用于咯血，吐血，衄血，便血，崩漏，外伤出血，胸腹刺痛，跌扑肿痛。3～9g；研粉吞服，1次1～3g。外用适量。孕妇忌服。②熟三七粉（三七打碎，用食油炸至棕黄色，研粉）能补血和血，用治失血、贫血。每次3～5g，每日2～3次。③三七叶：功同三七而力弱。三七花：泡茶饮，有清热、平肝、降压作用，治头晕，目眩，耳鸣。根含多种人参皂苷、三七皂苷和绞股兰苷ⅩⅦ。还含田七氨酸、人参炔三醇、三七多糖A、槲皮素。三七总皂苷能增加脑血管血流量，同时降低心肌耗氧量和氧利用率。三七皂苷对离体蛙心有强心作用，对狗有降压、利尿作用。三七总皂苷可抗心律失常；抑制实验性动脉粥样硬化形成；扩张血管，增加脑血管流量。三七总苷可改善脑组织能量代谢，保护脑肝组织，它是神经元钙通道阻滞剂。三七还可促进记忆，延缓衰老。三七总皂苷对机体血糖水平能起有益的调节作用；三七总皂苷有抗血小板聚集作用，对实验性血栓形成有防治作用。同时，三七中的田七氨酸有止血作用。

三七伤药胶囊sānqīshāngyàojiāonáng 中成药。见《中华人民共和国药典（一部）》（2020）。三七52.5g，制草乌52.5g，雪上一枝蒿23.0g，冰片1.05g，骨碎补492.2g，红花157.5g，接骨木787.5g，赤芍87.5g。以上八味，按胶囊剂工艺制成，每粒装0.3g或0.25g。口服，一次3粒，一日3次，舒筋活血，散瘀止痛，用于跌打损伤，风湿瘀阻，关节痹痛；急慢性扭挫伤、神经痛见上述证候者。

三七伤药片sānqīshāngyàopiàn 中成药。见《中华人民共和国药典（一部）》（2020）。三七52.5g，草乌（蒸）52.5g，雪上一枝蒿23g，冰片1.05g，骨碎补492.2g，红花157.5g，棱骨木787.5g，赤芍87.5g。各药按规定的工艺提取或研成粉末，混匀，压制成1000片，包糖衣制成。口服，1次3片，每日3次，或遵医嘱。舒筋活血，散瘀止痛。用于急慢性挫伤、扭伤，跌打损伤所致的关节痛、神经痛。

三奇散sānqísǎn 《普济方》卷二百一十三方。枳壳、防风、黄芪各等分。为细末，每服二钱，米饮调下。治痢后下重。

三起三落sānqǐsānluò 练功方法之一。见上海中医学院附属推拿学校《少林内功》。身体慢慢下蹲，腰直胸微挺，两手仰掌置于腰部，两掌前推，掌心相对，四指并拢，拇指外分，再收回至腰部，如此往返三次，在第四次推出时，身体慢慢起立，边推边起，然后边收边下蹲，重复三次。

三气sānqì 运气术语。指一年的运气有平气、不及和太过三种情况。《素问·五常政大论》：“三气之纪，愿闻其候。”

三炁降龙丹sānqìxiánglóngdān 《白喉条辨》方。西洋参、生石膏、海浮石、生牡蛎、阿胶（或燕窝）、白芍药、生地黄、龟甲、珍珠母、麦冬、犀角。为末和丸，旋覆花、竹茹煎汤代水送服，服时冲入竹沥、鲜莱菔汁。治太阴燥火炽盛，白喉初起，咽燥无痰，七八日后忽痰声辘辘，甚则喘促心烦。如痰涎壅盛，或药不得下，加苏子另煎冲入。

S

三钱三sānqiánsān 中药材。见《广西中草药》。为羊踯躅根之别名，详该条。

三仁汤sānréntāng ❶《温病条辨》卷一方。杏仁、半夏各五钱，滑石、薏苡仁各六钱，通草、白蔻仁、竹叶、厚朴各二钱。甘澜水煎服，日三次。功能疏利气机，宣畅三焦，上下分消湿热。治湿温初起，或暑温夹湿，邪在气分，头痛身重，面色淡黄，胸闷不饥，午后身热，舌白不渴，脉弦细而濡者；近代也用于肠伤寒、胃肠炎、肾盂肾炎属热轻湿重者。方中杏仁苦辛开上，宣通肺气；蔻仁芳香宣中，化湿醒脾；苡仁甘淡导下，渗泄湿热；半夏、厚朴除湿消痞，行气散满；通草、滑石、竹叶清利湿热，引湿热下行，从小便而去。诸药合用，宣上畅中渗下，使气行则湿化，湿化则热清，三焦宣畅，湿热分消，故病症得以自解。❷《医学入门》卷七方。薏苡仁二钱五分，桃仁、牡丹皮各一钱五分，冬瓜仁二钱。水煎服。治胃痈、肠痈，腹痛烦闷不安，或胀满不食。

三仁丸sānrénwán ❶《脚气治法总要》卷下方。柏子仁、松子仁、火麻仁各一两。为细末，黄蜡五钱和丸，梧桐子大，每服二十丸，食前米汤送下。治大肠有热，津液燥竭，里急后重，大便秘结。若老人虚秘，用白蜡和丸，黄丹汤送下。❷《重订严氏济生方》方。郁李仁、杏仁、薏苡仁各等分。为细末，米糊为丸，梧桐子大，每服二十丸，不拘时米饭送下。治水肿喘急，二便不通。

三日疟sānrìnüè 病名。疟疾之一。指疟之三日一发者，亦称三阴疟。《素问·疟论》："时有间二日或至数日发，或渴或不渴，其故何也？岐伯曰，其间日者，邪气与卫气客于六腑，而有时相失，不能相得，故休数日乃作也。"《杂病源流犀烛·疟疾源流》："三日疟，即经所云休数日作者。"《张氏医通·寒热门》："三日疟，初起发于夏秋者，宜用二陈去橘皮，加生术、槟榔、常山，逐去痰癖为先，稍加穿山甲以透经络；至于暑结营分，又当以香薷、鳖甲、茯苓、半夏、甘草、当归、生姜、大枣，祛暑为要，而前药为无益也；若元气大虚，只用补正，宜六君加草果、乌梅，名四兽饮，兼本经引使药；若元气下陷，日发渐晏者，补中益气汤，大剂参术姜枣为治，如常山、槟榔、山甲、草果皆为戈戟矣。"参见"三阴疟""疟疾"条。

三三医书sānsānyīshū 丛书。裘庆元辑。刊于1924年。共三集，99种。裘氏取"医不三世，不服其药"及"三折肱知为良医"之典，遂题名"三三医书"。所辑内容包括中医基础理论、各科临床、针灸、本草、方书、医案、医话、医论等各类医著，以明、清时著作为主，并收入少数日人所撰医著。大多篇幅短小，切于实用。

S

三色堇sānsèjǐn 中药材。见《中国药用植物图鉴》。又名蝴蝶花。为堇菜科植物三色堇 *Viola tricolor* L. 的全草。我国各地花圃常见栽培。止咳化痰。治咳嗽，瘰疬。煎服：3～9g。外用：捣汁涂。全草含芸香苷。茎、叶含三色堇黄酮苷。花含挥发油、皂苷等。全草制剂内服可增加支气管腺体之分泌而祛痰。叶有缓泻作用。全草能促进尿中氯离子的排泄。

三商sānshāng 经外奇穴名。《针灸集成》名排刺三针。即老商、中商、少商之合称。老商位于拇指尺侧，距指甲根0.1寸；中商位于拇指背侧正中距指甲根0.1寸；少商位于拇指桡侧，距指甲根角0.1寸。主治高热、流行性感冒、急性扁桃体炎、腮腺炎等。点刺出血。

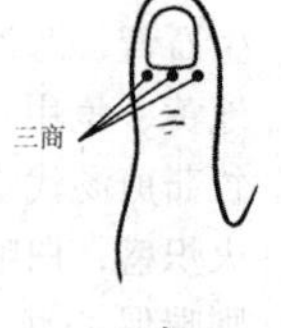

三商

三舍sānshè 古人认为天体的运行一日一夜环周于二十八宿，运行一宿的距离称为一舍。三舍就是三宿之距（见《灵枢·卫气行》）。

三神丸sānshénwán ❶《圣济总录》卷一百三十七方。炒蒺藜、海桐皮、草乌（盐炒熟，去盐不用）各一两。为细末，打糊为丸，绿豆大，每服十至十五丸，温酒或盐汤送下。治癣。❷《重订严氏济生方》方。橘红二两、延胡索（醋煮）、当归（酒浸炒）各一两。为细末，酒煮米糊为丸，梧桐子大，每服七十至一百丸，空腹艾汤或米饮送下。治室女血气相搏，腹中刺痛，痛引心端，经行涩少，或月经不调以致疼痛。❸《外科精义》卷下方。枳壳、煅皂角、炒五倍子各等分。为细末，炼蜜为丸，温水送下。治饱食久坐而成痔者。

三神医sānshényī 赤松德赞执政（754—797）时期，应聘入藏的汉族医生马哈金达、哈密医生占巴西拉哈和印度医生达马拉扎三人，曾被誉为"三神医"。他们为藏族培养了大批藏医人才，对藏医学的发展起了积极作用。

三肾丸sānshènwán 《全国中药成药处方集》（天津方）。鹿肾、驴肾、狗肾各1具，生黄芪、人参、当归、熟地黄、龟甲（醋炙）、茯苓（去皮）、枸杞子各60g，生白术，生阿胶、山茱萸（酒蒸）、制附子、淫羊藿（羊油炒）、蒺藜（盐炒）、补骨脂（盐炒）、菟丝子、鱼鳔（滑石烫）、杜仲（盐炒）、鹿茸（去毛）各30g，肉桂（去粗皮）24g。先将三肾用水煮烂，连原汤与群药共串一处晒干，为细末，炼蜜为丸，每丸重6g，每服一丸，白开水送下。功能滋补腰肾，强阴补阳。治腰肾不足，腰酸腿痛，阴囊湿冷，身体衰弱，倦怠少食。

三圣地肤汤sānshèngdìfūtāng《洞天奥旨》卷十一引岐天师方。地肤子一两，防风二钱，黄芩三钱。水煎取汁，另取猪胆二个取汁同煎，涂搽患处。治风热疮。

三圣散sānshèngsǎn ❶《太平圣惠方》卷三十方。胡黄连、柴胡、生鳖甲各二两。为细末，每服一钱，生姜煎汤调下，日三次。治骨蒸劳气烦热，四肢无力，夜卧虚汗，唇口干焦，面无血色，日渐羸瘦。❷《太平圣惠方》卷九十三方。炙地榆、煨诃子皮各半两，姜厚朴三分。为细末，每服半钱，粥饮调下，日二至四次。治小儿洞泄，下痢羸困。❸《儒门事亲》卷十二方。防风、炒瓜蒂各三两，藜芦一分至一两。为细末，每服约半两，韭汁煎去渣，徐徐温服，以吐为度。功能涌吐风痰。治中风闭证，脉滑实；癫痫有浊痰壅塞胸中，上逆时发；误食毒物，停于上脘者。❹《儒门事亲》卷十五方。葱白、马齿苋、石灰各一斤。湿捣为团，阴干为细末，贴疮面。治臁疮，搭手，背疽等。❺《外科正宗》卷四方。闹羊花、槿树花各一钱，大枫子仁（去油）五分。为末，每服六分，葱酒调下，洗浴、发汗则愈。治偏正新久头痛。夏月欲重绵包裹者。❻《类证治裁》卷二方。半夏、陈皮、黄连。为末，曲糊为丸，生姜煎汤送下。治顽痰，饮癖，呕酸嘈杂，心悬如饥。

三十度sānshídù 即三十日。《素问·六元正纪大论》："后皆三十度而有奇也。"谓自始及终都是三十日有零。

三十六荡sānshíliùdàng 中药材。见《南宁市药物志》。又名老君须、藤叶细辛、三十六根。为萝藦科植物卵叶娃儿藤 *Tylophora ovata*（Lindl.）Hook. ex Steud. 的根及根茎。分布于云南、广西、广东、台湾。辛，温，有小毒。祛痰定喘，散瘀止痛，解蛇毒。①治咳嗽哮喘，跌打肿痛，风湿骨痛，胃痛，腹痛。煎服：3～9g。②治毒蛇咬伤，鲜根捣烂，调酒敷伤口周围。过量服用，易致中毒。孕妇及体虚者慎服。本品含生物碱、黄酮苷、挥发油和单糖。生物碱为娃儿藤宁碱、娃儿藤定碱、异娃儿藤碱。水煎剂及非水溶性总生物碱对小鼠腹腔注射均有镇咳作用。非水溶性总生物碱在体外对黄色葡萄球菌、流感嗜血杆菌及甲型链球菌均有抑菌作用。娃儿藤宁碱等有抗癌作用。

三十六丁sānshíliùdīng　病名。“丁”即“疔”。出《备急千金要方》卷二十二。又名黑疱、乱疔、满天星、满天星疔、肾疔。十三丁之一。其状头黑浮起，形如黑豆，四周赤色，初生少，其头逐日增多，数越多，证情越重，若满三十六则危。宜早治，治疗参见“疔疮”条。

三十六风sānshíliùfēng　病证名。见《解围元薮》卷一。分风病为三十六型，故名三十六风，包括疠风在内。

三十六根sānshíliùgēn　中药材。见《海南岛常用中草药手册》。为三十六荡之别名，详该条。

三十六号益象方sānshíliùhàoyìxiàngfāng　《杂病源流犀烛·内伤外感门》卷二十一方。即桃仁红花汤，见该条。

三十六黄sānshíliùhuáng　病证名。指三十六种黄病证候。出《外台秘要》卷四。❶《太平圣惠方》卷五十五：“夫诸黄者，其黄皆因伤寒为本，五脏互有所伤，热气相侵，致使病人精神恍惚，六腑不和，七神无主，情意改变。”其所指与一些急性发热病引起的发黄及意识障碍相似。三十六种黄为肝黄、心黄、脾黄、肺黄、肾黄、胆黄、脑黄、行黄、癖黄、胃黄、鬼黄、奸黄、走马黄、立黄、黑黄、体黄、劳黄、脊禁黄、食黄、火黄、阴黄、气黄、煴黄、髓黄、房黄、血黄、忧黄、惊黄、花黄、疟黄、水黄、蛇黄、牛黄、鸦黄、鸡黄、蚰蜒黄等。详见各条。❷《圣济总录》卷六十一云黄病三十六种“皆非黄疸之比”。谓本病多发生在东南地带，地气湿热，易成瘴毒，人感而成黄，其所指似包括我国南方一带地区性传染病。所载三十六黄为心黄、肝黄、脾黄、肺黄、肾黄、鬼黄、奸黄、血黄、人黄、髓黄、荫黄、急黄、气黄、痫黄、白黄、明黄、胆黄、惊黄、风黄、走精黄、酒黄、鸡黄、蚰蜒黄、火黄、走马黄、房黄、黑黄、厌黄、水黄、爪黄、肠黄、犊黄、猪黄、土黄、虾蟆黄。

三十脉sānshímài　三十种脉象。出滑寿《诊家枢要》。即浮、沉、迟、数、虚、实、洪、微、弦、缓、滑、涩、长、短、大、小、紧、弱、动、伏、促、结、芤、革、濡、牢、疾、细、代、散脉。

三十三号巽象方sānshísānhàoxùnxiàngfāng　《杂病源流犀烛·内伤外感门》卷二十一方。即三香丸，见该条。

三十四疔sānshísìdīng　病证名。出《外科启玄》卷二。一曰心疔，二曰肝疔，三曰脾疔，四曰肺疔，五曰肾疔，六曰麻子疔，七曰石疔，八曰雄疔，九曰雌疔，十曰火疔，十一曰烂疔，十二曰三十六疔，十三曰蛇头疔，十四曰盐肤疔，十五曰水洗疔，十六曰刀镰疔，十七曰浮沤疔，十八曰牛拘疔，十九曰猪疔，二十曰牛疔，二十一曰狗疔，二十二曰羊疔，二十三曰驴马疔，二十四曰瓜藤疔，二十五曰豆腐疔，二十六曰气疔，二十七曰鬼疔，二十八曰红丝疔，二十九曰内疔，三十曰蒲桃疔，三十一曰杨梅疔，三十二曰鱼脐疔，三十三曰痘疔，三十四曰蜈蚣疔。见各该条。

三十四号小畜方sānshísìhàoxiǎoxùfāng　《杂病源流犀烛·内伤外感门》卷二十一方。即必胜汤，见该条。

三十五号家人方sānshíwǔhàojiārénfāng　《杂病源流犀烛·内伤外感门》卷二十一方。即当归枳壳汤，见该条。

三十一号大过方sānshíyīhàodàguòfāng　《杂病源流犀烛·内伤外感门》卷二十一方。即连翘薄荷饮，见该条。

三石散sānshísǎn　经验方。见《中医外科学讲义》（上海中医学院）。制炉甘石、熟石膏、赤石脂各三两。为细末，麻油或凡士林调搽患处。功能收涩生肌。治皮肤病，滋水浸淫，日久不止；烫伤腐肉已化，新肌不生者。

三石汤sānshítāng　《温病条辨》卷二方。滑石、寒水石、杏仁、金银花各三钱，生石膏五钱，金汁（冲）一酒杯，通草、炒竹茹各二钱。水煎，分二次服。功能清热利湿，宣通三焦。治暑温蔓延三焦，舌滑微黄，邪在气分者。

三实sānshí　❶辨证的三类实证。《难经·四十八难》：“人有三虚三实。”三实指：紧牢为脉实；发病急剧，病由外入，卒然不能说话为病实；病变局部坚牢拘急、疼痛拒按而不痒为症实。❷五运六气所指的年、月、时俱盛的气运。《灵枢·岁露论》：“愿闻三实……逢年之盛，遇月之满，得时之和，虽有贼风邪气，不能危之也。”

三水sānshuǐ　三阴，脾。《素问·示从容论》：“夫二火不胜三水，是以脉乱而无常也。”二火即二阳（胃），三水即三阴（脾）。一说二火指心与肺，三水指肝、脾、肾。

三调sāntiáo　气功术语。即调身、调息、调心，为气功锻炼方法的三个组成部分。出隋代智𫖮《童蒙止观》。该书称调身、调息、调心、调饮食、调睡眠为调五和。调身，即姿势或动作锻炼；调息，即呼吸锻炼；调心，即意志集中与运用的锻炼。

三台红花sāntáihónghuā　中药材。见《云南中草药》。为三对节之别名，详该条。

三台花sāntáihuā　中药材。见《云南中草药》。为三对节之别名，详该条。

三脘痞气丸sānwǎnpǐqìwán　《御药院方》卷三方。沉香、大腹子、槟榔、砂仁各半两，青皮（去白）、陈皮（去白）、木香、白豆蔻、三棱（炮）各一两，半夏（汤泡七次）二两。为末，神曲糊为丸，梧桐子大，每服三十丸，食后温水或陈皮煎汤送下。治三焦痞滞，气不升降，水饮停滞，不得流行，胁下虚满，或时刺痛。

三五七散sānwǔqīsǎn　《世医得效方》卷二方。人参、附子、细辛各三钱，甘草、干姜、山茱萸、防风、山药各五钱。为粗末，每服四钱，加生姜三片，大枣二枚，水煎，食前服。治阳虚眩晕头痛，恶寒，耳鸣或耳聋。

三物白散sānwùbáisǎn　即白散，见该条。

三物备急丸sānwùbèijíwán　《金匮要略》方。又名备急丸。大黄、干姜、巴豆（去皮心，炒，研为脂）各一两。先捣大黄、干姜为末，另研巴豆，再研匀，炼蜜为丸，豆大，每服三至四丸，温水或酒送下；如不差，更与三丸，当腹中鸣，即吐下便愈；若口噤，须启齿灌服。功能攻逐寒积。治心腹诸卒暴百病，中恶客忤，心腹胀满，卒痛如锥刺，气急口噤，停尸卒死等症；近代也用于治疗急性单纯性肠梗阻属寒实型者。方以巴豆辛热峻下，开通闭塞，为君药；干姜温中，并助巴豆以祛寒，为臣药；大黄荡涤肠胃，推陈致新，并能监制巴豆辛热之毒，为佐使。三药配合，力猛效捷，故病情不急，一般不用。

三物黄芩汤sānwùhuángqíntāng　《备急千金要方》卷三方。黄芩、苦参各二两，干地黄四两。为粗末，水煎，分二次服。治产后受风，四肢烦热，但头不痛者。

三物香薷饮sānwùxiāngrúyǐn 即香薷散第一方，见“香薷散”条。

三物茵陈蒿汤sānwùyīnchénhāotāng 《外台秘要》卷四引《小品方》方。茵陈蒿一把，栀子二十四枚，石膏一斤。水煎前二味，去渣取汁，将石膏猛火烧令正赤，投药汁中，沸定取清汁，分作二服，先进一服，自覆令周身汗出，以温粉粉之则愈；若不汗，更进一服，汗出乃愈。治黄疸身目皆黄，皮肤曲尘出。《备急千金要方》亦有本方，但加大黄三两。

三仙丹sānxiāndān ❶《疡医大全》方。又名升药、升丹。为粗制氧化汞。主产于河北、湖北、湖南、江苏等地。辛，热，有毒。提脓拔毒，去腐生肌。治痈疽疮疡溃后脓水淋漓，腐肉不去，瘘管，下疳，梅毒等。外用适量，研细粉单用，或配其他药物成散剂等使用。本品腐蚀性强，有大毒，不可内服，外用亦只宜微量。凡疮疡腐肉已去或脓水已尽者，不宜应用。❷《太平惠民和剂局方》卷五方。又名长寿丸。川乌（生去皮，剉碎，用盐半两同炒黄色，去盐）一两，苍术（米泔浸一夜，刮去皮，切碎，取葱一握同炒黄色，去葱）二两，炒茴香三两。为细末，酒糊为丸，梧桐子大，每服五十至七十丸，空腹温酒或盐汤送下。治肾经虚寒，元气虚损，神衰力怯，目暗耳聋。❸《全国中药成药处方集》（沙市方）。红升丹 30g，轻粉 6g，冰片 1.2g。为细末，先洗净患处，撒药末于上，外以膏药护之。治痈肿溃后，久不生肌者。❹见《疡医大全》卷七。即小升丹，见该条。

三仙散sānxiānsǎn ❶《张氏医通》卷十五方。紫花地丁、翻白草、当归尾。为粗末，水煎服。治痘疔。❷《杂病源流犀烛·内伤外感门》卷二十三方。黄柏（胆汁炒）、红花（酒炒）、冰片。为细末，吹耳内。治耳内生疮有脓毒。❸《北京中药成方选集》方。焦山楂、焦麦芽、焦神曲各 3.75kg。为细末，每服 3g，冲服，日 2 次。功能消食化滞。治小儿宿食停滞，消化不良，腹痛胀满，饮食减少。

三仙丸sānxiānwán ❶《是斋百一选方》卷五方。天南星（生，去皮）、半夏（沸汤泡七遍）各五两（二味碾为细末，用生姜汁和，以手捏得聚为度，摊在筛内，用楮叶覆盖，令发黄色，晒干备用），香附子（略炒，去毛）五两。上用南星、半夏曲饼子二两，净香附子一两，同为细末，面糊为丸，如梧桐子大，每服二十至三十丸，食后、临卧时用生姜汤送下。治中脘气滞，胸膈烦满，痰涎不利，头目不清。❷《世医得效方》卷七方。益智仁（用盐二两炒，去盐）二两，炒乌药一两半，山药（为末）一两。前二味为末，用山药末煮糊为丸，梧桐子大，朱砂为衣，每服五十丸，空腹、临卧盐汤送下。治梦泄。❸《古今医鉴》引贺兰峰方。侧柏叶八两（焙干），当归身四两。共为末（忌铁器），水糊为丸，如梧桐子大，每服五十至七十丸，早晚各一服，黄酒、盐汤任下。治头发脱落。

三鲜饮sānxiānyǐn 《医学衷中参西录》方。鲜茅根、鲜藕各 120g，鲜小蓟根 60g。水煎服。治虚劳，痰中带血，兼有虚热者。

三痫sānxián 病名。见《幼幼集成》。即风痫、惊痫、食痫。各详该条。

三痫丹sānxiándān 《东医宝鉴·杂病篇》卷十一引钱乙方。蜈蚣一条，胆南星二钱，全蝎、防风、白附子、远志、芦荟、延胡索、朱砂各一钱，麝香一字，金箔、银箔各三片。为细末，煮糊为丸，梧桐子大，每服一丸，薄荷煎汤送下。治急惊为痫。

三陷sānxiàn 病名。见《疡科心得集》卷上：“……有三陷变局，谓火陷、干陷、虚陷也。火陷者，气不能引血外腐成脓，火毒反陷入营，渐致神迷发痉发厥；干陷者，脓腐未透，营卫已伤，根盘紫滞，头顶干枯，渐致神识不爽，有内闭外脱之象；虚陷者，脓腐虽脱，新肉不生，状如镜面，光白板亮，脾气不复，恶谷日减，形神俱削，渐有腹痛便泄，寒热宛似损怯变象，皆不治之证也。”详见各条。

三香膏sānxiānggāo 《医宗金鉴·外科心法要诀》卷七方。轻粉、乳香、松香各等分。为细末，香油调稠，用夹纸一面以针密刺细孔，将药夹搽纸内，先以葱汤洗净患处，将药纸有针孔一面对疮贴之，三日一换。治臁疮初起。

三香散sānxiāngsǎn ❶《疡医大全》卷十六方。丁香、川椒（取仁，或用荜茇代）各等分，冰片少许。为细末，敷患处。治牙龈肿痛。❷《杂病源流犀烛·六淫门》卷十七方。沉香、木香、豆蔻仁、苏叶、藿香。为粗末，水煎服。治饮食停滞，呃逆。❸《痧胀玉衡》卷下方。又名十八号贲象方。木香、沉香、檀香各等分。为末，每服五分，砂仁煎汤微冷送下。治过饮冷水，痧症不愈者。

三香汤sānxiāngtāng 《温病条辨》卷二方。瓜蒌皮、桔梗、降香末各三钱，黑山栀、枳壳、郁金、香豉各二钱。水煎，分二次温服。治湿热受自口鼻，由募原直走中道，不饥不食，机窍不灵者。

三香丸sānxiāngwán 《痧胀玉衡》卷下方。又名三十三号巽象方。木香、沉香、檀香各五钱，砂仁、莱菔子各八钱，五灵脂六钱。为末，水泛为丸，每服六分，温开水送下。治痧症过饮冷水痞闷者。

三消sānxiāo 病名。❶内科消渴病的上消、中消、下消的合称。亦称三痟。《太平圣惠方》卷五十三：“夫三痟者，一名痟渴，二名痟中，三名痟肾……一则饮水多而小便少者，痟渴也。二则吃食多而饮水少，小便少而黄赤者，痟中也。三则饮水随饮便下，小便味甘而白浊，腰腿消瘦者，痟肾也。”《景岳全书·杂证谟》：“三消之病，三焦受病也。上消者，渴证也。大渴引饮，随饮随渴以上焦之津液枯涸，古云其病在肺，而不知心脾阳明之火皆能熏炙而然。故又谓膈消也。中消者，中焦病也，多食善饥不为肌肉而日加消瘦，其病在脾胃，又谓之消中也。下消者，下焦病也，小便黄赤为淋为浊，如膏如脂，面黑耳焦，日渐消瘦，其病在肾，故又名肾痟也。”详“上消”“中消”“下消”条。❷儿科消上、消肌、消浊的合称。见《幼科铁镜》。详“小儿消渴”条。

三消论sānxiāolùn 内科著作。1 卷。金代刘完素撰。清代周学海注。原无刊本，周学海于 1884 年刊行《周氏医学丛书》时，根据刘氏后裔所藏钞本收入其中。本书对于消渴病的病因、辨证及治法做了比较深入的探讨。

三消汤sānxiāotāng 《验方新编》卷四方。党参、白术、当归、茯苓、生地黄各一钱，黄柏、知母、黄连、麦冬、天花粉、黄芩各七分，甘草五分。水煎服。治消渴证，饮水不止者。

三消丸sānxiāowán 《傅青主女科·产后编》方。黄连、莱菔子、川芎、桃仁、栀子、青皮、三棱、莪术、山楂、香附。水煎服。治妇人瘀血，食积痰滞等证。

三消饮sānxiāoyǐn 《瘟疫论补注》卷上方。槟榔、厚朴、芍药、甘草、知母、黄芩、大黄、葛根、羌活、柴胡。加生姜、大枣，水煎服。治瘟疫，有三阳形证，兼有里证者。

三痟sānxiāo 病名。痟同消。即三消。见《太平圣惠方》卷五十三。详“三消”条。

三痟丸sānxiāowán 《普济本事方》卷六方。好黄连（去须）不计多少。研细末，剉冬瓜肉研取自然汁，和成饼子，阴干再为末，再用汁浸和，如是七次，即用冬瓜汁为丸，梧桐子大，每服三四十丸，以冬瓜汁煎大麦仁汤送下。治消渴。

三星汤sānxīngtāng 《辨证录》卷十三方。金银花一两，蒲公英五钱，甘草一钱五分。水煎服。治小儿口疳，流毒渐染而致的乳疳，状如莲蓬，色多紫黯者。若妇人无故乳头周围浮皮烂痒，时流清汁，属肝胃郁热凝结者，加青皮七分，石膏二钱。

三形sānxíng 指肥、膏、肉三种类型肥壮的人。《灵枢·卫气失常》：“必先别其三形，血之多少，气之清浊，而后调之。”参见“肥人”“膏人”“肉人”条。

三虚sānxū ❶指人的五脏虚、天气虚及感受虚邪更伤正气。《素问遗篇·本病论》：“人之五脏，一脏不足，又会天虚，感邪之至也……因而三虚。”❷指辨证的三类虚证。《难经·四十八难》：“人有三虚三实。”三虚指：濡为脉虚；发病缓慢，五脏自病，病由内而出为病虚；病变局部柔软凹陷，痛而喜按或不痛而痒为症虚。❸五运六气所指的年、月、时俱虚的气运。《灵枢·岁露论》：“乘年之衰，逢月之空，失时之和，因为贼风所伤，是谓三虚。”

三丫苦sānyākǔ 中药材。见萧步丹《岭南采药录》。又名三椏苦、三叉虎、三枝枪。为芸香科植物三丫苦 *Evodia lepta*（Spreng.）Merr. 的根及叶。分布于广东、广西、福建等地。苦，寒。清热解毒，祛风止痛。①治感冒高热，咽喉肿痛，肺热咳嗽，肺痈，流行性脑脊髓膜炎，乙型脑炎，疟疾，黄疸型肝炎。②治风湿痹痛，腰腿痛，胃痛。煎服：根 9～30g；叶 9～15g。③治痈肿，丹毒，跌打扭伤，鲜叶捣敷；湿疹，皮炎，痔疮，叶煎水洗。叶含挥发油，其主要成分为 α－蒎烯、糠醛。全株含左旋加锡弥罗果碱等。煎剂在体外对痢疾杆菌有抑制作用。

三椏苦sānyākǔ 中药材。见萧步丹《岭南采药录》。即三丫苦，详该条。

三阳sānyáng 推拿穴位名。位于左眼胞。《幼科推拿秘书·赋歌诀秘旨》：“又若三阴三阳虚肿，心有疾也。”《幼科推拿秘书·夜啼》：“夜啼……如寒，推三阳。”

三阳病sānyángbìng 太阳病、阳明病、少阳病的总称。《医述·阳经分经腑》：“三阳病在经者，可汗而已。”“三阳病入腑者，可下而已。”参见“六经病”条。

三阳合病sānyánghébìng 病证名。指太阳、阳明、少阳三经同时受邪而出现的证候。《伤寒论·辨阳明病脉证并治》：“三阳合病，腹满身重，难以转侧，口不仁，面垢，谵语遗尿。发汗则谵语，下之则额上生汗，手足逆冷。若自汗出者，白虎汤主之。”《医宗金鉴·订正伤寒论注》：“三阳合病者，太阳、阳明、少阳合而为病也。必太阳之头痛发热，阳明之恶热不眠，少阳之耳聋寒热等证皆具也……证虽属于三阳，而热皆聚胃中，故当从阳明热证主治也。”《伤寒贯珠集》卷一：“三阳合病，视诸合病邪气为较大矣。而太阳之腑膀胱，阳明之腑胃，少阳之腑胆，热邪盛满，自经入腑，故腹满身重，口不仁而面垢，谵语遗尿及但欲眠睡，目合则汗，皆为里为热之征也……虽三阳合病，而邪聚于阳明者较太阳为多，故宜白虎汤清而解之。”三阳合病轻证，可用柴葛解肌汤清解。参见“合病”“太阳阳明合病”“太阳少阳合病”条。

三阳经疟sānyángjīngnüè 病证名。指疟疾之发于三阳经者。《症因脉治》卷四：“疟疾者，先寒后热，发作有定期，大约巳午未三时者多。若一日一作，太阳、少阳也；间日而作，阳明、少阳也；伸欠、恶寒头痛，太阳也；发热口渴，阳明也；有寒有热，呕而口苦，少阳也。日中三阳得令，其病即发；日夕三阳时令退而病解。”《类证治裁·疟》：“疟邪伏于募原，浅者客三阳经。”参见“足太阳疟”“足少阳疟”“足阳明疟”条。

三阳痉sānyángjìng 见《类证治裁·痉症》。指太阳痉、阳明痉、少阳痉。详各条。

三阳络sānyángluò 经穴名。代号 TE8。出《针灸甲乙经》。别名通间、通门。属手少阳三焦经。在前臂后区，腕背侧远端横纹上 4 寸，尺骨与桡骨间隙中点。一说“肘前三寸外廉陷者中”（《太平圣惠方》）；另说“肘前五寸外廉陷者中”（《针灸资生经》）。布有前臂背侧皮神经，前臂内侧皮神经，深层为前臂骨间背侧神经和骨间掌侧神经；并有前臂骨间背侧动、静脉通过。主治头痛，耳聋，暴喑，臂痛等。直刺 0.5～1.5 寸。艾炷灸 3～5 壮；或艾条灸 5～10 分钟。

三阳头痛sānyángtóutòng 病证名。见《医垒元戎·三阳头痛》。太阳头痛、阳明头痛、少阳头痛的合称。《冷庐医话》卷三：“头痛属太阳者，自脑后上至巅顶，其痛连项；属阳明者，上连目珠，痛在额前；属少阳者，上至两角，痛在头角。”治疗当于疏邪治痛方中酌加引经药。如太阳用羌活，阳明用白芷，少阳用川芎等。参“头痛”条。

三阳五会sānyángwǔhuì 经穴别名。出《针灸甲乙经》。即百会，见该条。

三阳之络sānyángzhīluò 指足太阳膀胱经的络穴——飞扬穴。《灵枢·寒热病》：“不得汗，取三阳之络，以补手太阴。”马莳注：“如不得汗，当取足太阳膀胱经之络穴飞扬以泻之。盖太阳为三阳也。”

三叶sānyè 中药材。出《名医别录》。为鸭儿芹之别名，详该条。

三叶扁藤sānyèbiǎnténg 中药材。见《广西实用中草药新选》。为三叶青之别名，详该条。

三叶藨sānyèpāo 中药材。见《四川中药志》。为蛇莓之别名，详该条。

三叶佛甲草sānyèfójiǎcǎo 中药材。见南京药学院《中草药学》。为垂盆草之别名，详该条。

三叶红sānyèhóng 中药材。见《广西药用植物名录》。为秋枫木之别名，详该条。

三叶青sānyèqīng 中药材。见《江西草药》。又名蛇附子、石猴子、金线吊葫芦、小扁藤、三叶扁藤。为葡萄科植物三叶崖爬藤 *Tetrastigma hemsleyanum* Diels et Gilg 的块根。分布于四川、湖北、湖南、江西、浙江、福建、广东、广西。苦、辛，凉。清热解毒，活血祛风。①治高热惊厥，肺炎，支气管炎，白喉，扁桃体炎，病毒性脑膜炎，肝炎。煎服：9～15g。②治痈疖疔毒，淋巴结结核，跌打损伤，水或酒磨搽患处。③治毒蛇咬伤，捣烂敷并内服。本品预试含黄酮及其苷、甾类、还原糖、氨基酸等。动物实验有保肝作用及抗炎镇痛作用。

S

三叶蛇莓sānyèshéméi 中药材。见《浙江民间常用草药》。为地蜂子之别名，详该条。

三叶酸草sānyèsuāncǎo 中药材。见《备急千金要方》。为酢浆草之别名，详该条。

三叶五加sānyèwǔjiā 中药材。见《广西中兽医药用植物》。为刺三加之别名，详该条。

三叶珠sānyèzhū 中药材。见《广西民间常用草药》。为一箭球之别名，详该条。

三一承气汤sānyīchéngqìtāng 《宣明论方》卷六方。大黄、芒硝、厚朴、枳实各半两，甘草一两。为粗末，加生姜三片，水煎服。功能通便泻火解毒。治伤寒杂病，内外所伤，腹满咽干，烦渴谵妄，心下按之硬痛，小便赤涩，大便结滞；或湿热内甚而为滑滞；热甚喘咳，闷乱惊悸癫狂，目疼口疮，舌肿喉痹，肠痈；阳明胃热发斑，脉沉可下者，小儿热极惊风，并斑疹黑陷，小便不痛，腹满欲死；或斑疹后热不退，久不作痂，或作斑纹疮癣久不已者；又新病卒暴心痛，风痰酒呃，肠垢积滞，久壅风热，暴伤酒食，心烦闷乱，脉数沉实；或肾水阴虚，阳热独甚而僵仆卒中，暴喑不语；蓄热内甚，阳厥极深，脉反沉细欲绝；或里热亢极，阳极似阴，反为寒战，脉微绝；或风热燥甚，客于下焦，大小便涩滞不通；及两感表里热甚须下者。

三因sānyīn 古代三类病因的合称。即内因、外因、不内外因。《三因极一病证方论》："然六淫天之常气，冒之则先自经络流入，内合于脏腑，为外所因。七情人之常性，动之则先自脏腑郁发，外形于肢体，为内所因。其如饮食饥饱，叫呼伤气，尽神度量，疲极筋力，阴阳违逆，乃至虎狼毒虫，金疮踒折，疰忤附着，畏压溺等，有背常理，为不内外因。"这种看法，对后世有较大的影响。但较早提到三因的是东汉的张仲景，立论有所不同。《金匮要略·脏腑经络先后病脉证》："千般疢难，不越三条：一者，经络受邪，入脏腑，为内所因也；二者，四肢九窍，血脉相传，壅塞不通，为外皮肤所中也；三者，房室、金刃、虫兽所伤。"

三因方sānyīnfāng 见"三因极一病证方论"条。

三因极一病源论粹sānyīnjíyībìngyuánlùncuì 见"三因极一病证方论"条。

三因极一病证方论sānyīnjíyībìngzhèngfānglùn 综合性著作。原题《三因极一病源论粹》，简称《三因方》。18卷。宋代陈言撰于1174年。作者认为："医事之要，无出三因。"本书首叙医学总论，并将三因（内因、外因、不内外因）作为论述的重点；总论后列述内、外、妇、儿各科病证，并附治疗方剂，其中有相当一部分方剂不见于宋以前医学文献。本书的特点是将临床与三因相结合，故对研究中医病因学说和各科临床治疗均有参考价值。1949年后有排印本。

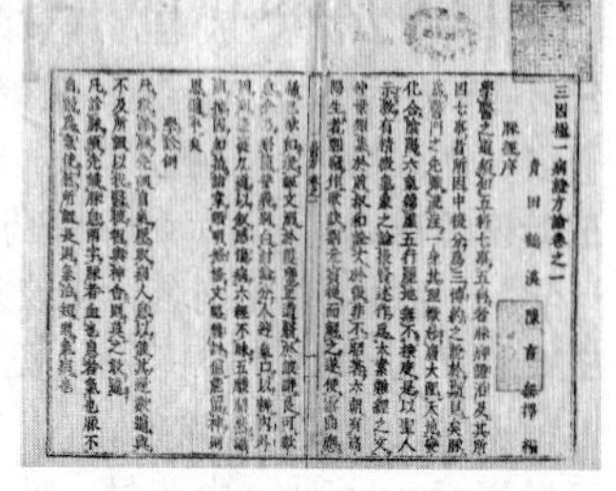

三因极一病证方论

三因学说sānyīnxuéshuō 中医病因学理论之一。根据内因、外因、不内外因的三因分类法，阐述各种致病原因的途径和传变规律的理论。详"三因"条。

三阴sānyīn 推拿穴位名。位于右眼胞。《幼科推拿秘书·穴象手法》："三阴：右眼胞。"《幼科推拿秘书·赋歌论诀秘旨》："又若三阴三阳虚肿，心有痰也。"

三阴病sānyīnbìng 太阴病、少阴病、厥阴病等三阴病的总称。《医学心悟·六经见证法》："三阴有传、有中……三阴有传经者，由三阳而传入三阴，此热邪也。有直中者，初起不由阳经传入，而直中三阴，此寒邪也。"三阴病多见里证、虚证、寒证。《景岳全书·伤寒典》："其证或厥冷，或呕吐，或腹痛泻利，或畏寒不渴，或脉来沉弱无力，此皆元阳元气之不足，乃为真正阴证。"参见"六经病""少阴病""太阴病""厥阴病"条。

三阴煎sānyīnjiān 《景岳全书·新方八阵》卷五十一方。当归二至三钱，熟地黄二至五钱，炙甘草一钱，芍药（酒炒）、酸枣仁各二钱，人参适量。水煎，食远服。功能补肝脾，养气血，益阴精。治肝脾虚损，精血不足，及营虚失血等症。若呕恶，加生姜三至五片；汗多烦躁，加五味子十四粒；汗多气虚，加黄芪一至二钱；小腹隐痛，加枸杞子二至三钱；胀闷，加陈皮一钱；腰膝筋骨无力，加杜仲、牛膝。

三阴交 sānyīnjiāo 经穴名。代号SP6。出《针灸甲乙经》。属足太阴脾经。足太阴、厥阴、少阴之会。位于小腿内侧内踝尖上三寸，胫骨内侧面后缘。另说："在内踝上八寸"（《备急千金要方》）；"在内踝上一寸"（《扁鹊神应针灸玉龙经》）。布有小腿内侧皮神经，深层后方为胫神经；并有大隐静脉，胫后动、静脉通过。主治腹痛，肠鸣，腹胀，泄泻，便溏，月经不调，崩漏，带下，阴挺，经闭，不孕，难产，遗精，阳痿，遗尿，疝气，足痿，瘾疹，失眠以及神经衰弱；神经性皮炎等。直刺1～1.5寸，艾炷灸3～7壮，或艾条灸5～15分钟。《铜人腧穴针灸图经》："孕妇禁针。"

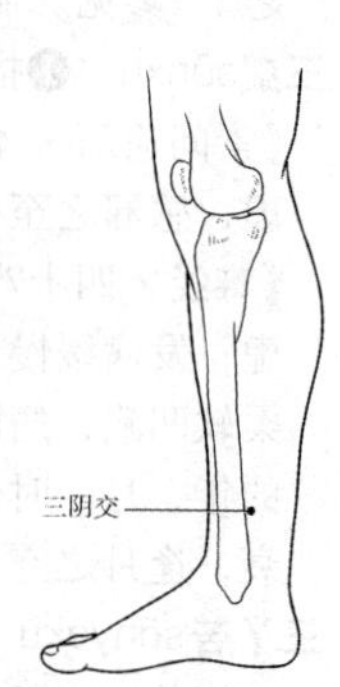

三阴交

三阴痉sānyīnjìng 指太阴痉、少阴痉、厥阴痉。《张氏医通·诸风门》："足三阴痉，俱手足厥冷，筋脉拘急，汗出不止，项强脉沉。"治法用附子散，多汗去川芎、独活加黄芪、当归。详"太阴痉""少阴痉""厥阴痉"条。

三阴疟sānyīnnüè 病名。指疟疾发于三阴经者。❶即三日疟，详见该条。❷指疟发在处暑后，冬至前之三日疟。《类证治裁·阴疟》："三阴疟多发在处暑后，冬至前，发愈晚者去亦迟，以气令收肃故也。其发时也不定，有前间一日，忽间二日发者，有前间二日，忽一日夜两发者，有连发二日，中间一日者，有间三日发不爽者，或不忌口，不节劳，伏邪旁溢界络，皆能致之。否则发期错乱，乃将愈之兆矣。"❸指疟夜发者。《医宗金鉴·疟疾》："疟在夜发，名曰三阴疟疾。初热宜用桂枝汤、麻黄汤、小柴胡汤、四物汤方合剂，以杏仁易桃仁增损汗之，汗解之后，余同前法。"❹指疟作有定时者。《丹溪心法·疟》："作于子午卯酉日者，少阴疟也；寅申巳亥日者，厥阴疟也；辰戌丑未日者，太阴疟也。"《医贯》卷六："三阴疟者，惟太阴疟当用理中汤，必加肉桂，若少阴、厥阴，非八味地黄不效。"《类证治裁》谓治三阴疟宜和营调卫兼疏邪，勿期速效用劫剂。参见"疟疾"条。

三阴三阳 sānyīnsānyáng 出《素问·阴阳离合论》等篇，为少阳（一阳）、阳明（二阳）、太阳（三阳）、厥阴（一阴）、少阴（二阴）、太阴（三阴）之总称。是中医在

《周易》“阴阳太少”理论的基础上对阴阳的进一步划分，即在少阳与太阳之间增入“两阳合明”之阳明、太阴与少阴之后增入“两阴交尽”之厥阴。该理论在中医学有多种不同应用：代表手、足十二经脉；代表人体十二脏腑；说明脉象的阴阳浮沉；运气学说用以作为风、寒、暑、湿、燥、火六气之标识；《伤寒论》用以命名外感热病的六个阶段及其相关证候。

三阴头痛sānyīntóutòng　病证名。太阴头痛、厥阴头痛、少阴头痛的合称。《罗氏会约医镜·论头痛》：“太阴头痛，脉沉缓，身体沉重，或腹痛，必有痰也，以苍术、半夏、南星为主；少阴头痛，脉沉细，必寒厥，以麻黄、附子、细辛为主；厥阴头痛，脉浮缓，项痛，吐痰，以吴茱萸、川芎为主。”详各条。

三油膏sānyóugāo　《医宗金鉴·外科心法要诀》卷六十八方。牛油、侧柏油、香油、银朱各一两，铅粉、麝香各二钱。将三油共合火化开，入黄蜡一两溶尽离火，再入余药，搅匀成膏，搽患处，再以火烘，以油干滋润为度。治鹅掌风。

三元sānyuán　指头、腹、足三处。《备急千金要方》卷二十八：“头腹足为三元也。”

三元参赞延寿书sānyuáncānzànyánshòushū　即《三元延寿参赞书》。详该条。

三元延寿参赞书sānyuányánshòucānzànshū　养生著作。5卷。一作《三元参赞延寿书》，简称《三元参赞书》或《参赞书》。元代李鹏飞著。载于《道藏·洞神部》深字号544册。刊本极少。书中提出人的寿命有三元：天元、地元、人元。纵欲则天元减；用心和动情过度则地元减；饮食无节制则人元减。全书用意新颖，说理明畅。现有《道藏》及明代胡文焕《寿养丛书》本。

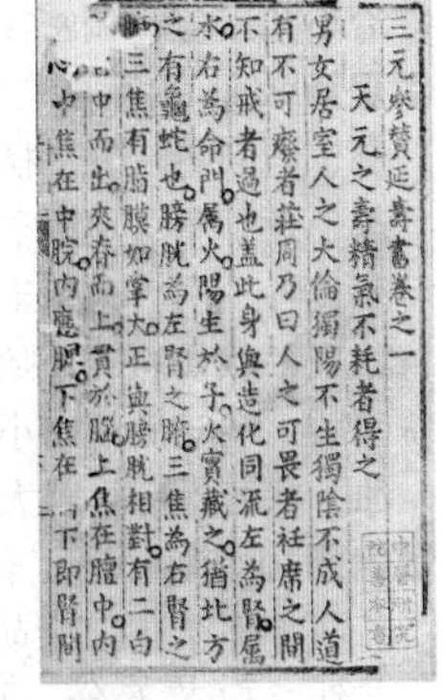
三元參贊延壽書卷之一
天元之壽精氣不耗者得之
男女居室人之大倫獨陽不生獨陰不成人道
有不可廢者莊周乃曰人之可畏者衽席之間
不知戒者過也蓋此身與造化同流左為腎屬
水右為命門屬火陽生於子火實藏之猶北方
之有龜蛇也膀胱為左腎之腑三焦為右腎之
腑三焦有脂膜如掌大正與膀胱相對有二白
中而出夾脊而上貫於腦上焦在膻中内
心中焦在中脘内應脾下焦在臍下即腎間

三元延寿参赞书

三员sānyuán　员，是计数的量词。指三个部位。《灵枢·百病始生》：“气有定矣，因处为名，上下中外，分为三员。”

三月黄花sānyuèhuánghuā　中药材。见《四川常用中草药》。为地羊鹊之别名，详该条。

三月泡sānyuèpào　中药材。见《全国中草药汇编》。又名饭消扭、刺波、摊地莓。为蔷薇科植物托盘（蓬）*Rubus hirsutus* Thunb. 的根或叶。分布于江苏、浙江、江西、福建、广东。甘、微苦，平。清热解毒，镇惊，通络。治扁桃体炎，小儿惊风，黄疸，风湿筋骨痛。煎服：15～30g。叶，捣汁外涂治小儿暑月热疖。

三增茴香丸sānzēnghuíxiāngwán　《是斋百一选方》卷十五方。又名三层茴香丸。第一料：茴香（舶上者，用海盐半两同炒焦黄，和盐称）、川楝子（炮，去核）、沙参（洗，锉）、木香（洗）各一两。为细末，以水煮米粉稠糊为丸，梧桐子大，每服二十丸，温酒或盐汤下，空腹食前日进三服，服后若未愈，可服第二料。第二料加下项药：荜茇一两，槟榔半两。上入前件药，共六味，重五两半，依前法为丸服用，若仍未愈，再服第三料。第三料又加下项药：白茯苓四两（紧小实者，去黑皮），黑附子半两（炮，去皮脐称，或加作一两）。上连前件药，共八味，重十两，依前法为丸服用，加至三十丸，新久大病，不过三料可愈。功能温肾祛寒，疏肝理气。治寒疝脐腹疼痛，睾丸偏大，阴囊肿胀重坠，有妨行步者。

三张叶sānzhāngyè　中药材。见《浙江民间常用草药》。为地蜂子之别名，详该条。

三朝浴儿sānzhāoyù'ér　初生婴儿皮肤表面附有一层厚薄不均的胎脂，对皮肤有保护作用，不宜拭净。降生后第三天浴儿称为“三朝浴儿”，俗称“洗三”。因已断脐，入浴时勿使浸渍，注意护脐。《备急千金要方》载用桃根汤；《小儿药证直诀》用青黛、天麻、麝香等；《医宗金鉴》用五枝汤（桃、槐、桑、梅、柳枝）各适量，煮水洗浴小儿。谓有解胎毒，除邪气，利关节，祛风湿、防病、护肤的作用。

三爪金sānzhǎojīn　中药材。见《贵州草药》。为地蜂子之别名，详该条。

三爪金龙sānzhǎojīnlóng　中药材。见《全国中草药汇编》。又名爬山虎、小红藤，为葡萄科植物三叶爬山虎 *Parthenocissus himalayana*（Royle）Planch. 的根及茎。分布于湖北、四川、云南、贵州、广东。辛、甘，平。祛风除湿，活络散瘀。治风湿骨痛。煎服：15～30g；或泡酒服。外用：捣烂敷骨折，跌打损伤。

三爪龙sānzhǎolóng　中药材。见《分类草药性》。为蛇莓之别名，详该条。

三之气sānzhīqì　主气之第三气。出《素问·六微旨大论》。为少阳相火之气，主夏至前后各30日又43.75刻。亦即由小满至大暑，其中包括芒种、夏至、小暑三个节气。参见“主气”条。

三枝九叶草sānzhījiǔyècǎo　中药材。出《本草图经》。为淫羊藿之别名，详该条。

三枝枪sānzhīqiāng　中药材。见《广东中草药》。为三丫苦之别名，详该条。

三指禅sānzhǐchán　脉学著作。3卷。清代周学霆撰于1827年。周氏信仰佛道，尝谓：“医理无穷，脉学难晓。会心人一旦豁然，全凭禅悟。”并自称其脉学曾得“异人”指示，认为“全身脉症，于瞬息间尽归三指之下”（见本书卷一总论），故名《三指禅》。周氏论脉以“缓脉”为标，认为“精熟缓脉，即可以知诸病脉”。并以浮、沉、迟、数为四大纲，共列二十七脉，以对比的方法，分析各种脉象不同之点，便于读者领悟掌握。周氏本人有丰富的临床实践经验，在论述各种疾病时，能以脉诊紧密结合病因、病理、证候以决定治法和方药，切于临床应用，颇为后世医家所推重。但周氏受儒、释、道的思想影响，在作品中也有所反映。1949年后有排印本。

三柱骨sānzhùgǔ　背脊天柱骨（第七颈椎）以下的第二胸椎的棘突部分。《简明医彀》：“肩胛际会处为三柱骨。”

三转半sānzhuǎnbàn　中药材。见《药学学报》［1965，12（10）：690］。为铁棒锤之别名，详该条。

三椎sānzhuī　指第三胸椎。《素问·刺热》：“三椎下间主胸中热。”

三子养亲汤sānzǐyǎngqīntāng　❶《韩氏医通》卷下方。苏子、白芥子、莱菔子（气喘咳嗽以苏子为主，痰多以白芥子为主，食痞兼痰以莱菔子为主）。各洗净，微炒，每剂不过三钱，绢裹，水微煎，代茶饮。功能降气消食，温化痰饮。治咳嗽喘逆，痰多胸痞，食少难消，舌苔白腻，脉滑者。近代常用于慢性支气管炎、支气管哮喘、肺气肿等属寒湿者。若大便素实，临服加熟蜜少许；冬寒加生姜三片。本方为老年人食少痰多，咳嗽喘逆之证而设。方中白

S

芥子温肺利气，快膈消痰；苏子降气行痰，止咳平喘；莱菔子消食导滞，行气去痰。三者合用，可使痰化食消气顺，咳嗽得平。实验研究：本方具有镇咳、祛痰、平喘和抗菌、抗炎作用。❷《症因脉治》卷二方。山楂核、莱菔子、白芥子。水煎服。功能消食化痰，利气宣导。治食痰积滞。

三字经合编六种sānzìjīnghébiānliùzhǒng 丛书。张骥辑。刊于1933年。包括《医学三字经》《春温三字诀》《痢症三字诀》《三字经汤方歌括》《春温三字诀方歌》《痢症三字诀歌括》，后三种系张骥增辑。

三字经汤方歌括sānzìjīngtāngfānggēkuò 见“三字经合编六种”条。

散刺sǎncì 刺法之一。指在穴位及其周围作分散的多点刺激。《素问·诊要经终论》：“冬刺俞窍于分理，甚者直下，间者散下。”

散膏sǎngāo 指脾脏周围的一种组织。《难经·四十二难》：“脾重二斤三两，扁广三寸，长五寸，有散膏半斤。”有人认为散膏可能是胰腺。

散剂sǎnjì 药物剂型之一。药物研成粉末为散。内服：粗末加水煮服；细末用白汤、茶、米汤或酒调服。外用：研成极细末，撒于患处，或用酒、醋、蜜等调敷于患处。

散脉sǎnmài ❶无根的脉象。脉浮散不聚，轻按有分散零乱之感，中按渐空，重按则无。《脉经》：“散脉大而散，散者气实血虚，有表无里。”主元气离散，见于病情垂危阶段。❷足太阴之别络。以散行而上，故称。《素问·刺腰痛》：“刺散脉在膝前骨肉分间，络外廉束脉……”王冰注：“散脉，足太阴之别也，散行而上，故以名焉。”

散抟sǎntuán 相气十法之一。诊察病人面部颜色的散漫与抟聚，以辨别疾病的新久和邪气的进退。《望诊遵经》：“散者病近将解，抟者病久渐聚。先抟而后散者，病虽久而将解；先散而后抟者，病虽近而渐聚。”

散笑sǎnxiào 经外奇穴名。出《刺疗捷法》。位于迎香穴下方，当鼻唇沟之中点处。主治鼻塞，面瘫，疔疮等。沿皮刺0.3～0.5寸。

散星草sǎnxīngcǎo 中药材。见《浙江民间常用草药》。为鹅不食草之别名，详该条。

散叶脉sǎnyèmài 脉象。脉来如风吹叶散，无根之脉。《素问·大奇论》：“脉至如散叶，是肝气予虚也，木叶落而死。”

散翳sǎnyì 病名。见《世医得效方》卷十六。即散翳内障，详该条。

S

散翳内障sǎnyìnèizhàng 病名。见《秘传眼科龙木论》。又名散翳、破散（内障）。《医宗金鉴·眼科心法要诀》：“翳从瞳人内透出，散如鳞点之状。”《疡医大全》卷十一：“或浓或淡，厚薄不一，其色黄白。”因该障之形态得名，属圆翳内障，详该条。

散俞sǎnshù 又称散穴。《素问·诊要经终论》：“春刺散俞及与分理，血出而止。”张隐庵注：“散俞，络脉之俞穴也……盖春气生升于外，故当于散俞溪谷之间而浅刺之。”

散针法sǎnzhēnfǎ 在病痛局部选穴针刺。《医学入门》：“散针者，治杂病而散用其穴，因病之所宜而针之，初不拘于流注也。”

散疔膏sàndīnggāo 《疡医大全》卷三十四方。磁石。研细，以葱头十四根取汁，入蜜少许调匀敷患处。治疔疮。

散法sànfǎ 推拿手法名。指用揉、推、摩等手法向患处四周进行离心方向操作的方法。明代曹士珩《保生秘要》：“气胀加推散四肢。”

散风苦参丸sànfēngkǔshēnwán 《医宗金鉴·外科心法要诀》卷七十四方。苦参四两，炒大黄、独活、防风、枳壳（麸炒）、玄参、黄连各二两，黄芩、栀子、菊花各一两。为细末，炼蜜为丸，梧桐子大，每服三十丸，食后水或茶酒送下，日三次。功能祛风燥湿清热。治癣疮由风湿过盛而致，痒而痛肿者。

散复sànfù 指神气的耗散与恢复。《灵枢·九针十二原》：“观其色，察其目，知其散复。”

散寒除湿sànhánchúshī 治法。即用具有辛温祛寒燥湿作用的方药治疗寒湿阻滞证的治法。

散寒化饮sànhánhuàyǐn 治法，即用性味辛温，具有散寒化饮作用的方药治疗寒饮内停证的治法。

散结定痛汤sànjiédìngtòngtāng 《傅青主女科》卷下方。酒当归一两，酒川芎五钱，炒丹皮、荆芥穗炭各二钱，益母草三钱，乳香一钱，焦山楂十粒，炒桃仁七粒。水煎服。功能活血化瘀止痛。治产后瘀血，少腹疼痛。

散结汤sànjiétāng 《医宗金鉴·痘疹心法要诀》卷七方。荆芥、羌活、牛蒡子、升麻、川芎、牡丹皮、紫花地丁、赤芍药、木通、紫草、青皮、山楂。加芦笋十株，水煎服。治小儿出痘，稠密在肾囊者。

散聚汤sànjùtāng 《三因极一病证方论》卷八方。半夏、槟榔、当归各三分，橘皮、杏仁（麸炒）、桂心各二两，茯苓、炙甘草、炮附子、川芎、枳壳（麸炒）、姜厚朴、吴茱萸各一两。为粗末，每服四钱，水煎，食前服。治久气积聚，状如癥瘕，随气上下，发作有时，心腹绞痛，攻刺腰胁，喘咳满闷，小腹胀，二便不利，或泄泻，遗精，白浊，状若虚劳。若大便不利，加大黄。

散偏汤sànpiāntāng 《辨证录》卷二方。白芍药五钱，川芎一两，郁李仁、柴胡、甘草各一钱，白芥子三钱，香附二钱，白芷五分。水煎服。功能活血疏肝，散风止痛。治郁气不宣，又加风邪袭于少阳经，遂致半边头风，或痛在右，或痛在左，其痛时轻时重，遇顺境则痛轻，遇逆境则痛重，遇郁之事而更加风寒之天，则大痛而不能出户。

散热消毒饮子sànrèxiāodúyǐn · zi 《审视瑶函》卷三方。炒牛蒡子、羌活、黄连、黄芩、薄荷、防风、连翘各等分。为粗末，水煎服。功能疏风清热。治目肿如杯，疼痛，泪多，羞明。

散热饮子sànrèyǐn · zi 《素问病机气宜保命集》卷下方。防风、羌活、黄芩、黄连各一两。为粗末，每服五钱，水煎服。功能疏风清热。治眼赤暴肿。如大便秘涩，加大黄一两；痛甚，加当归、地黄；烦躁不得眠，加栀子一两。

散血草sànxuècǎo 中药材。见《分类草药性》。为白毛夏枯草之别名，详该条。

散血丹sànxuèdān 中药材。❶见《广西中草药》。为山大颜之别名。❷见《广西药用植物名录》。为飞龙掌血之别名。❸见《江西民间草药验方》。为瓜子金之别名。详各条。

散血飞sànxuèfēi 中药材。见《贵州民间药物》。为竹叶椒根之别名，详该条。

散血膏sànxuègāo 《证治准绳·类方》第七册方。紫荆皮、白芷、大黄、姜黄、天南星、大柏皮、赤小豆、寒水石。为细末，生地黄汁调膏，敷眼四周。治眼目赤肿不能开，睛痛热泪如雨。

散血葛根汤sànxuègégēntāng 《外科正宗》卷三方。又名散瘀葛根汤。葛根、半夏、川芎、防风、羌活、升麻、桔梗各八分，白芷、甘草、细辛、苏叶、香附、红花各六分。加葱三根、姜三片，水煎服。功能散风通络，活血止痛。治跌打损伤，瘀血凝滞，结成流注，身发寒热者。

散血消胀汤sànxuèxiāozhàngtāng 《张氏医通》卷十三方。当归尾一钱五分，五灵脂、官桂、乌药、炙甘草、木香各六分，川芎一钱二分，半夏、煨莪术各八分，紫苏三分，炒砂仁一钱，生姜五片。水煎服。治血胀，小便多，大便溏黑光亮。

散瘀sànyū 治法。用活血祛瘀药物以消散瘀肿。参见“祛瘀消肿”“破瘀消癥”条。

散瘀葛根汤sànyūgégēntāng 《医宗金鉴·外科心法要诀》卷七十二方。即散血葛根汤，详该条。

散瘀和伤汤sànyūhéshāngtāng 《医宗金鉴·正骨心法要旨》卷八十八方。番木鳖（油炸）、红花、生半夏各五钱，骨碎补、甘草各三钱，葱须一两。水煎滚，入醋二两，再煎入数滚，熏洗患处，日十数次。治碰撞损伤，瘀血积聚。

散瘀拈痛膏sànyūniāntònggāo 《外科正宗》卷四方。如意金黄散一两，樟脑三钱。研匀，以白石灰一升，入水搅匀，使之澄清，取灰上清水倾入碗内，加麻油对分和水，以竹筋搅百转，自成稠膏，调前药，稀稠得所，敷患处，纸盖布扎，夏一日、冬二日，换药时用葱汤洗净再敷。治杖伤皮肉损破，红紫青斑，焮肿疼痛。

散滞汤sànzhìtāng 《杂病源流犀烛·六淫门》卷十三方。防风、荆芥、黄连各四分，羌活、独活、当归身、生地黄、苍术、连翘、槟榔、玄参、牛蒡子、忍冬藤、升麻、防己各五分，木瓜六分，木香三分，乌药、牛膝各七分，茯苓、白蒺藜各八分，赤芍药、陈皮、萆薢各一钱，半夏二钱，生姜二片，葱白一茎。水煎，温服取汗，初服加麻黄一钱，二、三服加当归一钱，四服加酒大黄一钱半。治身麻木，生疙瘩者。

散肿溃坚汤sànzhǒngkuìjiāntāng 《兰室秘藏·疮疡门》方。黄芩（酒洗，半炒，半生）八钱，龙胆草（酒洗，炒）、天花粉（酒洗）、酒黄柏、酒知母、桔梗、昆布各五钱，炙甘草、酒三棱、酒莪术、连翘各三钱，葛根、白芍药、当归、黄连各二钱，升麻六分。为粗末，每次六钱，用水浸多半日再煎，食后每含一口作十次咽；另用上方半料，为细末，炼蜜为丸，绿豆大，每服百余丸，用前药汤留一口送下。治马刀疮，结硬如石，或在耳下至缺盆中，或于肩上，或于胁下；及瘰疬遍于颏，或至颊车，坚而不溃；或上二证已破流水者。

sang

桑白皮sāngbáipí 中药材。出《药性论》。又名桑根白皮、桑根皮、桑皮、白桑皮。为桑科植物桑 *Morus alba* L. 的干燥根皮。主产安徽、河南、浙江、江苏、湖南、四川、广东等地。甘、寒。归肝经。泻肺平喘，利水消肿。治肺热喘咳，水肿胀满尿少，面目肌肤浮肿，煎服 6～12g；治小儿鹅口疮，鲜根皮捣汁涂敷。桑树皮中的白色液汁名桑皮汁，又名桑汁、桑木汁、桑白汁，涂敷小儿口疮，外伤出血。根皮含多种桑白皮素、桑根皮素、桑素，环桑素，桑色烯，环桑色烯，桑黄酮 A、B、C 等。还含多种桑黄酮、桑根酮、桑色呋喃，又含桑糖朊 A 等。煎剂对兔有利尿作用，提取物对麻醉兔有明显的降压作用，对小鼠有镇静作用。桑根皮素等酸性成分对血小板内花生四烯酸代谢 TXB2 有抑制作用。

桑白皮汤sāngbáipítāng ❶《古今医统大全》卷四十四引《医林》方。桑白皮、半夏、苏子、杏仁、贝母、栀子、黄芩、黄连各八分，生姜三片。水煎服。功能泻肺清热，祛痰止咳。治肺气不降，痰火作喘。❷《审视瑶函》卷三方。桑白皮一钱半，泽泻、玄参各八分，甘草二分半，麦冬、黄芩、旋覆花各一钱，菊花五分，地骨皮、桔梗、茯苓各七分。为粗末，水煎服。治两目涩痛昏蒙。

桑柴火烘法sāngcháihuǒhōngfǎ 外科外治法之一，灸法的一种。见《外科大成》卷一。又名桑枝灸法。适用于痈疽初起肿痛，坚而不溃或溃而不腐，新肉不生，疼痛不止者。有解毒止痛，消肿散瘀，助阳生肌之效。其法：用新桑枝或桑木枝，劈如指粗，约九寸长，一头燃着吹灭，用火向患处烘烤，火尽再换。每次烘三四枝，每日烘二三次，以知热为度。

桑臣sāngchén 中药材。出《药性论》。为桑黄的别名，详该条。

桑丹泻白汤sāngdānxièbáitāng 《重订通俗伤寒论》方。桑叶、川贝母、粳米各三钱，桑白皮四钱，竹茹二钱，炙甘草六分，牡丹皮（醋炒）一钱半，地骨皮五钱，金橘、蜜枣各一枚。水煎服。治肝火烁肺，咳则胁痛，不能转侧，甚则咳血，或痰中夹有血丝血珠等。

桑根sānggēn 中药材。见《南京民间药草》。为桑科植物桑 *Morus alba* L. 的根。祛风，通络，降压，明目。治风湿痹痛，跌打损伤，高血压，目赤，煎服 15～30g。桑木材烧成的灰名桑柴灰。桑柴灰加水过滤、蒸发后所得的结晶状物名桑霜，又名木硇，内服治噎食积块；外用敷痈疽，疔疮。根含桑根酮、桑酮及桑多糖等。根的乙醇及丙酮浸出液在体外有抑制皮肤真菌的作用。

桑根白皮sānggēnbáipí 中药材。出《神农本草经》。即桑白皮，详该条。

桑根白皮丸sānggēnbáipíwán《圣济总录》卷七十方。桑根白皮、栀子、黄芩、炙甘草、羌活、防风、当归、诃子（煨，去核）、胡黄连各一分，地骨皮、人参、茯苓、柴胡各半两。为细末，炼蜜为丸，梧桐子大，每服二十丸，空腹食前服。治鼻衄久不止。

桑根皮sānggēnpí 中药材。出《食疗本草》。即桑白皮，详该条。

桑果sāngguǒ 中药材。见《江苏省植物药材志》。即桑椹，详该条。

桑黄sānghuáng 中药材。出《药性论》。又名桑上寄生、桑臣、桑黄菇、桑黄菰、梅树菌、树鸡、胡孙眼。为多孔菌科植物针层孔 *Phellinus igniarius*（L. ex Fr.）Quel. 的子实体。分布于东北、华北、西北及四川、云南等地。微苦，寒。活血止血，软坚散结，止泻，解毒。①治血崩，血淋，脱肛便血，带下，经闭，癥瘕积聚，癖饮，脾虚泄泻。煎汤，6～15g。②治瘰疬溃烂，煎水洗患处；发背，研末干掺。子实体含落叶松蕈酸，还含藜芦酸、麦角甾醇、岩藻甘露半乳聚糖等，又含木糖氧化酶等多种酶、氨基酸、脂肪酸及饱和烃等。落叶松蕈酸可抑制汗腺分泌，

S

口服大量可引起吐、泻，不能作皮下注射。低浓度兴奋平滑肌，大剂量抑制。中毒量可引起延髓血管运动中枢和呼吸中枢先兴奋后麻痹。

桑黄菰sānghuánggū　中药材。见《卫生易简方》。为桑黄的别名，详该条。

桑黄茹sānghuángrú　中药材。见《纂要奇方》。为桑黄的别名，详该条。

桑寄生sāngjìshēng　中药材。出《雷公炮炙论》。又名桑上寄生、茑、寓木。为桑寄生科植物桑寄生 *Taxillus chinensis*（DC.）Danser 的干燥带叶茎枝。主产于广东、广西等地。苦、甘，平。归肝、肾经。祛风湿，补肝肾，强筋骨，安胎元。风湿痹痛，腰膝酸软，筋骨无力，崩漏经多，妊娠漏血，胎动不安，头晕目眩，煎服9～15g。枝叶含萹蓄苷及槲皮素。对麻醉狗、猫有降压、利尿作用；对离体豚鼠心脏有扩张冠脉作用，对实验性动脉硬化的离体兔耳血管有扩张作用，对小鼠有镇静作用。煎剂或浸剂对脊髓灰质炎病毒在体外有抑制作用。本品还能抑菌，抑制乙肝病毒表面抗原活性。

桑寄生散sāngjìshēngsǎn《重订严氏济生方》方。桑寄生、当归（酒浸）、川芎、续断（酒浸）、阿胶（蛤粉炒）、炒香附、茯神、白术各一钱，人参、炙甘草各半钱。加生姜五片，水煎服。养血止血，健脾固胎。治胎漏，经血妄行，淋沥不已。

桑寄生丸sāngjìshēngwán《疡医大全》卷二十六方。桑寄生、羌活、防风、白术各三两，杜仲、续断、赤芍药、薏苡仁、当归、独活、茯苓各二两，苍术四两，红花五钱，川芎八钱，木瓜三两六钱。为细末，水泛为丸，每服三钱。治脚气。

桑菊感冒丸sāngjúgǎnmàowán　中成药。见《中华人民共和国药典（一部）》(2020)。桑叶558g，菊花222g，连翘336g，薄荷素油1.2ml，苦杏仁444g，桔梗444g，甘草180g，芦根444g。以上八味，按丸剂工艺制成，每100粒重15g。口服。一次25～30丸，一日2～3次。疏风清热，宣肺止咳。用于风热感冒初起，头痛，咳嗽，口干，咽痛。

桑菊饮sāngjúyǐn《温病条辨》卷一方。桑叶二钱五分，菊花一钱，杏仁、桔梗、芦根各二钱，连翘一钱五分，薄荷、甘草各八分。水煎，日二服。功能疏风清热，宣肺止咳。治风温初起，症见咳嗽，身热不甚，口微渴，舌苔薄白，脉浮数。若气粗而喘，燥在气分者，加石膏、知母；舌绛暮热，邪初入营，加玄参、犀角；在血分者，去薄荷、芦根，加麦冬、生地黄、玉竹、牡丹皮；肺热甚，加黄芩；渴者，加天花粉。近代常用治上呼吸道感染、急性扁桃体炎、肺炎、麻疹、百日咳等外感风热者。方中桑叶、菊花、薄荷疏风解表，宣透风热；桔梗、甘草、杏仁清咽利膈，止咳化痰；连翘清热解毒；芦根清热生津止渴。诸药配伍，使上焦风热得以疏散，肺气得以宣畅，则表证解，咳嗽止。实验研究：本方具有发汗、解热、抗病毒、抗炎、增强机体免疫功能、抑制肠蠕动亢进作用。

桑麻丸sāngmáwán　方名。即扶桑丸，见该条。

桑木灸sāngmùjiǔ　灸法之一种，即桑柴火烘法，详该条。

桑皮sāngpí　中药材。出《食疗本草》。即桑白皮，详该条。

桑皮散sāngpísǎn《杂病源流犀烛·脏腑门》卷一方。桑白皮、薄荷、桔梗、川芎、防风、黄芩、前胡、柴胡、苏叶、赤茯苓、枳壳、川贝母各八分，甘草一钱半，生姜三片，大枣二枚。水煎服。治血嗽，症见嗽而多唾瘀血，喉中有腥气，脉浮芤而数；或因上焦有热，血瘀沉闷，嗽声连并，气不得透。

桑皮汤sāngpítāng ❶《杂病源流犀烛·面部门》卷二十二方。桑白皮、玄参、枳壳、杏仁、升麻、防风、赤芍药、菊花、黄芩、炙甘草、旋覆花、葶苈子。水煎服。治肺经壅热，白睛肿赤。❷《妇科玉尺》卷二方。桑白皮、茯苓、橘红、白术、木瓜、秦艽。水煎服。治妊娠腹胀痛。

桑螵蛸sāngpiāoxiāo　中药材。出《神农本草经》。又名螳螂子、赖尿郎、蚀肬、冒焦。为螳螂科昆虫大刀螂 *Tenodera sinensis* Saussure 或小刀螂 *Statilia maculata*（Thunberg）或巨斧螳螂 *Hierodula patellifera*（Serville）的干燥卵鞘。产于广西、云南、湖北、湖南、山东、浙江、江苏等地。甘、咸，平。归肝、肾经。固精缩尿，补肾助阳。用于遗精滑精，遗尿尿频，小便白浊，煎服5～10g。本品含蛋白质、脂肪、粗纤维、胡萝卜素样色素及铁盐。大刀螂还含有枸橼酸钙等。

桑螵蛸酒调散sāngpiāoxiāojiǔtiáosǎn《银海精微》卷上方。当归、甘草、大黄、赤芍药、菊花、苍术、桑螵蛸、羌活、麻黄、茺蔚子各等分。为末，每服三钱，水煎，食后服，或温酒调下。治眼红痛，有血翳膔肿。如热甚，加大黄、朴硝。

桑螵蛸散sāngpiāoxiāosǎn《本草衍义》卷十七方。桑螵蛸、远志、菖蒲、龙骨、人参、茯神、当归、龟甲（醋炙）各一两。为末，每服二钱，临卧人参煎汤调下。功能调补心肾，固精止遗。治男女虚损，阴痿遗精，小便频数，心神恍惚。方中桑螵蛸补肾固精止遗，龙骨涩精安神，为君药；臣以党参、茯神、菖蒲、远志益气安神定志，交通心肾；佐以当归、龟甲养血滋阴，合君药以育阴填精，合臣药以调补气血。诸药合用，两调心肾，滋阴填精，则精固遗止而心神安。

桑螵蛸汤sāngpiāoxiāotāng《圣济总录》卷六十一方。炒桑螵蛸、白术、黄芪、赤茯苓、人参各一两，炙甘草半两。为粗末，每服五钱匕，加生姜（枣大）一块，水煎去滓，食前服。治黄，症见肤色青，次却色赤，或经下后，头发自落，吃食渐少，吐逆心烦，睡则梦交，气力虚乏，或食物难消。

桑上寄生sāngshàngjìshēng　中药材。❶出《神农本草经》。即桑寄生，详该条。❷出《本草经集注》。为桑黄的别名，详该条。

桑椹sāngshèn　中药材。出《新修本草》。又名桑实、桑椹子、乌椹、葚、桑枣、桑粒。为桑科植物桑 *Morus alba* L. 的干燥果穗。主产于江苏、浙江、湖南、四川、河北、山东、安徽、辽宁、河南、山西。甘，酸，寒。归心、肝、肾经。滋阴补血，生津润燥。治肝肾阴虚，眩晕耳鸣，心悸失眠，须发早白，津伤口渴，内热消渴，肠燥便秘，煎服9～15g。本品含胡萝卜素，维生素B_1、B_2，油酸，糖类，脂肪油。油中主成分为亚油酸。

桑椹膏sāngshèngāo　方名。即文武膏，见该条。

桑椹子sāngshènzǐ　中药材。见《临证指南医案》。即桑椹，详该条。

桑实sāngshí　中药材。出《说文解字》。即桑椹，详该条。

桑条sāngtiáo　中药材。出《本草图经》。即桑枝，详该条。

桑杏汤sāngxìngtāng 《温病条辨》卷一方。桑叶、象贝母、豆豉、栀子皮、梨皮各一钱，杏仁一钱五分，沙参二钱。水煎服。功能清宣凉润。治外感温燥，头痛身热，口渴，干咳无痰，舌红，苔薄白而燥，右脉数大者。近代常用治上呼吸道感染、急性扁桃体炎、肺炎、麻疹、百日咳等外感风热者。方中桑叶、豆豉轻宣燥热；杏仁宣利肺气；贝母止咳化痰；栀皮清泄上焦肺热；沙参、梨皮润肺生津。合用成为轻宣燥热、凉润肺金之剂。

桑叶sāngyè 中药材。出《神农本草经》。又名蚕叶、铁扇子。为桑科植物桑 *Morus alba* L. 的干燥叶。主产于安徽、浙江、江苏、四川、湖南，其他各地亦产。苦、甘，寒。入肺、肝经。疏散风热，清肺润燥，清肝明目。治于风热感冒，肺热燥咳，头晕头痛，目赤昏花，煎服 5～10g；治目赤肿痛，煎服或煎水洗眼。鲜桑叶摘破叶脉后渗出的白色液汁名桑叶汁，又名桑叶滋、桑脂，涂敷痈疖，外伤出血，蜈蚣咬伤。叶含芸香苷，槲皮素，槲皮苷，桑苷，伞形花内酯，东莨菪素，东莨菪苷，胡芦巴碱，胆碱，牛膝甾酮，菜油甾醇，羽扇豆醇，绿原酸，内消旋肌醇，维生素 C、B_1、B_2，叶酸，多种氨基酸等。还含挥发油，内含丁香油酚、愈创木酚等。对大鼠实验性糖尿病有降低血糖的作用。水煎剂体外抗钩端螺旋体。连续给小鼠注射对内脏器官有一定损害。

桑枣sāngzǎo 中药材。见《生草药性备要》。即桑椹，详该条。

桑枝sāngzhī 中药材。出《本草图经》。又名桑条。为桑科植物桑 *Morus alba* L. 的干燥嫩枝。主产于江苏、浙江、安徽、湖南、河北、四川。微苦，平。归肝经。祛风湿，利关节。用于风湿痹病，肩臂、关节酸痛麻木，煎服 9～15g。老桑树上的结节名桑瘿，内服治风湿痹痛，胃痛。茎皮含桑素、环桑素、桑色烯、环桑色烯及鞣质等。桑枝还含多种糖类成分。木材中所含桑色素在体外有抗菌和抗病毒作用。体内试验有一定抗癌作用，并有明显致突变作用。桑枝可提高患者淋巴细胞转阴率。

桑枝灸法sāngzhījiǔfǎ 出《疡科选粹》卷一。即桑柴火烘法。见该条。

嗓sǎng 即喉咙。俗称嗓子。详“喉”条。

颡sǎng 同额。详该条。

颡大sǎngdà 指头维穴部位。《灵枢·根结》：“阳明根于厉兑，结于颡大。颡大者，钳耳也。”楼英注：“颡大谓额角入发际，头维二穴也，以其钳索于耳上，故名钳耳。”

颡叫子sǎngjiào·zi 医疗器械名称。宋代沈括《梦溪笔谈》卷十三：“世人以竹木牙骨之类为叫子，置人喉中吹之，能作人言，谓之颡叫子。尝有病喑者，为人所苦，烦冤无以自言，听讼者试取叫子，令颡之作声如傀儡子，粗能辨其一二，其冤获申，此亦可记也。”系我国最早之人工喉。

sao

搔法sāofǎ 推拿手法。出《礼记·内则》。用手指轻轻地抓抚治疗部位。

骚羊古sāoyánggǔ 中药材。见清代刘士季《草本便方》。为杏叶防风之别名，详该条。

臊sāo 五臭之一，臊为木臭，入通于肝，故为肝之臭。《素问·金匮真言论》：“东方青色，入通于肝……其类木……其臭臊。”临床上病人的排泄物如小便、白带、汗液等出现腥臭，常是肝经湿热下注的征象。

臊疳sāogān 病证名。见《洞天奥旨》卷十二。即瘙疳。见该条。

鳋嗽sāosòu 病证名。指肺受外邪所致的咳嗽。《太平惠民和剂局方》卷四：“备急五嗽圆，治五种咳嗽。一曰上气嗽，二曰饮嗽，三曰鳋嗽，四曰冷嗽，五曰邪嗽，皆由肺受风寒，气不宣通所致。”亦指传染性咳嗽。《不居集·咳嗽》：“鳋嗽，乃邪恶鬼注之嗽，乃五嗽中之一嗽也。主以四满丸。”参见“咳嗽”“五嗽”条。

扫把枝sàobǎzhī 中药材。见《广西中药志》。为岗松之别名，详该条。

扫虫煎sǎochóngjiān 《景岳全书·新方八阵》卷五十一方。青皮、炒小茴香、吴茱萸各一钱，槟榔、乌药各一钱半，榧子肉三钱，乌梅二个，甘草八分，朱砂、雄黄（均为细末）各五分。前八味水煎，去渣，随入后二味，煎三四沸，徐徐服之。治诸虫上攻，胸腹作痛。如恶心作吐，加炒干姜一至二钱。

扫疥散sǎojièsǎn 《证治准绳·疡医》卷五方。大黄、蛇床子、黄连、狗脊、黄柏、苦参、大枫子、木鳖子各五钱，水银（茶末捣杀）、硫黄各四钱，雄黄、黄丹各二钱五分，轻粉一钱。前八味为细末，加入后药研细匀，猪脂调敷。治疥疮、热疮，及遍身疮疖。

扫盆sǎopén 中药材。见《本草便读》。为轻粉之别名，详该条。

扫散法sǎosànfǎ 推拿手法。用拇指桡侧部或其余四指指端快速地来回推抹头颞部。有疏散风邪等作用。常用于头痛等症。

扫叶庄医案sǎoyèzhuāngyī'àn 医案医论著作。4 卷。清代薛雪撰。本书以内科时病、杂病为主，兼有外、妇、儿科治案，案语简明。薛氏擅长于湿热病，对其病因、病理、治法分析尤详，有独到的见解。现有《珍本医书集成》本。

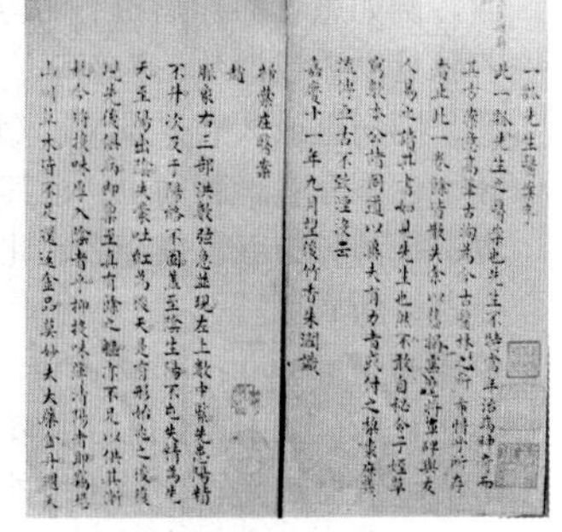

扫叶庄医案

扫帚菜子sào·zhoucàizǐ 中药材。见南京药学院《中草药学》。为地肤子之别名，详该条。

扫帚子sào·zhouzǐ 中药材。见《中药材手册》。为地肤子之别名，详该条。

瘙疳sàogān 病证名。出《医宗金鉴》卷六十九。又名臊疳。指下疳痛而兼痒，溃而不深，形如剥皮烂杏。即疳疮的一种。

瘙瘊sàohóu 病名。俗称臊瘊。主要表现为外阴皮肤黏膜交界处疣状突起，呈菜花状，表面秽浊潮湿，触之易出血，有腥臭味，小便色黄不畅，舌苔黄腻，脉滑或弦数。为湿热邪毒外侵、正虚邪恋所致，可接触传染，多因房事不洁或间接接触污秽物品，湿热淫毒从外侵入外阴皮肤黏膜，导致肝经郁热，气血不和，湿热毒邪搏结而成疣体。湿毒性黏滞，耗伤正气，多缠绵难愈。类似于西医学之尖锐湿疣、生殖器疣、性病疣等。

瘙疹sàozhěn 病证名。见《医宗金鉴·痘疹心法要诀》。凡小儿在未出痘疹之前感受风邪，以致遍身红点，如粟米之状者为瘙疹。治宜疏散风邪。用银翘散加蝉蜕。

se

色部sèbù 指脏腑及肢体分布于面部的色诊部位。分法很不一致。《灵枢·五色》以面部中央部位（自眉心至鼻端）分属五脏，六腑则分挟于两旁，其余头面、咽喉、四肢等各向上下内外依次排列。《素问·刺热》又以左颊配肝，右颊配肺，额以配心，颐以配肾，鼻居中央配脾。这些色部诊法，虽过去相沿运用，但其准确性如何，需进一步探讨。

色悴sècuì 症名。面色憔悴无华。为慢性病容，系久病脏腑气血耗伤所致。

色复sèfù 病证名。劳复证之一。即房劳复。《重订广温热论·温热复症疗法》："房劳复者，即女劳复，一名色复。"详"房劳复"条。

色厥sèjué 病名。厥证之一。指因纵欲过度致厥者。《类证治裁·厥症》："色厥乃纵欲竭情，精脱于下，气脱于上。独参汤。"参"厥证"条。

色厥动血sèjuédòngxuè 病证名。见《景岳全书·杂证谟》。指因欲火上炎引起的吐血、鼻衄。其症吐衄来势急暴，倾吐不止，或兼见厥逆，或汗出，或咳嗽、气喘等。治宜制火以抑其势。选用清化饮、四阴煎、加减一阴煎等方。亦有阴竭于下，火不归原，外无烦热脉证而血厥不止者，属危证，宜用镇阴煎，待其势定，然后随证调治。参"血厥"条。

色劳sèláo 即房劳。详该条。

色脉合参sèmàihécān 诊法。辨证过程中，必须把脉象和病色的变化互相参照，进行分析，以推断病情的新久顺逆。例如患者面赤唇红，舌红苔黄，均属热邪盛的病色，若脉见洪数或滑数，为新病、为顺；若脉洪数而面色苍白的，则病重或久病，难治。《素问·脉要精微论》："征其脉小色不夺者，新病也；征其脉不夺，其色夺者，此久病也；征其脉与五色俱夺者，此久病也；征其脉与五色俱不夺者，新病也。"

色似胭脂证sèsìyān·zhizhèng 眼科病证。见《证治准绳·杂病》。又名白睛溢血、白睛凝脂。多因热客肺经，肺气不清，致血热妄行，溢于络外。也有由剧咳、呕吐和外伤等引起者。本病"白睛不论上下左右，但见一片或一点红血，俨似胭脂者是"。血色鲜红，边界分明，眼部余无不适。治宜清肺散血，可用退赤散加减。因外伤者，内服四物汤加桃仁、红花。因他病者，除病因治疗外，酌加通络散瘀之品。

色随气华sèsuíqìhuá 色泽随五脏精气的盛衰而相应变化。色泽是五脏精气的外荣，上见于颜面，光泽明润，含蓄不露，为精气充足。如果重病或久病，脏气已衰，则出现枯槁、晦暗甚至真脏色败露的各种病色（见《四诊抉微》）。

色鲜明sèxiānmíng ❶面目浮肿，色呈明亮状态。《金匮要略·藏府经络先后病脉证》："色鲜明者有留饮。"❷与晦暗相对而言。色泽鲜明为有胃气。属正色。

色夭sèyāo 皮色枯槁无华。见于久病、津液气血严重耗损的患者。《灵枢·决气》："液脱者，骨属屈伸不利，色夭。"参"夭然不泽"条。

色以润泽为本sèyǐrùnzéwéiběn 诊法。出《望诊遵经》。望面部色泽用以推断疾病的预后。人体内在气血盛衰，可外现于面部色泽，尽管病色各有不同，总以明润光泽，预后较好；枯晦不泽，预后较差。

色欲伤sèyùshāng 即房劳。详该条。

色泽sèzé ❶指颜色与光泽，是中医望诊的重要内容。如望脸色的颜色与光泽。脸色红润有光泽为健康征象，苍白、晦黯等为病色。❷药材鉴定项目。各种药材都有一定的颜色和光泽，如天麻饮片为角质样薄片，半透明而有光泽，表面黄白色或淡棕色；生龙骨表面灰白色或浅黄色，较光滑有泽，而煅龙骨则色泽变暗，呈灰白色灰褐色等。色泽是鉴别药材真伪及其质量的重要内容。❸指病态的肤色鲜明透亮。多为水液滞留体表之象。《素问·脉要精微论》："色泽者，当病溢饮。"参"色鲜明"条。

色诊sèzhěn 望诊内容之一。是观察颜面肤色的变化以了解病情的方法。诊察时，以五色主病为重点，结合颜色的浮沉、散抟（音团，结聚之意）、泽枯和上下扩散的方向等。如色浅显为浮，主表病；色隐晦为沉，主里病；色淡而疏落为散，多为新病邪浅；色深而壅滞为抟，多为久病或邪盛。润泽为有胃气；枯槁为胃气衰败。病色上下扩展的方向，常与病变方向有关。临床上须注意结合四诊其他方面全面分析，才能作出较正确的判断。

色痔sèzhì 病证名。见《外科证治全书》卷三："同房后即肿痛发者为色痔。"泛指因房劳过度而发的痔疮、肛漏、肛门脓肿等病。

泣sè ❶同涩。枯涩、滞涩。《素问·汤液醪醴论》："荣泣卫除。"谓荣血枯涩，卫气的作用消失。❷凝聚。《素问·举痛论》："寒气入经而稽迟，泣而不行。"《素问·经络论》："寒多则凝泣，凝泣则青黑。"另见"泣 qì"条。

涩sè 中药学名词。指功能药味的一种，具有收敛、固涩，收托等功能的药味。参见"涩剂""涩可去脱"各条。

涩肠固脱sèchánggùtuō 治法。同涩肠止泻。详该条。

涩肠固脱剂sèchánggùtuōjì 方剂学名词。指以止泻固脱药为主配伍组成，治疗大便滑泄、脱肛等证的固涩剂。

涩肠止泻sèchángzhǐxiè 治法。收涩法之一。用具有收涩固涩作用的方药以达到止泻目的，治疗久泻或久痢不止、大便滑脱不禁等病证的治法。如泻痢日久，大便不能控制，或便脓血不净，血色暗红，脱肛不收，腹痛喜温喜按，脉迟弱，用真人养脏汤。

涩疙瘩sègē·da 中药材。见《陕西中草药》。为红景天之别名，详该条。

涩剂sèjì 十剂之一。用酸敛固涩药物组成，具有收敛精气作用的方剂。《沈氏尊生书·要药分剂》："徐之才曰：涩可去脱，牡蛎、龙骨之属是也。"刘完素曰：滑则气脱，如开肠洞泄、便溺遗失之类，必涩剂以收敛之。"张从正曰：寝汗不禁，涩以牡蛎、五味、五倍之属，滑泄不已，涩以肉豆蔻、诃黎勒……龙骨之属。"

涩精止遗剂sèjīngzhǐyíjì 方剂学名词。指以固精缩尿药为主配伍组成，治疗遗精、遗尿等证的固涩剂。

涩可去脱sèkěqùtuō 用收敛的药物，以治疗滑脱不固的疾病。《汤液本草》卷上："涩可以去脱，牡蛎、龙骨之属是也。"又如病人多汗或病后自汗，为卫气不固，用牡蛎散以敛汗固表。又如肾虚而遗精，用金锁固精丸以涩精止遗。

涩脉sèmài 脉象。脉往来艰涩，如轻刀刮竹。《脉经》："涩脉细而迟，往来难，且散，或一止复来。"主血少伤精，津液亏损，或气滞血瘀。可见于贫血、心功能不全等病症。

S

涩沙藤sèshāténg 中药材。见《陆川本草》。为锡叶藤之别名，详该条。

涩叶藤sèyèténg 中药材。见《海南植物志》。为锡叶藤之别名，详该条。

涩翳内障sèyìnèizhàng 病名。又名濇翳。《秘传眼科龙木论》："此眼初患之时，朦胧如轻烟薄雾，渐渐失明……不睹人物，犹辨三光，翳如凝脂色，瞳人端正，状宜金针。"由于此障"黄色而大，凝滞无吸收，故曰涩翳"（《疡医大全》卷十二）。属圆翳内障，详该条。

seng

僧深集方sēngshēnjífāng 方书。见"深师方"条。

僧深药方sēngshēnyàofāng 方书。见"深师方"条。

僧智缘sēngzhìyuán 北宋医僧。随州（属今湖北）人。1063年（嘉祐末年）被召至京师，住相国寺。常常以诊脉推断人的贵贱祸福，是为唯心主义的太素脉之始。

sha

杀虫shāchóng 即驱虫。详该条。

杀虫芥shāchóngjiè 中药材。见《广东中药》。为土荆芥之别名，详该条。

杀疳散shāgānsǎn 《秘传眼科龙木论》卷六方。防风、冰片、牡蛎各二两，五味子、白芷、细辛各一两。为细末，每服一钱，空腹米汤送下。治小儿疳眼外障。

杀血心痛shāxuèxīntòng 病证名。见《妇人良方大全》卷一。亦名血崩心痛、失血心痛。指妇女因血崩而出现心痛的病证。多因出血过多，心脾失养，或血瘀凝滞所致。症见血崩心痛较甚，血色浅淡如水，小腹喜按，治宜收敛止血，用乌贼骨炒为细末，醋汤调服，再以补中益气汤升举之。若血崩色紫有块，心痛拒按者，为血瘀凝滞不散，治宜行瘀止痛，先用失笑散，后用十全大补汤以补之。

沙谷牛shāgǔniú 中药材。见《生草药性备要》。为地牯牛之别名，详该条。

沙罐草shāguàncǎo 中药材。见《陕西中草药》。为铁苋之别名，详该条。

沙姜shājiāng 中药材。见萧步丹《岭南采药录》。为山柰之别名，详该条。

沙参儿shāshēn'ér 中药材。见《中药志》。为银柴胡之别名，详该条。

沙参麦冬汤shāshēnmàidōngtāng 《温病条辨》卷一方。又名沙参麦冬饮。沙参、麦冬各三钱，玉竹二钱，生甘草一钱，桑叶、白扁豆、天花粉各一钱五分。水煎服，日两次。功能清养肺胃，生津润燥。治燥伤肺胃，津液亏损，症见咽干口渴，干咳少痰，舌红少苔。若久热久咳者，加地骨皮三钱。方中沙参、麦冬清养肺胃；玉竹、天花粉生津解渴；扁豆、甘草益气培中，甘缓和胃；桑叶轻宣燥热。诸药合用，能甘寒生津，清养肺胃，轻宣燥热，病当缓解。实验研究：本方对胃黏膜损伤具有良好的保护作用。

沙参麦冬饮shāshēnmàidōngyǐn 即沙参麦冬汤，见该条。

沙虱毒shāshīdú 古病名。指沙虱虫毒侵入所致的疾患。《肘后方·治卒中沙虱毒方》："山水间多有沙虱甚细，略不可见。人入水浴及以水澡浴，此虫在水中着人身，及阴天雨行草中亦着人，便钻入皮里。其诊法：初得之皮上正赤，如小豆黍米粟粒，以手摩赤上痛如刺，三日之后，令百节疼痛，寒热，赤上发疮，此虫渐入至骨则杀人。"本病与恙虫病相类似。

沙石淋shāshílín 病名。见《世医得效方》卷第八。又称沙淋、石淋。以小便排出沙石为主症。《杂病源流犀烛·五淋二浊源流》："轻则为沙，重则为石。"详"石淋"条。

沙书瑞shāshūruì 清代医家。字序五。祖籍毗陵（今江苏常州），自祖父始定居镇江。兄书玉，亦精医，昆仲医名振大江南北。尝助其兄著成《医原纪略》《疡科补疸》等。子孙均世其学。

沙藤shāténg 中药材。见《浙江天目山药用植物志》。为野木瓜之别名，详该条。

沙图穆苏shātúmùsū 元代医家。原名萨里弥实，蒙古族。精通医术，擅长内、妇科。惟幼科用药，或嫌峻利。撰有《瑞竹堂经验方》。

沙眼shāyǎn 病名。即椒疮。详该条。

沙蜮shāyù 病证名。俗名麻脚瘟。指感受沙虱溪毒所致的病证。《医略十三·沙蜮第十二》："其病与伤寒、温疫、霍乱、瘴气相类，但手足逆冷者是。甚至手足麻木不仁，冷过肘膝……沙毒流行，两足先麻木，当时流俗名麻脚瘟。继之腹痛吐泻，肢冷脉伏，剧则大汗身冷，脉脱目陷，四肢，须臾不救。"可用含沙散主治。参见"霍乱""温疫"条。

沙苑蒺藜shāyuànjí·li 中药材。出《本草图经》。为沙苑子之别名，详该条。

沙苑子shāyuànzǐ 中药材。见《增订伪药条辨》。又名潼蒺藜、沙苑蒺藜、潼沙苑。为豆科植物扁茎黄芪 *Astvagalus complanatus* R. Br. 的干燥成熟种子。主产于陕西、山西、河北。甘、温。归肝、肾经。补肾助阳，固精缩尿，养肝明目。治肾虚腰痛，遗精早泄，遗尿尿频，白浊带下，眩晕，自暗昏花，煎服9～15g。本品含维生素A类物质、鞣质及多种人类必需的微量元素钴、铬、锌、铜、锰、铁、硒等。

沙枣shāzǎo 中药材。见《新疆中草药手册》。为胡颓子科植物沙枣 *Elaeagnus angustifolia* L. 的果实。常生于沙漠地区。分布于东北、华北及西北。酸、微甘，性凉。养肝益肾，健脾调经。治肝虚目眩，肾虚腰痛，脾虚腹泻，消化不良，带下，月经不调。煎服：15～30g。本品含黄酮类。果肉含糖、蛋白质和少量鞣质及黏液质。从果实制得的胶质、鞣质的浓缩物有抗炎作用；对人工引起腹泻的动物，有抑制小肠运动的功能，故可用于肠炎。

沙枣树皮shāzǎoshùpí 中药材。见《陕甘宁青中草药选》。为胡颓子科植物沙枣 *Elaeagnus angustifolia* L. 的树皮。涩、微苦，凉。清热止咳，利湿止痛，解毒，止血。①治慢性气管炎，胃痛，急慢性肾炎，黄疸型肝炎，肠炎，白带。煎服：3～9g。②治烧烫伤，煎水喷洒或湿敷创面；外伤出血，研末外敷。茎皮含胡颓子碱（即四氢哈尔满）、四氢哈尔醇、N－甲基四氢哈尔醇、哈尔满、二氢哈尔满、2－甲基－1，2，3，4－四氢－β－咔啉、鞣质、右旋儿茶精、左旋表儿茶精等。儿茶精有保肝解毒、预防胃溃疡等作用。本品还具有止泻作用。

沙枣叶shāzǎoyè 中药材。见《中华人民共和国药典（一部）》（1977）。为胡颓子科植物沙枣 *Elaeagnus angustifolia*

S

L. 的叶。分布东北、华北及西北地区。甘、微涩，凉。清热解毒。治痢疾，肠炎。煎服：15～30g。沙枣花：蜜炙煎服可止咳，平喘，治慢性支气管炎。本品含胡颓子碱、咖啡酸，绿原酸、新绿原酸和多种黄酮类化合物等。哈尔满有抗真菌作用，还能兴奋子宫，哈尔明则抑制子宫及草胺氧化酶，增强麻醉犬的心功能。咖啡酸等还有抗菌作用。

沙证shāzhèng 病名。见《世医得效方》卷二。沙通痧。详痧条。

砂疥shājiè 病证名。出《疡科选粹》卷六。由于血热凝滞所致。皮损形如细砂，赤疼痛，抓后有少量滋水。治宜内服当归饮子。类似痒疹。

砂壳shāqiào 中药材。见《饮片新参》。为砂仁壳之简称。详该条。

砂淋shālìn 病名。又名砂石淋。即石淋。《中藏经·论淋沥小便不利》：“砂淋者，腹脐中隐痛，小便难，其痛不可忍，须臾从小便中下如砂石之类，有大者如皂子，或赤或白（一作黄），色泽不定。”详“石淋”条。

砂淋丸shālìnwán 《医学衷中参西录》方。白芍药、硼砂各18g，知母、生黄芪各24g，朴硝、硝石各15g，生鸡内金30g。为细末，炼蜜为丸，梧桐子大，每服9g，食前开水送下，日2次。功能益气养阴，化石通淋。治砂淋。

砂仁shārén 中药材。出《本草蒙筌》。又名缩砂仁、缩沙蜜。为姜科植物阳春砂 *Amomum villosum* Lour. 或海南砂 *A. longiligulare* T. L. Wu 绿壳砂 *A. villosum* Lour. var. *xanthioides* T. L. Wu et Senjen. 的干燥成熟果实。主产于广东、云南、海南、广西等地。辛，温。归脾、胃、肾经。化湿开胃，温脾止泻，理气安胎。用于湿浊中阻，脘痞不饥，脾胃虚寒，呕吐泄泻，妊娠恶阻，胎动不安，煎服3～6g。不宜久煎。阳春砂种子含龙脑、乙酸龙脑酯、樟脑、柠檬烯及皂苷等。绿壳砂仁含挥发油，内有橙花叔醇、龙脑等，还含豆蔻苷等。海南砂仁挥发油含蒎烯、桉叶素等。砂仁可增强豚鼠离体回肠节律性运动，预防大鼠溃疡。砂仁复方制剂可抗心肌缺氧，调整免疫功能等。

砂仁花shārénhuā 中药材。见《中国医学大辞典》。即春砂花。详该条。

砂仁壳shārénqiào 中药材。见《中药志》。又名砂壳、春砂壳。为姜科植物阳春砂 *Amomum villosum* Lour. 的果壳。辛，温。入脾、胃经。行气宽中。治脾胃气滞，脘腹胀满，恶心，呕吐。煎服：1.5～4.5g。

砂烫shātàng 中药炮制方法之一。净河砂置药锅内加热至230～240℃后，投入净药材同炒的炮制方法。

砂枳二陈汤shāzhǐ'èrchéntāng 《医方集解》方。砂仁、枳壳、半夏、陈皮、茯苓、甘草。加生姜，水煎服。功能燥湿化痰，行气和胃。治痰痞中脘，痰气不利。

痧shā 病名。❶指感触秽浊不正之气而出现腹痛、吐泻等症。多见夏秋二季。《痧胀玉衡》卷上：“痧症先吐泻而心腹绞痛者，从秽气痧发者多；先心腹绞痛而吐泻者，从暑气痧发者多；心胸昏闷，痰涎胶结，从伤暑伏热痧发者多；遍身肿胀，疼痛难忍，四肢不举，舌强不言，从寒气冰伏过时，郁为火毒而发痧者多。”《急救痧症全集》卷上：“痧者，厉气也，入气分则作肿作胀，入血分则为蓄为瘀，遇食积痰火则气阻血滞，最忌热汤热酒。”《古方选注》：“痧者，寒热之湿气，皆可以为患，或四时寒湿，凝滞于脉络；或夏日湿热，郁遏于经隧；或鼻闻臭气，而阻逆经气；或内因停积，而壅塞府气，则胃脘气逆，皆能胀满作痛，甚至昏愦欲死。”《痧症全书·论痧》：“古无痧字……惟霍乱条下有不吐泻而腹绞痛者，曰干霍乱，亦名绞肠痧，缘南方体气不实之人，偶触粪土沙秽之气，多腹痛闷乱，名之曰痧，即沙字之讹也。”外治用刮法、刺法、推拿法，内服平安散、武侯行军散、散痧汤等。痧证有热痧、寒痧、暑痧、瘟痧、阳痧、阴痧、绞肠痧等，参见各条。❷即疹。《临证指南医案》邵新甫按：“痧者，疹之通称，有头粒而如粟象，瘾者，即疹之属，肿而易痒。”

痧痘集解shādòujíjiě 丛书。6卷。清代俞天池撰。刊于1727年。原名《痘科金镜赋集解》，后经于人龙重予整理补注编成本书。卷一至卷二《痘科金镜赋集解》，系《痘科金镜录》一书中11个歌赋的注释；卷三《痘疹杂说》《疹痘秘旨》；卷四至卷五《痘疹心法条辨》《痘科集录心法》《痘症治验》；卷六《痘科方药集解》。内容除反映作者治疗痧痘病证的经验外，兼辑录前人的有关论著整理而成。

痧痘口疳shādòukǒugān 病证名。指麻疹、痘疮之后，口腔溃烂的病证。见清代程永培《咽喉经验秘传》。清代吴张氏《喉科秘旨》卷上：“痘余痧后口生疳，烂在牙龈痘毒传，若是见痧生满口，须从心胃二经参。”治宜清泻心胃二经之火。可选用清胃散、银翘散、导赤散等加减。

痧法备旨shāfǎbèizhǐ 痧症专著。系《治痧要略》（清代欧阳调律撰）和《痧症旨微集》（作者不详）的合刊本。《治痧要略》系康熙年间欧阳氏在郭志邃《痧胀玉衡》一书的基础上提要汇辑而成。内容简明，偏重于方论。《痧症旨微集》，列述多种痧症，治法详于针灸。1852年管颂声将此二书合刻，改名《痧法备旨》。

痧烦痧睡shāfánshāshuì 病证名。痧证之一。即“心烦嗜睡痧”。《痧胀玉衡·痧烦痧睡》：“痧气冲于心胸，故心烦或嗜睡。此等之痧，俱属慢痧之类。轻而且浅，人多误以心烦嗜睡治之，日甚一日，倘日服热酒、热汤、热物，虽非骤然紧急，势必日渐凶险，故并录之以示戒。”治用刮痧、放痧法。

痧喉shāhóu 病名。即喉痧。又名疫喉、疫喉痧、烂喉痧。本病除发热、咽喉疼痛肿烂外，皮肤还出现痧瘢，故名。治以辛凉解表，泄热解毒，滋液养阴等法为主。参见“疫喉”等条。

痧喉正义shāhóuzhèngyì 医论著作。1卷。清代张振鋆撰。刊于1889年。本书汇集明、清时期名医缪仲淳、喻昌、叶香岩、吴鞠通、陈耕通、余师愚等二十余家所论疫症、痧症、疫喉、痧喉的经验与理论，间附作者评语，全书并有结语。1949年后有排印本。

痧后牙疳shāhòuyágān 病证名。多因痧后余毒未清致齿烂龈腐而臭者。即走马牙疳。详该条。

痧秽shāhuì 病名。又称痧气、痧胀。见《通俗伤寒论·伤寒兼痧》。详“痧气”条。

痧筋shājīn 症名。指发痧时腿弯、肘弯上下怒张的静脉，呈深青、紫色或深红色。系痧症显现于体表的一种标志。《痧胀玉衡》：“痧筋有现有微现，有乍隐乍现，有伏而不现。痧筋之现者。毒入血分者多；乍隐乍现者，毒入气分者多；伏而不现者，毒结于血分者多。”治法：痧筋明显的，用刺痧法；乍隐乍现的，须俟其显现后再放血。其他如痧毒结聚不散，结于血分者，散其瘀；结于食者，消其食；结于痰积者，消其痰积。散结之后，痧筋必显，用三棱针刺痧筋使出血，以排泄痧毒。

痧块shākuài 症名。指痧胀刮、放后余毒未尽，留于气分、血分聚结成块作痛。《痧胀玉衡·痧块》："痧毒留于气分，成气痞痛，留于血分成血块痛，壅于食积阻滞，成食积块痛。盖因刮痧、放痧稍愈，痧毒未尽，不用药以消之之故。施治之法，在气分者，用沉香、砂仁之类治之；在血分者，用桃仁、红花之类治之；食积阻滞者，用卜子、槟榔之类治之，或气血二分俱有余毒者，当兼治之，若更兼食积所阻，有余毒者，当并合治之。"参见"痧""痧胀"条。

痧痨shāláo 病证名。出明代秦景明《幼科金针》。为麻疹后久咳不止，肌肉瘦削的病证。多由病儿胎禀不足，麻毒深重，热久伤津所致。多见于麻疹之后，热留不退，发枯毛竖，肉消骨立，渐渐羸瘦。如病情迁延不愈，则见睡时露睛，口鼻气冷，手足厥逆等阳虚证候。治疗先用清热活血之剂，如柴胡四物汤，热退后再进生津养液，如养胃汤；阳虚者宜温中回阳，如参附汤之类。

痧痢shālì 古病名。指肠胃虚弱，或有积滞，复染秽浊之气所致的痢疾。《痢证汇参》卷四："痧痢之证，先泻后痢者居多，盖因肠胃空虚，秽气易触，则成痧痢。或天气炎热，或时行疫痢，感触肠胃，因积而发，亦致痧痢。夫痢不兼痧，积去便痊，痧不兼痢，括放即愈，痧积兼全，腹必疞痛非常……务必先治其痧，兼消其积，则痧除积去，痛止而痢除矣。"并宜兼用刮痧、调气、活血、导瘀等法。参见"痢疾"条。

痧麻明辨shāmámíngbiàn 麻疹专著。1卷。清代华壎撰。刊于1879年。本书专论麻疹（痧麻），首为总论，次列正候、兼候、回候、变候及附候五类。每类又分若干节，介绍证候、治则等内容。末附治痧三方。

痧气shāqì 病名。即痧证。又称痧胀、痧秽。《通俗伤寒论·伤寒兼痧》："日间触闻臭秽，夜间露宿贪凉，其大要也，夏秋最多。缓则寒湿凝滞于脉络，或湿热郁遏于经隧；急则鼻闻臭毒而阻逆上气，或内因食积而壅塞中气，皆能气胀成痧，故通称痧气，又称痧胀，或称痧秽。"详"痧"条。

痧气丹shāqìdān 即痧药丸，见该条。

痧气灵丹shāqìlíngdān 即痧药丸，见该条。

痧书shāshū 痧症专著。见"痧症全书"条。

痧药shāyào 即痧药丸，见该条。

痧药蟾酥丸shāyàochánsūwán 痧症专著。即痧药丸，见该条。

痧药丸shāyàowán 见《全国中药成药处方集》（吉林、哈尔滨方）。又名痧气丹、痧药、痧气灵丹、痧药蟾酥丸。蟾酥（酒烧化）27g，天麻、雄黄（水飞）、朱砂（水飞）、麻黄各108g，甘草（微炒）132g，苍术（米泔浸）90g，大黄、丁香各18g，麝香9g。为细末，调匀，糯米粥浆和杵为小丸，莱菔子大，朱砂为衣，每服七丸，开水送下；亦可研细吹鼻孔救急。功能芳香化浊，辛凉清解。治痧症。本方由《济世养生集》急救痧气丸加减而来。

痧胀shāzhàng 病名。即痧证。又称痧气、痧秽。见《通俗伤寒论·伤寒兼痧》。《痧症要略》："痧胀者，气之闭也，火之逆也。气为毒壅，火为毒升，故胸膈作胀，头目不清。治痧者，必先开其气、降其火，而后胀可消也。若食阻痧气于上者，则吐之；食壅痧气于中者，则消之；食结痧气于下者，则导之……故治胀必治气，治气必治血，盖血活痧行，血破痧气走，血败痧气散，而降火亦在其中矣，此治痧之要术也。"参见"痧""痧气"条。

痧胀腹痛shāzhàngfùtòng 病证名。指感受痧气而致胸腹胀痛。《症因脉治·腹痛论》："痧胀腹痛之症，忽尔胸腹胀痛，手足厥冷，指甲带青，痛不可忍，不吐不泻，或吐或泻，按之痛甚，俗名绞肠痧，此即痧胀腹痛之症也。"多因受寒、阴湿或感厉气毒邪及山岚不正之气侵袭肠胃所致。治宜祛秽泄毒为主。十指青冷者，宜刺指出血；欲吐不吐者，宜盐汤探吐；攻刺胁肋，宜刺期门或双臂刮出红痧；腹痛，两足转筋抽搐，及小腹闷痛，宜刺三里、委中穴；恶寒发热、脉浮大者，宜败毒散等方。参见"痧""绞肠痧"条。

痧胀玉衡shāzhàngyùhéng 痧症专著。3卷。清代郭志邃撰于1675年。作者鉴于痧胀病症发病多、传变快，治不对症，命在须臾，遂搜求前人有关学术经验，总其大纲，撮其要领。上卷列痧胀发蒙论、痧胀要语及痧胀脉法；中卷、下卷结合实际治例，叙述多种痧症，末附备用要方。书成后三年，郭氏从临床实践中意识到"痧之变幻，更有隐伏于别病中者"（见本书续序），又作后卷1卷，补充了不少有关痧症的诊治内容。是一部比较系统的痧症专著。但作者根据痧症的临床表现，分症过细，显得名目繁多；在解释病因、证候等方面，或有附会、不切合实际的观点。本书有多种刊本。1949年后有排印本。

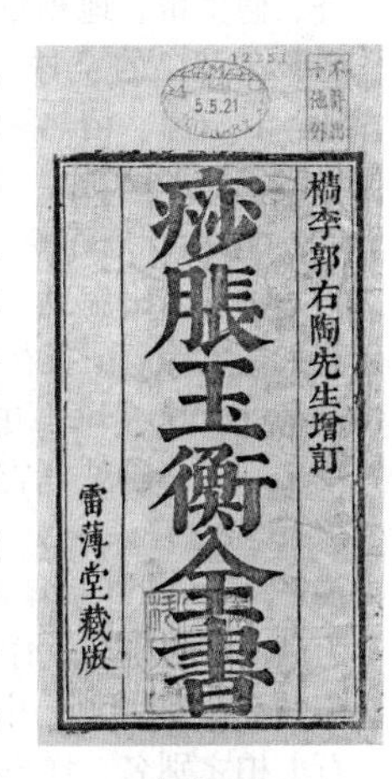

痧胀玉衡

痧疹shāzhěn 病名。为喉痧的别称，见该条。

痧症全书shāzhèngquánshū 痧症专著。3卷。清代王凯编撰。书成于1686年。原序称"深山野人"林森曾向王氏面授《痧书》，复经王氏综合古今有关文献结合个人见闻编成此书。全书论析痧原、辨证、治法、用药大法、多种痧症证治及治疗方剂等。内容与《痧胀玉衡》颇多重复，并杂有一些附会论述。

痧症旨微集shāzhèngzhǐwēijí 痧症专著。见"痧法备旨"条。

痧子shā·zi 病名。见元代滑伯仁《麻证新书》。麻疹的别称，详该条。

嗄shà 症名。古人指啼极无声为嗄，即嘶哑。《庄子·庚桑楚》："儿子终日嗥而嗌不嗄。"

娶舌shàshé 病证名。《喉科心法》："舌忽然肿大肿硬，即时气绝，名曰娶舌"。《鲍氏验方新编》卷一："舌出口角，时时动摇，此名娶舌。"系指舌肿胀，多由心火上攻所致。治宜泻心火为主。外用皂矾，煅为末，搽舌上。参见"舌肿"条。

shai

筛骨shāigǔ 解剖学同名骨。位于额骨与蝶骨之间，此骨有空泡小孔，是含气骨。

S

筛选shāixuǎn 中药炮制方法。为净制法之种。即用筛筛去混在药材中的杂质的净制方法。亦指将药物按大小用筛分开。

晒不死shàibùsǐ 中药材。见《广西中药志》。为落地生根之别名，详该条。

晒干shàigān 中药学名词。属中药炮制方法之一，即将药材曝晒使药材中水分汽化蒸发而干燥。

shan

山白菊shānbáijú 中药材。见《贵州民间药物》。为红管药之别名，详该条。

山白芷shānbáizhǐ 中药材。见《广东中草药》。为羊耳菊之别名，详该条。

山扁豆shānbiǎndòu 中药材。出《救荒本草》。又名黄瓜香、假牛柑、地柏草。为豆科植物含羞草决明 *Cassia mimosoides* L. 的全株。分布于台湾、广东、广西、云南等地。甘，凉。清热解毒，利湿通便。①治湿热黄疸，肝热目赤，肾炎水肿，小便不利，习惯性便秘。煎服：9～15g。②治疔疮痈肿，蛇咬伤。捣烂或研末调敷。孕妇慎用。种子名山扁豆子，有利尿及健胃疏肠功能。果实含芦荟大黄素等蒽醌类衍生物，故有泻下、抗菌、消炎作用。

山薄荷shānbò·he 中药材。❶见《广西中草药》。为兰香草之别名。❷见《吉林中草药》。为香青兰之别名。各详该条。

山崩子shānbēng·zi 中药材。见《东北常用中草药手册》。为满山红之别名，详该条。

山扁柏shānbiǎnbǎi 中药材。见《广西药用植物名录》。为石上柏之别名，详该条。

山茶花shāncháhuā 中药材。出《本草纲目》。又名红茶花。为山茶科植物山茶 *Camellia japonica* L. 的花。产于江苏、浙江、云南、四川等地。甘，微辛，凉。入肝、肺经。凉血，止血，散瘀。①治吐血，衄血，血崩，肠风下血，赤痢。煎服：3～9g。②治烫伤，研末麻油调涂。本品含山茶酮－醇、山茶二酮醇、芸香苷、对羟基苯甲酸、山茶鞣质 A、B 等，槲皮素、山柰酚、可可豆碱、β－香树脂醇、羽扇豆醇、儿茶精、表儿茶精、矢车菊素的 3－半乳糖苷和 3－葡萄糖苷等。山茶鞣质可抗肿瘤。

山橙shānchéng 中药材。出清代赵其光《本草求原》。又名屈头鸡、猢狲果、马骝藤果。为夹竹桃科植物山橙 *Melodinus suaveolens* Champ. ex Benth. 的果实。分布于广东、广西等地。苦，平，有小毒。行气止痛，消积化痰。治胃气痛，消化不良，胸膈饱胀，疝痛，腹痛，小儿疳积，淋巴结结核。煎服：1～2个。

山川柳shānchuānliǔ 中药材。见《药材生产手册》。为柽柳之别名，详该条。

山慈菇shāncígū 中药材。出《本草拾遗》。又名朱姑、毛姑、毛慈姑。为兰科植物独蒜兰 *Pleione bulbocodioides* (Franch.) Rolfe，云南独蒜兰 *Pleione yunnanensis* Rolfe 或杜鹃兰 *Cremastra appendiculata* (D. Don) Makino 等的干燥假鳞茎。主产于四川、贵州等地。甘、微辛，凉。归肝、脾经。清热解毒，化痰散结。用于痈肿疔毒，瘰疬痰核，蛇虫咬伤，癥瘕痞块。煎服：3～9g。外用适量：捣敷或醋磨涂。含杜鹃兰素，可降血压。

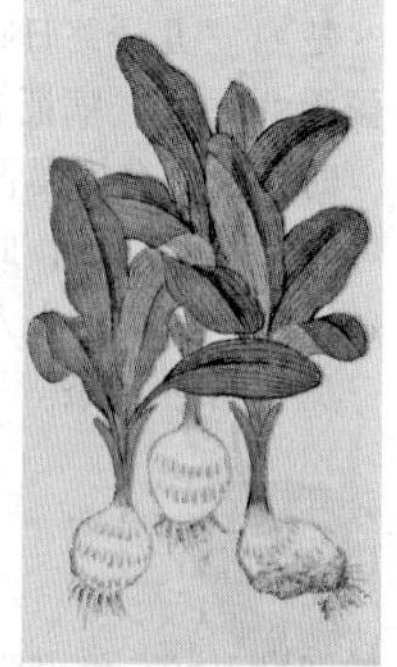

山慈菇

山慈菇叶shāncígūyè 中药材。出《经史证类备急本草》。为兰科植物独蒜兰 *Pleione bulbocodioides* (Franch.) Rolfe 或杜鹃兰 *Cremastra appendiculata* (D. Don) Makino 等的叶。前者分布于长江流域及其以南各地；后者分布于黄河流域至西南、华南等地。治乳痈，便毒，疮肿。捣敷。山慈菇花：研粗末煎服治血淋涩痛。

山大刀shāndàdāo 中药材。见《生草药性备要》。为山大颜之别名，详该条。

山大黄shāndàhuáng 中药材。出《本草拾遗》。为酸模之别名，详该条。

山大颜shāndàyán 中药材。见萧步丹《岭南采药录》。又名山大刀、大罗伞、九节木、暗山公、散血丹。为茜草科植物九节 *Psychotria rubra* (Lour.) Poir. 的嫩枝叶或根。产于广东、广西。苦，凉。清热解毒，祛风除湿。❶治扁桃体炎，白喉，咽喉炎，痢疾，肠伤寒，风湿疼痛，腰肌劳损。煎服：30～60g。❷治风火牙痛，跌打损伤，外伤出血，蛇咬伤，疮疡肿毒，下肢溃疡。鲜品捣烂敷。枝叶含β－谷甾醇、九节素、内酯、酚性成分、有机酸。根预试含酚类、鞣质、三萜。九节素体外可抑制人鼻咽癌细胞。

山蛋shāndàn 中药材。见《山西中药志》。为光慈菇之别名，详该条。

山地瓜shāndìguā 中药材。见《东北药用植物志》。为白蔹之别名，详该条。

山东何首乌shāndōnghéshǒuwū 中药材。见《全国中草药汇编》。即白首乌，详该条。

山豆根shāndòugēn 中药材。出《开宝重定本草》。又名广豆根、苦豆根。为豆科植物越南槐 *Sophora tonkinensis* Gagnep. 的根。主产于广西。苦，寒；有毒。归胃、肺经。清热解毒，消肿利咽。用于火毒蕴结，乳蛾喉痹，咽喉肿痛，齿龈肿痛，口舌生疮。治咽喉肿痛，急性扁桃体炎，牙龈肿痛，肺热咳嗽，湿热黄疸，热结便秘，痢疾，痔疾，肿瘤。煎服：3～6g。治热毒疖肿，疥癣，毒虫螫伤，磨汁涂；口疮，宫颈炎，研粉撒。现用于治疗慢性肝炎，银屑病，癌症。本品含苦参碱、氧化苦参碱、臭豆碱和甲基金雀花碱等生物碱，并含紫檀素和三叶豆紫檀苷等黄酮类及槐花二醇、山豆根皂苷等。苦参碱在动物身上有抗癌活性，并有某些抗心律不齐作用。紫檀素类也有抗癌作用。山豆根可增强免疫系统功能，抗溃疡、抗菌。

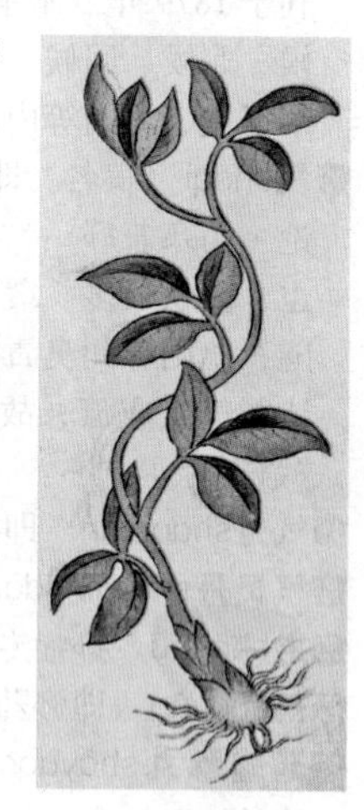

山豆根

山豆根汤shāndòugēntāng 《仙传外科集验方》方。山豆根、凌霄根、栀子、淡竹叶、艾叶、灯心。为粗末，酒或水煎服。治咽喉肿闭疼痛。

山矾根shānfángēn 中药材。见《闽东本草》。又名土白芷。为山矾科植物山矾 *Symplocos caudata* Wall. ex A. DC. 的根。苦、辛，平。清热利湿，祛风，凉血。治风火头痛，黄疸，痢疾，关节疼痛，血崩。煎服：15～30g。

山矾叶shānfányè　中药材。出《本草纲目》。为山矾科植物山矾 *Symplocos caudata* Wall. ex A. DC. 的叶。分布于长江以南各地。酸、涩、微甘，平。清热，收敛，止血。①治肺结核咯血，便血，久痢。煎服：9～15g。②治急性扁桃体炎，捣烂、冲开水含漱；急性中耳炎，取汁滴耳；烂弦风眼，煎水洗。

山蜂子shānfēngzǐ　中药材。见《贵州草药》。为地蜂子之别名，详该条。

山凤尾shānfèngwěi　中药材。见《南京民间药草》。为蕨之别名，详该条。

山甘草shāngāncǎo　中药材。见《闽南民间草药》。又名野白纸扇、白蝴蝶、凉藤。为茜草科植物玉叶金花 *Mussaenda pubescens* Ait. f. 的茎叶。分布长江以南各地。甘、微苦，凉。解表清暑，凉血解毒。❶治感冒、中暑，发热，咳嗽，咽喉肿痛，扁桃体炎，肾炎水肿，泄泻，痢疾。煎服：15～30g。❷治疮疡脓肿，蛇咬伤，湿疹。捣敷。孕妇忌服。茎含豆甾醇，β－谷甾醇，阿江榄仁酸，海恩西阿苷元 A，玉叶金花苷 A～C、M，咖啡酸，阿魏酸等。叶含豆甾醇，β－谷甾醇及高级脂肪醇。山甘草有抗早孕作用。

山柑橘shāngānjú　中药材。见《全国中草药汇编》。为山小橘之别名，详该条。

山高粱shāngāoliáng　中药材。见《东北常用中草药手册》。为珍珠梅之别名，详该条。

山膏药shāngāo · yao　中药材。见《浙江民间常用草药》。为腐婢之别名，详该条。

山根shāngēn　❶体表部位。出《东医宝鉴》卷一：“印堂之下曰山根，即两眼之间。”详“頞”条。古人认为此处可作望诊心的参考，故又名王宫，又名頞，见“鼻”条。因其位于阙庭之下，又称为下极。❷推拿穴位名。见陈氏《小儿按摩经》。位于鼻根部，两目内眦连线之中点处。常用推、掐、揉等法，与其他穴位结合使用，可发汗，开窍，醒神，镇惊。用治外感风寒，急慢惊风等症。也可作察色验病之处。《针灸大成》卷十“察色验病生死诀”：“山根若见脉横青，此病明知两度惊，赤黑因疲时吐泻，色红啼夜不曾停。”

山梗菜shāngěngcài　中药材。出《救荒本草》。又名大种半边莲、水白菜。为桔梗科植物山梗菜 *Lobelia sessilifolia* Lamb. 的根或全草。分布于东北及山东、福建、台湾、云南、广西等地。辛，平，有小毒。宣肺化痰，利尿消肿，清热解毒。①治伤风发热，支气管炎，肝硬化腹水，水肿。煎服：6～9g。②捣敷治痈疖疔疮，蛇咬伤，蜂螫。本品有催吐作用，内服不宜过量。全草含山梗菜碱等多种生物碱。另含山梗菜聚糖、熊果酸等。山梗菜碱为中枢兴奋药。应用于呼吸衰竭如新生儿窒息、麻醉药中毒等。其作用短暂，无蓄积性，可重复注射。可抗血小板聚集。口服可引起呕吐，小量有祛痰作用。

山海椒shānhǎijiāo　中药材。见《贵州草药》。为龙葵之别名，详该条。

山海螺shānhǎiluó　中药材。出《本草纲目拾遗》。又名奶参、四叶参、乳薯。为桔梗科植物羊乳 *Codonopsis lanceolata* (Sieb. et Zucc.) Trautv. 的根。产于黑龙江、广西、浙江、福建等地。甘，平。养阴润肺，补虚通乳，排脓解毒。①治阴虚咳嗽，病后体弱，乳汁不足，脾虚带下。②治肺痈，肠痈。煎服：15～30g（鲜品 30～60g）。③治乳痈，痈疮肿毒。煎服并捣敷。本品含羊乳皂苷、去甲基哈尔满、挥发油等。小鼠游泳试验，有抗疲劳作用。煎剂能增加家兔的红细胞及血红蛋白，但能降低白细胞总数。煎剂灌服能升高家兔血糖水平。对小鼠有一定的止咳作用。

山红枣根shānhóngzǎogēn　中药材。见《河北药材》。为地榆之别名，详该条。

山胡椒shānhújiāo　中药材。❶出《新修本草》。又名野胡椒。为樟科植物牛筋树 *Lindera glauca* (Sieb. et Zucc.) Bl. 的果实。分布于长江流域及其以南大部分地区；陕西、山西、河南、山东等地也有分布。辛，温。温中散寒，行气破滞。治腹中冷痛，哮喘，虚寒泄泻。煎服：1.5～4.5g。❷见《湖南药物志》。为木姜子之别名，详该条。❸见《辽宁经济植物志》。为地椒之别名，详该条。果实含挥发油，主要为罗勒烯。挥发油可抗病原微生物。

山胡椒叶shānhújiāoyè　中药材。见《福建民间草药》。又名见风消、铁箍散、洗手叶。为樟科植物牛筋树 *Lindera glauca* (Sieb. et Zucc.) Bl. 的叶。苦、辛，温。祛风、解毒，散瘀，止血。①治感冒，筋骨疼痛，扁桃体炎，淋巴结炎。煎服：9～15g。②治痈疮肿毒，外伤出血。捣烂或研末敷。本品含挥发油，内有桉叶素、丁香烯、柠檬烯等，还含生物碱如网状番荔枝碱等。

山胡椒根shānhújiāogēn　中药材。见《福建民间草药》。又名牛筋条根。为樟科植物牛筋树 *Lindera glauca* (Sieb. et Zucc.) Bl. 的根。辛，温。祛风湿，散瘀血。治风湿痹痛，脘腹冷痛，跌打损伤。煎服：15～30g；或浸酒服。根含山胡椒酸等。根皮含六驳碱、网状番荔枝碱。

山蝴蝶shānhúdié　中药材。见《浙江民间常用草药》。为肺形草之别名，详该条。

山虎汤shānhǔtāng　《医醇賸义》卷三方。蛤蚧尾（酒洗）一对，生地黄（蛤粉炒）、沙参各四钱，麦冬、补骨脂（核桃肉拌炒）各一钱五分，人参、茯苓、贝母各二钱，沉香五分，山药、杏仁各三钱。水煎取汁，加人乳半杯，姜汁二滴服。治肾咳，或呛或喘，痰沫咸而有黑花者。

山花菜shānhuācài　中药材。见萧步丹《岭南采药录》。为鹿角菜之别名，详该条。

山花椒shānhuājiāo　中药材。见《浙江天目山药用植物志》。为竹叶椒之别名，详该条。

山黄豆shānhuángdòu　中药材。见《昆明民间常用草药》。为大红袍之别名，详该条。

山黄连shānhuánglián　中药材。见《辽宁常用中草药手册》。为白屈菜之别名，详该条。

山藿香shānhuòxiāng　中药材。见《峨眉山药用植物》。又名血见愁、野薄荷、皱面草。为唇形科植物山藿香 *Teucrium viscidum* Bl. 的全草。分布于江苏、浙江、福建、台湾、江西、湖南、四川、广东、广西、云南。苦、辛，凉。凉血止血、散瘀消肿，解毒。①治吐血，衄血，肠风便血，产后瘀血腹痛。煎汤：15～30g；或研末。②治跌打瘀肿，外伤出血，痈肿疔疮，蛇咬伤，风湿关节痛。捣敷，或煎水洗。本品含异山藿香素、表山藿香素等。

山鸡茶shānjīchá　中药材。见《陆川本草》。为九节茶之别名，详该条。

山鸡条子shānjītiáo · zi　中药材。见《东北药用植物志》。为鬼箭羽之别名，详该条。

山鸡头子shānjītóu · zi 中药材。见《本草纲目》。为金樱子之别名，详该条。

山蓟shānjì 中药材。出《尔雅》。为白术之别名，详该条。

山家清供shānjiāqīnggòng 食疗烹饪专著。2卷。宋代林洪著。撰年不详。本书以笔记形式撰写，书中列104种馔之品，多数由作者亲自品尝和体验过，故颇有心得。本书与宋以前的食疗著作相比有明显的不同，过去的食方大部分以食配药，食药相混，本书则以食为主，重视食物的养生和治疗作用，对后世有很大影响。本书先后被收编在元代陶宗仪编纂的《说郛》、明代周履靖纂辑的《夷门广牍》中。

山甲内消散shānjiǎnèixiāosǎn 《外科正宗》卷三方。当归尾、甘草节、大黄各三钱，炒穿山甲三大片，僵蚕、黑牵牛子各一钱，土木鳖三个。水酒各半煎，空腹服，渣再煎服，大便行三四次，方进饮食。治鱼口便毒、骑马痈、横痃等初起脓未成者。

山姜shānjiāng 中药材。❶出《本草经集注》。又名箭杆风、九姜连、九龙盘。为姜科植物山姜 *Alpinia japonica* Miq. 的根茎。分布于西南、华南及浙江、福建、台湾等地。辛、微苦，温。温中行气，祛风止痛。治脘腹冷痛，泄泻，食滞腹胀，风湿痹痛，四肢麻木，跌损瘀滞，月经不调。内服：煎汤，3～9g；或浸酒饮。根茎含佛术－9－烯－11－醇、山姜萜醇、山姜内酯、汉山姜过氧萜醇等。❷见《广西中草药》。为大良姜之别名，详该条。山姜煎剂可抗大鼠多种溃疡，抑制肠管兴奋，并可抗菌。

山姜黄shānjiānghuáng 中药材。见《广州植物志》。为莪术之别名，详该条。

山姜子shānjiāngzǐ 中药材。见《湖南药物志》。为木姜子之别名，详该条。

山角骨伤shānjiǎogǔshāng 病名。即颞骨部损伤。《医宗金鉴》卷八十八："凡有跌打损伤……瘀血凝聚疼痛，或昏迷目闭，身软而不能起，声气短少，语言不出，心中忙乱，睡卧喘促，饮食少进。"治疗详见"脑骨伤"条。

山芥菜shānjiècài 中药材。见《福建中草药》。为蔊菜之别名，详该条。

山精shānjīng 中药材。出《神药经》。为白术之别名，详该条。

山精丸shānjīngwán 《杂病源流犀烛 · 六淫门》卷十六方。苍术二斤，黑桑椹一斗，枸杞子、地骨皮各一斤。先将桑椹取汁浸苍术晒干，后再浸再晒，依法九次，后与余药为末，炼蜜和丸，每服百丸，温开水送下。治湿痰身重而软，倦怠困弱者。

山居本草shānjūběncǎo 本草著作。6卷。清代程履新撰。卷一为身部，载诸家养生主张、养生技巧及取诸人身的药物21种；卷二至卷六为谷部、菜部、果部、竹木花卉部、水火土金石部，收药1323种。书后附有《总论》。每药记其正名、别名、鉴别、炮制、性味、主治、用法、宜忌，并多有附方。全书始终贯穿却病、延年、养病之道，所录药物选自《本草纲目》，多为易得之品，是一部集养生与用药为一体的本草书。现存清康熙刊本、影印清康熙刊本和点校整理本。

山橘shānjú 中药材。出《北户录》。为金橘之别名，详该条。

山蒟shānjǔ 中药材。见广州部队卫生部《常用中草药手册》。又名石蒟、爬岩香、山蒌、廿四症。为胡椒科植物山蒟 *piper hancei* Maxim. 的茎叶。分布于广东、广西、福建、湖南、江西、贵州、云南、浙江。辛，温。入肝、肾经。祛风湿，强腰膝，止痛，止咳。治风湿痹痛，四肢麻痹，腰膝无力，月经不调，痛经，感冒风寒，咳嗽气喘。煎服：9～15g（鲜品30～60g）。本品含三角风藤酮、玉兰脂B、山蒟酮等。山蒟对血小板活化因子诱导的血小板聚集和血管通透性升高有抑制作用。

山苦荬shānkǔmǎi 中药材。见《广西中草药》。为苣荬菜之别名，详该条。

山廓shānkuò 眼的八廓名称之一。属用自然界之物质现象命名者。见《银海精微》。又名艮廓、艮山廓、会阴廓。❶《审视瑶函》："以（气）轮上血脉丝络为凭"；"艮位东北，络通三焦，脏配命门"。❷《医宗金鉴 · 眼科心法要诀》认为五轮中血轮主脏属心，而此廓位附血轮（外眦上方），属包络，依附于心。❸清代黄庭镜《目经大成》卷一："艮为上睑，络通命门。"❹《杂病源流犀烛》卷二十二却认为"艮山廓，属胆。位神光"。❺《张氏医通》卷八："胆之府为山廓。"有名无位。参见"八廓"条。

山蜡梅叶shānlàméiyè 中药材。见《中华人民共和国药典（一部）》（1997）。又名香风茶、岩马桑、毛山茶。为蜡梅科植物山蜡梅 *Chimonanthus nitens* Oliv. 的叶。分布于江苏、安徽、浙江、福建、江西、湖南、贵州等地。辛，凉。解表祛风，清热解毒。①防治感冒、流行性感冒。②治慢性气管炎。泡茶饮：9～18g。忌久煎。本品含挥发油，内有桉叶素，并含槲皮素、山柰酚以及羊蜡梅碱等。水浸剂在体外有抗病毒作用。

山辣shānlà 中药材。见《本草纲目》，即山柰，详该条。

山莨菪shānlàngdàng 中药材。见《全国中草药汇编》。为藏茄之别名，详该条。

山荔枝果shānlìzhīguǒ 中药材。见《贵州草药》。为桑科植物小柘树 *Cudrania cochinchinensis*（Lour.）Kudo et Masam. 或柘树 *C. tricuspidata*（Carr.）Bur. 的果实。分布于华东、中南、西南等地。微甘，温。调气，消食，利水。治疝气，食积腹胀，小便不利。煎服：15～30g。

山莲藕shānlián'ǒu 中药材。见《陆川本草》。又名牛大力、地藕、大力薯、倒吊金钟。为豆科植物美丽崖豆藤 *Millettia speciosa* Champ. 的根。分布于广东、广西。甘，平。润肺止咳，补肾，舒筋活络。治肺虚咳嗽，遗精，白带，腰肌劳损，风湿痹痛。煎服：9～15g。本品含生物碱。煎剂或乙醇提取物给小鼠灌服有止咳作用。

山练草shānliàncǎo 中药材。见《广西中兽医药用植物》。为四方麻之别名，详该条。

山蓼shānliǎo 中药材。见《全国中草药汇编》。为金线草之别名，详该条。

山蒌shānlóu 中药材。见《广西本草》。为山蒟之别名，详该条。

山萝卜shānluó · bo 中药材。❶见《浙江中药手册》。为明党参之别名。❷见《分类草药性》。为商陆之别名。❸见《广西本草选编》。为续断之别名。各详该条。

山绿豆shānlǜdòu 中药材。见《中国主要植物图说 · 豆科》。为望江南子之别名，详该条。

山马蝗shānmǎhuáng 中药材。出《植物名实图考》。为豆科植物山蚂蝗 *Desmodium racemosum*（Thunb.）DC. 的根或全草。分布于江苏、浙江、江西、福建、广东、广西、四川、贵州、云南等地。苦，寒。祛风利湿，散瘀止血。治风湿性关节痛，哮喘，崩中带下。煎服：6～9g。捣敷治跌打损伤，乳痈，毒蛇咬伤。叶含山柰苷。山柰苷可抗炎，松弛平滑肌。

山马兰shānmǎlán　中药材。见《浙江民间常用草药》。为红管药之别名，详该条。

山马蹄shānmǎtí　中药材。见《中国药用植物志》。为萝芙木之别名，详该条。

山蚂蝗shānmǎhuáng　中药材。见《植物学大辞典》。为青酒缸之别名，详该条。

山莓shānméi　中药材。出《尔雅》。为悬钩子之别名，详该条。

山梅根shānméigēn　中药材。见《南方主要有毒植物》。为岗梅根之别名，详该条。

山棉皮shānmiánpí　中药材。见《广西中药志》。为了哥王之别名，详该条。

山木通shānmùtōng　中药材。❶见《湖南药物志》。为女萎之别名。❷见《广西本草选编》。即川木通。各详该条。

山木蟹shānmùxiè　中药材。见《浙江天目山药用植物志》。为莽草之别名，详该条。

山柰shānnài　中药材。见《本草纲目》。又名三赖、山辣、沙姜。为姜科植物山柰 *Kaempferia galanga* L. 的干燥根茎。主产于广西、广东、云南、台湾等地。辛，温。归胃经。行气温中，消食，止痛。用于胸膈胀满，脘腹冷痛，饮食不消。煎服：6～9g。治风虫牙痛，牙宣口臭，淋巴结炎。研末擦或煎水含漱。本品含挥发油，主要成分有龙脑、桂皮酸乙酯、对甲氧基桂皮酸乙酯、莰烯、对甲氧基苏合香烯等。又含山柰酚及山柰素。山柰酚对动物有消炎及维生素 F 样作用。根煎剂在试管中对常见皮肤致病性真菌有抑制作用。

山葡萄shānpú·tao　中药材。❶见《植物名汇》。即蛇葡萄。❷见《新修本草》。为蘡薁之别名。各详该条。

山葡萄根shānpú·taogēn　中药材。见《江西草药》。即蛇葡萄根，详该条。

山蒲扇shānpúshàn　中药材。见《东北药用植物志》。为射干之别名，详该条。

山漆shānqī　中药材。见《本草纲目》。即三七，详该条。

山茄花shānqiéhuā　中药材。出《扁鹊心书》。为洋金花之别名，详该条。

山茄子shānqié·zi　中药材。❶见《云南中草药》。为三分三之别名。❷见《草药手册》。为杜茎山之别名。各详该条。

山蠄shānqín　中药材。见《中医方药学》。为飞天蠄之别名，详该条。

山稔根shānrěngēn　中药材。出《生草药性备要》。又名岗稔根。为桃金娘科植物桃金娘 *Rhodomyrtus tomentosa*（Ait.）Hassk. 的根。甘、涩，平。养血，通络，止泻，止血。①治风湿关节痛，腰肌劳损，胃痛，疝气，慢性肝炎，急性胃肠炎，功能性子宫出血。煎服：15～30g。②治烫伤。烧存性研末调敷。本品预试含酚类、鞣质。

山稔叶shānrěnyè　中药材。出《生草药性备要》。为桃金娘科植物桃金娘 *Rhodomyrtus tomentosa*（Ait.）Hassk. 的叶。分布于福建、台湾、广东、广西、云南、贵州、湖南。甘、涩，平。止泻，止血。①治急性胃肠炎，痢疾，消化不良，头痛。煎服：15～30g。②治外伤出血。捣烂敷。本品含羽扇豆醇、β－香树脂醇、白桦脂酸和β－香树脂酮醇、熊果酸、谷甾醇等。又含鞣质。

山稔子shānrěnzǐ　中药材。出《生草药性备要》。又名豆稔干。为桃金娘科植物桃金娘 *Rhodomyrtus tomentosa*（Ait.）Hassk. 的果实。产于广东、广西、福建等地。甘、涩，平。养血止血，涩肠固精。治贫血，神经衰弱，耳鸣，吐血，衄血，便血，痢疾，脱肛，遗精，崩漏，带下。煎服：15～30g。本品预试含黄酮苷、酚类、氨基酸、有机酸、糖类。

山肉桂shānròuguì　中药材。❶见广州部队卫生部《常用中草药手册》。又名土肉桂、大山桂。为樟科植物钝叶樟 *Cinnamomum obtusifolia* Roxb. 的茎皮。分布于广东、广西、云南。辛、甘，温。祛风散寒，行气止痛。治风湿痹痛，腰肌劳损，胃寒疼痛，泄泻，经闭。内服：研末吞，0.9～1.5g；煎服：9～15g。茎枝及皮含桂皮醛、鞣质等。❷见萧步丹《岭南采药录》。为阴香皮之别名，详该条。茎皮含挥发油，主要为桂皮醛等。

山韶子shānsháozǐ　见《桂海虞衡志》。即韶子，详该条。

山石榴shānshí·liu　中药材。❶见《奇效良方》。为金樱子之别名。❷见《植物名汇》。为野牡丹之别名。各详该条。

山屎瓜shānshǐguā　中药材。见《东北常用中草药手册》。为赤瓟之别名，详该条。

山薯shānshǔ　中药材。出《名医别录》。为山药之别名，详该条。

山松须shānsōngxū　中药材。见《生草药性备要》。为松叶之别名，详该条。

山苏子shānsūzǐ　中药材。见《内蒙古中草药》。为糙苏之别名，详该条。

山桃花shāntáohuā　中药材。见《广西植物名录》。为莲生桂子花之别名，详该条。

山田薯shāntiánshǔ　中药材。见《泉州本草》。为萆薢之别名，详该条。

山乌龟shānwūguī　中药材。见《滇南本草》整理本。为地不容之别名，详该条。

山虾子shānxiā·zi　中药材。见《江苏省植物药材志》。为拳参之别名，详该条。

山香菜shānxiāngcài　中药材。见南京药学院《中草药学》。为藁本之别名，详该条。

山香草shānxiāngcǎo　中药材。见《全国中草药汇编》。为冬凌草之别名，详该条。

山小橘shānxiǎojú　中药材。见《常用中草药彩色图谱》。又名野沙柑、酒饼木、山柑橘、山油甘。为芸香科植物山小橘 *Glycosmis citrifolia*（Willd.）Lindl. 的根及叶。分布于福建、广东、广西、云南。微辛、苦，平。祛风发表，化痰止咳，消积，散瘀。❶治感冒咳嗽，消化不良，食积腹痛，疝痛。煎服：9～15g。❷治跌打瘀肿。鲜叶捣烂，酒调敷。根、茎皮含山小橘碱。根预试还含黄酮苷、氨基酸。

山熊胆shānxióngdǎn　中药材。见广州部队卫生部《常用中草药手册》。为胆木之别名，详该条。

山雁皮shānyànpí　中药材。见《广州常见经济植物》。为了哥王之别名，详该条。

山羊角shānyángjiǎo　中药材。出清代陈士铎《本草新编》。为牛科动物青羊 *Naemorhedus goral* Hardwicke 的角。咸，寒。入肝经。平肝，镇痉，清热，明目。治小儿惊风抽搐，癫痫，肝阳头晕、头痛，目赤肿痛，夜盲。内服：研末，3～6g；镑片煎汤，9～15g。动物实验表明，山羊角的退热、镇静作用较羚羊角略差。

山羊蹄shānyángtí　中药材。见《本草纲目》。为酸模之别名，详该条。

山羊血shānyángxuè　中药材。出《本草汇言》。又名青羊血。为牛科动物青羊 *Naemorhedus goral* Hardwicke 的血。产于四川、广西、云南、黑龙江、河北、内蒙古等地。咸，温。入心、肝经。活血，散瘀，止血。治跌打损伤，筋骨疼痛，吐血，咯血，衄血，尿血，便血。研末酒化服：0.9～3g。

山杨柳shānyángliǔ　中药材。见《昆明民间常用草药》。为黑骨头之别名，详该条。

山药shān·yao　中药材。出唐代侯宁极《药谱》。又名山薯、怀山药。为薯蓣科植物薯蓣 *Dioscorea opposita* Thunb. 的干燥根茎。主产于河南、山西、河北、陕西。甘，平。归脾、肺、肾经。补脾养胃，生津益肺，补肾涩精。用于脾虚食少，久泻不止，肺虚喘咳，肾虚遗精，带下，尿频，虚热消渴。麸炒山药补脾健胃。用于脾虚食少，泄泻便溏，白带过多。内服：煎汤，15～30g。补脾焙用，益阴生用。本品含薯蓣皂苷元、多巴胺、山药碱、止杈素、胆碱、鞣质和多种氨基酸、山药多糖等。山药对脾虚模型大鼠有健脾作用，还能促进小鼠免疫功能，降血糖。

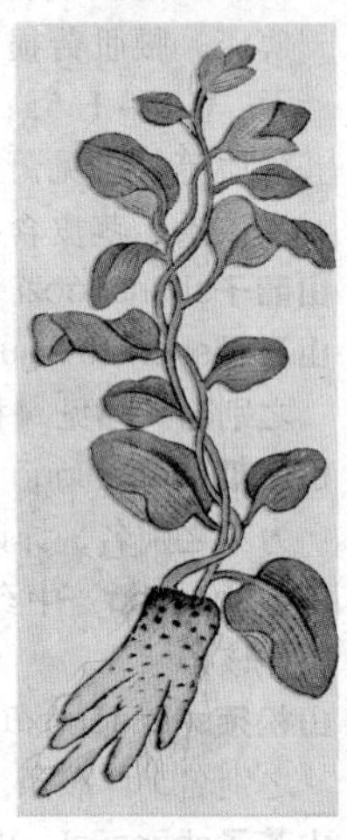

山药

山野烟shānyěyān　中药材。见《云南中草药》。为三分三之别名，详该条。

山夜兰shānyèlán　中药材。见清代赵其光《本草求原》。为黑面神之别名，详该条。

山油甘shānyóugān　中药材。见《常用中草药彩色图谱》。为山小橘之别名，详该条。

山油麻shānyóumá　中药材。见《广州植物志》。为山芝麻之别名，详该条。

山萸肉shānyúròu　中药材。见《小儿药证直诀》。为山茱萸之处方名，详该条。

山榆仁shānyúrén　中药材。出《本草拾遗》。为芜荑之别名，详该条。

山枣参shānzǎoshēn　中药材。见《云南中草药》。为地榆之别名，详该条。

山枣子shānzǎo·zi　中药材。见南川药物试验种植场《常用中草药手册》。为广枣之别名，详该条。

山皂角shānzàojiǎo　中药材。见《民间常用草药汇编》。为马棘之别名，详该条。

山楂shānzhā　中药材。出《本草衍义补遗》。又名棠梂子。为蔷薇科植物山里红 *Crataegus pinnatifida* Bge. var. *major* N. E. Br. 或山楂 *C. pinnatifida* Bge. 的干燥成熟果实。主产山东、河北、河南、辽宁、江苏等地。酸、甘，微温。归脾、胃、肝经。消中健胃，行气散瘀，化浊降脂。用于肉食积滞，胃脘胀满，泻痢腹痛，瘀血经闭，产后瘀阻，心腹刺痛，胸痹心痛，疝气疼痛，高脂血症。焦山楂消食导滞作用增强。用于肉食积滞，泻痢不爽。煎服：9～12g。炒黄或炒焦用。山里红山楂果实中含山楂酸、酒石酸、柠檬酸、黄酮类、维生素 C、内酯及苷类。山里红果实还含槲皮素、金丝桃苷、左旋表儿茶精等。野山楂果实中含山楂酸、咖啡酸、齐墩果酸、苹果酸、鞣质、皂苷及维生素 C 等。山楂果实有增加胃液消化酶，帮助消化的作用，及降血脂作用；山楂乙醇浸出物给兔静脉注射，有较持久的降压作用；所含黄酮、皂苷能增加小鼠心肌营养性血流量、兔心冠脉流量。山楂可抗阵发性心律失常，抑制血小板聚集。山楂对痢疾杆菌、大肠埃希菌及铜绿假单胞菌有抑制作用。

山楂根shānzhāgēn　中药材。出《本草纲目》。为蔷薇科植物山里红 *Crataegus pinnatifida* Bge. var. *major* N. E. Brown、山楂 *C. pinnatifida* Bge. 或野山楂 *C. cuneata* Sieb. et Zucc. 的根。山里红多栽培于华北各地；山楂分布于东北、华北、江苏等地；野山楂分布于长江流域及河南、广东、广西、云南、福建等地。甘，平。消积，祛风，活血。治食积，痢疾，风湿关节痛。煎服：9～15g。山楂叶、山楂花：泡茶服，可治高血压病；山楂茎叶：煮汁，洗漆疮；木材名山楂木，又名赤爪木，煎服治水痢，头风，身痒。

山楂化滞丸shānzhāhuàzhìwán　中成药。见《中华人民共和国药典（一部）》（2020）。山楂500g，麦芽100g，六神曲100g，槟榔50g，莱菔子50g，牵牛子50g。按丸剂工艺制成大蜜丸，每丸重9g。口服，每次2丸，一日1～2次。功能消食导滞。用于宿食停滞，食少纳呆，大便秘结，脘腹胀满。

山瘴疟shānzhàngnüè　病名。见《诸病源候论·山瘴疟候》，即瘴疟，详见该条。

山芝麻shānzhī·ma　中药材。❶见《福建民间草药》。又名岗油麻、山油麻、假芝麻、假油麻、石秤砣。为梧桐科植物山芝麻 *Helicteres angustifolia* L. 的根。分布于江西、福建、广东、广西及西南地区。苦、微甘，寒，有小毒。解表清热，消肿解毒。①治感冒高热，扁桃体炎，咽喉炎，腮腺炎，肠炎，痢疾。煎服：9～15g。②捣敷治外伤出血，痈肿，疔疮，毒蛇咬伤。内服过量可出现头晕，恶心，腹泻等反应。孕妇忌服。本品含山芝麻酸甲酯、山芝麻宁酸及其甲酯、白桦脂酸、齐墩果酸。根皮含曼宋酮等。体外试验，对金黄色葡萄球菌有抑制作用。❷见清代赵学楷《百草镜》。为六轴子之别名，详该条。

山芝麻根shānzhī·magēn　中药材。出《梁侯瀛集验良方》。为羊踯躅根之别名，详该条。

山枝根shānzhīgēn　中药材。见《四川中药志》。又名山栀茶。为海桐科植物崖花海桐 *Pittosporum illicioides* Mak. 或光叶海桐 *P. glabratum* Lindl. 的根或根皮。苦、辛，温。镇静，祛风活络。①治前列腺炎，神经衰弱，失眠多梦，遗精，高血压病，风湿性关节炎，坐骨神经痛。煎服：15～30g；或泡酒饮。②治外伤出血，疮疖。捣烂敷。光叶海桐根预试含生物碱、皂苷。

山枝仁shānzhīrén　见《四川中药志》。又名榨木仁、土连翘。为海桐科植物崖花海桐 *Pittosporum illicioides* Mak. 或光叶海桐 *P. glabratum* Lindl. 的种子。前者分布于四川、贵州、湖南、江西、福建、浙江、江苏、安徽、湖北、河南等地；后者分布于广东、广西。苦、涩，平。清热，止泻，收敛。治虚热口渴，咽痛，肠炎，痢疾，白带，滑精。煎服：4.5～9g。

山栀茶shānzhīchá　中药材。见《中华人民共和国药典（一部）》（1977）。为山枝根之别名，详该条。

山栀地黄汤shānzhīdìhuángtāng　《医学入门》卷七方。栀子一钱二分，生地黄、赤芍药、知母、贝母、瓜蒌仁各一钱，天花粉、牡丹皮、麦冬各五分。水煎服。治痰唾中带血，如丝如点者。

山栀子shānzhī·zi　中药材。出《药性论》。即栀子，详栀子条。

山脂麻shānzhīmá　中药材。见《中国药用植物志》。为亚麻之别名，详该条。

山踯躅shānzhízhú　中药材。见《本草纲目》。为杜鹃花之别名，详该条。

山帚条shān·zhoutiáo　中药材。见《东北药用植物志》。为一叶萩之别名，详该条。

山茱萸shānzhūyú　中药材。出《神农本草经》。又名山萸肉、肉枣、药枣。为山茱萸科植物山茱萸 *Cornus officinalis* Sieb. et Zucc. 的干燥成熟果肉。主产于浙江，河南、安徽、陕西、山西、山东、四川等地亦产。酸，涩，微温。归肝、肾经。补益肝肾，收涩固脱。用于眩晕耳鸣，腰膝酸痛，阳痿遗精，遗尿尿频，崩漏带下，大汗虚脱，内热消渴。煎服：6～12g。救治虚脱时用量可稍加大。果实含山茱萸鞣质1～3、梾木鞣质A～C、芳樟醇氧化物、甲基丁香油酚等，还含莫罗忍冬苷、7－甲基莫罗忍冬苷、当药苷、番木鳖苷、山茱萸裂苷、熊果酸、鞣质以及皂苷。果实煎剂在体外能抑菌。20%山茱萸煎剂体外能杀死小鼠腹水癌细胞。山茱萸能使小鼠胸腺萎缩，但又增加血清抗体。山茱萸可抗炎、抗失血性休克、强心。山茱萸苷毒性很低，有较弱的拟副交感神经的作用，不溶血。提取物有改善实验性糖尿病的作用。

山茱萸散shānzhūyúsǎn　❶《千金翼方》卷十六方。山茱萸、炮附子、山药、王荪、肉桂、干地黄、炒干漆、秦艽、炮天雄、白术各半两，狗脊（原书无剂量）。为粗末，每服一方寸匕，食前酒送下，日三次。治风跛痹，偏估，半身不遂，疼痛呻吟。❷《太平圣惠方》卷二十二方。山茱萸、防风各一两，山药、川芎、细辛、菊花、炮天雄各五钱。为末，每服二钱，不拘时温酒送下。治头旋目疼，身体痛。❸《圣济总录》卷一百二十八方。山茱萸、五味子、茯苓（去皮）各三分，当归、炮附子（去皮脐）、川芎、芍药、炙石韦、肉桂（去粗皮）、人参、地脉草、石斛（酒浸，焙）、菟丝子（酒浸，炙）、炙甘草各五钱，巴戟天（去心）、远志、麦冬（去心，焙）、肉苁蓉（酒浸去皱，炙）、炒干地黄各一两，炮姜一分。为末，每服二至三钱匕，温酒或醋浆水调下。治热气结聚，发背痈疽，经年不愈者。

山猪薯shānzhūshǔ　中药材。见《广西本草选编》。为薯莨之别名，详该条。

山猪药shānzhūyào　中药材。见《中国经济植物志》。为走马胎之别名，详该条。

山紫草shānzǐcǎo　中药材。见《江苏省植物药材志》。即紫草，详该条。

杉材shāncái　中药材。出《本草经集注》。即杉木。详该条。

杉果shānguǒ　中药材。见《民间常用草药汇编》。又名杉子、杉塔。为杉科植物杉木 *Cunninghamia lanceolata*（Lamb.）Hook. 的球果。辛，微温。温肾壮阳，解毒消肿，宁心，止咳。①治遗精，阳痿，疝气，乳痈，心悸，慢性气管炎。煎服：30～90g。②研末调搽治白癜风。

杉节shānjié　中药材。见《生草药性备要》。为杉木节之简称，详该条。

杉篱shānlí　正骨器械。出《医宗金鉴》卷八十九。用杉木按伤处长短阔狭，曲直凹凸之形，制成数根长条形的小板，两头各钻一孔，以绳联贯，待骨折整复，以竹帘围裹后，加用此板紧缚。取其坚韧挺直，使骨缝无离定脱走之患。今仍沿用，但多在伤处用布缠后，即直接用杉篱固定（不用竹帘）。适用于四肢骨折的固定。

杉木shānmù　中药材。出《新修本草》。又名杉材。为杉科植物杉木 *Cunninghamia lanceolata*（Lamb.）Hook. 的心材及树枝。分布我国淮河、秦岭以南地区。辛，微温。入肺、脾、胃经。祛风燥湿，解毒消肿，下气止痛。①治漆疮，臁疮，脚气，风疹痒疮，煎水洗；烧伤，烧灰存性研末油调敷。②治奔豚，心腹胀痛。煎服：15～30g。木材含挥发油，其中主要为柏木醇，柏木烯，桉叶素等。

杉木根shānmùgēn　中药材。出《分类草药性》。又名杉树根。为杉科植物杉木 *Cunninghamia lanceolata*（Lamb.）Hook. 的根皮。辛，微温。祛风除湿，行气止痛。①治风湿性关节炎，跌打损伤。煎服或捣烂调酒敷。②治淋病，疝气，痧秽腹痛转筋。煎服：30～60g。③烧存性研末敷金疮；煎水洗治疥癣。

杉木节shānmùjié　中药材。出《本草图经》。又名杉节。为杉科植物杉木 *Cunninghamia lanceolata*（Lamb.）Hook. 枝干上的结节。辛，微温。祛风，活血，止痛。①治心气痛，骨节疼痛，痞块，带下。内服：煎汤，30～60g；或浸酒服。②治跌打血瘀。煅存性研末，每服1～1.5g，日服3次，童便送下。③治慢性下肢溃疡，煅存性，研末油调涂；脚气，煎水洗。

杉木皮shānmùpí　中药材。出《分类草药性》。即杉皮，详该条。

杉木油shānmùyóu　中药材。出《本草纲目拾遗》。为杉木木部的油脂。用纸糊碗面，以杉木屑堆纸上，取炭火放屑顶烧着，待烧至近纸时除去，再堆木屑重烧如此数次，即有油汁积碗内。治顽癣。以洁净毛笔蘸涂之，涂油前先将患处皮肤刮破。

杉皮shānpí　中药材。出《本草纲目》。又名杉木皮。为杉科植物杉木 *Cunninghamia lancelaota*（Lamb.）Hook. 的树皮。辛，微温。利水消肿，解毒止痛。①治水肿。煎服：15～30g。②治脚气，漆疮，流火，煎水洗；金疮出血，烫火伤，煅存性，研末调鸡蛋清搽；毒虫咬伤，烧烟熏。

杉树根shānshùgēn　中药材。见《四川中药志》。即杉木根，详该条。

杉塔shāntǎ　中药材。见《全国中草药汇编》。即杉果，详该条。

杉叶shānyè　中药材。出《本草纲目》。为杉科植物杉木 *Cunninghamia lanceolata*（Lamb.）Hook. 的叶。辛，微温。祛风湿，化痰止咳，活血止痛。①治半身不遂初起，慢性气管炎。煎服：15～30g。②治牙痛，煎水含漱；天疱疮，捣汁外涂；鹅掌风，先用做豆腐的黄浆水洗净患处，再用叶烧烟熏；跌打扭伤，捣烂调酒外敷；烧伤，煅存性研末调敷。本品含榧双黄酮、扁柏双黄酮、苏铁双黄酮。还含 α-蒎烯、β-蒎烯、β-水芹烯、柠檬烯、维生素 C 等。

杉子shānzǐ　中药材。见《本草纲目》。即杉果，详该条。

删补名医方论shānbǔmíngyīfānglùn　医方著作。8 卷。本书即《医宗金鉴》卷二十六至卷三十三（亦有单行本）。书中共选录清代以前临床常用方剂近 200 首，主要记述原方方名、主治及处方，并附有方义注释和历代医家对该方的论述。选方颇精，虽未分类，但以实用为原则，议论亦较平允可取。

删补颐生微论shānbǔyíshēngwēilùn　综合性医著。4 卷。明代李中梓撰。李氏曾撰《颐生微论》，后作者予以删补，并由其门人沈朗仲校订，改名《删补颐生微论》，刊于 1642 年。全书分述三奇（精、气、神）、医宗、先天、后天、审象、运气、脏腑、虚痨、邪祟、伤寒、广嗣、妇科、药性、医方、医案等 24 论，内容比较广泛。但全书分类较杂乱，且兼有道家修炼等内容。

删繁本草shānfánběncǎo　本草著作。见《通志·艺文略》。5 卷。唐代杨损之撰。杨氏"以本草诸书所载，药类颇繁，难于寻检。删去其不急并有名未用之类"（《补注神农本草》），已佚。

删注脉诀规正shānzhùmàijuéguīzhèng　脉学著作。简称《脉诀规正》。2 卷。清代沈镜编撰。刊于 1693 年。本书据高阳生《脉诀》予以删订加注，前有内景真传图说、脏腑十二官、四时五脏平脉、邪脉图、背部五脏之腧图说等；下卷并将《濒湖脉学》、奇经八脉脉病歌等摘抄附入，便于参考学习。

珊瑚shānhú　中药材。出《新修本草》。为矶花科动物桃色珊瑚 *Corallium japonicum* Kischinouye 等珊瑚虫分泌的石灰质骨骼。产于台湾及南部沿海地区。甘，平。入心、肝经。安神镇惊，去翳明目。①治惊风，癫痫，吐血，衄血。内服：研末，0.3~0.6g。②研细粉点眼治目生翳障。本品含碳酸钙等。

珊瑚验方shānhúyànfāng　蒙医方书。伊希丹金旺吉勒于 19 世纪末用藏文诗的体裁编写而成。全书以《四部医典》赫依、希日、巴达干理论为指导，论述了内、外、妇、儿、五官、皮肤等各科疾病，包括热病、传染病、瘟疫病在内的各种病症的治疗。载方剂 220 个。药物炮制法 38 种。1934 年春，由俄罗斯阿格王叶西满日巴和闸门文书萨丹齐木德道尔吉译为蒙文，以手抄本传世。1977 年由内蒙古人民出版社重译出版，改名为《蒙医药简编》。

珊瑚痔shānhúzhì　病证名。痔形如珊瑚之状者。见《疮疡经验全书》卷七。指患部有小肉突出，形如珊瑚的痔疮。相当于直肠息肉或肛周有多数赘皮外痔者。

痁疾shānjí　古病名。即疟疾。《说文》："痁，有热疟。"《左传》："齐侯疥，遂痁。"《丹溪心法·疟》："疟又名痁疾者。"明代卢之颐《痎论疏》："痁总名曰痁。痁者，秋时寒热兼作，即痁作而金伏者是也。"

闪挫腰痛shǎncuòyāotòng　病证名。出《世医得效方》卷三。《伤科汇纂》卷九："挫闪者，非跌非打之伤，乃举重劳力所致也。或挫腰瘀痛，不能转侧，或手足拗闪，骨窍扭出，其伤虽属寻常，若不及时医治，失于调理，非成痼疾，即为久患也。"治宜针灸、推拿；重者配合内服神曲酒，或五积散加大黄、桃仁、苏木。相当于腰部组织损伤及腰椎间盘突出症。参见"闪腰岔气""沥血腰痛"条。

闪跌血崩shǎndiēxuèbēng　病证名。见《傅青主女科》。多因登高跌坠，或闪挫受伤，损及冲任，恶血下流，以致突然阴道出血量多，色鲜红或黑黯有块，腹部按之疼痛。治宜行血祛瘀。方用逐瘀止血汤，或用七厘散、益母膏等。

闪罐法shǎnguànfǎ　拔罐法的一种，当火罐吸着体表后，立刻除去、又吸上；如此随拔随除，反复多次，直至皮肤潮红为止（一般约需 10 余次）。如操作时发现罐体太热，必须另换火罐，以免烫伤皮肤。本法多用局部肌肉麻木等症。

闪腰岔气shǎnyāochàqì　病证名。为腰部急性筋肉扭、挫伤，包括腰椎间盘突出症。多因跌闪、扭挫或搬重物用力不当，伤及腰部及胸椎下段，使经络气血郁闭所致。症见腰部疼痛难忍，不能俯仰、转侧，局部无红肿，但有窜痛感。治宜行气通络。内服复元活血汤，复元通气散，或舒筋散加牛膝、桃仁、续断。并配合针灸、按摩。

疝shàn　病名。出《素问·长刺节论》。又名疝气、横痃、膀胱小肠气、贼风入腹、小肠气、膀胱气、奔豚气、蟠肠气、肾系阴肿等。历代论疝，包括多种病证，范围较广。《诸病源候论》有五疝记载，《素问》《儒门事亲》《疡医大全》等均有七疝论述，名目繁杂。因本病多由邪聚阴分而致，且发病部位又多是肝经所过，故有"诸疝皆属于肝"之说。疝大抵可分为二：一指体腔内容物向外突出，兼有气痛的症状；或腹部剧烈疼痛而兼有二便不通的证候。二指生殖器、睾丸、阴囊部位的病症，如男女外生殖器肿溃流脓，溺窍流出败精浊物，睾丸或阴囊的肿大疼痛等症；或可兼有腹部症状。根据疝病的临床表现，大致可归纳为：①腹股沟疝。如《儒门事亲》："狐疝……卧则入小腹，行立则出小腹入囊中。"《疡医大全》："血疝者，状如黄瓜，在于小腹两傍。"②男女外生殖器、睾丸、附睾，或精索的疾病。《圣济总录》："疝者痛也，邪气聚于阴，致阴器肿大而痛者。"《医学入门》："疝有睾丸痛者，有连小腹痛者。"《疡医大全》："寒疝者，筋挛卵缩……结硬如石，阴茎不举，或控睾丸而痛。"③指阴囊疾病，包括阴囊象皮症，睾丸鞘膜积液等。《外科正宗》："又有一种水疝，皮色光亮，无热无红，肿痛，有时内有聚水。"《儒门事亲》："疝，其状阴囊肿缒，如升如斗，不痒不痛者是也。"④泌尿生殖系统的某些疾病，包括膀胱炎、前列腺炎等。《儒门事亲》："筋疝……或茎中痛，痛极则痒，或挺纵不收，或白物如精，随溲而下。"⑤某些腹内肿瘤或子宫膀胱等疾患。如《诸病源候论》："腹中脐下有积聚，名曰腑疝。"⑥肠道功能紊乱所致的肠痉挛及某些不全性肠梗阻。如《诸病源候论》："腹中气乍满，心下尽痛，气积如臂，名曰癥疝。""腹中痛，在脐旁，名曰盘疝。""小腹与阴，相引而痛，大便难，名曰狼疝。"等。治疗见各有关条。

疝瘕shànjiǎ　病名。《素问·玉机真藏论》："脾传之肾，病名曰疝瘕。"又名瘕疝、蛊。因风邪化热传于下焦，与湿相合而致，其症小腹部热痛，溺窍流出白色黏液，宜用五苓散之类。因风寒与腹内气血相结而致。症为腹皮隆起，推之可移，腹痛牵引腰背，治宜茴香丸。

疝气shànqì　疝之别名。见《外台秘要》卷二十六。详"疝"条。

疝气穴shànqìxué　经外奇穴名。《世医得效方》："治疝气偏坠，量患人口角，两角为一折断，如此则三折，成三角如△样，以一角安脐心，两角在脐之下，两旁尽处是穴。

左偏灸右，右偏灸左，二七壮；若灸两边亦无害。”即以两口角间长度为一边作一等边三角形，顶角置脐心，底边呈水平，下两角是穴。后《医宗金鉴》定名疝气穴。《针灸集成》则定名脐旁穴，均作奇穴。近代《针灸学》（江苏省中医学校）等又改称三角灸。

疝证shànzhèng　病名。《医宗金鉴·幼科杂病心法要诀》：小儿疝证，“多因先天不足，本脏虚弱，复因外感风邪，内食生冷，寒邪凝滞而成者有之。或因湿热郁于中，复被寒邪束于外，邪气乘虚并于血队，流入厥阴，厥阴属肝，其性急速，故牵引睾丸，少腹绞痛也”。由于病因不同，临床证候也有寒热虚实、属气属血的区别。如偏于热的，则每见阴囊松弛坠下；若偏于寒的，则每多疼痛；病在血分的，往往病在一处不移；属气分的，多时收时下，动而不定；属于湿热的，则见睾丸肿而下坠，伴有重坠的感觉；若属于虚肿下坠的，则无重坠感觉。由于病因、症状比较复杂，必须根据具体病情，审察寒热虚实，才能因证施治。

单南山shànnánshān　清初医家。浙江绍兴人。精于妇产科，撰《胎产指南》8卷（1857年刻行），后经丁兰谷辑订。

单骧shànxiāng(11世纪)　北宋医生。四川人。宋仁宗赵祯患病，单骧与孙兆共同诊治，因病情加剧受惩处，二子连坐。后经查明无罪。

单养贤shànyǎngxián　明代医家。会稽（今浙江绍兴）人。竹林寺僧。精于妇科胎产证治，撰《产宝新书》，萧壎谓为“胎产秘籍，世所罕读”。现存其《胎产全书》3卷，详论经脉、胎前、产后诸疾，间附治验案。周纪常以其“识见精醇，方药平稳，足补诸书之未备”，附刊于《女科辑要》之末。

扇叶葵shànyèkuí　中药材。见《广州植物志》。为蒲葵之别名，详该条。

善悲shànbēi　症名。指容易悲哀或无故悲伤之症。出《素问·风论》。又称喜悲、悲。多因肺燥，心肝血虚，心火炽盛所致。《杂病源流犀烛·惊悸悲恐怒忧思源流》：“所谓善悲者，不必实有可悲之事，心中只是怏悒不快。”加味温胆汤，安神补心汤、甘麦大枣汤、生脉散、黄连解毒汤等方均可选用。

善变shànbiàn　症名。指动作多变，辗转不安的症状。《灵枢·癫狂》：“饱则善变。”

善夺汤shànduótāng　《辨证录》卷四方。茯苓一两，白芍药五钱，车前子、白术各三钱，柴胡、半夏各一钱，陈皮三分。水煎服。治土郁症，心腹饱满作胀，时或肠鸣，数欲大便，甚则心疼，两胁实，为呕为吐，或吐痰涎，或呕清水，或泻利暴注，以致两足跗肿，渐渐身亦肿大。

善后养正汤shànhòuyǎngzhèngtāng　即养正汤，见该条。

善饥shànjī　症名。指容易饥饿。《素问·至真要大论》：“少阴之胜，心下热，善饥。”多因胃热所致，宜清泄胃火，养阴生津，可用生地八味汤、玉女煎等方。善饥常是消渴主症之一，参见该条。

善惊shànjīng　症名。又称喜惊。出《素问·至真要大论》等篇。指遇事容易惊吓，或经常自觉惊慌。常伴见心悸不宁症状。多由心气虚或心火旺，肝阳上亢、胆虚及气血亏损所致。当结合因、证分别论治。

善恐shànkǒng　症名。出《素问·四时逆刺论》。又称恐。其症心中畏惧，胆怯不安，不敢单独坐卧，常有被捉之感。多由脏气损伤所致，尤以肾伤为多见。《杂病源流犀烛·惊悸悲恐喜怒忧思源流》：“恐病由心者，宜镇其神，宜定志丸加金银箔、琥珀、犀角、龙齿等。恐病由胃者，宜壮其气，宜四君子汤倍茯苓。恐病由胆与肝者，宜养其阴，宜酸枣仁汤去黄芪、莲肉，加山萸、丹皮、白芍。恐病由肾本经伤者，宜壮其水，宜人参散去肉桂，加牛膝，远志。”《张氏医通》载述治肾伤宜补精髓，六味丸加枸杞、远志；治肝虚宜养阴血，六味丸加枣仁、龙齿；属胆虚，六君子加柴胡、防风、当归；恐惧面色变者，补胆防风汤；肾脏阳虚善恐，八味丸等方。参见“恐伤”条。

善眠shànmián　症名。时常困倦欲眠之症。出《素问·六元正纪大论》。参见“嗜卧”“多寐”“多卧”“多眠”条。

善怒shànnù　症名。又称喜怒、怒。指容易发怒甚至无故自怒之症。《素问·脏气法时论》：“肝病者，两胁下痛引少腹，令人善怒。”肝实气滞者，善怒而胁痛腹满。治宜疏泄，用香甘散、生铁落饮、柴胡疏肝散、四磨汤等方。血少肝燥者，稍有刺激即怒甚。治宜养血柔肝，用解怒平肝汤、加味归芍汤等方。肾水不足，水亏肝旺者，症见心烦易怒，至夜口干舌燥，睡眠短少。治宜滋水柔肝，用润肝汤、萸芍地黄汤等方。参见“怒伤”条。

善色shànsè　疾病反映在面部的色泽表现为明润含蓄者，表示脏气未衰，病较轻浅。《素问·五藏生成》所描述的“青如翠羽”“赤如鸡冠”“黄如蟹腹”“白如豕膏”“黑如乌羽”等，均属善色。

善酸shànsuān　症名。出《灵枢·邪气藏府病形》。指经常感觉筋骨四肢酸痛。

善忘shànwàng　症名。出《素问·玉机真藏论》。即健忘。详该条。

善泄汤shànxiètāng　《辨证录》卷四方。熟地黄、玄参各一两，山茱萸五钱，荆芥、牛膝、炒酸枣仁、炒参各三钱，牡丹皮二钱，贝母一钱。水煎服。治肺气郁症，咳嗽气逆，心胁胀满，痛引小腹，身不能反侧，舌干咽燥，面陈色白，喘不能卧，吐痰稠密，皮毛焦枯。

蟮漏shànlòu　病证名。生于小腿肚的一种疮疡。出《医说》卷六。由湿热内搏，外感风邪，滞于肌肤，留于血脉而成。常发于小腿肚。初起形如湿疮，痛痒相兼。破流黄水，疮口深如钉钻，缠绵难愈；若疮口受寒，则疮口肌肤发冷。治宜清热理湿。内服消风散或三妙丸。并用艾叶、老葱煎汤熏洗，再用黄蜡膏调敷。

鳝血疗法shànxuèliáofǎ　民间疗法。即用鳝血或鳝血膏药涂贴在一定部位，治疗面瘫、面风痛、鼻衄、缠腰火丹等病证的方法。

鳝鱼shànyú　中药材。出《雷公炮炙论》。为合鳃科动物黄鳝 *Monopterus albus*（Zuiew）的肉或全体。全国除西北和西南部分地区外均有分布。甘，温。入肝、脾、肾经。补虚损，除风湿。治痨伤，风寒湿痹，产后淋漓，下痢脓血。内服：煮食。剖片贴敷痔瘘、臁疮。鳝鱼肉每100g含蛋白质18.8g，脂肪0.9g，灰分1g，钙38mg，磷150mg，铁1.6mg。

鳝鱼血shànyúxuè　中药材。出《本草拾遗》。为合鳃科动物黄鳝 *Monopterus albus*（Zuiew）的血。咸、甘，平。祛风，活血。外敷治口眼㖞斜，顽癣；滴耳治慢性中耳炎；滴鼻治鼻衄。

S

shang

伤饱shāngbǎo 病证名。小儿乳食不当，损伤脾气所致的病证。《诸病源候论》卷四十七：“小儿食不可过饱，饱则伤脾，脾伤不能磨消于食，令小儿四肢沉重，身体苦热，面黄腹大是也。”治以健脾消食，兼以除热为主，如保和丸加减。参见“食积”条。

伤茶shāngchá 病名。伤食之一。指饮茶过多所致。《杂病源流犀烛·伤食不能食源流》：“至于所伤之物既种种不同，宜各用主治之药……伤茶，轻者姜黄、芝麻，甚者吴萸、椒、姜。”《世医得效方》卷四：“茶积，磨积丸治茶积饮食减少，面黄腹痛。”参见“伤食”“伤饮”条。

伤产shāngchǎn 病名。❶杨子建《十产论》：“伤产者，言怀胎未足月，有所伤动，以致忽然脐腹疼痛，或服催药过早，或产母用力太早，逼儿错路，不能正生。”❷汪嘉谟《胎产辑萃》指过月而产。

伤蛋shāngdàn 病名。伤食之一。《杂病源流犀烛·伤食不能食源流》：“至于所伤之物既种种不同，宜各用主治之药……伤蛋，蔻仁、橘红、豆豉、姜汁。”《张氏医通》卷二：“伤蛋满闷，姜汁蒜泥。”参见“伤食”条。

伤堕shāngduò 病名。出《诸病源候论》卷四十一。指孕后因气虚、血虚、肾虚或外伤等因素引起的腰腹痛坠，甚至阴道不时下血，以致流产。

伤肺疬 shāngfèilì 病名。指瘰疬由咳嗽日久而发者。出《疬科全书》。治法：因外感咳嗽而发者，宜服加减黄芩知母汤。由内伤咳嗽而发者，用加减八珍汤。

伤风shāngfēng 病名。❶指风邪犯表所致的一种外感轻证。见《伤寒直格》卷中。又称冒风、感冒。《景岳全书·杂证谟》：“邪轻而浅者，上犯皮毛，即为伤风。”详见“感冒”条。❷指伤寒病太阳中风。《时病论·伤风》：“伤风之病，即仲景书中风伤卫之证也。”详见中风。❸指感受风邪所致的一类外感热病。见《三因极一病证方论》卷四。载六经皆有伤风：太阳伤风，症见发热，恶风，自汗，头项强，腰脊痛，脉浮等。宜桂枝汤。阳明伤风，症见发热，腹满，烦渴，自汗，嗜卧，身重，小便难，脉浮弦长而数等。宜杏子汤。少阳伤风，症见身热，恶风，自汗，颈项强，胁满，口苦而渴，脉浮弦等。宜柴胡加桂汤。太阴伤风，症见自汗，胸满，腹痛，自利，咽干，脉弦大而缓等。宜桂枝芍药汤。少阴伤风，症见口燥，舌干，咽痛，心烦，自汗，腰痛连骨酸痛，脉沉弦等。宜桂枝汤。厥阴伤风，症见恶风而倦，自汗，小腹急痛，寒热如疟，骨节烦疼，脉微而迟等。宜八物汤。

伤风发痉shāngfēngfājìng 病名。因伤风而发痉者。风邪郁于太阳经络，不得疏泄，阻于经络而致痉。症见发热、头痛而身不痛，有汗，或鼻鸣，干呕，四肢搐搦，目上视，手足牵动有力，脉来浮缓。治宜祛风和营卫，用桂枝汤；如兼有伤食腹痛，宜天保采薇汤（清代庄一夔《惊风辨证必读书·治验录》）。

伤风后发搐shāngfēnghòufāchù 病名。伤风后引起的抽搐。《小儿药证直诀》：“伤风后得之，口中气出热，呵欠顿闷，手足动摇。”多由患儿素禀胎元不足，外感风寒，邪扰经络而引起。治宜发散风寒，舒经活络。

伤风咳shāngfēngké 病名。《三因极一病证方论》卷十二：“伤风咳者，憎寒、壮热、自汗、恶风、口干、烦躁。”即伤风咳嗽。详该条。

伤风咳嗽shāngfēngké · sou 病名。指咳嗽由外感风邪引起者。《症因脉治》卷二：“伤风咳嗽之症，憎寒，壮热，头痛，眼眶痛，自汗，恶风，鼻塞，涕流，痰结肺管，咳嗽不已。”《明医杂著》卷二：“春若伤风咳嗽，鼻流清涕，宜辛凉解散。”方如苏子杏仁汤、羌活汤、干葛汤等。参见“咳嗽”“风嗽”“伤风咳”条。

伤风嗽shāngfēngsòu 病名。出《小儿药证直诀》。感受风邪袭于肺卫而致的咳嗽。清代叶天士《幼科要略》：“若果暴凉外束，身热痰嗽，只宜葱豉汤，或苏梗、前胡、杏仁、枳、桔之属，仅一二剂即可。”

伤风嗽吐shāngfēngsòutù 病名。指小儿伤风咳嗽而吐痰涎的病证。多由风邪入于肺胃，入里化热，灼液成痰，痰结胸中，以致肺气不宣而成。《幼科金针》：“伤风嗽吐者，寒气滞于胸中，肺气不顺，连嗽不止而吐也。”常伴有发热、恶寒等全身症状。热重口渴者，宜清宣和胃，用桑菊饮合泻白散加减；恶寒，口中气冷者，宜温散降逆，用止嗽散加减。

伤风头痛shāngfēngtóutòng 病名。指伤于风邪的头痛。《脉因证治·头目痛》：“伤风头痛，或半边偏痛，皆因冷风所吹。”《医林绳墨·头痛》：“有风寒克于头，令人鼻塞声重，自汗恶风，此伤风之头痛也。”《医学六要·头痛》：“伤风头痛，脉缓而浮，或左脉微急，证兼鼻塞，眼胀目赤，伤风头痛也。宜解肌，冬月桂枝汤，余月十味芎苏饮。”参见“感冒头痛”条。

伤风吐shāngfēngtù 病名。感受风冷而致吐者。多因小儿调护失宜，风冷袭之，搏于血气，气不得顺，故逆上呕吐。《保幼大全》载其症为“吐逆身热，鼻青呵欠顿闷，口中气热，夜间发躁”等。治宜调气止吐，发散风冷。用藿香正气散。

伤风吐泻shāngfēngtùxiè 病名。感受风寒而引起的吐泻。《小儿卫生总微论方》：“伤风吐泻，身温，乍凉乍热，呵欠烦闷，多睡，口中气粗。”治宜驱散风寒，调和脾胃。用藿香正气散加减。《小儿药证直诀》分：①伤风吐泻身热。症见身热多睡，能乳食，呵欠烦闷，口中气热，饮水不止，吐痰，大便黄水。治宜生津散邪。用七味白术散加味。②伤风吐泻身凉。症见吐泻，身凉，昏睡露睛，吐沫，泻青白色，不渴等。治宜健脾益气，温经回阳。用益黄散，或理中汤加减。

伤风眩晕shāngfēngxuànyūn 病名。又称风晕。指感冒风邪及头风证所致的眩晕。《杂病源流犀烛·头痛源流》：“伤风眩晕，必恶风自汗，或素有头风而发。宜芎散。”参见“眩晕”“风寒眩晕”“风热眩运”“头风眩晕”等条。

伤风腰痛shāngfēngyāotòng 病名。见《类证治裁·腰痛》。又称风腰痛。详该条。

伤风自利shāngfēngzìlì 病名。出《小儿药证直诀》。指外感风邪后出现泄利。多因脾胃嫩弱，感受风邪，肺气上逆，脾失运化所致。其症以怕冷，鼻塞，咳嗽气促而泄泻为特征。治宜疏散外风，调理脾气。用人参败毒散。

伤肝疬shānggānlì 病名。《疬科全书》：“忧郁内伤，初则经水不调，久而致闭不通，阴火上炎，皆能生疬，凝结不消，此名伤肝疬。”妇女较多见。宜疏肝解郁，服加减逍遥散；如见心脾血亏者用加减归脾汤。

伤谷shānggǔ 病证名。伤食之一。《古今医鉴》卷四：“食者有形之物，伤之则宜损其谷，其次莫如消导，重者宜吐宜下，枳术丸、保和丸、备急丹之类，量轻重择用。”《杂病源流犀烛·伤食不能食源流》：“至于所伤之物既种种不同，宜各用主治之药。”伤谷轻者麦芽、谷芽、神曲、砂仁，甚者鸡内金。参见“伤食”条。

伤骨shānggǔ 病名。五劳所伤之一。因站立过久所致。出《素问·宣明五气》“久立伤骨”。

伤寒shānghán ❶病名。泛指外感热性病。《素问·热论》：“今夫热病者，皆伤寒之类也。”故张仲景《伤寒论》以伤寒命名，即为多种外感病的总称。《难经·五十八难》：“伤寒有五，有中风，有伤寒，有湿温，有热病，有温病，其所苦各不同。”❷指感受寒邪的太阳表证。《伤寒论·辨太阳病脉证并治》：“太阳病，或已发热，或未发热，必恶寒，体痛，呕逆，脉阴阳俱紧者，名曰伤寒。”《备急千金要方·伤寒》：“王叔和曰：……夫伤寒病者，起自风寒，入于腠理，与精气分争，荣卫否隔，周行不通。病一日至二日，气在孔窍、皮肤之间，故病者头痛，恶寒，腰背强重。此邪气在表，发汗则愈。”❸指冬季感寒所致的病证。亦名正伤寒。《伤寒例》：“冬时严寒，触冒之者，乃名伤寒耳。”又：“从霜降以后，至春分以前，凡有触冒霜露，中寒即病者，谓之伤寒。”详见正伤寒条。❹指感受寒邪的浅深程度。《伤寒全生集》卷一：“四时天令，惟冬寒为重，暴寒为轻；伤寒为重，感寒为轻，中寒尤甚重也。”参“大伤寒”“太阳病”等条。

伤寒百问歌shānghánbǎiwèngē 伤寒著作。4卷。宋代钱闻礼撰。撰年不详。作者根据《伤寒论》原文，以七言歌诀形式提出93个问题。内容包括六经证候、类证鉴别、症状、治法等问题讨论，并引前人有关《伤寒论》注文以阐析部分歌诀，便于读者对《伤寒论》主要论点的理解。本书卷一为汤尹才所撰《伤寒解惑论》，此篇对研究《伤寒论》有一定参考价值。1949年后有排印本。

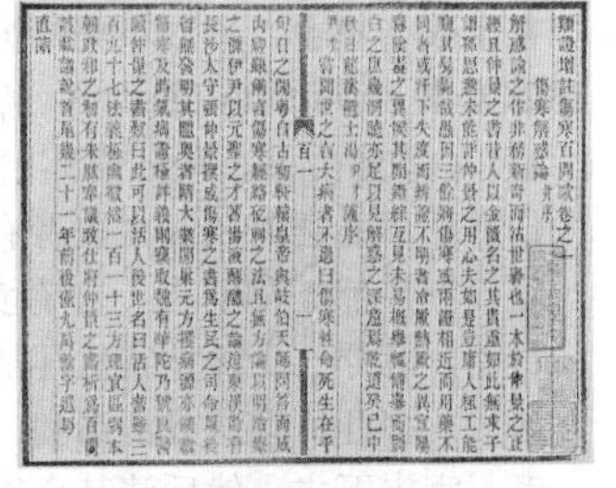

伤寒百问歌

伤寒百证歌shānghánbǎizhènggē 伤寒著作。5卷。宋代许叔微撰。许氏将《伤寒论》中证候等内容编列为100种，用七言歌诀予以阐述分析，并引据古典医籍详予注释，加深读者对所论诸证的认识。

伤寒保命集shānghánbǎomìngjí 伤寒著作。见“云岐子保命集论类要”条。

伤寒暴嗽shānghánbàosòu 病名。出《备急千金要方》卷五。指小儿感受寒邪，突然咳嗽者。症见咳嗽，气逆，喉有痰鸣，无汗，鼻塞清涕，为寒邪束肺，气机不利所致。治宜散寒宣肺。用金沸草散。参见“寒嗽”条。

伤寒辨舌世验精法shānghánbiànshéshìyànjīngfǎ 舌诊著作。见撰集伤寒世验精法条。

伤寒辨证shānghánbiànzhèng 伤寒著作。4卷。清代陈尧道撰。刊于1678年。作者汇集宋元以来诸家学说，以阴、阳、表、里、虚、实等基础理论分析、论证伤寒或与伤寒有关的一些杂病的诊断和治法。另有药方部分，熔经方、时方于一炉，阐明其主治、服法及加减法，是学习和研究《伤寒论》的辅助读物。1949年后有影印本。

伤寒标本shānghánbiāoběn 指伤寒的本证、标证及其受病的先后情况。明代陶华《伤寒家秘的本》卷二：“……标者，病之梢末；本者，病之根本。先受病为本，次受病为标……”参见“伤寒标本心法类萃”条。

伤寒标本心法类萃shānghánbiāoběnxīnfǎlèicuì 伤寒著作。简称《伤寒标本》。2卷。旧题金代刘完素撰。为论述伤寒证治专著。上卷叙述病证，自伤风、伤寒、中暑、中湿、至食复、劳复共44则；下卷则载所用64方，其中仲景方约占半数。本书卷上有传染一则，以示伤寒与疫疠的区别；在治法上用双解散、益元散等方以补充仲景治法之未备。本书或认为出于托名，非刘氏原著。后编入《医统正脉》中。

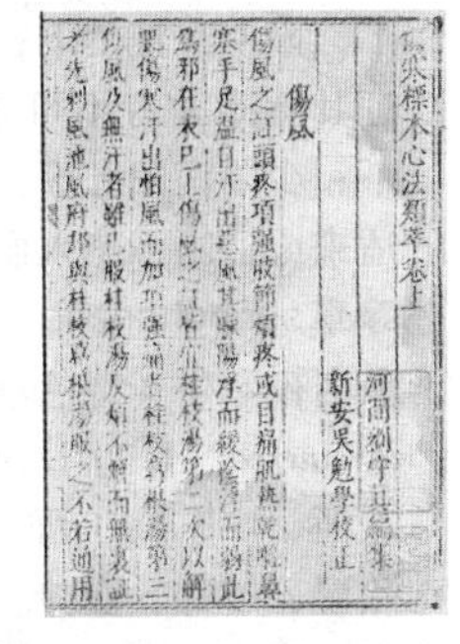

伤寒标本心法类萃

伤寒表证shānghánbiǎozhèng 病证名。指病邪侵入太阳而所出现的证候。《伤寒论·辨太阳病脉证并治》：“太阳病，脉浮紧，无汗发热，身疼痛，八九日不解，表证仍在，此当发其汗……麻黄汤主之。”又：“太阳病，外证未解，脉浮弱者，当以汗解，宜桂枝汤。”外证即表证。太阳表证的治疗原则是发汗解肌。参“太阳病”条。

伤寒补例shānghánbǔlì 伤寒著作。2卷。清代周学海撰。刊于1905年。周氏于本书自序中指出：“伤寒见证，不止仲景原文，仲景之外，尚有伤寒证治。”据此作者将《伤寒论》中“伤寒例”所申明的“即病为伤寒，伏气变为温热”的理论，通过对伤寒、温病、疟、痢等病证的分析，结合读书临证体会予以阐析补充，故名《伤寒补例》。全书论述简要，切于实用，颇多个人发挥。

伤寒补天石shānghánbǔtiānshí 伤寒著作。2卷，续编2卷。明代戈维城撰。上卷自伤寒统辨起至冬温伤寒共51篇；下卷自时行疫症起至足厥阴肝经证共46篇；续编2卷，自恶风、恶寒起至百合病，共43篇。本书统论四时外感诸病较有条理，并记载前人从未提到的黄耳伤寒、赤膈伤寒等病证。在治法上选收了一些民间草药方，如黄耳伤寒用马蹄金等，有一定的参考价值。

伤寒补亡论shānghánbǔwánglùn 伤寒著作。20卷（其中卷16明代即亡佚，实存19卷）。宋代郭雍撰于1181年。作者鉴于当时所见《伤寒论》已有残缺，遂取《千金方》《类证活人书》以及庞安时、常器之等诸家学说，参合个人见解作为补充，故题名“补亡”。本书的编次与一般《伤寒论》传本不同，且内容也有所扩充。在辑佚工作方面，有一定的贡献。但本书体例混杂，仲景原文与后世注文相互掺混，又未能考证原始出处，是为本书的缺陷。1959年上海科技出版社出版此书时，题名《仲景伤寒补亡论》。

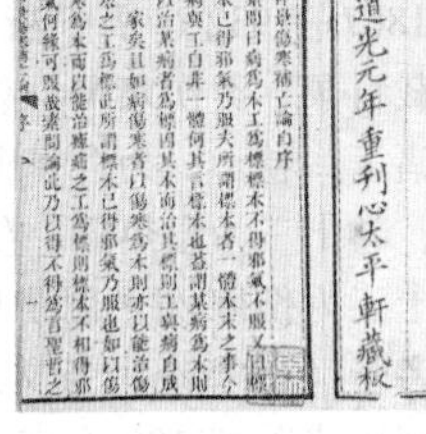

宋河南郭雍撰次
傷寒補亡論
道光元年重刊心太平軒藏板

伤寒补亡论

伤寒不可汗shānghánbùkěhàn 指伤寒禁汗之证。包括：太阳病，尺脉迟或微，属里虚者禁汗；少阳病禁汗；妇人伤寒，经水适来或适断，热入血室禁汗；里虚下利清谷不可攻表；素体中虚里寒者禁汗；少阴病脉细沉数，病为在里不可汗；厥阴病热厥者不可汗；咽喉干燥、淋家、疮家、衄家、亡血家、汗家等津液亏虚，阴阳不足者禁汗。

伤寒不可吐shānghánbùkětù 指伤寒禁吐之证。包括：太阳病应发汗禁吐；少阳病禁吐；少阴病膈上有寒饮者禁吐。

伤寒不可下shānghánbùkěxià　指伤寒禁下之证。包括：太阳表证禁下；少阳病禁下；邪气尚浅，肠未燥实者不可下；阳明经证禁下；三阳合病，外证未解者不可下；结胸证其脉浮大者不可下；寒厥和虚家禁下；血虚致厥不可下；少阴病阳已虚，尺脉弱涩者不可下；妇人伤寒，经水适来或适断，热入血室者禁下。

伤寒草shānghháncǎo　中药材。见萧步丹《岭南采药录》。又名夜牵牛、寄色草、消山虎。为菊科植物夜香牛 *Vernonia cinerea*（L.）Less. 的全草或根。分布于福建、台湾、广西、广东、江西、湖南、云南、四川。苦，凉。清热，除湿，解毒、安神。①治感冒发热，咳嗽，急性黄疸型肝炎，腹泻，痢疾，神经衰弱，小儿夜尿。煎服：15～30g。②捣敷疗疮肿毒，乳腺炎，毒蛇咬伤。地上部分含木犀草素-7-葡萄糖苷。全草尚含羽扇豆醇棕榈酸酯、二十八烷酸等。根含香树脂醇及其乙酸酯、菜油甾醇等。花含木犀草素及其7-葡萄糖苷、异荭草素、金圣草素。种子可作驱虫剂；叶有弱的抗菌作用。浸膏对小鼠小肠推进功能有双向调节作用。

伤寒潮热shāngháncháorè　病名。阳明病主要证候之一。《伤寒明理论·潮热》："伤寒潮热，何以明之？若潮水之潮，其来不失其时也。一日一发，指时而发者，谓之潮热。"《伤寒全生集·潮热》："潮热属阳明，旺申未，一日一发，日晡时作，如潮候之有信，故曰潮热，专主胃腑实热，燥粪使然。渴甚不大便，谵语，脉洪数有力者，用调胃承气汤攻之。"参见"潮热"条。

伤寒喘shānghánchuǎn　病名。外感热病过程中出现的气喘。《圣济总录》卷二十四："论曰，伤寒喘其证不一。有邪气在表，表未解，无汗而喘者；有邪气在里，汗出，不恶寒，腹满而喘者；有潮热者；有心下有水而喘者。古人治之，亦各求其本。故在表者当汗，在里者宜下。至于心下有水而喘，则又当利其小便也。若乃阴证发喘，是为无阳，非灸之不可。"又指外感寒邪伤肺所致的喘急。治用华盖散等方。参见"寒喘""喘证"等条。

伤寒从新shānghháncóngxīn　伤寒作。十六卷，首二卷。王润基（1867—1932）撰于浙江吴兴，1903年基本成书。首二卷载目录、类伤寒辩、《类经》摘要等；卷一至卷十为六经诸篇；卷十一为合并病脏结结胸；卷十二为痞痰宿食动气；卷十三为温热证；卷十四为痉湿暍霍乱差后阴阳易；卷十五为伤寒例平脉辨脉；卷十六为《伤寒论》外编。作者于《伤寒论》条文之下广列各家注解，间附己按。计列历代著述100余家，注文4000余条。内容折衷伤寒诸家，以温热补充伤寒，具有兼收并蓄的特点。现存作者稿本和点校整理本。

伤寒卒病论笺shānghháncùbìnglùnjiān　伤寒著作。见"邹氏纯懿庐集"条。

伤寒撮要shānghháncuōyào　伤寒著作。4卷。清代王梦祖撰于1799年。王氏以仲景学说为主，参考《内经》《难经》《伤寒论》多种注本以及有关方书、论著近百种汇辑而成。本书除论述伤寒传经、诊法、六经证治等内容外，主要介绍伤寒多种病证的辨证和治疗。证分124门，选方264首，并记述其主治、功能及变化方等。在一定程度上反映了前人的有关学术经验。

伤寒大白shānghándàbái　伤寒著作。4卷。清代秦之桢撰。刊于1714年。秦氏以《伤寒论》中一些使读者难以明白处，得此书可以尽白，故以"大白"为书名。作者指出治疗伤寒热病当分表邪、里邪、兼有表里邪3种情况。书中以长沙地区作为南北的界线，认为麻、桂北方可用，南方不可用，有其片面性。

伤寒大成shānghándàchéng　中医丛书。指清代张璐父子所撰的五种伤寒（或与伤寒有关的）论著，包括：《伤寒缵论》《伤寒绪论》《诊宗三昧》（以上系张璐撰），《伤寒舌鉴》（张登撰）、《伤寒兼证析义》（张倬撰）。详见各条。

伤寒第一书shānghándìyīshū　伤寒著作。4卷，附余2卷。清代沈月光传，车宗辂、胡宪丰编订。书成于乾隆年间。本书论述伤寒证治较简要，但掺杂了八卦图说、河图洛书等内容，须予分析地参阅。

伤寒典shānghándiǎn　伤寒著作。2卷（即《景岳全书》卷七至卷八）。明代张介宾撰。张氏据《内经》"今夫热病者，皆伤寒之类也"的理论，阐述伤寒多种病证，并从八纲的角度予以辨析。其治法部分主张"古法通变"，吸取《伤寒论》以后诸家的学术经验，并将有关方剂加以归类分析，是学习研究伤寒证治的参考读物。

伤寒读本shānghándúběn　伤寒著作。见"医学便览"条。

伤寒耳聋shānghán'ěrlóng　病名。耳聋的一种。指因外感热病而丧失听力者。《医学心悟·耳》："凡伤寒邪热耳聋者，属少阳证。"《伤寒类证》："伤寒耳聋有二证：其一未持脉时，令其咳而不咳者，此必耳聋无闻也，此为重发汗虚故也，治以黄芪建中汤；其一少阳中风而耳无闻，邪在半表半里也，治以小柴胡汤。"参见"耳聋"条。

伤寒发黄shānghánfāhuáng　病名。指外感病邪而出现黄疸。《景岳全书·杂证谟》："表邪发黄，即伤寒证也。凡伤寒汗不能透而风湿在表者有黄证，或表邪不解，自表传里而湿热郁于阳明者，亦有黄证。表邪未解者，必发热，身痛，脉浮，少汗，宜从汗散；湿热内郁者，必烦热，脉缓滑，多汗，宜从分消清利；若阳明实邪内郁而痞结胀满者，宜先下之，然后清其余热。"又："伤寒发黄，凡表邪未清而湿热又盛者，其证必表里兼见，治宜双解，以柴苓汤，或茵陈五苓散主之；若内热甚而表邪仍在者，宜柴苓煎主之；若但有湿热内实胀闭等证而外无表邪者，宜茵陈蒿汤主之；若因内伤劳倦致染伤寒者，亦多有发黄之证，但察其本无湿热实邪等证，即当以阴黄之法调补治之。"亦有指黄汗、黄疸、谷疸、酒疸、女劳疸等5种黄疸为伤寒发黄。见《备急千金要方》卷十。参见黄疸有关条。

伤寒发惊shānghánfājīng　病名。指寒邪阻于太阳经络而致惊者。症见发热、恶寒，头、身骨节痛，无汗，手足牵动，目上视，搐搦有力，脉来浮紧。治宜疏散寒邪，用麻黄汤，或五积散（见清代庄一夔《惊风辨症必读书》）。

伤寒发微shānghánfāwēi　伤寒著作。曹家达著。刊于1933年。作者能密切结合个人临症运用《伤寒论》方的经验，融会仲景原文以阐述病理、分析经义，颇多可取，对读者有一定的启发。但也杂有片面的观点。后人将此书与《金匮发微》合刊，于1956年由上海千顷堂书局出版，名为《曹氏伤寒金匮发微合刊》。

伤寒发微论shānghánfāwēilùn　伤寒著作。又名《张仲景注解伤寒发微论》。2卷。宋代许叔微撰。共22论。首论伤寒七十二证证治，介绍某些伤寒证候的用药法，并扼要地辨析了伤寒、中风、风温、温疟等病的脉证，第二论以下为作者心得札记，是一部学习《伤寒论》的辅助读物。

伤寒发颐shānghánfāyí　病名。《外科正宗》卷四："伤寒发颐亦名汗毒。此因原受风寒，用药发散未尽，日久传化为热不散，以致项之前后结肿疼痛，初起身热口渴者，用柴胡尽根汤清热解毒，患上红色热甚者，如意金黄散敷之。初起身凉不渴者，牛蒡甘桔汤散之。”参见“发颐”条。

伤寒法祖shānghánfǎzǔ　伤寒著作。2卷。清代任越庵编撰。刊于1822年。此书系将柯韵伯所撰《伤寒论翼》予以删订而成。其中对伤寒的分经、立论悉遵柯氏原著。现有《珍本医书集成》本。

伤寒方经解shānghánfāngjīngjiě　伤寒著作。简称《经方解》。不分卷。清代姜国伊注。书成于1861年。本书注解《伤寒论》方113首，于自跋中提出：“论经方者，须明药性；明药性者，须考《本经》（指《神农本草经》）。”故对方药的气味、主治功用的释文，均本于《神农本草经》；或以《名医别录》作为补充。方义较简要，但也有一些附会的论述。书末附《内经脉学部位考》。

伤寒方论shānghánfānglùn　伤寒著作。❶即徐彬撰《伤寒一百十三方发明》，详该条。❷宋代李涉撰。书未传。

伤寒分经shānghánfēnjīng　伤寒著作。10卷。清代吴仪洛编订。书成于1766年。吴氏推崇喻嘉言《尚论篇》，将此书予以重订和补注。编者认为喻氏“将三百九十七法分隶于大纲之下，极得分经之妙”，因以“分经”为书名。书中将喻氏《医门法律》中暴卒中寒一门补入，并附秋燥。在学术见解方面，本书缺乏新的补充和发挥。

伤寒附翼shānghánfùyì　伤寒著作。2卷。清代柯琴撰。本书专论《伤寒论》方，结合病因、病理及脉证阐述方义及其适应证。可供研究《伤寒论》方剂的参考。

伤寒附余shānghánfùyú　伤寒著作。见“伤寒论直解”条。

伤寒腹胀shānghánfùzhàng　病证名。指伤寒病邪传里所致的腹胀。又分热结膀胱腹胀，及阳明胃实腹胀，血蓄腹胀。《症因脉治·肿胀总论》：“伤寒腹胀之症，恶寒发热，自汗口渴，小便不利，小腹胀满，此热结膀胱之症。若里热不恶寒，自汗不大便，烦满燥实，此阳明胃实腹胀之症，若腹胀硬痛，小便自利，大便或黑，此蓄血腹胀之症也。”多因表邪不解，内传膀胱，或热结或血蓄下焦所致。治宜逐瘀、利水、攻下为主。如热邪入里，腹胀满，脉沉数，大便结者，宜承气汤；若寒热者，大柴胡汤。若热结膀胱腹胀，小便不利者，五苓散或羌活木通汤调六一散。若腹胀小便利，大便黑，宜桃仁承气汤。参见“腹胀”“胃实腹胀”“蓄血腹胀”“热结膀胱腹胀”条。

伤寒古方订补shānghángǔfāngdìngbǔ　伤寒著作。见“六译馆医学丛书”条。

伤寒古方通shānghángǔfāngtōng　伤寒著作。2卷。清代王子接撰。本书即《绛雪园古方选注》第一部分。王氏将《伤寒论》方剂分为和剂、寒剂、温剂、汗剂、吐剂、下剂六大类，共113方，方解比较明晰。

伤寒谷疹shānghángǔshǔ　病证名。即感受风寒病邪而引起的发斑证。出清代马之骐《疹科纂要》。又名红眼伤寒。临床以皮肤发斑有色点而无颗粒为特征。有阳毒和阴毒之不同，详“阴毒”“阳毒”条。

伤寒贯珠集shānghánguànzhūjí　伤寒著作。8卷。清代尤怡编撰。刊于1810年。卷一至卷二论太阳证，其治法分正治、权变、斡旋、救逆、类病等法；卷三至卷四论阳明证，分正治法、明辨法、杂治法；卷五论少阳证，分正治法、权变法、刺法；卷六论太阴诸法、脏病、经病、经脏俱病等；卷七论少阴诸法，少阴脉证及清、下、温法，生死法等；卷八论厥逆进退之机、生死微甚之辨、清法、温法、病禁、简误、瘥后诸病等法。本书为较有影响的伤寒注本。1949年后有排印本。

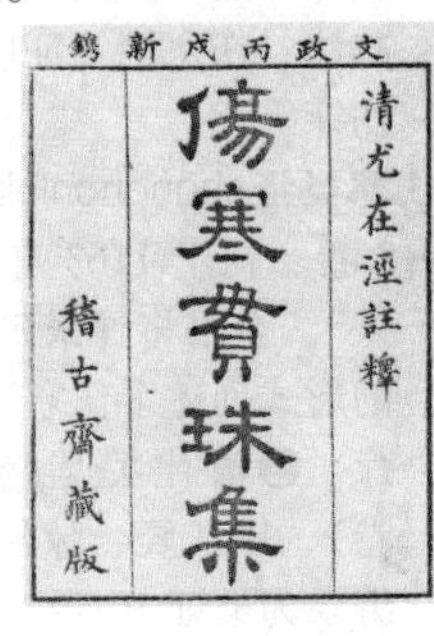

伤寒贯珠集

伤寒喉闭shānghánhóubì　病证名。见《疮疡经验全书》卷一：“此症因伤寒遗毒不散，八九日后，喉中肿闭，皆因热毒入于心脾二经之故。急服四七汤二三剂。”参见“喉闭”条。

伤寒喉痹shānghánhóubì　病证名。❶由冬伤于寒遗毒未尽，深陷厥少二阴经，致火毒炎喉，咽喉肿痛，面赤腮肿，甚或项外漫肿，咽喉闭塞，汤水难咽，语言难出（《病源辞典》）。治宜清余毒，消肿痛。可选用普济消毒饮、竹叶石膏汤等加减。❷由寒邪直折所致的喉痹。治疗参见“喉痹”条。

伤寒活人指掌shānghánhuórénzhǐzhǎng　伤寒著作。见“伤寒图歌活人指掌”条。

伤寒活人指掌补注辨疑shānghánhuórénzhǐzhǎngbǔzhùbiànyí　伤寒著作。3卷。明代童养学纂辑。童氏以吴恕《伤寒活人指掌图》一书不能概括张仲景论述伤寒的全貌，且伤寒、杂病编次混淆，提出：“活人此书，害人亦此书。”遂予补注辨疑，将诸证区分为正伤寒、类伤寒及传经、直中等。首卷六经传变；卷二伤寒诸证（实际上包括温病、疫疠和一些杂病）；卷三列方剂114首。眉目较为清楚。

伤寒活人指掌提纲shānghánhuórénzhǐzhǎngtígāng　伤寒著作。见“医要集览”条。

伤寒霍乱shānghánhuòluàn　病名。指内伤饮食兼感寒邪引起的霍乱。《张氏医通》卷四：“伤寒吐利，由邪气所伤，霍乱吐利，由饮食所伤，其有兼伤寒之邪，内外不和，加之头痛发热而吐利者，是伤寒霍乱也。”治宜理中、四逆之类，或藿香正气散，胃苓汤加半夏、藿香，平胃散加木瓜等方。参见“寒湿霍乱”条。

伤寒集注shānghánjízhù　伤寒著作。见“舒氏伤寒集注”条。

伤寒家秘的本shānghánjiāmìdìběn　见“伤寒六书”条。

伤寒夹惊shānghánjiājīng　病名。小儿因惊又感寒邪，或因伤寒郁久化热，热极风生而邪乘于心，发为搐搦者。其症多兼壮热，头痛，鼻塞流涕，畏寒拘急。治宜解表清热。用羌活汤（《张氏医通》：羌活、防风、荆芥、紫苏、川芎、赤芍、枳壳、山楂、木通、甘草、葱白、生姜）。

伤寒夹食shānghánjiáshí　病名。即夹食伤寒。见该条。

伤寒挟实shānghánjiāshí　病证名。感受寒邪，蕴积成实而成壮热证的病证。《诸病源候论》卷四十五：“伤寒，是寒气客于皮肤，搏于血气，腠理闭密，气不宣泄，蕴积生热，故头痛，体痛而壮热，其人本脏气实者则气与实气相搏，而成壮热，谓之夹实。实者有两种：有冷有热，其热实粪黄而臭；其冷实食不消，粪白而酸气。”治热实宜清泄，如大小承气汤加减；治冷实宜消导化食，如保和丸加减。

伤寒兼惊shānghánjiānjīng　病证名。小儿感受寒邪而兼发惊的病证。《诸病源候论》卷四十五：“伤寒是寒邪客于皮肤，搏于气血，使腠理闭密，气不宣泄，蕴集生热，故头痛，体痛而壮热也。其兼惊者，是热乘心，心主血脉，小儿气血软弱，心神易动，为热所乘，故发惊，惊不止，则

S

变惊痫也。”可见于小儿感染性疾病而致的高热惊厥。参见“急惊风”条。

伤寒兼证析义shānghánjiānzhèngxīyì 伤寒著作。1卷。清代张倬撰。本书所称伤寒兼证，不拘于六经病兼证范畴，包括伤寒兼杂病的多种情况。作者分析了中风、虚劳、内伤、宿食、头风、泻利、胎产等17种兼伤寒的病证，以问答方式，阐述这些伤寒兼证的病因、病理、证候及治法。后附经脉、奇经、运气、方宜4篇。

伤寒截江网shānghánjiéjiāngwǎng 伤寒著作。见“伤寒六书”条。

伤寒解惑论shānghánjiěhuòlùn 伤寒著作。见“伤寒百问歌”条。

伤寒金鎞疏钞shānghánjīnbīshūchāo 伤寒著作。见“仲景伤寒论疏钞金鎞”条。

伤寒金镜录shānghánjīnjìnglù 舌诊著作。见“敖氏伤寒金镜录”条。

伤寒金匮条辨shānghánjīngguìtiáobiàn 伤寒著作。23卷。李彦师编著。作者遵照张仲景《伤寒杂病论》原序，将《伤寒论》和《金匮要略》仍合为一书，用注释、互相参证等方法，具体领会张仲景对于急慢性病的医疗观点和辨证治法，注文比较简要，在一定程度上避免随文训释或强作解释，可供研究《伤寒杂病论》参考。1957年由人民卫生出版社出版。

伤寒经注shānghánjīngzhù 伤寒著作。13卷。清代程知撰。作者于《伤寒论》注家中认为喻嘉言能“破前人之窠臼，开后学之悟门”，但又指出喻氏《尚论篇》中经文有缺遗，编次分节或有欠妥，注解或有个人意见，与经旨未能尽合。遂以喻书为基础，参互考订，发挥了不少独到的见解。在如何对待《伤寒论》397法和113方的问题上，提出“不必尽泥其方，定守其法”。体现了作者不泥于古的学术观点。

伤寒惊搐shānghánjīngchù 即夹惊伤寒，详该条。

伤寒九十论shānghánjiǔshílùn 伤寒著作。1卷。宋代许叔微撰。本书记载许氏经治医案90例，并以《内经》《难经》《伤寒论》等医籍结合作者个人的见解加以剖析，论述精要。

伤寒抉疑shānghánjuéyí 伤寒著作。清代程云来问，喻嘉言答（此即《尚论后篇·答问篇》）。1768年程氏提出有关伤寒发病、病理、临床辨证和治疗等多方面的疑问共16问，喻氏一一予以答辨。28年后，复由徐彬传录刊行，题名《伤寒抉疑》。

伤寒科shānghánkē 明代医学分科的一种。明太医院内共设十三科，伤寒为其中之一，是专门治疗外感疾患的，类似于现代内科中设置的某些专科。参见“十三科”条。

伤寒咳shānghánké 病名。❶泛指外感病中所出现的咳嗽。《伤寒明理论》卷二：“伤寒咳者，何以明之？咳者謦咳之咳，俗谓之嗽者是也……皮毛者肺之合也，皮毛先受寒气，寒气以从其合也。其寒饮食入胃，从肺脉上至于肺，肺寒则外内合邪，因而客之，则为咳嗽者，是肺寒而咳也。伤寒表不解，心下有水气，干呕发热而咳，小青龙汤主之；少阴病腹痛，小便不利，四肢沉重疼痛，自下利者，此为有水气，其人或咳者，真武汤加五味子、细辛、干姜主之。”详伤寒有关条。❷指感受寒邪所致的咳嗽。《古今医鉴》卷四：“伤寒咳者，脉紧，憎寒发热，无汗恶寒，烦躁不渴，遇寒而咳。”详“伤寒咳嗽”条。

伤寒咳嗽shānghánké·sou 病名。指寒邪外袭皮毛，内入于肺所致的咳嗽。《症因脉治》卷二：“伤寒咳嗽之症，头痛身痛，恶寒发热，无汗喘咳。”脉浮紧或浮数。治宜分时令，寒伤肺，未郁热者，冬月麻黄杏仁汤；若三时恶寒身热咳嗽，前方加石膏、半夏；寒伤肺，郁而变热者，羌防泻白散等方。参见“伤寒嗽”“咳嗽”条。

伤寒口疮shānghánkǒuchuāng 病名。系指患“伤寒”而发生的口疮。《诸病源候论》卷七：“夫伤寒，冬时发其汗，必吐利，口中烂生疮，以其表里俱虚热，热不已，毒气熏于上焦故也。”参见“口疮”条。

伤寒括要shānghánkuòyào 伤寒著作。2卷。明代李中梓撰，刊于1649年。李氏曾撰《伤寒授珠》10卷，后毁于兵火，“遂以授珠（指《伤寒授珠》）删繁去复，简邃选玄，仅得十之二……颜曰‘括要’，谓括义详而征词简也。”（见自序）本书首列总论，继则以证为纲，末则以方列证，强调治病求本，重视脾肾先后二天亏损的调治，是一部研究伤寒的参考读物。现有《珍本医书集成》本等。

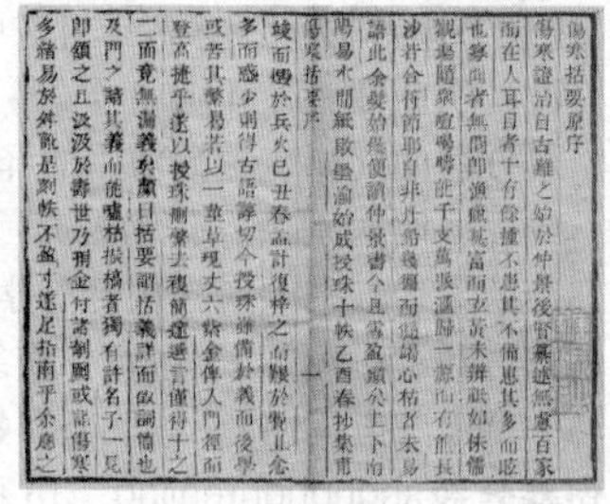

伤寒括要

伤寒来苏集shānghánláisūjí 伤寒著作。即清代柯琴所撰《伤寒论注》《伤寒论翼》《伤寒附翼》之总称。各详该条。1949年后有排印本。

伤寒类方shānghánlèifāng 伤寒著作。不分卷。徐大椿编释。成书于1759年。徐氏研究《伤寒论》不以六经分类，他认为：“方之治病有定，而病之变迁无定”，遂将《伤寒论》中113方分为桂枝汤、麻黄汤、葛根汤、柴胡汤、栀子汤、承气汤、泻心汤、白虎汤、五苓散、四逆汤、理中汤及杂方共十二类，每类先论主方条文，并以同类方条文附述于后，末载六经脉证及别证变证，条理比较清楚。1949年后有影印本。

伤寒类书活人总括shānghánlèishūhuórénzǒngkuò 伤寒著作。简称《活人总括》。7卷。宋代杨士瀛撰。本书以总括《伤寒论》《伤寒类证活人书》二书的内容为主，参附杨氏学术见解编成。卷一为活人证治赋；卷二伤寒总括；卷三伤寒证治；卷四至卷六分述发热、恶风、四逆、头痛等多种证候的证治；卷七介绍小柴胡汤加减法、伤寒诸笃证以及伤寒别名、戒忌、产妇伤寒、小儿伤寒等。

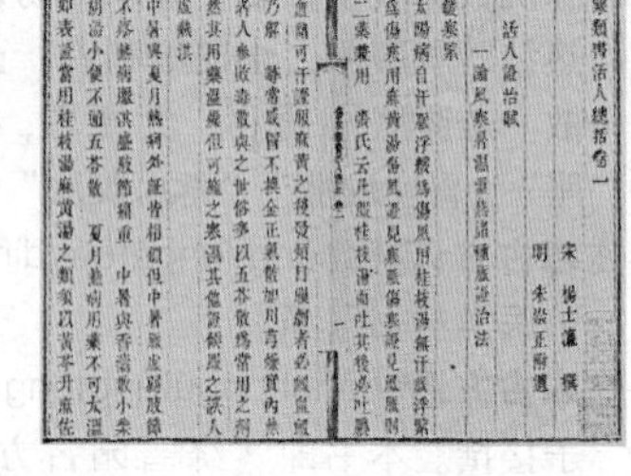

伤寒类书活人总括

伤寒类证shānghánlèizhèng 伤寒著作。❶金代宋云公撰。3卷。刊于1163年。宋氏自称密受于“常山医流张道人”。全书将仲景397法，分证50门，共484法。用表格的形式列述了伤寒诸证及其兼证证治，并指明当用何方治疗。❷清代关耀南编。关氏所编《澄园医类》（共15卷），以证候、脉象、方剂为纲，将《伤寒论》全部原文编录为类证10卷，类脉3卷，类方2卷。在编法上将某些与数类均有关系的条文，采用重选编入法，不厌重复，故篇幅较仲景原著有所扩充。❸明代赵道震撰。书已佚。

伤寒里证shānghánlǐzhèng 病证名。指伤寒病邪在里的病证。❶邪在三阳，以阳明实热为里证。《伤寒论·辨阳明病脉证并治》："阳明病，脉迟，虽汗出不恶寒者，其身必重，短气，腹满而喘，有潮热者，此外欲解，可攻里也。手足濈然汗出者，此大便已也，大承气汤主之。"又："阳明病，发热汗出者，此为热越，不能发黄也。但头汗出，身无汗，齐颈而还，小便不利，渴引水浆者，此为瘀热在里，身必发黄，茵陈蒿汤主之。"❷病邪由三阳传入三阴，或直中三阴，属里虚寒证。《伤寒论·辨少阴病脉证并治》："少阴病，脉细沉数，病为在里，不可发汗。"阳明实热之里，宜清宜下；三阴虚寒之里，当温当补。两者虽同属里证，但寒热虚实病机不同，应加区别。

伤寒例新注shānghánlìxīnzhù 伤寒著作。见"伤寒论注"条。

伤寒六法shānghánliùfǎ 指伤寒病汗、吐、下、和、温、清等六种治法。

伤寒六经辨证治法shānghánliùjīngbiànzhèngzhìfǎ 伤寒著作。8 卷。清代沈明宗撰于 1693 年。沈氏于《伤寒论》注家中，比较推崇方有执、喻嘉言，认为《伤寒论》中所谈六气外感，主要是"风伤卫、寒伤营"，"而括燥湿于寒伤营，春夏温热该于风伤卫"（见自序）。并批评王叔和整理的《伤寒论》编次不明，故在编注时，突出六经主病，颇多个人见解。编次仿喻嘉言《尚论篇》，将六经篇目合病、并病、过经不解、差后劳复等均另立篇名，"惟以正治汗、吐、下次之于前；误治变端，次之于后；风寒两伤，误治诸变，逐段拈出"（见本书卷一重编《伤寒论》大意）。1949 年后有排印本。

伤寒六经定法shānghánliùjīngdìngfǎ 伤寒著作。即《舒氏伤寒六经定法》。1 卷。清代舒诏撰。作者分析伤寒六经的证候，并扼要介绍其治法，治法中汲取了后世的一些经验方。本书或附刊于《舒氏伤寒集注》一书。

伤寒六经纂要辨疑shānghánliùjīngzuǎnyàobiànyí 伤寒著作。4 卷。明代童养学纂辑。刊于 1632 年。编者将陶华《伤寒六书》予以重纂删订，编次较为明晰。卷一总论；卷二至卷三分述伤寒及温热病证；卷四治法、方剂。全书对陶氏有关伤寒、温热病的学术经验，做了比较系统的整理与辨析。

伤寒六书 shānghánliùshū 伤寒著作。又名《陶氏伤寒全书》。6 卷。明代陶华约撰于 15 世纪中期。此系陶氏所撰六种伤寒著作，每种列为一卷：《伤寒琐言》，乃陶氏学习研究伤寒的随笔记录，所谓"琐言"，意即非系统之作；《伤寒家秘的本》，重点论述伤寒若干病证以及风温、湿温、风湿等病症的证治，并有伤寒总论、脉症指法等内容；《伤寒杀车捶法》，论劫病法、制药解药法，并列秘验方 37 首；《伤寒一提金》，为提纲性伤寒启蒙读物；《伤寒截江网》，全称《伤寒证脉药截江网》，介绍伤寒有关辨证识病、区别病因及用药法则，并论男女伤寒等在治疗上的不同；《伤寒明理续论》，陶氏根据个人见闻，参考成无己《伤寒明理论》体例和内容，予以补充修改而成。陶氏著作受朱肱《南阳活人书》的影响较大，而六种著作的内容颇多重复，有些证候的辨证条理不够清楚，所选方药也有杂乱之弊，后世颇多论评。

伤寒论shānghánlùn 伤寒著作。10 卷。东汉张机撰。约成书于 3 世纪初。本书是作者原撰《伤寒杂病论》16 卷中有关伤寒病证为主的部分。原书曾经魏晋时王叔和整理，1065 年复经北宋校正医书局校订而成。现存较早的有明代赵开美影宋刻本《伤寒论》（简称"宋本"）和金代成无己注本《注解伤寒论》（简称"成本"）两种刊本。全书 22 篇，除重复外，共 397 法，113 方。内容主要以六经（太阳、阳明、少阳、太阴、少阴、厥阴）辨证为纲，对伤寒各阶段的辨脉审证大法和立方用药规律，以条文形式作了全面的论述。此外，书中还有平脉法、辨脉法、伤寒例、痉湿暍、霍乱、阴阳易、差后劳复等病的证治和汗、吐、下等治法的应用范围与禁忌证。较系统全面地总结了汉代以前对急性热病诊治的丰富经验，奠定了辨证论治的基础。由于作者"勤求古训，博采众方"，注重理、法、方、药的契合，选录的方剂又多实用有效，故本书不仅有较高的临床实用价值，并对后世临床医学的发展，具有深远的影响。宋代以后注释或研究《伤寒论》的著作很多，有助于对原著的学习和参考。本书现有数百种刊本和注本。

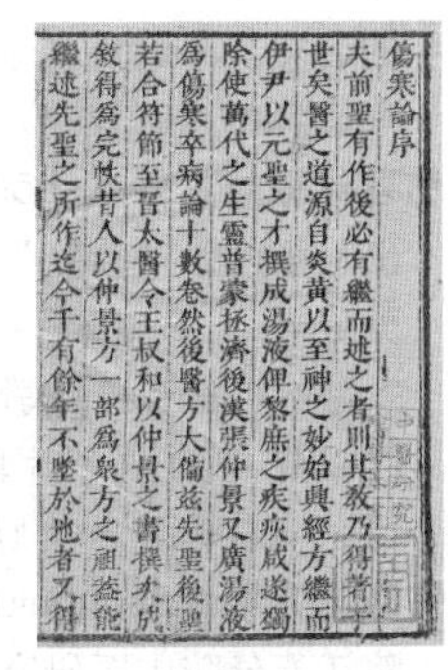

伤寒论

伤寒论本义shānghánlùnběnyì 伤寒著作。18 卷。卷首、卷末各 1 卷。清代魏荔彤撰于 1724 年。魏氏注解《伤寒论》，除前有总论外，对六经病、瘥后劳复、霍乱等篇，亦各有总论提要钩玄。卷首并附方有执《阴阳表里图》，闵芝庆《传经论》以及作者对方、闵二家学说的评价。编次方面，将合病、并病、坏病、痰病、过经不解等内容置于三阳经病和三阴经病之间。诠释颇详，但附会的观点亦复不少。本书另有魏氏自撰的跋语，分析了六经病的八纲及治法举例，可资参考。

伤寒论本旨shānghánlùnběnzhǐ 伤寒著作。即《医门棒喝二集》。9 卷。清代章虚谷撰于 1835 年。作者鉴于《伤寒论》辞简义深，理法微妙，读者难以领会，而又不易找到符合简明切当的注本，遂重为编注。编次参考《伤寒论条辨》，以风伤卫、寒伤营、风寒两伤营卫为提纲，阐述各经病症。章氏推崇叶天士，并博采众说"辨别义理，证其讹谬，以期合乎意旨"（见自序），故以"本旨"为书名。本书另取顾景文所整理的《温证论治》加以注释，作为外感温病治法；又注释了《湿热条辨》（旧题薛雪撰）作为暑病治法，以补充《伤寒论》的某些不足之处。

伤寒论辨证广注shānghánlùnbiànzhèngguǎngzhù 伤寒著作。14 卷。清代汪琥撰于 1680 年。汪氏根据《素问》"今夫热病者，皆伤寒之类也"的理论，析取《伤寒论》六经脉证治法原文中属于热病的原文，广泛参考各家学说逐条予以辩注。在治法上，不泥守仲景成方，选列自晋迄明历代治疗热病的效方作为辅翼。汪氏纂注《伤寒论例》，图注手足阴阳六经经脉，并附热病针刺法及穴位图说等。作者复撰《中寒论辨证广注》，分上、中、下三卷，体例悉遵前书，逐条辩注《伤寒论》中可属真寒证的原文。汪氏以邪之传经者为热病，直中者为寒证，治疗时二者不宜混淆。故将仲景《伤寒论》析分为二，在编法上别开生面，对于读者学习和研究《伤寒论》有一定的参考价值。

伤寒论读shānghánlùndú 伤寒著作。清代沈尧封撰于 1765 年。作者认为《伤寒论》中所论伤寒，亦即《难经》所述伤寒的概念。据此分析六经病证，并辨太阳证传经、病解和误治，对于临证识病，分辨相似而相混的证候有一定

S

的启发。末附脉法及《伤寒论》全部方剂。是研究《伤寒论》的参考读物。后编入《三三医书》中。

伤寒论敦煌古抄本shānghánlùndūnhuánggǔchāoběn 敦煌出土张仲景"伤寒"类文献。该类文献主要有两种：一是英藏卷子 S.202，一般认为属《伤寒论》内容，参见"《金匮玉函经》敦煌古抄本"条；二是出于英藏卷子 P.3287 中的两个片段：《伤寒论·伤寒例》（第 32～50 行）、《伤寒论·辨脉法》（第 61～67 行）。

伤寒论方解shānghánlùnfāngjiě 伤寒著作。中国医学科学院江苏分院中医研究所编著。本书诠释《伤寒论》方，除引述前人较好的方解外，并能结合现代的临床使用经验，介绍具体方剂（包括药物组成、调剂用法、原书指证、前贤阐述、拟用剂量、适应证、禁忌证、补充讲解八项）。论述简要，条理比较清晰。1959 年由江苏人民出版社出版。

伤寒论附余shānghánlùnfùyú 伤寒著作。见"伤寒论注"条。

伤寒论后条辨shānghánlùnhòutiáobiàn 伤寒著作。又名《伤寒论后条辨直解》。15 卷。清代程应旄撰于 1670 年。程氏以方有执《伤寒论条辨》内容，根据个人对仲景原文的理解，"条其所条，辨其所辨"（见自序），并以仲景原文及《伤寒论条辨》、《尚论篇》的篇次附于后，便于读者参看检阅。全书注解在前人基础上有一定的发挥。注文前后承接呼应较好，但不够精要，汪琥《伤寒论辩证广注》指出："闲话太多，举引经史百家之言及歌曲笑谈，无所不至……"是为本书不足之处。

伤寒论后条辨直解shānghánlùnhòutiáobiànzhíjiě 伤寒著作。见"伤寒论后条辨"条。

伤寒论集成shānghánlùnjíchéng 伤寒著作。10 卷，日本医家山田正珍撰于 1789 年。作者据宋代高保衡、林亿的《伤寒论》校订本，广泛参阅古今《伤寒论》注本（包括日本医家的几种注本），予以辨析、选注、删繁、考订，并将所有条文编列序号，计 408 条，又依《玉函经》补充了 1 条，共 409 条。虽为集注性质，颇多个人见解，在日人的《伤寒论》注本中具有一定的影响。1949 年后有排印本。

伤寒论集注shānghánlùnjízhù 伤寒著作。❶清代张隐庵注释，高世栻纂集。6 卷。书成于 1683 年。据高氏序言称，本书原为其师张隐庵所注释，稿未成而病逝，由高世栻重予编撰补订成书。书中选录了前人的一些注疏，并有不少张、高二氏的见解。但有一些附会的解释。❷清代徐赤集注。10 卷。书成于 1727 年。徐氏选取成无己、庞安时、方有执、喻嘉言、柯韵伯、周禹载、魏荔彤等诸家学说，并结合个人见解以诠释《伤寒论》原文。另有补篇 4 卷论述伤寒部分病证和一些杂病，并附妇人伤寒、小儿伤寒、春温等。

伤寒论辑义shānghánlùnjíyì 伤寒著作。《聿修堂医学丛书》之一。7 卷。日本代丹波元简撰于 1801 年，作者采辑从成无己以下数十家的注释结合个人的心得，逐条阐析《伤寒论》原文。其原文则依宋代高保衡、林亿校订本，考核比较精详；方解部分除选注诠释外，并参考古今方书增补了一些效方，对读者颇有启发。1949 年后有排印本。

伤寒论辑义按shānghánlùnjíyì'àn 伤寒著作。丹波元简辑义，恽铁樵按。恽氏以日人丹波氏《伤寒论辑义》为蓝本，将个人的读书临证体会写成按语附于各节条文之后，并增补沈芊绿、王丙、喜多村等中日《伤寒论》注家的一些注文编纂而成。书中联系西医生理、病理等论述，间有牵强附会之处。

伤寒论教学参考资料shānghánlùnjiàoxuécānkǎozīliào 伤寒教科书。南京中医学院（今南京中医药大学）编著。本书以该院所编《伤寒论释义》为蓝本，在仲景原文后用提示和讨论的形式加以阐析，并附表格，主要用于教学参考。1959 年由江苏人民出版社出版。

伤寒论今释shānghánlùnjīnshì 伤寒著作。8 卷。陆渊雷撰于 1930 年。陆氏综合前人注疏，参考日人学说，对《伤寒论》用较浅显的理论予以分析、归纳和诠释，选注精要。作者对仲景原著中的某些条文，试图用近代医学科学理论加以融会，但因思想方法局限，掌握西医知识亦有限，故难免有其片面不足之处。1949 年后有排印本。

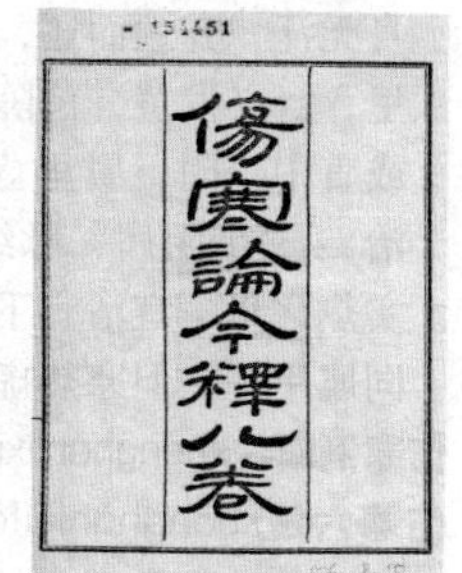

伤寒论今释

伤寒论类方shānghánlùnlèifāng 伤寒著作。清代徐大椿编释。刊于乾隆二十四年（1759）。徐氏将《伤寒论》113 方予以分类（纯以方分类，不按六经分类），证随方定，便于按证索方。该书对主方及其方类在阐析方面重视理论联系临床实践，使读者易于学用。现存多种刻本，1949 年后有影印本。

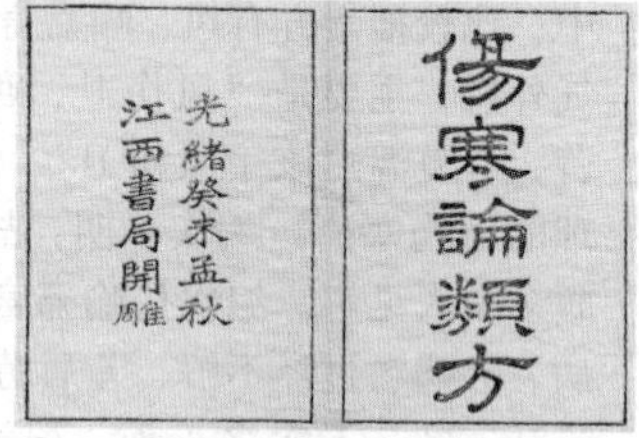

伤寒论类方

伤寒论类方汇参shānghánlùnlèi fānghuìcān 伤寒著作。左季云撰于 1927 年。作者将《伤寒论》方分为桂枝汤、麻黄汤、葛根汤、柴胡汤等十二类，并将有关加减及变化方附入介绍，每一处方下大多详列适应证、禁忌证、方药作用、服用法、药后反应、预后等，并辨析和鉴别与此方配伍或作用近似的有关处方，是研究《伤寒论》方治的参考读物。1949 年后有排印本。

伤寒论浅注shānghánlùnqiǎnzhù 伤寒著作。6 卷。清代陈念祖撰。刊于 1803 年。本书按王叔和编次的《伤寒论》原文，但删去了他认为是王氏所增补的平脉辨脉篇、伤寒序例、诸可与诸不可等篇。作者于《伤寒论》注本中推崇张隐庵、张令韶二家，并按其体例以分章节。编法的特点是于原文中衬以小注，注文以二张学说为主，兼采诸家精义以求阐明经旨。

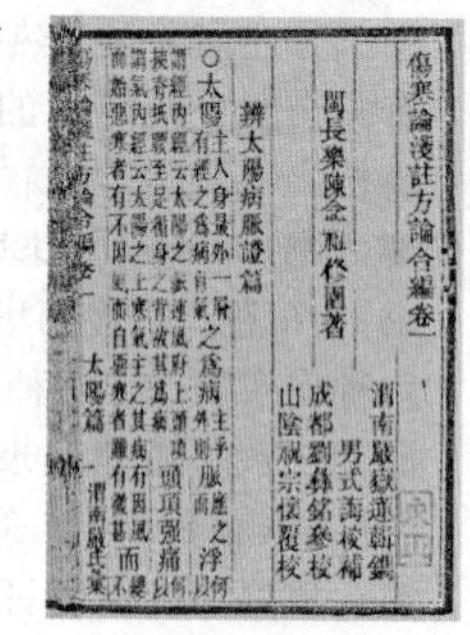
伤寒论浅注

伤寒论浅注补正shānghánlùnqiǎnzhùbǔzhèng 伤寒著作。《中西汇通医书五种》之一。7 卷。清代唐宗海撰。唐氏比较推崇陈念祖《伤寒论浅注》，但又认为"此书注解，尚有缺误"。遂在陈书的基础上予以补缺正误，并于每经篇首补总论一篇以明大旨。由于唐氏试图用中西汇通的观点诠释补正，难免在某些方面有主观片面或牵强附会的见解。

伤寒论浅注方论合编shānghánlùnqiǎnzhùfānglùnhébiān 伤寒著作。见"医学初阶"条。

伤寒论三注shānghánlùnsānzhù 伤寒著作。16 卷。清代周

扬俊撰于1677年。周氏于《伤寒论》注家中，钦佩方有执和喻嘉言，遂以方氏《伤寒论条辨》、喻氏《尚论篇》两个注本为基础，加上他个人的见解，逐条予以注释，因名“三注”。在原文编次方面，较之方、喻亦有不少更动。作者强调伤寒病证应以风寒为重点，故将论中春温夏热、火劫、并病、合病、脏结、结胸、痞证、痉湿暍等另编于后。书中阐析仲景原文颇为精要。

伤寒论释义shānghánlùnshìyì 伤寒著作。❶《中医临床参考丛书》之一。成都中医学院主编。本书以提要、释义为主，结合词解，选注诠释《伤寒论》。论述简明，选择诸家学说亦较精练。卷首概论部分能融会经义，使读者对六经辨证有一个纲领性的认识。本书原为中医学院试用教材，刊于1964年，后经修订，于1973年由上海人民出版社出版。❷南京中医学院编著。详见“伤寒论教学参考资料”条。

伤寒论述义shānghánlùnshùyì 伤寒著作。《聿修堂医学丛书》之一。5卷。日本医家丹波元坚撰于1827年。作者在钻研其父丹波元简《伤寒论辑义》的基础上，参考各家学说，针对《伤寒论》中所述病情、病机予以重点剖析，以补《伤寒论辑义》之不足。此书刊行后，于1851年作者又撰《伤寒论述义补》一篇附刊于后，1949年后有排印本。

伤寒论述义补shānghánlùnshùyìbǔ 伤寒著作。见“伤寒论述义”条。

伤寒论条辨shānghánlùntiáobiàn 伤寒著作。8卷。明代方有执撰。刊于1592年。方氏认为《伤寒论》一乱于王叔和的重编，再乱于成无己的注释，失去仲景原著伤寒兼杂病的完整性。遂予重新编注、考订，并调整了若干条原文的编次，删去了《伤寒例》一篇，将太阳病归纳为风伤卫、寒伤营、营卫俱伤三种。全书前列图说，后附《本草钞》《或问》《痉书》各一卷。全书条辨《伤寒论》六经篇文比较详明，在《伤寒论》注本中卓有影响。1949年后有排印本。

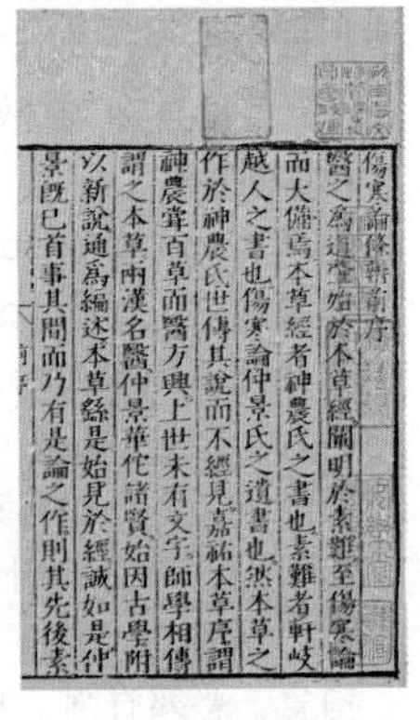
伤寒论条辨

伤寒论新义shānghánlùnxīnyì 伤寒著作。余无言撰于1939年。作者对《伤寒论》的条文，编次上有所变更；原文诠释，除选取前人有关学说外，颇多个人见解。余氏认为张仲景只是沿用《素问》六经之名，而不袭其实；书中删去烧裈散方，认为此方“不可恃”。但由于作者中西汇通观点的局限性和片面性，有些观点是附会或联系欠当。1949年后有排印本。

伤寒论新注shānghánlùnxīnzhù 伤寒著作。附针灸治疗法。承淡注解，朱襄君参订。承氏参考多种《伤寒论》注本及有关著作，对仲景原文采取提要、注解、小结的形式予以详析，并就六经病证条文补充针灸疗法。作者在一定程度上试用中西汇通的理论注释经义，书中的注解和方论杂有附会或不够恰当的观点。1956年由江苏人民出版社出版。

伤寒论研究shānghánlùnyánjiū 书名。4卷。恽铁樵撰于1924年。恽氏以中西汇通的观点阐析伤寒六经、伤寒提纲、伤寒和其他一些病证的用药、伤寒病型与传经以及治法等多方面内容，并附作者治案。全书颇多个人见解，但也有一些主观附会或联系不当的论述。

伤寒论阳明病释shānghánlùnyángmíngbìngshì 伤寒著作。4卷。清代陆懋修撰。作者鉴于伤寒阳明病每多“中焦危急之候”，不容误诊或缓治。遂取《伤寒论》阳明病篇原文共78条予以诠释，选集前人有关阳明病的释文287条，对阳明证的证治作了较深入的归纳和总结，并提出“阳明无死证”的看法。对学习和研究阳明病症治有一定的参考价值。现有《世补斋医书》本。

伤寒论翼shānghánlùnyì 伤寒著作。2卷。清代柯琴撰于1674年。作者对前人编集、校注、整理《伤寒论》持有异议，认为“伤寒、杂病治无二理，咸归六经之节制。六经中各有伤寒，非伤寒中独有六经也”。因此，柯氏于上卷列论伤寒大法、六经、合病以及风寒、温暑、痉湿等证，并附平脉法；下卷纲领性地叙述六经分证。书末附制方大法，为《伤寒论》辅助读物之一。

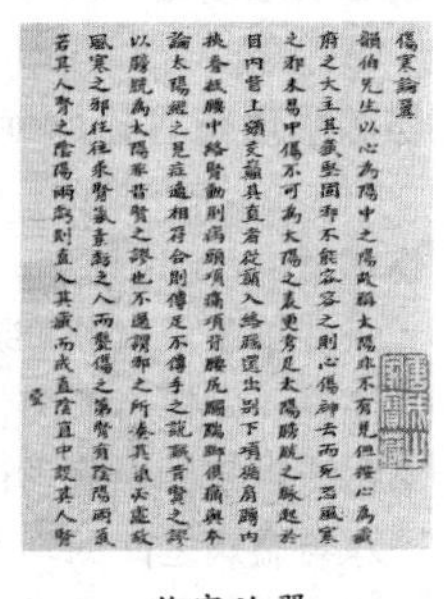
伤寒论翼

伤寒论章句方解shānghánlùnzhāngjùfāngjiě 伤寒著作。6卷（章句4卷，方解2卷）。清代陈恭溥编撰。刊于1851年。作者认为：“凡注解经书，必明句读。”故于《伤寒论》注本中以章句明晰的《伤寒论直解》（张锡驹撰）和颇能阐发精义的《伤寒论集注》（张隐庵编）为基础，予以分章节、句读，逐一注释，阐以己见，内容比较简明。后有伤寒方剂汇解，不以六经分类，恐读者泥于六经，使《伤寒论》方用之不广。末附伤寒刺灸心法。

伤寒论直解shānghánlùnzhíjiě 伤寒著作。6卷。清代张锡驹撰。刊于1712年。张氏融会《内经》理论以阐注仲景《伤寒论》，对读者理解经义并联系临床实际，有一定的帮助。本书删去王叔和整理本中“伤寒例”等部分内容，在编排次序上亦略有调整。末附《伤寒附余》1卷。

伤寒论注shānghánlùnzhù 伤寒著作。❶清代柯琴编注。4卷。书成于1669年。柯氏在编注此书时，贯穿“仲景之六经为百病立法，不专为伤寒一科”的思想，对《伤寒论》原文逐条逐句加以研究、校正。编法上的特点是“以证为主”，如麻黄、桂枝、白虎、承气汤证等，各以相关条目归纳类聚，柯氏予以阐析、注疏，条理比较清楚，并能充分发挥个人见解。在《伤寒论》注本中具有较大的影响。刊本颇多，1956年上海卫生出版社出版了《伤寒来苏集》排印本。❷清代王丙撰。6卷。撰年不详。王氏按《千金翼方》卷九至卷十所辑《伤寒论》原文，并据《脉经》参校后作为原文定本加以注释。卷一至卷二，论太阳病各主要方剂用法；卷三至卷五，谈其他各经病状及治法；末卷述伤寒宜忌，发汗、吐、下后病状等内容，并附杂方。本书经陆懋修校正，改名《校正王朴庄伤寒论注》。原刻入《世补斋医书后集》中。此外，王氏于本书后复有《伤寒论附余》2卷，列述冬温、温疟、风温、温毒、湿温、寒疫诸病，并附《伤寒例新注》《读伤寒论心法》《迴澜说》《时节气候诀病法》各一卷，亦均经陆氏校正。❸明代史闇然、清代陈亮斯均曾撰《伤寒论注》，书未见。

伤寒秘要shānghánmìyào 伤寒著作。2卷。明代董玹纂定，胡正心参补。前有伤寒约论，次述六经病证，并分述伤寒诸症以及与伤寒有关的证候、病证66则，末附治疗方剂102首及备用效方19首。

伤寒明理论shānghánmínglǐlùn 伤寒著作。4卷。金代成无己撰。约刊于1156年。卷一至卷三扼要地辨析了伤寒50

种证候的病象和病理，“使习医之流，读其论而知其理，识其证而别其病，胸次了然而无惑”（本书严器之序）。卷四专论方药，选《伤寒论》常用方20首，强调配伍制使的关系，并以经典医著结合个人体会加以分析。本书为学习《伤寒论》的补充读物。1949年后有排印本。

伤寒明理续论shānghánmínglǐxùlùn　伤寒著作。见“伤寒六书”条。

伤寒明理药方论shānghánmínglǐyàofānglùn　伤寒著作。见“仲景全书”条。

伤寒派shānghánpài　古代医学的一个学术流派。自从汉代张仲景著成《伤寒杂病论》以来，后世医家，对该书加以注释、发挥者颇多。使仲景的伤寒论学说得以不断发展。明清以来，温病学说逐渐兴起并形成独立的学术派别。伤寒与温病之间的学术争鸣推动了伤寒学的发展。对外感热病尊张仲景伤寒学说的自成一大派，后世称之为伤寒派。

伤寒平议shānghánpíngyì　伤寒著作。见“六译馆医学丛书”条。

伤寒入门shānghánrùmén　伤寒著作。见“中国医学入门丛书”条。

伤寒三阴证shānghánsānyīnzhèng　泛指伤寒太阴、少阴、厥阴等三阴经证候，与三阳经证相对而言。三阴均属虚寒证候。太阴为肠胃虚寒证；少阴为心肾虚证；厥阴为寒热胜复，上热下寒证。

伤寒杀车捶法shānghánshāchēchuífǎ　伤寒著作。见“伤寒六书”条。

伤寒尚论辨似shānghánshànglùnbiànsì　伤寒著作。清代高学山撰。作者认为喻嘉言《尚论篇》各条文中，多有似是而非、未尽恰当之处，遂反复详辨，并以“辨似”为书名。全书辨注颇详。高氏认为“伤寒诊法，惟以形、症、声、色，合之浮、大、数、动、滑、沉、涩、弱、弦、微之十脉以为印证，便可得其大概”（见凡例）。但作者在释义、方解等方面，尚杂有芜杂不精或不切合实际的观点。原系抄本，1949年后出版排印本。

伤寒舌鉴shānghánshéjiàn　舌诊著作。1卷。清代张登撰于1667年。作者“取《观舌心法》（是继《伤寒金镜录》之后的舌诊专著，共记载137舌诊图，原书已佚），正其错误，削其繁芜，汰其无预于伤寒者，而参入家大人（指张登之父张璐）治案所记，及己所经历，共得120图”。其中包括白、黄、黑、灰、红、紫等多种舌苔，并附妊娠伤寒舌。每种除有总论叙述外，各图均附说明。察舌辨证对临床有一定的参考价值。

伤寒审症表shānghánshěnzhèngbiǎo　伤寒著作。1卷。清代包诚纂辑。书成于1870年。本书以表格的形式分析黄元御《伤寒悬解》中六经各类病证。颇能提要钩玄，便于审证参考对照。

伤寒失声shānghánshīshēng　病证名。系指由伤寒邪客于肺系，肺气壅塞所致之失声。《诸病源候论》卷八：“邪客于肺，肺主声，而通于气，今外邪与真气相搏，真气虚而邪气胜，故声为之不通也。”治宜散寒祛邪。若症见恶寒、发热，无汗者可选用九味羌活汤，大青龙汤、麻黄汤等加减。参见“喑”“暴喑”等条。

伤寒十二经shānghánshí'èrjīng　指伤寒十二经证候。伤寒六经证候中各有足经和手经的证候。如初病头项痛，腰脊强，恶寒，属足太阳；发热面赤恶风，属手太阳；目疼、鼻干、不得卧，属足阳明；蒸热而渴，属手阳明；胸胁满痛，口苦，属足少阳；耳聋及痛，寒热往来，属手少阳；腹满自利而吐，属足太阴；口干津不到咽，属手太阴；四逆自利，属足少阴；脉微，但欲寐，属手少阴；耳聋囊缩不知人，属足厥阴；烦满厥逆，属手厥阴。

伤寒十六证类方shānghánshíliùzhènglèifāng　伤寒著作。见“医学摘粹”条。

伤寒授珠shānghánshòuzhū　伤寒著作。见“伤寒括要”条。

伤寒说意shānghánshuōyì　伤寒著作。10卷，卷首1卷。清代黄元御撰。《四库全书提要》记载：“元御既作《伤寒悬解》，谓论文简奥，非读者所能遽晓，后著此书，以开示初学之门径。”本书除列述六经病证外，卷首对六经、六气、营卫、风寒、传经等均有专题论述，但其中掺杂了一些主观臆断的解释。

伤寒嗽shānghánsòu　病名。指寒邪乘肺所致的咳嗽。《类证治裁》卷二：“伤寒嗽，恶寒无汗，脉紧，加味麻黄汤。”《古今医鉴》：“伤寒咳者，脉紧，憎寒发热，无汗恶寒，烦躁不渴，遇寒而咳。”一名伤寒咳嗽。详该条。

伤寒溯源集shānghánsùyuánjí　伤寒著作。原名《重编张仲景伤寒论证治发明溯源集》。10卷，22篇。清代钱潢撰于1707年。钱氏鉴于世传的《伤寒论》刊本、注本的条文，前后舛错，六经混乱。遂重予编订，详加诠释，各经皆列纲领，每方均有方论。析义、辨误、论治，颇多独到的见解。由于作者以勤奋认真的治学态度，“直溯源流，深穷根柢，推求《灵》《素》，辨论阴阳，援古证今，分经辨证”（见自序），故在注本中有一定的影响。1949年后有排印本。

伤寒琐言shānghánsuǒyán　伤寒著作。见“伤寒六书”条。

伤寒提钩shānghántígōu　伤寒著作。见“医述”条。

伤寒头痛shānghántóutòng　病名。指外感风寒表证而见头痛者。《兰室秘藏·头痛门》：“风寒伤上，邪从外入，客于经络，令人振寒头痛，身重恶寒，治在风池、风府，调其阴阳，不足则补，有余则泻，汗之则愈，此伤寒头痛也。”《医学六要·头痛》：“伤寒头痛，脉浮而紧，身形拘急，恶寒脊强，身大热。”治宜疏寒解表，选用麻黄汤、羌活冲和汤等方。参见“风寒头痛”条。

伤寒图歌活人指掌shānghántúgēhuórénzhǐzhǎng　伤寒著作。一名《伤寒活人指掌》。5卷（一作3卷）。元代吴恕撰于1337年。宋代李知先曾于1166年将《南阳活人书》中伤寒诸证编成歌括，书名《活人书括》。吴氏在《活人书括》基础上予以重订，融会《伤寒论》、《南阳活人书》等前人著作，增辑若干图表编纂而成。论述证治颇详，本书后经吴氏门人熊宗立续编为10卷本，改名《类编伤寒活人书括指掌图论》，内容有所补充。

伤寒亡阳shānghánwángyáng　病证名。❶指伤寒杂病中所出现的亡阳证。《伤寒论·辨少阴病脉证并治》：“病人脉阴阳俱紧，反汗出者，亡阳也。此属少阴，法当咽痛而复吐利。”亡阳证主要为汗出不止，恶寒蜷卧，四肢厥冷，脉微欲绝等。治宜温阳回阳，如四逆汤之类。❷亡与无通。亡阳，即无阳。《伤寒论·辨少阴病脉证并治》：“少阴病，脉微，不可发汗，亡阳故也。”又《辨太阳病脉证并治》：“脉微弱者，此无阳也，不可发汗。”两者可以互证。

伤寒亡阴shānghánwángyīn　病证名。指伤寒病误汗、动血或误下而致阴竭液脱的危候。阴，指津液与血。《伤寒论·辨少阴病脉证并治》：“少阴病，但厥无汗，而强发之，必动其血，未知从何道出，或从口鼻，或从目出者，是名下厥上竭，为难治。”《伤寒寻源》：“少阴便脓血，是感君火热化，奔迫太过，闭藏失职，关闸尽撤，不急治则亡阴。”《此事难知·下多亡阴》：“下者，本所以助阴也。若阴受阳邪，热结有形，须当除去已败坏者，以致新阴。此所谓益阴而除火热邪气也。阳邪已去而复下之，反亡阴也。”亡阴常导致亡阳，治当急救真阴，或益气回阳救阴，或急下存阴。参见“下厥上竭证”“伤寒亡阳”等条。

伤寒微旨论shānghánwēizhǐlùn 伤寒著作。2卷。宋代韩祗和约撰于1086年。原书已佚，后世刊印本系从《永乐大典》中辑录编成。全书自伤寒源至劳复证共15篇，论述辨脉，汗、下、温中等治疗大法，用药和某些病证的证治，并附方论、治案。韩氏在阐发《伤寒论》的学术经验方面，体现了一定程度的变化与发展，论著颇为后世所重视。但王履在《医经溯洄集》中批评韩氏“将温暑作伤寒立论”，应予注意。

伤寒温疫条辨shānghánwēnyìtiáobiàn 伤寒著作。简称《寒温条辨》。6卷。清代杨璿撰于1784年。作者鉴于伤寒、温病易于混淆，遂采集诸家学说予以详辨。卷一列述伤寒和温病的脉证、病因、治法等多方面内容；卷二至卷三辨析伤寒、温病各种病证；卷四至卷五医方辨，计正方180首，附方34首。卷6本草辨，述药物188种。本书选摘《温疫论》《伤寒辨证》中论述尤多，但又有所补充发挥，并创用升降散等方剂，在同类书中有其影响。

伤寒五法shānghánwǔfǎ ❶指伤寒有发表、解肌、和解、攻里、救里等五种基本治法。❷伤寒著作。4卷（一作5卷）。明代陈长卿撰。撰年不详。作者将前人对于伤寒病证的治法归纳为发表、解肌、和解、攻里、救里五法。书中结合伤寒脉证详论五法，理论联系临床实践，有其独到的见解。清代康熙年间石楷予以校订，并加按语重刊。

伤寒析疑shānghánxīyí 伤寒著作。见“医述”条。

伤寒心法要诀shānghánxīnfǎyàojué 伤寒著作。3卷（即《医宗金鉴》卷三十六至卷三十八）。清代吴谦等编撰。作者鉴于《伤寒论》原著辞义深奥，条目繁多，为了帮助读者理解，使能触类旁通，遂将总论内容、六经辨证，及伤寒常见病证，类伤寒、瘟疫、温病等，“撮其要旨，编为歌诀”，另加注释，便于学习记诵。

伤寒心镜shānghánxīnjìng 伤寒著作。又名《伤寒心镜别集》《张子和心镜别集》。金代常德撰。全书只7篇短文，首论双解散用法，并讨论了伤寒的一些治法，传经以及亢则害、承乃制等问题，后人将其附刊于《河间六书》之后。

伤寒心镜别集shānghánxīnjìngbiéjí 伤寒著作。见“伤寒心镜”条。

伤寒心要shānghánxīnyào 伤寒著作。1卷。金代镏洪编（亦有题作金代刘完素著）。本书所论伤寒，实际以温热病为主，其理论依据及所用方药，大体上属于刘完素一派，后人将此本附刊于《河间六书》之后。

伤寒绪论shānghánxùlùn 伤寒著作。2卷。清代张璐撰。刊于1667年。张璐先撰《伤寒缵论》，又鉴于《伤寒论》原书有残缺，证治或有不全，遂博搜前人方论予以补充，撰成《伤寒绪论》。“缵者，祖仲景之文；绪者，理诸家之纷纭而清出之，以翼仲景之法，汇明其源流”。参见“伤寒缵论”条。

伤寒蓄水证shānghánxùshuǐzhèng 病证名。太阳腑证之一。《伤寒论·辨太阳病脉证并治》：“若脉浮，小便不利，微热消渴者，五苓散主之。”《伤寒论类方》：“小便不利而欲饮，此蓄水也，利水则愈。”其主要证候有小便不利，少腹满微热，消渴，或水入则吐等。膀胱为太阳经之府，太阳病不解，邪热随经入府，膀胱气化不行，与水相结，而成蓄水证。故用五苓散通阳化气，利水解表。参见“太阳病”“太阳腑病”条。

伤寒蓄血证shānghánxùxuèzhèng 病证名。❶指太阳蓄血证。多由太阳病不解，瘀热随经，内结膀胱所致。《伤寒论·辨太阳病脉证并治》：“太阳病不解，热结膀胱，其人如狂，血自下，下者愈。其外不解者，尚未可攻，当先解其外。外解已，但少腹急结者，乃可攻之，宜桃核承气汤。”❷指阳明蓄血证。多由素有瘀血，热传阳明所致。《伤寒论·辨阳明病脉证并治》：“阳明证，其人喜忘者，必有蓄血，所以然者，本有久瘀血，故令喜忘，屎虽鞕，大便反易，其色必黑者，宜抵当汤下之。”《伤寒明理论·蓄血》：“伤寒蓄血，何以明之？蓄血者，在下焦结聚，结聚而不行，蓄积而不散者是也……留于下而瘀者，谓之蓄血。此由太阳随经，瘀热在里，血为热所搏，结而不行，蓄于下焦之所致……阳明证，其人喜忘，屎虽鞕，大便反易，其色必黑，亦是蓄血之证。蓄血于下所以如狂者，经所谓热结膀胱，其人如狂者是也。血瘀于下所以喜忘者，《内经》曰，血并于下，乱而喜忘者是也。二者若有其一，则为蓄血证明矣。蓄血之证，又有轻重焉：如狂也，喜忘也，皆蓄血之甚者，须抵当汤丸以下之；如外已解，但少腹急结者，则为蓄血之轻也，须桃仁承气汤以利之。”蓄血证与蓄水证不同，蓄血又有太阳蓄血与阳明蓄血之别。参“太阳府病”“伤寒蓄水证”等条。

伤寒悬解shānghánxuánjiě 伤寒著作。14卷，卷首、卷末各1卷。清代黄元御撰。作者对王叔和整理《伤寒论》的编次颇多攻讦，并力图“于破裂纷乱之中条分缕析，复其次第”。书中将《伤寒论》所载113方，分别六经病证，予以剖析贯穿，并注明本病、经病、腑病、脏病、坏病及传腑、传脏、入阳入阴等不同情况，加以归纳整理，使之条理化。但其中不乏主观片面的观点。

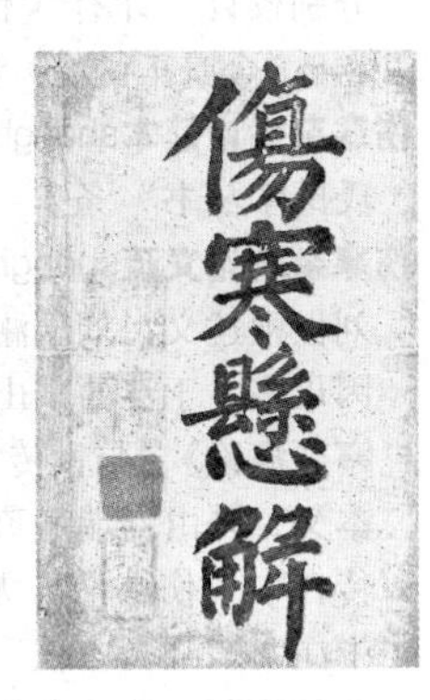

伤寒悬解

伤寒寻源shānghánxúnyuán 伤寒著作。3卷。清代吕震名撰于1850年。作者指出，有人“以为凡伤寒之病，多从风寒得之。殊不知伤寒不必尽属寒因，若风、若湿、若温、若热，皆统辖于伤寒二字内”（见自序）。本书首辨风、寒、湿、温、热之源流及六经辨证诸法，次将各症辨别其疑似之处，后述制方精义。本书现有1930年中医书局影印本及《珍本医书集成》本。

伤寒咽喉痛shānghányānhóutòng 病证名。见《诸病源候论》卷七。指伤寒过经不愈，邪毒上熏所致的咽喉痛。“伤寒病，过经而不愈，脉反沉迟，手足厥逆者，此为下部脉不至，阴阳隔绝，邪客于足少阴之络，毒气上熏，故咽喉不利，或病而生疮”。若其人恶寒，发热汗不出，脉浮紧者，可选用麻黄汤、大青龙汤等加减。

S

伤寒眼shānghányǎn 病名。见《银海精微》。为暴风客热之俗称，详该条。

伤寒一百十三方发明shānghányībǎishísānfāngfāmíng 伤寒著作。又名《伤寒方论》。1卷。清代徐彬撰。刊于1667年。作者推崇喻嘉言《尚论篇》，但认为喻氏书略于方论，遂专辑方论，选录《尚论篇》中论证大意，分注于《伤寒论》113方之下，方解部分发挥己见以阐析仲景立方深意，并可从方论中体会辨证选方的精义。是一部学习研究《伤寒论》方的参考读物。

伤寒一提金shānghányītíjīn 伤寒著作。见“伤寒六书”条。

伤寒医鉴shānghányījiàn 伤寒著作。1卷。金代马宗素撰。本书所论伤寒，多系温热范畴。自医鉴、脉证、六经传受起至小儿疮疹止共12条，每条先引《南阳活人书》，继引刘完素之说予以辨证，末以《素问》引文加强作者的看法。后人将此书编入《河间六书》中。

伤寒医诀串解shānghányījuéchuànjiě 伤寒著作。6卷。清代陈念祖撰。作者融会诸家学说，以串解的形式为主，阐明其个人研读《伤寒论》的心得，冀使读者对《伤寒论》诸篇有一个纲领性认识。原书缺漏不全，后经其侄陈道著补订刊行。

伤寒翼shānghányì 伤寒著作。见“邹氏纯懿庐集”条。

伤寒阴证shānghányīnzhèng 病证名。指伤寒病的太阴、少阴、厥阴证而言。参见“太阴”“少阴”“厥阴”条。

伤寒约编shānghányuēbiān 伤寒著作。见“徐灵胎医学全书”条。

伤寒杂病论shānghánzábìnglùn 伤寒杂病著作。又名《伤寒卒病论》。16卷。东汉张仲景撰。约撰于3世纪初。是一部论述伤寒和杂病的专著。本书曾经晋代王叔和整理。后将伤寒部分和杂病部分分为两书。北宋时校正医书局曾分别校订，计有《伤寒论》10卷、《金匮要略方论》3卷、《金匮玉函经》8卷等3种传本。

伤寒杂病论读本shānghánzábìnglùndúběn 伤寒著作。见“孙氏医学丛书”条。

伤寒杂病论义疏shānghánzábìnglùnyìshū 伤寒著作。16卷。刘世祯述义，刘瑞瀜疏证。刊于1924年。据刘世祯自称，因母丧，于江西某山谷中遇“张老”，张老授以古本《伤寒杂病论》，与世传本不同，遂阐述师传及个人所体会的本义，并由刘瑞瀜疏通引证，补充发挥。由于所谓张老所传古本《伤寒论》无从稽实，一般以为殊难确信。又如书中注明“通行本佚”的某些条文，其学术观点与仲景学说亦欠协调，故本书的实际价值，需进一步研究。

S

伤寒杂病论章句shānghánzábìnglùnzhāngjù 伤寒著作。见“孙氏医学丛书”条。

伤寒杂病心法集解shānghánzábìngxīnfǎjíjiě 伤寒著作。见“郑氏彤园医书四种”条。

伤寒摘锦shānghánzhāijǐn 伤寒著作。全称《万氏家传伤寒摘锦》。2卷。明代万全编撰。本书重点选摘《伤寒论》中有关六经脉证治法，并记述了伤寒两感、差后劳复、阴阳易、湿暍、霍乱等脉证治法，兼述温病、时行疫病。后收入《万密斋医学全书》中。

伤寒真方歌括shānghánzhēnfānggēkuò 伤寒著作。6卷。清代陈念祖撰。陈氏将《伤寒论》方分经辨证，以诗歌的形式予以阐释；并对《伤寒论》原文作了一些归纳整理，末附魏念庭《伤寒论》跋语。本书与陈氏《伤寒医诀串解》合刊，1958年由上海科技出版社出版。

伤寒证辨shānghánzhèngbiàn 伤寒著作。见“医学摘粹”条。

伤寒证脉药截江网shānghánzhèngmàiyàojiéjiāngwǎng 伤寒著作。见“伤寒六书”条。

伤寒证治准绳shānghánzhèngzhìzhǔnshéng 伤寒著作。见“伤寒准绳”条。

伤寒直格shānghánzhígé 伤寒著作。❶旧题金代刘完素撰，葛雍编。又名《刘河间伤寒直格方论》。3卷（原为6卷，或称6集）。上卷叙干支配脏腑、病因、运气主病、脉诊等统论内容；中卷论伤寒六经传受，并分析一些病症及其治法；下卷集仲景麻黄汤、桂枝汤等方以及益元散、凉膈散、黄连解毒汤等共34方。汪琥认为：“是书之作，实为大变仲景之法者也。”（《伤寒论辩证广注》）卷终有“伤寒传染论”一则，明确提出“秽气”“秽毒”致病的观点，在治方和病因认识方面，较之前人有了明显的进步。但其中用运气学说解释伤寒病理，须予分析地对待。❷南宋刘开撰。5卷。书未见。

伤寒指掌shānghánzhǐzhǎng 伤寒著作。4卷。清代吴坤安撰于1796年。吴氏所说的伤寒，包括伤寒和温热两类病证。本书辨析伤寒、温热病证治，伤寒推崇王宇泰、喻嘉言、柯韵伯等；温热悉遵叶天士、薛生白学说。条理清楚，论述颇精。卷一辨类伤寒及三阳经；卷二述三阴经及瘥后诸病；卷三论伤寒变症；卷四列伤寒类证。吴氏原作后经邵仙根于正文后增写评语，多系经验之谈。又晚清何廉臣曾将本书略予删改，改名《感证宝筏》刊行。1957年上海卫生出版社按吴氏原著，邵氏评批本出版排印本。

伤寒准绳shānghánzhǔnshéng 伤寒著作。《证治准绳》组成部分。又名《伤寒证治准绳》。8卷。明代王肯堂编撰。刊于1604年。卷首入门辨证诀，鉴别外感、内伤之发热，阐析伤寒及类伤寒一些证候在因、证方面的不同点。卷一介绍伤寒总例；卷二至卷四列述六经病主要病证的方治；卷五至卷六为合病、并病及汗、下、吐后等病；卷七为劳复、食复、瘥后诸病、四时伤寒、妇人和小儿伤寒等；卷八分析伤寒脉法及伤寒治疗常用药的药性。本书引用前人学说颇多，临床部分吸取后人不少治疗方剂。作者在自序中称是书“为因证检书而求治法者设也”。故具有一定的临床参考价值。

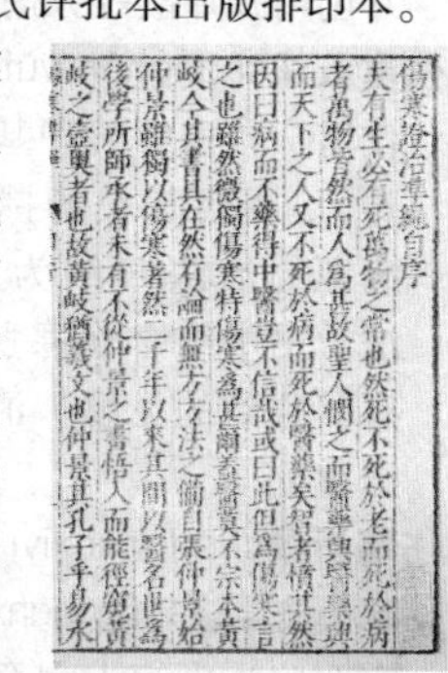

伤寒准绳

伤寒总病论shānghánzǒngbìnglùn 伤寒著作。6卷。宋代庞安时约撰于1100年。卷一叙述六经分证；卷二谈汗、吐、下、温、灸等治法；卷三论析与伤寒有关的一些杂证；卷四至卷五列述暑病、寒疫、温病等；卷六载伤寒杂方、妊娠杂方等。其处方用药在《伤寒论》的基础上参考诸家学说并结合个人实践，有所补充和发挥。是一部研究《伤寒论》较早而有相当影响的著作。1949年后有排印本。

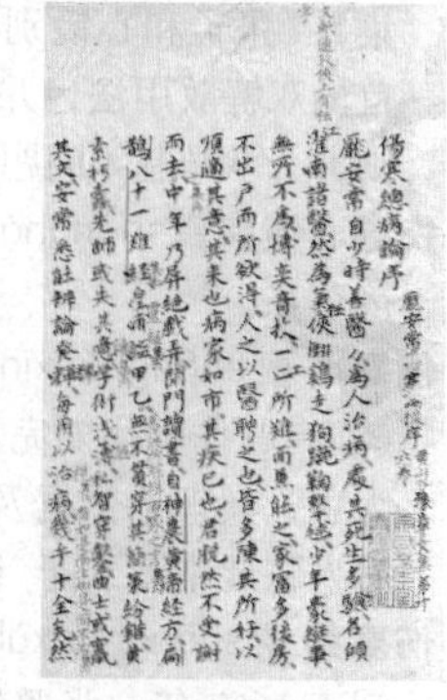

伤寒总病论

伤寒总论shānghánzǒnglùn 伤寒著作。见“六译馆医学丛书”条。

伤寒缵论shānghánzuǎnlùn 伤寒著作。清代张璐撰，刊行于 1667 年。该书以诠解《伤寒论》原文为主，共分两卷。卷上为太阴、阳明、少阳、太阴、少阴、厥阴六经篇。卷下为脏结结胸痞篇、合病并病篇、温热病篇、杂篇、脉法篇、伤寒例等篇，并载《伤寒论》方 113 首，附古今分两。作者将《伤寒论》原文重新编次，删去了汗、吐、下诸篇，将“脉法”“伤寒例”移至书末。采诸家注文，参以个人见解，阐释发挥，补充了前贤之未备。张璐另撰《伤寒绪论》两卷。参见“伤寒绪论”条。

伤积shāngjī　出《幼科金针》。即小儿积证。见该条。

伤积治法shāngjīzhìfǎ　即乳滞、食积的治疗方法。见《幼科类萃》。详“调小儿脾胃”条。

伤津shāngjīn　病机。即津液受伤。一般指热性病过程中，由于高热，出汗过多，或感受燥邪，肺胃津液耗伤所致。如肺津受伤，则见干咳无痰，或痰少带血丝、鼻干咽燥、喉干痛。胃津受伤，则见烦躁、渴饮不止、咽干口燥等。

伤筋shāngjīn　病名。即肌腱、肌肉等软组织损伤。出《素问·宣明五气》。多因跌打、扭挫所致。主要表现为局部疼痛、青紫、肿胀，甚至关节屈伸不利。一般可分为扭伤和挫伤，也包括后世文献中的筋断、筋走、筋翻、筋转、筋强等症。治宜活血化瘀、舒筋通络为主。用舒筋散，并可针灸、按摩、拔火罐、外用海桐皮汤洗之。适当配合功能锻炼。

伤痉shāngjìng　病名。出《五十二病方》。即破伤风。详该条。

伤酒shāngjiǔ　病名。伤食之一。一名酒伤。指饮酒过度致伤者。见《证治要诀·伤酒》。《诸病源候论》卷二：“酒性有毒，而复大热，饮之过多，故毒热气渗溢经络，浸溢腑脏，而生诸病也。”症见头晕头痛，胸膈痞塞，恶心呕吐，躁动或昏睡等。治宜发汗、利湿、解酒毒。轻者用葛根、葛花、枳椇子、神曲、黄连、白蔻仁；甚者用甘遂、黑牵牛子等药。《景岳全书》：“凡饮酒致伤者，多宜除湿利水，若或伤气，亦宜间用人参。然其证有三，不可不辨。一以酒湿伤脾，致生痰逆呕吐，胸膈痞塞，饮食减少者，宜葛花解酲汤、胃苓汤、五苓散之类主之；一以酒热伤阴，或致发热动血者，宜黄芩芍药汤，清化饮，徙薪饮之类主之；一以酒质伤脏，致生泄泻不已，若气强力壮者，惟五苓散、胃苓汤之类皆可除湿止泻。若因湿生寒以泻伤阴致损命门阳气者，非胃关煎及五德丸、九炁丹之类不可。”伤酒严重者，可成癥积、黄疸、鼓胀。参见“酒癖”“酒疸”“水鼓”“伤食”“伤饮”各条。

伤酒头痛shāngjiǔtóutòng　病证名。指饮酒过量，气血逆乱所致的头痛。见《证治准绳·头痛》。《证治要诀·诸伤门》：“伤酒，恶心呕逆，吐出宿酒，昏冒眩晕，头痛如破。”治宜和胃解酲，常用葛花解酲汤加减。参见“头痛”条。

伤酒吐血shāngjiǔtùxiě　病名。见《医钞类编》卷七。《金匮要略·惊悸吐衄下血胸满瘀血病脉证并治》：“夫酒客咳者，必致吐血，此因极饮过度所致也。”酒性大热，最易伤胃，胃气不守，乱于胸中，中焦之血，不布于经络，因热射肺而为咳逆，血随气溢而致吐血。治宜清胃解酲，用徙薪饮、清化饮、葛黄丸、葛花解酲汤加黄连、丹皮等。此症即肺疽之属，亦称伤胃吐血。参见“肺疽”“伤胃吐血”“内伤吐血”等条。

伤酒恶寒shāngjiǔwùhán　病名。《证治汇补·恶寒章》：“伤酒恶寒，因饮酒太过，热郁在内，不得宣越而恶寒者，症兼口渴昏眩。”参见“恶寒”“内伤恶寒”条。

伤酒泄泻shāngjiǔxièxiè　病名。见《医略六书·泄泻》。又称酒泄。参见该条。

伤科shāngkē　是指诊治跌打损伤的一门专科。《周礼·天官》载疡医“掌肿疡、溃疡、金疡、折疡之祝药”。其中金疡、折疡，是最早的伤科。汉代军营有专门记述伤科疾病的《折伤簿》。《仙授理伤续断秘方》（成书于 841—846），是我国现存最早的一部伤科专书。后世的伤科即由此发展而来。伤科的诊治范围包括有金创、跌仆损伤、骨折及关节脱臼、虫兽咬伤等。

伤科补要shāngkēbǔyào　骨伤科著作。4 卷。清代钱秀昌撰。刊于 1818 年。本书系在《医宗金鉴·正骨心法要旨》基础上参以作者的临床经验编成。卷一为人体要穴、正骨器械、骨度及脉诀；卷二为治伤三十六则，治疗金疮的理论与身体各部伤科疾病；卷三为治伤汤头歌括；卷四选录各家伤科要方及急救良方。全书较简明实用。1949 年后有影印本。

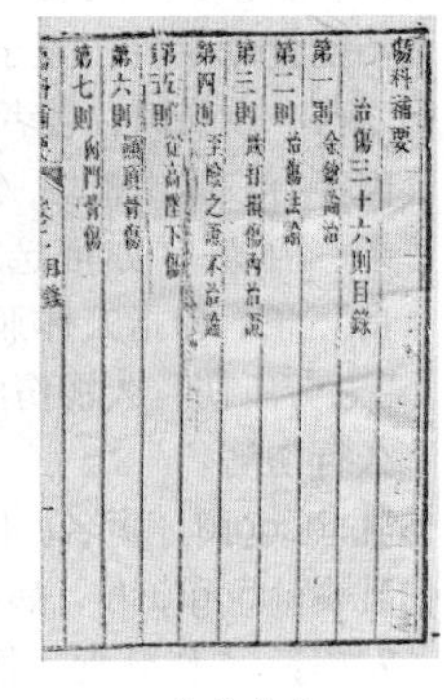
傷科補要
治傷三十六則目錄
第一則　金瘡論治
第二則　治傷法論
第三則　跌打損傷內治證
第四則　至險之證不治論
第五則　從高墜下傷
第六則　顚頂骨傷
第七則　囟門骨傷

伤科补要

伤科汇纂shāngkēhuìzuǎn　骨伤科著作。12 卷。清代胡廷光撰于 1817 年。本书系汇集清以前有关伤科文献资料编成。卷一至卷二为伤科总论；卷三治伤手法及工具；卷四伤科内证；卷五至卷六为各部骨伤；卷七至卷八列伤科方剂；卷九至卷十二为其他金刃器物损伤，虫兽啮伤及补遗。内容资料较多，并附医案，可供伤科临床参考。原书为抄本，1949 年后出版排印本。

伤科精义shāngkējīngyì　藏医著作。参见“王室养生保健全书”条。

伤科入门shāngkērùmén　骨伤科著作。见“中国医学入门丛书”条。

伤冷乳shānglěngrǔ　病名。指冷乳伤胃而致的吐泻。《幼科发挥》：“伤冷乳者，所出清冷，面白者是也。”临床多伴有四肢冷，口不渴等。治以温中化滞为主。宜益黄散，煨生姜煎汤调服。

伤力嗽shānglìsòu　病名。指因持重过度，内伤脏腑气血所致的咳嗽。《不居集》卷十五：“伤力嗽，兼有痰涎。用白术、知母、茯苓、甘草、当归、白芍、川芎、麦冬、贝母、款冬花、花粉。”参见“损嗽”“咳嗽”条。

伤面shāngmiàn　病证名。伤食之一。《杂病源流犀烛·伤食不能食源流》：“至于所伤之物既种种不同，宜各用主治之药……伤面：莱菔子，姜，酒煎。”《不知医必要·不思食》治用平胃散加谷芽、麦芽、神曲。《证治准绳·伤饮食》选用三黄枳术丸、除湿益气丸等。参见“伤食”条。

伤气shāngqì　病名。❶指外伤后由于气闭、气滞引起的病。多因跌仆、挤压、坠堕、打击，致使体内气机闭阻或凝滞不行所致。气闭者，可见人事不省；气滞者，可见胸胁胀闷窜痛，痛无定处，甚则呼吸牵掣作痛，心烦、气急、咳嗽，但胸腹触诊无异常，脉多沉。治宜行气开闭，疏通气机为主，内服复元通气散。局部施治舒筋通络手法。❷五劳所伤之一，指中气受损，出《素问·宣明五气》“久卧伤气”。

伤热咳嗽shāngrèké · sou　病名。指因湿热行令，热伤肺气所致的咳嗽。《症因脉治》卷二：“伤热咳嗽之症，咽喉

S

干痛，面赤潮热，夜卧不宁。吐痰黄浊，或带血腥臭，烦躁喘咳，每咳自汗。”脉洪数而滑。治宜家秘泻白散、柴胡饮子、栀连清肺饮、凉膈散加川贝母、犀角地黄汤加山栀黄芩等。又名热痰嗽。参该条。本证可见于支气管扩张、肺脓疡或慢性支气管炎急性发作时。

伤热乳shāngrèrǔ 病名。指热乳伤胃而致的吐泻。《幼科发挥》：“伤热乳者，物出热，面赤唇燥者是也。”临床多伴有四肢温，口渴等。治以清利和胃为主，宜六一散，煨生姜煎汤调服。

伤肉shāngròu 病名。❶伤食之一。《杂病源流犀烛·伤食不能食源流》：“至于所伤之物，既种种不同，宜各用主治之药……伤肉，轻者山楂，阿魏；甚者硝石、硼砂。伤狗肉，杏仁、山楂。”《张氏医通》卷二：“伤诸肉食，用草果、山楂。”亦可选用三黄枳术丸、三棱煎。参见“伤食”条。❷指人体肌肉受损。语出《素问·宣明五气》：“五劳所伤：久视伤血，久卧伤气，久坐伤肉，久立伤骨，久行伤筋。”

伤乳shāngrǔ 病名。出《丹溪心法》。即乳积。详该条。

伤乳食shāngrǔshí 病名。指乳食停滞而致的吐泻。《幼科发挥》：“伤乳食，物出作馊酸气者是也。”临床多伴有腹痛，面色黄滞，发热，不喜饮食。治以化乳消食为主。宜胃苓丸，煨生姜煎汤研碎调服。

伤乳食泻shāngrǔshíxiè 病名。见《医宗金鉴·幼科杂病心法要诀》。即乳食不节而致的腹泻。因乳食不节，损伤脾胃，运化失常，腹胀肠鸣，疼痛啼叫，口渴尿赤，粪腥臭且夹乳瓣或未消化的食物。治宜和中消滞。用保和丸。

伤乳吐shāngrǔtù 病名。又名嗌乳。乳哺儿常见病。《证治准绳·幼科》：“伤乳吐，才乳哺后即吐，或少停而吐，此因乳饮无度，脾气弱不能运化，故有此证。”治宜节制乳食，并服健脾消乳之剂。如消乳丸（《婴童百问》：陈皮、甘草、砂仁、神曲、香附、麦芽）之类。

伤乳吐泻shāngrǔtùxiè 病名。婴儿乳滞不消，阻于中焦，清浊相干，而成吐泻。《小儿药证直诀》：“吐乳泻黄，是伤热乳；吐乳泻青，是伤冷乳。”《活幼心书》：“伤热者，用五苓散，以导其逆；伤冷者，用理中汤，以温其中。”

伤山shāngshān 经穴别名。出《备急千金要方》。《铜人腧穴针灸图经》作肠山。即承山，见该条。

伤娠shāngshēn 病名。出《三国志·方技传》。即小产。详该条。

伤生冷果菜shāngshēnglěngguǒcài 伤食之一。见《张氏医通》卷二：“伤生冷果菜，宜木香、砂仁、炮姜、肉桂。”《杂病源流犀烛·伤食不能食源流》：“至于所伤之物既种种不同，宜各用主治之药……伤菜，丁香，麝香、肉桂。伤瓜，鲞鱼炙食，瓜皮煎汤。”《世医得效方》卷四：“果菜积，平胃散加丁香麝香为末，热盐汤调服，麝香汤下阿魏圆三十粒立效。”参见“伤食”条。

伤湿shāngshī 受湿邪所伤而发病。分外感湿邪、湿浊内阻肠胃。参“湿气”条。

伤湿腹痛shāngshīfùtòng 病名。指因受湿邪所致腹痛。《杂病源流犀烛·腹少腹病源流》：“伤湿腹痛，小便秘，大便泄，宜燥湿利水，宜胃苓汤。”参见“腹痛”条。

伤湿咳shāngshīké 病名。即伤湿咳嗽。见《三因极一病证方论》卷十二。《古今医鉴》卷四：“伤湿咳者，脉细，骨节烦疼，四肢重着，或自汗，小便涩。”《医门法律·咳嗽门》：“伤湿之咳，身重，脉细，痰多，五苓散、白术汤。如喘满浮肿，款气丸。”详“伤湿咳嗽”“感湿嗽”“咳嗽”条。

伤湿咳嗽shāngshīké·sou 病名。指因感受湿邪引起的咳嗽。多由时行雨湿，或坐卧湿地，或湿衣沾身所致。《症因脉治》卷二：“伤湿咳嗽之症，身重身痛，或发热有汗，或面目浮肿，或小便不利，骨节烦疼，气促咳嗽。”脉多濡软、浮缓等。治宜燥湿、化湿、利湿为主。兼表证者，用防风胜湿汤；湿热壅肺者，用神术泻肺汤；汗后兼利小便，用通苓散等。参见“湿咳”“感湿嗽”“湿嗽”等条。

伤湿头运shāngshītóuyùn 病名。见《丹溪心法·头眩》。又称湿晕。因感受湿邪所致。症见头重眩晕，鼻塞声重，呕吐痰涎，身体沉重等。治宜散湿化湿为主。可用除湿汤、渗湿汤、芎术除眩汤等方。伤湿头运又有寒湿与湿热之分。详“寒湿眩晕”“湿热眩晕”条。

伤湿泻shāngshīxiè 病名。小儿秋季感受湿邪而引起水泻。《幼科发挥》：“秋月得之，伤湿泻也。其症体重，所下溏粪，谓之濡泻，宜渗湿补脾、利小便，胃苓汤主之。或升麻除湿汤。”升麻除湿汤由升麻、柴胡、防风、神曲、泽泻、猪苓、苍术、陈皮、甘草、麦蘖组成。

伤湿自汗shāngshīzìhàn 病名。自汗证之一。见《三因极一病证方论》卷十。多由湿邪阻遏所致。《证治汇补》卷三：“伤湿自汗，困倦身痛，天阴转甚，声如瓮出。”治宜健脾化湿，可用防己黄芪汤、术附汤。亦有湿火熏蒸而致者。《丹溪心法·自汗》：“火气上蒸胃中之湿，亦能汗，凉膈散主之。”参见“自汗”条。

伤食shāngshí 病名。指饮食损伤脾胃，食物不能消化所致的病证。症见胸脘痞闷，嗳气腐臭，厌食，恶心呕吐，泄泻，苔腻，脉滑。见《丹溪心法·伤食》，一名食伤。其治疗应根据病情的虚实缓急，因势利导或吐或下或消或补，其中以健脾消导之法最为常用。方如保和丸、平胃散之类。伤食有伤谷、伤面、伤肉、伤鱼鳖、伤蟹、伤蛋、伤生冷果菜、伤酒、伤茶、宿食、食滞、五味过食等。详见有关各条。

伤食发丹shāngshífādān 病名。见《证治准绳·幼科》。小儿伤食而发的丹毒。因其脾胃之气未充，乳食过度，不能运化，蕴积化热，达于肌表，复感风热邪毒，故成此病。症见发热口渴，烦躁多啼，身多红晕，皮肤灼热，不思饮食；食积甚者，可见腹大气急等。治宜清热解毒，消食导滞。清热解毒用清瘟败毒饮；消食导滞用保和丸。亦称滞热丹毒。

伤食发热shāngshífārè 病名。指食积内停所致的发热，多见于小儿《证治汇补·发热章》：“伤食发热，必气口紧盛或沉伏，头疼，呕恶，噫气吞酸，胸口饱闷，或胀或痛，手不可按，蒸蒸然热，明知其热在内也，消导则已。”《金匮翼·发热统论》：“食积者，当暮发热，恶闻食臭，时时嗳腐，其脉滑或实。《活人》所谓伤食令人头痛，脉数，发热，但左手人迎脉平和，身不疼是也。”治宜枳术丸、保和丸、枳实导滞丸、大柴胡汤等方。参“发热”条。

伤食腹痛shāngshífùtòng 病名。指多食不消，气机阻滞所致的腹痛。其症痛甚欲大便，利后痛减，脉多弦或沉滑。《医学正传·腹痛》：“如饮食过伤而腹痛者，宜木香槟榔丸下之；如气虚之人，伤饮食而腹痛，宜调补胃气并消导药，用人参、白术、山楂、神曲、枳实、麦芽、木香、砂仁之类。”或用六君子加木香、砂仁。参见“腹痛”“食积腹痛”条。

伤食腹胀shāngshífùzhàng 病名。食物停滞而致的腹胀。多由脾胃功能失常，消化障碍所致。《幼科发挥》："有食饱伤胃而胀，法宜消导之，不可攻下也；有脾虚不能消食，食饱则胀者，此宜补脾，以助其传化可也。"消导用保和丸加枳壳、厚朴；补脾用香砂六君子汤。

伤食后发搐shāngshíhòufāchù 病名。因伤食后引起的抽搐。小儿乳食停滞，蓄积胃肠，湿郁则生热，热极生风，发为抽搐。《小儿药证直诀》："伤食后得之，身体温，多唾多睡，或吐不思食而发搐。"病机为脾虚肝旺。明代陈治《幼幼近编》："若因饮食停滞，痰涎壅满，而见此证（发搐）者，乃脾土弱不能生金，金虚不能平木，故邪旺动也，宜健脾消食，其证自愈，不可用凉惊等药。"治疗先消食，用保和丸；后止搐，用琥珀抱龙丸。参见"急惊风"条。

伤食头痛shāngshítóutòng 病名。指脾胃积滞、清阳不升所致的头痛。见《证治要诀·头痛》。《医宗必读·头痛》："伤食头痛，胸满咽酸，噫败卵臭，恶食，虽发热而身不痛，香砂枳术丸。"治宜消食导滞为主，并可选用保和丸、治中汤等方。参见"头痛"条。

伤食吐shāngshítù 病名。因饮食不节而引起的呕吐。《古今医统》："凡小儿乳哺不宜过饱，若满则溢，故令呕吐。"小儿饮食失宜，最易导致胃气受伤，胃气伤则呕吐。表现为频吐酸馊黏液，或吐黄水，或吐清涎，腹胀，嗳气，厌食等。见于消化不良，急性胃炎等。治宜理胃和中，消导食滞。用保和丸加减；配合针刺足三里及推三关、退六腑等法。

伤食吐泻shāngshítùxiè 病名。指小儿伤食所致的吐泻。多因脾胃嫩脆，乳食失节，壅塞脾胃而引起。《小儿卫生总微论方》："吐泻乳食不化，其吐及粪皆有酸臭气者，此伤食吐泻也。"治宜消食导滞。用胃苓汤加减。

伤食恶寒shāngshíwùhán 病名。《证治汇补·恶寒章》："伤食恶寒，由饮食过度，宿食内停，或食冷物所致。脉必沉滑，恶心头痛，饱闷咽酸。宜从消导，食化而寒自己。"参见"恶寒""伤食"条。

伤食泻shāngshíxiè 病名。又称食泻、食泄、积泻、食积泻、胃泻。《丹溪心法·泄泻》："伤食泻，因饮食过多，有伤脾气，遂成泄泻。"症见饱闷恶食，嗳腐吞酸，腹痛则泻，泻后痛减，泻下不畅。黏而秽臭，苔腻，脉滑或弦紧。治宜消食和中，如保和丸、枳术丸、治中汤等方。夹寒者宜温，可用红丸子、小七香丸等，若形症俱实而宜下者，可用感应丸、煮黄丸。夹热者宜清，可用栀连平胃散，若宜下者，可用大承气汤。参见"泄泻"条。

伤暑shāngshǔ ❶病名。①指中暑热而致的病证。出《素问·刺志论》。《医林绳墨》卷一："伤暑者，由其暑热劳伤元气之所致也。其症日间发热，头疼眩运，躁乱不宁，无气以动，亦无气以言，或身如针刺，小便短赤，此为热伤元气也，宜以黄连香茹饮，或清暑益气汤、黄连解毒汤，量其虚实而与之。"《医方简义》卷二："伤暑者，因受暑而伤，暑热伤气，一受暑邪，不急调治，渐入营分，阳已外泄，阴气更被耗散，阴阳两虚，形若虚劳，内热外寒，脉必虚数，东垣清暑益气汤最妙，如胃中痞满者，去黄芪甘草可也。"《杂病源流犀烛》卷十五："伤暑者……其所及之症，有吐，利，腹痛，气逆，发热，头疼烦渴，肢冷疼，前板齿寒，无汗，脉虚或迟或伏，昏闷者，宜香茹饮；有身热，小便不利者，宜益元散；有吐泻寒热，喘咳痞满，体肿倦卧，便赤者，宜六和汤；有发热呕血者，宜黄连二钱，酒煎服；有暑天身热头疼燥渴者，宜麦冬汤；有暑天发渴者，宜生津丸。"②指暑病之轻者。《医学心悟》卷三："伤暑者，感之轻者也，其症烦热口渴，益元散主之。中暑者，感之重者也，其症汗大泄，昏闷不醒，或烦心、喘喝、妄言也。"❷指病因。《难经·四十九难》："何谓五邪？然：有中风，有伤暑，有饮食劳倦，有伤寒，有中湿，此之谓五邪。"参"中暑"条。

伤暑腹痛shāngshǔfùtòng 病名。指暑伤气分，脾经郁滞所致的腹痛。《杂病源流犀烛·腹少腹病源流》："暑伤气分，长夏腹胀，食减、微痛，宜调脾疏肝。宜人参、广皮、白芍、茯苓、谷芽、益智仁。"《医钞类编·腹痛门》："盛暑而痛，或泄利并作，脉必虚豁，宜十味香薷饮及六和饮。"参"腹痛"条。

伤暑霍乱shāngshǔhuòluàn 病名。见《张氏医通·霍乱》。因感受暑热所致。症见身热烦渴，气粗喘闷，上吐下泻，神情躁扰等；甚则昏闷，抽掣，厥逆少气，唇面爪甲皆青，六脉俱伏，吐出酸秽，泻下臭恶，便溺黄赤者，此火伏于厥阴，如热极似阴之候。治宜急救回生丹、解毒活血汤等；轻者可选用香薷饮冷服，或竹叶石膏汤、六一散等方。参见"热霍乱""霍乱"条。

伤暑咳嗽shāngshǔké·sou 病名。指感受暑邪所致的咳嗽。多因触冒暑湿，或热甚于中，或气虚身弱，偶感时行，内外相夹，蒸酿胸胃之间，上熏于肺所致。《古今医鉴·咳嗽》："伤暑咳者，脉数，烦热引饮，口燥，或吐涎沫，声嘶咯血。"《症因脉治》卷二："伤暑咳嗽之症，身热引饮，内热烦躁，外反恶寒，或身痛口渴，咳嗽身倦。"脉濡软或虚或数。若身热引饮，内热烦躁者，用石膏知母汤；身痛口渴，外反恶寒者，十味香薷饮、泻白益元散；外冒暑邪，内伤积热者，凉膈散；脉虚身热，虚身乏之人，清暑益气汤。参"暑嗽"条。

伤暑全书shāngshǔquánshū 内科著作。2卷。明代张鹤腾撰于1623年。本书根据《素问》暑病的理论，较全面地叙述各种暑病及相关病证的主治方剂。本书后经清代叶霖增订，易名《增订伤暑全书》，内容有较多的补充，但书中有一些提法值得商讨，还有个别与暑邪、暑病无关的病证或论述。现有《珍本医书集成》本和《中国医学大成》本等。

伤暑头痛shāngshǔtóutòng 病名。指感受暑气所致的头痛。《世医得效方》卷二："伤暑头痛，浓煎葱白汤。"症见头胀痛，身热汗多，心烦口渴，面垢，舌苔腻或黄腻，脉微带数。治宜清暑渗湿，方用香薷散加茵陈、黄连、车前子等。参见"头痛"条。

伤暑吐泻shāngshǔtùxiè 病名。《幼幼集成》："气虚身热，得之伤暑。婴儿之患，夏秋为甚。"有阴阳二证。阴暑者，因暑而受寒，不慎口腹，过食生冷瓜果，凉茶冷水，以致寒凉受脏，而为呕吐泻利，腹痛等症。治以温中为主，加味五苓散；不应，理中汤。阳暑者，外中热邪，内亦烦躁，呕吐泻泄。"《幼科要略》："倘热气深伏，烦渴引饮，呕逆者，连香饮，黄连竹茹半夏橘皮汤。"参"食瓜果泄泻"条。

伤损喘逆shāngsǔnchuǎnnì 病名。《症因脉治·喘症论》："伤损喘逆之因，或饱后举重，或饥时用力，或号呼叫喊，伤损脏腑。"症见喝喝喘急，张口抬胸，不能接续，或胸胁作痛，或吐紫血。脉或促或结，大小不均，如至数不

S

清，按之散乱者，多属危候。治宜理气调逆，和血祛瘀，如四磨汤合四物汤。伤损肺窍久不愈者，用白及散等方。

伤损昏愦shāngsǔnhūnkuì　病名。见《医宗金鉴》卷九十。因跌打损伤较重，气血耗损、神气散乱所致。症见神志昏迷，不省人事，面色苍白，四肢湿凉，呼吸表浅，反应迟钝，脉数无力。类似创伤性休克。治宜益气化瘀为主，急服独参汤、复元通气散、花蕊石散，并以中西医结合急救之。

伤损腰痛shāngsǔnyāotòng　病名。见《医宗金鉴》卷九十。因打仆、坠堕致使腰部筋肉受损，经脉气血瘀滞所致。证见腰部疼痛、肿胀、青紫、重者脊部亦痛，活动艰难。治宜活血祛瘀，舒筋通络，内服地龙散或复元活血汤化裁，并可采用针灸、按摩及药物熏洗。

伤胎shāngtāi　病名。出《金匮要略·妇人妊娠病脉证并治》。指临产前，羊水未破而先有阴道流血者。《张氏医通》："临月胞水不破，血先下者，此是伤胎，非产也。"

伤胃shāngwèi　病名。又称伤胃吐血。《诸病源候论·血病诸候》："伤胃者，是饮食大饱之后，胃内冷不能消化，则便烦闷强呕吐之，所食之物，与气共上冲蹴，因伤损胃口，便吐血色鲜正赤是也。"详"伤胃吐血"条。

伤胃吐血shāngwèitùxiě　病名。又称伤胃。指因酒食太过，胃络受伤所致的吐血。《三因极一病证方论》卷九："病者因饮食过度，伤胃，或胃虚不能消化，致翻呕吐逆，物与气上冲蹙胃口决裂，所伤吐出，其色鲜红，心腹绞痛，白汗自流，名曰伤胃吐血。"用理中汤加味等方。参见"胃经失血"条。

伤温shāngwēn　病名。《幼幼新书》卷二十，引《宝鉴》衣厚伤温歌："衣厚伤温损小儿，热蒸津液透皮肤；致令身体并头上，汗出如珠滴湿衣。"可见伤温的实质是护理不当，衣着过多，导致小儿腠理开疏，汗出散热，反而易感风寒之证。

伤蟹shāngxiè　病名。伤食之一。见《张氏医通》卷二："伤蟹腹痛者，丁香、紫苏、生姜。"《证治要诀·伤食泻》："食蟹太过致伤，一味丁香足以治之。"《世医得效方》卷四："鱼蟹积，香苏散多加生姜陈皮煎。"参见"伤食"条。

伤血shāngxuè　病名。❶指外伤后瘀血和失血的病证。前者多见瘀血肿块，胀痛固定不移；后者或因体内某部出血，或血自诸窍溢于体外，并见头晕、心悸、口干等症。根据"血为气守"的理论，治以复元活血汤为主，酌加补气之品。❷五劳所伤之一。即"久视伤血"。出《素问·宣明五气》。

伤阳shāngyáng　病机。即阳气受伤。可由于：①病程中过用苦寒药，或因发汗、泻下过甚，伤及阳气。②寒邪直中或内寒阴气偏胜。《素问·阴阳应象大论》："阴胜则阳病。"③暴喜伤阳，心神浮越，阳气易于耗散，出现心悸、怔忡、精神恍惚、失眠等症状。

伤阴shāngyīn　病机。即真阴耗损。可由于：①阳气偏亢，内灼阴液。《素问·阴阳应象大论》："阳胜则阴病。"②伤津的进一步发展。如温热病后期肝肾的真阴受伤，病人出现低热、手足心灼热、神倦、消瘦、口干舌燥，或见咽痛、耳聋、颧红，舌干绛等症，脉多细数无力等症状。治疗一般均以滋阴降火或育阴潜阳。③暴怒伤阴，阴血易于耗泄。

伤饮shāngyǐn　病名。伤食之一。《证治百问》："饮即茶、汤、酒、水之类，或脾虚不运而结滞，或暴渴多饮而停留，或豪兴狂饮而沉醉，或……以茶茗自供，往往至后面黄肌瘦，脾泄中满，烦渴肿胀。若遇利疾，危者不少，六脉濡微细滑，举按无力。"治宜发汗利小便，使上下分消其湿，葛花解酲汤，五苓散之类主之。参见"伤食""伤酒""伤茶"等条。

伤鱼鳖shāngyúbiē　病名。食伤之一。《杂病源流犀烛·伤食不能食源流》："至于所伤之物既种种不同，宜各用主治之药……伤鱼鳖，紫苏、陈皮、木香、姜汁。"参见"伤食"条。

伤脏腑shāngzàngfǔ　病名。为外伤引起内脏损伤的总称。见《世医得效方》卷十八。因跌仆、碰撞、挤压所致。临床多见有胸胁及腹部内脏受伤。前者证见胸胁疼痛或窜痛、胀满，呼吸、咳嗽均牵掣疼痛，甚或咳血、吐血，喘促不能平卧，烦躁不安，口唇发绀，肤色苍白等危重症；后者可见腹痛、腹胀、发热、便血及尿血，严重者出现恶心、呕吐、烦躁不安、口干、心悸、面色苍白，神疲气短、四肢厥冷和晕厥。治宜行气活血止痛为主，内服复元活血汤或复元通气散；有内出血者，应益气补血，止血化瘀，内服当归补血汤，独参汤加参三七，云南白药等，必要时应中西医结合抢救。各个脏腑的损伤，尚有其各自的特征。详见各该条。

伤燥咳嗽shāngzàoké · sou　病名。指天行燥烈，燥火伤肺所致的咳嗽。《症因脉治》卷二："伤燥咳嗽之症，口渴唇焦，烦热引饮，吐痰不出，或带血缕，二便带赤，喘急咳嗽。"治用石膏泻白散、清燥救肺汤、人参白虎汤等方。《医门法律·咳嗽门》："伤燥之咳，痰黏气逆，血腥，杏仁萝卜子丸；清金润燥，天门冬丸、牛髓汤；如面目浮肿，蜜酥煎。"参见"咳嗽"条。

伤燥论shāngzàolùn　医论著作。清代张节撰。刊于1909年。作者以《内经》理论为指导，阐述伤燥的病原、病证、病脉、病忌及病辨，并附列治疗方剂；后一部分介绍与燥气有关的杂病，杂论燥气以及所产生病理、病证的关系，是一部叙述燥气为病的专著。

伤折shāngzhé　病名。出《备急千金要方》卷二十五。即骨折。详该条。

伤中shāngzhōng　❶针刺伤膈膜。《素问·诊要经终论》："中膈者，皆为伤中。"❷伤及中焦脾胃之气。过食腻滞，或嗜酒无度，或过食膏粱厚味，或劳倦过度而损伤脾胃的运化功能。

商shāng　五音之一。肺音商，其音铿锵清肃，轻而促。

商盖shānggài　见"高盖"条。

商谷shānggǔ　经穴别名。《针灸集成》："商谷二穴，在石关下一寸。"所指即商曲穴。

商陆shānglù　中药材。出《神农本草经》。又名马尾、当陆、白昌、下山虎、娃娃头、见肿消、章柳根、牛大黄、山萝卜。为商陆科植物商陆 *Phytolacca acinosa* Roxb. 或垂序商陆 *P. americana* L. 的干燥根。主产河南、湖北、安徽、陕西等地。苦，寒；有毒。归脾、肺、肾、大肠经。逐水消肿，通利二便，解毒散结。治水肿胀满，二便不通，煎服3～9g；治痈肿疮毒，煎服并煎汤熏洗。孕妇禁服。

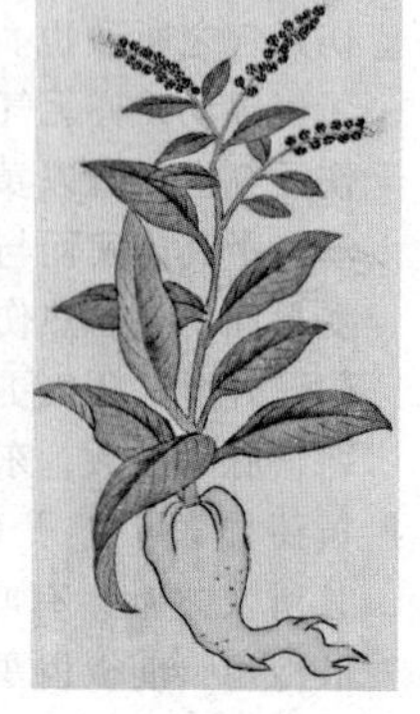

商陆

S

商陆中毒表现为恶心呕吐，腹泻，肌肉抽搐，言语不清，甚至心脏和呼吸中枢麻痹而死亡。内服时久煎能减低毒性。商陆根含三萜皂苷，其水解产物中有商陆皂苷元和去甲商陆皂苷元。还含加利果酸、去羟加利果酸、γ－氨基丁酸、簇花粟米草酸A及其甲酯、甾族化合物、生物碱和大量硝酸钾。垂序商陆根含美商陆皂苷B、E、G，加利果酸、γ－氨基丁酸、组胺、美商陆根抗病毒和抗真菌蛋白商陆碱等。商陆皂苷元有祛痰作用；生物碱部分有镇咳作用。商陆根提取物有利尿作用。醇提取物对大鼠有抗炎作用。煎剂及酊剂在体外对流感杆菌和肺炎双球菌有抑制作用。水浸剂对部分皮肤真菌亦有抑制作用。商陆还有抗病毒、抗肿瘤作用。其中的成分有一定促进免疫的作用。

商陆膏shānglùgāo 《疡医大全》卷七方。商陆六两，牛蒡子、防风、金银花、荆芥、当归尾、连翘、赤芍药、红花、苍术、甘草各五钱，麻油二斤。共入油内，熬枯去渣，用密陀僧一斤收膏，摊贴患处。治疮毒。

商陆丸shānglùwán 《证治准绳·幼科》集七方。商陆一两，黄连半两。为末，姜汁煮面糊为丸，绿豆大，每服三十至五十丸，空腹用紫苏煎汤或温葱汤送下。治水肿，小便不通。

商陆中毒shānglùzhòngdú 病名。因药服或误服商陆过量中毒。症见恶心，呕吐，头痛，腹泻，语言不清，躁扰抽搐，严重者昏迷，直至死亡。宜中西医结合救治。文献有用甘草、冷稀粥频服以解毒止泻的记载。可参考。

商丘shāngqiū 经穴名。代号SP5。出《灵枢·本输》。属足太阴脾经。经（金）穴。位于内踝前下方，当舟骨结节与内踝尖连线的中点处。布有小腿内侧皮神经及腓浅神经分支，并有跗内侧动脉及大隐静脉通过。主治胃痛、腹胀、肠鸣、泄泻、黄疸、便秘、足踝疼痛等。直刺0.3～0.5寸。艾条灸5～10分钟。

商曲shāngqū 经穴名。代号KI17。出《针灸甲乙经》。别名高曲。属足少阴肾经。冲脉、足少阴之会。位于腹正中线脐上2寸，旁开0.5寸处（《类经图翼》）。另说在脐上1寸，旁开0.5寸（《针灸甲乙经》）；脐上1寸，旁开1.5寸（《铜人腧穴针灸图经》）。布有第九肋间神经，并有腹壁上、下动、静脉分支通过。主治腹胀、腹痛、食欲不振、泄泻、便秘等。直刺0.5～1寸。艾炷灸3～5壮，或艾条灸5～10分钟。

商阳shāngyáng 经穴名。代号LI1。出《灵枢·本输》。别名绝阳。属手阳明大肠经。井（金）穴。位于食指桡侧指甲角旁约0.1寸处。布有来自正中神经的指掌侧固有神经和指背动、静脉网。主治中风昏迷，发热、耳聋、齿痛、咽喉肿痛、青盲、颔肿、胸满、喘咳、手指麻木等。斜刺0.1～0.2寸，或点刺出血。艾炷灸1～3壮，或艾条灸3～5分钟。

上半日咳shàngbànrìké 病证名。指咳嗽在午前发作者。多由胃火犯肺所致。《杂病源流犀烛·咳嗽哮喘源流》：“上半日咳，痰稠黄，胃火也。宜二陈汤加竹茹、贝母、石膏。”《张氏医通·咳嗽》：“上半日嗽，多属胃火，竹叶石膏汤降泄之。胃气虚者，补中益气，或五味异功，并加山栀。”《医学入门·咳嗽》：“上半午咳多者，胃有实火，单石膏丸加知母、贝母；便闭喘渴痰稠者，凉膈散，败毒散，古芩半丸。”参见“咳嗽”“午后嗽”“早晨嗽”“清晨嗽”“五更嗽”条。

上胞shàngbāo 体表部位。见《银海精微》。即上睑。详该条。

上胞下垂shàngbāoxiàchuí 病名。见广州中医学院主编《中医眼科学讲义》。又名睢目、侵风、睑废、睥倦、胞垂、眼睑垂缓、睑皮垂缓。发病有先后天之分：先天性者由发育不全引起；后天多因脾虚气弱，脉络失和，风邪客睑而成。此外，外伤、肿瘤、梅毒、椒疮等亦可引起。症见上睑垂下，无力提起，半掩睛瞳，甚至掩及整个黑睛，妨碍视瞻。内治一般以补脾益气，祛风通络为主，可选用补中益气汤或人参养荣汤加僵蚕、全蝎、赤芍、牛膝之类，并宜配合针灸、按摩等疗法。必要时可手术治疗。由外伤、肿瘤、梅毒、椒疮等其他疾患引起者，重在病因治疗。

上病下取shàngbìngxiàqǔ 是一种与病气上下相反的治法。《素问·五常政大论》：“气反者，病在上，取之下。”指病证的表现、部位偏于上，从临床主证所在部位以下的脏腑或体表，用药物或针灸进行治疗。如呃逆、反胃由于阳明腑实者，用承气汤法；久喘用补肾纳气法；牙痛取合穴、内庭；头晕取太冲、丰隆等。本法的运用，当以谨守病机为前提，结合病因、脏腑经络辨证，注意整体联系以及上下升降的调节。

上草shàngcǎo 见《卫生家宝产科备要》卷一。即临产。详该条。

上层镇药shàngcéngzhènyào 见《白喉忌表抉微》。系治疗白喉病的一种药物分类。“正将”中的上层镇药为：大生地，玄参，煅石膏、麦冬。“猛将”中的上层镇药为：龙胆草、生石膏、犀角。“次将”中者为生地、粉葛根。详见“白喉正将”条。

上池涓滴shàngchíjuāndī 见“友渔斋医话六种”条。

上池杂说shàngchízáshuō 医话著作。1卷。明代冯元成撰于1644年。全书共列28条，大多阐述医理和辨证论治以及其他杂论，治法偏于温补。本书收入《三三医书》中。

上喘为水shàngchuǎnwéishuǐ 指水邪犯肺，出现喘逆症状。《素问·脉解》：“所谓上喘而为水者，阴气下而复上，上则邪客于脏腑间，故为水也。”

上慈宫shàngcígōng 经穴别名。出《针灸聚英》。即冲门，见该条。

上搭手shàngdāshǒu 病名。系有头疽生于背上部肺俞穴处，手由上可搭着者。出《疡医准绳》卷三。又名上鼠疽、肩后疽、左右串。证治见“有头疽”条。

上丹田shàngdāntián 气功所称的体表部位，指两眉之间。《素问·本病论》：“神失守位，即神游上丹田。”后世作为气功意守的部位之一。参见“丹田”条。

上党人参shàngdǎngrénshēn 中药材。见《本经逢原》。即党参，详该条。

上都shàngdū 经外奇穴名。八邪之一。《奇效良方》：“上都二穴，在手食指、中指本节歧骨间，握拳取之。治手臂红肿。针入一分，可灸五壮。”

上腭shàng'è 口腔的上壁。详“腭”条。

上腭部喉痈shàng'èbùhóuyōng 病名。即上腭痈。详该条。

上腭疮shàng'èchuāng 病名。多由脾胃三焦蕴热而成。症见上腭生疮如黄粟，疼痛，口中腥臭；或见畏寒发热。治宜泻火解毒。可选用凉膈散、清胃散等加减，外吹冰硼散。参见“上腭痈”条。

上腭多骨疽shàng'èduōgǔjū 病名。《杂病源流犀烛》卷二

S

十三："夫多骨疽多有发于手背、足背等处，不专在上腭者。其症皆肿硬一块，久而脱去一骨者便是。其原均属肾虚，肾主骨也。或由疮疽溃久，不能收敛。总因气血不足，肾水素亏，复为寒邪所触，致患处之骨，肿突而起，日渐长高。"治宜滋阴补肾。可选用补中益气汤、归脾汤、肾气丸等加减化裁。

上腭悬痈shàng'èxuányōng 病名。出《杂病源流犀烛》卷二十四。即"上腭痈"。详该条。

上腭穴shàng'èxué 经外奇穴名。出《备急千金要方》。位于上腭腭缝际前端，当齿龈上缘中点处。主治黄疸等。斜刺0.1~0.2寸；或点刺出血。

上腭痈shàng'èyōng 病名。见《疡医准绳》卷三。❶系指痈生于口内上腭处。因其悬于上腭，故又名悬痈、上腭部喉痈。多由少阴、三焦积热而成。症见口中上腭肿起，状若紫葡萄悬于上腭；或寒热大作，舌不能伸缩，口不能开阖，鼻中时出红涕，语言、吞咽均感困难，患者欲仰面而卧。《医宗金鉴》卷六十六："上腭痈若葡萄形，少阴三焦积热成，舌难伸缩鼻红涕，口难开合寒热增。"若壮热神昏谵语者，为邪毒内陷之候，舌苔黄、脉数有力。治宜解毒、泻热、消肿。可用黄连消毒饮、五味消毒饮、仙方活命饮等加减。或待脓熟时以刀针刺破排脓。❷指生于悬雍垂局部的痈肿。详"悬痈"条。

上二黄丸shàng'èrhuángwán 《内外伤辨惑论》卷下方。甘草二钱，升麻、柴胡各三钱，黄连（酒洗）一两，黄芩二两（一方加枳实五钱）。为细末，开水浸，蒸饼为丸，绿豆大，每服五十丸，食远温水送下。治伤热伤食，兀兀欲吐，烦乱不安。

上发背shàngfābèi 病名。系有头疽生于上背部天柱骨（第七颈椎）之下者。出《疮疡经验全书》卷四。又名脾肚发、脾肚痈。证治见有头疽。

上附上shàngfùshàng 《内经》诊法对体表部位的划分。《素问·脉要精微论》："上附上，右外以候肺，内以候胸中；左外以候心，内以候膻中。"是对前臂内侧皮肤（尺肤）诊察部位的划分。上，指上段，即远端；"上附上"是对"中附上"而言，即前臂远端的1/3，至腕横纹为止。该区右手外（桡）侧候肺，内（尺）侧候胸中；左手外（桡）侧候心，内（尺）侧候膻中。

上格shànggé 病名。《医门补要》卷中："忧闷伤肝，致帝丁两旁凸起紫筋数条，束紧咽喉，似物撑塞，吐不出，咽不下，名为上格……内投平肝散。"参"关格"条。

上膈shànggé 《灵枢》篇名。本篇首论气为上膈之证，故名。内容从气为上膈、虫为下膈两方面作为讨论的纲领，着重阐述膈证中属于虫痈的病因、症状和疗法。

上工shànggōng 古代对技术精良的医生的称谓。《灵枢·邪气藏府病形》："上工十全九。"意思是说，上工在治疗疾病上要有90%的治愈率。《素问·八正神明论》："上工救其萌芽。"《金匮要略·脏腑经络先后病脉证》："上工治未病。"

上宫shànggōng 运气术语。出《素问·五常政大论》。宫为土音，故上宫指太阴湿土司天。

上古天真论篇shànggǔtiānzhēnlùnpiān 《素问》篇名。上古，即远古。王冰注："上古，玄古也。"玄，远也；玄古即是很远的古代。天真，一谓淳朴无邪，二谓本元之气。本篇讨论了自古相传关于如何保精养神、归真返朴以延年益寿的方法问题，同时也讨论了关于人体本元之气和生长发育的关系。故名。

上骨shànggǔ 指臂之上骨，即桡骨。《灵枢·经脉》："循臂内上骨下廉。"

上关shàngguān ❶诊察小儿指纹的部位。见《奇效良方》。即风关。详该条。❷经穴名。代号GB3。出《灵枢·本输》。别名客主人、客主、容主。属足少阳胆经。手足少阳、足阳明之会。位于面部，颧弓上缘，距耳廓前缘约1寸处。与下关相直。布有面神经的颧支及颧面神经；并有颧眶动、静脉通过。主治头痛，耳鸣，耳聋，齿痛，口眼㖞斜，惊痫；以及中耳炎，三叉神经痛等。直刺0.3~0.5寸。艾条灸5~10分钟。

上官榜shàngguānbǎng 明代儿科医生。字念川。新城（今江西黎川）人。少习医术，后有人授以秘方，医道大行。每遇疹痘流行，诊治足不停踵。治痘自发苗至灌浆、收靥，常日夜随视，所治多效。与名医张继川齐名，为幼科巨擘。卒年70余。子上官顺，世其业。

上官均shàngguānjūn 宋代官吏，兼习医学。字彦衡，生平不详。集有《伤寒要论方》1卷，已佚。

上官彦衡shàngguānyànhéng 见"上官均"条。

上官翼shàngguānyì 唐代人。撰有《养生经》1卷，已佚。

上管shàngguǎn 见"上脘"条。

上含shànghán 人体部位名。《伤科补要》卷二："玉堂，在口内上腭，一名上含，其窍即颃颡也。"详"颃颡"条。

上寒下热shànghánxiàrè ❶寒在上而热在下，寒热错杂的病理变化。❷泛指上部有寒，下部有热的证候。一方面寒邪感于上，而见恶寒、恶心呕吐、舌苔白等症；另一方面，热邪结于下，而见腹胀便秘、小便赤涩等症。❸上、下各有不同的疾病，如上有痰饮喘咳的寒证，下有小便淋沥疼痛的热证。《灵枢·刺节真邪》："上寒下热，先刺其项太阳。"

上横骨shànghénggǔ 解剖名。指胸骨柄。《伤科汇纂》："上横骨在喉前宛宛中，天突穴之外。"

上纪shàngjì 经穴别名。《素问·气穴论》载："上纪者，胃脘也。"王冰注："谓中脘也。"后《类经图翼》等书列作中脘穴之别名。见该条。

上甲shàngjiǎ 中药材。出《证治要诀》。即鳖甲，详该条。

上睑shàngjiǎn 人体部位名。见《审视瑶函》。又名上胞、上脾。与解剖学同名器官同。其上界为眉，下界为上睑之眼弦。参见"眼睑"条。

上见shàngjiàn 运气术语。即指司天。《素问·天元纪大论》："子午之岁，上见少阴。"谓逢子年午年，则少阴司天在上。

上焦shàngjiāo ❶三焦之一。三焦的上部，从咽喉至胸膈部分。《灵枢·营卫生会》："上焦出于胃上口，并咽以上，贯膈而布胸中。"上焦的主要功能是敷布水谷精气至全身，以温养肌肤、骨节，通调腠理。《灵枢·决气》："上焦开发，宣五谷味，熏肤，充身，泽毛，若雾露之溉，是谓气。"❷温病三焦辨证之一。指外感初期，邪在肺。《温病条辨》："凡病温者，始于上焦，在手太阴。"

上焦如雾shàngjiāorúwù 出《灵枢·营卫生会》。上焦宣发中焦上输的水谷精气，充养身体各部，像雾露一样均匀地敷布于全身，故称。

上焦湿热shàngjiāoshīrè ❶湿热之邪侵袭上焦，困遏卫阳，肺气不宣的病理变化。❷证候名。指湿热伤人初期阶段所反映的证候。其特点是热象不甚显，重在于湿，病位主在肺与皮毛。症见恶寒重，微发热，头重如裹，肢体困倦，胸闷无汗，苔白腻，脉濡缓。治宜行气化湿为主。常用藿香正气散加减。

上焦吐shàngjiāotù　病证名。《活法机要·吐证》："上焦吐者，皆从于气……其脉浮而洪。其证食已暴吐，渴欲饮水，大便结燥，气上冲而胸发痛。其治当降气和中。"宜用桔梗汤、木香散、七气汤，或用六君子汤加木香、藿香、桔梗、枇杷叶等。

上焦证shàngjiāozhèng　证候名。出《温病条辨·上焦病》。是指温热之邪侵袭肺卫及陷入心包所表现的证候。临床表现有发热，微恶风寒，头痛，鼻塞，咳嗽，微汗，口干，舌边尖红，脉浮数；或身热烦渴，咳嗽，气喘，汗出，口渴，苔黄，脉数甚则高热，神昏谵语或昏愦不语，舌謇肢厥，舌质红绛。参见"三焦辨证"条。

上焦主纳shàngjiāozhǔnà　指上焦的主要功能是摄纳空气与饮食。《难经·三十一难》："上焦者……主内而不出。"

上角shàngjué　运气术语。出《素问·五常政大论》。角属木音，故上角指厥阴风木司天。

上节shàngjié　指第1～7胸椎的每一节。《灵枢·骨度》："膂骨以下至尾骶二十一节长三尺，上节长一寸四分分之一。"

上骱手法shàngjièshǒufǎ　正骨手法。上，是指整复或复位之意；骱，即关节之意。又称复位手法，是运用手的技巧将脱臼之骨复其原位。《伤科补要》卷二："夫接骨入骱者，所赖其手法也，两手安置其筋骨，仍复于旧位也。"不同部位的脱臼，其手法亦各不同。详见有关各条。

上竟上shàngjìngshàng　❶《内经》诊法对体表部位的划分。《素问·脉要精微论》："上竟上者，胸喉中事也；下竟下者，少腹腰股膝胫足中事也。"❷是对前臂内侧皮肤（尺肤）诊察部位的划分。上，指上段，即远端；竟，尽也。上竟上，是前臂远端上三分之一的尽头，即鱼际部，为测候胸中和咽喉的部位。下竟下，是前臂内侧近端，下三分之一的尽端，至肘横纹的尺泽，为测候腰股下肢的部位。

上举通臂shàngjǔtōngbì　推拿手法。见杜自明《中医正骨经验概述》。一手按于病人肩后部，另一手握住肘上部，提臂上举。适用于肩部寒凝气聚等症。

上巨虚shàngjùxū　经穴名。代号ST37。见《千金翼方》。《灵枢·本输》名巨虚上廉。别名上林、足上廉、巨灵上廉。属足阳明胃经。大肠之下合穴。在小腿外侧，犊鼻下6寸，犊鼻与解膝连线上；或于足三里与下巨虚连线的中点取穴；一说在"膝下四寸"（《针灸大全》）。布有腓肠外侧皮神经及隐神经的分支，深层正当腓深神经；并有胫前动、静脉通过。主治腹痛胀满、肠鸣泄泻、痢疾、便秘、肠痈、脚气、膝胫酸痛、下肢痿痹以及阑尾炎、胃肠炎、细菌性痢疾等。直刺1～1.5寸。艾炷灸3～7壮；或艾条灸5～15分钟。

上厥下竭shàngjuéxiàjié　病机。上厥指阴阳气不相顺接，而使人突然昏倒不省人事；下竭，指下部真阴真阳衰竭。实质上，是指下部真元亏竭引致昏厥的病机。

上棱骨shànglénggǔ　人体部位名。见《伤科汇纂》。髃骨的别称。

上廉shànglián　❶经穴名。代号LI9。出《针灸甲乙经》。《圣济总录》称手上廉。属手阳明大肠经。位于前臂背面，肘横纹下3寸，阳溪穴与曲池穴连线上。布有前臂背侧皮神经，桡神经深支；桡动脉肌支与头静脉。主治头痛，目眩，肠鸣腹痛，肩膊酸痛，手臂麻木，上肢不遂等。直刺0.5～1寸。艾炷灸3～5壮；或艾条灸5～10分钟。❷经穴别名。即上巨虚，见该条。❸廉，即边缘；上廉，即某处的上侧缘。《灵枢·经脉》："大肠手阳明之脉，起于大指次指之端，循指上廉，出合谷两骨之间。"

上廉泉shàngliánquán　经外奇穴名。位于廉泉穴上1寸。或于前正中线颌下1寸，当舌骨与下颌缘之间凹陷处取穴。有下颌舌骨肌，颏舌骨肌间至舌体。布有舌动、静脉及舌神经，舌下神经分支。主治声音嘶哑，舌肌麻痹，咽炎，扁桃体炎，口腔炎等。向舌根方向斜刺0.5～1寸。

上髎shàngliáo　经穴名。代号BL31。出《针灸甲乙经》。属足太阳膀胱经。位于骶部，在第一骶后孔中，约当髂后上棘与骶正中线之中点。布有第一骶神经后支和骶外侧动、静脉后支。主治腰骶疼痛，月经不调，赤白带下，大小便不利，下肢痿痹等。直刺1～1.5寸。艾炷灸3～7壮；或艾条灸5～15分钟。

上髎手法shàngliáoshǒufǎ　正骨手法。见《伤科汇纂》卷一。即上骱手法。详该条。

上林shànglín　经穴别名。《圣济总录》："上林，穴在三里下一夫。"所指即上巨虚。见该条。

上临shànglín　运气术语。即司天。《素问·气交变大论》："上临少阴少阳。"凡火运太过之年是戊年，又值少阴司天，是戊子、戊午年；少阳司天是戊申、戊寅年。

上马shàngmǎ　推拿穴位名。即二人上马。见该条。

上马痈shàngmǎyōng　病名。出《疡科准绳》卷四。即生于左臀下摺纹中之外痈。参见"外痈"条。

上门shàngmén　经穴别名。出《针灸甲乙经》。即幽门，见该条。

上皮疹shàngpízhěn　即马牙。详该条。

上痞shàngpǐ　病证名。指上焦闭寒不通所致的痞证。《华氏中藏经·辨三痞论并方第四十六》："上痞者，头眩目昏，面赤心悸，肢节痛，前后不仁，多痰，短气，惧火，喜寒，又状若中风之类者是也。"宜用桑白皮、槟榔、木通、大黄、黄芩、泽泻等药。参见痞有关条。

上脾shàngpì　人体部位名。见《证治准绳·杂病》。即上睑。详该条。

上品shàngpǐn　《神农本草经》药物分类法中之一类。详"三品"条。

上品锭子shàngpǐndìng·zi　《外科理例·补遗》方。白矾二两，乳香、没药各三钱五分，牛黄三钱，白砒一两五分。先将砒末入泥罐内，次用矾末盖之，以炭火煅令烟尽，取出研细末，后加余药末，糯米糊和为梃子，状如线香，阴干，每次一锭放疮内，疮露在外者，更用蜜水调搽或干上。治痔疮。

上七节shàngqījié　古法测量体长时1～7胸椎的合称。《灵枢·骨度》："故上七节至于膂骨，九寸八分分之七。"参见"上节"条。

上气shàngqì　❶指人体上部之气，包括心、肺之气。《灵枢·口问》："故上气不足，脑为之不满，耳为之苦鸣，头为之苦倾，目为之眩。"《灵枢·大惑论》："上气不足，下气有余，肠胃实而心肺虚。"❷指气逆壅上的证候。多由外感六淫，痰气凝结，肺道壅塞所致。《诸病源候论·咳嗽上气候》："肺主气，气有余则喘咳上气，此为邪搏于气，气壅不得宣发，是为有余，故咳嗽而上气也。其状喘咳上气，多涕唾而面目胕肿，气逆也。”《济生方·喘》：“亦有痰停胃脘，痰与气搏，肺道壅塞，亦令人上气。”《证治准绳·杂病》：“上气者，盖气上而不下，升而不降，痞满膈中，气道奔迫，喘息有音者是也。”以宣肺祛邪，降气化痰为主。参见“喘证”各条。

上气不足shàngqìbùzú 病机。指五脏六腑上升于头部的精气不足。《灵枢·口问》：“故上气不足，脑为之不满，耳为之苦聋，头为之苦倾，目为之眩。”

上气海shàngqìhǎi ❶指膻中。见气海条。❷膻中穴别名。见《类经图翼》。详膻中条。

上气鸣息shàngqìmíngxī 病证名。见《肘后备急方》。指气喘而见痰鸣声音。《诸病源候论·上气鸣息候》：“肺主于气，邪乘于肺则肺胀，胀则肺管不利，不利则气道涩，故气上喘逆，鸣息不通。”参见“痰喘”“痰甚喘”“齁喘”“哮证”条。

上窍shàngqiào 指眼、耳、口、鼻。《素问·阴阳应象大论》：“清阳出上窍。”参见“七窍”条。

上清散shàngqīngsǎn ❶《御药院方》卷一方。川芎、郁金、芍药、荆芥穗、芒硝各半两，薄荷叶、乳香、没药各一钱，冰片半钱。为细末，每用一字，嗃鼻。治头痛，眉棱骨痛，眼痛不可忍者。❷《丹溪心法》卷四方。川芎、薄荷、荆芥穗各半两，芒硝、石膏、桔梗各一两（或加冰片三分）。为细末，每次一字，口含水嗃鼻。治上焦风热，鼻塞不通，头目不清。

上清丸shàngqīngwán 见《北京市中药成方选集》。川芎、薄荷、荆芥各0.5kg，连翘、菊花、白芷各3kg，防风、桔梗、炒栀子各1kg，大黄3.5kg，黄柏2kg，黄芩5kg。为细末，水泛为丸，每服6g，温开水送下。功能清热散风，消肿止痛，治肺胃积热，风火牙疼，头目晕眩，大便秘结，小便黄赤。本方由《丹溪心法》上清散加减而来。

上清紫庭追痨仙方论shàngqīngzǐtíngzhuīláoxiānfānglùn 见“急救仙方”条。

上取shàngqǔ 即从上施治。❶有上病上取或下病上取，或指吐法。《素问·五常政大论》：“上取下取，内取外取，以求其过。”❷针刺上部穴位治疗上部疾病。如气积胸中，针人迎、天突、廉泉等穴位。《灵枢·卫气失常》：“其气积于胸中者，上取之。”参见“下病上取”“外取”条。

上热衄血shàngrènǜxiě 病证名。见《丹溪心法附余》卷十一。指膈以上蕴热所致的衄血。《证治要诀·诸血门》：“上膈极热而衄者，金沸草散去麻黄、半夏，加茅花如荆芥数。”《张氏医通·衄血》：“六脉俱大，按之空虚，心动面赤，善惊上热，乃手少阴心火旺，而上熏于肺脉也，三黄补血汤。”亦可由肾经虚火，浮游上行所致，兼见腰痛、项背痛、头昏、足厥冷等症，宜用止衄散（生地、白芍、黄芪、赤苓、当归、阿胶）去黄芪，加骨碎补、怀牛膝、续断、玄参、葛根，续用地黄汤加天冬、阿胶、五味子之类以滋补肾阴（见《血证论·鼻衄》）。参见“衄血”条。

上热下寒shàngrèxiàhán ❶热在上而寒在下，寒热错杂的病理变化。❷证候名。泛指上部有热下部有寒的证候。①厥阴病证型之一。亦即寒热错杂表现之一。患者在同一时期内，上部表现为热性、下部表现为寒性的证候。如外感病误用攻下，引致大泻不止，津液损伤，使热邪上升而咽喉痛，甚则咯黄痰或血痰；寒盛于下则泄泻、肢冷、脉沉迟。《灵枢·刺节真邪》：“上热下寒，视其虚脉而陷之于经络者取之，气下乃止，此所谓引而下之者也。”参“厥阴病”条。②指下元虚寒，导致阳气上越之证。《中医临证备要·上热下寒》：“足胫寒冷，面反微红似酣，兼见形寒，脉沉细，或伴大便泄泻，系下元虚寒，阳气上越，称做‘戴阳’，为虚脱证名之一。急用白通汤回阳。”参见“寒热错杂”“戴阳”条。

上山虎shàngshānhǔ 中药材。见《广西中兽医药用植物》。为入地金牛之别名，详该条。

上商shàngshāng 运气术语。出《素问·五常政大论》。商为金音，故上商指阳明燥金司天。

上盛shàngshèng ❶人体上部邪气盛。《灵枢·卫气》：“上盛则热痛。”❷指人迎脉浮盛的脉象。《素问·脉要精微论》：“上盛则气高。”

上盛下虚shàngshèngxiàxū 即上实下虚。详该条。

上石疽shàngshíjū 病名。石疽的一种。见《医宗金鉴》卷六十四。由肝经郁结、气血凝滞经络所致。生于颈项两侧，或左或右，小如豆粟，大如桃李，坚硬疼痛。初起体实者，宜服舒肝溃坚汤；气虚者，服香贝养荣汤。外用葱白、蜂蜜捣敷。日久不消者，以阳燧锭每日灸之，以或消，或软，或将溃为度。溃后用海浮散，或八宝珍珠散合红升丹外撒，盖以膏药。相当于肿瘤及淋巴结肿。参见“石疽”条。

上实下虚shàngshíxiàxū ❶又称上盛下虚。由肝肾不足，阴虚于下，阳亢于上。一方面出现腰膝酸软无力、遗精等下虚证；另一方面出现胁痛、头眩、头痛、目赤、烦躁易怒等肝阳上亢的表现。《素问·三部九候论》：“上实下虚，切而从之。”❷邪气实于上而正气虚于下之证。如素患脾肾两虚、腹泻便溏的病人，又感时邪，眼红痛痒，头痛恶风。

上士shàngshì 周代医疗工作者的一种职称。参见“医师”条。

上鼠疽shàngshǔjū 病名。出《疡医准绳》卷三。即上搭手。见该条。

上树蜈蚣shàngshùwúgōng 中药材。❶见《重庆草药》。为走游草之别名。❷见《分类草药性》。为常春藤之别名。各详该条。

上水鱼shàngshuǐyú 病名。出《疡医准绳》卷五。由血热为外寒所束，血瘀凝结而成。其证肿如高埂，长若鱼形，色紫作痛。治宜用砭法，兼用二黄散香油调敷，内治参见“委中毒”条。

上巳菜shàngsìcài 中药材。见《闽东本草》。为荠菜之别名，详该条。

上损及下shàngsǔnjíxià 虚损病由上部脏腑发展到下部脏腑的病机。虚损是因五脏久虚而产生的多种疾病的总称。自肺损开始，而损及心、胃、肝、肾，称上损及下；反之自肾损开始，而损及肝、脾、心、肺的称下损及上。《景岳全书·杂证谟》：“按此上损下损之说，其义极精，然有未尽者……盖自上而下者，先伤乎气，故一损损于肺，则病在声息肤腠，二损损于心……自下而上者，先伤乎精，故一损损于肾。”

上天心shàngtiānxīn 推拿穴位名。即大天心。见该条。

上痛shàngtòng 病名。见《喉证明辨》卷三，即上腭痛。

上脱shàngtuō 病证名。脱证的一种。《张氏医通·脱》：

S

“上脱者，皆是思虑伤神，其人多汗，面如渥丹，妄见妄闻，如有神灵，闭目转盼，觉身非己有，恍若离魂者然。”详“脱”条。

上脘shàngwǎn ❶指胃脘上口贲门部。《金匮要略·腹满寒疝宿食病脉证治》：“宿食在上脘，当吐之，宜瓜蒂散。”❷经穴名。代号CV13。出《针灸甲乙经》。《脉经》名上管。别名胃脘。属任脉。任脉、足阳明、手太阳之会。位于腹正中线，脐上5寸。布有第七肋间神经前皮支和腹壁上动、静脉。主治胃痛，呃逆，呕吐，反胃，癫痫，以及急、慢性胃炎，消化性溃疡，胃下垂，食管痉挛等。直刺1～1.5寸。艾炷灸5～7壮；或艾条灸10～20分钟。

上下配穴法shàngxiàpèixuéfǎ 配穴法之一。指上部和下部穴位配合应用。如牙痛取上肢的合谷，下肢的内庭；胃痛取上肢的内关，下肢的足三里等。

上下虚实shàngxiàxūshí 病机。将虚实状态按上下部位进行分类的一种方法。如正气虚于上，邪气实于下的称为上虚下实；反之，邪气实于上，正气虚于下的称为上实下虚。参见各条。

上消shàngxiāo 病名。消渴的一种。又称膈消、消心。《素问病机气宜保命集·消渴论》：“上消者上焦受病，又谓之鬲消病也。多饮水而少食，大便如常，或小便清利，知其燥在上焦也。”本病以大渴引饮为主症，或见小便甜。多因心肺火炽所致。治法宜以清心肺为主。可兼清其胃。方用消渴方、麦门冬饮子、二冬汤、人参白虎汤、止消润燥汤等。亦可因命火上浮所致。《医碥·消渴论》：“下焦命门火不归元，游上肺则为上消……以八味肾气丸，引火归原，使火在釜底。水火既济，气上熏蒸，俾肺受湿润之气而渴疾愈矣。”参见“下消”“肾消”条。

上星shàngxīng 经穴名。代号GV23。出《针灸甲乙经》。别名神堂。属督脉。位于头正中线，入前发际1寸。布有额神经分支，额动、静脉分支及颞浅动、静脉分支。主治头痛，目眩，目赤痛，鼻塞，鼻出血，癫狂，痫证；以及前额神经痛，鼻炎，角膜炎，近视等。沿皮刺0.5～0.8寸。艾条灸5～10分钟。

上行隆shàngxínglóng 藏医学名词。音译为紧久隆。它存在于人体的胸部，并运行于鼻部、舌头和喉头部位。它司人体的发声，使人面色红润而有光泽，充满活力，精神振奋，善于思考。

上虚下实shàngxūxiàshí ❶正气虚于上而邪气实于下的病理变化。❷证候名。正气虚于上，邪气实于下的证候。如气虚脱肛患者合并肛周感染，上见头眩耳鸣，下见肛周灼热疼痛，法当先治其实，后治其虚。又如病人素有怔忡心悸，心血虚损之证，属上虚，又患湿热痢疾，腹痛，下利赤白，一日多次，苔黄腻等邪气实于下之证。由于上虚，治疗时不能一意攻伐。

上牙床shàngyáchuáng 上列齿的牙床。详“牙床”条。

上牙床骨shàngyáchuánggǔ 即上颌骨的齿槽突。载附上颌齿。

上医本草shàngyīběncǎo 食疗著作。4卷。明代赵南星撰。刊于1620年。本书选录《本草纲目》中可供食用的药物约200种编成。内容无新的补充和发挥。

上龈里shàngyínlǐ 经外奇穴名。出《备急千金要方》。位于口内上唇黏膜上，当与水沟穴相对处。主治黄疸等。直刺0.1～0.2寸；或点刺出血。

上迎香shàngyíngxiāng 经外奇穴名。代码EX－HN8。出《银海精微》。别名鼻通、鼻穿、穿鼻，位置缺如。在面部，当鼻翼软骨与鼻甲的交界处，近鼻唇沟上端处。布有筛前神经，滑车下神经，眶下神经分支和面动、静脉。主治过敏性鼻炎，肥大性鼻炎，萎缩性鼻炎，鼻旁窦炎，鼻瘜肉，烂弦火眼，感冒头痛等。沿皮刺0.5～1寸。

上用方shàngyòngfāng 见“幼幼集”条。

上羽shàngyǔ 运气术语。出《素问·五常政大论》。角、徵、宫、商、羽五音分别配属木、火、土、金、水五行，故上羽指太阳寒水司天。

上燥治气shàngzàozhìqì 叶桂治疗上部燥证的经验。见《临证指南医案》。秋燥外袭，伤人肺气，症见身热头痛，干咳无痰，咽喉干痛，甚或痰中带血。宜辛凉润肺，或结合清气，用桑叶、杏仁、玉竹、沙参、梨皮、香豉等药，侧重气分治疗。

上正shàngzhèng 运气术语。出《素问遗篇·刺法论》。上，指司天之气；正，正位。即司天之正位。

上徵shàngzhǐ 运气术语。出《素问·五常政大论》。徵为火音，故上徵指少阴君火或少阳相火司天。

上杼shàngzhù 经穴别名。出《循经考穴编》。即大椎。见该条。

上渍shàngzì 证名。出《素问·风论》。王冰注：“上渍，谓皮上湿如水渍也，以多汗出故尔。”《类经》卷十五：“上渍者，身半以上，汗多如渍也。”

尚从善shàngcóngshàn 元代医家。因苦本草书繁冗，乃节删唐慎微《证类本草》，取药468味，于至正三年（1343）集成《本草元命苞》9卷。

尚方shàngfāng 指汉代复姓为尚方的医家。尚方本是秦汉时官名，其职责是为统治者制造各种器械，后来就有以此为姓的。汉末王莽与翟义争权，翟义失败，其同党王孙庆被捕，王莽令当时的太医尚方和技巧高超的屠夫共同剖割王孙庆，尚方并以竹丝探测其血脉管道及内脏的情况，“言可以治病”。

尚骨shànggǔ 经穴别名。出《循经考穴编》。即肩。见该条。

尚论后篇shànglùnhòupiān 见“尚论篇”条。

尚论篇shànglùnpiān 伤寒著作。原名《尚论张仲景伤寒论重编三百九十七法》，文繁难举，省称《尚论篇》。8卷。清代喻昌撰1648年。本书主要参考《伤寒论条辨》，但编次有所不同，内容有所补正。喻氏认为四时外感以冬月伤寒为大纲；伤寒六经之中，以太阳为大纲；太阳经中，又以风伤卫、寒伤营、风寒两伤营卫为大纲。其余《伤寒论》原文，则六经各自为篇。将合病、并病、坏病、痰病四类，附于三阳经末；将过经不解、差后劳复、阴阳易等，附于三阴经末。全书提纲挈领，条理比较清楚。本书于1763年江西黎川陈氏重刊时并为四卷，而别刻喻昌《尚论后篇》四卷，论述温证、伤寒、真中风、小儿诸症以及太阳阳明方、阳明少阳方、三阴及各证方等，与《尚论篇》合为8卷。现存多种刊本。

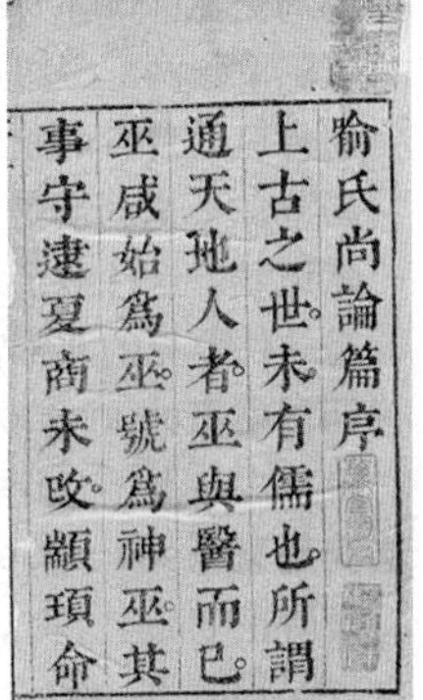
喻氏尚論篇序
上古之世。未有儒也。所謂
通天地人者。巫與醫而已。
巫咸始爲巫。號爲神巫。其
事守逮夏商未改。顓頊命

尚论篇

尚论张仲景伤寒论重编三百九十七法shànglùnzhāngzhòngjǐng shānghánlùnchóngbiānsānbǎijiǔshíqīfǎ 伤寒著作。见“尚

论篇”条。

尚天裕shàngtiānyù(1917—2002) 现代医家。山西万荣人。1944年毕业于西北医学院，留校任外科助教。1947年任南京陆海空军总医院外科住院总医师，1949年辗转至天津市立第一医院任外科主治医师，1951年参加抗美援朝医疗队，1952年回国后调往天津人民医院，历任骨科主治医师、副主任医师、主任医师及天津骨科研究所所长。1956年参加天津市第一期西学中班，开始接触了中医治疗骨折的方法，1958年从事中西医结合骨伤科研究工作。1975年调入中国中医研究院工作，曾任副院长、骨伤科研究所所长，九三学社中央委员，第五、六、七、八届全国政协委员，国务院学位委员会学科评议组成员，中华中医药学会常务理事、中国中西医结合学会常务理事，骨伤科专业委员会主任委员，《中华骨科杂志》和《中国骨伤》杂志主编。他综合中西医学之长，提出了“动静结合，筋骨并重，内外兼治，医患配合”的中西医结合治疗原则，形成了一套以内因为主导、小夹板固定为特点、手法整复和功能锻炼为主要内容的中西医结合治疗骨折的新疗法，并从多学科、多层次、多角度、多方法对骨折治疗进行了深入的临床和基础研究。共发表骨伤科论文17余篇，主编及参编著作34部，其中《中西医结合治疗骨折》被译成英、德、日文向国外发行。1988年获世界文化协会授予的“爱因斯坦科学奖”，1999年获“中国接骨学最高成就奖”，2001年获“中西医结合贡献奖”。

尚药典御shàngyàodiǎnyù 古医官职称。北齐和隋代尚药局均设是职。北齐尚药局设典御2人，统管医药事宜。

尚药监shàngyàojiān 北齐医官职称。属尚药局，设4名，协助掌管尚药局事务。

尚药局shàngyàojú 古代管理药品及其他有关事务的最高机构，南北朝时期北魏等朝归属门下省。至唐属殿下省。局内设奉御2人，官阶五品下。直长2人，掌管为帝王配制药物，并由文武长官1人监督。药成后，要由医佐、奉御、殿中监、皇太子等先后尝过，然后才可送给皇帝服用。

尚药局丞shàngyàojúchéng 后齐医官职称。尚药局中局丞2人，为局内高级官职。

尚药局瓷盒shàngyàojúcíhé 瓷质药盒。通高6.5cm，由上盖、下盒两部分组成，呈子母口扣合。盒盖顶部刻有龙纹，盒身口沿自右向左横刻“尚药局”，盒盖口沿亦横刻“尚药局”款。尚药局是宋代最高医药行政机构，既往仅见于文献记载，这件藏于浙江省博物馆的定窑“尚药局”款瓷盒是一件罕见的北宋宫廷御用药盒。

尚药局书吏shàngyàojúshūlì 唐代医官职称。共设4名，官阶从六品上。

尚药局直长shàngyàojúzhízhǎng 唐代医官职称。共设4名，官阶正七品上。

shao

烧存性shāocúnxìng 中药炮制法之一。把植物药烧至外部枯黑，里面焦黄为度，使药物一部分炭化，另一部分还能尝出原有的气味，即存性。烧存性是直接用火烧焦，另有炒存性是用间接的火炒焦，两者操作上有所不同。

烧浆shāojiāng 病证名。出清代翟良《痘科类编释意》。痘疮收靥时发热的证候。详收靥条。

烧脾散shāopísǎn 《重订严氏济生方》方。干姜（炮）、厚朴（姜炙）、草果仁、缩砂仁、神曲（炒）、麦芽（炒）、橘红、高良姜（炒）、甘草（炙）各等分。为细末，每服三钱，用热盐汤点服，不拘时。功能温中祛寒，理气化滞。治饮啖生冷果菜，寒留中焦，心脾冷痛不可忍，及老幼霍乱吐泻。

烧山火shāoshānhuǒ 针刺手法名。出明代徐凤《针灸大全》。其法将预定针刺深度分为浅（天部）、中（人部）、深（地部）3层，操作时，由浅至深，每层紧按慢提9次，如此反复几遍（称几度），至病人自觉某一局部或全身有温热感时出针，并揉闭其孔；有引经通气，益阳补虚的作用。适用于一切顽麻冷痹及虚寒之证。凡经施术5~7度后，如无热感出现，宜即出针，另换他法。

烧伤shāoshāng 病名。见《千金翼方》卷二十。又名火烧疮、汤泼火烧。是由接触物理性高温或强酸、强碱等化学因素所引起的损伤。轻浅者一般不影响内脏功能，仅局部皮肤呈现红晕、起疱或腐烂；重者损害面积大而深，皮焦肉烂，热毒炽甚，耗伤体内阴液。甚则热毒内攻，出现口渴、发热、神昏、便秘、小便不利等症。轻者只须外治，用地榆、大黄等量，冰片少许研末，香油调敷。重者宜内服清热解毒、凉营息风之剂。选用黄连解毒汤、犀角地黄汤、羚角钩藤汤等。若病久体弱者宜补气养血，用八珍汤。外治包括清洗疮面、水泡处理、清除焦痂或植皮处理，亦可涂敷上述药膏。

烧肾散shāoshènsǎn 《卫生宝鉴》卷十方。炮附子、川椒（去目）、磁石（醋淬）各一两。为末，用猪肾一个细切，葱、薤白各一分，入药末一钱，盐一字，和匀，用湿纸裹，在灰火内煨熟，空腹细嚼，酒调稀粥送下。治耳聋。

烧蚀疗法shāoshíliáofǎ 外治法。即用具有腐蚀性的药物点敷或点滴在病变部位上，以治疗疾病皮肤上的疣、痣、瘤、鸡眼等的方法。

烧炭存性shāotàncúnxìng 中药炮制方法。也称制炭存性，即药材或切制品（生片）通过炒、煅至适宜程度制成炭时，又须保持药材固有性能的炮制要求。参见“炒”“煅”各条。

烧药shāoyào 焚烧以驱除疫气的药剂。《备急千金要方》：“辟温气，杀鬼，烧药方。雄黄……蜜蜡（八斤），右十六味，末之，以蜜蜡和为丸，如弹许大。朝暮及夜中，户前微火烧之。”

烧针shāozhēn 出《伤寒论》。即温针。见该条。

烧针丸shāozhēnwán 《古今医鉴》卷十三方。铅丹、朱砂、枯矾各等分。为末，枣肉为丸，黄豆大，每服三至四丸，戳针尖上，于灯焰上烧存性，研细，凉米泔水调下。治小儿吐泻。

烧灼灸shāozhuójiǔ 与温和灸相对而言，凡可使患者产生烧灼感觉的灸法，称之为烧灼灸，如化脓灸等。

芍药柏皮丸sháo · yaobòpíwán ❶《宣明论方》卷十方。白芍药、黄柏（去皮）各一两，当归、黄连各半两。为末，泛水为丸，梧桐子大，每服三十丸，食前水送下。治脏毒下血，及湿热痢疾。❷《素问病机气宜保命集》卷中方。芍药、黄柏各等分。为细末，醋糊为丸，梧桐子大，每服五十至二百丸，食前温水送服。治大肠泻，溲而便脓血，发于春分至立秋者。

芍药地黄汤sháo · yaodìhuángtāng 《外台秘要》卷二方。即犀角地黄汤第一方，见“犀角地黄汤”条。

芍药防风汤sháo · yaofángfēngtāng 《医宗金鉴 · 痘疹心法

要诀》卷五十八方。升麻、防风、陈皮、桔梗、川芎、炒白芍、甘草、厚朴（姜炒）。水煎服。治小儿痘出不快，发热腹痛而烦躁者。

芍药甘草附子汤sháo·yaogāncǎofùzǐtāng 《伤寒论》方。芍药、炙甘草各三两，炮附子一两。水煎，分三次服。治外感风寒，发汗病不解，阴阳俱虚，反恶寒者。

芍药甘草汤sháo·yaogāncǎotāng 《伤寒论》方。白芍药、炙甘草各四两。水煎去渣，分两次服。功能缓急止痛。治腿脚挛急，或腹中疼痛。实验研究：有镇静、镇痛、松弛平滑肌等作用。

芍药黄连汤sháo·yaohuángliántāng 《素问病机气宜保命集》卷中方。芍药、黄连、当归各半两，大黄一钱，肉桂半钱，炙甘草二钱。为粗末，每服五钱，水煎服。治大便后下血，腹中痛。若痛甚者，加木香、槟榔末一钱调服。

芍药黄芪汤sháo·yaohuángqítāng ❶《备急千金要方》卷三方。芍药四两，黄芪、白芷、桂心、生姜、人参、川芎、当归、干地黄、甘草各二两，茯苓三两，大枣十枚。为粗末，水、酒各半煎服，日三次。治产后脘腹痛。《千金翼方》无人参、当归、川芎、地黄、茯苓。❷《赤水玄珠》卷十一方。黄芪二两，白芍药、白术各一两半，甘草一两。每服五钱，加煨姜三片，大枣一枚，水煎服。治虚劳，自汗不止。

芍药黄芩汤sháo·yaohuángqíntāng 《卫生宝鉴》卷十六方。即黄芩芍药汤，见该条。

芍药清肝散sháo·yaoqīnggānsǎn 《原机启微》卷下方。白术、川芎、防风、桔梗、羌活、滑石、石膏各三分，芍药、炙甘草、荆芥、前胡、薄荷、黄芩各二分半，栀子、知母、柴胡各二分，大黄四分，芒硝三分半。为粗末，水煎，食后服。治眵多模糊，干涩羞明，赤脉贯睛，大便秘结者。

芍药汤sháo·yaotāng ❶《素问病机气宜保命集》卷中方。芍药一两，当归、黄芩、黄连各半两，大黄三钱，肉桂二钱半，槟榔、木香、炙甘草各二钱。为粗末，每服半两，水煎服。功能清热解毒，调气和血。治湿热痢，腹痛便脓血，赤白相间，里急后重，肛门灼热，小便短赤。若圊如血痢，渐加大黄；汗后脏毒，加黄柏半两。方中芍药、当归养血和血，缓急止痛，使血行则便脓自愈；木香、槟榔行气导滞，使气调则后重自除；然湿热不除，则下痢不止，故又用黄芩、黄连清热解毒，燥湿止痢；大黄既可助芩、连清热燥湿，又可推荡积滞下行，使积去痢自止；肉桂既可助归、芍行血，又可防芩、连大寒凝滞之弊，为反佐药；炙甘草和中缓急，调和药性。诸药合用，热毒得解，气血得调，则下痢脓血诸症自除。本方具有较好的抗菌、消炎作用。❷《素问病机气宜保命集》卷下方。芍药一斤，黄芩、茯苓各六两。为粗末，每服半两，水煎服，日三次。治产后诸积。❸《备急千金要方》卷三方。①芍药六两，生姜、桂心各三两，甘草二两，大枣十二枚，饴糖八两。前五味为粗末，水煎去渣，入饴糖烊化，分三次服。治产后少腹痛。②白芍药、干地黄、牡蛎各五两，桂心三两。为粗末，水煎，分三次服。治产后虚热头痛，及腹中拘急作痛。若遍身发热，加黄芩二两。❹《证治准绳·疡医》卷二方。赤芍药、石膏、犀角（镑）、麦冬、荠苨、木通各二两，朴硝、升麻、玄参、生甘草各一两。为粗末，每服五钱，水煎，不拘时服。治胃脘积热结聚为痈。❺《证治准绳·女科》卷四方。芍药、生姜各四两，厚朴二两，甘草、当归、白术、人参各三两，薤白（切）一升。为粗末，以水五升、清酒四升煎后分三次服（一方用乌雌鸡煮汁煎药），日二次，夜一次。治妊娠八月，触犯风寒，头目昏眩，寒热体痛，或绕脐寒痛，或腰背冷痛，时时小便，白如米汁，或青或黄，胎动不安等证。❻《张氏医通》卷十五方。白芍药（酒炒）、炙甘草、忍冬、茯苓、黄芩各等分，薏苡仁量加倍。水煎服。治痘将靥而微痒。

芍药知母汤sháo·yaozhīmǔtāng 《三因极一病证方论》卷三方。桂心、知母、防风各四两，芍药、炙甘草、麻黄、炮附子各三两（一方有白术、川芎、杏仁、半夏）。为粗末，每服四钱，加生姜五片，水煎，空腹服。治诸肢节疼痛，身体尪羸，脚肿如脱，头眩，短气，温温欲吐。本方由《金匮要略》桂枝芍药知母汤减味而来。

芍药栀豉汤sháo·yaozhīchǐtāng 《伤寒保命集》方。芍药、当归、栀子各五钱，豆豉半合。为粗末，每服一两，水煎服。治产后虚烦不眠。

韶子sháozǐ 中药材。出《本草拾遗》。又名山韶子、毛荔枝、毛召。为无患子科植物海南韶子 *Nephelium lappaceum* L. var. *topengii*（Merr.）How et Ho 的果实。分布广东、广西、云南等地。甘、酸，温。①治痢疾。煎服：9～15g。②治口腔炎，溃疡。煎水洗。种仁含油36.28%。果皮含鞣质23.65%。

少精shǎojīng 病证名。又称精少。指性交时泄精量少，甚者只有一二滴。《诸病源候论·虚劳少精候》："肾主骨髓，而藏于精。虚劳肾气虚弱，故精液少也。"多由先天不足，房室不节，或劳心过度，饮食不调而耗精所致。治宜补肾益精。用生髓育麟丹、添精嗣续丸、鹿茸丸、补益地黄丸等方。

少理shǎolǐ 皮肤上细小的皱纹。《灵枢·阴阳二十五人》："面多少理。"

少瞑shǎomíng 病证名。闭目曰瞑。少瞑是睡而少寐之意。《灵枢·大惑论》："卫气之留于阳也久，故少瞑焉。"详见"不寐"条。

少气shǎoqì 症名。出《素问·玉机真藏论》。指呼吸微弱短促，言语无力的表现。可由脏气虚弱或水饮内聚所致。《诸病源候论·少气候》："所由藏气不足故也。肺主于气而通呼吸，藏气不足，则呼吸微弱而少气。胸痛少气者，水在藏府，水者阴气，阴气在内，故少气。"亦有因痰气、食积内阻所致者。《溪医述·病症辨异》："少气者，气少不足于言……由里气因痰或食或饮碍其升降之路使然。"参见"短气""气促"条。

少食而肥shǎoshíérféi 病证名。指食纳虽少但体肥胖的病证。《脾胃论》："脾胃俱旺，则能食而肥；脾胃俱虚，则不能食而瘦，或少食而肥，虽肥而四肢不举，盖脾实而邪气盛也。"

少食养生法shǎoshíyǎngshēngfǎ 饮食养生方法。节食养生，首倡于《黄帝内经》，认为食饮有节，百病莫生。少食之所以能养生，《老老恒言》认为："凡食总以少为有益，脾胃磨运，乃化精液，否则极易之物，多食反致受伤，故曰少食以安脾也。"

少食易饱shǎoshíyìbǎo 病证名。脾胃受纳不佳的病证。《幼科发挥》："儿有少食而易饱者，此胃之不受，脾之不能消也。宜益胃之阳，养脾之阴。"用异功散合小建中汤加减。

S

少血shǎoxuè　病证名。指津血虚少。《素问·脉要精微论》："肾脉搏坚而长，其色黄而赤者，当病折腰；其软而散者，当病少血，至令不复也。"王冰注："肾主水，以生化津液，今肾气不化，故当病少血，至令不复也。"

少冲shàochōng　经穴名。代号HT9。出《针灸甲乙经》。别名经始。属手少阴心经。井（木）穴。位于小指桡侧指甲角旁0.1寸。布有来自尺神经的指掌侧固有神经和指掌侧固有动、静脉所形成的动、静脉网。主治发热，昏迷，晕厥，心痛，心悸，胸痛，癫狂等。斜刺0.1~0.2寸；或点刺出血。艾炷灸1~3壮；或艾条灸5~10分钟。

少府shàofǔ　经穴名。代号HT8。出《针灸甲乙经》。属手少阴心经。荥（火）穴。位于手掌第四、五掌骨之间，平劳宫穴。布有来自尺神经的第四指掌侧总神经和指掌侧总动、静脉。主治胸痛，心悸，小指拘挛，掌中热，皮肤瘙痒，小便不利，遗尿等。直刺0.3~0.5寸。艾炷灸1~3壮；或艾条灸3~5分钟。

少腹shàofù　体表部位。❶指腹的下部，位于脐与骨盆之间。又称小腹。《灵枢·经脉》："是动则病腰痛不可以俛仰，丈夫㿗疝，妇人少腹肿。"❷指脐下腹部两旁，见《伤寒直格》卷上。

少腹急结shàofùjíjié　症名。指下腹部板滞、坚硬。为下焦蓄血的主要症状之一。《伤寒论·辨太阳病脉证并治》："太阳病不解，热结膀胱，其人如狂，血自下，下者愈。其外不解者，尚未可攻，当先解外。外解已，但少腹急结者，乃可攻之，宜桃核承气汤。"参见"伤寒蓄血"条。

少腹拘急shàofùjūjí　症名。即自觉下腹部牵引不适，可兼见小便异常等。《金匮要略·血痹虚劳病脉证并治》："虚劳腰痛，少腹拘急，小便不利者，八味肾气丸主之。"除肾气虚寒者外，湿浊瘀热蕴结下焦亦可导致。本症可见于尿路感染、慢性前列腺炎及慢性盆腔炎等疾患。

少腹疽shàofùjū　病名。出《外科真诠》卷上。即小腹痈。见该条。

少腹满shàofùmǎn　症名。指小腹胀满。出《素问·玉机真藏论》。亦称小腹满。详"小腹满"条。

少腹痛shàofùtòng　病症名。出《素问·五常政大论》。少，通小。即小腹痛。详该条。亦指小腹两旁疼痛。《医学从众录·心痛续论》："小腹两旁谓之少腹，少腹痛者，乃厥阴肝脏之部，又为胞中之血海。盖胞中之水，主于少阴，而胞中之血，主于厥阴也。痛者，厥阴肝气，不合胞中之血而上行也。肝脏不虚者，当疏通以使之上；肝脏虚者，当补益以助其下。"《杂病源流犀烛·腹少腹病源流》："若少腹痛，疝病为多，然有不尽由于疝者，其为症可辨。如痛而喜按，虚也，宜温补汤。痛不可按，实也，宜温气汤。痛而小便不利，湿热也，宜五苓散加大黄、滑石。痛而胀急，小便反利，死血也，宜和血汤。痛连阴茎，按之则止，肝血虚也，宜补血清热，用当归、生地、白芍、艾草、牛膝、麦冬、丹皮、童便、甘菊。有汗加人参、黄芪、枣仁、五味子。痛如绞急，不可忍耐，小便如淋，诸药不效，酒欲过度也，宜黄芩、木通、甘草三味，煎服立止。痛而按之有块，时胀闷，其痛不移处，瘀血已久也，宜延胡索、肉桂、香附、归尾、桃仁、砂仁。"参见"腹痛"条。

少腹血瘀证shàofùxuèyūzhèng　证候名。瘀血阻滞于少腹，症见少腹刺痛或胀痛、拒按，或可触及包块，或二便不调，舌紫黯或有斑点，脉弦涩等，治宜活血祛瘀，温经止痛。参见"少腹逐瘀汤"条。

少腹胀shàofùzhàng　病证名。指少腹胀满。出《素问·标本病传论》。详"腹胀""小腹满"条。

少腹逐瘀汤shàofùzhúyūtāng　《医林改错》卷下方。炒小茴香七粒，炒干姜二分，延胡索、没药、川芎、官桂各一钱，赤芍药、炒五灵脂各二钱，蒲黄三钱半，当归三钱。水煎服。功能活血祛瘀，温经止痛。治少腹瘀血积块疼痛；或有积块不疼痛，或疼痛而无积块；或少腹胀满；或经期腰酸少腹胀；或月经不调，其色紫黑，或有瘀块；或崩漏粉红兼白带，少腹疼痛等症。

少宫shàogōng　运气学说术语。出《素问·六元正纪大论》。按五音建运理论，宫代表土运，故不及之土运称为少宫。

少谷shàogǔ　经穴别名。出《针灸甲乙经》。即三间，见该条。

少关shàoguān　经穴别名。出《针灸甲乙经》。即阴交，见该条。

少海shàohǎi　经穴名。代号HT3。出《针灸甲乙经》。别名曲节。属手少阴心经。合（水）穴。位于肘横纹内侧端，与肱骨内上髁连线之中点，微屈肘取穴。布有前臂内侧皮神经；深层桡侧为正中神经，并有贵要静脉，尺侧下副动、静脉和尺返动、静脉。主治心痛，手颤，肘挛，臂麻，瘰疬等。直刺0.3~0.5寸。艾炷灸3~5壮；或艾条灸5~10分钟。

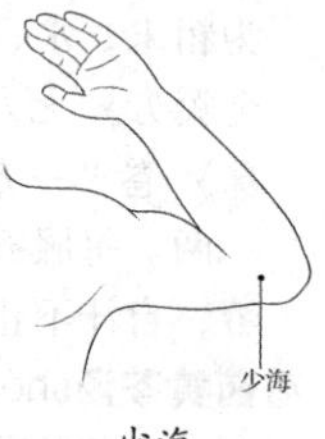

少海

少火shàohuǒ　指正常的、具有生气的火，是维持人体生命活动的阳气。《素问·阴阳应象大论》："少火生气。"

少火生气shàohuǒshēngqì　少火，指正常的阳气；气，指气机，即各种功能。少火有生发气机、维持生命活动的作用。《素问·阴阳应象大论》："壮火之气衰，少火之气壮。壮火食气，气食少火。壮火散气，少火生气。"《医学正传》卷一："少火生气，谓滋生元气……盖火不可无，亦可少而不可壮也，少则滋助乎真阴，壮则烧灼乎元气。"

少角shàojué　运气学说术语。出《素问·六元正纪大论》。按五音建运理论，角代表木运，故不及之木运称为少角。

少林风湿跌打膏shàolínfēngshīdiēdǎgāo　中成药。见《中华人民共和国药典（一部）》（2020）。生川乌16g，生草乌、乌药、白及、白芷、白蔹、土鳖虫、木瓜、三棱、莪术、当归、赤芍、肉桂各16g，大黄、连翘各32g，血竭10g，乳香（炒）、没药（炒）、三七、儿茶各6g，薄荷脑、水杨酸甲酯、冰片各8g。以上23味，加8.5~9倍重的橡胶、松香制成的基质，按照橡胶膏剂工艺制成。规格5cm×7cm；8cm×9.5cm。外用，贴患处。散瘀活血，舒筋止痛。适用于跌打损伤，腰肢酸麻，腹内积聚及风湿痛。

少林寺shàolínsì　中国著名的寺院。在今河南登封市西北少室山北麓。北魏孝文帝太和十九年（495）始建，隋文帝时（589—604）改名陟岵寺。唐改复原名。据清乾隆所修《一统志》称，印度迦佛佗禅师于隋时来中国，隋朝皇帝于嵩山为其建少林寺。后该僧弟子昙云等，辅佐唐太宗战胜王世充，立了卓越战功。此后寺僧经常练习武术，自成流派，成为国内有名的少林派拳术。这种拳术是与气功相结合的。

少商shàoshāng ❶经穴名。代号 LU11。出《灵枢·本输》。别名鬼信。属手太阴肺经。井（木）穴。位于拇指桡侧指甲角旁 0.1 寸处。布有来自前臂外侧皮神经和桡神经浅支的混合支，正中神经的指掌侧固有神经形成的末梢神经网和指掌侧固有动、静脉形成的动、静脉网。主治发热，昏迷，咳嗽，咽喉肿痛，癫狂，鼻衄等。斜刺 0.1～0.2 寸；或点刺出血。艾炷灸 3～5 壮；或艾条灸 5～10 分钟。❷运气学说术语。出《素问·六元正纪大论》。按五音建运理论，商代表金运，故不及之金运称为少商。

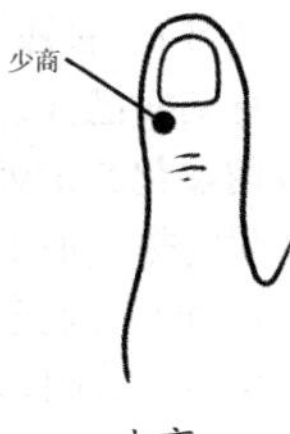

少商

少师shàoshī 传说中的上古时代医家。相传为黄帝臣子。旧说黄帝与少师等少数臣子论医药而创医药，是为附会之说。

少小客忤shàoxiǎokèwǔ 病名。出《备急千金要方》卷五。即客忤，详该条。

少辛shàoxīn 见《本草纲目》。为细辛之别名，详该条。

少阳shàoyáng 经脉名称之一。包括手少阳三焦经和足少阳胆经。与厥阴经互为表里。《素问·阴阳离合论》："厥阴之表，名曰少阳。"因位于半表、半里，有转输内外的枢纽作用，故有"少阳为枢"之说。参见"手少阳三焦经""足少阳胆经"条。

少阳病shàoyángbìng 病名。六经病之一。由邪热在半表半里所致。本病特征是口苦，咽干，目眩，往来寒热，胸胁苦满，心烦喜呕，嘿嘿不欲饮食，脉弦等。《伤寒论·辨少阳病脉证并治》："少阳之为病，口苦，咽干，目眩也。"又："本太阳病不解，转入少阳者，胁下满，干呕不能食，往来寒热，尚未吐下，脉沉紧者，与小柴胡汤。"《注解伤寒论》卷三："邪因正虚，自表之里，而结于胁下，与正分争，作往来寒热。"《伤寒微旨论·伤寒源篇》："少阳受之，少阳主胆，故胸胁痛而耳聋。"《伤寒辨证》卷四："邪在半表半里，则恶寒且热，故令寒热往来。少阳之脉行于两胁，故令胁痛。其经属于胆，胆汁上溢，故口苦。"《张氏医通·诸伤门》："若交少阳之经，则往来寒热，口苦胁痛，以其经居表里之半，邪欲入则寒，正与争则热，所以只宜和解，而有汗、下、利小便三禁。"本病多兼证。若有太阳表证时可兼用汗法，如柴胡桂枝汤证；若有阳明里证时可兼用下法，如大柴胡汤证、柴胡加芒硝汤证等。参见"太阳病""阳明病""寒热往来"等条。

少阳病辨证shàoyángbìngbiànzhèng 六经辨证。外感伤寒病过程中由于邪犯少阳胆腑，机枢失运，经气不利所表现的证候，以往来寒热、胸胁苦满、脉弦为辨证要点。本证之邪既不完全在表，又未完全入里，而是邪居半表半里，故又称半表半里证。

少阳腑病shàoyángfǔbìng 病证名。指少阳病热郁胆腑的病证。如口苦，咽干，目眩，胸闷呕吐。少阳腑病与少阳经病常同见，故均属小柴胡汤主治范围。

少阳经病shàoyángjīngbìng 病证名。指由于邪热郁于少阳经而产生胸胁苦满，往来寒热，心烦，胁痛等症，热邪介于半表半里。治宜小柴胡汤。

少阳经脚气shàoyángjīngjiǎoqì 病证名。脚气病之一。见《三因极一病证方论》卷三。指风寒暑湿流注足少阳胆经而成的脚气。症见口苦，善太息，胁痛，面垢，肌肤不泽，头额、目锐眦痛，缺盆并腋下马刀肿，自汗，振寒，发热，胸中、胁、肋、髀、膝外至胻绝骨外踝及诸节趾皆痛。若风胜者，自汗；寒胜者，无汗痛甚；暑胜者，热烦；湿胜者，重着肿满。治宜和解，用半夏左经汤等方。

少阳痉shàoyángjìng 病证名。指少阳病出现痉证者。《证治准绳·杂病》："若一目或左右斜视，并一手一足搐搦者，少阳痉也。"《医宗金鉴·订正伤寒论注》："身之侧属少阳，口眼㖞斜，手足牵引，两胁拘急，半身不遂，皆少阳痉也。"参见"痉"条。

少阳厥shàoyángjué 病证名。六经厥之一。《三因极一病证方论·叙厥论》："暴聋，颊肿，胁胻拘痛，名少阳厥……考其厥因，多以不胜乘其所胜，气不得行，遂致于逆。"参见"六经厥""厥证"条。

少阳脈shàoyángmài 经脉名。即足少阳经。马王堆汉墓帛书《阴阳十一脉灸经》："少阳脈（脉），毄（系）于外踝之前廉，上出鱼股之【外，出胁】上，【出耳前】。是勭（动）则病；【心与胁痛】，不可以反稷（侧），甚则无（無）膏，足外反，此为阳【厥】。是少阳脉【主】治。其所产【病：口痛，项痛，头】颈痛（痛），胁痛（痛），疟，汗出，节尽㾗痛（痛），脾（髀）〖外〗廉【痛】，□痛，鱼股痛（痛），厀（膝）【外廉】痛（痛），振寒，【足中指】踝<踝－痹>，为十二病。"

少阳头痛shàoyángtóutòng 病证名。❶指伤寒少阳病而见头痛者。见《兰室秘藏·头痛门》："少阳经头痛，脉弦细，往来寒热，柴胡为主。"❷指头痛而在少阳经脉循行部位者。《冷庐医话·头痛》："属少阳者，上至两角，痛在头角。"参见"头痛""三阳头痛"条。

少阳为枢shàoyángwéishū 经脉生理特点。出《灵枢·根结》。少阳主三阳之中，属半表半里，为出入的枢纽，故为枢。

少阳维shàoyángwéi 经外奇穴名。《外台秘要》："少阳维二穴，在内踝后一寸动筋中是。"所述位置似与足少阴肾经太溪穴同位。近代《针灸孔穴及其疗法便览》将其定位在太溪与复溜穴正中间。主治脚气，下腿慢性湿疹，狼疮，下肢麻痹等。直刺 0.3～0.5 寸。艾炷灸 3～5 壮；或艾条灸 5～10 分钟。

少阳之人shàoyángzhīrén "五态之人"的一种类型，出《灵枢·通天》。其外貌特征是"立则好仰，行则好摇，其两臂两肘，常出于背"。性格特征是"諟好自贵……高自宜，好为外交而不内附"。体质特征是"多阳而少阴，经小而络大，血在中而气外"。治疗时应"实阴而虚阳"，但"独泻其络脉则强，气脱而疾，中气不足，病不起也"。

少阳之体shàoyángzhītǐ 小儿体质特点之一。出张锡纯《医学衷中参西录（合订本）·医话·小儿痉病治法》。少阳，如阳之初生少而未壮之势，与稚阳之义略同。参见"稚阳稚阴""稚阳之体"条。

少阳之阳shàoyángzhīyáng 出《素问·皮部论》。少阳经之阳络。名枢持，详该条。

少阴shàoyīn 经脉名称之一。包括手少阴心经和足少阴肾经。与太阳经互为表里。《素问·阴阳离合论》："太阴之后，名曰少阴。"本经多气少血。因位于太阴与厥阴之间，起着转输内外的枢纽作用，故有"少阴为枢"之说。参见"手少阴心经""足少阴肾经"条。

少阴病shàoyīnbìng 病名。六经病之一。多因邪传少阴，心肾阳气衰微，阴寒内盛所致。本病特征是脉微细，但欲寐，四肢逆冷，下利清谷，甚至汗出亡阳等。《伤寒论·

辨少阴病脉证并治》："少阴之为病，脉微细，但欲寐也。"《注解伤寒论》卷六："少阴为病，脉微细，为邪气传里深也。卫气行于阳则寤，行于阴则寐。邪传少阴，则气行于阴而不行于阳，故但欲寐。"《伤寒指掌》卷二："少阴证，仲景以脉微细，但欲寐为主病。此指正气之虚，非示邪气之实也……引衣蜷卧，下利清谷，腹痛吐泻，是少阴虚寒见证。"治宜温经回阳，如四逆汤等方。其病可从三阳病传变而致，亦有因寒邪直中少阴引起。少阴病如见阴虚火旺，为热伤肾阴证。《伤寒溯源集·少阴热证》："热邪内郁而心烦不得卧，致手足两少阴俱受病也，以黄连阿胶汤主之者，所以泻心家之烦热，益肾脏之真阴也。"参见"伤寒""六经病"条。

少阴病辨证shàoyīnbìngbiànzhèng　六经辨证。外感伤寒病变发展到后期，呈现全身性虚惫所见证候的概括，病位主要在心、肾，有从阴寒化和从阳热化两种情况。从阴寒化以无热，肢厥，下利，脉微为辨证要点；从阳热化以心烦失眠，口燥咽干，舌尖红，脉细数为辨证要点。

少阴甘桔汤shàoyīngānjiétāng　《外科正宗》卷二方。桔梗二钱，甘草一钱，陈皮、川芎、黄芩、柴胡、玄参各六分，羌活、升麻各四分。加葱白一根，水煎，不拘时服。治少阴咽痛，头眩，脉沉细而身犹热者。

少阴寒化shàoyīnhánhuà　❶指少阴病心肾阳虚阴盛，从阴化寒的病理变化。发生于外感热病后期的危重阶段。❷证候名。少阴心肾阳衰，阴寒内盛，以无热恶寒，精神萎靡，但欲寐，四肢逆冷，下利清谷，脉微细或沉微欲绝等为常见症的少阴病证。

少阴经脚气shàoyīnjīngjiǎoqì　病证名。脚气病之一。见《三因极一病证方论》卷三。指风寒暑湿流注足少阴肾经而成的脚气病。症见腰脊痛，小趾之下连足心，循内踝入跟中，上腨内出腘中内廉及股内皆痛，气上冲胸咽，饥不能食，面黑，小便淋闭，咳唾不已，善恐，心惕，小腹不仁。若自汗者为风胜，无汗痛甚者为寒胜，热烦者为暑胜，重着肿满者为湿胜。治用温法，如八味丸等方。

少阴痉shàoyīnjìng　病证名。指少阴病出现痉证者。《医宗金鉴·订正伤寒论注》："夫六气皆足以致痉，不专在湿也；六经皆有痉证，亦不专在太阳一经也……恶寒蜷卧，尻以代踵，脊以代头，俯而不能仰者，未尝非少阴痉也。"《张氏医通·诸风门》："足三阴痉，俱手足厥冷，筋脉拘急，汗出不止，项强脉沉……少阴则闭目合面，参附汤加甘草、干姜。"参见"痉"条。

少阴厥shàoyīnjué　病证名。六经厥之一。《三因极一病证方论·叙厥论》："口干，溺赤，腹满，心痛，名少阴厥……考其厥因，多以不胜乘其所胜，气不得行，遂致于逆。"参"六经厥""厥证"条。

少阴脈shàoyīnmài　经脉名。即足少阴经。马王堆汉墓帛书《阴阳十一脉灸经》："少阴脈（脉）：毄（系）于内腂（踝）外廉，穿腨，出郄（䏿-郄）【中】央，上穿脊之【内】廉，毄（系）于腎（肾），夹（挟）舌〖本〗。【是动则病】：悒悒（悒悒-喝喝）如喘，坐而起则目瞙如毋见，心如县（悬），病饥，气【不】足，善怒，心肠<惕>，恐【人将捕之】，不欲食，面黭若𪏮（𪏮-炲）色，咳则有血，此为骨蹷（蹷-厥），是少阴脈（脉）主〖治〗。其所产【病：口热】，舌㭨（柝-坼），嗌干，上气，饐（噎），嗌中痛（痛），瘅，耆（嗜）卧，咳，音（瘖），为十病。【少】阴之脈（脉），【灸则强食，产肉，缓带】，被跛（发），大丈（杖），重履而步，久（灸）几息则病已（已）矣。"

少阴热化shàoyīnrèhuà　❶运气术语。为六气施化之一。少阴的热气加于受少阴（火）所克的阳明（金）而为热化。《素问·六元正纪大论》："夫六气之用，各归不胜而为化……少阴热化，施于阳明。"❷伤寒少阴病的病理变化。少阴病多阳气虚寒证，但亦有少阴阴虚而热化之证。《伤寒论·辨少阴病脉证并治》："少阴病得之二三日以上，心中烦，不得卧，黄连阿胶汤主之。"尤在泾《伤寒贯珠集》注："少阴之热，有从阳经传入者，亦有自受寒邪，久而变热者。曰二三日以上，谓自二三日至五六日，或八九日，寒极而变热也。"❸证候名。少阴心肾阴亏，虚阳亢盛，以心烦不得卧，身热，口燥咽干，舌红少津，脉细数等为常见症的证候。

少阴三急下证shàoyīnsānjíxiàzhèng　病证名。指急性热病少阴阴液耗伤，又见阳明燥实内结的三种急下证。《伤寒论·辨少阴病脉证并治》："少阴病，六七日，腹胀不大便者，急下之，宜大承气汤。""少阴病，自利清水，色纯清，心下必痛，口干燥者，可下之，宜大承气汤。""少阴病，得之二三日，口燥咽干者，急下之，宜大承气汤。"

少阴四逆证shàoyīnsìnìzhèng　证候名。指邪传少阴，心肾阳衰，阴寒内阻而致四肢逆冷之证。参见"少阴病""厥逆"条。

少阴头痛shàoyīntóutòng　病证名。三阴头痛之一。《兰室秘藏·头痛门》："少阴经头痛，三阴三阳经不流行而足寒，气逆为寒厥，其脉沉细，麻黄、附子、细辛为主。"《症因脉治·头痛论》："心疼烦闷，头痛，痛连胲骨，少阴症也。"参见"头痛""三阴头痛"条。

少阴为枢shàoyīnwéishū　经脉生理特点。出《灵枢·根结》。少阴是三阴之中，为出入之枢纽，故为枢。

少阴郄shàoyīnxì　见"阴郄"条。

少阴咽疮shàoyīnyānchuāng　病名。多由肾阴亏损，虚火上炎，熏灼咽喉所致。症见咽喉干痛，睡醒后尤甚。咽生疮而溃烂，其色不鲜，饮食有碍，甚或懒言。治宜滋阴降火。方用知柏地黄汤、大补阴丸等加减。

少阴咽痛证shàoyīnyāntòngzhèng　病证名。少阴病初期，邪热客于少阴经而出现以咽痛为主的证候。《伤寒论·辨少阴病脉证并治》："少阴病二三日，咽痛者可与甘草汤，不差与桔梗汤。"或下利伤阴，肾阴亏虚而虚火上炎，熏灼咽喉所致："少阴病，下利，咽痛，胁满，心烦，猪肤汤主之。"如痰火内盛，复感风寒之邪，寒从热化，郁于咽喉也可致咽痛："少阴病，咽中痛，半夏散及汤主之。"也可酌用《外科正宗》之"少阴甘桔汤"，详该条。

少阴之人shàoyīnzhīrén　"五态之人"的一种类型，出《灵枢·通天》。其外貌特征是"其状清然窃然，固以阴贼，立而躁险，行而似伏"。性格特征是"小贪而贼心，见人有亡，常若有得，好伤好害，见人有荣，乃反愠怒，心疾而无恩"。体质特点是"多阴而少阳，小胃而大肠，六腑不调，其阳明脉小而太阳脉大……其血易脱，其气易败也"。针刺治疗"必审而调之"，不能过泻其气血。

少阴之阴shàoyīnzhīyīn　出《素问·皮部论》。少阴经之阴络。名枢儒，详该条。

少俞shàoyú　传说中的上古时代医生。相传为俞跗之弟，黄帝之臣，精于针灸术。旧说黄帝与少俞等少数臣子论医药而创医药，是为附会之说。

S

少羽shàoyǔ 运气学说术语。出《素问·六元正纪大论》。按五音建运理论，羽代表水运，故不及之水运称为少羽。

少泽shàozé 经穴名。代号 SI1。出《灵枢·本输》。别名小吉。属手太阳小肠经。井（金）穴。位于小指尺侧，指甲角旁 0.1 寸处。布有来自尺神经的指掌侧固有神经及指背神经；并有指掌侧固有动、静脉和指背动、静脉形成的动、静脉网。主治热病，中风昏迷，头痛，项强，咽喉肿痛，鼻衄，目翳，乳痈，缺乳等。斜刺 0.1～0.2 寸；或点刺出血。艾炷灸 1～3 壮；或艾条灸 3～5 分钟。

少徵shàozhǐ 运气学说术语，出《素问·六元正纪大论》。按五音建运理论，徵代表火运，故不及之火运称为少徵。

邵弁shàobiàn 明代人。字元伟。江苏太仓人。生平事迹不详。著有《运气占候补汇》（见《古今图书集成·医部汇考》），内容主要是对《内经》关于运气的论述进行注释。

邵纯山shàochúnshān 参见“邵三山”条。

邵达shàodá 明代医学家。字行甫，长州（今江苏苏州）人。祖父釜山，父念山，善治伤寒痘疹。受父训读岐黄诸书，又学皇甫云洲翁《明医指掌》，朝夕研习，并参以己意，成《订补明医指掌》10 卷（1622）。

邵俊英shàojùnyīng 清代医家。广东人。撰《跌打新书》2 卷，主要记述跌打损伤之查症、诊脉、用药经验、辨伤及擒拿手法等，并附经验方。

邵兰荪shàolánsūn 清代医家。浙江绍兴人，世居杨桥。曾从王馥原学医，对温暑时症、虚劳及妇女经带，颇有心得经验，为当地名医，病人求治者甚多。平生推崇叶天士《临证指南》及程氏《医学心悟》二书。其医案后由曹炳章集成《邵兰荪医案》，并有史介生加以评注。

邵兰荪医案shàolánsūnyī' àn 医案著作。4 卷。清代邵兰荪撰。由近人曹炳章征集经邵氏治愈的病家所留存方案 200 余则，予以分门别类整理而成。大致分为风暑温热病、虚劳病、内科杂病、妇产科病治案。作者擅治温暑湿热及妇科病证，案语简明。现有《中国医学大成》本。

邵念山shàoniànshān 参见“邵三山”条。

邵三山shàosānshān 明代医生。江苏人。祖父念山，父亲纯山都是医生。他承继家传以医业，著有《伤寒辨略》一书，已佚。

邵氏医书三种shàoshìyīshūsānzhǒng 丛书。清代邵登瀛撰。内容为《四时病机》《温毒病论》《女科歌诀》。

邵澍shàoshù(？—1827) 清代医家。字子雨，又字作霖。浙江平湖人。有才略，长于诗，兼精医术，求治者甚众。晚年遴选生平经验之方，集为一编，凡中药材、性味、分量等，一一疏证，详述制方之法，使不能医者亦能检方应用，故传抄其方者众。道光九年（1829）其子榆、门人周如春校刊其书，厚为《济世外科辑要》（一名《外科辑要》）四卷。其平生博览医书，遇有疑误，每加注说，其子将之辑为《医学偶评》四卷，未刊。今存尚有所纂《成方辑要》四卷。

邵痒shàoxìng 见于出土战国古玺。据考证系邵姓医人，专治寒疾，故玺文上标姓氏，下标所专治病。

邵以正shàoyǐzhèng 明代道士。云南人，著名道士刘渊然的门徒。15 世纪上半叶时在京城掌管道教事，卒于 1462 年。辑有《青囊杂纂》一书（包括内、外、妇产、儿科等八种）、《秘传经验方》等书。

邵英俊shàoyīngjùn 唐代口齿科医家。撰有《口齿论》1 卷、《排玉集》2 卷等口齿科专著，是我国较早的口齿专书，均佚。

邵毓璧shàoyùbì 明代医学家。字绳山。绍兴（今属浙江）人。生活于 16 至 17 世纪。倪朱谟尊其为师。论黄疸之起，乃由脾土失运，湿热内蕴，流于皮肤。且谓症见“淡黄易愈，深黄难愈，焦黄者死”。其治“不可纯用寒凉，必佐之以辛甘、温散，君之以渗泄，则湿易除，热易解，其病自愈”。

邵元伟shàoyuánwěi 见“邵弁”条。

绍兴本草shàoxīngběncǎo 本草著作。见“绍兴校定经史证类备急本草”条。

绍兴校定经史证类备急本草shàoxīngjiàodìngjīngshǐzhènglèibèijíběncǎo 本草著作。简称《绍兴本草》。系在韶兴二十九年（1159）王继先等奉诏修订刊行《经史证类备急本草》（参见该条）时所用的书名。现此书仅存各种旧钞的残卷。有 1933 年日本春阳堂的影印本（残存图卷 1～5 卷）。

she

舌shé 解剖学同名器官。位于口腔。《灵枢·五阅五使》：“舌者心之官也。”舌之根部称为舌本，舌之尖部称为舌尖，舌之两侧称为舌旁，舌底经筋称为舌系，舌之中部称为舌中。舌内应于心，司味觉，与吞咽、发音有密切关系。《灵枢·脉度》：“心气通于舌，心和则舌能知五味矣。”《景岳全书》卷二十八：“舌为心之苗，心病则舌不能转。”《灵枢·忧恚无言》：“舌者，音声之机也。”观察舌的色、质、形态及舌苔等是望诊的重要内容之一。参见“舌诊”条。

舌本shéběn ❶即舌根。见《灵枢·经脉》等篇。因多数经脉皆络于此，故与经络脏腑关系十分密切。如足太阴脾经连舌本，散舌下；足少阴之脉挟舌本；手少阴之别系舌本；足厥阴之脉络于舌本。参见“舌”条。❷指舌体。《灵枢·热病》有“舌本烂”的记载，即指舌体之溃烂。❸风府穴别名。见《针灸甲乙经》。详该条。❹廉泉穴别名。见《针灸资生经》。详该条。

舌本出血shéběnchūxiě 即舌衄。详该条。

舌本烂shéběnlàn 病证名。出《灵枢·热病》。系指舌体溃烂。《世医得效方》卷十七：“舌本烂，热不止者逆。”参见“舌烂”条。

舌本强shéběnqiáng 病证名。《灵枢·经脉》：“阴之脉……是动则病舌本强，食则呕，胃脘痛，腹胀善噫……”指舌根强硬。本症有虚实寒热之不同，临症宜详审脉症。即舌强。详该条。

舌本缩shéběnsuō 病证名。见《备急千金要方》卷九。即舌缩，详该条。

舌痹shébì 病名。指舌体有麻木不仁的感觉。多因痰气阻滞脉络，或血虚失荣所致。《赤水玄珠·舌门》：“舌痹或麻，此因痰气滞于心胞络。”又：“血虚舌麻者，四物汤加黄连。”《医钞类编》卷十二：“舌无故常自痹者，名舌痹。由心血不足，不可作风治，理中汤加当归，或归脾汤加炮姜服之。”本证可见于中风等疾患。

舌边shébiān 舌的边缘。属肝胆。色赤为肝胆有热，有瘀点多主内有蓄瘀。

舌不知味shébùzhīwèi 症名。舌不能感知食物味道的症状。《灵枢·脉度》：“心气通于舌，心和则舌能知五味矣。”心气不和，舌失所养，则味觉功能丧失。另外，由于饮食积滞，或热病湿热壅盛、阳明腑实等而舌苔厚腻或黄厚枯干，以至隔阻舌质不能接触食物者，也可使舌不知味，常伴胃纳呆滞等症。

舌颤shéchàn 舌象。又称战舌。舌头颤动。多因内风或酒毒所致。舌淡红或淡白而蠕蠕微动，多属心脾两虚，血虚生风；舌紫红而颤动，多属肝风内动，热极生风；舌紫红，挺出颤动，可见于酒精中毒。

舌长shécháng 病证名。系指舌长吐出口外而收缩无力。参见“舌纵”条。

舌出shéchū 病证名。出《伤寒论》。因心火炽盛者，症见舌伸出口外不收，肿胀多涎，治宜清心泻火、涤痰开窍，用黄连解毒汤加竹沥、大黄、木通；因热病后阴液伤，而热未尽，症见舌伸长吐出口外，无力收缩，舌起裂纹，治宜养阴清热，用知柏地黄丸。

舌出不收shéchūbùshōu 病证名。系指舌吐出口外不收。《证治准绳·杂病》：“舌出不收，心经热甚及伤寒热毒攻心，及伤寒后不能调摄往往有之。”参见“舌纵”条。

舌疮shéchuāng 病名。见《外台秘要》卷二十二。又名红点舌。因心胃积热熏蒸，或胎毒上冲所致者，症见舌上生疮，舌裂舌肿，时流鲜血，口臭便秘，脉实有力，治宜泻火解毒。若虚火上炎者，多久治不愈，疮破成窟，四肢倦怠，脉虚大，治宜补中益气为主。若上盛下虚，腰膝酸软，小便频多者，治宜重镇摄纳。

舌卒肿shécùzhǒng 病证名。《备急千金要方》卷六上：“舌卒肿，满口溢出，如吹猪胞气息不得通。”参见“泡舌”“脬舌”条。

舌疸shédǎn 病证名。见《诸病源候论·黄病诸候》。为九疸之一。因饮食过度，醉酒劳伤，脾胃有瘀热所致。症见身面发黄，渴而数便。参见黄疸有关条。

舌垫shédiàn 病名。《杂病源流犀烛》卷二十三：“有舌下忽高肿起核名舌垫。”宜防风、荆芥、白芷、细辛、羌活、独活、香附、陈皮、灯心草煎服。或参见痰包条。

舌殿风shédiànfēng 病证名。出明代周慎斋《幼科指南》。为初生儿舌上发黄泡出水，乃胎毒所致。治用大螺丝炒研，拌入雄黄、灯心灰涂之。

舌疔shédīng 病名。《医宗金鉴》卷六十六：“舌疔舌上生紫疱，其形如豆寒热憎。”由心脾火毒所致者，症见舌生紫疱，其形如豆，坚硬而疼痛，并兼发热恶寒。初起宜泻火解毒，用五味消毒饮、黄连解毒汤等加减；或外擦紫雪散，或噙化蟾酥丸。由瘟疫火毒上炎所致者，舌疔大如樱桃，或红或紫，疼痛肿胀，易致化脓出血。《温热经纬·余师愚疫病篇》：“舌上发丁，或红或紫，大如马乳，小如樱桃，三五不等，流脓出血，重清心火，宜本方（即清瘟败毒饮）增石膏、犀角、连翘加银花。舌上成坑，愈后自平。”治宜解毒消肿。可选用粘子解毒汤、清瘟败毒饮等加减。亦可外擦紫雪散。

舌短shéduǎn 舌象。又称舌缩。舌体紧缩而难以伸张。兼见舌淡而苔白润，是寒凝经脉；舌红绛而干，无苔或有焦黑苔，是热病伤津；舌胖黏腻而短，是痰湿阻闭；舌短缩强硬，神昏不语者，多属厥阴心包危重证。

舌短缩shéduǎnsuō 即舌短，详见该条。

舌断shéduàn 病名。多由外伤所致舌体部分断裂或断落。《伤科补要》卷二：“含刀误割其舌，将断而未落者，用鸡子内软衣袋舌，将止痛生肌散，蜜调敷舌上，频频添换，使患人仰卧，薄粥灌喉，不动其舌，则易愈。”今多用手术治疗。

舌疳shégān 病名。亦名舌菌。《医宗金鉴》卷六十六：“舌疳心脾毒火成，如豆如菌痛烂红，渐若泛莲难饮食，绵溃久变瘰疬风。”本病发于舌部。多由心脾二经毒火上炎所致。初则舌肿如豆，渐之肿如菌样，头大蒂小，故亦称之曰舌菌。局部糜烂，色红痛剧，继之则舌肿如莲花，如鸡冠样，舌体因肿而缩短。饮食语言受碍，颈项及下颌结块，坚硬而肿痛。若顶虽已破溃，然其余部分仍坚硬肿痛如未破溃者，谓之绵溃。甚则穿透舌体及腮部，所食之汤水，皆漏出者，谓之瘰疬风。治宜清热泻火、解毒。可选用导赤散、犀角地黄汤等加减。或结合全身情况辨证施治之。本病类似今之舌癌。

舌干shégān 舌面干燥，望之干枯，扪之无津的舌象。若舌干无苔，光滑如镜者，为阴虚重证，常见于温病后期热入营血伤阴，或久病阴亏已极；若舌苔黄而干燥，甚则起芒刺者，为阳明胃火伤津，燥热内结；舌苔干燥粗糙如沙，常见于湿温病后期湿热伤阴，也有因于阳虚气化不行，津不上承，或燥气伤肺而致者。

舌根shégēn 系指舌之根部。《世医得效方》卷十二：“血气俱盛，附舌根而重生一物……心之脉系于舌根。”即舌本，详该条。

舌根痈shégēnyōng 病名。多由时病热毒不清引起。《重楼玉钥续编》：“舌根生痈，红而且肿。”甚至连喉肿痛。治宜清热凉血解毒。可选犀角地黄汤、黄连解毒汤等加减。参见“舌痈”条。

舌垢shégòu 即舌苔。详该条。

舌骨shégǔ 为一软骨，状如马蹄，系于舌根，筋脉相连。司舌之活动，与饮食和发音均有关系。

舌光shéguāng 即舌面如镜。详该条。

舌横shéhéng 经穴别名。出《针灸甲乙经》。《外台秘要》作横舌，即哑门，见该条。

舌红shéhóng 舌质比正常的淡红色较深，主热证。《伤寒舌鉴》：“夫红舌者，伏热内蓄于心胃，自里而达于表也。”临床上根据红色的深淡，结合舌苔以辨别热的部位和轻重。一般来说，深红而有黄苔为实热；鲜嫩红色为虚热；红瘦无苔为阴虚火旺；鲜红起芒刺为营分有热；红而干为胃津已伤；舌尖红是心火上炎；舌边红是肝胆郁热。

舌红痈shéhóngyōng 病名。清代程永培《咽喉经验秘传》：“舌红痈，因心经壅热，生于舌上。”色红肿痛，如豆如樱。治宜清心凉血、解毒泻火，可选用犀角地黄汤、导赤散等加减。参见“舌痈”条。

舌化丹shéhuàdān 《疡医大全》卷七方。朱砂、血竭、硼砂、乳香（去油）、没药（去油）、雄黄、蟾酥（人乳浸化）、轻粉、冰片、麝香各等分。为细末，用人乳捣和为丸，小麦大。每服三丸，噙化，出汗自消，如无汗再饮热酒催之。治疔疮，无名肿毒。

舌缓shéhuǎn 即舌喑。详该条。

舌黄鹅口shéhuáng'ékǒu 出《证治准绳·幼科》。即木舌。见该条。

舌黄风shéhuángfēng 病证名。《杂病源流犀烛》卷二十四：“舌黄风，舌上黄色肿痛。”多由心脾二经痰火上炎所致。治宜清化热痰。可选黄连温胆汤、导赤散等加减。

舌尖shéjiān 即舌之尖端。《辨舌指南》第一编第一章：“舌尖，内应心。”

舌蹇shéjiǎn 症名。❶又名舌涩。系指舌体转动不灵语言謇涩之谓。多因脾胃积热，津液灼伤所致。症见舌体卷缩，转动不灵，言语不清。治宜清热生津，导赤散加减。或升麻葛根汤加薄荷、黄芩、桔梗等；若因中风、暑痉之痰阻心窍者，宜豁痰开窍，用温胆汤加减。❷中风导致舌体转动不灵活，运动迟钝，语言不清，甚则舌体强硬，难于活动，不能言语。

舌謇shéjiǎn 同舌蹇，详该条。

舌鉴shéjiàn 舌诊著作。见"舌鉴辨正"条。

舌鉴辨正shéjiànbiànzhèng 舌诊著作。2卷。清代梁玉瑜传，陶保廉录。书成于1894年。据本书凡例记载："四川万县王文选所刻《活人心法》四册，内有《舌鉴》。据云：合张（登）氏一百二十舌，《薛氏医案》三十六舌，梁邑段正谊瘟疫十三舌，择录一百四十九舌……今即取此为原本。"逐条予以辨正。卷首有全舌分经图，称系明代良医所秘传。书中叙述各种病舌的证治比较简明，梁氏对原书中一些拘执五行以颜色生克推断病人预后的观点，持批判态度。

舌鉴图shéjiàntú 舌诊著作。见"舌鉴总论"条。

舌鉴总论shéjiànzǒnglùn 舌诊著作。原题清代徐大椿撰。作者简述白、黄、黑、灰、红、霉酱、紫、蓝等舌的病理及治法，并附妊娠伤寒舌。有的刊本附有舌鉴图。现有《徐灵胎医学全书》等刊本。

舌绛shéjiàng 舌色呈深红。是温病热邪传入营分的舌象。《温热论》："其热传营，舌色必绛。绛，深红色也。"初起绛色而有黄白苔，是邪在气分，未尽入营。全舌鲜绛，是心包络受病。绛而中心干，是胃火伤津。舌尖独绛，是心火盛。舌绛而有大红点，是热毒乘心。绛而光亮，是胃阴已亡。绛而干枯不鲜者为胃阴已涸，望之若干，手摸觉有津液，是津亏而湿热上蒸，或有痰浊。绛而上有黏腻，似苔非苔，是中焦有秽浊。绛而舌体瘦小，干有裂纹，光剥无苔，多属重证。

舌卷shéjuǎn 舌象。出《素问》。系指舌本卷曲而难伸。《素问·脉要精微论》："心脉搏坚而长，当病舌卷不能言。"《素问·缪刺论》："邪客于手少阳之络，令人喉痹舌卷，口干心烦。"少阴之脉系舌本、连舌下，厥阴肝经之脉环绕阴器。若见舌卷曲不伸而阴囊上缩者，乃心肝肾三经之病。此外，心火上炎，厥阴伤寒，肝经热甚，温邪内陷心包等皆可导致舌卷。须结合全身情况辨证施治。参见"舌卷卵缩"条。

舌卷卵缩shéjuǎnluǎnsuō 病证名。又名舌卷囊缩。指上则舌卷曲不伸，下则阴囊收缩不下。《灵枢·经脉》："足厥阴气绝则筋绝，厥阴者肝脉也，肝者筋之合也，筋者，聚于阴器，而脉络于舌本也，故脉弗荣则筋急，筋急则引舌与卵，故唇青舌卷卵缩则筋先死。"《素问·奇病论》："少阴之脉，贯肾系舌本。"故舌卷卵缩，为心、肝、肾三经受病所致，同时，标志着病情危重。辨证有寒热之分。因阳明热盛，邪传厥阴所致者，宜急下存阴，用大承气汤；因寒邪直中少阴、厥阴所致者，宜温经回阳，用四逆汤等。

舌卷囊缩shéjuǎnnángsuō 病证名。即舌卷卵缩。《素问·热论》："六日厥阴受之……故烦满而囊缩。"详"舌卷卵缩"条。

舌菌shéjūn 病名。系指舌上肿起如菌者。《杂病源流犀烛》卷二十四："舌菌属心经，多因气郁而生。舌上如菌状，或如木耳，其色红紫。"参见"舌疳"条。

舌烂shélàn 病证名。见《世医得效方》卷十七。由肝胃两经湿热者，症见舌边起白点溃烂，口苦善怒，小便短赤，脉象弦数。治宜清泻肝胆湿热，用龙胆泻肝汤；由心脾热毒熏蒸者，则舌面和舌体溃烂，肿痛皆甚，饮食有碍。治宜泻心脾之热毒，用导赤散、大黄黄连泻心汤。外吹锡类散等。

舌裂shéliè 病症名。见《景岳全书·杂证谟》卷二十六。由心火上炎，致舌破裂疼痛，口干燥，脉数有力。治宜清心泻火，用黄连解毒汤、导赤散等加减。由阴津耗伤致口燥咽干，舌裂声嘶。治宜养阴润燥，可选用甘露饮、养阴清肺汤或六味地黄汤等加减。

舌裂生疮shélièshēngchuāng 病名。见《景岳全书·杂证谟》卷二十六。多由心经火炽上炎所致。症见舌裂生疮，疼痛，饮食有碍。《证治准绳·杂病》第八册："风热口中干燥，舌裂生疮。"治宜清心泻火。用导赤散、犀角地黄汤、甘露饮等加减。参见"舌上疮"条。

舌瘤shéliú 病名。《咽喉经验秘传》："舌上生恶肉，渐肿不痛，名舌瘤。"治宜结合全身情况辨证施治之。参见"舌疳"条。

舌麻shémá 症名。指舌有麻木的感觉。《嵩崖尊生书》卷六："血虚亦舌麻，火痰居多，审因施治。"《证治汇补·麻木章》："脾肾亏，湿痰风化乘间而入，均使舌本麻木。"参见"舌痹"条。

舌麻痹shémábì 即舌痹，详该条。

舌脉粗胀shémàicūzhàng 指舌下络脉增大，变粗或隆起一些紫黑瘀点的表现。详见"舌下络脉"条。

舌面如镜shémiànrújìng 舌象。舌面无苔，光滑如镜。多因阴液耗伤所致，见于肝肾真阴亏损的病证。《辨舌指南》："更有病后，绛舌如镜，发亮而光。或舌底嗌干而不饮冷，此亦肾水亏极也。"

舌膜shémó 病证名。多因小儿胎中感受热毒，蕴于脾胃，熏蒸于上焦所致。《疡医大全》卷十五："初生小儿舌上白膜裹住。"治法刮去舌上白膜，以白矾少许擦之。内服三黄汤加减。

舌木shémù 病证名。又称木舌，系指舌麻木。《景岳全书》卷二十六："肝热则舌木而硬。"参见"舌痹"条。

舌衄shénǜ ❶症名。舌面上常有针眼样出血点的表现。❷病名。见《证治要诀·诸血门》。又称舌上出血。指血液从舌体流出的疾病。《诸病源候论·血病诸候》："心主血脉，而候于舌。若心脏有热，则舌上出血如涌泉。"舌乃心苗，舌本又为肝脉所络，故多因心肝火盛，热迫血外出。因心火上炎者，可伴见舌红舌胀，心烦不寐等。治宜清泄心火，方用泻心汤，或导赤饮加黄连、连翘、蒲黄。因肝火上扰者，多伴见头痛目赤，胁痛舌干。治宜清肝泻火，如文蛤散、龙胆泻肝汤、当归龙荟丸等方。外治可用炒蒲黄末、炒槐花末等抹敷。《景岳全书·杂证谟》："舌上无故出血如缕者，以心、脾、肾之脉皆及于舌，若此诸经有火，则皆能令舌出血。"《杂病源流犀烛·诸血源流》："有舌硬而出血者，宜木贼煎；有舌肿出血如泉者，宜涂舌丹；有舌上出血，窍如针孔者，宜紫金沙丸。"《血证论》认为"胃火熏之，亦能出血。"故须详审。参见衄血有关条。

舌旁shépáng 舌之两侧部。属肝胆。见"舌"条。

舌胖shépàng 即胖舌。详该条。

舌胖齿形shépàngchǐxíng 即齿痕舌。见该条。

舌起白如雪花片shéqǐbáirúxuěhuāpiàn　舌象。苔色洁白，津少光亮，其形如片片雪花布散舌上，比一般白苔之色更白。这是脾阳衰微，寒湿凝聚中焦，不能输布津液所致。宜甘温养阳，健脾燥湿。

舌起芒刺shéqǐmángcì　舌象。舌苔隆起如刺状。为热极之象。邪热越盛，芒刺越多，一般多为胃实热；有时也可根据芒刺所生部位区分邪热所在，如舌尖芒刺为心热，舌中芒刺为脾胃热，舌边芒刺为肝胆热。

舌强shéqiáng　舌象。指舌体伸缩不利的征象。外感热病常见于热入心包，内伤杂病多见于中风症。亦可由热盛伤津或痰浊壅阻所致。《诸病源候论·风舌强不得语候》："今心脾二脏受风邪，故舌强不得语也。"《医林绳墨》卷七："涎痰壅盛，则舌强而难吞。"《杂病源流犀烛·口齿唇舌源流》："痰迷而舌强者，宜防己、僵蚕、木通、菖蒲、竹沥、山栀、南星、半夏、荆芥、陈皮。亦有中风病而舌强、舌卷、不能言者，宜大秦艽汤，若天热加知母五分。"参见"中风"条。

舌润shérùn　舌面润泽，干湿适中，是正常舌象。病中舌润，说明津液未伤。但若湿润太过，如水泛舌面，甚则伸舌涎流欲滴，并见舌体胖，舌质淡白或齿痕，舌苔厚浊，则为阳虚水泛，痰湿水饮内停。

舌色shésè　舌质的颜色。舌诊的重要内容之一。正常的舌色是淡红色，活泼光润。临床常见有淡白、红、绛、紫等色。一般来说，白主血虚，阳虚；红色主热证，热在卫、气分；绛色主热在营、血分。如非热性的疾病出现红绛舌而无苔或少苔，则表示阴虚火亢，多见于慢性消耗性疾病。紫色在温病中表示热入营分、血分，在杂病中则表示有痰血郁滞，常见于心脏病、血液病、死胎或中毒等。近人通过临床观察，认为舌色的变化与舌的血液循环关系密切，如贫血及水肿则色淡，充血及血管增生则色深红，瘀血或缺氧则青紫。

舌涩shésè　即舌蹇。详该条。

舌上出血shéshàngchūxiě　病证名。出《诸病源候论》卷二十七："心脏有热，则舌上出血如涌泉。"即舌衄。详该条。

舌上疮shéshàngchuāng　病名。见《外台秘要》卷二十二。由心脾积热熏蒸，或妊娠胎火上冲所致者，症见舌上生疮，舌裂舌肿，或时流鲜血，口臭便秘，脉实有力。治宜清热泻火解毒。用黄连解毒汤、导赤散或甘露饮等加减。气虚，舌疮久治不愈者，疮破成窟，肢体倦怠，右脉虚大。治宜补益中气。可用补中益气汤加减，外吹锡类散；上盛下虚者，舌疮不愈而兼见腰膝酸软，小便频多，两尺无力，治宜补肾。可用六味地黄汤加减，外用锡类散。

舌上龟纹shéshàngguīwén　病证名。见清代包永泰《喉科指掌》。若由心火暴盛所致，舌起龟纹，舌质红赤，满口糜烂，腮舌俱肿，口干，脉实有力，为实证，治宜清心凉膈；若由五志过极，虚火妄动所致，舌起龟纹，舌淡，时起白斑细点，舌破，舌若无皮，不渴，脉虚无力为虚证，治宜滋阴清热。

舌上起瓣shéshàngqǐbàn　舌苔隆起成瓣状。多呈黑色，亦有黄腻瓣或焦黄瓣者。瓣少，病较轻；瓣多，则病重。多由脏腑实火熏蒸所致。可见于湿温、瘟疫等病（见《辨舌指南》）。

舌上生菌shéshàngshēngjūn　病名。《鲍氏验方新编》卷一："舌上生菌，此恶症也。初起如豆，渐大如菌，疼痛红烂，由心脾热毒所致。"即舌癌。参见"舌岩"条。

舌上痈shéshàngyōng　病名。系指痈生舌上。《喉科秘旨》卷下："舌上痈生于舌中心如梅子大，不能言语，此症因热入心包络而发，左寸脉宜洪大数，不宜细缓，红肿者可治，黑者不治。"治疗参见"舌痈"条。

舌上珠shéshàngzhū　病名。系指舌上生泡如珠。《喉科秘旨》卷下："舌上珠此心脾积热，舌生白泡大小不一，六脉洪大。"生于舌下者名舌下珠。治宜凉血解毒。可选用犀角地黄汤、导赤散、凉膈散等加减。

舌神shéshén　舌诊内容之一。表现在舌质的荣枯，荣是红润鲜明，活动灵敏，表示津液足，生机好；枯是晦暗干瘪，失却灵活，表示津液竭，病情重。曹炳章《辨舌指南》："荣润则津足，干枯则津乏。荣者谓有神。神也者，灵动精爽，红活鲜明，得之则生，失之则死。明润而有血色者生，枯暗而无血色者死。"

舌生白痦shéshēngbáipéi　病证名。指白痦之生于舌体者。❶多由瘟疫邪毒熏蒸，致舌上白点如珍珠。❷指白喉患者舌生白痦。《喉白阐微》附录"秋斋偶记"烂喉风篇："（白喉）或曰白菌，或曰白缠喉，又曰白痦，其名种种不一。"乃白喉的假膜布在舌上而言。

舌生瘀斑shéshēngyūbān　舌象。舌面出现暗红或紫黑色斑点、斑块的舌象。在外感热病，为热入营血，气血壅滞，或将要发癍。在内伤杂病，多为气滞血瘀之证。

舌舒shéshū　出明代薛铠《保婴撮要》。即吐舌，见该条。

舌祟shésuì　病名。多由心脾火旺上攻所致。症见舌上生疮，吐出口外，上结黄靥，难以饮食。治宜清热凉血，泻火解毒。方可选用五味消毒饮、犀角地黄汤、导赤散等加减。参见"舌上疮"条。

舌笋shésǔn　病证名。见《串雅内编》。小儿舌上起白泡一粒，名舌笋，因妨碍吮乳，故令啼哭不止。宜以鲜生地取汁，涂患处。

舌缩shésuō　舌象。出《备急千金要方》。又名舌短、阴强舌。表现为舌体缩向口腔深处，不能伸展。因寒凝胸腹者，症见舌缩而四肢厥冷，脉象沉伏，治宜温中祛寒；因心脾积热者，症见舌缩难言，蒸蒸发热，脉沉而数，治宜清心开窍。

舌苔shétāi　也称舌垢。指舌面上的一层苔状物。观察舌苔的变化，有助于了解病邪的性质和浅深、津液的存亡，是舌诊重要内容之一。正常舌面上均有白色薄苔，由胃气所生。病理的舌苔，则因病邪外侵或内有停痰食积所致。诊察舌苔，主要从颜色、津液、厚薄、形状和分布等方面的变化，并须结合舌质来分析。同时要注意由食物或药物染色造成的假象。

舌苔薄shétāibó　舌象。薄白主表，或偏于正虚；由薄变厚，反映病邪由表入里，病情由轻转重。舌淡红、薄白苔，见于健康人或风寒表证，舌淡白而苔薄白，主阳虚，气血两虚等。《辨舌指南》："苔薄者，表邪初见；苔厚者，里滞已深。"

舌苔厚shétāihòu　舌象。一般表示里有积滞、痰饮、湿浊。淡红舌白腻苔，为痰饮、湿浊、食滞；淡红舌白厚堆积如粉苔，可见于温疫初起或有内痈；舌红苔黄腻，气分湿热；舌红苔黄厚而干，邪热深入，里实已成（见《辨舌指南》）。

舌苔图谱shétāitúpǔ　舌诊著作。北京中医学院编著。前为舌苔简介，次用彩色片摄取舌苔图谱共55帧，以舌为纲，以苔为目，分正常舌、淡白舌、淡红舌、红绛舌、紫青舌、其他舌等6类。每类均有简要说明，每图均注明形态及病理，图文对照，易于理解，可供中西医研究舌诊和教学参考。1963年由人民卫生出版社出版。

舌态shétài　舌诊中望舌的动态。正常舌态是居于口中，柔软润泽，活动灵巧，伸缩自如。望舌态的病候主要有舌萎、舌短、舌强、舌謇、舌颤、吐舌、弄舌等，参见各条。

舌体shétǐ　即舌质。详该条。

舌痛shétòng　症名。见《中医临证备要》。指舌头疼痛的表现。由火热上炎所致者。症见舌上起红刺，舌痛而难举。治宜清热泻火。用黄连解毒汤、导赤散等加减；由阴液伤者，症见口舌干燥而痛，或舌光剥。治宜养阴清热。可选用甘露饮、六味地黄汤等加减。

舌歪shéwāi　舌象。舌伸出时偏于一侧，歪斜不正。常与口眼㖞斜及半身不遂同时出现。多因肝风内动，风邪中络，舌的一侧肌肉弛缓所致。

舌萎shéwěi　舌象。即舌痿，参见该条。

舌痿shéwěi　舌象。指舌体萎废，不能自由转动。《灵枢·经脉》："足太阴气绝者。则脉不荣肌肉。唇舌者，肌肉之本也。脉不荣则肌肉软，肌肉软则舌萎。"脾主肌肉，舌以肌肉为本，脾衰则舌痿。或因阴液耗损，筋脉失养所致。新病舌干红而痿，是热灼阴伤；久病舌绛而痿，是阴亏已极；久病舌淡白而痿，是气血俱虚。症见舌短缩而痿，肌肉软。治宜滋阴养血或补中养血。

舌为心苗shéwéixīnmiáo　舌是心的苗窍，心的病证往往可以从舌反映出来。如心经有热，则舌尖红、舌糜烂；心神有病，则舌謇舌颤，语言障碍等。《素问·阴阳应象大论》："心主舌……在窍为舌。"马莳注："舌为心之苗，故心主舌。"参见"心主舌"条。

舌系shéxì　指舌下静脉丛及系带。见《杂病源流犀烛》卷二十四："舌下紫筋为舌系，下通于肾。"

舌下络脉shéxiàluòmài　舌底部舌系带两侧所分布的血脉。其中除两侧各有一根比较粗大表浅的大脉外，其他较小的位于黏膜下，隐隐可见。舌下络脉增大、变粗增长或隆起一些紫黑瘀点，称为舌脉粗胀。主要由气滞血瘀引起，常见于心血瘀阻、肝郁血滞、痰热内阻、寒凝血瘀等。

舌下痰包shéxiàtánbāo　病名。即痰包，详该条。

舌下穴shéxiàxué　经外奇穴名。出《备急千金要方》："舌下穴侠舌两边，针治黄疸等病。"位于舌两侧缘，舌伸出口外，正对口角处。主治黄疸，急喉风，喉蛾痧等。直刺0.1～0.2寸，或点刺出血。

舌下痈shéxiàyōng　病名。即痈生舌下。《喉科指掌》卷五："舌下痈，此乃脾肾积热故发症于舌下，然舌下有金津、玉液二穴，通于肾经，肾水枯竭，生于此穴，诊其左尺洪数者是也。"参见"舌痈"条。

舌下珠shéxiàzhū　病名。系指舌下生泡如珠、疼痛。《喉科秘旨》卷下："舌下珠此脾肾两虚之症。"治宜补脾益肾。可选用四君子汤、六味地黄汤等加减。参见"舌上珠"条。

舌象shéxiàng　舌诊所观察到的舌的各种征象。主要分为舌质和舌苔两部分。舌质包括舌神、舌色、舌形、舌态等方面，舌苔则主要观察其苔色及苔质。参见"舌诊""舌质""舌苔"诸条。

舌心shéxīn　即舌中。详该条。

舌形shéxíng　诊舌质内容之一。主要观察舌的老嫩、芒刺、裂纹、胀瘪等。老嫩指舌形的坚敛苍老或浮胖娇嫩。老属实证，嫩属虚证。舌上隆起如刺状称芒刺，主胃热炽盛或邪热内结。舌有裂纹是热盛或是血虚而阴不足。舌体肿胀，病多属血分，或为痰饮，或为湿热内结；薄瘦干瘪，主心脾两虚，气血不足，若兼见色红绛，是阴虚热盛，津液大伤重候。

舌血shéxuè　病证名。即舌衄，详该条。

舌蕈shéxùn　病名。《梅氏验方新编》第一集："舌蕈，生舌上，出血不止，即不救。"即舌癌。见"舌岩"条。

舌岩shéyán　病名。岩通癌。为舌恶性肿瘤。又称舌蕈。《谦益斋外科医案》上编："心开窍于舌，心邪郁滞，舌尖结粒，时大时小，久成舌岩重症。"

舌厌shéyàn　经穴别名。出《针灸甲乙经》。即哑门，见该条。

舌痒shéyǎng　症名。常因心火炽盛或心肾阴虚受风所致。心火炽盛舌痒，症见舌痒伴胸中烦热，急躁少寐，小便赤涩，舌尖红有小刺。治宜清心泻火，用八正散加黄芩、黄连；心肾阴虚受风舌痒，症见舌尖部发痒，不红不肿，痒时彻心，心烦不安，舌淡红少苔，脉细弱或细数。治宜滋阴、清火、祛风，用地黄膏加防风、荆芥。

舌喑shéyīn　中医古籍作"舌瘖"。病名。又名舌缓。《说文》："瘖，不能言也。"指发音器官可出声，但不能形成语言者。《证治准绳，幼科》："若咽喉声音如故，而舌不能转运语言，则为舌瘖。"又《医学纲目》卷十："舌瘖，乃中风舌不能转运之类，但舌本不能转运语言，而咽喉声音则如故也。"包括暴病或热病后的失音、中风后失音及部分先天性发音困难者。治宜审证求因，辨证用药。如属中风失音者，治宜祛风豁痰。可选用小续命汤，温胆汤等加胆星、僵蚕、全蝎、石菖蒲等；久病多血虚风动。症见舌强不能言、形体消瘦。治宜补益气血。可选用补中益气汤、归脾汤等加减。或结合全身情况辨证施治之。

舌瘖shéyīn　病名。即舌喑。详该条。

舌痈shéyōng　病名。《杂病源流犀烛》卷二十四："舌痈，舌红而肿大，属心经火盛。"亦有胃中伏热熏蒸积毒而成者。初起舌赤红肿，如豆如樱，继之肿痛甚剧，痰涎增多，难于饮食语言。治宜清热解毒，可内服凉膈散或黄连解毒汤等加减。外擦冰硼散。脓成则以刀针排脓。若溃后口中腥腐，久不收口者，用银花、甘草、硼砂等煎水漱口。用锡类散等擦舌上。因舌痈颜色、部位、病状等不同，又有舌红痈、舌上痈、卷舌痈等不同名称。分详各条。

舌胀shézhàng　即舌肿。详该条。

舌胀大shézhàngdà　舌象。舌体肿胀而增大。即舌肿，参见该条。

舌针shézhēn　针灸疗法。是在中医基础理论和针灸理论的指导下，针刺舌体上的穴位而达到防病治病目的的一种方法。

舌诊shézhěn　望诊重点内容之一。舌为心之苗，脾之外候；苔为胃气的反映。经脉中，手少阴之别系舌本，足少阴之脉挟舌本，足厥阴之脉络于舌本，足太阴之脉连舌本，散舌下。因此，脏腑有病，可以影响舌的变化。舌诊主要按照舌面部位察看舌质和舌苔的形态、色泽、润燥等变化，借以辨别病邪的性质、病势的深浅、气血的盛衰、津液的盈亏和脏腑的虚实等。曹炳章《辨舌指南》："辨舌质可辨脏腑的虚实，视舌苔可察六淫之浅深。”但两者必须结合，再与其他症状参照，才能得出正确的结论。

舌质shézhì　又称舌体。舌头的肌肉脉络组织。望舌质是舌诊的重要内容之一。舌诊中，按舌的不同部位以候脏腑。一般以舌尖候心肺，舌边候肝胆，舌中候脾胃，舌根候肾。但也不能机械看待，要结合舌苔和全身症状全面诊察疾病。舌质的望诊主要辨别荣枯老嫩，包括形态、色泽、动态和湿润度等。一般来说，察脏腑的虚实，重点在于舌质；察病邪的深浅与胃气的存亡，重点在于舌苔。也有“气病察苔，血病观质”之说。

舌中shézhōng　即舌心，舌的中心部分。属脾胃。《灵枢·经别》：“足太阴之正……上结于咽，贯舌中。”

舌肿shézhǒng　病名。见《诸病源候论》卷四：“若心脾有热，故令舌肿。”又名舌胀、舌胀大。由七情郁结，心火暴甚，以致与痰浊瘀血滞于舌间所致。症见舌渐肿大满口，坚硬疼痛，影响呼吸、语言。《辨舌指南》：“舌赤肿大满口者，心胃之热也；舌赤肿满不得息者，心经热甚而血壅也。”若暴肿者，又名舌。首先以皂矾煅透为末，再撬开牙关，用三棱针刺去恶血，将皂矾末擦上；亦可擦黄连末、蒲黄末；或用牛黄、白矾、西瓜霜等分为末擦之。内服宜清心泻火，如黄连解毒汤、牛黄承气汤等。

舌柱shézhù　出《灵枢·终始》。《类经》卷二十一：“舌柱，即舌下之筋如柱也。”似指舌系带。

舌纵shézòng　病名。系指舌本伸长，收缩无力。《灵枢·寒热病》：“舌纵涎下，烦悗，取足少阴。”因心火炽盛者，症见舌吐出口外而不收，肿胀多涎，脉多洪数。治宜泻热解毒，清火涤痰，用黄连温胆汤、三黄凉膈散等加减；热病伤阴余邪未尽者，症见舌出而色绛起裂纹，口中少津，脉多细数。治宜养阴清热，可选用养阴清肺汤等加减；胃气虚寒者，舌伸长吐出口外，收缩无力，口吐清涎，四肢逆冷，脉象沉伏。治宜温胃散寒，用桂附理中汤加减；肾阴亏虚致舌纵者，症见舌伸出口外而兼腰膝酸软，盗汗等。治宜滋阴补肾，方可选用六味地黄汤加减。参见“阳强舌”条。

蛇白蔹shébáiliǎn　中药材。见《种子植物名称》。为蛇葡萄之别名，详该条。

蛇包谷shébāogǔ　中药材。见《昆明郊区药用植物的初步调查报告》。为天南星之别名，详该条。

蛇背疔shébèidīng　病名。指疔之一。出《证治准绳·疡医》卷三。即指甲根后生疗，色赤胖肿，形如半枣。治法见“指疔”条。

蛇不过shébùguò　中药材。见《浙江民间常用草药》。为虎刺之别名，详该条。

蛇不见shébùjiàn　中药材。见《闽东本草》。为阴地蕨之别名，详该条。

蛇不钻shébùzuān　中药材。见《草药手册》。为廊茵之别名，详该条。

蛇缠疮shéchánchuāng　病名。出《世医得效方》卷十九。即缠腰火丹，详该条。

蛇缠虎带shéchánhǔdài　病名。出明代万全《育婴家秘》。又名缠腰火丹、火带疮、蛇串疮。系由湿热火毒，蕴蓄经络而发。《外科大成》载其症“初生于腰，紫赤如疹，或起水疱，痛如火燎”。虽多发于腰及胸胁等处，但亦可发生于其他部位。发病前，局部常有疼痛，同时伴有微热和全身不适等症状。2～3天后，局部皮肤出现不规则的小红斑，随即在小红斑上发生水疱，密集成群。发生在躯干或四肢时，常依次排列成带状。即带状疱疹。治宜清热解毒，泻火去湿。用龙胆泻肝汤加减，外用黄连膏涂查。并可配针刺合谷、曲池、血海、太冲等穴及耳针治疗。

蛇虫草shéchóngcǎo　中药材。见《广西中药志》。为岗松之别名，详该条。

蛇串疮shéchuànchuāng　病名。见《医宗金鉴·外科心法要诀》。即蛇缠虎带，详该条。

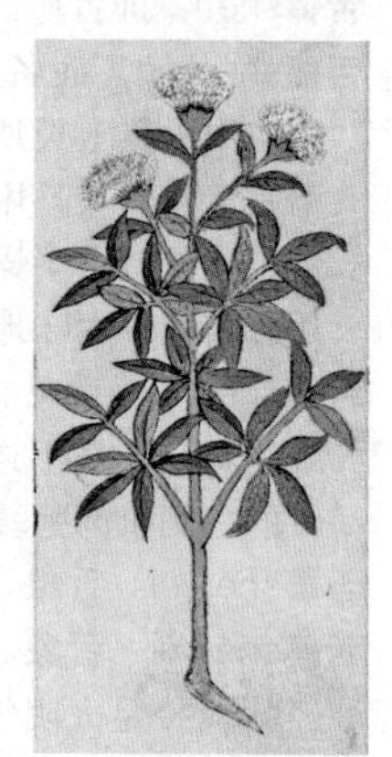
蛇床子

蛇床子shéchuángzǐ　中药材。出《神农本草经》。又名蛇米、双肾子、气果、蛇珠、野茴香。为伞形科植物蛇床 *Cnidium monnieri*（L.）Cusson 的果实。主产于河北、山东、江苏、浙江、四川等地。辛、苦，温；有小毒。归肾经。燥湿祛风，杀虫止痒，温肾壮阳。用于阴痒带下，湿疹瘙痒，湿痹腰痛，肾虚阳痿，宫冷不孕，煎服3～10g；治滴虫性阴道炎，每晚用10%蛇床子煎剂冲洗后，放入蛇床子栓剂，7天为一疗程；治湿疹，疥癣，煎水熏洗或研末调敷，并煎服。本品含挥发油，其主成分为左旋蒎烯、左旋莰烯、樟烯、环葑烯、金合欢烯、欧芹酚甲醚、桉叶醇、异戊酸龙脑酯等；又含甲氧基欧芹酚、食用当归素、异茴芹香豆素、欧芹属素乙、喷嚏木素，蛇床酚A、B，欧前胡内酯，花椒毒素，台湾蛇床子素A，香柑内酯，二氢山芹醇及其当归酸酯等。乙醇提取物对小鼠有类似性激素的作用。蛇床子提取物、欧芹酚甲醚可抗心律失常，抑制心脏，扩张血管，降低血压。总香豆精可镇痛、镇静、局部麻醉。欧芹酚甲醚能抑制小鼠超敏反应。蛇床子还能抗诱变，延缓衰老，对阳虚大鼠有治疗作用。体外还可杀精子。体外有抗病毒和抗真菌作用。流浸膏高浓度时在体外能杀死阴道滴虫。蛇床子总香豆素有平喘作用。

蛇床子散shéchuángzǐsǎn　❶《金匮要略》方。蛇床子仁适量。为末，加铅粉少许，和药如枣大，绵裹纳入阴道内。治妇人阴中寒。❷《外科正宗》卷四方。蛇床子、大枫子肉、松香、枯矾各一两，黄丹、大黄各五钱，轻粉三钱。为末，麻油调搽；或撒患处。治脓窠疮，根硬作胀，痒痛甚者。❸经验方。见《妇产科学》（湖北中医学院）。蛇床子、花椒、明矾、百部、苦参各9～15g。煎汤乘热先熏、后坐浴，每日一次。治阴痒。

蛇床子汤shéchuángzǐtāng　《医宗金鉴·外科心法要诀》卷六十九方。威灵仙、蛇床子、当归尾、土大黄、苦参各五钱，砂仁壳三钱，老葱头七个。水煎，熏洗患处。治肾囊风。

蛇丹shédān　病名。见《实用外科中药治疗学》。即发生于胸胁、腰部以外部位的带状疱疹。详见“缠腰火丹”条。

蛇胆川贝散shédǎnchuānbèisǎn　经验方。见《中华人民共和国药典（一部）》（2020）。蛇胆汁100g，川贝母600g。散剂，每瓶0.3g，每服0.3～0.6g，一日2～3次。功能清肺化热，祛痰止咳。治肺热咳嗽，痰多色黄。

蛇倒退shédàotuì　中药材。❶见《贵阳民间药草》。为杠板归之别名。❷见《贵阳民间药草》。为杏叶防风之别名。详各条。

S

蛇肚疔shédùdīng 病名。即生于手指中节掌面，通指红肿作痛，肿状似蛇腹的疔疮。

蛇附子shéfùzǐ 中药材。见《植物名实图考》。为三叶青之别名，详该条。

蛇腹疔shéfùdīng 病名。指疔之一。出《证治准绳·疡医》卷三，又名鱼肚疽、鱼肚毒、鱼肚疔、鳅肚疔、中节疔。指生于手指中节掌面之疔，肿如鱼肚，色赤疼痛。治法见“指疔”条。

蛇根草shégēncǎo 中药材。见《浙江民间草药》。又名四季花、雪里梅。为茜草科植物蛇根草 *Ophiorrhiza japonica* Bl. 的全草。分布长江以南大部分地区。淡，平。清肺止咳，活血散瘀。治咳嗽，劳伤吐血，月经不调。煎服：9～15g。捣敷治跌打扭伤。本品含蛇根草碱A及B，蛇根草酸，蛇根草苷，6－羟基牛角花碱，哈尔满碱，无羁萜，β－谷甾醇。

蛇蛊shégǔ 病证名。蛊毒病之一。《诸病源候论·蛊毒病诸候》：“著蛊毒，面色青黄者，是蛇蛊。其脉洪壮，病发之时，腹内热闷，胸胁支满，舌本胀强，不喜言语，身体恒痛。又心腹似如虫行，颜色赤，唇口干燥，经年不治，肝鬲烂而死。”参见“蛊”“蛊毒病”条。

蛇含shéhán 中药材。出《神农本草经》。又名五匹风、五皮风、五爪龙。为蔷薇科植物蛇含 *Potentilla kleiniana* Wight et Arn. 的全草。全国大部分地区有分布。苦、辛，凉。清热解毒。①治小儿高热惊风，外感发热咳嗽，咽喉肿痛，痢疾，疟疾。煎服：9～30g。②治丹毒，痈肿，外伤出血，蛇、虫咬伤，捣烂敷；角膜溃疡，捣烂敷患眼眉弓。本品含蛇含鞣质、仙鹤草素、长梗马兜铃素。煎剂在体外对金黄色葡萄球菌、链球菌、脑膜炎球菌、大肠埃希菌、铜绿假单胞菌等有抑制作用。

蛇含石shéhánshí 中药材。出《本草纲目》。又名蛇黄。为褐铁矿的结核。产浙江、广东等地。甘，寒。入肝经。安神镇惊，止血定痛。治心悸，惊风，癫痫，肠风下血，骨节酸痛。煎服：6～9g。或入丸、散。外用：研末调敷。本品主成分为含水三氧化二铁，常杂有锰、磷、钙、钒等。

蛇黄shéhuáng 中药材。出《新修本草》。为蛇含石之别名，详该条。

蛇黄散shéhuángsǎn 《证治准绳·幼科》集二方。蛇黄（煨，醋淬七次，研细）一个，郁金、雄黄各二钱，青礞石、朱砂各一钱，铁粉（细研）三分。为末，粳米饭为丸，梧桐子大，每服三至五丸，不拘时人参煎汤化服。治小儿诸痫。

蛇黄丸shéhuángwán 《小儿药证直诀》卷下方。蛇黄（火煅，醋淬）三个，郁金七分，麝香一字。为细末，米饭和丸，梧桐子大，每服一至二丸，煎金、银，磨刀水化服。治小儿惊痫。

蛇瘕shéjiǎ 病证名。八瘕之一。《诸病源候论·癥瘕病诸候》：“人有食蛇不消，因腹内生蛇瘕也。亦有蛇之精液误入饮食内，亦令病之。其状常若饥而食则不下，喉噎塞，食至胸内即吐出，其病在腹，摸揣亦有蛇状，谓蛇瘕也。”《杂病源流犀烛·积聚癥瘕痃癖痞源流》：“蛇瘕，其形长大，在脐上下，或左右胁，上食心肝，其苦不得吐气，腰背痛，难以动作，少腹热，膀胱引阴挛急，小便黄赤，两股胫间时痛。”《类证治裁·痃癖癥瘕诸积论治》：“蛇瘕，经后阴未复，食饮误中虺毒，成形，长而疟痛，宜蛇瘕方。”参见“瘕”“八瘕”条。

蛇瘕方shéjiǎfāng 《类证治裁》卷八方。大黄、黄芩、芒硝（后下）各五钱，炙甘草三钱，乌贼骨二枚，炙皂角一两半。水煎服。十日后再服，瘕即下。治蛇瘕，食饮误中虺毒，成形长而疠痛者。

蛇节疔shéjiédīng 病名。指疔之一。出《疡医准绳》卷三。又名钉节天蛇、病蛇节、病茧、手指节发、蛀节疔。指疔生于手指中节，绕指俱肿者。证治见“指疔”条。

蛇窠疮shékēchuāng 病证名。出《外科启玄》卷七。因皮肤沾染蛇虫秽毒所致。多发于胸胁、脐腹。其形如蛇缠身，皮肤灼痛；轻则腐浅，重则深烂。治宜解毒止痛。祛腐生肌。外涂蜈蚣油，或雄黄末适量，酒调搽之。属于带状疱疹兼有溃破感染的情况者。内治参见“缠腰火丹”条。

蛇利草shélìcǎo 中药材。见萧步丹《岭南采药录》。为半边莲之别名，详该条。

蛇莲shélián 中药材。见《昆明民间常用草药》。为罗锅底之别名，详该条。

蛇莓shéméi 中药材。出《名医别录》。又名野杨梅、地莓、三叶藨、爪龙、蛇泡草。为蔷薇科植物蛇莓 *Duchesnea indica*（Andr.）Focke 的全草。分布辽宁以南各地。甘、苦，寒，有小毒。清热解毒，散结。①治感冒发热，咳嗽，小儿高热惊风，咽喉肿痛，白喉，痢疾，黄疸肝炎，泄泻痢疾，赤白带下。亦治癌肿。煎服：9～15g，鲜品倍量。②治疮肿疔毒，瘰疬，烧伤，蛇咬伤。煎服或捣敷。本品含甲氧基去氢胆甾醇。还含委陵菜酸、杜鹃素、白桦苷、野蔷薇芍药糖酯、蛇莓苷等，种子油中的主要脂肪酸为亚油酸，非皂化物质主要为β－谷甾醇。在体外对金黄色葡萄球菌、铜绿假单胞菌及伤寒、变形、痢疾等杆菌有抑制作用。蛇莓提取物可镇静、抗惊厥，并可抗肿瘤。

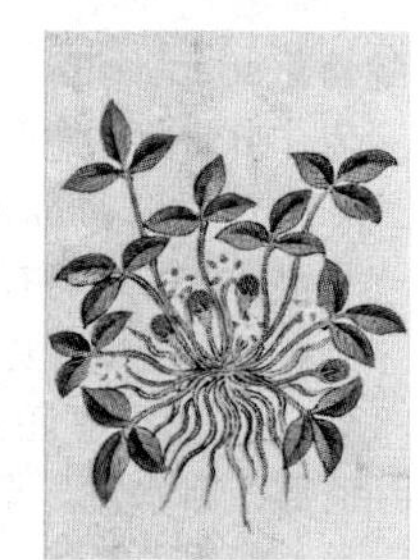

蛇莓

蛇莓根shéméigēn 中药材。出《本草纲目》。为蔷薇科植物蛇莓 *Duchesnea indica*（Andr.）Focke 的根。苦，寒。清热解毒。治小儿高热惊风，肝热目赤，牙龈肿痛，眼结膜炎，角膜炎。取鲜根3～5株，洗净捣烂，置净杯内，加入菜油适量，每日蒸一次，点眼，每次2～3滴，一日3次。

蛇啮shénìè 病名。出《五十二病方》，即蛇咬伤。可分无毒蛇咬伤和有毒蛇咬伤。前者危害不大，按一般外伤处理即可。后者伤后，局部逐渐红肿、疼痛，久则更剧，以至伤处起水泡，甚则发黑形成溃疡，出现头晕、头痛、出汗、胸闷、四肢无力、瞳孔散大、视力模糊、呼吸困难；严重者，面部失去表情、舌强不能言语、声音嘶哑、吞咽困难、抽搐、血压下降、黏汗淋漓、头项软瘫不能自由，最后晕厥而亡。有毒蛇咬伤后，应立即在伤口近心端缚扎，以防毒素扩散，用药筒拔法吸尽毒汁。进而分型论治：风毒型（以神经毒症状为主）：局部症状轻，但有头昏、眼花、嗜睡、昏迷、气急，严重者呼吸困难、四肢抽搐。应以清热解毒，息风定惊为主。用半边莲30g，野菊花、白芷、川贝母、龙胆草、白僵蚕各9g，蝉衣6g，全蝎、蜈蚣各6g，甘草4g，煎服。火毒型（以血循毒症状为主）：局部疼痛、血泡，全身皮下出血等，应以清热解毒，凉血止血为主。用半边莲、鲜生地各30g，丹皮9g，黄芩9g（或黄连4g），赤芍、黑山栀、射干各9g，出血严重者加犀角3g，磨粉冲服。风火相兼型（以混合毒症状为主）：兼具上述两型症状，治宜解毒、清热、息风、凉血为主。用半边莲30g、车前草、白芷、夏枯草、野菊花、蒲公英各9g，大蓟、白茅根各15g，蜈蚣、全蝎各4g。亦可及时用季德胜蛇药或其他蛇药片内服及外敷；或用单味药雄黄、半边莲、蚤休等水煎服。如出现脑、心中毒症状与并发症严重者，应中西医结合抢救。

蛇盘疬shépánlì　病证名。即蟠蛇疬，见该条。

蛇泡shépào　中药材。见《生草药性备要》。为茅莓之别名，详该条。

蛇泡草shépàocǎo　中药材。❶见《分类草药性》。为蛇莓之别名，详该条。❷见《广西中草药》。为白花蛇舌草之别名，详该条。

蛇皮shépí　中药材。出《雷公炮炙论》。即蛇蜕，详该条。

蛇皮癣shépíxuǎn　病名。见《中医外科学讲义》（上海中医学院编）。即蛇身，详该条。

蛇葡萄shépú·tao　中药材。出《救荒本草》。又名野葡萄、山葡萄、蛇白蔹、见毒消。为葡萄科植物蛇葡萄 *Ampelopsis brevipedunculata*（Maxim.）Trautv. 的叶或茎藤。东北至华南各地均有分布。甘、微苦，平。利尿，清热，止血。①治慢性肾炎，小便不利，消化道出血。煎服：9～30g。②风湿痹证，关节肿痛。③治外伤出血，研末掺；疮毒，煎水洗。全草含没食子酸。预试藤含黄酮类、酚类、糖类、氨基酸等。蛇葡萄能使兔耳静脉收缩，有止血作用。

蛇葡萄根shépú·taogēn　中药材。见《浙江天目山药用植物志》。又名山葡萄根、野葡萄根。为葡萄科植物蛇葡萄 *Ampelopsis brevipedunculata*（Maxim.）Trautv. 的根或根皮。甘、酸、微苦，平。清热解毒，散瘀破结，祛风除湿。①治肺痈，肠痈，呕吐，腹泻，肺结核，瘰疬，风湿痹痛。煎服：15～30g。②治痈疮肿毒，水、火烫伤，研末调敷；跌打损伤。捣敷。根含1，2－二苯乙烯类、β－香树脂醇、香草酸、山柰酚、香橙素、藜芦醇等。体外实验：根对金黄色葡萄球菌有抑制作用。

蛇壳shéqiào　中药材。见《本草纲目》。即蛇蜕，详该条。

蛇舌shéshé　病证名。见陆乐山《养生镜》。指舌头似蛇舌伸缩不停。为心经受风热邪毒所致。可伴有呕酸水、吐顽痰等。宜用汤匙蘸香油刮肩井；针刺舌尖、中冲出血。并内服疏风清热，解毒活血之剂。

蛇舌草shéshécǎo　中药材。❶见《浙江民间草药》。为九头狮子草之别名。❷见《广西中药志》。为白花蛇舌草之简称。❸见《贵州民间方药集》。为瓶尔小草之别名。详各条。

蛇舌癀shéshéhuáng　中药材。❶见《福建中草药》。为四叶草之别名。❷见《闽南民间草药》。为白花蛇舌草之别名。详各条。

蛇舌痧shéshéshā　病证名。多由感受时气，心经本虚，而直中其邪所致。症见舌出如蛇，伸缩不停，吐酸水顽痰等。参见“弄舌风”条。

蛇身shéshēn　病名。《诸病源候论》卷二十七：“谓人皮肤上，如蛇皮而有鳞甲，世谓之蛇身也。”又名蛇体、蛇皮癣、蛇胎。本病为胎传，婴儿出生后不久，皮肤即为灰色、干燥、粗糙，上有鳞屑，紧附皮肤，边缘翘起，状如蛇皮，触之有刺手感，如皮肤皲裂则疼痛。病变多在四肢，重则遍及全身。冬季加重，缠绵难愈。因本病为血虚风燥，故治宜养血祛风，健脾润燥。内服鱼鳞汤（生黄芪、黑芝麻、丹参、地肤子、当归、生地、熟地、枸杞子、首乌、白鲜皮、生山药、苦参、防风、川芎、桂枝、蝉蜕、甘草）或桂枝加当归汤化裁，或用苍术、当归、威灵仙各等量熬膏加蜜，分次内服。外用润肌膏或用杏仁30g、猪油60g捣泥外搽。亦可用白僵蚕适量研末煎汤外洗。即鱼鳞病。

蛇虱shéshī　病名。见《外科大成》卷四。即白疕，详该条。

蛇丝惊shésījīng　见《幼幼集成》。即弄舌，详该条。

蛇胎shétāi　病名。❶见《外治寿世方》卷四。即蛇身，详该条。❷怪胎之一。

蛇体shétǐ　病名。见《古今图书集成·博物汇编·艺术典》医部汇考卷四百五十七。即蛇身，详该条。

蛇通管shétōngguǎn　中药材。见《广西中药志》。为小叶蛇总管之别名，详该条。

蛇头shétóu　经穴别名。出《针灸甲乙经》。《针灸资生经》等作池头。即温溜，见该条。

蛇头草shétóucǎo　中药材。见《江西草药》。为蜂斗菜之别名，详该条。

蛇头疔shétóudīng　病名。指疔之一。出《证治准绳·疡医》卷二。又名蛇眼疔、天蛇毒、调疽。生于手指尖，形似蛇头，故名。《医宗金鉴》卷六十八强调：蛇头疔发自指端筋骨、根深毒重，天蛇毒发自指端肌肉、其毒稍轻。即脓性指头炎。证治见“指疔”条。

蛇头蓼shétóuliǎo　中药材。见《广西本草选编》。为赤胫散之别名，详该条。

蛇头王shétóuwáng　中药材。见《上海常用中草药》。为一枝黄花之别名，详该条。

蛇退shétuì　中药材。见《本草纲目》。即蛇蜕，详该条。

蛇退草shétuìcǎo　中药材。见《贵州民间方药集》。为夜关门之别名，详该条。

蛇蜕shétuì　中药材。出《神农本草经》。又名龙子衣、蛇附、蛇皮、蛇退、龙衣、蛇壳。为游蛇科动物黑眉锦蛇 *Elaphe taeniura* Cope、锦蛇 *E. carinata*（Guenther）或乌梢蛇 *Zaocys dhumnades*（Cantor）等蜕下的干燥表皮膜。全国大部分地区均产。甘、咸，平。归肝经。祛风，定惊，退翳，解毒。①用于小儿惊风，抽搐痉挛，翳障，喉痹，疔肿，皮肤瘙痒，煎服2～3g，或研末服0.3～0.6g。②治脑囊虫病，研末服，每次3g，日服2次。③治疗肿，煎服并烧存性以鸡子清调敷患部。④治带状疱疹，炒微黄，研细末，麻油调敷患部，每日2～3次。⑤治蛲虫病，焙黄研末，加冰片少许，每晚睡前抹肛门部。⑥治疥癣，煎水熏洗。孕妇忌服。本品含骨胶原。

蛇蜕膏shétuìgāo　《医宗金鉴·外科心法要诀》卷六十四方。蜜蜂二十一个，蛇蜕七分半，蜈蚣二条，香油四两。将药入油内，用文武火炸枯，捞去渣，入铅粉二两，桑枝急搅，候冷收贮，七日后用纸摊贴患处。治瘰疬已溃。

蛇蜥shéxī　见《动物学大辞典》。为脆蛇之别名，详该条。

蛇衔散shéxiánsǎn　《刘涓子鬼遗方》卷二方。蛇衔、炙甘草、川芎、白芷、当归各一两，续断、黄芩、泽兰、干姜、桂心各三分，炮乌头五分。为末，每服一方寸匕，酒送下，日四次（昼三、夜一）。治金疮内伤出血、瘀血之证。

蛇沿毒shéyándú　病证名。出《疡医大全》卷二十七。即脚发，见该条。

蛇眼疔shéyǎndīng　病证名。❶出《备急千金要方》卷二十二。指疔之一，生于手指甲旁尖角间，形如小豆粒，色紫，半含半露，硬如铁钉，状似蛇眼。证治见指疔及代指条。❷出《外科启玄》卷二，蛇头疔之别称。

蛇咬草shéyǎocǎo　中药材。见《陕甘宁青中草药选》。为鹅脚板之别名，详该条。

蛇咬伤shéyǎoshāng　病名。即蛇啮，详该条。

蛇障shézhàng　病名。出《备急千金要方》卷二十二。即瘭疽，见该条。

蛇总管shézǒngguǎn　中药材。❶见《南宁市药物志》。即小叶蛇总管。❷见《福建中草药》。为白花蛇舌草之别名。详各条。

蛇足草shézúcǎo　中药材。见《贵州民间药物》。为千层塔之别名，详该条。

揲荒shéhuāng　揲，取；荒，膏肓。《史记·扁鹊仓公列传》："乃割皮解肌，搦脑髓，揲荒爪幕，湔浣肠胃，漱涤五脏。"

舍脉从证shěmàicóngzhèng　即舍脉从症。辨证过程中，当脉症表现不一致时，经过分析，认为症状足以作为审定病机，确立治疗方案的依据，而脉象未能反映病机，当舍脉从症治。《医宗必读》："脉迟为寒，常用干姜、附子温之矣。若阳明脉迟，不恶寒，身体汗出，则用大承气，此又非迟为阴寒之脉矣……世有切脉而不问证，其失可胜言哉。"

舍脉从症shěmàicóngzhèng　当脉象与症状所反映的病机有矛盾时，通过鉴别诊断，确认脉象不能反映真实的病机，便舍弃脉象，遵从症状进行证候诊断的方法。

舍症从脉shězhèngcóngmài　当脉象与症状所反映的病机有矛盾时，通过鉴别诊断，确认某些症状不能真实反映病机，便舍弃这些症状，遵从脉象进行证候诊断的方法。

舍shè　❶居留、寄宿。指邪入而寄居潜藏。《素问·离合真邪论》："夫邪去络入于经也，舍于血脉之中。"❷处所、病所。《灵枢·胀论》："非胀之舍。"

射覆shèfù　眼科金针开内障八法之三。《目经大成》卷二："针锋深入无碍，即近黄精（晶状体），慢慢针目，针柄会须进不招愆，退而得所。"指将金针推进于虹膜与晶状体之间的手术操作步骤。参见"拨内障手法"条。

射干shègān　中药材。出《神农本草经》。又名乌扇、扁竹根、开喉箭、剪刀草、铁扁担、山蒲扇、金蝴蝶、六甲花。为鸢尾科植物射干 *Belamcanda chinensis*（L.）DC. 的干燥根茎。主产于湖北、河南、江苏、安徽，湖南、陕西、安徽等地亦产。苦，寒。归肺经。清热解毒，消痰，利咽。治热毒痰火郁结，咽喉肿痛，痰涎壅盛，咳嗽气喘，煎服 3～10g；治水田皮炎，煎水洗；治跌打损伤，捣敷。孕妇忌服。本品含洋鸢尾素、野鸢尾苷元、射干异黄酮、茶叶花宁、异德国鸢尾醛等。香草乙酮、射干酮、鸢尾苷、鸢尾黄酮苷等。煎剂或浸剂在体外高浓度能抑制常见的致病性皮肤真菌及腺 3 病毒及 EcHO11 病毒；鸢尾黄酮和鸢尾黄酮苷有抗炎作用。还能促进家兔唾液分泌，并且有雌激素样作用。醇提取物有解热、祛痰作用，还可抑制胃溃疡形成，对抗番泻叶等引起的腹泻。射干单用无致癌危险，但与致癌物合用，可促进小鼠皮肤肿瘤发生。

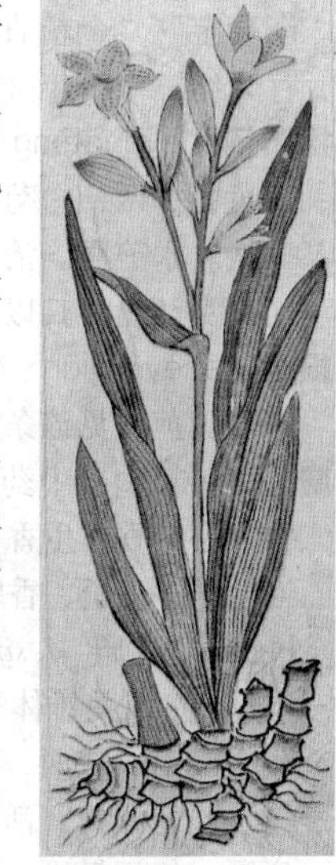
射干

射干兜铃汤shègāndōulíngtāng　《痧胀玉衡》卷下方。射干、桑白皮、马兜铃、桔梗、薄荷、玄参、天花粉、贝母、枳壳、菊花、金银花各等分。水煎服。治痧似伤风咳嗽。若咳嗽甚，加童便饮。

射干麻黄汤shègānmáhuángtāng　《金匮要略》方。射干十三枚（一作三两），麻黄、生姜各四两，细辛、紫菀、款冬花各三两，五味子半升，大枣七枚，半夏八枚（一作半升）。先煮麻黄，去上沫，再入他药同煎，分三次服。功能温肺化痰，止咳平喘。治寒饮郁肺，咳而上气，喉中如水鸡声。方中射干、紫菀、款冬花利肺气；麻黄、细辛、生姜散寒饮；半夏除痰降逆；大枣安中，五味子敛肺，二药以防他药劫散太过。实验研究：本方具有镇咳、祛痰、平喘作用。

射干散shègānsǎn　❶《太平圣惠方》卷六十二方。射干、川升麻、枳实（麸炒微黄）、川大黄（微炒）各一两，甘草、前胡（去芦头）各一两半，麝香二钱半，羚羊角屑七钱半。为粗末，入麝香令匀，每服四钱，水煎，去滓，不拘时温服。治瘭疽。症见皮肉中忽生点子如豆大，或如桃、李，肿痛不可忍。❷《证治准绳·类方》第八册方。射干、桔梗、升麻、犀角各三钱，木香、木通各五钱，炒苏子、诃子、槟榔、炒枳壳、赤茯苓、炙甘草各一两。为细末，每服三钱，水煎服。治咽喉中如有物梗，噎塞疼痛，咽物不下。

射干鼠黏子汤shègānshǔniánzǐtāng　《小儿痘疹方论》方。牛蒡子二钱，升麻、甘草、射干各五分。为粗末，水煎，空腹服。治痘疹后痈疽疮毒。

射干汤shègāntāng　❶《备急千金要方》卷五方。射干、麻黄、紫菀、甘草、生姜各一两，桂心五寸，半夏五枚，大枣二十枚。为粗末，先以水煎药，去滓，加蜜五合再煎，分十次服，日三次。功能宣肺祛痰，止咳平喘。治小儿发热咳喘，咽喉如水鸡声。❷《外台秘要》卷二十三引《古今录验方》方。当归二两，白芷三两，升麻、射干、炙甘草、犀角、杏仁各一两。水煎，分两次服。治喉痹不通而痛，不得饮食者。❸《圣济总录》卷四十四方。射干八两，大青三两，石膏十两。为粗末，每服五钱匕，水煎，加蜜一匙，不拘时服。治脾实咽干口燥，舌本肿硬，腹胁满胀，大便涩难。❹《圣济总录》卷一百二十九方。射干、栀子仁、赤茯苓、升麻各一两，赤芍药一两半，白术半两。为末，每服五钱，水煎去渣，加地黄汁一合，蜜半合，再煎温服。治胃脘痈，嗽脓血。❺《奇效良方》卷一方。射干、芍药各二钱半，薏苡仁三钱，桂心半钱，牡蛎、石膏各二钱。水煎服。治肝经受病，多汗恶风，善悲嗌干，善怒时增。

射干丸shègānwán　❶《圣济总录》卷六十五方。射干、炮姜、款冬花、炙皂角、陈皮、细辛、贝母（炒微黄）、茯苓、郁李仁（研如脂）各一两，半夏（汤洗，炒干）、百部、五味子各一两一分。为末，与郁李仁同研令匀，炼蜜为丸，梧桐子大，每服七至十五丸，空腹服，日二次。治久患呷嗽，喉中作声，发即偃卧不得。❷《奇效良方》卷二十一方。射干、炙甘草、炒杏仁各半两，升麻、炒大黄、木鳖子各二钱半。为细末，炼蜜为丸，小弹子大，每用一丸，含化。治悬痈肿痛，咽喉不利。

射干消毒饮shègānxiāodúyǐn 《张氏医通》卷十五方。射干、玄参、连翘、荆芥、牛蒡子各等分，甘草量减半。水煎服。功能清热解毒利咽。治麻疹咳嗽声瘖，咽喉肿痛。

射工病shègōngbìng 古病名。指射工毒虫侵入所致的疾患。《诸病源候论·射工候》："江南有射工毒虫，一名短狐，一名蜮，常在山涧水内……夏月在水内，人行水上，及以水洗浴，或因大雨潦时，仍逐水便流入人家，或遇道上牛马等迹内即停住，其含沙射人影便病。初得时，或如伤寒，或似中恶，或口不能语，或身体苦强，或恶寒热，四肢拘急，头痛，骨难，屈伸张口欠故，或清朝小苏，晡夕则剧，剧者不过三日，则齿间有血出，不即治杀人。又云初始证名，先寒热恶冷，欠故，筋急，头痛目疼，状如伤寒，亦如中尸，便不能语，朝旦小苏，晡夕辄剧，寒热闷乱是也。始得三四日可治，急者七日皆死……其毒中人，初未有疮，但恶风寒热，或如针刺。及其成疮，初如豆粒黑子，或如火烧，或如蠼螋尿疮，皆肉内有穿空如大针孔也。其射中人头面尤急，腰以上去人心近者多死；中人腰以下者小宽，不治亦死；虽不死，皆百日内乃可保瘥。又云疮有数种，其一种，中人疮，正黑如黡子状，或周遍悉赤，衣被犯之如有芒刺痛；其一种，作疮，久即穿陷，或镇寒热；其一种，如火炙人肉，熛起作疮，此最急，数日杀人；其一种，突起如石疖状。俱能杀人，自有迟速耳。"治用赤苋茎叶或马齿苋捣汁饮，滓涂疮上，或用升麻、射干煎汤服等。

射香草shèxiāngcǎo 中药材。见《云南中草药》。为芸香草之别名，详该条。

摄法shèfǎ ❶刺法名。指入针后，以指甲在针刺穴位所在经络上下进行按捏的方法。《针经指南》："摄者，下针如气涩滞，随经络上用大指甲上下切，其气血自得通行也。"《针灸问对》："下针之时，气或涩滞，用大指、食指、中指三指甲，于所属经分来往摄之，使气血流行，故曰摄以行气。"本法多用于针刺感应迟钝和发生滞针的患者。❷推拿手法名。手指对合捏拿住穴位后，再予以牵拉。作用与拿法相似而刺激量较强。

摄龟shèguī 中药材。出《尔雅》。为夹蛇龟之别名，详该条。

摄魂汤shèhúntāng 《辨证录》卷十方。生酸枣仁、巴戟天、当归、山茱萸、茯神各五钱，麦冬、熟地黄、白芍药、人参各一两，远志、白芥子各二钱，柏子仁三钱。水煎服。功能交通心肾，益智安神。治心肾不交，神魂不定，幻觉自身为两。

摄领疮shèlǐngchuāng 病名。《诸病源候论》卷三十五："生于颈上痒痛，衣领拂之即剧云，是衣领揩所作"。本病好发于项部，皮损初起为有聚集倾向的扁平丘疹，皮色正常或呈淡褐色，久之丘疹融合成片，皮肤增厚干燥，稍有脱屑，呈阵性剧痒。治宜疏风清热，内服消风散。外搽疯油膏或羊蹄根散（羊蹄根、枯白矾，共研细末）醋调外搽。相当于颈部神经性皮炎。

摄生shèshēng 即养生。见该条。

摄生集览shèshēngjílǎn 养生著作。明代胡文焕校正。本书文章简短，寓意则深。提出了养生之大要为养神、惜气、防疾三法，并对调阴阳、和气血、养五脏、适寒温、节色欲等与摄生有关的问题作了论述，其中特别强调和阴阳、保气血的养生原则，如谓"人生实阴阳之气所聚，若不能调和阴阳之气，则害其生。""人之生以气血为本，人之病未有不先伤其气血者。"

摄生消息论shèshēngxiāoxīlùn 养生著作。1卷。元代丘处机撰。书中以道家和儒家的观点，就春、夏、秋、冬四时的防病调摄原则与方法等分别作了简要的论述。现有《丛书集成》本。

摄生要义shèshēngyàoyì 养生著作，宋代河滨丈人著，1卷。该书将养生原则概括为八字："调息，摄性，缓形，节欲。"内容包括存想、调气、按摩、导引、行景、饮食、居住、房中、四时、禁忌等10篇。

摄生饮shèshēngyǐn 《幼幼集成》卷二方。制南星、木香、法半夏各一钱五分，细辛、苍术、石菖蒲、炙甘草各一钱。加生姜三片，水煎服。治卒中。本方早见于《仁斋直指方论》卷三，但无方名。

摄生真诠shèshēngzhēnquán 养生著作。清代查有钰著。全书2卷。本书系广泛搜集历代医家却病延年的经验，整理归纳，汇编而成。书中载有孙思邈的"治病勿惑"，李东垣的"病详昼夜"，张景岳的"择医有眼"，李士材的"医情不等"，高士宗的"医门经论"，徐大椿的"治病缓急"，章虚谷的"任医勿疑"等74篇医论，还集有作者防治老年病的一系列观点。作者主张只有节护精气神，虚无恬淡，清静无为，才能达到延年益寿的目的。并提出"摄生十要"，即：慎言语、节饮食、寡色欲、绝思虑、谨起居、戒嗔怒、少交游、禁劳伤、惜津液、省愆忧。

摄生众妙方shèshēngzhòngmiàofāng 方书。11卷。明代张时彻辑。刊于1550年。本书分为通治诸病、危病、补养、诸风、伤寒感冒等47门，各门选集有效成方予以汇辑编成。但由于编者随见闻而录，内容不够完备，复选集临床各科单验方，另撰《急救良方》2卷，与《摄生众妙方》合刻问世。

摄生总要shèshēngzǒngyào 丛书。明代洪基辑。收有《摄生秘剖》4卷，《陈希夷房中玄机中萃纂要》（又名《房中奇术》）2卷，及《精订摄生种子秘剖》2卷。后附"继嗣珍宝""金精直指"，以介绍嗣育、房中内容为主。现存光绪三十一年（1905）重刊巾箱本。

摄阳汤shèyángtāng 《辨证录》卷七方。人参、黄芪、熟地黄各一两，白芍药、麦冬各五钱，五味子一钱，山茱萸三钱。水煎服。治大病之后，阳虚外泄，腠理不能自闭，而遍身汗出，日以为常者。

摄营煎shèyíngjiān 《景岳全书·新方八阵》卷五十一方。即寿脾煎，见该条。

麝香shèxiāng 中药材。出《神农本草经》。又名遗香、脐香、心结香、生香、麝脐香、四味臭、腊子、寸香、元寸、当门子、臭子、香脐子。为鹿科动物林麝 *Moschus berezovskii* Flerov、马麝 *M. sifanicus* Przewalski 或原麝 *M. moschiferus* Linnaeus 成熟雄体香囊中的干燥分泌物。主产于四川、西藏、云南、陕西、甘肃、内蒙古等地。辛，温。归心、脾经。开窍醒神，活血通经，消肿止痛。治热病神昏，中风痰厥，气郁暴厥，中恶昏迷，经闭，癥瘕，难产死胎，胸痹心痛，心腹暴痛，跌扑伤痛，痹痛麻木，痈肿瘰疬，咽喉肿痛。内服：0.03～0.1g，多入丸散用，外用适量。现常用治冠心病心绞痛、哮喘、面神经麻痹等。孕妇忌服。本品主含麝香酮和少量降麝香酮，并含无机盐、胆甾醇等。人工或天然麝香酮有抗炎作用，并能增强β－肾上腺素能药物的作用，对动物能升高血压，兴奋呼吸，麝香酮对小鼠有抗着床和抗早孕作用。在试管内能抑制金黄色葡萄球菌及大肠埃希菌。对中枢神经系统，小量兴奋而大量抑制。

麝香草shèxiāngcǎo　中药材。见《广东中草药》。为毛麝香之别名，详该条。

麝香矾雄散shèxiāngfánxióngsǎn　《杨氏家藏方》卷十一方。胆矾、雄黄各二钱，麝香、龙骨各一钱。为细末，每用一字，以鹅毛蘸药扫患处，日一至二次；若小儿走马疳，唇蚀烂者，先泡青盐汤洗净，后用新绵拭干掺药。治牙齿动摇，龈腭宣露，骨槽风毒，宣蚀溃烂，不能入食者。

麝香膏shèxiānggāo　❶《刘涓子鬼遗方》卷五方。麝香、滑石、雄黄、朱砂各五分。为细末，猪脂调敷。治恶疮。❷《证治准绳·幼科》集一方。麝香（研）、牛黄（研）、白附子、蚕蛾（微炒）、僵蚕（微炒）各二钱五分，全蝎二十一个。为末，蜜和膏，皂角子大，每服一粒，人参、荆芥煎汤化下。治小儿胎痫，不得安卧。

麝香灸shèxiāngjiǔ　见"隔姜灸"条。

麝香壳shèxiāngqiào　中药材。见《四川中药志》。为鹿科动物麝 *Moschus moschiferus* Linnaeus 及同属雄性动物的香囊的外皮。辛，温。入脾经。消肿，解毒。治疔疮肿痛，瘰疬久烂及疮疖硬痛。内服：入散剂，1.5～2.4g。外用：适量，研末调敷。

麝香散shèxiāngsǎn　❶《医学心悟》卷四方。麝香二钱，冰片三分，黄连末一钱。为细末，一日夜吹五六次于患处。治喉瘤、疖、痈、痹诸症。❷即倍子散，见该条。

麝香丸shèxiāngwán　❶《太平圣惠方》卷五十二方。麝香三分，朱砂三分，砒霜、常山、鳖甲（酥炙）、虎头骨（酥炙）、生甘草、生大黄各半两。为细末，研入前三味令匀，粽子和丸，梧桐子大，临欲发时，服三丸，温酒送下，得吐泻为度。治鬼疟，症见发作无时，或一日三两度寒热，或两日一度，神志恍惚，喜怒无常，寒则颤掉不休，热则燥渴不止，或瘥而发作，或减而更增，经久不愈。❷《太平圣惠方》卷八十六方。麝香、熊胆各半钱，赤茯苓一钱，槟榔一枚，当归、木香各半分，桂心、胡黄连、芦荟、三棱、大黄各一分。为末，炼蜜和丸，绿豆大，每服五丸。治小儿气疳，壮热憎寒，腹胀下痢，皮肤干燥，眼涩揉鼻，乳食难化，日渐羸瘦。❸《普济本事方》卷三方。生川乌（去皮尖）三个，全蝎二十一个，黑豆二十一粒，地龙五钱，麝香一字。为末，米糊为丸，绿豆大，每服十丸，温酒送下。治历节诸风走痛，或如虫行。

shen

申光逊shēnguāngxùn（约9世纪）　唐代曹州（今山东曹县）的地方官吏，桂林人。因以醇酒、胡椒、干姜温服得汗的方法治愈孙仲敖的"脑痛症"，名著于一时。

申姜shēnjiāng　中药材。见《本草正义》。为骨碎补之别名，详该条。

申脉shēnmài　经穴名。代号BL62。出《针灸甲乙经》。别名阳，属足太阳膀胱经。八脉交会穴之一，通阳。位于足外踝下缘之中点凹陷中。布有腓肠神经和外踝动脉网。主治头痛，眩晕，癫、狂、痫，腰腿痛，足踝关节痛等。直刺0.3～0.5寸。艾炷灸3～5壮；或艾条灸5～10分钟。

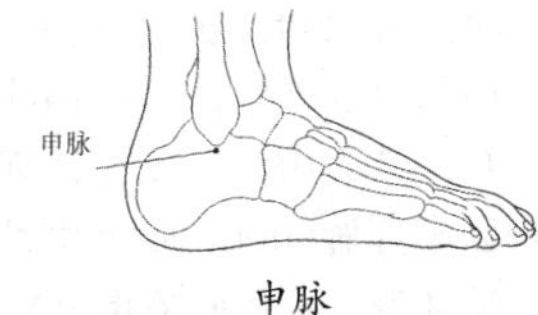

申脉

申受shēnshòu　北宋医家。衢州（今浙江衢州）人。曾随高若讷、郝元等学习医术，后任太医丞。

申苏方shēnsūfāng　方书。见《隋书·经籍志》五卷。西晋支法存辑，已佚。

申相shēnxiāng　明代医家。山西长治人。曾研究脉法，精于伤寒一科，著有《诊家秘要》《伤寒捷法歌》，均佚。

申枣shēnzǎo　中药材。见《药材资料汇编》。为猴枣之别名，详该条。

伸法shēnfǎ　推拿方法。是帮助活动功能障碍的关节进行伸展的一种方法。本法可活血舒筋，增加关节的活动度，促使错位的软组织复位。《诸病源候论·风湿痹候》引《养生方》导引法："正卧，叠两手著背下，伸两脚不息十二通，愈足湿痹不任行，腰脊痛痹。"

伸筋草shēnjīncǎo　中药材。出《分类草药性》。又名宽筋藤、舒筋草、狮子毛草、筋骨草、凤尾伸筋铺筋草，抽筋草。为石松科植物石松 *Lycopodium japonicum* Thunb. 的干燥全草。主产于浙江、湖北等地。微苦、辛，温。归肝、脾、肾经。祛风除湿，舒筋活络，解毒。治风寒湿痹，关节酸痛，皮肤麻木，扭伤肿痛，小儿麻痹症后遗症，煎服3～12g；研末麻油调涂，治带状疱疹。全草含石松碱、伸筋草碱、伸筋草毒、伸筋草宁碱、烟碱等生物碱；石松醇、石松宁等三萜类及香草酸、阿魏酸等。石松碱及伸筋草碱、伸筋草毒对动物有退热作用；对平滑肌（小肠及子宫）有兴奋作用。提取物能镇痛、延长小鼠戊巴比妥钠睡眠时间。预防给药对大鼠实验性磷沉着病有较好疗效。石松能利尿及增进尿酸的排泄。石松碱中毒后小鼠会有过度活动、痉挛、麻痹等症状。

伸筋藤shēnjīnténg　中药材。见《南宁市药物志》。即宽筋藤，详该条。

伸舌shēnshé　舌象。又称舌纵。舌伸出口外，不能回缩口内的症状。伸舌而舌觉灼热，神志不清，是痰热之邪扰乱心神，影响苗窍功能所致，治宜清心化痰。舌伸出痿软无力，麻木不仁者，多属气虚。

身shēn　❶指人及动物的躯体。《素问·刺志论》："气虚身热，得之伤暑。"❷药用部分。根类药材中的主根，如习称当归的主根为"归身"。

身重喑哑shēnchóngyīnyǎ　病名。出《儒门事亲》卷五。即子喑。详该条。

身交shēnjiāo　经外奇穴名。《备急千金要方》："妇人胞落颓……又灸身交五十壮，三报，在脐下横纹中。"近代《中国针灸学》等定位在腹正中线，脐下0.3寸处。《针灸孔穴及其疗法便览》则谓在脐下3寸。主治便秘，尿闭，遗尿，白带等。直刺0.5～1寸。艾炷灸3～5壮；或艾条灸5～10分钟。

身经通考shēnjīngtōngkǎo　医论著作。4卷。清代李潆撰于1676年。本书前3卷阐析身经内容，以问答形式对人体全身各部位，如十二经脉及脏腑等予以详细阐释；以图表表明五脏六腑位次，附各脏腑形式图等；以身经脉说阐论各种脉象及诊脉法。卷四载各类病证51门，每门后列治方，并详其服用法。现存清刻本。

身面卒浮肿shēnmiàncùfúzhǒng 病证名。指身体头面突然浮肿者。《太平圣惠方》卷五十四："身面卒浮肿者，亦水病之候也。此由肾脾虚弱之所为也。肾主于水，今肾虚，故水妄行，脾主于土，脾虚不能制水，故水流溢散入皮肤，全身面卒然浮肿也。"还常伴见上气喘息，大小便不利等症。治用鲤鱼汤、葶苈丸等方。

身目俱黄shēnmùjùhuáng 症名。即目黄及全身皮肤发黄，为黄疸病之主症。见《临证指南医案·疸》"黄疸，身黄目黄尿黄之谓也……熏蒸遏郁，浸于肺则身目俱黄，热流膀胱，尿色为之变赤。"一般黄疸病分为阳黄和阴黄两大类。详参"黄疸""阳黄""阴黄"各条。

身热shēnrè 症名。指全身发热的征象。《素问·阴阳应象大论》："阳胜则身热。"亦有阳气虚衰而见身热者。《素问·刺志论》："气虚身热，此谓反也。"详"发热"条。

身热不扬shēnrèbùyáng 症名。见《王旭高医案》卷一。指病人自觉发热，但按其肌肤而不甚热的表现。多见于湿温病，热为湿遏，以致发热在里，热势不扬，宜用渗湿透热或清泄芳开法治疗。

身热夜甚shēnrèyèshèn 症名。即夜热，详该条。

身瘦不孕shēnshòubùyùn 病证名。不孕症之一。出《傅青主女科》。因瘦弱之人，性躁多火，精血不足，阴虚火旺，冲任胞宫失于濡润，精不得养，而致不孕。治宜滋阴补肾，养血调经。方用养精种玉汤。

身体不仁shēntǐbùrén 病证名。指身体肌肤顽痹，不知痛痒冷热的现象。《金匮要略·血痹虚劳病脉证并治》："外证身体不仁，如风痹状。"《医林绳墨》卷六："有所谓不仁者，谓肌肤麻痹，或周身不知痛痒，如绳扎搏初解之状，皆因正气空虚，而邪气乘之，血气不能和平，邪正有相互克，致使肌肉不和，而为麻痹不仁者也，或有痰涎不利，或有风湿相搏，营卫行涩，经络疏散，皮肤少荣，以致遍体不仁，而有似麻痹者也。轻则不见痛痒，甚则不知人事。治宜驱风理气，而兼养血清湿可也。用二陈汤加归、术、天麻、防风、防己、芩、连之属，如不效者，去芩、连，加薄、桂。"

身体尪羸shēntǐwānglé 症名。指身体瘦弱，骨骼关节变形之病态表现，出《金匮要略·中风历节病脉证并治》。参见"尪羸"条。

身痛shēntòng 症名。指感觉身体疼痛的表现，可见于伤寒、中暑、湿痹、痛痹等病。参见各条。

身痛逐瘀汤shēntòngzhúyūtāng 《医林改错》卷下方。秦艽、香附、羌活各一钱，川芎、甘草、没药、地龙、炒五灵脂各二钱，桃仁、红花、牛膝、当归各三钱。水煎服。功能疏风活血，通络止痛。治血气痹阻经络而致的肩痛，臂痛，腰痛，腿痛，或周身疼痛，经久不愈者。若微热，加苍术、黄柏；若气弱，加黄芪一至二两。

身痒shēnyǎng 症名。指身上皮肤不适，非搔不快的感觉。见《伤寒论·辨太阳病脉证并治》。多由邪郁肌表不能透达、血虚风燥等所致。可见于热病汗不得出、疮疥、瘾疹等疾患。

身有赤处shēnyǒuchìchù 病证名。即小儿皮肉呈现赤色。《诸病源候论》卷四十九："小儿因汗，为风邪所伤，与气血相搏，热气蒸发于外，其肉色赤，而壮热也。"据临床所见，患儿身上初起有赤点，渐至额上口旁及其他部位，赤如胭脂，皮即皱削。治宜疏风清热，凉血解毒。用消风散加茜草、紫草。

身振摇shēnzhènyáo 症名。指身体振振摇动，甚而欲擗于地的症状。本症多属于年老体衰，脏精亏虚的征兆，表现为头身摇曳及手足不自主地振颤，握物弛张无度，步履艰难，步态蹒跚等。《素问·脉要精微论》："夫五藏者，身之强也。头者，精明之府，头倾视深，精神将夺矣；背者，胸中之府，背曲肩随，府将坏矣；腰者，肾之府，转摇不能，肾将惫矣；膝者，筋之府，屈伸不能，行则偻附，筋将惫矣；骨者，髓之府，不能久立，行则振掉，骨将惫矣。得强则生，失强则死。"但也可见于心肾阳衰，寒水上冲之证。《伤寒论》："太阳病，发汗，汗出不解，其人仍发热，心下悸，头眩，身瞤动，振振欲擗地者，真武汤主之。"临证须与抽搐（瘛疭）鉴别。

身之本shēnzhīběn 指精为生身的根源。《素问·金匮真言论》："夫精者，身之本也。"强调精是生命的发生以及构成形体的根本，于后天则是维持人的生命活动和机体正常代谢必不可少的物质。精足则神旺、体健、魄全。

身肿shēnzhǒng 病证名。即水肿。《金匮要略·水气病脉证并治》："寸口脉沉而迟，沉则为水，迟则为寒，寒水相搏，趺阳脉伏，水谷不化，脾气衰则鹜溏，胃气衰则身肿。""肺水者，其身肿，小便难。"本病有风寒身肿、寒湿身肿、湿热身肿、燥火身肿、黄汗身肿、肺虚身肿、肺热身肿、脾虚身肿、脾热身肿、肝肾虚肿之分。详水肿有关各条。

身重shēnzhòng 症名。指身体重着，活动不便的表现。《素问·气交变大论》："民病腹满，身重濡泄。"多因风湿、寒湿、湿热困脾所致。《溪医述·身体》："身重如山，不利转侧，麻木浮肿者何？曰，湿在肉分也。"又："身重，跗肿，肉如泥，按之不起者何？曰：湿土之气也。"《医钞类编·身痛门》："风湿、热湿、寒湿身重治法。夏月中风湿，身重如山，不能转侧，宜除风胜湿去热之药治之；湿热身重而痛，羌活胜湿汤；寒湿身重者，五积散；肾著身重，甘姜苓术汤。"平胃散、实脾饮、济生肾气丸等亦可选用。

身重痧shēnzhòngshā 病证名。痧证之一。《杂病源流犀烛·痧胀源流》："身重痧，痧症初发，势虽凶暴，未必身重，若饮热汤热酒，痧毒即阻塞经络血肉之间，遍身重痛，不能转侧，或呕吐腹胀，脉伏。放痧之后，治先消瘀解毒。宜三十五号家人方。如痧气渐减，再放痧，用三十六号益象方。"参见"痧"条。

身柱shēnzhù 经穴名。代号GV12。出《针灸甲乙经》。属督脉。位于背部第三、四胸椎棘突之间。布有第三胸神经后支的内侧支和第三肋间动脉后支。主治身热，咳嗽，气喘，惊厥，癫痫，脊背强痛，疔疮；以及百日咳，支气管炎，肺炎，肺结核，癔病等。向上斜刺0.5～1寸。艾炷灸3～7壮；或艾条灸5～15分钟。

身灼热shēnzhuórè 症名。指发热壮盛，身如烧灼或手抚病人皮肤有烫手感。《伤寒论·辨太阳病脉证并治》："太阳病，发热而渴不恶寒者为温病；若发汗已，身灼热者，名曰风温。"多见于温邪热盛的患者。

参冬饮shēndōngyǐn 《症因脉治》卷二方。人参、麦冬各等分。水煎服。治气虚喘逆，有虚热者。

参茯膏shēnfúgāo 《古今医统大全》卷二十七方。人参、陈皮、茯苓、生地黄、麦冬。水煎成膏，入丁香末、沉香末、蜜、姜汁和匀，每服二匙，粟米饮送下。治五膈五噎，呕逆食不下。若有痰加竹沥。

参附龙牡汤shēnfùlóngmǔtāng 《中医方剂临床手册》方。人参、附子、龙骨、牡蛎。水煎服。功能回阳益气，敛汗固脱。治阳气暴脱，汗出肢冷，面色浮红，脉虚数或浮大无根。

参附汤shēnfùtāng ❶《重订严氏济生方》方。人参半两，附子（炮，去脐）一两。为粗末，分作三服，每服加生姜十片，水煎，去滓，食前温服。功能回阳，益气，固脱。治元气大亏，阳气暴脱，手足厥冷，汗出黏冷，呼吸微弱，或上气喘急，或大便自利，脉微欲绝。现用于心力衰竭、创伤性休克、大失血等。见有上述症状者。实验研究：本方能提高耐缺氧能力，增加冠脉血流量，对细胞免疫有促进作用。并对乌头碱所致室性或室上性心律失常有治疗作用。❷《世医得效方》卷六方。人参、炮附子、煨肉豆蔻。为粗末，每服二钱，加生姜七片、大枣二枚，水煎，食前服。治蛊疰痢。

参归三圣散shēnguīsānshèngsǎn 《张氏医通》卷十三方。人参、当归、肉桂各等分。为末，每服五钱，水煎，去渣服，早、晚各一次。治风中血脉，左半肢废，口目左㖞。

参归芍药汤shēnguīsháo·yaotāng 《增补万病回春》卷三方。人参、茯苓、白术、炒山药、陈皮各一钱，当归（酒洗）二钱，砂仁七分，甘草五分。加乌梅一个，灯草一团，莲子肉七个。水煎服。功能健脾止泻。治痢久不止。若噤口痢不食者，加炒黄连、莲子肉、人参、乌梅；痢下如绿豆汁者，加苍术、白术；痢下有紫血者，加芍药、红花。

参归生化汤shēnguīshēnghuàtāng 《傅青主女科·产后编》卷下方。川芎、黄芪各一钱半，当归、人参、马蹄香各三钱，炙甘草、肉桂各五分。水煎服。治产后恶露流于臂足关节之处，或漫肿或结块，久则肿起作痛，肢体倦息。

参归养荣汤shēnguīyǎngróngtāng 《增补万病回春》卷五方。人参、当归、川芎、白芍药、熟地黄、白术、茯苓、陈皮、甘草。为粗末，加生姜一片、大枣一枚，水煎服。功能补气养血，柔肝解痉。治一切痉病。若刚痉身热，面赤脉紧，去白术，加防风、羌活、柴胡、黄芩、葛根；身热烦渴，脉数，去川芎、白术，加麦冬、知母、柴胡、黄芩、天花粉；身热饱闷，气急生痰，去人参、熟地黄、白芍药、川芎，加苏子、瓜蒌、枳实、黄芩、桔梗、柴胡、砂仁、竹沥、姜汁；身热烦渴，口噤咬牙，手足挛急，卧不着席，大便不通，脉数者，去白术、人参、川芎、茯苓，加枳实、大黄、柴胡、黄芩、厚朴；柔痉，身不热，手足冷，脉沉细，加附子、羌活；汗多，去川芎，加黄芩；风痰，去人参、白术、熟地黄，加羌活、防风、瓜蒌、枳实、桔梗、黄芩、竹沥、姜汁。

参胡温胆汤shēnhúwēndǎntāng 《医学入门》卷四方。陈皮、半夏、茯苓、枳实、人参各一钱，竹茹、香附、麦冬、柴胡、桔梗各八分，甘草三分，生姜三片，大枣二枚。水煎，温服。功能燥湿化痰，行气解郁。治心胆虚怯，触事易惊，气郁生痰，变生诸证。

参橘煎shēnjújiān 《症因脉治》卷二方。人参、橘红。水煎服。治气虚喘逆，短气，腹胀。

参苓白术散shēnlíngbáizhúsǎn 《太平惠民和剂局方》卷三方。莲子肉、薏苡仁、砂仁、炒桔梗各一斤，白扁豆（姜汁浸，微炒）一斤半，茯苓、人参、炒甘草、白术、山药各二斤。为细末，每服二钱，枣汤调下。功能补气健脾，渗湿和胃。治脾胃气虚而夹湿之证，症见饮食不消，或吐或泻，形体虚弱，四肢无力，胸脘满闷，脉缓弱等；近代也用于慢性胃肠炎，及慢性肾炎蛋白尿日久不消而属脾虚者，或肺结核而见咳嗽痰多，食欲不振，疲倦无力，属于脾肺气虚者。方中人参、茯苓、白术、甘草甘温益气，健脾养胃；山药、扁豆、莲肉补脾；砂仁和胃理气；薏苡仁理脾渗湿；桔梗载药上行，宣肺利气，借肺之布精而养全身。各药合用，补其虚，除其湿，行其滞，调其气，两和脾胃，则诸症自除。《症因脉治》亦有本方，但无莲子肉、砂仁、白扁豆。实验研究：本方能增强肠道的吸收功能。

参苓白术丸shēnlíngbáizhúwán 中成药。见《中华人民共和国药典（一部）》(2020)。人参100g，茯苓100g，麸炒白术100g，山药100g，炒白扁豆75g，莲子50g，麸炒薏苡仁50g，砂仁50g，桔梗50g，甘草100g。以上十味，按丸剂工艺制成，每100粒重6g。补脾胃，益肺气。用于脾胃虚弱，食少便溏，气短咳嗽，肢倦乏力。

参苓琥珀汤shēnlínghǔpòtāng 《卫生宝鉴》卷十七方。人参五分，茯苓四分，炒川楝子、生甘草各一钱，延胡索七分，琥珀、泽泻、柴胡、当归尾各三分。为粗末，水煎，去渣，空腹食前服。治小便淋沥，茎中痛不可忍，引胁下痛。

参苓内托散shēnlíngnèituōsǎn 《外科正宗》卷二方。当归身、黄芪、川芎、白芍药、陈皮、白术、山药、熟地黄、茯苓、人参各一钱，甘草、肉桂、熟附子、牡丹皮、地骨皮各五分。加生姜三片、大枣二枚，水煎，食远服。功能益气补血托毒。治鬓疽已成，坚而不溃，或溃而不敛，气血俱虚，身凉脉细，不思饮食，口淡无味，及形体消瘦者。

参苓平胃散shēnlíngpíngwèisǎn 《张氏医通》卷十六方。苍术、厚朴、陈皮、炙甘草、人参、茯苓。为细末，加生姜，水煎服。功能益气健脾，燥湿和胃。治脾虚饮食不化，大便不实。

参苓生化汤shēnlíngshēnghuàtāng 《傅青主女科·产后编》卷下方。川芎、茯苓、炒白芍药、炒益智仁各一钱，当归、人参、白术（土炒）各二钱，炮姜四分，炙甘草五分，制肉豆蔻一个。水煎服。功能温补脾肾，生新化痰。治产后三日内，块已消而完谷不化者。若泻水多，加泽泻、木通各八分；腹痛，加砂仁八分；渴，加麦冬、五味子；寒泻，加炮姜一钱，木香四分；食积，加神曲、麦芽、砂仁、山楂。

参苓丸shēnlíngwán 《圣济总录》卷四十七方。人参、菖蒲、远志、赤茯苓、牛膝、地骨皮各一两。为末，炼蜜为丸，米饮送下。治食。胃中热结，消谷善饥，不生肌肉。

参芦散shēnlúsǎn《医方集解》方。人参芦，为末，水调下一二钱，或加竹沥和服。功能吐虚痰。治虚弱人痰涎壅盛，胸膈满闷，温温欲吐。本方早见于《丹溪心法》，但无方名。

参麦汤shēnmàitāng 《医学衷中参西录》方。人参、白芍药、炒牛蒡子各9g，麦冬12g，山药18g，清半夏、炒苏子各9g，甘草4.5g。水煎服。功能养阴益气，化痰止咳。治阴分亏损已久，浸至肺虚有痰，咳嗽劳喘，或兼劳瘵者。

参芪膏shēnqígāo 《全国中药成药处方集》方。党参、黄芪（蜜炙）各2.5kg。共煎熬3次，去渣取汁，滤清浓缩，加冰糖5kg收膏，每服9～15g，早、晚开水和服，日2次。功能补益元气。治体弱气虚，四肢无力。

参芪十一味颗粒shēnqíshíyīwèikēlì 中成药。见《中华人民共和国药典（一部）》（2020）。人参（去芦）90g，黄芪268g，当归356g，天麻178g，熟地黄356g，泽泻266g，决明子356g，鹿角88g，菟丝子266g，细辛10g，枸杞子266g。以上十一味，按颗粒剂工艺制成，每袋装2g。口服。一次1袋，一日3次。补脾益气。用于脾气虚所致的体弱、四肢无力。

参芪汤shēnqítāng 《杂病源流犀烛·脏腑门》卷七方。人参、黄芪、白术、茯苓、扁豆、山药、陈皮、葛根、半夏曲、甘草各一钱。水煎服。治诸虚不足，盗汗。

参芪益气汤shēnqíyìqìtāng 《证治准绳·类方》卷一方。人参、黄芪、白术、五味子、麦冬、陈皮、炙甘草。各一钱。水二盅，加生姜三片，大枣二个，水煎服。阴虚加附子一钱。水煎服。治厥逆而兼气虚者。

参茸汤shēnróngtāng 《温病条辨》卷三方。人参、鹿茸、附子、炒当归、炒茴香、菟丝子、杜仲。水煎服。治痢久阴阳两伤，少腹肛坠，腰胯脊髀酸痛。如偏于阴伤多者，去附子，加补骨脂。

参茸卫生丸shēnróngwèishēngwán 《全国中药成药处方集》方。人参、鹿茸、巴戟天、党参、山药、桑寄生、木香、白芍药、莲子、锁阳各2.5kg，苍术、乳香、生地黄、黑附子各1kg，川牛膝3.5kg，熟地黄、酸枣仁、甘草、香附、肉苁蓉、杜仲各5kg，何首乌、续断、沉香、麦冬、牡蛎、枸杞子、龙骨、肉桂各1.5kg，远志1.25kg，覆盆子、补骨脂各2kg，茯苓、白术各7.5kg，没药0.5kg，龙眼肉10kg，琥珀、黄芪各3kg，砂仁4.75kg，山茱萸、当归各4kg，大枣5.5kg。续断、沉香、陈皮、生地黄、木香、白术六味为粗末，铺晒槽，余者下罐加黄酒125kg蒸3昼夜，与铺槽之药末拌匀，晒干，为细末，每0.5kg细粉兑朱砂10.8g，炼蜜为丸，每丸重9g，每服1丸，温开水送下，日2次。功能滋补强壮。治身体衰弱，精神萎靡，腰膝酸软，梦遗滑精，妇女崩漏，赤白带下。

参三七shēnsānqī 中药材。见《本草便读》。即三七，详该条。

参苏理肺丸shēnsūlǐfèiwán 即参苏丸，见该条。

参苏丸shēnsūwán 又名参苏理肺丸。即参苏饮第一方作水丸。治证同。见“参苏饮”条。

参苏温肺汤shēnsūwēnfèitāng 《医学发明》卷六方。人参、紫苏叶、半夏（姜制）、茯苓、甘草各半两，肉桂、五味子、木香各四钱，陈皮、白术各六钱，桑白皮一两。为粗末，每服半两，加生姜三片，水煎，去渣食后服。功能温肺化痰止咳。治形寒饮冷，伤肺喘嗽，心烦胸闷。如冬寒，每服加麻黄五分，先煎去沫，后下诸药。

参苏饮shēnsūyǐn ❶《太平惠民和剂局方》卷二方。又名易简参苏饮。人参、紫苏叶、葛根、半夏（汤洗，姜汁炒）、前胡、茯苓各三分，木香、枳壳（麸炒）、桔梗、炙甘草、陈皮各半两。为粗末，每服四钱，加生姜七片、大枣一枚，水煎，去渣稍热服。功能益气解表，理气化痰。治体虚气弱，感冒风寒，内有痰湿，症见恶寒发热，头痛鼻塞，咳嗽痰多，胸闷呕恶；并治中脘痞满等症。《三因极一病证方论》卷十三也有本方，但少葛根。❷《伤寒保命集》卷下方。又名二味参苏饮。人参一两，苏木二两。水煎服。治产后血入于肺，面黑，发喘欲死者。

参香散shēnxiāngsǎn 《太平惠民和剂局方》卷五方。人参、山药、制黄芪、茯苓、石莲肉、煨白术各一两，乌药、砂仁、橘红、炮姜各半两，丁香、木香、檀香各一分，沉香二钱，炙甘草三分（一方有炮附子半两）。为粗末，每服四钱，加生姜三片、大枣一枚，水煎，去渣，空腹服。功能补精血，调心气，安神守中。治心气不宁，诸虚百损，肢体沉重，盗汗失精，恐怖烦悸，喜怒无时，口干咽燥，渴欲饮水，饮食减少，肌肉瘦瘁，渐成劳瘵。

参须shēnxū 中药材。见《本经逢原》。为人参须之简称，详该条。

参叶shēnyè 中药材。见《本草从新》。为人参叶之简称，详该条。

参叶子shēnyè · zi 中药材。见《陕西中草药》。为七叶子之别名，详该条。

参赭培气汤shēnzhěpéiqìtāng 《医学衷中参西录》方。党参18g，肉苁蓉、天冬各12g，代赭石24g，清半夏、当归身各9g，知母、柿霜饼（含化）各15g。水煎服。功能养阴润燥，化痰降逆。治膈食，吞咽哽噎不顺，饮食不下。

参赭镇气汤shēnzhězhènqìtāng 《医学衷中参西录》方。党参、白芍药各12g，生芡实、生山药各15g，山茱萸、龙骨、代赭石、牡蛎各18g，炒苏子6g。水煎服。功能敛阴潜阳，重镇降逆。治阴阳两虚，喘逆迫促，有将脱之势；并治肾虚不摄，冲气上干，胃气不降作满闷。

参术膏shēnzhúgāo ❶《外科正宗》卷一方。人参八两，白术、熟地黄各六两。分别先将人参、白术、熟地黄切片，各用水五大碗，砂锅内慢火熬至三碗，将渣再煎汁一碗，绢滤再熬稠，三膏各熬完后，分别用瓷盖碗盛之，置冷水中待冷，取出密贮。如患者精神欠佳，懒于言动，短气自汗者，以人参膏三匙、白术膏二匙、地黄膏一匙，用好酒一杯炖热化服；如脾虚食少，或食不知味，或食不化者，用白术膏三匙、人参膏二匙、地黄膏一匙，好酒化服；如腰膝酸软，腿脚无力，皮肤手足粗涩枯槁者，用地黄膏、人参膏、白术膏各三匙化服；如气血脾胃相等无偏胜者，三膏各二匙，热酒化服，俱于清晨及睡前各服1次。功能益气养阴。治痈疽，发背等脓后气血大虚者。❷《证治准绳·类方》第一册方。人参、白术各等分。用水煎稠，汤化服之。治中风虚弱，诸药不应，或因用药失宜，耗伤元气，虚证蜂起；产妇误损尿胞，小便淋沥；以及气虚咳嗽。

参术健脾丸shēnzhújiànpíwán 《杂病源流犀烛·六淫门》卷十六方。人参、白术、茯苓、陈皮、炙甘草、白芍药、当归、生姜、大枣。为丸服。治脾不健运，倦怠食少，痰多等症。

参术散shēnzhúsǎn 《传信适用方》卷一引何伯应方。人参、当归、厚朴（姜汁制）、麻黄（秋冬三两）各二两，茯苓、芍药、半夏（汤泡）各一两，白术二十两，桔梗十两，橘红六两，肉桂三两（去粗皮，秋冬四两），枳壳（麸炒）四两，干姜（秋冬二两）、川芎各一两半。为细末，每服一钱，加生姜三片、葱二寸，水煎服。治伤寒百节疼痛，及一切虚劳气疾。

参术汤shēnzhútāng 《证治准绳·类方》第五册方。人参、白术、黄芪各二钱，茯苓、炙甘草、陈皮各一钱。水煎，食远服。治气虚颤掉。若甚者加附子（童便制）一钱。

参术芎归汤shēnzhúxiōngguītāng 《医学准绳六要·治法汇》卷六方。黄芪、人参、炙甘草、白术、陈皮、当归、升麻、白芍药、川芎、茯苓。加生姜、大枣，水煎服。功能补气养血，升提阳气。治泻痢后及产育气虚，脱肛脉濡而弦。

参术饮shēnzhúyǐn 《丹溪心法》卷五方。当归、人参、白术、甘草、熟地黄、川芎、白芍药、陈皮、制半夏。为粗末，加生姜，水煎，空腹服。治妊娠转胞，脐下急痛，小便不通。

深痹shēnbì 病证名。指病在人体较深部位的痹证。《灵枢·九针论》："八风伤人，内舍于骨解腰脊节腠理之间，为深痹也。"

深刺shēncì 指针刺时，针体进入组织较深的程度。《灵枢·终始》："脉实者，深刺之。"又："痛而以手按之不得者，阴也，深刺之。"一般在肌肉丰厚处的穴位，或病变部位较深，属于寒、实证候，或体质较为强壮及感应迟钝者可施行深刺。凡肌肉浅薄处的穴位，如需深刺者，可采用斜刺或横刺的方法。但深刺时必须适度而止，以免发生意外。

深师shēnshī 南北朝时期宋齐间医僧。善治脚气病，曾选录同时代医家支法存等人的有关治疗药方撰成方书30余卷。

深师方shēnshīfāng 方书。又名《僧深药方》（《隋书·经籍志》）、《僧深集方》（《旧唐书·经籍志》）。据《备急千金要方》卷七载："宋齐之间，有释门深师，师道人，述（支）法存等诸家旧方，为三十卷。"原书已佚，后世医著多有引录。

深师七气汤shēnshīqīqìtāng 见《医方考》卷三。干姜、黄芩、桂心、半夏、甘草、橘皮、干地黄、芍药各二两，桔梗三两，枳实五枚，人参一两，吴茱萸五合。水煎服。治气噎膈者。

深师续命汤shēnshīxùmìngtāng 即续命汤第三方，见"续命汤"条。

深师朱雀汤shēnshīzhūquètāng 《外台秘要》卷八引深师方。甘遂、芫花各一分，大戟三分。为末，用大枣十二枚（擘），先煎枣，取二升，内上药三方寸匕，更煎取一升一合，分二次服，以吐下为知，不知重服。功能下逐水。治久病癖饮，停痰不消，在胸膈上，时头眩痛，苦挛，眼睛、身体、手足、十指甲尽黄，亦疗胁下支满饮，辄引胁下痛。本方即《伤寒论》十枣汤改变用量而成。

深翳shēnyì 病名。见《医宗金鉴·眼科心法要诀》。即沉翳。详沉翳、沉翳内障条。

神shén 广义指人体生命活动的总称；狭义指思维意识活动。《灵枢·本神》："两精相搏谓之神。"《灵枢·平人绝谷》："故神者，水谷之精气也。"说明先后天的精气是神的物质基础，所以望神在诊断方面有重要的参考价值。凡神气旺盛，一般反映脏精充足而功能协调；若神气涣散，说明脏精将竭而气机衰败。《素问·移精变气论》："得神者昌，失神者亡。"

神白散shénbáisǎn 《卫生家宝》方。苍术一两五钱，麻黄、甘草、防风、石膏、葛根、川芎各一两，白芷、天花粉各五钱。为粗末，加生姜三片、葱白三寸，水煎服。功能发汗解表，清热生津。治四时伤寒，身体壮热，口苦舌干，恶风无汗。

神宝既济丹shénbǎojìjìdān 《婴童百问》卷二方。硫黄、火硝、五灵脂、青皮、陈皮、半夏曲各等分。为细末，粟米糊为丸，麻子大，每服三丸，米饮送下。治小儿急惊，寒热吐泻，痰延壅盛。

神保丸shénbǎowán 《太平惠民和剂局方》卷三方。木香、胡椒各一分，全蝎七个，巴豆（去心皮）十个。为细末，蒸饼为丸，麻子大，朱砂为衣，每服三粒。若心膈痛，柿蒂、灯心煎汤送下；腹痛，柿蒂、煨姜煎汤送下；血痛，炒姜醋汤送下；肺气甚者，白矾、蛤粉各三分，黄丹一分同研为散，煎桑白皮、糯米煎汤调下三钱；气消喘止，桑白皮、糯米煎汤送下；肾气胁下痛，炒茴香酒煎送下；大便不通，蜜汤调槟榔末一钱送下；气噎，木香煎汤送下；宿食不消，茶、酒、浆饮任下。治心膈痛，腹痛，胁下痛，肺气喘，气噎，便秘等症。

神不安啼shénbù'āntí 病证名。见《片玉心书》。多由胎热，引起心神不安，入睡时热扰于心，故睡中突然自哭，并有心烦，易惊等。治宜清心安神。用安神丸。

神不守舍shénbùshǒushè 病证名。见《太平惠民和剂局方》卷一。指心神失于藏守，发生神志异常者。《灵枢·邪客》："心者，五藏六府之大主也。精神之所舍也。"多因七情所伤，痰火犯心，或心气不足等所致。症见精神错乱，妄言妄见，时悲时喜，举止失常，或思虑恍惚，作事多忘。治以顺气豁痰，养心安神，活血化瘀为主。宜半夏茯神散、十味温胆汤、归神丹、养心汤、归脾汤、血府逐瘀汤等方。

神采shéncǎi 诊法术语。人体五脏六腑功能健全，气血充足，表现为面色红润，色彩鲜明，目光有神之貌。

神藏shéncáng 经穴名。代号KI25。出《针灸甲乙经》。属足少阴肾经。位于第二肋间隙，距胸正中线2寸处。布有第二肋间神经前皮支，深层为第二肋间神经；并有第二肋间动、静脉通过。主治咳嗽，气喘，胸痛，呕吐；以及肋间神经痛等。斜刺0.3~0.5寸；不宜深刺。艾炷灸3~5壮；或艾条灸5~10分钟。

神草shéncǎo 中药材。出《吴普本草》。为人参之别名，详该条。

神聪shéncōng 经外奇穴名。出《银海精微》。别名四神聪。原说位在百会四边各开2.5寸。今多据《太平圣惠方》定位于百会前、后、左、右各离开1寸处。主治头痛，目眩，癫痫，狂乱等。沿皮刺0.3~0.5寸。艾炷灸1~3壮；或艾条灸5~10分钟。

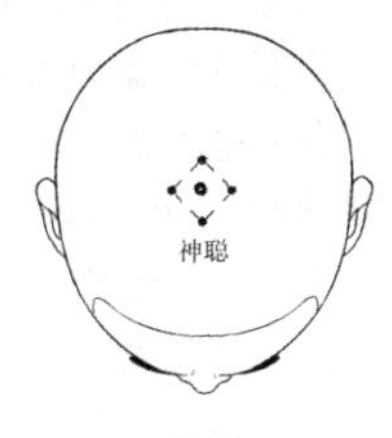

神聪

神道shéndào 经穴名。代号GV11。出《针灸甲乙经》。别名冲道。属督脉。位于背部第五、六胸椎棘突之间。布有第五胸神经后支的内侧支和第五肋间动脉后支。主治健忘，惊悸，咳嗽，疟疾，脊背强痛，癫痫；以及神经衰弱，肋间神经痛等。向上斜刺0.5~1寸。艾炷灸3~5壮；或艾条灸5~10分钟。

神灯照法shéndēngzhàofǎ 熏法之一。见《外科大成》卷一。其法用朱砂、雄黄、血竭、没药各三钱，麝香四分，共为细末。每用三分，绵纸裹药搓捻，长七寸，麻油浸透，点燃以烟熏患处。有活血消肿、解毒止疼的作用。适用于痈疽轻证，七日前后照之，未成者可消，已成者可溃，不起发者起发，不腐者能快腐。

神灯照疗法shéndēngzhàoliáofǎ 外治法。在患病部位，用药物蘸油燃烧后，通过烟气上熏，借助于药力、热和光照的作用，以治疗外科疮疡肿毒，用以吸取脓液毒水，或用治咳喘等的方法。

神封shénfēng 经穴名。代号KI23。出《针灸甲乙经》。属足少阴肾经。位于第四肋间隙，距胸正中线2寸处。布有第四肋间神经前皮支，深部为第四肋间神经；并有第四肋间动、静脉通过。主治胸满，咳嗽，气喘，乳痛；以及肋间神经痛等。斜刺0.3～0.5寸；不宜深刺。艾炷灸3～5壮；或艾条灸5～10分钟。

神府shénfǔ 经外奇穴名。《备急千金要方》："心痛暴绞急绝欲死，灸神府百壮，在鸠尾正心，有忌。"即位于胸骨剑突之中心处。主治心痛。艾炷灸3～5壮。

神膏shéngāo 眼睛结构之一。《证治准绳·杂病》："大概目圆而长，外有坚壳数重，中有清脆，内包黑稠神膏一函。膏外则白稠神水，水以滋膏。"《目经大成》卷一："风轮下一圈收放者为金井，庄内黑水曰神膏，有如卵白涂以墨汁。"概念欠明确。但《张氏医通》卷八于金针开内障中载有："年高卫气不固，针时神膏微出。"据此神膏应指今之玻璃体。但亦有人认为还包括部分色素膜。它与脏腑的隶属关系历来认识也不一致，有认为属胆者（《审视瑶函》），亦有认为属肾（《目经大成》）者，有认为属肺（陈达夫《中医眼科六经法要》）者，但神膏病变，古人认为与胆肾有关者居多。

神膏混浊shéngāohùnzhuó 病证名。类似于西医学之玻璃体混浊，云雾移睛。详见"云雾移睛"条。

神膏积血shéngāojīxuè 病证名。即血灌瞳人。详见该条。

神功避邪散shéngōngbìxiésǎn 《时疫白喉捷要》方。葛根、连翘、木通、黄芩、金银花、牛蒡子、马勃（包煎）各二钱，生地黄四钱，僵蚕、浙贝母、麦冬各三钱，蝉蜕一钱。为粗末，加青果三个（或用桑叶），水煎服。功能清热解毒，疏风散结。治白喉重症。

神功内托散shéngōngnèituōsǎn 《外科正宗》卷一方。当归二钱，白术、黄芪、人参各一钱五分，白芍药、茯苓、陈皮、川芎、附子各一钱，木香、炙甘草各五分，炒穿山甲八分。为粗末，加煨姜三片、大枣二枚，水煎，食远服。功能补气益血托毒。治痈疽疮疡，久不腐溃，疮不高肿，身凉脉细者。

神功散shéngōngsǎn ❶《外科经验方》方。乌头（炮，去皮脐）、黄柏（炙，去粗皮）各等分。为细末，用水调膏，如发背痈疽初起，敷患处留顶，候药干用淘米水常润之，每日换药一次；如溃烂，以香油润后剪棉纸成圆钱留顶贴上，再用药涂纸上，干则用淘米水润，日换一次。治发背痈疽，疔毒及瘰疬等症。❷《证治准绳·类方》第七册方。蛤粉、谷精草各一两，绿豆皮、羌活、蝉蜕各五钱。为末，每服三钱，用猪肝一具入药末，线缝煮汁同服。治眼生斑疮翳膜。❸《证治准绳·幼科》集五方。人参、黄芪、甘草、牛蒡子、红花、生地黄、前胡、紫草、白芍药。为末，水煎服。治痘疮口渴。

神功丸shéngōngwán ❶《太平惠民和剂局方》卷六方。大麻仁、人参各二两，诃子皮、煨大黄各四两。为细末，炼蜜为丸，梧桐子大，每服二十丸，食后临卧温开水或温酒或米饮送下。治三焦气壅，心腹痞闷，六腑风热，大便不通，腰腿疼痛，肩背重疼，头昏面热，口苦咽干，心胸烦躁，睡卧不安，及脚气等症。❷《兰室秘藏·口齿咽喉门》方。兰香叶、当归身、藿香叶、木香各一钱，升麻二钱，生地黄（酒洗）、生甘草各三钱，黄连（酒洗）、砂仁各五钱。为细末，蒸饼为丸，绿豆大，每服一百至二百丸，食远白水送下。功能芳香化浊，清热养阴。治口臭牙疳，牙齿脱落出血，兼治血痢、血崩，血色褐或紫黑，肠澼下血，脉洪大而缓，及麻木厥气上冲，逆气上行，妄闻妄见等症。

神光shénguāng ❶同精神。《素问·本病论》："神既失守，神光不聚。"参见"精神"条。❷经穴名。日月穴的别名。属足少阳胆经。位于第七肋间隙，距腹正中线3.5寸。《备急千金要方》："神光一名胆募。"❸《审视瑶函》："神光者，谓目中自然能视之精华也。夫神光原于命门，通于胆，发于心，皆火之用事。神之在人也大矣……在目能见。"又指出"五脏之中，惟肾水神光，深居于中，最灵最贵，辨析万物，明察秋毫"。据上所述，神光似指产生视功能的一系列神经活动。

神光自见shénguāngzìjiàn 病证名。又名神光自现症、电光夜照。《证治准绳·杂病》："目外自见神光出现，每如电闪掣，甚则如火焰霞明，时发时止，与视瞻有色之定者不同，乃阴精亏损，清气怫郁，玄府太伤，孤阳飞越。"今之视网膜刺激、闪辉性暗点等可出现此症。

神光自现shénguāngzìxiàn 病证名。见《审视瑶函》。即神光自见。详该条。

神龟滋阴丸shénguīzīyīnwán 《医学纲目》卷十七方。炙龟甲四两，知母（酒炒）、炒黄柏各二两，锁阳（酒洗）、枸杞子、五味子各一两，炮姜半两。为末，水泛为丸，梧桐子大，每服七十丸，空腹盐汤送下。功能滋阴补肝肾。治足痿。

神化丹shénhuàdān 《疡医大全》卷七方。又名醉消散。黑牵牛子（头末）、母丁香、何首乌、槟榔、荆芥、三棱（醋炒）、莪术（醋炒）、熟地黄、巴豆、五灵脂、大黄、白豆蔻仁、桂枝、穿山甲、当归、赤芍药、川乌、小茴香、草乌、炒杏仁、全蝎（去足）、连翘、麻黄、甘草、桔梗、斑蝥、雄黄、朱砂各三分，乳香（去油）、没药（去油）各二钱，麝香五分，大蜈蚣一条。为末，水泛为丸，莱菔子大，朱砂为衣，每服三分，热酒吞下，尽醉为度，盖被出汗。功能双解表里，疏通经络，攻毒削坚。治痈疽疔毒，无名肿毒初起。

神黄散shénhuángsǎn 《疡科选粹》卷一方。黄柏、雄黄各一两，炒黄丹二两。为细末，水调敷患处。治热肿红疼痛。

神昏shénhūn 症名。见《伤寒明理论》。即神志昏迷不清，或全然不知。详"昏迷"条。

神火丹shénhuǒdān 病名。出《诸病源候论》卷四十九。小儿丹毒之一。丹发两膀上，不过一日便赤黑色者谓之。治宜栀子仁捣末，醋调敷。或用景天花捣绞汁，涂之。

神机shénjī 神，指生命活动；机，机转。生命的表现和机转。《素问·五常政大论》："根于中者，命曰神机，神去则机息。"

神济shénjì 宋代医僧。丹阳（今江苏丹阳）人，住普宁寺，以通晓医术负有盛名。

神捷散shénjiésǎn 《证治准绳·疡医》卷五方。吴茱萸、白蒺藜各一两，芜荑仁、轻粉各半两，赤小豆四十九粒，石硫黄少许。为细末，每次半钱匕，油调于手心，摩热后遍揩周身有疥处。治疥疮。

神解散shénjiěsǎn 《伤寒温疫条辨》卷四方。僵蚕（酒炒）一钱，蝉蜕五个，神曲三钱，金银花、生地黄各二钱，木通、车前子（炒，研）、黄芩（酒炒）、黄连、黄柏（盐水炒）、桔梗各一钱。水煎去滓，加冷黄酒半小杯、蜜三匙，和匀冷服。治温病初起，憎寒体重，壮热头痛，四肢无力，遍身酸痛，口苦咽干，胸腹满闷等症。

神灸经纶shénjiǔjīnglún 灸法专书。清代吴亦鼎撰。4卷。刊于1851年。卷一论灸疗的方法、禁忌、灸后调养、经络循行及释周身部位名称；卷二为十二经、奇经八脉的经穴位置与灸法；卷三至卷四论诸病病候及灸法；最后附医愿一文。作者认为“针之手法未可以言传，灸之穴法尚可以度识”。书中对于灸法理论虽有一定的发挥，但强调法必尊古和人神禁忌学说，须予分析批判地对待。

神庐shénlú 鼻之别名。《东医宝鉴》卷二：“神庐者，鼻也，乃神气出入之门户也。”详“鼻”条。

神门 shénmén ❶经穴名。代号HT7。出《针灸甲乙经》。《难经·六十六难》名兑骨。别名兑冲、中都、锐中。属手少阴心经。输（土）、原穴。位于掌后腕横纹尺侧端，当尺侧腕屈肌腱之桡侧缘凹陷中。布有前臂内侧皮神经，尺侧为尺神经；并有尺动脉通过。主治心痛心烦，惊悸怔忡，健忘失眠，癫狂，痫症，目黄，失音，喉痹，胁痛，腕关节痛等。直刺0.3~0.5寸。艾条灸5~10分钟。❷古代全身遍诊法三部九候部位之一。为手少阴心经之动脉，即中部人，以候心气。参见“神门脉”条。

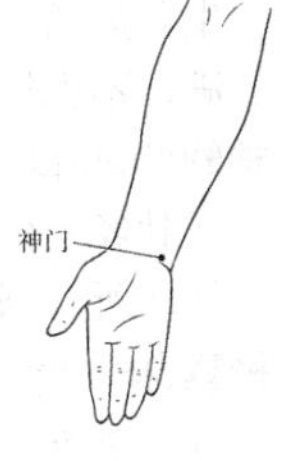

神门

神门脉shénménmài 三部九候诊法诊脉部位之一。手少阴心经神门穴处动脉。位于掌后锐骨端陷中的动脉处。《素问·至真要大论》：“神门绝，死不治。”

神秘名医录shénmìmíngyīlù 医史著作。2卷。北宋时期武昌草泽医党永年撰，是现存最早的记载医家掌故逸闻之书。正文前有党永年于熙宁丁巳年（1077）撰写的《黄素伤寒口议无妄论》一文。正文收载春秋至北宋熙宁年间的医学掌故逸闻76条（其中卷上收37条，卷下收39条），多富传奇色彩，未注来源出处。所涉内容为诊脉、治法、果报、决疑、辨病、服食、良药等，保存了一些罕见的医学资料，可广见闻。南宋张杲《医说》、周守忠《历代名医蒙求》均引此书所载掌故逸闻多条，引录时将书名简称为《名医录》。现存明黄鲁曾刻本和抄本。

神秘七星散shénmìqīxīngsǎn 《疡科选粹》卷六方。防风、皂角刺、天冬、黄芩、瓜蒌仁、金银花各五分，当归、熟地黄、薏苡仁、木瓜、紫花地丁、白鲜皮、木通各一钱，土茯苓四两，甘草三分。水煎，分二次服，服四剂后去木瓜、木通、紫花地丁、白鲜皮，减土茯苓二两五钱，加桔梗七分。治杨梅疮。

神秘汤shénmìtāng ❶《三因极一病证方论》卷十三方。橘皮、桔梗、紫菀、五味子、人参各等分。为末，每服四钱，水煎去滓，食后服。治上气不得卧。❷《医学发明》卷四方。紫苏叶、橘皮、生姜、炒桑白皮、人参各五钱，茯苓、木香各三钱。为粗末，水煎，分三次服。治水气上逆，乘于肺，肺得水而浮，使气不流通而致不得卧，卧则喘，脉沉大者。

神秘陷脉散shénmìxiànmàisǎn 《疡科选粹》卷二方。黄芪、人参、当归（酒洗）、赤芍药、川芎、乳香、没药各五分，粉甘草、橘红、地骨皮、五加皮、忍冬叶各七分。水、酒各半煎，调乳香、没药服。功能托里消毒，行气破血。治痈疽初起。

神妙佛手散shénmiàofóshǒusǎn 见《校注妇人良方》卷十二。即芎䓖汤第一方，见“芎䓖汤”条。

神妙观音散shénmiàoguānyīnsǎn 《证治准绳·幼科》集八方。炒扁豆、炒石莲肉（去心）、人参各一分，茯苓一钱半，炙甘草、白芷、黄芪（蜜炙）、炒木香各一钱，神曲二钱。为末，每服：婴孩一字；二岁至三岁半钱；四至五岁一钱，加大枣半斤，水煎服。功能补虚，调胃气，进乳食。治吐泻久不进食。

神明shénmíng ❶指神或精神。《素问·灵兰秘典论》：“心者，君主之官也，神明出焉。”❷指日月星辰。《素问·五运行大论》：“论言天地之动静，神明为之纪。”

神农shénnóng 传说中古代人物，与燧人、伏羲合称“三皇”。旧说神农是农业与医药的创始人。古书中关于神农创医药的传说很多。据《淮南子·修务训》记载：“神农尝百草之滋味，水泉之甘苦，令民知所避就，一日而遇七十毒。”后世有神农尝百草而始有医药的传说，多源于此。这段记载说明：药物学知识，尤其是植物药的知识，是在原始社会或进入农耕时期，由广大劳动人民在寻求食物和劳动生产过程中以及同疾病做斗争中产生的。神农创医药之说，正是这一历史时期千百万劳动人民创造医药的反映。

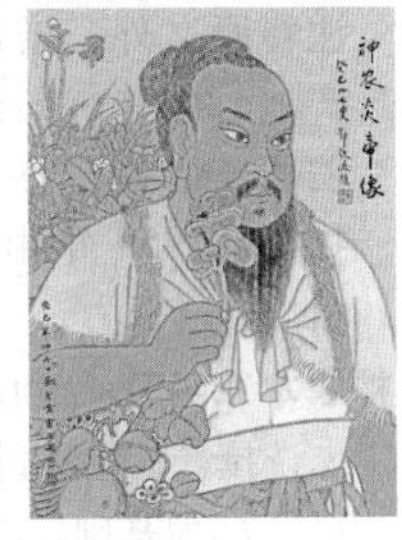
神农

神农本草经shénnóngběncǎojīng 本草著作。简称《本草经》或《本经》。约成书于秦汉时期（一说战国时期）。本书总结了古代劳动人民在长期医疗实践中药物学的成就。原书早已失传，其文字则经辗转引录，仍保存于《证类本草》等书中。明以后刊印的多种题名《神农本草经》的书，都是后代的辑佚本。书中除总括了药物总论的序例外，收载药物365种，分为上、中、下三品（类）。其中上品、中品各120种，下品125种。在药物理论方面，书中提出了药有君臣佐使，阴阳配合，七情合和，五味、四气等药物学理论。并介绍了药物的别名、性味、生长环境及主治功用等。本书有较高的历史价值和科学意义，但其内容也夹杂了一些道家的记述，如所谓“轻身延年”“不老神仙”之类。现存最早的辑本是明代卢复辑本。而流传较广的为清代孙星衍等人辑本、清代顾观光辑本及日本医家森立之辑本。后3种辑本1949年后均予重印。

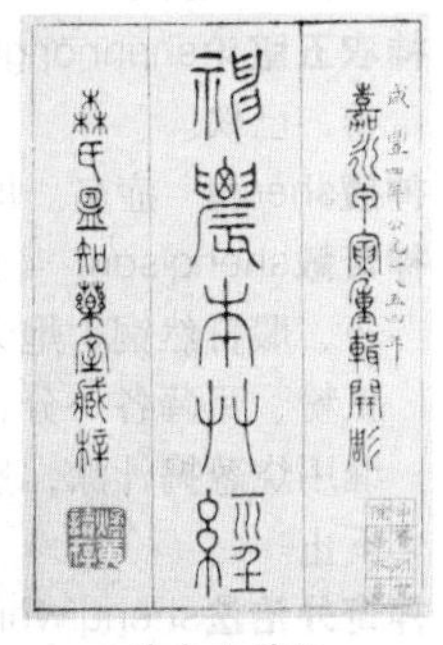
神农本草经

神农本草经百种录shénnóngběncǎojīngbǎizhǒnglù 本草著作。清代徐大椿撰。1卷。刊于1736年。本书共辑《神农本草经》中的药物100种，加以简要的注释，供初学参考。现有《徐灵胎医学全书》等刊本。

神农本草经读shénnóngběncǎojīngdú 本草著作。简称《本草经读》。清代陈念祖撰。4卷。刊于1803年。本书从《本草纲目》中辑录《本经》药物100余种，分为上、中、下三品。并附录《本经》以外的药品46种，分别作注文诠释。本书间附《本草崇原》及《本草经解》的内容。现有多种近代刊本。

神农本草经会通shénnóngběncǎojīnghuìtōng 本草著作。明代滕弘辑于15世纪末。10卷。此书分草、木、果、谷、菜、玉石、人、兽、禽、虫鱼十部，载药958味，分述诸药性味、功效及采集，内容多辑自《证类本草》及金元诸家本草。现有1617年刻本。

神农本草经三家注shénnóngběncǎojīngsānjiāzhù　本草著作。见“本草三家合注”条。

神农本草经疏shénnóngběncǎojīngshū　本草著作。见“本草经疏”条。

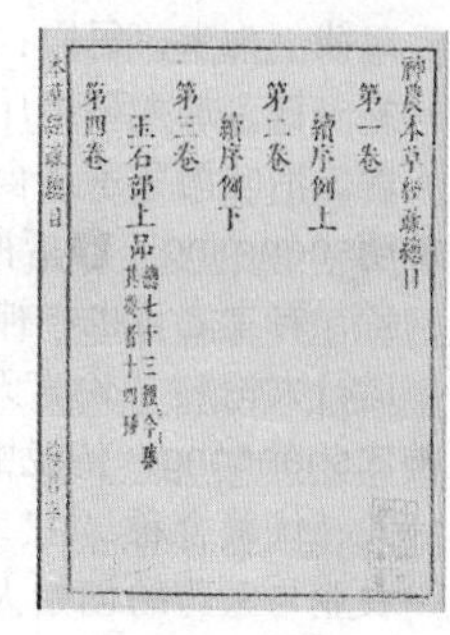
神農本草經疏總目
第一卷
續序例上
第二卷
續序例下
第三卷
玉石部上品
第四卷
本草經疏總目

神农本草经疏

神农本草经通俗讲义shénnóngběncǎojīngtōngsújiǎngyì　本草著作。1册。安徽省中医进修学校编。本书以顾观光辑《神农本草经》为蓝本，除注释原文外，增加了科属、形态、产地、性味、归经、用量、禁忌、贮藏、炮制、参考等项，并附药物图。1959年由安徽人民出版社出版。

神农本草经赞shénnóngběn cǎojīngzàn　本草著作。清代叶志诜撰。3卷。刊于1850年。本书以孙星衍所辑《神农本草经》为基础，将每种药物各编成四言的赞语，并附简要的注释。现有《珍本医书集成》本。

神农黄帝食禁shénnónghuángdìshíjìn　书名。见《汉书·艺文志》。7卷，已佚。

神农明堂图shénnóngmíngtángtú　书名。见《隋书·经籍志》。不著撰人。1卷。已佚。

神农五脏论shénnóngwǔzànglùn　书名。见《崇文总目》。7卷，已佚。

神疲shénpí　症名。即自觉精神困倦的症状。

神奇散shénqísǎn　《证治准绳·疡医》卷六方。血竭、没药、煅自然铜、炮天南星、干姜（烧灰）、铅丹（炒黑）、腻粉、瓦藓各一分，麝香少许。为细末，先以盐汤洗疮，继用烧葱捣汁涂，然后干掺上药。治刀斧伤、箭伤，出血不止。

神奇外治法shénqíwàizhìfǎ　小儿病的外治方法。出《幼幼集成》。包括疏表法、清里法、解烦法、开闭法、引痰法、暖痰法、纳气法、通脉法和定痛法。分详各条。

神气枯瘁shénqìkūcuì　病证名。清代黄庭镜《目经大成》卷二：“此症轮廓无伤，但视而昏花，开闭则干涩异常，掀睑细看，外面养睛神水，有若蜗牛之涎，涎游于黑白之间，徒光无润，须臾风轮内外，气象渐变，枯败如死人，故曰神气枯瘁。”类今之维生素A缺乏性眼疾。参见“疳积上目”“神水将枯”条。

神清散shénqīngsǎn　❶《卫生宝鉴》卷九方。檀香、人参、羌活、防风各十两，薄荷、荆芥穗、甘草各二两，石膏四十两，细辛五两。为细末，每服二钱，沸汤点服。功能祛风清热，清利头目。治头昏目眩，脑痛耳鸣，鼻塞声重。❷《证治准绳·类方》第七册方。黄芩、蝉蜕、甘草、木贼各五钱，谷精草、苍术各一两，炒蛇蜕三条。为细末，每服二钱，临卧冷水调下。治眼内黄膜上冲，赤膜下垂。

神曲shénqū　中药材。出《药性论》。又名六曲、六神曲。为辣蓼、青蒿、杏仁等药加工后与面粉或麸皮混合，经发酵而成的曲剂。辛、甘，温。入脾、胃经。消食调中，健脾和胃。治饮食停滞，胸痞腹胀，食欲不振，呕吐泄泻。煎服：6～12g。本品含淀粉酶、酵母菌、挥发油、苷类及B族维生素。

神曲酒shénqūjiǔ　《世医得效方》卷三方。神曲（拳大）一块，酒二大盏。神曲烧通赤，淬酒便饮令尽，仰卧少顷即安。治闪挫腰痛。

神曲丸shénqūwán　❶《备急千金要方》卷六方。又名磁朱丸、千金磁朱丸。神曲四两，磁石二两，朱砂一两。为末，炼蜜为丸，梧桐子大，每服三丸，日三次。功能摄纳浮阳，镇心明目。治两目昏花，视物模糊，心悸失眠，耳鸣耳聋；亦治癫痫；近代也用于治疗白内障。方中磁石滋肾潜阳，重镇安神；朱砂清心安神，二药合用使心肾相交，精气得以上输，心火不致上扰；又以神曲健脾，使石药不碍胃气。❷《证治准绳·女科》卷二方。神曲、白术、附子（炮，去皮脐）、枳实（麸炒）、诃子皮、桂心、食茱萸、木香、陈皮（去白）、人参各一两，桔梗、炮姜各半两。为细末，酒糊为丸，梧桐子大，每服三丸，食前生姜煎汤送下，日二次。治妇人血风，气攻脾胃，腹胁胀满，不思饮食。

神阙shénquè　❶经穴名。代号CV8。见《外台秘要》。属任脉经。位于脐正中。《证治准绳》：“按脐为神阙穴，禁针之所。”❷脐的别名。详该条。

神塞丸shénsāiwán　《医宗金鉴·外科心法要诀》卷六十五方。麝香一分，生白矾一钱，沉香三分，糯米五十粒。为细末，煮糊为丸，梧桐子大，每丸薄绵裹之，如左耳出血塞右鼻，右耳出血塞左鼻，两耳俱出血塞两鼻，左鼻出血塞右耳，右鼻出血塞左耳，两鼻俱出血塞两耳。治上焦血热，耳衄，鼻衄。

神圣复气汤shénshèngfùqìtāng　《兰室秘藏·胃脘痛门》方。炮姜、炮附子、黄连（酒浸）、黄柏（酒浸）、枳壳（酒浸）、生地黄（酒洗）、川芎、蔓荆子各三分，防风、人参、郁李仁、橘红各五分，当归身（酒洗）六分，半夏、升麻各七分，藁本、甘草各八分，柴胡、羌活、黄芪、煨草豆蔻各一钱，白葵花五朵，细辛二分。水煎，空腹热服。治寒水偏盛，火土受克而致的腰背胸膈闭塞疼痛，善嚏流涕，多涎目泣，或鼻塞咳嗽，上热下寒，头痛耳鸣，恶风寒，夜卧不安，胸膈痰塞，口不知味，两胁挛急疼痛，牙齿动摇，脐腹尻臀足膝寒冷，前阴多汗，麻木风痹，小便数，喘息短气，大便溏泻；及妇人白带，阴户中痛而牵心，面色黧黑；男子控睾，痛牵心腹，面色如赭，食少，里急肠鸣，啮颊啮唇，舌根强硬等症。

神圣膏药shénshènggāo · yao　《卫生宝鉴》卷十三方。当归、藁本各半两，乳香、没药各二钱，黄丹、黄蜡各二两，琥珀、白及各二钱半，胆矾、粉霜各一钱，白胶香三两，清油一斤，木鳖子（去皮）五十个，巴豆（去皮）十五个，槐枝、柳枝各一百二十条。先将槐枝、柳枝下油内熬焦，取出不用，后下余药，熬至药焦，亦取出不用，将油澄清，下黄丹再熬成膏，用绯帛摊贴患处。治恶疮。

神圣散shénshèngsǎn　《太平圣惠方》卷四十方。麻黄、细辛、全蝎（半生，半炒）、藿香各半两。为细末，每服一钱，薄荷酒或荆芥煎汤调下。功能散寒祛风。治夹脑风，及洗头后伤风，头偏痛甚者。

神授散shénshòusǎn　《太平惠民和剂局方》卷九方。青皮、桂心、牡丹皮、陈皮、白芍药各五两，红花一两半，百合、炮姜、炙甘草、当归、川芎各二两，炒神曲、人参、炒麦芽各三两（一方无红花）。为末，每服二钱，加生姜三片，大枣一枚，水煎，空腹服。功能活血行气，消食和胃。治产后诸疾。

神授汤shénshòutāng　《证治准绳·女科》卷三方。橘红、桔梗、紫苏、人参各一钱，炒五味子三分。加生姜，水煎服。治上气喘急，不得卧。

神授卫生汤shénshòuwèishēngtāng 《外科正宗》卷一方。羌活八分，防风、白芷、炒穿山甲、沉香、红花、皂角刺、当归尾、甘草、天花粉各一钱，乳香五分，大黄（酒拌炒，脉虚便利者不用）二钱。水煎，病在上先服药，后饮酒一杯；病在下先饮酒一杯，后服药，以行药势。功能宣热散风，行痰和血，解毒消肿，疏通脏腑。治痈疽发背，脑疽对口，丹瘤瘰疬，恶疮疔疮，湿痰流注等症。

神水shénshuǐ ❶在眼珠之内者，系指今之房水。“神水者，由三焦而发源，先天真一之气所化，在目之内”（《证治准绳·杂病》）。与神膏、瞳神有“水养膏，膏护瞳神”（《审视瑶函》）的关系。❷在目之外者，系指泪液。“在目之外，则目上润泽之水是也”（《证治准绳·杂病》）。❸唾液的别名。见“灵液”条。

神水将枯shénshuǐjiāngkū 病证名。见《证治准绳·杂病》。为阳虚或阴虚，椒疮日久失治，瘖疾上目，泪泉疾病等引起的证候，“视珠外神水枯涩，而不润莹”（《审视瑶函》）。证见泪液减少，甚则枯竭，不能润泽目珠。视之暗淡失泽，转动欠灵，眼觉干涩灼热，刺痛羞明，视力渐减，日久黑睛混浊，视力锐减，甚至失明。因阳虚所致者，宜健脾益气，用调中益气汤加减；因阴虚所致者，宜养阴明目，用杞菊地黄丸加减。应力寻致病原因，予以治疗。

神祟疼痛shénsuìténgtòng 病证名。《秘传眼科龙木论》卷四：“此眼初患之时，旧无根基，忽然发动，疼痛如锥刺，睑皮亦如火炙。”即痛如神祟。详该条。

神堂shéntáng ❶经穴名。代号BL44。出《针灸甲乙经》。属足太阳膀胱经。位于背部，第五胸椎棘突下旁开3寸处；一说“除脊各三寸取穴”（《针灸资生经》）。布有第四、五胸神经后支的内侧皮支，深层为外侧支及肩胛背神经；并有肋间动、静脉后支及颈横动脉降支通过。主治咳嗽，气喘，胸腹胀满，脊骨疼痛等。斜刺0.3～0.5寸。艾炷灸3～7壮；或艾条灸5～15分钟。❷经穴别名。出《针灸聚英》。即上星，见该条。

神庭shéntíng 经穴名。代号GV24。出《针灸甲乙经》。别名发际。属督脉。督脉、足太阳、阳明之会。位于头正中线，入前发际0.5寸（《外台秘要》）。一说：“在发际，直鼻。”（《针灸甲乙经》）布有额神经分支和额动、静脉分支。主治头痛，眩晕，惊悸，失眠，鼻渊，癫痫等。沿皮刺0.5～0.8寸。艾条灸5～10分钟。

神犀丹shénxīdān 《医效秘传》卷一方。犀角（磨汁）、菖蒲、黄芩各六两，生地黄（冷水浸透，捣绞汁）、金银花（如有鲜者捣汁尤良）各一斤，金汁（如无可用人中黄四两）、连翘各十两，板蓝根（如无可用青黛代）九两，豆豉八两，玄参七两，天花粉、紫草各四两。为细末，以犀角汁、地黄汁、金汁和丸，每丸重三钱，每服一丸，凉开水化下，日二次。功能清热解毒，凉血开窍。治温热暑疫，耗液伤阴，逆传内陷，痉厥昏狂谵语，瘫疹色紫，舌色干光，或紫绛，或圆硬，或黑苔者；痘疹后余毒内炽，口糜咽痛，目赤神烦诸证。

神仙shénxiān 古代医书分类名称之一。西汉时将医书分为四类，即：医经、经方、房中、神仙。神仙主要是研究、探求长生之道。《汉书·艺文志》卷三十：“神仙者，所以保性命之真，而游求于其外者也。聊以荡意平心，同死生之域，而无惕怵于胸中。然而或者专以为务，则诞欺怪迂之文弥以益多，非圣王所以教也。”

神仙百解散shénxiānbǎijiěsǎn 《太平惠民和剂局方》卷二方。又名神仙截伤寒四季加减百解散。茵陈、柴胡、前胡（姜炒）、人参、羌活、独活、甘草、炒苍术、葛根、白芍药、升麻、防风、藁本、藿香、白术、姜半夏各一两。立春以后无加减；立夏以后一料加柴胡一分，赤茯苓、当归各半两；立秋以后减柴胡一分，不用当归、茯苓，只加炮姜、肉桂（去粗皮）各一分，麻黄（去节）半两；立冬以后并无加减（一方无当归，有黄芩半两）。为细末，每服三钱，加生姜三片、大枣二枚，水煎，不拘时热服，日二次。治伤寒遍身疼痛，百节拘急，头目昏疼，肢体劳倦，壮热憎寒，神志不爽；感冒瘟疫瘴气。若欲发表，加葱白三寸，淡豆豉三十粒同煎服，覆被取汗，汗出即愈。

神仙碧霞丹shénxiānbìxiádān ❶《银海精微》卷下方。当归、黄连各二钱，制没药、麝香、冰片、白丁香各二分，马牙硝、制乳香各五分，铜绿一两（一方无冰片、白丁香）。为细末，熬黄连膏和丸，龙眼核大，每次一丸，新汲水化开点眼，日二次。治眼疼痛，暴发不可忍。❷《证治准绳·类方》第七册方。当归、没药各二钱，血竭、白丁香、硼砂、冰片、麝香各一钱，马牙硝、乳香各半钱，黄连三钱，铜绿（为衣）一两半。为细末，熬黄连膏和丸，铜绿为衣，芡实大，每次一丸，于磁碗内新汲水化开，洗眼，每丸可用四至五日。治目内障。

神仙碧玉膏shénxiānbìyùgāo 《外科正宗》卷三方。轻粉、铅粉各一两，白蜡五钱，乳香、没药各三钱，樟脑二钱。用熟猪油五两，同白蜡共熬化，入瓷碗内，加上药，水内炖一时，摊贴成膏，贴患处。治杨梅结毒，溃烂臭秽，疼痛不敛。

神仙沉麝丸shénxiānchénshèwán 《太平惠民和剂局方》卷四方。没药、血竭、沉香、麝香、朱砂各一两，木香半两，甘草二钱。为细末，用甘草熬膏，搜和为丸，姜盐汤嚼下。治气痛不可忍，及妇人产后血崩。

神仙钓骨丸shénxiāndiàogǔwán 《疡科选粹》卷七方。朱砂、丁香各一钱，血竭、磁石、龙骨各五钱。为末，黄蜡三钱熔化和丸，朱砂为衣，香油煎，醋调服。治骨鲠。

神仙换骨丹shénxiānhuàngǔdān 《疡医大全》卷二十七方。大黄、白芷、槐花、川芎、防风一两，乳香、没药、木香、沉香各三钱，苍术二两，草乌（半生，半煨）、细辛、苦参各一两五钱，麝香五分，浮萍三两。为细末，用麻黄煎膏，加炼蜜为丸，每丸重二钱，朱砂为衣，每服一丸，酒或葱汤磨服。治鼓槌疯，即寒湿脚气，初起膝间酸痛，恶寒湿风冷，行走不便，久则肢胫虚弱，骨节大痛，肌肉消瘦，膝盖踝骨反大，脚趾麻木，形如鼓槌；并治软瘫疯，肢体酸痛，手足无力，拘挛不得伸，弛纵不能，身软如绵，或骨节举动有声，终成瘫痪。

神仙活命汤shénxiānhuómìngtāng 《白喉治法忌表抉微》方。龙胆草、栀子各二钱，玄参八钱，马兜铃、板蓝根、白芍药、栝蒌各三钱，生石膏五钱，黄柏一钱五分，生地黄一两，甘草一钱。水煎服。功能清热解毒，凉血养阴。治白喉初起，即极疼且闭，饮水即呛，眼红声哑，白点立见，口出臭气者。若舌有芒刺，谵语神昏，加犀角二钱；大便秘塞，胸下满闷，加厚朴、枳实各二钱；便秘甚，再加莱菔子、生大黄各二钱；小便短赤，加知母、车前子各三钱，泽泻二钱；口渴甚，加天冬；发热甚，加金银花、连翘。

S

神仙既济丹 shénxiānjìjìdān 《杂病源流犀烛·脏腑门》卷八方。黄柏（酒炒）四两，山药（酒蒸）、牛膝（酒洗）各三两，人参、姜杜仲、巴戟天、五味子、枸杞子（酒洗）、茯苓、茴香（盐炒）、酒肉苁蓉、酒山茱萸、远志（甘草水煮）、菖蒲、熟地黄、酒知母、酒生地黄、酒菟丝子、麦冬、焦栀子、菊花（酒洗）、陈皮（去白）各一两（一方有天冬、酒当归各二两，无菊花、栀子、陈皮）。为末，蜜和，蒸枣肉为丸，空腹温酒或盐汤送下。功能补气血，益肝肾。治诸虚百损，五劳七伤。

神仙减水法 shénxiānjiǎnshuǐfǎ 《普济方》卷一七九方。人参、天花粉、知母、黄连、苦参、麦冬、浮萍、扁豆、黄芪各一两，黄丹少许。为细末，每服一钱，新汲水调下。治三焦虚，三消渴疾，日夜饮水无度。

神仙截伤寒四季加减百解散 shénxiānjiéshānghánsìjìjiājiǎnbǎijiěsǎn 见《太平惠民和剂局方》卷二。即神仙百解散，见该条。

神仙解毒万病丸 shénxiānjiědúwànbìngwán 即紫金锭，见该条。

神仙解语丹 shénxiānjiěyǔdān 《妇人良方大全》卷三方。又名解语丹、解语丸。炮白附子、菖蒲、远志（去心，甘草水煮）、天麻、全蝎、羌活、白僵蚕、胆南星各一两，木香半两。为细末，曲糊为丸，梧桐子大，每服二十至三十丸，薄荷煎汤送下。功能开窍化痰通络息风。治心脾受风，言语謇涩，涎唾溢盛。

神仙聚宝丹 shénxiānjùbǎodān 《太平惠民和剂局方》卷九方。没药、琥珀、煨木香、当归各一两，朱砂、麝香各一钱，乳香一分。为细末，水泛为丸，每两作十五丸，温酒磨服；胎息不顺，腹痛，难产，温酒和童便磨服；产后血晕，败血奔心，口噤舌强，或恶露未尽，发渴面浮，煎乌梅汤和童便磨服；产后气力虚，童便磨服；室女经候不调，每服半丸，温酒磨服。功能活血化瘀消。治妇人血海虚寒，外乘风冷，搏结不散，积聚成块，或成坚瘕，及血气攻注，腹胁疼痛，小腹胀急，或时虚鸣，面色萎黄，肢体浮肿，经候欲行不畅，崩漏带下，惊悸健忘，小便频数，时发虚热，盗汗羸瘦。

神仙驱毒一扫丹 shénxiānqūdúyīsǎodān 《疡医大全》卷八方。雄黄、朱砂各二钱，牛黄、麝香各二分。为细末，猪胆汁调敷患处。功能解毒化痰散结。治痈疽发背，无名肿毒，赤紫丹瘤，缠喉风初起。

神仙太一膏 shénxiāntàiyīgāo 《太平惠民和剂局方》卷八方。又名神仙太乙膏。玄参、白芷、当归、肉桂（去粗皮）、大黄、赤芍药、干地黄各一两。为粗末，用麻油二斤浸，春五日，夏三日，秋七日，冬十日，滤去渣，油熬适中，次下黄丹一斤，以滴油在水中不散为度。内服作丸，樱桃大，蛤粉为衣，每服一丸；外用摊纸上，贴患处。功能凉血散瘀，消肿止痛。治痈疽疮疖，虫兽咬伤，烫火、刀斧所伤，红肿疼痛，或已溃破者。若以栀子煎汤送服，并外贴太阳穴处，治风火赤眼；绵裹含化，治喉痹、缠喉风；当归酒送服，治妇女赤白带下。

神仙太乙膏 shénxiāntàiyǐgāo 即神仙太一膏，见该条。

神仙外应膏 shénxiānwàiyìnggāo 《万病回春》卷二方。川乌一斤。为末，入砂锅内，加醋慢火熬如酱色，先用升麻、皮硝、生姜煎水洗患处，然后敷此药。治湿痰流注。

神仙万病解毒丸 shénxiānwànbìngjiědúwán 即紫金锭，见该条。

神仙一把抓 shénxiānyībǎzhuā 《疡医大全》卷三十七方。黄丹一两，樟脑五钱。为末，蜜调匀，涂患处。治烫火伤，杖疮。

神仙一醉忍冬汤 shénxiānyīzuìrěndōngtāng 《疡医大全》卷七方。银花藤、蒲公英各一两，没药（去油）、乳香（去油）、雄黄各二钱。加酒一瓶封固，煮千余沸，再加白蜜四两，生葱七根，再煮数沸，去葱，尽量饮醉，以大蒜压之，取汗即愈。功能清热解毒，活血化瘀。治肿疡。

神仙枣 shénxiānzǎo 《验方新编》卷十一方。大枣二斤，金银花、当归身各一两，甘草三钱，僵蚕、白芷、乳香、五倍子、黄芪各五钱。水煎，分四至五次服，吃枣。治疮毒日久，疮重体虚者。

神仙传 shénxiānzhuàn 养生著作。晋代葛洪著。书中所录有84人，皆为长生之人。虽涉怪诞，但有些内容对研究古代长生术有一定参考意义。

神仙追毒丸 shénxiānzhuīdúwán 即紫金锭，见该条。

神仙坠痰丸 shénxiānzhuìtánwán 《瑞竹堂经验方》卷二方。皂角（去皮弦，酥炙）一两六钱，白矾一两二钱，黑牵牛子（头末）四两。为细末，滴水为丸，梧桐子大，每服三十丸，渐加至一百丸，空心温酒送下。治痰饮胸膈痞塞。

神仙紫花丸 shénxiānzǐhuāwán 《疡科选粹》卷六方。白花蛇一两五钱，何首乌、荆芥穗、威灵仙各四钱，麻黄、胡麻仁各一钱，蛇床子二钱，人参、草决明各一两，当归七钱五分，胡天麻、皂角各五钱，木香、沉香、天麻各二钱五分，煨肉豆蔻一枚，麝香一钱五分（鼻塞声重者加倍），乳香、没药各一钱，雄黄、朱砂各五分，防风、羌活、甘草、细辛、川芎、独活、制苍术、枇杷叶、白芍药、白蒺藜、金银花、五加皮、白芷、苦参各五钱，胡麻仁、白附子、麻黄、川牛膝、制川乌、制草乌、菖蒲各二钱，大枫子肉（新鲜者）三斤。先将前七味用酒反复浸晒，去蛇床子，为末，为第一号药粉；人参至朱砂等十四味为细末，为第二号药粉；防风至菖蒲二十一味为细末，为第三号药粉；再将大枫子肉加酒盛瓷罐内，隔水炖烂，捣为泥，分三等分，每分加第一号药粉六钱，第二号药粉八钱，第三号药粉一两五钱，再加糯米饭和丸，梧桐子大，每服二十丸，加至五十至六十丸，鸡鸣、午时、临卧各一次，茶水送下。治大麻疯及恶疮。

神香散 shénxiāngsǎn 《景岳全书·新方八阵》卷五十一方。丁香、白豆蔻（或砂仁）各等分。为末，每服五至七分，甚者一钱，温开水调下。治胸胁胃脘逆气疼痛，呕哕胀满，痰饮，膈噎等症。

神效吹喉散 shénxiàochuīhóusǎn 《外科正宗》卷二方，薄荷、朴硝、白矾、青黛、僵蚕、火硝、硼砂、黄连各五钱。为末，取猪胆七至八个，倒出小半，拌上药，复灌胆内，扎好阴干，去皮，每药一两，加冰片三分，研细末，吹患处。功能清热解毒，散结消肿。治缠喉风，乳蛾，喉痹，及重舌、木舌等。

神效当归膏 shénxiàodāngguīgāo 《太平惠民和剂局方》卷八方。当归、黄蜡各一两，麻油四两。先油煎当归至焦黑色，去滓，次入黄蜡急搅熔化后冷却，摊贴患处。功能敛疮生肌，拔毒止痛。治汤火伤，赤疼痛，毒气壅盛，腐化成脓者。

神效豆蔻散 shénxiàodòukòusǎn 《卫生宝鉴》卷十九方。炒神曲、炒麦芽、黄连各半两，肉豆蔻（面裹煨）三两，芦荟二钱半，使君子仁十个。为细末，猪胆汁为丸，黍米大或梧桐子大，每服二十至三十丸，空心食前米汤送下。

S

功能消食化积，杀虫消疳。治小儿脾疳瘦弱，或泄利无度。

神效方shénxiàofāng ❶《奇效良方》卷五十一方。白矾五两，绿矾三两，黄丹、伏龙肝、刺猬皮各二两。为末，放瓷罐内，用炭火五至七斤烧，待炭尽取出，候冷研粉，打糊为丸，梧桐子大，每服十丸，食前米汤送下。治痔疮下血不止。❷《证治准绳·类方》第三册方。海螵硝、干地黄、赤茯苓各等分。为细末，每服一钱，侧柏叶、车前子煎汤送下。治血淋。❸《疡科选粹》卷六方。炒皂角四两，何首乌、荆芥、苦参、天花粉各一两。为末，每次一钱，加土茯苓五两，猪油二两，水煎，分三次服。治杨梅疮。

神效复元通气散shénxiàofùyuántōngqìsǎn 《仙传外科集验方》方。当归三两，甘草、黄芪、白芍药、天花粉各一两，熟地黄、生地黄各半两，金银花二两。为粗末，每服五钱，水煎去滓，病在上者食后服，病在下者食前服。治恶疮初起，及痈疽、疔疮肿痛。

神效瓜蒌散shénxiàoguālóusǎn 《集验背疽方》方，又名瓜蒌散。大瓜蒌二个，当归（酒洗）、甘草各五钱，乳香、没药各一钱。为末，酒煎分三次服；药渣敷患处。治乳痈，痈疽瘰疬，便毒。《疡医大全》亦有本方，但无乳香。

神效瓜蒌汤shénxiàoguālóutāng 见《杂病源流犀烛·脏腑门》卷七。即神效瓜蒌散作汤剂。治小肠痈脓已成者。见“神效栝蒌散”条。

神效桂附丸shénxiàoguìfùwán 《外科精要》卷下方。桂心、厚朴（姜制）、附子（炮，米醋浸淬三五次，去脐，火干）、炙甘草、炒白术各一两，木香一钱，乳香（另研）二钱。为细末，炼蜜为丸，梧桐子大，每服二十至三十丸，空腹米汤送下。治阳气虚，冷漏诸疮。

神效胡粉丸shénxiàohúfěnwán 《太平惠民和剂局方》卷六方。铅粉、乌贼骨、阿胶珠各四十两，枯矾、龙骨各八十两，密陀僧二十两。为细末，粟米饭为丸，梧桐子大，每服二十至三十丸，空腹粟米汤送下。治肠胃虚滑，下利无度，赤白相杂，脐腹痛，里急后重，减食羸瘦。

神效琥珀散shénxiàohǔpòsǎn 《太平圣惠方》卷五十八方。琥珀、桂心、滑石、炒大黄、冬葵子、铅粉、木通、木香、磁石（火煅醋淬）各半两。为细末，每服二钱，灯心、葱白煎汤调下。治石淋，小便涩痛，频下沙石。

神效化痈散shénxiàohuàyōngsǎn 《医方简义》方。当归二钱，炒白芍药、柴胡、鹿角霜各一钱，青皮八分，茯苓、夏枯草各三钱。加青橘叶十片、菊花二钱，水煎服。治妊娠乳痈。

神效换肌丸shénxiàohuànjīwán 《婴童百问》卷八方。炒黄连、鳖甲（酒炙）、煨肉豆蔻、使君子、炒神曲、炒麦芽各半两，麝香半钱，诃子肉一钱半。为细末，面糊为丸，芥子大，米汤送下。功能消食清热，健脾杀虫。治小儿脾疳，肌瘦潮热，盗汗，饮食易伤，脏腑不调泄泻，糟粕不化，头大腹急。

神效黄芪汤shénxiàohuángqítāng 《兰室秘藏·眼耳鼻门》方。蔓荆子一钱，陈皮（去白）五钱，人参八钱，炙甘草、白芍药各一两，黄芪二两。为细末，每服五钱，水煎去滓，临卧稍热服。治肌肤麻木不仁，或两目紧急缩小，羞明畏日，隐涩难开，或视物无力，睛痛昏花，或目少精光，或目中热如火等症。如小便淋涩，加泽泻五分；有大热者，加黄柏（酒洗）三分；麻木不仁，虽有热不用黄柏，只加黄芪一两；眼缩急，去芍药；麻木甚，加芍药一两。

神效鸡清丸shénxiàojīqīngwán 《证治准绳·类方》第六册方。木香二两，黄连二两半，肉豆蔻（大者生用）七个。为细末，鸡子清搜和为饼，慢火上炙至色红极干，再研为末，面糊为丸，梧桐子大，每服五十丸，空腹米饮送下。治泻痢。

神效集shénxiàojí 方书。2卷。著者不详，成书于1817年。卷一为内科、儿科、眼科方剂，附有《麻疹约要》，卷二为骨伤、外科及急救方剂，共载医方200余首。除少数经典名方外，多采用民间单验秘方，附有方剂的制法、服法、饮食宜忌和预后等内容，系一部小型的临床治疗手册。仅存清嘉庆二十二年丁丑青村草堂刻本，藏于国家图书馆。

神效脚气秘方shénxiàojiǎoqìmìfāng 方书。见“医方全书”条。

神效接骨丹shénxiàojiēgǔdān 《卫生宝鉴》卷十三方。乳香、没药、白胶香、密陀僧、红豆、白芷、大豆、川芎、赤芍药、自然铜（火煅醋淬如银为度）、瓜子仁、当归、水蛭各四两。为细末，以黄蜡为丸，弹子大，每服一丸，黄米酒煎开，病在上食后服，病在下食前服。治打扑损伤，伤筋折骨；寒湿脚气腿疼，及疮疡疼痛。

神效解毒散shénxiàojiědúsǎn 《证治准绳·幼科》集之三方。金银花一两，甘草节五钱，黄芪、炒皂角刺、当归各三钱，乳香、没药各二钱。为末，每服二钱，酒煎或温酒调下，若婴儿病，乳母亦服用。治痈疽疮毒。如疮已溃、肿毒已止者，去乳香、没药、金银花，倍黄芪、甘草。

神效开结散shénxiàokāijiésǎn 《校注妇人良方》卷二十四方。沉香、木香、橘红各四两，猪靥子四十九枚，珍珠四十九粒。为细末，每服一钱，临卧酒调下。治瘿疾。

神效明目汤shénxiàomíngmùtāng 《兰室秘藏·眼耳鼻门》方。细辛二分，蔓荆子五分，防风一钱，葛根一钱五分，甘草二钱（一方加黄芪一钱）。为粗末，水煎稍热临卧服。治眼眶紧急，拳毛倒睫，上下眼睑赤烂，睛疼昏昏，昼则冷泪常流，夜则眼涩难开。

神效千槌膏shénxiàoqiānchuígāo 《医宗金鉴·外科心法要诀》卷六十二方。木鳖子五个，松香四两，铜绿、杏仁各一钱，乳香、没药各二钱，蓖麻子（去壳）七钱，巴豆肉五粒。捣膏，浸凉水中，用时随疮大小，用手捻成片，贴疮上。治疮疡疔毒初起，瘰疬，臁疮，鳝拱头等。

神效散shénxiàosǎn ❶《普济本事方》卷六方。白浮石、蛤粉、蝉蜕（去头足）各等分。为细末，每服三钱，鲫鱼胆七枚取汁调下。治消渴，渴饮不止。❷《奇效良方》卷五十方。苦参、川椒、槐花、枳壳、苦葫芦、荆芥、白芷、连翘、独活、金银花、小茴香、麻黄、椿树皮、煨牡蛎、芫荽子、威灵仙各二两。为粗末，每次五钱，加葱白三茎，或加黄老茄子二个，水煎去滓，以盆盛药汁，坐上乘热熏洗。治痔疮流脓漏血，疼不可忍。❸《证治准绳·类方》第六册方。当归、乌梅肉、黄连各等分（一方加阿胶）。为细末，研大蒜作膏和丸，梧桐子大，每服三十至四十丸，厚朴煎汤送下。治休息痢、气痢，脓血不止，疼痛困弱。❹《证治准绳·幼科》集七方。罂粟壳（蜜炙）、白芷、乌梅（连核）各一两，乳香、川芎各半两。为末，每服二钱，水煎，空腹服。治小儿赤白痢，昼夜频数，食减腹痛，小便不利。❺《疡医大全》卷三十六方。肉桂（去皮）、红花各一钱七分，川乌、草乌各二钱。为细末，每服二分，伤重者不过三分，温酒调下。治跌打损伤。❻《杂病源流犀烛·脏腑门》卷六方。木香、青皮、陈皮、麦芽、枳壳、三棱、莪术、神曲、肉桂、白芷、白芍药、甘草、延胡索、补骨脂各七分，荜澄茄、丁香各三分，生姜三片，大枣二枚。水煎服。治血虚脉涩，寒客背俞，心背相引而痛。

神效参香散shénxiàoshēnxiāngsǎn 《太平惠民和剂局方》卷六方。炒扁豆、木香、人参各二两，茯苓、肉豆蔻各四两，陈皮、罂粟壳各十二两。为细末，每服三钱，不拘时温米饮调下。功能健脾固肠。治脏气虚怯，冷热不调，积在脏腑而致的痢疾，便下鲜血，或如豆汁，或如鱼脑，或下瘀血，或为紫黑血，或赤白相杂，或成五色，里急后重，脐腹绞痛，及噤口、疳蛊、时瘟诸痢。

神效天麻汤shénxiàotiānmátāng 《卫生宝鉴》卷九方。胡麻半升，天麻二两，乳香七钱半。为末，每服五钱匕，茶水调下，日三次。治疠风。

神效托里散shénxiàotuōlǐsǎn 《太平惠民和剂局方》卷八方。黄芪、忍冬叶各五两，当归一两二钱，炙甘草八两。为细末，每服二钱，酒煎，病在上者食后服，病在下者食前服，少须再进二服；留渣敷患处。功能托里排毒。治痈疽发背，肠痈乳痈，无名肿毒，红疼痛，憎寒壮热，状若伤寒者。

神效消疬丸shénxiàoxiāolìwán 《疡医大全》卷十八方。熟地黄二两，泽泻、茯苓、山茱萸肉一两，延胡索、牡丹皮、牡蛎各一两二钱（一方有玄参，无延胡索）。为细末，炼蜜为丸，梧桐子大，每服三钱。治瘰疬。

神效宣脑散shénxiàoxuānnǎosǎn 《证治准绳·类方》第八册方。郁金、川芎、青黛、薄荷、小黄米各二分。为末，每次少许，口噙冷水嗃鼻中，治鼻痛。

神效追风丸shénxiàozhuīfēngwán 《疡医大全》卷二十八方。苦参六两，大枫子肉四两，荆芥二两五钱，麻黄、当归、羌活、白术各五钱，黄芩、白芍药、川芎、白僵蚕、人参、白蒺藜、胡麻仁、防风各一两，乳香、没药各二钱二分，麝香四分。为末，酒煮黄米糊为丸，梧桐子大，每服五十丸，酒送下。治虾蟆疯，热疙瘩疯。

神芎散shénxiōngsǎn ❶《宣明论方》卷四方。川芎、郁金、荆芥、薄荷、红豆各等分。入盆硝适量，为细末，每次少许，嗃鼻内。治风热上攻，头目眩痛，鼻塞牙痛。❷《杂病源流犀烛·身形门》卷二十五方。蔓荆子、青黛、川芎各一钱二分，郁金、芒硝各一钱，石膏一钱半，细辛一钱，薄荷二钱，红豆一粒。为末，每次少许，鼻内。治症同上。

神芎丸shénxiōngwán ❶《宣明论方》卷四方。大黄、黄芩各二两，牵牛子、滑石各四两，黄连、薄荷、川芎各半两。为细末，水泛或炼蜜为丸，小豆大。始服十至十五丸，以后每次加十丸，日三次，以利为度。功能清热泻火。治一切热证，痰热酒食停积，头目不清，咽膈不利，二便秘涩，或小儿积热惊风，涎潮抽搐，及妇人经病，产后血滞，腰脚重痛。❷《丹溪心法》卷三方。大黄、黄芩、滑石、牵牛子。为细末，水泛为丸。功能清热泻火。治实热，脉实数者。

神验锦鸠丸shényànjǐnjiūwán 《证治准绳·类方》第七册方。菊花、煅牡蛎各五钱，肉桂二两，瞿麦、蕤仁（去皮）、决明子、羌活各三两，茯苓四两，炒蒺藜（去皮）、细辛、防风、黄连各五两，斑鸠（去皮毛肠嘴爪，文武火连骨炙干）一只，羯羊肝（竹刀劈，炙焦）一具，蔓荆子（蒸一伏时，晒干）二升。为细末，炼蜜为丸，梧桐子大，每服二十丸，加至五十丸，空腹温开水送下。治抱轮红，症见眼病日久白睛微变青，黑睛稍白，黑白之间赤环如带，视物不明，昏如雾露中，睛白高低不平，色不光泽，口干舌苦，眵多羞涩者。

神异膏shényìgāo 《外科精要》卷下方。露蜂房、蛇蜕（盐水洗）、杏仁各一两，玄参五钱，黄丹（研细，炒）五两，血余（鸡子大）一团，麻油一斤。先将麻油入砂锅煎血余，待熔尽，入杏仁，候色变黑，次入蜂房、蛇蜕、玄参，煎至色黑去滓，再入黄丹急搅，使软硬适中即成，每次适量，摊贴患处。功能解毒生肌。治恶疮，毒疖，发背，痈疽。

神异四七膏shényìsìqīgāo 《仙传外科集验方》方。乳香、没药、麝香、防风、羌活、白芷、赤芍药、当归、黄连、肉桂、皂角、五倍子、巴豆、木鳖子、黄丹、蓖麻子、无名异、槟榔、铅粉、轻粉、枫香、荜茇（一用乌药）、松香、黄蜡各等分，桃枝、柳枝、槐枝、蜡膏、清油适量。上药除乳香、没药、麝香、轻粉、铅粉、黄丹另研外，先用清油煎诸药令焦，次下枫香、松香、黄蜡、蜡膏熬融，滤去滓，再下黄丹、铅粉熬令紫色，最后下麝香、轻粉、乳香、没药，用桃、柳、槐枝不停搅拌至滴水成珠为度，出火毒，摊成膏，贴患处。治疰疮、恶疮、毒疮久不愈者。

神应丹shényìngdān 《卫生宝鉴》卷九方。朱砂适量。为细末，猪心血和匀，蒸饼裹剂蒸熟为丸，梧桐子大，每服一丸，食后、临卧人参煎汤送下。治痫症。

神应黑玉丹shényìnghēiyùdān 见《类证治裁》卷七。即神应黑玉膏，见该条。

神应黑玉膏shényìnghēiyùgāo 《卫生宝鉴》卷十七方。又名神应黑玉丹。猪悬蹄二十个，刺猬皮一两一钱，炒牛角腮一两二钱，棕榈八钱，血余、槐角各六钱，苦楝皮五钱，雷丸，芝麻各四钱，乳香二两，麝香八钱。前九味为粗末，放瓷罐内烧存性，后入乳香、麝香为细末，酒糊为丸，梧桐子大，每服八丸，空腹时先嚼胡桃肉一个，温酒送下，日二次。治肠风、痔瘘，肛门疼痛。

神应经shényìngjīng 针灸著作。明代陈会撰，刘瑾校补。1卷。刊于1425年。本书系将陈会所撰的《广爱书》（针灸书，今佚）12卷精简撮要而成。主要取用119穴，编成歌诀和插图，并附以折量法、补泻直诀、取穴图说、诸病配穴以及针灸禁忌等。

神应散shényìngsǎn ❶《证治准绳·疡医》卷二方。当归一两一钱，赤芍药、大黄各一两五钱，白芷、官桂、莪术各一两，玄参一两二钱，续断、生地黄各一两二钱。为末，香油二斤浸（春五日、夏三日、秋七日、冬十日），入锅内文武火煎令黑色，滤去渣，热天用黄丹二十两，冷月用十五两，旋旋下丹，不住搅，试水中下沉为度。若漏疮将膏药送入孔内，并外贴；肠毒、胃毒宜为丸服。治漏疮，肠毒，胃毒等。❷《疡医大全》卷三十四方。何首乌、天花粉、荆芥穗、苦参、防风各一两，皂角子（烧存性）、薄荷叶各五钱。为末分十服，每日用一服，加土茯苓八两，雄猪肉四两，水煮至猪肉烂，食肉，其汤代茶饮。治杨梅疮。❸《杂病源流犀烛·身形门》卷二十八方。牛角腮一枚，蛇蜕一条，皂角七个，穿山甲七片，刺猬皮一两。为粗末，入缸内，黄泥封固，火煅通红，候冷为细末，临卧嚼胡桃一个，同酒一盏咽下便睡，次晨五更服三钱，酒送下，辰时更进一服。治痔疮。

神应丸shényìngwán ❶《太平惠民和剂局方》卷七方。威灵仙二十两，当归、桂心各十两。为末，酒糊为丸，梧桐子大，每服十五至二十丸，食前温酒或茴香煎汤送下，妇人用桂心煎汤送下。功能温壮肾阳，祛风寒湿。治肾经不足，风冷乘之，腰痛如折，牵引背膂，仰俯不利。❷《内外伤辨惑论》卷下方。木香、丁香各二钱，杏仁、巴豆（去壳）、百草霜、炮姜各五钱，黄蜡（醋煮去垢）二两。巴豆、杏仁同炒令烟尽，研如泥，余药为末，将黄蜡上火，入小油五钱，溶开后入巴豆、杏仁泥，同搅，后下余药，候冷作丸，芥子大，每服三十至五十丸，食前温米饮送下。治伤于生冷，腹痛肠鸣，完谷不化。

神应万验膏shényìngwànyàngāo 《疡医大全》卷七方。麻油二十四两，桃枝、柳枝、杏枝、桑枝、槐枝（上五枝俱切作寸许长）各二两，血余（洗净）、穿山甲一两五钱，象皮五钱，大栀子一百个，炒黄丹适量，硇砂、血竭、儿茶各二钱。先将麻油小火熬开，分次将各枝入油中炸枯成炭，滤去渣，次入血余炸化，再入穿山甲炸枯，继入象皮炸化，后将栀子逐个捻破入油内，离火浸一炷香时，用微火燉一炷香时后，再用大火炸成炭，取起冷定，滤去渣，放净锅内秤准，每油二两，入黄丹一两，熬至滴水成珠，离火一刻，再入余药末，搅匀，坐冷水中，稍凉收起，用水湿手扯捻百余下，使各药和匀，埋土内五日去火毒。用时凉水浸半日，捻成片，放布上热汤熨化，贴患处。治无名肿毒，大疮恶疽，无论已破未破，均可应用。

神应消风散shényìngxiāofēngsǎn 《医宗金鉴·外科心法要诀》卷七十三方。全蝎、白芷、人参各一两。为细末，每服二钱，勿食晚饭，次日空腹温酒调下，觉身微躁为效。治大麻风，遍身麻木，次起白屑红斑，蔓延如癞，形如蛇皮，脱落成片。

神应养真丹shényìngyǎngzhēndān 《三因极一病证方论》卷三方。当归（酒浸）、天麻、川芎、羌活、白芍药、熟地黄各等分（一方无羌活，有木瓜、炒阿胶）。为末，炼蜜为丸，鸡子黄大，每服一丸，木瓜、菟丝子浸酒送下；脚痹，薏苡仁浸酒送下；中风，温酒米汤送下。功能养血息风。治四气侵袭肝脏，半身不遂，手足顽麻，语言謇涩，涎潮昏塞，头旋目眩，牙关紧急，气喘自汗，心神恍惚，遍身疼痛，及妇人产后中风，角弓反张，以及跌打损伤，瘀血在内者。

神应异功散shényìngyìgōngsǎn 《外科正宗》卷一方。又名异功散。木香、官桂、当归、人参、茯苓、陈皮、白术各一钱，半夏、丁香、肉豆蔻、附子、厚朴各五分。加生姜五分，大枣三枚，水煎，不拘时服。功能温补脾肾。治溃疡阴盛阳虚，发热作渴，饮沸汤而不知热，手足冷，大便溏，脉虚无力。

神佑丸shényòuwán 《儒门事亲》卷十二方。甘遂（面裹不令透，水煮百余沸，取出用冷水浸过，去面焙干）、大戟（醋浸煮干）、芫花（醋浸煮）各半两，黑牵牛子、大黄各一两。为细末，水泛为丸，小豆大，每服五十至七十丸，临卧温水送下。功能峻下逐水。治停饮肿满，湿痹，胃脘作痛等症。

神脏shénzàng 五脏的别称。《素问·三部九候论》："故神藏五，形藏四。"王冰注："神藏五者，一肝，二心，三脾，四肺，五肾也。所谓神藏者，肝藏魂，心藏神，脾藏意，肺藏魄，肾藏志也。"

神照集shénzhàojí 针灸著作。见"针方六集"条。

神志不定shénzhìbùdìng 病证名。神志异常症之一。见《千金翼方》卷十六。多因心气不足所致。症可兼见惊悸恐怖，恍惚健忘等。治宜安神定志，可用定志丸、宁志膏或千金镇心圆等方。

神珠shénzhū ❶指眼珠。《证治准绳·杂病》："神珠自胀证，目珠胀也。"见"眼珠"条。❷指黑睛。清代黄庭镜《目经大成》："气轮之中青睛则属木、属肝，轮曰风，世称神珠。"详"黑睛"条。

神珠丹shénzhūdān 《卫生宝鉴》卷六方。又名离珠丹。炒杜仲、萆薢、巴戟天各二两，诃子五个，龙骨、朱砂各一两，炒补骨脂三两，胡桃肉一百二十个，砂仁半两。为细末，酒糊为丸，梧桐子大，朱砂为衣，每服三十丸，空腹温酒或盐汤送下。功能温补下元。治下焦元气虚弱，小腹疼痛，皮肤燥涩，小便不利。

神珠将反shénzhūjiāngfǎn 病证名。见《证治准绳·杂病》。指目珠偏斜一侧而不能转动者。"神珠将反者，谓目珠不正，虽欲转而不能转，乃风热攻脑，筋络牵急，偏神珠，是以不能运转"（《张氏医通》卷八）。相当于今之麻痹性斜视，参见"目偏视"条。

神珠自胀证shénzhūzìzhàngzhèng 病证名。指目珠之胀痛突起之证。多由风邪湿热，气胜怫郁，瘀滞络阻等所致证。"有内外轻重不同，若轻则自觉目内胀急不爽，治亦易退。重则自觉胀痛甚，甚则人视其珠亦觉渐渐胀起者，病亦发见于外已甚"（《证治准绳·杂病》）。若目无红赤而胀轻，时发时止者，多系风邪为患，多种眼疾常有此候；若目赤，胀急而疼痛者，多系瘀塞引起。甚者目珠胀起突出，可见于突起睛高，鹘眼凝睛等病。参见各条。

神术平胃散shénzhúpíngwèisǎn 《症因脉治》卷一方。苍术、防风、甘草、石膏、知母、厚朴、陈皮。水煎服。治外感湿热，胃脘作痛。

神术散shénzhúsǎn ❶《太平惠民和剂局方》卷二方。苍术（米泔浸）五两，藁本、白芷、细辛（去叶）、羌活、川芎、炙甘草各一两。为细末，每服三钱，加生姜三片、葱白三寸，水煎服，若伤风鼻塞，用葱茶调下。功能祛风解表。治四时温疫，头痛项强，发热憎寒，身体疼痛，及伤风鼻塞声重，咳嗽头昏。❷《医学心悟》卷三方。苍术（土炒）、陈皮、厚朴（姜汁炒）各二斤，炙甘草十二两，藿香、砂仁四两。为末，每服二至三钱，开水调下。功能解表化湿。治感受时邪瘴气，发热头痛，伤食停饮，胸满腹痛，呕吐泻利。❸见《景岳全书·古方八阵》卷五十。即神术汤第一方，见"神术汤"条。

神术汤shénzhútāng ❶《阴证略例》方。又名神术散。制苍术、防风各二两，炒甘草一两。为粗末，加生姜、葱白，水煎服。功能解表化湿和中。治内伤冷饮，外感寒邪而无汗者。若治吹奶，煎成调六一散三至五钱服；太阳证发热恶寒，脉浮而紧者，加羌活二钱匕；太阳证脉浮紧中带弦数者是有少阳，加柴胡二钱匕；太阳证脉浮紧中带洪者是有阳明，加黄芩二钱匕；不论三阳及妇人服，加当归二钱匕。❷《重订通俗伤寒论》方。藿香、焦神曲各三钱，制苍术一钱半，炒陈皮、厚朴各二钱，炒山楂四钱，砂仁一钱，炙甘草五分。水煎服。功能化湿行气，消食和胃。治素体湿盛，恣食生冷油腻，吐泻腹痛，胸膈痞满。

神术泻肺汤shénzhúxièfèitāng 《症因脉治》卷二方。苍术、石膏、桑白皮、地骨皮、桔梗、甘草。水煎服。治伤湿咳嗽。

神助散shénzhùsǎn 《太平惠民和剂局方》卷八方。又名葶苈散。泽泻、猪苓（去黑皮）各二两，椒目一两半，炒黑牵牛子（取头末）二两半，炒葶苈子三两。为末，每服三钱，以葱白三茎，浆水煎汤加酒半盏送下。功能泻肺行水消肿。治水气病，面目四肢遍身俱肿，按之随手即起，咳嗽喘急不得安卧，腹大肿胀，口苦舌干，小便赤涩，大便不利。

神宗shénzōng 经穴别名。出《太平圣惠方》。即脊中。见该条。

沈炳shěnbǐng 宋代人。生平不详。撰有《产乳十八论》一书，已佚。

沈长庚shěnchánggēng 参见“沈应善”条。

沈唇shěnchún 病名。又名茧唇、紧唇。《诸病源候论》卷三十：“脾胃有热，气发于唇，则唇生疮，而重被风邪，寒湿之气搏于疮，则微肿湿烂，或冷或热，乍瘥乍发，积月累年，谓之紧唇，亦名沈唇。”亦见于《圣济总录》卷一百十八“唇疮”中。沈，汁也（《说文》）。泛指有渗出的唇部湿疮。参见“茧唇”条。

沈存中shěncúnzhōng 见“沈括”条。

沈璠shěnfán 清代医家。字鲁珍。上海人。勤于医业，白日应诊，夜览医书，撰有《沈氏医案》等书。

沈贯云shěnguànyún 见“沈彤”条。

沈光明shěnguāngmíng 元代医家。华亭（今上海市松江）人。以善治眼病闻名，深受当时人推崇。

沈果堂shěnguǒtáng 见“沈彤”条。

沈好问shěnhàowèn 元代医家。字裕生，号启名。钱塘（今浙江杭州）人。精于小儿科，尤精痘疹病。《钱塘县志》载有其治验数则。所著有《痘疹启微》《本草类要》《素问集解》，均佚。

沈惠shěnhuì 明代儿科医家。字民济，晚号虚明山人。华亭（今上海市松江）人。生活于16世纪。幼得异传，为小儿医，治病有卓效。尝从南浦归，闻岸上哭声甚悲，询知为某氏独子暴绝。惠往视之，见儿胸间尚温，急作汤剂灌之而苏；又有富家子患痘危剧，惠药之而愈，将其已备之棺木以施贫儿，治皆如此，医名遐迩。以小儿医多秘其书不传，乃覃思博考，著《扁鹊游秦》《全婴撮要》《决证诗赋》《全口独步》《药能》《活幼心书》《方家法诊》《得效名方》《杂病秘术》等九种，未见流传。

沈汲门shěnjímén 见“沈金鳌”条。

沈嘉言shěnjiāyán 见“沈应善”条。

沈建shěnjiàn 汉代医生。讲求服食导引之术，兼通医道。

沈金鳌shěnjīn'áo（1717—1767） 清代医家。字芊绿，号汲门，晚号尊生老人。江苏无锡人。博通经史，攻诗文。举孝廉，屡试不进，中年以后致力医学。著有《沈氏尊生书》，流传较广。

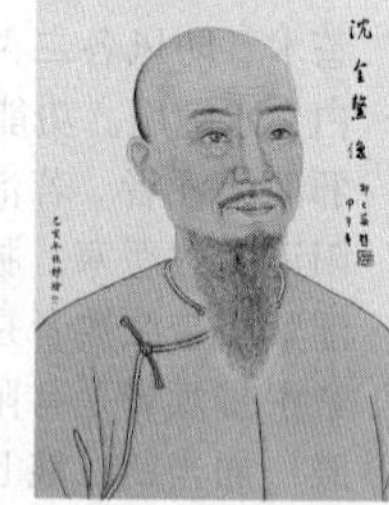
沈金鳌

沈括shěnkuò（1031—1095） 北宋杰出的科学家。字存中。钱塘（今浙江杭州）人。曾任翰林学士。对自然科学具有广泛的兴趣，在天文、地理、地质、数学、物理、技术等多方面均具有较高的成就。富有革新思想，重视劳动人民在科学技术方面的作用，认为“百工、群有司、市井、田野之人”都参与了科学技术的发明创造。在医药方面，曾广泛收集民间验方，秘方，并“目睹其验”后才予以记载。其医药代表作有《良方》及《梦溪笔谈》中的医药部分，主张辨证论治，讲求药物实效，实事求是，反对过度夸张方剂或药物的功效。后人将苏轼收集的方剂与之掺合而成《苏沈良方》。此外，还辑有《灵苑方》一书，已佚。

沈良惠shěnliánghuì（12世纪） 宋代医官。由开封（今河南开封）迁吴县（今江苏苏州），高宗赐名良惠，因而忘其原名。

沈鲁珍shěnlǔzhēn 见“沈璠”条。

沈明生shěnmíngshēng 见“沈时誉”条。

沈明宗shěnmíngzōng（17世纪） 清代医家。字目南，号秋湄。李（今浙江嘉兴西南）人。少时曾学禅宗，兼学医，研究仲景之学，编注有《伤寒六经辨证治法》《张仲景金匮要略》，24卷。

沈目南shěnmùnán 见“沈明宗”条。

沈穆shěnmù 清初浙江吴兴人。字石匏。少业儒，后旁究百家之学，知医药。尝读李时珍《本草纲目》，叹其精博完备，乃效法李氏，采英撷备，补辑经史稗官所载，附以己见，著《本草洞诠》二十卷（1661），载药800余种，详阐药性。另著有《人身洞诠》《证治洞诠》，未见传世。

沈启名shěnqǐmíng 见“沈好问”条。

沈芊绿shěnqiānlǜ 见“沈金鳌”条。

沈秋湄shěnqiūméi 见“沈明宗”条。

沈汝孝shěnrǔxiào 明代医家。字太国。杭州人。父文奎业医。传家学，所治辄效。万历（1573—1620）年间与卢、钱二医鼎足杭州。其中卢似立善守，钱惟邦善攻，汝孝则非攻非守，适于二者之中。卒年八十。

沈善谦shěnshànqiān 清末五官科医家。字吉斋。浙江桐乡人。有感于古今方书各有专门，而喉科多附载于他书，论治各异。因将平时治验心得，撰成《喉科心法》两卷（1904）。详述喉症病因、诊断、预后及所用药剂。

沈慎伯shěnshènbó 见“沈允振”条。

沈时誉shěnshíyù 清代医家。字明生。原籍华亭（在江苏松江），后迁居吴县。长于诊脉，晚年隐居山中，撰述有《医衡》一书，后由梅鼎等辑成，1721年刊行。另有《病议》等书，未见刊行。

沈士怡shěnshìyí 见“沈贞”条。

沈士逸shěnshìyì 明代医家。字逸真。仁和（今浙江杭州）人。以善医知名。少时尝献书于邢经略，邢奇之，置为裨将，令其督兵海上，以功升游洋将军。后以父、祖相继殁，母孀弟幼，遂退而发箧读禁方，尽得要秘。数年后名大起，治病无分贫富远近，全活不可胜数。著有《海外纪闻》《翌世元机》《清乘简园集》，均佚。卒年六十六岁。

沈氏葛朴汤shěnshìgépòtāng 《杂病源流犀烛·六淫门》卷十四方。葛根、厚朴、枳壳、菊花、藿香梗、神曲、秦艽各一钱半，桑枝一尺。水煎服。治四时感受寒邪，头疼项强，身热体痛者。如有风，加荆芥、薄荷；有湿，加茯苓、猪苓；有痰，加半夏、陈皮；有热，加黄芩、牡丹皮；大热，加天花粉、石膏；湿火，加焦栀子、泽泻；食滞，加莱菔子、山楂。

沈氏固胞汤shěnshìgùbāotāng 《杂病源流犀烛·脏腑门》卷七方。桑螵蛸（酒炒）、升麻、全当归（酒炒）、茯神、茺蔚子各二钱，黄芪五钱，沙苑子、山茱萸各三钱，白芍药一钱半。先用小羊肚一个洗净煎汤，代水煎药服用。治产后小便不禁，或脬损。

沈氏黑疸方shěnshìhēidǎnfāng 《杂病源流犀烛·六淫门》卷十六方。茵陈四两（捣，取汁一合），天花粉一斤（捣，取汁六合）。调匀冲服。治女劳疸，额黑，足热，膀胱急，小便利，身黄，日晡发热，恶寒。

沈氏脚气汤shěnshìjiǎoqìtāng 《杂病源流犀烛·身形门》卷二十九方。萆薢五钱，茯苓、桑枝各三钱，苍术、薏苡仁、牛膝各二钱，秦艽、泽泻各一钱半。水煎服。治寒湿而致的脚气肿痛，成疮肿烂，不能步履，脉沉缓者。

沈氏经验方shěnshìjīngyànfāng 方书。1 卷。清代沈维辑，刊于 1767 年。书中共载验方 46 首，均系作者试用有效者，方后附若干验案。书末附《胎产良方》，亦多属经验方。现有《三三医书》本。

沈氏闷泉丸shěnshìmènquánwán 《杂病源流犀烛·脏腑门》卷七方。益智仁、茯苓、白术、白蔹、炒栀子、白芍药。治小儿睡中遗尿属实热者。若挟寒者，去栀子，加山茱萸、巴戟天、干姜。

沈氏棉子丸shěnshìmiánzǐwán 《杂病源流犀烛·六淫门》卷十四方。棉子八两，升麻、炮姜各四钱，白术一两，半夏八钱。为末，砂糖炒烊和丸，每服二钱，空腹米汤送下。治感伤寒冷而成寒积，腹中疼痛，喜按，喜暖，口吐清水。

沈氏女科辑要shěnshìnǚkējíyào 女科著作。见“女科辑要”条。

沈氏女科辑要笺正shěnshìnǚkējíyàojiānzhèng 女科著作。参见“女科辑要”条。

沈氏桑尖汤shěnshìsāngjiāntāng 《杂病源流犀烛·六淫门》卷十三方。嫩桑枝尖五钱，汉防己三钱，当归身（酒炒）二钱，黄芪、茯苓各一钱半，威灵仙、秦艽各一钱，川芎、升麻各五分（或加人参）。水煎服。治指尖痛麻。

沈氏头瘟汤shěnshìtóuwēntāng 《杂病源流犀烛·内伤外感门》卷二十方。川芎一钱，桔梗、防风、荆芥穗各一钱半，柴胡七分，黄芩、当归尾各二钱。水煎服。功能疏风清热。治大头瘟初起一二日者。若阳明邪盛者，加葛根、厚朴各一钱半。

沈氏葳蕤汤shěnshìwēiruítāng 《杂病源流犀烛·脏腑门》卷六方。葳蕤、茯苓、酸枣仁、石膏各一钱，人参七分。水煎热服。治病后多寐，身犹灼热。

沈氏血癥丸shěnshìxuèzhēngwán 《杂病源流犀烛·六淫门》卷十四方。五灵脂、大黄、甘草梢、桃仁泥各五钱，牛膝四钱，官桂二钱，延胡索、当归身各六钱，三棱、莪术、赤芍药、川芎各三钱，琥珀、乳香、没药各一钱，生地黄七钱。为细末，酒煮米糊为丸，每服一钱，体壮者一钱半，病消过半即止。功能化瘀消。治血心腹胁间苦，渐至羸瘦。

沈氏医案shěnshìyī'àn 医案医论著作。1 卷。清代沈璠撰。作者主张治病应“随病而施，中病而止”，不可谬于定方。案中温、凉、攻、补诸法皆备，尤擅长于豁痰清火法。卷末附录部分列医论数则，包括护养法、批《景岳全书》等内容。本书收入《珍本医书集成》中。

沈氏中暑汤shěnshìzhòngshǔtāng 《杂病源流犀烛·六淫门》卷十二方。黄连六分（用吴茱萸五粒，泡水一至二匙拌），知母一钱（用干姜一分，泡水一至二匙拌），远志一钱（用石菖蒲汁四至五匙拌），羚羊角一钱，川贝母二钱（用熟艾半分，泡水一至二匙拌），麦冬二钱，枳实（磨汁）八分，瓜蒌仁三钱，西瓜翠衣五钱。水煎服。功能解暑清热，化痰息风。治暑邪直中心肝二经，不头疼，不发热，时躁烦，舌短，手足牵搐者。

沈氏尊生书shěnshìzūnshēngshū 丛书。72 卷。沈金鳌撰。刊于 1773 年。作者认为“人之生至重，必知其重而有以尊之，庶不致草菅人命。”故以“尊生”为书名。全书共七种，即：《脉象统类》《诸脉主病诗》《杂病源流犀烛》《伤寒论纲目》《妇科玉尺》《幼科释谜》《要药分剂》。对医理、诊法、内、儿、妇各科临床证治均有论述，在临床治疗方面，除方药外，对气功疗法颇为重视。

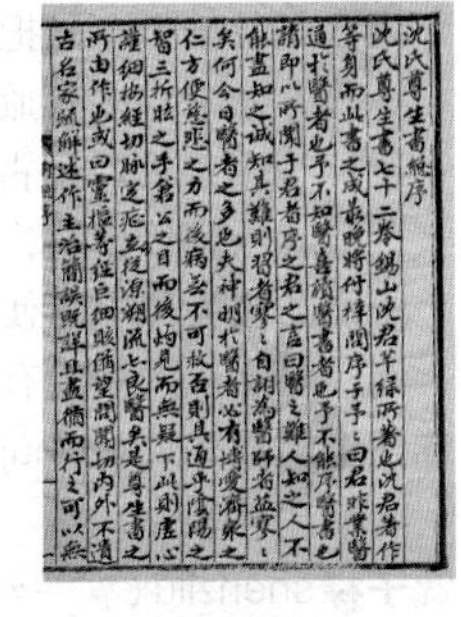

沈氏尊生书

沈泰之shěntàizhī 唐代外科医家。撰《痈疽论》2 卷。

沈彤shěntóng（18 世纪） 清代医家。字贯云，号果堂。吴江县（今属江苏）人。精研医学，尤长于骨科学，撰有《释骨》一书（有乾隆间刻本），主要参考《内经》所述人身诸骨，参考其他书籍，引证《说文》等书，考证训诂，除对某些解剖结构加以正名外，对针灸经穴之考证亦有参考价值。

沈梌shěnyǎn 参见“阎纯玺”条。

沈以潜shěnyǐqián 明代医家。名元。其祖由汴（今河南开封）迁吴郡（今江苏苏州）。沈绎之侄。刻苦勤学，宣德初（1426），以名医征，院判蒋用文临终时荐其为御医。

沈应善shěnyìngshàn 明代医家。字嘉言。南昌（今江西南昌）人。跟随韩隐庵学医，初授《素问》诸书，精导引术，善于用药和饮食疗法，治病效果较好。遇有传染病流行时，他购贮药物，于居处构一舍，名“来安堂”，诸药饵饮食，无不具备。卒年八十一岁。撰有《素问笺释》2 卷。子长庚，世其业。

沈又彭shěnyòupéng 清代医家。字尧峰，一字尧封。浙江嘉善人。少习举业，兼善占星医药之术。年三十，以国子生三赴省闱，皆不遇，遂闭门专攻医书，十载技成，治病辄效。有穷邻家子濒危，又彭拒富家请而为之医，邑人誉其德。乾隆五年（1740）制府以“曾饮上池”旌其庐。著有《医经读》《伤寒论读》《女科读》（后经徐正杰补注名《沈氏女科辑要笺正》）等，今传世。另有《治杂病读》《证治心编》《治哮证读》等今未见。子沈璐、孙沈图皆善医。

沈虞卿shěnyúqīng 北宋人，生平不详。撰《卫生产科方》1 卷，已佚。

沈裕生shěnyùshēng 见“沈好问”条。

沈源shěnyuán 清代医家。又名江。字岷源，晚号抱元子。秀水（今浙江嘉兴）人。精医学，曾官于太医院，因母病辞归，乾隆年间（1736—1795）有医名，善治疑难怪症。尝搜集历代医书及笔记所载奇证、怪症等治案 400 余例，按部位分类叙述，间加按语，编为《奇证汇》8 卷（1766）。

沈允振shěnyǔnzhèn 元代儿科医家。字慎伯。钱塘（今浙江杭州）人。沈好问之子，世代精于儿科，允振得其家传，亦精医术。

沈贞shěnzhēn 明代医家。字士怡。江苏昆山人。精于医术，尤长于伤寒。根据张仲景的著述，吸取过去各家的有关论述，编成《伤寒会通》一书，已佚。

沈之问shěnzhīwèn(16 世纪） 明代医家。自号无为道人，履贯生平未详。其曾祖父沈怡梅曾在福建、河北等地搜集不少关于治疗麻风的秘方，后曾经其父沈艾轩加以补充。他在此基础上，又把自己在江湖各地搜集到的治疗麻风病等药方，结合多年临证经验，于1550 年编撰成《解围元薮》一书，为我国古代记述有关麻风病的专书之一。其中肯定麻风是传染病，记述大风子对麻风的疗效，反对过去所说的服大风子可使人瞽目的说法，并附有医治麻风的病例，对麻风的诊治有一定贡献。

沈注金匮要略shěnzhùjīnguìyàolüè 金匮著作。见“金匮要略编注”条。

沈子禄shěnzǐlù(？—约 1568） 明代针灸医家。字承之。对人体经脉、体表分野颇有研究，撰有《经脉分野》一卷(1566)。

沈宗学shěnzōngxué 明代医学家。字起宗，吴县（今属江苏）人。生活于14 世纪。博学善书，尤精于医。著《十二经络治瘵溯原》《本草发挥精华》《外科新录》等，均佚。

审机shěnjī 眼科金针开内障八法之一。指术前准备和审视病情。清代黄庭镜《目经大成》卷二：“患者以冷泉洗眼毕，正襟危坐椅上，靠定头项，勿令转动，两手搦珠，心无妄想。如拨左眼，医师用左手大指食指，分开眼皮，即就二指捺住白睛，次用右手大指食指中指，执针命紧而直，无名指略按眼眶，庶可动而察轮，静而观廓。”参见“拨内障手法”条。

审苗窍shěnmiáoqiào 诊法。审察舌、鼻、目、口唇、耳等苗窍的变化，作为识别内脏病变的参考。如心火炽盛可见舌赤糜烂；邪气壅肺，可见鼻翼扇动；肝胆湿热，可见目睛发黄；脾胃虚寒，可见口唇淡白；肾气亏损，可见耳鸣等。参见“五官”条。

审平shěnpíng 运气术语。五运主岁之中，金岁平气的名称。《素问·五常政大论》：“愿闻平气，何如而名……金曰审平。”张景岳注：“金主杀伐，和则清宁，故曰审平，无妄刑也。”

审视瑶函shěnshìyáohán 眼科著作。又名《眼科大全》《傅氏眼科审视瑶函》。6 卷。明代傅仁宇辑。刊于1644 年。卷首载眼科名医医案、五轮八廓及运气论；卷一至卷二总论眼科生理及证治大要；卷三至卷六将眼科病分为108 症作了较详细的记述，共收300 余方，并介绍金针拨内障以及钩、割、针、烙、用药宜忌、眼科针灸疗法，点、洗、敷、吹等眼科外治法。内容比较丰富。1949 年后有排印本。

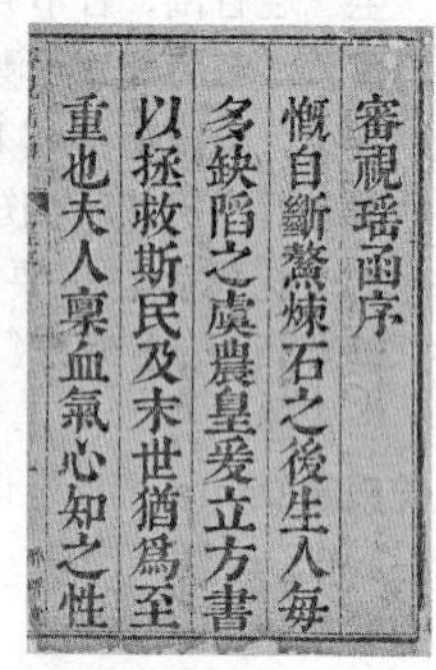
審視瑤函序
慨自斲鰲煉石之後生人每
多缺陷之虞農皇爰立方書
以拯救斯民及末世猶爲至
重也夫人稟血氣心知之性

审视瑶函

审症求因shěnzhèngqiúyīn 通过审察病变的各种表现，来推求疾病的病因病机，进行辨证，并指导治疗的中医诊断原则。

肾shèn ❶五脏之一。与膀胱相为表里。主藏精，包括生殖之精和五脏六腑之精，由于生殖之精是人类生育繁殖最基本的物质，故称肾为先天之本。《素问·六节藏象论》：“肾者主蛰，封藏之本，精之处也。”又主水，合三焦、膀胱二腑主津液，与肺、脾二脏同司体内水液代谢和调节，是人体水液代谢的重要脏器。《素问·逆调论》：“肾者水脏，主津液。”又主骨、生髓，有充养骨骼、滋生脑髓的作用，故骨、脑的生长发育和功能活动，取决于肾气的盛衰。《素问·痿论》：“肾主身之骨髓。”齿更发长，亦与肾气盛衰有关。肾寄命门之火，为元阴、元阳之所藏，有“水火之脏”“阴阳之宅”之称。肾上连于肺，其脉上贯膈，入肺中，故亦主纳气。上开窍于耳，“肾气通于耳，肾和则能闻五音矣”（《灵枢·脉度》）；下开窍于二阴，司二便。❷推拿穴位名。见陈氏《小儿按摩经》。即肾经。见该条。《幼科推拿秘书·穴象手法》：“小指属肾，肾气通于耳，络联于小指，通目瞳人，手合谷穴，足大敦穴。”

肾癌shèn’ái 病名。❶是指发生于肾脏，以尿血，腰痛，上腹或腰部肿块为主要表现的癌病。见《中医药学名词》(2010)；❷见《疡科心得集》卷下。又名肾癌翻花，即阴茎癌。多因肝肾素亏或忧思郁怒，相火内灼，肝经血燥，火邪郁结而成。症见龟头或阴茎冠状沟附近发生结节，坚硬痒痛，或滋水渗流，渐成溃疡，疮面扁平，或呈菜花状。晚期腹股沟淋巴结肿大，坚硬如石，并伴见形神困顿，甚至阴茎烂掉，危及生命。内治初宜滋阴降火，补益肝肾，用知柏八味丸或大补阴丸。后期气血两亏，宜补气养血，可服十全大补汤。外治可选用海浮散、桃花散等。早期亦可行放射治疗或手术切除。

肾癌翻花shèn’áifānhuā 病名。见《疡科心得集》卷下。即阴茎癌。详“肾癌”条。

肾宝合剂shènbǎohéjì 中成药。见《中华人民共和国药典（一部）》(2020)。蛇床子28g，川芎28.3g，菟丝子66g，补骨脂28.5g，茯苓30g，红参20g，小茴香14.4g，五味子36g，金樱子94.6g，白术14.2g，当归46.8g，覆盆子32.9g，制何首乌74.4g，车前子16.5g，熟地黄94g，枸杞子66g，山药46.3g，淫羊藿94.6g，胡芦巴94g，黄芪51.4g，肉苁蓉47.3g，炙甘草14.2g。按合剂工艺制成。口服，一次10～20ml，一日3 次。温补肾阳，固精益气。用于肾阳亏虚、精气不足所致的阳痿遗精、腰腿酸痛、精神不振、夜尿频多、畏寒怕冷、月经过多，白带清稀。

肾痹shènbì 病证名。出《素问·痹论》。由骨痹发展而成，亦有称为骨痹者。《圣济总录·肾痹》：“骨痹不已，复感于邪，内舍于肾，是为肾痹。其证善胀，尻以代踵，脊以代头。盖肾者胃之关，关门不利，则胃气不行，所以善胀，筋骨拘迫，故其下挛急，其上蜷屈，所以言代踵代头也。”《症因脉治·肾痹》：“肾痹之症，即骨痹也。善胀，腰痛，遗精，小便时时变色，足挛不能伸，骨痿不能起。”可用远志丸、防风丸、白附子丸、河车封髓丹、家秘滋肾丸等方。参见“骨痹”条。

肾病shènbìng 病证名。五脏病候之一。出《素问·藏气法时论》等篇。泛指肾脏发生的多种病证。肾病以虚证为多，所谓实证，也多属本虚标实。肾虚多由精气耗伤所致。临床表现有头晕耳鸣，精神不振，腿膝痿弱，腰酸遗精等。若肾阴虚，伴见颧红潮热，口干咽痛等症。肾阳虚，伴见肢冷畏寒，阳痿，夜尿多，或黎明前泄泻等症。又有肾不纳气而致气喘者，阳虚水泛而致水肿者。其他如气化功能失常，或阴虚火旺，湿热下注等，可发生癃闭、淋浊等病症。病情不同，当辨证施治。选用益精气，滋肾阴，温肾阳，补肾纳气，温阳行水，滋阴降火，以及清利湿热等法。

肾不纳气shènbùnàqì ❶肾气虚损，不能摄纳肺气，致气交换不足，气浮于上，动则气急的病理变化。❷以呼吸困难，呼多吸少，咳喘无力，动则喘甚，语声低怯等为常见症的证候。多见于慢性心肺功能不全疾患。治宜补肾纳气。

肾藏精shèncángjīng　肾的主要功能之一。包括：❶藏生殖之精，主管人的生育繁殖。❷藏五脏六腑之精，主管人体生长发育。为生命之根、生身之本。《素问·六节藏象论》："肾者主蛰，封藏之本，精之处也。"《素问·上古天真论》："肾者主水，受五脏六腑之精而藏之。"

肾藏志shèncángzhì　出《素问·宣明五气》。肾的生理功能之一。指人的记忆力或意志，为肾所藏。肾的精气充盛，则脑髓充而精力旺盛，记忆力强；肾虚则每多健忘、精神不振或未老先衰。治当以补肾为主。

肾茶shènchá　中药材。见《广西药用植物名录》。为猫须草之别名，详该条。

肾常虚shènchángxū　小儿生理特点之一。肾属水，乃天一真精之所生，人之有肾，如树木之有根，而肾又为元气聚会之处，一水不胜二火（君火、相火），所以，阳常有余，阴常不足，肾常虚，筋骨难成乳必瘰。肾主骨，肾虚则骨髓不满，面白，目中白睛多，其颅即解；尻骨不成，则不能坐；髌骨不成，则不能行，多有五软之证；齿乃骨之余，骨不余则齿生迟；肾之液为血，发乃血之余，肾虚则发稀不黑。因此，有些小儿生后出现五迟、五软、解颅、兔唇、先天性痴呆等，生长发育受到了一定的限制，甚至成为畸形，皆由先天肾气不足所致。此外，肾主闭藏，开窍于二阴，职司二便，若肾阳不足，下元虚寒，则闭藏失职，不能制约小便，就会出现遗尿；若肾气虚弱，火不生土，亦可形成五更肾泻；再如哮喘，久发便可由肺及肾，而出现肤冷多汗，动则喘气，肾虚不能纳气的现象。所以，明代万全总结为"肾常虚"。在治疗上提出"有补无泻"的主张。

肾喘shènchuǎn　病证名。见《证治准绳·喘》。指肾中水邪上干于肺的气喘。《景岳全书·喘促》："水病为喘者，以肾邪干肺也，然水不能化而子病及母，使非精气之败，何以至此。"《医学纲目·喘》："肾喘则呕咳。经云，少阴所谓呕咳上气喘者，阴气在下，阳气在上，诸阳气浮，无所依从，故呕咳上气喘也。"治疗宜分虚实，实者泻肺逐水，虚者温肾利水，如泻白散、直指神秘汤、真武汤、加减金匮肾气汤等方均可选用。亦指肾中火衰，水泛为痰之喘。《石室秘录》卷二："凡人有气喘不得卧，吐痰如涌泉者，舌不燥而喘不甚，一卧则喘，如此非外感之风邪，乃肾中之寒气也。盖肾中无火则水无所养，乃上泛而为痰，将胃中之水尽助其汹涌之势，火亦可止遏矣。法当用六味丸汤加附子、肉桂大剂饮之。"参见"水喘""真元耗损喘"条。

肾疸shèndǎn　病证名。《辨证奇闻》："肾疸之症，身体面目俱黄，小便不利，不思饮食，不得卧，人亦以为黄疸也，谁知是肾寒之故乎。"治法须补肾中之火而佐以健脾去湿之药。用济水汤等方。参见黄疸有关条。

肾疸汤shèndǎntāng　《兰室秘藏·小便淋闭门》方。羌活、白术、葛根、防风、藁本、独活、柴胡各五分，升麻五钱，黄柏、茯苓各二分，人参、泽泻各三分，猪苓四分，苍术一钱，神曲六分，甘草三钱。为粗末，分作二服，水煎，去渣，食前稍热服。治肾疸目黄，甚至浑身黄，小便赤涩。

肾的研究shèn·deyánjiū　中西医结合研究著作。上海第一医学院脏象专题研究组姜春华等撰于 1963 年。本书集该组七年间对肾的研究资料，阐述了用现代医学检验与中医辨证论治相结合的方法，初步探讨肾的物质基础、肾阳虚的机制及治疗方法，可供中西医临床及研究脏象学说的参考。

肾疔shèndīng　病名。❶出《外科启玄》卷二，又名黑疔。即疔生于涌泉穴及足少阴肾经循行部位且见寒热，面色枯焦黝黑者。治宜解毒托里加肾经的引经药。❷见《外科真诠》卷下，即满天星疔。见该条。

肾风shènfēng　证名。《素问·风论》："肾风之状，多汗恶风，面痝然浮肿，脊痛不能正立，其色，隐曲不利，诊在肌上，其色黑。"《素问·奇病论》："有病痝然如有水之状，切其脉大紧，身无痛者，形不瘦，不能食，食少……病生在肾，名为肾风。肾风而不能食，善惊，惊已，心气痿者死。"

肾风疝shènfēngshàn　古病名。《素问·四时刺逆从论》："太阳有余，病骨痹身重；不足病肾痹；滑则病肾风疝。"马莳注："其脉若滑，则病肾风疝，外感之邪也。"参见"风疝"条。

肾疳shèngān　病证名。❶五疳之一。又名骨疳、急疳。多系先天不足，禀赋虚弱，患有解颅、鹤膝、五迟等病；复因嗜食甘肥，不知节制，以致脏腑伏热，津液耗伤，日久肾阴枯涸而成。《小儿卫生总微论方》载肾疳"其候上热下冷，寒热时作，齿断生疮，耳焦脑热；手足逆冷，吐逆滑泄；下部生疮，脱肛不收，夜啼饶哭，渐成困重，甚则高骨乃败。"治宜先用集圣丸（方见肝疳条），消疳解毒；继进九味地黄丸（《证治准绳》：熟地黄、赤茯苓、山茱萸肉、川楝子、当归、川芎、牡丹皮、山药、使君子肉）。滋阴养肾，兼以疗疳。如体质极端虚弱，宜大补气血，用人参养荣丸。❷耳的别名。《保婴撮要》卷四："小儿耳内出脓，秽不可近，连年不愈，口渴足热，或面色微黑，余谓肾疳症也。"

肾合骨shènhégǔ　五脏与五体的相互关系之一。肾藏精，精化生髓，髓充于骨，骨骼的发育、成长、荣枯，与肾的精气盛衰密切相关。《素问·阴阳应象大论》："肾生骨髓。"《素问·五藏生成》："肾之合骨也。"

肾合膀胱shènhépángguāng　肾与膀胱的密切关系。肾与膀胱相表里，足少阴肾经与足太阳膀胱经相互络属，构成肾与膀胱的阴阳表里相合关系。二者生理上相互配合，肾主水，水液代谢后的剩余水液，贮存于膀胱，并在肾阳蒸化作用的促进下，膀胱开合有度，排出尿液。在病理上二者也互相影响。膀胱是水液归注之腑，主排小便，属阳；肾为水脏，主津液，开窍于二阴，属阴。膀胱的排尿，要靠肾气的气化开合作用。肾阳虚，气化无权，即影响膀胱气化，出现小便不利、癃闭、尿频尿多、小便失禁等症状，体现两者相合的关系。《灵枢·本输》："肾合膀胱，膀胱者津液之府也。"

肾黄shènhuáng　病证名。三十六黄之一。《外台秘要》卷四："肾黄，小便不通，气急，心闷……"治宜瓜蒂散。《太平圣惠方》卷五十五："肾黄者，面色青黄，腰背疼痛，耳中飕飕百般声响，脚膝无力，多睡呕逆，不能下食，悲而不乐，若两脚浮肿，齿黑，如大豆者难治。"治宜附子散等方。《圣济总录》卷六十一："病人脚冷，面目俱青，身上冷，脐下结，气急冲心。"治宜用灸法或内

S

服鸡参散。参见黄疸有关条。

肾火偏亢shènhuǒpiānkàng 病机。又称命门火旺。指阴虚火旺，出现火迫精泄的病机。肾为阴脏，内藏水火（即真阴、真阳），生理上水火必须保持相对平衡。若肾水亏损，或肝肾阴虚，则可使肾火偏亢，出现性欲亢进、遗精、早泄等症。治宜滋阴降火。

肾积shènjī 古病名。五积之一。《难经·五十四难》："肾之积，名曰贲豚。"《脉经·平五脏积聚脉证》："诊得肾积脉沉而急，苦脊与腰相引痛，饥则见，饱则减，少腹里急，口干，咽肿伤烂，目𥉂𥉂，骨中寒，主髓厥，善忘，其色黑。"治宜大七气汤倍桂加茴香、炒楝子肉，兼吞奔豚丸（见《证治准绳·杂病》）。参见"贲豚"条。

肾及膀胱辨证shènjípángguāngbiànzhèng 以脏象学说的理论为指导，分析判断肾与膀胱的病证及其影响关系的脏腑辨证方法。

肾间动气shènjiāndòngqì 两肾之间所藏的真气，是命门之火的体现。《难经·八难》："所谓生气之原者，谓十二经之根本也，谓肾间动气也，此五藏六府之本，十二经脉之根，呼吸之门，三焦之原，一名守邪之神。"人体脏腑经络的正常功能、三焦气化以及抗御外邪，均有赖于肾间动气，故又称生气之源。

肾街shènjiē 肾气通行的道路。《素问·水热穴论》："伏兔上各二行行五者，此肾之街也。"

肾筋shènjīn 推拿穴位名。即黑筋，详该条。

肾经shènjīng ❶足少阴肾经之简称。见该条。❷推拿穴位名。又名肾、肾水。①位于小指远端指骨的腹面。见《小儿推拿方脉活婴秘旨全书》，现一般以此为准。②位于腕部尺侧。见《幼科推拿秘书》。③男位于小指中段指骨的腹面，女位于小指远端指骨的腹面。见《小儿按摩经》。④即后溪穴。常用推法，能清脏腑之热，治小便赤涩，大便秘结等。参见"五经"条。

肾经寒痰shènjīnghántán 病证名。痰证之一。见《不居集》卷十七。即寒痰。详见该条。

肾经咳嗽shènjīngké·sou 病证名。又称肾咳。指肾虚引起的咳嗽。《症因脉治·内伤咳嗽》："肾经咳嗽之症，咳则腰痛，五心烦热，涌泉热，阴火上炎，时见干咳，痰味带咸，此肾经咳嗽也。"多因劳伤肺气，金不生水，色欲过度，水虚火旺，肾火刑金，或真阳不足，水泛为痰所致。治疗如劳伤肺气，金不生水，生脉散合四君子汤；左尺滑数，知柏天地煎；真阴涸竭，人参固本丸、三才丹；右尺虚软，生脉散；真阳不足，八味丸主之。"亦有肾经受寒而致者。《不居集·咳嗽》："肾经咳嗽，肾咳之状，咳则腰脊相引而痛，甚则咳涎，麻黄附子细辛汤主之。"参见"咳嗽""肾咳"条。

肾经疟shènjīngnüè 病证名。疟疾之一。又名温疟。《症因脉治·肾经疟》："肾经温疟之症，肌肉消，脑髓烁，先见烦躁发热，躁状畏人，热势稍衰，复返归肾，又见寒候，此肾经冬受风寒温疟之症也。肾经温疟之因，冬受风寒，藏于骨髓，至春阳气大发，邪气不能自出，因遇大暑，有所用力，邪气与汗皆出，从内出外，则始热终寒，乃成肾经疟疾之症矣。"治宜壮水之主，急救其阴，六味地黄汤加柴胡、白芍药、独活、细辛，以乙癸同源，肝肾同治。藉滋阴养肾之药，滋阴降火，以治始热，佐以升散之药。参见"温疟"条。

肾经失血shènjīngshīxuè 病证名。指房室过度伤肾所致的失血。《不居集》卷十三："肾经失血：肾主五液，因房劳而动血者，出于肾。"其症多伴见气喘咳嗽。或呕吐痰涎，面红，骨蒸盗汗，咽干，烦躁。甚者大吐大衄，失血不止，四肢厥冷，小便不利，脉微细。治宜补肾益元，肾阴亏者壮水制火，肾阳衰者益火归原。选用六味地黄丸、八味地黄汤、镇阴煎等方。参见"失血"条。

肾经腰痛shènjīngyāotòng 病证名。腰痛证之一。又名肾虚腰痛。《医宗必读·腰痛》："言肾经腰痛者，内伤房欲也。"详"肾虚腰痛"条。

肾惊shènjīng 病证名。脏腑惊证之一。出金代陈文中《小儿病源方论》。详"脏腑惊证"条。

肾精shènjīng 指肾脏所藏的元精，属肾阴的范围。

肾精亏虚shènjīngkuīxū 肾精不足，功能减退的病理变化。证候名。主要表现为小儿生长发育迟缓，成人生殖功能减退，早衰，健忘，耳鸣，发脱，牙齿松动，舌淡，脉细弱等。

肾绝shènjué 病证名。❶危重证候之一。《中藏经·虚劳死证》："肾绝大便赤涩，下血，耳干，脚浮舌肿者，六日死。"《脉经·诊五脏六腑气绝证候》："病人肾绝，四日死……齿为暴枯，面为正黑，目中黄色，腰中欲折，白汗出如流水。"《注解伤寒论·辨脉法》："溲便溺失、狂言、目反直视者，此为肾绝也。"❷中风脱证之一。《医林绳墨·中风》："遗尿面黑者，肾绝也。"参见"中风脱证"条。

肾厥头痛shènjuétóutòng 病证名。指肾气上逆所致的头痛。《普济本事方》卷二："治肾气不足，气逆上行，头痛不可忍，谓之肾厥。其脉举之则弦，按之石坚。"症见头顶痛不可忍，四肢厥冷，胸脘痞闷，多痰，脉弦等。治宜温肾纳气。选用玉真丸、来复丹、黑锡丹等方。如痛愈甚者，宜茸丹。参见"头痛"条。

肾蕨shènjué 中药材。见《广西药用植物图志》。又名天鹅抱蛋、蜈蚣草、凤凰草、篦子草、金鸡尾。为肾厥科植物肾蕨 *Nephrolepis cordifolia*（L.）Presl 的全草。分布于西南、华南及福建、台湾等地。甘、淡、微涩，凉。入肝、肾经。清热利湿，通淋止咳，消肿解毒。①治感冒发热，肺热咳嗽，黄疸，淋浊，小便涩痛，泄泻，痢疾，带下，疝气，睾丸炎。煎服：6～15g。②捣敷治乳痈，烫伤，创伤，淋巴结炎，体癣。

肾开窍于耳shènkāiqiàoyú'ěr 中医基础理论术语。肾的经脉上络于耳，耳的听觉功能依赖于肾脏精气的充养，肾的生理病理状况，可由耳反映出来。

肾康宁胶囊shènkāngníngjiāonáng 中成药。见《中华人民共和国药典（一部）》（2020）。黄芪 360g，茯苓 300g，益母草 450g，锁阳 300g，丹参 300g，泽泻 180g，淡附片 180g，山药 50g。以上八味，按胶囊剂工艺制成。（1）每粒装 0.35g；（2）每粒装 0.45g。口服。一次 5 粒〔规格（1）〕或一次 4 粒〔规格（2）〕，一日 3 次。补脾温肾，渗湿活血。用于脾肾阳虚、血瘀湿阻所致的水肿，症见浮肿、乏力、腰膝冷痛；慢性肾炎见上述证候者。

肾咳shènké 病证名。❶指咳引腰背痛，甚则唾涎者。《素问·咳论》："肾咳之状，咳则腰背相引而痛，甚则咳涎。"因肾受寒邪所致者，用麻黄附子细辛汤；因肾阴枯涸所致者，用人参固本丸，或用都丸加人参等。参见"肾经咳嗽"条。❷十咳之一。《诸病源候论·咳嗽病诸候》："八曰肾咳。咳则耳聋无所闻，引腰脐中是也。"治宜刺足

S

太溪。参见“十咳”“咳嗽”条。❸五嗽之一。见《三因极一病证方论》卷十二。参见“五嗽”条。

肾亏shènkuī 即肾虚。详该条。

肾劳shènláo 病证名。因劳损伤肾所致。《诸病源候论·虚劳病诸候》：“肾劳者，背难以俯仰，小便不利，色赤黄而有余沥，茎内痛，阴湿囊生疮，小腹满急。”《备急千金要方·肾劳》：“治肾劳实热，小腹胀满，小便黄赤，末有余沥，数而少，茎中痛，阴囊生疮，栀子汤。”《三因极一病证方论·五劳证治》：“五加皮汤，治肾劳虚寒，恐虑失志，伤精损髓，嘘吸短气，遗泄白浊，小便赤黄，阴下湿痒，腰脊如折，颜色枯悴。”《医醇賸义·劳伤》：“肾劳者，真阴久亏，或房室太过，水竭于下，火炎于上，身热腰疼，咽干口燥，甚则咳嗽吐血，来苏汤主之。”参见“虚劳”“五劳”条。

肾痨shènláo 病名。即肾劳。详该条。《慎柔五书》卷四以虫在于肾则成肾痨。治以千金散等方。

肾沥散shènlìsǎn 《备急千金要方》卷十九方。羊肾（阴干）一具，茯神一两半，五味子、甘草、桂心、巴戟天、石龙芮、牛膝、山茱萸、防风、干姜、细辛各一两，人参、石斛、丹参、肉苁蓉、钟乳粉、附子、菟丝子各五分，干地黄二两。为末，每服一至二方寸匕，酒送下，日二次。治虚劳百病。

肾沥汤shènlìtāng ❶《备急千金要方》卷十九方。羊肾一具，桂心一两，人参、泽泻、甘草、五味子、防风、川芎、黄芪、地骨皮、当归各二两，茯苓、玄参、芍药、生姜各四两，磁石五两。为粗末，先煮羊肾，去肾入诸药，再煎，分三次服。功能滋肾益气。治劳损，咳逆短气，四肢烦疼，腰背引痛，耳鸣面色黧黯，心悸目眩，小便黄赤等症。❷《圣济总录》卷五十三方。桑螵蛸（炙令黄色）十枚，犀角、麦冬、五加皮、杜仲（酥炙）、木通、炒桔梗各一两，赤芍药三分。为粗末，每服五钱匕，入羊肾一只，去脂膜切，竹沥少许，水煎，空腹顿服，日二次。治胞痹，少腹急痛，小便赤涩。

肾满shènmǎn 病证名。指肾为邪气所壅滞，出现水肿的病证。《素问·大奇论》：“肾满……皆实，即为肿。”

肾满漏疾shènmǎnlòují 古病名。《世医得效方》卷十：“玉茎硬不痿，精流无歇时，时如针状，捏之则脆，乃为肾满漏疾。韭子、破故纸各一两为末，每服三钱。”

肾囊风shènnángfēng 病名。生于阴囊部的疮疹。又名绣球风。《外科正宗》卷四：“肾囊风乃肝经风湿而成，其患作痒，喜浴热汤，甚者疙瘩顽木，破流脂水。”本病初起肾囊干燥作痒，继起丘疹、水疱，搔破浸淫脂水，湿烂起痂，迁延日久肾囊皮肤肥厚脱屑，剧痒。治宜清热祛风除湿，内服龙胆泻肝汤。外用蛇床子汤水煎熏洗；早期用三石散或青黛散外搽，后期用狼毒膏或烟熏法。相当于阴囊湿疹（包括神经性皮炎和阴囊瘙痒症）。

肾囊漏shènnánglòu 病名。《外科大成》卷二：“漏管入通于囊也。”即穿通阴囊的漏管。相当于附睾结核所致的窦道。

肾囊痈shènnángyōng 病名。出《医宗金鉴》卷六十九。即囊痈。见该条。

肾囊肿亮shènnángzhǒngliàng 病证名。见《医门补要》卷中。多因脾伤不能约水，下注于囊所致。症为阴囊、阴茎肿胀明亮。治宜健脾、益气、行水。可用四君子汤加黄芪、泽泻、猪苓等。若发生在老人或久病者，多属难治。

肾疟shènnüè 病证名。五脏疟之一。《素问·刺疟篇》：“肾疟者，令人洒洒然，腰脊痛宛转，大便难，目眴眴然，手足寒，刺足太阳少阴。”治宜桂枝加归芍汤、乌梅丸等。参见“五脏疟”条。

肾膀胱俱实shènpángguāngjùshí 肾与膀胱相表里，感邪亦可相互传移，致病邪壅盛于膀胱与肾。《备急千金要方》：“左手尺中神门以后，脉阴阳俱实者，足少阴与太阳经俱实也。病苦脊强反折，戴眼，气上抢心，脊痛不能自反侧，名曰肾膀胱俱实也。”又：“右手尺中神门以后，脉阴阳俱实者，足少阴与足太阳经俱实也，病苦癫疾，头重与目相引，痛厥欲走，反眼，大风多汗，名曰肾膀胱俱实也。”

肾膀胱俱虚shènpángguāngjùxū 肾与膀胱相表里，肾气亏损，日久而累及膀胱而成脏腑俱虚之证。《备急千金要方》：“左手尺中神门以后，脉阴阳俱虚者，足少阴与太阳经俱虚也。病苦小便利，心痛，背寒，时时少腹满，名曰肾膀胱俱虚也。”又：“右手尺中神门以后，脉阴阳俱虚者，足少阴与太阳经俱虚也。病苦心痛，若下重不自收篡反出，时时苦洞泄，寒中泄，肾心俱痛，名曰肾膀胱俱虚也。”

肾气shènqì ❶肾精化生之气。指肾脏的功能活动，如生长、发育及性功能的活动。《素问·上古天真论》：“女子七岁肾气盛，齿更发长……丈夫八岁肾气实，发长齿更。二八肾气盛，天癸至，精气溢泻，阴阳和，故能有子。”《灵枢·脉度》：“肾气通于耳，肾和则耳能闻五音矣。”❷经穴别名，即大横穴，属足阳明胃经。位于脐旁开三寸五分。参见“大横”条。

肾气不固shènqìbùgù 又称下元不固。❶肾气虚损，封藏固摄功能失职，致膀胱失约，大肠不固，或精关不固、冲任失约的病理变化。❷证候名。肾气亏虚，固摄失职，以小便频数而清，余溺不尽，甚或遗尿，小便失禁，或大便失禁，男子遗精、早泄，女子带下、月经淋漓，或胎动易滑，耳鸣，腰膝酸软，脉弱为常见症的证候。治以固肾涩精为主。

肾气不固证shènqìbùgùzhèng 证候名。肾气亏虚，固摄失职，以小便频数而清，余溺不尽，甚或遗尿，小便失禁，或大便失禁，男子遗精、早泄，女子带下、月经淋漓，或胎动易滑，耳鸣，腰膝酸软，脉弱为常见症的证候。

肾气不足shènqìbùzú 即肾气虚。详该条。

肾气热shènqìrè 病机。肾经有热，则阴精耗竭，髓减骨枯而腰脊不能举动。《素问·痿论》：“肾气热，则腰脊不举，骨枯而髓减，发为骨痿。”

肾气盛shènqìshèng ❶肾气充盛。使人体格强健，发育旺盛，并有生殖能力。《素问·上古天真论》：“丈夫……二八，肾气盛，天癸至，精气溢泻，阴阳和，故能有子。”❷指肾病邪气壅盛。《灵枢·淫邪发梦》：“肾气盛，则梦腰脊两解不属。”《诸病源候论·五脏六腑病诸候》：“肾气盛为志有余，则病腹胀，飧泄，体肿，喘咳，汗出憎风，面目黑，小便黄，是为肾气之实也。”

肾气实shènqìshí 证名。❶证候名。指肾经邪气盛实的证候。《圣济总录》称为“肾气盛实”。《灵枢·本神》：“肾气虚则厥，实则胀。”参“肾气盛”条。❷生理名词。指肾脏精气充实。《素问·上古天真论》：“丈夫八岁，肾气实，发长齿更。”

肾气丸shènqìwán ❶《金匮要略》方。又名崔氏八味丸、

八味丸、附子八味丸、八味肾气丸、八味地黄丸、金匮肾气丸、桂附八味丸、桂附地黄丸。干地黄八两，山药、山茱萸各四两，泽泻、茯苓、牡丹皮各三两，桂枝、炮附子各一两。为末，炼蜜和丸，梧桐子大，每服十五至二十五丸，酒送下，日二次。功能温补肾阳。治肾阳不足而致的腰酸腿软，以下常有冷感，少腹拘急，小便不利，或小便反多，脉虚弱，及脚气，痰饮，消渴，转胞等症；近代也用于慢性肾炎，糖尿病，以及性神经衰弱等属于肾阳不足者。方中熟附子、桂枝温补肾阳；干地黄、山茱萸、山药滋补肾阴，使阳得阴助而生化无穷，为阴中求阳之法；牡丹皮配桂枝可调血分之滞，有利于通阳；茯苓、泽泻渗利阳虚所生之湿，使湿去则阳生，且可防滋腻药敛邪。诸药合用，共有温补肾阳之效。《太平惠民和剂局方》载本方，将桂枝改作肉桂，将干地黄改作熟地黄。实验研究：本方具有抗衰老、免疫增强、抑制骨吸收亢进作用，同时能改善实验动物脂质代谢，促进胆固醇代谢。❷《备急千金要方》卷十九方。①干地黄八分，肉苁蓉六分，麦冬、远志、防风、干姜、牛膝、地骨皮、葳蕤、山药、石斛、细辛、甘草、附子、桂心、茯苓、山茱萸各四分，钟乳粉十分，公羊肾一具。为末，炼蜜为丸，梧桐子大，每服十五至三十丸，酒送下，日三次。治虚劳，肾气不足，腰痛阴寒，小便频数，或有余沥，阴囊湿冷，阳痿不起。《古今录验方》无远志、防风、干姜、牛膝、地骨皮、葳蕤、甘草、钟乳；有狗脊一两，黄芪四两，人参三两，泽泻、干姜各二两，大枣一百枚。②桂心四两，干地黄一斤，泽泻、山药、茯苓各八两，牡丹皮六两，半夏二两。为末，炼蜜为丸，梧桐子大，每服十丸，酒送下，日三次。治肾气不足，形体日趋羸瘦，少气，耳聋目黯。❸《脉因症治》卷上方。苍术（米泔浸）、熟地黄各一斤，五味子半斤，川芎半两至一两（冬一两，夏半两，春、秋各七钱）。为末，枣肉为丸，米汤送下。治肾脾不足，房室虚损。

肾气虚shènqìxū ❶病机。出《素问·方盛衰论》。多由肾阳素亏，劳累过度，房事不节或久病失养所致。包括①肾的阴阳之气俱虚。②指肾阳虚。因气为阳，即肾之阳气虚，见"肾阳虚"条。❷证候名。肾气虚弱，以腰酸，耳鸣，性欲减退，头晕健忘，脉弱等为常见症的证候。治以补肾为主。

肾气腰痛shènqìyāotòng 病证名。腰痛之一。见《医宗必读·腰痛》。指肾气亏损所致的腰痛。详"肾虚腰痛"条。

肾气游风shènqìyóufēng 病名。见《疮疡经验全书》卷六。又名肾游风、腿游风。因肾火内蕴，外受风邪，郁蒸肌肤而成。多发于腿胫。症见皮色红肿，形如云片，游走灼痛。治宜疏风清热，泻火解毒。内服双解通圣散或黄连解毒汤。外敷金黄散或用豆腐研调黄柏末敷贴。相当于下肢丹毒。

肾窍shènqiào 肾开窍于耳。"耳者，肾之宫也"（《灵枢·五阅五使篇》），"耳为肾之外候"（《医学正传》），故"耳为肾窍"（《景岳全书》卷二十七）。详"耳"条。

肾怯失音shènqièshīyīn 病证名。出《小儿药证直诀》。指小儿由于先天禀赋不足，或病后真元亏损，肾脏怯弱而声音低微喑哑。此外尚可见囟开不合，神不足，目中白睛多，面色皖白等症，治宜益精补肾，用地黄丸或补肾地黄丸。

肾热shènrè 病证名。《素问·刺热》："肾热病者，先腰痛，胻酸，苦渴数饮，身热。"《素问·痿论》："肾热者，色黑而齿槁。"临床尚可见目无精光而畏明，两足热甚，脊骨重，热甚不能起于床，夜间益甚。治宜滋肾育阴，用六味地黄汤。若虚热见于大病之后，或温热，或潮热，或渴或不渴，大小便如常者，宜骨皮散加减。

肾热病shènrèbìng 病名。邪热伤肾，以发热恶寒，腰部胀痛，尿热，尿频，尿急，尿痛等为主要表现的疾病。《素问·刺热》："肾热病者，先腰痛酸，苦渴数饮，身热，热争则项痛而强，胻寒且酸，足下热，不欲言。"

肾热痿软shènrèwěiruǎn 病证名。指房劳太过，精耗髓虚所致的痿症。《症因脉治》卷三："肾热痿软之症，腰骨不举，尻以代踵，脊以代头，足不任地，骨痿不能起于床，此《内经》肾热痿弱之症也。"治宜补肾填精，滋阴清热，可用人参固本丸、坎离既济丸、知柏天地煎等。参见"痿""骨痿"条。

肾热证shènrèzhèng 证候名。《素问·痿论》："肾热者，色黑而齿槁。"《证治准绳·杂病》："肾热者，轻按之不热，重按之至骨，其热蒸手，如火如炙。"肾热有虚实之分，参"肾实热""肾虚热"条。

肾疝shènshàn 古病名。指脐下急痛小便数而清之症。多由肾虚而致。《医学纲目》卷十四："脐下撮急疼痛，并脐下周身一遭皆急痛，小便频数清，其五脉急，洪、缓、涩、沉，按之皆虚，独肾脉按之不急，皆虚无力，名曰肾疝。"治用丁香疝气丸、酒煮当归丸等方。

肾善shènshàn 五善之一。疮疡病程中出现的口和不渴，小便清长等预后良好的征象（见《外科正宗》）。

肾伤shènshāng 病证名。指肾脏伤损的疾患。《灵枢·邪气藏府病形》："有所用力举重，若入房过度，汗出浴水则伤肾。"《诸病源候论·虚劳病诸候》："强力举重，久坐湿地伤肾。肾伤，少精，腰背痛，厥逆下冷。"《医学从众录·虚痨》："肾伤则短气，腰脚痛，厥逆下冷，脚痛下冷者，坎中之阳虚也，轻则八味丸，重则附子汤治之。"参见"骨极""七伤"条。

肾生骨髓shènshēnggǔsuǐ 出《素问·阴阳应象大论》。髓由肾的精气所化生，能滋养骨骼；髓通于脑，脑为髓海，故骨、脑的生长、发育和功能活动，取决于肾气的盛衰。《素问·逆调论》："肾不生则髓不能满。"

肾实shènshí 指肾病邪气壅盛。《景岳全书·传忠录》："肾实者，多下焦壅闭，或痛或胀，或热见于二便。"

肾实热shènshírè 证候名。指肾经邪热炽盛的证候。《备急千金要方》卷十九："病苦舌燥咽肿，心烦嗌干，胸胁时痛，喘咳汗出，小腹胀满，腰背强急，体重骨热，小便赤黄，好怒好忘，足下热疼，四肢黑，耳聋，名曰肾实热也。"又："病苦痹，身热心痛，脊胁相引痛，足逆热烦，名曰肾实热也。"可伴小便涩痛等症。治宜清利湿热为主，选用清源汤、榆白皮饮、地黄汤等方。

肾实证shènshízhèng 证候名。指肾病因邪气盛实所出现的证候。多由寒热偏胜，水湿壅闭等所致。《脉经》卷二："肾实也，苦恍惚，健忘，目视，耳聋，怅怅，善鸣。"又："肾实……病苦膀胱胀闭，少腹与腰脊相引痛。"《圣济总录》卷五十一："肾实，论曰：足少阴肾之经，其气实为有余，则舌燥咽肿，上气嗌干，咳喘汗出，腰背强急，体重内热，小便黄赤，腰脊引痛，足胫肿满。此由足少阴经实，或为邪湿所加，故有是证。"《景岳全书·传忠录》："肾实者，多下焦壅闭，或痛，或胀，或热见于二

S

便。”方用泽泻汤、榆白皮饮等。参见“肾病”“肾实热”等条。

肾俞shènshù 经穴名，代号BL23。《灵枢·背腧》作肾腧。属足太阳膀胱经。位于腰部，第二腰椎棘突下旁开1.5寸处；一说“除脊各寸半”（《针灸资生经》）。布有第一腰神经后支的外侧皮支，深层为外侧支；并有第二腰动、静脉后支通过。主治遗精，阳痿，遗尿，溺血，泄泻，头昏，目眩，耳鸣，耳聋，虚喘，月经不调，赤白带下，痛经，水肿，腰痛；以及肾炎，肾盂肾炎，支气管哮喘，坐骨神经痛，神经衰弱等。直刺1～1.5寸。艾炷灸5～10壮；或艾条灸10～20分钟。

肾俞发shènshùfā 病名。出《仙传外科集验方》卷九。即下搭手。见该条。

肾俞漏shènshùlòu 病名。出《外科大成》卷二。为窦道生于肾俞穴部位者。相当于腰椎结核在肾俞穴部出现的寒性脓疡破溃的病症。内服调补气血之品，外用药线引流或手术治疗。

肾俞五十七穴shènshùwǔshíqīxué 又称水俞五十七处。指治疗水病的五十七个主要穴位。《素问·水热穴论》：“肾俞五十七穴，积阴之所聚也，水所从出入也。尻上五行行五……伏兔上各二行行五……踝上各一行行六。”王冰注：即脊中、悬枢、命门、腰俞、长强；大肠俞、小肠俞、膀胱俞、中胎内（内：《针灸甲乙经》《备急千金要方》均无此字）俞、白环俞；胃仓、肓门、志室、胞肓、秩边；中注、四满、气穴、大赫、横骨；外陵、大巨、水道、归来、气街（气冲）；太冲、复溜、阴谷；照海、交信、筑宾等，左右共57穴。

肾俞虚痰shènshùxūtán 病证名。流痰病的一种。见《疡科心得集》卷中。常继发于龟背痰（胸腰椎结核）之后。起于腰部肾俞穴，色白漫肿而硬，酸胀不舒，日久疼痛溃脓，呈清稀或夹有败絮状物，不易收口。相当于胸腰椎结核并发寒性脓疡。证治见“流痰”条。

肾腧shènshù 经穴名。《灵枢·背腧》：“肾腧在十四焦之间。”中医古籍多用腧之古字俞而作肾俞。详“肾俞”条。

肾水shènshuǐ ❶即肾阴，详该条。❷推拿穴位名，见陈氏《小儿按摩经》，即肾经，见该条。❸病名。五脏水肿病之一。《金匮要略·水气病脉证并治》：“肾水者，其腹大，脐肿腰痛，不得溺，阴下湿如牛鼻上汗，其足逆冷，面反瘦。”多因肾阳虚不能化气行水所致。参见“十水”“水肿”条。

肾水不足shènshuǐbùzú 同肾阴虚。详该条。

肾死脏shènsǐzàng 肾脏真气已绝的脉象。肾脉当沉而反躁动，轻按之坚实，重按之乱如转丸，尺部更为明显。《金匮要略·五脏风寒积聚病脉证并治》：“肾死脏，浮之坚，按之乱如转丸，益下入尺中者，死。”

肾损shènsǔn 病证名。五脏虚损之一。又称损肾。《慎斋遗书·虚损》：“或从下而损上，如因情欲抑郁所致，则精伤而损肾，肾损则木枯而生火。”《难经·十四难》：“五损损于骨，骨痿不能起于床。”“损其肾者，益其精。”《古本难经阐注》：“骨属肾，精亏则髓枯骨痿，必益其精而髓自充。经曰：精不足者，补之以味。味乃血肉厚味也，如鹿茸等类，兼地黄、人参、枸杞之属，俱能补精。”亦可选用六味地黄丸或金刚丸、煨肾丸等方。参见“虚损”条。

肾为欠为嚏shènwéiqiànwéitì 五脏气逆证中，肾气上逆的症状，出《素问·宣明五气》。欠，呵欠；嚏，喷嚏。高士宗《素问直解》：“病气在肾，则为欠为嚏，欠者阴阳相引；嚏者，阴出于阳也。”临床上，肾虚精不足以养神者，常见精神萎靡不振，呵欠频作，昏昏欲睡。而肾阳虚者，易生外寒，每遇气候寒温变化，即喷嚏不断，均属肾虚气逆之证。

肾为唾shènwéituò 出《素问·宣明五气》。肾经有一络上夹舌本，通舌下廉泉、玉英二穴而为唾，故唾为肾液。参见“五脏化液”条。

肾为先天之本shènwéixiāntiānzhīběn 生命的发生，均本源于出生之前父母生殖之精的结合，来源于父母的先天之精藏于肾，而肾又主人之生殖，故言肾为“先天之本”。

肾痿shènwěi 病证名。证名。指骨痿。《医宗必读·痿》：“肾痿者，骨痿也。”详“骨痿”条。

肾恶燥shènwùzào 出《素问·宣明五气》。肾为水脏，主藏精、主津液；燥则阴津受伤，肾精耗损，甚则骨髓枯竭，故有肾恶燥之说。

肾系阴肿shènxìyīnzhǒng 疝之别名。出《奇效良方》卷四十七。详疝条。

肾痫shènxián 病证名。出《备急千金要方》卷五。可表现为多种症状。《医学入门·痫》：“肾痫，面黑直视，如尸，猪叫。”《景岳全书》卷四十一：“面黑，目振，吐涎沫，形体如尸，其声如猪者曰肾痫。”《医林绳墨》卷六以痫症因淫欲太过，内气空虚，相火妄动，郁而生涎，因恐而发，腰背强直，头眩旋运者为肾痫。参见“痫”“五脏痫”条。

肾消shènxiāo 病证名。❶亦作肾瘠、下消。《太平圣惠方》卷五十三：“饮水随饮便下，小便味甘而白浊，腰腿消瘦者，肾也。”即下消，详见该条。❷指强中。《张氏医通·杂门》：“肾消之病，古曰强中，又名内消。”详“强中”条。

肾哮shènxiào 病证名。指肾水凌肺所致的哮证。《类证治裁》卷三：“肾哮，火急者，勿骤用苦寒，宜温劫之，用椒目五、六钱，研细，分二三次，姜汤调服。”

肾邪shènxié 五脏病邪之一。《难经·十难》：“心脉沉甚者，肾邪干心也。”《灵枢·五邪》：“邪在肾，则病骨痛，阴痹。阴痹者，按之而不得，腹胀，腰痛，大便难，肩背颈项痛，时眩。”

肾泄shènxiè 病证名。又名五更泄、五更泻。指肾虚闭藏失职所致的泄泻。见《普济本事方》。《世医得效方》卷五：“安肾丸治肾泄腹痛无定处，似痢非痢，骨痛面黧，腰脚时冷，用七气汤送下。”《寿世保元·泄泻》：“人病泄，每至五更辄即利，此肾泄也，用五味子散数服而愈。因起居不慎，泄复作，年余不差，此命门火虚，不能生脾土，法当补其母，火者土之母也，遂用八味丸补其母。”《张氏医通》卷七：“五更泻，是肾虚失其闭藏之职也……其泻每在五更天将明时，必洞泄二三次，以肾旺于亥子五更之时，故特甚也。”可用震灵丹、胃关煎、四神丸等方，或破故纸、枣子煎汤调钟乳粉少许空心送服。参见“五更泄”“肾虚五更泄泻”条。

肾泻shènxiè 病名。《医宗粹言》：“元阴不足而泄泻者，名曰肾泻。其状则水谷不分，至圊即去，足胫冷，少腹下重，但去有常度，昼夜或一二次，与他证之泻不同，盖元阴之气衰弱，不能健运其水谷故也。”参见“肾泄”条。

肾心痛shènxīntòng 病证名。厥心痛之一。因肾病而邪上乘心所致。《灵枢·厥病》:"厥心痛,与背相控,善瘛,如从后触其心,伛偻者,肾心痛也。"《医宗金鉴·杂病心法要诀》:"歧骨陷处痛,若心痛……连腰,名肾心痛。"《张氏医通·诸痛门》:"肾心痛者,多由阴火上冲之故。"可用神保丸、神圣复气汤等方。参见"厥心痛""心痛"条。

肾虚shènxū 证候名。又称肾亏。多因劳累过度、房事不节或久病亏损所致。《素问·脏气法时论》:"肾病者,腹大胫肿,喘咳身重,寝汗出憎风,虚则胸中痛,大腹小腹痛,清厥意不乐。"临床上一般可分肾阴虚、肾阳虚与肾气虚。各详该条。

肾虚崩漏shènxūbēnglòu 病证名。见《竹林女科证治》。指由肾虚不能约制胞络,以致冲任不固,而成崩漏下血不止,兼见腰膝酸软,疲倦乏力等。宜补肾固冲。方用固冲汤加鹿角胶。

肾虚不孕shènxūbùyùn 病证名。出清代叶其蓁《女科指掌·种子门》。不孕证型之一。多因禀赋素弱,肾气不足,或久病房劳,损伤肾气而致精亏血少,肾气虚衰,冲任胞脉失养,难以摄精成孕;兼见精神疲倦,头晕耳鸣,腰酸腿软,月经不调等症。治宜补肾调经,调补冲任。若偏于肾阳不足,则兼见形寒肢冷、小腹寒凉。治宜温补肾阳。方用桂附八味丸或毓麟珠(白术、人参、甘草、茯苓、当归、熟地、川芎、白芍、菟丝子、杜仲、鹿角霜、川椒)加补骨脂、巴戟天、肉桂、附子等。若偏于肾阴虚,则兼见颧红唇赤,潮热盗汗等症,治宜滋阴补肾,方用六味地黄汤。

肾虚带下shènxūdàixià 病证名。多因早婚,分娩过多,损伤肾气,以致肾阳不足,寒湿下注伤及任带二脉。症见带下量多,淋沥不断,清稀如水,面色晦暗,腰痛如折,小腹觉凉,大便稀薄,尿液清长。治宜温阳补肾。方用内补丸。如日久不止,势有滑脱现象者,于前方加乌贼骨、煅龙骨、煅牡蛎、芡实、金樱子以加强固涩止带;若年老体衰,带下如注者,可酌加人参、升麻,以补气升提固摄。

肾虚耳聋shènxū' ěrlóng 病证名。耳聋的一种。见《圣济总录》卷一百一十四。《太平圣惠方》卷三十六:"夫肾为足少阴之经,内藏精而气通于耳,耳宗脉之所聚也。若精调和,则肾脏强盛,耳闻五音。若劳伤血气,气兼受风邪,损于肾脏,而精脱,精脱者则耳聋……其候颊颧色黑。"《医林绳墨·耳》:"耳属少阴肾经,肾之窍也。肾气实,则耳聪;肾气虚,则耳聋。"治宜补益肾气为主,如益智散、苁蓉丸、六味丸加黄柏、知母、远志肉、石菖蒲等药。参见"耳聋"条。

肾虚耳鸣shènxū' ěrmíng 病证名。耳鸣的一种。多因肾虚精气不足所致。见《普济本事方》卷五。《张氏医通·耳》:"肾虚耳中潮声,蝉声,无休止时,妨害听闻者,当坠气补肾,正元散下黑锡丹,间进安肾丸。肾脏虚风耳鸣,夜间睡著如擂战鼓,四肢掣痛,耳内觉有风吹,奇痒,黄芪丸、四生散选用。"参见"耳鸣"条。

肾虚寒shènxūhán 证候名。在病机上,指肾阳虚而生内寒,即肾阳虚兼有腹胀、浮肿、黎明前泄泻等症。《备急千金要方》:"左手尺中神门以后脉阴虚者,足少阴经也。病苦心中闷,下重足肿,不可以按地,名曰肾虚寒也。"又:"右手尺中神门以后脉阴虚者,足少阴经也。病苦足胫小弱,恶寒、脉代绝,时不至,足寒,上重下轻,行不可按地,小腹胀满,上抢胸痛引胁下,名曰肾虚寒也。"

肾虚寒湿shènxūhánshī ❶肾经阳气亏虚,寒湿浸著的病理变化。❷证候名。以腰膝沉重冷痛,活动受限,畏冷肢凉,苔白腻,脉濡缓等为常见症的证候。

肾虚寒证shènxūhánzhèng 证候名。指肾气亏损,肾阳虚衰所出现的证候。《备急千金要方》卷十九:"病苦心中闷,下重足肿不可以按地,名曰肾虚寒也。"《三因极一病证方论·肾膀胱经虚实寒热证治》:"肾虚寒,阴痿,腰脊痛,身重,缓弱,足腰不可以按,语音混浊,阳气顿绝。"可伴见耳鸣、目眩、小便清长等症。治宜温补肾阳为主,选用温肾散、益志汤、人参补肾汤、八味丸等方。

肾虚滑胎shènxūhuátāi 病证名。滑胎证型之一。指由于肾虚,胎失所系所引起。常见于过去曾有滑胎病史者,症见孕后腰酸痛,小腹下坠,或阴道流血,头晕耳鸣,两膝酸软等。宜补肾安胎。用寿胎丸(菟丝子、桑寄生、续断、阿胶)。若流血较多加艾炭、杜仲炭以止血。

肾虚经闭shènxūjīngbì 病证名。经闭证型之一。多因先天不足,早婚,分娩次数多,或房室不节等,损伤肾气,导致冲任不足,胞脉血虚而致经闭。症见头晕耳鸣,腰膝酸软,小便频数等。宜补肾养血。方用固阴煎加鹿角胶、补骨脂、肉苁蓉。

肾虚经乱shènxūjīngluàn 病证名。见《景岳全书·妇人规》。即肾虚经行先后无定期。详该条。

肾虚经行后期shènxūjīngxínghòuqī 病证名。多因先天不足,早婚,分娩次数多,或房室不节,损伤肾气,精亏血少,冲任不足,胞宫不能按时满溢所致。症见经期错后,血量较少,头晕耳鸣,腰膝酸软等。宜补肾养阴。用固阴煎(《景岳全书》:熟地、山药、山茱萸、人参、五味子、菟丝子、远志、炙甘草)加肉桂。或用六味地黄丸等。

肾虚经行先后无定期shènxūjīngxíngxiānhòuwúdìngqī 病证名。亦名肾虚经乱。经行先后无定期证型之一。多因早婚,房室不节,产育过多等耗伤精血,以致肾气不固,闭藏失职,冲任失调,胞宫蓄溢因之失常。症见经期先后不定,经血量少,色淡质稀,面色晦暗,头晕耳鸣,腰膝酸软,夜尿较多,大便不实等,是为肾阳虚证。治宜温阳补肾。方用固阴煎(《景岳全书》:熟地、山药、山茱萸、人参、五味子、菟丝子、远志、炙甘草)加肉桂、附子、补骨脂。或用定经汤(《傅青主女科》:菟丝子、白芍、当归、熟地黄、山药、茯苓、柴胡、荆芥穗)。

肾虚热证shènxūrèzhèng 证候名。劳热之一。见《中国医学大辞典》。《杂病源流犀烛·虚损劳瘵源流》:"肾热,极重按至骨乃得,肾主骨也。亥子时尤甚。必兼腰膝脊臂股后痛,耳鸣,遗泄,二便不调,骨痿不能起……"治宜滋肾养阴。选用滋肾丸、六味地黄丸等方。

肾虚水泛shènxūshuǐfàn ❶肾阳虚损,气化失常,体内水液代谢障碍,水湿泛溢的病理变化。❷证候名。以全身浮肿,下肢尤甚,按之凹陷,腰痛酸重,畏寒肢冷,舌淡胖,苔白润,脉沉细等为常见症的证候。常见于慢性肾炎、肾变性等。治宜温肾利水。

肾虚髓亏shènxūsuǐkuī ❶肾精亏虚,精髓不足的病理变化。❷证候名。以生长发育迟缓,或骨折久不愈合,或腰酸骨痿,头晕耳鸣,健忘痴呆等为常见症的证候。

肾虚头痛shènxūtóutòng 病证名。指肾中元阴或元阳虚衰所致的头痛。《证治准绳·头痛》:"下虚者,肾虚也,故肾虚则头痛。"肾阴虚为主者,症见头脑空痛,头晕耳鸣,腰膝无力，舌红脉细。治宜滋补肾阴为主，可用六味丸、大补元煎加减。肾阳虚为主者，则头痛而畏寒，四肢不温，面色白，舌淡，脉沉细。治宜温补肾阳，可用右归丸、正元丹等方加减。《类证治裁·头痛》："肾虚水泛者，头痛如破，昏重不安，六味汤去丹皮，加沉香，更以七味丸，人参汤下。"参见"头痛"条。

肾虚五更泄泻shènxūwǔgēngxièxiè　病证名。又称脾肾泄、肾泄。指真阳不足，肾经虚寒不能闭藏所致的晨泄。《症因脉治·肾虚五更泄泻》："肾虚泻之症，每至五更，即连次而泻，或当脐作痛，痛连腰背，腹冷膝冷。"脉多细小虚软，或浮大。治宜补肾益元，可用八味肾气丸、填坎汤、胃关煎、五味子丸、四神丸等方。参见"肾泄""脾肾泄"等条。

肾虚泄shènxūxiè　病证名。《世医得效方·大方脉杂医科》："五味子散治五更天明溏泄一次，名肾虚泄。"详"肾泄""肾虚五更泄泻"条。

肾虚胸胁痛shènxūxiōngxiétòng　病证名。见《金匮翼·胁痛统论》。多由房劳伤肾，气虚血涩所致。《不居集·胁痛》："凡房劳过度，肾虚羸弱之人，多有胸胁间隐隐作痛，此肝肾精虚，不能化气，气虚不能生血而然。"治宜补肾、培益气血。如大补元煎、小营煎、右归饮等方及补骨脂、杜仲、牛膝、阿胶、当归、熟地、枸杞子等药。参见"胁痛""房劳胁痛"条。

肾虚眩晕shènxūxuànyūn　病证名。指肾虚精气不足，不能上充脑髓所致的眩晕。《证治汇补·肾虚眩晕》："人身阴阳，相抱而不离，故阳欲上脱，阴下吸之。若淫梦过度，肾家不能纳气归元，使诸气逆奔而上，此眩晕出于肾虚也。"《医略六书·眩晕》："肾水亏少，虚火炎上，眩晕耳鸣，此嗜欲人多肾虚眩晕。"又："肾水不足，无以极养少火，而虚火炎上，不能纳气归元，故眩晕不已，谓之肾虚眩晕。"可用鹿茸肾气丸、左归丸、右归丸等方。参见"气虚眩晕"等条。

肾虚腰痛shènxūyāotòng　病证名。腰痛之一。见《备急千金要方》卷十九。又称肾经腰痛。因房室不节、劳倦过度损伤肾脏精气所致。《金匮翼·腰痛》："肾虚腰痛者，精气不足，足少阴气衰也……其症形羸气少，行立不支，而卧息少可。无甚大痛，而悠悠戚戚，屡发不已。"又有阳虚与阴虚之不同。肾阳虚者，症见腰间冷痛，手足不温，面色苍白，便溏溺清，舌淡，脉沉细或虚软无力。治宜温阳补肾。可用八味丸、二至丸、右归丸、补髓丹等方。肾阴虚者，症见腰痛绵绵，面色黧黑，头晕耳鸣，咽干口燥。阴虚而火旺者，更见面红升火，内热心烦，小便黄赤，舌质红，脉细数或洪而无力。治宜滋阴补肾。可用左归丸、当归地黄饮、大补阴丸等方。本证可见于慢性肾炎、肾下垂、腰肌劳损、脊椎结核等病。

肾虚月经过少shènxūyuèjīngguòshǎo　病证名。月经过少证型之一。多因先天不足，早婚，分娩次数多，乳儿众多，或房室不节，损伤肾气，精亏血少，冲任胞脉之血不足所致。症见月经量过少，色黯红，质稀，头晕耳鸣，腰膝酸软。宜补肾养血。用当归地黄饮（《景岳全书》：当归、熟地、山药、山茱萸、杜仲、炙甘草、牛膝）加黄芪。

肾虚证shènxūzhèng　证候名。指肾气、肾阴、肾阳不足所致的各种证候。《脉经》卷二："肾虚……病苦心中闷，下重，足肿不可以按地。"《圣济总录》卷五十一："肾虚，论曰肾主水，受五脏六腑之精而藏之。若肾气虚弱，则足少阴之经不利，故其证腰背酸痛，小便滑利，脐腹痛，耳鸣，四肢逆冷，骨枯髓寒，足胫力劣，不能久立。"《本草经疏》："肾虚，即肾水真阴不足。十八证，肾虚腰痛，属精气虚；骨乏无力，属阴精不足，虚主骨故也；骨蒸潮热，属精血虚极；梦遗泄精，属肾风有火；溺有余沥，属气虚；溺血，血淋，属肾虚有火，热伤血分；伤精白浊，属房劳过度，以致精伤流出，似白浊证；五淋属肾虚，兼有湿热；精塞水窍不通，属房欲不竟，或思欲不遂，或惧泄忍精，或老人气不足以送精出窍；齿浮，真牙摇动，及下龈软，或齿衄，属肾虚有热；下消，属肾阴虚，火扰下焦；善恐，属肾气虚，肾藏志故也；阴窍漏气，属肾气虚不固，肾主纳气，虚则不能纳，故见是证；疝，属虚寒，湿邪乘虚客之所致……奔豚，属肾虚，脾家湿邪下传客肾所致。"方用补肾丸、鹿茸丸、补肾磁石丸等方。参"肾病""肾虚寒"等条。

肾虚自汗shènxūzìhàn　病证名。自汗证之一。《证治汇补·汗病章》："肾虚自汗，潮热咳嗽。"《医略六书杂病证治》卷二十："肾虚自汗，夜热骨蒸。"治宜滋肾以固封藏，可用都气丸、五味子汤等方。参见"自汗"条。

肾岩shènyán　病名。指好发于阴茎冠状沟及外尿道口边缘，以阴茎头部表面有丘疹、结节、疣状坚硬物等，溃后如翻花为主要表现的恶性肿瘤。

肾炎康复片shènyánkāngfùpiàn　中成药。见《中华人民共和国药典（一部）》（2020）。西洋参 17.4g，人参 5.8g，地黄 58.1g，盐杜仲 34.9g，山药 58.1g，白花蛇舌草 29.1g，黑豆 58.1g，土茯苓 58.1g，益母草 58.1g，丹参 29.1g，泽泻 29.1g，白茅根 87.2g，桔梗 58.1g。以上十三味，按片剂工艺制成。（1）糖衣片（片心重 0.3g）；（2）薄膜衣片每片重 0.48g。口服。一次 8 片〔规格（1）〕或一次 5 片〔规格（2）〕，一日 3 次；小儿酌减或遵医嘱。益气养阴，健脾补肾，清解余毒。用于气阴两虚，脾肾不足，水湿内停所致的水肿，症见神疲乏力，腰膝酸软，面目、四肢浮肿，头晕耳鸣；慢性肾炎、蛋白尿、血尿见上述证候者。

肾阳shènyáng　又称元阳、真阳、真火、命门之火、先天之火。与肾阴相对而言，两者互相依附为用。肾阳是肾生理功能的动力，也是人体生命活动力的源泉。肾所藏之精，需赖命门之火的温养，才能发挥其滋养体内各部分器官组织和繁殖后代的作用，尤其是脾胃的功能，需命门之火温煦，才能完成正常的腐熟水谷和运化精微的任务。

肾阳不振shènyángbùzhèn　一般多指阳痿症的病机。证治同肾阳虚，详该条。

肾阳衰微shènyángshuāiwēi　同肾阳虚衰。详该条。

肾阳虚shènyángxū　❶肾阳虚弱，温煦无力，气化失常，阴寒内生，并使性与生殖能力减退的病理变化。❷证候名。以形寒肢冷，精神不振，气短而喘，腰膝酸软，阳痿，滑精，夜多小便，舌淡胖，苔白厚，脉沉迟，两尺脉弱。治宜补肾阳。

肾阳虚衰shènyángxūshuāi　病机。又称肾阳衰微、命门火衰、下元虚惫、真元下虚。即肾阳虚之严重者。临床表现精神萎靡，动则气喘，腰膝酸冷，四肢清冷，腹大胫肿，黎明前泄泻，癃闭或夜尿频数，尺脉沉迟等。治宜温补命门。

肾遗shènyí　病证名。指肾病而致遗精的病症。《医宗必读》卷九："肾病而遗者，色黑而髓空。"治宜补肾固精为主。

S

可以六味地黄丸加减。参见“遗精”“五脏遗精”条。

肾阴shènyīn 又称元阴、真阴、肾水、真水。与肾阳相对而言。指本脏的阴液（包括肾脏所藏之精），与肾阳依附为用，是肾阳功能活动的物质基础。肾阴不足，肾阳就会亢奋，甚则相火妄动；相火妄动反过来也灼耗肾阴。

肾阴虚shènyīnxū ❶肾阴亏损，阴不制阳，致虚火虚热内扰，甚则动血扰神，并脑髓、骨骼、齿、发、官窍失养的病理变化。❷证候名。以腰酸疲乏，头晕耳鸣，遗精早泄，口干咽痛，两颧潮红，五心烦热或午后潮热，舌红少苔或无苔，脉细数为常见症的证候。治宜滋肾育阴。若阴虚阳亢、相火妄动者，宜滋阴降火。

肾阴虚火旺shènyīnxūhuǒwàng ❶肾阴亏虚，虚热内扰，热渐为火的病理变化。❷证候名。以腰痛，耳鸣，潮热，颧红，盗汗，五心烦热，男子梦遗早泄，女子梦交，或性欲旺盛，尿黄，舌红苔黄少津，脉细数等为常见症的证候。

肾阴阳两虚shènyīnyángliǎngxū ❶肾阴阳俱虚的病理变化。❷证候名。以畏冷肢凉，五心烦热，眩晕耳鸣，腰膝酸痛，男子遗精早泄，尺脉弱等为常见症的证候。

肾痈shènyōng 病名。指生于京门穴处的痈。京门穴为肾经之募穴，故名。《圣济总录》卷一百二十八：“京门隐隐而痛者，肾疽也。上肉微起者，肾痈也。”由肾虚不足，房劳太过，外夹寒邪所致。初起面白不渴，少腹及肋下䐜胀塞满，渐至令人寒热往来。治宜温肾散寒，初服五积散加细辛；寒尽痛止，继用桂附地黄丸调理。

肾游风shènyóufēng 病名。见《外科真诠》卷上。即肾气游风。见该条。

肾郁shènyù 病证名。五脏郁证之一。《赤水玄珠》卷十一：“肾郁者，小腹微硬，精髓乏少，或浊或淋，不能久立。治宜肉桂、茯苓、小茴香。”参见“五脏郁”条。

肾脏风shènzàngfēng 古病名。即湿脚气。见《医门补要》卷中。详“湿脚气”条。

肾脏中风shènzàngzhòngfēng 古病名。亦称肾中风。泛指风邪入中于肾发生的证候。《太平圣惠方·治肾脏中风诸方》：“夫肾气虚弱，风邪所侵，则踞而腰疼，不得俯仰，或则冷痹，或则偏枯，两耳虚鸣，语声浑浊，面多浮肿，骨节酸疼，志意沉昏，喜恐好忘，肌色黧黑，身体沉重，多汗恶风，隐曲不利，此是肾中风之候也。”参见“肾中风”。

肾胀shènzhàng 病证名。胀病之一。《灵枢·胀论》：“肾胀者，腹满引背，央央然腰髀痛。”《医醇賸义·胀》：“肾本属水，寒气乘之……故腹满引背，时形困苦，腰髀痛则下元虚寒，营血不能流灌也。当温肾祛寒，温泉汤主之。”参见“胀病”条。

肾蒸shènzhēng 病证名。二十三蒸之一。见《诸病源候论·虚劳骨蒸候》。详“二十三蒸”条。

肾之府shènzhīfǔ 指腰部。《素问·脉要精微论》：“腰者，肾之府，转摇不能，肾将惫矣。”马莳注：“肾附于腰之十四椎间两旁，相去脊中各一寸半，故腰为肾之府。”

肾之官shènzhīguān 指耳。《灵枢·五阅五使》：“耳者肾之官也。”马莳注：“肾在内而耳为之窍，所以听五声也，故为肾之官。”参见“肾主耳”条。

肾脂shènzhī 肾所产生而构成骨髓的物质。《素问·逆调论》：“太阳气衰，肾脂枯不长。”

肾志恐shènzhìkǒng 恐惧与肾有关。肾精充足则肝血足而胆壮，肾精虚则肝血虚而胆弱易恐。恐惧过度则耗伤肾气，使精气下陷。《素问·阴阳应象大论》：“在脏为肾……在志为恐。”

肾中风shènzhòngfēng 古病名。又名肾脏中风。风邪入中于肾经而致的证候。主症为腰痛不得俯仰。《诸病源候论·风病诸候》：“肾中风，踞而腰痛。”参见“肾脏中风”条。

肾中寒证shènzhònghánzhèng 证候名。指肾受寒邪所致的病证。《三因极一病证方论·五脏中寒证》：“肾中寒之状，色黑，气弱，吸吸少气，耳聋，腰痛，膝下清，拘挛而疼，昏不知人。”治宜温肾散寒为主。选用不换金正气散、附子五积散、姜附汤等方。如见脐腹痛，四肢厥，用附子理中汤。

肾主耳shènzhǔ'ěr 出《素问·阴阳应象大论》。肾开窍于耳，耳为肾之官，肾气足则听觉聪敏，肾气衰则耳鸣、耳聋。《灵枢·脉度》：“肾气通于耳，肾和则耳能闻五音矣。”耳通于脑，脑为髓海，髓海赖肾的精气化生和濡养，肾虚则失于濡养。《医林改错》：“两耳通脑，所听之声归于脑。”《灵枢·海论》：“髓海不足，则脑转、耳鸣。”

肾主封藏shènzhǔfēngcáng 指肾有封固闭藏脏腑精气而不妄泄的功能。

肾主骨shènzhǔgǔ 出《素问·宣明五气》。指肾有充养骨骼的作用。肾藏精，精生骨髓，骨髓充实，骨则强壮。故有肾生骨髓，肾充则髓实之说。说明骨骼的生长、营养、功能与肾气的强弱有直接关系。

肾主伎巧shènzhǔjìqiǎo 伎巧，精巧灵敏之意。《素问·灵兰秘典论》：“肾者，作强之官，伎巧出焉。”肾气充盛的人，动作轻劲而精巧灵敏。这是因为肾有藏精、主骨、生髓的功能，而脑为髓海之故。

肾主恐shènzhǔkǒng 同肾志恐。详该条。

肾主纳气shènzhǔnàqì 肾与吸气功能有关。由于肾合命门，命门为“元气之所系”（见《难经》），肾上连肺，其脉上贯膈，入肺中（见《灵枢·经脉》），呼吸出入之气，其主在肺，其根在肾。《景岳全书·传忠录》：“肺出气也，肾纳气也，故肺为气之主，肾为气之本也。”肾虚则不能助肺吸气，可见气促气短，呼多吸少，吸气困难等症状。

肾主生殖shènzhǔshēngzhí 男女生殖器官的发育成熟及其生殖能力，均有赖于肾气（肾本身的精气）的充实，而精气的生成、储藏和排泄均由肾所主。《素问·上古天真论》：“二八肾气盛，天癸至，精气溢泻，阴阳和，故能有子。”

肾主水shènzhǔshuǐ 肾的主要功能之一。泛指藏精和调节水液的功能。《素问·上古天真论》：“肾者主水，受五脏六腑之精而藏之。”《素问·逆调论》：“肾者水脏，主津液。”

肾主先天shènzhǔxiāntiān 肾藏精，人的生殖发育，须赖肾脏精气的作用，故称。参见“先天”“先天之本”各条。

肾浊shènzhuó 病证名。溺浊之一。见《世医得效方·漩浊》。因肾气虚寒，膀胱虚冷，元气不固所致。症见小便浑浊，遗精阳痿，腰膝酸软，精神困倦，耳鸣目花，面色黧黑等。治宜温肾固涩。选用秘精丸、固精丸、小菟丝子丸、附桂八味丸等方。腹痛者，可用酒煮当归丸。参见“便浊”条。

肾着shènzhuó 古病名。指寒湿内着肾经而见腰部寒冷沉重者。《金匮要略·五脏风寒积聚病脉证并治》：“肾着之病，其人身体重，腰中冷，如坐水中……久久得之，腰以下冷，腹重如带五千钱。”宜用甘姜苓术汤。参见“腰重”条。

肾着汤shènzhuótāng 即甘草干姜茯苓白术汤，见该条。

肾子shènzǐ 即睾丸。《疮疡全书·阴囊毒》：“阴囊上肿而痛……肾子悬挂。”

肾足少阴经病证shènzúshàoyīnjīngbìngzhèng 病证名。因足少阴肾经经气异常所致。《灵枢·经脉》：“肾足少阴之脉……是动则病饥不欲食，面如漆柴，唾则有血，喝喝而喘，坐而欲起，目如无所见，心如悬，若饥状，气不足则善恐，心惕惕如人将捕之，是为骨厥。是主肾所生病者，口热，舌干，咽肿，上气，嗌干及痛，烦心，心痛，黄疸，肠澼，脊股内后廉痛，痿厥，嗜卧，足下热而痛。为此诸病，盛则写之，虚则补之，热则疾之，寒则留之，陷下则灸之，不盛不虚，以经取之。”《脉经·肾足少阴经病证》除上述“是动，所生”病外，尚列举了少气、两耳苦聋、腰痛、失精、饮食减少、厥逆、腹胀、腹大脐肿、不得溺、阴下湿、喘等症。参见“肾病”条。

肾足少阴之脉shènzúshàoyīnzhīmài 出《灵枢·经脉》。即足少阴肾经。详该条。

甚者从治shènzhěcóngzhì 治则之一。出《素问·至真要大论》。指深重复杂难以辨认的病证可从其表象而治之。如热极似寒，寒极似热，应顺其假寒、假热的表象，采用从治的方法。参见“反治”条。

甚者独行shènzhědúxíng 治则之一。出《素问·标本病传论》。指对病势深重者，要采取有力而有针对性的治疗措施，暂不宜过多兼顾。

胂shèn 指高起丰满的肌肉群，如脊椎两侧的肌肉或髂嵴以下的肌肉部分。《素问·刺腰痛》：“腰痛引少腹控眇，不可以仰，刺腰尻交者，两髁胂上。”

渗湿化痰shènshīhuàtán 治法。即用具有淡渗利湿、祛除痰涎作用的方药治疗湿痰证的治法。

渗湿救苦散shènshījiùkǔsǎn 《医宗金鉴·外科心法要诀》卷七十六方。密陀僧、滑石各二两，白芷五钱。为细末，白蜜调涂患处。治痘风疮。

渗湿利水shènshīlìshuǐ 治法。即用具有淡渗利小便作用的方药治疗水湿内停证的方法。

渗湿汤shènshītāng ❶《太平惠民和剂局方》卷二方。苍术、白术、炙甘草各一两，茯苓、炮姜各二两（《三因极一病证方论》上四味均加倍），橘红、丁香各一分（《三因极一病证方论》二味各半两；《丹溪心法》则为二钱半）。为粗末，每服四钱，加生姜三片、大枣一枚，水煎，食前服。治寒湿所伤，身重腰冷，如坐水中，小便或涩，大便溏泄，腰下重疼，两脚痛，腿膝或肿。❷《济生方》卷三方。白术二两，人参、炮姜、白芍药、炮附子、茯苓、桂枝、炙甘草各半两。为粗末，每服四钱，加生姜五片、大枣一枚，水煎，不拘时服。治坐卧湿地，或为雨露所袭，身重脚弱，关节重疼，发热恶寒，或多汗恶风，或腿膝浮肿，或小便不利，大便溏泄。❸《万病回春》卷二方。苍术、白术、茯苓、猪苓、陈皮、泽泻、川芎、香附、厚朴、砂仁、甘草、生姜、灯心草。水煎服。治湿痰日久而成淋病者。❹《杂病源流犀烛·奇经八脉门》卷十一方。茯苓、猪苓、白术、泽泻、苍术、陈皮、黄连、栀子、秦艽、防己、葛根。水煎服。治肾着病，腰痛冷如冰，身重腰如带五千钱，小便利，因劳汗出，衣里冷湿而致者。

渗湿于热下shènshīyúrèxià 治法。出《温热论》。治疗温病表证夹湿的方法。温病初起夹有表湿，于辛凉解表剂中加用芦根、滑石一类渗淡利湿药，使湿从下去，温热即易于清解。

渗泄shènxiè 治法。出《素问·至真要大论》。指淡渗泄利水湿的治法。适用于泄泻、浮肿、小便不利，常用茯苓、薏苡仁、白通草、猪苓、泽泻等淡渗药。常用方有四苓散、茯苓皮汤等。

慎火草shènhuǒcǎo 中药材。出《备急千金要方》。为景天之别名，详该条。

慎疾刍言shènjíchúyán 医论著作。1 卷。清代徐大椿撰于 1767 年。本书着重剖析医界流弊，以期医家谨慎治疾。内容有误用补剂、内科杂病误治的论述，不同患者如老人、妇女、小儿治疗上的区别，外科病证治法等。倡导因病施治，简明切要。此书又有王士雄校刊本，经张鸿补辑，改名《医砭》，编入《潜斋医学丛书》中。

慎柔五书shènróuwǔshū 综合性医著。5 卷。明代胡慎柔撰。初刊于 1636 年。现存系经清代石震校订本。内容包括：师训第一，医劳历例第二，虚损第三，痨瘵第四及医案第五，共五篇，具有丛书性质。其内容以内科虚损类疾病为主，兼及其他杂病的证治，其治法多本李杲《脾胃论》的学说，以保护脾胃为主。1949 年后有排印本。

慎斋三书shènzhāisānshū 医论医案医著。见“医学粹精”条。

慎斋遗书shènzhāiyíshū 综合性医著。10 卷。明代周之干著述。此书由周氏门人整理记录，复由勾吴逋人删释校订，重予编次刊行。卷一至卷五分述阴阳脏腑、亢害承制、气运经络、望色切脉、辨证施治、二十六字元机、用药权衡、炮制心法、古经解、古方解、古今名方；卷六至卷十介绍以内科杂病为主的临床各科病证证治。论述密切结合作者的学术经验，治疗选方尤多心得，并附医案若干。但书中也杂有“妖媚”等缺乏科学性的内容。此书后经清代王琦、赵树元校刻。1949 年后有排印本。

sheng

升shēng ❶气机运动形式之一。指气的上升，与降相对，维持生理运动的平衡。参见升降出入、升降失调各条。❷药物作用的向上的趋向，其药性多有轻清、升提者。参见“升降浮沉”条。❸治法。以升提药物治疗气机下陷的方法。如升陷汤、补中益气汤等。❹推拿的方法之一。即升法。详该条。❺旧容量单位。十合为一升。一升为 500 毫升。

升带汤shēngdàitāng 《傅青主女科》卷上方。白术（土炒）一两，人参、荸荠粉、炒鳖甲、茯苓各三钱，沙参五钱，肉桂、制半夏、炒神曲各一钱。水煎服。治妇人任督脉虚，带脉下坠，腰酸背楚，胸满腹胀，倦怠欲卧，不能受孕者。

升丹shēngdān 方名。出《药启秘》。为三仙丹之别名，详该条。

升登shēngdēng 中药材。出《四部医典》。为鼠李科植物升登 *Rhamnella gilgitica* Mansfeld et Melchior 的木材。微苦，凉。凉血，利湿消肿。治类风湿关节炎，黄水病，高原性红细胞增多症。煎服：9～15g。外用：熬膏涂敷。

升发二陈汤shēngfā'èrchéntāng 《医学正传》卷二方。半夏二钱，赤茯苓、陈皮、川芎各一钱半，柴胡、升麻、防风、甘草各一钱，生姜三片。水煎服。治痰郁，动则喘满或嗽，寸脉沉滑者。

升法shēngfǎ 推拿方法名。见曹锡珍《外伤中医按摩疗法》。将患肢下陷处反复上提以恢复原状的一类手法。

升剂shēngjì 用升提的药物组成，具有补益升举中气作用的方剂。如因气虚而脱肛或子宫下垂，用补中益气汤。

升降出入shēngjiàngchūrù 气机运动的基本形式。出《素问·六微旨大论》："出入废则神机化灭，升降息则气立孤危。故非出入则无以生长壮老已；非升降则无以生长化收藏。是以升降出入，无器不有。"升降指气的上升与下降，是气在人体内部的运动形式；出入则是内外气的交换形式，因此升降出入是气机运动的基本形式，亦是生命存在的根本保证。

升降法shēngjiàngfǎ 推拿手法。见杜自明《中医正骨经验概述》。对肢体关节进行上下屈伸活动的一类手法。有滑利关节，舒展筋脉，解除粘连，帮助复位等作用。

升降浮沉shēngjiàngfúchén 指药物作用的趋向而言。升是上升，降是下降，浮是发散上行，沉是泻利下行。升浮药上行而向外，有升阳、发表、散寒等作用。凡气温热、味辛甘的药物大多有升浮作用，如麻黄、桂枝、黄芪之类。凡气寒凉、味苦酸的药物，大多有沉降作用，如大黄、芒硝、黄柏之类。花叶及质轻的药物大多升浮，如辛夷、荷叶、升麻等。子、实及质重的药物，大多沉降，如苏子、枳实、寒水石等。

升降散shēngjiàngsǎn 《伤暑全书》卷下方。僵蚕（酒炒）二钱，蝉蜕一钱，姜黄（去皮）三分（《伤寒温疫条辨》作三钱），生大黄四钱。为细末，病轻者作四服，重者作三服，最重者作二服。每服轻者用蜜五钱、黄酒一盅，重者用蜜七钱五分、黄酒一盅半，最重者用蜜一两、黄酒二盅送下，日一剂。治温热、瘟疫，邪热充斥内外，阻滞气机，清阳不升，浊阴不降，致头面肿大，咽喉肿痛，胸膈满闷，呕吐腹痛，发癍出血，丹毒。方中僵蚕为君，祛风化痰，解毒散结，其清化升阳之性能引清气上朝于口；蝉蜕为臣，疏散风热，透邪外出；姜黄为佐，行气散郁，破血通经，可消肿散结，辟疫伐恶；大黄为使，清热泻火，引热下行，且可凉血散瘀，以助消肿，所谓"亢盛之阳，非此莫抑"。黄酒为引，通行上下；蜂蜜甘平，解毒润燥。全方相合，僵蚕、蝉蜕升阳中之清阳；姜黄、大黄降阴中之浊阴，一升一降，内外通和，而杂气之流毒顿消，故名升降散。实验研究：本方具有抗急性炎症的作用。

S

升降失常shēngjiàngshīcháng 病机。泛指阳明气血升降顺逆的失调或上下生理平衡的改变。脏腑气化过程各有其升降上下的动势，升与降、上与下又相互调济，反之则病。如脾的清阳上升，胃的浊阴下降，维持机体的营养代谢。《素问·阴阳应象大论》："清气在下，则生飧泄；浊气在上，则生䐜胀。此阴阳反作，病之逆从也。"由此说明脾胃升降失常的病机。其他如肺失肃降、肾不纳气、气虚下陷、心肾不交、肝阳上亢等，亦与升降失常的病机有密切关系。

升降汤shēngjiàngtāng 《医学衷中参西录》方。党参、生黄芪、白术、陈皮、厚朴、鸡内金、生姜各 6g，白芍药、知母各 9g，桂枝、川芎各 3g。水煎服。治肝郁脾弱，胸胁胀满，不能饮食。

升桔汤shēngjiétāng ❶《外科大成》卷二方。升麻、桔梗、昆布、连翘、射干、甘草各等分。水煎，食远服。治骨槽风，及咽喉、耳内肿者。❷《伤科大成》卷三方。升麻、龙胆草各一钱，桔梗、射干各一钱五分，昆布、连翘各二钱。水煎，食远服。治三阳经风热，耳内肿痛，并治面肿，牙痛，咽喉痹。

升举大补汤shēngjǔdàbǔtāng 《傅青主女科·产后编》卷上方。黄芪、白术、陈皮、炙甘草、升麻、荆芥穗（炒黑）、白芷各四分，人参、当归、熟地黄各二钱，麦冬、川芎各一钱，炒黄连三分。加大枣，水煎服。治产后血崩，及老人、虚人血崩。如汗多加麻黄根一钱，炒浮小麦一小撮；大便不通加肉苁蓉一钱；气滞磨木香三分；有痰加贝母六分，竹沥、姜汁各少许；寒嗽加杏仁十粒，桔梗五分，知母一钱；惊加酸枣仁、柏子仁各一钱；伤面食加神曲、麦芽各一钱；伤肉食加山楂、砂仁各八分。

升均汤shēngjūntāng ❶《证治准绳·幼科》集四方。升麻、葛根、芍药、人参、白术、茯苓、紫草（或红花）、甘草。为粗末，每服三至五钱，加生姜，水煎服。治小儿痘疮已出不均，或吐泻热渴。❷《张氏医通》卷十五方。人参芦、白术芦、茯苓、生甘草、防风芦、桔梗芦（一方无防风，有升麻）。水煎，顿服取吐，痰出气升，而痘自起。治痘出隐隐不起，面上红晕成片，根窠琐屑者。

升可去降shēngkěqùjiàng 用升提的药物，以治疗气虚下陷的病证。如因气虚下陷而患脱肛或子宫脱垂，用补中益气汤以升阳益气。

升麻shēngmá 中药材。出《神农本草经》。又名绿升麻、龙眼根、周升麻。为毛茛科植物升麻 *Cimicifuga foetida* L.、兴安升麻 *C. dahurica* (Turcz.) Maxim. 或大三叶升麻 *C. heracleifolia* Kom. 的干燥根茎。主产于陕西、四川、辽宁、吉林、黑龙江、河北。辛、微甘，微寒。入肺、脾、胃、大肠经。散风热，发表透疹，升提，解毒。治外感风热，头痛，麻疹透发不畅，热病身发癍疹，久泻，久痢，脱肛，胃下垂，子宫脱垂，胃火牙痛，齿龈腐臭，口舌生疮，痄腮，咽喉肿痛，煎服 3～10g。升麻根茎含升麻碱、阿魏酸、异阿魏酸等。兴安升麻根茎含升麻环氧醇及其木糖苷、兴安升麻醇、齿阿米素、齿阿米醇、异阿魏酸、阿魏酸等。大三叶升麻根茎含大三叶升麻醇等。升麻中含咖啡酸在体外能抗菌、抗病毒；阿魏酸能抗血小板聚集；齿阿米醇具解痉作用；齿阿米素也具解痉作用，水提取物能抑制离体肠管及妊娠子宫；异阿魏酸可使动物运动迟缓，趋于镇静；兴安升麻也有镇静、降压、抗惊厥作用。其主要解痉成分是呋喃色酮类。升麻碱有刺激性，内服可引起胃肠炎。

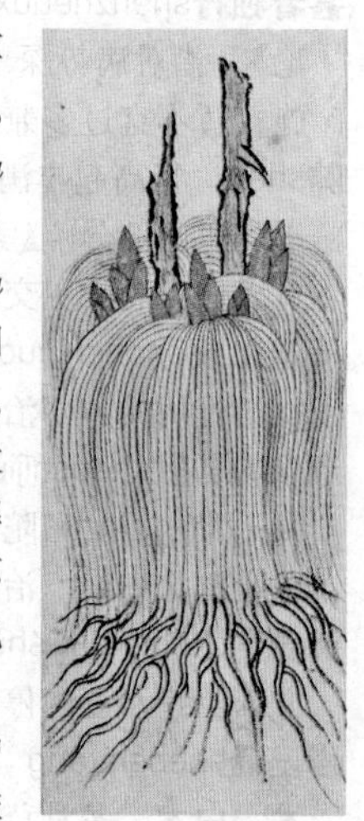
升麻

升麻鳖甲汤shēngmábiējiǎtāng 《金匮要略》方。升麻、甘草各二两，当归、川椒（炒去汗）各一两，炙鳖甲（手指大）一片，雄黄（研）半两。水煎顿服，老人小儿分二次服，取汗。治阳毒，面赤斑斑如锦纹，咽喉痛，唾脓血。

升麻补胃汤shēngmábǔwèitāng 《兰室秘藏·泻痢门》方。白芍药一钱五分，升麻、羌活、黄芪各一钱，生地黄、熟地黄、独活、牡丹皮、炙甘草、柴胡、防风各五分，当归身、葛根各三分，肉桂少许。为粗末，分作二服，水煎，食前稍热服。治湿毒肠澼，下血紫黑，腰沉、腹不痛。

升麻柴胡汤shēngmácháihútāng 《三因极一病证方论》卷十六方。柴胡、升麻、芍药、栀子、木通各一两，黄芩、大青叶、杏仁（去皮尖）各七钱半，煅石膏二两。为粗末，每服四钱，水煎，食后服。治心脾虚热上攻，舌上生疮，舌本强，二颊肿痛。

升麻膏shēngmágāo ❶《备急千金要方》卷二十二方。升麻、白薇（《肘后方》作白蔹）、漏芦、芒硝、黄芩、连翘各二两，枳实（《经心录》无枳实）、蛇衔草各三两，栀子四十枚，蒴四两。为粗末，水浸半日，以猪脂五升煎令水气尽，去滓成膏，每用少许外涂患处。治丹毒疮肿热赤。❷《证治准绳·幼科》集三引张焕方。升麻、白蔹、漏芦、芒硝各一分，连翘、栀子各半两。为末，以猪油半斤慢火熬药至赤色，去滓，每用少许涂患处。治小儿赤丹初发，肉如火色或如鸡冠者。❸《证治准绳·幼科》集三方。升麻、大黄、景天、蛇衔草、栀子、寒水石、芒硝、蓝叶、生地黄、芭蕉根、羚羊角、梧桐皮各半两。为细末，以竹沥浸一夜，漉去竹沥，以猪油一斤慢火熬，去滓成膏，每服枣大，竹沥化下，并磨涂患处。治小儿各种丹，发无常处，身热如火烧。

升麻葛根汤shēngmágégēntāng ❶《太平惠民和剂局方》卷二方。又名平血饮。升麻、葛根、芍药、炙甘草各等分。为粗末，每服四钱，水煎，不拘时服。功能辛凉解肌，透疹解毒。治伤寒、温疫、风热，壮热头痛，肢体痛，疮疹已发或未发。近代常用治麻疹、风疹、疱疹、感冒、肺炎等温疫热毒诸症。方中葛根清热解肌透疹；升麻升阳透表；芍药和营泄热；甘草调和诸药。合用则解肌透疹，和营解毒。❷《医宗金鉴·外科心法要诀》卷六十七方。栀子、升麻、葛根、白芍药、柴胡、黄芩各一钱，黄连、木通、甘草各五分。水煎，不拘时服。治心火炽盛，更兼酷饮嗜热而生心痈，始发巨阙穴处，隐痛微肿，令人寒热，身痛面赤，口渴引饮。

升麻和气饮shēngmáhéqìyǐn 《太平惠民和剂局方》卷八方。干姜、炒枳壳各半钱，葛根、制苍术、桔梗、升麻各一两，当归、制半夏、茯苓、白芷各二钱，陈皮、甘草各一两半，芍药七钱半，熟大黄半两。为粗末，每服四大钱，加生姜三片、灯心十五茎，水煎，食前服。治疥疮发于四肢、臀、髀，痛痒不止，甚至憎寒发热，攻刺疼痛，浸淫浮肿，及癞风入脏，阴下湿痒，耳鸣，眼痛等症。

升麻黄连汤shēngmáhuángliántāng 《寿世保元》卷六方。升麻、葛根各一钱五分，白芍药七分，川芎四分，荆芥、薄荷各三分，苍术八分半，甘草、黄连（酒洗）各五分，酒黄芩六分，犀角四分半，白芷二分。为粗末，水煎，食后服。治阳明经风热而致的面热。

升麻黄芪汤shēngmáhuángqítāng 《医学衷中参西录》方。生黄芪 15g，当归 12g，升麻、柴胡各 6g。水煎服。治妇人转胞，小便滴沥不通。

升麻解毒汤shēngmájiědútāng ❶《证治准绳·幼科》集六方。升麻、葛根、荆芥穗、人参、柴胡、前胡、牛蒡子、桔梗、防风、羌活、赤芍药、淡竹叶、连翘、甘草。水煎服。治麻疹初起，恶寒发热。❷《外科正宗》卷三方。升麻、鲜皂角刺各四钱，土茯苓一斤。水煎，分四次，一日服尽，每服时燉热，加麻油三茶匙调下。治杨梅疮，筋骨疼痛，久而不愈，及流注结毒，皮肉破烂，咽喉损破者。若病在项以上加白芷一钱；在咽内加桔梗一钱；在胸腹加白芍药一钱；在肩背加羌活一钱；在下部加牛膝一钱。

升麻六合汤shēngmáliùhétāng 《医垒元戎》方。当归（酒浸炒）、川芎、白芍药、熟地黄（酒洒蒸）各一两，升麻、连翘各七钱。为粗末，水煎服。治妊娠伤寒，下后过经不愈，温毒发斑如锦纹者。

升麻龙胆草饮子shēngmálóngdǎncǎoyǐn · zi 《原机启微》卷下方。即龙胆饮子，见该条。

升麻清胃散shēngmáqīngwèisǎn 《症因脉治》卷二方。升麻、生地黄、黄连、牡丹皮、栀子、当归、大黄（酒蒸）。为末服。功能清胃凉血，泻火解毒。治内伤牙衄，右关脉洪数，肠胃积热者。本方即《脾胃论》清胃散加栀子、大黄而成。

升麻散 shēngmásǎn ❶《济生方》卷五方。升麻、赤芍药、人参、桔梗、葛根各一两，生甘草半两。为粗末，每服四钱，加生姜五片，水煎，不拘时服。治膈上壅毒，口舌生疮，咽喉肿痛。❷《证治准绳·幼科》集三方。升麻、黄芩、炒大黄、朴硝各一分，麦冬、葛根各三分。为粗末，每服一钱，水煎服。治小儿丹毒，遍身壮热烦渴者。

升麻散毒汤shēngmásàndútāng 《外科活人定本》卷二方。白芷、升麻、葛根、芍药、桂枝、连翘、羌活、桔梗、当归、荆芥各等分。水煎，食后服。治赤面风初起，正面上红肿而浮起者。

升麻顺气汤shēngmáshùnqìtāng 《医学入门》卷六方。升麻一钱半，葛根、防风、白芷、黄芪、人参各一钱，白芍药六分，甘草、苍术各五分。加生姜、大枣，水煎服。治忧思饮食失节，面色黧黑，心悬如饥，不欲饮食，气短而促。

升麻搨汤shēngmátàtāng 《备急千金要方》卷二十二方。升麻、漏芦、芒硝各二两，栀子二十枚，黄芩三两，蒴五两。浸煮取汁，帛浸湿敷患处。治丹毒，疮肿热痛。

升麻汤shēngmátāng ❶《圣济总录》卷二十方。升麻三两，茯神（去末）、人参、防风、犀角、羚羊角、羌活各二两，桂枝（去粗皮）半两。为粗末，每服四钱匕，加生姜一块拍碎、竹沥少许，水煎，不拘时服。治热痹。❷《圣济总录》卷一百二十八方。升麻、连翘、大青、炒大黄、玄参各一两，生地黄二两，败酱草、络石藤、白蔹各五钱。为粗末，每服五钱匕，水煎，入芒硝末五厘，空腹服。治石痈，皮色紫赤，恶寒壮热，未成脓者。❸《圣济总录》卷一百三十方。升麻、炒大黄、黄芩、当归、枳壳（麸炒）各一两，炙甘草五钱，芍药一两。为末，每服五钱匕，水煎，空腹服。治痈肿。❹《素问病机气宜保命集》卷下方。又名清震汤。升麻、苍术各一两，荷叶一张。为细末，每服五钱，水煎，食后服；或烧全荷叶一张，研细调入煎药内服。治雷头风。❺《证治准绳·幼科》集三方。升麻、射干、连翘、犀角、大黄（微炮）、朴硝各半两。为粗末，取适量，水煎服。治小儿瘰疬溃脓成疮者。

升麻胃风汤shēngmáwèifēngtāng 《医学入门》卷六方。升麻二钱，白芷、当归、葛根、苍术各一钱，甘草一钱半，柴胡、藁本、羌活、黄柏、草豆蔻各三分，麻黄（不去节）五分，蔓荆子二分。加生姜、大枣，水煎服。治虚风能食麻木，牙关急搐，目内蠕动，胃风面肿。

升麻消毒饮shēngmáxiāodúyǐn 《医宗金鉴·外科心法要

诀》卷七十四方。当归尾、赤芍药、金银花、连翘（去心）、炒牛蒡子、生栀子、羌活、白芷、红花、防风、生甘草、升麻、桔梗，小剂各一钱；中剂各一钱五分；大剂各二钱。水煎，食远服。治黄水疮。若疮生头面，减去当归尾、红花。

升麻芷葛汤shēngmázhǐgétāng 《审视瑶函》卷三方。升麻、白芷、葛根、薄荷、石膏、陈皮、川芎、炒半夏、甘草各等分。为粗末，加生姜三片，水煎，食后服。治阳明经头风头痛，身热口渴。

升明shēngmíng 运气术语。五运主岁之中，火岁平气的名称。《素问·五常政大论》："愿闻平气何如而名？……火曰升明。"谓火性得以上升明耀，故名。

升清消毒饮shēngqīngxiāodúyǐn 《医方经验汇编》方。牛蒡子、玄参、人中黄、杭菊花、桔梗各9g，紫背浮萍12g，连翘、薄荷、僵蚕各6g，黄连1.8g，升麻2.4g，鲜荷叶1小张。水煎服。治重证大头瘟，憎寒发热，头面焮肿，破流秽水，状如烂瓜。若大便实加大黄；渴甚去升麻，加石膏、花粉。

升提汤shēngtítāng 《傅青主女科》卷上方。熟地黄、巴戟天（盐水浸）、白术（土炒）各一两，人参、生黄芪各五钱，山茱萸肉三钱，枸杞子二钱，柴胡五分。水煎服。功能填精益肾，补气升阳。治妇人脾肾两虚不孕，饮食少思，胸膈满闷，倦怠思睡者。

升提中气shēngtízhōngqì 是治疗中气下陷的方法。中气指脾气。脾气上升，将水谷精微之气上输于肺，以荣养其他脏腑，若脾虚中气下陷，可出现久泻、脱肛、子宫脱垂等症，或不能制水而小便不利。均可用补中益气汤，以升提中气，脾气旺则诸症自除，升清降浊的功能恢复，则小便通畅。

升陷汤shēngxiàntāng 《医学衷中参西录》方。生黄芪18g，知母9g，柴胡、桔梗各4.5g，升麻3g。水煎服。治胸中大气下陷，气短不足以息，或努力呼吸有似乎喘，或气息将停，危在顷刻，兼见寒热往来，或咽作渴，或满闷怔忡，或神昏健忘，脉沉迟微弱，关前尤甚，剧者六脉不全，或三五不调。若气分虚极，酌加人参，或更加山茱萸；大气下陷过甚，至少腹下坠，或更作疼者，加升麻五分，或倍作二钱。方中黄芪为主，补气升提，惟其稍热故以知母之凉润以济之；柴胡为少阳之药，能引大气之陷者自左上升，升麻为阳明之药，能引大气之陷者自右上升；桔梗为药中之舟楫，能载诸药之力上达胸中以为向导。

升阳补气汤shēngyángbǔqìtāng 《内外伤辨惑论》卷中方。厚朴（姜制）五分，升麻、羌活、白芍药、独活、防风、炙甘草、泽泻各一钱，生地黄一钱五分，柴胡二钱五分。为粗末，每服五钱，加生姜三片、大枣二枚，水煎，食前服。治饮食不时，饥饱劳役，胃气不足，脾气下溜，气短无力，不耐寒热，饭后昏闷，怠惰困倦，及五心烦热。若腹胀加厚朴；腹中似硬加砂仁三分。

升阳补胃汤shēngyángbǔwèitāng 《医学入门》卷三方。黄芪、人参、甘草、当归、白术、升麻、柴胡、桂枝、芍药、羌活、防风、葛根、独活、生地黄、牡丹皮。水煎服。治肠澼下血，血出如箭。

升阳除湿防风汤shēngyángchúshīfángfēngtāng 《脾胃论》卷中方。防风二钱，苍术（泔浸，去皮）四两，白术、茯苓、白芍药各一钱。为粗末，水煎，空腹食前服。治肠澼下血，大便闭塞，或里急后重，或少有脓，或少有血者。

升阳除湿汤shēngyángchúshītāng 《兰室秘藏·泻痢门》方。苍术一钱，柴胡、羌活、防风、升麻、神曲、泽泻、猪苓各五分，炙甘草、陈皮、麦芽各三分。水煎，空腹服。治脾虚湿盛，不思饮食，泄泻无度，小便黄，四肢困弱。若胃寒肠鸣，加益智仁、半夏各五分，生姜三片，大枣一枚。

升阳举经汤shēngyángjǔjīngtāng 《兰室秘藏·妇人门》方。肉桂（去皮，盛夏不用）、白芍药、红花各五分，细辛六分，人参、熟地黄、川芎各一钱，独活、炮附子（去皮脐）、炙甘草各一钱五分，羌活、藁本、防风各二钱，白术、当归、黄芪、柴胡各三钱，桃仁（汤浸去皮尖）十个。为粗末，每服三至五钱，水煎，空腹热服。治经水不止，右尺脉按之空虚，或轻按其脉数疾，举指弱紧而涩，属气血俱脱，或阴躁阳欲先脱。

升阳去热和血汤shēngyángqùrèhéxuètāng 《兰室秘藏·泻痢门》方。橘皮二分，熟地黄、当归身、苍术、秦艽、肉桂各三分，生地黄、牡丹皮、生甘草各五分。为粗末，水煎，空腹服。功能升阳，去湿热，和血脉。治肠澼下血，血出四溅，腹中大痛。

升阳散火汤shēngyángsànhuǒtāng ❶《内外伤辨惑论》卷中方。生甘草二钱，防风二钱五分，炙甘草三钱，升麻、葛根、独活、白芍药、羌活、人参各五钱，柴胡八钱。为粗末，每服五钱，水煎服。功能升阳散火。治胃虚过食生冷物，抑遏阳气，火郁脾土而致发热倦怠，或骨蒸劳热，扪之烙手者。❷《伤寒六书·杀车槌法》方。人参、当归、柴胡、芍药、黄芩、甘草、白术、麦冬、陈皮、茯神。加生姜三片、大枣二枚，水煎服。治热乘肺经，寻衣摸床，叉手冒胸，谵语昏沉，不省人事。若有痰加半夏（姜汁炒）；大便燥实，谵语发渴加大黄；泄泻加升麻、炒白术。❸《医宗金鉴·外科心法要诀》卷六十三方。升麻、葛根、蔓荆子、白芍药（酒炒）、防风、羌活、独活、甘草（半生，半炙）、人参各一钱，柴胡、香附、炒僵蚕各一钱五分，川芎六分。加生姜一片、大枣一枚，水煎，食远服。治颊疡（生于耳下颊车骨间之疮疡，始发如粟，色红渐大如榴）失治，或过敷寒药以致肌冷凝结，坚硬难消难溃者。

升阳顺气汤shēngyángshùnqìtāng 《内外伤辨惑论》卷中方。黄芪一两，半夏（汤洗）三钱，人参三分，草豆蔻二钱，炒神曲一钱五分，升麻、柴胡、当归身、陈皮各一钱，炙甘草、黄柏各五分。为粗末，每服三钱，加生姜三片，水煎，食前服。治饮食不节，劳役所伤，腹胁满闷、短气，遇春则口淡无味，遇夏虽热犹有畏寒，饥则常如饱，不喜食冷物。《杂病源流犀烛》亦有本方，但多牡丹皮，治脱营失精。

升阳益胃shēngyángyìwèi 治法。是升发脾阳，以治脾虚气陷，胃失降纳之法。脾升则健，胃降则和。临床用于劳倦伤脾，胃阳不振，表现为体重肢困、怠惰嗜卧、恶风厥冷、口苦舌燥、饮食无味、食不消化、大便不调等症，用升阳益胃汤等。

升阳益胃汤shēngyángyìwèitāng 《内外伤辨惑论》卷中方。黄芪二两，半夏（汤洗，脉涩者用）、人参、炙甘草各一两，独活、防风、白芍药、羌活各五钱，橘皮（不去瓤）、茯苓（小便利、不渴者勿用）、泽泻（不肿勿用）、柴胡、白术各三钱，黄连二钱。为粗末，每服三至五钱，加生姜五片、大枣二枚，水煎，早饭午饭之间服。功能益气升阳，清热除湿。治脾胃虚弱，怠惰嗜卧，四肢不收，时值秋燥行令，湿热少退，体重节肿，口苦咽干，饮食无味，大便不调，小便频数，兼见肺病，洒淅恶寒，惨惨不乐，面色恶而不和者。

升药shēngyào 方名。见《药材资料汇编》。为三仙丹之别名，详该条。

升阴丸shēngyīnwán 《医学入门》卷六方。熟地黄五钱，白芍药、知母各三钱，升麻、干姜各二钱，甘草一钱。为末，粥和丸。治久病大肠气泄。

生斑舌shēngbānshé 即红中黑斑舌。详该条。

生草药性备要shēngcǎoyàoxìngbèiyào 本草著作。2卷。清代何谏撰。刊于1711年。本书收载我国东南方各省的草药308种，其中有相当一部分地方草药不见于一般本草著作。每药分别记述药名、别名、产地、性味和主治等内容。书末附杂症验方8首。为记述地方草药的一部重要著作。现存清刊本。

生扯拢shēngchělǒng 中药材。见《民间常用草药汇编》。为糯米藤之别名，详该条。

生地八物汤shēngdìbāwùtāng 《医学心悟》卷三方。生地黄、麦冬各三钱，山药、知母、牡丹皮各一钱半，黄芩、黄连、黄柏各一钱，荷叶二钱。水煎服。功能清胃滋肾。治中消，消谷善饥。

生地黄 shēngdìhuáng 中药材。出《本草经集注》。即生地，详干生地、鲜生地条。

生地黄膏shēngdìhuánggāo 《杂病源流犀烛·六淫门》卷十七方。生地黄一斤（打汁，入酒少许），熟附子一两半（去皮脐切片，入生地汁煮成膏，取附片焙干），山药三两（研末）。以膏捣丸，每服三十丸，空腹米饮送下。治阳虚吐血。

生地黄黄连汤shēngdìhuánghuángliántāng 《医垒元戎》方。生地黄、赤芍药、当归、川芎、黄连、黄芩、栀子、防风。水煎服。功能养血清热。治失血后燥热瘛疭，脉数盛者。

生地黄煎shēngdìhuángjiān 《外台秘要》卷十六引《删繁方》方。生地黄汁三升（后下），赤蜜、石膏各一升，升麻、射干、黄芩各三两，玄参八两，栀子仁、葳蕤各四两，甘草二两。水煎，分四次服；若须利泄，加芒硝三两，分三次服。得利泄，止后服。治脾劳热，身体眼目口唇悉萎黄，舌木强直，不得咽唾。

生地黄散shēngdìhuángsǎn ❶《素问病机气宜保命集》卷下方。生地黄、熟地黄、枸杞子、地骨皮、天冬、黄芪、芍药、甘草、黄芩各等分。为粗末，每服一两，水煎服。治衄血，吐血，溺血，下血等无寒证者。❷《审视瑶函》卷四方。干地黄、赤芍药、川芎、甘草、当归身、天花粉各等分。为细末，取适量，另用灯心煎汤，调搽口内。治新生儿目闭不开。❸《血证论》卷七方。生地黄五钱，川芎、甘草各一钱半，黄芩、蒲黄、白茅根、牡丹皮、白芍药、侧柏叶各三钱，桔梗、栀子、阿胶各二钱，童便、莱菔汁各一杯。为粗末，水煎服。功能凉血止血。治血箭，症见毛窍出血，有似箭之射出，由心肺火盛所致。

生地黄汤shēngdìhuángtāng ❶《外台秘要》卷三十四引《广济方》方。生地黄汁一升，芍药、炙甘草各二两，丹参四两，蜜一合，生姜汁半合。水煎，去滓，入地黄汁、蜜、姜汁微煎，分七次服，日二、夜三服。治产后腰痛，肢疼不食，恶露不净。❷《证治准绳·女科》卷四方。生地黄一两，煨大黄、芍药、茯苓、炒当归、细辛、炙甘草、黄芩、桂心各半两。为粗末，每服五钱匕，加生姜、大枣，水煎服。治妊娠气血不调或跌仆闪坠而致的堕胎，小产后恶露不尽，腹中痛。❸《医学心悟》卷三方。生地黄三钱，牛膝、牡丹皮、焦栀子各一钱，丹参、玄参、麦冬、白芍药各一钱半，郁金、三七、荷叶各七分。水煎，加陈墨汁、童便各半杯服。治热盛吐血。❹《医宗金鉴·幼科心法要诀》卷五十方。生地黄、赤芍药、川芎、当归、天花粉、甘草。水煎服。治小儿感受胎热，眼闭不开。❺《杂病源流犀烛·六淫门》卷十七方。生地黄汁一升，干漆五钱，生藕汁半升，大青叶汁半升，炒虻虫二十个，炒水蛭十个，大黄一两，桃仁五钱。水煎，放冷，分二次服，先服半日许，血未下再服。治蓄血证，肤冷，脐下满，或狂或躁，大便色黑，小便自利，脉沉细微。

生地黄丸shēngdìhuángwán 《杂病源流犀烛·内伤外感门》卷二十二方。生地黄、黄菊花、防风、枳壳、决明子、石决明、白芍药、茯神。为末和丸。治肝虚而致的眉棱骨痛。

生地黄饮子shēngdìhuángyǐn·zi ❶《太平圣惠方》卷八十三方。生地黄汁、竹沥各三合，独活三分（研末）。水煎服。治小儿中风，面引口偏，身体拘急，舌不能转。❷《杂病源流犀烛·六淫门》卷十七方。人参、黄芪、生地黄、熟地黄、石斛、天冬、麦冬、枳壳、枇杷叶、泽泻各一钱，甘草五分。水煎服。治消瘅。

生等shēngděng 中药材。见《全国中草药汇编》。即升登，详该条。

生发之气shēngfāzhīqì 指胆气，详该条。

生发神效黑豆膏shēngfàshénxiàohēidòugāo 《太平圣惠方》卷八十九方。黑豆、巨胜子各三合，诃子皮一两。为末，以水拌匀，置竹筒内，乱发塞口，置煻灰内煨取油，贮瓷器中。先以米泔皂角煎汤洗头，拭干涂患处，日二次。治小儿脑疳，头发连根作穗子，脱落不生，及白秃疮发不生。

生肤散shēngfūsǎn 《疡医大全》卷二十二方。麦冬、山茱萸、金银花、当归各一两，熟地黄二两，人参、白术各五钱，肉桂一钱。水煎服。治背痈将愈，疮口不收。

生附散shēngfùsǎn 《三因极一病证方论》卷十二方。生附子、滑石各五钱，瞿麦、木通、半夏各三分。为粗末，每服二钱，加生姜七片、灯心三十茎、蜜半匙，水煎服。治冷淋，小便淋漓涩痛，憎寒凛凛。

生附四君子汤shēngfùsìjūnzǐtāng ❶《证治准绳·幼科》集二方。人参、白术、附子、木香、茯苓、橘红、甘草各等分。为末，每服五至七分，加姜、枣，水煎服。治小儿吐泻，不思乳食。❷《幼科释谜》卷五方。生附子、人参、茯苓、白术、炙甘草各等分。为粗末，每服二钱，加生姜五片，水煎服。治小儿慢脾风。

生干地黄散shēnggāndìhuángsǎn 《太平圣惠方》卷八十二方。生干地黄二两，乌鸡骨（酥炙）一两。为细末，每服五分，不拘时粥饮调下。治小儿脏腑壅热，气血不荣，而致囟陷不平者。

生干地黄丸shēnggāndìhuángwán ❶《太平圣惠方》卷四十五方。生干地黄三两，羚羊角二两，赤茯苓、独活、槟榔、诃子皮各一两，木香三分，炙甘草半两，麦冬一两半，桂心二分。为细末，炼蜜为丸，梧桐子大，每服三十丸，食前温酒送下。治干脚气，风毒搏于脚膝，皮内干枯，脚胫渐细，骨中疼痛，时复心闷。❷《太平圣惠方》卷八十九方。干地黄、炒当归、防风、炒酸枣仁、赤茯苓、黄芪、川芎、羚羊角、羌活、炙甘草、桂心各五钱。为细末，炼蜜为丸，绿豆大，每服五丸，食前温酒送下。治小儿筋脉缓弱，脚膝无力，不能行步。

生后不啼shēnghòubùtí　症名。指婴儿生后不哭。出《大生要旨》。详“闷气生”条。

生化shēnghuà　❶运气中六气的变化之一。《素问·六元正纪大论》：“厥阴所至为生化。”厥阴之气到来，风气敷布，一派春生之气，故名生化。❷泛指事物的发生和变化。《素问·五运行大论》：“寒暑燥湿风火，在人合之奈何？其于万物何以生化？”《素问·六微旨大论》：“害则败乱，生化大病。”

生化编shēnghuàbiān　女科著作。见“女科·产后编”条。

生化六和汤shēnghuàliùhétāng　《傅青主女科·产后编》卷七方。川芎二钱，当归四钱，炮姜、炙甘草、陈皮、藿香各四分，砂仁六分，茯苓一钱，生姜三片。水煎服。功能生新化瘀，化湿和胃。治产后血块痛未除而患霍乱者。

生化汤shēnghuàtāng　《景岳全书·妇人规》卷六十一引钱氏方。当归五钱，川芎二钱，炙甘草五分，炮姜三分，桃仁十粒，熟地黄三钱（一方无熟地黄）。为粗末，加大枣二枚，水煎服。功能生新化瘀，温经止痛。治产后恶露不行，小腹疼痛。若血晕，加荆芥穗六至七分；气虚气脱，倦怠无力，加人参、黄芪；阳虚厥逆，加肉桂、附子；脉虚烦渴，加麦冬、五味子；气壅有痰，加陈皮、竹沥；血虚血燥便秘，加麻仁、杏仁、肉苁蓉；多汗不眠，加茯神、酸枣仁、黄芪；烦热，加牡丹皮、地骨皮；口噤瘛疭，角弓反张，加荆芥、防风各三至四分；恶露未尽，身发寒热，头痛胁胀，小腹胀痛，加红花、牡丹皮、肉桂各三至四分，延胡索一钱；内伤饮食，加山楂、陈皮、砂仁，或神曲、麦芽；外感寒湿，加苍术、白术；血积食积，肠有燥粪，脐腹胀痛，加大黄二钱。方中当归、熟地补血活血，川芎活血行气，桃仁活血祛瘀，炮姜温经止痛，炙甘草协调诸药。全方以活血祛瘀为主且能生血，使瘀去新生则诸证自愈。临床观察：本方用于产后，能加速子宫复原，减少宫缩腹痛。

生化之源shēnghuàzhīyuán　即化源，详该条。

生肌八宝丹shēngjībābǎodān　经验方。见《中医伤科学讲义》（上海中医学院）。煅石膏、赤石脂、轻粉各30g，东丹、龙骨、血竭、乳香、没药各9g。为细末，外撒创口。功能生肌收敛。治疮口不敛。

生肌白玉膏shēngjībáiyùgāo　经验方。见《中医外科学讲义》（上海中医学院）。煅石膏（将石膏先用人尿浸半年，洗净，再漂二月，然后煅熟），制炉甘石（药用剂量比例为9∶1）。为细末，以麻油少许调成药膏，再加入黄凡士林（药粉与油类比例为3∶7）。用时将膏均涂纱布上，敷贴患处。功能润肤生肌收敛。治溃疡腐肉已尽、疮口不敛者。

生肌定痛shēngjīdìngtòng　治法。见《中医临床诊疗术语·治法》。运用具有生肌和止痛作用的方药，达到加速疮口愈合目的的治疗方法。适用于脓水将尽，疮口未收而疼痛，微有红肿者。代表方剂如生肌定痛散。

生肌定痛散shēngjīdìngtòngsǎn　《外科大成》卷一方。生石膏一两，朱砂三钱，冰片二分，硼砂五钱。为细末，撒患处。治痈疽溃烂，红肿热痛。

生肌法shēngjīfǎ　外治法之一。即促进体表溃疡愈合的方法。出《刘涓子鬼遗方》卷二。又名收口法。痈疽溃后毒虽尽而肌肉不生，或形成溃疡。多由气血不足或治疗失当所致。治宜健脾益气养血为主。溃疡面大者，除可选用四君子汤、补中益气汤、当归补血汤、四物汤随证化裁内服外，并外用生肌散；若溃疡面小，单用生肌散（膏）即可。此法必须在腐肉及脓水尽时用之。否则反增溃烂，延缓愈合。

生肌干脓散shēngjīgānnóngsǎn　《证治准绳·疡医》卷三方。黄连、贝母、降真香（烧存性）、白及、乌贼骨、五倍子（炒黑）、芸香各五钱，轻粉五分。为细末，将患处洗净，外敷患处。治瘰疬、马刀脓汁不干者。

生肌散shēngjīsǎn　❶《外科精要》卷下方。木香、槟榔、黄连各等分。为细末，敷患处。治疮口肌肉不生而不收敛者。❷《活幼口议》卷二十方。黄连、黄柏、甘草、五倍子、地骨皮各等分。为细末，撒疮口。治疮疡破流脓血，疮口不敛。❸《证治准绳·疡医》卷一方，水红花叶。为细末，先用水红花根剉碎煎汤，洗患处，再用药末撒疮口上，日一次。治疮口不合。❹《证治准绳·疡医》卷二方。①木香二钱，黄丹、枯矾各五钱，轻粉二钱。为细末，用猪胆汁拌匀晒干，再研细敷患处。治疮口不合。②枯矾、槟榔各一两，黄丹、血竭各一钱，轻粉五分，密陀僧一钱五分。为细末，撒疮口。治疮口不合。❺《张氏医通》卷十四方。乳香、没药各一两，乌贼骨、轻粉各五钱，炒黄丹、煅龙骨、熊胆各四钱，煅赤石脂七钱，血竭三钱，冰片一钱，麝香八分，朱砂二钱。为细末，撒疮口上，日两次。治痔疮用枯痔散，痔核脱落后，疮口不收者。❻《疡医大全》卷九方。①人参、牛黄、珍珠、琥珀、熊胆、乳香、没药各二钱，煅炉甘石、乌贼骨、龙骨、煅石膏、轻粉各五钱，铅粉二两。为细末，加冰片五分，再研细，每用少许，搽患处。治痈疽疮疡，久不收口。②珍珠、冰片各二分，炒象皮、白蜡各一钱，乳香、血竭、没药、铅粉各五分，轻粉四分，儿茶三分。为细末，先用猪蹄汤或浓茶洗疮口，再用少许掺患处。治痈疽疮疡，久不收口。③红升丹一钱，乌贼骨、象皮（焙焦）、黄丹、轻粉各三钱，赤石脂、儿茶、紫河车各五钱，乳香、没药各二钱。为细末，撒膏药上贴患处。治痈疽疮疡，久不收口。④轻粉、血竭、儿茶各一钱，煅螺蛳十个。为细末，加冰片一分，乳汁调敷患处。治痈疽疮疡，久不收口。⑤煨鲜鹿腿骨。为细末，掺患处。治痈疽疮疡，久不收口。❼《重楼玉钥》卷上方。赤石脂、乳香、煅龙骨各一两，没药三钱，轻粉、硼砂、儿茶各二钱五分，冰片三分。为细末，搽患处。治鱼腮风，腮间红肿而痛，日久腮穿出脓者。❽经验方。见《外伤科学》（广州中医学院）。制炉甘石15g，钟乳石、琥珀各9g，滑石30g，朱砂3g，冰片0.3g。研细末，掺疮面，外盖膏药或油膏。治痈疽溃后，脓水将尽者。

生肌收口shēngjīshōukǒu　治法。见《中医临床诊疗术语·治法》。选用具有解毒、收涩、收敛、促进新肉生长作用的药物，经炮制后研极细末，掺布疮面，促使疮面加速愈合的一种外治法。适用于溃疡腐肉已脱，脓水将尽时，是处理溃疡的一种基本方法。常用的生肌收口药有生肌散、八宝丹等，不论阴证、阳证，均可掺布于疮面上应用。若脓毒未清、腐肉未尽时，则不宜过早使用该法。

生肌玉红膏shēngjīyùhónggāo　《外科正宗》卷一方。白芷五钱，甘草一两二钱，当归二两，紫草二钱，血竭、轻粉各四钱，白蜡二两，麻油一斤。先将前四味入油内浸三日，慢火熬微枯，滤清后再将油煎沸，入血竭溶化，次入白蜡微火化开，然后将膏倾入预放水中的容器内，候片刻，入研细的轻粉，搅匀，用时将膏匀涂纱布上，贴患处。功能活血祛腐，解毒镇痛，润肤生肌。治痈疽疮疡溃烂，腐肉不脱，新肌难生者。实验研究：本方有抗炎和伤口收敛作用。

生姜shēngjiāng 中药材。出《名医别录》。为姜科植物姜 *Zingiber officinale* Rosc. 的新鲜根茎。除东北外我国大部分地区均有栽培。辛，微温。入肺、胃、脾经。发表散寒，消痰下气，温中止呕，解鱼蟹毒。①治感冒风寒，胃寒呕吐，痰饮咳喘，胀满泄泻。解半夏、天南星及鱼、蟹、禽、兽肉毒，煎服 3 ~ 10g，或捣汁饮。②外用治寒湿痹痛，跌打损伤，痈疽，冻疮，毒蛇咬伤。③姜叶：捣汁饮治肉食不消，成为癥积。根茎含挥发油，主成分为姜醇、姜烯、莰烯、龙脑等。还含辣味成分姜辣素，系一群具类似结构的物质的混合物。姜辣素刺激消化道黏膜，增进食欲，帮助消化。浸膏对硫酸铜引起的狗呕吐有止吐作用，姜汁亦有效。生姜能兴奋血管运动中枢和呼吸中枢，升高血压，促进发汗。能抑制某些常见的致病性皮肤真菌，杀灭阴道滴虫和抑制大鼠的蛋清性关节炎。本品还具抑瘤、抗氧化、抗凝血作用。

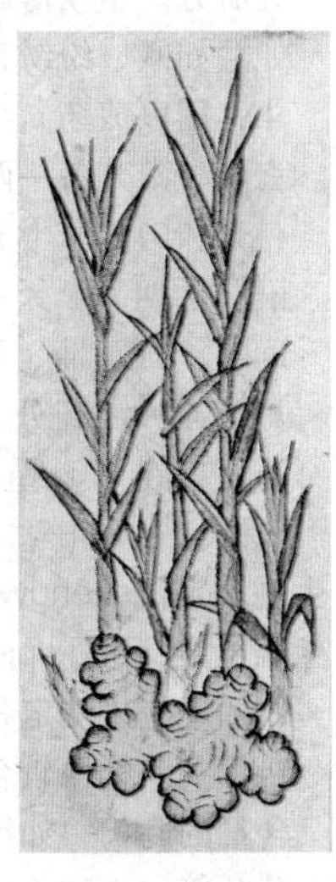
生姜

生姜半夏汤shēngjiāngbànxiàtāng 《金匮要略》方。半夏半升，生姜汁一升。先煎半夏，入生姜汁再煎，稍冷，分四服，日三、夜一服，若病止，停后服。功能辛散开结，降逆化痰。治中焦寒饮犯于胸中，似喘不喘，似呕不呕，似哕不哕，彻心中愦愦然无奈者。

生姜甘草汤shēngjiānggāncǎotāng 《备急千金要方》卷十七方。生姜五两，甘草四两，人参三两，大枣十二枚。为粗末，水煎，分三次服。治肺痿，咳唾涎沫，咽燥口渴。

生姜皮shēngjiāngpí 中药材。出《食疗本草》。又名姜皮、生姜衣。为姜科植物姜 *Zingiber officinale* Rosc. 根茎的栓皮。辛，凉。入脾、肺经。行水消肿。治水肿胀满，小便不利。煎服：1.5 ~6g。外擦皮肤癣疾。

生姜泻心汤shēngjiāngxièxīntāng 《伤寒论》方。生姜四两，炙甘草三两，人参三两，干姜一两，黄芩三两，半夏半升，黄连一两，大枣十二枚。水煎，分三次服。功能和胃散水泻痞。治伤寒汗解之后，胃中不和，心下痞硬，干噫食臭，胁下有水气，腹中雷鸣下利者。方中生姜、半夏和胃散水；黄连、黄芩涤热泻痞；人参、甘草、大枣补养脾胃；干姜温中化水。为消补并用的方剂。

生姜衣shēngjiāngyī 中药材。见《江苏省植物药材志》。为生姜皮之别名，详该条。

生金中毒shēngjīnzhòngdú 病名。指吞服生金而导致中毒症状者。急宜中西医结合救治。《本草纲目》卷四载有解生金毒药物，如白药子、翡翠石、鹧鸪肉、鸭血、白鸭通汁、生鸡屎淋汁等。可参考。参见“金石中毒”条。

生津shēngjīn 治法。又称养津液。用滋养津液的药物，治疗因高热等原因而引起耗伤津液的方法。如症见发热，口干渴，唇燥，舌红，苔黄或白而干等，用增液汤或益胃汤之属。常用药物有玄参、生地、麦冬、花粉、石斛、知母等。

生津葛根汤shēngjīngégēntāng 《张氏医通》卷十五方。葛根、天花粉、麦冬、生地黄各等分，升麻、甘草量减半。用糯米泔水煎，去滓，入茅根汁一合，调服。治痘疮发渴。

生津四物汤shēngjīnsìwùtāng 《幼科铁镜》卷五方。即生津养血汤，见该条。

生津丸shēngjīnwán 《杂病源流犀烛·六淫门》卷十五方。白糖、乌梅、薄荷、柿霜、硼砂。为粗末，炼蜜为丸，噙化。治暑天发渴。

生津养血汤shēngjīnyǎngxuètāng 《古今医鉴》卷十方。又名生津四物汤。当归、白芍（煨）、生地黄（酒洗）、麦冬各一钱，川芎、黄连各八分，知母、黄柏（蜜水炙）、石莲肉、乌梅、薄荷、炙甘草各五分，天花粉七分。水煎，温服。功能生津养血，清热止渴。治上消火盛，烦渴引饮。

生筋散shēngjīnsǎn 《幼幼新书》卷二十六方。木鳖子（去壳）六个，蓖麻子（去壳）六十个。为细末，先摩项上令热，津唾调贴。治小儿久患疳疾，体虚不食，及诸病后项软者。

生理约编shēnglǐyuēbiān 基础理论著作。周禹锡编写，刊于1938年。该书分形质之生理与气化之生理两部分，前者主要从西医解剖学角度论述人体各脏器的组织结构；后者着重以中医理论阐述脏腑、经络、形体、九窍的生理功能。全书中西医理相提并论，言简意赅。见“中国医学约编十种”条。

生硫黄丸shēngliúhuángwán 《三因极一病证方论》卷十一方。硫黄不拘量。以柳木槌研细，生姜汁调，炊饼，再煮糊为丸，梧桐子大。每服五十丸，食前米汤送下。治寒呕，脉弱，小便复利，身有微热。

生脉补精汤shēngmàibǔjīngtāng 《医宗金鉴》卷三十九方。人参、麦冬、五味子、熟地黄、当归、鹿茸。水煎服。治虚中，即猝中昏愦，属房劳精脱者。

生脉散shēngmàisǎn 《医学启源》卷下方。又名人参生脉散、生脉饮。人参五钱、麦门冬、五味子（原方无剂量）。水煎服。功能益气敛汗，养阴生津。治气阴两伤肢体倦怠，气短口渴，汗多脉虚；或久咳肺虚，气阴两亏，干咳少痰，食少消瘦，虚热喘促，气短自汗，口干舌燥，脉细弱。近代用本方制成注射液，治心源性休克。方中人参补肺益气而生津，麦冬养阴清肺而生津，五味子敛肺止汗而生津。三药合用，一补一清一敛，使气复津回，汗止而阴存。实验研究：对实验性休克有保护、强心、升压作用。并能改善微循环，提高心肌耐缺氧的能力。

生脉散注射液shēngmàisǎnzhùshèyè 即生脉散制成的注射液，见“生脉散”条。

生脉饮shēngmàiyǐn 即生脉散，见该条。

生气shēngqì ❶生发和增强元气。《素问·阴阳应象大论》：“壮火食气……少火生气。”参见“少火生气”条。❷春天的生发之气，为万物生长所必需。❸元气。《难经·八难》：“寸口脉平而死者，生气独绝于内也。”参见“元气”条。❹泛指人体的生命活动。《素问·四气调神大论》：“唯圣人从之，故身无奇病，万物不失，生气不竭。”《素问经注节解》："生气者何？生生之气，阳气也。"

生气通天论篇shēngqìtōngtiānlùnpiān 《素问》篇名。生气，指人的生命活动。天，指自然界。本篇论述人的生命活动与自然界的变化有着密切相通的联系。内容主要是运用阴阳理论，从生理、病理两个方面来阐述人体与自然的联系。其中列举了许多种疾病，着重说明阳气失常在病理上的作用，指出阴阳协调的重要性。

生气之源shēngqìzhīyuán 生命活力的根源。《难经·八难》："所谓生气之原者，谓十二经之根本也，谓肾间动气也……"亦称原气。参见该条。

生荣shēngróng 滋生而茂盛之意。《素问·气交变大论》："东方生风，风生木，其德敷和，其化生荣，其政舒启，其令风，其变振发，其灾散落。"《素问·六元正纪大论》："二之气，阳乃布，民乃舒，物乃生荣。"

生肉毒shēngròudú 指食动物的生肉引起中毒或变生他病的邪毒。《备急千金要方·解食毒》有"治食生肉中毒方"。

生乳丹shēngrǔdān 《傅青主女科》卷下方。即通乳丹，见该条。

生晒参shēngshàishēn 中药材。见《中药材手册》。为人参商品之一种，详"人参"条。

生生子shēngshēngzǐ 见"孙一奎"条。

生生子医案shēngshēngzǐyī'àn 医案著作。即《孙文垣医案》，见该条。

生熟地黄丸shēngshúdìhuángwán ❶《丹溪心法》卷四方。生地黄、熟地黄、玄参、石斛各一两。为细末，炼蜜为丸。治眉眶痛。❷《审视瑶函》卷五方。川牛膝（酒制）、石斛、枳壳、防风各六两，生地黄、熟地黄各一斤半，杏仁、羌活各四两，菊花一斤。为细末，炼蜜为丸，梧桐子大，每服三十丸，以黑豆三升，炒令烟尽为度，淬好酒六升，每用半盏，食前送下，或蒺藜煎汤送下。治肝虚目暗，膜入水轮，眼见黑花如豆，或见如蝇虫飞，或视物不明，混睛冷泪，翳膜遮睛。

生熟三黄汤shēngshúsānhuángtāng 《医宗金鉴·外科心法要诀》卷六十九方。生地黄、熟地黄各一钱五分，黄连、黄柏、黄芩、人参、苍术（米泔水浸炒）、白术（土炒）、厚朴（姜炙）、当归身、陈皮各一钱，地榆、防风、泽泻、生甘草各六分，乌梅二个。水煎，食前服。治痔疮出血。

生熟汤shēngshútāng 沸水和井水各半混合水。又称阴阳汤，详该条。

生熟饮子shēngshúyǐ·zi 《普济方》卷三百九十六引《活幼口议》方。罂粟壳四个，陈皮二片，甘草二寸，乌梅二个，大枣二枚，生姜二块，木香一两，诃子二个，黑豆六十粒，黄芪二寸，白术二块，当归二寸。以上生、熟各半，为粗末，每服三钱，水煎服。治小儿虚积痢，腹痛，里急后重，日夜无度。

生髓育麟丹shēngsuǐyùlíndān 《辨证录》卷十方。人参、麦冬、肉苁蓉各六两，山茱萸、山药各十两，熟地黄、桑椹各一斤，鹿茸一对，龟甲胶、枸杞子各八两，鱼鳔、菟丝子各四两，当归五两，北五味子三两，紫河车二个，柏子仁二两。为细末，炼蜜为丸，每服五钱，日二次。功能补肾填精。治男子精少。

生胎shēngtāi 指在腹中正在成长的胎儿。出《本草纲目》"丹参"条。

生藤shēngténg 中药材。见《云南中草药》。又名羊角藤。为萝科植物须药藤 *Stelmatocrypton Khasianum*（Kurz）Baill. 的茎藤或全株。分布于云南、广西。甘、辛，温。祛风解表，舒筋活络，行气止痛。治风寒感冒，支气管炎，风湿疼痛，胃痛，食积气胀。煎服：9～15g。根含挥发油，主要为2－羟基－4－甲氧基苯甲醛。

生铁落饮shēngtiěluòyǐn ❶《素问·病能论》方。生铁落。水煎服。治郁怒伤肝而癫狂者。❷《证治准绳·类方》第五册方。生铁落四十斤（入火烧赤，沸砧上捶之，有花出如兰如蛾，纷纷落地者是，名铁落。用水二斗者煮取一斗，用以煎药），石膏三两，龙齿、茯苓、防风各一两半，玄参、秦艽各一两。为粗末，入铁汁中煮，去渣，入竹沥一升和匀。分十五服，日五次。治痰火热狂。❸《医学心悟》卷四方。天冬、麦冬、贝母各三钱，胆南星、橘红、远志、石菖蒲、连翘、茯苓、茯神各一钱，玄参、钩藤、丹参各一钱五分，朱砂三分。用生铁落煎汤，取汁煎前药。功能镇心坠痰，安神定志。治痰火上扰而致的癫狂证。

生物测定法shēngwùcèdìngfǎ 即生物检定。详该条。

生物检定shēngwùjiǎndìng 又称生物测定法。指利用生物体的反应来测定各种药物的疗效和毒性的方法。多用于尚未找到一种比较合适的化学分析方法，来决定其有效成分含量的药物，如维生素、脑垂体后叶等内分泌制剂、洋地黄叶等。生物检定的主要原则是将需检定的药物与标准品（药材提纯成分或制剂）在严格规定的条件下，比较它们对生物体所产生的反应强度，再计算出药材或其制剂的剂量标准。如洋地黄叶在《中华人民共和国药典》中规定1g药材的效价应与10个洋地黄国际单位相当。

生犀角散shēngxījiǎosǎn 《证治准绳·女科》卷四方。生犀角、麻黄各一两，防风、天麻、羌活、当归、人参、葛根、赤芍药各七钱半，炙甘草、秦艽各半两，石膏一两半。为粗末，每服八钱，水煎服。治妊娠中风不语，四肢强直，心神昏愦。

生犀散shēngxīsǎn ❶《小儿药证直诀》卷下方。犀角二钱，地骨皮、赤芍药、柴胡、葛根各一两，炙甘草五钱。为粗末，每服一至二钱，水煎，食后服。治心经虚热，白睛淡红。❷《普济本事方》卷六方。皂角刺不拘量。置瓶中，盐泥封固，炭火烧存性，放冷，取出研末，每服一钱，温酒调下，暑季陈米饮调下。治痈疽欲溃者。

生犀饮shēngxīyǐn ❶《医宗金鉴·眼科心法要诀》卷七十八方。犀角二钱，羚羊角、防风、黄芩、知母、茯苓、人参各一钱，桔梗一钱五分。为粗末，水煎，食后服。功能凉血清热。治伤寒病后，余热未清，过食辛热，两热合邪，以致瞳人散大，时见黑花，隐涩泪多，红肿疼痛。❷《杂病源流犀烛·内伤外感门》卷二十方。黄土五钱，犀角二钱，黄连、苍术各一钱，金汁半杯（冲），茶叶一大撮。水煎，日三、夜二服。治瓜瓤瘟，胸高胁起，呕血如汁。

生下吐shēngxiàtù 儿科病证。出《小儿药证直诀》。指婴儿出生时咽下秽液，内扰于胃，生后当天或次日多次呕吐。将秽液污染的胃内容物吐净后，可自行缓解。

生血补髓汤shēngxuèbǔsuǐtāng 《伤科补要》卷三方。生地黄、白芍药、川芎、黄芪、杜仲、五加皮、牛膝、红花、当归、续断。水煎服。功能调理气血，舒筋活络。用于扭挫伤筋及脱臼复位后的调养补虚。

生血止崩汤shēngxuèzhǐbēngtāng 《傅青主女科·产后编》

卷上方。川芎一钱，当归四钱，炮姜四分，炙甘草、荆芥炭、乌梅炭、炒蒲黄各五分，桃仁十粒。加大枣，水煎服。功能养血和血，化瘀止血。治产后血崩。若气血衰竭，汗多气促，加人参三至四钱。

生阳shēngyáng 指五脏病按相生次序而传，得其生气，故名。如肝病传心，为木生火。《素问·阴阳别论》："肝之心，谓之生阳。"

生药shēngyào 凡是利用自然界的植物、动物或矿物，采集其一部分或全部，或其分泌物、渗出物等，经过简单的加工之后，供医药上应用的物质，统称为生药。例如，大黄（根和根茎）、牛黄（牛的胆囊结石）、麝香（雄性麝的香囊的干燥分泌物）等。也有些从动植物中提取的物质也列入生药范围，如芦荟是芦荟汁浓缩后的制成品，血竭是龙血树木质中提取的树脂。

生药库shēngyàokù 明代太医院所属机构名称。其任务是受纳、储存和保管全国各地送来的药材。库内设大使和副使管理该机构。

生药库大使shēngyàokùdàshǐ 明代官名。为生药库之最高官职，主管该库事务。参见"生药库"条。

生药库副使shēngyàokùfùshǐ 明代官名。为生药库中仅次于大使的官职，协助大使主管生药库事务。

生银中毒shēngyínzhòngdú 病名。指吞服生银而导致中毒者。急宜中西医结合救治。《本草纲目》卷四载有解银毒药物，如葱汁、鸡子汁、鸭血、鸭通汁等。可参考。详"金石中毒"条。

生长化收藏shēngzhǎnghuàshōucáng 指自然万物在年周期中的生态变化规律。《素问·阴阳应象大论》："天有四时五行，以生长收藏，以生寒暑燥湿风。"后人按五行、五脏和五气相配，将四季分作春、夏、长夏、秋、冬五时，分别为春温、夏热、长夏湿、秋燥、冬寒的气象规律，生物界相应为生、长、化、收、藏的变化。

生长壮老已shēngzhǎngzhuànglǎoyǐ 指生命活动所表现出的由出生到成熟、由盛壮到衰竭的全过程。张介宾云："生长壮老已，动物之始终也。"

生之本shēngzhīběn 指生命的根本。《素问·生气通天论》："生之本，本于阴阳。"阴阳是天地之道，所以生命的发生及其全过程，都由天地阴阳相反相成的作用所支配，故人的生命，亦以阴阳为根本。

生汁兑入shēngzhīduìrù 煎药法之一。有一些药材本身就是液体，如蜜、酒、醋、生姜汁等，除非处方要求，一般不必与其他药同煎，只与煎出药液混合服用即可。也简称为"兑入"。

生殖之精shēngzhízhījīng 生殖的基本物质。禀受于父母，常先身生，故又称先天之精。具有繁衍后代的能力，并与生长、发育和衰老等有关。其生成、储藏和排泄，均由肾所主，属于肾精的范围。

生注shēngzhù 病证名。九注之一。《诸病源候论·生注候》："人有阴阳不调和，血气虚弱，与患注人同共居处，或看侍扶接，而注气流移染易得注，与病者相似，故名生注。"症见心胁痛，转移无常，或体中痛，移易牵制，冲绞心胁。日久颜目赤，精泽青黑，或咳逆下痢等。参见"九注"条。

声喝shēnghē 症名。出《金匮要略·百合狐惑阴阳毒病脉证治》。由狐惑病咽喉腐蚀所致之声音嘶哑。方可选用甘草泻心汤，或外吹冰硼散。参见"音嘶""狐惑"等条。

声弘shēnghóng 症名。见《景岳全书》卷二十八。系指声音洪亮。详见"声怯"条。

声破shēngpò 病证名。即音嘶。详该条。

声怯shēngqiè 症名。指因身体虚弱所致的声音低微。五脏六腑之精皆藏于肾，肾为声音之根，脏腑健旺则声音洪亮，脏腑虚弱则声音低微。故《景岳全书》卷二十八："声音出于脏气，凡脏实则声弘，脏虚则声怯。"

声如拽锯shēngrúzhuàijù 症名。喉中痰鸣，呼吸困难而产生拉锯样声音。卒中昏仆，每见此症。亦可见于一些喉头梗阻的疾病。

声散shēngsàn 症名。《脉因证治》卷下："咳而声嘶破，俗名声散也。"即音嘶。详该条。

声嗄shēngshà 症名。见《诸病源候论》卷八。嗄者，声破（《玉篇》）；声变也（《集韵》）；《红炉点雪》卷二："金为火烁而损，由是而声嗄、声嘶见焉。"系指音嘶不清、发声不彰。即音嘶。详该条。

声嘶shēngsī 症名。见《诸病源候论》卷二。《红炉点雪》卷二："金为火烁而损，由是而声嗄、声嘶见焉。"即音嘶。详该条。

声嘶嗽shēngsīsòu 病证名。指咳嗽而声音嘶哑者。多因血热所致。《不居集》卷十五："声嘶嗽、咳嗽而声嘶者，乃血分受热故也。"治用"蛤粉、青黛，蜜调服之。"参见"咳嗽""哑嗽""劳咳""久咳"条。

声碎shēngsuì 症名。系指声音嘶哑，肺主气，声由气而发，若肾阴虚亏而虚火上灼肺金，则肺伤而声碎。《红炉点雪》卷二："若夫水亏火炎，金伤声碎者。则犹钟磬击损……"治宜滋阴降火。可选用知柏地黄汤加减。参见"喑""金破不鸣"等条。

声哑shēngyǎ 症名。见《世寿保元》卷六喉痹篇："声哑，失音不出，用猪板油切烂入蜜，重汤煮熟，食之。"即喑。详"喑"条。

声哑喉shēngyǎhóu 病名。《喉科指掌》卷三："此症寒伏肺家，不肿不红，又无烂点，惟觉干痛，但食米粥，不能吃饭。"治宜温散寒邪。可选用九味羌活汤加减。

声哑喉痈shēngyǎhóuyōng 病证名。系指患喉痈而又声音嘶哑者。多因火毒上炎所致，但亦有由肺受风邪而起者。《喉科秘旨》卷下："受寒太重，肺脉闭塞以致声哑饮食难进，或有烂斑，右寸沉涩，脾胃脉洪大，背寒身热。"治宜温散寒邪，利咽开音。用喉科六味汤加羌活、紫苏、葛根、细辛等。参见"喉痈"条。

声哑嗽shēngyǎsòu 病证名。指咳嗽而声嘶哑者。见《不居集》卷十五。多因痰热壅肺，肺气不清，或因寒包热而致肺气不宣。若治宜清肺中邪滞，或散寒透热，如清咽宁嗽汤及细辛、半夏、生姜等药。痨瘵病人因肺阴耗伤，亦可见咳嗽声哑。参见"咳嗽""哑嗽""劳咳""久咳"条。

声喑shēngyīn 病证名。见《罗氏会约医镜》卷七："声喑之症，虽兼五脏，而于心、肝、肾三经为重。又须知其虚实治之，乃为上工。"该书把声喑病因分为：感于风寒，火衰喉痛，喉虚火炎，喉毒溃烂，梅毒喉烂，肺经实火，肝逆，劳瘵，劳颏等所致。并分别以加味枳桔二陈汤、镇阴煎、滋阴八味汤、仙遗粮汤、麦门冬汤、小降气汤、竹衣麦门冬汤治之。

声重shēngzhòng 即语声重浊。详该条。

绳shéng 耳郭根部前面附着在侧头部的边缘部位。《灵枢·五色》："挟绳而上者，背也。"张景岳注："颊之外曰绳。"

省味金花丸shěngwèijīnhuāwán 《银海精微》卷上方。❶黄柏二两，黄芩、知母、桔梗、连翘各一两，地骨皮、薄荷各五钱。为细末，炼蜜为丸，每服五十丸，桑白皮煎汤或薄荷煎汤送下。功能疏风清热。治目眵泪出不止者。❷栀子、黄芩、黄柏、桑白皮、地骨皮、桔梗、知母、甘草。为细末，炼蜜为丸，茶水送下。功能清热泻火。治脾胃积热而致的黄膜下垂。

眚shěng ❶灾害。《素问·五运行大论》："其眚为陨。"❷眼睛生翳。宋代范成大《晚步宣华旧苑》诗："归来更了程书债，目眚昏花烛穗垂。"

圣功散shènggōngsǎn 《传信适用方》卷三方。木香、槟榔各等分。为细末，每服三钱，浓米饮调下，黎明空腹时，先嚼炙猪肉之属，只咽汁吐去滓，再服药。治寸白虫。

圣惠方shènghuìfāng 方书。即《太平圣惠方》。详该条。

圣惠荆芥地黄汤shènghuìjīngjièdìhuángtāng 见《金匮翼》卷二。荆芥穗二钱。为末，用生地黄汁调下。治风热入络，血溢络外，乍寒乍热，咳嗽口干，烦躁。

圣济经shèngjìjīng 医论著作。又名《宋徽宗圣济经》。10卷。旧题宋代赵佶（徽宗）撰。吴禔注。成书于1118年。本书共分10篇，42章。主要内容以理学思想论述《内经》中有关阴阳、运气、摄生、脏腑、经脉、病机等医理问题，多以性理学附会医学。本书收入《十万卷楼丛书》中。另有《丛书集成》本。

圣济总录shèngjìzǒnglù 综合性医著。又名《政和圣济总录》。200卷。宋徽宗时由朝廷组织人员编撰。成书于1111—1117年（政和年间）。后经金代大定年间、元代大德年间（名为《大德重校圣济总录》）两次重刊。内容系采辑历代医籍并征集民间验方和医家献方整理汇编而成。内容有运气、叙例、治法及临床各科病证证治，包括内、外、妇、儿、五官、针灸等多科疾病，以及杂治、养生等。有论有方，录方近二万首，保存了大量劳动人民与疾病作斗争的丰富理论和经验。但书中也杂有宿命论、符禁、神仙服饵等糟粕。1949年后出版排印本时，对其中明显错误已予删节。

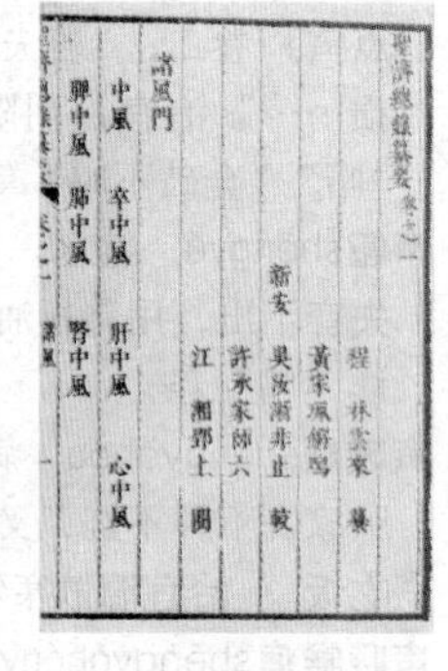
諸風門
中風 卒中風 肝中風 心中風
脾中風 肺中風 腎中風

圣济总录

圣神散shèngshénsǎn 《伤科汇纂》卷七方。草乌、白芷、赤芍药、白及、秋叶、枇杷叶、韭菜根各一两。为细末，蜜调敷患处。治跌打损伤，瘀血疼痛。

圣生梅shèngshēngméi 中药材。出《本草品汇精要》。为杨梅之别名，详该条。

圣愈汤shèngyùtāng ❶《兰室秘藏·疮疡门》方。生地黄、熟地黄、川芎、人参各三分，当归、黄芪各五分。为粗末，水煎，不拘时服。功能补气养血。治诸恶疮出血多，而心烦不安，不得睡眠。❷《脉因证治》卷下方。熟地黄、当归、白芍、川芎、人参、黄芪（原无用量）。水煎服。功能补气养血。治一切失血过多，阴亏气弱，烦热作渴，睡卧不宁。

圣术散shèngzhúsǎn 《景岳全书·新方八阵》卷五十一方。炒白术五钱至二两，炒干姜、肉桂各一至二钱，陈皮（酌用或不用）。水煎服。治饮食偶伤，或吐或泻，胸膈痞闷，或胁肋疼痛，或过用克伐之药，致伤脏气，有同前证，而脉息无力，气怯神倦者。若虚寒泻痢呕吐，加人参、炙甘草之类；中虚感寒，加麻黄、柴胡。

胜复shèngfù 运气术语。指胜气与复气的关系。《类经》："六气盛衰不常，有所胜则有所复也。"一年中，若上半年有太过的胜气，下半年当有与之相反的复气。例如上半年热气偏盛，下半年即有寒气以报复之。又如木运不及，金气胜木，木郁而生火，火能克金，称为复。胜复的一般规律是凡先有胜，后必有复，以报其胜。胜复之气并非每年都有。胜复之说，古人用以说明自然气候的相胜相制现象，进而探讨疾病流行、病机、预后以及治疗的关系。《素问·至真要大论》："治诸胜复，寒者热之，热者寒之……此治之大体也。"

胜寒延嗣丹shènghányánsìdān 《辨证录》卷十方。人参、山药各六两，白术、黄芪、菟丝子、巴戟天、鹿角胶、淫羊藿各八两，附子一个（用生甘草二钱煮汤泡透，切片，微炒熟），茯苓、炒酸枣仁各四两，远志、肉桂各二两，炙甘草一两，木香五钱，肉苁蓉（大者）一枚。为细末，作丸服。治男子精寒无子。

胜红丸shènghóngwán 《瑞竹堂经验方》卷一方。三棱（醋炙）、莪术（醋炙）、炒青皮、陈皮、炮姜、高良姜、枳实（麸炒）、煨白术、炒莱菔子各一两，炒香附二两。为细末，醋糊为丸，梧桐子大，每服五十至七十丸，生姜或木香或陈皮煎汤送下。功能消食行气。治心腹痞满少食。

胜金丹shèngjīndān ❶《卫生宝鉴》卷八方。薄荷、粉霜各半两，皂角二两，瓜蒂、朱砂（留少许为衣）各一两，洛粉（即水银重粉）一钱。先将薄荷、皂角熬膏，余药为末，和丸，樱桃大，朱砂为衣，每服一丸，酒磨服或灌下。治中风涎潮，卒中不语，并吐利者。❷《妇科玉尺》卷二方。常山（酒炒）四钱，槟榔一钱。为细末，醋糊为丸，绿豆大，每服三丸，发前三更温酒送下。治子疟。❸《全国中药成药处方集》方。炒白术、川芎、赤石脂、炙甘草、党参、酒白芍药、白芷、茯苓、当归、藁本、延胡索、牡丹皮、没药、肉桂、白薇、熟地黄各30g，制香附420g。为细末，炼蜜为丸，每服9g，开水或温酒送下。治妇人虚弱，腰腿酸软，月经不调，子宫虚寒，气滞血瘀，癥瘕腹痛，崩漏带下，经行愆期，色淡或紫。

胜金散shèngjīnsǎn 《传信适用方》卷二引李元佐方。生姜（切薄片，去水气，砒霜一钱，拌，煅令烟尽，成黑炭存性）十两，荜茇、细辛、全蝎（去肚内肠屎及毒）、胡椒各二钱。为细末，每次用手指点如黑豆大揩牙龈上，闭口候有涎沫即吐去。治肾热上蒸，牙龈浮肿，牙齿疼痛，或肾元虚冷，牙齿动摇，或赤肿而痛，风牙虫牙。

胜金丸shèngjīnwán 《普济本事方》卷一方。皂角二两，生薄荷半斤，瓜蒂末、藜芦末各一两，朱砂（留少许为衣）半两。先将皂角槌碎，水一升同生薄荷一处捣取汁，慢火熬膏，余药为末，共和丸，龙眼大，朱砂为衣，每服一至二丸，温酒送下，以吐为度。功能祛风化痰。治中风忽昏若醉，形体昏闷，四肢不收，风涎潮于上膈，气闭不通。

胜气shèngqì 运气术语。指偏胜之气。如上半年发生某种超常的气候，或五运中某运偏胜，均称胜气。参见"胜复"条。

胜湿汤shèngshītāng ❶《杂病源流犀烛·六淫门》卷十五方。苍术、羌活、防风、甘草、黄柏、黄连、猪苓、泽泻。水煎服。功能利湿清热。治暑湿下利，及胃家有湿滞而多唾等症。❷《类证治裁》卷二方。苍术、厚朴、半夏、藿香、陈皮、甘草、生姜。水煎服。治湿邪搏阳，头额汗出。

盛端明shèngduānmíng(约1470—1550) 明代官吏兼医生。字希道，自号玉华子。海阳（今广东潮安）人。1502年进士，曾任礼部尚书等官职。喜好医方，通医术，为人治病效果较好，编有《程斋医抄》一书。

盛宏shènghóng 参见“盛寅”条。

盛经shèngjīng ❶气血充盛的经脉。如冲脉、胃经等。《素问·调经论》：“血有余，则泻其盛经出其血。”❷浮现于皮肤分肉之间的络脉。《素问·水热穴论》：“故取盛经分腠。”

盛聚shèngjù 病机。盛为实邪，聚为积聚。指实邪积聚，如痰浊瘀血等。《灵枢·厥病》：“心痛不可刺者，中有盛聚。”

盛恺shèngkǎi 参见“盛寅”条。

盛旷shèngkuàng 见“盛寅”条。

盛伦shènglún 参见“盛寅”条。

盛启东shèngqǐdōng 见“盛寅”条。

盛胎shèngtāi 见《本草纲目·论月水》。即激经，详该条。

盛希道shèngxīdào 见“盛端明”条。

盛寅shèngyín(1375—1441) 明代医生。字启东。江苏苏州人。为名医戴原礼再传弟子。因给宫廷和皇家人员治病，受到明成祖赏识，授任太医院御医，并曾掌管太医院事，于1436年（正统元年）返乡。著有《医经秘旨》等书。弟盛宏，子盛僎，侄盛伦，孙盛恺（旷）等都在当地以医术闻名。

盛则泻之shèngzéxièzhī 针灸治疗法则。出《灵枢·经脉》。邪气壅盛，正气未衰，属实证者，针刺时可用泻的手法治疗。详“针刺补泻法”条。此原则亦用于方药治疗。

盛僎shèngzhuàn 参见“盛寅”条。

盛宗祯shèngzōngzhēn 明清间医生。字心国。世工医术。居宝应（今属江苏）博涉古今医方医案。尤擅幼科，以视耳纹，辨黄紫曲直，判痘发之迟速轻重，可治与不可治。

剩骨疽shènggǔjū 病名。见《证治准绳·疡医》卷四。又名多骨疽，即附骨疽。见该条。

shi

尸shī 人死后的躯体。《素问·缪刺论》：“五络俱竭，令人身脉皆动，而形无知也，其状若尸。”

尸臭shīchòu 症名。指病人身体出现腐肉败血之恶臭，使人难以接近。《脉经》：“人病尸臭，不可近者死。”病体有尸臭气味，多为痈疽恶疮溃腐而护理不周所致，久病而有尸臭为脏腑败坏，病情危重。

尸脚shījiǎo 病名。《诸病源候论》卷三十：“尸脚者，脚跟坼破之名也。”多由冬时触受风寒，气血郁结，不荣于足所致。生于足根部，皮肉顽硬，枯燥皲裂。治疗同皲裂疮。相当于皲裂疮。

尸厥shījué 古病名，厥证之一，出《素问·缪刺论篇》等。指突然昏倒不省人事，状如昏死的恶候。或兼见手足逆冷，肌肤起粟，头面青黑，精神恍惚不宁；或错言妄语，牙紧口噤，头旋晕倒，呼吸低微而不连续，脉微弱如绝。治宜以针灸外治，内服苏合香丸开窍，或中西医结合抢救。参见“厥证”条。

尸疝shīshàn 病名。《外台秘要》卷七：“暴心腹厥逆不得气息，痛达背膂名曰尸疝。”即突发性剧烈心腹疼痛，向背部放散，或伴有厥冷气闭的病证。治同热疝，见该条。

尸体图鉴shītǐtújiàn 参见“王室养生保健全书”条。

尸咽shīyān 病名。《诸病源候论》卷三十：“尸咽者，谓腹内尸虫，上食人喉咽生疮，其状或痒或痛，如甘之候。”又名尸咽喉。后人有谓：“阴阳不和，肺脾壅盛，风热毒气，不能宣通。故令尸虫发动，上蚀于喉。或痒或疼，如䘌之候也，与伤寒狐惑同，当互参之。”（《仁斋直指方》）治宜以甘草泻心汤加减，或参见“狐惑”条。

尸咽喉shīyānhóu 病名，即尸咽。详该条。

尸注shīzhù 病名。九注之一，见《诸病源候论·尸注候》。主要表现为寒热淋沥，沉沉默默，腹痛胀满，喘息不得，气息上冲心胸，牵引腰脊，举身沉重，精神杂错，恒觉惛谬，每逢节气改变，辄致大恶，积月累年，渐就顿滞，以至于死。死后复易旁人，乃至灭门。以其尸病、注易旁人，故名尸注。可用五尸丸治之。

尸疰shīzhù 病名，见《太平圣惠方》卷五十六。即尸注，详该条。

失合症shīhézhèng 病证名。见《褚氏遗书·精血篇》。多因妇女由于性欲未遂，久则影响情志所致。症见乍寒乍热，喘嗽，白淫，甚或经闭成痨。治宜疏肝理脾，开郁降火。方用丹栀逍遥散加减。

失精shījīng 病证名。❶即遗精。《金匮要略·血痹虚劳病脉证并治》：“男子失精，女子梦交，桂枝龙骨牡蛎汤主之。”详见“遗精”条。❷情志病。《素问·疏五过论》：“尝富后贫，名曰失精。”详“脱营失精”条。

失精家shījīngjiā 指经常梦遗或滑精的人。《金匮要略·血痹虚劳病脉证并治》：“夫失精家，少腹弦急，阴头寒，目眩，发落。”

失颈 shījǐng 病名。见《伤科补要》卷二。即失枕，详该条。

失颈按摩法shījǐng'ànmófǎ 外治法。用于失枕的治疗。《伤科补要》卷二：“失颈头不能转，使患人低坐，用按摩法频频揉摩，一手按其头，一手扳其下颏，缓缓伸舒，令其正直。”

失眠穴shīmiánxué 经外奇穴名。位于足底跟部，当足底中线与内、外踝尖连线相交处。主治失眠，脚底痛等。直刺0.3~0.5寸。艾条灸5~15分钟。

失明shīmíng 病证名。见《千金翼方》卷十一。指视力丧失，盲无所见。详“目盲”条。

失溺shīniào 症名。出《素问·本病论》。小便失禁之症。详“小便不禁”条。

失气shīqì ❶指气体从肛门排出，亦称矢气，俗称放屁。出《素问·咳论》。失气频频，多因脾虚饮食不化，或肝胃气滞所致。治宜健脾消食，行气和中。伤寒阳明腑实也见矢气，腹满。参见转矢气条。❷指丧失真气。《灵枢·终始》：“形体淫佚，乃消脑髓，津液不化，脱其五味，是谓失气也。”❸针刺不得法，不得气或损伤了正气。

失欠颊车蹉开张不合方shīqiànjiáchēcuōkāizhāngbùhéfāng 上骱手法之一。应用于下颌关节脱臼的整复法。见《备急千金要方》卷六上：“人以手指牵其颐，以渐推之，则复入矣。推当疾出指，恐误啮伤人指也。”本法至今仍为临床所应用。

失强shīqiáng 病证名。见《素问·脉要精微论》，指因五脏精气衰败而致相应的身体部位失去正常的强健状态。五脏各与身体的一定部位相通应，五脏精气充沛则形体强健，若脏气虚衰则相应部位失养而呈现失强体征。如腰为肾之府，腰脊强直，转摇不能，为肾气虚衰的征象。由于各种失强征象是相应内脏脏气衰败的反映，久病见之，常示预后不良，故谓“失强则死”。

失荣shīróng 古病名。见《外科正宗》卷四。又名失营。因情志所伤，肝郁络阻，痰火凝结而成。病生于颈项，初起微肿，皮色不变，日久渐大，坚硬如石，固定难移；后期破烂紫斑，渗流血水，气血渐衰，形容瘦削，状如树木失去荣华，故名。初期宜益气养营，和荣散坚。可服和荣散坚丸，外用飞龙阿魏化坚膏。溃后宜健脾益气，服归脾汤加味。类于颈部恶性肿瘤。

失神shīshén 症名。指神气涣散。神是生命活动的总称，是五脏精气的体现。审察神的得失是判断正气的盛衰、疾病的轻重和预后吉凶的重要内容。例如目光无神，神思昏乱，言语不清，面色无华，气息不顺，肌肉瘦削，二便失禁等，谓之失神。表示五脏机能紊乱，疾病较难治疗，预后较差。《素问·移精变气论》：“失神者亡。”

失声shīshēng ❶悲极气噎，哭不成声音，称失声。❷禁不住发出了声音，脱口而出者，也称失声。❸即失音，例如《秘传证治要诀及类方》卷十：“有声音不出之人，服冷剂愈失声。”参见“喑”“喉喑”等条。

失守shīshǒu 指五脏失去藏守精气神的功能，出《素问·脉要精微论》。五脏不能藏守精气神，说明其脏气衰败，功能丧失，为病情危重的表现，故“失守者死”。

失说物望shīshuōwùwàng 古病名。精神神志病之一。《世医得效方·怪疾门》：“卧于床，四肢不能动，只进得食，好大言，说吃物，谓之失说物望病。治如说食猪肉时，便云你吃猪肉一顿，病者闻之即喜，遂置肉令病人见，临要，却不与吃。此乃失说物望也。”

失溲shīsōu 症名。出《伤寒论·辨太阳病脉证并治》。指小便自遗之症。失溲病因甚多，伤寒热病在病危时亦可见此。《伤寒论后条辨》：“直视、失溲者，水亏营竭而肾气不藏也。”详“遗溺”“小便不禁”“外感遗尿”条。

失胎shītāi 出《脉经》。即小产，详该条。

失笑散shīxiàosǎn ❶《太平惠民和剂局方》卷九方。又名断弓弦散。五灵脂（酒研）、蒲黄（炒香）各等分。为末，每服二钱，先用酽醋调熬成膏，再用水煎，食前热服。功能活血行瘀，散结止痛。治瘀血内阻，月经不调，小腹急痛，产后腹痛，恶露不行；近代也用于冠状动脉硬化性心脏病心绞痛的治疗。方中五灵脂、蒲黄活血祛瘀，通利血脉以止痛，用黄酒或醋冲服，取其活血脉，行药力，以加强活血止痛作用。本方具有祛瘀止痛，推陈致新之功。实验研究：本方能提高机体对减压缺氧的耐受力；对垂体后叶素引起的大白鼠急性心肌缺血有对抗作用；对小白鼠的自发活动具有明显的镇静作用；有降低血压的作用。❷《洁古家珍》方。荆芥穗一两，朴硝二两。为粗末，加萝卜、葱同煎汤淋洗患处。治肾（指外肾）肿。❸《疡医大全》卷十六引江度仍方。荜茇八方，细辛一钱，冰片二分半。为细末，擦患处。治牙痛。

失笑丸shīxiàowán 《兰室秘藏·胃脘痛门》方。又名枳实消痞丸。干姜一钱，炙甘草、麦芽、茯苓、白术各二钱，半夏曲、人参各三钱，厚朴（炙）四钱，枳实、黄连各五钱。为细末，汤浸蒸饼为丸，梧桐子大，每服五十至七十丸，食远服。功能消痞除满，健脾和胃。治脾胃虚弱，寒热互结所致的心下痞满，不欲饮食，体弱倦怠，或胸腹痞胀，食少不化，大便不畅者。方中枳实行气消痞为君药；以厚朴行气除满，配枳实以加强消痞除满之效。半夏降逆散结，又因脾胃虚弱，故用人参以扶正健脾，共为臣药；佐以白术、茯苓健脾祛湿，麦芽消食和胃，干姜温中散寒，黄连清热燥湿，配半夏辛开苦降以散结除痞；使以甘草和药益脾。综观全方，重用枳实、厚朴以行气消痞，伍参、术、苓、草以扶助脾胃，使消积而不伤正，属消补兼施之剂。实验研究：本方能加快胃肠蠕动作用，促进胃排空。

失心风shīxīnfēng 病名。癫病的别称。《证治准绳》卷五：“癫病俗谓之失心风。”详“癫”条。

失信shīxìn 病证名。指月经不调。清代潘蔚《女科要略》：“若经血之来，前后多少，有无不一，谓之不调，不调则为失信矣。”

失血shīxuè 病证名。各种大量出血的总称。《三因极一病证方论·失血叙论》：“血不得循经流注，荣养百脉，或泣，或散，或下而亡反，或逆而上溢，乃有吐、衄、便、利、汗、痰诸证生焉。十种走失，无重于斯，随证别之，乃可施治。”其发病原因，或肺虚阴亏，热损肺络；或脾虚气弱，不能统血摄血；或邪热迫血妄行；或肝阳亢越引血上出；或跌仆外伤，损及脏腑经脉等。详“衄血”“肌衄”“汗血”“吐血”“呕血”“咳血”“咯血”“唾血”“便血”“尿血”各条。

失血发热shīxuèfārè 病证名。指失血后的发热。多因阴血亏耗，虚阳偏亢或阳气郁于血分不得发越所致。《证治汇补·发热》：“一切吐衄便血，产后崩漏，血虚不能配阳，阳亢发热者，治宜养血。然亦有阳虚而阴走者，不可徒事滋阴，所以有生血益气、阳生阴长之法。”可选用当归补血汤、四物汤、圣愈汤等方。《血证论·发热》：“失血家阳气郁于血分之中，则身热郁冒，但头汗出，身热者，火闭于内，而不得达于外故也。但头汗出者，火性炎上，外有所束，则火不能四达，故愈炎上而头汗也。治法宜解其郁，使遍身微汗，则气达于外，而阳不乘阴，热止血亦治矣。此如盛暑遏热，得汗而解，小柴胡汤主之。”参见“发热”“血虚发热”条。

失血心痛shīxuèxīntòng 病证名。一名杀血心痛。因失血后心脾失养或瘀血未化所致。《张氏医通·妇人门》：“妇人血崩而心痛甚，名曰失血心痛……痛如刀刺，崩甚则痛甚，崩缓则痛缓。”治疗宜分虚实。小腹喜按，而下淡色血水为阴血耗散，先用乌鲗骨炒末醋汤调下收敛之，次与补中益气汤升举之；若小腹中有块，而按之作痛，血色红紫，中有结块，为瘀血不散，先用失笑散，后与十全大补峻补之；若心脾血弱，或郁结伤血，用归脾汤调补之。参见“心痛”“杀血心痛”条。

失血眩晕shīxuèxuànyūn 病证名。指因出血过多所致的眩晕。《杂病源流犀烛·头痛源流》：“失血眩晕，或吐衄太甚，或便血过多，或由伤胎，或由产后，或由崩漏，或由金疮跌扑、拔牙。往往闷绝，不省人事。”治宜补血益气。用芎归汤、归脾汤、人参养荣汤等方。危急者应先益气回阳固脱，用独参汤、参附汤等方。参见“大脱血”“血虚眩运”等条。

失音shīyīn 症名。古称瘖。指声音嘶哑或不能发声。《诸病源候论·风病诸候》："皆由风邪所伤，故谓风失音不语。"《张氏医通》卷四："瘖，失音大都不越于肺，然须以暴病得之，为邪郁气逆；久病得之，为津枯血槁。盖暴瘖总是寒包热邪。或本内热而后受寒或先外感而食寒物。"有外感、内伤和属虚属实之分，一般外感多属实证。因外邪乘肺，闭塞气道所致。治宜宣肺散邪为主，用三拗汤、桑杏汤等方。如久病失音，由于肺肾气阴两伤，宜润肺滋肾，用清音汤、百合固金汤、地黄饮子等方。又因高声叫呼，强力骂詈，损其会厌，伤于肺气，亦可引起本证。

失音嗽shīyīnsòu 病证名。指咳嗽声音嘶嗄。多因热嗽、冷热嗽久延所致。《不居集》卷十五："失音嗽。有热嗽失音咽疼，多进冷剂而声愈不出者，宜以生姜汁调消风散，少少进之，或只一味姜汁亦可。冷热嗽后失音者尤宜。嗽而失音者，非独热嗽有之，宜审其症用药，佐以橄榄丸含化，仍浓煎独味枇杷叶散热服，或润肺丸、清音丸。"参见"咳嗽"条。

失营shīyíng 病名。见《张氏医通·杂门》。详"脱营失精"条，见"失荣"条。

失枕shīzhěn 病名。出《素问·骨空论》。又名失颈、落枕、项强。多因睡卧姿势不当，或颈部当风受寒，或外伤引起。症见颈部酸痛不适，俯仰转动不灵；重者疼痛延及患侧肩背及上肢，头向一侧歪斜，并有患侧颈部压痛。治疗以按摩、针刺为主，并可配合热敷、温熨。因外邪所致者可内服蠲痹汤；外伤所致者，宜复元活血汤；日久不愈者，宜六味地黄丸。

失枕入骱奇妙手法shīzhěnrùjièqímiàoshǒufǎ 正骨手法。即落枕的治疗方法。见《接骨全书》："失枕有卧而失，有一时之误失。使其低处坐定，一手拔其首，一手拔其下颏，缓缓伸直也。"

失枕手法shīzhěnshǒufǎ 理筋手法。让患者正坐，医者立于背后，一手扶患者头顶，一手拇、中指点按天枢、风池、风府等穴，并顺诸穴部位自上而下按摩多次，再用拿、捏、提弹颈后部及肩背诸肌腱各数次。次以双手拇指于枕骨关节，余指在颌下部，双前臂下压患者双肩，用力边摇晃边提顺及旋转头部多次，再一手托枕后部，一手托下颌部向前、向左、向右轻缓旋转，最后一次加大旋转幅度，常可听到响声。注意手法宜柔和，忌粗暴。

失正shīzhèng 失，损失；正，正气。失正指由于治疗的失误而损伤正气。《素问·五常政大论》："无致邪，无失正，绝人长命。"

失志shīzhì 病证名。指抑郁嗟伤而致的神志失常。《证治要诀》卷九："失志者，由所求不遂，或过误自咎，懊恨嗟叹不已，独语书空，若有所失。"治宜温胆汤、定志丸、辰砂妙香散等方。本证可见于精神病等患者。参见"癫"条。

师传shīchuán 《灵枢》篇名。篇中的内容，认为是先师传授下来的宝贵心得，故名。主要论述问诊与望诊的重要性，与其在治疗上的关系。列举望诊可从肢体五官的形态外候测知内脏的大小、强弱以及生理功能的变化，并提示医生临病要根据病人所便而采取适宜的方法。

师巫颅囟经shīwūlúxìnjīng 儿科著作。见"颅囟经"条。

虱瘤shīliú 古病名。出宋代徐铉《稽神录》："浮梁生，背突起如盂，痒甚。医士李德立云：'此虱瘤也。'以药傅之，一夕，瘤溃，出虱斗余，即日体轻。"

虱子草shī·zicǎo 中药材。见《贵州民间药物》。为千层塔之别名，详该条。

狮鞭草shībiāncǎo 中药材。见《全国中草药汇编》。为玉龙鞭之别名，详该条。

狮子草shī·zicǎo 中药材。见《全国中草药汇编》。为翼首草之别名，详该条。

狮子毛草shī·zimáocǎo 中药材。见《中药材手册》。为伸筋草之别名，详该条。

狮子七shī·ziqī 中药材。见《陕西中草药》。为鹿药之别名。

施淡宁shīdànníng 见"洪炜"条。

施发shīfā(约 1190—?) 南宋医家。字政卿。永嘉（今浙江温州）人。青年时攻读医学并举子业，年长，弃科举专心学医。取《灵枢》《素问》《甲乙经》《难经》及诸家方书脉书用之有验者，撰《察病指南》3 卷，论述脉象并载有各种脉象图，对疾病的诊断，做出了贡献，对后世有较大的影响。由于对当代王德肤撰《易简方》将医学理论简单化有意见，于 1243 年，撰《续易简方论》予以评论。

施潢shīhuáng 见"吴邦宁"条。

施教shījiào 明代医生。字子承，号心菊。无锡（今属江苏）人。世业医，精研《素问》《难经》及金元诸医家书，互为参证，诊治有方。其治以人参为主，岁用参至数百斤。认为百病从虚而人，补益之剂可使气实而病去。其时有汤玉、汤玠者，善用大黄，亦岁用数百斤，识者比之李广、程不识之用兵，各具特点。

施今墨shījīnmò(1884—1968) 现代医家。浙江萧山人。从事临床工作数十年，积有丰富经验，善治内科各种杂病，所拟方剂，有的制成成药，受到患者欢迎。1949 年前，主张中医吸取西医之长，并创办华北国医学院，培育了一批中医人才。1949 年后，曾任北京医院中医顾问。其医疗经验由其门徒整理成《施今墨医疗经验集》《施今墨医案》。

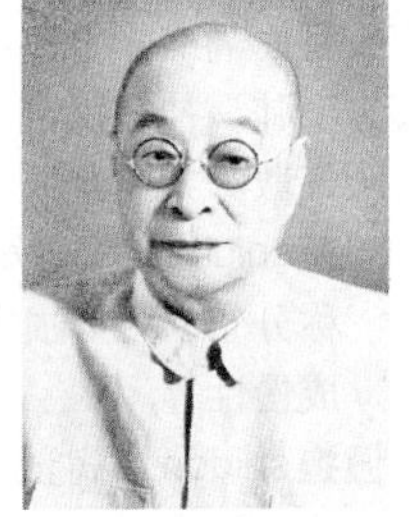

施今墨

施廉shīlián 明代医生。字彦清。无锡（今属江苏）人。世业医，先事幼科，其曾祖仲谟已有医名；祖中立为太医院医士；廉精脉理，每遇诸医束手之危笃疾患，辄起之。弘治（1488—1505）中，以医征至京师。

施沛shīpèi 明代医生。字沛然，号笠泽居士。华亭（上海市松江）人。编著有《藏府指掌图书》《脉征》《经穴指掌图》《说疗》等书。

施沛然shīpèirán 见"施沛"条。

施世德shīshìdé 清代医家。祖籍崇明（今属上海），雍正乾隆年间御医，担任过《医宗金鉴》纂修官，擅长眼科，撰《眼科正宗原机启微》二卷。

施文彬shīwénbīn 明代医生。字宗文。苏州府（治今江苏苏州）人。祖仲，以医名；父惟德膺荐入太医。因承家学，医术益精，且不求报。遇贫者求治，必急往。尝曰："贫人自忽其疾，而我亦忽之，不急往，恐缓不可为也。"人咸道其心术之良。卒年八十。

施雯shīwén 见"洪炜"条。

施政卿shīzhèngqīng 见"施发"条。

湿shī 病因六淫之一。亦称湿气。湿为长夏的主气，故长夏多湿病。《素问·生气通天论》："因于湿，首如裹。"

S

参见“湿气”条。

湿秘shībì　病证名。见《济生方·大便》。指肠胃有湿而致的大便秘结。《景岳全书·杂病谟》：“湿秘……湿岂能秘，但湿之不化，由气之不行耳，气之不行，即虚秘也，亦阴结也。”参见“五秘”“虚秘”“阴结”条。

湿痹shībì　病名。❶指湿气盛而成痹者。见《金匮要略·痉湿病脉证并治》。又名着痹、肌痹。《证治准绳·杂病》：“湿痹者，留而不移，汗多，四肢缓弱，皮肤不仁，精神昏塞。”《症因脉治》卷三：“湿痹之症，或一处麻痹不仁，或四肢手足不举，或半身不能转侧，或湿变为热，热变为燥，收引拘挛作痛，蜷缩难伸，名曰着痹，此湿痹之症也。湿痹之因，或身居卑湿，湿气袭人，或冲风冒雨，湿留肌肉，内传经脉，或雨湿之年，起居不慎……湿痹之治，发汗，羌活除湿汤；胸满闷，茯苓汤；风湿，苍防二妙汤；寒湿，术附汤；湿热，苍柏二妙丸。”亦可用茯苓川芎汤、除湿蠲痹汤等方。参“着痹”“肌痹”条。❷脚气病之一种。《寿世保元》卷五：“脚气者……亦有疼痛不仁者，名曰湿痹。”参见“脚气”条。

湿虫shīchóng　病证名。见《外科证治全书》卷四。“脐中出水，旋变作虫行之状，绕匝周身，扒搔不尽，用苍术浓煎汤浴之，仍以苍术细末入麝香少许调服”。

湿喘shīchuǎn　病证名。见《杂病源流犀烛》卷一。指因湿致喘。多由外受水湿或湿气内蒸，肺失宣降，脾不运化而致水道不调，气机壅逆。症见胸腹痞胀，气逆喘促，甚至张口呼吸等。治疗以利水为要，如渗湿汤等方。《医学纲目》卷二十七：“霖雨之湿，饮食之热，湿热大盛，上攻于肺，神气躁乱，故为喘满。”治疗宜泻盛实之气，用平气散等方。参见“喘证”条。

湿疮shīchuāng　病名。即过敏性炎症皮肤病。其特点是对称分布，多形损害，剧烈瘙痒，倾向湿润，反复发作，易成慢性等。

湿疸shīdǎn　病证名。黄疸二十八候之一。见《诸病源候论·黄病诸候》。指黄疸之湿重于热者。其症色黄而晦，一身尽疼，四肢沉重，不欲饮水，小便不利，发热等。治宜化湿利水，如茵陈五苓散、除湿丹之类。如湿疸七八日后壮热，热在里，有血当下，其少腹满者，急下之（见《备急千金要方·伤寒发黄》论湿疸）。参见黄疸各条。

湿癫shīdiān　病证名。五癫之一。《诸病源候论》卷二：“湿癫，眉头痛，身重。坐热沐头，湿结脑，脑汗止得之。”参见“癫”“五癫”条。

湿毒shīdú　病因。出《素问·五常政大论》。湿气郁积成毒而致病。其特点为慢性过程，病灶渗出物多并较难愈合。如湿毒积于肠而下注，可致湿毒便血；湿毒下注于肌肤，则小腿溃烂流水，称湿毒流注。

湿毒疮shīdúchuāng　病名。是发生在下肢的一种湿疡。出《外科启玄》卷八。又名下注疮。多由风湿热客于肌肤所致。发于小腿足踝等处。急性者初起患部皮肤潮红，继起丘疹、水泡，瘙痒，破后黄水淋漓，浸淫成片，常对称发生，属湿热偏重；慢性者多伴有血虚，皮肤肥厚粗糙，脱屑，瘙痒无度，病程迁延，属血虚风燥。急性宜清热利湿，内服萆薢渗湿汤或龙胆泻肝汤，外用黄柏或野菊、蒲公英煎汤待冷湿敷，渗水减少后用三黄洗剂或青黛散。慢性宜养血祛风，内服当归饮子或除湿胃苓汤，外用青黛膏加铜绿外搽；亦可用苦参汤药浴。相当于下肢湿疹。

湿毒带下shīdúdàixià　病证名。多因经期、产后、胞脉正虚，湿毒秽浊之邪，乘虚内侵直伤胞脉，损伤冲任之气血，以致带脉失约，任脉不固所致。症见带下量多，色如米泔或黄绿如脓，五色杂下，气味臭秽，阴部痒痛，或有发热，腹痛，小便短赤等。治宜清热解毒，除湿止带。方用止带方，酌加金银花、连翘、鱼腥草等。

湿毒脚气shīdújiǎoqì　病证名。见《圣济总录》卷八十二。指以肿满、小便少为主症的一种脚气。属于湿脚气的范围。参见“湿脚气”条。

湿毒流注shīdúliúzhù　病证名。流注病的一种。见《疮疡经验全书》卷三。常因寒热湿毒流注小腿肌肤。症见疮形平坦，状如牛眼，脚跟漫肿，色紫或紫黑，溃后脓水浸渍蔓延，日久不敛。类似小腿硬缘性溃疡。治宜服荆防通圣散加木瓜、牛膝、防己、苍术消之；若患处至晚发烧者，宜服当归拈痛散加牛膝，外搽三妙散；若肿痛已消，溃而不敛者，外搽轻粉散或隔纸膏贴之。

湿毒下血shīdúxiàxuè　病证名。见《丹溪心法附余》卷十一。《证治准绳·杂病》：“下血腹中不痛，谓之湿毒下血。”多因湿毒结蓄大肠，损伤脉络所致。症见大便下血，血色不鲜，或紫黑如赤豆汁，小便不利，胸膈胀闷，饮食减少，或面色深黄等。又有下血散漫，腰部沉重，腹中不痛，血色紫黑，病在阳明少阳证，亦属湿毒一类。治宜化湿解毒。选用当归和血散、槐花散、升麻去湿和血汤、升麻补胃汤等方。参见“便血”条。

湿毒蕴结shīdúyùnjié　❶湿邪蕴结成毒的病理变化。❷证候名。以肌肤、阴股、下肢、趾间等处生疮疡、湿疹，溃烂流水，痒麻疼痛，苔腻，脉濡缓为常见症的证候。

湿遏热伏shī'èrèfú　病机。亦称湿郁热伏。因湿邪阻遏而致热不能宣散透发的病机。表现为身热不扬，午后热高，汗出而热不退，神疲，头重，胸闷腹胀，厌食，小便黄赤，舌苔白腻或黄腻，脉濡数等。

湿敷疗法shīfūliáofǎ　外治法。即用药液将纱布浸湿，然后敷于患处，以治疗疮疡痈肿、皮肤疾患、烧伤、烫伤等病证的方法。

湿㾪疮shīguōchuāng　病名。出《诸病源候论》卷三十五。指疮有糜烂、渗液者。详“疮”条。

湿化shīhuà　运气中六气的变化之一。《素问·至真要大论》：“太阴司天为湿化。”太阴属土主湿，故太阴司天则湿化。

湿化太阴shīhuàtàiyīn　运气术语。三阴三阳分司六气，其中太阴属湿土之气。《素问·至真要大论》：“太阴司天，其化以湿。”

湿黄shīhuáng　病证名。见《证治准绳·杂病》。指黄疸之湿邪偏重者。《医学入门》卷五：“湿黄湿胜，色黄而晦，大便润利。又湿病与黄病相似，但湿病在表，一身尽痛，黄病在里，一身不痛。”如症见小便不利，四肢沉重，似渴不欲饮者，大茵陈汤；大便自利而黄，有实热者，茵陈栀子黄连三物汤；无实热者，小建中汤；往来寒热，一身尽黄者，小柴胡加栀子汤；腹痛而呕者，小柴胡汤。湿黄并可用发汗、利小便等法，麻黄连轺赤小豆汤、茵陈五苓散等方均可选用。参见“黄疸”“湿疸”等条。

湿火shīhuǒ　病因。指湿郁化火而伤脾胃之阴。症见口渴不饥，大便坚结，苔先灰滑，后反黄燥。《温病条辨·中焦篇》：“湿久生热，热必伤阴，古称湿火者是也。”

湿火三消shīhuǒsānxiāo　病证名。见《症因脉治》卷三。指由于湿热郁久，化火转燥而成的三消证。湿火伤肺为上消。症见烦渴引饮，咳嗽面肿，寸脉数大，宜用清肺饮；湿火伤胃为中消，证见多食易饥，面黄身肿，关脉数大，宜用加味清胃汤；湿火伤小肠、膀胱为下消，证见小便频数，如膏如油，或如米泔，其味甜，尺脉数大，宜用导赤各半汤、益元散等方。参见“消渴”条。

湿霍乱shīhuòluàn 病名。见《外台秘要》卷六。❶《医林绳墨·霍乱》：“若吐利并行而腹中绞痛，坐卧不安，甚则转筋，名之曰湿霍乱也。”多因饮食生冷，或感受寒、湿、暑邪所致。本病较干霍乱之欲吐泻而不得者有别。亦有以干霍乱较湿霍乱为重之说。《伤寒明理论·霍乱》：“干霍乱死者多，湿霍乱死者少，盖吐利则所伤之物得以出泄，虽霍乱甚，则止于胃中水谷，泄尽则止矣。”参见“霍乱”“干霍乱”条。❷指暑霍乱。《医学入门·霍乱》：“一种暑霍乱，即湿霍乱，但此疾夏秋惟甚，纵寒月亦多由伏暑，故名。”参见“暑霍乱”条。

湿剂shījì 十剂之一。用濡润滋养药物组成，具有解除津液干枯作用的方剂。《沈氏尊生书·要药分剂》：“徐之才曰：湿可去枯。”“刘完素曰：津耗为枯，五脏痿弱，荣卫涸涩，必湿剂以润之。”

湿家shījiā 平素湿重患者的古称。多指身黄发热、胸满身疼、小便不利等症。《金匮要略·痉湿病脉证并治》：“湿家之为病，一身尽疼（一云疼烦），发热，身色如熏黄也。”“湿家，其人但头汗出，背强，欲得被覆向火。若下之早则哕，或胸满，小便不利，舌上如胎者，以丹田有热，胸上有寒，渴欲得饮而不能饮，则口燥烦也。”

湿脚气shījiǎoqì 病证名。脚气病之一。见《太平圣惠方》卷四十五。指脚气病见脚膝浮肿者。多因水湿之邪，从下感受，经络不得宣通所致。症见足胫肿大，麻木重着，软弱无力，或生臁疮，小便不利，舌苔白腻，脉濡缓等。本病与西医学所称的脚气病湿型类似。治宜宣壅逐湿为主，用鸡鸣散加减，或选用除湿汤、槟榔散等方。如属湿热偏胜，见口渴尿赤，苔黄腻，脉濡数，宜宣通清利，可用防己饮等方。

湿疥shījiè 病证名。出《诸病源候论》卷三十五。由脾经湿热偏盛所致。患处灼热痒痛，瘙痒，搔后则流黄水，甚至流黑汁。治宜内服苍术膏。类似湿疹。

湿痉shījìng 病证名。小儿痉病之一。感受湿热病邪而致的痉证。湿热病邪。侵袭经络，以致身热不扬，抽搐，或四肢痉挛，角弓反张。治宜清热化湿为主，如甘露消毒丹。清代吴鞠通《解儿难》：“湿为浊邪，最善弥漫三焦，上蔽清窍，内蒙膻中。”故湿痉多伴有神志模糊、谵语等。见于急性中毒性脑病等。治宜清热化湿，用菖蒲郁金汤，偏热者煎送至宝丹；如秽浊甚者，用苏合香丸。

湿厥头痛shījuétóutòng 病证名。指湿浊上蒙，清阳不升而致的头痛。《东医宝鉴·外形篇》：“湿厥头痛，冒雨伤湿，头重眩痛，阴雨则甚。”由湿浊上壅所致。症见头痛眩晕，头重身重，阴雨时病情加剧，苔白腻，脉濡滑等。治宜温阳化湿为主。用芎辛汤、芎术除眩汤等方。参见“寒湿头痛”条。

湿咳shīké 病证名。❶指水气内停所致的咳嗽。《儒门事亲》卷三：“喘咳者，水气并于阳明，亦湿咳也；风水，不能正偃则咳，亦湿咳也；肾气腹大胫肿，喘咳身重，亦湿咳也。”可用五苓散、桂苓甘露散、白术丸，三花神佑丸等方。参见“风水”等条。❷指外感湿邪所致的咳嗽。即伤湿咳嗽，详该条。

湿可去枯shīkěqùkū 治则。用滋润的药物，治疗津枯血燥证。《汤液本草》卷上：“湿可以去枯，白石英、紫石英之属是也。”又如肺受燥热，咳嗽无痰而胁痛，口舌干燥，舌红无苔，用清燥救肺汤以清燥润肺。

湿困脾阳shīkùnpíyáng 病机。指水湿影响脾阳运化功能的病变。与脾虚湿困的病机稍有差异，但主要证候大致相同。脾虚湿困，是因脾虚导致水湿困阻，脾虚是发病的关键。治宜健脾为主，结合燥湿。湿困脾阳，湿是发病的关键，治宜燥湿利湿为主，湿去则脾阳运化的功能可以恢复。参见“脾虚湿困”条。

湿冷腰痛shīlěngyāotòng 腰痛之一。又称寒湿腰痛。与肾着相似。《金匮翼·腰痛》：“湿冷腰痛者，坐卧冷湿，久久得之，《金匮》所谓肾着是也。”详“寒湿腰痛”“肾着”条。

湿痢shīlì 病证名。指痢疾之因感受湿邪所致者。有寒湿痢与湿热痢之别。《时病论》卷三：“湿痢，有寒热之分焉。”亦指痢疾危证。《医学入门》卷四：“湿痢，腹胀，身重，下如豆汁，或赤黑混浊，危症也。”治疗可选用当归和血散、升阳除湿防风汤、升阳益胃汤、除湿汤等方。详“寒湿痢”“湿热痢”条。

湿敛shīliǎn 病证名。出《医宗金鉴》卷七十六。为奶癣的一种证型，详该条。

湿六合汤shīliùhétāng 《医垒元戎》方。川芎、当归、芍药、干地黄、茯苓、白术。水煎服。治中湿，身沉重无力，身凉微汗。

湿聋shīlóng 病证名。系指水湿入于耳中，耳内肿痛致使听力减退者。《医学入门》：“湿聋，因雨水浸渍，必内肿痛。”或湿邪内蒸上蒙。症见耳内肿痛，内有呜呜水声，听力减退。治宜以凉膈散加减。参见“耳聋”条。

湿䘌shīnì 病名。指水湿内侵，肠虫侵蚀所致的疾患。《诸病源候论·湿病诸候》：“湿䘌病，由脾胃虚弱为水湿所乘，腹内虫动，侵食成也。多因下利不止，或生病后客热结腹内所为。其状不能饮食，忽忽喜睡，绵绵微热，骨节沉重，齿无色，舌上尽白，细疮如粟。若上唇生疮，是虫食五脏，则心烦懊侬；若下唇生疮，是虫食下部，则肛门烂开。甚者腑脏皆被食，齿下上龂悉生疮，齿色紫黑。”治用《备急千金要方》治湿方、懊侬散等。参见“心䘌”“㿃”条。

湿䘌疮shīnìchuāng 病名。出《儒门事亲》卷六。由水湿之毒久浸所致。多生于下肢，大者如钱，小者如豆，痒如虫行，破流脂水，浸淫成疮，愈而复生。内服舟车丸或浚川丸（二方为逐水峻剂，体弱者应慎用）。相当于下肢湿疹。

湿疟shīnüè 病名。疟疾之一。❶因外着雨露，内停水湿所致者。《三因极一病证方论·疟叙论》：“病者寒热，身重，骨节烦疼，胀满，濈濈自汗，善呕。因汗出复浴，湿舍皮肤，及冒雨湿，名曰湿疟。”治用术附汤、草果厚朴汤等。❷即暑疟。《症因脉治》卷四：“湿疟即暑疟。湿热疟之症，身体重痛，肢节烦疼，呕逆胀满，胸膈不舒，此湿热疟之症也。湿热疟之因，《内经》云，因得秋气，汗出遇风，及得之以浴，水气舍于皮肤之内，与卫气并居。卫气者，昼日行于阳，夜行于阴，此气得阳而外出，得阴而内薄，内外相薄则疟日作。”治疗上，身体重痛，肢节烦疼，脉浮紧者，羌活败毒散；右脉弦长，呕逆胸满者，柴葛平胃散；六脉洪数、湿热者，加味香薷饮。参见“疟疾”“暑疟”条。

湿癖血箭shīpǐxuèjiàn　病名。又名肠癖、血箭。指大便出血如注或如筛四散漏下者。《医学入门·便血》："湿癖血箭……原因伤风犯胃飧泄，久而湿毒成癖，注于大肠，传于少阴，名曰肠癖，俗呼血箭。因其便血即出，有力如箭射之远也。又有如筛四散漏下者。初起湿热或发当长夏者，当归和血散，凉血地黄汤加木香、槟榔，久而色紫黑者，湿毒甚也，升阳除湿和血汤，升阳补胃汤，或补中益气汤去柴、陈，加芩、连、川芎、槐角、枳壳。"参见"便血"等条。

湿气shīqì　❶六淫之一。《素问·天元纪大论》："太阴之上，湿气主之。"湿气，为长夏的主气。湿属阴邪，性质重浊而黏腻，能阻滞气的活动，影响脾的运化。外感湿邪，常见体重腰酸，四肢困倦，关节肌肉疼痛，痛处不移。湿浊内阻肠胃，常见胃纳不佳，胸闷不舒，小便不利，大便溏泄等症。❷水湿停滞的病证。参见"内湿"条。

湿气霍乱shīqìhuòluàn　病证名。指霍乱由湿气太盛，伤及中州所致者。《症因脉治·霍乱》："湿气霍乱之症，既非饮食所伤，无七情恼怒，但因时令湿淫之气，一旦挥霍撩乱，吐泻水饮。"脉沉伏，或濡软。治用五苓散、平胃散、正气散加青藿香等。参见"湿霍乱"条。

湿气呕吐shīqì'ǒutù　病证名。指呕吐因湿气袭胃，胃失和降所致者。《症因脉治》卷二："湿气呕吐之症，胸前满闷，头重身重，面目浮肿，呕恶而吐，口不渴，吐多痰涎。"脉多濡软，或沉伏。寒湿者脉兼迟，湿热者脉兼数。治宜化湿为主。身热脉浮者，宜人参败毒散、香苏平胃散等方。寒湿，宜香砂二陈汤、术附汤。湿热，宜栀连二陈汤、栀连平胃散等方。

湿热shīrè　❶湿和热相结合的病邪。致病可分别引致脾胃、肝胆及下焦大肠、膀胱等脏腑或皮肤筋脉的病证。《素问·生气通天论》："湿热不攘，大筋緛短，小筋弛长，緛短为拘，弛长为痿。"❷温病中的一种。症见发热，头痛，身重而痛，腹满食少，小便短而黄赤，舌苔黄腻，脉濡数等。❸湿热合邪的其他病证。如湿热发黄、湿热下痢、湿热带下等。

湿热便血shīrèbiànxiě　病证名。见《金匮翼》卷二。多因饮酒嗜辛，胃中蕴积湿热，下注大肠，灼伤阴络所致。《石室秘录·通治法》："血之下也，必非无故。非湿热之相侵，即酒毒之深结。若不逐去其湿热、酒毒，而徒尚止涩之味，吾未见其下血之能止也。"症见下血鲜红，先血后便，大便不畅，或腹中微痛，舌苔厚腻，脉象濡数。治宜清化湿热，凉营止血，选用约营煎、聚金丸、槐角丸，或地榆散合赤小豆当归散等方。参见"湿毒下血""热毒下血""便血"等条。

湿热病篇shīrèbìngpiān　温病著作。参见"湿热条辨""温热经纬"各条。

湿热发黄shīrèfāhuáng　病证名。见《丹溪心法·疸》。多因湿与热搏，郁而发黄。属阳黄范畴。《伤寒全生集·辨伤寒发黄》："湿热发黄，一身尽痛，发热口渴，小便不利，色如熏黄，暗而不明也。"湿重于热者，兼见头重身倦，胸脘痞满，治宜利湿为主，参以清热，可用茵陈五苓散、甘露消毒丹等。若热重于湿者，色如橘黄鲜明，口渴甚，则宜清热为主，佐以利湿。可用茵陈蒿汤、大黄硝石汤等。参见"阳黄"条。

湿热犯耳shīrèfàn'ěr　证候名。即湿热之邪侵袭耳窍，以耳道或耳郭红肿疼痛、糜烂、渗液、结痂，或流脓黄稠，或耳胀耳鸣，苔黄腻，脉滑数等为常见症的证候。

湿热腹痛shīrèfùtòng　病证名。指因湿热内结，通降失调所致的腹痛。《杂病源流犀烛·腹少腹病源流》："湿热腹痛，按之愈甚，宜升提，利小便。宜升麻、柴胡、防风、葛根、木通、黄连、黄芩、滑石、车前。不愈，微利之，宜加熟大黄，即土郁则夺之之义。"治宜清化湿热，通腑导滞。参见"腹痛"条。

湿热腹胀shīrèfùzhàng　病证名。指湿热内郁肠胃所致的腹胀。《症因脉治》卷三："湿热腹胀之症，面目黄肿，小便赤涩，大便或结，或泄黄糜，或日晡潮热，烦渴口苦，口甘口淡，腹胀胁痛。"治宜清热泻火利湿为主。面黄目黄，胁痛口苦，肝胆有火者，宜龙胆泻肝汤，小便赤涩者，宜木通六一散。二便皆涩，八正散。大便黄糜，家秘泻黄散。日晡潮热，大柴胡汤。烦渴口淡，干葛石膏汤。口苦清胆火，口甘清脾火，口淡清胃火，口咸清肾火。身热脉浮，应汗者，宜辛凉散表，荆芥汤。参见"腹胀"条。

湿热感寒疝shīrègǎnhánshàn　病证名。疝证之一。出《医宗金鉴·幼科杂病心法要诀》。小儿贪食不节，则势必影响中焦消化功能，因而积久生湿，湿郁生热，以致湿热之气下注，流入阴囊，复被风湿之邪外侵，则成本证。发作时阴囊红肿松弛，常常刺痛，一般可用乌头栀子汤（《医宗金鉴》：乌头、栀子，入姜汁煎服）。

湿热脚气shīrèjiǎoqì　病证名。指脚气因湿热相搏所致者。《寿世保元·脚气》："湿热脚气为病，肢节烦痛，肩背沉重，胸胁不利，兼遍身疼痛，下注足胫肿痛，脚膝生疮赤肿，及内外生疮，脓水不绝，或痒或痛。"治宜当归拈痛汤加减。参见"脚气"条。

湿热浸淫shīrèjìnyín　❶湿热邪气浸淫的病理变化。❷证候名。即湿热邪气浸渍，以睑缘、耳、鼻、口角、手指、足趾等处红肿湿烂、瘙痒，溃破流水，舌红苔黄腻，脉滑数等为常见症的证候。

湿热痉shīrèjìng　病证名。指由湿热病传变所致的痉证。多因湿热夹风，侵入筋脉；或邪入手足厥阴，热盛动风所致。薛生白《湿热病篇》："湿热证，三四日即口噤，四肢牵引拘急，甚则角弓反张，此湿热侵入经络脉隧中。宜鲜生地、秦艽、威灵仙、滑石、苍耳子、丝瓜藤、海风藤、酒炒黄连等味。""湿热证，壮热口渴，舌黄或焦红，发痉，神昏谵语或笑，邪灼心包，营血已耗，宜犀角、羚羊角、连翘、生地、玄参、钩藤、银花露、鲜菖蒲、至宝丹等味。""湿热证，发痉，神昏笑妄，脉洪数有力，开泄不效者，湿热蕴结胸膈，宜仿凉膈散；若大便数日不通者，热邪闭结肠胃，宜仿承气微下之例。""湿热证，壮热烦渴，舌焦红或缩，斑疹，胸痞，自利，神昏痉厥，热邪充斥表里三焦，宜大剂犀角、羚羊角、生地、玄参、银花露、紫草、方诸水、金汁、鲜菖蒲等味。"湿热痉亦有因热闭所致者："湿热证，发痉神昏，独足冷阴缩，下体外受客寒，仍宜从湿热治，只用辛温之品煎汤熏洗。""湿热证，发痉撮空，神昏笑妄，舌苔干黄起刺或转黑色，大便不通者，热邪闭结胃腑，宜用承气汤下之。"参见"痉"条。

湿热痢shīrèlì　病名。指痢疾之由湿热积滞所致者。见《症因脉治》卷四。症见腹痛，里急后重，下痢赤白，稠黏臭秽，肛门灼热，小便短赤，苔黄腻，脉滑数等。或见发热。治宜清热燥湿，调气行血。可用芍药汤、白头翁汤、香连丸等方。若恶寒头痛、身热有表邪者，荆防败毒汤解表；身热甚，用葛根芩连汤。湿火伤于气分，黄连枳壳汤；湿热伤于血分，河间黄连汤。气滞食滞偏重，腹痛，里急后重明显，用枳实导滞丸等方。地锦草、马齿苋、白槿花、一见喜、大蒜等药亦均可服用。参见“痢疾”“热痢”“湿痢”条。

湿热弥漫三焦shīrèmímànsānjiāo ❶湿热之邪，弥漫全身，累及上中下三焦的病理变化。❷证候名。以身热不扬，渴不多饮，咳嗽胸闷，腹胀呕恶，便溏不爽，小便短涩，舌红苔黄腻，脉濡数或滑数等为常见症的证候。

湿热内蕴shīrènèiyùn 病机。指湿热蕴酿于中焦脾胃及肝胆。湿为重浊黏滞之邪，阻碍气机，与热邪相合，则湿热交困。热因湿阻而难解，湿受热蒸而使阳气更伤。临床表现为热势缠绵，午后热高，身重疲乏，神志昏沉，胸脘痞满，不思饮食，大便黏腻不爽，小便不利或黄赤，或黄疸等症。

湿热呕吐shīrè'ǒutù 病证名。指呕吐因肠胃素有积热，又外感湿热之邪所致者。《症因脉治》卷二：“湿热呕吐之症，内热烦躁，口臭身热，面目黄肿，满闷恶心，闻谷气即呕。”脉多数大。治宜清化湿热，用家秘清胃汤、栀连二陈汤、栀连平胃散等方。

湿热身肿shīrèshēnzhǒng 病证名。身肿类型之一。《症因脉治》卷三：“湿热身肿之症，身热目黄，小便赤涩，胸腹胀闷，四肢黄肿，口渴心烦，此湿热作肿，即阳水肿之症也。湿热身肿之因，或湿热行令，袭人肌表，或先伤于湿，湿气久留，郁而成热，则湿热肿症作矣。”脉多洪数或沉滑。治宜清金利水，可选用清肺饮合四苓散、八正散、二妙丸、羌活胜湿汤等方。参见“身肿”“水肿”条。

湿热条辨shīrètiáobiàn 温病著作。1卷。清代薛雪撰，撰年不详。此书专论湿热病证，共35条。每条均有薛氏自注。重点辨析湿热受病的原委，各种临床表现及治疗，指出湿热多由阳明、太阴两经表里相传。其立论和治法为后世所宗。嗣后章虚谷曾加注释。王孟英根据本书内容曾予补订，并另加按语，辑入《温热经纬》卷四，名为《湿热病篇》。

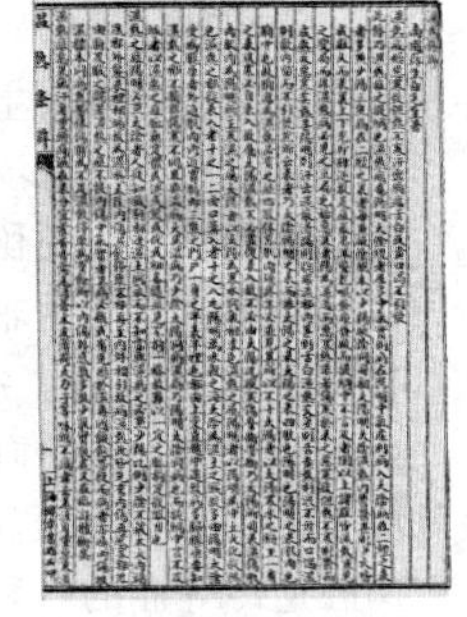
湿热条辨

湿热头痛shīrètóutòng 病证名。指湿热上蒙清窍所致的头痛。《兰室秘藏·头痛门》：“心烦头痛者，病在膈中，过在手巨阳少阴，乃湿热头痛也。”多由湿热熏蒸，上蒙清窍所致。证见头痛且重，心烦身重，肢节疼痛，或面目、四肢浮肿，舌苔黄腻，脉濡数等。治宜清热化湿，用清空膏、二陈汤加味。参见“头痛”条。

湿热痿shīrèwěi 病证名。痿证之一。见《医学纲目》卷十七。由于湿热伤筋所致。《素问·生气通天论》：“湿热不攘，大筋緛短，小筋弛长，緛短为拘，弛长为痿。”症见腿足痿软、微肿，或足趾麻木，伴有身重胸闷，小便赤涩，舌苔黄腻，脉象濡数。治宜清热燥湿，健脾渗湿等法。选用加味二妙丸、东垣健步丸、清燥汤等方。参见“痿”条。

湿热下注shīrèxiàzhù ❶湿热之邪侵及肠道、膀胱、子宫、阴部、下肢等处的病理变化。❷证候名。以小便频急淋漓涩痛，或大便腥臭溏烂，或带下黄臭，或阴部湿疹、瘙痒，或下肢生疮、溃烂流水等为常见症的证候。

湿热泻shīrèxiè 病证名。指湿热所致的泄泻。由湿热内侵，蕴结肠胃所致。元代朱震亨《幼科全书》：“如泄泻黄稠，腹痛作热，面红口渴，此热湿也，其症多得于夏，以五苓散加滑石、甘草、木通治之。”如兼腹痛舌苔黄厚者，用香连导滞丸。

湿热眩晕shīrèxuànyūn 病证名。见《症因脉治·外感眩晕》。感受湿热时邪所致。症见头晕目眩，自汗，面垢背寒，口渴欲饮，小便黄赤，或见身热，舌苔黄腻，脉濡数等。治宜清热化湿。用人参白虎汤、黄连香薷饮等方。参见“眩晕”条。

湿热牙痛shīrèyátòng 病证名。牙痛之因于胃经湿热内蕴者。用黄连温胆汤、甘露消毒丹等加减。参见“痰毒牙痛”条。

湿热腰痛shīrèyāotòng 病证名。腰痛之一。见《丹溪心法·腰痛》。因感受时令湿热，或因饮食厚味，内蕴湿热所致。《症因脉治》卷一：“湿热腰痛之症，内热烦热，自汗口渴，二便赤涩，酸痛沉重。”并有腰间热，或肢节红肿，苔黄，脉数等。治宜清热利湿。方用加味二妙散、大分清饮、柴独苍术汤等。兼虚者，宜七味苍柏散。本证可见于类风湿脊椎炎、风湿性关节炎、急性肾盂肾炎、肾周围炎等病。

湿热瘀阻shīrèyūzǔ ❶即湿热蕴结，血行瘀滞的病理变化。❷证候名。以身热口渴，头身肢体沉重刺痛，胁下痞块，小便不利，便溏不爽，舌质紫红，苔黄而腻，脉滑数或涩等为常见症的证候。

湿热蕴结shīrèyùnjié 证候名。即湿热互结，热不得越，湿不得泄，以身热不扬，口渴不欲多饮，头痛，身重而痛，腹满食少，小便短黄，大便泄泻，舌红苔黄腻，脉滑数等为常见症的证候。

湿热蕴脾shīrèyùnpí ❶病机。指脾失健运，水湿停滞，湿蕴化热，湿热郁蒸的病理变化。❷证候名。即湿热内蕴，脾失健运，以腹胀纳呆，便溏不爽，肢体困重，或面目发黄，或身热不扬，汗出热不解，渴不多饮，或妇女带下量多色黄，舌红苔黄腻，脉滑数等为常见症的证候。

湿热蒸舌shīrèzhēngshé 证候名。即湿热内蕴，熏蒸舌体，以舌体红肿疼痛，或局部溃烂流脓，苔黄腻，脉濡数等为常见症的证候。

湿热阻络shīrèzǔluò ❶湿热之邪阻滞经脉的病理变化。❷证候名。以发热口不甚渴，肢体重痛、麻木，患处糜烂、瘙痒，苔黄腻，脉滑数等为常见症的证候。

湿疝shīshàn 病证名。指因湿聚而致的疝证。《景岳全书》卷三十三：“湿疝多为重坠胀满，然亦有痛者……有不痛而久坠不愈者，是即癞疝之属。”参见“疝”“癞疝”条。

湿伤脾阳shīshāngpíyáng 病机。多因寒湿停滞，致脾阳受损。临床表现为痞满，腹痛，洞泄，四肢不温，舌淡苔灰白而滑，脉缓滑。《温病条辨·中焦篇》：“湿之入中焦……有伤脾阳，有伤脾阴……伤脾胃之阳者十常八九。”治宜温中健脾，辅以燥湿之法。

湿伤脾阴shīshāngpíyīn 病机。多因湿郁生热，热盛化火而伤及脾阴。临床表现为脘腹痞满，身重肢酸，口苦，渴不多饮，尿少而黄，大便坚结，舌苔由灰滑变黄燥。《温病条辨·中焦篇》：“湿之入中焦……有伤脾阳，有伤脾阴……伤脾胃之阴者十居一二。”治宜滋阴利湿法。

湿胜阳微shīshèngyángwēi 病机。指湿邪过盛伤害阳气。湿为重浊黏滞的阴邪，能阻滞阳气活动，尤易损伤脾阳，产生面白、胸闷、腹胀、痞满、泄泻，甚则形成水肿等症。因而治湿须要维护阳气，注意通利小便，不得过用寒凉。《温热论》："湿邪害人最广，如面色白者，须要顾其阳气，湿胜则阳微也。"

湿胜则濡泻shīshèngzérúxiè 病机。出《素问·阴阳应象大论》。指湿气偏胜而出现泄泻。脾恶湿喜燥，湿气内盛则脾阳受遏，运化功能失调，故见脘腹胀闷、大便泄泻等症。

湿水肿shīshuǐzhǒng 病证名。指湿邪引起的以下身为重的水肿。《医宗金鉴·幼科杂病心法要诀》："下身肿者，腰脐两足皆肿也。病因脾经湿热所成。"宜急用利水化湿之剂，外敷贴脐法，内服沉香琥珀丸。

湿嗽shīsòu 病证名。指咳嗽由湿邪伤脾引起者。《杂病源流犀烛·咳嗽哮喘源流》："湿嗽，湿伤脾也。其脉濡细，必兼骨节烦疼，四肢沉重，或有汗，小便不利，痰多，宜白术汤、白术丸。"参见"伤湿咳嗽""感湿嗽""湿咳"条。

湿痰shītán ❶病证名。痰证之一。①《医学入门》卷五："生于脾，多四肢倦怠，或腹痛肿胀泄泻，名曰湿痰。"多由外感而生。治宜山精丸、三仙丸等。②指痰湿聚于脾的病证。《杂病源流犀烛·痰饮源流》："在脾曰湿痰，其色黄，滑而易出，多倦怠，软弱喜卧，腹胀食滞，脉必缓，宜白术丸；或夹虚，宜六君子汤；夹食，宜保和丸；夹暑，宜消暑丸；夹惊，宜妙应丸。各宜从脾分治。"又名脾经湿痰。参见该条。湿痰有外感湿痰与内伤湿痰之分。参见痰证有关条。❷脾失健运，聚湿生痰而致痰浊与湿邪相合之病理产物。

湿痰不孕shītánbùyùn 病证名。出清代叶其蓁《女科指掌·种子门》。不孕症型之一。即痰湿不孕，详该条。

湿痰发热shītánfārè 病证名。指痰湿内停，郁久所致的发热。《丹溪心法·发热》："湿痰发热，炒片芩，炒黄连，香附，苍术。右为末，用瓜蒌穰丸。湿痰，夜发热，以三补丸加白芍药为末。"详"发热""痰积发热""痰症发热"等条。

湿痰脚气shītánjiǎoqì 病证名。见《丹溪心法·脚气》。由湿盛生痰，湿痰下注而成。症见腿足重木，软弱无力，兼有大便滑泄等。宜用丹溪治湿痰脚气方（苍术、防风、槟榔、香附、川芎、黄芩、滑石、甘草）。参见"脚气"条。

湿痰流注shītánliúzhù 病证名。流注病的一种。见《外科枢要》卷二。因脾虚气弱，湿痰内阻，复感邪毒，流溢于营卫肌肉之间所致。《疡医大全》卷二十九："湿痰流注初起肿痛无头，皮色不变，久而不治，则发热作脓。"溃后脓液稀白，脓尽渐愈。治疗：初起木香顺气饮，佐以健脾化痰之剂；外用冲和膏敷贴，或艾条灸，促其消散；溃后服托里透脓汤；日久难敛脓稀者，宜补益气血，服人参养荣汤；并参见附骨疽溃后治疗。

湿痰嗽shītánsòu 病证名。指痰湿壅肺所致的咳嗽。《万病回春》卷四："湿痰嗽者，有痰，痰出嗽止是也。"详"痰嗽""咳嗽"条。

湿痰痿shītánwěi 病证名。痿证之一。见《证治汇补·痿躄章》。多发于体肥之人，因湿痰客于经脉所致。《张氏医通·痿痹门》："痿，属湿痰者，手足软弱，脉沉滑，兼腰膝麻木，或肿。"治宜燥湿化痰为主。《丹溪心法·痿》："湿痰，二陈汤加苍术、白术、黄芩、黄柏、竹沥、姜汁。"参见"痿"条。

湿痰眩晕shītánxuànyūn 病证名。见《证治汇补·眩晕章》。因湿痰壅遏清阳所致。症见头目昏重，胸闷纳呆，恶心呕吐，体多肥胖，苔白腻，脉濡。治宜燥湿化痰。用半夏白术天麻汤、温胆汤等方。兼见气虚者，宜六君子汤。参见"痰晕"条。

湿痰腰痛shītányāotòng 病证名。腰痛之一。又称痰注腰痛。见《丹溪心法·腰痛》。详"痰注腰痛"条。

湿痰证shītánzhèng 证候名。即痰湿内阻，以咳吐多量黏稠痰，痰滑易咯，肢体困重，胸脘痞闷，食少口腻，苔白腻，脉濡缓或滑等为常见症的证候。

湿土shītǔ ❶指脾的阴阳五行属性及生理、病理特点。脾胃于五行属土，但脾为脏而属阴，主运化水谷，脾气易为湿浊所困，故称其为湿土。《血证论》卷一："脾称湿土，土湿则滋生万物，脾润则长养脏腑……若湿气太甚，则谷亦不化。"❷指长夏季节的气候特点。长夏属土，气候湿热，故《脾胃论》卷中谓："长夏湿土，客邪大旺。"

湿温shīwēn 病名。出《难经·五十八难》。❶指好发于夏秋季节的一种热性病。《医门棒喝·湿温》："湿温者，以夏令湿盛，或人禀体阳虚多湿，而感四时杂气，遂成湿温。虽四时皆有，而夏秋为多。湿热二气胶黏，淹缠难愈。如从下受，则足肿体重，上受，则头目昏闷，胸满腹膨，乍寒乍热，胃不思食，渴不欲饮，大便溏泄，频而不爽，小便黄赤，短而不利，或变黄疸，或化疟痢，皆湿热二气合病也。良由清阳不振，阴邪窃踞，故宜苦温芳香，以宣三焦气化，使小便通利为法。如藿香正气、五苓、六和、消暑丸等方，审证选用。"辨证如湿重于热，身热稽留，汗出热不退，胸闷泛恶，四肢倦怠，大便溏泄，苔白腻等，治以化湿为主，清热为辅，如选用藿朴夏苓汤、不换金正气散、三仁汤等方；热重于湿，身热增高，胸痞干呕，心烦溲赤，便秘或溏而不爽，苔黄腻或干燥等，治宜清热为主，化湿为辅，如选用王氏连朴饮、黄芩滑石汤、甘露消毒丹等方。病情发展，可以传营、入血，发生神昏、痉厥或大便出血等症，宜用芳香开窍、清营凉血，阳虚者可用温中止血。❷指见头痛、胸腹满，妄言，多汗，两胫逆冷等症的一种疾患，治宜白虎加苍术汤等方（见《普济本事方·伤寒时疫》）。❸指疫疠轻症。《杂病源流犀烛·瘟疫源流》："盛夏湿温之症，即藏疫疠，一人受之为湿温，一方传遍即为疫疠，以春夏间湿热暑三气交蒸故也。"本病可见于伤寒、副伤寒、沙门菌属感染、急性血吸虫病等疾患。参见温病有关条。

湿温时疫治疗法shīwēnshíyìzhìliáofǎ 温病著作。绍兴医学会会员集体编著。刊于1913年。该书系统阐述湿温时疫之演变、转归及防治方法，所拟方药大多切于实用。现有多种刊本。

湿泻shīxiè 病证名。见《丹溪心法·泄泻》。又名濡泄、洞泄。指湿伤脾胃所致的泄泻。《证治要诀·大小腑门》："湿泻，由坐卧湿处，以致湿气伤脾，土不克水。梅雨阴久，多有此病。宜除湿汤吞戊己丸，佐以胃苓汤。重者宜术附汤。如其人本不甚泻，每日两三次鸭溏，此脾家不燥，常服平胃散自愈。"《医学传灯·泄泻》："湿泻者，腹中不痛，所泻皆水，或遍身发肿，身热脉数者，病属于阳。初起宜用分消饮，久以柴苓汤主之。若肢冷脉细，元气大虚，宜用消肿健脾汤，即金匮肾气丸，亦宜服也。”《金匮翼·泄泻诸症统论》：“湿泻一名濡泄。其脉濡细，其症泄水，虚滑肠鸣，身重腹不痛。由脾胃有湿，则水谷不化，清浊不分。久雨潮溢，或运气湿土司令之时，多有此疾。《内经》所谓湿胜则濡泄，《左传》所谓雨淫腹疾者是也。又水寒之气，入客肠间，亦令人濡泻。经云太阳之胜，寒客下焦，传为濡泄是也。”参见“濡泄”“洞泄”条。

湿性黏滞shīxìngniánzhì　指湿邪致病，常表现出分泌物黏稠、排出困难且病程缠绵难愈的特点。

湿性趋下shīxìngqūxià　指湿邪致病，具有以发生于人体下部病变为主的特点。

湿性重浊shīxìngzhòngzhuó　指湿邪致病，常表现出易导致肢体沉重及分泌物混浊的特点。

湿癣shīxuǎn　病名。皮肤湿疡之一。《诸病源候论》卷三十五：“湿癣者，亦有匡郭，如虫行，浸淫色赤湿痒，搔之多汁成疮……其里亦有虫。”由风湿热邪浸入肌肤而成。其症患处皮损潮红，糜烂，瘙痒不止，搔破滋水淋漓，浸淫不断扩大，皮内似虫行。治宜清热除湿杀虫。内服除湿胃苓汤加味。外用蛇床子散麻油调敷；或用芦荟30g、炙甘草15g研细末外撒。相当于急性湿疹、皮炎之类。

湿腰痛shīyāotòng　病证名。腰痛之一。见《济生方·腰痛》。因雨露水湿侵袭腰部所致。症见腰冷腰痛，如坐水中，身体沉重，或见身肿，逢阴雨则痛剧，脉缓。治宜温化水湿。小便不利者则宜渗利，可用不换金正气散、肾着汤、渗湿汤等方。湿本阴邪，若寒偏重者，称寒湿腰痛；与风相兼者称风湿腰痛；与热相兼者称湿热腰痛。详各条。

湿翳shīyì　病名。见《一草亭目科全书》。指黑睛生翳，色白粗糙，表面微微隆起，状如豆腐渣的眼病。常发生在温热潮湿的气候环境，尤以我国南方夏秋收割季节多见，多有黑睛表面植物性外伤史。类似于西医学之真菌性角膜炎。

湿阴疮shīyīnchuāng　病名。出《外科真诠》卷上。由肾虚，风湿相搏所致。其症阴囊瘙痒，湿烂，浸淫成疮。治宜益肾祛风解毒。内服全虫散。外用益志壳（即益智仁壳）适量煎汤熏洗。相当于阴囊湿疹。

湿淫shīyín　病因。指湿气过甚。《素问·至真要大论》：“湿淫于内，治以苦热。”参见“湿气”条。

湿壅鼻窍shīyōngbíqiào　证候名。即湿浊壅塞鼻窍，以鼻塞，鼻涕量多，头晕头重，鼻甲肿胀，不嗅香臭，苔白腻，脉濡或滑为常见症的证候。

湿郁shīyù　病证名。六郁之一。见《丹溪心法》卷三。因外感湿邪，郁而不散所致。《杂病源流犀烛·诸郁源流》：“雾露风雨坐卧，湿衣湿衫，皆致身重疼痛，首如物蒙，倦怠好卧，阴寒则发，脉沉涩而缓，是湿郁。”治宜除湿解郁，用湿郁汤、渗湿汤或升阳除湿汤等。参见“六郁”“郁证”条。

湿郁热伏shīyùrèfú　即湿遏热伏。详该条。

湿郁汤shīyùtāng　《证治准绳·类方》第二册方。苍术三钱，白术、香附、橘红、厚朴（姜汁炒）、制半夏、茯苓、川芎、羌活、独活各一钱，甘草五分。加生姜五片，水煎服。治湿郁，症见身重而痛，倦怠嗜卧，遇阴寒则发，脉沉而细缓。

湿晕shīyūn　病证名。又称伤湿眩晕。《东医宝鉴·外形篇》：“湿晕，冒雨伤湿，鼻塞声重而晕，宜芎术汤。”湿晕有寒湿、湿热之分。详“寒湿眩晕”“湿热眩晕”条。

湿疹shīzhěn　病名。为风、湿、热三种邪气侵袭皮肤所致。主症为局部皮肤发痒，皮疹多呈对称性发生，呈多形性，如发红，水肿，丘疹，水疱，糜烂，渗出胶黏状液体，无一定的发病部位，但多发生于面部和四肢；女性的乳房和外阴，男性的阴囊等处，均可发生，发病部位、大小不一。婴儿湿疹多对称地发生于面部，呈弥漫性发红，糜烂，渗液并结痂，而且反复发作，亦可泛发于全身，一般2~3岁可以自愈。治宜祛风、清热、渗湿、收敛、止痒，用湿疹汤（白鲜皮、儿茶、乌梅、五倍子、苦楝皮、紫草茸、黄柏、苦参、枯矾）煎汤内服、外洗，并用黄连20g，寒水石20g，冰片20g，蓖麻油20g，凡士林40g调配成膏，外搽。

湿肿shīzhǒng　病证名。水肿病之一。多因久居湿地或感寒湿，水湿浸渍，不能运行所致。《奇效良方·水肿》：“病水寒不得宣行，成湿肿证，脉来沉迟，色多青白，不烦不渴，小便艰少而涩，大便滑泄。”《证治要诀·肿》：“感湿而肿者，其身虽肿，而自腰以下至脚重，腿胀满尤甚于身，气或急或不急，大便或溏或不溏，但宜通利小便。”《赤水玄珠·水肿》：“但有湿肿，气肿，初亦颇相似，然以手按之成凹不即起者，湿也。湿与水有微甚之意。”治宜健脾通阳、渗利水湿，用防己黄芪汤、五苓散、除湿汤等方。《医林绳墨·臌胀》：“湿肿者，当清其湿，苍术、厚朴、泽泻、茵陈。”参见“水肿”条。

湿中shīzhòng　病证名。类中风之一。见《医宗必读·类中风》。又名痰中。指痰湿酿热生风而致突然昏仆之证。《医学心悟·类中风》：“湿中者，即痰中也。凡人嗜食肥甘，或醇酒乳酪，则湿从内受。或山岚瘴气，久雨阴晦，或远行涉水，坐卧湿地，则湿从外受。湿生痰，痰生热，热生风，故卒然昏倒无知也。苍白二陈汤主之。”参见“痰中”条。

湿重于热shīzhòngyúrè　证候名。即湿热蕴结，湿邪偏重，以身热不扬，渴不多饮，头身困重，小便不利，大便泄泻，舌红，苔腻略黄，脉滑略数等为常见症的证候。

湿浊shīzhuó　病因。即湿气。因湿性重浊黏腻，每于病位停留滞着，阻碍阳气的活动，故名。

湿阻shīzǔ　病名。即以纳呆，脘闷，腹胀，头重，倦怠为主要表现的疾病。

湿阻气分shīzǔqìfèn　病机。指气分受湿邪阻滞。临床表现为身热不扬，头重如裹，身重体酸，骨节烦痛，胸闷纳呆，脘腹痞痛，呕吐泄泻，舌苔滑腻，脉象濡缓等。

湿阻气机shīzǔqìjī　病机。指湿邪致病，留滞于脏腑经络，有阻遏气机的特点，易使气机升降失常，经络气血不畅。

湿阻证shīzǔzhèng　证候名。即湿浊之邪困阻气机，以头重肢困，关节、肌肉酸痛沉重，胸闷脘痞，纳呆腹胀，大便溏泄，苔滑腻，脉濡缓等为常见症的证候。

湿阻中焦shīzǔzhōngjiāo　病机。中焦指脾胃。即湿邪阻滞脾胃，影响其运化功能。临床表现为头重，怠倦，脘闷，腹胀，纳呆，口黏渴，喜热饮，小便短赤，舌苔厚白或腻，脉缓等。

蓍草shīcǎo　中药材。出《新修本草》。又名一枝蒿、锯草、蜈蚣草、乱头发。为菊科植物蓍 *Achillea alpina* L. 的干燥地上部分。主产于江西、湖南、陕西。酸、苦，平。归肺、脾、膀胱经。解毒利湿，活血止痛。治乳蛾咽痛，泄泻痢疾，肠痈腹痛，热淋涩痛，湿热带下，蛇虫咬伤，内服15～45g，必要时日服2剂；治跌打损伤，痈疖肿毒，蛇咬伤，腹中痞块，鲜品捣敷或研末醋调敷。孕妇忌服。本品含蓍素、延胡索酸、α－呋喃甲酸、乌头酸等。预试还含生物碱、香豆素、黄酮类、氨基酸、甾醇、酚类及还原性物质等。在体外对金黄色葡萄球菌、痢疾杆菌、大肠埃希菌、铜绿假单胞菌等均有较强的抑制作用。其酸性成分对实验动物有抗炎、解热、镇痛和镇静作用。

十八反shíbāfǎn　中药配伍禁忌的一类。两种药物同用，发生毒性反应或副作用，称相反。据文献记载有十八种药物相反：甘草反大戟、芫花、甘遂、海藻；乌头反贝母、瓜蒌、半夏、白蔹、白及；藜芦反人参、丹参、沙参、苦参、玄参、细辛、芍药（反玄参系《本草纲目》增入，所以实有十九种药）。十八反是古人经验，有的不尽符合临床实际，有待于进一步研究。

十八号贲象方shíbāhàobēnxiàngfāng　《杂病源流犀烛·内伤外感门》卷二十一方。即三香散，见该条。

十八喉风shíbāhóufēng　病证名。见《外科正宗》卷二。古人按喉病见症之不同把喉证归纳为十八种临床类型，称为十八喉风。《喉科秘旨》分喉风为十二证；《喉科指掌》分为十六证；《重楼玉钥》分为三十六种喉风。详见“喉风”及有关各条。

十八剂shíbājì　方剂的作用、性味相结合的分类法。即轻剂、淡剂、清剂、解剂、缓剂、火剂、暑剂、湿剂、寒剂、燥（一作涩）剂、甘剂、平剂、温剂、和剂、调剂、补剂、荣剂、夺剂，共十八剂（见元代李汤卿《心印绀珠经》）。

十八味丁沉透膈汤shíbāwèidīngchéntòugétāng　《太平惠民和剂局方》卷三方。又名丁沉透膈汤。白术三两，炒香附、人参、砂仁各一两，炙丁香、麦芽、煨肉豆蔻、白豆蔻、木香、青皮各半两，炙甘草一两半，沉香、陈皮、藿香、厚朴（姜炒）各七钱半，炒神曲、半夏（汤泡七次）、草果各二钱半。为粗末，每服四钱，加生姜三片，大枣一枚，水煎服。治脾胃不和，中寒上气，胁肋胀满，心腹痛，痰逆恶心，或时呕吐，饮食减少，十膈五噎，痞塞不通，噫气吞酸，口苦失味等症。

十八味神药shíbāwèishényào　《喉科指掌》方。黄连、木通、金银花各一钱，白鲜皮、黄芩、紫花地丁、当归、赤芍药、生甘草、连翘、天花粉、草河车、知母（盐水炒）各二钱，生栀子、川芎、皂角刺各一钱五分，乳香五分，生龟甲三钱。水煎服。治烂喉毒症。若毒结，加土茯苓、何首乌各四两，水煎服；火症烂喉，加生大黄、生石膏各四钱。

十宝丹shíbǎodān　❶《疫喉浅论》卷下方。牛黄、贝母、马勃各三分，珍珠（入豆腐内煮去油，另研）六分，冰片半分，人指甲（阴阳瓦上炙，佳）、硼砂各四分，青鱼胆（或以青果三个煅成炭代之）、煅人中白、琥珀各五分。为细末，吹患处。功能消肿止痛，化毒生肌。治疫喉肿痛色艳；烂喉痧证；痘疹后牙疳；杨梅毒结咽喉。❷《北京市中药成方选集》方。牛黄、珍珠各15g，冰片、麝香各6g，朱砂、琥珀、炙乳香、炙没药、雄黄各60g，煅钟乳石90g。为末，打糊为丸，每服6g。功能解毒消肿。治梅毒筋骨疼痛，口鼻腐烂，经久不愈。本方由《景岳全书·外科钤古方》卷六十四五宝丹加味而来。

十宝散shíbǎosǎn　《种福堂公选良方》卷三方。冰片、麝香各一分二厘，朱砂、乳香（去油）各一钱二分，红花、雄黄各四钱，血竭一钱六分，儿茶二分四厘，当归尾一两，没药一钱四分。为细末，已破者干掺，未破者醋调敷，昏迷者冲服。治跌扑金刃损伤，或青肿疼痛，或破损出血，或骨碎折断，或昏迷不醒者。

十变shíbiàn　❶十天干组合的变化关系。《标幽赋》：“推于十干十变，知孔穴之开阖。”参见“五门十变”条。❷古代文献。为《难经》所引述。

十便良方shíbiànliángfāng　方书。见“近时十便良方”条。

十补汤shíbǔtāng　即十全大补汤，见该条。

十补丸shíbǔwán　❶《济生方》卷一方。炮附子、五味子各二两，山茱萸、炒山药、牡丹皮、鹿茸（去毛，酒蒸）、熟地黄（酒蒸）、肉桂（去皮）、茯苓（去皮）、泽泻各一两。为细末，炼蜜为丸，梧桐子大，每服七十丸，空腹盐酒或盐汤送下。功能益精血，补肾阳。治肾脏虚弱，面色黧黑，足冷足肿，耳鸣耳聋，肢体羸瘦，足膝软弱，腰脊疼痛，小便不利。❷《杂病源流犀烛·身形门》卷二十八方。附子（切如豆大）、防风、胡芦巴、木香、巴戟天、肉桂、川楝子肉、延胡索、荜澄茄、茴香、补骨脂各一两，盐四两，黑豆一合。将附子、防风、盐、黑豆同炒以附子裂为度，去诸药，只取附子与余药为细末，酒糯米粉糊为丸，朱砂为衣，每服三十至五十丸，酒送下。治寒疝厥冷，及奔豚等症而致的阳痿。

十大功劳shídàgōngláo　中药材。出《植物名实图考》。又名木黄连、刺黄芩、土黄柏。为小檗科植物阔叶十大功劳 *Mahonia bealei*（Fort.）Carr. 或狭叶十大功劳 *M. fortunei*（Lindl.）Fedde 的根及茎。前者分布于陕西、安徽、浙江、江西、福建、河南、湖北、湖南、四川等地；后者分布浙江、湖北、四川等地。苦，寒。清热，燥湿，泻火，解毒。①治湿热泻痢，湿热淋浊，风湿痹痛，急性黄疸型传染性肝炎，肺炎，肺结核，支气管炎，吐血，衄血，咽喉肿痛，牙痛。煎服：9～15g。②治目赤肿痛，制成眼药水点眼；痈肿疮毒，研末蜜调敷。阔叶十大功劳主含小檗碱。狭叶十大功劳含小檗碱、掌叶防己碱、小檗胺碱、木兰花碱、药根碱等，茎还含尖刺碱、小檗胺。小檗碱药理见黄连条。

十大功劳叶shídàgōngláoyè　中药材。出清代叶小峰《本草再新》。又名功劳叶。为小檗科植物阔叶十大功劳 *Mahonia bealei*（Fort.）Carr. 或狭叶十大功劳 *M. fortunei*（Lindl.）Fedde 的叶。苦，凉。入肺经。滋阴清热，止咳化痰。治肺结核咯血，骨蒸潮热，头晕，耳鸣，心烦，腰酸腿软，失眠。煎服：9～15g。果实名功劳子，功能主治与叶同。阔叶十大功劳叶主含小檗碱。狭叶十大功劳叶含小檗碱、掌叶防己碱、药根碱和木兰花碱等。煎剂在试管内对金黄色葡萄球菌、大肠埃希菌及铜绿假单胞菌有轻度抑制作用。小檗碱药理见“黄连”条。

十大手法shídàshǒufǎ　小儿推拿方法名。《厘正按摩要术》：“十大手法：治乳滞感寒，将儿左手掌向上，医用两手中、名、小三指托住，将二大指轻按三关六腑之中，左食指靠腑，右食指靠关，中指旁揉，自总经起循环转动至曲池边，横空三指，自下复上，三四转为妙。”方法同《小儿推拿广意》的黄蜂入洞法。见“黄蜂入洞”条。

十滴水shídīshuǐ　即救急十滴水，见该条。

十滴水软胶囊shídīshuǐruǎnjiāonáng　中成药。见《中华人民共和国药典（一部）》（2020）。樟脑、干姜各62.5g，大黄 50g，小茴香、肉桂各 25g，辣椒 12.5g，桉油 31.25ml。以上 7 味，按胶囊剂工艺制成 1000 粒软胶囊，每粒 0.425g，口服每次 1～2 粒，儿童酌减。健胃祛暑，用于中暑而引起的头晕、恶心、腹痛、胃肠不适。孕妇忌服。本药与救急十滴丸的处方与工艺均有不同。

十度 shíduó　古诊法。出《素问·方盛衰论》。度，衡量测度。古代有脉度、脏度、肉度、筋度、俞度等五度，五度有虚有实，合称十度。用针前，先辨别十度，可以较准确地进行补泻刺法。参见各条。

十二病绝产 shí'èrbìngjuéchǎn　指导致绝产的十二种病证。《备急千金要方》卷四："一曰白带，二曰赤带，三曰经水不利，四曰阴胎，五曰子藏坚，六曰藏癖，七曰阴阳患痛，八曰内强，九曰腹寒，十曰藏闭，十一曰五藏酸痛，十二曰梦与鬼交。"宜服龙骨散（龙骨三两，黄柏、半夏、灶中黄土、桂心、干姜各二两，石韦、滑石各一两，乌贼骨、代赭石各四两，白僵蚕五枚）。古人认为妇人患此十二病，则影响生育。

十二刺 shí'èrcì　《内经》刺法分类。又称十二节刺。《灵枢·官针》："凡刺有十二节，以应十二经。"指针刺方法可分为十二节要，以适应治疗十二经的不同病症。即偶刺、报刺、恢刺、齐刺、扬刺、直针刺、输刺、短刺、浮刺、阴刺、傍针刺、赞刺。详各条。

十二地支 shí'èrdìzhī　子、丑、寅、卯、辰、巳、午、未、申、酉、戌、亥，是为十二地支。简称十二支。古代用以记时记月，参十二时条。运气学说以十二支分主风、热（暑）、湿、火、燥、寒六气。

十二段锦 shí'èrduànjǐn　气功功法。从立式八段锦中衍化出来以坐式进行的十二节动功。见于《寿世传真》。十二节动作分别为：闭目冥心坐，握固静思神；叩齿三十六，两手抱昆仑；左右鸣天鼓，二十四度闻；微摆撼天柱；赤龙搅水津，鼓嗽三十六；闭气搓手热，背摩后精门；闭气存想，火烧脐轮；左右转辘轳；两脚放舒伸，叉手双虚托；低头攀足顿；以候神水至，鼓漱再咽津；河车搬运，想火烧身。

十二法 shí'èrfǎ　针刺操作过程应用的十二种手法。出《针灸大成》。包括爪切、指持、口温、进针、指循、爪摄、针退、指搓、指捻、指留、针摇、指拔。其中除指持、口温、指留、指拔四法外，其余均见于十四法中。参见各条。

十二官 shí'èrguān　十二个脏腑的合称，亦作十二脏。即心、肝、脾、肺、肾、膻中（心包络）、胆、胃、大肠、小肠、三焦、膀胱等。《素问·灵兰秘典论》："凡此十二官者，不得相失也。"

十二号既济方 shí'èrhàojìjìfāng　《杂病源流犀烛·内伤外感门》卷二十一方。即降香桃花散，见该条。

十二剂 shí'èrjì　方剂的功用分类法之一。出《本草衍义》。即在十剂的基础上加寒剂、热剂。参见"十剂"条。

十二节 shí'èrjié　出《灵枢·邪客》。四肢各有三大关节，即肩、肘、腕、髋、膝、踝，两侧共十二个关节。《类经》："四肢各三节，是为十二节。"

十二节刺 shí'èrjiécì　即十二刺。见该条。

十二禁 shí'èrjìn　针刺前后的禁忌。《灵枢·终始》："凡刺之禁：新内勿刺，新刺勿内；已醉勿刺，已刺勿醉；新怒勿刺，已刺勿怒；新劳勿刺，已刺勿劳；已饱勿刺，已刺勿饱；已饥勿刺，已刺勿饥；已渴勿刺，已刺勿渴；大惊、大恐，必定其气乃刺之；乘车来者，卧而休之，如食顷乃刺之；出行来者，坐而休之，如行十里顷乃刺之。凡此十二禁者，其脉乱气散，逆其营卫，经气不次，因而刺之……是谓伐身。"上述刺禁仅十一项，疑有脱文。

十二经标本 shí'èrjīngbiāoběn　见"六经标本"条。

十二经别 shí'èrjīngbié　出《灵枢·经别》。指从十二经脉分出，走向体腔、头面的重要支脉。十二经别的分布特点可以用离、入、出、合四字概括，即从四肢部的本经别离（离），进入体腔（入），浅出体表（出）而上头项，然后阴经的经别归向与相为表里的阳经（合），而阳经的经别仍然归入本经。十二经别按经脉的表里关系分成六组，称为六合。经别虽从经脉分出，但与络脉不同，前者是加强体内表里两经之间的联系，而后者多在浅表。详见十二经各经别条。

十二经动脉 shí'èrjīngdòngmài　十二经脉中体表的动脉搏动部位。《难经·一难》："十二经皆有动脉，独取寸口，以决五脏六腑死生吉凶之法。"十二经动脉如手太阴肺经的中府、云门、天府、侠白；手阳明大肠经的合谷、阳溪；手少阴心经的极泉；手太阳小肠经的天窗；手厥阴心包经的劳宫；手少阳三焦经的禾髎；足太阴脾经的箕门、冲门；足阳明胃经的大迎、人迎、气街、冲阳；足少阴肾经的太溪、阴谷；足太阳膀胱经的委中；足厥阴肝经的太冲、五里、阴廉；足少阳胆经的听会、下关等处穴位，均有动脉搏动的感觉（见《针灸大成》）。

十二经筋 shí'èrjīngjīn　出《灵枢·经筋》。是经络系统在人体体表的连属部分。由于它的分布部位及其病候着重在"筋肉"方面，因称"经筋"。十二经筋的分布特点与十二经脉基本一致，阳之筋分布在肢体外侧，阴之筋分布在肢体内侧，但都从四肢末端起始走向躯干，结聚于关节和骨骼附近，阳之筋上走头面，阴之筋进入腹腔，但都不入内脏。经筋发生病变，临床上多表现为筋脉的牵引、拘挛、弛缓、转筋、强直和抽搐等。

十二经绝产 shí'èrjīngjuéchǎn　即十二病绝产。详该条。

十二经络 shí'èrjīngluò　指十二经及其脉络。《灵枢·本输》："凡刺之道，必通十二经络之所终始。"

十二经脉 shí'èrjīngmài　亦称十二正经。是人体手、足三阴三阳十二条主要经脉的合称。《灵枢·海论》："夫十二经脉者，内属于府藏，外络于支节。"是人体运行气血的主要通道，也是经络系统的主体。十二经脉按阴阳属性分布于人体，四肢部阳经在外侧，阴经在内侧；太阴、阳明在前（外），少阴、太阳在后（内），厥阴、少阳在中。手足三阳经脉皆会于头部，阳明在前，少阳在侧，太阳在后。胸腹部分布着手足三阴经脉及足阳明经，腰背部为足太阳所过，侧胸腹为足少阳所过。十二经脉的循行规律，《灵枢·逆顺肥瘦》："手之三阴，从脏（胸）走手；手之三阳，从手走头；足之三阳，从头走足；足之三阴，从足走腹（胸）。"并按五行属性互为表里，阴经属脏络腑，阳经属腑络脏。十二经脉的名称及流注顺序是：手太阴肺经→手阳明大肠经→足阳明胃经→足太阴脾经→手少阴心经→手太阳小肠经→足太阳膀胱经→足少阴肾经→手厥阴心包经→手少阳三焦经→足少阳胆经→足厥阴肝经。详十二经脉各条。

十二经脉病候 shí'èrjīngmàibìnghòu　指手太阴、手少阴、手厥阴、足太阴、足少阴、足厥阴和手阳明、手太阳、手少阳、足阳明、足太阳、足少阳十二条经脉及其所属脏腑的生理功能发生异常时出现的一类证候。十二经“内属于腑脏，外络于支节”，故经络病变，可以影响所属络的内脏，内脏有病也可影响其有关经络，有时表现为局部的外经病候，有时则表现为内脏病候，二者往往兼见。各经具体病候，详见“手太阴经筋病候”“手少阴经筋病候”等各条。

十二经脉歌shí' èrjīngmàigē　见“医学便览”条。

十二经水shí' èrjīngshuǐ　指十二条河流：清水、渭水、海水、湖水、汝水、渑水、淮水、漯水、江水、河水、济水、漳水。《灵枢·经水》：“经脉十二者，外合于十二经水，而内属于五脏六腑。夫十二经水者，其有大小、深浅、广狭、远近各不同……夫经水者，受水而行之。”

十二经穴shí' èrjīngxué　指手足三阴三阳十二经脉所属的穴位，共309穴。包括：肺经11穴，胃经45穴，脾经21穴，心经9穴，小肠经19穴，膀胱经67穴，肾经27穴，心包经9穴，三焦经23穴，胆经44穴，肝经14穴。

十二经之海shí' èrjīngzhīhǎi　出《灵枢·海论》。见“血海”条。

十二井穴shí' èrjǐngxué　❶十二经脉各有一个井穴，总称十二井穴。即：少商（肺），商阳（大肠），厉兑（胃），隐白（脾），少冲（心），少泽（小肠），至阴（膀胱），涌泉（肾），中冲（心包），关冲（三焦），足窍阴（胆），大敦（肝）。详各条。❷仅指手三阴三阳经中的井穴，左右共十二。常用于热病急救。

十二络脉shí' èrluòmài　指十二经之络脉。《素问·气穴论》：“孙络之脉别经者……传注十二络脉。”

十二律shí' èrlǜ　六阳律与六阴律的合称。参见“六律”条。

十二皮部shí' èrpíbù　见“皮部”条。

十二时shí' èrshí　即子、丑、寅、卯、辰、巳、午、未、申、酉、戌、亥十二时。见《灵枢·经别》。时辰是古代的计时单位。每一时辰相当于2小时，子时相当于晚上11时至次日凌晨1时，丑时相当于凌晨1~3时，余类推。此外又有把子时称夜半，或午夜（也称子夜）；丑时称鸡鸣；寅时称平旦；卯时称日出；辰时称食时；巳时称隅中；午时称日中；未时称日昳；申时称晡时，或称日晡所；酉时称日入；戌时称黄昏；亥时称人定等（《左氏传》昭公五年注）。这些命名与我国古代人民的生活习惯有关，且较符合黄河流域地区昼夜推移的特点。中医学在观察证候时，有时与时辰相联系。如鸡鸣时泄泻为命火式微，属肾泻；日晡所潮热为阳明腑证等。

十二原shí' èryuán　指五脏及膏、肓之十二个原穴。即肺之原太渊，左右各一；心之原大陵，左右各一；肝之原太冲，左右各一；脾之原太白，左右各一；肾之原太溪，左右各一；膏之原鸠尾；肓之原脖胦（气海）。《灵枢·九针十二原》：“五脏有疾，当取之十二原。”十二原与十二经脉的原穴虽含意相仿，但内容不一。参见“原穴”条。

十二原穴shí' èryuánxué　❶指五脏及膏肓之十二个原穴。即肺之原太渊，左右各一；心之原大陵，左右各一；脾之原太白，左右各一；肾之原太溪，左右各一；肝之原太冲，左右各一；膏之原鸠尾；肓之原脖胦（气海）。“凡此十二原者，主治五脏六腑之有疾者也。”（《灵枢·九针十二原》）❷指五脏、心包及六腑的原穴，见《难经·六十六难》。参见“原穴”条。

十二脏shí' èrzàng　即十二官。出《素问·灵兰秘典论》。详“十二官”条。

十二脏相使论shí' èrzàngxiāngshǐlùn　隋代全元起《内经训解》。即《灵兰秘典论》。详该条。

十二癥shí' èrzhēng　❶指十二种原因不同的癥病。《中藏经》：“癥有劳、气、冷、热、虚、实、风、湿、食、药、思、忧之十二名也。”❷指妇科的十二种经带病症。《备急千金要方·赤白带下崩中漏下第三》：“何谓十二癥？是所下之物，一曰状如膏；二曰如黑血；三曰如紫汁；四曰如赤肉；五曰如脓痂；六曰如豆汁；七曰如葵羹；八曰如凝血；九曰如清血，血似水；十曰如米泔；十一曰如月浣，乍前乍却；十二曰经度不应期也。”参见“癥”条。❸指带下三十六疾中的十二癥。《诸病源候论》卷三十八：“十二癥者，是所下之物，一者如膏，二者如青血，三者如紫汁，四者如赤皮，五者如脓痂，六者如豆汁，七者如葵羹，八者如凝血，九者如清血、血似水，十者如米汁，十一者如月浣，十二者经度不应期也。”

十二正经shí' èrzhèngjīng　即十二经脉。详该条。

十二支shí' èrzhī　十二地支之简称。详该条。

十干shígān　十天干之简称。见该条。

十干统运shígāntǒngyùn　运气术语。指以十天干中每两干统一运。《素问·天元纪大论》：“甲己之岁，土运统之；乙庚之岁，金运统之；丙辛之岁，水运统之；丁壬之岁，木运统之；戊癸之岁，火运统之。”

十怪脉shíguàimài　生命垂危时出现的十种异常脉象。见《世医得效方》。即：釜沸脉、鱼翔脉、弹石脉、解索脉、屋漏脉、虾游脉、雀啄脉、偃刀脉、转豆脉、麻促脉等十种。详各条。这些脉象，多为脏气将绝、胃气枯竭之候。

十号节象方shíhàojiéxiàngfāng　《杂病源流犀烛·内伤外感门》卷二十一方。即宝花散，见该条。

十灰散shíhuīsǎn　《十药神书》方。大蓟、小蓟、荷叶、侧柏叶、白茅根、茜草根、栀子、大黄、牡丹皮、棕榈皮各等分。各烧灰存性，为细末，用纸包，碗盖地上一夕，出火毒，藕汁或萝卜汁磨京墨半碗，食后调下。功能凉血止血。治血热妄行之呕血、吐血、咯血，嗽血，血色鲜红，舌红脉数等。近代常用于支气管扩张、肺结核、消化道出血等属血热者。方中大小蓟、荷叶、侧柏叶、茜草根、白茅根凉血止血；棕榈皮收涩止血；栀子清肝泻火，大黄导热下行，兼以化瘀，丹皮凉血祛瘀，使血止而不留瘀；烧灰存性，可增强收涩止血作用；藕汁或萝卜汁磨京墨调服，能增加清热止血作用。全方以凉血止血为主，兼有清降及收涩之功。

十灰丸shíhuīwán　❶《济生方》卷六方。绵灰、黄绢灰、艾叶灰、马尾灰、藕节灰、莲蓬灰、油发灰、赤松皮灰、棕榈灰、蒲黄灰各等分。为细末，醋煮糯米糊为丸，梧桐子大，每服七十至一百丸，空腹米饮送下。治崩中下血不止。❷即十灰散作水丸。治证同。见“十灰散”条。

十剂shíjì　原是北齐徐之才按功用归类药物之方法，宋《圣济经》于每种之后添一剂字，变为方剂功用分类法。《伤寒方药明理论·序》曰：“制方之体，宣、通、补、泻、轻、重、涩、滑、燥、湿十剂是也。”至此始有十剂之名。

十将军丸shíjiāngjūnwán　《丹溪心法附余》卷六方。砂仁、槟榔、常山、草果各二两，三棱、莪术、青皮、陈皮、乌梅、半夏各一两。将草果、常山以酒、醋各一碗浸一夜，后入余药同浸至晚，煮干为末，酒、醋各半打糊为丸，每服三十至四十丸，白开水送下，日二次。治疟积，疟疾不善调理，经吐下日久，荣卫亏损，邪气伏藏胁腹，结为癥癖，名为疟母。

十九号大畜方shíjiǔhàodàxùfāng 《杂病源流犀烛·内伤外感门》卷二十一方。即蒺藜散，见该条。

十九畏shíjiǔwèi 中药配伍禁忌的一类。一种药物受到另一种药物的抑制，减低其毒性或功效，甚至完全丧失功效，称相畏。据文献记载有十九种药物相畏：硫黄畏朴硝，水银畏砒霜，狼毒畏密陀僧，巴豆畏牵牛，丁香畏郁金，牙硝畏三棱，川乌、草乌畏犀角，人参畏五灵脂，肉桂畏赤石脂。十九畏是古人经验，有的不尽符合临床实际，有待于进一步研究。

十绝shíjué 虚劳证十种危重证候。气短，目视亭亭无精光，心绝。鼻虚张，气短，肺绝。面青，眼视人不直，数出泪，肝绝。面黑睛黄，素汗流，肾绝。泄涎唾，时时妄语，脾绝。爪青，恶骂不休，胆绝。背脊酸痛，腰重，反复难，骨绝。面无精光，头目自眩，血绝。舌卷缩如红丹，咽唾不得，足踝小肿，肉绝。发直如麻，汗出不止，肠绝。

十咳shíké 见《备急千金要方·咳嗽》。指风咳、寒咳、支咳、肝咳、心咳、脾咳、肺咳、肾咳、胆咳、厥阴咳十种咳嗽。详各条。

十六段锦shíliùduànjǐn 气功功法。以十六节动作编为一套动功的锻炼方法。见于冷谦《修龄要旨》。主要以十二段锦为基础，参合前人的若干导引方法编定而成。

十六络脉shíliùluòmài 十五络脉加胃之大络，合称十六络脉。《东垣十书》：“十二大经之别，并任督之别，脾之大络脉别，名曰大包，是为十五络，诸经皆言之。予谓胃之大络，名曰虚里，贯膈络出于左乳下，其动应衣，脉宗气也。是知络有十六也。”

十六郄穴shíliùxìxué 十二经及阴、阳、阴维、阳维各有一个郄穴，即孔最（肺）、温溜（大肠）、梁丘（胃）、地机（脾）、阴郄（心）、养老（小肠）、金门（膀胱）、水泉（肾）、郄门（心包）、会宗（三焦）、外丘（胆）、中都（肝）、交信（阴）、跗阳（阳）、筑宾（阴维）、阳交（阳维），合称十六郄穴。

十六味流气饮shíliùwèiliúqìyǐn 《至机微义》卷十五方。人参、当归、黄芪、桔梗、防风、木香、甘草、枳壳、芍药、川芎、肉桂、槟榔、白芷、厚朴、紫苏、乌药各等分（一方无槟榔、肉桂，有皂角刺）。水煎服。治无名肿毒、痈疽等症，脉洪缓沉迟紧细者。

十六字气诀shíliùzìqìjué 气功功法。又名李真人一十六字妙诀。《遵生八笺》：“一吸便提，气气归脐。一提便咽，水火相见。”这是一种简便的气功功法。开始，先自嗽3～5次，用舌搅上下腭，后以舌抵上腭，待满口生津后，连津咽下，使其有声。随即从鼻吸清气一口，意想送到腹部脐下一寸二分，即丹田气海中，略存一存为一吸。随即下部用力，好像忍小便，意想把气提起，又回到肚脐，达到夹脊双关肾门，直提到头部后顶的玉枕，透到眉心（泥丸），为一呼。一呼吸合为一息。然后再咽唾如前，循环一周。如此反复24次。可随便做，随便停。

十脉shímài 《素问·气穴论》：“内解写于中者十脉。”王冰柱：“五脏之脉，左右各五，故十脉也。”

十皮五子饮shípíwǔzǐyǐn 《冯氏锦囊秘录》卷十四方。茯苓皮、草果皮、牡丹皮、地骨皮、五加皮、大腹皮、甘草皮、生姜皮、木通皮、木瓜皮、菟丝子、车前子、苏子、葶苈子、槟榔各等分。水煎服，或为细末，每服一钱五分，同雄猪肝一具（不下水者），温水煮一滚取出，用竹夹钻孔数个，入药在内，蒸熟切片，捣蒜蘸食之。治膨胀，及气虚肿满，单腹胀。

十七号艮象方shíqīhàogènxiàngfāng 《杂病源流犀烛·内伤外感门》卷二十一方。即丁香阿魏丸，见该条。

十七效shíqīxiào 藏药学名词。指藏药的治疗效能，共有十七种，分别是寒、热、温、凉、干、稀、润、糙、轻、重、稳、动、钝、锐、柔、燥及软。十七种效能对治来自三因的20种性质的病症，如寒的药可以对治热性病症，润的药可以对治干燥性质的病症等等。

十七椎穴shíqīzhuīxué 经外奇穴名。代号EX－B8。出《千金翼方》。位于腰区，第五腰椎棘突下凹陷中。主治腰腿痛、下肢瘫痪、转胞、痛经、小便不利等。直刺0.5～1寸。艾炷灸5～7壮；或艾条灸10～15分钟。

十奇散shíqísǎn 《重订严氏济生方》方。又名十宣散、托里十补散。人参、当归（酒浸）、黄芪（盐水润透，蒸焙）各二两，苦桔梗、肉桂（另研）、厚朴（姜汁炙）、防风、川芎、白芷、生甘草各一两。为细末，每服三至六钱，无灰酒或木香煎汤调下，日夜各数服。功能补养气血，消肿溃脓。治痈疽气血两虚，尚未成脓，或已成脓者；亦治痘疮里虚。

十全大补汤shíquándàbǔtāng 《太平惠民和剂局方》卷五方。又名十全饮、十补汤。人参、肉桂（去粗皮）、川芎、地黄（洗、酒蒸，焙）、茯苓（焙）、白术（焙）、炙甘草、黄芪、当归、白芍药各等分。为粗末，每服二大钱，加生姜三片，大枣二枚，水煎，不拘时服。功能温补气血。治诸虚不足，五劳七伤，不进饮食；久病虚损，时发潮热，气攻骨脊，拘急疼痛，夜梦遗精，面色萎黄，脚膝无力；一切病后，气不如旧；忧愁思虑伤动血气，喘嗽中满，脾肾气弱，五心烦闷等症。实验研究：本方具有显著的免疫增强效果，能明显促进特殊性抗体生成。又具有抗癌活性。

十全大补丸shíquándàbǔwán 即十全大补汤作蜜丸。治证同。见“十全大补汤”条。

十全苦寒救补汤shíquánkǔhánjiùbǔtāng 《重订广温热论》卷二引梁玉瑜方。生石膏八钱，黄芩、知母各六钱，大黄、芒硝、黄连各三钱，犀角二钱，厚朴一钱，枳实一钱半，黄柏四钱。水煎频服。功能清热泻火解毒。治瘟疫，热盛体臭，不省人事，舌见黑苔。

十全流气饮shíquánliúqìyǐn 《外科正宗》卷二方。陈皮、赤茯苓、乌药、川芎、当归、白芍药各一钱，香附八分，青皮六分，甘草五分，木香三分。加生姜三片，大枣二枚，水煎，食远服。治忧郁伤肝，思虑伤脾，脾气不行，逆于肉里，乃生气瘿肉瘤，皮色不变，日久渐大者。

十全饮shíquányǐn 即十全大补汤，见该条。

十全育真汤shíquányùzhēntāng 《医学衷中参西录》方。党参、生黄芪、生山药、知母、玄参、生龙骨（捣细）、生牡蛎（捣细）各12g，丹参6g，三棱、莪术各4.5g。水煎服。治虚劳，脉弦数细微，肌肤甲错，形体羸瘦，饮食不壮筋力，或自汗，或咳逆，或喘促，或寒热不时，或多梦纷纭，精气不固。若气分虚甚者，去三棱、莪术，加生鸡内金9g；喘者，倍山药，加牛蒡子9g；汗多者，以白术易黄芪，倍龙骨、牡蛎，加山茱萸、生白芍药各18g；汗出过多，服药仍不止者，可但用龙骨、牡蛎、山茱萸各

S

30g，水煎服，汗止再服原方。

十三丁shísāndīng　丁通疔。即一曰麻子丁，二曰石丁，三曰雄丁，四曰雌丁，五曰火丁，六曰烂丁，七曰三十六丁，八曰蛇眼丁，九曰盐肤丁，十曰水洗丁，十一曰刀镰丁，十二曰浮沤丁，十三曰牛拘丁。出《备急千金要方》卷二十二。此十三种丁，初起必先痒后痛，先寒后热，热定则寒，多四肢沉重，头痛心惊眼花；若大重者则呕逆，呕逆者难治。详见各条。

十三鬼穴shísānguǐxué　古代用来治疗癫狂等精神疾患的十三个经验效穴。首载《备急千金要方》。旧说精神疾患是由鬼神作祟所致，治疗穴位均冠“鬼”字为名。其数十三，故称十三鬼穴。十三鬼穴，古代文献记载略有差异，今多指人中（鬼宫）、少商（鬼信）、隐白（鬼垒）、大陵（鬼心）、申脉（鬼路）、风府（鬼枕）、颊车（鬼床）、承浆（鬼市）、劳宫（鬼窟）、上星（鬼堂）、男会阴女玉门头（鬼藏）、曲池（鬼腿）、涌泉（鬼封）等十三穴。参见各条。

十三号革象方shísānhàogéxiàngfāng　《杂病源流犀烛·内伤外感门》卷二十一方。即沉香郁金散，见该条。

十三科shísānkē　我国古代医学分科情况。元、明的太医院都将医学分为十三科。元代十三科为：大方脉、杂医、小方脉、风、产、眼、口齿、咽喉、正骨、金疮肿、针灸、祝由、禁。明代十三科为：大方脉、小方脉、妇人、疮疡、针灸、眼、口齿、咽喉、伤寒、接骨、金镞、按摩、祝由。1571年，明代的十三科改作十一科，增设了痘疹科，改疮疡为外科，接骨为正骨，去金镞、祝由与按摩等科。

十三科古方选注shísānkēgǔfāngxuǎnzhù　见“绛雪园古方选注”条。

十三窍shísānqiào　即上七窍（眼二、耳二、鼻孔二、口）及前后阴，再加心窍（舌）、津窍（廉泉、玉英穴）、汗窍（毛孔）、精窍（茎）等，合十三窍。

十三脏腑shísānzàngfǔ　见《此事难知》卷上。即心、肝、脾、肺、肾、心包络、胆、胃、大肠、小肠、膀胱、三焦、胞（胞宫）等。

十三指形shísānzhǐxíng　小儿指诊法。小儿指纹的十三种形状。出《证治准绳·幼科》。又名虎口纹十三形。即第一，流珠形，只一点红色见于风关，主饮食所伤，内热欲吐或肠鸣自利。第二，环珠形，其点稍大，主脾虚停食，胸膈胀满，烦渴发热。第三，长珠形，其点圆长，主脾伤，饮食停滞，肚腹作痛，寒热不食。第四，来蛇形，是长散出气关，一头大，一头尖，主脾胃湿热，中脘不利，干呕不食。第五，去蛇形，是大头向气关，主脾虚食积，吐泻烦渴。第六，弓反里形，主感冒寒邪。第七，弓反外形，主痰热。第八，枪形直上，主风热。第九，鱼骨形，纹分支歧，主惊痰发热。第十，水字形，三脉并行，主惊风、食积。第十一，长针形，过命关一二粒米许，主心肝热极生风。第十二，透关射指形，命脉向里，主惊风，痰热聚于胸膈。第十三，透关射甲形，命脉向外，主惊风，肝木克脾土之败证（《四诊抉微》引《全幼心鉴》）。

十神解毒汤shíshénjiědútāng　《证治准绳·幼科》集四方。当归尾、生地黄、红花、牡丹皮、赤芍药、桔梗、木通、大腹皮、连翘、川芎。水煎服。功能清热凉血解毒。治小儿痘疹色红，三日以后身发壮热，腮红面赤，毛焦色枯，燥渴欲饮，睡卧不宁，小便赤涩者。若身热壮盛，加葛根、前胡；毒盛疹点绵密，加荆芥、牛蒡子；口渴，加天花粉、竹叶、滑石；小便尿血，加犀角、栀子；大便黑，加犀角、黄连，或桃仁；吐血干呕，加黄连、犀角；发红斑，加犀角、黄芩、黄柏、栀子、玄参；小便赤，加栀子；小便短涩，加猪苓、泽泻；小便秘，加滑石、瞿麦；大便秘，加枳壳、前胡；大便秘、喘，加枳壳、前胡、大黄；烦躁，加麦冬、天花粉；烦渴狂乱谵语，加知母、麦冬、石膏；呕吐，加猪苓、泽泻、黄连；咽喉痛，加甘草、牛蒡子、荆芥；泄泻，加猪苓、泽泻、防风；呕加橘皮。

十神汤shíshéntāng　《太平惠民和剂局方》卷二方。川芎、炙甘草、麻黄（去根节）、升麻、赤芍药、白芷、陈皮、紫苏（去粗梗）、香附各四两，葛根十四两。为细末，每服三大钱，加生姜五片，水煎，不拘时服。治时令不正，瘟疫流行，不论阴阳两感，或风寒湿痹等证。若发热头痛加连须葱白三茎，中满气实加枳壳数片。

十水shíshuǐ　古代对水肿病的分类。历代说法不一：❶《中藏经·论水肿脉证生死》：“水有十名，一曰青水，二曰赤水，三曰黄水，四曰白水，五曰黑水，六曰玄水，七曰风水，八曰石水，九曰里水，十曰气水。”❷《诸病源候论·水肿病诸候》：“十水者，青水、赤水、黄水、白水、黑水、悬水、风水、石水、暴水、气水也。”❸《三因极一病证方论》卷十四：“以心水、肝水、肺水、脾水、肾水、胆水、大肠水、膀胱水、胃水、小肠水为十水。”

十四法shísìfǎ　指十四种针刺的基本手法。见金代窦默《针经指南》。即动、摇、进、退、搓、盘、弹、捻、循、扪、摄、按、爪、切等十四种。后世医家继承了窦氏的学说，并各有体会和发挥。如明代徐凤《针灸大全·金针赋》：“爪而切之，下针之法；摇而退之，出针之法；动而进之，催针之法；循而摄之，行气之法；搓则去病；弹则补虚；肚腹盘旋；扪为穴闭；沉重豆许曰按；轻浮豆许曰提。一十四法，针要所备。”略去捻法而增加提法，并指出了各法的用途。又如明代汪机《针灸问对》亦载“切、摇、退、动、进、循、摄、努、搓、弹、盘、扪、按、提”十四法。其内容大致相仿，又另加努法，并对各法的操作和作用均作了较详细的论述和阐发。参见各条。

十四号丰象方shísìhàofēngxiàngfāng　《杂病源流犀烛·内伤外感门》卷二十一方。即棱术汤，见该条。

十四焦shísìjiāo　焦，在此指脊椎棘突。十四焦，即第二、三腰椎棘突间。《灵枢·背腧》：“肾腧在十四焦之间。”

十四经shísìjīng　十二经脉和任脉、督脉的合称。《十四经发挥》：“十二经所列次第，并以流注之序为之先后，附以任督二奇者，以其有专穴也，总之为十四经云。”任、督两脉，不仅各自有直接联属的穴位（其它六奇经的穴位都依附于十二经中），而且在作用上与十二经也有密切关系，故相提并论，合称十四经。是经络系统中最主要者。

十四经发挥shísìjīngfāhuī　经脉学著作。3卷。元代滑寿撰。刊于1341年。卷上为手足阴阳流注篇，统论经脉循行的规律；卷中为十四经脉气所发篇，根据《金兰循经》等书中关于全身十四经脉循行的文字作了较详细的注释和发挥，并补记、说明了各经脉所属经穴；卷下为奇

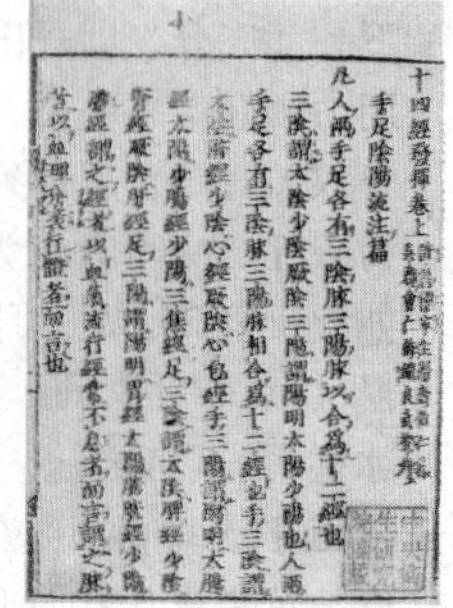

十四经发挥

经八脉篇，论述奇经八脉的循行内容。本书在明代被收入《薛氏医案》丛书中。1949年后有铅印校注本。

十四经穴shísìjīngxué 穴位分类名。指十四经脉所属的穴位，简称经穴。穴位分经，《黄帝内经》中有分散记述，及至《针灸甲乙经》已较系统，载有双穴300，单穴49，合计349穴。到清代《针灸逢源》，经穴已达361个。中华人民共和国标准《经穴名称与定位》（GB/T 12346—2021）确定经穴362个。

十四络脉shísìluòmài 指十二经脉、任脉、督脉的络脉。《素问·气穴论》："孙络之脉别经者，其血盛而当泻者，亦三百六十五脉，并注于络，传注十二络脉，非独十四络脉也，内解泻于中者十脉。"

十四味建中汤shísìwèijiànzhōngtāng 《太平惠民和剂局方》卷五方。当归（酒浸，焙干）、白芍药、白术、炙甘草、人参、麦冬、川芎、肉桂（去粗皮）、炮附子、肉苁蓉（酒浸一夜）、半夏（汤洗七次）、炙黄芪、茯苓（去皮）、熟地黄（酒蒸一夜，焙干）各等分。为粗末，每服五钱，加生姜三片，大枣一枚，水煎，食前服。治荣卫不足，脏腑俱伤，积劳虚损，形体羸瘠，短气嗜卧，寒热头痛，咳嗽喘促，吐呕痰沫，手足多冷，面白脱色，小腹拘急，百节尽疼，夜卧汗多，梦寐惊悸，大便滑利，小便频数，失血虚极，心忪面黑，脾肾久虚等症。

十天干shítiāngān 即甲、乙、丙、丁、戊、己、庚、辛、壬、癸，简称十干。商代便用以记天日，其顺序，取义于种子的萌芽、生长、发育、繁殖以至衰老、死亡、新生的全过程。《汉书·律历志》解释："出甲于甲，奋轧于乙，明丙于丙，大盛于丁，丰楙于戊，理纪于己，敛更于庚，悉新于辛，怀妊于壬，陈揆于癸。"在运气学说中，主要用以代表五行、五运。

十万卷楼所刻医书八种shíwànjuànlóusuǒkèyīshūbāzhǒng 中医丛书。清代陆心源（刚甫）辑刻。收有寇宗奭《本草衍义》、许叔微《注解伤寒发微论》《注解伤寒百证歌》、王好古《阴证略例》、史堪《史载之方》、朱端章《卫生家宝产科秘要》、程迥《医经正本书》、宋徽宗撰《圣济经》等8种。现存光绪二年（1876）陆氏刊"十万卷楼丛书"单行本。

十王shíwáng ❶经外奇穴名。《肘后备急方》："救卒死而张目及舌者：灸手足两爪后十四壮。"《针灸经外奇穴治疗诀》列作奇穴，定位于手足十指背侧，指甲根后正中赤白肉际处。左右计20穴。主治卒死，痧症，中暑，霍乱等。向上浅刺0.1寸，或点刺出血。❷推拿穴位名。出《小儿推拿广意》。位置有三：①位于每个手指指甲两角的稍外侧处。掐此穴有退热作用。②位于十指指尖（见《厘正按摩要术》）。③位于十指背侧指甲根正中的稍后方。

十味保和汤shíwèibǎohétāng 《景岳全书·古方八阵》卷五十四方。人参、白术、茯苓、半夏、陈皮、藿香、炙甘草、香附、砂仁、木香。水煎服。功能健脾和胃。治胃虚气滞而嗳气者。

十味苍柏散shíwèicāngbòsǎn 《医学入门》卷六方。苍术、黄柏、香附、青皮、延胡索、益智仁、桃仁、茴香、附子、甘草。为末，水煎服。治疝气作痛。

十味淡斋方shíwèidànzhāifāng 《疡科心得集·方汇》方。川贝母（去心，生研）、白芷（焙）、防风（焙）、乌贼骨（浸淡，漂净去甲）、炒当归、炒川芎、金银花、天花粉、半夏（姜汁制，炒）各一两，天南星（姜汁制，炒）一两五钱。为末，每服五钱，用鲜土茯苓一斤煎汤代水煎药，分三次服。治下疳、广疮，误服轻粉、升药，致烂喉塌鼻，遍体节骱酸楚，或腐烂不堪，他药不效者。

十味导赤散shíwèidǎochìsǎn 《杂病源流犀烛·脏腑门》卷十方。地骨皮、黄连、黄芩、麦冬、半夏、茯神、赤芍药、木通、生地黄、甘草各五分。加生姜五片，水煎服。治心胆实热，口舌生疮，惊悸烦渴。

十味导赤汤shíwèidǎochìtāng 《医宗金鉴·幼科心法要诀》卷五十四方。生地黄、栀子、木通、瞿麦、滑石、淡竹叶、茵陈、黄芩、生甘草、猪苓。水煎服。功能清热利尿，通淋利水。治小儿热淋，小便不通，淋沥涩痛。

十味导痰汤shíwèidǎotántāng 《张氏医通》卷十六方。姜半夏、茯苓、陈皮、天南星、枳壳、羌活、天麻、蝎尾、炙甘草、生姜、乌梅。水煎，入雄黄少许，空腹服。功能祛风豁痰。治痰湿上盛，头目不清。

十味参苏饮shíwèishēnsūyǐn 《正体类要》卷下方。人参、紫苏、半夏、茯苓、陈皮、桔梗、前胡、葛根、枳壳各一钱，炙甘草五分。加生姜，水煎服。治气逆血蕴上焦，发热气促，或咯血衄血，或痰嗽不止。

十味温胆汤shíwèiwēndǎntāng 《世医得效方》卷八方。半夏（汤洗）、枳实（麸炒）、陈皮（去白）各二钱，茯苓（去皮）一钱半，炒酸枣仁、远志（去心，甘草水煮）、五味子、熟地黄（酒洗，焙）、人参各一钱，炙甘草半钱。加生姜五片，大枣一枚，水煎，不拘时服。功能化痰宁心。治心胆虚怯，触事易惊，或梦寐不祥，遂致心惊胆慑，气郁变生诸证，或短气悸乏，或复自汗；四肢浮肿，饮食无味，心虚烦闷，坐卧不安。

十味香薷饮shíwèixiāngrúyǐn ❶《百一选方》卷七方。香薷二钱，炙黄芪、人参、白术、陈皮、木瓜、姜厚朴、炒扁豆、炙甘草各五分。为粗末，水煎服。治伏暑身倦，体困神昏，头重吐利。若暑风，去黄芪，加羌活一钱五分。❷《症因脉治》卷二方。香薷、厚朴、扁豆、陈皮、茯苓、苍术、黄柏、升麻、葛根、桑白皮、地骨皮、甘草。水煎服。治伤暑咳嗽，身痛口渴，外反恶寒者。

十味芎苏散shíwèixiōngsūsǎn 即芎苏散第一方，见芎苏散条。

十问shíwèn 问诊的十项重点内容。❶《景岳全书·传忠录》："一问寒热二问汗，三问头身四问便，五问饮食六问胸，七聋八渴俱当辨，九因脉色察阴阳，十从气味章神见"。❷陈修园《医学实在易》："一问寒热二问汗，三问头身四问便，五问饮食六问胸，七聋八渴俱当辨，九问旧病十问因。"两者内容大致相同，均可作临床问诊参考。

十五别络shíwǔbiéluò 即十五络脉，见该条。

十五号明夷方shíwǔhàomíngyífāng 《杂病源流犀烛·内伤外感门》卷二十一方。即细辛大黄丸，见该条。

十五间shíwǔjiān 指脊柱的十五个椎间。《素问·气府论》："足太阳脉气所发者七十八穴……侠背以下至尻尾二十一节十五间各一。"

十五络shíwǔluò 又称十五络脉、十五别络。十二经脉各有一支别络，加上任脉络、督脉络和脾之大络，共为十五络。有网络全身，沟通表里内外的作用；在辨证及治疗上亦有一定意义。《灵枢·经脉》："凡此十五络者，实则必见，虚则必下。视之不见，求之上下。"《难经·二十六难》："经有十二，络有十五，余三络者，是何等络也？然，有阳络，有阴络，有脾之大络。阳络者，阳之络也；

阴络者，阴之络也。故络有十五焉。”马莳按：“《难经》以阳阴之络为十五络，殊不知督脉所以统诸阳，任脉所以统诸阴，还以《灵枢》为的也。”今从《灵枢·经脉》所列，详“十五络穴”条。

十五络脉shíwǔluòmài 《灵枢·经脉》指十二经脉、任脉、督脉的络脉和脾之大络。《难经·二十六难》指十二经脉、阴跷脉、阳跷脉的络脉和脾之大络。后世针灸文献多从《灵枢》之说。十二经的络脉都是由表经别入里经，里经别入表经，起着沟通表里两经和加强其在躯体浅部的联系的作用。任脉、督脉的络脉和脾之大络，分别位于躯体的前、后、侧部，有通调气血和治疗胸腹、背腰和胁肋部病症的作用。

十五络脉表

本经	络名	部位	邻经
手太阴肺经	列缺	去腕半寸	别走阳明
手少阴心经	通里	去腕一寸	别走太阳
手厥阴心包经	内关	去腕二寸	别走少阳
手太阳小肠经	支正	去腕五寸	内注少阴
手阳明大肠经	偏历	去腕三寸	别入太阴
手少阳三焦经	外关	去腕二寸	合心主（厥阴）
足太阳膀胱经	飞阳	去踝七寸	别走少阴
足少阳胆经	光明	去踝五寸	别走厥阴
足阳明胃经	丰隆	去踝八寸	别走太阴
足太阴脾经	公孙	去本节之后一寸	别走阳明
足少阴肾经	大钟	当踝后绕跟	别走太阳
足厥阴肝经	蠡沟	去内踝五寸	别走少阳
任脉	尾翳（鸠尾）	鸠尾骨下	散于腹
督脉	长强	夹膂上脊骶端	散头上
脾之大络	大包	去渊腋下三寸	布胸胁

十五络穴shíwǔluòxué 指十五络脉自经脉别出处的穴位。即列缺（肺）、偏历（大肠）、丰隆（胃）、公孙（脾）、通里（心）、支正（小肠）、飞扬（膀胱）、大钟（肾）、内关（心包）、外关（三焦）、光明（胆）、蠡沟（肝）、鸠尾（任脉）、长强（督脉）、大包（脾之大络），合称十五络穴。

十香返魂丹shíxiāngfǎnhúndān 《春脚集》卷三方。又名十香返魂丸、十香返生丹。公丁香、木香、沉香、藿香、苏合香、降香、沉香、香附、诃子肉、僵蚕、天麻、郁金、瓜蒌仁、礞石、莲子心、檀香、朱砂、琥珀各二两，牛黄、安息香、麝香各一两，甘草四两，冰片五钱，金箔三百张。为细末，甘草膏兑白蜜为丸，金箔为衣，每丸重一钱，每服二丸。治痰厥中风，口眼㖞斜，牙关紧闭，昏晕欲死，或诸风狂死。如见鬼神，自言自语，或登高者，姜汤送下；中暑卒晕死者，香薷煎汤送下；七情所伤而死者，灯心煎汤化下；夜寐怔忡，神魂游荡，重复又卧，醒后不知人事者，灯心、赤金煎汤送下；孕妇怀胎七、八、九月，突然死去，此为胎晕，人参、朱砂煎汤送下；孕妇胎动，莲子心煎汤送下；如醉，赤金、姜煎汤送下；小儿急、慢惊风，天吊仰视，口吐痰沫，手足抽搐，薄荷、灯心煎汤送下；男女交合脱阳、脱阴欲死者，升麻煎汤送下。

十香返魂丸shíxiāngfǎnhúnwán 即十香返魂丹，见该条。

十香返生丹shíxiāngfǎnshēngdān 即十香返魂丹，见该条。

十香暖脐膏shíxiāngnuǎnqígāo 即暖脐膏第二方，见“暖脐膏”条。

十香舒郁丸shíxiāngshūyùwán 即十香丸第二方，见“十香丸”条。

十香丸shíxiāngwán ❶《圣济总录》卷三十九方。丁香、苏合香、檀香、沉香、木香、香附（炒，去毛）、白术、高良姜、安息香、麝香、熏陆香、朱砂、冰片各半两，炒荜茇、诃子皮（煨）、犀角屑、姜厚朴各一两。为细末，炼蜜为丸，梧桐子大，每服五丸，温酒送下，日四至五次。治中恶，霍乱不识人，心腹胀痛，不思饮食。❷《景岳全书·新方八阵》卷五十一方。又名十香舒郁丸，十香正痛丸。木香、沉香、泽泻、乌药、陈皮、丁香、小茴香、煨荔枝核、皂角（微火烧烟尽）各等分。为末，酒糊为丸，弹子大者磨化服，桐子大者汤引下；疝，温酒送下。治气滞、寒滞诸痛。

十香正痛丸shíxiāngzhèngtòngwán 即十香丸第二方，见“十香丸”条。

十香止痛丸shíxiāngzhǐtòngwán 《天津市中成药规范》方。香附（醋制）2500g，乌药、延胡索（醋制）、香橼、厚朴（姜汁制）、五灵脂（醋制）、熟大黄各1250g，檀香、生蒲黄、降香、木香、乳香（醋制）各620g，沉香、零陵香、丁香、排草香、砂仁各150g，高良姜90g。为细末，炼蜜为丸，每丸重6g，每服1丸，日2次。功能舒气解郁，止痛散寒。治气滞胃寒，两胁胀满，胃脘刺痛，肚腹隐痛。

十宣shíxuān 经外奇穴名。代号（EX－UE11）。《备急千金要方》：“邪病大唤，骂詈走，灸十指端，去爪一分，一名鬼城。”《奇效良方》列作奇穴，名十宣。在手指，十指尖端，距指甲游离缘0.1寸（指寸），左右共10穴。主治休克，昏迷，晕厥，高热，中暑，癫痫，小儿惊厥，急性扁桃体炎，手指麻木等。浅刺0.1～0.2寸；或点刺出血；或艾条灸5～10分钟。

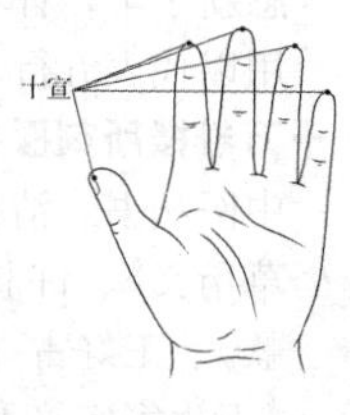

十宣

十宣散shíxuānsǎn 《证治准绳·幼科》集四方。即十奇散，见该条。

十药神书shíyàoshénshū 方书。1卷。元代葛可久撰。刊于1348年。本书收载了十个治疗虚劳吐血的经验方，分别以甲、乙、丙、丁……次序排列。治疗方剂奇而不离于正，大多实用有效，刊本及增补评注本颇多。1949年后有影印本。

十一号屯象方shíyīhàotúnxiàngfāng 《杂病源流犀烛·内伤外感门》卷二十一方。即乌药顺气汤，见该条。

十一焦shíyījiāo 焦，在此指脊椎棘突；十一焦，即十一、十二胸椎棘突间。《灵枢·背腧》：“脾腧在十一焦之间。”

十一科shíyīkē 我国古代医学分科情况。见“十三科”条。

十一脉shíyīmài 指五脏六腑所属的十一条经脉。《难经·二十五难》杨玄操注：“五脏六腑各一脉，为十一脉。”早期经脉学著作马王堆汉墓帛书《阴阳十一脉灸经》已载钜阳脉（足太阳经）、少阳脉（足少阳经）、阳明脉（足阳明经）、少阴脉（足少阴经）、钜阴脉（足太阴经）、蹶阴脉（足厥阴经）、臂钜阴脉（手太阴经）、臂少阴脉（手少阴经)、肩脉(手太阳经)、耳脉(手少阳经)、齿脉(手阳明经)十一脉,与《灵枢·经脉》相比,少手厥阴(心主)脉。

十一味参芪胶囊shíyíwèishēnqíjiāonáng 中成药。见《中华人民共和国药典(一部)》(2020)。人参(去芦)36g,黄芪107g,当归142g,天麻71g,熟地黄142g,泽泻106g,决明子142g,鹿角35g,菟丝子106g,细辛4g,枸杞子106g。以上十一味,按胶囊剂工艺制成,每粒装0.33g。口服,一次5粒,一日3次,补脾益气,用于脾气虚所致的体弱、四肢无力。

十一脏腑shíyīzàngfǔ 肝、心、脾、肺、肾五脏与胆、胃、大肠、小肠、三焦、膀胱六腑合称十一脏腑。《侣山堂类辨》:"十一脏腑,应天之六律五音。"

十月胎形shíyuètāixíng 指胎儿在母体内的发育成长过程。北齐徐之才《逐月养胎方》:"妊娠一月始胚,二月始膏,三月始胞,四月形体成,五月能动,六月筋骨立,七月毛发生,八月脏腑具,九月谷气入胃,十月诸神备,日满即产矣。"后世医家对一、二、三月的胎形又有不同的描述,如:《诸病源候论》:"一月胎形,二月始膏,三月始胎。"《女科要旨》:"一月为,二月为胚,三月为胎。"清何荣《胎产金针》:"一月如露珠,二月如桃花,三月分男女。"以上均是前人对十月胎形的认识。

十枣汤shízǎotāng 《伤寒论》方。炒芫花、甘遂、大戟各等分。为粗末,强人每服一钱匕,羸人半钱。以大枣肥者十枚煮汤去滓,纳药末,平旦温服;若下,病不除者,明日更服,加半钱,得快下利后,糜粥自养。功能攻逐水饮。治太阳中风,下利呕逆,其人汗出,发作有时,头痛,心下痞硬满,引胁下痛,干呕短气,汗出不恶寒,表解里未和者;及悬饮咳唾,胸胁引痛。近代也用于肝硬化、血吸虫病等所致的腹水,及渗出性胸膜炎的实证。方中甘遂善行经隧水湿,大戟善泄脏腑水湿,芫花善消胸胁伏饮痰癖,三药有逐水饮、除积聚、消肿满的功效,合而用之,逐水之力更强。由于三药皆有毒,且药性峻烈,故用大枣十枚缓解毒性,缓和药性,减少药后反应,且补脾益气养血,使下不伤正。

十枣丸shízǎowán 《丹溪心法》卷三方。即十枣汤以枣肉作丸,梧桐子大,每服三十丸,早晨服,以利为度。治水气病,四肢浮肿,上气喘急,大小便不利。方见"十枣汤"条。

十珍汤shízhēntāng 《审视瑶函》卷三方。生地黄(酒洗)、当归(酒洗)、炒白芍药、炒地骨皮、知母(盐酒拌炒)、牡丹皮(童便浸炒)、天冬(去心)、麦冬(去心)各一钱半,人参、甘草梢各五分。为粗末,水煎服。功能滋阴降火,养血清肝。治虚损血枯,上攻目痛。

十指疔shízhǐdīng 病名。出《治疗大全》。因中指生疗,连及旁指而得名。证治见"指疗"条。

十指麻木shízhǐmámù 症名。手指麻木的别称。见《丹溪心法》卷四。详"手指麻木"条。

十种丹毒shízhǒngdāndú 古代十种丹毒所起形候。见《证治准绳·本事方》。包括飞灶丹、古灶丹、鬼火丹、天火丹、天灶丹、水丹、葫芦丹、野火丹、胡漏丹和烟火丹。

十疰shízhù 十种疰病的总称。❶指气疰、劳疰、鬼疰、冷疰、生人疰、死人疰、尸疰、食疰、水疰、土疰等(《备急千金要方》卷十七)。❷指风疰、寒疰、气疰、生人疰、凉疰、酒疰、食疰、水疰、尸疰、土疰等十种疰(《奇效良方》卷二十二)。参见"疰"条。

十椎shízhuī 指第十胸椎。《素问·气穴论》:"背与心相控而痛,所治天突与十椎及上纪。"王冰注:"当脊十椎下并无穴目,恐是七椎也。"后人多释为七椎至阳穴。

十字草shízìcǎo 中药材。见《上海常用中草药》。为苹之别名,详该条。

石白菜shíbáicài 中药材。见《全国中草药汇编》。为岩白菜之别名,详该条。

石柏shíbǎi 中药材。见《浙江天目山药用植物志》。为地柏枝之别名,详该条。

石半夏shíbànxià 中药材。见《江西草药》。为滴水珠之别名,详该条。

石蚕shícán 中药材。❶见《中国药用植物志》。为水龙骨之别名。❷出《本草图经》。即草石蚕。各详该条。

石藏用shícángyòng 宋代医家。名用之。蜀(今四川)人。生活于11世纪。行医于都城,为北宋末之高医。尝言今人禀赋怯弱,故按古方用药多不能愈病;药之力量亦比古弱,故药当倍用之以取效。喜用热药,有"藏用檐头三斗火"之说。

石昌琏shíchānglián 宋代医家。撰有《证辨伤寒论》1卷、《明医显微论》1卷,均佚。

石菖蒲shíchāngpú 中药材。出《本草图经》。又名昌阳、尧韭、水剑草、菖蒲、药菖蒲。为天南星科植物石菖蒲 *Acorus tatarinowii* Schott 的干燥根茎。主产于四川、浙江、江苏等地。辛,苦,温。归心、胃经。开窍豁痰,化湿和中,醒神益智,解毒。治热病神昏,癫痫,痰厥,健忘失眠,耳聋,治胸腹闷胀,中暑腹痛,呕吐,腹泻,噤口痢,风寒湿痹,煎服3~10g。捣敷或研末调涂治痈肿发背,跌打损伤。菖蒲叶:煎水洗治疮疥。根茎含挥发油,其主成分为α-及β-细辛醚、丁香烯等细辛醚有镇静、解痉、降温、祛痰、镇咳、平喘、一定的抗癫痫作用;β-细辛醚还有扩张血管、抗性腺作用,亦可能有致癌作用;二聚细辛醚有降脂作用;甲基异丁香酚有镇静及抗菌作用。

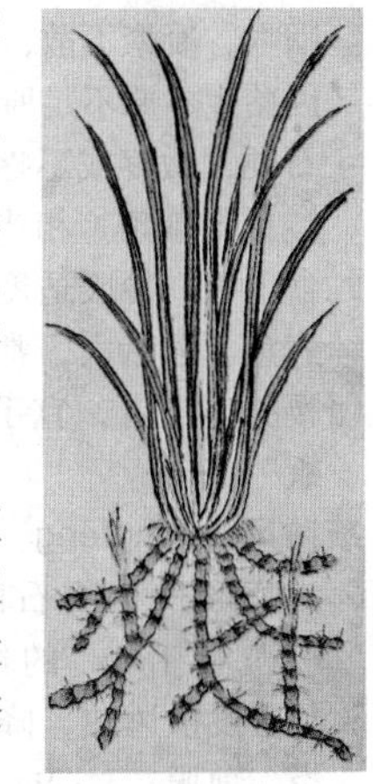
石菖蒲

石秤砣shíchèngtuó 中药材。见《全国中草药汇编》。为山芝麻之别名,详该条。

石穿盘shíchuānpán 中药材。见《广西中草药》。为石仙桃之别名,详该条。

石莼shíchún 中药材。出《本草拾遗》。又名海白菜、海莴苣、绿菜。为石莼科植物石莼 *Ulva lactuca* L. 或孔石莼 *U. pertusa* Kjellm 的叶状体。前者分布于浙江至广东、海南沿海;后者分布于辽宁、河北、山东、江苏等地沿海。甘,平。清热,散结,利水,降压。治喉炎,淋巴结结核,瘿瘤,水肿,高血压。煎服:15~60g。石莼含酸性多糖、糖醛酸、廿二碳五烯酸、28-异岩藻甾醇、环木菠萝烯醇、24-亚甲基环木菠萝烷醇、二甲基-β-丙酸噻亭等。孔石莼含亚麻酸、丙烯酸、α-蒎烯、柠檬烯、桉叶素、丁香油酚等。

石打穿shídǎchuān 中药材。见《江苏药材志》。为石见穿之别名,详该条。

石胆shídǎn 中药材。出《神农本草经》。为胆矾之别名，详该条。

石吊兰shídiàolán 中药材。出《植物名实图考》。又名石豇豆、巴岩草、岩泽兰。为苦苣苔科植物吊石苣苔 *Lysionotus pauciflorus* Maxim. 的干燥地上部分。分布于陕西、甘肃、浙江、江西、湖北、湖南、广西、西南等地。味苦，性温。归肺经。清肺化痰止咳，祛风除湿，活血调经，软坚散结。治肺热咳嗽痰多，痢疾，风湿痹痛，煎服：9～15g，或浸酒服。跌打损伤，水煎兑酒服，外用捣敷。妇女崩漏、痛经、月经不调。肺结核咯血，淋巴结结核，钩端螺旋体病。全草含石吊兰素等。石吊兰素对犬、猫有明显降压作用，对实验性关节炎有明显抑制作用。煎剂并有止咳、祛痰与平喘作用。在体外对金黄色葡萄球菌、痢疾杆菌、大肠埃希菌与铜绿假单胞菌有抑制作用。

石丁shídīng 病名。出《备急千金要方》卷二十二。十三丁之一。患处皮肉相连，色乌黑如豆，甚硬，刺之不入，肉微疼。治见“疔疮”条。

石豆shídòu 中药材。见《福建中草药》。为麦斛之别名，详该条。

石蛾shí'é 病名。为乳蛾之一种。小儿多患之，小儿形气未充，脏腑柔弱，易为外邪所感，邪毒虽不盛，然常留滞咽喉，凝聚不散，肿而为蛾。《喉科秘旨》卷上：“此症因胎生本原不足所致。”症见喉核一侧或两侧肿大，触之石硬，微疼或不疼。感邪则喉核红肿疼痛，身发寒热等。参见乳蛾条。相当于慢性扁桃体炎。本病患者宜注意饮食卫生，冷暖适度，减少受邪机会，使正气渐旺，以期病愈。若蛾大，常易发病，红肿疼痛或伴有心慌、发热、腰膝疼痛者，宜手术切除之，或用烙法烙之。参见“乳蛾”条。

石防风shífángfēng 中药材。出《本草图经》。又名珊瑚菜。为伞形科植物石防风 *Peucedanum terebinthaceum* (Fisch.) Fisch. ex Turcz. 的根。主产于河北、陕西等地。苦、辛，凉。发散风热，降气化痰。治感冒头痛，咳嗽，支气管炎。煎服：3～9g。本品含前胡苷元、异环氧布特雷辛。有降压、解痉作用。

石芾南shífúnán 晚清医家。字寿棠，又字湛棠。安东（属江苏）人。举孝廉，世医，撰有《医源》一书（1861），总论人身脏腑、五行、阴阳、四诊、内、妇、儿等科，以及用药等。另辑有《温病全编》（1867）一书。

石峰子shífēngzǐ 见“叶文龄”条。

石橄榄shígǎnlǎn 中药材。见《广东中草药》。为石仙桃之别名，详该条。

石膏shígāo 中药材。出《神农本草经》。为硫酸盐类矿物硬石膏族石膏。主含含水硫酸钙。产于湖北、安徽、河南、山东、四川、湖南、广西、广东、云南、新疆等地。甘、辛，大寒。入肺、胃经。生石膏清热泻火，除烦止渴。治急性热病高热、大汗、口渴、烦躁、神昏谵语，发癍发疹，中暑自汗，肺热咳喘，胃热头痛、牙痛、龈肿，口舌生疮，暴发赤眼，煎服 15～60g，打碎，先煎。煅石膏收敛生肌。治湿疹，烫伤，创伤、溃疡久不收敛。研末掺敷。本品主含含水硫酸钙，杂有有机物、硫化物等杂质。本品具有解热、增强机体免疫功能，镇痉、消炎作用。

石膏葱白汤shígāocōngbáitāng 《伤寒总病论》卷五方。豆豉半升，葱白（连须）二两，石膏、生姜各四两，栀子仁、升麻、大青、芒硝（烊化）各一两五钱。为粗末，水煎，日分三至四次服。治阳毒所损，体热生癍，气喘引饮。

石膏六合汤shígāoliùhétāng 《医垒元戎》方。当归（酒炒）、川芎、白芍药、干地黄（酒蒸）各一两，石膏、知母各五钱。为粗末，水煎服。治妇人妊娠伤寒，身热大渴，蒸蒸而烦，脉长而大者。

石膏散shígāosǎn ❶《太平圣惠方》卷五十五方。石膏二两，秦艽、犀角、栀子仁各一两，炙甘草半两。为粗末，每服四钱，水煎服。治脑黄，症见身体发黄，头痛眉疼。❷《秘传眼科龙木论》方。石膏、煅石决明、荆芥、白芷、川芎、防风、旋覆花各等分。为粗末，每服一钱，食后薄荷、葱、茶煎汤调下，日三次。治头风攻冲，晨起目昏者。❸《宣明论方》卷九方。石膏一两，炙甘草半两。研末，每服三钱，新汲水下或生姜汁蜜调下。治热嗽喘甚。❹《卫生宝鉴》卷九方。①麻黄、石膏各一两，葛根七钱五分，何首乌五钱。为末，每服三钱，加生姜三片，水煎服。治头痛不可忍。②川芎、石膏、白芷各等分。为末，每服四钱，热茶调下。治头痛。❺《张氏医通》卷十五方。石膏三两，藁本、白术、炙甘草各一两五钱，炒白蒺藜一两。为粗末，每服四至五钱，空腹、临卧各一次。治头风眼疾。❻《证治汇补》卷四方。川芎、石膏、黄芩、白芷。为粗末，水煎服。治痰火头痛。

石膏汤shígāotāng ❶《外台秘要》卷一引《深师方》方。又名三黄石膏汤。石膏、黄连、黄柏、黄芩各二两，豆豉一升，栀子十枚，麻黄三两。水煎，分三次服。功能清热泻火，发汗解表。治外感表证未解，三焦里热已炽，症见壮热无汗，身体拘急，面赤目赤，鼻干口渴，烦躁不眠，神昏谵语，鼻衄，脉滑数，或发癍者。❷《圣济总录》卷二十八方。石膏、前胡各一两，犀角、防风、芍药各半两，龙齿三分，牛黄一钱。为粗末，每服五钱匕，加豆豉一百粒，葱白五寸，水煎，不拘时服。治伤寒刚痉，身热仰目，头痛项强。❸《普济方》卷十五方。麻黄、钩藤、石膏、葛根、半夏曲、柴胡、炙甘草、炒枳壳、菊花各等分。为粗末，每服四钱，加生姜三片，大枣一枚，水煎服。治肝厥，状如痫疾，不醒，呕吐，醒后头虚晕，发热。本方早见于《普济本事方》卷一，但无方名。❹《疡医大全》卷十六方。升麻、知母各一钱，石膏一钱五分，大黄（酒蒸）二钱，栀子、薄荷、赤茯苓、连翘各八分，朴硝六分，甘草五分。水煎，食远频服。治胃经实热牙痛，或上牙肿痛。

石膏泻白散shígāoxièbáisǎn ❶《症因脉治》卷二方。①石膏、知母、桑白皮、地骨皮、甘草。为粗末，水煎服。治燥火伤肺，咳嗽气喘。若痰多加贝母、瓜蒌。②桑白皮、地骨皮、甘草、枳壳、桔梗、石膏。为粗末，水煎服。治食滞中焦，化生痰饮，肺火上升，咳嗽汗出。③桑白皮、地骨皮、桔梗、甘草、石膏。为粗末，水煎服。治肺火煎熬，口燥唇焦，喘逆自汗。❷《症因脉治》卷四方。地骨皮、桑白皮、甘草、石膏。为粗末，入粳米一撮，水煎服。治肺素有热，热盛于身。

石膏知母汤shígāozhīmǔtāng 《症因脉治》卷二方。石膏、知母、桔梗、桑白皮、地骨皮、甘草。水煎服。治伤暑咳嗽，身热引饮，内热烦躁者。

石公集shígōngjí 唐代眼科医生。同州（今陕西大荔）人。祖、父均以精针拨白内障术名世。公元 837 年治杜眼病，诊断为白内障，谓须年后，脂老硬如白玉时始可手术。至至，法以针旁入白睛穴上，斜拨去之，如蜡塞管，蜡去管明。可见石氏对针拨白内障之病理发展、手术治疗的时机和适应证均有相当正确的认识，其手术也达到了很高的水平。

石瓜子shíguāzǐ 中药材。见《四川中药志》。为鱼鳖金星之别名，详该条。

石关shíguān 经穴名。代号 KI18。出《针灸甲乙经》。《太平圣惠方》作右关。别名石阙。属足少阴肾经。冲脉、足少阴之会。位于腹正中线脐上3寸，旁开0.5寸处（《类经图翼》）。另说在脐上2寸，旁开0.5寸（《针灸甲乙经》）；脐上2寸，旁开1.5寸（《铜人腧穴针灸图经》）。布有第八肋间神经，并有腹壁上动、静脉的分支通过。主治腹痛，呕吐，呃逆，便秘等。直刺0.5～1寸。艾炷灸3～7壮；或艾条灸5～10分钟。

石涵玉shíhányù 明代儿科医生。字君泰。海盐（今属浙江）人。精医理，尤长诊治痘疹。乐善好施，不独以医术传名。子石楷，益精其业。

石荷叶shíhéyè 中药材。见《本草纲目》。为虎耳草之别名，详该条。

石猴子shíhóu·zi 中药材。见《植物名实图考》。为三叶青之别名，详该条。

石胡椒shíhújiāo 中药材。见《昆明郊区药用植物的初步调查报告》。为石椒草之别名，详该条。

石斛shíhú 中药材。出《神农本草经》。又名林兰、千年润、黄草、金石斛、霍石斛、川石斛。为兰科植物金钗石斛 *Dendrobium nobile* Lindl.、鼓槌石斛 *D. chrysotoxum* Lindl. 或流苏石斛 *D. fimbriatum* Hook. 的栽培品及其同属植物近似种的新鲜或干燥茎。主产于四川、广东、广西、贵州、云南、安徽等地。甘、微寒。归胃、肾经。滋阴养胃，清热生津，明目强腰。治热病津伤，虚火上炎，口干燥渴，阴虚胃痛，呕吐、呃逆，自汗，病后虚热，阴伤目暗，肾虚腰脚软弱，煎服6～12g（鲜品15～30g）。须久煎。金钗石斛含石斛碱、金钗石斛碱、石斛胺等生物碱。石斛煎剂口服促进胃液分泌，帮助消化。本品具有增强免疫功能，抗肿瘤，延缓衰老作用。石斛碱有一定的止痛退热作用。

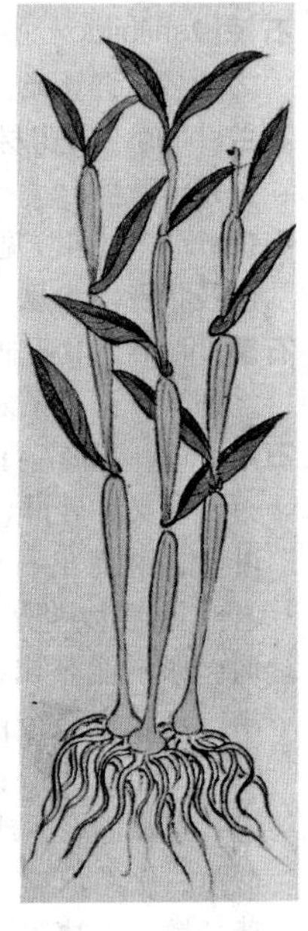
石斛

石斛牛膝汤shíhúniúxītāng 《妇科玉尺》卷四方。石斛、牛膝、木瓜、白芍药、酸枣仁、生地黄、枸杞子、茯苓、黄柏、甘草、车前子。水煎服。治产后腿痛。

石斛清胃散shíhúqīngwèisǎn 《张氏医通》卷十五方。石斛、茯苓、橘皮、枳壳、扁豆、藿香、牡丹皮、赤芍药各等分，甘草量减半。为粗末，每服三至四钱，加生姜一片，水煎服。治麻疹后，胃热不清，呕吐不食。

石斛夜光丸shíhúyèguāngwán 《原机启微》卷下方。天冬、人参、茯苓各二两，炒五味子、白蒺藜、石斛、肉苁蓉、川芎、炙甘草、炒枳壳、青葙子，防风、黄连、犀角、羚羊角各五钱，菊花、菟丝子（酒浸）、山药、枸杞子各七钱，牛膝、杏仁各七钱五分，麦冬、熟地黄、生地黄各一两，草决明八钱。为细末，炼蜜为丸，梧桐子大，每服三十至五十丸，温酒或盐汤送下。功能滋补肝肾，清热明目。治肝肾两亏，瞳神散大，视物昏花，复视，及目内障，晶体呈淡绿色或淡白色。

石花shíhuā 中药材。❶出清代刘士季《草木便方》。又名石苔花、乳花、石衣、梅藓。为梅花衣科植物藻纹梅花衣 *Parmelia saxatilis* Ach. 的叶状体。全国大部分地区有分布。甘，寒。明目，止血，清热利湿。①治视物模糊，吐血，血崩，小便热痛，白带。煎服：6～9g。②治小儿口疮，研末撒；带状疱疹、烫伤，研末，香油调敷，脚癣、皮肤瘙痒，水煎洗。本品含藻纹苔酸。❷见《贵州草药》。为石蕊之别名，详该条。❸见《云南中草药》。为佛指甲之别名，详该条。❹见《本草衍义》。为海浮石药材之一种，详该条。

石花菜shíhuācài 出《日用本草》。又名海菜、草珊瑚。为红翎菜科植物琼枝 *Eucheuma gelatinae*（Esp.）J. Ag. 的藻体。分布于广东、海南及台湾沿岸。甘、咸，寒。清肺化痰，软坚，利湿。治支气管炎，瘿瘤，肠炎，痔血。本品对实验性高脂血症的大鼠有降低血清胆固醇的作用。

石黄shíhuáng 中药材。出《新修本草》。即雄黄，详该条。

石灰shíhuī 中药材。出《神农本草经》。又名矿灰。为石灰岩经加热煅烧而成，或再经吸收水分而得的粉状物。辛，温。有毒。熟石灰：解毒，止血，收敛；生石灰：蚀恶肉。❶治烫伤，熟石灰500g，加水1000ml，浸泡搅拌，沉淀后取清液加麻油调成糊状，涂敷患处。❷治创伤出血，下肢溃疡，熟石灰研末敷；腮腺炎，熟石灰和醋调涂；头癣，熟石灰加水搅拌取上层乳状液和少量桐油，调成膏状，搽患处。❸治赘疣、黑痣。生石灰醋浸，取液点涂局部。本品主成分为氧化钙，吸水后生成氢氧化钙。

石灰草shíhuīcǎo 见《昆明民间常用草药》。为芸香草之别名，详该条。

石瘕shíjiǎ 病名。指女子寒瘀留积胞宫所致瘕块。一名血瘕。《灵枢·水胀》："石瘕生于胞中，寒气客于子门，子门闭塞，气不得通，恶血当泻不泻，衃以留止，日以益大，状如怀子，月事不以时下。皆生于女子，可导而下之。"亦指血瘕。《金匮翼·积聚统论》："石瘕者，衃血留止，结硬如石，即血瘕也。"《证治准绳·杂病》："此病先气病而后血病，故月事不来，则可宜导而下出者也……非大辛之剂不能已也。可服见丸、和血通经汤。"亦可用坐导药治疗。参见"瘕""血瘕"条。

石碱shíjiǎn 中药材。见《本草衍义补遗》。为灰碱之别名，详该条。

石见穿shíjiànchuān 中药材。出《本草纲目》。又名月下红、石打穿。为唇形科植物紫参 *Salvia chinensis* Benth. 的全草。分布于华东及湖北、湖南、广东、广西、四川等地。苦、辛，平。清热解毒，活血镇痛。❶治急、慢性肝炎，脘胁胀痛，骨痛，痛经，赤白带下，瘰疬。煎服：9～15g。❷捣敷治面神经麻痹，痈肿。本品含齐墩果酸、熊果酸、β－乳香脂酸、β－谷甾醇、原儿茶醛等。根含水苏糖。

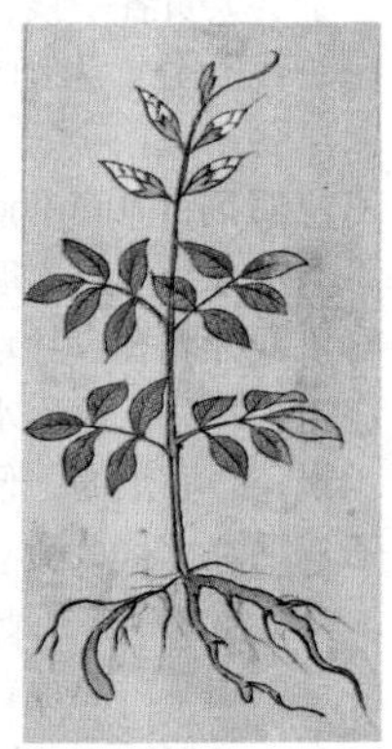
石见穿

石豇豆shíjiāngdòu　中药材。出《草木便方》。为石吊兰之别名，详该条。

石椒草shíjiāocǎo　中药材。出《滇南本草》。又名石胡椒、羊膻草、九牛二虎草。为芸香科植物石椒草 *Boenninghausenia sessilicarpa* Lévl. 的全草。分布于云南及四川西南部。辛、苦，温，有小毒。祛风，化痰，消炎，活血。治感冒，支气管炎，扁桃体炎，腮腺炎，泌尿系感染，胃痛腹胀，血栓闭塞性脉管炎，跌打损伤。煎服：9～15g。本品含挥发油、芸香苷及石椒草碱。

石疖shíjiē　病名。见《外科证治全生集》卷一。即疖，见该条。

石疽shíjū　病名。❶见《诸病源候论》卷三十三。生于颈项、腰胯、腿股间或全身其他部位的核块。因质坚如石，故名。多因寒凝气滞所致。分上、中、下石疽。状如桃李，皮色不变，坚硬如石，渐渐增大，难消难溃，即溃难敛。类似肿瘤。体实者治宜和营行瘀，散寒止痛。服没药丸或阳和汤加减，外敷捣烂之商陆或外贴阳和解凝膏，并配合针灸；溃后及体虚者宜托里透发，服千金内托散与阳和汤化裁，或十全大补汤以温补气血。❷即蠹疽无脓者。见蠹疽条。

石蒟shíjǔ　中药材。见《陆川本草》。为山蒟之别名，详该条。

石卷柏shíjuǎnbǎi　见《陆川本草》。为兖州卷柏之别名，详该条。

石决明shíjuémíng　中药材。出《名医别录》。又名鲍鱼壳、九孔螺、千里光。为鲍科动物杂色鲍 *Haliotis diversicolor* Reeve 皱纹盘鲍 *H. discus hannai*Ino、羊鲍 *H. ovina* Gmelin、澳洲鲍 *H. ruber*（Leach）、耳鲍 *H. asinina* Linnaeus 或白鲍 *H. laevigata*（Donovan）的贝壳。主产于广东、福建、辽宁、山东等地。咸，寒。入肝经。平肝潜阳，清热明目。治头痛，眩晕，惊搐，目赤肿痛，视物模糊，青光眼，白内障，肺结核发热，咯血，吐血，煎服 6～20g。打碎先煎。治溃疡，创伤出血。煅存性，研细撒患处。本品主含碳酸钙。石决明有一定抗凝血酶作用。

石决明散shíjuémíngsǎn　❶《证治准绳·类方》第七册方。煅石决明、枸杞子、木贼、荆芥、桑叶、谷精草、甘草、金沸草、蛇蜕、苍术、白菊花各等分。为末，每服二钱，食后茶水调下。治眼生障膜。❷《审视瑶函》卷五方。石决明（醋煅）、防风、人参、茺蔚子、车前子、知母、茯苓、五味子、玄参、黄芩各等分，细辛量减半。为细末，每服二钱，食前茶水调下。治白内障。❸《医宗金鉴·眼科心法要诀》卷七十七方。石决明、人参、茯苓、车前子、大黄各一钱，细辛五分，防风、茺蔚子各二钱，桔梗一钱五分。为细末，每服二钱，食后米饮调下。治目生浮翳。

石决明汤shíjuémíngtāng　《杂病源流犀烛·身形门》卷二十六方。生石决明、僵蚕、防风、穿山甲、连翘、羌活各一钱，乳香、甘草、金银藤、黄连、当归尾、大黄、天花粉各八分。酒、水煎，空腹服。治颈项坚肿木硬，口燥舌干，恶心烦渴，便秘。

石决明丸shíjuémíngwán　中药材。《奇效良方》卷五十七方。石决明、五味子、菟丝子（酒浸）各一两，山芋、知母、细辛、熟地黄各一两五钱。为末，炼蜜为丸，梧桐子大，每服三十丸，空腹米饮送下。治肝虚血弱，两目昏暗。

石楷shíkǎi　明代医家。海盐（今属浙江）人。世业小儿医，得家传，益精其术。后北游都下，名动公卿。著《伤寒五法》《证治百问》《新方八法》，行于世。

石刻安肾丸shíkè' ānshènwán　《世医得效方》卷八方。苍术四两（分四份，一份用茴香一两炒，一份用青盐一两炒，一份用茱萸一两炒，一份用猪苓一两炒，各炒令黄色，取术用），川乌（炮，去皮、脐）、附子（炮，去皮、脐）、川楝子（酒浸，去核）、巴戟天（去心，炒）、白术（炒）、陈皮（炒）、茯苓（炒）、肉豆蔻（煨）、木香、当归（焙）、熟地黄（酒浸蒸十次，火焙）、菟丝子（酒浸，炒）、茴香、黑牵牛（半生，半炒）、山药（炒）、晚蚕蛾（去头、足、翅，炒）、胡芦巴（酒浸，炒）、肉桂、石斛（炒）、川牛膝（酒浸，炒）各一两，肉苁蓉（酒炙）、破故纸（炒）、杜仲（炒去丝）各二两。为末，酒煮面糊为丸，梧桐子大，每服四十丸，空腹盐汤送下。功能壮阳益肾，强筋壮骨，生血驻颜，扶老资寿。治真气虚惫，脚膝缓弱，目暗耳鸣，举动倦乏，夜梦遗精，小便频数，及一切虚损之症。

石逵shíkuí　明代医家。字良仁。诸暨（今属浙江）人。洪武（1368—1398）年间受征召至京师，遇诸王有疾，诏视之，有效，自是遂以医显。后为太医院御医、院使。戴原礼甚推重之。

石困shíkùn　《竹林寺产科》："一生经闭，名曰石困。"详"石女"条。

石辣椒shílàjiāo　中药材。见《全国中草药汇编》。为九里香之别名，详该条。

石兰shílán　中药材。见《本草纲目》。为石韦之别名，详该条。

石疬shílì　病名。见《外科大成》卷二。为瘰疬坚硬，形如荔枝状者。参见"瘰疬"条。

石莲shílián　中药材。见《广西药用植物名录》。为红孩儿之别名，详该条。

石淋shílìn　病名。诸淋之一，指淋证见有小便涩痛，尿出砂石者。又称砂淋、沙石淋。《诸病源候论·石淋候》："石淋者，淋而出石也。肾主水，水结则化为石，故肾客沙石。肾虚为热所乘，热则成淋，其病之状，小便则茎里痛，尿不能卒出，痛引少腹，膀胱里急，沙石从小便道出，甚者塞痛令闷绝。"多因下焦积热、煎熬水液所致。《张氏医通·淋》："石淋者，脐腹隐痛，小便难，痛不可忍，溲如砂石，或黄赤或浑浊，色泽不定，正如汤瓶久受煎熬，底结白碱，宜清其积热，涤其砂石。"可选用神效琥珀散、二神散、石韦散、独圣散及金钱草、鸡内金、海金沙、石首鱼脑骨等。参见"淋"条。本症即为尿路结石病。

石留黄shíliúhuáng　中药材。即硫黄。见该条。

石硫黄shíliúhuáng　中药材。出《神农本草经》。即硫黄，详该条。

石瘤shíliú　病名。❶出《洞天奥旨》卷十一。即骨瘤，详该条。❷出《中西合纂外科大全》卷三。即筋瘤，详该条。

石榴翻花发shí · liufānhuāfā　病名。出《外科真诠》卷上。即乳癌。见该条。

石榴根shí · liugēn　中药材。出《本草经集注》。又名酸榴根。为石榴科植物石榴 *Punica granatum* L. 的根皮。酸、涩，温，有毒。驱虫，涩肠，止带。可治蛔虫病，绦虫病，久泻，久痢，赤白带下。煎服：4.5～9g。用于驱虫，忌用油类泻下剂并忌食油脂类食物。本品含异石榴皮碱、伪石榴皮碱等生物碱，β－谷甾醇，甘露醇，鞣质等。异石榴皮碱和伪石榴皮碱均有杀灭绦虫作用，而以前者的作用为强。毒性较大，动物表现为脊髓兴奋，肌肉痉挛及呼吸麻痹；对人可引起头痛、眩晕、呕吐、腹泻、失明、惊厥等。

石榴花shí·liuhuā　中药材。出《本草拾遗》。为石榴科植物石榴 *Punica granatum* L. 的花。酸、涩，平。止血，消炎。❶治吐血，鼻衄，月经不调，红崩白带。煎服：3～6g。❷研末敷刀伤出血；吹耳治中耳炎；香油调涂汤火伤。

石榴疽shí·liujū　病名。指肘尖上生疽状如石榴者。出《外科正宗》卷四。多因少阳相火与湿热相搏而成。初起一点黄粟小疱，根渐增大，色红坚硬，肿如覆碗，皮破翻出如重叠石榴子，疼痛难忍，身发寒热。初起宜服蟾酥丸，次服菊花清燥汤；烦躁热胜者，服护心散。外治：早期宜艾灸九壮，贴蟾酥并用万应膏盖之，红肿处敷冲和膏；破溃后，用菊花蕊煎汤洗之，次以菊花烧灰存性，加轻粉少许外用。余参见痈、有头疽、溃疡各条。

石榴壳shí·liuké　中药材。出《雷公炮炙论》。即石榴皮，详该条。

石榴皮shí·liupí　中药材。出《雷公炮炙论》。又名石榴壳、酸榴皮。为石榴科植物石榴 *Punica granatum* L. 的干燥果皮。我国大部分地区均有栽培。酸、涩，温。归大肠经。涩肠止泻，止血，驱虫。治细菌性痢疾、阿米巴痢疾，久泻，便血，脱肛，崩漏，带下，蛔虫病，绦虫病，煎服3～9g。止血炒炭用。研末麻油调涂治牛皮癣。本品含异槲皮苷、鞣质、石榴皮苦素、甘露醇、熊果酸、苹果酸等。还含石榴皮碱、异石榴皮碱、伪石榴皮碱等生物碱。煎剂在体外有抗菌与抗病毒作用，可能与其所含鞣质有关。

石榴翳shí·liuyì　病证名。见清代王子固《眼科百问》。属鱼子石榴证。详该条。

石榴痔shí·liuzhì　病名。《外科大成》卷二：“生谷道前，形如石榴，破塌疼痛，有孔出脓。”即发生会阴部的脓肿或形成漏管者。宜内服槐角苦参丸或手术治疗。

石龙芮shílóngruì　中药材。出《神农本草经》。又名水堇、水毛茛、胡椒菜、野芹菜、小水杨梅。为毛茛科植物石龙芮 *Ranunculus sceleratus* L. 的全草。分布于全国各地。苦、辛，寒，有毒。拔毒，散结，截疟。治痈疖肿毒，毒蛇咬伤，捣汁涂；瘰疬，下肢溃疡，熬膏涂敷；风湿性关节炎，捣烂敷痛点或穴位，待有烧灼或奇痒感时除去，局部见水泡，用无菌敷料覆盖；疟疾，于疟发前6小时捣敷大椎穴。本品误服，可致口腔肿胀，咀嚼困难，剧烈腹泻，脉搏缓慢，呼吸困难，瞳孔散大，严重者可致死亡。本品含毛茛苷、原白头翁素、黄酮类及5－羟色胺等七种色胺衍生物与两种抗5－羟色胺的物质。原白头翁素，能引起皮炎、发泡。色胺衍生物对大鼠子宫有收缩作用。

石龙藤shílóngténg　中药材。出《名医别录》。为络石藤之别名，详该条。

石龙芽草shílóngyácǎo　中药材。见《植物名实图考》。为茅膏菜之别名，详该条。

石龙子shílóngzǐ　中药材。出《神农本草经》。又名蜥蜴、四脚蛇、马蛇子。为石龙子科动物石龙子 *Eumeces chinensis* (Gray) 的全体。分布于长江流域以南各地。咸，寒，有毒。入肾经。解痉，破结，行水。❶治癫痫，瘰疬，石淋，乳腺癌。内服：煅存性研末，1～1.5g。❷治臁疮久不愈。熬膏或浸桐油外搽。孕妇忌服。本品含蛋白质、肽类、氨基酸、脂肪。脂肪中主含油酸。

石脉shímài　冬季脉来沉滑之象。《素问·阴阳别论》：“鼓阳至而绝曰石。”《难经·十五难》：“冬脉石者，肾北方水也，万物之所藏也，盛冬之时，水凝如石，故其脉之来，沉濡而滑，故曰石。”

石门shímén　经穴名。代号CV5。出《针灸甲乙经》。别名命门、丹田、利机、精露。属任脉。三焦之募穴。位于腹正中线，脐下2寸。布有第十一肋间神经前皮支，腹壁浅动、静脉分支和腹壁下动、静脉分支。主治小腹痛，疝气，月经不调，痛经，经闭，泄泻，痢疾，遗尿，尿闭，以及功能性子宫出血，尿潴留，高血压等。直刺0.5～1寸。艾炷灸3～7壮；或艾条灸10～20分钟。《针灸甲乙经》：“女子禁不可刺灸中央，不幸使人绝子。”

石门坎shíménkǎn　中药材。见《广西本草选编》。为鸡骨草之别名，详该条。

石南藤shínánténg　出《本草图经》。又名南藤、爬岩香、丁公藤。为胡椒科植物巴岩香 *Piper wallichii* (Miq.) Hand.－Mazz. var. *hupehense* (DC.) Hand.－Mazz. 的茎叶或全株。分布于湖北、湖南、广东及四川等地。辛，温。祛风通络，强腰脚，止痛，壮阳。治风寒湿痹，肾虚腰痛，痛经，阳痿，咳喘。煎服：9～15g；或浸酒饮。本品含生物碱、鞣质等。

石南叶shínányè　出《名医别录》。又名风药、石楠叶、栾茶。为蔷薇科植物石南 *Photinia serrulata* Lindl. 的叶。主产于江苏、浙江等地。辛、苦，平，有小毒。入肝、肾经。祛风湿，强筋骨，止咳喘。❶治风湿痹痛，腰膝酸软，阳痿，遗精，头风痛，风疹。内服：煎汤，4.5～9g；或浸酒饮。❷治咳嗽痰喘。研末装烟斗内燃着吸烟。石南的果实名石南实，又名鬼目，煎服破积聚，逐风痹。叶含野黑樱桃苷、游离的氢氰酸、樱花苷等。具有兴奋心脏、镇痛、抗炎等作用。

石楠散shínánsǎn　《三因极一病证方论》卷八方。石楠叶一两一分，炮天雄、山药、炒桃仁（去皮尖）、芍药、菊花、炙甘草各一两，升麻、葳蕤各一两半，黄芪、朱砂各三分，煅石膏二两，山茱萸一两三分。为细末，每服二大钱，食前温酒调下。治肉实极，肌痹，淫淫如鼠走，津液脱，腠理开，汗大泄，或不仁，四肢急痛，或复缓弱，唇口坏，皮肤变色。《奇效良方》无山药、桃仁、芍药，有桃花、珍珠。

石楠叶shínányè　中药材。见《本草从新》。即石南叶，详该条。

石女shínǚ　又名实女。❶指阴道狭窄，或兼有子宫发育不全者。明代万全《广嗣纪要·择配篇》：“阴户小如箸头大，只可通，难交合，名曰石女。”❷指一生无月经的女子（《郑氏女科》）。

石皮shípí　中药材。出《名医别录》。为石韦之别名，详该条。

石祁蛇shíqíshé　见萧步丹《岭南采药录》。为草石蚕之别名，详该条。

石荠苧shíqíníng　中药材。出《本草拾遗》。又名痱子草、热痱草、紫花草、野香茹。为唇形科植物石荠苧 *Mosla scabra*（*Thunb.*）C. Y. Wu et H. W. Li 的全草。分布于辽宁、河北、山西、陕西、甘肃、四川及华东、中南地区。辛，微温。疏风解表，清暑除湿，止血，解毒止痒。❶治感冒头痛，咳嗽，中暑，风疹，肠炎，痢疾，痔血，血崩。煎服：4.5～9g。止血炒炭用。❷治热痱、湿疹、脚癣，煎水洗；蛇、虫咬伤，捣汁涂。本品含挥发油，其成分为左旋侧柏酮、右旋香桧烯、右旋柠檬烯等，另含生物碱、皂苷及鞣质。

石青shíqīng 中药材。出《本草纲目》。为扁青之别名，详该条。

石阙shíquè 经穴别名。出《备急千金要方》注。即石关，见该条。

石人shírén 郑樑庵《女科万全方传灯》："室女从不通经者，石人也。"参见"石女"条。

石濡shírú 中药材。出《名医别录》。为石蕊之别名，详该条。

石蕊shíruǐ 中药材。出《本草拾遗》。又名太白树、石花、石濡、蒙顶茶、石云茶。为石蕊科植物石蕊 *Cladonia rangiferina*（L.）Web. 的枝状体。分布于东北及陕西、四川、云南、贵州等地。甘、涩，凉。清热化痰，凉血止血，祛风除湿。❶治烦热，口唇生疮，咽喉痰结，咯血，吐血，偏、正头痛，眼目昏障，黄疸，热淋。煎服或沸水泡服：6～9g。❷研末敷刀伤出血。本品含黑茶渍素、冰岛衣酸、原冰岛衣酸、松萝酸、反丁烯二酸原冰岛衣酸酯及麦角甾醇。黑茶渍素有抗菌等作用。松萝酸具有抗疟作用。

石瑞章shíruìzhāng 见"石震"条。

石三七shísānqī 中药材。见《草药手册》。为石吊兰之别名，详该条。

石山医案shíshānyī·àn 医案著作。3卷。明代汪机撰，陈桷汇辑，成书于1520年，每卷医案略分门类，以外感和内伤杂病为主。汪氏认为"徒泥陈言，而不知变，乌足以言医"。治病取各家之长，不拘泥于成方，立论比较倾向于朱震亨。在诊法上重视四诊合参，尤长于脉诊与望诊，案中每多记述患者形体、色泽，或以形治，或从脉症入手。附录一卷，载有汪氏门人陈钥论参芪用法二则和李迅所撰汪机小传一篇。本书收入《汪石山医书八种》中。

石珊瑚shíshānhú 中药材。见《本草纲目拾遗》。为营实之别名，详该条。

石疝shíshàn 病名。出《诸病源候论》卷二十。指上腹部剧烈疼痛，按之坚硬如石的病。多见于外科急腹症及一部分内科急症。

石上柏shíshàngbǎi 中药材。见《广西本草选编》。又名地侧柏、梭罗草、山扁柏。为卷柏科植物深绿卷柏 *Selaginella doederleinii* Hieron. 的全草。分布于浙江、福建、台湾、广东、广西及西南等地。苦，寒。祛风清热，利湿，抗癌。❶治感冒咳嗽，咽喉肿痛，眼结膜炎，风湿痛，湿热黄疸，胆囊炎，急性泌尿系感染。煎服：15～30g。❷近用治疗肿瘤，如鼻咽癌，肺癌，肝癌，肝硬化。用本品15～60g，加瘦肉50～100g或红枣数个，清水2000ml，煎6小时，浓缩成200ml左右，分两次服，每日一剂，连服一至数月。❸治烧伤。捣烂敷或研末调敷。本品含生物碱，对小鼠实验性肝癌有延长存活期的作用；有报道称其能治矽肺。还含荞草酸植物甾醇、皂苷。

石上莲shíshànglián 中药材。见《广东中草药》。为石仙桃之别名，详该条。

石上香shíshàngxiāng 中药材。见《全国中草药汇编》。为兰香草之别名，详该条。

石室秘录shíshìmìlù 综合性医著。6卷。清代陈士铎述。刊于1687年。是中医古籍中唯一以治法标目的著作。卷一至卷五，不分病证、脉象，统述正医、反医、内治、外治等128法，并分列方剂治疗。书中议论不同于一般医学论著，其中有不少独特的见解，治法、处方尤多新意。卷六为伤寒、杂病类证治。全书假托岐伯口授，张机、华佗、雷公评述，实为傅山遗著，经陈氏补充整理而成。

石寿棠shíshòutáng 见"石芾南"条。

石水shíshuǐ 病名。出《素问·阴阳别论》等篇。❶水肿病之一。多因下焦阳虚，不能司其开阖，聚水不化所致。《症因脉治》卷三："肝肾虚肿之症，腹冷足冷，小水不利，或小腹肿，腰间痛，渐至肿及遍身，面色黑黄，此肝肾经真阳虚，即内经石水症也。"参"肝肾虚肿""水肿"条。❷指单腹胀。《医门法律·胀病论》："凡有癥瘕积块痞块，即是胀病之根，日积月累，腹大如箕，腹大如瓮，是名单腹胀，不似水气散于皮肤面目四肢也。仲景所谓石水者，正指此也。"参"鼓胀"条。❸指疝瘕类病证。《诸病源候论·水肿病诸候》："小腹肿大，如石，故云石水，其候引胁下胀痛而不喘是也。""石水者，先从四支小腹肿独大，其根在膀胱。"又《医门法律·水肿论》："石水，其脉自沉，外证腹满不喘……以其水积胞中，坚满如石，不上大腹，适在厥阴所部，即少腹疝瘕之类也。"参见疝瘕有关各条。

石松子shísōngzǐ 见《现代实用中药》。为石松科植物石松 *Lycopodium japonicum* Thunb. 的孢子。分布东北、内蒙古、河南和长江以南各地。❶治咳嗽，石松子3g，甘草6g同煎服。❷治汗疹，皮肤湿烂，与滑石粉等分研匀扑身。本品含脂肪油，本品含石松碱、棒石松碱、法氏石松碱等生物碱，香草酸、杜鹃花酸、伸筋草醇等。氯仿提取物对大鼠有雌激素样作用。

石蒜shísuàn 中药材。出《本草图经》。又名乌蒜、老鸦蒜、独蒜、野蒜、龙爪草头。为石蒜科植物石蒜 *Lycoris radiata*（L. Herit.）Herb. 的鳞茎。分布于我国中部及西南各地。辛、甘，温，有毒。消肿解毒，催吐祛痰。外治痈疽疔疮，淋巴结结核，风湿关节痛，蛇咬伤。用鲜品捣敷患处。本品毒性较烈，一般不作内服。外敷时间过长，局部皮肤可发生水疱，停药后涂敷蜂蜜即消。本品含多种生物碱，主要有石蒜碱、雪莲花胺碱（加兰他敏）、石蒜伦碱、双氢石蒜碱等。加兰他敏具抑制胆碱酯酶作用，与新斯的明相似；但本品易透过血－脑屏障，对脊髓灰质炎引起的瘫痪、重症肌无力等疗效比新斯的明好；对小鼠且有镇痛作用。石蒜碱与双氢石蒜碱有中枢镇静作用，也有较弱的抑制胆碱酯酶作用，对麻醉动物具降压作用；石蒜伦碱的降压作用更强。石蒜碱对动物子宫有明显兴奋作用。此外，石蒜碱有刺激肾上腺皮质功能的作用，它和加兰他敏对动物都有一定的抗癌作用。

石苔花shítáihuā 见清代刘士季《草木便方》。为石花之别名，详该条。

石棠花shítánghuā 中药材。见《本草纲目拾遗》。为闹羊花之别名，详该条。

石顽老人诊宗三昧shíwánlǎorénzhěnzōngsānmèi　脉学著作。见“诊宗三昧”条。

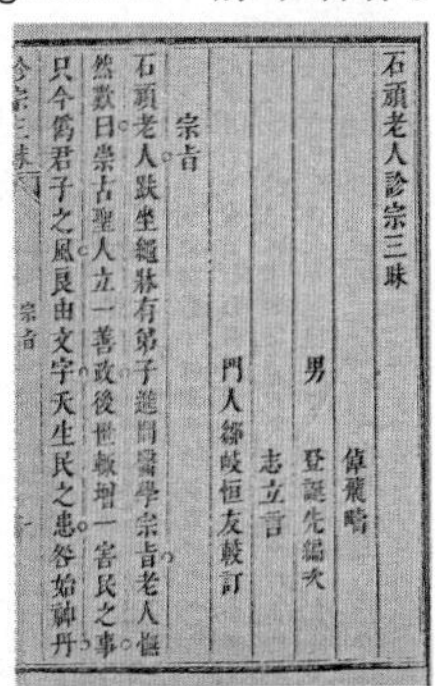

石頑老人診宗三昧

倬飛疇

男　登誕先編次

志立言

門人鄒岐恒友較訂

宗旨

石頑老人趺坐繩牀有弟子進問醫學宗旨老人慨

然歎曰崇古聖人立一善政後世輒增一害民之事

只今僞君子之風良由文字天生民之患咎始神丹

診宗三昧　宗旨

石顽老人诊宗三昧

石韦shíwéi　中药材。出《神农本草经》。又名石皮、石兰、飞刀剑、金汤匙、单叶草。为水龙骨科植物石韦 *Pyrrosia lingua*（Thunb.）Farw. 庐山石韦 *P. sheareri*（Bak.）Ching 或有柄石韦 *P. petiolosa*（Christ）Ching 的干燥叶。前者产于长江以南各地，后者主产于江西、湖南、贵州、四川。苦、甘，微寒。入肺、膀胱经。利尿通淋，清肺止咳，泄热，凉血止血。治吐血，咯血，衄血，尿血，崩漏，煎服 6～12g。石韦根：煎服亦有通淋、止血功用。石韦全草含山柰酚、槲皮素、异槲皮素、三叶豆苷、蒽醌类、鞣质、双盖蕨烯、β-谷甾醇。庐山石韦全草含异杧果苷、延胡索酸、咖啡酸、皂苷等。石韦煎剂在体外对金黄色葡萄球菌及变形杆菌有抑制作用。庐山石韦水煎浓缩液，异杧果苷、皂苷有镇咳、祛痰作用。

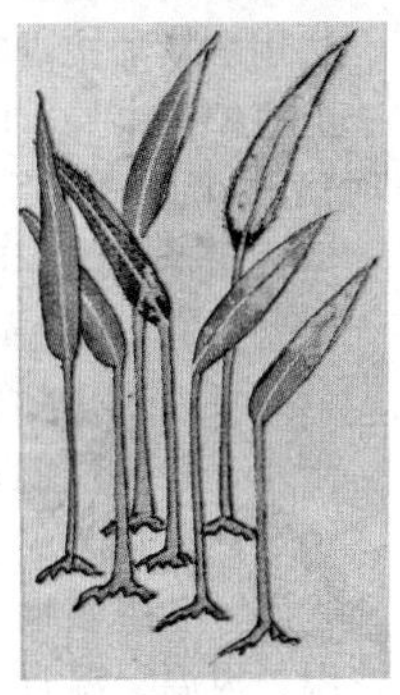

石韦

石韦瞿麦散shíwéiqúmàisǎn　《鸡峰普济方》卷十八方。即石韦散第一方，见“石韦散”条。

石韦散shíwéisǎn　❶《外台秘要》卷二十七引《集验方》方。又名石韦瞿麦散。石韦、葵子各二两，瞿麦一两，滑石五两，车前子三两。为细末，每服一钱，日三服。功能清热利水通淋。治淋病，小便不利，溺时刺痛。❷《外台秘要》卷二十七引《古今录验方》方。通草、石韦、滑石、炙甘草、当归各二两，王不留行一两，白术、瞿麦、芍药、葵子各三两。为细末，每服二钱，小麦煎汤食前送下，日三服。功能清热利水，活血通淋。治膀胱有热，致患石淋、劳淋、热淋，小便淋沥频数，胞中满急，脐腹疼痛。

石窝蛋shíwōdàn　中药材。见《云南中草药》。为马骝卵之别名，详该条。

石仙桃shíxiāntáo　中药材。❶出《生草药性备要》。又名石上莲、石橄榄、石穿盘、石萸肉、大吊兰。为兰科植物石仙桃 *Pholidota chinensis* Lindl. 的假鳞茎或全草。分布于福建、广东、广西、云南、贵州等地。甘、淡，凉。养阴清肺，化痰止咳。①治热病津伤口渴，慢性胃炎，胃、十二指肠溃疡，眩晕，头痛，肺热咳嗽，肺结核咯血，淋巴结结核。煎服：15～30g。②治慢性骨髓炎。鲜全草捣烂敷；或用干品，淡米酒浸软磨汁，温开水调搽患处。叶含环石仙桃萜醇、环石仙桃萜酮、虫漆蜡醇。石仙桃的水提液具有局麻作用。❷见《江西草药》。为麦斛之别名，详该条。

石香薷shíxiāngrú　中药材。出《四声本草》。又名华荠苧、痱子草。为唇形科植物华荠苧 *Mosla chinensis* Maxim. 的全草。分布于华东、中南及贵州等地。辛，微温。祛暑，解表，行气，化湿，❶治夏月感冒，中暑呕吐、泄泻，胃痛，小儿夏季热初期。煎服：9～15g。❷治跌打瘀痛，疖肿，蛇、虫咬伤，捣敷；湿疹，痱子，煎水洗。本品含挥发油，内含香荆芥酚、香荆芥酚乙酸酯、百里香酚、对聚伞花素、龙脑等。挥发油有利尿作用，在体外对金黄色葡萄球菌、乙型链球菌、脑膜炎球菌，炭疽、白喉、变形、伤寒、痢疾等杆菌及大肠埃希菌、铜绿假单胞菌均有抑制或杀灭作用，对流感病毒也能抑制。龙脑有发汗、兴奋、镇痉作用；香荆芥酚有抗菌、抗真菌、解除胃肠痉挛、增强胰蛋白酶活性作用，但浓度高因有刺激性，可引起呕吐。

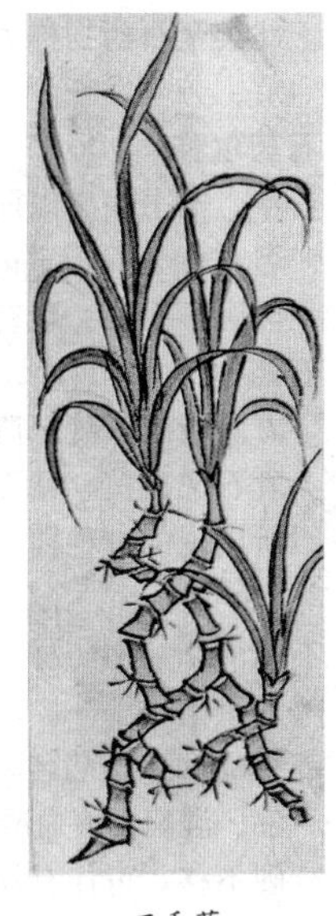

石香薷

石筱山shíxiǎoshān（1902—1964）　骨伤科学家。名瑞昌。江苏无锡人，久居上海。石晓山之子。早年攻读于神州医药专门学校，侍父诊。20 岁时独立应诊。曾历任上海中医学院伤科教研组主任等职。继承家学，汲取诸家之长，专伤科，兼针灸、外科，临床治疗颇多整体综合疗法，手法与针药并重。自拟柴胡细辛汤治疗脑震伤，每获良效。运用针刺治疗陈旧性伤病、损腰岔气诸症。其家传外用之三色敷药，疗效颇佳。晚年整理其经验，撰《正骨疗法》（1959）、《石筱山医案》（1965）等。

石蟹shíxiè　中药材。出《日华子诸家本草》。又名蟹化石。为古生代节肢动物扇海科双刺静蟹 *Galene bispinosa*（Herbst）及其近缘动物的化石。产于台湾、广东及马来群岛等地。咸，寒。入肝、胆经。清热利湿，去翳明目，消肿，催生。❶治尿路感染，白带。煎服：1.5～6g。❷治目赤，角膜云翳，痈肿，漆疮，磨水点涂；喉痹，磨汁饮并涂喉部。孕妇忌服。本品主含碳酸钙。

石燕shíyàn　中药材。出《新修本草》。又名燕子石。为古生代腕足类石燕子科动物中华弓石燕 *Cyrtiospirifer sinensis*（Graban.）及其近缘动物的化石。产于湖南、广西、四川、山西、江西等地。甘，凉。入肾、膀胱经。利水通淋，去目翳。❶治热淋涩痛，石淋，尿血，赤白带下。煎服：1.5～3g；磨汁饮或入丸、散。❷治拳毛倒睫，眼目障翳。磨水点眼，后以黄连水洗。本品主含碳酸钙，尚含少量磷酸及二氧化硅。

石燕丹shíyàndān　《医宗金鉴·眼科心法要诀》卷七十八方。炉甘石（入大银罐内，盐泥封固，用炭火煅一柱香，以罐通红为度，取起为末，用黄连水飞过，再入黄芩、黄连、黄柏汤内，将汤煮干，使炉甘石如松花色）四两，硼砂（铜勺内同水煮干）、石燕、琥珀、朱砂各取净末一钱五分，鹰屎白（或以白丁香代）、冰片、麝香各一分半。为极细末，每用少许，水蘸点眼大眦。治肺肝风热，上攻于目，忽然眼睑火热，睛珠疼痛如刺。若枯涩无泪加熊胆、白蜜；血翳加阿魏；黄翳加鸡内金；风热翳加蕤仁；热翳加珍珠、牛黄；冷翳加附子尖、雄黄；老翳倍硼砂，加猪胰子。

石燕丸shíyànwán　《三因极一病证方论》卷十二方。石燕（烧令通赤，水中淬一二次，捣研水飞，焙干）、滑石、石韦（去毛）、瞿麦穗各一两。为细末，面糊为丸，梧桐子大，每服十丸，食前瞿麦、灯心煎汤送下，日二三次。治石淋。

石药shíyào　指金石类药物。古代一些养生家误以锻炼金石类药物，服食以求长生，结果常因药物中毒而羁病殒命，此类金石药物称为“石药”。《素问·腹中论》：“石药发瘨，芳草发狂。”

石药尔雅shíyào’ěryǎ 炼丹著作。2卷。唐代梅彪撰于806年。本书集唐以前道家炼丹术中所用药物、丹方的各种隐名（指秘而不宣的别名）以及有关资料编成，内容基本上与医学无关。现有《丛书集成》本。

石药中毒shíyàozhòngdú 病名。《备急千金要方》卷二十四方。指汉、魏至唐初时期士大夫们为求长生不老，恣服钟乳石、硫黄、紫石英等矿物药组成的钟乳石散、五石散等所出现的种种药毒证名。表现不一。治疗方药各异。参见“金石中毒”条。

石衣shíyī 中药材。见《青岛中草药手册》。为石花之别名，详该条。

石瘿shíyǐng 病名。出《备急千金要方》卷二十四。多由气郁、湿痰及瘀血凝滞而成。症见颈部肿块，凹凸不平，坚硬不移。可伴有易怒多汗，胸闷心悸；后期可有气管、食道、声带受压症状。治宜化痰开郁，行气软坚，用海藻玉壶汤，外用阳和解凝膏掺阿魏粉，亦可选用手术等疗法。相当于甲状腺肿瘤。

石痈shíyōng 病名。出《肘后备急方》卷五。《诸病源候论》卷三十二：“石痈者，亦是寒气客于肌肉，折于血气，结聚而成。其肿结确实至牢有根，核皮相亲，不甚热，微痛，热时自歇，此寒多热少，如石……”宜内服升麻汤，外用生商陆根捣烂敷之；若久不愈，服黄芪当归散，外用阳和膏掺桂射散贴，促其消散。参见“石疽”。类似肿瘤。

石萸肉shíyúròu 中药材。见《福建中草药》。为石仙桃之别名，详该条。

石云茶shíyúnchá 中药材。见《本草汇言》。为石蕊之别名，详该条。

石湛棠shízhàntáng 见“石芾南”条。

石针shízhēn 即砭石。《礼记内则》：“古者以石为针，所以为刺病。”

石珍散shízhēnsǎn 《外科正宗》卷四方。煅石膏、轻粉各一两，青黛、黄柏各三钱。为细末，将患处先用甘草汤洗净，再以药粉搽敷。功能清热泻火，燥湿止痒。治天疱疮作烂疼痛，脓水淋漓。

石震shízhèn 明代医生。字瑞章。江苏武进人。曾跟随名医周慎斋学习，订正《慎柔五书》等医籍。主张治病应当先培固病人的元气，然后攻伐疾病之根，不可以只顾快求功利。

石指甲shízhǐ·jia 中药材。见《四川中药志》。为垂盆草之别名，详该条。

S

石蛭螫人shízhìshìrén 病名。出《诸病源候论》卷三十六。即蛭食，详该条。

石钟乳shízhōngrǔ 中药材。出《神农本草经》。即钟乳石，详该条。

石竹根shízhúgēn 中药材。见清代刘士季《草木便方》。为竹凌霄之别名，详该条。

石竹子shízhú·zi 中药材。见《云南中草药》。为岩笋之别名，详该条。

石子荠苨汤shízǐqínítāng 《三因极一病证方论》卷十方。荠苨、石膏各三两，人参、茯神、栝蒌根、煅磁石、知母、葛根、黄芩、甘草各二两。为粗末，取猪腰子一个（去脂膜）、黑豆一合，与水同煮，去腰子、黑豆，入药四钱，再煎去滓，食后服。若下焦热，则夜间服，渴止勿服，次投补药。治强中，烦渴引水，饮食倍常，阴器常兴，不交精出。

石钻子shízuàn·zi 中药材。见《江西省防治慢性气管炎资料汇编》。为钻石风之别名，详该条。

时病shíbìng 又称时令病。《时病论》：“时病者，乃感四时六气为病之证也。非时疫之作也。”所述时病系指一些季节性较强的感染性疾病。如春天的春温、风温，夏天的中暑、泄泻、痢疾，秋天的疟疾、秋燥、湿温，冬天的冬温、咳嗽、伤寒等。

时病分证表shíbìngfēnzhèngbiǎo 温病著作。3卷。彭光卿辑。初刊于1941年。本书按雷丰《时病论》原意，分述时病的病证、治疗诸法及成方。编述以表格为主，治疗诸法用歌括加按语的形式予以阐析，条理比较清楚。1955年上海中医书局重印出版。

时病论shíbìnglùn 温病著作。8卷。清代雷丰撰于1882年。此书专论时病（指四时感受六气为病），以《素问·阴阳应象大论》中“冬伤于寒，春必病温；春伤于风，夏生飧泄；夏伤于暑，秋必痎疟；秋伤于湿，冬生咳嗽”的理论，分述春温、风温、温毒、伤风、泄泻、痢疾、中暑、疟疾、湿温、秋燥、咳嗽、伤寒、冬温等各种时令病的病因、病理、症状特点以及立法的依据；次列作者自拟诸法和常用成方，末附个人治案。雷氏所拟诸法及选方有较高的临床实效，近代医家颇多采用。但书中某些观点或提法或有不当之处。附论中并有假借运气推究病因的“五运六气论”，须有分析地参阅。本书有多种刊本，1972年人民卫生出版社重印时，做了部分删节。

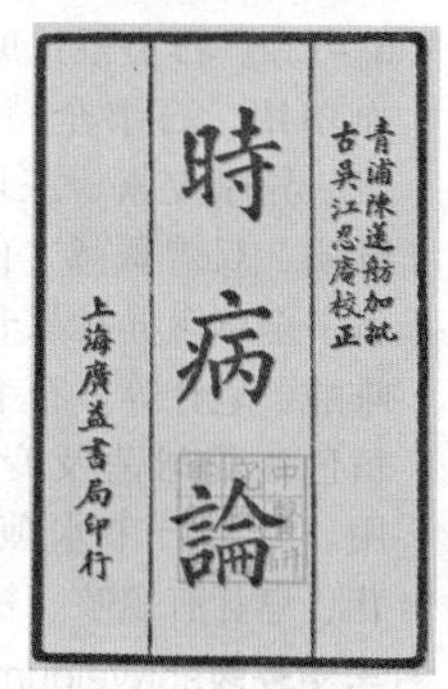

时病论

时疮shíchuāng 病名。见《外科活人定本》卷三。即杨梅疮。见该条。

时德元shídéyuán 金代医生。太医院判官。1200年（承安五年）曾赴西夏为桓宗李纯佑母治风病。

时毒shídú 病名。泛指时邪疫毒客于三阳之经的疾患。见《景岳全书·杂证谟》。❶瘟疫的一种。即大头瘟。《杂病源流犀烛·瘟疫源流》：“大头瘟……亦谓之时毒。”详见“大头瘟”条。❷指温热病之兼毒者，包括温毒痄腮及发颐，温毒发斑，温毒喉痧等。《重订广温热论·论温热兼症疗法》：“其六兼毒，病名温毒，一名热毒，通称时毒。”参各该条。❸指时行与暴温发斑。《医学入门》卷三：“伤寒阳症发斑谓之阳毒，春温发斑谓之温毒，夏热发斑谓之热毒，时行与暴温发斑谓之时毒。”参见“斑”条。

时发时散翳shífāshísànyì 病证名。见明代邓苑《一草亭目科全书》。即聚开障。详该条。

时方shífāng 指张仲景以后的医家所制的方剂。与经方相对而言。它在经方的基础上有很大的发展，补充和加强了前人所未备而又有临床疗效的方剂。

时方歌括shífānggēkuò 方书。2卷。清代陈念祖撰于1801年。本书选辑唐宋以后时方108首，分宣、通、补、泄、轻、重、滑、涩、燥、湿、寒、热十二剂，用韵文歌诀阐述所列时方及方解，间引李中梓、柯韵伯等医家诸论，选方切于实用。1949年后有排印本。

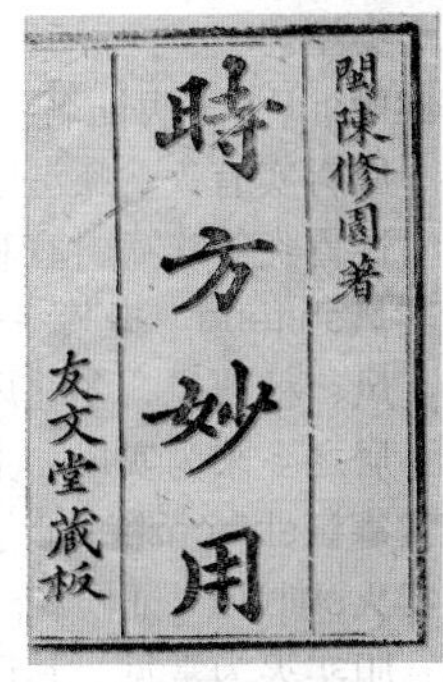

时方妙用

时方妙用shífāngmiàoyòng　方书。4卷。清代陈修园撰。刊于1803年。作者列述多种常见病证（以内科杂病为主，兼及妇科、眼科等病证，重点介绍这些病证的常用方及其临床应用。全书首论四诊，后分门别类各以病证为主，依据症象，举出主证，配以主治方剂和加减用法。叙理简明，选方实用，本书流传较广，刊本颇多。1949年后有影印本。

时方妙用歌括shífāngmiàoyònggēkuò　方书。见“时方歌括”条。

时方派shífāngpài　中医学术派别的一种。汉代张仲景以后医家所创制的方剂，称为时方。后世医生凡主张不拘泥于《伤寒杂病论》既定的成方，而自行处方用药者，称为时方派。

时复病shífùbìng　病证名。即时复症。见该条。

时复证shífùzhèng　病证名。见《证治准绳·杂病》。清代康维恂《眼科菁华录》：“类似赤热，不治自愈，及期而发，过期又愈，如花如潮，久而不治，遂成其害。”《审视瑶函》：“未发问其所发之时，别其病本，在何经络；既发者，当验其形色经络，以别何部分。”治疗可按发病季节用药，发于春季者，宜驱风清热，用洗肝散加减；发于夏季者，宜清心泻热，用洗心汤加减；发于秋季者，宜泻火润燥，用泻肺汤加减；发于冬季者，宜滋阴抑火，用六味地黄汤加减。但“不必拘执，仍须视其时症，诊何脏腑相克，然后加减”（《审视瑶函》）。

时计草shíjìcǎo　中药材。见《中国药用植物图鉴》。为西番莲之别名，详该条。

时节气候决病法shíjiéqìhòujuébìngfǎ　伤寒著作。见“伤寒论注”条。

时禁shíjìn　指受四时阴阳升降规律的制约而在治疗用药方面的时令季节禁忌。《脾胃论》卷上：“夫时禁者，必本四时升降之理，汗、下、吐、利之宜……如春夏而下，秋冬而汗，是失天信，伐天和也。”春夏阳气升发，故不宜用下法；秋冬阳气潜藏，故不宜用汗法，皆为时禁。又如“用寒远寒，用热远热”亦为“时禁”的内容之一。时禁只是用药的大致法则，如果病情需要，则不可拘执，当如《脾胃论》所说的“有病则从权”。

时令shílìng　❶指每一季节的主要气候。❷古时按季节制定的关于农事、医事等的政令。

时令病shílìngbìng　即时病，详该条。

时气shíqì　❶指疫病。见《肘后备急方》卷二。亦名疫疠、天行、时行、时疫。《医学入门·疫疠》：“疫疠如有鬼厉相似，故曰疫疠，又曰时气。”详疫疠、时疫、天行等条。❷病邪名。指具有强烈传染性、流行性的病邪。《全生集·时气》：“时气者，乃天时暴厉之气流行人间。”

时气发癍shíqìfābān　病证名。见《诸病源候论》卷九。又名时疫发癍、温疫发癍、温毒发癍。各详该条。

时气咳嗽shíqìké·sou　病证名。指咳嗽由感受时行杂气所致者。《杂症会心录·时气咳嗽》：“今夫天之杂气有各种，人之感受有轻重，其来也无时，其著也无方。有触之者，各随其气而为诸病焉。如秋冬之交，咳嗽一症，遍于四方，延门合户，众人相同者，此皆时行之气，即杂气为病也。其初起恶寒发热，咳嗽咽干，鼻塞声重，头痛身痛，脉浮而数，或细而数。”又称时行嗽，详“咳嗽”“时行嗽”等条。

时氏家传正骨术shíshìjiāchuánzhènggǔshù　骨伤科著作。时之藩撰。刊于1931年。本书系根据家传及本人的正骨经验，并结合西医骨科学写成。书中以正骨手法为主，介绍了全身主要骨伤病的症状及治法。

时贤shíxián　唐翰林学士。长于产科，撰有《产经》2卷。

时邪shíxié　泛指与四时气候相关的病邪，是季节流行病致病因素的统称。

时行shíxíng　病名。❶指冬季感受不正之气而至春发病者。与伤寒、温疫源本小异。《肘后备急方》卷二：“伤寒，时行，温疫，三名同一种耳，而源本小异。其冬月伤于寒，或疾行力作，汗出得风冷，至夏发，名为伤寒。其冬月不甚寒，多暖气，及西风使人骨节缓惰受病，至春发，名为时行。其年岁中有疠气兼挟鬼毒相注，名为温病。如此诊候相似。”❷伤寒，温疫之俗称。《肘后备急方》卷二：“又贵胜雅言，总名伤寒，世俗因号为时行。”❸又名时气。是感冒四时不正之气所致的流行性疾病。《诸病源候论·时气候》：“时行病者，是春时应暖而反寒，夏时应热而反冷，秋时应凉而反热，冬时应寒而反温，非其时而有其气，是以一岁之中，病无长少，率相似者，此则时行之气也。”参见“时气”“疫”“疫疠”等条。

时行顿咳shíxíngdùnké　病名。出《医学正传》。即百日咳。详该条。

时行伏阴刍言shíxíngfúyīnchúyán　温病著作。1卷。清代田宗汉原著，李贡三重订。本书摘取田氏《医寄伏阴论》中部分内容，并附重订者有关验案数则。现有《三三医书》本。

时行感冒shíxínggǎnmào　病名。感冒之一种。指感冒之呈流行性者。病情常较一般感冒为重。《类证治裁·伤风》：“时行感冒，寒热往来，伤风无汗，参苏饮、人参败毒散、神术散。”《诸病源候论·时气候》：“时行病者，是春时应暖而反寒，夏时应热而反冷，秋时应凉而反热，冬时应寒而反温，非其时而有其气，是以一岁之中，病无长少，率相似者，此则时行之气也。”本病类似流行性感冒。参见“感冒”条。

时行寒疫shíxínghányì　病名。见晋代王叔和《伤寒例》。指春夏季节因暴寒而引起的一种流行性疾病。《时病论》：“大概众人之病相似者，皆可以疫名之，此又与瘟疫之疫，相悬霄壤。须知瘟疫乃天地之厉气，寒疫乃反常之变气也。”症见头痛身疼，寒热无汗，或见呕逆，苔白不渴，脉浮紧，与伤寒太阳证相似。治宜辛温解表。可用苏羌饮加神曲、豆卷等。本病可见于流行性感冒等疾患。

时行戾气shíxínglìqì　指能引起流行的传染性强的病邪。

时行伤寒shíxíngshānghán　病名。见《外台秘要》卷三。即时行寒疫。详该条。

时行嗽shíxíngsòu　病证名。亦名虾蟆瘟。指感受四时不正之气所致的咳嗽。以相互感染，流行一地为特点。《证治要诀·咳嗽》：“时行嗽，发热恶寒，头痛，鼻塞，气急，状如伤冷热，连咳不已。初得病，即伏枕，一二日即轻。记壬午秋，满城有此病。继时甲午年夏秋之交，此病又自南而北，得免者少，并呼为虾蟆瘟。”治用参苏饮、败毒散、人参饮子、一服散等方。参见“天行嗽”“咳嗽”“虾蟆瘟”条。

S

时行疫痢shíxíngyìlì　病证名。见《先醒斋医学广笔记》卷一。即疫痢。详该条。

时行之气shíxíngzhīqì　即时气。参见“时行”条。

时疫shíyì　病名。❶即疫、瘟疫。见《瘟疫论》。因疠气疫毒从口鼻传入所致。有强烈的传染性。《不知医必要·时疫》：“此症有由感不正之气而得者，或头痛，发热，或颈肿，发颐，此在天之疫也。若一人之病，染及一室，一室之病，染及一乡、一邑，其症憎寒，壮热，口吐黄涎，乃在人之疫也。”甚者厥谵狂等。治宜疏利、解秽、清中，攻下等法。参“瘟疫”“疫”条。❷指夏季所患之瘟疫。《辨疫琐言》：“世之宗瘟疫论者……春则曰春瘟，夏则曰时疫、秋则曰秋疫，冬则曰冬瘟。”

时疫白喉捷要shíyìbáihóujiéyào　温病著作。又名《治喉捷要》《白喉捷要》。1卷。清代张绍修撰。刊于1864年。首论白喉证治，次载验方，文字虽简略，但多经验之谈。1959年湖南人民出版社将本书与《白喉全生集》合刊出版。

时疫发瘢shíyìfābān　病证名。见《瘟疫论补注·发瘢》。又名时气发瘢、温疫发瘢、温毒发瘢。《温热类编》卷一：“时疫发瘢，憎寒壮热，头痛骨节痛，拘急，满闷，初出尚有表证者白虎汤。”参见“温疫发瘢”“温毒发瘢”等条。

时疫解惑论shíyìjiěhuòlùn　温病著作。2卷。刘复（民权）撰于1920年。本书所说的时疫是指感受“暑湿交蒸秽浊之疠气”，在胃则为霍乱，在肺则为痧胀。两者皆热毒为患，故其治疗绝无温散温补。以庚申解疫饮为主方，方中推重石膏。有千顷堂书局石印本。

时疫痢shíyìlì　病证名。见《丹溪心法》。即疫痢，详该条。

时逸人shíyìrén（1896—1966）　江苏仪征人，迁镇江。师从汪允恭，20岁悬壶，后至上海，曾任教上海中医专门学校、上海国医学院疫证、温病学课。曾任山西中医改进研究会常务理事长，《山西医学杂志》主编。后任中医研究院西苑医院内科主任。重视通过实践以提高临床疗效，博采诸家之长，多有创见。毕生从事学术研究。撰有《中国时令病学》（1930）、《时氏内经学》（1939）、《时氏诊断学》《中国药物学》《实用中医内科诊治手册》等。

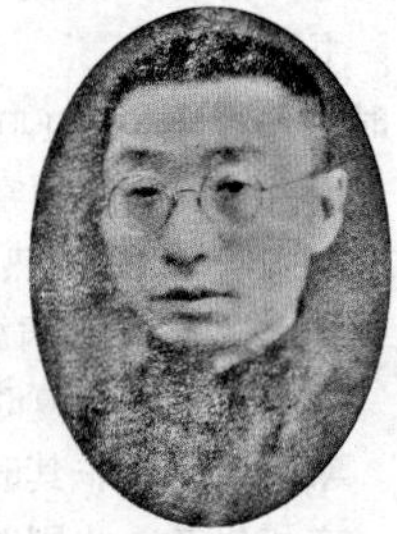

时逸人

识病捷法shíbìngjiéfǎ　综合性医著。10卷。明代缪存济撰。作者论述内科杂病及女科、五官、口齿、金疮病证，简述其病因、脉象，介绍分证、治法颇详。编次的特点，以脾胃诸证列于前，其他各病证除女科外，不列专卷叙述。

实按灸shí'ànjiǔ　艾条灸之一种。将艾条（通常用药艾条）燃着端，隔布或棉纸数层，紧按在穴位上施灸，使热气透入皮肉，待火灭热减后，再重新点火按灸，每穴可按灸几次至几十次。常用于风湿痹证。古代的太乙神针、雷火针灸法属此范畴。

实喘shíchuǎn　病证名。指气喘由于邪气盛实者。多因六淫外袭，痰火郁热，水饮凌肺，使肺气壅阻，肃降无权，气道不利而致。一般起病较急，病程较短，呼吸气粗等。《景岳全书·杂证谟》：“实喘者有邪，邪气实也……气长而有余……胸胀、气粗、声高、息涌、膨膨然若不能容，惟呼出为快出。”临床应注意辨别寒、热、痰、饮等不同类型。

实呃shí'è　病证名。呃声响亮，强而有力，脉象滑大。多属胃实有火、痰湿阻滞。可见于伤食、胃神经官能症、急性胃炎等疾病。宜和胃降逆，兼清胃火或化痰湿。

实风shífēng　指某一季节当令而来的风。如春东风，夏南风，秋西风，冬北风等。《灵枢·九宫八风》：“风从其所居之乡来为实风，主生长养万物。”

实寒证shíhánzhèng　证候名。指感受阴寒之邪所致的证候。

实火shíhuǒ　证候名。邪热炽盛引起的实热证。以胃肠、肝胆实火为常见。其证候表现为高热、头痛、目赤、口苦口干、渴喜冷饮、烦躁、腹痛拒按、胁痛、便秘，甚或吐血、衄血，或发瘢疹，舌红、苔黄干或起芒刺，脉数实等。治宜清热泻火为主。

实火眩晕shíhuǒxuànyūn　病证名。指眩晕由风火相搏所致者。属火冲眩晕之一。《症因脉治·火冲眩晕》：“言风主乎动，木旺火生，则为旋转，此五志厥阳之火上冲，而为实火眩晕之症。”《杂症会心录·眩运》：“若实火眩运者，其人必强健，其症必暴发，其渴必引饮，其脉必洪数，其呕酸苦水之味，运稍定；其饮食寒冷之物，运稍缓；其大便燥结，解后运稍止，无非风火相搏，实热为害，盖有余则上盛而火炎，壅塞则火炽而旋转，此实火之运也。”治宜三黄汤、竹叶石膏汤等方。参见“火冲眩晕”“眩晕”等条。

实挛shíluán　病证名。挛证之一。见《证治准绳·杂病》。详“挛”条。

实脉shímài　脉象。三部脉举按皆有力。《脉经》：“实脉大而长，微强，按之隐指愊然。”主实证。《校正图注脉诀》：“实者，阳也。指下寻之不绝，举之有余，曰实。主伏阳在内，脾虚不食，四体劳倦。”

实秘shímì　病证名。指肠胃实邪壅结所致的腑气不通。见《洁古家珍·杂方》。又作实闭、实。《医学心悟·大便不通》：“阳明胃实，燥渴、谵语、不大便者，实闭也，小承气汤下之。”《金匮翼·便统论》：“实有寒有热。热实者，宜寒下；寒实者，宜温下。麻仁丸、厚朴三物汤，治实而热者；逐气丸、温脾汤，治实而寒者也。”参见“大便秘结”条。

实女shínǚ　❶指少女月经从未来潮而无明显病状者。明代赵献可《邯郸遗稿》：“凡室女从幼经水未至，面色如故、饮食如常，名曰实女。”❷即石女。详该条。

实呕shí'ǒu　病证名。指外邪犯胃、痰饮停滞、宿食不消及气逆火郁所致的呕吐。《景岳全书·实呕证治》：“凡实邪在胃而作呕者，必有所因，必有见证。若因寒滞者，必多疼痛；因食滞者，必多胀满；因气逆者，必痛胀连于胁肋；因火郁者，必烦热燥渴，脉洪而滑；因外感者，必头身发热，脉数而紧。”治宜祛邪和胃。详见“外感呕吐”“痰呕”“食呕”“寒呕”“热呕”“气呕”等条。

实脾散shípísǎn　《重订严氏济生方》方。又名实脾饮。厚朴（去粗皮，姜汁炒）、白术、木瓜（去瓤）、木香（不见火）、草果仁、大腹子、附子（炮，去皮脐）、茯苓（去皮）、炮姜各一两，炙甘草半两。为粗末，每服四钱，水一盏半，生姜五片，大枣一枚，煎至七分，去滓，温服，不拘时候。功能温阳健脾，行气利水。治阳虚水肿，症见腰以下肿甚，胸腹胀满，身重食少，手足不温，口中不渴，小便短少，大便溏薄，舌淡厚腻，脉沉迟或沉细；近代也用于慢性肾炎、心脏功能不全的水肿，证属阳虚者。方中以附子、干姜为君，温养脾肾，扶阳抑阴；配以厚朴、木香、大腹子、草果下气导滞，化湿利水；茯苓、白术、木瓜健脾和中，渗湿利水，共为臣药；使以甘草、生姜、大枣调和诸药，益脾温中。诸药同用，温补脾土之功偏著，确有脾实则水治之效。

实脾饮shípíyǐn　即实脾散，见该条。

实痞shípǐ　病证名。指有邪有滞的痞症。多由湿浊内阻，寒滞脾胃，痰食内结，或肝气郁遏或外邪内恋所致。《景岳全书·杂证谟》："凡有邪有滞而痞者，实痞也。"症见胃脘痞塞满闷，伴有呕逆，大便秘结，甚则疼痛不能饮食。治宜调气机，祛湿痰，通腑气为主。如饮食寒凉伤胃痞满或疼痛者，可用大和中饮或和胃饮等方；寒滞脾胃而痞者，用厚朴温中汤等方；停痰而痞者，用二陈汤或橘皮半夏汤等方；大便气秘上下不通而痞者，用河间厚朴汤等方；肝气郁结而痞者，用枳实消痞丸等方。

实热shírè　❶阳热亢盛的病理变化。❷证候名。指邪热亢盛，内外俱实的病证，见《此事难知·热有虚实外何以别》。多因热邪入侵，里热炽盛，或痰瘀、宿食阻滞所致。《万病回春·伤寒总论》："伤寒阳毒斑黄者，狂叫欲走也。其症表里俱实，内外皆热，脉数有力而无汗，三黄石膏汤。"症见壮热烦躁，面红目赤，渴喜冷饮，胸痛痰黄，腹痛拒按，大便秘结，小便短赤，舌红苔黄，脉洪数、滑实等。治宜清热泻火。可选用白虎汤、调胃承气汤、小陷胸汤等方。参见"实证""热证"条。

实热结胸shírèjiéxiōng　病证名。结胸证之一。即热实结胸。亦称热结胸。《医宗必读·伤寒》："结胸……懊憹躁渴，实热结胸也，三黄泻心汤。"参见"热实结胸""热结胸"条。

实热衄血shírènǜxuè　病证名。见《丹溪心法附余》卷十一。指因肺胃热盛，迫血妄行的衄血。《张氏医通·衄血》："实热衄血，脉实大便秘者，犀角地黄汤加木香大黄。"参见"鼻衄"条。

实热呕吐shírè'ǒutù　病证名。胃中实热郁积而致的呕吐。《古今医统》："胃中郁热，饮食积滞而呕者，则恶食恶寒，烦闷膈满，或渴喜凉，闻食则吐，服药亦吐，脉洪大而数，此皆实热者也。"胃中郁热者，用大黄甘草汤（《金匮要略》：大黄、甘草），以泄热降浊；食积者，用二陈汤加神曲、麦芽、黄连、保和丸之类，以消食导滞。

实痰shítán　病证名。痰证之一。泛指正气未衰、邪气壅实之痰证。《景岳全书·杂证谟》："凡可攻者便是实痰……以其年力犹盛，血气未伤，或以肥甘过度，或以湿热盛行，或风寒外闭皮毛，或逆气内连肝膈，皆能骤至痰饮，但察其形气病气俱属有余者，即实痰也。"其治"宜行消伐，但去其痰"。参见"痰证"条。

实痰眩晕shítánxuànyūn　病证名。指眩晕由风火积痰上逆所致者。《杂症会心录·眩运》："实痰眩运者，其症实而脉实，其积热在阳明，其阻塞在经络，其郁遏在肠间，无非风火结聚，积痰生灾。盖液凝则浊阴泛上，饮停则火逆上升，此实痰之运也。"症见痰盛呕吐，胸脘胀痛，头重不举，脉滑实等。治宜豁痰为主。方用二陈汤加芩连、滚痰丸、清晕化痰汤等。参见"眩晕""痰晕"等条。

实哮shíxiào　病证名。见《类证治裁·哮症论治》。指因寒邪、郁热、暑热、水饮、胶痰等实邪所致的哮吼。因所感病邪与症状表现的不同，治疗有散寒宣肺、涤痰化饮、清热降气等法。详"冷哮""热哮""水哮""痰哮"等条。

实邪shíxié　❶亢盛的邪气。《素问·通评虚实论》："邪气盛则实。"❷五邪之一。某脏因子病及母而发病，即从子脏传来的邪气。见《难经·五十难》。

实邪短气shíxiéduǎnqì　病证名。内伤短气之一。多由膏粱积热或水饮停留，壅塞肺道所致。《症因脉治》卷二："实邪短气症，身无寒热，短气不足以息，呼吸不利，喘息倚肩，胁肋作痛，不得仰卧，其形似肿。"脉多沉滑、沉紧或沉伏。治宜利水除饮或清热泻肺。祛除水饮，可选用葶苈大枣汤、桂苓术甘汤、十枣汤等方；兼表邪者，小青龙汤；如膏粱积热，用厚朴大黄汤；肝火上冲，用龙胆泻肝汤；肺热喘逆，用泻白散加知母、石膏；胃火上升，用栀连二陈汤等方。若兼虚象者，可用肾气丸。参见"短气"条。

实验针灸学shíyànzhēnjiǔxué　用现代科学技术实验研究针灸对机体的作用、作用规律、作用原理和应用技术的一门学科。

实用中国小儿科学shíyòngzhōngguóxiǎo'érkēxué　儿科著作。胡光慈编。作者用中西医对照方式，对常见儿科疾病扼要地予以介绍，并附治疗方剂。本书中中西医对照内容有一些附会和不够恰当的观点。1957 年由四川人民出版社出版。

实用中医学shíyòngzhōngyīxué　教科书。北京中医医院、北京市中医学校编。分上下两册。上册为中医学基础部分，包括基础理论和药物、方剂。共介绍常用中草药 567 种，古今常用方剂（包括医院的经验方）360 首；下册以现代医学病名，分述内、外、妇、儿、针灸与新医疗法等临床各科的常见病和多发病。在一定程度上反映并总结了前人以及编写单位近年来的临床实际经验，并有部分中西医结合的内容。1975 年由北京人民出版社出版。

实则泻之shízéxièzhī　治则。出《素问·三部九候论》。凡属实证可用泻法祛邪。如燥屎、水饮、食滞、停痰、瘀血等症，用泻下、逐水、消导、豁痰、祛瘀等法，包括针刺治疗的泻法。

实则阳明shízéyángmíng　病机。人体感受寒邪，太阳病不解，病邪内传，若患者体质阳气素旺，寒邪入里易于化热伤津，形成燥热内盛之阳明病，肠胃的实证属阳明。

实胀shízhàng　病证名。见《医宗必读》。指邪气实而胀者。多因气滞湿阻，湿热蕴结，热郁血瘀，食积脾胃等所致。症见腹胀坚硬拒按，大便秘结，小便黄赤，脉滑数有力。治以祛邪消胀为主，宜宣通，忌用守补。参见"鼓胀""胀病"条。

实者泻其子shízhěxièqízǐ　出《难经·六十九难》。运用五行相生和母子关系的理论，来治疗五脏实证。例如肝木生心火，肝是母，心是子，出现肝实证时，不仅要泻肝，还必须泻心火。如肝有实火，症见头痛、眩晕、耳鸣、急躁易怒、面红耳赤、胁肋灼痛、小便黄赤、口苦、大便秘结、苔黄、脉弦数，采用泻心火有助于平泻肝之实火。针灸疗法，凡是实证，可泻其所属的子经或子穴。如肝实证可取心经火穴少府，或本经火穴行间治疗。

实证shízhèng　因邪气盛而正气尚未虚衰而致的证候。热性病的实证，表现高热，面赤，口渴，烦躁，谵语，或腹满痛而拒按，便秘，尿短赤，舌质苍老，苔黄干糙，脉实有力等。实证所结聚的邪气以气血郁结、热邪、水饮、停痰、食积、虫积、癥瘕积聚等较为常见。《素问·通评虚实论》："邪气盛则实。"《医学心悟》："假如病中无汗，腹胀不减，痛而拒按，病新得，人禀厚，脉实有力，此实也。”

实证自汗shízhèngzìhàn　病证名。出《证治准绳·幼科》。外因感冒风邪发热，以致浸浸汗出的证候。临床可伴有间常昏睡的症状。当救表解肌，用百解散；或间投五苓散。

实中夹虚shízhōngjiáxū　❶以邪实为主，又兼有正气不足的病理变化。❷证候名。指实邪结聚的病夹有虚证，邪盛正虚。如臌胀病，症见腹胀满、二便不利、形体消瘦、面色萎黄、纳减、气短乏力、脉弦细等，为气血郁结的实证夹脾肾不足的虚象。

实肿shízhǒng　病证名。指水肿病属实者。见《中国内科医鉴·浮肿水肿》。多因外感六淫，内伤饮食而致，起病急速，来势多暴。《医宗必读·水肿胀满》以阳证多热，热证多实。先胀于内而后肿于外者为实；小便黄赤，大便秘结者为实；脉滑数有力者为实；色红气粗者为实。治宜祛邪为主，用疏风、宣肺、利湿、逐水、祛瘀等法。实肿有气肿、血肿、热水肿、风肿、湿肿之分。详各条。

食shí　❶饮食。《素问·病能论》：“食入于阴，长气于阳。”❷通蚀。侵蚀、消耗、损伤。《素问·阴阳应象大论》：“壮火食气。”另见“食 sì”条。

食饱咳shíbǎoké　病名。指饱食后发咳嗽。多因脾胃虚弱所致。《不居集》卷十五：“食饱咳，每一食饱则发咳嗽，此脾胃虚寒也。宜用千金温脾汤。若咽中痛而声鸣者，加干姜一两。”参见“咳嗽”条。

食闭shíbì　病证名。闷瘄之一。系饮食不节，食积内停，以致疹难透出的证候。其症面色微黄，四肢倦怠，吞酸嗳腐，身热口燥，胸膈痞闷，甚至肚腹坚实，昏睡气急，大便不通。治宜消食透疹，用宣毒发表汤去甘草，加山楂、麦芽以消其食；莱菔子、大黄以通其闭。参“闷瘄”条。

食痹shíbì　病证名。出《素问·脉要精微论》。《素问·至真要大论》：“食痹而吐。”王冰注：“食痹，谓食已心下痛阴阴然，不可名也，不可忍也，吐出乃止。此为胃气逆而不下流也。”《杂病源流犀烛·胃病源流》：“惟肝气相乘为尤甚……痛必上支两胁，里急，饮食不下，膈咽不通，名曰食痹，谓食入即痛，吐出乃止也。宜肝气犯胃方。”《证治汇补》卷五：“食痹者，食已则心下痛，吐出乃止，此因胃脘痰饮恶血留滞于中所致，薤白半夏汤治之。”参见“胃脘痛”条。

食不欲杂shíbùyùzá　指在同一时间内，不要进食品种过多的食物，以防某些食物之间有排斥、制约等不良反应，或影响食物吸收效果。见《备急千金要方》引王熙之语：“食不欲杂，杂则或有所犯，有所犯者，或有所伤，或当时虽无灾苦，积久为人作患。”

食不知饱shíbùzhībǎo　病证名。出《诸病源候论》卷四十七。指小儿嗜食，食已不知饱足，又不生肌肉，其但腹大。多因脾胃运化失常而成。治宜调理脾胃，益气利气，用香砂六君子汤。

食仓shícāng　推拿穴位名。位于两颐下。《幼科推拿秘书·穴象手法·穴道图象·穴在面者》：“食仓穴，在两颐下。”

食瘥shícuó　古病名。指食入易消的病证，类似消中。《证治准绳·杂病》：“有胃口热，食易消故瘥，《素问》谓之食瘥，亦类消中之状，俗名肚瘥。”参见“消中”“中消”“心瘥”条。

食喘shíchuǎn　病证名。见《杂病源流犀烛》卷一。指因饮食不节引起的气喘，故又名食积喘逆。《症因脉治》卷二：“食积喘逆之因：饮食自倍，肠胃乃伤，膏粱厚味，日积于中，太阴填塞，不能运化，下降浊恶之气，反上于清道，则喘呕不免矣。”症见胸满，胃痛腹痛，恶食饱闷，大便或结或溏，上气喘逆，喘呕嗳气等。治宜消导为主，方如保和丸、资生丸，枳术丸等均可选用。寒积宜下者，用煮黄丸；热积用承气汤消导攻下。

食窦shídòu　经穴名。代号 SP17。出《针灸甲乙经》。别名命关。属足太阴脾经。位于胸部，第五肋间隙中，距胸正中线6寸处。布有第五肋间神经外侧皮支及胸腹壁静脉。主治胸胁胀痛，噫气翻胃，腹胀水肿，咳嗽，痰饮，少乳等。斜刺0.3～0.5寸，不宜深刺。艾炷灸3～5壮；或艾条灸5～10分钟。

食复shífù　病机。指大病愈后，因饮食失节致病复发。《伤寒论·辨阴阳易差后劳复病脉证并治》：“病人脉已解，而日暮微烦，以病新差，人强与谷，脾胃气尚弱，不能消谷，故令微烦，损谷则愈。”《重订广温热论·温热复症疗法》：“食复：温热瘥后，胃气尚虚，余邪未尽，若纳谷太骤，则运化不及，余邪假食滞而复作。其症仍发热头痛，烦闷不纳，宜枳实栀子豉汤加山楂肉、麦芽、连翘、莱菔汁等凉疏之；腹痛不大便者，加生锦纹。”

食疳shígān　出《婴童百问》。即脾疳。见该条。

食膈shígé　病证名。五膈之一。见《外台秘要》卷八。多因气塞、火郁、脾运失常、食滞隔阻所致。症见烦满，疲乏，食不下，时呕沫等。治用食郁越鞠丸等方。一作食噎膈。参见“噎膈”“五膈”条。

食宫shígōng　经穴别名。出《针灸甲乙经》。即阴都。见该条。

食瓜果泄泻shíguāguǒxièxiè　病证名。《幼科要略》：“稚年夏月食瓜果，水寒之湿，着于脾胃，令人泄泻，其寒湿积聚，未能遽化热气，必用辛温香窜之气。”可用平胃散、胃苓汤、七香饼之类。

食管shíguǎn　即食道。上接咽部，下与胃的贲门相连的一条细长管道。为饮食入胃的通道。

食河豚中毒shíhétúnzhòngdú　病名。河豚古称鯸鲐鱼，俗称廷巴鱼。指误食河豚导致的中毒症状者。见《诸病源候论·食鯸鲐鱼中毒候》。症见呕吐、腹痛、腹泻、大便带血，继则口唇舌尖及肢体麻木，眼睑下垂，肢体软瘫，严重者可迅速出现呼吸衰竭而死亡。治疗宜中西医结合抢救。轻症可服大剂量鲜橄榄、鲜芦根汁等。《本草纲目》卷四载有解河豚毒药，如荻芽、芦花、蒌蒿、胡麻油、白扁豆、大豆汁、橄榄、五倍子、槐花、黑豆汁、紫苏汁、青黛汁、蓝汁、蜈蚣、羊蹄叶等。《辨证录·中毒门》：“人有爱食河豚，以致血毒中人，舌麻心闷，重者腹胀而气难舒，口开而声不出……方用瓜蒂散加味治之。”均可参考。

食喉shíhóu　见《喉风论》：“咽通地气，饮食之道也，俗名食喉。”即咽。详“咽”条。

食鯸鲐鱼中毒shíhóutáiyúzhòngdú　病名。《诸病源候论·食鯸鲐鱼中毒候》：“此鱼肝及腹内子有大毒，不可食。食之往往致死。”即河豚中毒。详该条。

食后服shíhòufú　病在上焦，适宜在饭后服药。一般认为除补养药、驱虫药外，大都可在饭后服。《神农本草经》：“病在胸膈以上者，先食，后服药。”

食后昏困shíhòuhūnkùn　病证名。又称饭醉。食入则困倦，精神昏冒欲睡。《东医宝鉴·杂病篇》:"食后昏困,宜用参芪汤、升阳补气汤。"参见"饭醉""嗜卧"等条。

食积shíjī　病证名。出《平治会萃》。食物停滞不能消化的证候。又名宿食不消、乳食不调。小儿脾胃嫩弱,乳食失调,致伤脾胃,食积滞于内,六淫病邪侵于外而致。症见腹胀,腹痛,呕吐,腹泻,食欲减退等。治宜消食导滞,调理脾胃为主;肝气盛者,宜平肝。消食可选用平胃散,保和丸之类;如食积既去而热不退,或作呕吐,食少者,用异功散;胁胀少食,善怒便青,用六君子汤加升麻,柴胡。食少体倦便黄,用补中益气汤;手足冷加炮姜,木香;体瘦潮热口干,大便不调,用肥儿丸。参见"积滞"条。

食积成块shíjīchéngkuài　病证名。指食积凝结肠胃,腹部触及块状物者。明代周礼《医圣阶梯》:"食积凝结成块,留滞肠胃者,虽泄泻而不能出。"症见腹痛拒按,口臭,口舌干燥。治宜通府去积,用大承气汤加减。

食积喘逆shíjīchuǎnnì　病证名。见《症因脉治》卷二。即食喘。详该条。

食积盗汗shíjīdàohàn　病证名。因食积而引起的盗汗。多由虚热内盛,逼汗外出而成。《幼幼集成》谓小儿"睡中遍身有汗,觉来久不干者,此食积盗汗,脾冷所致"。治宜健脾敛汗。亦有食积郁久,化热伤阴而盗汗者,治宜健脾消积,养阴止汗之剂。

食积腹痛shíjīfùtòng　病证名。指因饮食不节,积滞不消所致的腹痛。《证治准绳·杂病》:"食积作痛,痛甚欲大便,利后痛减,其脉必弦或沉滑。"《寿世保元·腹痛》:"食积腹痛,其脉弦,其痛在上,以手重按愈痛。"《症因脉治》卷四:"食积腹痛之症,胸腹胀满,痛不欲食,嗳气作酸。"治疗如胸胀腹痛,不能饮食,枳壳化滞汤。一条扛起,痛而欲利,承气汤。食在上脘,宜消不宜下,保和丸、枳术丸。热积应下,三承气汤。寒积应下,煮黄丸。亦可用木香槟榔丸、枳实导滞丸、治中丸、加味平胃散、丁香脾积丸等方。参见"腹痛"条。

食积腹胀shíjīfùzhàng　病证名。指食积不化所致的腹胀。《症因脉治》卷三:"食积腹胀之症,肚腹胀急,按之实痛,或一条扛起,或见垒垒小块,或痛而欲利,利后稍减。"多因饮食不节,食滞肠胃所致。治宜消食化积为主。肚腹胀急,按之实痛者,宜枳实散。一条扛起,而痛欲利,利后稍减者,枳朴大黄汤。参见"腹胀""内伤腹胀"条。

食积寒热shíjīhánrè　病证名。指食积而兼寒热的证候。《证治准绳·幼科》:"小儿食积者,因脾胃虚寒,乳食不化,久而成积。其证至夜发热,天明复凉,腹痛膨胀,呕吐吞酸,脚冷肚热,喜睡神昏,大便酸臭是也。有前证而兼寒热者,名曰食积寒热。若食在胃之上口者吐之,胃之下口者消之,腹痛痞胀,按之益痛者下之,下后仍痛,按之则止者补之,夹食伤寒者先散之,用参苏饮。热甚便秘者先利之,用大柴胡汤。如无外感,但只伤食不至于甚,保和丸调之。"

食积咳嗽shíjīké·sou　病证名。指因食滞、痰积所致的咳嗽多见于小儿。《症因脉治》卷二:"食积咳嗽之症,每至五更嗽发,嗽至清晨,或吐痰味甜,胸前饱闷。"脉洪大或沉滑,方用二陈平胃散、三子养亲汤、石膏泻白散加枳桔等。参见"食咳""痰积嗽""食积嗽""食积痰嗽"等条。

食积呕吐shíjī'ǒutù　病证名。又称食呕。《症因脉治·呕吐论》:"食积呕吐之症,胸前满闷,嗳气作痛,痛则呕吐,得食愈痛,按之亦痛……食积呕吐之因,饮食不节,损伤中气,不能运化,停食成积,中脘痞塞,则发呕吐矣。"参见"食呕"条。

食积嗽shíjīsòu　病证名。指伤食生痰,久积所致的咳嗽。《万病回春》卷二:"食积嗽者,痰嗽如胶也,……瓜蒌枳实汤加减。"《杂病源流犀烛·咳嗽哮喘源流》:"食积嗽,伤食生痰,久积发咳也,其脉数硬,必兼胸满噫酸,发热,或稠痰壅滞喘满,皆由胃火上炎,冲逼肺气,久而不愈也,此非青黛、瓜蒌不除。瓜蒌丸,二母宁嗽汤。总之,凡有食积者,必面青黄白不常,面上如蟹爪路,一黄一白者,此又可望色而知也。"参见"食积咳嗽""食积痰嗽""痰积嗽""食咳"等条。

食积痰嗽shíjītánsòu　病证名。指食积或痰而致气上逆所引起的咳嗽。《丹溪心法·咳嗽》:"食积痰作嗽,发热者,半夏、南星为君,瓜蒌、罗卜子为臣,青黛、石碱为使。"《明医杂著》卷二:"食积成痰,痰气上升,以致咳嗽,只治其痰,消其积,而咳自止,不必用肺药以治咳也。"《医学正传·咳嗽》:"食积痰嗽,三补加二母炒为末,丸如椒核大,以竹沥、藕汁吞之。三补,芩、连、柏也;二母,知、贝母也。"食积痰嗽,饱闷者,用保和丸等。参见"食积嗽""痰积嗽""食积咳嗽"等条。

食积吐shíjītù　病证名。出元代朱震亨《幼科全书》。指因食积阻滞肠胃而引起的呕吐。主要症状为腹痛,呕吐,大便不通及肛门不排气等。针刺足三里,内庭;并配合中药利气导滞之剂。

食积痿shíjīwěi　病证名。痿证之一。《证治汇补·痿章》:"食积痿者,饮食太过,妨碍道路,升降失常,脾气不得运于四肢,手足软弱,或腹膨胀痛,或心嗳气,右手脉洪弦滑者,宜运脾消导,从食积治,俟食消积化,然后补脾。"宜木香槟榔丸,或导痰汤加山楂、神曲、木瓜、防己;后用异功散、参苓白术散等补脾为主。参见"痿"条。

食积五更泄泻shíjīwǔgēngxièxiè　病证名。见《症因脉治·泄泻论》。指饮食过多损伤脾胃而致的晨泄。其症每至五更则腹中作痛,腹皮扛起,痛而欲泄,泄后稍减。脉多沉滑。若为热积,脉沉数;寒积,脉沉紧。治宜消导,用加减保和丸。热积用承气汤,寒积用煮黄丸。参见"食积泄泻"条。

食积胁痛shíjīxiétòng　病证名。见《张氏医通·胁痛》。指由积滞导致的胁痛。多由饮食不节,食滞内停,气机壅阻所致。临床表现为胁肋疼痛,肋下有条状扛起,胸闷不舒,恶心,食欲减退,其脉多滑,亦可见胁痛连脘,恶寒发热等症。治宜消导去积为主,如保和丸、神保丸、消食丸等方。

食积泄shíjīxiè　病证名。即伤食泻。《不居集·泄泻》:"食积泄,泄下腐臭,噫气作醋。"详伤"食泻""食积泄泻"条。

食积泄泻shíjīxièxiè　病证名。指饮食积滞伤脾所致的泄泻。又称伤食泻、食泻、积泻。《症因脉治》卷四:"腹痛即泻,泻后即减,少顷复痛泻,腹皮扛起,或成块或成条,泻下臭如败卵,此食积泄泻之症也。"《医学心悟·泄泻》:"胸满,痞闷,嗳腐吞酸,泻下臭秽,食积也。"《证治要诀·大小腑门》:"食积腹疼而泻,不可遽用治中兜住,先用调脾饮,吞感应丸。或因食一物过伤而泻,后复食之即泻者，以脾为其所伤未复而然，宜健脾汤。因食冷物停滞伤脾，脾气不暖，所食之物不能消化，泻出而食物如故，宜治中汤加干葛（一作干姜），吞酒煮黄连丸。”参见“伤食泻”条。

食积泻shíjīxiè　病证名。即伤食泻。何惠川《文堂集验方·泄泻》：“食积泻，或胀或痛，痛甚而泻，泻后痛减，得食又痛，粪色白者是。”详“伤食泻”条。

食积腰痛shíjīyāotòng　病证名。腰痛之一。因饮食停积不化所致。《金匮翼·腰痛》：“食积腰痛者，食滞于脾而气传于肾也。夫肾受脾之精而藏焉者也。若食不消则所输于肾者，非精微之气，为陈腐之气矣，而肾受之，乱气伤精，能无痛乎？”宜用神曲酒吞服青娥丸。

食夹痰嗽shíjiátánsòu　病证名。指痰食夹杂所致的咳嗽。《不居集》卷十五：“食夹痰嗽，《机要》云，痰而能食者，大承气汤微下之；痰而不能食者，厚朴汤主之，或二陈汤加瓜蒌、卜子、山楂、枳壳、神曲。”《医学入门》治本病并用滚痰丸疏导。参见“食积咳嗽”“食积痰嗽”“咳嗽”条。

食瘕shíjiǎ　病证名。指食积成瘕。《医说·癥瘕》：“其发语声嘶，挹言语而不出，此人食结在腹，其病寒，口中常有水出，四肢洒洒如疟，饮食不能，郁郁而痛，此食瘕也。”本病与《诸病源候论》中的食癥，其症状大致相同。参见“食癥”条。

食减shíjiǎn　指饮食减少。《素问·气交变大论》：“岁土太过，雨湿流行，肾水受邪。民病腹痛……食减，四肢不举。”治详“不能食”条。

食鉴本草shíjiànběncǎo　食疗著作。❶清代柴裔撰，4卷，刊于1741年。本书集常用食品468种，分水、谷、菜、草、木、石、果、禽、兽、鳞、鱼、介、虫、人等14部。各物明其性味，别其功治，多辑自前人著述。末附《食物金镜》1篇。❷清代费伯雄撰，1卷，约刊于1883年。本书首论各种食物的功用、主治、宜忌；其次分述风、寒、暑、湿、燥、气、血、痰、虚、实十类病因所用的食品和治法。现存《珍本医书集成》本。

食禁shíjìn　❶日本汉方医学著作。见《日本国见在书目录》。2卷，已佚。❷饮食禁忌的简称。详该条。

食厥shíjué　病证名。厥证之一。指暴饮暴食所致昏厥的病证。《赤水玄珠·厥证门》：“有人醉饱之后，或感风寒，或着恼怒，忽然厥逆昏迷，口不能言，肢不能举者，此食厥也。盖食滞胸中，阴阳痞隔升降不通，故生此症。若误作中风而用祛风散气之剂，则胃气重伤，死可立待。宜煎姜盐汤探吐其食，后以平胃散茯苓、白术、麦芽、半夏之类调理；若有风寒尚在者，以藿香正气散解之；气滞不行者，以八味顺气散调之。”《明医杂著·风门》：“食厥者，过于饮食，胃气不能运行，故昏冒也，用六君子加木香。”参见“厥证”“酒厥”等条。

食咳shíké　病证名。指食积生痰所致的咳嗽。《医学入门》卷五：“食咳，因食积生痰，痰气冲胸；腹满者，二陈汤加厚朴、山楂、麦芽；伤生冷，以致肺胃不清，嗳酸吐泻，恶风寒者，五积散、理中汤、异功散；伤煎炒热物者，葶苈散，或三补丸加知母、贝母；伤酒食积者，香附瓜蒌青黛丸。”参见“食积嗽”“食积咳嗽”“咳嗽”条。

食劳疸黄shíláodǎnhuáng　出《世医得效方》。即钩虫病。详该条。

食劳复shíláofù　病症名。一名食复。因病后饮食不节，脾虚气弱所致。《伤寒论·辨阴阳易差后劳复病脉证并治》：“病人脉已解，而日暮微烦，以病新差，人强与谷，脾胃气尚弱不能消谷，故令微烦，损谷自愈。”《广温热论》：“若因饱食过多而复者，舌苔必多黄。轻者损谷自愈，重者消导方愈。”

食劳疳黄shíláogānhuáng　病证名。见《医学纲目》卷二十一。又名食劳黄、黄胖。多因脾虚宿有食积，劳伤过度，湿热虫积所致。症见肤色萎黄，面浮足肿，口淡口苦，脚酸，气急，腹胀泄泻，脉虚弦等。治宜培脾益血，清化湿热。方用大温中丸、小温中丸、绛矾丸等。本病可见于钩虫病、慢性血吸虫病等。参见“黄胖”条。

食劳黄shíláohuáng　病证名。见《医学纲目》卷二十一。❶又称食劳疳黄、黄胖。详该各条。❷为脾积之俗称。《儒门事亲》卷三：“脾之积，名曰痞气。在胃脘，覆大如盘，久不已，令人四肢不收，发黄疸，饮食不为肌肤，俗呼为食劳黄也。”详“痞气”“脾积”条。

食疗shíliáo　又称食治。根据食物不同的性味，作用于不同脏器，而起着调理和治疗的作用。《备急千金要方》有食治门，搜集《内经》至唐代以前用食物治疗疾病的记述，为著名食疗专辑之一。

食疗本草shíliáoběncǎo　本草著作。书目见《旧唐书·艺文志》。3卷。唐代孟诜撰。本书为记述可供食用、疗病的本草专著。据《嘉祐本草》记载：“张鼎（唐代开元间人）又补其不足者八十九种，并归为二百二十七条，皆说食药治病之效。”原书已佚，佚文见于《证类本草》《医心方》等书中。1907年敦煌发现的一种唐人写本残卷。原卷首尾均佚，内容只有残存的由石榴至芋26味药，均系食物药品。1925年东方学会曾就其内容抄录后出版排印本。

食疗本草敦煌古抄本shíliáoběncǎodūnhuánggǔchāoběn　敦煌出土本草文献。载于英藏卷子S. 76。原文献为卷子本，存137行文字。原卷用朱笔写药名、又方，墨字写正文。内容为唐代孟诜（621—713）所著《食疗本草》，并附有唐代张鼎为其所加注文（注文前冠以“案”“案经”字样）。现存食物药26种，医方82条。约抄成在唐末五代时期。

食六畜肉中毒shíliùchùròuzhòngdú　病名。因食变质六畜肉而出现中毒症状者。《诸病源候论·食六畜肉中毒候》：“六畜者，谓牛马猪羊鸡狗也。凡此等肉本无毒，不害人，其自死及著疫死者，皆有毒。中此毒者，亦令人心烦闷而吐利无度。”治宜中西医结合救治。《本草纲目》卷四载有解六畜肉毒药如乌桕叶汁、白扁豆、小豆汁、豉汁、葱子、猪屎灰、甘草汁、兰草汁、阿魏、绿豆汁、黄汁、地浆等。可参考。

食马肉中毒shímǎròuzhòngdú　病名。因食疫马等肉而出现中毒症状者。《诸病源候论·食马肉中毒候》：“凡骏马肉及马鞍下肉皆有毒，不可食之，食之则死。其有凡马肉则无毒。因疫病死者，肉亦有毒。此毒中人，多洞下而烦乱。”参见“食六畜肉中毒”条。

食牛肉中毒shíniúròuzhòngdú　病名。因食中毒和疫死的牛肉而出现中毒症状者。其症“令人心闷，身体痹，甚者乃吐逆下利，腹痛不可堪，因而致死者非一也。”（《诸病源候论·食牛肉中毒候》）。参见“食六畜肉中毒”条。

食疟shínüè　病名。疟疾之一。又称胃疟。《三因极一病证方论·疟叙论》：“病者寒热，善饥而不能食，食已支满，腹急疞痛，病以日作，名曰胃疟。六腑无疟，惟胃有者，盖饮食饥饱所伤胃气而成，世谓之食疟，或因诸疟饮食不节，变为此证。”《张氏医通·疟》：“食疟，因饮食不节，中脘生痰，加以风气乘之，故善饥而不能食，食而支满，腹大善呕。实者二陈加枳壳、草果；因饥饱劳役而发，日久不止，脉虚者，理中汤加枳实、青皮；素有阴虚劳嗽，或因疟成劳，但于调理本药中稍加桂枝、姜、枣可也，不可纯用祛风豁痰药；若表邪势盛，可用小建中、黄芪建中为主，后与生料六味丸加桂枝、鳖甲。”参见“胃疟”“疟疾”条。

食呕shí'ǒu　病证名。《三因极一病证方论》卷十一：“病者胸腹胀闷，四肢厥冷，恶闻食臭，食入即呕，朝食暮吐，暮食朝吐，名曰食呕。此由饮食伤脾，宿谷不化之所为也。”《证治要诀》卷六：“食呕，多因七情而得，有外感邪气，并饮食不节而生。”有寒、热之不同。偏热者，常食入则痛而呕，脉实数。偏寒者，常朝食暮吐，暮食朝吐，脉迟弦。治宜消食化滞。一般宜用保和丸、家秘消滞汤等方。偏寒者，可用治中汤、大养胃汤、草蔻大顺饮。偏热者，可用栀连平胃散。有下症者，可用煮黄丸。

食癖shípǐ　病证名。癖疾之一。见《普济方》卷三百九十一。指食滞不化，积聚成癖，潜匿于右胁间者。其癖按之若无物，有时而痛，如觉有物，外症寒热如疟，多惊叫。宜以消食化癖为治。参见“乳癖”条。

食品集shípǐnjí　食疗著作。2卷。明代吴禄辑。撰年不详。卷之上分列谷部、果部、菜部，兽部，卷之下列有禽部、虫鱼以及水部，共计七部。除此，还有“附录”部分，专述饮食之宜忌，如五脏所补、五脏所伤、五脏所禁、五脏所宜、五谷以养五脏，以及食物相反、妊娠宜忌等多项，用以指导对食物的选用。本书内容精炼，较为实用，可为研究营养学之重要参考书。

食谱shípǔ　❶有关食物调配和烹调方法的书籍。我国古代有《古今食谱》《食谱》《蔬食谱》等食谱书籍，惜大多已佚。❷为了合理调配食物以达到合理营养的要求而安排的膳食计划。

食气shíqì　❶食，与蚀通；气，指正气、元气。指耗损元气。《素问·阴阳应象大论》：“壮火食气。”❷指饮食水谷之气。《素问·经脉别论》：“食气入胃，浊气归心，淫精于脉。”❸养生术语。道家通过呼吸修炼的一种方法。《抱朴子·对俗》：“是以真人但令学其导引以延年，法其食气以绝谷。”

食气霍乱shíqìhuòluàn　病证名。指霍乱由饮食所伤，又感外邪引起者。多因饮食过饱，中气不运，膏粱厚味，肠胃凝涩，清气不升，浊气不降，又值风暑湿等邪外袭，则挥霍撩乱。《症因脉治》卷四：“食气霍乱之症。胸前饱闷，胀痛，嗳气，吐泻交作，呕出食物，泻下酸馊。”脉滑大或沉实。治宜：在上因而越之，当用盐汤探吐之；在中者，枳朴平胃散消之；在下者，因而竭之，枳朴大黄汤下之。夹六气触发，原随六气散表，寒用温散，热用凉散，风则祛风，湿则利湿，暑用消暑。温散，败毒散；清散，冲和汤。参见“霍乱”条。

食前服shíqiánfú　病在下焦及服补养药、补肾药、驱虫药均可在饭前服。《神农本草经》：“病在心腹以下者，先服药而后食。”

食顷shíqǐng　吃一顿饭的时间。《素问·缪刺论》：“刺然骨之前出血，如食顷而已。”

食肉则复shíròuzéfù　病机。又称食肉则遗。复，即复发。指某些急性热病恢复期，消化功能低下，如恣食腥荤肥腻，往往使病邪留滞，病情反复，尤以小儿为甚。《素问·热论》：“病热少愈，食肉则复，多食则遗，此其禁也。”

食肉则遗shíròuzéyí　病机。详“食肉则复”条。

食色绅言shísèshēnyán　养生著作。明代龙遵撰。本书以“食”“色”为纲，论述保健延年之道。如“饮食绅言”认为，养生之要应为俭食，俭食可以宽胃，宽胃可以养气，养气可以延年。“男女绅言”提出节欲是养生的重要法则之一，而诸欲之中首戒色欲，并遵《内经》之旨，指出四季应时之戒，介绍了节制情欲的具体方法。

食伤shíshāng　病名。指饮食不节，损伤脾胃而致。出《金匮要略·血痹虚劳病脉证治》。初起多见胸脘痞闷，嗳气腐臭，厌食，恶心呕吐，泄泻，苔腻等症。一名伤食，详该条。

食时shíshí　指辰时。详“十二时”条。

食痰shítán　病证名。痰证之一。一名食积痰。《东医宝鉴》卷二：“食痰即食积痰也。因饮食不消，或夹瘀血，遂成窠囊，多为癖块痞满。宜青礞石丸、黄瓜蒌丸、正传加味二陈汤。”参见“食积痰”“痰证”条。

食痛shítòng　病证名。见《医宗金鉴·幼科杂病心法要诀》。指饮食不当，积滞不化所致的腹痛。小儿脏腑娇嫩，脾胃功能不强。若乳食不节，饱食过度，摄入不易消化的食物，以致损伤脾胃，乳食壅滞，酿成湿热，热结肠胃而脏气不通，故作腹痛。症见腹部胀满疼痛，按之痛甚，不思饮食，嗳气酸臭。先宜疏导积滞，用小承气汤；若大便通利后，宜消食理气，用保和丸。

食物本草shíwùběncǎo　❶记述可供食用的药物学著作之通称，又称食疗本草。❷书名。又有多种不同的著作。①明代卢和《食物本草》4卷（一作2卷），刊于17世纪（即万历、隆庆年间）。此书与明代薛己《本草约言》卷三至卷四《食物本草》的内容全同。②汪颖《食物本草》，7卷。刊于1620年。③旧题《李东垣食物本草》，李东垣编，李时珍参订。7卷本，又有22卷本。本书虽系托名之作，就22卷本而言，内容丰富，全书凡58类，2000余条。不仅分类细致，解说较详，且对全国各地著名泉水进行了较详细的调查介绍。根据书中有当时刊行者姚可成按语来看，姚氏或即为本书的编撰人。约为1641年以后成书。

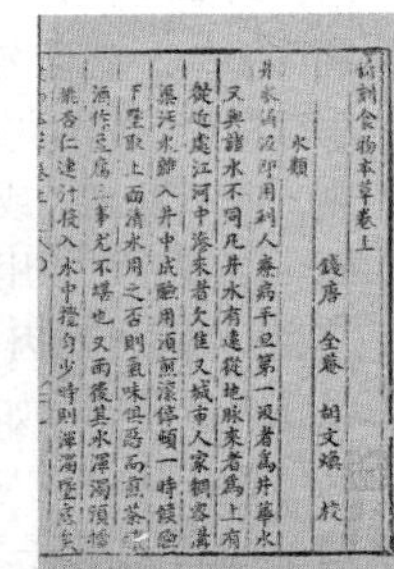
食物本草

食物本草会纂shíwùběncǎohuìzuǎn　本草著作。8卷（又有12卷本，内容相同）。清代沈李龙撰。刊于1691年。卷首为本草图。沈氏将药物分为水、火、谷、菜、果、鳞、介、禽、兽等10部，收集药物220种，采辑《本草纲目》及有关食疗本草类著作。记其性味、主治及附方等。另附2卷，其一为《日用家钞》，载有救荒方、食物宜忌、有毒及解毒、食物调摄、病机赋、药性赋等内容。其二为论述脉法的《脉诀秘传》。

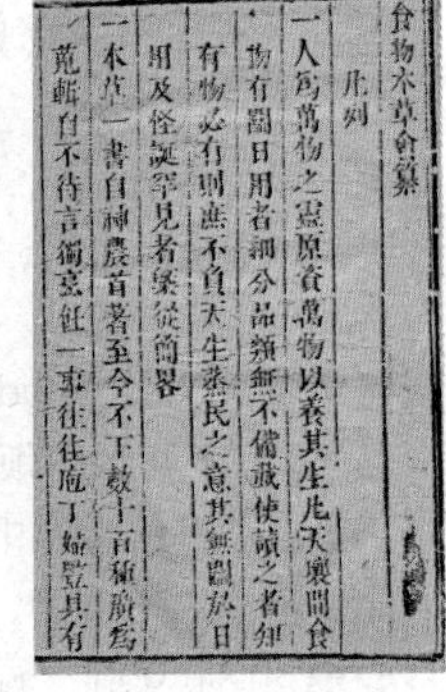
食物本草会纂

食物辑要shíwùjíyào 食物本草著作。8卷。原题为“太仓云谷穆世锡辑，华亭眉公陈继儒正，男天谷士清编”。撰年不详。是书以医理述食物之性，共分水、谷、菜、兽、禽、果、鱼、味八类，一类为一卷。现有明万历间刻本。

食物利害shíwùlìhài 出《饮膳正要》。偏指食物之害，包括食物不洁、有毒、腐败变质等，都在禁食之列。

食物相克shíwùxiāngkè 指食物之间的互相排斥与制约的现象，表现为改变食味，影响食物质量，降低食物疗效，甚至产生毒副作用。医书中记载及民间流传的食物相克较多，如狗肉忌绿豆，鳝鱼忌狗肉，鲫鱼忌鹿肉、猪肝和芥菜，豆腐忌蜜，葱忌蜜等。烹饪有时也利用这种相克现象，来改变食物的性质，例如先用绿豆汤煮狗肉，去汤，然后用调料焖食。但对这类传说和记载，尚待进一步研究。

食物中药与便方shíwùzhōngyàoyǔbiànfāng 食物本草著作。叶橘泉编。本书收载食物中药183种，与其所配成的便方90条，用浅显扼要的文字介绍了食物中药的来源、性味、功用、便方、用法等，最后附有学名和科属，有的还加写了成分和药理，以及抑菌实验和临床实例的报告等，书后附有便方索引及药名索引。1977年由江苏人民出版社出版。1980年再版，由叶橘泉、马永华、叶加南编，收载食物中药340种，收集便方2200余条，附录新增抗癌食物与中药。

食物中毒shíwùzhòngdú 病名。即因进食含有毒素的食物所致，以腹痛、呕泻等为主要表现的中毒类疾病。

食咸哮嗽shíxiánxiàosòu 病证名。见《医宗必读·咳嗽》。即盐哮而兼见咳嗽者。治疗用砂糖、白面、轻粉制饼服用，以催吐痰涎。参见“盐哮”条。

食痫shíxián 病证名。指痫因小儿伤乳或伤食而发者。《诸病源候论·痫候》：“食痫者，因乳哺不节所成。”症见发热，或不发热，或吐后发热，嗳吐馊气即发搐，大便酸臭等。治宜下之。用四味紫丸等。《奇效良方》卷六十四：“食痫为病，伤肉食，手足搐动，角弓反张，或拳挛，或张狂大声，如羊如犬大叫，吐出饮食方定。其饮食尽被痰涎包裹在其中。”参见“痫”“五痫”条。

食哮shíxiào 病证名。见《杂病源流犀烛·咳嗽哮喘源流》。指饮食厚味，痰壅气阻所致的哮吼。《医旨绪余·哮》：“有饮食厚味伤脾，不能运化而发者。脾伤则津液不得布散而生痰涎，壅塞经隧，肺气为之不利。”症见胸满腹痛，盗汗潮热，昼夜发哮，声如拽锯等。《医钞类编》卷六：“清金丹治一切哮吼，或痰，或食遇厚味即发者尤妙。”食哮宜消食健脾、清痰利气为主，可用瓜蒌丸、保和丸等。

食泄shíxiè 病证名。即伤食泻。《杂病源流犀烛·泄泻源流》：“食泄，脉弦紧，腹痛则泄，泄后痛减。”详“伤食泻”条。

食泻shíxiè 病证名。即伤食泻。《医宗金鉴·杂病心法要诀》：“过食作泻，名曰食泻，即胃泻也。”参见“伤食泻”“胃泻”条。

食蟹中毒shíxièzhòngdú 病名。见《诸病源候论·食蟹中毒候》。症见胸闷烦乱，精神不安，或更见腹痛，吐利不止等。治宜解毒温中。《本草纲目》卷四载有解蟹毒药苏汁、藕汁、冬瓜汁、干蒜汁、芦根汁、橙皮、丁香等。

食心痛shíxīntòng 病证名。指饮食不节所致的心痛。见《备急千金要方》卷十三。《医宗必读·心痛》：“食积则饱闷，噫气如败卵，得食则甚，香砂枳术丸加神曲、莪术。”《医学从众录·心痛》：“食痛，食积停滞，嗳腐吞酸，恶食腹满，其痛或有一条扛起者，脉实而滑，右关更实，宜平胃散加山楂、麦芽、半夏各二钱。胀甚者，更加莱菔子生研一钱，水煎服。如初病食尚在胃，服此汤，即以手探吐之。”《医学心悟·心痛》：“食痛者，伤于饮食，心胸胀闷，手不可按，或吞酸嗳腐，脉紧滑，保和汤主之。”参见“胃心痛”条。

食性shíxìng 指食物具有的性质和功能，包括食物的四气、五味、有毒无毒、升降浮沉、归经、主治、配伍、禁忌、用量、用法及食物的产地、采集、贮藏、加工、烹调等。与“药性”理论相似。

食臭shíxiù ❶食物的气味。《素问·脉解》：“所谓恶闻食臭者，胃无气，故恶闻食臭也。”指闻到食物的气味即厌恶。❷指嗳气有酸臭味。多因宿食不消所致。《伤寒论·辨太阳病脉证并治》：“伤寒汗出，解之后，胃中不和，心下痞硬，干噫食臭，胁下有水气，腹中雷鸣，下利者，生姜泻心汤主之。”

食蕈菌中毒shíxùnjūnzhòngdú 病名。因误食有毒蕈菌而出现中毒症状者。见《诸病源候论·食诸菜蕈菌中毒候》。证轻者见头痛、呕吐、腹泻、昏睡、幻视、精神错乱等；重者可迅速致死。因蕈菌所含毒素不同，按临床表现，大致可分为速发型或精神型，迟发型或类霍乱，溶血型，中毒性肝炎型等4种类型。治疗宜中西医结合救治。《本草纲目》卷四载有解野菌毒药有甘草、防风汁、忍冬汁、蠡实、酱汁、生姜、胡椒、绿豆汁、荷叶、阿魏、地浆、黄土、童尿等。可参考。

食盐shíyán 中药材。出《名医别录》。为海水或盐井、盐池、盐泉中的盐水经煎晒而成的结晶体。咸，寒。入胃、肾、大小肠经。涌吐，清火，凉血，解毒。①治食停上脘，心腹胀痛，胸中痰癖，以食盐9～18g，炒黄，开水冲服，探吐；小便不通，炒盐纳脐中；齿龈出血，牙痛，淡盐水含漱，或以盐末刷牙；化水点眼，治目赤，翳膜，亦可洗疮。②治虚火上炎喉痛，慢性便秘。内服：0.9～3g，开水冲淡盐汤服。水肿忌服。主成分为氯化钠，常杂有氯化镁、硫酸镁、硫酸钠、硫酸钙等。

食养shíyǎng 指饮食调养。《素问·五常政大论》：“大毒治病，十去其六……谷肉果菜，食养尽之，无使太过，伤其正也。”

食养疗法shíyǎngliáofǎ 食疗著作。见“费氏食养”条。

食药shíyào 消食导滞的药物。用于治疗伤食。见《内外伤辨惑论》：“易水张先生尝戒不可用峻利食药。”

食噎shíyē 病证名。五噎之一。出《诸病源候论·否噎病诸候》。其症食无多少，胸中苦塞，疼痛，不得喘息等。治用五噎丸、五噎散、嘉禾散等。参见“五噎”“噎”条。

食噎膈shíyēgé 病证名。膈证之一。又名食膈。见《医方考》卷三。详“食膈”条。

食医shíyī 周代官方卫生机构分科的一种，亦指该科医生。系专事管理帝王饮食卫生的医生。参见“疾医”条。

食医心鉴shíyīxīnjiàn 食疗著作。唐代昝殷撰。约成书于9世纪中期。书中用食物药品为主组成的药方治疗各种疾病。原书宋代尚存，后失传。今本系日人从《医方类聚》中辑出者。共1卷，内容有治疗中风、诸气、心腹冷痛等16类，计211方，其中也包括了以药物煮粥、制茶、作酒饮用的药方。现有1924年东方学会排印本。

食已即吐shíyǐjítù 症名。指进食后片刻即吐出。《金匮要略·呕吐哕下利病脉证治》："食已即吐者，大黄甘草汤主之。"《金匮要略心典》卷下："经云清阳出上窍，浊阴出下窍……若下既不通，必反上逆，所谓阴阳反作，气逆不从，食虽入胃，而气反出之矣，故以大黄通其大便，使浊气下行浊道，而呕吐自止。"亦可用通幽汤。本证多因胸膈胃脘有热、痰气郁结、饮食停滞、瘀血内蓄等引起。又为噎膈症状之一。详"上焦吐""热呕""痰呕""食呕""血呕""噎膈"等条。

食亦shíyì 古病名。一名食㑊。其症多食而形体消瘦，由于肠胃和胆有燥热所致。《素问·气厥论》："大肠移热于胃，善食而瘦又谓之食亦；胃移热于胆，亦曰食亦。"参见"食㑊"条。本病可见于糖尿病、甲状腺功能亢进、肠道寄生虫病等。

食㑊shíyì 古病名。一名食亦。《脾胃论》卷上："又有善食而瘦者，胃伏火邪于气分则能食，脾虚则肌肉削，即食㑊也。"《宣明论方》卷一："胃中结热，消谷善食，不生肌肉，此名食㑊。"治疗以清胃健脾为主，宜参苓丸等方。参见"食亦"条。

食饮有节shíyǐnyǒujié 即饮食有节。出《素问·上古天真论》。节，节制、节度之意。指饮食要有规律、有所节制。

食鱼蟹中毒shíyúxièzhòngdú 病名。即因进食有毒或变质鱼、蟹所致，以头晕，肤痒，胸闷烦躁，或腹痛呕泻，甚至虚脱为主要表现的中毒类疾病。

食郁shíyù 病证名。六郁之一。见《丹溪心法》卷三。因食滞不消，气机郁阻所致。《杂病源流犀烛·诸郁源流》："酸嗳腹满，不能食，黄疸鼓胀痞块，脉紧实，是食郁。"治宜消食解郁。用食郁汤，或二陈汤合保和丸等。见"六郁""郁证"条。

食郁肉中毒shíyùròuzhòngdú 病名。因食密闭容器内的变质肉类而出现中毒症状者。《诸病源候论·食郁肉中毒候》："郁肉毒者，谓诸生肉及熟肉内器中密闭，其气壅积不泄，则为郁肉有毒。不幸而食之，乃杀人。其轻者亦吐利烦乱不安。"本病类似于现代肉毒中毒病。

食郁汤shíyùtāng 《杂病源流犀烛·内伤外感门》卷十八方。苍术、厚朴、川芎、陈皮、神曲、栀子、枳壳、炙甘草、香附、砂仁。水煎服。治食郁，酸嗳腹满，不能食，黄疸膨胀痞块，脉紧实者。

食郁头痛shíyùtóutòng 病证名。《医学六要·头痛》："食郁，右关寸脉滑而实，症兼呕吐恶心，心下痞闷，或痛或寒热如疟，乃食郁头痛也。"治宜消导二陈汤加山楂、厚朴、枳实、神曲等味。参见伤食头痛条。

食远服shíyuǎnfú 在离正常进食时间较远时服药。治疗脾胃病的药或泻下药可食远服。

食胀shízhàng 病证名。胀病之一。见《世医得效方·胀满》。一名谷胀。亦称食积腹胀。指因饮食不节所致的肚腹胀满。《症因脉治·食积腹胀》："食积腹胀之因，嗜食不谨，胃强能食，脾弱不消，停滞脾胃之间，则食积腹胀之症作矣。"常见腹胀，心下痞满，不思饮食或食物不消，甚则腹痛，大便秘结或泄利等症。《医学入门·鼓胀》："食胀有热亦有寒，因食肉果菜不化，曰食胀。初起多寒湿，自利不食者，胃苓汤加山楂、麦芽，或人参养胃汤加香附、砂仁；甚者，治中汤加丁香，或厚朴、附子二味煎服；久则湿热乘脾，大便干燥者，保和汤；伤肉者，黄连，阿魏等分，醋浸蒸饼为丸，或三补丸，用香附，山楂煎汤下；伤杂果者，古桂香丸或盐汤探吐；膏粱厚味大便闭者，大承气汤加桂或厚朴汤；积热者，牵牛丸；虚者，木香槟榔丸，滋肾丸。"参见"胀""谷胀"条。

食癥shízhēng 病证名。十二癥之一。《诸病源候论·癥瘕病诸候》："候其人发语声嘶，中满浊而后语，乏气拖舌，语而不出，此人食结在腹，病寒，日里常水出，四体洒洒，常如发疟，饮食不能常，自闷闷而痛，此食癥病也。"《圣济总录》卷七十二："论曰，脾胃虚弱，饮食累伤，积久不去，结在肠内，与正气交争则心腹鞕痛，妨害饮食，肢体消瘦，以手按之，积块有形，谓之食癥。"《类证治裁·痃癖癥瘕诸积论治》："食癥，脾胃先弱，饮食失调，生冷不化，日渐成块，治先主疏导而佐以和中，大和中饮或消食丸。若气壅血滞，形寒者，乌药散；脾气虚血不行者，芎归四君汤；脾气郁血不行者，归脾汤；肝脾血燥不行者，加味逍遥散。"亦可用槟榔丸、麦蘖汤、丁香丸等方。参见"癥病""十二癥"条。

食指shízhǐ 即手之第二指。

食治shízhì 即食疗。详该条。

食滞shízhì 病证名。即伤食。详该条。

食滞丹毒shízhìdāndú 病证名。出《外科大成》卷四。即滞热丹毒。见该条。

食滞脘痛shízhìwǎntòng 病证名。指饮食停滞所致的胃痛。《类证治裁·胃脘痛》："食滞脘痛，必嗳腐，香砂枳术丸加半夏曲。"《张氏医通》卷五："食积作痛，保和丸。"《医宗己任篇·四明心法》："食痛者，胸膈按之痛甚，勺水不入，兼大便闭，闻谷气则欲吐。用二陈汤或平胃散加桔梗、枳实主之。"参"胃脘痛"条。

食滞胃肠shízhìwèicháng ❶饮食停滞胃肠的病理变化。❷证候名。以脘腹痞胀疼痛，厌食，嗳腐吞酸，或呕吐馊食，肠鸣矢气，泻下不爽，便臭如败卵，苔厚腻，脉滑或沉实等为常见症的证候。

食滞中满shízhìzhōngmǎn 症名。指饮食停滞，脾胃失司所致的脘腹胀满。《类证治裁·肿胀》："食滞中满者，专消导，和中丸。"食滞中满而痛者，宜温散，药如干姜、苍术、白芷、川芎、香附、姜汁之类。若宿食不消，面黄，吞酸，宜丁香脾积丸，或平胃散加草蔻、枳实、半夏（见《杂病源流犀烛·腹少腹病源流》）。参见"中满"条。

食中shízhòng 病证名。类中风类型之一。见《医宗必读·类中风》。又名中食。多由醉饱过度，或感风寒，或着气恼，以致食滞于中，胃气不行，升降不通所致。症见忽然昏倒，口不能言，肢不能举，胸膈满闷等。先用姜盐汤探吐，再服疏邪化滞、理气和胃之剂。方用藿香正气散、神术散、平胃散等。

食茱萸shízhūyú 出《备急千金要方·食治》。又名艾子、辣子。为芸香科植物樗叶花椒 *Zanthoxylum ailanthoides* Sieb. et Zucc. 的果实。分布于浙江、福建、广东、广西等地。辛、苦，温，有毒。入肝、胃、大肠经。温中燥湿，利水下气，杀虫止痛。①治心腹冷痛，寒饮，泄泻，冷痢，寒湿痹痛，赤白带下。内服：煎汤，1.5～3g，或入丸、散。阴虚火旺者忌服。②治皮肉痒痛；煎水外洗；龋齿痛，酒煎含嗽。种子和果皮均含异茴芹香豆素。

食诸肉中毒shízhūròuzhòngdú 病名。因食疫畜肉而出现中毒症状者。《诸病源候论·食诸肉中毒候》："凡可食之肉，无甚有毒。自死者，多因疫气所毙，其肉则有毒，若

S

食此毒肉，便令人困闷吐利无度，是中毒。”参见“食六畜肉中毒”条。

食诸鱼中毒shízhūyúzhòngdú 病名。因食有毒或变质鱼类引起中毒症状者。见《诸病源候论·食诸鱼中毒候》。症见头晕、面肿、肤红起瘰瘙痒、心腹闷满烦乱；严重者心悸、气急，甚至死亡。治宜中西医结合救治。《本草纲目》卷四载有解鱼毒诸药，如紫苏、茬叶、水苏、芦根、芦花、菩萨草、大黄汁、马鞭草汁、苦参、缩砂仁、草豆蔻、酱汁、米醋、胡麻油、黑豆汁、冬瓜汁、橘皮、乌梅、橄榄、蜀椒、胡椒、莳萝、茴香、胡葱、大蒜、朴硝、蓬砂、鲛鱼皮、獭皮等。可参考。

食猪肉中毒shízhūròuzhòngdú 病名。因食病猪肉而出现中毒症状者。《诸病源候论·食猪肉中毒候》："凡猪肉本无毒，其野田间放，或食杂毒物而遇死者，此肉则有毒。人食之则毒气攻藏，故令人吐利困闷不安。”参见“食六畜肉中毒”条。

食注shízhù 病证名。九注之一。《诸病源候论·食注候》："有外邪恶毒之气，随食饮入五藏，沉滞在内，流注于外，使人肢体沉重，心腹绞痛，乍瘥乍发，以其因食得之，故谓之食注。”可用桔梗丸等方。参见“九注”条。

蚀疮shíchuāng 病名。赵贞观《绛雪丹书》："凡妇人阴户中生虫生疮，名曰蚀疮。”详“阴蚀”条。

蚀脓法shínóngfǎ 即溃疡去腐法。详该条。

莳萝子shíluózǐ 中药材。出《海药本草》。又名土茴香、瘪谷茴香。为伞形科植物莳萝 *Anethum graveolens* L. 的果实。我国从东北到广东、广西均有栽培。辛，温。入脾、胃、肝、肾经。温胃健脾，散寒暖肝、理气止痛。治霍乱呕逆，腹中冷痛，疝气偏坠。煎服：2.4～4.5g。本品含挥发油，油中含葛缕酮、柠檬烯、莳萝油脑、香柑内酯等。还含棕榈酸、山酸、莳萝子苷、r－谷甾醇等。种子成分有抗真菌作用。

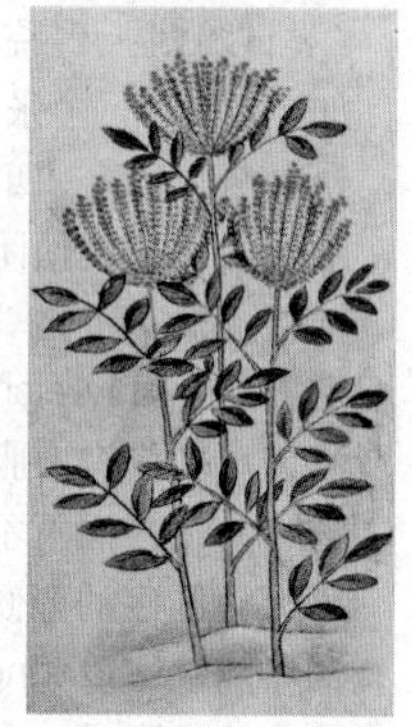
莳萝子

史宝shǐbǎo 明代医家。字国信。萧山（今浙江萧山）人。平时注意搜集禁方，著有《伤寒要约》《伤寒要格》，均佚。

史典shǐdiǎn 清代医家。字搢臣。江苏扬州人。生平事迹欠详。辑有《愿体医话良方》一书（1838），其内容主要包括急救方法和方药。

S

史国公浸酒方shǐguógōngjìnjiǔfāng 《证治准绳·类方》第一册方。即史国公药酒，见该条。

史国公药酒shǐguógōngyàojiǔ 《证治准绳·类方》第一册方。原名史国公浸酒方。又名国公酒。当归、虎胫骨（酒浸一日，焙干酥炙）、羌活、炙鳖甲、萆薢、防风、秦艽、川牛膝、松节、蚕砂各二两，枸杞子五两，干茄根（蒸熟）八两。上药盛入绢袋内，用无灰酒一斗，密封浸泡十日即得，每日早晚随量饮二次，不可间断。功能祛风除湿，养血舒筋。治半身瘫痪，四肢顽麻，骨节酸疼，风寒湿痹。

史国信shǐguóxìn 见“史宝”条。

史搢臣shǐjìnchén 见“史典”条。

史堪shǐkān 北宋医家。字载之。蜀（今四川）人。精通医术。权贵蔡京苦大肠秘固，不服大黄，治不效，史只用紫菀一味治愈，由是知名。著有《史载之方》（一名《指南方》）二卷。

史可甦shǐkěsū 宋末医生，鄱阳（今江西波阳）人。平生好学，晚年博览群书，旁通医学，救治病人甚多，人称其住室为“更生堂”，因取名“可甦”，而隐其原名。

史脱shǐtuō 晋代外科医生。履贯欠详，善治疽症。

史以甲shǐyǐjiǎ 清代医家。字子仁。江苏江都人。年轻时从名医袁秦邮学医，长于脉诊。著有《伤寒正宗》一书（1678），主要是对张仲景著述的注释，并附许叔微、王好古、庞安时等名家的论述。

史源shǐyuán 宋代外科医生。幼时学举业，后学医，善于应用灸法治疗痈疽，撰《治背疽方》一卷，已佚。

史载之shǐzǎizhī 见“史堪”条。

史载之方shǐzǎizhīfāng 方书。2卷。宋代史堪（字载之）撰。约刊于1101年以前。书中论四时正脉，运气生病，及大府泄、大府秘、小府秘、身热、身寒、头痛、腹痛等三十余种内科、妇科等病证。内容以论治和方剂为主，并结合作者临床经验。书中对疫疠病因过于强调与运气的关系，在认识上有其片面性。1949年后有《宋人医方三种》本。

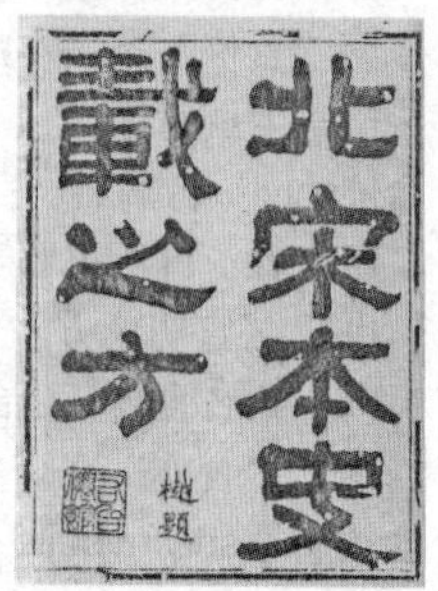

史载之方

史子仁shǐzǐrén 见“史以甲”条。

矢shǐ 通屎。《灵枢·寿夭刚柔》："凡四种，皆㕮咀，渍酒中，用棉絮一斤，细白布四丈，并内酒中，置酒马矢煴中……”

矢气shǐqì 症名。见《伤寒论·辨阳明病脉证并治》。亦作失气。或谓失为“矢”之误。参见“转矢气”“失气”条。

豕膏shǐgāo ❶《灵枢·痈疽》方。猪脂。炼净，冷食。治猛疽，痈发于嗌中。❷《景岳全书·新方八阵》卷五十一方。当归半斤，猪脂、白蜜各一斤。先以当归浓煎取汁，与炼过猪脂同熬，去水气，入白蜜再熬少顷，滤净收贮，不时挑服。治老人秘结，及噎膈闭结等症。若阳气不行者，加生姜四两，同当归煎入，或以酒送服；气机不利者，加杏仁（去皮尖）二两同煎入；有滞者，以饧代蜜更佳。

豕椒shǐjiāo 中药材。出《神农本草经》。为入地金牛之别名，详该条。

使道shǐdào ❶指鼻孔和人中沟的部位。《灵枢·天年》："使道隧以长……百岁乃得终。”《黄帝内经太素》："使道谓是鼻孔使气之道。”❷气血流通的道路。《素问·灵兰秘典论》："主不明则十二官危，使道闭塞而不通，形乃大伤。”王冰注：“（使道）谓神气行使之道也。”

使君子shǐjūnzǐ 中药材。出《开宝本草》。又名留求子、五棱子、索子果、冬均子。为使君子科植物使君子 *Quisqualis indica* L. 的干燥成熟果实。主产于西南及湖南、广东、广西等地。甘，温。归脾、胃经。杀虫消积。用于蛔虫病，蛲虫病，虫积腹痛，小儿疳积，捣碎煎服9～12g；去壳取仁，6～9g。亦可炒熟嚼食，小儿每岁1～1.5粒，总量不超过20

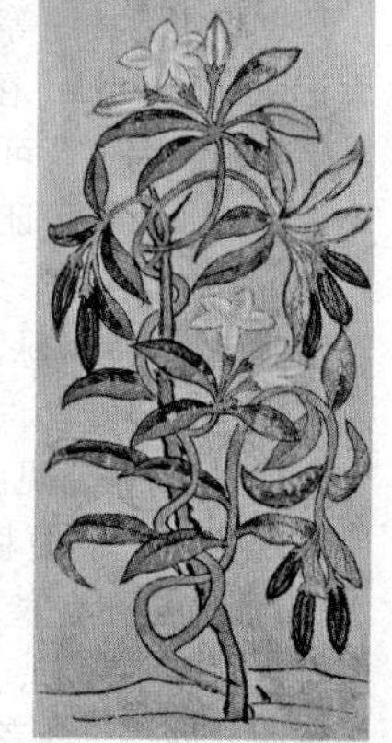
使君子

粒。忌饮浓茶。多食或饮热茶可引起呃逆，眩晕等反应。种子含使君子氨酸钾、果肉含胡芦巴碱、吡啶、有机酸及脂肪油。水或醇浸剂在体外可麻痹猪蛔，使君子酸钾对猪蛔也能抑制。体内、体外均有效，疗效接近山道年；使君子酸对脊神经的刺激作用大于 L－谷氨酸钠。本品还能抑制皮肤真菌。本品有一定毒性。

使君子散shǐjūnzǐsǎn 《证治准绳·幼科》集八方。炒使君子十个，甘草（胆汁浸一夜）、芜荑各一分，炮苦楝子（去核）五个。为末，每服一钱，水煎服。治小儿蛔疳，腰痛时作，肚胀青筋，呕吐清沫。

使君子丸shǐjūnzǐwán ❶《小儿药证直诀》卷下方。厚朴（姜汁涂，焙）、炙甘草、诃子肉（半生、半煨）、青黛（兼惊及带热泻者用此，否则不用）各半两，陈皮一分，煨使君子仁一两。为细末，炼蜜为丸，芡实大，每服一丸，米汤化服；一岁以下，每服半丸，乳汁化下。功能安虫补胃，消疳肥肌。治脏腑虚滑，疳瘦下利，腹胁胀满，不思乳食。❷《证治准绳·幼科》集七方。使君子仁、槟榔、酸石榴根皮、大黄（半生，半炮）各七钱半。为细末，以砂糖水煮，面糊为丸，麻仁大，每服三十至五十丸，淡猪肉汁或鸡肉汁空腹送下。治腹内诸虫作疼，口吐清水。❸见《医方集解》。使君子仁二两，天南星（姜制）、槟榔各一两。上药合炒。如喜食生米，用麦芽一斤炒；喜食茶叶，用茶叶炒；喜食炭土，用炭土炒。研末，炼蜜为丸，每晨砂糖送下。治小儿虫积腹痛及食劳发黄，喜食茶、米、炭土等物。❹《症因脉治》卷三方。使君子、芜荑、鹤虱、槟榔、百部、苦楝根丸。作丸服。治虫积腹胀，肚大青筋，腹皮胀急。

使药shǐyào 方剂中具有调和诸药作用，或引方中诸药直达病所的药物的统称。分调和药、引经药等。

始胞shǐbāo 指妇女怀胎三月之称。北齐徐之才《逐月养胎方》：“妊娠一月始胚，二月始膏，三月始胞。”

始春shǐchūn ❶指立春日。《素问·六节藏象论》：“求其至也，皆归始春。”王冰：“谓立春日也。”❷指立春前十五日。张景岳：“一曰在春前十五日，当大寒节为初气之始，亦是。”

始膏shǐgāo 古代对妊娠二月胚胎之称。北齐徐之才《逐月养胎方》：“妊娠二月名始膏。”

始光shǐguāng 经穴别名。出《针灸甲乙经》。即攒竹，见该条。

始胚shǐpēi 妇女怀胎一月之称。北齐徐之才《逐月养胎方》：“妊娠一月名始胚。”

始素shǐsù 经外奇穴名。出《外台秘要》。位于腋窝中线，渊腋穴直上约 1 寸陷中。主治胁下支满，腰痛引腹，筋挛，阴气上缩等。斜刺 0.3～0.5 寸。

始胎shǐtāi 指开始呈现人的形态的胚胎。《诸病源候论》卷四十一：“妊娠三月始胎，当此之时，血不流，形像始化。”

屎shǐ 即大便。详该条。

士材三书shìcáisānshū 丛书。明代李中梓（士材）撰。清代尤乘增辑。刊于 1667 年。本丛书计有《诊家正眼》《本草通玄》《病机沙篆》三种。分述审脉、辨药及治法。后附尤乘的《寿世青编》。

示从容论篇shìcóngrónglùnpiān 《素问》篇名。本篇主要说明诊病时，必须依据法度，才能作出正确的诊断。遇到疑难的病情，更需周密观察，详细分辨，从不易辨别的证名当中，辨别出异同来，才不致因粗率的诊断而贻误病机。文中列举了脾、肝、肾等病为例证，说明对复杂疑难病证，必须从容地鉴别诊断的道理，故名。

世补斋不谢方shìbǔzhāibùxièfāng 方书。见“不谢方”条。

世补斋医书shìbǔzhāiyīshū 中医丛书。清代陆懋修撰。分正集、续集。正集均为作者自撰，计 6 种，33 卷。刊于 1884 年。包括文（指有关医学的文集）16 卷，《不谢方》1 卷，《伤寒论阳明病释》4 卷，《内经运气病释》9 卷（附《内经遗篇病释》1 卷），《内经运气表》1 卷，《内经难字音义》1 卷。续集为陆氏校刊的医书，共 4 种，25 卷。由其子陆润庠刊于 1910 年。包括《重订傅青主女科》3 卷，《重订戴北山广温热论》5 卷，《重订绮石理虚元鉴》5 卷，《校正王朴庄伤寒论注》12 卷（原书 6 卷，另 6 卷包括王氏所撰《伤寒论附余》2 卷，《伤寒例新注》《读伤寒论心法》《回澜说》《时节气候决病法》各 1 卷）。陆氏对《伤寒论》及运气学说辨析颇详，且有一定的发挥。但他以伤寒学说代替、否定温病学说，并根据个人的看法，评价或批评了一些医家，其学术见解或有趋于保守的一面。

世界针灸学会联合会shìjièzhēnjiǔxuéhuìliánhéhuì 简称“世界针联”。是在世界卫生组织支持下，1987 年 11 月在北京成立的针灸学界的非政府组织，由各国或地区的团体会员组成。其宗旨是促进世界针灸界之间的学术交流，发展针灸科学，提高针灸工作者的业务素质和学术水平，达到保证医疗质量、安全有效应用针灸治疗的目的。

世界针联shìjièzhēnlián 世界针灸学会联合会的简称。详该条。

世界中联shìjièzhōnglián 中医药学术组织。世界中医药学会联合会的简称。详该条。

世界中医药学会联合会shìjièzhōngyīyàoxuéhuìliánhéhuì 中医药学术组织。简称“世界中联”。2003 年经中华人民共和国国务院批准成立，总部设在中国北京。是全球规模最大的中医药国际性学术组织，拥有全球 72 个国家和地区的 276 个团体会员，200 个分支机构。是世界卫生组织（WHO）非政府组织正式成员，国际标准化组织/中医药技术委员会（ISO/TC249）A 级联络单位，联合国教科文组织（UNESCO）非物质文化遗产咨询机构。宗旨是推动中医药学的国际交流、传播与发展，增进世界各国（地区）中医药团体之间的了解与合作，加强世界各国（地区）的学术交流，提高中医药业务水平，保护和发展中医药，促进中医药进入各国的主流医学体系，推动中医药学与世界各种医药学的交流与合作，为人类的健康做出贡献。

世医shìyī 我国历来有不少医生是子承父业，世代相传的。出身于这类医学世家的医生称为世医。

世医得效方shìyīdéxiàofāng 方书。19 卷（《四库全书》本末附《千金方养生书》1 卷，共 20 卷）。元代危亦林撰。刊于 1345 年。本书作者根据其五世家传医方编写而成。书中按元代医学十三科的顺序，分别记述内、外、妇、儿、五官及伤科等各类疾病的脉病证治，疾病分类较细。所采历代及家传诸方，不仅

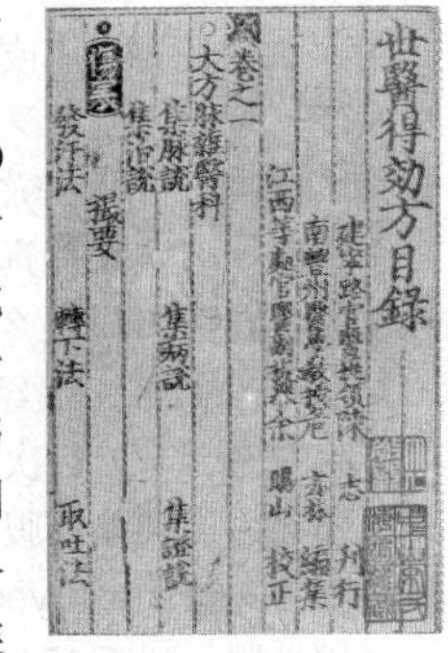
世醫得効方目録

世医得效方

S

数量较多，且多本自经验习用之法，有一定参考价值。对骨伤科病症的治疗，尤有较多的发挥。1949 年后有排印本。

市隐庐医学杂著shìyǐnlúyīxuézázhù　医论著作。1 卷。清代王德森撰。刊于1853 年。此书先设证治杂论 14 篇，列举前人误治之案以警后人，并对时医以平稳方药搪塞病家等时弊痛加针砭。其后列述湿温、麻疹、惊风、血证、喉症、暑病等方药证治。其中对“湿温用药之误”“喉症亦有阴寒”“暑病有宜用参者”等论述颇有见地；对“夹阴症”名义之辨析尤精当。现存清刻本、《中国医学大成》本（曹炳章另加评注）等。

势shì　❶睾丸的别名。《古今医鉴·脏气各殊论》：“男子肾气外行，上为须，下为势，故女子、宦人无势。”❷势力。某些组织器官的支持作用。《证治准绳·伤损总论》：“骨者，左右共二，有势多髓。”

侍疾要语shìjíyàoyǔ　护理学文献。清代钱襄撰于道光壬辰年（1832）。总计 1064 字，分 17 自然段。论述了老年精神护理、起居生活护理的部分内容以及延医、备药、煎药、服药的一些注意事项，文字酣畅，言简意赅，具有一定史料价值和现实借鉴意义。收入邵廷烈辑《娄东杂着》（一名《棣香斋丛书》）。参见“钱襄”条。

侍医shìyī　侍候帝王的医生。始设于秦代，相当于后世的御医。

侍御医shìyùyī　隋、唐时期所设的尚药局中一种官职的名称，共 4 名，官阶六品。专管调和宫庭药物之事，后其职位又降至从六品、正七品。

试水shìshuǐ　指妊娠末期或临产，胎水早破者，或胎水破而未生者。见《妇人良方大全》卷十七。亦称试月，包括试水症。周登庸《续广达生篇》：“胎未足月，先破水衣，而腰不痛，名曰试水，又名试月，非正产也。”刘斋甫《妇科三字经》：“试痛或破水者，名试水，可与八珍汤加杜仲，故纸，以安其胎。”《高淑濂胎产方案》：“浆水点滴微来，名曰试水。此时儿方转身切莫仓皇，并禁稳婆将手入探腹上揣摩。直至腰痛如折，眼中火出，水破淋沥，儿逼产门，方可坐草，用力送之，小孩自来。”《张氏医通》卷十：“胞水破，儿未下，谓之试水。”

试水症shìshuǐzhèng　属妊娠早期破水。清代周贻观《秘珍济阴》：“胎未满月，先破水，腰不痛，名试水症。非产也。宜服八珍汤加杜仲、故纸、坤草数贴，俟月足，自易生。”参见“试水”条。

试胎shìtāi　指妊娠中期或晚期出现胎忽乱动，腹痛等症状。但脉象无分娩征象者。《女科经纶》卷五：“有一月前。忽然腹痛。如欲便生。名曰试胎。非当产也。”唐桐园《大生要旨》二卷：“受胎六七个月或八九个月，胎忽乱动。二三日间或痛或止，或有水下，但腰不甚痛，是脉未离经，名曰弄胎，又曰试胎。”

试痛shìtòng　指假阵痛或妊娠晚期由于某种原因所致腹痛而未能分娩者。张仲远《产孕集》：“孕至八九月，或妊母有火，起居不时，令孕不安，因而作痛，所谓试痛也。”刘斋甫《妇科三字经》：“孕妇临产，必先有试痛，试痛有一次者，有二三次者。俟过七日，而后一试。凡腹痛而腰不痛，或腰痛而腹不痛者皆为试痛，非真产也。”

试效要方并论shìxiàoyàofāngbìnglùn　医方著作。1 卷。明代彭用光撰。刊于1549 年。首为养真论、居家论、保调论、饮食论、男女论、戒攻补等六篇医论。以下分为延年益寿、事亲、种子、妇人小儿及头痛、面、鼻、耳、眼目、心痛、腰痛等45 门，录各科医方 271 首，皆为“所尝治病试验方药”。此书收入《体仁汇编》丛书中。

试月shìyuè　❶指妊娠后期，忽然脐腹疼痛，而又不能分娩者。《景岳全书》卷三十九：“有一月前或半月前忽然腹痛如欲产而不产者，名曰试月，亦非产也。”❷即试水，详该条。❸即类胎痛。详该条。❹指伤产。详该条。

视赤如白shìchìrúbái　病证名。见《证治准绳·杂病》。多因先天禀赋不足或眼内络阻所致。《审视瑶函》：“谓视物却非本色也。因物着形，与瞻视有色，空中气色之症不同。”患者不能正确明辨某些颜色，甚者全无辨色能力，只能分辨物体明暗程度及形态。相当于今之色盲。

视定反动shìdìngfǎndòng　症名。《证治准绳·杂病》：“谓物本定而目见为动也。”多因恣酒嗜燥，头风痰火，阴虚血少所致。可兼见头晕目眩等症。某些眼疾或全身性疾患，可出现此症。

视惑shìhuò　症名。指视物颠倒紊乱变异的症状。出《灵枢》。❶眼本无病，在某种特殊情况下，突然视物眩惑，颠倒紊乱，五色莫辨，称视惑。《灵枢·大惑论》：“心有所喜，神有所恶，卒然相惑，则精气乱，视误，故惑，神移乃复。”说明眼之能视物，受心的控制，过喜、暴怒等异常因素，可引起精神一时之散乱，故视则眩惑，待精神恢复正常后，此症即可消失。❷指自觉视物异常，为多种眼疾常见的症状之一。清代黄庭镜《目经大成》卷二：“此目人看无病，但自视物色颠倒紊乱，失却本来面目。如视正为斜，视定为动，赤为白，小为大，一为二之类。”属目妄见范围，参见该条。

视近怯远shìjìnqièyuǎn　病证名。见路际平《眼科临症笔记》。即能近怯远证。详该条。

视举shìjǔ　症名。指目睛上视。《灵枢·癫狂》：“癫疾始生，光不乐，头重痛，视举目赤。”

视歧shìqí　症名。指目视一物为两的症名。出《灵枢·大惑论》。亦作视一为二、目视一物为两候。《灵枢·大惑论》：“邪其精，其精所中不相比也，则精散，精散则视歧，视歧见两物。”指汇聚于目中五脏六腑之精气，中邪而失却协调作用，则精气散乱，致约束失权，出现视一物为两物的现象。此症常出现于风、痰、热邪所致之疾病及外伤等。相当于今之复视。

视物倒置shìwùdàozhì　症名。清代陈士铎《石室秘录》：“视各物倒置，人又无病。”参见“目妄见”“视惑”等条。

视物颠倒shìwùdiāndǎo　症名。见《证治准绳·杂病》。《审视瑶函》：“谓目视物，皆振动而颠倒也。譬诸环舞后定视，则物皆移动而倒植。”可见于某些眼病或全身性疾病。参见“目妄见”“视惑”等条。

视物䀮䀮shìwùhuānghuāng　症名。出《银海精微》。即视物不明。详“目昏”条。

视物模糊shìwùmó · hu　症名。也称目昏，视物模糊不清的症状。

视物异形shìwùyìxíng　症名。即视物易形，详该条。

视物易形shìwùyìxíng　症名。见吴克潜《病源辞典》。指眼外观正常，而视物则改变其正常形态，如视长为短，视直如曲，视物变大，视大为小等。参见“目妄见”“视惑”等条。

视一为二shìyīwéi'èr　症名。《证治准绳·杂病》：“谓一物而目视为二，即内经所谓视歧也。”详“视歧”条。

视衣shìyī 泛指今之脉络膜、视网膜。见广州中医学院主编《中医眼科学》。

视远怯近shìyuǎnqièjìn 病证名。见路际平《眼科临症笔记》。即能远怯近证。详该条。

视瞻昏眇shìzhānhūnmiǎo 症名。又作视瞻昏渺。详该条。

视瞻昏渺shìzhānhūnmiǎo 症名。见《证治准绳·杂病》。亦作瞻视昏渺症。❶为多种内障眼疾常见的病证之一。《审视瑶函》:"此症谓目内外无症候,但自视昏渺蒙昧不清也。有神劳,有血少,有元气弱,有元精亏而昏渺者。"❷因年老所致。《审视瑶函》:"若人五十以外而(目)昏者,虽治不复光明,其时犹月之过望,天真日衰,自然目光渐衰。"相当于今之老视。

视瞻异色shìzhānyìsè 病名。即视瞻有色,详该条。

视瞻有色shìzhānyǒusè 症名。指自觉视物有某种颜色阴影的证候。由于肝肾不足,精虚血少或痰火湿热等引起的某些内障眼疾中,可出现此症。其症眼外观正常,而自视有黄、绿、赤、白、黑等色的阴影,可兼有视力下降,视物变形等。《证治准绳·杂病》:"非若莹星、云雾二证之细点长条也,乃目凡视物有大片,甚则通行,当因其色而别其证以治之。"可见于今之中心性脉络膜视网膜病变、眼底出血、癔病性弱视或黑蒙等疾病。

视正反斜shìzhèngfǎnxié 病证名。见《证治准绳·杂病》。谓视正直之物呈歪斜状。《审视瑶函》:"此症谓物之正者,而反视为歪斜也。乃内之阴阳偏胜,神光欲散之候……久而失治,内障成矣。"亦有视斜反为正者,又称视斜反正。参见"目妄见""视惑"等条。

视直如曲shìzhírúqū 病证名。《证治准绳·杂病》:"视直物如曲弓弦,界尺之类视之皆如钩。"参见"目妄见""视惑"条。

拭法shìfǎ 推拿方法名。在治疗部位上用手掌或手指作直线或螺旋形反复摩擦。《诸病源候论·目暗不明候》:"以两手中指……相摩,拭目,令人目明。"

拭秽法shìhuìfǎ 出《世医得效方》。即初生拭口。详该条。

拭口shìkǒu 新生儿保健法。出《备急千金要方》。《医宗金鉴》卷五十:"拭口,婴儿初生,须用软棉裹指,拭净口中不洁。继以燕脂蘸茶清,擦口舌齿颊之间,则不使一切口病生矣。"

拭口法shìkǒufǎ 出《备急千金要方》卷五。即初生拭口。详该条。

拭目shìmù 自我推拿方法名,即熨目。《诸病源候论·目暗不明候》:"以两手中指……相摩,拭目,令人目明。"

柿饼shìbǐng 中药材。出《日用本草》。又名干柿、柿干。为柿科植物柿 Diospyros kaki L. f. 的果实经加工而成的饼状食品。甘、性平。润肺,止血,健脾,涩肠。治肺热咳嗽,咯血,吐血,血淋,肠风下血,痔疮出血,脾虚消化不良,泄泻,痢疾,喉干音哑,颜面黑斑。内服:生食,1~2枚;煎汤,15~30g。

柿饼霜shìbǐngshuāng 中药材。见《药材学》。即柿霜,详该条。

柿蒂shìdì 中药材。出《本草拾遗》。又名柿钱、柿丁、柿子把、柿萼。为柿科植物柿 *Diospyros kaki* Thunb. 的干燥宿萼。主产于河南、山东。苦、涩,平。归胃经。降气止呃。治呃逆,噫气,气膈反胃,煎服5~10g;治血淋,烧存性研末服,每次3~6g。本品含齐墩果酸、白桦脂酸、无羁萜、熊果酸、丁香酸、香草酸、没食子酸、山柰酚、槲皮素、三叶豆苷、金丝桃苷、β-谷甾醇及其葡萄糖苷等。柿蒂提取物有抗实验性心律失常作用,并有镇静作用。

柿蒂汤shìdìtāng ❶《济生方》卷二方。又名顺气汤。柿蒂、丁香各一两。为粗末,每服四钱,加生姜五片,水煎,去滓,不拘时服。治胸满,哕逆不止。❷《杂病源流犀烛·脏腑门》卷九方。柿蒂、黄柏、黄连、生地黄、侧柏叶、牡丹皮、木通、茯苓、泽泻。水煎服。治心与小肠实热所致的血淋,血色鲜红,脉数有力者。

柿丁shìdīng 中药材。见《中药志》。为柿蒂之别名,详该条。

柿萼shì'è 中药材。见《药材学》。为柿蒂之别名,详该条。

柿干shìgān 中药材。见《本草备要》。即柿饼,详该条。

柿根shìgēn 中药材。出《本草纲目》。为柿科植物柿 *Diospyros kaki* Thunb. 的根。涩,平。清热解毒,凉血止血。治吐血,便血,血痢,血崩,痔疮出血,蜘蛛背。煎服:30~60g。外用:适量,鲜品捣敷。本品含矶松素、柿酚、柿醌、7-甲基胡桃叶醌、3-甲氧基-7-甲基胡桃叶醌、鞣质等。

柿木皮shìmùpí 中药材。出《本草图经》。为柿科植物柿 *Diospyros kaki* Thunb. 的树皮。涩,平。清热解毒,止血。①治下血不止。内服:焙干研末,每服5~6g,米汤调下。②烧存性研末油调敷,治烫伤。

柿漆shìqī 中药材。出《本草纲目》。又名柿涩。为柿科植物柿 *Diospyros kaki* L. f. 的未成熟果实加工制成的胶状液。涩、苦。平肝。治高血压病。内服:每次1~2匙(20~40ml),米汤和服,每日2~3次。本品含柿漆酚、胆碱及乙酰胆碱等。胆碱及乙酰胆碱抑制心血管,兴奋平滑肌。在体外柿漆有溶血作用,注射入兔体,可引起红细胞形态变化及淋巴细胞减少。

柿钱shìqián 中药材。出《洁古家珍》。为柿蒂之别名,详该条。

柿钱散shìqiánsǎn 《洁古家珍》方。柿钱(即柿蒂之如钱者)、丁香、人参。为粗末,水煎服。治呃逆。本方早见于《政和本草》卷十二引《简要济众方》,但无方名。

柿涩shìsè 见《药材资料汇编》。为柿漆之别名,详该条。

柿霜shìshuāng 中药材。出《本草纲目》。又名柿饼霜、柿霜饼。为柿科植物柿 *Diospyros kaki* Thunb. 的果实制成柿饼后所生的白色粉霜。甘,凉。入心、肺、胃经。润肺止咳,生津利咽,止血。治肺热燥咳无痰,咽干喉痛,口舌生疮,吐血,咯血,肠风痔血,上消。冲服:3~9g;或作丸含化。本品含甘露醇、葡萄糖、果糖、蔗糖。

柿霜饼shìshuāngbǐng 中药材。见《药材资料汇编》。为柿霜加工后的药材名,详柿霜条。

柿霜丸shìshuāngwán 《杂病源流犀烛·面部门》卷二十四方。柿霜、硼砂、天冬、麦冬各二钱,玄参一钱,乌梅肉五分。为末,炼蜜为丸,含化。治咳嗽,咽喉疼痛。

柿叶shìyè 中药材。出《滇南本草》。为柿科植物柿 *Diospyros kaki* Thunb. 的叶。苦寒。活血止血,止咳平喘,生津止渴。治胃溃疡出血,肺结核出血,支气管扩张咯血,鼻衄,功能性子宫出血,痔疮便血,血尿,血小板减少症,高血压病。治咳嗽气喘,消渴。煎服:3~9g。本品含芸香苷、紫云英苷及杨梅树皮苷、鞣质、香豆素类化合物、多糖、挥发油、白桦脂酸、齐墩果酸、熊果酸及多量维生素C等。黄酮苷给狗静脉注射，能降低血压并增加冠脉流量，在离体兔心标本上，也能增加冠脉流量。给兔腹腔注射，有降温作用。体外试验：对金黄色葡萄球菌、卡他球菌有抑制作用。

柿子shì · zi　中药材。出明代范洪《滇南本草图说》。又名朱果。为柿科植物柿 *Diospyros kaki* Thunb. 的果实。全国各地普遍栽培。甘、涩，凉。入心、肺、大肠经。清热，润肺，生津，解毒。治肺痿，咳血，咽喉干燥，热渴，口舌生疮，热痢，便血。内服：生啖，1~2枚。成熟果实含柿酚、蔗糖、葡萄糖、果糖、瓜氨酸等。新鲜柿子含碘49.7mg%。可用于甲状腺肿。未熟果实含鞣质。口服柿子可促进血中乙醇之氧化。柿酚有驱肠虫（钩虫、绦虫、线虫）作用。

柿子把shì · zibà　中药材。见《中药材手册》。为柿蒂之别名，详该条。

是动病shìdòngbìng　经脉病候的一类。出《灵枢·经脉》。包括：❶经脉循行径路的病症。如手阳明大肠经"是动则病齿痛颈肿"。❷经脉经气变动引致所连络脏腑的病症。如手太阴肺经"是动则病肺胀满，膨膨而喘咳"；又如足少阴肾经从肾上贯肝膈，入肺中，"是动则病……咳唾则有血，喝喝而喘"。其病主要由经脉传来，非本脏腑所生，故名是动。二者均可取该经穴位治疗。

是动所生病shìdòngsuǒshēngbìng　经络病候和经穴主治的概括。参见"是动病""所生病"各条。

是巨渊shìjùyuān　明代医生。江阴（今属江苏）人。生活于15世纪。得异人方，治有验，号"神医"。因朝命征取，无心仕途，采药草涂身成癞而遣回，又以药敷身而愈。

是斋白术散shìzhāibáizhúsǎn　《杂病源流犀烛·六淫门》卷十七方。白术二钱，人参、黄芪、茯苓各一钱，山药、百合各七分半，甘草五分，前胡、柴胡各二分半，生姜三片，大枣二枚。为末服。治饮食过度，负重努力伤胃而致呕血。

是斋百一选方shìzhāibǎiyīxuǎnfāng　方书。20卷。宋代王璆撰。原刊于1196年。日本宽政11年时，日人千田恭（子敬）以其所藏钞本与荻子元所藏元刻本互校，并补入《医方类聚》中王璆选方编成。全书共31门，重点介绍各科病证的治疗，共选1000余方。包括男、妇、小儿各科病证的成方、单方，大多为作者见闻所得或辑录于有关文献的验方、效方。现国内北京图书馆存有抄本。

适庐老人shìlúlǎorén　见"丁锦"条。

适兴丸shìxìngwán　《辨证录》卷十方。白芍药一斤，当归、熟地黄、白术、巴戟天、陈皮各八两，远志二两，炒酸枣仁、神曲各四两，柴胡八钱，茯神六两，香附、天花粉各一两。各为细末，和匀，炼蜜为丸，每服四钱，白开水送下。功能滋补肝肾，疏肝解郁。治男子素郁，心肝气滞，阳痿无子。

室女shìnǚ　指未婚女子。宋代齐仲甫《女科百问》第十三问："室女者，乃未出闺门之女也。"

室女带下shìnǚdàixià　病证名。见《济阴纲目》卷三。指未婚女子由于经血初潮，阴中炎热，当风感寒，或用凉水洗下体，或初见经血来而惊恐致成带下。亦有属冲任虚寒而致白带量多者。

室女红脉不通shìnǚhóngmàibùtōng　病证名。见《世医得效方》卷十五。即室女经闭。详该条。

室女经闭shìnǚjīngbì　病证名。出《妇人良方大全》卷一。亦名室女月水不通。指未婚女子的经闭而言。多因情志不遂，心怀抑郁，气血凝结所致。体弱者，用泽兰叶汤，兼服柏子仁丸；体壮者，可用大黄䗪虫丸。

室女经闭成劳shìnǚjīngbìchéngláo　病证名。见《妇人良方大全》卷一。未婚女子，由于忧思积虑，损伤心脾气血，以致经闭不通，常可出现诸虚劳损症状。如心伤则血逆竭，故神色败，经水先闭；脾虚则食少；肺阴失养而致咳嗽；随之肾肝失养，则见多怒而毛发焦枯，筋骨萎弱等。若五脏传遍则为危象。治当益阴血，制虚火，切忌用凉药行血之药。宜先用柏子仁丸、泽兰叶汤等，并当随其兼证不同而相应处理。

室女经闭浮肿shìnǚjīngbìfúzhǒng　病证名。见《萧山竹林寺女科》。指未婚女子经闭兼有浮肿的病症。多因外邪客于胞脉，血壅经隧，经脉不利，血化为水，流溢四肢，导致经闭及遍身浮肿，面色青黄。治宜通经为主，经通则肿自消。方用通经丸。

室女经闭腹痛shìnǚjīngbìfùtòng　病证名。见《竹林女科证治》。指未婚女子由于瘀血阻滞，以致经闭后小腹坚硬有块，攻刺疼痛。治宜活血行瘀。方用通经散（刘寄奴、当归、穿山甲、赤芍、红花、延胡索、莪术、乌药、丹皮、牛膝、三棱、肉桂、朱砂）。

室女经闭骨蒸shìnǚjīngbìgǔzhēng　病证名。见《竹林女科证治》。未婚女子多由肝肾阴虚，气血暗耗，阴虚热灼所致。症见经闭进而出现骨蒸，五心烦热，消瘦疲倦，颧赤等。治宜滋阴清热，补养气血。方用人参柴胡汤（人参、茯苓、白芍、干地黄、知母、麦冬、柴胡、甘草），有汗加牡蛎，热甚加黄连。

室女经闭劳嗽shìnǚjīngbìláosòu　病证名。见《竹林女科证治》。指未婚女子，因忧思劳伤心脾，心脾虚损则肺阴失养，阴虚生热，灼伤肺阴所致。症见经闭后饮食减少，日渐消瘦，久咳不止，四肢干痿，发热或潮热盗汗等。治宜滋阴清热，养血调经。方用四物汤加丹皮、陈皮、白术、香附、黄芩、甘草，兼服四神丸（橘红、延胡索、当归、郁金），或用劫劳散等。

室女经闭胀痛shìnǚjīngbìzhàngtòng　病证名。见《竹林女科证治》。指未婚女子由于气滞血瘀而致经闭，腹胀作痛者。治宜行气活血化瘀。可用膈下逐瘀汤、少腹逐瘀汤等。

室女经来复断shìnǚjīngláifùduàn　病证名。《陈素庵妇科补解》："室女天癸已至，复止不来，此系先天精血不足，或十岁左右多病，冲任衰弱，气血未充，故来而复断也。不必用通经药。治法当滋养阴血，补脾和胃，则经血自期而下矣，宜服大补二天膏（熟地、丹皮、山茱萸、黄芪、白术、枣仁、云苓、泽泻、山药、远志、当归、白芍、茯神、龙眼肉）。"

室女逆经shìnǚnìjīng　病证名。指女子（本应指未婚者）因逆经而致眼部出血之病证。又名女子逆经、女子逆经赤涩、女人血气逆流、逆经目赤。《银海精微》："此乃室女或肥壮妇人血热经闭，过期不行，则血逆于上，注于目，灌于睛外皆红色。"类今之异位月经引起的结膜下出血，甚至玻璃体积血、眼底出血等。治宜清热调经或破血通经，用调经散或顺经汤加减。

室女实热经闭shìnǚshírèjīngbì　病证名。见《竹林女科证治》。指未婚女子素体阳盛，热灼耗阴而致经闭，常兼见发热，唇干，咽燥，喜冷恶热，脉实有力等症。治宜养血泻热调经。方用四物凉膈散（四物汤加黄芩、黄连、桔梗、薄

S

荷、甘草、竹叶、连翘)。

室女虚热经闭shìnǚxūrèjīngbì　病证名。见《竹林女科证治》。未婚女子由于阴虚血弱，火盛水亏而致经闭。症见经闭不行，羸瘦，潮热。治宜养阴益血。方用柏子仁丸，兼用泽兰汤。

室女月水不通shìnǚyuèshuǐbùtōng　病证名。出《妇人良方大全》卷一。即室女经闭。详该条。

释骨shìgǔ　解剖著作。清代沈彤撰。全书对《内经》《针灸甲乙经》中所载人体骨骼的部位、形象、名称逐条加以译考、注释，并纠正前人论述上的一些错误。为中医骨骼解剖专著。收入《汉阳叶氏丛刻医类七种》中。

释迦旺秀shìjiāwàngxiù　清代藏医学家。藏医北方学派名医。著有《医学史格言银鉴》《后续医典释难吹灯》等医著。

释普济shìpǔjì　见"普济"条。

释擎汤shìqíngtāng　《辨证录》卷十三方。玄参、金银花各二两，生地、当归各一两，紫花地丁、贝母各五钱。水煎服。治擎珠毒（又名手心毒)，手心忽然赤肿痛。

释智斌shìzhìbīn　见"智斌"条。

释智宣shìzhìxuān　见"智宣"条。

释住想shìzhùxiǎng　见"胡慎柔"条。

嗜偏食shìpiānshí　症名。偏嗜吃某些食物的一种病态。如嗜食生米异物，多属虫积；嗜食辛辣多属胃寒等。

嗜卧shìwò　症名。出《素问·诊要经终论》。又称多卧、善眠、多眠、多寐。指困倦欲睡，忽忽喜眠之症。多因湿胜、脾虚、胆热所致。湿胜者，兼见肢体虚浮或沉重，或大便溏薄，脉多濡缓，宜胃苓汤、平胃散等方。脾虚者，兼见四肢无力，精神困倦，脉弱，或见食后昏困，宜人参益气汤、六君子汤等方。胆热者，症见口苦，昏困多睡，宜半夏汤等方。参见"胆热多睡"条。也有因体气虚，不能适应气候变化所致者，如秋燥而见怠惰嗜卧，畏寒，不思饮食，兼见肺病，为阳气不伸之故，宜升阳益胃汤；长夏而见懒惰无力，坐定即昏倦欲睡，为肺脾气虚，不胜炎暑之故，宜清暑益气汤等方；病后嗜睡，多因正虚，余邪未净。伤寒少阴病见昏昏欲寐，属阳气虚衰之象。参见"多寐""多卧""多眠""善眠""饭醉""胆热多睡""病后多眠""胆风毒气""但欲寐"等条。

嗜卧欲寐shìwòyùmèi　症名。见"但欲寐"条。

嗜异shìyì　症名。指病人喜食异物。《寿世保元》："小儿爱吃泥土，乃脾虚胃热所致，面色青黄，或是虫动。"临床上脾疳、虫积的患儿多有嗜异的症状。

shou

收呆至神汤shōudāizhìshéntāng　《串雅内编》卷一方。人参、柴胡、当归、菖蒲、生酸枣仁、半夏各一两，甘草、郁金、神曲、天南星各五钱，白芍药四两，附子一钱，茯苓三两。水煎服。功能养血宁心，解郁化痰。治精神痴呆，抑郁不舒。本方早见于《石室秘录》卷三，名救呆至神汤。

收口法shōukǒufǎ　出《卫济宝书》卷下。即生肌法。见该条。

收气shōuqì　秋令收敛之气。《素问·气交变大论》："收气不行，长气独明。"

收涩shōusè　治疗精气耗散、滑脱不收的方法。也称固涩。是根据《素问·至真要大论》"散者收之"的原则立法的。适用于自汗盗汗、久嗽虚喘、久痢久泻、精关不固、小便失禁、崩中漏下、久带清稀等症。有敛汗固表、敛肺止咳、涩肠止泻、固肾涩精、固崩止带等法。参见各条。

收生shōushēng　即接产。

收靥shōuyè　痘至收靥，为毒尽将愈的征象。清代翟良《痘科类编释意》："痘至九日、十日之间，脓浆满足而色苍蜡者，必发热熏蒸，此回浆之候也，俗名谓之烧浆，又谓之干浆。盖真阳运化，其水自消烁而收靥矣。若及时回浆，当靥而不靥，其人身凉而手足冷，脉来沉迟者，此元气不足，虚寒证也。"须大补气血而助之收结，用八珍汤；如当靥不靥，其人壮热，烦渴，脉来洪数，为热毒熏蒸而不靥，宜清凉退热，则痘自收靥。

收引shōuyǐn　❶症名。收，收缩；引，拘急。收引即筋脉、形体拘挛之状。《素问·至真要大论》："诸寒收引，皆属于肾。"《类经》十三卷："形体拘挛，皆收引之谓。"参"拘挛"条。❷运气学说术语。《素问·五常政大论》："坚成之纪，是谓收引。"马莳注："岁金太过，为坚成之纪……收引者，阳气收敛而阴气引用也。"张志聪注："岁金太过，名曰坚成。秋令主收，是谓收引。

收诊法shōuzhěnfǎ　小儿推拿方法名。即总收法。详该条。

手shǒu　❶指手掌，从手指至腕部。《灵枢·经脉》："小肠手太阳之脉，起于小指之端，循手外侧，上腕……"❷指上臂。《灵枢·经别》："手阳明之正，从手循膺乳，别于肩髃……"

手背shǒubèi　手的背面。

手背疔shǒubèidīng　病名。出《治疗大全》。即手发背。见该条。

手背毒shǒubèidú　病名。出《疡医大全》卷十九。即手发背。见该条。

手背发shǒubèifā　病名。出《外科启玄》卷四。即手发背。见该条。

手背热shǒubèirè　症名。指两手背有发热感觉。《内外伤辨惑论·辨手心手背》："内伤及劳役饮食不节，病手心热，手背不热；外伤风寒则手背热，手心不热，此辨至甚皎然。"亦为伤寒邪在表之证。《万病回春·伤寒》："手心热者，邪在里也；手背热者，邪在表也。"参见"发热"条。

手背丫shǒubèiyā　病名。出《疡科心得集》卷上。即手丫发。见该条。

手臂出臼shǒubìchūjiù　病名。即肘关节脱臼。出《世医得效方》卷十八。又名曲瞅骱出、肘骨出臼、臂骱落出。因跌仆、扭撞所致。可分为前、后脱臼，以后脱臼为多见。局部肿胀、疼痛，功能障碍及弹性固定。前脱臼多并发肱骨髁部骨折、肘关节呈过伸位；后脱臼肘关节呈半伸屈位。治宜牵推或手翻托法复位，并绷带固定。内服复元活血汤，或七厘散、跌打丸，外敷栀乳散；肿消痛减后服补筋丸，并用五加皮汤外洗，配合功能锻炼。

手臂痛痧shǒubìtòngshā　病证名。痧证之一。《痧胀玉衡·手臂痛痧》："手臂有痧，攻及脏腑者为紧痧，不攻脏腑者为慢痧。慢痧之症，惟刺手臂，紧痧之症，兼服痧药。"参"痧"条。

手表shǒubiǎo　人体部位名。指手背。《灵枢·经脉》："三焦手少阳之脉，起于小指次指之端，上出两指之间，循手表腕……"

手叉发shǒuchāfā　病名。出《疡医准绳》卷三。即虎口疔。见该条。

手颤shǒuchàn　症名。指两手不由自主颤动，持物不稳，属虚风内动的表现。若见于外感热病后期，多属阴虚风动，治宜滋阴息风，方用三甲复脉汤；见于内伤杂病，多属血虚风动，治宜养血柔筋，方用补肝汤加味；见于老年人，多为肾之精气虚衰所致，治宜补肾填精，方用大补阴丸合六味地黄丸等。参见“虚风内动”条。

手朝三元shǒucháosānyuán　自我推拿的一种方法。见陶弘景《真诰》。又名上朝三元。三元指头顶部。用手指从前额部向上抚摩头部如梳头状。有活血祛风等作用。《圣济总录·神仙导引上》：“以手乘额上，谓之手朝三元，固脑坚发之道也。头四面，以手乘顺就结，唯令多也。于是头血流散，风湿不凝。”

手儿参shǒu'érshēn　中药材。见《陕西中草药》。为手掌参之别名，详该条。

手发背shǒufābèi　病名。出《疡医准绳》卷三。又名手背发、手背毒、手疣、手背疔，俗名蜘蛛背。此证生于手背中渚、液门二穴。属手三阳经，由风火与湿凝滞而成。初起形如芒刺，渐觉疼痛，若高肿红活，焮热溃速者为痈；若漫肿坚硬，无红无热，溃迟者为疽。凡溃后筋骨露者难愈。宜服活命饮加黄芩、黄连、山栀、桔梗、升麻；有表证者羌活散汗之；有里证者内疏黄连汤清之。外用梧桐叶、紫花地丁各等分研细末调敷，或用柿根膏外敷。属手背部急性化脓性感染。

手翻托法shǒufāntuōfǎ　正骨手法。见《伤科汇纂》卷一。适用于肘关节脱臼的整复。医者一手把定患肘，另一手牵拉其前臂，然后向上翻折以使肘关节复位。亦可用于桡骨小头半脱位的整复。

手夫shǒufū　即一夫法。《备急千金要方》：“三里穴，在膝头骨节下一夫，附胫骨外是。一云在膝头骨节下三寸，人（有）长短大小，当以病人手夫度取。”参见“一夫法”条。

手骨shǒugǔ　骨名。掌骨和指骨的统称。

手踝shǒuhuái　经外奇穴名。《外台秘要》：“《删繁》疗转筋，十指筋挛急不得屈伸，灸法：灸手踝骨上七壮，良。”《针灸孔穴及其疗法便览》列作奇穴，名手踝。定位在手背腕上髁骨尖上，即桡骨背侧结节之高点处。灸3～7壮。并治牙痛。

手筋色shǒujīnsè　出元代朱震亨《幼科全书》。即纹色。详该条。

手疽shǒujū　病名。出《疡科选粹》卷四。❶指手大指发痈疽。证治同调疽，见该条。❷指两手背发痈疽、无头漫肿、聚毒成疮。证治同见手发背，见该条。❸腕痈手屈之处结毒。证治同腕痈，见该条。可见《疡科选粹》所指之手疽，泛指手部痈疽。

手厥阴shǒujuéyīn　即手厥阴心包络经。详该条。

手厥阴标本shǒujuéyīnbiāoběn　十二经标本之一。《灵枢·卫气》：“手心主之本，在掌后两筋之间二寸中；标在腋下三寸也。”本在掌后两筋之间二寸中当内关穴；标在腋下三寸，即天池。

手厥阴经别shǒujuéyīnjīngbié　十二经别之一。原称手心主之正。即手厥阴心包络经别行的正经。《灵枢·经别》：“手心主之正，别下渊腋三寸，入胸中，别属三焦，出循喉咙，出耳后，合少阳完骨之下。”从手厥阴心包经分出，在渊腋穴下三寸入胸中，分别连属上、中、下三焦，上行循喉咙，出于耳后，在乳突下与手少阳三焦经汇合。

手厥阴经病shǒujuéyīnjīngbìng　病证名。即心包络经病。十二经病之一。《灵枢·经脉》：“是动则病手心热，臂肘挛急，腋肿，甚则胸胁支满，心中澹澹大动，面赤，目黄，喜笑不休。是主脉所生病者，烦心，心痛，掌中热。”

手厥阴经筋shǒujuéyīnjīngjīn　十二经筋之一。《灵枢·经筋》：“手心主之筋，起于中指，与太阴之筋并行，结于肘内廉上，上臂阴，结腋下，下散前后挟胁；其支者，入腋，散胸中，结于臂（据《甲乙》《太素》《圣济》应为‘贲’）。”经筋从手中指起始，与手太阴经筋并行，向上结于肘节内侧，经上臂内侧，结聚于腋下，向下分散在肘部前后；它的分支，进入腋内后，散布胸中，结于贲膈。

手厥阴络脉shǒujuéyīnluòmài　十五络脉之一。《灵枢·经脉》：“手心主之别，名曰内关。去腕二寸，出于两筋之间别走少阳，循经以上系于心，包络心系。”脉从腕后2寸的内关穴处分出，出行于两筋之间，与本经相并上行，维系心包络，联络心系（心脏周围的脉管组织）。本脉发生病变，实则心痛，虚则烦心。

手厥阴心包经shǒujuéyīnxīnbāojīng　十二经脉之一。代号PC。《灵枢·经脉》：“心主手厥阴心包络之脉，起于胸中，出属心包络。下膈，历络三焦；其支者，循胸出胁，下腋三寸，上抵腋下，循臑内，行太阴少阴之间，入肘中，下循（循字据《甲乙经》卷二及《素问·藏气法时论》王注补）臂行两筋之间，入掌中，循中指出其端；其支者，别掌中，循小指次指出其端。”本经自胸中起始，出来属于心包络，向下贯穿膈肌，联络上、中、下三焦。它的分支，从胸中出走胁部，在腋下三寸的部位（天池）又向上行至腋窝下面。沿上臂前边，行走在手太阴肺经和手少阴心经之间，进入肘中（曲泽），下行前臂两筋（桡侧腕屈肌腱与掌长肌腱）的中间，进入掌中，沿中指出其末端（中冲）；它的另一条支脉，从掌中分出，出无名指尺侧端（关冲）。脉气由此与手少阳三焦经相接。本经发生病变，主要表现为手心热，肘臂挛急，腋肿，胸胁胀闷，心痛，心烦，面赤，目黄、喜笑无常等。

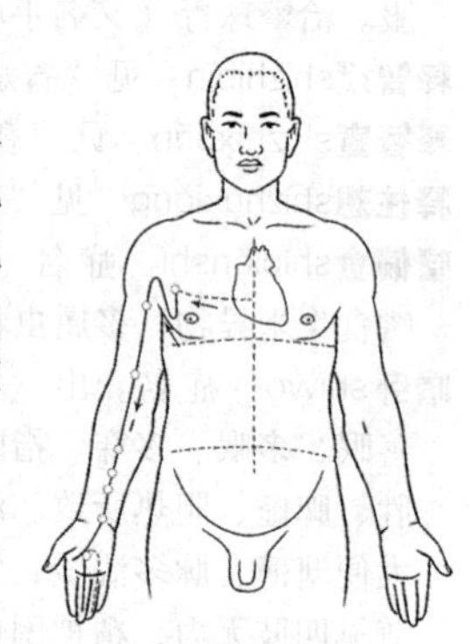

手厥阴心包经

手厥阴心包络经shǒujuéyīnxīnbāoluòjīng　即手厥阴心包经。详该条。

手两边拉法shǒuliǎngbiānlāfǎ　正骨手法。见《伤科汇纂》卷一。适用于肩关节脱臼的整复。令患者正坐，一助手立于患者背后，双手从患者两腋下绕胸前抱紧不动；另一助手握健侧腕部固定不动；医者双手紧握患肢配合健侧助手用力相对牵引，如觉到滑动感，即已复位。

手摸心会法shǒumōxīnhuìfǎ　中西医结合的正骨八法之一。诊治折伤之要领。医者在检查诊断或整复治疗过程中，用手触摸损伤，并对触摸所得的异常体征进行分析、综合、判断，作出确切的结论，以便在整复施术时做到心中有数。

手逆注shǒunìzhù　经外奇穴名。出《备急千金要方》。位于前臂屈侧，掌长肌腱与桡侧腕屈肌腱之间，当腕横纹与肘横纹连线之中点。主治癔病及前臂疼痛，痉挛，麻痹等。直刺0.5～1寸。艾炷灸3～7壮；或艾条灸5～15分钟。

S

手拈散shǒuniānsǎn 《是斋百一选方》卷八方。延胡索、五灵脂、草果、没药各等分。为细末，每服三钱，温酒调下。治心脾气痛。

手牛押屈shǒuniúyāqū 病名。出《疡医准绳》卷三。即腕痈。见该条。

手盘出shǒupánchū 病名。见《疡医准绳》卷六。即桡腕关节脱位。详"手掌根出臼"条。

手气shǒuqì 病证名。亦称手肿痛。见《证治要诀》卷三。指手指肿痛或连臂膊作痛。多因脾虚风湿或风热夹痰，内阻经络所致。宜用五痹汤、蠲痹汤等方。因肿疡所致者，宜按痈肿论治。

手屈发shǒuqūfā 病名。出《证治准绳·疡医》卷三。即腕痈。见该条。

手拳shǒuquán 症名。即手指挛缩不展。《太平圣惠方》第八十九卷："夫小儿手拳者，由在胎之时，其母脏腑气虚，为风冷所乘，儿生之后，肝气不足，致筋脉挛缩，不能伸展，故令手拳不展。"治宜养肝柔筋，和血祛风之剂。

手热shǒurè 症名。指两手有发热感觉。见《素问·至真要大论》。明代吴崑注："火怫于中，故手热。"手热并可见于虚损痨瘵等病。参见"手心热""五心烦热"等条。

手锐shǒuruì 掌后小指侧的高骨处，即手的锐骨部。《灵枢·经脉》："手太阴之别……其病实则手锐掌热。"

手三里shǒusānlǐ 经穴名。代号 LI10。出《针灸甲乙经》。亦称三里。属手阳明大肠经。位于前臂背面，阳池穴与曲池穴连线上，距曲池穴 2 寸处。布有前臂背侧皮神经，桡神经深支，桡侧返动、静脉的分支。主治肘臂酸痛，上肢不遂，齿痛，颊肿，瘰疬，腹痛，吐泻，腰背痛；以及消化性溃疡等。直刺 0.5～1 寸。艾炷灸 3～5 壮；或艾条灸 5～10 分钟。

手三阳经shǒusānyángjīng 即手阳明大肠经、手太阳小肠经和手少阳三焦经。其循行方向均由手部经上肢伸侧走向头部。《灵枢·逆顺肥瘦》："手之三阳，从手走头。"

手三阴经shǒusānyīnjīng 即手太阴肺经、手少阴心经和手厥阴心包络经。其循行方向均由胸部内脏经上肢屈侧走向手部。《灵枢·逆顺肥瘦》："手之三阴，从脏走手。"

手上廉shǒushànglián 见"上廉"条。

手少阳shǒushàoyáng 出《灵枢·经水》。即手少阳三焦经，见该条。

手少阳标本shǒushàoyángbiāoběn 六经标本之一。《灵枢·卫气》："手少阳之本，在小指次指之间上二寸；标，在耳后上角下外眦也。"马莳注："手少阳三焦经之本，在手小指之四指间上二寸液门穴，标在耳后之上角丝竹空。"

手少阳经别shǒushàoyángjīngbié 十二经别之一。原称手少阳之正。即手少阳三焦经别行之正经。《灵枢·经别》："手少阳之正，指天，别于巅，入缺盆，下走三焦，散于胸中也。"在头部从手少阳三焦经分出，别走头顶，向下进入缺盆，历走上、中、下三焦，最后散于胸中。

手少阳经病shǒushàoyángjīngbìng 病证名。即三焦经病。十二经病之一。《灵枢·经脉》："是动则病耳聋浑浑焞焞，嗌肿，喉痹。是主气所生病者，汗出，目锐眦痛，颊痛，耳后、肩、臑、肘、臂外皆痛，小指次指不用。"

手少阳经筋shǒushàoyángjīngjīn 十二经筋之一。《灵枢·经筋》："手少阳之筋，起于小指次指之端。结于腕，上循臂，结于肘，上绕臑外廉，上肩走颈，合手太阳；其支者，当曲颊入系舌本；其支者，上曲牙，循耳前，属目外眦，上乘颔（《针灸甲乙经》卷二第六及《圣济总录》卷一九一同，《黄帝内经太素》卷十三作"颌"，《类经》卷七第四谓当作"额"），结于角。"经筋从无名指端起始，结于腕背，沿臂上行，结于肘尖部位，经上臂外侧，上肩，走颈，与手太阳的经筋相合；它的分支，当下颌角部进入，联系舌根；另一条分支，从曲牙部上行，沿耳前，属目外眦，上过额，结于头角。

手少阳经筋病候shǒushàoyángjīngjīnbìnghòu 病证名。又名季夏痹。十二经筋病候之一。《灵枢·经筋》："手少阳之筋……其病当所过者即支转筋，舌卷。治在燔针劫刺，以知为数，以痛为输。名曰季夏痹也。"热者无用燔针。

手少阳络脉shǒushàoyángluòmài 十五络脉之一。《灵枢·经脉》："手少阳之别，名曰外关，去腕二寸，外绕臂，注胸中，合心主。"脉从腕后 2 寸的外关穴处分出，绕行臂膊外侧，向上进入胸中与手厥阴心包经相合。本脉发生病变，实则肘关节挛缩不伸；虚则纵缓不收。

手少阳三焦经shǒushàoyángsānjiāojīng 十二经脉之一。代号 TE。《灵枢·经脉》："三焦手少阳之脉，起于小指次指之端，上出两指之间，循手表腕，出臂外两骨之间，上贯肘，循臑外，上肩，而交出足少阳之后，入缺盆，布膻中，散络心包，下膈，循属三焦；其支者，从膻中上出缺盆，上项，系耳后直上，出耳上角，以屈下颊至；其支者，从耳后入耳中，出走耳前，过客主人前，交颊，至目锐眦。"本经自无名指尺侧端（关冲）起始，上出于四、五两指之间，沿手背行至腕部（阳池），向上行经尺、桡两骨之间，通过肘尖部，沿着上臂后边，到肩部，在大椎穴处与督脉相会，从足少阳胆经后面，前行进入缺盆（锁骨上窝），分布在膻中（两乳之间），脉气散布联络心包，向下贯穿膈肌，统属于上、中、下三焦。它的分支，从膻中部位分出，向上浅出于锁骨上窝，经颈至耳后，上行出耳上角，然后屈曲向下到达面颊，直至眼眶下部。它的另一条支脉，从耳后（翳风）进入耳中。出行至耳前，经过客主人前边，在面颊部与前条支脉相交，到达外眼角（丝竹空、瞳子髎）。脉气由此与足少阳胆经相接。本经发生病变主要表现为耳聋，耳鸣，咽喉肿痛，外眼角痛，汗出，颊痛，耳后、肩、臑、肘、臂部本经脉过处疼痛等。

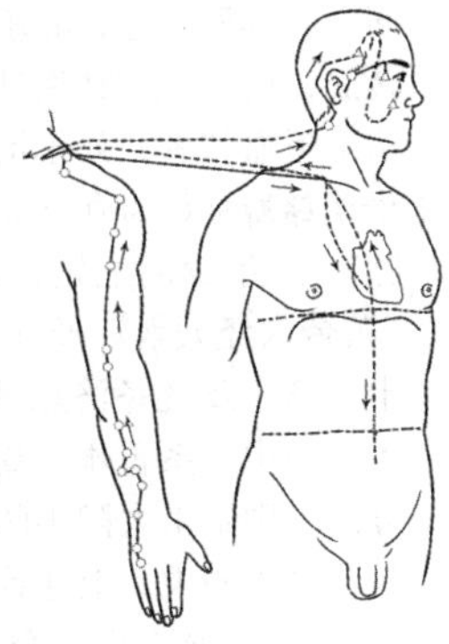
手少阳三焦经

手少阳之别shǒushàoyángzhībié 出《灵枢·经脉》。即手少阳络脉，见该条。

手少阳之筋shǒushàoyángzhījīn 即手少阳经筋。详该条。

手少阳之正shǒushàoyángzhīzhèng 出《灵枢·经别》。即手少阳经别，见该条。

手少阴shǒushàoyīn 出《灵枢·经水》。即手少阴心经，见该条。

手少阴标本shǒushàoyīnbiāoběn 六经标本之一。《灵枢·卫气》："手少阴之本，在锐骨之端；标，在背腧也。"马莳注："手少阴心经之本，在锐骨之端，即神门穴，标在背之心俞穴。"

手少阴经别shǒushàoyīnjīngbié 病证名。十二经别之一。原称手少阴之正。即手少阴心经别行之正经。《灵枢·经

S

别》："手少阴之正，别入于渊腋两筋之间，属于心，上走喉咙，出于面，合目内眦。"从手少阴心经分出，在腋窝下两筋间处进入胸腔，属于心，向上到喉咙，出于面部，在目内眦处与手太阳小肠经汇合。

手少阴经病shǒushàoyīnjīngbìng　病证名。即心经病。十二经病之一。《灵枢·经脉》："是动则病嗌干，心痛，渴而欲饮，是为臂厥。是主心所生病者，目黄，胁痛，臑臂内后廉痛，掌中热痛。"

手少阴经筋shǒushàoyīnjīngjīn　十二经筋之一。《灵枢·经筋》："手少阴之筋，起于小指之内侧，结于锐骨，上结肘内廉，上入腋，交太阴，挟乳里，结于胸中，循臂（据《甲乙》《太素》应为"贲"），下系于脐。"经筋从手小指内侧起始，结于锐骨（豆骨）。向上结于肘节内侧，上行进入腋部，与手太阴经筋相交，伏行乳内，结于胸中，沿膈向下，联系于脐部。

手少阴经筋病候shǒushàoyīnjīngjīnbìnghòu　病证名。又名季冬痹。十二经筋病候之一。《灵枢·经筋》："手少阴之筋……其病内急，心承伏梁，下为肘网，其病当所过者支转筋，筋痛。治在燔针劫刺，以知为数，以痛为输。其成伏梁唾血脓者，死不治。名曰季冬痹也。"

手少阴络脉shǒushàoyīnluòmài　十五络脉之一。《灵枢·经脉》："手少阴之别，名曰通里，去腕一寸半（半字应据《黄帝内经太素》卷九《十五络脉》、《备急千金要方》卷十三第一及《圣济总录》卷一九一删），别而上行，循经入于心中，系舌本，属目系。"脉从掌后1寸的通里穴处分出，别走手太阳小肠经，在腕后1.5寸处与本经相并上行，进入心中，上连舌根，属于目系（眼球与脑相联系的组织）。本脉发生病变，实则胸膈胀满，虚则不能言语。

手少阴气绝shǒushàoyīnqìjué　病证名。指手少阴心经的经气衰竭。主要证候是血脉不通，面色黯黑，唇甲发绀。《灵枢·经脉》："手少阴气绝则脉不通，脉不通则血不流；血不流，则髦色不泽，故其面黑如漆柴者，血先死。"

手少阴郄shǒushàoyīnxì　见"阴郄"条。

手少阴心经shǒushàoyīnxīnjīng　十二经脉之一。代号HT。《灵枢·经脉》："心手少阴之脉，起于心中，出属心系，下膈，络小肠；其支者，从心系，上挟咽，系目系；其直者，复从心系，却上肺，下出腋下，下循臑内后廉，行太阴心主之后，下肘内，循臂内后廉，抵掌后锐骨之端，入掌内后廉，循小指之内出其端。"本经自心中起始，出来属于心系（心脏周围脉管等组织），向下贯穿膈肌，联络小肠。它的分支，从心系向上，夹着食道上端两旁，连系目系（眼球与脑相连的组织）；它外行的主干，从心系上肺，斜走出于腋下（极泉），沿上肢前边，行于手太阴肺经和手厥阴心包经的内侧，下行肘节（少海），沿前臂尺侧，到手掌后豌豆骨突起处（神门），进入掌中，沿小指桡侧出其末端（少冲）。脉气由此与手太阳小肠经相连。本经发生病变，主要表现为咽干，心痛，口渴，目黄，胁痛和上肢前边内侧本经脉过处厥冷，疼痛，掌中热痛等。

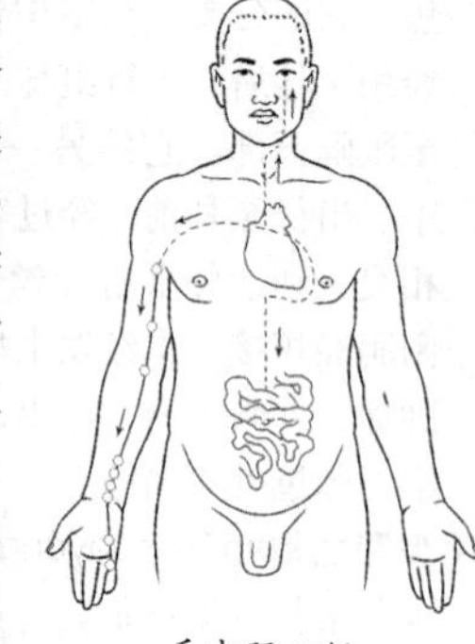
手少阴心经

手少阴之别shǒushàoyīnzhībié　出《灵枢·经脉》。即手少阴络脉。见该条。

手少阴之筋shǒushàoyīnzhījīn　即手少阴经筋。详该条。

手少阴之正shǒushàoyīnzhīzhèng　出《灵枢·经别》。即手少阴经别，见该条。

手髓孔shǒusuǐkǒng　经外奇穴名。出《备急千金要方》："灸猥退风半身不遂法：先灸天窗……次手髓孔，腕后尖骨头宛宛中。"近代《针灸经外奇穴图谱》云即阳谷，属手太阳小肠经穴。

手太阳shǒutàiyáng　出《灵枢·经水》。即手太阳小肠经，见该条。

手太阳标本shǒutàiyángbiāoběn　六经标本之一。《灵枢·卫气》："手太阳之本，在外踝之后；标，在命门之上一寸也。"马莳注："手太阳小肠经之本，在手外踝之后，疑养老穴，标在命门之上一寸，疑是督脉经命门上十三椎悬枢。"

手太阳经别shǒutàiyángjīngbié　十二经别之一。原称手太阳之正。《灵枢·经别》："手太阳之正，指地，别于肩解，入腋走心，系小肠也。"在肩关节部从手太阳小肠经分出，进入腋窝，走向心脏，联系小肠。

手太阳经病shǒutàiyángjīngbìng　病证名。即小肠经病。十二经病之一。《灵枢·经脉》："是动则病嗌痛颔肿，不可以顾，肩似拔，臑似折。是主液所生病者，耳聋，目黄，颊肿，颈、颔、肩、臑、肘、臂外后廉痛。"

手太阳经筋shǒutàiyángjīngjīn　十二经筋之一。《灵枢·经筋》："手太阳之筋，起于小指之上，结于腕，上循臂内廉，结于肘内锐骨之后，弹之应小指之上，入结于腋下；其支者，后走腋后廉，上绕肩胛，循颈，出走太阳之前，结于耳后完骨；其支者，入耳中；直者出耳上，下结于颔。上属目外眦……本支者，上曲牙，循耳前，属目外眦，上颔，结于角。"

手太阳经筋病候shǒutàiyángjīngjīnbìnghòu　病证名。又名仲夏痹。十二经筋病候之一。《灵枢·经筋》："手太阳之筋……其病，小指支肘内锐骨后廉痛，循臂阴入腋下，腋下痛，腋后廉痛，绕肩胛引颈而痛，应耳中鸣，痛引颔，目瞑，良久乃得视。颈筋急则为筋瘘颈肿。寒热在颈者，治在燔针劫刺之，以知为数，以痛为输。其为肿者，复而锐之。本支者，上曲牙，循耳前，属目外眦，上颔，结于角，其痛当所过者支转筋。治在燔针劫刺，以知为数，以痛为输。名曰仲夏痹也。"

手太阳络脉shǒutàiyángluòmài　十五络脉之一。《灵枢·经脉》："手太阳之别，名曰支正，上腕五寸，内注少阴；其别者，上走肘，络肩髃。"脉从腕上5寸的支正穴处分出，向里注入手少阴心经；它的支络，从支正向上，经过肘、臂，网络于肩髃部。本脉发生病变，实则关节弛缓不收，肘部痿废不用；虚则皮肤生疣。

手太阳小肠经shǒutàiyángxiǎochángjīng　十二经脉之一。代号SI。《灵枢·经脉》："小肠手太阳之脉，起于小指之端，循手外侧上腕，出踝中，直上循臂骨下廉，出肘内侧两筋之间，上循臑外后廉。出肩解，绕肩胛，交肩上，入缺盆，络心，循咽，下膈，抵胃，属小肠；其支者，从缺盆循颈上颊，至目锐眦，却入耳中；其支者，别颊，上，抵鼻，至目内眦，斜络于颧。"本经自手小指尺侧端（少泽）起

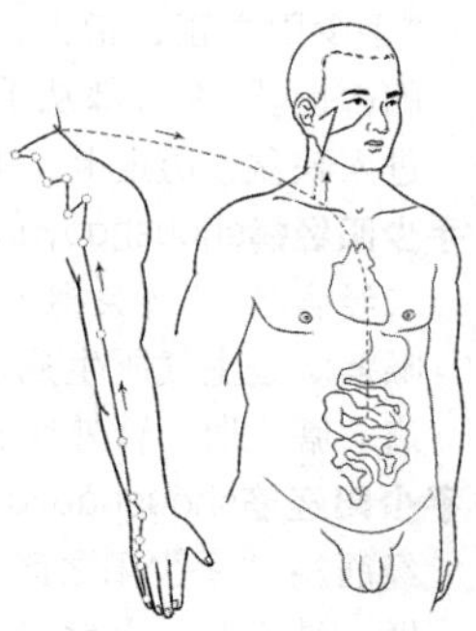
手太阳小肠经

始，沿手掌尺侧缘上行，出尺骨茎突，沿前臂后边尺侧直上，出尺骨鹰嘴和肱骨内上髁之间（小海），向上沿上臂后边内侧，出行到肩关节后面，绕行肩胛，在大椎穴处与督脉相会，向前进入缺盆（锁骨上窝），深入体腔，联络心脏，沿着食道下行，贯穿膈肌，到达胃部，入属小肠。它的分支，从锁骨上窝沿颈上颊，到外眼角，折回来进入耳中（听宫）。另一条支脉，从颊部分出，行至眶下，到达鼻根部的内眼角，然后斜行到颧部（颧髎）。脉气由此与足太阳膀胱经相接。本经发生病变，主要表现为咽痛，颔肿，耳聋，目黄和肩部、上肢后边内侧本经脉过处疼痛等。

手太阳穴shǒutàiyángxué　经外奇穴名。❶《备急千金要方》："手太阳穴，手小指端。灸随年壮，治黄疸。"❷《千金翼方》："鼻中壅塞，针手太阳，入三分，在小指外侧后一寸白肉际宛宛中。"位于手小指尺侧缘，平指尖后 1 寸处。主治鼻塞。直刺 0.1～0.3 寸。

手太阳之别shǒutàiyángzhībié　出《灵枢·经脉》。即手太阳络脉，见该条。

手太阳之筋shǒutàiyángzhījīn　即手太阳经筋。详该条。

手太阳之正shǒutàiyángzhīzhèng　出《灵枢·经别》。即手太阳经别，见该条。

手太阴shǒutàiyīn　出《灵枢·经水》。即手太阴肺经，见该条。

手太阴标本shǒutàiyīnbiāoběn　六经标本之一。《灵枢·卫气》："手太阴之本，在寸口之中；标，在腋内动也。"马莳注："手太阴肺经之本，在寸口之中，即太渊穴，标在腋内动脉，即中府穴。"

手太阴肺经shǒutàiyīnfèijīng　十二经脉之一。代号 LU。《灵枢·经脉》："肺手太阴之脉，起于中焦，下络大肠，还循胃口，上膈属肺，从肺系横出腋下，下循臑内，行少阴心主之前，下肘中，循臂内上骨下廉，入寸口，上鱼，循鱼际，出大指之端；其支者，从腕后直出次指内廉，出其端。"本经自中焦的胃脘部起始，向下联络大肠，回过来沿着胃的上口，贯穿膈肌，入属肺脏，从肺系（气管、喉咙）横行出于胸壁外上方（中府），走向腋下，沿上臂前边外侧，行于手少阴心经和手厥阴心包经的外面，下至肘中（尺泽），再沿前臂桡侧下行，至寸口（桡动脉搏动处），沿大鱼际外缘出拇指之桡侧端（少商）。它的支脉从腕后桡骨茎突上方（列缺）分出，经手背虎口部至食指桡侧端（商阳）。脉气由此与手阳明大肠经相接。本经发生病变，主要表现为胸部满闷，咳嗽，气喘，锁骨上窝痛，心胸烦懑，小便频数，肩背，上肢前边外侧厥冷、麻木酸痛等症。

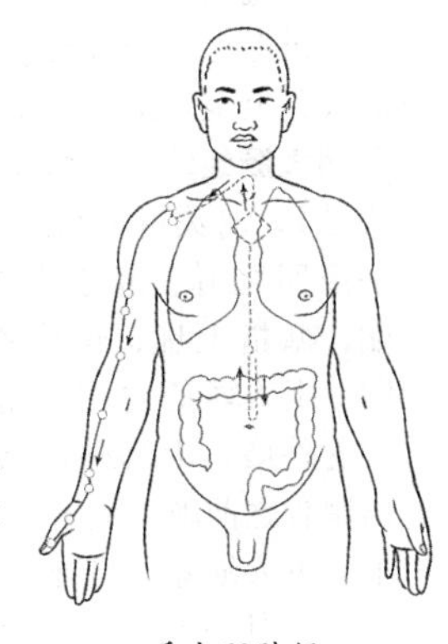

手太阴肺经

手太阴经别shǒutàiyīnjīngbié　十二经别之一。原称手太阴之正。即手太阴肺经别行之正经。《灵枢·经别》："手太阴之正，别入渊腋少阴之前，入走肺，散之太阳（张景岳改为"散之大肠"，从之），上出缺盆，循喉咙，复合阳明。"在腋前从手太阴肺经分出，行于手少阴经之前，入走肺，向下散于大肠；向上出于缺盆，沿喉咙，复与手阳明大肠经汇合。

手太阴经病shǒutàiyīnjīngbìng　病证名。即肺经病。十二经病之一。《灵枢·经脉》："是动则病肺胀满，膨膨而喘咳，缺盆中痛，甚则交两手而瞀，此为臂厥。是主肺所生病者，上气，喘渴，烦心，胸满，臑臂内前廉痛厥，掌中热。气盛有余，则肩背痛，风寒汗出中风，小便数而欠；气虚则肩背痛，寒，少气不足以息，溺色变。"

手太阴经筋shǒutàiyīnjīngjīn　十二经筋之一。《灵枢·经筋》：手太阴之筋，起于大指之上，循指上行，结于鱼后，行寸口外侧，上循臂，结肘中，上臑内廉，入腋下，出缺盆，结肩前髃，上结缺盆，下结胸里，散贯贲，合贲下，抵季胁。"经筋从手大指上起始沿指上行，结于鱼际后方，经寸口外侧，沿前臂，结于肘中，向上经上臂内侧，进入腋部。出缺盆（锁骨上窝），结于肩髃部前方，再上结于缺盆，下行结于胸里，散布贯穿胃的上口贲门部。再会合下行，到达季胁部。

手太阴经筋病候shǒutàiyīnjīngjīnbìnghòu　病证名。又名仲冬痹。十二经筋病候之一。《灵枢·经筋》："手太阴之筋……其病，当所过者支转筋，痛甚成息贲，胁急吐血。治在燔针劫刺，以知为数，以痛为输。名曰仲冬痹也。"

手太阴络脉shǒutàiyīnluòmài　十五络脉之一。《灵枢·经脉》："手太阴之别，名曰列缺，起于腕上分间，并太阴之经，直入掌中，散入鱼际。"脉从腕上 1.5 寸的列缺穴处分出，与手太阴经相并，直入掌中，散于鱼际部。本脉发生病变，实则手掌和手腕部发热；虚则呵欠，短气，遗尿和小便频数。

手太阴气绝shǒutàiyīnqìjué　病证名。指手太阴肺经的经气衰竭。主要症状是爪甲枯，毛发焦折。《灵枢·经脉》："手太阴气绝，则皮毛焦。太阴者，行气温于皮毛者也，故气不荣则皮毛焦；皮毛焦则津液去皮节；津液去皮节者，则爪枯毛折；毛折者，则毛先死。"

手太阴心痛shǒutàiyīnxīntòng　病证名。外邪侵犯手太阴经所致。《三因极一病证方论》卷九："若十二经络外感六淫，则其气闭塞，郁于中焦，气与邪争，发为疼痛，属外所因。"又："手太阴心痛，短气，不足以息，季胁空痛，遗失无度，胸懑，烦心。"参见"心痛"条。

手太阴之别shǒutàiyīnzhībié　出《灵枢·经脉》。即手太阴络脉。见该条。

手太阴之筋shǒutàiyīnzhījīn　即手太阴经筋。详该条。

手太阴之正shǒutàiyīnzhīzhèng　出《灵枢·经别》。即手太阴经别。详该条。

手提法shǒutífǎ　正骨手法。见《伤科汇纂》卷一。用于脊椎错位的整复。患者立于桌前，助手立于桌上从高处握患者两手臂将患者提起，使患者悬空双脚离地，医者在患处按压整复，给予固定。本法与脊椎悬吊复位法近似。

手托法shǒutuōfǎ　正骨手法。《伤科汇纂》卷五："夫颌颏脱下，令患人坐定，用手揉脸百十遍，将患人口张开，医者以两手托住下颏，用左右大指，入患人口内，将大牙揿住，用力往下一揿，复往里送上，即入臼矣。随用绢带兜颏于顶上，半时许即愈。"即下颌关节脱臼的整复方法。

手腕毒shǒuwàndú　病名。出《疮疡经验全书》卷五。因毒受在掌后腕处，因心经风寒凝滞，血不流通、结成此毒。当用定痛败毒散。若透手腕、毒邪易流骨髓而使证情缠绵。证治参见"腕痈"及"附骨疽"条。

手腕骨脱shǒuwàngǔtuō　病名。即腕骨脱位。见《疡医准绳》卷六。又名腕骱骨脱出。因跌仆、扭坠所伤，易发生

S

于月骨，局部明显肿胀、疼痛、活动受限，重者拇、食、中指感觉异常。宜手法整复，给予固定。内服七厘散、复元活血汤或跌打丸，用栀乳散外敷，海桐皮汤外洗，配合功能锻炼。

手腕骱shǒuwànjiè 人体部位名。见《伤科补要》卷二。即腕关节。由腕骨近端与尺桡骨远端组成。

手腕失落shǒuwànshīluò 病名。出《疡医准绳》卷六。即桡腕关节脱位。详“手掌根出臼”条。

手腕痈shǒuwànyōng 病名。出《疡科心得集》卷上。即腕痈。见该条。

手五里shǒuwǔlǐ 经穴名。代号 LI13。《灵枢·本输》原名五里。《圣济总录》名臂五里，《针灸资生经》又作手五里。属手阳明大肠经。位于上臂后外侧，曲池穴与肩髃穴连线上，距曲池穴 3 寸处（《针灸甲乙经》）。另说“在肘上二寸”（《十四经发挥》），“在肘髎斜上二寸五分”（《循经考穴编》）。布有前臂背侧皮神经，深层为桡神经；并有桡侧副动、静脉通过。主治肘臂疼痛，挛急，上肢不遂，瘰疬等。直刺 0.5～1 寸，艾条灸 5～10 分钟。

手下廉shǒuxiàlián 见“下廉”条。

手心shǒuxīn ❶经外奇穴名。《备急千金要方》：“鬼魅灸人发一寸百壮，又灸间使、手心各五十壮。”《千金翼方》称：“灸黄法，手心中灸七壮。”近代《针灸孔穴及其疗法便览》谓此穴位于手掌正中央。主治黄疸，百日咳，小儿疳疾，亦治口腔炎，高血压，指端知觉异常，癔病，精神分裂症等。直刺 0.3～0.5 寸。艾炷灸 3～7 壮；或艾条灸 5～15 分钟。❷即掌中。详该条。

手心毒shǒuxīndú 病名。出《疮疡经验全书》卷四。又名掌心毒、病穿掌、贫子盂、擎珠毒、擎疽、擎珠疽、穿窟、天蛇、穿掌毒、穿掌疽、瘭疽、手心痈、手痈、穿板疔、并与托盘疔互称，或称托盘疽；偏于掌边者，又名穿掌毒、穿埂毒、蝼痈、穿边天蛇、穿埂天蛇等，名目繁多。因异物刺伤、染毒或心与心包络二经火毒炽盛所致。其症以掌心红肿高突，疼痛剧烈，昼夜无间为主，并伴有发热，食少，心烦，全身不适。治宜定痛解毒消肿，内服定痛消毒饮或银花解毒汤。外治：初宜隔蒜灸；或贴生附子片；或生附子煎水浸泡；或白盐、花椒粉各等份醋和外敷；或桑叶捣烂外敷；或仙人掌根磨米醋暖涂；或藜芦煎醋熏洗。若脓成即切开引流，脓尽去腐生肌，可按溃疡治疗。相当于手掌部感染的统称。

手心热shǒuxīnrè 症名。指两手掌心中有发热感觉。一名掌中热。又为劳倦内伤及五心烦热的症状之一。《内外伤辨惑论》卷上：“内伤及劳役饮食不节，病手心热，手背不热；外伤风寒则手背热，手心不热，此辨至甚皎然。”参见“发热”“掌中热”“五心烦热”条。

手心痈shǒuxīnyōng 病名。出《外科医方》。即手心毒。见该条。

手心主shǒuxīnzhǔ 出《灵枢·经水》。即手厥阴心包经，见该条。

手心主标本shǒuxīnzhǔbiāoběn 六经标本之一。《灵枢·卫气》：“手心主之本，在掌后两筋之间二寸中；标，在腋下下三寸也。”马莳注：“手心主即手厥阴心包络经之本，在掌后两筋之间，即内关穴，标在腋下三寸，即天池穴。”

手心主经筋病候shǒuxīnzhǔjīngjīnbìnghòu 病证名。又名孟冬痹。十二经筋病候之一。《灵枢·经筋》：“手心主筋……其病，当所过者支转筋，前及胸痛息贲。治在燔针劫刺，以知为数，以痛为输，名曰孟冬痹也。”

手心主心痛shǒuxīnzhǔxīntòng 病证名。外邪侵犯手厥阴经所致。《三因极一病证方论》卷九：“若十二经络外感六淫，则其气闭塞，郁于中焦，气与邪争，发为疼痛，属外所因。”又：“手心主心痛，彻背，心烦，掌中热，咽干，目黄赤，胁满。”参见“心痛”条。

手心主之别shǒuxīnzhǔzhībié 出《灵枢·经脉》。即手厥阴络脉，见该条。

手心主之筋shǒuxīnzhǔzhījīn 即手厥阴经筋。详该条。

手心主之正shǒuxīnzhǔzhīzhèng 出《灵枢·经别》。即手厥阴经别。详该条。

手丫刺shǒuyācì 病名。出《疡科选粹》卷四。即虎口疔。见该条。

手丫疔shǒuyādīng 病名。出《治疗大全》。即手丫发。见该条。

手丫毒shǒuyādú 病名。出《外科启玄》卷八。即手丫发。见该条。

手丫发shǒuyāfā 病名。出《医宗金鉴》卷六十八。又名手丫支、手背丫、手丫毒、丫痈、鸦叉、手丫疔、丫指毒。包括了手背丫及掌心丫。即五指丫处、结毒焮肿，除虎口外，皆同手丫发。证治同“手发背”条。

手丫支shǒuyāzhī 病名。出《疡医准绳》卷三。即手丫发。见该条。

手阳明shǒuyángmíng 出《灵枢·经水》。即手阳明大肠经，见该条。

手阳明标本shǒuyángmíngbiāoběn 六经标本之一。《灵枢·卫气》：“手阳明之本，在肘骨中上至别阳；标，在颜下合钳上也。”马莳注：“手阳明大肠经之本，在肘骨中曲池穴，上至别阳，标在颜下合于钳上，疑是胃经头维穴。”

手阳明大肠经shǒuyángmíngdàcháng jīng 十二经脉之一。代号 LI。《灵枢·经脉》：“大肠手阳明之脉，起于大指次指之端，循指上廉，出合谷两骨之间，上入两筋之中，循臂上廉，入肘外廉，上臑外前廉，上肩，出髃骨之前廉，上出于柱骨之会上，下入缺盆，络肺，下膈，属大肠；其支者，从缺盆上颈贯颊，入下齿中，还出挟口，交人中，左之右，右之左，上挟鼻孔。”本经自食指桡侧端（商阳）起始，沿食指桡侧上行，出走于两骨（第一、二掌骨）之间，进入两筋（伸拇长、短肌腱）之中（阳溪），沿着前臂桡侧，向上进入肘弯外侧（曲池），再沿上臂后边外侧上行，至肩部（肩髃），向后与督脉在大椎穴处相会，然后向前进入锁骨上窝，联络肺脏，向下贯穿膈肌，入属大肠。它的支脉，从锁骨上窝走向颈部，通过面颊，进入下齿中，回过来挟着口唇两旁，在人中处左右交叉，上夹鼻孔两旁（迎香）。脉气由此与足阳明胃经相接。本经发生病变，主要表现为齿痛，颈肿，目黄，口干，鼽衄，喉痹，肩臂疼痛，食指不用和经脉过处灼热肿胀或寒栗不复等症。

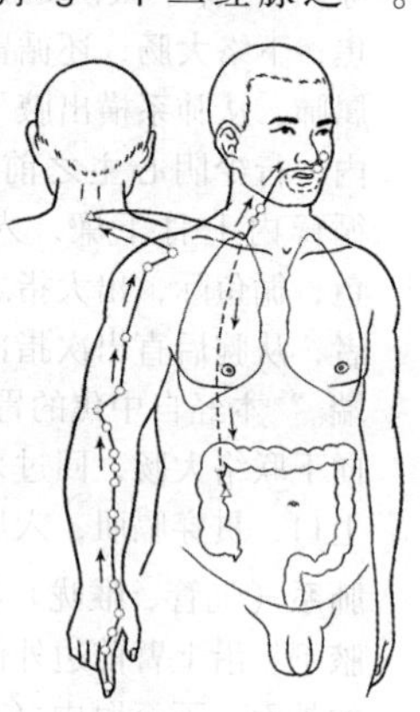
手阳明大肠经

手阳明经别shǒuyángmíngjīngbié 十二经别之一。《灵枢·经别》：“手阳明之正，从手循膺乳，别于肩髃，入柱骨，下走大肠，属于肺，上循喉咙，出缺盆，合于阳明也。”本经别从手阳明大肠经的手部分出，沿着腕、臂、肘、臑、肩部，分布在胸膺乳房等部；有一支从肩髃部分出，进入项后柱骨之下（指第七颈椎），前行深入体腔，向下走至大肠，属于肺，向上沿着喉咙，出于缺盆（锁骨上窝），归属手阳明大肠经。

手阳明经病shǒuyángmíngjīngbìng　病证名。即大肠经病。十二经病之一。《灵枢·经脉》：“是动则病齿痛，颈肿。是主津液所生病者，目黄，口干，鼽衄，喉痹，肩前臑痛，大指次指痛不用。气有余则当脉所过者热肿，虚则寒栗不复。”

手阳明经筋shǒuyángmíngjīngjīn　十二经筋之一。《灵枢·经筋》：“手阳明之筋，起于大指次指之端，结于腕，上循臂，上结于肘外，上臑，结于髃；其支者，绕肩胛，挟脊；直者，从肩髃上颈；其支者，上颊，结于；直者，上出手太阳之前，上左角，络头，下右颔。”经筋从食指末端起始，结于腕背，沿臂上行，结于肘外，再经上臂，结于肩髃部；它的分支，绕肩胛，夹脊柱两旁；直行的从肩髃部上颈；分支上行面颊，结于（鼻旁），上行的出走手太阳经筋前方，上左额角，络头部，下向右侧颔部。

手阳明经筋病候shǒuyángmíngjīngjīnbìnghòu　病证名。又名孟夏痹。十二经筋病候之一。《灵枢·经筋》：“手阳明之筋……其病当所过者支痛及转筋，肩不举，颈不可左右视。治在燔针劫刺，以知为数，以痛为输，名曰孟夏痹也。”热者无用燔针。

手阳明络脉shǒuyángmíngluòmài　十五络脉之一。《灵枢·经脉》：“手阳明之别，名曰偏历，去腕三寸，别入太阴；其别者，上循臂，乘肩髃，上曲颊偏齿；其别者，入耳，合于宗脉。”脉从腕上3寸的偏历穴处分出，走入手太阴肺经；它的支络，从偏历向上，沿臂膊经肩髃，到达下颌角，遍布于齿；它的另一条支路，从下颌角处进入耳部，与在耳部聚集的许多主要经脉（宗脉）相结合。本脉发生病变，实则齿龋，耳聋；虚则齿冷，胸部痹闭膈塞不畅。

手阳明之别shǒuyángmíngzhībié　出《灵枢·经脉》。即手阳明络脉，见该条。

手阳明之筋shǒuyángmíngzhījīn　即手阳明经筋。详该条。

手阳明之正shǒuyángmíngzhīzhèng　出《灵枢·经别》。即手阳明经别，详该条。

手阴阳shǒuyīnyáng　出《素问·血气形志》。指循行经过上肢的六条经脉，包括手太阳小肠经，手少阳三焦经，手阳明大肠经，手少阴心经，手厥阴心包经，手太阴肺经。

手痈shǒuyōng　病名。出《外科大成》卷二。即手心毒。见该条。

手疣shǒuyóu　病名。见《外科百效全书》卷之四。即手发背。见该条。

手鱼shǒuyú　人体部位名。指大鱼际部，在手腕之前，大指本节之后，有肌肉隆起如鱼，因名。《灵枢·本输》：“鱼际者，手鱼也。”

手糟疔shǒuzāodīng　病名。出《治疗大全》。指疔生于手背威灵穴。证治见“手发背”条。

手掌根出臼shǒuzhǎnggēnchūjiù　病名。即桡腕关节脱位。出《世医得效方》卷十八。又名手腕失落、手䏶手腕骨出、手盘出等。多因跌仆、扭转所致。伤部肿胀明显，疼痛剧烈，掌根凸向一侧，活动受限。治宜捏腕骨入髎手法复位，并予固定。内服七厘散或复元活血汤，外敷栀乳散；肿痛好转后，可用海桐皮汤外洗，并配合功能锻炼。

手掌后白肉际穴shǒuzhǎnghòubáiròujìxué　经外奇穴名。《备急千金要方》：“转筋在两臂及胸中者，灸手掌白肉际七壮。”《类经图翼》列作奇穴，名手掌后白肉际穴。位于掌后腕横纹中点稍前赤白肉际。直刺0.2～0.3寸。艾炷灸3～7壮；或艾条灸5～15分钟。

手掌后臂间穴shǒuzhǎnghòubìjiānxué　见“臂间”条。

手掌参shǒuzhǎngshēn　中药材。见《东北药用植物志》。又名掌参、佛手参、手儿参、阴阳参。为兰科植物手参 *Gymnadenia conopsea* R. Br. 或粗脉手参 *G. crassinervis* Finet 的块茎。前者分布东北、华北、西北及四川；后者分布于云南、西藏。甘，平。入肺、脾经。补脾润肺，益气养血。治肺虚咳喘，病后体弱，神经衰弱，慢性肝炎，久泻，白带，乳少。煎服：9～30g。本品含黏液质、淀粉、蛋白质、糖类、草酸钙及无机盐。其水提取物能利尿，但剂量过大反能降低尿量。

手爪甲shǒuzhǎojiǎ　中药材。出《日华子诸家本草》。为人指甲之别名，详该条。

手针shǒuzhēn　针灸疗法。是指针刺手部一些特定的穴位，以治疗全身疾病的一种疗法。

手针疗法shǒuzhēnliáofǎ　针刺手部特定部位以治疗疾病的方法（见下表）。临床操作时，用短毫针在选定的部位上，快速进针，但不可刺伤骨膜，给予中强刺激后，留针5～15分钟，并可加用电针。本法主要应用于各种急慢性疼痛疾患的治疗，如关节扭伤，风湿痹痛，神经性头痛，三叉神经痛，胆绞痛等；对支气管哮喘，夜尿症等亦有效。

手针疗法穴位及主治表

分部	穴名	位置	主治
手背侧	升压点	在手背腕横纹中点	各种疾病引起的血压下降
	腰腿点	在手背腕横纹前1.5寸，第二伸指肌腱桡侧及第四伸指肌腱尺侧，共两点	腰腿痛，腰扭伤
	踝点	拇指桡侧掌指关节赤白肉际	踝关节痛
	胸点	拇指桡侧指关节赤白肉际	胸痛，吐泻，癫痫
	眼点	拇指尺侧指关节赤白肉际	眼痛，眼病
	肩点	食指桡侧掌指关节赤白肉际	肩痛
	前头点	食指桡侧第一指关节赤白肉际	前头痛，胃痉挛，急性胃肠炎，急性单纯性阑尾炎，膝关节痛
	头顶点	中指桡侧第一掌指关节赤白肉际	神经性头痛，头顶痛
	偏头点	无名指尺侧第一指关节赤白肉际	偏头痛，胸胁痛，肝脾区痛，胆绞痛
	呃逆点	手背中指第二指关节横纹中点	呃逆
	退热点	手背中指桡侧指蹼处	发热，目疾

续表

分部	穴名	位置	主治
手背侧	会阴点	小指桡侧第一指关节赤白肉际	会阴部痛
	后头点	小指尺侧第一指关节赤白肉际	后头痛，急性扁桃体炎，臂痛，颊痛，呃逆
	脊柱点	小指尺侧掌指关节赤白肉际	急性棘间韧带扭伤，腰椎间盘突出，术后腰痛，尾骨痛，耳鸣，鼻塞
	坐骨神经点	手背第四掌指关节尺侧缘	坐骨神经痛，髋关节及臀疼痛
	咽喉点	手背第三掌指关节尺侧缘	急性扁桃体炎，咽喉炎，三叉神经痛，牙痛
	颈点	手背第二掌指关节尺侧缘	落枕，颈项扭伤
	腹泻点	手背第三、四掌指关节上1寸	腹泻
手掌部	疟疾点	第一掌骨与腕关节结合处，大鱼际桡侧缘	疟疾
	扁桃体点（鱼际点）	掌面第一掌骨尺侧中点	扁桃体炎，喉炎
	咳喘点	掌面，食指掌指关节尺侧	支气管炎，支气管哮喘，神经性头痛
	小儿消化不良点	掌面，中指第一指关节横纹中点	小儿消化不良
	急救点	中指尖，距指甲缘2分许	急救昏迷
	牙痛点	掌面，第三、四掌骨间，距掌指横纹后约1寸	牙痛
	夜尿点	掌面，小指第二指关节横纹中点	夜尿，尿频
	定惊点	手掌侧大小鱼际交接处中点	高热惊厥
	肠胃点	劳宫穴与大陵穴联线中点	慢性胃炎，溃疡病，消化不良，胆道蛔虫病

手针麻醉shǒuzhēnmázuì　针刺麻醉法之一。是在手针疗法基础上发展起来的针刺麻醉法，即按针麻要求在手针刺激点上针刺，以进行各种手术。临床上根据手术部位选取相应刺激点，并辅以体针穴位，如头颈部手术取咽喉点、颈项点透咳喘点、合谷等。操作手法参“手针疗法”条。

手睁手腕骨出shǒuzhēngshǒuwàngǔchū　病名。见《证治准绳·疡医》卷六。即桡腕关节脱位之畸形较著者。详“手掌根出臼”条。

手支法shǒuzhīfǎ　正骨手法。适用于肩关节脱臼的整复。患者正坐，一助手立于健肩侧，双手环抱患者腋下，医者外展患臂与助手对抗牵引，待收缩的肌肉拉展，肱骨头拉至肩胛盂下时，再屈患肘呈直角，医者转向患者背后，但肘部仍继续牵引，一手拇指伸至腋窝，向外支肱骨头，同时牵引肘部之手配合内收肘部，感到肱骨头滑动声，即已复位。

手指节发shǒuzhǐjiéfā　病名。《疡医准绳》卷三。即蛇节疔，见该条。证治见“指疔”条。

手指骱shǒuzhǐjiè　人体部位名。《伤科补要》卷二：“凡人手指有三骱。”即指关节。

手指挛急shǒuzhǐluánjí　症名。指手指拘急挛曲难以伸直的症状。多因寒凝、血虚、血燥或血不养筋所致。参见“寒则收引”“血不养筋”各条。

手指麻木shǒuzhǐmámù　症名。亦称十指麻木。指手指不觉痛痒，麻木不适。多因风湿入络，或气虚兼有湿痰，瘀血阻滞所致。常为中风先兆。《素问病机气宜保命集·中风论》：“中风者俱有先兆之证。凡人如觉大拇指及次指麻木不仁，或手足不用，或肌肉蠕动者。”《张氏医通·痹》：“手指麻木是气不行，有顽痰死血也。”治宜益气活血、祛风、化湿、涤痰为主。如补中益气汤加红花、姜黄；导痰汤加乌药、苍术；二陈汤加二术、桃仁、附子等。《溪陆氏医述·手指尖》：“平人手指麻木，不时眩晕何？曰中风先兆，须预防之，宜慎起居，节饮食，远房帏，调情志。”参见“麻木”条。

手指平推扣拨法shǒuzhǐpíngtuīkòubōfǎ　推拿方法之一。简称指拨法。见该条。

手指同身寸shǒuzhǐtóngshēncùn　取穴法。原是指以患者本人的手指为标准来度量取穴的方法，如中指同身寸、拇指同身寸和横指同身寸。手指寸只是对骨度分寸的一种比拟，不能以此为准而不按骨度规定。

手指脱骱shǒuzhǐtuōjiè　病名。即指关节脱臼。见《伤科大成》。因跌仆、扭打所致。局部疼痛、肿胀、明显凸出畸形，活动受限。宜手法拔出捏正以复其位，并予固定。可选服复元活血汤、七厘散、云南白药等，外敷栀乳散；肿消痛减后，以海桐皮汤外洗，并进行屈伸锻炼。

手肿痛shǒuzhǒngtòng　病证名。手气的别称。《杂病源流犀烛·肩臑肘臂腕手病源流》：“手肿痛，或指掌连臂膊肘腕俱痛，为手气也。”详“手气”条。

手拽法shǒuzhuàifǎ　正骨手法。见《伤科汇纂》卷一。适用于髋关节脱臼的整复。令患者坐下，助手立于患者背后，双手由患者腋下绕至胸前抱着不动，医者双手紧握患肢腿膝用力拔伸，如感到髋关节滑动声，即已复位。

手足不仁shǒuzúbùrén　症名。指手足不知痛痒、不觉寒热的症状。出《素问·本病论》。《伤寒明理论·不仁》：“不仁，谓不柔和也。痒不知也，痛不知也，寒不知也，热不知也，任其屈伸灸刺，不知所以然者，是谓不仁也。由邪气壅盛，正气为邪气闭伏，郁而不发，荣卫血气虚少，不能通行，致斯然也。”《金匮要略心典·腹满寒疝宿食病脉证治》：“手足不仁，或身疼痛，阳痹于外也，此为寒邪兼伤表里，故当表里并治。”本症可见于中风后遗症、痹证等疾患。

手足抽掣shǒuzúchōuchè　病证名。出《太平圣惠方》第八十五卷。婴儿手足抽掣，多因妊母被风邪所袭；儿出生后，邪留脏腑，不得宣通，复感风邪，因而发病。其症多伴有壮热呕吐，睡时多惊，心神不安，身体强直，眼目反张。治宜祛风解痉。用羚角钩藤汤。

手足大指爪甲穴shǒuzúdàzhǐzhǎojiǎxué　见“鬼眼”条。

手足亸曳shǒuzúduǒyè　症名。指手足筋脉弛缓无力，类似四肢不收。多由风邪乘袭经脉所致。《备急千金要方·诸风》："治风懿不能言，四肢不收，手足亸曳。"宜用独活汤。《丹溪心法附余》卷一："中风虽能言，口不喎斜而手足亸曳。"可用星附散。《奇效良方》卷二："风邪所攻，肌肤虚弱，手足亸曳，筋脉不利。"治宜赤亸丸。本症可见于中风、偏瘫等疾患。

手足发胝shǒuzúfāzhī　病名。指手足皮肤粗厚如茧。出《诸病源候论》卷三十。由于气血运行阻滞，不荣肌肤所致。相当于掌跖角化类疾病。

手足烦热shǒuzúfánrè　症名。指患者手足热而心情烦躁。见《诸病源候论》卷十八。可见于骨蒸、虚劳等。详"手心热""足下热""五心烦热"条。

手足寒shǒuzúhán　症名。指手足有寒冷感觉。出《素问·通评虚实论》。多因脾胃虚寒所致。《伤寒论大全·厥分寒热辨》："人之手足乃胃土之末，凡脾胃有热，手足必热，脾胃有寒，手足必冷，理之常也。"本症可见于伤寒、厥逆等疾患。

手足汗shǒuzúhàn　病证名。见《伤寒明理论》第一卷。多属脾胃湿蒸，旁达四肢所致。其证手足经常潮湿多汗。若手足心热者属阴血虚；手足心发凉者属中阳不足。阴血虚者服麦味地黄汤；中阳不足者服理中汤加乌梅；日久不愈，气血俱伤者服十全大补汤加五味子。外治：手多汗者用黄芪、葛根各30g，荆芥、防风各9g，煎汤温洗。足多汗者，用白矾、葛根各15g，煎汤泡洗。相当于手足多汗症。

手足汗出shǒuzúhànchū　症名。《伤寒明理论》："胃主四肢，手足汗出者，阳明之证也。"有因脾胃湿热内蒸而旁达四肢所致者；有因脾胃气虚日久，脾阳虚衰，不能温煦于外而致者；有因脾胃阴虚，热自内生，扰动阴液，迫津外泄而致者。

手足缓弱shǒuzúhuǎnruò　症名。指手足弛缓软弱无力。多由风、寒、湿邪阻遏经脉所致。《备急千金要方·诸风》："中风，身体疼痛，四肢缓弱不遂。"可用羌活汤、五痹汤等。本症可见于中风、痹证等。

手足厥冷shǒuzújuélěng　症名。指手足冷至肘膝的征象。《金匮要略·腹满寒疝宿食病脉证并治》："寒疝绕脐痛，若发则自汗出，手足厥冷。"又称手足逆冷、手足厥逆、四逆等。《伤寒溯源集》卷九："论中或云厥，或云厥逆，或云四逆，或云厥冷，或曰手足寒，或曰手足厥寒，皆指手足厥冷而言也。"有寒热之分：寒证由于阳气衰微，阴寒内盛所致，常伴有怕冷，下利清谷，脉沉微等，治宜回阳救逆、祛寒，方用四逆汤、大乌头煎等方；热证多因热邪郁遏，阳气不能通达四肢，伴有胸腹烦热，口渴等症，治宜宣透郁热，方用四逆散、白虎汤、承气汤等。

手足厥逆shǒuzújuénì　症名。手足厥冷的别称。见《难经·十七难》。详"手足厥冷"条。

手足皲裂shǒuzújūnliè　病名。指手足皮肤裂口。出《诸病源候论》卷三十。由于冬时触冒风寒所致。治疗详"皲裂疮"条。

手足麻木shǒuzúmámù　症名。四肢麻木的别称。《丹溪心法》卷四："手足麻者，属气虚；手足木者有湿痰、死血。"详"四肢麻木"条。

手足逆冷shǒuzúnìlěng　症名。又称四肢逆冷、手足厥冷。《伤寒论·厥阴病脉证并治》："厥者，手足逆冷者是也。"详"手足厥冷"条。

手足逆胪shǒuzúnìlú　病名。胪，皮也（《说文》）。逆胪，指手足甲际处皮肤的剥起。出《诸病源候论》卷三十。由于风邪入于腠理，气血不和所致。

手足蠕动shǒuzúrúdòng　症名。见《温病条辨·解儿难》。手足抽搐缓慢无力。属虚风内动，为真阴亏损，水不涵木，肝风内动的征象。参见"虚风内动"条。

手足软shǒuzúruǎn　病证名。五软之一。四肢为脾所主。小儿胎禀不足，乳食失调，以致肝肾脾胃虚弱，故四肢无力，手软不能握持，足软不能站立。治以补益为主。先用补肾地黄丸滋补肝肾，继用扶元散调补脾胃。

手足小指穴shǒuzúxiǎozhǐxué　经外奇穴名。《备急千金要方》："消渴小便数，灸两手小指头及足两小指头……"后《类经图翼》列作奇穴，名手足小指穴。位于手、足小指（趾）尖端处。近世以在手者称小指尖，在足者称足小趾尖。主治食注，消渴，小便频数，疝。手小指尖并治黄疸。百日咳；足小指尖并治难产。直刺0.1寸。艾炷灸3~5壮。

手足心汗shǒuzúxīnhàn　症名。手足心局部出汗过多。多由阴虚内热，或阳明热盛，或中焦湿热郁蒸所致，至于素体手汗或脚汗偏多者，不属本症。手足心汗的机制与治法，与五心烦热有类同之处，可参该条。

手足心热shǒuzúxīnrè　症名。指手心、足心有发热感觉。见《丹溪心法·发热》。多由阴虚而生内热，或火热内郁等所致。参"手心热""掌中热""足下热""五心烦热"条。

守宫shǒugōng　中药材。出《尔雅》。为壁虎之别名，详该条。

守气shǒuqì　针刺术语。指保持针刺得气状态，不使消失。《素问·宝命全形论》："经气已至，慎守勿失。"

守一shǒuyī　养生术语。指集中意念于任何一种事物。一般集中于下丹田、中丹田或上丹田中（参见丹田条）。集中则有益于健康。《抱朴子内篇·地真》："子欲长生，守一当明；思一至饥，一与之粮；思一至渴，一与之浆。"

守中丸shǒuzhōngwán　❶《圣济总录》卷十六方。又名五芝地仙金髓丸。人参、白术、菊花、枸杞子、山药各二两，茯苓十两，麦冬三两，生地黄（绞取汁）二十斤。前七味为细末，先用地黄汁加酥、白蜜各三两同煎，拌炒诸药末，候干再入白蜜捣为丸，梧桐子大，每服五十丸，空腹温酒送下。治头眩脑转，目系急，忽然倒仆。❷《疡医大全》卷二十八方。防风、胡黄连、陈皮、黄芩、天麻、升麻、栀子、荆芥、苦参、连翘各一两，牛蒡子、当归、胡麻仁、皂角、白蒺藜、蔓荆子各三两，羌活、独活各一两五钱，甘草、朱砂、白芷各五钱，乳香、没药、麝香、冰片各二钱，牛黄一钱。为细末，米糊为丸，每服三钱，盐汤送下。治大麻风。

首shǒu　头部。因头位居于人体之首，故名。《素问·生气通天论》："因于湿，首如裹。"

首风shǒufēng　古病名。《素问·风论》："新沐中风，则为首风。"《圣济总录·首风》："新沐之人，皮腠既疏，肤发濡渍，不慎于风，风邪得以乘之，故客于首而为病，其证头面多汗，恶风头痛。"《增补内经拾遗方论·首风》："新沐之人……风若中之，则为首风，遇风则头痛是也。"《宣明论方》卷二："首风旋晕眩急，外合阳气，风寒相搏，胃膈痰饮，偏正头疼，身拘倦。"《杂病源流犀烛·头痛源流》：首风，风伤于卫病也，盖沐则腠理皆开……邪遂袭而入，则卫受之，故成首风，其症头面多汗，必恶风。”治宜大川芎丸、芎䓖散、防风饮、前胡汤、白僵蚕丸、天麻丸、茶调散、羌活散、白芷丸等方。

首甲shǒujiǎ　五运六气以六十年为一个周期，以甲子年为开始运算之年。《素问·五运行大论》：“首甲定运。”

首疽shǒujū　病名。出《刘涓子鬼遗方》卷一。由于少阳三焦经热毒郁滞所致。疽生于瘈脉（在颞骨乳突根部稍前耳后肌中）、翳风（在腮腺后沿乳突和下颌角之间）二穴。初起多憎寒壮热，口渴。若溃黄色脓者为顺，出黑色稀水者为恶候，其毒甚，预后较差。治法参见“痈”“疽”条。

首铅shǒuqiān　中药材。出《本草原始》。指初潮月经。

首窍阴shǒuqiàoyīn　见“头窍阴”条。

首如裹shǒurúguǒ　症名。指头如物裹、头面胀壅昏重的症状。多因湿邪壅遏清阳所致。《素问·生气通天论》：“因于湿，首如裹。”《类经》卷十三：“湿在上则首如裹，谓若以物蒙裹然者，凡人行瘴雾之中及酒多之后，觉胀壅颈面，即其状也。”参见“头重”条。

首乌shǒuwū　中药材。出《经验方》。为何首乌之简称，详该条。

首乌散shǒuwūsǎn　《揣摩有得集》方。何首乌一两，当归五钱，炒川芎、生地黄、土茯苓各三钱，防风、连翘、乌梅肉各一钱，土贝母一钱半，肉桂、附子各五分。为粗末，加竹叶、灯心，水煎服。治肾虚牙痛，两腮俱肿，饮食不能下咽。

首乌汤shǒuwūtāng　《杂病源流犀烛·身形门》卷二十六方。何首乌五钱，牛膝三钱，萆薢、泽泻、甘草各一钱。水煎服。治肝阴虚火旺，筋燥强急。

首乌藤shǒuwūténg　中药材。见《江苏省植物药材志》。为夜交藤之别名，详该条。

首乌延寿丹shǒuwūyánshòudān　即延寿丹第一方，见“延寿丹”条。

寿脾煎shòupíjiān　《景岳全书·新方八阵》卷五十一方。又名摄营煎。白术二至三钱，当归、山药各二钱，炙甘草一钱，酸枣仁一钱半，制远志三至五分，炮姜一至三钱，炒莲子肉二十粒，人参一至二钱（急者用一两）。水煎服。治脾虚不能摄血，大便脱血不止，或妇人崩漏。如血未止，加乌梅二个，或加地榆一钱半；滑脱不禁，加文蛤（醋炒）一钱；下焦虚滑不禁，加鹿角霜二钱，为末，冲服；气虚甚者，加炙黄芪二至三钱；气陷而坠者，加炒升麻五至七分，或白芷；溏泄，加炒补骨脂一钱；阳虚畏寒，加制附子一至二钱；失血过多，阴虚气馁，心悸不宁，加熟地黄七钱至二两。

寿亲养老新书shòuqīnyǎnglǎoxīn shū　养生著作。4 卷。宋代陈直原撰，元代邹铉续增。刊于 1307 年。本书是陈直《养老奉亲书》一书的增补本。卷一即《养老奉亲书》原文；卷二至卷四属新增部分，邹氏从其他各种著作中收集并阐述有关养生、老年保健与食治诸方。编排较零乱，体例不一，但其中的资料有一定参考价值。

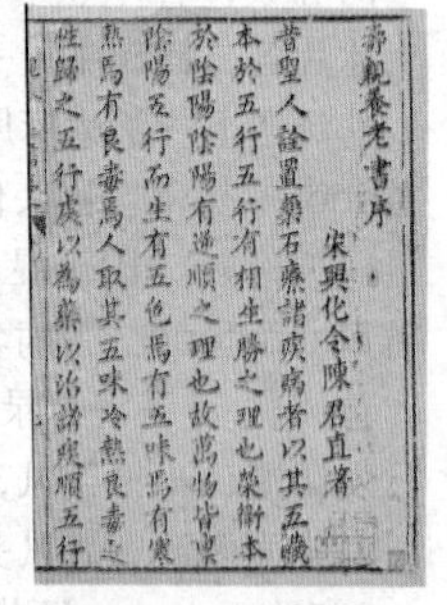
壽親養老書序
宋興化令陳君直著
昔聖人詮置藥石療諸疾病者以其五臟
本於五行五行有相生勝之理也榮衛本
於陰陽陰陽有逆順之理也故萬物皆稟
陰陽五行而生有五色焉有五味焉有寒
熱焉有良毒焉人取其五味冷熱良毒之
性歸之五行處以為藥以治諸疾順五行

寿亲养老新书

寿人法shòurénfǎ　养生著作。1 卷。清代汪晸撰。撰年不详。书中记述导引坐功等 8 种方法，内容简短，后收入《颐生集》中。

寿人经shòurénjīng　养生著作。不分卷。清代汪晸撰。成书年代不详。书载理脾土、理肺金、理肾水、理肝木、理心火、坐功、长揖、导引“八诀”等，多属肢体导引法。清咸丰二年（1852）叶志诜辑入《颐身集》。

寿世保元shòushìbǎoyuán　综合性医书。10 卷。明代龚廷贤撰。约成书于 17 世纪初期。卷一介绍有关诊断治疗的基础理论；卷二至卷十分述各科病证的辨证论治，搜集了较多的方药和治法，取材广泛，选方大多切于实用，并附医案。1949 年后有排印本。

寿世编shòushìbiān　❶方书。2 卷。未具撰人，顾奉璋序称：“青浦诸君子所辑。”首辑亟斋居士《达生篇》、毓兰居士《保婴篇》。以下分小儿、妇女、身体、头面等 42 门，每门详列病症，博收各科验方。曾经多次增纂。现存清刻本，1949 年后有排印本。❷养生著作。即《寿世青编》，详该条。

寿世传真shòushìchuánzhēn　养生著作。清代徐文弼编。全书八卷。本书是在广泛搜采前人著述的基础上，结合自己亲身经验而写成。对于养生之道，作者主张综合调摄与气功导引并重，提出养生要行内功外功，要宝精宝气宝神、知要知忌知伤，要注意四时调理和饮食调理。全书较少理论阐发，而侧重于具体方法的记述。作者尤其重视脾胃的作用，认为“人以水谷为生，故脾胃为养生之本”。故对于饮食调理及服食药物之法，论述特详。

寿世青编shòushìqīngbiān　养生著作。2 卷。又名《寿世编》。清代尤乘辑。刊于 1667 年。本书重点辑录前人养生保健内容，末附《病后调理服食法》1 卷。

寿世新编shòushìxīnbiān　综合性医书。1 卷。清万潜斋辑。分外感杂方、疟疾、痢疾、妇科、小儿、目疾、疮毒、跌打、中毒及杂方 10 门，汇辑各科验方 300 余首，尤重收录外科、黄疸肿胀方。既录医方，又随证谈理，多属经验之谈。现存光绪十八年（1892）道合山房刻本及民国年间排印本。

寿世医窍shòushìyīqiào　养生著作。2 卷。清代作品。撰人不详。刊于 1838 年。本书根据十二经脉及奇经八脉分节论述该经脉的循行、主病、经脉、循行图，及各经所用药物。论述简明。

寿胎丸shòutāiwán《医学衷中参西录》方。菟丝子（炒，炖）120g，桑寄生、续断、阿胶各 60g。前三味轧细，水化阿胶为丸，每丸重 0.3g，每服二十丸，开水送下，日两次。功能补肾安胎。治滑胎。若气虚，加人参二两；大气陷者，加黄芪三两；食少者，加炒白术二两；凉者，加补骨脂二两；热者，加生地黄二两。

寿台骨shòutáigǔ　骨名。指颞骨的乳突。《医宗金鉴·正骨心法要旨》：“寿台骨，即完骨，在耳后。”

寿台骨伤shòutáigǔshāng　病名。脑骨伤之一。出《医宗金鉴》卷八十八。寿台骨又名完骨，即乳突骨。多由跌打所致。如震伤耳内流血水者，可配合导气通瘀锭，棉裹塞耳内。余证治参见“脑骨伤”条。

寿星柑根shòuxīnggāngēn　中药材。见《四川中药志》。为金橘根之别名，详该条。

寿星丸shòuxīngwán　❶《太平惠民和剂局方》卷一方。天南星（先用炭火三十斤将地坑烧通红，去炭，将酒五升倾坑内，候渗酒尽，下南星于坑内，以盆盖坑，周围用灰拥定，次日取出为末）一斤，朱砂（另研）二两，琥珀（另研）一两。为细末，生姜汁煮面糊为丸，梧桐子大，

S

每服三十至五十丸，食后、睡前石菖蒲、人参煎汤送下。治因惊而神不守舍，手足抽掣，恍惚健忘，举止失常，神情昏塞。❷《杂病源流犀烛·脏腑门》卷六方。姜远志、人参、黄芪、白术、甘草、当归、生地黄、白芍药、茯苓、陈皮、肉桂、胆南星、琥珀、朱砂、五味子。为细末，猪心血、姜汁为糊丸。治痰迷心窍，言语如痴而健忘。

寿养丛书shòuyǎngcóngshū 养生著作。明胡文焕（德甫）校刊，书成于万历二十至二十一年（1592—1593）。包括16种：《三元参赞延寿书》《养生类纂》（缺下卷）、《养生月览》《摄生集览》《摄生要义》《类修要诀》《厚生训纂》《山居四要》《寿亲养老书》《食物本草》《食鉴本草》《养生食忌》《养生导引法》《保生心鉴》《修真秘要》《锦身机要》。内容详见各条。现存初刻本。

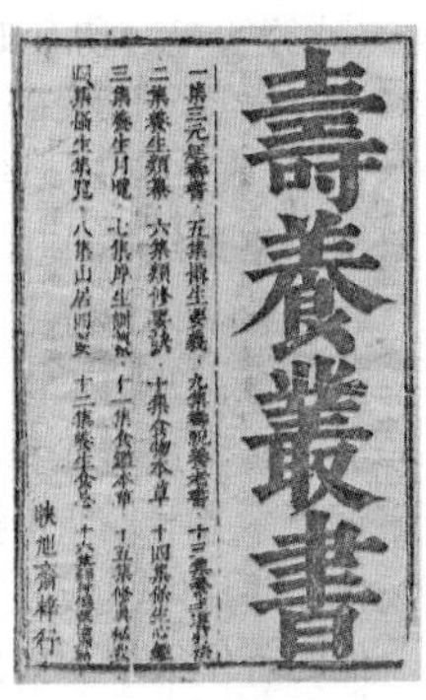

寿养丛书

寿夭刚柔shòuyāogāngróu 《灵枢》篇名。本文以刚柔相对的两方面，来辨别寿夭的方法，故名。内容着重讨论了人体形气，有阴阳柔刚的区别，以及根据形、气、骨、肉、皮等组织是否相应来推定人寿命的长短。其次，还阐述了风和痹的病因、症状与治法。并对“刺法三变”及药物熨贴做了较详细的说明。

寿芝医集shòuzhīyījí 医案著作。清代王廷俊撰于1867年。本书辑录治案十余则，每则详述病程经过，辨析因、症、脉、治，处方附有方解，并介绍历代医家对此病症的一些分析和治验等。

受盛化物shòuchénghuàwù 小肠接受经胃初步消化的饮食物，并对饮食物继续进行消化。

受盛之腑shòuchéngzhīfǔ 指小肠。小肠是承受胃腐熟的食糜进行泌别清浊的消化器官，故称。《灵枢·本输》：“心合小肠，小肠者，受盛之腑。”

受盛之官shòuchéngzhīguān 指小肠。《素问·灵兰秘典论》：“小肠者，受盛之官，化物出焉。”参“受盛之腑”条。

受肚泻shòudùxiè 病证名。见《幼科折衷》。指小儿饱食后腹泻的证候。由脾胃虚弱，运化不及所致。其症饮食饱满则泻，泻尽乃止，如此反复。治宜补脾益胃。用益黄散送下保和丸。

受纳之府shòunàzhīfǔ 受盛、容纳饮食水谷之处所，指胃而言。《侣山堂类辨》：“胃为受纳之府，脾为转运之官。”

受热厥逆shòurèjuénì 病证名。小儿暑病之一。出《幼科要略》。为感受暑邪而致的突然昏迷。多因小儿平素体质较差，元气虚弱，感受暑热之邪，热迫营血，逆传心包；或由于暑邪夹湿，湿浊生痰，痰浊上冲，蒙闭心窍，以致出现突然昏迷，不省人事。《三时伏气外感篇》：“夏令若受热，昏迷若惊，此为暑厥，即热气闭塞孔窍所致。其邪入络，与中络同法，牛黄丸、至宝丹，芳香利窍，可效。神苏以后，用清凉血分，如连翘心、细生地、鲜生地、二冬之类。”湿重舌苔白腻，宜芳香化浊，用甘露消毒丹，送服苏合香丸。急救可针刺人中、十宣等穴；或蒜肉塞鼻，或来复丹，蒜水灌之。

瘦薄舌shòubáoshé 即舌体瘦小而薄的舌象。

瘦冷疳shòulěnggān 见《证治准绳·幼科》。即冷疳。详该条。

瘦人经水来少shòurénjīngshuǐláishǎo 病证名。见《竹林女科证治》。指身体瘦弱而月经量少。多属气血俱虚。治宜气血双补。方用四物汤加人参汤。参见“月经过少”条。

shu

几几shūshū 项背强硬，俯仰不舒，不能自如的症状。《素问·刺腰痛》：“腰痛侠脊而痛至头几几然。”《伤寒论·辨太阳病脉证并治》：“太阳病，项背强几几。”

殳珪shūguī 明代医生。字廷肃。魏塘（今浙江嘉善）人。精于医术和针灸，治病有良效。将医术传给外孙女婿钱萼，钱萼也以医术闻名。

殳廷肃shūtíngsù 见“殳珪”条。

枢持shūchí 六经皮部之一，属少阳的皮部。《素问·皮部论》：“少阳之阳，名曰枢持，上下同法，视其部中有浮络者，皆少阳之络也。”说明手足少阳经循行部位上所见的浮络都属于少阳络，而浮络之外的皮肤，即为少阳之皮部。张景岳注：“枢，枢机也；持，主持也。少阳居三阳表里之间，如枢之运，而持其出入之机，故曰枢持。”

枢机shūjī 指较大且活动性也大的关节。《医宗金鉴》卷八十九：“环跳者，髋骨外向之凹，其形似臼，以纳髀骨之上端如杵者，名曰机，又名髀枢。”

枢儒shūrú 六经皮部之一，属少阴的皮部。《素问·皮部论》：“少阴之阴，名曰枢儒，上下同法，视其部中有浮络者，皆少阴之络也。”说明手足少阴经循行部位上所见到的浮络都属少阴络，而浮络之外的皮肤，即为少阴络。“儒”是柔、顺的意思，少阴为三阴关阖之枢，其阴气柔顺，故称枢儒。

梳法shūfǎ 推拿手法名。见《理瀹骈文》。又称疏法。五指展开，以指面和掌面为接触面，如梳发状在体表轻轻地滑动。有疏通积滞的作用。

舒驰远shūchíyuǎn 见“舒诏”条。

舒肝涤痰汤shūgāndítántāng 《马培之外科医案》方。香附、当归、佛手、橘红、瓜蒌仁、郁金、茯苓、苏梗、枳壳、参三七、半夏、竹茹。水煎服。治肝痈六七日后，胁肋微肿，或兼咳嗽，大便不利。

舒肝调气丸shūgāntiáoqìwán 《全国中药成药处方集》方。陈皮、延胡索、郁金、菖蒲、牵牛子、五灵脂（醋炒）、莪术（醋炒）、牡丹皮、白芍药各500g，枳实（麸炒）1500g，龙胆草、青皮各1000g，郁李仁、沉香各250g，厚朴花27g，姜黄360g，香附（醋炒）、厚朴（姜制）各1500g，木香、豆蔻仁各750g，炒莱菔子12g。为末，水泛小丸，桃胶6g化水，滑石90g为衣，每服6g。功能疏肝调气。治两胁胀满，胸中烦闷，恶心呕吐，气逆不顺，倒饱嘈杂，消化不良，大便燥结。

舒肝和胃丸shūgānhéwèiwán 《中华人民共和国药典（一部）》（2020）方。香附（醋炙）、白芍、木香、郁金、莱菔子、槟榔（炒焦）、乌药各45g，佛手150g，白术（炒）60g，陈皮75g，柴胡、甘草（蜜炙）各15g，广藿香30g。为细末，炼蜜为丸，每丸6g，每服2丸，一日2次。功能平肝舒郁，和胃止痛。治两胁胀满，食欲不振，呃逆呕吐，胃脘疼痛，大便失调。

舒肝溃坚汤shūgānkuìjiāntāng 《医宗金鉴·外科心法要诀》卷六十四方。夏枯草、炒僵蚕各二钱，香附、煅石决明各一钱五分，当归、白芍药（醋炒）、陈皮、柴胡、川芎、炒穿山甲各一钱，红花、姜黄、生甘草各五分。加灯心五十寸，水煎服。治筋瘰，石疽。若便燥加乳香一钱；便溏加煅牡蛎一钱。

舒肝丸shūgānwán ❶见《全国中药成药处方集》（天津方）。白芍药42g，姜黄33g，豆蔻、厚朴各15g，枳壳、延胡索、沉香各27g，砂仁、木香、陈皮各21g，川楝子45g，茯苓30g。为细末，炼蜜为丸，每服6g。功能疏肝和胃，理气止痛。治肝气郁滞，两胁刺痛，饮食无味，消化不良，呕吐酸水，倒饱嘈杂，周身串痛。❷见《全国中药成药处方集》（兰州方）。砂仁、延胡索、牡丹皮、厚朴、柴胡、青皮各500g，香附、白芍药各750g，木香、香橼、甘草各250g，姜黄、佛手各180g，沉香、豆蔻仁各150g，檀香120g。为细末，炼蜜为丸，每服9g。功能、治证同上。

舒和汤shūhétāng 《医学衷中参西录》方。桂枝12g，黄芪、续断、桑寄生、知母各9g。水煎服。治小便遗精白浊，因受风寒者，其脉弦而长，左脉尤甚。若服数剂后病未痊愈者，去桂枝，加龙骨、牡蛎各18g。

舒筋保安散shūjīnbǎo' ānsǎn 《三因极一病证方论》卷二方。木瓜五两，萆薢、五灵脂、僵蚕、牛膝、续断、乌药、松节、白芍药、天麻、威灵仙、黄芪、当归、防风、虎骨各一两。用好酒一升浸药于瓶中，封口十四日，取药焙干，为细末，每服二钱，以所浸药酒半盏调服，如酒尽，以米饮送服。功能祛风利湿，补益气血，强壮筋骨。治偏风，左瘫右痪，筋脉拘挛，身体不遂，脚腿少力，干湿脚气，及湿滞经络，久不能去。

舒筋草shūjīncǎo 中药材。见《四川中药志》。为伸筋草之别名，详该条。

舒筋法shūjīnfǎ 理筋手法。出《世医得效方》卷十八。用于脚腕部外伤或其他原因所致的筋肉挛缩，关节强直。以大酒杯粗管，长尺余。用时先坐定，竹管放地上，患足踏于其上，向前后搓滚，日久则见效。

舒筋活络shūjīnhuóluò 治法。也称舒筋和络，即用具有舒畅筋脉、疏通经络作用的方药治疗经气不利、筋肌挛急病证的治法。

舒筋活络丸shūjīnhuóluòwán 《全国中药成药处方集》方。当归90g，木瓜、川芎、桂枝、桑寄生、秦艽、威灵仙、地龙、独活、赤芍药、川乌、骨碎补、防风、羌活、天麻、虎骨胶、五加皮、胆南星各60g，乳香、没药各45g，熟地黄180g。为细末，炼蜜为丸，每服6g。功能祛风胜湿，舒筋活络。治风寒湿痹，筋骨疼痛，麻木拘挛，腰膝酸痛。

舒筋活血汤shūjīnhuóxuètāng 《伤科补要》卷三方。羌活、防风、荆芥、独活、当归、续断、青皮、牛膝、五加皮、杜仲、红花、枳壳。水煎服。用于失骱后之调理。

舒筋三圣散shūjīnsānshèngsǎn 《张氏医通》卷十三方。即舒筋散，见该条。

舒筋散shūjīnsǎn 《世医得效方》卷三方。又名舒筋三圣散。延胡索、官桂、当归各等分。为末，每服二钱，食前温酒调下。治血滞腰痛及挫闪；并治寒腿痛，或口眼㖞斜，左急右缓，血脉受邪者。或加牛膝、桃仁、续断亦可。《证治准绳》亦有本方，但多羌活、芍药。

舒筋藤shūjīnténg 中药材。见《海南岛常用中草药手册》。即宽筋藤，详该条。

舒筋通络汤shūjīntōngluòtāng 《医醇賸义》卷一方。生地黄四钱，枸杞子三钱，当归、牛膝、楮实子、续断、金毛狗脊各二钱，白芍药（酒炒）一钱五分，独活、木瓜、秦艽各一钱，大枣十个，桑枝一尺，生姜三片。水煎服。治半身不遂由于血虚者，筋节拘挛，手指屈而不伸，不能步履。

舒筋丸shūjīnwán 经验方。见《正骨经验汇萃》。马钱子（水浸去毛，切片晾干，油炸成酱色）。为细末，面糊为丸，绿豆大，朱砂为衣，每服0.3～0.6g，日2次，用杜仲3g煎水送下。治腰疼，闪腰岔气。

舒卡·洛最给布shūkǎ luòzuìgěibù(1509—1580?) 明代藏族医学家，为舒卡·年姆尼多吉的后裔。西藏人。从幼接受教育，尤精于医学。他所著的《祖先遗教》，是对《四部医典》进行注释的重要著作，至今仍为人们学习医典的重要参考书。他根据宇陀萨玛的《四部医典》手抄本进行校注并加以出版的《扎汤据悉》，是该书现存最早的刻本。他的著作很多，提出过《四部医典》是论著而不是佛经的见解，影响深远。所著还有《年姆尼多吉传》《四部医典全注》《千万舍利目录贤者美言》等，是藏医学史上的重要人物之一。

舒卡·年姆尼多吉shūkǎ niánmǔníduōjí(1439—1476) 明代藏族医学家。别名有达磨梭米底等。生于前藏塔波·拉妥地方。为藏医南方学派的代表人物。专攻医学，著有《秘诀千万舍利》《四部医典尸注·水晶彩函》《四部医典问难·银镜》等多种。又在夏却恩嘎寺中会集洛、甲及阿、娘、工布等地的名医共同议论医学，联合著成《珍宝药物形态识别》《药味铁鬘》《甘露宝库》等著作，对药物的性味、形态、功效及作用均有较多论述。他的门徒很多，其中著名的有米久才旦、查温索朗扎西、才蓬多吉和李穷日玛等人。他对藏医学的发展做出了贡献。

舒气散shūqìsǎn 《傅青主女科》卷下方。人参、当归各一两，川芎、白芍药（酒炒）各五钱，苏梗、牛膝各三钱，陈皮一钱，柴胡八分，葱白七寸。水煎服。功能疏肝行气，益气补血。治妊娠气逆难产。

舒舌shūshé 症名。也称弄舌。舌头伸长。是舌的筋肌弛纵，肌张力减弱所致。舌觉热胀，常欲伸出口外，是心有痰热；若舌舒宽而麻木不仁，是气虚证。参见“吐弄舌”条。

舒氏伤寒集注shūshìshānghánjízhù 伤寒著作。简称《伤寒集注》。10卷。清代舒诏编撰。刊于1750年。作者为喻嘉言再传弟子，于《伤寒论》注家中推崇喻氏《尚论篇》，但又认为“其间遗义尚多”，遂以此书为基础，“参考百家，征以症治”（见自序）予以补订集注，并记述了舒氏本人及其门弟子的一些学术见解。本书还补充了《伤寒论》113方方论，将原方列于条文之下，阐析立方之旨、命名之义及药物性能。书刊行后，舒氏两次重订，后世流通本为1770年《再重订伤寒集注》。

舒氏伤寒六经定法shūshìshānghánliùjīngdìngfǎ 伤寒著作。清舒诏（驰远）撰。作者提示伤寒六经病证的主证及治法。后附医案二则。现存多种刊本。

舒张进针法shūzhāngjìnzhēnfǎ 针刺手法。指用押手拇、食两指将输穴的皮肤向两侧撑开，使皮肤绷紧，辅助刺手进针的方法。

舒张押手法shūzhāngyāshǒufǎ 押手法之一，又称撑开押手法。是将左手拇、食二指平放于穴位上，然后分开两指，使穴位处皮肤绷紧以便进针的押手方法。主要使用于皮肤松弛或皱褶处（如腹部）的穴位。

舒诏shūzhào　清代医家。字驰远。安徽进贤人。师承喻昌之学，撰述有《伤寒集注》《辨脉篇》《女科要诀》等书。对于脉诊有一定见解，主张以浮、沉、迟、数为纲，将脉象分类；认为过去所说脉“只可意会，不可言传”，是不可信的。

疏shū　《内经》十二脉之一。迟而软的脉象。《诊家正眼》：“曰疏者，且迟且软也。”

疏表shūbiǎo　治法。疏解表邪，同解表法。详该条。

疏表法shūbiǎofǎ　小儿推拿方法名。《幼幼集成》卷三：“小儿发热，不拘风寒食饮，时行痘疹，并宜用之。以葱一握，握烂取汁，少加麻油在内，和匀。指蘸葱油，摩运儿之五心、头面、项背诸处。每处摩擦十数下。运完以厚衣裹之，蒙其头，略疏微汗，但不可令其大汗。此法最能疏通腠理，宣行经络，使邪气外出，不致久羁荣卫，而又不伤正气。”

疏表化湿shūbiǎohuàshī　治法。用解表化湿的方药治疗湿邪在上焦卫分的方法。症见头重而胀，肢体酸重疼痛，口中黏腻，不口渴，苔白腻，脉浮濡等表湿证候，用扁豆花、竹叶、佩兰、苍术、藿香、陈皮、砂仁壳、生甘草等。

疏法shūfǎ　推拿手法名。即梳法。见该条。

疏风shūfēng　治法。用祛风解表药疏散风邪的治法。风为外感病证的先导，故解表必须疏风。风寒表证用防风、桂枝、藁本等；风热表证用薄荷、牛蒡子等；风湿表证用羌活、白芷等。

疏风清肝汤shūfēngqīnggāntāng　《医宗金鉴·外科心法要诀》卷六十五方。当归尾、赤芍药、荆芥穗、防风、川芎、菊花、栀子、薄荷各一钱，柴胡、连翘各一钱五分，金银花二钱，甘草五分。加灯心五十寸，水煎服。治漏睛疮。

疏风清热汤shūfēngqīngrètāng　经验方。见《中医喉科学讲义》（广州中医学院）。荆芥、防风、牛蒡子、甘草、金银花、连翘、桑白皮、赤芍药、桔梗、黄芩、天花粉、玄参、浙贝母。水煎服。治风热喉痹。

疏风清热饮shūfēngqīngrèyǐn　❶《医宗金鉴·外科心法要诀》卷七十四方。苦参（酒浸，蒸晒九次，炒黄）二钱，皂角、皂角刺、全蝎（土炒）、防风、荆芥穗、金银花、炒蝉蜕各一钱。加葱白三寸，水、酒各半煎服。治面上风癣，时作痛痒。❷见《实用中医小儿科学》。清水豆卷、桑叶、连翘、炒栀子皮、薄荷、黄芩、僵蚕、钩藤、菊花。水煎服。功能解热镇痉。治急惊风高热期，壮热，面红唇赤，涕泪俱无，头部剧痛，惊悸焦啼，脉洪数者。若痰盛，加杏仁、浙贝母、白前；消化不良，加神曲、鸡内金、炒枳壳；大便闭，加清宁丸、玄明粉；尿短涩而赤，加导赤散。

疏风散shūfēngsǎn　❶《圣济总录》卷五十四方。牵牛子（微炒）、大黄（炒）、陈橘皮（汤浸，去白，焙）各一两，槟榔半两。为末，每服二钱，空腹用生姜、蜜水调下。治三焦气约，大小便不通。❷《仁斋直指方论》卷十五方。制枳壳半两，防风、羌活、独活、槟榔、白芷、威灵仙、蒺藜（炒赤、去刺）、炒麻仁（另研）、炒杏仁（另研）、炙甘草各一两。为粗末，每服二钱半，加生姜五片、蜜一匙，水煎服。治风毒秘结。❸《疡医大全》卷二十八方。薄荷、羌活、独活、荆芥各三钱，葛根、黄柏各七钱，苦参五钱，牛蒡子、栀子、何首乌、人参各一钱，威灵仙、白蒺藜各八分，僵蚕、防风、白鲜皮、黄连、蔓荆子、连翘、天麻、白芷、甘草、仙灵脾各五分。先用酒煎服二十剂，后用水煎，服后饮酒尽量，可服至百剂。治诸风。❹《杂病源流犀烛·面部门》卷二十四方。防风、荆芥、薄荷、黄芩、甘草、赤芍药、当归尾、灯心、白蒺藜。水煎服。治酒鼻。

疏风散寒shūfēngsànhán　治法。又称为辛温解表，即用性味辛温，具有疏风散寒作用的方药治疗风寒表证的治法。参见“辛温解表”条。

疏风散湿汤shūfēngsànshītāng　《审视瑶函》卷六方。赤芍药、黄连、防风各五分，铜绿（另入）、川椒、当归尾各一钱，轻粉（另入）一分，羌活、五倍子各三分，胆矾、明矾各三厘。水煎诸药去滓，外加铜绿泡化，后入轻粉搅匀，滤过澄清，煎洗目烂湿处。治眼弦迎风赤烂。

疏风顺气丸shūfēngshùnqìwán　《杂病源流犀烛·六淫门》卷十二方。制大黄五两，车前子二两半，槟榔、郁李仁、火麻仁、菟丝子、牛膝、山药、山茱萸各二两，枳壳、防风、独活各一两。为细末，炼蜜为丸。治风痱，缓则四肢不举，成一臂不遂，或左瘫右痪，急则一身皆仰。

疏风汤shūfēngtāng　《医学发明》卷九方。麻黄三两，益智仁、杏仁各一两，炙甘草、升麻各五两。为粗末，每服一两，水煎热服，脚部保温，使大汗出，冬月忌用。治半身不遂，或肢体麻痹，筋骨疼痛。

疏风透疹shūfēngtòuzhěn　治法。即用具有疏散风邪兼透发作用的方药以达到透疹目的，治疗麻疹、风疹等疾病的治法。

疏风泄热shūfēngxièrè　治法。即解表清热。治疗外感风邪兼有里热的方法。风邪外袭，有头痛、鼻塞、咳嗽等症；里热有咽痛口渴、舌质红、苔薄黄等症。风与热合，脉现浮数。疏风用淡豆豉、荆芥、薄荷、菊花；泄热用银花、连翘、竹叶、苇茎。如桑菊饮、银翘散之属。

疏风养血汤shūfēngyǎngxuètāng　《伤科补要》卷三方。荆芥、羌活、防风、川芎、天花粉、白芍药、秦艽、薄荷、当归、红花。水煎服。用于破伤失血后之调养。

疏风饮shūfēngyǐn　《杂病源流犀烛·六淫门》卷十二方。人参、黄芪、当归、白芍药、秦艽、升麻、防风、葛根、苏木、钩藤、红花。酒、水煎服。治血液衰耗，无以养筋，筋脉拘急而口眼㖞斜者。

疏风滋血汤shūfēngzīxuètāng　《证治准绳·类方》第四册方。当归、川芎、白芍药、熟地黄、羌活、独活、红花、牛膝、防风、白芷、葛根、升麻、甘草、柴胡、桃仁（一方加紫金藤）。加生姜，水煎服。治头项疼，血虚火盛筋燥者。

疏肝shūgān　治法。和法之一。也称疏肝解郁、疏肝理气。是疏散肝气郁结的方法。肝气郁结表现为两胁胀痛或窜痛，胸闷不舒，或恶心呕吐，食欲不振，腹痛腹泻，周身窜痛，舌苔薄，脉弦。用柴胡疏肝散、七气汤。

疏肝和胃shūgānhéwèi　治法。即用具有疏肝理气健胃作用的方药治疗肝胃气滞证、肝胃不和等病证的治法。

疏肝解郁shūgānjiěyù　治法。即疏肝。详该条。

疏肝理脾丸shūgānlǐpíwán　经验方。见《中医临证学基础》（湖南中医学院）。鳖甲、茅根各15g，当归、赤芍药、五灵脂、蒲黄、茜草、柴胡、郁金、地龙各9g，鸡内金、青皮、枳壳各6g，为末，鲜猪肝18g蒸熟捣烂，炼蜜为丸，每服9g。治两胁胀痛，胸闷不舒，食欲不振，腹痛腹泻，癥瘕积聚，月经不调。

疏肝理气shūgānlǐqì　治法。即疏肝。详该条。

疏肝利胆shūgānlìdǎn　治法。即用具有疏肝理气利胆作用的方药治疗肝胆淤滞病证的治法。

疏肝流气饮shūgānliúqìyǐn　《马培之外科医案》方。❶当归、丹参、茯苓各二钱，白蒺藜三钱，乌药、橘红各八分，秦艽、白芍药各一钱半，续断一钱，红花五分，桂枝四分，老姜一片。水煎服。治风冷着于肝俞，五、六椎两旁作痛，牵引胁肋。❷苏梗、枳壳、通草、郁金、延胡索、青皮、佛手、当归、乌药、香附。水煎服。治肝痈初起，左胁肋痛，呼吸不利。

疏肝散shūgānsǎn　《症因脉治》卷三方。柴胡、苏梗、青皮、钩藤、栀子、白芍药、陈皮、甘草。为末，冲服。治怒动肝火不得卧，胁肋胀痛，痛连小腹及阴器，夜卧常惊，口渴多饮。

疏解散shūjiěsǎn　《医宗金鉴·幼科杂病心法要诀》卷五十三方。羌活、苏叶、防风、枳壳（麸炒）、桔梗、前胡、赤芍药、炒杏仁、炒僵蚕、甘草、黄连（酒炒），为粗末，加生姜，水煎服。治感冒夹惊，睡卧不安，身热烦躁，面色青赤。

疏理shūlǐ　皮肤腠理疏松。《素问·异法方宜论》："鱼者使人热中，盐者胜血，故其民皆黑色疏理。"

疏散风邪shūsànfēngxié　治法。即用具有发汗疏风解表作用的方药治疗风邪犯表证的治法。

疏散外风剂shūsànwàifēngjì　指以辛散祛风药为主配伍组成，治疗风邪外袭等证的治风剂。

疏土汤shūtǔtāng　《辨证录》卷四方。白术、茯苓各一两，肉桂、白芍药、枳壳各三分，柴胡、半夏各五分。水煎服。治脾胃气郁，心腹饱满作胀，时或肠鸣，欲大便，甚则心疼，两胁实，为呕为吐，或吐痰涎，或呕清水，或泻利暴注，以致两足跗肿。

疏五过论篇shūwǔguòlùnpiān　《素问》篇名。马莳注："疏，陈也。内有五过，故名篇。"本篇主要讨论因七情不遂所引起的疾病，列举了由于医生诊断不明确而耽误病情的五种过失。指出元气在人体的可贵之处。文中还告诫医者，必须四诊合参，结合人的体质强弱、生活环境、精神情绪、气候的变化等，才能做出正确的诊断。

疏血丸shūxuèwán　《医宗金鉴·正骨心法要旨》卷八十八方。百草霜三钱，阿胶（蛤粉炒成珠）、藕节、侧柏叶、茅根、当归（酒洗）各一两。为细末，炼蜜为丸，梧桐子大，每服五钱，老酒送下，日二次。治额骨损伤皮破，内损瘀血，上呕吐衄，胸膈疼痛，饮食少进。

疏郁理气shūyùlǐqì　治法。理气法之一。与宽胸、宽中、解郁、开郁等义同。是治疗因情志抑郁而引起气滞的治法。症见胸膈痞闷，两胁及小腹胀痛等。用香附、佛手、乌药、砂仁之类。

疏凿饮子shūzáoyǐn·zi　《重订严氏济生方》方。泽泻、炒赤小豆、商陆、羌活（去芦）、大腹皮、椒目、木通、秦艽（去芦）、槟榔、茯苓皮各等分。为粗末，每服四钱，水一盏半，生姜五片，煎至七分，去滓，不拘时温服。功能疏风透表，通利二便。治水气，通身洪肿，喘呼气急，烦躁多渴，大小便不利，服热药不得者。

输shū　❶运输或灌注。《素问·经脉别论》："饮入于胃，游溢精气，上输于脾。"❷音义同腧，穴位。《灵枢·邪气藏府病形》："荥输治外经，合治内腑。"

输刺shūcì　古刺法名。❶九刺之一。《灵枢·官针》："输刺者，刺诸经荥输藏输也。"指取用四肢的荥穴和背部的五脏腧穴进行治疗的方法。亦有指取用五输穴和脏俞穴者。因取用特定的腧穴进行针刺，故名输刺。❷十二刺之一。《灵枢·官针》："输刺者，直入直出，稀发针而深之，以治气盛而热者也。"指治疗气盛有热的病证，以少取穴，直入直出而深刺的方法，以输泻邪热而名输刺。❸五刺之一。《灵枢·官针》："输刺者，直入直出，深内之至骨，以取骨痹，此肾之应也。"指直刺深入至骨以治骨痹的方法，与❷相类。盖肾主骨，故本法可应用于治疗与肾有关的骨痹等疾患。

输卵管积水shūluǎnguǎnjīshuǐ　病名。指输卵管炎后，伞端粘连闭锁，管壁渗出浆液性液体，或由输卵管积脓，但脓液被吸收后形成输卵管积水。治以活血化瘀，理气行水。可用当归、赤芍、牛膝、防己、川芎、延胡索、桃仁、肉桂、木通、香附、甘草煎服。腹部外敷甘遂、麝香面[《中医杂志》1965（6）]。

输脉shūmài　脏腑的脉道。有流通气血、转输津液等作用，故称。《灵枢·百病始生》："其著于输之脉者，闭塞不通，津液不下。"

输穴shūxué　❶泛指全身穴位。"输""腧"通，俞为输与腧的古字，故亦作俞穴或腧穴。❷五输穴之一。输穴多分布在腕踝关节附近。《灵枢·顺气一日分为四时》曰："病在藏者，取之井；病变于色者，取之荥；病时间时甚者，取之输；病变于音者，取之经；病满而血者，病在胃及以饮食不节得病者，取之于合。"十二经各有一个输穴，即太渊（肺）、三间（大肠）、陷谷（胃）、太白（脾）、神门（心）、后溪（小肠）、束骨（膀胱）、太溪（肾）、大陵（心包）、中渚（三焦）、足临泣（胆）、太冲（肝）。临床应用较广。

蔬食谱shūshípǔ　食疗著作。1卷。明代汪士贤《山居杂志》载此书，题为清漳陈达叟撰。不著时代。所载食品二十种，各系以"赞"，皆粗草具。故曰蔬食。

秫米shúmǐ　中药材。出《名医别录》。又名小米、糯秫、糯粟、黄米。为禾本科植物粟 *Setaria italica*（L.）Beauv. 的种子之黏者。山东、河北及东北各地都有种植。甘，微寒。入胃、大肠经。治胃气不和，夜不得眠，胃弱久泻。煎服：15～30g。

熟大黄汤shúdàhuángtāng　《三因极一病证方论》卷十三方。大黄、生姜各半两。同炒令焦黄色，水浸一夜，五更，去渣顿服。治坠堕闪挫，腰痛不能屈伸。

熟地shúdì　中药材。见《景岳全书》。为熟地黄之简称，详该条。

熟地黄shúdìhuáng　中药材。出《本草图经》。又名熟地。为玄参科植物地黄 *Rehmannia glutinosa*（Gaertn.）Libosch. 的根茎经加工蒸晒而成。主产于河南、浙江等地。甘，微温。入肝、肾经。滋阴，补血。①治肝肾阴虚，头晕耳鸣，消渴，骨蒸潮热，盗汗，腰膝酸软，溲数，遗精。②治血虚萎黄，心悸，失眠，月经不调，崩漏。煎服：9～30g。成分参见"干地黄"条。

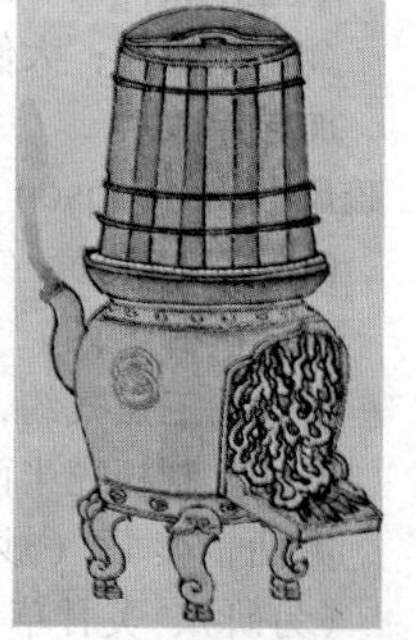
熟地黄

熟地黄散shúdìhuángsǎn 《伤寒保命集》方。熟地黄、人参、白芍药、茯苓、白术、续断各一两，黄芪、桂心、五味子、当归、麦冬、川芎各七钱半。为粗末，每服四钱，加生姜三片、大枣一枚，水煎服。功能气血双补。治产后蓐劳，四肢烦疼，时发寒热。

熟地黄汤shúdìhuángtāng 《审视瑶函》卷四方。熟地黄（酒洗）八钱，糯米一撮，人参一钱，麦冬一钱五分，天花粉三钱。为粗末，加生姜一片，大枣二枚，水煎服。功能养血益气。治产后眼昏头晕，虚渴口干，气少脚弱。《证治准绳》亦有本方，但多炙甘草。

熟地黄丸shúdìhuángwán ❶《银海精微》卷下方。熟地黄一两，五味子、炒枳壳、炙甘草各三钱。为细末，炼蜜和丸，每服一百丸，食远清茶送下，日三次。功能养血凉血祛风。治血弱阴虚，不能养心而致心火旺，阳火盛，偏头肿闷，瞳子散大，视物则花。❷《杂病源流犀烛·内伤外感门》卷二十二方。石斛、熟地黄、菟丝子、防风、茺蔚子、车前子、黄芪、覆盆子、肉苁蓉、地肤子、煅磁石各一两，兔肝（炙干）一具。为末，炼蜜为丸，空腹盐汤送下。治肝虚而致的眉棱骨痛，见光即发。

熟干地黄散shúgāndìhuángsǎn 《证治准绳·女科》卷五方。熟地黄二两，黄芪、白薇、龙齿（研）各一两，人参、茯神、羌活、远志各七钱半，桂心、防风、炙甘草各半两（一方无黄芪，有荆芥）。为粗末，每服五钱，加生姜五片、大枣三枚，水煎，不拘时服。治产后心虚惊悸，神思不安。

熟干地黄丸shúgāndìhuángwán 《兰室秘藏·眼耳鼻门》方。人参二钱，炙甘草、天冬、地骨皮、五味子、炒枳壳、黄连各三钱，当归（酒洗，焙干）、黄芩各五钱，生地黄（酒洗）七钱五分，柴胡八钱，熟地黄一两。为细末，炼蜜为丸，梧桐子大，每服一百丸，食后茶水送下，日二次。治血弱阴虚，不能养心而致的心火旺盛，肝木自实，瞳子散大，偏头肿闷，视物昏花。

暑shǔ 病因六淫之一。暑为阳邪，多在夏季致病。《灵枢·岁露论》："暑则皮肤缓而腠理开。"临床表现高热、口渴、脉洪大、多汗等。因易耗气伤津，故又常出现体倦、心烦、口干等症。暑邪每易夹湿，表现为暑湿证。参见"暑湿"条。

暑必兼湿shǔbìjiānshī 六气病因之一。❶《幼科要略》："长夏湿令，暑必兼湿，暑伤气分，湿亦伤气。汗则耗气伤阳，胃汁大受劫灼，变病由此甚多。"❷《中医临证学基础》："人体感暑夹湿，除暑的见证外，还伴有四肢困倦，食欲不振，胸闷，呕恶，便稀尿少，脉濡苔滑等。"

暑病shǔbìng 病名。❶指邪伏于内，至夏而发的多种热性病。《注解伤寒论》卷二："中而即病者，名曰伤寒；不即病者，寒毒藏于肌肤，至春变为温病，至夏变为暑病。"❷指感受暑邪随即发生的热性病证。《杂病源流犀烛·暑病源流》："人受暑邪，当时即发谓之暑病。"暑病古称中暍。后世有中暑、伤暑、阳暑、阴暑之分，并有暑风、暑厥、暑痫、暑瘵、疰夏、伏暑等病。详各条。

暑搏血崩shǔbóxuèbēng 病证名。多因暑邪客于冲任胞宫，血难停留而致突然经血崩下。症见血色深红、质稀、量多如注，面赤或垢，身热口渴喜凉饮。治宜清热祛暑，凉血止血。方用单芩心丸，或益元散加百草霜。

暑产shǔchǎn 见汪朴斋《产科心法》下集。即热产，详该条。

暑喘shǔchuǎn 病证名。见《杂病源流犀烛》卷一。指夏季感受暑热，肺受热灼，清肃失常所致的气喘。证见喘促，多汗，烦躁或身体发热，静则多言等。治宜解暑，清热或兼益气，如白虎汤、清暑益气汤、益元散等方。

暑毒失血shǔdúshīxuè 病名。指感受暑邪热毒之气所致的失血。《金匮翼·诸血统论》："暑毒失血者，脉大气喘，多汗烦渴，盖心主血，而暑气喜归心也。"平素嗜酒及阴虚者多见之。治宜清暑解毒。用《局方》枇杷叶散，或《千金》治酒客瘟疫中热毒干呕吐血方（蒲黄、犀角、栝蒌根、甘草各二两，桑寄生、葛根各三两）。参见"失血"条。

暑风shǔfēng 病证名。❶指中暑而兼昏迷、搐搦者。《六气感证要义·暑》："夏月猝倒无知，由于心火暴甚，暑热乘之，名曰暑风。"《增订伤暑全书》卷上："忽然手足搐挛，厉声呻吟，角弓反张，如中恶状，为暑风。"治宜以温热水化苏合香丸灌之，候其稍苏，即以黄连香薷散加羌活煎服。痰盛者，用六和汤、星香散等。《杂病源流犀烛·暑病源流》："先病热，服表散药后，渐成风病，谵语，狂呼乱走，气力百倍，此亦暑风，与阴风不同。宜解散化痰，不可汗下，宜竹叶石膏汤去参、术加黄连、知母。"本病可见于中枢神经系统感染、各种感染发热性疾病伴有中毒性脑病及重症中暑等疾患。❷即中暑。《医碥》卷一："中暑，或名暑风，以与中风相似也。"❸指暑月身痒赤肿的病。《证治要诀·伤暑》："暑月身痒如针刺，间有赤肿处，亦名暑风。末子六和汤和消风散，酒调服。暑风而加以吐泻兼作者，六和汤、藿香正气散各半帖，加全蝎三个。"

暑风慢惊shǔfēngmànjīng 病证名。为小儿夏季泄泻，转为慢惊风的病证。因小儿脾胃稚弱，感受暑风病邪，以致吐泻并作，重伤脾胃。故额热，肢冷，四肢抽搐，转为慢惊。治宜健脾祛暑。用四君子汤加黄连、香薷、扁豆之类。

暑风散shǔfēngsǎn 《揣摩有得集》方。款冬花（蜜炙）一钱五分，当归、玉竹（蜜炙）、枇杷叶各一钱，贝母、生甘草、天竺黄各五分，犀角、蔻仁末、橘红各三分，胆南星一分。加藕节一寸，水煎服。治小儿夏月风火咳嗽，唇焦口干，发烧，昏迷不醒。

暑秽shǔhuì 病证名。指感受暑湿秽浊之气所发的病证。《时病论》："是证多发于夏秋之间，良由天暑下逼，地湿上腾，暑湿交蒸，更兼秽浊之气，交混于内，人受之，由口鼻而入，直犯募原。初起头痛而胀，胸脘痞闷，肤热有汗，频欲恶心，右脉迟钝者是也。然有暑湿之分……如偏于暑者，舌苔黄色，口渴心烦，为暑秽也。"治宜芳香化浊为主。参见"暑病"条。

暑霍乱shǔhuòluàn 病名。❶即湿霍乱。《医学入门·霍乱》："一种暑霍乱，即湿霍乱。"详该条。❷指感受暑热而致的霍乱。详"伤暑霍乱"条。

暑疖shǔjiē 病名。指夏季发生的化脓性疖肿。又名暑疡、暑令疡毒小疖。《外科启玄》卷七："夏日受暑热而生，大者为毒，小者为疖。令人发热作胀而痛，别无七恶之证。宜清暑香薷饮，内加芩、连、大黄之类，治之而愈；外加敷贴之药为妙。"证治参见"疖""外痈"条。

暑痉shǔjìng 病证名。小儿痉病之一。又名暑风。为感受暑温之邪，以致抽搐，发痉急骤，甚至角弓反张的病证。见于流行性乙型脑炎。清代吴鞠通《解儿难》："夏日小儿身热头痛、项强无汗，此暑兼风寒者也，宜新加香薷饮；

S

有汗则用银翘散，重加桑叶；身重汗少，则用苍术白虎汤；脉芤面赤多言，喘喝欲脱者，即用生脉散；神志不清者，即用清营汤加钩藤、丹皮、羚羊角；神昏者，兼用紫雪丹、牛黄丸等；病势轻微者，用清络饮之类。”

暑厥shǔjué　病证名。常见于重症中暑。❶指夏月猝然倒仆，昏不知人。《医学传灯》卷上：“夏月猝然僵仆，昏不知人，谓之暑厥。当分阴阳二证。阳证，脉来洪数无力，身热汗出，谓之阳厥，此因暑食伤脾，食多而热亦多，宜用连芍调中汤，或辰砂六一散，先治其热，俟其人事清白，再看食之多寡调治……至于脉来沉细无力，肌肤不热，曾食生冷瓜果，谓之寒厥，宜用厚朴温中汤治之。”❷指中暑昏迷而手足厥冷者。见《时病论·中暑》。症见忽然闷倒，昏不知人，手足逆冷，躯热汗微，气喘不语，牙关微紧，亦或口开，状若中风，脉洪濡或滑数者，治宜苏合香丸、来复丹研灌，或以蒜水灌之，俟稍醒后用祛暑调元之剂。参见“暑病”条。

暑渴shǔkě　病证名。见《丹溪心法·中暑》。指因暑热所致的口渴证。宜清解暑热，养阴生津。用玉露散、麦冬汤、生津丸等方。详“中暑”条。

暑劳shǔláo　病名。❶《不居集》卷四：“盛暑之月，火能烁金，不禁辛酒劳热躁攘，火动心脾，令人咳嗽气喘，骤然吐血衄血，头目不清，胸膈胀闷，烦渴不宁，即童稚老夫，亦有此病，昧者以为痨瘵，不知火载血而上升，非真阴亏损，而为虚劳者比也。”宜四物汤、黄连解毒、二陈汤合方去川芎、白芍、黄柏、半夏，加贝母、桔梗、薄荷、麦冬、五味子，或加童便、藕汁，或黄连香薷饮等。❷即暑瘵。见《增订伤暑全书》卷上。详“暑瘵”条。

暑痢shǔlì　病证名。指痢疾由感受暑邪所致者。《杂病源流犀烛·痢疾源流》：“热痢与暑痢，似同而异。背寒，齿干，面垢，烦悗，燥渴引饮，皆暑症。”《证治要诀·大小腑门》：“若感暑气而成痢疾者，其人自汗发热，面垢呕逆，渴欲引饮，肠内攻刺，小便不通，瘀血频并。宜香薷饮加黄连一钱，佐以五苓散，白汤调服，不愈则用蜜水调。感暑成痢，疼甚而食不进者，六和汤、藿香正气散各半贴，名木香交加散。”《丹溪心法·痢》：“暑痢而脉虚者。香薷饮，或清暑益气。”《石室秘录》卷六谓：“夏秋感热之气，患痢便血，一日间至百十次不止者。”可重用白芍、当归及枳壳、槟榔、甘草、滑石、广木香、萝卜子等药。参见“热痢”条。

暑淋shǔlìn　病证名。见《医学入门·淋》。指因感受暑邪而成的淋证。实证宜用山栀仁、五苓散、益元散；虚证用生脉散。暑月汗多而小便赤涩者，宜春泽汤、桂苓甘露散。参见“淋”条。

暑令吐泻shǔlìngtùxiè　病证名。出《证治准绳·幼科》。小儿暑令季节，上吐下泻，多由乳食不洁，损伤肠胃；也有由外感暑湿或寒湿之邪，阻滞中焦，胃失和降，脾失运化，清浊相混而成的。因乳食所伤而致者，宜消食导滞，调和胃肠，用保和丸；因暑湿者，宜清热利湿，用葛根芩连汤加减；因寒湿者，宜燥湿散寒，用藿香正气散加减。

暑令疡毒小疖shǔlìngyángdúxiǎojiē　病证名。暑天发生的热疖。见《医宗金鉴》卷七十四。多为感受暑温湿热，蕴蒸肌肤而成。初起皮损如小豆，根部红晕，继而肿痛，常伴有发热、心烦、口苦、舌干等症。治宜清热解毒。内服荆防败毒散加藿香、黄连、石膏。相当于汗腺炎。

暑迷shǔmí　病证名。指中暑之轻者。《医》卷一：“暑迷一证，似中而轻，欲睡懒语。壮人香薷饮加黄连一钱，虚人星香散加香薷一钱。醒后冷汗不止，手足尚逆，烦闷多渴者，香薷饮。若过投冷剂致吐利不止，外热内寒，烦躁多渴，甚欲裸形，此阴盛格阳，宜温药香薷饮加附子浸冷服，渴者，缩脾饮加附子，亦浸冷服。”参见“中暑”条。

暑疟shǔnüè　病证名。疟疾之一。❶指专受暑邪而得疟者。《证治汇补·疟疾》：“暑疟者，其症大寒，大烦，大喘，大渴，静则多言，体若燔炭，汗出而散，单热微寒，宜清暑解表。”《杂病源流犀烛·疟疾源流》：“暑疟者，专受暑而得，与凡疟之因暑而反受风寒以成者不同，故但热不寒，或多热，里实不泄，烦渴而呕，肌肉消削。宜益元散、香薷饮、小柴胡汤参用之，或加竹沥。”❷即疟。见《普济方·诸疟门》。详“疟”条。❸即湿疟，见《症因脉治》卷四，详该条。并参见“疟疾”条。

暑气shǔqì　夏季的主气，六淫之一。参见“暑”条。

暑气呕吐shǔqì' ǒutù　病证名。指呕吐因中气不足，暑热之气入于肠胃所致者。《症因脉治》卷二：“暑气呕吐之症，暑热行令，头眩目暗，呕吐暴作，身热恶寒，烦渴引饮，齿干唇焦，腹中疼痛，小便赤色，或混浊涩短。”脉虚大而涩，或沉细，或躁疾，或伏。宜用家秘香薷饮、人参石膏汤、土藿香汤调益元散等方。

暑热shǔrè　❶病因。即暑邪。《素问·五运行大论》：“其在天为热，在地为火……其性为暑。”❷证候名。外感暑邪的热证。《叶香岩三时伏气外感篇》：“暑热深入，伏热烦渴。”

暑热动风shǔrèdòngfēng　❶暑热炽盛，引动肝风的病理变化。❷证候名。以高热，神昏，四肢抽搐，甚至角弓反张，牙关紧闭等为常见症的证候。

暑热内郁证shǔrènèiyùzhèng　证名。即感受暑热之邪，郁盛于内，以恶热壮热，汗出，口渴多饮，心烦头晕，小便短黄，舌红，苔黄干，脉洪大等为常见症的证候。

暑热证shǔrèzhèng　病证名。婴幼儿时期特有的疾病。出叶天士《幼科要略》。多见于3岁以下的小儿，临床以长期发热不退、口渴多饮、多尿、少汗等为主要症状。因其发病都在夏季，又无一般常见暑温病的发病规律，病程中无其他合并症发生，至秋凉后，发热及其他症状随之消退，故又名小儿夏季热。主要是由患儿平素体质较弱，不能适应外界酷热的气候环境，从而冒受暑气，熏蒸肺胃之经所致。肺受暑气，失其正常生理，故见发热，汗闭；暑气在内，耗伤胃之津液，所以口渴而喜多饮；暑必伤气，气虚下陷，不能化水为津液，遂致水液下趋，而为小便清长而多；汗与尿液，同属于阴，异物而同源，故汗闭则尿液多，尿多则津液伤，津伤则必多饮以解渴，此为暑渴症汗闭、发热、多饮、多尿的一般病机。治以清暑益气，养阴生津为主，用人参白虎汤，或王氏清暑清气汤；久病阴虚者，用六味地黄汤合生脉散。

暑痧shǔshā　病证名。痧证之一。指暑天感受秽浊所致的痧证。《杂病源流犀烛·痧胀源流》：“暑痧，头眩恶心，自汗如雨，脉洪拍拍，上吐下泻，腹痛或紧或慢。”治宜清暑化浊，用薄荷汤。参见“痧”条。

暑伤肺络证shǔshāngfèiluòzhèng　证候名。即暑热之邪损伤肺络，以发热口渴，咳嗽，咯血色鲜红，神疲气短，舌红苔黄，脉数无力等为常见症的证候。

暑伤津气证shǔshāngjīnqìzhèng　证候名。即暑热内侵，耗气伤津，以身热汗出，口渴多饮，心烦面赤，神疲乏力，气短，小便短黄，舌红苔黄少津，脉浮大无力等为常见症的证候。

暑湿shǔshī　病证名。暑热夹湿的病证。夏季常见病之一。因暑热蒸动湿气所致。发病机制为暑伤津气、湿浊阻滞气机。症见胸脘痞闷、心烦、身热，舌苔黄腻。如暑湿困阻中焦，则见壮热烦渴、汗多尿少、胸闷身重；如暑湿弥漫三焦，则见咳嗽、身热面赤、胸脘痞闷、大便稀溏，小便短赤，治宜清暑化湿为主。

暑湿痹shǔshībì　病证名。见《温病条辨·中焦篇》。由于暑湿侵袭肌肤、经络所致。证见肢体酸痛重着，面赤，小溲黄少等。治宜辛温辛凉并用，如加减木防己汤等方。

暑湿喘逆shǔshīchuǎnnì　病证名。喘证之一。《症因脉治·喘症论》："暑湿喘逆之因，《内经》云，因于暑，汗烦则喘喝，此暑气也。因于湿，首如裹，面胕肿，呼吸气喘，此湿气也。暑湿袭于皮毛，干于肺胃。"症见喘息气粗，烦闷口渴，多言身重，汗出身仍热，脉多濡软或见微缓。治宜清暑利湿为主。如汗多口渴，用清暑益元散；脉大多言，用黄连解毒汤或竹叶石膏汤；如暑湿身痛，无汗喘逆者，宜汗解，用羌活胜湿汤等方。参见"暑喘""湿喘"条。

暑湿腹痛shǔshīfùtòng　病证名。指感暑湿阻而致腹痛。《症因脉治·腹痛论》："暑湿腹痛之症，热令当权，忽尔腹中作痛，肠中作响，痛泻交作。此暑湿霍乱之类也。"多因夏令暑湿之邪，与肠胃水谷，互相混杂，暑热不得发越，食气不得运化所致。治宜清暑利湿为主。如黄连香薷散、清热胜湿汤等方。若痛泻阵作，平胃散煎汤调六一散。寒热脉伏，或寒热脉浮大，皆宜发表，败毒散。大便结，厚朴三物汤。腹痛呕吐，藿香正气散。参见"腹痛"条。

暑湿流注shǔshīliúzhù　病证名。流注病的一种。多因先受暑湿、继则寒邪外束于营卫肌肉之间，以致气血凝滞而成。局部为白色漫肿，微热疼痛；并伴有恶寒发热、胸闷食少、关节疼痛等全身症状。成脓后肿块增大，疼痛加剧。溃后流出黄稠或白黏脓液。脓尽收口，愈后往往他处又起。类似多发性脓肿。治宜解毒清暑化湿为主。方用六一散加佩兰、藿香、地丁、黄芩、栀子、桃仁。早期外用如意金黄散（膏）；若脓成则切开引流、按痈疽溃后治疗。

暑湿袭表shǔshīxíbiǎo　❶即暑湿伤表，卫气失调的病理变化。❷证候名。即暑湿伤表，卫气失调，以发热，微恶风寒，头重身困，口渴，烦躁，小便短赤，舌红苔黄腻，脉濡数等为常见症的证候。

暑湿眩晕shǔshīxuànyūn　病证名。指暑令感受湿邪所致的眩晕。有湿热与寒湿之分（见《症因脉治·外感眩晕》）。详"寒湿眩晕""湿热眩晕"条。

暑湿证shǔshīzhèng　证候名。指暑湿之邪交阻内蕴，以身热口渴，汗出不彻，神疲倦怠，肢体困重，关节酸痛，心烦面垢，或胸脘痞闷，恶心呕吐，舌红苔黄腻，脉滑数为常见症的证候。

暑嗽shǔsòu　病证名。指暑热或暑风袭肺所致的咳嗽。《类证治裁·咳嗽》："暑嗽，暑热蒸嗽，及暑风袭入肺卫，寸脉大，喉痒口渴，俱宜微辛微凉，竹叶、蒌皮、杏仁、石膏、薄荷、香薷。暑兼湿，咳而痰稠，气阻溺涩，宜苦降淡渗，厚朴、黄芩、苏子、苡仁、滑石、通草、花粉、西瓜翠衣，或益元散。"参见"伤暑咳嗽"条。

暑痰shǔtán　病证名。痰证之一。因暑热伤肺所致。《不居集》卷十七："暑痰、暑热伤肺，多有痰涎，神志不清。宜清时令之火，则金清而木有制；开郁结之痰，则神安而气自宁。"参见"痰证"条。

暑痿shǔwěi　病证名。❶指暑令患阳痿者。《杂病源流犀烛·暑病源流》："暑痿者，暑天膏粱之人，阳事顿痿，此不可全用热药，亦不可全用凉药，宜黄连解毒汤合生脉散。"❷指肢弱无力，筋弛不收的痿证。《类证治裁·痿症》："长夏暑湿成痿，清暑益气汤加减。"参见"痿证"条。

暑温shǔwēn　病名。指发生于夏季的温热病。可见于乙型脑炎等病。暑多夹湿，暑温则指暑热偏盛者。《温病条辨·上焦篇》："暑温者，正夏之时，暑病之偏于热者也。"主要症状有壮热口渴，心烦面赤，汗多少气，脉象洪大等。病程中极易因邪陷心营而致引动肝风，出现神昏、嗜睡、瘢疹、抽痉及角弓反张等症。初起宜用白虎汤，直清气分邪热以保津液；如见神情躁烦，意识不清或神昏谵语，舌苔黄，质红或红绛无苔，甚至抽搐等症者，宜用犀角地黄汤、清瘟败毒散、紫雪丹、至宝丹等方；若元气津液耗伤，则用人参白虎汤、王氏清暑益气汤等以益气生津；如身热已退，汗出不止，气喘脉散者，用生脉散以补敛津气。暑温每多夹湿，如伴有胸闷恶心、小便短赤、大便溏泄等症时，宜兼用芳香化浊利湿法。若见高热、头痛、呕吐、嗜睡、昏迷、抽搐等症者亦称暑痫。参见"中暑""湿温""暑痫"等条。

暑痫shǔxián　病证名。常见于重症中暑。指感受暑邪，热极神昏，卒然痉厥的病证。《温病条辨·上焦篇》："小儿暑温，身热，卒然痉厥，名曰暑痫，清营汤主之。亦可稍与紫雪丹。""大人暑痫，亦同上法。热初入营，肝风内乱，手足瘛疭，可于清营汤中，加钩藤、丹皮、羚羊角。"参见"暑病"条。

暑泄shǔxiè　病名。即暑泻。《不居集》卷二十一："暑泄，夏月暴注水泄。"《杂病源流犀烛·泄泻源流》："又有暑泄，因受暑邪，烦渴，尿赤，自汗面垢，暴泻如水。宜茹令汤、桂苓甘露饮。"详"暑泻"条。

暑泻shǔxiè　病名。见《丹溪心法·泄泻》。又称暑泄。指暑毒之邪伤于肠胃所致的泄泻。《证治要诀》卷八："暑泻，由胃感暑气，或饮啖日中之所晒物，坐日中热处，证状与热泻略同，宜胃苓饮，或五苓散加车前子少许。"《杂病源流犀烛·暑病源流》："暑泻，专受暑而成泻利病也。其原有新有久。新者，暑毒入于口齿，伤于肠胃，数日间其邪即发，或夹食，或夹湿，以致烦渴尿赤，自汗，面垢，腹痛，所泻如水直注，日夜无度。宜以炒黄连为君，葛根、升麻佐之，或桂苓甘露饮。久者，暑邪留于三焦肠胃之间，以致久而成泄，所泻亦是水，但不如新者之暴迫直注，其兼症亦相同，宜玉龙丸。此新久之别也。而其症之所现，虽同属暑泻，其为治又有当分辨者。如暑伤心脾，呕吐泄泻，或霍乱转筋，及浮肿疟痢，宜六和汤；如暑热引饮过多，致水暑交并，而上吐下泻，宜解暑三白散；如伤暑，上吐下泻，而兼烦乱，宜香朴饮子；如暑月烦渴，引饮过多，脾胃停积冷湿，致成吐泻，宜大顺散……若不过受暑而泻，别无他故，则惟清暑足矣，宜消暑十全饮、香薷汤；其或有盛暑伤于外，阴冷伤于内，而为内外受迫者，此症更重，非可易视矣，宜连理汤、桂苓元、缩脾饮。"参见"热泻"条。

暑性升散shǔxìngshēngsàn　用以说明六淫中之暑邪的致病特点，指暑为阳邪，阳性升散，故暑邪致病，多直入气分，可致腠理开泄而多汗。

暑性炎热shǔxìngyánrè 用以说明六淫中之暑邪的致病特点，指暑为夏季火热之气所化，暑邪致病，多表现出一系列阳热症状。

暑疡shǔyáng 病名。出《外科大成》卷二。即暑疖，见该条。

暑易夹湿shǔyìjiáshī 用以说明六淫中之暑邪的致病特点，指暑季常多雨潮湿，热蒸湿动，暑邪为病，常要夹湿邪而侵袭人体。

暑易扰心shǔyìrǎoxīn 用以说明六淫中之暑邪的致病特点，指暑邪致病，有易扰动心神的特点，常导致心烦不宁，甚则突然昏倒，不省人事。

暑疫散shǔyìsǎn 方名。即雷击散，见该条。

暑月水泻shǔyuèshuǐxiè 病证名。见《验方新编》卷五。婴幼儿夏暑季节，腹泻，排出物如水样。多因感受暑湿之邪，浸渍肠胃所致。其症多兼小便赤涩或小便不通。治宜清暑利湿，用四苓散加木瓜、木通、车前子。

暑瘵shǔzhài 病证名。指感受暑热而突然咯血咳嗽，状似痨瘵的病证。《增订伤暑全书》卷上："盛暑之月，火能灼金，若不禁辛酒，脾火暴甚，有劳热躁扰，而火动于心肺者，令人咳嗽气喘，骤吐血衄血，头目不清，胸膈烦渴不宁……宜四物汤、黄连解毒汤、二陈汤三药内去川芎、白芍、黄柏，以贝母易半夏，加桔梗以抑之，薄荷以散之，麦冬、五味以敛之，自愈。或加童便、藕汁；或黄连香薷饮一二剂亦可，静摄数日，忌酒煎炒自安，是名暑瘵，宜酌而善用焉。或用东垣参苓调中亦妙。"如暑热夹湿，口不渴而苔白滑者，宜用清络饮加杏仁、薏苡仁、滑石汤主之。参见"暑病"条。

暑症发源shǔzhèngfāyuán 温病著作。1卷。清代李识候参订。书成于1902年。此书论述暑症以及与暑邪有关病证，包括初夏湿温、季夏暑病、秋令伏暑和疟疾、痢疾等。作者分经辨证，并按标本虚实寒热立方遣药，颇多经验之谈。现有《三三医书》本等。

暑中shǔzhòng 病证名。类中风之一。见《医宗必读·类中风》。又名中暑（《万病回春》列为类中风之一）。因夏季酷热，猝中暑邪所致。症见面垢，闷倒，昏不知人，冷汗自出，手足微冷，或吐，或泻，或喘，或满，或渴。可先予通窍法，用苏合香丸灌服。《医学心悟·类中风》："暑中，暑气逼迫，卒然昏倒，自汗面垢，昏不知人。急用千金消暑丸灌之……灌醒后，以益元散清之，或以四味香薷饮去厚朴加丹参、茯苓、黄连治之。虚者加人参。"参见"中暑"❶。

S

暑中阳邪shǔzhòngyángxié 病证名。见《医宗金鉴》卷三十九。即阳暑，详该条。

暑中阴邪shǔzhòngyīnxié 病证名。见《医宗金鉴》卷三十九。即阴暑，详该条。

黍米寸金丹shǔmǐcùnjīndān 《外科正宗》卷一方。又名返魂丹、再生丸、追命丹、延寿丹、来苏丸、知命丸、得道丸。麝香五分，乳香、没药、雄黄、狗宝、轻粉、乌金石（即石炭）各一钱，蟾酥二钱，粉霜、黄蜡各三钱，硇砂二钱，鲤鱼胆（阴干）三个，干狗胆一个，白丁香四十九个，炙蜈蚣（全者）七条，乳汁一合。为末，黄蜡、乳汁二味熬成膏，同诸药末和丸，绿豆大，每服三丸，病重者五丸，冷病用葱汤、热病用白开水送下，盖被出汗为度。治暴中急症，忽然卒倒，及发背、脑疽、遍身臃肿、附骨疽等初起憎恶壮热，四肢倦怠沉重者。本方早见于《御药院方》卷十，名寸金丸。

属shǔ ❶根本属性。对于病邪深伏，临床表现复杂的病证，应求其脏腑阴阳所属而治。《素问·至真要大论》："诸寒之而热者取之阴，热之而寒者取之阳，所谓求其属也。"❷连续不断。《灵枢·九针十二原》："余哀其不给而属有疾病。"❸凝神注意。《灵枢·九针十二原》："神在秋毫，属意病者。"❹经脉循行路线与本脏相连者。《灵枢·经脉》："肺手太阴之脉……上膈属肺。"

蜀本草shǔběncǎo 本草著作。见"重广英公本草"条。

蜀椒shǔjiāo 中药材。出《神农本草经》。即花椒，详该条。

蜀椒汤shǔjiāotāng 《外台秘要》卷三十四引《经心录》方。蜀椒二合，芍药三两，半夏、当归、桂心、人参、炙甘草各二两，生姜汁五合，蜜一升，茯苓二两。先煮椒令沸，下诸药，再下姜汁、蜜同煎服。治产后大寒，心痛。

蜀椒丸shǔjiāowán 《外台秘要》卷七引张文仲方。蜀椒（出汗）、半夏各一升，炮附子一两。为末，蜜和丸，梧桐子大，每服五丸，日三次。治胸中气满，心痛引背。

蜀葵根shǔkuígēn 中药材。出《本草拾遗》。为锦葵科植物蜀葵 *Althaea rosea*（L.）Cav. 的根。甘，寒。清热凉血，利尿，排脓。①治小便淋痛，白带，尿血，吐血，血崩，子宫炎，阴道炎，肠痈。煎服：30～60g。②捣敷疮肿、丹毒。本品含大量黏质（其中有戊糖、戊聚糖、甲基戊聚糖及糖醛酸），能缓和刺激，可用于黏膜炎症。

蜀葵花shǔkuíhuā 中药材。出《备急千金要方·食治》。又名棋盘花、水芙蓉、栽秧花、擀杖花。为锦葵科植物蜀葵 *Althaea rosea*（L.）Cav. 的花。我国各地有栽培。甘，咸寒。和血润燥，通利二便。①治痢疾，吐血，血崩，赤白带下，大小便不利，疟疾，小儿风疹。煎服：3～6g，或研末。②捣敷或研末调敷痈肿疮疡，蜂、蝎螫伤，麻油浸泡涂烫伤。本品含蜀葵苷、飞燕草素-3-葡萄糖苷。醇提物能降低动物血压，增加冠脉流量，抑制血小板聚集，并有镇痛、抗炎作用。

蜀葵苗shǔkuímiáo 中药材。出《本草纲目》。为锦葵科植物蜀葵 *Althaea rosea*（L.）Cav. 的茎叶。甘，微寒。清热，散血。❶治热毒下痢，淋病，小便出血。煎服：6～18g，或捣汁。❷捣敷或烧存性研末调敷金疮、火疮。

蜀葵子shǔkuízǐ 中药材。出《本草拾遗》。为锦葵科植物蜀葵 *Althaea rosea*（L.）Cav. 的种子。甘，寒。利水通淋，滑肠，催生。治水肿，尿路结石，大、小便不利。煎服：3～9g。孕妇忌服。本品含脂肪油。油中含不饱和游离酸很多，以油酸为最，达34.88%。

蜀漆shǔqī 中药材。出《神农本草经》。为虎耳草科植物黄常山 *Dichroa febrifuga* Lour. 的嫩枝叶。主产于四川、贵州、湖南。苦、辛，微温，有毒。主治、用法均同常山。参见"常山"条。本品含常山碱甲、乙、丙等生物碱。

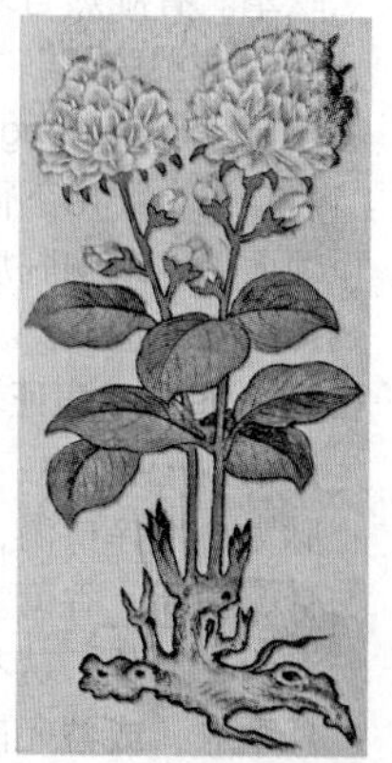
蜀漆

蜀漆散shǔqīsǎn 《金匮要略》方。蜀漆（洗去腥）、云母（烧二昼夜）、龙骨各等分。为末，每服半钱，未发前以浆水送服。治牡疟多寒者。若治温疟，加蜀漆半分，每服一钱匕，临发时服一钱匕。

蜀羊泉shǔyángquán 中药材。出《神农本草经》。为白毛藤之别名，详该条。

鼠疮shǔchuāng 病名。见《辨证录》卷十三瘰疬门。即瘰疬。详该条。

鼠疸shǔdǎn 病证名。指因误食鼠粪污染之食物所致的黄病。《杂病广要·黄疸》："鼠疸。鼠盗饮食五谷。遗粪在内。人不拣择。误食则生黄。"治用神仙解毒万病丸。参见"黄疸"条。

鼠耳草shǔ'ěrcǎo 中药材。出《本草拾遗》。为鼠曲草之别名，详该条。

鼠妇shǔfù ❶人体部位名。出汉代马王堆医书《天下至道谈》。亦名俞鼠、臭鼠。即阴蒂。❷中药材。出《神农本草经》。又名地虱、西瓜虫、潮湿虫。为鼠妇科动物平甲虫 *Armadillidium vulgare*（Latreille）或鼠妇 *Porcellio scaber* Latreille 的干燥全体。产于江苏、吉林、山东、浙江、广西等地。酸，温。入肝经。破血通经，利水，解毒，止痛。治经闭癥瘕，小便不利，水肿，久疟寒热，外科手术后疼痛，煎服：1～6g；或研末服，每次 0.45～0.9g。治口腔炎，扁桃体炎，龋齿疼痛，研末调敷或吹患处。孕妇忌服。平甲虫含硫酸软骨素 A 或 C，或含玻璃糖醛酸。又含脂类，胆甾醇。含蛋白质、蚁酸、钙。以氯仿浸提，再进一步精制作成溶液或片剂口服，或做成油膏局部应用，可治疗麻风。

鼠李shǔlǐ 中药材。出《神农本草经》。又名牛李、皂李、乌巢子、楮李、臭李子。为鼠李科植物鼠李 *Rhamnus utilis* Decne. 的果实。分布于华东、中南及甘肃、陕西、河北、山西、贵州等地。甘、微苦，平，有小毒。清热利湿，止咳祛痰，解毒杀虫。①治水肿胀满，支气管炎，肺气肿。煎服：6～12g。②治龋齿痛，煎服并含漱；瘰疬，痈、疖、疥、癣，捣敷。本品含大黄素、大黄酚、蒽酚、山柰酚。种子含芸香苷、多种黄酮苷酶。

鼠李根shǔlǐgēn 中药材。出《食疗本草》。又名牛李根。为鼠李科植物达乌里鼠李 *Rhamnus davurica* Pall. 的根。有毒。煎水含漱治龋齿，口疳；熬膏涂发背肿毒。

鼠李皮shǔlǐpí 中药材。出《名医别录》。为鼠李科植物鼠李 *Rhamnus utilis* Decne. 的树皮。苦，微寒，有小毒。清热，通便。治风痹，皮肤热毒，大便秘结。煎服：3～9g。本品含大黄素、芦荟大黄素、大黄酚等多种蒽类。树皮的水浸膏或所含蒽类对小鼠或人均有泻下作用。

鼠疬shǔlì 病名。见清抄本《外科或问》（著人未详）。即瘰疬。详该条。

鼠瘘shǔlòu 病名。又名瘰疬。即颈腋部淋巴结结核。《灵枢·寒热》："鼠瘘之本，皆在于脏，其末上出于颈腋之间。"其所以名为鼠瘘，清代莫枚士《研经言》指出："鼠性善窜……瘘之称鼠，亦取串通经络为义。"

鼠奶痔shǔnǎizhì 病名。《疮疡经验全书》卷七："形如鼠奶。"日本丹波元坚《杂病广要》脏腑类："一者肛肠生肉……或似樱桃，或大如豆，时时出血，又如出脓，名曰鼠奶痔。"本病相当于直肠肉。

鼠黏根shǔniángēn 中药材。出《延年方》。为牛蒡根之别名，详该条。

鼠黏子shǔniánzǐ 中药材。出《本草图经》。为牛蒡子之别名，详该条。

鼠黏子散shǔniánzǐsǎn 《张氏医通》卷十五方。生牛蒡子一两半，连翘、防风、荆芥、枳壳、桔梗、蔓荆子、白蒺藜（炒去刺）、当归、蝉蜕、厚朴各一两。为粗末，每服四钱，加生姜一片，葱白一茎，水煎，先熏后服。治面上风痒。

鼠黏子汤shǔniánzǐtāng ❶《类证活人书》卷二十一方。炒牛蒡子四两，甘草、荆芥穗各一两，防风半两。为细末，沸汤点服。治小儿痘疮欲出而未能得透，热攻咽喉，目赤心烦。❷《兰室秘藏·疮疡门》方。昆布、苏木、生甘草、蒲黄、龙胆草各一分，牛蒡子、连翘、生地黄、当归尾、黄芩、炙甘草、黄连各二分，柴胡、黄芪各三分，桔梗三钱，桃仁三个，红花少许。水煎，食后服。治耳痛生疮。❸《兰室秘藏·小儿门》方。炒牛蒡子、当归身（酒洗）、炙甘草各一钱，柴胡、连翘、黄芪、黄芩各一钱五分，地骨皮二钱。为粗末，每服二钱，水煎，空腹服。治小儿瘢疹已出，稠密身热者。❹《外科正宗》卷二方。牛蒡子、桔梗、当归、甘草梢、赤芍药、连翘、玄参、地骨皮、防风、天花粉、木通各一钱，炒大黄二钱。水煎，食前服，渣再煎服。治鬓疽初起，热多寒少，头眩作痛，口燥咽干渴，常饮冷，二便秘涩，烦闷疼痛，六脉沉实有力者。❺《杂病源流犀烛·面部门》卷二十三方。酒黄芩、酒栀子、连翘、玄参、牛蒡子、桔梗、甘草、龙胆草、板蓝根各一钱。水煎，食后服，随饮酒一至二杯。治风热上壅，耳内肿痛，日久脓出，耳塞成聋。

鼠曲草shǔqūcǎo 中药材。出《本草拾遗》。又名鼠耳草、佛耳草、清明菜、追骨风、宽紧草、白头草、黄花白艾、棉花团。为菊科植物鼠曲草 *Gnaphalium affine* D. Don 的全草。主产于江苏、浙江等地。甘，平。入肺、脾、胃经。祛痰，止咳，平喘，祛风湿，降血压。①治感冒咳嗽，痰喘，风湿痹痛，胃脘痛，痢疾，腹泻，高血压病，蚕豆病。煎服：9～30g。②治阴囊湿痒，煎水洗；疔疮肿毒，跌打损伤，捣敷。全草含挥发油、木犀草素-4'-葡萄糖苷、豆甾醇和微量生物碱等。此外，花含鼠曲草素、木犀草素等。煎剂对小鼠有一定的止咳作用。木犀草素有止咳、祛痰和平喘作用。

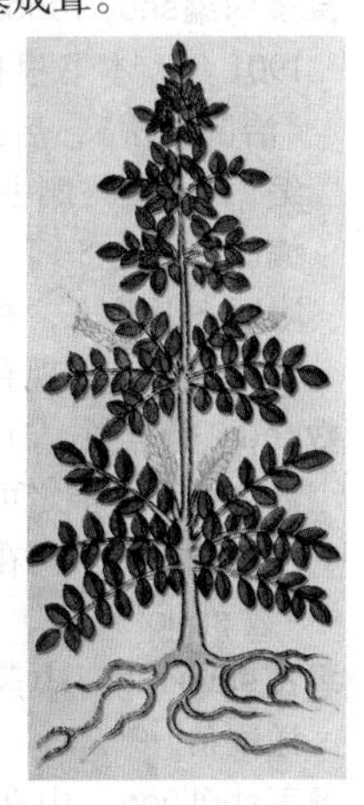
鼠曲草

鼠乳shǔrǔ 病名。皮肤小疣赘之一。出《诸病源候论》卷三十一。由于风邪搏于肌肤，或因肝虚血燥，筋气不荣所致。常发生颈项及胸背等处。初起为粟米大或绿豆大的半球状隆起，表面呈蜡样光泽，境界清楚，中央凹陷如脐窝，呈散在分布，挤之可见豆腐渣样软疣小体，轻度瘙痒。数目由数个至数十个。若皮损数目多时，用紫草 15g、薏苡仁 15g 煎汤代茶，每日一剂；或板蓝根煎汤代茶。外治在局部消毒下，用消毒针挑破顶端，挤出软疣小体，外涂碘酒，用消毒纱布盖贴。即传染性软疣。

鼠胎shǔtāi 见顾允若《妇科辑要》卷四："有妊娠按月经来，而无伤胎元者，名曰盛胎，俗名鼠胎。"即激经。详该条。

鼠尾shǔwěi 中药材。见《中药志》。为荜茇之别名，详该条。

鼠尾痔shǔwěizhì 病名。指形若鼠尾的痔疾。见《外科正宗》。即无明显症状的外痔或赘皮外痔。常无需治疗。

鼠穴shǔxué 见"鼷穴"条。

鼠牙半枝莲shǔyábànzhīlián 中药材。见《江西草药》。为佛甲草之别名，详该条。

鼠疫shǔyì 病名。疫疠之一。又名核瘟。为一种烈性传染病。见《鼠疫抉微·病情篇》。多因感触病鼠秽气，疫毒侵入血分所致。《鼠疫约编》："何谓鼠疫，疫将作而鼠先毙，人触其气，遂成为疫。"症见发病急骤，寒战发热，头痛面赤，肢节酸痛剧烈，全身尤以腋、胯起核，肿痛红热，或更见衄血、吐血、溲血、便血，或咳嗽气促，或迅速出现神志昏糊，周身紫赤，唇焦舌黑等。遇有病情，急向当地防疫部门报告。治宜清血热，解疫毒，活血化瘀为主。参见"疫""瘟疫""疫疠"等条。

鼠疫毒核消毒饮shǔyìdúhéxiāodúyǐn 《鼠疫约编》方。金银花、连翘、玄参、桔梗各一两，僵蚕、板蓝根、甘草各五钱，马勃四钱，牛蒡子六钱，荆芥穗、薄荷各三钱。为粗末，每服六至八钱，芦根汤煎药末，二三滚，去渣服，轻者一日三服，重者一时一服。治鼠疫。

鼠疫汇编shǔyìhuìbiān 鼠疫专著。见"鼠疫约编"条。

鼠疫抉微shǔyìjuéwēi 鼠疫专著。不分卷。清末余德撰。刊于1910年。作者以郑肖岩《鼠疫约编》为基础，参考诸家学说论述鼠疫源流、病情、治法及方药。末附罗芷园、郑肖岩等鼠疫医案35则。现有《中国医学大成》本。

鼠疫约编shǔyìyuēbiān 鼠疫专著。清代郑肖岩辑。书成于1901年。本书根据《鼠疫汇编》（清代吴子存撰，原名《治鼠疫法》，后经吴氏友人罗芷园增辑，改名《鼠疫汇编》，已佚）删去其繁复及不切于实用的部分，并调整其编次，订为8篇。作者介绍鼠疫的预防，辨证及治法，并附医案及验方，有一定参考价值，但书中也存在某些荒诞不经的观点。现有《珍本医书集成》本等。

数shǔ ❶点数、计算。《素问·阴阳离合论》："阴阳者，数之可十，推之可百。"❷推测。《素问·阴阳离合论》："阴阳之变，其在人者，亦数之可数。"另见"数 shù""数 shuò"条。

薯良shǔliáng 中药材。见清代龙柏《药性考》。即薯莨，详该条。

薯莨shǔliáng 中药材。出《植物名实图考》。又名薯良、朱砂莲、山猪薯、红药子、红孩儿、金花果。为薯蓣科植物薯莨 *Dioscorea cirrhosa* Lour. 的块茎。产于贵州、江西、湖南、云南等地。苦、涩，平，有小毒。活血止血，清热解毒。❶治产后腹痛，月经不调，崩漏，咯血，吐血，便血，尿血，腹泻，痢疾。内服：煎汤，6～9g；研末，每次0.9～1.5g。❷治外伤出血，研粉撒；烧烫伤，研粉油调涂；毒蛇咬伤。捣敷或醋磨涂伤口周围。本品含鞣质及皂苷等。煎剂能缩短家兔出血、凝血时间，有类似血小板的促凝作用。煎剂及酊剂对离体小鼠子宫有兴奋作用；在体外对金黄色葡萄球菌、痢疾杆菌均有抑制作用。

薯蓣果shǔyùguǒ 中药材。见《江西草药》。为零余子之别名，详该条。

薯蓣纳气汤shǔyùnàqìtāng 《医学衷中参西录》方。山药30g，熟地黄、生龙骨、山茱萸各15g，柿霜饼（冲）、白芍药各12g，炒牛蒡子、炒苏子、炙甘草各6g。水煎服。治阴虚不能纳气之喘逆。

薯蓣丸shǔyùwán 《金匮要略》方。山药三十分，当归、桂枝、神曲、干地黄、大豆黄卷各十分，甘草二十八分，人参、阿胶各七分，川芎、芍药、白术、麦冬、防风、杏仁各六分，柴胡、桔梗、茯苓各五分，干姜三分，白蔹二分，大枣（为膏）一百枚。为末，炼蜜和丸，弹子大，每服一丸，空腹，酒送下。功能补虚祛风。治虚劳，头目眩晕，心中烦郁，身重少气，羸瘦纳减，骨节腰背烦疼，风气诸病。

术数shùshù ❶道家修身养性的一种方法。一般指导引、按、吐纳等调摄精神、锻炼身体的措施。《素问·上古天真论》："其知道者，法于阴阳，和于术数。"❷指方术气数，即以阴阳五行生克制化之理，附会各种迷信之说，以制定人事和国家的气数。

束shù 民间验方或某些古方中对部分蔓茎类药物的计数单位，通常以拳握量之，并切去其两端超出部分为一束，如茅根、苇茎等。现方剂已通用重量单位计数。

束毒金箍散shùdújīngūsǎn 《外科正宗》卷二方。生大黄、郁金、白及、白蔹、白芷各四两，黄柏二两，绿豆粉一两，轻粉五钱。为细末，酸米浆调箍四边，夏季热甚用蜜水调敷。治疔疮针刺之后，瘀毒走散作肿。

束骨shùgǔ ❶骨骼名。相当第五趾跖关节部分。《释骨》："小指（趾）本节后曰束骨。"❷经穴名。代号 BL65。出《灵枢·本输》。属足太阳膀胱经。输（木）穴。位于足跗外侧，第五跖骨小头后下方赤白肉际处。布有第四趾底总神经及足背外侧皮神经；并有第四趾底总动、静脉通过。主治头痛，目眩，项强，癫狂，痫，腰背痛等。直刺0.3～0.5寸。艾炷灸3～5壮；或艾条灸5～10分钟。

束脉shùmài 青筋缠束之处。相当于地机穴。属足太阴脾经之郄穴。位于膝内侧下五寸，辅骨之下陷中。《素问·刺腰痛》："刺散脉，在膝前骨肉分间，络外廉束脉为三痏。"

束胎shùtāi 见《女科指掌》。指紧束胎儿，令子易生。《胎产护生篇》："治妊妇七八个月，恐胎气展大难产，用此扶助母气，紧束儿胎。"《女科指掌》："束胎者，谓约束其胎，而不能纵横，使易产也，古方束胎丸（白术、云苓、黄芩、陈皮）主之。"宜入月前一个月服至临产。

束胎散shùtāisǎn 见《丹溪心法》卷五。即达生散，见该条。

树顶子shùdǐngzǐ 中药材。见《全国中草药汇编》。为冬青子之别名，详该条。

树挂shùguà 中药材。见《黑龙江中药》。为松萝之别名，详该条。

树鸡shùjī 中药材。见《酉阳杂俎》。为桑黄的别名，详该条。

树蕨shùjué 中药材。见《广西本草选编》。为飞天之别名，详该条。

树蜡shùlà 中药材。见《中国药学大辞典》。即虫白蜡，详该条。

树莓shùméi 中药材。见《全国中草药汇编》。为托盘之别名，详该条。

树梅shùméi 中药材。见《中国树木分类学》。为杨梅之别名，详该条。

树脑shùnǎo 中药材。见《药材资料汇编》。为樟脑之别名，详该条。

树舌shùshé 中药材。见《国药用真菌》。又名赤色老母菌、扁芝、皂角菌。为多孔菌科植物树舌 *Ganoderma applanatum*（Pers. ex Wallr.）Pat. 的子实体。分布于东北及山东、江苏、广东、四川、云南等地。味苦，性平。功能抗癌，主治食管癌、鼻咽癌等，树舌30g，炖猪心服，每日服2～3次。本品含麦角甾醇及其衍生物、呋喃灵芝酸、树舌环氧酸、多糖等。树舌多糖在体外可协同 ConA 激活 T 淋巴效应增殖效应、诱导辅助性 T 细胞产生淋巴因子（IL－2、γ－IFN），可直接激小鼠腹腔巨噬细胞分泌 IL－1样活性物质。在体内亦增强 ConA 诱导 T 淋巴细胞增殖效应。树舌多糖可使小鼠带瘤率降低及瘤重减轻，并部分拮抗由于接种肿瘤引起的小鼠体内 NK 细胞和脾细胞产生 IL－2、γ－IFN 的抑制。

竖鹅shù'é　病名。见《疡科选粹》卷三。即乳蛾。详“横鹅”条。

竖弦shùxián　出《三因极一病证方论》卷七。疝之俗称。详“疝”条。

俞shù　俞为“腧”“输”的古字，指腧穴。《素问·金匮真言论》：“俞在颈项。”

俞度shùduó　五度之一。出《素问·方盛衰论》。衡量测度病人的腧穴，为针灸治疗的重要步骤。《灵枢·本输》《素问·气穴论》《素问·气府论》等篇，记载了人体经脉的重要腧穴及其部位。

俞府shùfǔ　经穴名。代号 KI27。出《针灸甲乙经》。属足少阴肾经。位于锁骨下缘，距胸正中线 2 寸处。布有锁骨上神经的前支，并有乳房内动、静脉的前穿支通过。主治咳嗽，气喘，呕吐，不嗜食，胸痛等。斜刺 0.3～0.5 寸，不宜深刺。艾炷灸 3～5 壮；或艾条灸 5～10 分钟。

俞募配穴法shùmùpèixuéfǎ　配穴法之一。指以背俞穴与募穴相配用以治疗本脏本腑有关疾病的方法。如胃病之取胃俞、中脘；肝病之取肝俞、期门等。详见下表。

俞募配穴表

俞穴	肺俞	大肠俞	胃俞	脾俞	心俞	小肠俞
脏腑	肺	大肠	胃	脾	心	小肠
募穴	中府	天枢	中脘	章门	巨阙	关元

膀胱俞	肾俞	厥阴俞	三焦俞	胆俞	肝俞
膀胱	肾	心包	三焦	胆	肝
中极	京门	膻中	石门	日月	期门

俞窍shùqiào　俞，腧穴；窍，穴窍。泛指孔穴。《素问·诊要经终论》：“冬刺俞窍于分理。”意指冬天气在骨髓，针刺时针尖应深达筋骨的组织间隙。

俞穴shùxué　❶即腧穴。详该条。❷五输穴之一。即输穴。详该条。

腧穴shùxué　❶泛指全身穴位。腧通输，俞为输与腧的古字，故中医古籍亦作俞穴或输穴。参见“穴位”条。❷五腧穴之一。《灵枢·九针十二原》：“所出为井，所溜为荥，所注为腧，所行为经，所以为合。”亦作输穴，参见该条。

腧穴电离子透入法shùxuédiànlízǐtòurùfǎ　通过直流电治疗机将药物离子导入穴位、经络或病变部位，以发挥药物、穴位、经络综合作用的治疗方法。使用时，先将药液匀洒在药垫上，置于穴位或局部病变皮肤处，辅极放在颈或腰部，然后接好两个电极板，打开治疗机进行离子透入。输出电流的强度应根据病情、穴位及肌肉的深度灵活掌握，以不引起疼痛，病人仅有针刺样感觉为宜。每次通电时间约 15～40 分钟，每日或隔日 1 次。根据同性相斥、异性相吸的原理，阳离子药物应由阳极导入，阴离子药物应由阴极导入。腧穴电离子透入治疗适应证广，各科皆可应用。

腧穴定位法shùxuédìngwèifǎ　指审定腧穴位置的方法。

腧穴特异性shùxuétèyìxìng　指腧穴在形态结构、生物物理、病理反应、刺激效应等方面与其周围的非腧穴或与其他腧穴比较而具有的特异性。

腧穴学shùxuéxué　是研究腧穴的位置、特点、主治、应用及其原理的一门学科。

腧穴压痛shùxuéyātòng　症名。指按压某一腧穴部位病人感觉疼痛的表现。

腧穴压痛点shùxuéyātòngdiǎn　内脏或某一组织器官有病，可于相应的体表腧穴上产生压痛或感觉异常，按诊或针灸这些压痛点，可以诊断和治疗有关脏器的疾病，如肝、胆痛压肝俞、胆俞，牙痛压颊车等。此即《灵枢·经筋》所谓“以痛为输”的道理。

腧穴折中shùxuézhézhōng　经穴专书。2 卷。日本安井元越撰。刊于 1764 年。1937 年上海医界春秋社影印。原书用汉文写成，书中考证《内经》等中国古医书，分记经穴位置并附以“师说”及按语，作者本人亦颇多独到的见解。

数shù　❶数目。亦指五行的生成数。《素问·刺禁论》：“愿闻禁数。”《素问·六元正纪大论》：“五常之气……太过者其数成，不及者其数生，土常以生也。”❷几；几个。《灵枢·邪客》：“数脉并注。”❸针数、次数。《灵枢·经筋》：“治在燔针劫刺，以知为数。”《灵枢·逆顺肥瘦》：“刺此者，深而留之，多益其数也。”❹法则、常规；正常方法、正常现象。《灵枢·邪客》：“持针之数。”《灵枢·刺节真邪》：“取之有数乎？”《灵枢·逆顺肥瘦》：“刺此者，无失常数也。”《灵枢·五音五味》：“太阴常多血少气，此天之常数也。”另见“数 shǔ”“数 shuò”条。

数动一代shùdòngyīdài　脉象。❶脉搏跳动数次歇止一次。《灵枢·根结》：“五十动而不一代者，五脏皆受气……不满十动一代者，五脏无气。”❷数脉而有歇止。《素问·脉要精微论》：“数动一代者，病在阳之脉也。”

数月行经shùyuèxíngjīng　病证名。见《叶氏女科证治》。指月经周期为 3 个月以上且不规则者。患者形盛多痰，宜服六君子汤加苍术、香附，兼服苍附导痰丸；若形瘦，脾胃虚弱，气血两亏，数月而经始行者，宜服十全大补汤；肾虚者，治宜健脾益肾，方用助仙丹（茯苓、白术、白芍、陈皮、山药、菟丝子、杜仲、甘草）。

漱涤shùdí　又称含漱。用含漱药物来清洁口腔咽喉患部的方法。由于药汤清热解毒的作用，能除去腐烂组织及脓液。如麻疹过程中发生口疮，用野蔷薇根煎水含漱。又如急性扁桃体炎，用风化硝、白矾、食盐各 3g，加水一杯，煎沸，候凉，漱涤口腔。

漱经shùjīng　病证名。张蕃芝《生生要旨》：“妊娠阴阳失和，胎气不安，以致腹中作痛，时有漏下，俗名漏胎，又名漱经。宜胶艾汤主之。”详“胎漏”条。

漱水不欲咽shùshuǐbùyùyān　症名。病人口燥咽干，只想用水漱口，而不欲咽下。可见于热性病，热入营血或瘀血内阻的病证。《伤寒论·辨阳明病脉证并治》：“阳明病，口燥，但欲漱水不欲咽者，此必衄。”《金匮要略·惊悸吐衄下血胸满瘀血病脉证治》：“病人胸满，唇痿舌青，口燥，但欲漱水不欲咽，无寒热，脉微大来迟，腹不满，其人言我满，为有瘀血。”

shuai

衰者补之shuāizhěbǔzhī 治则。即虚者补之。出《素问·至真要大论》。对虚弱功能衰退的病证用补益的方药治疗。补有峻补、缓补，峻补剂大力强，用于大虚之候，非大剂补药不能挽回者，如回阳用参附汤，产后亡血用十全大补汤之类。缓补是缓缓调补，使正气逐渐恢复，如四物汤补血，四君子汤补气之类。

衰之以属shuāizhīyǐshǔ 治法术语。衰，削弱病邪之意；属，指寒热阴阳的属性。即针对证候的属性，采用相应的药物以削弱病邪。如以寒治热，以热治寒，以温治凉，以凉治温等。《素问·至真要大论》："寒热温凉，衰之以属。"

率谷shuàigǔ 经穴名。代号 GB8。出《针灸甲乙经》。《银海精微》作"率骨"。《外台秘要》作"蟀谷"。别名耳尖。属足少阳胆经。足太阳、少阳之会。位于头颞部，耳尖直上入发际 1.5 寸处。一说在耳直上入发际一寸，高于曲鬓，相距八分。布有耳颞神经和枕大神经吻合支，并有颞浅动、静脉顶支通过。主治偏头痛、目眩、耳鸣、呕吐、惊痫等。沿皮刺 0.3～0.5 寸。艾条灸 5～10 分钟。

率骨shuàigǔ 见"率谷"条。

蟀谷shuàigǔ 见"率骨"条。

shuan

栓剂shuānjì 中药剂型。一般作外用，将药材提取物或药粉与适宜基质制成供腔道给药的固体剂型。

腨shuàn 小腿腓肠肌部。俗称小腿肚。《灵枢·经脉》："脾足太阴之脉，起于大趾之端……上腨内。"

腨肠shuàncháng 经穴别名。出《针灸甲乙经》。即承筋。见该条。

腨痟shuànyuān 古病名。指小腿肚酸痛的征象。《素问·阴阳别论》："三阳为病，发寒热，下为痈肿，及为痿厥腨痟。"腨，俗称腿肚，为足太阳经脉循行部位。《医碥》卷三："腨痟，足肚酸疼也。痟音渊。足太阳膀胱病，防风、羌活、紫苏、蔓荆之类。"

shuang

双补汤shuāngbǔtāng 《温病条辨》卷三方。人参、山药、茯苓、莲子、芡实、补骨脂、肉苁蓉、山茱萸肉、五味子、巴戟天、菟丝子、覆盆子。水煎服。功能温补脾肾，涩肠止泻。治老年久痢，脾肾阳虚，大便溏泄。

双补丸shuāngbǔwán 《世医得效方》卷七方。鹿角胶二两，沉香、泽泻（切块，蒸）各半两，覆盆子、茯苓（去皮）、人参、木瓜、炒薏苡仁、炙黄芪、熟地黄、肉苁蓉（酒浸）、菟丝子（酒浸蒸）、五味子、炒石斛、当归（去尾，酒浸）各一两，麝香一钱。为末，炼蜜为丸，梧桐子大，朱砂为衣，每服五十丸，空腹大枣煎汤送下。治胃虚水涸，燥渴劳倦。

双缠风shuāngchánfēng 病名。《喉科秘诀》卷下："初起耳下一边肿大，或两边肿，连颈下俱肿痛，身作寒热。此因风热上攻。"治宜疏风清热，消肿解毒。用普济消毒饮、防风通圣散等加减。

双缠喉风shuāngchánhóufēng 病名。指缠喉风之发于双侧者。症状多重。详"缠喉风"条。

双缠症shuāngchánzhèng 病名。《喉舌备要》："此症发时喉内四周红肿，在腑中左右有白膜、黄膜两片屈曲相缠，缠上者轻，缠下者重……此是肝肺发来之阴毒，治法不可大清。宜用甘桔汤治之。"或黄连温胆汤、黏子解毒汤等加减。参见"缠喉风"。

双产shuāngchǎn 即双生。详该条。

双鹅shuāng'é 病名。《张氏医通》卷八："肿于喉两傍者，为双鹅。"即双乳蛾。详该条。

双鹅风shuāng'éfēng 病名。《重楼玉钥》卷上："凡喉间红肿似毒两枚，而生在两边者，是为双鹅。"即双乳蛾，详该条。

双蛾shuāng'é 病名。见《景岳全书》卷二十八："盖肿于咽之两旁者，为双蛾。"即双乳蛾。详该条。

双蛾风shuāng'éfēng 病名。系指两侧喉核肿起，色红疼痛者。《疮疡经验全书》卷一："此症有两枚在喉间，两边如豆大。"《奇效良方》卷六十一："双蛾风，生两个在喉关两边，亦圆如小箸头大。"即双乳蛾。详该条。

双凤展翅shuāngfèngzhǎnchì 小儿推拿方法。出《小儿推拿广意》。用双手食、中二指分别夹住小儿的两耳之头部往上提拉。有退热除痰、祛寒、截疟等作用。用于治疗肺经受寒之证。

双伏shuāngfú 指两手伏脉，详"伏脉"条。

双和散shuānghésǎn 《医学发明》卷九方。黄芪、熟地黄、当归、川芎各一两，白芍药三两五钱，肉桂、甘草各三分，人参三钱。为粗末，每服五钱，加生姜三片、大枣一枚，水煎服。功能补养气血。治虚劳少力。

双和汤shuānghétāng 《太平惠民和剂局方》卷五方。白芍药七两半，当归（酒浸）、黄芪（蜜炙）、川芎、熟地黄（洗净，酒蒸）各三两，炙甘草、肉桂（不见火）各二两二钱半。为细末，每服二钱，加生姜三片，大枣一枚，水煎，食前服。功能养血和血，益气温阳。治虚劳，心肾俱虚，精血气少，百骸枯瘁，四肢倦怠，寒热往来，咳嗽咽干，行动喘乏，面色萎黄，或伤于冷，则宿食不消，腹痛，泻痢吐逆；或伤于热，则头旋眼晕，痰涎气促，五心烦热；或虚胀而不思食，或多食而不生肌肉，心烦则虚汗盗汗等。

双喉闭shuānghóubì 病名。指喉痹之发于双侧者。见《古今医鉴》卷九。即喉闭。见该条。

双喉痹shuānghóubì 病名。多由肺胃积热复感风毒所致。见《喉科秘旨》卷上："生于上腭关内，两边形如榄核，痛而难食。"咽喉两边肿痛，面赤腮肿，甚或肿连项外，汤水难咽。语声难出，脉洪大。治宜疏风清热、解毒。用银翘散、清咽散、六味汤等加减。或可针刺少商等穴；或针刺患部泻脓，外吹冰硼散之类。

双喉痈shuānghóuyōng 病名。《咽喉经验秘传》："此症因心肺停受郁热，风痰上越脏腑。须要看他地位，在上者为元痈；在中者为热痈；在两边者为双喉痈；在下者为页育也。要识得标本，然后治其有余不足。"详见各条。

双瑚草shuānghúcǎo 中药材。见广州部队卫生部《常用中草药手册》。为盘龙参之别名，详该条。

双虎夺食shuānghǔduóshí 练功方法之一。见上海中医学院附属推拿学校《推拿学》。两人对练，同取弓步，两手相握后，互相争拉。

双花shuānghuā　中药材。见《中药材手册》。为金银花之处方名，详该条。

双黄连滴眼剂shuānghuángliándīyǎnjì　中成药。见《中华人民共和国药典（一部）》(2020)。连翘500g，金银花250g，黄芩250g。以上三味，按滴眼剂工艺制成，每支装60mg；滴眼溶剂每支装5ml。滴入眼睑内（临用前将1支药粉与1支溶剂配制成溶液，使充分溶解后使用）。一次1~2滴，一日4次。4周为一疗程。驱风清热，解毒退翳。用于风邪热毒型单纯疱疹病毒性树枝状角膜炎。

双黄连颗粒shuānghuángliánkēlì　中成药。见《中华人民共和国药典（一部）》(2020)。金银花、黄芩各1500g，连翘3000g。以上3味按照颗粒剂工艺制成1000g。每袋装5g。开水冲服，每次5g，一日3次。三岁以下儿童酌减。辛凉解表，清热解毒。用于外感风热引起的发热、咳嗽、咽痛。

双活鹅shuānghuó'é　病名。见《咽喉经验秘传》。即双乳蛾。见该条。

双解贵金丸shuāngjiěguìjīnwán　《外科大成》卷一方。大黄一斤，白芷十两。为末，水泛为丸，每服三至五钱，黎明时用连须葱三根、黄酒一碗煮葱烂，取酒送药，大便行后，以四君子汤调补；老人、虚人用人参、生姜煎汤送下。"治背疽初起，木闷坚硬，便秘，脉沉实者。

双解散shuāngjiěsǎn　❶《宣明论方》卷六方。益元散、防风通圣散各七两。每服三钱，加葱白五寸、盐豆豉五十粒、生姜三片，水煎服。功能解表清热，表里双解。治风寒暑湿，饥饱劳役，内外诸邪所伤，或小儿疱疹。❷《疫痧草》方。大黄、玄明粉、葛根、牛蒡子、荆芥、连翘、薄荷、蝉蜕、枳壳、人中黄、桔梗。为粗末，水煎服。治烂喉痧，痧现隐约，喉烂气秽，神烦目赤，便秘，脉实者。❸《疡医大全》卷三十三方。当归、白芍药、川芎、防风、大黄、薄荷叶、连翘各五分，石膏、桔梗、黄芩各八分，桂枝、荆芥穗各二分，滑石二钱四分，甘草一钱。加生姜，水煎服。治痘疮表里俱实者。❹《医方集解》方。防风、荆芥、连翘、麻黄、薄荷、川芎、当归、白芍、白术、山栀各五钱，黄芩、石膏、桔梗各一两，甘草二两，滑石三两，加生姜、葱白煎。治表里俱热而不便秘者。

双解汤shuāngjiětāng　《仁斋直指方论》卷二十三方。肉桂、大黄、白芍药、泽泻、炒牵牛子、炒桃仁各一分，甘草半分。为粗末，每次三钱，加生姜五片，水煎，食前服，日二次。治便毒，内蕴热气，外夹寒邪，精血交滞，肿结疼痛。

双解通圣散shuāngjiětōngshèngsǎn　《医宗金鉴·外科心法要诀》卷六十五方。防风、荆芥、当归、白芍药（酒炒）、连翘（去心）、白术（土炒）、川芎、薄荷、麻黄、栀子各五钱，黄芩、煅石膏、桔梗各一两，生甘草二两，滑石三两。为粗末，每服五钱，水煎服。治阳明胃经风火凝结而致的唇风，症见口唇初起发痒红肿，日久破裂流水，疼如火燎，又似无皮，如风盛则唇不时动。

双龙摆尾shuānglóngbǎiwěi　小儿推拿方法。出明代周于蕃《小儿推拿秘诀》。又名二龙摆尾。操作方法有三种。①左手屈按儿中指无名指，右手摇其食、小二指。见《小儿推拿秘诀·手上推拿法》。②右手拿儿食指，左手拿小指，往下摇拽。③左手托儿斗肘，右手拿其食、小二指扭摇。以上二法见《幼科推拿秘书·十三大手法推拿注释》。此法能治大小便秘结。

双龙搅水shuānglóngjiǎoshuǐ　练功方法之一。见上海中医学院附属推拿学校《推拿学》。两人对练，同取弓步，一手撑腰一手伸直握拳，两人脉门相对，用力大幅度转动肩关节。

双美丸shuāngměiwán　《证治准绳·类方》第七册方。即夜光丸第二方，见"夜光丸"条。

双目睛通shuāngmùjīngtōng　病名。《证治准绳·杂病》："谓幼时所患目珠偏斜，视亦不正，至长不能愈者。患非一端，有因脆嫩之时，目病风热，攻损脑筋急缩者；有因惊风天吊带转筋络，失于散治风热，遂致凝滞经络而定者；有因小儿眠之牖下亮处，侧视久之，遂致筋脉滞定而偏者。"即目偏视。详该条。

双躯shuāngqū　出《脉经》。即双胎，详该条。

双肉蛾shuāngròu'é　病名。即乳蛾左右两侧峙发者。见《冯氏锦囊秘录》卷六。见"乳蛾"条。

双乳蛾shuāngrǔ'é　病名。见《疮疡经验全书》卷一。又名双蛾、双鹅风、双鹅。多由肺胃蕴热，复感风邪，风热火毒熏蒸咽喉而发。《喉科指掌》卷三："此症感冒时邪而发，生于关口上部两边，如樱桃大。"症见咽喉两旁喉核肿起形如乳头，或如蚕蛾，色红疼痛，饮食难咽，痰涎壅盛，身发寒热，或便秘口臭。治宜疏风清热，泻火解毒。方用清咽利膈汤加减。参见"乳蛾"条。

双砂汤shuāngshātāng　《外科全生集》卷四方。砂仁、草果、威灵仙各等分。加砂糖少许，水煎服。治骨鲠咽喉。

双身shuāngshēn　即妊娠。详该条。

双参shuāngshēn　中药材。见《昆明民间常用草药》。为肚拉之别名，详该条。

双生shuāngshēng　出南北朝《公羊传》。又名孪生、孖生、双产、骈产、鳌孳、健子。指一胎生二婴。

双松子风shuāngsōngzǐfēng　病名。多由上焦风热邪毒上冲咽喉而起。《重楼玉钥》卷上："此症生靠腭中下边，初起两边红紫如粟形大，逐时胀肿，起鳞向上者是；渐长如绿豆大，似松子一样，甚至黄皮裹住。及有莲子大者，斯难治矣。"一边生者名单松子风，两边生者名双松子风。治宜疏风清热、消肿利咽。可选用紫地汤、清咽利膈汤等加减。

双锁口shuāngsuǒkǒu　病名。参见"单锁口"条。

双锁口痘shuāngsuǒkǒudòu　病名。指痘疮面部俱稀，口角独有，色黑而大，两口角生者为双锁口痘。由痘疮邪毒熏灼所致。治宜解毒托邪。可选银翘散、黄连解毒汤、凉膈散等加减。

双胎shuāngtāi　出《脉经》。亦名双生、骈胎。指妇人一次怀二胎。

双炭饮shuāngtànyǐn　《近代中医流派经验选集》引朱南山方。金银花炭、白术、黄芩、连翘各6g，大黄炭2.4g，板蓝根15g，赤芍药、鸡内金各9g，陈皮3g。水煎服。功能清热解毒，化湿消滞。治噤口疫痢，腹痛下利脓血，口渴烦躁，噤口呕吐。

双头粘shuāngtóuzhān　中药材。见《闽东本草》。为腹水草之别名，详该条。

双头痔shuāngtóuzhì　病名。见《疮疡经验全书》卷七。症见肛周皮赘下垂，自觉瘙痒。宜驱风止痒，可服秦艽羌活汤，或手术治疗。即赘皮外痔。

双眼龙shuāngyǎnlóng　中药材。见萧步丹《岭南采药录》。

S

为巴豆之别名，详该条。

双眼龙叶shuāngyǎnlóngyè 中药材。见萧步丹《岭南采药录》。为巴豆叶之别名，详该条。

双燕口风shuāngyànkǒufēng 病名。《重楼玉钥》卷上："此症生在帝中两边，靠于上腭左右俱有。皆红肿不能吞咽，甚至肿出舌上来，连舌亦痛。用刀之法，宜靠肿处将刀轻轻刺破，切不可深。"

双燕子症shuāngyàn · zizhèng 病名。见《喉牙口舌各科秘旨（喉舌备要）》《喉科方论》："此症发在喉中上腭，左右俱有，满口红肿，形如燕子伏梁，头向上，尾向下，其尾开有两片，其膜色白黄红。"治宜疏风解毒。用六味汤加清肺解毒之品。参见"双喉痹"条。

双玉散shuāngyùsǎn 《赤水玄珠》卷七方。寒水石、石膏各等分。为末，每服二钱，人参煎汤送下。治火痰喘嗽，痰涌如泉。

霜降shuāngjiàng 二十四节气之一。《通纬 · 孝经援神契》："寒露后十五日，斗指戌，为霜降。言气肃露凝结而为霜矣。"霜降时我国黄河流域一般出现初霜。

霜坡虎shuāngpōhǔ 中药材。见《广西中草药》。为地瓜藤之别名，详该条。

霜桑叶shuāngsāngyè 中药材。见《本草正义》。为桑叶之处方名，详该条。

爽神丸shuǎngshénwán 《普济方》卷九方。人参三钱，丁香二钱，白术、全蝎、天麻、木香、茯神、防风各一钱，羌活、僵蚕各五分。为细末，酒煮面糊为丸，绿豆大，每服五至七丸，糯米饮送下。治婴儿解颅。

shui

脽shuí 解剖部位。臀部。《素问 · 六元正纪大论》："感于寒，则病人关节禁固，腰脽痛。"

水shuǐ ❶五行之一。《素问 · 藏气法时论》："五行者，金木水火土也。"五行以肾属水，故常肾水并称。❷古病名，即水肿。《素问 · 平人气象论》："颈脉动喘疾咳，曰水。目裹微肿如卧蚕起之状，曰水……足胫肿曰水。"详"水肿""水病""浮肿"等条。

水案板shuǐ'ānbǎn 中药材。见《分类草药性》。为眼子菜之别名，详该条。

水八角shuǐbājiǎo 中药材。出《分类草药性》。又名水蜈蚣、一口血、水黄连。为秋海棠科植物掌裂叶秋海棠 *Begonia pedatifida* Lévl. 的根茎。分布于江西、湖南、湖北、四川、贵州、云南、广西、广东。酸，平。祛风利水，散瘀止血，消肿解毒。①治风湿关节疼痛，水肿，吐血，尿血，子宫出血。煎服：9～15g。②治跌打损伤，毒蛇咬伤，内服并捣敷。

水白菜shuǐbáicài 中药材。❶见《草药手册》。为山梗菜之别名。❷见《贵州民间方药集》。为龙舌草之别名。各详该条。

水百脚shuǐbǎijiǎo 中药材。见《上海常用中草药》。为蜈蚣萍之别名，详该条。

水百足shuǐbǎizú 中药材。见《广西民间常用草药》。为一箭球之别名，详该条。

水板凳shuǐbǎndèng 中药材。见《四川中药志》。为眼子菜之别名，详该条。

水半夏shuǐbànxià 中药材。见《广西本草选编》。又名戟叶半夏。为天南星科植物白苞犁头尖 *Typhonium flagelliforme* (Lodd.) Bl. 的块茎。分布于云南、广东、广西。辛，温，有毒。燥湿，化痰，止咳，解毒消肿。①治咳嗽痰多，支气管炎。煎服：6～15g。内服需经炮制，炮制方法与半夏同。②治痈疮肿毒，毒虫咬伤，鲜品捣敷；外伤出血，研粉撒布伤处。本品含有机酸、酚类、鞣质、甾醇及生物碱。水半夏的药理与半夏基本相似（急性毒性、本品对黏膜的刺激、镇咳及镇吐等），但毒性较弱。

水病shuǐbìng 病证名。❶指水肿病。《素问 · 水热穴论》："故水病下为胕（héng 衡，脚胫）肿大腹，上为喘呼。"《备急千金要方》卷二十一："凡水病之初，先两目上肿起如老蚕色，侠颈脉动，股里冷，胫中满，按之没指，腹内转侧有声，此其候也。"《诸病源候论 · 水肿病诸候》："水病者，由肾脾俱虚故也。肾虚不能宣通水气，脾虚又不能制水，故水气盈溢，渗液皮肤，流遍四支。"详"水肿"条。❷指单腹胀。《外台秘要》卷二十："深师疗三焦决漏，水在胁外，名曰水病，腹独肿大。"用麝香丸。参"鼓胀"条。❸水肿病的总称。《诸病源候论》有水病诸候，分风水、石水、皮水、大腹水肿、十水等二十二症。详各条。

水不涵木shuǐbùhánmù 病机。肾属水，肝属木。根据五行的滋生制约关系，水不涵木，即肾阴虚不能滋养肝木，出现肝阴不足，虚风内动的病证。表现为低热、眩晕、耳鸣、耳聋、腰酸、遗精、口干咽燥、手足蠕动，甚则抽掣等。

水不化气shuǐbùhuàqì 病机。指水液代谢障碍而引起小便不利、水肿等。水液的输化和排泄，必须经过气化的过程，这与肺、脾、肾的气化功能有密切关系。如气化功能失调，尤以肾阳虚损，以至不能维护三焦水道的通调，则水液不能蒸发化气而输布全身，导致水湿停滞的病证。

水侧耳shuǐcè'ěr 中药材。见《四川中药志》。为鸡肫草之别名，详该条。

水菖蒲shuǐchāngpú 中药材。出《名医别录》。又名白菖、菖蒲、臭菖、泥菖蒲、铁蜈蚣。为天南星科植物水菖蒲 *Acorus calamus* L. 的根茎。主产于湖北、湖南、辽宁、四川等地。辛、苦，温。开窍祛痰，化湿解毒。①治癫痫，中风，慢性气管炎，胸腹胀闷，肠炎，痢疾，风湿痹痛。内服：煎汤，3～6g。研粉吞服，每日 2～3 次，每次 0.6～0.9g。②治痈肿，研末调敷；疥癣，煎水洗；化脓性角膜炎，制成滴眼液滴眼。本品含挥发油，其中主要含 β-细辛脑，另有细辛醚、水菖蒲酮、菖蒲烯等多种成分；还含肉豆蔻酸等脂肪酸、色氨酸等氨基酸及糖类等。对中枢神经系统有镇静、镇痛、抗惊厥作用。对循环系统可降低血压、抑制心脏及奎尼丁样抗心律不齐作用；对平滑肌器官具解痉作用；并能促进食欲和胃液分泌以及祛痰、止咳、平喘等。在体外对葡萄球菌、链球菌等有抑制作用，并有一定的抗真菌作用。

水车藤shuǐchēténg 中药材。见广州部队卫生部《常用中草药手册》。为锡叶藤之别名，详该条。

水澄膏shuǐchénggāo ❶《证治准绳 · 疡医》卷一方。白及、白蔹、五倍子、郁金各一两，雄黄、乳香各五钱。为细末，水调敷患处。用于围敷肿毒。《医宗金鉴 · 外科心法要诀》亦有本方，但多朱砂二钱。❷《证治准绳 · 疡医》卷一引郭氏方。白及、白蔹各四钱，郁金一对，大黄、黄柏、黄药子、榆皮各七钱半，乳香、没药、雄黄各半两。为细末，水调敷肿上。治风热肿毒，焮赤疼痛。

水喘shuǐchuǎn 病证名。指水饮犯肺所致的气喘。《医说》卷四："水喘，有人先因咳嗽发喘，胸膈痞闷，难于倒头，气上凑者，宜早利水道，化痰下气。"《医学入门·喘》："水喘，怔忡或肿胀。水喘，水气辘辘有声，怔忡者，小青龙汤、古葶枣散、白前汤。水肿、水气胀肺而喘，然喘必生胀，胀必生喘，二症相因，皆小便不利。肺主气，先喘而后胀者，宜清金降火，而行水次之；脾主湿，先胀而后喘者，宜燥脾行水，而清金次之。"《景岳全书·喘促》："水病为喘者，以肾邪干肺也……故凡治水喘者，不宜妄用攻击之药，当求肿胀门诸法治之，肿退而喘自定矣。"《杂病源流犀烛·咳嗽哮喘源流》："水气喘促，乃水气逆行乘肺，肺得水而浮，喘不能卧，气不宣通，当从小便去之。宜桂苓甘术汤、肾气丸。"参见"喘"条。

水疮shuǐchuāng 病名。即水痘，详该条。

水葱shuǐcōng 中药材。出《救荒本草》。又名莞草、水丈葱。为莎草科植物水葱 *Scirpus validus* Vahl 的茎。分布于东北及内蒙古、陕西、甘肃、新疆、河北、江苏、四川、贵州等地。味淡，性平。除湿利尿。治水肿胀满，小便不通。煎服：3~9g。

水丹shuǐdān 病名。出《备急千金要方》卷二十二。又名风丹。为小儿丹毒之一。多因热毒与水湿相搏所致。以股及阴部较多见，亦可发于遍身，证见黄赤色水疱，甚者破烂流水，湿烂疼痛。治宜清热利湿，方用防己散内服，外用升麻膏敷之，或以如意金黄散调敷。本病类似尿布皮炎。

水道shuǐdào ❶经穴名。代号 ST28。出《针灸甲乙经》。属足阳明胃经。位于腹部，脐下 3 寸，旁开 2 寸处（《循经考穴编》）。另说在天枢下 5 寸（《针灸甲乙经》）；天枢下 4 寸（《针灸聚英》）；"去腹中行当各三寸"（《针灸资生经》）。布有肋下神经分支，外侧为腹壁下动、静脉。主治小腹胀痛，小便不利，遗尿，便秘，月经不调，疝气等。直刺 1~1.5 寸。艾炷灸 3~7 壮；或艾条灸 5~15 分钟。❷水液的道路。《素问·灵兰秘典论》："三焦者，决渎之官，水道出焉。"

水底shuǐdǐ 推拿穴位。出《幼科推拿秘书》。位于小指及第五掌骨远端旁的尺侧一线。有清心止热作用。《幼科推拿秘书·穴象手法》："水底穴，在小指旁，从指尖到乾宫外边皆是。"参见"水底捞月"条。

水底捞明月shuǐdǐlāomíngyuè 小儿推拿方法。出《小儿推拿方脉活婴秘旨全书》。详"水底捞月"条。

水底捞月shuǐdǐlāoyuè 小儿推拿方法。用于治疗发热等症。操作方法有：①先掐总经，清天河水，滴一点水于劳宫处，用手扇几下，再滴一点水于总筋处，然后用屈曲的中指节往右运劳宫穴，并以口吹气，随吹随运。《小儿按摩经·手诀》："先清天河水，后五指皆跪，中指向前跪，四指随后，右运劳宫，以凉气呵之，退热可用。若先取天河水至劳宫，左运呵暖气，主发汗，亦属热。"②由小指尖推向手掌根部坎宫穴，再回转至内劳宫穴，如捞物状。《幼科推拿秘书·推拿手法》："水底者，小指边也；明月者，手心向劳宫也。其法以我手拿住小儿手指，将我大指自小儿小指旁尖，推至坎宫，入内劳轻拂起，如捞明月之状。"

水丁香shuǐdīngxiāng 中药材。见《福建民间草药》。为丁香蓼之别名，详该条。

水疔shuǐdīng 病名。出《证治准绳·疡医》卷二。状如水泡，四周红赤，中间一点黑，坚硬如石，痛不可忍，破后流血水。用土牛膝捣烂入盐少许和匀外敷或用洪宝膏蜜调敷之。此证乃皮肤热毒，只用外治常可愈。

水冬瓜shuǐdōngguā 中药材。❶见《福建民间草药》。为丁香蓼之别名。❷见《云南中草药》。为大接骨丹之别名。各详该条。

水豆瓣shuǐdòubàn 中药材。见《云南思茅中草药选》。为水苋菜之别名，详该条。

水痘shuǐdòu 病名。见明代蔡维藩《痘疹方论》。又名水花、水疮、水疱。是疱疹病毒所致的急性传染病。全年均可发病，以冬、春两季较多。临床以发热，皮肤及黏膜分批出现斑疹、丘疹和疱疹为特征。病机为外感时邪风毒，内蕴湿热，扰于卫分而发。清代马之骐《痘科纂要》描述患儿症见"面赤唇红，眼光如水，咳嗽喷嚏，唾涕稠黏，身热二三不出，明净如水泡，易出易痂，与痘疮大不相同"。风热夹湿者，宜疏风清热，兼以渗湿，用银翘散加滑石；热毒炽盛者，宜清热解毒，用五味消毒饮加减。发热期间，注意休息，并注意皮肤清洁，勿使抓破皮肤；若已抓破，可用青黛散外扑，助其消炎收敛。

水毒shuǐdú 病证名。❶指水中的一种邪毒及其所致的病证。出《肘后方》卷七。又名中水、中溪、中洒、水中病、溪温。《诸病源候论·水毒候》有如下记载：流行于三吴以东及南（现江、浙、皖、粤一带）；因中山谷溪源处恶虫毒所致；初病可见恶寒，头微痛，目眶疼，心内烦懊，腰背骨节皆强，两膝疼，或翕翕热但欲睡，旦醒暮剧，手足指逆冷至肘膝，或可有下部生疮，不痛不痒，脓溃，湿热下注，不食狂语，下血物如烂肝等。❷见《小儿卫生总微论方》。凡患疮疡，水入疮中，局部疼痛，水肿，甚或全身发肿的称为水毒。

水毒病shuǐdúbìng 古病名。详见"水毒"条。

水对叶莲shuǐduìyèlián 中药材。见《全国中草药汇编》。为水苦荬之别名，详该条。

水鹅掌shuǐ'ézhǎng 中药材。见《全国中草药汇编》。为兔儿伞之别名，详该条。

水飞shuǐfēi 中药炮制法之一。是取药材极细粉末的方法。将不溶于水的药材与水共研细，加入多量的水，搅拌，较粗粉粒即下沉，细粉混悬于水中，倾出的混悬液沉淀后，分出，干燥，即成极细的粉末。多用于矿物药的加工，如飞炉甘石。

水飞蓟shuǐfēijì 中药材。见《全国中草药汇编》。又名水飞雉、奶蓟、老鼠簕、菜蓟。为菊科植物水飞蓟 *Silybum marianum*（L.）Gaertn. 的干燥成熟果实。原产南欧至北非，我国西北、华北等地区有引种栽培。苦，凉。归肝、胆经。保肝，利胆。治急、慢性肝炎。内服：煎汤，6~15g；用水飞蓟素，每次 70~140g，每日 3 次，至少服 5~6 周，症状改善后，给予维持量，每次 35~70g，每日 3 次；用糖衣丸（每粒 35g）亦可。种子和果实中含水飞蓟素、异水飞蓟素、次水飞蓟素、脱氢水飞蓟素、聚水飞蓟素等成分。还含槲皮素、双氢槲皮素、脱氢二松柏醇等，又含脂肪油，内有亚油酸、油酸、棕榈酸、硬脂酸、花生四烯酸、肉豆蔻酸、山萮酸等。水飞蓟素具有较强的护肝作用，能对抗多种药物引起的肝损害。治疗肝炎、肝硬化以及各种类型的肝损伤，包括脂肪肝等有效。并有抗 X 射线的作用。能降低血脂，稳定肝细胞膜。水飞蓟还可抗动脉粥样硬化，保护心肌，抗心肌梗死和脑缺血及再灌注损伤，降低血黏度，抗血小板聚集，抑制醛糖还原酶。

水飞雉shuǐfēizhì　中药材。见《全国中草药汇编》。即水飞蓟，详该条。

水分shuǐfēn　❶经穴名。代号 CV9。出《针灸甲乙经》。别名分水、中守。属任脉。位于腹正中线，脐上 1 寸。布有第八、九肋间神经前皮支和腹壁下动、静脉。主治腹痛，肠鸣泄泻，水肿，蛊胀，以及肾炎等。直刺 0.5～1 寸。艾炷灸 5～7 壮；或艾条灸 10～20 分钟。❷病证名。①指肾虚不能制水，水气流散于四肢而致的肢肿。《诸病源候论·水肿病诸候》："水分者，言肾气虚弱不能制水，令水气分散，流布四支，故云水分，但四支皮肤虚肿聂聂而动者，名水分也。"②指妇人先患水肿后月经闭止的病证。《金匮要略·水气病脉证并治》："先病水后经水断，名曰水分。"参见"水肿""肢肿"条。

水芙蓉shuǐfúróng　中药材。见《湖南药物志》。为蜀葵花之别名，详该条。

水浮钱shuǐfúqián　中药材。见《福建中草药》。为苹之别名，详该条。

水府shuǐfǔ　即膀胱。详该条。

水疳shuǐgān　病证名。见《证治准绳·杂病》。又名水疡。多因风火湿热相搏，攻冲头目所致。《张氏医通》卷八："忽然一珠，生于睥眦气轮之间者多，若在风轮，目必破损。有虚实大小之殊，实者小而痛甚，虚者大而痛缓，状如黑豆，亦有横长而圆者，头风人多有此患，清空膏选用。"据诸家记载，本病"与木疳相似，但部分稍异，色亦不同，黑者属水"。参见"木疳"条。

水沟 shuǐgōu　❶即人中沟，见该条。❷经穴名，代号 GV26。出《针灸甲乙经》。《肘后备急方》名人中。别名鬼宫、鬼市、鬼客厅。属督脉。督脉、手足阳明之会。位于鼻柱下，人中沟的上 1/3 与中 1/3 交点处。一说"在鼻下三分，衔水突起处是穴"。(《扁鹊神应针灸玉龙经》）布有面神经颊支，眶下神经分支；上唇动、静脉。主治中风昏迷，口噤不开，口眼㖞斜，面肿唇动，水气浮肿，小儿惊风，心腹绞痛；以及休克，晕厥，窒息，癫痫，精神分裂症，癔病，低血压，急性腰扭伤等。向上斜刺 0.3～0.5 寸。

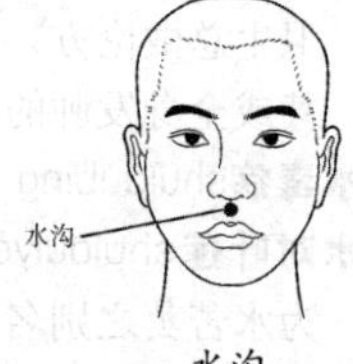

水沟

水狗肝shuǐgǒugān　中药材。见《本草纲目》。为獭肝之别名，详该条。

水谷廓shuǐgǔkuò　眼科八廓之一。即地廓。《医宗金鉴·眼科心法要诀》："水谷廓即地廓，地廓属脾，脾与胃为表里，胃纳水谷，故又名焉。"

水谷利shuǐgǔlì　病证名。指泄泻完谷不化者。《卫生宝鉴·泄痢门》："饮食太过，肠胃所伤，亦致米谷不化，此俗呼水谷利也。法当下者举之而消克之也。加减木香散主之。"参见"飧泄"条。

水谷痢shuǐgǔlì　古病名。见《诸病源候论·痢病诸候》。❶指脾胃虚弱，不能消化所致的痢疾。《时病论》卷三："水谷痢者，糟粕脓血杂下，腹中微痛，登圊频频，饮食少餐，四肢困倦，脉来细缓无力，或关部兼弦，此因脾胃虚寒，虚则不能健运，寒则不能消化也。"治宜健脾温中为主。❷指水土不伏所致的痢疾。又称不伏水土痢。详该条。❸指飧泄。《杂病源流犀烛·痢疾源流》："飧泄亦曰水谷痢。"用保和丸、和胃丸等方。参见"飧泄"条。

水谷泻shuǐgǔxiè　病证名。见《证治准绳·幼科》。指小儿食物不化，与水液杂下的腹泻。多因脾胃素虚，饮食不慎，以致食物不消化而成。《小儿药证直诀》："食不消，脾胃冷，故不能消化，当补脾，益黄散主之。"若其症伴有四肢不温，面白神疲等，治当温中健脾，用理中汤加陈皮、神曲、山楂；肠滑不禁者，用四神丸。

水谷之海shuǐgǔzhīhǎi　四海之一。指胃。《灵枢·海论》："胃者水谷之海，其输上在气街，下至三里。"胃受纳饮食，故称。其气血输注出入的重要穴位，上在气冲，下在足三里。其证候："水谷之海有余，则腹满；水谷之海不足，则饥不受谷食。"

水谷之精shuǐgǔzhījīng　指饮食物经过消化吸收而化生的营养精华，它是人体生长发育、维持生命活动的物质基础。由于来源于饮食水谷，禀受于后天，故又称后天之精。

水谷之气shuǐgǔzhīqì　简称谷气，详该条。

水蛊shuǐgǔ　病证名。《诸病源候论·水蛊候》："水毒气结聚于内，令腹渐大，动摇有声，常欲饮水，皮肤粗黑，如似肿状，名水蛊也。"即水鼓。详该条及"蛊"条。

水鼓shuǐgǔ　病证名。鼓胀之一。多因饮酒过量，损伤脾胃，水湿停聚而致。《景岳全书·杂证谟》："少年嗜酒无节，多成水鼓……盖酒性本湿，壮者气行则已，酒即血也；怯者着而成病，酒即水也。不惟酒为水，而血气既衰，亦皆随酒而悉为水矣。所以凡治水鼓者，必当以血气为主，而养阴利湿，是诚善矣。"《辨证录·臌胀门》："人有水肿既久，遍身手足俱胀，面目亦浮，口不渴而皮毛出水，手按其肤如泥，此真水鼓也。"宜用决水汤或用决流汤逐水，续用五苓散、六君子汤等方调理。忌食盐。本病可见于肝硬化腹水、肾性水肿、营养不良性水肿等出现腹水者。参见"鼓胀"条。

水瓜shuǐguā　中药材。见萧步丹《岭南采药录》。为丝瓜之别名，详该条。

水罐shuǐguàn　火罐放入水（放在药液中者称药罐）中煮沸应用，故名。使用时，将罐子颠倒用镊子夹出，用折叠毛巾紧扪罐口，吸去水液，趁热吸附于穴位或病痛局部皮表。参见"水罐法"条。

水罐法shuǐguànfǎ　拔罐法的一种。此法是用煮水时水汽之力，排去罐内空气，使罐内形成负压，以吸着在拟吸拔的穴位或皮肤上的一种疗法。由于此罐多用竹筒制成，因此亦称竹罐疗法。其操作方法如下：将竹罐放在清水中煮沸 3～5 分钟。然后用镊子将罐从锅内取出，倒出罐内水，并迅速用毛巾擦去罐口余水，立即罩在治疗的部位上。每次留罐时间，以不超过 20 分钟为度。倘在留罐期间，发生疼痛或有灼热感时，立即起罐检查，以免烫伤。此法具有通经活血，逐寒祛湿的作用。常用于风湿痹痛，感冒风寒等症。如配入药物同煮，则又称为药罐法。详"药罐法"条。

水寒射肺shuǐhánshèfèi　证候名。指寒邪和水气犯肺脏而引起的证候。多由平素患痰饮或水肿的病人，外感寒邪，寒邪引动水饮，寒水上逆，以致肺气失宣。主要症状有咳嗽、气喘、痰涎多而稀白，舌苔白腻，或伴有发热、恶寒等。治宜宣肺降逆、温化水饮。

S

水红花shuǐhónghuā　中药材。见《滇南本草》。为荭草之别名，详该条。

水红花膏shuǐhónghuāgāo　见《景岳全书·外科钤·古方》卷六十四。水红花（或子）不拘量。以水熬膏，水或酒调服；外敷痞块处。治痞块。

水红花子shuǐhónghuāzǐ　中药材。出《滇南本草》。又名水荭子、荭草实。为蓼科植物红蓼 *Polygonum orientale* L. 的干燥成熟果实。主产江苏、辽宁等地。咸，微寒。归肝、胃经。活血散瘀，消积止痛，利水消肿。治腹中痞块，肝硬化腹水，熬膏摊贴患部，并以酒调膏服；治胃腹胀痛，消化不良，瘰疬，内服：煎汤，15～30g，或研末、浸酒服。现试用于甲状腺及消化道等肿瘤。煎剂、流浸膏对大鼠有利尿作用。

水荭花shuǐhónghuā　中药材。见《摘元方》。为荭草花之别名，详该条。

水荭子shuǐhóngzǐ　中药材。出《本草衍义》。为水红花子之别名，详该条。

水胡豆shuǐhúdòu　中药材。见《全国中草药汇编》。为睡菜之别名，详该条。

水胡椒shuǐhújiāo　中药材。见《救荒本草》。为回回蒜之别名，详该条。

水胡满shuǐhúmǎn　中药材。出《生草药性备要》。又名臭苦朗、蟛蜞盖、苦朗。为马鞭草科植物苦郎树 *Clerodendrum inerme*（L.）Gaertn. 的嫩枝叶。分布于台湾、福建、广东、广西。苦，寒，有毒。散瘀消肿，祛湿杀虫。治跌打瘀肿，皮肤湿疹，疮疥。捣敷，研末撒或煎水洗；真菌性阴道炎，煎水熏洗患处。本品不宜内服。叶含芹菜素－7－葡萄糖醛酸苷、高山黄芩素－7－葡萄糖醛酸苷、(24S)－乙基胆甾－5,22,25－三烯－3－醇柳穿鱼素等。又水溶性成分中呈生物碱反应。叶的乙醇和水提取物以及苦味成分对妊娠大鼠子宫呈兴奋作用，能升高麻醉狗的血压，并增加肠管运动。水胡满黄酮苷有抗炎作用。

水胡满根shuǐhúmǎngēn　中药材。见《广东中草药》。为马鞭草科植物苦郎树 *Clerodendrum inerme*（L.）Gaertn. 的根。苦，寒，有小毒。祛风逐湿，散瘀活络。治风湿性关节炎，坐骨神经痛，肝脾肿大，跌打损伤。煎服：9～15g。

水花shuǐhuā　即水痘，详该条。

水黄shuǐhuáng　三十六黄之一。《太平圣惠方》卷五十五："水黄者，身面青黄，脚膝浮肿，心腹胀满，上气烦闷，语声不出。"治用大黄甘草汤等方。参见黄疸有关条。

水黄连shuǐhuánglián　中药材。❶出清代赵学楷《百草镜》。又名硬水黄连、硬杆水黄连、黄脚鸡。为毛茛科植物箭头唐松草 *Thalictrum simplex* L. var. *brevipes* Hara 的根茎及根。分布于四川、湖北、甘肃、青海、陕西、山西、河北、内蒙古、辽宁、吉林。苦，寒。清热利湿，消肿解毒。①治黄疸，痢疾，腹水，小便不利，肺炎。煎服：3～9g。②煎水洗治眼结膜炎；研末香油调搽治鼻疳；捣烂敷治热疮。根含小檗碱、箭头唐松草米定碱、箭头唐松草碱、鹤氏及芬氏唐松草碱、黄唐松草碱。箭头唐松草碱有抗炎、镇痛、镇静、镇咳、降温、降压、抗癌作用。❷见《江西草药》。为水八角之别名。❸见《广西本草选编》。为黄水芋草之别名。各详该条。

水黄杨木shuǐhuángyángmù　中药材。见《贵州草药》。为乌棒子之别名，详该条。

水火不济shuǐhuǒbùjì　病机。心肾两脏功能失调的病机。又称心肾不交。心属火，肾属水，在生理状态下，心火下交于肾，使肾水不寒；肾水上济于心，使心火不亢，如果肾水不足，不能上济心火，或心火妄动，下灼肾阴，便失去了这种协调关系而出现心烦失眠，腰膝酸软，盗汗遗精等症。参见"心肾不交"条。

水火相济shuǐhuǒxiāngjì　借用五行学说中关于水与火的生克关系，来比喻心火与肾水、肾阴与肾阳的相互关系。互相协调，维持生理的动态平衡，称相济；互相失调称不济。参见"水火不济""心肾不交""水亏火旺"各条。

水火之脏shuǐhuǒzhīzàng　指肾脏。肾藏人身元阴、元阳，亦即真水和真火，故称。参见"肾"条。

水鸡仔shuǐjīzǎi　中药材。见《广西中药志》。为水田七之别名，详该条。

水积shuǐjī　病证名。九积之一。指多饮汤水成积者。《儒门事亲》卷三："水积，足胫胀满，郁李、商陆之类，甚者甘遂、芫花。"《杂病源流犀烛·积聚癥瘕痃癖痞源流》："水积，多饮汤水成积，胸胁引痛，沥洛有声也。宜牵牛子、甘遂、茯苓、猪苓，方用五苓散、十枣汤、破积导饮丸。"参见"积"条。

水激丹shuǐjīdān　病证名。见《外科启玄》卷八。为小儿丹毒之一。系足少阳胆经风火所致。证见两胁虚肿红热。治宜内服加味小柴胡汤，外用青黛末调香油或鸡子清涂患处。

水瘕shuǐjiǎ　病证名。《诸病源候论·水病诸候》："水瘕者，由经络否涩，水气停聚在于心下，肾经又虚，不能宣利溲便，致令水气结聚而成形段，在于心腹之间，抑按作水声，但欲饮而不用食，遍身虚肿是也。"参见"瘕"条。

水煎shuǐjiān　中药汤剂的常用制作方法。指将中药饮片加水，放于炉火上煎熬成为汤剂的制作过程。煎药火候按药物性味不同而有火力小而缓的文火和火力大而猛的武火之分。现代也有用煎药机煎熬者。参见"文火""武火"条。

水碱shuǐjiǎn　中药材。见《本经逢原》。为灰碱之别名，详该条。

水剑草shuǐjiàncǎo　中药材。见《本草纲目》。为石菖蒲之别名，详该条。

水胶shuǐjiāo　中药材。出《外台秘要》。为黄明胶之别名，详该条。

水蕉shuǐjiāo　中药材。见《陆川本草》。为罗裙带之别名，详该条。

水接骨丹shuǐjiēgǔdān　中药材。见《全国中草药汇编》。为水苦荬之别名，详该条。

水结胸shuǐjiéxiōng　病证名。指结胸之一。指水邪结于胸胁者。《注解伤寒论》卷四："但结胸无大热者，非热结也，是水饮结于胸胁，谓之水结胸。周身汗出者，是水饮外散，则愈；若但头微汗出，余处无汗，是水饮不得外泄，停畜而不行也，与大陷胸汤以逐其水。"《伤寒全生集·辨伤寒结胸》："若心下怔忡，头汗出，无大热、先渴后闷痛，揉之有声汩汩者，名水结胸，用半夏茯苓汤。"

水疥shuǐjiè　病名。出《诸病源候论》卷三十五。"水疥者，如小瘭浆，摘破有水出。"类似丘疹性皮炎。

水金铃shuǐjīnlíng　中药材。见《四川中药志》。为节节花之别名，详该条。

水筋骨shuǐjīngǔ　中药材。见《云南中草药》。为狗筋蔓之别名，详该条。

水堇shuǐjǐn 中药材。见《吴普本草》。为石龙芮之别名，详该条。

水锦花shuǐjǐnhuā 中药材。出《雷公炮炙论》。为密蒙花之别名，详该条。

水禁shuǐjìn 病证名。出《痘疹经验良方》。禁疮之一。痘疮将出，毒气方炽，误食生冷，以致毒停皮肉之间，隐隐有红点，或于头面、两胁、手足之际，发有水疱。如冷气在内，则腹痛肚胀；冷气在外，则发热恶寒，称为水禁。治以温经散寒为主，如肉桂、丁香、升麻、茯苓、大腹皮之类。冷食伤及脾胃者，需防泄泻，再加山楂。

水荆芥shuǐjīngjiè 中药材。见《全国中草药汇编》。为土香薷之别名，详该条。

水晶凉粉shuǐjīngliángfěn 中药材。见《贵州草药》。为冰粉之别名，详该条。

水晶胎shuǐjīngtāi 病名。江天览《妇女病自疗法》："子肿乃系胎气泛滥所致，俗名水晶胎。"即子肿。详该条。

水晶苔shuǐjīngtāi 舌象。舌苔色白，干硬粗糙如砂皮状，称水晶苔，又名白砂苔。系由于素体津亏，复因温疫热毒炽盛，胃津严重受损所致。《温疫论》下卷："舌上白苔，干硬如砂皮，一名水晶苔，乃自白苔之时，津液干燥，邪虽入胃，不能变黄，宜急下之。"

水晶障翳症shuǐjīngzhàngyìzhèng 病名。见《审视瑶函》。即水晶障证。详该条。

水晶障证shuǐjīngzhàngzhèng 病名。见《证治准绳·杂病》。又名水晶障翳症。《审视瑶函》："此症色白清莹，但高厚而满珠……其名有三：曰水晶，曰玉翳浮满，曰冰瑕翳。如冰冻之坚，傍珠斜视，白透睛瞳内。"属圆翳内障范围，详"圆翳内障"条。

水精shuǐjīng 指津液。包括水分及营养精微。《素问·经脉别论》："饮入于胃，游溢精气，上输于脾，脾气散精，上归于肺，通调水道，下输膀胱，水精四布，五经并行。"

水镜草shuǐjìngcǎo 中药材。出《土宿本草》。为荇菜之别名，详该条。

水灸shuǐjiǔ 推拿方法。其法用刺激性药物擦脊背，多用于治疗痨瘵。《理瀹骈文》："痨瘵，用大蒜擦脊梁，名水灸。"清代邹俪笙《外治寿世方初编·劳伤》："治劳病人未气虚者，水灸法……尾闾起，擦上至大椎，又从大椎起擦下至尾沟，如此数十遍。"

水咳shuǐké 病证名。指咳嗽由水饮凌肺引起者。《医学入门》卷四："水咳，因饮茶水停蓄，为涎上涌，身热，胸满、怔悸者，小青龙汤；身寒胁硬者，玄武汤；结胸者，小半夏汤……小便闭者，十枣汤；小便涩者，五苓散。"《伤寒六书·咳嗽》："其水咳三证，不可不辨。小青龙，太阳之表水也；十枣汤，太阳之里水也；真武汤，阴证之水气也。盖水与表寒相合而咳，则小青龙当汗之，水与里寒相合而咳，则真武汤温之，里癖合水动肺而嗽，十枣汤所以下之也。"参见"咳嗽"条。

水克火shuǐkèhuǒ 理论。肾属水，心属火，指肾水能制约心火，防止心火过亢，属正常的生理调节。病变情况下，若水气停留或上泛，就会伤及心阳，称为水气凌心。详该条。

水苦荬shuǐkǔmǎi 中药材。出《本草图经》。又名水莴苣、水仙桃草、兔子草、水接骨丹、水对叶莲。为玄参科植物水苦荬 *Veronica anagallis - aquatica* L. 等的全草。分布于长江以北及西南、西北各地。苦，寒。活血止血，消肿止痛。①治咯血，吐血，血小板减少性紫癜，胃痛，风湿痹痛，闭经，痛经，跌打损伤，咽喉肿痛。煎服：3～15g。②捣敷治痈疖肿毒。本品含角胡麻苷、婆婆纳苷等，及蛋白质等含氮化合物和含磷化合物。

水亏火旺shuǐkuīhuǒwàng 病机。❶火指心火，水指肾水。同水亏火炎。参见该条。❷火指命门火。肾阴亏损，命门火偏亢，可出现牙齿浮动而痛，性欲亢进，遗精等症。

水亏火炎shuǐkuīhuǒyán 病机。❶指肾水不足，引起心火独旺的病变。主要症状有心烦、头晕耳鸣、失眠或睡卧不宁，舌尖红，脉细数等。❷指肾本脏阴阳失调，出现阴虚阳亢的病变。详"肾火偏亢"条。

水廓shuǐkuò 眼的八廓名称之一。见《银海精微》。又名坎廓、坎水廓、津液廓。❶《审视瑶函》：以（气）轮上血脉丝络为凭，"坎正北方，络通膀胱之腑，脏属于肾"。❷《医宗金鉴·眼科心法要诀》："水廓即水轮也。水轮属肾，肾与膀胱为表里，故轮主脏为肾病，廓主腑为膀胱病。"❸清代黄庭镜《目经大成》卷一："坎为神膏，络通膀胱。"❹《张氏医通》卷八："肾之府为水廓。"有名无位。❺陈达夫《中医眼科法要》认为此廓位于白睛正下方，属膀胱。

水蜡烛shuǐlàzhú 中药材。见《广东新语》。为香蒲之别名，详该条。

水蜡烛实shuǐlàzhúshí 中药材。见《广东新语》。为蒲棒之别名，详该条。

水辣椒shuǐlàjiāo 中药材。见《广西本草选编》。为母草之别名，详该条。

水癞shuǐlà 病证名。出《诸病源候论》卷二。由毒邪入肾经所致。多先得水病，因而停留，又为风湿触激，即变成疮。逐渐遍体腐烂，色呈黑紫，脚底溃漏，甚至阴茎腐蚀，四肢无力，日久眉睫脱落。相当于晚期瘤型麻风。

水兰shuǐlán 中药材。见《广西药用植物名录》。为蟛蜞菊之别名，详该条。

水梁木shuǐliángmù 中药材。见《广西药用植物名录》。为秋枫木之别名，详该条。

水龙胆shuǐlóngdǎn 中药材。见《江苏省植物药材志》。即龙胆，详该条。

水龙骨shuǐlónggǔ 中药材。出《植物名实图考》。又名草石蚕、石蚕、岩鸡尾、青龙骨、贴壁蜈蚣。为水龙骨科植物水龙骨 *Polypodium niponicum* Mett. 的根茎。广布长江以南各地。甘、苦，凉。清热解毒，祛风利湿。①治小儿高热惊风，风湿痹痛，腰痛，尿路感染，肠炎，痢疾，黄疸，急性结膜炎。煎服：15～30g。②治背痈，指疔。内服并捣敷。

水陆二仙丹shuǐlù'èrxiāndān 《洪氏集验方》卷三方。芡实、金樱子。取芡实连壳捣碎晒干为末；金樱子去刺捣碎，甑中蒸令熟，用所蒸汤淋二三遍，取所淋金樱子汁入银铫内慢火熬成稀膏，与芡实和丸，梧桐子大，每服五十丸，盐汤送下。功能补肾涩精。治肾虚，男子遗精白浊，女子带下。

水陆三仙膏shuǐlùsānxiāngāo 《医方经验汇编》方。鲜荷叶2～3张（捣烂），鲜菊叶1握（捣），赤豆（研细面）30g。蜜和调涂局部。治重证大头瘟，头面焮肿，破流秽水，状如烂瓜。

水轮shuǐlún 眼的五轮之一。见《秘传眼科龙木论》。又名冰轮。《银海精微》："肾属水，曰水轮，在眼为瞳人。"

S

即瞳神。其疾患多与肾、膀胱有关。详“瞳神”条。

水萝卜shuǐluó·bo　中药材。见《广西植物名录》。为水田七之别名，详该条。

水麻贴shuǐmátiē　中药材。见《中医方药学》。为水蛭之别名，详该条。

水麻叶shuǐmáyè　中药材。见《湖南药物志》。为杜茎山之别名，详该条。

水马shuǐmǎ　中药材。出《抱朴子》。即海马，详该条。

水马桑shuǐmǎsāng　中药材。见《贵阳民间药草》。为水苋菜之别名，详该条。

水马香果shuǐmǎxiāngguǒ　中药材。见《江苏省植物药材志》。为马兜铃之别名，详该条。

水蔓青shuǐmànqīng　中药材。见《全国中草药汇编》。又名勒马回、斩龙剑、追风草。为玄参科植物水蔓青 *Veronia linariifolia* Pall ex Link subsp. *dilatata*（Nakai et Kitag.）的地上部分。分布于河北、山西、山东、浙江、江苏、广东等地。苦，寒。清热解毒，化痰，利尿，消肿，止痒。①治支气管炎，肺脓疡，急性肾炎，尿路感染，疖肿疮疡。煎服：15～30g。②治皮肤湿疹，风疹身痒，痔疮。煎水洗。全草含甘露醇和黄酮苷，苷元为6－羟基木犀草素和木犀草素。甘露醇及总黄酮苷元对小鼠有止咳作用。本品在体外对肺炎球菌、金黄色葡萄球菌及痢疾杆菌等有抑制作用。

水毛茛shuǐmáogèn　中药材。见《云南中草药选》。为石龙芮之别名，详该条。

水门shuǐmén　经穴别名。出《针灸甲乙经》。即水突，见该条。

水蜜丸shuǐmìwán　中成药剂型。系将药材细粉用蜜水为黏合剂泛制而成的小球形干燥丸剂。如六味地黄丸等。是在水泛制丸原理的基础上发展而成。本法比手工塑制法简单，生产效率高，而丸粒小，又光滑圆润，易于吞服。

水苗法shuǐmiáofǎ　人痘接种法之一。取痘痂20～30粒，研为细末，和净水或人乳三五滴，调匀，用新棉摊薄片，裹所调痘苗在内，捏成枣核样，以线拴之，塞入鼻孔内，12小时后取出。通常至7日发热见痘，为种痘成功。此法为我国古代人痘接种法中效果最好的一种。

水沫疮shuǐmòchuāng　病证名。腿间疱疹，因冷水沫后而加重者。《扁鹊心书》：“小儿腿胻间有疮，若以冷水洗之，寒气浸淫，遂成大片，甚至不能步履”，为水沫疮。可用葱、椒、姜煎水洗后，再以百花散掺之。

水木通shuǐmùtōng　中药材。见《本草纲目拾遗》。为三白草之别名，详该条。

水逆shuǐnì　病名。出《伤寒论·辨太阳病脉证并治》。太阳中风，发热，心烦，渴欲饮水，如水入即吐，称为水逆。因内有伏饮所致。宜通阳利水，用五苓散。《伤寒论条辨》卷一：“伏饮内作，故外者不得入也。盖饮亦水也，以水得水，涌溢而为格拒，所以谓之曰水逆也。”《张氏医通·诸呕逆门》：“渴欲饮水，水入即吐者，名曰水逆，五苓散；气虚，四君子去甘草，加枳、橘、生姜；不应，六君子换赤茯苓，用伏龙肝煮汤，澄清代水，煎药。”

水牛角shuǐniújiǎo　中药材。出《名医别录》。为牛科动物水牛 *Bubalus bubalis* L. 的角。主产于华南、华东地区。苦、咸，寒。清热，凉血，解毒。治热病头痛，高热昏迷，小儿惊风，瘢疹，吐血，衄血，血淋，喉痹咽肿及原发性血小板减少性紫癜。内服：煎汤，9～15g，大剂量可用30～60g，剉碎先煎；或研末服，每次1.5～3g。本品经临床实践可作为犀角代用品。本品含胆甾醇、强心成分、肽类、多种氨基酸及无机盐。具有强心、镇静、抗惊厥、抗炎、降血脂作用，还可增加血小板、缩短凝血时间。本品能增强小鼠网状内皮系统的吞噬功能。与犀角煎剂作用相似；对大鼠有肾上腺皮质激素样作用。

水牛膝shuǐniúxī　中药材。见《民间常用草药汇编》。为节节花之别名，详该条。

水疱shuǐpào　病名。即水痘，详该条。

水蓬稞shuǐpéngkē　中药材。见《东北药用植物志》。为莛草之别名，详该条。

水癖shuǐpǐ　病证名。指因水气结聚而成的癖病。《诸病源候论·水病诸候》：“水癖由水浆不消，水气结聚而成癖，在于两胁之侧，转动便痛，不耐风寒，不欲食而短气是也。”又称支饮。《儒门事亲·内积形》：“积水转甚，流于两胁，世谓水癖，或谓支饮。”参见“癖”“支饮”条。

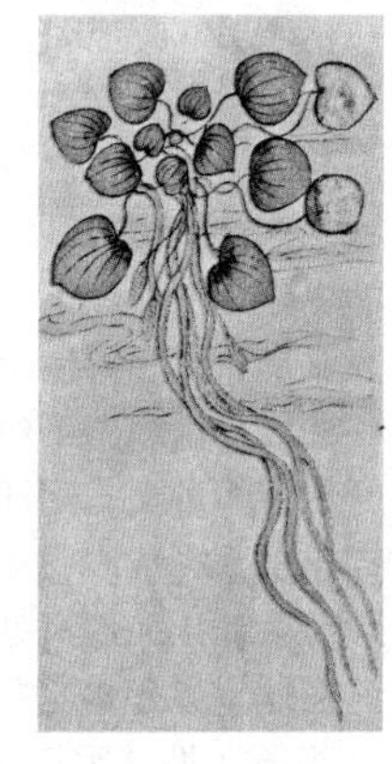
水萍

水萍shuǐpíng　中药材。出《神农本草经》。为浮萍之别名，详该条。

水蒲桃shuǐpútáo　中药材。见《广西本草选编》。即蒲桃，详该条。

水气shuǐqì　❶古病名。指水肿。《素问·评热病论》：“诸有水气者，微肿先见于目下也。”《金匮要略》载有水气病，其中包括风水、皮水、正水、石水等。❷指水饮、痰饮。《伤寒论·辨太阳病脉证并治》：“伤寒心下有水气，咳而微喘，发热不渴。服汤已，渴者，此寒去欲解也。小青龙汤主之。”参见“水肿”条。

水气不调shuǐqìbùtiáo　病机。指水气失去正常的调节。《备急千金要方》：“水气不调，身体浮肿，气满喘粗。”

水气喘促shuǐqìchuǎncù　病证名。即水喘。《杂病源流犀烛》卷一：“水气喘促，乃水气逆行乘肺，肺得水而浮，喘不能卧，气不宣通，当从小便去之。宜桂苓甘术汤、肾气丸。”参“水喘”条。

水气凌心shuǐqìlíngxīn　病机。指水气上逆，引起心脏的病变。凌，侵犯的意思。由于脾肾阳虚，气化障碍，水液停留体内，不能正常排泄，产生痰饮、水肿等水气病。水气上逆，停聚胸膈影响心阳时，可致心阳不振，心气不宁，出现心悸、气促等症状。治宜温阳益气、宁心涤饮。

水气肿满shuǐqìzhǒngmǎn　病证名。指水肿气急喘满的病证。《普济方》卷三百八十六：“夫小儿水气肿满者，由将养不调，脾肾两脏俱虚故也……肾虚不能传其水液，脾虚不能克制于水，故水气流溢于皮肤，故令肿也。”先宜理脾利水，用茯苓导水汤；继宜温肾化水，用金匮肾气丸。

水芹shuǐqín　中药材。出《千金翼方·本草》。又名芹菜、水芹菜。为伞形科植物水芹 *Oenanthe javanica*（Bl.）DC. 的全草。全国大部分地区均有分布。甘，凉。清热，利尿，止血，降压，解毒。❶治感冒发热，肺热咳嗽，百日咳，黄疸，水肿，淋证，白带，乳糜尿，尿血，便血，血崩，高血压病。内服：煎汤，15～30g；或捣汁服，每次20～50ml。❷捣敷治乳腺炎，腮腺炎。本品含挥发油，其中有α－和β－蒎烯、月桂烯等；另含酞酸二乙酯、水蓼素及其7－甲醚、多种氨基酸及β－谷甾醇等。挥发油内服能兴奋中枢神经，升高血压，促进胃液分泌，增进食欲，并有祛痰作用。外搽能扩张血管，促进循环。水蓼素及水蓼素-7-甲醚有降压作用。

水芹菜shuǐqíncài　中药材。出《滇南本草》。即水芹，详该条。

水泉shuǐquán　❶经穴名，代号 KI5。出《针灸甲乙经》。属足少阴肾经。足少阴之郄穴。位于内踝尖与跟腱水平连线中点直下1寸，跟骨结节前上方凹陷处。布有小腿内侧皮神经及胫神经的跟骨内侧支，并有胫后动脉的跟骨内侧支通过。主治月经不调，痛经，经闭，阴挺，小便不利，目视昏花等。直刺0.3~0.5寸。艾炷灸3~5壮；或艾条灸5~10分钟。❷大敦穴别名。《备急千金要方》载："石淋小便不得，灸水泉三十壮，足大敦是也。"❸即尿。《素问·脉要精微论》："水泉不止者，是膀胱不藏也。"详"尿"条。

水热穴论篇shuǐrèxuélùnpiān　《素问》篇名。本篇主要介绍治水病的五十七个穴位和治热病的五十九个穴位及其机制，故名。文中首先论述风水病的原因、症状及其病理变化，做出了水肿"其本在肾，其末在肺"的著名论断。

水三七shuǐsānqī　中药材。见《贵州卫生》［1959（11）］。为水田七之别名，详该条。

水疝shuǐshàn　病名。指阴囊汗湿并出黄水或肿如水晶的疝。多由寒湿下注所致。《儒门事亲》卷二："水疝，其状肾囊肿痛，阴汗时出，或囊肿而状如水晶，或囊痒而燥出黄水，或少腹中按之作水声。得于饮水醉酒，使内过劳，汗出而遇风寒湿之气，聚于囊中，故水多令人为卒疝。宜以逐水之剂下之。"治宜禹功散加肉桂末，或用胃苓汤（见《重订通俗伤寒论》）。

水蛇头shuǐshétóu　病名。指疔之一。出《疡科心得集》卷五。又名水蛇头疔，有明亮黄色水疱者，治宜挑破去其恶水。余证治见"指疔"条。

水蛇头疔shuǐshétóudīng　病名。出《治疔大全》。即水蛇头。证治见"指疔"条。

水生木shuǐshēngmù　五行理论。说明自然界的水对木的生成有滋生和促进作用。在中医五行学说中，肾属水，肝属木，水生木是指肝木功能的正常发挥依赖于肾水的滋养，肾水（肾阴）充足可以助肝化生阴血，防止肝阳过亢；疾病情况下可以通过补肾水来滋肝阴、养肝血，又称为滋水涵木，参见该条。

水石shuǐshí　中药材。见《石药尔雅》。为消石之别名，详该条。

水石榴shuǐshí·liu　中药材。见《广西中草药》。为水杨梅之别名，详该条。

水俞五十七处shuǐshùwǔshíqīchù　出《素问·水热穴论》。即肾俞五十七穴，见该条。

水苏shuǐsū　中药材。出《神农本草经》。又名鸡苏、香苏、望江青、天芝麻。为唇形科植物水苏 *Stachys japonica* Miq. 的全草。分布于辽宁、内蒙古、河北及华东地区。辛，微温。入胃、肺经。疏风下气，止血消炎。❶治感冒，咳嗽，百日咳，肺痿，头风目眩，扁桃体炎，咽喉炎，痢疾，吐血，衄血，血崩，血淋。煎服：9~15g。❷治带状疱疹，鲜根捣敷。

水田七shuǐtiánqī　中药材。见《南宁市药物志》。又名水三七、屈头鸡、水鸡仔、水萝卜。为蒟蒻薯科植物裂果薯 *Tacca plantaginea*（Hance）Drenth 的块茎。产于广西、贵州、广东等地。苦，寒，有小毒。清热解毒，理气止痛，散瘀消肿。①治咽喉肿痛，牙痛，急性胃肠炎，胃、十二指肠溃疡，跌打损伤。内服：煎汤，3~9g；研末，0.9~1.5g。②捣敷治痈肿疮疖，外伤出血。服用过量，可出现恶心、呕吐、腹痛、腹泻等中毒症状及谷丙转氨酶明显升高。孕妇忌服。水田七叶：捣敷无名肿毒。

水停气阻shuǐtíngqìzǔ　水液停贮体内，进而阻碍脏腑气化升降的病机。临床症状随水停部位及相关脏腑而不同，如水停胸胁，可致肺气失于肃降，出现胸胁苦满，咳嗽气喘不得平卧；水气凌心则心悸、气促、头晕，动则喘甚；阻于中焦，脾胃失于健运则口淡、恶心欲吐、纳呆、脘腹胀满、大便溏泄；水停下焦，则小便不利、下肢浮肿等。

水通草shuǐtōngcǎo　中药材。❶见《云南中草药》。为龙须草之别名。❷见《江苏中中药材实考》。为梗通草之别名。各详该条。

水桐树shuǐtóngshù　中药材。见《天津医学通讯》［1971（6）：1］。为喜树之别名，详该条。

水桐树皮shuǐtóngshùpí　中药材。出《濒湖集简方》。即桐皮，详该条。

水突shuǐtū　经穴名。代号 ST10。出《针灸甲乙经》。别名水门。属足阳明胃经。位于颈侧部，人迎穴与气舍穴连线的中点处；或于胸锁乳突肌前缘，平甲状软骨下缘处取穴。布有颈皮神经，深层为交感神经发出的心上神经及交感干，并有颈总动脉通过。主治咽喉肿痛，气喘，咳嗽以及甲状腺肿等。直刺0.3~0.5寸。艾条灸5~10分钟。

水土不服shuǐtǔbùfú　病机。初到一个地区，由于自然环境和生活习惯的改变，暂时未能适应而出现的各种病状。如食欲不振、腹胀、腹痛泄泻或月经不调等。

水团花shuǐtuánhuā　中药材。出《本草纲目拾遗》。又名穿鱼柳、满山香。为茜草科植物水团花 *Adina pilulifera*（Lam.）Franch. 的枝叶或花。分布于长江以南各地。苦、涩，凉。清热利湿，消瘀止痛，止血。①治细菌性痢疾，急性胃肠炎。煎服：花9~15g。②治跌打损伤，痈疮肿毒，枝叶捣敷；湿疹，叶煎水洗；创伤出血，花或叶捣敷。水团花根：煎服治感冒咳嗽，肝炎，腮腺炎，关节炎。茎、叶含β-谷甾醇、豆甾醇及混合皂苷。皂苷水解后产生奎诺酸、槟绕醇酸、金鸡纳酸、白桦脂酸等。

水㿉shuǐtuí　病名。出《肘后备急方》卷五。多因水湿内积而成。证见阴囊肿大，不痛不痒，或肿胀坠痛。宜服五苓散加小茴香韭汁为丸；偏热者宜服三白散、橘核散。

水丸shuǐwán　中成药剂型之一。指将药物研末，直接用水泛为丸。水丸制作时不添加黏性辅料，能够保存药物原来性味，但若所用药物缺乏黏性，则易破散粉碎而较难保存。

水位shuǐwèi　运气术语。寒水所主之位。《素问·至真要大论》："水位之主，其泻以咸，其补以苦。"王冰注："水之位，冬至前后各三十日，终之气也。"

水翁花shuǐwēnghuā　中药材。见萧步丹《岭南采药录》。又名水雍花。为桃金娘科植物水翁 *Cleistocalyx operculatus*（Roxb.）Merr. et Perry 的花蕾。分布于广东、广西南部。苦，寒。清暑解表，祛湿消滞。治夏季感冒，细菌性痢疾，急性肠炎，消化不良。煎服：15~30g。水翁叶：捣敷治乳腺炎。水翁皮：煎水洗治癣癞，烂脚，囊痈。花预试呈黄酮苷、酚类、氨基酸反应。花蕾含没食子酸及乙酸酯、熊果酸、查耳酮类等体外实验，对常见化脓性球菌和肠道致病菌均有较强的抑制作用。

水瓮菜shuǐwèngcài 中药材。见清代赵其光《本草求原》。为过塘蛇之别名，详该条。

水蕹菜shuǐwèngcài 中药材。见《福建中草药》。为空心苋之别名，详该条。

水萵苣shuǐwōjù 中药材。见《救荒本草》。为水苦荬之别名，详该条。

水蜈蚣shuǐwúgōng 中药材。❶出《植物名实图考》。又名三荚草、金钮草、球子草、黄古头草、疟疾草。为莎草科植物水蜈蚣 *Kyllinga brevifolia* Rottb. 的全草。分布长江流域以南各地及西藏。辛，平。解表，截疟，镇咳祛痰，清热利湿，消肿解毒。①治感冒发热，疟疾，支气管炎，百日咳，细菌性痢疾，黄疸型传染性肝炎，乳糜尿。煎服：12～18g。②治皮肤瘙痒，煎水洗；疖肿，蛇咬伤，捣烂敷。本品含挥发油、牡荆素、鞣质及苦味质等。所含牡荆素有抑菌作用，并能降压、抗炎和解痉。❷见《江西草药》。为水八角之别名，详该条。

水洗丁shuǐxǐdīng 病名。出《备急千金要方》卷二十二。十三丁之一。其状如钱形，大小如钱孔，疮头白里黑靥，汁出中硬。治见"疔疮"条。

水瑕深翳shuǐxiáshēnyì 病名。《世医得效方》卷十六："水瑕深翳，黑水（指黑睛）内横深瑕盘，青色沉沉入，痛楚无时，此五脏俱受热。"即"冰瑕翳深外障"。详该条。

水霞翳障shuǐxiáyìzhàng 病名。清代《眼科捷径》："此眼初患之时，因肝脏壅热，肝受毒风，时常发歇不定，致令乌珠生翳如葱白，浓淡如水霞之状。"即冰瑕翳深外障。详该条。

水仙膏shuǐxiāngāo 《温病条辨》卷一方。水仙花根不拘量。剥去老赤皮及根须，捣如膏，敷患处，中留一孔，干则换之，以肌肤上生黍米大小黄泡为度。治温毒外肿，及痈疮。

水仙根shuǐxiāngēn 中药材。出《本草纲目》。为石蒜科植物水仙 *Narcissus tazetta* var. *chinensis* Roem. 的鳞茎。各地常见栽培。甘、苦，寒，有毒。排脓消肿，解毒。治痈肿疮毒，乳痈，痄腮，虫咬伤。捣烂敷或捣汁涂。不宜内服。水仙花：煎服治月经不调。含石蒜碱、伪石蒜碱、高石蒜碱、雨石蒜碱、漳州水仙碱、多花水仙碱等。花含挥发油，其主成分为丁香油酚、苯甲醛等，尚含芸香苷、异鼠李素-3-鼠李糖葡萄糖苷等。根的粗浸剂对动物子宫有明显的兴奋作用。总生物碱腹腔注射对大鼠Jensen肉瘤、小鼠Crocker肉瘤及艾氏腹水癌均有明显疗效。煎剂对小鼠淋巴细胞性脉络丛脑膜炎病毒感染有一定疗效，体外试验亦有效。本品所含石蒜碱等成分的药理，见"石蒜"条。

水仙散shuǐxiānsǎn 《普济本事方》卷六方。荷叶（取未展者，阴干）不拘量。为末，每服三钱，食前热童便调下，以下恶物为度（一方用大干荷叶五片，烧令烟尽，为末作一服，服法如上）。治打扑坠损，恶血攻心，闷乱疼痛。

水仙桃草shuǐxiāntáocǎo 中药材。见《贵州民间方药集》。为水苦荬之别名，详该条。

水仙子shuǐxiānzǐ 中药材。见《药材资料汇编》。为五谷虫之别名，详该条。

水苋菜shuǐxiàncài 中药材。出清代刘士季《草木便方》。又名水马桑、水豆瓣、肉矮陀陀。为千屈菜科植物圆叶节节菜 *Rotala rotundifolia*（Buch. -Ham. ex Roxb.）Koehne 的全草。分布于长江以南各地。甘、淡，凉。清热利湿，调经活血，消肿解毒。①治肺热咳嗽，痢疾，黄疸型肝炎，尿路感染，水鼓。②治月经不调，痛经。煎服：15～30g。③捣敷治痈疖肿毒。本品含酚类、氨基酸、黄酮苷。本品有抑菌作用。

水香附shuǐxiāngfù 中药材。见《广西民间常用草药》。为一箭球之别名，详该条。

水哮shuǐxiào 病证名。指痰水蓄肺所致之哮证。《医学入门·哮》："水哮者，因幼时被水停蓄于肺为痰。"《杂病源流犀烛·咳嗽哮喘源流》："有水哮，宜水哮方。"症见咳喘哮吼，唾清稀痰沫，胸胁疼痛或见形肿呕吐等。治宜祛水饮、肃肺气为主，如小青龙汤、金沸草散、导水丸等均可选用。

水泄shuǐxiè 病名。见《素问病机气宜保命集·泻论》。即水泻。《杂病源流犀烛·泄泻源流》："水泄，肠鸣如雷，一泄如注，皆是水。"详"水泻"条。

水泻shuǐxiè ❶病名。又称水泄、注泄、泄注、注下。《圣济总录》卷七十四："脾胃怯弱，水谷不分，湿饮留滞，水走肠间，禁固不能，故令人腹胀下利，有如注水之状，谓之注泄，世名水泻。"《太平圣惠方》卷五十九："若肠胃虚弱受于气，或饮食生冷伤于脾胃，大肠虚寒，故成水泻也。"可用厚朴丸、香连散等方。湿泻、寒泻、热泻等皆可表现为水泻。详各条。❷为泽泻之别名，出《神农本草经》。详该条。

水形之人shuǐxíngzhīrén 人的体质类型之一。出《灵枢·阴阳二十五人》。其外貌特征为"黑色，面不平，大头，广颐，小肩，大腹，动手足，发行摇身，下尻长，背延延然"。性格特征为"不敬畏，善斯绐人"。体质和发病情况为"能（耐）秋冬不能春夏，春夏感而病生"。

水性流下shuǐxìngliúxià 借用五行学说中关于水往下流的自然现象，比喻水湿邪气所致病变有向下趋势的特点，如腹泻、下肢倦怠和浮肿等。

水咻咳shuǐxiūké 病证名。指肺有水饮而呻吟喘咳。《不居集》卷十五："水咻咳者，水停肺而咻喘咳嗽也。"用芫花末和米粉糊成颗粒煮食。详"水咳""咳嗽"条。

水旋复shuǐxuánfù 中药材。见《滇南本草》。为马尿花之别名，详该条。

水穴shuǐxué 经穴别名。出《外台秘要》。即扶突，见该条。

水雁shuǐyàn 中药材。见《现代实用中药》。为海龙之别名，详该条。

水杨柳shuǐyángliǔ 中药材。见《植物名实图考》。为水杨梅之别名，详该条。

水杨梅shuǐyángméi 中药材。❶出《植物名实图考》。又名水石榴、水杨柳、小叶团花。为茜草科植物水杨梅 *Adina rubella* Hance 的茎叶或花果序。分布于长江以南各地及台湾。苦、凉。清热利湿，杀虫解毒。①治肺热咳嗽，细菌性痢疾，肠炎，黄疸型肝炎，白带。煎服：茎叶，15～30g；花果序，9～15g。②治皮肤湿疹，滴虫性阴道炎，稻田皮炎。茎叶煎水洗；跌打损伤，外伤出血，热疖肿毒。叶或花捣敷。球状花果序含熊果酸、齐墩果酸、β-谷甾醇等。茎皮含鞣质。本品可抗菌、解痉、抑制腹泻、抑制宫颈癌细胞。❷见《云南中草药》。为蓝布正之别名，详该条。

水杨梅根shuǐyángméigēn 中药材。见《浙江民间常用草药》。为茜草科植物水杨梅 *Adina rubella* Hance 的根。苦、涩，凉。清热解毒，散瘀。①治感冒发热，肺热咳嗽，咽喉肿痛，风火牙痛，腮腺炎。煎服：15～30g。②治疖肿，下肢溃疡，跌打损伤。煎服并捣敷。本品含鞣质。本品具有抗癌作用。

水疡shuǐyáng　病名。出《目经大成》卷二。即水疳。详该条。

水液浑浊shuǐyèhúnzhuó　症名。多指小便浑浊。《素问·至真要大论》："诸转反戾，水液浑浊，皆属于热。"《类经》十三卷："水液，小便也。"参"便浊"条。

水靥shuǐyè　指痘疮结靥而有脓水溢出者。明代聂尚恒《痘疹慈航》："痘靥时，有外溃而脓水淋漓者，谓之水靥。"

水衣shuǐyī　出谢文祥《救产全书》。即胞衣。详该条。

水银粉shuǐyínfěn　中药材。出《嘉祐补注神农本草》。为轻粉之别名，详该条。

水银霜shuǐyínshuāng　中药材。见《本草纲目》。为粉霜之别名，详该条。

水引shuǐyǐn　面食品。亦称水引面、水引饽饦。面条之别名。《初学记》卷二六引晋代范汪《祠制》："孟秋下雀瑞，孟冬祭下水引。"清代俞正燮《癸巳存稿·面条子》："面条子，曰切面、曰拉面、曰索面、曰挂面，亦曰面汤，亦曰汤饼，亦曰索饼，亦曰水引面。"

水饮内停shuǐyǐnnèitíng　❶指人体水液运行输布失常，停积为饮的病机。水饮可聚积于机体胸腹、胃肠，或四肢等不同部位，多由脾虚不能运化水湿，也可由他脏阳气虚弱不运、气化不利所致。多见于内伤杂病。❷证候名。水饮停聚体内，以眩晕，胸脘痞闷，呕吐清水、涎液，苔滑，脉弦滑等为常见症的证候。因水饮停积的部位不同，其临床表现特点亦有所异。参见"饮""水肿"各条。

水瘿shuǐyǐng　病证名。《外台秘要》卷二十三："崔氏云凡水瘿、气瘿可差，石瘿不可治疗。"指由于水土因素所致的瘿病。参见瘿有关条。

水雍花shuǐyōnghuā　中药材。见《广东中药》。即水翁花，详该条。

水玉簪shuǐyùzān　中药材。见《陕西中草药》。为鸭舌草之别名，详该条。

水郁shuǐyù　病证名。五郁之一。指水气郁阻之证。出《素问·六元正纪大论》。《证治汇补》卷二："水肿胀满，二便阻隔，皆水郁也。治宜折之。折者制御之也，伐而挫之也，渐杀其势也。"《杂病源流犀烛》卷十八："水之本在肾，标在肺。实土可以制水，治在脾；壮火可以制水，治在命门；自强可以帅水，治在肾；分利可以泄水，治在膀胱。凡此皆谓之折。"可用折郁汤、补火解郁汤等方。不效者，或发汗，或通利二便。参见"五郁""郁证"条。

水郁折之shuǐyùzhézhī　治则之一。出《素问·六元正纪大论》。王冰注："水郁折之，谓制其冲逆也。"水郁，指水气郁滞；折，调节制约。水郁的根本病机多在于肾。如肾阳衰微，症见颜面苍白，头晕眼花，腰部酸痛，四肢发冷，小便短少，面及下身浮肿不退，按之凹陷不起，舌淡，苔薄白，脉沉细而弱，可用温肾利水法，以调节制约，增强气化功能。他如汗法、逐水法、利小便法等，也属水郁折之的范围。

水曰润下shuǐyuērùnxià　五行术语。出《尚书·洪范》。指五行之水具有滋润下行的特征。

水云母shuǐyúnmǔ　中药材。见《中药志》。为甲香之别名，详该条。

水运shuǐyùn　运气术语。五运之一。水主丙辛，凡丙年、辛年，均属水运。《素问·天元纪大论》："丙辛之岁，水运统之。"

水运临子shuǐyùnlínzǐ　运气术语。出《素问·六微旨大论》。丙为水运，子为水的正位，中运水与岁支子同气，故所指即丙子年为岁会。参见"岁会"条。

水脏shuǐzàng　指肾。肾主水液。在人体水液代谢过程中，起着极其重要的作用。《素问·逆调论》："肾者水脏，主津液。"

水皂角shuǐzàojiǎo　中药材。见《分类草药性》。为合萌之别名，详该条。

水丈葱shuǐzhàngcōng　中药材。见《药材学》。为水葱之别名，详该条。

水胀shuǐzhàng　病证名。❶胀病之一。见《灵枢·五癃津液别》。《备急千金要方》："水胀，胀而四肢面目俱肿。"《金匮翼·胀满统论》："脾土受湿，不能制水。水渍于肠胃，而溢于皮肤，辘辘有声，怔忡喘息，即为水胀是也。"治疗初起时宜去其水，用葶苈木香散；久则宜补其脾土以制其水，用中满分消丸。参"水鼓"条。❷《灵枢》篇名。主要论述水肿与腹胀、鼓胀、肠覃、石瘕等证，在病因、证名方面的鉴别，及其针刺治疗的法则。本篇讨论胀病以水胀为主，故名。

水针疗法shuǐzhēnliáofǎ　又称针注疗法、穴位注射疗法。局部注射麻醉药物者，则称穴位封闭疗法。是指用注射器的针头代为针具刺入穴位，在得气后注入药液以治疗疾病的方法。它兼备针刺和注射药物的作用。临床操作时，在选取的穴位上，按肌内注射的要求，当进针得气后，即可缓慢推入药液。一般说来，凡适合于肌内注射的中西药物，大多可据情选取。常用的有葡萄糖、维生素、普鲁卡因、当归、红花注射液及部分抗生素等药物。通常用量均小于该药物的常规剂量，头面和耳部穴位需更为减少。施术时，应注意无菌操作，防止感染；必要时，需做药物过敏试验，还应避免将药液注入关节腔内或刺伤内脏。本法适应范围很广，常用于腰腿痛，肩背痛，关节痛，软组织损伤，支气管炎，哮喘，肺结核，高血压，肝炎，消化性溃疡及神经衰弱等。

水针麻醉shuǐzhēnmázuì　针刺麻醉法之一种。是在水针疗法基础上发展起来的针麻方法。即按针麻要求通过注入注射用水或药液以刺激经络穴位达到镇痛作用而施行各种手术。曾应用于普通外科、五官科、胸外科、神经外科及各种门诊小手术，其中以甲状腺手术、五官科手术、颅脑手术效果较好。临床上各种手术均常规选取安眠2穴，并根据循经取穴的原则选取适当穴位，如甲状腺手术取安眠2、天窗、合谷（患侧）。麻醉开始时，先在双侧安眠2穴位注射镇静药液（杜冷丁50～100mg及氯丙嗪12.5～25mg混合后以注射用水稀释至6ml）各3ml，15～30分钟后依次在其他选定的穴位内注入注射用水，一般四肢穴位注射量为3～5ml，躯干部穴位注射量为5～15ml，耳穴注射量为0.1～0.2ml，或在注射用水中加入少量哌替啶（每10ml注射用水中加入哌替啶3～5mg）。继在切口局部宽约1cm，长超过切口两端各1cm的范围内皮内注入注射用水。注射完毕后20～30分钟即可开始手术，如手术时间较长，可追加注射。

水癥shuǐzhēng 病证名。《诸病源候论·水肿病诸候》："水癥者，由经络否涩，水气停聚在于腹内，大小便不利所为也。其病腹内有结块鞕强，在两胁间膨膨胀满，遍身肿，所以谓之水癥。"治宜理气逐水。用木香丸等方。参见"癥"条。

水蛭shuǐzhì 中药材。出《神农本草经》。又名蜞、马蜞、水麻贴。为水蛭科动物蚂蟥 *Whitmania pigra* Whitman、水蛭 *Hirudo nipponica* Whitman 或柳叶蚂蟥 *Whitmania acranulata* Whitman 的干燥全体。主产于山东及江苏等地。咸、苦，平，有小毒。入肝经。破血祛瘀，通经消癥。❶治血滞经闭，癥瘕积聚，跌打瘀痛。内服：煎汤，1～3g；或炒黄研末0.6～1g。治急性结膜炎，角膜瘢翳。现治高脂血症，制成片剂、注射剂用。本品浸渍于蜂蜜内，取浸出液滴眼。孕妇忌服。新鲜水蛭唾液中含抗凝血物质水蛭素，还含肝素、抗血栓素多种氨基酸和无机元素。水蛭素能阻碍血液凝固。水蛭素抗血小板聚集、抗血栓形成，并有溶栓作用。水蛭还可降血脂、降低血黏度、改善心肌营养，促进实验性血肿吸收，还可终止妊娠，保护肾脏。水蛭还可分泌一种组胺样物质，扩张毛细血管而增加出血。水蛭有一定毒性，可致畸胎流产。

水中金shuǐzhōngjīn 中药材。出《本草原始》。月经的别名，详"月经"条。

水中捞月shuǐzhōnglāoyuè 小儿推拿方法。出《幼科铁镜》。操作方法有两种：①在儿掌心滴冷水，旋推旋吹冷气，如运八卦相似（见《幼科铁镜》卷一）。②左手大指屈儿中指，用冷水滴在劳宫，用右手扇儿下，再滴冷水于总经，以冷气吹之，又用中指节自总经按摩至曲池，并在儿臂外侧按摩（见《厘正按摩要术》卷三）。此法性凉，除大热。

水肿shuǐzhǒng 病名。古代称水、水气，水病、水胀。出《素问·水热穴论》。指体内水湿停留，面目、四肢、胸腹甚至全身浮肿的疾患。《灵枢·水胀》："水始起也，目窠上微肿，如新卧起之状，其颈脉动，时咳，阴股间寒，足胫肿，腹乃大，其水已成矣。"关于本病的分类，《金匮要略·水气病脉证》："病有风水，有皮水，有正水，有石水，有黄汗。"亦有以五脏而分，如心水、肺水、肝水、脾水、肾水等。后世又分为阳水、阴水两类。《丹溪心法·水肿》："阳病水兼阳证者，脉必沉数；阴病水兼阴证者，脉必沉迟……若遍身肿，烦渴，小便赤涩，大便闭，此属阳水，先以五皮散或四磨饮，添磨生枳壳，重则疏凿饮。若遍身肿，不烦渴，大便溏，小便少不涩赤，此属阴水，宜实脾饮或木香流气饮。"《景岳全书·水肿论治》："凡水肿等证，乃脾、肺、肾三脏相干之病……今肺虚则气不化精而化水，脾虚则土不制水而反克，肾虚则水无所主而妄行，水不归经，则逆而上泛，故传入脾而肤肉浮肿，传入肺则气息喘急。"水肿治则："诸有水者，腰以下肿，当利小便；腰以上肿，当发其汗。"实证，多由外邪侵袭，气化失常所致，治宜祛邪为主。用疏风，宣肺、利湿、逐水等法。如麻黄连轺赤小豆汤，越婢加术汤，五苓散等方。虚证，多由脾肾阳虚，不能运化水湿，治宜扶正为主，用温肾、健脾、益气、通阳等法。如真武汤合理苓汤等方。虚证常由阳证转变而来，病情常虚实夹杂，治应兼顾。亦需注意饮食起居的调护，如忌食咸、慎风寒等。参"风水""石水""正水""皮水""里水""气水"等各条。本病证可见于心源性水肿、肾病性水肿、肝病性水肿以及营养不良性水肿等疾患。

水中病shuǐzhòngbìng 古病名。《诸病源候论》卷二十五："水毒病……一名水中病。"详"水毒"条。

水煮金花丸shuǐzhǔjīnhuāwán 《洁古家珍》方。❶生南星、生半夏各一两，天麻五钱，雄黄二钱，白面三两。为细末，泛水为丸，梧桐子大，每服五十至一百丸，生姜煎汤送下。治风痰咳嗽，四肢满闷，便溺秘涩，面青躁怒，脉弦。❷半夏、天南星、寒水石各一两，天麻五钱，雄黄二钱五分，白面六两（一方无寒水石，有轻粉少许）。为细末，水泛为丸，梧桐子大，每服五十至一百丸，生姜煎汤送下。治咳嗽有痰，且泄痢不止，甚则欲呕吐，不能食。

水煮木香膏shuǐzhǔmùxiānggāo 《卫生宝鉴》卷十六方。罂粟壳（蜜浸炒）六两，乳香、肉豆蔻、砂仁各一两半，当归、白芍药、木香、丁香、诃子皮、藿香、黄连、青皮（去白）、陈皮、炙甘草、厚朴（姜制）各一两，炮姜、枳实（麸炒）各半两。为细末，炼蜜为丸，弹子大，每服一丸，加大枣一枚，水煎，和滓稍热食前服。治脾胃受湿，脏腑滑泄，腹中疼痛，肠鸣水声，不思饮食，每欲利时，里急后重，或下利赤白，或便脓血。

水煮木香丸shuǐzhǔmùxiāngwán 《太平惠民和剂局方》卷六方。罂粟壳三两，青皮（去白）、炒甘草各二两四钱，炮诃子肉八两，当归、木香各六两。为末，炼蜜为丸，弹子大，每服一丸，水煎化，空腹服。治久痢，里急后重，日夜无度。

水注shuǐzhù 病证名。九注之一。《诸病源候论·水注候》："人肾虚受邪，不能通传水液故也。肾与膀胱合，俱主水，膀胱为津液之府，肾气下通于阴，若肾气平和，则能通传水液，若虚则不能通传，脾与胃合，俱主土，胃为水谷之海，脾候身之肌肉，土性本克水，今肾不能通传则水气盛溢，致令脾胃翻弱不能克水，故水气流散四肢，内溃五脏，令人身体虚肿，腹内鼓胀，淹滞积久，乍瘥乍甚，故谓之水注。"参见"九注"条。

水字形shuǐzìxíng 小儿指诊法十三指形之一。详"十三指形"条。

水恣shuǐzì 病证名。又称水恣泄。因膈热口渴，饮水过多所致。《素问病机气宜保命集·泻论》："渴引饮者，是热在膈上。水多入则下膈入胃中，胃经本无热，不胜其水，名曰水恣，故使米谷一时下。"可灸大椎三五壮，或用平胃五苓散，热加黄连、木通。本病与溢饮滑泄相似，参见该条。

水恣泄shuǐzìxiè 病证名。即水恣。《脉因证治·泄》："水恣泄，乃大引饮，是热在膈上，水多入下，胃经无热。"详"水恣"条。

水渍疮shuǐzìchuāng 病名。见《疡医大全》卷三十二。即水渍手脚丫烂疮。详该条。

水渍手脚丫烂疮shuǐzìshǒujiǎoyālànchuāng 病名。指生于手脚丫间的湿疮。出《外科启玄》卷九。又名水渍疮。因久浸水浆或久居水湿之地，湿邪外溃加之局部摩擦而成。常发于手丫及脚丫部，初起患处肿胀，白腐起皱，继因摩擦而糜烂，流水，自觉痒痛，多见辛苦劳作之人，与职业有关。治疗先用甘草、苡仁适量煎汤外洗或白矾外洗，撒三石散，或用密陀僧煅赤置地下去火性，研细末，外敷。

水宗shuǐzōng 指肾精。《素问·上古天真论》："肾者主水，受五脏六腑之精而藏之。"《素问·解精微论》："水宗者，积水也。积水者，至阴也。至阴者，肾之精也。"

S

睡安散shuì'ānsǎn 《证治准绳·幼科》集二方。朱砂（水飞）、乳香、血竭（细研）各一钱，麝香（研）半钱，人参、炒酸枣仁、炮天南星、白附子各半两，全蝎二十一枚，蜈蚣（炙黄，酒浸一宿）一条。为末，一岁小儿，每服一字，薄荷汁、好酒煎沸调下。功能祛风化痰，镇惊安神。治急慢惊风，潮搐不得安睡。

睡菜shuìcài 中药材。出《本草纲目》。又名瞑菜、醉草、水胡豆。为龙胆科植物睡菜 *Menyanthes trifoliata* L. 的根或全草。分布于东北、西南地区及河北、陕西等地。甘、微苦，凉。清利湿热，健胃安神。治急性胃炎，黄疸，胆囊炎，消化不良，小便赤涩，心中邪热不得眠。煎服：6～12g。全草含白桦脂酸、睡菜根苷甲和乙、双氢睡菜根苷乙。龙胆碱、龙胆次碱、欧龙胆碱、西藏龙胆碱等生物碱，睡菜苦苷（即番木鳖苷），芸香苷，金丝桃苷，车轴草苷，开联番木鳖苷，鞣质，脂肪油等。地上部分尚含α－菠菜甾醇等甾醇花、果含挥发油，主成分为α－蒎烯、桉叶素等。叶、根煎剂可作苦味健胃剂，有泻下作用，大量可致吐。味苦与其中所含之睡菜苦苷有关。

睡莲shuìlián 中药材。出《本草纲目拾遗》。又名瑞莲、子午莲、茈碧花。为睡莲科植物睡莲 *Nymphaea tetragona* Georgi 的花。我国大部分地区有分布。治小儿急、慢惊风，并可消暑解酲。煎服：7～14 朵。

睡梦遗尿shuìmèngyíniào 病名。《证治准绳·幼科》："心肾传送失度，小肠膀胱之关键不能约束，有睡梦而遗者，皆是下元虚冷所致。"以鸡肠散主之。参见"尿床"条。

睡中惊动shuìzhōngjīngdòng 病证名。指小儿睡觉时，突然出现惊恐躁动的病证。明代薛铠《保婴撮要》："小儿睡中惊动者，由心肾不足所致。盖心主血与神，肝藏血与魂，肺主气与魄，肾主惊与恐。小儿脏腑脆弱，易为惊恐，恐则气下，惊则心无所依，神无所归。且夫人之神气，寤则行于目，寐则栖于肾，今心肾既虚，则不能宁摄精神，故睡中惊动也。治宜清心安神，用茯苓补心汤（茯苓、桂心、甘草、紫石英、人参、麦冬、大枣）加酸枣仁、茯神、五味……食郁生痰，惊动不安者，用四君子以健脾，神曲、半夏以化痰，山栀、芍药以清热。"

shun

顺shùn 仲景十二脉之一。母子相乘的脉象。金行乘水，木行乘火。《诊家正眼》："曰顺者，金乘水，木乘火也。"

顺传shùnchuán 伤寒病证传变的一般规律。如从太阳经传入阳明经或少阳经，由表入里，或由阳经传入阴经等，按照一般规律传变称为顺传。

顺法shùnfǎ 推拿手法名。在患者肢体的内侧面，由远端推向近端。有理顺筋脉的作用。

顺肝益气汤shùngānyìqìtāng 《傅青主女科》卷下方。人参、当归（酒洗）、炒苏子各一两，白芍药（酒炒）、麦冬（去心）、白术（土炒）各三钱，茯苓二钱，熟地黄五钱，陈皮三分，炒砂仁一粒，神曲（酒炒）一钱。水煎服。功能益气补血，行气和胃。治妊娠恶阻。

顺化shùnhuà 运气学说术语，见《类经图翼》。指司天之气生在地的五运之气，由于司天之气在上，下生在地五运之气，为顺，与在地之五运上生司天之气的"小逆"相反，故称"顺化"。如甲子、甲午年，少阴君火司天，下生在地之土运，故为顺化之年。顺化之年，气候一般比较正常。

顺经草shùnjīngcǎo 中药材。见《贵阳民间药草》。为向天盏之别名。详该条。

顺经汤shùnjīngtāng ❶《银海精微》卷下方。当归尾、川芎、枳壳、小茴香、柴胡、陈皮、延胡索、白芍药、青皮、香附、杏仁、红花、肉桂各等分。水煎，食后服。功能通经行血止痛。治女子逆经，上注于目，灌于睛外，满眼赤涩，或乌睛上起如胬肉。❷《傅青主女科》卷上方。当归（酒洗）、熟地黄、牡丹皮各五钱，白芍药（酒炒）二钱，茯苓、沙参、炒荆芥穗各三钱。水煎服。功能补血止血。治经前一至二日忽然腹痛而吐血。

顺逆生翳shùnnìshēngyì 病证名。症与逆顺生翳相同，但《世医得效方》卷十六认为："翳自上而生下者为逆，自下生上者为顺。"与《银海精微》等的见解相反。参见"逆顺生翳"条。

顺气shùnqì 即降逆下气。详该条。

顺气导痰汤shùnqìdǎotántāng 《类证治裁》卷八方。半夏、陈皮、茯苓、甘草、生姜、胆南星、枳实、木香、香附。水煎服。功能燥湿化痰，顺气宽胸。治痰痞，痰结胸满。

顺气和中汤shùnqìhézhōngtāng 《卫生宝鉴》卷九方。黄芪一钱半，人参一钱，白术、陈皮、当归、芍药各五分，炙甘草、升麻、柴胡各三分，蔓荆子、川芎、细辛各二分。水煎去渣，食后服。功能补气升阳，祛风和血。治气虚头痛。

顺气活血汤shùnqìhuóxuètāng 《伤科大成》方。苏梗、厚朴、枳壳、香附、炒赤芍各一钱，砂仁、红花各五分，当归尾、苏木末各二钱，木香四分，桃仁三钱。水、酒各半煎服。功能活血行气止痛。治损伤气滞血瘀，胸腹胀满作痛。

顺气利膈汤shùnqìlìgétāng 《焦氏喉科枕秘》卷一方。川芎、桔梗、牛蒡子、白芷、天花粉、黄芩、甘草、玄参、防风、栀子、枳壳、乌药、陈皮。加连根葱白一枚，灯心一团，水煎，食后服。功能祛风清热养阴。治风热积心，喉中干燥作疼，无痰涎而气喘者。

顺气散shùnqìsǎn ❶《洁古家珍》方。厚朴一两，枳实二钱，大黄四钱。为末，每服三至五钱，水煎服。治中消，热聚胃中，能食而小便黄赤。❷《瑞竹堂经验方》方。煨白术四两，沉香、白芷、人参、甘草、青皮（去瓤）各五钱，炙乌药一两。为粗末，每服五钱，加生姜、木瓜各三片，紫苏叶五叶，大枣一枚。水煎去滓，空腹服。治腰腿疼，半身不遂，手足不能屈伸，口眼㖞斜。

顺气汤shùnqìtāng 见《卫生家宝》。即柿蒂汤第一方。见"柿蒂汤"条。

顺气丸shùnqìwán 《世医得效方》卷六方。大黄（半生，半煨）五两，山药（刮去皮）、山茱萸、炒火麻仁、郁李仁（炮，去皮）、菟丝子（酒浸，炒）、牛膝（酒浸）、炒槟榔各二两，防风、炒枳壳、独活各一两，车前子二两半。为细末，炼蜜为丸，梧桐子大，每服二十至三十丸，睡前茶水或酒或米饮送下。治上热下冷，腰脚疼痛，四肢无力，恶疮下注，大便秘涩。

顺气消食化痰丸shùnqìxiāoshíhuàtánwán 即化痰丸第一方。见"化痰丸"条。

顺气一日分为四时shùnqìyīrìfēnwéisìshí 《灵枢》篇名。本篇以顺应四时之气的观点，把一天划分为四时，运用于诊断治疗，故名。论中把一天中的时间来比喻一年，按四季划分，即早晨象春天，中午象夏天，傍晚象秋天，夜半象冬天。用四时气候的变化对人体的影响来说明疾病在一天中，正邪抗争的情况及其临床表现。同时解释疾病与四时相不相应的原因，并介绍与四时配合的针刺原则。

顺生丹shùnshēngdān 《妇人良方大全》卷十七方。即催生丹。见该条。

顺水推舟shùnshuǐtuīzhōu 练功方法之一。见上海中医学院附属推拿学校《推拿学》。两手伸掌置于两腰，掌心朝上，用力徐徐向前推出，边推边旋臂使掌根朝外，虎口朝下，两手指尖相对，似环之形，再慢慢将掌收回至两腰部。

顺胎散shùntāisǎn 《验方新编》卷九方。草果一个，延胡索、滑石各八分，五灵脂一钱。酒煎，半饥时服。治胎气不顺。

顺胎饮shùntāiyǐn 《妇科玉尺》卷二方。当归二钱，焦白术一钱半，酒黄芩、滑石、酒苏梗、酒白芍药、大腹皮（酒洗）各八分。水煎，分两次服，每隔八日服一剂。用于妊娠九月服用，预防难产。

顺证shùnzhèng 病情按一般过程发展的表现，预后较好。如麻疹，疹点红活均匀，整个发热期无并发症，患者神态清爽，胃口渐复等。

瞤shùn 古同瞬，眨眼。另见“瞤 rún”条。

眴shùn 同“瞬”，即眼球的转动、开合。《伤寒论·辨太阳病脉证并治》：“衄家不可汗，汗出必额上陷，脉急紧，直视不能，不得眠。”另见“眴 xún”条。

瞚shùn 音义通瞬。或作眴。目开阖自动，即眨眼。《素问·宝命全形论》：“至其当发，间不容瞚。”

瞤shùn 与瞤通，详该条。

shuo

说疫全书shuōyìquánshū 丛书。15 卷。刊于清道光年间。包括：清代刘松峰《瘟疫论类编》《松峰说疫》，清代郭志邃《痧胀玉衡》。各详该条。

数shuò ❶屡次。《灵枢·天年》：“数中风寒。”❷脉象，即脉搏快，与迟相对。《素问·阴阳别论》：“迟者为阴，数者为阳。”另见“数 shǔ”“数 shù”条。

数堕胎shuòduòtāi 病名。见《诸病源候论》卷四十一。即滑胎。详该条。

数脉shuòmài 脉象。脉来急速，一息五至以上。《脉经》：“数脉来去促急。”主热证。数而有力为实热；数而无力为虚热。

数欠shuòqiàn 症名。又称善欠。指经常打呵欠。《素问·宣明五气》：“五气所病，心为噫，肺为咳，肝为语，脾为吞，肾为欠为嚏。”《灵枢·口问》：“阳者主上，阴者主下。故阴气积于下，阳气未尽，阳引而上，阴引而下，阴阳相引，故数欠。”《灵枢·经脉》：“胃，足阳明之脉……是动则病，洒洒振寒，善伸，数欠。”《张氏医通》卷九：“然必由少阴经气下郁，不能上走阳明，胃气因之不舒而频呼数欠。以泄其气，舒其经。”

数失子shuòshīzǐ 病名。出《诸病源候论》卷三十九。即滑胎。详该条。

朔事shuòshì 即月经。出《睡虎地秦墓竹简·封轸式》。

蒴藋shuòzhuó 中药材。出《名医别录》。又名扦扦活、接骨草、走马箭、七叶麻。为忍冬科植物接骨草 *Sambucus chinensis* Lindl. 的全草或根。分布于华东、中南、西南及陕西、甘肃、宁夏等地。甘、酸，温。活血消肿，祛风除湿。①治跌打损伤，骨折疼痛，风湿关节炎。内服：煎汤，9～15g。外用：捣敷。②治肾炎水肿，脚气，茎叶煎服。③治瘰疬，根研末调敷；风疹瘙痒，全草煎水洗；疮痈肿毒，鲜草捣敷。孕妇忌服。蒴的果实名蒴赤子，捣烂涂治疣目。全草含黄酮类、酚类、鞣质、熊果酸、β－谷甾醇、绿原酸等。种子含氰苷类。外敷酒调剂，内服煎剂可加速骨折愈合；油膏剂能轻度减少毛细血管通透性，有轻度消肿作用。

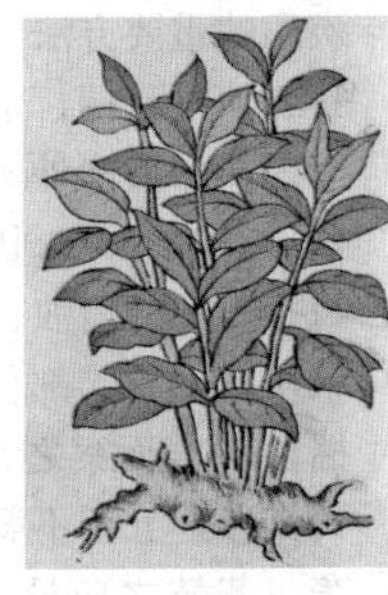
蒴藋

si

司地sīdì 运气术语。出《素问·本病论》。即在泉。参见“司天在泉”条。

司空舆sīkōngyú 唐代医生。曾任主管户籍地方官，河中虞乡（今山西虞乡）人。撰有治疗风疾的方书《发焰录》1卷，佚。

司马承桢sīmǎchéngzhēn 人名。唐代道士。字子微。温州人。师事潘师正，学辟榖导引之术，颇著成效。武则天（690）至玄宗（750）之间，曾多次被召见。后定居于王屋山。卒年八十九岁，谥贞白先生。著有《天隐子》一书。

司马大复sīmǎdàfù 明代医家。字铭鞠。无锡（今属江苏）人。其医得虞山缪希雍之传。希雍所著《医学广笔记》中，多载其语。言行谨饬，无问贫富，人益重之。后任职于太医院，举乡饮宾。

司马隆sīmǎlóng 明代医家。字季平。祖籍咸宁（今陕西长安）人，后随父元亨迁居江宁，继父业，擅医术。勤读《内经》及朱李诸家著作。善辨医理，人皆悦服。遇危病，必潜心静思，探求病源，治之而已。遇疫病，虽亲族畏避，亦诊视不辍。

司马子微sīmǎzǐwēi 即司马承桢。见该条。

司内揣外sīnèichuǎiwài 诊法。司外揣内的对应词。出《灵枢·外揣》。司外揣内强调观察外部症状，测知内脏的疾病；司内揣外则强调医生疑及内脏有病，应系统观察是否出现相关的外在症状。参见“司外揣内”条。

司气sīqì 运气术语。出《素问·至真要大论》等。司，主司；气，五运之气或三阴三阳六气。司气，主司岁运的五运六气。

司天sītiān 运气术语，又称司天之气。即主上半年的气运。参见“司天在泉”条。

司天在泉sītiānzàiquán 运气术语。司天与在泉的合称。司天象征在上，主上半年的气运情况；在泉象征在下，主下半年的气运情况。如子午年是少阴君火司天，则阳明燥金在泉；卯酉年为阳明燥金司天，则少阴君火在泉。司天与在泉，可推算一年中岁气的大体情况，及气运影响与发生疾病的关系。《素问·至真要大论》：“厥阴司天为风化，在泉为酸化。”

司徒·嘎玛俄拉sītú gāmǎ'élā 元代藏医家。医术高明，求医者多有良效。著有《医药本论》《四部医典释义新目》等。

司外揣内sīwàichuǎinèi 诊法。认识人体生理、病理和诊辨疾病的重要方法，是四诊的理论依据。司，通“伺”，观察或侦察；揣，估量或推测。人体内外是紧密联系的，有诸内，必形诸外。人体内部发生病变，必然会引起外表神色形态的变化。因此，观察病人神色的荣枯、五色的明晦、声音的清浊，以及形态、舌象、脉象等变化，成为探求疾病性质、部位和病情轻重顺逆的征象。《灵枢·外揣》：“合而察之，切而验之，见而得之，若清水明镜之不失其形。五音不彰，五色不明，五脏波荡，若是则内外相袭，若鼓之应桴，响之应声，影之似形，故远者司外揣内，近者司内揣外……”

司医sīyī　隋唐时期医官名。置尚药局中，掌管分疗众疾的医事，共设4名，官阶正八品下。其助手为佐，10人，官阶正九品下。

丝莼sīchún　中药材。出《新修本草》。即莼，详该条。

丝风内障sīfēngnèizhàng　病证名。出《证治准绳·杂病》。“视瞳神内隐隐然，若有一丝横经或斜经于内，自视全物亦有如碎路者，乃络为风攻，郁遏真气，故视亦光华有损”（《张氏医通》卷八）。此证可见于圆翳内障之初发期。详该条。

丝瓜sīguā　中药材。出《滇南本草》。又名天罗瓜、天吊瓜、水瓜。为葫芦科植物丝瓜 *Luffa cylindrica*（L.）Roem. 的果实。甘，凉。入肝、胃经。清热，化痰，凉血，解毒。①治热病烦渴，痰喘咳嗽，肠风，痔漏，带下，血淋。内服：煎汤，9～15g（鲜品60～120g）。②治风虫牙痛，干品烧存性研末撒。本品含多种丝瓜皂苷（Lyconoside），其中丝瓜皂苷A有止咳作用。

丝瓜根sīguāgēn　中药材。出《滇南本草》。为葫芦科植物丝瓜 *Luffa cylindrica*（L.）Roem. 的根。甘，平。活血，通络，清热，解毒。①治偏头痛，鼻炎，鼻窦炎，喉风肿痛，肠风下血，痔漏，脱肛。煎服：15～30g。②治腰痛，烧存性研末，酒送服；乳腺炎，水煎兑酒服。治疮疖，蛇咬伤。捣敷。

丝瓜花sīguāhuā　中药材。见《滇南本草》。为葫芦科植物丝瓜 *Luffa cylindrica*（L.）Roem. 的花。甘、微苦，寒。清肺止咳，消痰下气。①治肺热咳嗽，喘急气促，咽痛，鼻窦炎。煎服：6～9g。②治疔疮，肿毒，痔疮，捣烂敷；外伤出血，研粉撒。本品含谷氨酰胺、天冬氨酸、天门冬素、精氨酸、赖氨酸、丙氨酸等多种氨基酸。

丝瓜筋sīguājīn　中药材。见《江苏省植物药材志》。即丝瓜络，详该条。

丝瓜壳sīguāké　中药材。见《分类草药性》。即丝瓜皮，详该条。

丝瓜络sīguāluò　中药材。出清代叶小峰《本草再新》。又名丝瓜筋、丝瓜网。为葫芦科植物丝瓜 *Luffa cylindrica*（L.）Roem. 的干燥成熟果实的维管束。甘，平。入肺、胃、肝经。通经活络，利尿消肿，凉血止血，祛风，下乳。治风湿痹痛，关节不利，胸胁疼痛，肺热痰咳，妇女经闭，乳汁不通，乳痈肿痛，小便不利，水肿，煎服5～12g；炒炭研末服，治赤痢，便血，血崩。本品含齐墩果酸-3-葡萄糖-28-三葡萄糖苷，木聚糖、纤维素等。

丝瓜皮sīguāpí　中药材。出《滇南本草》。又名丝瓜壳。为葫芦科植物丝瓜 *Luffa cylindrica*（L.）Roem. 的果皮。解毒，消肿。治金疮，研末撒；疔疮，油调涂；坐板疮，焙干研末，烧酒调涂。

丝瓜水sīguāshuǐ　中药材。见《中国药用植物图鉴》。为天萝水之别名，详该条。

丝瓜藤sīguāténg　中药材。出《本草纲目》。为葫芦科植物丝瓜 *Luffa cylindrica*（L.）Roem. 的茎。甘，微寒。舒筋活络，化痰止咳。①治腰痛，四肢麻木，肺热咳嗽，鼻炎。煎服：15～30g。②治脑漏，以近根处藤烧存性，研末嗜鼻；牙宣，煅存性，研末敷；汤火伤，捣汁涂。本品含齐墩果酸-3-葡萄糖苷，齐墩果酸-28-三葡萄糖苷，常春藤皂苷元等三萜类，还含β-谷甾醇和多种氨基酸。煎剂对小鼠有止咳、祛痰、抗肿瘤、保肝等作用。

丝瓜网sīguāwǎng　中药材。见清代汪双池《医林纂要·药性》。即丝瓜络，详该条。

丝瓜叶sīguāyè　中药材。出《滇南本草》。为葫芦科植物丝瓜 *Luffa cylindrica*（L.）Roem. 的叶。苦、酸，微寒。清热解毒，化痰止咳，止血。①治暑热烦渴，咳嗽，百日咳。煎服：9～15g。②治痈肿，疔疮，天疱疮，带状疱疹，捣敷；疥癣，捣烂搽擦；汤火灼伤，研末调敷；创伤出血，研粉撒布。本品含齐墩果酸-3-葡萄糖苷，齐墩果酸-3-葡萄糖-28-三葡萄糖苷。常春藤皂苷元等三萜类。还含β-谷甾醇和多种氨基酸。又谓含葫芦素B。

丝瓜子sīguāzǐ　中药材。出明代姚可成《食物本草》。又名乌牛子。为葫芦科植物丝瓜 *Luffa cylindrica*（L.）Roem. 的种子。苦，平。清热，化痰，通便，驱虫。①治肺热咳嗽，痰多，便秘，肠风，痔瘘。煎服：9～15g。②治蛔虫病。取种仁空腹时嚼食（或捣烂装胶囊服），成人40～50粒，儿童30粒，每日1次，连服2日。孕妇忌服。本品含脂肪油、磷脂、α-菠菜甾醇、三萜皂苷（苷元为齐墩果酸）、葫芦素B等。葫芦素B有抗肝炎功能并对人体鼻咽癌KB细胞或Hela细胞有细胞毒活性。

丝连皮sīliánpí　中药材。见《中药志》。为杜仲之别名，详该条。

丝络sīluò　比横络次一级的络脉。见“横络”条。

丝毛草根sīmáocǎogēn　中药材。见《中药志》。为白茅根之别名，详该条。

丝棉木sīmiánmù　中药材。见《贵州民间药物》。又名野杜仲、鸡血兰、白桃树。为卫矛科植物丝棉木 *Euonymus bungeanus* Maxim. 的根、树皮、果实或枝叶。全国大部分地区有分布。苦、涩，寒，有小毒。祛风除湿，活血止血。①治风湿痹痛，腰痛，血栓闭塞性脉管炎，鼻衄，痔疮。煎服：9～15g。②枝叶煎汤熏洗治漆疮。

丝棉皮sīmiánpí　中药材。见苏州医学院等《中草药手册》。为杜仲之别名，详该条。

丝叶sīyè　中药材。见萧步丹《岭南采药录》。为油柑叶之别名，详该条。

丝竹空sīzhúkōng　经穴名。代号TE23。出《针灸甲乙经》。别名巨髎、目髎。属手少阳三焦经。位于眉毛外侧端凹陷处。布有面神经颧支，耳颞神经分支和颞浅动、静脉的额支。主治头痛，目眩，目赤痛，目翳，眼睑瞤动，视物不明，癫痫等。沿皮刺0.5～1寸。

思sī　七情之一。思虑。《灵枢·本神》：“心有所忆谓之意；意之所存谓之志；因志而存变谓之思；因思而远慕谓之虑。”思虑过度可致气机郁结，甚而伤及脾的运化功能。《素问·举痛论》：“思则气结。”《素问·阴阳应象大论》：“思伤脾。”

思风sīfēng　古病名。指食后少顷即下利完谷。《医说》引《史记》：“思风者，饮食下嗌而辄出不留。”《张氏医通·

S

大小府门》："餐泄者，史记名思风。水谷不化，湿兼风也。风邪干胃，木来贼土，清气在下。升阳除湿汤。若饮食下嗌，而辄出不留者死。"参见"餐泄""直肠泻"条。

思膈sīgé 病证名。五膈之一。《三因极一病证方论》卷八："中脘实满，噎则醋心，饮食不消，大便不利，名曰思膈。"参见"五膈"条。

思茅腐婢sīmáofǔbì 中药材。见《云南中草药》。为类梧桐之别名。详该条。

思伤sīshāng 病证名。指思虑过度所致的病证。《医醇賸义·思伤》："思虑太过，心烦意乱，食少神疲，四肢倦怠。"用一志汤等方。

思伤脾sīshāngpí 病机。出《素问·阴阳应象大论》。思虑过度，使脾气郁结，可致胸脘痞满；若脾气因久郁而受伤，则运化失调，而致饮食不思，消化不良，腹胀便溏等症。

思噎sīyē 病证名。五噎之一。出《诸病源候论·否噎病诸候》。多见于思虑过多者。《备急千金要方》卷十六："思噎者，心悸动，喜忘，目视，此皆忧恚嗔怒，寒气上入胸膈所致也。"参见"五噎""噎"条。

思郁sīyù 病证名。情志三郁之一。因思怨不解所致。《景岳全书·杂证谟》："若思郁者……思则气结，结于心而伤于脾也。及其既甚，则上连肺胃而为咳喘、为失血、为噎膈、为呕吐，下连肝肾则为带浊、为崩淋、为不月、为劳损。"初起气机郁结者，宜顺气解郁，用和胃饮、沉香降气散、启脾丸等方。郁久变生失血、噎膈、劳损、不月等症者。详"情志三郁""七情郁证"条。

思则气结sīzéqìjié 病机。气结，指脾气郁结。脾主运化，忧思过度，则脾气不行，运化失常，出现胸脘痞满，食欲不振，大便溏泄等症状。《素问·举痛论》："思则气结……思则心有所存，神有所归，正气留而不行，故气结矣。"

思中sīzhòng 病证名。类中风病证之一。因忧思过度，气机郁结而引起的类中风证。

思仲sīzhòng 出《名医别录》。为杜仲之别名。详该条。

撕裂伤sīlièshāng 病名。即由于急剧的牵拉或扭转外力，将皮肤筋骨撕裂脱落的的损伤性疾病。

嘶嗄sīshà 症名。声音嘶嗄不能成音的症状。骤起者，多因外邪犯肺，影响声带，所谓金实不鸣，宜宣肺疏解；由久病转成者，多因肺脏气阴亏损所致，所谓金破不鸣，宜清金润肺。

死产sǐchǎn 病名。戴武承《女科指南集》："死产者，临产时胎死腹中也。"参见"胎死腹中"条。

死蛾核sǐ'éhé 病名。指喉核肿大而色淡红触之坚硬者。《咽喉经验秘传》："此症核强而硬也。因胃中有实火，膈上有稠痰，色白者是也，红者非。"参见"乳蛾""石乳"等条。

死脉sǐmài 脉象之表现无神、无胃、无根者，如真脏脉、十怪脉，或数极、迟极之脉。《难经·十四难》："一呼六至，一吸六至，为死脉也。"

死乳蛾sǐrǔ'é 病名。《焦氏喉科枕秘》卷一："此症受风热郁怒而起，喉中紧，靠蒂丁，不甚痛，饮食有碍，若劳心不忌口，不避风，日久不治，长塞喉中，渐加气闷，以致殒命。"治宜疏风清热、解郁利咽。可选用清咽利膈汤、柴胡疏肝散等加减。本病属乳蛾类，参见"乳蛾"各条。

死舌sǐshé 病名。《焦氏喉科枕秘》卷一："死舌名木舌，坚硬不能舒。"即木舌。见该条。

死舌痈sǐshéyōng 病名。清代金德鉴《喉科枕秘》卷一："此症因久积热毒于心而起。舌肿舌白，如木舌相似，但木舌小硬，此肿而白……肿甚刺金津玉液，出血……日久脓成，左右挑放舌出黑血，刺治不转色，舌卷不能言，并舌硬者死。"参见"舌痈"条。

死胎sǐtāi 病名。即胎死腹中。详该条。

死胎不下sǐtāibùxià 病名。又名胎死不下。指胎儿死于母腹后，日久不能自行产出者。可发生于妊娠期和临产时。多因妊妇气血虚弱，胞宫无力娩出胎儿；或胞宫瘀血阻滞，不能送胎外出所致。气血虚弱者，症见腹部不继续增大，仅微有缩小，阴道流出淡红色血水；或口有恶臭，精神疲倦，面色黄白，纳呆等。治宜补气益血，佐以下胎方，用疗儿散。瘀血阻滞者，症见胎动停止，阴道流紫黑色血液，口气恶臭或临产胎死腹中，腰腹胀急，胸满喘闷，面色青暗，治宜行血祛瘀，方用脱花煎。另外，可根据产妇之虚实，病势之缓急，采用佛手散缓下，平胃散加芒硝峻下。或据王肯堂寒者热以行之，热者凉以行之，燥者滑以润之，危急者毒以下之的原则，斟酌治法。

死现舌sǐxiànshé 舌象。见《重订敖氏伤寒金镜录》。全舌苔呈黑色，为寒极或热极之候。寒极者，黑而底纹嫩，润滑如水浸，急投辛温救补之剂。热极者，黑而底纹粗糙，干涩，刮之不净，急投苦寒清热之剂。

死血胁痛sǐxuèxiétòng 病证名。指瘀血内停所致的胁痛。见《医钞类编·胁痛门》。《证治准绳·胁痛》："死血者，日轻夜重，或午后热，脉短涩或芤，桃仁承气汤加鳖甲、青皮、柴胡、芎、归之属。若跌扑胁痛者，亦是死血，宜复元活血汤、破血散瘀汤。"《证治汇补》卷六："左胁下有块作痛，夜甚者，死血也。"《辨证录·胁痛》："血死难于推移，行气而沉积不化，必用败血之药以下死血，而痛可除也，方用抵当丸。"《杂病源流犀烛》卷十："死血，由恶血停留于肝，居于胁下，以致胠胁肋痛，按之则痛益甚，宜小柴胡汤合四物汤加桃仁、红花、乳香、没药。"参见"肝郁胁痛""瘀血胁痛""跌仆胁痛"条。

死阴sǐyīn 病机。指五脏相克而传，导致经气绝。如心属火，肺属金，心病传肺，为火克金，金被火消亡。《素问·阴阳别论》："心之肺，谓之死阴。"张志聪注："五脏相克而传谓之死阴。"

巳亥主木sìhàizhǔmù 运气术语。以十二支分主六气，则巳亥主风木之气。《素问·五运行大论》："巳亥之上，厥阴主之。"

四白sìbái 经穴名。代号TE2。出《针灸甲乙经》。属足阳明胃经。位于瞳孔直下1寸，当眶下孔处。布有面神经分支，正当眶下神经处；并有面动、静脉分支及眶下动、静脉分支通过。主治目赤痛痒，口眼㖞斜，眼睑瞤动，头痛，目眩；以及急、慢性结膜炎，角膜炎，近视，鼻旁窦炎，胆道蛔虫症，三叉神经痛等。直刺0.3～0.5寸。不宜过深，以防刺伤眼球。

四白灭瘢散sìbáimièbānsǎn 《证治准绳·幼科》集五方。白芷、白附子、白僵蚕、鹰矢白、密陀僧各等分。为细末，水调搽患处。治痘疮落痂，面痣雀瘢。

四傍sìbàng 指心、肝、肺、肾四脏。与五脏中的脾为中土相对而言，位居四方，配合四时，故称。《素问·玉机真藏论》："脾为孤脏，中央土以灌四傍。"

四倍丸sìbèiwán 《瑞竹堂经验方》卷二方。炒杜仲、炒补骨脂、甘草、胡桃仁各四两。为细末，酒糊为丸，梧桐子大，每服五十至七十丸，空腹用甘草末调汤送下。功能补肝肾，强腰膝。治腰膝疼痛。

四部医典sìbùyīdiǎn 藏医学著作。宇陀·元丹贡布编著。约成书于公元8世纪末。全书用韵体古藏文以问答形式写成。分4部分：第一部为“总则医典”，共6章。简介了人体生理、病因病理、诊断及治疗；第二部为“论说医典”，共31章，介绍了人体胚胎发育、生理、病因、日常行为、卫生保健、药物性能、药物配伍、外科器械及治疗原则；第三部为“秘诀医典”，共92章，主要叙述临床各科疾病的病因、病状诊断及治疗；第四部为“后续医典”，共27章，详细叙述尿诊、脉诊的诊断方法、药物的配伍、主治、外科治疗法等内容。《四部医典》是藏医学的经典著作，是学习藏医学的必读课本。其内容之丰富，涉猎之广泛，综观其内容，明显可见吸收了印度医学及汉族医学（即中医）的内容。它不仅是重要的医学著作，对于研究藏医与其他民族医学及国外医学的交流史、藏族史、藏医史、藏医学、民俗学、民族学也都具有一定的参考价值。它在国际医学界中有重大影响，受到世界各国藏学研究者的重视，曾先后被全文或部分地译成蒙、汉和英、俄等多种文字。现我国有3种汉文全译本，分别于1983年、1987年和2002年由人民卫生出版社、上海科技出版社和西安出版社出版。西藏人民出版社于1982年据德格木刻版出版了排印藏文本。

四部医典蓝琉璃sìbùyīdiǎnlánliú·li 藏医学著作，藏名《据悉本温》。清初著名藏族医家第司·桑杰嘉措编著。成书于1686年。本书是目前流传的对《四部医典》的标准注解本。《四部医典》成书后，受所处时代的影响，未能及时传播。直至12世纪才由宇陀萨玛·元丹贡布传抄、修改、注疏和补充。后又经历代医家补充修改、注疏，出现了多种版本的《四部医典》和多种注释本。如《适丹版四部医典》《扎汤版四部医典》《四部医典医理解释》《祖先口述》《宇陀萨玛·元丹贡布亲注四部医典》等，各家对《四部医典》经文的理解均不一致。17世纪末，第司·桑杰嘉措在阅读多种版本的《四部医典》时，发现《扎汤版四部医典》错误甚多，且内容缺漏。于是以《木函四部医典》及《宇陀萨玛·元丹贡布亲注四部医典》作为蓝本，对《扎汤版四部医典》逐字逐句以通俗的藏文白话文校勘、注释，纠正谬误，根据个人的经验体会补充了大量的新内容。取名《四部医典蓝琉璃》，随后刻版传世。现有1982年西藏人民出版社排印本，2012年上海科学技术出版社出版汉文版《蓝琉璃》。

四部医典系列挂图全集 sìbùyīdiǎnxìlièguàtúquánjí 藏医著作。1704年第司·桑杰嘉措主持并召集全藏著名医药学家和画家，根据《四部医典蓝琉璃》的内容及编排顺序，参考《月王药诊》等著作，补充了尿诊和火灸穴位图，编绘成一套完整的、图文并茂的藏医彩色系列挂图共79幅。后来在“门孜康”（藏医院前身）负责人钦饶诺布主持下，又绘制了另一幅藏医学名人像，全套共80幅。分为4部分：第一部分4幅。主要介绍人体的生理、病理、诊断和治疗；第二部分35幅，介绍生理解剖、病因、防病知识、药物性能、疾病诊断和治疗原则；第三部分16幅，专门论述临床各科病症及其诊断治疗；第四部分24幅，介绍脉诊、尿诊技术及其意义和方剂。全套挂图曾于1986年和1988年先后经强巴赤列、王镭、蔡景峰等加以整理、注释研究和翻译，由西藏人民出版社出版，书名为《四部医典系列挂图全集》汉藏对照本和藏英对照本。

四部总录医药编sìbùzǒnglùyīyàobiān 医书目录工具书。3册。丁福保、周云青编。本书是《四部总录》一书中有关医药书目部分的单印本。作者收录各种目录学著作中撰有书目提要的现存中医古书（其书虽存，但无书目提要的不收）共1500余种，加以分类汇编。书末附有现存医学书目总目、现存医学丛书总目及书名索引等。1955年由商务印书馆出版。

四柴胡饮sìcháihúyǐn 《景岳全书·新方八阵》卷五十一方。柴胡一至三钱，炙甘草一钱，生姜三至七片，当归二至三钱，人参二至七钱。水煎服。功能扶正解表。治元气不足，或忍饥劳倦，而外感风寒，或六脉紧数微细，正不胜邪等症。如胸膈滞闷者，加陈皮一钱。

四川大金钱草sìchuāndàjīnqiáncǎo 中药材。见《中药通报》[1959，5（1）：26]。即大金钱草，详该条。

四大家sìdàjiā ❶明代医家多以张仲景、刘完素、李杲、朱震亨为四大家。❷清代医家多以刘完素、张从正、李杲、朱震亨为四大家，又称金元四大家。后世一般所说的四大家，都是指金元四大家。

四大绝证sìdàjuézhèng 病证名。指外科的舌疳、失荣、乳岩和肾岩翻花四种疑难疾患。详见“四绝”及“舌疳”各条。

四等丸sìděngwán 《太平圣惠方》卷七十一方。炒大黄、诃子皮、槟榔、木香各等分。为细末，酒煮曲糊和丸，梧桐子大，每服十五丸，食前生姜、橘皮煎汤送下。治妇人痃癖气，心腹冷痛，饮食不消。

四渎sìdú 经穴名。代号TE9。出《针灸甲乙经》。属手少阳三焦经。位于前臂背侧，肘尖（尺骨鹰嘴）下5寸，尺、桡两骨间。布有前臂背侧皮神经，前臂内侧皮神经，深层有前臂骨间背侧神经和骨间掌侧神经；并有前臂骨间背侧动、静脉通过。主治头痛，耳聋，齿痛，暴喑，臂痛，上肢麻痹等。直刺0.5～1.5寸。艾炷灸3～5壮；或艾条灸5～10分钟。

四儿风sì'érfēng 中药材。见《分类草药性》。为大四块瓦之别名，详该条。

四方草sìfāngcǎo 中药材。❶见《江西草药》。为四叶草之别名。❷见《浙江民间常用草药》。为半枝莲之别名。❸见《海南岛常用中草药手册》。为母草之别名。各详该条。

四方蒿sìfānghāo 中药材。见《全国中草药新医疗法展览会技术资料选编·传染病》。为溪黄草之别名，详该条。

四方麻sìfāngmá 中药材。出《植物名实图考》。又名四棱草、青鱼胆、山练草。为玄参科植物四方麻 *Veronicastrum caulopterum* (Hance) Yamaz. 的全草。分布于江西、湖北、湖南、广东、广西、云南、贵州。苦，寒。清热解毒，消肿，止痛，生肌。①治目赤，喉痛，痄腮，瘰疬，肠炎，痢疾，黄疸，淋病。煎服：9～15g。②治湿疹，脚癣，煎水洗；烧烫伤，研末油调涂；痈疖疔疮，跌打损伤，蛇咬伤，捣敷。

四方拳草sìfāngquáncǎo 中药材。见《广东中草药》。为母草之别名，详该条。

四方藤sìfāngténg 中药材。见《广西中药志》。又名宽筋藤、红四方藤、蚂蝗藤、软筋藤。为葡萄科植物四方藤 *Cissus pteroclada* Hayata 的茎藤。分布于广西、广东等地。微苦、涩，平。入肝经。祛除风湿，舒筋活络。治风湿痹

S

痛，四肢挛急，腰肌劳损，跌打内伤。煎服：15～30g；或浸酒内服。外用：捣烂酒炒敷。本品含岩白菜素。

四缝sìfèng 经外奇穴名。代号 EX－UE10。出《奇效良方》。位于手二、三、四、五指掌侧面，近端指骨关节横纹中点，左右计8穴。另说在二、三、四、五指掌侧面，远端指关节横纹中点（《针灸孔穴及其疗法便览》）；或近端指关节横纹之两头处（《中国针灸学》）。主治疳积，百日咳，蛔虫症等。三棱针浅刺0.1～0.2寸，挤出黄白色黏液。

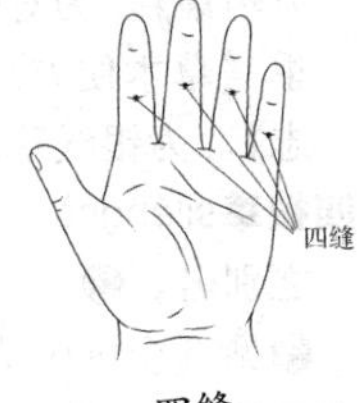

四缝

四根三结sìgēnsānjié 经脉以四肢末端为根，称为“四根”，以头、胸、腹三部的一定部位为结，称为“三结”。《针经指南》：“更穷四根三结，依标本而刺无不痊。”四根三结，说明四肢与头身之间经脉和穴位主治上的相互联系。临床上取四肢穴位治疗头面躯干疾病，与根结之间的相互联系有关。

四关sìguān ❶指四肢肘、膝关节。《灵枢·九针十二原》：“十二原出于四关。”❷指肘、膝关节以下的五输穴。见《扁鹊神应针灸玉龙经》释《标幽赋》。❸指左右合谷、行间四穴（《针灸大成》）。

四海sìhǎi 指人身水谷、气、血、髓所汇聚之处。《灵枢·海论》：“人有髓海（脑）、有血海（冲脉）、有气海（膻中）、有水谷之海（胃）。凡此四者，以应四海也。”详各条。

四海类聚方sìhǎilèijùfāng 方书。见《隋书·经籍志》。简称《类聚方》，2600卷，已佚。

四海舒郁丸sìhǎishūyùwán 《疡医大全》卷十八方。青木香五钱，陈皮、海蛤粉各三钱，海带、海藻、昆布、乌贼骨各二两。为末和丸，每服三钱，酒或水调下，日三次。功能行气化痰，散结消瘿。治肝脾气郁，致患气瘿，结喉之间，气结如胞，随喜怒消长，甚则妨碍饮食。愈后用黄药子四两，酒三壶，煮三柱香，放地窖七天后，早晚各饮数杯，以除病根。

四号否象方sìhàopǐxiàngfāng 《杂病源流犀烛·内伤外感门》卷二十一方。即藿香汤第三方，见“藿香汤”条。

四合sìhé 经别六合之一。出《灵枢·经别》。指手太阳与手少阴经别相合而言。参见“六合”条。

四横纹sìhéngwén 推拿穴位名。出陈氏《小儿按摩经》。分别位于食、中、无名、小指掌指关节屈侧的横纹处，一手有四穴。应用时用推法，有和气血，退热除烦等作用。可治不思乳食，手足常掣，头偏左右，肠胃湿热，眼目翻白，气急气喘，肚腹疼痛，口眼㖞斜，嘴唇破烂等症。

四虎散sìhǔsǎn 《仁斋直指方论》卷二十二方。天南星、草乌、半夏、狼毒各等分。为细末，用醋、蜜同捣成膏，敷疮上留孔出气。治痈疽肿硬，厚如牛领之皮，不作脓腐者。

四虎饮sìhǔyǐn 《疫痧草》方。大黄、黄连、犀角、石膏、知母、玄参、生地黄、青黛。水煎服。功能清热泻火，凉血解毒。治烂喉痧，痧点虽透而喉烂极盛，目赤便闭，神烦舌绛，脉象弦数，疫火盛者。

四花sìhuā 经外奇穴名。出《外台秘要·崔氏别录》，所述取穴法繁复。《针灸聚英》认为：“合太阳行背二行膈俞、胆俞四穴。”今多从之。主治痨瘵，咳嗽，喘息，虚弱羸瘦等。艾炷灸7～15壮。

四花患门sìhuāhuànmén 即四花与患门两穴之联称。各详该条。

四黄散sìhuángsǎn ❶《证治准绳·幼科》集三方。黄连、黄柏、黄芩、大黄、滑石各五钱，五倍子二钱半。为细末，每次二至三钱，清油调敷患处。治小儿热毒疮疾，燥痒抓破，有汁不干。❷见《证治准绳·疡医》卷一。即洪宝丹，见该条。

四极sìjí 四肢的别称。《素问·汤液醪醴论》：“此四极急而动中，是气拒于内而形施于外。”

四季菜sìjìcài 中药材。见《广州植物志》。为鸭脚艾之别名，详该条。

四季花sìjìhuā 中药材。❶见《益都方物略记》。为月季花之别名。❷见《浙江民间草药》。为蛇根草之别名。各详该条。

四季青sìjìqīng 中药材。见《中华人民共和国药典（一部）》（2020）。又名小叶冬青、冬青叶。为冬青科植物冬青 *Ilex chinensis* Sims 的干燥叶。分布长江流域及其以南各地。苦、涩，凉。归肺、大肠、膀胱经。清热解毒，活血祛瘀，收敛止血，消肿。治烧伤，下肢溃疡，麻风溃疡，制成药水或搽剂外涂；冻疮，皮肤皲裂，烧灰油调搽；热疖痈肿，创伤出血，捣烂敷；口腔炎，研末喷敷；接触性皮炎，漆疮，煎水洗。治上呼吸道感染，急、慢性支气管炎，肺炎，急性咽喉炎，扁桃体炎，肠炎，痢疾，胆道感染，尿路感染，煎服：15～60g。本品含原儿茶酸、原儿茶醛、熊果酸、挥发油、鞣质、黄酮类、三萜类等。水剂及原儿茶酸、原儿茶醛在体外对痢疾、变形杆菌、大肠埃希菌、铜绿假单胞菌和金黄色葡萄球菌均有抑制作用；并有收敛和促进肉芽生长的作用，对实验性烫伤有良好的治疗效果。原儿茶酸能降低心肌氧耗量，对心肌供血不足的心电图有一定的改善作用。原儿茶醛扩张冠状动脉，抑制血小板凝聚。

四加减正气散sìjiājiǎnzhèngqìsǎn 《温病条辨》卷二方。藿香梗、茯苓各三钱，厚朴、神曲各二钱，陈皮一钱五分，草果一钱，炒山楂五钱。水煎，分三次服。功能化湿和中，行气消滞。治湿邪阻于气分，胸闷食少，舌白滑，右脉缓。

四脚蛇sìjiǎoshé 中药材。见《四川中药志》。为石龙子之别名，详该条。

四脚喜sìjiǎoxǐ 见《浙江民间常用草药》。为肺形草之别名，详该条。

四街sìjiē 即四气街。《灵枢·动输》：“四街者，气之径路也。”见“气街”条。

四金丸sìjīnwán 《校注妇人良方》卷七方。即左金丸，见该条。

四经sìjīng ❶指四时的平脉。即春弦、夏洪、秋浮、冬沉。《素问·阴阳别论》：“四经应四时。”❷寸关尺三部，每部各主四经脉。（如左寸心与小肠，右寸肺与大肠）。《难经·十八难》：“脉有三部，部有四经。”

四绝sìjué 症名。又称四大绝证，指外科四种恶证：肾岩翻花（类于阴茎癌）、失荣（主要指发病于颈部或耳前后的恶性肿瘤）、舌疳（类于舌癌）、乳岩（类于乳腺癌）。详见各条。

四君子汤sìjūnzǐtāng 《太平惠民和剂局方》卷三方。又名白术汤。人参、炙甘草、茯苓、白术各等分。为粗末，每服二钱，水煎服。功能甘温益气，健脾养胃。治荣卫气虚，脏腑怯弱，心腹胀满，不思饮食，肠鸣泄泻，呕哕吐逆。方中人参补益中气为主；辅以白术、茯苓健脾益气，兼以祛湿，使湿去脾自健；甘草养胃和中。合以益气补中，健脾养胃，则诸症可除。实验研究：本方能调整胃肠功能；增强机体细胞免疫和体液免疫功能；使失血动物血常规中的网织红细胞明显增多，并可促进网织红细胞转化为红细胞。

四君子丸sìjūnzǐwán　即四君子汤做水丸。治证同。见“四君子汤”条。

四开sìkāi　《奇效良方》：“四开四穴，合谷并行间。是穴手足共四穴。”后《针灸大成》等名为四关。参见“四关”条。

四科简效方sìkējiǎnxiàofāng　方书。4卷。清代王士雄辑。刊于1854年。本书分甲、乙、丙、丁四集，收录内、外、女、幼四科的单验方，每科又根据不同的病证标题列方，现有《潜斋医学丛书》本。

四库全书·医家类sìkùquánshū yījiālèi　中医丛书。清代纪昀（晓岚）等纂辑。收有《黄帝内经素问》《灵枢经》《难经本义》《针灸甲乙经》《金匮要略论注》《伤寒论注》《肘后备急方》《褚氏遗书》《巢氏诸病源候总论》《备急千金要方》《银海精微》《外台秘要》《颅囟经》《铜人针灸经》《明堂灸经》《博济方》《苏沈良方》《寿亲养老新书》《脚气治法总要》《旅舍备要方》《素问入式运气论奥》《伤寒微旨论》《伤寒总病论》《圣济总录纂要》《证类本草》《全生指迷方》《小儿卫生总微论方》《类证普济本事方》《太平惠民和剂局方》（附《指南总论》）、《卫生十全方》《传信适用方》《卫济宝书》《医说》《针灸资生经》《妇人大全良方》《太医局诸科程文格》（即《太医局程文》）、《产育宝庆集》《三因极一病证方论》《集验背疽方》《济生方》《产宝诸方》《仁斋直指》《急救仙方》《素问玄机原病式》《宣明论方》《伤寒直格方》《素问病机气宜保命集》《儒门事亲》《内外伤辨惑论》《脾胃论》《兰室秘藏》《此事难知》《医垒元戎》《汤液本草》《瑞竹堂经验方》《世医得效方》《格致余论》《局方发挥》《金匮钩玄》《扁鹊神应针灸玉龙经》《外科精义》《脉诀刊误》《医经溯洄集》《普济方》《玉机微义》《仁端录》《薛氏医案》《推求师意》《针灸问对》《外科理例》《石山医案》《名医类案》《赤水玄珠》《医旨绪余》《证治准绳》《本草纲目》《奇经八脉考》《濒湖脉学》《伤寒论条辨》《先醒斋广笔记》《神农本草经疏》《类经》《景岳全书》《瘟疫论》《痎疟论疏》《本草乘雅半偈》《御纂医宗金鉴》《尚论篇》《医门法律》《伤寒舌鉴》《伤寒兼证析义》《绛雪园古方选注》《续名医类案》《兰台轨范》《神农本草经百种录》《伤寒类方》《医学源流论》共97种。现有《四库全书》本，1988年中医古籍出版社据文渊阁本影印。

四库全书·医家类

四块瓦sìkuàiwǎ　❶出《草木便方》。又名四匹瓦。为金粟兰科植物宽叶金粟兰 *Chloranthus henryi* Hemsl. 的全草。分布于湖北、湖南、四川、浙江等地。辛，温，有毒。祛风除湿，活血散瘀。①治风寒咳嗽，跌打损伤，风湿麻木，筋骨疼痛，闭经。煎服：1.5～2.4g。②治瘀血肿痛，毒蛇咬伤。捣敷。心脏病患者及孕妇忌服。❷见《贵州民间方药集》。为对叶四块瓦之简称，详该条。❸见清代刘士季《草木便方》。即大四块瓦，详该条。❹见《广西中药志》。为银线草之别名，详该条。

四棱草sìléngcǎo　中药材。❶见《湖南药物志》。为四方麻之别名。❷见《广西植物名录》。为四楞筋骨草之别名。❸见《全国中草药汇编》。为黑及草之别名。各详该条。

四棱锋sìléngfēng　中药材。见《中国树木分类学》。为鬼箭羽之别名，详该条。

四棱杆蒿sìléngǎnhāo　中药材。见《中药志》。为荆芥之别名，详该条。

四棱蒿sìlénghāo　中药材。见《云南中草药选》。为鸡肝散之别名，详该条。

四棱麻sìléngmá　中药材。见《湖南药物志》。为豨莶草之别名，详该条。

四棱子sìléng·zi　中药材。见《浙江天目山药用植物志》。为野杜仲之别名，详该条。

四楞筋骨草sìlèngjīngǔcǎo　中药材。见《四川中药志》。又名箭羽草、四棱草。为唇形科植物四楞筋骨草 *Schnabelia oligophylla* Hand. – Mazz. 的全草。分布于长江以南各地。辛、微苦，温。入肝、肾经。祛风通络，散瘀止痛。①治风湿痹痛，腰痛，四肢麻木，经闭。煎服：9～15g。②治烧烫伤，痈肿，捣烂取汁，调食盐少许外涂；跌打肿痛，煎服并捣烂酒炒敷。孕妇忌服。

四苓合芩芍汤sìlínghéqínsháotāng　《温病条辨》卷二方。苍术、猪苓、茯苓、泽泻、白芍药、黄芩、厚朴各二钱，陈皮一钱五分，木香一钱。水煎，分二次服。治自利不爽，欲作滞下，腹中拘急，小便短少。

四苓散sìlíngsǎn　❶《丹溪心法》卷二方。茯苓、猪苓、泽泻、白术各等分。为细末，每服二钱，空腹调服。功能利湿健脾。治小便赤少，大便溏泄。❷《温疫论》卷下方。茯苓二钱，泽泻、猪苓各一钱五分，陈皮一钱。为细末，冲服。功能利湿和胃。治口渴引饮，自觉水停心下。

四苓汤sìlíngtāng　《医宗金鉴·幼科心法要诀》卷五十二方。即四苓散第一方作汤剂。治证同四苓散第一方。

四六风sìliùfēng　脐风的俗称。详该条。

四脉sìmài　手足太阳、阳明经脉的合称。《素问·经脉别论》：“阳并于上，四脉争张，气归于肾，宜治其经络，泻阳补阴。”张志聪注：“四脉者，太阳之小肠、膀胱，阳明之胃与大肠，即四形脏之脉也。”

四满sìmǎn　经穴名。代号KI14。出《针灸甲乙经》。别名髓府、髓中。属足少阴肾经。冲脉、足少阴之会。位于腹正中线脐下2寸、旁开0.5寸处（《铜人腧穴针灸图经》）。另说在脐下1.5寸，旁开0.5寸（《针灸甲乙经》）；脐下2寸，旁开1寸（《针灸大成》）；脐下2寸，旁开1.5寸（《针灸资生经》）。布有第十一肋间神经，并有腹壁下动、静脉的肌支通过。主治少腹痛，泄泻，月经不调，崩漏，带下，不孕症，遗精，疝气，小便淋沥等。直刺0.5～1寸。艾炷灸3～5壮；或艾条灸5～10分钟。

四满丸sìmǎnwán　❶《外台秘要》卷九引《古今录验方》方。炙蜈蚣二枚，炒芫花根五分，踯躅花四分，干姜、川芎、桂心各四分，人参、细辛各二分。为细末，炼蜜为丸，大豆大，每服五至十丸，米饮送下，日三次。治五嗽（气喘、痹嗽、燥嗽、邪嗽、冷嗽）。❷《外台秘要》卷九引深师方。干姜、桂心、踯躅花、川芎、紫菀、芫花根皮各二分，人参、细辛、炙甘草、半夏、鬼督邮各一分，炙蜈蚣（去头足）一条。为细末，炼蜜为丸，大豆大，每服五至八丸，米饮送下，日三次。治五嗽（上气嗽、饮嗽、燥嗽、冷嗽、邪嗽）。

四面戟sìmiànjǐ 中药材。见《药材学》。为鬼箭羽之别名，详该条。

四妙汤sìmiàotāng 《疡医大全》卷七方。即神效托里散，见该条。

四妙丸sìmiàowán 《成方便读》卷三方。黄柏、薏苡仁各八两，苍术、怀牛膝各四两。为细末，泛水为丸，每服二钱，日两次。功能清热燥湿，补益肝肾。治湿热下注，两足麻木，下肢痿弱，筋骨疼痛，足胫湿疹痒痛。本方由《丹溪心法》二妙散加味而来。

四妙勇安汤sìmiàoyǒng'āntāng 《验方新编》卷二方。玄参、金银花各三两，当归二两，甘草一两。水煎服。功能清热解毒，活血止痛。治热毒型脱疽，患肢皮肤黯红而肿，溃烂疼痛，脓水淋漓，烦热口渴，舌红脉数。现用于血栓闭塞性脉管炎、动脉栓塞性坏疽、栓塞性大静脉炎等属于热毒型者。方中金银花清热解毒；玄参滋阴清热；当归活血和营；甘草和中解毒。四药合用，既能清热解毒，又能活血散瘀，是治疗脱疽的良方。本方原著无方名。实验研究：本方有明显的镇痛作用。

四明医案sìmíngyī'àn 医案著作。清代高鼓峰撰。刊于1725年。作者长期行医浙中，治病多效验。高氏辑录生平所治疑难病症28例，颇多独到的临床见解。本书收入《医宗己任编》中。

四磨汤sìmótāng 《济生方》卷二方。又名四磨饮。人参、槟榔、沉香、乌药各等分。分别磨汁，和作七分盏，煎三五沸，放温服。功能行气降逆，宽胸散结。治七情伤感而致的上气喘息，胸膈不舒，烦闷不食。方中乌药顺气疏肝，槟榔助乌药行气化滞；沉香顺气降逆以平喘；然行气降气之品每易伤气，故用人参益气扶正，使郁结散而正不伤，诸证自平。四药磨服，则力专而效速。

四磨饮sìmóyǐn 《兰台轨范》卷一方。即四磨汤，见该条。

四末sìmò ❶四肢。《灵枢·邪客》："营气者，泌其津液，注之于脉，化以为血，以荣四末。"❷手指和脚趾。《素问·疟论》："疟之且发也，阴阳之且移也，必从四末始也。"

四难sìnán 临床上四种反映严重病证的脉象。即：形气相失、色夭不泽、脉实以坚、脉逆四时。《素问·玉机真藏论》："形气相失，谓之难治。色夭不泽，谓之难已。脉实以坚，谓之益甚。脉逆四时，为不可治。必察四难，而明告之。"

四逆sìnì 症名。指四肢逆冷不温的表现。出《素问·阴阳别论》。多见于虚寒之证。如伤寒少阴病见四肢逆冷，脉微欲绝，下利清谷而用四逆汤等。亦有因热邪郁遏所致。《伤寒明理论·四逆》："四逆者，四肢逆而不温者是也……若手足自热而至温，从四逆而至厥者，传经之邪也，四逆散主之；若始得之手足便厥而不温者，是阴经受邪，阳气不足，可用四逆汤温之。"详"手足厥冷"条。

四逆加人参汤sìnìjiārénshēntāng 《伤寒论·辨霍乱病脉证并治》方。炙甘草二两，生附子一枚，干姜一两半，人参一两。水煎，分二次服。功能回阳复阴。治阳气衰微，阴液内竭，四肢厥逆，恶寒脉微，下利而利忽自止。

四逆散sìnìsǎn 《伤寒论》方。炙甘草、炙枳实、柴胡、芍药各十分。为末，每服一方寸匕，米汤调下，日三服。功能透解郁热，疏肝理气。治少阴病，四逆，其人或咳，或悸，或小便不利，或腹中痛，或泄利下重者；近代也用于急、慢性肝炎，肋间神经痛，胃及十二指肠溃疡等属肝气郁滞者。若咳者，加五味子、干姜各五分；悸者，加桂枝五分；小便不利者，加茯苓五分；腹中痛者，加炮附子一枚；泄利下重者，先煮薤白三升，去滓，入药末三方寸匕，再煎，分二次温服。方中柴胡既可以透邪外出，又可行气解郁，为君药；枳实破气开结，与柴胡相配一升一降，使气机降运则阳气可达四末，为臣药；白芍益阴和里，既可防郁热伤阴，又与柴胡相配调理肝脾；甘草为使，调和诸药，白芍与甘草配伍，并能缓急止痛。实验研究：本方能使心脏心肌收缩幅度明显增大；对实验所致心源性休克有明显的升压作用；对垂体后叶素引起的家兔缺血性心电图有显著的改善的作用；对心肌匀浆脂质过氧化反应（LPO）有抑制作用。并可增加缺血心肌营养性血流量（NBF）。

四逆汤sìnìtāng 《伤寒论》方。炙甘草二两，干姜一两半（体壮者三两），生附子一枚（体壮者大附子一枚）。水煎，分二次服。功能回阳救逆。主治少阴病，阳气虚衰，阴寒内盛而致的四肢厥逆，恶寒蜷卧，神疲欲寐，下利清谷，腹中冷痛，口淡不渴，舌淡苔白，脉沉微；及误汗或大汗而致的亡阳证。近代将本方制成注射剂，用于心肌梗死，心原性休克。方中生附子温散寒邪，回阳救逆为君；干姜温中祛寒，助附回阳为臣；炙甘草补脾益气，以助温阳，且可缓解生附子辛热燥烈及毒性，为佐使药。实验研究：本方对失血性休克、内毒性休克、心源性休克等，皆有显著对抗作用；同时还有显著的强心作用，并能增加冠脉血流量；此外，还能兴奋垂体－肾上腺皮质的功能，又具有中枢性镇痛、镇静作用。

四逆注射液sìnìzhùshèyè 即四逆汤制成之注射剂，方见"四逆汤"条。

四皮麻sìpímá 中药材。见《湖南药物志》。为麻口皮子药之别名，详该条。

四匹瓦sìpǐwǎ 中药材。见《民间常用草药汇编》。为四块瓦之别名，详该条。

四七汤sìqītāng 《太平惠民和剂局方》卷四引《易简方》方。又名厚朴半夏汤、大七气汤、七气汤。半夏五两，茯苓四两，紫苏叶二两，厚朴三两。为粗末，每服四钱，加生姜七片，大枣一枚，水煎服。功能行气散结，化痰降逆。治痰气互结，咽中如有物梗塞，咯之不出，咽之不下，状如炙脔，或中脘痞满不舒，痰盛气急，呕逆恶心，及妇人恶阻等。

四气sìqì ❶又称四性。指寒、热、温、凉四种药性。《神农本草经》："疗寒以热药，疗热以寒药。"温与热，寒与凉，只是程度上的差别。此外，还有平性药，性质比较和平，其中也有微寒微温者，仍属于四气之内，故称四气，而不称五气。❷运气术语。出《素问·六元正纪大论》。即四之气，详该条。

四气调神大论篇sìqìtiáoshéndàlùnpiān 《素问》篇名。四气，指春、夏、秋、冬四时气候。调，调养；神，指人们的精神意志。四时气候的变化，是外在环境的一个主要方面；精神意志的活动，则是人体内在脏气活动的表现。内在脏器与外在环境统一协调，才能保证身体健康。本篇的中心

S

内容，就是讨论根据四时气候特点，采取相应方法调养五脏神志以顺应自然界生长收藏规律，故名。篇中并提出了“不治已病治未病”的防治疾病原则。

四气街sìqìjiē 又称四街。见“气街”条。

四蕊三角瓣花sìruǐsānjiǎobànhuā 中药材。见《广西本草选编》。为黄根之别名，详该条。

四塞sìsāi ❶自然界中四时阴阳之气失常。《素问·阴阳离合论》：“故生因春，长因夏，收因秋，藏因冬，失常则天地四塞。”❷脉象与四时不相应。《素问·至真要大论》：“脉要曰：春不沉、夏不弦、冬不涩、秋不数，是谓四塞。”（后世以春弦、夏洪、秋浮、冬沉为四季正常脉象）

四色断痫丸sìsèduànxiánwán 《幼科发挥》卷一方。黄连五钱，朱砂二钱半，胆南星一钱，甘遂三分。为末，粟米糊与猪心血杵为丸，芡实大，每服一丸，灯心煎汤送下，日一、夜三服。治小儿发搐，日久不愈，一月一发，或一月再发，病成痫者。

四色散sìsèsǎn 《疡科选粹》卷七方。黄连、黄柏各三两，赤小豆、绿豆粉各一两，紫草、寒水石、漏芦各七钱。为末，香油调搽患处，日三次。功能清热凉血解毒。治热疮遍发，脓血赤烂；及火丹，或如火烧。

四神聪sìshéncōng 经外奇穴名。代号 EX－HN1。即神聪，见该条。

四神汤sìshéntāng 《疡医大全》卷三方。即归芪饮，见该条。

四神丸sìshénwán ❶《校注妇人良方》卷八方。炒补骨脂、吴茱萸各四两，肉豆蔻、五味子各二两。为末，用大枣四十九枚、生姜四两，与水同煮，去姜取枣肉，和药为丸，梧桐子大，每服五十丸，空腹盐汤送下。功能温肾暖脾，固肠止泻。治脾肾虚寒，五更泄泻或久泻，不思饮食，食不消化，或腹痛肢冷等症；近代也用于慢性结肠炎、慢性肠炎、肠结核等久泻属脾肾虚寒者。方中补骨脂善补命门火，以温养脾阳；肉豆蔻暖脾涩肠；吴茱萸温中祛寒；五味子酸敛固涩；生姜助吴茱萸以温胃散寒，大枣补养脾胃。诸药合用，使脾肾得以温养，大肠得以固涩，则五更泄泻诸症可愈。实验研究：本方对肠管的自发性活动有明显的抑制作用。❷《瑞竹堂经验方》方。枸杞子一斤（以川椒、小茴香、芝麻、盐四件炒）、白术、茯苓、熟地各一两。治肾虚眼目昏花，云翳遮睛。❸《景岳全书·古方八阵》卷五十八引澹寮方。又名澹寮四神丸。肉豆蔻二两，茴香（炒）一两，木香半两，补骨脂（炒）四两。为细末，生姜煮枣肉打糊为丸，梧桐子大。治脾肾泄，清晨溏泻。❹《景岳全书·古方八阵》卷五十八引《医林》方。荜澄茄、木香各半两，吴茱萸（半酒浸，半醋浸）、香附各一两。为细末，打糊为丸，梧桐子大，每服七、八十丸，盐汤或乳香葱汤送下。治寒疝胀痛不已。

四生散sìshēngsǎn ❶《太平惠民和剂局方》卷一方。黄芪、羌活、沙苑蒺藜、生白附子各等分。为细末，每服二钱，薄荷酒调下；肾脏风下疰生疮，以猪腰子劈开，将药末二钱放入合定，裹煨香熟，空腹细嚼，盐酒送下。治肝肾风毒上攻，目赤痒痛，羞明多泪，下疰，脚膝生疮，遍身风癣，耳中发痒。❷《银海精微》卷下方。生地黄、薄荷、艾叶、当归、朴硝。共捣烂，贴眼眶及患处。治眼被物刺伤或磨损。

四生丸sìshēngwán ❶《校注妇人良方》卷七方。生荷叶、生艾叶、生柏叶、生地黄各等分。捣烂为丸，鸡子大，每服一丸，水煎服。功能凉血止血。治血热妄行，吐血衄血。方中侧柏叶清热凉血止血；生地黄凉血养阴；荷叶止血散瘀；艾叶止血而性温，可防寒凉太过以致血止留瘀之弊。❷《校注妇人良方》卷四方。炒僵蚕、地龙、白附子、五灵脂、草乌各等分。为细末，煮糊为丸，梧桐子大，每服二十丸，茶水或酒送服。治骨节作痛，或浑身麻痹。❸《太平惠民和剂局方》卷一方。五灵脂、骨碎补、川乌、当归各等分。为细末，无灰酒打糊为丸，梧桐子大，每服七至十五丸，温酒送下。治口眼㖞斜，半身不遂。❹《儒门事亲》卷十二方。黑牵牛子、大黄、朴硝、皂角（蜜炙）各等分。为细末，泛水为丸，每服七十至八十丸，食后服。治实热便秘。

四声本草sìshēngběncǎo 本草著作。见《宋史·艺文志》。4卷。唐代肖炳撰。据《补注神农本草》称此书“取本草药名，每上一字，以四声相从，以便讨阅”。原书已佚，部分佚文见《证类本草》等书中。

四圣散sìshèngsǎn ❶《三因极一病证方论》卷十五方。海藻、煅石决明、羌活、瞿麦各等分。为细末，每服二钱，米汤调下，日三次。用于瘰疬患者服用白花蛇散转愈后的善后调理。❷《阎氏小儿方论》方。紫草茸、木通、炒甘草、炒枳壳、黄芪各等分。为粗末，每服一钱，水煎，不拘时服。治小儿疮疹出不快及倒靥。❸见《全国中药成药处方集》（吉林方）。松香、铜绿、铅丹、枯矾各等分。为细末，撒于患处。功能利湿解毒，止痒消肿，杀菌化腐。治风火毒疮，黄水疮，湿毒搔痒，皮肤诸疮。

四圣丸sìshèngwán 《传信适用方》卷二方。炒川椒（去子）、熟地黄、枸杞子、荆芥穗各等分。为细末，炼蜜为丸，梧桐子大，每服十至二十丸，空腹盐汤送下。治风赤翳膜，攀睛倒睫等。

四圣心源sìshèngxīnyuán 综合性医书。又名《医圣心源》。10卷。清代黄元御撰于1753年。作者将黄帝、岐伯、秦越人、张仲景视为医中“四圣”。本书阐发《内经》《难经》《伤寒论》《金匮要略》诸书蕴义。卷一天人解，阐述阴阳五行、脏腑、精、气、血、营卫、经络等；卷二六气解；卷三脉法解；

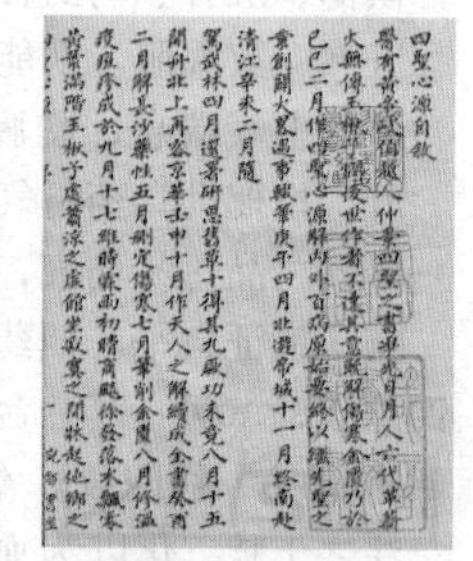

四圣心源

卷四劳伤解；卷五至卷七杂病解；卷八七窍解；卷九疮疡解；卷十妇人解。是一部包涵中医基础理论和部分临床医学的综合性著作。

四圣悬枢sìshèngxuánshū 综合性医书。见“黄氏医书八种”条。

四失sìshī 指医生治病四种过失：①临症诊治不懂阴阳逆从的道理而盲目施治。②尚未掌握医疗技术，盲目施用各种疗法。③不了解病人的生活习惯、嗜好、居住环境和职业，不注意形体的肥瘦、寒温，不区别性情的勇怯，不懂得用比类异同的方法进行分析。④诊断疾病只凭脉诊，不进行四诊合参，主观片面。（《素问·征四失论》）

四十二号旅象方sìshí'èrhàolǚxiàngfāng 《杂病源流犀烛·内伤外感门》卷二十一方。即清气化痰饮，见该条。

四十三号鼎象方sìshísānhàodǐngxiàngfāng 《杂病源流犀烛·内伤外感门》卷二十一方。即蒲黄饮，见该条。

四时sìshí 即春、夏、秋、冬四季。

四时病机sìshíbìngjī 温病著作。《邵氏医书三种》之一。14

卷。清代邵登瀛撰。撰年不详。邵氏首叙温热论，继则根据四时发病情况，阐述春温、湿温、湿病、暑、疟、伏暑晚发、冬温等以温热病为主的多种病证。书中除引述《内经》《伤寒杂病论》等古典医著外，并参考了历代有关论述。为结合临床实践，作者附列了一些前人医案及个人治验。对于四时病机的选方，不拘于经方和时方。1864年其曾孙邵炳扬予以考订补缺，刊行问世。

四时不正之气sìshíbùzhèngzhīqì　泛指四季不正常的气候。如冬天应寒而反暖，春天应暖而反寒等，影响人体的正常生命节律，助长某些病原物的致病作用，成为致病的直接或间接因素。

四时茶sìshíchá　中药材。见《闽南民间草药》。为冰糖草之别名，详该条。

四时刺逆从论篇sìshícìnìcónglùnpiān　《素问》篇名。主要论述三阴三阳经有余和不足的情况下发生的病变。指出经气在四时中所主的部位，如春气在经脉，夏气在孙络，长夏在肌肉，秋气在皮肤，冬气在骨髓，并说明其原因，提出四时针刺的部位，以及因逆四时经气而针刺所引起的病变。因其以逆从的关系来说理，故名。

四时调摄sìshítiáoshè　指养生要根据四时变化调节起居、饮食和精神情志活动，使人体阴阳气血顺应于天地自然的变化。详参《素问·四气调神大论》。

四时感冒sìshígǎnmào　病名。见《赤水玄珠》。亦称冒寒、小伤寒。指春夏秋冬四时外受风寒之邪而症状较轻者。详"感冒"条。

四时气sìshíqì　《灵枢》篇名。本文论述四时与发病及治疗的关系，故名。由于四季气候的变化各有不同，其产生的疾病亦随之而异，当针刺治疗时，必须根据四时气候的不同，在适当的穴位上运用不同的刺法。

四时伤寒sìshíshānghán　病名。即感冒风寒。《东医宝鉴·杂病篇》："凡感冒风寒，通谓之四时伤寒。"可选用冲和散、正气散、参苏饮和沃雪汤等方。参见"风寒感冒"条。

四时温病sìshíwēnbìng　是指发生在四季的各种温病。四季气候环境不同，产生的致病因素和人体功能状态和反应性也不同，所致温病各异。一般依据时令主气和突出的临床特点命名，主要包括风温、春温、暑温、湿温、秋燥、伏暑、大头瘟、烂喉痧等，可分为"温热"与"湿热"两大类型。参见"温病"条。

四时宜忌sìshíyíjì　养生著作。明代瞿祐撰。本书在博览广搜历代养生专著的基础上，总结民间养生防病经验而编成。其内容是根据每月的节气、气候变化特点，先从天文历算为角度进行通俗的解释，并指出养生防病的具体方法与四时宜忌。其代表性观点体现在三个方面：①重视日常生活的四时宜忌；②采用偏方、单方以预防季节性疾病；③将除害灭病的方法纳入养生学范畴。

四时之风sìshízhīfēng　指四季当令之风。《灵枢·论勇》："春青风（一作温风），夏阳风，秋凉风，冬寒风，凡此四时之风者，其所病各不同形。"

四时之脉sìshízhīmài　人体适应四季变化的正常脉象。《难经·十五难》："弦、钩、毛、石者，四时之脉也。"详"脉从四时"条。

四时之气sìshízhīqì　❶四季的气候阴阳盛衰。❷古人以一日里分为四时，即朝（平旦）、日中、日入（暮）、夜半，候人体的阴阳盛衰。《灵枢·顺气一日分为四时》："春生、夏长、秋收、冬藏，是气之常也，人亦应之，以一日分为四时，朝则为春，日中为夏，日入为秋，夜半为冬。"

四时之序sìshízhīxù　❶指春夏秋冬四季的顺序。❷随着春夏秋冬四季的顺序，更相胜负所能出现的病变。《灵枢·论疾诊尺》："冬伤于寒，春生瘅热。春伤于风，夏生飧泄、肠澼。夏伤于暑，秋生痎疟。秋伤于湿，冬生咳嗽。是谓四时之序也。"

四兽饮sìshòuyǐn　《三因极一病证方论》卷六方。人参、茯苓、白术、半夏、陈皮、乌梅、草果各等分，炙甘草量减半，生姜五片，大枣三枚。为粗末，盐水煨制，每服四至五钱，水煎服。功能和胃消痰。治诸疟。

四属sìshǔ　指四肢。《金匮要略·中风历节病脉证并治》："荣卫俱微，三焦无所御，四属断绝。"

四顺清凉饮sìshùnqīngliángyǐn　❶《证治要诀类方》卷二方。大黄、当归、赤芍药、甘草。水煎服，以利为度。治大便秘，面赤身热，肠胃胀闷，时欲得冷，或口舌生疮者。❷《外科正宗》卷四方。防风、栀子、连翘、甘草、当归、赤芍药、羌活各一钱，大黄二钱。加灯心五十寸，水煎，食远服。治痄腮，口干，便秘。

四顺清凉饮子sìshùnqīngliángyǐn·zi　《审视瑶函》卷三方。当归、龙胆草（酒炒）、黄芩、桑白皮（蜜炙）、车前子、生地黄、赤芍药、枳壳各八分，炙甘草三分，熟大黄、防风、川芎、炒黄连、木贼、羌活、柴胡各六分。为粗末，水煎，食远服。治凝脂翳。

四顺饮sìshùnyǐn《症因脉治》卷四方。当归、大黄、白芍药、生地黄。水煎服。治燥火腹痛，大便秘结。

四顺饮子sìshùnyǐn·zi《证治准绳·类方》第一册方。又名清凉散。熟大黄、炙甘草、当归（酒洗）、芍药各等分。为粗末，每服五钱，加薄荷叶十片，水煎服。治夜热。

四损sìsǔn　症名。指阴、阳、气、血亏损。《温疫论》下卷："凡人大劳、大欲、及大病、久病后，气血两虚，阴阳并竭，名为四损。"四损的病人，即使感受的疫邪不严重，但由于正气亏虚，不耐攻邪，故治疗困难，预后较差。

四弯风sìwānfēng　病名。发于肘窝、腘窝的一种湿疮。出《医宗金鉴》卷七十一。由于风邪袭入腠理兼挟湿热所致。常见于儿童。好发于对称的肘窝、腘窝、踝侧等处。患处皮肤初起红斑，继起丘疹，水疱，瘙痒，搔破糜烂浸淫，时轻时重，日久皮肤粗糙肥厚，迁延难愈，治宜祛风渗湿。内服散风苦参丸或三妙丸，外用三石散麻油调搽。经久不愈者可用地肤子、蛇床子、白矾各30g，花椒9g，苦参15g煎汤熏洗。相当于慢性湿疹或异位性湿疹。

四维sìwéi　❶指四肢。《素问·生气通天论》："因于气，为肿，四维相代，阳气乃竭。"❷指东南、东北、西南、西北四方，又称四隅。《素问·气交变大论》："水不及，四维有湍润埃云之化，则不时有和风生发之应。"❸指四季中各季最后一月，即辰、戌、丑、未月（三、六、九、十二月）。《素问·至真要大论》："谨按四维，斥候皆归。"❹指筋、骨、血、肉（见王冰注《黄帝内经素问》）。

四维散sìwéisǎn　《景岳全书·新方八阵》卷五十一方。人参一两，制附子、炒干姜各二钱，炙甘草一至二钱，乌梅肉五分至一钱。为末，加水拌湿，蒸后烘干研匀，每服一至二钱，温水调下。功能温补脾肾，涩肠止泻。治脾肾虚寒，滑脱至甚，或泄利不能止，或气虚下陷，二阴血脱不能禁者。

四味肥儿丸sìwèiféi'érwán　《证治准绳·幼科》集八方。

炒黄连、芜荑、神曲、炒麦芽各等分。为细末，米糊为丸，梧桐子大，每服十至二十丸，空腹白开水送下。功能清热杀虫消积。治小儿呕吐不食，腹胀成疳，或作泻不止，或食积脾疳，目生云翳，口舌生疮，牙龈腐烂，发热瘦怯等症。

四味回阳饮sìwèihuíyángyǐn 《景岳全书·新方八阵》卷五十一方。人参一至二两，制附子、炮姜各二至三钱，炙甘草一至二钱。水煎服。功能益气回阳救脱。治元阳虚脱，恶寒肢冷，气息微弱，冷汗如油。

四味丸sìwèiwán 《圣济总录》卷七十一方。川椒（去目及闭口者，炒出汗）、炒茴香、炮附子、肉苁蓉（酒浸）各一两。为细末，炼蜜为丸，梧桐子大，每服十五丸，空腹温酒送下。治久积贲豚气，时攻膀胱切痛。

四味香连丸sìwèixiāngliánwán 《医学入门》卷六方。炒黄连十两，酒大黄四两，木香三两，槟榔一两。为细末，煮糊为丸，绿豆大，每服七十丸，空腹米饮送下；下痢色黑用大黄，色紫用地榆，色红用黄芩，色淡用生姜，色白用肉桂，色黄用山楂，水泄用罂粟壳，痛甚用木香、栀子，各煎汤送下。功能清热燥湿、行气导滞。治赤白痢初起。

四味香薷饮sìwèixiāngrúyǐn ❶《医方集解》方。又名清暑益元散。香薷一两，姜厚朴、炒扁豆各五钱，姜黄连三钱。水煎，冷服。功能清热解暑化湿。治外感暑热，皮肤蒸热，头痛而重，自汗肢倦，或烦躁口渴，或呕吐泄泻。❷《医学心悟》卷三方。香薷、扁豆、姜厚朴各一钱五分，炙甘草五分。水煎服。功能解暑化湿和中。治夏季受暑，又为风寒外束，症见头痛发热，心烦口渴；或霍乱吐泻，两足转筋。若兼风寒，加荆芥、秦艽、蔓荆子；霍乱吐泻，加黄连；小腿转筋，加木瓜、茯苓；搐搦，加羌活、钩藤。

四味异功散sìwèiyìgōngsǎn 《疡医大全》卷三十五方。制松香、白矾、枯矾、银粉各等分。为细末，麻油调搽或干掺患处。治黄水疮。

四味萸连丸sìwèiyúliánwán 《证治准绳·幼科》集三方。炒吴茱萸、炒黄连、神曲、荷叶各等分。为细末，煮神曲糊为丸，梧桐子大，每服二十丸，白水送下。治腹胀，噫气吞酸，食不能化。

四畏sìwèi 指用药对寒热温凉四种当旺之气，应当有所忌畏。如火热主令之时，应避免使用热性药物。《素问·六元正纪大论》："司气以热，用热无犯；司气以寒，用寒无犯；司气以凉，用凉无犯；司气以温，用温无犯，间气同其主无犯，异其主则小犯之，是谓四畏。"

S

四乌汤sìwūtāng 《张氏医通》卷十六方。当归、熟地黄、白芍药、川芎、乌药、香附、甘草。水煎服。功能养血活血，行气止痛。治血中气滞，小腹急痛。

四乌鲗骨一藘茹丸sìwūzéigǔyīlǘrúwán 《素问·腹中论》方。又名乌鲗骨丸、乌贼骨丸、乌贼丸。乌贼骨四分，藘茹（即茜草）一分。为细末，和以雀卵为丸，小豆大，每服五丸，食前鲍鱼汁送下。功能益精补血，止血化瘀。治血虚精亏气伤而致的血枯经闭，胸胁胀满，不思饮食，发病时常可闻及腥臊气味，鼻流清涕，唾血，四肢清冷，视物眩晕，时时大小便出血。

四物安神汤sìwù' ānshéntāng ❶《杂病源流犀烛·脏腑门》卷六方。当归、白芍药、生地黄、熟地黄、人参、白术、茯神、酸枣仁、炒黄连、炒柏子仁、麦冬、竹茹各七分，大枣二枚，炒米一撮，乌梅二个。水煎，服时冲入朱砂末五分。功能益气补血，养心安神。治心血亏损，心悸怔忡。❷《寿世保元》卷五方，但上方中无生地黄、柏子仁、大枣、炒米，而有栀子。

四物补肝散sìwùbǔgānsǎn 《审视瑶函》卷四方。熟地黄二两，香附（酒制）、川芎、白芍药（酒炒）、当归（酒炒）、夏枯草各八钱，甘草四分。为细末，每服二至三钱，食后开水送下。功能养血补肝。治妇人产后，午后两目昏花不明。

四物二连汤sìwù' èrliántāng《医垒元戎》方。又名二连四物汤。当归、生地黄、炒白芍药各一钱，川芎七分，炒黄连五分，胡黄连三分。水煎服。功能养血清热。治血虚，五心烦热，昼则明了，夜则发热。

四物加黄芪芍药汤sìwùjiāhuángqíshāo · yaotāng 《圣济总录》卷五十七方。黄芪、肉桂、炮姜、炒芍药各一两，炙甘草、当归各一两半。为粗末，每服三钱匕，水煎服。日三次。功能温阳散寒，和血止痛。治寒冷腹痛。

四物绛覆汤sìwùjiàngfùtāng 《重订通俗伤寒论》方。生地黄（酒洗）四钱，白芍药（酒炒）、新绛各一钱半，橘络一钱，当归（酒洗）二钱，川芎（蜜炙）五分，旋覆花三钱，青葱管三寸（冲）。水煎服。治气血郁结，脘胁窜痛，甚则吐血衄血，色多紫黯。若痛甚，加桃仁七粒，延胡索（蜜炙）一钱半；夹火，加川楝子、牡丹皮各一钱半。

四物龙胆汤sìwùlóngdǎntāng 《医垒元戎》方。当归、川芎、白芍药、熟地黄各五钱，龙胆草、防己各二钱，羌活、防风各三钱。水煎服。功能滋阴养血，清肝明目。治妇人目赤暴发作云翳，疼痛不可忍。

四物汤sìwùtāng ❶《仙授理伤续断秘方》方。当归（酒浸炒）、川芎、白芍药、熟地黄（酒洒蒸）各等分。为粗末，每服三钱，水煎，食前服。功能补血调血。治冲任虚损，营血虚滞，月经不调，脐腹痛，崩中漏下，血瘕块硬，阵发疼痛；妊娠宿冷，胎动不安，血下不止，产后乘虚，风寒内搏，恶露不下，结生瘕聚，少腹坚痛，时作寒热，头晕目眩，面色无华，心悸失眠，形瘦乏力等。若妊娠胎动不安，下血不止，或血脏虚冷，崩中失血过多者，加艾叶十叶、阿胶一片。方中熟地黄滋阴补血；白芍养血敛阴；当归补血和血；川芎活血行气。四药相合，血虚能补，血滞能行，且补而不滞，行而毋伤。使营血充实，且流行通畅，则血虚血滞诸证自愈。"实验研究：能促进急性贫血的细胞再生，主要表现在网织红细胞的转变成熟过程。并对细胞免疫有促进作用。❷《外台秘要》卷三十六引《小品方》方。桔梗、紫菀各三分。炙甘草一分，麦冬七分（一方有桂心，无桔梗）。水煎，分五次服。治初生婴儿五十日内，卒得暴咳，吐乳呕逆，昼夜不得息。

四物五子丸sìwùwǔzǐwán 《医方类聚》卷六十八引《淡寮集验方》方。当归（酒浸）、川芎、熟地黄、白芍药、枸杞子、覆盆子、地肤子、菟丝子（酒炒）、车前子（酒蒸）各等分。为细末，炼蜜为丸，梧桐子大，每服五十丸，不拘时盐汤送下。治心肾不足，眼目昏暗。

四物消风汤sìwùxiāofēngtāng 经验方。见《外伤科学》（广东中医学院）。当归9g，川芎、防风、荆芥穗各6g，赤芍药12g，生地黄、白鲜皮各15g，薏苡仁18g。水煎服。功能养血祛风。治慢性湿疹，神经性皮炎，荨麻疹等。

四物消风饮sìwùxiāofēngyǐn 《外科证治全书》卷五方。生地黄四钱，当归身、赤芍各二钱，荆芥、薄荷、蝉蜕各一钱半，柴胡、川芎、黄芩各一钱二分，生甘草一钱。水煎服。功能养血和血，祛风清热。治素体血虚，风热外客，皮肤游风，瘾疹瘙痒；及劳伤冒风，身热口燥。

四物延胡汤sìwùyánhútāng 《古今医统大全》卷八十一方。当归、延胡索各一钱，川芎、白芍药、生地黄各五分，桃仁、红花、牛膝各七分。水煎，空腹服。功能养血和血，化瘀止痛。治瘀血肠痈，小腹硬痛。若大便秘，加大黄。

四象sìxiàng 易学术语。出《易·系辞上》："太极生两仪，两仪生四象，四象生八卦。"《类经附翼·医易》谓："太少阴阳，为天四象。"即指太阳、少阳、太阴、少阴。

四象金匮秘方sìxiàngjīnguìmìfāng 朝医著作。朝鲜族李济马编。成书于1940年。分内外二篇。内篇论述了内、外、五官科病症的治疗。外篇论述妇儿科疾病的治疗，附奇异疾病30种，附方20首。

四性sìxìng 即四气。详该条。

四言举要sìyánjǔyào 诊法著作。见"医灯续焰"条。

四眼叶sìyǎnyè 中药材。见《南宁市药物志》。为黑面神之别名，详该条。

四叶草sìyècǎo 中药材。❶见《江西草药》。又名风车草、四方草、四叶七、蛇舌癀。为茜草科植物四叶葎 *Galium bungei* Steud. 的全草。广布我国各地，常见于长江中下游和华北地区。甘，平。清热解毒，利尿，消肿。①治尿路感染，赤白带下，痢疾；近用于脑脊髓膜炎，脓毒性败血症，癌症。煎服：15～30g。②治咳血。捣烂取汁，冷开水和服。③捣敷治痈疽，蛇头疔。❷见《除害灭病爱国卫生运动手册》。为银线草之别名，详该条。

四叶胆sìyèdǎn 中药材。见《广西中兽医药用植物》。为龙胆之别名，详该条。

四叶对sìyèduì 中药材。见《安徽药材》。为银线草之别名，详该条。

四叶黄sìyèhuáng 中药材。见《全国中草药汇编》。为大四块瓦之别名，详该条。

四叶金sìyèjīn 中药材。见《福建中草药》。为对叶四块瓦之别名，详该条。

四叶莲sìyèlián 中药材。见《本草纲目拾遗》。为对叶四块瓦之别名，详该条。

四叶麻sìyèmá 中药材。见《湖南药物志》。为对叶四块瓦之别名，详该条。

四叶苹sìyèpíng 中药材。见《天宝本草》。为苹之别名，详该条。

四叶七sìyèqī 中药材。见《全国中草药汇编》。为四叶草之别名，详该条。

四叶参sìyèshēn 中药材。见《江苏南部种子植物手册》。为山海螺之别名，详该条。

四叶细辛sìyèxìxīn 中药材。见《植物名实图考》。为及已之别名，详该条。

四阴煎sìyīnjiān 《景岳全书·新方八阵》卷五十一方。生地黄二至三钱，麦冬、白芍药、百合、沙参各二钱，甘草一钱，茯苓一钱半。水煎，食远服。功能滋阴生津，保肺清金。治阴虚劳损，相火炽盛，津枯烦渴，咳嗽吐衄，多热等症。若夜热盗汗，加地骨皮一至二钱；痰多气盛，加贝母二至三钱，阿胶一至三钱；阴虚喘嗽，加熟地黄三至五钱；多汗不眠，神魂不宁，加酸枣仁二钱；多汗兼渴，加五味子十四粒；热甚者，加黄柏（盐水炒，或用玄参）一至二钱；血燥经迟，枯涩不至，加牛膝二钱；血热吐衄，加茜草根二钱；多火便燥，或干咳者，加天冬二钱；火载血上者，去甘草，加炒栀子一至二钱。

四淫sìyín 病名。足部肿疡之一。出《刘涓子鬼遗方》卷四。由气血亏损，湿毒下注而成。其症趾缝间肿痒流水，足底发热。如红肿热痛，溃破流脓者，属湿热偏盛；色白漫肿，痛不溃脓者，为阴寒凝结。湿热盛者宜宣通壅滞，内服仙方活命饮；阴寒盛者宜温阳散寒，内服桂附八味丸。外治在疮之周围隔蒜灸治。

四饮sìyǐn 病证名。出《金匮要略·痰饮咳嗽病脉证治》。为痰饮、悬饮、溢饮、支饮四种饮证的总称。详各条。

四月子sìyuèzǐ 中药材。见《本草纲目》。为木半夏之别名，详该条。

四脏潮热sìzàngcháorè 病证名。婴孩肝、心、肺、脾四脏潮热的病证。《育婴秘诀》："四脏潮热者，如水之潮，不失其候。"潮热者肝热也，时间发热，过后即退，次日又依时发热，此欲发惊也；壮热者心热也，热而不已，甚则发惊痫；风热者肺热也，身热，口中气热，有风症；温热者脾热也，但温而不热。

四折骨sìzhégǔ 病名。出《世医得效方》卷十八。即肱骨、尺骨、桡骨、股骨、胫骨、腓骨骨折的合称。

四诊sìzhěn 望诊、闻诊、问诊和切诊四种诊病方法的合称。四诊必须结合运用，互相参照，才能全面了解病情，为辨证和治疗提供充分的依据。

四诊法sìzhěnfǎ 诊法著作。《医学六要》之一。明代张三锡纂。本书介绍四诊，但内容偏重于切脉。编者分析了浮、沉、迟、数等30脉的脉象、主病，对切脉部位、脏腑分部、持脉法、平脉、病脉、相类脉、危脉、妇人脉等均有简要的论析。并重点记述五官、色脉、声诊、问病、辨舌等望、闻、问三诊。末附崔嘉彦《四言举要》。作者上本《内经》《难经》，旁采诸家学说，参以已见编成此书。书中对太素脉等持批判态度。

四诊合参sìzhěnhécān 辨证过程中，必须把望、闻、问、切四诊所得的材料进行全面的分析综合，才能确切地判断疾病的病机所在、寒热虚实、标本缓急，正确地指导治疗。要防止片面夸大某一诊法的作用，以一诊代替四诊。

四诊抉微sìzhěnjuéwēi 诊法著作。8卷。清代林之翰撰于1723年。作者以《内经》色脉并重为据，抉取古今有关四诊名著的精华编纂而成。其中望诊包括面部气色、五官、口齿、爪甲、舌诊、体表诸部以及小儿指纹、虎口纹等的辨识；闻诊以听取患者的气息为主，察悉其元气之盛衰及病痛之所在；问诊以阐析张介宾"十问"为主，并问人品起居、嗜欲苦乐，使人知受病之本源；切诊详述部位、方法，以及辨脉总论，并仿《濒湖脉学》的体例，列述29脉的形状、鉴别、主病等。博采众说，并能结合诊断介绍治法，为实用中医诊断学专著。末附《管窥附余》一卷，介绍原脉体用，重点分析浮、沉、迟、数等脉之常变，对读者有一定的启发。1949年后有排印本。

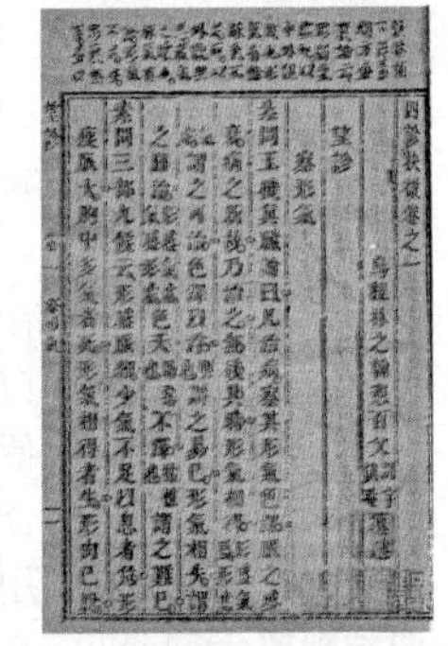

四诊抉微

四诊心法要诀sìzhěnxīnfǎyàojué 诊法著作。即《医宗金鉴》卷三十四。编者以四言歌诀的形式，简要地介绍中医望、

S

闻、问、切四诊，末附修正《素问》脉位图及订正《素问·脉要精微论》。

四诊要诀 sìzhěnyàojué 诊法著作。见“医学摘粹”条。

四诊韵语 sìzhěnyùnyǔ 诊法著作。1卷（即《乐只堂人子须知韵语》卷一）。清代何梦瑶撰。首为十二经脉歌，次为四诊心法撮要、辨阳证阴证要诀。书中对诊脉，望色，察面及五官、唇、齿，辨舌，闻声及问症等分别予以论析，并介绍八脉要诀、脉象、主病、脉症宜忌、胎产脉、死脉、小儿诸诊歌及奇经八脉图歌等。内容多以韵语加注的形式阐述，易于习诵。

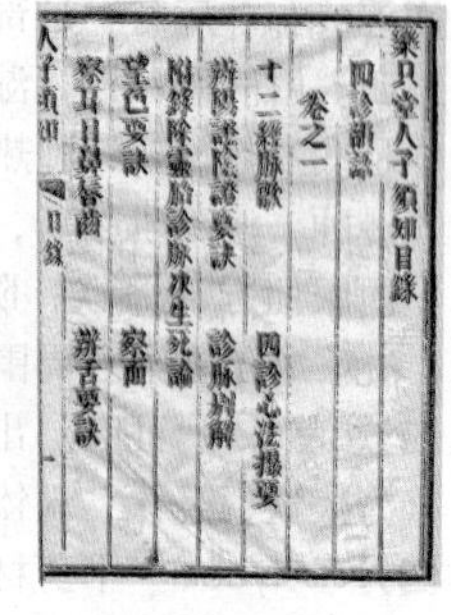
樂只堂人子須知目錄
四診韻語
卷之一
十二經脈歌　四診心法撮要
辨陽證陰證要訣　診脈別解
附錄[illegible]診脈決生死論
望色要訣　察面
察耳目鼻唇齒　辨舌要訣
人子須知　目錄

四诊韵语

四正散 sìzhèngsǎn 《医醇賸义》卷一方。藿香一钱五分，苍术、厚朴、砂仁、陈皮、半夏各一钱，茯苓二钱，神曲三钱，竹茹八分。为细末，加生姜汁二匙，冲服。功能化湿和中，降逆止呕。治暑季饮食不节，外感不正之气而致的呕吐。

四证八候 sìzhèngbāhòu 见《活幼心法·活幼论拾遗》。四证者，即惊风痰热；八候者，为搐搦掣颤反引窜视。“搐者，两手伸缩；搦者，十指开合；掣者，势如相扑；颤者，头偏不正；反者，身仰向后；引者，臂若开弓；窜者，目直似怒；视者，睛露不活。四证已备，八候生焉。”是为小儿惊风的证候特征。参见惊风有关条。

四政 sìzhèng 即四方之政。《素问·五常政大论》：“备化之纪，气协天休，德流四政。”喻其德行流布于四方。指土运主岁平气之年的正常情况。

四之气 sìzhīqì 出《素问·六微旨大论》。主气之第四气。为太阴湿土之气，主秋分前60日又87.5刻。亦即由大暑至秋分，包括立秋、处暑、白露3个节气。参见“主气”条。

四支别离 sìzhībiélí 症名。见《素问识》卷八。又称四肢别离，详该条。

四支疼痛 sìzhīténgtòng 症名。见《医权初编》卷上。即四肢疼痛。详该条。

四支解堕 sìzhīxièduò 症名。“解”通“懈”。指手足四肢怠惰松懈如脱的症状。由于脾失运化精微所致。《素问·示从容论》：“四支解堕，此脾精之不行也。”可见于虚劳等证。

四汁饮 sìzhīyǐn 《证治准绳·类方》第六册方。葡萄汁、生藕汁、生地黄汁、白蜜各五合。和匀后，文火熬沸，不拘时服。治热淋，小便赤涩疼痛。

四肢 sìzhī 手和足的合称。《素问·阴阳应象大论》：“清阳实四支（肢），浊阴归六府（腑）。”

四肢别离 sìzhībiélí 症名。又称四支别离。指四肢好像与躯体分离的感觉。《素问·阴阳类论》：“二阴一阳，病出于肾，阴气客游于心，脘下空窍，堤闭塞不通，四肢别离。”《素问识》卷八：“四支别离。吴（崑）云：胸中病，则四支无以受气，故若别离于身，不为己有也。张（隐庵）云：清阳实四支，阳虚则四支不为用。”

四肢不举 sìzhībùjǔ 症名。指四肢活动受限，不能抬举。多因风袭经络，或脾胃虚衰及积热所致。《素问·阴阳别论》：“三阳三阴发病，为偏枯痿易，四肢不举。”《备急千金要方·诸风》：“脾虚寒，厉风所伤，举体消瘦……四肢不举，身重，大小便利无度。”《医门法律·中风门》：“四肢不举，有虚有实。阳明虚则宗筋失润，不能束骨而利机关；阳明实则肉理致密，加以风邪内淫，正气自不周流也。虚用六君子汤，实用三化汤合承气汤。”又：“四肢不举，皆属脾土，膏粱太过，积热内壅者，为脾土瘀实，宜泻以开其壅，食少体羸，怠惰嗜卧者，为脾土虚衰，宜补以健其运。”本症可见于中风、偏枯、痿证等。

四肢不仁 sìzhībùrén 症名。指四肢麻木不知痛痒。见《外台秘要》卷十四。多由气血虚弱，或痰湿阻滞经络所致。详手足不仁条。

四肢不收 sìzhībùshōu 症名。见《难经·十六难》。指手足瘫废或软弱无力，活动艰难者。多因中风，或气虚血枯，或痰湿流滞所致。《外台秘要·中风及诸风》：“凡初得风，四肢不收，心神昏愦。”《脾胃论·肺之脾胃虚论》：“脾胃之虚，怠惰嗜卧，四肢不收。”《类证治裁·中风论治》：“四肢不收。诸阳经皆起于手足，循行身体，如邪气客于肌肤，随其虚处停滞，与气血相搏，故肢不举，脉缓大有力，土太过也，当泻其湿，胃苓汤；脉细小无力，土不足也，当补其气，补中汤。瘦人血枯筋急，木旺风淫者，四物汤加钩藤、秦艽、防风、木瓜；肥人色白多痰者，六君子汤加秦艽、天麻、竹沥、姜汁。”本症可见于“痿”“中风”等病。

四肢不用 sìzhībùyòng 症名。指四肢痿软无力、失去活动能力的症象。《灵枢·本神》：“脾气虚则四肢不用。”《医权初编》卷上：“脾病而四肢不用，有虚有实。《内经》专主于虚，谓脾主四支，今脾气虚弱，不能为胃行其津液，以灌溉乎四支，故四支不为用也。然体肥善饮，素多痰火者，一旦发动，经络壅塞，四肢疼痛亦不为用，此亦脾家之病，较前症更多，一宜补正，一宜涤荡，相悬天壤，细参内症色脉，自不能掩矣。”本证可见于“痿证”“瘫痪”等。

四肢缓弱 sìzhīhuǎnruò 症名。指四肢弛软无力。见《备急千金要方》卷八。多见于中风、痿、痹等病。参见各有关条。

四肢坚硬 sìzhījiānyìng 症名。指四肢肌肉发硬及关节活动障碍。《医学入门·怪疾》：“四肢坚硬：寒热不止，经日后四肢坚如石，以物击之似钟磬声，日渐瘦恶。”多因气血不荣四末，痰瘀停滞日久所致。

四肢拘急 sìzhījūjí 症名。指手足筋脉拘挛收紧难以屈伸。出《伤寒论·辨霍乱病脉证并治》。《伤寒论大全》卷三：“四肢拘急，拘急者，手足不能自如，屈伸不便，如蜷卧恶风之貌，四肢者，诸阳之本，盖因发汗亡阳，阳虚是有其证也。”《伤寒绪论》卷下：“四肢为诸阳之本，寒邪客于经络之中，故使拘急不和也。有因发汗亡阳，津血内竭，不能营养筋脉而屈伸不便者，有阳气内衰，不能行于四末而拘急疼痛者，大抵有发热头痛，骨节疼而四肢拘急为表证；无身热头疼而倦卧不伸，四肢拘急者，为阴证。若汗下后，筋惕肉瞤而见拘急不仁者，则为气血虚弱也。”多因寒邪侵袭经脉，或热灼阴液，血燥筋枯所致。因寒者，宜温经扶阳，用桂枝加附子汤；吐利后直中阴经者，宜四逆汤；津血耗伤者，宜芍药甘草汤加味；亡阳者，宜用参附龙牡汤。

四肢拘挛 sìzhījūluán 症名。感受风邪而致的四肢拘挛症状。《太平圣惠方》：“夫小儿肌肉嫩弱，易于伤风。风冷中于肌腠，入于经络，搏于筋脉，筋脉得冷则急，故四肢拘挛

S

也。”治宜温经疏风之剂。

四肢倦怠sìzhījuàndài　症名。指手足无力，懒于动作。《世医得效方·身疼》：“男子妇人气血劳伤，四肢倦怠，肌体羸瘦，骨节烦疼。”多由脾胃虚弱，不能温润四肢所致。可见于内伤劳倦、脾虚久泻等证。治宜人参黄芪散等方。

四肢麻木sìzhīmámù　症名。指手足自觉麻木不适感。见《寿世保元》卷五。又名手足麻木。多因四末气血不充，荣卫不通，或兼寒湿、痰血凝滞经络所致。《古今医案按·麻木》：“麻木多在于手足者，以四末道远气馁，则卫行迟而难到也，故麻不兼木，必属气虚，否则风痰。凡脉浮而软或大而弱者，气虚也；脉浮而滑，按之不衰者，风痰也。若麻木兼作，则有寒湿、积痰、死血之殊，其脉有沉迟滑实与沉涩而芤之分矣。”治以补益气血为主，夹风寒者，先用桂附；兼痰湿者，用二术、二陈汤酌加羌活、独活、桂枝等；因瘀血者，四物汤加桃仁、甘草、红花等；有湿痰、瘀血相并者，宜双合汤；因气滞经络者，宜开结舒筋汤；冷风麻痹足屈不伸者，独活寄生汤；腿足麻木如火热者，三妙丸；手臂麻属气虚者，补中益气汤加桑枝、姜黄等。文献有在手多兼风湿，在足多兼寒湿之说。参见“麻木”条。

四肢逆冷sìzhīnìlěng　症名。手足逆冷的别称。又称四逆、手足厥冷。《诸病源候论·虚劳四肢逆冷候》：“虚劳则血气衰损，不能温其四支，故四肢逆冷也。”伤寒少阴病常见本症。治宜温阳散寒益气等法。

四肢强直sìzhīqiángzhí　症名。主要指全身性四肢强直性痉挛症状，见于破伤风、急惊风及脑中风的硬瘫等。但有时也包括肢体局部的强硬、活动失灵症状，如痹痛日久，筋脉失养，某处关节和肌肉僵硬。

四肢热sìzhīrè　症名。出《素问·逆调论》。多因阴气虚，阳气盛，或复有风寒外束所致。《脾胃论·脾胃胜衰论》：“若脉弦气弱自汗，四肢发热，或大便泄泻，或皮毛枯槁发脱落，从黄芪建中汤。”《证治汇补·发热章》：“四肢蒸灼如火者，必阴气虚，阳气盛……外候口干体瘦，食少懒倦，遇夜尤甚，平旦不觉，宜秦艽鳖甲散主之。”《寿世保元·发热》：“论男妇四肢肌表发热如火烙，此病多因血虚而得之，或胃虚遇食冷物，抑遏阳气于脾土之中，火即上越，宜用升阳散火汤。”《医脉摘要·发热辨》：“四肢发热，口唇干燥，烦闷不宁而身不热者，脾热也。”参见“发热”等条。

四肢实sìzhīshí　病证名。指由阳邪盛实致四肢动作、步履失常。《素问·阳明脉解》：“四肢者，诸阳之本也，阳盛则四肢实。”《类经·阳明病解》：“阳受气于四末，故四支为诸阳之本，阳邪刚盛，故步履变常也。”

四肢酸疼sìzhīsuānténg　症名。指四肢肌肉、筋脉有酸楚、疼痛的感觉。多由湿热侵袭经络，或气血亏损所致。《金匮要略·血痹虚劳病脉证并治》：“虚劳里急……四肢酸疼，手足烦热，咽干口燥，小建中汤主之。”《备急千金要方·风毒脚气》：“若暑月久坐久立湿地者，则热湿之气，蒸人经络，病发必热，四肢酸疼，烦闷。”本证常见于痹证。

四肢疼痛sìzhīténgtòng　症名。见《备急千金要方·诸风》。多因风寒湿邪外袭，或痰火壅塞经络所致。疼痛部位有固定与游走的不同。《诸病源候论·四肢痛无常处候》：“四肢痛无常处者，手足支节皆卒然而痛，不在一处，其痛处不肿，色亦不异，但肉里掣痛，如锥刀所刺。由体虚受于风邪，风邪随气而行，气虚之时，邪气则胜，与正气交争相击，痛随虚而生，故无常处也。”《医权初编》卷上：“体肥善饮，素多痰火者，一旦发动，经络壅塞，四支疼痛，亦不为用，此亦脾家之病。”可用防己汤、附子八物汤、松节酒等。本症可见于痹证、痛风等疾患。

四肢为诸阳之本sìzhīwéizhūyángzhīběn　《素问·阳明脉解》：“四肢者诸阳之本也。”四肢是人体十二经脉起止处，人体的精、气、血均靠十二经脉输布。十二经脉中，阳脉受气于四肢，阴脉受气于五脏。《灵枢·终始》：“阴者主脏，阳者主腑，阳受气于四末，阴受气于五脏。”故说四肢是诸阳之本。

四肢懈惰sìzhīxièduò　症名。见《医钞类编·肢体门》。即四支解堕。详该条。

四肢肿sìzhīzhǒng　症名。水肿病证状之一。《金匮要略·水气病脉证并治》：“皮水为病，四肢肿，水气在皮肤中，四肢聂聂动者，防己茯苓汤主之。”也称肢肿。又可因脾郁、气血不调而致。详“结阳”“皮水”“肢肿”等条。

四制抱龙丸sìzhìbàolóngwán　《医宗金鉴·幼科心法要诀》卷五十一方。天竺黄五钱，胆南星一两，朱砂、雄黄各二钱，麝香一分半。为细末，另用麻黄、款冬花、甘草各五钱，煎汤去滓，慢火熬成膏，合药末为丸，芡实大，每服一丸，薄荷煎汤送下。治小儿阳痫，痰涎壅盛者。

四制香附丸sìzhìxiāngfùwán　❶《摄生众妙方》卷十一方。香附米十六两（四两酒浸、四两盐汤浸、四两童便浸、四两醋浸，各三日，滤干，炒），当归（酒浸）、川芎、熟地黄（姜汁炒）、白芍药（酒炒）各四两，白术、陈皮、泽兰叶各二两，黄柏（酒炒）、甘草（酒炒）各一两。为末，酒糊为丸，每服七十丸，空腹服。功能调经种子，顺气健脾。治月经不调，久不受孕。❷《济阴纲目》卷一方。香附（分成四等分，分别以酒、盐水、童便、醋浸三日，焙干为末）。为细末，醋糊为丸，梧桐子大，每服七十丸，食前盐酒送下。功能行气解郁。治气郁而致的月经不调。

四柱散sìzhùsǎn　《太平惠民和剂局方》卷三方。煨木香、茯苓、人参、炮附子各一两。为粗末，每服二钱，加生姜三片、大枣一枚、盐少许，水煎，食前服。功能益气温阳。治元脏气虚，真阳衰惫，头晕耳鸣，四肢怠倦，脐腹冷痛，小便滑数，泄泻不止等证。

四椎sìzhuī　指第四胸椎。《素问·刺热篇》：“四椎下间主鬲中热。”

四总穴sìzǒngxué　明代以前针灸医家在临床实践中总结出来的四个经验穴，即足三里、委中、列缺、合谷。《针灸聚英·四总穴歌》：“肚腹三里留，腰背委中求，头项寻列缺，面口合谷收。”说明头项、面口、肚腹、腰背部的病症，不论是虚实寒热，发病的急暴缓慢，都可以据情选用，或再配其他穴位治疗。后人在此基础上，更增“胸胁内关应，急救水沟谋”两句，亦属经验之谈，名称六总穴。

似喘sìchuǎn　症名。即虚喘。指呼吸气短，如不能续的表现。多由真元受伤，脏气虚衰，肾不纳气所致。《景岳全书·杂证谟》：“似喘者，其责在肾。”“肾主精髓而在下焦，若真阳亏损，精不化气，则下不上交而为促促者，断之基也。”《医学入门》卷五：“气短不能续呼吸。久病气短不能接续，似喘非喘者，单人参汤；扶脾，生脉散、调中益气汤。”《医钞类编》卷六：“贞元饮，景岳治气短似

S

喘，呼吸促急气道噎塞，不能升降垂危者。人但知为气急，其病在上，不知元海无根，肝肾亏损，子午不交，气脱证也。”参“虚喘”条。

似疟sìnüè 病证名。指如疟非疟的一类病证。《医贯·疟论》：“世间似疟非疟者多。世人一见寒热往来，便以截疟丹施治，一截不止则再截，再截而止，止而复发复截，以致委顿，甚或因而致毙者有之，是不可不辨也。经曰，阳虚则恶寒，阴虚则恶热。阴气上入于阳中，则恶寒；阳气下陷于阴中，则恶热。凡伤寒后、大病后、产后、劳瘵等证，俱有往来寒热，似疟非疟，或一日二三度发，并作虚治。但有阳虚、阴虚之别。阳虚者补阳，如理中汤、六君子汤、补中益气汤加姜桂，甚则加附子，诸方中必用升麻、柴胡，以提升阴中之阳，水升火降而愈。医书中有论及之者矣。至于阴虚者，其寒热亦与正疟无异，而阴疟中又有真阴真阳之分，人所不知。经曰，昼见夜伏，夜见昼止，按时而发，是无水也；昼见夜伏，夜见昼止，倏忽往来，时作时止，是无火也。无水者，壮水之主，以镇阳光，六味汤主之；无火者，益火之原，以消阴翳，八味汤主之。世人患久疟而不愈者，非疟不可愈，乃治之不如法也……又有恶寒恶热，如疟无异，面赤如脂，口渴不甚，吐痰如涌，身以上热如烙，膝以下自觉冷，此真阳泛上，肾虚之极，急以附子八味地黄汤，大剂冷饮而热退，继以人参建中汤调理。”参“如疟”条。

似中风sìzhòngfēng 病名。指浊火闭阻五脏脉络的五官㖞斜。《慎斋遗书》卷七：“似中风之证，其类不一，要皆阳气闭塞，浊火冒明所致。盖气行则脉行，脉行则五官正，气滞则脉滞，脉滞则五官㖞。滞于肝则目邪，滞于心则舌邪，滞于肾则耳邪，滞于肺则鼻邪，滞于脾则口邪。故初滞以七气汤之类以理其气，后则随其所滞而平之，必兼肝经之药，因风气通于肝，治风先治肝也。”

饲鹤山人sìhèshānrén 见“尤怡”条。

泗sì 出自鼻之液。《诗·泽陂》：“涕泗滂沱。”《圣济总录》卷一百一十六：“涕、泗、洟，皆鼻液也……以生于肺，则曰泗。”即涕。详该条。

食sì 同饲。供给、依靠。《素问·阴阳应象大论》：“精食气”，“形食味”。另见“食 shí”条。

嗣面sìmiàn 病名。《诸病源候论》卷二十七：“云面皮上有滓如米粒也。”由皮肤腠理感受风邪或因面敷胡粉，粉气入于腠理而成。类似粉刺。

song

松笔头sōngbǐtóu 中药材。出《滇南本草》。又名松树蕊、松木笔、松树梢。为松科植物马尾松 *Pinus massoniana* Lamb. 或其同属数种植物的幼枝尖端。苦、涩，温。活血止痛，涩精，解毒。①治跌打损伤，关节疼痛。煎服：30～60g；或和面粉捣烂成饼，外敷。②治遗精，尿浊，膏淋，小便疼痛。煎服或磨汁服。

松峰说疫sōngfēngshuōyì 瘟病著作。6卷。清代刘奎（松峰）约撰于1785年。卷一述古，广采前贤有关瘟疫之论，以明其学术渊源；卷二论治，先列总论12条，次举瘟疫统治八法等；卷三杂疫，集诸疫70余证，列举放痧、刮痧、治痧诸法及用药宜忌；卷四辨疑，列举14条论瘟之疑，详加辨析；卷五诸方，载方120余首；卷六运气，阐述气候变化与瘟疫的关系。此书上承《内经》运气学说，兼采吴又可等瘟疫名家，参以作者见解，将疫症统分为瘟疫、寒疫、杂疫三类，提出治疫症最宜通变，首倡瘟疫统治八法，在瘟疫著作中有一定地位。现存嘉庆年间刻本。

松根sōnggēn 中药材。出《名医别录》。为松科植物马尾松 *Pinus massoniana* Lamb. 或其同属数种植物的幼根或根白皮。苦，温。祛风除湿，活血止痛。①治风湿痹痛，白带，咳嗽，跌打瘀痛，风虫牙痛，煎服：30～60g。②治呕血，损伤吐血。炒黑研末服：每次3g，一日2次。③治风疹瘙痒，水煎熏洗患处。

松果sōngguǒ 中药材。见《重庆草药》。为松塔之别名，详该条。

松花sōnghuā 中药材。出《新修本草》。即松花粉，详该条。

松花粉sōnghuāfěn 中药材。出《新修本草》。又名松花、松黄。为松科植物马尾松 *Pinus massoniana* Lamb.，油松 *P. tabulaeformis* Carr. 或其同属数种植物的干燥花粉。主产于江苏、浙江、湖北等地。甘，温。归肝、脾经。收敛止血，燥湿敛疮。①用于外伤出血，湿疹，黄水疮，皮肤糜烂，脓水淋漓，眩晕，胃及十二指肠溃疡脘痛，咳血，久痢，包煎内服3～9g，或冲服。②外撒治黄水疮，湿疹，婴儿尿布性皮炎，创伤出血。本品含油脂及丰富的微量元素。

松花散sōnghuāsǎn 《太平圣惠方》卷三十七方。松花一两半，生地黄、炒鹿角胶、山药各一两，艾叶一分，茜草根、茯苓、紫菀、人参、百合、小蓟、炙甘草各半两。为细末，每服二钱，米汤调下。治吐血久不止，咳嗽。

松黄sōnghuáng 中药材。出《新修本草》。为松花粉之别名，详该条。

松肌通圣散sōngjītōngshèngsǎn 《医宗金鉴·痘疹心法要诀》卷五十七方。荆芥、羌活、炒牛蒡子、防风、紫草、红花、青皮、当归、赤芍药、紫花地丁、蜂房、山楂、木通。加芦笋、芫荽，水煎服。治小儿痘疮，遍身稀疏而头独稠密，痘形稍尖圆者。

松肌透表汤sōngjītòubiǎotāng 《幼科直言》卷二方。羌活、葛根、红花、荆芥、连翘、山楂肉、牛蒡子、蝉蜕、陈皮、甘草。加荸荠，水煎服。功能疏风透表。治痘疹见点一二天者。

松节sōngjié 中药材。出《名医别录》。又名黄松木节、油松节、松郎头。为松科植物油松 *Pinus tabulaeformis* Carr. 或马尾松 *P. massoniana* Lamb. 的干燥瘤状节或分枝节。我国大部分地区均产。苦，辛，温。归肝、肾经。祛风除湿，通络止痛。治风寒湿痹，转筋挛急，脚痹痿软，鹤膝风，大骨节病，跌损瘀痛，煎服9～15g。本品与艾叶等量，制成松艾酒精，涂抹治水田皮炎。本品含挥发油（松节油）和树脂（松香）。油中主含α-和β-蒎烯及莰-3-烯，含量占90%以上，还含少量柠檬烯等。

松节汤sōngjiétāng 《医学入门》卷六方。松节（炒黄）、桑白皮、苏叶各一两，槟榔三分，甘草五钱。加灯心二十根、生姜二片、童便三分，水煎服。治脚气入腹，心腹胀急，烦躁肿痛。

松筋草sōngjīncǎo 中药材。见《广西中兽医药用植物》。为铺地蜈蚣之别名，详该条。

松郎头sōnglángtóu 中药材。见《药材学》。为松节之别名，详该条。

松萝sōngluó 中药材。出《神农本草经》。又名云雾草、老君须、金线草、树挂、天蓬草、龙须草、松上寄生。为松萝科植物长松萝 *Usnea longissima* Ach. 或破茎松萝 *U. diffracta* Vain. 的丝状体。分布于全国各地林区。苦、甘，平。止咳化痰，除湿通络，清热解毒，止血调经，驱虫。①治痰热温疟，慢性支气管炎，肺结核咳嗽痰多，风湿痹痛，头痛，目赤翳膜，蛔虫病，血吸虫病。煎服：6～9g。②治瘰疬，痈肿，溃疡，创伤出血，烧伤。研末外敷。长松萝和破茎萝均含巴尔地衣酸、松萝酸、地弗地衣酸及地衣聚糖等。长松萝尚含多种甾醇、刺楸毒素、刺楸皂苷。后者对癌的治疗有效。松萝酸对肺炎球菌、溶血性链球菌、白喉杆菌、结核杆菌都有很强的抑菌作用。对阴道滴虫也能抑制，还有对抗白喉及破伤风毒素的作用；能显著增加小鼠支气管的分泌，故有祛痰作用。

松毛sōngmáo 中药材。出《杨起简便单方》。即松叶，详该条。

松木笔sōngmùbǐ 中药材。见《中药大辞典》。为松笔头之别名，详该条。

松木皮sōngmùpí 中药材。出《本草纲目》。又名赤龙皮、赤松皮。为松科植物马尾松 *Pinus massoniana* Lamb. 或其同属数种植物的树皮。苦，温。归肺、大肠经。祛风胜湿，活血止血敛疮生肌。①治风湿关节疼痛，跌打损伤，肠风下血，久痢。内服：煎汤，9～15g；或研末服。②治烧烫伤，痈疽久不收口，金刃伤，烧炭研细末，香油调敷；有渗出液或化脓者，直接撒布创面。③治湿疹，漆疮，皮肤瘙痒。煎汤熏洗。本品含鞣质。

松皮癣sōngpíxuǎn 病名。《医宗金鉴》卷七十四："松皮癣，状如苍松之皮，红白斑点相连，时时作痒。"治宜内服疏风清热饮，外用消风玉容散。类似寻常型银屑病。

松球sōngqiú 中药材。见《周益生家宝方》。为松塔之别名，详该条。

松上寄生sōngshàngjìshēng 中药材。见《本草纲目》。为松萝之别名，详该条。

松实sōngshí 中药材。出《名医别录》。即松塔，详该条。

松树蕊sōngshùruǐ 中药材。见《滇南本草》。为松笔头之别名，详该条。

松树梢sōngshùshāo 中药材。见《浙江民间常用草药》。为松笔头之别名，详该条。

松塔sōngtǎ 中药材。见《山西中草药》。又名松实、松元、松球、松果。为松科植物白皮松 *Pinus bungeana* Zucc. ex Endl. 或油松 *P. tabuliformis* Carrière 等的球果。前者分布于山西、河南、陕西、甘肃、四川、湖北等地；后者分布于辽宁、内蒙古、河北、山东、河南、山西、陕西、甘肃、青海、四川。甘，苦，温。归肺、大肠经。祛痰，止咳平喘，祛风除痹，利尿，润肠。①治慢性气管炎，哮喘。②治风痹，大便燥结。煎服：30～60g。③治痔疮，煎水洗；烫伤，白癜风，磨汁涂。本品含挥发油，内有柠檬烯、松醇、醛（或酮）酯类化合物。此外，尚含酚性物及皂苷等。总挥发油能提高大鼠的肾上腺皮质功能。柠檬烯有镇咳、祛痰、抗菌作用。

松藤sōngténg 中药材。见《浙江民间常用草药》。为昆明鸡血藤之别名，详该条。

松香sōngxiāng 中药材。出《滇南本草》。又名松脂、松胶香、黄香。为松科植物马尾松 *Pinus massoniana* Lamb. 或其同属数种植物的松油脂，经蒸馏除去挥发油后的固体树脂。产于广东、广西、福建、湖南等地。苦、甘，温。入肝、脾经。祛风燥湿，排脓拔毒，生肌止痛。治痈疽恶疮，瘰疬，瘘症，疥癣，白秃，疠风，痹症，金疮，扭伤，妇女白带，血栓闭塞性脉管炎。外用：入膏药或研末敷。内服：煎汤，3～5g。本品主成分为松香酸及松香酸酐，约占80%。又含挥发油约0.5%、油中主含蒎烯，约占90%。另含槲皮素和山柰酚的苷。松香酸能抑制大鼠血栓形成、血小板聚集，临床用于治血栓性脉管炎。

松崖医径sōngyáyījìng 综合性医著。2卷（一作4卷）。明代程玠（一作程介）撰。刊于1600年。上卷论述伤寒及伤寒诸证，并将各脏（包括五脏及命门）脉证及24脉，以图说、提要的形式予以介绍，附治疗方剂165首；下卷分述多种内科杂病，兼及外科、妇科、儿科、目齿等病证证治，内容简要，在治疗方药中，颇多秘传效方。程氏在前人"肝肾同治"的启发下，提出"心肺亦当同归于一治"的见解，可供临床研究参考。现有《珍本医书集成》本等。

松阳道人sōngyángdào · ren 明代道士。万历（1573—1620）间云游桂阳（今属湖南）。知医，精按摩术，尝治一危殆病人，按摩其肢体，以汤灌之，稍苏；再按之，旬日渐能步行，后得愈。授徒数人，皆为名医。

松叶sōngyè 中药材。出《名医别录》。又名松毛、松针、山松须。为松科植物油松 *Pinus tabuliformis* Carrière 或马尾松 *P. massoniana* Lamb. 等的叶。苦、温。入心、脾经。祛风燥湿，杀虫止痒，活血安神。①治风湿痹痛，脚气，跌打损伤，神经衰弱，慢性肾炎，高血压病。预防乙脑、流感。内服：煎汤，9～15g（鲜品30～60g）；或浸酒饮。②治湿疹，漆疮，冻疮，阴囊湿痒。煎水洗。马尾松叶含挥发油，主成分为蒎烯及菖-3-烯。还含右旋松脂醇葡萄糖苷、右旋异落叶松树脂醇的葡萄糖苷和鼠李糖苷等17种皂苷及17种氨基酸。煎液在体外对脑膜炎双球菌有抑制作用。

松隐居士sōngyǐnjūshì 见"卞大亨"条。

松元sōngyuán 中药材。见《重庆草药》。为松塔之别名，详该条。

松针sōngzhēn 中药材。见广州部队卫生部《常用中草药手册》。即松叶，详该条。

松脂sōngzhī 中药材。出《神农本草经》。即松香，详该条。

松脂膏sōngzhīgāo 《鸡峰普济方》卷二十二方。郁金、黄柏、黄连各半两，巴豆十五个，松脂六两，清油一两。前四味为粗末，将清油炼熟，细细入松脂散尽，再细细入前药末，熬，以杨柳枝搅至滴水成珠收膏，外敷患处，治疮疖肿疼。

松胶香sōngjiāoxiāng 中药材。见《刘涓子鬼遗方》。即松香，详该条。

松子疔sōngzǐdīng 病证名。多由风火郁积而成。《增订治疗汇要》卷上："生于关内小舌左右，亦有生一边者。左属心，右属肺。初发形如栗色，红或带紫。"治宜疏风清热，泻火消肿。可选用清咽利膈汤、五味消毒饮等加减。参见"松子喉疔"条。

松子风sōngzǐfēng 病证名。《奇效良方》卷六十一："松子风，口内满喉赤如猪肝，张口吞物则气逆关闭，饮食不能。"多由心胃火毒上炎咽喉所致。治宜清心泻火、消肿解毒。方可选用导赤散、三黄凉膈散加芥穗、防风、蝉蜕、僵蚕等。即松子喉风。详该条。

S

松子喉疔sōngzǐhóudīng 病证名。又名松子疗。《喉科秘旨》卷下："松子喉疗生于关内，小舌左右两边，形如松子，淡红而硬，大痛难食，背寒身热，两寸关脉紧甚，乃风火郁积之症也。"治宜祛风清热。用五味消毒饮、六味汤等加减。参见"喉疔"条。

松子喉风sōngzǐhóufēng 病证名。多由心胃火燔，邪毒上冲所致。《焦氏喉科枕秘》卷一："形如松子，色若猪肝，口喉皆赤，张口吐物则气逆，关闭不能饮食。"治宜泻热凉膈。用三黄凉膈散加荆芥、防风、僵蚕、牛蒡子等。或待脓熟时以刀针于高肿处刺破排脓。

松子仁sōngzǐrén 中药材。出《本草衍义》。为海松子之别名，详该条。

嵩崖尊生全书sōngyázūnshēngquánshū 综合性医著。15卷。清代景冬阳撰于1696年。卷一气机部，记述五运六气；卷二诊视部，分析脉法；卷三药性部，介绍200余味药物性味功能；卷四论治部，从脏腑虚实、时令、药性诸方面阐述用药法则和服药法；卷五病机部，分析病机90余条；卷六至卷十三按人体生理上、中、下部和周身部，分述多种疾病证治；卷十四妇人部；卷十五幼部。书中记述治疗方剂颇多。

楤木白皮sǒngmùbáipí 中药材。见《本草纲目》。为五加科植物楤木 *Aralia chinensis* L. 根皮或树皮的韧皮部。分布于华北、华中、华东、华南、西南地区。辛，平，有小毒。祛风除湿，利尿消肿，活血止痛。①治风湿性关节炎，肾炎水肿，淋浊，带下，糖尿病，急、慢性肝炎，肝硬化腹水，胃痛。煎服：9～30g。②治跌打损伤，瘰疬，痈肿。鲜品捣敷。孕妇忌服。本品含三萜皂苷、α－及β－塔拉林，其苷元为齐墩果酸。还含胆碱、马栗树皮素二甲醚、挥发油。齐墩果酸腹腔注射对大鼠实验性关节炎有明显的抗炎作用，对实验性肝损伤有防治作用，并有抗变态反应作用。

宋慈sòngcí（1185—1249） 宋代法医学家。字惠父。建阳（今福建建阳）人。幼年随同乡吴稚（朱熹的弟子）学习，受到唯心主义理学的影响。二十岁入太学，1217年（嘉定十年）中进士，先后任赣州主簿、长汀知县、邵武军和南剑州通判、湖南提刑、广东经略安抚使等职，曾参加镇压南安农民和汀、剑、邵州义军起义。在他管刑狱期间，决事果断，及时处理案件，能惩处违法的贪官污吏。十分重视检验工作。从长期实践中积累了丰富的经验，发掘《内恕录》等法医书籍的精华，结合自己的经验，于1247年（淳七年）编成《洗冤录》。书中记有人体解剖、尸体检查、现场检查、鉴定死伤原因以及急救、解毒等内容，是我国历史上现存第一部有系统的司法检验专书，也是世界上较早的法医学专书。曾被译成朝、日、英、德、法、荷等国文字，流传至国外。

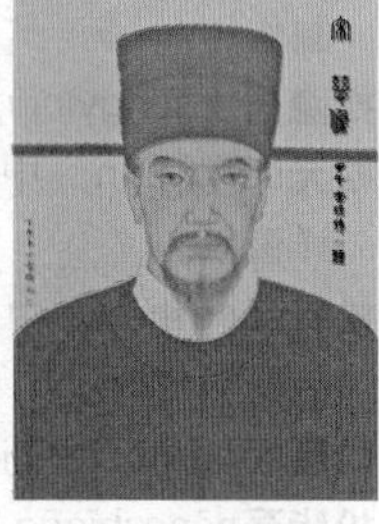
宋慈

宋道方sòngdàofāng 北宋医生。字毅叔（一作义释）。拱州（今河南睢县）人。精医术，以医闻名。

宋迪sòngdí 宋代人，兼通医学。熙宁中（1068—1077）州（今陕西彬县）地方官。撰《阴毒形证诀》1卷，已佚。

宋耕棠sònggēngtáng(19世纪中叶) 清末医生。江苏上元人。业儒兼通医，1853年太平军攻克江宁（南京）后，在内医场斐成主持下，以民间药物治疗东王杨秀清属下军内的疫病，有效果；并曾随李俊良等医生为东王杨秀清治病。曾任太平天国督理内医之职。1854年正月因治愈天王洪秀全王后病，被封为恩赏丞相。

宋徽宗圣济经sònghuīzōngshèngjìjīng 医论著作。见"圣济经"条。

宋会之sònghuìzhī 元代医生。钱塘（今浙江杭州）人。善治水蛊症，常用干丝瓜、巴豆为丸。

宋惠父sònghuìfù 见"宋慈"条。

宋霖sònglín 宋代医生。撰有《丹毒备急方》，3卷，已佚。

宋培sòngpéi 明代末医家。字太素。古蒲（今河南长垣）人。尝谓世之庸医泥执古法，而金元诸家所撰方书实可羽翼《内经》。善用可疗疾，固执则害人。因编《太素心法便览》4卷（1629），分类著方，详立方解，使后世知病变而药亦变。

宋清sòngqīng 唐代民间医生。长安（今陕西西安）人。采集售卖药物，在群众中很有信誉。当时长安流传"人有义声，卖药宋清"。柳宗元曾为宋氏作传，称赞其不慕名、不为利的可贵品质（参见《柳宗元集》）。

宋铨sòngquán 明代骨伤科医生。潞州（今山西长治）人。得授异传秘方，治骨折有神效。如嘉靖八年（1529）郡判傅必用因醉堕台，折左股，出药使啖之，更以手熨，骨续有声，后起行如常，且无痕。

宋人医方三种sòngrényīfāngsānzhǒng 丛书。系《史载之方》《全生指迷方》和《洪氏集验方》三书的合刊。1949年后有排印本。见各该条。

宋绶sòngshòu（991—1040） 宋官吏。字公垂。赵州平棘（今河北赵县）人。幼聪警，得外祖杨徽之藏书，其母自训教，通经史百家。曾官尚书、吏部侍郎、工部侍郎兼侍读学士等。藏书万余卷，皆亲自校雠。曾为宋校正医书《诸病源候论》题辞撰序传世。

宋提刑洗冤集录sòngtíxíngxǐyuānjílù 法医著作。见"洗冤集录"条。

宋庭臣sòngtíngchén 宋代医家。著《黄帝八十一难经注释》1卷，已佚。

宋武sòngwǔ 明代医生。字汝南。安徽凤阳人。世业医，武尤精其学，治辄奏效。总兵周仕凤患急症重危，武命剉葱一束置脐上，以火熨之，即目开，又启其口，灌药一剂而愈。还曾设药局施药数载，全活甚众。兼能诗文，著有《青溪草堂集》。

宋侠sòngxiá(7世纪) 隋唐间医家。州清漳（今河北肥乡）人。以医术著名于当时。曾作过唐代朝散大夫药藏监，撰有《经心录》10卷，行于世。为《外台秘要》《医心方》等书所引用。

宋祥麟sòngxiánglín 清代医家。字钟岳。山东堂邑人。撰有《痘疹正宗》（1695）2卷。

宋彦举sòngyànjǔ 宋代针灸医生。籍贯不详。精通针法，善用补泻法治病。

宋以前医籍考sòngyǐqiányījíkǎo 中医书目录著作。日本冈西为人约编于1942年。本书著录我国宋代以前医学著作1869种，分为内经、运气、难经、脉经、五脏、针灸、女科、幼科、外科、口齿、眼科、养生、月令、按摩导引、房中、祝由、兽

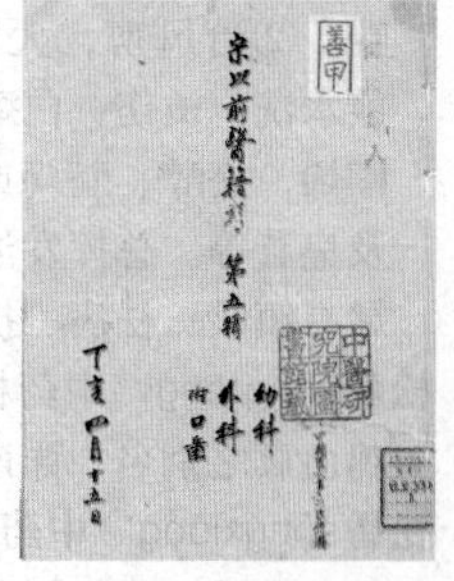
宋以前医籍考

医、医史制度、仲景方论、医经、经方、本草、食经等23类。每书分出典、考证、序跋、版本等项，记述或辑录历代著录情况、作者生平著作、成书年代、各家评论、各种版本之序跋及版本流传情况。所据资料，辑自我国历代医书、史志、书目、地方志、笔记小说凡500余种。对研究中国古代医籍有重要参考价值。1958年由人民卫生出版社出版。

宋邑sòngyì　西汉时医家。临（今山东临淄）人，是淳于意的弟子。

宋毅叔sòngyìshū　见“宋道方”条。

宋元明清名医类案sòngyuánmíngqīngmíngyīlèi'àn　医案著作。徐衡之、姚若琴合编。刊于1933年。本书选辑宋至清代46位医家医案，以人为纲，以证为目。案后多附前人评注，阐发医理，评其利弊，使读者易于掌握治案用意。但所附医家传略及某些治案，或有荒诞迷信之处。

宋钟岳sòngzhōngyuè　见“宋祥麟”条。

宋子京sòngzǐjīng　明代医生。黄冈（今湖北黄冈市西北）人。先考科举不中，后改学医，对《内经》有所领悟，临证疗效好。

送胞汤sòngbāotāng　《傅青主女科》卷下方。当归（酒洗）二两，川芎五钱，益母草、乳香（不去油）、没药（去油）各一两，荆芥穗（炒黑）三钱，麝香（冲服）五厘。水煎服。功能活血化瘀。治产后胞衣不下。

送服sòngfú　煎服法之一。即送下。服丸剂或散剂时须用汤水送服。一般多用温开水。有时可随病情需要配用他药煎汤送下，以助药力。如须温行用生姜汤；疏风用薄荷汤；清头目用菊花汤；滋补或下行用淡盐汤；祛瘀活血用白酒等。

送下sòngxià　即送服。详该条。

送子丹sòngzǐdān　《傅青主女科》卷下方。生黄芪、当归（酒洗）、麦冬（去心）各一两，熟地黄五钱，川芎三钱。水煎服。功能补血养血行血。治血虚难产。

sou

搜风解毒汤sōufēngjiědútāng　《医宗金鉴·外科心法要诀》卷七十三方。土茯苓一两，白鲜皮、金银花、薏苡仁、防风、木通、木瓜各五分，皂角子四分。水煎服。治杨梅结毒初起结肿，筋骨疼痛。若气虚加人参；血虚加当归。本方早见于《本草纲目》卷十八“土茯苓”条中。

搜风润肠丸sōufēngrùnchángwán　见《丹溪心法附余》卷十三。沉香、槟榔、木香、青皮、炒莱菔子、炒槐角、煨三棱、枳实（麸炒）、炒枳壳、木通各五钱，郁李仁一两。为细末，炼蜜为丸，梧桐子大，每服五十至六十丸，木瓜煎汤送下。治三焦不和，胸膈痞闷，气不升降，饮食迟化，肠胃燥涩，大便秘结。本方早见于《袖珍方》卷一，但多陈皮。《杂病源流犀烛》亦有本方，但无木通，有煨大黄五钱。

搜风散sōufēngsǎn　❶《世医得效方》卷六方。青皮、威灵仙各二两，生大黄、大戟各一两，炒牛蒡子四两。为末，每服一钱，壮实者每服三钱，蜜酒调，服毕漱口。功能通便泻下。治大便秘结。❷《丹溪心法附余》卷十七引康叔家传方。白芷、川芎、茯苓、桔梗、甘草、芍药、当归各一两半，陈皮、厚朴、枳壳、白术、炮姜、麻黄各二两，苍术（酒浸，去皮）十二个，肉桂一两。为粗末，每服五钱，加生姜四片，水煎服。治寒湿脚气。

搜风顺气丸sōufēngshùnqìwán　《校注妇人良方》卷八方。车前子一两五钱，大黄（半生，半熟）五钱，炒火麻仁、牛膝（酒浸）、郁李仁、菟丝子（酒浸）、枳壳（麸炒）、山药各二钱。为细末，炼蜜为丸，梧桐子大，每服二十丸，空腹白汤送下。治痔漏肠风，风热秘结。

搜风汤sōufēngtāng　《医学衷中参西录》方。防风18g，人参（另炖，同服）12g，清半夏9g，生石膏24g，僵蚕6g，柿霜（冲服）15g，麝香（药汁送）0.3g。水煎服。治中风。

搜风逐寒sōufēngzhúhán　治法。祛风法之一。治疗风寒痰湿之邪留滞经络的方法。中风手足麻木，日久不愈，经络中有湿痰瘀血，腿臂间局部作痛，或筋脉挛痛，屈伸不利，用小活络丹。

搜山虎sōushānhǔ　中药材。❶见《云南中草药》。又名天蓬子根、拟颠茄。为茄科植物新莨菪 *Scopolia sinensis* Hemsl. 的根。分布于湖北、四川、云南。辛、苦，温，剧毒。祛风散寒，舒筋活络，止痛。治风寒感冒，风湿性关节炎，瘫痪，破伤风，跌打损伤。取本品900mg，泡酒1斤，每次5～10ml，日服2次。本品含樟柳碱、天仙子胺（莨菪碱）、红古豆碱。樟柳碱有阿托品样作用。❷出清代汪连仕《采药书》。为杜鹃花之别名，详该条。

搜牙风sōuyáfēng　病证名。见《重楼玉钥》卷上。多由邪火炽盛上冲所致。症见牙床或内或外，甚至满牙床红肿疼痛，口内灼热，痰多。详“爆骨搜牙”条。

溲sōu　即尿。《灵枢·杂病》：“厥而腹响响然，多寒气，腹中，便溲难，取足太阴。”参见“尿”条。

溲疏sōushū　中药材。出《神农本草经》。又名巨骨、空木。为虎耳草科植物溲疏 *Deutzia scabra* Thunb. 的果实。分布于陕西、甘肃、浙江、江西、福建、湖北、湖南等省及华南、西南地区。辛、苦，微寒。清热利水。①治胃中热，小便不利。煎服：3～10g。②治皮肤中热。煎水沐浴。

溲血sōuxuè　症名。出《素问·四时刺逆从论》。又名溺血、尿血。详“尿血”条。

嗽sòu　病名。出《素问·五藏生成》。古代与咳同义。后世以有痰无声或声不甚响者为嗽。《宣明论方》卷九：“夫嗽者，五脏皆有嗽，皆因内伤脾胃，外感风邪，皮毛属肺，风寒随玄府而入，腠理开张，内外相合。”《奇效良方》卷三十：“清气不分，浊气上干于华盖，加以协水停饮，肺不得清，则为嗽矣。”在《素问病机气宜保命集》中以有声无痰为咳，有痰无声为嗽。《杂病源流犀烛·咳嗽哮喘病源流》：“有痰无声曰嗽，非无声，痰随嗽出，声不甚响也。病在脾，脾藏痰，故痰出而嗽止。”详“咳”“咳嗽”条。

嗽声不出sòushēngbùchū　症名。出《太平圣惠方》第八十三卷。指小儿咳嗽，声不出者。多由邪热侵肺，津液受伤所致。治宜甘润生津，兼以利肺。用杏仁煎或紫菀散。

嗽吐sòutù　病证名。见《幼幼集成》。指小儿咳嗽未定而进乳食所致的呕吐。症见在乳食过程中或乳食后不久出现咳嗽呕吐，吐出痰涎和少量未消化的乳食。治宜化痰止嗽。用枳橘二陈汤。

嗽吐脓痰sòutùnóngtán　症名。出明代薛铠《保婴撮要》。即嗽唾脓痰。详该条。

嗽唾脓痰sòutuònóngtán　症名。又名嗽吐脓痰。小儿咳嗽而咳脓痰的病证。多为感受风热邪毒，熏灼于肺，痰热内蕴，热壅血瘀，蕴酿成脓所致。可用桔梗汤，或苇茎汤加鱼腥草、红藤、银花。

嗽血sòuxuè 症名。见《证治要诀·诸血门》。❶泛指血由咳嗽而出之症。又称咳血。《症因脉治》卷二："咳血即嗽血。"有外感、内伤之别，详见"外感嗽血""内伤嗽血"条。❷指咳声轻而多痰、痰中夹血之症。《景岳全书·杂证谟》："咳血、嗽血皆从肺窍中出，虽若同类而实有不同也。盖咳血者少痰，其出较难；嗽血者多痰，其出较易。"治宜清痰降火，用瓜蒌、贝母、阿胶、海浮石、竹沥之属。亦有脾虚者，可兼见食少泄泻，宜用理脾阴正方、六君子汤加桑皮、五味子，有火加逍遥散。本证可见于支气管扩张、肺化脓症、肺结核等疾病。参见咳血、嗽血有关条。

嗽药sòuyào 中药材。❶出《新修本草》。为白前之别名。❷出《本草经集注》。为百部之别名。各详该条。

嗽玉津sòuyùjīn 即咽唾。见该条。

su

苏澄sūchéng(10 世纪) 五代时人，隐为道士。字栖真。真定（今河北正定）人。善养生之术，年八十余不衰老。死时年百岁。

苏耽sūdān 汉代道家。或称苏仙公。桂阳（今湖南郴州市）人。尝语其母曰：明年天下大疫，庭中有井水、橘树，患疫者可与井水一升、橘叶一枚，饮之立愈。后果然，求水与橘叶者千里而至，服者皆应手而愈。此即医林典故"橘井"之出处。

苏东坡sūdōngpō 见"苏轼"条。

苏方木sūfāngmù 中药材。出《新修本草》。即苏木，详该条。

苏枋sūfāng 中药材。出《南方草木状》。为苏木之别名，详该条。

苏感丸sūgǎnwán 《瘴疟指南》卷下方。沉香、青木香、丁香、麝香、犀角、安息香、檀香、白术、香附、荜茇、朱砂、诃子各三两，熏陆香、冰片、苏合油各一两。先将安息香用好酒熬膏，入苏合油和匀，余药为细末，后入膏油内，再加炼蜜为丸。另取南木香、丁香各一两五钱，炮姜一两，肉豆蔻（去皮，捶碎去油）二十粒，百草霜（研细末）二两，巴豆（去心，去油）七十粒，杏仁（去皮尖，研烂如膏）四十粒。前四味为末，同百草霜、杏仁研匀，又将好黄蜡六两溶化作汁，滤去渣，更以好酒一升，于银石器内煮蜡数滚倾出，候酒冷，其蜡自浮，取蜡备用。春夏修合，用清油一两五钱，先于铫内熬熟，次下煮过蜡四两化作汁，就铫内拌合前药末作锭，以油单纸裹之旋丸。用上两种丸各等分和匀，再为丸如黍米大。每服五十至六十丸，淡姜汤送下。治因食生冷，致寒积上壅作症瘴，及瘴后痰厥，或痢疾初起。

苏葛汤sūgétāng 《杂病源流犀烛·脏腑门》卷二方。紫苏、葛根、甘草、赤芍药、陈皮、砂仁、前胡、枳壳、生姜、葱白。水煎服。治麻疹初起，憎寒壮热，鼻流清涕，身体疼痛，咳嗽气急；腮红眼赤，目泪嚏喷，伴呕吐泄泻，或干呕恶心者。

苏梗sūgěng 中药材。见《药品化义》。为紫苏梗之简称，详该条。

苏合香sūhéxiāng 中药材。出《名医别录》。又名苏合油、苏合香油。为金缕梅科植物苏合香树 *Liquidambar orientalis* Mill. 的树干所分泌的香树脂。主产土耳其。我国广西有栽培。辛微甘、苦，温。归心、脾经。开窍，辟秽，豁痰，止痛。治中风痰厥，气厥之寒痹症，温疟，卒然昏倒，惊痫，癫痫，心腹卒痛，胸腹冷痛，浊湿吐利，入丸、散用内服，一次量 0.3 ~ 1g。本品含桂皮酸，α – 及 β – 苏合香树脂醇及桂皮酸酯，苏合香烯、龙脑、麝香酮，齐墩果酮酸，3 – 表 – 齐墩果酸，香草醛等。苏合香脂能扩张冠状血管，有缓解心绞痛功效。又为刺激性祛痰药，并有较弱的抗菌作用，可用于各种呼吸道感染。用于局部可缓解炎症，如湿疹和瘙痒，并能促进溃疡与创伤的愈合。本品还可抗血小板聚集。

苏合香丸sūhéxiāngwán 《太平惠民和剂局方》卷三方。白术、青木香、犀角、炒香附、朱砂（研，水飞）、煨诃子、檀香、安息香（为末，用无灰酒一升熬膏）、沉香、麝香（研）、丁香、荜茇各二两，冰片、熏陆香（研细）、苏合香油（入安息香膏内）各一两。为细末，炼蜜和丸，梧桐子大，每服四丸（老人、小儿每服一丸），空腹井水或温酒化服。功能温通开窍，解郁化浊。治中风，突然昏倒，牙关紧闭，不省人事；感触秽恶之气，痰壅气闭，胸腹满痛而冷；时疫霍乱，腹痛胸痞，欲吐泻不得，甚则昏迷；近代也用于治疗冠状动脉硬化性心脏病心绞痛属气滞血瘀寒凝者。孕妇忌用。方中青木香、香附、檀香、安息香、沉香、麝香、丁香、苏合香、熏陆香、冰片等诸香药以行气解郁，开窍散寒；伍以荜茇则散寒力强，配以白术则健脾化湿浊之力增；犀角清心解毒；朱砂镇静安神；诃子温敛，以防辛香过散，有伤正气。本方以大量辛香开窍之药配伍，是救治闭证属寒邪、痰浊为患的常用方剂。本方原出《外台秘要》卷三十一引《广济方》，名吃力伽（即白术）丸。《苏沈良方》亦有本方，但无熏陆香。

苏合香油sūhéxiāngyóu 中药材。见《太平惠民和剂局方》。即苏合香，详该条。

苏合油sūhéyóu 中药材。出《太平寰宇记》。即苏合香，详该条。

苏家sūjiā 南北朝初期医生。精于小儿科。系精于儿科之苏姓家族总称，其具体名字均失传。

苏敬sūjìng(7 世纪) 唐代医家。曾任右监门府长史等官职。公元 657 年，奉命与李世、孔志约等二十多人共同编撰《新修本草》。公元 659 年书成，由政府颁行天下。被誉为世界上第一部药典。又与徐恩恭、唐临等人编有《三家脚气论》1 卷，行于世。

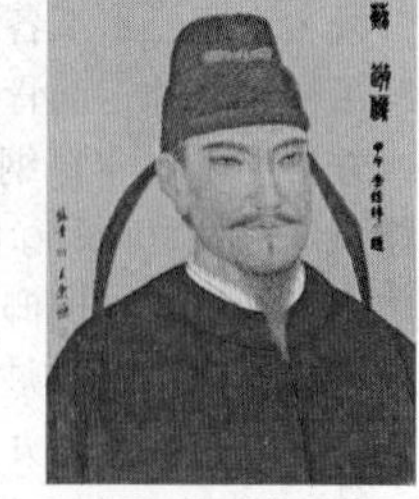

苏敬

苏罗子sūluózǐ 中药材。见《药材资料汇编》。即娑罗子，详该条。

苏木sūmù 中药材。见《医学启源》。又名红柴、赤木、苏枋、苏方木。为豆科植物苏木 *Caesalpinia sappan* L. 的干燥心材。产于广西、广东、台湾、贵州、云南、四川等地。甘、咸，平。归心、肝、脾经。活血祛瘀，消肿止痛。治妇女血滞经闭、痛经，产后瘀阻心腹部胀痛、产后血晕，痈肿，跌打损伤，破伤风，煎服 3 ~ 9g。孕妇忌服。本品含巴西苏木素、苏木酚、β – 香树脂醇葡萄糖苷、鞣质、挥发油（主成分为右旋水芹烯、罗勒烯）和多种氨基酸。还含商陆黄素、鼠李素、原苏木素、苏木苦素等。煎剂对

S

动物有镇静、催眠作用，并能对抗士的宁对小鼠的惊厥作用；能增强离体蛙心的收缩力，对抗水合氯醛等药引起的心脏抑制；皮下注射能引起正常狗的呕吐和腹泻。浸煎液在体外有抑菌作用。水煎剂对免疫功能有一定抑制作用。巴西苏木素还有抗高血脂、抗高胆固醇血症作用等。

苏木散sūmùsǎn 《痧胀玉衡》卷下方。又名二十九号升象方。苏木二两，白蒺藜、红花、延胡索、桃仁各一两，独活三钱，五灵脂七钱，降香、姜黄、赤芍药各六钱，大黄五钱，乌药、三棱、莪术、陈皮、青皮、皂角刺、香附（酒炒）各四钱。为细末，每服二钱，温酒送下。治痧毒血瘀成块，坚硬突起不移者。

苏栖真sūqīzhēn 见“苏澄”条。

苏羌达表汤sūqiāngdábiǎotāng 《重订通俗伤寒论》方。苏叶一钱半至三钱，防风、羌活、白芷各一至一钱半，杏仁、茯苓皮各二至三钱，橘红、生姜各八分至一钱半。水煎服。功能祛风解表、化痰止咳。治头痛身痛，恶寒发热，脉紧无汗，或兼鼻塞咳嗽等症。如风重于寒，咳嗽痰多，去羌活、生姜，加半夏三钱、前胡二钱、苦桔梗一钱半。

苏沈九宝汤sūshěnjiǔbǎotāng 《丹溪心法附余》卷五引《简易方》方。桑白皮、甘草、大腹皮、官桂、麻黄、薄荷、陈皮、紫苏、杏仁各六分。为粗末，每服三钱，加生姜三片、乌梅半个，水煎服。功能宣肺降气，止咳平喘。治老幼素有喘急，发则连绵不已，咳嗽哮吼，夜不得眠。

苏沈良方sūshěnliángfāng 方书。本书是后人将宋代苏轼《苏学士方》和宋代沈括《良方》二书合编而成。原书共15卷。现存10卷本及8卷本二种。流传较广的为10卷本（即《六醴斋医学丛书》本及其影印本），又名《苏沈内翰良方》。本书除选辑临床各科的验方外，尚有关于医理、本草、单方、灸法、养生及炼丹等内容。方药后或附载医案，治法多简便易行。但书中神仙补益等一些内容须予分析对待。1949年后出版影印本。

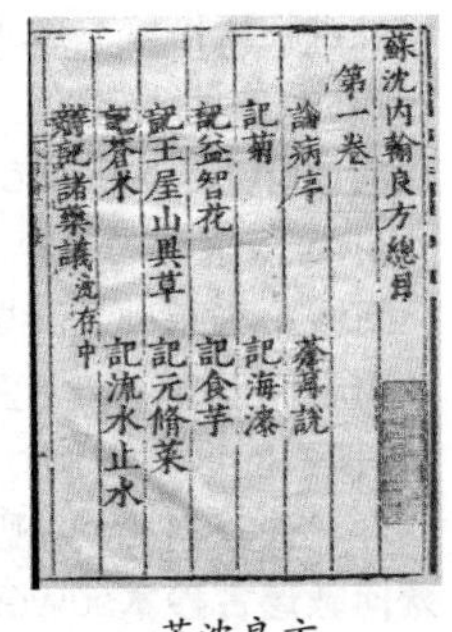
蘇沈内翰良方總目
第一卷
論病序 蒼耳說
記菊 記海漆
記益智花 記食芋
記王屋山異草 記元脩菜
記蒼朮 記流水止水
辯記諸藥議 沈存中

苏沈良方

苏沈内翰良方sūshěnnèihànliángfāng 见“苏沈良方”条。

苏轼sūshì（1037—1101） 北宋著名文学家，兼通医学。字子瞻，号东坡。眉山（今四川眉山）人。曾把所收集的方剂著成方书，并由后人与沈括《良方》合并而成现今流传之《苏沈良方》。又著《圣散子方》，用其方剂以治疗伤寒时行，救活颇多，但以之通治一切，则有贻误。

苏颂sūsòng（1019—1101） 北宋官吏，兼通医术。字子容。原籍泉州（今福建泉州），后徙居丹阳（今属江苏）。曾任右仆射等官职。曾把由官府命令收集之天下动、植、矿物药图，包括海外输入的药物，编辑成《图经本草》一书，已佚。其内容在后世本草书中有所引用。

苏廷荣sūtíngróng 明代医家。遂昌（今属浙江）人。世业医，得家传益精其技。善施舍，拾金不昧，人赠以诗，有“常施箧里君臣药，笑掷人遗子母钱”句。卒年八十。

苏葶定喘丸sūtíngdìngchuǎnwán 见《医宗金鉴·删补名医方论》卷三十。苦葶苈子（研泥）、苏子（研泥）各等分。为细末，大枣肉为小丸，每服三钱，夜晚白水送下。以利四至五次为度，利多则减量，利少则加量。治饮停上焦，喘满不得卧，面身水肿，小便不利者。

苏葶滚痰丸sūtínggǔntánwán 《医宗金鉴·幼科心法要诀》卷五十三方。炒苏子、炒苦葶苈子各一两，大黄（酒蒸）、黄芩各四两，煅青礞石、沉香各五钱。为末，水泛为丸，姜汤送下。功能泻肺逐痰。治小儿食积生痰，气促痰壅，咳嗽频作，便秘者。

苏葶丸sūtíngwán 《医宗金鉴·幼科心法要诀》卷五十三方。炒苏子、炒苦葶苈各等分。为细末，蒸枣肉为丸，麻子大，每服五至七丸，淡姜汤送下。治小儿停饮，喘急不得卧。

苏头sūtóu 中药材。见《四川中药志》。为唇形科植物皱紫苏 *Perilla frutescens* var. *arguta*（Benth.）Hand. - Mazz. 或尖紫苏 *P. frutescens*（L.）Britt. var. *acuta*（Thunb.）Kudo 等的根及近根老茎。全国各地均有栽培。辛，温。入肺、脾经。祛风散寒，化痰降气。治风寒感冒，咳逆上气，胸膈痰饮，腹痛泄泻，妊娠呕吐，胎动不安。煎服：6～12g。

苏学士方sūxuéshìfāng 见“苏沈良方”条。

苏叶sūyè 中药材。出《本草经集注》。为紫苏叶之简称，详该条。

苏游sūyóu 唐代医生。撰有《玄感传尸方》1卷。已佚。

苏越sūyuè 唐代医生。著有《群方秘要》三卷。

苏子sūzǐ 中药材。出《本草经集注》。为紫苏子之简称，详该条。

苏子降气汤sūzǐjiàngqìtāng ❶《太平惠民和剂局方》卷三方。苏子、半夏（汤洗）各二两半，肉桂、当归各一两半，炙甘草二两，前胡、厚朴（姜汁炒）各一两（一方有陈皮；一方去肉桂，加沉香）。为粗末，加生姜二片、大枣一枚、紫苏五叶，每服二钱，水煎，去渣热服。功能降气平喘，温化寒痰。治上实下虚之痰喘，痰涎壅盛，喘咳短气，胸膈满闷，咽喉不利，头昏目眩，腰疼脚软，肢体倦怠，或肢体浮肿等症；近代也用于慢性支气管炎、支气管哮喘、轻度肺气肿和肺源性心脏病的咳喘属痰涎壅盛者。方中苏子、半夏、前胡、厚朴肃降肺气，平喘化痰；肉桂、生姜温肾散寒化饮；当归、大枣养血调血；甘草调和诸药。实验研究：本方具有止咳、平喘和抗炎作用。❷《证治准绳·类方》卷二方。紫苏子（炒）、半夏（汤泡）各二钱半，前胡（去芦）、炙甘草、厚朴（去皮，姜制炒）、陈皮（去白）各一钱，川当归一钱半，沉香七分。加生姜，水煎，不拘时服。功能降气祛痰，止咳平喘。治上盛下虚，痰涎涌盛，或如败絮，或如梅核，胸膈噎塞。

苏子容sūzǐróng 见“苏颂”条。

苏子汤sūzǐtāng 《外台秘要》卷九方。苏子一升，半夏（洗）四两，桂心、炙甘草、人参各一两，陈皮、干姜、茯苓各三两。水煎，分三次服。治气上迫满，或气不通，烦闷喘呕。若虚热，去干姜，用生姜六两，并加黄芩二两。

苏子桃仁汤sūzǐtáoréntāng 见《医宗金鉴·正骨心法要旨》卷八十八。即加减苏子桃仁汤，见该条。

苏子杏仁汤sūzǐxìngréntāng 《症因脉治》卷二方。苏子、杏仁、桔梗、枳壳、防风、半夏、瓜蒌霜。水煎服。功能疏风透表，宣肺祛痰。治伤风咳嗽不止，痰出不爽。

苏子瞻sūzǐzhān 见“苏轼”条。

泝sù 逆流，亦作竖起。《素问·皮部论》：“泝然起毫毛。”谓恶寒而毫毛竖起。

素髎sùliáo 经穴名。代号GV25。出《针灸甲乙经》。别名面王，鼻准，准头。属督脉。位于鼻尖正中。布有筛前神经的鼻外支和面动静脉鼻背支。主治昏迷，鼻塞，鼻衄，鼻渊，酒鼻，鼻息肉，小儿惊风；以及休克，窒息，低血压，心动过缓等。直刺0.2～0.3寸。

素灵类纂约注sùlínglèizuǎnyuēzhù　医经著作。见“素问灵枢类纂约注”条。

素灵微蕴sùlíngwēiyùn　医经著作。4卷。清代黄元御撰于1800年。本书是作者晚年研究《内经》的心得。黄氏就医学中的一些理论问题写成26篇医论，包括：胎化解、脏象解、经脉解、脏候解、五色解、五声解、问法解、诊法解、医方解、喘解、吐血解等。另有诸病解十六篇，并多附有医案。作者以阴阳升降立说，尊崇《内经》、张仲景及孙思邈，对其他历代医家多有贬词，在学术见解上有其片面性。此书收入《黄氏医书八种》中。

素灵药义sùlíngyàoyì　医经著作。见“金匮要略五十家注”条。

素灵杂解sùlíngzájiě　医经著作。见“邹氏纯懿庐集”条。

素灵摘要sùlíngzhāiyào　医经著作。见“顾氏医镜”条。

素女sùnǚ　古代对长于房中术的女性的泛称。后世许多房中术的专书都冠以“素女”字样。如《隋书·经籍志》有《素女秘道经》1卷，《素女方》1卷。有关素女的说法片段地保留在《医心方》卷二十八中。

素女经sùnǚjīng　房中类著作。成书年代及作者均不详。首见唐代甄权《古今录验方》所引，唐代王焘《外台秘要方》转录。书中通过黄帝与素女、高阳负问答形式，主要叙述房中禁忌及四时补益等内容。《隋书·经籍志》著录有《素女秘道经》1卷，又有《素女方》1卷，当是与此书相关的著作。清代孙星衍辑有《素女方》1卷，即辑自《外台秘要方》所引《素女经》之文。

素女脉诀sùnǚmàijué　书名。即所谓“三世医书”之一。唐代孔颖达《礼记正义》：“三世者，一曰《黄帝针灸》；二曰《神农本草》；三曰《素女脉诀》，又云《夫子脉诀》……”成书年代不详，已佚。

素圃医案sùpǔyī'àn　医案著作。清代郑重光撰。4卷。书成于1707年。卷一伤寒治效；卷二暑证，疟疾，痢疾治效；卷三诸中证，男病治效；卷四女病，胎产治效。郑氏擅长于内科杂病及妇产科，诊治疾病颇有胆识。方治以温补见长，医案记录较生动、完整，有助于读者从中借鉴。本书收入《珍本医书集成》中。

素食说略sùshíshuōlüè　食疗烹饪著作。清代薛宝辰撰于1926年。4卷。本书共记载了清朝末年比较流行的一百七十余品素食的制作方法，较《本心斋疏食谱》《山家清供》等古代素食论著内容丰富而多样，制法考究而易行，特别是所编菜点俱为人们日常所闻所见，故而具有一定的群众性。1949年后有排印本。

素食养生法sùshíyǎngshēngfǎ　饮食养生法之一。素食养生与荤食折寿是相对而言的。人类在漫长的生活实践中发现，长期进食以荤食为主，容易导致疾病，肥肉厚酒，烂肠之食；高粱厚味，足生大疔。相反，素食饮食则较少罹患疾病，故食素者多能长寿，孙思邈《备急千金要方》早已提出“每食不用重肉”的主张。现代研究证实，素食为主的饮食结构有助于防治心血管疾病、肥胖病、癌症等。当然，从营养科学上讲，绝对食素是不可取的，只有荤素搭配、以素为主才有利于养生。

素天sùtiān　天象之一。指白色的云气。《素问·五运行大论》：“素天之气，经于亢、氐、昴、毕。”谓白色的云气横亘于亢、氐二宿和昴、毕二宿之间。

素问sùwèn　医经著作。又名《黄帝内经素问》，为《内经》组成部分之一。原书9卷，共81篇（魏晋以后只存8卷）。唐代王冰补注释此书时，改为24卷，并补入七篇“大论”，但仍缺刺法论、本病论二篇，经北宋林亿等校注后，成为今存的《素问》。本书包括人体解剖生理（脏象、经络等）、病因、病理、诊断（辨证）、治疗、预防、养生以及人与自然、阴阳、五行学说在医学中的应用和运气学说等多方面内容，较系统地反映了秦汉以前我国医学的成就，特别是以朴素的辩证法为指导思想，综括了医学的基础理论和临床实践，素为历代医家所重视。现有多种刊印本。

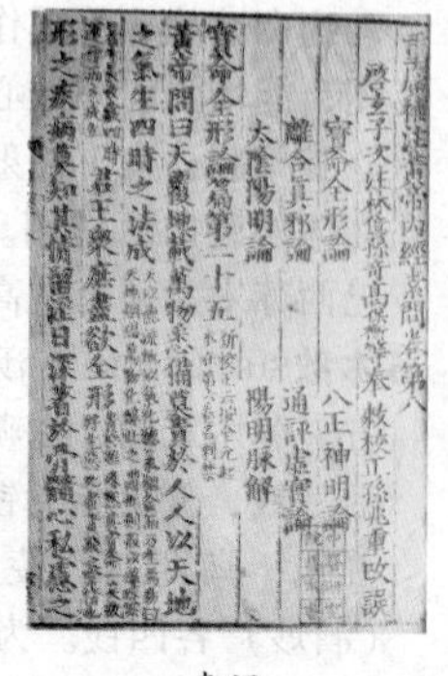
素问

素问病机气宜保命集sùwènbìngjīqìyíbǎomìngjí　医经著作。金代刘完素撰于1186年。3卷。系作者于晚年总结其临床心得之作。其书上卷9篇，总论医理，广泛阐述有关养生、诊法、病机、本草理论等问题，共9篇。中、下卷23篇分述内科杂病、妇产、小儿等科多种常见病证的病原、证候及治疗，其中有不少较好的见解和治疗经验，可供临床借鉴。1959年人民卫生出版社出版排印本。

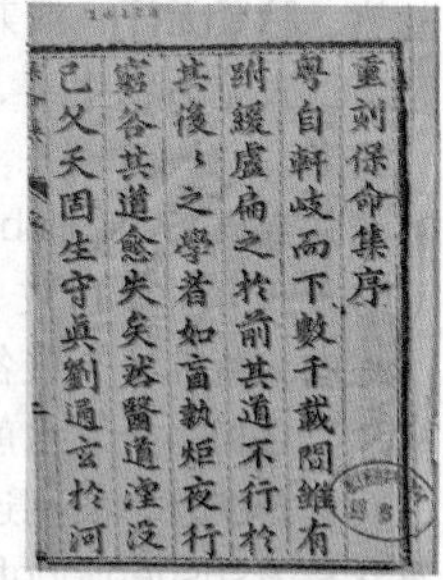
素问病机气宜保命集

素问钞补正sùwènchāobǔzhèng　医经著作。《素问》注本。明代丁瓒撰。12卷。成书于1529年。此书以滑寿《读素问钞》为基础，又撷取前人之注，重为补正而成。其中引用唐代王冰注文尤多。全书共分十二门类，各类一依滑氏《读素问钞》旧例。书后并附有“五运六气主客图”和滑寿《诊家枢要》。现有1529年初刻本。

素问敦煌古抄本sùwèndūnhuánggǔchāoběn　敦煌藏经洞所出医经《素问》文本。包括俄藏卷子ДX17453（《刺疟篇》末尾和《气厥论篇》前部，篇序与王冰次注《素问》篇次相合而无王注，故可能是王冰本的删节本）、俄藏卷子ДX00613＋法藏卷子P.3287（脉学文献组抄中的一部分，内含《三部九候论》接近全篇，反映了王冰整理、宋改以前的旧貌）。另有俄藏卷子ДX09319、ДX16882、ДX18168三个较小残片，前两个残片内容都属《素问·三部九候论》；三个小残片都与俄藏ДX00613＋法藏P.3287内容重合，当为其同源别本。

素问经注节解sùwènjīngzhùjiéjiě　医经著作。《素问》注本。清代姚止庵撰。9卷。成书于1669年。书名取《易》“天地节而四时成”之义，而“损有余，补不足，以归于中正之节”。删节《素问》原文，参考唐代王冰注、宋代林亿等校正，明代马莳、张介宾等诸家之说，重加编次而成。现有1679年刻本。

素问灵枢合注sùwènlíngshūhézhù　医经著作。20卷。包括《素问》10卷，《灵枢》10卷。本书是1910年上海广益书局将明代马莳《黄帝内经素问注证发微》《黄帝内经灵枢注证发微》与清代张志聪《黄帝内经素问集注》《黄帝内经灵枢集注》合编而成。故又名《张马合注黄帝内经》。合编时未增入新的内容。

素问灵枢类纂约注sùwènlíngshūlèizuǎnyuēzhù　医经著作。

又名《素灵类纂约注》。清代汪昂撰。3卷。刊于1689年。本书选录《素问》《灵枢》二书中除针灸以外的主要内容。分为脏象、经络、病机、脉要、诊候、运气、审治、生死和杂论9篇，参考各家学说做了简要注释。

素问六气玄珠密语sùwènliùqìxuánzhūmìyǔ　医经著作。16卷，24篇。唐代王冰（启玄子）撰。王氏本先师张公秘本所补《素问》第七卷，即“天元纪大论”等7篇，皆属运气学说。辞理玄秘，难悟其理，遂别撰《玄珠》，以陈其道。此书以运气学说阐明医理，对《内经》理论有所发挥。现存道光十年（1830）刻本、其他清刻本、《黄氏医书八种》本等，1953年锦章书局出版排印本。

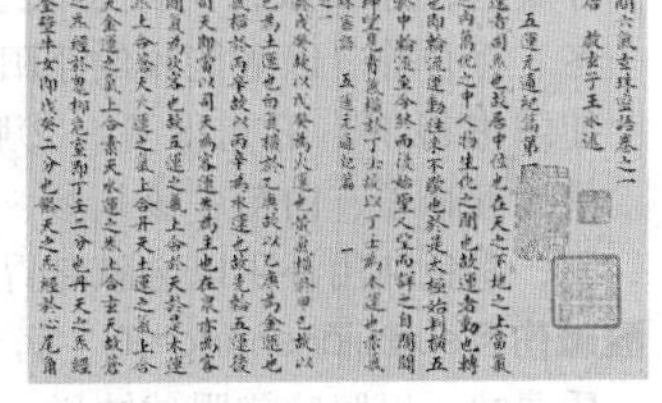

素问六气玄珠密语

素问入式运气论奥sùwènrùshìyùnqìlùn'ào　医经著作。宋代刘温舒撰于1099年。3卷。本书专门论述五运六气及其在医学上的应用。其论共31篇，附图表29幅。由于原文比较费解，曾有日人冈本为竹的注释本，将原书逐段逐句地做了说明，分为7卷，名《运气论奥谚解》。1958年江苏人民出版社出版承为奋的中译本。

素问释义sùwènshìyì　医经著作。清代张琦撰。10卷。成书于1829年。本书根据王冰注本的《素问》篇次，逐篇对原文重予校勘注释。指出错简脱衍者不下数百条，其校文以意定为多，间引《甲乙》等书为证。注释以采取前人之说为主，亦时抒发己见，并特别参考了行世不久的黄元御《素灵微蕴》章合节《素问阙疑》二书。

素问释音sùwènshìyīn　医经著作。见《宋史·艺文志》，释音一作释言。1卷。唐代杨玄操撰，已佚。

素问亡篇sùwènwángpiān　医经著作。见“素问遗篇”条。

素问玄机原病式sùwènxuánjīyuánbìngshì　医经著作。金代刘完素撰。1卷。约成书于1152年左右。本书主要根据《素问·至真要大论》中的病机十九条，整理归纳为五运、六气主病十一条病机，共277条。首为五运主病，次别六气为病，分风、热、湿、火、燥、寒六类，而以火热为主。逐条逐证予以注释阐发，并提出相应治疗原则。作者长于应用寒凉清热解毒之法，故本书在研究《内经》病机理论和医疗方法、途径方面都有一定参考价值。1956年人民卫生出版社出版影印本。

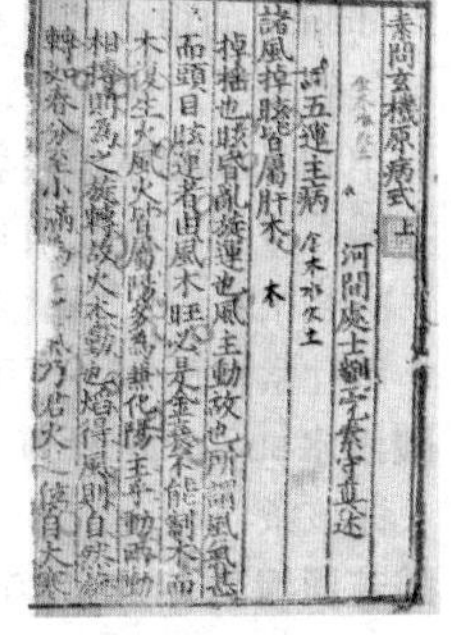

素问玄机原病式

素问悬解sùwènxuánjiě　医经著作。清代黄元御撰注。13卷。成书于1755年。本书将《素问》的主要内容分为养生、脏象、脉法、经络、孔穴、病论、治论、刺法、雷公问、运气十类，重予编次，并通过调整各篇文字将原散佚的《刺法论》和《本病论》二篇补齐，在原文各段之后均有扼要注释。书末附有冯承熙撰《校余偶识》1卷。现有《黄氏医书三种》本。

素问遗篇sùwènyípiān　医经著作。又名《黄帝内经素问遗篇》《素问佚篇》《素问亡篇》。撰人佚名（一说北宋刘温舒撰）。1卷。本书是唐以后人因《素问》王冰注本中独缺“刺法论篇第七十二”“本病论篇第七十三”两篇，遂予托名写成。内容以论述运气学说中的前后升降、迁正退位等问题为主，刺法论篇还明确地提到疫病的传染问题。但也杂有鬼神致病、咒语等论述。

素问佚篇sùwènyìpiān　医经著作。见“素问遗篇”条。

素问直讲sùwènzhíjiǎng　医经著作。又名《黄帝内经素问详注直讲全集》《黄帝内经素问完璧直讲详注》。清代高亿注。9卷。刊于1867年。本书为《素问》全注本。每篇首记大意，次分段引录原文，其后分注、浅讲两项。注，为个别字义解释；讲，用较通俗文字对该段原文加以说明。其中“刺法论第七十二”“本病论七十三”两篇，谓得自三峰山道士原本，与通行本之《素问遗篇》不同，亦属本书特点之一。此书为高氏课徒教材，由本人讲解，后由及门弟子罗济川等重加注释而成。

素问直解sùwènzhíjiě　医经著作。又名《黄帝素问直解》。清代高世栻撰于1695年。9卷。作者鉴于《素问》一书虽有多种注本，但往往有“义意艰深”或“字句文义重复”“以讹传讹”的缺点，为了“直捷明白，可合正文诵读”，故校订《素问》全书重予编注。

素问注证发微sùwènzhùzhèngfāwēi　医经著作。见黄帝内经素问注证发微条。

素仙简要sùxiānjiǎnyào　综合性医著。清代奎瑛撰于1842年。4卷。本书包括药性与脉诀二编。药性按平、温、寒、热性分类记述，并以药物的药性结合升降浮沉和配伍的原则予以阐述；脉诀简述诊脉各法，并介绍望、闻、问、切四诊，内容简略。

素馨花sùxīnhuā　中药材。出《本草纲目》。又名耶悉茗花、玉芙蓉。为木犀科植物素馨花 *Jasminum officinale* var. *grandiflorum*（L.）Stokes 或素方花 J. officinale L. 的花蕾。各地均有栽培。微苦，平。入肝、胃经。疏肝和胃，理气，止痛。治肝炎、肝硬化肝区疼痛，胁肋不舒，胃痛，下痢腹痛。煎服：6～9g。本品不宜久煎。素馨花含挥发油、内含乙酸苄脂、芳樟醇、茉莉花素、吲哚及邻氨基苯甲酸甲酯。素方花含植醇、芳樟醇、吲哚等。花还含对烯丙基苯酚、橙花醇、牛儿基牛儿醇等。

速效救心丸sùxiàojiùxīnwán　研制方。见《新编中成药手册》。川芎碱，冰片。滴丸剂，每服4～6小粒，急性发作时10～15粒，吞服或含服。功能活血止痛。治冠心病，胸闷憋气，心前区疼痛等。

速效散sùxiàosǎn　《证治准绳·类方》第四册方。川楝子（取肉，巴豆五粒去壳，同炒赤，去巴豆）、茴香（盐炒香，去盐）、炒补骨脂各一两。为细末，每服三钱，空腹热酒调下。治腰痛不可忍。

宿肱风sùqūfēng　病名。属连眶赤烂。系由眼睑不洁，复受风邪所致。葆光道人《眼科龙木集》：“眵污浸渍，受风即发如粟米之状，连眶赤烂，遂成疮疾，名宿肱风。宜用省风汤、局方三白散。”

宿乳sùrǔ　指间隔哺乳时间较长，存积于乳腺前部的奶汁。乳母哺儿前应将宿乳挤出，并用于揉按乳房，使乳汁流畅，并用温水把乳头洗净，然后哺乳。《备急千金要方》：“夏不去热乳，令儿吐逆；冬不去寒乳，令儿咳痢。”

宿伤sùshāng　病名。又名陈伤。患者有明显的外伤史，因伤后未能及时治疗或治疗不彻底，以致瘀血结而不散或散而未尽所致。原伤处隐痛，经久不愈，时轻时重，并常因劳累而诱发痛胀加剧。证治参见“损伤瘀血”条。

宿食sùshí　病名。指饮食停积胃肠，日久不化的疾病。出

《金匮要略·腹满寒疝宿食病脉证治》："下利不欲食者，有宿食也，当下之，宜大承气汤。"亦可用谷神丸、大安丸等。又名宿滞、宿食不消，参见各条。

宿食不消sùshíbùxiāo 病证名。即宿滞。《诸病源候论·宿食不消病诸候》："宿食不消，由脏气虚弱，寒气在于脾胃之间，故使谷不化也。宿谷未消、新谷又入，脾气既弱，故不能磨之，则经宿而不消也。令人腹胀气急，噫气醋臭，时复憎寒壮热是也，或头痛如疟之状。"参见"伤食""宿食""宿滞"条。

宿哮sùxiào 病名。《类证治裁·哮症论治》："宿哮沉痼者，摄肾真，肾气丸加减。"《临证指南医案·哮》："宿哮……病发投以搜逐，而病去必当养正。"病时用葶苈大枣汤或皂荚丸。参见"哮证""冷哮""热哮"条。

宿翳sùyì 病名。见清代黄庭镜《目经大成》卷二。为黑睛病赤痛、羞明等症消退后遗留之翳痕。依其厚薄及透明程度不同，又有冰瑕翳和云翳之分。内治宜细审脉症，补虚泻实，明目退翳，可选用开明丸、石决明散加减；外治点七宝散。上述虽有若干治法，但翳久深厚者疗效不佳。

宿滞sùzhì 病名。即宿食。《济生方》："禀受怯弱，饥饱失时，或过餐五味鱼腥乳酪，强食生冷果菜，停留胃脘，遂成宿滞。"治疗轻者宜消导，用枳术丸、保和丸等；甚者宜下，备急丹之类。详"伤食""宿食""宿食不消"条。

粟疮sùchuāng 病名。❶见《医宗金鉴》卷七十三。多由表虚，火邪内郁，外受风邪，风火相结，郁阻肌肤而成。遍身发疹如粟，色红作痒，搔之成疮。日久耗伤血液，皮肤粗糙，厚如蛇皮。治宜疏风清热。内服防风通圣散；痒甚者服消风散；日久肤如蛇皮者，服皂角苦参丸。外敷二味拔毒散。相当于丘疹性湿疹，或痒疹之类。❷见《证治准绳·杂病》。又名粟疡、睑生粟。多因脾胃湿热及风毒之邪外乘，壅滞胞睑而成。症见眼睑内面发生色黄而软，形如粟米之颗粒，可有沙涩痒痛、流泪不适等症。类今之滤泡征，可见于沙眼，亦可为其他具有结膜滤泡样改变之疾患。治宜清热、除湿、祛风。可内服除风清脾饮加减；或加劆洗法，外点黄连西瓜霜眼药水。

粟房风sùfángfēng 病名。出《外科百效全书》。由热毒蕴结肌肤所致。多发面部，初起红肿，上起粟疹，日久融成大疱，疼痛。治宜清热解毒，消肿止痛。内服普济消毒饮。外用三黄洗剂外搽。类似过敏性皮炎。

粟壳sùké 中药材。见《易简方》。为罂粟壳之简称，详该条。

粟米喉sùmǐhóu 病名。即症状如粟米样的一种喉风。见《喉科种福》卷四。多由肺胃蕴热，复感外邪所致。初病发热恶寒，头痛身痛，继则咽喉肿，形如粟米，小于珍珠，根盘红赤而顶黄，散布于喉中，口内异常疼痛。治宜人参败毒散发表；若见大便秘结者服防风通圣散加大黄。外吹冰硼散一类之吹喉药。

粟疡sùyáng 病名。见《目经大成》卷二。即粟疮，详该条。

嗉sù ❶食管的末段。❷鸟类受食之处。

溯洄道人sùhuídào·ren 见"俞桥"条。

S

suan

酸suān ❶五味之一，酸为木味，入通于肝，为肝所主之味。《素问·宣明五气》："酸入肝。"酸味药物多入肝经，有养肝、柔肝、缓急的作用，如芍药等。此外，酸味药物亦有收气血津精的作用，如五味子、山茱萸等，故《内经》有"心苦缓，急食酸以收之"之说。❷身体苦楚不适的感觉。如酸困、酸痛等。

酸甘化阴suāngānhuàyīn 治法。是酸味、甘味药同用以益阴的治法。①阴不济阳，患者表现失眠、多梦、健忘，舌赤糜烂，脉细数，用酸枣仁、五味子、白芍、生地、麦冬、百合等。以酸能收敛浮阳，甘能化生津气，酸甘并用使阴虚得济，阳亢得平。②脾阴不足，消化呆滞，用乌梅、五味子、白芍、孩儿参、山药等，酸甘合用，化生阴阳，避免纯用补阴以滋腻滞胃。

酸碱伤目suānjiǎnshāngmù 病名。即眼部被酸碱等化学物质溃蚀，以眼睑或眼球蚀烂、剧痛，视力障碍为主要表现的眼病。

酸浆suānjiāng 中药材。出《神农本草经》。又名灯笼草、天泡草、金灯草、红姑娘。为茄科植物酸浆 *Physalis alkekengi* L. var. *franchetii* (Mast.) Makino 的全草。我国大部分地区均有分布。酸、苦，寒。入肺、脾经。清热解毒，化痰，利尿。①治肺热咳嗽，咽喉肿痛，音哑，黄疸，痢疾，水肿，小便不利。煎服：9～15g。②治天疱疮，湿疹，疔疮，丹毒。捣敷或研末调敷。本品含酸浆苦素 A、B、C，木犀草素及其 7-葡萄糖苷等。酸浆果是高效的抗乙肝病毒抗原的药物。煎剂在试管中对痢疾杆菌、金黄色葡萄球菌等有抑菌作用。据报告，其根及果实有催产作用。

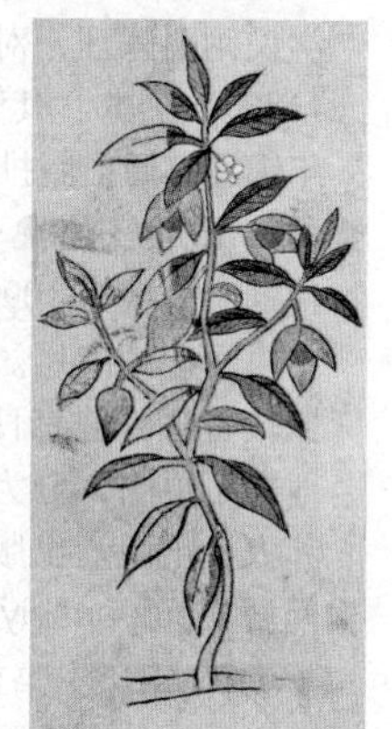
酸浆

酸浆草suānjiāngcǎo 中药材。出《履巉岩本草》。即酢浆草，详该条。

酸浆根suānjiānggēn 中药材。出《重广英公本草》。为茄科植物酸浆 *Physalis alkekengi* L. var. *franchetii* (Mast.) Makino 的根。苦，寒。清热，镇咳，利尿。治疟疾，急性气管炎，扁桃体炎，咽喉痛，黄疸，疝气。煎服：6～9g。孕妇忌服。根含生物碱，为 3α-巴豆酰氧托烷。另含玉蜀黍黄素、酸浆根素即硝酸钾、黏液质。还含打碗花素。酸浆根素对大白鼠离体子宫有收缩作用，其作用比脑垂体后叶素快而短，可用于催产。

酸浆水suānjiāngshuǐ 中药材。见《本经逢原》。即浆水，详该条。

酸苦涌泄为阴suānkǔyǒngxièwéiyīn 出《素问·至真要大论》。酸、苦二味的药能催吐，也能导泻，其药性属于阴。如胆矾味酸，瓜蒂味苦，能催吐；大黄味苦能泻下。

酸榴根suānliúgēn 中药材。见《本草纲目》。为石榴根之别名，详该条。

酸榴皮suānliúpí 中药材。见《本草纲目》。为石榴皮之别名，详该条。

酸模suānmó 中药材。出《本草经集注》。又名山大黄、当药、山羊蹄。为蓼科植物酸模 *Rumex acetosa* L. 的根或全草。我国大部分地区均有分布。酸、苦，寒。凉血，解毒，通便，利尿，杀虫。①治吐血，便血，内痔出血，热痢，便秘，淋病，小便不通，目赤。煎服：9～15g。②治疥疮，疔疮，神经性皮炎，湿疹，汗斑，捣汁涂；癣疮，醋磨涂。根含大黄酚、大黄素、大黄酚苷、金丝桃苷、鞣质等。果实含槲皮素、金丝桃苷。全草还含酸模素（Nepodin）、牡荆素、桃苷、酸性草酸钾、酒石酸、维生素 C 等。水提取物在体外对某些常见致病真菌有抑制作用。

酸胖suānpàng　中药材。见《内蒙古中草药》。为卡密之别名，详该条。

酸汤杆suāntānggān　中药材。见《中国药用植物图鉴》。为虎杖之别名，详该条。

酸桶笋suāntǒngsǔn　中药材。见《救荒本草》。为虎杖之别名，详该条。

酸痛suāntòng　症名。指疼痛伴有酸软感觉。

酸五棱suānwǔléng　中药材。见《南宁市药物志》。为阳桃之别名，详该条。

酸咸无升suānxiánwúshēng　药物性能。出《本草纲目·序例》。酸味收敛，咸味润下，药性均是向里、向下，如山萸肉、五味、白芍、乌梅、牡蛎、龟甲、芒硝、盐等药，皆属阴而没有升的趋向。

酸枣根皮suānzǎogēnpí　中药材。见《陕西中草药》。为鼠李科植物酸枣 Ziziphus jujuba Mill. var. spinosa（Bunge）Hu ex H. F. Chow 根皮的韧皮部。涩，温。①治便血，高血压头晕头痛，遗精，白带。煎服：15～30g。②治烧、烫伤。熬膏涂。

酸枣仁suānzǎorén　中药材。出《雷公炮炙论》。又名枣仁、酸枣核。为鼠李科植物酸枣 *Ziziphus jujuba* Mill. var. *spinosa*（Bunge）Hu ex H. F. Chow 的干燥成熟种子。主产于河北、河南、陕西、辽宁等地，内蒙古、甘肃、山西、山东、安徽等地均产。甘、酸，平。入心、肝、胆经。养心补肝，宁心安神，敛汗，生津。用于虚烦不眠，惊悸多梦，体虚多汗，津伤口渴。煎服 10～15g。种子含酸枣仁皂苷 A 及 B，当药素，斯皮诺素等黄酮类，肉豆蔻酸等。尚含酸枣仁碱、山矾碱、酸枣仁环肽、白桦脂酸、胡萝卜苷等。本品可防治动脉粥样硬化，保护大鼠缺血性心肌，增强免疫功能，提高耐缺氧能力。煎剂有镇静作用，有效成分可能含于油中，也有认为是水溶性成分。煎剂对动物还有降温、镇痛及降低血压作用，提取物有抗实验性心律失常作用，对小鼠的烫伤有治疗作用。

酸枣仁汤suānzǎoréntāng　❶《圣济总录》卷三十二方。酸枣仁（微炒）二两，人参一两，石膏、桂心、知母、炙甘草各半两，赤茯苓（去黑皮）七钱半。为粗末，每服五钱，水煎，去滓温服。治发汗后，不得眠睡；或虚劳烦扰，气奔胸中不得眠。❷《杂病源流犀烛·脏腑门》卷六方。酸枣仁、远志、黄芪、莲肉、人参、当归、茯苓、茯神、陈皮、甘草、姜、枣。水煎服。治肝胆不足而善恐。若心经有热，加黄连、生地黄、麦冬、木通。❸即酸枣汤第一方，见“酸枣汤”条。

酸枣仁丸suānzǎorénwán　❶《圣济总录》卷四十二方。①炒酸枣仁二两，人参、白术、茯苓、半夏（汤洗七遍）、炮姜各一两半，陈皮、榆白皮、旋覆花、前胡各一两，槟榔五枚。为末，炼蜜为丸，梧桐子大，每服二十至三十丸，空腹、食前，煎枣汤送下，日二次。治胆虚睡眠不得安，精神恐怯。②炒酸枣仁、地榆各一两，茯神、朱砂、人参、菖蒲各半两。为细末，炼蜜和丸，每服二十丸，米汤送下。治胆气虚热不得眠。③炒酸枣仁、地榆、茯神各一两。为末，炼蜜为丸，梧桐子大，每服二十丸，米汤送下。治胆虚不得眠睡。❷《圣济总录》卷九十方。炒酸枣仁、地榆叶各半两。为末，炼蜜和丸，梧桐子大，每服三十丸，糯米汤送下。治虚劳烦闷不得眠。❸《济生方》卷一方。茯神、炒酸枣仁、炒远志、炒柏子仁、防风各一两，生地黄、枳壳各半两，竹茹二钱五分。为细末，炼蜜为丸，梧桐子大，每服七十丸，开水送下。治胆气实热，不得眠，神思不安。

酸枣汤suānzǎotāng　❶《金匮要略》方。又名酸枣仁汤。酸枣仁二升，甘草一两，知母、茯苓、川芎各二两。水煎，分三次服。功能养血安神，清热除烦。治虚劳虚烦不得眠。方中酸枣仁养血安神；川芎调血养肝；茯苓宁心安神；甘草和中缓急；知母清热除烦。诸药合用，有除虚烦、安心神的作用。《深师方》有生姜二两。实验研究：本方具有显著的镇静、催眠作用。❷《类证活人书》卷十八方。酸枣仁四升，炙甘草一两，知母二两，茯苓、川芎、干姜各三两，麦冬一升。为粗末，每服四钱，水煎服。治伤寒，经吐下后，虚烦不眠，心中懊侬。

酸赭suānzhě　中药材。出《名医别录》。为地榆之别名，详该条。

蒜泥灸suànníjiǔ　药物发泡灸之一。用生大蒜捣烂成泥敷贴穴位上使之发泡的方法。敷贴时间约 1～3 小时，以局部起泡为度。适用于虚劳，乳蛾等。

算盘珠suànpánzhū　中药材。见《福建民间草药》。即算盘子，详该条。

算盘子suànpánzǐ　中药材。出《植物名实图考》。又名野南瓜、算盘珠、臭山橘、馒头果、磨盘树子。为大戟科植物算盘子 *Glochidion puberum*（L.）Hutch. 的果实。分布于广东、广西、贵州、四川、湖北、江西、浙江、福建、江苏、安徽、陕西等地。苦，凉，有小毒。清热利湿。治疟疾，疝气，睾丸炎，淋浊，带下，腰痛，牙痛，痔疮肿痛。煎服：6～12g。

算盘子根suànpánzǐgēn　中药材。出《植物名实图考》。为大戟科植物算盘子 *Glochidion puberum*（L.）Hutch. 的根。苦、涩，凉。清热利湿，活血散瘀。治感冒发热，咽喉痛，疟疾，黄疸，痢疾，肠炎，风湿性关节炎，尿道炎，白带，闭经，跌打损伤，瘰疬。煎服：15～30g。孕妇忌服。本品含鞣质。

算盘子叶suànpánzǐyè　中药材。见《江西民间草药》。为大戟科植物算盘子 *Glochidion puberum*（L.）Hutch. 的枝叶。苦、涩，凉。清热解毒，消滞化湿，活血散瘀。①治感冒，流行性感冒，咽喉炎，淋巴结炎，疟疾，痢疾，胃肠炎，食滞腹痛，黄疸，白浊白带，闭经。煎服：9～15g。②捣敷治毒蛇咬伤、疮疖肿痛、乳腺炎、跌打损伤；煎水洗治皮疹瘙痒。孕妇忌服。叶含羽扇豆醇、无羁萜、表无羁萜醇等。茎又含算盘子酮即羽扇二烯酮、羽扇烯酮、算盘子酮醇即 1β－羟基羽扇烯酮、算盘子二醇即羽扇烯－1β，3α－二醇等。煎剂在试管中对痢疾志贺菌、甲型副伤寒杆菌、伤寒杆菌及沙门菌等有抑制作用，其中对痢疾志贺菌最敏感。

sui

睢目suīmù　病名。《诸病源候论》卷二十八：“五脏六腑之血气，皆上荣于目也。若血气虚则肤腠开而受风，风客于睑肤之间，所以其皮缓纵，垂覆于目，则不能开，世呼为睢目。”睢，指仰目而视。上胞下垂甚者，常藉助仰首使瞳神显露，以便视物，故称睢目。详“上胞下垂”条。

S

随而济之suí' érjìzhī 刺法用语。见《难经·七十九难》。与迎而夺之对举。指顺着经脉循行及气血流注的方向，以补益不足的针刺补法。

随军茶suíjūnchá 中药材。出《救荒本草》。为胡枝子之别名，详该条。

随霖suílín 清代医家。字万宁。上元（属江苏江宁）人。长于温病，撰《羊毛瘟论》（又名《瘟证羊毛论》《羊毛瘟证论》，1795 年刊行），为最早讨论羊毛瘟的专书。

随年壮suíniánzhuàng 灸法术语。指治疗某些疾病，艾灸壮数与患者年龄相同而言。即年几岁，灸几壮。《备急千金要方》："狂走易，灸八会，随年壮。"

随万宁suíwànníng 见"随霖"条。

随息居重订霍乱论suíxījūchóngdìnghuòluànlùn 内科著作。见"霍乱论"条。

随息居饮食谱suíxījūyǐnshípǔ 食疗著作。1 卷。清代王士雄撰。刊于 1861 年。本书收录供食疗的药物 330 种，分为水饮、谷食、调和、蔬食、果食、毛羽、鳞介 7 类，对各药的性能及其医疗用途、处方等均有较详细的说明。现有《潜斋医书五种》本。

随园食单suíyuánshídān 食谱专著。4 卷。清代袁枚编。全书有序和须知单、戒单、海鲜单、江鲜单、特牲单、杂牲单、羽族单、水族有鳞单、水族无鳞单、杂素菜单、小菜单、点心单、饭粥单、茶酒单等章。是一部总结历代烹饪经验的有理论有实践的烹饪食疗著作，见解独到，阐发甚详，对当世及后世的食疗烹饪有很深的影响。现有嘉庆元明刊本。

髓suǐ 奇恒之腑之一。即骨髓和脊髓。髓由肾的精气与水谷精微所化生，有充养骨骼，补益脑髓的作用。《素问·脉要精微论》："骨者髓之府。"《素问·逆调论》："肾不生则髓不能满。"《灵枢·五癃津液别》："五谷之精液和合而为膏者，内渗入于骨空，补益脑髓。"

髓疸suǐdǎn 病证名。九疸之一。《外台秘要》卷四："髓疸，目眶深，多嗜卧，牡蛎、泽泻主之。"参见黄疸有关条。

髓府suǐfǔ 经穴别名。出《针灸甲乙经》。即四满，见该条。

髓海suǐhǎi 四海之一。指脑。《灵枢·海论》："脑为髓之海，其输上在于其盖，下在风府。"脑是髓液汇集之处，因称。其气血输注出入的重要穴位，上在头顶中央的百会穴，下在风府，其证候："髓海有余，则轻颈多力，自过其度；髓海不足，则脑转耳鸣，胫酸眩冒，目无所见，懈怠安卧。"

髓黄suǐhuáng 病证名。三十六黄之一。❶《太平圣惠方》卷五十五："髓黄者，身体赤黄，四肢不举，肌肉战掉，鼻中出血，两脚疼闷，一手专安额上，身不壮热，爱冷处卧。"治用点烙法，内服地骨皮散。❷《圣济总录》卷六十一："髓黄，病人四肢疼痛无力，好眠冷地，身体遍黄，次便青绿色起，唇齿俱白，眼带微肿。"宜用黄芪散等方并施灸法。参见黄疸有关条。

髓会suǐhuì 八会穴之一。《难经·四十五难》："髓会绝骨。"绝骨即悬钟穴。说明本穴与"髓"有密切关系。凡髓病可酌情取用。但此说亦有异议者，《针灸素难要旨》引四明陈氏曰："脑为髓海，脑有枕骨穴，则当会于枕骨，绝骨误也。"

髓空suǐkōng 经穴别名。出《针灸甲乙经》。《外台秘要》作髓孔。即腰俞，见该条。

髓孔suǐkǒng 经穴别名。出《针灸甲乙经》。即大迎，见该条。

髓亏suǐkuī ❶精髓亏虚，形体失其充养的病理变化。❷证候名。以眩晕耳鸣，头脑空痛，腰脊酸软，动作迟钝，肢体痿软，或足不任身等为常见症的证候。

髓劳suǐláo 病名。因先后天不足，精血生化无源，或因有毒药物及理化因素伤正，邪毒淤阻，新血不生。主要表现为出血、贫血全血细胞减少，易染邪毒。类似于西医学之再生障碍性贫血。参见"虚劳"条。

髓俞suǐshù 经穴别名。出《针灸大全》。即腰俞，见该条。

髓液suǐyè 指骨髓。《灵枢·五癃津液别》："阴阳不和，则使液溢而下流于阴，髓液皆减而下，下过度则虚，虚故腰背痛而胫酸。"

髓益suǐyì 病名。《杂病源流犀烛》卷二十三："有齿日长，渐至难食，名髓益病名，宜白术煎汤漱服。"或内服清胃散加减。本病可见于急性根尖周炎。

髓溢suǐyì 病名。指牙齿逐渐变长。出《外科证治全书》卷二。《类证治裁》卷六："牙日长出，妨食，名髓溢。"即髓益。详该条。

髓蒸suǐzhēng 病证名。二十三蒸之一。见《诸病源候论·虚劳骨蒸候》。详"二十三蒸"条。

髓之府suǐzhīfǔ 指骨。髓藏于骨，故名。《素问·脉要精微论》："骨者，髓之府，不能久立，行则振掉，骨将惫矣。"

髓中 suǐzhōng 经穴别名。出《针灸聚英》。即四满，见该条。

岁谷suìgǔ 运气术语。与主岁之气相合的谷类。古人认为，食之可保全真气。《素问·六元纪大论》："食岁谷以全其真。"又："食岁谷以安其气。"

岁候suìhòu 运气术语。每岁天地之气的始终。《素问·六微旨大论》："愿闻其岁候何如？"张景岳注："岁候者，通岁之大候……总其气数之始也。"

岁会suìhuì 运气术语。又称岁位。指中运与岁支之气相同，同时又当五方之正位，即土居中央，木居东方，火居南方，金居西方，水居北方，则为岁会年。《素问·六微旨大论》："木运临卯，火运临午，土运临四季，金运临西，水运临子，所谓岁会，气之平也。"所指为丁卯、戊午、甲辰、甲戌、己丑、己未、乙酉、丙子等八年均属岁会。参"木运临卯""火运临午"等条。

岁立suìlì 运气术语。天干与地支配合后，推演运和气的流转，便能确立每岁的气候变化，故名。《素问·六微旨大论》："天气始于甲，地气始于子。子甲相合，命曰岁立。"

岁露suìlù 《灵枢》篇名。杨上善："露有其二，一曰春露，主生万物者也；二曰秋露，主衰万物者也。今岁有贼风暴雨，以衰万物，比秋风露，故曰岁露焉。"本篇主要论述气候变化对人体的影响。文中首先介绍疟疾的病机和症状。同时论述人与自然界的密切关系，所以人体在遇到"乘年之衰、逢月之空、失时之和"的三虚时容易发病的道理，特别是遇到四时八节气候反常时往往会造成疾病的流行。

岁气suìqì 指一年的气候情况。出《素问·五常政大论》。《类经》注："五运有纪，六气有序，四时有令，阴阳有节，皆岁气也。"

岁位suìwèi 运气术语。同岁会。出《素问·六微旨大论》。详"岁会"条。

岁物suìwù 运气术语。同于岁气的药物或食物。《素问·至真要大论》："先岁物何也？天地之专精也。"张景岳注："岁物者，得天地专精之化，气全力厚，故备所当先

S

也。”参“岁谷”条。

岁运suìyùn 运气术语，指统主一岁五运之气，又称“中运”“大运”，详“中运”条。

岁运不及suìyùnbùjí 运气术语，出《素问·六元正纪大论》。凡年干为乙、丁、己、庚、癸等阴干之年，为五运阴年，若该年岁运未得司天之气等的资助，则为不及之年。岁运不及，气候主要表现为本运之气衰弱不能行令，胜运之气大行，一般的发病规律是与不及之运相应的脏气为所不胜的脏气所乘，或为所胜的脏气反侮，从而出现相关病变。

岁运太过suìyùntàiguò 运气术语，出《素问·六元正纪大论》。凡年干为甲、丙、戊、庚、壬等阳干之年，为五运阳年，若该年岁运未受司天之气所克制，则为太过之年。岁运太过，气候上表现为主运之气过旺、有余，而一般的致病规律是与该运相应的脏气太过，而其所制胜的脏气则受克，因而出现相关的病变。

岁直suìzhí 运气术语。《素问·天元纪大论》：“承岁为岁直。”详“承岁”条。

岁主suìzhǔ 运气术语。指六气司天在泉各主持一岁之气。《素问·至真要大论》：“岁主奈何？厥阴司天为风化，在泉为酸化。”

祟脉suìmài 指变化不定、与病证不符的一种脉象。前人错以鬼祟、客忤等作为出现此脉的病因，故又名鬼祟脉。《脉诀指掌病式图说》：“凡鬼祟附着之脉，两手乍大乍小，乍长乍短，乍密乍疏，乍沉乍浮，阳邪来见脉则浮洪，阴邪来见脉则沉紧，鬼疰、客忤三部皆滑洪大，沉沉泽泽，但与病症不相应者，皆五尸、鬼邪、遁疰之所为也……”

遂生编suìshēngbiān 痘疹专著。一名《痘疹遂生编》。1卷。清代庄一夔撰。刊于1777年。本书专论痘症的辨证治疗。作者主张治痘“宜温补兼散”、忌用寒凉消导，故引录前人主张温补的有关论述与处方编成本书，并附验案。本书文字简要，刊本颇多，流行较广。

遂生福幼合编suìshēngfúyòuhébiān 儿科著作。即《遂生编》和《福幼编》的合刊本。或有名《保赤联珠》《庄氏慈幼二种》者。详“遂生篇”“福幼篇”各条。

碎骨子suìgǔzǐ 中药材。出《本草纲目》。为禾本科植物淡竹叶 *Lophatherum gracile* Brongn. 的块根。产于浙江、江苏、湖南、湖北、广东等地。甘，寒。清热，利尿，滑胎。治热病心烦口渴，肾炎。煎服：9～15g。孕妇忌服。根茎含芦竹素、印白茅素、无羁萜、蒲公英赛醇等。

碎米柴suìmǐchái 中药材。出《本草纲目》。又名辫子草、爬地香、哮灵草、小叶山绿豆。为豆科植物小叶三点金草 *Desmodium microphyllum*（Thunb.）DC. 的全草。分布于四川、云南、贵州、广西、广东、湖南、湖北、安徽、江苏、江西、福建、台湾。甘，平。健脾利湿，止咳平喘，清热解毒。①治小儿疳积，慢性胃炎，黄疸，痢疾，泌尿系结石，慢性气管炎，哮喘，小儿肺炎，眼结膜炎。煎服：15～30g。②治痈疮，漆疮，痔疮，煎水洗；烫伤，研末油调涂；蛇咬伤，捣敷。本品含生物碱、三萜皂苷、香豆素、糖类、蛋白质、油脂、挥发油、酸性树脂、鞣质和酚类等成分。水浸出物对小鼠有镇咳作用，对大鼠有祛痰作用，对豚鼠组胺性哮喘有预防作用。煎剂对离体肠管有解痉作用。

碎米棵suìmǐkē 见《全国中草药新医疗法展览会技术资料选编·五官疾病》。为铁仔之别名，详该条。

碎蛇suìshé 中药材。见《中药形性经验鉴别法》。为脆蛇之别名，详该条。

碎叶青花suìyèqīnghuā 中药材。见《湖南药物志》。为秋鼠曲草之别名，详该条。

隧穴suìxué 隧：经隧（络）。即经穴。《十四经发挥》：“其隧穴之周于身者，六百五十有七。”

sun

孙sūn 即孙络。《灵枢·脉度》：“络之别者为孙。”详“孙络”条。

孙布益歇化觉sūnbùyìxiēhuàjiào 清初藏族医家。青海人。撰有《医疗海洋心室简集》《甘露流》等五部医学著作。曾在塔尔寺设立“曼巴扎仓”，专门培养藏医。

孙纯sūnchún ❶明代医家。字公锐。钱塘（今浙江杭州）人。精医术，据云有长寿法，著有《试效集成书》，已佚。❷现代医家（1898—1969）。山东蓬莱人。自青年时期开始学习中医，有长期的临床经验。1949年前曾任长春医学研究所副所长，1949年后参加九三学社，1956年任长春市卫生局副局长。所著有《医学妙谛》《胎产浅说》《温病述要》《伤寒论注释》等书。

孙从添sūncóngtiān 清代医家。字庆增，号石芝。江苏常熟人。著有《石芝医话》《活人精论》等书。

孙德润sūndérùn 清代医家。字慎元。溿阳（属河北省唐山市丰润区）人。辑撰有《医学汇海》36卷（1820），包括医理、杂病、补论温疫、脉法等部分。

孙东宿sūndōngxiǔ 见“孙一奎”条。

孙公锐sūngōngruì 见“孙纯”条。

孙光裕sūnguāngyù 明代医家。自称浮碧山人。禹航（今浙江省杭州市余杭区）人。著有《太初脉辨》《血证全集》。在医学理论上，尊崇《内经》等。

孙光豫sūnguāngyù 明代医家。字怀坞。昆明人。善医术，宗张仲景之学。崇祯（1628—1644）年间授太医院院判，后解职归里。专心济人，不计所酬，卒年93岁。

孙桂岩sūnguìyán 见“孙志宏”条。

孙会sūnhuì 唐代医生。撰有《婴孺方》10卷，已佚。

孙克容sūnkèróng 见“孙志宏”条。

孙廉sūnlián 宋代医家。履贯欠详。撰有《金鉴方》一书，已佚。

孙琳sūnlín(12世纪末) 南宋医生。曾治愈宋宁宗赵扩的淋病。

孙橹sūnlǔ 明代医家。号南屏。东阳（今浙江东阳）人。精于医，著有《医学大成》《活命秘诀》《脉经采要》，皆佚。

孙络sūnluò 指络脉的分支。亦称孙脉。《素问·气穴论》：“孙络之脉别经者，其血盛而当写者，亦三百六十五脉……”张隐庵注：“夫经脉之支别曰络脉，络脉之支别曰孙络。”

孙脉sūnmài 即孙络。《素问·调经论》：“风雨之伤人也，先客于皮肤，传入于孙脉，孙脉满，则传入于络脉，络脉满，则输于大经脉。”见“孙络”条。

孙梦熊sūnmèngxióng 见“何游”条。

孙明来sūnmínglái 见“孙一奎”条。

孙南屏sūnnánpíng 见“孙橹”条。

孙璞sūnpú(7世纪) 唐代医生。济阴（今山东曹县）人。唐太宗时为殿中侍御医。

S

孙奇sūnqí 见“孙兆”条。

孙庆增sūnqìngzēng 见“孙从添”条。

孙绍远sūnshàoyuǎn 南宋官吏。字稽仲，谷桥人。官朝散大夫，东南漕运使。兼通医药。著《大衍方》12卷（1191）。

孙慎元sūnshènyuán 见“孙德润”条。

孙石芝sūnshízhī 见“孙从添”条。

孙氏医学丛书sūnshìyīxuécóngshū 丛书。孙鼎宜编撰。初刊于1932年。共6种：《伤寒杂病论章句》、《伤寒杂病论读本》《难经章句》《明堂孔穴》（附《针灸治要》）、《脉经钞》《医学三言》。

孙思邈sūnsīmiǎo(581—682) 唐代著名医学家。京兆华原（今陕西省铜川市耀州区）人。他拒绝唐太宗等要其任国子博士的聘请，长期居住民间，生活朴素，采种中药，研究医学，为人治病，著书立说。系统总结唐以前我国医学发展的丰富经验，结合个人80年临床经验，写成两部医学巨著《备急千金要方》30卷，《千金翼方》30卷。在学术上，孙氏重视民间医疗经验，总结出用动物甲状腺防治甲状腺肿大；用动物肝防治夜盲；应用葱叶作为导尿管，为尿闭病人施行导尿术；记录流传的下颌脱臼整复法，一直沿用至今；他使用的硫黄伏火法则是我国最早的火药配方。此外对采药、炮炙、针药并用经验等，都有一定的贡献。尤为可贵的是，孙氏对鬼神致霍乱、服石长生等持批判态度，正确论述霍乱的病因和养生之道。孙氏治学精神不墨守成规，出色地发展了仲景学说。

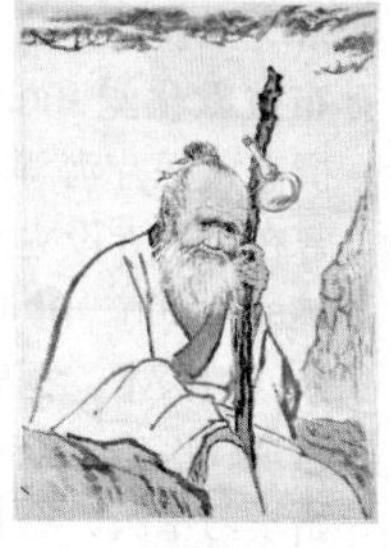
孙思邈

孙台石sūntáishí 见“孙志宏”条。

孙泰来sūntàilái 明代医家。休宁（今安徽休宁）人。名医孙一奎之子，曾与弟孙朋来共同整理编辑孙一奎的《孙文垣医案》。

孙薇甫sūnwēifǔ 见“孙文胤”条。

孙文胤sūnwényìn 明代医家。字薇甫，号在公。休宁（今安徽休宁）人。著有《丹台玉案》一书（1636刊），书中杂有道家思想。

孙文垣sūnwényuán 见“孙一奎”条。

孙文垣医案sūnwényuányī’àn 医案著作。又名《生生子医案》《赤水玄珠医案》。5卷。明代孙一奎撰，其子泰来、朋来同编。本书收载医案250余则。以经治地区分为三吴医案、新都医案、宜兴医案，所治病证列有子目。孙氏精于辨证，治疗能融会前人学术经验，提出新的见解。然案语烦琐，旁文常多于正论。现存《中国医学大成》本。

孙希礼sūnxīlǐ 明代医生。阳翟（今河南省禹州市）人。世业医。曾祖相为元末医学教授。得祖传，尝为太医院博士。宣德（1426—1435）年间，治愈学正朱仲坚疾，有“神医”之称。子孙皆承祖业，誉为“世医孙氏”。

孙相sūnxiàng 元代医生。阳翟（今河南省禹州市）人。元末官山西平阳府医学教授。世代业医，子思忠为明初名医，孙奉源、典科等皆继其术，曾孙孙希礼以医名世。

孙星衍sūnxīngyǎn(18世纪) 清代文人。字渊如。江苏阳湖（武进东）人。乾隆进士，曾任山东督粮道等官职。受乾嘉考据学风的影响，深究经史文字音训之学，校勘书籍较多。在医学方面，曾据《证类本草》对《神农本草经》加以考证和辑录，对后世影响较大。又据《外台秘要》校辑出《素女方》。另校刊有《华氏中藏经》《宋提刑洗冤录》《千金宝要》等医籍。他的校辑虽也有草率疏略等缺点，但在医药文献的整理、保存等方面作出贡献。

孙一奎sūnyīkuí 明代医家。字文垣，号东宿，又号生生子。休宁县（今安徽休宁）人。生活于嘉靖、万历年间（1522—1619），曾学医于汪机的弟子黄古潭，后又到江、浙等地求师。经长期钻研，择善而从，在医理上如对三焦、火等有独到见解。为人治病，亦常有良效，颇有名声。著述较多，其《赤水玄珠》一书采集古代名医言论，辨述古今病证，较为明晰。但其中“还丹”一节，论述采炼之法。其《医旨绪余》一书，论太极阴阳五行，评议过去医家的医理，较为平正，但其中论述《黄庭经》的养生理论，掺有唯心论成分。其《痘疹心印》一书，综合过去医家不少关于痘疹方论。其子孙泰来、明来，及其门人余煌，将其医案编辑成书，名为《孙文垣医案》。

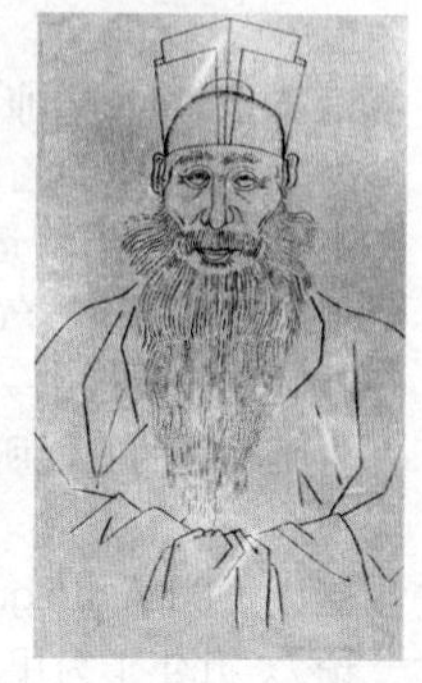
孙一奎

孙应奎sūnyìngkuí(？—1553) 明代医家。字文宿，号东穀。洛阳人。正德十六年（1521）进士，累官至户部尚书。好医方，以活人为念，有病者不论尊卑，均与方药。著《医家大法》《医家大旨》《内经类钞》等。又有《医家必用》1卷（1541），后复增益而成《医家必用类选》4卷（1553）。

孙永贤sūnyǒngxián 见“李仲南”条。

孙用和sūnyònghé 北宋医家。本卫州（今河南省卫辉市）人，后客居河阳（今河南孟县）。精医书，善用张仲景法治疗伤寒。曾治愈国医治疗无效的光献皇后病，而授尚药奉御。著有《传家秘宝方》3卷。子孙奇、孙兆，皆以医闻名。

孙渊如sūnyuānrú 见“孙星衍”条。

孙允贤sūnyǔnxián 元代医生。文江人。撰有《医方大成》等书。

孙在公sūnzàigōng 见“孙文胤”条。

孙兆sūnzhào(11世纪) 北宋医家。河阳（今河南孟县）人。尚药奉御孙用和，有二子，一为奇，一为兆，父子皆以医闻名。奇、兆皆登进士第。官至殿中丞。两人对《素问》等古典医籍更多所研究。兆有《伤寒方》《伤寒脉诀》等著述，他对林亿、高保衡等校正补注的《黄帝内经素问》加以重新修订，名为《重广补注黄帝内经素问》。

孙兆山栀散sūnzhàoshānzhīsǎn 《证治准绳·伤寒》帙六方。牡丹皮、栀子仁、黄芩、大黄、麻黄各二钱半，木香五分。为粗末，水煎服。功能凉血解毒。治热毒炎盛，偏身发斑，甚者发疮如豌豆。

孙真人海上方sūnzhēnrénhǎishàngfāng 医方著作。见“海上方”条。

孙真人铭sūnzhēnrénmíng 养生铭文。唐代孙思邈著。《遵生八笺》：“怒甚偏伤气，思多太损神。神疲心易役，气弱病相萦。勿使悲欢极，当令饮食均。再三防夜醉，第一戒晨嗔。玄寝鸣云鼓，晨兴嗽玉津。妖神难犯己，精气自全身。若要无诸病，常当节五辛。安神宜悦乐，惜气保和纯（不要焦急发怒）。寿夭休论命，修行本在人。若能遵此理，平地可朝真。”

孙志宏sūnzhìhóng 明代医家。字克容，别号台石。钱塘（今浙江杭州）人。其父孙桂岩为当地名医，他年轻时曾考科举，年长继承父业，也以医术闻名。行医五十年，并参考古今书籍，撰成《简明医彀》一书，比较简明浅显易懂。

孙卓三sūnzhuósān　明代医生。浮梁（今江西景德镇北）人。精于医术，治病多用土法，有良效，在当地闻名。

飧泄sūnxiè　病证名。出《素问·脏气法时论》。又名飧泄、飧泻、水谷痢。以泻下完谷不化为特征。《圣济总录》卷七十四："夕食谓之飧。以食之难化者，尤在于夕，故食不化而泄出，则谓之飧泄。此俗所谓水谷痢也。"脾胃气虚阳弱，或内伤七情，或风、湿、寒、热诸邪客犯肠胃皆可导致飧泄。详"寒泻""风泻""湿泻""热泻""七情泻""脾泻""餐泄"等条。

损sǔn　❶虚损病。《难经·十四难》："一损损于皮毛，皮聚而毛落；二损损于血脉，血脉虚少，不能荣于五脏六腑；三损损于肌肉，肌肉消瘦，饮食不能为肌肤；四损损于筋，筋缓不能自收持；五损损于骨，骨痿不能起于床。"《医林绳墨·虚损》："虚者，气血之空虚也；损者，脏腑之坏损也。"《临证指南医案·虚劳》："久虚不复谓之损。"详"虚损"条。❷虚损之脉。《难经·十四难》："何谓损？一呼一至曰离经，二呼一至曰夺精……四呼一至曰命绝，此谓损之脉也。"详"损脉"条。

损脉sǔnmài　损，耗损减退之意。属于阴盛、脉搏至数减少一类的脉，如迟脉、结脉之类。《难经·十四难》："何谓损？一呼一至曰离经，再呼一至曰夺精、三呼一至曰死，四呼一至曰命绝，此谓损之脉也。"

损伤sǔnshāng　病名。是外界各种创伤因素作用于人体，引起皮肉、筋骨、脏腑等组织结构破坏，及其局部和全身反应的疾病之统称。

损伤咳sǔnshāngké　病证名。即损嗽。《不居集》卷十五："损伤咳，男妇因跌打损伤，负重辛苦，劳力伤损，肺脏既损，遇风寒则为咳嗽，或吐咯紫血。宜去心肺瘀血，当归饮。"参见"损嗽"条。

损伤内证sǔnshāngnèizhèng　病证名。是人体遭受外力作用所致的气血、经络、脏腑损伤的统称。参见"损伤"条。

损伤瘀血sǔnshāngyūxuè　病证名。见《诸病源候论》卷三十六。因跌仆、负重或其他外伤后血离经脉，流溢停于肢体组织内所致。症状可因瘀血部位，量之多少及时间久暂不同而异。如滞于肌肤则肿痛青紫；郁于营卫则血瘀而生热；积于胸胁则为胀闷；结于脏腑则为瘀块、血瘕。治宜活血祛瘀。内服复元活血汤或血府逐瘀汤。日久者可酌用土鳖虫、穿山甲等祛瘀通络药。体表有瘀肿可外用红花、赤芍、生地、归尾、桃仁、白芷、南星、大黄等研末，酒水各半调敷，或用栀乳散开水调敷。

损娠sǔnshēn　病名。出《外台秘要》卷三十三。即小产。详该条。

损嗽sǔnsòu　病证名。一名损伤咳。指跌仆负重。劳力过度，损伤肺经所致的咳嗽。《世医得效方》卷五论损嗽："男子因打损负重，女子因劳苦用力而伤肺经，肺经既损，遇风寒则为咳嗽，或咳血，或至紫黑。"治用当归饮、养荣汤等。参见"损伤咳""咳嗽"条。

损翳sǔnyì　病证名。见《太平圣惠方》卷三十三。即蟹睛，离睛。详"蟹睛"条。

suo

莎草suōcǎo　中药材。出《名医别录》。又名兰梭草、回头青、地贯草、土香草、野韭菜、香头草。为莎草科植物莎草 *Cyperus rotundus* L. 的茎叶。分布全国各地。苦、辛、凉。行气开郁，祛风止痒，宽胸利痰。①治胸闷不舒，皮肤风痒。煎服：15～30g。②捣敷治痈疽肿毒；捣烂贴涌泉穴、关元穴治水肿，小便短少。本品含无色花青素。

莎草根suōcǎogēn　中药材。出《名医别录》。即香附，详该条。

莎苗suōmiáo　名词。出《混俗颐生录·户内消息·禁忌消息》。指阴毛。

莎衣道人suōyīdào·ren(？—1200)　姓何，佚其名。南宋淮阳军朐山（今江苏连云港一带）人。其祖父何执礼官至朝议大夫。道人因靖康之乱渡江南避。尝举进士不第。绍兴末年出家为道士。据载一日忽若狂者，久之，衣衫破蔽，以莎草联缉之。有患瘵者求医，道人以草付之，服之旬日而愈，人皆奇之。宋孝宗闻之，赐号"通神先生"，并为之建庵，赐衣数袭，道人皆不受。庆元六年（1200）卒。

娑罗子suōluózǐ　中药材。出《本草纲目》。又名苏罗子、梭罗子、开心果、天师栗、武吉、索罗果。为七叶树科植物七叶树 *Aesculus chinensis* Bunge.、浙江七叶树 *Aesculus chinensis* Bge. var. *chekiangensis*（Hu et Fang）Fang 或天师栗 *Aesculus wilsonii* Rehd. 的干燥成熟种子。主产于浙江、江苏、河南、陕西。甘，温。入肝、胃经。疏肝理气，和胃止痛。治肝胃气滞，胸腹胀闷，胃脘疼痛，煎服 3～9g。七叶树种子含脂肪油、三萜皂苷。已分离出七叶皂苷。醇提物有降血脂作用，皂苷则有抗炎和加强耐缺氧作用。

梭罗草suōluócǎo　中药材。见《贵州民间药物》。为石上柏之别名，详该条。

梭罗花suōluóhuā　中药材。见《四川中药志》。为铁树花之别名，详该条。

梭罗子suōluózǐ　中药材。见《陕西中草药》。即娑罗子，详该条。

缩儿胎suō'értāi　治法。亦名缩胎，是古人对孕妇体质肥胖，或过食肥甘，于妊娠后期，恐胎儿过大，造成难产，故用早期服药的方法，使孕妇足月易产为缩儿胎。

缩脚肠痈suōjiǎochángyōng　病名。即指肠痈患者下肢不能伸直者。见上海中医学院《中医外科学讲义》。参见"大肠痈""小肠痈"条。

缩脚疽suōjiǎojū　病名。《外科全生集》卷一："贴骨疽，患在环跳穴，又名缩脚疽。皮色不异，肿硬作痛者是。"证治参见"附骨疽"条。

缩脚流注suōjiǎoliúzhù　病证名。流注病的一种。又称髂窝流注。常发于髂窝部肌肉深处。初起患侧拘挛不适，渐而伸屈受限，强伸则剧痛，于髂窝部可触到肿块，成脓后有波动感，皮色不变，全身可有恶寒、发热、无汗或微汗，少食倦怠，由于患者多屈曲患肢以减轻疼痛，故名。溃后脓出，全身症状逐渐减轻。相当于髂窝脓肿。参见"暑湿流注"条。

缩脚痧suōjiǎoshā　病名。痧证之一。《七十二种痧证救治法·缩脚痧》："此系肺经受邪，有四症，小儿患者多，满身经络收束，手足拘挛，或左手，或右手，或左足，或右足独缩。治法先以三指拍曲池穴、阳交穴，拍出紫块，先以钱刮骨边臑穴，续刺阳交穴，斜刺曲池穴，曲池、阳交先拍后刺。"可以宣木瓜、陈皮、辣蓼煎汤洗手足，并用藿香、木香、沉香、陈皮、乌药、白扁豆、制厚朴、制香附、神曲煎水，玉枢丹磨冲服。参见"痧"条。

缩筋suōjīn　症名。出《素问·气穴论》。筋缩的别称。指筋脉挛急不舒。详"筋缩"条。

缩尿止遗suōniàozhǐyí 治法。即用具有益气补肾、收敛固涩作用的方药治疗肾气不固所致遗尿、小便失禁的治法。

缩脾饮suōpíyǐn 《太平惠民和剂局方》卷二方。砂仁、乌梅、煨草果、炙甘草各四两，葛根、炒白扁豆各二两。为粗末，每服四钱，水煎服。功能解伏热，除烦渴，消暑毒，止吐利。治烦躁口渴，呕吐下利等症。

缩泉丸suōquánwán 《校注妇人良方》卷八方。乌药、益智仁各等分。为末，酒煎山药粉糊为丸，梧桐子大，每服七十丸，盐、酒或米汤送下。功能温肾祛寒，涩小便。治下元虚寒，小便频数，或小儿遗尿。亦治白浊、梦遗。方中益智仁温补脾肾，固精气，涩小便；乌药温下焦虚冷，助膀胱气化，止小便频数；更以山药健脾补肾而涩精气。三药合用，有温肾止遗，缩尿固涩之效。本方早见于《魏氏家藏方》卷六，名固真丹。实验研究：本方具有抗利尿作用。

缩沙蜜suōshāmì 中药材。出《药性论》。为砂仁之别名，详该条。

缩砂仁suōshārén 中药材。出《药性论》。为砂仁之处方名，详该条。

缩砂散suōshāsǎn ❶《济生方》卷七方。砂仁不拘多少。为细末，每服二钱，加生姜汁少许，沸汤点服。治妊娠胃虚气逆，呕吐不食。❷《景岳全书·古方八阵》卷六十方。砂仁、黄连、木贼各等分。为细末，每服二钱，空腹米汤调服。治大肠伏热，症见脱肛红肿。

缩砂香附汤suōshāxiāngfùtāng 《世医得效方》卷三方。炒香附十两，乌药五两，炒甘草、砂仁各二两。为末，每服一钱，加紫苏叶三片，盐少许，沸汤调服。治脘腹刺痛。

缩胎suōtāi 治法。出《医学纲目》卷三十五。即缩儿胎。详该条。

缩阴病suōyīnbìng 病名。即以小腹剧痛，自觉阴茎、睾丸突然内缩（妇女为阴户、乳房内缩）为主要表现的疾病。

所不胜suǒbùshèng 在五行相克关系中，“克我”者为我“所不胜”。如“木克土”，土为我，土之“所不胜”是木。

所生病suǒshēngbìng 经脉病候的一类。出《灵枢·经脉》。包括：❶经脉所络属脏腑本身的病证。如手太阴经“是主肺所生病者，咳，上气喘渴，烦心胸满。”❷脏腑病延及所属经脉，反映在经脉循行径路的病症。如手太阴经所生病还有“臂内前廉痛厥，掌中热”。其病一般由本脏腑所生，并非经脉传来，故名所生。二者均可取该经穴位治疗。

所胜suǒshèng 在五行相克关系中，“我克”者为我“所胜”。如“木克土”，木为我，木之“所胜”是土。

S

索suǒ ❶消散。《素问·阴阳别论》：“其传为索泽。”（喻肌肉枯槁无华）。《素问·调经论》：“邪气乃索。”《景岳全书·杂证谟》：“诸脏生气，因皆消索致败，其危立见。”❷取，索取。《灵枢·热病》：“索皮于肺，不得，索之火。”

索饼suǒbǐng 面食品。又称面条。张仲景《伤寒论·辨厥阴病脉症并治第十二》：“凡厥利者，当不能食，今反能食者，恐为除中，食以索饼，不发热者，知胃气尚在，必愈。”清代俞正燮《癸巳存稿·面条子》：“索饼，乃今面条之专名。”

索菜suǒcài 中药材。出《漳浦县志》。为紫菜之别名，详该条。

索粉积suǒfěnjī 病证名。见《世医得效方》。《杂病源流犀烛·积聚癥瘕痃癖痞源流》：“索粉积，食之失度而成积，胸腹间若有所梗也。宜枳实、莱菔子。方用紫苏汤。”亦可用紫苏浓煎汁加杏泥服，即散（见《世医得效方》卷四）。

索骨丹suǒgǔdān 中药材。见《陕西中药志》。为慕荷之别名，详该条。

索人衣suǒrényī 中药材。见《江西草药》。为鬼针草之别名，详该条。

索择suǒzé 症名。出《素问·阴阳别论》。即皮肤粗糙，干枯无泽。

索泽suǒzé 症名。指皮肤枯涩失去润泽。为精血枯涸的一种表现。《素问·阴阳别论》：“三阳为病，发寒热，下为痈肿及为痿厥腨痟。其传为索泽，其传为颓疝。”

索子果suǒ·ziguǒ 中药材。见《南宁市药物志》。为使君子之别名，详该条。

琐阳suǒyáng 中药材。出《丹溪心法》。即锁阳，详该条。

锁肠疳suǒchánggān 出《颅囟经》。即历痔疳疟。详该条。

锁唇痘suǒchúndòu 病证名。由脾经毒邪凝滞所致。痘疮攒簇于口唇上下，有黄熟如蜡，有顶尖如锥，有黑硬燥裂，血水迸出者。治宜泻火解毒，用泻黄散或凉膈散加减。

锁肚suǒdù 病证名。❶指初生儿大便不通。婴儿出生后二三日不大便，除生理畸形外，大多由于胎热壅结，或胎禀不足，大肠传送无力所致。胎热者宜清肠，用一捻金；胎禀不足者宜益气，先用独参汤，继以蜜煎导法。❷脐风三证之一。《幼科发挥》：“锁肚证，脐突青肿，肚腹胀大，青筋浮露，大便涩不通者，不治。”❸肛门内合的一种证型。

锁肚痛suǒdùtòng 病证名。见《证治准绳·幼科》。指儿生下一个月后，忽然乳不下咽，肚硬如石，腹壁色红如朱，撮口而哭，手足口气俱冷的病证。古人认为是因断肠，结扎不紧，为风邪所乘而成。治以祛风散寒为主。用乌梅散（《证治准绳》：乌梅、延胡索、甘草、乳香、没药、钩藤）。

锁肛痔suǒgāngzhì 病名。《外科大成》卷二：“肛门内外如竹节锁紧，形如海蜇，里急后重，便粪细而带扁，时流臭水。”类似肛管肠癌。早期宜手术治疗；晚期可内服中草药配合放射治疗。

锁膈suǒgé 病证名。见《婴童百问》。慢惊风口生疮，不能乳食者为锁膈。小儿患慢惊风后，吐泻不止，因津液消烁，致脾虚肝旺，口内生疮。治宜平肝补脾，予服独参汤，或四君子汤；并以南星末敷足心。

锁骨suǒgǔ 即锁子骨。详“柱骨”条。

锁骨骨折suǒgǔgǔzhé 病名。即以锁骨局部肿胀、疼痛、压痛较为明显，患肩下垂为主要表现的锁骨的骨折。

锁骨疽suǒgǔjū 病证名。出《证治准绳·疡医》卷三。即蠹疽，见该条。

锁喉suǒhóu 病证名。《咽喉脉证通论》：“风热积于胸膈或酒色郁怒所致。其状喉上下左右红紫肿痛，或帝丁焦黑腐烂，颈项浮肿，痰涎壅塞，声响如潮，气急发喘，眼目直视，额上有汗如珠，身汗如雨，或泄泻清水，四肢厥冷，或腰胁疼痛。肚腹胀疼。”治宜疏风清热，解毒凉膈。可选用三黄凉膈散、黏子解毒汤等加减。

锁喉疮suǒhóuchuāng 病名。多由心与小肠火毒上冲所致。症见初起耳前听会肿起，继之则咽喉肿痛，饮食难咽。《疮疡经验全书》卷一：“锁喉疮者，心经毒气小肠邪风发于听会之端，注于悬膺之侧，初生如瘰疬，不能饮食，闭塞难通，渐次肿破化脓。”治宜清心泻火，消肿解毒。可选用导赤散、牛黄清心丸、普济消毒饮、凉膈散等加减。参见“锁喉毒”条。

锁喉毒suǒhóudú 病证名。见《增删喉科心法》。又名锁喉痈。多由心与小肠积热，复感风寒、凝结而成。症见初发于耳前听会穴，形如瘰疬，渐攻咽喉，肿塞疼痛，饮食有碍。《医宗金鉴·外科心法要诀》：“锁喉毒生因积热，外感风寒耳前结，外似瘰疬渐攻喉，心与小肠听会穴。”治宜清心解毒。可选用牛黄清心丸，兼服普济消毒饮、清咽利膈汤等加减。

锁喉风suǒhóufēng 病名。❶指急喉风兼有牙关不开，口噤如锁者，故名锁喉。多由风热之邪外侵，引动肺胃积热上升，风火相搏，热毒郁结不散而成。《景岳全书》卷二十八：“咽喉肿痛，饮食难入，或痰气壅塞不通者，皆称为锁喉风。”或见胸闷气紧，风痰上涌，牙关拘紧，语言难出，口臭便秘，寒热大作等症。治宜疏风清热，解毒消肿。用清咽利膈汤、普济消毒饮等加减，或含化六神丸。或待脓熟时以刀针刺破排脓，外吹冰硼散。并保持口腔清洁。以金银花、连翘、薄荷、甘草煎汤漱口。类扁桃体周围脓肿、咽后壁脓肿等。❷《咽喉经验秘传》指咬牙风为锁喉风。二者虽名称相同，但症状迥异。详“咬牙风”条。❸指典型锁喉风。《景岳全书·杂证谟》卷二十八：“有真正锁喉风者，甚奇甚急，而实人所未知也……诊其脉无火也。问其喉则无肿无痛也。观其貌则面青瞠目，不能语也。听其声则喉窍之细如针，抽息之窘如线，伸颈挣命求救，不堪之状甚可怜也。”类似喉性呼吸困难。

锁喉蛇瘴suǒhóushézhàng 病证名。《杂病源流》卷二十四。系由毒蛇瘴气中人，致咽喉肿痛或颈项肿痛者。“又有锁喉蛇瘴，岭南人多受朴蛇瘴气，项大肿痛连喉者”。或身发寒热，肿痛难咽。治宜解毒消肿。可选用普济消毒饮、五味消毒饮等加减。参见“缠喉风”条。

锁喉痈suǒhóuyōng 病名。即锁喉毒。《重纂包氏喉证家宝》：“锁喉痈，亦曰锁喉毒。生于耳前听会穴，形如瘰疬渐攻咽喉，肿塞疼痛，妨碍饮食，渐次溃脓，软而胀痛者针之。”详“锁喉毒”条。

锁脚流注suǒjiǎoliúzhù 病证名。见《外科大成》卷四。即锁脚马癀。详该条。

锁脚马癀suǒjiǎomǎqí 病证名。流注病的一种。见《证治准绳·疡医》卷五。又名锁脚流注。发于踝关节处，初起肿痛、跛行、皮色不变，久则患脚为马蹄形，局部压痛，小腿肌肉萎缩。当脓肿形成后，溃后脓液清稀，久不收口，形成窦道。类似踝关节结核。治疗：参见“穿踝疽”及“流痰”条。

锁口suǒkǒu 病证名。❶见《外科辑要》卷三。指疮口不敛，周围组织渐高坚硬。多因疮疡溃后，感受风湿热毒，或不慎房事或饮食禁忌，或外用药物不当所致，可用银针挑破疮口四周，以木耳焙研极细末，麻油调敷可消；亦可用丹药腐蚀；待硬结去后，外用生肌散或生肌玉红膏收口。❷天花痘疹之生于环唇者，名锁口。《医宗金鉴》卷五十七：“（痘）口之上下四旁，连串环绕者，亦名锁口。”

锁口疔suǒkǒudīng 病名。指疔之生于嘴角者。《医宗金鉴》卷六十五：“锁口疔在嘴角生。”系心脾二经火毒凝聚所致。初起口角生疔如粟米，色紫坚硬，根脚小而深，肿甚麻痒木痛，寒热交作，烦闷作呕，甚者口不能开。详“唇疔”条。

锁眉草suǒméicǎo 中药材。见《四川中药志》。为笔筒草之别名，详该条。

锁万言suǒwànyán 明代医生。字盛松。始祖于南宋初迁居武林（今浙江杭州）。尝游天目山，遇高人授以秘术，归而济世，活人甚多。子文良、孙乾（字廷臣），守其业，尤长疡医。

锁项suǒxiàng 症名。异痘表现之一。即痘疮攒集于颈项部的症状。属痘毒攻肺；若不急治，则毒攻咽喉，必发为喉头肿痛，音哑，声呛，汤药难下，变为险证。

锁项疬suǒxiànglì 病名。即瘰疬之夹项而生者。见《外科大成》卷二：“如黄豆结篓者名锁项疬。”参见“瘰疬”条。

锁严子suǒyánzǐ 中药材。见《陕甘宁青中草药选》。为锁阳之别名，详该条。

锁阳suǒyáng 中药材。出《本草衍义补遗》。又名琐阳、地毛球、锈铁棒、锁严子。为锁阳科植物锁阳 *Cynomorium songaricum* Rupr. 的干燥肉质茎。主产于新疆、甘肃、内蒙古。甘，温。归肝、肾、大肠经。补肾阳，益精血，润肠通便。治肾阳不足，精血亏虚，腰膝痿软，阳痿滑精，肠燥便秘。煎服5～10g。本品含锁阳萜、乙酰熊果酸、花色苷、三萜皂苷、鞣质等。

锁阳固精丸suǒyánggùjīngwán ❶《仙拈集》卷三引高仲白方。沙苑蒺藜八两，山萸、芡实、莲须各四两，覆盆子、菟丝子、枸杞、续断各三两。为末，炼蜜为丸，梧桐子大，每服三钱，空腹淡盐汤送下。功能补肾涩精。治肾虚梦遗。❷《中药制剂手册》方。鹿角霜、煅龙骨、韭菜子、煅牡蛎、锁阳、芡实（麸炒）、莲子肉、菟丝子（盐水炒）、牛膝各60g，杜仲（盐水炒）、大青盐、大茴香（盐水炒）、莲须、补骨脂（盐水炒）、肉苁蓉各75g，熟地黄、山药各168g，巴戟天（甘草水炙）90g，山茱萸（酒蒸）51g，牡丹皮、泽泻各33g，知母、黄柏各12g。为细末，炼蜜为丸，每服9g，日二次。功能补肾涩精。治梦遗滑精，目眩耳聋，腰膝酸痛，四肢无力。

锁子骨suǒ·zigǔ 骨名。见《医宗金鉴·刺灸心法要诀》。又名柱骨。参见“柱骨”条。

锁子骨伤suǒ·zigǔshāng 病名。见《医宗金鉴》卷八十八。锁子骨即锁骨。多因跌坠、撞击所伤。局部肿胀、疼痛，压之加剧，可有骨擦音，头倾斜于患侧，下颌偏向健侧，患侧上肢活动受限。折端移位者，治宜手法整复，给予固定；无移位者，仅需固定，患侧上肢用颈吊带。内服复元活血汤，七厘散，肿痛减轻后改服接骨丸、正骨紫金丹；后期服补筋丸，用海桐皮汤外洗，配合功能锻炼。

锁子症suǒzǐzhèng 病证名。《喉舌备要》：“此症小儿百日内以及二三岁皆有发者。发时满口白膜、黄膜，涎盛面黄，牙内有白点。”多由胎毒未清，痰热上冲所致。治宜清余毒、泻痰热。可选用导赤散、泻心汤、黄连温胆汤等加减。

-T-

ta

他经选穴法tājīngxuǎnxuéfǎ 见“异经选穴法”条。

塌气散tāqìsǎn 《证治准绳·幼科》集七方。木香一钱，青皮半两，巴豆三十粒。同炒至巴豆黄色，去巴豆，为末，三岁小儿，每服五分，食前米汤送下。治小儿腹胀气粗，疳疾相攻，面目浮肿。

塌气丸tāqìwán ❶《小儿药证直诀》卷下方。胡椒一两，蝎尾（去毒）五钱（一方有木香一钱）。为细末，面糊为丸，粟米大，每服五至二十丸，陈仓米煎汤送下。治肝气乘脾腹胀。❷《证治准绳·幼科》集七方。丁香、炒胡椒各五钱，炒莱菔子、白牵牛子各七钱半。为末，面糊为丸，小豆大，三岁小儿，每服三十丸，米汤送下。治小儿疳气，腹胀喘急，面目浮肿。

塌痒汤tāyǎngtāng 《外科正宗》卷四方。鹤虱草一两，苦参、威灵仙、当归尾、蛇床子、狼毒各五钱。水煎，或加猪胆汁二三枚，趁热熏洗患处。治阴痒。

塌胀丸tāzhàngwán 《杨氏家藏方》卷十方。商陆三两，赤小豆五两，陈皮二两，木香一两。为细末，滴水和丸，绿豆大，每服三十丸，煮赤小豆汤送下，不拘时服。治水病，浑身肿胀喘急，小便不利。

溻皮疮tāpíchuāng 病名。见《外科选要》卷六。即胎溻皮疮。详该条。

溻浴tāyù 外治法之一。把药物煎成汤汁，进行水浴、浸泡、溻渍的治法。适用于全身性疾病，例如温泉浴治疗皮肤患疥癣；香樟木煮汤洗浴治疗风疹块，古代早已使用。浸泡适用于四肢疾患，如鹅掌风（手癣）和脚癣，用药汤或醋（燉热）每天浸泡几次。溻渍（局部湿润）适用于局部或全身性疾患，如治疥癣用药汁溻患处；治瘟疫实热证的高热烦躁，大渴，甚至谵语，用黄连水溻渍胸部。

溻渍法tāzìfǎ 常用外治法之一。出《外科精义》卷上。即以药煎汤，乘热湿敷、淋洗、浴渍或熏洗患部，以达治疗目的的之法。具有疏通腠理，调和血脉，祛邪消毒的作用。外科疮疡及骨伤多用之。如治疮疡初肿未溃的葱归溻肿汤；治诸疮已溃流脓的猪蹄汤；用活血化瘀、消肿止痛药组成的熏洗药治疗骨伤停瘀；用祛风除湿、温通活络药治疗痹证等。类似现代的水疗法，属物理疗法的一种。

嗒舌弄舌tāshénòngshé 症名。多由心经火热上炎所致。舌为心之苗窍，心中客热，波及舌尖，发生舌出及弄扰不休的现象，称为嗒舌弄舌。

獭肝tǎgān 中药材。出《本草经集注》。又名水狗肝。为鼬科动物水獭 *Lutra lutra* L. 的肝脏。主产于吉林、黑龙江、云南。甘、咸，平，有小毒。入肝、肾经。养阴，除热，宁嗽，止血。治虚劳骨蒸潮热，盗汗，咳嗽，气喘，咯血，肝气痛，夜盲，痔疮下血。焙干研末服，3～6g，或入丸剂。

獭肝散tǎgānsǎn 《肘后备急方》卷一方。獭肝一具。阴干，为细末，每服一方寸匕，开水送服，日 3 次。治肺痨。

獭爪丸tǎzhǎowán 《理虚元鉴》卷五方。獭爪（醋炙，为末），獭肝（阴干），生地黄，龟甲，麦冬，沙参，银柴胡，地骨皮，百部，牡丹皮，桔梗，炙甘草。研末为丸，每服五至七分，入煎剂融化送下。治传尸劳。

榻着毒tàzhuódú 病名。出《肘后备急方》卷五。即瘰疽。见该条。

漯tà ❶流水状。《素问·刺腰痛》：“痛上漯漯然汗出。”《灵枢·杂病》：“厥胸满面肿，唇漯漯然。”谓唇肿而有涎水流出。❷漯水。古代黄河下游主要支流之一。《灵枢·经水》：“手少阳外合于漯水。”

踏天桥tàtiānqiáo 中药材。见《湖南药物志》。为杜茎山之别名，详该条。

踏盐生tàyánshēng 即足位分娩。旧时传说产妇分娩时如儿足先下，以盐半分涂儿足心，则其足自收，故名。此说不确，现已废用。详“倒产”条。

tai

胎tāi 孕而未出生的幼体。又称胎元。《素问·五常政大论》：“故有胎孕不育，治之不全，此气之常也，所谓中根也。”一般从妊娠 2 周为孕卵，以后各种器官逐渐形成称胚胎，4 月称始胎，6 月为胎儿。

胎病tāibìng 病证名。胎儿时期，母体因素所致的疾病。如巅疾（癫痫）。《素问·奇病论》：“人生而有病巅疾者，病名曰何……病名为胎病此得之在母腹中时，其病有所大惊，气上而不下，精气并居，故令子发为巅疾也。”

胎病潮热tāibìngcháorè 病证名。出《普济方》卷三百五十九。儿在胎中，孕母曾患疟疾，或为邪热所伤，儿受其气，生后出现潮热，热来之前，身体寒战，牙关紧急。治宜调其阴阳，阴阳自和，其热自退。

胎病风痰tāibìngfēngtán 病证名。出《普济方》卷三百五十九。指小儿晕卧，动则作呕，吐泡沫黏液，言语不利，或发癫痫等症。由于儿在胎中，孕母恣食油腻煎炒，影响脾肺功能，产生风痰所致。宜用清热凉膈、消风化痰之剂。

胎病结热tāibìngjiérè 病证名。出《普济方》卷三百五十九。指婴儿里热内结，大便不通，冲心腹胀，甚至脐突的证候。治宜通腑泻结之剂，如三黄丸（《小儿药证直诀》：黄连、大黄、黄芩）。

胎病惊热tāibìngjīngrè 病证名。出《普济方》卷三百五十九。指婴儿惊热内蓄，精神不爽，面色虚白，初则温温有热，其后频赤多惊，物动则恐，声响即悸的证候。

胎病脏寒tāibìngzànghán 病证名。出《普济方》卷三百五十九。指初生婴儿生后腹壁青脉暴露，时膨时减，按之虚软，呃呃作声，日夜不禁的证候。古人认为是由于儿在胎中，妊母恣食生冷过度，有时肠鸣，腹泻，儿受其气，因引起内脏虚寒而成。治宜温中散寒。用香砂六君子汤加减。

胎病作热tāibìngzuòrè 病证名。出《普济方》卷三百五十九。指婴儿眼多眵泪，二便不利，或利而有血水，甚至手常拳紧，脚常搐缩，眼常斜视，身常掣跳的证候。治宜大连翘饮子以解散诸热；继予消风散以祛风解痉。

胎不长tāibùzhǎng 病名。出《妇人良方大全》卷十三。又名胎不长养、荫胎、卧胎。多因漏红伤胎，漏红虽止，但胎儿发育受阻；或孕妇素体虚弱；或有宿疾，脾胃不和，气血不足，胎失滋养，以致孕至五六个月，腹形明显小于妊娠月份。宜补益气血。用八珍汤、十全大补汤。若脾胃虚弱者，用六君子汤、补中益气汤。本病应与胎死不下鉴别。

胎不长养tāibùzhǎngyǎng 病名。出《张氏医通》卷十。即胎不长。详该条。

胎产集要tāichǎnjíyào 女科著作。3卷。清代黄惕斋辑，刊于1756年。本书系据《达生编》增补改编而成。分述胎前、临产和产后等多种病证。

胎产辑萃tāichǎnjícuì 女科著作。又名《妇科胎产经验良方》。4卷。清代汪家谟辑。刊于1746年。卷一至卷二为胎前；卷三至卷四为产后。全书选录古代文献中对胎产诸病的论述及治法、医案等，间附以作者的见解。

胎产金丹tāichǎnjīndān ❶《仙拈集》卷三方。当归、川芎、白芍药、人参、赤石脂、白术、茯苓、桂心、藁本、白薇、白芷、牡丹皮、延胡索、没药、甘草各一两。赤石脂、没药另研，余药酒浸，烘干为末，取十五两；再取香附水浸炒为末十五两，共和匀，炼蜜为丸，弹子大，每服一至三丸。治经闭，身体麻木疼痛，头昏脚肿，血淋，白带，不孕（白水送下）；血崩（童便或开水送下）；血晕（当归、川芎煎汤送下）；产后儿枕痛（山楂、黑糖煎汤送下）；胞衣不下（干姜煎汤送下）。❷《全国中药成药处方集》方。当归、白薇、藁本、茯苓、艾叶炭、延胡索（醋制）、人参、煅赤石脂、牡丹皮、青蒿、白术（麸炒）、益母草各60g，熟地黄、制鳖甲、香附（醋制）各120g，肉桂、制没药各36g，甘草、五味子（酒蒸）各30g，沉香18g，紫河车1具。先将紫河车用整黄柏120g，黄酒1kg同煮，去黄柏，后将紫河车与余药共串一处晒干，为细末，炼蜜为丸，朱砂为衣，每服9g。功能助气养血安胎。治屡经小产，胎动不安；脾胃虚弱，胎前漏血，腰腿酸痛，四肢浮肿；产后血晕，气血双亏，发冷发热，不思饮食，自汗盗汗，骨蒸潮热。

胎产金针tāichǎnjīnzhēn 女科著作。见“胎产秘书”条。

胎产良方tāichǎnliángfāng 女科著作。见“沈氏经验方”条。

胎产秘书tāichǎnmìshū 女科著作。又名《胎产金针》。2卷（又有3卷及4卷本）。清代陈笏庵撰。刊于1796年。书中共载胎前34症，临产4症，产后47症，并记述难产救治调护各法（其中产后部分与《傅青主女科·产后编》的内容、文字大致相同），并附保婴要诀，记述初生儿的护理。

胎产全书tāichǎnquánshū 女科著作。见“女科辑要”条。

胎产心法tāichǎnxīnfǎ 女科著作。3卷。清代阎纯玺撰。刊于1730年。分述胎前、临产、产后的多种病证。书中对产科各病的诊断和治疗，在参考前人方书的基础上，阐述了作者的心得。文字较通俗，对后世有一定的影响。1935年又有沈增订本，名《增订胎产心法》，5卷，收入《中国医学大成》中。

胎产新书tāichǎnxīnshū 女科著作。见“竹林寺三禅师女科三种”条。

胎赤tāichì 病证名。见《证治准绳·幼科》初生儿头面肢体皮肤发赤，多因胎中感受热毒所致。治宜清热和血用清热解毒汤。如小儿出生之初，由于皮肤娇嫩，骤与外界接触，出现鲜红色斑者，数天后可自行消退，不必药治。

胎赤风眼tāichìfēngyǎn 病证名。出《本草纲目》。指新生儿感受风热毒邪，引起白睛充血发红的症状。治详“眼胎赤”条。

胎赤眼tāichìyǎn 病证名。出《太平圣惠方》卷八十九。即眼胎赤。见该条。

胎传tāichuán 疾病传变的方式之一，指母亲在妊娠到娩出期间对胎儿的不良影响，导致婴儿出生后发生疾病。

胎喘tāichuǎn 见明代赵献可《邯郸遗稿》。即妊娠喘。详该条。

胎呆tāidāi 指胎儿在母体无力挣动，非胎真死。《保产万全经》：“胎呆乃无力挣动，非真死也。盖小儿端坐腹中，临盆时头转向下，脚转向上，以便奔生。若遇腰曲，则腹中窄狭，门路遮闭，而关津为之阻碍矣，及再寻门路，又为腰曲相阻，因而力乏，不能动挣，有似胎呆者，皆因曲腰之为害也，只补产母元气，安心进食，仰卧养神，胎气渐复，自然运动而生。”

胎疸tāidǎn 病证名。指新生儿出现的黄疸。又名胎黄。《诸病源候论》卷四十六：“小儿在胎，其母气有热，熏蒸于胎至生下小儿，体皆黄，谓之胎疸也。”《幼科铁镜》：“胎黄，由妊母感受湿热，传于胞胎，故儿新生，面目通身皆黄如金色，壮热便秘，溺赤。”治宜清热化湿，用茵陈蒿汤加味。亦有少数小儿，先天元气不足，脾气虚弱，寒湿不化，面色暗黄无泽，肢冷便溏。治宜温脾化湿，用理中汤加茵陈蒿。

胎动不安tāidòngbù'ān 病名。出《诸病源候论》卷四十一。指妊娠期不时胎动下坠，腰酸腹痛，或兼见阴道少量流血。多由气虚、血虚、肾虚、血热、外伤等因，致使冲任不固，不能摄血养胎所致。气虚者，兼见精神萎靡，少气懒言。宜补气安胎。用举元煎（人参、黄芪、炙甘草、升麻、白术）加阿胶；血虚者，兼见面色淡黄、神疲乏力。宜补血安胎，用胎元饮（人参、当归、杜仲、芍药、熟地、白术、陈皮、炙甘草）肾虚者，兼见头晕耳鸣，两腿酸软，尿频，宜固肾安胎，用寿胎丸（菟丝子、桑寄生、续断、阿胶）；血热者，兼见口干咽燥，心烦不安，宜清热凉血安胎，用保阴煎（生地、熟地、芍药、山药、续断、黄芩、甘草）；外伤者，于外伤后突然胎动下坠，腰酸小腹胀痛，宜补气养血安胎，用胶艾四物汤加减。

胎动下血tāidòngxiàxuè 病证名。见王伯龙《养儿宝》。指孕妇有腹痛，胎动感，兼见阴道出血。初起症状较轻，后逐渐加重，如流血量多，可致流产。参见“胎动不安”“胎漏”“先兆流产”等条。

胎毒tāidú ❶婴儿在胎妊期间受自母体毒火，因而出生后发生疮疹诸病的病因。胎毒的由来，指其父母恣食肥甘，或多郁怒，或纵淫欲，或患恶疾（如梅毒），其毒火蕴藏于精血之中。明代万全《片玉心书》：“男女交媾，精血凝结，毒亦附焉，此胎毒之原也。”《幼幼集成》：“凡胎毒之发，如虫疥流丹，湿疮痈疖结核，重舌木舌，鹅口口疮，与夫胎热、胎寒、胎搐、胎黄是也。”❷指遗毒。见《外科启玄》。即先天梅毒。

胎毒疮疥tāidúchuāngjiè 病证名。出《证治准绳·幼科》。又名风疮。古人认为因胎毒而生疮疥，系胎热外达而生。其症初如干癣，后则脓水淋漓，或结靥成片。治法参见“胎毒疮疡”条。

胎毒疮疡tāidúchuāngyáng 病证名。见《证治准绳·幼科》。指小儿疮疡之由胎毒形成者。古人认为系因孕母恣食辛、热、煎、炒，或七情内火妄动，热毒传于胎中，致儿生后发为疮疡肿毒。治宜清热解毒。用五味消毒饮、仙人活命饮之类。

胎毒发丹tāidúfādān 病证名。《证治准绳·幼科》集三。即胎热丹毒。见该条。

胎毒瘰疬tāidúluǒlì 病证名。见《证治准绳·幼科》。指小儿瘰疬之由胎毒引起者。妊母素多恼怒，或气郁化火，或肝脾血虚有热，致儿禀受肝胆二经之热，生下后，于肝胆二经循行部位的耳前颈项间生核累累如珠。如发寒热者，先用小柴胡汤加当归、芍药以解之；继用丹栀逍遥散合消瘰丸。

胎毒散tāidúsǎn 《揣摩有得集》方。五倍子、白芷、炒川椒（去子）各三钱，枯矾一钱。为细末，香油调搽，湿则干敷。治胎毒，小儿初生浑身湿烂。

胎毒蕴热证tāidúyùnrèzhèng 证候名。指婴儿因在母体时染受邪热毒气所致，以皮肤赤烂、脱皮，或口疮、目赤烂，或大便腥臭夹脓血等为常见症的证候。

胎妒tāidù 古病的病因学名称。《幼幼集成》：“孕在胎中，因儿饮乳……而致儿病，故谓之胎妒。”其义与乳同。参见“魃乳”条。

胎儿tāi'ér 从怀孕6月至分娩阶段的幼体，为胎儿，亦名胎婴。《慈幼论》：“儿之在胎，与母同体，得热俱热，得寒俱寒，病则俱病，安则俱安。”《幼幼集成》：“胎成之后，阳精之凝，尤仗阴气护养，故胎婴在腹，与母同呼吸。”因此受孕后要注意养胎和护胎。

胎肥tāiféi 病名。出《小儿药证直诀》。小儿生下遍身肌厚，肉色通红，满月以后，渐渐消瘦，白睛粉红色，五心热，大便难，时时吐涎。多因母亲孕期过食甘肥，湿热太盛，深入胞中，以致形质虚肥。治宜清泄湿热。用大连翘饮加减。

胎风tāifēng 病证名。❶婴儿禀赋不足，感受风寒而引起的抽掣。《圣济总录》卷一百七十二：“子在胞胎，禀受不足，肝心经虚。其及始生，乳养无法，触冒外风，或因断脐，疮痂未敛，风邪一入，则令脏腑虚弱，经络不通，蕴结为热，盖风善行而数变，入营卫气血间，则令儿壮热吐哯，精神不宁，睡卧饶惊，手足抽掣，故名胎风。”治宜息风镇痉。用羚角钩藤汤加减。❷小儿初生，身皮如汤泼火伤者，为胎风（《保婴撮要》）。又名胎赤。治宜清泄热毒。母、婴内服清胃汤，外敷如意金黄散。

胎风赤烂tāifēngchìlàn 病名。《银海精微》谓本证有三：初生时血露入眼，以致眼生赤烂；胎毒所致，产后三四月，两眼红赤湿烂、眵粘四眦；乳儿眼生湿烂，甚至面部亦生疵湿疮痒。三者通号胎风赤烂。治宜清热解毒，祛风除湿。可选用小防风汤或小菊花膏丸等加减。

胎风眼弦赤tāifēngyǎnxiánchì 病名。又名风弦赤烂、胎风赤烂。新生儿或婴儿眼弦赤烂。多因胎毒或由脾胃蕴积湿热，复感风邪，风与湿相搏，结于眼弦而发，或由椒疮涩痒揉擦太过而致睑缘糜烂，胶黏。治宜祛风除湿，清热解毒，湿重用除湿汤；热毒重者，用三黄汤。

胎垢tāigòu ❶见《妇科易知录》：“虽已受孕，亦有月经依旧时下者，谓之胎垢。”即激经。详该条。❷见清代鲍相《验方新编》卷五。即鳞体。见该条。

胎寒tāihán 病证名。❶指小儿在母胎时感寒所致的证候。《诸病源候论》卷四十七：“小儿在胎时，其母将养，取冷过度，冷气入胞，伤儿肠胃，故儿生之后，冷气犹在胃肠之间。其状儿肠胃冷不能消乳哺，或腹胀，或时谷利（乳食不化样粪便），令儿颜色素吧，时啼者，是胎寒故也。”治疗以温中祛寒为主。用理中汤。❷《叶氏女科证治》卷二：“妊娠不守禁忌，纵恣口腹，过食生冷瓜果，及当风取凉，以致胎冷不安，胸腹胀痛，肠中虚鸣，四肢拘急，泄泻欲绝，名曰胎寒。宜安胎和气饮（诃子、白术、陈皮、良姜、木香、白芍、炙草、陈米、姜）。”

胎寒不安tāihánbù'ān 病证名。见《叶氏女科证治》卷二。指孕妇阳气素虚，阳虚内寒影响胎元，症见吞酸吐酸，或呕恶、胀满、泄泻，以致胎寒不安。宜温阳散寒，佐以安胎，用理阴煎（熟地、当归、炙草、干姜）为主。若脾肾两虚，或呕，或胀加茯苓；若泄泻不止去当归，加山药、扁豆、补骨脂；腰腹痛加杜仲、枸杞；腹胀滞痛加陈皮、砂仁；夹外感加柴胡。

胎寒胃冷啼tāihánwèilěngtí 病证名。出《普济方》卷三百六十一。指婴儿面白唇青，时时啼叫的证候。由于母妊娠之时，寒温失理，取凉饮冷，冷气停滞，触入胞中，致婴儿出生之后，冷伏脾胃所致。治宜温中止痛。用理中汤。

胎患内障tāihuànnèizhàng 病名。见《秘传眼科龙木论》。亦名小儿胎元内障。证见小儿“初生观物，转睛不快，至四五岁瞳人洁白，昏蒙不见，延至年高，无药可治，由胎中受热致损也”（《世医得效方》卷十六）。相当于今之先天性白内障。详“圆翳内障”条。

胎黄tāihuáng 病证名。见《幼科全书》。即胎疸。详该条。

胎急tāijí 病证名。古人对胎前发生神志方面急症的称呼。郑玉峰《郑氏女科真传》：“妊娠怔忡惊悸多睡，腹满连脐急疼，坐卧不安，胎气既成，安养五脏则可。或为喧呼心惊悸乱，皆因气厥，致令胎惊而有此症，兼筋骨伤痛，四肢不安，宜服大圣散（木香、茯苓、川芎、麦冬、黄芪、甘草、当归、姜）安胎保孕。”

胎疾tāijí 又名胎证、胎中病。指婴儿满月以内有病者（元代朱震亨《幼科全书》）。也指小儿周岁以内有病者（《幼科发挥》）。多由胎禀不足，或儿母妊娠时调摄失宜以及胎毒等引起。文献所载胎寒、胎热、胎肥、胎弱、解颅、五软等，均属胎疾范围。

胎记tāijì 即胎生青记。详该条。

胎甲tāijiǎ 妊娠的别称。《隋书·经籍志》有《六甲贯胎书》，后世有称妊娠为“身怀六甲”者。

胎瘕tāijiǎ 病证名。出《太平圣惠方》卷七十一。即脂瘕。详该条。

胎间水气tāijiānshuǐqì 病名。出《诸病源候论》卷四十一。即胎水肿满。详该条。

胎兼癥瘕tāijiānzhēngjiǎ 病证名。见《医宗金鉴·妇科心法要诀》。亦称妊娠积聚。指妇人素有癥瘕旧疾，现又怀胎，称为胎兼癥瘕。治宜软坚化癥，调和气血。宜用桂枝茯苓丸。

胎浆tāijiāng 即羊水。戴武承《女科指南集》:“养胎之水谓之胎浆。”

胎教tāijiào 古人对孕期提出的有关摄养、起居等注意事项,以达到保证孕妇身体健康,预防胎儿发育不良,及防止坠胎、小产、难产等目的。如胎前节养六条:除烦恼;禁房劳;戒生冷;慎寒温;服药饵;宜静养。有关胎教的学说,古人还认为胎儿在母体中能够受孕妇的情绪和言行所感化,所以孕妇的言动必须谨守礼仪,心情保持恬静舒畅,给胎儿以良好的影响。《大戴礼记·保傅》:“古者胎教,王后腹之七月,而就宴室。”

胎惊tāijīng 病证名。周慎斋《秘传女科》:“心神怔悸,睡梦多惊,两胁膨胀,连脐急痛,坐卧不安,气急,此名胎惊……宜服大圣散(川芎、当归、黄芪、茯苓、麦冬、木通)。”

胎惊夜啼tāijīngyètí 病证名。出《医学入门》。即夜啼之由于胎惊所致者。其症每于睡梦中惊醒,猝然肢体一弹而尖嚎作啼。夹寒则多见于下半夜,曲腰伏卧,眼目上视,手足抽掣;夹热多见于上半夜,仰身汗出,面赤身热。夹寒者,益黄散;夹热者,凉惊丸。

胎倦tāijuàn 病证名。见《郑氏女科秘传万金方》。指孕后倦怠,疲乏无力。多因孕后气血两亏,又因血聚养胎,母血益虚,以致四肢无力,遍身酸懒,羸瘦倦怠,不思饮食,精神短少,形容憔悴。宜补气养血。用八珍汤。

胎渴tāikě 病证名。见金梦石《产家要诀》。指妇女在炎夏怀孕,口渴欲饮之证。宜四物汤加黄芩、木通、陈皮。

胎枯tāikū 病名。见汪嘉谟《胎产辑萃》。即枯胎。详该条。

胎哭tāikū 病证名。见瞻甫《慈航普渡》。即子啼。详该条。

胎冷tāilěng 病证名。《胎产秘书》:“凡妊娠胎冷,腹胀两胁,虚鸣脐下,疼痛欲泻,小便频数,大便虚滑,此因胎已成形,而多食瓜果生冷之物,或当风取凉,受非时之气,致令胎冷,子身不安,皮毛刺痛,筋骨拘紧,而母有此病,急宜安胎和气饮(诃子、白术、橘红、白芍、木香、良姜、炙甘草、生姜)治之。”

胎瘢疮tāiliǎnchuāng 病名。出《医宗金鉴》卷七十六。即奶癣。详该条。

胎瘤tāiliú 病名。出《外科正宗》卷二。又名红丝瘤。多因母体蕴热更兼血瘀结滞而成。初生婴儿头部、胸乳间生局限性肿块,色紫微硬,漫肿略疼,或大或小。治宜用针刺破瘤体,后服五福化毒丹,外贴黄连膏。即血管瘤。

胎漏tāilòu 病名。见《素问病机气宜保命集》。亦名漏胎、胞漏、漏胞、漱经、胎满。❶《医学入门》:“不通而下血者为胎漏。”孕后因气血虚弱、肾虚、血热等致冲任不固,不能摄血养胎。症见阴道不时下血、量少或按月来血点滴,并无腰酸腹痛及小腹下坠等。气虚者,兼见精神萎靡,少气懒言,宜补气安胎,用举元煎加阿胶;血虚者,兼见面色淡黄、神疲乏力,宜补血安胎,用胎元饮;肾虚者,兼见头晕耳鸣,尿频,宜固肾安胎,用寿胎丸;血热者,兼见口干咽燥、心烦不宁,宜清热凉血安胎,用保阴煎。❷指激经。《三科辑要·妇科辑要》:“激经即胎漏,孕后仍行经也,此血有余,无他症不必治。”

胎漏黄水tāilòuhuángshuǐ 病证名。见《女科经纶》卷三。指妊娠后忽下黄汁如胶,或如豆汁,名为胎漏黄水。多因肝脾湿热,或风热,或因郁怒,脾胃气虚下陷所致。胎动不安者,宜黄芪、糯米,水煎服;肝脾湿热者,宜升阳除湿汤;肝脾风热者,宜加味逍遥散;肝脾郁结者,宜加味归脾汤;脾胃气虚者,宜七味白术散;脾虚下陷者,宜补中益气汤。

胎落tāiluò 病证名。即小产。《经效产宝》:“妊娠伤寒,骨节疼痛,壮热,不急治,则胎落。”

胎麻tāimá 病名。出明代汪机《痘治理辨》。即奶麻。详该条。

胎脉tāimài 见《坤元是保》。即妊娠脉。详该条。

胎满tāimǎn 病名。孟葑《仁寿镜》:“怀孕而点滴下血者,此由阴虚不足以济火,气虚不足以固血,名曰胎满。”即胎漏。详该条。

胎鸣tāimíng 病名。《明易妇产诸证医方》:“胎鸣即子啼也。”详“子啼”条。

胎逆tāinì 病证名。出明代岳甫嘉《妙一斋医学正印·种子篇》。❶指胎气上逆。❷指孕后火动胎元而喘。

胎疟tāinüè 病证名。出明代赵献可《邯郸遗稿》。即妊娠疟。详该条。

胎气tāiqì ❶指妊娠期间,养胎之气,通称为胎气,是胎儿在母体内所受的精气(《备急千金要方》)。❷妊娠水肿。《妇人良方大全》卷十五:“治妊娠面目浮虚,四肢肿如水气,名曰胎气。”❸妊娠痢疾。宋代薛轩《坤元是保》:“胎前痢疾,产后即止者,名曰胎气。”❹妊娠腹痛。明代赵献可《邯郸遗稿》:“妊娠腹痛者,名痛胎,俗名胎气。”

胎气喘息tāiqìchuǎnxī 病证名。见《叶氏女科证治》。病因孕后过食生冷,兼有风寒客于肺胃,以致肺气失宣,气机不畅。症见痰喘气急,夜卧不安。宜散寒宣肺,平喘安胎。用紫苏安胎饮(紫苏、枳实、大腹皮、桔梗、贝母、知母、当归、桑白皮、甘草、五味子、石膏)。参见“妊娠喘”条。

胎气攻心tāiqìgōngxīn 病证名。见《叶氏女科证治》。亦名孩儿攻心。病因孕后过食辛辣,热毒之物,热积胎中,以致胎儿不安,手足乱动,上冲于心。症见母多烦躁痛苦,两胁疼痛。宜清胃热,佐以安胎。用调中和气散(大黄、石膏、槟榔、枳壳、黄芩、知母、黄连、黄柏、柴胡)。

胎气上逆tāiqìshàngnì 病证名。因肾阴虚损,肝气偏盛,胎气上逆,上冲心胸。症见烦躁不安,甚则胁痛,喘急。参见“子悬”条。

胎气蕴热tāiqìyùnrè 病证名。出《普济方》卷三百六十一。指婴儿烦热,食即呕吐,眠不安席,神情躁扰,闻声即掣的证候。古人认为是由于儿在胎中,孕母多忧怒郁闷之情,又因胎气燥热,儿生艰难,母生惊悸,以致乳汁不和,令儿吮之而作。宜以调气解蕴为治。

胎前tāiqián 指受孕后至分娩前的整个怀孕时期。

胎前白带tāiqiánbáidài 病证名。见《女科秘要》卷二。即妊娠白带。详该条。

胎前鼻衄tāiqiánbínǜ 病证名。见赵献可《邯郸遗稿》。即妊娠衄血。详该条。

胎前遍身生疮tāiqiánbiànshēnshēngchuāng 病证名。《竹林寺女科秘方》:“妇人胎前遍身生疮,此症乃因受热之故,宜用首乌散(首乌、威灵仙、苦参、荆芥、胡麻、石菖蒲)。”

胎前病tāiqiánbìng 即妊娠病。详该条。

胎前赤白痢tāiqiánchìbáilì 病证名。见明代赵献可《邯郸遗稿》。即妊娠下痢。详该条。

胎前赤带tāiqiánchìdài 病证名。见《竹林寺女科秘方》。因素体阳盛，孕后过食辛辣，积热于内，以致带脉失约，任脉不固，发为带下色赤。宜清热凉血安胎。用侧柏叶、黄芩为丸，或用侧柏汤（侧柏叶、白术、丹皮、蒲黄、黄芩）。

胎前大便不通tāiqiándàbiànbùtōng 病证名。王之翰《妇科胎产百病》："胎前大便不通乃大肠火炎，胎气闭，不可用芒硝击胎，只用大黄、枳壳自通。"即妊娠大便不通。详该条。

胎前盗汗tāiqiándàohàn 病证名。《竹林寺女科秘方》："妇人胎前出盗汗不止，宜服牡蛎散治之（牡蛎、麦冬、甘草、麻黄根）。"

胎前跌损动红tāiqiándiēsǔndònghóng 病证名。指妊娠后由于跌损、损伤冲任二脉、气血失和而见阴道流血。《竹林寺女科秘方》："妇人胎前跌损动红、乃伤胎元、恶血流来不止，速急安胎止血，宜用人参安胎散治之（炒蒲黄、人参、川断、当归、炒白芍、生地、川芎、狗脊、阿胶）。若流血量多易致坠胎或小产。"

胎前动红tāiqiándònghóng 病证名。指胎动不安，阴道流血。《女科秘要》卷二："此因失跌动伤，恶血破来，如水流水止，急用胶艾汤，以止其血；再服安胎散（阿胶、人参、茯苓、当归、生地、川芎、甘草、小茴、八角茴）以护其胎。然此症孕妇形盛，而在三五日内可治，若弱而久者难治。"

胎前呃逆tāiqián'ènì 病证名。赵献可《邯郸遗稿》："胎前呃逆不已，此乃气不顺也，以紫苏饮加苏子、茯苓、半夏、姜汁治之。然亦有胎死腹中，冷气侵蒸而作呃者，宜下其胎，则呃自愈矣。"

胎前耳鸣tāiqián'ěrmíng 病证名。见《竹林寺女科秘方》。即妊娠耳鸣。详该条。

胎前发晕tāiqiánfāyūn 病证名。《竹林寺女科秘方》："胎前发晕，此症因血去荫胎，缺少神气故也，宜用八珍汤扶养神气为主治之。"

胎前寒泻tāiqiánhánxiè 病证名。见明代赵献可《邯郸遗稿》。多因孕后脾肾阳虚，或外受风寒；或内伤饮食生冷，损伤脾肾，以致肾阳不能上蒸脾土，运化失职所致。脾肾阳虚者，症见脐下作痛，肠鸣即泻，腹胀畏寒肢冷。宜温阳健脾止泻，用四神丸，或理中汤；外感风寒者，症见泄泻清稀，腹痛肠鸣，或肢体酸痛，宜祛风散寒止痛，用胃苓汤；饮食生冷所伤者，症见腹痛泻下酸臭，腹胀痞满，宜消食导滞止泻，用保和丸，或养胃汤加山楂、神曲、麦芽。

胎前恍惚tāiqiánhuǎnghū 病证名。见王之翰《女科胎产百病》。即胎前怔忡。详该条。

胎前昏迷tāiqiánhūnmí 病证名。此症多因素体虚弱，孕后血聚养胎，血不能上荣头目，以致头晕眼花，或忽然倒地。宜补益气血。用八珍汤、人参养荣汤，或结合针灸治疗。《女科秘要》卷二："胎前昏迷，忽然倒地，乃血去养胎，母无精神，承儿不住，故眼花头晕。"

胎前霍乱tāiqiánhuòluàn 病证名。出明代赵献可《邯郸遗稿》。即妊娠霍乱。详该条。

胎前焦渴tāiqiánjiāokě 病证名。见《竹林寺女科秘传》。即妊娠烦渴。详该条。

胎前脚气tāiqiánjiǎoqì 病证名。清代吴悔菴《秘传内府经验女科》："妊娠下元虚怯，寒气所淫，因寒从足起，故两脚胫肿痛，名曰脚气。宜鸡鸣散（苏叶、木瓜、广皮、吴萸、生姜、桔梗、槟榔）治之。"

胎前脚痛tāiqiánjiǎotòng 病证名。《女科秘要》卷二："此下元气血虚弱，又兼风邪，宜行气行血，服乌药顺气散（麻黄、陈皮、乌药、僵蚕、川芎、枳壳、甘草、白芷、桔梗、干姜）。"

胎前脚肿tāiqiánjiǎozhǒng 病证名。见清代曾鼎《妇科指归》。孕后气血虚弱，下元不足，湿气渗于下，症见两足微肿不痛。宜顺气养血汤（党参、陈皮、当归、首乌、川芎、炒白芍、桑皮、乌药、阿胶、炙草）。

胎前节养六条tāiqiánjiéyǎngliùtiáo 出清代唐桐园《大生要旨》。指妊娠期应注意的六个方面：一除恼怒，二禁房劳，三戒生冷，四慎寒温，五服药饵，六宜静养。

胎前精神困倦tāiqiánjīngshénkùnjuàn 病证名。《竹林寺女科秘方》："妇人胎前精神困倦、面青内兼风邪，饮食不思、贪睡，宜用四物汤则安。"

胎前咳嗽tāiqiánké · sou 病证名。见明代赵献可《邯郸遗稿》。即子嗽。详该条。

胎前痢疾tāiqiánlì · ji 病证名。明代赵献可《邯郸遗稿》："胎前痢疾，切不可用芍药汤，宜胃苓汤，此药多服，虽有阴结，亦能自消，宜倍加白术，半夏、山楂。"即妊娠下利。详该条。

胎前流血tāiqiánliúxuè 病证名。见《竹林寺女科秘方》。即妊娠下血。详该条。

胎前漏红tāiqiánlòuhóng 病证名。❶指激经。《女科秘要》卷二："有孕红来如行经，应期每月一至，此是漏也。"❷泛指妊娠期间阴道流血，称为胎前漏红。参见"胎动不安""胎前动红"条。

胎前尿血tāiqiánniàoxiě 病证名。见明代赵献可《邯郸遗稿》。即妊娠尿血。详该条。

胎前皮肤瘙痒tāiqiánpífūsàoyǎng 病证名。见王之翰《妇科胎产百病》。即妊娠身痒。详该条。

胎前气喘tāiqiánqìchuǎn 病证名。见赵献可《邯郸遗稿》。即妊娠喘。详该条。

胎前气急不得卧tāiqiánqìjíbùdéwò 病证名。《女科秘要》卷二："此乃过食生冷，兼有风寒中胃肺经，因而生痰气急。"宜紫苏安胎散（紫苏、枳实、桔梗、大腹皮、贝母、知母、当归、五味子、甘草、石膏、桑白皮）。

胎前乳肿tāiqiánrǔzhǒng 病证名。见静光禅师考定《女科秘要》卷二。即妊娠乳肿。详该条。

胎前十字真言tāiqiánshízìzhēnyán 出清代袁于江《生生宝录》。古人对孕妇提出应注意的事项，即一节"嗜欲"，二节"劳逸"，三慎"起居"，四节"饮食"，五节"见闻"。称为胎前十字真言。

胎前食泻tāiqiánshíxiè 病证名。见明代赵献可《邯郸遗稿》。指妊娠伤食作泻。多因孕后饮食不节，伤于脾胃，以致腹满嗳气，泻下酸臭。宜健脾消食导滞。用养胃汤加山楂、神曲、麦芽，或用保和丸。

胎前手足麻木tāiqiánshǒuzúmámù 病证名。明代赵献可《邯郸遗稿》："胎前手足麻木，此属血少，宜养血安胎，以八珍汤为主。"

胎前暑泻tāiqiánshǔxiè 病证名。明代赵献可《邯郸遗稿》："胎前暑泻，以胃苓汤加香薷、扁豆、煎好冷服。"即妊娠暑泻。详该条。

胎前水肿tāiqiánshuǐzhǒng 病证名。见赵献可《邯郸遗稿》。即妊娠肿胀。详该条。

胎前损身tāiqiánsǔnshēn　病证名。出凤林寺《女科秘宝》。指胎伤腹痛漏血，应按胎动不安治疗。如见面赤，口唇焦，指甲色黑者，为胎已死，可用兰石散下之（滑石粉适量，蜜半盅，麻油半盅，开水调服）。

胎前痰气多tāiqiántánqìduō　病证名。《竹林寺女科秘方》："妇人胎前痰气多者，此症因三焦火盛，故痰气盛，宜用竹沥汤（竹沥水冲服之），火降则痰消矣。"

胎前停食tāiqiántíngshí　病证名。见赵献可《邯郸遗稿》。即妊娠伤食。详该条。

胎前头风痛tāiqiántóufēngtòng　病证名。指妊娠后头痛时痛时止，常突然触发。多因痰涎风火郁遏经络，气血壅滞所致。《萧山竹林女科秘方》："妇人胎前头风痛，不可服药，恐伤其胎，宜用雄黄散（细辛、藁本、川芎、麝香、雄黄、川乌）吹入鼻内少许，其痛可止。"

胎前头痛tāiqiántóutòng　病证名。亦名妊娠头痛。见《女科秘要》卷二。多因孕后阳气虚衰，感受风邪；或因血聚养胎，阴虚阳亢，及血虚等因而致头痛。感受风邪者，兼见发热，头痛连及项背，宜疏风止痛，用川芎茶调散；阴虚阳亢者，兼见头胀而热，烦躁易怒，甚则耳鸣，宜平肝潜阳，方用天麻钩藤饮；若无外感风邪，或阴虚阳亢而常苦头痛者，为血虚，其症多心烦不宁，面色不华，午后痛甚，治宜养血息风止痛，用四物汤加蔓荆子、菊花、甘草。

胎前吐血tāiqiántùxiě　病证名。《竹林寺女科秘方》："妇人胎前吐血气紧，日夜不得安卧，宜服紫菀汤治之。"即妊娠吐血。详该条。

胎前吞酸tāiqiántūnsuān　病证名。亦名妊娠吐酸。见明代赵献可《邯郸遗稿》。吞酸多因脾虚肝旺，伤于饮食，不得传化。有寒热之分：寒者，由脾胃不和，饮食太过，胃脘填塞，脾气不运而致，宜温养脾胃，用六君子汤加吴萸；热者，由于肝气郁滞，化热犯胃所致，宜泻肝清热，用左金丸。

胎前胃痛tāiqiánwèitòng　病证名。《妇科指归》："胎前胃痛不能忍者，多因肝气不调，胎气不顺，只可轻轻为之止痛。用乌梅一个煎汤，摩干佛手五六分，服二三次。"

胎前消渴tāiqiánxiāokě　病证名。亦名妊娠消渴。《妇科胎产百病》："胎前消渴是三焦火盛，四物汤加生地、黄柏立效。"

胎前小便闭tāiqiánxiǎobiànbì　病证名。见《凤林寺女科秘传》。即妊娠小便不通。详该条。

胎前胁痛tāiqiánxiétòng　病证名。见明代赵献可《邯郸遗稿》。即妊娠胁痛。详该条。

胎前泄泻tāiqiánxièxiè　病证名。见《竹林寺女科秘方》。即妊娠泄泻。详该条。

胎前心痛tāiqiánxīntòng　病证名。见明代赵献可《邯郸遗稿》。即妊娠心痛。详该条。

胎前虚热tāiqiánxūrè　病证名。见《竹林寺女科秘方》。即初孕大热。详该条。

胎前眼泪不止tāiqiányǎnlèibùzhǐ　病证名。《古墨九方》："胎前眼泪不止，口鼻涕流，服四物汤或艾叶生姜煎汤。"

胎前咽干痛tāiqiányāngāntòng　病证名。见王之翰《妇科胎产百病》。即妊娠咽痛。详该条。

胎前腰痛tāiqiányāotòng　病证名。见明代赵献可《邯郸遗稿》。即妊娠腰痛。详该条。

胎前阴户痒tāiqiányīnhùyǎng　病证名。见王之翰《妇科胎产百病》。即妊娠阴痒。详该条。

胎前阴门肿tāiqiányīnménzhǒng　病证名。见《女科秘要》卷二。亦名妊娠阴肿。此症多发生在妊娠后半期，多因脾肾阳虚，温化健运失职，水湿下注，而致外阴浮肿。宜温阳健脾。用安胎顺血散（诃子，水煎温服）；外用地肤子、艾叶、防风、透骨草、荆芥、川椒、黄瓜皮，熏洗。参见"子肿"条。

胎前阴痒tāiqiányīnyǎng　病证名。见《女科指归》。即妊娠阴痒。详该条。

胎前用药三禁tāiqiányòngyàosānjìn　古人对胎前用药提出的禁忌。指不可过于发汗、攻下、利小便，将此列为三禁，以免损伤胃气及胎元。因过汗亡阳伤气，过下亡阴伤血，过利小便损伤津液。临证时应根据病情灵活掌握。

胎前谵语tāiqiánzhānyǔ　病证名。见明代赵献可《邯郸遗稿》。即妊娠谵语。详该条。

胎前怔忡tāiqiánzhēngchōng　病证名。见《女科秘要》卷二。亦名胎前恍惚。病因平素气血虚弱，孕后愈虚，心血不足，心神失养，则常发生心神恍惚，惊悸怔忡，遍身烦热等。宜补益气血，养神安神为主。若惊悸不安，夜卧不宁者，宜大圣散（川芎、黄芪、当归、木香、人参、甘草、茯苓、麦冬）；若血少神虚，心神不宁者，宜养荣汤（枣仁、远志、黄芪、柏子仁、当归、茯神、白芍、紫石英、木香、甘草）；若心气虚，而神不安者，宜定志丸（人参、远志、蒲黄、茯苓）；若火盛者，宜安神丸（黄连、生地、当归、炙草、辰砂）。

胎前诸症tāiqiánzhūzhèng　出《医宗金鉴·妇科心法要诀》。指妊娠后出现各种疾病的总称。如恶阻、胞阻、子肿、子气、子满、皱脚、脆脚、子嗽、子烦、子悬、子痫、子淋、转胞、胎漏、胎动不安、小产、堕胎、惯堕胎、子喑、孕悲、子死腹中、胎不长等。其他如兼患伤寒、伤食、疟疾、痢疾、霍乱、感冒、中恶、中暑、泄泻、妊娠疹、妊娠痘等。虽均为妊娠诸病，应随证治疗，兼注意护胎。

胎怯tāiqiè　病名。出《小儿药证直诀》。又名胎瘦、胎弱。❶为小儿胎禀不足，气血虚弱的泛称。症见生后皮肤脆薄，毛发不生，形寒肢冷，面无血色，肌肉消瘦，筋骨不利，腰膝酸软等。治宜补益气血，滋养肝肾。用十全大补汤、六味地黄汤之类。❷指五软证（《古今医统》）。

胎热tāirè　病名。❶出《小儿药证直诀》。指小儿在母胎时感热所致的证候。前人认为多由孕母恣食辛热炙煿之物，或患热病失于清解，使儿受之，生后目闭面赤，眼胞浮肿，烦啼不已，溺赤粪稠。治宜清热解毒。用大连翘饮或清胃散。❷指临产两目失明。《叶氏女科证治》卷二："妊娠将临月，两目失明，不见灯火，头痛眩晕，腮颔肿不能转侧，此肝经热毒上攻，由过食炙煿火酒辛辣等物，或曰胎热。"宜天冬饮（天冬、知母、茯苓、羌活、人参、防风、五味子、茺蔚子）。

胎热不安tāirèbù'ān　病证名。见《叶氏女科证治》卷二。指孕妇因热而致胎动不安。多因素体阳盛，嗜食辛辣，感受热邪；或肝郁化热，复加孕后血聚养胎，阴虚阳盛，热扰冲任，出现或热、或烦、或渴、或燥、或漏血尿赤，以致胎动不安。宜养阴清热安胎。用保阴煎。若小便赤热，或怒火动血者，加栀子；潮热加地骨皮；肺热多汗加麦门冬、枣仁；血热甚加黄连。

胎热丹毒tāirèdāndú 病证名。出《外科大成》卷四。又名胎毒发丹、赤游风。小儿丹毒之一，系因胎毒内伏，与血相搏而风乘之，或常穿烘衣，或母乳内热助邪所致。初发赤肿光亮。发于头面、四肢，或延及胸腹，色赤游走不定。由腹、背传四肢者顺，若由四肢传入腹、背及阴囊者逆。初宜升麻葛根汤表之，次用驱风散清之，甚者服大连翘饮，如腹胀不乳，为毒气入里，应用紫雪散。外治见“丹毒”条。

胎热伏心啼tāirèfúxīntí 病证名。出《普济方》卷三百六十一。指婴儿惊啼，面赤唇红的证候。由于妊母恣食辛酸，多味炙煿热气熏蒸，传入胎中，以致胎受其气，伏于心经，出生后因风邪暴伤而诱发。治宜清热宁心，用导赤散加黄连、蝉蜕。

胎弱tāiruò 出《小儿药证直诀》。即胎怯。详该条。

胎弱症tāiruòzhèng 病名。即胎萎不长。详该条。

胎疝tāishàn 病证名。❶指先天禀赋不足，使儿生下，即少腹下部结硬疼痛（见《医宗金鉴·幼科杂病心法要诀》）。宜以行气止痛为治，用五磨饮子、金铃子散之类。❷指即睾丸肿大，久而不愈者。

胎上逼心tāishàngbīxīn 病名。见《女科辑要》。即子悬。详该条。

胎生tāishēng 胚胎在母体内发育，直至出生为止的过程。

胎生青记tāishēngqīngjì 婴儿出生时，往往在骶骨部、臀部、四肢或头部，出现大小不等、形态不规则的青色斑块，俗名青记，或胎记。可于儿童期渐渐消失于无形，但亦有终身遗留者，不需治疗。

胎实不安tāishíbù'ān 病证名。指因邪气盛实所致的胎动不安。《叶氏女科证治》卷二：“胎实而不安者，惟其素本不虚，而或多郁滞者有之，治宜开之导之，若呕吐不止者，参橘汤（人参、陈皮、麦冬、白术、厚朴、茯苓、炙甘草、淡竹叶、姜），停痰加枳壳、半夏；食滞胀满者，小和中饮（陈皮、茯苓、厚朴、山楂、扁豆、甘草、姜）；呕吐加半夏，胀加砂仁；肝气滞逆胀满者，解肝煎（陈皮、半夏、厚朴、茯苓、苏叶、白芍、砂仁、姜）；怒动肝火者，化肝煎（青皮、陈皮、白芍、丹皮、栀子、泽泻、贝母）；脾肺气滞上攻作痛者，紫苏饮（大腹皮、川芎、白芍、陈皮、苏叶、当归、人参、甘草、姜、葱白）；气滞兼痰者，四七汤（半夏、茯苓、苏叶、厚朴、姜）；气滞兼火者，枳壳汤（枳壳、黄芩、白术）气滞加陈皮、茯苓。

胎食tāishí 气功术语。即把舌下的唾液咽下。

胎水tāishuǐ ❶指羊水，即养胎之水。❷指妊娠肿满。《三因极一病证方论》：“妊娠亦有身肿满，心腹急胀者，名曰胎水。”

T

胎水不利tāishuǐbùlì 病证名。单南山《胎产指南》：“孕妇胸腹满胀便秘，遍身浮肿，名曰胎水不利，宜服鲤鱼汤。”参见“胎水肿满”条。

胎水肿满tāishuǐzhǒngmǎn 病名。出《妇人良方大全》卷十五。亦名胎水、胎间水气。指妇女妊娠五六个月后，因脾气虚弱，运化失常，胞中蓄水，泛溢周身，以致遍身肿满，腹大异常，胸膈满闷，甚则喘不得卧的病证。相当于羊水过多症。宜健脾行水。用茯苓导水汤。腹大异常者，用千金鲤鱼汤（鲤鱼、白术、生姜、芍药、当归、茯苓）。此症宜早治，因胎水过多，胎儿可能发生手足软短，形体残疾等畸形，或子死腹中。

胎死不下tāisǐbùxià 病名。即死胎不下。详该条。

胎死腹中tāisǐfùzhōng 病名。见《备急千金要方》卷二。即子死腹中。详该条。

胎嗽tāisòu 病证名。出《幼科发挥》。即百内嗽。详该条。

胎溻皮疮tāitāpíchuāng 病名。指初生儿有肉无皮的一种病证。见《外科启玄》卷八。又名溻皮疮。由孕母过食五辛炙煿等物，或父母患梅毒传染胎儿所致。症见患儿表皮呈片状脱落，肉色红润，如汤烫状，逐渐扩大，向四周迅速蔓延，甚则大部分皮脱或遍体无皮。治宜清热解毒。内服三黄散加减，外搽玉粉散。类似先天梅毒。

胎痛tāitòng 病证名。指妊娠腹痛。《资生集》引薛立斋：“妊娠腹中不时作痛，或小腹重坠，名胎痛，用内补丸。”

胎萎不长tāiwěibùzhǎng 病名。亦称胎不长、胎不长养、荫胎、卧胎、妊娠胎萎燥、胎弱症。指妊娠至5～6个月时，其腹形明显小于正常妊娠月份，胎儿存活而生长迟缓者。多因血寒、气血虚弱，血热所致。若素体阳虚或孕后过食寒凉之品，戕伐阳气，致血寒宫冷、阴盛阳衰、胎失温养。症见形寒怕冷，喜温畏凉，腰腹冷痛，四肢不温，呕吐清涎。治宜养血温胞。方用长胎白术丸（《叶氏女科证治》：炙白术、川芎、川椒、干地黄、阿胶、牡蛎、茯苓）。若素有宿疾，气血暗耗，或胎漏下血日久，血不养胎，或脾胃虚弱，化源不足，胎失所养。症见身体羸瘦，面色萎黄或白，头晕短气，疲倦懒言。治宜益气补血养胎。方用八珍汤。若平素肝气较盛，忧郁易怒，肝郁化火，则血内蕴热而真阴耗损，致胎不长养。症见烦躁不安，潮热盗汗，夜寐梦多，口干或渴，五心烦热，小便频数而赤，大便干结。治宜清热凉血安胎。方用固胎煎（《景岳全书》：黄芩、白术、芍药、阿胶、当归、陈皮、砂仁）或凉胎饮（《景岳全书》：生地、黄芩、芍药、甘草、茯苓、当归、枳壳）。本病应与胎死不下鉴别。

胎息tāixī ❶气功术语。原为道士修炼方法之一。古人认为，掌握了这种方法可以不用口鼻呼吸，好像胎儿在胎胞中的呼吸一样（据《抱朴子》），故名。近代又称胎息为丹田呼吸法或脐呼吸法。练功时要求意守中丹田。吸气时，意想气自丹田吸入，自觉有气自丹田向内收合。吸气后稍作停留，随后将气呼出。呼气时，意想气自丹田呼出，稍停再复如前吸气。❷指胎气，《医学正传》卷之一：“盖胎孕全仗气血培养，气血既亏则胎息羸弱。”

胎痫tāixián 病证名。胎中受惊引起的一种痫证。元代曾世荣《活幼心书》：“胎痫者，因未产前，腹中被惊……或母为七情所伤，致伤胎气，儿生百日内是也。其症频频作搐，身热面青手足抽掣，牙关紧闭，腰直身僵，睛斜目闭，多啼不乳。宜先服断痫丸（方见“寒痫”条），后以六味地黄汤以滋其化源。”

胎虚不安tāixūbù'ān 病证名。见《叶氏女科证治》卷二。指孕妇素体虚弱，孕后气血不足，而致胎虚不安。宜补脾益气，养血安胎。以胎元饮为主。若心气虚者，症见烦躁，心悸失眠，用归脾汤；若肝肾阴虚者，症见急躁易怒，头痛眩晕耳鸣，腰膝酸软，宜调补肝肾，用左归饮，或固阴煎；若脾肾阳虚，症见腹胀，肠鸣泄泻，倦怠畏寒，带下清稀，肢冷，宜温阳健脾，养血安胎，用秘元煎，或菟丝煎；若气血俱虚者，宜补气养血，用八珍汤，或十全大补汤。

胎癣tāixuǎn 病名。出《外科证治全书》卷四。即奶癣。

详该条。

胎养tāiyǎng 见明代万全《婴儿家秘》。即养胎。详该条。

胎液tāiyè 滋养胎儿的液体。《婴童百问·初诞》："婴童在胎，禀阴阳五行之气以生成，五脏六腑，百骸之体悉具，必借胎液以滋养之。受气既足，自然分娩。"

胎衣tāiyī 见《妇人良方大全》卷十七。即胞衣。详该条。

胎衣不出tāiyībùchū 病名。见《经效产宝》。即胞衣不下。详该条。

胎衣不下tāiyībùxià 病名。见《卫生家宝产科备要》。即胞衣不下。详该条。

胎喑tāiyīn 中医古籍作"胎瘖"。病名。见《续名医类案》卷十八。即子喑。详该条。

胎瘖tāiyīn 病名。即胎喑。详该条。

胎婴tāiyīng 即胎儿。详该条。

胎瘐tāiyǔ 出《幼科全书》。即胎怯。详该条。

胎元tāiyuán ❶胎的别称。❷指母体中培育胎儿生长发育的元气。如胎元不足，可致早产、小产等症。❸指胎盘。《证治准绳·胎元散方》："用胎元一具，焙干为末，加麝香小许，治痘疮气血俱虚不起发。"

胎元饮tāiyuányǐn 《景岳全书·新方八阵》卷五十一方。人参适量，当归、杜仲、芍药各二钱，熟地黄二至三钱，白术一钱半，炙甘草一钱，陈皮七分（无滞者不用）。水煎，食远服，或间日、或二至三日服一次。功能补肾固胎。治妇人冲任失守，胎元不固等症。若下元不固而多遗浊者，加山药、补骨脂、五味子；气分虚甚，倍白术，加黄芪；虚而兼寒多呕者，加炮姜七分至二钱；虚而兼热者，加黄芩一钱五分，或加生地黄二钱，去杜仲；阴虚小腹疼痛，加枸杞子二钱；多怒气逆者，加香附或砂仁；因有所触而动血者，加续断、阿胶各一至二钱；呕吐不止，加半夏一至二钱，生姜三至五片。

胎蒸tāizhēng 病证名。《女科秘旨》卷四："面肿色赤，口苦咽干，日晡寒热，日渐羸瘦，胎气不见升动，用银柴胡、胡黄连各一钱，煎服。"

胎证tāizhèng 出明代薛铠《保婴撮要》。即胎热、胎寒、胎黄、胎肥的总称。详各条。

胎中病tāizhōngbìng 即胎疾。详该条。

胎中热毒tāizhōngrèdú 先天的致病因素之一。见《简明医彀》卷六。因婴儿在胎受自母体，热邪蕴积成毒。出生后即口舌生疮，遍身痱赖，游风丹毒，疮疡疥癣。宜化毒丹（玄参、桔梗、茯苓、青黛、甘草、牙硝）为末蜜丸，薄荷泡汤调化，抹儿口内上腭，汤化下。

胎肿tāizhǒng 病名。郑玉峰《济阴要旨》："女人胎肿，乃有孕而手足或头面，通身浮肿是也。"参见"子肿""子满""胎水肿满"条。

胎自堕tāizìduò 病证名。见《丹溪心法》。多因孕妇气血虚损，胎失滋养；或血热燔灼，胎有所伤；或肾虚胎失所系，冲任不固，不能摄血养胎，以致其胎自堕。参见"先兆流产""胎动不安"条。

苔垢tāigòu ❶即舌苔。❷舌苔混杂污垢。多见于宿食不化或湿浊内停。

苔滑tāihuá 指舌苔润滑。是有津液之象，热病苔滑，是里热未结；舌淡而苔白滑或灰滑，是阴寒凝滞，或痰湿内阻。《伤寒论·太阳病篇下》："脏结无阳证，不往来寒热，其人反静，舌上苔滑者，不可攻也。"

苔润tāirùn 指舌苔润湿。温热病如见舌苔湿润，表示津液未伤；但须注意热入营血时，由于阳邪蒸动阴气，舌苔亦有反见润者。

苔色tāisè 舌苔的颜色，包括白、黄、灰、黑4种，比较少见的还有绿苔和霉酱苔。

苔质tāizhì 舌苔的形质，包括厚薄、润燥、滑涩、糙黏、腐腻、瓣晕、偏全、剥落、化退消长、真假等内容。

台党参táidǎngshēn 中药材。见《药材资料汇编》。为党参之药材名，详该条。

台湾柳táiwānliǔ 中药材。见《南方主要有毒植物》。为黄花夹竹桃之别名，详该条。

台乌药táiwūyào 中药材。见《中国药学大辞典》。为乌药之处方名，详"乌药"条。

苔菜táicài 中药材。❶见明代姚可成《食物本草》。为干苔之别名。❷见《本草图经》。为紫堇之别名。详各条。

苔条táitiáo 中药材。见《中国药用海洋生物》。为干苔之别名，详"干苔"条。

能tái 古通态。形态，症状。《素问·阴阳应象大论》："病之形能。"《素问·厥论》："愿闻六经脉之厥状病能也。"《素问》有《病能论》。另见"能 nài""能 néng"条。

太白tàibái 经穴名。代号SP3。出《灵枢·本输》。属足太阴脾经。输（土）、原穴。位于足内侧第一跖骨小头后缘，赤白肉际处。布有隐神经与腓浅神经分支，足背静脉网，足底内侧动脉及跗内侧动脉的分支。主治胃痛，腹胀，呕吐，呃逆，肠鸣，泄泻，痢疾，便秘，脚气，痔漏等。直刺0.5～0.8寸。艾炷灸1～3壮；或艾条灸3～5分钟。

太白黄连tàibáihuánglián 中药材。见《陕西中草药》。为黄三七之别名，详该条。

太白散tàibáisǎn ❶《杨氏家藏方》卷十四方。炮附子（去皮脐）、炮草乌（去皮脐）、炮天南星、藿香、人参、当归各一两，水银、麝香各一钱，锡（与水银作砂子，一方不用）一钱半。为细末，每服半钱，温酒灌下，不拘时服。治破伤风欲死，虽然口噤，但心腹尚暖者。❷见《解围元薮》卷四。即消毒丹，见该条。❸见《伤寒直格》。即益元散，见该条。

太白参tàibáishēn 中药材。见《陕西中草药》。又名太白洋参、黑洋参。为玄参科植物大卫马先蒿 Pedicularis davidii Franch. 或美观马先蒿 P. decora Franch. 等的根。主产于陕西。甘、微苦，温。滋阴补肾，益气健脾。治体弱不思饮食，肾虚眩晕，骨蒸潮热，关节疼痛。煎服：9～15g。本品含生物碱、酚类、有机酸、皂苷等。

太白石tàibáishí 中药材。出《名医别录》。为礜石之别名，详该条。

太白树tàibáishù 中药材。见《陕西中草药》。为石蕊之别名，详该条。

太白洋参tàibáiyángshēn 中药材。见《陕西中草药》。即太白参，详该条。

太仓tàicāng ❶指胃。《灵枢·胀论》："胃者，太仓也。"以其容纳水谷，故名。❷经穴别名。《灵枢·根结》载："太阴根于隐白，结于太仓。"后《针灸甲乙经》等书列作中脘穴之别名，见该条。

太仓公tàicānggōng 见"淳于意"条。

太仓丸tàicāngwán 《证治准绳·女科》卷三方。白豆蔻、砂仁各二两，丁香一两，陈仓米（土炒）一升。为细末，姜汁为丸，梧桐子大，每服六十至七十丸，生姜煎汤送下。治脾胃虚弱，不进饮食，及反胃呕吐。

太冲tàichōng 经穴名，代号 LR3。出《灵枢·本输》。属足厥阴肝经。输（土）、原穴。位于足背第一、二跖骨结合部前方凹陷处。布有腓深神经的分支，并有足背静脉网及第一跖骨背动脉通过。主治头痛，眩晕，失眠，癫痫，目赤肿痛，胁肋胀痛，黄疸，疝气，遗溺、尿闭，遗精，崩漏，闭经，滞产，小儿惊风，脚软无力，以及肝炎、高血压、精神分裂症等。直刺 0.5～1 寸。艾炷灸3～5 壮；或艾条灸5～10 分钟。

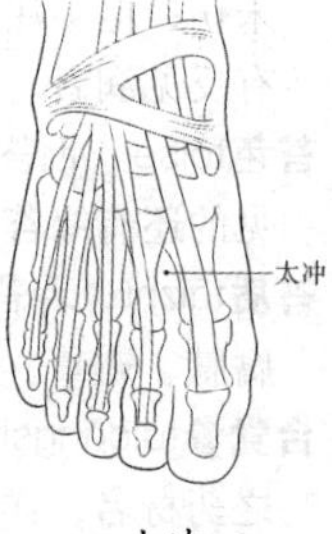

太冲

太冲脉tàichōngmài 冲脉的别称。有充养女子的月经和胞胎的功能。《素问·上古天真论》："女子七岁肾气盛，齿更，发长；二七而天癸至，任脉通，太冲脉盛，月事以时下，故有子。"参见"冲脉"条。

太刺tàicì 出《针灸甲乙经》注。即大泻刺，见该条。

太蔟tàicù 六律中的六阳律之一。详"六律"条。

太宫tàigōng 运气学说术语。出《素问·六元正纪大论》。按五音建运理论，宫代表土运，故太过之土运称为太宫。

太和丸tàihéwán 《万病回春》卷二方。人参、木香各五钱，白术（土炒）四两，茯苓、炒神曲、炒麦芽各一两半，陈皮、枳实（面炒）、黄连（姜汁炒）、当归（酒洗）、山楂肉（蒸）、白芍药（酒炒）各一两，半夏（面炒）二两二钱，香附（童便炒）二两，龙眼肉、白豆蔻仁各一两三钱，炙甘草七钱。为细末，荷叶一片煎汤。打陈仓米糊为丸，梧桐子大，每服百丸，陈仓米煎汤送下。功能补气生血，健脾养胃，开胸快膈，清郁化痰，消食顺气。治元气虚弱，不思饮食，肌体羸瘦，四肢无力，面色萎黄。

太极tàijí 易学术语。《易·系辞上》："易有太极，是生两仪。"太极指原始混沌之气，由此气运动而分阴阳，由阴阳而生四时，进而出现天、地、雷、风、水、火、山、泽等8 种自然物质或现象，推衍为宇宙万事万物。

太极功tàijígōng 气功功法。以太极命名的22 节动功。由马礼堂创编。具有健身强脑，修残补缺，扶正祛邪等功效。功法包括无极式、太极式、两仪式、左棚式、右棚式、捋式、挤式、按式、单鞭式、云手式、搂膝拗步式、玉女穿梭式、打虎式、弯弓射虎式、饿虎扑食式、野马分鬃式、倒撵猴式、双峰贯耳式、撇身捶式、搬拦捶式、蹬脚式、收式等。

太极黑铅膏tàijíhēiqiāngāo 《外科真诠》方。锅煤一两，松香（童便淬三次）、杏仁、青黛各七钱，铅粉一两半，铜绿三钱，乳香（去油）、没药（去油）各五钱，冰片、麝香各一钱。为末，烛油调膏，敷患处。治久年烂脚，小儿头疮及汤火疮毒。

T

太极磨子手tàijímó·zishǒu 推拿手法。见杜自明《中医正骨经验概述》。将肩关节作左右旋转滚动的动作。适用于肩部寒凝气聚等证。

太极内功tàijínèigōng 气功功法。以太极命名、动静结合的功法。方法：姿势有静练式、动练式、活练式；意守有意守会阴法、涌泉法、命门法、关元法、印堂法、命门涌泉连线法、解溪法；呼吸有自然呼吸法、导引运气法、抓闭呼吸法、喉头呼吸法、内转呼吸法、沉气呼吸法。以上各法既要结合起来锻炼，又需分级、分步，由浅入深。一般认为，本功法具有却病、保健、强身和增强技击能力等功效，对慢性病如高血压、神经衰弱、阳痿、早泄、遗精等有一定的疗效。

太极拳tàijíquán 中国民间流传的一种卓有成效的保健拳法。原为技击，据说来自明代戚继光根据民间拳术总结出来的拳经三十二式。近代太极拳按流派可分为5 类：陈氏太极拳、杨氏太极拳、吴氏太极拳、武氏太极拳和孙氏太极拳，各有特点。现在国家体委根据流行最广的杨氏太极拳改编成简化太极拳和八十八式太极拳。该拳法的特点是运动柔软、放松，适合于老弱者的健身。它对于慢性疾患如高血压、心脏病和慢性气管炎等都有较好的防治效果。

太极丸tàijíwán ❶《验方汇辑》卷十方。天竺黄、胆南星各15g，大黄（酒浸）6g，僵蚕 9g，麝香 0.9g，冰片 0.6g。为细末，炼蜜为丸，芡实大，朱砂为衣，每服一丸，生姜煎汤化下。治小儿时疫，发热昏沉作搐者。❷见《伤寒瘟疫条辨》卷四。即升降散作蜜丸。治证同。见"升降散"条。

太极子tàijízǐ 见《中药形性经验鉴别法》。为马槟榔之别名，详该条。

太角tàijué 运气学说术语。出《素问·六元正纪大论》。按五音建运理论，角代表木运，故太过之木运称为太角。

太陵tàilíng 见"大陵"条。

太平膏tàipínggāo 《类证活人书》卷六方。紫菀、款冬花、杏仁霜各三两，知母、川贝母、茜根、薄荷末各二两，百药煎、粉草、海粉（飞净）各一两，诃子肉、儿茶各五钱。研极细末，炼白蜜和药，不拘时噙化。治火烁肺金，气失清化，致干咳烦嗽，痰红咯血，呕血吐血，咽痛喉哑，喉痹，梅核，肺痿等。

太平惠民和剂局方tàipínghuìmínhéjìjúfāng 医方著作。一名《和剂局方》。10 卷。宋代太医局编。初刊于 1078 年以后。本书是宋代太医局所属药局的一种成药处方配本。宋代曾多次增补修订刊行，而书名、卷数也有多次调整。最早曾名《太医局方》。1107 年前后陈师文等重新修订，又先后改名为《和剂局方》和《太平惠民和剂局方》。卷数也有5 卷本、10 卷本不一。现存通行本将成药方剂分为诸风、伤寒、一切气、痰饮、诸虚、痼冷、积热、泻痢、眼目疾、咽喉口齿、杂病、疮肿、伤折、妇人诸疾及小儿诸疾共14 门，788 方。均系收录民间常用的有效中药方剂，记述了其主治、配伍及具体修制法，是一部流传较广、影响较大的临床方书。有的刊本在书末附有陈师文等撰《图经本草药性总论》（为本草提要性质的著作）和许洪撰《用药总论指南》（为药物总论性质的著作）各3 卷。1949 年后有排印本。

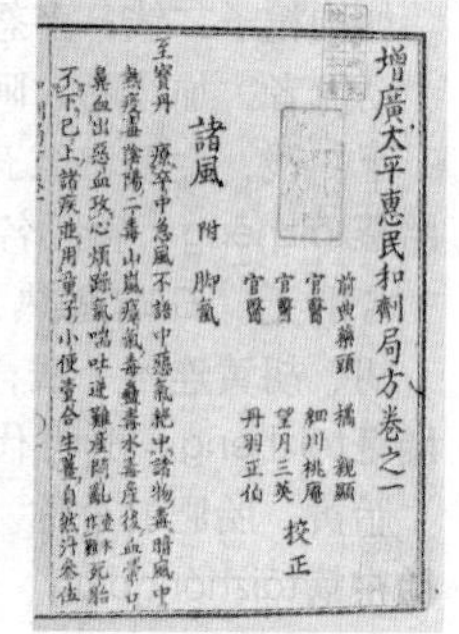
增廣太平惠民和劑局方卷之一

諸風 附脚氣

太平惠民和剂局方

太平惠民局tàipínghuìmínjú 宋代官方设立的专门经营药品的机构名称。始建时名"卖药所"，1103 年改为此名。1114 年又更名为"医药惠民局"。

太平圣惠方tàipíngshènghuìfāng 方书。简称《圣惠方》。100 卷。刊于992 年。本书系北宋翰林医官院王怀隐等人在广泛收集民间效方的基础上，吸取了北宋以前的各种方

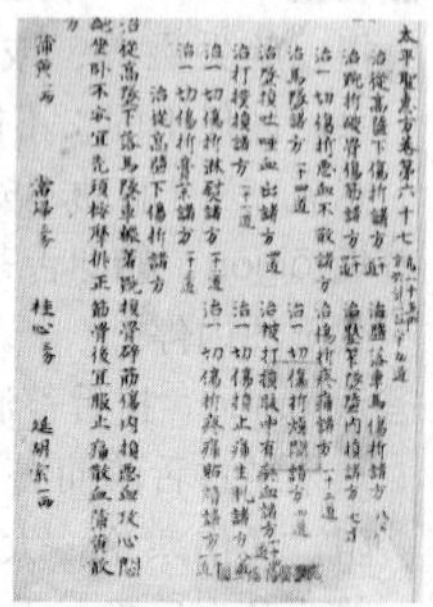
太平圣惠方

书的有关内容集体编写而成。卷一至卷二主论诊法及处方用药法；卷三至卷七分论五脏诸病；卷八至卷十四，伤寒；卷十五至卷五十九论述内科杂病（包括眼目、口齿、咽喉）；卷六十至卷六十八，外科病；卷九十六至卷九十五，妇人病；卷八十二至卷九十三，小儿病；卷九十四至卷九十五，服食及丹药；卷九十六至九十八，食疗及补益方；卷九十九，针经十二人形图；卷一百，明堂灸经及小儿灸经。所辑方剂达16000余首，并保存了一些古典医籍的佚文。本书系总结公元10世纪以前的大型临床方书，不仅有其重要的历史意义，且具有一定的临床研究参考价值。但本书选材不够精练，兼有某些迷信的记述。1949年后有排印本。

太平丸tàipíngwán ❶《十药神书》方。又名宁嗽金丹。天冬、麦冬、知母、贝母、款冬花各二两，杏仁、当归、熟地黄、生地黄、黄连、阿胶珠各一两五钱，蒲黄、京墨、桔梗、薄荷各一两，白蜜四两，麝香少许。为细末，用银石器先下白蜜，炼熟后下诸药，搅匀再上火，入麝香略熬二沸，作丸，弹子大，每服一丸，食后薄荷煎汤化下，日三次；临卧时如痰盛，先服饴糖拌沉香消化丸，然后再服本药。功能清热润肺，化痰止血。治久嗽肺痿、肺痈。❷《景岳全书·新方八阵》卷五十一方。陈皮、厚朴、木香、乌药、白芥子、草豆蔻、三棱、煨莪术、干姜、炒皂角、泽泻各三钱。为细末，另用巴豆（开水泡去心、膜）一钱，微火煮后捞出研末，并加此汤与前药同研匀，蒸饼糊为丸，绿豆大，每服三至五分，甚者一钱，若治食积白水送下；妇人血气痛，红花或当归煎汤送下；气痛，陈皮煎汤送下；疝气，小茴香煎汤送下；寒气，生姜煎汤送下；欲泻者，用生姜汤乘热下一钱，未利再服，利多不止饮冷水一至二口即止。治胸腹疼痛胀满及食积，气积，血积，气疝，血疝，邪实秘滞痛极等。

太平御览·养生tàipíngyùlǎn yǎngshēng 养生著作。系宋代李昉等编《太平御览》中的一部分，共2卷。二卷分列：一在道部十，卷六百六十八；一在方术部一，卷七百二十。前者摘自道家诸书；后者摘自儒家诸子书、养生书及博物书等。

太清导引养生经tàiqīngdǎoyǐnyǎngshēngjīng 养生著作。1卷。撰者不详。《通志·艺文略》著录，北宋初《云笈七签》已收载，当为宋以前作品。全书以论述行气导引动功为主，介绍了许多功法，如赤松子导引法，赤松子坐引法，宁先生导引法，王子齐八神导引法，虾蟆、龟鳖、雁、龙行气法，噏月精法，彭祖谷仙卧引法，导引服思法等，可供研究古代气功功法时参考。

太清调气法tàiqīngtiáoqìfǎ 气功功法。通过吐纳以引动“内气”运行，增强生理功能的一种静功锻炼方法。见于明代《道藏·太清调气经》。其功法为：在闲暇时，取静室无人处，散发、宽衣、覆被、正身仰卧，舒展两手，即行调气，以鼻吸气，以口吐气。凡吸后觉闷即吐气，勿使喘息。初行调气时十次可止，以后可逐渐增至四五十次或更多。以关节通、毛孔开，遍身润汗出为度，得汗后，将息良久，乃起床于无风处徐徐散步。行本法时，不拘时间，不需握固，有便即可锻炼。

太清调气经tàiqīngtiáoqìjīng 养生著作。撰者不详，约为唐代作品。本书专述调气、行气、服气、胎息等以呼吸锻炼为主的功法，除委气法、闭气法外，还介绍了调气、练气的经验。

太泉tàiquán 经穴别名。出《针灸聚英》。即太渊，见该条。

太商tàishāng 运气学说术语。出《素问·六元正纪大论》。按五音建运理论，商代表金运，故太过的金运称为太商。

太上老君养生诀tàishànglǎojūnyǎngshēngjué 养生著作。原题华佗授广陵吴普，当系后人托名者。全书分五禽、服气吐纳、养生真诀、服气诀等5个部分。内容有五禽戏、六字气诀、存想闭气等。据考，五禽戏法同《养性延命录》，服气存想法同《备急千金要方》。

太少相生tàishàoxiāngshēng 运气学说术语。见《类经图翼》。太，指五音建运中太过之运，如太羽、太商等；少，指五音建运中不及之运，如少宫、少角等。太少相生指一年中五个主运系按太少相生的规律排列，即“太角→少徵→太宫→少商→太羽”或“少角→太徵→少宫→太商→少羽”两种排列方式中之一种。至于应该采取哪一种排列方式，则由“五步推运”决定，参见该条。

太素膏tàisùgāo 《医宗说约》卷五方。轻粉三钱，冰片五分。为细末，用猪脊髓调匀摊贴患处，同服十全大补汤。治疮久不收口，元气虚极者。

太素脉法tàisùmàifǎ 诊法著作。《读书敏求记》称：“唐末有樵者，于其石室石函中得此书。”《四库全书总目》记载：“《太素脉法》一卷，不著撰人名氏，其书以诊脉辨人贵贱吉凶……其说荒诞，盖术者所依托。”并认为太素脉“兴于北宋”，故当属北宋以后的作品，已佚。

太素脉考tàisùmàikǎo 诊法著作。见“太素脉秘诀”条。

太素脉秘诀tàisùmàimìjué 诊法著作。2卷。明代张太素撰。撰年不详。此书论脉，除诊病外，宣扬人之智愚贵贱、寿夭穷通均能从脉象中反映出来，具有明显唯心主义色彩。现有《珍本医书集成》本，前附董志仁《太素脉考》。

太息tàixī 症名。即叹气。以呼气为主的深呼吸。正常人的呼吸中，一呼一吸称为一息，一息脉动四次，三息之后有一次深呼吸，脉五动，脉诊上称为“闰以太息”。病理情况下，若患者频频叹气，称为善太息，是一个症状，可由肝胆郁结，肺气不宣引起。

太溪tàixī ❶经穴名，代号KI3。出《灵枢·本输》。别名吕细、内昆仑。属足少阴肾经。输（土）、原穴。位于内踝尖与跟腱水平连线的中点。布有小腿内侧皮神经及胫神经；前方有胫后动、静脉通过。主治咽喉肿痛，齿痛龈肿，耳鸣，耳聋，视力减退，咳嗽，气喘，咯血，消渴，不寐，遗精，阳痿，月经不调，小便频数，腰背痛，足跟痛等。直刺0.3～0.5寸。艾炷灸3～5壮；或艾条灸5～10分钟。❷古代全身遍诊法三部九候部位之一。为足少阴肾经动脉，即下部地，以候肾气。

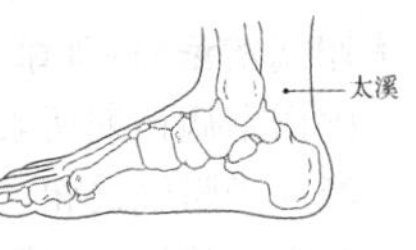

太溪

太虚tàixū 指无垠的宇宙。《素问·五运行大论》：“太虚寥廓，肇基化源。”宋代张载《正蒙·太和篇》认为：“太虚不能无气，气不能不聚而为万物。”

太阳tàiyáng ❶经外奇穴名。代号EX-HN5。出《银海精微》。别名前关、当阳。本穴位置原载：“在外眦五分是。”《圣济总录》：“眼小眦后一寸。”《奇效良方》：“在眉后陷中，太阳紫脉上。”今多据《圣济总录》结合《奇效良方》等，定位于外眼角与眉梢连线中点后开1寸处。布有耳颞神经、面神经，深层为颧颞神经，并有颞筋膜间静脉丛，

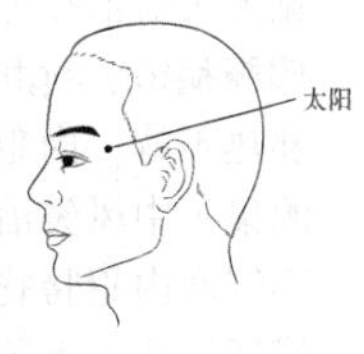

太阳

颧眶动、静脉，颞深动、静脉通过。主治头痛、偏头痛、感冒、眩晕、牙痛、目赤肿痛以及三叉神经痛、面神经麻痹、急性结膜炎、麦粒肿等。直刺0.5～0.8寸，或点刺出血。❷经穴别名。出《备急千金要方》注。《东医宝鉴》作大阳。即瞳子髎，见该条。❸人体部位名。指颞颥部。位于眼眶（眉棱骨）的外后上方，当颧骨弓上方的部位。❹古代全身遍诊法三部九候部位之一。即上部天，两额之动脉，以候头角之气。❺小儿面部望诊的部位。即文台稍上靠内侧处。《奇效良方》："左太阳并口角红脉现，变蒸候，主烦躁啼叫，头肚上温温壮热……"参见"文台""武台"条。

太阳表实证tàiyángbiǎoshízhèng　病证名。太阳经证之一。详"太阳伤寒"条。

太阳表虚证tàiyángbiǎoxūzhèng　病证名。太阳经证之一。详"太阳中风"条。

太阳表证tàiyángbiǎozhèng　病证名。即太阳经病。亦称伤寒表证。详该条。

太阳病tàiyángbìng　病名。《伤寒论》六经病之一。太阳病包括经证和腑证。多由外感风寒所致。经病包括太阳中风与太阳伤寒，腑病包括太阳蓄水证和太阳蓄血证。《尚论篇》卷一："太阳病之总脉总证，统中风伤寒为言也。太阳，膀胱经，乃六经之首，主皮肤而统营卫，所以为受病之始。"《伤寒指掌》卷一："凡风寒初感，先入皮毛肌表，外症便有头痛，项强，身痛，腰痛，骨节烦疼，发热，恶寒，此皆太阳经之见症。如无汗而脉浮紧，此营卫俱强而表实也，用麻黄汤以发表，使营卫之邪，从皮毛而出，则诸症自除矣；如脉浮而弱，汗自出者，此营强卫弱而表虚也，用桂枝汤以解肌，使营卫和，而邪自解矣。"《伤寒医诀串解·太阳篇》："太阳为寒水之经，主一身之表。何谓太阳经证？曰头痛、项强、发热、恶寒是也……何谓太阳腑证？曰表邪不去，必入于里，膀胱为表中之里也，有蓄水、蓄血之辨。"详"太阳中风""太阳伤寒""伤寒蓄水证""伤寒蓄血证"等条。

太阳病辨证tàiyángbìngbiànzhèng　六经辨证。太阳病是外感伤寒病初期所表现的证候，病变部位主要在肌表，或循经入于膀胱之腑，根据受邪后反应不同，可分为太阳经证和太阳腑证，太阳经证为风寒外束肌表，营卫失调，以恶寒、头项强痛、脉浮为辨证要点。太阳腑证是太阳经证未解，又内传入膀胱之腑所表现的证候，根据病因病机及临床表现不同，又可分为蓄水证和蓄血证。参见"太阳病""太阳中风""太阳伤寒""太阳经病""太阳腑病"及"伤寒蓄水证""伤寒蓄血证"各条。

太阳发tàiyángfā　病名。出《外科启玄》卷四。系生于瞳子髎穴处之痈疽。多由足少阳胆经火毒所致。疮起根赤有脓。知痛者顺，反之为逆。一般可按外痈治疗。如大渴闷乱，出血不止，或其色青黑而不知痛者，预后不佳。可参见无头疽治疗方法。

太阳腑病tàiyángfǔbìng　病证名。亦称太阳腑证。为太阳经邪热不解，内犯膀胱所致。有蓄水与蓄血之分。《伤寒溯源集·中风失治》："太阳者，膀胱之经也……太阳之经邪不解而内犯膀胱，则下焦不蒸而气液不得上腾。"《伤寒论辨证广注·太阳病》："太阳之邪传里，膀胱腑病，水气上逆而作渴也，故宜五苓散。"《注解伤寒论》卷三："太阳经邪热不解，随经入腑，为热结膀胱……太阳多热，热在膀胱，必与血相搏。"《伤寒辨证》卷四："小腹急者，邪在下焦也。大便黑者，瘀血渍之也。小便利者，血病而气不病也。"《伤寒医诀串解》卷一："何谓太阳腑证？曰表邪不去，必入于里，膀胱为表中之里也，有蓄水、蓄血之辨。太阳证，其人口渴，烦躁，不得眠，脉浮，小便不利，水入即吐，为膀胱蓄水证，宜五苓散。太阳证，其人如狂，小腹硬满，小便自利，脉沉，为膀胱蓄血证，宜桃仁承气汤。"亦有以蓄血为瘀血蓄于下焦，不在膀胱，为伤寒兼证。《医学心悟》卷二："伤寒兼症者，非传经六经之正病……蓄血者，瘀血蓄于下焦也。"详"伤寒蓄水证""伤寒蓄血证"条。

太阳腑证tàiyángfǔzhèng　病证名。即太阳腑病。见《伤寒医诀串解》卷一。详该条。

太阳经病tàiyángjīngbìng　病证名。亦称太阳经证。一般指桂枝汤证与麻黄汤证。《伤寒溯源集·太阳经纲领》："足太阳之脉，起于目内眦，上额交巅，从巅络脑，还出别下项，连风府、循肩膊，内夹脊，抵腰中，夹督脉而行。风寒客之，故头项强痛也，风寒在表则恶寒。"《医学心悟·太阳经证》："太阳经病，头痛，发热，项脊强，身体痛，鼻鸣，干呕，恶风，自汗，脉浮缓者，名曰中风。宜解肌，桂枝汤主之。若前证悉具，恶寒，无汗，脉浮紧，或喘嗽者，名曰伤寒。宜发表，麻黄汤主之。"太阳经病，由于邪未入里，大多二便如常，口亦不渴，故均用辛温解表法。

太阳经脚气tàiyángjīngjiǎoqì　病证名。脚气病之一。见《三因极一病证方论》卷三。指风寒暑湿流注足太阳膀胱经而成的脚气。症见头痛，目脱，项强，腰脊连体枢、循髀外出外踝后、循京骨至小趾外侧皆痛。若风胜者，自汗；寒胜者，无汗、痛甚；暑胜者，热烦；湿胜者，重着、肿满。治宜发散，用麻黄左经汤等方。

太阳经证tàiyángjīngzhèng　病证名。即太阳经病。见《伤寒医诀串解》卷一。详见该条。

太阳痉tàiyángjìng　病证名。指太阳病出现痉证者。《证治准绳·杂病》："海藏云：发汗太多因致痉。身热足寒，项强恶寒，头热，面肿目赤，头摇口噤，背反张者，太阳痉也。"《医宗金鉴·订正伤寒论注》："盖身以后属太阳，凡头项强急，项背，脊强反张，腰似折，髀不可以曲，腘如结，皆太阳痉也。"参见"刚痉""柔痉"条。

太阳疽tàiyángjū　病名。出《疡医准绳》卷三。即勇疽。见该条。

太阳厥tàiyángjué　病证名。六经厥之一。《三因极一病证方论·叙厥论》："头重，足弱，发为眶仆，名太阳厥……考其厥因，多以不胜乘其所胜，气不得行，遂致于逆。"参见"六经厥""厥证"条。

太阳六传tàiyángliùchuán　太阳病的六种传经情况，包括传本、循经传、越经传、表里传、误下传、循经得度传。《此事难知》卷上："太阳者……为诸阳之首，膀胱经病，苦渴者，自入于本也，名曰传本。太阳传阳明胃土者，名曰循经传……太阳传少阳胆木者，名曰越经传……太阳传少阴肾水者，名曰表里传……太阳传太阴脾土者，名曰误下传……太阳传厥阴肝木者，为三阴不至于首，唯厥阴与督脉上行与太阳相接，名曰循经得度传。"

太阳衄tàiyángnǜ　病证名。《诸病源候论》卷二十九："衄发从春至夏，为太阳衄。"参见"鼻衄"条。

太阳痞证tàiyángpǐzhèng　病证名。太阳经病之一。太阳伤寒表证，治当发汗解表，而反误用下法，徒伤里气，使脾胃之气受损，导致升降失常，气机阻塞，而成痞证，以心下胀闷不适、脉濡为主要表现。《伤寒论·辨太阳病脉并治》："脉浮而紧，而复下之，紧反入里，则作痞，按之濡，但气痞耳。"治用甘草泻心汤，行气消痞。

太阳伤寒tàiyángshānghán　病证名。太阳经病之一，亦称太阳表实证。由外感寒邪所致。太阳伤寒的特征是发热，恶寒，无汗，脉紧等。《伤寒论·辨太阳病脉证并治》："太阳病，或已发热，或未发热，必恶寒，体痛，呕逆，脉阴阳俱紧者，名为伤寒。""太阳病，头痛，发热，身疼，腰痛，骨节疼痛，恶风，无汗而喘者，麻黄汤主之。"《注解伤寒论》卷三："此太阳伤寒也，寒则伤荣，头痛，身疼，腰痛，以至牵连骨节疼痛者，太阳经荣血不利也。"《伤寒辨证》卷四："寒邪外束，人身之阳不得宣越，故令发热，寒邪在表，不复任寒，故令恶寒，寒主闭藏，故令无汗。人身之阳，既不得宣越于外，则必壅寒于内，故令作喘。"《伤寒论辨证广注·太阳病》："寒邪在表，皮肤闭而为热，则其人当无汗而恶风寒……仲景用麻黄汤者，专以发太阳经无汗之伤寒也。"参见"太阳病"条。

太阳少阳并病tàiyángshàoyángbìngbìng　病证名。指太阳病证未解，而少阳病证已见。《伤寒论·辨太阳病脉证并治》："太阳与少阳并病，头项强痛，或眩冒，时如结胸，心下痞。"《景岳全书·伤寒典》："如太阳先病发热头痛……后见耳聋胁痛，呕而口苦等证者，此太阳并于少阳也。"《医宗金鉴·订正伤寒论注》："太阳与少阳并病，故见头项强痛，或眩冒，时如结胸，心下痞硬之证……苟不知此，而以头项强痛为太阳之邪，目眩胸满为少阳之邪，发其汗，两阳之邪乘燥入胃，则发谵语。"《伤寒溯源集·并病证治第十六》："头项强痛，太阳证也，眩冒，少阳肝胆病也……邪在太阳则当汗，邪在少阳则禁汗，太阳与少阳并病，亦不可汗。既不可汗，则两经郁经之邪无可解之法，故当刺大椎第一间及肺俞、肝俞。"亦可用柴胡桂枝汤和解少阳，兼散表邪。慎不可峻汗或攻下。参"并病"条。

太阳少阳合病tàiyángshàoyánghébìng　病证名。指太阳与少阳两经同时受邪，起病即见两经的病证。《伤寒论·辨太阳病脉证并治》："太阳与少阳合病，自下利者，与黄芩汤。若呕者，黄芩加半夏生姜汤主之。"《伤寒溯源集·合病证治第十五》："太少两阳经之证，并见而为合病。太阳虽在表，而少阳逼处于里，已为半表半里，以两经之热邪内攻，令胃中之水谷下奔，故自下利。"《医宗金鉴·订正伤寒论注》："太阳与少阳合病，谓太阳发热恶寒与少阳寒热往来等证并见也。若表邪盛，肢节烦疼，则宜与柴胡桂枝汤两解其表矣；今里热盛而自下利，则当与黄芩汤清之，以和其里也；若呕者，更加半夏、生姜，是清和之中兼降法也。"参见"太阳病""少阳病""合病"条。

太阳头痛tàiyángtóutòng　病证名。❶指伤寒太阳病而见头痛者。《兰室秘藏·头痛》："故太阳头痛，恶风，脉浮紧。川芎、羌活、独活、麻黄之类为主。❷头痛而在太阳经脉循行部位者。《冷庐医话·头痛》："头痛属太阳者，自脑后上至巅顶，其痛连项。"参见"头痛""三阳头痛"条。

太阳为开tàiyángwéikāi　经脉生理特点。出《灵枢·根结》。太阳主三阳之表，处于最外围，故为开。

太阳蓄水证tàiyángxùshuǐzhèng　病证名。即伤寒蓄水证，详该条。

太阳蓄血证tàiyángxùxuèzhèng　病证名。即伤寒蓄血证，详该条。

太阳阳明并病tàiyángyángmíngbìngbìng　病证名。指太阳经病又并发阳明经的病证。《伤寒论·辨太阳病脉证并治》："二阳并病，太阳初得病时，发其汗，汗先出不彻，因转属阳明，续自微汗出，不恶寒。若太阳病证不罢者，不可下，下之为逆，如此可小发汗。设面色缘缘正赤者，阳气怫郁在表，当解之、熏之。""二阳并病，太阳证罢，但发潮热，手足汗出，大便难而语者，下之则愈，宜大承气汤。"

太阳阳明合病tàiyángyángmínghébìng　病证名。指太阳与阳明两经同时受邪，起病即见两经的病证。《伤寒论·辨太阳病脉证并治》："太阳与阳明合病者，必自下利，葛根汤主之。"又："太阳与阳明合病，不下利，但呕者，葛根加半夏汤主之。"《景岳全书·伤寒典》："如初起发热恶寒头痛者，此太阳之证，而更兼不眠，即太阳阳明合病也。"《伤寒溯源集·合病证治第十五》："太阳阳明合病者，谓太阳阳明两经皆有见证也，以两经见证之中，有喘而胸满之证，是太阳之表邪偏重于阳明也。"《伤寒论条辨·辨太阳病脉证并治》："盖太阳，膀胱也，膀胱主水；阳明，胃也，胃主饮。风邪属阳，阳主气，阳邪协气，泛滥水饮而上涌，得逆则与俱出。此呕之所以为呕，太阳阳明相合而为一家之证也。"《医宗金鉴·订正伤寒论注》："太阳与阳明合病者，谓太阳之发热恶寒无汗，与阳明之烦热不得眠等证同时均病，表里之气升降失常，故不下利则上呕也。治法只需先解太阳之表，表解而阳明之里自和矣。若利则宜葛根汤表而升之，利自可止；呕则加半夏，表而降之，呕自可除也。"参"太阳病""阳明病""合病"条。

太阳阴tàiyángyīn　经穴别名。出《备急千金要方》。即掖门，见该条。

太阳之人tàiyángzhīrén　"五态之人"的一种类型，出《灵枢·通天》。外貌特征是"其状轩轩储储，反身折腘"。性格特征是"居处于于，好言大事，无能而虚说，志发于四野，举措不顾是非，为事如常自用，事虽败而常无悔"。其体质特点是"多阳而少阴"，治疗时"必谨而调之，无脱其阴，而泻其阳"。

太阳之阳tàiyángzhīyáng　出《素问·皮部论》。太阳经之阳络。名关枢，详该条。

太阳中风tàiyángzhòngfēng　证候名。太阳经病的一个证候类型，亦称太阳表虚证。与猝然倒地、口眼㖞斜的中风不同，太阳中风的特征是发热恶风，汗出脉缓。《伤寒论·辨太阳病脉证并治》："太阳病，发热，汗出，恶风，脉缓者，名为中风。"《注解伤寒论》卷二："风则伤卫，发热，汗出，恶风者，卫中风也……以卫为阳，卫外者也，病则不能卫固其外，而皮腠疏，故汗出而恶风也。"《伤寒溯源集·中风正治》："中风，风伤卫也……感之则为中风矣。然非独春令为然也，四时皆有之，唯春时为当令耳。发热者，风邪客于卫而郁蒸也，汗出恶风者，风邪袭于毛孔，卫气不能司其开阖之常，玄府不闭，故汗自出，腠理疏而不克任受风寒，故恶风也。"参见"太阳病"条。

太一九宫tàiyījiǔgōng　古代历法术语。出《灵枢·九宫八风》。"太一"指北极星，"九宫"为以北极星为中心的九个方位，即中央招摇宫、北方叶蛰宫、东北方天留宫、东方仓门宫、东南方阴洛宫、南方上天宫、西南方玄委宫、西方仓果宫、西北方新洛宫。古代通过观察天象来确定一年的时令节候。其法系根据北斗七星以北极星为中心，每年均匀地旋转一周的天象，以“太一”（北极星）所在为中宫（招摇宫），然后以北斗斗柄所指方向确定一年四季八节，即斗柄指向正北方叶蛰宫为冬至、指向东北方天留宫为立春、指向正东方仓门宫为春分，余类推。人与大自然的运动密切相关，通过观察北斗斗柄指向的九宫位置，来确定四时及“四立”“二分”“二至”8个节气循序交换的日期，从而推知气候变化的正常或异常，及其对人体的不同影响。

太医tàiyī　指专门为帝王和宫廷官员服务的医生。

太医博士tàiyībóshì　古代医官名。始设于南北朝时期之北魏，系专门为统治阶级培养保健人员的官员，官阶从七品下。

太医局tàiyījú　宋代医事机构，属太常寺，源于唐太医署，下分九科专管培养学生。其中大方脉120人，风科80人，小方脉20人，眼科20人，疮肿兼折疡20人，产科10人，口齿兼咽喉科10人，针灸科10人，金镞兼书禁科10人，共有学生300人。神宗时局内设提举或令、丞等官职，并有教授、助教分方脉、针、疡等科目教之。州、县的师生数目则视其大小与人口多少而定。考核学习成绩时，分墨义、脉义、大义、论方、假令、运气等6项内容进行。

太医局丞tàiyījúchéng　宋代医官名。其职位仅次于太医局令，协助太医令主管太医局工作。

太医局方tàiyījúfāng　方书。见“太平惠民和剂局方”条。

太医局教授tàiyījújiàoshòu　宋代太医局名。掌管医学教育，由翰林医官以下的中级医官或选择优等学生及技术较好的医生充任。九科之下，每科均设有教授1名。

太医局九科tàiyījújiǔkē　宋代太医局培养医生设立之科目。即大方脉、小方脉、风科、眼科、疮肿兼折疡、产科、口齿兼咽喉科、针兼灸科、金镞兼书禁科。

太医局局生tàiyījújúshēng　宋代医生的一种等级。太医局的学生，开始称为太医局九科医生，南宋时改为此名，至隆兴时（1163年）废。

太医局令tàiyījúlìng　宋代医官名。为太医局中之最高官员，主管该局之工作。

太医局判局tàiyījúpànjú　宋代医官名。曾一度为太医局副长官，其职位在太医局提举之下。该职系选择熟悉医药之人才充任，共2人。

太医局提举tàiyījútíjǔ　宋代医官名。1076年（熙宁年间）在太医局设提举1人，总管该局工作。与太医局令的职权相同。参见“太医局”条。

太医局诸科程文tàiyījúzhūkēchéngwén　宋代考医试题问答记录。9卷。本书系《四库全书》从《永乐大典》中辑出。全书分6种命题：墨义、脉义、大义、论方、假令、运气，共87个问题。其中察脉和诊治类有一定实用价值，其余论述大多空泛、机械，运气一章尤为突出。但对考察宋代的医事制度与医学发展情况，有历史价值。本书收入《当归草堂医学丛书》中。

太医令tàiyīlìng　古代医官名。指掌管医事行政的官员。战国时期，秦有太医令，由秦至宋历代都设有这种官职。其下设有太医丞和其他医职。

太医令丞tàiyīlìngchéng　秦代主管医药的官员。杜祐《通典》：“秦有太医令丞主医药。”

太医署tàiyīshǔ　古代医疗和医学教育的机构。始建于南北朝时期，隋唐臻于完备。以医疗为主，教学次之。唐时，属太常寺。在校师生多达300余人。由太医署令、丞等负责管理。分设医、针、按摩和咒禁等部门，医又分为体疗、疮肿、少小、耳目口齿、角法等科；学习课程在共同学完《脉诀》《本草》《明堂》《素问》等基础后，即分科学习各自的专业；学制分别为七年、五年、三年；考核分别由博士主持月考，太医署令、丞主持季考，太常丞主持年终总考，视其成绩的优劣，予以升、留、退。教师的职称分别为博士、助教、师、工等。太医署是我国也是世界医学史上最早的医学校。宋代改为太医局，仍为医疗与教学兼而有之。金、元、明、清则改为太医院，而且已成为纯属医疗保健的机构。

太医署丞tàiyīshǔchéng　隋、唐时期医官名。其职位仅在太医署令之下，协助太医署令掌管太医署工作，共2人，官阶从八品下。

太医署令tàiyīshǔlìng　隋唐时期医官名。为太医署最高官职，共2人，全面负责太医署的医疗和教学工作，官阶从七品下。

太医院tàiyīyuàn　古代医疗机构名。系专门为上层封建统治阶级服务的保健组织。始设于金代，元、明、清各代均设太医院。其管理官员和医师等的职称常有变动，名目不一。如金设太医院提点、使、副使、判官等官职，总管全院的各类事务，并选拔技术优良的人员充任管勾、正奉上太医、副奉上太医等职。元太医院先后有宣差、尚医监提点等，其他有关职称繁多，不及备载。参见“太医署”“太医院提点”等条。

太医院都事tàiyīyuàndūshì　元代医官名。始设于1322年（至治二年），共2人。属低级官员，官阶从七品。

太医院副使tàiyīyuànfùshǐ　金代医官名。系仅次于提点、太医院使的官职，官阶从六品。参见“太医院”条。

太医院管勾tàiyīyuànguǎngōu　金代医官名。以医术高明的医生充任，不论资历。官阶从九品。

太医院经历tàiyīyuànjīnglì　元代医官名。始设于1322年（至治二年），共2人，官阶从七品。

太医院吏目tàiyīyuànlìmù　明、清两代医官名。明太医院设有吏目1人，其职位或在御医之下、医士之上；或在太医令、丞之下，以后屡有变更。官阶从九品。

太医院令史tàiyīyuànlìngshǐ　元代医官名。为太医院低级官员。共8人，始设于1322年（至治二年）。

太医院判官tàiyīyuànpànguān　金代医官名。系太医院中级官员，协助太医院提点、院使、副使等共同掌管医药方面的事宜及太医院行政事务。官阶从八品。

太医院佥院tàiyīyuànqiānyuàn　元代医官名。为中级官员，始设于1322年（至治二年），官阶从三品。

太医院提点tàiyīyuàntídiǎn　金代医官名。为太医院的最高官员，主管该院各种行政事务及宫廷医药大事。官阶正五品。

太医院通事tàiyīyuàntōngshì　元代医官名。为低级官员，共2人。始设于1322年（至治二年）。参见“太医院”条。

太医院同佥tàiyīyuàntóngqiān　元代医官名。始设于1322年（至治二年），共2人，以协助太医院高级官员工作，官阶正四品。

太医院同知tàiyīyuàntóngzhī　元代医官名。始设于1322年（至治二年），共2人，以协助太医院院使掌管医事。官阶正三品。

太医院宣使tàiyīyuànxuānshǐ　下元代医官名。为低级官员，共7人。始设于1322年（至治二年）。参见“太医院”条。

太医院译史tàiyīyuànyìshǐ　元代医官名。为低级官员，共2人。始设于1322年（至治二年）。

太医院院判tàiyīyuànyuànpàn　元、明、清代医官名。明、清两代，院判的职位仅次于院使。元代于1322年（至治二年）设院判2人，官阶正五品。

太医院院使tàiyīyuànyuànshǐ　元、明、清代医官名。为太医院的高级官职。元代置太医院院使2人，始设于1285年（至元二十二年），官阶正二品，以后各代略有增减，其官阶亦有变化。参见“太医院”条。

太医院照磨tàiyīyuànzhàomó　元代医官名。为低级官员，1322年（至治二年）只设2人，并兼管架阁库的收发物品工作。官阶正八品。

太医院知印tàiyīyuànzhīyìn　元代医官名。为低级官员，共2人。始设于1322年（至治二年）。参见“太医院”条。

太医助教tàiyīzhùjiào　古代医官名。始设于南北朝时期之北魏，为统治阶级培养保健人员的官员，职在太医博士之下，官阶从九品中。

太乙tàiyǐ　经穴名，代号ST23。出《针灸甲乙经》。《备急千金要方》作太一。属足阳明胃经。位于腹部，脐上2寸，旁开2寸处。(《针灸甲乙经》又云去任脉3寸)。布有第八、九肋间神经分支，并有第八、九肋间动、静脉分支及腹壁下动、静脉分支通过。主治胃痛，腹胀，心烦，癫狂等。直刺0.8～1.2寸。艾炷灸3～7壮；或艾条灸5～15分钟。

太乙丹tàiyǐdān　即紫金锭，见该条。

太乙膏tàiyǐgāo　❶《证治准绳·疡医》卷三方。没药四钱，黄丹五两，樟丹一钱，麝香三钱，轻粉、乳香各二钱，清油一斤。以清油、黄丹熬成膏，用柳枝搅，加入藜芦七枝，旋旋加下，以藜芦尽为度，停火，不住手搅至滴水不散，入余药搅匀，瓷器内盛用，每次少许敷患处。治瘰疬。❷《证治准绳·疡医》卷六方。白芷、苍术、石膏（醋炒）、白胶香、没药、黄丹各五钱。为末，麻油四两（或桐油），先煎油，柳枝搅，次入白芷等煎少顷，再入白胶香、石膏等同煎，试欲成珠，再入黄蜡一两，再熬片刻，用生布滤过成膏，摊贴疮口。治创伤，痈疽，疖毒。❸《外科正宗》卷一方。即加味太一膏，见该条。

太乙神针tàiyǐshénzhēn　❶针灸著作。1卷。撰人佚名。约成书于18世纪中（清雍正年间）。又称太乙针。原是在药卷灸法的一种形式即雷（神）针的基础上调整了原来的处方而重新命名的，有其一定的疗效和特点。本书简要地介绍了这种疗法。首载太乙神针方，次为用针法、人神禁忌、正面及背面穴道图及说明等。由于这种方法简便易行，故流传的各种刊本甚多，其中有不少改编本，增订穴位及歌赋而改易书名者。如《太乙针方》《太乙神针灸法》《太乙神针集解》等，内容大致相同。❷药艾条之一种。首载于《太乙神针备急灸法合编》。所含药物，各家记载不一。近代处方为艾绒、硫黄、麝香、乳香、没药、丁香、松香、桂枝、雄黄、白芷、川芎、杜仲、枳壳、皂角、独活、细辛、穿山甲等。制成后，长20cm，直径1.7cm，净重24g。使用时，点燃，用布七层裹之，按于应灸穴位或痛处。针热消失后即另换一支，以灸之局部温热为度。用以治疗风寒湿痹，痿弱无力，以及一般慢性虚寒病证等。

太乙神针方tàiyǐshénzhēnfāng　《本草纲目拾遗》卷九方。人参、麝香各四两，三七八两，山羊血二两，千年健、钻地风、肉桂、川椒、乳香、没药、小茴香、苍术各一斤，艾叶、防风各四斤，甘草二斤，穿山甲半斤。为细末，用棉纸一层，高丽纸三层，纸宽一尺二寸五分，长一尺二寸，每针用药七至八钱，将纸卷紧呈一般艾卷状，用时将针点燃，按穴位或痛处灸治。治痛风寒湿，筋骨疼痛。

太乙神针集解tàiyǐshénzhēnjíjiě　见“太乙神针”条。

太乙神针灸法tàiyǐshénzhēnjiǔfǎ　见“太乙神针”条。

太乙天符tàiyǐtiānfú　运气术语。出《素问·六微旨大论》。指既为天符、又为岁会之年，即司天之气、中运之气和岁支之气三者会合。戊午、乙酉、己丑、己未均属太乙天符年。

太乙玉枢丹tàiyǐyùshūdān　方名。即紫金锭，见该条。

太乙紫金丹tàiyǐzǐjīndān　方名。即紫金锭，见该条。

太乙紫金锭tàiyǐzǐjīndìng　方名。即紫金锭，见该条。

太阴tàiyīn　❶经脉名称之一。包括手太阴肺经和足太阴脾经。与阳明经互为表里。《素问·阴阳离合论》：“广明之下，名曰太阴。”本经多血少气。因位于三阴经的最表层，故有“太阴为开”之说。❷经外奇穴名。出《外台秘要》。位于小腿内侧，内踝上8寸，胫骨内侧缘后凹陷中。主治脚气。直刺0.5～1寸。艾炷灸3～7壮；或艾条灸5～15分钟。❸经穴别名。出《外台秘要》。即中都，见该条。❹推拿穴位名。出陈氏《小儿按摩经》。即右侧太阳穴。能发汗或止汗。《保赤推拿法·分推太阳穴太阴穴法》：“太阴穴在右眉外梢。”《幼科铁镜·面各穴图》：“太阴，女，重揉此穴发汗，男，揉此止汗。”❺小儿面部望诊的部位。即文台外侧稍上之处。《奇效良方》：“太阴上红脉现，伤寒之候，主壮热鼻塞。”参见“文台”“武台”条。

太阴病tàiyīnbìng　病名。《伤寒论》六经病之一。多因三阳病传经入里，或寒邪直中，或内伤生冷所致。其特征是腹满而吐，食不下，自利，时有腹痛等。《伤寒论·辨太阴病脉证并治》：“太阴之为病，腹满而吐，食不下，自利益甚，时腹自痛。”《伤寒分经》卷三：“太阴为寒脏，其宜温之证为最多，非一方可尽，故曰，宜服四逆辈，则理中、真武、附子等汤，俱可随证用之矣。”《伤寒附翼·太阴方总论》：“其来由有三：有因表虚而风寒自外入者；有因下虚而寒湿自下上者；有因饮食生冷而寒邪由中发者。总不出于虚寒，法当温补以扶胃脘之阳，一理中而满痛吐利诸症悉平矣。”一说，太阴病有阴阳虚实之分。《伤寒贯珠集》卷六：“然太阴为病，不特传经如是，即直中亦如是，且不特伤寒如是，即杂病亦如是，但有属阴属阳，为盛为虚之分耳。”《伤寒医诀串解》卷四：“太阴为湿土，纯阴之脏也，从阴化者多，从阳化者少。病入太阴，何谓太阴之邪从阴化？《伤寒论》云：腹满，吐食，自利，不渴，手足自温，时腹自痛是也，宜理中丸、汤主之，不愈宜四逆辈。病入太阴之邪从阳化，《伤寒论》云：发汗后不解，腹痛，急下之，宜大承气汤是也。”从阳化，即指太阴病转为阳明病。参见“六经病”“伤寒”“太阴经病”“太阴脏病”条。

太阴病辨证tàiyīnbìngbiànzhèng　六经辨证。太阴病是外感伤寒病发病过程中，由于病邪向内发展，由阳证、热证转变阴证、寒证的一类证候。多表现为脾阳虚衰，邪从寒化，寒湿内生，以腹满、自利、口不渴为辨证要点。参见“太阴病”“太阴虚寒”“太阴寒湿”“太阴经病”“太阴脏病”各条。

太阴伏暑tàiyīnfúshǔ 病证名。《温病条辨》卷一：“太阴伏暑，舌白口渴，无汗者，银翘散去牛蒡、玄参加杏仁、滑石主之。”详“伏暑”条。

太阴寒湿tàiyīnhánshī ❶病机。①伤寒太阴病的病理变化。由太阳病误下，或阳明病失治、误治，或过食寒凉生冷，损伤脾阳，或风寒直入太阴，引致中阳不足，脾失健运，寒湿阻滞，以腹满或痛，吐利不食为主要表现的证候。治宜温中健脾燥湿，可用理中、四逆等方剂。②三焦温病邪在中焦阶段的病理变化。《温病条辨·中焦篇》详列足太阴寒湿各种证治与方药，颇切实用，详参原著。❷证候名。以腹满或痛，吐利不食为主要表现的证候。

太阴经病tàiyīnjīngbìng 病证名。指太阴经受邪引起的疾患。亦称太阴经证。宜辨虚实。《医学心悟·太阴经证》：“太阴经病，自古混同立言，故方药多错乱，今细按之，有三法焉。夫太阴有传经之邪，有直中之邪，有误下内陷之邪，不可不辨也。如经所谓腹满嗌干者，此传经之阳邪也，法当用小柴胡去人参加芍药以和之。不已，则下之。经又谓腹满而吐，食不下，自利益甚，时腹自痛者，此直中之寒邪也，法当理中汤以温之。又谓太阳证，医反下之，因尔腹满时痛者，此误下内陷之邪也，法当用桂枝加芍药，大实痛者，桂枝加大黄汤。”上述理中汤证，实即太阴脏病。《伤寒论翼》称腹满、嗌干为热伤太阴之标，非太阴本病。参见“太阴病”“太阴脏病”条。

太阴经脚气tàiyīnjīngjiǎoqì 病证名。脚气病之一。见《三因极一病证方论》卷三。指风寒暑湿流注足太阴脾经而成的脚气。症见腹满，夹咽连舌系急，胸膈痞满，循胻骨下股膝内前廉内踝，过踝骨后连足大趾端内侧皆痛。若自汗者为风胜，无汗痛甚者为寒胜，热烦者为暑胜，重着肿满者为湿胜。治以温散为主，用六物附子汤等方。

太阴痉tàiyīnjìng 病证名。指太阴病出现痉证者。《医宗金鉴·订正伤寒论注》：“夫六气皆足以致痉，不专在湿也，六经皆有痉证，亦不专在太阳一经也……至若腹内拘急，因吐利后而四肢挛急者，未尝非太阴痉也。”《张氏医通·诸风门》：“足三阴痉，俱手足厥冷，筋脉拘急，汗出不止，项强脉沉……太阴，则四肢不收，术附汤加甘草、生姜。”参见“痉”条。

太阴疽tàiyīnjū 病名。出《疡医准绳》卷三。即肩胛疽，见该条。

太阴厥tàiyīnjué 病证名。六经厥之一。《三因极一病证方论·叙厥论》：“腹胀，后闭，食为寒呕，名太阴厥……考其厥因，多以不胜乘其所胜，气不得行，遂致于逆。”参见“六经厥”“厥证”条。

太阴络tàiyīnluò 经穴别名。出《铜人腧穴针灸图经》。即漏谷。见该条。

太阴头痛tàiyīntóutòng 病证名。三阴头痛之一。《兰室秘藏·头痛门》：“太阴头痛，必有痰，体重，或腹痛为痰癖，其脉沉缓，苍术、半夏、南星为主。”《冷庐医话》卷三：“太阴、少阴二经虽不上头，然痰与气逆壅于膈，头上气不得畅而亦痛。”参“头痛”“三阴头痛”条。

太阴为开tàiyīnwéikāi 经脉生理特点。出《灵枢·根结》。太阴主三阴之表，故为开。

太阴虚寒tàiyīnxūhán ❶病机。伤寒太阴病的病理变化。因病在三阳之时，治疗不当，损伤脾阳，邪气内陷太阴或平素脾阳不足而感受寒湿，寒湿直犯脾阳，致脾阳虚寒，湿困中焦，升降失司，清阳不升，寒湿下注。❷证候名。以腹满腹痛，呕吐，纳差，泄泻，舌淡苔白滑，脉沉迟为常见症的证候。临床表现见腹满腹痛，呕吐，纳差，泄泻，舌淡苔白滑，脉沉迟。《伤寒论·辨太阴病脉并治》：“太阴之为病，腹满而吐，食不下，自利益甚，时腹自痛。”“自利不渴者，属太阴，以其脏有寒故也。”治用四逆汤，温中散寒，健脾燥湿。

太阴阳明论篇tàiyīnyángmínglùnpiān 《素问》篇名。太阴、阳明，均是经脉名。本篇从生理、病理方面，对太阴、阳明两经的表里关系进行了讨论，故名。文中反复论述脾胃相互为用的关系，说明它是孤脏而灌溉四旁的道理。脾胃虽属表里关系，但因脾胃在阴阳、虚实、逆从、内外等各种条件上的不同，故发病时虽属同一诱因而其病变则不一样。

太阴脏病tàiyīnzàngbìng 病证名。指寒邪直中太阴或邪传太阴寒证。亦称太阴脏证。《通俗伤寒论·伤寒本证》：“邪传太阴脏证，口淡胃钝，呕吐清水，大腹痞满，满而时痛，自利不渴，渴不喜饮，小便短少色白……此太阳寒邪，直入足太阴脏证也。法当温健脾阳，香砂理中汤主之；重则热壮脾肾，附子理中汤主之。”参见“太阴病”“太阴经病”条。

太阴之人tàiyīnzhīrén “五态之人”的一种类型。出《灵枢·通天》。其外貌特征是“然黑色，念然下意，临临然长大，腘然未偻”。性格特征是“贪而不仁，下齐湛湛，好内而恶出，心抑而不发，不务于时，动而后之”。其体质特点是“多阴而无阳，其阴血浊，其卫气涩，阴阳不和，缓筋而厚皮”。针刺治疗应急泻其阴分，“不之疾泻，不能移之”。

太阴之阴tàiyīnzhīyīn 出《素问·皮部论》。太阴经之阴络。名关蛰。详该条。

太阴中风证tàiyīnzhòngfēngzhèng 病证名。指脾胃虚寒感受风邪所形成的病证。太阴以四肢为表，风淫末疾，故以四肢烦疼为主证。若脉浮，治宜祛风解肌、调和营卫，可用桂枝汤。若脉阳微阴涩而长，为正气来复，故病将自愈，因脾主四肢，四肢为诸阳之本。太阴经外受风邪，与脾阳相搏，《伤寒论·辨太阴病脉证并治》：“太阴中风，四肢烦疼，阳微阴涩而长者，为欲愈。”

太羽tàiyǔ 运气学说术语。出《素问·六元正纪大论》。按五音建运理论，羽代表水运，故太过的水运称为太羽。

太渊tàiyuān 经穴名，代号 LU9。出《灵枢·本输》。别名大泉、太泉、鬼心。属手太阴肺经。输（土）、原穴。八会穴之脉会。位于掌后腕横纹桡侧端，当桡侧腕屈肌腱与拇长伸肌腱之间凹陷处。布有前臂外侧皮神经和桡神经浅支，及桡动、静脉。主治咳嗽、气喘、咯血、咽痛、胸痹、腕掌关节痛、无脉症等。直刺 0.3～0.5 寸，避开动脉。艾条灸 3～5 分钟。

太渊

太徵tàizhǐ 运气学说术语。出《素问·六元正纪大论》。按五音建运理论，徵代表火运，故太过之火运称为太徵。

太子参tàizǐshēn 中药材。出《本草从新》。又名孩儿参。为石竹科植物孩儿参 *Pseudostellaria heterophylla* (Miq.) Pax ex Pax et Hoffm. 的干燥块根。主产于江苏、山东、安徽。甘，微苦，平。归肺、脾经。益气健脾，生津润肺，用于脾虚体倦，食欲不振，病后虚弱，气阴不足，自汗口渴，肺燥干咳。煎服：9～30g。本品含皂苷、环肽及挥发油等。还含大量的精氨酸、天门冬氨酸。

太祖tàizǔ 经外奇穴别名。《中国针灸学》："椎顶又名太祖。"江苏省中医学校《针灸学》作崇骨别名。

泰定养生主论tàidìngyǎngshēngzhǔlùn 养生著作。元代王中阳撰。16卷。撰年不详。书名取义于《庄子》"宇泰定者发乎天光"及同书《养生主》篇。书中以道家虚无养生的观点阐述人生由婚后至孕育、婴幼、童壮、衰老诸阶段的生理调摄、疾病治疗，以及五运六气、病因、诊断等内容，并附载了一些验方。

泰山盘石散tàishānpánshísǎn 《古今医统大全》卷八十五方。人参、黄芪、当归、续断、黄芩各一钱，白术二钱，川芎、白芍药、熟地黄各八分，砂仁、炙甘草各五分，糯米一撮（一方无当归）。水煎，食远服。功能补气健脾，养血安胎。治妇人血气两虚，或肥而不实，或瘦而血热，或脾肝素虚，倦怠少食，屡有堕胎之患者。若有热者，倍黄芩，减砂仁；胃弱者，增砂仁，减黄芩。方中以八珍汤去茯苓加黄芪，双补气血以养胎元；续断补肝肾以固胎元；砂仁调气以安胎；黄芩清热以安胎；糯米补养脾胃。

tan

摊地莓tāndìméi 中药材。见《浙江民间常用草药》。为三月泡之别名，详该条。

摊缓tānhuǎn 病证名。见《备急千金要方》卷七。又名摊缓风或瘫缓风。指瘫痪轻症。《圣济总录》卷七："摊则懈惰而不能收摄，缓则弛纵而不能制物。故其证四肢不举，筋脉关节无力，不可枝梧者，谓之摊。其四肢虽能举动，而肢节缓弱，凭物方能运用者，谓之缓。"参见"瘫痪"条。

摊缓风tānhuǎnfēng 病证名。见《太平圣惠方》卷二十。即摊缓。详该条。

瘫缓风tānhuǎnfēng 病证名。见《肘后备急方》卷三。一作摊缓风。即摊缓。详该条。

瘫痪tānhuàn 病证名。见《外台秘要》卷十四。又名瘫痪风。指四肢不用的疾患。《医贯·中风论》："瘫者坦也，筋脉弛纵，坦然而不举也；痪者涣也，血气涣散而无用也。"多由肝肾亏虚，气血不足，复因邪气（如风寒湿热痰瘀等病邪）侵袭经络所致。症见四肢痿废，不能运动，轻则手足虽能活动，但肢节缓弱，必须扶持方能运用。治宜审察病因，采用药物、针灸及推拿等综合疗法。若一侧肢体偏废不用，称为偏枯，亦称半身不遂。下肢瘫痪，属于半肢风的范围。参见"偏枯""半身不遂""左瘫右痪""半肢风"等条。本病可见于中枢、周围神经的病变，如炎症、外伤、血管病变、中毒等。

瘫痪风tānhuànfēng 病证名。见《外台秘要》卷十四。即瘫痪。详该条。

昙峦tánluán 见"昙鸾"条。

昙鸾tánluán 南北朝时期北魏医生。僧人。一作昙峦，雁门（今山西代县）人。撰有《调气治疗方》1卷、《疗百病杂丸方》3卷，均佚。

昙鸾服气法tánluánfúqìfǎ 气功功法。借呼吸粗细的调整变换，以意引气的功法。见于宋《云笈七签》卷五十九中。其功法："初宽坐，伸手置膝上，解衣带，放纵肢体，念法性平等，生死不二，终半食顷，闭目举舌奉腭，徐徐长吐气，一息二息，傍入闻气出入声，初粗渐细，十余息后，乃得自闻声。凡觉有痛痒处，便想从中而出，但觉有异，渐渐长吐气，从细至粗，十息后，还如初。"

谈金章tánjīnzhāng 清初儿科医家。字心揆，一字黄邪。其先浙江嘉兴人，自其祖始迁居梅里（今江苏无锡）。已历二十一世业医，承家学，亦精于医，尤擅儿科。著有《诚书》（一作《幼科诚书》）16卷（1661）、《诚书痘疹》3卷行世。子龙门，继其术。

谈野翁tányěwēng 明代医家。著《谈野翁试验方》4卷，据李时珍所引述，野翁曾倡用白水牛虱和米粉作饼，与儿空腹食之，得以终身免痘疮之患。论者或以此为吾国古代预防天花免疫疗法之早期资料。

谈允贤tányǔnxián(1461—1556) 明代女医家。无锡（今属江苏）人。少时得祖父母指点讲解，渐通医学。祖母临终，将平素经验方及制药器具悉数授之，遂正式悬壶济世，每奏奇效。50岁时，将祖传医术参以己验，撰成《女医杂言》1卷。

弹拨法tánbōfǎ 推拿手法名。即拨法。见该条。

弹法tánfǎ ❶刺法名。《素问·离合真邪论》："弹而怒之。"意是指在针刺前以手指弹动皮肤，使脉气满的方法。后世医家发展为，入针后，用手轻弹针柄，以促使得气的方法。《针经指南》："弹者，凡补时，可用大指甲轻弹针，使气疾行也。"《针灸问对》："如气不行，将针轻弹之，使气速行，用大指弹之，像左，补也；用次指弹之像右，写也，每穴各弹七下，故曰，弹以催气。"❷推拿手法名。出《灵枢·刺节真邪》。用拇指或中指指腹压住食指指甲，将食指迅速弹出，弹打治疗部位。

弹筋拨络法tánjīnbōluòfǎ 理筋手法之一。即提弹法。详该条。

弹筋法tánjīnfǎ 理筋手法之一。即提弹法。详见该条。

弹石脉tánshímài 七怪脉之一。脉象沉实之极，如用指弹石的感觉。

弹提法tántífǎ 推拿手法名。见杜自明《中医正骨经验概述》。又称"提弹法"。以手指紧捏肌肉或肌腱，用力拉捏，然后放开，使其弹回，如拉放弓弦状。适用于颈项、肩背部。可舒筋活络，畅通气血。常用于风湿痹痛等症。

弹腿tántuǐ 练功方法名。见杜自明《中医正骨经验概述》。并足站立，两手叉腰，屈髋膝足，迅速蹬出后再收回，左右交替往复。适用于膝部陈伤。

弹响髋tánxiǎngkuān 病名。即以髋关节在主动伸屈活动或行走时出现弹动，同时发出声响为主要表现的疾病。

痰tán 某些疾病的病理产物或致病因素。不论因病生痰，或因痰致病，均与肺、脾二脏有关，有"脾为生痰之源，肺为贮痰之器"的说法。❶指呼吸道分泌的病理产物。如热痰、寒痰、燥痰等。❷指病因病证。如风痰、痰火、痰湿、痰浊、顽痰、宿痰、伏痰、痰饮、痰包、痰核、痰疟等。

痰包tánbāo 病证名。又名舌、舌下痰包。即舌下囊肿。由痰火互结，留阻舌下而成。症见结肿如瓜状，光滑柔软，色黄不痛，胀满舌下，妨碍饮食、语言。破之出痰涎如鸡子清，黏稠不断，或如豆渣、粉汁，反复不愈。当以利剪剪破，排尽脓涎，局部吹冰硼散，内服清热化痰之剂。用黄连温胆汤加减。与重舌条互参。《外科正宗》卷四："痰包乃痰饮乘火流行凝注舌下，结而肿。绵软不硬，有妨言语，作痛不安，用利剪刀当包剪破，流出黄痰；若蛋清稠黏难断，捺尽以冰硼散搽之。"

痰胞tánbāo 病证名。《喉科杓指》卷四："此症乃痰火流行，凝注舌下，结成泡肿，绵软石硬，有妨言语，作痛不安……下刀刺破流出黄痰，若蛋清稠粘难愈，须捺净，吹冰硼散，内服加味二陈汤。"参见"痰包"条。

痰闭tánbì ❶闷瘄之一。见于痰饮素盛的病儿，麻毒与痰饮相搏，内迫于肺，以致肺气不宣，疹难透发。症见气急发喘，满口痰涎，咯痰不出，喉间有声。治宜宣肺涤痰，用二陈汤加葶苈、瓜蒌仁、莱菔子、白芥子、枳壳、连翘、桔梗之类。❷指惊风、癫痫发作，风痰壅盛而致上闭清窍，症见昏迷，手足搐搦，目窜口等证。治宜豁痰开窍，用牛黄丸、紫金锭之类；并重掐或强刺人中、合谷等穴，以开闭醒神。❸痰闭惊厥，详该条。❹小儿昏迷的一种证型。详"小儿昏迷"条。

痰闭惊厥tánbìjīngjué 病证名。见《串雅内编》。指风痰阻闭经络而引起的惊厥。多因患儿痰湿偏盛，蕴于肺胃，复为外邪所犯，或饮食所伤，邪从热化，热郁生风，风痰上扰，窜及清窍，则牙关紧闭，双目上窜；扰及经隧，则四肢抽搐。体实者，宜镇风豁痰为治，如止痉散（全蝎、蜈蚣）；体虚者，则宜调理肺胃以降痰，宣畅气机以镇静，如六君子汤加僵蚕之类。参见"痰闭"条。

痰秘tánbì 病证名。因痰饮湿热阻滞肠胃所致。《张氏医通·大小府门》："痰秘者，痰饮湿热阻碍，气不升降，头汗喘满，胸胁痞闷，眩晕腹鸣。半夏、茯苓、木香、槟榔、枳实、橘红、香附、白芥子、姜汁、竹沥。不应，加大黄、黄连。甚则控涎丹下之。"参见"便秘"条。

痰嘈táncáo 病证名。《景岳全书·杂证谟》："痰多气滞，似饥非饥，不喜食者，痰嘈也。"湿痰壅盛者，宜白术丸、曲术丸。痰火者，宜和中汤、三圣丸、软石膏丸等方。参见"嘈杂"条。

痰喘tánchuǎn 病证名。见《丹溪心法·喘》。指痰浊壅肺所致的气喘。症见呼吸急促，喘息有声，咳嗽，咯痰黏腻不爽等。治宜祛痰降气为主。《医学入门·痰类》："痰喘，必有痰声。风痰，千缗汤或合导痰汤；痰气，苏子降气汤、四磨汤；食积湿痰，古二母散、神保丸、大萝皂丸。"《类证治裁·喘症论治》："痰喘必涤其源，气郁生涎，温胆汤；火动生痰，清膈煎。"《景岳全书·喘促》："痰盛作喘者，虽宜治痰，如二陈汤、六安煎、导痰汤、千缗汤、滚痰丸、抱龙丸之类，皆可治实痰之喘也。六君子汤、金水六君煎之类，皆可治虚痰之喘也。然痰之为病，亦惟为病之标耳，犹必有生痰之本。故凡痰因火动者，必须先治其火，痰因寒生者，必须先去其寒，至于或因气逆，或因风邪，或因湿滞，或因脾肾虚弱，有一于此，皆能生痰，使欲治痰，而不治其所以痰，则痰终不能治，而喘何以愈哉。"参见"喘症"条。

痰毒牙痛tándúyátòng 病证名。多因痰湿内伏，复感邪毒，痰毒上攻牙齿而痛。《杂病源流犀烛》卷二十三："由素有热，热生痰，痰流毒，痰毒灌注经络，上攻牙齿而痛。"治宜清热涤痰，泻火解毒。可选用黄连温胆汤加减。参见"牙痛"条。

痰多沫tánduōmò 症名。痰带青而多泡沫，多为肝经风痰；痰多白沫，无力作咳，咳则气促，多属肺虚。

痰呃tán'è 病证名。指痰结气逆所致的呃逆。《证治汇补·呃逆》："痰呃，呼吸不利，呃有痰声，脉滑有力。"治宜豁痰利气。可先用盐汤探吐，后用导痰汤。属痰火者，可用牛黄丸、栀连二陈汤。参见"呃逆"条。

痰膈tángé 病证名。膈证之一。指因七情郁结，痰涎凝聚所致的病证。《重订通俗伤寒论》第九章："饮食入胃，便吐黏涎，膈塞不通，便结而粪如羊矢者，此气郁夹痰阻塞胃脘也。名曰痰膈。"治用辛润涤痰法。如五汁饮加狗宝，或程氏启膈饮加味等。参见"膈""噎膈"条。

痰咳tánké 病证名。一名痰嗽。指痰盛致咳。《医学入门》卷四："痰咳，痰出咳止。胸膈多满……痰郁肺经，咳则涎多。或结胸者，二陈汤加枳、梗、瓜蒌、黄芩、贝母，甚者鹤顶丹；痰积流入肺脘，久咳不得睡者，兜铃丸；痰因火动者，二陈汤加芩、连，或清气化痰丸；痰因宿食者，化痰丸；痰因酒湿者，蜂姜丸，全因酒者，瓜连丸；如痰甚能食便闭者，小承气汤下之，不能食便闭者，厚朴汤或滚痰丸疏导之。"参见"痰嗽""酒嗽"条。

痰核tánhé 病名。❶指体表的局限性包块。见《医学入门》卷六。多因脾弱不运，湿痰流聚而成。症为皮内生核、多少不等，无红无热，不痛不硬，推之可移，多发于颈项、下颏、四肢及背部。生于身体上部者多夹风热；生于下部者多夹湿热。治宜清痰和气，用开郁清痰丸。❷即瘰疬。明《慎斋遗书》卷九："痰核，即瘰疬也，少阳经郁火所结。"参见"瘰疬"条。❸舌疾之一。见《医宗金鉴》卷六十六。多由心脾二经痰火邪热上炎所致。症见舌上生核，舌体活动不灵，强硬而痛。《喉风论》卷中："痰核者，痰涎注于心包，郁热上壅，舌上生核，强硬而痛也。"治宜清热化痰。用黄连温胆汤加减，或以三棱针刺破出血，吹冰硼散。

痰话tánhuà 病证名。指因痰火而失神乱语。《万病回春·痰饮》："痰话者，痰火作热，惊惕不安，错语失神者也。"治宜清火、豁痰、宁神。方用加减温胆汤等。参见痰证条。

痰火闭窍tánhuǒbìqiào 病机证候名。见"痰火扰心"条。

痰火瘛tánhuǒchì 病证名。见《万病回春·病》。由于痰火壅盛所致的痉病。症见眼牵嘴扯，手足振摇或搐搦，身热，咳嗽多痰，脉滑数。治宜清热泻火，豁痰止痉。用瓜蒌枳实汤加减。《景岳全书·杂证谟》："痉有痰盛者，不得不先清上焦，若火盛多痰者，宜用清膈煎、抱龙丸。"参见"痉""痓"条。

痰火点雪tánhuǒdiǎnxuě 内科著作。见"红炉点雪"条。

痰火耳聋tánhuǒ'ěrlóng 病证名。耳聋的一种。《医学入门·耳》："耳聋有痰火。"多因膏粱胃热上升，两耳蝉鸣，热郁甚则气闭而致。《杂病源流犀烛·耳病源流》："以聋之为病，多由痰火郁络，非磁石镇坠，乌桂椒辛，菖蒲辛散以通利老痰，则郁火何由而开。"治宜化痰清火为主。方用龙荟丸、二陈汤、滚痰丸等。参见"耳聋"条。

痰火耳鸣tánhuǒ'ěrmíng 病证名。耳鸣的一种。《证治准绳·耳》："此是痰火上升，郁于耳中而为鸣。"《明医杂著》卷三："大抵此症，多先有痰火在上，又感恼怒而得，怒则气上，少阳之火客于耳也。"症见两耳蝉鸣，有时闭塞如聋，胸闷，痰多口苦，二便不畅，舌苔黄腻，脉弦滑。治宜化痰清火，用龙荟丸、二陈汤加芩、连、竹沥等。参见"耳鸣"条。

痰火扰神tánhuǒrǎoshén 病机证候名。见"痰火扰心"条。

痰火扰心tánhuǒrǎoxīn ❶火热与痰浊交结，扰乱心神的病理变化。❷证候名。以发热口渴，吐痰色黄，胸闷心悸，烦躁不寐，甚则神昏谵语，或哭笑无常，打人毁物，舌红苔黄腻，脉滑数等为常见症的证候治宜清火化痰，用黄连

T

温胆汤加味。

痰火声哑tánhuǒshēngyǎ 病证名。见《红炉点雪》卷三："痰火声哑，乃肺经已绝，死不治。"似指咽喉癌或喉头结核的失音所致。故认为不治。

痰火头痛tánhuǒtóutòng 病证名。指痰火上扰所致的头痛。见《证治汇补·头痛》。《医钞类编·头痛门》："因痰火者，痰生热，热生风故也。痰火上升，壅于气道，兼乎风化，则自然有声。轻如蝉鸣，重如雷声。"症见头痛脑鸣，或偏侧头痛，胸脘满闷，呕恶，泛吐痰涎，心烦善怒，面红目赤，口渴便秘，舌苔黄腻，脉洪滑数。治宜化痰泻火，可用礞石滚痰丸、石膏散等方。参见"头痛"条。

痰火眩晕tánhuǒxuànyūn 病证名。见《赤水玄珠·眩晕门》。因痰浊夹火，上蒙清阳所致。症见眩晕，头目胀重，心烦而悸，恶心，泛吐痰涎，口苦，尿赤，舌苔黄腻，脉弦滑。治宜化痰降火。用清上丸、黄连温胆汤等方。参见"眩晕""痰晕"等条。

痰火怔忡tánhuǒzhēngchōng 病证名。怔忡之一。见《类证治裁》卷四。《丹溪心法·惊悸怔忡》："时作时止者，痰因火动。"本证可见于阵发性心动过速、神经衰弱等疾病。治宜化痰、清火、镇心，用参胡温胆汤、金箔镇心丸等方。参见"怔忡"条。

痰火证tánhuǒzhèng 病证名。即肺痨。《红炉点雪》卷一："痰火证论。夫痨者劳也，以劳伤精气血液，遂致阳盛阴亏，火炎痰聚。因其有痰有火，病名酷厉可畏者，故今人讳之曰痰火也。"参见痨瘵各条。

痰积tánjī 病证名。九积之一。见《儒门事亲》卷三。指痰浊凝聚胸膈而成的积证。《医碥·积聚》："痰积，症见麻木眩晕，痞闷嘈杂，其人平素多痰。"可伴见涕唾稠黏，咳咯难出，胸间隐痛，咽门至胃脘窄狭如线，目眩，头旋，腹中累累有块等症状。治以开胸涤痰为主。方如导痰汤、竹沥达痰丸之类。倘证重而形气俱实，可用控涎丹。如胸膈痞闷较甚，恶心欲吐，亦有使用吐法。参见"积"条。

痰积发热tánjīfārè 病证名。指痰积中脘所致的发热。《金匮翼·痰积发热》："其脉弦滑，其证胸膈痞塞，背心疼痛。《活人书》所谓中脘有痰，令人憎寒发热，状类伤寒，但头不痛，项不强为异。"参见"发热""痰证发热"等条。

痰积腹痛tánjīfùtòng 病证名。指脾胃功能失调、水湿停积成痰而致的腹痛。《症因脉治》卷四："痰积腹痛之症，时痛时止，利下白积，光亮不臭，或恶心眩运，或响如雷鸣。"《杂病源流犀烛·腹少腹病源流》："痰积腹痛，下白物，时眩，喜热汤，脉滑。宜消痰暖内，宜星半安中丸。"如眩运恶心者，宜二陈汤；胸膈不舒，痰热结聚上焦，宜济生瓜蒌丸；白积自下，导痰汤；痛甚应下者，滚痰丸。参见"腹痛"条。

痰积嗽tánjīsòu 病证名。见《丹溪心法·咳嗽》。多因食积湿痰生火，上凌于肺所致。故治疗常以青黛、瓜蒌为主药。参见"食积痰嗽""食积嗽"等条。

痰积脘痛tánjīwǎntòng 病证名。指痰阻气滞所致的胃脘痛。《类证治裁·胃脘痛》："痰积脘痛必呕恶。"《张氏医通》卷五："痰积作痛，脉滑而实，恶心烦满，时吐酸水。此因气滞碍其道路，不得运行而作痛。清中汤加香附、苍术、南星、滑石、木香、海石之类。如痰甚者，导痰汤加白螺蛳壳煅过一钱。"《症因脉治》卷一治痰癖胃脘病有块，常痛不休，用滚痰丸。参见"痰饮胃脘痛"条。

痰积泄泻tánjīxièxiè 病证名。又称痰泻、痰泄。《症因脉治》卷四："或泻或止，或多或少，或下白胶如蛋白，腹中辘辘有声，或如雷鸣，或两肋攻刺作痛，此痰积泄泻也。"详"痰泻"条。

痰积血崩tánjīxuèbēng 病证名。多因痰涎郁于胞中，清气不升，经脉壅遏而致血崩。症见腹满或脐腹痛，下血量多成块，血出则快，血止则闷，或脐上动悸。治宜行痰降逆。方用《素问病机气宜保命集》半夏丸，或用旋覆花汤等。

痰疾癫狂tánjídiānkuáng 病证名。指癫狂因痰热所致者。见《疑难急症简方》。治宜补脾消痰。方用化狂丹等。参见"狂""癫狂"条。

痰结tánjié 病证名。痰证之一。因火邪灼津，燥痰日久，气虚津枯，痰液黏结所致。以结于喉部为多见。《明医杂著·痰饮》："喉中有物，咯不出，咽不下，此痰结也。"治宜散结化痰可用加味甘桔汤合清化丸。一名梅核气。参"老痰"条。亦有结于胸膈胁下者。《万病回春·痰饮》："胸膈有痰不化，元气虚弱，津液干燥，咯难得出，喘嗽身热，痛难转侧者，是痰结也。""胁下有痰，作寒热咳嗽，气急作痛者，亦痰结也。"方用瓜蒌枳实汤。参见"痰证"条。

痰结实tánjiéshí 古病名。指痰水积聚胸膈而结实不消者。《诸病源候论·痰饮诸病候》："痰水积聚，在于胸府，遇冷热之气相搏，结实不消，故令人心腹否满，气息不安，头眩目暗，常欲呕逆，故言痰结实。"一名膈痰。参见"膈痰""痰证"条。

痰厥tánjué 病证名。厥证之一。指痰盛气闭所致的四肢厥冷，甚至昏厥的病证。《丹溪心法·厥》："痰厥者，乃寒痰迷闷，四肢逆冷，宜姜附汤。"《寿世保元·厥》："论痰厥者，卒然不省人事，喉中有水鸡声者是也。用牙皂、白矾等分研末，吹鼻，即以香油一盏，入姜汁少许灌之，立醒。或烧竹沥、姜汁，灌之亦可。"《医林绳墨·厥》："有痰厥者，痰气妄行于上，咳嗽连续不已，气急喘盛，坐不得卧，以致上盛下虚而作厥也，名之曰痰厥。宜以二陈汤加厚朴、白术、黄芩、山楂，降下痰气，使复归于脾之脉络，则足可温，不致厥矣。"参见"厥证"等条。

痰厥头痛tánjuétóutòng 病证名。指痰水内结，阴气上逆的头痛。《外台秘要》卷八："痰厥头痛方：《病源》谓，痰水在于胸膈之上，又犯大寒，使阳气不行，令痰水结聚不散，而阴气逆上与风痰相结，上冲于头，即令头痛。或数载不已，久连脑痛。"《张氏医通·诸痛门》："痰厥头痛，两寸脉滑而弦，眼重头旋，恶心烦乱，吐清水，气短促，心神不安，语言颠倒，目不敢开，如在风露中，头疼如裂，身重如山，胸满呕逆，四肢厥冷，半夏白术天麻汤。有肥白气虚多痰人，卒然头痛，脉沉细，四肢厥逆，痰响吐涎，星香汤加生附子。"参见"头痛"条。

痰疬tánlì 病证名。瘰疬的一种。见《外科正宗》卷二。多因冷热不调，饥饱喜怒失常，致脾失健运，生痰结核而成。初起如梅、李，可遍及全身，久则微红，后可破溃，溃后易敛。治宜行气豁痰，用芩连二陈汤。

痰淋tánlìn 病证名。见《医碥·淋》。多由痰气郁结，湿痰渗注而成。用七气汤、青州白丸子、渗湿汤等方。如因膏粱太过，食积成痰，流注成淋者，宜尿浸山楂、川连、丹皮、海浮石、玄明粉之类。参见"淋"条。

痰瘤tánliú 病名。清代高憩云《外科问答》："痰瘤生下腮两旁，或肋腹等处。初起如桃李，渐大如茄，按之绵软，不痒不痛。"《外科十三方考》下编："痰瘤穿溃后如猪脑髓。"治法：生于上体者宜清上解郁汤；生于下体者宜解下除湿汤。相当于脂肪瘤。

痰蒙清窍tánméngqīngqiào ❶痰浊蒙遮清窍的病理变化。❷证候名。也称痰浊上蒙证，即痰浊蒙遮清窍，以头胀昏痛、头重如蒙，五官感觉不灵，嗜睡困乏，苔腻脉滑等为常见症的证候。

痰蒙心包tánméngxīnbāo 病机。即痰迷心窍。详该条。

痰蒙心窍tánméngxīnqiào ❶病机。指脏腑痰浊蒙蔽心窍引起神志障碍的病理变化。❷证候名。痰蒙心窍证。痰浊蒙闭心神，以神识痴呆，蒙眬昏昧，或精神抑郁，举止失常，或昏不知人，喉中痰鸣，胸闷痰多，面色晦暗，苔腻，脉滑等为常见症的证候。

痰气互结tánqìhùjié ❶痰气相互阻结的病理变化。❷证候名。以情志抑郁，失眠多梦，觉喉口有物梗阻，吞之不下，吐之不出，胸胁满闷，痰多，苔白腻，脉弦滑等为常见症的证候。

痰迷tánmí 病证名。《厘正按摩要术》："小儿痰壅气塞，呀呷作声；甚至痰漫窍闭，如痴如迷；甚至痰塞喉间，吐之不出，咽之不入，在小儿为尤多。"治宜豁痰开窍，用涤痰汤加减。

痰迷心窍tánmíxīnqiào 病机。见《本草纲目》。小儿多因乳食不节，停滞中焦，致使气结湿生，化为痰浊，阻遏心窍。症见神志错乱，神呆目滞；严重者可出现昏倒于地，不省人事，喉中痰鸣，辘辘有声，纹沉色淡，舌苔白腻。治宜涤痰开窍，导痰汤、涤痰汤、苏合香丸、小儿回春丹，均可选用。

痰母tánmǔ 病证名。见《证治准绳·幼科》。指小儿乳食停滞，或为暑湿所侵，化热灼液成痰，因循日久，结为顽块者，称为痰母。是痀的病因。详"痀"条。

痰黏稠tánniánchóu 症名。痰质胶黏浓稠难咯，色白带黄，多属肺热。

痰凝胞宫tánníngbāogōng ❶痰湿阻滞胞宫的病理变化。❷证候名。以带下色白量多，或闭经，或不孕，肥胖乏力，舌淡，苔白腻，脉滑或濡缓等为常见症的证候。

痰疟tánnüè 病证名。疟疾之一。《证治汇补·疟疾》："痰疟，因夏月多食瓜果油面，郁结成痰，热多寒少，头疼肉跳，吐食呕沫，甚则昏迷卒倒。寸口脉浮大者，吐之；关脉弦滑者，化之；若胸满热多，大便燥实，大柴胡汤下之。"《杂病源流犀烛·疟疾源流》："痰疟者，痰结胸中，与凡疟所夹之痰更甚，故寒热乍已，胸中满闷不退，或头疼肉跳，吐食呕沫，甚则昏迷卒倒，皆是痰涎结聚之故，宜二陈汤、导痰汤。"《医学入门》卷五："痰疟……宜柴陈汤加草果；呕吐者，二陈汤倍白豆蔻流行三焦，呕疟自止；气虚呕者，单人参汤，或用常山炒过；久不止者，露姜饮截之。"参见"疟疾"条。

痰呕tán'ǒu 病证名。又名痰饮呕吐。《三因极一病证方论》卷十一："病者素盛今瘦，肠中沥沥有声，食入即呕，食与饮并出，名曰痰呕。"详"痰饮呕吐"条。

痰痞tánpǐ 病证名。指痰气凝结所致的痞证。《杂病源流犀烛·胸膈脊背乳病源流》："因乎痰者为痰痞，脉必滑，胁下痛。"《类证治裁·痃癖癥瘕诸积论治》："痞由中脘痰气不利者，宜用砂枳二陈汤；痰结胸满，用顺气导痰汤；心下痞，发热而呕，用半夏泻心汤；心下积冷如覆杯，按之有水声，热手熨之如冰，脉沉迟者，用三圣散吐之，次服白术调中汤。"参见"痞"条。

痰癖tánpǐ 病证名。指水饮酿痰，流聚胸胁之间而成的癖病。《诸病源候论·癖病诸候》："痰癖者，由饮水未散，在于胸府之间，因遇寒热之气相搏，沉滞而成痰也。痰又停聚，流移于胁肋之间，有时而痛，即谓之痰癖。"本病与饮癖相类似。参见"饮癖"条。

痰热动风tánrèdòngfēng ❶痰热内盛，引动肝风的病理变化。❷证候名。以胸胁胀闷，咳嗽气喘，发热口渴，咯痰黄稠，喉中痰鸣，四肢抽搐，或眩晕呕恶，舌红苔黄腻，脉滑数等为常见症的证候。

痰热犯鼻证tánrèfànbízhèng 证候名。即火热与痰浊搏结，阻遏鼻窦，以鼻流腥臭浊涕、量多色黄，鼻塞，不嗅香臭，鼻黏膜红肿，头晕头痛，舌红苔黄腻，脉滑数等为常见症的证候。

痰热结胸tánrèjiéxiōng 证候名。即痰浊热邪结于胸膈，以胸中烦热、痞闷胀痛，咳嗽吐黄痰，或心胸闷痛，或脘部硬满、按之则痛，舌红苔黄腻，脉滑数等为常见症的证候。

痰热内闭tánrènèibì 病机证候名。见"痰火扰心"条。

痰热内扰tánrènèirǎo 病机证候名。见"痰火扰心"条。

痰热壅肺tánrèyōngfèi ❶痰热交结，壅积于肺，肺失宣降的病理变化。❷证候名。以发热口渴，咳嗽气喘，吐痰黄稠，胸闷胸痛，或咳吐脓血腥臭痰，舌红苔黄腻，脉滑数等为常见症的证候。

痰热阻肺tánrèzǔfèi 病机。指痰热壅阻于肺，发生喘咳的病理。多由外邪犯肺之后，郁而化热，热伤肺津，炼液成痰，痰与热结，壅阻肺络所致。症见发热，咳嗽，痰鸣，胸膈满闷，咯黄稠痰或痰中带血，甚则呼吸迫促，胸胁作痛，舌红、苔黄腻，脉滑数。治宜清热化痰，宣肺定喘。多见于急性支气管炎、肺炎、肺气肿合并感染、支气管哮喘合并感染等疾患。

痰疝tánshàn 病证名。见《医学入门》卷五。即因痰湿内郁所致的疝症。其症痛有常处，触之有形。宜理气化痰，用海浮石、香附二味，姜汁调服。

痰甚喘tánshènchuǎn 病证名。见《杂病源流犀烛·咳嗽哮喘源流》。指喘逆而痰声更甚者。本证轻者类似痰喘、齁喘，重者即为哮证。详"痰喘""齁喘""哮证"条。

痰湿tánshī 病因或病证。详"湿痰""痰湿阻肺"条。

痰湿不孕tánshībùyùn 病证名。不孕症证型之一。也称湿痰不孕。指妇人体质肥盛，恣食厚味，痰湿内生，影响冲任胞脉，难以摄精成孕。多伴有带下量多，月经不调等症。治宜健脾燥湿化痰。方用启宫丸（半夏、苍术、香附、神曲、茯苓、陈皮、川芎）。

痰湿带下tánshīdàixià 病证名。因素体肥盛，脾虚水湿不运，以致湿浊停注，损伤任、带二脉，故见白带量多，稠黏味腥，胸闷腹胀，或有恶心、痰嗽，或大便稀薄等。治宜健脾除湿化痰。方用苍附导痰丸或六君子汤加苍术、柴胡、升麻。

痰湿泛耳tánshīfàn'ěr 证候名。即痰湿内停，上泛耳窍，以耳内胀闷，或眩晕耳鸣，头重恶心，或耳内流脓量多，听力减退，透过鼓膜见有液平面，或耳郭局部肿胀、皮色不变，苔滑腻，脉弦滑等为常见症的证候。

痰湿头痛tánshītóutòng 病证名。指痰湿上蒙所致的头痛。《张氏医通·诸痛门》："有痰湿头痛，其人呕吐痰多，发作无时。"症见头部沉重，疼痛如裹，胸脘满闷，呕恶痰多，发作无时，舌苔白腻，脉滑。治宜化痰祛湿，可用半夏白术天麻汤、芎辛汤、导痰汤等。本证可见于肌肉紧张性头痛等病。参见“痰厥头痛”条。

痰湿月经过少tánshīyuèjīngguòshǎo　病证名。多因素体肥胖，躯脂过盛，或嗜食厚味，痰湿内生，躯脂湿痰壅阻经隧，以致冲任血行涩滞。症见月经过少，色淡质稀，或兼见白带量多，面色㿠白，头晕心悸，下肢轻度浮肿等。治宜健脾燥湿化痰。方用苍附导痰丸，或用二陈汤合芎归汤。

痰湿阻肺tánshīzǔfèi　病机。指痰湿壅阻于肺，使肺气不得宣降的病变。肺为贮痰之器，脾为生痰之源，脾失健运，则精气不能上输于肺，致聚湿成痰，影响肺脏。主要证候有咳嗽，痰涎壅盛，痰白而稀，容易咯出，胸膈满闷，动则咳嗽加剧，气喘，舌苔白腻或白滑，脉濡缓。治宜宣肺健脾，化痰利湿。多见于慢性支气管炎、支气管哮喘等疾患。

痰湿阻络tánshīzǔluò　❶痰浊湿邪阻痹经络的病理变化。❷证候名。以肢体或关节等处肿胀、屈伸不利，或皮肤肿硬、麻木、瘙痒，苔白腻等为常见症的证候。

痰湿阻滞闭经tánshīzǔzhìbìjīng　病证名。指因痰湿阻滞所引起的月经停闭。多由素体肥胖，痰湿内盛，或脾失健运，痰湿内生，痰湿、脂膜壅塞冲任，气血运行受阻，血海不能满溢所致。症见月经停闭，带下量多，色白质稠，形体肥胖，或面浮肢肿，神疲肢倦，头晕目眩，心悸气短，胸脘满闷，舌质淡胖，苔白腻，脉濡缓。治宜豁痰除湿，活血通经。方用丹溪治痰湿方（苍术、白术、半夏、茯苓、滑石、香附、川芎、当归）。若胸脘满闷者，酌加瓜蒌、枳壳；若肢体浮肿明显者，酌加益母草、泽兰、泽泻。

痰实疟tánshínüè　病证名。疟疾的一种。《诸病源候论·痰实疟候》：“痰实疟者，谓患人胸鬲先有停痰结实，因成疟病，则令人心下胀满，气逆烦呕也。”详“痰疟”条。

痰实壅闷tánshíyōngmèn　病证名。出《太平圣惠方》卷八十四。指小儿痰实停于胸膈，胸闷气逆，时复呕吐，不欲饮食。治疗参“小儿痰实”条。

痰食互结tánshíhùjié　❶痰浊与宿食互结，阻滞气机的病理变化。❷证候名。以胸脘痞闷、胀痛，咳嗽吐痰，食少腹胀，呕吐痰涎宿食，苔腐腻、脉弦滑为常见症的证候。

痰嗽tánsòu　病证名。一名痰咳。指痰盛致嗽。见《济生方·咳嗽》。《杂病源流犀烛·咳嗽哮喘源流》：“痰嗽，嗽动便有痰声，痰出即嗽止也。其脉浮滑，必兼胸膈满，痰涎多，或寒热交作，面浮如盘。缘湿痰在胃，上干于肺也。宜半瓜丸、滴油散、澄清散。其有一种发咳时，直至顿吐饮食，痰物俱尽方少安者，此乃肝木克脾土，风痰壅盛所致也。宜白圆子。”参见“痰咳”“咳嗽”条。

痰胎tántāi　病证名。假孕证型之一。由平素火盛多痰，适值经行胞净，痰浊乘虚入子宫，与血相结，以致经闭腹大，状如怀孕。法当下其痰，则腹胀自消。方用苍附导痰丸或二陈汤合芎归汤。

痰稀白tánxībái　症名。属湿痰、寒痰。若兼咳而声音重浊，鼻塞，多为外感风寒。

痰涎tánxián　病证名。小儿病多涎者，《太平圣惠方》谓为“风热壅脾，积聚成涎”所致。《幼科释谜》谓小儿涎痰：“痰由涎结，涎乃脾泔。脾运胃液，肢体皆咸。脾气不足，风热相兼。壅遏中脘，口沫淹淹。乃生壮热，惊搐渐添。”“然痰与涎，津液所涵。实为元气，相附如缄。”小儿痰涎，可由脾气不足，不能四布津液而成。若不治其本，补益中气，而徒去其痰涎。痰涎虽病液，亦元气所附，去之不已，遂成虚脱，每见惊搐壮热等症。治当利气化痰，如二陈汤、半夏丸、白术散、牛蒡子散之类。参见“痰涎壅滞”条。

痰涎喘嗽tánxiánchuǎnsòu　指痰涎壅盛之喘息咳嗽。《证治准绳·幼科》：“肺气不调，咳嗽喘满，痰涎壅塞，心下坚满。”治宜半夏丸。

痰涎血tánxiánxiě　病证名。见《丹溪心法·咯血》。指痰唾涎中带有血丝、血点。《杂病源流犀烛·诸血源流》：“痰涎血者，脾家蓄热所致，宜加味逍遥散，清肺汤；而痰唾中带有红丝红点，病尤为甚，其条分缕判，则有由六经之火者，宜山栀地黄汤；有由思虑伤心伤肺者，宜天门冬汤；有由于阴分虚弱者，宜清火滋阴汤。”《证治汇补》卷五：“痰涎血。痰中带血，多属脾经，须分痰血先后施治，先见血而后嗽痰者，此相火上炎，煎熬成痰，降火为主，若用消痰，则血溢而不止。其先痰嗽而后见血者，是积热生痰，载血上行，清痰为要，若用血药，则痰滞而不行。”参见“咳血”“嗽血”“唾血”条。

痰涎壅滞tánxiányōngzhì　病证名。见《婴童百问》。痰涎壅滞，烦闷颊赤，口干烦渴，项颈结热者。宜清凉饮子（大黄、连翘、芍药、羌活、当归、防风、甘草、山栀仁）。心脾壅热多涎者，用牛蒡子散（牛蒡子、栀子仁、甘草、川芒硝、郁金、枳壳）。

痰涎症tánxiánzhèng　病证名。痰证之一。因痰涎阻滞心膈所致。《万病回春·痰饮》：“痰涎症者，浑身胸背胁痛，不可忍也，牵掣钓痛，手足冷痹，是痰涎在心膈也。”参见“痰证”条。

痰痫tánxián　病名。见《奇效良方》卷六十四：“痰痫为病，此患似张狂，作之不常，或半年一作，或一年，或一月，或一日一次，或一日三次，一身惊搐，不废手足，不废头目，其人张狂如梦中，如半醉，灯下不知人，皆从梦寐中作，所以无常也，忽耳不能闻，其目不能视，如狂。”参见“痫”“五痫”条。

痰哮tánxiào　病证名。指痰浊壅盛所致的哮吼。见《证治汇补·哮病》。该书论：“哮虽肺病，而肺金以脾土为母，故肺中之浊痰亦以脾中之湿热为母，俾脾气溷浊，则上输浊液尽变稠痰，肺家安能清净？所以清脾之法尤要于清肺也。”《临证指南医案·哮》：“痰哮……大概以温通肺脏、下摄肾真为主，久发中虚，又必补益中气，其辛散苦寒豁痰破气之剂，在所不用。此可谓治病必求其本者矣。”治当清金化痰或温通肺脏，培脾摄肾为主。如苏沉九宝汤、清金丸、五虎汤、小青龙汤、六君子汤、参蛤散等方。参见“哮证”“哮喘”条。

痰哮嗽tánxiàosòu　病证名。指喉间痰多哮鸣咳嗽。《不居集》卷十五：“痰哮嗽。痰哮咳嗽，痰声喉中如拽锯。《本事方》加半夏三枚同煎。”详“痰哮”“痰饮咳嗽”条。

痰血tánxiě　症名。指痰唾中带有血液。《不居集》卷十三：“痰血，咳咯唾皆有之，兼带血屑、血丝、血点是也。”详“痰涎血”“咳血”“咯血”“唾血”条。

痰泄tánxiè　病证名。见《医宗必读·泄泻》。即痰泻。详该条。

痰泻tánxiè　病证名。又称痰泄、痰积泄泻。《医学入门》卷五：“痰泻，或泻或不泻，或多或少，此因痰留肺中，以致大肠不固。”症见时泻时止，时轻时重，或下白胶如蛋白，头晕恶心，胸闷食减，腹中鸣响，脉多弦滑。治宜化痰祛湿，用二陈汤、节斋化痰丸、海青丸、青州白丸子等方。脾虚者，可用六君子汤。参见“泄泻”条。

痰眼症tányǎnzhèng　病证名。见清代佚名《广勤轩遗稿》。指眵泪稠浊似痰，黏糊满目的病证。详见“眵泪”条。

痰药tányào　中药材。见《全国中草药汇编》。为野杜仲之别名，详该条。

痰噎膈tányēgé　病证名。见《医方考》卷二。即痰膈。详该条。

痰饮tányǐn　❶病名。出《金匮要略·痰饮咳嗽病脉证治》。古称澹（亦作淡）饮。指体内水湿不化而生饮酿痰。①为多种饮证痰证之总称。《诸病源候论·痰饮诸病候》：“痰饮者，由气脉闭塞，津液不通，水饮气停在胸府，结而成痰。”因饮停部位、久暂不同，分为流饮、留饮，澼饮，支饮，溢饮，悬饮、肺饮、伏饮、积饮等。《赤水玄珠》卷六：“痰饮，胶固稠黏者痰也、清而稀薄者饮也，痰饮为病，所感不同。”《景岳全书·痰饮》：“痰之与饮，虽曰同类，而实有不同也。盖饮为水液之属，凡呕吐清水及胸腹膨满，吞酸嗳腐，渥渥有声等证……是即所谓饮也。若痰有不同于饮者，饮清澈而痰稠浊。”痰饮的形成，多因肺、脾、肾功能失调，水液输化失常所致。治宜温补脾肾固本，利水逐饮治标。②饮证之一。因饮邪留于肠胃所致。《金匮要略·痰饮咳嗽病脉证治》：“其人素盛今瘦，水走肠间，沥沥有声，谓之痰饮。”治宜温阳化饮，方用苓桂术甘汤，金匮肾气丸等。本证一名流饮。参见“流饮”条。❷痰与饮的合称，脏腑病变过程中渗出并积存于体内的病理产物，可阻碍气血运行而成为继发的致病因素。

痰饮喘逆tányǐnchuǎnnì　病证名。《症因脉治·喘症论》：“痰饮喘逆之因：饮水过多，脾弱不能四布，水积肠间，成痰成饮，上干肺家。”症见时咳时呕，卧下喘逆，面色虚白，肠中辘辘有声，甚则喘息倚肩。脉多弦滑，如弦紧则为寒饮、弦数为痰热。治疗可选用苓桂术甘汤、小半夏汤、甘遂半夏汤、二陈汤等。兼表症者用小青龙汤，大便闭者，宜导痰汤加大黄，甚者滚痰丸、十枣汤等均可用。参见“痰喘”“痰甚喘”条。

痰饮恶寒tányǐnwùhán　病证名。恶寒证之一种。《证治汇补·恶寒》：“痰饮恶寒，由痰滞上焦，营卫阻滞，抑遏清道，不能固密腠理而恶寒。肥人多有此证。脉滑或沉，周身沉重，胸满食减，肌肉如故。”又：“浊痰滞膈，先用姜茶探吐，后用通圣散加减。”《张氏医通·寒热门》：“背恶寒是痰饮。仲景云，心下有留饮，其人背恶寒，冷如冰。指迷茯苓丸。”治以通阳化痰为主，亦可用苓桂术甘汤、二陈汤等方。参见“恶寒”“内伤恶寒”条。

痰饮腹胀tányǐnfùzhàng　病证名。指痰饮留滞所致的腹胀。《症因脉治》卷三：“痰饮腹胀之症，胸腹满闷，怔忡喘急短息倚肩，呕恶痰涎。或腹中辘辘有声。”多因脾胃传化失职，痰饮不化所致。治宜祛痰化饮为主。胸闷怔忡，宜小半夏汤、二陈汤；喘息倚肩，宜葶苈泻肺汤；呕恶痰涎，平胃二陈汤；腹中辘辘有声，导痰汤。参见“腹胀”“内伤腹胀”条。

痰饮咳嗽tányǐnké·sou　病证名。指痰饮病所致的咳嗽。《丹溪心法附余·咳嗽》：“辰砂半夏丸，治一切痰饮咳嗽。”《医门法律·咳嗽续论》：“盖以咳嗽必因之痰饮，而五饮之中，独膈上支饮，最为咳嗽根底，外邪入而合之固嗽，即无外邪，而支饮渍入肺中，自足令人咳嗽不已。”痰饮咳嗽，如见咳嗽多痰，色白，或如泡沫，咳引胁痛者，治宜温化，用小青龙汤，苓桂术甘汤等方。逐饮，用十枣汤等方。如见畏寒肢冷，水肿，脉沉细等肾阳不足虚象者，当兼温阳利水，可用真武汤、肾气丸等方。参见“痰饮”“支饮”“悬饮”等条。

痰饮霍乱tányǐnhuòluàn　病证名。见《症因脉治·霍乱》。因脾气素虚，水饮不节，痰饮聚于中脘，升降失常所致。症见胸前懊侬不舒，心胁下闷痛，时时欲呕，兀兀欲吐，或时腹如雷鸣，或时怔忡惊悸，忽尔呕泻，胸腹大痛。脉多滑大，或沉滑或滑数。治宜二陈汤、平胃散、导痰汤等。参见“霍乱”条。

痰饮呕吐tányǐn'ǒutù　病证名。指呕吐因寒饮、热痰留滞所致者。《症因脉治》卷二：“痰饮呕吐之症，呕而肠鸣，辘辘有声，眼黑眩晕，时时恶心。”多因脾虚不运，停痰留饮，积于中脘，得热则上炎，遇寒则凝塞而致。寒饮所致者，舌苔薄腻，脉沉迟，宜用桂苓半夏汤、茯苓半夏汤、二陈汤、来复丹；热痰所致者，舌苔黄腻，脉滑数，宜用栀连二陈汤等方。参见“呕吐”“痰呕”等条。

痰饮食不消tányǐnshíbùxiāo　病证名。痰饮内停而引起的食物不能消化。《诸病源候论》卷二十：“此由痰水结聚，在胸府膀胱之间，久而不散，流行于脾胃，脾恶湿，得水则胀，胀则不能消食也。或令腹里虚满，或水谷不消化，或时呕逆，皆其候也。”治宜化痰消食。用平胃、二陈汤之类加减。

痰饮胃脘痛tányǐnwèiwǎntòng　病证名。指痰湿水饮所致的胃脘痛。《东医宝鉴·外形篇》：“痰饮胃脘痛。胃中若有流饮清痰作痛，腹中辘辘有声，及手足寒痛，或腰膝背胁抽掣作痛。宜用小胃丹，控涎丹，三花神祐丸，芎夏汤，加味二陈汤，加味枳术丸。”参见“痰积脘痛”条。

痰饮胁痛tányǐnxiétòng　病证名。见《东医宝鉴·外形篇》：“痰饮流注于厥阴之经，亦能使胁下痛，病则咳嗽气急引胁痛。”《赤水玄珠》卷四：“痰饮停伏，胁痛，宜导痰汤。”甚则十枣汤、控涎丹等方。参见“停饮胁痛”条。

痰饮眩晕tányǐnxuànyūn　病证名。见《症因脉治·内伤眩晕》。又称醉头风。有虚痰眩晕、实痰眩晕、湿痰眩晕、停饮眩晕、风痰眩晕、痰火眩晕之不同。详各条。

痰瘀互结tányūhùjié　❶痰浊与瘀血相互搏结的病理变化。❷证候名。以局部肿块刺痛，或肢体麻木、痿废，胸闷多痰，或痰中带紫黯血块，舌紫黯或有斑点，苔腻，脉弦涩等为常见症的证候。

痰瘀生风tányūshēngfēng　❶病机。指痰与瘀血壅阻经络，阻碍气血，使脏腑功能失常而引动内风的病理变化。❷证候名。主要表现为胸闷痰多，口眼歪斜，半身不遂，或肢体搐搦，舌暗，苔腻等。

痰瘀嗽tányūsòu　病证名。指痰夹瘀血阻肺引起之咳嗽。《不居集》卷十五：“痰瘀嗽。肺胀而嗽，或左或右不得眠。此痰夹瘀血，碍气而病。宜养血以流动乎气，降火疏肝以清痰，四物汤加诃子、青皮、竹沥。”参见“咳嗽”“瘀血咳嗽”条。

痰瘀阻肺tányūzǔfèi　❶瘀血痰浊蕴阻于肺的病理变化。❷证候名。以咳嗽气喘，胸闷刺痛，吐痰多或痰中带血，舌淡紫，苔腻，脉弦滑或弦涩等为常见症的证候。

痰郁tányù　病证名。六郁之一。见《丹溪心法》卷三。因

T

痰气郁结所致的病证。《杂病源流犀烛·诸郁源流》："动则喘满或嗽，寸脉沉而滑，是痰郁。"治宜涤痰解郁。用痰郁汤、涤痰汤、升发二陈汤、润下丸等方。参见"六郁""郁证"条。

痰郁汤tányùtāng 《杂病源流犀烛·内伤外感门》卷十八方。苏子、半夏、前胡、炙甘草、当归、陈皮、沉香、瓜蒌仁、胆南星、枳实、香附、海浮石。水煎服。治痰郁，动则喘满或嗽，寸脉沉而滑。如虚者加黄芪；寒冷者加肉桂。

痰郁心悸tányùxīnjì 病证名。心悸之一种。《不居集》卷二十二论痰郁心悸："停积痰涎，使人有惕惕不宁之状，甚则心跳欲厥，其脉滑大者是也。"治宜涤痰定悸。用温胆汤、茯苓饮子。风热生痰，上乘心膈而惊悸者，宜简要济众方。心虚而兼痰火者，宜八物定志丸。参见"心悸"条。

痰晕tányūn 病证名。见《世医得效方》卷三。属痰饮眩晕范畴。《症因脉治·内伤眩晕》："痰饮眩晕之因，饮食不节，水谷过多，胃强能纳，脾弱不能运化，停留中脘，有火者则煅炼成痰，无火者则凝结为饮，中州积聚，清明之气，窒塞不伸，而为恶心眩晕之症也。"症见胸前饱闷，恶心呕吐，膈下辘辘有声，眩悸不止，头额作痛。本证有虚痰眩晕、实痰眩晕、湿痰眩晕、停饮眩晕、风痰眩晕、痰火眩晕之分。详各条。

痰燥tánzào 病证名。痰证之一。指因痰火而致烦躁的病证。《万病回春·痰饮》："痰燥者，痰火作热烦躁也。"方用加减温胆汤等。参见"痰躁""痰证"条。

痰躁tánzào 病证名。痰证之一。指因火痰而致烦躁不宁的病证。《重订通俗伤寒论·夹痰伤寒》："咳嗽不爽，胸中气闷，夜不得眠，烦躁不宁者，此火痰郁遏胸膈也。名曰痰躁。"治宜豁痰降火。方用陷胸、泻心汤等。参见"痰证"条。

痰胀tánzhàng 病证名。痰证之一。因痰气阻滞胸腹所致。《重订通俗伤寒论·夹痰伤寒》："中满腹胀，上气喘逆，二便不利，甚或面肢俱肿者，此湿痰挟气阻滞胸腹也，名曰痰胀。先当去郁陈莝，经验理中消胀丸为主。继则视其喘肿胀之进退，酌量施治。若腹胀减轻，喘肿未除者，法当降气达膜，五子五皮饮加减。终则培元利水，七味枳术汤调服天一丸，善其后以杜复发。"参见"痰证"条。

痰证tánzhèng 病证名。痰古作澹或淡。指痰浊停留体内的病证。《诸病源候论》已有寒痰、热痰等名。《丹溪心法·痰十三》："痰之为物，随气升降，无处不到……凡痰之为患，为喘为咳，为呕为利，为眩为晕，心嘈杂，怔忡，惊悸，为寒热痛肿，为痞膈，为壅塞，或胸胁间辘辘有声，或背心一片常为冰冷，或四肢麻痹不仁。"《症因脉治·痰症》："痰之为病，变化百出，皆内因七情，外感六气，中宫失清化之令，熏蒸结聚而成。须分所兼之邪治之。"《景岳全书·杂证谟》："五脏之病，虽俱能生痰，然无不由乎脾肾，盖脾主湿，湿动则为痰；肾主水，水泛亦为痰；故痰之化，无不在脾，而痰之本，无不在肾。所以凡是痰证，非此则彼，必与二脏有涉。"痰又与肺关系密切。故有"脾为生痰之源，肺为贮痰之器"之说。由于痰浊停留部位、病因及症状表现不同，有风痰、寒痰、湿痰、燥痰、热痰、气痰、虚痰、实痰等病证。详各条。

痰证发热tánzhèngfārè 病证名。指因痰所致的发热。《证治汇补·发热》："痰证发热，向夜大作，天明渐止，必兼胸膈不快，恶心不食，肢倦体瘦。盖痰滞中宫阻碍升降，故恶心痞满。血无所滋，故夜分转甚。津液不化而体瘦，气血阻滞而倦怠。均宜健脾化痰，宽中清火，则痰利而热除矣。如果实痰为患，滚痰、化痰二丸，皆可选用。"参见"湿痰发热""痰积发热"等条。

痰证自汗tánzhèngzìhàn 病证名。自汗证之一。见《医学入门》卷四。《证治汇补·汗病》："痰证自汗，头眩呕逆，胸满吐痰。"治宜和胃化痰，用抚芎汤、理气降痰汤，兼脾气虚弱者，宜理中降痰汤。参见"自汗"条。

痰滞恶阻tánzhì'èzǔ 病证名。恶阻证型之一。平素脾胃虚弱，运化失常，聚湿成痰，孕后经血壅闭，冲脉之气上逆，痰饮随逆气上冲所致。症见恶心，呕吐痰涎，胸满不食等。治宜豁痰降逆。方用小半夏加茯苓汤。

痰滞蓄血tánzhìxùxuè 病证名。指先有郁痰，后因血滞，或失血气滞，日久生痰，痰血相搏而成的蓄血。其症胸部胀闷，痛处少移或不移，身体寒热，或吐血、衄血，便下焦黑。治宜导痰破血，先用导痰汤加苍术、香附、枳壳、白芥子以开郁化痰；次用当归、桃仁、红花、苏木、丹皮、莪术等以破血行气（见《中国医学大辞典》）。

痰中tánzhòng 病证名。类中风之一。见《证治汇补·似中风章》。又名湿中。《医学心悟·类中风》："湿中者，即痰中也。"多由湿盛生痰，痰生热，热生风而致病。症见猝然眩晕，发麻，昏倒不省人事，舌本强直，喉有痰声，四肢不举，脉象洪滑等。治宜化痰为主，参以息风。用苍白二陈汤或导痰汤加减。可见于脑血管痉挛、脑血栓形成等病。

痰注发tánzhùfā 病名。出《外科大成》卷二："痰注发，形如布袋，坚硬如石，不红不热……"在病因方面认为系痰伏所致，故名。此病生于脊背部，属无头疽。治疗参见"无头疽"条。

痰注腰痛tánzhùyāotòng 病机。腰痛之一。又称湿痰腰痛。《症因脉治·内伤腰痛》："脾湿不运，水饮凝结，则为痰注腰痛。"症见腰间重滞，牵引背脊，一块冷痛，得寒更甚，得热稍减，或兼见大便泄泻，或见腰间肿而按之濡软不痛，皮色不变，脉滑或沉伏。治宜涤痰化湿。可选用南星二陈汤、导痰汤、龟樗丸、控涎丹等方。兼虚者，可并用六君子汤、八味丸。

痰浊tánzhuó 痰湿系秽浊之邪。故称。

痰浊犯肺tánzhuófànfèi 病机。指痰湿内阻，肺气不得宣降的病机。症见咳嗽痰多，色白而黏，容易咯出、或气喘胸满、呕恶、舌苔白腻，脉滑。治宜宣肺化痰或降气平喘。

痰浊内闭tánzhuónèibì 简称痰闭。❶泛指痰浊引致的闭证。每夹风、夹热而成，即由风痰上窜或痰热内闭，这些情况，病因火热内扰或化风为主，痰实际是闭证的继发产物。参"闭"条。❷指痰迷心窍或痰火扰心所致的癫狂、痫证等精神神经病变。❸温热病中湿热相夹酿成的闭证。《温热论》："湿与温合，蒸郁而蒙蔽于上。"又："此津亏湿热熏蒸，将成浊痰蒙闭心包也。"

痰浊上蒙证tánzhuóshàngméngzhèng 证候名。见"痰蒙清窍证"。

痰浊阻肺tánzhuózǔfèi ❶痰浊内阻，致使肺气宣降失常的病理变化。❷证候名。即痰湿蕴结，肺气阻滞，以胸闷，咳嗽气喘，吐白痰量多，苔白滑腻，脉滑等为常见症的证候。

痰阻肺络tánzǔfèiluò 病机。指肺脏受邪之后，输布津液功能失职，致聚液成痰，阻滞于肺的病机。症见痰盛气逆，喘咳等。临床又分痰热阻肺、痰湿阻肺。见各条。

T

痰阻经行后期tánzǔjīngxínghòuqī 病证名。病因形体肥盛，湿痰壅阻，躯脂逼迫冲任，以致经血不得及时下达，故而经行错后，血色淡，质稠黏，带下连绵，心悸头眩。治宜健脾除湿，化滞导痰。方用六君子汤加苍术、香附、南星。

痰阻心脉tánzǔxīnmài ❶痰浊阻痹心脉，血行不畅的病理变化。❷证候名。以胸闷心痛，体胖多痰，身体困重，面色黯，舌淡紫，苔腻或滑，脉滑等为常见症的证候。

痰阻心窍tánzǔxīnqiào 病机。同痰迷心窍。详该条。

谭道文tándàowén(1874—1961) 土家族眼科医家。四川石柱土家族自治县三益乡人。擅长眼科。积行医60余年之经验，撰成眼科方剂专著《草庐拙》4卷（1959年），载方170多首，处方用药均有独到之处。

谭简tánjiǎn 唐代眼科医生，擅长手术治疗。《因话录》记载他曾为一左眼眦生赘如息肉的患者，施行肿物摘除术。在手术前和手术过程中，给病人进行思想工作，解除患者的顾虑；手术前令病人饮酒数杯，进行麻醉；手术中用特制的敷料拭洗，局部并敷药。取得较好的效果。

谭仁显tánrénxiǎn 宋代医生。四川成都人，他所居住的庭院，尽皆种植草药，善于应用草药治病。

谭延镐tányángǎo 宋代医家。曾官医博士。著《新集脉色要诀》一卷，今佚。

谭永德tányǒngdé 宋代医家。沛国下邳（今江苏邳州）人。撰有《谭氏殊圣方》，已佚。

檀香tánxiāng 中药材。出《名医别录》。又名白檀、浴香、真檀、旃檀、檀香木。为檀香科植物檀香 *Santalum album* L. 树干的干燥心材。主产澳大利亚、印度尼西亚和南亚等地，我国台湾、广东、海南、云南有引种。辛，温。入脾、胃、心、肺经。行气温中，开胃止痛。用于寒凝气滞，胸膈不舒，胸痹心痛，脘腹疼痛，呕吐食少，煎服2~5g。本品含挥发油，称为白檀香油，根部心材含油最多可达10%。油中含α-及β-檀香萜醇达90%以上，还含檀香红、芥子醛、香草醛等。檀香萜醇有较强的抗菌作用，曾用作尿道消毒药，治疗白浊等症。

坦然tǎnrán 明代医僧。居住在歙县（今安徽歙县）北八十里的箬岭上，长于针灸，用细毫针治病，有良效。

炭疽tànjū 病名。即由感染炭疽杆菌所致的人畜共患急性传染病，以皮肤溃烂、焦痂及其周围水肿为主要临床表现，偶可见肺、肠、脑病变及毒邪流注。

探肛筒tàngāngtǒng 检查肛肠病的一种工具。见清代高梅溪《外科图说》卷一。类似现代之窥肛器。

探骊tànlí 眼科金针开内障八法之四。《目经大成》卷二："针泊黄精（晶状体），如意运用，使不晕不悸，不防直至内寻，横从外觅。"指用金针拨断晶状体悬韧带。参见"拨内障手法"条。

探吐tàntù 治法。吐法之一。使用消毒的工具（如鹅毛、鸭毛）刺激咽喉引起呕吐的方法。用于痰涎阻塞咽喉急症或误食毒物或食滞在胃者。

tang

汤处士tāngchǔshì 明代医家。秦郡人，精研诸家之书，尤善产育之学。据《产宝百问》与《十产论》《妇人良方》等为本，撰有《保产机要》一卷。因胎前产后各证，前人所记颇多，惟独临产殊少论述，故以通俗易懂之言予以阐述。今存有柯炘改编本。

汤方tāngfāng 也称汤头。即内服煎剂为主的药方。见"汤头"条。

汤罐头草tāngguàntóucǎo 中药材。见《上海常用中草药》。为合子草之别名，详该条。

汤颢tānghào 清代医家。字效程。浙江吴兴人。采集医籍中有关摄生之法，辑成《保生编》一书，未见刊行。

汤衡tānghéng(12世纪) 南宋医家。东阳（今浙江东阳）人。祖父名民望，撰有《婴孩妙诀》2卷；父名麟，他继承祖业，尤精儿科。整理家传经验，撰有《博济婴孩宝书》20卷，曾刊于会稽，均佚。

汤火伤tānghuǒshāng 病名。即被滚水、热油所烫或火烧灼肢体致伤。见《圣济总录》卷一百三十四。详"烧伤"条。

汤剂tāngjì 药物剂型之一。用药物煎汤，去渣取药汁而成。汤剂具有吸收快、作用强的优点，故临床上应用最广。

汤玠tāngjiè 明代妇科医生。武进（今属江苏）人。世业妇人医，有奇效。善用大黄，时有他医视为虚羸，不敢轻药者，往往投大黄而愈。

汤麟tānglín 见"汤衡"条。

汤民望tāngmínwàng 南宋医家。东阳（今浙江东阳）人。精小儿方脉，为人治病，不分贫富。撰有《婴孩妙诀》2卷。

汤泡散tāngpàosǎn 《太平惠民和剂局方》卷七方。赤芍药、当归、黄连各等分。为细末，每服二钱，开水浸泡，乘热熏洗，日三至五次。治肝经不足，风热上攻，眼目赤涩，睛疼睑烂，怕日羞明，夜卧多泪，时行暴赤，头疼眩晕，视物不明，渐生翳膜。

汤泼火烧tāngpōhuǒshāo 病名。指被滚水、热油所烫或火烧灼肢体致伤。出《太平圣惠方》卷九十一。即汤火伤。详"烧伤"条。

汤烫疮tāngtàngchuāng 病名。见《外科启玄》卷九。即汤火伤。详"烧伤"条。

汤头tāngtóu 同汤方。清代汪昂《汤头歌诀》将常用方剂的组成、功用编成歌诀，便于学者记诵。

汤头歌诀tāngtóugējué 医方著作。1卷。清代汪昂撰。刊于1694年。书中选录中医常用方剂300余方，编成七言歌诀200余首。分为补益、发表、攻里、涌吐等20类。每方附有简要注释，便于初学习诵，是一部流传较广的方剂学著作。刊印后相应地出现了多种为后人续补、增注或改编的作品。其中1961年人民卫生出版社的《汤头歌诀白话解》，就是本书较为详明的一种注释本。

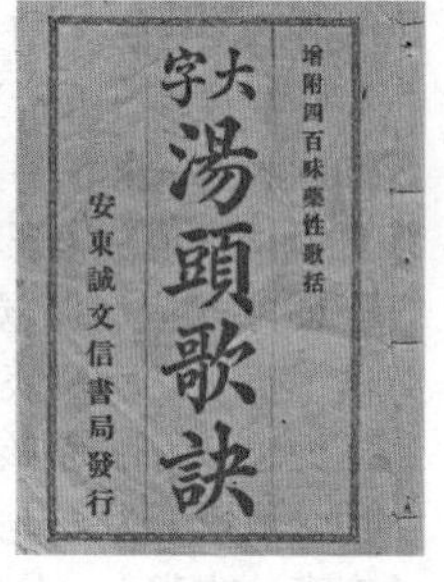

汤头歌诀

汤头歌诀白话解tāngtóugējuébáihuàjiě 医方著作。北京中医学院中药方剂教研组编。本书将通行的《汤头歌诀》一书，进行了简要的白话解释和个别内容的增删修订，文字浅显简要，便于初学者学习。由人民卫生出版社出版。

汤头歌诀续集tāngtóugējuéxùjí 医方著作。严苍山撰于1924年。作者选集临床常用方剂139首（包括附方），按清代汪昂《汤头歌诀》的体例编写，并与《汤头歌诀》合编为《汤头歌诀正续集》。1949年后有排印本。

汤头歌诀正续集tāngtóugējuézhèngxùjí 医方著作。见"汤头歌诀续集"条。

汤头钱数抉微tāngtóuqiánshùjuéwēi　医方著作。汪昂撰。又《章氏重订补注汤头歌括》，4 卷。章纳川编集。初刊于 1913 年。卷一为汤头钱数，主要是章氏所撰有关用药分量的若干文章；卷二为汪昂的《汤头歌诀》，由章氏予以补注；卷三为章氏所编《新加温病汤头歌诀》及李东垣《药性赋》等；卷四为汪昂的《经络歌》及章氏医案。

汤头入门tāngtóurùmén　医方著作。见“中国医学入门丛书”条。

汤熨tāngwèi　外治法之一。以热汤熨按身体局部的治法。与现代之热敷相似。有疏通腠理，改善循环的作用。《素问·玉机真藏论》：“可汤熨及灸刺而去之。”

汤效程tāngxiàochéng　见“汤颙”条。

汤液tāngyè　见《素问·移精变气论》等篇，即汤剂。把药物加水煎成，去渣，取汁内服。汤液吸收较快，易于发挥作用，常用于新病急病。《圣济经》：“汤液主治，本乎腠理，凡涤除邪气者，用汤为宜，伤寒之治，多先用汤者以此。”

汤液本草tāngyèběncǎo　本草著作。3 卷。元代王好古撰。刊于 1289 年。卷上为药性总论部分，选辑李杲《药类法象》《用药心法》的部分内容并作了若干补充。卷中、下分论药物，分草、木、果、菜、米谷、玉石、禽、兽、虫等九部，共收 238 种药物。书中所论药性，均根据各药所入三阴经、三阳经的特点，结合药物的气味阴阳、升降浮沉等性能予以发挥，并附引了有关的各家论述。现有《东垣十书》本。

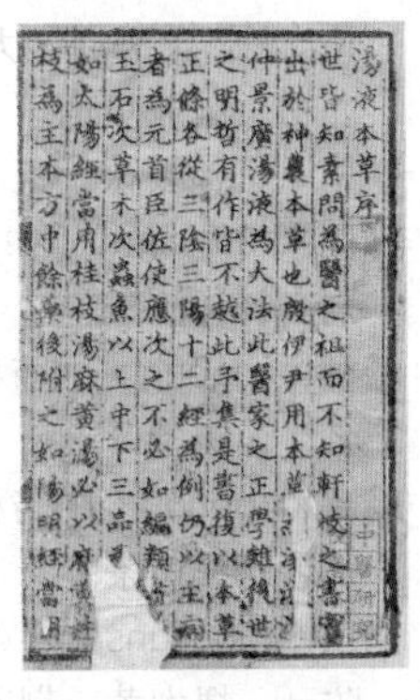
湯液本草序
世皆知素問為醫之祖而不知軒岐之書實
出於神農本草也殷伊尹用本草[illegible]
仲景廣湯液為大法此醫家之正學雖後世
之明哲有作皆不越此予集是書復以本草
正條各從三陰三陽十二經為例仍以主病
者為元首臣佐使應次之不必如編類[illegible]
玉石次草木次蟲魚以上中下三品[illegible]
如太陽經當用桂枝湯麻黃湯必以麻[illegible]
枝為主本方中餘藥後附之如陽明經當用

汤液本草

汤液醪醴论篇tāngyèláolǐlùnpiān　《素问》篇名。汤液，五谷之液；醪醴，皆酒之属。古人用汤液醪醴治病，今之煎剂、酒剂，即由此发展而来。本篇首先讨论了汤液醪醴的制法及治疗作用，故名。下文提示患者的精神状态与抗病功能的密切关系，指出养生防病重于治病的道理。篇末论述了水肿病的病机及“开鬼门，洁净府，去宛陈莝”的治疗原则。

汤尹才tāngyǐncái　南宋医家。龙溪（今福建漳州）人。对伤寒学有一定研究，约 1173 年（乾道九年）撰《伤寒解惑论》一书。

汤执中tāngzhízhōng　宋代医官。随高宗赵构南渡，迁居永丰（今江西永丰县）。擅长妇科。

唐安táng'ān　西汉时医生。为淳于意的弟子，当过济北王的侍医。

唐本草tángběncǎo　本草著作。见“新修本草”条。

唐秉钧tángbǐngjūn　清代医家。字衡铨。上海人。为唐千顷（桐园）之子，亦精医，撰有《人参考》一书（1778 年刊行），另有《内经要语》一书，未见刊行。

唐传那保tángchuánnàbǎo　中药材。见《陕甘宁青中草药选》。为藏茄之藏语名，详该条。

唐椿tángchūn　明代医家。字尚龄。嘉定（今上海市嘉定）人。唐永卿之后代。参考诸家方论，撰《原病集》，论述七情六淫之伤，饥饱劳逸之过。子杲继其业，亦著名于时。

唐大烈tángdàliè　清末医家。字烈三（立三）。江苏苏州人。曾任典狱官，并为狱中犯人诊病；仿效康熙年间过绎之所辑之《吴中医案》一书，将江浙地区 40 余名医家的文章约百篇汇集起来，其内容包括医学论述、专题评论、验方、考证、笔记等，刊于 1792—1801 年，名为《吴医汇讲》，为具有医学刊物性质的早期文献，保存了不少资料，并起到交流经验的作用。

唐尔岐táng'ěrqí　参见“唐玉书”条。

唐杲tánggǎo　参见“唐椿”条。

唐古特青兰tánggǔtèqīnglán　中药材。见《西藏常用中草药》。又名甘青青兰。为唇形科植物唐古特青兰 *Dracocephalum tanguticum* Maxim. 的全草。分布于青海、甘肃、四川、西藏等地。甘、苦，寒。疏肝和胃，消炎解毒。治肝炎，肝肿大，胃炎，消化性溃疡病，关节炎，疮疖。煎服：3～9g。预试含黄酮苷、挥发油、氨基酸、甾类、生物碱。全草含齐墩果酸、胡萝卜苷、茴芋苷、脂麻素和无机元素等。

唐翰文tánghànwén　见“唐玉书”条。

唐熇tánghè　明代医生。字德明。嘉定（今属上海市）人。生活于 15 世纪。世业医，名医唐椿之侄。年轻时即有医名。

唐衡铨tánghéngquán　见“唐秉钧”条。

唐宏文tánghóngwén　见“唐玉书”条。

唐黉tánghóng(18 世纪)　清代医家。字芹洲。江苏昆山人。长于外科，采集王肯堂之《疡科准绳》、陈实功之《外科正宗》、祁广生之《外科大成》等书中之简要易懂部分，辑成《外科心法》10 卷，附有《外科选要》2 卷（1776 年刊行）。

唐继山tángjìshān(16 世纪下半叶)　明代医生。会稽（今浙江绍兴）人。年轻时喜读书，后学医，通脉理，注重温补之法。著有《脉诀》一书，已佚。

唐立三tánglìsān　见“唐大烈”条。

唐烈三tánglièsān　见“唐大烈”条。

唐临tánglín　参见“苏敬”条。

唐临照tánglínzhào　参见“唐玉书”条。

唐朴tángpǔ　明代医生。字尚质。嘉定（今属上海市）人。世业医，为元代医学教授唐永卿七世孙。以医名世。曾在张秋（今山东东阿）救治役夫疫病，置药贮以大盆任饮，活人甚众。卒年八十余。

唐千顷tángqiānqǐng(18 世纪)　清代医家。字桐园。上海人。曾入太学，好经术，兼精医学，撰有《大生要旨》一书（1762 年刊行），为妇产科专著，流传较广。

唐芹洲tángqínzhōu　见“唐黉”条。

唐容川tángróngchuān　见“唐宗海”条。

唐尚龄tángshànglíng　见“唐椿”条。

唐审元tángshěnyuán　见“唐慎微”条。

唐慎微tángshènwēi(约 1056—1093)　宋代著名药学家。字审元。原为蜀州晋原（今四川崇庆）人，后迁居成都。他对发展药物学和收集民间单验方做出了贡献。唐慎微世医出身，刻苦学习，对经方更有所长，专心医业，不愿为官，坚持在群众中行医看病，收集医方和药物知识，为群众看病认真负责，不论贵贱贫富，不避寒暑雨雪，有来请者必往，而且治病多不取报酬，只求酬给

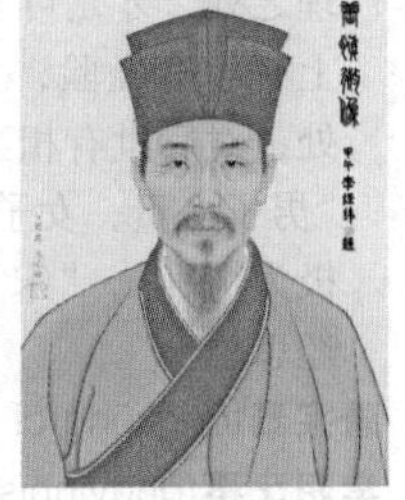
唐慎微

T

名方、秘录。因此群众得到有名的好方好药，便抄写给他。他与知识分子关系密切，当他们从经史诸书中发现医药记载者，也都笔录送给他。在多年广泛采集的基础上，编成《经史证类备急本草》32卷，收药1746种，其中600多种是前代本草书未曾记载总结者。其后的不少本草书都以此书为基础，李时珍对他有很高的评价："使诸家本草及各药单方，垂之千古不致沦没者，皆其功也。"可见唐氏对我国医药学的发展做出了很大贡献。

唐宋卫生歌tángsòngwèishēnggē　养生著作。明代周履靖辑。本书篇幅短小，仅辑唐代孙思邈《卫生歌》与宋代真德秀《续卫生歌》2篇。认为服灵丹、仙果而长寿者世所罕见，主张养生应以运气按摩、节制饮食等预防措施为主，故博采诸家养生之要而编成七言歌诀，言简意深，便于诵记，对强身保健有一定参考价值。

唐桐园tángtóngyuán　见"唐千顷"条。

唐威源tángwēiyuán　清代医家。字维德。山东益都人。精于儿科，撰《痘科温故集》一书（1752年刊行）。

唐维德tángwéidé　见"唐威源"条。

唐熙tángxī　明代医家。字孟尚，华亭（今上海市松江）人。世业医。精医术。正统二年（1437）召为太医院院使，寻告归。天顺（1457—1464）初加太常寺卿，辞不赴。卒年七十一。

唐永卿tángyǒngqīng　元代医生。嘉定（今上海市嘉定）人。世代行医，永卿继承家学精习医术，任平江路医学教授。

唐与正tángyǔzhèng　宋代医生。善治奇病，生平不详。

唐玉书tángyùshū　清代医家。字翰文。上海人。为名医李用粹之弟子，将李之医案辑录成《旧德堂医案》一书（见《三三医书》第十九）；另有《伤寒类书》《脉学定本》《本草删书》等书，未见刊行。其子宗泰（字宏文），曾任太医院吏目；孙尔岐（字临照）亦继家业。

唐宗海tángzōnghǎi（1862—1918）　晚清著名医家。字容川。四川彭县人。早年学文，后学医，为早期试图汇通中西医学的代表人物之一，著述有《中西汇通医经精义》《金匮要略浅注补正》《伤寒论浅注补正》《本草问答》《血证论》等书，合称《中西汇通医书五种》（1884年刊行）。唐氏提出"中西汇通"一词，并从保存发扬我国传统医药的愿望出发，力图证明中医并非不科学，认为中西医各有所长，亦各有所短，主张"损益乎古今"，"参酌乎中外"，并吸收了一些西方解剖生理学知识。他所主张的汇通中西医，主要是用西医来印证中医，认为凡西医学中可以印证和说明中医古典医理之处，才是可取的，反映其思想的局限性。唐氏在临床上有丰富经验，尤其在运用活血化瘀等法上，有独到之处，对后世有相当影响。还有一定的反封建思想，不同意"男子血贵，女子血贱"的旧说。又认为"内难仲景之书极为精确"，"宋元以来尤多纰缪"，又表现了较浓厚的尊经思想。

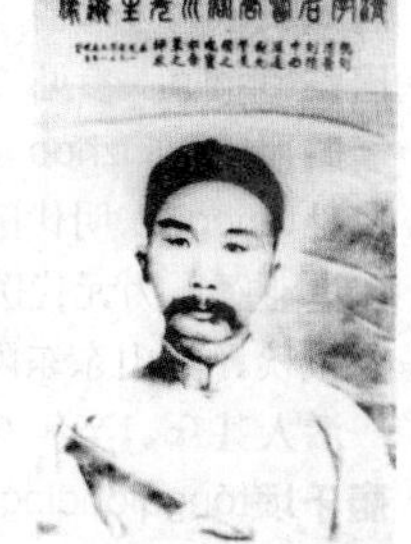

唐宗海

唐宗泰tángzōngtài　参见"唐玉书"条。

棠阴比事tángyīnbǐshì　法医著作。1卷。宋代桂万荣撰。刊于1213年。本书编录刑法折狱的一些典型案例，各冠以四言标题。其中有一些涉及法医鉴定的内容。现存《四部丛刊续编》影印本。

棠子táng·zi　中药材。出《本草图经》。为山楂之别名，详该条。

塘边藕tángbiān'ǒu　中药材。见《广西本草选编》。为三白草之别名，详该条。

塘底菜tángdǐcài　中药材。见《全国中草药汇编》。为龙舌草之别名，详该条。

塘葛菜tánggécài　中药材。见萧步丹《岭南采药录》。为蔊菜之别名，详该条。

塘西痧药方tángxīshāyàofāng　见《集验简易良方》卷一。即蟾酥丸第六方，见"蟾酥丸"条。

塘莺tángyīng　中药材。见《生草药性备要》。为金樱叶之别名，详该条。

溏táng　大便稀薄。《素问·气交变大论》："病腹满溏泄。"《脉经》："腹胀如水状，大便必黑，时溏。"

溏泄tángxiè　病证名。出《素问·气交变大论》。❶指大便稀薄。《奇效良方·泄泻门》："泄者，泄漏之义，时时溏泄，或作或愈；泻者，一时水去如注。"❷指泄下污积黏垢。《张氏医通·大小府门》："戴复庵云：溏泄者，污积黏垢。湿兼热也。"参见"泄泻"条。❸诸泄总称溏泄。见《证治要诀·大小腑门》。

糖刺果tángcìguǒ　中药材。见《广西中药志》。为金樱子之别名，详该条。

糖梗tánggěng　中药材。见《国药的药理学》。为甘蔗之别名，详该条。

糖罐tángguàn　中药材。见《植物名实图考》。为金樱子之别名，详该条。

糖煎散tángjiānsǎn　《杨氏家藏方》卷十一方。龙胆草、汉防己、煨大黄、荆芥穗、赤芍药、当归、炙甘草、防风各一两，栀子仁、川芎各半两。为粗末，每服四钱，入砂糖如弹子大，水煎，食后服。治风热毒气上攻，眼目赤肿疼痛，视物不明，隐涩难开。

糖浆剂tángjiāngjì　中药剂型。即含有药物、药材提取物和芳香物质的浓蔗糖水溶液剂型。

糖胶树tángjiāoshù　中药材。见《广西本草选编》。为灯台树之别名，详该条。

糖芥tángjiè　中药材。见《内蒙古中草药》。为桂竹糖芥的别名，详该条。

糖哮tángxiào　病证名。指因偏嗜甘味所致的哮喘。属虚哮范畴。《类证治裁》卷二："治虚哮用麦冬三两，桔梗三钱，甘草二钱……糖哮加佩兰三钱，再用海螵蛸火煅研末，大人五钱，小儿二钱，黑沙糖拌匀调服。"参见"虚哮"条。

螳螂tángláng　中药材。出《名医别录》。又名刀螂、斫郎。为螳螂科昆虫大刀螂 *Paratenodera sinensis* Saussure、小刀螂 *Statilia maculata* Thunb. 等的全虫。分布全国各地。甘、咸，温。入肾经。助阳固肾，散瘀消肿，定惊。①治阳痿遗精，遗尿，痔疮，研末服，2～5g，或入丸剂。②治咽喉肿痛，研末吹喉；小儿惊痫，研末鼻。

螳螂子tánglángzǐ　❶病证名。出明代秦景明《幼科金》。又名妒乳、颊脂垫。小儿生后一个月左右，口腔内两侧近牙龈处，出现肿硬隆起的脂肪垫，剖视之颇似螳螂子，故名。小儿患此，吮乳困难，甚至啼哭不能出声，日久则面呈黄色，尤以鼻准部为最显著。一般只要暂停吮乳6～8小时，将乳汁挤出，用滴管或小匙喂之，即可自愈。如硬块消退较慢，可用冰硼散涂之，日 2～3 次，切忌割治。❷中药材。出《名医别录》。为桑螵蛸之别名，详该条。

烫tàng 中药炮制方法。即净药材或切制品（生片）与加热的固体辅料共炒烫的炮制方法。

烫火伤tànghuǒshāng 病名。见《外科正宗》。泛指高温所引起的灼伤。其中，高温液体或蒸气所伤的，称烫伤；被火焰或火器所伤的，称火伤。

tao

绦虫病tāochóngbìng 病名。由生食猪、牛、鱼肉引起。绦虫长盈丈，节片构成，寄生在小肠内，绦虫尾端节片常脱落后随大便排出，长寸许，故又叫寸白虫。《太平圣惠方》："其虫发动，则伤人脏腑，饮食不成肌肤。"轻者无自觉症状，较重者全腹疼痛，食欲异常等；并可出现脾失运化，肝失疏泄等。治宜驱虫，可用槟榔、芜荑、苦楝根皮、鹤虱、雷丸、石榴皮、南瓜子、贯众等；调理脾胃，可用异功散加麦芽、枳实。

桃白皮táobáipí 中药材。出《本草图经》。即桃茎白皮，详该条。

桃儿七táoérqī 中药材。见《陕西中草药》。又名桃耳七、小叶莲。为小蘗科植物桃儿七 *Podophyllum emodi* Wall. var. *chinense* Sprague 的根及根茎。分布于陕西、甘肃、青海、四川、云南和西藏等地。苦，温。有小毒。祛风除湿，止咳止痛，活血解毒。治风湿疼痛，麻木，跌打损伤，胃痛，风寒喘咳，月经不调，解铁棒锤中毒。内服：煎汤，1.5～6g；酒浸服，每次 0.6～0.9g。根含鬼臼毒素、去氧鬼臼毒素、鬼臼苦素、盾叶鬼臼素、山荷叶素及它们的苷，还含槲皮素、山柰酚及较多量树脂成分。鬼臼毒素能抑制细胞有丝分裂于中期，对动物肿瘤有明显的抑制作用，但治疗指数低，对人的毒性大，无药用价值。现临床上用其衍生物如鬼臼酸乙肼或其苄叉衍生物等。黄酮部分有镇咳、平喘、祛痰和抑菌作用。

桃耳七táo'ěrqī 中药材。见《陕西草药》。即桃儿七，详该条。

桃根táogēn 中药材。出《经史证类备急本草》。为蔷薇科植物桃 *Prunus persica*（L.）Batsch 或山桃 *P. davidiana*（Carrière）Franch. 的根。苦，平。清热利湿，活血止痛，截疟，杀虫。①治黄疸，风湿关节痛，腰痛，跌打损伤，吐血，衄血，经闭，间日疟，丝虫病。煎服：15～30g。②煎水洗痈肿，痔疮。孕妇忌服。桃根皮含右旋儿茶精、没食子酰表儿茶精、橙皮素-5-葡萄糖苷、苯甲酸等。

桃核承气汤táohéchéngqìtāng 《伤寒论》方。又名桃仁承气汤。桃仁五十个，大黄四两，桂枝、炙甘草、芒硝各二两。先煮前四味，去渣，再入芒硝微煎，分三次服。功能破瘀泻热。治太阳病不解，热结膀胱，少腹胀满，大便黑，小便利，燥渴，其人如狂，至夜发热。方中桃仁破血祛瘀，大黄攻下瘀积，荡涤热邪，二药合用，瘀热并治，共为君药；桂枝助桃仁温散下焦蓄血；芒硝助大黄荡涤下焦热邪，共为臣药；炙甘草调胃安中，并缓和诸药峻烈之性，以为佐使。全方适用于瘀热蓄结下焦之证。实验研究：本方能改善实验动物血液流变学各项指标，并有降血脂、降糖、抗炎、抗惊厥和不同程度的泻下作用。

桃核仁táohérén 中药材。出《神农本草经》。即桃仁，详该条。

桃红四物汤táohóngsìwùtāng 《玉机微义》方。当归、赤芍药、生地黄、川芎、桃仁、红花。水煎服。功能活血调经。治妇女月经不调，痛经，经前腹痛，或经行不畅而有血块，色紫暗，或血瘀而致的月经过多，及淋漓不净等。

桃红饮táohóngyǐn 《类证治裁》卷五方。桃仁、红花、川芎、当归尾、威灵仙。水煎，加麝香少许，冲服。功能活血通经。治痹证，肢节疼痛而有瘀血者。

桃花táohuā 中药材。出《神农本草经》。为蔷薇科植物桃 *Prunus persica*（L.）Batsch 或山桃 *P. davidiana*（Carrière）Franch. 的花。苦，平。利水，通便，活血。治水肿，腹水，脚气，痰饮，积滞，二便不利，经闭。内服：煎汤，3～6g；或研末服，每次 1.5g，每日二至三次。孕妇忌服。桃花含山柰酚及其糖苷，槲皮苷，蔷薇苷 A、B，紫云英苷，矢车菊苷，香橙素等。白桃花含三叶豆苷。花蕾含柚皮素。蔷薇苷有导泻作用。

桃花斑táohuābān 症名。指瘢出色红，状如桃花者。见《温疫论补注》卷上。多因热毒人侵血分所致。凡外感热病而见发瘢，为邪热自内达外，以红活者为佳。治宜清营泄热为主。用黄连解毒汤合白虎汤、犀角地黄汤或举斑汤等方。参见"瘢"条。

桃花化浊汤táohuāhuàzhuótāng 《医醇賸义》卷三方。桃仁、牛膝、丹参、车前子各二钱，红花、降香各五分，延胡索、赤芍药各一钱，当归尾、泽泻各一钱五分，茵陈三钱，血余炭一撮。水煎服。功能活血化瘀，利湿退黄。治女劳疸，膀胱急，小腹满，身尽黄，额上黑，足下热，大便黑而时溏。

桃花散táohuāsǎn ❶《太平圣惠方》卷七十九方。桃仁、冬葵子、滑石、槟榔各等分。为细末，每服二钱，空腹葱白煎汤调下。治膀胱气滞血涩，大小便秘。❷《证治准绳·幼科》集八方。桃花一分，干蟾（酥炙）、肉豆蔻（去壳）、青黛、赤芍药、紫笋茶各半两。为细末，每服半钱，温粥饮调下。治小儿食疳腹胀。❸《证治准绳·疡医》卷五方。乌贼骨、虎骨、龙骨各一两，煅寒水石半斤，白石脂、赤石脂、白及、白蔹各半两，黄丹少许。为细末，敷患处。治恶疮，金疮。❹《医宗金鉴·外科心法要诀》卷七十四方。白石灰五合，大黄一两五钱。先将白石灰用水泼成末，再与大黄同炒，以灰变红色为度，去大黄将石灰筛细，以凉水调敷患处。治心肺火盛，体表出血势急。❺见《奇效良方》卷十三。即当归活血汤第一方，见当归活血汤条。

桃花汤táohuātāng 《伤寒论》方。赤石脂一斤（其中半量研末冲服），干姜一两，粳米一升。水煎，分十次服，每服加赤石脂末一方寸匕，日三次。功能温中涩肠。治少阴病，下利便脓血者。方中赤石脂涩肠止痢；干姜温中散寒；粳米养胃和中。诸药合用，共奏涩肠止痢之效。

桃花丸táohuāwán ❶《备急千金要方》卷十五方。赤石脂、干姜各十两。为细末，炼蜜为丸，豌豆大，每服十至二十丸。功能温中涩肠。治冷痢，脐下绞痛。❷《证治准绳·幼科》第八册方。煅寒水石一两，朱砂五钱。为细末，水浸蒸饼为丸，粟米大，每服三至五丸，冷水送下。治小儿心脏积热生疳。

桃花癣táohuāxuǎn 病名。见《外科证治全书》卷四。即吹花癣。详该条。

桃花粥táohuāzhōu 《温病条辨》卷三方。人参、炙甘草各三钱，赤石脂三钱（研末），粳米二合。先煎参、草，去

T

渣，再入粳米，后纳赤石脂末，顿服。利不止，再服如上法；利止后停服。治温病七八日以后，脉虚数，舌绛苔少，下利日数十行，完谷不化，身热者。若先因过用寒凉，脉不数、身不热者，加干姜。

桃胶táojiāo　中药材。出《名医别录》。又名桃树胶。为蔷薇科植物桃 *Prunus persica*（L.）Batsch或山桃 *P. davidiana*（Carrière）Franch. 等的树脂。甘、苦，平。和血益气。治石淋，血淋，痢疾，糖尿病，乳糜尿，虚热作渴，小儿疳积。煎服：9～15g。本品为一种多糖类物质，水解后得阿拉伯糖、半乳糖、甘露糖、鼠李糖及葡萄糖醛酸等。

桃金娘花táojīnniánghuā　中药材。出《本草纲目拾遗》。为桃金娘科植物桃金娘 *Rhodomyrtus tomentosa*（Aiton）Hassk. 的花。分布于福建、台湾、广东、广西、云南、贵州、湖南。甘、涩，平。入肺经。行血止血。治肺结核咳血，鼻衄。煎服：6～12g。

桃茎白皮táojīngbáipí　中药材。出《名医别录》。又名桃皮、桃树皮、桃白皮。为蔷薇科植物桃 *Prunus persica*（L.）Batsch或山桃 *P. davidiana*（Carrière）Franch. 树干的韧皮部。苦，辛平。清热利湿，解毒，杀虫。①治水肿，卒心痛，痧气腹痛，喉痹。煎服：9～15g。②研末醋调敷湿癣；煎水含漱治牙痛。桃树皮含柚皮素、香橙素、紫云英苷、蜡梅苷、绿原酸、矢车菊苷、桃苷、三十烷酸甲酯、β-谷甾醇、焦性儿茶酚。

桃南瓜táonánguā　中药材。见《中医杂志》[1958（12）：812]。又名金瓜、鼎足瓜、看瓜、吊瓜、红南瓜。为葫芦科植物桃南瓜 *Cucurbita pepo* L. var. *Kintoga* Mak. 的果实。河北、江苏、广西、四川等地均有栽培。甘、微苦，平。入肺经。平喘，止咳。治支气管哮喘，咳嗽。内服：挖开瓜蒂作盖，放入冰糖及蜂蜜，盖紧蒂盖，蒸熟后，食瓜瓤及子，一个瓜吃2～3天，连服4～5个瓜为一个疗程。

桃奴táonú　中药材。出《名医别录》。为碧桃干之别名，详该条。

桃奴散táonúsǎn　《太平圣惠方》卷八十三方。桃奴五枚，炙甘草一分，炒杏仁二十枚，麝香一钱，桔梗、赤芍药、黄芩、柴胡、升麻、炒大黄、鬼臼各五钱。为粗末，每服一钱，水煎服。治小儿中恶，心腹坚胀疼痛，颜色青黑，大便不通。

桃皮táopí　中药材。出《本草经集注》。即桃茎白皮，详该条。

桃仁táorén　中药材。出《雷公炮炙论》。又名桃核仁。为蔷薇科植物桃 *Prunus persica*（L.）Batsch或山桃 *P. davidiana*（Carrière）Franch. 的干燥成熟种子。主产于四川、云南、陕西、山东、河北、北京、山西、河南等地。苦、甘，平。归心、肝、大肠经。活血祛瘀，润肠通便，止咳平喘。治经闭痛经，癥瘕痞块，肺痈肠痈，跌扑损伤，肠燥便秘，咳嗽气喘，煎服5～10g。孕妇慎用。本品含苦杏仁苷、24-亚甲基环木菠萝烷醇、野樱苷、β-谷甾醇和菜油甾醇及它们的葡萄糖苷等，还含绿原酸、3-咖啡酰奎宁酸、挥发油及脂肪油。煎剂有抗炎作用，所含脂肪油有润肠缓下作用，提取物有扩张血管作用。醇提取物有抑制血液凝固作用。桃仁还可抗过敏、镇咳、镇痛，促进初产妇子宫收缩、止血等。桃仁应用过量，苦杏仁苷水解产生的氢氰酸易使组织窒息。苦杏仁苷药理见“巴旦杏仁”条。

桃仁承气汤táorénchéngqìtāng　❶《校注妇人良方》卷七方。桃仁五钱，炒大黄二两，甘草二钱，肉桂一钱。加生姜少许，水煎，黎明时服。功能化瘀止痛。治瘀血小腹急痛，大便不利，或谵语口干，漱水不咽，遍身黄色，小便自利，或血结胸中，手不敢近腹，或寒热昏迷，其人如狂。❷《温病条辨》卷三方。桃仁、当归、芍药、牡丹皮各三钱，大黄五钱，芒硝二钱。水煎，分三次服。功能逐瘀泻热。治下焦蓄血，少腹坚满，小便自利，夜热早凉，大便闭结，脉沉实者。❸《通俗伤寒论》方。桃仁三钱，五灵脂、酒大黄各二钱，蒲黄一钱五分，鲜生地八钱，玄明粉一钱，甘草六分，犀角汁四匙（冲）。水煎服。功能破瘀泻热。治下焦瘀热蓄血，症见其人如狂，谵语，小腹串痛，带下如注，腰痛如折。❹见《景岳全书·古方八阵》卷五十五。即桃核承气汤，见该条。

桃仁红花汤táorénhónghuātāng　《痧胀玉衡》卷下方。又名三十六号益象方。桃仁（去皮尖）、红花、苏木各一钱，青皮八分，乌药四分，独活六分，白蒺藜（去刺，捣末）一钱二分。水煎服。治痧症血结不散。

桃仁煎táorénjiān　《备急千金要方》卷四方。桃仁、虻虫各一升，朴硝五两，大黄六两。为细末，先用醋慢火熬，加大黄、桃仁、虻虫搅拌，再入朴硝搅拌，为丸，鸡子黄大，在酒中浸一夜，每服一丸，空腹温酒送下。功能化瘀通经。治带下，经闭不通。

桃仁散táorénsǎn　《太平圣惠方》卷七十一方。炒桃仁、炒三棱、鳖甲（醋炙）各一两，诃子皮、白术、当归、赤芍药、陈皮各三分。为末，每服三钱，加生姜五厘，水煎，食前服。功能化瘀消。治妇人痞，心腹胀满，不能饮食，体瘦无力。

桃仁芍药汤táorénsháo·yaotāng　《备急千金要方》卷三方。桃仁半升，芍药、川芎、当归、干漆、桂心、甘草各二两。为粗末，水煎，分三次服。功能活血化瘀，温经止痛。治产后腹痛。

桃仁汤táoréntāng　❶《备急千金要方》卷二十五方。①桃仁十四枚，大黄、硝石、甘草各一两，蒲黄一两半，大枣二十枚。为粗末，水煎服。治摔伤，胸腹血瘀，不得气息。②桃仁五十枚，大黄四两，芒硝三两，桂心、当归、甘草各二两，虻虫、水蛭各二十枚（一方无芒硝）。为粗末，水煎，分三次服。治因摔伤致血瘀者。❷《温疫论》卷上方。桃仁三钱，牡丹皮、当归、赤芍药各一钱，阿胶、滑石各二钱。水煎服。治膀胱蓄血，小腹痛，按之硬痛，小便自调者。

桃树胶táoshùjiāo　中药材。见《上海常用中草药》。即桃胶，详该条。

桃树皮táoshùpí　中药材。出《备急千金要方》。即桃茎白皮，详该条。

桃枭táoxiāo　中药材。出《神农本草经》。为碧桃干之别名，详该条。

桃蝎散táoxiēsǎn　《疡医大全》卷十八方。核桃、全蝎各二十一个。将核桃劈开去仁，将蝎装入扎紧，火煅存性，每用一枚研末，睡前陈酒送下。治忧思郁结，痰留气滞，而生瘰疬。

桃叶táoyè　中药材。出《名医别录》。为蔷薇科植物桃 *Prunus persica*（L.）Batsch或山桃 *P. davidiana*（Carrière）Franch. 的叶。苦，平。入脾、肾经祛风清热，燥热解毒、杀虫。①治痈疖初起，鲜品捣敷；湿疹，荨麻疹，脚癣，痔疮。煎水熏洗；阴道滴虫，煎汁冲洗。②治疟疾。煎服：60g。每日1剂，连服5天为一疗程。本品含苦杏仁苷、柚皮

T

素、奎宁酸、番茄烃、熊果酸、鞣质、β－谷甾醇、三十一烷及三十一烷醇。熊果酸有中枢镇静作用，抗炎作用。煎剂对福氏痢疾杆菌有抑制作用。在体外有杀灭钩端螺旋体和日本血吸虫尾蚴的作用。浸液有杀灭孑孓的效果。熊果酸和柚皮素也有明显抑菌作用。

桃子草táo · zicǎo　中药材。见《湖南药物志》。为地桃花之别名，详该条。

陶承熹táochéngxī　清代文人。字东亭。浙江会稽人。辑家藏及所搜集之医方于1734年编《惠直堂经验方》一书，包括验方900多首，另附治疗怪症、急救、救荒等方，总计1000多首。

陶道táodào　经穴名。代号GV13。出《针灸甲乙经》。属督脉。督脉、足太阳之会。位于背部第一、二胸椎棘突之间。布有第一胸神经后支的内侧支和第一肋间动脉后支。主治发热，疟疾，头痛，项背强痛；以及癫痫，精神分裂症等。向上斜刺0.5～1寸。艾炷灸3～7壮；或艾条灸5～15分钟。

陶东亭táodōngtíng　见“陶承熹”条。

陶弘景táohóngjǐng（456—536）　南北朝时期宋梁间著名医药学家、道家。字通明，自号华阳隐居。丹阳秣陵（今江苏镇江附近）人。在医药方面，对本草学有较深的研究，曾将《神农本草经》与《名医别录》的药物共730种予以分类合编，加以注释，写成《本草经集注》，总结了南北朝以前的药物学成就，是《神农本草经》之后我国古代本草学的重要文献。他还首先提出按药物治疗作用进行分类的“诸病通用药”的药物分类法。在方剂学方面，除撰有《效验方》《药总诀》等书外，还增补了葛洪的《肘后备急方》，称《补阙肘后百一方》。在导引方面，撰有《养生延命录》《养生经》等。在炼丹化学方面，是继葛洪之后的著名人物，他的《古今刀剑录》一书中首次记载“杂炼生”的灌钢炼钢法，在冶炼钢铁方面有一定的历史价值。但由于受佛、道、儒三种思想的影响，主张三教合流，宣扬清静、无为、因果轮回等思想。

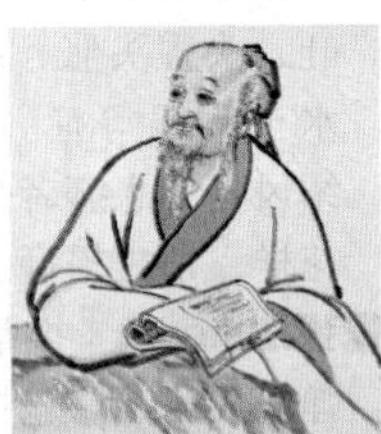

陶弘景

陶华táohuá　明代医家。字尚文，号节庵。浙江余杭人，生活于15世纪。《杭州府志》记其幼读儒书，旁通百家之学，治病有奇效，为一时名医。正统年间曾为官方征用，后引疾归里。撰《伤寒六书》，流行较广，颇有影响。

陶节庵táojié'ān　见“陶华”条。

陶尚文táoshàngwén　见“陶华”条。

陶氏伤寒全书táoshìshānghánquánshū　伤寒著作。见“伤寒六书”条。

陶氏再造散táoshìzàizàosǎn　见《杂病源流犀烛·脏腑门》卷七。即再造散，见该条。

陶通明táotōngmíng　见“陶弘景”条。

陶针táozhēn　以陶瓷碎片代针称陶针，或称瓷针。《本草纲目》：“以瓷针治病，亦砭之遗意也。”参见“陶针疗法”条。

陶针疗法táozhēnliáofǎ　是指用陶针在体表特定部位浅刺以治疗疾病的方法。本法起源很古，现在尚流传于广西壮族地区。临床操作时，一般均选用中锋陶针，慢性虚寒病症用轻刺激，急性实热疾患用重刺激。

讨盐生tǎoyánshēng　旧病名。《女科辑要》卷五：“儿手先出者，名曰讨盐生。”相传产时儿手先下，产婆以盐半分涂儿手心，儿手即缩回，故名讨盐生。相当于横产。此法现已废用。参见“横产”条。

套管进针法tàoguǎnjìnzhēnfǎ　进针法之一。用稍短于所用毫针的空心细管一根，竖置穴上，然后将平柄毫针放入管腔，用食指快速叩击露出的针柄，使针迅速进入皮下，随即除去套管，可以减轻进针疼痛。

te

特定穴tèdìngxué　十四经穴中具有特殊作用的穴位。在四肢有井、荥、输、原、经、合、络、郄；在躯干有脏腑俞、募穴以及各经的交会穴等，都是比较常用的穴位。参见各条。

特疽tèjū　病名。见《疡医准绳》卷四。有头疽生于肺俞及肝俞。证治同发背。

teng

滕伯祥téngbóxiáng　南宋医生。吴县（今江苏苏州）人。由于平素乐于助人，于庆元（1195—1200）年间得治小儿疳方，经认真学习而成为小儿医。

滕弘ténghóng　明代官吏。别号可斋。湖南邵阳人。曾任地方官。他根据封建时代的立德立言之说，认为人生在世只有著书立言对地方有益，而著书立言又以《神农本草经》最有益。于是在做官余暇注意修编本草书，并于罢官归里后，几次修改，经过十多年编成《神农本经会通》一书。

滕可斋téngkězhāi　见“滕弘”条。

藤杜仲téngdùzhòng　中药材。见《陆川本草》。又名土杜仲、牛腿子、九牛藤。为夹竹桃科植物杜仲藤 *Parabarium micranthum*（A. DC.）Pierre 或毛杜仲藤 *P. huaitingii* Chun et Tsiang 的茎或根。分布于广东、广西、云南、贵州等地。苦、微辛，平，有小毒。祛风活络，强筋壮骨。①治风湿痹痛，腰痛，跌打损伤。煎服：6～15g。②治外伤出血，研粉撒。服用过量可出现头晕、呕吐等症。毛杜仲藤皮含生物碱、酚类、有机酸、糖类。

藤黄ténghuáng　中药材。出《海药本草》。为藤黄科植物藤黄 *Garcinia hanburyi* Hook. f. 的胶质树脂。主产于印度及泰国。酸、涩，有毒。消肿，攻毒，止血，杀虫。治痈疽肿毒，顽癣，恶疮，损伤出血，牙疳，蛀齿，汤火伤。外用：研末调敷，磨汁涂或熬膏涂。内服：入丸剂，一次量30～60mg。过量可引起头昏、呕吐、腹痛、泄泻，甚至死亡。树汁含α－及β－藤黄素、藤黄酸、异藤黄酸、藤黄双黄酮等。藤黄素能引起动物腹泻。藤黄对小鼠腹水型肝癌、S－180、U－14、W－256等多种肿瘤有抑制作用。本品具有抗菌、抗病毒作用。

藤葵téngkuí　中药材。出《开宝本草》。为落葵之别名，详该条。

藤篮果ténglánguǒ　中药材。见《云南中草药》。为漆大姑之别名，详该条。

藤梨ténglí　中药材。出《开宝重定本草》。为猕猴桃之别名，详该条。

藤五甲téngwǔjiǎ　中药材。见《四川中药志》。为走游草之别名，详该条。

藤叶细辛téngyèxìxīn　中药材。见《广西中药志》。为三十六荡之别名，详该条。

ti

提按端挤法tí' ànduānjǐfǎ 中西医结合的整骨八法之一。按人体的“中轴”来讲，前后侧移位（即上、下侧移位）用提按法，即两手拇指按上突的骨折一端向下，余指提下陷骨折的另一端向上；内外侧移位（即左、右侧移位）用端挤手法，即一手端正骨折一端，另一手将向外突出的骨折另一端向内挤。其目的在于使“陷者复起，突者复平”，达到断端对位平正。

提插tíchā 针刺操作手法之一。即将针刺入腧穴一定深度后，施以上提下插动作的操作手法。

提插补泻tíchābǔxiè 指针刺得气后，以针上下进退的快慢和用力的轻重来分别补泻的方法。《难经·七十八难》：“推而内之是谓补，动而伸之是谓泻。”意指插针为补，提针为泻。后世医家在此基础上逐渐发展成提插补泻手法。以反复紧按慢提（重插轻提）为补法；以反复紧提慢按（重提轻插）为泻法。

提插法tíchāfǎ 指针刺时，针体在穴位内上提下插的手法。提插的幅度一般在3～5分之间，不宜过大，但其轻重快慢，则应据病情虚实而有区别。补法以插为主，重插轻提（紧按慢提）；泻法以提为主，重提轻插（紧提慢按）。大幅度的反复紧按称捣针法；轻微的有节律的捣动称雀啄法。

提插行气tíchāxíngqì 行气法之一。指用提插手法来控制针感传导方向的方法。《针灸大成》：“徐推其针气自往，微引其针气自来。”又：“推之则前，引之则止。”盖推指插针，引指提针。意指提插可以加强针感和促使它扩散传导的作用。

提毒丹tídúdān 《疡医大全》卷七方。又名七星丹、八仙丹。乳香、没药各二钱，玄参、前胡、血竭、麝香各四分，斑蝥八钱。为细末，每用二三厘，初起，以膏药按疮大小贴上，周围用大蒜捣泥盖住，膏药中留一孔，入药末于内；已溃，掺药于疮孔内。治肿毒。

提毒散tídúsǎn 见《全国中药成药处方集》（沈阳方）。红升丹30g，儿茶、轻粉、雄黄、乳香、没药各3g，冰片1.5g，麝香0.9g。为细末，敷患处。治诸疮溃疡，痈疽流脓。

提法tífǎ ❶刺法。指针刺入穴位后，向上抽提的方法。《针灸大全·金针赋》：“轻浮豆许曰提。”《针灸问对》：“欲泻之时，以手捻针，慢慢伸提豆许，无得转动再出，每次提之，令细细吸气五口……故曰提以抽气。”❷推拿手法。见清代费山寿《急救痧症全集》卷上。捏住肌肤后，用力往上牵拉。常用在拿法或捏法的操作过程中，以加强手法的刺激强度。❸正骨八法之一。见《医宗金鉴》卷八十七。提者，有提起，提伸及牵引之意。用一手或拇食指，或辅以绳带将受伤后下陷之骨或关节提归原位，以利整复。多用于治疗锁骨、肋骨、鼻骨等骨折及髋关节脱臼等。

提肛散tígāngsǎn 《医林绳墨》卷八方。人参、白术、川芎、黄芪、陈皮、当归、甘草各一钱，柴胡、升麻、黄芩、黄连、白芷各五分。为粗末，水煎服。治气虚脱肛下坠，及脱肛便血，脾胃虚弱等症。

提壶揭盖tíhújiēgài 治法。用宣肺或升提的方法通利小便的一种借喻。肺与脾肾三焦膀胱等脏器分司水液代谢，维持水道的通调。肺主气，为水道的上源，在肺气闭阻，肃降失职，影响其他脏器的气化失司的情况下，可出现喘促胸满、小便不利、浮肿等症，治疗应先宣肺降气。这一经验，喻为提壶揭盖之理，故名。

提捏进针法tíniējìnzhēnfǎ 针刺手法。即用押手拇、食两指将腧穴的皮肤捏起，辅助刺手进针的方法。

提脓拔毒tínóngbádú 治法。即用具有提脓祛腐作用的方药及其他疗法，使内蕴之脓毒得以排出，治疗脓毒证的治法。

提脓祛腐tínóngqūfǔ 治法。即用具有提脓去腐作用的方药或其他疗法，使疮疡内蕴之脓毒排出，腐肉脱落，治疗脓毒证的治法。

提泡típào 即发泡。详该条。

提气法tíqìfǎ 针刺手法。出《针灸大成》。针至一定深度，先行紧提慢按六数，得气后，微微捻针并将针轻轻提引，使针下经络气聚。用治局部麻木、发凉等。

提痧tíshā 推拿方法。又名扭痧、拧痧、扯痧。用拇指和屈曲的食指，或者是屈曲的食指和中指，张开如钳形，蘸取温水后，夹持肌肤作反复扭提至局部出现紫红色为度。常施用于眉心、颈项等处。适用于感冒，中暑，恶心，呕吐，头昏头胀，胸闷，腹泻，食积，晕车、晕船、晕机，水土不服等症。《急救痧证全集》卷上：“苏、杨、杭、绍风俗，患痧者令仆人以指抉其咽喉两旁及项下胸前作菊花样，谓之提痧。”

提弹法títánfǎ 推拿理筋手法之一。又名提筋法、拨络法、弹筋拨络法。包括提法和弹法。用手或拇食指将患者伤部或其邻近部位的肌腱或肌肉提起，迅速放开，并用手指弹拨筋肉。适用于胸锁乳突肌、斜方肌、肱二头肌、三角肌、背阔骨、背伸肌群、腰肌及跟腱等的扭挫伤及劳损。通常较短的肌腱用提法，较长的肌腱用提弹并施。

提云草tíyúncǎo 中药材。见萧步丹《岭南采药录》。为老鼠耳之别名，详该条。

啼哭声tíkūshēng 听声知病之一。见《证治准绳·幼科》。但哭无声只是惊，多啼不哭痛分明。声轻颤嗄风痫病，速缓声频吐泻成。

体禀纯阳tǐbǐngchúnyáng 小儿体质的特点。详“纯阳之体”条。

体骨tǐgǔ 经外奇穴名。《奇效良方》：“体骨四穴，在梁丘两傍各开一寸五分，两足共四穴，治腿疼，可灸二七壮。”《针灸大成》名髋骨。

体疽发tǐjūfā 病证名。又叫竟体发。《外科启玄》卷四：“发于足太阳经……上至肺俞，下至肝俞等五穴，左右相同……或初发时肿上如椒子者死。”即发生于背部的范围较大的有头疽。多见于中年以上患者，全身症状明显。证治见“痈”“疽”条。

体厥tǐjué 病证名。厥证之一。指热极反见身冷如冰者。《温疫论》：“阳证阴脉，身冷如冰为体厥……今元阳已极，以至通身冰冷，此体厥也。六脉如无者，群龙无首之象。证亦危矣。投大承气汤，嘱其缓缓下之，脉至厥回，便得生也。”参见“厥证”条。

体气tǐqì ❶病名。为局部汗液带有特异臭味的一种病证。见《外科正宗》卷四。又名体臭。多由湿热内郁或遗传所致。本病多发于腋下，其他如乳晕、脐窝、外阴、肛周等处亦可发生。患处皮肤分泌带有异臭的汗液，夏季较重。治疗：用枯矾粉干扑；或密陀僧散加枯矾粉外扑。亦可用五香散水调外搽患处。相当于臭汗症。❷闻诊中，医生嗅觉分辨的病体气味。详“嗅气味”条。

体仁汇编tǐrénhuìbiān 丛书。5 卷。明代彭用光编。刊于 1549 年。卷一至卷二《太素运气脉诀》；卷三《叔和脉诀》；卷四《十二经络脏腑病情药性》；卷五《试效要方并论》。其中《太素脉诀》收罗较全，然颇多糟粕。《试效要方》所选方剂，系彭氏自用有效者。

体位tǐwèi 针灸术语。指针灸取穴或施术时患者躯体所采取的位置。《标幽赋》所载的“或伸屈而得之，或平直而安定”，即指此。体位一般分坐位、卧位和立位 3 种，详见各条。

体臭tǐxiù 即体气。详该条。

体针tǐzhēn 通常指相对于耳针、鼻针、头针等局部器官的针刺疗法而言，实即传统的针刺疗法。

体针麻醉tǐzhēnmázuì 针刺麻醉法之一。是相对于耳针麻醉、面针麻醉等法而言。指以针刺经穴或经外奇穴为主的一种针麻方法。其法根据不同手术，按循经取穴、辨证取穴、神经节段取穴等原则，选配适当穴位。术前按针麻常规给予辅助用药，针麻诱导。手法以提插、捻转为主，频率每分钟 120 次左右，或用针麻仪以电脉冲刺激，刺激强度均以达到手术要求并能为病人所耐受为度。体针麻醉广泛应用于针麻临床。通常所称的针刺麻醉多指本法。

洟tì ❶鼻涕。《礼记内则》：“不敢唾洟。”涕本又作洟（《释文》）。❷鼻涕增多。《圣济总录》卷一百一十六“涕甚曰洟”。

涕tì 又名鼻液、鼻涕，五液之一。出《素问·宣明五气》：“心为汗，肺为涕，肝为泪，脾为涎，肾为唾。”因鼻窍通于脑，故又有脑渗为涕之说。肺开窍于鼻，故风寒犯肺时，则鼻塞而流涕；若见脓涕，则为寒邪化热；鼻渊（又作脑漏），是以大量脓涕为主症。参见“鼻液”“泗”各条。

涕液不收tìyèbùshōu 症名。小儿鼻常流涕不止。《圣济总录》卷一百八十：“风冷伤于肺经，或冷中囟户，皆因小儿涕液不收。盖肺气通于鼻，脑液下通于鼻故也。”治宜解表散寒。用菊花散（《证治准绳》：甘菊花、防风、前胡、细辛、桂心、甘草）。

惕厉子tìlìzǐ 见“张筱衫”条。

替灸膏tìjiǔgāo 其作用可以替代艾灸的一种膏药。《杨氏家藏方》（宋代杨倓）载：“替灸膏治下焦虚冷，真气衰弱，泄利腹痛，气短……附子一两，吴茱萸、马兰花、蛇床子三味各一分，木香一钱，肉桂去粗皮二钱，右件为细末，每用一大匙，先以生姜汁……作糊，方调药摊纸上，贴脐并脐下，须臾觉脐为度。”

嚏tì 即喷嚏。❶生理现象。偶因吸入带刺激性气体而发生的一过性喷嚏，属正常生理现象，为阳气和利，抗御外邪的防御性反应。《灵枢·口问》：“阳气和利，满于心，出于鼻，故为嚏。”❷症名。经常性的喷嚏不已，且伴见清涕频流者，则属病态，为肾虚卫阳不固所致。《素问·宣明五气》：“五气所病……肾为欠为嚏。”《素问·至真要大论》：“少阴司天，客胜则鼽嚏。”

鼻tì 即鼻涕。鼻，本作涕（见《玉篇》）。又为洟的异体字，参见“洟”条。

tian

天tiān ❶指先天。《灵枢·五音五味》：“此天之所不足也。”❷天宦的简称（见明代万全《广嗣纪要·择配篇》）。即指男子生殖器短小若无，不能生育。参见“五不男”条。

天白蚁tiānbáiyǐ 病名。❶即脑鸣。见《医学纲目·头风痛》。详该条。❷指喉癣经久失治，霉烂起腐，旁生小孔如蚁蛀蚀。预后多不良（《中医临证备要》）。❸指咽喉病伴有鼻部糜烂者。如《疡医大全》卷十七：“咽喉内生疮鼻孔俱烂，此名天白蚁。”❹泛指一切咽喉疾患之出现伪膜者，都可称作天白蚁，包括白喉在内。

天宝本草tiānbǎoběncǎo 近代民间草药著作。1 卷。书的名称是因治病草药有如天宝之义，与历史上的年号“天定”无关。撰人不详。本书将药物分为寒、热、温、平四大类。以歌赋的形式介绍草药 149 种。现有 1939 年刊本。

天保采薇汤tiānbǎocǎiwēitāng 《幼科发挥》方。羌活、前胡、半夏、陈皮、柴胡、赤芍药、茯苓、川芎、枳壳、厚朴、桔梗、苍术、升麻、葛根、藿香、独活、甘草。水煎服。治时毒烧热，或肿颈，或肿腮，或身有肿毒；或头疮愈后，毒气归内，而致气喘者。

天伯tiānbó 经穴别名。出《铜人腧穴针灸图经》。即通天，见该条。

天部tiānbù 穴位深浅分部名。亦称“天才”。指浅层。参见“人部”条。

天池tiānchí ❶经穴名。代号 PC1。出《灵枢·本输》。别名天会。属手厥阴心包经。手足厥阴、少阳之会。位于胸部第四肋间隙，当乳头外侧 1 寸处。另说“在乳后同身寸之二寸”（《素问·气府论》王冰注）；“在乳后一寸，下五分”（《针灸集成》）。布有胸前神经肌支，第四肋间神经和胸腹壁静脉，胸外动、静脉分支。主治心烦胸满，胁肋疼痛，瘰疬，腋下肿痛等。斜刺 0.3 ~ 0.5 寸，禁深刺，艾炷灸 3 壮，或艾条灸 5 ~ 10 分钟。❷经穴别名。出《针灸甲乙经》。即承浆，见该条。

天冲tiānchōng 经穴名。代号 GB9。出《针灸甲乙经》。《备急千金要方》作天衢。属足少阳胆经。足太阳、少阳之会。位于头颞部耳廓后上方，耳根后缘直上，入发际 2 寸处；或于率谷穴后约 0.5 寸取穴（《十四经发挥》《循经考穴编》《医宗金鉴》）。一说：“在耳上如前三分”（《针灸甲乙经》）；或“耳上如前三寸”（《备急千金要方》）。布有枕大神经分支及耳后动、静脉。主治头痛、癫痫、齿龈肿、瘿气等。沿皮刺 0.3 ~ 0.5 寸，艾条灸 5 ~ 10 分钟。

天虫tiānchóng 中药材。见《药材资料汇编》。为僵蚕之别名，详该条。

天疮tiānchuāng 病名。出元代朱震亨《幼科全书》。即痘疮。详该条。

天窗tiānchuāng 经穴名。代号 SI16。出《灵枢·本输》。别名窗笼、窗聋、天笼。属手太阳小肠经。位于颈侧，胸锁乳突肌后缘，当扶突穴后与喉结相平处（《针灸甲乙经》）。一说“在风池、翳风之间”（《循经考穴编》广注）。布有颈皮神经，当耳大神经丛的发出部；并有颈升动脉通过。主治咽喉肿痛，颈项强直作痛，耳聋、耳鸣，以及甲状腺肿等。直刺 0.5 ~ 1 寸。艾炷灸 3 ~ 5 壮；或艾条灸 5 ~ 10 分钟。

天聪tiāncōng 经外奇穴名。《备急千金要方》：“初得病，或先头痛，身寒热，或欲守火，或腰背强直，面目如饮酒状。此伤寒……若病者三四日以上，宜先灸胸上二十壮。以绳度鼻正上尽发际，中屈绳断去半，便从发际入发中，灸绳头，名曰天聪。”位于头正中线入发际鼻尖至发际距离的 1/2 处。沿皮刺 0.3 ~ 0.5 寸。艾炷灸 1 ~ 3 壮；或艾条灸 5 ~ 10 分钟。

天地煎tiāndìjiān 《症因脉治》卷二方。天冬、熟地黄。水煎服。功能滋阴降火，养血润燥。治血虚咳嗽，盗汗自汗，潮热骨蒸，下午嗽多，形体黑瘦，五心烦热。若年高阴伤，血燥津枯，大便秘结，以生地黄易熟地黄。本方早见于《世医得效方》，但作蜜丸。

天地气交tiāndìqìjiāo 泛指天气和地气的交会。《素问·四气调神大论》："天地气交，万物华实。"王冰注："夏至四十五日，阴气微上，阳气微下，由是则天地气交也。"张志聪注："天地气交，阳气施化，阴气结成，成化相合，故万物华实。"

天吊风tiāndiàofēng 出《医学正传》。即慢惊风。详该条。

天吊瓜tiāndiàoguā 中药材。见《滇南本草》。为丝瓜之别名，详该条。

天吊惊风tiāndiàojīngfēng 病证名。出《本草纲目》。即天钓。详该条。

天钓tiāndiào 病证名。出明代万全《育婴家秘》。惊风的一种。又名天吊惊风、天钓惊风。临床以高热惊厥，头目仰视为特征。多由外感风热，或乳哺失宜，以致邪热痰涎，蕴积上焦，心膈壅滞，不得宣通而成。明代陈治《幼幼近编》："天钓属心肺积热所致。其证涎潮搐搦，项强痰鸣，双眸翻上，爪甲色青。"治宜先用礞石滚痰丸，去其积热与痰；再服钩藤饮（《证治准绳》：钩藤、天麻、木香、犀角、全蝎、甘草）清心以止搐搦。

天钓似痫tiāndiàosìxián 病证名。急惊风类症之一。见《幼科发挥》。天钓表现有壮热，惊悸，眼上视，手足抽掣，或啼或哭，喜怒不常，甚或爪甲发青等症状。由风热炽盛，窜扰经络所致。治宜和解风热。用羚角钩藤散或小儿回春丹。针刺丰隆、曲池、颊车、间使。

天丁tiāndīng 中药材。见《本草纲目》。为皂角刺之别名，详该条。

天顶tiāndǐng 经穴别名。《针灸大全》作天鼎别名，见该条。

天鼎tiāndǐng 经穴名。代号LI17。出《针灸甲乙经》。别名天顶。属手阳明大肠经。位于颈外侧，扶突穴下1寸，胸锁乳突肌后缘；或于扶突穴与缺盆穴连线之中点处取穴（《医宗金鉴》）。另说"在缺盆上，直扶突、气舍后一寸五分。"（《针灸甲乙经》）；"在项缺盆直扶突，气舍后一寸陷者中。"（《太平圣惠方》）；"在颈缺盆置（直）扶突后一寸"（《铜人腧穴针灸图经》）；"扶突后寸半，合人迎后三寸；一法迳取结喉旁开四寸五分"（《循经考穴编》）。布有锁骨上神经，正当颈皮神经在胸锁乳突肌后缘穿出处，深层为膈神经，并有颈外浅静脉通过。主治暴喑气哽，咽喉肿痛，瘿气，瘰疬等。直刺0.5～1寸。艾炷灸1～3壮；或艾条灸3～5分钟。

天冬tiāndōng 中药材。出《神农本草经》。又名天门冬。为百合科植物天冬 *Asparagus cochinchinensis* (Lour.) Merr. 的干燥块根。主产于贵州、四川、广西。甘、苦，寒。归肺、肾经。养阴润燥，清肺生津。①用于肺燥干咳，顿咳痰黏，腰膝酸痛，骨蒸潮热，内热消渴，热病津伤，咽干口渴，肠燥便秘。煎服：6～12g。②治疮疡肿毒，蛇咬伤。鲜品捣烂敷。本品含天冬多糖A、B、C、D，呋喃醇寡苷，各种氨基酸、β-谷甾醇、甾体皂苷及多种低聚糖。煎剂在试管内对各型葡萄球菌、链球菌、肺炎球菌、白喉杆菌有不同程度的抑制作用。水浸液并能杀灭蚊蝇幼虫。天冬对急性淋巴细胞白血病，慢性粒细胞白血病及急性单核细胞白血病患者白细胞的脱氢酶有一定的抑制作用，天冬的多糖类还可抗肉瘤。

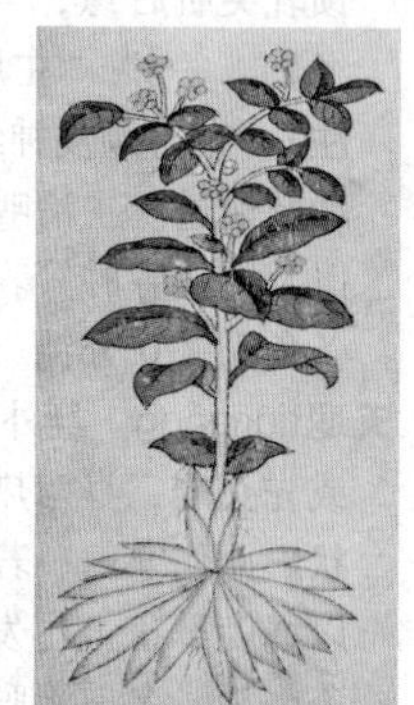
天冬

天痘tiāndòu 病名。即痘疮。详该条。

天度tiāndù 周天三百六十五度。《素问·六节藏象论》："天度者，所以制日月之行也。"

天鹅抱蛋tiān'ébàodàn 中药材。见《广西药用植物图志》。为肾蕨之别名，详该条。

天符tiānfú 运气学说术语。指通主一年的中运之气与司天之气相符合的年份。《素问·六微旨大论》："土运之岁，上见太阴；火运之岁，上见少阳、少阴；金运之岁，上见阳明；木运之岁，上见厥阴；水运之岁，上见太阳。天之与会也，故天元册曰天符。""上见"就是指司天之气，如"土运之岁，上见太阴"，即己丑、己未年，己为土运，丑未值太阴司天，是为土湿同化之天符年。

天府tiānfǔ 经穴名。代号LU3。出《灵枢·本输》。属手太阴肺经。位于上臂前外侧，平腋前纹头下3寸，当肱二头肌外侧沟处（《针灸甲乙经》）。布有臂外侧皮神经，肌皮神经和头静脉，肱动、静脉肌支。主治咳嗽，喘息，鼻衄，瘿气，上臂前外侧痛等。直刺0.5～1寸。艾条灸5～10分钟。

天盖tiāngài 经穴别名。出《针灸甲乙经》。即缺盆，见该条。

天干tiāngān 参见"十天干"条。

天膏药tiāngāo·yao 中药材。见《浙江民间常用草药》。为千金藤之别名，详该条。

天瓜tiānguā 中药材。见《滇南本草》。为瓠子之别名，详该条。

天癸tiānguǐ ❶指促进人体生长发育和生殖功能所必需的物质。它来源于肾精，受后天水谷精微的滋养而逐渐充盈。《素问·上古天真论》："女子……二七而天癸至，任脉通，太冲脉盛，月事以时下，故有子……丈夫……二八肾气盛，天癸至，精气溢写，阴阳和，故能有子。"马莳注："天癸者，阴精也，盖男女之精皆主肾水，故皆可称为天癸也。"❷元阴的别称。《景岳全书》传忠录："元阴者，即无形之水，以长以立，天癸是也。"❸月经的代名词。《妇人良方》："天癸过期。"

天癸水至tiānguǐshuǐzhì 即月经初潮的别名。《寿世保元》卷七："室女十四岁，经脉初动，名曰天癸水至。"

天和tiānhé 天，指天地自然，长养万物的规律；和，和合之意。亦是说，人所赖以生存，必须顺应天地自然规律。《素问·五常政大论》："必先岁气，无伐天和。"《类经》注："五运有纪，六气有序，四时有令，阴阳有节，皆岁气也，人气应之以生长收藏，即天和也。"

天河tiānhé 推拿穴位名。出《小儿按摩经》。又名天河水。❶位于前臂屈侧正中线。《幼科推拿秘书·推拿手法》："天河穴，在膀膊中，从坎宫小天心处，一直到手弯曲池。清者，以我手三指，或二指，自大横纹推到曲池，以取凉退热，并治淋疴昏睡，一切火证俱妙。"从腕横纹推到肘横纹，名清天河水；从掌心劳宫推至肘横纹，名大推天河水；由肘横纹下推至劳宫，名取天河水；由腕横纹推至肘横纹，再以食、中、无名指三指向上拍之，并用口吹天河处，随吹随拍，名引水上天河；以一

T

手大指按总筋处，另一手大、食指如弹琴状弹天河穴，由内关弹至肘横纹上，再以两手大指掐肩井、琵琶、定马等穴，名打马过天河。用治诸热惊风，心经热盛，口渴咽干等一切热证。❷位于前臂屈侧正中线。腕横纹上三横指处。《小儿推拿方脉活婴秘旨全书·掌面诸穴图》："天河水，在总筋下三指。"

天河水tiānhéshuǐ　推拿穴位名。即天河。详该条。

天河芋tiānhéyù　中药材。见《湖南药物志》。为海芋之别名，详该条。

天胡荽tiānhúsuī　中药材。出《备急千金要方·食治》。又名翳草、满天星、破铜钱。为伞形科植物天胡荽 *Hydrocotyle sibthorpoides* Lam. 的全草。分布于华东、华中、华南、西南地区。辛，寒。祛风清热，利湿，化痰止咳。①治风火赤眼，目翳，百日咳，咽喉炎，扁桃体炎，黄疸型传染性肝炎，胆囊炎，胆石症，急性肾炎，泌尿系感染、结石。煎服：9～15g。②治带状疱疹。鲜全草捣烂，酒精浸半天后，取汁涂，皮肤破损者忌用。本品含香豆素；全草尚含槲皮素及其糖苷、酚类、氨基酸、挥发油等。煎剂在试管内对金黄色葡萄球菌、变形杆菌、痢疾杆菌、伤寒杆菌有一定抑制作用。

天花tiānhuā　病名。见清代袁句《天花精言》。即痘疮。详该条。

天花板tiānhuābǎn　上腭的俗称。因其状似天花板，故名。

天花粉tiānhuāfěn　中药材。出《本草图经》。又名栝楼根、蒌粉。为葫芦科植物栝楼 *Trichosanthes kirilowii* Maxim. 或双边栝楼 *T. rosthornii* Harms 的干燥根。我国大部分地区均产。甘、微苦、微寒。归肺、胃经。清热泻火，生津止渴，消肿排脓。用于热病烦渴，肺热燥咳，内热消渴，疮疡肿毒。煎服：10～15g。治痈肿，乳痈，痔瘘。煎服并熬膏涂或研末调敷。反川乌、草乌。天花粉含有天花粉蛋白、栝楼根多糖及其他多糖、皂苷及多量淀粉。天花粉蛋白为中期引产及治疗恶性葡萄胎和绒癌的有效成分，对妊娠小鼠及狗均能杀死胎仔。天花粉的引产作用系天花粉蛋白直接作用于胎盘滋养层细胞使之变性坏死，使绒毛膜性腺激素下降到先兆流产的临界水平以下，前列腺素合成增加，通过对子宫平滑肌的直接兴奋作用而导致流产。天花粉能升高饥饿家兔肝、肌糖原含量，同时又含有能降血糖的成分。天花粉蛋白有较强的抗原性，应用时常见过敏反应。高剂量可引起肝、肾细胞变性、坏死。天花粉亦能直接兴奋子宫，并使其对垂体后叶素的敏感性增加。

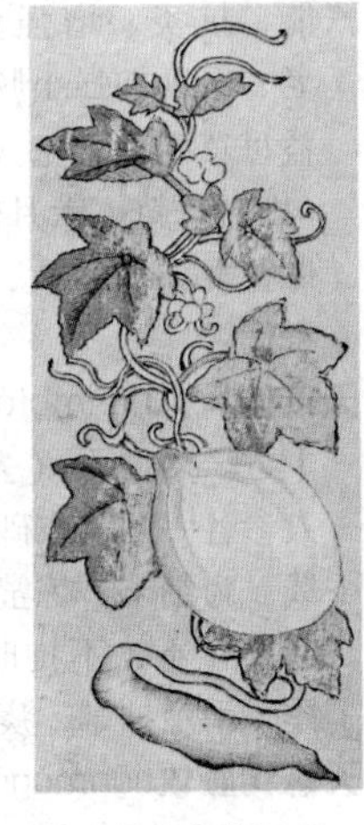

天花粉

天花精言tiānhuājīngyán　儿科著作。6卷。清代袁句撰。刊于1755年。卷一至卷三专论痘疹的治疗；卷四为痘疹图说；卷五论药性；卷六备用诸方，共录验方11首。此书又有4卷本，名《痘症精言》，内容略有增补。

天花散tiānhuāsǎn　❶《仁斋直指方论》卷十七方。天花粉、生地黄各一两，葛根、麦冬、五味子各五钱，甘草一分。为粗末，每服三钱，加粳米一百粒，水煎服。功能清热生津止渴。治消渴。❷《证治准绳·幼科》卷五方。天花粉、桔梗、茯苓、诃子、菖蒲、甘草各五钱。为细末，每服一钱，微火加热，临卧服。治痘疹后失音。

天宦tiānhuàn　五不男之一。《灵枢·五音五味》："其有天宦者……此天之所不足也，其任冲不盛，宗筋不成，有气无血，唇口不荣，故须不生。"参见"五不男"条。

天回汉墓人体经穴髹漆人像tiānhuíhànmùréntǐjīngxuéxīuqīrén xiàng　用于针灸的漆绘木人模型。2012年7月，四川成都金牛区天回镇汉墓M3出土。高约14cm，五官位置造型准确，头与肢体结构比例协调。人像上标记红色粗线22条，均在身体两侧，呈左右对称纵向分布；其他25条白线均在身体两侧，大多左右对称；其中部分白线与红色线条重合。用黄白色描绘的腧穴点清晰可见的共119个，包括双穴51个，单穴17个。是目前我国发现最早、最完整的经穴人体模型。

天回汉墓医简tiānhuíhànmùyījiǎn　医药简牍。2012年7月，四川成都金牛区天回镇汉墓M3出土医简951支，定名为《脉书·上经》《脉书·下经》《治六十病和齐汤法》《刺法》《逆顺五色脉臧精神》《医马书》《经脉书（残简）》。医简中多次出现"敝昔"证明其学出自扁鹊。天回医简主体部分抄录于西汉吕后至文帝时期，与仓公行医及授学时间相当，扁鹊经脉医学经由仓公传至墓主人，由齐入蜀，成为汉代医学传承的关键环节。

天会tiānhuì　经穴别名。出《针灸甲乙经》。即天池，见该条。

天魂汤tiānhúntāng　《血证论》卷八方。甘草、附子各二钱，桂枝、茯苓、人参各三钱，干姜一钱。水煎服。治吐血阳虚者。

天火tiānhuǒ　病名。出《备急千金要方》卷二十二。即丹毒。见该条。

天火热疮tiānhuǒrèchuāng　病证名。见《本草纲目》卷二十六芸苔："初起似痱，渐如水泡似火烧疮，赤色，急速能杀人。芸苔叶捣汁，调大黄、芒硝、生铁衣等分，涂之。"

天朞tiānjī　天的一周，即天的三百六十五度，就是一年。《素问·气交变大论》："五运更始，上应天朞，阴阳往复，寒暑迎随。"

天忌tiānjì　出《素问·八正神明论》《灵枢·九针论》等篇。人身各部位的气血运行随天时气候而变化，故各有不宜针刺的时间，称为"天忌"。王冰注："人忌于天，犯之则病，故不可不知也。"

天浆壳tiānjiāngké　中药材。出《现代实用中药》。为萝科植物萝 *Metaplexis japonica*（Thunb.）Mak. 的果壳。主产于江苏、上海、浙江。甘、辛，平。止咳，化痰，平喘，透疹，定惊。治咳嗽痰多，气喘，百日咳，麻疹透发不畅，小儿高热惊痫。煎服：6～9g。本品含延胡索酸、琥珀酸、苹果酸。本品醇提物有抗组胺收缩气管的作用。本品还可抗菌。

天芥菜tiānjiècài　中药材。见《本草纲目》。为苦地胆之别名，详该条。

天井tiānjǐng　经穴名。代号TE10。出《灵枢·本输》。属手少阳三焦经。合（土）穴。位于肘尖（尺骨鹰嘴）上方1寸。屈肘时呈凹陷处。布有臂背侧皮神经，桡神经的肌支和肘关节动、静脉网。主治头痛，瘰疬，癫痫，肘、臂、肩、项、背部疼痛，疮肿，荨麻疹，皮肤瘙痒症等。直刺0.5～1寸。艾炷灸3～5壮；或艾条灸5～10分钟。

天灸tiānjiǔ　灸法名。出《针灸资生经》。又称自灸。是以

T

药物敷贴肌肤后，局部起泡如灸疱，因而得名。今称药物发泡灸。古代文献上所载天灸法较多，如毛茛灸、斑蝥灸、旱莲灸、蒜泥灸、白芥子灸等，详各该条。

天臼tiānjiù　经穴别名。出《针灸甲乙经》。即通天，见该条。

天空tiānkōng　俗病名。《喉科金钥》卷上："杨梅结毒，咽喉腐败，年久月深，患成天空，鼻孔塌陷。"所谓天空，系梅毒后期硬腭处树胶肿破坏并形成特异性溃疡所造成的穿孔（并与鼻腔相通），因旧时民间称上腭为"天花板"，故有天空之称。

天葵tiānkuí　中药材。❶出《滇南本草》。又名紫背天葵、雷丸草、夏无踪。为毛茛科植物天葵 *Semiaquilegia adoxoides*（DC.）Makīno 的全草。分布长江中、下游各地，南至广东北部，北达陕西南部。甘，寒，有小毒。清热解毒，利尿。①治瘰疬，肿毒，蛇咬伤。内服或捣敷。②治尿路结石。煎服：9～15g。❷出《本草图经》。为菟葵之别名，详该条。

天葵子tiānkuízǐ　中药材。出《中药志》。又名紫背天葵子、千年老鼠屎。为毛茛科植物天葵 *Semiaquilegia adoxoides*（DC.）Makino 的干燥块根。主产于江苏、湖南、湖北等地。甘、苦，寒，归肝、胃经。清热解毒，消肿散结。用于痈肿疔疮，乳痈，瘰疬，蛇虫咬伤。内服或外敷。近用治肝癌，乳癌，淋巴肿瘤，尿路结石。煎服：9～15g。根含生物碱、内酯、香豆素类、酚性成分、氨基酸。煎剂对金黄色葡萄球菌有抑制作用。

天廓tiānkuò　眼的八廓名称之一。属用自然界之物质现象命名者。见《银海精微》。又名乾廓，乾天廓、传道廓、传送廓、传导廓。①《审视瑶函》："以（气）轮上血脉丝络为凭"；"乾居西北，络通大肠，脏属于肺"。②《医宗金鉴·眼科心法要诀》及清代黄庭镜《目经大成》卷一认为此廓位于白睛，属大肠。③《杂病源流犀烛》卷二十二："乾天属肺，位睛中间。"《张氏医通》卷八："大肠之府为天廓。"有名无位。④陈达夫《中医眼科六经法要》认为此廓位于白睛颞下方，属大肠。

天髎tiānliáo　经穴名。代号 TE15。出《针灸甲乙经》。属手少阳三焦经。手足少阳、阳维之会。位于背部，冈上窝内，当大椎穴与肩峰后端外缘连线之中点处；或于肩井与曲垣两穴连线的中点取穴。布有副神经，肩胛上神经分支和颈横动脉降支，深层为肩胛上动脉肌支。主治肩臂疼痛，颈项强痛；以及肩关节周围炎等。直刺 0.5～1 寸。艾炷灸 3～5 壮；或艾条灸 5～10 分钟。

天灵盖tiānlínggài　骨名。见《本草纲目》卷五十二。又名脑盖骨、头颅盖、头盖骨、巅顶骨。即顶骨。左右各一，如瓦状列于颅盖两侧。李时珍："人之头圆如盖，穹窿象天，泥丸之宫，神灵所集……故有天灵盖诸名也。"

天龙tiānlóng　中药材。❶见《本草纲目》。为蜈蚣之别名。❷见《饮片新参》。为壁虎之处方名。各详该条。

天笼tiānlóng　经穴别名。出《循经考穴编》。即天窗，见该条。

天罗瓜tiānluóguā　中药材。见《普济方》。为丝瓜之别名，详该条。

天罗散tiānluósǎn　《医宗金鉴·外科心法要诀》卷六十五方。丝瓜藤（近根处者）不拘量。烧存性，为末，每服三钱，食后黄酒送下。治鼻渊头痛，鼻流血水，淋沥腥秽，头眩晕而痛。

天萝水tiānluóshuǐ　中药材。❶出《本草纲目拾遗》。又名丝瓜水。为葫芦科植物丝瓜 *Luffa cylindrica*（L.）Roem. 的茎中液汁。甘，寒。消痰火，止咳，解毒。①治咽喉肿痛，急、慢性支气管炎，肺炎，肺痈，肺痿。内服：60～120ml，煮沸和糖分服。②外涂治烫伤。本品含皂苷、黏液、木聚糖等。

天螺蛳tiānluósī　中药材。见《四川中药志》。为蜗牛之别名，详该条。

天麻tiānmá　中药材。❶出《雷公炮炙论》。又名赤箭、定风草。为兰科植物天麻 *Gastrodia elata* Bl. 的干燥块茎。主产云南、四川、贵州。甘、平。归肝经。息风止痉，平抑肝阳，祛风通络。用于小儿惊风，癫痫抽搐，破伤风，头痛眩晕，手足不遂，肢体麻木，风湿痹痛。煎服：3～10g。天麻的果实名天麻子，又名还筒子，定风补虚，功同天麻。天麻茎叶：捣敷热毒痈肿。本品有效成分为天麻苷，即对－羟甲基苯酚－β－D－吡喃葡萄糖苷，还含对羟基苯甲醛、对羟基苯甲醇等。实验证明，天麻苷有镇静、抗惊厥、增强心肌细胞功能、抗炎、增强免疫功能、延缓衰老、轻度加强小肠蠕动的作用。❷为益母草别称。见《仁斋直指方》："天麻丸，易产。天麻（即益母草，六月间连根采，阴干），右为末，不拘多少，炼蜜丸如龙眼大，临睡时温酒或白汤化一丸，能除产后百病。"

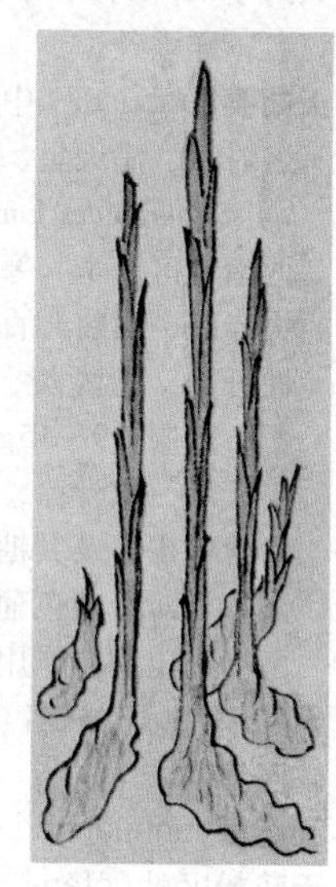
天麻

天麻防风丸tiānmáfángfēngwán　《太平惠民和剂局方》卷十方。炒僵蚕（去丝嘴）、炒全蝎各半两，天麻、防风、人参各一两，朱砂、雄黄、麝香、炙甘草各一分，牛黄一钱。为细末，炼蜜为丸，梧桐子大，每次一至二丸，薄荷煎汤化下，不拘时服。治小儿惊风，壮热昏愦，多睡惊悸，手足抽掣，痰涎不利，及风温邪热等症。

天麻钩藤饮tiānmágōuténgyǐn　《杂病证治新义》方。天麻、钩藤、生石决明、栀子、黄芩、川牛膝、杜仲、益母草、桑寄生、夜交藤、朱茯神。水煎服。功能平肝息风，清热安神。治肝阳上亢化热生风所致的头痛眩晕，耳鸣眼花，震颤失眠，甚或半身不遂，舌红脉弦数等症；近代也用于高血压病属阴虚阳亢者。方中天麻、钩藤、生石决明平肝息风为主；辅以栀子、黄芩清热，牛膝引血下行，桑寄生、杜仲补益肝肾，以潜肝阳而息风。夜交藤、朱茯神养心安神。实验研究：本方有降压作用。

天麻散tiānmásǎn　❶《卫生宝鉴》卷十九方。半夏七钱，生姜、茯苓（去皮）、白术、炙甘草各三钱，天麻二钱半。为末，瓷器同煮，焙干研细末，小儿每服一钱半，成人每服三钱，生姜、大枣煎汤调下。治小儿急慢惊风，及大人中风涎盛，半身不遂，言语困难，不省人事。❷《证治准绳·类方》第五册方。天麻二两，何首乌、胡麻仁各三两，蔓荆子、威灵仙、菖蒲、荆芥穗、地骨皮、苦参、白蒺藜、菊花、炒牛蒡子各一两，薄荷半两。为细末，每服三钱，温酒或茶水送下，日二次，先食前服半月，次食后服半月。治疠风癞疾。❸《证治准绳·女科》卷五方。天麻七钱半，炮白附子、炮天南星、姜半夏、炒全蝎各半两。为细末，每服一钱，生姜薄荷酒调，不拘时灌下。治产后中风口噤。❹《疡医大全》卷三十六方。荆芥穗三两，天麻、炮天南星（去皮脐）、防风各一两。为细末，每服五钱，莲须葱白煎汤调下。治破伤风。

天麻汤tiānmátāng 《审视瑶函》卷三方。天麻、菊花、川芎、当归身、羌活、白芍药、甘草各等分。为粗末，水煎，食后热服。治白睛忽变青蓝色。若因伤寒疟后白珠青者，加柴胡、麦冬（去心）、黄芩、天花粉；毒气所攻白珠青者，加黄芩、炒牛蒡子、连翘、黄连。

天麻退翳散tiānmátuìyìsǎn 《银海精微》卷下方。白僵蚕（热水泡去丝，姜汁炒）、当归身（酒炒）、防风、石决明（醋煅）、白芷、熟地黄（酒炒）、炒黄芩、木贼、枳壳（麸炒）、麦冬（去心）、羌活、炒白蒺藜（去刺）、川芎、荆芥穗、菊花、蔓荆子、蝉蜕（去头足）、赤芍药、炒天麻、密蒙花各等分。为细末，每服二至三钱，灯心煎汤调下。治垂帘障，昏暗失明。若眼红加黄连（酒炒）。

天麻丸tiānmáwán ❶《圣济总录》卷五方。天麻、独活、炮附子、麻黄、肉桂、乌蛇肉（酥炙黄）各一两，人参、防风、细辛、当归、白术、羚羊角、炒薏苡仁、炒全蝎、牛膝（酒浸）、川芎、茯神、炮天南星、炒白僵蚕各三分，牛黄、冰片、麝香各一分，朱砂半两。为细末，炼蜜为丸，梧桐子大，每服十至十五丸，温酒送下。治脾脏中风，身体怠惰，四肢缓弱，恶风头疼，舌本强直，言语謇涩，皮肤脚膝痹。❷《圣济总录》卷二十方。天麻、细辛、菖蒲、牛膝、赤箭、地榆、人参、当归、赤芍药、酸枣仁、威灵仙、藁本、防风、独活各二两，苦参三两，炮附子、木香、川芎各一两，桂枝、陈皮各一两半。为末，炼蜜为丸，梧桐子大，每服二十至三十丸，温酒送下，日二次。治筋痹，四肢挛痹。❸《仁斋直指方论》卷三方。又名易老天麻丸。天麻（酒浸）、牛膝（酒浸）、玄参、萆薢各六两，炒杜仲七两，炮附子一两，羌活十四两，当归十两，生地黄十六两（一方用独活五两）。为末，炼蜜为丸，梧桐子大，每服五十至七十丸，空腹温酒或白开水送下。用于防治中风。实验研究：本方具有镇痛、镇静、抗炎、抑制血栓形成和减轻脑缺血等作用。❹《卫生宝鉴》卷九方。天麻、生川乌各三钱，生草乌、雄黄各一钱。为末，酒糊为丸，梧桐子大，每服十丸，温酒送下，不拘时服。治破伤风。❺《证治准绳·幼科》集八方。天麻、青黛、黄连、五灵脂、炒夜明砂、川芎、芦荟各二钱，龙胆草、防风、蝉蜕各一钱，全蝎二枚，麝香少许，干蟾头三钱。为细末，猪胆汁浸糕和丸，麻子大，每服十丸，薄荷煎汤送下。治肝疳，风疳，眼疳。❻《证治准绳·女科》卷五方。天麻、朱砂、防风、羌活各一两，炒僵蚕七钱半，炒全蝎、炮白附子、炒五灵脂各半两，炒白丁香、牛黄各二钱半。为细末，糯米饭和丸，梧桐子大，每服二十至三十丸，薄荷酒送下，日二次。治产后中风，恍惚语涩，四肢不遂。❼《傅青主女科·产后编》卷上方。天麻、防风、人参、远志、柏子仁、山药、麦门冬、菖蒲各一钱，酸枣仁一两，细辛四两，天南星八分，川芎、羌活各七分。为细末，炼蜜为丸，朱砂为衣，每服六十至七十丸，清汤送下。治产后中风，恍惚语涩，四肢不利。

天麻子果tiānmázǐguǒ 中药材。见《云南中草药》。为蓖麻子之别名，详该条。

天马疮tiānmǎchuāng 病名。明代周慎斋《秘传女科》："阴户生疮名天马疮。"详“阴蚀”条。

天满tiānmǎn 经穴别名。出《针灸聚英》。即百会，见该条。

天门tiānmén 推拿穴位名。❶位于眉心至前发际一线。见《幼科铁镜》。又名额天门。由眉心推至发际，称为开天门。能发汗解表。❷即内八卦穴中的乾宫。出《小儿按摩经》。《幼科推拿秘书·推拿手法》："天门即神门，乃乾宫也。"参见“天门入虎口”条。❸位于拇指或食指的指端部。出《小儿推拿秘诀》。参见“天门入虎口”条。❹即天庭穴。

天门冬大煎tiānméndōngdàjiān 《奇效良方》卷二十二方。天冬、生地黄各三斗半（俱捣压取汁），白蜜、酥（炼）各三升，枸杞根三斗（水煎取汁澄清），麋骨一具（水煮取汁），茯苓、桂心、白术、五加皮、葳蕤、远志、泽泻、菖蒲、山药、人参、石斛、柏子仁、牛膝、杜仲、细辛、覆盆子、独活、川芎、黄芪、肉苁蓉、续断、萆薢、茯神、胡麻仁、橘皮、巴戟天、狗脊、大豆黄卷、石楠菜、楮实、白芷各二两，蔓荆子三两，薏苡仁、川椒各一升，阿胶十两，鹿角胶五两，甘草六两，大枣一百枚（煮作膏）。先煮天冬、生地黄汁，再入蜜、酥、枸杞根汁、麋骨汁煎，余药为末，入药汁中再煎稠为丸，梧桐子大，每服二十至五十丸，晨起空腹服。治五劳七伤，八风十二痹，伤中六极。苦小便涩，去柏子仁，加秦艽二两，干地黄六两；阴痿失精，去葳蕤，加五味子二两；头风，去柏子仁，加菊花、防风各二两；小便利，阴气弱，去细辛、防风，加山茱萸二两；腹中冷，去防风，加干姜二两。

天门冬散tiānméndōngsǎn ❶《太平圣惠方》卷二十六方。天冬、羚羊角、人参、黄芪、枸杞子、炒酸枣仁、川芎、车前子、当归、桂心、泽泻各一两，炙甘草半两。为末，每服四钱，水煎去渣，加竹沥半合、蜜一匙，同煎二至三沸，温服。治精极，五脏六腑俱伤，身体虚热，骨髓烦疼。❷《太平圣惠方》卷八十三方。天冬（去心）、桑白皮、赤茯苓、柴胡、百合、紫菀、蓝叶、炙甘草各半两。为末，每服一钱，加生姜少许，水煎服。治小儿心胸烦闷，体热咳嗽。❸《圣济总录》卷九十一方。天门冬、菖蒲、远志、桂枝、熟地黄、山茱萸、石韦、白术各一两，茯苓二两。为末，每服一钱匕，热水调下。治虚劳脱营，气血耗夺，形体毁沮，失精少气，洒洒然时惊。

天门冬汤tiānméndōngtāng 《奇效良方》卷五十方。天门冬（去心）、远志（去心，甘草煮）、黄芪、白芍药、麦门冬（去心）、藕节、阿胶（蛤粉炒）、生地黄、当归、人参、没药、炙甘草各一钱。加生姜五片，水煎，不拘时服。治思虑伤心，吐血衄血。

天门冬丸tiānméndōngwán ❶《普济本事方》卷五方。天门冬一两，阿胶、甘草、炒杏仁、贝母、茯苓各半两。为细末。炼蜜为丸，弹子大，每服一丸，含化。功能润肺化痰止咳。治阴虚咳嗽，咯血吐血。❷《素问病机气宜保命集》卷下方。天门冬十两，麦门冬八两，生地黄三斤。前二味为末，生地黄取汁熬膏与前药末和丸，梧桐子大，每服五十丸，水煎逍遥散送下。功能滋肺肾，清虚热。治妇人阴虚咳喘，手足烦热，骨蒸盗汗，口干引饮，面目浮肿。❸《证治准绳·类方》第二册方。天门冬（去心）一两，百合、前胡、贝母（煨）、半夏（汤洗去滑）、桔梗、桑白皮、防己、紫菀、赤茯苓、干地黄、杏仁（汤浸，去皮尖、双仁，麸炒黄）各七钱半。为细末，炼蜜为丸，梧桐子大，每服二十丸，生姜煎汤送下，日三次。治肺热壅盛，咳嗽痰稠。❹《证治准绳·类方》第五册方。天门冬（去心）、土瓜根、天花粉、熟地黄、知母、肉苁蓉（酒浸）、鹿茸（酒炙）、五味子，赤石脂，泽泻各一两半，炙鸡内金三具，炙桑螵蛸十枚，煅牡蛎二两，苦参一两。为末，炼蜜为丸，梧桐子大，每服二十丸，食前粟米汤送下。治中消初起，食已如饥，手足烦热，背膊疼闷，小便白浊。❺《不居集》上集卷十四方。天门冬、甘草、杏仁、贝母、茯苓、阿胶各五钱。为末，炼蜜为丸，弹子大，每服一丸，含化。治吐血衄血，肺燥咳嗽。

天门冬饮tiānméndōngyǐn 《医宗金鉴·眼科心法要诀》卷七十八方。赤茯苓、羌活、人参各七分，天门冬、知母、茺蔚子各一钱，防风、五味子各五分。为粗末，水煎，食后服。治肝经风邪壅盛，二目睛珠旋转不定，轻则瞳人偏斜，重则瞳人反背。先服钩藤饮后，再用本方调理。

天门入虎口tiānménrùhǔkǒu 小儿推拿方法。操作方法有：❶用一手拇指和食、中指相对，分别拿住小儿的虎口和掌根部天门穴，另一手握住肘部，进行摇动。有顺气作用。见《小儿按摩经》。❷自小儿手掌八卦中的乾宫穴，经坎、艮部按至虎口处。有清脾作用。见《小儿按摩经》。❸自小儿食指桡侧缘远端横纹处的命关穴推至虎口处。或从小儿拇指端推至虎口处。有健脾、止泻、发汗、通气血等作用。见《秘传推拿妙诀》。

天名精tiānmíngjīng 中药材。出《神农本草经》。又名野烟、癞格宝草、挖耳草、臭草。为菊科植物天名精 *Carpesium abrotanoides* L. 的全草。我国大部分地区均有分布。辛，寒，有小毒。入肺、胃、肝经。清热解毒，祛痰，散瘀止血。①治急性扁桃体炎，咽喉炎，气管炎，急、慢惊风，疟疾，吐血，衄血，砂淋，血淋，血瘕。煎服：9～15g。②治牙痛，鲜品揉烂塞痛牙处；疔疮肿毒，捣烂敷；皮肤痒疹，煎水洗。本品含天名精内酯、天名精内酯酮、大叶土木香内酯、鹤虱酯、腋生豚草素、豚草素等。天名精内酯对动物的中枢神经先兴奋，后抑制，四肢肌肉松弛呈麻醉样；可对抗可拉明和士的宁的致惊厥作用，与巴比妥类有协同作用。此外并有解热作用。

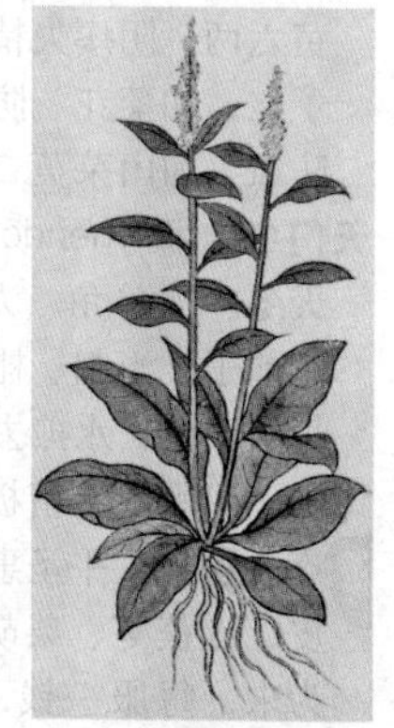
天名精

天南星tiānnánxīng 中药材。出《本草拾遗》。又名南星、虎膏、野芋头、蛇包谷。为天南星科植物天南星 *Arisaema erubescens*（wall.）Schott. 东北天南星 *A. amurense* Maxim. 或异叶天南星 *A. heterophyllum* Bl. 的干燥块茎。主产于四川、河南、贵州、云南、广西等地。苦、辛，温，有毒。归肝、肺、脾经。散结消肿。外用治痈肿，蛇虫咬伤。煎服：制南星3～9g。治痈肿，痰核，跌打损伤，毒蛇咬伤。生品研末敷。天南星中毒，可致舌、喉发痒而灼热，肿大，严重者窒息，呼吸停止。天南星块茎含三萜皂苷、苯甲酸、氨基酸及右旋甘露醇等。天南星醇提取物有抗惊厥、祛痰、镇静作用，由生天南星等组成的复方三生注射液对小鼠肿瘤有抑制作用。天南星还可抗心律失常，并可抗氧化。

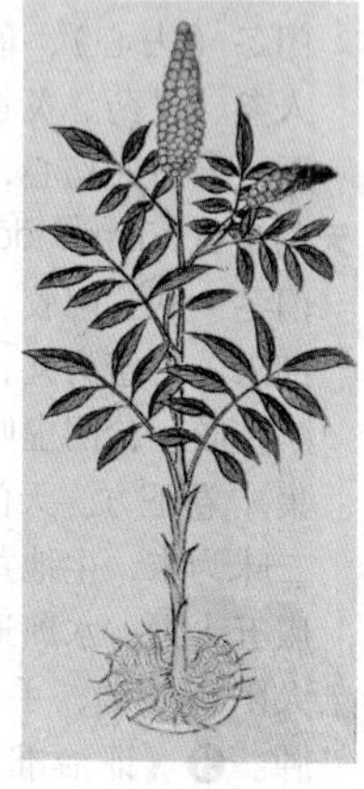
天南星

天南星散tiānnánxīngsǎn ❶《圣济总录》卷一百五十方。又名南星散。天南星、半夏、麻黄、天麻各五钱，炒蝎尾、炒乌头、桂心各一分，麝香五厘。为细末，每服半钱匕，豆淋酒调下，不拘时服。治妇人中风，牙关紧急，四肢强直，痰涎不利。❷《圣济总录》卷一百七十二方。天南星（大者）一枚。掘地作坑，上横放一砖，用火烧赤后，上放天南星，用酒半升倒南星上，随即用碗盖定候冷，为末，每服一字匕，温酒调下，二岁以下用乳汁调下。治小儿天钓。

天南星丸tiānnánxīngwán ❶《圣济总录》卷六方。①炮天南星、炮白附子、全蝎（酒炒）、白花蛇肉（酒浸炙）、肉桂、炮附子（去皮脐）、各半两。为末，炼蜜为丸，梧桐子大，铅粉为衣，每服三丸，热酒送下，衣覆汗出，避风。治急风，筋脉紧急，身背强直，面黑鼻干，口噤不语，须臾则通身壮热，汗出如油，直视唇青，咽嗌壅塞，如拽锯声，脉阴阳俱细缓。②炮天南星、天麻、炮附子（去皮脐）、炒全蝎、炒僵蚕、藿香叶、炮附子各半两。为末，酒糊为丸，梧桐子大，每服五至十丸，空腹，薄荷温酒送下。治中风手足不随，筋骨挛急，行履艰难。口眼㖞斜，时发搐搦。❷《圣济总录》卷七方。胆南星三分，防风、白芷各一两半，麻黄（去根节）一两，羌活、独活、川芎、天麻、白芍药、炒桔梗、细辛、炒僵蚕各半两，炙甘草一分半，炮姜一分，冰片一钱，麝香一分。为细末，炼蜜为丸，杏核大，朱砂为衣，每服一丸，薄荷温酒送下。治风邪所患，手足麻痹，偏而不举，弛而不随，或肿痒疼痛。❸《圣济总录》卷九方。天南星、半夏（汤洗）、川乌头（去皮脐）、草乌、木鳖子（和壳研）、自然铜、滑石各二两，乳香一分。上药俱生用，为细末，酒糊为丸，梧桐子大，每服十丸，温酒送下。治中风偏枯，肢体细小而痛，言语神志不乱。❹《圣济总录》卷十六方。天南星（浆水煮）、半夏（浆水煮）、天麻（酒浸）、石膏各半两，生白附子一两，滑石二两。为细末，面糊为丸，梧桐子大，每服十丸，食后荆芥煎汤送下。治风头痛，痰逆烦满，筋脉拘急，手足麻痹。

天年tiānnián ❶《灵枢》篇名。天年，即天赋之年岁。本篇从先天禀赋和后天发育，指出了寿夭与精神、气血、脏腑等方面的关系，并分别论述了生命过程中各阶段的生理变化。❷即天寿。见该条。

天牛tiānniú 中药材。出《本草拾遗》。又名天水牛、八角儿。为天牛科昆虫星天牛 *Anoplophora chinensis*（Forster）或桑天牛 *Apriona germari*（Hope）等的全虫。我国大部分地区有分布。甘，温，有小毒。活血通经，镇惊，消肿。①治跌扑瘀血，经闭，崩漏，带下，乳汁不下，隐疹不发，痈疽不溃。内服：煎汤，3～6g；研末：0.9～1.5g，日服1～2次。②治小儿急惊风，研末吹鼻；疔肿恶毒，焙干研末，蜜调涂敷。

天泡草tiānpàocǎo 中药材。❶见《本草纲目》。为龙葵之别名。❷见《江西民间草药》。为苦之别名。❸见《本草纲目》。为酸浆之别名。各详该条。

天疱疮tiānpàochuāng 病名。❶出《证治准绳·幼科》。小儿易患，分两种类型。①发于夏秋之间，起病急骤，互相传染。由暑湿之邪侵入肺经，郁于皮肤而成。初起为潦浆水泡，界限清楚，皮薄光泽，顶白根红，破流滋水，蔓延迅速。即脓疱疮。治宜清热解毒，利湿化浊。用五味消毒饮加六一散、土茯苓；暑热偏盛者，用三黄解毒汤，外用青黛散。②不分四季发病，病程缓慢，无传染性。因心火脾湿蕴郁而成。生大小不等的水泡，泡壁松薄，根部红赤，易于擦破滋水，伴有长期发热，胸闷，胃呆等全身症状，病久有潮热骨蒸，舌光绛无苔，脉细数等伤阴现象。即天疱疮。治宜清热除湿。内服清脾除湿饮（《医宗金鉴》：赤茯苓、炒白术、炒苍术、黄芩、生地黄、麦冬、栀子、泽泻、甘草、连翘、茵陈蒿、炒枳壳、玄明粉、竹叶、竹心）。阴伤者，宜养阴益胃，服益胃汤。外用十大功劳、蒲公英煎水洗净患处；再用碧玉散，冷开水调敷患部。❷梅毒。见《东医宝鉴·杂病篇》卷八引《医学入门》："一名杨梅疮，与癞大同，多由肝脾肾风湿热之毒，因男女同室传染……形如鱼疮，内多白水，按之不紧者，谓之天疱疮"。详"杨梅疮"。

天蓬草tiānpéngcǎo　中药材。见《陕西中草药》。为松萝之别名，详该条。

天蓬子根tiānpéng·zigēn　中药材。见《全国中草药汇编》。为搜山虎之别名，详该条。

天牝tiānpìn　鼻之别名。《景岳全书》卷二十七："鼻为肺窍，又曰天牝。"详"鼻"条。

天平一枝香tiānpíngyīzhīxiāng　中药材。见《药材学》。为大戟之别名，详该条。

天荠tiānqí　中药材。出《名医别录》。为飞廉之别名，详该条。

天气tiānqì　❶运气学说术语，出《素问·六元正纪大论》。风寒暑湿燥火六气有司天、在泉、左右间气之别，司天之气为三之气，位于正南方，南方在上，故称为天气。❷泛指充满于天空中的气。《素问·阴阳应象大论》："地气上为云，天气下为雨；雨出地气，云出天气。"

天荞麦tiānqiáomài　中药材。出《李氏草秘》。为金荞麦之别名，详该条。

天桥草tiānqiáocǎo　中药材。见《浙江民间常用草药》。为腹水草之别名，详该条。

天茄子tiānqié·zi　中药材。❶见《广西药用植物名录》。为丁茄之别名。❷出《本草图经》。为龙葵之别名。❸见《滇南本草》。为金扣钮之别名。各详该条。

天青地白tiānqīngdìbái　中药材。❶出《质问本草》。又名清明草、小火草、叶下白。为菊科植物白背鼠曲草 *Gnaphalium japonicum* Thunb. 的全草。分布于华东、华中、西南和台湾。甘、淡，凉。入肺、肝经。解表，清热，明目，利湿。①治感冒，咳嗽，咽喉肿痛，小便不利，热淋，白带。煎服：鲜品 30～90g。②治痈肿，疔疮，乳腺炎，蛇咬伤，捣敷。③治结膜炎，角膜白斑。制成眼药水滴眼。❷见《南京地区常用中草药》。为翻白草之别名，详该条。

天青地白草tiānqīngdìbáicǎo　中药材。见《江苏省植物药材志》。为茅莓之别名，详该条。

天瞿tiānqú　经穴别名。《千金翼方》卷二十七："上气气闷，咳逆，咽塞声坏，喉中猜猜，灸天瞿五十壮，一名天突。"后《针灸聚英》等书列作天突穴之别名，见该条。

天衢tiānqú　见"天冲"条。

天泉tiānquán　经穴名。代号 PC2。出《针灸甲乙经》。别名天温。属手厥阴心包经。位于上臂前面，平腋前纹头下 2 寸，当肱二头肌长、短二头之间；或于曲泽穴上 7 寸取穴。一说在"腋下 3 寸"（《针灸大全》）。布有臂内侧皮神经，肌皮神经和肱动、静脉肌支。主治咳嗽，心痛，胸满，胁胀，臂痛等。直刺 0.5～1 寸。艾炷灸 3 壮；或艾条灸 5～10 分钟。

天然散tiānránsǎn　《外科十三方考》方。铅粉一两。置锅中火炒黄色，外敷患处。功能生肌平口。治诸疮。若疼，加轻粉、制乳香、制没药、血竭、煅赤石脂各一钱，冰片各一分；痒，加铜绿（以儿茶煎水煮过，再煅成金黄色）少许；有水者，加乌贼骨、文蛤各一钱，灵药五分；不收口，不红只痒，加银翠一钱；欲生肌平口，加龙骨、象皮各一钱。

天人相应tiānrénxiāngyìng　指人对天地自然的依循与适应关系，是指导中医学术的基本观念之一。《灵枢·邪客》："此人与天地相应者也。"或如《素问·宝命全形论》所述："人以天地之气生，四时之法成。"均说明人与自然的关系非常密切。其基本观点有二：一是人的生命活动必须与天地自然的阴阳变化相适应，能适应则健康，不适应即为病；二是人体内部的生理活动和病理变化与天地自然的变化有相类似、可类比之处，因此可以通过研究天地自然的现象来推论和阐明人体的生理和病理变化。在这种观点指导下，诊治疾病必须重视天时、地理环境对人体生理、病理的影响，提出因时、因地制宜和辨证论治的原则。

天容tiānróng　经穴名。代号 SI17。出《灵枢·本输》。属手太阳小肠经。位于颈侧，下颌角后方，胸锁乳突肌前缘凹陷处。布有耳大神经前支，面神经颈支，深层为交感神经链，前为颈外静脉，深层有颈内动、静脉。主治耳鸣，耳聋，咽喉肿痛，颊肿，项强，瘰疬，瘿气以及甲状腺肿，扁桃体炎，咽炎等。直刺 0.5～1 寸。艾炷灸 3 壮；或艾条灸 5～10 分钟。

天山雪莲花tiānshānxuěliánhuā　见《中国民族药志》，为新疆雪莲的别名，详该条。

天蛇疮tiānshéchuāng　病名。出《外科启玄》卷十二。多由草中花蜘蛛螫伤，复被水湿外浸所致。生于肌肤，起泡作痒，破流黏汁。外敷二味拔毒散。类似虫咬皮炎。即天蛇毒。见该条。

天蛇毒tiānshédú　病名。❶见《梦溪笔谈》："病癞，通身溃烂，号呼欲绝。西溪僧识之，曰：'此蛇毒耳，非癞也。'取木皮煮饮一斗许，令其恣饮，初日即减半，两三日顿愈。验其木，乃今之秦皮也，然不知天蛇为何物？或云：草间黄花蜘蛛是也，人遭其螫，乃成此疾。"泛指接触草间蜘蛛、蛇毒所致的皮肤溃烂。又名天蛇疮。❷发于指头上之蛇头疔亦称天蛇毒。

天蛇头tiānshétóu　病名。指疔疮之一。出《疡医准绳》卷三。又名发指。即手中指头或不拘何指指头结毒、焮赤肿痛者。证治见"指疔"条。

天生子tiānshēngzǐ　中药材。见《滇南本草》。为无花果之别名，详该条。

天寿tiānshòu　即先天赋予的寿命限度，亦称天年。《素问·上古天真论》："此其天寿过度，气脉常通而肾气有余也。"

天受tiānshòu　疫病的传播方式之一。指虽未接触病人，但经自然界的空气、水源等的传染而受病。《温疫论》上卷："邪之所着，有天受，有传染，所感虽殊，其病则一。"

天枢tiānshū　❶运气学说术语。指天地气相交之中点。《素问·六微旨大论》："天枢之上，天气主之；天枢之下，地气主之。”张景岳注：“枢，枢机也。居阴阳升降之中，是为天枢。”❷经穴名。代号 ST25。出《灵枢·骨度》。别名长谿、大肠募、谷门。属足阳明胃经。大肠之募穴。位于脐中旁开2寸处（《针灸甲乙经》）。布有第十肋间神经分支，并有第十肋间动、静脉分支及腹壁下动、静脉分支通过。主治腹痛，腹胀，肠鸣，泄泻，痢疾，便秘，绕脐切痛，水肿，月经不调，痛经，带下；以及肠道蛔虫症，肠梗阻，阑尾炎，细菌性痢疾，小儿单纯性消化不良等。直刺1～1.5寸。艾炷灸5～7壮；或艾条灸10～20分钟。

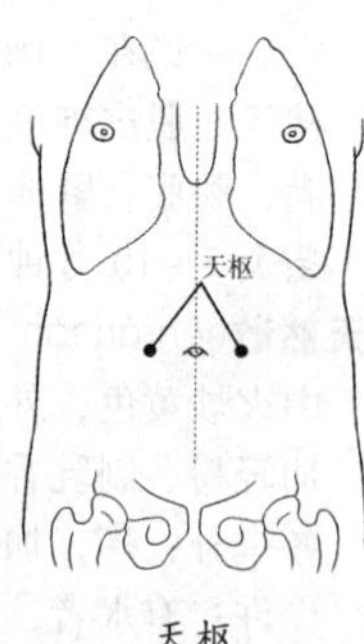

天枢

天鼠屎tiānshǔshǐ　中药材。出《神农本草经》。为夜明砂之别名，详该条。

天数tiānshù　自然法则。出《黄帝内经素问》，指自然赋予人体生命过程的生长发育、生殖、盛壮衰老的内在生理规律。《素问·上古天真论》：“人年老而无子者，材力尽邪？将天数然也？”

天水涤肠汤tiānshuǐdíchángtāng　《医学衷中参西录》方。生山药、滑石各30g，生白芍药18g，党参、白头翁各9g，甘草6g。水煎服。功能健脾利湿，凉血解毒。治久痢不愈，肠中浸至腐烂，时时切疼，身体因病虚弱者。

天水牛tiānshuǐniú　中药材。出《奇效良方》。即天牛，详该条。

天水散tiānshuǐsǎn　《伤寒标本心法类萃》卷下方。即益元散第一方，见“益元散”条。

天水蚁草tiānshuǐyǐcǎo　见《植物名实图考》。为秋鼠曲草之别名，详该条。

天丝打眼tiānsīdǎyǎn　病名。《审视瑶函》：“此症谓风游丝，偶然撞入目中而病痛也，即今人呼为天丝打眼。”即飞丝入目证。详该条。

天蒜tiānsuàn　中药材。见《生草药性备要》。为绵枣儿之别名，详该条。

天台乌药散tiāntáiwūyàosǎn　《医学发明》卷五方。乌药、木香、炒茴香、青皮（去白）、炒高良姜各半两，槟榔二个，川楝子十个，巴豆七十粒（一作二十粒）。先将巴豆微打破，同川楝子用麸炒，候黑色，去巴豆及麸不用，合诸药为末，每服一钱，温酒送下。功能行气疏肝，散寒止痛。治寒凝气滞而致的小肠疝气，小腹牵引睾丸疼痛。近代常用于睾丸炎、肠痉挛、痛经等寒凝气滞者。方中乌药、小茴香理气疏肝，散寒止痛，为君药；高良姜散寒止痛，青皮调气疏肝，木香行气止痛，均为臣药；槟榔下气导滞，川楝子理气止痛，与巴豆同炒后去巴豆，又可减少川楝子的寒性，及巴豆暴泻之弊，增强其行气破结止痛作用，以上两药，均为佐使。诸药合用，具有散寒凝，行气滞，止疼痛之功。

天庭tiāntíng　❶又名阙庭。额部的中央。望诊作为诊察头面部疾患的参考。《灵枢·五色》：“庭者，颜也。”又：“庭者，首面也。”❷推拿穴位名。出陈氏《小儿按摩经》。①位于额上，眉心穴的上方。与其他穴位配伍，能发汗。《保赤推拿法·掐天庭穴至承浆穴法》：“天庭至额上。”②即天门穴。《幼科推拿秘书·穴象手法》：“天庭穴，即天门，又名三门。”❸气功术语。指两眉之间的部位。《云笈七签》卷十七《黄庭内景经》：“天庭地关列斧斤。”注：“两眉间为天庭。”

天秃tiāntū　中药材。见《药材资料汇编》。为泽泻之别名，详该条。

天突tiāntū　经穴名。代号 CV22。出《灵枢·本输》。别名玉户、天瞿。属任脉。阴维、任脉之会。位于胸骨上窝正中，当胸骨切迹上缘上0.5寸凹陷处（《素问·气府论》王冰注）。另说“在颈结喉下二寸”（《针灸甲乙经》）、5寸（《备急千金要方》）、3寸（《太平圣惠方》）、1寸（《铜人腧穴针灸图经》）。布有锁骨上神经前支，皮下有颈静脉弓，甲状腺下动脉分支，深部为气管，胸骨柄后方为无名静脉及主动脉弓。主治咳嗽，哮喘，咯血，喉痹，失音，呕吐，呃逆，噎膈，瘿瘤等。先直刺0.2～0.3寸，然后将针尖转向下方，沿胸骨后壁刺入0.5～0.8寸。艾炷灸3～5壮；或艾条灸5～10分钟。

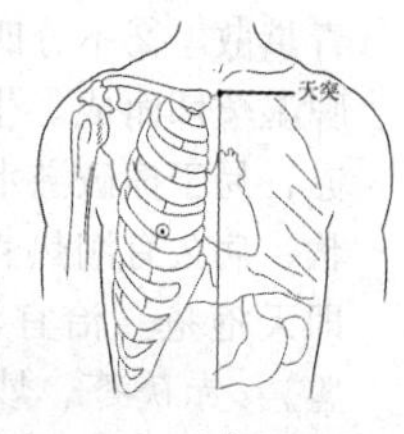

天突

天王补心丹tiānwángbǔxīndān　❶《校注妇人良方》卷六方。又名补心丹。生地黄（酒洗）四两，当归身（酒洗）、天冬、麦冬、炒柏子仁、炒酸枣仁各二两，人参、玄参、丹参（微炒）、茯苓、炒远志、炒五味子、炒桔梗、朱砂（为衣）各五钱。为末，炼蜜为丸，梧桐子大，朱砂为衣，每服三钱，空腹白开水或龙眼肉煎汤送下。功能滋阴清热，补心安神。治心血不足，神志不宁，津液枯竭，健忘怔忡，大便不利，口舌生疮等症。近代常用于神经衰弱、精神分裂症、甲状腺功能亢进、心脏病等阴虚有热者。方中生地补养心肾，滋阴清热为君；天冬、麦冬、玄参助生地滋阴清热为臣；丹参、当归身补养心血；人参、茯苓补益心气；柏子仁、远志、五味子、酸枣仁收敛心气，益智安神；桔梗载药上行，朱砂入心安神。诸药合用，适用于心肾阴虚有热之心悸失眠等症。《症因脉治》亦有本方，但无朱砂，多黄连。❷《杨氏家藏方》卷十方。熟地黄、人参、茯苓、远志、菖蒲、玄参、柏子仁、桔梗、天冬、丹参、炒酸枣仁、炙甘草、麦冬、百部、杜仲（姜汁炒）、茯神、当归、五味子各等分。为细末，炼蜜为丸，每两作十丸，金箔为衣，每服一丸，临卧灯心、大枣煎汤送下。治烦热惊悸，咽干口燥，夜寐不安，梦遗健忘等症。有人认为载于敦煌卷子唐人书写的佛经中的“毗沙门天王奉宣和尚补心方”是本方的原始方。

天温tiānwēn　经穴别名。出《针灸甲乙经》。即天泉，见该条。

天文草tiānwéncǎo　中药材。见《广东中草药》。又名雨伞草、金钮扣。为菊科植物金钮扣 *Spilanthes Paniculata* Wall. ex DC. 的全草。分布于广东、广西、福建、云南等地。辛、苦，微温，有小毒。止咳平喘，止痛消肿。治感冒咳嗽慢性支气管炎，哮喘，百日咳，跌打损伤，风湿性关节炎，疮疡肿毒，蛇咬伤，牙痛。煎服：3～9g。外用：捣敷。近有制成注射剂作局部麻醉用。本品含麻醉性辛辣成分金钮扣酰胺，地上部分含棕榈酸、三十四烷醇、谷甾醇等。

天五会tiānwǔhuì　经穴别名。出《针灸甲乙经》。即人迎，见该条。

天溪tiānxī　经穴名。代号 SP18。出《针灸甲乙经》。属足太阴脾经。位于胸部第四肋间隙中，距胸正中线6寸处；或于乳头旁开2寸取穴。布有第四肋间神经外侧皮支，并有胸外侧动、静脉分支，胸腹壁动、静脉及第四肋间动、静脉通过。主治咳嗽气逆，胸胁满痛，少乳，乳痈，呃逆等。斜刺0.3~0.5寸（不宜深刺）。艾炷灸3~5壮；或艾条灸5~10分钟。

天下第一金疮药tiānxiàdìyījīnchuāngyào 《医学心悟》卷六方。公猪油一斤四两，松香六两，炒面粉四两，麝香、冰片各六分，黄蜡六两，樟脑三两，血竭、儿茶、乳香（去油）、没药（去油）各一两。先将猪油、黄蜡、松香三味熬化，滤去渣，待冷，加入余药末制成药膏，敷患处。治刀斧损伤，跌打扑损。

天仙藤tiānxiānténg 中药材。出《本草图经》。又名都淋藤、马兜铃藤、青木香藤、臭拉秧子。为马兜铃科植物马兜铃 *Aristolochia debilis* Sieb. et Zucc. 或北马兜铃 *A. comtorta* Bge. 的干燥地上部分。主产于浙江、江苏、湖北、江西、河南等地。苦，温。归肝、脾、肾经。行气活血，通络止痛。用于脘腹刺痛，风湿搏痛。煎服：3~6g。本品含马兜铃酸C、马兜铃内酰胺、香草酸等。又含挥发油。本品的丙酮提取物对小鼠腹水癌有抑制作用。本品对豚鼠离体气管有抗组胺致痉的作用。

天仙藤散tiānxiānténgsǎn 《妇人良方大全》卷十五方。炒天仙藤、炒香附、陈皮、甘草、乌药各等分。为末，每服五钱，加生姜、木瓜、苏叶各三片，水煎服，日三次。治妊娠水气，腿足浮肿，喘闷不安，或指缝出水者。

天仙正理直论tiānxiānzhènglǐzhílùn 养生著作。明代伍守阳撰并注，堂弟伍守虚同注。书不分卷，成书于明天启壬戌（1622）年，至崇祯十二年（1639）增注，遂有六万言。全书从总论《道原浅说篇》冠首，下述直论九章，即：《先天后天两直》《药物直论》《鼎器直论》《火候经》《炼己直论》《筑基直论》《炼药直论》《伏气直论》《胎息直论》等。由于本书对内丹术作了全面论述，对气功实践有普遍指导意义，故被后世尊之为丹经中之上乘典籍。

天仙子tiānxiānzǐ 中药材。出《本草图经》。又名莨菪子、牙痛子、小颠茄子、熏牙子。为茄科植物莨菪 *Hyoscyamus niger* L. 的干燥成熟种子。主产于河南、河北、辽宁。苦，辛，温，有大毒。归心、肝、胃经。解痉止痛，平喘，安神。用于胃脘挛痛，喘咳，癫狂。①治癫狂，风痫，胃痛，腹痛，哮喘，久泻，久痢，脱肛。研末服：0.06~0.6g。②治痈肿疮疖。捣烂敷。中毒后出现瞳孔散大，视物模糊，神志狂乱，严重者可因呼吸中枢麻痹而死亡。心脏病、青光眼患者及孕妇忌服。本品含生物碱，主要为天仙子胺（即莨菪碱）、阿托品及天仙子碱（即东莨菪碱）。均为抗胆碱药，能减少腺体分泌、加速心率、解除平滑肌痉挛、扩瞳及升高眼压。阿托品有中枢兴奋作用，天仙子碱则有镇静、催眠作用，对中枢神经作用较强。

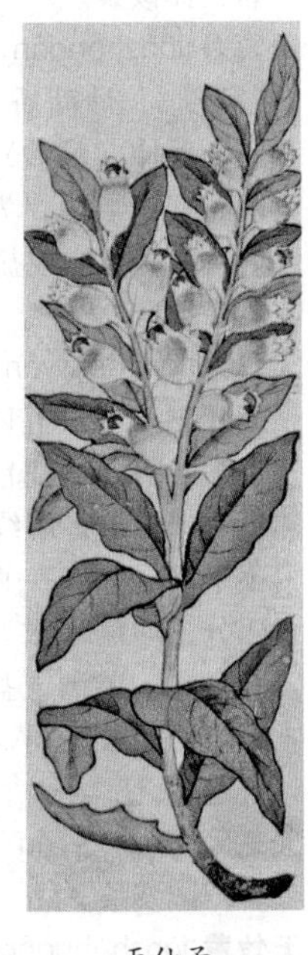
天仙子

天香炉tiānxiānglú 中药材。出《生草药性备要》。又名金香炉、七孔莲、仰天钟。为野牡丹科植物金锦香 *Osbeckia chinensis* L. 的带根全草或根。分布于长江以南各地。淡，平。入肺、大肠、肝经。清热利湿，止咳化痰，止血散瘀。治湿热泻痢，咳嗽，哮喘，肺脓疡，吐血，咯血，便血，经闭，产后瘀血腹痛，风湿骨痛，阑尾炎，阿米巴肝脓疡。煎服：10~30g。外敷疗疮疖肿；煎水含漱治齿槽脓肿。全草含金锦香酸、熊果酸、槲皮素、山柰酚等。煎剂在试管内对铜绿假单胞菌、变形杆菌、伤寒杆菌、痢疾杆菌及金黄色葡萄球菌有抑制作用。

天哮tiānxiào 病名。明代秦景明《幼科金针》："夫天哮者，盖因时行传染，极难奏效。其证起嗽连连，呕吐涎沫，涕泪交作，眼胞浮肿，吐乳鼻血，呕血眼红。"类百日咳，详该条。

天哮呛tiānxiàoqiāng 即百日咳。详该条。

天心tiānxīn 推拿穴位名。出陈氏《小儿按摩经》。❶位于掌心。治惊风、口眼㖞斜等。《小儿推拿方脉活婴秘旨全书·掌面诸穴图》："天心穴，乾入寸许，天吊惊风、口眼㖞斜，运之效。"❷位于额前中，天庭下方。与其他穴位配伍，可治头痛、鼻塞伤风等。《幼科推拿秘书》："天心穴，在额正中，略下于天庭。"

天星草tiānxīngcǎo 中药材。见《云南中草药》。为喉咙草之别名，详该条。

天星根tiānxīnggēn 中药材。见《广西中草药》。为岗梅根之别名，详该条。

天星十一穴tiānxīngshíyīxué 指11个经验效穴。出《扁鹊神应针灸玉龙经》，并编有歌诀，曰："三里内庭穴，曲池合谷彻，委中配承山，下至昆仑绝，环跳与阳陵，通里与列缺。合担用法担，合截用法截。"后《针灸大全》增："太冲"一穴，作《马丹阳天星十二穴》。

天刑tiānxíng 运气学说术语，见《类经图翼》。天，指司天之六气；刑，刑克。司天之六气与主岁之五运相加临，如果司天之气刑克主岁之运，则称天刑。如庚子、庚午年少阴君火司天，中运则为金运，司天之君火刑克金运，则称该年为天刑。天刑有两种情况：若该年岁运为太过者，则称"齐化"，若岁运为不及者，则称"兼化"，各详该条。

天行tiānxíng 出《外台秘要·伤寒门》。指由天地间的疫毒戾气流行传播而引起的传染性流行病，如天行温疫、大头天行之类，所以天行是疫病的别称。《三因极一病证方论·叙疫论》："疫病者……一方之内，长幼患状，率皆相类者，谓之天行是也。"参"疫""时疫""瘟疫"等条。

天行斑疮tiānxíngbānchuāng 病名。出《外台秘要》卷三。由热毒蕴结肌肤所致。生于头面及全身，皮肤发斑，状如锦纹。上戴白浆，破烂成疮。甚则可伴烦躁谵语。愈后可留紫色斑痕，日久方退。类似天疱疮。

天行暴赤tiānxíngbàochì 病名。清代佚名《眼科统秘》："目忽然赤肿难开，乃是天行时气透目所伤，一人传于一家，致使羞明涩痛。"即天行赤眼。详该条。

天行赤热证tiānxíngchìrèzhèng 病名。《证治准绳·杂病》："目赤痛，或睥肿头重，怕热羞明，涕泪交流等证，一家之内，一里之中，往往老幼相传者是也。"即天行赤眼。详该条。

天行赤眼tiānxíngchìyǎn 病名。又名天行赤热症、天行暴赤、朱炎猛旭，俗称红眼病。《银海精微》："天行赤眼者，谓天地流行毒气，能传染于人，一人害眼，传于一家。"系风热毒邪，时行疠气所致。本病暴发眼睑及白睛红赤浮肿，痛痒交作，怕热羞明，眵泪黏稠，甚至流淡红血泪，黑睛生翳等。传染性强，能造成广泛流行。相当于今之急性传染性结膜炎。治法：内治宜清热散邪，解毒凉血。可选用驱风散热饮子或龙胆泻肝汤加减；外治：用蒲公英煎水熏洗，滴10%千里光眼液。因本病传染性强，应注意预防。对患者使用的手巾、面巾及接触过的器具要隔离消毒。

天行赤眼暴翳tiānxíngchìyǎnbàoyì 病名。指因感受疫疠之毒而起，发病急骤，白睛红赤，黑睛发生星翳的外障，可广泛流行。病名首见于《古今医统大全·眼科》："此因运气所加，风火淫郁，大概患眼赤肿，泪出而痛，或致头额俱痛，渐生翳障，蔽盖瞳人，红紫不散，必有瘀血，宜去之。"类似于西医学之流行性角膜结膜炎。

天行痘tiānxíngdòu 病名。即痘疮。详该条。

天行发斑疮tiānxíngfābānchuāng 出《肘后备急方》。即痘疮。详该条。

天行头痛tiānxíngtóutòng 病证名。指传染性疾病而见头痛者。《症因脉治·外感头痛》："头痛之症，初起不因内伤，忽尔头额作痛，沿门多病，大小传染，此外感岁运之气，所谓天行症也。"多因湿毒侵袭，搏于经络所致。症见头痛，身发寒热，头面浮肿，赤色焮红等。治宜清热解毒为主，选用羌活败毒散、普济消毒饮等方。参"头痛"条。

天行温疫tiānhángwēnyì 病名。出《外台秘要·伤寒门》。即温疫。指温疫毒气所致的传染性、流行性病症。与一般所称的伤寒不同。详"瘟疫"条。

天雄丸tiānxióngwán 《圣济总录》卷七十一方。天雄（生，去皮脐）一两，桃仁（去皮尖，双仁，炒黄）、桂枝（去粗皮）、炒大茴香、川椒（去目并合口者，炒）、炒全蝎各半两。为细末，用狗里外肾并胆细切，置银器中，加无灰酒一升，熬成膏，入药末作丸，梧桐子大，每服二十丸，空腹生姜盐汤送下。治奔豚气，上下攻走疼痛。

天虚tiānxū 运气学说术语。天数不及而虚。《素问遗篇·本病论》："人之五脏，一脏不足，又会天虚，感邪之至也。人忧愁思虑即伤心，又或遇少阴司天，天数不及，太阴作接间至，即谓天虚也。"

天玄tiānxuán 指人身之精。《素问遗篇·刺法论》："至真之要，在乎天玄。"《类经》："玄者，水色也，天一之义，至真之要，重在精也。"

天旋tiānxuán 病证名。清代黄庭镜《目经大成》卷二："此症通睛，偏戾白眼斜觑，盖乾廓下倾，幼时所患者也，故曰天旋。"属目偏视，参见该条。

天一丸tiānyīwán ❶《赤水玄珠》卷九方。地黄、牡丹皮、黄柏（童便浸）、知母（童便浸）、枸杞子、五味子、麦门冬、牛膝、茯苓。为末，炼蜜为丸，梧桐子大，每服八至十丸。治阴虚火动咳血。❷《医便》卷四方。赤茯苓、茯苓、茯神各三两，灯心（用米粉浆水洗，晒干，研末，入水取浮者）二两半，泽泻、猪苓各五两，滑石（牡丹皮二两同煮半日，去牡丹皮）、人参、白术各六两，甘草四两。前七味为细末，后三味熬膏为丸，龙眼大，朱砂为衣，贴金箔，每服一丸，治小儿百病。❸《重订通俗伤寒论》方。灯草心二两五钱，赤茯苓、茯苓、茯神、滑石各五两，猪苓二两，泽泻三两。为细末，党参适量熬膏为丸，龙眼大，朱砂为衣，飞金裹，每服一丸，白开水送下。治痰胀，腹胀喘肿已减者。

天隐子tiānyǐnzǐ 养生著作。即天隐子养生书。详该条。

天隐子养生书tiānyǐnzǐyǎngshēngshū 养生著作。唐代司马承桢著。又名《天隐子》。刊载于《夷门广牍》及《说郛》中。内容有神仙、易简、渐门、斋戒、安处、存想、坐忘、神解等八篇。书中所述导引法，不咽气、吸气、停气，而只是安心定意，以意领气。

天应穴tiānyìngxué 穴位分类名。即阿是穴。《扁鹊神应针灸玉龙经》："不定穴，又名天应穴，但疼痛便针。"参见"阿是穴"条。

天牖tiānyǒu 经穴名。代号TE16。出《素问·气穴论》。属手少阳三焦经。位于颈部外侧，颞骨乳突后下方，胸锁乳突肌后缘近发际处；或于天容穴与天柱穴连线之中点处取穴。另说"完骨下，发际上一寸"（《备急千金要方》）；"风池上一寸"（《千金翼方》）；"风池下一寸，微外些"（《针灸集成》）。布有枕小神经和耳后动脉。主治头痛，项强，耳鸣，耳聋，瘰疬等。直刺0.5～1寸。艾炷灸3壮；或艾条灸5～10分钟。

天元纪大论篇tiānyuánjìdàlùnpiān 《素问》篇名。本篇论述五运六气的一般规律，从太过、不及、平气的岁气变化，说明运气对宇宙万物的影响，因其用天干以纪地气，地支以纪天气。古人认为，天地运气是宇宙间万物的本元，此文专篇纪而论之，故名。

天元医案tiānyuányī'àn 医案著作。见"叶氏医案存真"条。

天元玉册tiānyuányùcè 运气学专著。一作《天元玉策》（见《郡斋读书后志》）。30卷。唐代王冰撰。《古今医统》称此书："元诰《内经》之意，益之以五运六气之变。"已佚。

天元玉策tiānyuányùcè 见"天元玉册"条。

天灶丹tiānzàodān 病名。出《疮疡经验全书》卷七。小儿丹毒之一，系手三阳经风热所致。丹发两臂或一臂。宜内服轻解散，外用柳灰散涂之。

天泽香tiānzéxiāng 中药材。见《本草纲目》。为乳香之别名，详该条。

天真丹tiānzhēndān 《医学发明》卷七方。沉香、巴戟天（酒浸）、炒茴香、萆薢（酒浸炒）、炒胡芦巴、炒补骨脂、杜仲（麸炒）、琥珀、黑牵牛子（盐炒，去盐）各一两，官桂半两。为末，酒糊为丸，梧桐子大，每服五十丸，空腹温酒或盐汤送下。治肾虚阳痿，阴囊湿冷，遗精腰痛等证。

天真丸tiānzhēnwán 《御药院方》卷六方。精羊肉（去筋、膜、皮）二斤五两四钱，天冬、肉苁蓉、鲜山药三两四钱，当归（酒洗）四两，无灰酒十壶。先将羊肉劈开，包裹四味药末，用线缚定，以酒煮至肉烂，取出，再入黄芪末（蜜炒）一两六钱四分，人参末一两，白术末六钱四分，炒糯米末三两四钱，捣匀为丸，梧桐子大，每服百余丸，温酒或盐汤送下，早晚各一次。治虚损，形容枯槁，四肢羸弱，饮食不进，溏泻，津液枯竭，并治亡血过多。

天芝麻tiānzhī·ma 中药材。出《李氏草秘》。为水苏之别名，详该条。

天竹黄tiānzhúhuáng 中药材。见《本草衍义》。即天竺黄，详该条。

天竹叶tiānzhúyè 中药材。见《上海常用中草药》。为南天竹叶之简称，详该条。

天竺黄tiānzhúhuáng 中药材。出《开宝本草》。又名竹黄、天竹黄。为禾本科植物青皮竹 *Bambusa textilis* McClure 或华思劳竹 *Schizostachyum chinenses* Rendle 等秆内的分泌液

干燥后的块状物。主产于云南、广东、广西等地。甘，寒。归心、肝经。清热豁痰，凉心定惊。用于热病神昏，中风痰迷，小儿痰热惊痫、抽搐、夜啼。煎服：3～9g。本品含氢氧化钾、硅质等，本品可抗菌。

天竺黄散tiānzhúhuángsǎn ❶《太平圣惠方》卷八十七方。①天竺黄半两，冰片一钱，牛黄、雄黄、朱砂、芦荟、炙蟾头、麝香、胡黄连、犀角、木香、钩藤、炙甘草各一分。为细末，每服半钱，温水调下，日三次。治小儿干疳，烦热盗汗，眼目赤涩，皮肤干燥，羸瘦不食。②天竺黄、黄连、牙硝、栀子、葛根各半两，炙甘草、牛黄、款冬花、紫菀、犀角、土瓜根各一分。为细末，每服半钱，蜜水调下。治小儿疳，多渴，体热烦躁，少得睡卧。❷《普济方》卷三百八十四方。天竺黄、郁金、栀子、炒僵蚕（去丝嘴）、蝉蜕、甘草各等分。为细末，一岁小儿每服半钱，热水或薄荷煎汤调下，不拘时服。治小儿惊风发热。❸《证治准绳·幼科》集八方。天竺黄、郁金（皂角水煮干）、茯苓（去皮）、麦冬各半两，蝉蜕（去足）、全蝎、僵蚕名十四个，炙甘草一两，朱砂一分，冰片、麝香各适量。为细末，每服半钱至一钱，蜜水调下。诸小儿诸热。

天竺参tiānzhúshēn 中药材。见《滇南本草》。为还阳参之别名，详该条。

天竺子tiānzhúzǐ 中药材。见《江苏省植物药材志》。为南天竹子之别名，详该条。

天烛子tiānzhúzǐ 中药材。出《三奇方》。为南天竹子之别名，详该条。

天柱tiānzhù ❶鼻柱骨之别名。详"鼻"条。❷经穴名。代号 BL10。出《灵枢·本输》。属足太阳膀胱经。位于项部，斜方肌外缘之后发际凹陷中，约当后发际正中旁开1.3寸处。布有枕大神经干和枕动、静脉干。主治头痛，项强，目赤痛，咽喉肿痛，鼻塞，肩背痛，小儿惊癫等。直刺0.5～1寸。艾炷灸3壮；或艾条灸5～10分钟。❸推拿穴位名。见《幼科推拿秘书》。位于项部正中线，自枕骨下方至第七颈椎棘突一线。《幼科推拿秘书》："天柱，即颈骨也。"治发热等症。

天柱倒tiānzhùdǎo 病证名。又名项软。《活幼心书》卷上："忽然天柱倒何如，此病皆因肝肾虚，外有风邪容易袭，故传项软不相随。"即天柱骨倒，参该条。

天柱骨tiānzhùgǔ 骨名。即旋台骨。详该条。

天柱骨倒tiānzhùgǔdǎo 病证名。见《杂病源流犀烛·颈项病源流》。指小儿颈项软弱无力，头向下垂不能抬起的证候。天柱骨即颈椎。项为督脉及足太阳经脉所过。天柱骨倒，见于胎禀不足，或病后阴虚及督脉空虚的病者。治宜滋阴益髓，用六味地黄丸、补天大造丸之类。

天柱骨折tiānzhùgǔzhé 病名。即颈椎骨折。见《伤科补要》卷二。天柱骨即颈椎骨。又名旋台骨折、颈骨折、玉柱骨折。因跌打坠撞所伤。症见颈部疼痛，肿胀、压痛明显，活动受限，伤部以下有麻木及知觉异常，严重者可出现四肢瘫痪，呼吸困难，甚至死亡。治宜使患者仰卧，麻醉下手法复位，并用砂袋或砖等放于颈部两侧固定颈部，及时将头部持续牵引。内服复元活血汤加减或七厘散，待症状好转，改服接骨丸、正骨紫金丹；过3～4周肢体功能恢复后，内服补肾壮筋丹、舒筋活血汤；颈支架固定，适当配合功能锻炼。

天柱疽tiānzhùjū 病名。为有头疽生于天柱骨者。出《疡医准绳》卷三。证治同有头疽。

天宗tiānzōng 经穴名。代号 SI11。出《针灸甲乙经》。属手太阳小肠经。在肩胛区，肩胛冈中点与肩胛下角连线的上1/3与下2/3交点凹陷中。布有肩胛上神经和旋肩胛动、静脉肌支。主治肩胛疼痛，胸肋支满，颊颔肿痛，咳逆抱心，以及肩关节周围炎，乳腺炎等。宜刺0.5～0.8寸。艾炷灸3～5壮；或艾条灸5～10分钟。

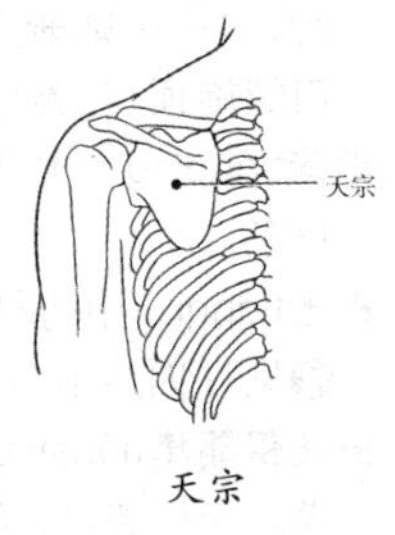

天宗

添精嗣续丸tiānjīngsìxùwán 《辨证录》卷十方。人参、鹿角胶、龟甲胶、山药、枸杞子各六两，山茱萸、麦冬、菟丝子、肉苁蓉各五两，熟地黄、炒鱼鳔、巴戟天各八两，五味子、肉桂各一两，柏子仁三两。为细末，将胶酒化为丸，每日服八钱。功能滋肾填精。治男子精少无子。

田边菊tiánbiānjú 中药材。见《全国中草药汇编》。为红管药之别名，详该条。

田菠菜tiánbōcài 中药材。见《湖南药物志》。为车前草之别名，详该条。

田鸡草tiánjīcǎo 中药材。见萧步丹《岭南采药录》。为粪箕笃之别名，详该条。

田鸡油tiánjīyóu 中药材。见《中药通报》[1956，(5)：205]。为蛤蟆油之别名，详该条。

田鸡爪tiánjīzhǎo 中药材。见《福建民间草药》。为兖州卷柏之别名，详该条。

田基黄tiánjīhuáng 中药材。见《生草药性备要》。为地耳草之别名，详该条。

田蓼草tiánliǎocǎo 中药材。见《湖南药物志》。为丁香蓼之别名，详该条。

田螺tiánluó 中药材。出《药性论》。为田螺科动物中国圆田螺 *Cipangopaludina chinensis*（Gray）或其同属动物的全体。全国大部分地区均有分布。甘、咸，寒。入膀胱、肠、胃经。清热，利水。①治热结小便不通，水肿。煎服；并可取肉与盐同捣敷脐上。②治黄疸，脚气，消渴。煎服：肉60～120g。③治痈肿疮毒，取肉捣敷；瘰疬溃破，煅存性研末，香油调敷。含蛋白质、脂肪、糖类、硫胺素、核黄素、烟酸、维生素。

田螺疱tiánluópào 病名。见《外科正宗》卷四。多由脾经湿热下注，外寒闭塞；或热足涉水，湿冷之气郁滞而成。多生足，初起黄泡或紫白泡，形如豆粒，胀闷硬痛，皮厚难破，甚则足背浮肿，身发寒热。外治用王不留行30g，明矾9g，煎水待温泡洗，或用苦参、菖蒲、野菊各等分煎汤浸泡。相当于汗疱型脚癣、汗疱疹。

田螺壳tiánluóqiào 中药材。出《名医别录》。为田螺科动物中国圆田螺 *Cipangopaludina chinensis*（Gray）的壳。甘，平。收敛，制酸，止血。①治反胃吐食，胃痛，泄泻，便血。内服：煅研末1.5～3g；或入丸服。②治疮疡脓水，头疮。煅研末撒或清油调涂。

田螺水tiánluóshuǐ 中药材。出《本草纲目》。为田螺科动物中国圆田螺 *Cipangopaludina chinensis*（Gray）分泌的水液。性大寒。①治目热赤痛，烂弦风眼，螺中入食盐少许，取汁滴眼；疔疮肿毒，痔疮肿痛，螺中入冰片少许，取汁涂搽患处。②治消渴饮水，小便频数。田螺水浸取汁代茶饮，或水煎取汁服。

田螺旋顶tiánluóxuándǐng 病名。出清代黄庭镜《目经大成》卷二。春水扬波一症，黑睛斜斜高耸而起，若治不及时，“……则渐高失，至极并水不见，神膏如死，俗谓之田螺旋顶。”参见“春水扬波”条。

田萍tiánpíng 中药材。见《中药志》。为浮萍之别名，详该条。

田七tiánqī 中药材。❶见萧步丹《岭南采药录》。即三七。❷见《四川中药志》。为峨参之别名。各详该条。

田氏保婴集tiánshìbǎoyīngjí 儿科著作。又名《保婴集》。1卷。元代著述，撰人佚名，约刊于14世纪。书中记述婴儿杂病的一些简便医疗药方和灸疗小儿惊痫、疳瘦等病的治法。现有《济生拔萃》本。

田锡tiánxī 宋代人。生平不详。撰有《曲本草》一书，已佚。

田嵒tiányán 宋代医生。福建人。好学善医，善治肺病（结核）。常索取高额诊金，方为人诊治。

田云槎tiányúnchá 晚清医家。字宗汉。汉川（今湖北汉阳）人。根据《伤寒》《金匮》论述，撰成《伏阴论》（又名《医寄伏阴论》）一书（1888），认为此证为先有阴霾天气，淫雨连绵，人感受阴寒雨邪而致，病象多寒，故名“伏阴”。

田字草tiánzìcǎo 中药材。见《本草纲目》。为苹之别名，详该条。

田宗汉tiánzōnghàn 见“田云槎”条。

恬淡tiándàn 即恬惔。详“恬”“虚无”条。

恬惔虚无tiándànxūwú 古代养生的一个原则。《素问·上古天真论》：“恬惔虚无，真气从之，精神内守，病安从来。”恬惔又作恬淡，是指生活淡泊质朴，虚无是指心境清静而无杂念妄求。

菾菜tiáncài 中药材。出《名医别录》。为莙荙菜之别名，详该条。

甜橙tiánchéng 中药材。见《滇南本草》整理本。又名黄果、新会橙、广橘、广柑。为芸香科植物甜橙 *Citrus sinensis*（L.）Osbeck 的果实。长江流域以南各地均有栽培。甘、辛、微苦，微温。入肝、胃经。行气止痛，通乳。治胁痛脘胀，乳汁不通。生食或捣汁点水酒服。本品含橙皮苷、柚皮芸香苷、柚皮苷、黄柏内酯、那可汀、柠檬酸、苹果酸等。

甜疮tiánchuāng 病名。《诸病源候论》卷三十五：“甜疮生面上，不痒不痛，常有肥汁出，汁所溜处，随即成疮，亦生身上，小儿多患之。”由湿热蕴蒸皮肤所致。治宜清热利湿。内服黄连解毒汤化裁。外用三石散麻油调敷。相当于脓疱疮。

甜地丁tiándìdīng 中药材。出《本草逢原》。又名疔毒草、痒痒草、萝卜地丁。为豆科植物米口袋 *Gueldenstaedtia multiflora* Bge. 的带根全草。主产于江苏、山东、辽宁、河南等地。甘、苦，寒。入心、肝经。清热解毒。①治疔疮痈肿，阑尾炎，瘰疬，丹毒，毒蛇咬伤。煎服并捣敷。②治黄疸，痢疾，肠炎，目赤。煎服：9～30g。根含大豆皂醇B及E，叶虱醇、β－谷甾醇等。

甜梗子tiángěng·zi 中药材。见《四川中药志》。为芦根之别名，详该条。

甜瓜瓣tiánguābàn 中药材。见《本经逢原》。即甜瓜子，详该条。

甜瓜蒂tiánguādì 中药材。出《本草经集注》。即瓜蒂，详该条。

甜瓜茎tiánguājīng 中药材。出《本草图经》。又名甜瓜蔓、香瓜藤。为葫芦科植物甜瓜 *Cucumis melo* L. 的茎。苦、甘，寒。入肺、肝经。宣鼻窍，通经。治鼻瘜肉，闭经，细菌性痢疾，高血压病。煎服：9～15g。服药后可出现恶心、呕吐、腹泻及腹部不适等副反应，一般3～4天后自行消失。

甜瓜蔓tiánguāwàn 中药材。见《本草纲目》。即甜瓜茎，详该条。

甜瓜子tiánguāzǐ 中药材。出《开宝重定本草》。又名甜瓜瓣、甘瓜子。为葫芦科植物甜瓜 *Cucumis melo* L. 的干燥成熟种子。全国大部分地区均产。甘，寒。归肺、胃、大肠经。清肺，润肠，化瘀，排脓，疗伤止痛。用于肺热咳嗽，便秘，肺痈，肠痈，跌打损伤，筋骨折伤，煎服9～30g。本品含脂肪油，内含亚油酸、油酸、肉豆蔻酸等的甘油酯，卵磷脂及胆甾醇，尚含柠檬酸等有机酸、维生素B及C、蛋白质等。水、乙醇或乙醚提取液和种子脂肪油有驱蛔虫和绦虫作用。

甜桔梗tiánjiégěng 中药材。见《本草纲目》。为荠苨之别名，详该条。

甜藤tiánténg 中药材。见《广西中兽医药用植物》。为鸡屎藤之别名，详该条。

甜杏仁tiánxìngrén 中药材。见《本草从新》。为蔷薇科植物杏 *Prunus armeniaca* L. 或山杏 *P. armeniaca* L. var. *ansu* Maxim. 西伯利亚杏 *P. sibirica* L. 东北杏 *P. mandshurica*（Maxim.）Koehne 的部分栽培种味甜的种子。主产于河北、北京、山东等地；陕西、四川、内蒙古、甘肃、新疆、山西及东北等地亦产。甘，平。入肺、大肠经。润肺，祛痰，止咳，平喘。治虚劳咳嗽、气喘，肠燥便秘。内服：煎汤，6～10g；或入丸剂。本品含苦杏仁苷约0.1%，脂肪油40%～60%。

填坎汤tiánkǎntāng 《辨证录》卷七方。山茱萸、茯苓、芡实各一两，巴戟天五钱，肉桂、车前子、五味子、人参各三钱，白术二两。水煎服。功能温补脾肾。治长年作泻，五更时必痛泻二三次，重则五六次，至日间反不作泻，属肾与命门虚寒者。

tiao

挑选tiāoxuǎn 中药炮制法中净制方法之一。将药材中非药用部分挑出，保留药用部分；或分离不同药用部分；或将药材按大小、粗细分类选出的方法。

挑针tiāozhēn 病名。见《青囊真秘》卷一。针眼之俗称。详该条。

条剂tiáojì 外用药的一种剂型。将药末附粘于纱布条上，或单用药末加浆液搓成药条，插入伤口，用以化脓或腐蚀瘘管。

条口tiáokǒu 经穴名。代号ST38。出《针灸甲乙经》。属足阳明胃经。位于小腿前外侧，犊鼻穴直下8寸；或于外膝眼与解溪穴连线的中点取穴。另说“在上廉下一寸”（《太平圣惠方》）；“膝下五寸许”（《针灸大全》）。布有腓肠外侧皮神经及隐神经的分支，深层正当腓深神经；并有胫前动、静脉通过。主治膝胫酸痛，两足无力，脚气，转筋，腹痛，泄泻等。直刺1～1.5寸。艾炷灸3～7壮；艾条灸5～10分钟。

苕子tiáozǐ 中药材。见《民间常用草药汇编》。为小巢菜之别名，详该条。

调产tiáochǎn 调，调节、料理之意。指产时料理产妇应注意的事项。《傅青主女科》："调产者，产母临月，择稳婆，办器用，备参药。产时不可多人喧闹，二人扶身，或凭物站。心烦，用滚水调白蜜一匙，独活汤更妙，或饥服糜粥少许，勿令饥渴。有生息未顺者，只说有双胎，或胎衣不下，勿令产母惊恐。"

调鼎集tiáodǐngjí 食疗烹饪著作。10卷。著者不详。本书收录了馔肴1720种，并有调料、茶酒制作法及筵席格局等内容。多数资料采自《食觅鸿秘》《闲情偶寄》等书。现仅有手抄本。

调豆tiáodòu 病名。出清代《外科集要论法》，不著撰人。即调疽。见该条。证治见"指疔"条。

调服tiáofú 煎服法之一。同冲服。详该条。

调肝散tiáogānsǎn ❶《仁斋直指方论》卷十八方。制半夏三分，肉桂、木瓜、当归、川芎、牛膝、细辛各二分，石菖蒲、炒酸枣仁、炙甘草各一分。为粗末，每服三钱，加生姜五片、大枣二枚，水煎服。治郁怒伤肝，发为腰痛。❷《傅青主女科》卷上方。炒山药五钱，阿胶珠、酒当归、白芍药（酒炒）、山茱萸（蒸）各三钱，巴戟天（盐水浸）、甘草各一钱。水煎服。治行经后少腹疼痛。

调羹草tiáogēngcǎo 中药材。见《湖南药物志》。为向天盏之别名。详该条。

调羹花tiáogēnghuā 中药材。见《中药材手册》。为厚朴花之别名。详该条。

调和法tiáohéfǎ 即《针灸大成》所称的平补平泻。见该条。

调和肝脾tiáohégānpí 治法。和法之一。用疏肝健脾、调理气机的方药治疗肝气犯脾证、肝脾不和证的方法。症见胁胀或痛、肠鸣、大便稀薄、性情急躁、食欲不振，舌苔薄白，脉弦细等。可用逍遥散。

调和肝胃tiáohégānwèi 治法。和法之一。治疗肝气犯胃证、肝胃不和证的方法。症见胁肋胀痛、胃脘胀闷疼痛、饮食减少、嗳气吞酸、呕吐或吐出酸苦水。常用柴胡、白芍、枳壳、甘草、吴茱萸、黄连、半夏、香附、煅瓦楞子等药。因肝邪犯胃者，重点在于泄肝；因胃虚肝乘者，重点在于安胃。

调和气血tiáohéqìxuè 治法。指用具有理气活血作用的方药治疗气血不和病证的治法。

调和荣卫汤tiáohéróngwèitāng 《外科正宗》卷三方。川芎、当归、陈皮、独活各一钱，赤芍药、白芷、乌药、大茴香、黄芪各八分，炙甘草、红花各五分。水煎后，入酒一杯服。功能补气行血，散结消肿。治流注初起，气血凝聚，结肿不散者。

调和五味tiáohéwǔwèi 食养法则。辛、甘、酸、咸、苦五味各有所利，能发挥各种不同作用。人体对五味的摄入应注意平衡，不得偏嗜。调和五味，实际上包括了膳食调配、烹饪调和两方面。在膳食调配上，要遵循"五谷为养、五果为助、五畜为益、五菜为充"的原则，如此才能平衡饮食；在烹饪调和上，重在调和以淡取胜，淡调五味才能得真性、真味。

调和药tiáohéyào 方剂学名词。指使方剂中药性不同的药物趋于协同作用的使药。参见"使药"条。

调和营卫tiáohéyíngwèi 治法。用疏风散邪、益阴和营的方药治疗营卫不和证的方法。风邪自表而入，可引致营卫失调，表现为头痛发热、汗出恶风、鼻鸣干呕、脉浮弱等症。主用桂枝汤，以桂枝解肌祛风而通卫，芍药敛阴而和营，配以姜、枣、甘草相合，即能助正气而调和营卫。

调疾饮食辨tiáojíyǐnshíbiàn 本草著作。一名《饮食辩录》。6卷（其中卷一及卷六又各分上下）。清代章穆撰。刊于1823年。分总类（包括水、火、油、代茶）、谷类（包括饭、粥、酒等）、菜类、果类、鸟兽类、鱼虫类等六大类，653种。每种均以《本草纲目》为主，采摘诸说。作者称："书中所录诸方，皆极平稳，且极应验……以此乃医家、病家两用之书。"书后附有《诸方针线》1卷，是仿照《本草万方针线》一书体例，按照不同病证编写的本书药方索引。

调经tiáojīng 治法。针对月经不调的不同病机采用具有相应作用的药物，以调理妇女月经使之恢复正常的治法。见《妇人良方大全》卷一。如先病而后经不调者，当先治病，病愈则经自调；若因经不调而后生病者，必先调经，经调则病自愈。

调经琥珀汤tiáojīnghǔpòtāng 《妇科玉尺》卷一方。三棱、莪术、白芍药、刘寄奴、当归、熟地黄、官桂、菊花、延胡索、蒲黄。水煎服。功能养血活血，祛瘀通经。治经闭。若痛甚，加炮姜、红花、桃仁、牛膝、苏木、香附。

调经化瘀丸tiáojīnghuàyūwán 即消积通经丸。见该条。

调经论篇tiáojīnglùnpiān 《素问》篇名。调，调治；经，经脉。本篇主要说明外邪侵入人体引起阴阳失调之虚实的病理机制，指出针刺补泻手法对调和气血的重要意义。故名。

调经散tiáojīngsǎn ❶《太平惠民和剂局方》卷九方。当归、肉桂、没药、琥珀、赤芍药各一两，细辛、麝香各半两。为细末，每服一钱，温酒入生姜汁少许调下。治产后败血乘虚停积于五脏，循经流于四肢，留滞日深，腐败如水，渐至身体面目浮肿及败血上干于心，烦躁不安，如见鬼神，言语颠倒。❷《银海精微》卷下方。香附、当归尾、黄连、生地黄、赤芍药、川芎、羌活、栀子、薄荷、木贼、苏木、红花、甘草各一两，熟大黄五钱，黄芩二两。为末，冲服。治室女逆经，血灌瞳仁，目赤涩。

调经升阳除湿汤tiáojīngshēngyángchúshītāng 《证治准绳·女科》卷一方。柴胡、防风、炙甘草、藁本、升麻各一钱，羌活、苍术、黄芪各一钱半，独活、当归（酒浸）各五分，蔓荆子七分。为粗末，新汲水煎，空腹服。治女子漏下恶血，月事不调，或暴崩不止，多下水浆之物，怠惰嗜卧，四肢不收，困倦乏力，气短上气，脉缓而弦急，按之洪大。

调经汤tiáojīngtāng ❶《妇科玉尺》卷一方。当归、延胡索、白术各二钱，香附、白芍药、生地黄各一钱，川芎、陈皮、牡丹皮各八分，甘草六分，益母草三钱。水煎，经来日空腹服。功能化瘀通经。治妇人瘀积经闭。❷《妇科玉尺》卷四方。当归、桂枝、赤芍药各一钱，麝香五厘，琥珀、没药各二分，炙甘草、细辛各三分。水煎服。治产后面目四肢浮肿者。❸《验方新编》卷九方。酒当归、牡丹皮、肉桂、赤茯苓、甘草、陈皮各一钱，细辛、炒干姜各五分，生姜三片。水煎服。治产后败血未尽，四肢浮肿，乍寒乍热。

调经饮tiáojīngyǐn 《罗氏会约医镜》卷十四方。当归三钱，怀牛膝二钱，香附（酒炒）、延胡索（炒）、陈皮（去白）

各一钱，山楂、茯苓各一钱半。水煎，加酒服。功能理气解郁，活血调经。治妇女气逆血滞，经期腹痛。如伤冷而寒滞者，加肉桂、吴茱萸之类；如兼胀闷者，加厚朴，或砂仁亦可；如气滞，加乌药；如痛在小腹者，加小茴香。

调疽tiáojū　病名。❶出《证治准绳·疡医》卷三，又名调痈、调豆、手疽。指疔发生在大指者。证治见“指疔”条。❷《疡科心得》谓蛇头疔之又名。

调理肠胃tiáolǐchángwèi　治法。指用具有调理肠胃气机作用的方药治疗胃肠气滞证的治法。

调理冲任tiáolǐchōngrèn　治法。指用具有调理冲任气血作用的方药治疗冲任不调证的治法。

调理阴阳tiáolǐyīnyáng　治法。也称调整阴阳，指利用药物或食物的气味性能、情志的属性、针灸补泻的作用等纠正人体阴阳的偏胜偏衰，使之恢复相对平衡协调的治疗原则。

调脾清毒饮tiáopíqīngdúyǐn《审视瑶函》卷四方。天花粉、连翘、荆芥穗、甘草、牛蒡子、桔梗、茯苓、白术、薄荷、防风、陈皮各等分。水煎，食前服。功能疏风清热，健脾祛湿。治眼胞虚肿。

调气tiáoqì　❶治法之一。治疗气滞、气逆、使气机调达平顺的方法。包括行气、降气等法。药物如枳壳、厚朴、香附、砂仁、陈皮等理气药。❷针刺术语。运用针刺补泻调节气机，增强抗病能力，恢复健康。《灵枢·官能》：“审于调气，明于经隧，左右肢络，尽知其会。”

调气法tiáoqìfǎ　调节针感（得气）的方法。包括捻转、提插、呼吸、指循及龙虎扑腾、青龙摆尾等。《金针赋》：“及夫调气之法……气不至者，以手循摄，以爪切掐，以针摇动，进捻搓弹，直至气至。”

调气平胃散tiáoqìpíngwèisǎn《证治准绳·类方》第一册方。制厚朴、陈皮、木香、乌药、白豆蔻、砂仁、檀香各一钱，甘草五分，苍术一钱五分，藿香一钱二分。加生姜三片，水煎，食远服。功能行气除满，化湿和中。治胃气不和，胀满腹痛。

调气散tiáoqìsǎn　❶《证治准绳·幼科》集二方。木香、香附、人参、陈皮、藿香、甘草各等分。为粗末，每服二钱，加生姜三片、大枣一枚，水煎服。用于小儿慢惊病后的调养。❷《症因脉治》卷四方。沉香、木香、藿香、苏梗、砂仁、白豆蔻、甘草、檀香。为末，冲服。治中气郁结，腹痛。

调气汤tiáoqìtāng　❶《审视瑶函》卷五方。白芍药、陈皮、生地黄、黄柏（盐水炒）、知母（盐水炒）、香附（醋制）、当归各一钱，枳壳、茯苓各八分，甘草梢五分。水煎服。治因暴怒而致瞳孔散大。❷《证治汇补》卷六方。香附、乌药、陈皮、青皮、砂仁、甘草、木香、藿香。水煎服。治气逆心痛。

调气丸tiáoqìwán《太平圣惠方》卷十六方。芒硝、炒大黄、杏仁（麸炒，研如黄）各二两，枳实（麸炒）一两。为细末，炼蜜为丸，梧桐子大，每服三十丸，不拘时服。如未利，再服。功能通便泄热。治脾胃燥热，大便不通。

调荣活络饮tiáorónghuóluòyǐn　❶《证治准绳·类方》第四册方。大黄、当归、川牛膝（酒洗）、杏仁各二钱，赤芍药、红花、羌活、生地黄（酒洗）各一钱，川芎一钱半，桂枝三分。水煎，食前服。功能活血化瘀，通络止痛。治失力闪腰，或跌仆瘀血及大便不通而腰痛。❷《症因脉治》卷一方。当归尾、红花、桃仁、赤芍药、独活、牛膝、秦艽、桂枝、大黄。水煎服。功能活血化瘀，通络止痛。治内伤腰痛，瘀血停滞，日轻夜重，痛定一处，不能转侧，尺脉芤涩。若有寒，去大黄；有热，去桂枝。

调荣通脉汤tiáoróngtōngmàitāng《医醇賸义》卷四方。天冬、丹参、柏子仁、茯神、当归、续断、牛膝各二钱，生地黄五钱，党参四钱，白术一钱，黄连（酒炒）四分，大枣十枚，桑枝一尺。水煎服。治脉痿，症见关节如枢纽之折而不可提挈，足胫纵缓。

调摄tiáoshè　养生著作。清代丁其誉纂辑。为丁氏个人丛书《寿世秘典》中四部之一。全书包括“养生要论”“保生月录”“颐真秘韫”“食治选要”“饮食禁忌”诸篇。认为“爱养神明，调护气息，慎节起卧，均适寒暄，禁忌食欲，饵饮药物，遂其所禀，不为疾病侵折，是谓善摄生者”。强调“善服药不如善保养”，并斥“飞丹炼石之奇事”属虚幻飘渺之术，故文中不录。所述之文皆“切于日用寝食者”，故对于日常养生保健有重要参考价值。

调胃白术泽泻散tiáowèibáizhúzéxièsǎn《医垒元戎》卷十方。白术、泽泻、芍药、陈皮、茯苓、生姜、木香、槟榔各等分。为末，冲服。治痰病化水，传为水臌，不能食，腹脐上肿。若心下痞，加枳实；下盛者，加牵牛子。

调胃承气汤tiáowèichéngqìtāng《伤寒论》方。大黄（酒洗）四两，炙甘草二两，芒硝半升。前二味水煎去滓，再入芒硝微煮，少少温服。功能通便软坚，和胃泄热。治阳明病，热邪结胃，口渴，心烦或谵语，腹满便秘，苔黄脉滑数者。方中大黄苦寒泻下，荡涤实热；芒硝咸寒润燥，软坚通便；炙甘草甘平和中，缓硝、黄之峻。

调息丸tiáoxīwán《杂病源流犀烛·脏腑门》卷一方。陈皮、蔻仁、射干、紫菀、桑白皮、桔梗、石碱、海浮石、旋覆花。为细末，水泛为丸。功能降气清热，开痰散结。治肺气虚，痰热壅结，发为息贲，症见右胁下如覆盆状，令人洒洒寒热，背痛，呕逆，喘咳，脉浮而长。

调小儿脾胃tiáoxiǎo'érpíwèi　伤积治法。小儿诸疾，皆由乳食无度，过于饱伤，以致不能消化，留而成滞成积。初得之时，乳食不消，并以木香丸、消积丸之类。大凡肚胀，或硬，或热，皆由内实，法当疏利。故东垣云：“食者，有形之物伤之，则宜损其谷，其次莫消导，如枳术丸。”《幼科类萃》：“小儿胃气有虚有实，虚则吐泻不食之证，实则痞满内热之证，虚者益之，实者损之，欲得其平，则可矣。胃虚用木香、丁皮、厚朴、肉豆蔻等剂，胃实用北桔梗、枳壳、柴胡、大黄等剂。若夫胃中停寒，则干姜、官桂、丁香，又不可缺。贵在酌量，但以小小分剂与之，夫是为之平胃。心者脾之母，进食不止于和脾，盖火能生土，当以心药入于脾胃药之中，庶几两得。”小儿脾常不足，倘贻误病情，则会导致消化吸收功能障碍，使精血化源匮乏，气血俱虚，终将形成疳疾。因此，乳食积滞后期，又当以补虚为要点，兼或辅以消导行气，以期脾胃调和而臻康复。

调血化核丸tiáoxuèhuàhéwán《疬科全书》方。当归、冬葵子、熟地黄各二两，阿胶、白芍药、茯苓、菊花各一两半，海藻、昆布、煅龙骨、煅牡蛎、山慈菇各一两，柴胡四钱，白芥子八钱。为细末，炼蜜为丸，绿豆大，每服三钱，食后淡盐汤送下。治血疬，初起一二核，形同覆杯，按之不移，日久失治，核渐次增大。

调营敛肝饮tiáoyíngliǎngānyǐn《医醇賸义》卷四方。当归、茯苓各二钱，白芍药（酒炒）、阿胶珠、炒酸枣仁各一钱五分，枸杞子三钱，五味子、木香各五分，川芎八分，陈皮一钱，大枣二枚，生姜三片。水煎服。功能养血柔肝，行气止痛。治肝虚营血亏损，虚气横逆，两胁胀痛。

调痈tiáoyōng 病名。出《外科证治全书》卷三。即调疽。见该条。证治见“指疔”条。

调元肾气丸tiáoyuánshènqìwán 《外科正宗》卷二方。生地黄（酒煮）四两，山茱萸、炒山药、牡丹皮、茯苓各二两，泽泻、麦冬、人参、当归、煅龙骨、地骨皮各一两，知母（童便炒）、黄柏（盐水炒）各五钱，炒砂仁、木香各三钱。为细末，用鹿角胶四两，老酒化稠，加蜂蜜四两同煎至滴水成珠，和药为丸，梧桐子大，每服八十丸，空腹温酒送下。治骨瘤。

调制tiáozhì 中药方剂学名词。指按照医师处方为患者配制的、并注明其用法、用量的药剂调配操作技术。

调中大成汤tiáozhōngdàchéngtāng 《外科正宗》卷三方。白术、茯苓、当归、白芍药、陈皮、山药、黄芪、牡丹皮各一钱，人参二钱，藿香、砂仁、远志、甘草各五分，附子、肉桂各八分。加煨姜三片、大枣二枚，水煎，食远服。功能益气温阳，补血敛疮。治流注溃后，脓水清稀，饮食减少，不能生肌。

调中顺气丸tiáozhōngshùnqìwán 《医学发明》卷三方。木香、白豆蔻仁、青皮、陈皮、炮三棱各一两，大腹皮、半夏各二两，缩砂仁、槟榔、沉香各五钱。为细末，水糊为丸，梧桐子大，每服二十丸，渐加至五十丸，陈皮煎汤送下。功能行气消滞。治三焦痞滞，水饮停积，胁下虚满，或时时刺痛。

调中汤tiáozhōngtāng 《丹溪心法》卷二方。苍术、陈皮、砂仁、藿香、炒芍药、炙甘草、桔梗、半夏、白芷、羌活、枳壳各一钱，川芎、麻黄、桂枝各五分。为粗末，加生姜三片，水煎服。功能发汗解表，化湿和中。治内伤外感而发阴斑。

调中丸tiáozhōngwán ❶《圣济总录》卷五十六方。人参、赤茯苓、炒桔梗、橘皮、白术、半夏（与姜汁同捣，作饼曝干）、沉香、槟榔、藿香叶各一两。为细末，炼蜜为丸，梧桐子大，每服三十丸，生姜煎汤送下。治三焦不调，升降阻隔，颈痛膺肿，胸满腹胀。❷《普济本事方》卷十方。炮姜、橘红、白术、茯苓、木香、砂仁、官桂、高良姜各等分。为细末，米糊为丸，麻子大，每服二十至三十丸，食后温水送下。治小儿久伤脾胃，腹胀。

调中益气汤tiáozhōngyìqìtāng 《兰室秘藏·饮食劳倦门》方。橘皮、黄柏（酒洗）各二分，升麻、柴胡各三分，人参、炙甘草、苍术各五分，黄芪一钱。为粗末，水煎，食远服。功能益气升阳，化湿和中。治因饥饱劳役，损伤脾胃，元气不足，四肢懒倦，肢节疼痛，难以屈伸，身体沉重，心烦不安，大小便清利而数，或大便涩滞，或夏月飧泄，米谷不化，胸满短气，咽膈不通，痰唾稠黏，口中泛沫，食入反出，耳鸣耳聋，目中流火，视物昏花，胬肉红丝，热壅头目，不得安卧，不思饮食，脉弦洪缓而沉等。《脾胃论》无黄柏，有木香一至二分。

挑刺法tiǎocìfǎ 针刺手法之一。即浅刺皮肤，挑断纤维，放出少量血液或组织液以治疗疾病的一种方法。

挑治疗法tiǎozhìliáofǎ 又称针挑疗法，截根疗法。是指以三棱针等针具在体表特定部位或穴位，挑断皮下白色纤维样物，以治疗疾病的方法。专门用以治疗痔疮者，又称挑痔疗法。此法在我国民间流传甚广，1949年后经医务工作者总结发展而成。临床操作时，于选定部位上，以三棱针先把皮肤挑破0.2～0.3cm，再将皮下白色纤维样物挑断，包敷固定。隔2～3周可再选部位进行挑治。施术时应注意严密消毒，术后注意局部清洁，避免感染。本法适于痔疮、脱肛、疔疮、痈疽、急性结膜炎、麦粒肿、月经过多、前列腺炎等疾患。

tie

贴壁蜈蚣tiēbìwúgōng 中药材。见《安徽中草药》。为水龙骨之别名。详该条。

贴骨疽tiēgǔjū 病名。见《外科理例》卷五。即生于环跳穴处的附骨疽。详附骨疽。

贴骨伞tiēgǔsǎn 见《陕西中草药》。为兔儿伞之别名。详该条。

贴棉法tiēmiánfǎ 拔火罐的一种方法。用大小适宜的酒精棉1块，贴在罐内壁的下1/3处，用火将酒精点燃后，迅速扣在应拔的部位拔火罐方法。

贴熁tiēxié 见《太平圣惠方》卷六十一。又称贴药，泛指外敷药。与敷贴义同。其组方有寒凉药与温热药之不同；具体用法亦因病情之不一而有所差异。参见“薄贴”“敷药”各条。

铁巴掌tiěbā · zhang 中药材。见《广西中草药》。为半枫荷之别名，详该条。

铁板道tiěbǎndào 中药材。见《陕西中草药》。为拦路虎之别名，详该条。

铁棒锤tiěbàng · chui 中药材。见《陕西中草药》。又名铁牛七、一枝箭、三转半、八百棒、雪上一枝蒿。为毛茛科植物铁棒锤 *Aconitum szechenyianum* J. Gay. 的块根。分布于陕西、青海、甘肃、四川、云南、河南等地。苦、辛，热，有大毒。祛风止痛，散瘀消肿。①治风湿关节痛，腰腿痛，痛经，跌打损伤。内服：研末，凉开水送下，0.06～0.15g。须经炮制后用。②治痈肿，瘰疬，冻疮未破者，磨汁外涂；牙痛。研末用棉签蘸涂痛处，勿咽下。内服宜慎，以免中毒。服药后应忌热饮食及烟、酒；孕妇忌服。铁棒锤茎叶：煎水洗痈肿疮毒。块根含雪乌碱、次乌头碱、3－乙酰乌头碱、乌头碱。本品总碱等可镇痛、抗炎、局部麻醉、解热等。本品成分易致心律失常，毒性较大。

铁包金tiěbāojīn 中药材。见萧步丹《岭南采药录》。又名乌龙根、乌口仔。为鼠李科植物细叶勾儿茶 *Berchemia lineata*（L.）DC. 的根。主产于广东、福建等地。苦、涩，平。入肝、肺经。散瘀止血，祛风，止痛，解毒。①治肺结核咯血，消化道溃疡出血，风湿骨痛，睾丸肿痛，荨麻疹，疔疮疖肿。煎服：15～30g。②治蛇咬伤。捣敷伤口。本品含槲皮素、芸香苷及β－谷甾醇。

铁扁担tiěbiǎn · dan 中药材。❶见《江西草药》。为万年青之别名。❷见《江苏省植物药材志》。为射干之别名。❸见《上海常用中草药》。为扁竹根之别名。各详该条。

铁尺草tiěchǐcǎo 中药材。见《四川常用中草药》。为蓬子菜之别名，详该条。

铁刺苓tiěcìlíng 中药材。见《浙江民间草药》。为菝葜之别名，详该条。

铁笛丸tiědíwán ❶《寿世保元》卷六方。酒当归、熟地黄、生地黄、黄柏（蜜炒）、茯苓各一两，天冬（盐炒）、知母、麦冬（盐炒）、诃子、阿胶珠各五钱，玄参三钱，人乳、牛乳、甜梨汁一碗，乌梅肉十五个。为细末，炼蜜为丸，黄豆大，每服八十至九十丸，诃子煎汤送下。功能滋阴清热，敛气敛阴。治声嘶失音。❷《北京市中药成方选集》方。诃子肉、茯苓、麦冬、瓜蒌皮、玄参各300g，桔梗、贝母、甘草各600g，青果120g，凤凰衣30g。为细末，炼蜜为丸，每服6g，日三次。功能润肺利咽。治肺热咽干，失音声哑。

铁儿茶tiě'érchá　中药材。见《中药炮制学》。为儿茶之处方名，详该条。

铁粉tiěfěn　中药材。出《本草拾遗》。为钢铁飞炼而成的粉末；或系生铁打碎成粉，用水漂出的细粉。辛，咸平。入心、肝经。平肝，镇惊。治惊痫，发狂。内服：锻赤醋淬研末；或配制为丸。由钢粉飞炼成的主含四氧化三铁。由生铁打碎的主含金属铁及其他杂质。

铁粉散tiěfěnsǎn　❶《世医得效方》卷八方。铁粉、半夏、天南星、白附子、羌活各二两，生川乌一两半，朱砂、琥珀、僵蚕各一两，枯矾五钱，全蝎五十个，金箔三十片。为细末，每服四钱，水或姜汁调下。治痰迷心窍而致的癫狂证。❷《证治准绳·幼科》集一方。铁粉五钱，郁金、牛黄、珍珠、胡黄连各二钱半。为细末，每服一字，温蜜汤调下。治小儿惊风，面赤口干，大便不利。❸《证治准绳·类证》第五册方。铁粉、光明砂、铅霜、天竺黄各一两。为细末，每服五分，竹沥煎汤调下。治风惊。❹《外科大成》卷二方。生铁粉三钱，松脂、铅丹、轻粉各一钱，麝香一分。为末，和匀，先将患处用葱汤洗净，再以麻油调擦。治冷疔，生于足跟，初起紫白泡，疼痛彻骨，渐至腐烂紫黑，深孔出血水，气秽，经久不愈。❺《妇科玉尺》卷三方。当归、磁石各五钱，铁粉三钱。为末，米汤送下。治子宫不收。

铁钢叉tiěgāngchā　中药材。见《贵州民间方药集》。为铁筷子之别名，详该条。

铁箍散tiěgūsǎn　❶中药材。①见《本草纲目》。为木芙蓉之别名。②见《陕西中草药》。为山胡椒叶之别名。③见《陕西中草药》。为拦路虎之别名。各详该条。❷方名。①《保婴撮要》卷十一方。芙蓉叶、黄柏、大黄、五倍子、白及。为末，水调搽敷患处四周。治疮疖痈疽。②《北京市中药成方选集》方。生川乌、生草乌、生半夏、白及、赤小豆、芙蓉叶、五倍子各30g。为细末，用醋调敷患处四周。功能消肿、解毒、化坚。治无名肿毒，初起坚硬无头，久不消溃。

铁甲将军tiějiǎjiāngjūn　中药材。见《本草纲目》。为蜣螂之别名，详该条。

铁脚犁tiějiǎolí　中药材。见《清异录》。为木瓜之别名，详该条。

铁脚威灵仙tiějiǎowēilíngxiān　中药材。见《本草纲目》。即威灵仙。详该条。

铁脚蜈蚣根tiějiǎowúgōnggēn　中药材。见《江西草药》。为海金沙根之别名。详该条。

铁筷子tiěkuài·zi　中药材。见《贵州民间方药集》。又名铁钢叉、瓦乌柴、钻石风。为蜡梅科植物蜡梅 *Chimonanthus praecox*（L.）Link 的根。我国各地常见栽培。辛，温。有毒。入肝、肺经止咳，平喘，祛风，活血。治风寒感冒，咳嗽，哮喘，风湿痹痛，脘腹寒痛，腰肌劳损，跌打损伤。内服：煎汤，9～15g；研末1.5g或浸酒服。孕妇忌服。

铁凉伞tiěliángsǎn　中药材。见《全国中草药汇编》。为牛奶浆草之别名，详该条。

铁菱角tiělíngjiǎo　中药材。❶见《浙南本草新编》。为小叶蛇总管之别名。❷见《本草纲目》。为菝葜之别名。各详该条。

铁落tiěluò　中药材。出《神农本草经》。为生铁煅至红赤，外层氧化时被锤落的铁屑。辛，凉。入心、肝经。平肝镇惊。治癫狂，心悸，睡眠不宁，惊痫，善怒。煎服：9～30g。先煎。本品主含四氧化三铁。

铁马豆tiěmǎdòu　中药材。出《滇南本草》。又名草红藤、黄花马豆、蝴蝶草。为豆科植物毛宿苞豆 *Shuteria pampaniniana* Hand.－Mazz. 的全草。分布于云南、贵州、广西等地。苦，凉。清热，解毒。治肺结核咳嗽，潮热骨蒸，阑尾炎，乳腺炎，腮腺炎。煎服：9～15g。

铁牛七tiěniúqī　中药材。见《陕西中草药》。为铁棒锤之别名，详该条。

铁牛入石tiěniúrùshí　中药材。见《广西中草药》。为血风藤之别名。

铁牛钻石tiěniúzuānshí　中药材。见《江西草药》。为钻石风之别名，详该条。

铁散沙tiěsǎnshā　中药材。见《广西药用植物名录》。为黑骨头之别名，详该条。

铁扫把tiěsàobǎ　中药材。见《四川中药志》。为辟汗草之别名，详该条。

铁扫把子tiěsàobǎzǐ　中药材。见《四川中草药》。为地肤子之别名。详该条。

铁扫帚tiěsào·zhou　中药材。见《上海常用中草药》。为夜关门之别名，详该条。

铁色草tiěsècǎo　中药材。见《本草纲目》。为夏枯草之别名，详该条。

铁色箭tiěsèjiàn　中药材。见《本草纲目》。为大一枝箭之别名，详该条。

铁痧tiěshā　病证名。痧证之一。《痧症全书》卷中："铁痧，头面手足十指如锅煤色不治，以血凝也，或用火酒擦身法，委中刺出紫黑血两茶杯，竟有立愈者。"参见"痧""痧气"条。

铁扇子tiěshàn·zi　中药材。见清代赵楷《百草镜》。为桑叶之别名，详该条。

铁失tiěshī（14世纪）　元代医官。曾任太医院使，主管广惠司修制调配皇宫药物。1323年在统治者内部斗争中被杀。

铁石茶tiěshíchá　中药材。见《全国中草药汇编》。为照山白之别名，详该条。

铁树果tiěshùguǒ　中药材。出《植物名实图考》。又名凤凰蛋。为苏铁科植物苏铁 *Cycas revoluta* Thunb. 的种子。苦、涩，平，有毒。入肺、肝、大肠经。平肝降压，镇咳化痰，收敛固涩。治高血压病，咳嗽痰多，痢疾，遗精，白带。煎服：9～15g。苏铁种子和茎顶部树心有毒。中毒症状为头晕，呕吐。本品含苏铁苷，新苏铁苷和大泽米苷以及胆碱、胡芦巴碱、玉蜀黍黄质、隐黄素等。还含甲基氧化偶氮甲醇、2－氨基－3－甲氨基丙酸等。苏铁苷类虽有抑制肿瘤作用，但连续应用有致癌作用。本品亦有神经毒性。口服毒性大，致死原因为呼吸麻痹。

铁树花tiěshùhuā 中药材。见《四川中药志》。又名梭罗花、凤尾蕉花。为苏铁科植物苏铁 *Cycas revoluta* Thunb. 的花（大孢子叶）。甘，平。理气止痛，活血去瘀，益肾固精。治胃痛，吐血，咳血，跌打损伤，腰腿痛，痛经，带下，遗精。煎服：15～30g。花含腺嘌呤、胆碱、蛋白质、糖类等。

铁树叶tiěshùyè 中药材。出《本草纲目拾遗》。又名大凤尾、番蕉叶。为苏铁科植物苏铁 *Cycas revoluta* Thunb. 的叶。分布于我国南方，长江流域及华北都有栽培。甘、淡，平，有小毒。入肝、胃经。理气，活血，止血，消肿解毒。①治肝胃气痛，经闭，吐血，衄血、尿血，痢疾。近用治癌症。煎服：15～30g。②治外伤出血，煅存性研末撒；治肿毒初起，煅存性研末调敷。本品含苏铁苷、苏铁双黄酮、扁柏双黄酮、二氢扁柏双黄酮、穗花杉双黄酮、二氢穗花杉双黄酮等。

铁丝草tiěsīcǎo 中药材。见《广州植物志》。为猪鬃草之别名，详该条。

铁丝灵仙tiěsīlíngxiān 中药材。见《全国中草药汇编》。为粘鱼须之别名。详该条。

铁蜈蚣tiěwúgōng 中药材。见《安徽中草药》。为水菖蒲之别名，详该条。

铁苋tiěxiàn 中药材。出《植物名实图考》。又名人苋、血见愁、海蚌含珠、猫眼草、痢疾草、野苦麻、叶下双桃、沙罐草。为大戟科植物铁苋菜 *Acalypha australis* L. 的全草。分布于长江和黄河流域中下游及西南、华南地区。苦、涩，平。入心、肺、大肠、小肠经。清热利湿，消积，止血。①治腹泻，痢疾，疳积腹胀，吐血，衄血，尿血，便血，子宫出血。煎服：15～30g。②捣敷创伤出血，湿疹，皮炎。本品含铁苋菜碱。预试含黄酮苷、酚类、鞣质等。煎剂在体外对痢疾杆菌有良好的抑制作用；对金黄色葡萄球菌、霍乱弧菌及变形、伤寒、炭疽等杆菌及铜绿假单胞菌也有抑制作用。对番泻叶引起的小鼠腹泻有止泻作用。

铁线草tiěxiàncǎo 中药材。❶出《滇南本草》。又名绊根草、马根子草、牛筋草、铺地草。为禾本科植物狗牙根 *Cynodon dactylon*（L.）Pers. 的全草。广布黄河流域及其以南各地。苦、微甘，平。祛风活络，清热利湿，止血散瘀。①治风湿痹痛，半身不遂，黄疸，痢疾，脚气，水肿，小便不利，鼻衄，咯血，吐血，便血。煎服：15～30g。②治跌打损伤，臁疮，捣敷；外伤出血，研末撒。本品含β-谷甾醇及其D-葡萄糖苷、棕榈酸。提取液在体外试验，能增强人的白细胞的吞噬能力。此植物可产生氰酸，牲畜食之，有时可发生中毒。❷见萧步丹《岭南采药录》。为乌脚枪之别名，详该条。

铁锈tiěxiù 中药材。出《本草拾遗》。为铁露置空气中氧化后生成的红褐色氧化铁锈衣。辛、苦，寒。入心、肝、胃经。清热解毒，镇心平肝。①治疔疮肿毒，口疮，疥、癣，风瘙瘾疹，烫伤，毒虫螫伤。研末调涂。②治痫病，研末，水调服。重舌，研末，水调，噙咽。主要成分为氧化铁。

铁仔tiězǎi 中药材。见《中草药通讯》［1972（3）：26］。又名碎米棵、小铁子、牙痛草、大红袍、豆瓣柴。为紫金牛科植物铁仔 *Myrsine africana* L. 的根或全株。分布于西南及陕西、甘肃、湖北、湖南、广东、广西、台湾等地。苦、涩，平。清热除湿，祛风止痛，收敛止血。①治肠炎，痢疾，血淋，风湿痹痛，牙痛，咯血，血崩，便血，脱肛，子宫脱垂。煎服：9～30g。②治咽喉肿痛。煎水含漱；刀伤出血。鲜叶捣敷；烧烫伤。鲜叶煎水洗创面。茎皮和叶均含鞣质。叶、果实和嫩枝均含铁仔皂苷。果实还含贝素、槲皮素。还含铁仔醌等。叶及小枝的乙醇提取物或铁仔皂苷对大鼠瓦克肉瘤-256有抑制作用，但有效剂量与中毒剂量相距太近，毒性颇大。贝素对绦虫有驱虫作用。

铁针tiězhēn 古针具名。又称“马衔铁针”。古代以熟铁或马衔铁制成的针具。《针灸聚英》：“铁针……柔铁即熟铁，有毒，故用马衔则无毒。”

铁指甲tiězhǐ·jia 中药材。见《本草纲目拾遗》。为佛甲草之别名，详该条。

铁烛台tiězhútái 中药材。见《福建民间草药》。为苦地胆之别名，详该条。

ting

听宫tīnggōng 经穴名。代号 SI19。出《灵枢·刺节真邪》。别名多所闻。属手太阳小肠经。手、足少阳，手太阳之会。位于耳屏前方，下颌骨髁状突的后缘，张口时呈凹陷处（《医学入门》）。一说“在耳中，珠子大，明如赤小豆”。（《针灸甲乙经》）。布有面神经分支及耳颞神经和颞浅动、静脉的耳前支。主治耳鸣，耳聋，聤耳，聋哑，癫狂，齿痛；以及神经性耳聋，中耳炎，外耳道炎等。直刺0.3～1寸。

听呵tīnghē 经穴别名。出《针灸资生经》。《针灸大全》作听河。即听会，见该条。

听河tīnghé 经穴别名。见“听呵”条。

听户tīnghù 《素问玄机原病式》卷二：“所谓聋者，由水衰火实，热郁于上，而使听户元府壅塞，神气不得通泄也。”听户，系指接受声音的门户，即耳窍，详该条。

听会tīnghuì 经穴名。代号 GB2。出《针灸甲乙经》。别名听呵、后关。属足少阳胆经。位于面部，当耳屏间切迹前方，下颌髁状突之后缘，张口有空处。布有耳大神经，面神经和颞浅动脉。主治耳鸣，耳聋，齿痛，口眼㖞斜；以及中耳炎，腮腺炎，下颌关节炎等。直刺0.5～1寸。艾条灸5～10分钟。

听声音tīngshēngyīn 闻诊之一。从病人的发声、语言、呼吸、咳嗽、呕吐、呃逆、嗳气等声音变异，判断疾病的寒热虚实。《素问·阴阳应象大论》：“善诊者，察色按脉，先别阴阳，审清浊而知部分，视喘息，听音声，而知所苦。”

听声知病tīngshēngzhībìng 听小儿声以辨脏腑病虚实的方法。见《幼科全书》。声悲是肝病，声笑是心病，声呼是肺病，声沉是肾病，声清是胆病，声短是小肠病，声速是胃病，声长是大肠病，声微是膀胱病。声悲慢是肝脾相克病，声速微细是胃与膀胱相克病。声细断是实，声轻是虚。声粗是风，声短迟是泻，声细长是痢，声实是闭涩。《证治准绳·幼科》分重实声、焦悲声、啼哭声、嗞煎声、迟缓声，详各条。

听心斋客问tīngxīnzhāikèwèn 养生著作。明代庐山山人万尚父著。本书采取问答方式对内丹术中诸多问题，如心如野马如何降伏，修行人见魔如何降伏，炉鼎，元炁，鼓橐籥，意为媒，心息相依，任督两脉等，都做了很好的解说，有一定参考价值。

廷孔tíngkǒng 亦作庭孔，指阴道。《素问·骨空论》："督脉者，起于少腹以下骨中央，女子入系廷孔。"张志聪注："廷孔，阴户也。"

廷孔毒tíngkǒngdú 病证名。谢观《中国医学大辞典》："因肝火郁结，或交合损伤，而致子宫肿痛溃烂。宜用海浮散油调灌入，仰卧良久，再换玉红膏调海浮散以绵润透塞入。"本病类似宫颈炎。

亭头tíngtóu 经外奇穴名。见《经外奇穴汇编》。位于脐下4.5寸，再旁开腹正中线1横指处。主治子宫脱垂。直刺0.5～1寸。

庭tíng 出《灵枢·五色》。即天庭。详该条。

停豆抵耳tíngdòudǐ'ěr 病证名。指耳内流脓。《医学心悟》卷四："若风热相搏，津液凝聚，变为停豆抵耳之患，或脓水淋漓，或痒极疼痛。此皆厥阴肝经风热所致。宜加味逍遥散。"

停耳tíng'ěr 病名。又名聤耳。系指耳内肿起，色赤疼痛，流脓或耳内生物如赤肉。《医林绳墨》卷七："又有停耳者，耳内有生赤肉，或有脓肿是也，此有气郁生痰，内火攻冲，肿似赤肉，或兼脓汁溃烂，谓之停耳。"《证治准绳·疡医》："停耳亦曰耳湿，常出黄脓。"详"聤耳"条。

停经tíngjīng 症名。即经血停止。多指经闭，或指月经净后，或指妊娠停经。

停食tíngshí 病证名。见《金匮翼》。由于气机不畅，以致食物停滞而形成的脘闷、嗳气等症状。治宜理气为主，兼以消导。参见"伤食""积滞"条。

停饮胁痛tíngyǐnxiétòng 病证名。见《秘传证治要诀·胁痛》。多由于水饮痰浊流注厥阴之经，气机痹阻所致。临床表现为胁肋疼痛，或者胁痛没有定处，甚至辘辘有声，咳嗽气急，脉多沉弦。治宜涤痰通络为主，如导痰汤、调中顺气丸、控涎丹等方。参见"痰饮胁痛"条。

停饮心痛tíngyǐnxīntòng 病证名。《圣济总录》卷第五十六："心属火，其气炎上，饮为水，其性趋下……若水饮停积于胸中，火气不得宣通，则阳虚阴盛，其病心中淡淡然欲吐而痛，是为停饮心痛也。"参见"心痛""饮心痛"条。

停饮眩晕tíngyǐnxuànyūn 病证名。指眩晕由心下或膈间停饮所致者。《金匮要略·痰饮咳嗽病脉证并治》："心下有支饮，其人苦冒眩，泽泻汤主之……卒呕吐，心下痞，膈间有水，眩悸者，小半夏加茯苓汤主之。"《证治汇补·眩晕》："停饮眩晕，中气不运，水停心下，心火畏水，不敢下行，扰乱于上，头目眩晕，怔忡心悸，或吐涎沫，宜泻水利便，使心火下交，其眩自已。"治宜通阳利水，可用五苓散、苓桂术甘汤等方。参见"痰饮眩晕""痰晕"条。

葶苈大枣汤tínglìdàzǎotāng 即葶苈大枣泻肺汤，见该条。

葶苈大枣泻肺汤tínglìdàzǎoxièfèitāng 《金匮要略》方。又名葶苈大枣汤、葶苈泻肺汤。葶苈子（炒令黄色，捣丸）如弹子大，大枣十二枚。先煮大枣，去枣，入葶苈，水煎顿服。功能泻痰行水，下气平喘。治肺痈，浊唾痰涎，咳喘胸满不得卧，或面目浮肿等症。方中葶苈开肺气，泻水逐痰；大枣安中护正，佐葶苈泻肺不伤胃气。

葶苈散tínglìsǎn ❶《济生方》卷二方。炒葶苈子、桔梗、瓜蒌仁、升麻、薏苡仁、桑白皮、葛根各一两，炙甘草半两。为粗末，每服四钱，加生姜五片，水煎服。治过食煎煿，或饮酒过度，致肺壅喘不卧，及肺痈，咽燥不渴，浊唾腥臭。❷《杂病源流犀烛·脏腑门》卷一方。葶苈子（隔纸炒）、郁李仁、桑白皮各一钱，旋覆花、槟榔、木通各八分，大腹皮七分半。为末，加生姜，水煎服。治久咳面目浮肿者。❸见《太平惠民和剂局方》卷八。即神助散，见该条。

葶苈丸tínglìwán ❶《外台秘要》卷二十引范汪方。又名二利丸。葶苈子、吴茱萸各一升。为末，炼蜜为丸，梧桐子大，每服二丸，日一至三次，以二便通利为度，不知渐增。治水肿。❷《小儿药证直诀》卷下方。葶苈子（隔纸炒）、炒黑牵牛子、汉防己、炒杏仁各一钱。为末，枣肉和捣为丸，麻子大，每服五至七丸，生姜汤送下。治小儿乳食冲肺，咳嗽，面赤痰喘。❸《全生指迷方》卷四方。甜葶苈（炒）、续随子（去皮、研）各半两，干笋一两。为细末，熟枣肉和丸，梧桐子大，每服七粒，食后煎扁竹汤送下。治妇人小便不利，身面浮肿，水乘于血，而致经血不行者。若大便利者，减葶苈、续随子各一分，加白术半两。❹《普济本事方》卷四方。甜葶苈（炒令香）半两，郁李仁（汤浸，去皮、尖，熬紫色）三分（上二味另研如膏，令极匀），白术半两，牵牛子半两（一半生用，一半熟用），赤茯苓（去皮）、桑白皮（蜜炙）、羌活、汉防己、陈橘皮（去白）、泽泻各三分。为细末，与上二味同研，炼蜜和入臼内杵之，丸如梧桐子大，初服十丸，空腹晚食前生姜、橘皮煎汤送下，日二服；不知，加至二三十丸，以知为度。治腹中有湿热气，目下作肿，如新卧起蚕之状，两足胫微肿；中满气急咳嗽，喘息有音，每就卧则右胁有气上冲，肩腋与缺盆牵引不快，少思饮食。

葶苈泻肺汤tínglìxièfèitāng 即葶苈大枣泻肺汤，见该条。

葶苈薏苡泻肺汤tínglìyìyǐxièfèitāng 《张氏医通》卷十六方。桔梗、甘草节、薏苡仁、贝母、橘红、黄芪、金银花、白及、葶苈子、生姜。水煎，缓缓服。功能宣肺祛痰，清热排脓。治肺痈，唾脓血。若初起，去黄芪，加防风；溃后脓血去多，加人参；溃久不敛，去葶苈，加合欢皮。

葶苈子tínglìzǐ 中药材。出《雷公炮炙论》。又名大适、大室、丁历。为十字花科植物独行菜 *Lepidium apetalum* Willd. 或播娘蒿 *Descurainia sophia* (L.) Webb. ex Prantl 的干燥成熟种子。主产于河北、辽宁、内蒙古及江苏、山东、安徽等地。辛、苦，大寒。归肺、膀胱经。泻肺平喘，行水消肿。用于痰涎壅肺，喘咳痰多，胸胁胀满，不得平卧，胸腹水肿，小便不利。煎服3～10g，包煎。独行菜种子含脂肪油、黑芥子苷，并含有强心成分。播娘蒿种子含挥发油，内有异硫氰酸苄酯、二烯丙基二硫化物等；又含脂肪油15%～20%，油中主要为亚油酸32.5%、油酸25.1%及芥酸等；还含强心苷，其中有七里香苷甲、毒毛旋花子苷元、葡萄糖糖芥苷、卫矛单糖苷、卫矛二糖苷。葶苈子醇提取物对动物的在体心脏及心肺制备标本均呈强心作用，能增强心肌收缩，减慢心率，降低传导速度，大量则可引起心动过速、心室颤动等。本品还有平喘及利尿作用。播娘蒿种子醇提物有一定毒性反应如恶心、腹泻等。

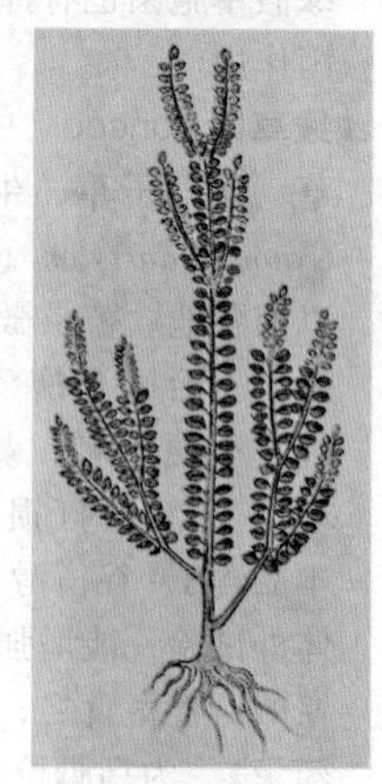
葶苈子

葶枣散tíngzǎosǎn 《杂病源流犀烛·脏腑门》卷一方。炒葶苈。为末，每服二钱，大枣十枚煎汤调下。治肺痿，喘急面浮者。

聤耳 tíng'ěr 病名。《诸病源候论》卷二十九："劳伤血气，热乘虚而入于其经，邪随血气至耳，热气聚，则生脓汁，故谓之聤耳。"❶泛指耳窍中流脓者。❷仅指耳中出脓带黄色者。此外，又把其脓带白色者名缠耳；脓带青色者名震耳；脓带红色者名风耳；脓带黑色者名耳痈。暴病多属实证，久病多属虚证。实证多由肝、胆、三焦湿热火毒熏蒸所致；虚证多由肾经虚损所致。因风热致者，耳中多流黄脓。治宜疏风清热。用银翘散加减。因湿热上蒸致者，其脓色带黄，气味臭秽。治宜清热除湿。用黄连温胆汤加减。因肝胆湿火熏蒸致者，脓色亦黄，耳中肿痛；口苦心烦。治宜清泻肝火。用龙胆泻肝汤加减。因肝经血热致者，脓色青黄或红黄，耳中腐臭，治宜清热凉血。用犀角地黄汤加减。因肾阴亏损，虚火上炎致者，耳中流脓，经年不愈，可伴有头晕耳鸣，听力下降，舌质红，脉细数。治宜滋阴降火。用知柏地黄汤加减。外治宜提脓拔毒，方药：熊胆加开水溶化滴耳，一日 3 ~ 5 次；胆矾散：用苦胆（熊、羊、猪之胆等均可）一枚加枯矾，干后为末，用时以少许吹入耳中；蝉衣 15g、麝香 0.15g 研末，以少许掺入耳中；血余炭、冰片等分为末，以少许掺入耳中；苍耳子虫适量，泡麻油中，以油滴耳中。本病包括今之急、慢性中耳炎。

挺法 tǐngfǎ 推拿方法名。见曹锡珍《外伤中医按摩疗法》。使弯曲的肢体挺直的一类手法。如腰、指、趾等关节屈不能伸者，用一手或两手先徐缓地摇关节，然后逐渐使之挺直。

挺长 tǐngcháng 症名。指阴茎挺直长大而不收。《灵枢・经脉》："实则挺长，虚则暴痒。"

艇角 tǐngjiǎo 耳穴名。代号 CO_8，在对耳轮下脚下方前部。

艇中 tǐngzhōng 耳穴名。代号 $CO_{6,10i}$，位于小肠区与肾区之间。

tong

通 tōng ❶治法。即具有宣痹、行滞、去瘀、攻下等作用的治法的通称。如通经、通阳、通脉、通乳、通便等。❷通达、相通。《素问・生气通天论》："皆通乎天气。"《素问・阴阳应象大论》："天气通于肺，地气通于嗌，风气通于肝，雷气通于心，谷气通于脾。"

通隘散 tōng'àisǎn 《古今医鉴》卷九方。硼砂二钱，孩儿茶、青黛、滑石、寒水石各一钱，蒲黄、牙硝、枯矾各六分，片脑二分，黄连、黄柏各五分。为细末，每用少许，吹入喉中。治喉痛生疮声哑，甚至肿甚闭塞。

通鼻 tōngbí 治法。指通过祛邪扶正，以通利鼻窍，治疗鼻病的方法。

通鼻散 tōngbísǎn 《医宗金鉴・外科心法要诀》卷七十三方。葫芦壳炭、石钟乳、胆矾、冰片各等分。为细末，吹入鼻内，日二三次。治杨梅结毒，鼻塞不通。

通痹散 tōngbìsǎn 《奇效良方》卷三十八方。独活、川芎、天麻、当归、白术各等分。为细末，每服二钱，空腹好酒调下。功能祛风除湿，活血通络。治风寒湿邪侵袭下焦，两足至膝寒冷如冰，不能自举。

通草 tōngcǎo 中药材。❶出《本草拾遗》。又名白通草、大通草、离南、五加风。为五加科植物通脱木 *Tetrapanax papyrifer* (Hook.) K. Koch 的茎髓。产于云南、贵州、广西、四川等地。甘、淡，微寒。归肺、胃经。清热利尿，通气下乳。治湿热淋证，水肿尿少，乳汁不下，煎服 3 ~ 5g。孕妇慎服。本品含肌醇以及多聚戊糖，多聚甲基戊糖、半乳糖醛酸等。还含氨基酸和钙、镁等元素。水解物中含多种通脱木苷。具抗炎作用。❷出《神农本草经》。为木通之别名，详该条。

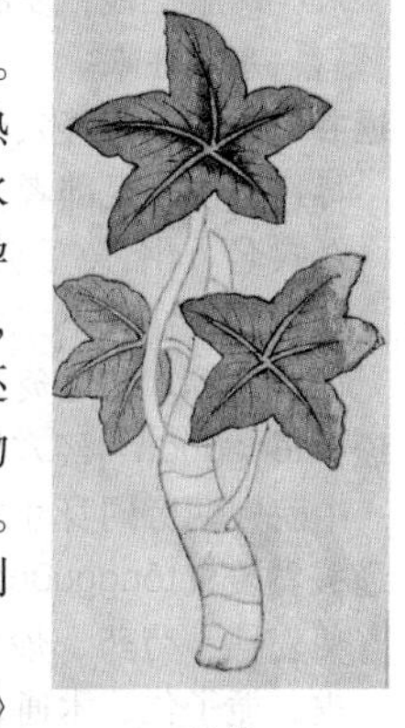
通草

通草膏 tōngcǎogāo 《证治准绳・类方》第八册方。通草、炮附子、细辛各等分。为细末，炼蜜为丸，枣核大，每用一丸，绵裹塞鼻内。治鼻有息肉，不闻香臭。

通肠解毒汤 tōngchángjiědútāng 《辨证录》卷十方。生甘草、大黄、金银花各一两。水煎服。治钩吻中毒。

通肠漏 tōngchánglòu 病名。见王芳林《临床实用痔漏学》。即管道通过肛门括约肌或肛管直肠环上下而深达直肠的内外瘘。宜挂线疗法或配合手术治疗。

通城虎 tōngchénghǔ 中药材。见《广西中草药》。又名定心草、一点血、血蒌。为马兜铃科植物通城虎 *Aristolochia fordiana* Hemsl. 的根。分布于广西。辛、微苦，温，有小毒。入肝、胃经。祛风止痛，解毒消肿。①治胃痛，风湿痹痛，咽喉炎，小儿惊风，跌打损伤。煎服：3 ~ 6g。②治蛇咬伤。煎服并捣敷伤口周围。

通顶散 tōngdǐngsǎn ❶《太平圣惠方》卷四方。硝石、滑石各一分。同炒令色黄，候冷研细末，每用少许，吹入鼻中。治偏头痛。❷《证治准绳・幼科》集二方。瓜蒂、藜芦各一钱，皂角子五分，麝香少许。为细末，每用少许，吹入鼻中。治风热眼疼，肿胀痛楚。❸《证治准绳・类方》第八册方。胡黄连、滑石各二钱半，瓜蒂七枚，麝香一钱，蟾酥五分。为细末，每用少许，吹入鼻内。治鼻塞。

通耳 tōng'ěr 治法。指通过祛邪扶正，以通利耳窍，治疗耳病的方法。

通耳丹 tōng'ěrdān 《卫生宝鉴》卷十方。安息香、桑白皮、阿魏各一两半，朱砂半钱。用巴豆、蓖麻仁、大蒜各七个研烂，入前药末和匀，枣核大，每用一丸，绵裹纳入耳中，如觉痛即取出。治耳聋。

通腑排脓 tōngfǔpáinóng 治法。指用具有泻下排脓作用的方药，使蓄积在脏腑内的毒邪得以排出，治疗毒邪内蕴脏腑之痈疡病证的治法。

通腑泄热 tōngfǔxièrè 治法。简称通泄。通泄大便以清除里热的治法。寒下、增液泻下等法皆是。

通肝散 tōnggānsǎn 《张氏医通》卷十五方。炒栀子、炒白蒺藜各一两，羌活二两，荆芥穗、当归、炒牵牛子、炙甘草各一两二钱（一方无羌活、当归，有枳壳、车前子）。为末，每服三钱，食后竹叶煎汤送下。功能疏风清热。治二目睛珠旋转不定，睑硬睛疼，风热翳障。

通肝生乳汤 tōnggānshēngrǔtāng 《傅青主女科》卷下方。白芍药（醋炒）、当归（酒洗）、白术（土炒）、麦冬各五钱，熟地黄、甘草各三分，通草、柴胡、远志各一钱。水煎服。功能养血疏肝，通经下乳。治产后肝郁，乳汁不通。

通膈散 tōnggésǎn 《类编朱氏集验医方》卷十方。莪术、延胡索、芍药、当归、川芎、甘草、牡丹皮各等分。为细末，每服二钱，姜酒调下。功能活血化瘀。治妇人心腹刺痛，寒热往来。

通谷tōnggǔ ❶经穴名。位于腹部者，称腹通谷，属足少阴肾经；位于足部者，称足通谷，属足太阳膀胱经。❷经外奇穴名。《备急千金要方》："心痛恶气上胁急痛，灸通谷五十壮，在乳下二寸。"主治心痛，胁痛，乳腺炎，肋间神经痛等。艾炷灸3～5壮；或艾条灸5～10分钟。

通关tōngguān 经穴别名。《针灸摘英集》："通关二穴，在中脘穴两旁同身寸之相去各五分。"所指即阴都穴。

通关瞿麦丸tōngguānqúmàiwán 《圣济总录》卷九十五方。瞿麦穗、芍药、炒大黄、当归、冬葵子、炙甘草、榆白皮、栀子仁、木通、石韦、大麻仁各一两。为粗末，每服五钱匕，加灯心少许，水煎服。功能清热利尿。治膀胱积热，小便不通。

通关散tōngguānsǎn ❶《世医得效方》卷十三方。细辛、薄荷叶、牙皂（去子）、雄黄各一钱。为细末，每用少许，吹入鼻中，候喷嚏，然后进药。功能开窍通关。治卒暴中风，昏塞不省，牙关紧急，药不得下咽喉。❷《婴童百问》卷四方。炮南星、炒僵蚕各一钱，麝香一字，皂角二个，炙蜈蚣一条。为末，以姜汁蘸药少许擦牙。治小儿惊风搐搦，关窍不通。❸《丹溪心法附余》卷一方。皂角、细辛各一钱。为细末，取少许吹鼻取嚏。功能通关开窍。治突然昏厥，人事不省，牙关紧闭，面色苍白，痰涎壅塞。本方早见于《备急千金要方》卷二十五，治自缢，但无方名。❹《集验良方》卷四方。硼砂一钱，胆矾二钱。为末，入青鱼胆内，阴干研细，加山豆根细末一钱，混匀，吹患处。治乳蛾，及热毒而致的喉症。❺《喉症全科紫珍集》卷上方。皂角（瓦上焙干存性）一两，川芎五钱（一方加麝角一分，细辛三钱）。为细末，吹入鼻中取嚏。治口噤不开，痰涎壅塞，厥逆不知人事。❻《伤科补要》卷三方。皂角五钱，白芷、细辛各三钱，冰片、麝香各二分，蟾酥五分。为细末，吹入鼻中取嚏。治跌打损伤，牙关紧闭。

通关藤tōngguānténg 中药材。见《中华人民共和国药典（一部）》（1977）。为通光散之别名，详该条。

通关丸tōngguānwán 《兰室秘藏·小便淋闭门》方。又名滋肾丸、滋肾通关丸。黄柏（酒洗）、知母（酒洗）各一两，肉桂五分。为细末，泛水为丸，梧桐子大，每服一百丸，空服白汤送下。功能清下焦湿热，助膀胱气化。治热蕴膀胱，尿闭不通，小腹胀满，尿道涩痛。

通光散tōngguāngsǎn 中药材。出《滇南本草》。又名奶浆藤、乌骨藤、黄木香、下奶藤、通关藤。为萝科植物通光散 *Marsdenia tenacissima*（Roxb.）Wight et Arn. 的干燥藤茎。分布于云南、贵州等地。苦，微寒。归肺经。止咳平喘，祛痰，通乳，清热解毒。治上呼吸道感染，慢性支气管炎，支气管哮喘，咽喉炎，乳汁不通，小便不利，疔疮肿毒，煎服20～30g。通光散叶：鲜叶捣敷治疗疮肿毒。藤茎含苦味甾体脂苷，其主要苷元为通光素及通光藤苷元。苦味甾体酯苷能对抗组织胺所致的豚鼠离体气管痉挛，对离体兔耳血管有扩张作用。给麻醉犬静注，可见短暂的轻度降压。总苷对小鼠有止咳作用，在体外能抑菌。

通花根tōnghuāgēn 中药材。见清代刘士季《草木便方》。为五加科植物通脱木 *Tetrapanax papyrifer*（Hook.）K. Koch 的根。分布于长江以南各地和陕西。淡，平。行气，利水，消食，下乳。治水肿，小便不利，淋病，气胀，食积，乳汁不下。煎服：15～30g。

通火汤tōnghuǒtāng 《辨证录》卷四方。白芍药、玄参、麦冬各一两，生地黄五钱，甘草、荆芥各一钱，白芥子二钱，茯苓三钱，半夏八分，陈皮五分。水煎服。治火郁少气，胁、腹、胸、背、面目、四肢填塞愤懑，时而呕逆，咽喉肿痛，口干舌苦，胃脘上下忽时作痛，或腹中暴痛，目赤头晕，心热烦闷、懊侬，善暴死，汗濡皮毛，痰多稠浊，两颧红赤，身生痱疮。

通脊漏tōngjǐlòu 病名。见王芳林《临床实用痔漏学》。指肛漏漏管通向脊骶骨者。症见分泌物如油脂，下位腰椎骨有酸困感。宜内服象牙化管丸并配合手术疗法，或用熏洗法以减轻症状。

通剂tōngjì 十剂之一。用通利药物组成，具有通行气血作用的方剂。《沈氏尊生书·要药分剂》："徐之才曰：通可去滞，通草、防己之属是也。""刘完素曰：留而不行，必通以行之，如水病为痰澼之类，以木通、防己之属攻其内，则留者行也，滑石、茯苓、芫花、甘遂、大戟、牵牛之类是也。""张从正曰：通者，流通也。前后不得溲便，宜木通、海金沙、琥珀、大黄之属通之。痹病郁滞，经隧不利，亦宜通之也。"

通间tōngjiān 经穴别名。《素问·骨空论》："臂骨空在臂阳，去踝四寸，两骨空之间。"王冰注："在支沟上同身寸之一寸，是谓通间。"所指即三阳络穴。见该条。

通解散tōngjiěsǎn 《杂病源流犀烛·内伤外感门》卷十九方。麻黄、石膏、滑石、苍术、甘草、黄芩。为末，水煎服。功能外解风寒，内清郁热。治夏季外感寒邪。

通经tōngjīng 治法。用益气养血或行气活血的药物治疗月经闭止的方法。治疗经闭先排除妊娠期、哺乳期或绝经期的生理性经闭，再分别虚实。常用通经治法：①补益气血。治疗气血两虚之经闭，症见头昏眼花、耳鸣心悸、气短疲乏、舌淡无苔、脉沉细，用当归、白芍、川芎、党参、白术、甘草、丹参等。②行气活血。治疗气滞血瘀之经闭，症见精神抑郁、烦躁易怒、胸闷胁痛、小腹胀痛，舌边紫暗或有紫点，脉弦或涩，用当归、川芎、赤芍、桃仁、红花、香附、延胡索等。

通经草tōngjīngcǎo 中药材。见《山西中草药》。又名金牛草、铜丝草、金丝草、分经草。为中国蕨科植物银粉背蕨 *Aleuritopteris argentea*（S. G. Gmel.）Fée 的全草。广布全国各地。淡、微涩，平。活血通经，止咳，祛湿。治月经不调，经闭腹痛，百日咳，肺结核咯血，赤白带下，泻痢，风湿性关节炎。煎服：9～15g。叶含粉背蕨酸、蔗糖、黄酮类化合物。

通经导滞汤tōngjīngdǎozhìtāng 《外科正宗》卷三方。香附、赤芍药、川芎、当归、熟地黄、陈皮、紫苏、牡丹皮、红花、牛膝、枳壳各一钱，甘草、独活各五分。水煎后，入酒一小杯，食前服。功能养血活血，祛风通络。治妇人产后败血流注经络，结成肿块疼痛。

通经散tōngjīngsǎn 《医宗金鉴·眼科心法要诀》卷七十八方。黄芩二两，红花、苏木、黄连、羌活、薄荷、炒栀子、香附、生地黄、当归、赤芍药、木贼、甘草、川芎各一两，大黄五钱。为粗末，每服五钱，水煎，食后服。功能祛风清热，养血活血。治妇女逆经，血逆上行，冲灌瞳仁，目睛赤涩，或生胬肉。

通经丸tōngjīngwán ❶《普济本事方》卷十方。肉桂、青皮、炮大黄、炮姜、炒川椒、莪术、炮川乌、炒干漆、当归、炒桃仁各等分。为细末，将十分之四用米醋熬成膏，和余药为丸，梧桐子大，每服二十至三十丸，空腹淡醋汤或温酒送下。功能温经散寒破瘀。治月经不通，痛经，或成血瘕。❷《胎产新书》卷三方。三棱、莪术各五钱，当归、川芎、赤芍各一两，穿山甲六钱，芫花四钱，刘寄奴三钱。为细末，米糊为丸，梧桐子大，每服二三钱，酒送下。功能破血通经。治室女月水初来，因受寒邪，以致经闭，面色青黄，遍身浮肿者。

通睛tōngjīng 病名。出元代危亦林《世医得效方》。又名斗鸡眼、斗睛。以双眼同时注视时，目珠偏于内侧为主要表现。多见于小儿。由惊风后遗，或受猛烈震荡所致。一眼或双眼黑珠相对呆定于眦侧，瞻东反西，顾左反右，若振掉头脑，则睛方转。治宜化痰通络为主；结合针刺睛明、攒竹、丝竹空、合谷等穴。

通可去滞tōngkěqùzhì 治则。用通利之药，去除气滞邪壅之证。《汤液本草》卷上："通可以去滞，木通、防己之属是也。"又如产后气血壅盛，乳汁不下，用通草、王不留行等药以通窍下乳。又如湿痹之证，由于湿邪留滞，四肢沉重酸痛，用防己、威灵仙等药以去留滞的湿邪。

通里tōnglǐ ❶治法。里，指表里之里。详下法条。❷经穴名。出《灵枢·经脉》。《备急千金要方》作通理。属手少阴心经。手少阴之络穴。位于前臂掌侧，当尺侧腕屈肌腱桡侧缘，腕横纹上 1 寸处。布有前臂内侧皮神经，尺侧为尺神经；并有尺动脉通过。主治心痛，心悸怔忡，头晕，目眩，咽喉肿痛，暴喑，舌强不语，腕关节痛等。直刺 0.3～0.5 寸。艾炷灸 1～3 壮；或艾条灸 5～10 分钟。

通理tōnglǐ ❶经外奇穴名。出《针灸集成》。位于足背部，当第四、五跖骨间，小趾跖趾关节上 2 寸处。主治崩漏，月经过多。斜刺 0.3～0.5 寸。艾炷灸 3～5 壮；艾条灸 5～10 分钟。❷通里穴别名。详该条。

通理汤tōnglǐtāng 《医醇賸义》卷三方。当归、茯苓、桑皮各二钱，白术、枳壳、橘红、半夏、厚朴、砂仁、青皮各一钱，薏苡仁四钱，苏子一钱五分，生姜三片。水煎服。治三焦咳，咳而腹满，不欲饮食，使人多涕唾，面浮气逆。

通淋tōnglìn 治法。用清热利尿化石的药物，以清下焦湿热，消除结石，解除排尿涩痛，淋沥不畅的治法。常用方药有八正散、石韦散等。

通苓散tōnglíngsǎn 《症因脉治》卷二方。麦门冬、淡竹叶、车前草、赤茯苓、木通。为末，冲服。治伤湿咳嗽。

通络利湿汤tōngluòlìshītāng 《马培之外科医案》方。大豆卷、防己、赤芍药、秦艽、牛膝、萆薢、地龙、当归尾、黄柏、白茄根、桑枝。水煎服。功能祛风清热，利湿通络。治鹤膝肿热作痛。

通络祛痛膏tōngluòqūtònggāo 中成药。见《中华人民共和国药典（一部）》（2020）。当归 100g，川芎 62g，红花 62g，山柰 62g，花椒 72g，胡椒 62g，丁香 30g，肉桂 62g，荜茇 62g，干姜 62g，大黄 62g，樟脑 44g，冰片 30g，薄荷脑 30g。以上十四味，按膏剂工艺制成，7cm×10cm。外用，贴患处。腰部、膝部骨性关节病，一次 1～2 贴，一日 1 次，15 天为一疗程；颈椎病（神经根型），一次 2 贴，一日 1 次，21 天为一疗程。活血通络，散寒除湿，消肿止痛。用于腰部、膝部骨性关节病瘀血停滞、寒湿阻络证，症见关节刺痛或钝痛，关节僵硬，屈伸不利，畏寒肢冷用于颈椎病（神经根型）瘀血停滞、寒湿阻络证，症见颈项疼痛、肩臂疼痛、颈项活动不利、肢体麻木、畏寒肢冷、肢体困重等。

通络下乳tōngluòxiàrǔ 治法。指用具有行气活血、通络催乳作用的方药，治疗乳汁不行的治法。

通脉tōngmài 治法之一。❶具有温通阳气，振奋心脉的作用。少阴病内有真寒，外有假热，表现为四肢厥冷，脉微细欲绝，身反不恶寒，面色浮红的戴阳证，用通脉四逆汤（见《伤寒论·辨少阴病脉证并治》）。❷妇女产后气血虚弱，无乳或少乳，用补益气血的方药，使乳汁充盈而下者，亦称通脉。参见"催乳"条。

通脉法tōngmàifǎ 小儿推拿方法名。《幼幼集成》卷三："凡小儿忽儿手足厥冷，此盖表邪闭其经络，或风痰，阻其荣卫，又或大病之后，阳不布散于四肢。遂用生姜煨熟，捣汁半小杯，略入麻油调匀，以指蘸姜油，摩儿手足，往下搓挪揉捩，以通其经络。俟其热回，以纸拭去之。凡小儿指纹滞涩，推之不动，急以此法推豁之。盖此法不论阴阳虚实，用之皆效。"

通脉四逆加猪胆汁汤tōngmàisìnìjiāzhūdǎnzhītāng 《伤寒论》方。炙甘草二两，干姜三至四两，生附子（大者）一枚，猪胆汁半合。前三味水煎，去渣，入猪胆汁，分二次服。治霍乱吐下已断，汗出而厥，四肢拘急不解，脉微欲绝者。

通脉四逆汤tōngmàisìnìtāng 《伤寒论》方。炙甘草二两，生附子（大者）一枚，干姜三至四两。水煎，分二次服。治少阴病，阴盛格阳，下利清谷，手足厥逆，脉微欲绝，身反不恶寒，其人面色赤，或腹痛，或干呕，或咽痛，或利止脉不出者。若面色赤，加葱九茎；腹中痛，去葱，加芍药二两；呕，加生姜二两；咽痛，去芍药，加桔梗一两；利止脉不出者，去桔梗，加人参二两。实验研究：本方具有抗休克、镇静、镇痛、解热和抗炎作用。

通脉汤tōngmàitāng 《达生篇》方。生黄芪一两，当归、白芷各五钱，猪蹄一对。先将猪蹄煮汤，吹去浮油，再煎他药服用。治乳少或无乳。

通门tōngmén 经穴别名。出《针灸聚英》。《针灸大成》作过门。即三阳络。见该条。

通明补肾丸tōngmíngbǔshènwán ❶《银海精微》卷上方。楮实子、五味子、枸杞子、人参、菟丝子、肉苁蓉、菊花、熟地黄、当归、牛膝、知母、黄柏、青盐各一两。为细末，炼蜜为丸，每服五十丸，空腹盐汤送下。功能滋补肝肾，清热明目。治玉翳遮睛，初起红肿赤脉穿睛，渐生白翳，久则成片遮满黑睛。❷《医宗金鉴·眼科心法要诀》卷七十七方。石决明、桔梗、车前子、白芍药各一两，人参、生地黄、茺蔚子各二两，细辛五钱，大黄三钱。为细末，炼蜜为丸，梧桐子大，每服三钱，空腹茶水送下。治内伤脏腑，精气不上注于目，两目相传，渐渐失明。

通明散tōngmíngsǎn 《秘传眼科龙木论》卷一方。人参、防风、黄芩各一两，细辛一两半，茯苓五钱，茺蔚子二两。为末，水煎服。治目生翳如偃月之状。

通鸣散tōngmíngsǎn 《幼幼新书》卷三十三引张涣方。九节菖蒲、远志各一两，柴胡、麦冬、防风各半两，细辛、甜葶苈、磁石（淬，淘赤汁）各一分，杏仁二十七个。为细末，每服半钱，食后葱白煎汤调下，日二次。治耳聋。

通木tōngmù 正骨器械。出《医宗金鉴》卷八十七。用宽三寸、厚二寸，长自腰起上过肩一寸许的木板，板的外面平整，向脊背的面刻成凹形，务与脊骨皮肉吻合，并按其长度划分五分：第一分自左、右两侧面斜钻各二孔；第三、四、五分，皆自左、右侧面各斜钻一孔，各孔各穿带。第一条带由肩上腋下交叉紧缚于胸前，余都平行紧缚于腹部。凡用此木，先以棉絮软布贴身垫之，以防磨痛或磨伤皮肤。类似腰背支架。

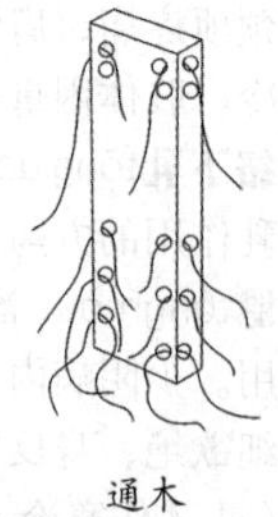
通木

通皮饮tōngpíyǐn 《医醇賸义》卷四方。陈皮、青皮、厚朴、枳壳、砂仁、鲜姜皮各一钱，冬瓜皮、当归、车前子各二钱，茯苓皮四钱，泽泻一钱五分。水煎服。治三焦咳，气满于皮肤之中，虽胀而轻轻然不坚。

通脾泻胃汤tōngpíxièwèitāng ❶《银海精微》卷上方。麦冬、天冬、茺蔚子、防风、大黄、黄芩、知母各等分（一方有玄参）。为末，每服五钱，水煎，食前服。治胃有郁热，眼涩难开，内生虚肉，眵泪胶凝者。若热甚，加黄柏、石膏、朴硝、栀子仁。❷《医宗金鉴·眼科心法要诀》卷七十七方。知母、大黄、茺蔚子、栀子、玄参、防风各一钱，黄芩一钱五分，石膏二钱。为粗末，水煎，食后服。治黄风，症见初病雀目，日久瞳仁变黄色，甚则如金色，属实证者。

通评虚实论篇tōngpíngxūshílùnpiān 《素问》篇名。通评虚实，高士宗注："犹言统论虚实也。"本篇以论述虚实为中心，列举了五脏的虚实，四时的虚实，血气的虚实，重实、重虚，经虚络满，经满络虚，脉症虚实等，从而归纳出"邪气盛则实，精气夺则虚"的结论。文中又介绍了四时针刺的部位和痈肿、霍乱、惊风等病的针刺方法。

通气tōngqì 治法。即行气。详该条。

通气草tōngqìcǎo 中药材。出清代刘士季《草木便方》。为笔筒草之别名，详该条。

通气法tōngqìfǎ 即行气法。见该条。

通气防风汤tōngqìfángfēngtāng 《内外伤辨惑论》卷中方。柴胡、升麻、黄芪各一钱，羌活、防风、橘皮、人参、甘草各五分，藁本三分，青皮、白豆蔻仁、黄柏各二分。为粗末，水煎服。治风热乘肺，肺气郁甚，风寒汗出，肩背痛，小便频数。

通气利中丸tōngqìlìzhōngwán 《原机启微》卷下方。白术一两，白芷、羌活各五钱，黄芩、滑石、牵牛子各一两半，大黄二两半。为细末，水泛为丸，梧桐子大，每服三十至百丸，临卧茶水送下。功能祛风清热。治眵多羞明，赤脉贯睛，大便秘结。

通气散tōngqìsǎn ❶《奇效良方》卷五十八方。①茴香、木香、全蝎、延胡索、陈皮、菖蒲各一钱，羌活、僵蚕、川芎、蝉蜕各半钱，穿山甲二钱，甘草一钱半。为细末，每服三钱，不拘时温酒调服。治耳聋气闭不通。②炮穿山甲、蝼蛄各五钱，麝香一钱。为细末，以葱涎和药纳入耳中，或以少许葱管盛药，放耳中。治久聋。③郁李仁、芍药、人参各五钱，大黄、山茱萸、官桂各一两，槟榔三枚，牡丹皮、木香、细辛、炙甘草各一分。为细末，掺入耳中。治聤耳。❷《证治准绳·疡医》卷五方。玄参一钱五分，皂角、川芎、细辛、藜芦、草乌、羊踯躅花各一钱。为末，用纸撚蘸少许，入鼻内取嚏，日二次。治时毒肿，咽喉不利。

通气散坚丸tōngqìsànjiānwán 《外科正宗》卷二方。人参、桔梗、川芎、当归、天花粉、黄芩（酒炒）、炒枳实、陈皮、制半夏、茯苓、胆南星、贝母、海藻、香附、石菖蒲、甘草各一两。为细末，荷叶煎汤为丸，豌豆大，每服一钱，灯心、生姜煎汤送下。治气瘿，气瘤。

通气香tōngqìxiāng 中药材。见《云南思茅中草药选》。为黑风藤之别名，详该条。

通窍鼻炎胶囊tōngqiàobíyánjiāonáng 中成药。见《中华人民共和国药典（一部）》（2020）。炒苍耳子 300g，防风 225g，黄芪 375g，白芷 225g，辛夷 225g，炒白术 225g，薄荷 75g。以上七味，每粒装 0.4g。口服。一次 4～5 粒，一日 3 次。散风固表，宣肺通窍。用于风热蕴肺、表虚不固所致的鼻塞时轻时重、鼻流清涕或浊涕、前额头痛；慢性鼻炎、过敏性鼻炎、鼻窦炎见上述证候者。

通窍活血汤tōngqiàohuóxuètāng 《医林改错》卷上方。赤芍药、川芎各一钱，桃仁二钱，红花、生姜各三钱，老葱三根，大枣七枚，麝香五厘。前七味，用黄酒八两，煎至一盅，去渣，入麝香微煎，临卧服。功能活血通窍，行瘀通经。治上部血瘀而致的久聋，酒糟鼻，目赤疼痛，头发脱落，牙疳，及白癜风，紫癜，干血痨等症。

通髯tōngrán 两颊的胡须上连耳前鬓发。《灵枢·阴阳二十五人》："气血盛则通髯美长，血多气少则通髯美短。"

通乳tōngrǔ 治法。指通下乳汁，适用于产后乳汁不通或缺乳者。详见"催乳"条。

通乳丹tōngrǔdān 《傅青主女科》卷下方。又名生乳丹。人参、黄芪各一两，酒当归二两，麦冬五钱，木通、桔梗各三分，猪蹄二个。水煎服。功能补气养血。通经下乳。治产后气血两虚，乳汁不下。

通乳汤tōngrǔtāng 《古今医鉴》卷十二方。雄猪蹄四只，通草、川芎各一两，炒穿山甲十四片，甘草一钱。水煎，分三次服。治产后气血虚弱，乳汁不行。

通乳消痈tōngrǔxiāoyōng 治法。指用具有疏通乳络、消散痈肿作用的方药，治疗乳痈的治法。

通乳消肿汤tōngrǔxiāozhǒngtāng 《揣摩有得集》方。泽兰叶五钱，炒青皮、贝母、当归、瓜蒌、炒地肤子各一钱半，白芷五分，山甲珠三分，蒲公英三钱，乳香、没药、甘草各一钱。水煎服。功能祛痰化瘀，清热消肿。治乳痈，红肿疼痛，发烧发冷。

通身肿tōngshēnzhǒng 症名。即遍身肿。《诸病源候论·水肿病诸候》："水病者，由肾脾俱虚故也。肾虚不能宣通水气，脾虚又不能制水，故水气盈溢，渗液皮肤，流遍四肢，所以通身肿也。令人上气体重，小便黄涩，肿处按之，随手而起是也。"《备急千金要方·水肿》："猪苓散主虚满通身肿，利三焦，通水道。"参见"水肿"条。

通神散tōngshénsǎn ❶《仁斋直指方论》卷二十一方。全蝎一枚，地龙、蝼蛄各二个，明矾（半生，半煅）、雄黄各半两，麝香一字。为细末，每用少许，葱白蘸药纳入耳中，每三日换药一次。治耳聋。❷《证治准绳·女科》卷三方。炒大黄、芒硝、槟榔、炒郁李仁、桃仁各一两（一方有木香五钱）。为细末，每服二钱，空腹粥饮调下。功能通便泻热。治大便实热不通，心腹胀痛，心胸烦闷，而欲饮食者。❸《观聚方要补》卷六引《烟霞圣效方》方。猪苓、茯苓、白术、泽泻、桂枝、滑石、甘草。水煎服。功能利水通淋。治小便壅闭，脐下结硬，小便灼热，或沙石淋、脓血淋，疼痛不可忍。

通声膏tōngshēnggāo《备急千金要方》卷十八方。五味子、通草、款冬花各三两，人参、细辛、桂心、青竹皮、菖蒲各二两，酥五升，枣膏三升，蜂蜜二升，杏仁、姜汁各一升。为粗末，以水微火煎药，去滓，加姜汁、枣膏、酥、蜜，煎令调和，每服枣大二丸，酒送下。治暴嗽失声，语不出。

通声煎tōngshēngjiān 《类证治裁》卷二方。杏仁、五味子、木通、菖蒲、人参、桂心、款冬花、细辛、竹茹、酥、姜汁、白蜜、大枣肉。水煎服。治咳嗽气促，满闷失音。

通顺散tōngshùnsǎn 《仙传外科集验方》方。即荣卫返魂汤，见该条。

通俗伤寒论tōngsúshānghánlùn 伤寒著作。清代俞根初原著。12卷。作者融合古今有关论著，结合个人临床经验阐述伤寒证治较详。现代的通行本内容前后曾经几位医家加工，如何秀山的按语，多系经验之谈；其孙何廉臣等复为增订，在编述体系方面，综合张仲景以后直至近代各家的伤寒、温热学说（其中包括一些重要的内伤杂病），加以分析归纳；近人曹炳章又补其缺漏；徐荣斋复予重订，改名为《重订通俗伤寒论》，于1956年由新医书局出版。

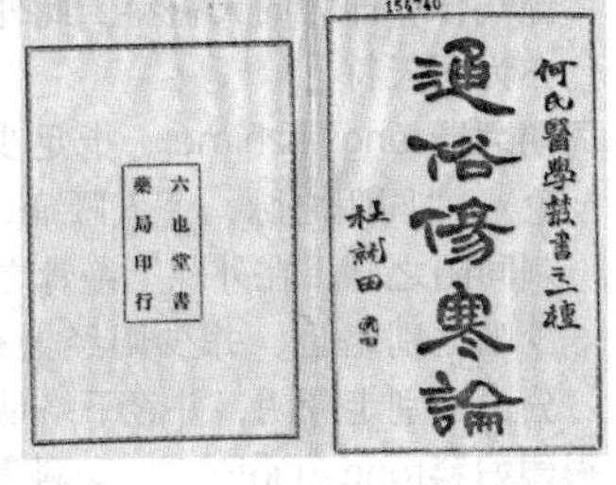

通俗伤寒论

通天tōngtiān ❶《灵枢》篇名，通，精通；天，各人的天然禀赋。本文指出要精通人的不同特点而论治，故名。内容根据人的禀赋不同，及阴阳偏盛偏衰和不盛不虚的道理，把人划分为五种类型。即太阴之人，少阴之人，太阳之人，少阳之人和阴阳和平之人，并指出各种不同类型的人在体质、性格和形态上各有其特征，在治疗上须观察这些不同的形态特点。❷经穴名。代号BL7。出《针灸甲乙经》。别名天臼、天伯。属足太阳膀胱经。位于头正中线入发际4寸，再旁开1.5寸处（《铜人腧穴针灸图经》）。另说在头正中线入前发际4.5寸，再旁开1.5寸（《针灸甲乙经》）；或在头正中线入前发际3.5寸，再旁开1.5寸处（《备急千金要方》）。布有枕大神经分支及颞浅动、静脉和枕动、静脉的吻合网。主治头痛，目眩，鼻塞，鼻衄，鼻痔，以及急、慢性鼻炎等。沿皮刺0.3～0.5寸。艾炷灸3壮；或艾条灸5～10分钟。

通天草tōngtiāncǎo 中药材。见《饮片新参》。又名荸荠苗、地栗梗。为莎草科植物荸荠 *Eleocharis tuberosa*（Roxb.）Roem. et Schult. 的地上茎。我国大部分地区均产。甘，寒。清热，利尿。治小便不利，水肿，淋病。煎服：9～15g。

通天愈风汤tōngtiānyùfēngtāng 《医学纲目》卷十七方。白术一钱半，桔梗三钱，人参、天南星、贝母各一钱，威灵仙、连翘、防风、甘草、荆芥穗各五分，瓜蒌仁十五粒，生姜三片。水煎去渣，加荆沥一小匙、姜汁三滴，空腹送服清心导痰丸。功能祛风化痰通络。治舌纵口角流涎不止，口眼㖞斜，手足痿软。

通天再造散tōngtiānzàizàosǎn 《三因极一病证方论》卷十五方。煨大黄一两，皂角刺一两五钱，郁金五钱，白牵牛子六钱（半生，半炒）。为细末，每服二至三钱，早晨醇酒送下。治大麻风，下部受损者。

通瞳tōngtóng 症名。指瞳神极度散大之症。见《银海精微》："通者，黄仁水轮皆黑，似无黄仁，瞳人水散，似无瞳人，此黄仁与瞳人通混不分，号曰通瞳。"属瞳神散大。参见该条。

通下tōngxià 治法。即下法。详该条。

通泄tōngxiè 治法。即通腑泄热的简称。详该条。

通心草tōngxīncǎo 中药材。见萧步丹《岭南采药录》。为自消容之别名，详该条。

通心饮tōngxīnyǐn 《世医得效方》卷十一方。木通、连翘、瞿麦、栀子仁、黄芩、甘草各等分。为粗末，每服二钱，加灯心、麦冬，水煎服。治小儿心经有热，小便不利。

通宣理肺颗粒tōngxuānlǐfèikēlì 中成药。见《中华人民共和国药典（一部）》（2020）。紫苏叶144g，桔梗96g，麻黄96g，陈皮96g，茯苓96g，黄芩96g，前胡96g，苦杏仁72g，甘草72g，半夏（制）72g，麸炒枳壳96g。以上十一味。开水冲服。一次1袋，一日2次。解表散寒，宣肺止咳。用于风寒束表、肺气不宣所致的感冒咳嗽，症见发热、恶寒、咳嗽、鼻塞流涕、头痛、无汗、肢体酸痛。

通宣理肺片tōngxuānlǐfèipiàn 中成药。见《中华人民共和国药典（一部）》（2020）。紫苏叶180g，桔梗120g，麻黄120g，陈皮120g，茯苓120g，黄芩120g，前胡120g，苦杏仁90g，甘草90g，半夏（制）90g，麸炒枳壳120g。以上十一味，按片剂工艺制成。口服。一次4片，一日2～3次。解表散寒，宣肺止咳。用于风寒束表、肺气不宣所致的感冒咳嗽，症见发热、恶寒、咳嗽、鼻塞流涕、头痛、无汗、肢体酸痛。

通宣理肺丸tōngxuānlǐfèiwán 见《全国中药成药处方集》（北京方）。紫苏叶4.5kg，橘皮、前胡、黄芩、桔梗、麻黄、枳壳、茯苓各3kg，制半夏、甘草、杏仁各2.25kg。为细末，炼蜜为丸，每丸重6g，每服2丸，日2次。功能解表宣肺，化痰止咳。治外感咳嗽，发热恶寒，头痛无汗，四肢酸懒。本方由《太平惠民和剂局方》参苏饮加减而来。

通玄处士tōngxuánchǔshì 见"刘完素"条。

通玄二八丹tōngxuán'èrbādān 《医学入门》卷六方。黄连半斤，芍药、当归、生地黄、乌梅各五钱。为末，取雄猪肚一具，入药于内，以线缝定，将韭菜二斤铺底，于锅内蒸一日，取出入石臼内捣丸，梧桐子大，每服七十丸。治积聚（姜汤送下），泄利（茶水送下）。

通玄指要赋tōngxuánzhǐyàofù 针灸著作。见"流注指要赋"条。

通血丸tōngxuèwán 《世医得效方》卷十六方。川芎、当归尾、防风、荆芥各一两，干地黄、赤芍药、甘草各五钱。为细末，炼蜜为丸，弹子大，每服一丸，食后嚼烂，薄荷、荆芥煎汤送下。治血灌瞳仁，疼痛如刺，视物不明。

通阳tōngyáng 治法。治疗寒湿阻遏、痰凝瘀阻等引致阳气不通的方法。如：胸阳为痰浊阻闭的胸痹证，用瓜蒌薤白白酒汤；湿温病湿阻三焦，用三仁汤；痰浊瘀阻胸阳引致的心绞痛，用苏合香丸、失笑散等；寒凝瘀阻血脉引致四逆厥冷，用当归四逆汤等。

通因通用tōngyīntōngyòng 反治法之一。出《素问·至真要大论》。针对因邪实所致呕泻、崩漏等病证，采用通利的方药进行治疗的原则。通泄的病证，一般应采用固涩的治法。但对某些现象是"通"，而本质是瘀热或积滞的病证，则不但不能温补固涩，反而要通利，故称。如湿热引起的小便频数，瘀血停积引起的血崩，应分别采用通利小便、破血行瘀的方法治疗。《类经》："火热内蓄，或大寒内凝，积聚留滞，泻利不止；寒滞者以热下之，热滞者以寒下之，此通因通用之法也。”

通幽化浊汤tōngyōuhuàzhuótāng 《医醇賸义》卷四方。枳壳、青皮、木通（酒炒）各一钱五分，车前子、赤茯苓各二钱，瓜蒌仁、炒谷芽各三钱，厚朴、乌药各一钱，木香五分，生姜三片。水煎服。功能行气利水消胀。治小腹胀，引腰而痛。

通幽汤tōngyōutāng 《脾胃论》卷下方。又名导滞通幽汤。桃仁泥、红花各一分，生地黄、熟地黄各五分，当归、炙甘草、升麻各一钱。为粗末，水煎去渣（《兰室秘藏》调入槟榔细末五分），食前服。功能润燥通塞。治幽门不通，上冲，吸门不开，噎塞，气不得上下，大便难。

通瘀煎tōngyūjiān 《景岳全书·新方八阵》卷五十一方。当归尾三至五钱，山楂、香附、炒红花各二钱，乌药一至二钱，青皮、泽泻各一钱半，木香七分。水煎，加酒，食前服。功能活血行气。治妇人气滞血瘀，月经不畅，腹痛拒按，及产后瘀血腹痛等证。

通瘀破结tōngyūpòjié 治法。同破瘀消症。详该条。

通真子tōngzhēnzǐ 见“刘元宾”条。

通中散tōngzhōngsǎn 《太平圣惠方》卷九十五方。即红雪，见该条。

通遵散tōngzūnsǎn 《疡医大全》卷三十六方。枳壳、大黄、皮硝各二钱，陈皮、厚朴、当归、木通、红花、苏木各一钱，甘草五分。水煎服，以通利为度。功能活血化瘀。治折伤跌仆，大小便不通。

同病异治tóngbìngyìzhì 同一病证，可因人、因时、因地的不同，或由于病情的发展，病型的各异，病机的变化，以及用药过程中正邪消长等差异，治疗上应根据不同的情况，采取不同的治法。《素问·五常政大论》：“西北之气，散而寒之，东南之气，收而温之，所谓同病异治也。”

同化tónghuà 运气术语。指属于同类而化合。参见“运气同化”条。

同精tóngjīng 同样都是以保养精气为目的。《灵枢·五乱》：“补泻无形，谓之同精。”

同名经配穴法tóngmíngjīngpèixuéfǎ 配穴方法之一。指手、足同名称经脉所属穴位上下配合使用。如《百症赋》：“热病汗不出，大都更接于经渠。”是手、足太阴经相配；“倦言嗜卧，往通里、大钟而明。”为手、足少阴经同用等。

同气tóngqì 六淫之气中于人，与人体的六经之气相合者为同气，如风入厥阴、寒入太阳等；不与六经之气相合者为客气。《素问·标本病传论》：“人有客气，有同气。”

同人针灸tóngrénzhēnjiǔ 针灸著作。见“针灸全生”条。

同身寸tóngshēncùn 出《针灸资生经》。是指以患者本人体表的某些部位折定分寸，作为量取穴位的长度单位，故名。同身寸从广义理解，应包括骨度法和指寸法两种，现习指后者，如中指同身寸等。此外，还有目寸、口寸等法，亦属此范畴，惟今已鲜用。详见各条。

同寿录tóngshòulù 方书。4卷。清代项天瑞汇纂。刊于乾隆二十七年（1762）。据曹氏《经验良方》加以增删，又广集方书，择其经验者汇纂成编。卷一为养生法、修养法、培养方、药酒方、种子方、通治方。卷二至卷四，分为杂症、急症、奇症、妇科、胎产、幼科、外科诸门，门下分头疾、目疾、耳疾、口病等证，及产后十忌、初生保护等项，以下再详分为头痛、头风、脑漏等证，每证具方。卷末为杂录诸方、膏药方及补遗，后附续集。现存初刻本及其他多种刊本。

同岁会tóngsuìhuì 运气术语。指逢阴年（阴干），不及的中运之气与在泉之客气相合。《素问·六元正纪大论》：“不及而同地化者亦三……不及而加同岁会也。”如癸巳、癸亥、癸卯、癸酉四年，均为火运不及，巳、亥年为少阳相火在泉，卯、酉年为少阴君火在泉，是阴火运各合于客气之少阳相火，少阴君火，即为同岁会年。此外，辛丑、辛未亦为同岁会。

同天符tóngtiānfú 运气术语。指逢阳年（阳干），太过的中运之气，与在泉之客气相合。《素问·六元正纪大论》：“太过而同地化者三……太过而加同天符。”如甲辰、甲戌年，甲为阳土，辰、戌年太阴湿土在泉，是阳土运与在泉湿气合，即为同天符年。此外，壬寅、壬申、庚子、庚午亦为同天符。

同阴之脉tóngyīnzhīmài 指足少阳之别。《素问·刺腰痛论》：“同阴之脉，令人腰痛，痛如小锤居其中，怫然肿。刺同阴之脉，在外踝上绝骨之端，为三痏。”王冰注：“足少阳之别络也，并少阳经上行，去足外踝上同身寸之五分，乃别走厥阴，并经下络足附，故名同阴脉也。”

彤园妇科tóngyuánfùkē 女科著作。见“郑氏彤园医书四种”条。

桐根tónggēn 中药材。见《重庆草药》。为玄参科植物泡桐 *Paulownia fortunei* (Seem.) Hemsl. 或毛泡桐 *P. tomentosa* (Thunb.) Steud. 的根或根皮。苦，寒。祛风止痛、解毒活血。①治风湿痹痛，慢性肝炎，早期肝硬化，肠风痔血，血崩白带。煎服：15～30g。②治痈疮肿毒。煎服并捣敷；跌打损伤。捣烂，加酒炒热外敷。

桐花tónghuā 中药材。见《南方草木状》。为荷苞花之别名，详该条。

桐君tóngjūn 上古时代药学家。相传为黄帝之臣，从事采药，著有《采药录》等，对药物性味及作用有所叙述，原书已不传。

桐君采药录tóngjūncǎiyàolù 本草著作。见“桐君药录”条。

桐君药录tóngjūnyàolù 本草著作。见《隋书·经籍志》。3卷（《通志艺文略》作2卷）。又名《桐君采药录》，已佚。佚文散见于《本草经集注》中。

桐木皮tóngmùpí 中药材。见《本草纲目》。即桐皮，详该条。

桐皮tóngpí 中药材。出《神农本草经》。又名白桐皮、桐木皮、水桐树皮。为玄参科植物泡桐 *Paulownia fortunei* (Seem.) Hemsl. 或毛泡桐 *P. tomentosa* (Thunb.) Steud. 的树皮。苦，寒。祛风利湿，清热解毒。①治风湿痹痛，热病烦躁，淋病，痔血，崩漏，带下。煎服：15～30g。②治痈肿、丹毒；捣敷。或煎汁涂。跌打损伤：研末，醋炒，热敷患部。泡桐或毛泡桐的木材名桐木。煎服并浸足，治肿从脚起。泡桐树皮含丁香苷。泡桐树皮含洋丁香酚苷、丁香苷、梓醇等。本品有抗菌、抗病毒作用。梓醇可利尿、泻下。丁香苷能止血。

桐叶tóngyè 中药材。❶出《神农本草经》。又名白桐叶。为玄参科植物泡桐 *Paulownia fortunei* (Seem.) Hemsl. 或毛泡桐 *P. tomentosa* (Thunb.) Steud. 的叶。前者分布于长江流域及其以南各地；后者分布辽东半岛及河北、河南、山东、江苏、安徽、江西等地。苦，寒。清热解毒，利水消肿。①治手足浮肿。煎服：15～30g。②治痈疽肿毒。煎服、捣敷或以醋蒸贴。毛泡桐叶含桃叶珊瑚苷、泡桐苷、毛蕊花苷、熊果酸、泡桐素、右旋芝麻素、荚果蕨醇及多酚类。叶泡沫提出物对小鼠有祛痰作用。❷见《福建民间草药》。又名红蜻蜓叶。为马鞭草科植物桐 *Clerodendrum japonicum*（Thunb.）Sweet 的叶。分布于浙江及中南、西南地区。甘、酸，凉。清热解毒，散瘀消肿。捣敷痈疖肿毒，疔疮，跌打损伤。

桐油tóngyóu　中药材。出《日华子诸家本草》。又名桐子油。为大戟科植物油桐 *Aleurites fordii* Hemsl. 种子所榨出的油。多栽培于中南、西南、华南、华东及陕西、甘肃等地。甘、辛，寒，有毒。杀虫解毒，吐风痰，疮生肌。①治痈肿初起，丹毒，带状疱疹，臁疮湿烂，疥癣，齿槽脓肿，汤火伤。局部涂擦；或作软膏基质用。②治风痰喉痹，以水和油，扫入喉中探吐。不可内服。本品主含桐酸、异桐酸及油酸的甘油酯，还含维生素 E、角鲨烯、植物甾醇、蛋白质等。有剧烈泻下作用。

桐油树根tóngyóushùgēn　中药材。见《贵州草药》。即油桐根，详该条。

桐油树子tóngyóushùzǐ　中药材。见萧步丹《岭南采药录》。即油桐子，详该条。

桐油中毒tóngyóuzhòngdú　病名。因误食桐油而出现中毒症状者。症见恶心、呕吐、腹痛、腹泻等胃肠道症状外，还可见发热、气短、肢麻、水肿、心脏扩大、肝肾功能损害等。治宜中西医结合救治。《本草纲目》卷四载有解桐油毒的药物，如甘草、干柿等。可参考。

桐子tóngzǐ　中药材。见《本草纲目》。为油桐子之简称，详该条。

桐子树根tóngzǐshùgēn　中药材。见清代刘士季《草木便方》。为油桐根之别名，详该条。

桐子树叶tóngzǐshùyè　中药材。见清代刘士季《草木便方》。为油桐叶之别名，详该条。

桐子油tóngzǐyóu　中药材。见《本草纲目》。即桐油，详该条。

铜锤草tóngchuícǎo　中药材。见《四川中药志》。又名大叶酢浆草、大酸味草、大老鸦酸、紫酢浆草、红花酢浆草。为酢浆草科植物铜锤草 *Oxalis corymbosa* DC. 的全草或根。我国南北各地均有栽培。酸，寒。清热利尿，散瘀消肿。①治肾盂肾炎，水泻，痢疾，白浊，白带。煎服：15～30g。②治咽喉肿痛，牙痛，煎水慢慢含咽。③治跌打损伤，毒蛇咬伤，烫伤，痈疮肿毒，煎服或捣敷。孕妇忌服。全草含草酸盐。

铜锤玉带草tóngchuíyùdàicǎo　中药材。出《植物名实图考》。又名地茄子草、地浮萍、地钮子、翳子草。为桔梗科植物铜锤玉带草 *Pratia begonifolia*（Wall.）Lindl. 的全草。分布于西南、华南及湖南、湖北、江西、浙江、福建、台湾。辛、甘、苦，平，有小毒。补虚清肺，祛风利湿，活血解毒。①治虚弱，遗精，肺热咳嗽，风湿痹痛，肾炎水肿，月经不调，子宫脱垂，白带。煎服：9～15g。②治痈疮肿毒，跌打骨折，淋巴结炎，煎服并捣敷；结膜炎，角膜云翳，捣烂敷患眼周围。孕妇忌服。

铜绿tónglǜ　中药材。出《本草纲目》。又名铜青。为铜器表面经二氧化碳或醋酸作用后生成的绿色锈衣。涩，平，有毒。退翳，祛腐，杀虫。治目翳，烂弦风眼，痈疽肿毒，喉痹，牙疳，臁疮，顽癣。研末撒或调敷。本品主含碱式碳酸铜。

铜绿膏tónglǜgāo　《眼科纂要》卷上方。用鲜铜绿 9g。为末，以生蜜调涂粗碗内，将碗覆转，烧艾叶烟熏至焦黑为度，取起冷定，以乳汁调匀，放饭上蒸过，搽烂处。治睑弦赤烂。

铜绿散tónglǜsǎn　经验方。见《中医外科学讲义》（上海中医学院）。铜绿、石膏各 120g，枯矾、松香各 60g。为末，同青黛散混合，油调搽患处。功能止痒、燥湿、杀虫。治白秃疮、慢性湿疹等皮肤瘙痒出水者。

铜盘一枝香tóngpányīzhīxiāng　中药材。见《浙江民间常用草药》。为狗舌草之别名，详该条。

铜钱草tóngqiáncǎo　中药材。❶见《广西中草药》。为广东金钱草之别名，详该条。❷见清代刘士季《草木便方》。为大金钱草之别名，详该条。❸见《浙江民间常用草药》。为虎耳草之别名，详该条。❹见《浙江中药手册》。为积雪草之别名，详该条。

铜青tóngqīng　中药材。见《抱朴子》。即铜绿，详该条。

铜人tóngrén　❶以铜质制成的人体经穴模型。详“针灸铜人”条。❷针灸著作。《铜人腧穴针灸图经》的简称，详该条。

铜人经tóngrénjīng　针灸著作。见“铜人腧穴针灸图经”条。

铜人内景图论tóngrénnèijǐngtúlùn　针灸著作。郑守谦撰。本书介绍人体解剖、生理学（包括脏腑、经络、经穴）及胎儿发育等，是一部中西医合参的著作。书中也收入一些涉及八卦及基督教的内容。1923 年长沙明道中医学校出版石印本。

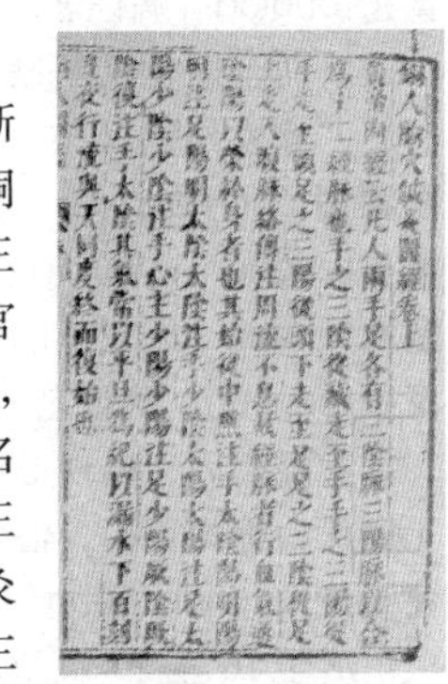

铜人腧穴针灸图经

铜人腧穴针灸图经tóngrénshùxuézhēnjiǔtújīng　针灸著作。又名《新铸铜人腧穴针灸图经》，简称《铜人经》或《铜人》。3 卷。宋代王惟一撰。原书在 1027 年由宋医官院木版刊行，并刻于四壁石碑上，同时补入《穴腧都数》1 卷。书名“铜人”，系在编此书的同时，由王惟一等铸制了我国最早的一具针灸铜人模型而得名。书中列举手足三阴三阳经脉和督、任二脉的循行和腧穴，参考各家学说予以订正。本书附经脉腧穴图，作者并对《灵枢·经脉》的原文作了注释。由于此书内容简明扼要，颇为后世医家所重视。原刊本及石刻碑早佚，现存系经明人重刊的三卷本和经金人闲邪叟于 1186 年（大定二十六年）改编的五卷本。后者曾补入了一篇“针灸避忌太一之图”，并改名《新刊补注铜人腧穴针灸图经》。1949 年后有影印本。

铜人徐氏针灸合刻tóngrénxúshìzhēnjiǔhékè　针灸著作。六卷。明徐凤著。成书年代不详。为《铜人徐氏针灸合刻》《新刻太医院参订徐氏针灸大全》合刻本。卷一、卷二为针灸歌赋，卷三为周身穴法歌，卷四为窦氏八法流注，卷五为金针赋及子午流注，卷六为灸法。重点介绍历代针灸文献资料，并附有插图，后附的灸法大都为历代较好的疗法，简明易学，对研究学习和临床运用有一定参考价值。现有明金陵三多斋刻本、清书业成刻本等。

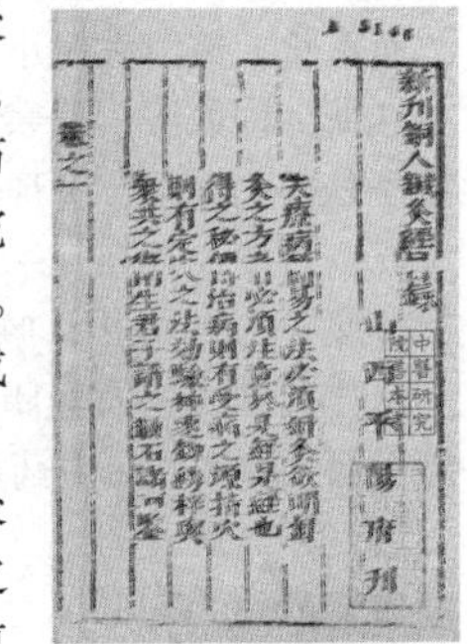

铜人针灸经

铜人针灸经tóngrénzhēnjiǔjīng　针灸著作。7 卷。此书虽冠“铜人”之名，实系元代书商抄录《太平圣惠方》卷 99《针经》的全文，析分为卷一至卷六，另附针灸禁忌1卷。原书系唐代佚名氏撰，书中记载了一些常用要穴的针治经验，并附12幅腧穴图。

铜痧tóngshā 病证名。痧证之一。《痧症全书》卷中：“铜痧，浑身上下头面眼珠，尽如姜黄色者，邪热攻乎脾胃，而土之本色现于外也。盖脾为阴脏，己土主燥；胃为阳腑，戊土主湿，一湿一燥，湿热熏蒸，如盦面状，故发黄也。”参见“痧”“痧气”条。

铜丝草tóngsīcǎo 中药材。见《西藏常用中草药》。为通经草之别名，详该条。

铜针tóngzhēn 针具名。指铜质所制的针具。估计我国在青铜器时代已开始应用。

铜中毒tóngzhòngdú 病名。因大量吸入铜粉尘及烟雾，或服用过量铜盐中毒。症见头痛，头晕，全身乏力，口腔黏膜蓝染，口有金属味，恶心呕吐，剧烈腹痛腹泻，呕吐物及排泄物呈蓝色或绿色，或更见呕血，黑粪。严重者，次日发热，心动过速，血压下降及昏迷、痉挛等，肝肾功能异常，甚则衰竭。中毒时间延长，可见溶血现象。因接触所致者，可见接触性皮炎，湿疹，甚至坏死。宜中西医结合救治。《本草纲目》卷四载有解铜毒药物，如慈菇、胡桃、鸭通汁等，可参考。参见“金石中毒”条。

童痨tóngláo 病证名。吴道源《女科切要》：“室女经水既通，而至期复又不来者，面黄肌瘦，内热，是童痨。”参见“室女经闭”条。

童蒙训tóngméngxùn 儿科著作。见“保赤汇编”条。

童男tóngnán 未成年的男孩。

童女tóngnǚ 未成年的女孩。

童损tóngsǔn 病证名。见缪慎斋《妇女卫生医药常识》。指室女经闭后，出现形瘦肉削，食少神疲，或见咳嗽潮热等症状，称为童损，俗名童子痨。参见“室女经闭”条。

童天成tóngtiānchéng 明代女医家。字玉峰。河南洛阳人。生活于16至17世纪。尝论痰病：“若热痰则多烦热，湿痰则多倦怠软弱，风痰则多瘫痪、奇证，惊痰则多心痛、癫疾，冷痰则多骨痹痿疾，饮痰则多胁痛、臂痛，食积痰则多癖块痞满。”言简而意赅。倪朱谟采访其说，录入《本草汇言》。

童真丸tóngzhēnwán 《张氏医通》卷十三方。秋石、川贝母各等分。为细末，枣肉为丸，梧桐子大，每服二钱，空腹薄荷煎汤送下。治虚劳吐血，气虚喘嗽。若脉虚气耗，加人参；阴虚脉细数，去人参，加牡丹皮；脾虚溏泄，加山药、茯苓、炙甘草。

童子痨tóngzǐláo 病证名。疳痨的俗称。详“疳痨”条。

童子疬tóngzǐlì 病证名。为婴儿至儿童期所生的瘰疬。又名乳疬。多由先天虚损而致。症为瘰疬旋起旋消，或结核久而不化，或时大时小。治法：偏热者用灯笼草、野菊花和红糖少许煎服。偏寒者外用消肿散外敷。

童子怯tóngzǐqiè 病证名。崔秉铣《妇科宗主》：“闺女十五、六岁，月经行一二次或从来未行，而经闭者，人渐渐黄瘦，内骨蒸热，咳嗽或腹内有块时疼，名曰童子怯。”治疗参见“室女经闭”条。

潼蒺藜tóngjí·li 中药材。见《本草便读》。为沙苑子之别名，详该条。

潼沙苑tóngshāyuàn 中药材。见《中国药学大辞典》。为沙苑子之处方名，详该条。

瞳tóng 即瞳神。详该条。

瞳欹tóngqī 病证名。即瞳神欹侧。详该条。

瞳人tóngrén 即瞳神。见《秘传眼科龙木论》。因视他人目时，其人瞳孔中见己之影如小童样，故称。详“瞳神”条。

瞳人淡白内障tóngréndànbáinèizhàng 病证名。清代佚名《眼科捷径》：“瞳人淡白，初欲成内障，不痛不红，但视物不明耳。”为圆翳内障初起之候。详该条。

瞳人反背tóngrénfǎnbèi 症名。指瞳人倾偏一侧之严重者。见《证治准绳·杂病》。又名瞳人反视。症见眼“珠斜翻倒转，白向外而黑向内也”（《审视瑶函》）。本症为神珠将反之严重者，目珠斜倾于一侧，其黑睛可全为眼眶所掩没。属目偏视之重症。参见该条。

瞳人反视tóngrénfǎnshì 症名。见《青囊真秘》卷一。即瞳人反背。详该条。

瞳人干缺tóngréngānquē 病证名。见《世医得效方》卷十六。又名瞳神缺陷、瞳神干缺。常由肝肾亏损，虚火上炎引起。多因瞳神缩小失治，黄仁与其后黄精部分或全部黏附所致。症见“金井不圆，上下东西如锯齿，缺参差”（《银海精微》），或如梅花等状，清莹之瞳神亦可为白色或黄色膜障内遮，视力锐减，至失明。宜滋阴降火，用五泻汤或补肾明目丸加减。

瞳人开大tóngrénkāidà 症名。见清代佚名《眼科捷径》。即瞳人散大。详该条。

瞳人散杳tóngrénsànyǎo 症名。见《医学入门》。即瞳神散大。详该条。

瞳人锁紧tóngrénsuǒjǐn 症名。出《银海精微》。即瞳神缩小。详该条。

瞳仁tóngrén 即瞳神。葆光道人《眼科龙木论》：“水轮在四轮之内，为四轮之母。能以克明视万物，故乃呼为瞳仁。”详“瞳神”条。

瞳仁焦小tóngrénjiāoxiǎo 症名。见《一草亭目科全书》。即瞳神缩小。详该条。

瞳神tóngshén 见《证治准绳·杂病》。又名瞳子、瞳人、瞳仁、金井、眣、眸。❶仅指黄仁中央之圆孔，即今之瞳孔。《审视瑶函》：“目形类丸，瞳神居中而独前。”《银海精微》：“瞳人之大小随黄仁之展缩，黄仁展则瞳人小，黄仁缩则瞳人大。”。❷泛指瞳孔及目珠内诸组织（如神水、黄精、神膏、视衣等）。瞳神内应于肾，为五轮中之水轮。因肝肾同源，故瞳神疾患常与肝肾有关。参见水轮条。

瞳神不正tóngshénbùzhèng 症名。即瞳神欹侧。详该条。

瞳神干缺tóngshéngānquē 病证名。见清代佚名《眼科易知》。即瞳人干缺。详该条。

瞳神紧小tóngshénjǐnxiǎo 症名。见《证治准绳·杂病》。即瞳神缩小。详该条。

瞳神阔大tóngshénkuòdà 病证名。见清代佚名《异授眼科》。即瞳神散大。详该条。

瞳神偏射tóngshénpiānshè 症名。见清代颜筱园《眼科约编》。即瞳神欹侧。详该条。

瞳神欹侧tóngshénqīcè 症名。指瞳神失去正圆形状而偏斜于某一侧的表现。见《证治准绳·杂病》。又名瞳仁不正、瞳神偏射、瞳欹。多因风热毒邪，或外伤等引起，“瞳神歪斜，或如杏仁桃核，三角半月”（《张氏医通》卷八）。常由黑睛破损，黄仁从破口迸出，或嵌贴于破口处引起失治，日久粘定。瞳神失却于黄仁正中之位置，变形斜欹于一侧，甚者瞳神偏欹于黑睛边缘，甚至全部消失。相当于今之瞳孔变位。黑睛可见蟹睛或遗有宿翳。若黑睛无破损

T

而瞳神欹侧者，多由先天畸形或为某些内眼手术所致。必要时可手术治疗。

瞳神缺陷tóngshénquēxiàn 病证名。见《一草亭目科全书》。即瞳人干缺。详该条。

瞳神散大tóngshénsàndà 症名。亦名瞳子散大、瞳人散杳、瞳神阔大、瞳人开大。指瞳神较正常开大，甚至展缩失灵，散而不收的表现。《证治准绳·杂病》："瞳神散大，而风轮反为窄窄一周，甚则一周如线……若初起即收可复，缓则气定膏散，不复收敛。"病久或失治，黄精（晶状体）可变混浊。①此症可见于绿风内障、青盲、眼外伤等病。发病迅速，头眼胀痛，泪热羞明，抱轮红赤，黑睛雾状混浊，眼珠变硬，视力下降，脉弦苔黄者，常系风热、郁怒、肝胆实火等为患。火性散，夹风益炽，风火升扰，故瞳神散大（证治参见"绿风内障"条）。②外眼无特殊改变，而瞳神散大，视物昏渺者，常为肝肾不足，精血亏虚所致，"阴主敛，阴虚则瞳子散大而为目昏花"（《赤水玄珠》卷三）。宜滋阴益气，用益阴肾气丸加减。③因撞击、跌仆等外伤引起者，为气滞血瘀所致，宜活血化瘀，用桃红四物汤加减。

瞳神缩小tóngshénsuōxiǎo 症名。或以此为主症的眼科病证。见《审视瑶函》。又名瞳神紧小、瞳人锁紧、瞳神细小、瞳神焦小、瞳缩。可由肝胆火炽、风湿热邪、肝肾阴亏致虚火上炎等上犯清窍引起。亦可由外伤，某些白睛、黑睛疾病罹致，"瞳神渐渐缩小如簪脚，甚则如针"（《医宗金鉴·眼科心法要诀》），展缩失灵，可兼见头目疼痛，泪热羞明，视力下降，抱轮红赤，神水混浊，黑睛内壁下部可有白色点状物附着，黄仁纹理模糊，甚者可见黄液上冲或血灌瞳神等。失治则黄仁与其后黄精黏附而成瞳神干缺。可见于今之虹膜睫状体炎。由肝胆火炽引起者，宜泻肝胆实火，用龙胆泻肝汤加减；由火热深入引起黄液上冲或血灌瞳神者，宜清热解毒，凉血止血，用犀角地黄汤或清营汤加减；由风湿热邪引起者，宜祛风、清热、除湿，用抑阳酒连散加减；病程绵长，而瞳神缩小者，多为肝肾阴亏，虚火上炎所致，宜滋肝肾，清虚火，用清肾抑阳丸加减；由外伤或某些严重的白睛、黑睛疾患波及所致者，根据所示证候，参照以上处理。本病在使用内服药的同时，应及时扩瞳，以免导致瞳神干缺。

瞳神细小tóngshénxìxiǎo 症名。见清代颜筱园《眼科约编》。即瞳神缩小。详该条。

瞳缩tóngsuō 病证名。即瞳神缩小。详该条。

瞳子tóngzǐ 即瞳神。《灵枢·大惑论》："骨之精为瞳子。"详"瞳神"条。

瞳子髎tóngzǐliáo 经穴名，代号 GB1。出《针灸甲乙经》。别名后曲、鱼尾、太阳、前关。属足少阳胆经。手太阳，手、足少阳之会。位于目外眦外侧 0.5 寸，眶骨外缘凹陷处。布有颧面神经，颧颞神经和面神经的颞支；并有颧眶动、静脉通过。主治头痛，目赤肿痛，迎风流泪，目翳，青盲；视力减退，结膜炎，泪囊炎，视神经萎缩等。沿皮刺 0.5～1 寸。艾条灸 5～10 分钟。

瞳子散大tóngzǐsàndà 症名。见《杂病源流犀烛》卷二十二。即"瞳神散大"。详该条。

瘇敦疽tóngdūnjū 病名。见《疡医准绳》卷四。即敦疽。见该条。

统旨清中汤tǒngzhǐqīngzhōngtāng 《金匮翼》卷六方。黄连、炒栀子各二钱，陈皮、茯苓各一钱半，姜半夏一钱，草豆蔻仁、炙甘草各七分。加生姜三片，水煎，食前服。治腹痛，二便闭赤，喜冷恶热。

筒灸tǒngjiǔ 灸法之一。以细竹管（箭竿）或苇管一端轻轻插入耳中，另端置炷施灸。《备急千金要方》："以苇筒长五寸，以一头刺耳孔中，四畔以面密塞之，勿令气泄，一头内大豆一颗，并艾烧之令燃，灸七壮。"用治口眼㖞斜、耳疾等。

痛痹tòngbì 病名。出《素问·痹论》。又名寒痹。《金匮翼·痹症统论》："痛痹者，寒气偏胜，阳气少，阴气多也。夫宜通而塞则为痛，痹之有痛，以寒气入经而稽迟，注而不行也。"详"寒痹"条。一说痛痹即痛风。《医学正传·痛风》："夫古之所谓痛痹者，即今之痛风也。"参见"痛风"条。

痛风tòngfēng 病名。亦称痛痹、历节、白虎历节、风痹、白虎风。《格致余论·痛风论》："彼痛风者，大率因血受热，已自沸腾，其后或涉冷水，或立湿地，或扇取凉，或卧当风，寒凉外抟，热血得寒，汗浊凝涩，所以作痛，夜则痛甚，行于阴也。"《医学准绳六要》："痛风，即《内经》痛痹……古云三气合而为痹。今人多内伤，气血亏损，湿痰阴火，流滞经络，或在四肢，或客腰背，痛不可当，一名白虎历节风是也。"《张氏医通·痛风》："痛风一证，《灵枢》谓之贼风，《素问》谓之痹，《金匮》名曰历节，后世更名白虎历节。多因风寒湿气，乘虚袭于经络，气血凝滞所致。"《医略六书·痛风》："轻则骨节疼痛，走注四肢，难以转侧，肢节或红或肿；甚则遍体瘰块，或肿如匏，或痛如掣，昼静夜剧……主以四物汤加秦艽、威灵仙，在上加桂枝、羌活；在下加牛膝、防己；湿痰加南星、半夏；血瘀加桃仁、红花；湿热加苍术、黄柏；气虚加人参、黄芪；血虚加阿胶、黄明胶；阴虚加生地、龟甲；阳虚加虎骨、鹿茸。"因于寒者，亦可用乌头汤、仓公当归汤等方；化热者，可用桂枝芍药知母汤或千金犀角汤等方。又因疼痛走注不定，亦有以为即风痹。《景岳全书·杂证谟》："风痹一证，即今人所谓痛风也。"参见"历节风""寒痹""风痹""白虎历节风"条。

痛风身肿tòngfēngshēnzhǒng 病证名。见《证治汇补·水肿章》。即风肿，详该条。

痛风性关节炎tòngfēngxìngguānjiéyán 病名。嘌呤代谢紊乱及（或）尿酸排泄减少致使尿酸沉积在关节囊、滑膜囊、软骨、骨质而引起的慢性关节炎。以关节周围软组织出现明显红肿热痛，局部不能忍受被单覆盖或周围震动，午夜足痛惊醒，痛如刀割或咬噬样等为主要症状。

痛风肿tòngfēngzhǒng 病证名。见《医学入门·水肿》。即风肿，详该条。

痛经tòngjīng 病名。亦名经前腹痛、经行腹痛、月水来腹痛、经后腹痛等。指每在月经期，或行经前后，出现小腹及腰部疼痛，甚则剧痛难忍者，称为痛经。临床常见有气滞、血瘀、寒湿凝滞、气血虚弱、肝肾亏损痛经等。详"气滞痛经""血瘀痛经"等各条。

痛经散tòngjīngsǎn 经验方。见《妇产科学》（湖北中医学院）。丹参 15g，当归 12g，五灵脂、香附、蒲黄、白芍药、桃仁各 9g，川芎 6g，九香虫 4.5g。水煎服。治痛经。

痛如神祟tòngrúshénsuì 症名。又名神祟疼痛。本证眼外观无红赤肿胀，突然疼痛，如针刺如火灼，时作时止。《银海精微》："痛如神祟，旧无根基，只因痛甚怪异，或日痛而夜愈，或夜痛而日愈，如艾之灸，针之刺，忽来忽往，

T

无踪无迹，号曰痛如神祟。岂有神祟为祸而害眼，熟知阴阳偏胜，动静气血攻击使然。”以上对本证描述较详，而且指出，因疼痛怪异，方以神祟喻之，实则并无神祟为患。治之当结合眼部及全身其他症状辨证论治。参见“痛如针刺”条。

痛如针刺tòngrúzhēncì 症名。见《银海精微》。为眼珠疼痛如针刺样的症状。可见于内、外障眼疾。有虚实之分。实证多为心经实火所致。症见头痛眼胀，赤热刺痛，持续无间，泪出羞明，或黑睛生翳等；虚证常属体疲目劳，荣气不上溯于目所致。其症目多不赤，蓦然一二处痛如针刺，时作时止。治法：实证以泻火为主，虚证宜益气养荣。

痛胎tòngtāi 病证名。明代赵献可《邯郸遗稿》：“妊娠腹痛者，名痛胎。”《叶氏女科证治》：“妊娠初受妊时，即常患腹痛者，此由热之故，名曰痛胎。一时不能速愈，宜服栀芩汤（山栀、黄芩、当归、玄参、枳壳、苏梗、陈皮、白芍、杜仲）数剂。”

痛无定处tòngwúdìngchù 症名。又名游走痛。疼痛无固定部位的表现。

痛泻要方tòngxièyàofāng 《丹溪心法》卷二引刘草窗方。又名白术芍药散。炒白术三两，炒白芍二两，炒陈皮一两半，防风一两。为粗末，分八帖，水煎或为丸服。功能泻肝补脾。治痛泄（肠鸣腹痛，大便泄泻，泻必腹痛，属肝旺脾虚）；近代也用于急性肠炎见上症者。若久泻，加升麻六钱。方中白术健脾燥湿；白芍敛肝泻肝，缓急止痛；陈皮理气和中，防白术壅滞气机；防风散肝舒脾，防肝气被遏。四药配合，能泻肝补脾，调和气机，而痛泻可止。本方原著无方名，该方名见于《医方考》。

痛有定处tòngyǒudìngchù 症名。又名固定痛。疼痛部位固定不移的表现。

tou

偷针tōuzhēn 病名。出《诸病源候论》卷廿八。即针眼。《证治准绳·杂病》：“视其背上即有细红点如疮，以针刺破，眼时即瘥，故名偷针，实解太阳经结热也。”详“针眼”条。

偷针窝tōuzhēnwō 病名。即针眼。详该条。

偷针眼tōuzhēnyǎn 病名。见《原机启微》。即针眼，详该条。

头tóu ❶人体部位。指颈以上之全部，包括头颅和面部，头颅内藏脑髓，为元神之府，外长头发，面部布有五官七窍，是人身最重要的部位。参见“诸阳之会”条。❷中药材之药用部分。通常指根类药材顶端及上部的根茎。如当归药材有归头（主为根茎）、归身（主根）和归尾（支根）之分。❸指某些药材的规格等级。如三七商品按每500g的头数分等，一般以头数愈少，质量愈好。

头不生发tóubùshēngfà 病证名。见《普济方》卷三百六十三。发乃血之余，小儿头不生发，或因病后秃落，皆因伤其气血，气血损少，不能荣于发，故令发不生。治宜补益气血之剂，如八珍汤加巨胜子之类。

头草tóucǎo 中药材。见《江苏省植物药材志》。为夏枯草之别名，详该条。

头冲tóuchōng 穴位名。出《备急千金要方》。《千金翼方》作颈冲，并曰：“一名臂臑。”近人因作臂臑穴别名。

头顶一颗珠tóudǐngyīkēzhū 中药材。见《中国经济植物志》。为芋儿七之别名，详该条。

头风tóufēng 病名。指头痛经久难愈者。《医林绳墨·头痛》：“浅而近者，名曰头痛；深而远者，名曰头风。头痛卒然而至，易于解散也，头风作止不常，愈后触感复发也。”多因患者素有痰火，风寒客之则热郁而闷痛。《杂病源流犀烛·头痛源流》：“头风之症。素有痰饮，或栉沐取凉，或久卧当风，以致贼风入脑入项。自颈以上，耳目口鼻眉棱之间，有麻痹不仁之处。或头重，或头晕，或头皮顽厚，不自觉知，或口舌不仁，不知食味。或耳聋，或目痛，或眉棱上下掣痛，或鼻闻香极香，闻臭极臭，或只呵欠而作眩冒之状。热者消风散；冷者追风散。头风发时闷痛，必欲棉裹者，热郁也，二陈汤加酒芩、荆芥、川芎、薄荷、石膏、细辛。”头风痛在一侧者，名偏头风；两太阳连脑痛者，名夹脑风；头风而见头面多汗，恶寒者，名首风。各详有关条。

头风白屑tóufēngbáixiè 病证名。出《外台秘要》卷三十二。即白屑风。详该条。

头风疬tóufēnglì 病名。指挟头风而发的瘰疬。出《疬科全书》。多因肝气郁结所致。治宜开郁行痰，服解郁化痰丸。

头风摩散tóufēngmósǎn 《金匮要略》方。又名头风散、附子摩头散。炮附子一枚，食盐等分，为末。沐头后，取一方寸匕，涂摩痛处，令药力行。治头风，头痛时发时止属寒证者。

头风散tóufēngsǎn 《备急千金要方》卷十三方。即头风摩散，见该条。

头风屑tóufēngxiè 病证名。指头皮燥痒，搔落白屑的病证。见《医碥·头痛》。《证治准绳·头痛》：“梳头有雪皮见，肺之证也。肺主皮毛，大便实，泻青丸主之，虚者，人参消风散主之。万病紫菀丸治头多白屑，每服三丸至五七丸，姜汤下。按上治法，必有风热上攻，头目眩痛诸症而后用之。若止是白屑，但宜白芷、零陵香之属外治而已。”

头风旋tóufēngxuán 古病名。见《外台秘要·头风旋方》。又称风头旋，详该条。

头风眩晕tóufēngxuànyūn 病证名。见《医碥·眩晕》。又称头风眩运。详该条。

头风眩运tóufēngxuànyùn 病证名。指眩运因风痰结聚胸中，壅遏清阳所致者。《医碥·眩晕》：“痰涎随风火上壅，浊阴干于清阳也，故头风眩晕者多痰涎。”《儒门事亲·风门》：“凡头风眩运，手足麻痹，胃脘发痛，心腹满闷，按如水声，可用独圣散吐之。吐讫，可用清上辛凉之药。”如防风通圣散加半夏等。参见“风痰眩晕”条。

头盖骨tóugàigǔ 即天灵盖，详该条。

头骨tóugǔ 骨名。又名颅，即颅。指头部骨骼，由脑颅骨与面颅骨构成。

头汗tóuhàn 病证名。❶头部易出汗，为太阳虚汗，常见于小儿体质虚弱者。《小儿药证直诀》：“上至头，下至项，不过胸，为太阳虚汗。”❷阳明热郁发黄的先兆。《伤寒论·辨阳明病脉证并治》：“阳明病，发热汗出，此为热越，不能发黄也。但头汗出，而身无汗，剂颈而还，小便不利，渴引水浆者，此为瘀热在里，身必发黄，茵陈蒿汤主之。”❸汗出只在头部，以阳明热证和湿热证多见，因热郁于内，不得四散，循经上越，内热退则汗自止。肺热亦多头汗，用桑叶、桑枝清之。❹小儿睡时惯常头汗，无其他症状，不属病象，俗呼蒸笼头（《中医临证备要》）。❺六阳虚汗。详该条。

T

头昏tóuhūn　症名。病人主观感觉头脑不清，或头重脚轻，或眼花，眼前发黑等，但不存在眼震颤、景物旋转等。头昏与头痛、头风、头晕等症在病变中以及患者的感觉常相互混杂。参见“头痛”“头风”“头晕”各条。

头角tóujiǎo　人体部位名。亦称额角。指前发际在左、右两端弯曲下垂所呈之角。《灵枢·经脉》：“胆足少阳之脉……上抵头角。”

头冷tóulěng　症名。指头部感觉寒冷，或伴痛感。多因阴阳气血不足或风气偏胜所致。《罗氏会约医镜》卷六：“头上冷而畏风，或痛或不痛，属后天气血之不足也。经曰：‘头上诸病，求之于真阴、真阳而不得者，其病在脾、肺、肝三经。’”治用加味十全大补汤等方。风气侵袭者，用祛风药。

头临泣tóulínqì　经穴名。代号GB15。《针灸甲乙经》名临泣；《圣济总录》名目临泣；《针灸资生经》名头临泣。属足少阳胆经。足太阳、足少阳、阳维之会。位于眉中直上入发际0.5寸，正视时与瞳孔相直；或于神庭穴与头维穴连线之中点取穴。布有额神经内、外侧支的吻合支和额动、静脉。主治头痛，目眩，目外眦痛，目翳，鼻塞，鼻渊，惊痫等。沿皮刺0.3～0.5寸。艾条灸5～10分钟。

头颅盖tóulúgài　骨名。又名天灵盖，详该条。

头颅骨tóulúgǔ　指覆盖脑实质的骨骼。主要由左右顶骨和部分额、枕骨构成。

头面疮tóumiànchuāng　病名。发生于头面部的湿疮。出《保婴撮要》卷三十二。由脏腑积热，外受风湿，湿热相搏而成。小儿多见。头面皮肤湿红，瘙痒起疹，破流黄水，反复发作，甚则蔓延全身。治宜清热疏风利湿。内服防风通圣散化裁，外搽青黛散。类似小儿湿疹。

头目不清利tóumùbùqīnglì　症名。见《兰室秘藏·头痛门》。指头脑不爽利及视物模糊的感觉。《东医宝鉴·外形篇》：“此由风湿热痰涎郁于精明之府，故头目不为清爽。宜川芎丸、防风散、川芎散、沃雪汤、清神养荣汤。”肝阳上亢、气郁等均可引起本症。参见“眩晕”条。

头脑鸣响tóunǎomíngxiǎng　症名。见《杂病源流犀烛·头痛》。亦称脑鸣、头响。详该条。

头皮麻木tóupímámù　症名。指头部皮肤不知痛痒，麻木不仁的症状。由气血俱虚，经络失于濡养；或气血凝滞；或寒湿痰瘀留于络脉所致。参见“中络”条。

头皮痛tóupítòng　症名。《医林绳墨·头痛》：“头皮痛者，枕不能安，手不能按，亦由浮游之火上行，当以轻扬散火可也。如芩、连、山栀、天花粉、玄参、连翘之属。”其症多由风火上犯所致。如局部肿痛者，可配用外治法。《外治寿世方》卷二：“头皮肿痛，好鸡蛋黄白调匀，涂肿处即愈。”

头皮针tóupízhēn　针灸疗法。即头针，详该条。

头皮针疗法tóupízhēnliáofǎ　即头针疗法，见该条。

头偏痛tóupiāntòng　病证名。偏头痛的别称。《太平圣惠方》卷四十：“夫头偏痛者，由人气血俱虚，客风入于诸阳之经，偏伤于脑中故也。”详“偏头痛”条。

头窍阴tóuqiàoyīn　经穴名。代号GB11。《针灸甲乙经》名窍阴；《圣济总录》名首窍阴；《针灸资生经》名头窍阴。别名枕骨。属足少阳胆经。足太阳、少阳之会。位于耳后颞骨乳突后上方，天冲穴与完骨穴间平行耳后发际弧形连线的下1/3与中1/3交点处。布有枕大神经和枕小神经吻合支及耳后动、静脉分支。主治头项痛、耳痛、耳鸣、耳聋、喉痹等。沿皮刺0.3～0.5寸。艾条灸5～10分钟。

头倾视深tóuqīngshìshēn　症名。衰老末期精气空虚的症状。《素问·脉要精微论》：“头倾视深，精神将夺矣。”头倾，头低垂不能举；视深，目下陷而无光。张志聪注：“髓海不足，则头为之倾。神气衰微，则视深目陷。”

头软tóuruǎn　病证名。五软之一。头为诸阳之会。小儿先天胎禀不足，肾之阳虚髓弱，后天营养不良，脾之清阳不升，故头软不能抬举。治宜温肾补脾，益气升阳。用补中益气汤兼服补肾地黄丸。

头身喜汗tóushēnxǐhàn　病证名。指头身经常容易出汗，多见于小儿。《诸病源候论》：“小儿有血气未实者，肤腠则疏，若厚衣温卧，脏腑生热，蒸发腠理，津液泄越，故令头身喜汗也。”治疗可在清脏腑热的基础上酌加麻黄根、浮小麦等固表敛汗药，若卫虚而表气不固者，可用玉屏风散实卫固表。

头髓tóusuǐ　即脑。见该条。

头疼tóuténg　病证名。疼，义同痛。见“头痛”条。

头痛tóutòng　❶病名。出《素问·平人气象论》。亦称头疼。以头痛为主要表现的疾病。头为“诸阳之会”“精明之府”，五脏六腑之气血皆上会于此。凡六淫外感，脏腑内伤，导致阳气阻塞，浊邪上踞，肝阳上亢，精髓气血亏损，经络运行失常者，均能发生头痛。从病因分，有外感头痛，可由感冒风寒、风热、风湿，伤暑，火邪致痛及伤寒头痛等；有内伤头痛，可由气虚、血虚、阳虚、阴虚、肝阳、伤食、瘀血致痛等。从经络分，有三阳头痛（太阳头痛、阳明头痛、少阳头痛）、三阴头痛（太阴头痛、厥阴头痛、少阴头痛）等。从病情轻重，病程长短，发作规律及疼痛部位分，有真头痛、头风、偏头痛、雷头痛、脑风、巅顶痛、久头痛等。详各条。❷症名。头部疼痛，包括头的前、后、偏侧部疼痛和整个头部疼痛的表现。

头痛花tóutònghuā　中药材。见《本草纲目》。为芫花之别名，详该条。

头痛痧tóutòngshā　病证名。痧证之一。《痧胀玉衡·头痛痧》：“痧毒中于脏腑之气，闭塞不通，上攻三阳巅顶，故痛入脑髓，发晕沉重，不省人事，名真头痛，朝发夕死，夕发旦死，急刺破巅顶，出毒血以泄其气，药惟破其毒气，清其脏腑为主；痧毒中于脏腑之血，壅瘀不流，上冲三阳头面肌肉，故肌肉肿胀，目闭耳塞，心胸烦闷，急刺破巅顶及诸青筋，出毒血，药宜清其血分，破其壅阻为要。”痧毒中于气分，宜四十二号旅象方；中于血分，宜先冷服红花膏子半盏，再用四十三号鼎象方。参见“痧”条。

头维tóuwéi　经穴名。代号ST8。出《针灸甲乙经》。属足阳明胃经。足阳明、足少阳之会。位于头部额角入发际0.5寸，距头正中线4.5寸处（《铜人腧穴针灸图经》）。另说“在额角发际侠本神两旁各一寸五分”（《针灸甲乙经》）。“在额角发际，本神旁一寸”（《太平圣惠方》）。布有耳颞神经之分支及面神经颞支，并有颞浅动、静脉额支通过。主治头痛，眩晕，目痛，迎风流泪等。沿皮刺0.5～1寸。

头响tóuxiǎng　症名。脑鸣的别称。《四科简效方·内科通治》：“头响即脑鸣也。”详见“脑鸣”条。

头项强痛tóuxiàngqiángtòng　症名。指头项部牵强不舒作痛。多因邪在肌肤或遏阻经络所致。《伤寒论·太阳病脉证并治》：“太阳之为病，脉浮，头项强痛而恶寒。”外感表证，宜发散解表。如久病项强，多属痹证，宜祛风化湿、舒经活络。痉病初起，亦常有头痛项强，症情较重，治宜清解通络、镇痉息风为主。本症可见于某些神经系统感染性疾患及颈椎病等。

头旋tóuxuán 病证名。见《外台秘要》卷十五。指感觉自身与周围景物旋转。又称头晕。《医碥·眩晕》："晕与运同，旋转也，所见之物皆旋转如飞，世谓之头旋是也。"详"头晕"条。

头旋眼花tóuxuányǎnhuā 病证名。即眩晕。《医学心悟·眩晕》："眩，谓眼黑；晕者，头旋也。古称头旋眼花是也。"详"眩晕"条。

头眩tóuxuàn 病名。出《金匮要略·中风历节病脉证并治》。即眩晕。详该条。

头眩偏痛痧tóuxuànpiāntòngshā 病证名。痧证之一。《痧胀玉衡·头眩偏痛痧》："痧气慢者，上升于二阳头面。常觉头眩内热，或半边头痛、心烦不安。宜刮痧，不愈，用清凉之剂治之。"参见"痧"条。

头摇tóuyáo 症名。指头部摇摆、颤动而不能自制的症状。又名摇头。《证治准绳·头摇》："头摇，风也，火也。二者皆主动，会之于巅，乃为摇也。"《张氏医通·诸痛门》："头摇有二证，风火相煽，卒然头摇，项背强痛，少阳经证也，小柴胡去参加防风；里实腹痛，不大便而头摇者，阳明府证也，凉膈散、大柴胡选用；若老人及病后辛苦人，因气血虚，火犯上而鼓动者，十全大补汤、大建中汤，并加羌活。"亦可结合针刺治疗。

头晕tóuyūn ❶证名。指头脑昏晕而感觉自身或周围景物旋转，甚者有恶心呕吐的疾病。《医碥·眩晕》："晕与运同，旋转也，所见之物皆旋转如飞，世谓之头旋是也。"《慎斋遗书》卷九："头晕，有肾虚而阳无所附者；有血虚火升者；有脾虚生痰者；有寒凉伤其中气，不能升发，故上焦元气虚而晕者；有肺虚肝木无制而晕者……肾虚阳无所附而晕，六味汤加人参；血虚火升而晕，芎归芍药汤；脾虚生痰，四君子加半夏、天麻；寒凉伤气，气虚而晕，补中益气加附子；肝木无制而晕，黄芪建中汤。"参见"眩晕"条。❷症名。头脑昏沉，视物昏花旋转，严重者张目即觉天旋地转，不能站立的表现。

头晕药tóuyūnyào 中药材。见《云南中草药》。为蓝布正之别名，详该条。

头运眼花tóuyùnyǎnhuā 症名。或作头晕眼花。指身体有飘忽不定、眼花缭乱的感觉。《景岳全书·杂证谟》："但忽运而忽止者，人皆谓之头运眼花。"详"眩晕"条。

头胀tóuzhàng 症名。指自觉头部闷胀不适，严重者感觉撑胀如裂的表现。可因外感或内伤引起。外感多因湿热蒸郁所致。《伤寒绪论·头胀》："头胀者，气虚火炎也。冬温、风温、温病、热病、时行、中暍、中暑，多有头重胀痛，皆是湿热火气内燔，慎不可用发散药。如冬温，阳旦汤；风温，萎蕤汤；温病，黄芩汤；热病、时行、中暍，白虎汤；中暑，清暑益气汤。"内伤多因肝火上逆所致。治宜泻肝降逆为主。方用龙胆泻肝汤等。湿痰、食积、疰夏等，亦可伴有头胀症状。参见各条。

头针tóuzhēn 针灸疗法。是用毫针或其他方法刺激头部特定区域以防治疾病的一种方法。又称头皮针、颅针。

头针疗法tóuzhēnliáofǎ 又称头皮针疗法。是指针刺头皮上特定刺激区的治疗方法。它是近年来我国医务工作者，将针刺疗法和西医学关于大脑皮质功能定位的理论相结合，在大脑皮质相应的头皮投射区进行针刺，治疗某些中枢神经系统疾患取得了良好效果的基础上，发展起来的一种针刺疗法。临床操作时，以毫针在选定的刺激区上，沿皮快速进针至一定深度，予以大幅度（720°～1080°）、高频率（200次/分钟）捻转，出现针感后，仍持续捻转3～5分钟，留针10～20分钟，期间可再行捻转2次。亦可加用电针刺激。本法对中枢神经系统疾患效果较佳，如中风后遗症、帕金森病、舞蹈病、肌萎缩性侧索硬化症、神经性头痛等。

头针疗法刺激区定位及主治作用表

名称		定位		主治
运动区	下肢、躯干区	以前后正中线（眉间和枕外粗隆顶点下缘的连线）中点后0.5cm（约同身寸的1/4）处为上点，眉枕线（眉中点上缘和枕外粗隆尖端的头侧面连线）和鬓角发际前缘的交点为下点作一连线为本区	本区上1/5处	对侧下肢瘫痪
	上肢区		本区中间2/5处	对侧上肢瘫痪
	面区		本区下2/5处	对侧中枢性面瘫，运动性失语，流涎症，发音障碍
感觉区	下肢、头、躯干区	自运动区向后平移1.5cm（同身寸的3/4）为本区	本区上1/5处	对侧腰腿痛、麻木、感觉异常，后头部、颈项部疼痛，头晕
	上肢区		本区中2/5处	对侧上肢麻木、疼痛、感觉异常
	面区		本区下2/5处	对侧偏头痛，三叉神经痛，牙痛，颞颌关节炎，面部麻木
足运感区		在前后正中线两侧旁开各1cm，与该线平行，自感觉区上点后1cm平齐处向前进针3cm，为本区		下肢瘫痪、麻木、疼痛，急性腰扭伤，夜尿，子宫脱垂
舞蹈、震颤控制区		自运动区向前平移1.5cm为本区		小儿风湿性舞蹈病，帕金森病
血管舒缩区		自舞蹈震颤控制区向前平移1.5cm为本区		皮层性浮肿，高血压
晕听区		在耳尖直上1.5cm处向前后各2cm处做一水平线，记长4cm，即为本区		神经性耳鸣，头晕，听力下降，内耳性眩晕
语言$_2$		自顶骨结节后下2cm处，向后作平行正中线长3cm的直线，即为本区		命名性失语症
语言$_3$		晕听区中点向后平移4cm为本区		感觉性失语症
运用区		以顶骨结节为起点，向下、前、后分别呈40°角，刺三针，每针进针3cm		失用症
视区		自枕外粗隆平齐，旁开1cm处，向上与正中线平行做4cm长直线，即为本区		皮质性失盲症

续表

名称	定位	主治
平衡区	自枕外粗隆平齐，旁开3.5cm处，向下与正中线平行做4cm长直线，即为本区	小脑疾病引起的平衡失调
胃区	以瞳孔直上的发际处为起点，向后与正中线平行做2cm长的直线，即为本区	上腹部不适
肝胆区	从胃区向前做2cm长的直线，即为本区	右上腹及右季肋部疼痛，慢性肝炎
胸腔区	在胃区及前后正中线之间，以发际为中点向上、下各取2cm长直线，即为本区	哮喘，胸部不适，室上性阵发性心动过速
生殖区	在胃区外侧，以胃区和胸腔区的距离向后做长2cm的直线，即为本区	功能性子宫出血，配足运感区可治子宫脱垂

头针麻醉tóuzhēnmázuì　针刺麻醉法之一。是在头针疗法基础上发展起来的针麻方法，即按针麻要求在头针刺激区针刺以进行手术。临床上可根据手术部位及手术所涉及的脏腑器官选取相应的刺激区。一般均须取用手术部位对侧的相应感觉区，其他均取双侧，大部分手术须配合体针穴位注射，如胃切除术可选取感觉区上五分之一，胃区及足三里穴位封闭。参见“头针疗法”条。

头重tóuzhòng　症名。指头部自觉重坠，或如布带困裹的感觉。出《素问·刺热论》。多因外感湿邪、疫气或湿痰壅阻所致。《证治准绳·头重》：“头重，何因得之？曰：因天之湿淫外着也，因人之湿痰上蒸也……外着内蒸必壅蔽清道，致气血不利，沉滞于经隧脉络，故重。”《张氏医通》卷五：“湿热上攻，所以头重，秋、冬、春，俱宜羌活胜湿汤；夏暑，苍术白虎汤，并瓜蒂嗜鼻；若时行疫疠之时患头重者，败毒散加苍术、藁本；内伤元气，头重气乏，补中益气加苍术、蔓荆子。”肾气虚衰亦可出现头重。《古今医统·头重》：“精滑脱，肾气竭而阴微，不能与胃气上升，以接清阳之气，故病多头重。”外感热病亦常兼见头重，宜用清泄通下等法。参见“首如裹”条。

透瘢tòubān　治法。温病热入营分，内迫营血，瘢点隐隐欲出而使用清营透热之法，以清透瘢毒。常用清营汤。《温热论》：“营分受热，则血液受劫，心神不安，夜甚无寐，成瘢点隐隐，即撤去气药……急急透瘢为要。”

透表tòubiǎo　治法。即透邪。详该条。

透刺法tòucìfǎ　即透穴法。见该条。

透风于热外tòufēngyúrèwài　治法。出《温热论》。风温一般须用辛凉药物散风，使风邪外透。若病者既有里热，又有外感风邪，即应用辛凉药物解表透邪，里热才能随之而除。但实际临床上多解表清里并用。

透骨草tòugǔcǎo　中药材。❶出明代高濂《灵秘丹药笺》。为大戟科植物地构叶 *Speranskia tuberculata* (Bunge) Baill. 的全草。主产于山东、河南等地。辛、苦，温。入肝经。祛风除湿，活血止痛，解毒。①治风湿痹痛，屈伸不利，腰扭伤，闭经，寒湿脚气。煎服：6～9g。②煎水洗疮痈肿毒，阴囊湿疹。孕妇忌服。根含透骨草灵Ⅰ及Ⅱ，乙酸透骨草醇酯等。❷见明代高濂《灵秘丹药笺》。为风仙透骨草之简称，详该条。

透骨丹tòugǔdān　《串雅内编》卷二方。闹羊花子（酒炒，童便浸）一两，乳香、没药、血竭各三钱，麝香一分。为末，每服三至六分，临卧酒冲服。治跌仆损伤，深及骨髓，或隐隐疼痛，或天阴则痛，或日久四肢重无力者。

透骨搜风散tòugǔsōufēngsǎn　《外科大成》卷四方。透骨草、生芝麻、羌活、独活、黑豆、紫葡萄、槐实、白糖、六安茶、核桃肉各一钱半，生姜三片，大枣三枚。水煎，空腹热服。治梅毒，筋骨微痛，皮肤瘙痒。

透骨香tòugǔxiāng　中药材。见《贵阳民间药草》。又名透骨消、九里香、满山香、芳香草、小透骨草。为杜鹃花科植物云南白珠树 *Gaultheria yunnanensis* Rehd. 的全株。分布于云南、四川、贵州、湖北、湖南、广西、广东等地。辛，温。有小毒。解表散寒，祛风除湿，活血通络。①治风寒感冒，风湿痹痛，脚气，胃寒疼痛，跌打损伤。煎服：6～12g。②煎水洗治湿疹。枝叶含挥发油，其主要成分是水杨酸甲酯。内服水杨酸甲酯有解热、镇痛及抗风湿作用，与水杨酸类药物相似，所需剂量亦相同，但因吸收慢而不规则，故服药后产生作用较迟。本品刺激性很强，亦可产生特异性水杨酸中毒症状。

透骨消tòugǔxiāo　中药材。❶见《昆明民间常用草药》。为透骨香之别名。❷见《广西药用植物名录》。为雪药之别名。各详该条。

透关射甲tòuguānshèjiǎ　诊指纹术语。指小儿指纹透过风、气、命三关，一直射至指甲端的现象，多属病势危重，但仍须结合四诊全面分析（见《四诊抉微》）。

透关射甲形tòuguānshèjiǎxíng　小儿指诊法十三指形之一。详“十三指形”条。

透关射指形tòuguānshèzhǐxíng　小儿指诊法十三指形之一。详“十三指形”条。

透肌散tòujīsǎn　《医学正传》卷八方。紫草茸、升麻、甘草各一钱。为粗末，水煎服。治小儿痘疹不透。

透镜灸tòujìngjiǔ　日光灸之一种。见该条。

透脑疽tòunǎojū　病名。出《外科大成》卷二。由督脉经火毒而成。生于百会穴前与囟门之间。初如粟米，渐如鸡子，坚硬疼痛。疮顶塌陷，根脚漫肿，色暗者属虚；若色红肿硬、顶尖脓稠者属实。速溃者顺，迟溃者为逆。治同外痈、有头疽。

透脓tòunóng　治法。即攻溃。详该条。

透脓散tòunóngsǎn　❶《外科正宗》卷一方。黄芪四钱，川芎三钱，当归二钱，炒穿山甲一钱，皂角刺一钱五分。水煎服，或兑入酒一杯服。功能补气益血，托毒溃脓。治痈疽诸毒，内脓已成而不溃者。方中用生黄芪益气托毒排脓为君药；臣以当归、川芎养血活血；穿山甲、皂角刺消散通透，直达病所，软坚溃脓，加酒少许通经行瘀，以助药力，共为佐使药。诸药合用，以奏补托排脓之功。❷《医学心悟》卷六方。黄芪四钱，皂刺、白芷、川芎、牛蒡子、穿山甲（炒，研）各一钱，金银花、当归各五分。酒、水各半煎服。功能扶正祛邪，托毒溃脓。治痈毒内已成脓，不穿破者，服之即溃。

透脓生肌tòunóngshēngjī　治法。即用具有透脓生肌作用的方药，促进脓液排出，新肉生长，加速疮口愈合，治疗疮疡后期的治法。

透热转气tòurèzhuǎnqì　《温热论》：“入营犹可透热转气。”

T

即透营转气。见该条。

透天凉tòutiānliáng 针刺手法名。出明代徐凤《针灸大全》。其法将予定针刺深度分为浅（天部）、中（人部）、深（地部）3层，操作时，由深至浅，每层紧提慢按6次，如此反复几遍（称几度），至病人自觉某一局部或全身有凉感时出针，不揉闭针孔，有泻阳退热的作用。适用于肝阳上亢及温疟、骨蒸痨热等症。凡经施术5~7度后，如无凉感出现，宜即出针，另换他法。

透邪tòuxié 治法。亦称达邪透表。即透达表邪的治法。外感表证，须透邪外出，故称。

透泄tòuxiè 治法。汗法之一。属辛凉解表法。用辛凉解表药透邪，苦寒药清泄里热的治法。参"辛开苦泄"条。

透穴法tòuxuéfǎ 指透穴而刺，即一针多穴的刺法。又称透针法、透刺法。其法为刺入某穴后，将针尖刺抵相邻近的穴位但不可穿透皮肤，如地仓透颊车，条口透承山，外关透内关，合谷透劳宫等。本法为窦汉卿所创。在王国瑞撰的《扁鹊神应针灸玉龙经》及吴的《针方六集》中均有记载，对后世针灸临床有很大的影响，今仍常用。

透营转气tòuyíngzhuǎnqì 治法。又称透热转气。适用于热性病邪初传入营分的治法。热邪初入营分，症见身热夜甚、口渴或不渴、心烦不眠、时有谵语，或瘢疹隐隐，舌绛而干、脉细数。治法宜于清营解毒之中，配以清气分之药，引邪出气分，从外而解。可用清营汤之类。

透针法tòuzhēnfǎ 即透穴法。见该条。

透疹tòuzhěn 治法。透泄疹毒，使疹子容易发出的治法。凡出疹子的病，在应出而未出，或疹出不畅时，可采用辛凉透表一类的药物，使它顺利出透，不致发生变证，多用于麻疹初期的证治。常用药物如薄荷、荆芥、连翘、芫荽、葱白、蝉蜕、牛蒡、柽柳、葛根、桔梗之类。

透疹凉解汤tòuzhěnliángjiětāng 《中医临床手册》方。薄荷、荆芥、桑叶、菊花、连翘、金银花、蝉蜕、牛蒡子、赤芍药、紫花地丁。水煎服。功能疏风清热，解毒透疹。治小儿风疹。

tu

秃疮tūchuāng 病名。出《外台秘要》卷三十二。即白秃疮。见该条。

怢栗tūlì 症名。恶寒战栗。《素问·风论》："故使人怢栗而不能食。"

突起睛高tūqǐjīnggāo 病名。见《世医得效方》卷十六。又名睛高突起、睛胀。多因风热火毒，上冲于眼。症见疼痛难忍，睛珠突高胀起，目赤泪热，眼珠转动失灵，视力下降，为"险峻厉害之症"（《银海精微》）。类似今之炎性突眼。宜泻火解毒，内服郁金酒调散或退热桔梗饮子加减。并可用白芷、细辛、当归、苍术、麻黄、防风、羌活煎水熏洗（《银海精微》）。

图经tújīng 本草著作。见"本草图经"条。

图经本草tújīngběncǎo 本草著作。见"本草图经"条。

图经本草药性总论tújīngběncǎoyàoxìngzǒnglùn 本草著作。见"太平惠民和剂局方"条。

图经衍义本草tújīngyǎnyìběncǎo 本草著作。又名《新编证类图注本草》。42卷。题名宋代寇宗奭撰，许洪校。这是将唐慎微《证类本草》和寇宗奭《本草衍义》加以合纂的一种改编本。

图注八十一难经túzhùbāshíyī nànjīng 医经著作。8卷（又有4卷本，内容同）。明代张世贤注。刊于1510年。张氏鉴于《难经》一书文义隐奥，以前各代学者注本中，除诠解文义外，每多附以图解，然皆限于个别几帧。故重新为之增绘图表，使每一问难均附一图，以帮助读者理解原文蕴义。其所绘之图不免有牵强附会之处，然此为全图注释《难经》较早的一种，且注文较通俗，刊本又多与张氏注释的《图注王叔和脉诀》合刊（称《图注难经脉诀》），故流传较广，影响较大。后世书商曾改称之为《图注八十一难经辨真》。

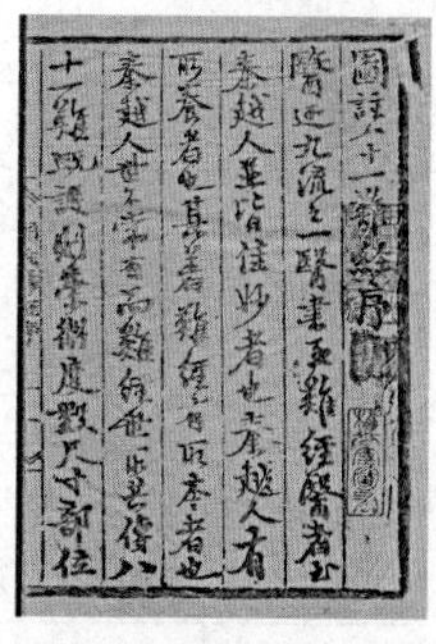

图注八十一难经

图注八十一难经辨真túzhùbāshíyīnànjīngbiànzhēn 医经著作。见"图注八十一难经"条。

图注八十一难经定本túzhùbāshíyīnànjīngdìngběn 医经著作。2卷。明代童养学注。刊于17世纪中期（崇祯年间）。本书上卷为诊法部分，又名《新刻增补王叔和脉诀图注定本》，内有佚名氏《增诊家指掌》及王叔和《脉诀》（包括《脉赋》等内容）。其中收载了诊脉、脉象、望诊、闻诊的多种歌诀。下卷为《八十一难经》本文及注释，注文比较简明。每条问难附一图解，系转录自张世贤《图注八十一难经》者。

图注喉科杓指túzhùhóukēsháozhǐ 喉科著作。见"喉科指掌"条。

图注喉科指掌túzhùhóukēzhǐzhǎng 喉科著作。4卷。一名《喉科杓指》。清代包永泰撰。初刊于嘉庆二十年（1815）。此书系在张宗良所撰《喉科指掌》基础上，增入牙齿门，并对原著部分内容稍予补充编成。书中附有多幅插图，便于读者查阅。刊行时删去原作者姓名，仍并为4卷。现存初刻本、其他多种清刻本及近代石印本等。

图注难经脉诀túzhùnànjīngmàijué 丛书。明代张世贤注。刊于1510年。系张氏《图注八十一难经》和《图注脉诀》二书的合刊本。参见各该条。

徒都子túdūzǐ 唐代医家。天宝（742—756）前后人。著有《膜外气方》1卷，为治水气病专书，《圣济总录》有引录。

涂药túyào 外治方法。即敷药之俗称。详该条。

涂药板túyàobǎn 器械名。为咽部涂药用。柄长20cm，头圆形（用钢或铜制），直径1.2cm。

屠道和túdàohé(19世纪中叶) 清代医家。字燮臣。湖北孝感县（今湖北孝感市）人。纂辑有《医学六种》（1186年刻行）。

屠光远túguāngyuǎn 北宋医生。善针灸，民间流传其用针治难产的验例。

屠鹏túpéng 宋代医生。字时举。永嘉（今浙江温州）人。撰《四时治要》1卷，专论时疾疟痢吐泻伤寒之类。已佚。

屠时举túshíjǔ 见"屠鹏"条。

屠燮臣túxièchén 见"屠道和"条。

土tǔ ❶五行之一，指土行。《素问·脏气法时论》："五行者，金木水火土也。"❷代表脾脏或脾胃。《灵枢·热病》："索骨于肾，不得索之于土，土者脾也。"❸五运之一，指土运。《素问·五常政大论》："土曰备化。"❹六气之一，指太阴湿气。《素问·六元正纪大论》："上太阴土，中少商金运。"

土白蔹tǔbáiliǎn 中药材。见《生草药性备要》。为马瓟儿之别名，详该条。

土白芷tǔbáizhǐ 中药材。见《闽东本草》。为山矾根之别名，详该条。

土百部tǔbǎibù 中药材。见《中草药手册》。为羊齿天冬之别名，详该条。

土败酱tǔbàijiàng 中药材。见《昆明民间常用草药》。为肚拉之别名，详该条。

土半夏tǔbànxià 中药材。见《闽南民间草药》。为犁头尖之别名，详该条。

土薄荷tǔbò · he 中药材。见《泉州青草药》。为剪刀草之别名，详该条。

土贝tǔbèi 中药材。见清代赵学楷《百草镜》。为土贝母之简称，详该条。

土贝母tǔbèimǔ 中药材。出《本草从新》。又名土贝、草贝、地苦胆。为葫芦科植物土贝母 *Bolbostemma paniculatum*（Maxim.）Franquet 的干燥块茎。主产于河南、陕西、山西、河北等地。苦，微寒。归肺、脾经。解毒，散结，消肿。用于乳痈，瘰疬，痰核。煎服：5～10g。捣敷蛇虫咬伤，外伤出血。含土贝母糖苷。土贝母成分可抑制动物超敏反应，并有抗炎，抗癌作用。

土荜拨tǔbìbō 中药材。见《食疗本草》。为蒟酱之别名，详该条。

土萆薢汤tǔbìxiètāng 见《景岳全书 · 外科钤 · 古方》卷六十四。土萆薢（即土茯苓）二至三两。水煎，不拘时徐服。治杨梅疮及瘰疬，咽喉恶疮，痈漏溃烂，筋骨疼痛。

土不制水tǔbùzhìshuǐ 脾属土，肾主水。根据五行的资生制约关系，在正常情况下，脾土制约水液，使其正常运化，不使泛滥成病。若脾土虚弱不能制约水湿，则可泛滥为患，出现水肿、痰饮等症。

土蚕tǔcán 中药材。见《安徽药材》。为蛴螬之别名，详该条。

土柴胡tǔcháihú 中药材。❶见《陆川本草》。为牡蒿之别名。❷见《生草药性备要》。为苦地胆之别名。各详该条。

土常山tǔchángshān 中药材。见《南宁市药物志》。为华山矾根之别名，详该条。

土炒tǔchǎo 药物炮制方法一。用灶心土（或洁黄土、或赤石脂）与药材拌炒。灶心土性味辛温，能温中燥湿、止呕止血。药材用土炒后能增强和中安胃、止呕止泻功能，并能减少药物对胃肠道的刺激性。如土炒白术可增强补脾止泻的功能，多用于脾虚泄泻。

土虫草tǔchóngcǎo 中药材。见《陆川本草》。为甘露子之别名，详该条。

土川芎tǔchuānxiōng 中药材。见《滇南本草》。为法罗海之别名，详该条。

土大黄tǔdàhuáng 中药材。❶出《植物名实图考》。又名金不换、吐血草、血三七、化血莲。为蓼科植物钝叶酸模 *Rumex obtusifolius* L. 的根。分布于山东、江苏、江西、河南、湖北、湖南、广东等地。苦、辛，凉。清热解毒，凉血止血，通便，杀虫。①治咽喉肿痛，肺痈，大头瘟，大便秘结，肝炎。②治吐血，咯血，衄血。煎服：9～15g。③治痈疖肿毒，腮腺炎，疥癣，湿疹，皮炎，跌打损伤，汤火伤。捣汁涂或研末调敷。根含蒽醌类。如大黄素、尼泊尔羊蹄素等。以小鼠做实验，煎剂有止血作用。蒽醌类有抗菌作用。❷见《陕西中草药》。为牛西西之别名，详该条。❸见《滇南本草》。为羊蹄之别名，详该条。

土大黄叶tǔdàhuángyè 中药材。见《植物名实图考》。为蓼科植物钝叶酸模 *Rumex obtusifolius* L. 的叶。酸、微涩，平。清热解毒，散瘀消肿。①治肺痈，咽喉肿痛，目赤肿痛，痄腮，丹毒，流行性乙型脑炎，月经不调，内耳眩晕。煎服：鲜者30～60g。②治跌打损伤，捣汁，冲酒服，渣外敷；肿毒初起，捣碎，陈酒煎服。

土胆草tǔdǎncǎo 中药材。见《中医药实验研究》。为合掌消之别名，详该条。

土蛋tǔdàn 中药材。见《贵州民间药物》。为土儿之别名，详该条。

土当归tǔdāngguī 中药材。见《修订增补天宝本草》。为杏叶防风之别名，详该条。

土党参tǔdǎngshēn 中药材。见《贵州民间方药集》。又名奶参、土人参、浮萍参、白洋参。为桔梗科植物大花金钱豹 *Campanumoea javanica* Bl. 或金钱豹 *C. javanica* Bl. var. *japonica* Mak. 的根。产于广西、四川、云南等地。甘、微苦，温。健脾补肺，祛痰止咳。治虚劳内伤，肺虚咳嗽，脾虚泄泻，小儿疳积，乳汁不多，气虚白带。煎服：9～30g。

土地骨皮tǔdìgǔpí 中药材。见《江西民间草药验方》。为大青根之别名，详该条。

土冬花tǔdōnghuā 中药材。见《民间常用草药汇编》。为枇杷花之别名，详该条。

土杜仲tǔdùzhòng 中药材。见《广西中兽医药用植物》。即藤杜仲，详该条。

土法tǔfǎ 即民间的简易疗法。

土方tǔfāng 指地区性民间使用的简便方药。

土防己tǔfángjǐ 中药材。见《现代实用中药》。为木防己之别名，详该条。

土风疮tǔfēngchuāng 病名。因水土不服，感染湿热虫邪所致的以皮肤现丘疹、风团、水疱，乍发乍瘥为主要表现的皮肤疾病。出《诸病源候论》卷三十五。治宜疏风止痒。内服局方消风散或荆防败毒散。注意皮肤清洁，以防再发。类似丘疹性荨麻疹。

土茯苓tǔfúlíng 中药材。出《滇南本草》。又名白余粮、冷饭团、仙遗粮、饭团根。为百合科植物光叶菝葜 *Smilax glabra* Roxb. 的干燥根茎。主产于广东、湖南、湖北、浙江、安徽等地。甘、淡，平。归肝、胃经。解毒，除湿，通利关节。用于梅毒及汞中毒所致的肢体拘挛，筋骨疼痛；湿热淋浊，带下，痈肿，瘰疬，疥癣。煎服：15～60g。服药后忌饮茶。本品含落新妇苷、黄杞苷、莽草酸等。土茯苓可抗肿瘤、抑制乙肝病毒表面抗原，还有对棉酚的解毒作用。

土茯苓合剂tǔfúlínghéjì 《实用中医外科学》方。土茯苓30～60g，银花12g，威灵仙、白鲜皮各9g，生甘草6g，苍耳子15g。水煎，分早、中、晚三次服完，连服两个月为一疗程。功能凉血，解毒。治梅毒。

土甘草tǔgāncǎo 中药材。❶见《南宁市药物志》。为岗梅根之别名。❷见《广西中药志》。为冰糖草之别名。各详该条。

土甘草豆tǔgāncǎodòu 中药材。见《药材学》。为相思子之别名，详该条。

土疳tǔgān 病名。《证治准绳 · 杂病》："土疳证谓脾上生毒，俗呼偷针眼是也。"即针眼。详该条。

土高丽参tǔgāolíshēn 中药材。见《中国药用植物志》。为土人参之别名，详该条。

土狗tǔgǒu 中药材。出《本事方》。为蝼蛄之别名，详该条。

土瓜tǔguā 中药材。出《神农本草经》。为王瓜之别名，详该条。

土瓜根tǔguāgēn 中药材。见《金匮要略》。为王瓜根之别名，详该条。

土瓜根散tǔguāgēnsǎn ❶《金匮要略》方。土瓜根、芍药、桂枝、䗪虫各三分。为末，每服一方寸匕，温酒送下，日三次。治带下经水不利，少腹痛，经一月再见者，亦治阴肿。❷《太平圣惠方》卷五十五方。土瓜根、天花粉、炙甘草、枳壳（麸炒）各半两。为末，每服三钱，水煎，不拘时服。治脾黄，偏身如金色，眼目俱黄，唇口生疮，或吟或咏，有时吐逆，不能下食，大便涩。

土瓜狼毒tǔguālángdú 中药材。出《滇南本草》。为大戟科植物土瓜狼毒 *Euphorbia prolifera* Buch. - Ham. 的根。分布于云南。辛、苦，温，有大毒。破积滞、痰毒，利水消肿，杀虫。治食积，虫积，血积，胃气疼痛，腹水。煎服：0.3～1g；火灰中煨熟，再以淘米水浸泡后蒸1小时，切片晒干备用。外用：研末调敷治跌打损伤，骨折，疥、癣、疮、癞。

土瓜仁tǔguārén 中药材。见《本草汇言》。为王瓜子之别名，详该条。

土红花tǔhónghuā 中药材。见《陆川本草》。为扶桑花之别名，详该条。

土花椒tǔhuājiāo 中药材。❶见《广西本草选编》。为竹叶椒之别名。❷见《岭南草药志》。为鹰不泊之别名。各详该条。

土黄tǔhuáng 病证名。三十六黄之一。《圣济总录》卷六十一："治土黄身体冷，面色青，宜灸太冲及百会后心发际百壮。若面目及十指俱青，不治也。"参见黄疸有关条。

土黄柏tǔhuángbò 中药材。见《江西草药》。为十大功劳之别名，详该条。

土黄连tǔhuánglián 中药材。❶见《东北药用植物志》。为白屈菜之别名。❷见《陕西中草药》。为黄三七之别名。各详该条。

土黄芪tǔhuángqí 中药材。❶见《广西中草药》。为五指毛桃根之别名。❷见《浙江中药手册》。为金雀根之别名。各详该条。❸出《食疗本草》。为苜蓿根之别名，详该条。

土黄芩tǔhuángqín 中药材。见《中国药用植物图鉴》。为虎掌草之别名，详该条。

土茴香tǔhuíxiāng 中药材。见《中药志》。为莳萝子之别名，详该条。

土虺蛇tǔhuǐshé 中药材。见《普济方》。为蝮蛇之别名，详该条。

土鸡血tǔjīxuè 中药材。见《杭州药用植物志》。为昆明鸡血藤之别名，详该条。

土槿皮tǔjǐnpí 中药材。见《中药通报》[1957，3（4）：156]。又名土荆皮。为松科植物金钱松 *Pseudolarix amabilis*（Nelson）Rehd. 的干燥根皮或近根树皮。主产于浙江、安徽、江苏。辛，温；有毒。归肺、脾经。杀虫，疗癣，止痒。用于疥癣瘙痒。外用适量，醋或酒浸涂擦，或研末调涂患处。本品含土槿皮酸A、B、C、C_2及其葡萄糖苷。土槿皮酊，内含土槿皮酸（系混合物，约0.8%），土荆皮的有机酸，乙醇浸膏及苯浸膏，对我国常见的10种致病真菌均有一定的抗菌作用。土荆皮所含成分可抗生育、抗肝癌。本品有一定毒性。给药应注意胃肠道反应。

土荆芥tǔjīngjiè 中药材。出《生草药性备要》。又名臭草、钩虫草、杀虫芥、臭藜藿。为藜科植物土荆芥 *Chenopodium ambrosioides* L. 的全草。主产于广西、广东、福建、贵州等地。辛、苦，温，有毒。杀虫，祛风止痒。①治蛔虫病，钩虫病，蛲虫病，鞭虫病，风湿痹痛。内服：煎汤，3～6g；或入丸、散。②煎水洗皮肤湿疹，瘙痒，疥癣，蛇虫咬伤。内服过量，可引起恶心、呕吐、便秘、耳鸣和视觉障碍等中毒症状。孕妇忌服。全草含挥发油，主成分为柠檬烯、驱蛔素。叶中还含土荆芥苷和山柰酚-7-鼠李糖苷等黄酮苷。驱蛔素能驱除蛔虫，也可抑制恶性疟原虫。土荆芥油对钩虫、阿米巴痢疾也有效。本药有强烈刺激性，对有心、肝、肾疾患或消化道溃疡者禁用。虚弱或营养不良者应慎用或减量。因有蓄积性，故2～3周内不应重复应用，不宜空腹服药。对皮肤真菌也有良好的抑制作用。

土荆皮tǔjīngpí 中药材。见《药材资料汇编》。即土槿皮，详该条。

土桔梗tǔjiégěng 中药材。见《本草原始》。为荠苨之别名，详该条。

土克水tǔkèshuǐ 五行理论之一。五行之中，土有克伐、制约水的作用，用以说明脾对肾的制约关系。脾属土，肾属水，脾土能制约肾水，使其不致泛滥妄行的作用。参见"五行"条。

土癞tǔlài 病名。出《诸病源候论》卷二。由脾经受邪所致。其症先发潮热、呕吐、黄肿，继之皮肤则现瘢块，小如弹石，大如鸡卵，麻木不仁，穿溃成疮，脓液臭秽难闻。相当于瘤型麻风反应。

土里开花tǔlǐkāihuā 中药材。见《浙江民间常用草药》。为蘘荷之别名，详该条。

土栗tǔlì 病名。生于足跟的肿疡。《外科大成》卷二："土栗，生于足跟之旁，黄肿如琉璃，无脓，由行路崎岖，肭伤筋骨所致。"又名琉璃疽、跟疽、牛茧蚕。因局部长期受压和磨擦，气血阻滞所致。生于足跟部，疮形如枣栗，色黄而亮，肿若琉璃，或可因感染而化脓。治宜活血散结，宣通壅滞。内服仙方活命饮；如溃脓者，切开排脓，外敷轻乳散。

土连翘tǔliánqiào 中药材。❶见《常用中草药配方》。为山枝仁之别名。❷见《昆明民间常用草药》。为芒种花之别名。❸见《本草从新》。为六轴子之别名。各详该条。

土龙疽tǔlóngjū 病名。见《疡科选粹》卷一。即生于胃俞、肾俞之疽。证治同发背。

土圞儿tǔluán · er 中药材。出《救荒本草》。又名九牛子、土蛋、野凉薯。为豆科植物土儿 *Apios fortunei* Maxim. 的块根。分布于湖北、湖南、浙江、江西、福建、台湾、广东、四川、贵州等地。甘，平。祛痰止咳，解毒消肿。①治感冒咳嗽，百日咳，急性扁桃体炎，瘰疬。煎服：15～30g。②治乳痈，疔疮，蛇咬伤，鲜品捣敷；带状疱疹，醋磨涂。本品含多量淀粉，并含生物碱。

土轮tǔlún 眼科五轮之一。茹十眉《五官病》："胞睑属脾，为土轮。"即肉轮。详该条。

土马兜铃tǔmǎdōulíng 中药材。见《四川中药志》。为罗锅底之别名。详该条。

土木鳖tǔmùbiē　中药材。见《医宗金鉴》。即木鳖子，详该条。

土木瓜tǔmùguā　中药材。见《药材资料汇编》。为榠樝之别名，详该条。

土木香tǔmùxiāng　中药材。❶出《本草图经》。又名祁木香。为菊科植物土木香 *Inula helenium* L. 的干燥根。主产于河北、浙江、四川等地。辛、苦，温。归肝、脾经。健脾和胃，行气止痛，安胎。用于胸胁、脘腹胀痛，呕吐泻痢，胸胁挫伤，岔气作痛，胎动不安。煎服多入丸散服：3～9g。土木香根含挥发油，其主成分为土木香内酯、异土木香内酯、二氢异土木香内酯；又含达玛二烯醇及其乙酸酯，β－和γ－谷甾醇等。土木香内酯及其衍生物有驱蛔作用，类似山道年，毒性较低。土木香内酯在体外在0.1μg/ml浓度时有相当强的抗结核杆菌作用。土木香对痢疾杆菌、金黄色葡萄球菌及常见的致病性皮肤真菌有抑制作用。土木香内酯中等剂量能降低兔血糖，引起心脏麻痹而死。人应用过量（根）可发生四肢疼痛、吐泻、眩晕及皮疹。其中含毒性很强的蛋白质。❷见《西藏常用中草药》。为藏木香之别名，详该条。

土木贼tǔmùzéi　中药材。见《分类草药性》。为笔筒草之别名，详该条。

土牛膝tǔniúxī　中药材。出《本草图经》。又名杜牛膝。为苋科植物土牛膝 *Achyranthes aspera* L. 或牛膝 *A. bidentata* Blume（野生种）的根。长江流域及南方各地均产。苦，凉。清热解毒，活血散瘀，利尿。治咽喉肿痛，白喉，感冒，麻疹，肺炎，关节痛，经闭，淋病，小便不利。煎服：9～15g。孕妇忌服。土牛膝根含皂苷（苷元为齐墩果酸）、蜕皮甾酮、牛膝甾酮、倒叩草碱。其酊剂在体外有某些抑菌作用，对小鼠有某些中和白喉毒素作用。从种子中分离出来的皂苷混合物，对动物的强心作用与肾上腺素相类似。牛膝的成分和药理参见“牛膝”条。倒扣草碱对大鼠灌胃有利尿、导泻和轻微的解热作用；蜕皮甾酮有蛋白质合成促成作用。

土气不调tǔqìbùtiáo　指脾气失却正常的运化功能。《备急千金要方》：“土气不调，四肢不举，言无音声。”

土球子tǔqiú · zi　中药材。见《东北动物药》。为蝮蛇之别名，详该条。

土人参tǔrénshēn　中药材。❶出《滇南本草》。又名土高丽参、土洋参、瓦参。为马齿苋科植物锥花土人参 *Talinum paniculatum*（Jacq.）Caertn. 的根。我国河南以南各地均有栽培。甘，平。入脾，肺经。补中益气，润肺生津，凉血止血。治气虚乏力，自汗，脾虚泄泻，肺燥咳嗽，虚喘，头晕目眩，咯血，吐血，遗精，多尿，自汗盗汗，乳汁稀少，月经不调。煎服：15～30g。根含廿六烷醇、廿八烷醇、卅烷醇和它们的乙酸酯、菜油甾醇、豆甾醇、β－谷甾醇及其葡萄糖苷。❷见《滇南本草》整理本。为金铁锁之别名，详该条。❸见《四川中药志》。为土党参之别名，详该条。

土肉桂tǔròuguì　中药材。见《云南中草药选》。为山肉桂之别名，详该条。

土三七tǔsānqī　中药材。❶见《滇南本草》。为菊三七之别名。❷见《植物名实图考》。为景天三七之别名。❸见《植物名实图考》。为落地生根之别名。❹见《湖南药物志》。为景天之别名。各详该条。

土砂仁tǔshārén　中药材。见《中药志》。为姜科植物山姜 *Alpinia japonica*（Thunb.）Miq. 的果实或种子。产于福建、广东。辛、苦，温。行气调中，健胃。治腹痛痞胀，呕吐腹泻。内服：煎汤，1.5～4.5g；或研末服。种子含挥发油，主含桉叶素、樟脑等。尚含山姜黄酮醇、山姜酮及其乙酸酯、鼠李柠檬素和熊竹素等。

土参tǔshēn　中药材。见《中药志》。为银柴胡之别名，详该条。

土生地tǔshēngdì　中药材。见《广西药用植物图志》。为白背三七之别名，详该条。

土生金tǔshēngjīn　五行理论之一。五行之中，土有资生、助长金的作用，用以说明脾对肺的资助关系。脾属土，肺属金，脾土旺盛，能散精上输于肺，以滋生、助长肺金。参见“五行”条。

土生万物tǔshēngwànwù　五行学说中脾胃属土，故借自然界万物滋生于大地的现象，比喻脾胃为营养生化之源的生理特点。胃主受纳和消化食物，脾主吸收和输布营养精微，为各脏腑器官组织的生长和功能活动提供物质基础。

土石tǔshí　中药材。出《名医别录》。为长石之别名，详该条。

土石莲子tǔshíliánzǐ　中药材。见《南宁市药物志》。为苦石莲之别名，详该条。

土田七tǔtiánqī　中药材。❶见《广西中药志》。为白背三七之别名。❷见《全国中草药汇编》。为峨参之别名。各详该条。

土位tǔwèi　运气术语。湿土所主之位。《素问·至真要大论》：“土位之主，其写以苦，其补以甘。”王冰注：“土之位，秋分前六十一日，四之气也。”

土喜温燥tǔxǐwēnzào　借用五行学说以说明脾的生理特点。脾主运化，温燥则运化健旺，吸收正常。若水湿过盛或过食生冷，就会损伤脾阳，影响脾运；脾虚不运又会形成湿浊内停，导致小便不利、水肿和痰饮等病症。

土细辛tǔxìxīn　中药材。❶见《土宿本草》。为杜衡之别名。❷见《广西中草药》。为金耳环之别名。各详该条。

土夏枯草tǔxiàkūcǎo　中药材。见广州军区空军卫生部《常用中草药手册》。为孩儿草之别名，详该条。

土苋菜tǔxiàncài　中药材。见《福建民间草药》。为刺苋菜之别名，详该条。

土香草tǔxiāngcǎo　中药材。见《泉州本草》。为莎草之别名，详该条。

土香榧tǔxiāngfěi　中药材。见《浙江天目山药用植物志》。为三尖杉科粗榧 *Cephalotaxus sinensis*（Rehd. et Wils.）Li 的种子。分布于长江流域以南及河南、陕西、甘肃等地。治食积，驱蛔虫。内服：煎汤，15～20g；或炒熟食。

土香薷tǔxiāngrú　中药材。❶见《全国中草药汇编》。又名水荆芥、野香薷。为唇形科植物香薷 *Elsholtzia ciliata*（Thunb.）Hyland. 的全草。除新疆及青海外，分布几遍全国各地。辛，微温。发汗，解暑，利尿。治夏季感冒，发热无汗，中暑，急性胃肠炎，口臭，小便不利。煎服：3～9g。本品含黄酮类、β－谷甾醇、熊果酸、棕榈酸、6－甲基三十三烷等。❷见《贵州民间药物》。为牛至之别名，详该条。

土形之人tǔxíngzhīrén　人的体质类型之一。出《灵枢·阴阳二十五人》篇。其外貌特征为“黄色，圆面，大头，美肩背，大腹，美股胫，小手足，上下相称，行安地。”性格特征为“安心，好利人，不喜权势，善附人。”体质和发病特点为“能（耐）秋冬不能（耐）春夏，春夏感而病生。”

土续断tǔxùduàn 中药材。出《续古今考》。为建兰根之别名，详该条。

土玄参tǔxuánshēn 中药材。见《云南经济植物》。为黑阳参之别名，详该条。

土血竭tǔxuèjié 中药材。见《中药形性经验鉴别法》。即草血竭，详该条。

土烟叶tǔyānyè 中药材。见《中国树木分类学》。即野烟叶，详该条。

土疡tǔyáng 病名。清代黄庭镜《目经大成》卷二：“此症世又呼偷针眼。”即针眼。详该条。

土洋参tǔyángshēn 中药材。见《贵州民间方药集》。为土人参之别名，详该条。

土茵陈tǔyīnchén 中药材。见《广西药用植物名录》。为牛至之别名，详该条。

土瘿tǔyǐng 病名。出《备急千金要方》卷二十四。指因水土因素而发的瘿病。参见“瘿”条。

土萸肉tǔyúròu 中药材。见《闽东本草》。为胡颓子之别名，详该条。

土郁tǔyù 病证名。五郁之一。指脾胃之气郁滞之证。出《素问·六元正纪大论》。《证治汇补·郁症》：“食滞中焦，痰凝脾脏，热蕴肠胃，皆土郁也。”症见心腹饱胀，肠鸣泻利，呕恶痰涎或清水等。治宜夺之。《杂病源流犀烛》卷十八：“夺者，直取之谓也。湿滞则土郁，脏应脾，腑应胃……滞在上宜吐，滞在中宜伐，滞在下宜泻，皆夺也。”可用夺郁汤、善夺汤、疏土汤等方。参见“五郁”“郁证”条。

土郁夺之tǔyùduózhī 治则之一。出《素问·六元正纪大论》。王冰注：“土郁夺之，谓下无壅滞也。”土郁，指中焦脾胃湿邪郁阻；夺，指祛除。如湿热郁阻，腹痛腹胀，大便稀黏而臭，舌苔黄腻，用苦寒燥湿法。又如寒湿郁于中焦，胸闷，恶心，呕吐，腹胀，大便清稀，舌苔白腻，用苦温化湿法。

土爰稼穑tǔyuánjiàsè 形容五行中土的特性。出《尚书·洪范》。土，五行之一；爰，为；稼穑，是指庄稼的播种与收获，即所谓“春种曰稼，秋收曰穑”。土有播种庄稼、收获五谷、生长万物的作用。进而引申为土具有生长、承载、化生、长养的特性。常喻脾胃腐熟水谷、运化精微、化生气血的功能。

土运tǔyùn 运气术语。五运之一。土主甲己，凡甲年、己年均属土运。《素问·天元纪大论》：“甲己之岁，土运统之。”

土运临四季tǔyùnlínsìjì 运气术语。出《素问·六微旨大论》。甲己均为土运，辰、戌、丑、未四支（季）都是土运寄王之位，中运土与此四岁支同气，故所指即甲辰、甲戌、己丑、己未四年均为岁会。参“岁会”条。

土竈tǔzào 病名。出《诸病源候论》卷三十。即“代指”。见该条。

土知母tǔzhīmǔ 中药材。❶见《四川中药志》。为鸢尾之别名。❷见《贵州民间方药集》。为扁竹根之别名。各详该条。

土朱tǔzhū 中药材。《得配本草》：“代赭石，一名土朱。”详“赭石”条。

吐鲁番疗风病方tǔlǔfānliáofēngbìngfāng 吐鲁番出土药方残片。载于德藏残片Ch1036V（TⅡT）。存12行文字，内含3首方。【桑】枝煎：疗一切风及偏风；疗一切风（文仲四时服有效神方）；【镇】心丸：疗人五脏风虚惊悸。约为唐以前古抄本。

吐鲁番医书tǔlǔfānyīshū 吐鲁番及周边地区发掘文献中的医药相关部分。吐鲁番市位于我国今新疆维吾尔自治区东部，天山支脉博格达峰南麓，吐鲁番盆地中部，曾经是西域政治、经济、文化中心之一，为古丝绸之路上的重镇。吐鲁番文献并不专指现今吐鲁番市辖地的文献，而是以吐鲁番为中心的广大地域出土的文献，包含高昌古城、交河故城吐峪沟等。19世纪末、20世纪初及20世纪60～70年代，这些地区先后出土了大量文物，其中包括汉文和胡语写本及少量印本，医药文献为其中一部分，现主要藏于俄罗斯、德国、日本、英国、中国等国家。吐鲁番文献大多出于墓葬，多为残片。时间跨越西晋至元代，民族多元化色彩浓郁，能如实反映出当地历史的多方面貌。医药文献可分医药本体文献和涉医文献两大类。前者为记载医药知识的专门文献，如Ch1036V《〈本草经集注〉卷四〈虫兽部〉》、66TAM30：10《葳蕤丸服法方》等；后者为非医药专门文献，但记载着与医药相关的内容，如药价、疾病占卜等。其本体医药文书约存百余件，涉医文书应不少于本体文书。

吐纳tǔnà 气功术语。呼出污浊之气为吐，吸入新鲜之气为纳。总称吐故纳新。其法称吐纳之术。魏晋嵇康《养生论》：“又呼吸吐纳，服食养身，使形神相寄，表里具济也。”《庄子·刻意》：“吹呴呼吸，吐故纳新，熊颈鸟伸，为寿而已矣。”

吐弄舌tǔnòngshé 症名。舌体伸长而弛缓，称吐舌；舌微出口外，立即收回口内，或舌舐唇上下及口角左右，称弄舌。多见于小儿，属心脾热盛重症。

吐舌tǔshé ❶病名。见明代薛铠《保婴撮要》。又名舌舒。指患儿舌头不断地伸出口外，伸出较长而缩回较慢或久而不收者。与随露随收之弄舌，有所区别。舌乃心之苗，心经有热，引起舌头干涩而紧，故时时吐出，以图舒缓。临床上不仅有吐舌的表现，而且还有面红烦渴，小便赤涩等心热症状。治以清心泻热为主。用泻心导赤汤。❷舌常伸出口外，不即缩回的舌象。

吐tù 症名。呕吐之一种。呕吐一般有声有物，若有物而无明显呕声，则称为吐。《卫生宝鉴·补遗》：“有物无声，名曰吐。”详“呕吐”条。

吐臭水tùchòushuǐ 症名。见《寓意草·面议倪庆云危症再生治验》。《证治汇补》卷五：“臭水是肠中逆来。”多因胃气大伤所致。

吐法tùfǎ ❶八法之一。使用催吐药或其他能引起呕吐的物理刺激（如羽毛探喉引吐），使停痰宿食或毒物随呕吐排出的方法。临床上常用于诸如痰涎阻塞咽喉，妨碍呼吸；或食物停滞胃脘，胀满疼痛；或误食毒物时间不久，尚在胃中等急证。催吐用药物，实证用瓜蒂、藜芦、胆矾等；虚证用参芦饮。吐法一般对孕妇禁用，虚弱人慎用。❷专指小儿推拿术的催吐方法。《厘正按摩要术》卷二：“吐法：周于蕃曰：小儿外感风寒，内伤乳食，致咳嗽呕吐，痰涎积聚，宜先用汗法。随将左手托病者脑后，令头向前，用右手中食两指插入喉间，捺舌根令吐。有乳吐乳，有食吐食，有痰吐痰。如初感于一吐之后，病即告退，再按证以手法施治，则愈矣。但孩儿已生牙齿，按牙关穴，牙关立开，须用竹箸笔杆之类，填牙龈，再入手指，庶免咬伤。须从容入口，恐伤喉腭。即或胃无积滞，用此一吐，亦舒通脏腑之气，若由版门推下横纹令吐者，不若按舌之快也。”

吐黑水tùhēishuǐ　症名。见《寓意草·面议倪庆云危症再生治验》。《张氏医通》卷四：“黑水为胃底之水，此水且出，则胃中之津久已不存。”

吐蛔tùhuí　症名。蛔古作蚘。出《伤寒论·辨厥阴病脉证并治》。指呕吐蛔虫。《仁术便览》卷四：“吐蛔虫，以苦楝根为君，佐以二陈汤。”亦可用安蚘法。《景岳全书》卷二十：“凡吐蚘者，必因病而吐蚘，非因蚘而致吐也。故不必治其蚘，而但治其所以吐，则蚘自止矣。有因胃火而吐蚘者，以内热之甚，蚘无所容而出也，但清其火，火清而蚘自静。轻者抽薪饮，甚者万应丸之属是也；有因胃寒而吐蚘者，以内寒之甚，蚘不能存而出也，但温其胃，胃暖而蚘自安，仲景乌梅丸之属是也；有因胃虚无食而吐蚘者，以仓廪空虚，蚘因求食而上出也，此胃气大虚之候，速宜补胃温中以防根本之败，如温胃饮、理中汤、圣术煎之属是也。”《张氏医通》卷四：“吐蚘有寒、有热、有寒热交错。寒则手足厥逆，吐出之蚘色淡白者，理中汤加乌梅、黄连、蜀椒；甚则蚘死而形扁者危矣；热则蚘色赤而多，且跳动不已，安蚘丸主之；寒热交错，则病者静而复时烦，得食而呕，蚘闻食臭出，其人当自吐蚘，乌梅丸主之。”并可用使君子、鹤虱、芜荑、槟榔等驱除蛔虫。

吐蛔痧tùhuíshā　病证名。即蛔虫病儿感染痧毒而致吐蛔之证。小儿素患蛔虫病，因痧毒入胃，胃必热胀，热胀之极，蛔不能存，因而上涌，乘吐而出。此与伤寒吐蛔，伏阴在内者不同。宜用消毒三棱针刺腿弯、臂弯痧筋上，流出紫黑毒血；另用香附、陈皮、木香、砂仁、莱菔子、山楂、槟榔之属煎汤，稍冷饮之，以散痧消胀而降逆（《痧胀玉衡》）。

吐利tùlì　出《素问·五常政大论》。指呕吐、下利并见。后世将卒暴呕吐下利、躁扰不安者，称为霍乱。仅见呕吐下利，病程缓慢者，称为吐利。《证治准绳·杂病》：“成无己云：若止呕吐而利，经谓之吐利是也。上吐下利，躁扰烦乱乃谓之霍乱，其与但称吐利者有异也。盖暴于旦夕者为霍乱；可数日久者为吐利。”有因于寒者，吐利腥秽，澄澈清冷，完谷不化，小便清冷不涩，口不渴，脉微细而弱。宜理中汤；有因于热者，吐利酸臭，宜黄芩加半夏生姜汤；有因风痰者，吐利而有痰，不饮食，宜水煮金花丸。参见“霍乱”条。

吐绿水tùlǜshuǐ　症名。见《寓意草·面议倪庆云危症再生治验》。患者不食，先吐清水，后吐绿水，进而吐黑水、吐臭水，系胃气欲绝所致。《张氏医通》卷四：“呕吐大痛，吐出色如青菜色者危。”先用理中汤，后用旋覆花煎汤调服代赭石。

吐脓血tùnóngxiě　症名。指吐血杂有脓液者。多由热毒壅盛，血络损伤所致。亦可由药误引起。《伤寒论·辨太阳病脉证并治》有内热盛误服桂枝汤吐者，其后吐脓血的记载。

吐清水tùqīngshuǐ　症名。指呕吐清水而无食物者。《古今医统·吞酸叙论》：“吐清水证有五因：有因湿、因痰饮、因寒、因宿食、因虫。明知恣食生冷瓜果而作者为寒湿也；胸膈间辘辘有声音，痰饮也；饮食后而吐清水者，宿食也；但犯寒而作者，胃寒也；心腹时痛而作，亦吐清黄水者，虫也。”因湿者，可用一味苍术丸、家秘神术汤；若伤于雨湿而见恶寒发热者，宜用荆防平胃散；因痰饮者，可用茯苓饮、橘皮半夏汤；因脾胃虚寒者，可用六君子汤（用伏龙肝煎汤澄清代水煎药），理阴煎；饮冷过度所致者，可用赤石脂散；因宿食者，可用保和丸；因虫者，可用化虫丸。”诸种吐清水，可通用二术二陈汤等方。

吐乳泻黄tùrǔxièhuáng　病证名。出《小儿药证直诀》。指婴儿吐乳而兼腹泻，且排泄物呈黄色而臭的证候。因伤热乳引起胃肠积热所致。治宜清肠和胃。用黄芩汤加减。

吐乳泻青tùrǔxièqīng　病证名。出《小儿药证直诀》。指婴儿吐乳而兼腹泻，且排泄物呈青色的证候。多因患儿感受寒邪，伤及脾胃，肝气逆乱，上扰于胃则吐乳，下扰于肠则泻青。治宜补脾平肝。用异功散加肉桂、白芍。

吐痧tùshā　病证名。痧证之一。指患痧兼有入水即吐者。《痧症全书》卷中：“吐痧，汤水入口即吐，研伏龙肝泡水澄饮即定，药亦以此水煎，用金四方。”

吐屎tùshǐ　症名。指呕吐之物，夹有粪便。《杂症会心录·吐屎》：“其标在胃，其本在肾，幽门失开阖之职也……兹则阴阳错乱，清浊混淆，为医家所不及逆料者。洵为幽门无权，胃液空虚，肾水迫之，又迫而不足以敌直奔之势，从小肠入胃，糟粕随之，已可知矣，治法非救胃则救肾；非正治则逆治。”若病急起，属实火，便秘腹痛者，可攻下，用承气汤类。轻者可用清胃平逆散；若久病体虚脉虚者，宜补养胃肾，可用救肾安逆汤加减。本症可见于各种因素引起的低位肠梗阻。

吐丝子tùsīzǐ　中药材。见清代赵其光《本草求原》。即菟丝子，详该条。

吐嗽tùsòu　病证名。指咳嗽吐痰与食俱出者。多因饮食失节，肝气不利，而肺有客邪所致。《不居集》卷十五：“吐嗽，有嗽吐痰与食俱出者，此饮食失节，致肝气不利，而肺又有客邪，肝浊道，肺清道，清浊相干，故嗽痰饮食俱吐出。二陈汤加木香、杏仁、细辛、枳壳。”参见“咳嗽”“食积咳嗽”条。

吐酸tùsuān　❶病名。出《素问·至真要大论》。指以吐出酸水为主要表现的疾病。多因宿食、湿痰、热郁、停饮等所致。常兼见气闷饱胀，嗳气腐臭等。治宜和中消食化痰，用曲术丸、八味平胃散、干姜丸等方；若从热化，则宜栀连二陈汤、咽醋丸。有因肝郁犯胃，湿郁化热所致者，症见两胁刺痛，口苦咽干，心烦吐酸，脉弦数。治宜泄肝清火。用逍遥散合左金丸，或柴葛平胃散；有因脾胃虚寒所致者，症见面色萎黄，饮食减少，苔白，脉弦细。治宜温养脾胃。用香砂六君子汤、理中汤、温胃饮等方。参见“外感吐酸水”“内伤吐酸水”“吞酸”等条。❷症名。指酸水自胃中上逆，并频频吐出酸水的表现。可见于慢性肥厚性胃炎、溃疡病、消化不良、胃酸分泌过多症等疾患。

吐涎沫tùxiánmò　症名。出《金匮要略·呕吐哕下利病脉证并治》。指口中涎多或呕出涎沫的症状，多属饮邪。治宜温化，可用半夏干姜散、小青龙汤、五苓散、吴茱萸汤等方。因脾虚不能约束津液者，宜六君子汤加减；夹寒而脉迟细者，加肉桂、干姜；夹热而脉滑数者，加枳实、黄连。

吐血tùxiě　❶病名。见《金匮要略·惊悸吐衄下血胸满瘀血病脉证并治》。指以血随呕吐而出，呕吐纯血或夹有食物为主要表现的疾病。多因酒热辛肥，郁怒忧思，劳欲体虚等导致胃热壅盛，肝郁化火，或心脾气虚，血失统御而成。亦有因外感引动者。吐血有外感吐血、内伤吐血、阴虚吐血、劳心吐血、劳伤吐血、气郁吐血、蓄热吐血、伤胃吐血、伤酒吐血等命名。详各条。❷症名。血从口中吐出的表现。包括上消化道出血之呕血及呼吸系统出血。

吐血草tùxiěcǎo 中药材。❶见清代汪连仕《采药书》。为土大黄之别名。❷见苏州医学院等《中草药手册》。为景天三七之别名。各详该条。

吐泻发斑tùxièfābān 病证名。《嵩崖尊生书》卷十二："吐泻发斑由胃虚无根之火游行于外，此症不妨，但可补，不可泻；可温，不可凉。"

吐泻互作tùxièhùzuò 病证名。《幼科发挥》："吐出上焦，泻出下焦，乃肠胃之病也。脾在中焦，管摄乎上下之间，吐泻互作者，乃脾之病也。"夏秋吐泻，饮水身热者，多属脾胃湿热，治以健脾化湿为主，宜胃苓汤加减；秋冬吐泻，面白，足胫冷者，多属寒湿困脾，治以温中健脾为主。宜理中汤、益黄散。

吐泻生风tùxièshēngfēng 病证名。指长期呕吐、腹泻不止，引起脾虚而致的慢惊风。《幼科发挥》："久泻不止，津液消耗，脾胃倒败，下之谷亡，必成慢惊，所谓脾虚则吐泻生风是也。"临床可见于中毒性消化不良的酸中毒病者。治以益胃养津为主。用参苓白术散加减。

兔唇tùchún 病名。即兔缺。详该条。

兔儿苗tù·ermiáo 中药材。见《救荒本草》。为面根藤之别名，详该条。

兔儿伞tù·ersǎn 中药材。出《救荒本草》。又名一把伞、七里麻、雨伞菜、水鹅掌、南天扇、贴骨伞、破阳伞。为菊科植物兔儿伞 *Syneilesis aconitifolia* (Bunge) Maxim. 的根或全草。分布于东北、华北、华中及华东地区。苦、辛，微温，有毒。祛风除湿，舒筋活血，解毒消肿。①治风湿麻木，肢体疼痛，月经不调，痛经，跌打损伤，瘰疬。煎服：6～15g。②治痈疽肿毒，痔疮，毒蛇咬伤。鲜品捣敷。根含甲毛叶酸甲酯、乙酸毛叶醇酯、α-松油醇葡萄糖苷的3,4-二当归酸酯。地上部分含α-松油醇葡萄糖苷的3,4-二当归酸酯、芳樟醇葡萄糖苷的3,4-二当归酸酯和大牛儿烯D，还含兔儿伞碱等。

兔耳草tù'ěrcǎo 中药材。❶出《慈航活人书》。为金边兔耳之别名。❷见《中国高等植物图鉴》。为面根藤之别名，各详该条。

兔耳风tù'ěrfēng 中药材。见清代刘士季《草木便方》。为毛大丁草之别名，详该条。

兔耳箭tù'ěrjiàn 中药材。出清代汪连仕《采药书》。为金边兔耳之别名，详该条。

兔耳金边草tù'ěrjīnbiāncǎo 中药材。见《浙江民间常用草药》。即金边兔耳，详该条。

兔骹tùqiāo 指胁部低平之状。《灵枢·本藏》："合胁兔骹者，肝下。"张景岳："胁下之骨为骹……兔骹者，胁骨低合如兔也。"

T

兔脑tùnǎo 中药材。出《名医别录》。为兔科动物蒙古兔 *Lepus tolai* Pallas 或家兔 *Oryctolagus cuniculus domesticus* (Gmelin) 等的脑。甘，温。润肤疗疮，催生。治难产。内服：入丸剂。捣敷冻疮，火伤，皮肤皲裂。

兔啮tùniè 病名。《灵枢·痈疽》卷九："发于胫，名曰兔啮。其状赤至骨，急治之。"同附骨疽。详该条。

兔缺tùquē 病名。又名缺唇、兔唇。《诸病源候论》卷三十："人有生而唇缺，似兔唇，故谓之兔缺。"多由先天而来，宜手术修复。详"兔唇"与"缺唇"条。

兔屎tùshǐ 见《补阙肘后方》。为望月砂之别名，详该条。

兔子草tù·zicǎo 中药材。见《上海常用中草药》。为水苦荬之别名，详该条。

兔子肠tù·zicháng 中药材。见《中药材手册》。为巴戟天之别名，详该条。

兔子腿tù·zituǐ 中药材。见《辽宁经济植物志》。为列当之别名，详该条。

菟葵tùkuí 中药材。出《新修本草》。又名天葵、棋盘菜。为锦葵科植物菟葵 *Malva verticillata* L. var. *chinensis* (Mill.) S. Y. Hu 的全草。分布全国各地。甘，寒。入膀胱经。清热解毒，利尿通淋。①治热淋，小便不利。内服：煎汤，10～15g，或捣汁饮。②治乳痈，疮肿。外用：捣烂敷。

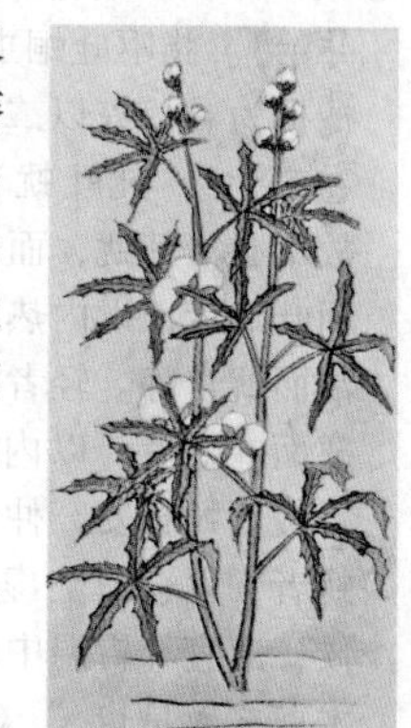
菟葵

菟缕tùlǚ 中药材。出《名医别录》。为菟丝之别名，详该条。

菟丝tùsī 中药材。出《神农本草经》。又名菟缕、野狐丝、无娘藤、缠豆藤、无根草、豆寄生。为旋花科植物菟丝子 *Cuscuta chinensis* Lam. 的全草。甘、苦，平。清热，凉血，利水，解毒。①治痢疾，黄疸，淋浊，带下，吐血，衄血，便血，崩漏。煎服：9～15g。②治痈疽，疔疮，捣敷。痱子，煎水洗。

菟丝实tùsīshí 中药材。出《吴普本草》。即菟丝子，详该条。

菟丝子tùsīzǐ 中药材。出《神农本草经》。又名菟丝实、黄藤子、萝丝子、缠龙子、吐丝子、豆须子、黄网子、黄萝子。为旋花科植物南方菟丝子 *Cuscuta australis* R. Br. 或菟丝子 *Cuscuta chinensis* Lam. 的干燥成熟种子。主产于江苏、辽宁、吉林、河北、河南、山东、山西等地。辛、甘，平。归肝，肾，脾经。补益肝肾，固精缩尿，安胎，明目，止泻，消风祛斑。用于肝肾不足，腰膝酸软，阳痿遗精，遗尿尿频，肾虚胎漏，胎动不安，目昏耳鸣，脾肾虚泻，煎服6～12g；治白癜风，外用适量；治带状疱疹，文火焙黄，研细加香油调敷。菟丝子种子含槲皮素、紫云英苷、金丝桃苷及槲皮素-3-O-β-D-半乳糖-7-O-β葡萄糖苷等。浸剂和醇提取液能加强离体蟾蜍心肌收缩力，浸剂能降低麻醉狗血压，抑制肠蠕动。菟丝子所含成分可增加冠脉流血，防治心肌缺血。菟丝子对甲状腺功能减退模型动物有治疗作用，也有促性腺样作用，亦可使动物实验性白内障晶状体逆转透明。对离体子宫有兴奋作用。菟丝子对大鼠肝、肾、心、脑匀浆脂质过氧化反应有非常显著的抑制，呈现较好的抗衰老作用。煎剂在体外对金黄色葡萄球菌、福氏志贺菌和伤寒杆菌有抑制作用。

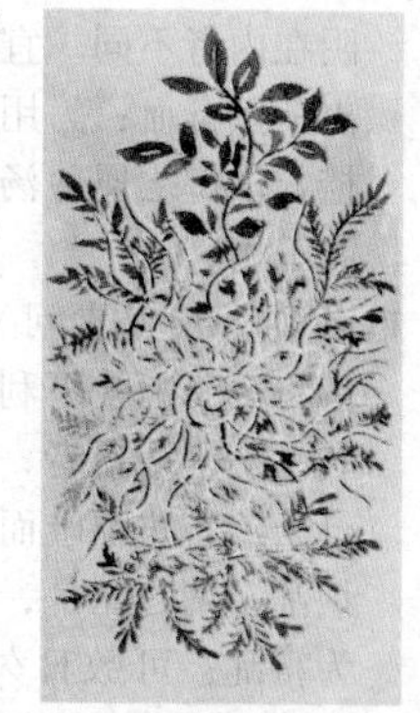
菟丝子

菟丝子散tùsīzǐsǎn 《医宗必读》卷九方。菟丝子、炒鸡、肉苁蓉各二两，牡蛎、炮附子、五味子各一两。为细末，每服二钱，粥汤送下。功能温肾阳，缩膀胱。治膀胱虚寒，小便不禁或过多。

菟丝子丸tùsīzǐwán ❶《太平惠民和剂局方》卷五方。菟丝子（酒浸）、鹿茸（酥炙）、石龙芮、肉桂、炮附子各一两，石斛、熟地黄、茯苓、牛膝（酒浸）、续断、山茱萸、肉苁蓉（酒浸）、防风、炒杜仲、补骨脂（酒炒）、荜澄茄、沉香、巴戟天、炒茴香各三分，五味子、桑螵蛸（酒浸，炒）、川芎、覆盆子各半两（一方不用石龙芮、泽泻、肉苁蓉，有龙齿三分、远志半两）。为细末，酒煮面糊为丸，梧桐子大，每服二十丸，空腹温酒或盐汤送下；如腰膝无力，木瓜煎汤晚食前再服。治肾气虚损，五劳七伤，少腹拘急，四肢酸疼，面色黧黑，唇口干燥，目暗耳鸣，心忪气短，夜梦惊恐，精神困倦，喜怒无常，悲忧不乐，饮食无味，举动乏力，心腹胀满，脚膝痿缓，小便滑数，房事不举等症。❷《鸡峰普济方》卷十方。菟丝子（酒蒸）、炙桑螵蛸各五钱，泽泻二钱五分。为细末，炼蜜为丸，米汤送下。治膏淋。

tuan

湍润tuānrùn 湿润。《素问·气交变大论》："四维有湍润埃云之化。"指四方有湿润的气候。

团岗tuángǎng 经外奇穴名。出《备急千金要方》。《针灸集成》作环岗。位于骶部，当小肠俞直下2寸处。主治大小便不通、腰痛等。艾炷灸3～7壮。

团参散tuánshēnsǎn ❶《杨氏家藏方》卷八方。紫团参、紫菀各三钱，款冬花二钱。加乌梅一枚，水煎，食远服。治肺气不利，咳嗽上喘。❷《幼幼集成》卷二方。人参、当归各等分。为细末，用猪心一个，切作三片，每以药末一钱，猪心一片，煎汤调服。治小儿心虚血热，自汗盗汗，并治大惊卒恐。

团参丸tuánshēnwán 《袖珍方》卷三方。人参、黄芪、飞罗面各一两，百合五钱。为细末，滴水和丸，梧桐子大，每服三十至五十丸，茅根煎汤，食远服。治吐血咳嗽，服凉药不效者。

团参饮子tuánshēnyǐn·zi 《重订严氏济生方》方。人参、半夏、紫菀、阿胶、百合、天冬、款冬花、杏仁、桑叶各一钱，细辛、甘草各五分，五味子十五粒。加生姜二片，水煎服。治气嗽，上气喘急，痰涎凝结，或如败絮，或如梅核，滞塞咽喉，吐不出、咽不下者，甚则多吐脓血，渐成肺痿。

团鱼甲tuányújiǎ 中药材。见《河北药材》。即鳖甲，详该条。

tui

推把上桥tuībǎshàngqiáo 练功方法之一。见上海中医学院附属推拿学校《推拿学》。两人对练，同取弓步，双方虎口相交叉，轮流进行推拉。

推扳法tuībānfǎ 推拿手法名。用手指紧紧按住肌肉，进行与肌纤维成垂直方向的向前推压或向后扳动，使痉挛的肌肉得到牵伸而放松。常用以治疗软组织劳损、痉挛、粘连等引起的酸痛等症。

推肠生tuīchángshēng 病证名。指分娩时，产妇直肠脱出。见宋代陈选《妇科秘兰》。即盘肠生，详该条。

推车虫tuīchēchóng 中药材。见《药材资料汇编》。为蜣螂之别名，详该条。

推车客散tuīchēkèsǎn 《疡医大全》卷二十三方。炒酸枣仁、远志、苍术（盐、醋、米泔、童便四制）、炙穿山甲、侧柏叶（白矾水煮）、枳壳（醋炒）、炒槐角子、贯众（酒蒸）、陈棕炭各三两，煅刺猬皮一两，白花地丁六两。为细末，每服三钱，空腹酒或盐汤调下，一个月后，每服加推车客（即蜣螂）末三分。治新久痔漏。

推攒竹tuīcuánzhú 小儿推拿方法名。详"开天门"条。

推肚脐tuīdùqí 小儿推拿方法名。用两大指交互由脐向小腹或小腹向脐推。《厘正按摩要术·立法》："推肚脐：须蘸汤，往小腹下推，则泄；由小腹往肚脐上推，则补。"

推而纳之tuī'érnàzhī 针刺用语。与动而伸之对举。《难经·七十八难》："得气，因推而内（纳）之，是谓补。"指针刺得气以后，将针向下按纳，使正气深入，为补法。

推法tuīfǎ ❶推拿手法名。出《灵枢》。用手指或手掌着力于人体一定部位或穴位上，用力向一定方向推动。后代在应用上有发展，常用的有平推法、直推法、旋推法、分推法、一指禅推法等。详各条。有疏通经络，行气消瘀等作用。❷医者用重力向腧穴内插针以引导针感的针刺手法。

推粪虫tuīfènchóng 中药材。见《全国中草药汇编》。为蜣螂之别名，详该条。

推骨节tuīgǔjié 小儿推拿治疗方法名。又称推脊。《厘正按摩要术》："推骨节，由项下大椎，直推之龟尾，须蘸葱姜汤推之，治伤寒骨节疼痛。"有退热作用。

推罐法tuīguànfǎ 即走罐法，详该条。

推脊tuījǐ 小儿推拿方法名。即推骨节法，详该条。

推摩法tuīmófǎ ❶指小儿按摩法。心禅《一得集·推摩法论》："推摩法……按病推之……其法以手五指分主五脏，指尖属脏；本节属腑。热清寒温，实泻虚补，分顺推逆，推左旋右，旋右推左，以定温清补泻之法，俱有下数，或三百或五百，不可乱推。又有揉以运气，掐以定惊。面上亦各有所主之部位，肚腹手足，俱可推摩。"❷推拿手法名。其法用手掌边推边摩。

推拿tuīná ❶即按摩。古称按跷。是医生用手或上肢协助病人进行被动运动的一种医疗方法。具有调和气血，疏通经络，促进新陈代谢，提高抗病能力，改善局部血液循环和营养状态等作用。常用的手法有：按、摩、推、拿、揉、掐、搓、摇、滚、抖等法。用于关节炎、神经痛、软组织损伤和其他多种疾病。❷正骨八法之一。包括推法和拿法。《医宗金鉴·正骨心法要旨》："推者，谓以手推之，使还旧处也。拿者，或两手或一手捏定患处，酌其宜轻宜重，缓缓焉以复其位也。"适用于骨折愈合后或其他疾患所遗留的关节等处僵直者。

推拿法tuīnáfǎ 正骨八法之一。《医宗金鉴》卷八十七："推者，谓以手推之，使还归处也。拿者，或两手或一手捏定患处，酌其宜轻宜重，缓缓焉以复其位也。"适用于骨折愈合后或其他疾患所遗留的关节等处僵直者。

T

推拿广意tuīnáguǎngyì 推拿著作。见"小儿推拿广意"条。

推拿基本手法tuīnájīběnshǒufǎ ❶推拿手法中动作比较单一的基本操作方法。如按法、摩法、推法、拿法、扳法、摇法等。许多手法都是在此基础上发展变化而成的。如小儿推拿中的按弦走搓摩法即由按、搓、摩三种基本手法组成。❷推拿各学术流派中最主要或最常用的手法。

推拿抉微tuīnájuéwēi 推拿著作。涂蔚生撰。4卷。作者在夏云集《保赤推拿法》一书的基础上，参考《推拿广意》，以及唐容川、陈紫山、陈飞霞等人有关推拿论述编成。卷一（集）介绍认症法；卷二论述推拿（手法）；卷三至卷四为儿科多种病症的药物处方。书中所附作者评述也有一定的参考价值。1928 年由上海千顷堂书局出版石印本。

推拿疗法tuīnáliáofǎ 推拿著作。安徽医学院附属医院《推拿疗法》编写小组编。本书将中医的按摩推拿疗法作了较系统的初步整理。本书根据中西医结合的原则，着重叙述了一些劳动人民常见病、多发病的具体手法操作和典型病例。1972 年由人民卫生出版社出版。

推拿麻醉tuīnámázuì 中医学的麻醉方法之一。又称按摩麻醉。运用推拿手法刺激穴位以达到镇痛效果，使病人能在意识完全清醒的状态下接受手术的方法。曾用于拔牙、甲状腺切除、胃部分切除等手术。由于在手法操作中，多用按压一类的手法，又有指压麻醉或点穴麻醉之称。

推拿秘书tuīnámìshū 推拿著作。清代骆如龙撰于 1691 年。5 卷。1935 年商务印书馆铅印此书时删去骆氏自序及末卷，成 4 卷本，改名《幼科推拿全书》。卷一列保婴赋等歌赋，杂论儿科病诊法；卷二述推拿穴位；卷三论各种推拿手法；卷四为多种病症的推拿治法。1949 年后有排印本。

推拿手法tuīnáshǒufǎ 在推拿防治疾病过程中所施行的各种技巧动作。它通过许多不同形式的操作方法来刺激人体的经络穴位。其中有的以按捏为主，如按法、压法、点法、拿法、捏法等；有的以摩擦为主，如平推法、擦法、摩法、搓法、揉法等；有的以振动肢体为主，如拍法、抖法等；有的以活动肢体关节为主，如摇法、扳法、引伸法等。共有 100 余种。根据情况，可选择或综合应用。

推拿学tuīnáxué 教科书。上海中医学院附属推拿学校编。本书较系统地整理了中医学遗产中的按摩疗法。共分二篇，第一篇总论，介绍了推拿简史、经络学说、诊断、治疗原则、练功及手法等项；第二篇治疗，介绍了 40 余种病症的推拿疗法及其临床效果。1960 年由人民卫生出版社出版。

推气散tuīqìsǎn 《重订严氏济生方》方。姜黄（一作僵蚕）、枳壳、桂心各五钱，炙甘草一钱五分。为细末，每服二钱，姜、枣煎汤或酒调下。功能行气止痛。治右胁疼痛，胀满不食。

推气丸tuīqìwán 《杨氏家藏方》卷五方。陈皮、槟榔、枳实、黄芩、大黄、黑牵牛子各等分。为细末，炼蜜为丸，梧桐子大，每服五十至七十丸，临卧服。功能行气降逆，通利二便。治三焦痞塞，气不能降，胸胁胀满，大便秘，小便赤。

推求师意tuīqiúshīyì 医论著作。2 卷。明代戴思恭撰于 1443 年。书中论述各类病证的病因、病理、证脉、治法等，均本于其师朱震亨之意，予以推求发挥，对于朱氏的养阴学说及其临床运用有较深入的分析。本书本无传本，嘉靖年间由汪机编录，题名《推求师意》，并由汪氏门人陈桷校刊，编入《汪石山医书八种》。

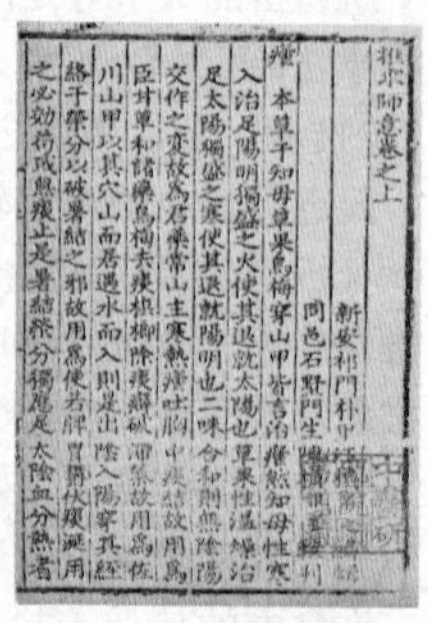

推求师意

推食指法tuīshízhǐfǎ 小儿推拿方法名。《推拿指南》："推食指法，此法能和气血，能发汗，用右大指外侧在虎口三关上，向上下推之，男左女右。"

推胃脘tuīwèiwǎn 小儿推拿方法名。由喉部向下推至中脘穴，用治呕吐等症。《厘正按摩要术》："推胃脘，由喉往下推，止吐；由中脘往上推，则吐。均须蘸汤。"

推膝盖骨归原法tuīxīgàigǔguīyuánfǎ 正骨手法。适用于髌骨离位的整复。见《伤科汇纂》卷一。患膝呈半屈曲位，用推挤手法使离位的髌骨复归于原位。再用抱膝固定。

推寻tuīxún 切脉指法。切脉时移动指位，左右寻找。《重订诊家直诀》："寻推以诊广狭厚薄曲直也。"

推疣法tuīyóufǎ 外治法的一种。见《中医外科学》。适用于高出皮面，损害较少的寻常疣及丝状疣。用棉花棒或刮匙（刮匙头部用棉花包裹）使其紧贴疣的根部，与皮肤呈 30°角，然后向前推之（用力不可过猛，如疣体表面角化过度，则在局麻下进行），将高出皮面部分推除，压迫止血后敷上桃花散少许，用纱布盖贴，胶布固定。

推云tuīyún 病证名。清代顾锡《银海指南》卷二："推云，又名黄膜上冲。"即黄液上冲，详该条。

推中指法tuīzhōngzhǐfǎ 小儿推拿方法名。出《厘正按摩要术》。用左手拇指及无名指捏持小儿中指端，以左手中指和食指托住小儿中指指背，用右大指外侧在小儿中指指面推之。治寒热往来。

颓tuí 病名。出《五十二病方》。即癞疝。详该条。

颓土脉tuítǔmài 脉象。脉来虚大无力。按之全无。《素问·大奇论》："脉至如颓土之状，按之不得，是肌气予不足也。"

瘖癃疝tuílóngshàn 古病名。《医学心悟》卷三："瘖癃疝即瘖疝。"证治见"疝"条。

瘖疝tuíshàn 古病名。疝病的一种。《灵枢·经脉》："足厥阴之脉……是动，则病腰痛，不可以仰，丈夫瘖疝，妇人少腹肿。"后世多指阴囊肿大或溃肿流脓血的病证。《医宗必读》："瘖疝，足阳明筋病，内有脓血，即巢氏之胕疝，子和之血疝也。"《类证治裁》卷七："肝脉滑甚为瘖疝，言肝木乘胃，或至溃脓下血。荔枝橘核汤，橘核散。"参见"疝"条。

瘖阴tuíyīn 病证名。出《灵枢·五色》。古释为阴肿。即睾丸、阴囊的病证。参见"疝"条。

癞葫芦tuíhúlú 病名。见《医宗金鉴·外科心法要诀》。即子宫脱垂的俗名，详见"子宫脱垂"条。

癞癃疝tuílóngshàn 病证名。《素问·脉解》："所谓癞癃疝肤胀者，曰阴亦盛，而脉胀不通，故曰癞癃疝也。"多因阴盛寒凝，膀胱气化不利而致。症见小腹胀痛，阴器肿而小便不通。治宜散寒化气利水。用导气汤加茯苓、泽泻、桂枝。

癞疝tuíshàn 病名。出《素问·阴阳别论》。❶指寒湿下传引起的阴囊肿大。《儒门事亲》卷二："癞疝，其状阴囊肿缒，如升如斗，不痒不痛者是也。得之地气卑湿所生，故江淮之间，湫溏之处，多感此疾。宜以去湿之药下之。"《类证治裁》卷七："传为癞疝，囊丸肿大如栲栳，顽痹不仁。三层茴香丸、荔枝散。"或用燥阴散，寒加吴茱萸、大茴香；湿加泽泻、木通；湿热者，加小茴香、栀子、黄柏等。❷指妇女少腹肿或妇女阴户突出的病证。《素问·脉解》："厥阴所谓癞疝，妇人少腹肿者，厥阴者辰也。"《儒门事亲》卷二："癞疝……女子阴户突出，虽亦此类，乃热则不禁固也，不可便谓虚寒而涩之、燥之、补之。"❸指阴疝。《圣济总录》："邪气聚于阴，致阴器肿大而痛者，阴疝也，一名癞疝。"参见"阴疝"条。

腿tuǐ 股和胫的总称。即大腿和小腿。

腿凹tuǐ'āo 即腘中。《医宗金鉴·外科心法要诀》："俗名腿凹，经曰腘中。”

腿肚tuǐdù 指腓肠肌部分。

腿发tuǐfā 病名。出《外科启玄》卷六。即箕门痈。见该条。

腿痛tuǐtòng 症名。指腿部肌肉、筋脉或关节间作痛。《张氏医通·腿痛》：“腿痛亦属六经……痛有血虚、血寒、寒湿、风湿、湿热流注、阴虚阳虚、肾虚风袭之殊。”因寒者，症见腿痛轻甚，或麻，或肿，恶寒喜暖，宜温散为主，方用白术附子汤、舒筋三圣散等；因湿热者，症见腿痛或上或下，或红肿，或热，溲赤等。治宜清化为主，方用当归拈痛汤等；因湿痰流注经络者，常见腰胁有块，两腿互换作痛，痛无定处，泛恶头眩等。治宜燥湿化痰，方用二陈汤加羌活、白术等。阴虚者用六味丸等；阳虚者用八味丸等。肾虚风袭者，用安肾汤。腿为足六经所循，可按病痛部位的不同选用各引经药。参见“臂痛”条。

腿痈tuǐyōng 病名。见《疡医大全》卷廿五。即大腿痈。见该条。

腿游风tuǐyóufēng 病名。出《疮疡经验全书》卷五。即肾气游风。详该条。

退赤散tuìchìsǎn ❶《银海精微》卷上方。黄芩、黄连、白芷、当归、赤芍药、栀子、桑白皮、木通、桔梗、连翘。为粗末，水煎，食远服。治麦粒肿。❷《银海精微》卷下方。大黄、黄芩、黄连、白芷、当归、赤芍药、栀子、桑白皮各等分。为粗末，水煎服。治血凝于胞睑之间。❸《审视瑶函》卷三方。桑白皮（蜜炙）、甘草、牡丹皮（酒洗）、黄芩（酒炒）、天花粉、桔梗、赤芍药、当归尾、瓜蒌仁（去壳、油，为霜）各等分。为细末，每服二钱，麦门冬煎汤调下。治白睛见有一片或一点红血，色似胭脂。

退法tuìfǎ ❶刺法名。指退针的方法。《针经指南》：“退者，为补泻欲出针时，各先退针一豆许，然后却留针，方可出之。”《针灸问对》又掺以呼吸，分别补泻，提出：“凡施补泻，出针豆许，补时出针宜泻三吸，泻时出针宜补三呼，再停少时，方可出针。”目前退针的方法，宜从深部缓缓退至皮下，留置片刻以待气缓，当针下不觉沉紧时随即拔出。❷推拿手法名。指方向向后或向下的平推法。《小儿推拿秘诀·字法解》：“退之者，而实也为推也。”如退六府即推六府法。

退热桔梗饮子tuìrèjiégěngyǐn·zi 《医宗金鉴·眼科心法要诀》卷七十八方。桔梗、芒硝、大黄、茺蔚子、炒白芍药、玄参、黄芩、防风各一钱。为粗末，水煎去渣，食后服。治目珠高突疼痛。

退热散tuìrèsǎn 《审视瑶函》卷三方。赤芍药、炒黄连、木通、生地黄、炒栀子仁、黄柏（盐水炒）、黄芩（酒炒）、当归尾、甘草梢、牡丹皮各等分。为末，每服五钱，水煎，去滓热服。治两眼赤丝虬脉。

退热汤tuìrètāng 《兰室秘藏·自汗门》方。黄芪一钱，柴胡七分，生甘草、黄连（酒制）、黄芩、芍药、地骨皮、生地黄、苍术各五分，当归身、升麻各三分。为粗末，水煎去滓，食远服。治表中虚热，或遇夜则甚。如身体无力困倦者，加麦冬、五味子各五分，人参、甘草各一钱。

退热饮子tuìrèyǐn·zi 《银海精微》卷下方。防风、黄芩、桔梗、茺蔚子各三两，大黄、玄参、细辛、五味子各一两。为粗末，每服五钱，水煎，食后服。治膜入水轮，日久失治伤瞳神者。

退妊tuìrèn 见根心堂主人《坤道指南》。即打胎。《坤道指南》载退妊方：五味子、三棱、莪术、归尾、葶苈各等分，人参少许，为末，水调服。

退思集类方歌诀tuìsījílèifānggējué 方书。见“王旭高医书六种”条。

退思居士tuìsījūshì 见“王泰林”条。

退思庐医书四种合刻tuìsīlúyīshūsìzhǒnghékè 丛书。严鸿志辑。刊于1921年。内容多为《感证辑要》《女科证治约旨》《女科精华》《女科医案选粹》。

退位tuìwèi 运气术语。指六气主司的更迭。参见“不退位”条。

退秧竹tuìyāngzhú 中药材。见萧步丹《岭南采药录》。为仙人杖之别名，详该条。

退翳膏tuìyìgāo 《兰室秘藏·眼耳鼻门》方。蕤仁、升麻各三分，连翘、防风、青皮各四分，甘草、柴胡各五分，当归身六分，黄连三钱，生地黄一钱五分，荆芥穗一钱（水半盏，浸后待用）。用水一碗，入前药煎至半碗，去滓再煎至半盏，入荆芥水两匙，加蜜少许，再上火熬匀点眼。治黑白翳障。

退翳明目tuìyìmíngmù 治法。即用具有退翳、辛散、滋阴、活血等作用的方药，治疗黑睛宿翳，使之缩小或变薄，从而起到提高视力作用的方法。

退翳散tuìyìsǎn 见《银海精微》卷上。即猪肝散，见该条。

退翳丸tuìyìwán 《增补万病回春》卷五方。当归、川芎、白蒺藜、菊花、羌活、密蒙花、蔓荆子、荆芥各一两，地骨皮、川椒各七钱，薄荷、蛇退、天花粉、楮实子、黄连、甘草各三钱，木贼（童便浸）二两。为细末，炼蜜为丸，每服一钱。有翳者食后米泔水送下；睛暗者食后当归煎汤送下；气障者食后木香煎汤送下；妇人血晕，当归、薄荷煎汤送下，日二次。治眼疾翳障昏暗，妇人血晕。

退阴符tuìyīnfú 气功术语。阴符又称为文火。是指在练“小周天”功和“卯酉周天”功过程中，配合进阳火以升降气机，调和阴阳所应掌握的一种火候。“小周天”退阴符，是选在“六阴时”中的午未申戌亥等五时中施行。“卯酉周天”退阴符，是在“卯酉周天”进阳火事毕后接着进行的。

退云散tuìyúnsǎn 《增补万病回春》卷五方。当归、生地黄、菊花、谷精草、木贼、大黄（酒炒）、羌活、石决明、蔓荆子、白芷、黄柏、连翘、龙胆草各一钱，蝉蜕七个。为粗末，水煎，食远服。功能清热祛风明目。治翳蒙瞳子。

退针tuìzhēn ❶即出针，见该条。❷指针在穴位内由深处向浅部抽提。可单纯外抽或和捻转结合进行，退针快慢据情而定，一般急退为泻，缓退为补。

tun

吞口tūnkǒu 肩解的俗称。《医宗金鉴·正骨心法要旨》：“其臼含纳臑骨上端。其处名肩解……俗名吞口。”

吞气tūnqì 养生术语，也是道家的一种养生方法。刘勰《新语》中有“决命必在吞气”之说。《抱朴子内篇·杂应》中亦有“有冯生者，但单吞气，断谷已三年”的记载。

吞食梗塞tūnshígěngsè 症名。指吞咽困难，或吞食时伴随疼痛、胸闷、恶心呕吐的症状。多因顽痰或瘀血肿块阻塞食管所致。参见“噎”“噎膈”各条。

吞酸tūnsuān 症名。见《诸病源候论·脾胃病诸候》。又称咽酸。指酸水自胃中上至咽喉，不及吐出而下咽，并可感觉到酸味刺激性的表现。《医林绳墨·吞酸吐酸》：“吞酸者，胃口酸水攻激于上，以致咽嗌之间，不及吐出而咽下，酸味刺心，有若吞酸之状也。”《寿世保元·吞酸》：“饮食入胃，被湿热郁遏，食不得化，故作吞酸。”《证治汇补·吞酸章》：“吞酸为中气不舒，痰涎郁滞，须先用开发疏畅之品。”治同吐酸，参见该条。

焞tūn 本义形容星光暗弱。指耳听不聪。参见“浑浑焞焞”条。

豚卵túnluǎn 中药材。出《神农本草经》。又名猪石子。为猪科动物猪 *Sus scrofa domestica* Brisson 的睾丸。甘、咸，温。温肾纳气，镇惊定喘。①主治肾虚喘咳，寒疝腹痛，奔豚气、阴茎中痛、癃闭。②治中风、惊痫、癫疾。内服：煮食或煎汤饮，每日 2 个；焙干研末服，每日 1 个。豚卵含睾酮。其对生殖系统、代谢、促进造血、延缓衰老、抗冠心病、免疫及抗早孕等方面有药理作用。

臀tún 俗称屁股。骶骨部两侧隆起的臀大肌部分。《灵枢·经脉》：“膀胱足太阳之脉……其支者，从腰中下挟脊贯臀，入腘中。”

臀骱túnjiè 关节名。见《伤科补要》卷二，即髋关节，详“髀枢”条。

臀骱骨出túnjiègǔchū 病名。见《伤科补要》卷二。即髋关节出臼，详“胯骨出”条。

臀骱脱臼túnjiètuōjiù 病名。见《伤科大成》。即髋关节脱臼。详“胯骨出”条。

臀疽túnjū 病名。见《外科启玄》卷六。为臀痈之肿平根深者。若发于臀之下缘承扶穴部者最疼。治以内托为要。余证治见“大腿痈”及“外痈”条。

臀上出túnshàngchū 病证名。出《仙授理伤续断秘方》。指髋关节后脱位。详“胯骨出”条。

臀痈túnyōng 病名。出《外科理例》卷五。即生于臀部的痈。由膀胱湿热凝结而成。初宜隔蒜片艾灸，内服仙方活命饮。证治见“外痈”条。

臀中túnzhōng 经外奇穴名。见《常用经穴解剖学定位》。位于臀部，以大转子和坐骨结节连线为底边，向上作一等边三角形，其顶点是穴。主治坐骨神经痛，下肢偏瘫，荨麻疹等。直刺 1.5~2.5 寸。艾炷灸 3~7 壮；或艾条灸 5~15 分钟。

tuo

托毒生肌tuōdúshēngjī 治法。疮疡后期，邪毒尚未尽去，正气已虚，脓液未尽，腐肉未脱，新肌难生，必须补益气血，托毒外出，并促进腐肉脱落，生肌敛疮。可内服托里消毒散，外用生肌玉红膏等敷贴疮口。

托法tuōfǎ ❶疮疡内托法之简称。见该条。❷推拿手法。出《备急千金要方·养性》。用两手或一手将患处托起，有消肿散积作用，如托腹法。参见“颠簸”法。

托疽tuōjū 病名。出《外科启玄》卷六。又名膝眼毒。生于足少阳胆经阳关、阳陵泉二穴处。症见焮肿作痛，溃脓较迟。脓液黄白者为顺；若不痛或流鲜血，或疮头渐多者为逆。治同外痈。

托里定痛散tuōlǐdìngtòngsǎn 《外科正宗》卷一方。熟地黄、当归、白芍药、乳香（去油）、没药（去油）、罂粟壳（蜜炙）、川芎、肉桂。水煎服。治痈疽溃后，血虚疼痛不可忍者。

托里法tuōlǐfǎ 出《圣济总录》卷一百三十。即疮疡内托法，见该条。

托里解毒汤tuōlǐjiědútāng 《验方新编》卷十一方。金银花三钱，当归五钱，生黄芪二钱，天花粉、连翘、黄芩、赤芍药各一钱半，大黄、牡蛎、生甘草各一钱，枳壳八分，皂角刺（已破者不用）五分。水煎服。治红肿痈毒。

托里排脓tuōlǐpáinóng 治法。用具有补益内托、托毒外出、排除脓液作用的方药治疗已成脓疮疡的治法。一般用托里排脓汤。若正气未虚而邪毒盛者，托毒以排脓，可用透脓散；若正气已虚，脓液清稀而排除不畅者，宜补托法，可用托里消毒散。参见“疮疡内托法”条。

托里排脓汤tuōlǐpáinóngtāng 《医宗金鉴·外科心法要诀》卷六十四方。白芍药（酒炒）、人参、白术（土炒）、茯苓、连翘、金银花、浙贝母各一钱，黄芪二钱，陈皮八分，肉桂六分，甘草四分。加生姜一片，水煎，食远服。治疮疡脓溃及鱼尾毒，症见痈疽生于项后发际两旁角处，脓成将溃。若病在胸之上加桔梗一钱；下部加牛膝八分；头顶之上加白芷五分。

托里散tuōlǐsǎn ❶《医学入门》卷七方。人参、黄芪各二钱，白术、陈皮、当归、熟地黄、茯苓、芍药各一钱半，甘草一钱。水煎服。功能补益气血，托毒生肌。治痈疽气血虚不能起发，腐溃收敛，或恶寒发热，肌肉不生。如焮肿热毒，加黄连；漫肿气虚者，倍人参、白术；有表邪者，加羌活、川芎；表虚者，倍人参、黄芪；内热饮冷便秘者，去人参、黄芪、当归、白术，加大黄；内虚饮热便秘者，倍人参、黄芪、当归、白术；寒热饮冷，溺涩肝热者，去人参、黄芪，加柴胡、炒栀子；气虚不能溃脓者，加肉桂、人参、白术；红肿作痛者，加乳香、没药；肉赤不敛，血虚有热者，加熟地黄、牡丹皮；肉黯不敛，阳气虚寒者，加人参、黄芪、肉桂、白蔹；肉白不敛，阳气虚者，或脓多不敛，气血虚者，倍加人参、黄芪、当归、白术；漫肿不痛，肉死不溃，脾虚甚者，加人参、白术、干姜、附子；脓多兼赤，血虚者，倍加人参、白术、熟地黄、当归；忿怒晡热出血者，加牡丹皮、栀子、熟地黄；面青胁胀出血者，加山药、山茱萸、五味子；食少体倦出血者，倍加人参、黄芪、当归、熟地黄；郁结少寐出血者，加远志、酸枣仁、茯神、龙眼肉；呕者加藿香、人参、白术；少食腹痛，肠鸣冷泻者，加炮姜、木香；脓多而渴者，加熟地黄、五味子、麦冬；茎痛溺涩者，加山药、山茱萸、泽泻；劳倦溲赤者，加升麻、柴胡；日晡头痛眩晕者，加熟地黄；身热恶衣，欲投水中，脉沉细烦躁者，加干姜、附子、肉桂；晡热多痰者，倍加当归、熟地黄、人参、白术；体痛不寐盗汗者，加茯神、酸枣仁；寝寐汗多，肾气虚者，加五味子；饮食汗出，胃气虚者，加人参、五味子；妇人劳怒，夜热或谵语，或适经行，热在血分者，加柴胡、生地黄、牡丹皮。《校注妇人良方》卷二十四载有本方，但无甘草。❷《外科真诠》方。黄芪三分，当归二分，续断三钱，茯苓、白芍药各二钱，香附、金银花各一钱，枸杞子一钱五分，山甲珠一片，甘草七分，福元十枚。水煎服。治阴、阳毒溃后，气血虚者。

托里十补散tuōlǐshíbǔsǎn 《证治准绳·幼科》集四方。即十奇散，见该条。

托里透脓汤tuōlǐtòunóngtāng 《医宗金鉴·外科心法要诀》卷六十三方。人参、白术（土炒）、炒穿山甲、白芷各一钱，升麻、甘草节、炒青皮各五分，当归二钱，黄芪三钱，皂角刺一钱五分。水煎，病在上先饮煮酒一盅，后服此药；病在下先服药，后饮酒；疮在中部，药内兑酒半盅，热服。治浸脑疽，气血两虚，将溃之时，紫陷无脓，根脚散大者。

托里温经汤tuōlǐwēnjīngtāng 《卫生宝鉴》卷十三方。人参、苍术各一钱，麻黄、白芷、当归身各二钱，防风、葛根各三钱，升麻四钱，炙甘草、白芍药各一钱半。为粗末，每服一两，先煎麻黄令沸，去沫，再下余药，去渣温服，卧于暖处，得汗为度。治寒伤皮毛，郁遏经络，不得伸越，热伏荣中，聚而赤肿，痛不可忍，恶寒发热，或相引肢体疼痛。

托里温中汤tuōlǐwēnzhōngtāng ❶《卫生宝鉴》卷十三方。丁香、沉香、茴香、益智仁、陈皮各一钱，木香一钱半，羌活、炮姜各三钱，炙甘草二钱，附子（炮，去皮脐）四钱。为粗末，加生姜五片，水煎服。治疮为寒变而内陷者，脓稀身冷，心下痞满，肠鸣切痛，大便微溏，食则呕逆，气短促，呃逆不止，不得安卧，时发昏愦。❷《疡医大全》卷九方。白术、木香、丁香各五分，人参、益智仁、炮姜、半夏、陈皮、羌活、白蔻仁、甘草各一钱，熟附子二钱，茯苓三钱。加生姜、大枣，水煎服。治证同上。

托里消毒散tuōlǐxiāodúsǎn 《外科正宗》卷一方。人参、川芎、白芍药、黄芪、白术、茯苓、当归、金银花各一钱，白芷、甘草、桔梗、皂角刺各五分。水煎，食远服。治痈疽已成，不得内消。若脾弱者，去白芷，倍人参。

托里益气汤tuōlǐyìqìtāng 《医学入门》卷七方。白术二钱，人参、茯苓、贝母、陈皮、香附、芍药、当归、熟地黄各一钱，桔梗、甘草各五分。水煎服。治痈肿而硬，肉色不变，或日晡发热，或溃而不敛。如口干，加五味子、麦冬；寒热往来，加柴胡、地骨皮；脓清，加黄芪；脓多，加川芎；肌肉迟生，加白蔹、肉桂。

托盘tuōpán 中药材。见《黑龙江常用中草药手册》。又名树莓、牛迭肚、野马林、野婆婆头。为蔷薇科植物山楂叶悬钩子 *Rubus crataegifolius* Bunge 的果实。分布于东北及内蒙古、河北、山东。酸、甘，温。补肝肾，缩小便。治阳痿，遗精，尿频，遗尿。煎服：6～9g。本品含有机酸，主为柠檬酸、苹果酸、水杨酸及其盐类。还含果胶质、维生素 C 等。

托盘疔tuōpándīng 病名。出《疡科心得》卷上。即手心毒发生于劳宫穴者，以其手难屈曲，如托盘状，故名。见“手心毒”条。

托盘根tuōpángēn 中药材。见《黑龙江常用中草药手册》。为蔷薇科植物山楂叶悬钩子 *Rubus crataegifolius* Bunge 的根。苦、涩，平。祛风，利湿，解毒。①治风湿性关节炎，痛风，肝炎。煎服：15～30g。②捣敷治丹毒。根含β-谷甾醇、熊果酸、胡萝卜苷等。

托盘疽tuōpánjū 病名。即手心毒，见该条。

托腮痈tuōsāiyōng 病名。见《杂病源流犀烛》卷二十四。多由胃火邪热壅盛，或过食醇酒厚味，热毒内蕴所致。症见腮下红肿，形如托腮之状，疼痛，饮食吞咽有碍，身发寒热。治宜解毒泻火、清热消肿。方可选用普济消毒饮加减。参见“兜腮痈”条。

托踏tuōtà 自我推拿方法。两手向上托起，两足稳站在地，静心宁神。《红炉点雪·却病延年一十六句之术》：“托踏应无病法：双手上托，如举大石；两脚前踏，如履实地。以意内顾，神气自生，筋骨康健，饮食消融。”

托天tuōtiān 自我按摩方法。术者取坐位，两手握拳后，向上举起，然后分别放在两膝上。《寿世青编·十二段动功》：“托天：以两手握拳……即向天托起，随放左右膝上。每行三次，去胸腹中邪气。”

托颐位tuōyíwèi 针灸体位。详见“坐位”条。

拖地莲tuōdìlián 中药材。见《全国中草药汇编》。为黄毛耳草之别名，详该条。

脱tuō ❶指病情突变，阴阳相离，而致生命垂危的病理及其证候。《素问·四时刺逆从论》：“血气皆脱，令人目不明。”《临证指南医案·脱》徐灵胎评语：“脱之名，惟阳气骤越，阴阳相离，汗出如油，六脉垂绝，一时急迫之症，方名为脱。”❷指中风脱证。《医宗必读》：“凡中风昏倒……最要分别闭与脱二证明白。”“若口开心绝，手撒脾绝，眼合肝绝，遗尿肾绝，声如鼾肺绝，即是脱证。”

脱凡散tuōfánsǎn 《古今医鉴》卷十六方。蝉蜕（去头、足）五钱。研细末，用好酒一碗，煎滚服。治破伤风五七日未愈，已至角弓反张，牙关紧急。

脱肛tuōgāng 病名。见《诸病源候论》卷五十。谓：“脱肛者，肛门脱出也。”又名州出、截肠。指以大便后或劳累、下蹲时肛管和直肠黏膜或直肠全层或部分乙状结肠脱出肛外为主要表现的疾病。以老年、小儿及素体虚者易患本病，多因中气不足、气虚下陷或湿热下注于大肠所致。便后脱出的肛肠，初期可自然还纳，中期须用手托送回，晚期常因咳嗽、用力、步行等而随时脱出。治法：气虚者宜益气升陷，服补中益气汤；湿热下注大肠者先清利湿热，兼以升提，如黄芩、黄连、槐角、黄柏、升麻、柴胡之类。外治可用香荆散，五倍子、白矾等煎汤熏洗。脱肛严重或经药物治疗无效者，应酌情选用注射疗法、手术治疗等。

脱肛痔tuōgāngzhì 病证名。见《疮疡经验全书》卷七。包括痔脱出及肛肠脱垂。多因患痔日久，复感湿热外邪，气虚失摄所致。症见大便时肛肠努出，疼痛下血或滋流黄水等。治宜清化湿热，益气升陷。用提肛散化裁，外用五倍子、明矾各一两，水煎熏洗。

脱骨丹tuōgǔdān 中药材。见《生草药性备要》。为金樱根之别名，详该条。

脱骨疔tuōgǔdīng 病名。见《中国医学大辞典》。即脱疽，见该条。

脱骨疽tuōgǔjū 病名。出《外科全生集》卷二。即脱疽，见该条。

脱管锭tuōguǎndìng 治疗肛门漏管的药锭。见王芳林《临床实用痔漏学》。由白砒一两，乳香五钱，明雄八钱组成。外形如针，插入漏管后可腐蚀漏管促使其脱落。可用于单纯性肛瘘的治疗。

脱汗tuōhàn 症名。《医碥·汗》：“脱汗，阴盛格阳，汗从阳脱，味淡不咸，如珠不流，为汗绝，不治。”详绝汗条。

脱花煎tuōhuājiān 《景岳全书·新方八阵》卷五十一方。当归七钱至一两，肉桂一至三钱，川芎、牛膝各二钱，车前子一钱半，红花一钱。水煎服，服后饮酒更佳。用于催生或下死胎。若胎死腹中或坚滞不下者，加朴硝三至五钱；气虚困剧者，加人参适量；阴虚者，加熟地黄三至五钱。

脱骱tuōjiè 病名。出《伤科补要·凡例》。即脱臼，详该条。

脱臼tuōjiù 病名。即关节面失去了正常连接。见《圣济总录》卷一百四十五。又名脱位、出臼、骨出、脱髎、脱骱、骱失。多因跌打、坠撞所致。按病因可分为外伤性、习惯性、病理性及先天性脱臼4种。以外伤性为多见。按脱出程度可分为全脱、半脱；按脱出方向又分为前、后、上、下及中心脱臼等。每当脱后患部有肿胀、疼痛、明显畸形、弹性固定及功能障碍。治宜手法复位，必要时还可在麻醉下切开复位，适当固定及功能锻炼。初期宜活血化瘀，消肿止痛，内服复元活血汤、复元通气散或七厘散，外敷乌头膏或栀乳散；中、后期宜和营止痛，舒筋活络，内服壮筋养血汤、小活络丸，外用海桐皮汤、五加皮汤或损伤洗方浸洗。并结合功能锻炼。习惯性脱臼宜内服补肝肾、壮筋骨之剂；病理性脱臼除手法或手术矫正；若合并有骨折者，应同时给予整复固定。

脱疽tuōjū 病名。出《刘涓子鬼遗方》卷四。又名脱痈、脱骨疽、脱骨疔、敦痈、甲疽、蛀节疔、蜣螂蛀。本病多发于足趾，溃久则趾自落、故名脱疽。多因过食厚味，以致郁火毒邪蕴于脏腑，加之肾阴亏损，不能制火而发；或因外感寒湿毒邪，营卫不调，气血凝滞而成。本病发病缓慢，初起患趾色白发凉，麻疼，日久患趾如煮熟红枣，痛如火烧，逐渐由红转黯变黑，足趾坏死脱落并向足背小腿蔓延。甚至出现五败症等。治宜滋肾养血，健脾益气，活血解毒为主。可随证选服解毒济生汤、阳和汤、顾步汤、四妙勇安汤、人参养荣汤等。外治：早期不痛宜隔姜灸、痛宜大麦米煮饭、芙蓉叶各15g，捣贴以止痛，或附子、干姜、吴茱萸等捣敷脚心；若腐烂黑焰、痛不可忍者，宜用大甘草研极细末，香油调厚敷，一日一换，勿间断；腐去后再以生肌玉红膏及生肌散敷之；若黑坏死，则应手术切除之。本病相当于血栓闭塞性脉管炎和闭塞性动脉粥样硬变。采用中西医结合方法诊治，现多分为寒凝络痹、气血郁滞、阴虚热毒、气血双虚4种类型。在治疗上，按照分型多用既定方剂为基础、又根据病情辨证施治，予以加减，疗效有所提高。

脱疽疔tuōjūdīng 病名。出《医学入门》卷六。即足背发，见该条。

脱绝tuōjué 病证名。亡阴引起阳脱，或亡阳伴随阴竭的阴阳相离绝的垂危证。如大出汗或大吐大泻的失水病人，属于耗失阴液（血），如救治不及，阴液（血）耗竭，就会导致阳气虚脱，出现冷汗淋漓，脉微细或芤大，四肢逆冷甚至死亡，即为亡阴引起阳脱的脱绝证。

脱颏tuōkē 病名。即下颌关节脱臼。见《疡医大全》三十六卷。详“颊车蹉”条。

脱力草tuōlìcǎo 中药材。❶见《江苏药材志》。又名野蚊子草、粘蝇草、白花石竹。为石竹科植物蝇子草 *Silene fortunei* Vis. 的带根全草。分布于山东、山西、陕西、甘肃、河南和长江流域及其以南各地。辛、涩，凉。清热，利湿，解毒消肿。①治湿热黄疸痢疾，肠炎，尿路感染，白带，颈淋巴结结核。煎服：30～60g。②治急性咽喉炎、扁桃体炎。煎服并捣汁和蜜拭咽喉部。③治蝮蛇咬伤，鲜品捣烂绞汁服，渣敷伤口周围；扭、挫伤，关节肌肉酸痛，浸酒外搽。本品含多种氨基酸、尿素、乙醇胺。根、叶显生物碱、皂苷、鞣质等反应。❷见《滇南本草图谱》。为仙鹤草之别名，详该条。❸见《江苏药材志》。为鬼针草之别名，详该条。

脱力黄tuōlìhuáng 病证名。《杂病源流犀烛·诸疸源流》：“力役人劳苦受伤，亦成黄胖病，俗名脱力黄。”与因虫食所致之黄胖病不同。证见黄胖而好食易饥，怠惰无力。治宜双砂丸、伐木丸加味。参见“黄胖”条。

脱髎tuōliáo 病名。见《伤科汇纂》卷三。即脱臼，详该条。

脱囊tuōnáng 病名。❶见《医宗金鉴》卷七十五。又名阴囊毒、外肾痈、囊发、囊脱、脱壳囊痈。因湿热火毒下注肝经而成。症见阴囊红肿，继而溃烂皮脱，甚而睾丸外悬。治宜泻肝火、利湿热。初用龙胆泻肝汤，后期宜滋补调理。未溃外敷玉露散或金黄散，已溃按溃疡治。亦可用紫苏叶煎洗或为末干掺或香油调敷。❷阴肿之古称。见《外科大成》卷四。

脱气tuōqì ❶病名。指虚劳病出现元气虚衰的疾患。多因劳伤久病，脾肾阳虚，中气虚损而致。《金匮要略·血痹虚劳病脉证并治》：“脉沉小迟，名脱气，其人疾行则喘喝，手足逆寒，腹满，甚则溏泄，食不消化也。”治宜温补脾肾，方用附子理中汤等。参见“气病”条。❷病机。指正气耗损。《素问·缪刺论》：“针过其日数则脱气，不及日数则气不泻。”❸因针灸操作不当而导致的病人晕厥等情形。

脱壳tuōqiào 病证名。《验方新编·小儿科杂治》，周身脱皮“因生时触风，满身皮屑脱下，一层又一层，名曰脱壳。若作丹毒、火痧治之则误矣”。宜用木通、藿香、黄芩、麦冬，加灯草煎服。

脱壳囊痈tuōqiàonángyōng 病证名。即脱囊之南方俗称，见该条。

脱壳乳痈tuōqiàorǔyōng 病名。即乳发之南方俗称，见该条。

脱荣tuōróng 病证名。见徐润之《最新三字达生续编》。指堕胎后，阴血暴下不止，出现面黄，唇白，虚极欲脱，谓之脱荣。治宜补气回阳，方用独参汤或参附汤。

脱色tuōsè 症名。脸色泛白，如脱去颜色之状，可见于突然惊恐或晕针。《素问·刺禁》：“刺郄中大脉，令人仆，脱色。”

脱神tuōshén 诊法术语。即失神，详该条。

脱位tuōwèi 病名。即脱臼，详该条。

脱下颏tuōxiàkē 病名。即下颌关节脱臼。出《伤科补要》卷二。详“颊车蹉”条。

脱泻tuōxiè 病证名。泄泻重证。《医学传灯》：“脱泻者，水谷皆下，日有百次，不但糟粕泻尽，并肠中所蓄之黄水，俱已竭尽而无余。”急宜止泻固脱。参见“紧病”“滑泄”条。

脱形tuōxíng 症名。与“大骨枯槁”意思相仿，指肌肉极度瘦削，全身的骨骼关节显露，如同干柴的表现。

脱血tuōxuè 病机。出《素问·平人气象论》。即血脱，详该条。

脱阳tuōyáng 病证名。阳气严重耗损，有虚脱倾向的病变。❶《难经·二十难》：“脱阳者见鬼。”指阴寒内盛，阳气耗伤太过，以致神气不藏而出现幻觉、幻视、神志异常、呢喃乱语、或大汗淋漓等症状。❷指男子因性交而出现虚脱的症状。

脱阳痧tuōyángshā 病证名。痧证之一。《痧症全书》卷中：“脱阳痧，小腹急痛，肾缩面黑，气喘出冷汗，名为脱阳，有似发痧，用连须葱白三茎研烂，酒四碗，煮二碗，作三服。又炒盐熨脐下气海穴，令气热。”参见“脱阳”条。

T

脱阴tuōyīn 病证名。《难经·二十难》：“脱阴者目盲。”肝肾阴精过度损耗，可致视力严重减弱或丧失。可见于急性热病后期，慢性发热，虚损及产后体弱等。

脱营tuōyíng 古病名。《素问·疏五过论》：“凡未诊病者，必问尝贵后贱，虽不中邪，病从内生，名曰脱营。”后世沿用脱营之名，而所指不尽相同。❶指因情志所伤而成的一种虚劳证。《圣济总录》卷九十一：“脱营之病，虚劳之类也……形体日减，洒洒然时惊，甚则精气竭绝，形体毁沮，皮焦筋屈，痿躄拘挛，是其候也。”宜用天门冬散、大补益石斛散等方。❷指因情志所伤而致的一种肿痛。又作失荣。《外科正宗·杂疮毒门》：“失荣者，先得后失，始富终贫，亦有虽居富贵，其心或因六欲不遂，损伤中气，郁火相凝，隧痰失道停结而成。其患多生肩之已上，初起微肿，皮色不变，日久渐大，坚硬如石。”病较难治，可用和荣散坚丸、飞龙阿魏化坚丹等方。

脱营失精tuōyíngshījīng 病证名。❶出《素问·疏五过论》。由于情志内伤，耗营伤精所致，症见形体消瘦，精神憔悴，饮食无味，畏寒，善惊，健忘，四肢痿废等。治宜益精养血，镇心安神。❷《张氏医通·杂门》引陈毓仁《痈疽图形》所载“失营”，认为即系《内经》所载“脱营失精”。其病由于“营气内夺，五志之火煎迫为患……初如痰核，久则渐大如石，破后无脓，惟流血水，乃百死一生之证……其形著也，或发膺乳腋胁，或发肘腕胫膝，各随阴阳偏阻而瘕聚其处。久而不已，五气留连，病有所并，则上下连属如流注然……原夫脱营之病，靡不本之于郁，若郁于脏腑，则为噎膈等证……”本病包括因情志抑郁诱发的恶性肿瘤。

脱痈tuōyōng 病名。《灵枢·痈疽》：“发于足指，名曰脱痈。其状赤黑，死不治，不赤黑不死，不衰，急斩之，不则死矣。”即脱疽，见该条。

脱证tuōzhèng 病证名。阴阳气血严重耗损的综合表现。症见汗出如珠、四肢厥冷、口开目合、手撒尿遗，脉微细欲绝等。临床上把中风、大汗、大泻、大失血或精液大泄等精气急骤耗损导致阴阳离决者，称为暴脱，部分休克属此范围。若久病元气虚弱、精气逐渐消亡所引起的，则称虚脱。心、肺、肝、肾等的功能衰竭基本上属此范围。由于病因病理和症状均以精气向外脱为特征，故又称外脱。《灵枢·通天》：“阴阳皆脱者，暴死不知人也。”亦有将此作中风辨证分型之一，即实者为闭证，虚者为脱证。治疗急救一般应以回阳固脱为先。

涶tuō 同唾。详该条。

佗脊tuójǐ 见《针灸孔穴及其疗法便览》。即夹脊穴，见该条。

陀僧膏tuósēnggāo 《医宗金鉴·外科心法要诀》卷六十二方。密陀僧（研末）二十两，赤芍药、全当归、赤石脂（研）、百草霜（研）各二两，乳香（去油，研）、没药（去油，研）、血竭（研）、孩儿茶（研）各五钱，苦参四两，银黝一两，大黄半斤，桐油二斤，香油一斤。先将赤芍、当归、苦参、大黄入油内炸枯，熬至滴水不散，再下密陀僧末，用槐、柳枝搅至滴水将欲成珠，将百草霜筛入搅匀，再将群药及银黝筛入，搅极匀，倾入水盆内，手扯千余下，再收入磁盆内，常以水浸之，外敷患处。治诸般恶疮，流注瘰疬，跌仆损破，金刃误伤等症。

橐吾tuówú 中药材。出《质问本草》。为八角乌之别名，详该条。

唾tuò ❶五液之一。与涎合称涎唾或唾液。唾为肾液。《素问·宣明五气》：“肾为唾。”肾经有一络脉，上夹舌本，通舌下廉泉穴。肾虚水泛而多唾，唾液清冷；肾阴不足，虚火上炎而唾少咽干，口中感腥咸异味。❷同吐。《素问·脉要精微论》：“肺脉搏坚而长，当病唾血。”

唾脓血tuònóngxiě 症名。见《伤寒论·辨厥阴病脉证并治》。指咳唾脓血。《金匮要略心典》卷上：“惟胸中痛，脉滑数，唾脓血，则肺痈所独也。”参见“咳唾脓血”“肺痈”条。

唾血tuòxiě 症名。❶指痰中带血。《素问·咳论》：“肺咳之状，咳而喘息有音，甚则唾血。”详“咳血”“嗽血”“咯血”等条。❷指血随唾液而出。多因脾不统血，肝不藏血，或肾水不足，阴虚火旺所致。脾不统血者，伴见心悸怔忡，睡卧不安，饮食减少，疲乏无力，宜用归脾汤、七珍散等方加减。肝不藏血者，伴见头痛，胁痛，口渴，便秘，宜用当归龙荟丸、泻心汤等方。阴虚火旺者，伴见咽干口燥，心烦失眠，舌质红，脉细数，治宜滋阴降火，用滋阴降火汤、麦冬养营汤等方。《张氏医通·诸血门》：“唾血，平时津唾中有血如丝或浮散者，此属思虑伤脾，脾虚不能统血也。有兼心兼肾兼胃之不同。兼心，加味归脾汤；兼肾，六味丸加五味子、肉桂；兼胃，四君子汤加黄芪、山药、粟米，名七珍散。”

-W-

wa

挖耳草wā'ěrcǎo 中药材。❶出《滇南本草》。又名杓儿菜、芸香草、倒提壶、野葵花。为菊科植物烟管头草 *Carpesium cernuum* L. 的全草。我国大部分地区有分布。苦、辛，寒，有小毒。清热解毒，消肿，止痒。①治感冒发热，咽喉肿痛，乳蛾，痄腮，淋巴结结核，风火牙痛，急性肠炎，痢疾，尿路感染。煎服：6～15g。②治疮疖肿毒，乳痈，蛇咬伤，鲜草捣敷；黄水疮，疥疮，脓疱疮，煎水洗。❷见《上海常用中草药》。为天名精之别名。详该条。

挖耳草根wā'ěrcǎogēn 中药材。出《分类草药性》。为菊科植物烟管头草 *Carpesium cernuum* L. 的根。苦，凉。治痢疾，牙痛，喉蛾，子宫脱垂，脱肛。煎服：6～12g。

娃儿藤wá·erténg 中药材。见《江西草药》。为萝藦科植物七层楼 *Tylophora floribunda* Miq. 的根。分布于贵州、广西、广东、湖南、江西、福建、浙江、江苏、安徽。辛，甘，温，有小毒。祛风化痰，散瘀解毒。❶治小儿惊风，哮喘痰咳，咽喉肿痛，口腔炎，牙周炎，风湿痹痛，胃痛，腹痛，跌打损伤。煎服：3～9g。孕妇慎服。❷治白喉。鲜根30g，捣汁服，每日数次。❸治关节肿痛，蛇咬伤。捣烂外敷。

娃娃拳wá·waquán 中药材。见《民间常用草药汇编》。为扁担杆之别名，详该条。

瓦草wǎcǎo 中药材。出《滇南本草》。又名滇白前、青骨藤。为石竹科植物瓦草 *Melandrium viscidulum* (Franch.) Hand. -Mazz. var. *szechuanense* (Wills.) Hand. -Mazz. 的根。分布于云南、四川、贵州等地。辛、苦，凉，有小毒。清热，化痰，止痛，利尿。①治肺热咳嗽，风湿疼痛，跌打损伤，淋病。煎服：9～15g。②治外伤出血。研末敷。

瓦花wǎhuā 中药材。出《摘元方》。为瓦松之别名，详该条。

瓦楞子wǎléngzǐ 中药材。出《本草备要》。又名瓦垄子、瓦弄子、蚶子壳、魁蛤壳。为蚶科动物魁蚶 *Arca inflata* Reeve 泥蚶 *A. granosa* L. 或毛蚶 *A. subcrenata* Lischke 的贝壳。主产于浙江、江苏、山东、广东、辽宁等地。咸，平。入肝、肺、胃经。制酸止痛，消痰化痰，软坚散结。治胃痛、嘈杂、吐酸，顽痰积结，瘰疬，瘀血癥瘕。内服：煎汤，9～15g，宜打碎先煎；或研末冲服，每次1.5～3g。制酸煅用，消痰软坚生用。本品主含碳酸钙、磷酸钙。还含少量镁、铁等。碳酸钙有抗胃酸作用。

瓦垄子wǎlǒngzǐ 中药材。出《丹溪心法》。即瓦楞子，详该条。

瓦鸟柴wǎniǎochái 中药材。见《贵州民间方药集》。为铁筷子之别名，详该条。

瓦弄子wǎnòngzǐ 中药材。见《东北动物药》。即瓦楞子，详该条。

瓦参wǎshēn 中药材。见《昆明民间常用草药》。为土人参之别名，详该条。

瓦松wǎsōng 中药材。出《新修本草》。又名瓦花、瓦塔、向天草、昨叶何草。为景天科植物瓦松 *Orostachys fimbriata* (Turcz.) A. Berger 的干燥地上部分。我国各地均有分布。酸，苦，凉。入肝、肺、脾经。凉血，止血，解毒，敛疮。①治鼻衄，吐血，便血，血痢，肝炎，淋浊，凉血止血，解毒，疮口久不愈合，煎服3～9g。②治疮口久不愈合，研末撒或调涂。瓦松全草含槲皮素，槲皮素-3-葡萄糖苷，山柰酚，草酸，景天庚酮糖苷等。全草具有强心作用。

瓦塔wǎtǎ 中药材。见《河北药材》。为瓦松之别名，详该条。

瓦韦wǎwéi 中药材。出《新修本草》。又名剑丹、七星草、骨牌草。为水龙骨科植物瓦韦 *Lepisorus thunbergianus* (Kaulf.) Ching 的全草。分布于华东、中南、西南各地。苦，凉。清热解毒，利尿止血。①治小儿高热惊风，淋病，痢疾，咳嗽吐血。煎服：15～30g。②治牙疳，煅灰存性，涂敷；蛇咬伤，痈肿，捣烂敷。瓦韦煎剂在体外对金黄色葡萄球菌、伤寒杆菌、铜绿假单胞菌及福氏志贺菌均有抑制作用。其中所含成分蜕皮甾酮对动物有降低血糖及胆固醇的作用。

膃肭脐wànàqí 中药材。见《药性论》。为海狗肾之处方名，详该条。

wai

歪头菜wāitóucài 中药材。见《救荒本草》。又名三铃子、野豌豆、豆菜、草豆、两叶豆苗。为豆科植物头菜 *Viciaunijuga* A. Br. 的根或嫩叶。我国大部分地区有分布。甘，平。补虚，调肝。①治劳伤。根，15g，水、酒各半煎服。②治头晕，嫩叶9g，蒸鸡蛋吃。③治胃痛，体虚浮肿，煎服：9～15g。叶含大波斯菊苷和木犀草素-7-葡萄糖苷。

外八卦wàibāguà 推拿穴位。出陈氏《小儿按摩经》。位于左手掌背中心周围。参见八卦条。《针灸大成·阴掌图各穴手法仙诀》卷十："外八卦，通一身之气血，开脏腑之秘结，穴络平和而荡荡也。"

外板wàibǎn 为牙齿所在之处。《奇效良方》卷六十二："外板则为牙，内床则为齿。"

外缠喉风wàichánhóufēng 病名。即患缠喉风以颈项肿大等外症为主要表现者。又名阳毒喉风。多由火毒上冲所致。症见咽喉红肿疼痛，甚或肿连腮项，胸闷气促，目睛外突，寒热大作。清代程永培《咽喉经验秘传》："阳毒喉风身发热，肿连头项目睛突，气粗短促鼻搧张，主去痰涎方可治。”治宜解毒泻火，消肿止痛。可选用普济消毒饮、五味消毒饮等加减。参见“缠喉风”条。

外揣wàichuāi 《灵枢》篇名。张景岳注：“揣，推测也。”本篇论述自外揣内或自内揣外的诊断方法，故名。主要阐明人体是内外相应的统一的有机体。诊治疾病可从外表上显现的各种征象去推测内脏的变化，或从内脏的病变判断外表的证候，总离不开阴阳相对变化的规律。

外吹wàichuī 病名。出《外科启玄》卷五。即乳痈。旧说因儿吮乳熟睡，鼻孔凉气袭入乳房，与热乳凝结而成。实则由于吮乳熟睡致伤或咬伤乳头而感染生痈。详“乳痈”条。

外丹wàidān 道教以铅汞等矿物药为原料，入炉鼎烧炼制成的药物。古人曾用以服食，以求不死。医生临床上常外用于外科疮疡。

外耳痈wài'ěryōng 病名。《疡科心得集·辨耳痈耳菌虚实论》：“耳内有脓时……脓不外泄，热毒即循络外达，绕耳红肿，则发外耳痈矣，必欲开刀方愈。”参见“耳根痈”“耳门痈”条。

外翻wàifān 病名，即第一跖骨呈内翻，趾外翻，趾外翻和走路时足前部内侧疼痛为主要表现的疾病。

外风wàifēng 通常指外感之风邪，是与疾病过程中产生的内风相对而言。参见“风”条。

外风证wàifēngzhèng 证候名。见《中医临床诊疗术语·证候部分》。又称“风邪外袭证”。风邪外袭肌肤，以恶风、发热、汗出、头身疼痛，或鼻塞、喷嚏、咳嗽、咽喉痒痛，或皮肤瘙痒、水肿、发疹，舌苔薄白，脉浮缓等为常见症的证候。舌红，苔薄黄，脉浮数，或皮肤红肿灼痒等为常见症的证候。外风是与内风相对而言，前者是外袭于人之邪，故属外感；后者乃人身阳气变动所生，故属肝风。参见“风”“风热”“风寒”“风温”各条。

外辅骨wàifǔgǔ 指腓骨，位于骨之外侧。见《证治准绳·疡医》卷六。

外腑wàifǔ 指三焦。详该条。

外疳wàigān 病证名。出《小儿药证直诀》。指疳疾外现于五官的证型。疳病新起的症状，外现于目、鼻、口齿等部位。《证治准绳·儿科》：“鼻下赤烂自揉，鼻头上有疮，渐绕耳生疮。今分走马疳，口齿疳，鼻疳，眼疳等。”

外感wàigǎn ❶指感受六淫、疫疠之气等外邪导致的一类疾病。❷六淫、疫疠之气等病邪侵犯人体，导致疾病的过程。病邪或先侵犯人体皮毛肌肤，或从口鼻吸入，均自外而入，初起多有寒热或上呼吸道症状，故称。

外感半身不遂wàigǎnbànshēnbùsuí 病证名。指半身不遂由风邪入络所致者。多因起居不慎，卫气不固，风邪袭踞经络，气血留滞而成。《症因脉治》卷一：“身发寒热，暴仆卒倒，醒后或左或右，偏废不用，或痛或木，或热或冷，二便赤涩，此外感半身不遂之症也……脉洪大者，宜祛邪涤热，大秦艽汤；外邪抑遏，脉伏不出者，加减续命汤，散其表邪。”如兼痰火壅闭，可用三化汤、导痰汤。参见“半身不遂”条。

外感不得卧wàigǎnbùdéwò 病证名。指感受外邪之不寐症。《症因脉治》卷三：“不得卧之症，诸经皆有，主热者多。”在外感门，有表热、里热、半表半里热，有气分热、血分热，有余热未尽，汗下太过等多种。详见“表热不得卧”“里热不得卧”“半表半里热不得卧”“血热不得卧”“气热不得卧”“余热不得卧”“虚烦不得卧”等条。

外感喘逆wàigǎnchuǎnnì 病证名。见《症因脉治·喘症论》。指气喘由于外感六淫引起者。包括风寒喘逆、暑湿喘逆、燥火喘逆等。各详该条。

外感短气wàigǎnduǎnqì 病证名。指外邪袭肺所致的气短不能相续。多因六淫之邪侵袭肌表，继则郁结于里，致气道受阻，呼吸不能接续。《症因脉治》卷二：“外感短气之症，身发寒热，呼吸不利，短息出入，似喘而不急促，此外邪壅滞之症也。”如脉紧为寒邪，洪数为风热，躁疾为燥邪，弦急为肝胆邪逆。治宜祛邪为主。冒寒用三拗汤；冒风用防风泻白散；伤燥热用石膏泻白散、清肺饮；如脉见促结，应予宣通法；脉见沉伏，当用升散法。参见“短气”条。

外感呃逆wàigǎn'ènì 病证名。见《症因脉治·呃逆论》。指感受外邪所致的呃逆症。邪传半表半里，抑遏少阳者，症见身发寒热，呕逆作呃，脉弦大。治宜和解，用小柴胡汤。热邪结里者，症见内热口渴，唇焦便赤，脉沉数。治宜下热，用承气汤。若胃热而便利者，用泻心汤；胃中兼痰火攻冲者，呃逆乍发乍止，连续不已，脉滑大而数，宜栀连二陈汤。参见“呃逆”条。

外感风泻wàigǎnfēngxiè 病证名。指风邪入于肠胃而致的泄泻。见《症因脉治》卷四。主症为恶风发热，自汗头汗，头痛额疼，泻下水谷或清水。治宜解表利水，有表证者当散表，兼利小便。可用柴胡防风汤调五苓散，干葛防风汤调下六一散，防葛汤调胃苓散等方。参见“风泄”条。

外感腹胀wàigǎnfùzhàng 病证名。见《症因脉治·肿胀总论》。指感受六淫之邪所致的腹胀。详“伤寒腹胀”“风湿腹胀”“湿热腹胀”“寒湿腹胀”条。

外感咳嗽wàigǎnké·sou 病证名。见《景岳全书·杂证谟》。指感受外邪而致的咳嗽。《医宗必读·咳嗽》：“总其纲领，不过内伤外感而已。风寒暑湿伤其外，则先中于皮毛，皮毛为肺之合，肺邪不解，他经亦病，此自肺而后传于诸脏也。”《医门法律》卷五：“风火热湿燥寒，皆能乘肺，皆足致咳。”其表现为起病较急，声盛而浊，并有外感其他证候，如寒热、头痛、身痛、鼻塞、流涕、咽干、喉痒等。多属实证。治宜祛邪宣肺为主。由于外邪性质和兼感的不同，有伤风咳嗽、伤寒咳嗽、伤热咳嗽、伤暑咳嗽、伤燥咳嗽、伤湿咳嗽及风寒咳嗽、冷热嗽、时气咳嗽等。详各条。

外感寒邪泻wàigǎnhánxiéxiè 病证名。见《症因脉治》卷四。指感受寒邪所致的泄泻。如寒邪直中三阴经者，症见恶寒身痛，不发热，口不渴，小便清白，腹中疼痛，泄下水谷，脉多沉迟，宜用理中汤、真武汤等方；若肠胃有热而寒邪外束，则泻而恶寒、发热、身痛、口渴、脉多浮，宜用羌活汤、葛根黄芩黄连汤等方。

外感黄疸wàigǎnhuángdǎn 病证名。见《症因脉治》卷三。指因外邪失治传里，化热熏蒸所致的黄疸。《素问·玉机真藏论》：“今风寒客于人，使人毫毛毕直，皮肤闭而为热，当是之时，可汗而发也……弗治，肝传之脾，病名曰脾风，发瘅，腹中热，烦心出黄。”伤寒阳明病可见本证。《伤寒论·辨阳明病脉证并治》：“伤寒七八日，身黄如橘子色，小便不利，腹微满者，茵陈蒿汤主之。伤寒身黄发热者，栀子柏皮汤主之。伤寒瘀热在里，身必发黄，麻黄连翘赤小豆汤主之。”《诸病源候论》有风黄候、伤寒变成黄候、时气变成黄候、温病变成黄候等。按其病因，均属外感黄疸的范畴。亦指脏腑素有积热，复受外邪诱发所致的黄疸。治疗当以祛邪、清热、利湿为主。参见黄疸有关条。

外感肩背痛wàigǎnjiānbèitòng 病证名。指因感受外邪所致的肩背痛。多因岁运失常，热淫所胜，火热伤肺；或肺素有热，风寒外束皮毛所致。《症因脉治》卷一：“外感肩背痛之症，背痛肩痛，发热不恶寒，反恶热，烦躁不宁，便闭便赤，口渴唇焦，此火邪伤肺之症也；若背痛肩痛，头痛发热，内虽烦躁，外反恶寒，此风寒伤肺之症也。”脉多右寸洪数或浮紧。因火邪伤肺者，用家秘泻白汤、清燥清肺饮；肺素有热，风寒束于肌表者，用羌防泻白散。参见“肩背痛”条。

外感结胸wàigǎnjiéxiōng 病证名。指结胸之因外感病邪所致者。《医学衷中参西录·论结胸治法》：“结胸之证，有内伤外感之殊……外感结胸，伤寒与温病皆有。伤寒降早可成结胸，温病即非降早亦可成结胸，皆外感之邪内陷与胸中痰饮互相胶漆也。无论伤寒、温病，其治法皆可从同。若《伤寒论》大陷胸汤及大陷胸丸，俱为治外感结胸良方，宜斟酌病之轻重浅深，分别用之。”参见“结胸”条。

外感痢疾wàigǎnlì · ji 病证名。见《症因脉治·痢疾论》。为寒湿痢、湿热痢、燥热痢、疫痢的总称。详各条。

外感衄血wàigǎnnǜxiě 病证名。指感受外邪所致的鼻衄。《症因脉治》：“外感衄血之症，恶寒身热，头疼身痛，鼻孔出血。”多因外感风热，或内有积热。外冒风寒，或太阳失表，热郁于经；阳明失下，热郁于里；或温病误用辛温，扰动经血所致。有表证而见发热口干，头痛目瞑者，均宜清解，方用羌活冲和汤、桑菊饮加丹皮、茅根、黄芩等；如阳明失下，多兼漱水不欲咽，治宜清下，用养营承气汤去归、朴，加丹皮、牛膝、茅根；温病误用辛温致衄者，治宜清血。用黄芩芍药汤、犀角地黄汤加连翘、玄参、葛根、茅根之类。本证可见于风湿热、流行性感冒及多种传染病过程中。参见“鼻衄”等条。

外感呕吐wàigǎn'ǒutù 病证名。见《症因脉治·呕吐论》。指感受外邪所致的呕吐。常并见恶寒发热、头痛、脘腹痛、泄泻等症。外感呕吐有风气呕吐、寒气呕吐、暑气呕吐、湿气呕吐、湿热呕吐、燥热呕吐等。详各条。

外感热病wàigǎnrèbìng 现代中医学对伤寒、温病的统称。详“伤寒”“温病”各条。

外感三消wàigǎnsānxiāo 病证名。见《症因脉治》卷三。指感受外邪引起的消渴病，有燥火、湿火之分。详“燥火三消”“湿火三消”“消渴”条。

外感湿痰wàigǎnshītán 病证名。湿痰证之一。《症因脉治·外感痰症》：“湿痰之症，身发寒热，面目浮肿，恶寒头痛，身痛不能转侧，呕吐恶心，烦满不渴，此外感湿痰之症也。”多因坐卧卑湿之地，或感受雨湿，与体内水液交凝而致。治宜散风除湿为主。如羌活胜湿汤、化痰二陈汤、平胃散等方。参见“湿痰”条。

外感湿泻wàigǎnshīxiè 病证名。见《症因脉治》卷四。指湿邪外侵，脾气不运所致的泄泻。症见水泻肠鸣，腹反不痛，或呕而不渴，身重身痛。脉多濡软，或细涩，或浮缓。治宜燥湿利小便，用胃苓散、平胃散。身热身痛脉浮者，用败毒散、羌活胜湿汤。参见“湿泻”条。

外感嗽血wàigǎnsòuxiě 病证名。见《症因脉治》卷二。指因外感时邪，损伤肺络的咳嗽吐血。因肺热内郁，风寒外束者，症见发热形寒、咳嗽、脉象浮大，宜清热解表，用泻白散加荆芥、防风、葛根之属；因风热犯肺者，症见发热口干，脉象浮数，宜清宣肺热，用桑杏汤；因燥火伤肺者，症见鼻干咽燥，舌红脉数，宜清燥润肺，用清燥救肺汤。如血出较多，均可配加茅根、藕节等药。本证可见于肺炎、慢性支气管炎与支气管扩张症继发感染等疾病。

外感头痛wàigǎntóutòng 病证名。指感受外邪所致的头痛。《景岳全书·杂证谟》：“外感头痛，自有表证可察，盖其身必寒热，脉必紧数，或多清涕，或兼咳嗽，或兼脊背酸痛，或兼项强不可以左右顾，是皆寒邪在经而然。”本症起病较急，头痛持续不解，并伴有恶寒，发热，鼻塞流涕，骨节疼痛，咳嗽等，多属实证。由于外邪性质，受邪部位和疾病发展阶段的不同。外感头痛有伤风头痛、伤寒头痛、风寒头痛、风热头痛、风湿头痛、伤暑头痛、太阳头痛、阳明头痛、少阳头痛等不同名称，详各条。

外感吐酸水wàigǎntùsuānshuǐ 病证名。见《症因脉治》卷二。指素有湿热郁结、复冒外寒所致的吐酸症。症见发热，呕吐酸水，甚则酸水浸渍胃脘，不胜苦楚，吐出酸水令牙关酸涩不能合，脉多带弦。属本热标寒之证，不宜骤进苦寒，而当辛散。脉弦数者，宜防葛平胃散、家秘神术汤，甚者加栀连；脉弦迟者，宜草豆蔻丸、姜桂大顺饮、连理汤。参见“吐酸”条。

外感吐血wàigǎntùxiě 病证名。指内有积热，而又外感风寒（或风热）所致的吐血。《症因脉治》卷二：“外感吐血之因，内有积热，诸经火盛，外有风寒，束其肌表，血络热甚，不得外越，妄行上冲。”因风热者，兼见发热头痛，鼻干口燥，或有咳嗽，脉象浮数，用桑杏汤加藕节、茅根之类；因风寒者，兼见发热恶寒，头痛无汗，宜清疏营卫，表散风寒，用羌活冲和汤加减；若表邪已解，仍吐血发热，目痛不眠，为阳明邪热，宜用干葛石膏汤、犀角地黄丸等方。亦有寒邪郁于经络者，详“外寒失血”条。

外感胃脘痛wàigǎnwèiwǎntòng 病证名。指感受寒邪、湿热所致的胃脘痛。寒证多见于中气素寒，热证多见于内有积热患者。《症因脉治》卷一：“外感胃脘痛之症，向无此症，偶值时令暴寒，心下闷痛，恶寒厥冷，二便清利，口吐冷沫，此寒邪入胃，凝结痰饮食积，卒然暴痛之症也。若时令暴热，心下忽绞痛，手足虽冷，头额多汗，身虽恶寒，口燥舌干，大便虽泻，溺色黄赤，此湿热所伤之症也。”脉多浮紧或浮数。前者宜先用五积散，继用温胃汤。后者先用神术平胃散，后用清中汤。参见“胃脘痛”条。

外感温病wàigǎnwēnbìng 指感邪即发的温病。见《温热经纬·叶香岩外感温热篇》王士雄注。与伏气温病相对而言。详见温病有关条。

外感温热篇 wàigǎnwēnrèpiān 温病著作。见“温热论”条。

外感恶寒wàigǎnwùhán 病证名。恶寒证之一。指恶寒由感受外邪所致者。《张氏医通》卷三：“外感、内伤……皆有恶寒，非独阳虚也。若脉浮紧，头痛拘急，身疼微恶寒，热起，是外感，审时令轻重发散之。”《证治汇补·恶寒》：“外感恶寒，虽近烈火不除。”参见“恶寒”条。

外感小便不利wàigǎnxiǎobiànbùlì 小便不利证之一种。见《症因脉治》卷四。外感小便不利包括运气小便不利、伤

W

寒小便不利、阴寒小便不利。各详该条。

外感胁痛wàigǎnxiétòng　病证名。指感受外邪而见胁痛者。《景岳全书·胁痛》："凡寒邪在少阳经，乃病为胁痛耳聋而呕，然必有寒热表证者，方是外感。"《医学入门》卷五："外感胁痛寒热者，小柴胡加枳、梗。"参见"感冒胁痛""运气胁痛"条。

外感泄泻wàigǎnxièxiè　病名。见《症因脉治》卷四。外感风寒暑湿热邪引起的泄泻。包括外感风泻、外感寒邪泻、外感中暑泻、外感中热泻、外感湿泻，尚有肺燥作泻亦属外感。详各条。

外感休息痢wàigǎnxiūxīlì　病证名。休息痢类型之一种。见《症因脉治》卷四。由外感失表，过早止涩，邪伏肠胃所致。详"休息痢"条。

外感牙衄wàigǎnyánǜ　病证名。指外感风热侵袭阳经的齿牙出血。《症因脉治》卷二十："外感牙衄之症，身发寒热，烦闷不安，目痛头额痛，鼻干不眠，牙血暴出。"多因太阳表邪，侵入阳明，或阳明本经热甚所致。治宜清热解表，选用葛根羌活汤、干葛防风汤、干葛清胃汤等方。参见衄血有关条。

外感腰痛wàigǎnyāotòng　病证名。见《症因脉治·腰痛总论》。指感受外邪所致的腰痛。主要有风湿腰痛、寒湿腰痛、湿热腰痛 3 种。另有风腰痛、风寒腰痛、风热腰痛、湿腰痛等也属外感腰痛。一般以实证居多。治疗以祛邪通络为主。各详该条。

外感噎隔wàigǎnyēgé　病证名。多因偶逢赫曦之令，或远行劳倦，时当大热，燥火烁人，津液内涸所致。《症因脉治》卷二："外感噎隔之症，向无饮食阻隔，忽尔内热唇焦，饮食不得下咽，下咽噎住不通，或下咽而复吐出，烦热引饮……右脉洪数，热在气；左脉洪数，热在血；两手洪数，气血皆热；两手细数，血燥津竭。"治宜清热生津。方用三因麦门冬汤、人参白虎汤，或冲竹沥、芦根汁；大便闭结者，三一承气汤选用；血不足者，四顺饮；便结有寒热者，大柴胡汤。参见"噎膈"条。

外感腋痛wàigǎnyètòng　病证名。指感受风寒、燥热等外邪而致的腋痛。见《症因脉治·腋痛论》。详"腋痛"条。

外感遗尿wàigǎnyíniào　病证名。见《症因脉治》卷一。指外感热病中出现的小便失禁。因邪传心包，神识昏迷，故小便自遗，尿色黄赤，脉数。治宜清心泻火为主，用导赤各半汤；里实而腹满便秘者，可用三化汤；外有表邪者，可用羌活防风汤；夹痰、夹滞者，可用导痰汤、枳实消滞汤。参见"遗尿""小便不禁"条。

外感燥痰wàigǎnzàotán　病证名。燥痰证之一。亦称火痰。《症因脉治·外感痰症》："燥痰之症，发热唇焦，烦渴引饮，喘咳短息，时作时止，吐咯难出，此外感燥痰之症也。"多因时令燥热之气干犯肺胃所致。治宜清热润燥、降火化痰为主。如竹叶石膏汤、二母石膏汤、二母二陈汤等方。参见"燥痰"条。

外感中风症wàigǎnzhòngfēngzhèng　指真中风。《症因脉治》卷一："中风之症……有外感，有内伤。外感者，真中风也，内伤者，类中风也。"参见"真中风"条。

外感中热泻wàigǎnzhòngrèxiè　病证名。指内有积热，外中热邪所致的泄泻。《症因脉治》卷四："中热泻之症，发热口渴，唇干齿燥，面赤烦躁，小便赤涩，小腹中一汛即泻，一泻即止，少顷复痛复泻，肛门如火，粪色多黄。"脉浮数者热在表，宜柴葛芩连汤；脉沉数或数实者，里热重，宜家秘枳壳黄连汤，调六一散。二便涩滞者，宜八正散。参见"热泻"条。

外感中暑泻wàigǎnzhòngshǔxiè　病证名。指感受暑湿所致的泄泻。《症因脉治》卷四："中暑泻之症，时值夏秋之令，忽然腹痛。烦闷口渴，板齿干焦，暴泻粪水，肠鸣飧泄，痛泻交作。"治宜清暑利湿。脉虚细，体弱者，用藿香参桔煎；脉洪滑，热重者，用黄连香薷饮；热轻者，用木通汤。均调服六一散。参见"暑泻"条。

外格wàigé　阳气亢盛之极，盈溢于外，不能与阴气相交所致的格拒现象。《灵枢·终始》："人迎四盛，且大且数，名曰溢阳，溢阳为外格。"

外勾wàigōu　经穴别名。出《针灸大全》。《东医宝鉴》作外丘。即伏兔，见该条。

外关wàiguān　经穴名。代号 TE5。出《灵枢·经脉》。属手少阳三焦经。手少阳之络穴。八脉交会穴之一，通阳维。位于腕部背横纹上 2 寸，尺、桡两骨间。布有前臂背侧皮神经，深层有桡神经之前臂骨间背侧神经，正中神经之骨间掌侧神经，并有前臂骨间背侧动脉和前臂骨间掌侧动脉本干通过。主治感冒，头痛，发热，耳鸣，耳聋，目痛，咽肿，口眼㖞斜，瘰疬，胸胁痛，手颤指麻，肘臂屈伸不利等。直刺 0.5～1 寸。艾炷灸 3～5 壮；或艾条灸 5～10 分钟。

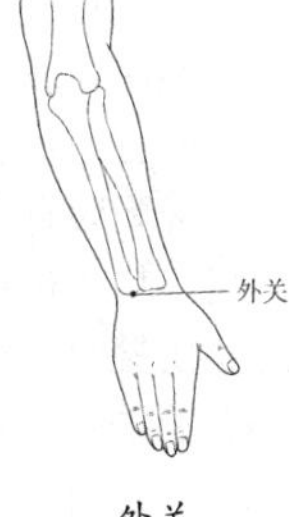

外关

外关内格wàiguānnèigé　脉象。脉上溢于鱼际。为阳气关闭于外，阴气格拒于内，故称。《难经·三难》："遂上鱼为溢，为外关内格，此阴乘之脉也。"

外寒wàihán　❶病因。外感之寒邪。因寒邪袭表，阳气不得宣通透泄，出现恶寒、发热、无汗、头痛、身痛、脉浮紧等症。❷证候名。指体表阳气不足，形寒怕冷的证候。《素问·调经论》："阳虚则外寒。"

外寒内热wàihánnèirè　病机。❶外假寒而内真热。《伤寒论·辨太阳病脉证并治》："病人身大寒，反不欲近衣者，寒在皮肤，热在骨髓也。"参"真热假寒"条。❷表寒未解，里热已盛。参见"表寒里热"条。

外寒失血wàihánshīxuè　病证名。指寒邪郁于经络而致的吐血。《不居集》卷十三："外寒失血者，为邪气不能发散，壅盛于经络，逼迫于血因而吐者，须当发散经中寒邪。"宜麻黄桂枝汤。

外喉痈wàihóuyōng　病证名。即外证喉痈。详该条。

外候答问wàihòudáwèn　诊法著作。12 卷。陆锦燧辑于 1920 年。本书是一种证候诊断学著作。书中以问答体例先论脉诊、舌诊，其次按人体身形各部依次论述其相应的证候。所提问语皆以证候为主，答语则剖析该证候所属的阴阳、脏腑、病原及有关预后等结论。所列证候，涉及内、外、妇、儿、五官各科，对于明确诊断，辨别病候有一定的参考价值。

外踝wàihuái　骨名。出《灵枢·骨度》。又名核骨。解剖学同名骨。即腓骨下端向外的骨突。

外踝尖wàihuáijiān　经外奇穴名。代号 EX－LE9。出《备急千金要方》。位于足外踝之高点上。主治淋病，脚气，牙痛，白虎历节风痛，小腿外侧肌群痉挛等。点刺出血。艾炷灸 3～7 壮；或艾条灸 5～15 分钟。

外踝疽wàihuáijū　病名。见《证治准绳·疡医》卷四。即生于外踝处的附骨疽。又名脚拐毒、穿拐毒、鞋带痈。症同内踝疽，但因病位于三阳经，故宜内服内托羌活汤（《证治准绳·疡医》：羌活、黄柏、防风、藁本、连翘、当归、肉桂、炙草、苍术、陈皮、黄芪）。并参见“附骨疽”条。本病包括踝关节结核及骨髓炎。

外经wàijīng　指经脉行于体表和四肢的外围部分。《灵枢·刺节真邪》：“……夫子乃言刺外经去阳病。”《黄帝内经太素》：“……十二经脉，入府藏者，以为内经，行于四支（同肢）及皮肤者，以为外经也。”

外科wàikē　见宋代伍起予《外科新书》。是研究体表病证的病因、病机、治法为主的专门学科。

外科百效秘授经验奇方wàikēbǎixiàomìshòujīngyànqífāng　外科著作。见“外科百效全书”条。

外科百效全书wàikēbǎixiàoquánshū　外科著作。又名《外科百效秘授经验奇方》《新刻秘授外科百效全书》。4卷。旧题明代龚居中原编。撰年不详。卷一为史国公药酒方、经验方、痈疽总论；卷二为头面、牙、舌、咽喉诸病；卷三为胸腹背及二阴诸病；卷四为四肢、全身、皮肤外伤诸病。均先论证候，次述治法。

外科宝鉴wàikēbǎojiàn　外科著作。见“外科精要”条。

外科补法wàikēbǔfǎ　用内服药治疗疮疡三大法之一。是运用补益药物，以扶助正气，帮助疮面长出新肉，使疮口迅速愈合的方法。适用于疮疡后期，火毒已去，身体虚弱之证。①调补气血：患者气虚血少，脓疡溃破后，不收口，脓水清稀，精神疲倦，脉虚，可用八珍汤。②助阳：患者阳气不足，脓疡溃后，肉色灰暗，新肉难以生长，手足发凉，自汗，脉微细，可用肾气丸。③补阴：患者体质阴虚，疮疡不论已溃未溃，体瘦，容颜憔悴，口干咽燥，目眩耳鸣，舌红苔少，脉细数，可用六味地黄丸。阴阳互伤者，当阴阳并补。

外科传薪集wàikēchuánxīnjí　外科著作。1卷。清末马培之撰。撰年不详。本书记述作者的外科临床备用方剂共200余首，不分类，说明也较简略。现有《珍本医书集成》本。

外科大成wàikēdàchéng　外科著作。4卷。清代祁坤撰于1665年。卷一为总论部，历述痈疽等病的诊治要点、各种治法及常用方剂；卷二至卷三为分治部，按照头面、颈项、背、腰、胸腹等身体部位分列各种外科疾病的证治、验案；卷四为不分部位的大毒与小疵（包括各种内痈、疔疮、流注、瘿瘤、金疮等全身性疾病）及小儿疮毒的证治。本书在外科辨证和治法方面均较详细。清代官修的《医宗金鉴·外科心法要诀》即以此书为蓝本。1949年后有排印本。

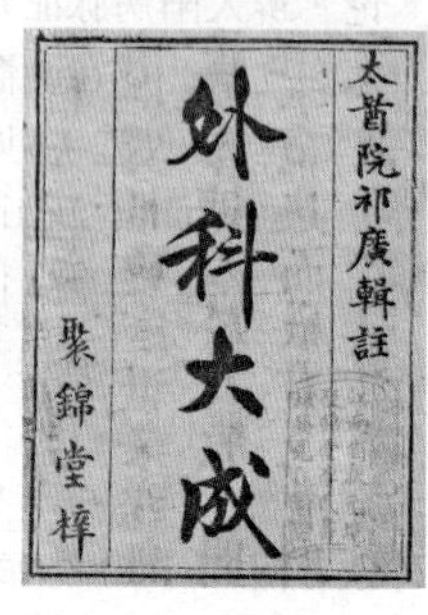
太醫院祁廣輯註
外科大成
聚錦堂梓

外科大成

外科发挥wàikēfāhuī　外科著作。八卷。明代薛己撰。刊于1528年。书中主要记述了作者治疗肿疡、溃疡、发背、脑疽、肺痈、肺痿、瘰疬、咽喉病、杨梅疮等31类外科疾患的验案。于每类验案前简述该病的治疗原则，后附治疗方剂，文字简明，切于实用。现有《薛氏医案》本。

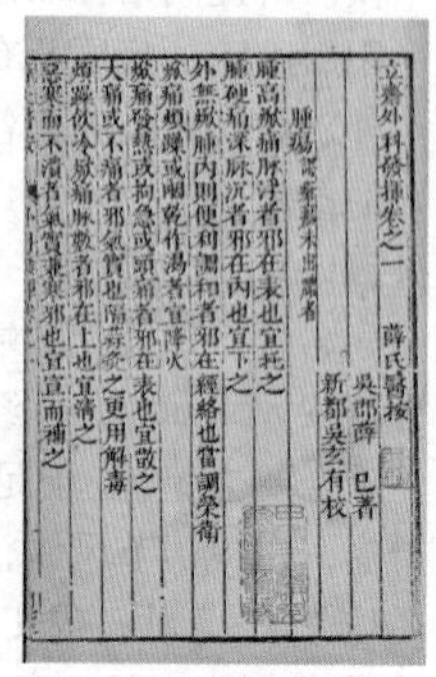

外科发挥

外科方外奇方wàikēfāngwàiqífāng　方书。4卷。清末凌奂撰。撰年不详。本书收集作者常用的外科经验方（包括五官科及皮肤科），分为升降部（系化学制剂类）、围药部、内消部、内护部、化毒部、拔毒部等共21类，附补遗方1类。现有《三三医书》本。

外科活人定本wàikēhuóréndìngběn　外科著作。4卷。明代龚居中撰。撰年不详。卷一为调治心法，秘传口诀，十善十恶证候，常用外科药方，图形七症，十症、十三症等30个病证；卷二为图形十一症，又十一症、十三症、十五症等50个病证；卷三为瘿瘤、流注、麻风、杨梅、疮癣及头、面、耳、鼻、口舌、牙、喉诸疮；卷四为外伤、中毒虫兽伤等。末附经验通用方。

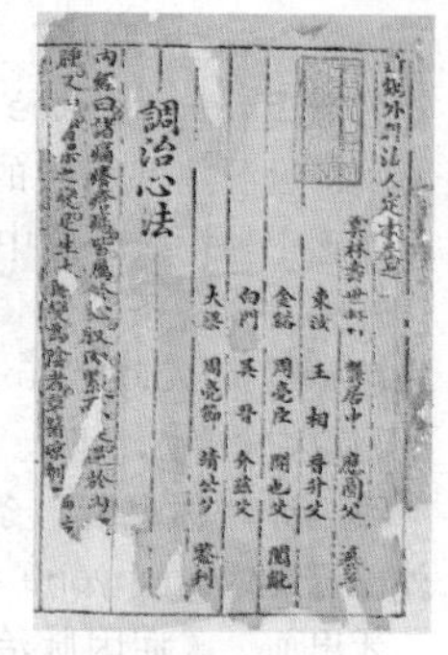

外科活人定本

外科辑要wàikējíyào　外科著作。4卷。清代邵澍辑于1829年。本书以辑录外科治疗方剂为主，不按病名分类，只记各方的适应证，缺乏论述和发挥。

外科经验方wàikējīngyànfāng　外科著作。1卷。明代薛己撰，约撰于16世纪中期。本书分述肿疡、溃疡、疔疮、乳痈、瘰疬、咽喉口齿、囊痈、下疳、痔疮、便毒、悬痈、臁疮、汤火疮、小儿丹毒诸病的一些外科验方，共70首。

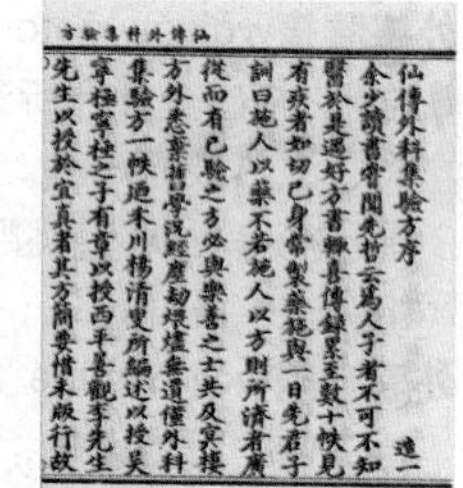

外科集验方

外科精要wàikējīngyào　外科著作。❶宋代陈自明撰。3卷。刊于1263年。本书主要以李迅、伍起予及曾孚先等人的外科学著作为基础，进一步整理编成。全书共60篇，重点叙述痈疽发背的诊断、鉴别及灸法、用药等，内容简要。作者认为外科用药，应根据经络虚实，因证施治，不可泥于热毒内攻，而专用寒凉克伐之剂。明代薛己曾对此书予以增损补注，并附若干验案，收入《薛氏医案》中。此外近代又有将本书改题《外科宝鉴》者。❷清代冯兆张撰。见“冯氏锦囊秘录”条。

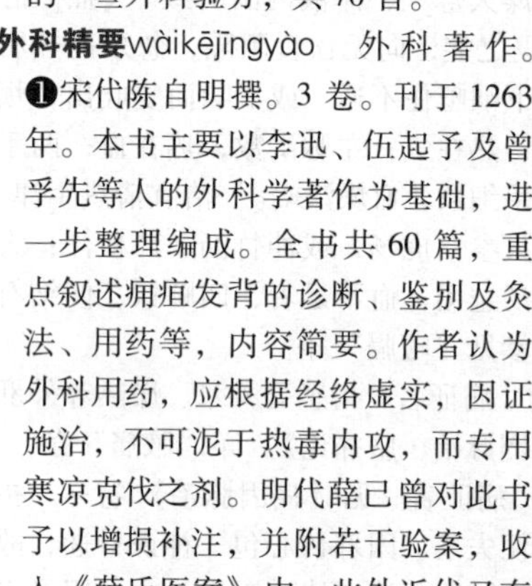

外科精要

外科精义wàikējīngyì　外科著作。2卷。元代齐德之撰。撰年未详。卷上为外科医论，共有论疮肿诊候八式法等35篇。其中包括疮肿的辨识、脉法、内服及外治诸法，五发疽、附骨疽、阴疮、时毒、疔疮、瘰疬、痔疮等病的证治；卷下为汤丸散膏丹等，共145方，并附论炮制诸药，及单方主疗疮肿法。内容简要，选方也较实用。1949年后有影印本。

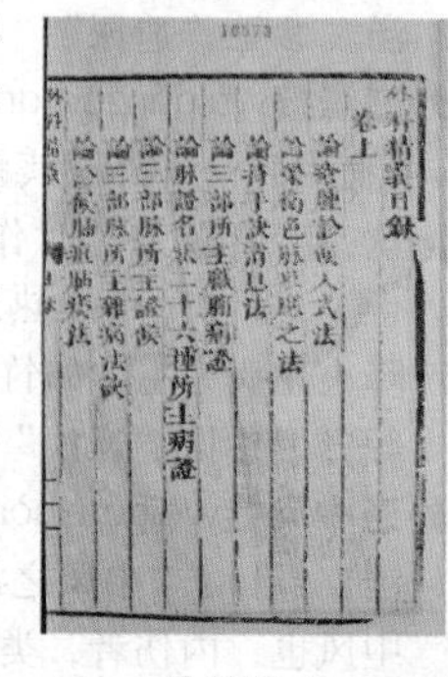

外科精义

外科理例wàikēlǐlì　外科著作。7卷。明代汪机撰于1519年。作者广辑刘河间、李东垣、朱丹溪、薛己等疡科医论，结合临证心得，列医论154篇，选方265首及个人治验，详述外科诸证。书中阐析发病原因、病机、治则之要，倡“外科必本于内，知乎内以求乎外”，反对滥用刀针，主张外病内治。并以调补元气，先固根本为主，不轻用寒凉攻利之剂，而以消散为常法，不使化脓穿溃。诊断强调详审脉证，或舍脉从证，或舍证从脉。全书说理透彻，论治详明，对外科学术发展有一定影响。现存明刻本、《四库全书》本、日刻本等多种刊本，1949年后有排印本。

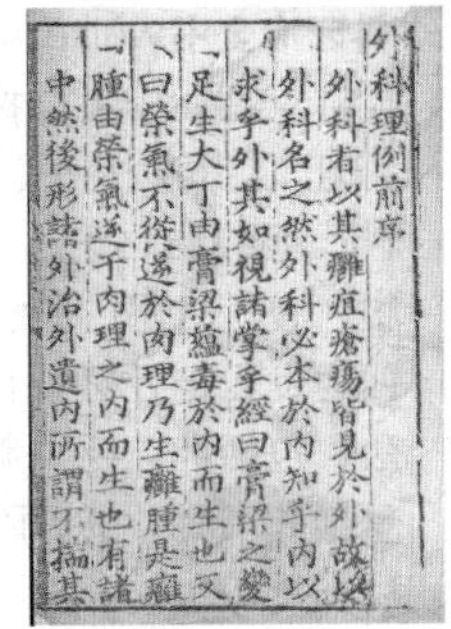
外科理例

外科秘录wàikēmìlù　外科著作。见“洞天奥旨”条。

外科明隐集wàikēmíngyǐnjí　外科著作。4卷。清代何景才撰。刊于1902年。此书系辑录历代外科诸论，参以个人临证经验编成。此书着意于外科“发古览隐而未发者”为主要内容，故以“明隐”为书名。卷一系增补《医宗金鉴外科诸论歌》，阐述疮疡七恶、阴阳辨证、治疗大法等。卷二为辨因论诸歌，分述外科病因。卷三、卷四介绍疗毒备要心法及外科病证治方药。后附作者“医案汇录”。较切临床实用。

外科启玄wàikēqǐxuán　外科著作。12卷。明代申斗垣撰。刊于1604年。卷一至卷三总论疮疡的病候、诊法及治则，共72论；卷四至卷九分论外科病证约200种，每病除简述其证治外，均绘有图形；卷十附入《痘科珍宝》1卷。卷十一至卷十二为卷四至卷九病证的治疗方剂。1949年后有影印本。

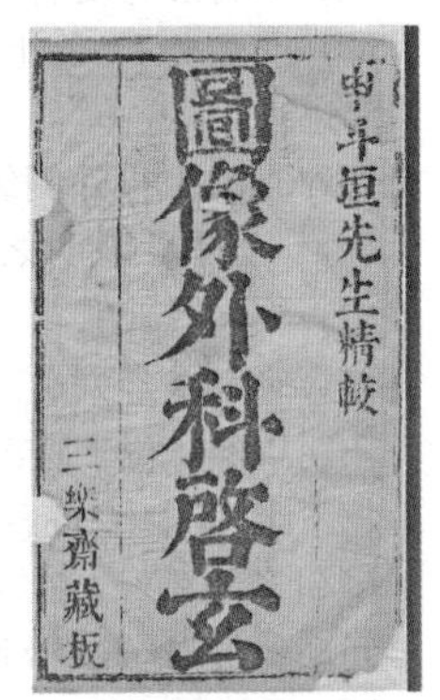

图像外科启玄

外科钤wàikēqián　外科著作。2卷。明代张介宾撰。本书为《景岳全书》第四十七及四十八卷的单行本。上卷为总论部分，包括经义、脉候，论证等41篇；下卷分别记述发背、脑疽、耳疮等39种病证的治疗。此外，又有《外科钤古方》1卷，为《景岳全书》第64卷。

外科钤古方wàikēqiángǔfāng　外科著作。见“外科钤”条。

外科切要wàikēqièyào　外科著作。见“医学切要全集”条。

外科全生集wàikēquánshēngjí　外科著作。即《外科证治全生集》。见该条。

外科全书十种wàikēquánshūshízhǒng　外科丛书。见“高憩云外科全书十种”条。

外科入门wàikērùmén　外科著作。见“中国医学入门丛书”条。

外科三字经wàikēsānzìjīng　外科著作。见“高憩云外科全书十种”条。

外科十法wàikēshífǎ　外科著作。一名《华佗外科十法》，1卷。清代程国彭撰于1732年。此书将外科治疗归纳为内消、艾灸、神火照、刀针砭石、围药、开口除脓、收口、服药、五善七恶救援、将息等10种治法，兼述外科证治及经验用药，列证72种、选方70余首。系偏重治法、简明实用的外科专书。

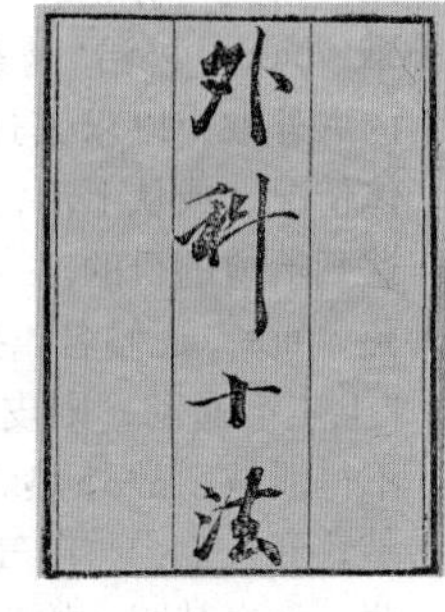

外科十法

外科十三方考wàikēshísānfāngkǎo　方书。张觉人编。《外科十三方》约为明代著作。原书记述治疗外科病的13个有效方剂。作者姓张，佚名。本书依赖师徒授受，相互抄录流传于今。有多种传本。因珍秘而从未刊印。编者根据所看到的几种抄本，加以校勘考证，结合个人临床经验，并附自己的一些其他验方编撰而成。1955年由上海卫生出版社印行（修订本）。

外科枢要wàikēshūyào　外科著作。4卷。明代薛己撰。刊于1571年。卷1载疮疡诊候辨证共21论；卷二至卷三以病证为纲，分论全身各部疮疡共30余病的证治，并附验案；卷四总列疮疡各证治疗方剂。现有《薛氏医案》本。

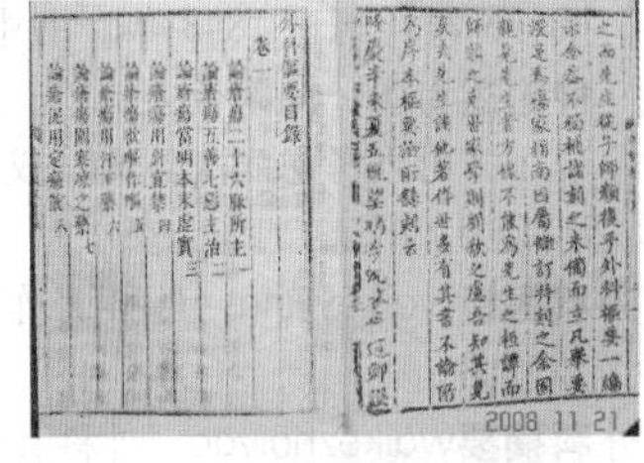
外科枢要

外科图说wàikētúshuō　外科著作。4卷。旧题清代高文晋辑。刊于1834年。此书内容绝大部分（包括文、图）均系抄录《疮疡经验全书》，仅作了部分次序的调整。

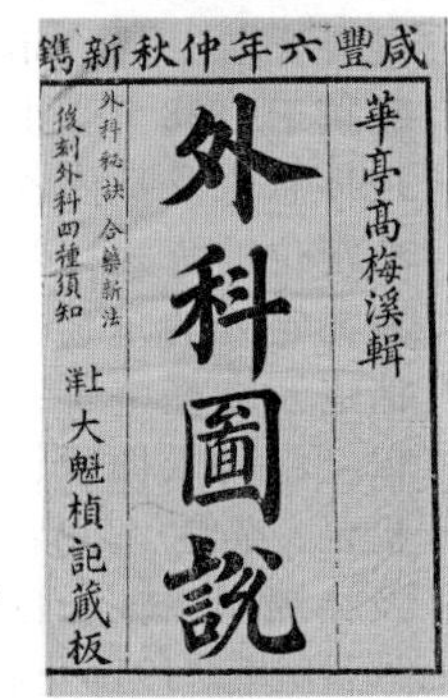

外科图说

外科图形脉证wàikētúxíngmài zhèng　外科著作。见“郑氏彤园医书四种”条。

外科问答wàikēwèndá　外科著作。清代高憩云撰。刊于1917年。高氏以问答形式，将外科证治通则及中西治法之异汇为一集。全书凡164问，论证明晰，中西医说互参，学术、临床并重。由浅入深，通俗易懂。现有《高憩云外科全书》等多种刊本。

外科消法wàikēxiāofǎ　同内消。详该条。

外科心法wàikēxīnfǎ　外科著作。❶明代薛己撰，7卷。约撰于16世纪中期。本书是以外科医论和医案为主的著作。卷一至卷二集录各家外科诊治大法；卷三至卷六多系作者治疗多种外科病证的医案；卷七总列以前各卷所用方剂并附经验方。❷清代唐黉辑。10卷。刊于1775年。系节录自《医宗金鉴·外科心法要诀》一书，内容并无新的补充。

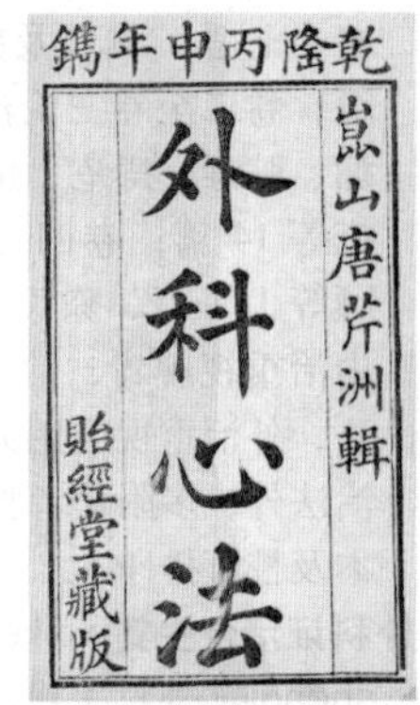

外科心法

外科心法要诀wàikēxīnfǎyàojué　外科著作。16卷（即《医宗金鉴》卷六十一至卷七十六）。清代吴谦等撰。刊于1742年。该书以《外科大成》一书为基础，进一步整理补充编成。其中卷六十一论述十二经脉及外科痈疽证治总论；卷六十二为各类外科常用方剂；卷六十三至卷七十一分论头、面、项、背等全身各部的外科病证；卷七十二至卷七十四为发无定处（全身性）的外科和皮肤科疾病；卷七十五杂证部，为跌仆、金疮及竹、木、虫、兽所伤诸病；卷七十六婴儿部为小儿外科病证。本书在中医外科疾病分类方面较为详细，治法切于实用，各病证候方剂均编成七言歌诀，并附图260余幅，是近代中医外科专书中较全面的一种。

外科心法真验指掌wàikēxīnfǎzhēnyànzhǐzhǎng　外科著作。

W

4卷。清代刘济川（荷桥）撰。初刊于清光绪十三年（1887）。此书在《外科正宗》《医宗金鉴》等前代著作基础上，参以个人临证心得编撰而成。首论经络循行，次述诊法脉象，且对疮疡内外治疗诸法均有论述，对中医外科器械记述尤详。现存初刻本。

外科选要wàikēxuǎnyào 外科著作。❶清代唐黉辑，2卷，刊于1776年。系以《外科正宗》《外科大成》《疡医准绳》诸书辑录而成，为初学外科之门径书。❷清代徐真撰，6卷，刊于1843年。书中以摘录《内经》与历代疡科论述为主，间附个人治验，介绍疮疡不同时期的辨证论治。指出当考虑病人体质，或阳和托里，或滋阴充阳的灵活治法。

外科医镜wàikēyījìng 外科著作。见“高憩云外科全书十种”条。

外科摘要wàikēzhāiyào 外科著作。见“六种新编”条。

外科真诠wàikēzhēnquán 外科著作。2卷。清代邹岳撰于1838年。上卷为疮疡总论及身体各部发有定位的疮疡；下卷为发无定处的疮疡、小儿诸疮及奇怪疮毒；末附以经络内景图说、脉学提要、杂症、药品揭要，及吴锦堂、胡俊心二氏外科医案。1949年后有排印本。

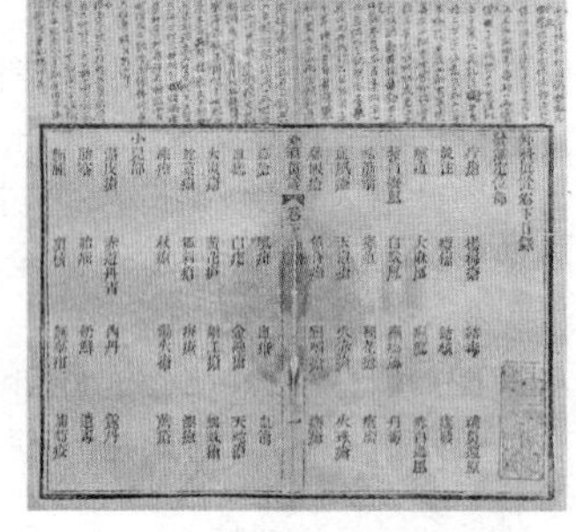
外科真诠

外科正宗wàikēzhèngzōng 外科著作。4卷（又有12卷本，内容相同）。明代陈实功撰。刊于1617年。全书共分157篇。卷一为外科总论，包括痈疽原委、治法、五善、七恶、调理及痈疽图形等15篇；卷二至卷三论流注、乳痈、肠痈、脏毒、痔疮、鱼口便毒、杨梅疮等14篇；卷四为阴疮、伤寒发颐等119篇。陈氏内外治法并重，内治重视脾胃，常宗消、托、补三法，外治重视应用刀针等手术疗法。各病除介绍因、证、治法外，多附作者验案。内容比较详明。1949年后有影印本及校订排印本。

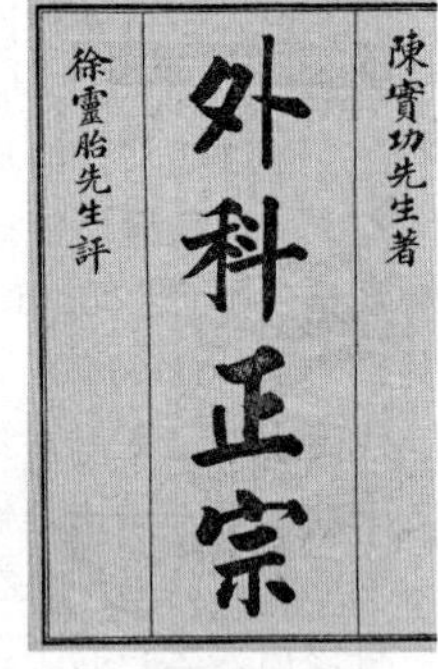
陳實功先生著
外科正宗
徐靈胎先生評

外科正宗

外科证治全生集wàikēzhèngzhìquánshēngjí 外科著作。又名《外科全生集》。1卷。清代王维德撰。刊于1740年。本书分6部分，即：论证，总述痈疽的诊治要点；治法，按人体上、中、下三部分论各种外科病证的治疗；医方，共载外科效方75首；杂证，载内、妇、儿科杂病验方48首；制药，介绍200余种药物的炮制；作者治案。王氏治痈疡，反对滥用刀针，主张“以消为贵，以托为畏”。全书内容简明实用，是近代外科学中流传较广的一种。1949年后有影印本。另有清末马文植评注本，分为前集3卷，后集3卷。马氏以本书“重用阳剂，发言过激，非古人和缓之意”，故予以评述。

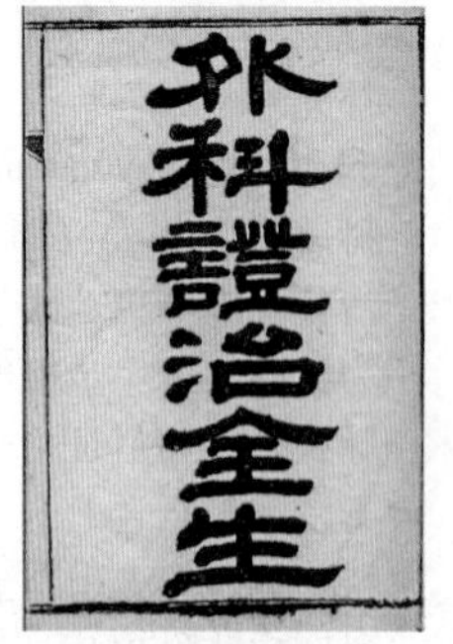
外科證治全生

外科证治全生集

外科证治全书wàikēzhèngzhìquánshū 外科著作。5卷。清代许克昌、毕法合撰。刊于1831年。卷一至卷三总论外科证治，并按头、面、眼、鼻、耳、口、唇、齿、舌、喉、项、胸、乳、腋、胁、肋、肩、膊、臂、手、背、腰、腹、二阴、股、膝、胫、足的次序分述各部病证；卷四为发无定处证、内景证治、外因杂伤证治等；卷五治法，包括针、砭、灸、熨、药物方剂及中毒急救。1867年重刻此书时，书后附有王洪绪医案及外科丹药方。1949年后有排印本。

外科证治准绳wàikēzhèngzhìzhǔnshéng 外科著作。见“疡医证治准绳”条。

外科准绳wàikēzhǔnshéng 外科著作。见“疡医证治准绳”条。

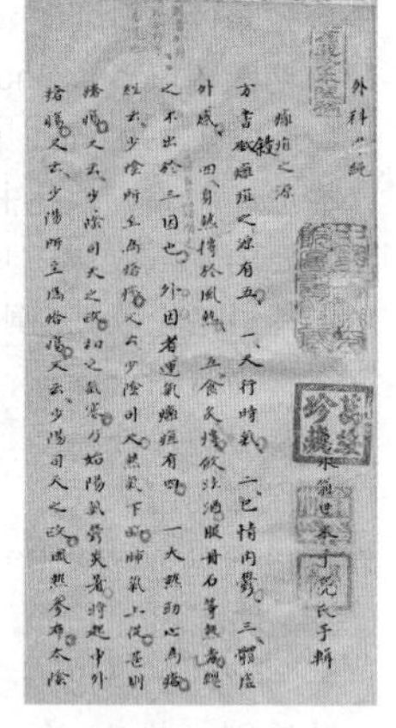
外科准绳

外劳宫wàiláogōng 经外奇穴名。代号EX－UE8，别名落枕穴。出《小儿推拿方脉活婴秘旨全书》。位于手背中央，与掌心劳宫穴相对处。主治落枕，五谷不消，腹痛泄泻，掌指麻痹，五指不能屈伸，小儿脐风，手背红肿发痛等。直刺0.5～1寸。艾炷灸1～3壮；或艾条灸3～5分钟。

外廉wàilián 指外侧缘。《灵枢·经脉》：“胃足阳明之脉……下膝膑中，下循胫外廉。”

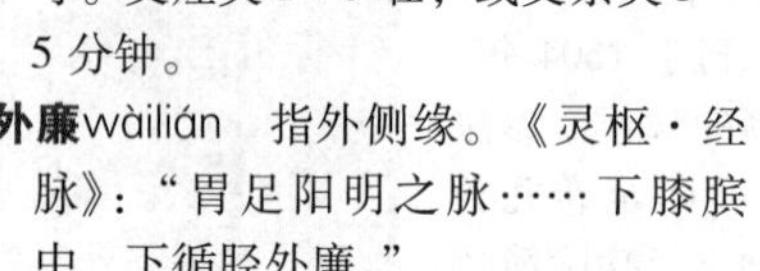

外陵wàilíng 经穴名。代号ST26。出《针灸甲乙经》。属足阳明胃经。位于腹部脐下1寸，旁开2寸处。另说“在天枢下半寸”（《备急千金要方》）；“去腹中行当各三寸”（《针灸资生经》）。布有第十肋间神经分支，并有第十肋间动、静脉分支及腹壁下动、静脉分支。主治腹痛，泄泻，痢疾，痛经，疝气，腹胀等。直刺1～1.5寸。艾炷灸3～7壮；或艾条灸5～15分钟。

外漏wàilòu 病名。见《证治准绳·杂病》。本证“生于两脾之外，或流稠脓，或流臭水，胀痛则流出，不胀则略止。先与人参漏芦散，后用千金托里散加葱白。”（《张氏医通》卷八）。

外命wàimìng 经穴别名。出《外台秘要》。即复溜，见该条。

外丘wàiqiū ❶经穴名。代号GB36。出《针灸甲乙经》。属足少阳胆经。足少阳之郄穴。位于小腿前外侧，外踝尖上7寸，当腓骨前缘处；或于阳交穴前方1寸取穴。一说“在外踝上六寸”（《循经考穴编》）。布有腓浅神经和胫前动、静脉肌支。主治头项痛，胸胁痛，腿痛，脚气，下肢麻痹；以及肝炎，胆囊炎，坐骨神经痛等。直刺1～1.5寸。艾炷灸3～5壮；艾条灸5～10分钟。❷经穴别名。见“外勾”条。

外取wàiqǔ 外治。《素问·五常政大论》：“故曰上取下取，内取外取，以求其过。”说明治病的手段，根据病证的具体情况，或从上治，或从下治，或从内治，或从外治，以达到治愈的目的。

外热wàirè 证候名。指皮肤肌表发热。《素问·调经论》：“上焦不通利，则皮肤致密，腠理闭塞，玄府不通，卫气不得泄越，故外热。”《寿世保元·发热》：“伤寒发热，是寒邪入卫，与阳气交争，而为外热。阳气主外，为寒所薄，而失其职，故为热。其脉紧而有力，是外之寒邪伤卫也。治主外。宜服九味羌活汤。”《景岳全书·杂证谟》：

“凡热病之作，亦自有内外之辨。如感风寒而传化为热，或因时气而火盛为热，此皆外来之热。”参见“发热”“肌热”“热在皮肤”等条。

外热内寒wàirènèihán　病机。❶外假热而内真寒。《伤寒论·辨太阳病脉证并治》：“病人身大热，反欲得近衣者，热在皮肤，寒在骨髓也。”参见“真寒假热”条。❷表热与里寒同时并见。详“表热里寒”条。

外荣wàiróng　指五脏精气充足，面部则见光泽明润的正色。《素问·五藏生成》：“生于心，如以缟裹朱；生于肺，如以缟裹红……此五脏所生之外荣也。”

外三合wàisānhé　气功术语。见秦仲三《气功疗法和保健》。即肩与胯合，肘与膝合，手与足合。

外疝wàishàn　病名。又叫横痃。《外科正宗》卷二：“近之生于小腹之下，阴毛之旁结肿名曰横痃，又名外疝是也。”见“横痃”条。

外伤wàishāng　出《素问·移精变气论》。❶损伤病证分类之一。一般指扑击跌仆所致皮肤、肌肉、筋骨的损伤。❷与七情内伤相对而言。可指六淫外邪所伤，如伤风、伤寒、伤湿、伤暑等。

外伤滑胎wàishānghuátāi　病证名。指孕妇由外伤造成的流产。怀孕后跌仆闪挫，或过劳及房室不节，直接损伤冲任，致使胎动，又有滑坠之势。症见腰酸腹痛，胎动不安，或阴道少量流血。当扶气养血安胎，预防滑坠，方用八珍汤加减。

外肾wàishèn　❶男子外生殖器的统称。《医门棒喝》卷一：“若七情乍动，相火立现，如欲动则外肾举……”❷指阴囊及睾丸。《医学入门·疝》：“外肾累垂，玉茎挺急。”

外肾痛wàishèntòng　症名。出《世医得效方》卷三。即阴囊坠胀、疼痛。为疝病的常见症状。可用灸治在足大指、次指下中节横纹中灸五壮。

外肾痈wàishènyōng　病名。出《疮疡经验全书》卷五。即脱囊。见该条。

外肾肿硬wàishènzhǒngyìng　病证名。见《普济方》卷二百四十九。指阴囊部肿硬的病证。多见于小儿。宜外用地黄散（干地龙研末）生薄荷汁调涂。《婴童百问》：“小儿外肾肿大，茎物通明，牡蛎粉研极细，鸡子清调敷为佳。”参见“脱囊”“阴肿”“疝气”条。

外湿wàishī　外感之湿邪。如气候潮湿，久居湿地，或感受雾露之邪，或涉水淋雨，或从事水中作业等。《素问·阴阳应象大论》：“地之湿气，感则害皮肉筋脉。”

外实内虚wàishínèixū　详“外痛内快”条。

外枢wàishū　经穴别名。出《针灸甲乙经》。即维道，见该条。

外台茯苓饮wàitáifúlíngyǐn　即延年茯苓饮，见该条。

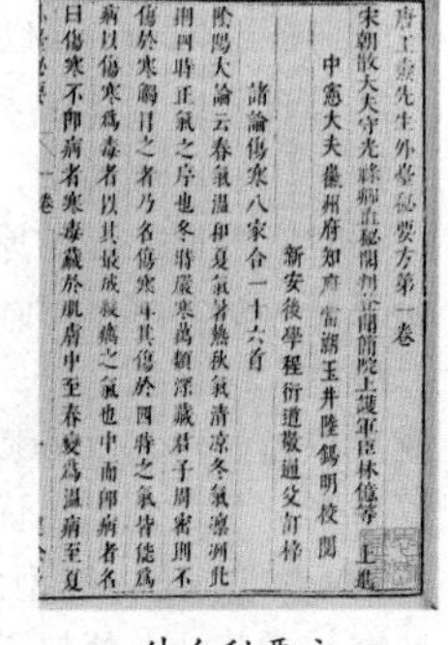
唐王燾先生外臺秘要方第一卷
宋朝散大夫守光祿卿直秘閣判登聞簡院上護軍臣林億等上進
中憲大夫徽州府知府古歙玉井陸鍔明校閱
新安後學程衍道敬通父訂梓
諸論傷寒八家合一十六首
陰陽大論云春氣溫和夏氣暑熱秋氣清涼冬氣凜冽此
則四時正氣之序也冬時嚴寒萬類深藏君子固密則不
傷於寒觸冒之者乃名傷寒耳其傷於四時之氣皆能爲
病以傷寒爲毒者以其最成殺厲之氣也中而即病者名
曰傷寒不即病者寒毒藏於肌膚中至春變爲溫病至夏

外台秘要方

外台秘要方wàitáimìyàofāng　方书。40卷。唐代王焘撰于752年。本书汇集初唐及唐以前的医学著作。“凡古方纂得五六十家，新撰者向数千百卷”（自序），进行了编选整理。卷一至卷二伤寒；卷三至卷六天行、温病、疟病、霍乱等；卷七至卷二十心痛、痰饮、咳嗽等内科杂病；卷二十一至卷二十二眼、耳、鼻、齿等五官诸病；卷二十三至卷二十四瘿瘤、瘰疬等；卷二十五至卷二十七痢、痔、外阴诸病；卷二十八至卷三十中恶、金疮、恶疾等；卷三十一至卷三十二采药、丸散、面部诸病；卷三十三至卷三十四妇人病；卷三十五至卷三十六小儿病；卷三十七至卷三十八乳石；卷三十九至卷四十明堂灸法。全书共1104门，均先论后方，所载医方约6000余首。书中引录各书均附出处，为研究我国唐以前医学的一部重要参考著作。王氏收罗宏富，全书内容广博。1069年，本书曾经北宋校正医书局校刻。1640年又经程衍道校勘。1949年后有影印本。

外台走马汤wàitáizǒumǎtāng　《金匮要略》方。即走马汤，见该条。

外痛内快wàitòngnèikuài　辨痛证的一种说法。快与痛相对而言。指外部疼痛而内无疼痛，表示邪气实于外。《难经·四十八难》：“外痛内快，为外实内虚。”

外推云wàituīyún　眼科病证。见清代顾锡《银海指南》卷二。眼生翳障，凡自下而向上发展，且生在黑珠外者，则名外推云。

外维wàiwéi　指外眼角的联系组织。《灵枢·经筋》：“足少阳之筋……结于目眦为外维。”

外膝眼wàixīyǎn　经外奇穴名。见“犊鼻”条。

外消散wàixiāosǎn　《证治准绳·幼科》集一方。大黄、牡蛎各半两，朴硝二钱。为末，每次一至二钱，取活田螺洗净后，放清水内养一夜，去螺，用水调药，涂患处；若阴囊浮肿，车前子煎汤，候冷调敷。治婴儿初生十日，外脐突或痛或不痛，痛则啼哭不止；亦治小儿湿热相搏，外阴或阴囊浮肿。

外邪wàixié　详见“邪”条。

外悬风wàixuánfēng　病证名。《重楼玉钥》卷上：“凡牙匡下浮肿，为外悬。凡外悬属善症，易治。”亦称外悬。详“悬风”条。

外阳wàiyáng　经穴别名。《扁鹊神应针灸玉龙经》：“外阳，在外踝上三寸，阳郄。”所指即跗阳。

外因wàiyīn　病因分类之一。一般指外感六淫之邪。参见“三因”条。

外阴白斑wàiyīnbáibān　病名。即外阴白色病变，详该条。

外阴白色病变wàiyīnbáisèbìngbiàn　病名。亦名女阴白色病变、外阴营养不良症。曾称为外阴白斑。指女阴皮肤脱色变白，上皮角化萎缩或增厚粗糙，外阴瘙痒，或伴有裂痛。属阴痒、阴痛、阴疮等证范畴。多因肝肾阴虚及肝经湿热所致。若因肝肾不足，精亏血少，血虚化燥生风。症见外阴皮肤变白、干燥发痒、或兼皲裂、涩痛，带下量少。病理检查多为萎缩型。治宜滋阴养血润燥，祛风止痒。方用当归饮子加何首乌、补骨脂、女贞子、旱莲草、仙灵脾、坤草；外用熏洗方：苦参、白鲜皮、蛇床子、红花、大黄、补骨脂、何首乌、坤草、仙灵脾。若因肝经湿热下注，湿热侵入阴部。症见外阴剧痒，甚则痒痛，兼有溃疡、带下量多色黄、口苦、纳呆，病理检查多为增生型。治宜清热利湿、祛风止痒、兼以活血化瘀。方用萆薢渗湿汤（《疡科心得集》）加苦参、白鲜皮。外用熏洗方：三棱、莪术、苦参、白鲜皮、蛇床子、何首乌、补骨脂、坤草、大黄、龙胆草、黄柏、茵陈。此二型均可以电热熏熥法外用治疗。方药同前。

外阴瘙痒wàiyīnsàoyǎng　病名。即阴痒。详该条。

外阴炎wàiyīnyán　病名。外阴部炎症，局部皮肤红、肿、热、痛，甚至溃疡，起脓疱，分泌物增多。若慢性炎症可使皮肤增厚或有皲裂。多因肝经湿热下注所致。属带下、阴痒、阴疮范畴。宜清肝泻火利湿。用龙胆泻肝汤加减。外用熏洗药方：苦参、川椒、蛇床子、黄柏、枯矾、百部。

外痈wàiyōng 病名。见《外科精义》卷上。指生于体表的痈。初起无头，局部红肿热痛，界限分明，根盘收束，易肿、易脓、易溃、易敛。重者可有身热、口渴、苔黄、脉数等。治以清热解毒，活血化瘀为主。初起内服仙方活命饮或漏芦煮散、防风散、升麻汤等，重者服仙方救命汤；外用如意金黄散或远志膏、五龙散等敷贴。若未消而脓成，则内服透脓散或黄芪内托散；外治则切开引流，脓多用猪蹄汤温洗或以黄柏煎汤外洗，继用二宝丹或五五丹提脓去腐。若成漏者，可用药线引流，脓尽则用生肌散或玉红膏、地黄膏等敷贴。

外壅wàiyōng 指病邪壅塞在体表。《素问·刺要论》："刺有浅深，各至其理，无过其道；过之则内伤，不及则外壅，壅则邪从之。"

外游丹毒wàiyóudāndú 病名。见《外科或问》。即游丹。见该条。

外郁wàiyù 指六气所致之郁证。《不居集·诸郁》："外郁者，六气之郁也。六气伤人，皆有传变，由轻及重。惟外郁之症，只在本经，聚而不散，有失升降变化之权，胶结不开，厌厌有似虚损痨瘵之症。"又："此外郁之类损者，盖气血充和，脉络贯通，百病不生，今为六淫所伤，气血抑窒，则有寒热吐衄之患，虽年深月久，郁有不开，不兼舒郁，治必不效。"参见"风郁""寒郁""湿郁""热郁"各条。

外燥wàizào 病因。指六气或六淫中的燥气。外燥与内燥相对而言，内燥是指阴津亏损而致燥，故属内伤；外燥是感受外来干燥之气，故属外感。参见"燥""温燥""凉燥"及"燥热伤肺""燥热咳嗽"各条。

外障wàizhàng 病证名。见《秘传眼科龙木论》。指发生在胞睑、两眦、白睛、黑睛的眼疾。多因六淫外侵，或内有郁热、痰火、积滞以及外伤等引起。此外，肝肾阴虚，虚火上炎或脾气虚弱，亦能致病。患眼可见红赤、肿胀、糜烂、流泪、眵多，亦或发生翳、膜、胬肉。自觉眼部痛、痒、羞明、沙涩不适等。宜结合全身情况辨证论治。除药物内治外，外治法和手术亦常应用。

外证wàizhèng 指表现于病人体表，主要是通过望、闻诊而得到的病候，系与"内证"相对而言，见《难经·十六难》。如肝病之外证是"善洁、面青、善怒"，肺病之外证是"面白、善嚏、悲愁不乐、欲哭"等。

外证头痛wàizhèngtóutòng 病证名。指外感头痛。《内外伤辨·辨头痛》："外证头痛常常有之，直须传入里实方罢。"详"外感头痛"条。

外证医案汇编wàizhèngyī' ànhuìbiān 医案著作。4卷。清代余景和撰。刊于1894年。本书收集了清代医家陈学三、薛雪、叶桂等人的外科医案700余则，分为首、项、面、口等13部，共73病证。医案除叙述病情治法外，还注有余氏的案语评论。

外症喉痈wàizhènghóuyōng 病证名。又名外喉痈。系指痈发于颏下、正咽喉以外者。多由风毒邪火挟痰循经上灼于咽喉所致。症见颏下、正咽喉之外皆肿，外形如馒首，色红疼痛，有碍饮食吞咽。《喉科秘旨》卷下："此症生于颌下天突穴之上，内外皆肿，饮食有碍，初起无痰涎，内不见形迹，此风毒之痈也。"治宜解毒、祛风、泻火、消肿。用普济消毒饮、清瘟败毒饮等加减。或外敷如意金黄散。

外治wàizhì ❶即外治法。详该条。❷同外取。详该条。

外治法wàizhìfǎ 泛指除口服药物以外，施于体表或从体外进行治疗的方法。《素问·至真要大论》："内者内治，外者外治。"简称外治，或名外取。外治法在我国具有悠久的历史。《内经》时代已有较系统的针灸疗法以及膏贴、烟熏等，尤为可贵的是，书中还介绍了腹水穿刺和用于脱疽（相当于血栓闭塞性脉管炎）的截肢手术。到东汉时期，张仲景记述了针刺、灸、烙、温熨、药摩、坐药、洗浴、润导、浸足、灌耳、人工呼吸等多种外治法，为后世奠定了广泛的基础。自针灸形成专科后，外治的概念有所改变，近世论述外治法，多已排除针灸。外治法专著有以膏贴为主的《理瀹骈文》，以及清代邵存涂《外治寿世方》等。

外治寿世方初编wàizhìshòushìfāngchūbiān 外治法专著。4卷。清代邹存淦撰。刊于1877年。本书仿《理瀹骈文》体例，辑录了临床各科疾病的多种外治法的治疗方药，共分68门，约2200余方。

外治医说wàizhìyīshuō 外治法专著。即《理瀹骈文》。见该条。

外痔wàizhì 病名。出《备急千金要方》卷二十三。为生于肛门齿线以下的痔。一般无痛感，多不出血，局部有肿核突起，日久皮瓣赘生，肛门部有异物感，炎症时疼痛明显。分血栓性外痔、赘皮外痔、静脉曲张性外痔及炎性外痔4种。以外治为主，可选用熏洗、针灸、结扎、挑痔、手术等。如红肿疼痛，尚可配合内服清热解毒、化瘀止痛之药。

外眥wàizì 眥，眦的异体字。详"外眦"条。

外眦wàizì 出《灵枢·癫狂》。亦名锐眦、小眦、眼梢头、眼小嘴、眼小睫、眼小角、目锐眦、小眦。为上下眼弦颞侧的联合处，即外眼角。是足少阳经的起点，有童子髎穴。《灵枢·癫狂》："目眦外决于面者，为锐眦；在内近鼻者，为内眦。"

wan

弯针wānzhēn 指针刺时由于某种原因而致针身在肌内发生弯曲的现象。此多由进针过快，刺激太强引起局部痉挛收缩；或针体触及坚硬组织；或患者体位移动；或某种外力碰撞而引起。轻度弯针可缓慢退出，针体弯曲角度较大时，应轻为摇动，顺着针柄倾斜方向出针。如针体发生多个弯曲，则应仔细观察；顺着针柄倾斜方向分段逐步退出。若因患者体位移动造成，则需先矫正体位，再行起针。切忌急速猛抽，使患者增加痛苦，甚至发生折针。针刺时应根据上述的原因，予以防止。

豌豆疮wāndòuchuāng 出明代万全《家传痘疮心法》。即痘疮。详该条。

豌豆跌打wāndòudiēdǎ 中药材。见《云南思茅中草药选》。为紫金龙之别名，详该条。

丸剂wánjì 药物剂型之一。药物研成细末，用蜜或水，或糊，或药汁、蜂蜡等拌和，制成圆球形的大小不等的药丸。分别称：蜜丸、水丸、药汁丸、蜡丸等。服用方便，吸收较缓慢，药力较持久。凡药物不耐高热，难溶于水，容易挥发，毒性较剧烈的，多适合做丸。丸剂常用于慢性病，尤其是攻磨癥积。但也有用于急证的丸剂。用水化开服用或水送服。如安宫牛黄丸等。

丸散膏丹集成wánsǎngāodānjíchéng 方书。郑显庭编。郑氏搜集古今著名丸散膏丹成方2700余首，分为补养、发散、和解、消导等62类，每方下分列发明、功用、药品、制法、用法、参考诸项。1958年由上海卫生出版社出版。

完璧wánbì 眼科金针开内障八法之八。指术毕出针手法和要求。《目经大成》卷二："回针将障送至护睛水内尽处，迟迟出针之半，少息再出，恐障复还原位。"参见"拨内障手法"条。

完带汤wándàitāng 《傅青主女科》卷上方。白术（土炒）、炒山药各一两，人参二钱，白芍药（酒炒）五钱，车前子（酒炒）、制苍术各三钱，甘草一钱，陈皮、荆芥穗（炒黑）各五分，柴胡六分。水煎服。功能健脾燥湿，疏肝理气。治带下量多，色白或淡黄，无臭，倦怠便溏，面色㿠白，舌质淡或正常，苔白，脉缓或弱。方中白术、山药、苍术健脾燥湿，人参益气健脾，白芍、柴胡疏肝解郁，荆芥穗收敛止带，陈皮理气健脾，车前子利水祛湿，甘草调和诸药。此肝脾同治之法，寓补于散之中，寄消于升之内，为脾虚带下之常用方。

完谷不化wángǔbùhuà 症名。指大便中含有较多未消化食物的症状，多因脾胃功能失调，或脾肾阳虚，不能蒸化水谷所致。也可见于暴饮暴食之伤食泄泻。

完骨wángǔ ❶人体部位名。指颞骨乳突。《灵枢·骨度》："耳后当完骨者，广九寸。"❷经穴名。代号GB12。出《素问·气穴论》。属足少阳胆经。位于耳后颞骨乳突后下方凹陷处，与风府穴相平（《针灸甲乙经》）。布有枕小神经主干和耳后动、静脉。主治头痛，项强，颊肿，齿痛，咽喉肿痛，口眼㖞斜，失眠等。向下斜刺0.3～0.5寸。艾条灸5～10分钟。❸经穴别名。见"腕骨"条。

顽痹wánbì 病名。一作癯痹。见《诸病源候论·风病诸候》。指皮肤、肌肉麻木不知痛痒或手足酸痛等症。《医林绳墨·痹》："久风入中，肌肉不仁，所以为顽痹者也。"参见"痹"条。

顽疮wánchuāng 病名。出《辨证录》卷十三。❶即恶疮。见该条。❷久治不愈的疮疡俗称顽疮。

顽核疬wánhélì 病证名。出《疬科全书》。多由气血凝结而致。初起只一核，圆若弹丸，不痒不痛，日久亦不增大，故名顽核疬。不须施治。惟戒郁怒及燥火生痰之物即可。

顽淋不痛症wánlínbùtòngzhèng 病证名。见罗应章《经验医库·溲淋》。因淋症日久，虽溲行艰涩而不觉痛的病症。多因骨髓精血俱虚，心肾不交，心气下陷而成。症见小便滴沥不绝，臭气难闻，尿出不痛，脉弱无力。宜用威喜丸。参见"淋"条。

顽疝wánshàn 病名。出《寿世保元》卷五。即癞疝。见该条。

顽湿聚结wánshījùjié 病证名。即以四肢散发豆粒大灰褐色坚实结节，瘙痒，抓后有血痂为主要表现的皮肤疾病。

顽痰wántán 病证名。痰证之一。❶指坚结胶固之痰。亦称老痰、结痰、郁痰。《症因脉治》卷二："顽痰，坚结胶固，吐咯难出，脉见沉牢……痰在咽喉，咯不出，咽不下，即老痰、结痰也，宜节斋化痰丸。"又："郁痰即结痰、顽痰。"详"郁痰""老痰""结痰"条。❷指痰阻心窍而发癫狂者。《证治汇补》卷五："若抚掌大笑，言出不论，左顾右盼，如见神鬼，片时正性复明，深为赧悔，少顷态状如故者，此膈上顽痰泛滥洋溢，塞其道路，心为之碍，痰少降则正性复明，痰复升则又举发，名之曰癫。法当利肺、安心、安神，滚痰丸主之。"参见痰证有关条。

顽涎wánxián 病证名。指引起喘嗽痰鸣的涎液。《东医宝鉴》："顽涎者，脾肺所出也。涎则流溢于咽喉，如水鸡之声，喘嗽烦闷。"治宜豁痰降逆。用涤痰汤、三子养亲汤加减。

顽癣wánxuǎn 病名。是一种慢性顽固性皮肤病。见《外科正宗》卷四。多因风、湿、热、虫四者为患。发无定处，初为皮肤发痒，后起淡褐色粟粒样丘疹，表面有落屑，病损逐渐扩大，融合成片，形成肥厚粗糙皮损，形状不一，瘙痒明显，搔之不知疼痛，病程缠绵，经久不愈，反复发作。治宜养血疏风，内服当归饮子或四物消风散。外用土大黄膏（《外科正宗》卷四：硫黄、生矾、川椒、土大黄根）或槿皮酒外搽。相当于神经性皮炎，慢性湿疹等疾病。

顽癣浮萍丸wánxuǎnfúpíngwán 《外科正宗》卷四方。紫背浮萍、苍术、苍耳草各二两，苦参四两，黄芩、僵蚕各一两，钩藤一两五钱，豨莶草（酒蒸）二两。为细末，酒糊为丸，每服二钱。治顽癣。

蚖青wánqīng 中药材。出《神农本草经》。为地胆之别名，详该条。

宛wǎn ❶宛转、屈曲。《灵枢·刺节真邪》："倾侧宛伏。"❷音义同腕。《灵枢·杂病》："刺宛骨下。"另见"宛yù"条。

宛鹑wǎnchún 中药材。出《广志》。为鹌鹑之别名，详该条。

宛伏wǎnfú 宛转俯伏。《灵枢·刺节真邪》："大风在身，血脉偏虚，虚者不足，实者有余，轻重不得，倾则宛伏。"

宛膲wǎnjiāo 消瘦干燥之意。《灵枢·根结》："皮肉宛膲而弱也。"

挽法wǎnfǎ 推拿手法名。出《诸病源候论·偏风候》。用手左右推拉或移动。《备急千金要方·养性》："左右挽，前后拔。"

菀wǎn ❶见"紫菀"条。❷另见"菀yù""菀yùn"条。

晚蚕沙wǎncánshā 中药材。出《斗门方》。即原蚕沙，详该条。

晚发wǎnfā 病名。伏气温病的别称。❶指冬令受寒，邪伏至"清明"后始发的温热病。《时病论·晚发》："晚发者，亦由冬令受寒，当时未发，发于来年清明之后，夏至以前，较之温病晚发一节，故名晚发病也。"❷指夏受暑湿，留伏至秋冬而发的温热病。亦称伏暑晚发。《伤寒指掌》："晚发者，夏受暑湿之邪，留伏于里，至秋新邪引动而发也。"《重订广温热论·湿火之症治》："发于处暑以后者，名曰伏暑，病尚易治；发于霜降后冬至前者，名曰伏暑晚发，病最重而难治。"参见"伏暑""伏暑晚发"条。

晚嫁难产wǎnjiànánchǎn 病名。清代汪嘉谟《胎产辑萃》："三十后适人者，谓之晚嫁。盖少嫁则筋骨软，故产门易开；晚嫁则筋骨坚强，所以难产。"临月可服苎麻根饮（苎麻根、人参、陈皮、生地、炙甘草、乌梅肉，水煎服）。

晚期妊娠中毒症wǎnqīrènshēnzhòngdúzhèng 病名。是孕产妇所特有的病证，多发生在妊娠24周以后，临床以高血压、水肿、蛋白尿为主要症状；严重时出现头痛眼花、抽搐或昏迷。表现以高血压为主症者，近于妊娠眩晕、先兆子痫。表现以水肿为主症者，多属于子肿范围。表现以抽搐或昏迷为主症者，属子痫。可根据临床表现辨证论治。

脘wǎn　胃腔。《素问·调经论》："上焦不行，下脘不通，胃气热，热气熏胸中，故内热。"

万邦孚wànbāngfú(16 世纪)　明代官吏。字汝永，鄞县(今属浙江宁波)。曾任总兵马等官职，在抗御倭寇入侵我国沿海上有功。曾把所得到的经验方及脉诀药性等材料，增入其父万表所刊刻的《济世良方》一书中。

万表wànbiǎo(16 世纪)　明代官吏。字民望，号鹿园，鄞县（今属浙江宁波）人。正德十五年（1520）进士，曾任淮安总兵等官职，抗御侵犯我国沿海的倭寇有功。有不少著述，医学方面，曾选刻有《济世良方》一书。

万病回春wànbìnghuíchūn　综合性医书。8 卷。明代龚廷贤撰于 1587 年。卷一包括"万金一统述"以及药性歌、诸病主药、形体、脏腑、经脉等总论内容；卷二至卷八分述各科病证证治，末附"云林暇笔"等。作者于自序中称："祖轩、岐，宗仓、越，法刘、张、朱、李及历代各家，茹其英华，参以己见，详审精密，集成此书。"书中选择病种较多，辨证详明，治法方剂选辑颇精。对后世影响较大。

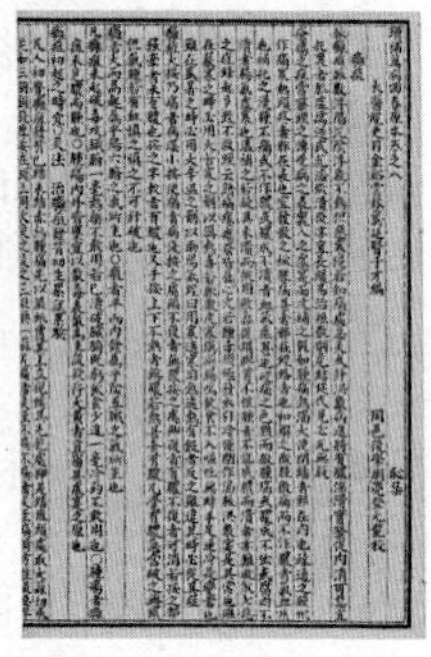

万病回春

万病解毒丹wànbìngjiědúdān　即紫金锭，见该条。

万病解毒丸wànbìngjiědúwán　即紫金锭，见该条。

万病丸wànbìngwán　《校注妇人良方》卷一方。干漆（炒，烟出青白为度）、牛膝（酒浸）各一两。为细末，以生地黄汁一升同药末慢火熬膏为丸，梧桐子大，每服二十丸，空腹米汤送下。治妇人月经瘀闭，脐腹作痛，及产后癥瘕等症。

万病验方wànbìngyànfāng　见"简易备验方"条。

万病紫菀丸wànbìngzǐwǎnwán《医垒元戎》方。又名厚朴丸。紫菀、菖蒲、吴茱萸（汤洗七次，焙干）、柴胡，厚朴（姜制）一两，炒桔梗、茯苓（去皮）、皂角（去皮弦子，炙）、桂枝、炮姜、黄连、炮川乌（去皮）各八钱，川椒（去目及闭口者，微炒出汗）、巴豆（去皮膜、油、研）、人参、羌活、独活、防风各五钱。为末，入巴豆研末，炼蜜为丸，梧桐子大，每服三至七丸，食后，临卧生姜煎汤送下。治脐腹久患痃癖如碗大，及诸黄病，每地气起时，上气冲心，绕脐绞痛，一切虫咬，水病，蛊病，反胃吐食，呕逆恶心，饮食不消，天行时病，妇人多年月露不通，或腹如怀子多血，天阴即发；又治风疾，顽痹不知年岁，昼夜不安，梦与鬼交，头白多屑，或哭或笑，如鬼魅所着，腹部生疮；痔漏肠风（酒送下），赤白痢（诃子煎汤送下），脓血痢（米饮送下），堕伤血闷、四肢不收（酒送下），蛔虫咬心（槟榔煎汤送下），气噎、忧噎（荷叶煎汤送下），打扑伤损（酒送下），中毒（帚灰、甘草煎汤送下），一切风（升麻煎汤送下），寸白虫（槟榔煎汤送下），霍乱（干姜煎汤送下），咳嗽（杏仁煎汤送下），腰肾痛（豆淋汤送下），阴毒伤寒（温酒送下），吐逆（生姜煎汤送下），食饮气块（面汤送下），时气病（井华水送下），脾风（陈皮煎汤送下），头痛（白开水送下），心痛（温酒送下），大小便不通（灯心煎汤送下），吐水（梨汤送下），小儿天风吊搐（防风或防己煎汤送下），小儿疳痢（葱白煎汤送下），小儿乳食所伤（白开水送下），妇人月经不通（酒煎红花送下），妇人腹痛（川芎煎汤送下），怀孕半年后胎漏（艾叶煎汤送下），有子气冲心（酒送下），产后血晕痛（酒送下），血气痛（酒煎当归送下），产后心腹胀满（豆淋汤送下），难产（益智仁煎汤送下），产后血痢（当归煎汤送下），赤白带下（艾叶煎汤送下），内外伤寒（粥饮送下），室女血气不通（酒送下），子死腹中（莱菔子煎汤送下）；并治小儿惊厥，大人癫狂，妇人身上顽麻，状如虫行，四肢俱肿，呻吟等疾。

万重花wànchónghuā　中药材。见《广西药用植物名录》。为咸虾花之别名，详该条。

万德华wàndéhuá　清代医生。字醇泉。江西南昌人。生活于19 世纪。精医术。居京师，以供事议叙得九品官，不就。游广东，遂以医名。有一人病暑，误服黄芪，目直视，僵卧五日，嘱饮以地黄，三日而苏；又有一女病热，面赤大渴，喉声如沸，医者投以羚羊角，濒死，万改以附子细辛治之而愈。性疏豪，治富人病，多索资；治贫者不计酬，且施以药。

万方类编wànfānglèibiān　见"本草纲目万方类编"条。

万方类纂wànfānglèizuǎn　参见"本草纲目万方类编"条。

万金膏wànjīngāo　❶《太平惠民和剂局方》卷八方。龙骨、鳖甲、苦参、乌贼骨、黄柏、黄芩、黄连、皂角、白及、白蔹、厚朴、木鳖子仁、草乌、川芎、当归、白芷各一两，没药、乳香各半两，槐枝、柳枝各四寸长者二十一条，炒黄丹一斤半。前药除乳香、没药、黄丹外，余药于油内慢火煎紫赤色去渣，称净油三斤，放锅内下丹，不住手搅，令黑色、滴水不散及不粘手，下乳香、没药末，再搅匀，如硬再加油少许，以不粘手为度，摊膏贴患处。治痈疽发背，诸般疮疖；从高坠下，打扑损伤；脚膝生疮，远年臁疮，五般痔漏，恶疮等症。❷《眼科纂要》卷上方。荆芥、防风、黄连、五倍子各五钱，铜绿五分，苦参四钱，薄荷一钱。为细末，水泛为丸，弹子大，每次一丸，热水化开，乘热洗目。功能疏风清热，解毒止痒。治睑弦赤烂。

万经棵wànjīngkē　中药材。见《山东中草药手册》。为照山白之别名，详该条。

万筐wànkuāng　明儿科医家。字恭叔。继家学，于 1480 年由江西南昌客居湖北罗田，医术大行。尝剖析钱乙、陈文中治痘之别。取无伐天和，无翼其胜之义。以精于痘科诊治而闻名。子万全，承家学，搜其平日医论，编入《万密斋医学全书》。

万灵丹wànlíngdān　即保安万灵丹，见该条。

万灵夺命汤wànlíngduómìngtāng　《疡医大全》卷三十四方。朱砂（水飞）、蟾酥（人乳泡）、轻粉、胆矾各五钱，铜绿、血竭各一两，雄黄、枯矾各二两。为细末，面糊为丸，芡实大，每服一丸，葱白三寸嚼烂包药于内，热汤吞服，使汗出。治疔毒入腹，烦闷恶心，及痈疽发背恶疮等症。

万灵散wànlíngsǎn　《杂病源流犀烛·身形门》卷二十八方。当归一两，生地黄六钱，肉桂、莪术各五钱，木香三钱。为细末，每服二钱，空腹温酒调下。治产后血瘀，少腹疼痛，小便淋沥。

万鹿园wànlùyuán　见"万表"条。

万密斋wànmìzhāi　见"万全"条。

万密斋医学全书wànmìzhāiyīxuéquánshū　综合性医书。明代万全撰。刊于1549年。共10种，108卷。内容包括《保命歌括》《伤寒摘锦》《养生四要》《内科要诀》《幼科发挥》《片玉新书》《育婴秘诀》《痘疹心法》《片玉痘疹》《广嗣纪要》。万氏擅长儿科，故《幼科发挥》等书对后世影响较大。

万民望wànmínwàng　见"万表"条。

万年青wànniánqīng　中药材。出清代陈士铎《本草新编》。又名竹根七、铁扁担、白河车。为百合科植物万年青 *Rohdea japonica*（Thunb.）Roth 的根茎。分布于华东、中南、西南地区。苦、微甘，寒，有小毒。强心利尿，清热解毒，止血。①治风湿性心脏病心力衰竭，心律失常，白喉，白喉引起的心肌炎，咽喉肿痛，流行性腮腺炎，细菌性痢疾，疔疮走黄，呕血，咯血，崩漏。内服：煎汤，3~6g（鲜品9~15g）；或捣汁服。②治跌打损伤，蛇咬伤，痈疖肿毒，烧烫伤。鲜品捣敷。本品含强心苷万年青苷A、B、C，还含毕平多苷元的糖苷和少量的洋地黄毒苷元等。有洋地黄样强心作用。其强度比为：万年青苷A>B>C；口服效率较差。有刺激性，能引起恶心、呕吐、腹泻；大量则出现期前收缩及完全性传导阻滞。皮下注射可使局部皮肤发红、发炎。万年青苷对血管、胃肠及子宫平滑肌有兴奋作用。万年青可抗蛇毒、抗菌。

万年青叶wànniánqīngyè　中药材。出清代陈士铎《本草新编》。为百合科植物万年青 *Rohdea japonica*（Thunb.）Roth 的叶。苦、涩，微寒，有毒。强心利尿，清热解毒，止血。①治心力衰竭，咽喉肿痛，慢性气管炎，咯血，吐血。煎服：3~6g。②治蛇咬伤，捣汁涂；痔疮、坐板疮，煎水洗。本品有毒，使用注意同万年青条。本品含强心苷万年青苷A、B、C、D，洋地黄毒苷元等。还含β-谷甾醇及其葡萄糖苷。药理作用参见"万年青"条。

万年松wànniánsōng　中药材。见《本草原始》。为卷柏之别名，详该条。

万年藤wànniánténg　中药材。❶见《全国中草药汇编》。为女萎之别名。❷见《药材学》。为关木通之别名。各详该条。

万宁wànníng　明代医家。字咸邦。黄冈（今属湖北）人。嘉靖、隆庆（1522—1572）年间名医。撰《万氏医贯》（1567），分天、地、人三部，天部列初生诸病及五脏主病，地部列脾胃主病，人部列家传世验良方。

万全wànquán（15~16世纪）　明代医家。字密斋。罗田县（属湖北省）人。世医出身，为明代祖传儿科著名医家。精于儿科及养生学，临证有良效。撰述有《幼科发挥》《育婴秘诀》《广嗣纪要》《痘疹世医心法》《养生四要》《保命歌括》等书，其著述可称为祖传和个人经验的汇集。尤其在儿科方面，实际经验甚为丰富。在理论上宗钱乙，并发挥了钱乙五脏辨证理论，强调小儿肝常有余，脾常不足的病理特点，治疗重视调补脾胃。对小儿杂证如痉风等，特别是痘疹，尤富经验。治疗方剂多简便实用，除药物外，还注意提倡和采用推拿等法。此外对小儿卫生、护理也很重视。其理论与经验，对后世儿科医家有较大影响。

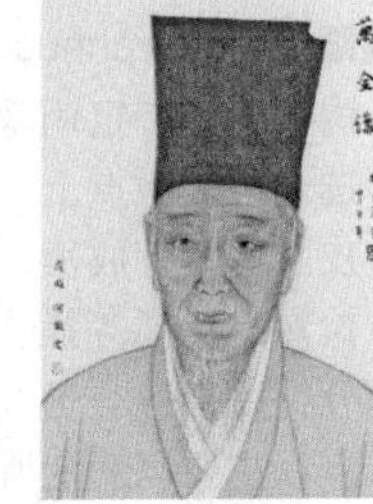

万全

万全木通散wànquánmùtōngsǎn　《医学入门》卷三方。木通、滑石、赤茯苓、车前叶各一两，瞿麦五钱。为末，每服四钱，水煎服。治阴虚为阳所凑，膀胱积热，小便难而黄。

万全丸wànquánwán　《医学入门》卷七方。赤石脂、炮姜各一两，胡椒五钱。为细末，醋糊为丸，每服五至七丸，空腹米饮送下。治大便滑泻而小便精出者。

万汝永wànrǔyǒng　见"万邦孚"条。

万氏肥儿丸wànshìféi'érwán　即肥儿丸第二方，见"肥儿丸"条。

万氏济世良方wànshìjìshìliángfāng　方书。又名《万氏家抄方》《医学入门良方》。明代万表选集。6卷（另有4卷本）。刊于1609年。卷一至卷五分为中风、厥、脚气……等98类病证（包括临床各科），每类病证均以选录方剂为主，附述简要的病候；卷六为痘疹、麻痦、脉诀及小儿脉诀。

万氏家抄方wànshìjiāchāofāng　见"万氏济世良方"条。

万氏家传保命歌括wànshìjiāchuánbǎomìnggēkuò　综合性医书。简称《保命歌括》。35卷。明代万全撰。前33卷介绍中风、中寒、内伤、瘟疫、气病、血病、虚损、痿痹、咳嗽、哮喘、泄泻、痢疾、疟疾等内科杂病为主的多种病证，每门病证，万氏征引古说并结合个人见解，用歌括加注的形式予以论述，论证颇详；后2卷为摄生经验方及万氏在嘉靖、隆庆（1522—1570）年间的一些治案。此书编入《万密斋医学全书》。

万氏家传广嗣纪要wànshìjiāchuánguǎngsìjìyào　见"广嗣纪要"条。

万氏家传伤寒摘锦wànshìjiāchuánshānghánzhāijǐn　见"伤寒摘锦"条。

万氏家传幼科指南心法wànshìjiāchuányòukēzhǐnánxīnfǎ　儿科专著，2卷，明代万全（密斋）撰于16世纪中叶。又名《幼科指南秘传方》《幼科指南家传秘方》。首列指南赋、儆心赋等，并论儿科诊法，次列儿科疾病26种之证治，末附祖传方剂13首，反映出万氏独具心得。现存两种清刻本。1984年湖北科学技术出版社改为《万氏家传幼科指南心法》。

万氏家传育婴秘诀发微赋wànshìjiāchuányùyīngmìjuéfāwēifù　见"育婴秘诀"条。

万氏秘传片玉痘诊wànshìmìchuánpiànyùdòuzhěn　见"片玉痘疹"条。

万氏牛黄清心丸wànshìniúhuángqīngxīnwán　见《景岳全书·小儿则古方》卷六十二。即牛黄清心丸第二方，见"牛黄清心丸"条。

万氏牛黄丸wànshìniúhuángwán　即牛黄清心丸第二方，见"牛黄清心丸"条。

万氏女科wànshìnǚkē　女科著作。3卷。明代万全撰。刊于1549年。卷一为总论及妇科杂病；卷二为胎前诸病；卷三为产后诸病。全书内容比较简要。本书原收入《万密斋医学全书》，亦有单行本行世。

万氏医贯wànshìyīguàn　儿科著作。3卷。明代万宁撰于1567年。前二卷列述胎原、初生诸病及五脏主病、兼证等，名病之后多附作者治案；末卷罗列上述二卷中的治疗方剂，多系家传效方。

万寿丹书wànshòudānshū 养生著作。明代龚居中撰。全书6卷，以养生为主，搜集了包括气功在内的各种延年益寿方法。卷一为安养篇，卷二为延年篇，卷三为采补篇，卷四为服食篇，卷五为脏腑篇，卷六为清乐篇。

万寿地芝丸wànshòudìzhīwán 《素问病机气宜保命集》卷下方。又名地芝丸。生地黄（焙）四两，天门冬（去心）四两，枳壳（炒）、菊花各二两。为细末，炼蜜为丸，梧桐子大，茶水或温酒送服一百丸。功能养阴清肝，明目黑发。治目不能远视；亦治头发早白。

万寿菊wànshòujú 中药材。出《植物名实图考》。又名金菊、蜂窝菊、臭芙蓉。为菊科植物万寿菊 *Tagetes erecta* L. 的花序。我国各地花圃有栽培。苦、微辛，凉。平肝清热，祛风，化痰。①治头晕目眩，目痛，牙痛，小儿惊风，感冒咳嗽，百日咳。煎服：6～9g。②治腮腺炎，乳腺炎，研末醋调敷。本品含万寿菊属苷，堆心菊素（Helenien），除虫菊素，槲皮万寿菊素。花可消炎止咳。

万寿仙书wànshòuxiānshū 养生著作。4卷。明代罗洪先（达夫）传，清代曹若水增辑。刊于1832年。作者认为导引术却病于未然，按摩驱病于已至。遂集神农、庄子、孙思邈等养生论述，介绍治心脾肝肾气法、八段锦坐功图诀、诸仙导引法及五禽图等导引按摩方法。图文并茂，便于习练。现存初刻本及其他清刻本。

万应锭wànyìngdìng ❶见《全国中药成药处方集》（抚顺方）。又名金鼠矢。黑墨60g，胡黄连、儿茶各30g，黄连15g，熊胆、牛黄各6g，冰片2.4g，麝香0.9g。为细末，熊胆汁为锭，金衣，每服3g，白开水送下。功能泻火解毒，凉血疏风。治风火喉痹，喉蛾，牙疳，瘟疫，斑疹伤寒，痘毒惊风，卒然昏倒，四肢拘急，壮热，神昏谵语，狂躁，衄血，不眠，咳血便血，干呕烦渴，肝胆湿热，口臭龈肿，便燥溺涩。❷见《全国中药成药处方集》（北京、承德方）。乳香、没药、胡黄连、儿茶、香墨各33kg。为细末，每18kg细粉兑麝香108g，冰片96g。研匀，用牛胆汁9.5kg为锭，每30g约作200粒，每500g上金衣40张。每服15粒，小儿每服5粒，温开水送下，日2次。功能祛暑解毒止血。治中暑中风，吐血衄血，咽喉肿痛，及小儿热症，无名肿毒。

万应经验良方wànyìngjīngyànliángfāng 方书。清代吕献堂评选。成书于光绪十二年（1886）。此书选收内、外、妇、儿、伤各科简便验方113首。其中跌打损伤方颇多。现存宣统三年（1911）排印本。

万应丸wànyìngwán ❶《医学正传》卷五方。槟榔五两，大黄八两，黑牵牛子四两，皂角十枚，苦楝根皮一斤。前三味为末，后二味熬膏，搜和为丸，梧桐子大，再用沉香、木香、雷丸各一两分研，依次为衣，每服三丸，四更时砂糖水送下。治虫积内阻，腹痛拒按，便秘，脉沉实者；近代也用于治疗蛔虫性肠梗阻而见上症者。❷《证治准绳·幼科》集八方。五倍子、胡黄连、青皮（去白）、陈皮（去白）、黄柏、神曲、麦芽、炮三棱、炮莪术、芜荑、槟榔、龙胆草、川楝子仁、使君子各一两。前药除槟榔、麦芽外，余剉炒令焦黄色，候冷，同槟榔、麦芽为细末，水煮面糊为丸，麻子大，每服三十至七十丸，不拘时温米汤送下。治小儿疳证，胃口有热，饮食不进，头发作穗，面色萎黄。

万丈深wànzhàngshēn 中药材。见《滇南本草》。为还阳参之别名，详该条。

万字车轮功wànzìchēlúngōng 练功方法名。见杜自明《中医正骨经验概述》。取骑马势，左手钩掌，左臂后伸，右臂掌心向上伸向左前方，上身微向左转，继之右臂自左前方旋向右前方，掌心朝外，随即钩掌，右臂后伸，左臂随之掌心朝上伸向右前方，上身微向右转，顺势躬腰，左手下压并拉回，左侧钩掌后伸，右手自身后升至左前方，掌心朝上，回复初势，如此数便。继而右手改作左手姿势，左手改作右手姿势，再作前述动作，而旋转方向相反。适用于腰部及肩、肘、腕部疾患。

腕wàn 由腕骨8块与桡、尺骨的下端构成的腕关节。《灵枢·经脉》："肺手太阴之脉……其支者，从腕后直出次指内廉出其端。"

腕缝错开wànféngcuòkāi 病名。见《诸病源候论》卷三十六。因损打闪错所致。伤处疼痛、肿胀，活动受限。治宜顺势摇动关节，使其复位，用绷带缠缚固定。药物治疗参见"损伤"条。

腕骨wàngǔ ❶骨名。①又名壅骨、虎骨、束骨。出《灵枢·本输》。解剖学同名骨。共8块（古称6块），其中豌豆骨系生长在肌腱内的籽骨，其他7块借许多韧带相连成一整体，上接桡骨，下接掌骨。②指第一跖趾关节骨突。《灵枢·本输》："太白，腕骨之下也。"❷经穴名。代号SI4。出《灵枢·本输》。《黄帝内经太素》作完骨。属手太阳小肠经。原穴。位于手掌尺侧，当第五掌骨后端与钩骨所构成关节部上方的凹陷处。有尺神经和手背静脉网通过。主治头痛，项强，目翳，耳鸣，疟疾，黄疸，消渴，胁痛，指、腕关节挛痛等。直刺0.5～1寸。艾条灸5～10分钟。

腕骨折wàngǔzhé 病名。出《诸病源候论》卷三十六。多因跌打、压轧所伤。或伤一骨，或伤数骨，临床以腕舟骨骨折为多见。伤处肿胀、疼痛、压痛明显，或腕缝错开，活动受限。一般断端很少移位，如手向后翻贴于臂者，医者双手握其手背轻轻回翻整复，并夹缚固定。用药参见"骨折"条。

腕关节扭伤wànguānjiéniǔshāng 病名。即直接暴力或间接暴力使桡腕关节活动超出正常范围，过度背伸，而造成周围的韧带、肌腱、筋膜等组织损伤，以在相应或相反的受力部位发生肿胀，腕部酸痛无力，局部有压痛、肿胀，因肌肉痉挛，腕关节的功能活动受到限制为主要表现的疾病。

腕管综合征wànguǎnzōnghézhēng 病名。即由于腕管内容积减少或压力增高，使正中神经在管内受压，以桡侧3～4个手指麻木、疼痛，夜间或清晨较明显，疼痛有时放射到肘；有时拇指外展、对掌无力，动作不灵活为主要表现而形成的综合征。

腕踝针疗法wànhuáizhēnliáofǎ 针刺疗法之一。是指针刺腕踝关节处特定刺激点以治疗疾病的方法。临床操作时，于选定的刺激点上，将针体与皮肤表面呈30°角进针，透过皮肤后将针放平，沿皮下纵向刺入1.4寸左右，不必进行捻转、提插等操作手法，亦不要求有明显针感。留针30分钟后出针。每日或隔日一次，10次为一疗程。选取刺激点，主要以病变所在部位决定，如病处在左侧取右腕及踝部刺激点，反之则取左侧；如病处在中间或两侧均有者，左右刺激点均可选取；如病在膈水平线上者取腕部刺激点，反之则取踝部刺激点。本法对神经性疼痛及某些功能性疾患效果较好，如头痛、牙痛、关节痛、腰腿痛、痛经、白带、遗尿、神经衰弱、哮喘、失眠、过敏性肠炎、皮肤瘙痒症等。

腕踝针疗法刺激点表

部位	刺激点	取法
腕部（各刺激点均在腕横纹上二横指的一周处）	上$_1$	小指侧的尺骨缘前方，用拇指端按压的最凹陷处
	上$_2$	腕掌面的中央，两条最明显的肌腱中间，即内关穴部位
	上$_3$	靠桡动脉外侧
	上$_4$	手心向内，在拇指侧的桡骨缘上
	上$_5$	腕背面的中央点，即外关穴部位
	上$_6$	小指侧的尺骨缘背
踝部（各刺激点均在内、外踝最高点上三横指的一周处）	下$_1$	靠跟腱内缘
	下$_2$	内侧面的中央，靠胫骨后缘
	下$_3$	胫骨前缘向内 1.5cm 处
	下$_4$	胫骨前缘与腓骨前缘的中点
	下$_5$	外侧面的中央，靠腓骨后缘
	下$_6$	靠跟腱外缘

腕骱骨脱出wànjiègǔtuōchū　病名。见《伤科大成》。即腕骨脱位。详“手腕骨脱”条。

腕痈wànyōng　病名。出《证治准绳·疡医》卷三。又名手腕痈、手屈发、手牛押屈、龟毒、鼓槌风、手腕疽。指生于手腕部的痈。由三阳经风火凝结而成。患处高肿红赤作痛，腕部活动受限，易脓，易溃为顺，宜内服荆防败毒散，外敷洪宝膏，溃后提脓去腐，按溃疡治疗；若患处迁延日久，不成脓，不溃烂，或漫肿平塌，或溃而露筋骨，脓稀薄为逆，难于收功，多转为疽，按无头疽治，内服补托之剂，外用去腐生肌。参见“外痈”条。

腕舟骨骨折wànzhōugǔgǔzhé　病名。即以腕部外侧疼痛，活动受限，腕背伸、桡偏时疼痛加重，阳溪穴部肿胀、压痛明显，令患者握拳，叩击第二、三掌骨头部时，患处有纵轴叩击痛为主要表现的骨折。参见“骨折”条。

wang

尪羸wānglléi　症名。尪，骨骼弯曲变形；羸，瘦弱。指病人身体瘦弱，骨骼关节变形的病态。《金匮要略·中风历节病脉证并治》：“诸肢节疼痛，身体尪羸，脚肿如脱，头眩短气，温温欲吐，桂枝芍药知母汤主之。”

汪昂wāng'áng（1615—?）　清代著名医家。字讱庵。安徽休宁人。早年业儒，为邑诸生，三十余岁时弃举子业而潜心医学，前后四十余年，博览诸子经史及各家医籍，撰述较多，其中有：《医方集解》（1682 年刊行），乃仿照宋代名医陈言所作《三因极一病证方论》及明代吴鹤皋之《医方考》的大意，进而分病列方，并采各家论述及方剂而成；《素问灵枢类纂约注》（1689 年刊行），为参考各家之说，对《内经》（针灸除外）分类简注；《汤头歌诀》（1694 年刊行），选录常用方剂 300 余，用七言歌诀编成，附有简释；《本草备要》，为采集诸家本草，简辑而成，将药、证、病因加以联系，并附图 400 余幅。汪氏于医学之理，主遵《内经》等古典医著，而能兼采诸家之长，其撰述较简明扼要，浅显易懂，多为后世学医者所喜读，流传较广，故对医学普及有一定贡献。他对明末传入我国的西医学的态度较为开明，认为西医虽不明气化之理，但对于形态方面的论述则较为确凿；他还记述有“脑为元神之府”，“灵机记忆在脑”等说（见《本草备要》）。

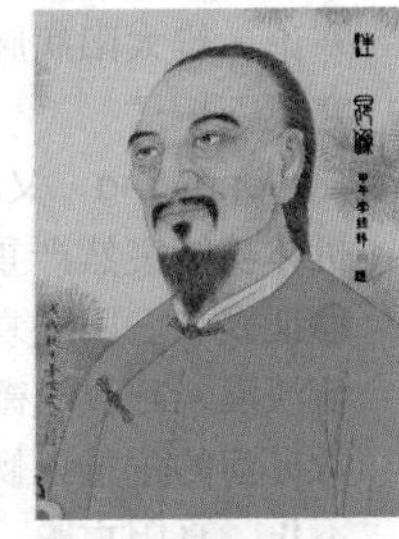
汪昂

汪伯期wāngbóqī　见“汪继昌”条。

汪儋漪wāngdànyī　见“汪淇”条。

汪逢春wāngféngchūn（1884—1949）　近代医家。江苏苏州人，“北京四大名医”之一。毕生热心于中医教育事业，努力提携后学。1938 年曾任国医职业公会会长，并筹办《北京医药月刊》，1939 年 1 月创刊后，亲自主持笔政。1942 年曾在北京天安门内侧朝房，创办国药会馆讲习班，为中医中药界培养人才。学术上擅长时令病及胃肠病，对于湿温病亦多有阐发。临证用药，别具匠心，讲究炮制和配伍，善用药物鲜品，喜用曲类，善用药物粉剂装配胶囊与汤剂同服。著有《中医病理学》《泊庐医案》等。收藏图书甚丰，且喜爱古玩字画，故后书籍归汉文阁，字画归故宫博物院收藏。

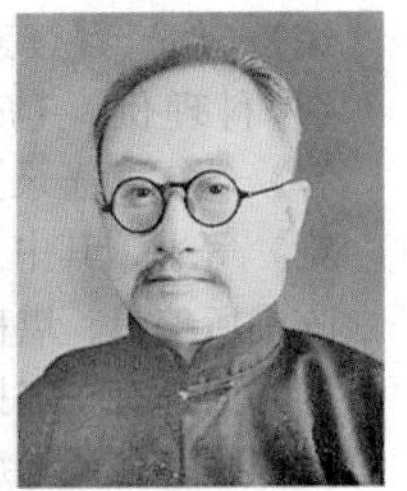
汪逢春

汪夫人wāngfūrén　宋代女医生。知书善医，精于治妇人病，掌内府药院事，封温国太夫人。子孙世承其业，后南迁，散居杭州、绍兴、金华。金华之族有郭化龙者，迁于兰溪。化龙之子郭桂，明医道，据传能起危疾，甚为乡里所重。

汪绂wāngfú　清代医家。字双池。安徽婺源（今属江西）人。辑有《医林纂要探原》一书（1758），论述医理及本草药性，强调阴阳五行、四时、六气等古典医理，主张诊病需要逐本。

汪副护wāngfùhù　明代医家。字天相。休宁（今安徽休宁）人。年轻时学儒，后改学医。先从名医汪机学习，后又去姑苏等地求师，于是精通医学。行医四十年，疗效较好。在医学理论上，推崇李杲扶元气的主张，撰有《试效集成》等书。

汪公望wānggōngwàng　参见“汪机”条。

汪光爵wāngguāngjué（1662—1718）　清代医家。字缵功，号学舟。吴县（今江苏苏州）人。屡考科举不中，于是以医为业。著有《医要》一书，当时没有刊行，后被载入《吴医汇讲》一书中。

汪广庵wāngguǎng'ān　见“汪宏”条。

汪宏wānghóng（19 世纪中叶）　清末医家。字广庵。安徽人。精研望诊，撰有《望诊遵经》一书（刊行于 1875 年）。强调望诊在诊治疾病上的重要性，主张望诊为四诊之首。认为大至身体部位、坐卧居养、四时五方、气质、老少；小至手足、毫毛、爪甲、尺肤、筋骨、脐、阴茎等，以及排泄物如汗、痰、大小便、月经等，均在望诊之列，可谓中医望诊学比较全面的论述。

汪琥wānghǔ　清代医家。字苓友。长洲（今江苏苏州）人。先业儒，后改业医，曾对张仲景《伤寒论》一书加以注释，撰有《伤寒论辨证广注》（1680 年刊行）一书，另有《痘疹广金镜录》《养生君主编》等。

汪画山wānghuàshān　见“汪祝尧”条。

汪宦wānghuàn 明代医家。字子良，号心谷。安徽祁门人。年轻时学儒，后来弃儒学医。研究《内经》，对王冰注释《素问》有所评议和质疑，著有《医学质疑》（今存抄本）、《统属诊法》。

汪机wāngjī（1463—1539） 明代医家。字省之，别号石山。安徽祁门人。父亲汪渭（公望）是当地名医。他随父行医几十年，成为当代名医。编著有《石山医案》《医学原理》《本草会编》（佚）、《读素问钞》《脉诀刊误》《外科理例》《痘治理辨》《针灸问答》《伤寒选录》《医读》《运气易览》等书，其中《石山医案》由弟子陈桷所编辑，堪称他的代表作。他对内、外、针灸、痘疹等方面都有一定见解。在理论方面主要依据《内经》等古典医籍，强调治病以调补气血为主，更偏重于理气。他精研李杲、朱震亨等名家之学，对朱震亨的学说，很是推崇，但又认为相火论的"阳有余"是指卫气有余，故不主张用补卫气之法，而所谓"阴不足"，乃是指营气不足，故他所倡的补气，是指补营气而言。对外科，认为外科应本于内，内外不可分。他在医理上，也有不少欠妥的见解。

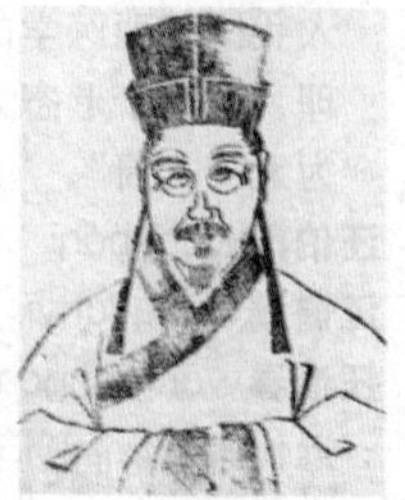

汪机

汪继昌wāngjìchāng 明代医家。字伯期。婺源大畈（今属江西）人。世医出身。屡考科举不中，改学医术，在黄山白岳山一带行医。临证精于治痘，认为痘科无死证，治不好，是医生之过。著有《痘科秘诀》，已佚。

汪苓友wānglíngyǒu 见"汪琥"条。

汪朴斋wāngpǔzhāi 见"汪哲"条。

汪淇wāngqí（17世纪） 清代医家。字澹，又字右之。浙江钱塘人。长于妇、儿科，推崇明代医家武之望所著之《济阴纲目》一书，并对之加以笺释重订，于1665年（康熙四年）刻行。又编纂有《保生碎事》一卷（又名《济阴慈幼外编》），简述新生小儿于落地后七日内有关拭口、断脐、洗浴、哺乳等事。另有《慈幼纲目》一书，未见刊行。

汪绮石wāngqǐshí 明末医家。人称"绮石先生"。业医，尤长于虚劳一门。曾校前贤之书几千百家，得其精粹，参以己验，集成《理虚元鉴》两卷。书中提出治虚劳有"三本"，即本于肺、脾、肾三脏；"二统"，即分阳虚和阴虚。其治阴虚主清金，治阳虚主建中，对后世治虚劳深有启发。清雍正（1723—1735）年间柯怀祖（心斋）得其书，1771年校刊传世。子伯儒、东庵，侄济明及门人沈宾等继其术。

汪讱庵wāngrènān 见"汪昂"条。

汪若源wāngruòyuán 明医学家。精儿科，尤善治痘。提出医生必须目视指切，意度心推，权衡斟酌，随机应变，庶无一偏之患。因此，将先贤所论及平素亲验之方，撰成《痘疹大成集览》三卷，《汪氏痘书》一卷（1577），堪为后学治痘之规矩。

汪石山wāngshíshān 见"汪机"条。

汪石山医书八种wāngshíshānyīshūbāzhǒng 丛书。又名《汪氏医学丛书》。明代汪机编撰。1522年后陆续刊出。包括《脉诀刊误集解》《石山医案》《读素问钞》《运气易览》《针灸问对》《外科理例》《痘治理辨》《推求师意》八种。多属临证经验的论著，各详本条。

汪双池wāngshuāngchí 见"汪绂"条。

汪天相wāngtiānxiàng 见"汪副护"条。

汪渭wāngwèi 参见"汪机"条。

汪文绮wāngwénqǐ 清代医家。字蕴谷。安徽休宁人。世业医，父十洲、伯兄汪广期皆以医名世。文绮承家学，留心活人术，不求仕进。自《内经》《难经》，以迄金元诸大家，多所钻研，于景岳全书，尤得其精髓。著《杂症会心录》2卷（1754），收录论治54篇，治以扶阳抑阴为主。又撰有《脉学注释汇参证治》，又作《卫生弹求集》《秋香馆弹求集汇参证治》。

汪西颢wāngxīhào 清代医家。浙江钱塘人。编有《疟苑》一书。

汪心谷wāngxīngǔ 见"汪宦"条。

汪省之wāngxǐngzhī 见"汪机"条。

汪学舟wāngxuézhōu 见"汪光爵"条。

汪颖wāngyǐng 明代官吏。江陵（今属湖北）人。正德（1506—1521）年间任九江知府。得卢和《食物本草》稿，厘为两卷，分水、谷、菜、果、禽、兽、鱼、味8类。

汪右之wāngyòuzhī 见"汪淇"条。

汪哲wāngzhé（18世纪） 清代医生。字朴斋。安徽休宁人。撰有《产科心法》一书，刊于1799年。

汪晸wāngzhěng 清代医家。陕西甘泉人。精养生延年之术。辑有《寿人经》1卷，阐述理脾、肺、肾、肝、心5种动作及坐功、长揖、导引等练气法。此书后被辑入《颐身集》。

汪祝尧wāngzhùyáo（19世纪） 清代医家。字画山。浙江钱塘人。为倡用民间外治法的医家吴师机的堂妹夫，曾协助吴师机用薄贴法为人治病。撰有《外科易知》一书，未见刊行。

汪子良wāngzǐliáng 见"汪宦"条。

汪缵功wāngzuǎngōng 见"汪光爵"条。

亡津wángjīn 即亡津液。详该条。

亡津液wángjīnyè 病机。指人体津液的耗失与消亡。又称亡津。多因于误治（如误汗、误吐、误下）或热邪炽盛所致。

亡血wángxuè 病机。统指血液的失亡。可见于伤寒误治。《注解伤寒论·辨脉法》："病人脉微而涩者，此为医所病也。大发其汗，又数大下之，其人亡血。"如吐血、衄血、便血、尿血等失血量较多，血气亏损，亦可称为亡血。亡血可由多种病因导致，治法亦异。参血证有关条。

亡血家wángxuèjiā 指素有出血病史或出血倾向的人。《伤寒论·辨太阳病脉证并治》："亡血家，不可发汗，发汗则寒栗而振。"

亡阳wángyáng 又称阳脱。❶阳气在短时间内大量亡失，机体功能突然严重衰竭，因而导致生命垂危的病理变化。❷证候名。阳气衰竭而欲脱，以冷汗淋漓，身凉肢厥，神情淡漠，呼吸气微，面色苍白，舌淡苔润，脉微欲绝等为常见症的危重证候。《杂病源流犀烛·诸汗源流》："汗多不止，真阳亡脱，名曰亡阳症。其身体必冷，多成痹寒或四肢拘急，宜桂枝附子汤。"

亡阳汗wángyánghàn 证候名。即阳气欲绝之汗多证。《医略六书·杂病证治》："亡阳汗者……每每病笃虚极之人，多有头面汗淋，口鼻俱冷，而手足青色，气促不止者，急宜温补以追欲绝之阳。"参"亡阳"条。

亡阴wángyīn ❶病机。指阴血、阴液的耗损。可引起亡阴证。多由高热、汗吐泻、出血或其他慢性消耗发展所致。临床表现为身体干瘪、皮肤皱褶或眼眶深陷，精神烦躁或昏迷谵妄。本证与亡阳之别在于：虽有汗出但身热、手足温，口渴而喜冷饮，呼吸气粗，唇舌干红，脉虚数或细数。治宜滋阴增液或养津固气。《医学源流论·亡阴亡阳论》："经云：夺血者无汗，夺汗者无血。血属阴，是汗多亡阴也……亡阴之汗，身畏热，手足温，肌热汗亦热而味咸，口渴喜凉饮，气粗，脉洪实，此其验也。"❷证候名。津液大量耗损，阴精欲竭，以身热面赤，汗出如油，烦躁不宁，口渴饮冷，目眶内陷，甚则昏迷谵语，舌干无津，脉细疾数等为常见症的危重证候。

王安道wáng'āndào 见"王履"条。

王安仁wáng'ānrén 元代医家。曾任太医院副使。中统二年（1261），朝廷命大名等路之抚使岁给王氏等衣粮，赐田以为永业。同年五月，得朝廷所授金牌，往诸路设立医学，制定教学及考核等制度。

王邦傅wángbāngfù 明末清初医家。曾活动于江苏扬州一带。父业医，推崇《脉诀》。因体弱多病，遵父命改儒习医。究心《脉诀》10余年，逐节疏释，详论博引，且以河图洛书之说阐《脉诀》奥旨，著《脉诀乳海》6卷，力辟"《脉诀》为高阳生伪作"之说。

王本高wángběngāo 见"王荫陵"条。

王冰wángbīng 唐代医家。自号启玄子。曾官太仆令。王氏认为《素问》的"世本纰缪，篇目重叠，前后不伦，文义悬隔"，乃"精勤博访，历十二年"方臻理要，又于先生郭子斋堂受得先师张公秘本，一以参酌，详加次注，"兼旧藏之卷，合八十一篇"，于公元762年撰成《注黄帝素问》24卷，是继全元起注《黄帝素问》后又一次整理注释，世称《次注黄帝素问》。王氏在《次注》中，做了不少发挥，对中医学的发展有很大影响。

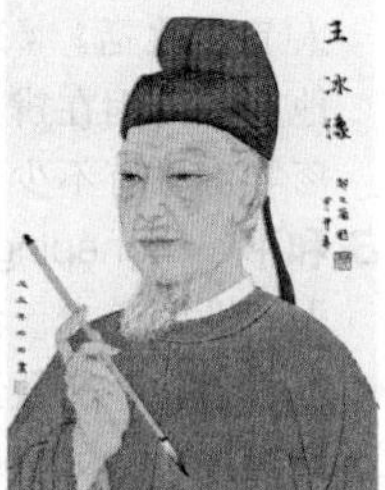

王冰

王冰鉴wángbīngjiàn 见"王文洁"条。

王丙wángbǐng 清医家。字朴庄。吴县（今江苏）人。名医陆懋修之外曾祖。尝著《考正古方权量说》，旁征博引，辨析古方书之剂量甚详。其医论收于《吴医汇讲》。精伤寒，今存《校正王朴庄伤寒论注》12卷（陆懋修校），另有《伤寒论附余》等多种。

王秉衡wángbǐnghéng 见"王学权"条。

王伯岳wángbóyuè(1912—1987) 现代医家。四川中江人。出生于中医世家。16岁时，立志学医，先到成都"两益合"药店当徒学药，后拜成都名医廖莫阶为师，尽得真传。1935年，获得中医师从业资格，悬壶于成都。1949年担任成都市卫生工作者协会秘书长。1955年，卫生部组建，与父亲王朴诚一同奉调进至卫生部中医研究院（今中国中医科学院）工作，历任中医研究院学术秘书、研究员，西苑医院儿科研究室主任，院学术委员会副主任委员，中华中医药学会儿科分会首届会长。以毕生精力研究钱乙学术，擅于儿科临床，主编出版《中医儿科学》《中医儿科临床浅解》等著作。

王勃wángbó（650—676） 唐代文学家。字子安。绛州龙门（今山西河津）人。曾为朝散郎。与杨炯、卢照邻、骆宾王文词齐名，称"初唐四杰"。撰有《滕王阁序》，见称后世。尝谓人子不可不知医。知曹元有秘术，师事五年，尽得其要。因虢州多药草，后求补虢州参军。上元二年（675）往海南探父，堕水受惊而死。曾为《黄帝八十一难经》作序。

王博wángbó 宋代医生。凤阳（今属安徽）名医。相传百户李昶，方十五六岁，以弱疾几不起。初延韩荧，诊曰："此儿病即愈，寿且至八十余。"王博再诊视，谓"寿八十四岁而终，病不日愈"。人皆笑其迂，然诸事悉如二医所诊。

王不留wángbùliú 中药材。出《本草纲目》。为王不留行之简称，详该条。

王不留行wángbùliúxíng 中药材。出《神农本草经》。又名留行子、王不留、麦蓝子、奶米。为石竹科植物麦蓝菜 *Vaccaria segetalis*（Neck.）Garcke 的干燥成熟种子。主产于河北、山东、辽宁。苦，平。归肝、胃经。活血通经，下乳消肿，利尿通淋。①用于经闭，痛经，乳汁不下，乳痈肿痛，淋证涩痛。煎服：5～10g。②治带状疱疹。研末油调搽。孕妇忌服。本品含王不留行皂苷，王不留行黄酮苷等。煎剂及醇浸液对大鼠离体子宫均有收缩作用，以醇浸液作用较强。王不留行对组织缺血、缺氧有保护作用。体外可抗癌。

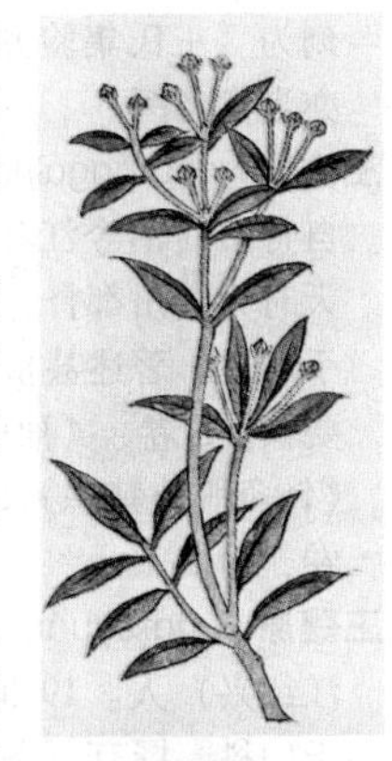
王不留行

王不留行散wángbùliúxíngsǎn 《金匮要略》方。王不留行、蒴细叶、桑白皮各十分，甘草十八分，川椒（除目及闭口，去汗）三分，厚朴、黄芩、干姜、芍药各二分。前三味药烧灰存性，合余药为末，每服一方寸匕，疮小者外敷，疮大者内服，产后亦可服。治金疮。若感受风寒，去桑白皮。

王超wángchāo 唐代医家。复州景陵（今湖北天门）人。生活于贞观（627—649）年间。善用针。著有《仙人水镜图诀》1卷，为记述小儿察指纹法之早期文献之一，已佚。佚文及所绘指纹图见于《幼幼新书》《幼科证治准绳》等。

王朝弼wángcháobì(13世纪) 宋代学者，兼通医术。字良叔。吉州庐陵（今江西吉安）人。常收集秘方，撰有《金匮歌》一书。

王琛wángchēn 晋朝琅琊临沂（今属山东）人。字士玮。任国子祭酒。撰有《推产妇何时产法》1卷，已佚。

王诚叔wángchéngshū 见"王宗正"条。

王充wángchōng(27—约97) 东汉哲学家。字仲任，会稽上虞（今属浙江）人。所撰《论衡》多借医学道理以喻社会问题。对养生保健有所研究，撰《养性》16篇，已佚。其内容尚可从《医说》等书之引用而知其一斑。

王处明wángchùmíng 宋代医家。生平欠详。著有《玄秘会要针经》5卷。

王大纶wángdàlún 明代医家。字怡冈。崇川（今上海松江）人。世医出身悉心研究大小方脉，尤擅幼科。觅古探今，积以岁月，成《痘疹心法》《婴童类萃》等，合为《王氏家抄》。其所用方药，多有参考价值。

王丹wángdān 宋代医生。字元素。精医术，治病效果较好。重视辨证论治，主张"治风先治脾，治痰先治气"。

王德肤wángdéfū 见"王硕"条。

王德森wángdésēn 晚清医家。字严士，又号鞠坪。昆山（今上海市）人。少年时开始涉猎医书，后将行医心得撰成《市隐庐医学杂著》1卷（1853年刊行），另编辑有《保赤要言》（1910年刊行）等书。

王定wángdìng 唐代人。画有《本草训解图》，已佚。

王东皋wángdōnggāo 见"王翃"条。

王东野wángdōngyě 元代医家。永新（今江西永新）人。精医术，曾任永新州官医提领及吉安路副提领。1311年（至大四年）赴京师，被荐为太医院御医。倡议立"广惠局"以济民病，其后局废，归乡里。以家藏验方，整理刊刻为《王氏集验方》5卷。他的医术曾传授给旷处良，旷亦当代名医。

王方庆wángfāngqìng(？—702) 唐代官吏。名琳。其先自丹阳（治今江苏南京）迁雍州咸阳（今属陕西）。武则天时为广州都督、太子侍读等。博学多文，笃好经方，精于药性。著述甚富，医药著作有《新本草》41卷、《药性要诀》5卷、《袖中备急方》3卷、《岭南急要方》2卷、《针灸服药禁忌》5卷、《随身左右百发百中备急方》10卷，均佚。

王馥原wángfùyuán 晚清医家。字清源。山阴梅溪（今浙江绍兴）人。19世纪末（光绪年间）闻名于绍兴，尤长于妇科，撰有《医方简义》一书，主要论述内、妇科，而于妇科较详。

王宫wánggōng 体表部位。即，又称下极或山根。《灵枢·五色》："王宫在于下极。"古人喻鼻为帝王宫室，故名。《中西汇通医经精义》："王宫今名山根。"其内应于心，心为君主之官，故名。参见"山根"条。

王瓜wángguā 中药材。出《神农本草经》。又名雹瓜，马瓜、苦瓜莲、吊瓜、土瓜。为葫芦科植物王瓜 *Trichosanthes cucumeroides*（Ser.）Maxim. 的果实。分布于长江以南各地。苦，寒。入心、肾经。清热，生津，通乳。治消渴，黄疸，噎膈反胃，乳汁滞少。煎服：4.5～9g。果实含豆甾-7-烯醇、α-菠菜甾醇、β-胡萝卜素、番茄烃等。瓜皮含有机酸等。

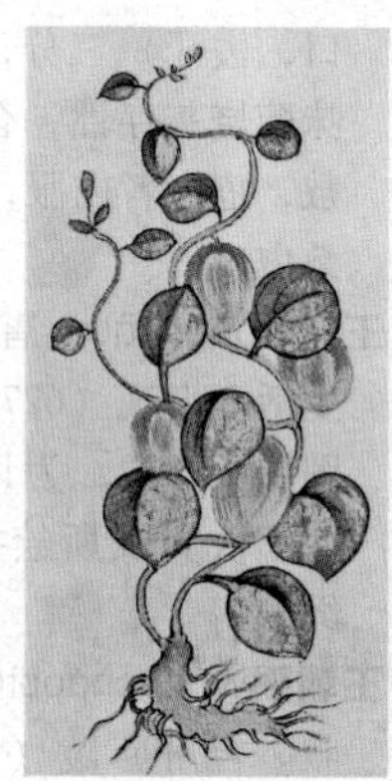

王瓜

王瓜根wángguāgēn 中药材出《名医别录》。又名土瓜根。为葫芦科植物王瓜 *Trichosanthes cucumeroides*（Ser.）Maxim. 的根。分布于长江以南各地。苦，寒，有小毒。入心、肺、膀胱经。清热利尿，散瘀止痛。①治消渴，热病烦渴，黄疸，小便不利，闭经，癥瘕，跌打损伤，痈肿疔毒，毒蛇咬伤。煎服：6～9g。②治胃肠道疼痛。用干根切片，成人每次0.3～0.6g，嚼烂吞服，根据病情决定每日用药次数。③治扁桃体炎，咽喉炎，研末吹患处，口含片刻，吐去痰涎；痈疮肿毒，捣烂敷。孕妇慎服。本品含氧代葫芦烯三醇三糖苷、糖蛋白、胆碱、精氨酸、淀粉等。

王瓜子wángguāzǐ 中药材。出《药性论》。又名赤雹子、马雹儿子、土瓜仁。为葫芦科植物王瓜 *Trichosanthes cucumeroides*（Ser.）Maxim. 的种子。酸、苦，平。入肺、大肠经。清热，润肺，凉血。治肺痿吐血，黄疸，痢疾，肠风下血。煎服：3～9g。种子含α,β-二氨基丙酸、γ-胍基丁酸、精氨酸等多种氨基酸。还含脂肪油，油中有栝楼酸、亚油酸、油酸等。

王瓘wángguàn 唐代医家。撰有《广黄帝本行记》，已佚。

王光祐wángguāngyòu 见"刘翰"条。

王衮wánggǔn(11世纪) 北宋医家。太原（今山西太原）人。曾任滑台（今河南滑县）官吏，后潜心医学，留意方书，搜辑医方7000余首，从中选辑了500余方，于1047年（庆历七年）刊行于世，书名《博济方》，在当时个人撰辑的方书中有较大的影响。

王国瑞wángguóruì 元末针灸医家。字瑞庵。兰溪（今属浙江）人。名医王开之子，承父业，精针灸，屡游三吴，医名大振。与父合注窦汉卿《铜人针灸密语》。又撰有《扁鹊神应针灸玉龙经》1卷，记述经验取穴效方，并编为歌括。文浅义明，对针灸发展有贡献。子、孙承其业。

王海藏wánghǎizàng 见"王好古"条。

王汉东wánghàndōng 宋代儿科医生。生平欠详。著有《小儿形证方》2卷。

王汉皋wánghàngāo 见"王燕昌"条。

王翰臣wánghànchén 见"王翃"条。

王好古wánghàogǔ(1200？—？) 元代著名医学家，字进之，号海藏。赵州（今河北赵县）人。通经史，好医方，曾跟随金代名医李东垣学习，精通医学。为赵州医学教授，兼提举管内医学。平生著述很多，有《阴证略例》《汤液本草》《医垒元戎》《此事难知》《仲景详辨》《活人节要歌括》《斑疹论》《伤寒辨惑论》等。在医理上，他重视内因在辨证上的意义，并主张温补脾肾。对治疗癍疹等疾患有不少可取的论述。

王和平wánghépíng 东汉方士。北海（今山东潍坊一带）人。性好道术。济南孙邕少事之，从至京师。临殁，以其书百余卷、药数囊归孙氏。

王宏翰wánghónghàn(1648—1700？) 清代医家。字惠源，号浩然子。江苏华亭（先世本河汾人，后卜居华亭，今上海市松江区）人，曾迁居吴县。博通儒理、天文等。受明末西方天主教教士传入之西方性理学（主要是生理学）的影响，试图将"格物致知"等儒家思想与西方医学相融合，是我国接受西方医学早期代表人物之一。著述很多，多数已佚，1688年撰《医学原始》（存），其他如《古今医史》《四诊脉鉴》《幼科机要》《古今医籍志》《伤寒纂读》《病机洞垣》《本草性能纲目刊补》《明医指掌》等均佚。另有《性原广嗣》疑为王廷爵作，由王宏翰修改而成。

王宏毅wánghóngyì 宋代医家。一作弘毅，字子远。陕西人。唐初名臣王珪后裔。因避兵乱弃儒习医，后管太医院事，治疾多效。

王洪绪wánghóngxù 见"王惟德"条。

王翃wánghóng(17世纪) 清代医家。字东皋，号翰臣。嘉定（今属上海）人。曾选用山野农村易得方药，编成《握灵本草》（1683年刻行），另编有《万全备急方》《万全备急续方》等书。

王化贞wánghuàzhēn(？—1632) 明官吏兼通医学。字肖乾。山东诸城人，万历进士，历任右参议等职。通医。撰有《普门医品》48卷（1628），采自《本草纲目》各门之方出于本草者十之七八，不足者以名医方补之。所列病有150余类，分类汇编，每门冠以总论。但存在疏于辨证者。另撰有《行笈验方》8卷，《产鉴》3卷，并有重刊本以广其传。

王怀隐wánghuáiyǐn 宋代医官。宋州睢阳（今河南商丘南）

W

人。初为道士，精通医药。太平兴国初年诏还俗，为尚药奉御，后升任翰林医官使。太平兴国三年（978），宋政府组织编修方书，命王怀隐与副使王祐、郑奇、医官陈昭遇等，广泛收集历代名方及家传验方，主要以隋代《诸病源候总论》为依据，加以分类，附以方药。于992年（淳化三年）编成《太平圣惠方》100卷，太宗作序，并刊刻颁行各州。置医博士掌之。

王槐云wánghuáiyún　见“王朝弼”条。

王惠源wánghuìyuán　见“王宏翰”条。

王畸叟wángjīsǒu　见“王履”条。

王吉民wángjímín（1889—1972）　医史学家。广东东莞人。1910年毕业于香港西医大学堂，毕业后任船医等。后对中医学、医学史有所钻研，尤以医史研究兴趣浓厚。于1935年组织医史委员会，任会长。即今之中华医史学会前身。1947年筹办《医史杂志》，任主编，又筹办中华医学会医史博物馆，即今上海中医学院医史博物馆。任副馆长。与伍连德合著英文版《中国医史》（1932）。另有《中国历代医学家发明》《祖国医药文化流传海外考》，以及医史论文索引、外文文献索引等医史研究工具书等。

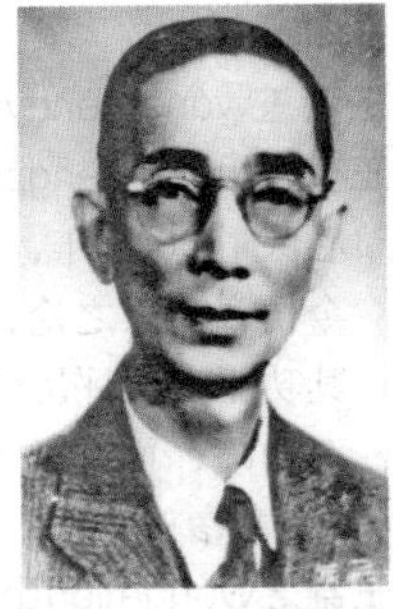

王吉民

王季浩wángjìhào　见“王朝弼”条。

王季琰wángjìyǎn　见“王珉”条。

王季稚wángjìzhì　见“王幼孙”条。

王继先wángjìxiān（？—1181）　宋代医官。开封人。曾任昭庆军承宣使，力主投降卖国，后被罢官贬往福州。他的学生张孝直等校订本草，绍兴二十九年（1159）编成《绍兴校定经史证类备急本草》22卷，他以“详定校正官”的名义挂名于书前。

王浆wángjiāng　中药材。见中国医学科学院《医学科学参考资料》[1960（1）：1～5]。为工蜂咽腺分泌的乳糜。详“蜂乳”条。

王节斋wángjiézhāi　见“王纶”条。

王介wángjiè　宋代医家。生平不详。著《履巉岩本草》一书。此书为我国最早有彩图的本草专书。

王金wángjīn　明代医家。字芝山，西安（今属陕西）人。年17岁时因救落水道人而授予秘术。明世宗好方术，被召，见宠，出入宫廷20年，后因医世宗病不愈而谪戍闽海，数年后徙居开封府。子继怀，亦精医药。

王进之wángjìnzhī　见“王好古”条。

王泾wángjīng　南宋医官。人称“御诊王承宣”。生活于12世纪。与王继先同时，曾为御医，亦称“王医师”。因德寿脾疾误进凉药，被杖脊黥面，放逐海上，后得归，平素常捣萝卜汁和面作饼，谓能去面毒。

王景韩wángjǐnghán　明代医家。字逊魏。福建宁化人。著《神验医宗舌镜》3卷，此书除论舌应脏腑经脉、舌诊分部大法、怪舌、死舌、妊娠舌、小儿舌、真假舌以外，又按舌质、苔色分别叙述舌象100余种，辨析颇为详明。

王敬义wángjìngyì　见“王协中”条。

王镜泽wángjìngzé　见“王开”条。

王九达wángjiǔdá　明代医家。字日逵，德安（今属江西）人。至吴、越间刻苦攻医，自悟心法。遇病经治辄应手而愈。撰有《黄帝内经素问灵枢合类》9卷（1628）。按摄生、脏象、经度、运气、脉候、色诊、病能、论治、针刺分述。附解题注释。崇祯时任职太医院。

王九峰wángjiǔfēng　见“王之政”条。

王九峰医案wángjiǔfēngyī’àn　医案著作。3卷。清代王九峰撰于清嘉庆年间。全书分阴亏、血症等16门。王氏以治内科、妇科虚证为多，治法以调理见长。

王九思wángjiǔsī　明代医学家。字敬夫。鄠县人。明宏治丙辰进士，任吏部主事、郎中。与石友谅、王鼎象、王惟一共撰《难经集注》。

王鞠坪wángjūpíng　见“王德森”条。

王君迪wángjūndí　宋元间医生。字君中。由江南迁仪真（今江苏仪征）。以医著名。所述《古今方论》，分脉象为24种，参之以外候偏邪，叙述详悉。

王君赏wángjūnshǎng　明代官吏兼医。淄川（今山东淄博）人。1559年进士。得《医便》，于巡按陕西时辑刻（1569），补入见闻治愈，厘为两卷，翻刻者众多。后经刘藩伯补订，再刻于湖南，书名《增刻医便》。万历间又经王三才重刻。《珍本医书集成》误以为王侍御系王三才。

王开wángkāi　元代针灸医生。字启元，又字镜泽。兰溪（浙江兰溪）人。家贫好读书，游大都（北京），在窦汉卿门下20余年，精习针灸术。1277年（至元初）任扬州教授，后辞归。著有《重注标幽赋》《增注针经密语》《针灸全书》等，均佚。

王克明wángkèmíng（1069—1135）　宋代医生。字彦昭。祖籍饶州乐平（今江西乐平），后迁居湖州乌程（今浙江吴兴）。自幼体弱多病，读《难经》《素问》，专心研究医学，以医术闻名江浙一带，尤擅长针灸。治疗风痿、气秘腹胀、风噤不语等，每多良效。应试中选，后使金，屡任医官，曾救治军中大疫，活数万人。后迁至额内翰林医痊局。

王肯堂wángkěntáng（1549—1613）　明代著名医家。字宇泰，号损庵，自号念西居士。金坛（今江苏金坛）人。曾任翰林院检讨等官职，因上书抗御倭寇事被降职，后来称病还乡，罢官后，在家乡研究医学，并为人治病，以医术闻名。他博鉴医书，并结合自己的临证经验，长期搜集材料，经十一年编成《证治准绳》44卷，分杂病，类方、伤寒、外、儿、妇等六科，故又称《六科证治准绳》。全书采摭丰富，条理分明，多以证论治，立论也较平正，流通较广，对后世学医的人有相当影响。另著有《郁冈斋笔麈》《医论》《医辨》，并辑有《古今医统正脉全书》，在整理、保存中医古代文献上做出贡献。又曾与利玛窦等西方传教士交往，讨论学术。在学术上有一定的开明思想。

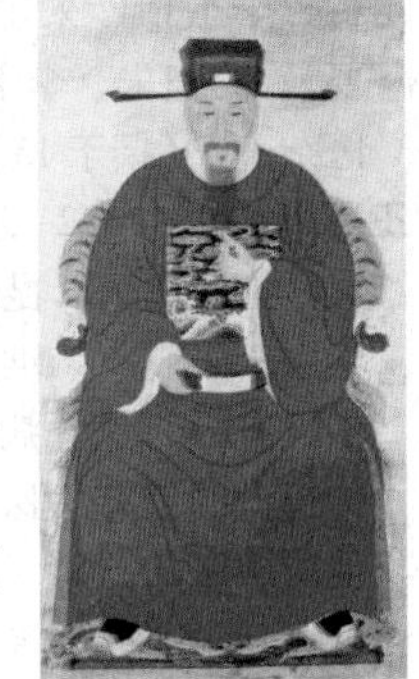

王肯堂

王贶wángkuàng　宋代医学家。或误作王况。字子亨。考城（今河南兰考）人。为南京（今河南商丘）名医宋道方婿，并从宋学。曾用针刺治愈一失惊吐舌不能复入之奇疾，名动京师。后更加意于方书。宣和（1119—1125）年间以医得幸，人称“王朝奉”。著有《济世全生指迷方》3卷（1126）。其脉论及辨脉法诸条，明白通晓，被视为诊家枢要。今本系从《永乐大典》录出，分为4卷，多简称《全生指迷方》。

王烂疮wánglànchuāng　病名。为一种皮肤疱性脓疡。出

《诸病源候论》卷三十五。又名王灼疮，洪烛疮。多见于小儿。由脏腑积热，蕴郁肌肤，外受湿气而成。初生如麻粒，渐增大蔓延，甚则泡浆满布周身，溃烂后如汤火所伤。治宜清热利湿解毒。内服黄连解毒汤。外用黄连、胡粉各 30g，共为细末，麻油调敷，或用赤芍药散蜜水调涂。类似天疱疮。

王乐亭wánglètíng(1895—1984)　现代医家。河北香河人。从私塾先生乔书阁处得银针治瘰疬之术，后拜名医陈肃卿为师学习针灸。1928 年参加东方针灸学社，系统学习针灸理论。曾任北京中医学会理事、北京中医学会针灸委员会委员。1955 年担任中国中医研究院研究班针灸课讲师。1956 年被聘为北京中医医院针灸顾问、针灸科主任。以金针治瘰疬闻名，创"随济迎夺，进插退提"针刺补泻法。总结出 41 个针灸配方，创王氏"夹脊穴"，并研究出"治瘫十一法"。著有《金针王乐亭》。

王理和wánglǐhé　见"王兆年"条。

王历wánglì　见"刘昉"条。

王立wánglì　明代医家。字与权。金华（今属浙江）人。讲理学，精医术，明太祖初入金华，召儒医而得王立，与之语，大喜。王氏进言曰："惟愿号令军不扰攘，市不易肆。"

王利贞wánglìzhēn　金代医官。曾任太医判官。承安五年(1200)，奉诏与时德元同往西夏，为李纯祐母疗风疾，赐以御药。

王连wánglián　中药材。出《神农本草经》。为黄连之别名，详该条。

王良叔wángliángshū　见"王朝弼"条。

王纶wánglún(15 世纪中～16 世纪初)　明代官吏兼医家。字汝言，号节斋。慈溪人。因父病而学医，成化二十年(一说弘治年间)举进士，官至右副都御史。并在宦余为人治病，常有良效。卒年 78 岁。他根据古代本草及张洁古、李东垣、朱震亨等名医著作，删筛编纂成《本草集要》；另把朱、李学说结合起来，加上个人经验，编成《明医杂著》(撰于 1502 年)。他的著述对薛己等有相当影响。

王履wánglǚ(1332—?)　元末明初医家。字安道，号畸叟，又号抱独山人，昆山（今江苏昆山）人。通诗文画艺，曾学医于朱震亨。洪武四年（1371）任秦府良医正。著述较多，有《标题原病式》《百病钩玄》《医韵统》等，但留传行世的仅有《医经溯洄集》一书。此书不少论述表现出他所主张的"读者当活法，勿拘执"的进步治学思想，对《内经》《难经》《伤寒论》等书的古典医理以及宋以后著名医家的论点，有不少独到的阐述和发挥。尤其在论述伤寒和温病的区别上，具有独创见解。如提出"感天气恶毒异气"的病因观点，肯定了温病的临证特点。在医理上，重视心肾和"真阴真阳"之论，继承并发挥了朱震亨的"阳常有余，阴常不足"之说，吸收了刘完素的治病以泻火为主的思想，提出治疗温病当以除热为主，奠定了温病治疗中的清热养阴法则，对其后温病学家，如叶天士等很有影响。他所重视并论述的"真阴真阳"之说，对明代医家所论的"命门"说，亦有一定影响。他如主张对疾病从临床症状来分析，反对侈谈运气等等，都有一定意义。

王脉wàngmài　王，通"旺"，旺盛的意思。《内经》认为"脉合四时阴阳"，在不同时令季节而出现相应的脉象为正常，《难经·七难》称之为旺脉。如冬至后第一个甲子日以后的六十天，是少阳主令的季节，"少阳之至，乍大乍少，乍短乍长"，是为少阳之王脉；第二个甲子日以后六十天为阳明主令的季节，"阳明之至，浮大而短"，是为阳明之王脉等等。

王孟英wángmèngyīng　见"王士雄"条。

王孟英医案wángmèngyīngyī'àn　医案著作。2 卷。清代王士雄（孟英）著，陆士谔辑。此书为陆士谔将王氏 3 种不同医案（即《王氏医案》《王氏医案续》《王氏医案三编》）重新按门类编辑而成。全书上、下 2 卷，凡 58 门。上卷以外感证为主，计 16 门，下卷述杂证，共 42 门。载有风温、湿温、冬温、呕吐、肿胀等诸多病证。此书现存 1922～1937 年上海世界书局石印本及上海三民图书公司排印本等。

王孟玉wángmèngyù　见"王璆"条。

王梦祖wángmèngzǔ　清代医家。字竹坪。陕西蒲城人。潜心医道 50 余年，尤究心于伤寒。嘉庆四年（1799）取古今伤寒名家之论，编成《伤寒撮要》4 卷，溯其源流，厘其功用。尝评历代伤寒注家，赞王叔和阐发张仲景义旨大有功绩，而斥方有执、喻嘉言"往往滋疑"，又谓王纶《伤寒参戒》、李子建《伤寒十劝》为不经之说。

王绵之wángmiánzhī(1923—2009)　现代医家。江苏南通人。出生于中医世家，1942 年正式悬壶应诊。1947 年，通过当时的国家考试获得中医师从业资格。1955 年，被选至江苏省中医进修学校培训学习，后因品学兼优而留校任教，负责筹建方剂教研组，曾任教研组组长。1957 年，奉命调至北京中医学院（今北京中医药大学）任教，先后担任方剂教研室主任、校门诊部主任、基础部主任、校学术委员会副主任等。2007 年，被评为国家级非物质文化遗产传承人。2009 年被评为首届"国医大师"。建立了中医方剂学学科，培养了大批中医药人才。主编出版《中医学概论》《方剂学》《高等中医院校教学参考丛书·方剂学》等著作。

王珉wángmín(350—388)　东晋时医家。字季琰，小字僧弥。曾任国子博士等，撰有《疗伤寒身验方》1 卷，已佚。

王末wángmò　隋代小儿科医家。生平不详。撰有《小儿用药本草》2 卷，《疗小儿杂方》17 卷，均佚。

王母牛wángmǔniú　中药材。见《山东中草药手册》。为王不留行之别名，详该条。

王琦wángqí　清代文人兼医生。字载韩，号绎庵，又号琢崖，晚年自称胥山老人。长于诗文，兼通医学。在医学方面，辑有《医林指月》(丛书名。共收集 12 种医书，刊于 1767 年，并校注《慎斋遗书》刊于 1949 年)。

王启元wángqǐyuán　见"王开"条。

王气wàngqì　王，通旺。指当旺之气。《素问·至真要大论》："治其王气，是以反也。"

王清任wángqīngrèn(1768—1831)　清代著名医家。字勋臣。河北玉田人。在北京居住数十年，曾到过滦州、奉天等地。十分强调医生了解人体脏腑的重要性，认为"著书不明脏腑，岂不是痴人说梦；治病不明脏腑，何异于盲子夜行"。主张著书立说必亲治其证，反对脱离实际和徒取虚名。敢于对古典医籍关于人体脏腑的记述提出质疑，亲身到义冢和刑场去观察尸体内脏，虚心向别人请教，并以动物解剖相比较。后绘成

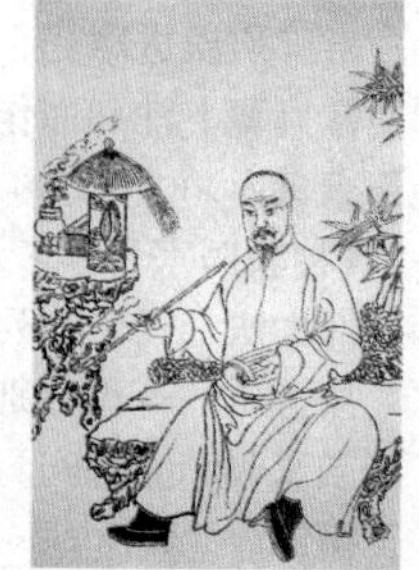
王清任

人体内脏图形，连同自己的医学论述，写成《医林改错》一书。其中改正了古书记述人体脏腑的一些错误，提出不少新的看法，并化裁出一些重在补气行气、活血化瘀的方剂，对后世医家有一定影响。但在解剖学方面，书中也存在一些谬误。

王清源wángqīngyuán　见“王馥原”条。

王璆wángqiú　南宋医家。字孟玉，号是斋。山阴（今浙江绍兴）人。曾为淮南幕官，1196年（庆元二年）辑成《是斋百一选方》20卷。

王蘧wángqú　生活于11世纪，宋代医家。元祐三年（1088）在京都开封任官职时患背疽，因医治疗不愈，后经徐州萧县（今安徽省萧县）张生为其火灸、敷药，约一月疮平。遂将所得有效方药编为《经效痈疽方》1卷。

王拳wángquán(15世纪初)　明代民间著名医生。大河（今江苏淮安）人。精于外科，子孙共六代都是外科医生，当时称为“大河外科”。并有《大河外科》一书传世。

王汝言wángrǔyán　见“王纶”条。

王瑞伯wángruìbó　清代骨伤科医家、拳术家。原籍浙江鄞县（今属浙江宁波）。在嘉庆、道光年间（1821—1850）以拳术闻名，精于骨伤科。集平时治伤损经验良法而成《秘授伤科集验良方》1卷，并附验方。另辑有《接骨秘方》一书。

王若谷wángruògǔ　见“王惟德”条。

王三保wángsānbǎo　明代医生。宣德（1426—1435）年间太监。精于医药。其时台湾台南传染病流行，以药投淡水溪，令染病者入溪洗浴即愈，故淡水有药水之名。相传台南冈山产之三保姜，可瘳百病，即三保当年所引种。

王三才wángsāncái　明代官吏。浙江萧山人。万历二十九年（1601）进士，尝官江西提刑按察司按察使。得《医便》2卷，与浙江提刑按察司按察使饶景曜、休宁知县张汝懋等人校刻，刊于1614年。

王三乐wángsānlè　明代医家。字存斋。高邮（今属江苏）人。喜读百家之说，尤穷究医理，医名闻于江淮。主张为医者当“仰揆天时，俯察地宜”。重视运气学说，并以之按症处方，治多效。撰《医学至要运气指明》2卷（1614）。

王三尊wángsānzūn　清代医学家。字达士。海陵（今江苏泰兴）人。究心医学30余年，擅长内科杂症，治病善于通权达变。提出“既不可离乎书以治病，亦不可泥乎书以立方”；“医者立方，当先立案”；“庸医误人，忙医亦误人”等富有哲理的正确思想。故其治学注重实践，反对侈谈玄妙之法。撰有《医权初编》2卷（1721），录平素所治奇症之医案、医论而成。书末附“拟黜巫状”，历数巫医害人之状，其书所论医理医事颇多启迪之言。

王僧弥wángsēngmí　见“王珉”条。

王尚wángshàng　明末医生。休宁（今属安徽）人，一说浙江富阳人。少习外科。因母病求医于浦江（今属浙江）获愈，又得授药草。后以此药治跌压折伤、气绝口噤者，启齿下药多得生。颅裂额破，敷药亦可愈。且能治腹破肠出，以桑皮线缝合。求治者踵接，不问贫富。卒于清初。

王尚德wángshàngdé　明代医生。西安（今属陕西）人。博览经史，善诗赋，尤精医术。秦肃王有疾，诸药弗瘳，应征一匕而愈，被目为神医。遂奏请授迪功郎，秦藩医正，并宜川、郃阳两王府教授事。

王少卿wángshàoqīng　元代医家。撰《难经重玄》。以张洁古《难经注》之附以药物，王氏遂演绎其说。此书已佚，元代吕复评其“未足以发人之蕴”。

王绍隆wángshàolóng(1565—1624)　明代医学家。一作绍龙，名继鼎。原籍徽州，后定居武林（今浙江杭州）。少孤，家传医业。与当时名医卢复等交往甚密，曾为其子卢之颐讲授《内经》《金匮要略》诸书。万历四十年（1612），又有潘楫就学于其门。初命读《灵枢》《素问》，次第授《本经》《难经》《伤寒论》《金匮要略》《脉经》等，随读随讲，不拘形式，以期兴到理融，口言心应。如此三年如一日，师徒交谊极厚。王氏殁，潘著《医灯续焰》，以阐其师之学，并仿王氏教学法，授徒甚众。

王绍颜wángshàoyán(10世纪)　五代医家。继唐代刘禹锡撰《传信方》之后，撰有《续传信方》10卷，佚。又撰有《婴孩方》10卷（见《宋史·艺文志》）。

王升wángshēng(1773—1821)　清盐官（今浙江海宁）人，侨居杭州。字大昌，号云沧。名医王孟英之父。祖王学权，精于医理，著《重庆堂随笔》2卷（1808），未竟而殁。父王国祥为之辑注，越二年亦逝。升继之诠次，于嘉庆二十一年（1816）缮成清本，注中所论，颇有见地。对吴瑭《温病条辨》以桂枝汤为治温首方，亦持异见。曾云：“若非泰西之书入于中国，则脏腑真形，虽饮上池水者，亦未曾洞见也。”其对西医所持态度亦熏染其子王孟英。

王师道wángshīdào　金代医生，曾任太医院保全郎。1168年（大定八年）曾赴西夏为大臣任得敬治病。

王实wángshí　宋代医家。颍州（今安徽阜阳）人。曾任信阳太守，为著名伤寒学家庞安时弟子。集各医家论证伤寒方论，编成《伤寒证治》，3卷。

王湜wángshí　见“刘昉”条。

王寔wángshí　宋代医学家。字仲弓。颍川（今属河南）人。博学多闻，尤长于医。为名医庞安常之高弟。尝谓“百病之急，无逾伤寒”，乃集诸名医家论伤寒之言，著《伤寒证治》3卷。发明隐奥，恐不易理解，又取其简直明白、读而可知者，集为《伤寒治要》，亦无存。

王士雄wángshìxióng(1808—1866?)　清代著名医家。字孟英。浙江钱塘人，曾迁居杭州、上海。曾祖王学权精于医学。少年时家贫，当过盐行会计，边钻研医学。对温病的证治和理论有独到见解，为我国近代较有影响的温病学家之一，对霍乱的辨证论治积累了丰富经验。著有《温热经纬》《霍乱论》《归砚录》。并将自己的临证医案整理成书（《王氏医案》），还参注了不少医书，如《女科辑要》《四科简效方》等。他对于当时已传入的西方解剖、生理学等，持较开明的态度，并对一概拒绝西说而认为中西脏腑不同等论点，曾加以批驳。

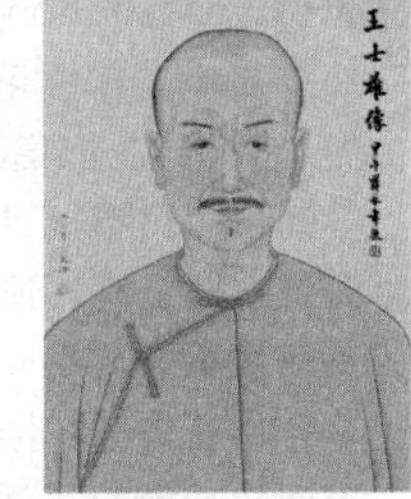

王士雄

王氏保赤丸wángshìbǎochìwán　南通王胪卿秘方。见《新编中成药手册》。大黄、黄连、姜淀粉、巴豆霜、川贝母、荸荠粉、制南星、朱砂。微丸剂，每丸0.3g，半岁以内每次服5粒；6个月至3周岁，每超过一个月加一粒；3周岁以上，每超过一岁加5粒；8～14岁，每次服6粒，每日1次，重症每日2次。功能清热泻火，涤痰平喘，消积导滞。治小儿乳滞疳积，感冒发热，喘咳痰鸣，胃呆食减，呕泻腹胀，痰厥急惊。

W

王氏博济方wángshìbójìfāng 见“博济方”条。

王氏封囟散wángshìfēngxìnsǎn 《幼幼新书》卷六引《王氏方》方。又名封囟散。柏子仁、防风、天南星各四两。每次一钱，以猪胆汁调匀，摊绢上，按囟大小贴敷，常以水润勿干，一日一换。治小儿解颅，囟大、骨缝不合，咳嗽鼻塞。

王氏连朴饮wángshìliánpòyǐn 方名。即连朴饮，见该条。

王氏清暑益气汤wángshìqīngshǔyìqìtāng 即清暑益气汤第一方，见“清暑益气汤”条。

王氏医案wángshìyī'àn 医案著作。清代王士雄撰。分正续编，正编2卷，原名《回春录》；续篇8卷，原名《仁术志》。约成书于1843年。全书详述作者对温热病、杂病等治疗验案。不分门类，每证自成一案。王氏论病，溯因辨证，处方强调随证变化，不拘成方。正编详于杂病治案，续编详于温、热、暑、湿病证治案。王氏尤擅长于温热病的治疗，但对病理的分析，常拘于寒热虚实的推究，有其一定的局限性。

王氏医案绎注wángshìyī'ànyìzhù 医案著作。10卷，附录1卷。清代王士雄撰，石念祖绎注。刊于1919年。本书集王氏医案详加注释。分析病情，辨明病所。原案中有漏叙脉象、病情、方药分量等情况，石氏绎注时，凭个人分析予以酌情补入。其目的是帮助读者领会王氏原案精神，但究属推论或主观识见，故有其片面性。

王氏医存wángshìyīcún 医论著作。17卷。清代王燕昌撰于1874年。本书杂论病机、医理、临床经验及效方等。

王世隆wángshìlóng 清代医家。字杏圃。铜陵（今安徽芜湖）人。辑有《怀少集》一书（1758年刊）。

王世明wángshìmíng 宋代医家。生平不详。著有《济世万全方》1卷，佚。

王世相wángshìxiāng 明代医家。字季邻，号清溪。蒲州（今山西永济）人。为吕柟门人。曾任延川（今属陕西）知县。撰《医开》7卷，凡24类，首载或问数条，谓医学至丹溪而集大成。主滋阴降火之说。

王世瞻wángshìzhān 见“王贤”条。

王世钟wángshìzhōng 清代医家。字小溪。四川岳池人。幼多羸疾，弃儒习医。医术日精。撰有《家藏蒙筌》18卷（1836），汇集脉学、诸科病证及本草药性等以普及医学知识。另有《医学入门》8卷（1857）。子迪哲、孙光海皆业医，刊其遗著以广流传。

王室养生保健全书wángshìyǎngshēngbǎojiànquánshū 藏医综合性著作。8世纪中叶由应聘入藏的于阗名医比吉·占巴西拉翻译的《活体测量》《尸体图鉴》《伤科精义》《甘露宝鉴》等10余种医药书合编而成。是古代藏医早期重要医学丛书。现存木刻本。

王守愚wángshǒuyú 宋代医家。翰林医官。乾德元年（963）皇后王氏患病。因进药病剧而亡，被流放海岛。撰《产后论》1卷（一作“王守忠”撰）、《普济方》5卷，均佚。

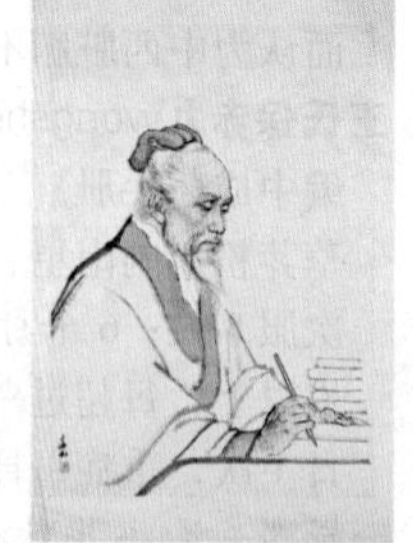
王叔和

王叔和wángshūhé(公元3世纪) 西晋时期著名医家。名熙。高平（今山西高平，一说山东济宁）人。曾任太医令，对脉学有较深刻的研究，集录其前代文献中有关脉学的内容结合个人的体会，编成《脉经》10卷，列述24种脉象的意义，使古代脉学系统化。这是我国现存最早的一部脉学专著，对国外也有一定的影响。他还将张仲景《伤寒杂病论》加以整理，对于保存古代医学文献、促进医学发展有一定贡献。

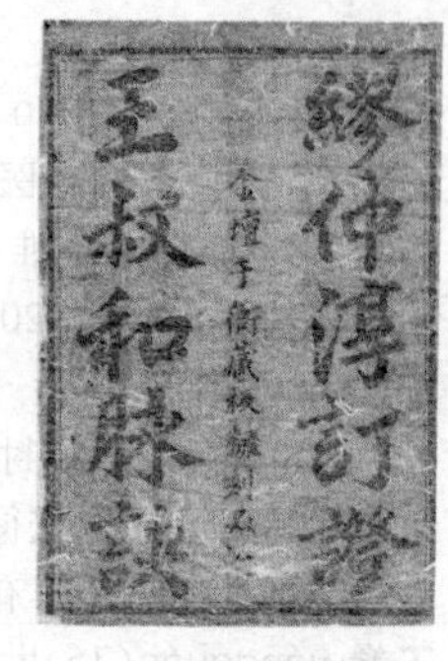

王叔和脉诀

王叔和脉诀wángshūhémàijué 脉学著作。1卷。一般认为是六朝高阳生名王叔和的作品。高氏以较通俗的歌诀形式阐述脉理，联系临床实际。书中不少内容是根据王叔和《脉经》重新编撰的。由于易于讲习，流传甚广。但书中的观点，对脉义的理解以及文字的鄙浅等方面，后世有不少论评。明代吕复在《群经古方论》中批评高氏“谬立七表八里九道之目”。本书后经明代熊宗立加注，改名《勿听子俗解脉诀》。又《文献通考》认为，本书不见于隋、唐《经籍志》，恐为宋熙宁以前人所。

王叔权wángshūquán 见“王执中”条。

王说山人服气法wángshuōshānrénfúqìfǎ 气功功法。结合意引、存想以进行锻炼的一种“食气”方法。见于《云笈七签》卷59中。其功法：①不拘时节，但觉饥时，即行咽气纳新，不用闭气，不求饱满；②新气上来，则旧气（浊气）下泄，当任其自出，不得抑秘；③饭后如觉胀闷，可一咽二咽压之以助消化；④若于咽气后，觉腹中小有不适，可行气作“小导引”或卧于床，东转西翻，并以意驱逐之使下；⑤若有疾在上，用意驱逐之向下；若有疾在四肢及左右侧，并以意驱逐之使外出。

王硕wángshuò 南宋医生。字德肤。永嘉（今浙江温州）人。为名医家陈言门徒。曾集常用验方30个，㕮咀药30种，及市场常售成药10种，编为《易简方》1卷。

王思忠wángsīzhōng 明代医家。渭南（今属陕西）人。精医术，治病多捷效。夏月，父忽病目不见物，治之三日即愈。尝任太医院吏目。

王素wángsù 宋代医家。撰有《王素经验方》3卷。

王遂wángsuì 西汉时医家。为齐王侍医，讲究服食之道，后因服食致死。

王损庵wángsǔn'ān 见“王肯堂”条。

王损庵先生类方wángsǔn'ānxiānshēnglèifāng 方书。见类方准绳条。

王泰林wángtàilín(1798—1862) 清代医家。字旭高，晚号退思居士。江苏无锡人。学医于舅父高锦庭，钻研各家医书，先以疡科闻名，后又专门内科，善于化裁古方，医理主要宗张仲景。撰述医书有《西溪书屋夜话录》《医方歌诀串解》《环溪草堂医案》等，在世时皆未刊行。后门人方耕霞将其临证医案刊为《王旭高医案》。陆晋笙、周小农等也搜集其编述进行刊刻凡六种：《退思集类方歌诀》《医方证治汇编歌诀》《增订医方歌诀》《薛氏温热论歌诀》《西溪书屋夜话录》（仅存《肝病证治》一篇）各1卷。

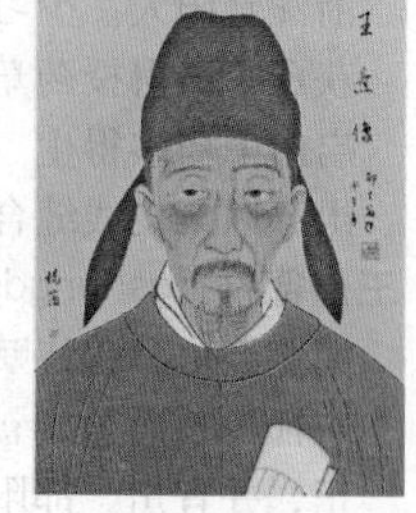
王焘

王焘wángtāo(约670—755) 唐代医学家。郿（今陕西眉县）人。出身世家，喜爱医学。在弘文馆（国家图书馆）任职20多年内，有条件博览群

W

书，采集诸家医方。后被贬至房陵，仍继续整理医学文献，编成《外台秘要》40卷，可称是集唐以前方书大成之作，成为中医重要文献之一。

王綎wángtīng 明代医生。字大仪，太平府（今安徽当涂）人。因病，发其先世所藏方书，潜心探究，终以医名。为医重视理中气，不泥于古。兼工诗，人谓得盛唐体。著书甚多，卒年89岁。

王廷爵wángtíngjué 明代医家。字君惠。华亭（今上海松江）人。王国臣之子，明天文度数及性理之学，博精医理。凡七情杂症、秽疫流行，予患者以引导兼之以药。撰有研究寿夭之作《性原广嗣》6卷。后经王宏翰删改刊行。书中每有接受西学之影响者。

王廷俊wángtíngjùn（？—1867） 清代医家。字寿芝。四川成都人。攻读《内经》、仲景著作及诸家学说。约10年读书所蓄之疑，得陈修园《伤寒论浅注》豁然而解，自此诊治精进，以善于仲景方著称。撰有《寿芝医案》、增注虞庠《类经纂要》等，合为《寿芝医略》。

王庭举wángtíngjǔ 见"王朝弼"条。

王微wángwēi 南北朝宋琅琊临沂（今属山东）人。字景玄。兼解音律、医方、阴阳、术数。尝曰：时病虚，平生好服上药，自此始信摄养有征，故门冬、苍术，随时参进，寒温相补，欲以扶护危羸。撰有《服食方》，已佚。

王惟德wángwéidé（17～18世纪中叶） ❶清代名医。字洪绪，别号林屋散人，又号定定子，江苏吴县人。自幼承家教，继承曾祖若谷之学，兼通内、外、妇、儿等科，尤以外科闻名。行医40余年，撰有《外科证治全生集》一书（1740）。对痈疽的诊治经验颇为丰富，主张要善辨证之阴阳虚实，强调辨证论治，一反过去有些医书所述的那种只注重根据疮肿所生部位去诊治或只是简单地循经投药的说法，而重视全身症状在鉴别诊断上的意义。在治疗上，也很有独到之处，除外治法外，还重视内治，所倡用的方剂，如阳和汤等，至今仍为有价值的方剂。他所设制的方剂，所记述的外用药制法，多出自实践经验，常为后世医生所采用。他倡导"以消为贵，以托为畏"。对于脓肿的切开引流等手术疗法完全持否定态度，并批判陈实功一派"尽属刽徒"等，反映出他在学术上的局限性。❷即王惟一。见该条。

王惟一wángwéiyī（约987—1067） 宋代著名针灸学家。又名王惟德。曾任太医局翰林医官，殿中省尚药奉御。1023年（天圣初年）奉命编修针灸书，他对古医书有关针灸的记载和针灸图详加考订，将历代医家对针灸穴位反复实践的丰富经验进行系统总结，于1026年（天圣四年）编成《铜人腧穴针灸图经》3卷。1029年，由政府颁行各州。1029年他设计并主持铸造针灸铜人两具，铜人的躯体、脏腑可合可分，体表刻有针灸穴位名，用金字标明穴位，作为针灸教学和考试医生之用。对我国乃至国外针灸学的发展有较大的影响。

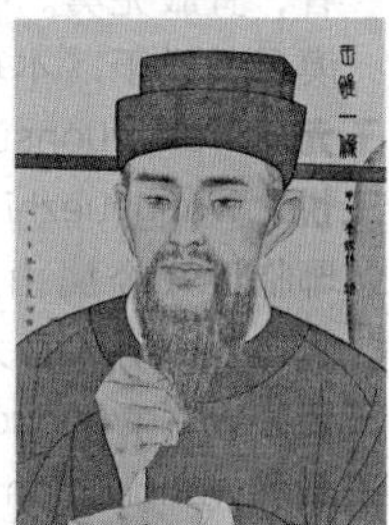
王惟一

王晞wángwěi 宋代医生，字养中。东嘉（今四川境内）人。撰《续易简方脉论》1卷。

王文鼎wángwéndǐng（1894—1979） 现代医家。四川江津（今重庆市江津区）人。擅长内科，1949年前积极支持革命活动，后参加中国共产党。1949年后调卫生部中医研究院工作。曾被选为全国人民代表大会代表，并任卫生部中医顾问。

王文洁wángwénjié（16世纪） 明代医家。字冰鉴，号无为子。江西人。研究脉学，搜集编选有《太素张神仙脉诀玄微纲领统宗》《王氏秘传叔和图注释义脉诀评林》《合并脉诀难经太素评林》等书。推崇古代脉法，尤其泥于太素脉，企图把所谓能预知人的寿夭富贵、贫贱祸福的太素脉与古典脉理相并列。

王文禄wángwénlù 明代医家。字世廉，号沂阳生。海盐（今属浙江）人。性嗜书，闻人有异书，倾囊购募得必手校。取"盖先未病而医之，不施饵剂砭针，同跻仁寿之域"之义，著《医先》一卷（1550）。另著有儿科医书《胎息经疏略》（1564）及《艺草》等。

王文谟wángwénmó（16世纪） 明代医家。江西人。世医出身，编有《医学钩玄》（佚），又编有《碎金方》，是以祖父（王杏林）所藏的秘方、父亲（王云泉）的经验方和本人用过的有效方剂，以及民间验方汇集而成。

王文选wángwénxuǎn 见"王锡鑫"条。

王文之wángwénzhī 清代医家。字子固。籍贯不详。撰《眼科百问》一书（1657年刊）。

王锡鑫wángxīzhēn 清代医家。字文选，又字亚拙，号席珍子，又号亚拙山人。万邑（今重庆市万川区）人。撰有《医学切要全集》（1847年刊行）、《存存汇集医学易读》（1849）。

王熙wángxī 见"王叔和"条。

王贤wángxián 清代医生。字世瞻。履贯生平未详。著有《脉贯》一书（1711年刻行）。

王显wángxiǎn（？—515） 南北朝时期北魏医家。字世荣。阳平乐平（今山西昔阳）人，原籍东海郯人。父安道，以医为业。显以医术自通，明敏有决断才。以愈文昭太后、世宗之疾有功，曾任廷尉少卿，营进御药，后封卫南伯。世宗诏撰《药方》35卷，颁行天下。

王献廷wángxiàntíng 见"王之政"条。

王协中wángxiézhōng 清代医家。字敬义。上海市上海县（今属上海）人。精于温疫、伤寒等传染病，撰有《疫疠溯源》一书（1761）。

王杏林wángxìnglín 见"王文谟"条。

王杏圃wángxìngpǔ 见"王世隆"条。

王休wángxiū（1497—1558） 明代医家。字世沾，别号春泉。常熟（今属江苏）人。习医精心苦研，学术日进，授太医院吏目。著有《诸方便览》《脉经解疑》《用药要诀》等。

王旭高wángxùgāo 见"王泰林"条。

王旭高临证医案wángxùgāolínzhèngyī'àn 医案著作。4卷，分26门。清代王泰林撰，方耕霞整理。刊于1898年。本书包括内、外、妇、儿等各科病症，以内科杂病为主。其中连续复诊医案颇多，可以前后推究，看出药效与病情的转变。案后附方氏所加按语，每门后又有小结，有助于领会治案精神。本书收入《珍本医书集成》中。

王旭高医书六种wángxùgāoyīshūliùzhǒng 丛书。清代王泰林编撰。刊于1897年。包括《退思集类方歌诀》《医方证治汇编歌诀》《增订医方歌诀》《医方歌括》《薛氏湿热论歌诀》《西溪书屋夜话录》。前四种共载方五百余首，以歌诀形式介绍《伤寒论》《金匮要略》方和其他常用方的运用。《湿热论歌诀》系据薛生白原作改编。《西溪书屋夜话录》概括论述肝病证治及用药大法。本书1965年由上海科技出版社重印。

王学权wángxuéquán 清代医家。字秉衡。浙江钱塘人。盐官家族出身，为王孟英的曾祖，长于医术。著有《重庆堂随笔》（1808），采集不少名言，并记述自己的医术心得体会，对伤寒的证治、本草药性、脉诊等皆有一定的见解；对西医生理解剖等内容，持较开明的态度，并反对妇女缠足。

王雪苔wángxuětái（1925—2008） 现代医家。辽宁义县人。1944年考入锦州医学院，抗日战争胜利后随该院并入沈阳医学院攻读西医本科。1948年10月任华北卫生学校生理解剖教员，后在华北人民医院针灸科工作。1951年，参与筹建卫生部直属针灸疗法实验所（中国中医科学院针灸研究所的前身）。1978~1986年同鲁之俊共同筹建北京针灸学院，后于1988年更名为北京针灸骨伤学院。1983年后，历任中国中医研究院副院长、中国中医研究专家咨询委员会副主任、清华大学工程物理系教授等职。2007年，被选为文化部世界非物质文化遗产针灸项目代表性传承人，被波兰医学科学院聘为Albert Schweitzer世界医学科学院名誉院士。主持研究制订经络穴位名称国际标准化方案，推动创立实验针灸学，促进了针灸史学和文献学的发展。主编出版《古代针灸源流考》《针灸史提纲》《针灸史图录》《针灸学词典》《针灸古典聚珍》等著作。

王勋wángxūn 清代医家。字于圣，安徽歙县人。撰有《慈航集三元普济方》一书，对疟、痢等证记述较详。但拘于运气之论，而刻板地制定六十花甲之方。

王勋臣wángxūnchén 见“王清任”条。

王逊wángxùn 清代人。履贯生平不详。编纂有《药性纂要》一书，系选录《本草纲目》中的597种药物，并略增数种，共计606种。主要录其功用，以便于记忆。

王亚拙wángyàzhuō 见“王锡鑫”条。

王严士wángyánshì 见“王德森”条。

王炎wángyán（1138—1218） 南宋文学家。字晦叔。婺源（今属江西）人。乾道五年（1169）进士。著作甚富，总题《双溪类稿》，其中有所注《伤寒论》等，已佚。惟《双溪文集》存世，中有“运气论”等。所辑《本草正经》三卷，为《神农本草经》最早辑本，今佚。

王彦伯wángyànbó 唐代医生、道士。荆州（今湖北境内）人。善医，长于切脉。善于以切脉决定人的生死寿夭等。

王彦昭wángyànzhāo 见“王克明”条。

王燕昌wángyànchāng 清代医家。字汉皋。河南固始人，家中七代为医，著有《王氏医存》一书（1874年刊行）。

王养中wángyǎngzhōng 见“王晫”条。

王一鹏wángyīpéng 明代医生。字启云。松江（今上海）人。少年落拓不羁，父节之，有医名，督学甚严。名医沈虚明视其才，悉授其术，乃精小儿医。其治小儿病审证精细，时以小儿医独夸江南。

王一仁wángyīrén 民国时期医家。新安县人。早年毕业于上海中医专门学校，曾任上海中医学会秘书长，主编《上海中医杂志》多年。著有《中国医药问题》等书。

王绎庵wángyì'ān 见“王琦”条。

王翼wángyì 元代医家，阳城（今山西阳城）人。擅长诗文，旁通律历，弃儒学医。著《素问注疑难》《伤寒歌括》等书，均佚。

王荫陵wángyīnlíng 清代医生。字本高。安徽下山坦人。精于外科及针灸，善疗痈疽，尝治走马疳、颈疽、喉痈等证，不数日即愈，因而名闻当地。

王瘖wángyīn 见于出土战国古玺。据考证系王姓医人，专治瘖（喑）而口不能言者，故玺文上标姓氏，下标所专治病。

王猷wángyóu 元代医家。曾任太医院使。中统二年（1261）建议设置医学。谓“医学久废，后进无所师授。窃恐朝廷一时取人，学非所传，为害甚大”。世祖准其言，乃于诸路设立医学。

王疚wángyǒu 见于出土战国古玺。据考证系王姓医人，专治头摇动及手颤动病症，故玺文上标姓氏，下标所专治病。

王幼孙wángyòusūn（约1180—1256） 宋代医家。字季稚。太原（今山西太原）人。撰《简便方》1卷，已佚。

王于圣wángyúshèng 见“王勋”条。

王宇泰wángyǔtài 见“王肯堂”条。

王俣wángyǔ 宋代医学家。字硕父。宛丘（今河南淮阳）人。曾任工部侍郎。取本草诸药条下所载单方，分门别类，得4206方，编成《编类本草单方》（简称《本草单方》）35卷。

王禹wángyǔ 西汉时医家。曾任济北王的太医令，并向淳于意学习医术。

王裕庆wángyùqìng 清代医家。字祉庭。湖南湘潭人。长于喉科，撰有《疟痢成方、白喉辨症合刻》（1882）等书。

王渊wángyuān 见“王朝弼”条。

王元标wángyuánbiāo 明代医家。字赤霞。上元（今江苏江宁）人。宋王尧臣之后。少业儒，亦精研《素问》《难经》诸书，遂以医名。崇祯十二年（1639）大疫，携药囊为贫病者治疗，入清（约1644），大宗伯荐为太医丞，不赴任，逃于赤山，寻葛稚川旧居卜筑而终。著《紫虚脉诀启微》。又著《医药正言》，未竟而卒。

王元金wángyuánjīn 明代医家。字嘉生。成都（今属四川）人。生活于万历（1573—1620）年间。其用药重辨证而力戒其偏。如谓荆沥专除风热，导痰涎，开经络，行血气，元气充足能食者宜加之。又谓疳痢、疳积，嗜食与不能食者，宜服芜荑。中病即止。如久服多服，易伤胃气。倪朱谟采其说于《本草汇言》中。

王元素wángyuánsù 见“王丹”条。

王悦之wángyuèzhī 南北朝宋官吏。或作王悦，字少明。琅琊临沂（今属山东）人。宋明帝泰始（465—471）年间掌检校御府太官太医诸署。

王云泉wángyúnquán 见“王文谟”条。

王载韩wángzǎihán 见“王琦”条。

王昭世wángzhāoshì 明代医家。字景明。杭州（今属浙江）人。生活于万历（1573—1620）年间。深明医理。其时，医者治大风癞疾（麻风），每以大枫子与苦参伍用。王氏力斥其非，谓此药“性燥热劣，至损液闭痰之虞而伤血分，至有风癞未愈而先失明者。用之外涂，其功不没也”，乃重申前贤经验之谈。倪朱谟尝访求其用药心得，载入《本草汇言》中。

王兆年wángzhàonián 明代医生。字理和，潜山（今安徽潜山）人。年轻时因病弃科举之途而学医，行医50年，在当地闻名。对贫穷人医病常不计酬。

王征君wángzhēngjūn 见“王之政”条。

王之政wángzhīzhèng（1753—1830?） 清代医家。字献廷，号九峰。丹徒（今江苏镇江附近）人，迁居浙江月湖。精研医学，游于扬州，以医名当地。1796—1820年（嘉庆年间）为皇家所征用，人称王征君，因重听辞免。门人甚多，有《王九峰医案》，为门人所记抄。

王执中wángzhízhōng 宋代针灸学家。字叔权，瑞安（今浙江瑞安）人。乾道五年（1169）进士，曾任澧州（今属湖南）教授。他对当时社会上重方药轻针灸的现象表示不满。遂根据长期临证经验，参照《针灸甲乙经》等书，编写成《针灸资生经》7卷。书中记有不少临证有效穴位和丰富的灸法，以及各种病证，并附方药。对前人某些针灸禁穴提出了不同意见，并反对行针应避忌年月日时、人神等说法。

王祉庭wángzhǐtíng 见“王裕庆”条。

王中立wángzhōnglì 明代医家。乌程（今浙江吴兴）人。精婴儿方脉，求治者若市。孙以勤，为安吉（今属浙江）训导。曾孙元吉，为德清（今属浙江）训导，应召入觐，留太医院。其后裔钟世、王銮等均有医名。

王仲弓wángzhònggōng 宋代医家。博学多闻，长于医，鉴于伤寒年年为患，而庸医往往误人，于是推究仲景书而撰成《伤寒治要》一书。

王仲光wángzhòngguāng 明代医生。名宾吴县（今属江苏）人。慕名医戴原礼，前往求教，得告须熟读《素问》，乃归而习之三年。后原礼复来，议论医道，自叹不如。时仲光虽习医书，未能临诊用药。原礼有《彦修医案》10卷，秘不肯授。仲光设法取之归，习之，医名满吴下。卒年70。

王仲丘wángzhòngqiū 唐代养生医家。撰有《养生纂录》1卷，已佚。

王洙wángzhū（997—1057） 宋官吏。字原叔。应天宋城（今河南商丘）人。少颖悟，博学强记。泛览传记，于图纬、方技、阴阳、五行、算数、音律、训诂、篆隶之学，无所不通。举进士，累迁尚书工部员外郎。其为翰林学士时，在馆阁之蠹简中得《金匮玉函要略方》3卷，上则辨伤寒，中则论杂病，下则载其方。宋臣校定时，取杂病以下，终于饮食禁忌，凡25篇，即今传世之《金匮要略》。

王灼疮wángzhuóchuāng 出《诸病原候论》卷三十五。即王烂疮。详该条。

王子固wángzǐgù 见“王文之”条。

王子接wángzǐjiē 清代医学家。字晋三。长洲（今江苏苏州）人。究心医术，深思力学，经20年勤求古训，撰成《脉色本草伤寒杂病》。年逾五十，其术益精，深悔从前急于著书，遂焚所著。潜心于医经、本草，深得仲景医书之奥旨。自康熙五十七年至雍正九年（1718—1731），常与名医魏荔彤探讨医理。现有《绛雪园古方选注》（简称《古方选注》）3卷（1731）。记载其50年临证心得，乃其暮年与诸门人切磋方义，由门人记录整理而成。弟子甚众，叶桂曾从其学。

王宗无忌单方wángzōngwújìdānfāng 敦煌出土医术医方文献。载于法藏卷子P.2635。共存9行，首行原题《王宗无忌单方》。主要内容为用于小儿妇人的单验方。原件似未能抄完。约抄成于五代。

王宗正wángzōngzhèng 南宋医家。字诚叔。绍兴（今浙江绍兴）人。著有《难经疏义》2卷。

王纂wángzuǎn 南北朝宋医生。海陵（今江苏泰州）人。少习经方，尤工针石，远近知其名，所疗多效。

王琢崖wángzhuóyá 见“王琦”条。

王佐良wángzuǒliáng 清医生。字恕子。四川叙永人。生活于18至19世纪，秀才。志以医药济人，治学推崇喻嘉言，但不泥于一家。认为“学医贵在集众方之长而为己长”。临诊精思细察，处方遣药当机立断。兼善诗文，惜年未40而殁。

王作肃wángzuòsù 南宋医家。自号诚庵野人。明州鄞县（今属浙江宁波）人。生活于12世纪。业儒，兼习医。取《南阳活人书》为底本，博取前辈医书数十家之言，编入各条之下，撰成《增释南阳活人书》22卷。

网虫wǎngchóng 中药材。见《现代实用中药》。为蜘蛛之别名，详该条。

网络鸡血藤wǎngluòjīxuèténg 中药材。见《中国主要植物图说·豆科》。即昆明鸡血藤，详该条。

往复wǎngfù 前进为往，后退为复。《素问·六微旨大论》：“故气有往复。”气旺则前进，气衰则后退。

往来寒热wǎngláihánrè 症名。指恶寒与发热间代而作，日发一次或数次的症状。为伤寒少阳病主症。《伤寒论·辨少阳病脉证并治》：“本太阳病不解，转入少阳者，胁下满，干呕不能食，往来寒热，尚未吐下，脉沉紧者，与小柴胡汤。”《类证活人书》卷八：“往来寒热者，阴阳相胜也。阳不足则先寒后热，阴不足则先热后寒。往来寒热有三证，小柴胡汤、大柴胡汤、柴胡桂枝干姜汤。有表证而往来寒热者，用小柴胡也；有里证而往来寒热者，大柴胡也；已表或已下而往来寒热者，皆可用柴胡桂枝干姜汤也。”《伤寒发微论·论伤寒七十二证名》：“寒热往来，此证有三。一者中风证，小柴胡汤；二者热入血室证，刺期门；三者状如温疟，黄龙汤证。”《景岳全书·杂证谟》：“凡寒热往来之病，其证有二，盖一以外邪不解而然，一以阳盛阴虚而然。此其一为表证，一为里证，所当辨治不可紊也。寒邪郁伏经络而为寒为热，此似疟非疟之类也。治法虽宜表散，然邪气得以久留者，必其元气之虚而正不胜邪也，故凡治此者，皆当以兼补血气为主。若血分微虚，形气本不甚弱而邪有不解者，三柴胡饮；若火盛血燥而寒热不已者，一柴胡饮；若因劳倦或气体本弱或肝脾不足而邪有不净者，四柴胡饮或五柴胡饮或补中益气汤；若阳邪陷入阴分，微兼内热而邪有不解者，补阴益气煎；若脾胃阳气不健，中气不暖而邪有不解者，温胃饮；若病久元气大虚而寒热不退者，但当单培元气，不必兼散，宜五福饮、归脾汤，或大补元煎、理阴煎之类，察其阴阳，择而用之。若果阳虚，非用温补不可。”又：“阴虚阳胜，或阴阳俱虚而为寒热往来者，此以真阴不足，总属虚损之病也。然其阴阳微甚，亦所当辨。”本证亦可见于虚劳。《风劳臌膈四大证治·虚劳》：“虚劳之症，皆见发热，而虚损之热，多发于外，轻手按之即得，或潮热，或往来寒热。”参见“虚劳发热”条。

往来寒热疟wǎngláihánrènüè 病证名。疟疾之一。指先寒后热或先热后寒发作无定时者。《太平圣惠方》卷五十二：“夫往来寒热疟者，由寒气并于阴，则发寒；风气并于阳，则发热。阴阳二气，更实更虚，故寒热更相往来也。”症见往来寒热，发歇无时，发病时面色青黄，甚则经年不差，形体瘦弱等。治用人参散吐方、乌梅圆、神效方等。

参见“疟疾”条。

妄言wàngyán 症名。指语言错妄。又名妄语。多由阳热亢盛，心神昏乱所致。可见于外感热病热盛期，亦为癫狂病常见症状之一。《素问·阳明脉解》：“阳盛则使人妄言骂詈，不避亲疏。”《素问·厥论》：“阳明之厥，则癫疾欲走呼，腹满不得卧，面赤而热，妄见而妄言。”

妄语wàngyǔ 症名。见《难经·十七难》。即妄言。详该条。

忘忧散wàngyōusǎn 《辨证录》卷十方。白术五钱，茯神、当归、麦冬、牡丹皮各三钱，白芍药一两，远志、巴戟天、白芥子各二钱，柴胡、陈皮、神曲各五分，郁金一钱。水煎服。功能疏肝解郁，养血宁心。治男子忧郁而不生子者。

旺胆消酒汤wàngdǎnxiāojiǔtāng 《辨证录》卷七方。柞木枝、栀子、桑白皮、茯苓各三钱，白芍药一两，竹叶一百片，泽泻二钱。水煎服。治酒疸，心中时时懊憹，热不能食，尝欲呕吐，胸腹作满。

旺水汤wàngshuǐtāng 《辨证录》卷八方。熟地黄、山药、芡实各一两，沙参、茯苓各五钱，五味子一钱，地骨皮三钱。水煎服。功能益肾涩精。治纵欲过度，梦遗不止，腰足痿弱，骨内酸疼，夜热自汗，终宵不干，肾水涸竭者。

望wàng 望诊的简称。详该条。

望齿wàngchǐ 望诊内容之一。包括牙齿与牙龈两部分。肾主骨，齿为骨之余，胃的经脉络于龈，望齿主要是辨肾和胃的病变。清代温病学说对验齿辨病有所创见。认为齿的润泽枯燥，可以了解肾液、胃津的变化；齿的有垢无垢，可以观察胃浊、胃阴的情况。这对温病辨证，有一定的临床意义。牙龈肿者多胃火，陷者多虚证。色深赤为邪实，色淡白为正虚。临床上牙龈形色的变化，与月经、妊娠也有一定关系。

望果wàngguǒ 中药材。出《广东新语》。即杧果，详该条。

望江南wàngjiāngnán 中药材。出《救荒本草》。又名野扁豆、羊角豆、假决明。为豆科植物望江南 *Cassia occidentalis* L. 的茎叶。分布于福建、台湾、广东、广西、云南等地。苦，寒，有小毒。入肝、胃、大肠经。肃肺，清肝，和胃，消肿解毒。①治咳嗽，哮喘，脘腹痞痛，高血压头痛，目赤，习惯性便秘。煎服：6～9g。②治疗疮肿毒，虫蛇咬伤。鲜叶捣敷。叶含杜鹃花醇-7-鼠李糖苷和5,7,4′-三羟基-3′,6-二甲基黄酮-7-鼠李糖苷、大黄酚等。水提取物在体外对某些皮肤真菌有抑制作用。水煎剂对豚鼠回肠、大鼠子宫有兴奋作用。

望江南子wàngjiāngnánzǐ 中药材。见《现代实用中药》。又名槐豆、山绿豆、狗屎豆、野鸡子豆。为豆科植物望江南 *Cassia occidentalis* L. 的种子。苦，微寒，有小毒。入肝、胃、大肠经。清肝明目，健胃润肠。治高血压头痛，目赤肿痛，消化不良，胃痛，下痢腹痛，习惯性便秘。内服：煎汤，6～9g，炒焦研末服，每次1.5～3g，日服二次。内服过量可引起腹泻、呕吐。本品含大黄素甲醚及其1-葡萄糖苷，1,8-二羟基-2-甲基蒽醌，1,4,5-三羟基-3-甲基-7-甲氧基蒽醌，N-甲基吗啉，半乳糖甘露糖聚糖等。尚含挥发油和对人、畜有一定毒性的毒蛋白。种子有致泻作用，同时有明显毒性。本品具有抗原性质。

望江青wàngjiāngqīng 中药材。出《李氏草秘》。为水苏之别名，详该条。

望经血wàngjīngxuè 也称望月经。即用视觉观察妇女月经期间经血的情况，包括血量、血色、血质及血块的有无等，以了解病情的诊断方法。参见“望诊”条。

望络脉wàngluòmài 即用视觉观察病人体表静脉的形状、分支、粗细、颜色，以了解病情的诊断方法。参见“望诊”条。

望排出物wàngpáichūwù 即用视觉观察病人的汗、涕、唾、痰、呕吐物，以及大小便、出血、恶露等，以了解病情的诊断方法。参见“望诊”条。

望皮肤wàngpífū 即用视觉观察病人全身皮肤的色泽、形态变化，以了解病情的诊断方法。参见“望诊”条。

望人中wàngrénzhōng 即观察鼻子下方、嘴唇上方凹下的部位，以了解病情的诊断方法。参见“望诊”条。

望色wàngsè 即用视觉观察病人全身皮肤、黏膜、爪甲、毛发的色泽，重点在于面部皮肤的色泽变化，以此来诊察疾病的诊断方法。参见“望诊”条。

望神wàngshén 即用视觉观察人体生命活动的整体外在表现和精神状态的诊断方法。参见“望诊”条。

望五官wàngwǔguān 即用视觉观察病人五官的异常变化，以了解病情的诊断方法。参见“望诊”条。

望形态wàngxíngtài 望诊内容之一。形指形体，包括肌肉、骨骼、皮肤等；态是动态，包括体位姿态及活动能力等。从望形态可知病者的体质、发育及营养状况，并有助于了解气血的盛衰、邪正的消长和伤痛的部位等。

望眼辨伤wàngyǎnbiànshāng 民间流传的一种辨伤的诊断方法。是根据眼中白珠络脉的改变，以及瘀点的所在，作为诊断受伤部位和性质的参考。一般来说，白睛见青紫红筋浮起，在红筋末端有瘀血点，称为“报伤点”。点在白珠上的，为胸廓受伤积瘀。点在瞳仁水平线之上的，是伤在胸胁；在瞳人水平之下的，是伤在背部。点在左眼，表示伤在左侧胸胁或左背部；点在右眼，表示伤在右侧胸胁部或右背部。点色淡黑如云，散而不聚者为伤于气分；若色黑而沉着，形如芝麻的为伤于血分；若色黑点圆，周围色淡如云彩的为气血两伤。如红筋显著，弯曲如螺旋状的，表示尚有疼痛症状。

望眼神wàngyǎnshén 即用视觉观察病人眼目的神采、颜色、形态、反应及五轮情况，以了解病情的诊断方法。

望月砂wàngyuèshā 中药材。出《本经逢原》。又名兔屎。为兔科动物蒙古兔 *Lepus tolai* Pallas 或华南兔 *L. sinensis* Gray 等野兔的粪便。全国大部分地区均产。辛，平。入肝、肺经。明目，杀虫。治目暗翳障，劳瘵，疳疾，痔瘘。煎服：3～9g。

望诊wàngzhěn 四诊之一。运用视觉观察病人的神色、动态、体表各部、舌体与舌苔、大小便和其他分泌物，从而获取与疾病有关的辨证资料。一般以神色、舌诊为重点（小儿包括诊指纹）。辨别色泽时，以在自然光线较充足的地方为好。

望诊遵经wàngzhěnzūnjīng 诊法著作。2卷。清代汪宏撰于1875年。作者从《内经》《难经》《伤寒杂病论》及其他著作中搜集有关望诊资料整理而成。内容丰富，持论悉遵经义。上卷叙述望诊的重要性及其掌握运用的基本原则，并结合周身部位、四时、五方、气质等因素，阐明气色与病症的关系；下卷列述体表各部位的望诊提纲，辨析某些病症中汗、血、便、溺、痰、月经等的变化情况。全书既有前人论述，又有个人经验，可供临床参考研究。1949年后有排印本。

wei

危达斋 wēidázhāi 见“危亦林”条。

危亦林 wēiyìlín(1277—1347) 元代著名医学家，我国古代骨伤科代表人物之一。字达斋。南丰（今江西南丰）人。曾任南丰医学教授。世代以医为业。对内、妇、儿、眼、正骨、口齿咽喉等科均有所研究，尤擅长骨伤科，积累了丰富的经验。因见古代医方浩若烟海，难于检索应用，遂参考元代医学十三科目，将古代医方和家传五世积累的经验方剂分门整理，前后历时十年，于至元三年（1337）编成《世医得效方》19卷，经江西医学提举司送太医院审阅。1345年（至正五年）刊行。书中保存了大量古方以及家传有效方剂，特别在正骨科方面达到了较高的水平，如对骨折、脱臼的整复，主张用乌头、曼陀罗（风茄儿）先行麻醉；创造性地采用悬吊复位法治疗脊柱骨折等，这些都居于当时世界医学的前列。

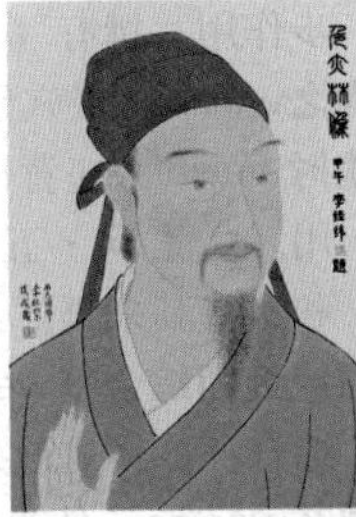

危亦林

威灵 wēilíng 推拿穴位名。又名威宁。用掐法或揉法治头痛、耳鸣、急惊风、手不能屈伸等症。❶位于腕背横纹的尺侧端（见《小儿按摩经》）。❷位于手背第二掌骨基底部的桡侧。见《小儿推拿方脉活婴秘旨全书》。❸位于手背第2~3掌骨间，约与外劳宫相平处。见《幼科推拿秘书》。❹参见“精宁❹”条。

威灵菊 wēilíngjú 中药材。见《全国中草药汇编》。为草威灵之别名，详该条。

威灵仙 wēilíngxiān 中药材。出唐代侯宁极《药谱》。又名灵仙、铁脚威灵仙。为毛茛科植物威灵仙 *Clematis chinensis* Osbeck 或棉团铁线莲 *C. hexapetala* Pall. 东北铁线莲 *C. manshurica* Rupr. 等的干燥根和根茎。威灵仙主产于江苏、安徽、浙江等地。棉团铁线莲主产于山东、黑龙江、辽宁、吉林等。东北铁线莲主产于东北、内蒙古等。辛，咸，温。归膀胱经。祛风湿，通经络。用于风湿痹痛，肢体麻木，筋脉拘挛，屈伸不利，煎服6~10g；治鱼骨鲠喉，水醋煎服15~30g；治腮腺炎，鲜品捣烂，醋浸三日，取浸液涂患处，每日三四次。本品含原白头翁素、甾醇、皂苷、酚类等。威灵仙根还含威灵仙苷A~C和以常春藤苷元、齐墩果酸为苷元的三萜皂苷等。煎剂在体外对金黄色葡萄球菌、痢疾志贺菌有抑制作用。浸剂对常见致病性皮肤真菌有抑制作用。水煎剂及醇提物可促进胆汁分泌。醇提物对小鼠中期妊娠有引产作用，对离体小肠有抑制作用。煎剂可镇痛。威灵仙对肉瘤-180有抑制作用。白头翁素等为有毒成分。植株黏液有刺激性。

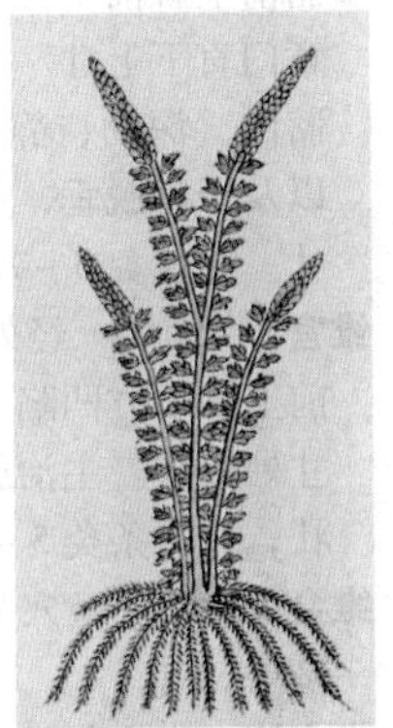

威灵仙

威灵仙散 wēilíngxiānsǎn 《校注妇人良方》卷七方。威灵仙一两，当归、没药、木香、桂心各半两。为末，每服一钱，热酒调下。功能化瘀通络止痛。治冷气滞血，小腹疼痛，或经行遇怒，腹胀痛。

威灵仙丸 wēilíngxiānwán ❶鸡峰普济方卷十三方。黄芪（蜜炙）、枳实、威灵仙（一方无黄芪，有防风）。为末，炼蜜为丸，梧桐子大，姜汤送下。治老年气衰，津液枯燥，大便秘结。❷《世医得效方》卷十三方。威灵仙（酒浸七日）不拘量。为末，炼蜜为丸，梧桐子大，每服八十丸，温酒送下，以微利恶物如青脓为度，再少食粥以补养。治肾脏风壅积滞，腰膝沉重。

威宁 wēiníng 推拿穴位名。即威灵。详该条。

威喜丸 wēixǐwán 《太平惠民和剂局方》卷五方。黄蜡、茯苓（用猪苓一分，同煮二十余沸，取出晒干，去猪苓）各四两。以茯苓为末，熔黄蜡为丸，弹子大，每服一丸，空腹嚼下。治元阳虚惫，精气不固，小便余沥白浊，梦寐频泄，及妇人血海久冷，白带白淫，下部常湿，小便如米泔，或不生育。

葳蕤 wēiruí 中药材。玉竹的别名，详该条。

葳蕤汤 wēiruítāng ❶《备急千金要方》卷九方。又名千金葳蕤汤。葳蕤、白薇、麻黄、独活、杏仁、川芎、甘草、青木香各二两，石膏三两。为粗末，水煎，分三次服，取汗。治风湿，脉阴阳俱浮，汗出体重，喘息，嘿嘿但欲眠。若一寒一热，加朴硝一分及大黄三两。本方亦见于《小品方》，但方中石膏用三分。❷《类证活人书》卷十七方。葳蕤三分，石膏（碎）一两，白薇、麻黄（汤泡）、川芎、葛根（生者可用二两）、羌活、炙甘草、杏仁（捶碎）各半两，炒青木香一分。为粗末，每服五钱，水煎服，日三四次。治风湿，兼疗冬温及春月中风伤寒，发热头眩痛，咽喉干，舌强，胸内痛，痞满，腹背强。

葳参 wēishēn 中药材。见《滇南本草》。为玉竹之别名，详该条。

微波针灸 wēibōzhēnjiǔ 以针刺和微波热效应相结合的治疗方法。使用时应先按辨证施治的原则选穴针刺，然后把微波针灸仪的天线接于针柄并固定，调节输出功率，其大小以病人感到温热舒适为度，一般以17~18V为好。每穴每次5~20分钟。治疗完毕，将输出功率旋钮转到0位，关闭输出开关，取下天线，起针。本法适应证很广，特别适用于偏头痛、面神经麻痹、三叉神经痛、坐骨神经痛、偏瘫、胃脘痛、痛经、腰痛、关节肌肉痛等。靠近眼睛、睾丸和脑等部位的腧穴不宜采用本法治疗。

微风 wēifēng 古病名。指肌肉似有虫在蠕动的感觉。多因风邪伤卫，卫气不通，阳气内鼓所致。常可伴有脏腑气血的其他见证。《素问·调经论》：“血气未并，五脏安定，肌肉蠕动，命曰微风。”

微黄苔 wēihuángtāi 舌象。苔色微黄而滑，是风邪化热，尚未伤津，仍可清热透表；微黄而干，是邪已入里，如大便秘结，热已伤津，法当清里，不宜发汗。

微脉 wēimài 脉象。脉细小而软，似有似无，欲绝非绝。《医学入门》：“微似蛛丝容易断。”主阴阳气血诸虚。可见于休克、虚脱或慢性虚弱病症病后元气大虚等。

微囊剂 wēinángjì 中药剂型。为利用天然或合成的高分子材料（囊材），将固体或液体药物包封成直径为1~5000μm的微小胶囊的制剂。

微热 wēirè 症名。又称“低热”。自觉身体发热，热势不高，体温不超过38℃的表现。可见于多种病证。①阳明里实证的一种热型。《伤寒论·辨阳明病脉证并治》：“伤寒六七日，目中不了了，睛不和，无表里证，大便难，身微热者，此为实也，急下之，宜大承气汤。”②指阴虚血虚的发热。《证治准绳·杂病》：“有每遇夜身发微热……饮食如常，既无别证可疑，只是血虚阴不济阳，宜润补之。”③指阴证发热。《类证活人书》卷四：“身微热，烦躁面赤，脉沉而微，此名阴证似阳也。”④指五脏微热。《景岳全书·杂证谟》：“治五脏之热，当察微甚，如心经之微热者，宜二阴煎、安神丸、天王补心丹、导赤散之类，皆可随证酌用。”参见“发热”条。

微甚wēishèn ❶相气十法之一。诊察病人面部颜色的浅淡与深浓，以了解疾病的虚实。《望诊遵经》：“色浅淡者谓之微，色深浓者谓之甚。微者正气虚，甚者邪气实。自微而甚，则先虚而后实；自甚而微，则先实而后虚。”❷形容同类性质的脉象的差异程度。如浮脉有微浮、甚浮；数脉有微数、甚数等。《医原》：“即于八脉中，分对待、微甚、悬绝不及止之三等，以察病之进退、顺逆、死生，何其精且约乎。”

微丸wēiwán 中药剂型。为直径小于2.5mm的各类丸剂。

微邪wēixié 见“五邪”条。

微者逆之wēizhěnìzhī 治则之一。出《素问·至真要大论》。指轻浅单纯的病证，可逆其病气而治之。如寒证用热药，热证用寒药。参见“正治”条。

微针wēizhēn 古针具名。指毫针等纤微细小的针具。《灵枢·九针十二原》：“欲以微针通其经脉，调其血气，营其逆顺出入之会。”

微针系统疗法wēizhēnxìtǒngliáofǎ 针灸疗法。泛指采用针刺等方法刺激人体相对独立的特定部位，以诊断和治疗全身疾病的各种针灸疗法。因其刺激部位有别于传统经穴，且偏于短针的应用而得名。与传统经穴应用相比，微针系统疗法具有穴位集中、操作简便、疗效独特等特点。

煨wēi 中药炮制法之一。将药材用湿润面粉包裹，在炒热的滑石粉锅内煨至外皮焦黄色为度；或层层隔纸加热，以除去部分油分。如煨木香等。

煨肾丸wēishènwán 《素问病机气宜保命集》卷下方。牛膝（浸酒）、萆薢、杜仲、肉苁蓉、菟丝子、防风、白蒺藜、胡芦巴、补骨脂各等分，肉桂量减半。为细末，酒煮猪肾为丸，每服五十至七十丸，空腹酒送下。功能补益肝肾。治肝肾虚损，腰痛不起，脾虚完谷不化。

煨针wēizhēn 即火针。《针灸聚英》：“火针即煨针也。”见“火针”条。

薇wēi 中药材。出《诗经》。为大巢菜之古名，详该条。

韦慈藏wéicízàng（644—741?） 唐代医生。名讯。京兆（今陕西境内）人。善医术。武则天执政时（648），曾为侍御医，龙景中（707—709）任主管宫庭饮食的官员——光禄卿。晚年辞官归里，为人治病，在当时和后世均有很大名望。封建时代人们尊之为“药王”。

韦驮献杵wéituóxiànchǔ 练功方法。出《易筋经》。有三势：①第一势：取立位，两足分开，两手徐徐上提至胸前成捧球状。《易筋经》：“定心息气，身体立定，两手如拱，心存静极。”②第二势：两手分开，向两侧推移成侧平举状。《易筋经》：“足指挂地，两手平开，心平气静，目瞪口呆。”③第三势：身体挺立，足尖着地，足跟提起，两手高举过头顶，指尖相对，掌心向上，舌舐上腭，鼻息调习，然后将手握成空拳，缓缓收至两腰部，脚跟同时落地。《易筋经》：“掌托天门目上观，足尖着地立身端，力周胁浑如植，咬紧牙关不放宽，舌可生津将腭抵，鼻能调息觉心安，两拳缓缓收回处，用力还将挟重看。”

韦讯wéixùn 见“韦慈藏”条。

韦宙wéizhòu（？—866） 唐代医家。京兆万年（今陕西长安）人。世代官吏，曾为太原副节度（军、政管理官员）等，对抵御回鹘族统治阶级的骚扰，保护生产，促进晋北以牛耕代人耕，办学校和改变落后风俗习惯等，起到了进步作用。撰有《集验独行方》12卷，已佚。

为之wéizhī 经穴别名，出《医学原始》。即长强，见该条。

违时wéishí 违背四时阴阳变化及其对万物的生长收藏作用。《素问·五常政大论》：“无代化，无违时，必养必和，待其来复。”

围绝经期综合征wéijuéjīngqīzōnghézhēng 病名。即更年期综合征，详见该条。

围药wéiyào 外治药物疗法。出《疮疡经验全书》卷九。为敷药的一种，即将药物敷于患处四周，中央空出疮头。《医学源流·围药论》：“凡毒之所最忌者，散大而顶不高……惟围药能截之，使不并合，则周身之火毒不至矣。其已聚之毒不能透出皮肤，势必四布为害，惟围药能束之，使不散漫。”适用于毒已结聚，或溃后余肿未消者。参见“敷药”条。

惟睹三光wéidǔsānguāng 古代眼科术语。系指患眼视力减退至仅存光感。《秘传眼科龙木论》：“不辨人物，惟睹三光。”参见“犹见三光”条。

维胞wéibāo 经外奇穴名。见《经外奇穴汇编》。位于髂前上棘下方之凹陷处；或于维道穴斜下1寸处取穴。主治子宫下垂。直刺0.5～1寸。艾炷灸3～5壮；或艾条灸5～10分钟。

维道wéidào 经穴名。代号GB28。出《针灸甲乙经》。别名外枢。属足少阳胆经。足少阳、带脉之会。位于腹侧，髂前上棘前下方，当五枢穴向前斜下0.5寸处。一说“对章门直下七寸”（《针灸集成》）。布有髂腹股沟神经和旋髂浅、深动、静脉。主治少腹痛，腰胯痛，疝气，带下，以及子宫脱垂，盆腔炎等。直刺0.5～1寸；或斜刺2～3寸。艾炷灸3～7壮；或艾条灸5～15分钟。

维宫wéigōng 经外奇穴名。见《经外奇穴汇编》。位于髂前上棘下方凹陷（维胞）斜下1寸处；或于维道穴斜下2寸处取穴。主治子宫下垂。直刺0.5～1寸。艾炷灸3～5壮；或艾条灸5～10分钟。

维会wéihuì 经穴别名。出《循经考穴编》。即脐中。见该条。

维命隆wéimìnglóng 藏医学名词。音译为索增隆。它存在于人体头顶部，也即中医所说的百会穴的部位，运行于咽喉部和胸部。主司人体的吞咽动作，司理呼吸运动、唾液分泌、打喷嚏、打饱嗝，使人的记忆力增强，感官聪明而敏锐，还维持着人体正常的精神状态。

维摩和尚wéimóhé·shang 见“姚澜”条。

伪药条辨wěiyàotiáobiàn 本草著作。4卷。清代郑奋扬撰。刊于1901年。本书是鉴定药物真伪的专著。内容主要对于110种药物的名称、形、色、气味，进行了较详细的辨析，1930年曹炳章又在本书基础上通过实地调查和对勘，进行了整理和补注，改名《增订伪药条辨》，内容更加充实。

苇根wěigēn 中药材。见《温病条辨》。为芦根之别名，详该条。

苇茎wěijīng 中药材。出《备急千金要方》。为芦茎之别名，详该条。

苇茎汤wěijīngtāng 《备急千金要方》卷十七方。又名千金苇茎汤。苇茎二升（以水二斗煮取五升，去滓取汁），薏苡仁、冬瓜仁各半升，桃仁三十枚。为粗末，入苇汁中，煮取二升，分二次服。功能清肺化痰，逐瘀排脓。治肺痈，症见咳吐腥臭黄痰脓血，胸中隐隐作痛，咳时尤甚，口干咽燥，脉浮数者。近代也常用于肺脓疡、百日咳、肺炎等属肺热者。方中苇茎清肺泄热，为治肺痈要药；辅以冬瓜仁祛脓排痰，薏苡仁清热利湿，使湿热从小便出；桃仁活血祛瘀，润肠通便，引瘀热从大便出。对于肺痈将成，服之可使消散；已成脓者，服之可使脓排瘀去，痈可自愈。本方原书无方名，方名来自《外台秘要》卷十。

尾wěi　指药材的药用部分为尾部，或其块根的末端。如当归尾。

尾椿wěichūn　骨名。即尾骨。详"尾骶骨"条。

尾底骨wěidǐgǔ　即尾骶骨。详该条。

尾骶wěidǐ　出《灵枢·骨度》。即骶骨、尾骨所在部位。参见"尾骶骨"条。

尾骶骨wěidǐgǔ　骨名。又名尻骨、尾底骨、尾脊骨。是骶骨、尾骨的合称。《医宗金鉴·正骨心法要旨》："尾骶骨，即尻骨也。其形上宽下窄，上承腰脊诸骨，两旁各有四孔，名曰八髎，其末节名曰尾闾，一名骶端，一名橛骨，一名穷骨，俗名尾椿。"

尾骶骨伤wěidǐgǔshāng　病名。即骶椎和尾骨伤折。见《伤科补要》卷二。又名尻骨伤。由跌打、压撞所伤。局部肿胀、疼痛，压之加剧，行走、坐卧受限，尤其不能仰卧及翻身。治宜手法复位，予以固定。余治法参见"背脊骨折"条。

尾骶骨痛wěidǐgǔtòng　症名。指脊椎下段尾骶骨部位作痛。见《中国医学大辞典》。多因肾脏精气亏耗，督脉受损，或寒湿侵袭，或血瘀气滞所致。疼痛常连及腰部，难以挺直。喜暖怕冷者，治宜温肾补督脉，可用温肾散、附桂八味丸；肾水不足者，治用六味丸、左归丸等；寒湿侵袭者，治宜祛寒化湿；瘀血停滞者，宜活血化瘀为主。本症可见于坐骨神经痛、腰椎肥大等疾患。

尾脊骨wěijǐgǔ　即尾骶骨。详该条。

尾闾wěilǘ　❶骨名。即尾骨。详尾骶骨条。❷推拿部位名。即龟尾。位于尾骨端。❸经外奇穴别名。见"穷骨"条。

尾闾发wěilǘfā　病名。出《疡科心得集》卷中。即鹳口疽。见该条。

尾闾骨wěilǘgǔ　骨名。出《灵枢·骨度》。即尾骶骨，详该条。

尾闾骨伤wěilǘgǔshāng　病名。见《伤科补要》卷二。尾闾骨即尾骨，又名撅骨、尾桩骨。因跌打压撞所伤。局部肿痛，压之加剧，活动可有骨声，步履、坐卧、翻身受限。治宜手法复位，给予固定，药物治疗同"背脊骨折"条。

尾闾痛wěilǘtòng　症名。尾闾痛与腰痛关系较为密切，因腰痛而牵掣尾闾痛，或因尾闾痛而掣及腰痛，临床则称为腰尻痛或腰骶痛。参见"腰尻痛"条。

尾闾痈wěilǘyōng　病名。即生于尾骨处的外痈。《外科启玄》卷五："此痈发于尾闾穴，是督脉之经，最疼难忍，难得脓，宜大托里加乳香、没药排脓止痛，外用敷贴，戒气怒房事，不然则漏而难痊。"

尾穷骨wěiqiónggǔ　经外奇穴名。《备急千金要方》："腰卒痛，灸穷骨上一寸七壮，左右一寸各灸七壮。"《针灸集成》列作奇穴。名尾穷骨。位于尾骨尖上一寸及其左右各一寸处，共3穴。主治腰痛，尾骶痛，淋病，便秘，尿闭，痔疮等。艾炷灸3~5壮；或艾条灸5~10分钟。

尾参wěishēn　中药材。见《湖南药物志》。为玉竹之别名，详该条。

尾翳wěiyì　经穴别名。《灵枢·经脉》："任脉之别，名曰尾翳。"后《针灸甲乙经》等书列作鸠尾穴之别名，见该条。

尾桩骨折wěizhuānggǔzhé　病名。见《伤科补要》卷二。即尾骨伤。见"尾闾骨伤"条。

委和wěihé　运气术语。五运主岁之中，木岁不及的名称。《素问·五常政大论》："其不及奈何？……木曰委和。"谓阳和之气不足，使万物生机萎靡不振之意。

委陵菜wěilíngcài　中药材。出《救荒本草》。又名痢疾草，翻白草。为蔷薇科植物委陵菜 *Potentilla chinensis* Ser. 的干燥全草。主产于山东、辽宁、安徽。苦，寒。归肝、大肠经。清热解毒，凉血止痢。①用于赤痢腹痛，久痢不止，痔疮出血，痈肿疮毒，风湿性关节炎，咽喉炎，百日咳，吐血，咯血，便血，尿血，功能性子宫出血，煎服9~15g。②治外伤出血，痈疖肿毒，鲜品捣敷。③治疥疮，煎水洗。全草含3,3′,4′-三-O-甲基并没食子酸、丝石竹皂苷元、槲皮素、儿茶精、没食子酸、山柰酚等。根含鞣质。根煎剂大鼠灌胃对体内的溶组织阿米巴原虫有抑制作用。全草煎剂在体外能抑制痢疾杆菌。本品可抑制肠管，兴奋离体豚管子宫等。

委委wěiwěi　雍容自得。《灵枢·通天》："阴阳和平之人，其状委委然。"

委阳wěiyáng　经穴名。代号BL39。出《灵枢·本输》。属足太阳膀胱经。三焦之下合穴。位于膝关节后面，窝横纹中点外开1寸，股二头肌腱内侧缘处；或于委中穴外侧1寸处取穴。另说"委中外二寸"（《医学入门》）；"委中上一寸五分，略斜向后"（《循经考穴编》）；"浮郄下一寸七分"（《针灸集成》）。布有股后皮神经，腓总神经和膝上外侧动、静脉。主治腰脊强痛，筋挛急，小腹胀满，小便不利，下肢痿痹等。直刺1~1.5寸。

委中wěizhōng　经穴名。代号BL40。出《灵枢·本输》。别名郄中、血郄、中郄。属足太阳膀胱经。合（土）穴。位于膝关节后面，腘横纹之中点，当股二头肌腱与半膜肌肌腱的中间。布有股后皮神经，胫神经；皮下有股静脉，深层内侧为静脉，最深层为动脉。主治中暑，衄血，癫痫，疟疾，下肢痿痹，膝肿痛，腰脊强痛；以及急性胃肠炎，坐骨神经痛，腓肠肌痉挛，瘾疹、丹毒等。直刺1~1.5寸；或点刺出血。

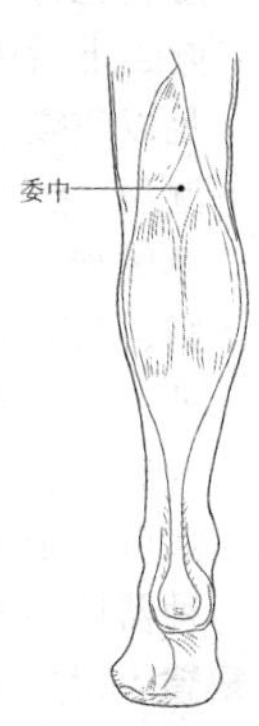

委中

委中毒wěizhōngdú　病名。见《证治准绳·疡医》卷四。又名曲鳅。系生于腘窝委中穴部位的痈。多因胆经积热流入膀胱经而成。或因患肢破损，湿疹糜烂等感毒诱发。初起木硬肿痛，皮色微红，或焮热色赤，肿块形成则患肢小腿屈伸困难，自感恶热。如疼痛日剧，寒热不退，则脓已成。治宜清热利湿，活血化瘀，内服活血散瘀汤，外用金黄膏；脓成宜切开引流，脓若过多或引流不畅，或失治，可致筋缩残废。故脓成切开引流，每次换药后，应将患肢固定在半屈曲位，治愈后，亦应加强膝关节的功能锻炼，以防止残疾。

韡园医学六种wěiyuányīxuéliùzhǒng　丛书。清代潘霨辑。刊于1883年。包括《伤寒论类方》(附陈修园《长沙方歌括》)、《医学金针》《女科要略》(附《产宝》)、《理瀹外治方要》《外科症治全生集》《十药神书》。潘氏对其中部分著作加以增辑或校注。

萎黄wěihuáng 病证名。见《证治心得》。指皮肤色黄而枯槁不泽者。与黄胖之色黄而微肿不同。多为脾胃虚弱，气血不足引起的虚证。常兼神疲倦怠，语言低微，畏冷便溏，脉形无力等。治宜培补脾胃，补养气血。若因虫积引起者，当先祛除虫积，再予补益。可见于贫血等一些慢性病。

萎蕤wěiruí 中药材。出《名医别录》。为玉竹之别名，详该条。

痏wěi ❶瘢痕。即针刺的痕迹、针孔。《灵枢·邪气藏府病形》:"已发针，疾按其痏，无令其血出。"❷针刺的刺数。《素问·刺腰痛》:"刺之三痏。"❸指穴位。《灵枢·热病》:"两手外内侧各三，凡十二痏(外侧指少泽、关冲、商阳；内侧指少商、中冲、少冲)。"❹疮疡。《章太炎医论集》:"本经言其主治恶疮火疡，则肠中疮痏自除矣。"

猥退风wěituìfēng 古病名。见《备急千金要方》卷八。一作腲腿风。本病以半身不遂、失音不语为主症，属于中风类疾患。参见"中风""喑痱"条。

腲腿wěituǐ 病证名。见《医说》卷三。即腲腿风。详该条。

腲腿风wěituǐfēng 病证名。即猥退风。见《医学纲目》卷十。《万病回春·中风》:"腲腿风者，半身不遂，失音不语也。"参见"猥退风"条。

痿wěi 病名。出《素问·痿论》。亦称痿躄。指四肢痿软无力。尤以下肢痿废，甚至肌肉萎缩的一种病症。《证治准绳·杂病》:"痿者手足痿软而无力，百节缓纵而不收也。"《儒门事亲》卷一:"躄者，足不能伸而行也。"其发病原因，《内经·痿论》谓因五脏之热，以皮、肉、脉、筋、骨五种分属五脏，并有肺热叶焦，发为痿躄之说。又阳明经脉虚，血气少，不能润养宗筋与劳累过度，居处潮湿，也可导致本病。仲景在《伤寒论》中认为伤寒病汗、吐、下后可以成痿；在《金匮要略》谓酸伤筋，咸伤骨亦足以致痿。朱丹溪倡肾水不能胜心火，火上烁肺与湿热、湿痰、瘀血，可以致痿。后世又有暑痿、夏痿、食积痿、血虚痿、气虚痿、肾肝下虚痿、痢后痿等名。其治疗法则，《内经》谓"独取阳明"，朱丹溪主"泻南补北"。此外，尚有清热润燥、清热燥湿、滋阴养血、补益肝肾、益气健脾、化痰、行瘀、消导等，并可结合针灸、推拿。本病可见于中枢或周围神经、肌肉、内分泌及其他系统的多种器质性或功能性疾患。

痿躄wěibì 病名。指痿病四肢痿弱，足不能行之症。又为五脏痿病之总称。《素问·痿论》:"五脏因肺热叶焦，发为痿躄。"《顾氏医镜》:"言五脏之痿，皆因于肺气之热，致五脏之阴俱不足而为痿躄。五痿虽异，总曰痿躄。"详"痿"条。

痿病wěibìng 病名。即以四肢筋脉弛缓，软弱无力，日久不用，渐至肌肉萎缩，不能随意运动为主要表现的疾病。参见"痿"条。

痿疮wěichuāng 病名。出《外科真诠》卷下:"痿疮初起形如粟豆，色红，大如梅李，血不出，脓不生，痛不止，久则延及遍身。由火毒而成，宜参疗疮治法。"

痿黄wěihuáng 病证名。即萎黄。见《金匮要略·黄疸病脉证并治》。指身黄而色不润泽，但两目并不发黄的病证。详"萎黄""黄胖""脱力黄"条。

痿厥wěijué 病证名。指痿病而致气血厥逆的病证。《灵枢·邪气藏府病形》:"脾脉……缓甚为痿厥。"《类经·刺四支病》:"痿厥者必体废，张其四支而取之，故血气可令立快也。"《张氏医通·厥》:"痿厥者，痿病与躄杂合而足弱痿无力也。"参见"痿""厥证"条。

痿漏wěilòu 病名。出《外科启玄》卷六。即筋疽。见该条❷。

痿论篇wěilùnpiān 《素问》篇名。痿，同萎，四肢枯萎不用也。本篇以五脏五体之所合，分别论述了痿躄、脉痿、筋痿、肉痿、骨痿的病因、病理、辨证和治疗，以及五脏之痿始于肺和治痿独取阳明的道理。故名。

痿腮漏wěisāilòu 病证名。《外科启玄》卷七:"因疮忽黑烂，出黑水是也。"泛指患漏有如上症状者。

痿阳不振wěiyángbùzhèn 病名。见《石室秘录》卷二。即阳痿。详该条。

痿易wěiyì 古病名。痿的别称。因四肢痿弱，变易正常的作用，故名。《素问·阴阳别论》:"三阳三阴发病，为偏枯痿易，四支不举。"张志聪注:"痿易者，委弃而不能如常之动作也。"详"痿"条。

卫wèi ❶卫外的功能。《素问·生气通天论》:"阳者，卫外而为固也。"❷卫气的简称。《素问·痹论》:"卫者，水谷之悍气也。"❸温病辨证的一个病位或阶段。《温热论》:"肺主气属卫。"详见"卫分证"条。

卫沉wèichén 见"卫汛"条。

卫分wèifèn 病机名词。见叶天士《温热论》。叶氏将《内经》卫气营血的生理概念加以引申，结合自己的临床实践，将外感温热病进程中的病机、证候，概括为卫分、气分、营分、血分四个阶段，用以说明外感温热病的病位深浅、病势轻重及其传变规律。卫分主表，病位在肺及体表，邪犯人体卫分，则病情轻浅，是外感温热病的初起阶段，属卫分证。参见"卫分证"条。

卫分证wèifènzhèng 证候名。外感温病的初起阶段，邪犯人体卫表之证。以恶风寒或微恶风寒、发热、苔薄白、脉浮数为特点，或见鼻塞咳嗽，或肢酸身疼头痛等。叶天士《温热论》:"温邪上受，首先犯肺，逆传心包。肺主气属卫。"又:"肺主气，其合皮毛，故云在表。在表初用辛凉轻剂，夹风则加入薄荷、牛蒡之属；夹湿加芦根、滑石之流。或透风于热外，或渗湿于热下。"

卫睾丸wèigāowán 《辨证录》卷九方。附子、甘草、延胡索、柴胡各一钱，白术三两，肉桂三钱，黄芪一两。水煎服。治疝气，睾丸作痛，后变为木而不痛者。

卫济宝书wèijìbǎoshū 外科著作。原书1卷，22篇。宋代作品，原撰人佚名，东轩居士增注，约撰于12世纪初。现存本为清代编写《四库全书》时的辑佚本，析为2卷，但已不全。卷上为痈疽论治，"五发"(癌、瘭、疽、痼、痈)图说，试疮溃法，长肉、溃脓法，打针法，骑竹马灸，灸恶疮法等；卷下为正药指授散等40首外科方剂及乳痈、软疖的证治。1949年后有影印本。

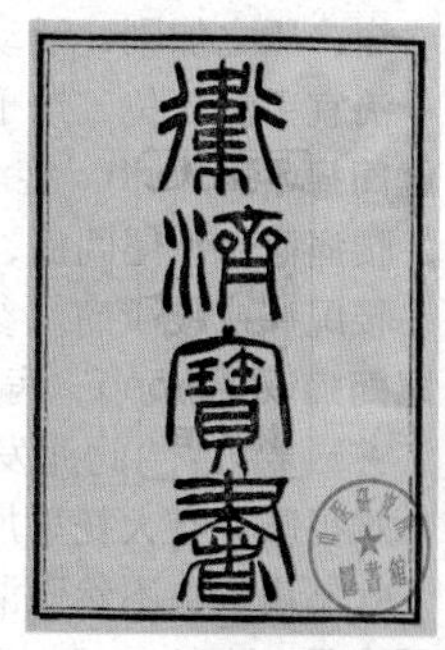

卫济宝书

卫气wèiqì ❶属于阳气的一种。生于水谷，源于脾胃，出于上焦，行于脉外，其性刚悍，运行迅速流利，具有温养内外，护卫肌表，抗御外邪，滋养腠理，开阖汗孔等功能。《灵枢·本脏》："卫气者，所以温分肉，充皮肤，肥腠理，司开阖者也……卫气和则分肉解利，皮肤调柔，腠理致密矣。"❷《灵枢》篇名。本篇所论强调卫气对保卫肌表，防御外邪，调节内外的作用，故名。内容主要辨别卫气营血的生理功能，说明治病必须掌握经络系统，明确十二经脉本部和标部穴位，以及六腑的气街部位，以便测候上、下、虚、实的病变，施行补泻的针刺手法。

卫气不固wèiqìbùgù　即表气不固，详该条。

卫气失常wèiqìshīcháng　《灵枢》篇名。本篇主要讨论卫气循行失常所出现的各种病变，故名。篇中还把人体分为膏、肉、脂三种类型及小、少、壮、老各种年龄而在生理和所患疾病也各有其特点，根据这些病变的特点、部位和性质的不同而采取不同的治疗原则和不同的刺法。

卫气同病wèiqìtóngbìng　病证名。表邪入里化热，气分的热势已盛而卫分证仍未消除的病证。症见壮热、口渴、心烦、汗出，伴有恶寒、身痛，舌苔薄白微黄或黄白相间。治宜清热解表，表里两解。

卫气行wèiqìxíng　《灵枢》篇名。本篇详述卫气在一日中运行全身的情况，指出白天行于阳二十五周次，夜间行于阴二十五周次，故名。内容强调根据疾病属阴属阳的性质，配合卫气运行的规律来针刺治疗的重要性。

卫气虚wèiqìxū　病机。泛指卫外机能不足，肌表失于固护，从而易于感受外邪的病机。可导致表虚证。患者多表现为寒温不适，对气候变化适应力下降，易患感冒，平素有自汗、多汗、不耐劳、不耐寒暑等倾向，外感时则常见表虚证。参见"表虚证"条。

卫气营血辨证wèiqìyíngxuèbiànzhèng　清代叶天士所创的温病辨证方法。即将外感温病由浅入深或由轻而重的病理过程分为卫分、气分、营分、血分四个阶段，各有其相应的证候特点。卫分为表证阶段，应鉴别不同的病因；气分为热盛阶段，应区别热邪是否结聚，如属湿热，则应区分热和湿的轻重；病邪深陷营、血分为伤阴引致内闭或出血的阶段，并须明辨心、肝、肾等脏的病变。由此从病因、阶段、部位、传变及病变程度确立温病辨证的内容。

卫强营弱wèiqiángyíngruò　见"营卫不和"条。

卫弱营强wèiruòyíngqiáng　见"营卫不和"条。

卫沈wèishěn　见"卫汛"条。

卫生宝丹wèishēngbǎodān　《惠直堂经验方》卷一方。山慈菇、五倍子、红芽大戟、续随子各二两，麝香、牛黄、珍珠、雄黄、乳香（去油）、没药（去油）、朱砂、琥珀、丁香、沉香各三钱，金箔十帖。为细末，糯米煮糊捣锭，每锭重一钱，每服一锭，重者连服两锭，年幼分数次服，取通利后，温粥补养。治食毒、药毒、虫毒，烟雾瘴疠（水磨服，吐利即安）；痈疽，发背，对口，疔疮，无名肿毒，红丝疔，杨梅疮，痔疮（无灰酒磨服，外以水磨涂疮上）；阴阳二毒，伤寒瘟疫发狂，喉风（薄荷煎汤冷磨服）；赤白痢，吐泻霍乱，绞肠痧，痰喘（生姜煎汤磨服）；癫痫，梦交，男女失心狂乱（菖蒲煎汤磨服）；缢死，惊魇魅但心头微温者（生姜、续断酒煎磨服）；蛇、蝎、狂犬咬伤（酒磨灌下，再服葱汤，盖被取汗）；新久疟疾（临发时，东流水煎桃、柳枝汤磨服）；急慢惊风，疳积，痢疾，脾病黄肿，瘾疹疮瘤（薄荷浸水磨浓汁，加蜜服，并搽肿处）；牙痛（酒磨涂肿处，并含少许，良久咽下）；小儿因父母遗毒，皮踏烂斑，谷道眶烂（清水磨涂）；打扑损伤（无灰酒研服）；久年头胀头痛，偏正头风（葱酒研服，并磨涂太阳穴）；妇人经闭（红花煎汤送服）；天行疫气（桃根煎汤磨浓汁，滴入鼻孔，次服少许）；传尸痨瘵（水磨服）。

卫生宝鉴wèishēngbǎojiàn　综合性医书。24卷，补遗1卷。元代罗天益撰，撰年不详。罗氏为李东垣门人，本书在一定程度上反映了李氏的学术经验，但又旁采诸家，参以个人心得编成。卷一至卷三为药误永鉴，结合病案，阐析一些误治病例以为鉴戒；卷四至卷二十为名方类集，针对各科较常见病证，选用效方，详其主治及服用法，为本书的主要组成部分；卷二十一药类法象，简述常用药的性味、功能；卷二十二至卷二十四医验记述，联系临床实例予以阐述，颇多经验之谈。补遗1卷，系后人所增订。1949年后有排印本。

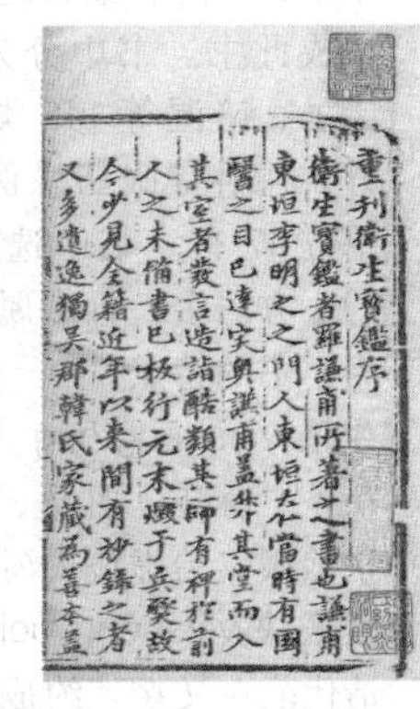

卫生宝鉴

卫生防疫宝丹wèishēngfángyìbǎodān　《医学衷中参西录》方。甘草300g，细辛45g，白芷30g，薄荷12g，冰片6g，朱砂90g。为细末，水泛为丸，梧桐子大，朱砂为衣。若治霍乱，每服80丸，开水送下；余症，每服40～50丸，开水送下；预防疫疠传染，头痛、牙疼，平素含化1～5丸。治霍乱吐泻转筋，下痢腹痛，一切痧症；头痛、牙痛；心下、胁下及周身关节经络作痛，气郁、痰郁、食郁，呕逆呕哕等症。

卫生鸿宝wèishēnghóngbǎo　方书名。6卷。清代祝补斋（西溪外史）撰。刊于1844年。本书收集临床各科有效的成方，单验方及各种外治法等汇编而成。卷一内科；卷二外科；卷三幼科；卷四痉科；卷五女科；卷六伤科。各卷又分病列方。作者选辑多系近人试效之方，内容又较通俗，便于读者临床运用。

卫生家宝wèishēngjiābǎo　见"卫生家宝方"条。

卫生家宝产科备要wèishēngjiābǎochǎnkēbèiyào　妇儿科著作。8卷。宋代朱端章撰。刊于1184年。卷一至卷七主要是产科的方论；卷八为初生儿的保育法。书中引录前人有关妇产科病证的论述，内容较丰富，所选方药大多可取，是宋代妇产科临床治疗的一部重要文献。1949年后有影印本。

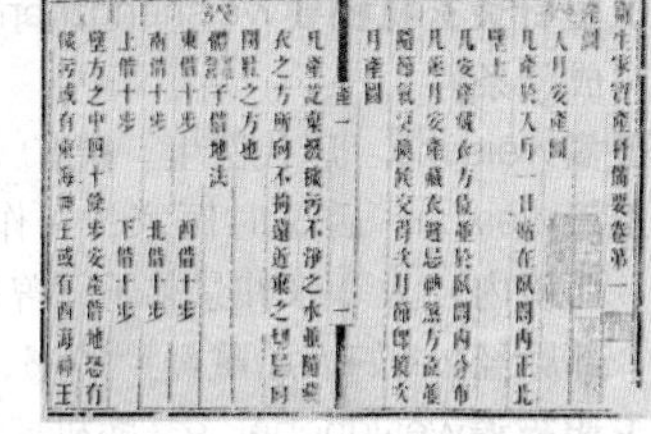

卫生家宝产科备要

卫生家宝方wèishēngjiābǎofāng　方书。又名《卫生家宝》。6卷，另有卷首1卷。宋代朱端章辑，徐安国补订。刊于1184年。本书为作者历年所收集和试用效方的汇编。卷首为方剂目录，药件修制总例（记录300余种药物的炮炙法）；卷一至卷六分为内、外、妇、儿各科病证验方，共43门，880余方。现国内仅存日抄残本（缺卷一及卷六）。

卫生家宝汤方wèishēngjiābǎotāngfāng　方书。3卷。宋代朱端章撰。刊于1184年左右。本书收录临床常用方约300首。原书内容有所佚失，现仅存卷上，内有以内科杂病为主的医方 84 首。

卫生简易方wèishēngjiǎnyìfāng 方书。12 卷（一作 4 卷）。明代胡濙溁撰。约刊于 1410 年。作者于宦游 20 余年中，广泛收集各地民间单方验方编成此书。书中分为诸风、诸寒、诸暑、诸湿等 145 类病证，共 396 方，并附有服药忌例 22 条及兽医单方 47 首。书中选方以一二味药的小方居多，且多属易得之品，是为本书的特点。

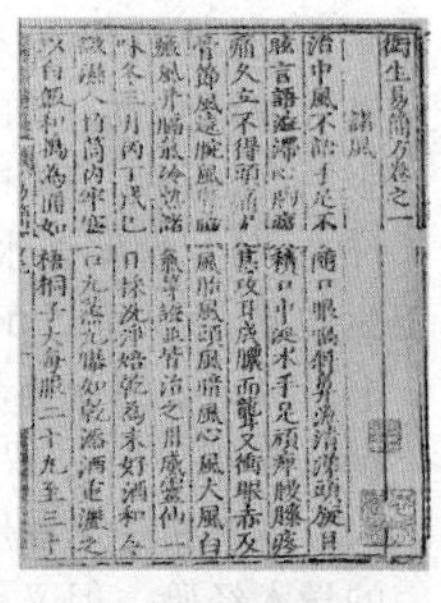

卫生简易方

卫生汤wèishēngtāng 《医学入门》卷六方。人参、白术、茯苓、陈皮、甘草、山药、薏苡仁、泽泻、黄连各等分，水煎服。治虚痰火泻。

卫生要诀wèishēngyàojué 养生著作。清代范在文撰。约成书于 1803 年。共 4 卷，卷一论饮食，卷二至卷三论病证，卷四为治病要诀与医案。该书主要内容包括两大方面，一为老年人的饮食卫生，一为老年病的防治方法。在“饮食相忌论”中强调饮食养生要注意避免各种食物“生之非其地，守之非其时，煮之非其法”；其次，要注意各种饮食与药物之间的宜忌，认为“一饮食间而补泻兼施，一酬酢间而寒热并进，已非养生之道”。书中曾列食物相忌者 58 条。第三注意饮食不宜过偏。大凡平时饮食之物，皆有其食疗功能，各有所宜之疾病，但药性皆偏，故不宜“重嗜一味”。

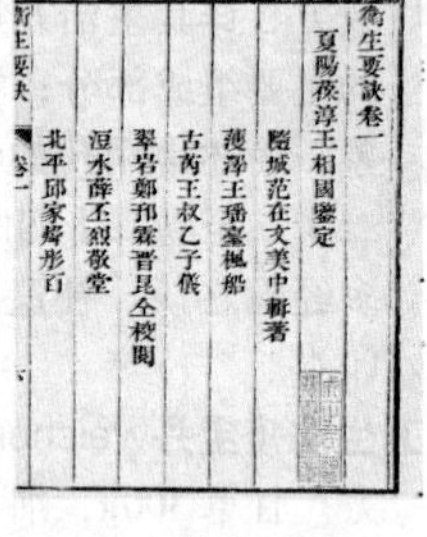

卫生要诀

卫生要术wèishēngyàoshù 养生类著作。又名《易筋经八段锦合刻》，1 卷。清代潘蔚辑，刊于 1858 年。本书系辑录《十二段锦》《分行外功诀》（心、身、面、耳、目、口、舌、齿、鼻、手、足、肩、背、腹、腰、肾）、《内功静坐气功图说》《易筋经》及《却病延年法》（实即《延年九转法》删去原标题者）等几种有关按摩、导引的著作而成。

卫生针灸玄机秘要wèishēngzhēnjiǔxuánjīmìyào 见“针灸大成”条。

卫嵩wèisōng 唐代医生。撰有《医门金宝鉴》三卷，已佚。

卫汛wèixùn 后汉时医家，一作卫沉或卫沈，河东（今山西境内）人。张仲景弟子，曾著《小儿颅囟方》《四逆三部厥经》《妇人胎藏经》等书，均佚。

卫阳被遏wèiyángbèi'è 病机。卫气失常的病理变化。卫气其性慓疾滑利，属阳，有温养脏腑、护卫肌表的功能。外邪侵犯肌表，卫阳为邪气郁遏而不能达于外，肌腠失于温煦，卫气运行不利，出现发热，恶风寒，头项强痛，脉浮等症状。

卫营同病wèiyíngtóngbìng 病证名。病从卫分逆传心包，或入营分而卫分证仍在。临床表现既有发热、夜热甚、神志昏蒙、舌质红绛等营分证，又有恶寒、咳嗽、舌苔薄白等卫分证。治宜清营结合透解表邪。

卫在脉外wèizàimàiwài 卫，指卫气。卫气与营气均为水谷精微所化生，但在人体内循行部位有所不同，卫气运行于脉管外，营气运行于脉管中。《灵枢·营卫生会》：“人受气于谷，谷入于胃，以传于肺，五脏六腑，皆以受气……营在脉中，卫在脉外，营周不休。”

未刻本叶氏医案wèikèběnyèshìyī'àn 医案著作。不分卷。清代叶桂撰，门人周仲升抄集。有 1963 年上海科技出版社排印之程门雪校本。

未至而至wèizhì'érzhì 运气学说术语。《素问·六微旨大论》：“未至而至，来气有余也。”指时令未至而岁气先至。按运气学说的理论，这种情况一般出现在岁运太过之年，如王冰注：“假令甲子岁气有余，于癸亥岁未当至之期，先时而至也……岁气有余，六气之至皆先时……先时后至，后时先至，各差三十日而应也。”

味wèi ❶泛指一切食物。《素问·阴阳应象大论》：“形食味”；“味伤形”。❷气味。《素问·阴阳应象大论》：“味厚者为阴。”❸量词。单方独味。《本草纲目》：“治肺热似火燎……宜一味黄芩汤。”❹动词。钻研、体会。《本草纲目·原序》：“以共天下后世味太玄如子云者。”

味补汤wèibǔtāng 《不居集》上集卷十方。燕窝、海参、淡火肉、鳗鱼。水煮，或入鲜紫河车一具，同煮极烂，取汁饮用。治虚劳日久，脾胃薄弱者。若遗精，加鱼鳔；泄泻，加莲子肉、山药。

味连wèilián 中药材。见《增订伪药条辨》。为黄连药材之一种，详“黄连”条。

味痰wèitán 病证名。痰证之一。见《泰定养生主论》。即酒痰。详见该条。

畏光wèiguāng 症名。也称为“羞明”，指眼睛怕光，每遇明亮场所，眼睛涩痛、流泪，畏避难睁的症状。

畏寒wèihán 症名。即怕冷，有两种病理情况：一是风寒等邪气侵犯肌表，遏阻卫阳而致，为外感表证的主要见症，又称“恶寒”。另一是阳气虚衰，卫阳虚弱空疏，不能温养肌表而致，为阳虚症状之一。

畏火wèihuǒ 少阳相火。《素问·六元正纪大论》：“四之气，畏火临，溽蒸化。”张景岳注：“少阳相火用事，其气尤烈，故曰畏火。”

畏明wèimíng 症名。出《证治准绳·杂病》。即羞明。详该条。

畏日wèirì 症名。见《太平圣惠方》卷三十二。即羞明。详该条。

胃wèi ❶六腑之一。主受纳与腐熟饮食，所化生的水谷精微通过脾的运化，输布于五脏六腑，营养全身。《灵枢·五味》：“胃者五藏六府之海也，水谷皆入于胃，五藏六府皆禀气于胃。”《灵枢·玉版》：“人之所受气者谷也，谷之所注者胃也，胃者水谷血气之海也。”足阳明胃经络于脾，与脾互为表里，共同完成饮食物的消化吸收过程，故脾胃常合称为后天之本。❷推拿部位名。出《小儿推拿广意》。位于拇指近端指节的腹面。

胃癌wèi'ái 病名。发生于胃脘的癌病类疾病，即以进行性胃脘痛，食少，消瘦，便血，上腹部硬块等为主要表现。

胃痹wèibì 病证名。即指胸痹。见《症因脉治》卷三。详“胸痹”条。

胃病wèibìng 病证名。六腑病候之一。胃主受纳，腐熟水谷。胃与脾相为表里，共司升清降浊。胃病有寒热虚实之分。多由客寒积热、饮食不节或胃气虚弱所致。临床表现，以呕逆飧泄、痞满疼痛、䐜胀嘈杂为主。《灵枢·邪气藏府病形》：“胃病者，腹䐜胀，胃脘当心而痛，上肢两胁，膈咽不通，饮食不下。”《诸病源候论·胃病候》：“气盛为有余，则病腹䐜胀气满，是为胃气之实也，则宜泻之。胃气不足，则饥而不受水谷，飧泄呕逆，是为胃气虚也，则宜补之。”《中藏经》卷上：“实则中胀便难，肢节疼痛，不下食，呕吐不已。虚则肠鸣胀满，引水滑泄。寒则腹中痛，不能食冷物。热则面赤如醉人，四肢不收持，不得安卧，语狂目乱，便硬者是也。病甚则腹胁胀满，吐逆不入食，当心痛，上下不通，恶闻食臭，嫌人语，振寒喜伸欠。胃中热则唇黑，热甚则登高而歌，弃衣而走，颠狂不定，汗出额上，衄衄不止。虚极则四肢肿满，胸中短气，谷不化，中消也。胃中风，则溏泄不已。胃不足，则多饥不消食。”《太平圣惠方》卷五：“胃虚则生寒，寒则若（苦）饥，心腹恒痛，两胁虚胀，咽喉不利，食饮不下，面目浮肿，淅淅恶风，目中急，足胫寒，不得安卧，则是胃虚冷之候也。”“胃实则热，热则恒渴引水，头痛如疟，唇口皆干，喜哕，或生乳痈，及缺盆腋下肿，腹胀，身热心悬，消谷善饥，溺色黄者，则是胃实热之候也。”《本草经疏》：“胃实之证。谵语发狂发癍，弃衣而走，登高而歌，属胃家邪热实。口臭，数欲饮食，属胃火。嘈杂，属胃火。口淡，属胃热。呕吐属胃火者，必面赤小便短赤，或涩，大便多燥，口苦或干渴。吞酸，属胃火。”“胃虚七证。胃弱不纳食，及不思饮食。胃虚呕吐，宜分寒热。霍乱转筋，属胃虚，猝中邪恶气及毒气，兼有停滞所致。绞肠痧，属胃气虚，猝中天地邪恶秽污之气，郁于胸腹。中恶，腹中痛，属胃气虚，恶气客之所致。反胃，属胃气虚。中酒，属胃弱。”根据辨证，治疗可分别采取温胃散寒、清胃泄火、益气建中、消导化滞等法。

胃不和wèibùhé　即胃气不和。《素问·厥论》：“胃不和则精气竭。”及《素问·逆调论》引《下经》：“胃不和则卧不安。”参见“胃气不和”条。

胃不和卧不安wèibùhéwòbù'ān　出《内经》。原为胃逆气喘不得安卧之意，后世释为内伤不得卧之症。多因胃强多食，脾弱不运，停滞胃家，成饮成痰所致。《症因脉治》卷三：“胃不和不得卧之症，胸前满闷，不思饮食，嗳气吞酸，恶心呕吐，或头眩眼黑，睡则气逆。”治宜和胃化湿祛痰。如二陈平胃散加石菖蒲、海石或加栀子、黄连；若大便坚结，导痰汤；胃脘作痛者，滚痰丸，甚则小胃丹。”参见“不寐”条。

胃仓wèicāng　经穴名。代号 BL50。出《针灸甲乙经》。属足太阳膀胱经。位于背部，第十二胸椎棘突下，旁开 3 寸处；一说：“除脊各三寸取穴。”（《针灸资生经》）布有第十一胸神经后支的外侧支和肋下动、静脉后支。主治胃脘痛，腹胀满，饮食不下，脊背疼痛等。斜刺 0.3～0.5 寸。艾炷灸 5～10 壮；或艾条灸 10～20 分钟。

胃虫病wèichóngbìng　病证名。九虫病之一。《诸病源候论·九虫病诸候》：“胃虫，状如虾……依肠胃之间。若府藏气实，则不为害；若虚，则能侵蚀，随其虫之动，而能变成诸患也。”《东医宝鉴·虫》：“六曰胃虫，状如虾蟆，令人呕吐，哕逆，嘈杂，爱吃泥炭、生米、茶、盐、姜、椒等物。”参见“九虫病”条。

胃喘wèichuǎn　病证名。见《证治准绳·杂病》。指外感病邪，胃热上壅的气喘。《赤水玄珠·喘门》：“胃喘则身热而烦。经云，胃为气逆。又云，犯贼风虚邪者，阳受之，阳受之则入六腑，入六腑则身热不得卧，上为喘呼。又云，阳明厥则喘而惋（惋谓热内郁而烦），惋则恶人。”本证与“胃虚喘”属于中气耗损者有别。治宜清胃热，降肺气，如加减白虎汤等方。参见“胃络不和喘”条。

胃疸wèidǎn　病证名。❶见《素问·平人气象论》。指已食而仍有饥饿感觉者为胃疸。《外台秘要》卷四：“胃疸，食多喜饮，栀子人主之。”❷九疸之一，见《诸病源候论·黄病诸候》。病由饮食过度，醉酒劳伤，脾胃有瘀热所致。其症以身面皆发黄，食多喜饮为特征。❸即谷疸。《杂病源流犀烛·诸疸源流》：“如食已头眩，寒热，心中怫郁不安，久则身黄，谷疸也，因饥饱所致，亦名胃疸，以胃气蒸冲得之。”参见“黄疸”“谷疸”等条。

胃毒小舌wèidúxiǎoshé　病名。《喉科指掌》卷六：“此症因毒结胃家，发于小舌。胃脉沉而洪大者，真结毒也。”

胃反wèifǎn　病名。❶见《肘后备急方》卷四。指朝食暮吐或暮食朝吐者。《金匮要略·呕吐哕下利病脉证治》：“以发其汗，令阳微，膈气虚，脉乃数，数为客热，不能消谷，胃中虚冷故也。脉弦者虚也。胃气无余，朝食暮吐，变为胃反。”“趺阳脉浮而涩，浮则为虚，涩则伤脾，脾伤则不磨，朝食暮吐，暮食朝吐，宿谷不化，名曰胃反。”“胃反呕吐者，大半夏汤主之。”“胃反，吐而渴，欲饮水者，茯苓泽泻汤主之。”胃反即反胃，亦称翻胃。参见“反胃”“翻胃”条。❷霍乱病之别称。《诸病源候论》卷二十二：“霍乱有三名。一名胃反。”详“霍乱”条。

胃风wèifēng　病证名。❶指风邪中于胃者。以腹胀泄下、多汗、恶风为特征。《素问·风论》：“胃风之状，颈多汗，恶风，食饮不下，鬲塞不通，腹善满，失衣则胀；食寒则泄，诊形瘦而腹大。”治宜祛风散寒，温中理气。《圣济总录·胃风》：“治胃风颈项多汗恶风，饮食不下，膈塞不通，腹善满，失衣则胀，食寒则泄，形瘦而腹大，豆蔻丸方。”又：“治胃风腹胀，飧泄下痢，白术丸方。”《宣明论方·诸证门》：“胃风汤，治风冷乘虚入客肠胃，水谷不化，肠胁虚满，痛及肠胃泄毒或下瘀血。”❷指胃中积热而生风者。以呕吐为主症。《赤水玄珠·呕吐哕门》：“胃风之症，治呕愈呕者是也……此皆好食甘甜之物，膏粱之味，积久成热，因而生风，非一朝一夕之故也。”

胃风汤wèifēngtāng　❶《太平惠民和剂局方》卷六方。白术、川芎、人参、白芍药、当归、肉桂（去粗皮）、茯苓各等分。为粗末，每服二钱，加粟米百余粒，水煎去滓，空腹稍热服。治风冷乘虚客于胃肠，水谷不化，泄泻注下，腹胁虚满，肠鸣痛，及胃肠湿毒，下如豆汁，或下瘀血，日夜无度。《世医得效方》有本方，多甘草一味；《类证治裁》卷四亦有本方，但无川芎。❷《证治准绳·类方》第五册方。白芷一钱二分，升麻二分，葛根、苍术、蔓荆子、当归身各一钱，炙甘草、柴胡、藁本、羌活、黄柏、草豆蔻、麻黄（不去节）各五分。加生姜三片，大枣二枚，水煎服。治中风。

胃胳wèigē　胳，作络。指胃经的别络穴（丰隆）。位于外踝上 8 寸，胫骨前缘旁开 2 横指处。能调治脾胃之气。《灵枢·热病》：“索气于胃胳（络），得气也。”

胃关煎wèiguānjiān　见《景岳全书·古方八阵》卷五十一。熟地黄三钱至一两，炒白术、炒干姜各一至三钱，制吴茱萸五至七分，炙甘草一至二钱，炒扁豆、炒山药各二钱。水煎，食远服。功能温中祛寒，健脾止泻。治脾肾虚寒泄泻，或久泻腹痛不止，冷痢等症。若泻甚加炒肉豆蔻（或补骨脂）一至二钱；气虚甚加人参适量；阳虚下脱不固加制附子一至三钱；腹痛甚加木香七至八分（或厚朴八分）；滞痛不通加当归二至三钱；滑脱不禁加乌梅二个（或五味子二十粒）；肝抑侮脾加肉桂一至二钱。

胃管wèiguǎn 经穴别名。指中脘穴。《备急千金要方》载："积聚坚大如盘，冷胀，灸胃管二百壮，三报之，穴在巨阙下二寸。"

胃管下俞wèiguǎnxiàshù 经外奇穴名。别名脺俞、胰俞、胃脘下俞。《备急千金要方》："消渴，咽喉干，灸胃管下输三穴各百壮，穴在背第八椎下横三寸间寸灸之。"在脊柱区，横平第八胸椎棘突下，后正中线旁开1.5寸。布有第八胸神经后支的内侧皮支，深层为第八胸神经后支，外侧皮支，上位2~3个胸神经外侧支；并有第八肋间动、静脉背侧支的内侧支通过。

胃寒wèihán 病证名。指胃阳虚而寒象较明显的病证。多由脾阳虚或过食生冷寒凉所引起。症见胃脘痛，得热痛减，呕吐清涎，口淡喜热饮，食不化，舌淡胖，苔白润，脉沉迟。治以暖胃为主。

胃寒恶阻wèihán'èzǔ 病证名。恶阻证型之一。平素脾胃虚寒，孕后胞门闭塞，脏气内阻，寒饮逆上。症见呕吐清水，倦怠畏寒，喜热饮。宜温胃止呕。用干姜人参半夏丸。

胃寒呕吐wèihán'ǒutù 病证名。指真阳不足，脾胃虚寒不能运化水谷所致的呕吐。《症因脉治·呕吐论》："胃寒呕吐之症，畏寒喜热，不思饮食，遇冷即呕，四肢清冷，二便清利，口不渴，唇不焦，食久不化，吐出不臭。"脉多沉迟。真阳不足者，宜八味肾气丸；脾胃素寒者，宜理中汤、四逆汤。参见"寒呕"条。

胃黄wèihuáng 病证名。三十六黄之一。《太平圣惠方》卷五十五："胃黄者，吐逆下利，心腹气胀，或时烦闷，不能饮食，四肢无力，若唇口面目舌根黑者，难治。"治用点烙法及服人参散等方。参见黄疸有关条。

胃火wèihuǒ 病证名。指胃火炽盛而出现的证候。《校注医醇賸义·胃火》："胃火炽盛，烦渴引饮，牙龈腐烂，或牙宣出血，面赤发热，玉女煎主之。"《类证治裁·火症》："治六腑火，胃火牙疼，颐肿，清胃散。"参见"胃热"条。

胃火炽盛wèihuǒchìshèng ❶病机。指胃中实热之邪炽盛，胃气失和，功能亢进，胃火上炎，热盛伤津的病理变化。❷证候名。指火热炽盛，壅滞于胃，以胃脘灼痛，喜冷，发热口渴，或口臭，牙龈肿痛，齿衄，便结尿黄，舌红苔黄，脉数等为常见症的证候。

胃火燔龈wèihuǒfányín 证候名。指胃火内炽，上灼牙龈，以龈肉红肿疼痛，齿缝间渗血渗脓，口渴口臭，便秘，舌红苔黄，脉数等为常见症的证候。

胃火呕吐wèihuǒ'ǒutù 病证名。指饮食厚味，恼怒忧思，酿热化火所致的呕吐。《症因脉治·呕吐论》："胃火呕吐之症，食入即吐，其味或酸或苦，五心烦热，夜卧不宁，口中干渴，二便阻涩……胃火呕吐之治，胃火旺，家秘清胃汤合栀连平胃散、栀连二陈汤、栀连正气散；肝火动者，栀连柴胡汤；心火旺者，导赤各半汤；阴虚火旺，四物汤加知、柏。"参见"热呕"条。

胃火牙痛wèihuǒyátòng 病证名。指因胃火所致之牙痛。多因阳明痰火内伏，或过啖辛辣炙煿、醇酒厚味，致风火痰毒上攻牙齿而痛。症见龈肿口臭，便秘脉滑，患牙得凉痛减。治宜清热、涤痰、泻火。可选用黄连温胆汤、黄连解毒汤等加减。参见"牙痛"条。

胃家wèijiā 泛指胃、大肠、小肠等胃肠而言。《灵枢·本输》："大肠、小肠皆属于胃，是足阳明也。"《伤寒论·阳明病篇》："阳明之为病，胃家实是也。"

胃家实wèijiāshí ❶病证名。阳明经病和腑病的统称。《伤寒论·辨阳明病脉证并治》："阳明之为病，胃家实是也。"参见"阳明经病""阳明腑病"条。❷指瘀血阻胃。《血证论》卷二："血入胃中，则胃家实，虽不似伤寒证……然其血积在胃，亦实象也，故必然夺其实，釜底抽薪，然后能降气止逆，仲景泻心汤主之，血多者，加童便、茅根。"

胃津wèijīn 胃的津液，同胃阴。叶香岩《外感温热篇》："舌淡红无苔者，或干而色不荣者，当是胃津伤而气无化液也。"参见"胃阴"条。

胃禁wèijìn 病证名。出《痘疹经验良方》。禁疮之一。痘疮之毒火内灼于胃，使痘毒不能宣发于肌表，脾胃受灼。其痘现于口唇之间，或三四点相连；或者诸痘未成浆锭，此痘已先黄熟，兼见面色潮红，气粗热甚，口臭异常。治以清胃解毒为主，如清胃散加减。

胃经wèijīng 足阳明胃经之简称。详该条。

胃经失血wèijīngshīxuè 病证名。见《不居集》卷十三。多因饮食太饱，或中气失调，邪热在中，迫血妄行所致。治宜清热凉血，药如犀角、地黄、丹皮、甘草、玄明粉之属。亦有饮食过饱，胃中寒冷不能消化，食物与气上冲，伤裂胃口而吐血鲜红或紫黯，脘腹绞痛，自汗，脉紧而数者，宜温中和营，用理中汤加川芎、干葛、扁豆等。参见"伤胃吐血"条。

胃惊wèijīng 病证名。脏腑惊证之一。出金代陈文中《小儿病源方论》。详"脏腑惊证"条。

胃疽wèijū 病证名。出《外科大成》卷二。即中脘疽。见该条。

胃绝wèijué 病证名。❶《疡医大全》卷十二："若产后口鼻有黑气及鼻衄者，名胃绝。"参见"鼻衄"条。❷为五脏六腑绝候之一。《东医宝鉴》卷三："胃绝五日死。"

胃康灵颗粒wèikānglíngkēlì 中成药。见《中华人民共和国药典（一部）》（2020）。白芍317.5g，三七9.9g，茯苓238.1g，海螵蛸31.7g，白及238.1g，甘草317.5g，延胡索158.7g，颠茄浸膏2.1g。以上八味，按颗粒剂工艺制成，开水冲服。一次1袋，一日3次；饭后服用。柔肝和胃，散瘀止血，缓急止痛，去腐生新。用于肝胃不和、瘀血阻络所致的胃脘疼痛、连及两胁、嗳气、泛酸；急、慢性胃炎，胃、十二指肠溃疡，胃出血见上述证候者。

胃咳wèiké 病证名。指胃气上逆而致咳者，症见呕而咳，甚则吐蛔者。《素问·咳论》："脾咳不已，则胃受之；胃咳之状，咳而呕，呕甚则长虫出。"治用乌梅丸、异功散加川椒、乌梅，加味二陈汤等。参见"脾经咳嗽"条。

胃口wèikǒu 人体部位名。指贲门部位。《灵枢·经脉》："肺手太阴之脉……还循胃口。"

胃溃疡粉wèikuìyángfěn 即乌贝散。见该条。

胃苓散wèilíngsǎn 即胃苓汤作散剂，治证同。见"胃苓汤"条。

胃苓汤wèilíngtāng 《丹溪心法》卷四方。又名对金饮子。甘草、茯苓、苍术、陈皮、白术、官桂、泽泻、猪苓、厚朴。为粗末，每服五钱，加生姜五片，大枣二枚，水煎服。功能健脾和中利湿。治伤湿停食，脘腹胀满，泄泻，小便短少。《古今医鉴》卷五亦有本方，但多炒白芍药一味。

胃苓丸wèilíngwán ❶《幼科发挥》卷三方。苍术（米泔浸）、厚朴、陈皮、猪苓、泽泻、白术、茯苓各一两，甘草、官桂、草果仁各三钱。为末，面糊为丸，麻子大，米汤送下。功能温阳健脾，利湿消肿。治小儿一身尽肿。❷即胃苓汤作水丸，治证同。见“胃苓汤”条。

胃络不和喘wèiluòbùhéchuǎn　病证名。见《证治准绳·杂病》。指胃气上逆所致的气喘。《医贯·喘》：“胃络不和喘，出于阳明之气逆，阳明之气下行，今逆而上行，故喘。”多因痰湿中阻，而致胃失和降。治宜和胃理气，化痰降逆，如分气紫苏饮、指迷七气汤加半夏、二陈汤加砂仁等药。本证与胃喘之由于胃热气盛和胃虚喘之由于胃虚气逆者有别。参见“胃喘”“胃虚喘”条。

胃脉wèimài　❶有胃气之脉。脉象不浮不沉，不疾不徐，从容和缓，节律一致。《素问·玉机真藏论》：“五脏者，皆禀气于胃。胃者，五脏之本也。脏气者，不能自致于手太阴，必因于胃气，乃至于手太阴也。”《灵枢·终始》：“邪气来也，紧而疾；谷气来也，徐而和。”《景岳全书》：“大都脉来时，宜无太过，无不及，自有一种雍容和缓之状，便是有胃气之脉。”❷足阳明胃经之简称。

胃纳呆滞wèinàdāizhì　病机。指胃的受纳功能障碍，进食减少的病理变化。

胃疟wèinüè　病证名。疟疾的一种。亦称食疟。《素问·刺疟篇》：“胃疟者，令人且病也，善饥而不能食，食而支满腹大，刺足阳明太阴横脉出血。”参见“食疟”条。

胃脾汤wèipítāng　《外科正宗》卷四方。白术、茯神、陈皮、远志、麦冬、沙参各六分，五味子、甘草各五分。水煎，食远服。治因感受四时不正之气，郁于皮肤不散，结成大小青紫斑点，色如葡萄，发在遍体头面之葡萄疫，日久而虚者。若虚弱自汗者，去沙参，加人参、黄芪各五分。

胃气wèiqì　❶指胃的生理功能。如脾气主升，胃气主降。❷泛指人体的精气。《脾胃论》卷下：“胃气者，谷气也，荣气也，运气也，生气也，清气也，卫气也，阳气也。”❸指脾胃的功能在脉象的反映，即带和缓流利的脉象。《素问·玉机真藏论》：“脉弱以滑，是有胃气。”《素问·平人气象论》：“平人之常气禀于胃，胃者，平人之常气也，人无胃气曰逆，逆者死。”“所谓无胃气者，但得真脏脉，不得胃气也。”

胃气不和wèiqìbùhé　病证名。胃的受纳、腐熟水谷功能失调的病变。多由胃阴不足、邪热扰胃，或食滞胃脘，影响胃气所致。症见厌食或食后痞胀，泛恶，卧不安，大便失调等。须审因而治，并结合和胃法。

胃气不降wèiqìbùjiàng　病证名。又称胃失和降。指胃通降功能受阻的病证。多由饮食所伤、胃火冲逆或痰湿中阻引起。症见不思饮食，胃部胀满作痛，嗳气、呃逆、呕吐等。治宜宽中、消导，和胃理气。

胃气不足wèiqìbùzú　证候名。即胃气虚。指胃气虚弱所出现的证候。《诸病源候论·胃病候》：“胃气不足，则饥而不受水谷，飧泄，呕逆，是为胃气虚也。”治宜益气建中。选用小建中汤，补中益气汤等方。参见“胃病”条。

胃气上逆wèiqìshàngnì　病机。指胃的通降功能障碍，胃气下降不及，反而逆上的病理变化。

胃气上逆证wèiqìshàngnìzhèng　证候名。指胃失和降，胃气上逆，以嗳气、呃逆、呕吐等为主症的证候。

胃气实热wèiqìshírè　病证名。又名胃实热。❶指小儿胃气充盛，感受热邪，邪与气相搏，充斥阳明，则成实热。症见发热而饮水作渴，喜冷饮食。治宜清泻胃热，用泻黄散。❶吐泻昏睡不露睛者，胃实热（《小儿药证直诀》）。❷小儿气血旺盛，发热引饮，大便黄坚，小便赤少，四肢、身体翕翕发热，此为胃实热，治宜下之”（《小儿卫生总微论方》），用调胃承气汤。

胃气痛wèiqìtòng　病名。见《春脚集》卷二。指胃脘气机失调所致胃脘部疼痛。《经验奇方》卷下：“胃气痛，此症甚者，每晨吐清水，或连头痛。制香附二钱，良姜一钱五分，砂仁末八分。如病重常吐清水，加吴茱萸二钱。右药水煎热服。”亦可由肝气犯胃而致。《石室秘录》卷一：“人病胃气痛，或脾气不好，不能饮食，或能饮食而不能化，非痛非满，上吐下泻者，此乃肝经来克土也。平其肝木，则脾胃之土得养，而前症俱愈矣。方用白芍三钱，甘草一钱，当归二钱，柴胡二钱，茯苓二钱，白芥子一钱。”参见“胃脘痛”条。

胃气丸wèiqìwán　《世医得效方》卷四方。硫黄（入猪肠内，缚两头，以米泔、酒、童便各一碗煮干一半，取出，先断秽气，控干）、人参、茯苓各一两，半夏（汤洗去滑）五两，煅石膏（一法同硫黄煮）一分。为细末，生姜自然汁调炊饼为丸，梧桐子大，每服五十至一百丸，空腹米汤入生姜汁少许调下。治忧思过度，脾肺气闭，聚结涎饮，留滞肠胃，气郁于阴，凝寒于阳，阴阳反戾，吐利交作，四肢厥冷，头目晕眩，或复发热；兼治老人胃寒，大便反秘；妊娠恶阻，全不纳食。

胃气虚wèiqìxū　❶指胃气虚弱，受纳腐熟功能减退，胃失和降的病理变化。❷证候名。指脾胃气虚，中焦失运，以食欲不振，脘腹痞胀，食后尤甚，大便溏泻，神疲肢倦，舌淡，脉弱等为常见症的证候。

胃气虚喘wèiqìxūchuǎn　病证名。见《丹溪心法·喘》。即胃虚喘。详该条。

胃气虚热wèiqìxūrè　病证名。又名胃虚热。❶胃气虚弱而引起的发热。《小儿药证直诀》：“发热而不欲饮水者，胃气虚热也。用白术散。”若见于热病后期，兼有口干、舌燥者，宜养胃生津，用竹叶石膏汤加减。❷“吐泻昏睡，露睛者，胃虚热。”（《小儿药证直诀》）治宜健脾益胃，用参苓白术散。

胃气主降wèiqìzhǔjiàng　同胃主降浊。详该条。

胃怯汗wèiqièhàn　病证名。出《证治准绳·杂病》。即胃虚汗。详该条。

胃热wèirè　病证名。指热邪犯胃，或过食煎炒炙煿以致胃中燥热的病证，症见口渴、口臭、易饥嘈杂、小便短赤、大便秘结等。若胃热化火，则见口腔糜烂、牙龈肿痛等。治疗初宜清胃泻火，后宜滋养胃阴。

胃热恶阻wèirè'èzǔ　病证名。恶阻证型之一。平素胃热，孕后冲脉气盛，胃气不降所致。症见呕吐心烦，颜面潮红，口渴喜凉饮，便秘。宜清胃热，降逆止呕。用苏叶黄连汤（紫苏叶、黄连）加半夏、竹茹、陈皮，或加味温胆汤。

胃热喉疳wèirèhóugān　病证名。系指喉疳病之因于胃热上炎者。详“喉疳”条。

胃热渴wèirèkě　病证名。渴证之一。见《圣济总录》卷五十九。因脾胃实热灼津所致。症见胸膈烦闷，口渴引饮。治宜清胃生津，用猪肚丸、赤茯苓散、玉女煎等方。

胃热呕吐wèirè'ǒutù　病证名。见《金匮翼·呕吐统论》。又称胃火呕吐、热呕。详“热呕”“胃火呕吐”条。

胃热胎疸wèirètāidǎn 病证名。出《小儿药证直诀》。指小儿生下百日或半岁内，因胃热突然出现发黄。由阳明胃热，湿邪留滞，湿热郁蒸而发。症见身黄壮热，腹胀口渴，大便秘小便赤涩。治宜清利湿热，用茵陈蒿汤合五苓散。热重者可用黄连解毒汤加减。

胃热消谷wèirèxiāogǔ 病机。指胃热、胃火引起腐熟水谷功能亢进的病理变化。

胃热壅盛wèirèyōngshèng 病证名。❶胃中实热之邪炽盛。胃火上炎，则烦渴引饮、口臭口烂、齿痛龈肿。参见“胃热”条。❷温热病热结胃肠，则高热便秘、腹痛，甚则出现神昏谵语、狂躁等症，治宜通腑泄热。

胃弱恶阻wèiruò'èzǔ 恶阻证型之一。多因脾胃素弱，孕后冲脉气盛，致使胃失和降。症见脘闷腹胀，呕吐不食，或食入即吐。宜健脾和胃，调气止呕。方用六君子汤加枇杷叶、藿香、旋覆花、砂仁、枳壳。

胃、神、根wèi、shén、gēn 常脉特征。脉来是否有胃、有神、有根，是判断正气虚实的重要方法。脉象如带冲和柔滑，是有胃、有神。《素问·玉机真藏论》：“脉弱以滑，是有胃气。”尺脉沉取应指有力，是有根之脉。《脉诀》：“寸、关虽无，尺犹不绝；如此之流，何忧殒灭。”凡见有胃、有神、有根之脉，则知正气不衰。

胃失和降wèishīhéjiàng 病证名。即胃气不降。详该条。

胃石wèishí 病名。即因空腹大量进食某种食物，如大量柿子或黑枣后，在胃内滞留并聚结成如石硬块的疾病。

胃实wèishí 病证名。指胃腑病邪盛实的病证。见《脉经》卷二。胃实多兼热证。《太平圣惠方》卷五：“胃实则热，热则恒渴引水，头痛如疟，唇口皆干，喜哕，或生乳痈，及缺盆腋下肿，腹胀，身热心悬，消谷善饥，溺色黄者，则是胃实热之候也。”《本草经疏》：“胃实六证。谵语发狂发癍，弃衣而走，登高而歌，属胃家邪热实；口臭，数欲饮食，属胃火；嘈杂，属胃火；口淡属胃热；呕吐属胃火者，必面赤，小便短赤或涩，大便多燥，口苦或干渴；吞酸，属胃火。”可选用泻热栀子散、子芩散、黄连丸和清胃散等方。参见“胃病”“胃家实”等条。

胃实秘wèishíbì 病证名。见《医述·大便》。指大便秘结因胃实而致者。《洁古家珍·杂方》：“胃实而秘者，能饮食，小便赤，当以麻仁丸、七宣丸之类主之。”参见“实秘”条。

胃实腹胀wèishífùzhàng 病证名。伤寒腹胀之一。见《症因脉治·肿胀总论》。由指表邪已解，肠胃实热所致。症见里热不恶寒，自汗不大便，烦满燥实等。详“伤寒腹胀”条。

胃实热wèishírè 病证名。见《小儿药证直诀》。即胃气实热。详该条。

胃俞wèishù 经穴名。代号BL21。出《针灸甲乙经》。属足太阳膀胱经。胃之背俞穴。位于背部，第十二胸椎棘突下旁开1.5寸处；一说“除脊各寸半”（《针灸资生经》）。布有第十二胸神经后支的内侧皮支，深层为外侧支；并有肋下动、静脉后支的内侧支通过。主治胃脘痛，胸胁痛，呕吐，翻胃，腹胀，腹泻，痢疾，鼓胀；以及胃炎，消化性溃疡，胃下垂等。斜刺0.3～0.5寸。

胃水wèishuǐ 病证名。小儿浮肿的一种类型。因胃有病而引起的水肿。由胃失和降，不能游溢精气，上输于脾，因而导致脾不散精津，水津内阻而成。临床特征为浮肿，小便闭涩。治宜健胃利水。用胃苓汤。

胃苏颗粒wèisūkēlì 中成药。见《中华人民共和国药典（一部）》（2020）。紫苏梗166.7g，香附166.7g，陈皮100g，香橼166.7g，佛手100g，枳壳166.7g，槟榔100g，炒鸡内金100g。以上八味，按颗粒剂工艺制成。开水冲服。一次1袋，一日3次。15天为1个疗程，可服1～3个疗程或遵医嘱。理气消胀，和胃止痛。主治气滞型胃脘痛，症见胃脘胀痛，窜及两胁，得嗳气或矢气则舒，情绪郁怒则加重，胸闷食少，排便不畅，舌苔薄白，脉弦；慢性胃炎及消化性溃疡见上述证候者。

胃痛wèitòng 也称“胃脘痛”。❶症名。指胃或心下部位疼痛的症状。❷病名。即以胃脘近心窝处疼痛为主要表现的疾病。参见“胃脘痛”。

胃脘wèiwǎn ❶泛指胃腔。❷经穴别名。《素问·气穴论》载：“上纪者，胃脘也。”王冰注：“谓中脘也。”后《类经图翼》列作中脘穴之别名。而《针灸聚英》则作上脘穴之别名。见各条。

胃脘内痈wèiwǎnnèiyōng 病名。出《素问·腹中论》。即胃脘痈。见该条。

胃脘痛wèiwǎntòng 病名。指上腹部近心窝处疼痛。出《素问·五常政大论》。亦称胃痛、脘痛、心下痛，心痛等。多因七情郁结，劳累过度及饮食不节所致。有寒热虚实之分。亦有虚实错杂，寒热相兼者。文献有胃气痛，肝胃气痛，阴虚胃脘痛，气郁脘痛，火郁胃脘痛，积热胃脘痛，瘀血胃脘痛，蛔动脘痛，积冷胃脘痛，外感胃脘痛，内伤胃脘痛等记载。详各条。

胃脘下俞wèiwǎnxiàshù 经外奇穴名。代号EX－B3。又称胃管下俞。详见该条。

胃脘痈wèiwǎnyōng 病名。❶出《素问·病能论》。又名胃脘内痈、胃痈。指痈生于胃脘者。《医学入门》卷六：“胃脘痈因饮食七情火郁，复被外感寒气所隔，使热浊之气填塞胃脘。”初起腹部中脘穴处隐痛微肿，疼痛连心，身发寒热，脉迟紧者，为瘀血凝聚脓未成，宜急服清胃射干汤，若身热不退，咯吐脓血，脉洪数，为脓已成，宜服赤豆薏苡仁汤，或三仁汤。❷《疡科心得集》卷中：“胃脘痈者生于中脘穴……有外痈，有内痈，外痈在皮里膜外，初起漫肿渐渐红成脓……”证治见“外痈”条。

胃维wèiwéi 经穴别名。出《外台秘要》。即地仓。见该条。

胃喜润恶燥wèixǐrùnwùzào “恶”为讨厌畏惧之意，“喜”为喜好之意。胃为阳明燥土之腑，易阳亢而燥热，需津液源源不断加以滋润，才能维持胃正常功能，故言“喜润”。如果津液不足，胃失润养，就易发生病变，故言“恶燥”，用以说明胃的生理病理特点。

胃喜为补wèixǐwéibǔ 指人们饮食过程的喜好，往往反映了体内脏腑寒热虚实的需要，如胃寒的人常喜欢煎炸或热食，燥热的人喜欢清润甜食。故《临证指南医案》云：“食入自适者，胃喜为补。”这种选择于人有一定好处。

胃消wèixiāo 病证名。见《辨证录·消渴门》。因胃火炽盛，津液干涸所致。主要证候为嘈杂易饥，大渴恣饮，饮一溲二。治宜滋阴泻火。用闭关止渴汤、止消汤等方。参见“消渴”“中消”等条。

胃泄wèixiè 病证名。又称胃泻。出《难经·五十七难》。《儒门事亲》：“胃泄者，饮食不化，完谷出，色黄。风乘胃也，宜辛剂之类。”《宣明论方·濡泄证》：“胃泄如随气而下利，豆蔻散主之。”如因肠胃积滞未去，可用通下。《素问病机气宜保命集》治胃泄用承气汤。参见“胃泻”条。

胃泻wèixiè 病名。又称胃泄。《医林绳墨·泄泻》：“胃泻色黄，食饮不化，此胃有虚寒也。”后世亦有以胃泻为伤食泻者。《医宗金鉴·杂病心法要诀》：“伤食作泻即胃泻。”详“胃泄”“伤食泻”条。

胃心痛wèixīntòng 病证名。厥心痛之一。因胃病而邪上乘心所致。《灵枢·厥病》：“厥心痛，腹胀胸满，心尤痛甚，胃心痛也。”《三因极一病证方论》卷九：“胃心痛者，腹胀满，不下食，食则不消。”《张氏医通·诸痛门》：“胃心痛者，多由停滞……滞则通之。”《杂病源流犀烛·心病源流》：“腹胀胸满，胃脘当心痛，上支两胁，咽膈不通，胃心痛也。宜草豆蔻丸、清热解郁汤。”参见“厥心痛”“心痛”条。

胃虚wèixū 病证名。指胃气虚、胃阴虚所出现的病证。《脉经》卷二：“胃虚……病苦胫寒不得卧，恶寒洒洒、目急，腹中痛，虚鸣……时寒时热，唇口干，面目浮肿。”参见“胃病”“胃气不足”“胃阴虚”等条。

胃虚秘wèixūbì 病证名。见《医述·大便》。指大便秘结由于胃虚而致者。《洁古家珍·杂方》：“胃虚而秘者，不能饮食，小便清利。”用厚朴汤，参见“虚秘”条。

胃虚喘wèixūchuǎn 病证名。见《杂病源流犀烛·咳嗽哮喘源流》。又称胃气虚喘。指胃气虚耗而致气逆不降的气喘。《医学入门·喘》：“胃虚极则气上逆。”症见抬肩撷肚，喘而不休。多由久病或大病后中气受伤所致。治宜补中气，养胃阴为主，如五味子汤、生脉散加杏仁、陈皮、白术等药。如胃虚有寒者，用理中丸加胡椒等药。

胃虚汗wèixūhàn 病证名。指胃气虚弱而致自汗之证。《张氏医通·杂门》：“胃虚水谷气脱散者，汗自出，必气虚少食。”治宜补气运脾丸。参见“自汗”条。

胃虚热wèixūrè 病证名。出《小儿药证直诀》。即胃气虚热。详该条。

胃阳wèiyáng 胃的阳气，与胃阴相对而言。胃阴与胃阳互相为用，共同维持正常的纳食化谷功能。胃阳虚则寒，降纳失职，可见饮食不化，胃脘胀痛，呕吐清涎等症。《临证指南医案·脾胃》：“胃阳受伤，腑病以通为补，与守中必致壅逆。”

胃阴wèiyīn 胃分泌的液质，与胃阳相对而言。胃阴胃阳互相为用，共同维持正常的纳食化谷功能。《临证指南医案·脾胃》：“知饥少纳，胃阴伤也。”温热病热盛肺胃，易致胃阴亏耗，出现烦渴，咽干，便秘，舌红少苔，脉细数等证。《温热论》：“舌绛而光亮，胃阴亏也，急用甘凉濡润之品。”

胃阴不足wèiyīnbùzú 证候名。即胃阴虚。详该条。

胃阴虚wèiyīnxū 证候名。又称胃阴不足。指胃的阴液不足所出现的证候。见《类证治裁·脾胃》。多由胃热、胃火炽盛，或温热病耗伤胃阴所致。症见口干唇燥，嘈杂，干呕，饮食减少，或吞咽不利，食后胸膈不适，大便干结，舌红中心干、少苔，或舌光、干绛，脉细数等。治宜养阴益胃。《温病条辨·中焦篇》：“阳明温病，下后汗出，当复其阴，益胃汤主之（注：此阴指胃阴而言）。”《临证指南医案·脾胃》言“知饥少纳，胃阴伤也。麦冬、川斛、桑叶、茯神、蔗浆”等药均可选用。参见“胃病”条。

胃痈wèiyōng 病名。出《圣济总录》卷一百二十八。即胃脘痈。见该条。

胃友wèiyǒu 中药材。见《云南中草药》。又名叶上花、清香桂、大风消、野樱桃。为黄杨科植物野扇花 *Sarcococca ruscifolia* Stapf 的根。分布于四川、湖北、江西、贵州、云南。辛、苦，平。行气止痛，祛风活血。治胃痛，风湿关节痛，跌打损伤。煎服：9～15g。

胃有积滞wèiyǒujīzhì 证候名。乳食停滞于胃而致的证候。表现为胃胀腹满，嗳气反酸，食差，舌苔厚腻。治宜消食导滞。用保和丸。参见“积滞”条。

胃燥津伤wèizàojīnshāng 证候名。指津液耗损，胃失濡润，以胃脘嘈杂、痞闷，饥不欲食，口渴欲饮，大便干结，舌干少津等为常见症的证候。

胃胀wèizhàng 病证名。胀病之一。《灵枢·胀论》：“胃胀者，腹满，胃脘痛，鼻闻焦臭，妨于食，大便难。”《医醇賸义·胀》：“胃为水谷之腑，职司出纳。阴寒之气上逆，水谷不能运行，故腹满而胃痛，水谷之气腐于胃中，故鼻闻焦臭，而妨食便难也。当平胃祛寒，温中平胃散主之。”参见“胀病”条。

胃蒸wèizhēng 病证名。二十三蒸之一。见《诸病源候论·虚劳骨蒸候》。详“二十三蒸”条。

胃之大络wèizhīdàluò 由胃直接分出的大络脉，它与十五别络不同。其循行径路自胃上行，贯通横膈，连络肺，出于左乳下的虚里，即心尖搏动的部位。《素问·平人气象论》：“胃之大络，名曰虚里，贯膈络肺，出于左乳下，其动应衣，脉宗气也。”

胃之关wèizhīguān 指肾。肾有调节水液的功能，起着胃的关闸作用。正常情况下，水入于胃，由脾上输于肺，肺气肃降，水下流而归于肾，再从膀胱、尿道排出体外。如肾气不化，往往影响水液代谢，小便不利而中焦痞满。《素问·水热穴论》：“肾者，胃之关也，关门不利，故聚水而从其类也。”

胃之五窍wèizhīwǔqiào 出《灵枢·胀论》。与胃相通的五个出入口：咽门、贲门、幽门、阑门及魄门。《类经》十六卷：“胃之五窍，为闾里门户者，非言胃有五窍，正以上自胃脘，下至小肠、大肠，皆属于胃，故曰闾里门户。如咽门、贲门、幽门、阑门、魄门，皆胃气之所行也。故总属胃之五窍。”

胃汁wèizhī 即胃津。详该条。

胃中实热wèizhōngshírè 病证名。小儿实热之一。《诸病源候论》卷四十六：“小儿气血俱盛者，则脏腑皆实，故胃中生热，其状大便则黄，四肢温壮，翕然体热也。”治宜清胃泻热。用泻黄散。

胃主腐熟wèizhǔfǔshú 胃的主要功能之一。指胃能把饮食物消化为食糜的过程。《难经·三十一难》：“中焦者，在胃中脘，不上不下，主腐熟水谷。”

胃主降浊wèizhǔjiàngzhuó 胃的功能之一。浊，指饮食水谷。《灵枢·阴阳清浊》：“受谷者浊。”胃中初步消化的食糜，依靠胃气的作用，而下降到肠道，与脾主升清的功能有相反相成的作用。

胃主受纳wèizhǔshòunà 胃的功能之一。指接受和容纳水谷。这种功能，主要靠胃气的作用。胃气虚则饥不受谷食，胃气逆则呕吐，食入反出。《灵枢·玉版》：“人之所受气者，谷也；谷之所注者，胃也。胃者，水谷气血之海也。”《景岳全书·饮食门》：“胃司受纳，脾司运化，一纳一运，化生精气。”

胃足阳明经病证wèizúyángmíngjīngbìngzhèng 病证名。因足阳明胃经经气异常而致。《灵枢·经脉》："胃足阳明之脉……是动则病洒洒振寒，善呻，数欠，颜黑，病至则恶人与火，闻木声则惕然而惊，心欲动，独闭户塞牖而处，甚则欲上高而歌，弃衣而走，贲响腹胀，是谓厥。是主血所生病者，狂疟，温淫，汗出，鼽衄，口㖞，唇胗，颈肿，喉痹，大腹水肿，膝膑肿痛，循膺乳、气街、股、伏兔、外廉、足跗上皆痛，中指不用，气盛则身以前皆热，其有余于胃，则消谷善饥，溺色黄；气不足，则身以前皆寒栗，胃中寒则胀满。为此诸病，盛则写之，虚则补之，热则疾之，寒则留之，陷下则灸之，不盛不虚，以经取之。"《脉经·胃足阳明经病证》除前列"是动、所生"病之外，尚列举了腹胀、胃管当心痛、饮食不下、膈塞不通、大便难或泻等。参胃病有关各条。

胃足阳明之脉wèizúyángmíngzhīmài 出《灵枢·经脉》。即足阳明胃经。详该条。

猬菌wèijūn 中药材。见《中国药用真菌》。为猴头菌的别名，详该条。

猬皮wèipí 中药材。出《神农本草经》。即刺猬皮，详该条。

猬皮丸wèipíwán 《圣济总录》卷七十七方。刺猬皮（切，炙令黑）一具，当归、续断、黄芪、连翘、炒槐实、炮姜、炮附子、白矾各二两，生地黄五两。为细末，炼蜜为丸，梧桐子大，每服五十丸，空腹、食前米饮下。治脏腑伤动，肠胃虚弱，血渗肠间，风冷相乘，大便下血，瘀黑有片，或五痔肿痛，久下脓血者。

蝟皮丸wèipíwán ❶《证治准绳·疡医》卷五方。刺猬皮（烧存性）、蚺蛇头（烧存性）、魁蛤各一枚，蜈蚣一条半，虻虫、红娘子、斑蝥（各去头足翅）、蛴螬、蜘蛛、水蛭（糯米炒）各三个，穿山甲三片，龙骨、炒川椒、川大黄、黄连、麝香、桂心、水银各半两，石膏、芒硝各一两，枯矾、滑石、甘遂（与胡麻同炒）各二钱半，炮附子二枚，巴豆（去皮油）、雷丸各十五粒。为细末，研匀，炼蜜为丸，小豆大，每服一丸，空腹、临卧各一次，温水送下，未觉则每服加一丸。治乌癞，症见皮肤变黑，痛痒如虫行，手足顽麻，或两肘如绳缚。❷《证治准绳·类方》第六册方。皮（炙焦）一两，炒槐花、炒艾叶、白芍药、炒枳壳、地榆、川芎、当归、煅白矾、黄芪、贯众各半两，血余炭三钱，猪后悬蹄垂甲（炙焦）十枚，皂角（去弦核，醋炙黄）一挺。为细末，炼蜜为丸，梧桐子大，每服五十丸，食前米汤送下。治诸痔出血，里急疼痛。❸《疡医大全》卷二十二方。刺皮（酒浸，焙）三至四个，槐米一斤，当归三两。为细末，炼蜜为丸，梧桐子大，每服一百二十丸，温酒送下。治痔漏。

熨背散wèibèisǎn 《备急千金要方》卷十三方。乌头、细辛、附子、羌活、川椒、桂心各五两，川芎一两六铢。为粗末，帛裹，微火炙令暖，以熨背上，取瘥乃止。治胸背疼痛而闷。

熨法wèifǎ ❶内科外治法之一。用药末或药物粗粒炒热布包外熨的方法。适用于风寒湿痹、脘腹冷痛等证。《灵枢·寿夭刚柔》："刺大人者，以药熨之。"因其用药不同，名称与作用亦异。酒能升阳发散，故暴寒袭入肌肤，采用酒熨。米醋能消坚破结，故疽毒初生，则用醋熨。还有盐熨、葱熨、姜熨、橘叶熨、蚕砂熨、紫苏熨等，都是将药加入布包，置于腹上熨之，使药气入腹，起到散寒祛邪、缓和疼痛的作用。❷中医眼科外治方法。《圣济总录》卷一百一十三："温熨之法，盖欲发散血气，使之宣流。"一般常用布包炒热的食盐、葱白、艾叶、吴茱萸等药物，待温度适宜后，贴熨患眼之眼睑或太阳穴等处。适应于阴寒内盛的目疾疼痛等证。

熨风散wèifēngsǎn 《外科精义》卷下引《王于子中箱集》方。羌活、防风、白芷、当归、细辛、芫花、白芍药、吴茱萸、官桂各一钱。为细末，取连须葱八两，捣烂，同药末和匀，醋拌炒极热，帛裹熨患处，稍冷即换。治风痛，流痰，附骨疽。

熨剂wèijì 中药剂型之一。即铁砂用加药材或吸附药材的提取物及辅料制成，乘热贴熨患处的外用剂型。

熨痔法wèizhìfǎ 外治法之一。《五十二病方》已载有热熨疗痔的方法。即用药物煨热熨痔的方法。《外台秘要》卷二十六："必效熨痔法，痔头出，或疼痛不堪忍方：取枳实，煻灰中煨之，及热熨病上，尽七枚痛立定，发即熨之，永除也。"今已少用。

魏大成wèidàchéng 明代养生学家。字时夫。柏乡（今属河北）人。通医学，善道家养生之术。撰有《养生弗佛二论》1卷，以平情为祛病之本，不专恃医药；弗佛论则阐明儒、道之理而有辟佛之意。其强调老子无为思想，认为"无为则能平情，情平总归无情，所以长生久视"。可知其养生学寓有非佛崇道思想。

魏桂岩wèiguìyán 见"魏直"条。

魏华父wèihuáfù 见"魏了翁"条。

魏鉴wèijiàn 清代医家。字明远。湖南潭阳（今属黔阳地区）人。长于儿科。撰《幼科汇诀直解》9卷，对于幼儿临症诊治，各种病证，包括外伤、疯狗咬伤、误吞异物等，皆有论述。所列治法中，列有初生病推拿法。

魏了翁wèiliǎowēng 宋代官吏。字华父。蒲江（今四川蒲江）人。著《学医随笔》1卷。

魏荔彤wèilìtóng （17世纪中叶）清代医家。字念庭。栢乡（河北赵县）人。幼读儒书，通天文历算，兼通医术，钻研张仲景之学，撰有《伤寒论本义》（1721）、《金匮要略本义》（1720年刊行）等书，对仲景之学有所发挥。

魏柳洲wèiliǔzhōu 见"魏之琇"条。

魏明远wèimíngyuǎn 见"魏鉴"条。

魏念庭wèiniàntíng 见"魏荔彤"条。

魏氏家藏方wèishìjiācángfāng 方书。10卷。宋代魏岘辑于宝庆三年（1227）。作者本邵康节"与其病后能求药，不若病前能自防"之意，汇辑其父祖所录及自身躬试有效医方。凡1051方，按病证及主治分述中风、一切气、心气、头风头痛、伤寒、伏暑、疟疾、治肾气、痰饮、补益等41门，涉及内、外、妇、儿、五官诸科，绝大多数为丸、散、膏、丹、药酒方，多为诸书稀见或本书仅见者。因受宋代用药风气影响，颇多应用香药，但不似《局方》偏用温热药之甚。全书诸方较为平正可取，切于实用。现仅存日本抄本两种，均略有残缺。1987年中医古籍出版社据抄本影印，收入《北京大学图书馆馆藏善本医本》。

魏思敬wèisījìng 明代妇科医家。无锡（今属江苏）人。祖叔皋为元代本州医学学录，精妇科，思敬及子公哲、孙宗美皆传其业。宗美官医学训科，其子朝器、孙镛均工医。

魏廷豹wèitíngbào 见"魏直"条。

魏岘wèixiàn(1187—?) 南宋官吏。原籍寿春（今安徽寿县），祖父时迁居鄞县（今属浙江宁波）碧溪，官朝奉郎提举福建路市舶。由于素弱多病，百药备尝。1227年以

“与其病后能求药，不若病前能自防”之意，摭祖父魏杞等所收录之验方，以及自己所亲试之效方，凡1051首，分41门，集成《魏氏家藏方》10卷，行于世。

魏玉横wèiyùhéng　见“魏之琇”条。

魏之琇wèizhīxiù(1719—1772)　清代医家。字玉横，别号柳洲。浙江杭州人。世代业医。因见江瓘的《名医类案》不够完备，于是编成《续名医类案》，对明以后的资料补充尤多，内容丰富。另著有《柳洲医话》。

魏直wèizhí（16世纪）明代医家。字桂岩，又字廷豹。浙江萧山人。先为儒生，能诗，通医，尤专于痘疹。著有《博爱心鉴》一书。主张治疗痘疹贵于气血充足，治疗偏于补气血，对于表里虚实的辨证不够重视。

wen

温wēn　❶气候暖和或炎热。《素问·六元正纪大论》：“寒乃去，候乃大温。”❷温邪，温热类的致病因素。❸症状。《素问·通评虚实论》：“乳子而病热，脉悬小者，手足温则生，寒则死。”❹温热病的简称。《灵枢·论疾诊尺》：“尺肤热甚，脉盛躁者，病温也。”❺指春季发生的热性疾病。《素问·热论》：“凡病伤寒而成温者，先夏至日者为病温，后夏至日者为病暑。”❻治法的温法和药物的温性。《素问·阴阳应象大论》：“形不足者，温之以气。”

温白丸wēnbáiwán　❶《外台秘要》卷十二引崔氏方。炮川乌二两半，柴胡、桔梗、炒吴茱萸、菖蒲、紫菀、黄连、炮姜、肉桂、茯苓、川椒（去目，炒出汗）、人参、姜厚朴、炙皂角、巴豆（去皮，出油）各半两。为细末，炼蜜为丸，梧桐子大，每服三至七丸，食后或临卧生姜煎汤送下。治心腹积聚，久癥痞块，胸腹胁肋胀满疼痛，翻胃吐逆，淋证，疟久不瘥，及诸风顽痹，半身不遂，癫痫，妇人经带诸疾等。《世医得效方》亦有本方，但无炮姜。❷《圣济总录》卷七十一方。柴胡、紫菀、炒吴茱萸、菖蒲、炒桔梗、煨三棱、赤茯苓、人参、炒黄连、炮姜、桂、川椒（去目、并合口者，炒出汗）、巴豆（去皮心膜，研，出油尽）、皂角（炙黄）、鳖甲（醋炙）各一两，姜厚朴、当归、炮乌头、黄芪各二两。为细末，炼蜜和捣为丸，梧桐子大，每服一二丸，加至三四丸，温酒送下，下恶物为度。治脏腑积聚，癥瘕气块，腹多痛，按或有形，肢节烦热，腰脚酸痛，及妇人血癖，经候不调，赤白带下等疾。❸《圣济总录》卷四十四方。半夏二两（为末，生姜汁和作饼，曝干），白术一两，丁香二钱半。为末，用生姜汁煮面糊为丸，梧桐子大，每服二十丸，空腹生姜煎汤送下；如腹痛并呕吐，食后服；小儿每服三至五丸。治脾胃虚寒，宿食不消，痰饮留滞；小儿久泻，脾虚不食，食即泻下，米谷不化。❹《小儿药证直诀》卷下方。天麻半两，炒僵蚕、白附子、天南星（汤洗）各一两，全蝎一钱。为末，汤浸寒食面糊为丸，绿豆大，仍于寒食面中养七日取用，每服五至三十丸，空腹生姜米饮送下。治小儿脾气虚困，泄泻瘦弱，冷疳洞利，及因吐泻或久病成慢惊者。

温胞饮wēnbāoyǐn　《辨证录》卷十一方。白术（土炒）、巴戟天（盐水炒）各一两，人参、炒杜仲、菟丝子（酒炒）、炒山药，炒芡实各三钱，肉桂、补骨脂各二钱，制附子三分。水煎服。功能温补下元。治妇人下部寒冷不孕。

温病wēnbìng　病名。出《素问·六元正纪大论》，又简称“温”。❶多种外感急性热病的总称。后世泛称“温热病”。《素问·评热病论》：“有病温者，汗出辄复热，而脉躁疾不为汗衰，狂言不能食。”温病一般起病较急，发热较甚，传变较快，容易化燥伤津，后期尤多阴枯液涸等。温病的治疗，一般按卫、气、营、血或三焦辨证理论，选用解表、清气、和解、化湿、通下、清营凉血、开窍、息风、滋阴、回阳固脱等法。因发病季节、四时之气、流行特点的不同，有风温、温热、温疫、温毒、冬温、暑温、秋温、春温、温疟、秋燥、伏气温病、晚发等区别，详有关条。❷伤寒病五种疾患之一。《难经·五十八难》：“伤寒有五，有中风，有伤寒，有湿温，有热病，有温病。”参见“伤寒”条。❸指春季发生的热性病。《素问·热论》：“凡病伤寒而成温者，先夏至日者为病温……”此说成为后世医家“伏气温病”的理论根据。参见“伏气温病”条。

温病劳复wēnbìngláofù　病证名。劳复证之一。《诸病源候论·温病劳复候》：“谓病新瘥，津液未复，血气尚虚，因劳动早，更生于热，热气还入经络，复成病也。”参见“劳复”“气虚劳复”“阴虚劳复”条。

温病明理wēnbìngmínglǐ　温病著作。4卷。恽铁樵撰。刊于1928年。本书辨析温病、伤寒之异，讨论温病概念，温病所述三焦等有关专题，并对一些主要的温病学派及温病治法等予以评述，反映了作者在温病领域中西汇通的观点。

温病派wēnbìngpài　古代医学的一个学术流派。明、清以来，在古代治疗伤寒病的基础上，通过长期的临床实践，对温热病有了进一步认识，在温热病的病因、病理、诊断和治疗上逐步形成一套比较系统的学说。这一学说的形成使外感热病的防治有了进一步提高。提倡和赞同这一学说的医家，自成一派，后世称之为温病派。其主要代表有叶桂（天士）、吴瑭（鞠通）等。

温病浅说wēnbìngqiǎnshuō　温病著作。不分卷。清代温载之撰。刊于1886年。作者认为在较有影响的温病专著中，《温病条辨》头绪纷繁；《温热经纬》辞义深奥，不易为读者所掌握。遂参阅诸家学说，结合个人经验编撰而成本书。书中阐述温病证治。介绍温病的五忌、五宜，末附温症各方。全书内容简要，文字浅近。

温病入门wēnbìngrùmén　温病著作。见“中国医学入门丛书”条。

温病条辨wēnbìngtiáobiàn　温病著作。6卷。清代吴鞠通撰于1798年。作者仿张仲景《伤寒论》体例，汲取明、清温病学家的学术经验，以简要的文字，分篇分条论析温病三焦辨证及治法，并自加小注。卷首为原病篇，引述《内经》有关温病条文并予以注释；卷一至三分述三焦温病；卷四杂说、救逆及病后调治；卷五解产难、卷六解儿难，专论产后调治、保胎和小儿急慢惊风及痘疹、疳疾等。全书内容丰富，条理系统。吴氏将温病以三焦辨证，宗法刘河间，于明、清学派中，推崇叶天士。其辨证和治疗方剂，采录叶氏治验颇多，是一部切于实用，流传甚广的温病名著。本书问世后，有朱武曹氏的增批本，更有王士雄、叶霖、郑雪堂三家的评注本，书名《增补评注温病条辨》，1958年上海卫生出版社即据此本重印。此外还有多种刊本。

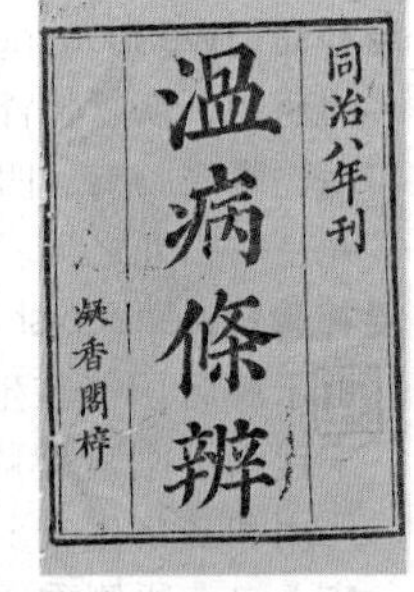

温病条辨

W

温病条辨白话解wēnbìngtiáobiànbáihuàjiě 温病著作。浙江中医学院编译。本书将《温病条辨》原文予以语译和注解。对其中与临床实际关系较少的部分原文，予以适当的删节或节译。对一些较难理解的内容，如卷首原病篇和历来各家意见或争论较多的问题（如温病用桂枝汤等）进行了比较深入的研讨，有助于读者学习和理解吴氏原著。1963年由人民卫生出版社出版。

温病条辨医方撮要wēnbìngtiáo biànyīfāngcuōyào 温病著作。2卷。清代杨璿撰，黄惺溪纂。刊于1841年。本书系黄氏将杨璿《寒温条辨》一书予以提要撮精编纂而成。书中辨析伤寒、温病、温疫之异，并扼要地介绍温热病多种病证，卷末有临床较常用的温病十五方及可供参考的附方三十余首，均详其主治及用法。

温病条辨症方歌括wēnbìngtiáo biànzhèngfānggēkuò 温病著作。清代钱文骥辑于1903年。钱氏按《温病条辨》原本次序，将温病诸证证治方药编成韵语歌括，便于读者学习。1954年由上海中医书局出版排印本。

温病学教学参考资料wēnbìngxuéjiàoxuécānkǎozīliào 温病著作。南京中医学院编著。分上、下两篇。上篇介绍温病学说、温病与温疫、新感与伏邪以及辨证和治法；下篇列述春温、风温、暑温等多种温病的病因、症状、诊断和治法。全书收集资料较广泛，归纳亦较系统，主要用于教学参考。1959年由江苏人民出版社出版。

温病学释义wēnbìngxuéshìyì 温病著作。《中医临床参考丛书》之一。江苏新医学院主编。上篇为总论部分，阐述温病的概念，温病、伤寒的区别，温病与温疫的关系，并对温病的病因、病机、诊断及治法等做了扼要而全面的介绍；下篇各论部分，能融汇古今温病临床医家的学术经验，介绍风温、春温、暑温、湿温、伏暑、秋燥、温毒、温疫等多种病证的证候、病机、治法和方剂，并附医案。附篇部分为名著选撰，选取叶香岩、陈平伯、薛生白、余师愚等有关温病的著述加以诠释，对读者有一定的启发，末附方剂索引。1973年由上海人民出版社出版。

温补wēnbǔ 治法。补法之一。❶用温性补益药治疗虚寒证的方法。《小儿药证直诀》："凡急慢惊，阴阳异证，切宜辨而治之，急惊合凉泻，慢惊合温补。"如脾胃虚寒用理中汤；肾气虚寒用右归丸。❷针灸学领域温针待暖以补之。《标幽赋》："漏崩带下，温补使气血依归。"

温补命门wēnbǔmìngmén 治法。即温补肾阳。用壮阳补火的药物，恢复脾肾阳气的方法。命门火不足，常见五更泄泻、腹痛肠鸣、四肢冷、舌质淡、苔白、脉沉迟。用四神丸、右归丸之类。

温补脾肾wēnbǔpíshèn 治法。即治疗脾肾阳虚证的治法。由于脾肾阳气在生理上的相互滋生和病理上的互相影响，宋代张子刚《鸡峰普济方》有"补肾不如补脾"之论；严用和《济生方》立"补脾不如补肾"之说。两说在临床上自有所侧重，但若已脾肾两虚，一般宜用本法双补。《温病条辨·湿温》："老年久痢，脾阳受伤，食滑便溏，肾阳亦衰，双补汤主之。"附桂理中汤亦属本法。

温补脾胃wēnbǔpíwèi 治法。即用具有温阳补脾健胃作用的方药治疗脾胃阳虚证的治法。

温补脾阳wēnbǔpíyáng 治法。即用具有温阳补脾作用的方药治疗脾阳虚证的治法。

温补肾阳wēnbǔshènyáng 治法。详"温补命门"条。

温补汤wēnbǔtāng 《杂病源流犀烛·身形门》卷二十八方。人参、白术、川芎、当归、白芍药、熟地黄、肉桂、木香、小茴香、香附、延胡索。水煎服。功能温补下元。治少腹虚痛喜按。

温补心肺wēnbǔxīnfèi 治法。即用具有温阳补心养肺作用的方药治疗心肺阳虚证的治法。

温补心阳wēnbǔxīnyáng 治法。即用具有温阳补心作用的方药治疗心阳虚证的治法。

温冲汤wēnchōngtāng 《医学衷中参西录》方。山药、煅紫石英各24g，当归12g，补骨脂9g，附子、肉桂、小茴香、核桃仁、鹿角胶（另炖）各6g。水煎服。功能温阳补血。治妇人血海虚寒不孕。

温大明wēndàmíng 南宋医家。晚年隐居，故又称温隐居。祖籍河南，其高祖始寓居四明（今浙江宁波），得医师王承宣之传。历三世至其父温制，以儒医名于时。承家学，亦精于医，自淳熙之年（1174年）悬壶后，即名显京邑，为保义郎、和剂局监收买药剂官。嘉定九年（1216年）将王世家传名方及行医四十余年所得效验丸散及古今名医诸方集为一册，名《隐居助道方服药须知》，明熊宗立重编后更名《温隐居备急海上方》。明胡文焕将此书作前集，以《孙真人海上仙方》作后集，合成《海上仙方》。

温胆安神wēndǎn'ānshén 治法。温法之一。治疗胆虚而引起虚烦失眠的方法。常用方如温胆汤。

温胆汤wēndǎntāng ❶《备急千金要方》卷十二方。半夏、竹茹、枳实各二两，橘皮三两，生姜四两，甘草一两。为粗末，水煎，分三次服。治大病后虚烦不得眠，属胆寒者。❷《三因极一病证方论》卷九方。半夏、竹茹、枳实（麸炒）各二两，陈皮三两，炙甘草一两，茯苓一两半。为粗末，每服四钱，加生姜五片、大枣一枚，水煎，食前服。治证同上。现多用于胆虚痰热上扰，症见不寐，胸闷，口苦，痰涎；近代也用于冠心病的心悸、心区痛属痰热内郁者，及痰热内扰而致的眩晕、心悸、失眠的神经衰弱症。❸《三因极一病证方论》卷八方。半夏、麦冬各一两半，茯苓二两，炒酸枣仁三两，炙甘草、桂心、远志（姜汁炒）、黄芩、萆薢、人参各一两。为粗末，每服四钱，加糯米，水煎服。治胆虚寒，眩厥，指不能摇，躄不能起，僵仆，目黄，失精，虚劳虚扰，喘满，浮肿，不睡。❹《世医得效方》卷九方。半夏、竹茹、枳实（麸炒）各二两，陈皮三两，炙甘草、人参各一两，茯苓一两半。为粗末，每服三钱，加生姜五片、大枣一枚，水煎，食前服。治大病后虚烦不得眠，并治惊悸自汗，遇事易惊。如未效，加远志、五味子各一两，酸枣仁（蚌粉炒）一两。❺《婴童百问》卷二方。半夏、枳实、酸枣仁各二钱半，茯苓五钱，橘红、甘草各一钱半。为粗末，每服一钱，入竹茹、姜、枣少许，水煎服。治心悸烦躁不得眠。若腹痛加芍药。

温毒wēndú 病名。见《肘后备急方》卷二。❶指春温发癍的病证。《医学入门》卷三："伤寒阳症发癍，谓之阳毒，春温发斑，谓之温毒。"❷感受温邪热毒疾患的总称。《温病条辨·上焦篇》："温毒者，诸温夹毒，秽浊太甚也。"一般发生于冬春两季。主要表现为突然寒战高热，头痛恶心，骨节酸痛，烦躁口渴，舌苔黄，脉洪数。继即出现头面红肿，或颐肿，或咽喉肿痛白腐，或身发癍疹等。治以清热解毒为主，方如加减普济消毒饮、升麻葛根汤、三黄石膏汤、黄连解毒汤等。如热入营血，则宜凉营解毒，如用清瘟败毒散加减。参见"大头瘟""烂喉痧"等条。本病可见于麻疹、流行性腮腺炎、头面丹毒、猩红热、瘢疹伤寒等疾患。

温毒病论wēndúbìnglùn 温病著作。《邵氏医书三种》之一。清代邵登瀛撰。刊于1815年。作者鉴于冬温、春温、温疫、湿温于盛行时常夹杂温毒病证，遂参酌吴又可、喻嘉言二家之说，旁集有关医著编成。邵氏于温毒、疫病证治阐述尤详。书后附列治疗方剂，选方颇精，切于实用。

温毒发瘢wēndúfābān 病证名。见《肘后备急方·治伤寒时气温病方》。又名时疫发瘢、瘟疫发瘢，时气发瘢。多因毒气弥漫营卫，三焦壅闭，燔灼气血所致。《重订广温热论·论温热兼症疗法》："温毒发斑，不因失汗、失下。初起脉浮沉俱盛，壮热烦躁，起卧不安；外或头面红肿，咽喉肿痛，吐脓血，面赤如锦纹，身痛如被杖；内则烦闷呕逆，腹痛狂乱，躁渴，或狂言下利。如是而发斑者，点如豆大而圆，色必紫黑而显，胸背腰腹俱稠。毒气弥漫营卫，三焦壅闭，燔灼气血，斯时而任白虎之化斑，犀角大青之解毒，邪毒得凉而愈郁，反致不救；惟下之则内壅一通，邪气因有出路，斑毒亦从而外解矣。治法惟紫草承气汤、拔萃犀角地黄汤二方合用，加金汁，皂角刺最效。病势极重者，症必浑身发臭，不省人事，口开吹气，舌现黑苔黑瓣底，必须用十全苦寒救补汤，生石膏加重四倍……惟斑色紫者虽为危候，黄连解毒合犀角地黄汤连投数剂，亦可十中救二三。"参见"温毒""瘟疫""时疫发瘢""瘟疫发瘢"条。

温法wēnfǎ 治法。八法之一。又称祛寒法。用温热药治疗寒证的方法。《素问·至真要大论》："寒者热之""劳者温之"。具体方法有温中祛寒、温经祛寒、回阳救逆、甘温除热等。详各条。

温肺wēnfèi 治法。又称温肺散寒。肺寒证的治法。肺寒本属阳虚，阳虚生外寒，故本法具温肺、散寒作用，多用辛温解表之剂，常用细辛、桂枝、麻黄、干姜、葱白之类。阳虚则阴盛，故肺寒多饮证，治宜温肺逐饮，常用小青龙汤、苓桂术甘汤等。又温肺常须结合补脾益肺，或温补命门以治其本。

温肺桂枝汤wēnfèiguìzhītāng 《医醇賸义》卷四方。桂枝、沉香各五分，当归、茯苓、桑皮各二钱，苏子一钱五分，橘红一钱，半夏一钱二分，瓜蒌实四钱，姜汁二小匙（冲）。水煎服。功能温肺化痰，降气除满。治肺胀，虚满而喘咳。

温肺散wēnfèisǎn ❶《圣济总录》卷四十八方。细辛二两，炙甘草、炮姜、五味子、茯苓各四两。为末，每服一钱匕，食后，临卧白水送下。功能温肺化饮。治肺中寒，咳唾浊沫。❷《证治准绳·幼科》集八方。天花粉半两，炙甘草二钱半。为末，每服一钱，蜂蜜熟水调下。治小儿痫嗽不止。

温肺散寒wēnfèisànhán 治法。即温肺，详该条。

温肺汤wēnfèitāng ❶《太平惠民和剂局方》卷四方。白芍药六两，炒五味子、炮姜、制半夏、陈皮、杏仁、炒甘草各三两，细辛二两（一方去白芍药、细辛）。为粗末，每服三钱，水煎服，滓再煎服。功能温肺化饮。治肺虚，久客寒饮，发则喘咳，不能坐卧，呕吐痰沫，不思饮食。❷《重订严氏济生方》方。人参、钟乳粉、制半夏、肉桂、橘红、炮姜各一两，木香、炙甘草各五钱。为粗末，每服四钱，加生姜五片，水煎服。治肺劳虚寒，心腹冷痛，胸胁逆满，气窜背痛，饮食即吐。❸《证治准绳·类方》第六册方。升麻、黄芪、丁香各二钱，葛根、羌活、炙甘草、防风各一钱，麻黄四钱。为粗末，分二服，每服加葱白二茎，水煎服。治鼻塞，眼多眵泪。

温肺止流丹wēnfèizhǐliúdān 《辨证录》卷三方。人参、荆芥、细辛各五分，诃子、甘草各一钱，桔梗三钱。水煎，调煅石首鱼脑骨末五钱服。治鼻渊属肺气虚者。

温肺逐饮wēnfèizhúyǐn 治法。参见"温肺"条。

温粉wēnfěn 《类证活人书》卷十三方。白术、藁本、川芎、白芷。为细末，每一两，入米粉三两和匀，扑周身。治汗出不止。

温风散wēnfēngsǎn 《仁斋直指方论》卷二十一方。当归、川芎、细辛、白芷、荜茇、藁本、炒蜂房各等分。为粗末，每次二钱，水煎冷漱。治风冷齿痛。

温服wēnfú 服药法。指药汤不冷不热时服下。一般的补托、温养药均宜温服。现在多种性质的药汤都用温服法。

温肝散寒wēngānsànhán 治法。温阳法之一。治疗阳气不足，肝为寒邪所中或寒滞肝脉，出现手足逆冷，干呕吐冷涎，寒疝绕脐痛或下腹胀痛，牵引睾丸坠痛，脉沉弦紧诸症。常用方如吴茱萸汤、大乌头煎等。

温和灸wēnhéjiǔ 悬起灸之一种。是将艾条燃着的一端与施灸部位的皮肤保持一寸左右距离，使患者有温热而无灼痛的一种方法。亦有认为相对烧灼灸而言，凡可使患者产生温热感觉的灸法，均称为温和灸。一般每次灸至皮肤潮红为止。用于一般灸法适应证。

温化寒痰wēnhuàhántán 治法。即用具有温阳祛寒化痰作用的方药治疗寒痰证的治法。

温化水湿剂wēnhuàshuǐshījì 即以温阳利水药为主配伍组成，治疗寒湿证的祛湿剂。

温降汤wēnjiàngtāng 《医学衷中参西录》方。白术、清半夏、干姜各9g，山药、代赭石（轧细）各18g，白芍药、生姜各6g，厚朴4.5g。水煎服。功能温中健脾，和胃降逆。治吐衄脉虚濡而迟，饮食停滞胃口，不能消化，属因凉而胃气不降而致者。

温经除湿汤wēnjīngchúshītāng 《兰室秘藏·妇人门》方。柴胡、草豆蔻、炒神曲、木香各二分，麻黄（不去节）、独活、当归身、黄连、黄柏各一分，羌活七分，升麻五分，白芍药三钱，人参、白术、炙甘草、猪苓、泽泻各一钱，黄芪、橘皮、苍术各二钱。为粗末，分作二服，水煎，食后服。功能祛风除湿，益气健脾。治肢节沉重，疼痛无力，合眼则麻木，开目则不麻，醋心，头目眩晕者。

温经活血wēnjīnghuóxuè 治法。即用具有温阳通经、活血化瘀作用的方药治疗寒凝经脉、血行不畅所致病证的治法。

温经祛寒wēnjīngqūhán 治法。温通经络、祛散寒邪的治法。❶寒邪凝滞经络，肢体关节疼痛，痛有定处，日轻夜重，行走不便，常用麻黄、桂枝、苍术、制川乌、附子、细辛、千年健等药。❷伤寒寒中少阴之经，外连太阳之证，用麻黄附子细辛汤，温少阴之经而祛散寒邪。❸妇女冲任虚寒而月经不调或月经后期，用吴茱萸、桂枝、附子、生姜、当归、川芎、白芍、党参、炙甘草、阿胶等。

温经散寒剂wēnjīngsànhánjì 即以温通经络、祛散寒邪药为主配伍组成，治疗寒凝经络，肢节疼痛等证的温里剂。

温经摄血汤wēnjīngshèxuètāng 《傅青主女科》卷上方。熟地黄、白芍药（酒炒）各一两，川芎（酒炒）、白术（土炒）各五钱，五味子三分，柴胡、肉桂各五分，续断一钱。水煎服。功能温经摄血。治经水后期量多。

温经汤wēnjīngtāng ❶《金匮要略》方。又名大温经汤。吴茱萸三两，当归、川芎、芍药、人参、桂枝、阿胶、牡丹皮、生姜、甘草各二两，半夏半升，麦门冬一升。水煎，分三次服。功能温经养血，活血调经。治瘀血阻滞，致经水淋漓不止，暮即发热，少腹里急，腹满，手掌烦热，唇口干燥，或妇人少腹寒，久不受胎，或月水来过多，及至期不来。方中吴茱萸、桂枝温经散寒；当归、川芎、芍药、丹皮养血调经，活血祛瘀；阿胶、麦冬益阴养血；人参益气生血；半夏、生姜、甘草合人参补中气，健脾胃，助生化之源。合而用之，有温经散寒，养血祛瘀之效。❷《圣济总录》卷五十一方。炮附子、杜仲、牛膝（酒浸）各一两，炮姜、桂、续断、炒补骨脂各三分。为粗末，每服三钱匕，加生姜三片，水煎，临熟入盐一捻，空腹、食前服。治肾虚胀，寒气不宣利，上攻腹内及背腰脊髀痛。❸《妇人良方大全》卷一方。又名良方温经汤。当归、川芎、芍药、肉桂、莪术（醋炒）、牡丹皮各五分，人参、牛膝、炙甘草各七分。水煎服。治血海虚寒，月经不调，血气凝滞，脐腹作痛，其脉沉紧。

温经止血wēnjīngzhǐxuè 治法。即用具有温阳散寒止血作用的方药治疗寒邪所致出血病证的治法。

温精毓子丹wēnjīngyùzǐdān 《辨证录》卷十方。人参、茯神、远志各二两，肉桂、五味子、肉豆蔻、柏子仁各一两，菟丝子、当归、炒酸枣仁、山茱萸、补骨脂、肉苁蓉各三两，黄芪半斤，鹿茸一对，砂仁五钱，白术五钱。为细末，炼蜜为丸，每服一两，酒送下。治精寒无子。

温灸器wēnjiǔqì 灸具名。又称灸疗器。是一特制的金属圆筒，外形分筒体和持柄两部分。筒体上下各有多数小孔，上孔可以通风出烟，下孔用以传导温热。内另有小筒一个，可置艾或药物燃烧。使用时，先将艾或药物点燃，置灸器于应灸之处，或作来回温熨，使温热传至体内，有调和气血、温散寒邪的作用。

温灸器灸wēnjiǔqìjiǔ 灸法。即用特制的金属圆筒进行艾灸的方法。

温开wēnkāi 治法。即逐寒开窍，详该条。

温开剂wēnkāijì 即以逐寒开窍药为主配伍组成，治疗寒湿痰浊阻滞心包、神识昏迷之寒闭证的开窍剂。

温里法wēnlǐfǎ 治法。即用药性温热，具有温阳散寒作用的方药治疗寒邪内侵，或阳虚内寒病证的治法。

温疠wēnlì 病名。即瘟疫。《素问·六元正纪大论》："凡此太阴司天之政……其病温疠大行，远近咸若。"详"瘟疫"条。

温溜wēnliū 经穴名。代号 LI7。出《针灸甲乙经》。别名蛇头、逆注。属手阳明大肠经。手阳明郄穴。位于前臂背面，阳溪穴与曲池穴连线上，距阳溪穴5寸处（《医学入门》）。另说"在腕后，少士五寸，大士六寸"（《针灸甲乙经》）；"在腕后五寸六寸间，动脉中"（《太平圣惠方》）。布有前臂背侧皮神经，桡神经深支，桡动脉肌支与头静脉。主治头痛，面肿，项强，口舌咽喉肿痛，口眼㖞斜，肠鸣腹痛，肩臂酸痛，疔疮等。直刺0.5～1寸。艾炷灸3～5壮；或艾条灸5～10分钟。

温六丸wēnliùwán 《医学正传》卷二方。即温清丸，见该条。

温麻wēnmá 病证名。指麻疹温热偏重者。出元代滑伯仁《麻证新书》。麻疹原系一种外感天行、内蕴热毒的疾病，由于病情偏于温热，症见烦渴，壮热，甚或神昏、谵语。疹前期将出未出时，治宜辛凉透发，用银翘散加减；已出疹点红肿甚大者，宜清解透毒，用清营汤加减。

温脑散wēnnǎosǎn 《传信适用方》卷一方。川芎二两，天麻、炮川乌各一两。为细末，每服二钱，茶水送下。治头风。

温疟wēnnüè 病证名。❶疟疾之一。《素问·疟论》："此先伤于风，而后伤于寒，故先热而后寒也，亦以时作，名曰温疟。"后世论温疟，复有以下几种说法：①因素有伏热，复感疟邪所致者。《金匮要略》："温疟者，其脉如平，身无寒但热，骨节疼烦，时呕，白虎加桂枝汤主之。"清代莫枚士《研经言》指出："疟有寒，温无寒。先温而感春寒，则内热为外寒所抑，表实故无寒。曰温疟者，合二病以名之。"②即瘅疟。见《症因脉治》。③指内有伏邪，主夏季感受暑热而发的一种疟疾。《症因脉治》又称之为肾经疟。症见肌肉消，脑髓烁。先有烦躁发热，躁状畏人；热势稍衰，又见恶寒，脉弦。治宜补肾益阴为主。❷疫病的一种。《温疫论·温疟》："凡疟者，寒热如期而发，余时脉静身凉，此常疟也。以疟法治之。设传胃者，必现里证，名为温疟，以疫法治者生，以疟法治者死。"参见"疟疾""温疫"条。

温脾wēnpí 治法。即温中祛寒。用温补药治疗脾胃虚寒的方法。常用方如温脾饮、理中汤等。

温脾散wēnpísǎn ❶《颅囟经》卷上方。附子、干姜、炮甘草各半两，白术一两。为末，每服五分，米饮送下。功能温阳健脾。治小儿水泻利，并脾冷，食乳不消，吃奶频吐。❷《证治准绳·幼科》集七引张氏方。诃子肉、人参各七钱，白术、木香、桔梗、茯苓、藿香、陈皮、黄芪各五钱，炙甘草二钱半。为末，每服二至三钱，加姜、枣，水煎服。功能健脾益气，行气和胃。治小儿脾胃亏损，腹胁虚胀，乳食不进，困倦无力。

温脾汤wēnpítāng ❶《备急千金要方》卷十五方。①大黄四两（后下），人参、甘草、干姜各二两，附子一枚。为粗末，水煎，分三次服。功能温补脾阳，攻下冷积。治冷积便秘，腹满痛，喜温喜按，手足不温，或久痢赤白，经年不止。方中附子温壮脾阳以散寒凝，大黄荡涤泻下而除积滞，为君药；干姜、人参、甘草协助附子温补阳气，为臣药；甘草调药和中，为使药。诸药合用，成为温脾攻下之剂。②大黄、桂心各三两，附子、干姜、人参各一两。为粗末，水煎，分三次服。治证同上，但宜于寒证而兼见冲逆者。❷《备急千金要方》卷十三方。当归、干姜各三两，附子、人参、芒硝、甘草各二两，大黄五两。为粗末，水煎，分三次服。功能温补脾阳，攻下冷积。治腹痛，脐下绞疼，绕脐不止。❸《备急千金要方》卷十八方。甘草四两，大枣二十枚。为粗末，水煎，分三次服。治食饱而咳。❹《千金翼方》卷十五方。半夏四两，干姜、赤石脂、白石脂、炙厚朴、桂心各三两，当归、川芎、炮附子、炙甘草、人参各二两。水煎，分三次服。治脾气不足，腹痛下痢，食不消。❺《普济本事方》卷四方。姜厚朴、炮姜、甘草、桂心、生附子各五钱，大黄四钱（后下）。为粗末，水煎，分三次服。功能温补脾肾，攻下冷积。治肠胃冷积，连年腹痛泄泻，休作无时。

温脾丸wēnpíwán 《圣济总录》卷四十五方。高良姜一两，炮附子、炮姜、炒胡椒各半两。为细末，炼蜜为丸，梧桐子大，每服二十丸，生姜、橘皮煎汤或米饮送下，不拘时服。功能温中祛寒。治脾脏冷气，腹内虚鸣。

温脾饮wēnpíyǐn 《马培之外科医案》方。当归、延胡索、白芍药、续断各一钱半，白术、姜半夏各一钱，茯苓二钱，乌药、小茴香、厚朴各八分，炙甘草四分，煨生姜二片。水煎服。治寒客太阴，或痰滞于脾，肚腹悠悠作痛，腰酸伛偻。

温脐化湿汤wēnqíhuàshītāng 《傅青主女科》卷上方。白术（土炒）一两，茯苓、炒扁豆各三钱，炒山药、巴戟天（盐水炒）各五钱，白果十枚（打），莲子三十枚。水煎服。治经水将来，脐下疼痛，属寒湿者。

温气wēnqì 即阳气。《素问·调经论》："厥气上逆，寒气积于胸中而不泻，不泻则温气去。"详"阳气"条。

温清并用wēnqīngbìngyòng 治法。即用具有清热、温阳作用的方药治疗寒热错杂证的治法。

温清散wēnqīngsǎn 《万病回春》卷六方。又名温清饮、解毒四物汤。当归、白芍、熟地黄、川芎、黄连、黄芩、黄柏、栀子各一钱半。水煎，空腹服。功能养血清热。治妇人崩漏不止，或如豆汁，五色相杂，面色萎黄，脐腹刺痛，寒热往来。

温清丸wēnqīngwán 《丹溪心法》卷五方。又名温六丸。干姜一两，滑石、甘草各二两。为末，蒸饼为丸，每服二钱，温开水送下。功能温散寒湿，止呕止泻。治寒湿阻于脾胃，呕吐泄泻。

温清饮wēnqīngyǐn 即温清散，见该条。

温泉汤wēnquántāng 《医醇賸义》卷四方。当归、牛膝各二钱，附子八分，小茴香、乌药、陈皮、青皮各一钱，补骨脂（核桃肉拌炒）一钱五分，木香五分，生姜三片。水煎服。治肾胀，腹满引背，央央然腰髀痛。

温热wēnrè ❶病因。同温邪或热邪。亦有以邪轻为温，邪重为热；渐感为温，速发为热；冬春为温，夏暑为热。实际上差别不大。❷病名，即温病。如《温热经纬》以此作为外感热病的总称。❸温病分类名称。病因由于热而不夹湿的，称为温热，如风温、温燥等；湿热合邪的，称为湿热，如暑湿、湿温等。

温热病wēnrèbìng 病名。见《外台秘要》卷四。❶温病的别称。泛指各种温病、热病。也有以感受热邪的轻重与季节的不同，分称为"温病"与"热病"者。《类证活人书》卷五："因春温气而变，名曰温病；因夏热气而变，名曰热病。温、热二名，直以热之多少为义。"参见"温病""热病"条。❷温病之一种。指温病之偏热盛而不兼风、寒、暑、湿等他邪者。《温病条辨·上焦篇》："温病者，有风温、有温热、有温疫、有湿毒、有暑温、有湿温、有秋燥、有冬温、有温疟。"又："温热者，春末夏初，阳气弛张，温盛为热也。"

温热病指南集wēnrèbìngzhǐnánjí 温病著作。1卷。原题清代陈平伯撰。刊于1809年。本书前述温热病大意，次为风温证条例，论述风温诸证证治，介绍其立法及具体方药，逐条予以辨注分析，在温病学派中有一定的影响。后列湿温证条例，内容与《湿热条辨》大致相同。

温热逢源wēnrèféngyuán 温病著作。3卷。清代柳宝诒撰。上卷详注《内经》《难经》及《伤寒论》中伏气温病，并附注《伤寒论》暴感暑热、兼感湿温各条；中卷辨正《温热暑疫全书》《伏邪篇》《伤寒绪论》《温疫论》中有关温热病的一些条文；下卷重点论述伏气温病，颇多个人发挥。此书原系未刊稿，后收编于《三三医书》中。1949年后有排印本。

温热经纬wēnrèjīngwěi 温病著作。5卷。清代王孟英撰于1852年。卷一至卷二选辑《内经》《伤寒杂病论》中有关温热病的论述，并引录前人的注文以阐明一些温热病病源、证候及治法；卷三至卷四采辑叶天士、陈平伯、薛生白、余师愚等研究温热病、湿热病、疫病的心得，将温热病的辨证按叶天士分为卫、气、营、血四个阶段，用以具体说明热性病的发展规律；末卷为温热病方论，共选113方。全书"以轩岐仲景之文为经，叶薛诸家之辨为纬"（见本书自序），参考各家有关著述，并有较多的个人见解，是一部较有影响的温热病专著。本书现有多种刊本。

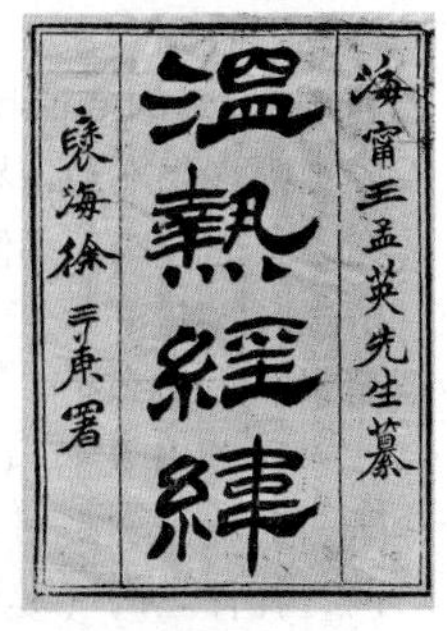

温热经纬

温热痉wēnrèjìng 病证名。小儿痉病之一。小儿感受温热病邪，侵袭经络，壮热，发痉者。治宜辛凉镇痉。用白虎汤加全蝎、蜈蚣之类。参见"风温痉"条。

温热论wēnrèlùn 温病著作。1卷，清代叶天士述，相传系叶氏门人顾景文记录整理而成。传本不一，其一传于叶氏门人华岫云，王孟英《温热经纬》中《外感温热篇》的原文即据于此；又本见于唐大烈《吴医汇讲》卷一，名为《温症论治》，内容与华氏本大同小异，次序略有不同，章虚谷注本即本于此，名为《叶天士温热论》，收入《医门棒喝》中。《温热论》记录了叶氏对温热病论述的精华部分，重点分析温邪的传变规律，温热病的病理和治法，创立卫、气、营、血的辨证体系，介绍温热病察舌、验齿和观察瘢疹、白㾦的诊法等内容，其中的一些学术见解直到现在仍为临床医家所重视。此外尚有清代周学海等多种注本，较近的一本为杨达夫所撰《集注新解叶天士温热论》，系杨氏汇集诸家注释结合个人经验体会编成，内容在一定程度上反映了近代的治疗发展情况。本书于1962年由天津人民出版社出版。

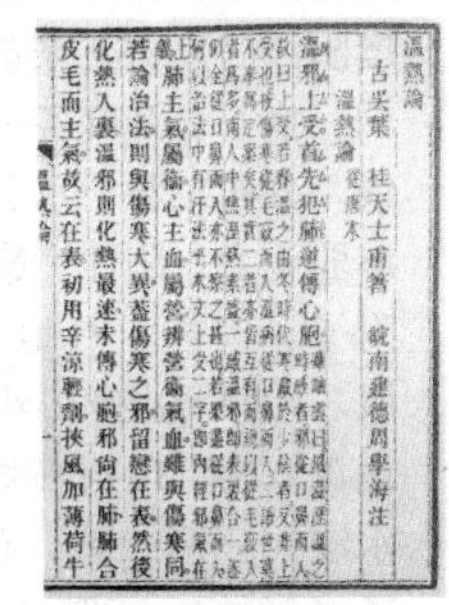
温熱論
古吴葉桂天士甫著 皖南建德周學海注
温熱論 從唐本
温邪上受首先犯肺逆傳心胞
肺主氣屬衛心主血屬營辨營衛氣血雖與傷寒同
若論治法則與傷寒大異蓋傷寒之邪留戀在表然後
化熱入裏温邪則化熱最速未傳心胞邪尚在肺肺合
皮毛而主氣故云在表初用辛涼輕劑挾風加薄荷牛

温热论

温热论笺正wēnrèlùnjiānzhèng 温病著作。陈光淞撰于1915年。陈氏推崇叶天士《温热论》，但认为前人的一些注释不够理想，遂逐条加以笺正。作者的本意是"笺叶氏之旨，正诸家之失"（见序例）。全书分析比较精细，但在某些问题上也存在局限和片面的观点。现有《珍本医书集成》本。

温热暑疫全书wēnrèshǔyìquánshū 温病著作。4卷。清代周扬俊撰于1679年。本书将温病、热病、暑病、疫病依次分卷论述，选辑《伤寒论》《温疫论》等有关原文加以注释发挥，参阅诸家学说结合个人见解，详细分析各种证候及其治法，并附前人医案作为临证借鉴。1949年后有排印本。

温热赘言wēnrèzhuìyán 温病著作。1卷。原题清代寄瓢子述。初附于《三家医案合刻》之后，刊于1831年。此书内容与《温热病指南集》大致相同。内容详参"温热病指南集"条。

温肾wēnshèn 治法。又名温水脏、暖水脏。属补阳法之一。即用温性药物补肾助阳。适用于肾阳虚损，命门火衰。症见腰酸膝软、阳痿早泄、自汗怕冷、虚喘耳鸣等。

参见“补阳”条。

温肾利水wēnshènlìshuǐ 治法。治疗肾阳虚水肿的方法。肾阳虚则气化不利，易致水湿内停。症见四肢浮肿、面色苍白、腰部酸冷、小便短少，舌淡、苔薄白，脉沉细弱。用济生肾气丸。

温肾散wēnshènsǎn 《三因极一病证方论》卷八方。熟地黄一斤，肉苁蓉（酒浸）、麦冬、牛膝（酒浸）、五味子、巴戟天、炙甘草各八两，茯神（去木）、炮姜各五两，杜仲三两（姜汁淹，炒断）。为末，每服二钱，空腹温酒送下，日二三次。功能温补肾阳。治肾虚寒，阴痿，腰脊痛，身重，缓弱，足腰不可以按，语音涩浊，阳气顿绝。

温肾散寒wēnshènsànhán 治法。即用具有温阳补肾散寒作用的方药治疗肾阳虚寒凝所见证候的治法。

温肾汤wēnshèntāng ❶《千金翼方》卷十七方。茯苓、干姜、泽泻各二两，桂心三两。为粗末，水煎，分三次服。功能温肾利湿。治腰脊膝脚浮肿不遂。❷《兰室秘藏·阴痿阴汗门》方。柴胡、麻黄根各六分，茯苓、白术、酒黄柏、猪苓、升麻各一钱，苍术、防风各一钱五分，泽泻二钱。分作二服，水煎，食前稍热服。治面色萎黄身黄，脚痿弱无力，阴汗。❸《杂病源流犀烛·脏腑门》卷七方。附子、肉桂、熟地黄、牛膝、茯苓、生姜。水煎，空腹服。治肺肾虚寒，小便黄赤。❹《罗氏会约医镜》方。熟地黄八两，山药（炒）、枣皮（醋蒸）各四两，泽泻（盐水浸）一两二钱，茯苓、补骨脂（酒炒）各三两，五味子（微炒）二两，菟丝子（淘去泥沙，酒蒸）、肉桂、附子各四两。先将地黄、枣皮捣成膏，后将各药研末，加山药打糊为丸（不用泽泻亦可）。治五更及天明泄泻，多年不愈。

温肾止呕汤wēnshènzhǐ'ǒutāng 《傅青主女科》卷下方。熟地黄、山茱萸（蒸）各五钱，巴戟天（盐水炒）、白术（土炒）各一两，人参三钱，茯苓二钱，炮姜一钱，白蔻仁（研）一粒，橘红（姜汁洗）五分。水煎服。治妇人产后呕吐。

温氏海上仙方wēnshìhǎishàngxiānfāng 方书。见“助道方服药须知”条。

温氏医案wēnshìyī'àn 医案著作。清代温载之撰于1886年。治案以病分类辑录。作者擅治温病，故此类验案尤多。治案辨证较细致，其中治气肿及疯狗咬伤方为其他医案著作所罕见。但也杂有一些不切实际的论述。

温氏医书三种wēnshìyīshūsānzhǒng 丛书。清代温载之（存厚）撰。刊于1886年。收有《温病浅说》《温氏医案》及《小儿急惊治验》3种，现存初刻本。

温水脏wēnshuǐzàng 即温肾，详该条。

温通汤wēntōngtāng 《医学衷中参西录》方。炒椒目24g，威灵仙9g，炒小茴香6g。水煎服。治下焦受寒，小便不通。

温通小肠wēntōngxiǎocháng 治法。即用具有温阳散寒行气作用的方药治疗寒滞小肠证的治法。

温土毓麟汤wēntǔyùlíntāng 《傅青主女科》卷上方。巴戟天（酒浸）、覆盆子（酒浸）各一两，白术（土炒）、炒山药各五钱，人参三钱，炒神曲一钱。水煎服。功能温补脾肾。治妇人脾胃虚寒不孕。

温胃丹wēnwèidān 《证治准绳·幼科》集七方。人参、白术（炮）、木香各一两，五味子、当归、高良姜各五钱。为细末，面糊为丸，黍米大，每服十丸，米饮送下。治小儿腹痛啼哭不止。

温胃丁香散wēnwèidīngxiāngsǎn 《傅青主女科·产后编》卷下方。当归三钱，白术二钱，炮姜、丁香各四分，人参一钱，陈皮、炙甘草、前胡、藿香各五分。加生姜三片，水煎服。功能温中益气，和胃止呕。治产后七日以外，呕逆不食。

温胃化痰丸wēnwèihuàtánwán 《御药院方》卷五方。制半夏三两，白术、陈皮、炮姜各一两。为细末，姜汁打糊为丸，梧桐子大，每服二十丸，姜汤送下。功能温胃化痰。治膈内有寒，脾胃伤饮，胸膈不快，痰涎不已。

温胃建中wēnwèijiànzhōng 治法。温法之一。是治疗胃气虚寒的方法。症见胃脘隐痛，得食痛减，吐清水，大便稀烂，舌淡白，脉细。常用方如黄芪建中汤。

温胃散wēnwèisǎn ❶《圣济总录》卷六十四方。生姜（用盐二两淹一宿，炒过，入陈曲末一两，同炒干）半斤，陈皮、半夏（为末，生姜汁同捣作饼，晒干）、草豆蔻（不去皮）各一两，丁香一分，炙甘草二两。为粗末，每服二钱，加茶点服。功能顺气消宿食。治留饮。若脾胃寒，加炮附子五钱，半夏一两。❷《证治准绳·幼科》集八方。丁香一两，肉豆蔻、半夏（矾水浸，炒黄）、白术、干姜、甘草、人参各五钱。为末，每服一钱，加生姜二片，水煎，食前服。治小儿脾冷流涎。

温胃散寒wēnwèisànhán 治法。即用具有温阳散寒和胃作用的方药治疗寒邪犯胃证的治法。

温胃汤wēnwèitāng ❶《备急千金要方》卷十六方。附子、当归、厚朴、人参、陈皮、芍药、甘草各一两，干姜五分，川椒三合。为粗末，水煎，分三次服。治胃气不平，时胀咳，不能食。❷《脾胃论》卷下方。人参、甘草、益智仁、砂仁、厚朴各二分，白豆蔻、干姜、泽泻、姜黄各三分，黄芪、陈皮各七分。为粗末，每服三钱，水煎，食前服。治因服寒药过多，致脾胃虚弱而胃脘疼痛。

温胃饮wēnwèiyǐn ❶《景岳全书·新方八阵》卷五十三方。人参、炒白术各一至三钱（或一两），炒扁豆二钱，陈皮一钱（或不用），干姜（炒焦）二至三钱，炙甘草一钱，当归一至二钱（滑泄者勿用）。水煎，食远服。治中寒呕吐吞酸，泄泻，不思饮食，及妇人脏寒呕恶，胎气不安等病证。如下寒带浊者，加补骨脂一钱；气滞或兼胸腹痛者，加藿香、丁香、木香、白豆蔻、砂仁、白芥子之属；兼外邪及肝肾之病者，加桂枝、肉桂，甚者加柴胡；脾气陷而身热者，加升麻五至七分；水泛为痰而胸腹痞满者，加茯苓一二钱；脾胃虚极，大呕大吐不能止者，倍用参、术，仍加胡椒二三分煎熟，徐徐服之。❷《医宗金鉴·外科心法要诀》卷六十二方。人参、炮姜、甘草、沉香、制附子各一钱，炒白术二钱，丁香五分，吴茱萸七分，柿蒂十四个。加生姜三片、大枣二枚，水煎，不拘时服。治痈疽脾胃虚弱；或内伤生冷，外感寒邪，致胃脘疼痛，呕吐清水，呃逆等症。

温下wēnxià 治法。下法之一。用于寒性积滞里实证的治法。如大便不通属于寒结的，症见腹满而实，手足凉，苔白腻，脉沉弦或沉迟等。选用温性泻下药，如巴豆霜；或以温热药与寒下药配用，如附子、细辛配大黄。代表方剂有三物备急丸、大黄附子汤等。

温下剂wēnxiàjì 即以温阳散寒与苦寒攻下药为主配伍组成，治疗里寒实证的泻下剂。

温邪wēnxié 各种温热病致病邪气的通称。包括温病中的春温、风温、暑温、伏暑、湿温、秋燥、冬温、温疫、温毒和温疟等的病因。《温热论》："温邪上受，首先犯肺。"

温邪犯肺wēnxiéfànfèi　病机。一般指外感性热病发病初期的病机。外感温热邪气，从口鼻而入；又肺合皮毛，主人身之表，故温邪首先侵犯肺卫，出现肺卫之证。症见发热，微恶寒，头痛，咳嗽，口微渴，无汗或少汗，舌红苔薄白，脉浮数。《外感温热篇》："温邪上受，首先犯肺，逆传心包。"治宜轻宣肺气，泄卫透热。

温邪上受wēnxiéshàngshòu　病机。指外感温热病的感受病邪由口鼻而入。肺居上焦而开窍于鼻，温邪的发病规律多从肺开始，出现发热、头痛、恶风寒、汗出、口渴、咳嗽、脉浮数等症。《温热论》："温邪上受，首先犯肺。"

温血wēnxuè　治法。是治疗血分有寒的方法。❶温补血分。如妇女崩漏、男子吐血，舌质淡，脉虚无力，唇爪不红润，用十全大补汤。❷温化祛瘀。治疗因寒而致瘀血。如妇女因虚寒而月经不调、痛经、闭经，经来量少色黯，舌有紫瘀点，脉沉或涩，用当归、芍药、桂枝、牡丹皮、川芎、生姜等。

温阳wēnyáng　治法。温法之一。温通阳气的治法。如回阳救逆、温中祛寒等。详各条。

温阳化饮wēnyánghuàyǐn　治法。即用性味辛温，具有温阳化饮作用的方药治疗阳虚饮停证的治法。

温阳利湿wēnyánglìshī　治法。即化气利水。治疗阳气被水寒阻遏而小便不利的方法。如病人内停水湿，外有表寒，阳气受水寒阻遏，症见小便不利、头痛、微发热、心烦口渴、水入则吐、苔白腻、脉浮。用五苓散，取桂枝以温阳化气，四苓以行湿利水。

温阳利水wēnyánglìshuǐ　治法。即用具有温补阳气、渗湿利水作用的方药，治疗阳气不足、水湿内停所致病证的治法。

温阳散寒wēnyángsànhán　治法。即用具有温补阳气、祛散寒邪作用的方药，治疗寒凝阳虚证、阳虚内寒证的治法。

温阳通便wēnyángtōngbiàn　治法。即用具有温阳祛寒、攻下通便作用的方药，治疗阳虚便秘等病证的治法。

温阳行气wēnyángxíngqì　治法。即用具有温补阳气，理气行滞作用的方药治疗阳虚气滞证的治法。

温养wēnyǎng　治法。补法之一。用温性药物补养正气的治法。多用于脏腑虚弱而偏于阳虚的病证。如四君子汤补气益脾。

温疫wēnyì　病名。❶与瘟疫同义。详该条。❷指伤寒之热未已，更感时行之气（清代叶天士《医效秘传》）。其症身热头疼，烦渴呕逆，或有汗，或无汗，皆由温热相合而成。治宜寒凉清热为主。

温疫发癍wēnyìfābān　病证名。又名时气发癍、时疫发癍、温毒发癍。《瘟疫论补注·发斑》："温疫发斑，寒热虚实皆有之，重者二三日便见，轻者五六日方出，淡红稀小者吉，稠密紫赤者凶。必察元气虚实，脉之有力无力。欲出未出，葛根升麻汤。斑已出，不宜再发，烦渴热甚，脉洪数者，白虎汤，脉虚者加人参。"参见"瘟疫""时气发癍""时疫发癍""温毒发癍"条。

温疫论wēnyìlùn　温病著作。2卷。明代吴有性撰于1642年。1641年山东、浙江等地疫病流行，医者以伤寒治法无效，枉死者颇多。吴氏推究病源，指出是温疫，系感染"异气"（又名杂气或戾气）所致，病由口鼻而入。对瘟疫病因和传染途径的认识，较之前人有较大突破。吴氏参考古今医案，创造了一些较有实用价值的治法。书中详论温疫病因、初起、传变诸症及治法等内容。乾隆年间，复有洪天锡补注本，书名《补注温疫论》。嗣后又有郑重光补注本，名为《温疫论补注》，1955年由人民卫生出版社影印出版。此外又有《医门普度温疫论》，系清代孔毓礼、龚绍林等据吴氏原著加评，其原文和编排次序与《温疫论补注》略异；下卷并集喻嘉言、林起龙、刘宏璧等有关疫病的论述，并附名方及前人疫病治案等。现有《中国医学大成》本。

温疫论辨义wēnyìlùnbiànyì　温病著作。4卷。清代杨尧章编撰。刊于1856年。杨氏于吴有性《温疫论》原文后逐条予以辨析，或阐发吴氏立论的精义，或参证个人的学术经验，着重辨明是非疑似之处。卷末另撰胃气论、寒疫论各一篇，前者申明胃气升清降浊、治胃在补偏救弊中的重要性；后者辨明寒疫与温疫受气与主治的不同，并各附方案于后。

温疫论补注wēnyìlùnbǔzhù　温病著作。见"温疫论"条。

温疫论类编wēnyìlùnlèibiān　温病著作。5卷。清代刘奎评释。刊于1787年。刘氏于温疫专著中推崇吴有性《温疫论》，"但嫌其序次乱杂，前后倒置，不便观览。且行文详略未能合宜，字句多所颣"（见自序）。遂命其子刘秉锦将《温疫论》予以分类，析为诸论、统治、杂症、撮要、正误共5卷。刘奎结合个人学术经验详予评释，并对吴氏原著有所增删和发明。后人将此编入《说疫全书》中。

温疫析疑wēnyìxīyí　温病著作。4卷。清代唐毓厚撰。刊于1878年。作者认为"温、疫本属两途，只因习俗并称，以致疑义不明"（见本书凡例），遂广集诸家学说，参以己见撰成本书。唐氏将温、疫病证大致分为伏气、岁气、时疫、疫毒四门；兼论妇女温热、热入血室等证。选方按治疗大法分为十类，并附治验。

温淫wēnyín　病机。指温病热象炽盛。《灵枢·经脉》："温淫汗出。"张介宾注："温气淫泆（通溢）则汗出。"（见《类经》卷十四）

温隐居备急海上方wēnyǐnjūbèijíhǎishàngfāng　方书。见"助道方服药须知"条。

温隐居海上仙方wēnyǐnjūhǎishàngxiānfāng　方书。见"助道方服药须知"条。

温脏安蛔wēnzàng'ānhuí　治法。即用具有温阳散寒、安蛔止痛作用的方药治疗肠寒而使蛔虫窜扰所致病证的治法。

温燥wēnzào　病名。指感受秋燥之邪而偏热者。与凉燥相对而言。《重订通俗伤寒论·秋燥伤寒》："久晴无雨，秋阳以曝，感之者多病温燥。"初起多见身热头痛，干咳无痰，即或有小量咳痰亦黏腻不爽，气逆而喘，咽喉干痛，鼻干唇燥，心烦口渴，苔薄白而燥，舌尖边俱红等。治宜辛凉解表，佐以润肺，方用桑杏汤。如燥从热化而劫津伤阴，则宜甘凉濡润，选用沙参麦冬汤、玉竹麦门冬汤、清燥救肺汤等。燥伤胃阴，五汁饮。胃液干燥，外感已净者，用牛乳饮。如燥证气血两燔者，用玉女煎。若燥久伤及肝肾之阴，上盛下虚，昼凉夜热，或干咳，或不咳，舌光绛，脉弦细，甚则痉厥，则治宜育阴潜阳，方如三甲复脉汤、专翕大生膏之类（见《温病条辨·秋燥》）。参见"秋燥""凉燥"条。

温燥化痰剂wēnzàohuàtánjì　即以温热燥湿化痰药为主配伍组成，治疗痰湿内盛的祛痰剂。

温者清之wēnzhěqīngzhī　治则。出《素问·至真要大论》。

温次于热，清次于寒。即偏于温热的病证，应用清凉的方药治疗。

温针灸wēnzhēnjiǔ 又称针柄灸。是针刺与艾灸相结合的一种方法。即在留针过程中，将艾绒搓团捻裹于针柄上点燃，通过针体将热力传入穴位。每次燃烧枣核大艾团1～3团。本法具有温通经脉、行气活血的作用，适用寒盛湿重，经络壅滞之证，如关节痹痛，肌肤不仁等。

温疹wēnzhěn 病名。《医学衷中参西录》卷四："温疹之证，西人名为猩红热，有毒菌传染。"即烂喉痧。详该条。

温证指归wēnzhèngzhǐguī 温病著作。3卷。清代周杓元约撰于1799年。作者推崇戴麟郊《广瘟疫论》，认为此书"分汗吐等法为六门及诸杂症，条分缕析，开后人无数法门"，故据戴氏原书的意旨，"略附以温疫所受之原，及诸名家所论，与夫似温症而实非温症等法，汇为一册"（见本书自序）。书中对温病若干问题的论述，多种病证和治法的辨析，治疗方剂的选辑等均能理论联系临床实际，末附温病危重证和羊毛瘟症等治案。现有《中国医学大成》本等。

温症斑疹辨证wēnzhèngbānzhěnbiànzhèng 温病著作。1卷。清代许汝楫撰。刊于1888年。本书专论温病瘢疹的辨证与治疗，指出："瘢毒发于阳，承于阴；疹毒发于阴，承于阳。"许氏阐析在温病过程中瘢、疹的病理和治法各不相同，并介绍了一些自拟的经验效方。末附治霍乱吐泻方。

温中补脾汤wēnzhōngbǔpítāng 《医宗金鉴·幼科杂病心法要诀》卷五十一方。人参、黄芪（蜜炙）、白术（土炒）、干姜、陈皮、姜半夏、制附子、茯苓、砂仁、肉桂、炒白芍药、炙甘草、丁香。加煨姜，水煎服。功能益气健脾，温中和胃。治慢脾风，吐泻日久，闭目摇头，面唇黯，额汗昏睡，四肢厥冷，舌短声哑，频呕清水。

温中化痰丸wēnzhōnghuàtánwán 《太平惠民和剂局方》卷四方。❶青皮、炒高良姜、炒干姜、陈皮各五两。为细末，醋打面糊为丸，梧桐子大，每服三十至五十丸，汤饮送下。治停痰留饮，胸膈满闷，头眩目晕，好卧减食，咳嗽呕吐，气短恶心；或饮酒过多，或引饮无度，或过伤生冷，痰涎并多，呕哕恶心。❷炮姜、半夏各一两，细辛、胡椒各半两，白术二两。为细末，姜汁打糊为丸，梧桐子大，每服三十至五十丸。治证同上。

温中平胃散wēnzhōngpíngwèisǎn 《医醇賸义》卷四方。炮姜、木香各五分，砂仁、陈皮、苍术、厚朴、枳壳、青皮各一钱，炒谷芽、炒神曲各三钱，陈香橼皮八分。水煎服。功能温中化湿，消食和胃。治胃胀，腹满，胃脘痛，鼻闻焦臭，妨于食，大便难。

温中祛寒wēnzhōngqūhán 治法。温法之一。治疗脾胃阳虚阴盛的方法。如症见食不消化、呕吐清水、大便清稀，舌淡苔白，脉沉细，常用理中丸、附子理中丸。

温中散wēnzhōngsǎn 《证治准绳·女科》卷五方。人参、白术、当归、草豆蔻、干姜各一两，制厚朴一两半。为粗末，每服三钱，水煎服。功能健脾温中。治产后霍乱，吐泻不止。

温中散寒剂wēnzhōngsànhánjì 即以温里祛寒药为主配伍组成，治疗脾胃阳虚阴盛证的温里剂。

温中生姜汤wēnzhōngshēngjiāngtāng 《备急千金要方》卷八方。生姜一斤，桂心、橘皮各四两，甘草、麻黄各三两。为粗末，先煎麻黄两沸，去沫，再入诸药同煎，分三次服。治肺虚寒，羸瘦缓弱，战掉嘘吸，胸满肺痿。

温中汤wēnzhōngtāng ❶《千金翼方》卷二十三方。炙甘草、干姜、炮附子各一两半，川椒二百四十枚。为粗末，水煎，分二次服。功能温中祛寒。治阴寒痈疽，寒中下痢。❷《三因极一病证方论》卷十一方。厚朴、甘草、生姜、大枣各等分。前二味同捣，入生姜捣匀，取出，同枣焙，慢火炒至紫色，为末，每服一钱，加生姜少许，空腹开水点服。功能行气温中。治虚人老人饮食生冷，以致腹胀，心下痞满，妨碍饮食；或刺痛，泄利，气痞，滞闷。❸《傅青主女科·产后编》卷下方。人参、茯苓各一钱，白术一钱五分，当归二钱，厚朴八分，草豆蔻六分，炮姜四分。加生姜三片，水煎服。治产后霍乱，吐泻不止，无块痛者。

温中丸wēnzhōngwán ❶《小儿药证直诀》卷下方。人参、白术、甘草各等分。为细末，姜汁糊为丸，绿豆大，每服二十至三十丸，不拘时米饮送下。治小儿胃寒泻白，肠鸣腹痛，吐酸不入，霍乱吐泻。❷《张氏医通》卷十二方。橘皮、神曲、半夏、茯苓各一两，炙甘草、黄连、香附、苦参、针砂（醋煅）各五钱，白术二两。为细末，醋、水各半泛为丸，梧桐子大，每服七十至八十丸，用白术六钱、陈皮一钱、生姜三片煎汤送下。治脾虚不运，黄胖面肿足胀。若虚加人参一钱。

温中止吐汤wēnzhōngzhǐtùtāng 《医宗金鉴·幼科杂病心法要诀》卷五十一方。白豆蔻（研）、茯苓、姜半夏、生姜。水煎，冲磨沉香汁服。治小儿哯乳，面色青白，粪青多沫，手足指冷。

温壮wēnzhuàng 病证名。小儿胃肠实热所致的病证。出《诸病源候论》卷四十五。❶指温温然，热而不甚者。《证治准绳·幼科》："温壮与壮热相类而有小异，一向热而不止是壮热也。"❷《圣济总录》卷一百六十七："体热多睡名曰温壮。其证大便黄而恶臭者，有伏热也，利下乃愈；若便白下而有醋臭者，有宿食也，当微利损谷乃愈。"温壮多由内有伏热，及夹宿食，以致胃不调和，气机壅涩而成。

榅桲wēnbó 中药材。出《本草拾遗》。为蔷薇科植物榅桲 *Cydonia oblonga* Mill. 的果实。我国西北各地常有栽培。酸、甘，微温。下气，消食，舒筋活络。治呕吐酸水，食积胸闷，关节疼痛，腓肠肌痉挛。成熟的果实含糖、鞣质、原果胶、有机酸和挥发油。果皮含庚基乙基醚和壬基乙基醚。种子含黏质（达20%），苦杏仁苷，脂肪油；油中含肉豆蔻酸和异油酸的甘油酯。

瘟wēn 病名。瘟疫。感受疫疠之气而发生的多种流行性急性烈性传染病的总称。《素问遗篇·刺法论》："五疫之至，皆相染易，无问大小，病状相似。"

瘟毒发痞wēndúfācù 病证名。指因感瘟毒而发疹的病证。清代郑卜年《痞略》："小儿感冒风邪，蓄于肌肉之间，至阳气发动，而行于皮肤之外。一年之中，屡有不正之气感之。出于两腋之下，盖两腋之下者，气之道路也。瘟毒随气之道路而出，谓之瘟毒发痞。"治宜清瘟败毒饮。

瘟毒喉痹wēndúhóubì 病名。又名虾蟆瘟、大头瘟，瘟疫红喉，颅鹚瘟。多由感受天行瘟疫之气致咽喉红肿疼痛，继之肿痛连及腮项头面，身发寒热。《景岳全书》卷二十八："瘟毒喉痹，乃天行瘟疫之气，其证则咽痛项肿，甚有颈面头项俱肿者，北方尤多此病，俗人呼为虾蟆瘟，又名颅鹚瘟、亦名大头瘟。"此湿热壅盛最凶之候。治宜疏风解毒，清热消肿。用普济消毒饮加减。本症类今之流行性腮腺炎。

瘟毒下注wēndúxiàzhù ❶温热毒邪向下流窜的病理变化。❷证候名。以痄腮而见睾丸肿痛，或疔疽等走窜而见下部脓肿，或下肢溃烂灼痛等为常见症的证候。

瘟黄wēnhuáng 病名。指触感疫疠之气所致的黄疸。《明医杂著》卷二："若时气发热，变为黄病，所谓瘟黄也。"《杂病源流犀烛·诸疸源流》："有天行疫疠以致发黄者，俗谓之瘟黄，杀人最急。"症见高热神昏，身目呈浑黄色，小便赤如浓茶，腹胀，胁痛，甚至吐衄，便血或发癍，舌红绛，苔黄燥，脉弦洪数。治宜清热化湿、凉营解毒、芳香开窍等法，如茵陈蒿汤合清瘟败毒饮、甘露消毒丹、紫雪丹或安宫牛黄丸、神犀丹等。危重者，急宜中西医结合抢救。本病亦称急黄。见《杂病广要·黄瘅》。参见"急黄"条。

瘟痧wēnshā 病证名。痧证之一。《痧胀玉衡·瘟痧》："寒气郁伏于肌肤血肉之间，至春而发，变为瘟症，是名瘟痧；又暑热伤感凝滞于肌肤血肉之中，至秋而发，亦名瘟痧。但春瘟痧毒受病者少，不相传染，时或有之；秋瘟痧毒受病者多，老幼相传，甚至一家数人犯痧，或一方数人犯痧。其发也必恶寒发热，或腹痛，或不腹痛，似疟非疟，或气急发喘，头面肿胀，胸腹饱闷，或变下痢脓血，轻者常连岁月，重者危急一时。治宜放痧消食积为主。俟痧毒已泄，然后和解清理，除其寒热，健脾养血，补其中虚。"参见"痧"条。

瘟疫wēnyì 病名。亦称温疫。感受疫疠之气，造成流行性急性传染病的总称。《素问·本病论》："民病温疫早发，咽嗌乃干，四肢满，肢节皆痛。"后世常见者为：❶暑热疫毒，伏邪于胃。症见壮热烦躁，头痛如劈，腹痛泄泻，或见衄血、发癍、神志昏迷，舌绛苔焦等。治宜清瘟解毒（见《疫疹一得》）。❷疠气疫毒，伏于募原。初起憎寒壮热，旋即但热不寒，头痛身疼，苔白如积粉，舌质红绛，脉数等。治宜疏利透达（见《瘟疫论》）。

瘟疫白喉wēnyìbáihóu 病名。《喉科种福》卷三："乃厉气从口鼻入手太阴肺，肺属金，其色白，故其现于喉亦白，或白如豆渣……或在喉两旁，或在小舌尖上，或二三日始现，或随病随现，其现也或白点，或白条，或白块，或白垢，渐渐长至满喉。"宜结合全身情况辨证施治之。参见"白喉"条。

瘟疫传症汇编wēnyìchuánzhènghuìbiān 温病著作。20卷。清代熊立品编次。所谓"传症"，指传染性病症。此书系《治疫全书》《痢疟纂要》和《痘麻绀珠》3种著作的合刊本。刊于乾隆年间。《治疫全书》6卷，系熊氏取《温疫论》详予考订，兼采喻嘉言有关春温、疫病的论述以及其他有关瘟疫著作编成。《痢疟纂要》8卷，此书搜集古今有关文献结合作者个人经验体会阐析诸疟诸痢，并附泄泻。对于疟病治法，总结了发表、和中、攻逐、堵截、升提、温补等法。《痘麻绀珠》6卷，熊氏选集前人有关麻、痘的论述和治疗，参以个人闻见编纂而成。内容介绍痘、麻诸证及合并症的证治颇详。

瘟疫合璧wēnyìhébì 温病著作。2卷。明代吴有性原撰，清代王嘉谟补辑。刊于1822年。王氏认为吴氏"《温疫论》一书，独阐杂气，创瘟疫之法门"，但"未免醇疵互见"，遂予删订重编，并汇集诸家有关学术经验作为补充，便于读者参阅。

瘟疫黑喉wēnyìhēihóu 病证名。系患瘟疫而喉间色紫者。《喉科种福》卷三："满喉皆黑疱，色淡黑，舌苔黑有刺，二便不通，余意此亦瘟疫喉也，拟以龙胆泻肝汤合青黛消斑饮治之。"

瘟疫红喉wēnyìhónghóu 病证名。《喉科种福》卷三："此触天行瘟疫之气，致项肿咽痛，口内喉中皆现红色，痰涎秽浊，粘连不断，吐出热气，臭气喷人，甚有颈项头面俱肿，面目俱赤，北方尤多此病，俗人呼为虾蟆瘟，又名颅鹚瘟，亦名大头瘟。乃湿热壅盛，最凶之候。宜清诸经之火，泻阳明之热，东垣有普济消毒饮，专治此证。"类今之腮腺炎。参见"瘟毒喉痹"条。

瘟疫黄喉wēnyìhuánghóu 病证名。《喉科种福》卷三："初起微有寒热，微觉咽痛头疼，面目如常，口无痰涎。寒热悉退，惟喉间略有阻碍，故人皆忽之，喉间或现黄块、黄条，不一其形，并不一其处，总以黄如鸡膏凸越成瓣为真。"疫喉的一种类型。宜结合全身情况辨证施治之。

瘟疫汇编wēnyìhuìbiān 温病著作。16卷。清代汪期莲（梅轩）编，道光八年（1828）初刊。本书以明吴又可《瘟疫论》为纲，取戴麟郊《广瘟疫论》、刘奎《松峰说疫》、杨璿《寒温条辨》三家之说分疏于后，并间采他书，将有关《温疫论》的主要资料汇为一编，以便读者旁通互证。现存初刊本，及道光间汪商彝10卷汇刻本等。

瘟疫霍乱答问wēnyìhuòluàndáwèn 温病著作。1卷。清代陈虬撰。1902年东瓯霍乱流行，陈氏以白头翁汤加减等方治疗，颇有效验，遂编此书。作者辨析瘟疫霍乱，对其病因、治法等多所答辩。现有《中国医学大成》本。

瘟疫论补注wēnyìlùnbǔzhù 温病著作。2卷。明吴有性著，清郑重光补注。刊于同治三年（1864年）。郑氏鉴于原书温、疫统称，名实相混习者难明，故为之补注。郑氏引据经论，分条剖析，详列篇目，补阐颇详。现有初刻本及其他多种刊本，1949年后有影印本。

瘟疫论类编wēnyìlùnlèibiān 温病著作。5卷。明吴有性原撰，清刘奎评释。刊于乾隆五十一年（1786年）。刘氏以《温疫论》之次序不便观览，乃命其子刘秉锦将此书重予分类，刘奎结合个人经验，对《温疫论》予以增删评释。现存初刻本、《说疫全书》本，其他多种清刊本及日本享和三年（1803年）翻刻本等。

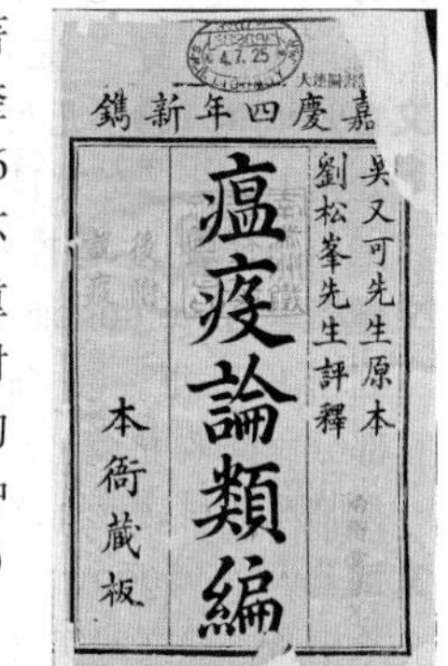

瘟疫论类编

瘟疫明辨wēnyìmíngbiàn 温病著作。见"广瘟疫论"条。

瘟疫青喉wēnyìqīnghóu 病证名。《喉科种福》卷三："喉色纯青，开口初看，似有黄疱并起，细看即隐，肩背痛者，相传此为不治，故未立方。"

瘟疫舌疔wēnyìshédīng 病证名。多由瘟疫之毒中于心经而上炎于舌所致。疔生舌上，或红或紫，疼痛，如樱桃大，破后流脓出血。治宜泻火解毒，消肿止痛。可选用清瘟败毒饮加减。外用紫雪散。参见"舌疔"条。

瘟疫条辨摘要wēnyìtiáobiànzhāiyào 温病著作。见"寒温条辨摘要"条。

瘟疫约编wēnyìyuēbiān 温病著作。见"中国医学约编十种"条。

瘟证羊毛论wēnzhèngyángmáolùn 温病著作。见"羊毛瘟证论”条。

文旦wéndàn 中药材。见《闽产录异》。为柚之别名，详该条。

文冠木wénguànmù 中药材。见《东北常用中草药手册》。为无患子科植物文冠果 *Xanthoceras sorbifolia* Bunge 茎干或枝条的木部。分布于东北、华北、甘肃、河南。甘，平，无毒。祛风湿，消肿止痛，收敛黄水。治风湿性关节炎，风湿内热，皮肤风湿。煎服：9～15g。外用：煎水洗或熬膏涂。

文蛤散wéngésǎn 《伤寒论》方。文蛤五两。为散，每服一方寸匕，沸汤调下。治太阳病，应以汗解之，反以水之，其热被劫不得去，弥更益烦，肉上起粟，意欲饮水，反不渴者。

文蛤汤wéngétāng 《金匮要略》方。文蛤、石膏各五两，麻黄、甘草、生姜各三两，杏仁五十个，大枣十二枚。水煎，分二次服。治吐后渴欲得水贪饮者；兼治微风脉紧，头痛。

文火wénhuǒ 即火力小而缓。味厚滋补药宜文火久煎，以使药物气味能比较充分煎出，又不致因火力太猛而过度挥发丧失。

文集wénjí 医论著作。16 卷。清代陆懋修（九芝）撰于同治五年（1866）。此书选辑陆氏医文 124 篇。内容包括医家传记、前人学术思想及医著评述、医药理论、伤寒、温病、妇儿诸科杂病证治笔记及个人医案等。书中《补后汉书·张机传》是我国第一部张机传记。现存稿本、光绪十年（1884）《世补斋医书》初刻本等多种刊本，1949 年后有排印本。

文宽夫wénkuānfū 见“文彦博”条。

文钱红wénqiánhóng 中药材。见《陆川本草》。为锦地罗之别名，详该条。

文身wénshēn 见《谷梁传》哀公十三年：“吴、狄夷之国，祝发文身。”是在身体上刺字、刺花的古代习俗。

文台wéntái ❶小儿头面部望诊的部位。即眉梢外侧端凹陷处稍上方。《奇效良方》：“文台上红脉现，伤寒三日候，主内热头疼。”❷推拿穴位名。即龙角。见该条。

文堂集验方wéntángjíyànfāng 方书。4 卷。清代何英辑。刊于 1775 年。该书辑录方书中备用成方与单验方（包括部分民间效方）。分为中风、风痫、感冒伤风、伤寒等 39 类临床各科病症。现有《珍本医书集成》本。

文武膏wénwǔgāo 《素问病机气宜保命集》卷下方。又名桑椹膏。熟文武实（即桑椹）二斗。取汁，银或石器中熬成薄膏，每服一匙，白汤点服，日三次。治瘰疬。

文仙果wénxiānguǒ 中药材。见清代刘士季《草木便方》。为无花果之别名，详该条。

文先果wénxiānguǒ 中药材。见《四川中药志》。为刺梨之别名，详该条。

文彦博wényànbó(1006—1097) 北宋大臣，兼通医学。字宽夫，汾州介休（今山西介休）人。仁宗时进士，以镇压王则起义而受重用，由参知政事升为宰相。反对王安石变法。哲宗初年，司马光复旧法，命为平章军国重事，前后任职五十年。认为古代良医治病必考本草立方，于是用本草之意，采仲景、孙思邈、《外台秘要方》及诸家经验方，编写《药准》一卷。并节录《嘉祐本草》常用药物，作《节要本草图》。

文永周wényǒngzhōu 清代眼科医家。四川万县（今重庆市万州区）人。因目病弃儒习医，攻读《审视瑶函》与《一草亭目科全书》《异授眼科》等。认为目疾莫不由脏腑而达诸外，可由四诊而明其证因，由此遵方修合、加减用药，既疗内病，变愈目疾。撰《感应一草亭眼科全书》4 卷（1837）。该书内凡注其号“豁然子”者皆其亲试有效者。是一部流行较广的眼科著作。另有《眼科七十二症问答病因丸散》一书。

文宥wényòu 宋代医僧。号圆通大智禅师。温陵（今福建泉州）人。通医学，晚年尤精望诊，观面部气血神色而洞知病之所在。著《必效方》三卷，今佚。

文挚wénzhì 战国时医家。宋国人。据《吕氏春秋》记载，曾以激怒患者的方法治疗齐闵王的病。

纹wén 病证名。五不女之一。纹同文。指阴道狭窄，影响性交与生育。又名石女。明代万全《广嗣纪要·择配篇》：“阴户小如头大，只可通，难交合。”

纹沉wénchén 即指纹深沉。主病邪在里。

纹淡wéndàn 即指纹色淡。多属体质虚弱，气血不足。淡红为虚寒，淡青为体虚有风，淡紫为体虚有热。

纹浮wénfú 即指纹浮现。主初感外邪，病尚在表。

纹如水形wénrúshuǐxíng 指纹如水字的形状，多属脾肺阴伤（见《四诊抉微》）。

纹入掌中wénrùzhǎngzhōng 指纹向掌中延伸，多主腹痛。

纹色wénsè 指小儿虎口脉纹的颜色。见《四诊抉微》卷三。又名手筋色、虎口脉色。元代朱震亨《幼科全书》：“紫热红伤寒，青惊白是疳，黑时因中恶，黄即困脾端。”脉纹的颜色一般能反映病情的寒热虚实。纹色红赤，多属火；淡红者为虚寒；纹见深红紫黯，为热极邪郁，或为血瘀内阻；纹色青紫，多见于肝热生风，或伤食痰阻，亦主惊，主痛，主抽搐，多实证；指纹色淡，多见体质虚弱，气血不足的虚证。参见“小儿指纹”条。

纹向内弯wénxiàngnèiwān 指纹弯向中指旁，主外感风寒类病证（见《医宗金鉴·幼科杂病心法要诀》）。

纹向外弯wénxiàngwàiwān 指纹弯向大指旁，主痰热（见《医宗金鉴·幼科杂病心法要诀》）。

纹滞wénzhì 即指纹郁滞，推之不畅。主病邪稽留，阻遏营卫运行，每因痰湿、食滞、邪热郁结所致，均属实证。

闻人规wénrénguī(13 世纪) 宋代儿科医生。槜李（今浙江嘉兴）人。因念小儿之疾苦，惟疮疹皆不可免，而治疗之间，毫发一差，死生随异，乃广求古人之议论，证以己所闻见，撰成《痘疹论》3 卷。

闻人耆年wénrénqínián(13 世纪) 宋代医生。槜李（今浙江嘉兴）人。学术上推崇当代名医张涣。积 40 年的经验于晚年（1226）撰有《备急灸法》，1 卷。

闻诊wénzhěn 四诊之一。包括听声音和嗅气味两方面。前者凭听觉了解病人的语言、呼吸、咳嗽、呻吟等声音变化。后者凭嗅觉嗅病人的口气、体气和排泄物的气味。作为诊病辨证的参考。

蚊枝叶wénzhīyè 中药材。见《生草药性备要》。为黄荆叶之别名，详该条。

蚊子草wén'zicǎo 中药材。见《全国中草药汇编》。为星星草之别名，详该条。

吻wěn 解剖名。❶指口之角。《灵枢·阴阳二十五人》：“足阳明之上，血气盛则髯美长；血少气多则髯短；气少血多则髯少；血气皆少则无髯，两吻多画。”❷《说文解字》：“口边也。”泛指口唇。

肳wěn 《医学入门》卷首“音字”章：“肳，音刎，口肳也，与吻同。”见“吻”条。

稳齿菜wěnchǐcài 中药材。见《滇南本草》。为荆芥之别名，详该条。

稳婆wěnpó 见《妇人良方大全》卷十七。古代对接生员的称呼。

稳心胶囊wěnxīnjiāonáng 中成药。见《中华人民共和国药典（一部）》（2020）。党参675g，黄精900g，三七135g，琥珀90g，甘松450g。以上五味，按胶囊剂工艺制成，每粒装0.45g。口服。一次4粒，一日3次，或遵医嘱。益气养阴，活血化瘀。用于气阴两虚，心脉瘀阻所致的心悸不宁、气短乏力、胸闷胸痛；室性早搏、房性早搏见上述证候者。

问耳目wèn'ěrmù 十问之一。问耳主要了解有无耳鸣、耳聋、耳痛、重听等变化。凡突然耳鸣声大，按之鸣声更大的属实，多因少阳经风火上冲所致；逐渐耳鸣、声响较细，按之减轻或停止的属虚，多因肝肾不足所致。初病突然耳聋多实，可因少阳风热，肝胆火气上逆，或湿热蒙蔽清窍而致。久病渐觉耳聋或由耳鸣转成耳聋的属虚，多因肾虚、气血虚弱而致。耳痛有因风热上壅，或耳内有脓而致。重听为听觉不清楚，多因下元虚、精气不足所致，也有因风邪引起者。问目主要了解痛痒、视觉等情况。红肿而痛的多实热，目痒多风热。干涩多为肝血不足或肾亏；羞明而不痛不热的为血虚或肾阴不足。视物昏蒙多为肝肾不足或气血大虚；视物如双为肝肾两虚。

问二便wèn'èrbiàn 十问之一。大、小二便的变化，不但反映有关脏腑的病变，还可以识别疾病的寒热虚实。问大便要了解排便的次数、形状、颜色、气味及排便前后的感觉等。大便秘结难解，稠黏臭秽或夹有脓血，伴有实热脉证的，多属实热证；排便次数多，暴迫下注，热结旁流，里急后重，伴有腹痛、肛门灼热，便后稍舒的，多属大肠实热或湿热证；大便稀溏，完谷不化，色淡白，带腥气，或滑泄不禁，腹无痛苦，便后不适，或秘结而腹无胀痛，脉弱舌淡的，多属脾肾虚寒证；大便色黑如柏油样的，多属胃肠内出血、瘀血；紫色如酱的，多属湿热；久病或老年人经常便秘的，多因血燥津枯；大便先干后溏的，多因中气不足。问小便应了解其颜色、尿量、次数和排尿时有无异常感觉。黄赤短少的属热或湿热；清白而长的属寒；尿清次数增多，或排尿失禁，或老年体弱夜尿多的，多属肾气虚；尿频、尿急、尿痛、尿血，可因湿热或淋证所致。

问妇女wènfùnǚ 问诊中，针对女性的月经、白带、妊娠、产育等方面的情况，作为妇女患者常规问诊内容。

问寒热wènhánrè 十问之一。寒热是疾病常见证候。问寒热情况主要是辨别疾病的表里虚实，气血阴阳。应联系发病经过及其他证候，区别外感、内伤两大类。外感发热伴有恶寒的，属表证；不恶寒而发热较高的（包括日晡潮热），属里证；寒热往来的属半表半里证；定时发作，隔日或三日一发的，多是疟疾。内伤发热，早热暮凉或暮稍轻的多属气虚；平时怕冷，四肢发凉，气短自汗的，多属阳虚；午后发热或暮热早凉，五心烦热，多属阴虚、血虚、骨蒸劳热。

问汗wènhàn 十问之一。了解病人出汗情况，可辨别病的邪正虚实、表里阴阳。外感病，恶寒、发热、无汗为表实；发热、恶风、自汗为表虚；热不因汗减，为邪已入里，或为暑热、湿温等证。内伤病，不热而汗自出的为自汗，多属阳虚；睡时汗出，醒即汗止的为盗汗，多属阴虚；夜间盗汗，日间自汗，多属阴阳两虚。疾病危重时，大汗淋漓，或汗出如珠，四肢厥冷，脉微细欲绝者，为绝汗；额上汗出如珠，兼见喘促，为亡阳之汗，乃阳气将脱之候。先战栗而后汗出为战汗，乃邪正相争之象。若汗出热退、脉静，为邪去正安；汗后身凉，脉躁，为正不胜邪，急当扶正。

问荆wènjīng 中药材。出《本草拾遗》。又名节节草、笔头菜、接续草。为木贼科植物问荆 *Equisetum arvense* L. 的全草。我国大部分地区有分布。苦，凉。入肺、胃、肝经。利尿，止血，止咳，明目。治尿路感染，小便涩痛，水肿，吐血，衄血，便血，痔血，月经过多，慢性气管炎，目赤生翳。煎服：6～9g。本品含问荆皂苷和其他溶血物质，木贼苷、异槲皮苷等黄酮苷，烟碱、犬问荆碱等生物碱以及β-谷甾醇、多种氨基酸等。另含大量硅酸。本品有抗菌、抗炎、解痉、利胆；动物实验有降血脂及中枢抑制作用。

问起病wènqǐbìng 问诊内容之一。询问起病的时间、原因、经过、治疗情况以及主要症状的特点和变化，对掌握疾病的性质、发生、发展和变化规律，指导辨证施治，具有重要意义。

问睡眠wènshuìmián 十问之一。嗜睡（多寐）多因阳虚阴盛，或痰湿困阻。昏睡而伴有高热，为邪犯神明；神倦肢怠而多卧，为气弱神疲。病后身热喜眠，为余邪未清；无热喜眠，为正气未复。失眠（不寐）虚证较多，可见于心血不足、心肾不交、思虑过度、心脾耗损、肝肾阴亏等虚弱证，也有因痰火、食滞等邪气内扰而致的实证。

问头身wèntóushēn 十问之一。头身疼痛是常见证候。头痛、全身酸痛伴有恶寒发热的，多为外感病；头痛重胀，时发时止，或伴有眩晕，多为内伤病。突然头痛较重的多属实证；经常性头痛的多属虚证。痛在额部的，多属阳明胃经；痛在头两侧的，多属少阳胆经；痛在项背部的，多属太阳膀胱经；痛在头顶部的，多属厥阴肝经。暴发眩晕，多属实证，可因肝火上升或痰气上逆所致；久患眩晕，多属虚证，可因气血不足或肾气亏损所致。身痛无定处，伴有外感见证的，多属表邪；痛有定处或游走不定，主要在关节部位，无外感见证的，多属风湿痹证。他如闪挫扭伤、阴虚血亏、瘀血阻滞经络，均可引起身痛，当综合病史和其他脉证进行辨证。

问小儿wènxiǎo'ér 小儿问诊，困难较多，不易准确。幼儿可问其家属。除一般问诊内容外，应了解小儿孕育期和父母兄弟情况，曾否患过麻疹、水痘等传染病及预防接种情况，是否断乳等。

问胸腹wènxiōngfù 十问之一。问胸腹与辨别脏腑病证有关。胸膈脘腹满闷或胀痛走窜，嗳气不舒的，多属气滞；疼痛固定一处，阵痛如针刺的，多为血瘀。钝痛气寒，咯吐痰涎的，多属停痰；胸胁痛、气促不能平卧的，多属饮证、积水。胸膈痞闷，少气太息，怔忡易汗或痛处喜按的多属虚证；痛处拒按的，多属实证。痛处遇冷减轻的为热证；遇热减轻的为寒证。疼痛部位在胸部的多属心肺；在上腹的多属胃；痛引两胁的多属肝胆；痛在脐周的多属脾、大肠、小肠，或有虫积；痛在脐下小腹多属膀胱、子宫；痛在少腹或控引睾丸的多属肝经。

问饮食口味wènyǐnshíkǒuwèi 十问之一。询问饮食口味的变化情况，可以了解脾胃的功能，判断病势的进退，以及病变的寒热属性等。《景岳全书》："病由外感而饮食不断者，知其邪未及脏，而恶食不恶食可知；病因内伤而饮食变常者，须辨其味有喜恶，而爱冷爱热可知。"一般来说，饮食喜热的多寒，饮食喜冷的多热；得食稍安的多虚，得食增剧的属实。冷饮且多的为火盛实热；冷饮不多，或渴而不饮的为津亏虚热。胃气强的，病仍能食；胃气弱的，病不能食。食后痞胀，为胃气不降，脾气不运。厌食而频作嗳气，为胃肠积滞。食多而易胀，为胃强脾弱。多食易饥，形反瘦削，是胃火内炽，属中消病。嗜食生米异物，多属虫积。久病有胃气则生，无胃气则危重。口苦的多属热；口咸的多属寒，或肾虚火上乘；口淡的多属虚；口酸的伤食；口甜的多属脾湿热；口臭的多属胃火过盛，或消化不良。

问斋医案wènzhāiyī'àn　医案著作。清代蒋宝素撰于1850年。全书分心、脾、肺、肾、肝五部，各部以病证分门，共43门，每门列举诸证以辨证处方。

问诊wènzhěn　四诊之一。通过问诊了解患者过去病史、起病原因、发病和治疗经过，以及现在自觉症状，饮食喜恶等情况，结合其他三诊，全面分析，作出判断。《素问·三部九候论》："必审问其所始病，与今之所方病，而后各切循其脉。"《素问·疏五过论》："凡欲诊病者，必问饮食居处。"参见"十问"条。

璺wèn　器之裂痕，裂。《素问·气交变大论》："目视䀮䀮，物疏璺。"《素问·六元正纪大论》："厥阴所至为风府，为璺启。"参"璺启"条。

璺启wènqǐ　运气术语。运气中六气变化之一。微裂未破为璺；拆开为启。《素问·六元正纪大论》："厥阴所至为风府，为璺启。"谓五运六气中，当厥阴之气到来，生气旺盛，使万物萌芽生长，故名。

weng

翁阿鲁wēng'ālǔ　中药材。见《高原中草药治疗手册》。为雪乌之藏族语名，详该条。

翁格尔wēnggé'ěr　中药材。见《高原中草药治疗手册》。为雪乌之藏族语名，详该条。

翁嘉德wēngjiādé　见"翁仲仁"条。

翁稼江wēngjiàjiāng　见"翁藻"条。

翁晋wēngjìn　明末医生。字自昭。祖籍慈溪（今浙江慈溪），迁居到江苏嘉定（今属上海）。长于医理，崇祯年间（1628—1643）任太医院判，著有《医宗指要》，已佚。

翁藻wēngzǎo　清代医家。字稼江。武宁（今属江西）人。编有《医钞类编》一书（1830年刻行），共24卷，收集历代著名医家的论述，分类编纂，包罗较广，起到一定的普及作用。

翁仲仁wēngzhòngrén　明代医家。字嘉德。信州路（今江西上饶）人。以小儿科闻名。著有《痘疹心法》（已佚）、《痘疹金镜录》等书。

翁自昭wēngzìzhāo　见"翁晋"条。

蕹菜wèngcài　中药材。出《本草拾遗》。又名空心菜。为旋花科植物蕹菜 *Ipomoea aquatica* Forssk. 的全株。我国长江流域，南至广东，均有栽培。甘、淡，凉。清热，解毒，止血，除湿。①治饮食中毒及黄藤、钩吻、砒霜、野菇中毒，以大量鲜品（500～1000g）捣汁服。②治鼻衄，肺痨咯血，便血，尿血，湿热淋浊，妇女白带，痔疮，便秘。煎服：60～120g，或捣汁服。③治痈肿，吹乳，蛇虫咬伤，皮肤湿痒，捣敷或煎水洗。本品含N－反式和N－顺式的阿魏酰基酪胺等。

齆鼻wèngbí　病证名。指鼻塞有脓而不闻香臭者。《诸病源候论》卷二十九："风冷客于头脑，即其气不和，令气停滞，搏于津液，脓涕结聚，即鼻不闻香臭，谓之齆。"即鼻齆，详该条。

wo

挝脾汤wōpítāng　《太平惠民和剂局方》卷十方。麻油四两，高良姜十五两，炒茴香七两半，甘草十一两七钱半。用炒盐一斤同炒，为细末，每服一钱，白汤点下。治脾胃不快，宿醒留滞，呕吐酸水，心腹胀痛，不思饮食，伤冷泄泻。

窝儿七wō·erqī　中药材。见《陕西中草药》。又名窝儿参、旱荷、阿儿七。为小檗科植物山荷叶 *Diphylleia sinensis* Li 的根茎。分布于陕西、甘肃、四川、湖北、云南等地。苦、辛，温，有毒。祛风除湿，活血解毒。①治风湿疼痛，月经不调，少腹疼痛，跌打损伤。内服：煎汤，3～6g；或浸酒。②研末调敷痈肿疮疖。孕妇忌服。本品含鬼臼毒素、去氢鬼臼毒素和山柰酚。鬼臼毒素为"细胞毒"。能伤害实验性肉瘤及癌细胞，对人体正常细胞的毒性也大，口服刺激小肠，引起大量水泻，腹痛，便血。用其油溶剂或醇溶剂可除去尖头湿疣或乳状疣，此时应注意勿使药液接触健康皮肤。

窝儿参wō·ershēn　中药材。见《陕西中草药》。为窝儿七之别名，详该条。

蜗牛wōniú　中药材。出《名医别录》。又名蠡牛、蜒蚰蠃、天螺蛳。为蜗牛科动物蜗牛 *Bradybaena similaris* Ferussae 的全体。产于广西、广东、湖南、江西等地。咸，寒。清热，解毒，利水，消肿。①治风热惊痫，消渴，喉痹，鼻血，小便不利。煎服：30～60g；或捣汁、焙干研末服。②治疖腮，瘰疬，痈肿，痔疮，脱肛，蜈蚣咬伤。捣敷或焙干研末调敷。

蜗牛膏wōniúgāo　❶《寿世保元》卷五方。蜗牛三枚。去壳捣如泥，加麝香少许，纳脐中，以手揉按。治大、小便不通。❷《疡医大全》卷二十三引《集验方》方。蜗牛一枚。放麝香、冰片各少许，研烂，次早取汁涂患处。治痔疮。

蜗牛散wōniúsǎn　《三因极一病证方论》卷十方。❶蜗牛（烧存性）不拘量。为末，入轻粉少许，猪骨髓调，贴患处。治瘰疬。❷带壳蜗牛七个。取肉，入丁香七枚于七壳内，烧存性，与肉同研成膏，贴患处。治瘰疬。

沃雪汤wòxuětāng　❶《三因极一病证方论》卷六方。苍术、炮姜、炙甘草各六两，防风、葛根、厚朴、芍药各四两。为粗末，每服三钱半，水煎去渣服。治伤寒、温疫、湿疫、热疫。❷《百一选方》卷七方。苍术三钱，厚朴一钱半，川芎、当归、防风、白芍药、陈皮、葛根、甘草各七分。水煎服。功能温和表里，通顺阴阳。治四时伤寒。❸《医学衷中参西录》方。生山药45g，牛蒡子（炒，捣）12g，柿饼霜（冲服）18g。水煎服。治脾肺阴分亏损，饮食懒进，虚热劳嗽，及肾不纳气作喘者。

卧不安wòbù'ān　症名。❶睡眠不安之症。《医学心悟》卷二："经云：胃不和则卧不安。"❷指不能平卧之症。《素问·逆调论》："不得卧而息有音者，是阳明之逆也。"详见"不寐"条。本证可见胃肠神经官能症、胃炎、溃疡病等疾患伴发的失眠症。

卧蚕疽wòcánjū　病证名。有头疽生于天柱骨偏上者。出《外科大成》卷二。证治同脑疽。

卧产wòchǎn　见《诸病源候论》卷四十三。指产妇临产时，背平着，体不蜷曲，使儿易产，所采取的体位，称卧产。

卧虎扑食wòhǔpūshí　练功方法之一。出《易筋经》。取弓箭步，弯腰向前，两手撑地，昂头前视，胸向前俯，如虎扑食。《易筋经》："膀背十指用力，两足蹲开，前跪后直，十指拄地，腰平头昂，胸向前探，鼻息调匀，左右同之。"

卧龙草wòlóngcǎo　中药材。见《湖南药物志》。为苍条鱼鳖之别名，详该条。

卧蓐wòrù　见《卫生家宝产科备要》。即临产。详该条。

卧胎wòtāi　病名。即胎不长。《济阴要略》："按荫胎者，由于妊母体质素怯，胎失其养，荫而不长，一名卧胎。"参见"胎不长"条。

卧位wòwèi　针灸体位名。分仰卧位（针灸头面、胸腹及上、下肢前面）；俯卧位（针灸头项、背腰、上、下肢后面）；侧卧位（针灸头颞、胁肋、髋骶、腰、上、下肢侧面）三种。

卧针wòzhēn　❶指针刺时，将针体横卧进针。《难经·七十一难》："针阳者，卧针而刺之。"❷指留针。《针灸大全·梓岐风谷飞经走气撮要金针赋》："进气之诀……刺九分，行九补，卧针五七吸。"

偓佺wòquán　传说中唐尧时期药学家，常在深山采药，有时也给人治病。

握法wòfǎ　推拿手法。用一手或两手握持治疗部位，一松一握，反复进行。多用于四肢部。

握固wògù　自我按摩方法名。拇指屈曲，置于食指根部，然后其余四指屈曲，将拇指握在掌内。《寿世青编·十二段动功》："两手当屈，两大指抵食指根，余四指捻定大指，是为两手握固。"

握灵本草wòlíngběncǎo　本草著作。一名《东皋握灵本草》。10卷，又补遗1卷。清代王翃撰于1683年。据作者自序提到，喻嘉言曾见本书，并有"君其手握灵珠以烛照千古乎"一语，遂名其书为《握灵本草》。卷首载《神农本草经·序例》及注文。卷一至卷十共收药物400余种，每种药分主治、发明及选方3项，内容集自《神农本草经》以后各家本草文献。其分类次序大致以《本草纲目》为依据。附补遗1卷，补录药品约190余种。

wu

乌巴丸wūbāwán　《不居集》上集卷十七方。乌梅肉二两，巴豆霜（去油）五粒。乌梅肉水煮烂，候水少干，入巴豆，煮片刻，搅如稠糊，取出捣为丸，梧桐子大，每服七至十五丸，生姜煎汤送下，不拘时服。治胸膈久为顽痰所害，面色青白浮肿，不思饮食，遍身疼痛，夜间气壅不得睡，往来寒热，手足冷痛，不得转侧，屡用痰药坠之不下，取之不出者。

乌白丸wūbáiwán　《杂病源流犀烛·六淫门》卷十四方。乌梅肉、生姜各四两，白矾、半夏各二两（捣匀，以新瓦夹定，火焙三昼夜），神曲、麦芽、青皮、陈皮、莪术、丁香皮、大腹子各一两。为末，酒糊为丸，每服五十丸，姜汤送下。治酒积。

乌棒子wūbàng·zi　中药材。见《贵州药用植物目录》。又名水黄杨木。为远志科植物尾叶远志 *Polygala caudata* Rehd. et Wils. 的根。分布于华南及西南地区。甘，平。止咳平喘，清热利湿。治咳嗽，支气管炎，黄疸型肝炎。煎服：15～30g。根含具止咳作用的乌棒子黄酮和有祛痰作用的皂苷。现已确定乌棒子黄酮就是优酮（Euxanthone）。

乌贝散wūbèisǎn　经验方。见《实用中药学》。又名溃疡粉。乌贼骨（去壳）255g，浙贝母（去皮脐）45g。为细末，每服1.5～3g，日二至三次，空腹白开水送下。治胃及十二指肠，胃酸过多。实验研究：有明显的吸附胃蛋白酶和中和胃酸的作用，因而能够保护溃疡面。

乌倍散wūbèisǎn　见《外科真诠》。草乌五钱，白芷一两，龙骨一钱五分，五倍子四两。先将前三味捶碎，入五倍子同炒焦，只用五倍子研细，香油调刷患处。治甲疽，症见足趾甲旁，胬肉高突，时流黄水，疼痛难忍。

乌藨子wūbiāozǐ　中药材。见《本草纲目》。为覆盆子之别名，详该条。

乌菜wūcài　中药材。见《中国经济海藻志》。为鹧鸪菜之别名，详该条。

乌茶子wūcházǐ　中药材。见《天宝本草》。为乌桕子之别名，详该条。

乌巢子wūcháozǐ　中药材。出《本草图经》。为鼠李之别名，详该条。

乌沉散wūchénsǎn　《瘴疟指南》卷下方。乌药、炒甘草各一两，香附三两。为细末，加盐少许，开水调服。治瘴疟，心腹刺痛。

乌沉汤wūchéntāng　《太平惠民和剂局方》卷三方。乌药一百两，沉香五十两，人参三两，甘草四两半。为末，每服半钱，加生姜三片、盐少许，空腹食前沸汤点服。治吐泻转筋，癥癖疼痛，风水毒肿，冷风麻痹；中恶心腹痛，蛊毒疰忤，宿食不消；时行瘴疫，膀胱、肾间冷气攻冲，背膂俯仰不利，及妇人血气攻击，心腹撮痛。

乌疔草wūdīngcǎo　中药材。见《福建中草药》。为龙葵之别名，详该条。

乌豆wūdòu　中药材。出《肘后备急方》。即黑大豆，详该条。

乌豆草wūdòucǎo　中药材。见《贵州草药》。为大肺筋草之别名，详该条。

乌豆衣wūdòuyī　中药材。见《中药临床应用》。为黑大豆皮之别名，详该条。

乌饭果wūfànguǒ　见《药材学》。为南烛子之别名，详该条。

乌风wūfēng　病名。见《世医得效方》卷十六。"乌风者，初病亦与绿风之证不异，但头痛而不旋晕，眼前常见乌花，日久瞳变乌滞浑红之色。"（《医宗金鉴·眼科心法要诀》）。即乌风内障。详该条。

乌风内障wūfēngnèizhàng　病名。见《秘传眼科龙木论》。又名乌风障症、乌风。为五风变内障之一。本病罕见，风痰之人，阴虚火旺所致。类绿风内障，头时痛而不眩晕，眼前常见乌花，瞳神"色昏浊晕滞气，如暮雨中之浓烟重雾"（《张氏医通》卷八）。治宜祛风涤痰，平肝养阴，用白附子汤加减，参见"绿风内障"条。

乌风障症wūfēngzhàngzhèng 病名。见《审视瑶函》。即乌风内障。详该条。

乌骨鸡wūgǔjī 中药材。出《本草纲目》。又名乌鸡、绒毛鸡、竹丝鸡。为雉科动物乌骨鸡（家鸡 *Gallus gallus domesticus* Brisson 之一种）除去内脏的全体。甘，平。入肝、肾经。养阴，退热，补中。治虚劳瘦弱，骨蒸潮热，脾虚泄泻，消渴，崩漏，赤白带，遗精，白浊。煨食或入丸、散。本品含 17 种氨基酸，含量明显高于一般白鸡。

乌骨鸡丸wūgǔjīwán 《张氏医通》卷十三方。乌骨白丝毛鸡（男用雌鸡，女用雄鸡，取嫩者，溺倒，泡去毛，竹刀割肋，出肫肝，去秽，留内金，并去肠垢，仍入腹内）一只，五味子、川芎（童便浸）各一两，熟地黄四两，黄芪（去皮，蜜酒拌炙）、白术（饭上蒸）各三两，当归身（酒洗）、白芍药（酒炒）、牡丹皮（酒洗）各二两，人参三至六两。先将五味子、熟地黄入鸡腹内，用陈酒、酒酿、童便于砂锅中煮至糜烂汁尽，鸡骨用酥炙，继将黄芪、白术、茯苓、当归身、白芍药五味为末，并与鸡肉捣烂焙干，与鸡骨、人参、牡丹皮、川芎共为末，另用山药末六两打糊为丸，每服三钱，晨人参煎汤或白开水送下，临卧时醇酒再服二钱，大便实者，炼蜜为丸亦可。治妇人郁结不舒，蒸热咳嗽，月事不调，或久闭不行，或倒经、血溢于上，或产后褥劳，或崩淋不止，及带下赤白，白淫；兼疗男子房劳太早，劳嗽吐红，成虚损者。若骨蒸寒热，加鳖甲三两，银柴胡、地骨皮各一两五钱；经闭，加肉桂一两；崩漏下血，倍熟地，加阿胶二两；倒经血溢，加麦冬二两；郁结痞闷，加香附（童便制）二两，沉香半两；赤白带下，加萆薢、香附（四制）各二两，艾叶一两；白淫，倍用人参、黄芪、茯苓、白术。

乌骨藤wūgǔténg 中药材。见《云南中草药选》。为通光散之别名，详该条。

乌鸡wūjī 中药材。出《普济方》。即乌骨鸡，详该条。

乌鸡白凤丸wūjībáifèngwán 即乌鸡丸第三方，见“乌鸡丸”条。

乌鸡煎丸wūjījiānwán 《太平惠民和剂局方》卷九方。乌雄鸡一只，乌药、石床、牡丹皮、人参、白术、黄芪各一两，苍术（米泔浸）一两半，海桐皮、肉桂（去粗皮）、炮附子（去皮脐）、白芍药、莪术、炮川乌、红花、陈皮各二两，延胡索、木香、琥珀、熟地黄、肉豆蔻、草果各半两。为细末，将乌雄鸡去毛及肠肚，将药放鸡腹中，置新瓷瓶内，以好酒一斗同煮令干，去鸡骨，油单盛，焙干为末，炼蜜为丸，梧桐子大，每服三十丸，温酒或醋汤送下；若胎前、产后伤寒，蜜糖酒送下；胎前气闷壮热，炒姜酒送下；赤白带下，生姜、地黄煮酒送下；产后败血攻心，童便炒姜酒送下；产后瘀血停滞，心腹疼痛，延胡索酒送下；胎前呕逆，生姜汤送下；催生，炒蜀葵子酒送下；安胎，盐酒送下；室女经脉当通不通，四肢疼痛，煎红花酒送下；血气攻刺心腹疼痛，煎当归酒送下；血晕，棕榈烧灰，酒调下；子宫久冷，温酒或枣汤送下；小腹痛，炒茴香盐酒送下；血散四肢，遍身虚浮黄肿，赤小豆酒送下。治妇人胎前、产后诸疾。

乌鸡丸wūjīwán ❶《寿世保元》卷七方。海金沙、侧柏叶（盐水炒）各四两，厚朴（姜炒）、当归（酒洗）各三两，白术、川芎、白芍药（酒炒）、熟地黄各二两，羌活、防风各一两半，炒香附、人参、砂仁各一两，甘草三钱。为末，用白毛乌肉雄鸡一只，去毛及内脏，将药末装入鸡肚中，放铜锅内，用好酒五壶、水两瓶，文武火煮至汤干，取鸡去骨，取肉切细，同药晒干为末，用粳米粉、酒、水煮糊为丸，梧桐子大，每服一百丸，空腹米汤或酒送下。治妇人血海虚冷，月经不调，或小腹疼痛，或白带淋漓，面色苍黄，四肢无力，头晕目眩。❷《妇科玉尺》卷上方。白毛乌骨雄鸡一只（以一斤重为宜），生地黄、熟地黄、天冬、麦冬各二两，杜仲、当归身、川芎、白术、丹参、茯苓、补骨脂、人参、炙甘草、肉苁蓉（酒洗）、炒小茴香、砂仁各一两，香附（醋浸）四两。先将鸡吊死，去毛及内脏，将二地、二冬放鸡肚内，加好酒十碗，用砂锅煮烂，取出，慢火焙，去鸡肚内药，更以余酒淹尽，焙至焦枯，再与余药为末，酒糊为丸，每服五十丸，空腹温酒或米汤送下。治妇人脾胃虚弱，冲任损伤，气血不足，经候不调，以致无子。❸见《中药制剂手册》。又名乌鸡白凤丸。净乌鸡 2kg，生、熟地黄各 768g，当归 432g，人参、鹿角胶、白芍药、香附（醋炙）、山药、丹参各 384g，鳖甲（醋炙）、天冬、川芎、芡实（麸炒）各 192g，桑螵蛸、煅牡蛎、鹿角霜各 144g，黄芪、甘草各 96g，银柴胡 78g。为末，炼蜜为丸，每丸重 9g，每服一丸，温开水送下，日二次。功能益气养血，调经止带。治月经不调，崩漏带下，腰腿酸痛，身体消瘦。

乌及散wūjísǎn 经验方。见《上海中医杂志》（1958，9）。乌贼骨、白及各等分。为细末，每服 3g，日三次。功能制酸止痛生肌。治胃及十二指肠溃疡。

乌角wūjiǎo 中药材。见《湖南野生植物》。为蕨根之别名，详该条。

乌金散wūjīnsǎn ❶《太平圣惠方》卷六十五方。附子、蛇蜕、干姜、骨碎补、黄丹、大黄、蚤休、藜芦、槟榔、旧棉絮、血余、铅粉、蓼叶、榆皮、楸皮各一两。为末，装入瓷瓶中封固，烧令热，取出研末，入麝香、冰片各一分，为细末，先用甘草一两，葱白七茎，白矾五钱，水煎洗疮，后取此药外敷疮上，日二次。治恶疮。❷《太平圣惠方》卷八十方。炒当归、红花、赤芍药各一两，延胡索三分，羚羊角三两，麝香一分，桂心半两，香墨、水蛭、黑豆芽、虻虫、大麦芽各一两，血余三两，猪脂衣、皂角各二两，鲤鱼鳞四两。前七味为细末，余药入瓶内，用泥封固，烧令烟尽，去火候冷，取出研细，与前药相合，每服一钱，童便或热酒调下。治产后血运，下恶血不止，疼痛。❸《三因极一病证方论》卷十方。炒黄丹、烧细墨各一两。为细末，每服三钱，食后冷水送下。治因外感燥热，或内伤肥腻，积热胸中而致的热中，多食数溲，小便多于所饮，或不渴而饮食自消为小便者。❹《证治准绳·疡医》卷一方。①皂角四分，制信石、蟾酥、麝香各五分，血余炭、蛇蜕炭、蜂房炭各一钱，蝉蜕（酒洗）、血竭、炙乳香、炒僵蚕各二钱，朱砂（水飞）、雄黄、炙穿山甲各二钱五分，全蝎（汤泡）三钱，蜈蚣（酒炙，去头足）四钱，川乌、炙没药各一钱五分。为细末，每服三钱，红砂糖调葱头酒送下，取汗为度。治疔疮肿痛。②又名乌龙膏。木鳖子仁、半夏各二两，陈小粉四两，草乌半两。共炒焦，为细末，水或醋调敷疮四周，中顶留孔出毒气。治肿毒痈疽。❺《证治准绳·疡医》卷四方。麸炭、苏叶各等分。为末，香油调搽局部。治睾丸痈疮。

乌金藤wūjīnténg 中药材。见《福建民间草药》。为老鼠耳之别名，详该条。

乌荆丸wūjīngwán 《太平惠民和剂局方》卷一方。炮川乌

（去皮脐）一两，荆芥穗二两。为细末，醋糊为丸，梧桐子大，每服二十丸，酒或热水送下，有痰空腹服，日三至四次；无痰早晨服。治诸风缓纵，手足不遂，口眼㖞斜，言语謇涩，眉目瞤动，头昏脑闷，筋脉拘挛，不得屈伸，遍身麻痹，百节疼痛，皮肤瘙痒，抓成疮疡；妇人血风，浑身痛痒，头疼眼晕，及肠风脏毒，下血不止。

乌睛wūjīng 眼的部位名。见《银海精微》。即黑睛。详该条。

乌韭wūjiǔ 中药材。出《神农本草经》。为大叶金花草之别名。详该条。

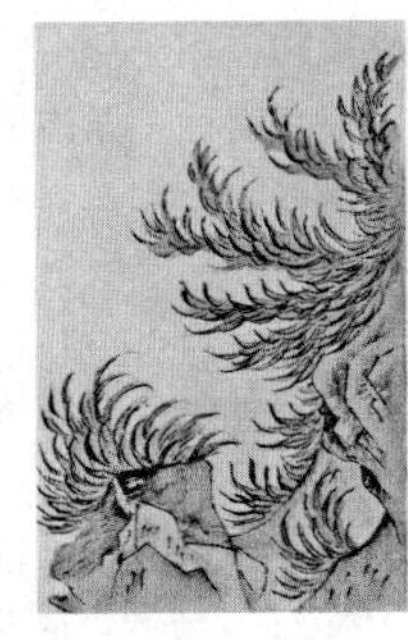
乌韭

乌桕木根皮wūjiùmùgēnpí 中药材。出《本草纲目》。又名卷子根、卷根白皮。为大戟科植物乌桕 *Sapium sebiferum*（L.）Roxb. 的根皮。分布于华东、西南、华南及湖南、湖北、陕西、甘肃、河南等地。苦，微温，有毒。入脾、肾、大肠经。泻下逐水，消肿解毒。①治肝硬化腹水，大小便不利。煎服：6～12g。②治毒蛇咬伤，根皮30g和甜米酒、米泔水隔水炖沸，分二次服，将药渣敷伤口周围。③捣烂敷乳痈，疔疮；煎水洗疥癣，湿疹，皮炎。本品副作用为呕吐较剧，孕妇及溃疡病、胃炎患者忌服。本品含花椒油素，能杀肠虫。根煎剂有泻下作用。

乌桕叶wūjiùyè 出《本草拾遗》。又名卷子叶、油子叶、虹叶。为大戟科植物乌桕 *Sapium sebiferum*（L.）Roxb. 的叶。苦，微温，有毒。杀虫，止痒。①治真菌性阴道炎，湿疹，脚癣，煎水洗；乳痈疖肿，捣烂敷；毒蛇咬伤，捣汁服，渣敷伤口周围。②治血吸虫病。煎服：6～12g。剂量过大，可引起恶心、呕吐、腹痛、腹泻、头痛、心慌、冷汗等中毒症状。孕妇忌服。本品含无羁萜、鞣云实精、莽草酸、并没食子酸、没食子酸、异槲皮苷、β－谷甾醇等。煎剂有泻下作用；在体外对金黄色葡萄球菌、痢疾杆菌、铜绿假单胞菌、大肠埃希菌及钩端螺旋体均有抑制作用。

乌桕子wūjiùzǐ 中药材。出《本草拾遗》。又名乌茶子。为大戟科植物乌桕 *Sapium sebiferum*（L.）Roxb. 的种子。甘，凉，有毒。消肿，杀虫。治肿毒，疥癣，榨油涂或研末调敷；手足皲裂，捣烂煎水浸泡。忌内服。种子蜡层含固体脂74.75%，壳含34.94%。种仁含油64.1%，内含毒素，不能食用。

乌口仔wūkǒuzǎi 中药材。见《广东中药》。为铁包金之别名，详该条。

乌癞wūlài 病证名。麻风病的一种类型。见《诸病源候论》卷二。多由恶风侵袭皮肤血分之间，郁遏化火，耗伤血液，或由接触传染所致。临证初起皮肤变黑，发若隐疹，痒如虫行，继之则手足麻木，针刺不痛，目视物如垂丝状，心中常惊恐不安，时有谵语，饮食或语言时，开口出气发出鸣声。治疗内服皮丸或苦参酒。外用大黑神膏。相当于瘤型麻风（包括麻风反应）。

乌连汤wūliántāng 《三因极一病证方论》卷十五方。黄连、炮乌头（去皮尖）各等分。为粗末，每服二钱，水煎，空腹服。治脉痔，下血不止。若热加黄莲，冷加乌头。

乌蔹莓wūliǎnméi 中药材。出《新修本草》。又名五爪龙草、五叶藤、五龙草、老鸦眼睛藤、老母猪藤。为葡萄科植物乌蔹莓 *Cayratia japonica*（Thunb.）Gagnep. 的全草。分布于华东、中南各地。苦、酸，寒。入心、小肠经。清热解毒，凉血，利尿。①治痈肿，疔疮，乳痈，痄腮，丹毒，蛇虫咬伤，跌打肿痛。捣汁或煎服，并捣烂外敷。②治咽喉肿痛，黄疸，痢疾，咯血，尿血，淋证，白浊，风湿性关节炎。煎服：15～30g。全草含阿聚糖、甾醇、氨基酸、酚性成分及黄酮类。根含生物碱、鞣质。果皮含乌蔹色苷。本品在体外对金黄色葡萄球菌、溶血性链球菌、痢疾、杆菌，大肠埃希菌及钩端螺旋体均有抑制作用。

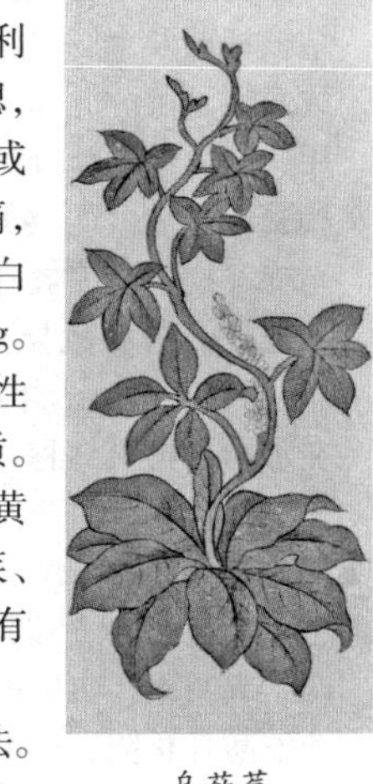
乌蔹莓

乌龙摆尾wūlóngbǎiwěi 小儿推拿方法。出《小儿推拿方脉活婴秘旨全书》。又名乌龙双摆尾。用右手拿儿小指，左手托肘，将小指摇动，如摆尾之状，能开闭结。

乌龙摆尾根wūlóngbǎiwěigēn 中药材。见《湖南药物志》。为乌泡刺根之别名，详该条。

乌龙摆尾叶wūlóngbǎiwěiyè 中药材。见《湖南药物志》。为乌泡刺叶之别名，详该条。

乌龙膏wūlónggāo ❶《医宗金鉴》卷八十八方。百草霜、百部、白蔹各三钱，百合、白及、乳香、没药各五钱，麝香一分，炒糯米一两。为末，加陈小粉四两炒黑，醋熬成膏服。治跌打损伤，筋断骨折，青紫肿硬。❷见《证治准绳·疡医》卷四。即乌金散第四方之二，见“乌金散”条。

乌龙根wūlónggēn 中药材。见《广东中药》。为铁包金之别名，详该条。

乌龙双摆尾wūlóngshuāngbǎiwěi 小儿推拿方法。即乌龙摆尾。见该条。

乌龙须wūlóngxū 中药材。见清代刘士季《草木便方》。为马桑根之别名，详该条。

乌龙钻洞wūlóngzuāndòng 练功方法之一。见上海中医学院附属推拿学校《推拿学》。两手屈肘仰掌置于腰部，两掌徐徐前推，旋臂使掌心朝下，边推边上身随势前俯，然后上身挺直，两掌收回至腰部。

乌轮wūlún 眼的部位名。见《银海精微》。即黑睛。详该条。

乌轮赤晕wūlúnchìyūn 症名。《银海精微》：“乌轮赤晕，刺痛浮肿，此肝热也。”即抱轮红。详该条。

乌麻花wūmáhuā 中药材。出《备急千金要方》。即胡麻花，详该条。

乌麻子wūmázǐ 中药材。出《备急千金要方》。为黑脂麻之别名，详该条。

乌梅wūméi 中药材。出《本草经集注》。又名梅实、熏梅。为蔷薇科植物梅 *Prunus mume*（Sieb.）Sieb. et Zucc. 的干燥近成熟果实。主产于四川、浙江、福建、湖南、贵州。酸、涩，平。入肝、脾、肺、大肠经。敛肺，涩肠，生津，安蛔，止血。治肺虚久咳，久泻，久痢，虚热烦渴，蛔虫病腹痛，便血，尿血，血崩，遗尿，带下不止，煎服6～12g；治牛皮癣，熬膏服，每次9g，每日3次；治疮疡胬肉，乌梅炭研末敷；鸡眼，用乌梅和盐水、米醋研烂涂敷。本品含柠檬酸、苹果酸、琥珀酸、苯甲酸、齐墩果酸、谷甾醇。种子含苦杏仁苷。乙醇或热水浸出液在体外对金黄色葡萄球菌，伤寒、副伤寒、痢疾、枯草、变形、结核杆菌及大肠埃希菌均有抑制作用；亦能抑制某些常见致病性真菌。此作用可能与其酸性有关。对胆囊有收缩作用，能促进胆汁分泌。在体外对蛔虫有抑制作用。

乌梅膏wūméigāo ❶《杂病源流犀烛·脏腑门》卷一方。乌梅不拘量。煎成膏，含化。治久咳，久治投药不效，余无他症，与劳嗽异者。❷经验方。见《中医外科临证手册》。乌梅30g，食糖9g，水50ml，醋15ml。先将食糖溶在水内，再入乌梅，浸24小时，取出，加醋研和，敷患处。治鸡眼，胼胝。

乌梅木瓜汤wūméimùguātāng 《三因极一病证方论》卷十方。乌梅（不去核）、木瓜、炒麦芽、草果仁、甘草各半两。为粗末，每服四钱，加生姜五片，水煎，不拘时服。功能酸甘化阴，调中止渴。治嗜酒积热，熏蒸五脏，津枯血燥，小便反多，肌肉消铄，嗜食冷物寒浆者。

乌梅散wūméisǎn ❶《太平圣惠方》卷二十七方。炒乌梅肉、黄连、炙甘草各半两，柴胡一两半，秦艽、炒杏仁各一两。为细末，每服二钱，煎生姜、童便，食前调下。治急劳烦热，不得睡卧者。❷《证治准绳·幼科》集七方。乌梅肉、延胡索、甘草（半生，半炙）各五钱，乳香、没药、钩藤各二钱半。为粗末，每服二钱，水煎，空腹服。治腹痛，及初生儿脐下冷痛、疝气。

乌梅丸wūméiwán ❶《伤寒论》方。乌梅三百枚，细辛、炮附子（去皮）、桂枝（去皮）、人参、黄柏各六两，干姜十两，黄连十六两，当归、川椒（炒出汗）各四两。先将乌梅醋浸一夜，去核，蒸之五斗米下，蒸熟捣烂，余药为末，和蜜为丸，梧桐子大，食前饮服十至二十丸，日三次。功能安蛔止痛。治蛔厥，烦闷呕吐，甚则吐蛔，时发时止，得食即呕，手足厥冷，腹痛时作，及久痢不止，属寒热错杂者；近代也用于胆道蛔虫症。方中乌梅与醋以酸制蛔，因蛔得酸则静，可使蛔静痛止，为主药；然蛔动因其下寒上热，故用川椒、细辛、干姜、附子、桂枝温脏祛寒，以辛制蛔，因蛔得辛则伏；黄连、黄柏清热燥湿，以苦制蛔，因蛔得苦则下，且其寒性又可缓解诸温药辛燥之性；然辛热苦燥之品易伤气血，故用人参、当归补气养血，以防祛邪伤正；米饭与蜂蜜既可调和诸药，又为杀虫之诱饵。全方酸、苦、辛三味俱备，均为蛔虫所畏恶，故有安蛔止痛之功。又乌梅酸涩收敛，黄连、黄柏坚肠止痢，余药温中补虚，所以又能治疗寒热错杂而正气已虚之久痢。实验研究：能使蛔虫麻痹、增加胆汁分泌，弛缓胆道口括约肌，使胆道蛔虫退回十二指肠。❷《太平圣惠方》卷五十二方。炒乌梅肉、桂心、炙甘草、人参、升麻、肉苁蓉（酒浸一夜，刮去皱，炙令干）各一两，常山、鳖甲（酥炙）、虎头骨（酥炙）各二两，炮附子、桃仁（汤浸，去皮双仁，麸炒微黄）各半两，麝香一分，炒豆豉一合。为细末，炼蜜为丸，梧桐子大，每服二十至三十丸，食前粥饮送下。治肾疟，腰背痛，手足寒，食少无力。❸《杂病源流犀烛·六淫门》卷十七方。乌梅三两。烧存性，醋煮米糊为丸，每服二十丸，空腹米饮送下，日三次。治大肠素虚夹风，又饮酒过度夹热，下利脓血，且痛甚者。

乌牛子wūniúzǐ 中药材。见《本草纲目拾遗》。为丝瓜子之别名，详该条。

乌泡刺根wūpàocìgēn 中药材。见《全国中草药汇编》。又名乌龙摆尾根、乌泡根。为蔷薇科植物灰白毛莓 *Rubus tephrodes* Hance 的根。酸、甘，平。祛风除湿，活血。治产后感冒，风湿疼痛，慢性肝炎，腹泻，痢疾，闭经，月经不调，跌打损伤。煎服：15～30g。

乌泡刺叶wūpàocìyè 中药材。见《全国中草药汇编》。又名乌龙摆尾叶。为蔷薇科植物灰白毛莓 *Rubus tephrodes* Hance 的叶。分布安徽、江苏、浙江、江西、湖北、湖南、广西。酸、甘，平。止血，解毒。治外伤出血，瘰疬，痈疖疮疡，捣敷；跌打损伤，捣烂取汁兑酒服。

乌泡根wūpàogēn 中药材。见《湖南药物志》。为乌泡刺根之简称，详该条。

乌泡叶wūpàoyè 中药材。见《湖南药物志》。为乌泡刺叶之简称，详该条。

乌茄疔wūqiédīng 病名。出《治疔大全》。又名惹肥。多因赤脚接触土中粪毒而致。症见脚趾肿痛。可用鸭毛煎汤，加皂矾洗之。

乌痧wūshā 病证名。痧证之一。《杂病源流犀烛·痧胀源流》："乌痧，满身胀痛，面目黧黑。身有黑斑，毒在脏腑，气滞血凝，以致疼痛难忍。"宜阿魏丸等方。《七十二种痧症救治法·乌痧》："此症有二，俱系预先感冒风邪，未经发泄，又因受寒而发者，先发寒战，牙齿眼白俱发青黑色，周身四肢俱胀痛入腹者，延过周时不治则死。有因受热而发者，先身热如火，牙齿眼白皆黑，若周身四肢胀痛入腹中者，半日内不治则死。治法先以三指拍曲池穴，一路拍上至臂臑穴，拍出紫黑块，不拘多少，刺出黑血。热症用麻油四两，滑石末三钱和服，服后呕出臭水而愈；寒症用鹅毛向喉中搅呕，呕黏痰而愈。如腹仍痛，大便闭者，用小红药下之，或瓜蒂箭插入粪门，出大便而止。无论寒热症，针刺刮呕俱用，后再槟榔、藿香、砂仁、粟梗、木香、灯草三十寸，阴阳水煎服。"参见"痧"条。

乌痧惊风wūshājīngfēng 病证名。惊风的一种证型。见《本草纲目》。多由风寒湿热之邪，阻滞经络，血行不畅所致。临床特点为遍身发乌，闷乱欲脱。急用黄土入醋炒热，布包乘热从头颈向躯干四肢熨之，出现黑块，取最显著者，用针刺破，挤出乌血，以使闷乱缓解。

乌痧胀wūshāzhàng 病名。干霍乱之俗称。《医学心悟·伤暑》："谓干霍乱证，世俗名搅肠痧、乌痧胀。"详"干霍乱"条。

乌扇wūshàn 中药材。出《神农本草经》。为射干之别名，详该条。

乌梢蛇wūshāoshé 中药材。出《本草纲目》。又名乌蛇、黑风蛇。为游蛇科动物乌梢蛇 *Zaocys dhumnades* (Cantor) 的干燥全体。主产于浙江、江苏、贵州、湖北等地。甘，平。入肝经。祛风湿，通经络，止痉。治风湿痹痛，中风半身不遂，肌肤麻木，骨、关节结核，破伤风，麻风，皮疹瘙痒，疥癣。内服：煎汤，6～12g；研粉吞服，每次1.5～3g。亦可浸酒服。全体含有蛋白质及脂肪。本品具有抗炎、镇痛、抗惊厥、抗蛇毒作用。

乌蛇wūshé 中药材。出《药性论》。为乌梢蛇之简称。详该条。

乌蛇胆wūshédǎn 出《本草纲目》。为游蛇科动物乌梢蛇 *Zaocys dhumnades* (Cantor) 的胆。苦、微甘，凉。祛风通窍，明目去翳。①治痰迷心窍，风热发狂，小儿惊搐，制成丸剂或水调服；眼雾不明，兑酒吞服。②治角膜溃疡。制成眼药水滴眼。

乌蛇散wūshésǎn ❶《太平圣惠方》卷二十四方。乌梢蛇（酒浸，去皮骨，炙微黄）、川芎各三两，秦艽、桂心、防风、人参、栀子仁、白鲜皮、丹参、沙参、玄参、升麻、犀角、通草、枳壳（麸炒）、黄芩、白蒺藜各一两，苦参、羌活各二两。为细末，每服二钱，食后温酒调下。治疬疡风，斑驳如白癜。❷《太平圣惠方》卷六十五方。乌梢蛇（酒浸，去皮骨，炙微黄）、炒大黄、羌活、麻黄各二两，漏芦、丹参、沙参、玄参、五加皮、僵蚕、炙甘草各一两，炮白附子五钱。为末，每服二钱，食后薄荷煎汤调下。治疥，遍身头面皮肤瘙痒。❸《太平圣惠方》卷六十九方。①乌梢蛇肉（酒拌，炒黄）、炮天南星、炒土蜂儿、天麻、麻黄、薏苡仁、川芎各一两，炒全蝎、炒桑螵蛸、羚羊角、桂心、朱砂各五钱，酸枣仁、柏子仁、炒当归各三分，麝香一分。为细末，每服一钱，食前温酒调下。治妇人风痹，手足顽麻，筋脉抽搐，口眼不正，言语謇涩。②乌梢蛇（汤浸，去皮骨，酥拌炒黄）二两，炒白蒺藜、蛇床子、桂心、防风、独活、当归、藁本、细辛、枫香、凌霄花、炒牛蒡子、枳壳（麸炒）、莽草各三分，炒全蝎五钱。为细末，每服一钱，温酒调下。治妇人血风瘙痒。

乌蛇丸wūshéwán 《传信适用方》卷四引徐成和方。乌梢蛇、炮附子各一两，天浆子（去壳）三十个，天麻、炮天南星、白附子、防风、半夏（洗）各半两，全蝎一分，牛黄、朱砂、麝香、雄黄各一钱。前九味酒浸七日焙干为末，再入余药研极细，糯米粥为丸，黄米大，每服十丸，荆芥煎汤送下，不拘时服。治小儿慢惊风。

乌蒜wūsuàn 中药材。见《本草纲目》。为石蒜之别名，详该条。

乌檀wūtán 见广州部队卫生部《常用中草药手册》。为胆木之别名，详该条。

乌头赤石脂丸wūtóuchìshízhīwán 《金匮要略》方。即赤石脂丸，见该条。

乌头桂枝汤wūtóuguìzhītāng 《金匮要略》方。又名抵当乌头桂枝汤。乌头，以蜜二斤，煎减半，去滓，以桂枝汤五合解之。得一升后，初服二合；不知，即服三合；又不知，复加至五合；其知者，如醉状；得吐者，为中病。功能温中散寒止痛。治寒疝，腹中痛，逆冷，手足不仁，身疼痛。

乌头煎wūtóujiān 《金匮要略》方。又名大乌头煎。乌头（大者，炒，去皮）五枚。水煎去滓，入蜂蜜二升，煎至水气尽，强者分三次服，弱者分四次服，日一次。功能散寒止痛。治寒疝，绕脐腹痛，恶寒不欲食，发则冷汗出，手足厥冷，脉沉紧。

乌头类中毒wūtóulèizhòngdú 病名。是指服用过量乌头、附子、天雄而见中毒症状者。见《备急千金要方》卷二十四。中毒轻者症见口唇、四肢麻木，头晕，言语不清，视力模糊。重者心率加速，心律不齐，血压下降，突然抽搐，发绀，昏迷，甚至死亡。治疗宜中西医结合救治。民间有用生姜、甘草、银花煎、犀角、川连、芫荽汁等解毒。《本草纲目》卷四载有解乌头、附子、天雄毒药如防风汁、远志汁、甘草汁、人参汁、黄芪、乌韭、绿豆、寒食饧、大枣肉、井华水、陈壁土等。可参考。

乌头汤wūtóutāng ❶《金匮要略》方。麻黄、芍药、黄芪、炙甘草各三两，川乌五枚。先将乌头为粗末，以蜜二升煎取一升，去乌头，再将余药为粗末，水煎，去滓入蜜中，再煎分二次服。治寒湿历节及脚气疼痛，不可屈伸。方中乌头驱寒逐湿；麻黄通阳行痹；芍药、甘草开痹而通血脉，使阴阳宣通，气血畅行；黄芪实卫且防麻黄发散太过；白蜜甘缓药力，使寒湿之邪微微汗解且减低乌头毒性。诸药合用，共成散寒祛湿，除痹止痛之剂。❷《备急千金要方》卷七方。乌头、细辛、蜀椒各一两，芍药、甘草、秦艽、附子、桂心各二两，干姜、茯苓、防风、当归各三两，独活四两，大枣二十枚。为粗末，水煎，分五次服。治风冷脚痹疼痛，挛弱不可屈伸。

乌头栀子汤wūtóuzhī · zitāng 《医宗金鉴·幼科心法要诀》卷五十四方。乌头、炒栀子。加姜汁，水煎服。治小儿平素过食厚味，致生湿热，湿热之气下行，流入囊中，复为风寒所束而成疝证，时囊纵红肿，常常刺痛。

乌尾丁wūwěidīng 中药材。见《广西中草药》。为毛冬青之别名，详该条。

乌犀丸wūxīwán 《秘传眼科龙木论》卷三方。犀角、茯苓、芍药、细辛、玄参、人参各一两，山药、羌活各二两。为细末，炼蜜为丸，梧桐子大，每服十丸，空腹茶水送下。治两睑粘睛外障，症见眼睑痒痛，渐渐睑中生疮，睑涩皮烂，两睑相粘。

乌药wūyào 中药材。出《开宝本草》。又名天台乌药，旁其。为樟科植物乌药 *Lindera aggregata*（Sims）Kosterm. 的干燥块根。主产于浙江、湖南、安徽、广东、广西。辛，温。入脾、肺、肾、膀胱经。顺气止痛，散寒温肾。治脘腹胀痛，反胃吐食，宿食不消，气厥头痛，疝痛，痛经，小便频数，遗尿，煎服6～10g。本品含挥发油，内有多种倍半萜成分：钓樟内酯、钓樟根内酯、钓樟烯醇、钓樟烯、钓樟根烯等。还含新木姜子碱、钓樟醇（即龙脑）、乌药酸、谷甾醇。本品含龙脑，有发汗、兴奋、镇痉、驱虫作用；所含菊可抗炎、抗真菌。

乌药散wūyàosǎn ❶《校注妇人良方》卷七方。乌药、莪术（醋浸炒）、桂心、当归、桃仁、青皮、木香各等分。为末，每服二钱，热酒调下。功能活血行气，温经止痛。治血气壅滞，心腹刺痛。❷《疡医大全》卷二十四方。木香、茴香、炒高良姜、青皮（去白）、槟榔、乌药（姜酒浸一夜）各五钱，川楝子（巴豆七十粒打碎同麸炒川楝子至黑色，去麸及巴豆）十个。为末，每服一钱，温酒调下，痛甚者炒生姜热酒调下。功能疏肝行气，散寒止痛。治疝气，牵引脐腹疼痛。

乌药顺气散wūyàoshùnqìsǎn ❶《太平惠民和剂局方》卷一方。麻黄（去根节）、陈皮（去瓤）、乌药（去木）各二两，炒僵蚕（去丝嘴）、川芎、枳壳（麸炒）、炒甘草、白芷、桔梗各一两，炮姜半两。为细末，每服三钱，加生姜三片、大枣一枚，水煎服；若四时伤寒，憎寒壮热，头痛肢体倦怠，加葱白三寸煎服；闪挫身体疼痛，温酒调下；遍身瘙痒，抓之成疮，加薄荷三叶煎服。治风气攻注四肢，骨节疼痛，遍身顽麻，头目旋晕；瘫痪，语言謇涩，筋脉拘挛；脚气，步履艰难，脚膝软弱，及妇人血风；老人冷气上攻胸臆，两胁刺痛，心腹膨胀，吐泻肠鸣。❷《杂病源流犀烛·身形门》卷二十七方。白术、白芷、青皮、茯苓、乌药、陈皮、人参、甘草。为末服。治气滞腰痛。

乌药顺气汤wūyàoshùnqìtāng 《痧胀玉衡》卷下方。又名十一号屯象方。三棱、莪术、莱菔子、白芥子、延胡索各一钱，枳壳、青皮、乌药各八分，红花七分，香附四分。

W

水煎，稍冷服。治痧气内攻，心腹切痛，胀闷非常。

乌药汤wūyàotāng 《济阴纲目》卷一方。乌药二钱半，香附二钱，当归一钱，木香、炙甘草各五分。为粗末，水煎服。功能行气和血。治妇人气血不和，小腹疼痛。

乌药叶wūyàoyè 中药材。出《本草拾遗》。又名蒡箕茶。为樟科植物乌药 *Lindera aggregata*（Sims）Kosterm. 的叶。分布于广东、广西、台湾、福建、湖南、湖北、江西、浙江、安徽、江苏等地。温中燥脾，理气，止痛。❶治腹中寒痛，食积，小便滑数。煎服：4.5～9g。❷治风湿性关节炎、跌打肿痛。鲜叶捣烂酒炒敷。

乌鱼wūyú 中药材。见《滇南本草》。即鳢鱼，详该条。

乌芋wūyù 中药材。出《广雅》。为荸荠之别名，详该条。

乌鸢wūyuān 中药材。见《本草纲目》。为鸢尾之别名，详该条。

乌云盖雪wūyúngàixuě 中药材。见《广西中草药》。为梵天花之别名，详该条。

乌云膏wūyúngāo 《外科大成》卷三方。松香二两，硫黄一两。为细末，香油拌如糊，摊青布少半指厚，卷成条，线扎紧，再用香油泡一日，取出刮去余油，以火点燃一头，下用一碗接之，布灰陆续剪去，取所滴药油，浸冷水内一夜，出火毒，抹患处。治奶疮，皮肤痒甚者。

乌贼骨丸wūzéigǔwán 《东医宝鉴·内景篇》卷三方。即四乌鲗骨一藘茹丸，见该条。

乌贼墨wūzéimò 中药材。见《青岛中草药手册》。即乌贼鱼腹中墨，详该条。

乌贼丸wūzéiwán 《医学入门》卷七方。即四乌鲗骨一藘茹丸，见该条。

乌贼鱼腹中墨wūzéiyúfùzhōngmò 中药材。出《本草拾遗》。又名乌贼墨。为乌鲗科动物金乌鲗 *Sepia esculenta* Hoyle. 或无针乌鲗 *Sepiella maindroni* de Rochebrune 等墨囊中的墨液。治血刺心痛，功能性子宫出血，支气管扩张出血，胃出血，肺结核、肺癌咯血，尿血以及宫颈癌出血。烘干研末装胶囊或醋调服，每次1～2g，一日二次。墨囊中的墨液主要成分为乌贼黑色素，是吲哚醌的聚合物，与蛋白结合或不结合。

乌贼鱼骨wūzéiyúgǔ 中药材。出《神农本草经》。为海螵蛸之别名，详该条。

乌贼鱼骨丸wūzéiyúgǔwán ❶《圣济总录》卷一百五十一方。①乌贼骨（去甲）、羚羊角、龟甲（醋炙）、茯神（去木）、炙卷柏、炙鹿角胶、煨诃子皮、炙地榆、当归、熟地黄各一两。为末，炼蜜为丸，梧桐子大，每服二十丸，温酒或大枣煎汤送下。治妇人气血失度，月经不止，面无颜色，食少力乏。②炙乌贼骨（去甲）、鹿茸（酥炙）、诃子皮、当归、白芍药、山茱萸、黄芪、炒酸枣仁、地榆、川芎、覆盆子、玄参、茯苓（去黑皮）、熟地黄各一两半，炒荜澄茄一两。为细末，炼蜜为丸，梧桐子大，每服三十丸，食前米汤送下。治妇人月经不断，脐腹冷痛，腰腿酸疼。❷见《校注妇人良方》卷一。即四乌鲗骨一藘茹丸，见该条。

乌鲗骨wūzéigǔ 中药材。出《黄帝内经素问》。为海螵蛸之别名，详该条。

乌鲗骨丸wūzéigǔwán 即四乌鲗骨一藘茹丸，见该条。

乌珠wūzhū 眼的部位名。见《证治准绳·杂病》。乌珠属肝。即黑睛。详该条。

邬有坦wūyǒutǎn 明初医家。字直斋，别号静虚老人。新昌（今属浙江）人。从邹守益问业，遇喻崇墅，敬事之，得其秘药方书，遂精通医术，疗治多效。著《神楼秘笈》《医学指南》《诊视家秘》《卫生金镜》等，未见传世。

污wū 见《说文》。指月经。

污血胁痛wūxuèxiétòng 病证名。污血即瘀血。指瘀血凝滞胁下所致的胁痛。《金匮翼》卷六："污血胁痛者，凡跌仆损伤，污血心归胁下故也。其症昼轻夜重，或午后发热，脉短涩或搏，其人喘逆。"《赤水玄珠》卷五："跌仆损伤，瘀血停积胁内，日久作痛。"治宜祛瘀通络为主。如鸡鸣散等方。参"死血胁痛""跌仆肋痛"条。

巫方wūfāng 见"巫妨"条。

巫妨wūfáng 一作巫方，上古时代医家，相传为尧帝之臣。据《诸病源候总论》载，巫妨著有《小儿颅囟经》，后世不传，是为小儿方之始。

巫彭wūpéng 上古时代巫医，相传为黄帝之臣。

巫咸wūxián 上古时代巫医，相传为帝尧之臣。

巫医wūyī 指用画符、念咒、祈祷等迷信方法（也有兼用一些药物）作为治病手段的人。巫医，在殷商时期以前就已经出现。由于生产水平的限制，人们遂有鬼神致病等迷信思想产生，这是巫医产生的历史根源。春秋战国以后，人们对疾病逐渐有了认识，医、巫的斗争日趋尖锐。两千多年来我国医学一直沿着唯物的道路发展，巫医从未取得统治地位。到1949年后，巫医已被消灭。

屋漏脉wūlòumài 七怪脉之一。脉搏很久才跳动一次，且间歇时间不匀，如屋漏滴水之状。

屋土散wūtǔsǎn 《外科真诠》方。瓦上陈土、炒黄柏各三钱，生甘草二钱，冰片三分。为末，蜜、醋调，涂患处。治厥阴肝经虚火外发而致的胡漏丹，症见阴囊下红肿。

屋翳wūyì 经穴名。代号ST15。出《针灸甲乙经》。属足阳明胃经。位于胸部，在第二肋间隙中，距胸正中线4寸处。布有胸前神经的胸大肌肌支，并有胸肩峰动、静脉及胸侧动、静脉分支通过。主治咳嗽，气喘，咳吐脓血，胸胁胀痛，乳痈等。斜刺0.3～0.5寸。不宜深刺。艾炷灸3～5壮；或艾条灸5～10分钟。

无白草wúbáicǎo 中药材。见《上海常用中草药》。为合子草之别名，详该条。

无瘢痕灸wúbānhénjiǔ 灸法名。即非化脓灸，见该条。

无比散wúbǐsǎn 《类证活人书》卷二十一方。又名活人无比散。牛黄、麝香、冰片、铅粉各一分，朱砂一两。为细末，小儿每服一字，成人每服半钱，加水银少许，刺取小猪尾上之血二至三滴，新汲水少许同调敷，小儿亦可用奶汁调服。治疮疹恶候不快。

无比山药丸wúbǐshān·yaowán 见《太平惠民和剂局方》卷五。即无比薯蓣丸，见该条。

无比薯蓣丸wúbǐshǔyùwán 《备急千金要方》卷十九方。又名无比山药丸。山药二两，炒杜仲、菟丝子各三两，五味子六两，肉苁蓉（酒浸）四两，茯神（一方作茯苓）、巴戟天、牛膝、山茱萸、干地黄、泽泻、赤石脂各一两。为末，炼蜜为丸，梧桐子大，每服二十至三十丸，食前酒送下，日二次。功能健脾益胃，培元滋肾。治虚劳损伤，肌体消瘦，腰酸膝软，目暗耳鸣，饮食无味等症。

无柄紫堇wúbǐngzǐjǐn 中药材。见《浙江民间常用草药》。为夏天无之别名，详该条。

无莿根wúcìgēn 中药材。见《全国中草药新医疗法展览会资料选编·内科》。又名有刺根。为葡萄科植物粤蛇葡萄

Ampelopsis cantoniensis（Hook. et Arn.）Planch. 的根。分布于安徽、湖南、江西、浙江、广东、广西、云南等地。清热解毒。①治嗜盐菌食物中毒，风湿性关节炎。煎服：30～45g。②治急性乳腺炎，急性淋巴结炎，骨髓炎，脓疱疡，湿疹，丹毒，疖肿。煎服或外敷。本品有解热作用。

无毒wúdú　指药物性味和平者，多属调理扶正之品。《素问·五常政大论》："无毒治病，十去其九。"

无犯胃气wúfànwèiqì　治则之一。指治病不宜妄用攻伐、苦寒等药物戕伤胃气。人以胃气为本，"纳谷者昌，绝谷者亡"。胃气足则元气易复，胃气伤则病难复。《伤寒论·辨太阳病脉证并治》："妇人伤寒，发热，经水适来，昼日明了，暮则谵语……此为热入血室，无犯胃气及上二焦，必自愈。"

无根草wúgēncǎo　中药材。❶见清代赵其光《本草求原》。为无根藤之别名。❷见《本草纲目拾遗》。为菟丝之别名。各详该条。

无根舌wúgēnshé　舌象。舌根，是指舌体从舌尖、舌心再往后的根部，属肾。无根舌通常是舌体短缩或强硬，故望舌时舌根难于暴露，同时舌苔光剥，或舌面如镜，或舌色枯黯不泽等，多属肝肾亏虚，津液枯竭之象。

无根藤wúgēnténg　中药材。见广州部队卫生部《常用中草药手册》。又名无爷藤、无头藤、无娘藤、无根草。为樟科植物无根藤 *Cassytha filiformis* L. 的全草。分布于浙江、福建、江西、台湾、湖南、广西、广东、贵州、云南等地。甘、微苦，微寒，有小毒。入肝、肾经。清热解毒，利湿凉血，凉血散瘀。①治感冒发热，肺热咳嗽，目赤肿痛，急性黄疸型肝炎，肾炎水肿，泌尿系结石，泄泻，痢疾，白带，咯血，衄血，尿血。煎服：9～15g。②治多发性疖肿，湿疹。捣敷或煎水洗。孕妇忌服。不能采用寄生在有毒植物如钩吻、鱼藤、马桑上的无根藤，误用可致中毒。本品含无根藤碱、无根藤定碱、六驳碱等。尚含半乳糖醇。无根藤定碱可有利尿作用，对动物有致惊厥作用，大量可致死。

无辜疳wúgūgān　病证名。指疳病头颈生核的病证。《圣济总录》卷一百七十二："由小儿嗜肥甘过多，虫因甘动，或饮食不调所致。"其症头颈生核，形如弹丸，按之转动不痛，内有一种米粉样物质（如颈淋巴结核）；其毒侵及脏腑而成疳疾。治宜先挑破其核，挤出粉样物，方用柴胡饮（《医宗金鉴》柴胡、赤芍、黄连、半夏、桔梗、夏枯草、龙胆草、浙贝母、黄芩、甘草）清热，后用集圣丸（方见"肝疳"条）消疳。

无骨苎麻wúgǔzhùmá　中药材。出清代赵楷《百草镜》。为白接骨之别名，详该条。

无汗wúhàn　症名。出《素问·脉要精微论》。泛指当出汗时而不出汗的表现。常因邪闭、表实、津血不足等因所致。伤寒无汗，有邪在表者，有邪行里者，有水饮内蓄者。《伤寒论·辨太阳病脉证并治》："太阳病，头痛发热……恶风，无汗而喘者，麻黄汤主之。""伤寒脉浮，发热无汗……渴欲饮水，无表证者，白虎加人参汤主之。""服桂枝汤，或下之，仍头项强痛，翕翕发热，无汗，心下满，微痛，小便不利者，桂枝汤去桂加茯苓白术汤主之。"有盛夏当出汗而无汗者。《赤水玄珠·汗门》引丹溪曰："盛夏浴、食无汗为表实。"又有阴血耗伤或阳虚而无汗者。《灵枢·营卫生会篇》："故夺血者无汗。"《伤寒明理论·无汗》："诸阳为津液之主，阳虚则津液虚少，故无汗。"病情不同，宜审因施治。

无花果wúhuāguǒ　中药材。出《救荒本草》。又名天生子、蜜果、文仙果、奶浆果。为桑科植物无花果 *Ficus carica* L. 的聚花果。我国各地有栽培。甘，寒。入肺、脾、大肠经。润肺止咳，清热润肠。①治支气管炎，哮喘，肺热声嘶，咽喉肿痛，消化不良、肠炎，痢疾，便秘，痔疮。煎服：15～30g。②捣敷治痈疮肿毒，瘰疬。果实含糖、枸橼酸、延胡索酸、奎尼酸等以及 B 族维生素、维生素 C、生物碱、氨基酸、寡肽苷类、树脂、无花果蛋白酶（Ficin）等。所含蛋白酶具有水解蛋白质及凝乳等消化作用。无花果可抗肿瘤、提高免疫功能、镇痛，内服可作食物性轻泻剂。

无花果叶wúhuāguǒyè　出《救荒本草》。为桑科植物无花果 *Ficus carica* L. 的叶。我国各地均有栽培。甘、微辛，平，有小毒。清湿热，解疮毒。①治湿热泄泻，呕吐，带下。煎服：9～15 克。②痈肿疮毒，瘰疬，痔疮，白癜风。煎水洗或捣涂。叶含补骨脂素、香柑内脂、β－香树脂醇、β－谷甾醇、花椒毒素、花椒毒酚等。本品具有抗癌、止血、光敏等作用。

无患树蔃wúhuànshùqiáng　中药材。见萧步丹《岭南采药录》。为无患子科植物无患树 *Sapindus mukorossi* Gaertn. 的根。苦，凉。清热解毒，行气止痛。①治风热感冒，咳嗽，哮喘，慢性胃炎，白浊，白带，蛇咬伤。煎服：15～30g。②煎水含漱治扁桃体炎。无患树嫩枝叶名无患子叶，煎服治百日咳；内服并捣敷治蛇咬伤。

无患子wúhuànzǐ　中药材。出《本草拾遗》。又名洗手果、木患子、油患子、肥珠子、油珠子。为无患子科植物无患树 *Sapindus mukorossi* Gaertn. 的种子。分布于长江以南各地及台湾、湖北西部。苦、微辛，凉，有小毒。清热祛痰，消积杀虫。①治白喉，咽喉炎，扁桃体炎，支气管炎，百日咳，食滞虫积，煎服：3～9g。②治滴虫性阴道炎。煎水冲洗阴道。服用过量，可出现恶心，呕吐等中毒症状。本品含脂肪油。本品有降压、降低血胆固醇的作用。

无患子皮wúhuànzǐpí　中药材。出《日华子诸家本草》。又名子肉皮。为无患子科植物无患树 *Sapindus mukorossi* Gaertn. 的果肉。微苦，凉，有小毒。清热化痰，行气消积。①治喉痹。用本品二两，蜜糖四两，浸半月，每次含咽半只，日二至三次。②治心胃气痛，虫积、食积腹痛。用 7 只煅炭，开水泡服。③捣敷治毒虫咬伤，无名肿毒。服本品中毒，可出现恶心、呕吐等症状。含苷元为常春藤皂元的糖苷。果实尚含芸香苷、维生素 C、鞣质。本品总皂苷可降低血压；口服可降低血胆固醇水平，增加卵磷脂，并能杀灭真菌。皂苷可溶血。常春藤皂苷元有抗菌作用。

无灰木wúhuīmù　中药材。出《本草图经》。即不灰木，详该条。

无魂wúhún　比喻脉动极迟缓的危象。《难经·十四难》："再呼一至，再吸一至，名为无魂，无魂者当死也。"

无极丹wújídān　见《全国中药成药处方集》（北京方）。朱砂、薄荷冰各 105g，甘草 1800g，糯米粉 720g，石膏 480g，滑石 360g，公丁香、砂仁、肉桂、紫豆蔻各 7.5g，冰片 60g，麝香、牛黄各 0.9g。为细末，水泛为丸，另用朱砂 225g 为衣，每服 20 粒，日 2 次。功能清热祛暑，镇静止吐。治夏令受暑，晕车晕船，恶心呕吐。

无漏果wúlòuguǒ 见《本草纲目拾遗》。为无漏子的别名，详该条。

无漏子wúlòuzǐ 中药材。出《本草拾遗》。又名波斯枣、番枣、千年枣、金果、无漏果、藏枣。为棕榈科植物海枣 *Phoenix dactylifera* L. 的果实。分布于广东、广西、海南。甘，温。益气补虚，消食化痰。治气虚羸弱，食积不化，咳嗽有痰。内服：生食。本品含木犀草素硫酸酯、槲皮素-3-葡萄糖苷硫酸酯、木犀草素-7-芸香糖苷、异鼠李素-3-葡萄糖苷等，还含咖啡酰草酸、桂皮酸衍生物、花白素型缩合鞣质、维生素及微量元素。其种子含雌酮有雌激素活性。体外试验有抑制人体精子移行的作用。

无名疮wúmíngchuāng 古病名。《诸病源候论》卷三十五："此疮非痈非疽，非癣非疥，状如恶疮，或瘥或剧，人不能名，故名无名疮也。"指古时尚未明确的某些外科病而言。治疗参见"疮疡""溃疡"条。

无名疬wúmínglì 病名。即瘰疬迅即发生红肿者。《疬科全书》："亦有骤然红肿，非色欲所致，即餐膳不谨，此无定名，随症皆可致此。"宜豁痰散结，服消肿汤。

无名穴wúmíngxué 经外奇穴名。见《针灸孔穴及其疗法便览》。位于后正中线，当第二、三胸椎棘突之间。主治癫狂。略向上斜刺0.5~1寸。灸3~5壮；或艾条灸10~20分钟。

无名异wúmíngyì 中药材。出《雷公炮炙论》。为软锰矿 Pyrolusite 的矿石。产于广西、广东、四川、山西、湖北、山东、陕西、青海等地。甘，平。活血去瘀，消肿止痛。①治跌打损伤。研细末，水或酒调服，2~3g。②治痈疽肿毒，醋磨涂；臁疮久不愈合，研末撒或油调搽。本品含二氧化锰，尚有铁、钴、镍等杂质。

无名指wúmíngzhǐ 即手第四指。又名小指次指。

无名肿毒wúmíngzhǒngdú 病名。见《医学入门》卷六。又名肿疡、虚疡。❶《外科大成》卷四："无名肿毒者，以其随处而生，不按穴次，不可以命名也，皆因风邪寒热客于经络所致。但其因风邪内作者，则无头无根；因气血相搏者，则有头有根；因风寒而成者，则肿坚而色白；因热毒而成者，则肿焮而色赤，治法有表证者散之，有里证者下之，外兼敷贴药等。"❷《辨证录》卷十三："无名肿毒生于思虑不到之处，而其势凶恶，有生死之关，皆可以无名肿毒名之。"

无娘藤wúniángténg 中药材。❶见《广西中草药》。为无根藤之别名。❷见《贵州民间方药集》。为菟丝之别名。❸见广州部队卫生部《常用中草药手册》。又名无根藤。各详该条。

无求子wúqiúzǐ 见"朱肱"条。

无求子伤寒百问wúqiúzǐshānghánbǎiwèn 伤寒著作。见"类证活人书"条。

无射wúshè 六律中的六阳律之一。详"六律"条。

无盛盛wúshèngshèng 治则之一。无通毋。指治疗立法，切忌助长正当亢盛的病邪。出《素问·五常政大论》。对于邪气亢盛的实证，不宜用补益药，以免加重病情。

无时泪下wúshílèixià 病证名。清代黄庭镜《目经大成》卷二："此症谓目无病故，时常如哀如悲，泣下沾襟……盖肾水不足，肝气渐弱，液道不固，一也；膏血耗伤，津液不治，虚火内迫，二也。清冷者其常，间有热而浑者，乃正为邪诊。"参见"冷泪"条。

无时冷泪wúshílěnglèi 病证名。《证治准绳·杂病》："目不赤不痛苦，无别病，只是时常流出冷泪，甚则视而昏渺也……盖精液伤耗，肝胆气弱膏涩，肾水不足，幽隐之病已甚，久而失治，则有内障青盲、视瞻昏渺之患。精血衰败之人，性阴毒及悲伤哭泣久郁者，又如产后悲泣太过者，每多此疾。"详见"冷泪"条。

无时热泪wúshírèlèi 病证名。多由阴精亏损，虚火上炎引起。即热泪无时常流。《证治准绳·杂病》："谓目无别病，止是热泪不时常流也……盖肝胆肾水耗而阴精亏涩，及劳心竭意，过虑深思动其火而伤其汁也。故血虚膏液不足人，哭泣太伤者，每每患此。"治宜滋补肝肾，养阴清热。可选用知柏地黄丸或杞菊地黄丸。参见"热泪"条。

无食子wúshízǐ 中药材。出《药性论》。即没食子，详该条。

无嗣wúsì 病名。出《辨证录·受妊门》。即无子。参见"不孕"条。

无痛进针器wútòngjìnzhēnqì 针刺辅助器具。利用弹簧的力量将针迅速刺入皮下，借以减轻进针疼痛的器具。适用于婴幼、妇女、年老体弱及畏痛的患者。

无头疽wútóujū 病名。为发于筋骨之间或肌肉深部的阴性疮疡。多因毒邪深陷，寒凝气滞而酿成。患部漫肿无头，皮色晦黯。病程多缠绵，甚至伤筋烂骨，难溃难敛。治宜温经散寒，活血化瘀为主。内服阳和汤、醒消丸、小金丹等；外用阳和解凝膏、冲和膏等。包括附骨疽、流痰、肩疽等多种病证。详见各该条。

无头藤wútóuténg 中药材。见《广东中草药》。为无根藤之别名，详该条。

无为道人wúwéidào · ren 见"沈之问"条。

无为子wúwéizǐ 见"王文洁"条。

无畏的武器wúwèi · dewǔqì 综合性藏医著作。藏名《敏吉村卡》。7卷。据《藏医史》载，此书由汉族名医韩王杭德、印度的巴热达札和大食的嘎林诺共同编著而成。着重介绍这三种医学体系的精华。近年来有学者从史学、语言学和音韵学的角度考证，认为这三位人物并非真有其人，而是代表印度医学、西方古代医学和汉族的中医学等医疗体系的象征性人物。本文是最早综合各国各族医学内容的藏医著作。对古代藏医学的形成影响深远，后佚。

无胃则死wúwèizésǐ ❶推测疾病预后的纲要。《素问·平人气象论》："人无胃气曰逆，逆者死。"疾病发展到严重阶段，不能饮食，表示胃气衰败，生化之源已竭，故死。❷脉无胃气，表示正气衰竭，邪气独胜。《素问·平人气象论》："人以水谷为本，故人绝水谷则死，脉无胃气亦死。"

无误蒙药鉴wúwùméngyàojiàn 蒙医著作。即《蒙医本草图鉴》，详见该条。

无系居士wúxìjūshì 见"常效先"条。

无心草wúxīncǎo 中药材。见《山西中药志》。为木贼之别名，详该条。

无虚虚wúxūxū 治则之一。无通毋。指治疗立法，切忌攻伐已经虚弱的正气。出《素问·五常政大论》。故对于气血不足，功能衰退的虚证，不宜用泻法或攻法，以免重伤元气而加重病情。

无阳证wúyángzhèng 证候名。指阳虚不能作汗之证候。《伤寒论大全》卷四："头痛发热，项脊强，恶寒无汗，用发汗药二三剂，汗不出者……殊不知阳虚不能作汗，故有此证，名曰无阳证。"治宜再造散。参见"亡阳证"等条。

无爷藤wúyéténg　中药材。见萧步丹《岭南采药录》。为无根藤之别名，详该条。

无音wúyīn　病证名。即喑。出《内经》。《灵枢·忧恚无言篇》："人卒然无音者，寒气客于厌，则厌不能发，发不能下，至其开阖不致，故无音。"此为暴喑。肺肾阴亏，咽喉失养而无音者为久喑。因妊娠胎阻胞脉而无音者，叫子喑。《素问·奇病论》："人有重身，九月而喑，此为何也。岐伯对曰，胞之络脉绝也……胞络者系于肾，少阴之脉，贯肾系舌本，故不能言……无治也，当十月复。"此无须治疗，产后即恢复。中风舌不能转运语言而謇涩者为舌喑。聋哑人，其不能发音者，多系先天耳聋也。参见"喑"及有关各条。

无应wúyìng　证名。出《疡医准绳》卷二。见"应候"条。

无应候wúyìnghòu　证名。见"应候"条。

无子wúzǐ　病名。出《素问·上古天真论》："形坏而无子也。"指不孕症。参见"不孕"条。

芜菁wújīng　中药材。出《名医别录》。又名九英菘、诸葛菜、蔓菁、大头菜。为十字花科植物芜菁 *Brassica rapa* L. 的块根及叶。我国各地均有栽培。辛、甘、苦，温。入胃、肝经。消食下气，解毒消肿。①治食积不化，心腹冷痛，咳嗽。煎服：30～60g。②治疗毒痈肿，阴囊肿大，捣烂外敷；小儿秃疮，烧灰油调涂。叶、根的水提取物在体外可抑制大肠埃希菌的生长。块根皮中含黄色油状物有抑制细菌、真菌的作用。以提取物饲喂大鼠，可增加甲状腺中碘酪氨酸而降低碘甲腺氨酸的量。

芜菁子wújīngzǐ　中药材。出《名医别录》。又名蔓菁子。为十字花科植物芜菁 *Brassica rapa* L. 的种子。苦、辛，寒。入肝经。清热利湿，明目，解毒。①治黄疸，痢疾，小便不利，青盲，目暗。煎服：3～9g。②研末敷痈疽疮毒。本品含挥发性异硫代氰酸盐。种子油含菜子甾醇。

芜荑wúyí　中药材。出《神农本草经》。又名山榆仁、臭芜荑、白芜荑、大果榆糊。为榆科植物大果榆 *Ulmus macrocarpa* Hance 果实的加工品。主产山西、河北；东北各地亦产。辛、苦，温。入脾、胃经。杀虫，消积，除湿止痢。①治蛔虫、绦虫病腹痛，小儿疳积泻痢，肠风，痔漏，皮肤骨节中如虫行。煎服：4.5～9g。②治疮疥、湿癣，研末蜜调涂；虫牙作痛，以一小块安蛀孔中。本品含鞣酸等。醇提取物在体外对猪蛔虫有杀灭作用。水浸剂在试管内对某些常见的致病性皮肤真菌有不同程度的抑制作用。

芜荑散wúyísǎn　❶《仁斋直指方论》卷二十五方。槟榔、芜荑各三钱，木香一钱。为末，黎明先吃炙肉一片，石榴根煎汤送服。治肠中诸虫。❷《医灯续焰》卷八方。芜荑、雷丸各半两，干漆（捣碎，炒烟尽）一两。为细末，成人每服三钱，小儿每服半钱，不拘时，温水调下。治蛔咬心痛，苦不可忍，或吐青黄绿水泥沫，或吐虫出，发有休止。

吴安业wú'ānyè　见"吴尚先"条。

吴半千wúbànqiān　见"吴世昌"条。

吴邦宁wúbāngníng　明代医家。字惟和。黎阳（今安徽休宁县东南）人。原姓施，因继承吴云川的医业，改姓吴。行医五十年，尤其精于儿科。著有《痘疹心法》一书，已佚。长子潢，承其业，复姓施。

吴本立wúběnlì(1698—1775)　清代医家。字道源。海虞县（今属江苏常熟）人。少时攻科举，兼学医，因屡试不中而专事医业。编纂有《痢证汇参》《女科切要》（均刊刻于1773），列述证治较简明切要。

吴长灿wúchángcàn　见"高秉钧"条。

吴辰灿wúchéncàn　清代医家。字鹤山。江苏无锡人。于1805年与高秉钧、姚志仁合纂有《景岳新方歌》一书。

吴诚wúchéng　明代医生。字纯伯。原籍常州（今属江苏）。高祖栎堂，为宋代名儒；父可大，迁居吴（今江苏苏州）地行医。得父传，尤以治伤寒著名。

吴澄wúchéng　清代医家。字鉴泉，号师朗。歙县（今安徽歙县）人。采集前人关于虚劳病的论述。编成《不居集》（1739），是论述虚劳病较详备的专书。

吴澄甫wúchéngfǔ　见"吴元溟"条。

吴篪wúchí　清代医家。字渭泉。江苏如皋人。编有《临证医案笔记》（1836）。

吴冲孺wúchōngrú　参见"吴正伦"条。

吴楚wúchǔ(17～18世纪)　清代医家。字天士，号畹庵。歙县西乡（今安徽歙县）人。为名医吴正伦之玄孙，吴崑之侄孙。初攻举子业，兼学医，后因科举而中断医事。1681年又兼事医术，1683年将既往临证经验，整理而成《医验录》一书。另辑有《宝命真诠》一书（1795刻行），为包括《内经》、脉法、本草、证治、医案等内容的小型丛书。

吴春岩wúchūnyán　见"吴正伦"条。

吴达wúdá　清代医家。字东旸。江苏江阴人。著有《医学求是》《吴东旸医案》（1879年）。

吴道源wúdàoyuán　见"吴本立"条。

吴得夫wúdéfū　宋代医家。生平不详。撰有《吴得夫集验方》7卷，已佚。

吴德信wúdéxìn　见"吴源"条。

吴东旸wúdōngyáng　见"吴达"条。

吴东旸医案wúdōngyángyī'àn　医案著作。清代吴达撰。刊于1879年。治案40余条，以伤寒、时证为多。重六经辨证，每条记述较详。后收入《医学求是》中。

吴端所wúduānsuǒ　见"吴中秀"条。

吴复珪wúfùguī(公元10世纪)　北宋医家。973年（开宝六年）奉命与刘翰、马志、陈昭遇等编修《开宝新详定本草》二十卷。982年（太平兴国七年）又参加编写《太平圣惠方》。990—994年（淳化年间）为太宗侍御医，与刘翰齐名。并著有《金匮指微诀》1卷，已佚。

吴观善wúguānshàn　宋代儿科医生。字思贤。祖籍开封，后迁居杭州。世代为小儿医，观善医术更精。

吴琯wúguǎn　明新安（今安徽徽州地区）人。尝见薛己校正、发明之书并治验方案等遗佚颇多，遂就全书按经络分类论述内、幼、女、外四科，成《薛氏医案二十四种》（1573—1619刊）。为中医私人丛书之较早者。

吴光甫wúguāngfǔ　见"吴文炳"条。

吴国器wúguóqì　见"吴镕"条。

吴行简wúhángjiǎn　见"吴正伦"条。

吴鹤皋wúhègāo　见"吴崑"条。

吴鹤山wúhèshān　见"吴辰灿"条。

吴宏道wúhóngdào　明代医家。一名弘道。嘉善（今属浙江）人。医名颇著。每疗疾辄愈，愈则令种竹一竿，以至成林，其地遂号为"竹所"。洪武（1368—1398）初，尝召至京师，擢御医。

吴怀祖wúhuáizǔ　见"吴世铠"条。

吴槐绶wúhuáishòu(约1883—?)　清代医家。字子绂。浙江仁和（今杭州）人。少业儒，后因父亲及兄弟均为庸医所误，自患湿证为医投凉剂几乎不救，乃发愤攻医。三年后，以阐释医经为念，集晋唐以来旧注，并折衷后世医家论述，于1906年撰成《素灵精义》1卷、《金匮方证详解》4卷。次年撰《伤寒理解》12卷、1908年又撰《南阳药证汇解》6卷。上四书合刊为《吴氏医学丛刊》。

吴奂wúhuàn　明代医家。字德章。兰溪（今属浙江）人。博通书史，精于医。得何文定公曾孙仲畏之传，医道更进，人多称之。著《古简方》12卷、《诸集方》40余卷，佚。

吴嘉言wújiāyán　明代医家。分水（今浙江桐庐县西北）人。出身世医家庭，曾任太医院吏目。推崇儒理，著有《医学会元》《针灸原枢》。其子吴学易，也以医闻名。

吴鉴泉wújiànquán　见"吴澄"条。

吴杰wújié　明代医生。字士奇。江苏武进人。因精于医术，在弘治间（1488—1505）被征到京城，先后任御医等职。

吴兢wújīng(665?—749)　唐代史学家，兼通医学。汴州浚仪（今河南开封）人。撰有《贞观政要》，并与刘知几等合著《武后实录》一书。医学上撰有《五脏论应象》1卷，佚。

吴景隆wújǐnglóng　明代医家。号梅窗居士。精于脉理，崇信丹溪之学。集诸家之说，各取其长，融会为一，撰成《脉证传授心法》1卷（1492），已佚。

吴景贤wújǐngxián(6世纪)　隋代医家。籍贯不详。《隋书·经籍志》记载：著有《诸病源候论》5卷，目录1卷。据研究，吴景贤当系今题名巢元方撰《诸病源候论》的作者之一。

吴敬泉wújìngquán　明代医生。兰溪县（今属浙江）人。精于医理，对请他治病的人，先贫后富，对贫穷病人赠药而不取报酬，对远道求医的贫穷病人还自始至终按日处方，丝毫不苟。

吴居敬wújūjìng　见"吴正伦"条。

吴鞠通wújūtōng　见"吴瑭"条。

吴鞠通医案wújūtōngyī'àn　医案著作。4卷（或作5卷）。清代吴瑭撰。包括温病、伤寒、杂病、妇儿科医案，作者尤擅长于温病，能从医案的辨证治疗中示读者以规矩与治法。书中颇多连续治疗较完整的病案，记录详明，有利于读者领会病理治法的终始变迁。现有人民卫生出版社排印本。

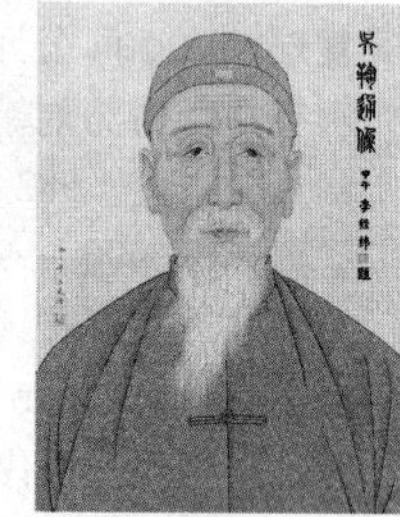

吴鞠通

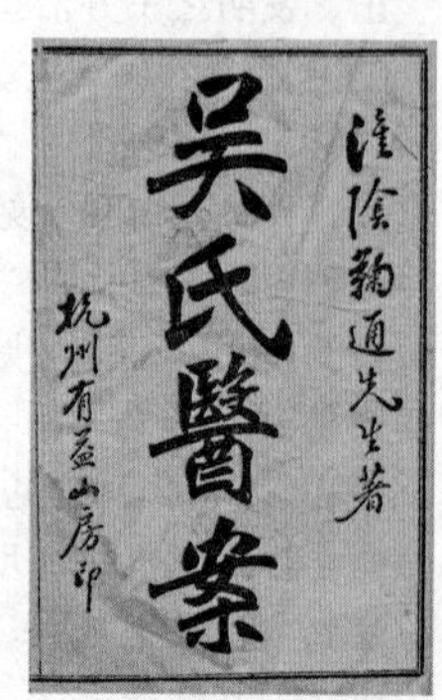

吴氏医案

吴坤安wúkūn'ān　见"吴贞"条。

吴崑wúkūn(1552—1618)　明代医家。字山甫，别号鹤皋。歙县（今安徽歙县）人。家中藏书很多，攻读古代医学名著，游历于江、浙、安徽等地，求师访友，在宣城一带行医，很有名声。著有《医方考》《脉语》《黄帝内经素问吴注》《针方六集》等书。在医学理论上，推崇《内经》；在治疗方面，主张针药并用，对后世医学有一定影响。

吴六吉wúliùjí　见"吴谦"条。

吴懋先wúmàoxiān　见"吴嗣昌"条。

吴门治验录wúménzhìyànlù　医案著作。4卷。清代顾金寿撰于1822年。所辑医案以内科杂病为主，每案记载从发病至病愈的全过程。顾氏治法比较灵活，能随证而变；案末以问难形式，详析病因、病理和方治。

吴蒙斋wúméngzhāi　见"吴恕"条。

吴勉学wúmiǎnxué(16世纪)　明代文人。字肖愚。歙县（今安徽歙县）人。生平事迹未详。辑有《唐乐府》等书。他对医学很注意，曾校刊和辑刻不少医书。其中如《古今医统正脉全书》《河间六书》《痘疹大全八种》等，在传播医药知识方面，有一定影响和贡献。

吴旻wúmín　明代文人。字近山。江夏（今湖北武昌）人。好诸方药事，积之见闻，汇成《扶寿精方》两卷（1534）。此书集方颇精，间多他书所未见，且所载丸散膏酒及炮制各法，均甚详明，可以纠正市肆制药之误。裘吉生收入《珍本医书集成》。

吴敏修wúmǐnxiū　南宋医家。生活于12至13世纪。尝谓医方有仲景，犹儒书有六经，因虑《伤寒论》文古义隐，后学读之不得要领，遂予辨析疑似，类括药证，著成《伤寒辨疑论》，今佚。

吴宁澜wúnínglán　清代医家。字溶堂。阳湖（原属江苏武进）人。撰《保婴易知录》一书，论述保婴、杂症、疮疡等，对于育养小儿，论述较详。

吴佩衡wúpèihéng(1888—1971)　现代医家。四川会理人。18岁拜当地名医彭恩溥为师。后在云南、上海行医多年。1945年创办《国医周刊》。1950年创立云南省私立中医药专科学校，任校长兼主讲老师。先后任云南中医学校校长、云南中医学院院长、中华医学会云南中医分会副会长、《云南医药杂志》编委会副主任等职。传承郑钦安的火神派理论，长于经方，擅用附子。主张中西医相互学习，团结协作，优势互补。著有《中医病理学》《伤寒论条解》《伤寒与瘟疫之分辨》《麻疹发微》《医药简述》《伤寒论新注》等多部著作。

吴婆散wúpósǎn　《苏沈良方》卷十方。黄柏（蜜炙）、黄连（微炒）、芜荑、桃根白皮各一分，木香、厚朴（姜汁炙）、丁香、槟榔各一钱，没石子一钱半，楝根白皮半分。为末，每服一字，三岁以上小儿每服半钱，五至六岁每服一钱，乳食前用紫苏、木瓜、米煎汤调下，日三次。治小儿疳泻不止，日渐羸瘦。

吴普wúpǔ　三国时医学家。广陵（今江苏境内）人。是著名外科学家华佗的弟子。华佗曾授给吴普以"五禽戏"，吴普照此锻炼得以长寿。著有《吴普本草》及《华佗药方》两书，前书计收录三国时代以前药物441种，已散佚，其材料散见于后世各家本草书中，宋《太平御览》也辑录《吴普本草》药品甚多，后书为收集华佗治病的方剂编成，也失传。

吴普本草wúpǔběncǎo　本草著作。6卷。魏吴普约撰于公元3世纪初期。载药441种。讨论药性寒温五味良毒，最为详悉。兼述产地生境、药物形态及采造时月。各药大致以药名、别名、性味类集、产地生境、药物形态、采时、加工、功效主治、畏恶宜忌等为序，次第解说。为魏以前药性研究之总汇。约于北宋时散佚。清代焦循辑本，载药168种。

吴其濬wúqíjùn（1789—1847） 清代人。字瀹斋，别号云娄农。曾任翰林院修撰，江西、湖北学政，兵部侍郎，及湖南、湖北、云南、贵州、福建、山西等地巡抚和总督。他在各地广泛搜集植物标本，绘制成图，参考古代本草及有关文献800余种，用7年（1841—1847）时间编成《植物名实图考》一书，为我国第一部较大型的区域性植物志。书分38卷，12大类，共计收植物1914种，除描述形态外，着重研究植物名称和原植物的统一，以及药用价值，纠正了过去本草书籍中的某些错误，在我国近代植物分类学及本草学上均有重要贡献。本书曾传到日本等国，在国际上也有一定声誉。

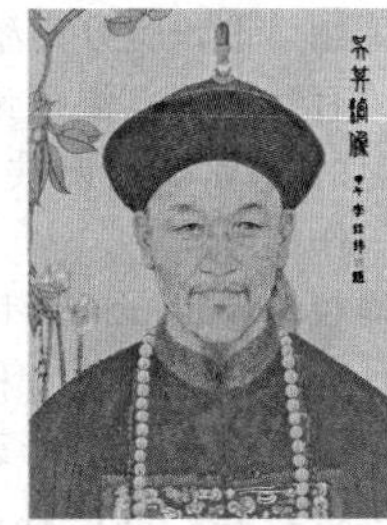
吴其濬

吴淇wúqí 明代儿科医生。号悠斋。兰溪（今属浙江）人。世习小儿医。善小儿风寒麻痘等证，诊脉察色，不厌再三。用药精当，处方加减慎重。著《诊脉要诀》3卷、《痘疹会编》10卷，均佚。一说即吴洪。

吴谦wúqiān 清代名医。字六吉。安徽歙县人。1736年以后（乾隆年间）官至太医院判，与刘裕铎一起主编清代重要综合性医学丛书《医宗金鉴》，包括医学各科共15种，其中《订正伤寒论注》《订正金匮要略注》二种，为吴氏自编。全书注重临证实际，图、文、方、论具备，多数附以歌诀，曾用作太医院教本。由于内容丰富，编次清晰，论述扼要，选方平稳，甚为后世所重视，流传很广。

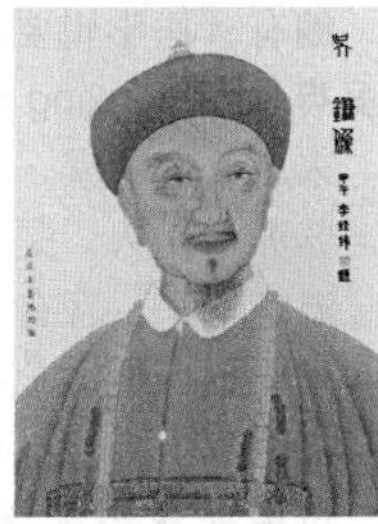
吴谦

吴球wúqiú 明代医家。字茭山。括苍（今浙江丽水市）人。生活于16世纪上半叶。早年研习经术，于医学尤得精蕴。著有《诸证辨疑》四卷，现有明刻本。此外著《活人心统》4卷、《用药玄机》2卷、《方脉主意》、《食疗便民》等，今均佚。李时珍《本草纲目》间引其论。

吴群wúqún 三国时蜀国医家。据史料记载，著有《意医纪历》1卷，现已不传。

吴溶堂wúróngtáng 见“吴宁澜”条。

吴镕wúróng 宋代医生。宁国（今安徽宁国）人。字国器。以儒为业，兼行医，年近百岁耳目聪明，乡人称“不老仙”。

吴如心wúrúxīn 见“吴恕”条。

吴瑞wúruì 元代药学家。著《日用本草》8卷。

吴瑞甫wúruìfǔ（1871—1951） 字锡璜，号黼堂。福建同安人。早年习儒，光绪间（1875—1908）中举人，授广西候补知县。家世业医，已历七代。其祖父以词章之学无补于世，勉其继承家学，乃受其父吴筠谷之教，朝夕研究岐黄家言，后又学麻、痘两科于大田县杨氏，先后拜师多人。技成在同安执教并悬壶十余年。1918年至上海开业，1921年返厦门定居，屡起沉疴，名闻遐迩。1934年创办厦门国医专科学校，任校长。1938年厦门沦陷，锡璜拒任维持会长，以古稀之年远涉重洋，避居新加坡。在新加坡创办新加坡国医研究所。主张中西汇通，以为中西医学虽宗旨悬歧，而理法并无差异，两者可参考互证，以会其通。精内科和痘科。著有《中西温热串讲》《中西内科学》《删补中风论》《脑髓病论》，主编有《国医旬刊》及多种教学讲义。逝世在新加坡。

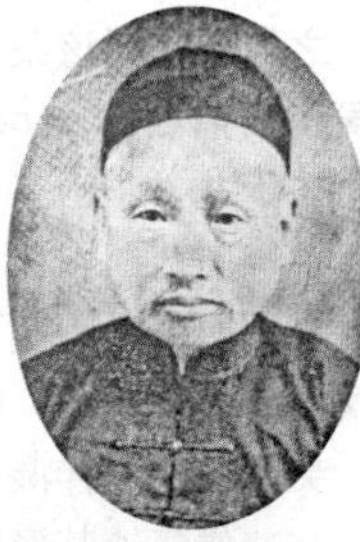
吴瑞甫

吴三石wúsānshí 见“吴文献”条。

吴山甫wúshānfǔ 见“吴崑”条。

吴尚先wúshàngxiān（约1806—1886） 清代医家。名樽，字杖仙，又名安业，字师机。浙江钱塘人，曾在扬州居住。因在太平天国农民起义军战争期间药源缺乏，并看到群众中有“不肯服药之人”和“不能服药之证”等情况，遂专心注意研讨用外治法治病，很受群众欢迎。吸取前人和古典医籍中有关外治的论述，并汇集民间的外治法，集二十年之经验，数易其稿，写成理疗性外治专著《理瀹骈文》（初名《外治医说》），是我国外治法的一次比较系统的总结，其中包括薄贴（膏药）、温热、水疗、蜡疗等多种治法。认为“外治之理，即内治之理”，外治可“与内治并行，而能补内之不及”，并指出外治要“先求其本”，为我国医学采用综合疗法做出了贡献。

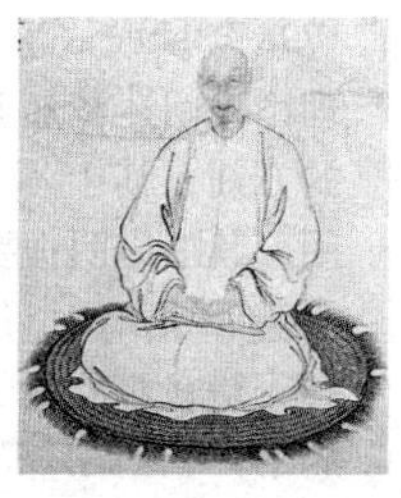
吴尚先

吴绍轩wúshàoxuān 见“吴文炳”条。

吴昇wúshēng 宋代医生。与宋处撰《新修钟乳论》1卷，已佚。

吴师机wúshījī 见“吴尚先”条。

吴师朗wúshīlǎng 见“吴澄”条。

吴士奇wúshìqí 见“吴杰”条。

吴士瑛wúshìyīng 清代医家。字甫恬，号壶芦山人，又号子虚子。暨阳（今江苏江阴）人。自称医术传自喻嘉言之甥舒进贤，长于痢疾证治，撰有《痢疾明辨》（又作《折肱心悟痢疾明辨》，1857）。治痢大旨宗仲景六经辨证，分痢疾为陷邪、秋燥、时毒、滑脱四证，详论古今治痢得失，间附验案。尚有《吴甫恬先生自存医案》，今存抄本。

吴氏中馈录wúshìzhōngkuìlù 食疗烹饪著作。著者不详。收于元人陶宗仪《说郛》，名为《浦江吴氏中馈录》。《绿窗女史》《古今图书集成》亦载。是书载录脯鲊、制蔬、甜食三个部分，共七十多种菜点制作方法，都是江南（主要是浙江）民间家食之法，有些至今还在吴越江淮流行。1949年后有排印本。

吴世昌wúshìchāng 清代医家。字半千。湖北江夏人。抄辑有《奇方类编》2卷（1719）。

吴世铠wúshìkǎi 清代医家。字怀祖，海虞（今江苏苏州）人。撰有《本草经辑要》一书（1809），为明代名医缪希雍所著《神农本草经疏》一书的辑要。

吴绶wúshòu 元代医生。钱塘（今浙江杭州市）人。善治伤寒，撰《伤寒蕴要全书》。探讨五运六气，画图立说。后征至京师，为太医院院判。

吴恕wúshù 元代医家。字如心，号蒙斋。钱塘（今浙江杭州市）人。善治风疾，家贫，卖药为生，后征至京师（北京），为太医院御医。对《伤寒论》颇有研究，认为仲景书深奥难于掌握，于是作《伤寒活人指掌图》一书，以便初学。

吴思贤wúsīxián 见“吴观善”条。

吴嗣昌wúsìchāng 明代医家。字懋先。仁和（今浙江杭州）人。世医出身，明代初年（十四世纪中叶）疾疫流行，他救活多人。著有《伤寒正宗》《医学慧业》，已佚。

吴瑭wútáng(1736—1820) 清代著名医家。字鞠通。江苏淮阴人。温病学派主要代表人物之一。其于医学上溯《内经》《伤寒论》，下受吴又可，特别是叶天士著述的影响和启发，以医术闻名于当时。18 世纪 90 年代，吴氏游京师，正当温病流行，因重视此类疾病而对之进行深入研究，并采集过去有关文献，结合自身实践经验和体会，于 1798 年撰成《温病条辨》一书，提出温热病三焦辨证的理论，阐述清热养阴等治疗方法，并拟订了较多治疗温病的方剂，其中不少确有较高的效果，多为后世医家所采用。其书简明扼要，以三焦为纲，以证为目，对所倡之三焦辨证分条加以论述，颇切实用，使温病学说更趋于系统和完整，对温病学的发展有相当贡献和影响。另有《医医病书》《医案》等著述。

吴天士wútiānshì　见“吴楚”条。

吴晥庵wúwǎn'ān　见“吴楚”条。

吴惟和wúwéihé　见“吴邦宁”条。

吴渭泉wúwèiquán　见“吴篪”条。

吴文炳wúwénbǐng　明代医家。字绍轩，号光甫。建武（今湖北南漳县一带）人。著有《食物本草》《医家赤帜益辨全书》《神医秘诀遵经奥旨针灸大成》等书。

吴文献wúwénxiàn　明代医家。字三石。婺源花桥（今江西省）人。少时喜好医术，为邑诸生时，仍不忘习医。后弃科举之途，专攻医术，精于《素问》，钻研各家之学。撰有《三石医案》《药性标本》等书。

吴象先wúxiàngxiān　参见“吴正伦”条。

吴小珊wúxiǎoshān　见“吴烊”条。

吴肖愚wúxiāoyú　见“吴勉学”条。

吴秀wúxiù（约 1533—1602）　明代官吏。字平山。乌程（今浙江吴兴）人。1571 年进士。万历三十年（1602）得名医沈与龄《医便》刻本，又得良医朱济川、黄文洲订补之《医便》补遗本，合两书删订之，且补以已试之方，取名为《增补医便续集》4 卷刊行。

吴学易wúxuéyì　见“吴嘉言”条。

吴砚丞wúyànchéng　见“吴亦鼎”条。

吴彦高wúyàngāo　明代医生。号东泉。泾县（今属安徽）人。少业儒，尤精医，识太素脉。洪武三年（1370）授官太医。因愈帝疾，受宠遇 17 年，后以老辞归。子随庆，继其业，亦官太医院。

吴曜仙wúyàoxiān（1892—1976）　名显宗。四川巴县（现重庆市巴南区）人。先后就读于巴县医学堂、重庆官立医学校、重庆医学研究会公立医校、重庆存仁医学校等，并从内江王恭甫游。曾在重庆创办国医药馆、国医传习所。1949 年后历任重庆市第一、第二中医院院长、成都中医学院医经、针灸教研组主任。为省第一届政协委员，省第二、三届人大代表，农工民主党四川省委委员。精内科、针灸，擅长经方，善用子午针法。1955 年冬出席全国政协会议时，献出了子午流注环周图。著有《子午流注说难》(1957)。

吴医汇讲wúyīhuìjiǎng　医学期刊。11 卷。清代唐大烈辑。刊于 1792～1801 年间。是我国早期具有医学刊物性质的著作。每年 1 卷。共发表了江浙地区四十多位医家的文章 100 篇左右。内容不分门类，不限卷数，不拘体裁。有医学理论，专题讨论，验方交流，考据、笔记、书评等。其中主要著作有叶桂的《温症论治》、薛生白的《日讲杂记》、顾雨田的《书方宜人共识论》等，对当时医药交流起了一定作用。

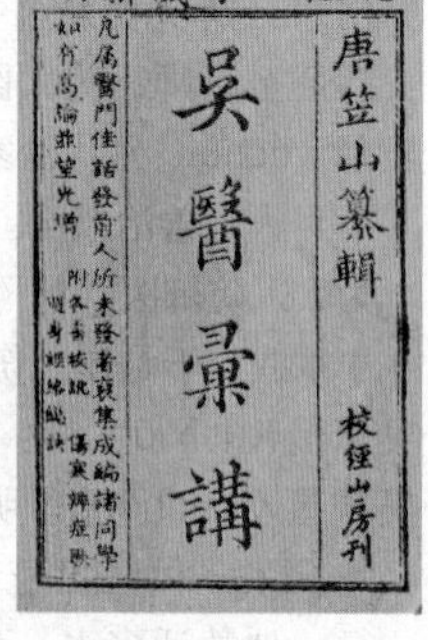

吴医汇讲

吴仪洛wúyíluò(18 世纪）　清代医家。字遵程。浙江海盐人。年轻时攻考科举，并读家藏医书，后行医，在当时以医术著名。所著《本草从新》（1757）是对汪昂《本草备要》的增补；《伤寒分经》是对喻嘉言《尚论篇》的订正；《成方切用》采集过去和当时成方 1300 余首。另有《四诊须详》《女科宜今》等书，已佚。他的著述一般较切实用，故流传较广，对普及医药知识有一定贡献。

吴以宁wúyǐníng　元代医家。一作吴以凝。歙县（今安徽歙县）人。著《去病简要》27 卷，今佚。

吴亦鼎wúyìdǐng(18 世纪）　清代医家。字砚丞。安徽歙县人。撰《麻疹备要方论》一书，另汇集前人灸法，编成《神灸经纶》一书。

吴烊wúyì　晚清医生。字小珊。山阴（今浙江绍兴）人。编有《医学辑要》一书（1854）。

吴有性wúyǒuxìng（1582—1652）　明末著名医学家。字又可。姑苏（今江苏苏州）人。是一位富有创新精神的温病学家。著有《温疫论》一书。明末，不少地方瘟疫（传染病）流行，当时医生多治以伤寒法，无效。他通过亲身观察和深入实践，提出“疠（戾）气”说，认为瘟疫病因与过去所说的“时气”和“伏邪”不同，也不同于一般外感和伤寒。瘟疫是一种不能察见，也不能嗅闻和触知的“疠（戾）气”，由口鼻传入人体。更提出“疠气”有多种，称为“杂气”，一种“疠气”只和一种疫病有关，而且各有其“特适”性（一定“疠气”常易侵犯一定脏器）和“偏中”性（人或动物对“疠气”具有不同的感受性），还指出某些“疠气”和某些外科感染疾患有关。对于瘟疫的传染途径，指出有空气和接触传染。对传染病的治疗有新的见解，提出“守古法不合今病”，倡用“达原”“三消”等疗法。他的创新对温病学的发展起了很大推进作用。其“疠气”说，在世界传染病学史上，也是先进的。

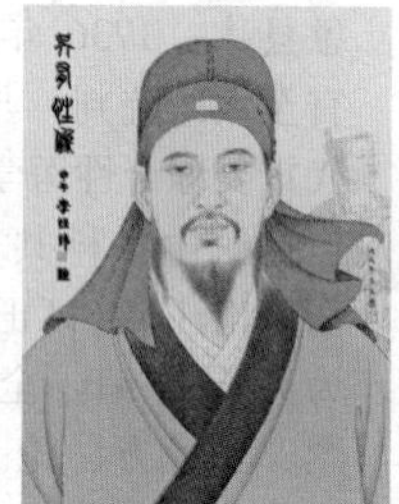
吴有性

吴又可wúyòukě　见“吴有性”条。

吴萸wúyú　中药材。见清代刘士季《草木便方》。为吴茱萸之简称，详该条。

吴萸内消散wúyúnèixiāosǎn　《杂病源流犀烛·身形门》卷二十九方。山茱萸、吴茱萸、马蔺花、青皮、小茴香、木香、山药、肉桂。功能温补肝肾，行气疏肝。治足厥阴为寒邪所伤，阴茎萎缩者。

吴萸熨wúyúyùn　阴寒胸腹疼痛，四肢厥冷的外治方法。用吴茱萸，酒拌湿，纱布袋包蒸极热，互熨胸、腹部及两足心，候气透其痛即止（余梦塘《保赤存真》卷五）。

吴元溟wúyuánmíng　明代医家。字澄甫。原籍歙县（今安徽歙县）人，迁居钱塘。世医出身，万历年间（1573—1620）浙江疾疫流行，随父吴意（道川）行医，活人甚众。晚年编述其父著述，成《痘科切要》《儿科方要》等书，但未见刊刻。

吴源wúyuán　宋代医生。字德信。休宁（今安徽休宁）人。

以善诗文及医学著名。后为翰林医官，专长治虚劳病。

吴瀹斋wúyuèzhāi 见“吴其濬”条。

吴杖仙wúzhàngxiān 见“吴尚先”条。

吴棹仙wúzhàoxiān（1892—1976） 现代医家。四川巴县（现重庆市巴南区）人。1905 年入巴县医学堂，后入重庆官立医学校、重庆存仁医学校学习。创办重庆中医院、巴县国医学校、甦生国医院、中华医药科学讲习所。1954 年后，在重庆中医进修学校、重庆市第一中医院、重庆市第二中医院、成都中医学院工作。精研典籍，善用针法，临床用药多以经方为基础巧妙化裁，用药少而精。编撰讲义《医经生理学》《医经病理学》。著有《医经选》《子午流注说难》《灵枢经浅注》《听秋声馆》《性灵集》《养石斋诗稿》等。

吴贞wúzhēn 清代医家。字坤安。浙江吴兴人，长于伤寒学，研究诸家之注释，撰《伤寒指掌》一书。

吴真人wúzhēnrén 宋代医家。台湾台南尊之为保生大帝、大道公。原籍福建泉州府同安县（今福建同安）白礁。精医术，据传曾任御医。后悬壶济世，活人甚多，深受群众爱戴。逝世后乡民建庙奉祀，尊为医者之神，台南县慈济宫供奉为保生大帝，当地每年的“上白礁”庆典，即有纪念吴氏之意。

吴正伦wúzhènglún 明代医家。字子叙，号春岩。歙县（今安徽歙县）人。生活于 16 世纪。幼年因丧父而家贫，奋力求学，因笃好医术，年轻时曾游三吴间求师。后又到山东、北京等地。因治愈不少王公重病，名噪一时。曾为襁褓中的明神宗治愈疾病，又治愈穆宗贵妃病，颇受穆宗赏识，遭太医之妒，竟被用毒酒药死。在医理上，崇尚《内经》，又能吸取各家之长；将《伤寒论》要旨归纳为“阴、阳、表、里、虚、实、寒、热”；临证则强调详审“脉、症、治、方”。撰有《脉证治方》《养生类要》《活人心鉴》等书。其次子吴行简（字居敬）继父业，曾孙吴冲孺（字象先）等亦以医为业。

吴禔wúzhī 北宋医家。邵武（今福建邵武）人。曾注解《圣济经》。

吴中秀wúzhōngxiù 明代医家。字端所。松江（今上海市松江）人。以医术闻名，生平爱好藏书，家有藏书数万卷。撰有《医林统宗》《伤寒备览》，皆佚。

吴茱萸wúzhūyú 中药材。出《神农本草经》。又名吴萸、茶辣。为芸香科植物吴茱萸 *Euodia ruticarpa*（A. Juss.）Benth.、石虎 *Euodia rutaecarpa*（Juss.）Benth. var *officinalis*（Dode）Huang 或疏毛吴茱萸 *Euodia rutaecarpa*（Juss.）Benth. var *bodinieri*（Dode）Huang 的干燥近成熟果实。主产于贵州、广西、湖南、云南、陕西、浙江、四川。辛、苦，热，有小毒。归肝、胃、脾、肾经。散寒止痛，降逆止呕，助阳止泻，燥湿，杀虫。①治脘腹冷痛，呕逆吞酸，寒湿泄泻，食积泻利，胁痛，厥阴头痛，疝痛，风湿痹痛，脚气肿痛，痛经，蛲虫病，煎服 2～5g。②研末醋调敷两足心（涌泉穴）治高血压及口腔溃疡。③调成软膏涂治湿疹，黄水疮，神经性皮炎。本品含吴茱萸碱、吴茱萸次碱、吴茱萸卡品碱、羟基吴茱萸碱等生物碱。还含挥发油，内有吴茱萸烯、吴茱萸内酯醇、柠檬苦素等。种子含脂肪酸，内有吴茱萸酸。石虎还含吴茱萸内酯，石虎甲素等。吴茱萸有驱除肠胃气体及抑制肠内异常发酵的作用。乙醚提取物对猪蛔虫、蚯蚓及水蛭有一定的抑制与杀灭作用。煎剂在体外对金黄色葡萄球菌、铜绿假单胞菌及结核杆菌有抑制作用。水浸剂对常见致病性真菌有抑制作用。某些成分有镇痛作用。吴茱萸注射剂对麻醉兔、犬及肾型高血压犬均有降压作用。吴茱萸碱有镇痛、升高体温，可作利尿剂及发汗剂，其盐酸盐能收缩子宫，吴茱萸中还发现有肾上腺素类物质辛内弗林，可抗休克。

吴茱萸根wúzhūyúgēn 中药材。出《神农本草经》。为芸香科植物吴茱萸 *Evodia ruticarpa*（A. Juss.）Benth. 及其变种石虎、疏叶吴茱萸的根或根的韧皮部。辛、苦，热。温中行气，燥湿杀虫。治脘腹冷痛，泄泻，下痢，头风痛，寒湿腰痛，疝气，经闭腹痛，蛲虫病，绦虫病。煎服：15～30g。

吴茱萸散wúzhūyúsǎn 《圣济总录》卷二十方。吴茱萸（汤洗，焙干，炒）、肉豆蔻仁、炮姜、炙甘草各半两，陈皮、厚朴（去粗皮，生姜汁炙）、高良姜各二两，砂仁、炒陈曲、白术各一两。为粗末，每服一钱匕，食前粥饮调下。温中祛寒，行气和胃。治肠痹寒湿内搏，腹满气急，大便飧泄。

吴茱萸汤wúzhūyútāng ❶《伤寒论》方。又名茱萸汤。吴茱萸一升，人参二两，生姜六两，大枣十二枚。水煎去滓，分三次服，日三次。功能温肝暖胃，降逆止呕。治阳明胃寒，食谷欲呕，胃脘作痛，吞酸嘈杂；少阴吐利，手足厥冷，烦躁欲死；厥阴头痛，干呕吐涎沫；也用于慢性胃炎，神经性头痛，耳源性眩晕等属于虚寒证者。方中吴茱萸温肝暖胃，散寒降浊；生姜散寒止呕；人参、大枣补虚和中。诸药合用，共奏温降浊阴之功。实验研究：本方有显著的镇吐和抑制胃运动作用，并对大鼠应急性胃黏膜出血和溃疡的形成具有明显的抑制作用。❷《备急千金要方》卷三方。吴茱萸二钱，防风、桔梗、干姜、甘草、细辛、当归各一钱，干地黄三钱。水煎，去滓，分二次服。功能养血温经散寒。治妇人先有寒冷，胸满痛，或心腹刺痛，或呕吐食少，或下痢，呼吸短促，产后益剧者。❸《圣济总录》卷五十七方。炒吴茱萸（汤浸，炒）、厚朴（姜汁炙）、桂（去粗皮）、炮姜各二两，白术、陈皮、人参各一两，川椒（去目并闭口者，炒出汗）半两。为粗末，每服四钱匕，加生姜三片，水煎去渣服，日三次。治阴寒内盛，腹满胀。❹《审视瑶函》卷三方。吴茱萸、半夏（姜制）、川芎、炙甘草、人参、茯苓、白芷、陈皮各等分。加生姜三片，水煎，食后服。治厥阴经偏头风，四肢厥，呕吐涎沫。❺《验方新编》卷九方。炒吴茱萸一钱半，桔梗、炒干姜、炙甘草、半夏各一钱，细辛六分，当归、茯苓、肉桂、陈皮各八分。加生姜，水煎热服。治产后口渴痞闷。

吴茱萸丸wúzhūyúwán 《兰室秘藏·呕吐门》方。又名木香利膈丸。木香、青皮各二分，白僵蚕、姜黄、泽泻、柴胡各四分，当归身、炙甘草各六分，益智仁、人参、陈皮、升麻、黄芪各八分，半夏一钱，草豆蔻仁、吴茱萸各一钱二分，麦芽面一钱半。为细末，汤浸蒸饼为丸，绿豆大，每服二十至三十丸，温水送下。治寒在膈上，噎塞咽膈不通。

吴茱萸叶wúzhūyúyè 中药材。出《日华子诸家本草》。为芸香科植物吴茱萸 *Evodia ruticarpa*（A. Juss.）Benth. 及其变种疏叶吴茱萸 *E. rutaecarpa*（Juss.）Benth. var. *bodinieri*（Dode）Huang、石虎 *E. rutaecarpa*（Juss.）Benth. var. *officinalis*（Dode）Huang 的叶。辛、苦，热。温中散寒，理气止痛，敛疮。治大寒犯脑头痛。酒拌袋盛蒸熟，交互枕

熨；心腹冷痛，内外肾钓痛，加盐研罨敷；手术后肠麻痹，鲜叶45g，捣烂炒热用纱布包敷脐部；疮毒久烂不愈，捣烂敷患处。本品含挥发油、羟基吴茱萸碱、去氢吴茱萸碱（Dehydroevo diamine），胆碱及黄酮化合物。

吴子叙wúzǐxù　见吴正伦条。

吴遵程wúzūnchéng　见吴仪洛条。

吴樽wúzūn　见吴尚先条。

梧桐白皮wútóngbáipí　中药材。出《本草图经》。又名梧桐皮。为梧桐科植物梧桐 *Firmiana simplex*（L.）W. Wight 去掉栓皮的茎皮。甘、苦，寒。祛风除湿，和血调经，清热解毒。①治腰膝痹痛，跌打损伤，月经不调，丹毒，痔疮，脱肛。煎服：9～15g。②捣敷治腮腺炎。树皮含戊聚糖、羽扇烯酮、槲皮苷等。树皮浸出的黏液质中含半乳聚糖、戊聚糖、糖醛酸、蛋白质等。树皮所含无色化合物，浓度在1∶1000时对蛙离体横纹肌有增强收缩作用。

梧桐根wútónggēn　中药材。见《福建民间草药》。为梧桐科植物梧桐 *Firmiana simplex*（L.）W. Wight 的根或根皮。苦，寒。祛风利湿，清热解毒，和血，驱虫。①治风湿性关节炎，尿路感染，白带。②治外感发热，腮腺炎，疮痈肿毒，肺结核咳血，肠风下血，月经不调。③治蛔虫性肠梗阻，血丝虫病。煎服：9～15g。

梧桐花wútónghuā　中药材。出《本草纲目拾遗》。为梧桐科植物梧桐 *Firmiana simplex*（L.）W. Wight 的花。甘，平。健脾利水，清热解毒。①治水肿。煎服：9～15g。②治烧伤，秃疮。研末调敷。本品含齐墩果酸、芹菜素、β-谷甾醇等。

梧桐皮wútóngpí　中药材。见《履巉岩本草》。即梧桐白皮，详该条。

梧桐叶wútóngyè　中药材。出《本草纲目》。为梧桐科植物梧桐 *Firmiana simplex*（L.）W. Wight 的叶。我国华南至河北各地栽培甚广。苦、辛，寒。入肝经。祛风除湿，镇咳去痰，降压，清热解毒。①治风湿疼痛，哮喘。煎服：15～30g。②治高血压病，高脂血症。制成糖浆内服或注射剂肌内注射。③治痔疮，煎汤熏洗；痈疖肿毒，臁疮，创伤出血，烫伤，捣敷或研末外敷。本品含甜菜碱、胆碱、芸香苷、β-香树脂醇及其乙酸酯和β-谷甾醇等。浸膏对狗、猫有降压作用，对小鼠有显著的镇静作用。对实验性大鼠、兔高脂血症有降低血清胆固醇作用。甜菜碱具有抗脂肪肝作用。

梧桐子wútóngzǐ　中药材。出《履巉岩本草》。又名瓢儿果。为梧桐科植物梧桐 *Firmiana simplex*（L.）W. Wight 的种子。产于江苏、浙江、河南、陕西、甘肃等地。甘，平。入脾、胃经。顺气，和胃，消食，止血。①治胃痛，疝气，鼻衄。煎服：6～9g。②治伤食腹泻。炒焦研末，每服3g。③治小儿口疮。烧存性研末撒。本品含不干性油，其中脂肪酸有苹婆酸，另含咖啡碱。煎剂有止血作用，能促进实验性动脉血栓形成，可能是通过促进血小板聚集而止血。总生物碱有降压作用，但不持久。

蜈蚣wúgōng　中药材。出《神农本草经》。又名百脚、天龙、蝍蛆、百足虫。为蜈蚣科动物少棘巨蜈蚣 *Scolopendra subspinipes mutilans* L. Koch 的干燥体。主产于江苏、浙江、湖北、湖南、河南、陕西等地。辛，温，有毒。归肝经。息风镇痉，通络止痛，攻毒散结。用于肝风内动，痉挛抽搐，小儿惊风，中风口㖞，半身不遂，破伤风，风湿顽痹，偏正头痛，疮疡，瘰疬，蛇虫咬伤。煎服3～5g。水及乙醇等提取物含组氨酸、精氨酸、8-羟基赖氨酸、谷酰胺等。尚含甲壳质、谷氨酸、酪氨酸、蚁酸等。蜈蚣含二种类似蜂毒的有毒成分：组胺样物质及溶血蛋白质。还含胆甾醇等。蜈蚣粉对小鼠有抗惊厥作用。蜈蚣提取物等可增强心收缩力，降低血压，诱导血小板聚集，抗肿瘤，促进免疫功能等。水浸剂对常见致病性皮肤真菌有抑制作用。蜈蚣毒液大剂量可使小鼠抽搐死亡。

蜈蚣草wúgōngcǎo　中药材。❶见广州部队卫生部《常用中草药手册》。为肾蕨之别名。❷见《分类草药性》。为蓍草之别名。❸见《湖南药物志》。为蜘蛛抱蛋之别名。❹见《福建民间草药》。为鲫鱼胆草之别名。各详该条。

蜈蚣疔wúgōngdīng　病证名。出《外科启玄》卷二："其形如蜈蚣，亦有头足，发寒热，因食物被蜈蚣所游之毒而生，宜雄黄定子涂之。"

蜈蚣哽喉wúgōnggěnghóu　病名。多由饮食不慎，误食蜈蚣。可先取生猪血饮之，少顷以清油灌口中，蜈蚣滚在血中即吐出。后以雄黄末调服，以解其毒。

蜈蚣蒿wúgōnghāo　中药材。见《陕西中草药》。为洋蓍草之别名，详该条。

蜈蚣饯wúgōngjiàn　《外科正宗》卷四方。蜈蚣、甘草、独活、白芷各一钱。用桐油二两，将药煎滚，先以米泔水洗净臁疮，水和白面作圈，围在疮之四边，勿令泄气，令患者将腿放平，以茶匙挑油，渐渐乘热加满，待油温取下。治臁疮皮黑下陷，气臭难当。

蜈蚣漏wúgōnglòu　古病名。《外科启玄》卷十二："蜈蚣漏其根在肺。"属瘘疬漏之类。

蜈蚣萍wúgōngpíng　中药材。出《本草纲目拾遗》。又名水百脚。为槐叶苹科植物槐叶苹 *Salvinia nutans*（L.）All. 的全草。全国大部分地区有分布。苦，微辛，寒。清热除湿，消肿止痛。①治麻疹高热。煎服：30～60g。②治痈肿疔毒，瘀血肿痛，湿疹，烧伤。捣敷，或煎汤熏洗，或研末调敷。

蜈蚣七wúgōngqī　中药材。见《陕甘宁青中草药选》。为鸡血七之别名，详该条。

蜈蚣散wúgōngsǎn　❶《儒门事亲》卷十五方。蜈蚣头、乌头尖、附子底、蝎尾各等分。为细末，每用半字或一字，热酒调下。治破伤风。❷《证治准绳·疡医》卷六方。蜈蚣一对，鳔三钱。为细末，防风煎汤调下。治破伤风，表证未传入里。❸《张氏医通》卷十四方。蜈蚣（去头足，酒煮）五十条，雄黄二钱，生牛膝、穿山甲（生漆涂，炙）、槟榔、炒薏苡仁各一两。为粗末，每服二钱，酒送下。治疠风赤肿。❹《疡医大全》卷十九方。蜈蚣一条，全蝎七个，雄黄三钱（一方无全蝎）。为细末，鸡子清调敷患处，外以猪胆皮套之。治蛇头疔，红肿发热疼痛。❺《外科真诠》方。白芷一两，雄黄五钱，蜈蚣三条，樟脑三钱。为末，香油调搽，或用大蒜捣敷亦可。治青蛇头，症见足大趾节上初起，状如汤泼火烧，痛不可忍，内毒煩甚，憎寒壮热，四肢酸痛，后则胬肉突出，痛如刀割。

蜈蚣星风散wúgōngxīngfēngsǎn　《医宗金鉴·外科心法要诀》卷七十五方。蜈蚣二条，江鳔三钱，天南星、防风各二钱五分。为细末，每服二钱，黄酒调下，日二次。治破伤风之邪在表，寒热拘急，口噤咬牙者。

蜈蚣咬伤wúgōngyǎoshāng　病名。见《肘后备急方》卷七。咬伤后可引致蜈蚣中毒。详该条。

蜈蚣中毒wúgōngzhòngdú 病名。因被蜈蚣螫咬中毒。见《外台秘要》卷三十一。症见伤处剧痛，红肿热痛，淋巴管炎症甚至坏死。重者可伴头痛，发热，眩晕，呕吐，甚者可致昏迷。《本草纲目·百病主治药》载有解蜈蚣伤毒药物，如蜗牛、蛞蝓、五灵脂、独蒜、芸苔子油、蛇含、香附、苋菜、马齿苋、蚯蚓泥、胡椒、茱萸、桑根汁、雄黄、井底泥、食盐、鸡冠血、鸡子等。可参考。亦可内服季德胜蛇药片。

五拗汤wǔ'àotāng 《医方大成》卷二引《澹寮方》方。麻黄（不去根节）、杏仁（不去皮尖）、荆芥（不去梗）、桔梗（蜜拌炒）各五钱，甘草二钱半。为粗末，每服二钱，水煎，不拘时服。治感受风湿，及形寒饮冷，痰嗽咳逆连声者。

五败wǔbài 病证名。❶虚劳五种坏证。手足肿无交纹者心败，唇反无纹者肺败，面黑有疮者肝败，阴肿囊缩者肾败，脐突肿满者脾败。另说：谵妄失伦者心败；音哑气促者肺败；肌肉尽脱者脾败；筋骨痛甚者肝败；泄泻不止者肾败。❷麻风病五种重症。详“五损”条。

五败症wǔbàizhèng 病证名。出《外科正宗》。即五损。见该条。

五般聤耳候wǔbāntíng'ěrhòu 病证名。出《婴童百问》。即聤耳，脓耳，缠耳，底耳和囊耳。均由风水入耳，内有积热上壅而成。若不早治，久则成聋。详各条。

五宝丹wǔbǎodān 《景岳全书·外科钤古方》卷六十四方。琥珀（甘草水煮）、珍珠（炒，或豆腐包蒸）、朱砂、钟乳石（同甘草、木香各一钱同煮）、炒飞罗面各三分半。为细末，每服二至七厘，加冰片半分，用土茯苓一斤，病在上加木香二钱，病在下加牛膝一两，与土茯苓同煎取汁，分多次送药，一日内服完此汤。病在上食后服；病在下食前服。治杨梅结毒。

五宝散wǔbǎosǎn 《外科正宗》卷三方。石钟乳四钱，琥珀、珍珠、朱砂各二钱，冰片一钱。为细末，每二钱药，加飞罗面八钱，和匀，每服一分，用土茯苓一斤水煎滤清，分作五分，取一分送药，日五次。治结毒，筋骨疼痛，口鼻腐烂，诸药不效者。如鼻子腐烂，每日土茯苓内加辛夷三钱同煎送药。

五倍膏wǔbèigāo 《外科证治全书》卷四方。五倍子适量。为细末，米醋熬膏，先抓破患处，后将膏敷上。治顽癣。

五倍根wǔbèigēn 中药材。见《分类草药性》。为盐肤子根之别名，详该条。

五倍子wǔbèizǐ 中药材。出《本草拾遗》。为漆树科植物盐肤木 *Rhus chinensis* Mill.、青麸杨 *R. potaninii* Maxim. 或红麸杨 *R. punjabensis* var. *sinica*（Diels）Rehd. et Wils. 叶上的虫瘿，主要由角倍蚜 *Melaphis chinensis*（Bell）Baker 寄生而形成。产于四川、贵州、云南、陕西、湖北、广西等地。酸、涩，寒。归肺、肾、大肠经。敛肺降火，涩肠止泻，敛汗，止血，收湿敛疮。用于肺虚久咳，肺热痰嗽，久泻久痢，自汗盗汗，消渴，便血，痔血，外伤出血、痈肿疮毒、皮肤湿烂。煎服：3～6g。研末敷脐治自汗，盗汗；煎水熏洗治脱肛，子宫脱垂；研末调敷治湿疮，鹅口疮，宫颈炎，疮疖肿毒，外伤出血。盐肤木虫瘿主含五倍子鞣质。因含鞣质，有收敛、止血等作用，五倍子煎液有抗菌的作用。大量鞣酸能干扰食物的吸收，更大量可引起刺激、腐蚀而导致腹痛、吐泻或便秘。

五倍子苗wǔbèizǐmiáo 中药材。出《履巉岩本草》。为漆树科植物盐肤木 *Rhus chinensis* Mill. 的幼嫩茎枝。除青海、新疆外，各地均有分布。治咽喉疼痛，发声不出。研末作丸服。

五倍子散wǔbèizǐsǎn 《洁古家珍》方。五倍子、地榆各等分。为末，每服五分至一钱，空腹米饮送下。治小儿脱肛。

五倍子汤wǔbèizǐtāng 《疡科选粹》卷五方。五倍子、朴硝、桑寄生、莲房、荆芥各等分。水煎，先熏后洗。治痔疮。

五崩wǔbēng 病证名。指崩下的血有五种不同的颜色。《脉经》：“白崩者形如涕，赤崩者形如绛津，黄崩者形如烂瓜，青崩者形如蓝色，黑崩者形如血也。”详各条。

五秘wǔbì 病证名。五种大便秘结病证的总称。《济生方·大便》：“《澹寮方》云，五脏伤和，三焦气涩，运掉不得，于是乎壅结于肠胃之间，遂成五秘之患。夫五秘者，风秘、气秘、湿秘、寒秘、热秘是也。”多因肠胃不足，风寒湿热乘之，使脏气壅滞，津液不能流通所致。详“风秘”“气秘”“湿秘”“寒秘”“热秘”各条。

五痹wǔbì 病证名。五种痹证的总称。出《素问·移精变气论》。❶指骨痹、筋痹、脉痹、肌痹（一作肉痹）、皮痹。王冰注：“五痹谓皮、肉、筋、骨、脉之痹也。”《医碥·痹》：“经又分以冬得之为骨痹，春得之为筋痹，夏得之为脉痹，长夏得之为肌痹，秋得之为皮痹，是名五痹。”❷指筋痹、骨痹、血痹、肉痹、气痹。见《中藏经·论痹》。❸指风痹、寒痹、湿痹、热痹、气痹。见《中藏经·论痹》。

五痹汤wǔbìtāng ❶《太平惠民和剂局方》卷一方。姜黄、羌活、白术、防己各一两，炙甘草半两。为粗末，每服四钱，加生姜十片，水煎，病在上食后服，病在下食前服。功能祛风寒湿邪，活血止痛。治风寒湿邪，客留肌体，手足缓弱，麻痹不仁，或气血失调，痹滞不仁。❷《医宗必读》卷十方。人参、茯苓、当归（酒洗）、煨白芍药、川芎各一钱（肝、心、肾三痹加倍），五味子十五粒，白术一钱（脾痹加倍），细辛七分，甘草五分。加生姜一片，水煎，食远服。治五脏痹：肺痹者，烦满喘而呕；心痹者，脉不通，烦则心下鼓暴，上气而喘，嗌干善噫，厥气上则恐；肝痹者，夜卧则惊，多饮，数小便；肾痹者，善胀，足挛不能伸，身偻不能直；脾痹者，四肢懈惰，发咳呕汁，上为大寒。

五变wǔbiàn ❶指与五脏相应的色、时、音、味、日等五种变化。《灵枢·顺气一日分为四时》：“五藏有五变……肝为牡藏，其色青，其时春，其音角，其味酸，其日甲乙；心为牡藏，其色赤，其时夏，其日丙丁，其音徵，其味苦。”❷由于形体与岁运之间五行相克的关系，以致成为发病的因素。《灵枢·五变》：“是谓因形而生病，五变之纪也。”❸《灵枢》篇名。本篇因论述五种不同的病变，故名。内容以刀斧砍伐树木作比喻，说明疾病的形成，虽有外来病因的侵袭，但主要还是由体质的强弱决定的。文中举出五种不同的病变，说明疾病的发生，也由于人体骨节、皮肤、腠理的坚固与脆弱等情况来决定。

五变刺wǔbiàncì 古刺法名。《灵枢·顺气一日分为四时》：“余闻刺有五变，以主五输”。有二义：❶指四时变化和五输穴相配合进行针刺，即冬刺井，春刺荥，夏刺输，长夏刺经，秋刺合，“是谓五变，以主五输。”❷指五类疾病与五输穴相配合进行针刺，即“病在藏者，取之井；病变于

W

色者，取之荥；病时间时甚者，取之输；病变于音者，取之经；经满而血者，病在胃及以饮食不节得病者，取之于合……是谓五变也”。

五并wǔbìng　五脏精气内虚，为邪气所兼并而出现的精神症状。《素问·宣明五气》：“精气并于心则喜，并于肺则悲，并于肝则忧，并于脾则畏，并于肾则恐，是谓五并，虚而相并者也。”

五病wǔbìng　病证名。指五脏气逆而为病。《素问·宣明五气》：“五气所病：心为噫；肺为咳；肝为语；脾为吞；肾为欠为嚏；胃为气逆、为哕、为恐；大肠、小肠为泄；下焦溢为水；膀胱不利为癃，不约为遗溺；胆为怒，是谓五病。”张志聪谓“五气所病”，乃是“五脏气逆而为病”，故不能包括五脏气机失调的复杂证名。又：五病当指五脏病，故从“胃为气逆”至“胆为怒”可能是后人注语，误入正文。

五补汤wǔbǔtāng　❶《圣济总录》卷四十二方。黄芪三分，炮附子、人参、槟榔、白术、百合、炒酸枣仁、茯苓（去皮）、麦冬（汤浸去心）、肉桂各半两。为末，分为十帖，每帖加生姜五片，水煎，空腹服，日二次。治肝虚胆寒，夜间少睡，睡即惊觉，心悸神思不安，目昏心躁，肢节痿弱。❷《圣济总录》卷八十八方。五味子、黄芪、白术各一两，肉桂、人参、厚朴（去粗皮，涂姜汁炙熟）、茯苓（去粗皮）、当归、炙甘草、沉香、熟地黄、陈皮（汤浸、去白）、半夏（汤洗去滑）各半两。为粗末，每服三钱匕，加生姜一块，大枣二枚，水煎去滓，食前服。治虚劳痰饮，脾胃不和，四肢乏力，不思饮食。

五补丸wǔbǔwán　《太平惠民和剂局方》卷五方。地骨皮、茯苓（去皮）、牛膝（酒浸）、熟地黄、人参各一两。为末，炼蜜为丸，梧桐子大，每服三十丸，空腹温酒送下。功能补诸虚，安五脏，坚骨髓，养精神。治五脏虚损。

五不男wǔbùnán　病证名。见明代万全《广嗣纪要·择配篇》。指男子生殖器官先天发育畸形或其他病变而不能生育的病证。即天、漏、犍、怯、变等五种不育症。天，指天宦，男子先天性外生殖器或睾丸缺陷及第二性征发育不全。漏，精液不固，常自遗泄。犍，阴茎或睾丸被切除。怯，阳痿。变，又称人疴，俗称阴阳人，类于两性畸形。清代卢若腾《岛居随笔》：“人有五不男：天、犍、漏、怯、变也。天者，阳痿不用，古云天阉是也；犍者，阳势割去，寺人是也；漏者，精寒不固，常自遗泄也；怯者，举而不强，见敌不兴也；变者，体兼男女，俗名二形。”

五不女wǔbùnǚ　病证名。指女子先天性生理缺陷而无生育能力的五种病证。《广嗣纪要·择配篇》：“五种不宜：一曰螺，阴户外纹如螺蛳样、旋入内；二曰文，阴户小如头大，只可通，难交合，名曰石女；三曰鼓花头，绷急似无孔；四曰角花头，尖削似角；五曰脉，或经脉未及十四而先来，或十五六岁而始至，或不调，或全无。”清代卢若腾《岛居随笔》：“五不女，螺、纹、鼓、角、脉也。螺者，牝窍内旋，有物如螺也；纹者，窍小即实女（石女）也；鼓者，无窍如鼓也；角者，有物如角，古名阴挺是也；脉者，一生经水不调及崩带之类是也。”

五不治wǔbùzhì　病证名。出《疯门全书》。即五死。见该条。

五不足wǔbùzú　病证名。出《素问·调经论》。指神、气、血、形、志五者不足引起的病证。神不足则悲，气不足则息利少气，血不足则恐，形不足则四肢不用，志不足则四肢厥冷。神、气、血、形、志为五脏所藏，其不足，实质是指五脏精气之不足。

五步推运wǔbùtuīyùn　运气学说术语。运气学说把一年分为五个时间节段，称为五步。五步推运即按太少相生的规律，推定当年主运五步的太、少排列次序。其法是根据当年所属的天干为阳干还是阴干，决定其所化生的中运是“太”还是“少”，然后按太少相生规律向上推至初运，向下推至终运，即得主运五步的太少排列次序。如甲年为阳土，故该年主运的第三步当为太宫，于是推得该年主运五步依次为太角、少徵、太宫、少商、太羽。

五部wǔbù　《内经》诊候痈疽生于体表，内连五脏的五个重要部位。《灵枢·寒热病》：“五藏，身有五部：伏兔一；腓二，腓者也；背三；五藏之腧四；项五。此五部有痈疽者死。”

五裁wǔcái　裁，节制。指疾病时对五味的节制。《灵枢·九针论》：“病在筋，无食酸；病在气，无食辛；病在骨，无食咸；病在血，无食苦；病在肉，无食甘。”

五菜wǔcài　指葵菜、韭菜、豆叶、野蒜、葱等五种蔬菜。《素问·脏气法时论》：“五菜为充。”

五菜为充wǔcàiwéichōng　出《素问·藏气法时论》。指葵、韭、薤、藿、葱等五种蔬菜，有充实健康之益，是平衡饮食中的重要辅助食品。

五柴胡饮wǔcháihúyǐn　《景岳全书·新方八阵》卷五十一方。柴胡一至三钱，当归、白术各二至三钱，熟地黄三至五钱，炒白芍一钱半，炙甘草一钱，陈皮酌用或不用。水煎，食远服。治伤寒，疟疾，痘疮，因中气不足，外邪不散者。

五常wǔcháng　即五行。《庄子·天运》：“天有六极五常。”成玄英疏：“五常谓五行。”《素问·六元正纪大论》：“五常之气，太过不及，其发异也。”《伤寒论·序》：“人禀五常，以有五脏。”

五常政大论篇wǔchángzhèngdàlùnpiān　《素问》篇名。张志聪注：“此篇论五运主岁，有平气、有太过、有不及，各主果、谷、虫、畜、草木、生物数、声、色、味、生长收藏，皆五行政令之常，故曰五常政大论。”文中还提出了热药凉服、凉药热服、上病下取、下病上取以及大毒治病十去其六、常毒治病十去其七等治疗法则。

五迟wǔchí　病证名。小儿发育迟缓的各种病证的总称。《医宗金鉴·幼科心法要诀》：“小儿五迟之证，多因父母气血虚弱，先天有亏，致儿生下筋骨软弱，行步艰难，齿不速长，坐不能稳，要皆肾气不足之故。”分立迟、行迟、发迟、齿迟与语迟。详见各条。

五处wǔchù　经穴名，代号 BL5。出《针灸甲乙经》。《医学入门》作巨处。属足太阳膀胱经。位于头正中线入前发际 1 寸，再旁开 1.5 寸处。布有额神经外侧支和额动、静脉。主治头痛，目眩，目不明，癫痫等。沿皮刺 0.3～0.5 寸。艾炷灸 3 壮；或艾条灸 5～10 分钟。

五畜wǔchù　指牛、犬、羊、猪、鸡等五种畜类肉。《素问·脏气法时论》：“五畜为益。”

五畜为益wǔchùwéiyì　出《素问·藏气法时论》。指牛、犬、羊、猪、鸡等禽畜肉食，因其血肉有情之品，有补益人体作用。

五喘恶候wǔchuǎn'èhòu　病证名。见《普济方》卷三百五十八。即疮痘喘、惊风喘，虚肿喘、吐泻喘、下痢喘。为邪胜正衰，元气将脱的危象。

五刺wǔcì　古刺法名。又称五脏刺。《灵枢·官针》："凡刺有五，以应五脏。"以其针刺深浅部位不同，分别适应五脏有关的病变。计有半刺、豹文刺、关刺、合谷刺、输刺等五种。详各该条。

五大wǔdà　人体部位。亦称五体，指头和两手两足。《针经指南·标幽赋》："似续而交五大。"

五胆偃月坠翳丸wǔdǎnyǎnyuèzhuìyìwán　《医宗金鉴·眼科心法要诀》卷七十七方。石决明一两，麝香少许，青鱼胆、鲤鱼胆、青羊胆各七个，牛胆五钱，熊胆一分。为细末，煮糊为丸，梧桐子大，每服五分，空腹茶水送下。治偃月翳，症见瞳神内上边有白气一弯，隐隐似新月状，覆垂向下。

五疸wǔdǎn　病证名。五种黄疸的合称。❶指黄疸、谷疸、酒疸、女劳疸、黑疸五种（见《金匮要略·黄疸病脉证并治》）。❷指黄疸、谷疸、酒疸、女劳疸、黄汗五种（见《备急千金要方》卷十）。❸指黄疸、谷疸、女疸、酒疸、劳疸。《肘后备急方》卷四："疸病有五种，谓黄疸、谷疸、酒疸、女疸、劳疸也。"❹指五种黄疸的病因。《本草纲目》卷三："黄疸有五，皆属热湿。有瘀热、脾虚、食积、瘀血、阴黄。"参见黄疸有关条。

五德丸wǔdéwán　《景岳全书·新方八阵》卷五十方。补骨脂（酒炒）、炒干姜各四两，制吴茱萸、木香、五味子（或用面炒肉豆蔻，或用乌药代）各二两。为细末，汤浸蒸饼为丸，梧桐子大，每服六十至七十丸，甚者百余丸，白开水或人参煎汤或米饮送下。治脾肾虚寒，飧泄鹜溏；或暴伤生冷，或受时气寒湿，或酒湿伤脾，腹痛作泻；或饮食失宜，呕恶痛泄等症。

五癫wǔdiān　病证名。❶指阳癫、阴癫、风癫、湿癫、马癫。见《诸病源候论》卷二。❷指马痫、牛痫、猪痫、羊痫、鸡痫。《景岳全书》卷三十四："马痫、牛痫、猪痫、羊痫、鸡痫者，即今人之谓羊癫、猪癫也。此不过因其声之相似，遂立此名。"《外台秘要》卷十五："五癫病者，腑脏相引，盈气起寒厥，不识人，气争，瘈疭吐沫，久而得苏。"治宜雄黄丸、铁精散等。参"癫痫"条。

五疔wǔdīng　病名。❶出《中藏经》卷三。即白疔、赤疔、黄疔、黑疔、青疔五种。白疔其根在肺，赤疔其根在心，黄疔其根在脾，黑疔其根在肾，青疔其根在肝。皆由喜怒忧思，冲寒冒热，恣饮醇酒，多嗜甘肥毒鱼酢，色欲过度之所为也。蓄其毒邪，浸渍脏腑，久不摅散，始变为疔。余见各该条。❷出《外科正宗》卷二。即火焰疔、紫燕疔、白刃疔、黑靥疔、黄鼓疔，皆与五脏相应。见各条。

五毒草wǔdúcǎo　中药材。见《广西中药志》。为杠板归之别名，详该条。

五毒丹wǔdúdān　《串雅内编》卷二方。朱砂、雄黄、矾石、磁石、石胆各等分。升炼取飞霜外用。治痈疽。

五毒发背wǔdúfābèi　病名。见《本草纲目》卷二十金星草项下。即发背。详该条。

五度wǔduó　古诊法。详"十度"条。

五夺wǔduó　夺，耗损。指气血津液严重耗损，元气不支，禁用泻法的五种情况。《灵枢·五禁》："形肉已夺，是一夺也；大夺血之后，是二夺也；大汗出之后，是三夺也；大泄之后，是四夺也；新产及大血之后，是五夺也。此皆不可泻。"

五朵云wǔduǒyún　中药材。❶见《陕西中草药》。为九牛造之别名。❷见《贵州民间方药集》。为泽漆之别名。❸见《中国高等植物图鉴》。为虎掌草之别名。各详该条。

五发wǔfā　五脏之病各有其发生的部位和时间，简称五发。《素问·宣明五气》："五病所发：阴病发于骨，阳病发于血，阴病发于肉，阳病发于冬，阴病发于夏。"

五发疽wǔfājū　病名。《外科精义》卷上："夫五发疽者，谓痈疽生于脑、背、眉、髯、鬓是也。大概论之分为三等。一者疽也。二者痈也。三者疖也。"

五反恶候wǔfǎn'èhòu　病证名。见《普济方》卷三百五十八。即眼反、唇反、舌反、项反、脚反。为五脏精气将脱的危象。

五方wǔfāng　指东西南北中五个方位。概念源于殷商时期。当时的先民通过对自然现象的观察，意识到农耕畜牧与从不同方位来的风雨有着密切关系，从而产生在祭祀中对不同方位风雨的祈求。如在当时的甲骨文中已有"癸卯，今日有雨。其自西来雨？其自东来雨？其自北来雨？其自南来雨？"的卜辞。殷人将商朝的领域称为"中商"，并以此为基础分辨东西南北四方，从而建起了"五方"的概念。

五风wǔfēng　五脏之风。《素问·金匮真言论》："经有五风。"马莳注："五风者，即八风之所伤也，特所伤脏异，而名亦殊耳。"

五风变wǔfēngbiàn　病证名。见《世医得效方》卷十六。即五风变内障。详该条。

五风变成内障证wǔfēngbiànchéngnèizhàngzhèng　病证名。见《证治准绳·杂病》。即五风变内障。详该条。

五风变内障wǔfēngbiànnèizhàng　病证名。见《秘传眼科龙木论》。又名五风之证、五风变、五风变成内障证。为青风、绿风、黄风、乌风、黑风五内障之统称。因发病急骤善变似风，瞳神呈不同程度散大，并分别显出以上气色，古人依此分别命名为青风、绿风等。类今之青光眼。五风之中，青风、绿风、黄风较多见，乌风、黑风极少。黄风为晚期重症，目已失明。多因情志过伤，肝胆风火升扰，肝肾阴虚，阴虚阳亢，气血不和等导致神水瘀滞所致。参见有关各条。

五风内障wǔfēngnèizhàng　病名。《目经大成·五风变》："此症乃风、火、痰疾烈交攻，头目痛急，金井先散，然后神水随某脏而现某色。本经谓之五风。"《医宗金鉴·眼科心法要诀》："瞳变黄色者，名曰黄风；变绿白色者，名曰绿风；变黑色者，名曰黑风；变乌红色者，名曰乌风；变青色者，名曰青风。"同五风变内障，见该条。为绿风、青风、黄风、黑风、乌风之统称，参见有关各条。

五风丸wǔfēngwán　《慎柔五书》卷四方。乌鸡卵（去黄）五枚，吴茱萸三升，黄蜡三两，干漆四两，粳米粉半升。同入锅内，火炼至稠为丸，小豆大，每服一百二十丸，隔宿不食，清晨米饮送下。治肝劳热，令人畏恐不安，眼中赤壅者。

五风之证wǔfēngzhīzhèng　病证名。《医宗金鉴·眼科心法要诀》："瞳变黄色者名曰黄风，变绿白色者名曰绿风，变黑色者名曰黑风，变乌红色者名曰乌风，变青色者名曰青风。"即五风变内障。详该条。

五凤草wǔfèngcǎo　中药材。见《本草纲目》。为泽漆之别名，详该条。

五福化毒丹wǔfúhuàdúdān　❶《太平惠民和剂局方》卷十方。炒桔梗、玄参各六两，青黛、牙硝、人参各二两，茯苓（去皮）五两，炒甘草一两半，麝香半钱，金箔、银箔各八片。前八味，为细末，炼蜜为丸，每两作十二丸，金、银箔为衣，每服一丸，薄荷水化下；疱疹后，余毒上攻口齿，涎血臭气，以生地黄自然汁化一丸，鸡翎扫在口内；热疳肌肉黄瘦，夜盲雀目，陈粟米泔水化下，食后、临卧服。治小儿蕴积热毒，惊惕狂躁，颊赤咽干，口舌生疮，夜卧不宁，谵语烦渴，头面身体多生疮疖。❷《小儿卫生总微论方》卷十六方。生地黄、熟地黄各半两，天门冬、麦冬、玄参、炙甘草、甜硝各三钱，青黛一钱半。为细末，炼蜜为丸，芡实大，每服半丸或一丸，食后开水化下。治小儿心经热，舌厚唇燥，不能吮乳。❸《寿世保元》卷八方。犀角三钱，桔梗一两，生地黄（米泔浸）、赤茯苓（去皮）、炒牛蒡子各五钱，粉甘草、朴硝各三钱，连翘、玄参各六钱，青黛二钱。为细末，炼蜜为丸，龙眼大，每服一丸，薄荷煎汤化下。治小儿蕴积热毒，唇口肿破生疮，牙缝出血，口臭颊热，咽痛烦躁不宁，及痘疹余毒未解，或头面身体多生疮疖。若兼惊加朱砂为衣。❹《外科正宗》卷四方。玄参、桔梗、赤茯苓各二两，人参、朱砂各三钱，黄连、龙胆草、青黛、牙硝各一两，甘草五钱，冰片五分，金箔二十张。为末，炼蜜为丸，芡实大，每服一丸，薄荷、灯心煎汤化下；疱疹后余毒，上攻口齿，涎血臭秽，以生地黄汁或竹叶、灯心煎汤化下。治小儿蕴积胎毒，以及诸疮瘾疹，伤风瘕症，口舌生疮，痰涎壅盛，谵语烦躁，夜睡不宁者。

五府wǔfǔ 与五脏相配的五腑，即小肠、大肠、胆、胃、膀胱。《难经·三十五难》："小肠者，心之府。大肠者，肺之府。胆者，肝之府。胃者，脾之府。膀胱者，肾之府。"

五疳wǔgān 病证名。五种疳证的合称。❶同五脏疳证。《小儿药证直诀》："疳证有五，谓五脏所受，故得其名。"五疳，即心疳、肝疳、脾疳、肺疳、肾疳。详各条。❷《诸病源候论》卷十八："五疳，一是白疳，令人皮肤枯燥，面失颜色；二是赤疳，内食人五脏，令人头发焦枯；三是蛲疳，食人脊膂，游行五脏，体重浮肿；四是疳䘌，食人下部，疼痒腰脊挛急；五是黑疳，食人五脏，多下黑血，数日即死。"详各条。

五疳保童丸wǔgānbǎotóngwán ❶《太平惠民和剂局方》卷十方。黄连、白鳝头（炒令焦黄，或用炒芜荑代）、龙胆草、雄黄、青皮、五倍子、炒夜明砂、苦楝根、炒天浆子、胡黄连、麝香、青黛、熊胆、芦荟各一两，蟾头（炙令黄）一枚（一本有虾蟆灰、炒蜗牛）。为末，糯米饭和丸，麻子大，一岁小儿，每服一丸，温米饮送下，日三次。治小儿疳积。❷《证治准绳·幼科》集八方。青黛、苦楝根皮、夜明砂、五倍子、芦荟、黄连、龙胆草、芜荑、干蟾、蝉蜕各一分，麝香少许，猪胆五个。诸药为末，取猪胆汁拌，焙干，粟米煮糊为丸，麻子大，一岁小儿每服三丸，米饮送下，日三次。治小儿乳食不择冷热，好食肥腻，恣食甘咸，脏腑不和而生疳者。

五疳消食丸wǔgānxiāoshíwán 《太平惠民和剂局方》卷十方。麦芽、炒使君子、炒黄连、橘红、龙胆草、芜荑各等分。为细末，粟米糊为丸，粟米大，每服二十至三十丸，空腹米饮送下。治小儿疳积，面黄肌瘦，肚大青筋，牙疳口臭，或虫积下利，腹痛等症。

五鬲气wǔgéqì 病证名。忧膈、恚膈、气膈、寒膈、热膈的总称。见《诸病源候论·五鬲气候》。即五膈。参见该条。

五膈wǔgé 病证名。❶忧膈、恚膈、气膈、寒膈、热膈的总称。见《肘后备急方》卷四。又称五鬲气。详各条。❷忧膈、气膈、食膈、寒膈、饮膈的总称。见《外台秘要》卷八。详各条。❸忧膈、思膈、怒膈、恐膈、喜膈的总称。见《三因极一病证方论》卷八。参见"噎膈"条。

五膈宽中散wǔgékuānzhōngsǎn ❶《太平惠民和剂局方》卷三方。白豆蔻仁二两，炙甘草五两，木香三两，厚朴（去皮，生姜汁炙熟）、炒香附各十六两，砂仁、丁香、青皮（去白）、陈皮（去白）各四两。为细末，每服二钱，加生姜二片，盐少许，不拘时沸汤点服。治忧恚寒热，动气伤神，致阴阳不和，脏腑生病，结于胸膈之间而致的五膈：忧膈，胸中气结，津液不通，饮食不下，羸瘦短气；恚膈，心下实满，噫气反酸，饮食不消，二便不利；气膈，胸胁逆满，噎塞不通，恶闻食臭；寒膈，心腹胀满，咳嗽气逆，腹上苦冷，雷鸣绕脐痛，不能食肥；热膈，五心中热，口中烂，生疮，四肢烦重，唇口干燥，身体或热，腰背疼痛，胸痹引背，不能多食。❷《张氏医通》卷十三方。厚朴（姜汁炒）二两，炙甘草一两，木香五钱，白豆蔻仁三钱。为末，每服三钱，加生姜三片，水煎，入盐一字和滓服。治七情郁结，痰气痞塞而致的五膈。

五膈散wǔgésǎn 《济生方》卷二方。枳壳（麸炒，去瓤）、青皮（去白）、大腹子、炒半夏曲、丁香、天南星（汤泡）、炮姜、炒麦芽、草果仁、白术各一钱二分，炙甘草五分。为末，加生姜五片，水煎服。治胸膈痞闷，诸气结聚，胁肋胀满，痰逆恶心，不进饮食。

五膈丸wǔgéwán 《备急千金要方》卷十七方。麦冬、甘草各五两，川椒、远志、桂心、细辛各三两，附子一两半，人参四两，干姜二两。为细末，炼蜜为丸，弹子大，先噙化一丸，喉中、胸中觉热，药力稍尽再含一丸，日三次、夜二次服。治膈证，苦心满，不得气息，引背痛如刺，食即心下坚满，大痛欲吐，吐即瘥，饮食不得下，甚则手足冷，上气咳逆，喘息短气。

五更嗽wǔgēngsòu 病证名。指五更时咳嗽，或五更时咳嗽加重的病证。见《松崖医径·咳嗽》。《丹溪心法》："五更嗽多者，此胃中有食积，至此时火气流入肺，以知母，地骨皮降肺火。"《杂病源流犀烛》："五更嗽，或五更痰多，或清晨痰多，总皆脾虚所致宜六君子汤加炮姜。"《张氏医通》卷四："五更嗽甚者，胃中有食积也。二陈汤加枳实，川连以消导之。虚者，六君子加姜汁，炒川连。"参见"早晨嗽""清晨嗽""咳嗽"条。

五更溏泄wǔgēngtángxiè 病证名。即五更泄。《不居集·泄泻》："五更溏泄。有肾虚失闭藏之职，五味子丸；亦有食积，香砂枳术丸；寒积，理中汤；酒积，葛花解酲汤。"详"五更泄"条。

五更头晕wǔgēngtóuyūn 病证名。指头部昏晕常在五更时发作。《慎斋遗书》卷九："五更头晕，阳气不足也。盖阳主动，动则阳气上升，故不晕。五更静极，阳气虚则潜于下，不足于上，所以晕也。"参"头晕""阳虚眩晕""晨晕"条。

五更泄wǔgēngxiè 病名。即肾泄。《寿世保元·泄泻》："五更泄者，肾泄也。"又名五更泻、五更溏泄、晨泄、瀼泄。清晨五更之时即泄，多因肾虚所致。五更泄可由多种原因引起。《症因脉治·泄泻论》论五更泄泻有肾虚五更泄泻、酒积五更泄泻、寒积五更泄泻、食积五更泄泻、肝火五更泄泻之不同，详各该条。

五更泄泻wǔgēngxièxiè 病证名。见《症因脉治·泄泻论》。

W

即五更泄。详该条。

五更泻wǔgēngxiè 病名。见《张氏医通·大小府门》。即五更泄，详该条。

五宫wǔgōng ❶指东、南、西、北、中五个方位。《灵枢·九宫八风》："太一居五宫之日，病风折树木，扬沙石。❷指中央土位。《素问·六元正纪大论》："所谓邪气化日也，灾五宫。"亦即胜复之邪，损害所及的方位是中央。❸指藏精神的五脏。《素问·生气通天论》："阴之所生，本在五味；阴之五宫，伤在五味。"张志聪注："五宫，五脏神之所舍也。言五脏可因饮食五味的太过而受伤。"

五谷wǔgǔ ❶指粳米、小豆、麦、大豆、黄黍等五种谷类。《素问·脏气法时论》："五谷为养。"❷指（或作粳，俗作粳）米、麻、大豆、麦、黄黍（见《灵枢·五味》）。

五谷虫wǔgǔchóng 中药材。出《滇南本草》。又名蛆、水仙子、罗仙子。为丽蝇科昆虫大头金蝇 *Chrysomyia megacephala*（Fab.）及其近缘昆虫的干燥幼虫。咸，寒。入脾、胃经。消疳，清热，解毒。❶治小儿疳积腹胀，热病神昏，热痢吐食。内服：炙黄研末，1.5～3g，入丸剂用。❷治牙疳、口疮、疔疮，研末，香油调敷。幼虫主含蛋白质、脂肪及甲壳质等，另外含胰蛋白酶、肠肽酶、脂肪酶、淀粉酶等。五谷虫所含总氨基酸有平喘作用。五谷虫对肠平滑肌有解痉作用。

五谷之府wǔgǔzhīfǔ 指胃。胃主受纳谷食，故称。《灵枢·本输》："脾合胃，胃者，五谷之府。"喻胃为水谷汇聚之所。又称水谷之海（《灵枢·海论》）。

五官wǔguān ❶指鼻、眼、口唇、舌、耳等五个器官，它们分属于五脏，为五脏的外候。《灵枢·五阅五使》："鼻者，肺之官也；目者，肝之官也；口唇者，脾之官也；舌者，心之官也；耳者，肾之官也。""五官者，五脏之阅也。"❷指青、黑、黄、赤、白等五色所呈的一般病证。《灵枢·五色》："青黑为痛，黄赤为热，白为寒，是谓五官。"

五果wǔguǒ 指枣、李、杏、栗、桃等五种果实。《素问·脏气法时论》："五果为助。"

五果为助wǔguǒwéizhù 出《素问·藏气法时论》。助，佐助。《本草纲目》："辅助粒食，以养民生。"指枣、李、杏、栗、桃等水果，是平衡饮食中不可缺少的辅助食品。

五过wǔguò ❶土位中央，其数为五，故名。❷指五味所化之气。《类经》卷十六："五气，五味之所化也。"指医生在诊治上的五种过失。包括不细心进行问诊，对病人的生活环境以及思想情绪不加注意，不了解疾病的起因和经过，不详细分析病情，诊脉又不能掌握关键，不进行分类比较，粗枝大叶，诊断不明，胡乱治疗，引致不良后果（见《素问·疏五过论》）。❸指针刺使用补泻手法不可过度（见《灵枢·五禁》）。

五号观象方wǔhàoguānxiàngfāng 《杂病源流犀烛·内伤外感门》卷二十一方。即荆芥汤第三方，见"荆芥汤"条。

五合wǔhé 经脉表里相合之名。出《灵枢·经别》。指手少阳与手厥阴经别相合而言。

五虎wǔhǔ 经外奇穴名。《医经小学》："五虎四穴次指背，二节尖上七壮宜。"所述位置不详。《奇效良方》定在手指食指及无名指第二节骨尖。即在食指、无名指背侧，当第二、三节骨关节横纹之中点处，握拳取穴。而《类经图翼》则定在手食指、无名指背间，本节前骨尖上各一穴。据此则在食指、无名指背侧的掌骨小头高点处。近世文献，虽各据一端，但以《类经图翼》之说为主。主治手指拘挛。艾炷灸3壮，或艾条灸5～10分钟。

五虎丹wǔhǔdān ❶《疡医大全》卷二十三方。雄黄、菖蒲、艾叶尖、朱砂以上均不拘量，蜈蚣一条。为细末，敷搽患处。治无名肿毒。❷见《全国中药成药处方集》（北京方）。当归、红花、防风、制南星各105g，白芷72g。为细末，每服6g，黄酒调下；外用黄酒调敷肿处。功能活血止痛。治跌打损伤，瘀血作痛。

五虎粉wǔhǔfěn 《疡医大全》卷七方。白矾（飞过）、火硝（用雄猪胆三个取汁拌晒干，同矾研合）各二两，雄黄八钱五分，朱砂一两（同雄黄研细合一处），水银一两五钱。先将硝、矾末堆铁锅底中心，用手指按一窝，再将朱、雄末倾放硝、矾窝中，上用瓷碗盖定，盐泥封固，放炭火上，先文火后武火，约三炷香，离火冷却，启封。用时先将疮顶上以乳汁或米汤点湿，掺药于上，过二至四小时再掺一次。治发背，疔疮，恶疮及喉疳。

五虎汤wǔhǔtāng ❶《仁斋直指方论》卷八方。麻黄、炒杏仁各三钱，石膏五钱，甘草一钱，细茶一撮。为粗末，加桑白皮一钱、生姜三片、葱白三茎，水煎服。功能宣肺清热，解表散寒。治伤寒喘急，宜发表者。如有痰，加陈皮、半夏、茯苓。本方即麻杏甘石汤加味。❷《证治汇补》卷五方。麻黄、杏仁、石膏、甘草、桑白皮、细辛、生姜。水煎服。治哮喘痰盛。

五虎追风散wǔhǔzhuīfēngsǎn 《方剂学》（广州中医学院）引史全恩家传方。蝉蜕一两，天南星、天麻各二钱，全蝎、僵蚕各七个。为末，水煎服，服药前先用黄酒调服朱砂末五分。功能祛风解痉。治破伤风，牙关紧急，角弓反张。实验研究：本方有抗惊厥作用。

五花丸wǔhuāwán 《审视瑶函》卷四方。旋覆花二两，炒砂仁、川椒各七钱，炙甘草四钱，菊花、酒黄柏、枸杞子各一两半，巴戟天八钱。为细末，炼蜜为丸，梧桐子大，每服二十丸，空腹盐汤或温酒送下。治漏睛，脓出和泪相杂，常流涎水。

五花血藤wǔhuāxuèténg 中药材。见《湖南药物志》。为九龙藤之别名，详该条。

五花障wǔhuāzhàng 病证名。《证治准绳·杂病》："生于神珠之上，斑斑杂杂，盖五脏经络间之气俱伤，结为此疾……此状与斑脂翳，玛瑙内伤形略相似。斑脂翳乃破而结成瘢痕不能去者；玛瑙内伤乃小而薄，未掩瞳神之轻者；此则高厚显大，生在膏外可退。"

五华wǔhuá 五脏精气荣华于体表的组织或部位。《素问·六节藏象论》："心……其华在面"；"肺……其华在毛"；"肾……其华在发"；"肝……其华在爪"；"脾……其华在唇四白"。面、皮毛、爪甲、头发和唇四周，明润光泽为各脏精气充足，若枯槁变形为脏精亏虚。故五华是望诊的重要内容。

五化wǔhuà 五行的气化。五行之间，相反相成，不断变化发展。《素问·五常政大论》："五化宣平。"指生、长、化、收、藏五个生化阶段。

五黄膏wǔhuánggāo 《银海精微》卷下方。黄连、黄芩、黄柏、大黄、黄丹。为细末，冷水或茶水调匀，将药放芙蓉叶上，贴二太阳穴。治目肿涩痛，局部喜凉者。

五黄散wǔhuángsǎn 《证治准绳·疡医》卷六方。黄丹、黄连、黄芩、黄柏、大黄、乳香各等分。为末，水调成膏，摊贴患处。治杖疮疼痛。

五灰散wǔhuīsǎn 《外科大成》卷二方。血管鹅毛、血余、蜈蚣、穿山甲、生鹿角（各烧灰存性）各等分。为末，每服五钱，空腹温黄酒调下。治脏毒阴虚，湿热下注肛门，内结壅肿，刺痛如锥，大便虚闭，小便淋沥，寒热往来，至夜尤甚，脉数微细者。

五会wǔhuì 经穴别名。出《铜人腧穴针灸图经》。即人迎，见该条。

五火wǔhuǒ 五脏各有阴有阳，阴阳各有盛衰之变，五火是指五脏之亢阳。《素问·解精微论》："夫一水不胜五火，故目眦盲。"张志聪注："一水，谓太阳之水；五火，五脏之阳气也。"王冰注："五火，谓五脏之厥阳。"

五积wǔjī 病证名。五脏积证之总称。《难经·五十六难》载五脏之积：肝之积名曰肥气，心之积名曰伏梁，脾之积名曰痞气，肺之积名曰息贲，肾之积名曰贲豚。后世称为五积（见《太平圣惠方》卷四十八）。详各该条。

五积散wǔjīsǎn 《仙授理伤续断秘方》方。白芷、川芎、炙甘草、茯苓（去皮）、当归、肉桂（去粗皮）、芍药、半夏（汤洗）各三两，陈皮（去白）、炒枳壳、麻黄（去根节）各六两，苍术（米泔浸，去皮）二十四两，桔梗十二两，干姜、厚朴（去粗皮）各四两。除肉桂、枳壳另研为末外，余药共为粗末，慢火炒令色转，摊冷再入前二味药末和匀，每服三钱，加生姜三片，水煎热服。功能调中顺气，除风冷，化痰饮。治脾胃宿冷，腹胁胀痛，胸膈停痰，呕逆恶心；或外感风寒，内伤生冷，心腹痞闷，头目昏痛，肩背拘急，肢体怠惰，寒热往来，饮食不进；及妇人血气不调，心腹撮痛，经候不调，或闭不通。若冷气奔冲，心胁脐腹胀满刺痛，反胃呕吐，泄利清谷，及痃癖癥瘕，膀胱小肠气痛，加煨姜三片、盐少许；伤寒时疫，头痛体疼，恶寒发热，项背强痛，加葱白三寸、豆豉七粒；但觉寒热，或身不甚热，肢体拘急，或手足厥冷，加炒吴茱萸七粒、盐少许；寒热不调，咳嗽喘满，加大枣；妇人难产，加醋一合，不拘时服。《症因脉治》亦有本方，但无当归、芍药。

五加减正气散wǔjiājiǎnzhèngqìsǎn 《温病条辨》卷二方。藿香梗、厚朴、苍术各二钱，茯苓三钱，陈皮、大腹皮各一钱五分，谷芽一钱。水煎服，日二次。功能健脾化湿止泻。治中焦湿盛，脘闷便泄。

五加皮wǔjiāpí 出《神农本草经》。又名南五加皮。为五加科植物五加 *Acanthopanax gracilistylus* W. W. Smith 的干燥根皮。主产于湖北、河南、安徽、浙江。辛，苦，温。归肝、肾经。祛风除湿，补益肝肾，强筋壮骨，利水消肿。用于风湿痹病，筋骨痿软，小儿行迟，体虚乏力，水肿，脚气。煎服：5～10g。

五加皮酒wǔjiāpíjiǔ ❶《奇效良方》卷三十八方。五加皮、炒枳刺、猪椒根皮、丹参、薏苡仁各八两，川芎、炮姜各五两，白鲜皮、秦艽（去目及闭口者，炒出汗）、木通、炮天雄（去皮脐）、炙甘草各四两，火麻仁三升，官桂（去粗皮）、当归各三两。为粗末，盛于绢袋内，用清酒三斗浸，春、夏季浸三至四日，秋、冬季浸六至七日。初次每服二至三合，温服，后渐加，以知为度。治筋痹，多悲思，颜色苍白，四肢不营，诸筋拘挛，伸动缩急，腹中转筋。❷见《中药制剂手册》。又名五加皮药酒。当归、青风藤、海风藤、川芎、威灵仙、木瓜各120g，白术（麸炒）、白芷各180g，牛膝、红花各240g，独活、制川乌、制草乌各60g，玉竹2kg，肉豆蔻（滑石煨）、豆蔻仁各90g，檀香120g，菊花240g，公丁香、砂仁、木香、肉桂各60g，陈皮500g，栀子1.5kg，冰糖20kg，白酒200kg。先将前17味碎断，水煎取汁，渣再煎取汁，如此3～4次，过滤浓缩成浸膏，置铜罐内，再加入白酒及余药末，移至开水锅中加热，待酒沸6～8分钟，立即将罐取出倒入缸中，密封浸泡3～5个月，开封后榨汁过滤，每服15～30g，温服，日三次。功能除湿祛风，舒筋活血。治风湿手足拘挛，四肢麻木，腰膝酸重，及肾囊潮湿，妇人阴冷等症。

五加皮散wǔjiāpísǎn ❶《证治准绳·女科》卷四方。炒杜仲四两，五加皮、炙阿胶、防风、狗脊、川芎、白芍药、细辛、萆薢各三两，杏仁（麸炒，去皮尖）八十个（一方有茯苓，无白芍药）。为粗末，水煎去滓，入阿胶，分三次服。治妊娠腰痛不可忍，或连腰胯痛。❷《杂病源流犀烛·身形门》卷二十五方。五加皮、油松节、木瓜各等分。为末，每服二至三钱，酒调下。治筋缓。

五加皮汤wǔjiāpítāng ❶《三因极一病证方论》卷八方。五加皮十两，丹参八两，石斛（酒浸）六两，杜仲（酒浸，炒断丝）、炮附子（去皮脐）各五两，牛膝（酒浸）、秦艽、川芎、防风、桂心、独活、茯苓各四两，麦门冬（去心）、地骨皮各三两，薏苡仁一两。为末，每服四大钱，加生姜五片，大麻子一撮（研破）。水煎，食前服。治肾劳虚寒，恐虑失志，伤精损髓，嘘吸短气，遗泄白浊，小便赤黄，阴下湿痒，腰脊如折，颜色枯悴。❷《圣济总录》卷八十五方。五加皮、芍药、萆薢、桂枝、芦根、杜仲各半两。为粗末，每服二钱匕，水煎，不拘时服。治风湿腰痛。❸《医宗金鉴·正骨心法要旨》卷八十八方。当归（酒洗）、没药、五加皮、皮硝、青皮、川椒、香附各三钱，丁香、地骨皮各一钱，麝香一分，老葱三根，牡丹皮二钱。水煎，熏洗患处。功能舒筋活血，定痛消瘀。治跌打损伤。

五加皮丸wǔjiāpíwán 《证治准绳·女科》卷四方。炒续断、杜仲各二两半，川芎、独活各三两，五加皮、狗脊、萆薢、芍药、诃子肉各四两。为细末，炼蜜为丸，梧桐子大，先服五加皮散，后服此药，每服四十丸，空腹酒送下，日三次。治妊娠腰痛不可忍，或连腰胯痛。

五加皮药酒wǔjiāpíyàojiǔ 即五加皮酒第二方，见“五加皮酒”条。

五焦wǔjiāo 焦，在此指脊椎棘突；五焦，即第五、六胸椎棘突间。《灵枢·背腧》："心腧在五焦之间。"

五节刺wǔjiécì 古刺法名。《灵枢·刺节真邪》："刺有五节……一曰振埃，二曰发蒙，三曰去爪，四曰彻衣，五曰解惑。"指五种大要的刺法。《黄帝内经太素》名五节刺。详各条。

五紧恶候wǔjǐn' èhòu 病证名。见《普济方》卷三百五十八。小儿惊风的重证。即咽喉紧、口唇紧、眼梢紧、手脚紧、阴囊紧，为经脉邪实，经气将竭的危象。

五禁wǔjìn ❶即五味所禁的简称。详该条。❷《灵枢》篇名。主要论述针刺治疗中五禁、五夺、五逆、五过、九宜的意义。文中着重介绍了针刺五禁的内容，故名。

五经wǔjīng ❶五脏的经脉。《素问·经脉别论》："水精四布，五经并行。"❷推拿穴位名。出陈氏《小儿按摩经》。即脾经、肝经、心经、肺经、肾经五穴，分别位于第一至五指远端的指腹上。参见各条。《幼科推拿秘书·推拿手法》："五经者，五指头之经络也。心经在中指，肝经在食指，脾经在大拇指，肺经在无名指，肾经在小指。运者以我食指运小儿五指头肉上，此法能治大小便结，开咽喉胸膈中闷塞，以及肚响腹胀、气吼泄泻诸症。”

五经纹wǔjīngwén　推拿穴位。出陈氏《小儿按摩经》。分别位于掌面的第一掌指关节处横纹及食、中、无名、小指近端指间关节横纹处。《保赤推拿法·运五经纹法》：“五经纹，即五指第二节下之纹，用大指在儿五经纹往来搓之，治气血不和，肚胀，四肢抽掣，寒热往来，去风，除腹响。”

五精wǔjīng　指五脏所藏的精气。《素问·宣明五气》：“五精所并：精气并于心则喜，并于肺则悲，并于肝则忧，并于脾则畏，并于肾则恐。”

五精丸wǔjīngwán　《杂病源流犀烛·身形门》卷二十八方。秋石、茯苓、山药、阳起石、鹿角霜各等分。为末，酒糊为丸。治房室过度，精髓耗败，伤于肾元，以致阳痿者。

五痉wǔjìng　病证名。指风、寒、暑、湿、燥所引起的痉证。《解儿难》征保按：“张仲景《金匮》脊强者，五痉之总名，其症卒口噤，背反张而瘛疭。”

五决wǔjué　诊法术语。决，判断。临证要结合五脏脉象的变化，以判断疾病的轻重和预后的吉凶。《素问·五藏生成》：“诊病之始，五决为纪……所谓五决者，五脉也。”

五绝wǔjué　病证名。❶指五脏绝。见《华氏中藏经》卷上。即指心绝、肝绝、脾绝、肺绝、肾绝。详各条。❷指五种卒死候。《备急千金要方》卷二十五：“夫五绝者，一曰自缢，二曰墙壁压迮，三曰溺水，四曰魇寐，五曰产乳绝。”《三因极一病证方论·五绝治法》：“凡魇寐、产乳、自缢、压、溺五者，令人卒死，谓之五绝。”《寿世保元》将自缢、墙壁压、溺水、魇魅、冻死称为五绝。《医学心悟》则指自缢、摧压、溺水、魇魅、服毒五者。

五君子煎wǔjūnzǐjiān　《景岳全书·新方八阵》卷五十一方。人参二至三钱，白术、茯苓各二钱，炙甘草一钱，干姜（炒黄）一至二钱。水煎服。治脾胃虚寒，呕吐泄泻而兼湿者。

五科七事wǔkēqīshì　指学医要掌握的五门要领和七个事项。《三因极一病证方论》：“凡学医，必识五科七事。五科者，脉、病、证、治及其所因；七事者，所因复分为三。”科，指科别或门类，五科指辨证论治过程中诊脉、审因、断病、辨证、施治等五项内容。事，指具体事项，七事即上述五科中之“因”分为内因、外因、不内外因三种，与前合共为辨证论治过程的七类具体事项。

五苦六辛wǔkǔliùxīn　指五脏宜用苦剂，六腑宜用辛剂。《儒门事亲》卷十四：“……五苦者，五脏为里属阴，宜用苦剂，谓酸苦涌泄为阴；六府为表属阳，宜用辛剂，谓辛甘发散为阳，此其义也。”联系临床实际，这种说法有一定指导意义。

五劳wǔláo　❶指久视、久卧、久坐、久立、久行五种过劳致病因素。《素问·宣明五气》：“久视伤血，久卧伤气，久坐伤肉，久立伤骨，久行伤筋。是谓五劳所伤。”❷指志劳、思劳、心劳、忧劳、瘦劳（《备急千金要方》作疲劳）五种过劳致病因素（见《诸病源候论》）。❸五脏的劳损。即肺劳、肝劳、心劳、脾劳、肾劳五种虚劳病症。《证治要诀》：“五劳者，五脏之劳也。”

五劳所伤wǔláosuǒshāng　因劳逸不当，气、血、筋、骨活动失调而引起的五类劳损。《素问·宣明五气》：“久视伤血，久卧伤气，久坐伤肉，久立伤骨，久行伤筋，是谓五劳所伤。”

五棱子wǔléng·zi　中药材。见《药材资料汇编》。为使君子之别名，详该条。

五冷恶候wǔlěng'èhòu　病证名。见《普济方》卷三百五十八。即手冷、足冷、气冷、唇冷、面冷。为初生儿全身阳气衰竭的危象。

五里wǔlǐ　❶经穴名。在上肢者称手五里，属手阳明大肠经。在下肢者称足五里，此处之脉动，为古代三部九候诊法中“下部天”的测按部位，以候肝气，属足厥阴肝经。见各该条。❷经穴别名。出《针灸甲乙经》。即劳宫，见该条。

五粒回春丹wǔlìhuíchūndān　即小儿回春丹，见该条。

五敛子wǔliǎnzǐ　中药材。出《南方草木状》。为阳桃之别名，详该条。

五淋wǔlìn　指五种淋证。❶指石淋、气淋、膏淋、劳淋、热淋。见《外台秘要》卷二十七。❷指冷淋、热淋、膏淋、血淋、石淋。见《三因极一病证方论》卷十二。❸指血淋、石淋、气淋、膏淋、劳淋。见《医部全录·淋》。❹《医学纲目·肝胆部》：“治五种淋疾，气淋、热淋、劳淋、石淋，及小便不通。”参淋证各条。

五淋散wǔlìnsǎn　《太平惠民和剂局方》卷六方。❶赤茯苓六两，当归、生甘草各五两，赤芍药、栀子仁各二十两。为细末，每服二钱，水煎，空腹服。治肾气不足，膀胱有热，水道不通，淋沥不宣，脐腹急痛，发作有时，劳倦即发，或尿如豆汁，或如砂石，或淋沥如膏，或热淋尿血。❷木通、滑石、炙甘草各六两，炒栀子仁十四两，赤芍药、茯苓（去皮）各半斤，淡竹叶四两，茵陈二两。为细末，每服三钱，水煎，空腹服。治证同上。

五灵散wǔlíngsǎn　《类证治裁》卷五方。五灵脂二两，川乌一两半，没药一两，乳香五钱。为末服。治痛痹。本方即《杂病源流犀烛》五灵丸作散剂，功能相同。

五灵丸wǔlíngwán　《杂病源流犀烛·六淫门》卷十三方。五灵脂二两，川乌一两半，没药一两，乳香五钱。为末，水泛为丸，弹子大，每服一丸，生姜煎汤和酒送下。功能散寒化瘀通络。治白虎历节风，因风冷入侵，气滞血瘀，周身麻痛。

五灵脂wǔlíngzhī　中药材。出《开宝重定本草》。又名灵脂、寒雀粪。为鼯鼠科动物橙足鼯鼠 *Trogopterus xanthipes* Milne - Edwards 的干燥粪便。主产于河北、山西。苦、辛，温。入肝经。活血散瘀，止痛。❶治经闭，痛经，产后瘀血作痛，脘腹胸胁血滞疼痛，冠心病心绞痛，关节肿痛，肠风下血，崩漏。煎服：4.5～9g，包煎，止血炒用。❷治跌打损伤，虫、蛇咬伤。内服并研粉油调敷。孕妇慎用。恶人参。本品含五灵脂酸、5-甲氧基-7-羟基香豆素、尿嘧啶、尿囊素、苯甲酸、邻苯二酚等十余种成分。还含半胱氨酸等氨基酸。对动物的实验性结核有一定的治疗效果。动物实验：本品能缓解平滑肌痉挛。水浸剂在试管内对伤寒杆菌、葡萄球菌等有抑菌作用，高浓度对常见致病皮肤真菌也有某些抑制。五灵脂可增加冠脉流量，还可保护胃黏膜、保护缺氧损伤组织。

五灵脂散wǔlíngzhīsǎn　《妇科玉尺》卷五方。炒五灵脂适量。为末，每服一钱，温酒送下。治妇人血崩昏迷。

五灵脂汤wǔlíngzhītāng　《妇科玉尺》卷四方。五灵脂五分，当归尾、陈皮、白术各一钱，川芎、白芍药、茯苓、人参各八分，炙甘草三分。加砂仁少许，水煎服。治产后闪伤。

五苓散wǔlíngsǎn 《伤寒论》方。猪苓（去皮）、白术、茯苓各十八铢，泽泻一两六铢，桂枝（去皮）半两。为末，每服一方寸匕，白开水冲服，日三次，多饮暖水，汗出愈。功能利水渗湿，温阳化气。治太阳病，发汗后，汗出脉浮，小便不利，微热消渴；中风发热，六七日不解而烦，有表里证，渴欲饮水，水入即吐之水逆证；及水肿，霍乱身疼，胸中满，脐下悸，吐涎，头眩等症。近代常用于慢性肾炎、肝硬化腹水、脑积水等水湿内停者。方中桂枝辛温，既能温化膀胱而利小便，又能疏散外邪而治表证；茯苓、猪苓甘淡渗湿，通利小便；泽泻甘寒渗泄，助二苓以利水；白术苦温健脾燥湿，使脾强而制水。诸药合用为治太阳蓄水证之方。实验研究证明本方有利尿作用。

五龙草wǔlóngcǎo 中药材。见《本草述》。为乌蔹毒之别名，详该条。

五龙膏wǔlónggāo ❶《普济方》卷二十九引《十便良方》方。硫黄、白矾、白芷、吴茱萸、川椒各等分。为细末，煎油调涂患处。治疥癣。❷《医宗金鉴·外科心法要诀》卷六十二方。乌蔹莓、金银花、豨莶草、车前草、陈小粉各等分。俱用鲜草叶，一处捣烂，再加三年陈小粉并飞盐末二至三分，捣为稠糊，遍敷疮上，中留一顶，用膏药贴盖。若冬季无鲜草者可用干品为末，米醋调敷患处。治痈疽、阴阳毒等肿痛未溃者。

五龙散wǔlóngsǎn 《外科传薪集》方。生南星一两，生半夏、全当归、生大黄各五钱，陈小粉（炒黑）一斤四两。为细末，火盛用芙蓉汁调敷患处；寒重用姜汁调敷患处。治痈疽、疔疮、瘰疬初起。

五龙汤wǔlóngtāng 《证治准绳·幼科》集四方。黄连、紫草茸、芍药各三钱，生地黄九钱。水煎浓汁，加水磨犀角汁和服。治痘毒。

五癃津液别wǔlóngjīnyèbié 《灵枢》篇名。论述水谷所化之津液各走其道，分而为溺、为汗、为泣、为唾、为髓，是为津液之五别。津液五别之道失常，癃闭而不通，则为水胀之病，故名。

五乱wǔluàn ❶脏腑经脉之气逆乱所产生的病证。《灵枢·五乱》："故气乱于心，则烦心密嘿，首静伏；乱于肺，则仰喘喝，接手以呼；乱于肠胃，则为霍乱；乱于臂胫则为四厥；乱于头，则为厥逆，头重眩仆。"《素问·宣明五气》："五邪所乱：邪入于阳则狂，邪入于阴则痹，搏阳则为巅疾，搏阴则为喑，阳入之阴则静，阴出之阳则怒，是谓五乱。"❷《灵枢》篇名。本文讨论五种乱病的证治，故名。主要论述因脏腑经脉之气不顺春、夏、秋、冬四时之气而行，悖逆而乱，阴阳反顺，营卫不调，清浊混淆，互相扰乱，以致气乱于心、乱于肺、乱于肠胃、乱于臂胫、乱于头而出现的五种症状和治法。

五轮wǔlún 见《秘传眼科龙木论》。为肉轮、血轮、气轮、风轮和水轮的合称。五轮与五脏生理病理有一定的联系。《河间六书》："眼通五脏，气贯五轮"。肉轮指上下眼皮（胞睑）部位，属脾，脾主肌肉，与胃相表里，故其疾患多与脾胃有关；血轮指两眦血络，属心，心主血，与小肠相表里，故其疾患多与心、小肠有关；气轮指白睛，属肺，肺主气，与大肠相表里，故其疾患多与肺、大肠有关；风轮指黑睛，属肝，肝为风木之脏，与胆相表里，故其疾患多与肝、胆有关；水轮指瞳孔，属肾，肾主水，与膀胱相表里，故其疾患多与肾、膀胱有关。历代用五轮学说说明眼的组织结构和生理、病理现象等，成为眼科的独特理论。

五轮八廓wǔlúnbākuò 是阐述目与脏腑之间关系的学说。五轮与八廓合称，是对眼及眼外组织划分的两种方法。五轮为肉轮、血轮、气轮、风轮和水轮的合称。五轮学说渊源于《灵枢·大惑论》："五脏六腑之精皆上注于目而为之精，精之窠为眼，骨之精为瞳子，筋之精为黑眼，血之精为络，其窠气之精为白眼，肌肉之精为约束，裹撷筋骨血气之精而于脉并为系，上属于脑，后出于项中。"五轮与五脏在生理病理上有一定联系。历代医家用五轮学说说明眼的组织结构和生理病理现象，成为眼科的独特理论。八廓为天廓、地廓、风廓、雷廓、泽廓、山廓、火廓、水廓的合称。是中医眼科在外眼划分的八个部位。八廓最早见于《三因极一病证方论·眼叙论》。称之为廓，系取其犹如城郭护卫之意。详参"五轮""八廓"各条。

五轮学说wǔlúnxuéshuō 中医眼科基础理论之一。源于《内经》中有关眼与脏腑关系的论述，借五轮以说明眼的解剖、生理、病理及与脏腑的关系，并用于指导临床辨证论治。参见"五轮"条。

五脉wǔmài ❶五脏之脉。《素问·宣明五气》："五脉应象：肝脉弦，心脉钩（洪），脾脉代（缓），肺脉毛（浮），肾脉石（沉）。是谓五脏之脉。"❷即五决。详该条。

五盲恶候wǔmáng'èhòu 病证名。见《普济方》卷三百五十八。指因病而突然失明的严重证候。包括疮豆盲、惊风盲、久渴盲、久痢盲、久泻盲。为邪毒偏盛，肝肾精衰的危象。

五门十变wǔménshíbiàn 子午流注法用语。五门，指十天干隔五相合，即甲与己合，乙与庚合，丙与辛合，丁与壬合，戊与癸合。十变，指十天干相合后的变化，即甲己化土，乙庚化金，丙辛化水，丁壬化木，戊癸化火，又称五运。子午流注法根据这些理论，当阳日逢阴时或阴日逢阳时而无穴可开时，可以甲日与己日通用，乙日与庚日通用等予以解决。

五磨饮子wǔmóyǐn·zi 《医方考》卷六方。沉香、木香、槟榔、乌药、枳实各等分。白酒磨汁服。治暴怒气厥卒死。

五逆wǔnì 病证名。指疾病过程中的五组逆证。❶内证之五逆。《灵枢·玉版》："腹胀，身热，脉大，是一逆也；腹鸣而满，四肢清，泄，其脉大，是二逆也；衄而不止，脉大，是三逆也；咳且溲血，脱形，其脉小劲，是四逆也；咳，脱形，身热，脉小以疾，是五逆也。"又："其腹大胀，四末清，脱形，泄甚，是一逆也；腹胀便血，其脉大、时绝，是二逆也；咳，溲血，形肉脱，脉搏，是三逆也；呕血，胸满引背，脉小而疾，是四逆也；咳，呕，腹胀且飧泄，其脉绝，是五逆也。"《灵枢·五禁》："热病脉静，汗已出，脉盛躁，是一逆也；病泄，脉洪大，是二逆也；著痹不移，肉破，身热，脉偏绝，是三逆也；淫而夺形，身热，色夭然白，及后下血衃，血衃笃重，是谓四逆也；寒热，夺形，脉坚搏，是谓五逆也。"❷指痈疽外证误治后出现的五组逆证。《灵枢·玉版》："其白眼青，黑眼小，是一逆也；内（音义同'纳'）药而呕者，是二逆也；腹痛渴甚，是三逆也；肩项中不便，是四逆也；音嘶，色脱，是五逆也。"证见五逆，显示病情危重。

五逆不刺wǔnìbùcì 指临床遇到五种脉证不符的危重病证，禁用针刺。《灵枢·五禁》："病与脉相逆，命曰五逆。""热病脉静，汗已出，脉盛躁，是一逆也；病泄，脉洪大，是二逆也；着痹不移，肉破，身热，脉偏绝，是三逆也；淫而夺形，身热，色夭然白，及后下血衃，血衃笃重，是谓四逆也；寒热夺形，脉坚搏，是谓五逆也。”张介宾注：“凡此五逆者，皆阴虚之病。故《本神》篇曰：阴虚则无气，无气则死矣，是皆不可刺者也。”

五皮风wǔpífēng　中药材。见《分类草药性》。为蛇含之别名，详该条。

五皮散wǔpísǎn　❶《太平惠民和剂局方》卷三方。五加皮、地骨皮、生姜皮、大腹皮、茯苓皮各等分。为粗末，每服三钱，水煎，不拘时热服。治脾气停滞，风湿客搏，脾经受湿，气不流行，头面虚肿，四肢肿满，心腹膨胀，上气喘促，腹胁如鼓，绕膝胀闷，有妨饮食，以及上攻下注，来去不定，举动喘乏。❷见《中藏经》卷下方。即五皮饮，见该条。

五皮丸wǔpíwán　《中药制剂手册》方。陈皮、大腹皮、茯苓皮、桑白皮各75g，干姜皮37.5g。以水煎大腹皮取汁，余为末和小丸，每服9g，日2次。功能消胀利水，理脾祛湿。治脾湿胃热，痞满腹胀，四肢浮肿，小便不利。本方由《三因极一病证方论》五皮饮衍化而来。

五皮饮wǔpíyǐn　《三因极一病证方论》卷十四方。又名五皮散。炙大腹皮、炙桑白皮、茯苓皮、生姜皮、陈皮各等分。为粗末，每服四钱，水煎，或用磨木香水煎，热服，日二至三次。功能利湿消肿，理气健脾。治皮水，四肢头面悉肿，按之没指，不恶风，其腹如故，不喘，不渴，脉浮者；近代也用于急慢性肾炎和心脏病水肿属脾虚受湿，气滞水停者。方中陈皮理气健脾，茯苓皮健脾渗湿，二味相伍，使气行脾健，水湿自化；桑白皮肃降肺气，使水道通调；大腹皮消胀化湿；生姜皮辛散水气，共成健脾化湿，理气消肿之剂。本方早见于《中藏经》，名五皮散。

五匹风wǔpǐfēng　中药材。见清代刘士季《草木便方》。为蛇含之别名，详该条。

五气wǔqì　❶五种气味：臊气、焦气、香气、腥气、腐气。《素问·六节藏象论》：“天食人以五气。”张景岳注：“天以五气食人者，臊气入肝，焦气入心，香气入脾，腥气入肺，腐气入肾也。”❷五运之气，即金、木、水、火、土。《素问·六节藏象论》：“五气更立，各有所胜。”❸五脏化生的情志活动，即：喜、怒、忧、悲、恐。《素问·阴阳应象大论》：“人有五脏化五气，以生喜怒悲忧恐。”❹五色之气，即：青气、白气、赤气、黑气、黄气。《素问遗篇·刺法论》：“五气护身之华。”谓五脏内在变化反映在外表上的五种气色。青气自肝而出，白气自肺而出，赤气自心而出，黑气自肾而出，黄气自脾而出。观五色可察五脏之变化。❺土气。土位中央，其数为五，故名。❻指五味所化之气。《类经》卷十六：“五气，五味之所化也。”

五气朝阳草wǔqìcháoyángcǎo　中药材。见《昆明民间常用草药》。为蓝布正之别名，详该条。

五窍出血wǔqiàochūxuè　病证名。《嵩崖尊生书》卷八：“五窍出血，耳目口鼻一齐出血，药不及煎，死在顷刻，先将水当面喷几口，急分开头发，用粗纸数层蘸醋令透，搭在囟门，血即止，次用当归一两煎好，磨沉降香五钱，加童便服，血自归经，然后以四物加人参五味丸服，可收万全之功。”

五禽戏wǔqínxì　古人仿效动物的活动进行的体操健身运动。正式记载见于《后汉书·华佗传》：“华佗曰：古之仙者，为导引之事，以求难老。吾有一术名五禽之戏。一曰虎，二曰鹿，三曰熊，四曰猿，五曰鸟。”后代流派很多，也较复杂。《云笈七签·导引按摩》有简单的动作记述。

五胠俞wǔqūshū　经穴别名。《素问·刺疟》：“五胠俞各一。”王冰注：“五胠俞谓譩譆。”

五仁橘皮汤wǔrénjúpítāng　见《重订通俗伤寒论》。即五仁丸作汤剂。治证同。见“五仁丸”条。

五仁润肠丸wǔrénrùnchángwán　见《全国中药成药处方集》（天津方）。生地黄、陈皮各120g，桃仁（去皮）、大麻仁、肉苁蓉（酒蒸）、熟大黄、当归各30g，郁李仁、松子仁各9g，柏子仁15g。为细末，炼蜜为丸，每丸重9g，每服一丸。功能润肠通便。治大肠燥热，便秘腹胀，食少，消化不良。

五仁丸wǔrénwán　《杨氏家藏方》卷四方。原名滋肠五仁丸。桃仁、杏仁（炒，去皮尖）各一两，柏子仁、松子仁各半两，炒郁李仁一钱，陈皮（另为末）四两。先将五仁研为膏，入陈皮末研匀，炼蜜为丸，梧桐子大，每服三十至五十丸，空腹米饮送下。功能润肠通便。治津枯便秘。

五入wǔrù　即五味所入。详该条。

五软wǔruǎn　病证名。❶指头软、项软、手软、脚软、肌肉软。见《婴童百问》。多系禀受不足，气血不充，故骨脉不强，筋肉痿弱。明代薛铠《保婴撮要》：“原其要，总归于胃。盖胃为水谷之海，为五脏之本，六腑之大原也。治法必先以脾胃为主，俱用补中益气汤，以滋化源。头项手足三软，兼服地黄丸。”详“头软”“项软”“手足软”“肌肉软”各条。❷即胎怯。出《古今医统》。详该条。

五色wǔsè　❶出《灵枢·五色》。指反映五脏病变及各种证候的五种病色。参“五色主病”条。❷《灵枢》篇名。本文以讨论五色主病为主，故名。论述青、黄、赤、白、黑五色分属五脏，而五脏六腑在面部的反映有一定位置，根据面部各个相应部位色泽的变化，可以推测脏腑的病变。

五色带下wǔsèdàixià　病证名。见《备急千金要方》卷四。亦名带五色俱下、带下五色。指从阴道流出杂色秽浊的液体。多因湿热蕴结下焦，积瘀成毒，损伤冲任带脉所致。症见五色秽浊之液从阴道流出，或有恶臭气味，绵绵不断。治疗见湿毒带下条。临床见此病证，应注意生殖器官有无恶性病变。

五色丹wǔsèdān　病名。出《诸病源候论》卷四十九。又名油肿赤硫丹、五色油丹。小儿丹毒之一。系因风毒之热及盛衰变化之不同，其丹色之改变亦异，故名五色丹。治宜大黄、芒硝、栀子、黄芩、干蓝叶、商陆各等分，为细末。水调涂，或蒴叶捣烂敷之；或枣树根四两，丹参三两，菊花一两半，煎汤外洗，避风。《太平圣惠方》：“夫小儿五色丹者，由丹发而改变无常，或青黄赤黑白，皆风毒之热，有盛有衰，或冷或热，故发为五色丹也”。宜用小柴胡汤煎服，并以渣敷丹上，良。

五色花wǔsèhuā　中药材。见《广西中草药》。为五色梅之别名，详该条。

五色黄wǔsèhuáng　病证名。黄病二十八候之一。见《诸病源候论·黄病诸候》。由脾热引起身黄。若脾更移热于它脏，则于身面、眼目、或舌下并可出现该脏之色。如脾移热于肝则可见眼青黄，面色黄，脉亦青；如脾移热于心，则其人身热而发赤黄，眼赤高视，心腹胀满，脉亦赤；如脾移热于肺，其人身热发黄白，舌下白垢生；如脾移热于肾，则其人身热发黑黄，唇黑眼黄，舌下脉黑等。参见黄疸有关条。

五色痢wǔsèlì 病证名。指痢下脓血呈现多种颜色者。有虚证和实证之分。实证多因止涩太早，或下之未净，热毒留滞肠中所致，虚证多因痢证久延，脏气受损，脾肾两伤所致。亦有正虚邪恋，虚实夹杂者。《张氏医通》卷七："五色痢，古人皆谓肾病，以肾为藏精之室，所居之位，最下最深，深者既病，其浅而上者，安有不病之理？精室既伤，安能任蛰藏之令乎？仲景所谓五液注下，脐筑揪痛，命将难全者是也……不知益火消阴，实脾堤水，兼分理其气，使失于气化之积，随之而下，未失气化之津，统之而安。"痢下五色，病机各别。《痢证汇参》卷二："痢有五色之辨，如下痢肠垢之属，无非气之所化也。但白者其来浅，浮近之脂膏也。赤者其来深，由脂膏而切肤结也。纯下赤者，多以血为热迫，故随溢随下，此则最深者也。若紫红紫白者，则离位稍久，其下不速，而色因一变……大都纯血鲜红者，多热证，以火性速，逼迫而下也；紫红紫白者，少热证，以阴凝血败损而然也；纯白者，多寒证，脏寒薄滑而然也。又有黄黑二色，则色深而秽臭者为热证，亦有寒者；若浅黄色淡，不甚臭者，此即不化之类，皆寒证也；黑而脓厚大臭者，多火证；若青黑而腥薄者，此肝肾腐败之色也。"沈汉卿《温热经解》中以痢有五色，各有病源。痢色赤，或先白后赤，或赤多白少者，银楂芩连汤；痢色黄者，葛根芩连汤；痢色绿者，陈苓术芍甘连汤；痢色纯白，姜苓术草汤、理中汤；脉沉迟者加附子，痢色纯黑如漆，银楂姜桂大黄汤。《时病论》卷三以初起者为实，日久者为虚，脉实有力者为实，脉虚无力者为虚。补虚以补火生土法，泻实以清痢荡积法。参"痢疾"等条。

五色灵药wǔsèlíngyào 《医宗金鉴·外科心法要诀》卷六十二方。食盐五钱，黑铅六钱，枯白矾、枯皂矾、水银、火硝各二两。先将盐、铅熔化，入水银结成沙子另化，二矾、火硝同炒干研细，合已制好的铅汞沙子于一处细研，以不见银星为度，入罐内用泥封固，置火上升炼，约三炷香，经一夜取出，其白如雪，约有二两，为火候适中之灵药。如要紫色者，加硫黄五钱；要黄色者，加雄黄五钱；要红色者，用黑铅九钱，水银一两，枯矾二两，火硝三两，朱砂四钱，雄黄三钱，升炼方法火候，俱如前法。用时撒于患处。治痈疽诸疮已溃，余腐不尽，新肉不生者。

五色梅wǔsèméi 中药材。见《广西中药志》。又名龙船花、臭金凤、五色花、如意花。为马鞭草科植物马缨丹 *Lantana camara* L. 的叶或带花叶的嫩枝。多栽培于庭园，在南方有野生。苦，寒，有小毒。消肿解毒，祛风止痒。治痈肿疮毒，皮炎，皮肤瘙痒，湿疹，疥癞，跌打损伤。捣敷或煎水洗。叶含马缨丹烯 A 及 B、马缨丹诺酸、马缨丹酮、生物碱、鞣质、挥发油等。嫩枝含马缨丹烯 A、挥发油等。挥发油中主含牻牛儿醇、α-草烯、β-丁香烯、α-水芹烯、桉脑、对聚伞花素等。地上部分还含马缨丹酸、齐墩果酸、五色梅酸、毛蕊花苷、对羟基苯甲酸等。五色梅有抑制免疫功能、抗氧化作用。对聚伞花素有良好的抗真菌及祛痰作用；马缨丹烯 A 有解热作用。所含生物碱能使犬血压降低，对大鼠能兴奋肠管而抑制子宫。给羊、牛喂叶后可致慢性中毒，引起黄疸并对光敏感，有毒成分为马缨丹烯 A。

五色梅根wǔsèméigēn 中药材。见《广西中药志》。为马鞭草科植物马缨丹 *Lantana camara* L. 的根。甘、苦，寒。清热解毒，活血祛风。治感冒发热，腮腺炎，瘰疬，胃痛，风湿痹痛，跌打损伤。煎服：15～30g。本品含齐墩果酸，还含黄酮苷、酚类、氨基酸。水提取液给麻醉猫静脉注射有降压作用，并能延长小鼠的巴比妥睡眠时间。

五色梅花wǔsèméihuā 中药材。见广州部队卫生部《常用中草药手册》。为马鞭草科植物马缨丹 *Lantana camara* L. 的叶或带花、叶的嫩枝。甘、淡，凉。清热解毒，活血止血。①治肺结核吐血，腹痛吐泻。煎服：6～15g。②治湿疹。晒干研末服，外用鲜枝叶煎水洗。本品含挥发油，其主要成分为葎草烯、β-丁香烯等。另含花色苷类。β-丁香烯有平喘作用。

五色命脏wǔsèmìngzàng 指五色与五脏相配。《灵枢·五色》："以五色命脏，青为肝、赤为心、白为肺、黄为脾、黑为肾。"五脏有病，常见其相应的病色。例如，青色可见于肝风，黄色多见于脾湿。临证需结合四诊，全面分析。

五色丸wǔsèwán 《小儿药证直诀》卷下方。朱砂末五钱，水银、雄黄末、珍珠粉各一两，铅三两。将铅与水银熬后，与余药炼蜜为丸，麻子大，每服三至四丸，金银器、薄荷煎汤送下。治痫证。

五色五味所入wǔsèwǔwèisuǒrù 药物归经理论之一。古人从五行学说出发，通过五色、五味与五行所属而与脏腑经脉相结合的说法。即：色青，味酸，属木，入足厥阴肝、足少阳胆；色赤，味苦，属火，入手少阴心、手太阳小肠；色黄，味甘，属土，入足太阴脾、足阳明胃；色白，味辛，属金，入手太阴肺、手阳明大肠；色黑，味咸，属水，入足少阴肾、足太阳膀胱。

五色疡wǔsèyáng 病证名。见清代黄庭镜《目经大成》卷二。古人以五行配五色，将发于眼部的木疡、火疡、土疡、金疡、水疡统称为五色疡。各详有关条。

五色油丹wǔsèyóudān 病名。出《三因极一病证方论》卷十六。即五色丹。见该条。

五色主病wǔsèzhǔbìng 青、赤、黄、白、黑五种病色所主的病证。❶以五色配五脏。青主肝病，赤主心病，黄主脾病，白主肺病，黑主肾病。但必须结合病理实际，不宜机械套用。参见"五色命脏"条。❷以五色辨疾病性质。青主风、主惊、主寒、主痛；赤主热；黄主湿；白主血虚、主寒；黑主痛、主血瘀、主劳伤。

五疝wǔshàn 病名。指五种疝病。《诸病源候论》卷二十："一曰石疝，二曰血疝，三曰阴疝，四曰妒疝，五曰气疝，是为五疝也。"又："五疝之状，寻此皆由腑脏虚弱，饮食不节，血气不和，寒温不调之所生也。"详"血疝""气疝""阴疝"等条。

五善wǔshàn 判断疮疡预后的方法之一。《太平圣惠方》："动息自宁，饮食知味，一善也；便利调匀，二善也；脓溃肿消，脓色鲜而不臭，三善也；神采精明，语声清朗，四善也；体气和平，五善也。"疮疡患者见者为顺证，易治易愈。

五伤wǔshāng 病证名。指妇女伤于胞宫而引起的五种病证。即带下三十六疾中之五伤。《诸病源候论》卷三十八："五伤者，一者穷孔痛，二者中寒热痛，三者小腹急牢痛，四者藏不仁，五者子门不正引背痛。"

五神wǔshén 五种精神活动，即神、魄、魂、意、志，分别为五脏所藏。《素问遗篇·本病论》："人犯五神易位，即神光不圆也。"参见"五脏所藏"条。

五神散wǔshénsǎn 《外科证治全书》卷四方。雄黄、硫黄、黄丹、密陀僧、天南星。为细末，先用葱搽患处，再用姜蘸药末搽之。治紫白癜风。

五神汤wǔshéntāng ❶《太平圣惠方》卷七十方。生藕汁、小蓟汁、生地汁各二盏，生姜汁半盏，蜜一盏。合煎二三沸，每用一小盏调炒面一钱，食前服。治热毒上攻，吐血不止。❷《外科真诠》方。茯苓、金银花、牛膝、车前子、紫花地丁。水煎服。治委中毒，焮痛色赤，溃速，属湿热凝结者。本方方名见《云岐子保命集》卷下。

五声wǔshēng 呼、笑、歌、哭、呻五种声音，与五脏相关系。如肝，在声为呼；心，在声为笑；脾，在声为歌；肺，在声为哭；肾，在声为呻（见《素问·阴阳应象大论》）。

五胜wǔshèng 五行的更胜。《素问·至真要大论》："必先五胜，疏其血气，令其调达，而致和平。"王冰注："五胜，谓五行更胜也。先以五行寒暑温凉湿，酸咸甘辛苦相胜为法也。"即治疗按五行的相克规律调治。

五尸丸wǔshīwán 《外台秘要》卷十三方。芍药、桂心各八分，吴茱萸一合，朱砂、川芎、炮乌头、干姜各四分，川椒一两，栀子仁五分，炒巴豆四十枚（胡洽方有芫花四分、野葛皮二分）。为末，炼蜜为丸，大豆大，每服三丸，日三次。治诸尸疰。

五十动wǔshídòng 古代诊脉常规，候脉不少于五十动为度，以便认辨脉象，并了解其中有无促、结、代脉。《灵枢·根结》："持其脉口，数其至也。五十动而不一代者，五脏皆受气。"

五十二病方wǔshí'èrbìngfāng 出土古佚医学帛书。撰人未详，约为春秋战国时期的作品。1973 年湖南长沙市马王堆三号汉墓出土帛书之一。共记 52 类约 103 种疾病的治疗方法，现能辨认的医方 283 首。本书不见于历代文献记载，为现知最早的一种医方著作。

五十九刺wǔshíjiǔcì 指针治热病的五十九个主要穴位。《灵枢·热病》："所谓五十九刺者，两手外内侧各三，凡十二痏；五指间各一，凡八痏；足亦如是；头入发一寸旁三分各三，凡六痏；更入发三寸边五，凡十痏；耳前后口下者各一，项中一，凡六痏；巅上一；囟会一；发际一；廉泉一；风池二；天柱二。"张景岳等注：即少泽、关冲、商阳、少商、中冲、少冲、后溪、中渚、三间、少府、束骨、足临泣、陷谷、太白、五处、承光、通天、头临泣、目窗、正营、承灵、脑空、听会、完骨、承浆、哑门、百会、囟会、神庭、风府、廉泉、风池、天柱等 59 穴。所列穴位与热病五十九俞多不同。本节偏重在四肢，可作泻热治本之用；后者偏重于病邪所在的局部，可作泻热治标之用。参见该条。

五十九痏wǔshíjiǔwěi 指治疗热病的五十九个主要穴位。《灵枢·四时气》："温疟汗不出，为五十九痏。"见"五十九刺"及"热病五十九俞"条。

五十三号大壮方wǔshísānhàodàzhuàngfāng 《痧胀玉衡》卷中方。桃仁、红花、独活、细辛、山楂、香附、青皮。水煎，加童便服。治倒经痧，即经行之际，适遇痧发，经阻逆行，或鼻衄，或吐血，肚腹肿胀，卧床不能转侧。原著无方名，本方方名来自《杂病源流犀烛》。

五十营wǔshíyíng ❶经脉之气在人体内按一定规律运行，一昼一夜间循行全身五十周，使五脏的精气得以畅行，保持正常的功能状态。《灵枢·根结》："一日一夜，五十营，以营五脏之精。"❷《灵枢》篇名。古以营气运行一昼夜为五十度，故名。张景岳注："五十营者，即营气运行之数，昼夜凡五十度也。"本篇主要阐述营气在人体内昼夜运行的规律。

五石wǔshí 炼丹用的五种药物。见《抱朴子内篇·金丹》。五石为丹砂、雄黄、白礜、曾青、慈石。

五时wǔshí 即春、夏、长夏、秋、冬。《灵枢·五阅五使》："脉出于气口，色见于明堂，五色更出，以应五时，各如其常。"

五实wǔshí 病证名。五脏俱受实热闭阻的综合病证。如心受邪的脉洪盛；肺受邪的皮肤灼热；脾受邪的腹满胀；肾受邪的二便不通；肝受邪的昏闷而目不明等。《素问·玉机真藏论》："脉盛，皮热，腹胀，前后不通，闷瞀，此谓五实……身汗得后利，则实者活。"提示治疗均以攻邪为主，务使邪有去路。

五使wǔshǐ 五脏之使。指五脏内在变化反映于外表的五种气色。察色是诊法的基本内容之一。因外表上各种不同色泽的呈现，是内在的五脏所支配的，故名。《灵枢·五阅五使》："愿闻其五使当安出？……脉出于气口，色见于明堂，五色更出，以应五时。"

五兽三匮丸wǔshòusānguìwán 《医学入门》卷六方。鹿茸、血竭、虎胫骨、牛膝、狗脊各等分，附子、木瓜各一枚。先将附子挖去中心，填满朱砂，再将木瓜挖去中心，将前附子置于内，用附子末盖口，瓷罐内隔水蒸至极烂，共捣为丸，芡实大，用木瓜浸酒送下。治脚气，气血耗损，肝肾不足，两脚痿软。

五枢wǔshū 经穴名。代号 GB27。出《针灸甲乙经》。属足少阳胆经。足少阳、带脉之会。位于腹侧，髂前上棘前方 0.5 寸，约与关元穴相平处。一说"在带脉直下二寸"（《针灸集成》）。布有髂腹下神经和旋髂浅、深动脉及旋髂浅、深静脉。主治小腹痛，腰髋痛，带下，疝气；以及子宫脱垂等。直刺 0.5～1 寸。艾炷灸 3～7 壮；或艾条灸 5～15 分钟。

五输wǔshū 经穴分类名。指十二经脉肘或膝关节以下的井、荥、输、经、合五个特定穴位。《灵枢·顺气一日分为四时》曰："病在藏者，取之井；病变于色者，取之荥；病时间时甚者，取之输；病变于音者，取之经；病满而血者，病在胃及以饮食不节得病者，取之于合。"这是以水之源流，比喻脉气流行有从小到大、由浅入深、自远而近的特点。其临床应用，《难经·六十八难》曰："井主心下满，荥主身热，俞主体重节痛，经主喘咳寒热，合主逆气而泄。"说明五输穴在主治上各有特点。参见各条。

五输五脏对应表

		井（木）	荥（火）	输（土）	经（金）	合（水）
手三阴	肺	少商	鱼际	太渊	经渠	尺泽
	心包	中冲	劳宫	大陵	间使	曲泽
	心	少冲	少府	神门	灵道	少海
足三阴	脾	隐白	大都	太白	商丘	阴陵泉
	肝	大敦	行间	太冲	中封	曲泉
	肾	涌泉	然谷	太溪	复溜	阴谷

续表

		井（木）	荥（火）	输（土）	经（金）	合（水）
手三阳	大肠	商阳	二间	三间	阳溪	曲池
	三焦	关冲	液门	中渚	支沟	天井
	小肠	少泽	前谷	后溪	阳谷	小海
足三阳	胃	厉兑	内庭	陷谷	解溪	足三里
	胆	足窍阴	侠溪	临泣	阳辅	阳陵泉
	膀胱	至阴	通谷	束骨	昆仑	委中

五输配穴法wǔshūpèixuéfǎ　根据五输穴主治特性选配应用的方法。《灵枢·顺气一日分为四时》："病在藏者，取之井；病变于色者，取之荥；病时间时甚者，取之输；病变于音者，取之经；经满而血者，病在胃及以饮食不节得病者，取之于合。"

五腧wǔshù　经穴分类名。指十二经脉肘或膝关节以下的井、荥、输、经、合五个特定穴位（见表）。《灵枢·九针十二原》："所出为井，所溜为荥，所注为腧，所行为经，所入为合，二十七气所行，皆在五腧也。"亦作五输，参见该条。

五水灸法wǔshuǐjiǔfǎ　五脏水肿的灸疗方法。《素问病机气宜保命集·肿胀论》："青（肝）水灸肝井（大敦）；赤（心）水灸心荥（少府）；黄（脾）水灸脾俞（太白）；白（肺）水灸肺经（经渠）；黑（肾）水灸肾合（阴谷）。"

五死wǔsǐ　病证名。指麻风病重症的五种表现。见《疠疡机要》卷上。又名五不治。即皮死麻木不仁，肉死针刺不痛，血死溃烂无脓，筋死指脱，骨死鼻柱坏。

五嗽wǔsòu　病证名。五种咳嗽的总称。❶《外台秘要》卷九："《深师》疗五嗽。一曰上气嗽，二曰饮嗽，三曰燥嗽，四曰冷嗽，五曰邪嗽。"方用四满丸等。❷《外台秘要》卷九："《古今录验》四满丸疗五嗽。一为气嗽，二为痹嗽，三为燥嗽，四为邪嗽，五为冷嗽。"❸《太平惠民和剂局方》卷四："备急五嗽圆。治五种咳嗽。一曰上气嗽，二曰饮嗽，三曰燥嗽，四曰冷嗽，五曰邪嗽。"❹指五脏咳嗽。《三因极一病证方论》卷十二："世谓五嗽，且以五脏而言之。"详"心咳""肝咳""脾咳""肺咳""肾咳""咳嗽"等条。

五损wǔsǔn　病证名。指麻风毒邪侵及内脏的重症。见《疠疡机要》上卷。又名五败症。即目先损者，毒在心；面发紫泡者，毒在肝；遍身如癣者，毒在脾；眉先落者，毒在肺；脚底先穿者，毒在肾。

五缩恶候wǔsuō' èhòu　病证名。见《普济方》卷三百五十八。即手缩、脚缩、舌缩、唇缩、阴缩，属小儿危重证候。

五态wǔtài　指五种不同体质类型的人。根据人的不同形态，筋骨的强弱，气血的盛衰，区分为太阴之人、少阴之人、太阳之人、少阳之人、阴阳和平之人，并据以论治。《灵枢·通天》："古之善针艾者，视人五态，乃治之。"

五态之人wǔtàizhīrén　《内经》对人的体质分类之一种，出《灵枢·通天》。它据人的阴阳多少、偏胜而分为太阴之人、少阴之人、太阳之人、少阳之人、阴阳和平之人五种，各种人的外貌和性格均有其特征，体质状态亦不相同，因而针刺治疗时补泻方法亦应有异。五态之人是与"阴阳二十五人"不同的另一种体质分类方法，二者都有从性格、心理特征推断体质的内容，由于性格和心理特征固然与体质相关，但亦受社会环境的影响，因此虽然可以作为体质分型的参考，但不能视为绝对标准而过分拘泥。

五痰wǔtán　病证名。五种痰证的总称。❶指风痰、热痰、湿痰、酒痰、沫痰。又指风痰、热痰、湿痰、酒痰、食痰。上述两种五痰，均见于《儒门事亲·治法杂论》。❷指风痰、热痰、寒痰、气痰、味痰。元代王珪《泰定养生主论》："方书皆曰五痰，何谓也？答曰：所谓风痰、寒痰、热痰、气痰、味痰。"味痰又名酒痰。❸指风痰、湿痰、燥痰、热痰、寒痰。《医宗必读·痰饮》：痰有五，"在脾经者，名曰湿痰。""在肺经者，名曰燥痰。""在肝经者，名曰风痰。""在心经者，名曰热痰。""在肾经者，名曰寒痰。"

五体wǔtǐ　❶指肢体的筋、脉、肉、皮、骨等。五体与五脏有联系。《灵枢·五色》："肝合筋，心合脉，肺合皮，脾合肉，肾合骨也。"❷指肥人、瘦人、常人、壮士及婴儿五种体质（见《灵枢·逆顺肥瘦》刘衡如校本）。

五通丸wǔtōngwán　《外科证治全生集》方。木香、五灵脂、麻黄、乳香（去油）、没药（去油）各等分。为细末，捣饭为丸，梧桐子大，每服五钱。治大痈生于紧要穴道，将在发威之际。

五退散wǔtuìsǎn　《世医得效方》卷十六方。蝉蜕、蛇蜕（醋蒸）、荆芥、炒猪蹄各一分，穿山甲（烧存性）、炮川乌（去皮脐）、甘草各半两，蚕蜕二钱半。共为末，每服二钱，盐汤调下。治倒睫，翳膜渐生。《证治准绳》亦有本方，但无川乌，有菊花、草决明、石决明。

五痿汤wǔwěitāng《医学心悟》卷三方。人参、白术、茯苓各一钱，炙甘草四分，当归一钱五分，薏苡仁三钱，麦冬二钱，炒黄柏、知母各五分。水煎服。治五脏痿：肺气热则皮毛先痿而为肺鸣；心气热则脉痿筋纵，不任地；肝气热则筋痿，口苦而痉挛；脾气热则肉痿，肌肤不仁；肾气热则骨痿，腰脊不举。若心气热加黄连三分，丹参、生地黄各一钱；肝气热加黄芩、牡丹皮、牛膝各一钱；脾气热加连翘一钱，生地黄一钱五分；肾气热加生地黄、牛膝、石斛各一钱五分；肺气热加天冬、百合各二钱；夹痰加川贝母、竹沥；湿痰加半夏曲；瘀血加桃仁、红花。

五位wǔwèi　东、南、西、北、中五方之定位。《素问·天元纪大论》："天有五行御五位，以生寒暑燥湿风。"谓金、木、水、火、土五行，分布在东、南、西、北、中五方之位，因而产生寒、暑、燥、湿、风五种气候的变化。

五味wǔwèi　❶即辛、酸、甘、苦、咸。药物以味不同，作用便不相同。辛味能散能行，酸味能收能涩，甘味能补能缓，苦味能泻能燥，咸味能软坚润下。近人认为药物味的不同，与所含的化学成分有关。如辛味的多含挥发油，酸味的多含有机酸，甘味的多含醣类，苦味的则可能含生物碱、苷类或苦味质等。❷《灵枢》篇名，主要论述食入五味，各走其所喜的五脏，如酸味入肝、苦味入心、辛味入肺、甘味入脾、咸味入肾。日常所食的五谷、五果、五畜、五菜中都各具有五味所属。本文以五行生克规律，说明了五味与五脏疾病的关系，故名。

五味过伤wǔwèiguòshāng　伤食之一。见《东医宝鉴》卷四。因过食五味致伤。《医便·饮食论》："五味入口，不欲偏多，多则随其脏腑各有所损，故咸多伤心，甘多伤肾，辛多伤肝，苦多伤肺，酸多伤脾。《内经》曰：多食咸则脉凝涩而变色；多食苦则皮槁毛拔；多食辛则筋急而爪枯；多食酸则肉胝皱而唇揭；多食甘则骨肉痛而发落，偏之为害如此。"参"伤食"条。

五味黄芪散wǔwèihuángqísǎn 《卫生宝鉴》卷十二方。黄芪、麦冬、熟地黄、桔梗各五钱，甘草二钱半，白芍药、五味子各二钱，人参三钱。为粗末，每服四钱，水煎服，日三次。治因咳嗽咯血成劳，眼睛疼痛，四肢困倦，脚膝无力。

五味论wǔwèilùn 《灵枢》篇名。本文专论五味偏嗜多食引起的病证，并据以论证"五味各有所走"的理论，故名。

五味偏嗜wǔwèipiānshì 五味指辛、甘、酸、苦、咸等食味。长期偏嗜某味食物，或食味过浓，对于人体可能产生不良反应或致病。如偏嗜辛辣，容易发生便秘，诱发口疮或痔疮等病；嗜食甘腻，往往引起中满、泛酸等症。所以临床上除治病外，有时应了解患者有无五味偏嗜情况，并据情纠正。

五味所合wǔwèisuǒhé 即五味与五脏相宜之意。《素问·五藏生成》："心欲苦，肺欲辛，肝欲酸，脾欲甘，肾欲咸，此五味之所合也。"参"五味所入"条。

五味所禁wǔwèisuǒjìn 简称五禁。指五脏病变时对五味的禁忌。《灵枢·五味》："肝病禁辛，心病禁咸，脾病禁酸，肾病禁甘，肺病禁苦。"马莳曰："此言五脏之味有五禁，皆五行之相克者也。"因五脏已病，故不宜以其相克之味更令其虚。《素问·宣明五气》又云："辛走气，气病无多食辛；咸走血，血病无多食咸；苦走骨，骨病无多食苦；甘走肉，肉病无多食甘；酸走筋，筋病无多食酸。是谓五禁，无令多食。"强调"无令多食"，而非完全禁忌。张志聪曰："五味所以养五脏之气者也，病则气虚，故无令多食，盖少则补，多则反伤其气。"故临床用药，需先辨五脏阴阳气血盛衰以调配五味。

五味所入wǔwèisuǒrù 简称五入。《素问·宣明五气》："五味所入：酸入肝，苦入心，甘入脾，辛入肺，咸入肾。"对临床用药有一定的参考意义。如酸入肝，肝经的病变，可选用酸味的药物治疗或作引经药。

五味所伤wǔwèisuǒshāng 偏嗜五味对五体（皮、肉、筋、骨、脉）的伤害。《素问·五藏生成》："多食咸，则脉凝泣而变色；多食苦，则皮槁而毛拔；多食辛，则筋急而爪枯；多食酸，则肉胝（即皮厚而皱缩）而唇揭；多食甘，则骨痛而发落；此五味之所伤也。"本条与"五味过伤"义同，参该条。

五味丸wǔwèiwán 《证治要诀类方》卷四方。即五味子丸第一方之二，见"五味子丸"条。

五味消毒饮wǔwèixiāodúyǐn 《医宗金鉴·外科心法要诀》卷七十二方。金银花三钱，野菊花、蒲公英、紫花地丁、紫背天葵子各一钱二分。先水煎，后加无灰酒半盅煎服。药渣再如法煎服，盖被取汗。功能清热解毒，消散疔疮。治各种疔毒，痈疮疖肿，局部红肿热痛，或发热，舌红脉数者。方中金银花、蒲公英、野菊花清热解毒，消散痈肿；紫花地丁、柴背天葵子为治疗毒要药，配合前三味，加强消散疔疮痈肿的作用。实验研究：本方具有较强的体外抑菌作用。

五味异功散wǔwèiyìgōngsǎn 见《景岳全书·古方八阵》卷五十三。即异功散第一方，见"异功散"条。

五味子wǔwèizǐ 中药材。出《神农本草经》。又名北五味子。为木兰科植物五味子 *Schisandra chinensis* (Turcz.) Baill. 的干燥成熟果实。主产于辽宁、吉林、黑龙江、河北。酸、甘、温。归肺、心、肾经。收敛固涩，益气生津，补肾宁心。用于久嗽虚喘，梦遗滑精，遗尿尿频，久泻不止，自汗盗汗，津伤口渴，内热消渴，心悸失眠。煎服：2～6g。果实含挥发油、有机酸、维生素等。果实含脂肪油，内含木脂素类成分：五味A（即右旋－去氧五味子素）五味子素B（即γ－五味子素）和五味子素C，五味子醇A（即五味子素）和乙，五味子酯甲和乙等。五味子对中枢神经有强壮作用，能改善智力活动，消除疲乏。煎剂能兴奋呼吸中枢。醇提取物则有镇静作用。五味子还能镇痛、镇咳、退热并能降低实验性肝损害所致的血清转氨酶增高。上述作用的有效成分为木脂素，特别是五味子乙素。五味子能强心，兴奋呼吸中枢，兴奋子宫平滑肌，促进脾的免疫功能，抗氧化，并有适应原样作用。五味子能增强机体对非特异性刺激的防御能力，增强肾上腺皮质功能，促进基础代谢，调节胃液和胆汁分泌，五味子还可抗肿瘤，五味子的乙醇浸液可抑菌。

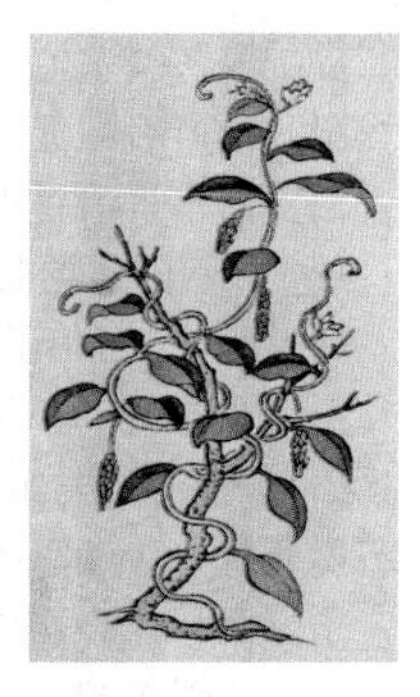

五味子

五味子散wǔwèizǐsǎn ❶《太平圣惠方》卷六方。五味子、白石英、钟乳粉、桂心、桑白皮、苏子（微炒）、麦冬各一两，紫菀三分，陈皮一两半，炒杏仁三十枚。为末，每服四钱，加生姜半分，大枣三枚，糯米五十粒，水煎服。治肺气不足，心胸烦满，喘促咳嗽。❷《太平圣惠方》卷四十六方。五味子、桂心各一两，炙甘草、紫菀、麻黄、细辛各三分，炮姜二分，陈皮半两。为末，每服三钱，加大枣一枚，水煎去渣服，日三次。治气嗽，胸满短气，不欲饮食。❸《普济本事方》卷四方。五味子二两，吴茱萸五钱。同炒香为末，每服二钱，陈米汤送下。治五更泄泻。

五味子汤wǔwèizǐtāng ❶《备急千金要方》卷十八方。又名千金五味子汤。五味子、桔梗、紫菀、甘草、续断各二两，地黄、桑白皮各五两，竹茹三两，赤小豆一升。为粗末，水煎，分三次服。治唾中有脓血，痛引胸胁。❷《圣济总录》卷十九方。五味子、半夏（汤洗，去滑）各三两，炒苏子八两，麻黄、细辛、紫菀、黄芩、炙甘草各二两，人参、桂枝、当归各一两。为粗末，每服四钱匕，加生姜五片，水煎，不拘时服。治肺痹，上气发咳。❸《三因极一病证方论》卷五方。五味子、附子（炮，去皮脐）、巴戟天（去心）、鹿茸（燎去毛，酥炙）、山茱萸、熟地黄、炒杜仲各等分。为粗末，每服四钱，加生姜七片、盐少许，水煎，食前服。治肾虚坐卧湿地，腰膝重着疼痛，腹胀满，濡泄无度，行步艰难，足痿、清厥，甚则浮肿，面色不常。❹《奇效良方》卷一方。五味子、炒杏仁、桂心各一钱，防风、炙甘草、赤芍药、川芎各二钱，川椒三分。水煎服。治风中于肺，肺经受病，多汗恶风，时咳短气，昼瘥夜甚，其状偃卧胸满，息促冒闷，其鼻两边下至口、上至眉呈白色。❺《证治准绳·类方》第二册方。炒五味子、炒桔梗、紫菀、炒甘草、续断各五分，生地黄、炒桑白皮各二钱，竹茹一钱，赤小豆一撮。水煎服。治咳嗽痰中带血，胸膈疼痛，皮肤干燥者。❻《证治准绳·女科》卷五方。炒五味子、人参、杏仁各二钱，陈

W

皮、麦冬（去心）各一钱。加生姜三片、大枣二枚，水煎服。治产后喘促，脉伏而厥。《杂病源流犀烛》亦有本方，但多白术，治胃虚喘而不止，抬肩撷肚。❼《杂病源流犀烛·脏腑门》卷七方。五味子、山茱萸、龙骨、牡蛎、何首乌、远志、五倍子、地骨皮。水煎服。治肾虚汗出。❽《外科活人定本》卷一方。川牛膝、防己、槟榔、赤芍药、五味子、牛蒡子各等分。水煎，空腹服。治足跟发，初起发痒。

五味子丸wǔwèizǐwán ❶《普济本事方》卷二方。①五味子二两，桂心、炒杏仁（去皮尖）、青皮（去白）、细辛、人参、煨槟榔各一两，炮姜、附子（炮，去皮脐）各半两。为细末，炼蜜为丸，梧桐子大，每服三十至四十丸，空腹温酒或米汤送下。治肺气虚寒，痰饮咳喘。②又名五味丸。五味子、巴戟天（酒浸，去心）、酒肉苁蓉、人参、熟地黄（酒浸，九蒸九晒）、菟丝子（酒浸，曝干）、覆盆子、白术、炒益智仁、炒土茴香、骨碎补、龙骨、牡蛎（盐泥固济，火烧通赤，去泥）各等分。为细末，炼蜜为丸，梧桐子大，每服三十丸，空腹米饮送下，日二至三次。功能补精气、止汗。治肝肾俱虚，精气不足，头晕目眩，腰膝酸软，遗精滑泄，汗出不敛等症。❷《证治准绳·类方》第六册方。人参、五味子、炒补骨脂、白术各二两，炒山药、茯苓各一两半，吴茱萸、巴戟天（去心）、肉豆蔻（面裹煨）各一两，煅龙骨五钱。为细末，酒糊为丸，梧桐子大，每服七十丸，空腹盐汤送下。治脾肾虚寒泄泻。

五瘟丹wǔwēndān 《杂病源流犀烛·六淫门》卷十五方。黄连、黄柏、黄芩、甘草、香附、紫苏子各一两。为细末，用大黄三两熬膏和丸，弹子大，朱砂、雄黄为衣，再贴金箔，每服一丸，井水磨服。治疫疟。

五五丹wǔwǔdān 经验方。见《外伤科学》（广东中医学院）。煅石膏、升丹各15g。为细末，掺于疮面；或制成药线插入疮中，外盖膏药或油膏，每日换药1～2次。功能提脓祛腐。治流痰、附骨疽、瘰疬等溃后腐肉难脱，脓水不净者。

五物香薷汤wǔwùxiāngrútāng 《仁斋直指方论》卷三方。又名五物香薷饮。香薷三两，白扁豆（姜制）、厚朴（制）、白茯苓各一两半，炙甘草一两。上药锉碎，每服三钱，水煎温服。功能祛暑化湿和中。治感受暑湿，脾胃不和，呕吐泄泻。

五物香薷饮wǔwùxiāngrúyǐn 《医方集解》方。即五物香薷汤，见该条。

五恶wǔwù 出《素问·宣明五气》。即五脏所恶。详该条。

五痫wǔxián 病证名。痫病的统称。见《景岳全书·癫痫》❶指以牲畜叫声和发病形态命名的痫病。①指马、羊、鸡、猪、牛等五痫（《名医别录》）。②指犬、羊、牛、鸡、猪等五痫（《小儿药证直诀》）。❷指五脏痫。（《婴童百问·惊痫》）。❸指风痫、食痫、惊痫、痰痫、饮痫等五种。

五痫神应丸wǔxiánshényìngwán 见《景岳全书·古方八阵》卷五十四。即五痫丸，见该条。

五痫丸wǔxiánwán 《杨氏家藏方》卷二方。又名五痫神应丸、医痫丸。天南星（炮）、乌蛇（酒浸一宿，去皮骨，焙干）、白矾各一两，朱砂（另研）一分，全蝎（去毒）二钱，半夏（汤浸七次）二两，雄黄（研）一钱半，蜈蚣（去头足，炙）半条，白僵蚕（炒，去丝嘴）一两半，白附子（炮）半两，麝香（另研）二字，皂角四两（捶碎，用水半斤挼汁去滓，与白矾一处熬干为度，研）。为细末，生姜汁煮面糊为丸，梧桐子大，每服三十丸，食后温生姜汤送下。功能祛风化痰，定痫止搐。治诸痫时发，二目上窜，口吐涎沫，抽搐昏迷。

五陷wǔxiàn 病证名。出《古今医鉴》。疮痘之毒，由内向外透出的为顺，已出复入的为陷。痘出不能成浆的，谓之倒陷。五陷，指痘疮已出，由于调治失宜，以致毒气内陷，其浆不成的五种严重情况。临床分紫陷、黑陷、白陷、灰陷和血陷。详各条。

五陷恶候wǔxiàn'èhòu 病证名。见《普济方》卷三百五十八。指儿科五种险恶证候。即囟门陷、太阳陷、眼轮陷、胸下陷、肩胛陷，为小儿精髓不足的危象。

五香八角wǔxiāngbājiǎo 中药材。见《全国中草药汇编》。为八角茴香之别名，详该条。

五香草wǔxiāngcǎo 中药材。见《陕西植物药调查》。为牛至之别名，详该条。

五香连翘散wǔxiāngliánqiàosǎn 《仙授外科集验方》方。沉香、连翘、桑寄生、丁香、射干、独活、乳香、升麻、大黄（蒸，欲利生用）、木通、羌活、甘草、麝香（溃破者用）、青木香（一方有生黄芪）各等分。为粗末，每服四钱，加竹沥、芒硝（冲服），水煎，食后服，并将药渣煎汤外洗。治一切积热，结核，瘰疬，痈疽，恶疮，肿疖。

五香连翘汤wǔxiāngliánqiàotāng ❶《备急千金要方》卷五方。青木香、熏陆香、母丁香、沉香、麻黄（一方不用）、黄芩各六铢，大黄二两，麝香三铢，连翘、海藻、射干、升麻、枳实各半两，竹沥（后下）三合。为末，水煎，周岁内小儿每服三至五合。治小儿风热肿毒，肿处色白，或有恶核瘰疬，附骨痈疽，及瘾疹色白瘙痒不已者。❷《备急千金要方》卷二十二方。又名连翘五香汤。青木香、沉香、熏陆香、丁香、麝香、射干、升麻、独活、桑寄生、连翘、通草各二两，大黄三两。为末，水煎，后入竹沥二升再煎，分三次服。治痈疽，瘰疬，恶肿。

五香流气饮wǔxiāngliúqìyǐn 《外科大成》卷四方。金银花二两，小茴香、炒僵蚕、羌活、独活、连翘（去心）、瓜蒌仁各一两五钱，藿香五钱，丁香二钱，木香、沉香、甘草各一钱。分为十剂，水煎，病在上食后服，病在下食前服。治黄鳅痈，其痈生小腿肚内侧，疼痛肿硬，微红，长数寸，形如泥鳅；并治流注、结核。

五香散wǔxiāngsǎn ❶《备急千金要方》卷二十五方。海螺、犀角、鳖甲、熏陆香、升麻、射干、丁香、青木香、沉香、黄连、甘草、牡蛎、羚羊角、黄芩各四分，吴茱萸三分，黄柏六分。为细末，每服一方寸匕，白开水送下，日三次；外用鸡子清和散敷疮上。治感受山岚毒气，暴肿恶疮。❷《外科正宗》卷四方。沉香、檀香、木香、零陵香各三钱，麝香三分。为细末，每次五厘，水调擦腋下，三日一次；或将药末二钱盛绢袋内，挂腋下。治狐臭。

五香汤wǔxiāngtāng 《备急千金要方》卷二十二方。青木香、藿香、沉香、丁香、熏陆香各一两。为粗末，水煎，分三次服，并以滓敷肿处。治毒热气盛，辛热肿痛结核，或似痈疖，并见头痛，寒热气急等症。《千金翼方》亦有本方，但以麝香易藿香，治恶气肿毒。

五香追毒丸wǔxiāngzhuīdúwán 《疡医大全》卷七方。乳香（去油）、血竭、巴豆霜、老君须、母丁香、连翘、没药（去油）、沉香、木香、苦丁香各一钱二分。为细末，炼蜜为丸，芡实大，朱砂为衣，每服一至二丸，空腹酒送下，得大便二三次后，用冷粥补之。治无名肿毒初起及疔疮。

五邪wǔxié ❶五脏病邪的合称。《灵枢·五邪》："邪在肺，

W

则病皮肤痛，寒热，上气喘，汗出……邪在肝，则病两胁中痛……邪在脾胃，则病肌肉痛……邪在肾，则病骨痛，阴痹……邪在心，则病心痛，喜悲，时眩仆。”❷指五种病因。《难经·四十九难》：“有中风，有伤暑，有饮食劳倦，有伤寒，有中湿，此之谓五邪。”❸指五脏各自对五种病因的反应。《难经·五十难》：“病有虚邪，有实邪，有贼邪，有微邪，有正邪，何以别之？”所指的五种邪，均与五脏的五行属性联系。❹指风、寒、湿、雾、饮食之邪。《金匮要略·脏腑经络先后病脉证》：“清邪居上，浊邪居下，大邪中表，小邪中里，䅽饪之邪从口入者宿食也。”❺《灵枢》篇名。五邪，指五脏的病邪。本篇主要讨论邪在肝、心、脾、肺、肾所出现的症状和针法，故名。

五邪刺wǔxiécì　古刺法名。《灵枢·刺节真邪》：“刺有五邪。”指对五类病邪分别用不同针具予以针刺的治疗方法。《黄帝内经太素》名五邪刺。五邪为痛邪（疮疡）、大邪（病邪实盛）、小邪（正气亏虚）、热邪及寒邪。此“五者之病，皆在皮肤肌肉之气分”，“刺痛者用铍针”，使“肿聚散亡”，消痛破结；“刺大者用锋针”，“泄夺其有余”，使实邪得除；“刺小者用圆利针”，“补其不足”促正气恢复；“刺热者用镵针”，使病邪“越而苍（沧），出游不归”，热除病却；“刺寒者用毫针”，“徐往徐来”，温益阳气。

五泄wǔxiè　五种泄泻的总称。❶《难经·五十七难》：“泄凡有五，其名不同。有胃泄，有脾泄，有大肠泄，有小肠泄，有大瘕泄。”❷《宣明论方》卷十：“五泄有溏泄、鹜泄、飧泄、濡泄、滑泄。”详各该条。

五泻汤wǔxiètāng《银海精微》卷上方。黄柏、知母、木通、栀子、生地黄、甘草、玄参、桔梗、黄芩、防风。为粗末，每服六至七钱，水煎，食后服。治瞳人干缺火旺，及五脏虚火妄动。若热甚，加羚羊角、犀角、黄连。

五心烦热wǔxīnfánrè　病症名。指心中烦热伴两手足心有发热感觉。见《太平圣惠方·治骨蒸烦热诸方》。多由心血不足、阴虚火旺或病后虚热不清，以及火热内郁所致。是虚损劳瘵等病的常见症之一。《证治准绳·杂病》：“五心烦热，是火郁于地中。四肢，土也，心火下陷在脾土之中，故宜升发火郁。”又：“病暂去而五心常有余热，此属虚证。”《症因脉治·心血虚不得卧》：“心烦躁乱，夜卧惊起，口燥舌干，五心烦热，此心血不足，心火太旺之症也。”《金匮翼·火郁发热》：“火郁者，阳气为外寒所遏，不得宣行，郁而成火，或因胃中过食冷物，郁遏阳气于脾土之中，令人心烦，手足心热，骨髓中热如火燎，此为郁热。”《杂病源流犀烛·火病源流》：“阳愈盛则阴虚，阴愈虚则为五心烦热。”治宜滋阴降火、清热养阴、清肝理脾等法，选用清骨散、升麻散、千金竹叶汤、逍遥散、茯苓补心汤等方。火郁而宜升发者，用火郁汤加减。参“发热”“阴虚发热”“火郁”等条。

五辛wǔxīn　指五种具有辛辣刺激气味的蔬菜，见《伤寒论》。道家以韭、薤、蒜、芸苔、胡荽为五辛，佛家以大蒜、小蒜、兴渠（阿魏）、慈葱、茖葱为五辛。《伤寒论》所言之五辛当指韭、薤、蒜、芸苔、胡荽而言。

五行wǔxíng　指木、火、土、金、水五类自然事物及其运动。中国古代思想家用日常生活中习见的上述五类事物来说明自然万物的起源和多样性的统一，这种哲学思想早见于《左传》《国语》和《尚书·洪范》等书中。战国时代，五行说颇为流行，并出现五行相生相胜的原理。相生意味着相互滋生或促进，如木生火、火生土、土生金、金生水、水生木等；相胜又称相克，意味着互相排斥或抑制，如木克土、土克水、水克火、火克金、金克木等。相生和相克的协调，所谓生中有克，克中有生，大自然才会运行不息，相反相成。这些观点，具有自发的辩证法因素，它的合理成分一直被保存下来，在实际应用中对中国古代天文、历数、医学等起了一定作用，例如在医学应用上成为中医的五行学说。参见“五行学说”条。

五行草wǔxíngcǎo　中药材。出《本草图经》。为马齿苋之别名，详该条。

五行成数wǔxíngchéngshù　五行学说术语，见《类经图翼》。系把六、七、八、九、十等五个自然数分别配属水、火、木、金、土，称为“五行成数”。具体内容和意义参见“五行生数”条。

五行生数wǔxíngshēngshù　五行学说术语，见《类经图翼》。五行学说把一至十等十个自然数配属五行，其中一至五为五行之生数，六至十为五行之成数，如《类经图翼》谓：“天一生水，地六成之；地二生火，天七成之；天三生木，地八成之；地四生金，天九成之；天五生土，地十成之。”即一、二、三、四、五分别为水、火、木、金、土的生数。五行生数、成数一方面把自然数配属五行，便于五行的推演运算，另一方面亦通过生成数的奇偶而与阴阳发生联系，使每一行都可分为阴阳，而阴阳又能统辖五行。

五行学说wǔxíngxuéshuō　指五行在医学应用，发展为一种中医的学术理论。它主要是以五行配五脏为中心：肝木，心火，脾土，肺金，肾水。基本内容：①在五脏为中心的基础上，通过经络以联系全身，说明人体的整体性，并通过自然现象的观察与医学实践联系到五方、四时等，说明人与自然界的统一性。《素问·阴阳应象大论》：“在天为风，在地为木，在体为筋，在脏为肝，在色为苍……在变动为握，在窍为目，在味为酸，在志为怒。”医疗实践证明，怒可以伤肝，肝病患者有易怒、头晕、目眩、抽搐以及筋和眼的一些证候，采用治肝的方药或针灸肝经的穴位，能收到一定的效果。②用五行的生、克和相侮、相乘等理论以阐述五脏之间的互相依存、互相制约的关系，与阴阳学说贯通一起，可以认识到一些防治疾病的道理。《类经》：“造化之机，不可无生，亦不可无制。无生则发育无由，无制则亢而为害，必须生中有制，制中有生，才能运行不息，相反相成。”《素问·五运行大论》：“气有余，则制己所胜，而侮所不胜；其不及，则己所不胜，侮而乘之，己所胜，轻而侮之。”随着医药学的发展，内容有所丰富，观点也有所更新，故中医学的五行学说，便与哲学上的五行日趋分离，日渐为脏腑相互关系所更替。这种脏腑相关学说指导临床诊断与治疗，行之有效。因此医学上的五行学说与逐步趋向唯心的古代哲学上的五行不同，不能相提并论。但中医的五行学说也受历史条件的限制，以五行通套一切，不免有某些牵强附会、脱离实际的内容。应在医学实践和理论研究过程中，批判地继承。

五形志wǔxíngzhì　形，形体；志，情志、精神。指五种不同形志的人，发病时有不同的表现。《素问·血气形志》：“形乐志苦，病生于脉……形乐志乐，病生于肉……形苦志乐，病生于筋……形苦志苦，病生于咽嗌……形数惊恐，经络不通，病生于不仁……是谓五形志也。”

五秀重明丸wǔxiùchóngmíngwán　《卫生宝鉴》卷十方。菊花五百朵，荆芥穗五百穗，木贼五百根，楮实子五百个，川椒（炒，去目）五百粒。为细末，炼蜜为丸，弹子大，每服一丸，食后噙化或细嚼，时时咽下。治翳膜遮睛，隐涩昏花，头目不清。

五臭wǔxiù　即臊臭、焦臭、香臭、腥臭、腐臭五种臭味。

五虚wǔxū　病证名。五脏精气虚损的综合证候。《素问·玉机真藏论》："脉细、皮寒、气少、泄利前后、饮食不入，此谓五虚……浆粥入胃，泄注止，则虚者活。"张志聪注："脉细，心气虚也。皮寒，肺气虚也。肝主春生之气；气少，肝气虚也。泄利前后，肾气虚也。饮食不入，脾气虚也。"又："五脏之气，皆由胃气之所资生；浆粥入胃，泄注止，胃气复也。"提示治疗务须维护胃气，才能正气得复。

五癣wǔxuǎn　病证名。五种癣疾的合称。出《疡科选粹》卷六。一湿癣，痒如虫行，搔之有汁出；二风癣，搔之则间有白屑；三顽癣，全肤不知痛痒；四牛癣，如牛领之皮厚而且坚；五马癣，微痒，白点相连。

五眼果wǔyǎnguǒ　中药材。见《广西中草药》。为广枣之别名，详该条。

五眼果树皮wǔyǎnguǒshùpí　中药材。见《南宁市药物志》。为漆树科植物南酸枣 *Choerospondias axillaris* (Roxb.) Burtt et Hill 的树皮。分布于湖南、湖北、广东、广西、贵州、云南、福建、浙江。酸、涩，凉。清热解毒，收敛止血。治烧烫伤，浓煎液涂创面；阴囊湿疹，牛皮癣，煎水洗；外伤出血，研末敷。本品含柚皮素、南酸枣苷。鞣质能抑菌、收敛，亦用以治火烫伤。

五眼子wǔyǎnzǐ　中药材。见广州军区空军卫生部《常用中草药手册》。为百眼藤之别名，详该条。

五阳wǔyáng　五脏的阳气。《素问·汤液醪醴论》："开鬼门，洁净府，精以时服，五阳已布，疏涤五脏。"

五噎wǔyē　病证名。❶指气噎、忧噎、食噎、劳噎、思噎五种噎证。《诸病源候论·否噎病诸候》："夫五噎，谓一曰气噎，二曰忧噎，三曰食噎，四曰劳噎，五曰思噎。虽有五名，皆由阴阳不和，三焦隔绝，津液不行，忧恚嗔怒所生。"❷从病因上分，又有因气滞、血瘀、火炎、痰凝、食积五者所致噎者。《证治汇补》卷五："有气滞者，有血瘀者，有火炎者，有痰凝者，有食积者，虽分五种，总归七情之变。"参见"噎""噎膈"条。

五噎散wǔyēsǎn　《三因极一病证方论》卷八方。人参、茯苓、厚朴（去粗皮，姜汁炒）、枳壳（麸炒，去瓤）、桂心、炙甘草、诃子（炮，去核）、白术、橘皮、炮姜、炮三棱、炒神曲、炒麦芽各二两，炮木香、槟榔、炮莪术各半两。为末，每服二钱，加生姜三片、大枣一枚，水煎服；或盐汤点服。治五噎，食饮不下，胸背痛，呕哕不彻，攻刺疼痛，泪与涎俱出。

五噎丸wǔyēwán　❶《备急千金要方》卷十六方。干姜、川椒、食茱萸、桂心、人参各五分，细辛、白术、茯苓、附子各四分，陈皮六分。为细末，炼蜜为丸，梧桐子大，每服三至十丸，温酒送下，日三次。治胸中久寒，呕逆结气，饮食不下。《外台秘要》引《古今录验》之五噎丸，组成与本方同，但治证同第二方。❷《外台秘要》卷八引《经心录》方。人参、半夏、桂心、防葵（一方用防风、小草各二两）、炮附子、细辛、炙甘草各二两，食茱萸三合，紫菀、干姜、芍药、炙枳实、炮乌头各六分。为细末，蜜和丸，梧桐子大，每服五至十五丸，日三次。治噎塞不通。

五叶草wǔyècǎo　中药材。❶见《中国主要植物图说·豆科》。为地羊鹊之别名。❷见《滇南本草》。为老鹳草之别名。各详该条。

五叶灵芝wǔyèlíngzhī　中药材。见《全国中草药汇编》。为金鸡尾之别名，详该条。

五叶藤wǔyèténg　中药材。见《履巉岩本草》。为乌蔹莓之别名，详该条。

五液wǔyè　❶五脏所化生的液体，即汗、涕、泪、涎、唾。《素问·宣明五气》："五脏化液：心为汗，肺为涕，肝为泪，脾为涎，肾为唾。是为五液。"参"五脏化液"条。❷指水谷所化生的津液，包括汗、溺、唾、泪、髓等五种（《灵枢·五癃津液别》）。

五宜wǔyí　出《灵枢·五味》。指谷、肉、果、菜之适合于五脏病，如脾病宜秫米、牛肉、枣、葵；心病宜麦、羊肉、杏、薤；肾病宜大豆芽、猪肉、栗、藿；肝病宜麻、犬肉、李、韭；肺病宜黄黍、鸡肉、桃、葱。五宜的说法附会于五行学说，实际意义有待探讨。

五疫wǔyì　病名。多种疫病的总称。古人借五行而分木疫、火疫、土疫、金疫、水疫等。《素问遗篇·刺法论》："五疫之至，皆相染易。"

五阴wǔyīn　指手太阴、手少阴、足太阴、足少阴、足厥阴五条阴经。《灵枢·经脉》："五阴气俱绝则目系转，转则目运，目运者为志先死，志先死则远一日半死矣。"

五阴煎wǔyīnjiān　《景岳全书·新方八阵》卷五十一方。熟地黄五钱至一两，炒扁豆二至三钱，炙甘草、炒白术各一至二钱，茯苓一钱半，芍药（炒黄）、炒山药各二钱，五味子二十粒，人参适量。加莲肉（去心）二十粒，水煎服。治真阴亏损，脾虚失血等证，或见溏泄未甚者。

五阴气俱绝wǔyīnqìjùjué　指五脏精气衰竭。五脏的精气是神志活动的物质基础，精气衰竭时，则神志活动障碍，出现转眼不视，神志昏迷等危重症状。《灵枢·经脉》："五阴气俱绝，则目系转，转则目运；目运者，为志先死；志先死，则远一日半死矣。"

五音wǔyīn　出《灵枢·邪客》。指宫、商、角、徵、羽五音。古人把五音与五脏相配：脾应宫，其声漫而缓；肺应商，其声促以清；肝应角，其声呼以长；心应徵，其声雄以明；肾应羽，其声沉以细，此为五脏正音。

五音建运wǔyīnjiànyùn　运气学说术语，见《类经图翼》。角、徵、宫、商、羽五音代表木、火、土、金、水五运，根据五音的太、少推定五运的太过或不及，称为五音建运。如甲年土运太过，则建运为太宫；丁年木运不及，则建运为少角等。

五音五味wǔyīnwǔwèi　《灵枢》篇名。本篇前段承上篇《阴阳二十五人》五音所属各种类型的人，分别说明它和手足阳经与五脏阴经的关系。并指出在调治方面所应取的经脉。同时举出五谷、五畜、五果和五味，配五色、五时，对于调和五脏及经脉之气的重要作用。后段叙述妇人、宦者、天宦无须的原因。本文着重论述属于五音的人与五味的宜忌，故名。

五饮wǔyǐn　病名。留饮、澼饮、痰饮、溢饮、流饮的概称。见《千金翼方》："大五饮丸，主五种饮，一曰留饮，停水在心下；二曰澼饮，水澼在两胁下；三曰痰饮，水在胃中；四曰溢饮，水溢在膈上、五脏间；五曰流饮，水在肠间，动摇有声。夫五饮者，由饮后伤寒，饮冷水过多所致。"

五饮汤wǔyǐntāng ❶《医垒元戎》方。旋覆花、人参、陈皮、枳实、白术、茯苓、厚朴、半夏、泽泻、猪苓、前胡、桂心、芍药、甘草各等分。为粗末，每服二钱半，加生姜十片，水煎，不拘时服。治饮证。若因酒而停饮者，加葛根、葛花、砂仁。❷《类证治裁》卷二方。人参、白术、橘皮、枳壳、半夏、厚朴、桂枝、白芍药、泽泻、甘草、猪苓、茯苓、旋覆花。水煎服。治饮证。

五瘿wǔyǐng 病证名。五种瘿病的合称。❶见《圣济总录》卷一百二十五。即石瘿、泥瘿、劳瘿、忧瘿、气瘿。❷见《三因极一病证方论》卷十五。即石瘿、肉瘿、筋瘿、血瘿、气瘿。

五硬wǔyìng 病证名。❶《古今医统》指“头硬不能俯视，气壅胸膈，手足心冷如冰而硬，名曰五硬”。多因禀赋不足，真阳大虚所致。急用六君子汤加炮姜、肉桂、柴胡、升麻以复其真气。❷《幼科铁镜》指肝受风邪，头颈手足强直的病证。❸《幼幼集成》指手硬、脚硬、腰硬、肉硬、颈硬。

五有余wǔyǒuyú 病证名。出《素问·调经论》。指神、气、血、形、志五者邪气有余引起的病证。神有余则笑不休，气有余则喘咳上气，血有余则怒，形有余则腹胀、二便不通利，志有余则腹胀、飧泄。神、气、血、形、志为五脏所藏，其有余，实质是指五脏之邪气有余。

五郁wǔyù ❶运气学说术语，见《素问·六元正纪大论》。指木、火、土、金、水五运之气各被所胜之气克制而遏郁。如木气主运之年，若遇阳明燥金司天，则木气为燥金之气所制胜而郁遏不得行其令，该年亦不能表现木气主运的一般气候特征。❷五种郁证的总称。《景岳全书·杂证谟》：“经言五郁者，言五行之化也。气运有乖和，则五郁之病生矣。”详“木郁”“火郁”“土郁”“金郁”“水郁”等条。

五郁之发wǔyùzhīfā 运气学说术语。出《素问·六元正纪大论》。五运之气被克制后，遏郁过极则成为复气而发作，称为“五郁之发”或“郁发”。如金胜制木，木气受郁，则可郁极而发。但五运之气有太过、不及的不同，所以郁极而发的复气亦就有轻微和严重的差别，轻微者但见本气之变，严重者尚兼见其下承之气的变动。如“木郁之发”既可见到风起云涌，天空昏蒙，草木飘摇等木气发动的气象特征，严重的亦可因其下承的金气发动，而兼见树木毁折等气象特征。由于“五郁之发”属于异常气候变化，故可对人体造成不良影响而引致疾病，如木气郁发，可致“民病胃脘当心而痛，上支两胁，鬲咽不通，食饮不下，甚则耳鸣眩转，目不识人，善暴僵仆”等。

五月红wǔyuèhóng 中药材。见《闽东本草》。为茅莓之别名，详该条。

五月花wǔyuèhuā 中药材。见《生草药性备要》。为龙船花之别名，详该条。

五阅wǔyuè 阅，察阅之意。五阅是指观察五官的表象来推断五脏的病变。出《灵枢·五阅五使》。张景岳注：“五脏主于中，五官见于外，内外相应，故为五脏之阅。”

五阅五使wǔyuèwǔshǐ 《灵枢》篇名。张景岳注：“阅，外候也。使，所使也。五脏藏于中，五官见于外，内外相应，故为五脏之阅。”本篇主要论述五脏与五官、五色内外相应的关系。外察五官五色可以测知内在脏腑的病变，而内在脏腑的病变也可以在五官五色方面反映出来，故名。

五云子诊腹法wǔyúnzǐzhěnfùfǎ 见“诊病奇侅”条。

五运wǔyùn 运气学说术语。即土运、金运、水运、木运、火运的合称。土、金、水、木、火在地为五行，五行之气运化在天，故称。古人认为自然气候的转变是由于阴阳五行轮转运动、往来不息、周而复始的结果。《素问·天元纪大论》：“论言五运相袭而皆治之。终期之日，周而复始。”

五运六气wǔyùnliùqì 又称运气，一种医学历法。出今本《黄帝内经素问》中的“七篇大论”，即《天元纪大论》《五运行大论》《六微旨大论》《气交变大论》《五常政大论》《六元正纪大论》《至真要大论》。其主旨是阐述回归年周期的二十四节气和干支纪年的甲子周期内气候的轮回变化，以及风寒暑湿燥火六气太过与不及的反映情况，进而探讨气候周期性变化对世间万物和人类生理病理的影响。“运气学说”的思想基础，是认为六气的太过与不及取决于纪年干支的阴阳属性和五行属性，而这些属性并不是自然属性，而是“运气学说”创造者的人为设定。运气学说的中心内容是以十天干的甲己配为土运，乙庚配为金运，丙辛配为水运，丁壬配为木运，戊癸配为火运，统称五运。前干属阳，后干属阴，如年干逢甲，便是阳土运年，年干逢己，便是阴土运年，阳年主太过，阴年主不及，依法推算，便知本年属某运。以十二地支的巳亥配为厥阴风木，子午配为少阴君火，寅申配为少阳相火，丑未配为太阴湿土，卯酉配为阳明燥金，辰戌配为太阳寒水，叫作六气。按风木、君火、相火、湿土、燥金、寒水顺序，分主于一年的二十四节气，是谓主气。又按风木、君火、湿土、相火、燥金、寒水的顺序，分为司天、在泉、左右四间气六步，是谓客气。主气分主一年四季，年年不变，客气则以每年的年支推算。如年支逢辰逢戌，总为寒水司天，湿土在泉；逢卯逢酉，总为燥金司天，君火在泉。司天管上半年，在泉管下半年，依此类推。从年干推算五运，从年支推算六气，并从运与气之间，观察其生治与承制的关系，以判断该年气候的变化与疾病的发生。这就是五运六气的基本内容。

五运六气详解wǔyùnliùqìxiángjiě 运气著作，1 卷。明代薛己（立斋）撰于1632 年。薛氏认为，研究运气学说，重要在于参天地阴阳之理，五行衰旺之机；考气候之寒温，察民病之吉凶；推加临补泻之法，施寒热温凉之剂。指出治病不知五运六气，则如涉海问津。此书首论五运主年，次论六气司天，附南政北政。虽名详解，实揭其要，仅将子午、丑未、寅申、卯酉、辰戌、巳亥诸年之司天在泉、六气所主之天时民病分别予以阐论。现存初刻本及十竹斋刊袖珍医书本。

五运三纪wǔyùnsānjì 即五运三气。详该条。

五运三气wǔyùnsānqì 运气术语。又名五运三纪。五运之气的太过、不及、平气等三种变化的合称。

五运行大论篇wǔyùnxíngdàlùnpiān 《素问》篇名。五运，即五行之气，因其变化运行，故名。本文介绍了司天、在泉、左右间气的循行规律，以及五运的由来和六气的作用。文中又指出人适应气候变化的重要意义，即谓“从其气则和，违其气则病”的道理。

五脏wǔzàng 心、肝、脾、肺、肾五个脏器的合称。脏是指胸腹腔内之组织充实致密，并能贮存、分泌或制造精气的脏器。《素问·五藏别论》：“所谓五藏者，藏精气而不泻也，故满而不能实。”《灵枢·本藏》：“五藏者，所以藏精神血气魂魄者也。”根据脏象学说，五脏是人体生命活动的中心，精神意识活动分属于五脏，加上六腑的配合，把人体表里的组织器官联系起来，构成一个统一的整体。

五脏痹wǔzàngbì　病名。出《素问·痹论》。肝痹、心痹、脾痹、肺痹、肾痹的总称。详各该条。

五脏别论篇wǔzàngbiélùnpiān　《素问》篇名。原文作五藏别论篇，详该条。

五脏病wǔzàngbìng　病证名。出《小儿药证直诀》。五脏的病理变化及临床病证，包括心病、肝病、脾病、肺病、肾病。详各条。

五脏传变皆痰wǔzàngchuánbiànjiētán　五脏病机之一。见《幼科释谜》。李梴《医学入门》："五脏传变，皆痰为患。盖痰乃风苗，火静则伏于脾，风动则壅于肺。痰火交作，则为急惊，或成嗽痹。痰火结滞，则为痫钓，或为咳嗽。痰火来去，则为泻青，皆由脾湿而成。"

五脏刺wǔzàngcì　❶刺法。即五刺。见该条。❷指《灵枢·五邪》所述的五脏有病的各种治疗方法。《黄帝内经太素》称五脏刺。

五脏毒wǔzàngdú　疮疹病因之一。出《斑疹萃英·疮疹标本》。亦名秽毒。凡疮疹乃五脏毒，其出归一证。肝水疱，肺脓疮，心斑，脾疹，惟肾不食秽毒，而无诸证。

五脏疳wǔzànggān　病证名。即五疳。详该条。

五脏化液wǔzànghuàyè　五液与五脏的功能活动、经脉所过或开窍有关。《素问·宣明五气》："五脏化液：心为汗，肺为涕，肝为泪，脾为涎，肾为唾，是谓五液。"张志聪《素问集注》："五脏受水谷之津，淖注于外窍而化为五液。"因此，五液分泌的异常，可作为五脏辨证和津液辨证的参考。

五脏咳wǔzàngké　指五脏中，除肺以外，其他脏的病变在一定条件下也会累及于肺系而发生咳证的病机。借以说明各脏在病理上相互转移的联系。《素问·咳论》："五脏六腑皆令人咳，非独肺也。"提示对咳嗽的辨证论治不能局限于肺系（呼吸系统），必须顾及从肺连系各脏腑以及他脏累及于肺的可能性。

五脏苦欲补泻wǔzàngkǔyùbǔxiè　用药法则之一。根据五脏生理特性及病变采用补泻法则。《素问·藏气法时论》："肝苦急，急食甘以缓之……心苦缓，急食酸以收之……脾苦湿，急食苦以燥之……肺苦气上逆，急食苦以泄之……肾苦燥，急食辛以润之。""肝欲散，急食辛以散之，用辛补之，酸泻之。""心欲软，急食咸以软之，用咸补之，甘泻之。""脾欲缓，急食甘以缓之，用苦泻之，甘补之。""肺欲收，急食酸以收之，用酸补之，辛泻之。""肾欲坚，急食苦以坚之，用苦补之，咸泻之。"

五脏六腑图说wǔzàngliùfǔtúshuō　综合性医书。1卷。清代高思敬撰。本书用白话文将脏腑的形态，对照《内经》《医林改错》以及西医的解剖图形分别绘出对照说明。在中西医有关解剖学的合参方面做了一些初步尝试。书后附有五脏药性补泻温凉歌、三百六十穴歌和各经的经脉经穴图等。本书收入《高憩云外科全书十种》，现有1917年排印本。

五脏六腑之海wǔzàngliùfǔzhīhǎi　❶指足阳明胃经。《素问·痿论》："阳明者，五脏六腑之海。"❷指胃。《灵枢·五味》："胃者，五脏六腑之海也；水谷皆入于胃，五脏六腑皆禀气于胃。"❸指冲脉。《灵枢·逆顺肥瘦》："夫冲脉者，五脏六腑之海也，五脏六腑皆禀焉。"

五脏论wǔzànglùn　敦煌藏经洞出土之医论文献。敦煌出土文书中，《五脏论》出现在5个卷号中。其中，法藏卷子P.2115卷最为完整，英藏卷子S.5614亦较为完整，而法藏卷子P.2378、P.2755、俄藏卷子ДX01325V为残缺本。也称"张仲景五脏论"。《五脏论》具有医药综论性质，内容涉及了脏腑基本功能、辨病方法、天人相应关系、常用药物功能主治等方面。全文约2600字，以对句行文。《五脏论》可能形成于唐代，传抄以唐五代为主。传世医书《医方类聚》卷4《五脏门》中有相关内容，但文字有一定出入。

五脏脉候阴阳相乘法wǔzàngmàihòuyīnyángxiāngchéngfǎ　敦煌藏经洞出土之诊法类文献。是论述五脏平脉和出现其他脉象所提示的五脏间乘克关系与疾病预后的诊法类文献。出现在3个文件中。其中，英藏卷子S.5614载有完整文书，英藏卷子S.6245+S.9431+S.9443+S.8289横向上部残缺，故存一半内容；俄藏卷子Дx02869A+Дx06150只存有《五脏脉候阴阳相乘法》的几个残字。

五脏疟wǔzàngnüè　病证名。指肺、心、肝、脾、肾等五脏疟疾。因疟邪深伏所致。《杂病源流犀烛·疟疾源流》："邪气深伏，并能为五脏疟。"详见各条。

五脏衄wǔzàngnǜ　病证名。指由情志激动过度而导致的鼻衄。《三因极一病证方论》卷九："病者积怒伤肝，积忧伤肺，烦思伤脾，失志伤肾，暴喜伤心，皆能动血。蓄聚不已，停留胸间，随气上溢，入清道中，发为鼻衄，名五脏衄。"可用止衄散。参见"鼻衄"条。

五脏气wǔzàngqì　❶泛指五脏正常功能。❷指五脏气逆的主要特征。《灵枢·九针论》："五藏气：心主噫，肺主咳，肝主语，脾主吞，肾主欠。"

五脏热wǔzàngrè　病证名。见《证治准绳·幼科》。小儿五脏偏热而引起热证的合称。分心热、肝热、脾热、肺热、肾热。详见各条。

五脏生成篇wǔzàngshēngchéngpiān　《素问》篇名。原文作五藏生成篇，详该条。

五脏所藏wǔzàngsuǒcáng　人的精神意识活动是以五脏精气为物质基础的，因而精神状态的异常与脏腑功能失调有关。《素问·宣明五气》："五脏所藏：心藏神，肺藏魄，肝藏魂，脾藏意，肾藏志。"

五脏所恶wǔzàngsuǒwù　简称五恶。指五脏各易为某一淫邪所伤，故各有所恶。《素问·宣明五气》："五脏所恶：心恶热，肺恶寒，肝恶风，脾恶湿，肾恶燥，是谓五恶。"详"心恶热""肺恶寒""肝恶风""脾恶湿""肾恶燥"各条。

五脏所主wǔzàngsuǒzhǔ　简称五主。指五脏与体内组织的联系。《素问·宣明五气》："五脏所主：心主脉，肺主皮，肝主筋，脾主肉，肾主骨，是为五主。"

五脏痫wǔzàngxián　病名。出《备急千金要方》卷五。肝痫、心痫、脾痫、肺痫、肾痫的总称。《医林绳墨》卷六："大抵五脏之痫，各随五脏所治。皆以清痰降火为要也，或加以五脏补养之药。有风者驱其风，有痰者豁其痰，因气者清其气，因惊者镇其惊，各随所得之由，而加减用治可也。"详各该条。

五脏痫证候wǔzàngxiánzhènghòu　痫证五脏分类。出《备急千金要方》。肝痫，面青，目反视，手足摇。心痫，面赤，心下有热，短气息微。脾痫，面黄，腹大，喜痢。肺痫，面目白，口沫出。肾痫，面黑，目正视，不摇如尸状。

五脏相关wǔzàngxiāngguān 脏象学说的一个重要观点。心、肝、脾、肺、肾五脏之间在生理功能上有着相互依赖、相互制约的关系。它们之间必须相互协调，才能保证人体的健康状态，否则就会出现各种病证。如心肾相交，水火相济才能维持正常的生理活动；心肾不交，阴阳升降失常，就可发生心悸、失眠、遗精等病证。

五脏遗精wǔzàngyíjīng 病证名。五脏病变而致遗精的统称。《医宗必读·遗精》："若乎五脏各得其职，则精藏而治。苟一脏不得其正，甚者必害心肾之主精者焉。治之之法，独因肾病而遗者，治其肾，由他脏而致者，则他脏与肾两治之。"《证治汇补·遗精》："五脏各有精，肾则受而藏之，故遗精之病，五脏皆有，不独肾也。"参"遗精""肝遗""心遗""肺遗""肾遗""脾遗"条。

五脏郁证wǔzàngyùzhèng 病证名。指脏腑本气郁结所致的病证。《证治汇补·五脏郁症》："有本气自郁而生病者，心郁昏昧健忘，肝郁胁胀嗳气，脾郁中满不食，肺郁干咳无痰，肾郁腰胀淋浊，不能久立，胆郁口苦晡热，怔忡不宁。"详"心郁""肝郁""脾郁""肺郁""肾郁"各条。

五脏胀wǔzàngzhàng 病证名。见《医钞类编》卷九。指心胀、肝胀、脾胀、肺胀、肾胀。详各该条。

五脏之腧wǔzàngzhīshù 指五脏之气输注于背部的五个（背）腧穴。《灵枢·背腧》："愿闻五脏之腧。"所指即肺腧、心腧、肝腧、脾腧和肾腧五穴。因这些穴位与五脏之气相通，故名。临床上具有诊察和治疗本脏病证的作用。

五脏之长wǔzàngzhīzhǎng 肺在体腔脏腑中位居最高，真气的充养全身，水谷津液的敷布，都必须依赖肺气呼吸宣化，故肺为五脏之长。《素问·痿论》："肺者，脏之长也，为心之盖也。"

五藏别论篇wǔzàngbiélùnpiān 《素问》篇名。本篇中心是讨论奇恒之府与五脏六腑的功用。它所讨论的与《六节藏象论》和《五藏生成篇》有别，故名别论。文中还阐明诊脉取寸口的道理，并指出医生诊病时，必须详细询问及耐心检查，然后加以鉴别和分析，才能达到确切诊断治疗的目的。

五藏生成篇wǔzàngshēngchéngpiān 《素问》篇名。本篇的主要内容是从生理、病理、诊断等方面，论述了五脏的生色、病色、死色及五体、五味、五色、五脉之间的相生相克、相反相成的关系。吴崑注："五脏未病，有相因相成之理；五脏已病，亦有相生相成之理。"故以"五藏"生成名篇。

五爪金龙wǔzhǎojīnlóng 中药材。见《云南中草药》。又名灯笼草、五爪龙、红葡萄、小五爪龙。为葡萄科植物狭叶崖爬藤 *Tetrastigma hypoglaucum* Planch. 的全株或根。分布于云南、四川等地。苦、涩，平。活血祛风，消肿止痛。①治风湿性关节炎，跌打损伤，闭经。内服：煎汤，15～30g；或浸酒服。②治无名肿毒。捣敷。孕妇忌服。

五爪龙wǔzhǎolóng 中药材。❶见《云南中草药》。为五爪金龙之别名。❷见《广西中草药》。为五指毛桃根之别名。❸见《广西本草选编》。为走游草之别名。❹见《分类草药性》。为蛇含之别名。各详该条。

五爪龙草wǔzhǎolóngcǎo 中药材。见《医学正传》。为乌蔹莓之别名，详该条。

五诊wǔzhěn 指五脏辨证。临床要综合五脏见证，审察其阴阳虚实。《素问·方盛衰论》："合之五诊，调之阴阳，以在经脉。"

五蒸wǔzhēng 病证名。骨蒸、脉蒸、皮蒸、肉蒸、内蒸的总称。《诸病源候论·虚劳骨蒸候》："蒸病有五，一曰骨蒸，其根在肾，旦起体凉，日晚即热，烦躁，寝不能安，食无味，小便赤黄，忽忽烦乱，细喘无力，腰疼，两足逆冷，手心常热。蒸盛过伤，内则变为疳，食人五脏。二曰脉蒸，其根在心，日增烦闷，掷手出足，翕翕思水，口唾白沫，睡即浪言，或惊恐不定，脉数。若蒸盛之时，或变为疳，脐下闷，或暴利不止。三曰皮蒸，其根在肺，必大喘鼻干，口中无水，舌上白，小便赤如血。蒸盛之时，胸满，或自称得注热，两胁下胀，大嗽彻背连胛疼，眠寐不安，或蒸毒伤脏，口内唾血。四曰肉蒸，其根在脾，体热如火，烦躁无汗，心腹鼓胀，食则欲呕，小便如血，大便秘涩。蒸盛之时，身肿目赤，寝卧不安。五曰内蒸，亦名血蒸。所以名内蒸者，必外寒而内热，把手附骨，而内热甚。其根在五脏六腑，其人必因患后得之。骨肉自消，饮食无味，或皮燥而无光。蒸盛之时，四肢渐细，足趺肿起。"治用五蒸汤、五蒸丸等。参"蒸病"条。

五蒸汤wǔzhēngtāng 《外台秘要》卷十三引《古今录验》方。炙甘草一两，茯苓、葛根、干地黄各三两，人参、知母、黄芩各二两，竹叶二把，石膏五两，粳米一合（一方无甘草、茯苓、人参、竹叶）。水煎，或加小麦一升先煎，后入上药煎，分三次服。治骨蒸劳热。

五之气wǔzhīqì 主气之第五气。出《素问·六微旨大论》。为阳明燥金之气，主秋分后60日又87.5刻。亦即由秋分至小雪，其中包括寒露、霜降、立冬三个节气。参"主气"条。

五汁安中饮wǔzhī' ānzhōngyǐn 《新增汤头歌诀》引张任候方。韭汁、牛乳、生姜汁、梨汁、藕汁。水煎频服。功能增液润燥，化瘀开结。治噎膈，胸膈痞闷隐痛，吞咽梗阻，口干咽燥，大便艰涩，形体枯槁。

五汁膏wǔzhīgāo 《杂病源流犀烛·脏腑门》卷八方。天冬、麦冬、生地黄、薄荷、贝母、牡丹皮、阿胶、茯苓、犀角、羚羊角、梨汁、藕汁、蔗汁、人乳、莱菔汁。前十味以水先煎取汁，入余药再熬，后入蜜二两，隔水炖半日成膏服。功能滋阴清热，润肺止咳。治真阴亏损，虚火上炎，劳瘵咳血。

五汁一枝煎wǔzhīyīzhījiān 《重订通俗伤寒论》方。鲜生地黄汁四大瓢，鲜茅根汁、鲜生藕汁、鲜竹沥汁各两大瓢，鲜生姜汁二滴，紫苏梗二钱。先煎紫苏梗去滓，入五汁隔水炖温服。功能清润心包，濡血增液。治心包邪热虽已透清，而血虚生烦，愦愦无奈，心中不舒，间吐黏涎，呻吟错语。

五汁饮wǔzhīyǐn ❶《温病条辨》卷一方。梨汁、荸荠汁、鲜苇根汁、麦冬汁、藕汁（或用蔗汁）。临卧时斟酌多少，和匀凉服；不甚喜凉者，隔水炖温服。功能甘寒清热，生津止渴。治温病热甚，肺胃津伤，口中燥渴，咳唾白沫，黏滞不爽。❷《重订通俗伤寒论》方。梨汁、蔗汁、莱菔汁各两瓢，鲜石菖蒲汁一小匙，生姜汁二滴。和匀，隔水炖温服。治气郁挟痰阻塞胃脘而致的痰膈，症见饮食入胃，便吐黏涎，膈塞不通，便秘，粪如羊矢。

五芝地仙金髓丸wǔzhīdìxiānjīnsuǐwán 见《证治准绳·类方》第五册。即守中丸第一方，见"守中丸"条。

五枝膏wǔzhīgāo ❶《疡医大全》卷七方。桃枝、柳枝、槐枝、桑枝、枣枝各十寸，银珠四两，麻油二十四两。将上药熬枯滤清再熬，至滴水成珠以黄丹适量收膏，摊贴患

W

处，如贴后作痒起泡可揭去，已溃则不可用。治疮毒及风气痛。❷经验方。见《中华医学杂志》（1972，1）。榆枝、槐枝、桃枝、柳枝、桑枝各32cm（截成若干段），乳香、没药各36g，香油500g，樟丹250g。先用香油将五枝炸焦，滤去渣，再入乳香、没药，熬至滴水成珠搅入樟丹，待冷摊成膏药，贴患处。治慢性骨髓炎。对窦道经久不愈，无死骨或死骨较小者尤佳。本品有散瘀活血，消肿止痛，使死骨早期游离，增加局部血循环，促进伤口愈合的作用。死骨较大者，可配合手术治疗。

五指wǔzhǐ ❶手的大指、食指、中指、无名指及小指。《灵枢·经脉》："大经络，手阳明，少阳之大络，起于五指间上合肘中。"❷足趾。《素问·厥论》："故阴气胜，则从五指至膝上寒。"

五指柑wǔzhǐgān 中药材。见《广西中药志》。为佛手柑之别名，详该条。

五指骨wǔzhǐgǔ 骨名。又名锤骨。即掌骨。详该条。

五指节wǔzhǐjié 推拿穴位。出陈氏《小儿按摩经》。一手有五穴，分别位于拇指指间关节背面横纹及食、中、无名、小指近端指间关节背面横纹处。能祛风化痰，苏醒人事，通关膈闭塞。

五指毛桃根wǔzhǐmáotáogēn 中药材。见《广东中草药》。又名土黄芪、五爪龙。为桑科植物粗叶榕 *Ficus simplicissima* Lour. 或佛掌榕 *F. simplicissima* Lour. var. *hirta*（vahl）Migo的根。分布于我国南部及西南部。甘，平。益气健脾，祛痰止咳，舒筋活络，通乳。①治病后体弱，自汗，肺结核咳嗽，慢性支气管炎。②治脾虚浮肿，风湿性关节炎，带下，产后无乳。煎服：15～30g。本品含氨基酸、糖类、甾醇、香豆素等，还含铅（>2ppm）。动物实验：煎剂对小鼠有止咳作用。

五趾骨wǔzhǐgǔ 骨名。即趾骨。左右共28块，较之指骨粗短。

五志wǔzhì 指喜、怒、思、忧、恐五种情志的变动与五脏的功能有关。心志为喜，肝志为怒，脾志为思，肺志为忧，肾志为恐（见《素问·阴阳应象大论》）。

五志过极wǔzhìguòjí 五志，指喜、怒、忧、思、恐五种情志，亦泛指各种精神活动，是以五脏精气为其物质基础的。这些活动过度，就会损及五脏精气，或影响脏腑气机失调，产生疾病。参见"五志化火"条。

五志化火wǔzhìhuàhuǒ 喜、怒、忧、思、恐等各种情志活动失调所变生的火证。情志和气的活动密切相关，长期精神活动过度兴奋或抑郁，使气机紊乱，脏腑真阴亏损，出现烦躁、易怒、头晕、失眠、口苦、胁痛，或喘咳、吐血、衄血等症，都属于火的表现。

五治wǔzhì ❶指春、夏、长夏、秋、冬等季节的正常气候。《素问·六节藏象论》："失时反候，五治不分，邪僻内生，工不能禁也。"❷治病的五种方法。即和、取、从、折、属等。详各条。

五痔wǔzhì 病证名。出《备急千金要方》。即牡痔、牝痔、脉痔、肠痔、血痔的合称。详各该条。

五痔散wǔzhìsǎn 《杂病源流犀烛·身形门》卷二十八方。猪左悬蹄甲、露蜂房、鳖甲、刺猬皮各五钱，蛇蜕一条。各烧存性，为末，每服二钱，入麝香少许，空腹井水调下。治痔疮。

五中wǔzhōng 即五脏。《素问·阴阳类论》："阴阳之类，经脉之道，五中所主，何脏最贵？"王冰注："五中谓五脏。"

五肿恶候wǔzhǒng'èhòu 病证名。见《普济方》卷三百五十八。肿病表现的五种危险证候。即五心肿、人中肿、舌头肿、膝胫肿、阴茎肿。

五主wǔzhǔ 出《素问·宣明五气》。即五脏所主。详该条。

五椎wǔzhuī 指第五胸椎。《素问·刺热》："五椎下间主肝热。"

五子丸wǔzǐwán 《永类钤方》卷十三引《澹寮方》。菟丝子（酒蒸）、炒韭子、益智仁、炒茴香子、炒蛇床子各等分。为细末，酒糊为丸，梧桐子大，每服五十至七十丸，糯米饮或盐汤送下。治年老体弱，小便夜多，头昏脚弱，淋浊遗精，尿如米泔。

五子五皮饮wǔzǐwǔpíyǐn 《重订通俗伤寒论》方。紫苏子、莱菔子、陈皮各一钱半，白芥子六分，葶苈子八分，车前子、大腹皮各三钱，生桑白皮、茯苓皮各四钱，生姜皮一钱。用赤小豆一两，鲜茅根二两煎水，取汁再煎上药服。治痰胀，虽腹胀较轻，而仍喘肿者。

五子衍宗丸wǔzǐyǎnzōngwán 《摄生众妙方》卷十一方。枸杞子、菟丝子各八两，五味子一两，覆盆子四两，车前子二两。为细末，炼蜜为丸，梧桐子大，空腹服九十丸，睡前服五十丸，温开水或淡盐汤送下，冬月酒送下。功能填精补髓，疏利肾气。治肾虚遗精，阳痿早泄，小便后余沥不清，久不生育，及气血两虚，须发早白。若惯遗泄者，去车前子，加莲子。

五走wǔzǒu 指五味所走的脏器组织。❶《灵枢·九针》："酸走筋，辛走气，苦走血，咸走骨，甘走肉。"❷《灵枢·五味》："酸先走肝，苦先走心，甘先走脾，辛先走肺，咸先走骨。"《素问·至真要大论》"先走"作"先入"，其义相同。

午后潮热wǔhòucháorè 症名。病人午后发热明显如潮者。有阴虚午后潮热，亦有湿热午后潮热。如伴有五心烦热，盗汗，颧红，舌红，脉细数，为阴虚午后潮热。如伴有身热不扬，脘痞，苔腻，脉濡数等，属湿温潮热，系湿邪遏制，热难透达之故。

午后昏蒙wǔhòuhūnméng 病证名。"因阴虚不足，滞而不行，血至午后则敛，而气不充其血"，故于午后视物昏蒙。宜滋阴、益气、补血，用回阳汤加减。

午后嗽wǔhòusòu 病证名。指咳嗽午后发作者。亦称劳嗽。为阴虚所致。《明医杂著》卷二："午后嗽者，属阴虚，即劳嗽也，宜补阴降火……愚按前症，属肾气亏损，火炎水涸，或津液涌而为痰者，乃真脏为患也。须用六味地黄丸壮肾水，滋化源为主，以补中益气汤养脾土、生肺肾为佐。"《杂病源流犀烛·咳嗽哮喘源论》："午后咳，痰黑黏滞，阴虚火动也，宜六味作汤，加止嗽药。"或知柏四物汤等方。参"劳嗽""夜嗽""咳嗽"条。

午时茶wǔshíchá 《陈修园医书全集·经验百病内外方》方。苍术、陈皮、柴胡、连翘、白芷、枳实、山楂、羌活、前胡、防风、藿香、甘草、神曲、川芎各十两，桔梗、麦芽、苏叶、厚朴各十五两，陈茶二十斤。为细末，拌匀，五月五日午时合糊成小块，每服三钱，加葱、姜少许，水煎热服，取汗。治风寒感冒，停食，及水土不服，腹痛、腹泻等症。见《古今医统》。

午时茶颗粒wǔshíchákēlì 中成药。见《中华人民共和国药典（一部）》（2020）。苍术、柴胡、羌活、防风、白芷、川芎、广藿香、前胡、连翘、陈皮、山楂、枳实、甘草、六神曲（炒）各50g，炒麦芽、桔梗、紫苏叶、厚朴各75g，红茶1600g。以上19味，按颗粒剂工艺制成600g，每袋装6g。开水冲服，每次6g，一日1～2次。解表和中。用于感受风寒、内伤食积、寒热吐泻。

午时合wǔshíhé　中药材。出《生草药性备要》。为排钱草之别名，详该条。

午夜wǔyè　亦称子夜。指子时。详“十二时”条。

伍耳wǔ'ěr　病证名。出《证治准绳·杂病》。即耳中痔臭。多由湿热相搏，上冲于耳而成。治宜清热燥湿，用交感丹（《证治准绳》：香附子、茯神、黄连、桂心、甘菊花）。参见“脓耳”条。

伍柳仙宗wǔliǔxiānzōng　养生丛书。系由邓徽绩在光绪二十三年（1897）将当时流行的明代伍守阳的《天仙正理》《仙佛合宗》与清代柳华阳的《慧命经》《金仙证论》四部气功内丹术专著合刊而成。这四部著作主要将前人及自己的经验加以整理提高，并尽量少用比喻隐语，在当时既是一种比较通俗的内丹术著作，也是内丹术发展到成熟时期的代表作品，故后世评价甚高。

伍起予wǔqǐyǔ　南宋外科学家。尝集上古得效方论要诀，撰成《外科新书》1卷，公元1207年刊。该书已佚，但却是中国以外科命名之最早者。陈自明撰《外科精要》多所引录其内容。

伍子安wǔzǐ'ān　元代医生，衢州（今浙江衢州市）人。通经史，尤精于医，求诊者甚多，不取报酬。

武昌医学馆丛书八种wǔchāngyīxuéguǎncóngshūbāzhǒng　丛书。清代柯逢时辑。刊于1904～1912年。包括《经史证类大观本草》《本草衍义》《活幼心书》《伤寒论》《伤寒总病论》《伤寒补亡论》《大观本草札记》和《类证增注伤寒百问歌》。其中《大观本草札记》为柯氏所撰。

武瓛wǔhuán　明代医生。字大器。介休（今属山西）人。性聪敏，母久病无能疗者，乃研究《内经》《难经》等书复远游访师，遂精医术。治疑难重症，不循常法而辄奏效。曾著文告子孙，如非甚明理且有救人之心者，慎勿轻学医。

武侯行军散wǔhóuxíngjūnsǎn　方名。即行军散，见该条。

武火wǔhuǒ　即火力大而猛。发散取汗药宜用武火，不宜久煎。

武林居士wǔlínjūshì　见“郎简”条。

武鸣冈wǔmínggāng　明代医生。山西介休人。家为世医，精于医术。

武叔卿wǔshūqīng　见“武之望”条。

武台wǔtái　❶小儿头面部望诊的部位。即耳前锐发下，平耳壳根前方，相当和髎之处。明代方贤《奇效良方》：“太阳脉红至太阴，内外有热，又连文台，热极不解；至武台，渐生变证。”❷推拿穴位名。即虎角。见该条。

武威汉代医简wǔwēihàndàiyījiǎn　医药简牍。1972年11月出土于甘肃武威旱滩坡汉墓的92枚医药简牍，据考证，武威医简属于东汉早期墓葬，距今约1900余年。汉简内容丰富，记载了临床各科、药物、针灸等多方面内容，表明中医药在当时已形成较为完备的科学体系，代表着由《五十二病方》到《伤寒杂病论》过渡时期中医学的水平。

武之望wǔzhīwàng　明代医家。字叔卿。关中（陕西）人。曾据王肯堂《证治准绳》中女科部分，编成《济阴纲目》，门分类别，有纲有目，流传较广。武氏另有《济阳纲目》一书刊行。

勿听子wùtīngzǐ　见“熊宗立”条。

勿听子俗解八十一难经wùtīngzǐsújiěbāshíyīnànjīng　医经著作。又名《新编俗解八十一难经图要》。7卷（包括首卷1卷）。明代熊宗立（勿听子）撰于1438年。本书卷首为八十一难经纂图，共绘有解释《难经》本文的图表28图。正文部分则逐条作注，对于难释的字义、词义及主要内容都作了较通俗的解释。原为初学而作，故书名“俗解”。现存日本刊本。

勿听子俗解脉诀wùtīngzǐsújiěmàijué　脉学著作。见“王叔和脉诀”条。

勿药元诠wùyàoyuánquán　养生著作。1卷。清代汪昂撰。撰年未详。本书记述导引、气功、摄养等防病健身的方法和对一些常见疾病的预防，以及饮食起居等方面应予注意的问题。

戊分wùfèn　即戊位。古天文学家取比较固定的恒星（二十八宿）以标志天体的部位。东西南北各七宿相连成一大圈，二十八宿各有方位。以十干之方位合之，则奎壁二宿当西北方戊位。《素问·五运行大论》：“丹天之气，经于牛女戊分。”参见“丹天”条。

戊癸化火wùguǐhuàhuǒ　运气术语。指凡逢戊癸为火运。《素问·天元纪大论》：“戊癸之岁，火运统之。”

戊己wùjǐ　古人用十干以纪日，戊己日即戊日与己日。戊己属土，土分阴阳。戊为阳土，内应足阳明胃经，故胃经旺于戊日；己为阴土，内属足太阴脾经，故脾经旺于己日。《素问·脏气法时论》：“脾主长夏，足太阴、阳明主治，其日戊己。”

戊己汤wùjǐtāng　《症因脉治》卷四方。白芍药、甘草。水煎服。功能养血和血，缓急止痛。治血虚腹痛。本方即《伤寒论》芍药甘草汤，但原书缺药量。

戊己丸wùjǐwán　《太平惠民和剂局方》卷六方。黄连、炒吴茱萸、白芍药各五两。为细末，面糊为丸，梧桐子大，每服二十丸，空腹米饮送下，日三次。治脾湿泄利，米谷不化，脐腹刺痛，及小儿疳积下利。

务中药性wùzhōngyàoxìng　本草著作。18卷。另附卷首及卷末各1卷。清代何本立撰。刊于1845年。作者字务中，故取为书名。本书自《本草纲目》中选出药物560余种，分草、木、果、金石头、卤石水土、谷、菜、禽兽、鳞介、虫、人身等部。每种药物均编成七言歌诀，附加注解说明，并标注音释。首卷为脏腑用药式、引经报使，及十四经脉图、脏腑图、十四动脉图、五脏之俞皆系于背图、内景真传图等图说；卷末为四言脉诀及运气图说部分。

物触wùchù　病证名。指小儿心神受到拂逆而致的精神神经疾患。《古今医统》：“小儿随其心性，不可触逆；凡有所爱之物，不可强直取之。心神所好，若不遂欲，心气解散，神逐物近，不食不言，神昏如醉，四肢垂軃，状如中恶者，称为物触。”

物偶入睛证wù'ǒurùjīngzhèng　病证名。见《证治准绳·杂病》。又名异物入目。指尘沙、谷壳、麦芒、飞虫、游丝或金属、玻璃、竹木之细碎屑等异物飞溅、碰撞入眼。按损伤的部位及程度不同，引起证名有轻重之别，常有沙涩刺痛，羞明流泪，白睛红赤，黑睛损伤，甚者异物可弹射入眼珠内。异物入目后，严禁揉擦或以不洁之物挑拨。异物表浅者，冲洗或轻轻拭出；深陷牢固者，应及时无菌手术取出，术后酌情配合药物治疗。

物伤睛突wùshāngjīngtū　病名。见茹十眉《五官病》。外伤致眼眶骨骨折或眼珠周围的筋肉损伤后，因挤压或血瘀肿胀，迫使眼珠向前突出，转动失灵，甚者可致目系断裂，眼珠脱出眶外。症见头眼剧烈胀痛，环睛皮色青紫或可见裂口，肿胀溢血等。目系未断裂者，可外涂黄连眼膏及加压包扎，内服活血消瘀之品，如通血丸或七厘散等加减，必要时配合手术治疗。

物损真睛证wùsǔnzhēnjīngzhèng　病证名。见《证治准绳·杂病》。❶指黑睛的外伤，“谓被物触打在风轮”（《张氏医通》卷八）。❷泛指眼珠的损伤。

误搐wùchù　病证名。出《幼幼集成》。指伤寒其邪抑遏而致壮热搐搦的证名，详“搐”条。

误吞水蛭wùtūnshuǐzhì　见《口齿类要》。水蛭即蚂蝗。误吞蚂蝗，急食蜂蜜以治之。

误吞针wùtūnzhēn　见《肘后备急方》卷六。不慎将针误吞入，哽于喉间，宜急取出之。或可用“磁石磨如枣核大，钻眼，以线穿令吞喉间，针自引出”（明代薛己《口齿类要》）。

误下wùxià　指不应泻下的病证误用泻下的方法。《伤寒论·辨太阳病脉证并治》：“太阳病，桂枝证，医反下之，利遂不止。”“太阳病，外证未除，而数下之，遂协热下利，利下不止，心下痞硬。”

恶风wùfēng　❶症名。可由外感或内伤引起。《伤寒明理论》卷一：“伤寒恶风，何以明之？《黄帝针经》曰：卫气者，所以温分肉，充皮肤，肥腠理，司开阖者也。风邪中于卫也，则必恶风。何者？以风则伤卫，寒则伤荣，为风邪所中，于分肉不温而热矣，皮毛不充而缓矣。腠理失其肥，则疏而不密，开阖失其司，则泄而不固，是以恶风也。是恶风、恶寒二者均为表证。其恶风则比之恶寒为轻也……恶风虽悉在表，而发散又自不同。若无汗而恶风者，则为伤寒，当发其汗；其汗出而恶风者，则为中风，当解其肌。里证虽具，而恶风未罢者，尤当先解其外也。又有发汗多亡阳，与其风湿，皆有恶风之证。盖以发汗多，漏不止则亡阳，外不固，是以恶风也。必以桂枝加附子汤温其经而固其卫。风湿相搏，骨节疼烦，湿胜，自汗而皮腠不密，是以恶风也。必以甘草附子汤散其湿而实其卫。由是观之，恶风属乎卫者，可知矣。”《内外伤辨惑论》卷上：“其内伤与饮食不节、劳役所伤，然亦恶风……与伤风伤寒俱不同矣，况鼻流清涕，头痛自汗，间而有之。鼻中气短，少气不足以息，语则气短而怯弱，妨食或食不下或不欲食，三者互有之。”参见恶寒条。❷指病邪。《素问·脉要精微论》：“来徐去疾，上虚下实，为恶风也。故中恶风者，阳气受也。”❸古病名。指厉气中人所致的疾患。《圣济总录》卷十八：“恶风者，皆五风厉气所致也……其毒中人五藏则生虫，亦有五种虫，生息滋蔓，入于骨髓，五藏内伤，形貌外应。故食肝则眉睫堕落，食肺则鼻柱倒塌，食脾则语声变散，食肾则耳鸣如雷鼓之声，心不受食，食心则为不可治。是故谓之恶风。”治用殊圣散、胡麻散、天麻散等方。

恶寒wùhán　症名。即怕冷。诸邪郁遏表阳，或阳虚卫弱所致。《素问·骨空论》：“风从外入，令人振寒，汗出头痛，身重恶寒。”《丹溪心法·恶寒》：“阳虚则恶寒。”《张氏医通·寒热门》：“有卫气虚衰，不能实表分肉而恶寒者；有上焦之邪，隔绝营卫，不能升发出表而恶寒者；有酒热内郁，不得泄而恶寒者。背恶寒是痰饮……外感、内伤、伤食、温痰、火郁、皆有恶寒，非独阳虚也。”《证治汇补·恶寒》：“此第言阴阳正虚之病，他如风、寒、暑、湿、痰、火、郁、瘀、痈、疮，一切邪气拂郁于表，表中之阳气不能发越者，皆令恶寒。”又：“恶寒者，虽居密室帏幕之中，猛火近热之处，仍觉憎寒拘急，甚则毫毛毕直，鼓颔战栗，非若恶风之候，见风则凛凛畏惧，无风则坦然自适也。”本证有外感恶寒、内伤恶寒两类。外感者，可见于感冒、伤寒、温病、疟疾等病症。内伤者，有阳虚恶寒、痰饮恶寒、郁火恶寒等。参见有关各条。

恶寒发热wùhánfārè　症名。指恶寒与发热并作的表现。

恶热wùrè　症名。即怕热。❶外感热病反映于外的一种证候。如伤寒阳明病的外证为“身热，汗自出，不恶寒，反恶热”（见《伤寒论·辨阳明病脉证并治》）。其他如“阳明温病”亦“但恶热，不恶寒”（见《温病条辨》）。❷见于内伤疾患。①阴虚证。如“阴气耗散，阳无所附，遂致浮散于肌表之间而恶热也，实非有热，当作阴虚治之”（《格致余论》）。②实热证。胃中有实火者，亦有恶热之证。如多饮酒、多吃厚味之人，饮食喜冷，厚衣则烦，此由热邪内积于胃所致（据《杂病广要》引《医学统旨》）。

恶日wùrì　症名。出《兰室秘藏》卷上。即羞明。详该条。

恶食wùshí　病证名。❶指见食物而有厌恶感，不能进食者。《证治汇补》：“恶食非止一端，有胸中痰滞者，宜导痰以助脾。有伤食恶者，宜消化以助脾。有病久胃虚者，宜参术以健脾。”一般可用保和丸加减。❷即恶阻。详该条。

恶血wùxuè　谓忌出血。《素问·血气形志》：“刺少阳出气恶血。”言少阳多气少血，用针刺治疗时不宜出血。另见“恶血 èxuè”条。

悟真篇wùzhēnpiān　养生著作。宋代张伯端著。全书有诗词百篇，演述金丹的道理。

雾水葛wùshuǐgé　中药材。出《生草药性备要》。又名啜脓膏、拔脓膏、脓见消、粘榔根。为荨麻科植物雾水葛 *Pouzolzia zeylanica*（L.）Benn. 的全草。分布于福建、湖北、湖南、广西、广东、四川、云南等地。甘、淡，寒。清热利湿，排脓解毒。①治尿路感染，肠炎，痢疾。煎服：15～30g。②治痈疽疮疖，鲜品捣敷；风火牙痛，捣汁含漱。

寤生wùshēng　出《左传·隐出》。❶产妇在睡眠时，小儿娩出，醒后方知。❷指婴儿娩出之际，立即能睁眼视物者。❸即逆生。详该条。❹指婴儿生下，闷绝不啼（自诚斋《临床须知评正》）。

鹜溏wùtáng　病证名。出《素问·至真要大论》。又称鹜泄、鸭溏。《张氏医通·大小府门》：“鹜溏者，中寒糟粕不化，色如鸭粪，所以澄沏清冷，小便清白，湿兼寒也。附子理中汤。”《金匮翼·泄泻诸症统论》：“鹜溏者，水粪并趋大肠也。夫脾主为胃行其津液者也。脾气衰弱，不能分布，则津液糟粕并趋一窍而下，《金匮》所谓脾气衰则鹜溏也。又寒气在下，亦如令人水粪杂下，而色多青黑，所谓大肠有寒则鹜溏也。”参见“寒泄”条。

鹜泄wùxiè　病名。见《宣明论方》卷十。又称鹜溏、鸭溏、鹜泻。《医宗必读·泄泻》：“鹜泄，中寒糟粕不化，色如鸭粪，澄沏清冷，小便青白，附子理中汤。”参见“寒泄”条。

W

- X -

xi

夕加xījiā 傍晚时候病情加重。《灵枢·顺气一日分为四时》:“夫百病者,多以旦慧昼安,夕加夜甚,何也?”

西伯利亚白刺xībólìyàbáicì 中药材。见《中国沙漠地区药用植物》。为卡密之别名,详该条。

西昌老人xīchānglǎorén 见“喻昌”条。

西法针灸xīfǎzhēnjiǔ 针灸著作。又名《最新实习西法针灸》。顾鸣盛编译。日本冈本爱雄原著。本书是根据西医解剖学及病理学知识整理针灸学的一种较早著作。共3章。第一章针术之沿革;第二章经穴解剖学(分论十四经的经穴解剖位置);第三章针灸学治病(消化器病、泌尿器病、神经系统病)。现有1915年上海进步书局初印本。

西番莲xīfānlián 中药材。出《植物名实图考》。又名玉蕊花、转心莲、转枝莲、时计草。为西番莲科植物西番莲 *Passiflora caerulea* L. 的全草。我国南方地区庭园有栽培。苦,温。祛风,活血,镇静,止痛。①治风湿骨痛,神经痛,疝痛,痛经,失眠。煎服:3~9g。②治骨折。捣烂和酒外敷。本品含哈尔满、芹菜素和木犀草素的葡萄糖苷衍生物。花和果穗含焦性儿茶酚、没食子酸、油酸、亚油酸、亚麻酸、肉豆蔻酸、谷甾醇等,还含白杨素苯并二氮杂类。哈尔满、焦性儿茶酚均能抗真菌、兴奋子宫平滑肌,本品还有镇静作用。

西方子xīfāngzǐ 元代医生。生平不详。编有灸法专书《西方子明堂灸经》,8卷。

西方子明堂灸经xīfāngzǐmíngtángjiǔjīng 灸法专书。8卷。元代西方子(姓名不详)撰。元初刊行。本书主要论述全身腧穴的灸法主治。各卷分绘正面、侧背面、侧(伏)面的腧穴图和各腧穴的部位、主治病症及灸法等,收集资料颇多。现有《中国医学大成》本(附:冯氏校勘记1卷)。

西瓜xīguā 中药材。出《日用本草》。为葫芦科植物西瓜 *Citrullus vulgaris* Schrad. 的果瓤。甘,寒。入心、胃、膀胱经。清热解暑,止渴利尿。治暑热伤津,心烦口渴,小便不利,口疮。内服:生啖或取汁饮。本品含瓜氨酸、精氨酸、能增加肝中尿素的形成,有利尿作用。还含甜菜碱、维生素C果糖、苹果酸、胡萝卜素、无机元素及多种挥发性成分。

西瓜虫xīguāchóng 中药材。见《苏州本产药材》。为鼠妇之别名,详该条。

西瓜翠xīguācuì 中药材。见《药材资料汇编》。即西瓜皮,详该条。

西瓜翠衣xīguācuìyī 中药材。见《临证指南医案》。即西瓜皮,详该条。

西瓜膏xīguāgāo 见《全国中药成药处方集》(天津方)。西瓜2个(不得低于15kg),陈皮60g,生石膏、制半夏、炒苏子、百合、甘草各30g,炒杏仁、阿胶各15g,五味子9g。熬汁去渣过滤,将汁炼至滴毛头纸上背面不洇为标准,收清膏,每清膏500g兑蜜1.5kg收膏,每服30g,开水冲服。功能清热化痰止嗽,生津止渴。治咳嗽多痰,痰中带血,口燥咽干,胃热作呕。

西瓜皮xīguāpí 中药材。出《本草纲目》。又名西瓜翠衣,西瓜翠。为葫芦科植物西瓜 *Citrullus vulgaris* Schrad. 的果皮。甘,凉。入心、胃、膀胱经。清热解暑,利尿。①治暑热烦渴,高血压病,肾炎浮肿,膀胱炎,小便不利,糖尿病,咽燥肿痛。煎服:15~30g(鲜品60~120g)。②治口舌生疮,牙痛。烧存性研末,敷患处。果皮含蜡质及糖。有利尿、降血压作用。

西瓜霜xīguāshuāng 中药材。《疡医大全》卷十七方。又名西瓜硝。本品为葫芦科植物西瓜 *Citrullus lanatus*(Thunb.) Matsum. et Nakai 的成熟新鲜果实与皮硝经加工制成。咸,寒。归肺、胃、大肠经。清热泻火,消肿止痛。西瓜一个,皮硝适量,将西瓜装入大小适中的黄泥钵中,切盖,以皮硝装满瓜内,仍以瓜盖盖严,竹签固定,再以一样大的黄泥钵合上,外用皮纸条和泥,把缝封固,放阴处,数日后钵外析出白霜,以鹅毛扫下,收贮,再析再扫,至钵外无霜为度。每用少许吹患处,治咽喉、口齿、双蛾喉痹等病情危急者。

西瓜硝xīguāxiāo 中药材。见清代叶小峰《本草再新》。即西瓜霜,详该条。

西瓜子仁xīguāzǐrén 中药材。出《本草纲目》。为葫芦科植物西瓜 *Citrullus vulgaris* Schrad. 的种仁。甘,平。清肺化痰。治吐血,久嗽。煎浓汁服:9~15g。本品含西瓜子皂苷,有降压作用,并能缓解急性膀胱炎之症状。还含吡唑、α-氨基-β-(吡唑基)-N-丙酸和磷脂酰乙醇胺、溶血磷脂酰乙醇胺等极性类脂物。

西国草xīguócǎo 中药材。出《海上集验方》。为覆盆子叶之别名,详该条。

西河柳xīhéliǔ 中药材。见《本草汇言》。为柽柳之别名,详该条。

西黄xīhuáng 中药材。见《增订伪药条辨》。为牛黄之处方名,详该条。

西黄丸xīhuángwán ❶中成药。牛黄或体外培育牛黄15g,麝香或人工麝香15g,醋乳香550g,醋没药550g。以上四味,按丸剂工艺制成,每20丸重1g。口服。一次3g,一日2次。清热解毒,消肿散结。用于热毒壅结所致的痈疽疔毒、瘰疬、流注、癌肿。❷即犀黄丸,见该条。

西黄醒消丸xīhuángxǐngxiāowán 即犀黄丸,见该条。

西加皮xījiāpí 中药材。见《陆川本草》。为鸭脚木皮之别名,详该条。

西青果xīqīngguǒ 中药材。见《药材资料汇编》。为藏青果之别名,详该条。

西清汤xīqīngtāng 《医醇賸义》卷三方。桂枝五分,栀子

（姜汁炒）、苏子各一钱五分，桑白皮、茯苓、郁金各二钱，杏仁、蒺藜各三钱，橘红、半夏各一钱，生姜三片。水煎服。治胆咳，咳呕胆汁。

西山群仙会真记xīshānqúnxiānhuìzhēnjì 养生著作。5卷。唐代施肩吾撰，李竦编。此为施肩吾隐居西山时，与十余位道友讨论内丹术的资料综述，并参考了多种著作。书中主张以养形为先，次以补益精、气、神为基础，形全气壮，再炼内丹以长生。此外还发展了内气运行理论，把身之元气名为河东。这种内气过下关、中关、上关，自上田、中田、下田的过程称为大河，后来即名之为周天。

西山先生xīshānxiān·sheng 即真德秀。见该条。

西参xīshēn 中药材。见《增订伪药条辨》。即西洋参，详该条。

西塘感证xītánggǎnzhèng 温病著作。3卷。清代董废翁撰。本书专论四时感证，内容分总论、本病、变病、兼病四部分。本病以六经分证，治法分正治、从治；对变病、兼病诸证分析尤详，其中包括一些危症的救治；末附妊孕伤寒。董氏立论本于《医学纲目》和《证治准绳》，而又参以高鼓峰、吕用晦二家学术经验。后辑入《医宗己任编》中。

西五味子xīwǔwèizǐ 中药材。见《四川中药志》。即南五味子，详该条。

西溪书屋夜话录xīxīshūwūyèhuàlù 医论著作。清代王泰林撰。原系手稿，大多已残缺，仅存《肝病证治》一篇，收入《王旭高医书六种》。本篇较系统、全面地阐述肝病证治，王氏将肝病分成肝气、肝风、肝火等不同类型，并提出相应治法30种，在一定程度上反映了作者的学术思想。

西洋参xīyángshēn 中药材。出《本草纲目拾遗》。又名洋参、西参、花旗参。为五加科植物西洋参 *Panax quinquefolius* L. 的干燥根。主产于美国、加拿大及法国。甘、微苦，凉。归心、肺、肾经。补肺阴，降虚火，养胃生津。治肺虚久咳，咯血；热病伤阴，咽干口渴，煎服3～6g。忌铁器及火炒。本品含多种人参皂苷（皂苷水解后产物主要是人参二醇、并有人参三醇及齐墩果酸）。还含西洋参苷R1、绞股蓝苷Ⅺ、ⅩⅦ假人参皂苷F11以及挥发油、树脂等。油中含β-金合欢烯、辛醇等。还含人参炔三醇、镰叶芹醇、双磷脂酰甘油、磷脂酰胆碱、齐墩果酸、胡萝卜苷等，西洋参及其皂苷可抗惊厥、抗心律失常、抗疲劳、耐缺氧、促进免疫功能等。动物实验：对大脑有镇静作用，对延髓的呼吸中枢则有中度的兴奋作用。人参皂苷作用见"人参"条。

西藏常用中草药xīzàngchángyòngzhōngcǎoyào 藏医著作。西藏自治区卫生局、西藏军区后勤部卫生处合编。载西藏地区常见中草药367种，附彩图424幅。主要介绍药物的识别特征、生长环境、采集加工、功能主治。有汉、藏两种文字版本，1973年西藏人民出版社出版。

西藏橄榄xīzànggǎnlǎn 中药材。见上海中医学院《中草药学》。为藏青果之别名，详该条。

西州续命汤xīzhōuxùmìngtāng 《备急千金要方》卷八方。麻黄六两，石膏四两，桂心二两，甘草、川芎、干姜、黄芩、当归各一两，杏仁三十枚。为粗末，以水一斗二升煮麻黄，再沸，掠去上沫，后下诸药，煮取四升，初服一升，厚覆令小汗出；前服不汗者，后服一升；已出汗，安稳后，再每服五合。治中风痱（一作人脏），身体不知自收，口不能言语，冒昧不识人，拘急背痛，不得转侧，并治上气咳逆。

吸壁藤xībìténg 中药材。见南京药学院《中草药学》。为络石藤之别名，详该条。

吸促xīcù 症名。吸气短促之状，因肺气大虚，气无所主而致。《金匮要略·脏腑经络先后病脉证》："在上焦，其吸促。"

吸而微数xī'érwēishù 症名。指吸气短而促的症状。多由于中焦邪实，气不得降所致。用泻下法使气机通利，呼吸可复平顺。《金匮要略·脏腑经络先后病脉证》："吸而微数，其病在中焦，实也，当下之则愈。"

吸门xīmén 人体部位。古人认为会厌为呼吸出入之门。《难经·四十四难》："会厌为吸门。"而《儒门事亲》卷三认为"会厌之下为吸门。"故吸门包括今之声带、会厌等部。

吸入xīrù 外治法之一。吸入药物的烟或蒸气进行治病的方法。例如慢性支气管炎咳嗽日久，用款冬花末卷作纸烟状，点燃吸烟。喘息性支气管炎，用闹洋花制成烟卷，吸入平喘。产后血晕，用铁块或木炭烧红，投入醋内，使产妇嗅闻到醋气而醒觉。

吸铁石xītiěshí 中药材。出《乾坤生意秘韫》。为磁石之别名，详该条。

吸筒疗法xītǒngliáofǎ 即拔罐法，亦称吸筒法。详"拔罐法"条。

吸吸xīxī 症名。喻语言不能接续之状，多因元气虚弱所致。《灵枢·癫狂》："少气，身漯漯也，言吸吸也。"

吸吸草xīxīcǎo 中药材。见《浙江民间草药》。为野芝麻之别名，详该条。

吸远xīyuǎn 症名。指吸气深长而困难的症状，为肾阳衰微之征。《金匮要略·脏腑经络先后病脉证》："在下焦者，其吸远。"

析霜xīshuāng 长期暴露在空气中的某些药材表面析出的结晶。亦称起霜。有关药材析霜的记载最早可追溯至南北朝《雷公炮炙论》："五味子，凡小颗皮皱泡者，有白扑盐霜一重，其味酸、咸、苦、辛、甘味全者，真也。"

息xī ❶鼻息、呼吸。《素问·平人气象论》："呼吸定息脉五动。"❷喘息。《灵枢·海论》："息面赤。"❸止、结、留滞。《灵枢·百病始生》："息而成积。"❹通瘜。赘肉。《灵枢·邪气藏府病形》："鼻息肉不通。"❺通熄，灭。《傅青主女科》："平肝则肝逆，补肾则肝燥息。"

息胞xībāo 病名。《诸病源候论》卷四十三："有产儿下。若胞衣不落者。世谓之息胞。"详"胞衣不下"条。

息贲xībēn 古病名。指肺积。《灵枢·邪气藏府病形》："肺脉……滑甚为息贲，上气。"《难经·五十四难》："肺之积，名曰息贲。在右胁下，覆大如杯。久不已，令人洒淅寒热，喘咳，发肺壅。"杨玄操曰："息长也，贲鬲也，言肺在膈上，其气不行，渐长而通于膈，故曰息贲。一曰：贲，聚也，言其渐长而聚蓄，肺为上盖，脏中阳也，阳气盛，故令人发肺痈也。"（见《难经集注》）。《济生方》卷四："息贲之状，在右胁下，大如覆杯，喘息奔溢，是为肺积。诊其脉，浮而毛，其色白，其病气逆，背痛少气，喜忘，目瞑，肤寒，皮中时痛，或如虱缘，或如针刺。"治疗宜选用息贲丸、调息丸、息贲汤等方。参见"肺积"条。

息贲汤xībēntāng 《三因极一病证方论》卷八方。半夏、桂心、人参、吴茱萸、炙桑白皮、葶苈子、炙甘草各一钱五分。加生姜五片、大枣二枚，水煎，食前服。治肺积在右胁下，大如覆杯，久不愈；病洒洒寒热，气逆喘咳，发为肺痈，其脉浮而毛。

息必鼾xībìhān 出《伤寒论》。指睡眠时发出的呼吸粗鸣声。即鼾。详该条。

息粗xīcū 症名。息粗是指呼吸时声音粗大。《素问玄机原病式·六气为病》："故病寒则气衰而息微，病热则气甚而息粗……热则息数，气粗而为喘也。"在肺热炽盛或痰气水饮阻遏气道时常出现本症。参见"痰喘""水喘""火喘""齁喘"等条。

息道xīdào 呼吸的通道。为肺的附属器官，包括气管、喉、鼻道等连成的呼吸道。《灵枢·刺节真邪》："宗气留于海……其上者，走于息道。"

息焚安胎汤xīfén'āntāitāng 《傅青主女科》卷下方。生地黄（酒炒）一两，青蒿、炒白术各五钱，茯苓、人参各三钱，知母、天花粉各二钱。水煎服。功能益气滋阴清热。治妊娠腰腹疼痛，口渴汗出，烦躁发狂，胎欲坠者。

息风xīfēng 治法。平息内风的治法。治内脏病变所致的风病。内风表现为眩晕、震颤、发热、抽搐、小儿惊风和癫痫等病证。分滋阴息风、平肝息风、泻火息风、和血息风等。详各条。

息风定痫xīfēngdìngxián 治法。即用具有息风止痉作用的方药治疗风痰所致痫病的方法。

息风解痉xīfēngjiějìng 治法。即用具有息风止痉作用的方药治疗肝风内动证的治法。

息高xīgāo 症名。形容严重呼吸困难，喘促短气，张口抬肩的状态。《伤寒论·辨少阴病脉证并治》："少阴病六七日，息高者，死。"《伤寒论后条辨》："夫肺主气，而肾为生气之源，盖呼吸之门也，关系人之生死者最钜。息高者，生气已绝于下而不复纳，故游息仅呼于上，而无所吸也。"在危重疾病元气虚竭时，常可出现本症。参见"肩息""张口抬肩"条。

息鼾xīhān 症名。即鼾声。睡时发出的呼吸粗鸣声。正常人属生理现象。病理性的可见于昏迷病人，痰阻心窍；或见于温热病人，热壅于肺，痰阻气机。《伤寒论·辨太阳病脉证并治》："风温为病，脉阴阳俱浮，自汗出，身重，多眠睡，鼻息必鼾，语言难出。"

息积xījī 古病名。指胁下胀满，气逆息难或有形块的病证。《素问·奇病论》："病胁下满，气逆，二三岁不已，是为何病？岐伯曰：病名曰息积，此不妨于食。"《证治准绳·积聚》："息积，乃气息痞滞于胁下，不在脏腑荣卫之间，积久形成，气不干胃，故不妨食。"《医学阶梯》："息积右胁下满，息难，未见形也。"治宜调畅气机为主，如三因化气汤、木香调气散等方，并可用导引法。参见"积聚"条。

息露xīlù 症名。《幼幼集成》卷六："凡痘疮后牙龈生疮，时时出血，谓之牙宣。呼吸息臭，谓之息露，此走马牙疳也。由热在阳明、少阳，宜内服洗心散，外用蚕脱散（蚕蜕纸、枯白矾、五倍子、人中白）敷之。

息鸣xīmíng 症名。指呼吸时有哮鸣音。《素问·气交变大论》："咳喘息鸣。"

息肉xīròu 病名。又作"瘜肉"。即寄居于人体组织上的赘生物，一般表面光滑、触之柔软而不痛，多发于鼻腔或肠腔内壁等处，多为良性。参见"鼻息肉""喉息肉"各条。

息肉喉风xīròuhóufēng 病证名。《喉科杓指》卷二："此症因受污秽之气及风热而起，喉间生赤肉，层层相叠，渐渐肿起，由此出臭气，气塞不通。"或由肺胃积热，痰浊熏蒸所致。治宜清热涤痰散结。用桃红四物汤，清咽双和饮，黄连温胆汤等加减。必要时手术治疗之。

息肉瘿xīròuyǐng 病名。《诸病源候论》卷三十一："有瘜肉瘿，可割之。"指瘿瘤状如息肉者。参见"瘿"条。

息肉痔xīròuzhì 病名。又作"瘜肉痔"见上海中医学院编《中医外科学讲义》，多因湿热下迫大肠，经络阻滞，瘀血浊气凝聚而成。症为肛内生瘜肉，多少不等，便时突出于肛外，时有鲜血、黏液随粪便排出，无痛，儿童多见。宜结扎或手术疗法，即直肠肉。

息胎xītāi 病名。胞衣不下的一种病理情况。宋代薛轩《坤元是保》："恶血流入胞中，胞为血胀而不下，谓之息胎。"详"胞衣不下"条。

息微xīwēi 症名。呼吸浅表、气息微弱的症状。由于阳虚气衰或肺气将绝所致。可见于呼吸衰竭。

息相xīxiāng 养生方法之一。是指在思想宁静情况下，出现的深、长、柔、匀的呼吸，这是一种理想的呼吸形态。《安般守意经》中谓："息有四事，一为风，二为气，三为息，四为喘，有声为风，无音为气，出入为息，气出入不尽为喘也。"

息斋居士xīzhāijūshì 元代养生医家。名姚式。采集前代各养生家要旨，撰成《摄生要语》。

奚凤鸣xīfèngmíng 明代医生。上海县（今属上海市）人。年轻时开始为疡医，尤其善于治疗痈疽，认为痈疽中间溃烂，四周积有腐溃物时，非吸之不能尽。故治此种病时，招募人先用苦酒漱口后，去吮痈疽。对贫穷病者，则亲自吮吸。

奚魁蚬肉xīkuíxiànròu 病证名。见《银海精微》。即鸡冠蚬肉，详该条。

菥蓂xīmì 中药材。出《神农本草经》。又名遏蓝菜、大荠、马辛、荣目、老鼓草、苏败酱、瓜子草。为十字花科植物菥蓂 *Thlaspi arvense* L. 的全草。主产于湖北、江苏、浙江、安徽等地。辛，微寒。归肝、胃、大肠经。清肝明目，和中利湿，解毒消肿。用于目赤肿痛，脘腹胀痛，胁痛，肠痈，水肿，带下，疮疖痈肿，煎服 9~15g，鲜品加倍。茎含赤霉素。本品含黑芥子苷，经酶作用产生异硫氰酸烯丙酯，具有刺激作用，能使皮肤发红、温热，甚至引起水泡。黑芥子苷水解产生的苷元具杀菌作用。

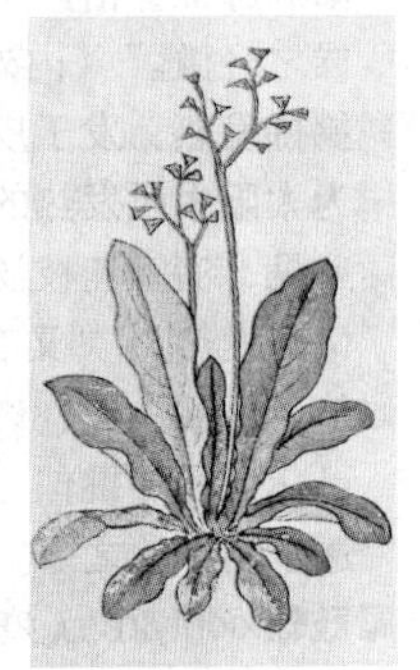
菥蓂

菥蓂子xīmìzǐ 中药材。出《神农本草经》。为十字花科植物菥蓂 *Thlaspi arvense* L. 的种子。辛，微温。归肝经。祛风，明目。治鼻衄，风湿痹痛，腰痛，煎服 6~12g；治目赤肿痛，迎风流泪，煎服或研细粉点眼。本品含黑芥子苷、芥子油。油中脂肪酸主要有芥酸、油酸、亚油酸、亚麻酸。另含卵磷脂等。黑芥子苷药理见"菥蓂"条。

晞范子xīfànzǐ 见"李駉"条。

晞露丸xīlùwán 《类证治裁》卷八方。莪术、三棱各一两（各用酒浸，巴豆三十个切，炒上二味，去巴豆），干漆（炒，烟尽）、川乌各五钱，硇砂四钱，青皮、雄黄（另研）、茴香（盐炒）、炮穿山甲各三钱，轻粉（另研）一

X

钱，麝香五分。为细末，姜汁糊为丸，每服二十丸。治肠覃坚久作痛者。朝露待日晞，言其速效也。

淅然xīrán　症名。皮肤感到寒冷的状态。《素问·刺热》："肺热病者，先淅然厥，起毫毛，恶风寒。"

惜分阴轩医案xīfēnyīnxuānyī'àn　医案著作。4卷。周镇撰。刊于1916年。不分类。作者于复杂病证中，善于治疗虚体夹实之证，治法近于叶天士一派。在临证中能随证变通，化裁治方以切合病机。治案以内科杂病为主，兼收妇科、五官、伤科等，内容较为丰富。1958年上海科技出版社刊印时，改名为《周小农医案》，并增加3卷未刊手稿，以病症归纳，分为6卷、39门，眉目较为清楚。

稀痘丹xīdòudān　方名。即金液丹第二方，见"金液丹"条。

稀涎千缗汤xīxiánqiānmiántāng　《古今名医方论》卷二方。半夏（大者）十四枚，炙皂角一枚，甘草一钱，白矾二钱。为末，每用一钱，生姜汁少许，冲温水灌服，得吐痰涎即醒。功能祛风化痰。治风痰不下，喉中声如牵锯，或中湿肿满。

稀涎散xīxiánsǎn　❶《儒门事亲》卷十二方。皂角（炙，去皮弦）一钱，藜芦五分。为细末，每服五分或一二钱，浆水调下；牙关不开者灌之。用以吐顽痰。❷《重订严氏济生方》方。半夏（生）十四枚，猪牙皂角（炙）一条。水煎，去滓，入姜汁少许，温服。治风涎不下，喉中作声，状如牵锯者。❸《赤水玄珠》卷一方。巴豆仁六粒，皂角三钱，明矾一两。先将明矾化开，入二药搅匀，待矾枯，为末，每用三分，吹入鼻中；痰涎壅盛者用五分，灯心煎汤送下。治中风不语，牙关紧急，痰厥昏迷，单双乳蛾。❹《丹溪心法》卷一方。即救急稀涎散。见该条。

翕翕发热xīxīfārè　症名。指轻微发热。出《伤寒论·辨太阳病脉证并治》。《伤寒论条辨》："翕翕发热，乃形容热候之轻微。"《内外伤辨·辨寒热》："翕翕发热，又为之拂拂发热，发于皮毛之上，如羽毛之拂，明其热在表也。"为太阳中风发热的一种表现，常与自汗、恶风、恶寒等症并见，治宜桂枝汤。又瘀血在肌肉亦可引起本症。《血证论·发热》："又有瘀血发热者，瘀血在肌肉，则翕翕发热，证象白虎，口渴心烦，支体刺痛，宜当归补血汤合甲己化土汤加桃仁、红花、柴胡、防风、知母、石膏。血府逐瘀汤亦治之。"参见"发热"条。

犀豉饮xīchǐyǐn　《疫痧草》方。犀角、豆豉、牛蒡子、荆芥、连翘、焦栀子、浙贝母、蝉蜕、赤芍药、桔梗、甘草。水煎服。治喉烂痧隐，脉弦神烦，热盛汗少，舌绛口渴，有内陷之势。若神昏甚者，兼用万氏牛黄清心丸。

犀地清络饮xīdìqīngluòyǐn　《重订通俗伤寒论》方。犀角汁四匙（冲），牡丹皮二钱，连翘、赤芍药各钱半，鲜生地黄八钱，桃仁九粒，竹沥二瓢（冲），生姜汁二滴（冲），鲜菖蒲汁二匙（冲）。先用鲜茅根一两，灯心五分，煎汤代水煎服。功能清心开窍。治热陷包络，瘀塞心孔，身热心烦不卧，神昏谵语。

犀黄丸xīhuángwán　《外科全生集》卷四方。又名牛黄醒消丸、西黄醒消丸、西黄丸。犀牛黄三分，麝香一钱半，没药、乳香（各去油，研细）各一两，黄米饭一两。为细末，捣烂为丸，每服三钱，陈酒送下，患生上部临卧服，生下部空腹服。功能清热解毒，化痰散结，活血祛瘀。治乳岩，横痃，瘰疬，痰核，流注，肺痈，小肠痈等症；近代也用于淋巴结炎、乳腺囊性增生、乳腺癌、多发性脓肿、骨髓炎等见舌红脉滑数者。方中牛黄清热解毒，豁痰散结，为君药；以麝香辛窜，既能活血散结，又能通经活络，为臣药；牛黄得麝香之助，则化痰散结之力更大，麝香得牛黄之助，则辛温走窜而无助燃火毒之弊；佐以乳香、没药活血祛瘀，消肿定痛；米饭调养胃气，令其攻邪而不碍胃；陈酒少量，行气活血，以助药势，共为使药。实验研究：能抑制小鼠梭形细胞瘤和肉瘤－180的生长。

犀角xījiǎo　中药材。出《神农本草经》。为犀科动物印度犀 *Rhinoceros unicornis* L. 或爪哇犀 *R. condaicus* Desmarest 等的角。主产于印度、尼泊尔、缅甸、泰国、马来西亚等地。苦，酸，咸，寒。入心、肝经。清热定惊，凉血解毒。治伤寒、瘟疫热入血分，壮热、神昏、谵语、烦躁、惊厥、斑疹、吐血、衄血、下血及热毒疮肿。磨汁或研末服：0.9～1.8g；煎汤：1.5～6g。恶川乌、草乌。本品主要成分为角蛋白，还含其他蛋白质、肽类及游离氨基酸、胍衍生物、甾醇类等。煎剂对正常及衰竭的离体蟾蜍心和兔心具有强心作用。使兔、狗血压先上升而后下降，然后持续上升。犀为一级保护动物，故犀角禁作药用。

犀角大黄散xījiǎodàhuángsǎn　《圣济总录》卷二十方。犀角、炒大黄各一两，川芎半两，石膏二两，牛黄（研）半分。为末，合牛黄研匀，每服一钱匕，不拘时淡竹叶煎汤调下。功能疏风清热，凉血解毒。治伤寒刚痉，壮热头痛，筋脉不能舒展。

犀角地黄汤xījiǎodìhuángtāng　❶《备急千金要方》卷十二方。又名芍药地黄汤。犀角一两，生地黄八两，芍药三两，牡丹皮二两。为粗末，分三次服。功能清热解毒，凉血散瘀。治伤寒及温病，热入营血、心包而致的高热，神志不清，吐血，衄血，便血，发斑发疹，舌质红绛，脉细数；近代也用于血小板减少性紫癜、急性白血病、急性黄色肝萎缩、肝性昏迷、尿毒症、各种败血症、疔疮肿毒等出现高热、出血而属于血热者。若喜妄如狂者，加大黄二两，黄芩三两。方中犀角清热凉血，并能解毒；生地黄养阴清热，凉血止血；赤芍药凉血化瘀；丹皮泻血中伏热，凉血散瘀。四药合用，清热之中兼以养阴，使热清血宁而无耗血之虑；凉血之中兼以散瘀，使血止而无留瘀之弊。《外台秘要》卷二引《小品方》之芍药地黄汤及《济生方》卷二之犀角地黄丸的组成、主治均与本方相同。实验研究：本方对家兔发热模型具有解热作用。❷《三因极一病证方论》卷八方。生地黄、犀角各一两，葛根、玄参、栀子仁、升麻各三分，大黄（蒸）半两，芍药一两半。为末，每服四钱，水煎，不拘时服。治筋实极，咳而两胁下痛，不可转动，脚下满，不得远行，脚心痛不可忍，手足爪甲青黑，四肢筋急，烦满。若恶寒体痛加麻黄；头痛加石膏半两。❸《证治准绳·类方》第三册方。犀角、大黄各一钱，黄芩三钱，黄连二钱，生地黄四钱。水煎服。治上焦热甚，吐血咯血。❹《杂病源流犀烛·面部门》卷二十四方。犀角、生地黄、赤芍药、栀子、牡丹皮、甘草、黄芩。加灯心，水煎服。治喉痈，喉间红肿而痛。若口渴，加麦冬。

犀角膏xījiǎogāo　《外科精要》方。犀角、琥珀各一钱，人参、朱砂、茯神（一作茯苓）、酸枣仁各二钱，冰片一字（一作一分）。为末，用蜜收膏，每服弹子大一块，麦冬煎汤化下，日五次。治咽喉口舌生疮。

X

犀角解毒散xījiǎojiědúsǎn 《证治准绳·幼科》集三方。炒牛蒡子一两五钱，防风、甘草各二钱半，荆芥穗五钱，犀角一钱半。为末，水煎，不拘时服。治小儿赤丹瘤，壮热狂躁，睡卧不安。

犀角解毒汤xījiǎojiědútāng 《杂病源流犀烛·脏腑门》卷二方。犀角、连翘、桔梗、生地黄、当归、薄荷、防风、黄芩、甘草、赤芍药、牛蒡子、荆芥穗。加茅根、京墨汁，水煎服。功能疏风透疹，凉血解毒。治疹子出一日即没，毒邪内陷。

犀角解毒饮xījiǎojiědúyǐn 《医宗金鉴·外科心法要诀》卷五十一方。炒牛蒡子、犀角、荆芥穗、防风、连翘、金银花、赤芍药、甘草、黄连、生地黄。加灯心，水煎服。治小儿赤游风，头面四肢皮肤赤热而肿，色若丹涂，游走不定。

犀角桔梗汤xījiǎojiégěngtāng 《杂病源流犀烛·脏腑门》卷三方。黄芪、石斛、天冬、麦冬、百合、山药、犀角、通草、桔梗、黄芩、杏仁、秦艽。水煎服。治肺痿，皮毛虚弱急薄，而生痿。

犀角散xījiǎosǎn ❶《太平圣惠方》卷四十五方。犀角、枳壳（麸炒）、沉香、紫苏各三分，防风、木香各半两，槟榔、麦冬、赤茯苓、杉木节各一两，石膏（研）二两。为末，每服四钱，水煎，入竹沥一合，更煎一二沸，不拘时服。治脚气冲心，烦喘闷乱，头痛口干，坐卧不得。❷《太平圣惠方》卷五十五方。①犀角屑、黄连各一两，茵陈一两，大黄一两半，芒硝二两，赤芍药、白鲜皮、土瓜根、栀子、柴胡、天花粉各三分，煅贝齿二十枚。为细末，每服二钱，茅根煎汤调下，以利为度。治风疸，脏腑风热相搏，心神不安，多卧少起，小便赤涩。②犀角、麦冬、白鲜皮、葳蕤、黄芩各一两，大黄（微炒）二两。为粗末，每服四钱，水煎去滓，入生地黄汁一合，温服。治奸黄，症见面目遍身俱黄，言语错乱。③犀角、白鲜皮、麦冬、沙参、茵陈、升麻、朴硝、炙甘草各半两。为末，每服四钱，水煎服。治惊黄，症见面色青黄，心多惊悸，口舌干燥，不欲眠，卧即多语狂乱，身体壮热。④犀角、大黄（微炒）各半两，牛黄、麝香、栀子各一分。为细末，每服一钱，温水调下。治牛黄，症见舌如蜡色，口作嘶，不多言语，或如牛吼。❸《太平圣惠方》卷六十九方。犀角一两，炒僵蚕、炒地龙、天竺黄各半两，麝香一钱，人中白一分。为末，每服一钱，用生地黄汁二合、蜜一茶匙调下。治妇人血风，心神烦闷，坐卧不安。❹《太平圣惠方》卷七十方。犀角、地骨皮、红蓝花、赤芍药、炙甘草各半两，赤茯苓二两，黄芪一两半，柴胡一两，麦冬、人参、枳壳（麸炒）各三分。为粗末，每服四钱，加生姜半分，水煎服。治妇人客热，四肢烦疼，不思饮食。❺《太平圣惠方》卷八十五方。犀角、人参、茯神、黄芩、炙甘草各半两，龙齿、麦冬各一两。为粗末，每服一钱，水煎去滓，加生地黄汁半合和服。治小儿惊热，睡卧不安，筋脉抽掣。❻《证治准绳·类方》第六册方。犀角、黄连、地榆、黄芪各一两，当归半两，木香二钱半。为末，每服三钱，水煎服。治热痢，下赤黄脓血，腹痛心烦困闷。❼《证治准绳·女科》卷一方。犀角、茵陈、天花粉、煨升麻、甘草、龙胆草、生地黄、煅寒水石各等分。为粗末，水煎服。治小儿胎黄，一身尽黄。❽《外科精要》卷下方。犀角、玄参、升麻、黄芪、赤芍药、生甘草、麦冬、当归各一两，大黄（微炒）三两。为粗末，每服三钱，水煎服。治痈疽热毒内攻，喉舌生疮，甚至黑烂。

犀角升麻汤xījiǎoshēngmátāng 《普济本事方》集五方。犀角二钱，升麻、防风、羌活、川芎、白芷各五分，黄芩、甘草各一钱，白附子四分。为粗末，每服三至五钱，水煎服。治风热，口唇、颊车连牙肿痛。

犀角升麻丸xījiǎoshēngmáwán 《医宗金鉴·外科心法要诀》卷六十三方。犀角一两半，升麻、羌活、防风、生地黄各一两，白附子、白芷、川芎、红花、黄芩各五钱，甘草二钱半。为细末，蒸饼为小丸，每服二钱，临卧茶清送下。治雀斑，粉刺。

犀角汤xījiǎotāng ❶《备急千金要方》卷八方。又名千金犀角散。犀角二两，羚羊角一两，前胡、栀子、黄芩、射干各三两，大黄、升麻各四两，豆豉一升。为粗末，水煎，分三次服。治热毒流入四肢，历节肿痛。❷《宣明论方》卷一方。犀角、玄参、连翘、柴胡各半两，升麻、木通各三钱，沉香、射干、炙甘草各一分，芒硝、麦冬各一两。为粗末，每服三钱，水煎，食前服。治结阳，四肢肿满，热菀不散，或毒攻，大便闭涩。❸《证治准绳·疡医》卷五方。犀角、木香各七钱半，连翘、栀子、射干、当归、升麻、赤芍药、玄参、枳壳（麸炒），生甘草各一两，炒大黄二两。为粗末，每服三钱，水煎去滓，不拘时服。治石痈热毒气盛，肿硬疼痛，口干烦闷。❹《证治准绳·幼科》集四方。犀角、炒大黄、桑白皮（蜜炙）、钩藤、炙甘草、麻黄各一两，龙胆草半钱，石膏、瓜蒌、炙黄芪各半两。为粗末，每服一钱，水煎服。治小儿疹痘疮。

犀角丸xījiǎowán ❶《太平惠民和剂局方》卷一方。黄连、犀角各十两，人参二十两，大黄八十两，黑牵牛一百二十两（炒，捣，取粉六十两）。为细末，炼蜜为丸，梧桐子大，每服十五至二十丸，临卧温水送下。治三焦邪热，风盛痰实，头目昏重，肢节拘急，痰涎壅滞，肠胃燥涩，大小便难。❷《医宗金鉴·外科心法要诀》卷六十四方。犀角、青皮、黑牵牛（半生，半炒）、陈皮各一两，连翘五钱，薄荷二斤，皂角二枚。前五味为末，皂角去子、皮、弦，泡槌，绞取汁，另以新薄荷捣取汁，同熬成膏，和入药末为丸，梧桐子大，每服三十丸，食后滚汤送下。治诸般瘰疬，心火上攻，两目赤涩。

犀角消毒散xījiǎoxiāodúsǎn 《保婴撮要》卷十二方。牛蒡子、甘草、荆芥、防风各五分，犀角粉二分，金银花三分。水煎熟，入犀角粉服。功能疏风清热，凉血解毒。治瘾疹丹毒，发热痛痒，及疮疹等。

犀角消毒丸xījiǎoxiāodúwán 《证治准绳·幼科》集六方。生地黄、荆芥、当归、犀角、防风、炒牛蒡子、赤芍药、连翘、桔梗各七钱，薄荷、黄芩、甘草各五钱。为细末，炼蜜为丸，芡实大，每服一丸，白开水化下。治痘疹余毒，一切疮毒。

犀角消毒饮xījiǎoxiāodúyǐn 《张氏医通》卷十五方。犀角七分，连翘、牛蒡子各一钱，荆芥六分，甘草、防风各五分，金银花一钱五分。水煎，不拘时服。治痘疮发疔，胃热咽肿便秘。

犀角玄参汤xījiǎoxuánshēntāng ❶《伤寒全生集》卷四方。犀角、升麻、香附、黄芩、人参、玄参、甘草、桔梗、黄连、石膏、黄柏、山栀、薄荷。水煎服。功能清热凉血，解毒化瘢。治伤寒毒盛发瘢，心烦狂乱，吐血。如大便秘，加大黄、芒硝；瘢出，加大青叶（或青黛）。❷《温疫论补注》卷上方。犀角、玄参、升麻、射干、黄芩、甘草。水煎服。治温疫发瘢，瘢色赤紫，狂言咽痛者。

犀角旋覆花汤xījiǎoxuánfùhuātāng 《备急千金要方》卷七方。犀角、旋覆花各二两，橘皮、茯苓、生姜各三两，大枣十一枚，豆豉一升，紫苏茎叶一握。为粗末，水煎，分三次服，以气下小便利为度。治脚气初起，微觉疼痹，两胫肿满，或行起涩弱，或入腹不仁，或时冷热，小便秘涩，喘息气冲喉，气急欲死，食呕不下，气上逆者。

犀角饮子xījiǎoyǐn · zi ❶《证治准绳·幼科》集四方。犀角、炙甘草各半两，防风二两，黄芩一两。为粗末，每服五钱，水煎服。功能疏风清热凉血。治小儿热毒风疹。❷《医宗金鉴·外科心法要诀》卷七十四方。犀角、赤芍药、菊花、玄参、木通、赤小豆、石菖蒲各一钱半，甘草一钱。加生姜三片，水煎服。治砂疥，疥疮形如细砂，赤痒痛，抓之有水。

犀角紫河车丸xījiǎozǐhéchēwán 《卫生宝鉴》卷五方。紫河车（米泔水浸一宿，洗净，焙干）一具，炙鳖甲、桔梗、胡黄连、芍药、大黄、贝母、败鼓皮心（醋炙）、龙胆草、黄药子、知母各二钱半，犀角、莪术、芒硝各一钱半，朱砂二钱。为细末，炼蜜为丸，梧桐子大，朱砂为衣，每服二十丸，空腹、食前温酒送下。治传尸痨。

犀连承气汤xīliánchéngqìtāng 《重订通俗伤寒论》方。犀角汁二瓢（冲），黄连八分，枳实一钱半，鲜生地黄汁六瓢（冲），生大黄三钱，金汁一两（冲）。水煎服。功能泻热清心。治热结在腑，上蒸心包，神昏谵语，甚则不语如尸，大便不通，小便赤涩。

犀羚白虎汤xīlíngbáihǔtāng 《重订广温热论》卷二方。生石膏六钱，知母四钱，生甘草六分，生粳米（荷叶包煎）、菊花各三钱，钩藤、犀角（先煎）、羚羊角（先煎）各一钱半。水煎服。功能清热生津，凉肝息风。治温热化燥，液涸动风，鼻窍无涕，目干无泪，面色枯憔，神昏痉厥者。

犀羚二仙汤xīlíng'èrxiāntāng 《疫痧草》方。犀角、羚羊角、鲜沙参、鲜生地黄、人中黄、人中白、焦栀子、连翘、浙贝母、金银花、金汁、玄参、鲜石斛、生石膏、黄连。水煎服。治烂喉痧，痧点虽透，而喉烂极盛，口渴神烦，舌绛唇干，脉弦大，火炽液涸者。

锡类钤方xīlèiqiánfāng 综合性医著。即《永类钤方》初名。详该条。

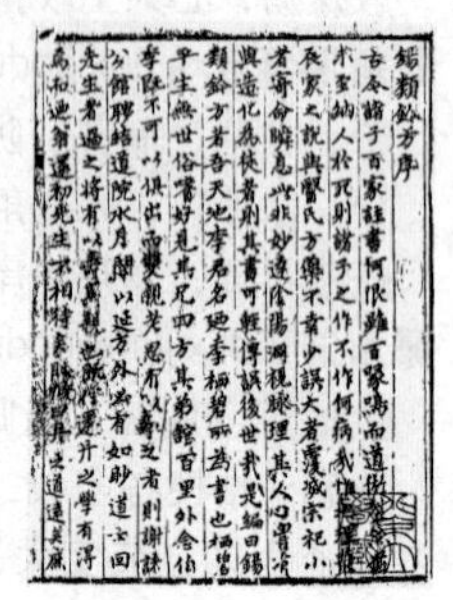

锡类钤方

锡类散xīlèisǎn 《金匮翼》卷五引张瑞符方。原名烂喉痧方。牛黄、人指甲各五厘，冰片三厘，珍珠、象牙屑各三分，青黛六分，壁钱二十枚。为细末，每用少许，吹患处。功能清热解毒，祛腐生肌。治咽喉腐烂，唇舌肿痛；也用于口腔黏膜溃疡、慢性菌痢、慢性结肠炎等病。实验研究：对多种痢疾杆菌有抑制作用；乙状结肠镜表明，可使肠黏膜水肿及充血消失，促使溃疡愈合。本方方名见《温热经纬》卷五。

锡麟宝训xīlínbǎoxùn 儿科著作。见"保赤汇编"条。

锡生藤xīshēngténg 中药材。见《云南思茅中草药选》。又名亚乎奴、金丝荷叶。为防己科植物锡生藤 *Cissampelos pareira* var. *hirsuta*（Buch. ex DC.）Forman 的全草。分布于云南。苦、微甘，温。活血，止血，生肌，止痛。①治跌打损伤肿痛，创伤出血。鲜品捣敷或研粉撒。②用本品提取锡生藤碱制成注射剂，手术时用作肌肉松弛剂。重症肌无力患者忌用。全草含锡生藤碱；茎含海牙亭碱；根含海牙亭碱、海牙亭宁碱、海牙剔定碱、箭毒碱、4″-甲基箭毒碱、粒枝碱等。锡生藤碱和海牙亭碱有横纹肌松弛作用，新斯的明能拮抗此作用。锡生藤碱在组织培养中对人鼻咽癌细胞有抑制作用。此外，锡生藤碱及海牙亭碱对离体蛙心有强心作用，对麻醉兔有降压作用，对离体豚鼠肠管有兴奋作用。释放组胺的作用较等剂量的右旋箭毒碱弱。

锡叶藤xīyèténg 中药材。见广州部队卫生部《常用中草药手册》。又名涩沙藤、涩叶藤、水车藤。为五桠果科植物锡叶藤 *Tetracera asiatica*（Lour.）Hoogland 的根和叶。分布于广东、广西等地。苦、涩，凉。收涩，消肿，止痛。①治肠炎腹泻，久痢，脱肛，子宫下垂，遗精，白带，食积痞胀，肝脾肿大，煎服：15～30g。②治风湿性关节炎，跌打肿痛。以叶煎水洗或捣烂敷。锡叶藤属的多种植物均含异鼠李素、鼠李素、杜鹃黄素、鼠李柠檬素等甲基黄酮醇类。

溪xī 通谿。指较小肌肉的会合处。《素问·气穴论》："肉之小会为溪。"

溪病xībìng 古病名。❶水毒病的通称。《诸病源候论·水毒候》："自三吴已东及南诸山郡山县，有山谷溪源处，有水毒病，春秋辄得……以其病与射工诊候相似，通呼溪病，其实有异。"❷又指无疮的水毒病。《诸病源候论·水毒候》："有疮是射工，无疮是溪病。"详"水毒病"条。

溪毒xīdú 古病名。见《肘后备急方》卷七。即水毒病。详该条。

溪沟草xīgōucǎo 中药材。见《常用中草药彩色图谱》。即溪黄草，详该条。

溪谷xīgǔ ❶指肢体肌肉之间互相接触的缝隙或凹陷部位。大的缝隙处称谷，小的凹陷处称溪。《素问·气穴论》："肉之大会为谷，肉之小会为溪。"❷泛指经络穴位。谷，相当十二经脉循行所过的部位；溪，相当于穴位所在处。《素问·五藏生成》："人有大谷十二分，小溪三百五十四名，少十二俞。"

溪黄草xīhuángcǎo 中药材。见广州部队卫生部《常用中草药手册》。又名熊胆草、溪沟草、四方蒿、香茶菜。为唇形科植物线纹香茶菜 *Rabdosia lophanthoides*（Buch. - Ham. ex D. Don）Hara 及溪黄草 *R. serra*（Maxim.）Hara. 的全草。分布于我国西南、中南地区及浙江、福建等地。苦，寒。清热利湿，凉血散瘀。治急性黄疸型肝炎，急性胆囊炎，痢疾，肠炎，小便癃闭，跌打瘀肿。煎服：15～30g（鲜品60～90g）。本品含β-谷甾醇、胡萝卜甾醇苷、熊果酸、硬脂酸等。预试还含黄酮苷、酚类、氨基酸、有机酸。

溪桃xītáo 中药材。见《闽东本草》。为白鱼尾之别名，详该条。

溪温xīwēn 古病名。见《诸病源候论·水毒候》。又称水毒病。详该条。

溪穴xīxué ❶出《针灸甲乙经》。即归来，见该条。❷出《外台秘要》。即承泣。见该条。

豨桐丸xītóngwán 《济世养生集》卷三方。豨莶草、臭梧桐各等分。为细末，炼蜜为丸，每服二至三钱，日二次。

治风寒湿邪而致的两足酸软，步行艰难，状似瘫痪。

豨莶xīxiān 中药材。出《新修本草》。又名火莶、大接骨、油草子、猪膏莓、黏糊菜、肥猪苗、黏不扎、虾钳草、风湿草、牛人参、四棱麻、大叶草等。为菊科植物豨莶 *Siegesbeckia orientalis* L.、腺梗豨莶 *S. pubescens* Makino 或毛梗豨签 *Siegesbeckia glabrescens* Makino 的干燥地上部分。豨莶主产于秦岭及长江以南各地；腺梗豨莶全国各地均产；毛梗豨莶主产于长江以南及西南各地。辛、苦，寒。入肝、肾经。祛风湿，利关节，解毒。治风湿痹痛，筋骨无力，腰膝酸软，四肢麻痹，半身不遂，风疹湿疮。煎服 9～12g。三种豨莶均含有效成分豨莶苦味苷。腺梗豨莶还含豨莶苦味四醇、左旋 16，17－二羟基－16β－栲利酸、大花沼兰酸、奇任醇等。豨莶还含豨莶醛内酯、豨莶苦味三醇、3,7－二甲基槲皮素等。毛梗豨莶茎中含任奇醇、16－乙酰基任奇醇、异亚丙基任奇醇。水浸剂和烯醇浸剂均有降低麻醉动物血压的作用。本品可降低免疫功能。其成分可抗炎。本品还能抗血栓形成，促进微循环，抗病毒，抗早孕。

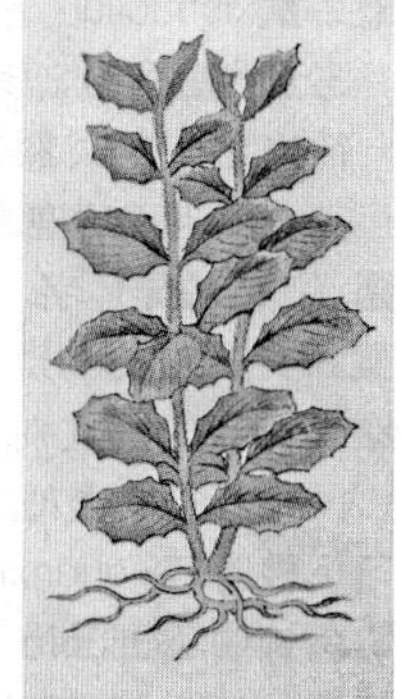

豨莶

豨莶根xīxiāngēn 中药材。出《滇南本草》。为菊科植物豨莶 *Siegesbeckia orientalis* L. 或腺梗豨莶 *S. pubescens* Makino 等的根。①治风湿顽痹，头风，白带。煎服：鲜品 60～90g。②研末，麻油调敷治烧、烫伤。豨莶果；煎服驱蛔虫。

豨莶丸xīxiānwán 《重订严氏济生方》方。又名济生豨莶丸。豨莶草适量。先将豨莶草用酒、蜜水喷洒，九蒸九晒后，为末，炼蜜为丸，梧桐子大，每服一百丸，空腹温酒或米汤送下。治中风，口眼㖞斜，时吐涎沫，语言謇涩，手足缓弱；及风寒湿痹。

蜥蜴xīyì 中药材。出《神农本草经》。为石龙子之别名，详该条。

膝xī 大、小腿交接部分，内有股骨和胫骨连结而成的膝关节，前有膑骨，后有腘窝。腿部主要肌肉的肌腱（"筋"）均会集于膝。《素问・脉要精微论》："膝者，筋之府。"

膝髌xībìn 人体部位名。指髌骨。因位处膝部，故名。俗称膝盖骨。《灵枢・经脉》："胃足阳明之脉……下膝髌中。"

膝顶xīdǐng 即鹤顶。见该条。

膝顶法xīdǐngfǎ 正骨法。适用于肩关节脱臼的整复。《伤科汇纂》卷六："令患人安坐于凳上，医者侧立其旁，一足亦踏于凳上，以膝顶于胁肋之上，两手将患肩之臂膊擒住，往外拉之，以膝往里顶之，骤然用力，一拉一顶，则入臼矣。"

膝盖骨xīgàigǔ 骨名。即髌骨。详该条。

膝盖离位xīgàilíwèi 病名。见《医宗金鉴》卷八十九。即髌骨脱位。详"脚膝出臼"条。

膝盖损断xīgàisǔnduàn 病名。出《证治准绳・疡医》卷六。即髌骨骨折。因跌打磕撞所致。局部肿胀、疼痛、瘀血、膝关节活动受限，断损处压痛，并可触到凹陷及骨声。治宜用手法整复。如膝关节内积血较多者，可穿刺吸去瘀血，后用抱膝固定；初期服七厘散，或复元活血汤，肿痛减轻后改服接骨丸，或正骨紫金丹。断端愈合后，服补筋丸，去抱膝，用损伤洗方外洗，并配合功能锻炼。

膝关xīguān 经穴名，代号 LR7。出《针灸甲乙经》。属足厥阴肝经。位于小腿前内侧，胫骨内踝后下方，腓肠肌内侧头上部，阴陵泉穴后 1 寸处。另说"犊鼻下三寸"（《备急千金要方》）；"犊鼻下一寸二分，向里横开寸半，下直中都，相去五寸"（《针灸集成》）。布有腓肠内侧皮神经分支，深部为胫神经及胫后动脉。主治膝痛，脚气，鹤膝风，咽喉痛等。直刺 0.5～1 寸。艾炷灸 3～5 壮；或艾条灸 5～10 分钟。

膝关节半月板损伤xīguānjiébànyuèbǎnsǔnshāng 病名。即由于膝关节受到外力作用而损伤，导致以膝关节局限性疼痛，部分患者有打软腿或膝关节交锁现象，股四头肌萎缩，膝关节间隙固定的局限性压痛为主要表现的疾病。

膝关节创伤性滑膜炎xīguānjiéchuāngshāngxìnghuámóyán 病名。即膝关节受到外伤、过度劳损、关节内游离体或外科手术等因素刺激后，出现的滑膜非感染性炎症反应。

膝关节副韧带损伤xīguānjiéfùrèndàisǔnshāng 病名。即膝关节过度内翻或外翻时，被牵拉的韧带超出生理负荷而发生撕裂、断裂等损伤，以膝关节肿胀，疼痛，功能障碍，有压痛点等为主要表现的疾病。

膝关节交叉韧带损伤xīguānjiéjiāochārèndàisǔnshāng 病名。即由于膝关节受到外力作用而损伤，导致以膝关节有严重肿胀、疼痛，关节功能障碍，关节松弛，推拉试验（抽屉试验）阳性为主要表现的疾病。

膝关节脱位xīguānjiétuōwèi 病名。即股骨下端两髁关节面与胫骨上端平台发生移位，以膝关节肿胀、积血、疼痛、功能丧失为主要表现的疾病。

膝腘xīguó 膝关节后方的陷窝。《灵枢・骨度》："膝腘以下至跗属，长一尺六寸。"

膝解xījiě 指膝关节。《素问・骨空论》："膝解为骸关。"

膝骱xījiè 解剖部位名。见《伤科补要》卷二。即膝关节。

膝目xīmù 经外奇穴名。出《外台秘要》。所述位置与膝眼同。《针灸经外奇穴图谱》作膝眼之别名，见该条。

膝内xīnèi 经外穴名。代号 EX－LE3，屈膝，在大腿内侧，髌底内侧端 3 寸，即血海上 1 寸。

膝内翻xīnèifān 病名。即双下肢以膝关节为中心向外成角，两膝关节间距明显增宽。双下肢外观呈"O"形的畸形疾病。以两下肢自然伸直或站立时，两足内踝能相碰而两膝不能靠拢为主要表现。

膝旁xīpáng 经外奇穴名。《太平圣惠方》："张文仲传神仙灸法，疗腰重痛，不可转侧，起坐难，及冷痹，脚筋挛急不可屈伸，灸曲两文头，左右脚四处各三壮。"《针灸集成》列作奇穴，名膝旁。位于腘窝横纹之两端，每肢二穴，左右计 4 穴。主治腰痛不能俯仰，脚酸不能久立。直刺 0.5～1 寸。艾炷灸 3～5 壮；或艾条灸 5～10 分钟。

膝痛xītòng 症名。指膝部肌肉、筋脉及骨节间作痛。《张氏医通・膝痛》："膝痛无有不因肝肾虚者，虚则风寒湿气袭之。"治宜补肝益肾，祛邪通络为主。如膝痛在筋，屈不能伸而肿者，多挟风热，宜二妙散加味；兼阴虚则热痛而不肿，宜虎潜丸；湿重流入脚膝，痹弱疼重者，宜千金独活寄生汤；虚寒夹风湿而痛者，宜虎骨四斤丸；肝肾虚热，筋骨痿弱颤掉而痛者，宜鹿茸四斤丸。膝关节肿痛日甚，亦有发展为鹤膝风者。文献又有痛在委中、腨肠者，属足太阳经；痛在外廉者，属足少阳经；痛在内廉者，属足三阴经之说。宜参照经络加用引经药。

膝头骨跌出臼xītóugǔdiēchūjiù 病证名。见《证治准绳・疡医》卷六。即髌骨因跌仆引起脱臼。详"脚膝出臼"条。

膝外xīwài 经外奇穴名。《千金翼方》：“疬疡灸法……五月五日午时，灸膝外屈脚当纹头，随年壮，两处灸，一时下火，不得转动。”近代《针灸经外奇穴图谱》列作奇穴，名膝外。定位在膝横纹外侧端，股二头肌前缘处。灸治疬疡。

膝外翻xīwàifān 病名。又作即双下肢以膝关节为中心向内成角，两踝间距离明显增宽，小腿偏向外侧，整个下肢好像大写的“X”一样的畸形疾病。以两下肢自然伸直或站立时，两膝能相碰，两足内踝分离而不能靠拢为主要表现。

膝下xīxià 经外奇穴名。《千金翼方》：“治转筋胫骨痛，不可忍。灸屈膝下廉横筋上三壮。”近代《针灸经外奇穴图谱》列作奇穴，定位在髌骨尖下缘髌韧带处。

膝眼xīyǎn ❶指髌韧带两侧与股骨和胫骨内、外侧髁所构成的凹陷处。❷经外奇穴名。出《备急千金要方》。别名膝目。位于膝部，当髌韧带两侧与股骨和胫骨内、外侧髁所构成的凹陷处，左右共4穴。有隐神经的髌下支及胫，腓总神经的膝下内、外关节支；并有膝关节动、静脉网分布。主治膝痛，腿脚重痛，脚气以及膝关节及其周围软组织炎，下肢麻痹等。向膝中斜刺0.5~1寸。

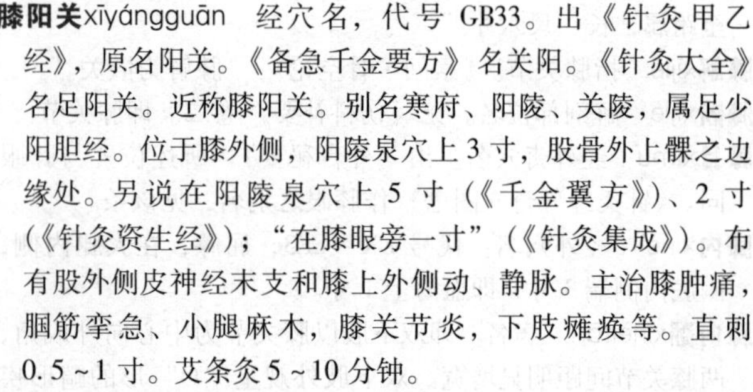

膝眼

膝眼毒xīyǎndú 病名。出《疡科心得集》卷中。即托疽。见该条。

膝眼风xīyǎnfēng 病名。见《外科大成》卷二。即鹤膝风。详该条。

膝阳关xīyángguān 经穴名，代号GB33。出《针灸甲乙经》，原名阳关。《备急千金要方》名关阳。《针灸大全》名足阳关。近称膝阳关。别名寒府、阳陵、关陵，属足少阳胆经。位于膝外侧，阳陵泉穴上3寸，股骨外上髁之边缘处。另说在阳陵泉穴上5寸（《千金翼方》）、2寸（《针灸资生经》）；“在膝眼旁一寸”（《针灸集成》）。布有股外侧皮神经末支和膝上外侧动、静脉。主治膝肿痛，腘筋挛急、小腿麻木，膝关节炎，下肢瘫痪等。直刺0.5~1寸。艾条灸5~10分钟。

膝疡xīyáng 病名。见《中国外科学大纲》卷下。即鹤膝风。详该条。

膝痈xīyōng 病名。指生于膝部的痈。《外科启玄》卷五：“膝外有痈，是足少阳经毒，多气少血；膝内有痈，是足太阴经，多气少血。此膝间乃枢纽骨节行动之处，宜仔细治之，不然令人废矣。”证治见“外痈”条。

膝游风xīyóufēng 病名。见《证治准绳·疡医》卷四。即鹤膝风。详该条。

膝中xīzhōng 膝盖骨外侧中点。《灵枢·骨度》：“髀枢以下至膝中，长一尺九寸。”张景岳注：“膝中，言膝外侧骨缝之次。”

蟋蟀xīshuài 中药材。出《本草纲目》。又名将军、蛐蛐。为蟋蟀科昆虫中华蟋蟀 *Gryllulus chinensis* Weber 等的全虫。主产于江苏、上海、浙江、河北等地。辛、咸，温，有小毒。入膀胱、大肠、小肠经。利尿，祛瘀。治尿闭，水肿，臌胀，遗尿，阳痿。内服：煎汤，2~6只；或焙焦研粉吞服，每次1~2只。孕妇忌服。本品含脂肪酸4.816%。本品具有显著的解热作用、兴奋膀胱括约肌和缓解输尿管痉挛的作用。

蟋蟀草xīshuàicǎo 中药材。见《嘉兴府志》。为牛筋草之别名，详该条。

蟋蟀癞xīshuàilài 病证名。出《诸病源候论》卷二。由疠风毒邪内盛所致。其症形如蟋蟀在人体内钻啮百节，诸窍皆欲出血，日久额烂鼻朽，口唇毁裂，牙齿脱落，瘫痪难动。相当于瘤型麻风晚期。

豀xī 溪的异体字。参见“溪谷”条。

醯xī 中药材。出《名医别录》。为醋之别名，详该条。

鼷穴xīxué 经穴别名。出《针灸甲乙经》。《针灸逢源》作鼠穴。即承泣穴，见该条。

习惯性流产xíguànxìngliúchǎn 病名。即滑胎。详该条。

习医钤法xíyīqiánfǎ 见“陆氏三世医验”条。

席疮xíchuāng 病名。见《疡医大全》卷三十五。又名印疮、褥疮。指久着席褥，受压部位出现的溃疡。由久病气血亏损，气不能运血以营养肌肤，加之局部受压摩擦染毒而成。初起患处呈现紫癍，继而皮肤破损，逐渐坏死溃烂，腐肉脱落，形成溃疡，较难愈合。内治宜调补气血。外治，重在预防，包括清洁受压部位，勤换体位，保持局部干燥或用酒精按摩之；患部衬以软垫等。若溃烂后应去腐生肌，外敷五五丹，继用生肌玉红膏等。余参见“溃疡”条。

席延赏xíyánshǎng 宋代医生。撰《黄帝针经音义》1卷，佚。

席珍子xízhēnzǐ 见“王锡鑫”条。

洗xǐ 中药炮制法之一。用水洗去药物表面附着的泥沙或其他杂质。

洗草xǐcǎo 中药材。见《贵州民间方药集》。为狗尾草之别名，详该条。

洗刀散xǐdāosǎn 《证治准绳·类方》第七册方。防风、连翘、羌活、独活、草决明、蔓荆子、木贼、玄参各一两，当归、荆芥、滑石、薄荷、麻黄、白术、赤芍药、大黄各五钱，黄芩、川芎、桔梗、栀子、石膏、芒硝、蝉蜕、菊花、蒺藜各四钱，甘草、细辛各二钱。为粗末，加生姜，水煎食后服。功能祛风明目，清热降火。治风热弦烂，眼目赤肿，内外障翳，羞明怕日，倒睫出泪，两睑赤烂，红筋瘀血。

洗耳疗法xǐ'ěrliáofǎ 外治法。将具有清热泻火、消肿解毒作用的药物制成药液，用来清洗耳部患处，或以细棉签蘸药液清洁外耳道、耳郭等处的治疗方法。

洗发菊花散xǐfàjúhuāsǎn 《御药院方》卷八方。甘菊花二两，蔓荆子、干柏叶、川芎、桑根白皮（去粗皮）、白芷、细辛、旱莲草各一两。浆水煎，去滓，洗发。治头发干燥，脱落。

洗肺散xǐfèisǎn 《杂病源流犀烛·脏腑门》卷一方。半夏三钱，黄芩、天冬、麦冬各二钱，五味子、杏仁各一钱，甘草五分，生姜五片。水煎服。治因伤于暑热而致的热嗽，症见口燥，声嘶，烦热引饮，或吐涎沫，甚至咯血，脉数者。

洗肝明目散xǐgānmíngmùsǎn ❶《增补万病回春》卷五方。当归尾、川芎、赤芍药、生地黄、黄连、黄芩、栀子、石膏、连翘、防风、荆芥、薄荷、羌活、蔓荆子、菊花、白蒺藜、草决明、桔梗、甘草各等分。为粗末，水煎，食后服。功能清热疏风，养血明目。治风热犯目，赤肿疼痛。❷《证治准绳·幼科》集六方。当归、川芎、防风、栀子、龙胆草、柴胡、木贼、羌活、密蒙花各等分。为末，每服一钱，淡砂糖水调下。功能清热疏风，养血明目。治肝热，小儿痘疮入眼。

洗肝散xǐgānsǎn ❶《太平惠民和剂局方》卷七方。大黄、栀子、防风、薄荷、川芎、当归、羌活、甘草各一两。为末，每服二至三钱，食后热水调下。功能清热疏风，养血明目。治天行赤眼，暴发赤肿，时常眼痛。❷《证治准绳·类方》第七册方。川芎、当归尾、赤芍药、防风、生地黄、白蒺藜、木贼、蝉蜕、羌活、薄荷、苏木、菊花、红花各五钱，甘草三钱。为粗末，每服三钱，加松丝十根，水煎服。功能疏风清热，养血活血。治花翳。❸《审视瑶函》卷六方。当归尾（酒洗）、川芎、薄荷、生地黄、羌活、炒栀子仁、煨大黄、龙胆草、防风各等分，甘草量减半。为细末，每服三钱，白开水送下。功能泻火清热，养血疏风。治夏季风毒上攻，暴作目肿，痛涩难开，眵泪不绝。❹《医宗金鉴·眼科心法要诀》卷七十七方。车前子、黄芩、玄参各一钱，柴胡一钱五分，细辛五分，茺蔚子二钱。为粗末，加黑豆二十一粒，水煎，去黑豆，空腹服。治雀目内障。

洗井灶xǐjǐngzào 小儿推拿方法名。出《小儿推拿秘诀》。用拇指蘸葱姜汤擦洗小儿鼻孔及其周围。用治感冒发热，鼻流清涕，急慢惊风等症。《小儿推拿秘诀·汗法》：“医者用右手大拇指面蘸葱姜汤，于病者两鼻孔着实擦洗数十。随用两大指再蘸汤，擦鼻两旁数十下。随再由鼻梁、山根、推上印堂数十下。”

洗面玉容方xǐmiànyùróngfāng 《仙拈集》卷二方。甘松、山柰、香薷、白芷、白及、白蔹、藁本、白僵蚕、白附子、天花粉、零陵香、绿豆粉、肥皂（煨）各等分。各研细末，混匀，密贮，每晨取少许洗面。治面斑。

洗漂xǐpiǎo 中药炮制中的净制法。用水浸渍药材，漂去杂质、腥味、盐分及毒性等的方法。

洗润xǐrùn 中药炮制中的净制法。将药材投入清水中，快速洗涤，除去杂物、脏物后迅即捞出令其湿润软化的方法。

洗三xǐsān 见陈治道《保产万全书》。儿生三日后，古人用艾叶加少量防风水煎洗浴儿体，以预防各种皮肤病。《产孕集》卷下：“儿生三日，浴之，俗谓之洗三。”

洗手果xǐshǒuguǒ 中药材。见《广西中兽医药用植物》。为无患子之别名，详该条。

洗手叶xǐshǒuyè 中药材。见《陕西中草药》。为山胡椒叶之别名，详该条。

洗心散xǐxīnsǎn ❶《太平惠民和剂局方》卷六方。白术一两半，麻黄（和节）、当归、荆芥穗、芍药、甘草、煨大黄各六两。为细末，每服二钱，加生姜、薄荷，水煎服；若小儿麸痘疮疹欲发，先狂语多渴，及惊风积热，临卧服一钱；大人五脏壅实，欲要溏转，加至四五钱，乘热服。功能疏散风热，通便泻下。治风壅壮热，头目昏痛，肩背拘急，肢节烦疼，口苦唇焦，咽喉肿痛，痰涎壅滞，涕唾稠黏，心神烦热，溲赤便秘。❷《银海精微》卷下方。①大黄、赤芍药、荆芥、黄连、当归、连翘、薄荷、甘草。水煎服。功能疏风清热。治目痛而体热者。②炒大黄、黄芩、栀子、甘草、黄柏、木通、菊花、赤芍药、防风、荆芥。水煎服。功能疏风清热。治眼目肿痛难开涩目。❸《审视瑶函》卷四方。大黄、赤芍药、桔梗、玄参、黄连、荆芥穗、知母、防风、黄芩、当归尾各等分。为细末，每服三钱，食后茶水调下。治火疳，症见气轮上初生一粟疮瘤子，小而圆，或带横长而圆，状如豆，次后渐大，多有疼痛。

洗心汤xǐxīntāng ❶《审视瑶函》卷五方。黄连、生地黄各一钱半，木通、炒栀子各一钱，甘草三分，当归尾、菊花各一钱二分。为粗末，水煎服。功能疏风明目，养阴清热。治心经积热，目眦赤涩。❷《辨证录》卷四方。人参、茯神、生酸枣仁各一两，半夏五钱，陈皮、神曲各三钱，甘草、附子、菖蒲各一钱。水煎，灌服。功能开窍化痰，养心安神。治呆病，终日不言不语，不饮不食，忽笑忽哭，不知善恶。

洗眼法xǐyǎnfǎ 中医眼科外治方法。见《外台秘要》卷二十一。以清水、淡盐水或药物煎水，洗涤眼部。适用于外障眼疾刺痒多痂、眵泪胶黏等症。

洗眼方xǐyǎnfāng 《证治准绳·类方》第七册方。①秦艽、杏仁、黄连、甘草、防风、当归尾各等分，滑石少许。为末，水煎，温洗患眼。功能止疼去风。治两眼昏蒙疼痛。②铜绿八两，炉甘石一斤，黄连、黄芩、黄柏各等分。先将前二味碾细末，后三味浓煎，调药末为丸，临睡时用冷水浸开洗眼。治症同上。

洗眼青皮汤xǐyǎnqīngpítāng 《证治准绳·类方》第七册方。青皮、桑白皮、葳蕤各一两，大黄、玄参、栀子、青盐（后入）各五钱，竹叶一握。水煎去滓，微热淋洗患眼。治眼白睛肿起，赤碜痛痒。

洗眼汤xǐyǎntāng ❶《备急千金要方》卷六方。秦皮、黄柏、决明子、黄连、黄芩、蕤仁各三钱，栀子七枚，大枣五枚。为粗末，水煎，去滓澄清，仰卧洗目，每日一二次。功能清热解毒，泻肝明目。治肝经实热上冲，眼赤热痛，羞明眵多，目生障翳，舌质红，脉弦数者。❷《杂病源流犀烛·内伤外感门》卷二十二方。菊花、玉竹各一钱，大黄、栀子、细辛、竹叶、苏叶各五分，甘草、青盐各三分。水煎，乘热洗眼。治暴病风火目疾。若有目障加蝉蜕。

洗眼紫金膏xǐyǎnzǐjīngāo 《太平惠民和剂局方》卷七方。朱砂、乳香、硼砂、赤芍药、当归各一分，雄黄二钱，麝香半钱，黄连五钱。为细末，炼蜜为丸，皂角子大，每次一丸，开水泡开洗眼，药冷闭目少时，候四至五小时，煨热洗如前，一贴可洗三至五次。治翳膜遮障，攀睛胬肉，昏暗泪多，瞻视不明，或风气攻注，睑生风粟，或连眶赤烂，怕日羞明，隐涩难开。

洗冤集录xǐyuānjílù 法医著作。简称《洗冤录》又称《宋提刑洗冤集录》。宋代宋慈撰。刊于1247年。原书10余卷。明代以后只有4卷本流传，并有不少的注释本和增补本。作者在继承前代我国法医学著作的基础上，比较系统地反映和总结了法医学检验、鉴别中毒、急救措施以及在法医领域内有关解剖、生理、病理、正骨及外科手术方面的成就。这些检验方法都是广大人民群众实践经验的总结，其中有关法医检验等论述，颇多符合近代科学原理。本书在国际上也有较大的影响，先后译有多种外文本。

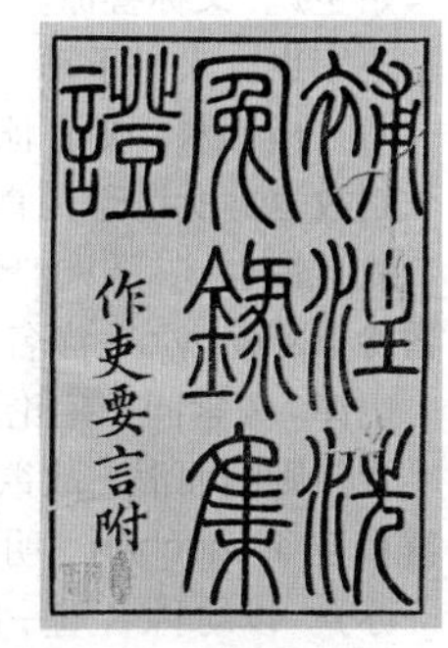

洗冤集录

洗冤录xǐyuānlù 法医著作。见“洗冤集录”条。

洗冤录辨正xǐyuānlùbiànzhèng 法医著作。清代瞿中溶撰于1827年。1卷。作者鉴于《洗冤集录》一书屡为后人集注或改动，内容已与原著有所出入，遂以其所藏之元刻本为依据，与其他版本相互参校而成此书。书中强调早期检验的重要性，谓："检验伤痕，经久必渐淡，复检时或在隐约之间，则有无便易于朦溷。"现有光绪及宣统年间刻本，并收于《增补本补注洗冤录集证》中。

洗冤录详义xǐyuānlùxiángyì 法医著作。清代许摫。4卷。本书为《洗冤集录》的一种增注本，除校录该书原文外，每段均加眉注小标题，另有评论、释义，使读者易于理解。作者本人通过多年的验尸实践，根据尸骨实物重新绘制了比较确切的全身骨骼解剖图，并附说明，为本书的特点。

洗痔膏xǐzhìgāo 《疡医大全》卷二十三方。槐花、明矾（或胆矾）各一斤。水煎槐花取浓汁滤清，复入锅内，人矾熬至极稠，每用少许，开水化开洗患处。治痔疮肿痛。

洗痔黄硝汤xǐzhìhuángxiāotāng 《疡医大全》卷二十三方。大黄二两，朴硝（后下）一两。水煎，倾桶内，先熏后洗。治痔疮肿痛。

徙薪饮xǐxīnyǐn 《景岳全书·新方八阵》卷五十一方。陈皮八分，黄芩二钱，麦冬、芍药、黄柏、茯苓、牡丹皮各一钱半。水煎，食远服。功能清热养阴。治内热渐觉而未甚者。如多郁气逆伤肝，胁肋疼痛或致动血者，加青皮、栀子。

喜xǐ 七情之一。属正常的情志活动。《素问·阴阳应象大论》："心在志为喜。"《素问·举痛论》："喜则气缓。"但暴喜无度，则可成为致病因素。《灵枢·本神》："喜怒无极则伤魄，魄伤则狂，狂者意不存。"《素问·阴阳应象大论》："暴喜伤阳，暴怒伤阴。"

喜按xǐ'àn 症名。腹痛部位因按压而缓减。属里虚证。《景岳全书·杂证谟》："痛有虚实……辨之之法，但当察其可按者为虚，拒按者为实。"

喜悲xǐbēi 症名。又称善悲、悲。《灵枢·五邪》："邪在心，则病心痛，喜悲，时眩仆。"指总是感到悲伤的精神症状。详"善悲"条。

喜膈xǐgé 病证名。五膈之一。《三因极一病证方论》卷八："五心烦热，口舌生疮，四肢倦重，身常发热，胸痹引背，不能多食，名曰喜膈。"参见"五膈"条。

喜惊xǐjīng 病证名。指容易惊吓的病证。出《灵枢·百病始生》。又称善惊。《素问玄机原病式》："惊，心卒动而不宁也。火主于动，故心火热甚也，虽尔止为热极于里，乃火极似水，则喜惊也。反兼肾水之恐者，亢则害，承乃制故也。所谓恐则喜惊者，恐则伤肾而水衰，心火自甚，故喜惊也。"详见"惊""善惊"条。

喜冷饮xǐlěngyǐn 症名。喜饮凉的饮料。属里热证。宜清热生津。《素问·疟论》："阳盛则外热，阴虚则内热，外内皆热则喘而渴，故欲冷饮也。"

喜良臣xǐliángchén 明代医生。字养心。侨居金坛（今属江苏）。以幼科名重一时。卒年八十余。子喜颖世其术，诊候诸证，知疾愈期与传经变候。

喜梦xǐmèng 病证名。出《灵枢·淫邪发梦》。指睡眠多梦为主症的病证。多因心气虚衰，神不守舍；或脏腑阴阳不和，影响心神所致。治宜养心安神为主。《杂病源流犀烛·不寐多寐源流》："夫梦者，亦神不安之一验耳。凡人形接则为事，神遇则为梦。神役乎物，则魂魄因而不安。魂魄不安，则飞扬妄行，合目而多梦，又况七情扰之，六淫感之，心气一虚，随感而应。谚云'日之所接，夜之所梦'，洵有然也。宜别离散、益气安神汤。"亦有血瘀所致者。《医林改错·血府逐瘀汤所治症目》："夜睡梦多，是血瘀，此方一二付愈。"参见"不寐"条。

喜怒xǐnù ❶症名。指容易发怒。出《灵枢·杂病》。即善怒，详该条。❷喜与怒的合称。《灵枢·百病始生》："喜怒不节则伤藏。"

喜怒伤气xǐnùshāngqì 泛指喜怒等各种情志太过使体内气机逆乱的病理变化。

喜气xǐqì 七气之一。《诸病源候论·七气候》："喜气，即不可疾行，不能久立。"参见"七气""九气"条。

喜饶仁钦xǐráorénqīn 明初藏医学家。西藏达仓人。精通梵、藏文。亦精佛教哲学。著有《医疗发展史》《医学通义》等。其著述对藏医界颇有影响。尤对脑、肠的生理功能论述颇深。如曰脑："五官六神依其明……故称其为脑。"曰肠："六味饮食分清糜……故称其为肠。"

喜热饮xǐrèyǐn 症名。喜饮热的汤水。属里寒证。宜温中散寒。也见于湿盛或痰湿阻滞的病证，宜燥湿理气或兼化痰。

喜伤xǐshāng 病证名。指喜乐过度所致的疾病。《医醇賸义·喜伤》："过喜，则心气大开，阳浮于外，经脉弛纵，建极汤主之。"参见"喜笑不休"条。

喜伤心xǐshāngxīn 病机。出《素问·阴阳应象大论》。喜乐过极则损伤心神。前人认为心藏神，正常的喜乐，使精神愉快、心气舒畅。若狂喜极乐，会使心气弛缓，精神涣散，而产生喜笑不休、心悸、失眠等症。《灵枢·本神》："喜乐者，神惮散而不藏。"

喜食异物xǐshíyìwù 症名。指嗜食生米、泥土、纸张、煤炭、墙皮等各种非食品之异物的表现。

喜树xǐshù 中药材。出《浙江民间常用草药》。又名千张树、水桐树。为珙桐科植物旱莲木 *Camptotheca acuminata* Decne. 的果实或根皮。分布于长江流域及南方各地。苦、寒，有毒。抗癌，清热，破血，杀虫。①治胃癌、结肠癌、直肠癌、肝癌、膀胱癌，慢性粒细胞性白血病，急性淋巴细胞白血病。煎服：根皮9～15g；果实3～9g。临床上多提取喜树碱制成注射液用，用量每日10～20mg。②治银屑病。以20%喜树果软膏涂敷，每日一次。亦可与喜树果注射剂肌内注射结合使用。本品毒性较大，可出现恶心、呕吐、消化道出血、腹泻、膀胱炎、白细胞减少、血尿、脱发等毒性反应。根含喜树碱、喜树次碱、β-谷甾醇，3，3′，4-三甲基并没食子酸。果实含喜树碱、羟基喜树碱、喜树次碱、去氧喜树碱、白桦脂酸、喜果苷、丁香酸和八个并食子酸衍生物。喜树碱有抗癌作用，对动物的L615白血病、肉瘤S-180、艾氏腹水癌以及大鼠瓦克氏癌、吉田肉瘤等有效，羟基喜树碱有相似效果而效力高，临床上用于胃癌、肠癌、直肠癌、食道癌、气管癌、骨髓性白血病等。作用原理可能是抑制有丝分裂及核酸代谢。对狗能引起消化道反应及出血、白细胞下降；对肝、肾及心肌均有毒性；静脉注射可出现静脉炎；对大鼠有抗早孕作用。

喜树皮xǐshùpí 中药材。见《浙江民间常用草药》。为珙科植物旱莲木 *Camptotheca acuminata* Decne. 的树皮。苦，寒，有毒。治牛皮癣。煎服：15～30g。外用：制成油膏外搽；或加水浓煎后外洗。忌用铁器煎煮、调制。本品含喜树碱等。

喜树叶xǐshùyè 中药材。见江西药科学校《中草药学》。为珙科植物旱莲木 *Camptotheca acuminata* Decne. 的叶。微苦、甘、辛，寒，有小毒。捣敷治疮疖痈肿。本品含喜树碱等生物碱。

喜忘xǐwàng 症名。《济生方》卷四："健忘者，常常喜忘是也。"即健忘，详该条。

喜笑不休xǐxiàobùxiū 病证名。指喜笑不能自制为主症的病证。出《灵枢·经脉》。又称多喜。简称喜。多因心火偏亢，痰热壅盛所致。治宜逐痰降火，定志安神。可用烧盐煎汤或二陈汤探吐，并服黄连解毒汤、定志丸等方。亦有因肾亏肝旺而致。《张氏医通》卷十一："若肾水亏涸，不胜心火，而喜笑不休，寻作不安之态者，六味地黄丸。肝木过盛，上夹心火，而喜笑不休者，柴胡清肝散。余兼别证，各从其类而添之。"参见"喜伤"条。

喜则气缓xǐzéqìhuǎn 病机。气缓，心气舒缓或和达之意。喜能使人精神兴奋，心情和达，气机通利。但狂喜暴乐，反会令人精神涣散，心气弛缓，出现心悸、失眠，甚至精神失常等症状。《素问·举痛论》："喜则气缓……喜则气和志达，荣卫通利，故气缓矣。"

喜中xǐzhòng 病证名。类中风病证之一。喜则气缓。因暴喜伤阳，心神涣散，而引起的类中风证。

葈耳xǐ' ěr 中药材。出《楚辞·王逸注》。为苍耳之别名，详该条。

葈耳实xǐ' ěrshí 中药材。出《神农本草经》。为苍耳子之别名，详该条。

戏铁石xìtiěshí 中药材。见《中药志》。为磁石之别名，详该条。

系络xìluò 指从十五络脉分出的细小络脉。翟良《经络汇编》："十二经出十五络，十五络生一百八十系络，系络生一百八十缠络，缠络生三万四千孙络。"

细独脚金xìdújiǎojīn 中药材。见《广西本草选编》。为独脚柑之别名，详该条。

细独脚马骝xìdújiǎomǎliú 中药材。见《南宁市药物志》。为独脚柑之别名，详该条。

细黑豆xìhēidòu 中药材。见《本经逢原》。为野料豆之别名，详该条。

细理xìlǐ 皮肤纹理细致。《灵枢·卫气失常》："脂者，其肉坚，细理者热，粗理者寒。"

细连翘xìliánqiào 中药材。见《湖南药物志》。为芒种花之别名，详该条。

细脉xìmài 脉象。脉细直而软，状如丝线，稍显于微脉。主气血两虚，诸虚劳损。《素问·脉要精微论》："细则气少。"

细米草xìmǐcǎo 中药材。见《中国药用植物志》。为半边莲之别名，详该条。

细水麻叶xìshuǐmáyè 中药材。见《湖南药物志》。为赤车使者之别名，详该条。

细辛xìxīn 中药材。出《神农本草经》。又名小辛、少辛、独叶草、金盆草。为马兜铃科植物北细辛 *Asarum heterotropoides* Fr. Schmidt. var. *mandshuricum* (Maxim.) Kitag. 或华细辛 *Asarum. sieboldii* Miq. 汉城细辛 *Asarum. sieboldii* Miq. var. *seoulense* Nakai 的干燥根和茎。主产于山东及陕西等地。辛，温，有毒。归心肺、肾经。解表散寒，祛风止痛，通窍，温肺化饮。用于风寒感冒，头痛，牙痛，鼻塞流涕，鼻鼽，鼻渊，风湿痹痛，痰饮喘咳，煎服 1～3g。煎水含漱治齿痛；研末醋调敷脐部，治口疮糜烂。血虚头痛、肺热咳喘、阴虚干咳等忌服。反藜芦。汉城细辛全草含挥发油，主要成分有：甲基丁香油酚、黄樟醚、细辛醚等。辽细辛挥发油有蒎烯、樟烯、细辛醚等。根含左旋细辛脂素、卡枯醇等。华细辛挥发油含 α－侧柏烯、月桂烯、α－松油醇等。辽细辛还另含消旋去甲基乌药碱。挥发油对兔有解热、镇痛作用，并可使人舌的黏膜麻醉，对豚鼠有局麻作用。醇浸液在体外对金黄色葡萄球菌，枯草、痢疾及伤寒杆菌有抑制作用。细辛醇提物对心血管系统有兴奋肾上腺素能β－受体的广泛作用。挥发油可降压，并拮抗家兔心肌急性缺血。甲基丁香油酚对动物静脉注射有麻醉作用，能直接松弛气管平滑肌，能镇咳。细辛还有抗炎、抗过敏作用。细辛油有免疫抑制作用。细辛中含抗癌活性成分。挥发油可使动物先兴奋，而后抑制，最后呼吸麻痹而死。

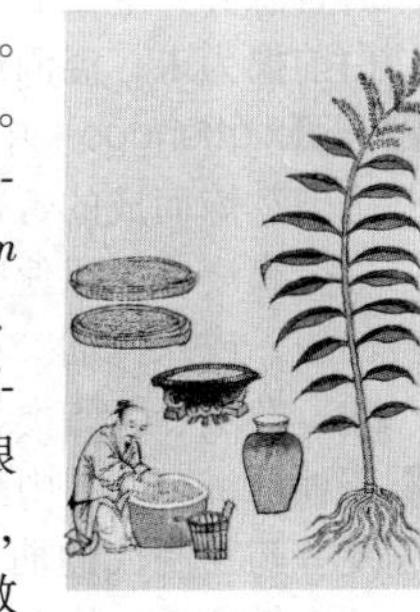
细辛

细辛大黄丸xìxīndàhuángwán 《痧胀玉衡》卷下方。又名十五号明夷方。细辛、大黄、枳实、厚朴、麻仁、青皮、桃仁（去皮尖）各等分。为细末，水泛为丸，每服一至三钱，淡姜汤稍冷送下。治痧，大便干结，气血不通，烦闷壅盛而昏沉者。

细辛膏xìxīngāo ❶《备急千金要方》卷六方。细辛、川椒、干姜、川芎、吴茱萸、附子（去皮脐）各三分，皂角半两，桂心一两，猪脂六两。煎猪脂成油，先以苦酒浸诸药一夜，取药入油，煎至附子色黄为止，以绵裹塞鼻中。治鼻塞，脑冷，清涕出不已。❷《太平圣惠方》卷八十九方。细辛、黄芩、防风、大黄（微炒）各一分，川椒（去目）、蜡各半两。为细末，用清麻油三合煎至紫色，滤过下蜡，为膏，每服用大豆大，点于耳中，日三次。治小儿风热入脑，或因水入而致的耳聋。本方方各见《三因极一病证方论》卷十六。

细辛幌子xìxīnhuǎng · zi 中药材。见《东北药用植物志》。为鲜黄连之别名，详该条。

细辛散xìxīnsǎn ❶《备急千金要方》卷十三方。细辛、桂心、茯苓、甘草各二两，枳实、生姜、白术、栝蒌仁、干地黄各三两。为末，每服一方寸匕，酒送下，日三次。治胸痹连背痛，短气。❷《兰室秘藏·头痛门》方。细辛、铅粉各二分，生黄芩、芍药各五分，酒黄连、川芎各七分，炒黄芩、酒黄芩各一钱，炙甘草一钱五分，柴胡二钱。为粗末，每服三钱，水煎，食后服。治偏正头痛。❸《兰室秘藏·口齿咽喉门》方。柴胡、防风、升麻、白芷各二分，桂枝二分半，麻黄、藁本、苍术各三分，当归身四分，草豆蔻五分，羊胫骨灰、羌活各一钱五分，细辛少许。为细末，先漱口再擦患处。治寒邪风邪犯脑，牙齿痛。

细辛汤xìxīntāng ❶《银海精微》卷上方。细辛、防风、茺蔚子、知母、大黄、桔梗、羚羊角、玄参。为粗末，每服四钱，水煎，食后服。治眉毛倒睫，症见眼胞作肿，泪出痛痒，羞明怕日，赤涩难开，肉刺睛珠，渐生翳膜。❷《审视瑶函》卷三方。细辛、陈皮、川芎、制半夏、独活、茯苓、白芷、炙甘草各等分。为粗末，加生姜三片，水煎，食后服。治少阴经头风头痛，四肢厥逆，但欲寐者。

细辛丸xìxīnwán 《秘传眼科龙木论》卷五方。细辛二两，五味子、熟地黄、生地黄各一两半，人参、茯苓、地骨皮、山药、防风各一两。为末，炼蜜为丸，梧桐子大，每服二十丸，空腹盐汤送下，日二次。治中风泪出外障。

细须草xìxūcǎo　中药材。见《安徽中草药》。为百蕊草之别名，详该条。

细叶飞扬草xìyèfēiyángcǎo　中药材。见《广东中草药》。即小飞扬草，详该条。

细叶凤凰尾xìyèfènghuángwěi　中药材。见《浙江民间常用草药》。为大叶金花草之别名，详该条。

细叶金鸡尾xìyèjīnjīwěi　中药材。见《湖南药物志》。为兖州卷柏之别名，详该条。

细叶龙鳞草xìyèlónglíncǎo　中药材。见《广东中草药》。为鸡骨草之别名，详该条。

细叶沙参xìyèshāshēn　中药材。见《质问本草》。为蓝花参之别名，详该条。

细叶亚婆草xìyèyàpócǎo　中药材。见《广东中草药》。为鲫鱼胆草之别名，详该条。

细叶莠竹xìyèyǒuzhú　中药材。见《广州植物志》。为荩草之别名，详该条。

郄门xìmén　经穴名。代号PC4。出《针灸甲乙经》。属手厥阴心包经。手厥阴之郄穴。位于前臂掌侧，腕横纹上5寸，当掌长肌腱与桡侧腕屈肌腱之间。布有前臂内侧皮神经，深层为正中神经，前臂掌侧骨间神经；并有前臂正中动、静脉，深层为前臂掌侧骨间动、静脉通过。主治心痛，心悸，呕血，衄血，胸胁痛，前臂痛，疔疮等。直刺0.5～1寸。艾炷灸3～5壮；或艾条灸5～10分钟。

郄穴xìxué　经穴分类名。见《针灸甲乙经》。郄，是间隙的意思，经脉之气深聚之处的穴位称郄穴。十二经及阴跷、阳跷、阴维、阳维各有郄穴一个（见表），大多分布于四肢肘膝以下，临床多用于治疗急性病证。如胃痛取梁丘，吐血取孔最等。

郄穴表

手三阴	手太阴—孔最	手三阳	手阳明—温溜
	手厥阴—郄门		手少阳—会宗
	手少阴—阴郄		手太阳—养老
足三阴	足太阴—地机	足三阳	足阳明—梁丘
	足厥阴—中都		足少阳—外丘
	足少阴—水泉		足太阳—金门
跷脉	阴跷脉—交信	维脉	阴维脉—筑宾
	阳跷脉—跗阳		阳维脉—阳交

郄中xìzhōng　经穴别名。《素问·刺腰痛》："足太阳脉令人腰痛……刺其郄中。"王冰注："郄中，委中也。"

郤暑调元法xìshǔtiáoyuánfǎ　《时病论》卷四方。又名雷氏却暑调元法。煅石膏四钱，滑石、茯苓各三钱，制半夏一钱，东洋参、麦冬各二钱，粉甘草六分，粳米一撮。水煎服。治暑热极盛，元气受伤。

xia

呷蛇龟xiāshéguī　中药材。出《新修本草》。即夹蛇龟。详该条。

虾蚶菜xiāhāncài　中药材。见《广州常见经济植物》。为节节花之别名。详该条。

虾钳草xiāqiáncǎo　中药材。❶见清代赵其光《本草求原》。为枫香寄生之别名。❷见萧步丹《岭南采药录》。为金盏银盘之别名。❸见《广西中药志》。为豨莶之别名。各详该条。

虾参xiāshēn　中药材。见《山东中药》。为拳参之别名。详该条。

虾眼xiāyǎn　病名。即瘰疽。见该条。

虾游脉xiāyóumài　七怪脉之一。脉跳时隐隐约约，去时一跃而消逝，如虾游之状。

瞎蠓xiāměng　中药材。见《中药志》。为虻虫之别名，详该条。

瞎乳xiārǔ　病名。见《中国医学大辞典》。即乳头内陷。可于妊娠期防治，坚持乳头按摩、牵引，或用水煮竹管拔吸患侧乳头，其乳头即可逐渐外突。同时可用炙黄芪、干葛、当归、升麻、黄柏、连翘各二钱、牛蒡子、甘草各一钱、上肉桂五分、酒半盅共煎，食后服。

瞎眼xiāyǎn　病证名。见《银海精微》。目盲之俗称。详该条。

瞎子xiā · zi　见清代黄庭镜《目经大成》卷三。为盲人之俗称。

侠白xiábái　经穴名。代号LU4。出《针灸甲乙经》。属手太阴肺经。位于上臂前外侧，平腋前纹头下4寸，当肱二头肌外侧沟处；或于尺泽穴上5寸取穴。布有臂外侧皮神经，肌皮神经和头静脉，肱动、静脉肌支。主治咳嗽，气喘，心痛，胸满，上臂前外侧痛等。直刺0.5～1寸。艾炷灸3～5壮；或艾条灸5～10分钟。

侠荣疽xiáróngjū　病名。生于胁部的疽。出《诸病源候论》卷三十二。证治参见"胁疽"条。

侠溪xiáxī　经穴名。代号GB43。出《灵枢·本输》。属足少阳胆经。荥（水）穴。位于足背部，第四、五趾缝间，趾蹼缘上方赤白肉际。布有趾背神经和趾背动、静脉。主治胁肋痛，寒热，头痛，目眩，耳鸣，耳聋，目外眦痛，颊颔肿，足背肿痛，足趾痉挛；以及高血压，乳腺炎等。斜刺0.3～0.5寸。艾炷灸3壮；或艾条灸5～10分钟。

狭叶蓟xiáyèjì　中药材。见《湖南药物志》。为苦之别名，详该条。

狭叶醉鱼草xiáyèzuìyúcǎo　中药材。见《广西本草选编》。为白鱼尾之别名，详该条。

狭窄性腱鞘炎xiázhǎixìngjiànqiàoyán　病名。即由于外伤或肌腱的反复摩擦，致腱鞘内层渗出、增生、严重者纤维粘连，甚至形成纤维软骨，变成一个带状狭窄的纤维软骨环，影响肌腱的正常活动，甚者肌腱不能在狭窄的腱鞘内滑动的疾病。

暇呷咳嗽xiágāké · sou　古病名。指咳嗽时喉中作声。《肘后备急方》卷三："久患暇呷咳嗽，喉中作声不得眠，取白前捣为末，温酒调二钱匕服。"参见"呷嗽"条。

霞天膏xiátiāngāo　中药材。出明代韩懋《药性裁成》。为黄牛肉熬炼而成的膏剂。甘，温。补气益血，健脾安中。治虚劳羸瘦，中风偏废，脾虚痞积。内服：9～15g；溶化后冲服，或入丸剂。本品主含蛋白质及其水解产物，并含肌酸、黄嘌呤、脂类、糖原、维生素、无机盐等。

霞天曲xiátiānqū　中药材。见《本草备要》。为霞天膏和半夏等药物制成的曲剂。甘、微苦，温。健脾胃，消饮癖。治中气虚馁，体倦腹胀，宿饮，癖积。内服：9～15g，开水或黄酒溶化冲服；或入丸、散、膏剂。

下巴xià · ba　人体部位。颏的俗称。详"颏"条。

下巴骨xià·bagǔ　骨名。又名地阁骨。详该条。

下巴颏xià·bakē　颏的俗称。详"颏"条。

下巴脱落xià·batuōluò　病名。即下颌关节脱臼。见《伤科汇纂·绘上用手法十四图》。详"颊车蹉"条。

下白鼠曲草xiàbáishǔqūcǎo　中药材。见《中国药用植物图鉴》。为秋鼠曲草之别名，详该条。

下胞xiàbāo　人体部位名。见《疡医大全》卷十一。即下睑。详该条。

下病上取xiàbìngshàngqǔ　一种与病气上下相反的治法。《素问·五常政大论》："气反者……病在下，取之上。"指病证的表现、部位偏于下，从临床主证所在部位以上的脏腑或体表，用药物或针灸进行治疗。如癃闭因于中气不足者，用补中益气法；子宫脱垂，用蓖麻子仁捣碎敷百会穴等。本法的运用，当以谨守病机为前提，结合病因、脏腑经络辨证，注意整体联系以及上下升降的调节。

下膊xiàbó　即前臂。详"臂"条。

下晡xiàbū　指申时。《素问·脏气法时论》："肝病者……下晡甚。"参见"十二时"条。

下部冰冷不孕xiàbùbīnglěngbùyùn　病证名。出《傅青主女科》。不孕证型之一。即胞寒不孕。详该条。

下层导药xiàcéngdǎoyào　见《白喉忌表抉微》。系治疗白喉病的一种药物分类。在"正将"中的下层导药为：郁李仁、知母、生土牛膝兜、泽泻、青宁丸。在"猛将"中为：生大黄、玄明粉。在"次将"中为：车前子、灯心、莲子肉。参见"药将"条、"白喉正将"条。

下虫丸xiàchóngwán　《证治准绳·类方》第八册方。苦楝皮适量。为末，面糊为丸，弹子大，每服一丸，中午戒食，晡时予食鸡蛋饼一至二个，临卧开水化下。治虫积。

下搭手xiàdāshǒu　病名。出《疡医准绳》卷四。又名肾俞发、腰疽、连肾发。指有头疽生于腰部肾俞穴（第二、三腰椎棘突之间，脊柱旁三寸）处，患者手由下可搭着者。证治见"有头疽"条。

下丹田xiàdāntián　体表部位，脐下三寸处。《医心方》卷二十七："脐下三寸为命门宫，此下丹田也。"练气功意守部位之一处。

下锭xiàdìng　《北京市中药成方选集》方。雄黄12g，蛇床子6g，枯矾30g，川椒、樟脑、荆芥穗、五倍子、制硇砂各6g。为末，炼蜜和药，制成纺锤形药锭，每锭重12g，外以丝棉包裹，系以长绳，纳入阴道，绳头留在阴道外。功能清热，去湿，止痒。治子宫脱垂，阴门刺痒，湿热下注，溃流黄水；近代也用于宫颈炎。本方由《春脚集》仙传化锭加减而来。

下都xiàdōu　经外奇穴名。八邪之一。《奇效良方》："下都二穴，在手无名指、小指本节后歧骨间，一名中渚也，中渚之穴本在液门下五分。治手臂红肿，针入一分，可灸五壮。"

下腭xià'è　口腔的下壁。详"腭"条。

下腭骨xià'ègǔ　颊车骨别名。详该条。

下发背xiàfābèi　病名。系有头疽生于腰部命门穴者。出《疮疡经验全书》卷四。又名对脐发。多因火毒伤肾所致。证治见"有头疽"条。

下法xiàfǎ　❶八法之一。是运用有泻下、攻逐、润下的药物以通导大便、消除积滞、荡涤实热、攻逐水饮的治法。又称泻下、攻下、通里、通下。凡是胃肠实热积滞，燥屎内结，以及体内蓄水、冷积等邪实之证，而正气未虚者，均可使用。分寒下、温下、润下等，除润下药较和缓外，其余多较峻烈，年老体弱慎用，孕妇和月经期勿用，无实结者不要轻易采用。❷推拿方法名。见曹锡珍《外伤中医按摩疗法》。对颈项强硬不能低头或腰部板滞不能俯伏者，施以被动动作或对抗性动作，使头部或腰部逐渐前屈的一类方法。❸专用于小儿的一种推拿方法。《厘正按摩要术》卷二："下法：周于蕃曰：凡小儿未能语者，忽大哭不止，多是腹痛。须令人抱小儿置膝上，医者对面，将两手于胸腹着力久揉，如搓揉衣服状。又将两手摩神阙，左右旋转数百次，每转三十六，愈多愈效。再煎葱姜汤加麝香少许，将两手蘸汤，于胸腹两边分推数十次至百余次，亦将分阴阳之法。然后从胸口蘸汤，推至脐下小腹并肚角等处数十次。其余蘸汤由横纹推向版门，皆下法也。总之胸腹上下，或摩或揉，或推或搓等法，往来轻重缓急得宜，自然消化。切勿偏用，庶脏腑不致有反复不宁之患。即有痰滞食积在回肠曲折之间，药力所不能到者，此则妙在运动，因之消化而解矣。"

下疳xiàgān　病名。❶是指发生在男女阴部的早期梅疮。见《霉疮秘录》。又名妒精疮、疳疮。由不洁性交而得。其症发于阴茎、龟头、包皮，女子大、小阴唇、阴道等处。初起患处生豆粒大硬结，不痛亦不破溃，即硬性下疳；初起似小疮，逐渐破溃，疼痛明显，即软性下疳。治疗参见"杨梅疮"条。❷见《医宗金鉴》卷四十三。即筋疝。见该条。

下格xiàgé　病名。指大便数旬不通，时呕而食不进者。《医钞类编》卷十五："大便二三旬不行，时时作呕，饮食不进，虽少与汤水，呕吐愈加，此为下格。盖下既不通必反于上……宜调胃承气，热饮，顿下宿结及溏粪胶黏恶物，则呕吐立止。"参见"关格"条。

下膈xiàgé　噎膈证的一种，与上膈相对。指进食后，过一段时间，食物才吐出。《灵枢·上膈》："虫为下膈，下膈者，食晬时乃出。"张志聪注："病在膈上者，食饮入而还出；因于膈下者，食入，晬时乃还。"

下工xiàgōng　古代对医疗技术较差的医生的称谓。《灵枢·邪气藏府病形》："下工十全六。"意思是说，下工在治疗疾病上治愈率只有60%。《素问·八正神明论》："下工救其已成，救其已败，救其已成者，言不知三部九候之相失，因病而败之也。"

下关xiàguān　❶经穴名。代号ST7。出《灵枢·本输》。属足阳明胃经。足阳明、少阳之会。位于面部，下颌骨髁状突之前方，当颧弓下缘中央与下颌切迹之间的凹陷处。闭口取穴。布有面神经颧支及耳颞神经分支。并有面横动、静脉通过，最深层为上颌动、静脉。主治牙痛，牙关紧闭，耳鸣，耳聋，以及面神经麻痹，三叉神经痛，下颌关节炎，腮腺炎等。直刺0.5～1寸。艾条灸3～5分钟。❷诊察小儿指纹的部位。见《奇效良方》。即命关。详该条。

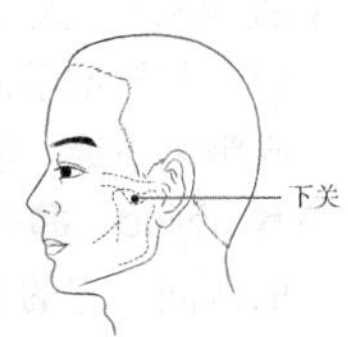

下关

下管xiàguǎn　管，同脘。即下脘部。《灵枢·上膈》："人食则虫上食，虫上食则下管虚，下管虚则邪气胜之，积聚以留，留则痈成。"

下合穴xiàhéxué　指六腑在下肢部的合穴。《灵枢·邪气藏府病形》："胃合于三里（足三里），大肠合入于巨虚上廉（上巨虚），小肠合入于巨虚下廉（下巨虚），三焦合入于委阳，膀胱合入于委中央（委中），胆合入于阳陵泉。"

根据“合治内腑”的原则，按照疾病所属的内腑不同，而取用其相应的下合穴治疗。如胃病取三里，大肠病取上巨虚等是。

下合治六腑xiàhézhìliùfǔ 针灸治疗法则。又称合治内腑。即六腑的疾病，可用该经的下合穴治疗。详“下合穴”条。

下颌关节脱位复位手法xiàhéguānjiétuōwèifùwèishǒufǎ 即失欠颊车蹉开张不合方。详该条。为下颌关节脱臼之手法整复术。该手法见再于《备急千金要方》卷六上：“人以手指牵其颐，以渐推之，则复入矣。推当疾出指，恐误啮伤人指也”。

下横骨xiàhénggǔ 骨名。又名横骨、盖骨。即耻骨上支。

下肓xiàhuāng 经穴别名。出《针灸甲乙经》。即气海，见该条。

下汲肾阴xiàjíshènyīn 汲，吸引的意思。指心火过亢，吸引命门火妄动，以致耗损肾阴的病机。参“相火妄动”条。

下极xiàjí 人体部位名。❶指会阴深部。《难经·二十八难》：“督脉者，起于下极之俞。”滑伯仁注：“篡内深处为下极。”❷指长强穴。杨玄操注：“下极者，长强也。”❸会阴穴部位。张介宾：“下极，两阴之间，屏翳处也。”❹指两目之间的望诊部位，亦称山根、頞。《灵枢·五色》：“下极者，心也。”古人认为观察此处色泽变化，可诊察心脏病变。❺指肛门。《难经·四十四难》：“下极为魄门。”❻经穴别名。即横骨穴（《针灸甲乙经》），见该条。

下极俞xiàjíshù 经外奇穴名。代号 EX－B5。出《千金翼方》。位于后正中线，第三腰椎棘突下凹陷处。主治腹痛，泄泻，腰痛，以及膀胱炎，肠炎等。直刺 0.5～1 寸。艾炷灸 3～5 壮；或艾条灸 5～10 分钟。

下极之俞xiàjízhīshù 人体部位名。《难经·二十八难》：“督脉者，起于下极之俞。”指会阴部。或指长强。参见“下极”条。

下纪xiàjì 经穴别名。《素问·气穴论》：“下纪者，关元也。”后《类经图翼》作关元穴之别名。属任脉，位于腹部正中线脐下三寸。

下加xiàjiā 运气术语。下加于上为加，运与在泉同化，称为下加。《素问·六元正纪大论》：“甲辰甲戌太宫下加太阴，壬寅壬申太角下加厥阴。”

下睑xiàjiǎn 人体部位名。见《银海精微》。又名下胞、下睥。与解剖学同名器官同。其上界为下睑之睑弦，下界为眼眶之下缘。参见“眼睑”条。

下焦xiàjiāo ❶三焦之一。指体腔的下部，自胃下口至二阴的区间。它的主要功用，是分别清浊，渗入膀胱，排泄废料，其气主下行。《灵枢·营卫生会》：“下焦者，别回肠，注于膀胱而渗入焉；故水谷者，常并居于胃中，成糟粕，而俱下于大肠而成下焦。渗而俱下，济泌别汁，循下焦而渗入膀胱焉。”❷温病三焦辨证的一个阶段。指温病的后期或恢复期，邪已伤及肝肾。《温病条辨》：“中焦不治则传下焦，肝与肾也。”详“三焦辨证”条。

下焦如渎xiàjiāorúdú 出《灵枢·营卫生会》。渎，小沟渠。下焦是灌渗水液、泌别清浊、排泻二便的场所，其作用在于决渎流通，像沟道排水一样，故称。

下焦湿热xiàjiāoshīrè 即湿热下注。见该条。

下焦吐xiàjiāotù 病证名。《活法机要·吐证》：“下焦吐者，皆从于寒，地道也。其脉沉而迟。其证朝食暮吐，暮食朝吐，小便清利，大便秘而不通。治法当以通里攻下药通其秘塞，温其寒气。大便渐通，复以中焦药和之，不令大便秘结而自愈也。”可选用半硫丸、木香匀气散、附子理中汤等方。

下焦证xiàjiāozhèng 证候名。出《温病条辨·上焦病》。是指温病之邪传入下焦，劫灼肝肾之阴所表现的证候。临床表现为低热、手足心热甚于手足背，口干舌燥，颧赤，耳聋，神倦，舌红少苔，脉虚数；或手足蠕动，或瘛疭，心中憺憺大动，甚则时时欲脱。参见“三焦辨证”条。

下焦主出xiàjiāozhǔchū 指下焦有灌渗水液、泌别清浊、排泄二便等作用，而以出而不纳为其特征。《难经·三十一难》：“下焦者……主出而不内，以传导也。”

下竟下xiàjìngxià 《内经》诊法对体表部位的划分。出《素问·脉要精微论》。详“上竟上”条。

下巨虚xiàjùxū 经穴名。代号 ST39。《灵枢·本输》名巨虚下廉。《素问·气府论》名下廉。《备急千金要方》名下巨虚。别名下林、足下廉。属足阳明胃经。小肠之下合穴。位于小腿前外侧膝眼直下 9 寸；或于足三里下 6 寸取穴（《针灸甲乙经》）；另说“在上廉下二寸”（《外台秘要》）；“在丰隆上三寸”（《循经考穴编》）。布有腓浅神经分支及腓深神经；并有胫前动、静脉通过。主治少腹疼痛，泄泻，痢疾，胸胁痛，小便不利，脚气，乳痛，下肢痿痹，足痿不收等。直刺 1～1.5 寸。艾炷灸 3～7 壮；或艾条灸 5～15 分钟。

下厥上竭证xiàjuéshàngjiézhèng 证候名。指少阴病误用汗法所致的危候。《伤寒论·辨少阴病脉证并治》：“少阴病，但厥无汗，而强发之，必动其血，未知从何道出，或从口鼻、或从目出者，是名下厥上竭，为难治。”阳亡于下，厥从下起，故称下厥；血从上出，阴竭于上，故称上竭。治疗如四逆加人参汤、六味回阳饮等方，滋阴回阳并顾，均可取法。

下厥上冒xiàjuéshàngmào 下厥，这里专指相对于上部头面的中焦脾土阳气不足，气机逆乱。因脾胃升降失调，胃气逆上冒于头部，导致头目昏花、恶心呕吐等症状的病机。《素问·五藏生成》：“下厥上冒，过在足太阴阳明。”

下颏脱落xiàkētuōluò 病名。即下颌关节脱臼。出《外治寿世方初编》卷二。详“颊车蹉”条。

下昆仑xiàkūnlún ❶经穴别名。出《针灸大全》。即昆仑，见该条。❷经外奇穴名。出《太平圣惠方》。别名内昆仑。位在足外踝后 1 寸，跟腱前缘凹陷处。主治偏风半身不遂，冷痹腰痛，脚重痛等。直刺 0.1～0.3 寸。艾炷灸 3～5 壮；或艾条灸 5～10 分钟。

下棱骨xiàlénggǔ 骨名。相当于肩胛骨的脊柱缘。《伤科汇纂》：“肩胛骨……其下棱骨在背肉内。”

下利xiàlì 病证名。简称利。古代医书对痢疾与泄泻的统称。《金匮要略·呕吐哕下利病脉证治》：“下利脉数而渴者……必圊脓血，以有热故也。”似指痢疾。又：“下利清谷，里寒外热，汗出而厥者，通脉四逆汤主之。”似指泄泻。亦有以利为泄泻者。《伤寒捷诀·肠垢鹜溏》：“利与痢不同。利者，泻也。”详见“痢疾”“泄泻”等条。

下利脓血xiàlìnóngxiě 病证名。指痢下赤白黏冻。出《伤寒论·辨少阴病脉证并治》。《儒门事亲》卷四：“夫下利脓血，腹痛不止，可用调胃承气汤，加生姜、枣煎，更下藏用七八十丸，量虚实加减，泻讫，次用长流水调五苓散五七钱，或加灯心煎调下亦得，调益元散五七钱亦可，大忌油腻一切热物。”参见“脓血痢”条。

下利清谷xiàlìqīnggǔ 病证名。出《伤寒论·辨少阴病脉证并治》。指泻出物清稀夹杂不消化食物者。多因脾肾虚寒所致。治宜温中散寒，用四逆汤、通脉四逆汤。参“寒泄”条。

下廉xiàlián ❶经穴名。代号 LI8。出《针灸甲乙经》。《圣济总录》称手下廉。属手阳明大肠经。位于前臂背面，肘横纹下 4 寸，阳溪穴与曲池穴连线上。一说“在曲池前五寸”（《医学入门》）。布有前臂背侧皮神经、桡神经深支、桡动脉肌支与头静脉。主治头痛，目眩，目痛，腹痛、飧泄，肘臂痛等。直刺 0.5～1 寸。艾炷灸 3～5 壮；或艾条灸 5～10 分钟。❷下巨虚穴别名，见该条。❸廉，即边缘；下廉，泛指某处下侧缘的部位。《灵枢·经脉》：“直上循臂骨下廉。”

下髎xiàliáo 经穴名。代号 BL34。出《针灸甲乙经》。属足太阳膀胱经。位于骶部，在第四骶后孔中，约当白环俞与骶正中线之中点。布有第四骶神经后支和臀下动、静脉分支。主治少腹疼痛，肠鸣泄痢、大便下血，月经不调、赤白带下、疝痛、阴痒、腰骶痛、下肢瘫痪，以及坐骨神经痛等。直刺 1～1.5 寸。艾炷灸 3～7 壮；或艾条灸 5～15 分钟。

下林xiàlín 经穴别名。《圣济总录》：“下林，穴在上林下一夫。”所指即下巨虚，见该条。

下陵xiàlíng 见“足三里”条。

下马仙xiàmǎxiān 见《本草纲目》。为大戟之别名，详该条。

下马痈xiàmǎyōng 病名。出《疡科准绳》卷四。即生于右臀下摺纹中之外痈。参见“外痈”条。

下毛xiàmáo 阴毛。《灵枢·阴阳二十五人》：“血气盛则下毛莫长至胸，血多气少则下毛莫短至脐。”

下摩生门xiàmóshēngmén 自我按摩的方法。见《圣济总录》卷一百九十九。生门即脐部。屏住呼吸，鼓起腹部，用手掌摩腹部一周。能调整三焦之气。

下奶藤xiànǎiténg 中药材。见《云南中草药选》。为通光散之别名，详该条。

下㿗xiàpān 见清代崔秉铣《妇科宗主》。即阴挺。详“子宫脱垂”条。

下痞xiàpǐ 病证名。指下焦闭塞不通所致的痞证。《华氏中藏经·辨三痞证并方第四十六》：“下痞者，小便不利，脐下满硬，语言謇滞，腰背疼痛，脚重不能行立者是也。”宜用瞿麦头子、官桂、甘遂、车前子等药。参见痞有关条。

下脾xiàpì 人体部位名。见《银海指南》卷二。即下睑。详该条。

下品xiàpǐn 《神农本草经》药物分类法中之一类。详“三品”条。

下品锭子xiàpǐndìng·zi 《外科理例·补遗》方。白矾二两，白砒一两五钱，乳香、没药各二钱半，牛黄二分。先将砒末放泥罐内，次用矾末盖上，以炭火煅令烟尽，取出研细末，后入余药末，糯米糊和为挺子，状如线香，阴干，每次一锭放入疮内，疮露在外者，更用蜜水调搽。治瘰疬气核，疔疮发背，脑疽诸疮。

下迫xiàpò 症名。指急欲大便而又排便不畅的窘迫感。《素问·至真要大论》：“暴注下迫，皆属于热。”《类经·疾病类》：“下迫，后重里急迫痛也。”参见“里急后重”条。

下气xiàqì ❶运气术语。指六气定位中的在泉之气。如水位下之土气、土位下之金气等。《素问·六元正纪大论》：“征其下气而见可知也。”❷人身下元之气。《灵枢·口问》：“下气不足，则为痿厥心悗。”❸治疗效应降气或镇潜。《本草纲目》言莱菔子“下气定喘，治痰消食”。

下气海xiàqìhǎi 经穴别名。出《灵枢·九针十二原》。即气海，又名丹田。详“气海”“丹田”条。

下窍xiàqiào 前阴尿道口与后阴肛门。《素问·阴阳应象大论》：“浊阴出下窍。”

下取xiàqǔ 治法术语。即从下施治。❶病在下部者治下部，或上病下取，或指下法。《素问·五常政大论》：“上取下取，内取外取，以求其过。”❷针刺下部穴位治疗下部疾病。如气积在腹中，针足阳明胃经的三里穴和气冲穴。《灵枢·卫气失常》：“其气……积于腹中者，下取之。”

下泉xiàquán 尿的别称。详该条。

下乳xiàrǔ 治法。出《备急千金要方》卷二。即对产妇乳汁不下或乳汁缺之通下乳汁。详“催乳”条。

下乳汤xiàrǔtāng 《揣摩有得集》方。生黄芪、当归各三钱，白术（炒）、川芎（炒）各一钱半，山甲珠三分，通草、川贝（去心）各一钱，王不留行（炒）五钱，漏芦二钱，白芷五分，桔梗八分，生甘草六分，藕节三寸。水煎服。治妇人气血两亏，产后无乳。

下乳天浆饮xiàrǔtiānjiāngyǐn 《疡医大全》卷二十方。当归、白芍药、川芎、麦冬、通草、炒穿山甲、炒漏芦、天花粉、甘草、茯苓、熟地黄、王不留行各一钱。水煎服。治乳汁缺少。

下乳涌泉散xiàrǔyǒngquánsǎn ❶《清太医院配方》方。当归、川芎、天花粉、白芍药、生地黄、柴胡各一两，青皮、漏芦、桔梗、木通、白芷、通草各五钱，穿山甲一两五钱，王不留行三两，甘草二钱五分。为细末，每服二至三钱，临卧黄酒调下。功能通经下乳。治产妇乳汁不行。❷见《北京市中药成方选集》。当归、炒穿山甲、炒王不留行各 1920g，川芎 1140g。为细末，每服 6g，日 3 次。功能活血通乳。治乳汁不下。

下三里xiàsānlǐ 经穴别名。《针灸集成》。即足三里，见该条。

下盛xiàshèng 指病邪盛于下或滞留于下部。《灵枢·卫气》：“下盛则热。”《素问·脉要精微论》：“下盛则气胀。”

下石疽xiàshíjū 病名。见《医宗金鉴》卷七十。因体虚、寒邪深袭，致使血液凝结而成。发于膝盖或两侧部的石疽，形如鸡卵，坚硬如石，活动时患部疼痛，皮色不变，无红热，难消难溃，既溃难敛。治疗参见“石疽”条。

下士xiàshì 周代医疗工作者的一种职称。参见“医师”条。

下损及上xiàsǔnjíshàng 指虚损由下部脏腑发展到上部脏腑的病机。参见“上损及下”条。

下胎毒法xiàtāidúfǎ 古代新生儿调护方法之一。小儿初生拭净口中恶血后，用药物内服，以去腹中恶物、脐粪，解胎中蕴积热毒。《备急千金要方》有甘草法等；李东垣用淡豆豉一味煎汤，与三五口，其毒自下，又能助胃气。《证治准绳·幼科》分甘草法、黄连法、韭汁法、朱蜜法、牛黄法、汞粉法、猪乳法、脐带法。《医宗金鉴·幼科杂病心法要诀》分甘草法、黄连法、朱蜜法、豆豉法。参见“拭口法”条。

下胎方xiàtāifāng 《景岳全书·妇人规古方》卷六十一引《广济方》方。天花粉四两、肉桂、牛膝、豆豉各三两。为末，水煎，分三次服，每隔一小时一次。用于催产，并治胎死不下。

下痰丸xiàtánwán 《验方新编》卷四方。白矾一两，茶叶五钱。为细末，炼蜜为丸，梧桐子大，每服五十丸，食远姜汤送下。治风痰眩晕，癫疾久不愈者。

下体痛xiàtǐtòng 病证名。指痛在下身者。见《张氏医通·身体痛》。多由湿热相搏下注所致。治宜清热利湿，可用黄柏、苍术等煎服。若小便不利者，宜用五苓散、二妙丸等方。

下体肿痛xiàtǐzhǒngtòng 病证名。指下部肢体肿胀疼痛。《类证治裁·身痛》："下体肿痛，脉浮，自汗，恶风者，多由卫气不固，风湿侵袭所致。治宜祛风湿，兼固表，方用防己黄芪汤、五皮饮等；痛而大便不通者，宜厚朴七物汤微利之。"

下田菊xiàtiánjú 中药材。见《全国中草药汇编》。又名风气草、汗苏麻。为菊科植物下田菊 *Adenostemma lavenia* (L.) O. Kuntze. 的全草。分布于长江流域以南及沿海和西南各地。苦，寒。清热利湿，解毒消肿。①治感冒发热，支气管炎，咽喉炎，扁桃体炎，黄疸型肝炎。煎服：9～15g。②治痈疖疮疡，蛇咬伤。捣烂敷。全草含贝壳杉烷型二萜类成分、下田菊酸和下田菊苷等。

下脱xiàtuō 脱证之一。《张氏医通·脱》："下脱者，多缘房劳伤精。其人翕翕少气，不能饮食，大便滑泄无度，小便清利倍常，或梦寐走泄，昼夜遗精，或精血并脱，不能自主。"

下完骨xiàwángǔ 颞骨的乳突下。《素问·气府论》："下完骨后各一。"

下脘xiàwǎn 病证名。❶指胃腔下口幽门部。《灵枢·四时气》："饮食不下……在下脘，则散而去之。"《素问·调经论》："上焦不行，下脘不通。"❷经穴名。代号 CV10。出《针灸甲乙经》。《脉经》名下管。别名幽门。属任脉。足太阴、任脉之会。位于腹正中线，脐上 2 寸。布有第八肋间神经前皮支和腹壁下动、静脉。主治胃痛，腹胀，呕吐，反胃，肠鸣，泄泻，以及消化不良，急、慢性胃炎等。直刺 1～1.5 寸。艾炷灸 5～7 壮；或艾条灸 10～20 分钟。

下沃赤白xiàwòchìbái 病证名。指便下赤白黏冻。《素问·至真要大论》："热客于胃……少腹痛，下沃赤白。"参见"赤白痢"条。

下陷xiàxiàn 见"中气下陷"条。

下消xiàxiāo 病名。❶见《丹溪心法·消渴》。又称肾消、消肾。《医学纲目》卷二十一："下消者，经谓之肾消。肾消者，饮一溲二，其溲如膏油。"本病多因肾衰不摄所致。主要症状为小便特多，或如膏油，或甜，口渴多饮，面黑耳焦，日渐消瘦。治宜滋肾固摄。用六味地黄丸、左归饮、大补阴丸、滋膵汤等方。气虚火衰者，用八味地黄丸、右归丸、秘元煎、固阴煎等方。参见"消渴"条。❷专指儿科三消之一，即消浊。详该条。

下血xiàxiě 症名。即便血。《金匮要略·惊悸吐衄下血胸满瘀血病脉证治》："下血，先便后血，此远血也。"详见"便血"条。

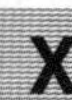

下泄隆xiàxièlóng 藏医学名词。音译为吐色隆。它存在于人的肛门部位，运行于人体的下部，包括大肠、膀胱、会阴等部位以及大腿的内侧。它司人体精液、月经和大小便等的排出，还管理排便以及妇女分娩过程等。总之，凡人体下半身的各种功能都由它来司理。

下牙床xiàyáchuáng 下列齿的牙床。详"牙床"条。

下牙床骨xiàyáchuánggǔ 即下颌骨的齿槽突。载附下颌齿。

下腰xiàyāo 经外奇穴名。《备急千金要方》："泄痢久下，失气劳冷，灸下腰百壮，三报。穴在八魁正中央脊骨上。"即位于骶骨正中点处。主治泄泻，久痢，难产，以及慢性肠炎等。艾炷灸 3～5 壮；或艾条灸 5～10 分钟。

下阴xiàyīn 即男女外生殖器。见"前阴"条。

下阴别xiàyīnbié 指会阴穴。《素问·气府论》："下阴别一。"张景岳注："自曲骨之下，别络两阴之间，为冲督之会，故曰阴别，一谓会阴穴也。"见"会阴"条。

下瘀血汤xiàyūxuètāng 《金匮要略》方。大黄三两，桃仁、炒䗪虫（去足）各二十枚。为末，炼蜜和为丸，以酒渣煎一丸顿服，新血下如豚肝。治产妇腹内有干血着于脐下，腹痛服枳实芍药散不愈者；亦治经水不利。

下元xiàyuán 下焦元气，指肾气而言。见《脾胃论》："下元土盛克水，致冲、任、督三脉盛。"肾居下焦，内藏元阴、元阳之气，故称"下元"。

下元不固xiàyuánbùgù 同肾气不固。详该条。

下元亏损xiàyuánkuīsǔn 统指肾虚。其中多指肾阴虚。详该条。

下元虚惫xiàyuánxūbèi 同肾阳虚衰。详该条。

下燥治血xiàzàozhìxuè 叶桂治疗下部燥证的经验。见《临证指南医案》。久病损及下焦肝肾之阴，每致虚火时炎，症见咽喉干痛，痰中混血，昼凉夜热，宜养阴滋肾，金水并调，用西洋参、玄参、生地、麦冬、百合、阿胶等药。肝肾阴伤，液燥生风者，宜阿胶、鸡子黄、牡蛎、龟甲、鳖甲、白芍、玄参等药，侧重血分治疗。

下者不以偶xiàzhěbùyǐ'ǒu 古时用药的一种方法。出《素问·至真要大论》。即运用攻下、逐水等法时一般不用偶方，取其力专而效速。

下者举之xiàzhějǔzhī 治疗的方法。下，指下陷或下脱病证；举，指升提的治法。出《素问·至真要大论》。对气虚下陷一类病证要用补中益气的方药来升提中气。例如气虚下陷引起脱肛、子宫脱垂、久痢、泄泻，当升阳益气，用补中益气汤治疗。参见"补气""升提中气"条。

下针xiàzhēn 即进针。《难经·七十难》："初下针沉之，至肝肾之部，得气引持之。"见"进针"条。

下针法xiàzhēnfǎ 见《针灸聚英》。即进针法，见该条。

下重xiàzhòng 症名。指排便时下腹部及肛门有沉重胀坠感，即所谓里急后重者，多见于痢疾及腹泻患者。《金匮要略·呕吐秽下利病脉证治》："下利脉沉弦者，下重。"

下注疮xiàzhùchuāng 病名。❶见《圣济总录》卷一百三十三。多由外受风湿毒邪，荣卫凝滞所致。发于小腿前面，患处肿胀，破则脓水淋漓，如水之注，缠绵难愈。相当于小腿湿疹。治宜疏风解毒祛湿，内服萆薢渗湿汤，外敷青黛散。❷湿毒疮的又名。见该条。

吓痈xiàyōng 病名。出《外科大成》卷二。又名赫痈。指生于脐上三寸建里穴之腹皮痈。证治见"腹皮痈"条。

夏草冬虫xiàcǎodōngchóng 中药材。出《黔囊》。即冬虫夏草，详该条。

夏春农xiàchūnnóng 见"夏云"条。

夏德xiàdé 见"夏子益"条。

夏德懋xiàdémào 见"夏子益"条。

夏鼎xiàdǐng 清代医生。字禹铸，安徽贵池人。长于小儿推拿术，对前人所述小儿三十二种惊风及指纹，进行了从繁到简的整理。著有《幼科铁镜》（1695 年刊行），后世小儿推拿医生，多宗其法。

夏豆xiàdòu 中药材。见《上海常用中草药》。为蚕豆之别名，详该条。

夏季热xiàjìrè 病名。即以长期发热，口渴，多尿，无汗或少汗为主要表现的婴幼儿时行性热病。属中医学“夏”范畴。参见“疰夏”条。

夏继昭xiàjìzhāo 见“夏云”条。

夏枯草xiàkūcǎo 中药材。出《神农本草经》。又名大头花、铁色草、棒槌草、头草、夏枯球、乃东、灯笼草、牯牛草、六月干、广谷草。为唇形科植物夏枯草 *Prunella vulgaris* L. 的干燥果穗。主产于江苏、安徽、河南。苦、辛，寒。归肝、胆经。清肝泻火，明目，散结消肿。治目赤肿痛，目珠夜痛，头痛眩晕，瘰疬，瘿瘤，乳痈，乳癖，乳房胀痛，煎服 9～15g。花穗含挥发油，内含右旋樟脑、右旋小茴香酮等，还含飞燕草素和矢车菊素的花色苷、报春花素和锦葵花素及芍药素各自的二葡萄糖苷等。果穗含熊果酸、齐墩果酸和多种β－香树脂醇酯。煎剂对麻醉狗及实验性高血压狗有降压、利尿作用；小剂量兴奋心脏，大剂量则抑制；在体外对葡萄球菌、链球菌、痢疾杆菌、伤寒杆菌、变形杆菌、铜绿假单胞菌及大肠埃希菌有抑制作用；水浸剂对常见致病性皮肤真菌有抑制作用。煎剂还有增强离体兔子宫收缩和肠蠕动等作用。煎剂和熊果酸有一定抗肿瘤作用。本品可使动物脾脏、胸腺重量下降。

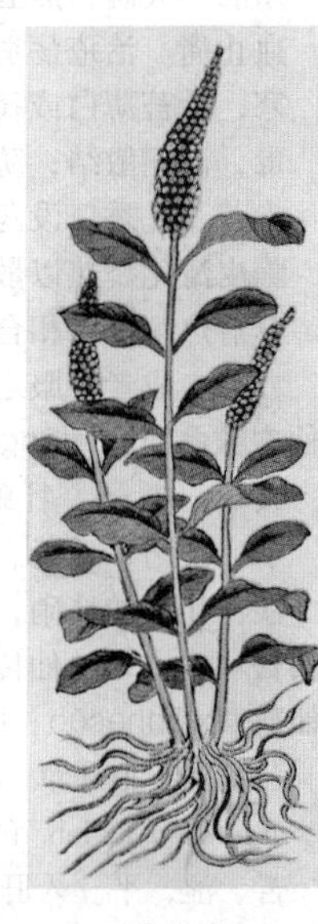
夏枯草

夏枯草散xiàkūcǎosǎn 《张氏医通》卷十五方。夏枯草一两，香附（童便浸）二两，炙甘草三钱。为末，每服四钱，茶水调下，日三次。痛久血伤，加当归六钱，白芍药四钱，生地黄一两，黄芪二两。每服五钱，入芽茶一撮，水煎服。治肝虚目珠疼痛，至夜疼剧。

夏枯草汤xiàkūcǎotāng 《外科正宗》卷二方。夏枯草二钱，当归三钱，白术、茯苓、桔梗、陈皮、生地黄、柴胡、甘草、贝母、香附、白芍药各一钱，白芷、红花各三分。先煎夏枯草取汁，再与其他药同煎，临卧入酒半盅和服。治瘰疬、马刀已溃或未溃，或日久成漏，形体消瘦，饮食不甘，寒热如疟，渐成劳瘵。

夏枯球xiàkūqiú 中药材。见《上海常用中草药》。即夏枯草，详该条。

夏令感冒xiàlìnggǎnmào 病证名。夏暑炎热，感受暑邪，影响脾胃，则生内湿，出现食欲减退，倦怠乏力等症。❶寒暑感冒：发热不扬，头晕恶心，恶寒无汗，宜祛暑散寒，用香薷饮。❷暑热感冒。精神困倦，发热蒸蒸汗出，口渴喜饮，或烦闷喘咳，宜清热解暑，用清暑益气汤。

夏令麻疹xiàlìngmázhěn 病证名。夏暑季节出现的麻疹，与冬春时节发病者不尽相同。夏季炎热，腠理松，汗易出，肺气通畅而咳嗽轻，且麻毒易于透达而疹密。初期宜辛凉轻剂，用银翘散加减；热重者用辛凉重剂，如白虎汤加蝉蜕、浮萍；疹后阴伤者，用增液汤，或鲜生地、鲜沙参、鲜石斛等品，以滋阴养液。

夏脉如钩xiàmàirúgōu 脉应四时之象。夏季阳气旺盛，万物成长，正常脉象亦呈现洪大，其势急升缓降，如洪水之来盛去衰。《素问·玉机真藏论》：“夏脉如钩……其气来盛去衰，故曰钩。”

夏秋霍乱xiàqiūhuòluàn 病证名。指夏秋季节饮冷伤食、湿热伏遏，或七情郁结所致霍乱吐泻者。《张氏医通》卷四：“夏秋霍乱，多食冷水瓜果所致，宜木香、藿香、陈皮、厚朴、苏叶、生姜。四肢重著，骨节烦疼，此兼湿也，二术、二苓、厚朴、陈皮、泽泻……凡夏秋霍乱，有一毫口渴，即是伏热，不可用温理脾胃药。如燥渴，小便不利，五苓散为主，本方中肉桂亦宜酌用。”参见“霍乱”条。

夏日沸烂疮xiàrìfèilànchuāng 病证名。出《诸病源候论》卷三十五。即痱疮。见该条。

夏天无xiàtiānwú 中药材。见《浙江民间常用草药》。又名伏地延胡索、无柄紫堇。为罂粟科植物伏生紫堇 *Corydalis decumbens*（Thunb.）Pers. 的干燥块茎。主产于江西，江苏、安徽亦产。苦，微辛，温。归肝经。活血止痛，舒筋活络，祛风除湿。治中风偏瘫，头痛，跌扑损伤，风湿痹痛，腰腿疼痛。6～12g，研末分 3 次服。块茎含夏天无碱（Decumbenine）、α－四氢掌叶防己碱、比枯枯灵碱、原阿片碱、空褐鳞碱、等生物碱。还含α－夏无新碱等。总生物碱对麻醉猫有较明显而持久的降压作用，扩张末梢血管，增加心肌营养血流量，抑制血小板聚集，并有镇痛作用。总碱可能具有抗心律失常作用。对脊髓有兴奋作用，空褐鳞碱能对动物产生所谓“强直性昏厥”样现象，比枯枯灵碱有强烈的致惊厥作用。夏天无中毒表现为惊厥等。

夏廷秀xiàtíngxiù 明代医家。号怡闻。吴兴（今属浙江）人。由诸生而攻岐黄，因医名被荐任太医院院判。晚年辞归，子孙世承其业。

夏痿xiàwěi 病名。见《杂病源流犀烛·暑病源流》。又名疰夏，一作注夏。《证治准绳·杂病》：“痿发于夏，俗名注夏。”多由素体脾胃虚弱，或阴气不足，感受暑令湿热之气所致。症见倦怠、四肢不举、羸瘦、不能食等。治当清暑益气，健脾扶胃。宜清暑益气汤。参“疰夏”条❶。

夏无踪xiàwúzōng 中药材。❶见《植物名实图考》。为天葵之别名。❷见《湖南药物志》。为茅膏菜之别名。❸见南京药学院《中草药学》。为夏天无之别名。各详该条。

夏祥宇xiàxiángyǔ 见“夏云集”条。

夏英xiàyīng 明代医学家。字时彦。杭州（今属浙江）人。尝编绘《灵枢脉翼》，现有明弘治十年（1497）稿本。

夏英白xiàyīngbái 见“夏云集”条。

夏应中矩xiàyìngzhōngjǔ 脉应四时之象。出《素问·脉要精微论》。夏季茂盛，气候炎热，脉象应洪大，像方形的矩一样。

夏禹铸xiàyǔzhù 见“夏鼎”条。

夏月霍乱xiàyuèhuòluàn 病证名。指夏季时节饮食后冒寒伤湿所致的霍乱。《张氏医通》卷四：“夏月霍乱，吐泻作渴，胃苓汤加半夏、藿香；面赤口干，加炒川连。春夏秋三时，饮食后触冒暴寒，成此症者，藿香正气散。若吐利转筋，为风木行脾，平胃散加木瓜。”参见“伤寒霍乱”“霍乱”条。

夏月咳嗽xiàyuèké·sou 病证名。指夏月伤于暑热所致的咳嗽。《不居集》卷十五：“夏月咳嗽。夏月喘急而嗽，面赤潮热，其脉洪大者，黄连解毒汤；热躁而咳，栀子汤；咳唾有血，麦门冬汤。俱吞六味丸，壮水之主，以制阳光，而保肺金。”《温热经解》：“夏咳嗽者，火气炎上，人气外泄，法当苦降，杏朴苓连汤主之。”《类证治裁·咳嗽》："夏季咳，火气炎也。治宜兼凉。沙参、花粉、麦冬、知母、元参之属。"参见"咳嗽""伤暑咳嗽"等条。

夏月破腹xiàyuèpòfù 病证名。《医说》引《医余》："夏月破腹：一曰伤暑；二曰伤冷物、食瓜果、饮水之类；三曰夏季心火旺，心经热则小水不利，行大肠，谓之水谷不分。伤暑而泄者，心躁头痛作渴，宜服香薷饮……伤冷物而泻者，腹痛水泄，谷食不化，宜服暖药，如附子及理中丸……水谷不分者，宜服大顺散，五苓散。"

夏云xiàyún（1824—1904） 晚清医家。字春农，又字继昭。江苏江都人。早年学医，长于外感证，兼精喉证。撰有《疫喉浅论》2卷，附补遗1卷、《会厌论》1卷（1875年刊行）。其治喉之法，主宗陈耕道。

夏云集xiàyúnjí 晚清医家。字祥宇，又字英白。河南新息人。长于儿科推拿，撰有《保赤推拿法》（又名《推拿精要保赤必备》（1885年刊行），后有许敬舆（公岩）等之增释本，称《增图考释推拿法》（1933年刊行）。

夏至xiàzhì 二十四节气之一。《灵枢·九针论》："膺喉首头应夏至。"古人喻人之形体与节气相应。一年中阳气最盛，白昼时间最长的节气是夏至，人体的头部为诸阳之会，所以胸膺咽喉头面部在节气与夏至相应。

夏子益xiàzǐyì 宋代医家。名德懋（一名德）。取师传方药及家藏方，编为《卫生十全方》12卷；附以自著论述奇形怪证的《奇疾方》1卷，共13卷。原本散佚，今有从《永乐大典》中辑本《卫生十全方》3卷，《奇疾方》1卷。

xian

仙白草xiānbáicǎo 中药材。见《中国药用植物志》。为东风菜之别名，详该条。

仙半夏xiānbànxià 中药材。出《本草纲目拾遗》。为半夏以甘草等10余种药汁浸渍后的制成品。味苦、辛，性温。化痰行气，开郁理痹，和胃止呕。①治风痰阻络，中风不语。②治呕吐食少。煎服，4～9g；或入丸、散。热痰烦渴者忌服。

仙草xiāncǎo 中药材。见《中国药用植物图鉴》。为凉粉草之别名。详该条。

仙蟾xiānchán 中药材。见《本草纲目》。为蛤蚧之别名，见该条。

仙传痘疹奇方xiānchuándòuzhěnqífāng 儿科著作。见"痘疹真传奇书"条。

仙传化痞锭xiānchuánhuàpǐdìng 《春脚集》卷四方。枯矾、蛇床子各三钱，黄连、川乌、草乌各五分，黄柏、栀子、雄黄各一钱。为细末，炼蜜为丸，共分作八丸，每日晨起服半丸，桔梗、薄荷各三钱煎汤送下；半丸作成锭子，纳入阴道。治子宫脱垂。

仙传外科集验方xiānchuánwàikējíyànfāng 外科著作。又名《仙传外科秘方》。11卷。元代杨清叟撰，明代赵宜真集。刊于1378年。卷一总论痈疽发背及内服荣卫返魂汤的加减法；卷二至卷四重点论温、热、凉性三个外用药方的用法及其他外科通用方；卷五至卷七为痈疽、疔疮、瘰疬、咽喉、疯狗咬等病治方；卷八至卷九再论痈疽、发背疔疮证治；卷十至卷十一为急救及妇、儿科杂病治方。本书论述痈疽阴阳虚实甚详，体例较零乱，但保存了不少民间验方。书中杂有道家色彩。书名"仙传"，实出于依托。

仙传外科秘方xiānchuánwàikēmìfāng 外科著作。见"仙传外科集验方"条。

仙方活命饮xiānfānghuómìngyǐn 《校注妇人良方》卷二十四方。又名神仙活命饮、真人活命饮、活命饮。炙穿山甲、白芷、天花粉、炒皂角刺、当归尾、甘草、赤芍药、乳香、没药、防风、贝母各一钱，陈皮、金银花各三钱。用酒一大碗，煎五七沸服。功能清热解毒，消肿溃坚，活血止痛。治疮疡肿毒初起，局部红肿热痛，或身热微恶寒，舌苔薄白或微黄，脉数有力者。方中金银花清热解毒，消痈散结；防风、白芷祛风除湿，排脓消肿；归尾、赤芍、乳香、没药活血散瘀，消肿止痛；贝母、天花粉、陈皮清化痰热以散结消肿；穿山甲、皂角刺溃脓消肿；甘草清热解毒。相合使热清、瘀化、痰消，则痈肿可消。本方脓未成者，服之可使消散；脓已成者，服之可使外溃。

仙方救命汤xiānfāngjiùmìngtāng 《外科启玄》卷十一方。大黄、栀子、牡蛎、金银花、木通、连翘、乳香、牛蒡子、没药、瓜蒌、皂角刺、地骨皮各等分。为末，每服五钱，壮者加朴硝，水、酒各半煎服。治疔疮走黄。

仙膏xiāngāo 《仙传外科集验方》方。即冲和膏，见该条。

仙鹤草xiānhècǎo 中药材。出《伪药条辨》。又名脱力草、黄龙尾、狼牙草、金顶龙芽。为蔷薇科植物龙芽草 *Agrimonia pilosa* Ledeb. 的干燥地上部分。全国大部分地区均产。苦、涩，平。入肝、心经。收敛止血，截疟，止痢，解毒，补虚，强壮，消肿。①治咳血，吐血，衄血，齿龈出血，尿血，便血，月经不调，崩漏，带下，胃肠炎，赤白痢疾，贫血衰弱，脱力劳伤，眩晕，煎服6～12g。②治疟疾，研末，于发疟前用酒吞服；治痈肿疮疖，炎性外痔，熬膏涂；滴虫性阴道炎，浓煎液涂抹；蛇咬伤，捣敷。全草含对疟原虫有抑制作用的仙鹤草酚以及大波斯菊苷、金丝桃苷、槲皮素、仙鹤草内酯、鞣质、挥发油等。仙鹤草色素（混合物）用作止血药，但确切疗效迄未肯定。全草的脂溶性部分的酚性部位有抗疟作用，提取物及仙鹤草内酯能减少离体兔肠的张力及蠕动，水或乙醇提取物在体外对葡萄球菌等有抑制作用。本品还具有抗肿瘤作用。

仙鹤草根芽xiānhècǎogēnyá 见《中华医学杂志》[1974（6）：346]。又名鹤草芽、狼牙草根芽。为蔷薇科植物龙芽草 *Agrimonia pilosa* Ledeb. 带短小根茎的冬芽。治绦虫病。研末，30～45g，早晨空腹一次顿服，不需另服泻药。部分患者有恶心、呕吐。如服用其提取物，则具有疗效高、无副作用的优点，但需另服泻药导泻。本品含鹤草酚，能使绦虫（猪肉绦虫、牛肉绦虫、短膜壳绦虫）吸盘丧失吸着能力，并呈痉挛性麻痹而被驱出肠外。毒性小，但忌服大量油、酒类食物；并宜先驱蛔虫而后驱绦虫。鹤草酚对阴道滴虫、滴虫性肠炎也有治疗作用。

仙灵脾xiānlíngpí 中药材。出《雷公炮炙论》。为淫羊藿之别名，详该条。

仙茅xiānmáo 中药材。出《雷公炮炙论》。又名独茅根、仙茅参、蟠龙草、地棕根、独脚丝茅。为石蒜科植物仙茅 *Curculigo orchioides* Gaertn. 的干燥根茎。主产于四川、云南、贵州、广东、广西。辛，热，有毒。入肾、肝、脾经。温肾壮阳，散寒除湿，强筋骨。①治阳痿精寒，小便失禁，遗尿，崩漏，寒湿痹痛，腰膝酸软，胃腹冷痛。②近用于治围绝经期高血

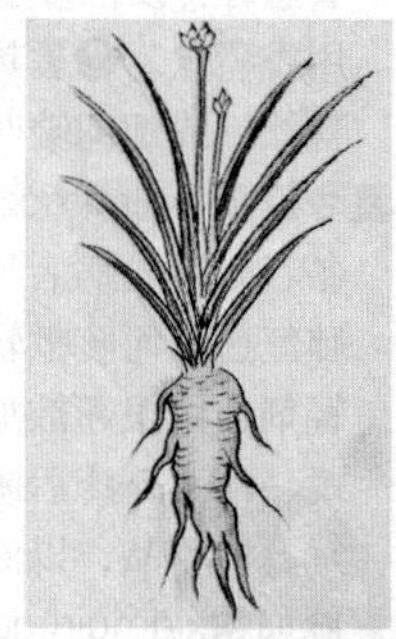

仙茅

压，围绝经期综合征，血清胆固醇增高症，煎服 3 ~ 10g。本品含仙茅素 A、B、C、仙茅苷、仙茅皂苷 A、B、C、D、E、F、K、L、M 及黏液质、鞣质、树脂等。仙茅能增强体液免疫功能，对内分泌系统有抑制作用，具有抗癌、抗菌作用。

仙茅参 xiānmáoshēn 见《中药志》。即仙茅，详该条。

仙茅汤 xiānmáotāng 即二仙汤，见该条。

仙拈集 xiānniānjí 方书。又名《李氏经验广集良方》，4 卷。清代李文炳辑。本书属于验方汇编，分内科、妇人科、小儿科及外科四门。每门又按病分类，共 130 余类。书中选方大多平易可取，并注明出处。

仙桥草 xiānqiáocǎo 中药材。见《李氏草秘》。为腹水草之别名，详该条。

仙人草 xiānréncǎo 中药材。出《职方典》。为凉粉草之别名，详该条。

仙人冻 xiānréndòng 中药材。见《本草纲目拾遗》。为凉粉草之别名，详该条。

仙人掌 xiānrénzhǎng 中药材。出《本草纲目拾遗》。又名霸王树。为仙人掌科植物仙人掌 *Opuntia dillenii* (Ker Gawl.) Haw. 的全株。分布于我国南方各地，野生或栽培。苦，寒。入胃、肺经。活血消肿，清热解毒，止痛，镇咳。①治腮腺炎，乳腺炎，痈疖肿毒，带状疱疹，烧烫伤，蛇、虫咬伤，冻伤。鲜品去刺捣敷或绞汁涂。②治心胃气痛，肠炎，痢疾，痔漏下血，支气管哮喘。煎服：鲜品 30 ~ 60g。孕妇慎用。忌铁器。茎叶含苹果酸、琥珀酸及三萜化合物等。花含槲皮素，异槲皮素、异鼠李素。本品具有抗炎、降血糖、降血脂、抗氧化、抗溃疡等作用。

仙人杖 xiānrénzhàng 中药材。出《本草拾遗》。又名退秧竹、瘪竹。为禾本科植物苦竹 *Pleioblastus amarus* (Keng) Keng f. 枯死的幼竹茎秆。分布于我国南方各地。咸，平。治哕逆，反胃，小儿吐乳，水肿。煎服：15 ~ 30g。痔疮，烧存性研末服；脚气，与赤小豆煎水熏洗。

仙人肢丸 xiānrénzhīwán 《宣明论方》卷九方。人参、沙参、玄参、紫团参、丹参、白术、牡蛎、知母、甘草各二两，蛤蚧一对（头尾全，用河水净洗，文武火酥炙黄色）。研细末，用麻黄十五斤（去根），枸杞子三斤，熬成膏，为丸，弹子大。每服一丸，临卧煎生姜自然汁化下。治远年劳嗽，痰涎喘满。

仙人指路 xiānrénzhǐlù 练功方法之一。见上海中医学院附属推拿学校《推拿学》。两手屈肘仰掌置于两腰，一手仰掌上提至胸前后，翘掌向前推出，推足后旋臂握拳，蓄劲而收至腰部。两手交替进行。

仙授理伤续断秘方 xiānshòulǐshāngxùduànmìfāng 骨伤科著作。又名《理伤续断方》《蔺道人仙授理伤续断方》。1 卷。唐蔺道人传。约刊于 846 年前后，是我国现存最早的骨伤科专著。首论整骨手法的 14 个步骤和方剂，次论伤损的治法及方剂。书中记述了关节脱臼、跌仆损伤、止血以及手术复位、牵引、扩创、填塞、缝合手术操作等内容。并收载了一些验方。该书内容比较丰富，于临床研究有重要参考价值。1949 年后有排印本。

仙桃草 xiāntáocǎo 中药材。出清代赵学楷《百草镜》。又名接骨仙桃、小伤力草。为玄参科植物蚊母草 *Veronica peregrina* L. 带虫瘿的全草。分布于东北、华东、华中、西南各地。甘、淡，温。活血止血，理气止痛。①治内伤吐血，咯血，衄血，便血，子宫出血，肝胃气痛，疝气，痛经。煎服：9 ~ 15g；亦可研末或捣汁服。②治跌打损伤，骨折，痈肿，煎服并捣敷。本品含原儿茶酸、木犀草素、香草酸、金圣草素、甘露醇等。原儿茶酸对大肠埃希菌、铜绿假单胞菌、变形杆菌和金黄色葡萄球菌有抑制作用，能明显降低心肌耗氧量。木犀草素有止咳、祛痰、平喘作用。甘露醇有止咳作用。

仙遗粮 xiānyíliáng 中药材。见《滇南本草》。为土茯苓之别名，详该条。

先便后血 xiānbiànhòuxiě 症名。亦称远血。出《金匮要略·惊悸吐衄下血胸满瘀血病脉证治》。指大便下血，血在粪后。《景岳全书·血证》："血在便后者，其来远，远者或在小肠，或在于胃。"参见"便血"条。本症可见于上消化道溃疡、慢性胃炎、胃肠癌肿等疾病。

先补后攻 xiānbǔhòugōng 指先补虚后攻邪的治法。用于需攻下而体虚不堪攻的病证。如肝硬化腹水，需逐水而体虚，可先用补益法培补正气，后用逐水药泻水。

先攻后补 xiāngōnghòubǔ 对于邪盛而正虚，正气尚耐攻伐的病证，用先攻邪后培补的治疗原则。如肺病体虚，本宜培补，但病者胸胁有积水，引起咳嗽，气促，不能平卧等急迫症状，可先用逐水药攻下以解除喘促症状，后用补益药培补。

先煎 xiānjiān 煎药法之一。矿物类、介壳类药物，如石膏、代赭石、牡蛎、鳖甲等，因质重难以煎出药味，应打碎先煎，煮沸后约 10 分钟，再下其他药。此外，麻黄亦须先煎两三沸，掠去水上浮沫，然后下其他药合煎，可避免服后心烦。

先期汤 xiānqītāng 《证治准绳·女科》卷一方。生地黄、当归、白芍药各二钱，黄柏、知母各一钱，黄芩、黄连、川芎、阿胶珠各八分，艾叶、香附、炙甘草各七分。水煎，食前服。功能凉血固经。治月经先期，色紫量多，心烦口渴。

先天 xiāntiān 指人体受父母精血所形成的胎元，是人身生命之本，与出生后饮食营养、生活调护的后天相对而言。先天之本在肾，故有肾主先天之说。

先天大造丸 xiāntiāndàzàowán 《外科正宗》卷三方。紫河车（酒煮烂，捣膏）一具，人参、白术、当归身、茯苓、菟丝子、枸杞子、黄精、肉苁蓉（酒洗，捣膏）、何首乌（去皮，用黑豆同蒸，捣膏）、川牛膝、淫羊藿（浸去赤汁，蒸熟、去皮，捣膏）、黑枣肉各二两，炒补骨脂、骨碎补（去毛，微炒）、巴戟天、远志（去心，炒）各一两，木香、青盐各五钱，丁香三钱，熟地黄（酒煮，捣膏）四两。为细末，炼蜜为丸，梧桐子大。每服七十丸，空腹温酒送下。治风寒湿毒袭于经络，初起皮色不变，漫肿无头，或阴虚外寒侵入，初起筋骨疼痛，日久遂成肿痛，溃后脓水清稀，久而不愈，渐成漏证者。

先天红铅 xiāntiānhóngqiān ❶指女子第一次来的月经。❷中药材。见《本草纲目》。古代有取初潮之经血干燥后以粉末入药者。

先天之本 xiāntiānzhīběn 指肾。《医宗必读》："先天之本在肾。"因在人体胚胎发育过程中，肾是最先形成的脏器，肾成之后，再按五行相生顺序演生他脏。

先天之火 xiāntiānzhīhuǒ 即肾阳。详该条。

先天之精 xiāntiānzhījīng 指肾所藏的生殖之精，与后天之精相对而言。详"生殖之精"条。

先血后便 xiānxiěhòubiàn 症名。亦称近血。出《金匮要略·惊悸吐衄下血胸满瘀血病脉证治》。指大便下血，血在粪前。《景岳全书·血证》："血在便前者，其来近，近者或在广肠，或在肛门。"参见"便血""肠风""脏毒"条。本症可见于溃疡性结肠炎，直肠癌肿，息肉，痔疮，肛裂等疾病。

先醒斋笔记xiānxǐngzhāibǐjì 综合性医书。见"先醒斋医学广笔记"条。

先醒斋医学广笔记xiānxǐngzhāiyīxué guǎngbǐjì 综合性医书。原书不分卷，后分4卷。简称《医学广笔记》。明代缪希雍撰。初名《先醒斋笔记》，乃丁元荐取缪氏所搜集临证所用诸方刊行于世，后经缪氏本人增订改用今名。前三卷介绍作者临床心得及其验案、效方，并总结一些病症的治疗规律和大法。卷四列述常用药及其炮炙大法等。本书反映了缪氏的学术经验，语简法备。1949年后有排印本。

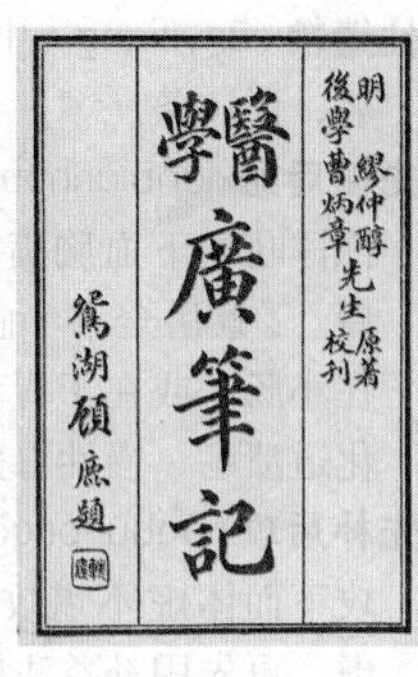

医学广笔记

先兆流产xiānzhàoliúchǎn 病名。指妊娠期伴有腰腹部疼痛下坠，阴道少量流血，宫口未开，尿妊娠试验阳性者为先兆流产。治疗见"胎动不安""胎动下血"条。

先兆子痫xiānzhàozǐxián 病名。妊娠24周后，出现水肿，高血压，蛋白尿，并兼有头痛，眩晕，呕吐，眼花，上腹不适，视力障碍或血压收缩压在160毫米汞柱以上者称为先兆子痫。多因平素肾阴虚，妊娠后肾阴更虚，肝阳上亢，或阴损及阳，脾肾阳虚，或肝郁化热等所致。肝阳上亢而见头晕目眩，血压升高者，宜滋肾益阴，平肝潜阳，用钩藤汤（《证治准绳》：杜仲、牛膝、菊花、黄芩、桑寄生、白芍、天麻、钩藤、蝉蜕）；若阴损及阳，脾肾阳虚而发生水肿者，宜健脾利湿消肿，用茯苓导水汤；若肝郁化热兼见口苦咽干目眩者，宜清热平肝潜阳，用羚角钩藤汤。参见"妊娠眩晕"条。

锨板子骨xiānbǎn·zigǔ 骨名。即肩胛骨。详该条。

鲜白头xiānbáitóu 中药材。见《江苏药材志》。为绵枣儿之别名，详该条。

鲜地黄xiāndìhuáng 中药材。见《植物名实图考》。即鲜生地，详该条。

鲜黄连xiānhuánglián 中药材。见《东北药用植物志》。又名细辛幌子、常黄连、毛黄连、朝鲜黄连。为小檗科植物鲜黄连 *Jeffersonia dubia*（Maxim.）Benth. et. Hook. f. ex Baker et Moore 的根茎，分布于东北地区。苦，寒。清热解毒，健胃止泻。①治发热烦躁，口舌生疮，扁桃体炎，吐血，衄血，消化不良，恶心呕吐，肠炎，痢疾。煎服：3～6g。②治眼结膜炎。煎水洗眼。本品含小檗碱等生物碱。尚含药根碱、去氢二松柏醇及其糖苷，它们有抗炎作用。小檗碱的药理参见"黄连"条。

鲜鳞攻毒汤xiānlíngōngdútāng 《痘疹金镜录》卷下方。活鳝鱼头、丹雄鸡头（去毛）各一个，鲜笋尖头一两。加生姜五片，清水煮熟，取出，饮汁时加酒浆少许，食鸡冠并笋，余不用。治痘出不快，并一切陷伏倒靥。

鲜生地xiānshēngdì 中药材。出《本草便读》。又名生地黄、鲜地黄。为玄参科植物地黄 *Rehmannia glutinosa*（Gaertn.）Libosch. 的新鲜根茎。产于河南、浙江、江苏、河北、陕西、湖南等地。甘、苦，寒。入心、肝、肾经。清热，凉血，生津。①治温病热入营血，阴伤烦渴，舌绛，神昏，瘢疹，咳血，吐血，衄血，尿血，便血，虚劳骨蒸，咽喉肿痛，消渴，便秘。煎服：15～60g。②捣烂绞汁，少加冰片滴耳，治中耳炎。鲜根含梓醇、地黄紫罗兰苷、地黄苦苷、地黄素等，又含糖类、赖氨酸等氨基酸，还含地黄聚糖、地黄多糖、棕榈酸等。生地可使甲亢大鼠甲状腺功能恢复正常，防止肾上腺皮质萎缩，对免疫功能有影响，并可促进造血等。

鲜药xiānyào 指鲜、活应用的药物。

弦缕xiánlǚ 喻脉象坚急不和，如弓弦之缕。《素问·大奇论》："脉至如弦缕，是胞精予不足也。"

弦脉xiánmài 脉象。脉端直而长，指下挺然，如按琴弦。《素问·玉机真藏论》："端直以长，故曰弦。"多见于痛证、风证、痰饮，以及高血压、肝胆疾患等。

咸xián 五味之一。咸为水味，入通于肾，故为肾所主之味。《素问·宣明五气》："咸入肾。"咸味药物多入肾经，有补肾填精或滋阴潜阳作用，前如鹿茸、海狗肾之类，后如龟甲、牡蛎之类。另外咸味药尚有软坚润燥通下作用，如芒硝、玄参之类。

咸秋石xiánqiūshí 中药材。见《药物出产辨》。为秋石药材之一种，详该条。

咸虾花xiánxiāhuā 中药材。见《广西药用植物名录》。又名狗仔菜、狗仔花、万重花、大叶咸虾花。为菊科植物咸虾花 *Vernonia patula*（Aiton）Merr. 的全草。分布于福建、广东、广西、云南、贵州等地。苦、辛，平。疏风，清热，解毒。①治感冒发热，头痛，高血压，疟疾，肠炎，痢疾。煎服：15～30g。②治荨麻疹，捣汁外擦；疖、痈、乳腺炎，捣烂取汁兑酒服，渣外敷。根预试含黄酮苷、三萜、植物甾醇、挥发油、氨基酸、有机酸。

咸哮xiánxiào 病证名。出《本草纲目》。即哮拔。详该条。

咸哮咳xiánxiàoké 病证名。指食咸味过度引起哮嗽者。《不居集》卷十五："咸哮咳，因食咸物所伤，以致哮嗽不止。用白面二钱，砂糖二钱，通搜和，用糖饼灰汁捻作饼子，放在炉内煤热，划出加轻粉四分，另炒略熟，将饼切作四亚，掺轻粉在内，令患人吃尽，吐出病根即愈。"参见"咳嗽"条。

咸鱼草xiányúcǎo 中药材。见《岭南草药志》。为葫芦茶之别名，详该条。

涎xián 五液之一。又称口津。与唾合称涎唾或唾液。具有滑润口腔和帮助消化的作用。涎为脾液。《素问·宣明五气》："脾为涎。"脾胃正常则津足，口中和，不燥不渴，食而知味。脾胃虚寒则冷涎上涌，口淡泛恶；胃火炽盛则涎少口燥；脾胃湿热或内有虫积，中风或癫痫病发，亦每致口角流涎。

涎积xiánjī 古病名。九积之一。指饮涎壅聚而成积者。《儒门事亲》卷三："涎积，咽如拽锯，朱砂、腻粉之类，甚者瓜蒂、甘遂。"上药性烈有毒，宜慎用。参见"痰积"条。

涎石xiánshí 病名。即舌下、颌下或腮部有结石，以自觉胀痛为主要表现的疾病。

涎嗽xiánsòu 病证名。出《儒门事亲》。指咳嗽而有痰涎溢出者。多由风热炽盛，灼液酿成痰涎，上逆而嗽；亦有素体阳虚，肺复受寒，以致痰涎上泛，射肺而嗽。风热炽盛者，治以清热豁痰为主，用温胆汤加竹黄，竹沥，僵蚕之类；阳虚受寒者，以温中散寒为主，用六君子汤加干姜，白附子之类。

X

涎唾xiántuò 涎与唾的合称。俗称口水。详“涎”“唾”条。

涎液不收xiányèbùshōu 即流涎。详该条。

痫xián 病名。出《素问·大奇论》等篇。是一种发作性神志异常的疾病。又名胎病，说明《内经》早已指出病因中的遗传因素。古代痫、癫二字通用，故痫亦称癫（见《景岳全书·杂证谟·癫狂痴呆》）。《备急千金要方》称为癫痫。俗名羊痫风。文献有十岁以上为癫，十岁以下为痫的记载。多因惊恐或情志失调，饮食不节，劳累过度，伤及肝脾肾三经，使风痰随气上逆所致。症见短暂的失神，面色泛白，双目凝视，但迅即恢复常态；或见突然昏倒，口吐涎沫，两目上视，牙关紧急，四肢抽搐，或口中发出类似猪羊的叫声等，醒后除感觉疲劳外，一如常人，时有复作。在发作时，治宜豁痰宣窍，息风定痫。平时则以培补脾肾为主。按病因又分惊痫、风痫、食痫等。此外，医书中也有把神识昏乱、狂叫奔走的病证称为痫病者（见《万病回春·痫证》）。

痫瘥而喑xiánchài' éryīn 病证名。见《证治准绳·幼科》卷九。系指小儿发痫瘥后六七岁不能语音。《诸病源候论》卷四十五：“痫发瘥后，不能语者，是风痫。风痫因儿衣厚汗出，以儿乘风取凉太过，为风所伤得之。其初发之状，屈指如数，然后发是也。心之声为言，开窍于口，其痫发虽止，风冷之气犹滞，心之络脉，使心气不和，其声不发，故不能言。”

痫黄xiánhuáng 病证名。三十六黄之一。《圣济总录》卷六十一：“痫黄，病人身如金色、不多言语，四肢无力，好眠卧，口吐黏涎者，宜服茵陈汤方。”参见黄疸有关条。

痫证xiánzhèng 病名。以突然昏仆，口吐涎沫，肢体抽搐，移时苏醒，反复发作为主要表现的疾病。多因小儿形气未充，神志未定，如被惊恐，或风邪外感，或痰热、食积所伤而引起；亦有由于妊母受惊，得之于先天者。《诸病源候论》卷四十五：“痫者小儿病也，十岁以上为癫，十岁以下为痫。”症见突然昏倒，不省人事，抽搐牵引面目，口吐白沫，喉头痰鸣，惊掣啼叫，发作后在短时间内，苏醒如常。有一日一发，或数十日，数月发作一次者，本病按其病因病理及症状分型的不同，分五痫、阴阳二痫、风惊食三痫、暴痫、肠痫、胎痫、饮痫、痰痫、寒痫、热痫、虫痫等。详见各条。

显明xiǎnmíng 运气术语，出《素问·六微旨大论》：“显明之右，君火之位也”。王冰注：“日出谓之显明，则卯地，气春分也。”显明指日出之位，于方向为正东，于节气为春分，于时为卯。自春分以次至于小满，为六气的二之气，值少阴君火主令，故谓“显明之右，君火之位也。”

显微鉴定xiǎnwēijiàndìng 中药学名词。属中药鉴定方法之一，即采用显微镜观察药材内部的组织构造、细胞及细胞内含物的形态，描述显微特征，制订显微鉴别依据以鉴定药材真伪优劣的方法。

苋菜子xiàncàizǐ 中药材。见《得配本草》。即苋实，详该条。

苋根xiàngēn 中药材。出《石药尔雅》。又名地筋。为苋科植物苋 *Amaranthus mangostanus* L. 的根。辛，微寒。清热解毒，活血止痛。①治细菌性痢疾，肠炎，吐血，血崩，白带，癥瘕，痔疮，阴囊肿痛，跌打损伤。煎服：9～15g；鲜品 15～30g。②治牙痛，烧存性，为末揩之。③苋的茎叶名苋菜，煎服治痢疾，二便不通；煎水洗治漆疮瘙痒。

苋实xiànshí 中药材。出《神农本草经》。又名苋菜子。为苋科植物苋 *Amaranthus mangostanus* L. 的种子。我国各地均有栽培。甘，寒。入肝、大肠、膀胱经。清肝明目，通利二便。治目赤肿痛，角膜云翳，青盲，乳糜血尿，二便不利。内服：煎汤，6～9g；或研末服。种子含蛋白质，有抗病毒蛋白等。还含脂肪、十六碳酸等。

现代名中医类案选xiàndàimíngzhōngyīlèi' ànxuǎn 医案著作。余瀛鳌、高益民编。此书重点选辑我国现代 135 位著名医家的临证验案 436 例，分为伤寒温病、内科杂病、妇产科病、儿科病、外科皮肤科病、五官口腔科病诸门类。选案力求证因精审，辨证允恰，理法方药契合，能够反映出不同学术流派中各个医家的经验心得和方治特色。每一案例之下均加编者评按，分析证治要点，对读者颇有启发。1983 年由人民卫生出版社出版，同时并由该社与日本雄浑社合作印行日文版，改名为《名医临床例选案》。

现代实用中药xiàndàishíyòngzhōngyào 中药学著作。1 册。叶橘泉主编。本书分为二篇。第一篇概说，为中药学总论；第二篇各论，按笔画顺序选录常用中药 500 余种，分别记述各药的异名、学名、科属、形态、产地、性味、品质、成分、药理、效用、用量、附方、制剂等。末附索引。是结合现代科学知识整理中药的一种较实用的参考书。1956 年上海科技出版社出版了增订本。

线剂xiànjì 将丝线或棉线放药液中先浸后煮，经干燥制成的外用制剂。

线障xiànzhàng 病证名。目翳垂下如线，称线障。兼有红赤涩痛者。多由肝肺风热所致。宜疏风清热，明目退翳障。用石决明散加减；若无红痛，多属肝肾阴亏；若虚火上炎者，宜滋阴清热。用六味地黄丸加减。参见“赤膜下垂”条。

哯乳xiànrǔ 病证名。又名转乳，噫奶。为哺乳期婴儿常见的病证。❶《小儿卫生总微论方》：“哯者，乃儿因吮乳汁过多，胃满而上溢出也。”❷《幼科发挥》：“哯乳者，小儿无故乳常流出，口角唇边常见，如瓶之漏，而水渗出也，即哺露。”❸《证治准绳》：“凡吐乳直出而不停留者，谓之哯乳。”为胃气上逆所致。治宜和胃降逆。用二陈汤去甘草，加藿香、木瓜；或以炒麦芽、橘红、丁香，水煎服。

陷xiàn 病证名。见《外科理例》卷一。又名内陷。即疮疡邪毒内攻之意。参见“三陷”条。

陷伏xiànfú 病证名。见《奇效良方》。即黑靥。详该条。

陷谷xiàngǔ 经穴名。代号 ST43。出《灵枢·本输》。属足阳明胃经。别名陷骨。输（木）穴。位于足背第二、三跖骨结合部之前方凹陷处；或于内庭穴上 2 寸取穴。布有足背内侧皮神经和足背静脉网。主治腹痛胀满，肠鸣泄痢，面目浮肿，目赤痛，疝气，足背肿痛等。直刺 0.5～1 寸。艾炷灸 3～5 壮；或艾条灸 5～10 分钟。

陷骨xiàngǔ 经穴别名。见《普济方》。即陷谷。见该条。

陷经xiànjīng 病证名。指经血下陷、漏血不止的病证。《金匮要略·妇人杂病脉证并治》：“妇人陷经，漏下黑不解，胶姜汤主之。”参见“崩漏”条。

陷睛翳xiànjīngyì 病证名。目内陷“俗名陷睛翳，乃肾水绝矣”（清代王子固《眼科百问》卷下）。详“目内陷”条。

陷脉xiànmài 寒邪陷于经脉，使气血凝滞在肌肉腠理之间，久则成为瘘疮。《素问·生气通天论》：“陷脉为瘘。”

陷下则灸之xiànxiàzéjiǔzhī 针灸治疗法则。凡寒凝血滞，无脉症，脏器下陷，久病虚寒等症，均可用艾灸法治疗。《灵枢·禁服》："陷下者，脉血结于中，中有着血，血寒，故宜灸之。"《伤寒论·辨厥阴病脉证并治》："下利，手足厥冷，无脉者，灸之。"

陷胸承气汤xiànxiōngchéngqìtāng ❶《重订通俗伤寒论》方。瓜蒌仁（杵）六钱，小枳实、风化硝各一钱半，生川军二钱，仙半夏三钱，小川连八分。水煎服。功能清热泻火，化痰通便。治痰热蕴结，腑气不通，发热，胸膈痞满而痛，甚则神昏谵语，腹胀便闭，苔黄腻，脉沉滑者。❷《伤寒瘟疫条辨》卷五方。白僵蚕（酒炒）、芒硝（另入）各三钱，蝉蜕十个，黄连、黄芩、黄柏、栀子各一钱，枳实（麸炒）二钱半，厚朴（姜汁炒）、大黄（酒洗）各五钱，瓜蒌一个，半夏二钱。水煎服。治温病三焦火热，胸膈痞满而痛，大便不通，谵语狂乱不识人者。

陷胸泻心汤xiànxiōngxièxīntāng 《重订通俗伤寒论》方。瓜蒌仁四钱，半夏一钱五分，黄连八分，枳实、黄芩各一钱，竹茹三钱。水煎去滓，入生姜汁二滴、竹沥二瓢，冲服。功能豁痰降火。治火痰郁遏胸膈，症见咳嗽不爽，胸中气闷，夜不得眠，烦躁不宁者。

陷翳xiànyì 病证名。出《素问病机气宜保命集》卷下。肝风热邪生翳，其邪气深凝，顽固难退者属陷翳。治宜先发，再辅以退翳。参见"翳"条。

陷中xiànzhōng 筋骨间的凹陷处。《灵枢·本输》："注于太溪，太溪内踝之后跟骨之上陷中者也为俞。"

献药供牲经xiànyàogòngshēngjīng 彝医著作。约写于清初。作者不详。《献药供牲经》是彝族经文《作祭经》中的一部分，内容涉及丰富的彝医药。全书共载药 69 种。其中动物药 64 种，植物药 5 种。动物药主要以胆、肉入药。载病名 35 种，大多为当时彝医常见的风湿病、胃肠病、皮肤病等疾病。尤其对胚胎发育过程的描述较为详尽，明确论述胎儿的四肢分化在胚胎 3~4 月开始。现有 1947 年马学良根据张文元家藏手写本翻译出版的彝汉对照排印本。

xiang

乡药集成方xiāngyàojíchéngfāng 方书，85 卷。朝鲜俞孝通、卢正礼、朴允德奉旨合纂。成书于 1433 年。广泛采摭中朝医籍，分类汇辑医方。所引中国医籍占绝大多数，大约有一百数十种方书，所引朝鲜医籍仅仅数种。该书卷首为"针灸法"，引《针灸资生经》。卷一至卷七十五为各科医方。分疾病为 57 门，959 证。述病源 931 条。收方 10706 首。针灸法 1479 条。卷七十六至卷八十五为《产药本草》，遍考朝鲜药物 630 余种，并选录诸书有关论述，颇具文献价值，在朝鲜影响深远。我国现存 1942 年朝鲜京城府杏林书院铅印本。

相乘xiāngchéng 五行学说术语。乘，即乘虚侵袭之意。相乘即相克太过，超过正常制约的程度。如肝气过亢，肺金又不能对肝木加以正常克制时，太过的木便去乘土，使土更虚而发生肝气犯胃之类的病。《素问·五运行大论》："气有余，则制己所胜，而侮所不胜；其不及，则己所不胜侮而乘之，己所胜轻而侮之。"

相反xiāngfǎn 两药合用，能产生或增强毒性反应或副作用的配伍关系。如乌头反半夏。出《神农本草经》。

相兼脉xiāngjiānmài 诊断学名词。指两种以上的脉象同时出现。

相克xiāngkè 五行学说术语。借木、火、土、金、水 5 种物质之间互相制约和排斥的关系，来说明脏腑之间相互制约的生理现象。其次序是木克土，土克水，水克火，火克金，金克木。近人习惯将它与反常的相乘混同，如病理的木乘土，也称木克土。

相气十法xiāngqìshífǎ 望诊之一。观察病人面部气色的十种方法。《望诊遵经》："十法者，浮沉、清浊、微甚、散抟、泽夭是也。"

相杀xiāngshā 一药能减轻或消除另一药毒性或副作用的配伍关系。如绿豆杀巴豆毒。出《神农本草经》。

相生xiāngshēng 五行学说术语。借木、火、土、金、水 5 种物质之间互相滋生和促进的关系，来说明脏腑相互协调的生理现象。其次序是木生火，火生土，土生金，金生水，水生木。《素问·阴阳应象大论》："肝（木）生筋，筋生心（火）……心生血，血生脾（土）……脾生肉，肉生肺（金）……肺生皮毛，皮毛生肾（水）……肾生骨髓，骨髓生肝（木）。"

相胜之脉xiāngshèngzhīmài 色与脉相克（脉克色）之脉象。例如面色白得数脉，面色赤得沉脉之类。提示病情重笃。《难经·十三难》："经言见其色而不得其脉，反得相胜之脉者即死。"

相使xiāngshǐ 合用的多种药物中，一种主药得到其他药物的辅助而提高疗效的配伍关系。如款冬花配杏仁。出《神农本草经》。

相思虫xiāngsīchóng 中药材。见《苏州本产药材》。为青娘子之别名，详该条。

相思豆xiāngsīdòu 中药材。见《中国主要植物图说·豆科》。即相思子，详该条。

相思子xiāngsīzǐ 中药材。出《新修本草》。又名土甘草豆、相思豆、鸳鸯豆、红豆。为豆科植物相思子 *Abrus precatorius* L. 的种子。主产于广东、广西、福建。辛、苦，平，有大毒。杀虫，消肿。治疥癣，痈疮，湿疹。研粉油调涂。一般不宜内服。中毒可引起呕吐、腹痛、腹泻、呼吸困难、皮肤青紫、尿闭、幻视、溶血、虚脱等症状，严重者可致死亡。本品含相思子毒蛋白，并含相思子碱，红豆碱、胆碱、下箴刺桐碱等生物碱，又含β-谷甾醇等多种甾醇类、相思子苷、相思子酸、相思子黄酮、相思子凝集素、5β-胆烷酸、没食子酸和多种氨基酸等。相思子毒蛋白对小鼠实验性癌有很强的抑制作用，毒性极大，0.5mg 即可使人致死，但加热至 65℃以上则毒性消失，小鼠腹腔注射半数致死量为 0.20mg/kg。相思子碱有抗过敏、抗组胺作用。相思子提取物对大鼠、小鼠有避孕作用。种子的醇提取物在体外对金黄色葡萄球菌、痢疾杆菌伤寒杆菌、大肠埃希菌以及某些皮肤真菌有抑制作用，并可导致心、肺、肾及小肠出血。

相思子根xiāngsīzǐgēn 中药材。见《南宁市药物志》。为豆科植物相思子 *Abrus precatorius* L. 的根。分布于台湾、福建、广东、广西、云南等地。甘，平，有小毒。清热利尿。治黄疸型肝炎，咽喉肿痛，支气管炎。煎服：6~9g。相思子的茎叶，名相思藤。又名土甘草、山甘草，功用与相思子根同。根含相思豆醇、相思子醇、相思子新碱、相思豆碱。又含多糖。还含相思子内酯、相思子原酸等。醇提取物对小鼠有抗雌性激素的作用。

相畏xiāngwèi 利用药物的互相抑制作用，以减少或抑制某一药物的有害成分，而发挥临床效能。如半夏畏生姜，因生姜能抑制半夏的毒性。出《神农本草经》。

相侮xiāngwǔ 五行学说术语。即反克，又称反侮。属病理变化范围，在正常情况下，金可克木，若金气不足，或木气偏亢，木就反过来侮金，出现肺金虚损而肝木亢盛的病症。《素问·五运行大论》："气有余，则制己所胜而侮所不胜；其不及，则己所不胜侮而乘之，己所胜轻而侮之"。

相恶xiāngwù 出《神农本草经》。一药能使另一药原有功效降低甚至消失的配伍关系。如生姜恶黄芩，因黄芩能减弱生姜的温性。

相须xiāngxū 出《神农本草经》。两种性能相类的药物同用，以互相增强作用。如知母配黄柏。

香xiāng ❶五臭之一。香为土臭，人通于脾，故为脾之臭。《素问·金匮真言论》："中央色黄，入通于脾……其类土……其臭香。"临床上病人恶闻香臭，或是对食物香气的嗅觉味觉异常，多为湿浊壅阻，脾经受病的征象。❷中药材。出《药性论》。即小茴香，详该条。

香巴茅xiāngbāmáo 中药材。见《四川中药志》。即香茅。详该条。

香白芷xiāngbáizhǐ 中药材。见《夷坚志》。为白芷之处方名，详该条。

香贝养荣汤xiāngbèiyǎngróngtāng 《医宗金鉴·外科心法要诀》卷六十四方。白术（土炒）二钱，人参、茯苓、陈皮、熟地黄、川芎、当归、贝母（去心）、香附（酒炒）、白芍药（酒炒）各一钱，桔梗、甘草各五分。加生姜三片，大枣二枚，水煎，食远服。治上石疽，症见疽生颈项两旁，形如桃李，皮色如常，坚硬如石，痛而不热，初小渐大，难消难溃，即溃难敛而属气虚者。

香菜xiāngcài 中药材。❶见《嘉祐补注神农本草》。为罗勒之别名。❷出《韵略》。为芫荽之别名。各详该条。

香菜子xiāngcàizǐ 中药材。见《江苏省植物药材志》。为芫荽子之别名。详该条。

香草xiāngcǎo 中药材。❶见《广西中草药》。为毛麝香之别名。❷见《本草纲目》。为佩兰之别名。各详该条。

香茶菜xiāngchácài 药见。见《草药手册》。为溪黄草之别名。详该条。

香柴xiāngchái 中药材。见《草药手册》。为岗松之别名。详该条。

香豉xiāngchǐ 中药材。出《伤寒论》。为淡豆豉之别名，详该条。

香虫xiāngchóng 中药材。见《本草纲目》。即茴香虫，详该条。

香椿铃xiāngchūnlíng 中药材。见《陕西中药志》。为香椿子之别名。详该条。

香椿皮xiāngchūnpí 中药材。见《经验方》。即椿白皮，详该条。

香椿叶xiāngchūnyè 中药材。见萧步丹《岭南采药录》。即椿叶。详该条。

香椿子xiāngchūnzǐ 中药材。见《东北药用植物志》。又名椿树子、香椿铃、椿花、春尖花。为楝科植物香椿 *Toona sinensis*（A. Juss.）Roem. 的果实。分布于华北至东南和西南地区。辛、苦，温。祛风，散寒，止痛。治风寒外感，胃痛，风湿关节痛，疝气痛，肠风下血。煎服：3～9g。

香豆子xiāngdòu·zi 中药材。见《新疆中草药手册》。为胡芦巴之别名。详该条。

香独活xiāngdúhuó 中药材。见《中药志》。为独活之药材名。详该条。

香顿·斯吉巴尔xiāngdùn sījíbā'ěr 宋代藏医学家。出生于西藏雅隆地区。潜心钻研"八支"医理，著有《经释月光疏》等。

香顿·秀保多吉赤俄xiāngdùn xiùbǎoduōjíchì'é 宋代藏医学家。约生活于11世纪。专攻"八支"理论。著有《医学通史》《释难解障》等。

香风茶xiāngfēngchá 中药材。见《安徽中草药》。为山腊梅叶之别名，详该条。

香附xiāngfù 中药材。出《本草纲目》。又名香附子、莎草根、雷公头、三棱草根、香附米。为莎草科植物莎草 *Cyperus rotundus* L. 的干燥根茎。主产于山东、浙江、湖南、河南。辛、微苦、微甘，平。入肝、脾、三焦经。疏肝解郁，理气宽中，调经止痛。用于肝郁气滞，胸胁胀痛，疝气疼痛，乳房胀痛，脾胃气滞，脘腹痞闷，胀满疼痛，月经不调，经闭痛经，煎服6～9g。本品含挥发油1%，其中主成分为香附子烯、香附醇、异香附醇。还含α－及β－香附酮、α－及β－莎草醇、柠檬烯等。还含生物碱、强心苷、黄酮化合物、树脂、葡萄糖、果糖等。流浸膏对豚鼠、兔、猫、狗等动物的离体子宫均有抑制收缩作用。乙醇提取物对小鼠有镇痛作用。醇提取物可解热、安定。提取物及成分可强心、减慢心率。香附油可抗菌、消炎。香附可抑制小鼠肉瘤S－180生长。香附还可使胆汁流量增加，有健胃、驱除消化道积气的作用。

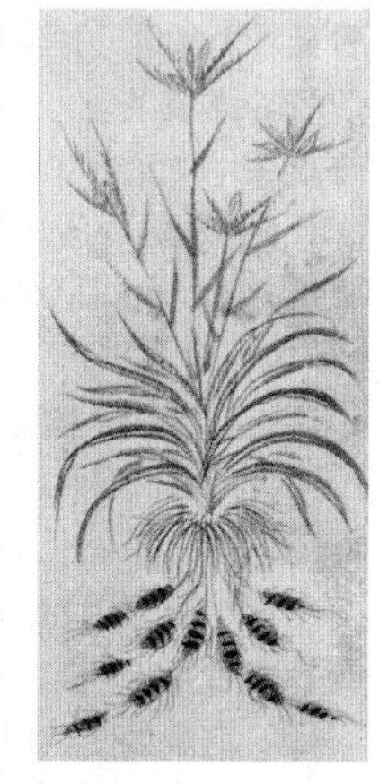
香附

香附米xiāngfùmǐ 中药材。见《本草求真》。即香附。详该条。

香附散xiāngfùsǎn ❶《三因极一病证方论》卷十四方。又名香附子散。香附不拘量。为末，每服二钱，酒煎海藻一钱调下，并嚼食海藻。治阴作胀。❷《杂病源流犀烛·六淫门》卷十七方。香附、栀子、黄连、橘红、半夏。为末，水煎服。治嗳气。

香附丸xiāngfùwán ❶《杂病源流犀烛·六淫门》卷十六方。香附（童便浸炒）一斤，针砂（醋煅）、炒甘草各一两，厚朴（姜汁炒）、炒白芍药、制苍术、炒山楂肉各五两，陈皮（去白，炒）、茯苓（乳蒸）、白术（土炒）各三两，炒青皮六两，炒苦参春夏二两、秋冬一两。为末，醋糊为丸，每服一钱，白术煎汤送下。治脱力劳伤，及黄胖病。❷见《北京市中药成方选集》。炙香附15kg，当归10kg，川芎、黄芩、橘皮各2.5kg，熟地黄、白芍药、炒白术各5kg，砂仁1.25kg。为细末，炼蜜为丸，每丸重9g，每服1丸，温黄酒或温开水送下，日2次。功能舒郁和肝，调经养血。治血虚气滞，胸闷胁痛，经水不调，经期腹胀。

香附芎归汤xiāngfùxiōngguītāng 《妇科玉尺》卷二方。香附、川芎、当归、白芍药、艾叶、熟地黄、麦冬、杜仲、橘红、甘草、青蒿。水煎服。功能调理气血。治血虚有寒，经水后期。若病甚，并半边头痛，加菊花、藁本、荆芥、童便，去艾叶、杜仲、香附、橘红。

香附旋覆花汤xiāngfùxuánfùhuātāng 《温病条辨》卷三方。

生香附、旋覆花（绢包）、苏子霜、茯苓各三钱，陈皮二钱，半夏、薏苡仁各五钱。水煎，分三次服。治伏暑湿温胁痛，或咳或不咳，无寒但潮热，或寒热如疟者。若腹满加厚朴；痛甚加降香末。

香附子xiāngfùzǐ　中药材。出《新修本草》。即香附。详该条。

香附子散xiāngfùzǐsǎn　中药材。《妇科玉尺》卷五方。即香附散第一方，见“香附散”条。

香甘散xiānggānsǎn　《杂病源流犀烛·脏腑门》卷六方。香附、甘草各一两。为末，每服三钱，白开水送下。治善怒。

香菇xiānggū　中药材。出《随息居饮食谱》。为香蕈之别名。详该条。

香瓜藤xiāngguāténg　中药材。见《江苏中医》[1960（5）：31]。为甜瓜茎之别名。详该条。

香瓜丸xiāngguāwán　《小儿药证直诀》卷下方。大黄瓜（黄色者，去瓤）一个，大黄（湿纸裹、煨至纸焦）、胡黄连、柴胡、鳖甲（醋炙黄）、芦荟、青皮、黄柏各等分。除黄瓜外为末，将黄瓜割开顶，填入药末至满，盖口敷定，慢火煨熟，面糊为丸，绿豆大，每服二至三丸，食后冷浆水或新汲水送下。治小儿遍身汗出。

香桂六合汤xiāngguìliùhétāng　《医垒元戎》方。当归、川芎（酒浸炒）、白芍药、熟地黄（酒洒蒸）各一两，肉桂、香附各半两。为粗末，水煎服。治妊娠赤白带下。

香桂散xiāngguìsǎn　❶《博济方》卷四方。川芎、当归各二钱半，桂心半两。为细末，分三服。每服酒煎三至五沸，入童便少许，再煎温服。功能养血和血，温经止痛。治产后脐下疼痛不止。❷《张氏医通》卷十五方。麝香三分，肉桂三钱。为末，酒煎和滓服。治子死腹中，胞衣不下。若欲堕胎，加生川乌三钱。

香蒿xiānghāo　中药材。出《说文》。为青蒿之别名，详该条。

香荠菜xiāngjìcài　中药材。见《浙江天目山药用植物志》。即荠菜。详该条。

香加皮xiāngjiāpí　中药材。见《四川中药志》。又名北五加皮、杠柳皮、香五加皮。为萝藦科植物杠柳 *Periploca sepium* Bunge 的干燥根皮。主产于山西、河南、河北、山东。辛、苦，温，有毒归肝、肾、心经。利水消肿，祛风湿，强筋骨。用于下肢浮肿，心悸气短，风寒湿痹，腰膝酸软小便不利，煎服 3～6g。本品不可过量和久服，以免中毒。本品含强心苷——杠柳毒苷等，亦含杠柳苷 A～C、北五加皮苷、5－孕烯二醇－3－单乙酸酯等。还含 4－甲氧基水杨醛，α－和β－香树脂醇及其乙酸酯，β－谷甾醇及其葡萄糖苷等。醇提取物有强心作用，可使在体蛙心停止于收缩期，对人工衰竭猫心也有强心作用。α－香树脂醇及β－香树脂醇乙酸酯对大鼠实验性关节炎有抗炎作用。醇提物皮下注射可致小鼠全身震颤，对猫、兔有升压作用。杠柳毒苷可抗胆碱酯酶等。本品毒性主要来源于其中的强心苷类成分。

香姜散xiāngjiāngsǎn　中药材。《证治准绳·类方》第六册方。生姜四两，黄连二两。水淹一夜，慢火炒令姜紫色，去姜不用。为细末，每服二钱，茶水调下；治白痢用米饮酒调下。治晨泄，白痢。

香橘丹xiāngjúdān　《中药制剂手册》方。又名小儿香橘丹。茯苓、苍米（米泔水炙）、橘皮、香附（醋制）、白术（麸炒）各 540g，法半夏、炒山药、莲子、炒扁豆、枳实、薏苡仁（麸炒）、厚朴（姜汁炙）、炒山楂、神曲（麸炒）、炒麦芽各 360g，砂仁、泽泻、甘草各 180g，木香 90g。为细末，炼蜜为丸，每丸重 3g，每服 1 丸，温开水送下，日 2 次。功能理脾止泻，健胃消食。治停乳停食，胃脘胀痛，呕吐泄泻，不思饮食。本方由《婴童百问》香橘饼加减而来。

香橘散xiāngjúsǎn　《张氏医通》卷十四方。小茴香（盐水炒）五钱，橘核（去壳研，压去油）、炒山楂肉、大茴香（盐水炒）各一两。为末，每服三至四钱，空腹温酒调下。治睾丸偏堕。如睾丸肿大痛甚，左右移换者，加木香、沉香各三钱，川楝肉、青盐各二钱，荔枝核（烧灰）十枚。

香橘丸xiāngjúwán　《证治准绳·幼科》集五方。即香连丸第四方。见“香连丸”条。

香橘饮xiāngjúyǐn　《仁斋直指方论》卷十一方。木香、白术、半夏曲、橘皮、茯苓、砂仁各五分，丁香、炙甘草各一分。为粗末，每服三钱，加生姜五片，水煎服。治气虚眩晕。

香棱丸xiānglénqwán　❶《济生方》卷四方。木香、丁香、三棱（酒浸）、枳壳（麸炒，去瓤）、青皮（去白）、炒川楝子、炒茴香、莪术（为末，每一两用去壳巴豆三十粒同炒黄色，去巴豆）各等分。为细末，醋糊为丸，梧桐子大，朱砂为衣，每服二十丸，炒生姜、盐汤或温酒送下，不拘时服。功能行气散寒，化瘀消。治五积，痃癖，癥块，及冷热积聚。❷《杂病源流犀烛·六淫门》卷十四方。三棱、槟榔各三两，山楂肉二两，莱菔子、香附、枳实、枳壳、青皮、陈皮、莪术各一两，黄连、神曲、麦芽、鳖甲、干漆、桃仁、硇砂、砂仁、当归尾、木香、甘草各一钱。为末，醋糊为丸，每服三十至五十丸，白开水送下。治癖证。

香连化滞丸xiāngliánhuàzhìwán　《妇科玉尺》卷二方。青皮、陈皮、厚朴、枳实、黄芩、黄连、当归、白芍药、滑石、木香、甘草、槟榔。为末，水泛为丸。功能理气化滞，清热燥湿。治湿热壅滞，腹痛泄泻，或下痢赤白，里急后重。方中黄连、黄芩清热燥湿；木香、陈皮、青皮、厚朴、枳实、槟榔理气燥湿，散积化滞；当归、白芍药和血止痛；滑石清热利湿；甘草和药缓急。

香连平胃散xiāngliánpíngwèisǎn　《张氏医通》卷十六方。苍术（米泔浸去皮，麻油拌炒黄）四两，厚朴（去皮，姜汁炒）、陈皮（泡去浮白）、炙甘草各三两，黄连（姜汁炒）二两，木香一两。为粗末，每服四至五钱，加生姜三片，水煎服。功能清热燥湿和胃。治食积发热，腹痛作泻。

香连丸xiāngliánwán　❶《太平惠民和剂局方》卷十方。白石脂、龙骨、炮姜、炒黄连、枯矾各半两。为细末，醋糊为丸，麻子大，一岁小儿每服十丸，乳前米饮送下，日三至四次。治小儿冷热不调，泄泻烦渴，米谷不化，腹痛肠鸣，或下痢脓血，里急后重，不思乳食，肌肉消瘦，渐变成疳。❷《经史证类备急本草》卷七引《兵部手集方》方。宣黄连、青木香（即今之广木香）。炼白蜜为丸，如梧桐子大，每服二三十丸，日二次。功能清热燥湿，行气导滞。治热痢，下痢赤白，日夜不止，肛门灼痛。❸《证治准绳·幼科》集七引茅先生方。木香、黄连（吴茱萸五钱同炒令烟起，去吴茱萸）、肉豆蔻、炮诃子肉各半两，阿胶（面炒）、朱砂各一钱。为细末，软饭为丸，梧桐子大，每服十至十四丸，用饭饮吞下。治泻痢。❹《证治准绳·幼科》集七引吉氏方。黄连、木香、诃子皮各一两，肉豆蔻二个，黄芩半两。为细末，炼蜜为丸，绿豆大，成人每服十丸，小儿每服五丸，空腹煎醋浆汤送下，日三次。治赤白痢。❺《证治准绳·幼科》集五方。又名香橘丸。黄连（吴茱萸五钱同炒，去吴茱萸）一两，木香、陈皮各半两，石莲子肉二钱半。为细末，醋调神曲糊为丸，麻子大，每服二十至三十丸，陈仓米汤送下。治小儿痘疹结痂之时，暴泻不止，水谷不分，利如脓血。❻《仁斋直指方论》卷十四方。即大香连丸。见该条。

香连治中汤xiāngliánzhìzhōngtāng 《重订通俗伤寒论》方。党参（米炒）二钱，木香八分，炮姜三分，炒陈皮一钱，黄连（醋炒）、青皮各六分，生白术一钱半，炙甘草五分。水煎服。功能温中健脾，行气化湿治大便飧泄，肠鸣腹痛，欲泄而不得畅泄；即泄亦里急气坠，脉左弦右弱者。

香连猪肚丸xiāngliánzhūdǔwán 《医学入门》卷六方。木香五钱，黄连、生地黄、青皮、银柴胡、鳖甲各一两。为末，入猪肚内缚定，砂锅内煮烂，取出捣丸，梧桐子大，小儿作黍米大，每服三十丸，米饮送下。功能滋阴清热。治骨蒸疳痨羸瘦，痨痢等症。

香苓散xiānglíngsǎn 《世医得效方》卷七方。泽泻二两半，桂心、山药（姜汁炙）、茯苓、茯神、黄芪、远志（去心，姜汁炒）各一两，猪苓（去皮）、赤茯苓（去皮）、白术、煨木香各一两半，人参、桔梗、炙甘草各半两，朱砂三钱，麝香一钱。为末，每服一大钱，天冬、麦冬煎汤调下，空腹服，日三次。治小便赤浊，诸药不效者。

香炉xiānglú 熏烧香料的器具。亦称熏炉，详该条。

香茅xiāngmáo 中药材。见萧步丹《岭南采药录》。又名大风茅、香巴茅、柠檬茅、姜巴草。为禾本科植物香茅 *Cymbopogon citratus*（DC.）Stapf 的全草。分布于广东、广西、云南、四川、福建、台湾、浙江等地。辛，温。祛风解表，散寒止痛，化瘀消肿。治感冒，头痛，风湿痹痛，胃痛，腹痛，腹泻，脚气，产后水肿，月经不调，跌打瘀血肿痛。煎服：9～15g。茎叶含挥发油，油中主含柠檬醛，又含香茅醛，牻牛儿醇、甲基庚烯酮等。挥发油有抗委内瑞拉链丝菌等放线菌的作用。叶含榍茸素及其糖苷、异荭草素、绿原酸等。叶、根中含有某种未知成分，口服后能降低血糖。

香茅草xiāngmáocǎo 中药材。见《云南中草药》。为芸香草之别名。详该条。

香茅筋骨草xiāngmáojīngǔcǎo 中药材。见《四川中药志》。为芸香草之别名。详该条。

香朴丸xiāngpòwán ❶《三因极一病证方论》卷十一方。厚朴五两，大茴香、白术、陈皮各三两，诃子、赤石脂各一两半。为细末，煮糊为丸，梧桐子大，每服五十丸，空腹米饮送下。功能温中行气，涩肠止泻。治肠胃虚冷，泄泻注下无度，脾虚气闭，不进饮食。❷《嵩崖尊生全书》方。厚朴二钱，附子七分，木香三分。为末，作丸服。治老人虚寒气弱，恶寒少食，腹胀。

香朴饮子xiāngpòyǐn·zi 《杂病源流犀烛·六淫门》卷十五方。香薷一钱半，厚朴、扁豆、赤茯苓、泽泻、陈皮、木瓜、半夏、人参、乌梅肉、苏叶各七分，甘草五分，生姜三片，大枣二枚。水煎服。治伤暑，上吐下泻，烦乱不安。

香蒲xiāngpú 中药材。出《神农本草经》。又名甘蒲、蒲黄草、水蜡烛、蒲包草。为香蒲科植物水烛 *Typha angustifolia* L. 或宽叶香蒲 *T. latifolia* L. 等的全草。我国各地均有分布。甘，平。利尿，泻火。①治小便不利。煎服：3～9g。②治乳痈。捣敷或煎服。宽叶香蒲全草含多量维生素 B_1、B_2、C。

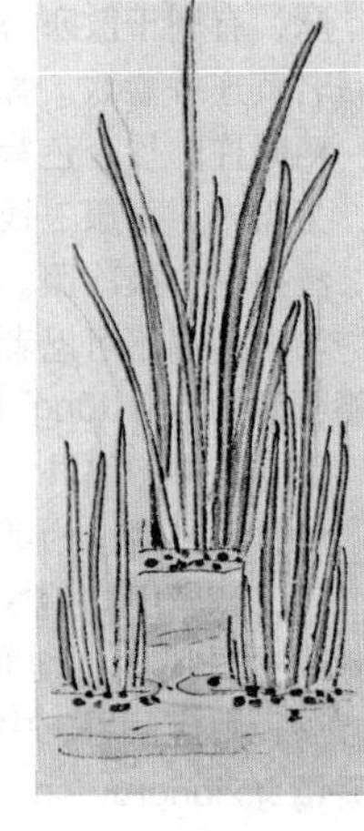

香蒲

香脐子xiāngqízǐ 中药材。见《中药材手册》。为麝香之别名。详该条。

香壳散xiāngqiàosǎn 《张氏医通》卷十四方。香附（姜汁炒）、当归尾各三钱，炒枳壳二钱，炒青皮、陈皮、乌药、赤芍药、莪术（醋炒）各一钱，红花五分，炙甘草二分，生甘草三分。为粗末，每服四至五钱，水煎去滓，加童便半盏，空腹服，更以核桃、黑糖浸酒服用。功能活血化瘀，行气止痛。治蓄血暴起，胸胁小腹作痛。若不效加延胡索、穿山甲；有外感风寒，加桂枝、羌活。

香芹xiāngqín 中药材。见《本草推陈》。即旱芹。详该条。

香青兰xiāngqīnglán 中药材。见《内蒙古中草药》。又名山薄荷。为唇形科植物香青兰 *Dracocephalum moldavica* L. 的地上部分。分布于东北、华北及西北。辛、苦，凉。解表，泻肝火。治外感头痛发热，咽痛，黄疸；炒炭用止吐血，衄血。煎服：3～9g。全草含挥发油，内有柠檬醛、橙花醇、香茅醇、百里香酚等。本品可抗心肌缺血。本品对冠心病患者有一定改善血液指标的作用。

香茸xiāngróng 中药材。出《本草图经》。为香薷之别名，详该条。

香茸八味丸xiāngróngbāwèiwán 《张氏医通》卷十六方。熟地黄八两，山茱萸肉、山药各四两，牡丹皮、茯苓（去皮）、泽泻（去毛）各三两，沉香一两，鹿茸一具。为细末，炼蜜为丸，梧桐子大，每服五十至七十丸，空腹淡盐汤送下；临卧温酒送下，以美压之。功能温补肾阳。治肾与督脉皆虚，头旋眼黑。

香茹xiāngrú 中药材。见《中国药学大辞典》。即香薷。详该条。

香薷xiāngrú 中药材。出《名医别录》。又名香茹草、香茸、蜜蜂草。为唇形科植物石香薷 *Mosla chinensis* Maxim. 或江香薷 *Mosla chinensis*‘Jiangxiangru’的干燥地上部分。主产于华东、中南、台湾、贵州。辛，微温。归肺、胃经。发汗解表，化湿和中。用于暑湿感冒，恶寒发热，头痛无汗，腹痛吐泻，水肿，小便不利，煎服 3～9g。本品含挥发油，内含香荆芥酚、百里香酚、对聚伞花素、对异丙基苯甲醇、葎草烯、β-蒎烯等。有利尿作用；本品对小鼠有镇咳、祛痰作用。挥发油可镇静、镇痛、解热、抗菌、抗病毒，还可增强免疫力、抑制离体回肠等。

香薷散xiāngrúsǎn ❶《太平惠民和剂局方》卷二方。又名香薷饮、三物香薷饮。炒扁豆、厚朴（去粗皮，姜汁炙）各半斤，香薷一斤。为粗末，每服三钱，加酒一分，水煎去滓，水中浸冷进二剂，不拘时服。功能解表散寒，化湿和中。治暑季乘凉饮冷，外感于寒，内伤于湿，身热恶寒，头重头疼，无汗胸闷，或腹痛吐泻。方中香薷辛温芳香，解表散寒，兼能祛暑化湿为君药；厚朴行气宽中化湿为臣药；扁豆健脾和中，兼能利湿消暑为佐药；酒能温血脉，有利于散寒为使药。❷《类证活人书》卷十八方。又名黄连香薷饮。香薷一两半，黄连二两（上二味用生姜四两同杵，炒令色紫），厚朴（去皮）二两（一方加扁豆）。为粗末，每服三钱，加酒半盏，水煎去滓，用新汲水频频浸换，令极冷服。治霍乱吐利，腹痛，肢冷汗出，两脚转筋，疼痛不可忍者。

香薷汤xiāngrútāng 《太平惠民和剂局方》卷二方。炒扁豆、茯神、厚朴（去粗皮，姜汁炒）各一两，香薷二两，炙甘草半两。为细末，每服二钱，沸汤点服。功能宽中和气，调营卫。治饮食不节，饥饱失时，脾胃不和，脘痞，或感受风冷，憎寒壮热，遍体疼痛，胸膈满闷，霍乱吐泻，脾疼翻胃，中酒不醒，及四时伤寒头痛。

香薷丸xiāngrúwán 《太平惠民和剂局方》卷二方。香薷、紫苏（去粗梗）、木瓜各一两，丁香、茯神（去木）、檀香、藿香叶、炙甘草各五钱。为细末，炼蜜为丸，每两作三十丸，每服一至二丸，小儿每服半丸，细嚼白开水送下，或新汲水化下。功能祛暑解表，化湿和中。治伤暑伏热，燥渴瞀闷，头目昏眩，胸膈烦满，呕哕恶心，口苦舌干，肢体困倦，不思饮食，或发霍乱，吐利转筋。

香薷饮xiāngrúyǐn 即香薷散第一方。见“香薷散”条。

香砂二陈汤xiāngshā' èrchéntāng 《重订通俗伤寒论》方。檀香、炙甘草各五分，姜半夏、茯苓各三钱，砂仁八分，炒陈皮二钱。水煎服。功能燥湿化痰，和胃止呕。治胃有停饮，或伤冷食，胸痞脘痛，呕吐黄水。若痛甚加白蔻末二分、瓦楞子末一钱；呕甚加控涎丹八分包煎。《症因脉治》亦有本方，但以藿香易檀香。

香砂宽中汤xiāngshākuānzhōngtāng 《证治准绳·类方》卷三引《医学统旨》方。木香（临服时磨水入药）、白术、陈皮、香附各一钱半，白豆蔻（去壳）、砂仁、青皮、槟榔、半夏曲、茯苓各一钱，厚朴（姜制）一钱三分，甘草三分。加生姜三片，水煎，去滓，入蜜一匙，食前服。功能行气宽中，健脾和胃。治气滞胸痞，反胃噎塞，或胃寒作痛。

香砂宽中丸xiāngshākuānzhōngwán 《杂病源流犀烛·脏腑门》卷四方。即香砂宽中汤作蜜丸。治证同。见“香砂养胃汤”条。

香砂理气汤xiāngshālǐqìtāng 《证治准绳·类方》第三册方。藿香、砂仁、人参、炮姜、炙甘草、白术。水煎服。功能温中健脾，行气化湿。治中寒腹痛，肢冷便溏，或呕吐脘满，苔白腻，脉沉弦。《重订通俗伤寒论》亦有本方，但无藿香，有木香。

香砂六君子汤xiāngshāliùjūnzǐtāng ❶《增补万病回春》卷二方。香附、白术、茯苓、姜半夏、陈皮、白豆蔻、厚朴（姜汁炒）各一钱，砂仁、人参、木香、益智仁、炙甘草各五分。为粗末，加生姜、大枣，水煎服。治脾虚不思饮食，食后倒饱。❷《景岳全书·古方八阵》卷五十四方。人参、白术、茯苓、半夏、陈皮各一钱，炒砂仁、藿香各八分，炙甘草六分。加生姜，水煎服。治脾胃虚寒，食少作呕，或中气虚滞，恶心胀满等症。❸《古今名医方论》卷一方。人参、炒白术、茯苓、半夏各二钱，橘皮、炙甘草各一钱，木香、砂仁各八分。加生姜、乌梅、大枣，水煎服。功能健脾和胃，燥湿化痰。治气虚痰食气滞，倦怠少食，咳嗽多痰，呕泻腹胀。

香砂六君子丸xiāngshāliùjūnzǐwán 即香砂六君子汤第三方作水丸。治证同。见“香砂六君子汤”条。

香砂平胃散xiāngshāpíngwèisǎn 《增补万病回春》卷二方。炒香附、苍术（米泔浸炒）、陈皮各一钱，枳实（麸炒）、藿香各八分，木香、甘草各五分，砂仁七分。为粗末，加生姜一片，水煎服。功能燥湿健脾，行气和胃。治伤食。若肉食不化，加山楂、草果；米粉面食不化，加神曲、麦芽；生冷瓜果不化，加干姜、青皮；伤酒，加黄连、葛根、乌梅；吐泻不止，加茯苓、半夏、乌梅，去枳实。

香砂养胃汤xiāngshāyǎngwèitāng ❶《增补万病回春》卷二方。炒香附、砂仁、苍术（米泔浸炒）、厚朴（姜汁炒）、陈皮、茯苓（去皮）各八分，人参、木香各五分，白术一钱，白豆蔻仁七分，炙甘草少许。为粗末，加生姜、大枣，水煎服。功能健脾和胃，行气化湿。治脾胃不和，不思饮食，口不知味，痞闷不舒。若脾胃寒，加干姜、官桂；肉食不化，加山楂、草果；米粉面食不化，加神曲、麦芽；生冷瓜果不化，加槟榔、干姜；胸腹饱闷，加枳壳、莱菔子、大腹皮；伤食胃脘痛，加木香、枳实、益智仁；伤食泄泻，加干姜、乌梅、白术；伤食恶心呕吐，加藿香、丁香、半夏、乌梅、干姜。❷《杂病源流犀烛·身形门》卷二十七方。香附、砂仁、木香、枳实、豆蔻仁、厚朴、藿香各七分，白术、陈皮、茯苓、半夏各一钱，甘草三分，生姜三片，大枣二枚。水煎服。功能调养脾胃。治饮食不消成痞。

香砂养胃丸xiāngshāyǎngwèiwán ❶《中药制剂手册》方。白术（麸炒）、橘皮、茯苓、法半夏各30g，砂仁、香附（醋炙）、木香、枳实、豆蔻仁、藿香、厚朴（姜炙）各21g，甘草9g。为细末，取鲜姜9g，大枣15g，煮透榨汁和丸，每服9g，日2次。功能和胃止呕。治胃寒气滞，不思饮食，呕吐酸水，胃脘满闷，四肢倦怠。本方由《增补万病回春》香砂养胃汤加减而来。❷即香砂养胃汤第二方作水丸。治证同。见“香砂养胃汤”条。

香砂养胃丸（浓缩丸）xiāngshāyǎngwèiwán（nóngsuōwán）中成药。见《中华人民共和国药典（一部）》（2020）。木香210g，白术300g，茯苓300g，醋香附210g，豆蔻（去壳）210g，广藿香210g，生姜90g，砂仁210g，陈皮300g，半夏（制）300g，枳实（炒）210g，姜厚朴210g，甘草90g，大枣150g。以上十四味，按丸剂工艺制成，每8丸相当于饮片3g。口服。一次8丸，一日3次。温中和胃。用于胃阳不足、湿阻气滞所致的胃痛、痞满，症见胃痛隐隐、脘闷不舒、呕吐酸水、嘈杂不适、不思饮食、四肢倦怠。

香砂枳术丸xiāngshāzhǐzhúwán ❶《景岳全书·古方八阵》卷五十四方。木香、砂仁各五钱，枳实（麸炒）一两，白术（米泔炒）二两。为末，荷叶裹烧饭为丸，梧桐子大，每服五十丸，白术煎汤送下。功能健脾行气和胃。治脾虚气滞停食，心胸满闷，不思饮食。《类证治裁》亦有本方但多陈皮、半夏。❷《中药制剂手册》方。木香420g，砂仁、神曲（麸炒）、炒麦芽各720g，炒枳实、白术（麸炒）各7.5kg，橘皮3kg，香附（醋炙）4.5kg，山楂1.5kg。为细末，水泛为丸，每服6～9g，日2次。功能行气和胃，健脾消食。治脾胃不和，气滞停食，胸膈胀满，脘腹疼痛，饮食减少，消化不良。

香蛇麻xiāngshémá 中药材。见《新疆中草药手册》。为啤酒花之别名，详该条。

香参丸xiāngshēnwán ❶《圣济总录》卷六十九方。人参、生蒲黄、麦冬（去心）、当归各半两，生地黄一两，炙甘草二钱半。为细末，炼蜜为丸，小弹子大，每服一丸，温水化下，日三至四次。治心脏热盛，舌上出血。❷《种福堂公选良方》卷三方。木香四两，苦参（酒炒）六两。为细末，用甘草一斤熬膏为丸，梧桐子大，每服三钱。治痢疾泄泻。白痢，生姜煎汤送下；红痢，甘草煎汤送下；噤口痢，砂仁、莲肉煎汤送下；水泻，猪苓、泽泻煎汤送下。

香水花xiāngshuǐhuā　中药材。见《东北药用植物志》。为铃兰之别名，详该条。

香丝菜xiāngsīcài　中药材。见《植物名实图考》。为茴香茎叶之别名。详该条。

香苏xiāngsū　中药材。见《补阙肘后方》。为水苏之别名。详该条。

香苏平胃散xiāngsūpíngwèisǎn　《症因脉治》卷二方。苍术、厚朴、陈皮、甘草、藿香、紫苏。为末服。功能燥湿和胃止呕。治湿气呕吐，身热脉浮者。

香苏散xiāngsūsǎn　❶《太平惠民和剂局方》卷二方。炒香附、紫苏叶各四两，炙甘草一两，陈皮（不去白）二两。为粗末，每服三钱，水煎服，不拘时，日三次。若作细末，只服二钱，入盐点服。功能疏散风寒，理气和中。治四时瘟疫伤寒，形寒身热，头痛无汗，胸脘痞闷，不思饮食。方中苏叶疏散风寒，兼以理气和中，为君药；香附调理气血，且疏解肝胃之气，为臣药；陈皮协助君、臣药以理气化滞，为佐药；炙甘草调和诸药为使。合而成为理气解表之剂。❷《卫生宝鉴》卷十四方。陈皮（去白）一两，防己、木通、紫苏叶各半两。为粗末，每服二钱，加生姜三片，水煎，食前服。治水气虚肿，小便赤涩。❸《世医得效方》卷一方。炒香附五两，紫苏（去根）二两半，陈皮、甘草、苍术（米泔浸，炒黄）各二两。为粗末，每服四钱，加生姜三片，葱白二根，水煎，不拘时服，得头汗为宜。治四时伤寒伤风，伤湿伤食。若头痛，加白芷、川芎、细辛、荆芥穗各半钱；咳嗽声重，痰多涕稠，加半夏、桔梗、乌梅各半钱，桑白皮七寸；心疼，加菖蒲、半夏各半钱；泄泻，加木瓜、藿香叶各半钱；伤湿自汗，时行暴泻，加生姜三片，车前子一撮。

香通xiāngtōng　中药材。见《四川中药志》。为香樟根之别名，详该条。

香头草xiāngtóucǎo　中药材。见《广州植物志》。为莎草之别名。详该条。

香五加皮xiāngwǔjiāpí　中药材。见《四川中药志》。即香加皮。详该条。

香芎二陈汤xiāngxiōng'èrchéntāng　《症因脉治》卷二方。半夏、茯苓、陈皮、甘草、香附、川芎、白芥子。水煎服。治寒痰。

香芎散xiāngxiōngsǎn　《传信适用方》卷一方。炒香附六两，川芎、白芷、炙甘草各二两，藿香叶四两，石膏三两。为细末，每服一大钱，热茶调下。功能祛风清热，活血止痛。治外感风寒，鼻塞头痛，及时行瘟疫。

香蕈xiāngxùn　中药材。出《日用本草》。又名香菇。为侧耳科植物香蕈 *Lentinus edodes*（Berk.）Sing. 的子实体。分布于浙江、福建、江西、安徽、广西、广东等地。甘，平。入肝、胃经。补益胃气，托毒透疹。治胃弱乏力，贫血，及痘疹不透。煎服：6～9g，产妇及胃寒病人慎用。含氨基酸、维生素和有效成分：香菇嘌呤和2R－羟基－4（9－腺嘌呤基）丁酸。还含香菇多糖、葡聚糖、麦角甾醇、γ－谷氨酰烟草香素、酵母氨酸及挥发性物质等。亦有多种维生素、三磷酸腺苷等。香菇多糖能提高机体免疫功能，对多种实验性肿瘤如 S180、Lewis 肺癌等均有抑制作用。香菇并可明显降低血清胆固醇。其中的嘌呤、维生素等有营养机体等作用。

香油xiāngyóu　中药材。出《物类相感志》。为麻油之别名。详该条。

香圆子xiāngyuánzǐ　中药材。见《江苏药材志》。为芸香科植物香圆 *Citrus wilsonii* Tanaka 的种子。我国长江中下游地区多有栽培。疏肝，止痛。治疝气，小腹胀痛。煎服：3～6g。

香橼xiāngyuán　中药材。出《本草图经》。为芸香科植物枸橼 *Citrus medica* L. 或香圆 *Citrus wilsonii* Tanaka 的干燥成熟果实。前者主产于云南、四川；后者主产于浙江、江苏。苦、辛、酸，温。归肝、脾、肺经。疏肝理气，宽中，化痰。用于肝胃气滞，胸胁胀痛，脘腹痞满，呕吐噫气，痰多咳嗽，煎服 3～10g。枸橼果实含挥发油，其中主成分为右旋柠檬烯、柠檬醛、水芹烯和柠檬油素。还含橙皮苷、鞣质、维生素 C 等。香圆幼果含生物碱：辛弗林、N－甲基酪胺。果皮含挥发油等。挥发油对胃肠道有温和刺激作用，能促进肠胃蠕动和消化液分泌，排除肠内积气，并有祛痰作用。

香橼根xiāngyuángēn　中药材。见《民间常用草药汇编》。为芸香科植物枸橼 *Citrus medica* L. 的根。我国长江以南地区均有栽培。理气宽中，化痰。治胃腹胀痛，小儿疝气，风痰咳嗽。煎服：3～9g。本品含柠檬酸、苹果酸、琥珀酸。

香泽兰xiāngzélán　中药材。见《广东中草药》。为飞机草之别名。详该条。

香樟根xiāngzhānggēn　中药材。出《分类草药性》。又名香通、走马胎、樟脑树根。为樟科植物樟 *Cinnamomum camphora*（L.）Presl 的根。分布于西南、华南及湖南、湖北、江西、台湾、福建、浙江、江苏等地。辛，温。祛风除湿，理气活血。①治感冒头痛，吐泻，胃腹胀痛，风湿痹痛，跌打损伤。煎服：12～30g。②煎水洗疥癣瘙痒。根含挥发油可达8%，主成分为右旋樟脑，1,8－桉叶素和黄樟醚。还含生物碱；牛心果碱及新木姜子碱。

香樟木xiāngzhāngmù　中药材。见《药材资料汇编》。即樟木。详该条。

香樟树皮xiāngzhāngshùpí　中药材。见《玉局方》。即樟树皮。详该条。

香樟子xiāngzhāngzǐ　中药材。见《贵州民间方药集》。即樟树子。详该条。

香芷汤xiāngzhǐtāng　《医醇賸义》卷四方。香附二钱，白芷六分，当归、蔓荆子各一钱五分，川芎八分，防风、桔梗、桑叶、蝉蜕各一钱，菊花二钱，黑芝麻三钱。水煎服。功能祛风活血止痛。治太阳受风，巅顶作痛，鼻窍微塞，时流清涕。

降龙伏虎xiánglóngfúhǔ　养生术语。❶在炼丹药中，以龙喻水，以虎喻火。水火未济则丹未成，水火既济为丹成。❷在节制情欲中，龙指心火，虎指肾水。降龙是力制嗔怒和色欲，使心火下降；伏虎是使肾水上润。心肾交则人可健康而长寿。

响惊xiǎngjīng　病证名。惊风之一。清代许宣治《许氏幼科七种》谓小惊风发搐"发热目窜，忽然抽掣啼叫者，俗名响惊"。治宜清痰热，平肝风。用《怡堂散记》方：连

X

翘、赤芍药、炒山栀、天麻、钩藤钩、橘红、半夏、代赭石、茯苓、甘草。

响铃草xiǎnglíngcǎo　中药材。❶出《滇南本草》。又名野花生、马铃草。为豆科植物假地兰 *Crotalaria ferruginea* Grah. ex Benth. 的全草或带根全草。分布于全国各地。苦，微酸，寒。入肺经。敛肺止咳，补脾益肾，利水消肿。①治久咳痰血，耳鸣耳聋，眩晕，遗精，慢性肾炎，膀胱炎，尿路结石，妇女月经不调，痛经，扁桃体炎。煎服，15~30g，或炖肉服。②治淋巴结炎，疔疮肿毒，捣敷。❷见《湖南药物志》。为苦蘵之别名。详该条。

向日葵饼xiàngrìkuíbǐng　中药材。见《湖北科技》[1972(8)：60]。为向日葵花托之别名，详该条。

向日葵根xiàngrìkuígēn　中药材。见萧步丹《岭南采药录》。又名葵花根、向阳花根、朝阳花根。为菊科植物向日葵 *Helianthus annuus* L. 的根。甘、淡，平。行气，利尿，润肠，祛瘀。治胸胁胃脘疼痛，疝气，淋病，便秘，跌打损伤。煎服：15~30g。本品含绿原酸及微量的东莨菪苷。还含向日葵皂苷2、贝壳杉烯酸、多糖。

向日葵梗心xiàngrìkuígěngxīn　中药材。见苏州医学院等《中草药手册》。即向日葵茎髓，详该条。

向日葵花盘xiàngrìkuíhuāpán　中药材。见《福建民间草药》。即向日葵花托，详该条。

向日葵花托xiàngrìkuíhuātuō　中药材。见《浙江中药资源名录》。又名葵花盘、向日葵花盘、向日葵饼。为菊科植物向日葵 *Helianthus annuus* L. 的花托。微苦、辛，平。平肝降压，祛风止痛。①治头痛眩晕，目昏视物不清，胃痛，腹痛，痛经，乳腺炎。内服：煎汤，30~60g；炒焦研末：每次9~15g，糖开水冲服，每日三次。②治关节炎，无名肿毒。煎膏外敷。本品含向日葵酸，多量木质素，蛋白质，果胶和少量苷类，类脂（内有甾醇）等。

向日葵茎髓xiàngrìkuíjīngsuǐ　中药材。见《江苏药材志》。又名向日葵梗心、葵花茎髓。为菊科植物向日葵 *Helianthus annuus* L. 的茎髓。甘、淡，平。利尿通淋，止咳平喘。①治小便不利，血淋，尿路结石，乳糜尿，浮肿，白带，咳嗽痰喘，百日咳。煎服：15~30g。②治荨麻疹，风疹。煎水洗浴。茎含多糖约53%，还含绿原酸，新绿原酸，4-咖啡酰基奎宁酸，栲利烯酸，环栲利酸，东莨菪苷，苹果酸及其钾盐和钙盐，氯化钾，硝酸钾等。本品有一定促进免疫、抑瘤作用。

向日葵子xiàngrìkuízǐ　中药材。出清代汪连仕《采药书》。为菊科植物向日葵 *Helianthus annuus* L. 的种子。我国各地均有栽培。甘、淡，平。滋阴，止痢，透疹。治食欲不振，虚弱头风，血痢，麻疹不透。煎服：15~30g。本品含油达50%，其中亚油酸含量可达70%，尚有肌醇、磷脂及多种甾醇。此外还含绿原酸、新绿原酸、异绿原酸、奎宁酸、咖啡酸等有机酸及3,4-苯骈芘等。饲料中加入向日葵油，可增强兔的免疫反应，干燥全草煎剂蒸干后的粉末作成油膏，局部应用可加速损伤的痊愈。种子中还含植酸钙镁有易为人体吸收的有机磷和钙，有滋补营养作用。本品还有一定预防脂肪肝、高脂血症形成的作用，亦可抗氧化、防癌等。但高温加热后，本品对肝脏有毒害作用，也易致癌。

向天草xiàngtiāncǎo　中药材。出《庚辛玉册》。为瓦松之别名，详该条。

向天葫芦xiàngtiānhú·lu　中药材。见《广西中兽医药用植物》。为朝天罐之别名，详该条。

向天盏xiàngtiānzhǎn　中药材。见《福建中草药》。又名韩信草、耳挖草、金茶匙、大力草、大叶半枝莲、顺经草、调羹草。为唇形科植物向天盏 *Scutellaria indica* L. 的全草。分布于我国中部、东南部至西南各地。辛、微苦，平。清热解毒、活血散瘀。①治咽喉肿痛，肺脓疡，痢疾，肠炎，白浊，白带，吐血，咯血。煎服：15~30g。②捣敷治跌扑损伤，胸胁闷痛，疔疮痈肿，蛇咬伤，外伤出血。孕妇慎服。本品含高山黄芩素等黄酮类、酚性成分、氨基酸、有机酸。还含白杨素、芹菜素、异高山黄芩素及其各自的糖苷等。

向阳花根xiàngyánghuāgēn　中药材。见《四川常用中草药》。为向日葵根之别名，详该条。

项xiàng　指颈的后部。《素问·刺热》："肾热病者……热争则项痛而强。"

项背拘急xiàngbèijūjí　症名。项部和背部的肌肉拘紧、痉挛不舒的表现。

项背强xiàngbèiqiáng　症名。亦称项脊强。指后项背脊间肌肉筋脉牵强板滞不适。见《伤寒论·辨太阳病脉证并治》。多由风冷乘袭足太阳经，或气血凝滞，脉络不和所致。治宜温散、通络等法。方用葛根汤、姜黄散、香苏散等。又因负重背脊外伤疼痛者，用活血止痛法治疗。参见"项脊强"条。

项背强几几xiàngbèiqiángshūshū　症名。指颈项、背部牵强不舒，有俯仰不能自如的感觉。《伤寒论·辨太阳病脉证并治》："太阳病，项背强几几，反汗出恶风者，桂枝加葛根汤主之。"由于病邪在表，津液不达，太阳经脉拘急所致。多见于外感表证，有虚实之分。《伤寒明理论》卷上："二者均是项背强，而发散又有轻重者。盖发热汗出恶风者，为表虚，表虚者可解肌；无汗恶风者，为表实，表实者可发汗。是以为治不同也。"可选用桂枝加葛根汤、葛根汤等方。参见"项背强""项脊强"等条。

项脊强xiàngjǐqiáng　症名。项背强的别称。指后项背脊肌肉经脉牵强。《医学心悟·项脊强》："项脊者，太阳经所过之地，太阳病，则项脊强也。"详"项背强"条。

项疽xiàngjū　病名。出《外科大成》卷二。即脑疽。见该条。

项强xiàngqiáng　症名。出《素问·至真要大论》。亦称颈项强急。颈项部连及背部的肌肉筋脉强直、拘急，前俯后仰及左右运动不利的表现。多因风寒湿邪侵袭太阳经脉，或感受暑温，或津血耗损，筋脉失养所致。本症可见于伤寒、暑温、中风、痉病等。《伤寒括要·项强》："太阳项强，无汗，脉浮紧，麻黄汤；有汗，脉浮缓，桂枝汤；痉症独摇头，卒口噤，项强，小续命汤；结胸项强，如柔痉状，下之则和，大陷胸丸。"亦有因刀伤感染风邪而致者。又有因挫闪及久坐、失枕而致项强不可转移者，俗称落枕。详见有关各条。本证可见于脑炎、脑血管意外、颈肌痉挛等疾患。参见"项强""颈项强痛"条。

项强穴xiàngqiángxué　❶经外奇穴名。见《经外奇穴汇编》。位于手背第二三掌骨小头向后方之凹陷处。主治项强。直刺0.5~0.8寸。❷落枕穴别名，见该条。

项软xiàngruǎn　症名。指项颈软弱无力。《世医得效方·项软》："颈垂软，头不得正，或去前，或去后。"古称天柱骨倒。为督脉病变，多因肾气精髓衰耗所致。《素问·脉要精微论》："头者精明之府，头倾视深，精神将夺矣。"属五软之一，常见于小儿体虚，也可见于老年阳气衰退、虚劳、久病等。治宜补肾填精，强健筋骨为主。方如健骨散、生筋散等。参见“天柱骨倒”条。

项世贤xiàngshìxián 明代针灸医生。名嗣宗，乐平（今属江西）人。师事彭宗伯，洞明《内经》之说。后又习子午八法及用针之旨。遂不用丸散，以针治疾，卓有成效，施惠于人，至老不衰。

项太阳xiàngtàiyáng 指足太阳膀胱经循行于颈项的部分。若头部出现症状时，可先在项部的足太阳膀胱取穴治疗。《灵枢·寒热病》：“病始头首者，先取项太阳而汗出。”

项痛xiàngtòng 症名。指项部肌肉筋脉作痛。出《灵枢·杂病》。多由风寒之邪侵袭，或气血凝滞经络所致。《医碥·项强痛》：“多由风寒邪客三阳，亦有痰滞，湿停，血虚，闪挫，久坐，失枕所致。感冒风寒者，驱邪汤；痰盛者，消风豁痰汤；湿盛者，加味胜湿汤；血虚火盛筋燥者（项强急，动则微痛）……疏风滋血汤；闪挫、久坐、失枕所致项强不可转移，多由肾虚不能生肝，肝血虚，无以养筋，六味丸常服更妙。”有腮项相连肿痛，发热便闭者，宜防风通圣汤。参见“颈项强痛”条。

项昕xiàngxīn（14世纪） 元代医家。字彦章。原籍永嘉（今浙江温州），后迁余姚。幼好方术，后专攻医书，曾得到韩明善所藏方论，并从陈白云学医，与名医朱震亨、葛可久等讨论医学，后又从太医院使张延玉学按摩术。为补充李杲《脾胃论》一书之不足，撰有《脾胃后论》一书。

项彦章xiàngyànzhāng 见“项昕”条。

项与手争xiàngyǔshǒuzhēng 自我推拿方法名。明代高濂《遵生八笺》：“踊身令起，平身正坐，两手叉项，仰视举首，左右抬摇，使项与手争。”

项中疽xiàngzhōngjū 病名。出《证治准绳·疡医》卷三。即脑疽。见该条。

巷xiàng 经脉的通路。《灵枢·邪气藏府病形》：“中气穴，则针游于巷。”

相傅之官xiàngfùzhīguān 指肺。《素问·灵兰秘典论》：“肺者，相傅之官，治节出焉。”相傅即辅助。指肺有辅助心对于全身起着治理与调节的作用。如心主血，肺主气，气血循环运行输送养料，以维持各脏器组织的功能活动及其相互间的关系。

相火xiànghuǒ 出《素问·天元纪大论》。与君火相对而言。《格致余论》：“……君以位而言……守位禀命，因其动而可见，故谓之相。”君火与相火相互配合，以温养脏腑，推动人体的功能活动。一般认为肝、胆、肾、三焦均内寄相火，而其根源则在命门。参见“君火”条。

相火妄动xiànghuǒwàngdòng ❶指肝、肾阴虚火炎而引起的病变。常具有火性冲逆的特点。❷证候名。肝肾阴亏，阴不制阳，虚火妄动，以头痛头胀，眩晕耳鸣，急躁易怒，失眠多梦，男子梦遗早泄，女子梦交，性欲亢进为常见症的证候。若偏于肝阳亢者，治宜育阴潜阳；偏于肾火旺者，须滋阴降火。

相哇南木加因桑xiàngwānánmùjiāyīnsāng（约11世纪） 宋代藏族医家。西藏人。精通医学，撰有《八支心要集》120章。

象贝母xiàngbèimǔ 中药材。见清代赵楷《百草镜》。即浙贝母，详该条。

象豆xiàngdòu 中药材。出《南方草木状》。为榼藤子之别名，详该条。

象皮木xiàngpímù 中药材。见《陆川本草》。为灯台树之别名，详该条。

橡村痘诀xiàngcūndòujué 儿科著作。参见“许氏幼科七种”条。

橡村治验xiàngcūnzhìyàn 儿科著作。参见“许氏幼科七种”条。

橡斗壳xiàngdǒuqiào 中药材。出《日华子诸家本草》。即橡实壳，详该条。

橡胶贴膏剂xiàngjiāotiēgāojì 将药材提取物、药物与橡胶等基质混匀后，涂布与布上的一种外用制剂。

橡木皮xiàngmùpí 中药材。出《本草纲目》。又名栎树皮。青刚皮。为壳斗科植物麻栎 *Quercus acutissima* Carruth. 的树皮或根皮。苦，平。收敛，止痢。①治久泻。煎服：3～9g。②治阿米巴痢疾。本品0.5kg，加水3000ml，煎成1500ml，每次30～50ml，日服3次，连服7天。③煎水洗恶疮。树皮含鞣质，广西产的含16%，贵州产的含7.17%。

橡皮草xiàngpícǎo 中药材。见《湖南药物志》。为金边兔耳之别名，详该条。

橡实xiàngshí 中药材。出《雷公炮炙论》。又名橡子、栎子、柞子、麻沥果。为壳斗科植物麻栎 *Quercus acutissima* Carruth. 的果实。分布于辽宁、河北至华南、西南地区。苦、涩，微温。涩肠固脱，解毒消肿。①治肠炎，痢疾，痔血，乳腺炎，睾丸炎。煎服：9～15g。②治脱肛，烧存性研末调敷；石痈，醋磨涂。种子含淀粉50.4%，脂肪油约15%。

橡实壳xiàngshíké 中药材。出《新修本草》。又名橡斗壳。为壳斗科植物麻栎 *Quercus acutissima* Carruth. 的壳斗。涩，温。收敛，止血。①治泻痢，肠风下血，崩中，带下。内服：煎汤，9～15g；或入散剂。②治脱肛。煎水洗或研末调敷。本品含鞣质19%～29%。

橡子xiàngzǐ 中药材。出《庄子》司马彪注。即橡实，详该条。

xiao

逍遥散xiāoyáosǎn 《太平惠民和剂局方》卷九方。柴胡、炒当归、白芍药、白术、茯苓各一两，炙甘草五钱。为粗末，每服二钱，加煨姜一块，薄荷少许，水煎，不拘时服。功能疏肝解郁，健脾养血。治肝郁血虚而致的两胁作痛，头痛目眩，口燥咽干，神疲食少，或见寒热往来，月经不调，乳房作胀；近代也用于慢性肝炎、肝硬化、慢性胃炎、胃肠神经官能症、经前期紧张症、精神分裂症等属肝郁脾虚者。方中当归、白芍养血柔肝；柴胡疏肝解郁，加薄荷少许以增疏散条达之功；茯苓、白术、甘草培补脾土；煨姜与归、芍相配，以调和气血，与苓、术相配以调和脾胃。诸药合用，使肝郁得解，血虚得养，脾虚得补，则诸症自愈。实验研究：能使肝细胞变性、坏死减轻，以及血清谷丙转氨酶活力下降。而且，对中枢神经系统具有抑制作用，并有类似雌激素样作用。

逍遥丸xiāoyáowán 即逍遥散作蜜丸或水丸。治证同。见“逍遥散”条。

逍遥饮xiāoyáoyǐn 《景岳全书·新方八阵》卷五十一方。当归二至三钱，茯神、芍药各一钱半，熟地黄三至五钱，炒酸枣仁二钱，制远志三至五分，陈皮八分，炙甘草一钱。水煎，食远服。功能养血柔肝。治妇人思虑过度，致伤心脾冲任之源，血气日枯，渐至经脉不调者。若气虚，加人参一至二钱；经水过期，兼痛滞者，加香附（酒炒）一至二钱。

逍遥竹xiāoyáozhú 中药材。出《简易草药》。为徐长卿之别名，详该条。

消xiāo 病名。《素问·阴阳别论》："二阳结，谓之消。"二阳指阳明，阳明热盛阴伤，其症消谷善饥，饮食不荣肌肉，故称消。后世将消病分为三类。《医述·三消》："消病有三。曰消渴，曰消中，曰消肾。"《景岳全书·杂证谟》："消证有阴阳，尤不可不察。如多渴者，曰消渴；善饥者，曰消谷；小便淋浊如膏者，曰肾消。凡此者多由于火。"亦指中消。《杂病源流犀烛》："二阳结，谓之消，皆中消也。"参见"三消""消渴""中消"条。本病可见于糖尿病、甲状腺功能亢进症等。

消瘢活命饮xiāobānhuómìngyǐn 《医方经验汇编》方。川大黄（酒炒）、黄芩（酒炒）、连翘、甘草、栀子（炒黑）、苏荷，板蓝根、青黛、西洋参（隔汤燉）、当归（酒洗）、大生地（炒）、广郁金、紫背浮萍、紫菊花（亦可用根）。水煎服。功能清热泻火解毒。治葡萄疫。

消瘢青黛饮xiāobānqīngdàiyǐn 《伤寒六书·杀车槌法》方。青黛、黄连、犀角、石膏、知母、玄参、栀子、生地黄、柴胡、人参、甘草。加生姜一片、大枣二枚，水煎，入醋一匙调服。功能泻火解毒，凉血化瘢。治温病或伤寒化热，邪入营分，身热不退，皮肤瘢疹，色红而深，口渴烦躁，舌质红，苔干少液者。若大便实者，去人参，加大黄。

消瘢散xiāobānsǎn 《解围元薮》卷四方。白附子、花蕊石、川椒、天南星、五倍子、皂角、山慈菇各等分。为细末，姜汁调涂患处。治面上斑驳。

消补并用xiāobǔbìngyòng 治法。消法和补法同时并用的方法。一般用于虚实并见的证候。如心下痞满、饮食不振、神气怠倦、大便不畅，用枳实消痞丸。

消丹饮xiāodānyǐn 《外科真诠》方。玄参一两，升麻、桔梗各一钱，牡丹皮、牛蒡子各二钱，麦冬三钱，甘草七分，淡竹叶十片。水煎服。治丹毒。

消瘅xiāodān 病名。出《灵枢·五变》。❶即消渴病。《儒门事亲》："消瘅者，众消之总名。"《证治准绳·消瘅》："渴而多饮为上消，经谓膈消；消谷善饥为中消，经谓消中；渴而便数有膏为下消，经谓肾消。"参"消渴""上消""中消""下消"等条。❷即热中。《杂病源流犀烛·三消源流》："消瘅，肝心肾三经之阴虚而生内热病也，即经所谓热中，与三消异。"其症阴虚内热，肌肉消瘦，脉微细。治宜滋阴清肝，用生地黄饮子、玉泉丸等方。参见"热中"条。

消导xiāodǎo 治法。消食导滞的简称。详"消食化滞"条。

消导二陈汤xiāodǎo'èrchéntāng 《重订通俗伤寒论》方。枳壳一钱半，神曲三钱，炒山楂、半夏各二钱，厚朴、橘红各一钱，焦苍术八分，桑枝一两。水煎服。功能消食化积，降逆化痰。治伤寒夹食，症见头痛身热，恶寒无汗，胸痞恶心，嗳腐吞酸，甚或呕吐泄泻等。

消疔简便方xiāodīngjiǎnbiànfāng 《外科正宗》卷二方。白矾末三钱，葱白七茎。捣烂，分作七块，每块用热酒一杯送下。服后用被覆盖，再服葱白汤一盅取汗。治疔疮、恶疮初起，尚未成脓者。

消毒丹xiāodúdān 《解围元薮》卷四方。又名太白散。明矾十两，白砒五钱，炒蛇床子七合，硫黄、乌贼骨各五两。分别为末，先将砒、矾渐掺入锅内，俟矾化枯，再同后三味研匀，外涂患处。如患处臭秽成片，湿肿黄水淋漓，或脓血黏渍太重，加核桃壳灰、菜油调涂。治牛皮血癣疮。

消毒定痛散xiāodúdìngtòngsǎn 《医宗金鉴·正骨心法要旨》卷八十八方。炒无名异、炒木耳、大黄各五钱。为细末，蜜水调涂患处。治跌打损伤，肿硬疼痛。

消毒化瘢汤xiāodúhuàbāntāng 《证治准绳·类方》第七册方。羌活、升麻、防风、麻黄各五分，黄连、当归、酒黄柏、连翘各三分，藁本、酒黄芩、生地黄、炒苍术、川芎、柴胡各二分，细辛、白术、生黄芩、陈皮、生甘草、苏木、葛根各一分，吴茱萸、红花各五厘。水煎服。治小儿瘢疹未满21天而并发目疾者。

消毒散xiāodúsǎn ❶《太平惠民和剂局方》卷十方。牛蒡子六两，荆芥穗一两，炙甘草二两。为粗末，每服一钱，水煎，食后服。治小儿疮疹已出，未能匀透，或毒气壅遏，虽出不快，壮热狂躁，咽喉壅塞，睡卧不安，大便秘涩，及上焦壅热，咽喉肿痛，胸膈不利。❷《疡医大全》卷三十五方。金银花、连翘、白蒺藜、荆芥、白芷、牛蒡子、防风、白鲜皮、赤芍药、甘草。水煎服。治遍身痒疥。若日久不愈，加何首乌；干燥加当归；有热加黄芩；下部加黄柏；小便涩加木通。

消毒圣神汤xiāodúshèngshéntāng 见《疡医大全》卷七。即消毒圣神丹，见该条。

消毒汤xiāodútāng 《疡医大全》卷七方。又名紫花地丁散。甘草一钱，金银花、紫花地丁、当归、大黄（酒炒）、黄芪、赤芍药各五钱（一方加升麻）。为末，酒煎，分二次服。功能清热解毒。治痈疽疔毒。

消毒犀角饮xiāodúxījiǎoyǐn ❶《外科正宗》卷四方。犀角、防风各一钱，甘草五分，黄连三分，灯心二十根。水煎，徐服。功能疏风散邪，清热解毒。治小儿赤游丹毒，身热气粗，惊搐不宁。❷《疡医大全》卷十五方。炒牛蒡子四钱，荆芥、黄芩、甘草各一钱，防风、犀角各五钱。水煎服。治内蕴邪热，咽喉不利，重舌，木舌等。

消毒饮xiāodúyǐn 《张氏医通》卷十五方。牛蒡子一钱半，甘草五分，荆芥一钱。水煎服，日二次。治痘疹咽痛，痘起迟缓。

消法xiāofǎ 治法。八法之一。包括消散和消导两种意义。用消散导滞破积药，以消除食滞及因气血瘀滞而产生痞积的方法。有消食化滞、消痞化积等法。详各条。

消风百解散xiāofēngbǎijiěsǎn 《太平惠民和剂局方》卷二方。又名百解发汗散。荆芥、白芷、陈皮、苍术、麻黄各四两，炙甘草二两。为末，每服二钱，加生姜三片，乌梅一个，水煎，不拘时服，或茶酒调服。功能散风寒，解表邪。治四时伤寒，头疼项强，壮热恶寒，身体烦疼，四肢倦怠，及寒壅咳嗽，鼻塞声重，痰涎壅盛，气急满闷。

消风导赤汤xiāofēngdǎochìtāng 《医宗金鉴·外科心法要诀》卷七十六方。生地黄、赤茯苓各一钱，炒牛蒡子、白鲜皮、金银花、薄荷叶、木通各八分，黄连（酒炒）、甘草各三分，灯芯五十寸。水煎服。治胎疮，症见婴儿头顶或眉端生白屑，形如癣疥，瘙痒无度，或黄水浸淫，延及周身。

消风豁痰汤xiāofēnghuòtántāng 《医碥》卷七方。黄芩（酒炒）、羌活、红花、姜半夏、陈皮、茯苓、甘草、独活、防风、白芷、葛根、柴胡、升麻。加生姜，水煎服。功能消风豁痰。治颈项强痛属痰盛者。

X

消风宁嗽汤xiāofēngníngsòutāng 《嵩崖尊生全书》卷七方。桔梗、枳壳、半夏、陈皮、前胡、干葛、茯苓、杏仁、桑白皮各一钱，苏叶一钱二分，甘草四分。加生姜、葱白，水煎服。功能疏风宣肺，化痰止咳。治感冒风邪，鼻塞咳嗽。冬月加麻黄一钱。

消风散xiāofēngsǎn ❶《太平惠民和剂局方》卷一方。荆芥穗、炒甘草、川芎、羌活、炒僵蚕、防风、茯苓、蝉蜕、藿香叶、人参各二两，姜厚朴、陈皮五钱。为细末，每服二钱，茶水调下。功能疏风止痛。治风邪上攻，头目昏痛，项背拘急，肢体烦疼，肌肉蠕动，眩晕耳鸣，鼻塞多嚏，皮肤顽麻，瘙痒瘾疹等症。❷《外科正宗》卷四方。当归、生地黄、防风、蝉蜕、知母、苦参、胡麻仁、荆芥、苍术、牛蒡子、石膏各一钱，甘草、木通各五分。水煎，食远服。功能疏风养血，清热除湿。治风湿浸淫血脉而致的疮疥瘙痒，或风热隐疹，遍身云片瘢点，时隐时现。近代常用治荨麻疹、过敏性皮炎、药物性皮炎、神经性皮炎等风湿热邪为患者。❸《医宗必读》卷六方。苍术、麻黄、荆芥、白芷、陈皮各一钱，甘草五分。加生姜三片、葱白一茎，水煎服。功能发汗解表。治四时感冒，发热恶寒，头痛声重。

消风玉容散xiāofēngyùróngsǎn 《医宗金鉴·外科心法要诀》卷七十四方。绿豆粉三两，菊花、白附子、白芷各一两，食盐五钱。为细末，加冰片五分研匀，每日洗面代肥皂用。治面上风癣，初如，或渐成细疮，时作痛痒。

消疳败毒散xiāogānbàidúsǎn 《杂病源流犀烛·身形门》卷二十八方。柴胡一钱半，黄柏、赤芍药、赤茯苓、龙胆草、木通各九分，连翘、荆芥、黄连、知母、苍术各七分，防风、独活各六分，甘草三分，灯心五根。水煎服。功能疏肝清热，化痰散结。治阴疮，阴茎连睾丸肿痛，小便如淋。

消谷xiāogǔ 症名。指食物入胃后，很快消化。《灵枢·大惑论》："胃热则消谷，谷消故善饥。"常为中消主症，参见该条。

消谷善饥xiāogǔshànjī 症名。食欲亢进，进食量多，易感饥饿的表现。多由中焦热盛所致。《灵枢·经脉》："气盛则身以前皆热，其有余于胃，则消谷善饥，溺色黄。"常为中消主症之一。参该条。本症多见于糖尿病、甲状腺功能亢进等疾患。

消谷丸xiāogǔwán 《杂病源流犀烛·内伤外感门》卷十八方。神曲六两，炒乌梅肉、炮姜各四两，麦芽三两。为细末，炼蜜为丸，每服五十丸，米饮送下，日三次。治脾虚不能消化水谷，胸膈痞闷，腹胁膨胀，日久不愈，食减嗜卧，口无味者。

消核散xiāohésǎn 《医宗金鉴·外科心法要诀》卷六十四方。海藻三两，牡蛎、玄参各四两，糯米八两，甘草一两，红娘子二十八个（同糯米炒至枯黄色，去红娘子用米）。为细末，每服一钱至一钱半，酒调服。功能软坚散结。治颈项痰凝瘰疬。

消核丸xiāohéwán 《杂病源流犀烛·身形门》卷二十六方。橘红（盐水炒）、赤茯苓、大黄（酒煨）、连翘各一两，酒黄芩、栀子各八钱，半夏曲、酒玄参、牡蛎（童便淬，另研）、天花粉、桔梗、瓜蒌仁各七钱，僵蚕六钱，甘草四钱。为细末，汤浸蒸饼为丸，每服八十至九十丸，白水送下。治湿痰流聚成块，形成痰核，多生于颈项，不红不痛，不作脓，推动软滑。

消肌xiāojī 病证名。为小儿消渴之一。即消中。宋代黎民寿《简易方》："若热蓄于中，脾虚受之，伏阳蒸内，消谷善饥，食欲倍常，不生肌肉，好饮冷水，小便频数，色白如泔，味甜如蜜，名曰消中，又曰脾消，属于中焦，病在水谷之海也。"《幼科铁镜》："消肌、脾火动而消中，中消于脾，移热于胃，喜多食，食无足时，小便色黄，名曰中消。"治宜养胃存津。用白虎加人参汤加减。

消积集香丸xiāojījíxiāngwán 《卫生宝鉴》卷四方。木香、陈皮、青皮、炮三棱、炮莪术、炒黑牵牛子、炒白牵牛子、炒茴香、炒巴豆各半两。为末，醋糊为丸，梧桐子大，每服七至十丸，温姜汤送下，以利为度。功能温中化湿，行气化瘀。治寒冷饮食所伤，心腹满闷疼痛，及积聚、痃癖等症。

消积通经丸xiāojītōngjīngwán 《鲁府禁方》卷三方。又名调经化瘀丸。香附（醋炒）十两，艾叶（醋炒）、当归（酒洗）、生地黄各二两，川芎、赤芍药、桃仁、红花（酒洗）、三棱（醋炒）、莪术（醋炒）、炒干漆各一两。为细末，醋糊为丸，梧桐子大，每服八十丸，临卧淡盐汤送下。治血瘀血滞，经血不调，行经腹痛，经闭不通。

消积丸xiāojīwán ❶《小儿药证直诀》卷下方。丁香九个，砂仁二十个，乌梅肉三个，巴豆（去油）二个。为细末，面糊为丸，黍米大，每服三至五丸。治小儿大便酸臭。❷《杂病源流犀烛·六淫门》卷十四方。即连萝丸，见该条。

消积正元散xiāojīzhèngyuánsǎn 《万氏家传保命歌括》卷二十七方。白术一钱，茯苓、陈皮、青皮、砂仁、麦芽、山楂、甘草各三分，神曲、香附、枳实、延胡索、海蛤粉各五分。加生姜，水煎服。功能健脾行气，消食化积。治积聚。如上焦火郁，加栀子；少食，加黄芩、黄连；下焦火郁，加炒栀子、炒黄柏；冷气作疼，加沉香、木香磨水服。

消结神应丸xiāojiéshényìngwán 《幼科发挥》卷二方。黄芩（酒炒）、炒黄连、栀子仁、贝母、昆布（酒炒）、海藻、桔梗、炒麦芽、薄荷叶各一钱半，紫背天葵、玄参、连翘、瞿麦各二钱。为细末，酒煮稀糊为丸，芡实大，每服一丸，酒送下。功能清热泻火，消痰散结。治小儿颈下或耳前后有结核者。

消渴xiāokě 病名。出《素问·奇病论》。亦作渴。❶泛指具有多饮，多食，多尿症状的疾病。分上消，中消，下消三种。《证治汇补·消渴章》："上消者，心也。多饮少食，大便如常，溺多而频。中消者，脾也。善渴善饥，能食而瘦，溺赤便闭。下消者，肾也。精枯髓竭，引水自救，随即溺下，稠浊如膏。"本证可见于糖尿病、尿崩症等。详"上消""中消""下消"各条。❷指口渴，多饮，多尿而小便甜的病证。《外台秘要》卷十一："渴而饮水多，小便数，无脂似麸片甜者，皆是消渴病也。"本证即现代所称糖尿病。❸消渴病一种。以口渴，尿少为主症。《太平圣惠方》卷五十三："夫渴者，为虽渴而不小便也。"❹指口渴。《伤寒论·辨太阳病脉证并治》："太阳病，发汗后……若脉浮、小便不利、微热、消渴者，五苓散主之。"

消渴方xiāokěfāng 《丹溪心法》卷三方。黄连末、天花粉末、人乳（或牛乳）、藕汁、生地汁、生姜汁、蜂蜜。搅拌成膏，开水送服。功能清热生津。治消渴。

消渴目病xiāokěmùbìng 病名。指由消渴病引起的内障眼病。多为双眼先后或同时发病，对视力造成严重影响。《秘传证治要诀·三消》："三消久之，精血既亏，或目无视，或手足偏废如风疾。"《儒门事亲·三消论》："夫消渴者，多变聋盲、疮癣、痤疿之类。"新世纪"十五"规划教材《中医眼科学》（2003年）正式提出这一病名及病因病机、治则治法等。类似于西医学之糖尿病眼部并发症。

消渴内障xiāokěnèizhàng 病名。指因消渴日久，视衣受损、神光自内而蔽所致的眼病。见"十二五"国家规划教材《中医眼科学》（人民卫生出版社）类似于糖尿病视网膜病变。

消渴翳障xiāokěyìzhàng 病名。见"十二五"国家规划教材《中医眼科学》（人民卫生出版社）。类似于糖尿病性白内障。

消疬丸xiāolìwán ❶《疡医大全》卷十八方。夏枯草、连翘、蓖麻仁各四两。为细末，装入猪大肠内，两头扎紧，酒浸蒸烂捣丸，梧桐子大，每服五十丸，酒送下。治瘰疬。❷见《疡医大全》卷十八。即消瘰丸第一方，见"消瘰丸"条。

消瘰丸xiāoluǒwán ❶《医学心悟》卷四方。又名消疬丸。玄参、煅牡蛎、贝母各四两。为末，炼蜜为丸，每服三钱，日二次。功能清热化痰，软坚散结。治瘰疬，痰核，症见咽干、舌红、脉弦滑者。方中以贝母化痰散结，牡蛎软坚散结，玄参滋阴降火，三药均能散结消肿，药性均属寒凉，合用可使热清痰化，瘰疬自消。❷《医学衷中参西录》方。煅牡蛎300g，生黄芪120g，玄参90g，三棱、莪术、龙胆草、浙贝母各60g，血竭、乳香、没药各30g。为细末，炼蜜为丸，梧桐子大，每服9g，用海带15g，洗净切丝，煎汤送下，日2次。功能活血化瘀，清痰散结。治瘰疬。

消泺xiāoluò 经穴名。代号TE12。出《针灸甲乙经》。属手少阳三焦经。在臂后区，肘尖与肩峰角连线上，肘尖上5寸。布有臂背侧皮神经，桡神经肌支和中侧副动、静脉。主治头痛，齿痛，项强，癫疾，臂痛，上肢麻痹等。直刺0.5～1寸。艾炷灸3～5壮；或艾条灸5～10分钟。

消凝大丸子xiāoníngdàwán·zi 《原机启微》卷下方。川芎、当归、桔梗、炙甘草、连翘、菊花各七钱，防风、荆芥、羌活、藁本、薄荷各五钱，滑石、石膏、白术、黄芩、栀子各一两。先将滑石、石膏另研，余作细末和匀，炼蜜为丸，每丸重一钱二分，每服一至二丸，茶水嚼下。功能祛风清热。治目中青黯如物伤状，重者白睛如血贯，或眵泪沙涩。

消脾xiāopí 病证名。即中消。《证治要诀·大小腑门》："消脾，缘脾经燥热，食物易化，皆为小便，转食转饥。"详"中消"条。

消痞xiāopǐ 治法。消法之一。治疗痞积、痞满的方法。胸胁下有肿块，坚实不移者为积，须消痞化积，如鳖甲煎丸；胸胁胀满，痰食停滞者为痞满，须消痞化满，如枳实消痞丸。

消痞化积xiāopǐhuàjī 治法。用行气化瘀、消滞软坚以消除痞积的治法。如胁下肿块、坚实不移（多属肝脾肿大）或小儿疳积等病，均可采用此法。

消痞丸xiāopǐwán 《医学发明》卷一方。炒黄连、黄芩各六钱，姜黄、白术各一两，人参、橘皮、半夏各四钱，缩砂仁三钱，炒枳实五钱，干生姜、炙甘草、炒神曲各二钱（一方加泽泻、厚朴各三钱，猪苓、茯苓各三分）。为细末，汤浸蒸饼为丸，梧桐子大，每服五十至一百丸，食后服。治心下痞闷，日久不愈者。

消癖丸xiāopǐwán ❶《仁斋直指方论》卷十二方。炒芫花、朱砂各等分。为细末，炼蜜为丸，小豆大，每服十丸，浓枣汤送下。治疟母停水结癖，腹胁坚痛。❷《幼科发挥》卷四方。三棱（醋炒）、莪术（醋炒）、陈皮、炒枳壳、姜厚朴、山茱萸、使君子、夜明砂、炒黄连、木香、炒干姜各二两，海藻五钱，神曲、麦芽、半夏曲各二钱，炙干蟾、鳖甲（醋炒）各三钱。为细末，酒煮面糊为丸，麻子大，米饮送下。治疟母食癥痰癖，及停饮成癖。

消气散xiāoqìsǎn 《石室秘录》卷六方。白术、薏苡仁、茯苓各一两，人参、神曲、车前子、莱菔子各一钱，甘草、肉桂各一分，枳壳五分，山药五钱。水煎服。治气臌。

消乳xiāorǔ 治法。指哺乳期间中断乳汁分泌的方法。王实颖《广嗣五种备要·保胎方论》："产母不令子饮乳，有乳而欲消者，用麦芽五钱，炒为末，四物汤调服即消。或用神曲二钱，炒为末，酒吞日服一次。"参见"断乳"条。

消乳汤xiāorǔtāng 《医学衷中参西录》方。知母24g，连翘、丹参、乳香、没药各12g，金银花9g，炒穿山甲6g，瓜蒌15g。水煎服。功能清热活血，散结消痈。治乳痈初起，疮疡肿痛。

消乳岩丸xiāorǔyánwán 《疡医大全》卷二十方。夏枯草、蒲公英各四两，金银花、漏芦各二两，山慈菇、雄鼠粪、川贝母、连翘，橘叶、白芷、菊花、没药、栝蒌仁、乳香、茜草根、甘草、陈皮、紫花地丁各一两五钱。为细末，炼蜜为丸（一方无瓜蒌仁，加天花粉、桔梗、广胶，用夏枯草熬膏为丸），每服二至三钱，早、晚食后服。功能疏肝清热，化瘀散结。治乳岩。

消山虎xiāoshānhǔ 中药材。见《广东中草药》。为伤寒草之别名，详该条。

消上xiāoshàng 病证名。小儿消渴之一。《幼科铁镜》："消渴，心火动而消上，上消乎心，移热于肺，渴饮茶水，饮之又渴，名曰消上。"治以滋阴养液为主，宜莲花饮（甘草、知母、莲花须、黄连、瓜蒌仁、五味子、人参、干葛、白茯苓、生地、竹叶）；次以润燥养心，宜生津四物汤（当归、川芎、白芍、生地、知母、麦冬、黄连、乌梅、花粉、薄荷、石莲肉、黄柏、炙甘草）。

消肾xiāoshèn 病证名。见《圣济总录》卷十三。即肾消、消浊。详该条。

消石xiāoshí 中药材。出《神农本草经》。又名火消、焰消、水石。为矿物硝石经加工炼制而成的结晶。产于山东、江苏、湖南、湖北、四川、贵州等地。辛、苦，微咸，温，有毒。入心、脾经。破坚散积，利尿泻下，解毒消肿。①治中暑，痧胀，心腹疼痛，吐泻，黄疸，石淋，便秘。内服：入丸、散，1.5～3g。②治喉痹，研末吹喉；痈肿疔毒，研末调敷；目赤肿痛，研末点眼。孕妇忌服。本品主成分为硝酸钾。

消石矾石散xiāoshífánshísǎn 即硝石矾石散，见该条。

消石丸xiāoshíwán 《太平圣惠方》卷四十三方。消石一两，大黄一两半，巴豆（去油）三七枚，炮附子、炮姜各三分。为细末，炼蜜为丸，麻子大，每服五丸，粥饮送下。治恶疰，心腹痛如刀刺，胀满欲死者。

消食导滞xiāoshídǎozhì 治法。同消食化滞。详该条。

消食化滞xiāoshíhuàzhì 治法。又称消食导滞，或消导。用具有消除食积、行气导滞，恢复脾胃运化功能作用的方药，治疗食积内停证的治法。适用于食积停滞、胸脘痞满、腹胀时痛、嗳腐吞酸、恶食，或大便泄泻，苔厚腻而黄，脉滑，用保和丸。

消食丸xiāoshíwán ❶《婴童百问》卷一方。砂仁、陈皮、三棱、莪术、神曲、炒麦芽各五钱，香附、炒枳壳、槟榔、乌梅各十两，丁香一分。为细末，面糊为丸，绿豆大，每服二十至三十丸，紫苏煎汤送下。功能消食化积。治小儿乳食不消。❷见《景岳全书·古方八阵》卷五十四方。山楂肉、神曲、麦芽、莱菔子、青皮、陈皮、香附各二两，阿魏（醋浸）一两（一方无青皮）。为末，以汤泡蒸饼为丸，姜汤送下。治脾胃先弱，饮食失调，生冷不化，日渐成块，发为食癥；及食滞胁下胀痛者。

消瘦xiāoshòu 症名。指肌肉瘦削，缺少体脂的表现。

消暑十全散xiāoshǔshíquánsǎn 《张氏医通》卷十三方。香薷二钱，炒扁豆、姜厚朴、陈皮、炙甘草、白术、茯苓、木瓜、藿香、苏叶各一钱。水煎，不拘时服，取微汗。功能祛暑解表，化湿和中。治伤暑，兼感风邪，发热头痛。

消暑十全饮xiāoshǔshíquányǐn 《玉机微义》卷十一方。香薷一钱半，扁豆、厚朴、苏叶、白术、赤茯苓、藿香、木瓜、檀香各一钱，甘草五分。水煎服。治伤暑胃气不和，或胃有痰饮，又感暑气，腹痛水泻，恶心呕吐者。

消暑丸xiāoshǔwán ❶《太平惠民和剂局方》卷二方。半夏（醋煮）五升，甘草、茯苓各半斤。为细末，姜汁煮米糊为丸，梧桐子大，每服五十丸。治伤暑，发热头痛，呕逆泻利。❷《古今图书集成·医部全录》卷二百三十二方。绿豆粉、石膏各四两，枯矾、硫黄各一两。为细末，水浸蒸饼为丸，弹子大，朱砂为衣，用姜汁醋点，新汲水化服。治头痛恶心，烦躁消渴，霍乱。

消栓口服液xiāoshuānkǒufúyè 见“补阳还五汤”条。

消痰xiāotán 治法。祛痰法之一。是攻伐浊痰留滞的方法。多用能损伤元气，体弱者慎用。分为消痰平喘、消痰软坚。详各条。

消痰饼子xiāotánbǐng·zi 《张氏医通》卷十三方。瓜蒌仁（去油）、杏仁（研如脂）、煅海浮石、桔梗、连翘、风化硝各等分。为细末，先用生姜汁拌，加炼白蜜和丸，弹子大，每服一丸，不拘时噙化。功能润燥化痰。治老痰结于喉中，燥不得出。

消痰平喘xiāotánpíngchuǎn 治法。消痰法之一。治疗痰多气逆的方法。用于痰饮伏于肺脏。表现喘嗽痰多，胸痞食少，舌苔黏腻，脉滑。用三子养亲汤之类。

消痰软坚xiāotánruǎnjiān 治法。消痰法之一。治疗因浊痰结聚或瘰疬等病证的方法。如消瘰丸。《素问·至真要大论》：“坚者软之。”

消痰汤xiāotántāng 《疡医大全》卷十八引岐天师方。茯苓五钱，海藻、半夏、贝母、白芥子、天南星、人参、桔梗各三钱，昆布、甘草各一钱，附子一分。水煎服。功能化痰散结，软坚消瘿。治瘿瘤。

消息xiāoxī ❶诊断时体察病情进退。《伤寒论·辨霍乱病脉证并治》：“吐利止而身痛不休者，当消息，和解其外，宜桂枝汤小和之。”❷随病情进退用药或饮食调治。《金匮要略·疟病脉证并治》：“弦数者，风发也，以饮食消息止之。”❸气功术语。在内丹术中以消息喻作进阳火，退阴符，或武火、文火。出《易纬·乾坤凿度》。原指阴阳交来去的变化。

消下破血汤xiāoxiàpòxuètāng 《证治准绳·疡医》卷六方。柴胡、川芎、大黄、赤芍药、当归、栀子、五灵脂、木通、炒枳实、红花、牛膝、泽兰、苏木、生地黄、黄芩、桃仁。水煎，加老酒、童便调服。治膈下受伤。

消心xiāoxīn 病证名。即上消。《证治要诀·三消》：“上消消心，心火炎上，大渴而小便多。”“消心之病，往往因欲饮食过多，及食啖辛热，饮引既多，小便亦多。当抑心火使之下降，自然不渴，宜半夏泻心汤。”参见“上消”条。

消血散xiāoxuèsǎn 《外台秘要》卷二十九引《广济方》方。蒲黄十分，当归、干姜、桂心各八分，大黄十二分，炒虻虫四分。为细末，每服一方寸匕，日二次，渐加至一匕半，空腹酒送下，日二次。功能活血散瘀。治从高堕下，内损瘀血。

消炎化毒汤xiāoyánhuàdútāng 《医醇賸义》卷四方。黄连六分，黄芩、木通、青皮、赤芍药各一钱，大黄四钱，金银花、天花粉各二钱，甘草五分，当归一钱半，淡竹叶二十张。水煎服。治火盛下利，昼夜不休，作渴腹痛，时下脓血。

消翳复明膏xiāoyìfùmínggāo ❶《原机启微》卷下方。黄丹四两，诃子（去核）八个，乌贼骨三钱，青盐一两，白蜜一斤。前四味分别为末，将蜜熬数沸去蜡面，下黄丹搅匀，再下余药至紫色取出。次用黄连十两，龙胆草二两，木贼一两，杏仁七十五粒，蕤仁半两。水浸后以文武火熬，去渣，隔水燉成膏滋，再入前药熬成紫色，入冰片一钱，每用少许点患处。治目内眦赤脉缕缕，根生瘀肉，瘀肉生黄赤脂，脂横侵黑睛，渐蚀神水。❷《证治准绳》卷七方。黄丹一两，青盐二钱半，乌贼骨、珍珠各七分半，熊胆、麝香各二分，冰片五分，诃子二枚（去核，研末），槐枝、柳枝各四十九条，蜂蜜四两。将蜜和黄丹炼至紫色，下各药（麝香、冰片除外），熬至滴水成珠，再入黄连二两半，防风、当归、龙胆草、生地黄各五钱，杏仁五分，再煎熬成膏，入蜜及冰片、麝香和匀，点眼，或以热汤泡化洗眼。治眼目昏花，翳膜遮睛，内障外障等目疾。

消翳散xiāoyìsǎn ❶《证治准绳·类方》第七册方。川芎、羌活、旋覆花、防风各二两，甘草、苍术、楮实、楮叶各一两，菊花、枳实、蝉蜕、木贼各二钱半。为末，每服二钱，茶水调下。功能疏风清热。治暴赤眼。❷《审视瑶函》卷二方。一名龙胆饮子。羌活、黄芩（炒）、龙胆草、青蛤粉（各五分），蛇蜕、甘草（炙）、谷精草、川郁金（各三分），麻黄（一分半），升麻（二分），上锉剂，作细末亦可，每服二钱，热茶清浓调下。治小儿疳眼，流脓生翳，湿热为病。疗眼中诸疾之症。

消瘿散xiāoyǐngsǎn 《证治准绳·疡医》卷五方。海藻（酒洗）、海带（酒洗）、昆布（酒洗）、海马（酒炙）、煅海蛤、煅石燕、乌贼骨各一两。为细末，清茶送下。治瘿气。

消瘿五海饮xiāoyǐngwǔhǎiyǐn ❶《古今医鉴》卷九方。海带、海藻、昆布、海蛤粉、乌贼骨各三两五钱，木香、三棱、莪术、桔梗、细辛、香附各二两，猪琰子七个（陈壁土炒去油，焙干）。为末，每服七分半，食远米汤送下。功能软坚散结。治瘿瘤。❷《验方新编》卷十一方。海带、海藻、昆布、海蛤粉、乌贼骨各五钱。水煎，当茶饮。治瘿瘤。

消痈散毒汤xiāoyōngsàndútāng 《丹台玉案》卷六方。青皮、浙贝母、天花粉各二钱，蒲公英一握，连翘、鹿角、当归各一钱半。水、酒各一盅，煎服。治乳痈，恶寒发

X

热，焮肿疼痛。

消痈散疖xiāoyōngsànjiē　治法。治法。指用具有解毒消肿、促进疮疡消散作用的方药治疗痈疖的治法。

消瘀荡秽汤xiāoyūdànghuìtāng　《石室秘录》卷六方。水蛭（炒黑，研末）、雷丸、红花、枳实、白芍药、牛膝各三钱，当归二两，桃仁（去皮尖，捣）四十粒。水煎服。治血臌。

消瘀饮xiāoyūyǐn　《古今医鉴》卷十方。当归、芍药、生地黄、桃仁、红花、苏木、大黄（后下）、芒硝（后下）、甘草。为粗末，水煎服。功能活血化瘀止痛。治瘀血腹痛。

消痔千金散xiāozhìqiānjīnsǎn　《古今医统大全》卷七十四引《活人心统》方。孩儿茶、寒水石各五分，冰片一厘，熊胆二分，甘草、赤石脂、黄连各三分，硼砂一分。为细末，用猪胆汁调搽患处；或以胆汁和药，灌入肛门内。治诸痔肿痛不已。

消痔丸xiāozhìwán　《疡医大全》卷二十三方。生地黄四两，黄芩一两半，金银花、炒枳壳、秦艽各一两，防风、制大黄、当归、炒苍术、地龙、炒槐花、赤芍药各二两。为细末，炼蜜为丸，每服三钱，空腹服。功能清热凉血，散瘀消肿。治痔漏初起，大便秘结，血分壅热者。

消中xiāozhōng　病证名。出《素问·腹中论》。❶又称痟中。《太平圣惠方》卷五十三："吃食多而饮水少，小便少而赤黄者，中也。"❷一名内消。《圣济总录》卷十三："病痟中者，不渴而多溲，一名内消。"❸即中消。见《杂病源流犀烛·三消源流》。其症多食善饥，口干饮水，大便硬，小便如泔。详"中消"条。

消中保中丸xiāozhōngbǎozhōngwán　《寿世保元》卷三方。陈皮、半夏、香附（醋炒）、炒莱菔子、炒神曲、炒白芥子、黄连（姜汁炒）、桃仁、栀子仁（姜汁炒）、当归（酒炒）各一两，茯苓、炒白术各二两，青皮四钱，木香三钱，槟榔七钱，莪术（醋炒）、三棱（醋炒）、川芎各八钱，炒砂仁四两，炒麦芽六钱，红花、干漆（炒黄）、阿魏（醋浸）各五钱。为细末，姜汁酒打稀糊为丸，梧桐子大，每服八十丸，食后服。治五积六聚，痰积血积，食积气积，一切积块，或中或左或右，或上或下，久不愈者。若体虚，加人参一两。

消肿健脾汤xiāozhǒngjiànpítāng　《医学传灯》卷下方。人参、白术、茯苓、甘草、车前子、泽泻、厚朴、薏苡仁、炮姜、附子、陈皮、山药。水煎服。功能温阳健脾，利水渗湿。治湿泻，腹中不痛，所泻皆水，或遍身发肿，日久肢冷脉细，元气大虚，及久泻脾虚发肿者。

消肿散xiāozhǒngsǎn　《外科真诠》方。乳香、白及、牡丹皮各一钱，冰片二分。为细末，羊脂调涂患处。治野火丹，症见从两腿上起，赤肿痛甚，如火之烧。

消肿生肌xiāozhǒngshēngjī　治法。指用具有消中生肌作用的方药，促进疮肿消散、新肉生长，加速疮口愈合，治疗肿热明显之疮疡后期的治法。

消肿汤xiāozhǒngtāng　❶《兰室秘藏·疮疡门》方。炒牛蒡子、黄连各五分，当归尾、甘草各一钱，天花粉、黄芪各一钱五分，黄芩、柴胡各二钱，连翘三钱，红花少许。为粗末，每服五钱，水煎，食后服。治马刀疮。❷《疬科全书》方。夏枯草、玄参、天花粉各三钱，山慈菇、煅牡蛎、海藻、昆布、白芥子、桔梗各二钱，生甘草一钱。水煎，食后服。治无名肿。

消浊xiāozhuó　病证名。小儿消渴证之一。又名肾消。《幼科铁镜》："消浊，火动消肾，移热于膀胱。"《幼幼集成》："乃上消之传变，肺胃之热久不清，乃至动而消肾，移热于膀胱，小便浑浊，色如膏脂，名曰下消。"治宜滋阴清热。用加味地黄汤，或四物汤加莲子、知母、芡实、麦冬。

萧昂xiāo'áng　明代医家。字申立。钱塘（今浙江杭州）人。著《医萃》（1501），为脉学专著。

萧炳xiāobǐng（10 世纪）　五代时医生。兰陵（今属山东）人。为查阅本草方便，取本草中药材第一字，定"平上去入"四声，编《四声本草》5 卷，已佚。

萧纲xiāogāng（503—551）　南北朝梁简文帝。字世缵，小字六通。南兰陵（今江苏武进）人。通晓医学。著有《沐浴经》3 卷、《如意方》10 卷、《劝医论》等，均佚。

萧赓六xiāogēngliù　见"萧埙"条。

萧吉xiāojí　隋代养生家。字文休。撰《帝王养生要方》6 卷。

萧京xiāojīng　明末医学家。字万舆。闽中晋江（今属福建）人。从胡慎庵学医。著《轩岐救正论》6 卷（1644）。

萧九贤xiāojiǔxián　明初医家。字慕白。会昌（今属江西）人。精内外诸科。洪武（1368—1398）间，马皇后病乳痈甚危，太医治而无效。应召诊视，投剂三日而愈，授太医院吏目。著《外科启钥》《回生要义》等。

萧亮xiāoliàng　参见"杜鸿渐"条。

萧龙友xiāolóngyǒu（1870—1962）　现代医家。北京人，早年读文史，前清时拔贡，博读经史及医书，擅长于治疗虚劳杂病。治病主张四诊合参，医药并重，推崇《伤寒论》，重视七情内因的致病因素。曾在 1949 年前创办北京国医学院，培养中医人才。

萧飋xiāosè　自然现象。飋通瑟，凉风。《素问·五常政大论》："其德雾露萧飋，其变肃杀凋零。"

萧慎斋xiāoshènzhāi　见"萧埙"条。

萧世基xiāoshìjī　宋代医家。字处厚。吉州龙泉（今江西遂川）人。少业儒，素好医。乡人有疾，治之多效。尝阅《内经》及历代脉诀，患其隐昧难晓，遂撮取众善，类成《脉粹》一卷（1066），此书为医家韩忠彦、董汲等所重，业医者多求之。

萧文休xiāowénxiū　见"萧吉"条。

萧埙xiāoxūn（17 世纪）　清代医家。字赓六，号慎斋，檇李（在浙江嘉兴西南）人，辑有《医学经纶》等书，后又撰《女科经纶》一书。认为妇女病四诊有所难尽，而妇人之病，莫重于月经、胎产、崩淋、带下等症，故集前人论述，详加论说。

硝矾散xiāofánsǎn　《杂病源流犀烛·六淫门》卷十七方。即硝石矾石散，见该条。

硝菔通结汤xiāofútōngjiétāng　《医学衷中参西录》方。朴硝 120g，鲜莱菔（切片）2500g。水煎顿服。治大便燥结久不通，身体兼羸弱者；近代也用于蛔虫性肠梗阻，粘连性肠梗阻，动力性肠梗阻，早期肠扭转及肠套叠，手术后肠麻痹等一般情况较好，无明显脱水之实证者。

硝黄散xiāohuángsǎn　《证治准绳·幼科》集三方。风化硝、蒲黄各半两。为细末，每用一字或半钱，点揩舌之上下。治风热上攻，舌硬肿大不消。

硝石大丸xiāoshídàwán　《备急千金要方》卷十一方。硝石（或朴硝）六两，大黄八两，人参、甘草各二两。为细末，以陈米醋三升置铜器中，竹筋柱器中，一升作一刻，凡三升作三刻，置火上，先内大黄，常搅不息，使微沸尽一刻，乃内余药，又尽一刻，有余一刻，极微火，使可丸如鸡子黄大，每服二丸，每四天服一次，药后下如鸡肝，或如米泔赤黑色物，下后慎风冷，宜粥饮将息。治妇人癥瘕带下，不能孕育。

硝石矾石散xiāoshífánshísǎn 《金匮要略》方。又名硝矾散。硝石、矾石（烧）各等分。为末，每服一方寸匕，大麦粥汁和服，日三次。治女劳疸，膀胱急，少腹满，身尽黄，额上黑，足下热，腹胀如水状，大便黑，时溏；近代也用于胆石症。

痟xiāo ❶症名。痟通消。如"痟瘦"，即"消瘦"。《灵枢·经水》："若失度之人，痟瘦而形肉脱者，恶可以度量刺乎。"又如"痟渴""痟中"，即"消渴""消中"。❷病证名。指头痛症，《周礼·天官·疾医》："春时有痟首疾。"痟首疾即头酸痛病。

痟渴xiāokě 病名。痟通消。见《世医得效方》卷六。即消渴，详该条。

痟肾xiāoshèn 病名。三消之一。又名消肾。《太平圣惠方·治痟肾诸方》："小便滑数，口干心烦，皮肤干燥，腿膝消细，渐至无力，熟干地黄散方……治痟肾，肾气虚损，发渴，小便数，腰膝痛，肾沥圆方。"亦可选用白茯苓圆、肉苁蓉圆、鹿茸圆等方。参见"消渴""三消"条。

痟中xiāozhōng 古病名。见《太平圣惠方》卷五十三。即中消，详该条。

小阿魏丸xiǎo' āwèiwán ❶《证治准绳·幼科》集七方。山楂肉三两，石碱三钱，半夏一两，阿魏半两。阿魏醋浸，余药为末和丸，白开水送下。治小儿食积、肉积，腹中胀满。❷《杂病源流犀烛·六淫门》卷十四方。阿魏（醋化）、山楂各一两，黄连六钱半，连翘八钱。为细末，醋糊为丸服。治证同上。

小安肾丸xiǎo' ānshènwán 《太平惠民和剂局方》卷五方。香附、川乌、川楝子各一斤，熟地黄八两，茴香十二两，川椒（去目及闭口者，炒出汗）四两。前二味用盐四两，水四升同煮，候干剉焙，与余药共为末，酒糊为丸，梧桐子大，每服二十至三十丸，空腹、临卧盐汤或盐酒送下。治肾气虚乏，下元冷惫，夜多旋溺，肢体倦怠，渐觉羸瘦，腰膝沉重，嗜卧少力，精神昏愦，耳作蝉声，面无颜色，泄泻肠鸣，眼目昏暗，牙齿蛀痛等症。

小巴豆xiǎobādòu 中药材。见南京药学院《中草药学》。为千金子之别名，详该条。

小芭蕉头xiǎobājiāotóu 中药材。见《四川中药志》。为美人蕉根之别名，详该条。

小白撑xiǎobáichēng 中药材。见《云南中草药》。又名黄蜡一枝蒿、泡叶乌头。为毛茛科植物皱叶乌头 *Aconitum bullatifolium* H. Lév. 的块根，产于云南。辛、苦，温，有大毒。祛风止痛，活血祛瘀。治风湿关节痛，腰肌劳损，扭挫伤，肋间神经痛。研末，50～100mg，分二次用酒或温开水送服。5岁以下儿童禁服。本品含乌头碱、小白撑碱等。

小白花蛇xiǎobáihuāshé 中药材。见《中药志》。为金钱白花蛇之别名，详该条。

小百部xiǎobǎibù 中药材。见《中药大辞典》。为羊齿天冬之别名，详该条。

小半夏加茯苓汤xiǎobànxiàjiāfúlíngtāng 《金匮要略》方。半夏一升，生姜半斤，茯苓三两（一作四两）。水煎，分二次服。功能降逆化饮。治停饮呕吐，心下痞，心悸头眩。

小半夏汤xiǎobànxiàtāng 《金匮要略》方。半夏一升，生姜半斤。水煎，分两次服。功能和胃降逆，消痰蠲饮，治饮停心下，呕吐不渴，心下痞闷。

小膀骨xiǎobǎnggǔ 骨名，即桡、尺骨的统称，参见"臂骨"条。

小保和丸xiǎobǎohéwán 见《医方集解》。山楂、炒神曲、茯苓、陈皮、白术、白芍药。为细末，蒸饼糊为丸。功能助脾进食，治食积停滞，脘腹痞满，恶食嗳腐等症。

小抱龙丸xiǎobàolóngwán 《太平惠民和剂局方》卷十方。天竺黄一两，雄黄（水飞）二分，朱砂、麝香各半两，胆南星四两。为细末，煮甘草水，或用腊雪水煮甘草和丸，皂子大，每服一丸，温水化下。治伤风瘟疫，身热昏睡，气粗喘满，痰实壅嗽，及惊风潮搐，蛊毒，中暑等症。

小被单草xiǎobèidāncǎo 中药材。见《云南中草药》。为狗筋蔓之别名，详该条。

小痹xiǎobì 病名。指邪在孙络，随脉往来的一种痹病，因邪人未深，故称小痹。《素问·气穴论》："其小痹淫溢，循脉往来，微针所及，与法相同。"《黄帝内经素问集注》张志聪注："小痹者，谓邪始入于皮肤，未伤筋骨。脉，谓孙络脉也。"

小扁藤xiǎobiǎnténg 中药材。见《广西实用中草药新选》。为三叶青之别名，详该条。

小便xiǎobiàn 即尿。了解小便性状及排尿情况是问诊内容之一。《素问·痹论》："胞痹者……涩于小便。"参"尿"条。

小便闭xiǎobiànbì 症名，指小便闭塞不通。《素问·标本病传论》："膀胱病，小便闭。"详"癃闭"条。

小便不禁xiǎobiànbùjīn 病症名，又称小便失禁。指清醒时小便自出不觉，或小便频数、难以自制者。《诸病源候论·小便病诸候》："小便不禁者，肾气虚，下焦受冷也。肾主水，其气下通于阴，肾虚下焦冷，不能温制水液，故小便不禁也。"《丹溪心法》卷三："小便不禁者，属热属虚。"本症属虚寒者居多，小便自遗而色清；因热者，小便频数不能自制，尿色黄赤。肺虚者，宜补中益气汤；肾与膀胱虚冷者，宜菟丝子散、固脬丸、家韭子丸等方；心气不足者，恐惧则遗，宜用归脾丸；膀胱火邪妄动者，则宜清利，用鸡肠散、白薇散、神芎导水丸及四苓散合三黄汤等方；又有肝郁热结者，胁腹作胀，尿意急迫，甚则不禁，宜用逍遥丸加减。此外，热病昏迷、中风、癫痫症等均可见小便失禁。参见"外感遗尿""内伤遗尿"条。

小便不利xiǎobiànbùlì 症名，出《伤寒论·辨太阳病脉证并治》。泛指小便量减少、排尿困难及小便完全闭塞不通。《卫生宝鉴》卷十七："小便不利者有三，不可一概而论也。若津液偏渗于肠胃，大便泄泻而小便涩少，一也，治宜分利而已。若热搏下焦津液，则热湿结而不行，二也，必渗泄则愈。若脾胃气涩，不能通利水道，下输膀胱而化者，三也，可顺其气，令施化而出也。"《症因脉治·小便不利论》："小便不通，非一例也。在外感五运中，则有运气加临；伤寒门，则有热结膀胱，湿热发黄，汗下亡津；阴症中，则有寒湿内结；内伤门，则有肺热、心热、肾热、水液偏渗、气化不及、真阴不足诸症……小便不利，真阳不足者，用肾气丸；真阴不足者，用滋肾丸、知柏地黄丸；热结膀胱者，用五苓散、车前木通汤；心移热于小肠者，用导赤散。此分经用方之大法也。"如因阴虚、发热、大汗、吐泻、失血等导致化源不足而小便不利者，治

X

宜滋阴养血为主，不宜渗利，方用增液汤、养荣汤、十全大补汤等。因肺气失宣、脾虚不运、肾关不利、三焦决渎失常等导致水湿失运而小便不利者，治宜宣通肺气、健运脾胃、温补肾元、疏通三焦等法，方用生脉散加桔梗、实脾饮、八味丸、疏凿饮子等。因肺热气壅、热结膀胱、气机郁滞、瘀腐阻塞水道、肾元虚衰、胞转等导致尿蓄膀胱而小便不利者，治宜审察病情，分别采用清肺、泄热、理气、化瘀、温肾、渗利等法。参“癃闭”“气闭”“转胞”“外感小便不利”“内伤小便不利”等条。

小便不通xiǎobiànbùtōng 病症名，见《诸病源候论·小便病诸候》。即癃闭，详该条。

小便赤涩xiǎobiànchìsè 症名，出《素问·本病论》。《圣济总录·大小便门》：“膀胱者，津液之腑，与肾合而主水，共为表里，行于小肠，入于胞为溲便。今胞内有客热，入于膀胱，致水液不利，故小便赤涩也。”《证治准绳·杂病》：“汗多而小便赤涩，暑月多有此证，盛暑所饮既多，小便反涩少而赤，缘上停为饮，外发为汗，津液不通，小肠涩闭，则水不运下，五苓散……然有虚劳汗多而赤涩者，却是五内枯燥，滋腴既去，不能生津，故溺涩而赤，不宜过用通小便之剂，竭其肾水，唯当温养润肺，十全大补汤、养荣汤之类自足选用。汗者心液，心主血，血荣则心得所养，汗止津生，不待通而溺自清矣。诸失精血及患痈毒人或有小便赤涩之证，此亦是枯竭不润之故，并宜前法。”小便赤涩而频数疼痛者，为淋证，详“热淋”条。

小便多xiǎobiànduō 病证名，又称小便利多、漩多。《证治要诀·大小府门》：“小便多者，乃下元虚冷，肾不摄水，以致渗泄。”症见小便次数增多而清长，或夜间尿多，并可见腰膝酸软，畏寒肢冷，精神困倦等症。治宜温肾固摄，用附桂八味丸、玄兔丹、鹿茸丸、缩泉丸等方，并宜灸命门、关元等穴。小便多又为消渴病主症之一，常伴见多饮、多食，详“消渴”条。

小便黄赤xiǎobiànhuángchì 症名，出《素问·六元正纪大论》。指小便颜色较正常时黄，甚至带红色，有寒热虚实之辨。《杂病源流犀烛》卷七：“小便黄赤，实热病也。凡脏腑皆能为之，而下焦更甚。经曰：肝热病者，小便先黄。宜火府丹。又曰：胃气盛，则身以前皆热，消谷善饥，溺色黄。宜凉胃汤。此二条言肝胃有实热，故黄赤也。又曰肺气虚则肩背痛寒，少气不足以息，溺色变。宜加味补中益气汤。又曰冬脉不及，令人胁清脊痛，小便变。宜温肾汤。此二条言肺肾虚寒，故黄赤也……又曰：中气不足，溲便为之变。宜加味补中益气汤。此一条言脾家虚，故黄赤也。又曰：小便黄者，小腹中有热也。此则言下焦之热，不可不清之利之者，宜四苓散。然下焦之热，岂但是哉，或由肾虚有火，宜补阴丸；或由膀胱蓄热，宜葵子汤；亦或由小肠燥结，宜赤茯苓汤。固当分别治之。”如肝热而溺赤，尿频涩痛，时觉凛凛，或发寒热，宜龙荟丸；阴虚火旺而溺赤者，咽干口燥，口舌碎痛，心烦失眠，舌红，脉细数，宜黄连阿胶汤；肾气虚寒，小便赤，足胫逆冷，脉涩，宜附子四逆汤。黄疸、泄泻、鼓胀、水肿、多汗、热淋等，小便皆可见黄赤，详各条。

小便浑浊xiǎobiànhúnzhuó 病症名。见《素问玄机原病式·热类》。详“便浊”条。

小便夹精xiǎobiànjiájīng 病症名。又称尿精。指尿液中混夹精液，或尿后余沥不清，有鼻涕状黏液。可由阴虚火旺、肾虚失藏、或湿热内蕴所致。详“尿精”“膏淋”各条。

小便利多xiǎobiànlìduō 症名，出《诸病源候论·小便病诸候》，又称漩多，即指尿多。《圣济总录》卷九十六：“肾者主水，膀胱为腑，今肾气不足，膀胱有寒，不能约制水液，令津滑气虚，故小便利多。”详“小便多”条。

小便淋沥xiǎobiànlínlì 症名。指小便之后，滴沥不尽，又称小便余沥。多因病久体弱，肾阳亏虚、湿热等邪气留著于尿路所致。参见“小便余沥”条。

小便难xiǎobiànnán 病证名，出《伤寒论·辨太阳病脉证并治上》，指尿少及小便艰涩之证。《诸病源候论·小便病诸候》：“小便难者，此是肾与膀胱热故也。”治疗宜瞿麦、滑石之类泻之。太阳病误发汗，阳明中风亦可致小便难，治疗用桂枝加附子汤，小柴胡加茯苓汤等方。详“小便不利”“癃闭”条。

小便频数xiǎobiànpínshuò 症名。《张氏医通》卷七：“脬气不足，小便频数，昼甚于夜者，缩泉丸；或时清利过多，或时频数赤涩者，旧用萆薢分清饮，多不应，改用加减八味丸，效；若夜起小便多者，八味丸加五味子；数而少为实数，宜渗之，五苓减桂加滑石、甘草；数而色黄，虚热也，宜滋阴六味丸；数而多，色白体羸，为真阳虚，升气少而降气多，须补右肾相火，八味丸加补骨脂鹿茸。”《明医杂著》卷三：“盖膀胱火邪妄动，水不得宁，故不能禁而频数来也。故年老人多频数者，是膀胱血少，阳火偏旺也。治法当补膀胱阴血，泻火邪为主，而佐以收涩之剂，如牡蛎、山茱萸、五味子之类……若小便频数或劳而益甚，属脾气虚弱，用补中益气汤加山药、五味子。”若妇人小便频数，量少急迫，腹部觉胀，为肝郁气结，治宜疏肝理气，用逍遥散。如小便频数涩痛者，为淋症；小便频数量多，或尿如脂膏，或多饮、多食，为消渴病。详“淋症”“消渴”条。

小便涩痛xiǎobiànsètòng 症名。指小便排出不畅、疼痛，是淋症的主要症状。《素问玄机原病式》卷一：“淋，小便涩痛也，热客膀胱，郁结不能渗泄故也。”详“淋”条。

小便失禁xiǎobiànshījìn 病症名，见《备急千金要方·淋闭》。又称小便不禁，详该条。

小便数xiǎobiànshuò 症名，出《灵枢·经脉篇》。又称小便频数，详该条。

小便余沥xiǎobiànyúlì 症名，出《诸病源候论·虚劳病诸候》。指小便之后滴沥不尽的病症，多因肾虚膀胱冷所致。《圣济总录》卷九十二：“虚劳小便余沥者，肾气虚弱，而膀胱不利故也，膀胱不利，则气不能化，气不化，则水道不宣，故小便后有余沥。”治宜温补，用肉苁蓉散、二参丸等方。

小辫儿xiǎobiànr 中药材。见《中药材手册》。为紫菀之别名，详该条。

小驳骨xiǎobógǔ 见《南宁市药物志》。为驳骨丹之别名，详该条。

小草xiǎocǎo 中药材。见《全国中草药新医疗法展览会技术资料选编·内科》。为百蕊草之别名，详该条。

小草根xiǎocǎogēn 中药材。见《中药材手册》。为远志之别名，详该条。

小草汤xiǎocǎotāng 《济生方》卷四方。小草、黄芪、麦冬、当归（酒浸）、炒酸枣仁各一两，石斛（去根）、人参、炙甘草各半两。为末，每服四钱，加生姜五片，水煎，不拘时服。治虚劳忧思过度，遗精白浊，虚烦不安。

小柴胡胶囊xiǎocháihújiāonáng 中成药。见《中华人民共和国药典（一部）》（2020）。柴胡445g，姜半夏222g，黄芩167g，党参167g，甘草167g，生姜167g，大枣167g。以上七味，按胶囊剂工艺制成，每粒装0.4g。口服。一次4粒，一日3次。解表散热，疏肝和胃。用于外感病，邪犯少阳症，症见寒热往来、胸胁苦满、食欲不振、心烦喜呕、口苦咽干。

小柴胡汤xiǎocháihútāng 《伤寒论》方。柴胡半斤，黄芩、人参、炙甘草、生姜各三两，半夏半升，大枣十二枚。水煎去渣，分三次服，日三次。功能和解少阳，治少阳病，往来寒热，胸胁苦满，嘿嘿不欲饮食，心烦喜呕，口苦，咽干，目眩，脉弦；及妇人热入血室，暮则谵语，或疟发寒热等症。近代常用于感冒、疟疾、慢性肝炎、慢性胆囊炎等见有少阳证者。若胸中烦而不呕，去半夏、人参，加栝蒌一枚；口渴，去半夏、人参合前为四两半，天花粉四两；腹中痛，去黄芩，加芍药三两；胁下痞硬，去大枣，加牡蛎四两；心下悸，小便不利，去黄芩，加茯苓四两；不渴，外有微热者，去人参，加桂枝三两，温覆微汗愈；咳嗽，去人参、大枣、生姜，加五味子半升、干姜二两。方中柴胡散邪透表，使半表之邪得以外宣；黄芩除热清里，使半里之邪得以内彻；人参、甘草益气扶正，以助祛邪；半夏和胃降逆而止呕，并制约柴胡助呕之弊；生姜、大枣配甘草调和营卫以行津液。诸药合用，共成和解少阳、补中之功。实验研究：本方有诱导干扰素作用，对肝损伤有保护作用，能降低血清GOT、GPT值，促进肝细胞再生；并能提高血清高密度脂蛋白，降低低密度脂蛋白。

小蟾酥丸xiǎochánsūwán 《疡医大全》卷七方。蟾酥一分，雄黄三分，蜈蚣一条。为细末，酒糊为丸，梧桐子大，每服五丸，葱酒送下。治疗疮肿毒，时毒初起者。

小产xiǎochǎn 病名。见《卫生家宝产科备要》，亦名半生、半产、失胎、伤娠、革产、损娠。指妇人怀孕三月以上，由于气血虚弱、肾虚、血热、毒药伤胎、或外伤等损伤冲任，不能摄血养胎，以致未足月而产者。

小肠xiǎocháng ❶六腑之一。上接幽门，与胃相通，下连大肠，包括回肠、空肠、十二指肠。主要功能是主化物而分别清浊，它承接胃腐熟的饮食再行消化，有“受盛之腑”“受盛之官”之称。食糜在小肠再经过消化并分别清浊，精华部分营养全身，糟粕归大肠，水液归于膀胱。《素问·灵兰秘典论》：“小肠者，受盛之官，化物出焉。”《医学入门》：“小肠上接胃口，受盛其糟粕传化，下达膀胱，泌别其清浊宣通。”❷推拿穴位名，常用推法以治腹泻。①位于小指尺侧缘一线（《幼科推拿秘书》），现用此处居多。②男位于食指近端指骨的腹面，女则在食指中段指骨的腹面（《针灸大成》卷十）。③位于中指近端指骨的腹面（《小儿推拿广意》）。④位于食指中段指骨的腹面（《幼科铁镜》）。

小肠病xiǎochángbìng 病证名。六腑病候之一。小肠受盛胃中水谷，主转输清浊，与心相为表里，其病有寒热虚实之分，多由客寒蕴热、气滞郁结或气虚不禁所致。临床表现多见二便失常，并可兼见心经症状。《灵枢·邪气藏府病形篇》：“小肠病者，小腹痛，腰脊控睾而痛。”《金匮要略·五脏风寒积聚病脉证并治》：“小肠有寒者，其人下重便血；有热者，必痔。”《太平圣惠方》卷四：“若虚则生寒，寒则肠中痛，惊跳，乍来乍去，小便数，此则小肠虚冷之候也。”又：“小肠实则生热，热则心下急痹，口张，舌上生疮，身热来去，汗出，心烦身重，小腹胀急，小便赤涩不利，则为小肠实热之候也。”《杂病源流犀烛·小肠病源流》：“小肠气，小肠经病也，小腹引睾丸，连腰脊而痛。”又：“小肠痈，小肠火热病也……其症发热恶寒，脉芤而数，肤皮错纵，腹急渐肿，按之内痛，大便重坠，小便涩滞若淋。”治宜通利小肠、清心泻火等法。参见各有关条目。

小肠风xiǎochángfēng 病名，指顽固性阴疮。周慎斋《秘传女科》：“阴户生疮，诸药不效，名小肠风。”可用木通、藁本、枳壳、贯众、白芷、甘松、芥穗、薄荷，等分切细，水煎，临用加皮硝三钱，日洗三五次。

小肠经xiǎochángjīng 手太阳小肠经之简称，详“该”条。

小肠惊xiǎochángjīng 病证名。脏腑惊证之一，详该条。

小肠咳xiǎochángké 病证名，指咳而肠中排出气体者。《素问·咳论》：“心咳不已，则小肠受之；小肠咳状，咳而失气，气与咳俱失。”治用芍药甘草汤，清宫丸或桔梗汤加人参、茯苓、橘红、五味等。参见“咳嗽”条。

小肠气xiǎochángqì 病名。疝之俗称，出《奇效良方》卷四十七。详“疝”条。

小肠气痛xiǎochángqìtòng 病名，出《鲍氏验方新编》卷六。即狐疝，详该条。

小肠疝xiǎochángshàn 病证名，见《杂病证治类方》卷六。因小肠虚，风冷之邪入侵所致。《医宗必读》卷八：“小肠疝，小肠之病，小腹痛引睾丸，必连腰背而痛。”治宜温化行气，可用茴香、川楝、吴萸、陈皮、马兰花、芫荽煎服。

小肠实热xiǎochángshírè ❶病机。心火炽盛，循经移热小肠，小肠热盛，泌别清浊功能失调的病理变化。又称“心移热小肠”。❷证候名。以发热口渴，心烦，口舌生疮、赤烂疼痛，面红，小便黄赤、淋沥涩痛，甚则尿血，舌尖红，苔黄，脉数等为常见症的证候。常存在于口疮、尿血、淋证等病中。参见“心移热于小肠”条。

小肠手太阳经病证xiǎochángshǒutàiyángjīngbìngzhèng 指手太阳小肠经经气异常而致的病证。《灵枢·经脉篇》：“小肠手太阳之脉……是动则病嗌痛，颔肿，不可以顾，肩似拔，臑似折。是主液所生病者，耳聋，目黄，颊肿，颈、颔、肩、臑、肘、臂外后廉痛。为此诸病，盛则写之，虚则补之，热则疾之，寒则留之，陷下则灸之，不盛不虚，以经取之。”《脉经·小肠手太阳经病证》除上列“是动、所生”病外，尚列举了小腹痛、腰脊控睾而痛、下重便脓血、暮发热等症。

小肠手太阳之脉xiǎochángshǒutàiyángzhīmài 出《灵枢·经脉》。即手太阳小肠经，详该条。

小肠俞xiǎochángshù 经穴名，代号BL27。出《脉经》。属足太阳膀胱经，小肠之背俞穴。位于骶部，平第一骶后孔，距骶正中线1.5寸处；一说“除脊各寸半”（《针灸资生经》）。布有第一骶神经后支的外侧支和骶外侧动、静脉后支。主治小腹胀痛，赤白痢疾，遗精，遗尿，尿血，疝气，赤白带下，腰骶疼痛，以及盆腔炎等。直刺1～1.5寸，艾炷灸5～7壮，或艾条灸10～15分钟。

小肠水xiǎochángshuǐ 病证名，出《证治准绳·幼科》。因小肠有病引起的水肿，为小儿浮肿的一种类型。由于小肠热郁，水湿内停，湿热相搏，注入下焦所致。临床症状为浮肿，小腹急满。治宜清热利湿，用导赤散加减。

小肠泄xiǎochángxiè 病证名。《难经·五十七难》：“小肠泄者，溲而便脓血，少腹痛。”《素问病机气宜保命集》用承气汤、加减平胃散、七宣丸、香连丸、芍药皮丸等方。

小肠泻xiǎochángxiè 病证名，小肠受病而引起的泄泻。《幼科发挥》："泻自小肠来者，亦水谷注下而不分，则成糟粕而非完谷，且小肠为受气之府，水谷到此，已变化而未尽变化也。"治宜泌别水谷，用五苓散，使水谷分利，则泻自止。

小肠虚寒xiǎochángxūhán 病机。多因饮食不节，损伤脾胃，致小肠化物、分清泌浊的功能发生障碍。可导致小肠虚寒证。临床表现为肠鸣泄泻、少腹隐痛喜按，舌淡苔薄白，脉细而缓。治宜温通小肠，方用吴茱萸汤。《备急千金要方》有"心小肠俱虚"证，可互参。

小肠痈xiǎochángyōng 病名。《疡科心得集》卷中："小肠痈者，少腹肿而硬，按之则痛，左足屈而不伸，溲数似淋，时时汗出复恶寒，身皮甲错，腹皮急则腹胀大。"治法：脉迟紧者脓未成，宜牡丹皮汤下之；脉洪数者脓已成，宜薏苡仁汤（《三因极一病证方论》卷十五：薏苡仁五两、牡丹皮、桃仁各三两、瓜瓣仁四两）。气血虚者，可用八珍汤加减化裁。

小肠胀xiǎochángzhàng 病证名。胀病之一。《灵枢·胀论篇》："小肠胀者，少腹胀，引腰而痛。"《医醇賸义·胀》："小肠为受盛之官，居胃之下，受盛水谷而分清浊，水液渗于前，糟粕归于后，寒气上逆，则化物不出，故小腹胀，引腰而痛也。当分理水谷，俾二便通行，则胀满自解，通幽化浊汤主之。"参见"胀病"条。

小肠蒸xiǎochángzhēng 二十三蒸之一。见《诸病源候论·虚劳骨蒸候》，详该条。

小肠主受盛xiǎochángzhǔshòuchéng 受，接受；盛，承接。小肠的主要功能是承受从胃中来的、经过初步消化的饮食，进行分别清浊。《素问·灵兰秘典论》："小肠者，受盛之官，化物出焉。"

小巢菜xiǎocháocài 中药材。出《本草纲目》，又名翘摇、元修菜、漂摇草、苕子，为豆科植物硬毛果野豌豆 *Vicia hirsuta*（L.）S. F. Gray 的全草，分布于江苏、浙江、江西、湖北、安徽、河南、陕西、四川、云南、台湾。辛，平，入肺、脾、胃经。清热利湿，活血止血。治黄疸，疟疾，白带，鼻衄。煎服：18～60g。叶含芹菜苷、槲皮素。芹菜苷有镇静和对平滑肌解痉作用。

小承气汤xiǎochéngqìtāng 《伤寒论》方。大黄（酒洗）四两，炙厚朴（去皮）二两，炙枳实（大者）三枚。水煎，分二次服。功能泄热通便，除满消痞，治伤寒阳明腑实证，谵语，便硬，潮热，胸腹痞满，舌黄，脉滑数；及痢疾初起，腹中痛，或胀闷，里急后重者。方中大黄荡涤实热，厚朴除胀满，枳实消痞实。

小春花xiǎochūnhuā 中药材。见《闽东本草》。为阴地蕨之别名，详该条。

小慈菇xiǎocígū 中药材。见《全国中草药汇编》。即光慈菇，详该条。

小颠茄xiǎodiānqié 中药材。❶见《广西药用植物名录》，为丁茄之别名。❷出《生草药性备要》，为金扣钮之别名。各详该条。

小颠茄子xiǎodiānqiézǐ 中药材。见萧步丹《岭南采药录》。为天仙子之别名，详该条。

小定风珠xiǎodìngfēngzhū 《温病条辨》卷三方。生鸡子黄一枚，阿胶二钱，生龟甲六钱，童便一杯，淡菜三钱。先煎龟甲、淡菜去渣，入阿胶上火烊化，再入鸡子黄搅匀，冲入童便，顿服。功能滋阴潜阳，息风降逆，治温病既厥且哕，脉细而劲者。方中以鸡子黄实土而定内风，龟甲补任而镇冲脉，阿胶沉降补液而息肝风，淡菜能补阴中之真阳，并能潜真阳之上动，童便滋阴降火，用以为使。

小定心汤xiǎodìngxīntāng 《圣济总录》卷十四方。茯苓四两，桂枝三两，炙甘草、芍药、炮姜、远志、人参各二两。为粗末，每服五钱匕，加大枣二枚，水煎服，日三次，夜一次。治心气不足，风邪所乘，惊悸恍惚，梦多魇者。

小定志丸xiǎodìngzhìwán 《三因极一病证方论》卷九方，又名定志丸。炒菖蒲、远志（去心，姜汁腌）各二两，茯苓、人参各三两。为细末，炼蜜为丸，梧桐子大，朱砂为衣，每服五十丸，米汤送下。治心气不定，五脏不足。

小毒xiǎodú 指药物的气味性能之猛烈程度最轻者。《素问·五常政大论》："小毒治病，十去其八。"

小独根xiǎodúgēn 中药材。见《云南中草药》。为何首乌之别名，详该条。

小独活汤xiǎodúhuótāng 《外台秘要》卷三十四引深师方。独活八两，葛根六两，生姜五两，炙甘草二两。水煎，分三次服，微汗佳。治产后中风，口噤不知人。

小独脚莲xiǎodújiǎolián 中药材。见《南方主要有毒植物》。为犁头尖之别名，详该条。

小独蒜xiǎodúsuàn 中药材。见《中药形性经验鉴别法》。为薤白之别名，详该条。

小肚xiǎodù 小腹的俗称，详"少腹"条。

小对叶草xiǎoduìyècǎo 中药材。❶见《四川中药志》，为小连翘之别名。❷见《贵州草药》，为贯叶连翘之别名。各详该条。

小夺命散xiǎoduómìngsǎn 《疡医大全》卷三十四方。槐实、地丁、地肤子各等分，水煎服，或加蟾酥少许同服。治疔疮，及脑疽，恶毒。

小儿按摩xiǎo'ér'ànmó 即小儿推拿，见陈氏《小儿按摩经》，详见"小儿推拿"条。

小儿按摩经xiǎo'ér'ànmójīng 见"针灸大成"条。

小儿白泻xiǎo'érbáixiè 病证名，出《中藏经》。指小儿泄泻，大便稀薄而色白者。多由脾胃气虚，运化失常，水湿下注所致。其症可伴有腹胀、腹痛、唇淡等。治宜健脾利气，用白术丸（《中藏经》：白术、当归、白芍、木香，等分为末，炼蜜丸如绿豆大）。

小儿百寿丹xiǎo'érbǎishòudān 见《全国中药成药处方集》（北京方）。山楂、滑石各150g，苍术、胆南星、天竺黄、木香、橘皮各75g，砂仁、神曲、麦芽、钩藤、薄荷、僵蚕各45g，茯苓、桔梗、甘草、朱砂各30g，牛黄6g。为细末，炼蜜为丸，每丸重2.4g，金箔为衣，每服一丸，白开水送下。功能清热健胃，化滞安神。治停乳停食，消化不良，痰盛咳嗽，气促抽搐等症。

小儿斑疮入眼外障xiǎo'érbānchuāngrùyǎnwàizhàng 病名，即痘疮所致的眼外障。(秘传眼科龙木论)："此眼初患之时，不论大小，须患斑疮一度，疮子患时，觉入眼中……疼痛泪出，赤涩，怕日难开，肿硬，翳如银色。"即痘疮入眼，详该条。

小儿斑疹备急方论xiǎo'érbānzhěnbèijífānglùn 见"董氏小儿斑疹备急方论"条。

小儿半身不遂xiǎo'érbànshēnbùsuí 病证名。指小儿肢体一侧运动障碍或完全丧失。《医林改错》："小儿半身不遂，自周岁至童年皆有，突然患此者少，多半由伤寒、瘟疫痘疹、吐泻等病后元气渐亏，面色青白，渐渐手足不动，甚则手足筋挛，周身如泥塑。”本证常由脊髓灰质炎、脑炎、脑膜炎、脑部外伤或肿瘤等引起。针灸治疗：上肢，取肩髃、曲池、列缺、少商、合谷、手三里。下肢，取解溪、风市、阳陵泉、足三里、环跳、邪盛者用泄法，邪退正虚，或无外邪者用补法。参见“小儿麻痹后遗症”等条。

小儿闭证xiǎo' érbìzhèng　病证名。指小儿突然昏迷，气粗息促。因病势急骤凶猛，正气不能支持，邪毒痰热内陷心包，阻塞内闭所致，故称。详“小儿昏迷”条。

小儿变蒸xiǎo' érbiànzhēng　即变蒸，详该条。

小儿病形xiǎo' érbìngxíng　指小儿患病时所表现的形态，为望诊内容之一。《幼科指南心法》：“小儿病形各样，须眼力消详。怀中偎缩风凉，合面睡时热瘴。夜啼烦热腹痛，目直惊风须防。长吁哽气热中藏，痰喘上攻火旺。”可供临床辨证参考。

小儿病源方论xiǎo' érbìngyuánfānglùn　儿科著作。又名《陈氏小儿病源方论》，4 卷，宋代陈文中撰，刊于 1254 年。卷一养子真诀及小儿变蒸，重点叙述小儿护理；卷二指纹三关及面部形色，记述儿科病的望诊；卷三至卷四为惊风及痘疮的证治。内容简要，并附望诊图。所提出的小儿食指绕掌侧皮下静脉形色变化和从面部呈现出的青、赤、黄、白、黑五色察病判断预后的诊断方法，丰富了中医儿科诊断学内容。1958 年商务印书馆将本书与《小儿痘疹方论》合刊出版，书名为《陈氏小儿病源、痘疹方论》。

小儿察色法xiǎo' érchásèfǎ　观察小儿面部色泽变化以诊断疾病的方法。青色主风、主惊、主寒、主痛；赤色主热；黄色主湿、主饮食伤；白色主虚；黑色主寒、主痛、主中邪毒等。察色应四诊合参，才能做出正确判断。

小儿瘥后劳复xiǎo' érchàihòuláofù　病证名。指小儿大病瘥后因劳倦而复发，见《婴童百问》。如劳复而寒热往来，胸胁满痛，呕吐烦渴者，宜小柴胡汤和解表里。

小儿赤游丹xiǎo' érchìyóudān　病名，见《外科正宗》卷四。多由胎毒血热，心火内炽，热毒客于肌肤而成。新生儿及幼儿易患本病，症见身热啼哭，肤起红晕，发无定处，由小渐大，肿热痒痛，继而红肿光亮，或起嫖浆。发展迅速，并常游走他处。治宜凉血解毒，内服清营汤加减，外敷金黄散。本病类于小儿丹毒。

小儿虫痛xiǎo' érchóngtòng　参见“虫痛”条。

小儿喘急xiǎo' érchuǎnjí　病证名，指小儿呼吸迫促。喘与气急有轻重的区别，《证治准绳》：“喘则欲言不能，溢于胸臆；气急，但息短，心神迷闷耳。”凡喘急声音粗大，气急而促者，为实证，多因风寒外束，腠理壅遏，肺失宣降，气逆而喘，治详“风寒喘急”条。凡喘急呼吸浅而弱，精神萎靡，面色白者，为虚证，多由胎气不足，脾肺气虚所致，治宜益气健脾，用六君子汤加干姜、五味子。

小儿唇紧xiǎo' érchúnjǐn　症名。出《本草纲目》。即小儿紧唇，详该条。

小儿卒利xiǎo' ércùlì　病证名，又名暴泻、暴注，指小儿急骤的泄利，《诸病源候论》：“小儿卒利者，由肠胃虚，暴为冷热之气所伤，而为卒利。热则色黄赤，冷则色青白，若冷热相交，则变为赤白滞利也。”治热利用香连丸；治冷利，用理中汤；治冷热相兼利，用豆蔻香连丸。

小儿大衄xiǎo' érdànǜ　病名。指小儿眼、鼻、耳、口七窍出血。《普济方》卷三百八十九：“血虚受热，散漫失度，出于七窍者，为大衄。”《疡医大全》：“耳目口鼻窍中一齐出血，药不及煎，死在旦夕俄顷，用冷水当面喷几口，急分开头发，用粗纸数层，蘸醋令透，搭在囟门，血即止。次以当归一两煎汤，磨沉香、降香各五钱，加童便服之，血自归经。”属血热妄行者，宜凉血止血，用犀角地黄汤加地榆、蒲黄、紫珠草；属气不摄血，或气随血脱者，宜补气摄血，用独参汤加龙骨、牡蛎。

小儿丹毒xiǎo' érdāndú　病名，出《备急千金要方》卷二十二。《诸病源候论·小儿杂病诸候》较为全面地列举了各种小儿丹毒，此后历代文献沿袭引用并加以发展，其名称计有：胎热丹毒、赤游风、胎毒发丹、滞热丹毒、食滞丹毒、伤食发丹、赤丹、茱萸丹、鸡冠丹、赤游丹、白丹、吉灶丹、飞灶丹、露丹、殃火丹、朱田火丹、野火丹、水激丹、天灶丹、胡次丹、葫芦丹、胡漏丹、尿灶火丹、水丹、风丹、烟火丹、废灶火丹、骨火丹、家火丹、鬼火丹、五色油丹、油肿赤流丹、五色丹、神火丹、萤火丹等数十种。其中除丹毒外尚包括患处皮肤发红的一些其他炎症性疾患，见各该条。另熛火丹、伊火丹、郁火丹、留火丹、飞火丹、暴火丹、风火丹、厉火丹、赤黑丹、石火丹、野灶丹仅《诸病源候论·小儿杂病诸候》有名、证记载，后世文献未提及，故从略。

小儿盗汗xiǎo' érdàohàn　病证名。《幼科类萃》：“盗汗者，谓睡而汗出也。”《小儿药证直诀》：“肌肉虚而睡中汗出也，用止汗散。”《幼科发挥》：“盗汗者，梦中自出，醒则干也，其病在肾，宜当归六黄汤加止汗散主之。”《婴童百问》：“小儿精气未盛，性体多热，若衣裘伤厚，过食热物，或犯时气大病之后，重亡津液，阳气偏盛，水不胜火，腑脏积热，熏灼肌体，甚则销烁骨髓，是为骨热之病。久而不已，变成骨蒸，日晡发热，肌瘦颊赤，口干，日夜潮热，夜有盗汗，五心烦热，四肢困倦，饮食减少，瘥后余毒不解，生犀散主之。”《证治准绳·幼科》：“有夜睡中而汗自出者，名盗汗，此因阴虚所致，久不已者，令人羸瘠枯瘦，心气不足，津液妄出故也，用茯神汤加黄芪，水姜烧枣、烧盐服。”又：“血虚内热者，当归六黄汤；心经有热者，导赤散；肝经虚热者，六味地黄丸；血脱盗汗者，当归补血汤；肝经风热者，柴胡清肝散；食积内热者，二陈、枳实、山栀；胃气虚热者，六君子汤及浮麦散；血气俱虚者，人参养荣汤。”

小儿盗汗虚热xiǎo' érdàohànxūrè　病证名。《幼幼新书》卷二十引《玉诀》盗汗虚热歌：“盗汗频频气受伤，藏中虚热小便黄；夜间发热无时节，颊赤唇干口有疮。”治当先退热，次调气，后和脏腑。

小儿斗眼xiǎo' érdòuyǎn　病证名，见《验方新编》卷之一。其表现为黑眼珠呆滞。参见“通睛”条。

小儿痘风疮xiǎo' érdòufēngchuāng　病名，出《外科正宗》卷四，又名痘癞。多因痧、痘后，余毒未尽，留热肌肤，复感风邪而成。初起丘疹瘙痒，渐延成片，破流脂水并结痂。治宜解毒利湿，疏风止痒，内服消风散化裁。外撒渗湿救苦散，或外搽麦饯散，疮面干燥者用白蜜调涂。

小儿痘疹方论xiǎo' érdòuzhěnfānglùn　儿科著作。1 卷，宋代陈文中约撰于 13 世纪中期。书中首论痘疹的病源，次论治法，后辑录有关痘疹的效方，文字简要。1958 年商务印

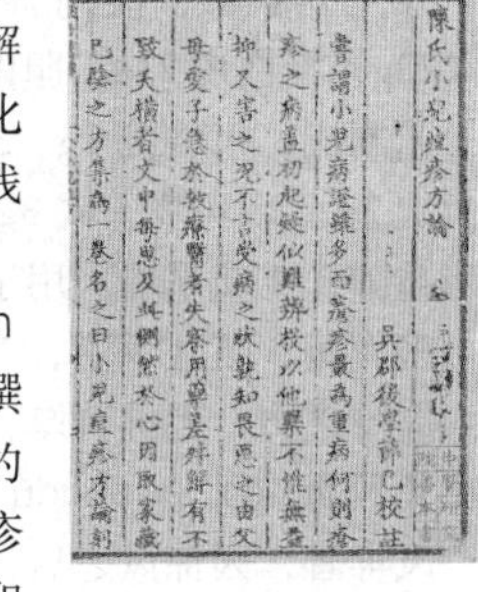
陳氏小兒痘疹方論

小儿痘疹方论

书馆将本书与《小儿病源方论》合刊出版，书名为《陈氏小儿病源痘疹方论》。

小儿多涎xiǎo' érduōxián 病证名，出《太平圣惠方》第八十九卷。多为脾热上蒸或脾胃虚寒，升降失常，运化无力所致。脾热上蒸的涎多黏稠而臭；脾胃虚寒的涎多清稀，并有纳少便溏等。前者宜清脾泻热，用泻黄散；后者宜温中健脾，用理中汤加减。参见“流涎”条。

小儿发痧xiǎo' érfāshā 病证名，见《寿世保元》卷八。小儿寒邪外束，气血内郁，引起发痧。其症似寒非寒，似热非热，四肢懈怠，饮食不思，容颜惨楚。如腹痛而手足冷者为阴痧；腹痛而手足温者为阳痧。治宜开通腠理，宣畅气血。用热水蘸搭臂膊，以苎麻频频刮之，候红色出为度。甚者宜以针刺十指背近爪处一分许（先将患儿两手自臂捋下，俟血聚指头方刺）。参见“闷痧”“寒痧”“热痧”条。

小儿发育xiǎo' érfāyù 小儿的生长发育。《备急千金要方·序例第一》谓小儿：“生后六十日，瞳子成，能咳笑，应和人。百日任脉成，能自反复。百八十日尻骨成，能独坐。二百一十日掌骨成，能匍匐。三百日膑骨成，能独立。三百六十日膝骨成，能行。”《幼科发挥·原病论》：“初生曰婴儿，三岁曰小儿，十岁曰童子，儿有大小之不同，病有浅深之各异。”而《寿世保元》则以半岁至二岁内为婴儿，三四岁为孩儿，五六岁为小儿，七八岁为龆龄，九岁为童子，十岁为稚子。《小儿卫生总微论方·大小论》：“当以十四岁以下为小儿治，其十五岁以上者，天癸已行……则为大人治耳。”由于各个年龄阶段有着不同的生长发育特点，故有初生儿、乳儿（婴儿）、幼儿、幼童、学童之分，详见各条。

小儿发黄xiǎo' érfàhuáng 病证名，指小儿头发色黄不泽的病证。《诸病源候论》卷四十八：“足少阴为肾之经，其血气华于发，若血气不足，则不能润悦于发，故发黄也。”治宜滋肾养血，用二至丸合四物汤加制何首乌、菟丝子煎服。

小儿肺病证治xiǎo' érfèibìngzhèngzhì 儿科五脏病证治之一。肺为娇脏，主气之宣发肃降。《育婴家秘》：“肺最居上，为脏腑之华盖，息之出入，气之升降，必由之路，故主气。”寒热伤肺，则气逆，为喘为咳。因于寒者，麻黄汤主之；因于热者，宜泻白散；肺热在胸者凉膈散；口渴饮水者，人参白虎汤；咽喉痛者，甘桔牛蒡子汤；嗽而有痰，止嗽散。《小儿药证直诀》：“小儿肺虚，气粗喘促。”用阿胶散。

小儿肺咳颗粒xiǎo' érfèikékēlì 中成药。见《中华人民共和国药典（一部）》（2020）。人参20g，茯苓20g，白术8g，陈皮20g，鸡内金20g，酒大黄12g，鳖甲20g，地骨皮23g，北沙参39g，炙甘草12g，青蒿29g，麦冬39g，桂枝8g，干姜8g，淡附片8g，瓜蒌29g，款冬花20g，紫菀20g，桑白皮23g，胆南星8g。以上二十二味，按颗粒剂工艺制成，每袋装2g、3g或者6g。开水冲服。周岁以内一次2g，1~4岁一次3g，5~8岁一次6g，一日3次。健脾益肺，止咳平喘。用于肺脾不足，痰湿内壅所致咳嗽或痰多稠黄，咳吐不爽，气短，喘促，动辄汗出，食少纳呆，周身乏力，舌红苔厚；小儿支气管炎见以上证候者。

小儿风毒xiǎo' érfēngdú 病证名。《幼科类萃》：“（小儿）风毒者，因惊风之后，风从气行，血从气使，毒气蓄于皮肤，流结而为肿毒，遂成顽核赤色，多在腮颊之间，或耳根骨节之处，重者成痈成疖，谓之遁毒风，宜以百解散（甘葛、升麻、赤芍、黄芩、麻黄、薄桂、甘草）、当归散（当归、赤芍、大黄、川芎、麻黄、甘草）倍加枳壳、大黄或皂角刺、薄荷之类。”

小儿风疾瘾疹xiǎo' érfēngjíyǐnzhěn 病证名。小儿皮肤作痒，遍身疙瘩的病证，即荨麻疹。《小儿卫生总微论方》：“小儿风疾瘾疹者，因小儿肌肤嫩，血气微弱，或因暖衣而腠理疏开，或天暄而汗津润出，忽为风邪所干，搏于血气，藏流于皮肤之间，不能消散。”参见“隐疹”条。

小儿风痢xiǎo' érfēnglì 病证名，见《医学纲目》。风毒内袭小儿脾胃而致的痢疾。其特点是便下黄褐色，与痹泻颇相类似，但风痢粪便不臭为异。治宜去脾胃风毒，用泻黄散，送下香连丸。

小儿风瘙xiǎo' érfēngsào 病证名。《备急千金要方》卷五上：“小儿病风瘙，痒痛如疥，搔之汁出，遍身，如麻豆粒，年年喜发，面目虚浮，手足干枯，毛发细黄，及肌肤不光泽，鼻气不利，此少时热盛极，体当风，风热相搏所得也。”参见“小儿风疾瘾疹”条。

小儿风泻xiǎo' érfēngxiè 病证名，指慢惊风后出现的泄泻。《证治准绳·幼科》：“慢惊大病后有之，其粪稀黄褪色，或夹不消化乳食同下，此因脾虚所致。”治宜补益脾气，用参苓白术散。

小儿浮肿xiǎo' érfúzhǒng 病证名，又名小儿肿病。是指体内水液潴留，泛溢皮肤，引起头面目窠、四肢腹部以及全身浮肿的病证。《儒门事亲》：“小儿通身浮肿，是水气肿也。”临床多见于急、慢性肾炎，肾病综合征。《小儿卫生总微论方》：“小儿肿病有二：一者气肿，因脾胃虚而气攻腹，腹胀误行转药下之，致虚气上附于肺，行于四肢面目而作肿也……二者水肿，因上焦烦渴，饮水无度，脾胃虚而不能约制其水，肾反乘脾，土随水行，上附于肺，肺主皮肤，脾主四肢，故水流走于四肢皮肤而作肿也。”可见浮肿的病变，主要在于肺、脾、肾三脏功能失调，从而导致气化失宣，水液潴留，因以为肿。《证治准绳》指出肿病的机制是“肾为本而肺为标，皆至阴以积水。其为病也，肾者胃之关键，关键不利，机不转枢，水乃不行，渗于脉络皮肤而为浮肿”。因此浮肿有其标在肺，其制在脾，其本在肾的说法。治则：《金匮要略》载：“腰以下肿当利小便，腰以上肿当发汗。”临床常用的有发汗、利小便以及健脾益气、温肾化浊等法。亦可分为心水、肝水、脾水、肺水、肾水、胃水、胆水、小肠水、大肠水、膀胱水，辨证施治。详各条。

小儿腹痛xiǎo' érfùtòng 病名，出《小儿药证直诀》。发生于小儿的以腹部疼痛为主要表现的疾病。凡婴儿出生后，无故啼哭不止，或夜间啼哭，多是腹痛。临床分寒实腹痛、积热腹痛、伤湿腹痛、积痛、虫痛、锁肚痛、盘肠钓痛、癥瘕痛、虚寒腹痛等。

小儿腹胀xiǎo' érfùzhàng 病证名，小儿腹部胀满。《诸病源候论》卷四十七：“小儿脏腑嫩弱，有风冷邪气客之，搏于脏气，则令腹胀。若脾虚，冷移于胃，食则不消。”明代陈治《幼幼近编》：“小儿腹胀，有虚有实。小便不利，闷乱喘急者，此邪气之实也……小便自利，不喘，面目四肢浮肿者，此正气之虚也。”治法参见“虚胀”“实胀”条。

小儿肝病证治xiǎo' érgānbìngzhèngzhì 儿科五脏病证治之一。肝为刚脏，主风。故病多大叫，目直视，呵欠，颈项强直，四肢抽搐等。肝热则壮热引饮，喘闷，口中气热，目内青，直视，身反折强直，手乱动；实则目直视，大叫，抽掣有力，宜泻火清肝，用泻青丸，或龙胆泻肝汤。热极生风，风火相扇，痉挛反张，宜清肝息风，用羚角钩藤汤。虚风内动，手指蠕动，甚或瘛疭，心憺憺而动，脉象细促者，宜三甲复脉汤，育阴潜阳。《幼科要略》："肝病发惊骇，木强火炽，其病动不能静，且火内寄肝胆，火病来必迅速，后世龙荟芩连，必加冰麝硝黄，取其苦寒直降，咸苦走下，辛香透里窍之闭也。如牛黄丸、至宝丹、紫雪丹皆可选用。"

小儿肝炎颗粒xiǎo' érgānyánkēlì　中成药。见《中华人民共和国药典（一部）》(2020)。茵陈120g，栀子（姜炙）30g，黄芩60g，黄柏60g，焦山楂90g，大豆黄卷90g，郁金15g，通草30g。按照颗粒剂工艺制成。每袋装10g，开水冲服。1～3岁每次5～10g；4～7岁10～15g；8～10岁15g；11岁以上酌增，一日3次。清肝热，利水，止痛。用于小儿黄疸型肝炎或无黄疸型肝炎，肝区疼痛，腹胀发热，恶心呕吐，食欲减退，身体倦怠，皮肤黄染。

小儿疳痢xiǎo' érgānlì　见"小儿疳瘦"条。

小儿疳伤眼目xiǎo' érgānshāngyǎnmù　病名。《银海精微》："小儿疳伤眼目，疼痛羞明不开，乌睛上青翳如黑珠子，或白膜遮睛。"即小儿疳眼，详该条。

小儿疳瘦穴xiǎo' érgānshòuxué　经外奇穴名。《太平圣惠方》："黄帝疗小儿疳痢，脱肛体瘦，渴饮，形容瘦瘁，诸般医治不差者，灸尾翠骨上三寸骨陷间三壮，炷如小麦大。"近代《经穴治疗学》列作奇穴，名小儿疳瘦；《腧穴学概要》称小儿疳痢。位于尾骨尖端直上3寸处。主治小儿疳积羸瘦，消化不良，腹痛下痢，脱肛等。沿皮刺0.5～1寸。艾炷灸3～7壮；或艾条灸5～15分钟。

小儿疳眼xiǎo' érgānyǎn　病名，指小儿疳积诱发眼疾。见《卫生宝鉴》卷十，又名疳眼、小儿疳眼外障、小儿疳伤眼目、疳毒眼、疳病攻眼症、疳疾上目。其发病多因脾胃亏损，精血不足，目失濡养，肝热上冲所致。眼部干涩羞明，白睛失去润泽，黑睛生翳，溃穿可成蟹睛，旋螺突起，甚致珠塌失明，相当于今之角膜软化症。治宜结合全身情况，用健脾清热，杀虫消疳，养肝明目等法。可选服肥儿丸或猪肝散等方加减，并配合捏脊，针刺四缝，灸足三里、肝俞、肾俞等疗法。

小儿疳眼外障xiǎo' érgānyǎnwàizhàng　病名，出《秘传眼科龙木论》。即小儿疳眼，详该条。

小儿感冒颗粒xiǎo' érgǎnmàokēlì　中成药。见《中华人民共和国药典（一部）》(2020)。广藿香75g，菊花75g，连翘75g，大青叶125g，板蓝根75g，地黄75g，地骨皮75g，白薇75g，薄荷50g，石膏125g。按照颗粒剂工艺制成。每袋装12g，开水冲服。1岁以内每次6g；1～3岁一次6～12g；4～7岁一次12～18g；8～12岁一次24g。一日2次。清热解表。用于感冒，流感，发热。

小儿肛痒xiǎo' érgāngyǎng　病证名，小儿肛门瘙痒。多因嗜食甘肥，大肠湿热积滞，日久生虫蚀于肛门所致。瘙痒以夜间尤甚并有啼哭不眠等症，见于蛲虫病等，治宜清热燥湿杀虫止痒。用四味肥儿丸加蚕砂、鹤虱、白鲜皮之类。亦可用苦楝皮、使君子、生槟榔等煎剂，外用雷丸，百部作汤熏洗或蛲虫膏（《实用儿科学》方内含龙胆紫及百部）等外搽。

小儿骨蒸xiǎo' érgǔzhēng　病证名。出《圣济总录·小儿门》，为疳劳的证候。《世医得效方》：疳劳"咳喘不定，虚汗骨蒸，渴而复泄，乳食迟进"。《婴童百问·疳伤、疳劳》："盗汗骨蒸，嗽喘枯悴。"《证治准绳》集之八：疳劳"即疳热而骨蒸，兼诸咳嗽盗汗等证。"参见"疳痨"条。

小儿龟胸穴xiǎo' érguīxiōngxué　经外奇穴名。《太平圣惠方》："小儿龟胸……灸两乳前各一寸半上二行，三骨罅间六处，各三壮。"近代《腧穴学概论》将其列作奇穴，名小儿龟胸。位于前胸第二、三、四肋间隙，距前正中线2.5寸处，两侧共6穴，主治小儿鸡胸，艾炷灸3壮。

小儿寒厥xiǎo' érhánjué　病证名，小儿厥证之一，又名小儿阴厥。系由阳气衰于下，阴寒过盛，以致阳虚则阴凑之而见手足厥冷的证候。《寿世保元》："阴厥者，始得之，身冷脉沉，四肢厥逆，足蜷卧，唇口青，或自利不渴，小便色白，宜四逆理中汤之类。仍速灸关元百壮，鼻尖有汗为度。"

小儿寒证xiǎo' érhánzhèng　证候名。《幼幼集成》："小儿寒证有七：面白，粪青白，肚虚胀，眼珠青，吐泻无热，足胫冷，睡露睛。此皆虚寒，忌用寒凉。"《儿科醒》："小儿属寒之症，有外感有内伤，有症变虚寒，三者不同，治法各异。"外感寒邪，其病在表，治当温散表寒；内伤之寒，必由脾土虚寒，证属阳虚，宜理中汤温运中阳；若症变虚寒者，则由元气素虚，五脏亏损，大都属于脾肾虚寒之证，宜以温阳补中为治。

小儿汗证xiǎo' érhànzhèng　病名。即小儿诸汗。详该条。

小儿齁喘xiǎo' érhōuchuǎn　出《普济方》卷三百八十九。小儿齁喘而痰邪壅盛者，多因痰邪内伏，复感风寒之邪，壅滞于肺所致。症见胸满气促，痰多食少。无表寒者，宜豁痰降气，用枳实汤；兼表寒者宜解表化饮，用小青龙汤。

小儿吼病xiǎo' érhǒubìng　病名，即小儿哮喘。详该条。

小儿化食口服液xiǎo' érhuàshíkǒufúyè　中成药。见《中华人民共和国药典（一部）》(2020)。六神曲（炒焦）10g，焦山楂10g，焦麦芽10g，焦槟榔10g，醋莪术5g，三棱（麸炒）5g，大黄10g，炒牵牛子20g。以上八味，按口服液工艺制成，每支装10ml。口服。三岁以上每次10ml，一日2次。消食化滞，泻火通便。用于食滞化热所致的积滞，症见厌食、烦躁、恶心呕吐、口渴、脘腹胀满，大便干燥。

小儿化食丸xiǎo' érhuàshíwán　中成药。见《中华人民共和国药典（一部）》(2020)。六神曲（炒焦）100g，焦山楂100g，焦麦芽100g，焦槟榔100g，醋莪术50g，三棱（制）50g，牵牛子（炒焦）200g，大黄100g。以上八味粉碎成细粉，过筛，混匀。制成大蜜丸。每丸重1.5g，口服。周岁以内每次1丸，周岁以上每次2丸。一日2次。消食化滞，泻火通便。用于小儿胃热停食，肚腹胀满，恶心呕吐，烦躁口渴，大便干燥。

小儿黄病xiǎo' érhuángbìng　病名。《太平圣惠方》："夫小儿黄病者，是热入于脾胃，热气蕴结，与谷气相搏，蒸发于外，故皮肤悉黄，眼赤黄也。脾与胃合，俱象于土，候于肌肉，其色黄，故脾胃内热，即蒸发于外，令肌肤黄也。"《幼幼集成》谓小儿黄病，湿热发黄者少，脾虚发黄者多。盖脾土强者，足以捍御湿热，必不生黄，惟其脾虚不运，所以湿热乘之，治宜茵陈五苓散，去其湿热，黄稍退，即速健脾。若面目俱黄而带虚浮，唇白舌淡，口不渴，身不热，夜无烦热，小便不涩，不可认为湿热而分利之，速救脾胃，宜用四君子汤加减为治。

小儿回春丹xiǎo'érhuíchūndān 见《全国中药成药处方集》（北京、承德方）。又名五粒回春丹。橘红、胆南星、防风、竹叶、桑叶、金银花、连翘、羌活各105g，茯苓、僵蚕、甘草各60g，麻黄、薄荷、蝉蜕、赤芍药、川贝母、牛蒡子各75g，西河柳、杏仁各45g。共为细粉，兑入牛黄、冰片各12g，麝香21.6g。上药和匀，用糯米180g熬水泛小丸，朱砂为衣，每粒干重约0.6g，每服5粒，鲜芦根煎水，或温开水送下，日2次。功能清热透表，化毒豁痰。治小儿毒热过盛，隐疹不出，发热咳嗽，烦躁口渴。

小儿昏迷xiǎo'érhūnmí 病证名，指小儿突然或逐渐对周围环境意识完全消失，对外界的刺激不起反应的证候。是由于热与痰内闭所致，其病变部位在心包。热闭大多由温热病邪内传心包，或由吸受夏令暑邪，"暑气通于心"，最易内闭。痰闭系痰迷心窍，其夹湿者多表现为痰浊内闭的证候；夹火者，多表现为痰火熏蒸的证候。热闭宜清热开窍，用牛黄清心丸，或安宫牛黄丸，烦躁明显加服紫雪丹，并可针刺少商、中冲、间使、大椎。痰闭宜芳香开窍，用苏合香丸，高热加至宝丹，并可针刺合谷、内关、尺泽、丰隆。内闭外脱，应开闭固脱并进，开闭参照痰闭的治法，固脱用参附汤加龙骨、牡蛎，双方兼治。若脱证已固，元气大虚，用可保立苏汤（《医林改错》：黄芪、党参、甘草、白芍、当归、白术、山萸肉、枣仁、枸杞、破故纸、核桃肉）内服。

小儿积证xiǎo'érjīzhèng 病证名。小儿食物滞久成积，又名伤积。《幼科金针》："小儿积证，多因哺乳失调，过食生冷油腻硬物，脾土受伤，停于中脘，或为风寒所感，或夜卧失盖，以致积气停留，面黄腹胀，往来潮热，口渴神倦，多睡少食，肚热脚冷，大便酸臭，小便短涩者，伤积也。然有乳积，食积，气积，惊积，须分别之。"参"积滞"条。

小儿急慢惊风xiǎo'érjímànjīngfēng 病证名，即小儿急惊风和慢惊风的统称。《太平圣惠方》第八十六卷载有治小儿急惊风与治小儿慢惊风诸方，谓："小儿急惊风者，由气血不和，夙有实热，为风邪所乘，干于心络之所致也。""小儿慢惊风者，使乳不调，内有积热，为风邪所伤，入舍于心所致也。"参"惊风"条。

小儿瘕xiǎo'érjiǎ 病证名。由血瘀阻滞经络而成。症见寒热如疟，胸膈郁闷，腹中积块，或聚或散，痛亦时上时下，能食而肌肉不生。治宜和血散结之剂。

小儿睑中生赘xiǎo'érjiǎnzhōngshēngzhuì 病证名。《秘传眼科龙木论》："皆脾胃壅热上冲入眼睑之中，致令生肉。初时小如麻米，后三五年间长大，摩隐瞳人，赤涩泪出。切宜钩割散去瘀血，后乃熨烙。"内治宜清泻脾胃积热，服清胃散加减。

小儿健脾丸xiǎo'érjiànpíwán 见《中药制剂手册》。人参、炙甘草、砂仁、黄连、桔梗、法半夏各30g，神曲（麸炒）、炒麦芽、炒山楂、炒扁豆、橘皮、山药、莲子各60g，白术（麸炒）、茯苓各9g。为细末，炼蜜为丸，每丸重3g，每服一丸，日2次。功能和胃化滞，理气健脾。治脾胃虚弱，饮食不化，腹痛胀满，呕吐久泻，面黄肌瘦，身体倦怠。

小儿脚瘃xiǎo'érjiǎozhú 病名。瘃，即冻疮。《太平圣惠方》第九十一卷："夫小儿脚瘃者，是小儿肉嫩，外风冷中于足掌中涌泉穴也。是儿脚上皮肉间，气血与风邪相感，使肉硬气血不通，阳气不达，致使然也。"

小儿解表颗粒xiǎo'érjiěbiǎokēlì 中成药。见《中华人民共和国药典（一部）》（2020）。金银花300g，连翘250g，牛蒡子（炒）250g，蒲公英300g，防风150g，紫苏叶150g，荆芥穗100g，葛根150g，牛黄1g。按照颗粒剂工艺制成。每袋装8g，开水冲服。1~2岁，每次4g，一日2次；3~5岁，每次4g，一日3次；6~14岁，一次8g，一日2~3次。宣肺解表，清热解毒。用于感冒初起，恶寒发热，头痛咳嗽，鼻塞流涕，咽喉痛痒。

小儿金丹xiǎo'érjīndān 见《全国中药成药处方集》（天津方）。川贝母、橘红各12g，羌活、生地黄、木通、大青叶、荆芥穗、桔梗、前胡、西河柳、赤芍药、天南星（制）、玄参各9g，钩藤、半夏（制）、枳壳（麸炒）各9g，薄荷、葛根、天麻、防风、甘草、炒牛蒡子各6g。为细末，每细粉186g兑：羚羊粉、犀角粉各1.5g，朱砂面24g，冰片3g，研匀，炼蜜为丸，每丸重1.5g，周岁以上每服一丸，周岁以下酌减，白开水送下。功能疏风化痰，清热镇惊，止嗽透疹。治伤风感冒，发烧头痛，鼻流清涕，咳嗽气促，咽腮肿痛，惊悸心烦，疹出迟缓。

小儿紧唇xiǎo'érjǐnchún 症名，出《本草纲目》，又名小儿唇紧、紧唇、紧唇疮、沈唇。指唇疮所致的口唇紧急，难于开合的症状。《诸病源候论》卷三十："脾胃有热，气发于唇，则唇生疮，而重被风邪，寒湿之气搏于疮，则微肿湿烂，或冷或热，乍瘥乍发，积月累年，谓之紧唇。"参见"唇疮"条。

小儿惊xiǎo'érjīng 病证名。《诸病源候论》："小儿惊者，由血气不和，热实在内，心神不定，所以发惊，甚则掣缩成痫。"《幼科类萃》："惊者，虚惕怔忡，气怯神散，痰涎来去，其泻必青，渐生风而未至惊风也。夫惊邪入心，则面红脸赤，惕惕夜啼；惊邪入肝，则面目青，眼青窜视；惊邪入肾，则面黑恶叫，啮乳咬牙；惊邪入肺，则面白淡黄。"治法以镇惊、化痰、安神、定志为主，但须究其受病之脏及病情之寒热虚实而随证施治。

小儿惊风散xiǎo'érjīngfēngsǎn 中成药。见《中华人民共和国药典（一部）》（2020）。全蝎130g，炒僵蚕224g，雄黄40g，朱砂60g，甘草60g。按照散剂工艺制成。每袋装1.5g。口服，周岁小儿每次1.5g，一日2次。周岁以内酌减。镇惊息风。用于小儿惊风。抽搐神昏。

小儿惊悸xiǎo'érjīngjì 病证名，指小儿睡眠不安，悸动不能自持的症状。《太平圣惠方》卷三百七十二："夫小儿惊悸者，由心脏壅热，为风邪所乘，邪搏于心，则令多惊不安；惊不已则悸动不安。"临床上惊和悸有所区别，《幼科金》："惊者恐怖之谓；悸者惕跳之谓，或睡与不睡之间，偶而闪跳，谓之悸也。乃先天心血不足之故。"宜以清心养血、安神定志为治。用酸枣仁丸（《证治准绳》：茯神、酸枣仁、远志、柏子仁、防风、枳壳、生地黄、青竹茹）加减。

小儿惊痫xiǎo'érjīngxián 病证名。❶小儿痫证之因惊而发者。《诸病源候论》卷四十五："惊痫者，起于惊怖大啼，精神伤动，气脉不定，因惊而发作成痫也。"❷发搐轻证和重证的混称。《小儿卫生总微论方》："小儿惊痫者……轻者，但耳热面赤，睡眠不安，惊惕上窜，不发搐者，此名惊也；重者上视身强，手足拳，发搐者，此名痫也。"❸惊怖与外邪所入引起的发搐。《证治准绳·幼科》："惊病，因血气盛实，脏腑生热，或惊怖大啼，精神伤动，外邪所入为之，其病在心，心主惊，验其症，忽然叫声发搐。”

小儿痉病xiǎo' érjìngbìng　病名，指小儿四肢痉挛的疾病。清代吴鞠通《解儿难》分痉病为九大类，即寒痉、风温痉、温热痉、暑痉、湿痉、燥痉、内伤饮食痉、客忤痉、本脏自病痉。分详各条。

小儿久痢羸瘦xiǎo' érjiǔlìléishòu　病证名。小儿久痢不止而致身体羸瘦的证候。《太平圣惠方》第九十三卷："夫小儿久痢羸瘦者，由因乳食不节，脏腑风挟疳气，肠胃冷热不调，变为下痢，经久不差，则脾胃虚弱，谷气减少，气血不荣，故肌体羸瘦也。"治宜以益气消食，用参苓白术散加减。

小儿厥证xiǎo' érjuézhèng　病证名，指小儿真元虚，手足厥冷的证候。临床有寒厥和热厥之分。《杂病源流犀烛》卷九："夫寒厥者，即阴厥，宜急补阳（宜理中汤，或附、桂、干姜、吴萸，俱可酌用）；热厥者，即阳厥，宜急泄热（宜芩、连、山栀、石膏、知母、童便，甚者可用硝、黄下之）。"详"小儿寒厥""小儿热厥"条。

小儿咳嗽xiǎo' érké · sou　病名。发生于小儿的以咳嗽为主要表现的疾病。小儿腠理不密，容易感冒，表邪侵入，首先犯肺，因而在冬、春气候多变的季节，最易引起咳嗽。另小儿如消化不良，以致脾为湿困，容易生痰，痰湿内蕴，则肺气失宣，亦致咳嗽。至于体质素弱，久咳伤津，导致虚火上炎而使津气亏虚，肾不纳气，则肺气更虚而咳嗽加剧。因此小儿咳嗽，可分为外感内伤两类：外感咳嗽，如寒咳、热咳、伤寒暴嗽、肺寒咳嗽、肺热咳嗽、痰热嗽、秋燥咳嗽；内伤咳嗽，如食积咳嗽、呷嗽、涎嗽、痰血嗽、肺燥久咳、脾虚久嗽、肾虚久嗽等。

小儿羸瘦xiǎo' érléishòu　病证名，指小儿形体消瘦，体质羸弱。小儿脾胃脆弱，易虚易实，如果喂养不当，或患泻痢等症，损伤脾胃功能，使之食欲不佳，甚至不能饮食，影响气血生化，肌肤得不到营养，则可渐至体羸而消瘦。临床有夹冷、夹热的区别。《诸病源候论》："夹热者，即温壮身热，肌肉微黄；其夹冷者，即时时下利，唇口青肥。"治疗一般以补益脾胃为主。挟热者，用七味白术散；挟冷者，用益黄散；冷热既除，则用参苓白术散调之。

小儿痢疾xiǎo' érlì · ji　病名，以腹痛腹泻，里急后重，大便下脓血为主要表现的儿科时行病。《医学纲目》："小儿痢疾，大抵多由脾胃不和，饮食过伤，停滞不能克化，又为乳母恣食生冷热毒厚味以传之，又为风温湿热之邪以干之，故有此疾。"痢疾不论男女老少，皆可罹患，小儿痢疾的证治一般与成人同，参见"痢疾"条。

小儿鳞体xiǎo' érlíntǐ　病证名，又名胎垢、蛇身、蛇胎。《小儿卫生总微论方》："鳞体者，谓皮肤之上，如蛇皮、鳞甲之状，故又名蛇体，此由气血痞涩，不能通润于皮肤"所致，类似鱼鳞病。《串雅内编》用白僵蚕去嘴为末，煎浴。《本草求真》认为"肤如鳞甲，亦是胎元气血不足，得此辛咸，煎汤除垢，则癣自去"。亦可用四物汤加味，煎汤内服，以养血活血；外用杏仁泥调猪油外搽，润泽皮肤。

小儿聋哑xiǎo' érlóngyǎ　病名。本证分先天性和后天性两类，其中多数是由于在幼时因病丧失听觉，无从学习语言因而成聋哑。先天性者，幼时即两耳失聪，不能语言。《诸病源候论》卷二十九："发惊痫后，六七岁不能语言。"《丹溪心法》："耳聋皆属于热。"说明聋哑系由热病或发惊后，经络气机阻滞，致窍闭不通，不能闻声所致。经脉循行到耳部的主要有手太阳、手少阳和足少阳三经，故治疗主要以疏通、调理这些经脉的气机为主。针灸取听会、听宫、耳门、翳风、瘈脉、百会、中渚。眩晕配风池；语謇配哑门、廉泉；鼻塞配迎香、合谷。一般以尚有残余听觉者，治疗效果较佳。

小儿瘰疬xiǎo' érluǒlì　病证名。即淋巴结肿大，肿大者为瘰，肿小者为疬，合称瘰疬，又名九漏。《诸病源候论》卷五十："小儿身生热疮，必生瘰疬。其状如结核，在皮肉间三两个相连累也。是风热搏于气血，焮结所生也。"亦有由肝气郁结，痰湿凝聚，或素有体虚，肺肾虚损，虚火内动，痰火凝结所致者。颈两侧为肝、胆经脉所循行，痰湿阻滞肝脉，凝结成核，日久痰湿化热内燔，溃烂成脓，或染毒焮发而红肿灼痛，肉腐成脓，破溃而成疮。若病程迁延，此愈彼起，阴毒流窜，皮下穿空，则发为鼠瘘。治以清热解毒疏风活血为主，方用消瘰丸，解毒济生汤加减，脓肿形成，可切开引流。

小儿麻痹后遗症xiǎo' érmábìhòuyízhèng　病证名，属痿证、痿躄的范围。多由风湿热之邪内窜经络所致，不同于一般温邪袭肺或暑湿壅阻肠胃。《素问 · 生气通天论》："湿热不攘，大筋緛短，小筋弛长，緛短为拘，弛长为痿。"临床表现早期类似感冒，如发热、呕吐、腹泻等。发生麻痹前期多有面赤，咽红，出汗，全身肌肉疼痛拘急，四肢颤震等。治宜通利湿热，祛风通络。若病毒内窜，可出现嗜睡，昏迷，抽搦，项强或喘促，吞咽困难等症，治宜息风镇静，或定喘降逆。本病进入麻痹期，瘫痪可发于身体各部，常见于四肢，尤以下肢为多见，治宜疏风通络，调和气血，可用独活寄生汤加减；如面部瘫痪，可用牵正散加减，或针刺颊车、地仓、合谷。若此期未能恢复。日久引致肌肉萎缩，关节变形等，即为小儿麻痹后遗症。治宜补益肝肾，温通络脉，可用虎潜丸、活络丹或金刚丸等。并积极配合针灸、按摩治疗，上肢瘫痪取肩髃、肩髎、曲池、大椎；下肢瘫痪取足三里、解溪、环跳、风市、阳陵泉；腹肌瘫痪取中脘、梁门、气海；颈肌瘫痪取天柱、天鼎、天容。

小儿脉法xiǎo' érmàifǎ　诊小儿脉的方法，包括：①指法：一指三部诊法，用左手握小儿手，对三岁以下的小儿，用右手大拇指按儿高骨脉上，分三部以定息数；对四岁以上的小儿，则以高骨中线为关，以一指向两侧滚动转寻三部；七八岁可挪动拇指诊三部；九至十岁以上，可次第下指依寸、关、尺三部诊脉；十五岁可按成人。对三岁以下的小儿，除脉诊之外，更应注意形色、声音和诊指纹，按胸腹、头额等诊法。②脉象主病：五岁以上，一息六至为平，八九至为数，四至为迟；三岁以下，八至为平。浮数为阳，沉迟为阴。强弱测虚实，缓急测邪正。数为热，迟为寒，沉滑为痰食，浮滑为风痰，紧主寒，缓主湿，大小不齐为滞。

小儿梅疮xiǎo' érméichuāng　病名，即杨梅疮。《幼幼集成》卷四："小儿患此者，实由父母胎毒传染而致，然非寻常胎毒可比……小儿梅疮，最为恶候，倘发于一二月间，或半周之内，最难救治，以其毒禀先天，来路既远，方药难及，即日服数匙之药，杯水车薪，终难有济。昧者但以搽洗之法治之，适足以阻其出路，反致内攻不救。只当缓以图之，庶能保全。先以胡麻丸修制精细，每日服之，三七之后，内毒将尽，方用点药（杏仁霜一钱、轻粉八分、明雄黄一分，共研匀，外搽)，不三日而疮尽愈矣。此法至神至捷，第不可用之太早，恐内毒未尽也。”本病属先天梅毒，治疗时可以中西医结合，彻底杀灭梅毒螺旋体，以期治愈。

小儿面疮xiǎo' érmiànchuāng 病证名，指小儿面部生疮，有脓或黄水渗出者。《小儿卫生总微论方》：“小儿面上忽遇有经络虚隙，为风、湿、寒、热所乘，搏于气血则生其疮，或如火烧，或出脓，或出黄水，日久不能愈瘥。”其症类似浅脓疱病，治宜内服疏风化湿、清热解毒之剂，如五味消毒饮加减，外用三黄散加青黛，撒布局部。

小儿木舌xiǎo' érmùshé 病名。小儿舌肿硬而不灵活，《幼幼新书》又名初生木舌。《圣济总录》：“小儿木舌者，以心气蕴热，热气随脉上至于舌，则舌木胀起，渐渐肿大，满口塞喉，若不急治，便至危殆。”参见“木舌”条。

小儿目闭不开xiǎo' érmùbìbùkāi 症名，见《审视瑶函》。指初生儿双眼红肿，眵多稠黏，目闭不开的表现。详“目闭不开”条。

小儿囊肿xiǎo' érnángzhǒng 见《本草纲目》。即脱囊，详该条。

小儿脑髓风xiǎo' érnǎosuǐfēng 病证名，见《普济方》卷三百六十七。小儿囟门未合，为风邪所侵，袭于脑髓，其症囟颅开解，皮肉筋脉急胀，骨缝青筋起，面少血色，呕吐痰涎，久则成慢惊风搐。治宜疏风豁痰之剂。

小儿溺血xiǎo' érniàoxuè 病证名，即小儿小便出血。多由胎热结于下焦，损伤阴络，血热妄行，下渗膀胱所致。《证治准绳·幼科》：“溺血者，盖心主血，血与小肠相合，血之流行，周遍经络，循环脏腑，若热聚膀胱，血渗入脬，故小便血出也。”又：“热盛积于小肠，甚则尿血。”其症尿中带血，顺利而下，无疼痛感觉。治宜清热凉血止血，用小蓟饮子或四物汤加牛膝、白茅根，虚热用六味地黄丸。

小儿牛黄散xiǎo' érniúhuángsǎn 见《全国中药成药处方集》(天津方)。大黄30g，浙贝母、黄连、天花粉、赤芍药、甘草、金银花、连翘(去心)各15g，炒牵牛子12g，制乳香、制没药各4.5g，雄黄、冰片各7.5g，牛黄1.35g，麝香、珍珠0.45g。为细末，周岁每服0.45g，2~3岁服0.9g，乳汁或糖水调下。功能清热解毒，化痰镇惊。治肺热痰黄，咽喉肿痛，口疮牙疳，头面生疮，皮肤溃烂，周身发烧。

小儿脓血痢xiǎo' érnóngxuèlì 病证名，出《太平圣惠方》第九十三卷。痢疾脓血相杂，为湿热毒气内侵所致，因毒气化热，热迫血行，渗出大肠，与肠间津液相搏，积热蕴结，血化为脓，故利下脓血相杂，里急后重。治宜清肠和血，用芍药汤或香连丸加水杨梅、海蚌含珠等。

小儿呕吐xiǎo' ér' ǒutù 病名，亦称小儿吐。多由乳食过多，停滞中脘，损伤胃气，不能运化所致。《圣济总录》：“小儿呕吐者，脾胃不和也。或因啼呼未定而遽饮乳；或因乳食中伤冷，令儿饮之，皆致呕吐。”此外，还有因感触惊异，蛔虫内扰和痰饮壅盛而成者。临床分寒吐、热吐、伤食吐、伤乳吐、积吐、虫吐、惊吐等。各详该条。

小儿皮肤硬肿xiǎo' érpífūyìngzhǒng 病证名，指新生儿硬肿症。临床以皮肤硬肿紫黯，舌质黯紫，口鼻流出血水为主症，常见于周岁内小儿，寒冷季节发病率高；早产、体弱儿胎元不足者更易罹患。表现为寒凝血瘀者，治宜温经活血，用当归四逆汤加减；瘀热蕴结者，治宜清热化瘀，用加味黄连解毒汤，以解胎热内蕴之毒。两方均要再加黄芪、人参益气托毒；川芎、红花活血化瘀。或配合用复方桃红(桃仁、红花、当归、丹参)注射液，静脉滴注。

小儿脾病证治xiǎo' érpíbìngzhèngzhì 儿科五脏病证治之一。脾恶湿，故病多体重，困倦多睡，不思饮食，泄泻。热证则目内黄，尿黄。口疮口臭，烦易饥，宜泻脾胃蕴热，用泻黄散。寒湿困脾，脘腹胀满，泛恶欲吐，食纳减少，消化不良，苔白脉缓。宜芳香化湿，散寒健脾，用藿香正气散。脾虚，困倦思睡，睡卧露睛，泄泻色白，面黄体瘦，宜益脾健胃，用异功散。脾虚不运，食后腹胀，宜健脾利气，用香砂六君子汤。脾气下陷，少气懒言，宜补中举陷，用补中益气汤。《育婴家秘》：“脾热者泻黄散；胃热者人参白虎汤；脾胃寒者理中丸；脾胃虚者异功散、调元散、人参白术散、养脾丸；伤食者消积丸、保和丸；宿食成积者枳朴大黄丸；湿胜者胃苓丸。”

小儿偏风xiǎo' érpiānfēng 病证名。又名偏风口噤，指小儿半身不遂，口眼㖞斜的证候。《证治准绳·幼科》：“若足阳明胃经气虚，风邪所乘，其筋脉偏急者，属外因；若足厥阴肝经风热乘脾，筋脉偏急者，属内因。若脾肺虚弱，腠理不密，外邪所乘……或吐泻后内亡津液，不能养肝，致口眼㖞斜，或半身不遂诸证，皆属肝血不足，肝火生风，宜滋肾水养肝血，壮脾土。”因脾胃气虚而风内动者，宜培土以息风，用异功散加钩藤、桑枝；肝火血燥者，宜柔润以息风，用六味地黄丸；脾肺虚而外邪所乘者，用钩藤饮；津液不足者，宜益胃以生津，用白术散加减。

小儿偏㿗xiǎo' érpiāntuí 病名。见《太平圣惠方》卷九十二，又名偏结。即小儿单侧阴囊肿大的病证，宜服防葵圆。

小儿脐风散xiǎo' érqífēngsǎn 即脐风散，见该条。

小儿雀目xiǎo' érqiǎomù 病证名，见明代张三锡《医学准绳六要》，又名肝虚雀目、鸡盲。《诸病源候论》卷四十八：“人有昼而睛明，至瞑黄昏便不见物，谓之雀目。”清代黄庭镜《目经大成》：“此证世呼鸡盲，一名雀目……至晚不见，晓则复明。”小儿雀目多“因疳得之”(《世医得效方》)，以肝虚为主要病机，故又有“肝虚雀目内障”之称，与成人阳虚的高风雀目内障不同。前者只能视直下之物，且多痒多涩，预后多良好；后者只能视上方之物，两旁看不清楚，日久失治，容易变成青盲。小儿雀目宜补肝养血，用石决明、苍术为末，以猪肝披开，入药末在内扎定，砂锅煮熟以气熏目，待冷，食肝饮汁(《龙木论》方)。参见“肝疳”条。

小儿清热片xiǎo' érqīngrèpiàn 中成药。见《中华人民共和国药典(一部)》(2020)。黄柏117.6g，灯心草23.5g，栀子117.6g，钩藤47g，雄黄47g，黄连70.6g，朱砂23.5g，龙胆47g，黄芩117.6g，大黄47g，薄荷素油0.47g。按照片剂工艺制成1000片糖衣片。口服，每次2~3片，一日1~2次，周岁以内小儿酌减。清热解毒，祛风镇惊。用于小儿风热，烦躁抽搐，发热口疮，小便短赤，大便不利。

小儿清热止咳口服液xiǎo' érqīngrèzhǐkékǒufúyè 中成药。见《中华人民共和国药典(一部)》(2020)。麻黄90g，炒苦杏仁120g，石膏270g，甘草90g，黄芩180g，板蓝根180g，北豆根90g。按照合剂工艺制成1000ml。口服，1~2岁每次3~5ml；3~5岁5~10ml；6~14岁10~15ml。一日3次。清热，宣肺，平喘。用于小儿外感引起的发热恶寒，咳嗽痰黄，气促喘息，口干音哑，咽喉肿痛，乳蛾红肿。

小儿秋痢xiǎo'érqiūlì 病证名，出《本草纲目》。小儿脾胃嫩弱，内为乳食所伤，秋风飒动，凉燥之邪伤及元气，以致食积热毒，蕴积而成。症见里急后重，腹痛便脓。宜用香连丸、黄连香薷饮加减。痢久，白多，便溏者，宜益黄散。

小儿桡骨小头半脱位xiǎo'érráogǔxiǎotóubàntuōwèi 病名。即牵拉肘，详该条。

小儿热毒病xiǎo'érrèdúbìng 病名。《备急千金要方》卷五："小儿伤寒，变热毒病。身热面赤，口燥，心腹坚急，大小便不利或口疮者，或因壮热，便四肢挛掣惊，仍成痫疾，时发时醒，醒后身热如火者。"本证可用升麻汤主治。

小儿热厥xiǎo'érrèjué 病证名，小儿厥证之一，又名小儿阳厥。系由邪热过盛，阳气内郁，不能透达四肢而见手足厥冷，出现热极似寒或真热假寒之象。《血证论》："伏火之厥，则厥后微露热形，口不和，便不溏，小便不清，心中疼热，烦躁不宁，恶明喜暗，渴欲得饮，吐蛔随厥而发，皆现真热假寒之象。"《医学心悟》："所谓热深厥亦深，热微厥亦微。"临床所见热厥的症状，为四肢厥冷而胸腹灼热，舌干，苔黄燥或焦黑起刺，伴恶热，口渴，烦躁不得眠，小便赤涩或便秘，甚至神昏谵语等。治疗"先宜治其伏火，使火得发，转厥为热，次乃更清其热"(《血证论》)。故除用白虎汤、四逆散、大、小承气汤以清、下外，伴见闭证者宜开窍，可选用安宫牛黄丸、紫雪丹、至宝丹等；伴见脱证者宜结合益气固脱，用生脉散加减。

小儿热速清颗粒xiǎo'érrèsùqīngkēlì 中成药。见《中华人民共和国药典（一部）》（2020）。柴胡 1250g，板蓝根 1250g，金银花 687.5g，连翘 750g，黄芩 625g，葛根 625g，水牛角 312.5g，大黄 312.5g。以上八味，按颗粒剂制成，(1) 每袋装 6g，(2) 每袋装 2g。口服。周岁以内，一次 1.5～3g〔规格（1）〕或 0.5～1g〔规格（2）〕；1～3岁，一次 3～6g〔规格（1）〕或 1～2g〔规格（2）〕；3～7岁，一次 6～9g〔规格（1）〕或 2～3g〔规格（2）〕；7～12 岁，一次 9～12g〔规格（1）〕或 3～4g〔规格（2）〕；一日 3～4 次。清热解毒，泻火利咽。用于小儿外感风热所致的感冒，症见高热、头痛、咽喉肿痛、鼻塞流涕、咳嗽、大便干结。

小儿热速清糖浆xiǎo'érrèsùqīngtángjiāng 中成药。见《中华人民共和国药典（一部）》（2020）。柴胡 250g，黄芩 125g，板蓝根 250g，葛根 125g，金银花 187.5g，水牛角 62.5g，连翘 150g，大黄 62.5g。以上八味，按糖浆工艺制成，每支装 10ml。口服。周岁以内一次 2.5～5ml，1～3 一次 5～10ml，3～7 岁一次 10～15ml，7～12 岁一次 15～20ml，一日 3～4 次。清热解毒，泻火利咽。用于小儿外感风热所致的感冒，症见高热、头痛、咽喉肿痛、鼻塞流涕、咳嗽、大便干结。

小儿热泻xiǎo'érrèxiè 病证名，小儿热迫大肠而致的腹泻。小儿为纯阳之体，感受暑热，邪热入里，下迫大肠而成腹泻。《婴童百问》："小儿热泻者，大便黄而赤，或有沫。"并伴有阵阵肠鸣腹痛，烦躁啼哭，肛门灼热，小便短赤。治宜苦寒泻热，用葛根芩连汤加减。

小儿热证xiǎo'érrèzhèng 病证名。《幼幼集成》："小儿热证有七：面腮红，大便秘，小便黄，渴不止，上气急，足心热，眼红赤。此皆实热证，忌用温补。"《儿科醒》："小儿属热之症，脉必洪数而实，色赤作渴，烦躁饮冷，声音雄壮，二便秘结。"可供临床辨证参考。

小儿乳哺法xiǎo'érrǔbǔfǎ 即乳儿法，详该条。

小儿伤积xiǎo'érshāngjī 病证名。见《幼种类萃》。是指小儿伤于乳食，积久不化，气滞不行而致的一种慢性胃肠病证。其症不欲乳，食而不化，腹部胀满，嗳腐吐酸，大便失调等。《医宗金鉴·幼科心法要诀》："夫乳与食，小儿资以养生者也"若"乳食无度，则宿滞不消而疾成矣"。《赤水玄珠》："脾胃虚，则停积。"可知乳积食滞和脾胃虚，乃是小儿乳积和食滞病机两个主要方面。治乳积，用消乳丸以消导；治食滞，宜木香大安丸以导滞；滞重便秘者，宜小承气汤攻下。

小儿舌膜xiǎo'érshémó 病证名，出《本草纲目》。《疡医大全》谓其症为"初生小儿舌上白膜裹住"。多因胎中感受热毒，蕴于脾胃，熏蒸于舌所致。临床还有舌下有膜如石榴子，妨碍吮乳，啼声不出者。治宜先将此膜刮去，外以白矾少许擦之。内服三黄汤（《银海精微》：黄连、黄芩、大黄）加银花、牛蒡子，以清热解毒。

小儿身热吐泻xiǎo'érshēnrètùxiè 病证名，见《儒门事亲》。本症多因外感六淫，内伤乳食所致。常伴有腹满不进饮食、嗜睡、烦躁、口热等。治以清热解毒为主，用葛根黄连黄芩汤加减。

小儿身热痿黄xiǎo'érshēnrèwěihuáng 病证名，指小儿夏令发热，软弱而发黄的证候。《卫生宝鉴》："小儿身体蒸热，胸膈烦满，皮肤如溃橘之黄，眼中白睛亦黄，筋骨痿弱不能行立。此由夏季之热加以湿令而蒸搏于经络，入于骨髓，使脏气不平，故脾逆乘心，湿热相合而成此疾也。"心火实则身体蒸热，胸膈烦闷；脾湿性则发黄；肝肾受邪，则筋骨痿弱。而治痿独取阳明，故治宜清泻阳明为法，用泻黄散加茵陈蒿，苡米、木瓜之类。

小儿肾病证治xiǎo'érshènbìngzhèngzhì 儿科五脏病证治之一。肾属水，乃天一真精之所生。《育婴家秘》："人之有肾，犹木之有根。其脉在尺，肾之虚实，以尺候之。命门在肾之间，为元气聚会之处，儿之强弱寿夭，尤系于斯。"肾主骨，肾虚者，骨髓不满，儿必畏寒，多为五软之病，宜补肾地黄丸。肾冷则小便下如米泔，宜崔氏八味丸。肾热则大小便不通。《诸病源候论·诸淋候》："小儿诸淋者，肾与膀胱热也。"宜八正散、石韦散之类。

小儿食癥xiǎo'érshízhēng 病证名，出《太平圣惠方》第八十八卷。由于小儿脾胃娇嫩，饮食生冷黏滞食物，困阻脾胃，不能消化，因而胶滞其间与血气相搏而成。症见乳食减少，腹内结块不散，日渐长大，坚固不移，并有胁下刺痛，恶心呕逆等。体弱者以健脾为主，佐以疏导，如参苓白术散；体实者以疏导散结为主，佐以消瘀，如取癖丸。

小儿食滞xiǎo'érshízhì 病证名，见《医宗金鉴·幼科心法要诀》。即小儿食积，其证头温腹热，大便酸臭，嗳气恶食，烦不安眠，口干作渴。滞轻者宜木香大安丸消导之；滞重便秘者宜小承气汤攻下之。

小儿暑病xiǎo'érshǔbìng 病名。小儿夏季感受暑邪而引起的疾病，见《医宗金鉴·幼科杂病心法要诀》。暑为阳邪，故感暑而病者，可见高热口渴等；暑邪有升散的性质，所以侵人则使腠理开而多汗。汗出太多，则气亦随之消耗，气耗轻者，使人少气，倦怠；重者使人卒然昏倒。暑多挟湿，除暑热见症外，还有困倦、食欲不振、呕吐、便溏、脉濡、苔腻等症状。张凤逵提出治暑，要"首用辛凉，继用甘寒，再用酸泄酸敛，不必用下"的经验，对于临床有一定指导意义。常见的暑病包括中暑、伤暑、暑痉和暑厥。分详各条。

小儿死症xiǎo'érsǐzhèng 证候名。小儿病势垂危的证候。《幼科指南心法》："要辨小儿死症，囟门陷下成坑，喉中拽锯气和痰，目闭无神拘管，口唇牙龈粉白，手足恰似冰寒，鸦声鱼口眼常翻，不乳遗尿闷乱。"这些危重证候，在当今医疗条件下如救治及时，并非都属死症。

小儿四时感冒xiǎo'érsìshígǎnmào 病证名。见《幼幼集成》。即春夏秋冬四季，气候变化失常引起的外感疾病。由于发病季节及所感受邪气不同，体质强弱差异，临床上常分为冬春感冒、夏令感冒和秋燥感冒。

小儿四症丸xiǎo'érsìzhèngwán 见《全国中药成药处方集》（天津方）。木香6g，苏叶45g，陈皮、厚朴（姜制）、藿香、白术（麸炒）、茯苓（去皮）、炒麦芽、炒苍术各30g，天花粉、泽泻、山楂、猪苓、制半夏、神曲（麸炒）各22.5g，白芷、桔梗、滑石、砂仁各15g。为细末，每456g药粉，兑入琥珀面15g，炼蜜为丸，每丸重3g，每斤药丸用朱砂面9g为衣，每服一丸。功能健胃消食，利尿止泻。治小儿消化不良，呕吐腹泻，小便不利，脘腹胀痛，中暑中寒，头痛身热，口渴舌干，烦躁不宁。

小儿胎元内障xiǎo'értāiyuánnèizhàng 病名，见《疡医大全》卷十一。即胎患内障，详该条。

小儿痰鸣xiǎo'értánmíng 病证名，指小儿痰嗽而喉中有痰鸣声响者。清代余梦塘《保赤存真》："小儿病易动痰。风盛者，咳嗽必紧，痰不易出；火盛者，痰滑而稠；脾虚者，痰稀而白，或睡中觉有痰响，醒则不觉有痰，此虚痰往来也。"治宜利气化痰。用二陈汤加减。

小儿痰实xiǎo'értánshí 病证名，指小儿饮乳不下，口吐涎沫。《太平圣惠方》卷一百七十七："小儿乳食不下，吐涎沫而微壮热者，痰实也。"治宜利气化痰，用赤茯苓散（赤茯苓、陈橘皮、川朴硝、旋覆花、甘草）。

小儿痰泻xiǎo'értánxiè 病证名，见清代文叔来《慈幼便览》。多由脾虚不振，运化失常，水湿不化，聚而生痰，痰湿下注，并走肠间而成。证见泻无定时，质稠而黏，并有神疲乏力等。治宜健脾化痰，用神术散加茯苓、半夏。

小儿听声法xiǎo'értīngshēngfǎ 闻诊方法之一，听小儿啼哭、语言、呼吸、咳嗽等声音，了解疾病的原因和疾病的寒热虚实。如啼哭声高且尖。忽缓忽急，时作时止，多有腹痛；若哭声嘶哑，呼吸不利，多因咽喉肿痛；语言沉静微弱为虚寒，声噪扰而洪亮，多属实热；呼吸喘促气粗，多为肺热上迫；呼吸微弱，呼多吸少，多属危重；咳嗽清爽、涕涎俱出的，多为外感风邪；干咳无痰或痰难出而声哑的，多为肺燥。

小儿头痛xiǎo'értóutòng 病证名。小儿头痛，虚证较少。《医宗金鉴·幼科杂病心法要诀》分头痛为风寒头痛与内热头痛两类。外感风寒，必先疏散，邪去则痛可除；里热熏蒸，必须清解，热去火降，病自可愈。参见"风寒头痛""内热头痛"条。

小儿吐哯xiǎo'értùxiàn 病名。即小儿呕吐。《诸病源候论》："小儿吐哯者，由乳哺冷热不调故也。"详"小儿呕吐"条。

小儿吐泻xiǎo'értùxiè 病名。《活幼心书》："吐泻者，乃挥霍扰乱之证。霍者吐，乱者泻。有心痛而先吐者，有腹痛而先泻者，莫不由中焦而作。"《小儿卫生总微论方》："吐泻多病于春夏秋三时，惟冬时绝少者，盖吐泻皆因脾胃虚冷所致，以冬时阳气在内，多食温暖，少饮水浆故也，设有患者必因伤于乳也。若春时病吐泻者，多因于风；夏时病者，多因于热；秋时病者，多因于冷。凡治吐泻者，必当审其时候，观其形证，察其温凉寒热，如此则无误矣。"分伤风吐泻、伤暑吐泻、伤乳吐泻、虚冷吐泻、伏暑吐泻、胃热吐泻、气乱等，详见各条。

小儿吐血xiǎo'értùxuè 病证名。吐血多因素体阳热偏盛，乳食不当，郁而化热，热乘于血，血热妄行，随气上逆而成。《幼幼集成》："胃中积热，火逼其血而妄行，故从口吐出，宜清其胃火。"用犀角地黄汤合四生散。如突然吐血，面色苍白者，为气不摄血，宜固气止血，用独参汤。

小儿推拿xiǎo'értuīná 专用于防治小儿疾病的特定推拿方法。见明代龚廷贤《小儿推拿方脉活婴秘旨全书》，又称小儿按摩。由于小儿在生理和病理上有一定的特点，所以小儿推拿也有着其特定的穴位和术式，如三关、六府、五经等穴位，分阴阳、开璇玑等术式。小儿推拿常用于防治感冒，发热，呕吐，腹泻，食滞，疳积，遗尿，脱肛，惊厥等病证。

小儿推拿广意xiǎo'értuīnáguǎngyì 推拿著作。又名《推拿广意》，3卷，清代熊应雄辑，约刊于1676年。上卷总论推拿之理，及儿科疾病诊断方法，并附推拿手法图说20余幅；中卷分述各种儿科常见病推拿疗法；下卷附方，选录小儿病的内服、外治药方180余首。全书内容切于实用，流传颇广。1956年由人民卫生出版社出版。

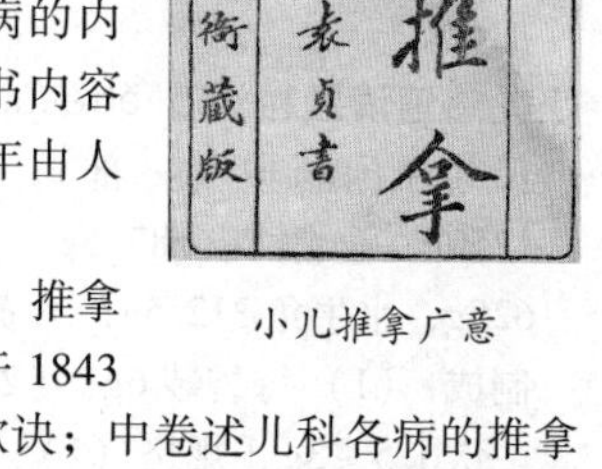

小儿推拿广意

小儿推拿辑要xiǎo'értuīnájíyào 推拿著作。3卷，周松龄撰，刊于1843年。上卷为儿科诸病诊法及歌诀；中卷述儿科各病的推拿手法；下卷列推拿穴位及手法图说。内容多从前代同类著作中辑选，缺乏新的补充。

小儿推拿秘诀xiǎo'értuīnámìjué 见"秘传推拿妙诀"条。

小儿推拿秘旨xiǎo'értuīnámìzhǐ 推拿著作。又名《小儿推拿方脉活婴秘旨全书》《小儿推拿活婴全书》。原书2卷（后人又有将下卷再析为2卷），明代龚云林撰，姚国祯补辑，刊于1604年。作者在总结前人有关小儿推拿疗法成就的基础上，结合本人的经验心得编成本书，是现有记述小儿推拿疗法较早的一种著作。卷上首叙蒸变、惊风、诸疳、吐泻四病，其次为儿科诊法、推拿手法、穴位及图，其他外治法；卷下分别将多种儿科疾病编成歌诀，并介绍其药物处方治疗。1958年江苏人民出版社出版校订排印本。

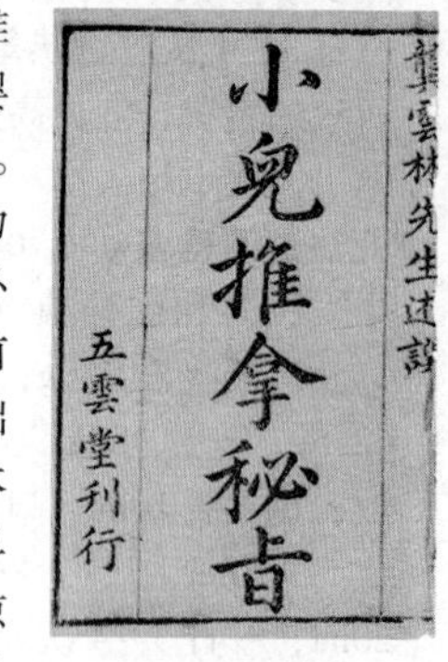

小儿推拿秘旨

小儿退热合剂xiǎoértuìrèhéjì 中成药。见《中华人民共和国药典（一部）》（2020）。大青叶150g，金银花90g，栀子90g，黄芩90g，地龙60g，柴胡90g，板蓝根90g，连翘90g，牡丹皮90g，淡竹叶60g，重楼45g，白薇60g。以上十二味，按浓缩工艺制成，每支装10ml或每瓶装100ml。口服。5岁以下一次10ml，5～10岁一次20～30ml，一日3次；或遵医嘱。疏风解表，解毒利咽。用于小儿外感风热所致的感冒，症见发热恶风、头痛目赤、咽喉肿痛；上呼吸道感染见上述证候者。

小儿退热口服液xiǎo'értuìrèkǒufúyè 中成药。即小儿退热合剂。详该条。

小儿脱肛xiǎo'értuōgāng 病名，为肛管直肠甚至部分结肠移位下降外脱的疾病。《诸病源候论》卷五十："小儿患肛门脱出，多因利久肠虚冷，兼用躯气，故肛门脱出。"小儿血气未充，或因久泄久痢等，以致中气下陷，不能摄纳而致脱肛。治宜内服益气升提之剂，如补中益气汤。针灸可取百会、足三里、长强、承山等穴。

小儿痿证xiǎo'érwěizhèng 病证名，指小儿四肢软弱，无力以任地握物的病证。小儿罹患本证，有因热病之后，气液两亏，肺热叶焦而肌肤筋脉失于润养，或温热熏蒸阳明，宗筋弛缓，不能约束筋骨而致者；亦有因于先天禀赋不足，肝肾亏虚而致者。小儿麻痹后遗症、小儿肌营养不良等病，均属痿证范畴，有关证治可参见"痿证"条。

小儿卫生总微论方xiǎo'érwèishēng zǒngwēilùnfāng 儿科著作。20卷，南宋时儿科著作，撰人佚名，刊于13世纪初。本书明代弘治己酉（1489）刻本改名《保幼大全》或《保婴大全》。书中有方论百余篇，较系统地总结南宋以前的儿科学成就。论述了乳婴疾患以及与儿科有关的内、外、五官等病的病因、证候、方药治法等，全书内容比较丰富。1959年上海科技出版社重印校排此书时，曾对个别内容作了删改。现有多种明刻本及1924年黄冈萧氏兰陵堂刻本。

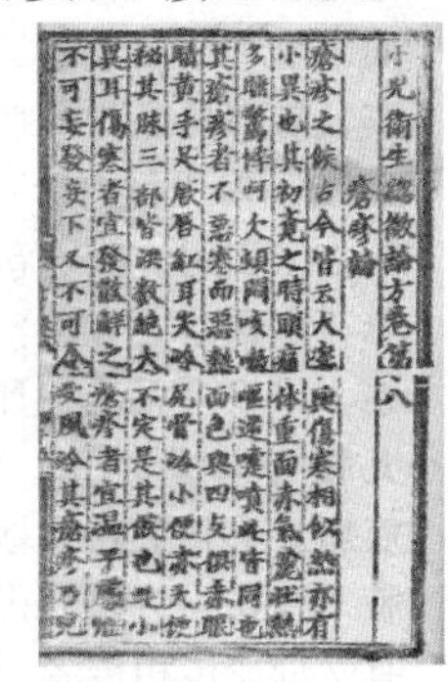
小儿卫生总微论方

小儿胃热吐泻xiǎo'érwèirètùxiè 证名。《活幼心书》："先吐而后泻者，乃脾胃有热，气促唇红，吐来面赤，脉洪而数，渴饮水浆，此为热也。"治宜彻热，用黄芩加生姜半夏汤。

小儿温壮候xiǎo'érwēnzhuànghòu 病证名。《诸病源候论》："小儿温壮者，由腑脏不调，内有伏热，或挟宿寒，皆搏于胃气。足阳明为胃之经，主身之肌肉，其胃不和调，则气行壅涩，故蕴积体热，名为温壮候。"参见"乳子病热"条。

小儿五脏病证xiǎo'érwǔzàngbìngzhèng 小儿五脏心、肝、脾、肺、肾病证候的总称。《小儿药证直诀·五脏病》："肝病，哭叫目直，呵欠，顿闷项急。心病，多叫哭惊悸，手足动摇，发热饮水。脾病，困睡，泄泻，不思饮食。肺病，闷乱哽气，长出气，气短喘息。肾病，无精光畏明，体骨重。"《婴童百问·五脏病证》谓其"治疗之法，大抵肝病以疏风理气为先；心病以抑火镇惊为急；脾病当温中消导；肺病宜降气清痰；肾病则补助真元"。参见五脏证治各条。

小儿涎喘xiǎo'érxiánchuǎn 病证名。指小儿涎盛而喘急，为痰涎上壅于肺所致。其症以肺脾气虚，腠理不密，外邪所乘，正气虚而邪气盛者为多。《东医宝鉴》："顽涎者，脾肺所出也，涎则流溢于咽喉，如水鸡之声，喘嗽烦闷，宜抱龙丸。"发作时以豁痰为主，用二陈汤加苏子等品；未发作时以理脾为主，用六君子汤加减。

小儿香橘丹xiǎo'érxiāngjúdān 即香橘丹，见该条。

小儿消积止咳口服液xiǎo'érxiāojīzhǐkékǒufúyè 中成药。见《中华人民共和国药典（一部）》（2020）。炒山楂100g，枳实100g，瓜蒌134g，炒葶苈子100g，连翘100g，槟榔100g，蜜枇杷叶100g，炒莱菔子100g，桔梗100g，蝉蜕66g。以上十味，按浓缩工艺制成，每支装10ml。口服。周岁以内一次5ml，1～2岁一次10ml，3～4岁一次15ml，5岁以上一次20ml，一日3次；5天为一疗程。清热肃肺，消积止咳。用于小儿饮食积滞、痰热蕴肺所致的咳嗽、夜间加重、喉间痰鸣、腹胀、口臭。

小儿消渴xiǎo'érxiāokě 病证名。为津液枯燥，虚热内盛的小儿病证。临床以口渴、饮多、食多、尿多而消瘦为特征。《幼科铁镜》："三消之症，实热者少，虚热者多，不足之症……始而心肺消渴，或脾胃消中，或肾水消浊。传染日久，则肠胃合消，五脏干燥、精神疲怠，以致消瘦四肢。"临床分消上、消肌、消浊三证。详见各条。

小儿哮喘xiǎo'érxiàochuǎn 病名，又名小儿吼病。小儿以发作性喉中哮鸣有声，呼吸困难，甚则喘息不得平卧为主要表现的疾病。哮和喘是两种不同的表现，《罗氏会约医镜》："喘者气急声高，张口抬肩，摇身撷肚，惟呼出一息为快，此肺经邪气实也……哮者，其症似喘，但不如喘出气之多，而有呀、呷之音。呷者口开，呀者口闭，俱有声音，甚至隔壁亦闻，似痰结喉间，与气相击，故出入有声，此为痰火郁于内，风寒束于外。"哮喘一年四季都可发生，尤以寒冷季节及气候急剧变化时发病较多。其病机与肺、脾、肾有关，薛铠《保婴撮要》认为"多因脾肺气虚腠理不密，外邪所乘"，使肺失宣降所致。由于肺气根于肾，如哮喘延久，肾气虚衰，并可出现肾不纳气或上实下虚的情况，故有"急则治肺，缓则治肾"的治则。哮喘发作期，以平喘降逆宣肺化痰为主，用定喘汤、五虎汤，痰多者，配合涤痰汤加减以豁痰。缓解期则宜调理脾肾如异功散加黄芪、紫菀，或六味地黄汤加胡桃，补骨脂。

小儿泄泻xiǎo'érxièxiè 病名。本病多因脾胃被水湿所侵，或过伤乳食，或外感风寒暑湿邪气，导致脾运化失常而致；也有因体质虚弱，突受惊恐，影响气机升降失调；或因多食瓜果生冷，过服寒凉之药，以致耗损元气，脏腑虚塞；或因病久脾虚，脾阳不运等，均可引起腹泻。临床证候分类颇多：①元代朱震亨《幼科全书》：其证有五，即寒湿、热湿、风湿、湿伤元气下陷、食积。②《婴童百问》分冷泻、热泻、伤食泄、惊泄。③《古今医统》："泄泻乃脾胃专病，凡饮食、寒、热三者不调，此为内因，必致泄泻；又经谓所论春伤风，夏飧泄，夏伤暑，秋伤湿，皆为外因，亦致泄泻。"④《证治准绳·幼科》："论泄之原，有冷泻、热泻、伤食泻、水泻、积泻、惊泄、风泄、脏寒泻、疳积酿泻。"⑤《幼科发挥》："泄泻有三，寒、热、积也。"又谓："《难经》五泄之论甚详，予论大肠泻、小肠泄、大瘕泄，则易明。予论脾泻、肾泻，则难分晓也。"⑥《幼幼集成》："泄泻有五，寒、热、虚、实、食积也。"⑦《医宗金鉴·幼科杂病心法要诀》分伤乳食泻、中寒泄、火泻、惊泻、脐寒泻、脾虚泻、飧泻、水泄。辨证应抓住病因，分清寒热虚实论治。

小儿心病证治xiǎo'érxīnbìngzhèngzhì 儿科五脏病证治之一。心主惊，故病多惊悸哭叫，手足动摇，神乱不安等。心热则壮热，心胸热，口中气热，欲就冷，目上窜，目内赤，合面而睡，咬牙，欲言不能。实则发热，烦渴，叫哭，喜仰卧，惊搐。治宜清心泻热，用泻心汤合导赤散。

如心火亢盛，心中烦热；火扰心神，急躁惊惕，宜清心镇惊，用凉惊丸。心火上炎，舌赤糜烂；火灼津伤，舌绛烦渴，宜清心生津，用导赤散合增液汤。火犯阳络，血热妄行，衄血咳血，宜凉血止血，用犀角地黄汤。痰火扰心，心烦心悸，易惊易搐，宜豁痰宁心，用黄连温胆汤合琥珀抱龙丸。痰迷心窍，神昏呆滞，喉中痰鸣，宜化痰开窍，用苏合香丸，或牛黄清心丸。心血瘀阻，心悸肢冷，舌紫脉涩，指纹紫暗，宜活血消瘀，用丹参饮加桃仁、红花、苏木、蒲黄。虚则卧而悸动不安；如血不养神，神不内敛，悸而易惊，脉细促而舌淡，宜养心复脉，用复脉汤。阴不制阳，虚热内生，低热盗汗，五心烦热，脉细数，宜育阴潜阳，用三甲复脉汤。心气不足，鼓动无力，心悸少气而汗出，宜补心益气，用独参汤或生脉散。心阳暴脱，大汗淋漓，四肢厥冷，用参附龙牡汤。《育婴家秘》：“心主血脉，色者血之萃，脉者心之合也，如色见红润，脉来大数者，此心气有余之象，其儿易养。”

小儿心腹痛xiǎo' érxīnfùtòng　病证名。《小儿卫生总微论方》谓其病因是“由脏腑虚而寒冷之气所干，邪气与脏气相搏，上下冲击，上则为心痛，下则为腹痛，上下俱作，心、腹皆痛”。心腹痛指胃脘部（心窝部）至腹部的疼痛，突然发生兼有肢冷，脉迟，唇淡者属寒，治以温经利气散寒为主，用当归四逆汤加减；但亦有由于邪热结聚、腑实不通而致之实热证，证见脘腹胀痛拒按，脉实、舌红苔黄燥或焦黑，治以通下腑实，用承气汤类。针刺取太冲、公孙、足三里等穴。

小儿心悸xiǎo' érxīnjì　病名。发生于小儿的以自觉心跳，惊慌不安，不能自主为主要表现的疾病。《活幼心书》：“小儿心悸不常，及遍身肿痛，或手足不随，此为惊瘫候也。”其病多因心经热盛，火热扰动心神所致，《幼幼新书》卷八：“心膈邪热，神志不宁，惊渴悸烦，夜不安卧。”亦有因心气素亏，心血不足而致者，《育婴秘诀·心脏证治》：“虚则困卧，悸动不安。”治疗当先辨虚实：虚证可补气益血，养心安神；实证宜泻火清心以宁神，或兼以消导积滞。

小儿心痛xiǎo' érxīntòng　病证名，出《小儿卫生总微论方》。指上腹胃脘部的疼痛。吮乳口气冷者，为冷心痛，治宜温经利气为主，参见“小儿心腹痛”条；吮乳口气热者，为热痛，用金铃子散。亦可针刺内关、灸膻中。

小儿形症xiǎo' érxíngzhèng　小儿患病而反映于身形体态方面的表现。《幼科指南心法》：“要识小儿形症，但将相貌推求。黄浮肌瘦痞瘕瘤，唇摄面青痛楚。吐舌唇焦内热，昏昏好睡脾辜。手掀足掣是惊由，疳疾青筋大肚。”“眼角眵生肝热，口边涎出脾寒。头毛稀竖血将干，胞肿脾家湿显。鼻孔黑焦肺热，耳轮干枯肾传。胸高气促肺家炎，热愈囟门肿陷。”这些望诊经验，可供临床参考。

小儿虚热xiǎo' érxūrè　病证名，出元代朱震亨《幼科全书》。多由汗下太过，津血枯涸，或大病之后，元气受伤所致。其由津血焦枯所致者，症见温热或潮热，或渴或不渴；由元气亏虚所致者，则表现为困倦少力，面色青白，四肢软弱，手足厥冷。津血焦枯者，宜益气生津，调营和卫，用竹叶石膏汤合当归补血汤；元气不足者，宜甘温除热，用调元生脉散（人参、炙黄芪、麦冬、五味、炙甘草）。

小儿痃气xiǎo' érxuánqì　病证名，脐胁两旁弦起疼痛名痃气。由饮食不调，生冷过度，与血气相搏，结聚所成。治宜理气消瘀之剂。

小儿阳厥xiǎo' éryángjué　病证名。即小儿热厥，详“小儿厥证”“小儿热厥”条。

小儿药证真诀xiǎo' éryàozhèngzhēnjué　见“小儿药证直诀”条。

小儿药证直诀xiǎo' éryàozhèngzhíjué　儿科著作，又名《钱氏小儿药证直诀》《小儿药证真诀》，3卷。宋代钱乙撰，宋代阎孝忠编集，书成于1119年。本书有仿宋刊本及清武英殿聚珍本二种，前者是原书的复刻本，后者是辑佚本，内容略有出入。卷上为脉证治法，共载小儿诊候及方论81篇；卷中详记钱氏小儿病医案23则；卷下诸方，论述儿科方剂的配伍和用法。书中简要地记述了小儿病的诊断与治疗，提出小儿“五脏六腑，成而未全，全而未壮”的生理特点和“脏腑柔弱，易虚易实，易寒易热”的病理特点，四诊中重视望诊，详述“面上诊”和“目内诊”，首创儿科五脏辨证体系，具有较高的临床实用价值。卷首附有钱仲阳传一篇，书后附有阎孝忠《阎氏小儿方论》1卷，董汲《小儿斑疹备急方论》1卷。1949年后有影印本。

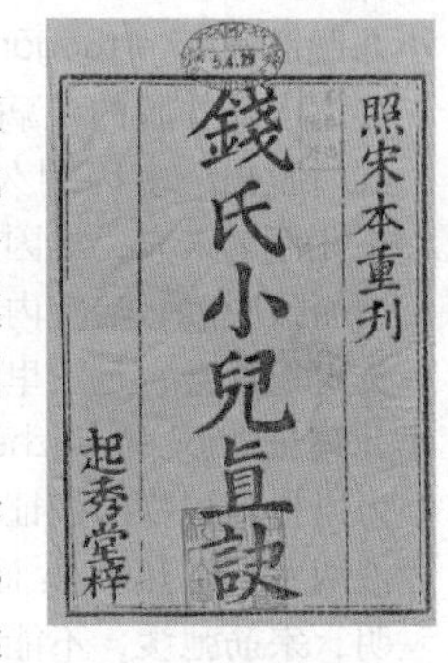

小儿药证直诀

小儿腋气xiǎo' éryèqì　病名。为湿热内郁或遗传所致的小儿疾病。《小儿卫生总微论方》：“小儿腋气者，血气不荣，腋下有孔，一如毛孔而稍大，臭秽之气，从其中出……亦有父母遗传相传者，又有乳养之人而有染著者。”其症腋下汗腺有特殊臭气，其他如乳晕、脐部、外阴、肛周亦可发生，大部分患儿同时伴有油耳症状。治用密佗僧研末加冰片外涂，或用龙眼核十二枚和胡椒五十四枚研末外扑。

小儿一捻金xiǎo' éryīniǎnjīn　即一捻金第一方，见“一捻金”条。

小儿医xiǎo' éryī　古代对儿科医生的称谓。《史记·扁鹊仓公列传》：“扁鹊名闻天下……来入咸阳，闻秦人爱小儿，即为小儿医。”

小儿医方xiǎo' éryīfāng　儿科著作。朝鲜族崔奎宪著。后经李基荣、李命七等整理出版。全书记载310种小儿常见病的病因、证候、辨证施治及方剂234首，并论述了小儿调护法及小儿诊断法。1943年由杏林书院出版。

小儿遗毒烂斑xiǎo' éryídúlànbān　病名。出《外科正宗》卷四。即遗毒。见该条。

小儿遗毒烂癍xiǎo' éryídúlànbān　病名。即遗毒，详该条。

小儿遗尿xiǎo' éryíniào　病名。以小儿已达到膀胱应能控制排尿的年龄入睡后仍有不随意排尿为主要表现的疾病。若婴幼儿时期，由于发育尚未健全，排尿的正常习惯还未养成，或因白天嬉戏过度，精神激动，夜间偶有尿床者，则不属病态。《诸病源候论》：“遗尿者，此由膀胱有冷，不能约于水故也。”膀胱为津液之腑，有贮藏排泄小便的功能，又与肾互为表里，若肾气不足，影响膀胱的正常功能，不能制约水道则致遗尿。治法：膀胱冷者以温经固脬为主，用缩泉丸、固脬丸；肾气不足者，以益气补肾为主，用金匮肾气丸。体针取关元、足三里、三阴交、阴陵泉；耳针刺膀胱、交感及脑点。参见“尿来”条。

小儿阴疮xiǎo' éryīnchuāng　病名，指小儿阴囊生疮。多为湿热之邪下注阴器所致，表现为阴囊疼痛流水，日久不瘥。治宜清热燥湿，用二妙散加味，外用川椒、荆芥、槐枝、柳枝、蛇床子煎汤洗后，用朴硝末掺之。

小儿阴厥xiǎo' éryīnjué 病证名。即小儿寒厥，详“小儿厥证”“小儿寒厥”条。

小儿阴㿗xiǎo' éryīntuí 病名。小儿睾丸肿大之病。多因风湿、热毒下注所致。《太平圣惠方》卷第九十二：“夫小儿阴㿗者，是阴核结肿大也。”治以清热化湿，兼以解毒为主，用导赤散加萆薢、苦楝子、延胡索。

小儿瘿气xiǎo' éryǐngqì 病证名，见《太平圣惠方》第八十九卷。多因气结或水土因素而引起，症见颈部肿物弥漫性肿大，边缘不清，皮色如常，按之柔软。本证见于地方性甲状腺肿大，治以理气软坚，健脾除湿为主，用四海舒郁汤、海藻玉壶汤加减。针刺取天突、人迎、足三里、合谷。

小儿瘀热发黄xiǎo' éryūrèfāhuáng 病证名。小儿瘀热在里而发生的黄疸。《圣济总录》第一百七十四：“小儿瘀热在胃，或湿热相搏，熏在肌肉，其证目黄，身或疼痛，肌肉如橘色。或得之伤寒，或得之邪气，或得之风温，皆脾胃气虚，邪热与谷气相搏所为也。”治宜清热利湿，凉血解毒，用地黄汤（《证治准绳》：茵陈、生地、川芎、赤芍、当归、花粉、茯苓、泽泻、甘草）加减。

小儿语吃xiǎo' éryǔchī 病证名，又称小儿口吃，指小儿讲话发音断续重复而不顺畅。《幼幼新书》卷六：“语吃本心气不足，舌本无力，故欲有言而舌不能运。有生而不吃，儿相较吃，谚谓学吃。”说明本病可由心气不足而致，但亦有因于不良的语言习惯者，故本证除药物治疗外，尚应注意发音矫正和良好语言习惯的培养。另外，《备急千金要方》认为：“儿生下有连舌，舌下有膜，如石榴子中隔，连舌下，后令儿言语不发不转。可摘断之，微出血无害，不止，烧发灰傅之。”

小儿哕xiǎo' éryuě 病证名。哕，呃逆。《诸病源候论》卷二十一：“胃受邪气则呕，脾受邪气，脾胀气逆，遇冷折之，气不通则哕也。”小儿哕多因于食滞胃脘而致。《医林绳墨》谓因于食而致者，脾胃不能健运，食阻气而不行，宜以温中消导为治，用二陈汤加厚朴、山楂、砂仁、木香。

小儿则xiǎo' érzé 《景岳全书》的一部分（卷四十至卷四十一），2卷，明代张介宾撰，主要论述小儿杂病（不包括痘疹、麻疹）的证治。此外又有《小儿则古方》1卷，为《景岳全书》第62卷；《麻疹诠》1卷，为第42卷；《痘疹诠》3卷，为第43~45卷。

小儿则古方xiǎo' érzégǔfāng 见“小儿则”条。

小儿劄目xiǎo' érzhāmù 症名，指小儿两眼不时眨动的表现。《审视瑶函》卷四：“目劄者，肝有风也。风入于目，上下左右如风吹，不轻不重而不能任，故目连劄也。”多见于风热攻目或小儿疳症初起，参见“目涩”“疳眼”等条。

小儿针疗法xiǎo' érzhēnliáofǎ 即皮肤针疗法。因刺激轻微，适用于小儿，故名。见该条。

小儿止嗽金丹xiǎo' érzhǐsòujīndān 《全国中药成药处方集》（天津方）。玄参、麦冬、杏仁（去皮，炒）、胆南星各120g，焦槟榔、桔梗、竹茹、桑白皮、川贝母、天花粉、瓜蒌仁、甘草各90g，炒苏子、知母、苏叶各60g。为细末，炼蜜为丸，每丸3g重，周岁以上每服一丸，周岁以内酌减，白开水送下。功能清热润肺，化痰止嗽。治伤风发烧，咳吐黄痰，口干舌燥，腹满便秘，久嗽痰盛。

小儿指纹xiǎo' érzhǐwén 又名虎口纹、虎口三关脉纹。出唐代王超《水镜图诀》。观察指纹以诊断疾病，是儿科独特的诊病方法，其法主要观察三岁以下小儿食指掌侧靠拇指一侧的浅表静脉，以第一节为风关，第二节为气关，第三节为命关。纹在风关是邪浅病轻，纹透气关是邪较深，纹达命关则病尤重，若指纹延伸至指端为“透关射甲”，则病更重。正常指纹红黄相间，隐现于风关之内。纹紫为热，淡红为虚，青色为风、主痛，青兼紫黑是血络瘀闭。指纹的变化虽可反映病变的轻重、浅深，但只能作为辨证的参考。

小儿至宝丹xiǎo' érzhìbǎodān 见《全国中药成药处方集》（天津方）。厚朴（姜制）、半夏（制）、陈皮、荆芥穗、砂仁各12g，炒苍术、桔梗、黄连、藿香叶、炒麦芽、天花粉、枳壳（麸炒）、甘草、大黄、木通各9g，木香、朱砂、冰片各6g，山楂15g。为细末，炼蜜为丸，每丸重1.5g，1~2岁每服一丸，周岁以内酌减，白开水化下。功能解热健胃，止呕止泻。治身体发热，腹痛便泻，呕吐胀满，赤白痢疾。

小儿至宝锭xiǎo' érzhìbǎodìng 即至宝锭，见该条。

小儿中风不随xiǎo' érzhòngfēngbùsuí 病证名。小儿感受风邪，四肢缓纵，不能随意运动。《太平圣惠方》第八十三卷：“小儿中风不随者，因风邪中于肢节，客于筋脉。若风夹寒气者，即拘急挛痛；若夹于热者，则缓纵不随。”宜分辨寒热，以疏风通络为治。

小儿肿病xiǎo' érzhǒngbìng 病证名。见《小儿卫生总微论方》。即小儿浮肿，详该条。

小儿肿满xiǎo' érzhǒngmǎn 病证名。❶水气流溢于皮肤而致的水肿。《诸病源候论》卷四十八：“小儿肿满，由将养不调，肾脾二脏俱虚也。肾主水，其气下通于阴；脾主土候肌肉而克水，肾气不能传其水液，脾虚不能克制于水，故水气流溢于肌肤，故令肿满。”❷水肿病而兼见脘腹胀满者。《幼幼集成》卷四：“夫肿满之证，悉由脾胃之虚也。脾土喜燥而恶湿，因中气虚弱，脾虚无火，故水湿得以乘之，而脾愈不运，则乳食凝而不化，停积于中，而肿满作焉。”治肿当分上下，凡肿自上而起者，多因于风，其治在肺，宜发散用参苏饮合五皮饮；肿自下而起者，由于肾虚水泛，或因脾气受湿，宜渗利之，宜五苓散加防己、槟榔。

小儿诸虫xiǎo' érzhūchóng 病证名。小儿肠寄生虫病，以蛔虫、蛲虫、姜片虫、绦虫、钩虫为多见，尤以蛔虫、蛲虫病发病更为普遍。这些肠道寄生虫病，轻者影响小儿生长发育，重者可危及生命。因小儿接触污染的环境机会多，虫卵通过食物或蚴虫接触皮肤而侵入儿体。小儿脏腑柔弱，易为诸虫寄居生长，影响脾胃的正常运化功能。《小儿药证直诀》虫痛：“面白，心腹痛，口中沫及清水出，发痛有时。”并伴有食欲不振或嗜异，大便不调或稀或干。日久则脾胃俱虚，影响水谷摄取，四肢百骸无以营养，故见气促，神疲，浮肿、心悸等气血不足的病象。脾虚则肝旺，可见烦躁易怒，睡中咬牙等。治疗一般以驱虫为主，如久病脾胃已伤，驱虫后当及时健脾以恢复脾胃功能。如脾虚气血生化之源不足，导致气血虚弱者，当益气养血，待病情转好后，再予驱虫，必要时驱虫与补益药同时并进。参“绦虫病”“钩虫病”“蛔虫病”等条。

小儿诸汗xiǎo' érzhūhàn 病证名。汗液无故而出者，是由人体阴阳偏胜所致，小儿稚阴稚阳，故易阴阳偏胜偏衰而致汗证。常见者有自汗和盗汗两类：《幼科发挥》：“小儿纯阳之体，头者诸阳之会，心属火。头汗者，炎上之象也，故头汗者，乃清阳发越之象，不必治也。自汗者，昼夜出不止，此血气俱热，荣卫虚也，宜当归六黄汤主之。盗汗者，梦中自出，醒则干也，其病在肾，宜当归六黄汤加止汗散主之。”《婴童百问》：“凡初生至周晬之儿，不可自汗。自汗则亡阳气怯，脉虚神散，惊风有作。凡乳幼自汗，切勿止之，宜用白术二钱半，小麦一撮，煮令干，去麦为末，煎黄芪汤调与服，以愈为度。”

小儿诸淋xiǎo' érzhūlìn 病证名。指小儿肾与膀胱有热而致小便淋沥的病证。《诸病源候论》卷四十九：“小儿诸淋者，肾与膀胱热也。膀胱与肾为表里，俱主水，水入小肠，下于胞，行于阴，为小便也。肾气下通于阴，阴，水液之通路，膀胱津液之府，膀胱热，津液内溢，而流于泽，水道不通，水不上不下，停积于胞，肾气不通于阴，肾热其气则涩，故令水道不利，小便淋沥，故谓为淋。其状小便出少起数，小腹急痛引脐是也。”临床分石淋、气淋、血淋、热淋、寒淋五种，详各条。一般治疗以清热通淋为主，用海金沙散、木通散之类。

小儿诸热xiǎo' érzhūrè 病证名，指小儿因各种原因引起的发热。小儿脏腑娇嫩，阳常有余，阴常不足，不论外感六淫，内伤脏腑，都能引起发热，并且感邪之后，最易化热，热甚则伤阴，阴损及阳。所以，小儿发热的表、里、寒、热、虚、实的变化，较成人更为迅速。由于引起发热的病因病理及症状的不同，故其辨证分类有：①《小儿药证直诀》分潮热、壮热、风热、温壮。②《幼科全书》分伤风发热、伤寒发热、伤暑发热、伤食发热、痘疹发热、变蒸发热、潮热、惊热、夜热、客热、癖热、血热。③《幼科发挥》分肝、心、脾、肺、肾热及虚热、实热。④《证治准绳·幼科》：“夫热有潮热、惊热、夜热、余热、食热、疳热、壮热、烦热、积热、风热、虚热、客热、癖热、寒热、血热、疮疹热十六者，大同而小异。”还有表热、里热、表里俱热、半表半里热、骨蒸热等。⑤《医宗金鉴·幼科杂病心法要诀》分发热为表热、里热、虚热、实热。⑥《幼幼集成》卷三：表里虚实四热为纲，其下以杂证，包括伤风发热、伤寒发热、脾胃虚热、伤热发热、伤暑发热、心热、表里俱热、疳热、壮热、烦热、积热、虚热、客热、心经血热为目。这些分类，虽各有特点，但繁复不全，临床上多结合病因、脏腑见证，以阴阳表里虚实分之，庶可概括。

小儿诸热辨xiǎo' érzhūrèbiàn 见“许氏幼科七种”条。

小儿诸吐xiǎo' érzhūtù 小儿各种呕吐病证的总称。历代医家分类不一：①《活幼心书》言诸吐有冷吐、热吐、积吐、伤风嗽吐、伤乳吐。②《幼科全书》言有物无声曰吐，有声无物曰呕，有声有物曰呕吐。其证有三：有寒、有热、有食积伤。③《幼科类萃》诸吐治法分：冷吐、热吐、积吐和伤乳吐。临床上一般分为乳食停滞吐、脾胃虚寒吐、脾胃蕴热吐、蛔虫扰胃吐，详各条。

小儿壮热xiǎo' érzhuàngrè 病证名。《诸病源候论》：“小儿壮热者，是小儿血气盛，五脏生热，熏发于外，故令身体壮热。”

小方xiǎofāng 七方之一，方剂之小者。对于邪气轻浅而无兼证的可用小方。《儒门事亲》卷一：“小方之说有二，有君一臣二之小方，盖治心肺及在上而近者，宜分两微而少，服而频之小方，徐徐而呷者是也。病无兼证邪气专，可一二味而治者，宜君一臣二之小方。”当前一般认为小方有三种：①治疗病势轻浅的方剂。②治上集病，分量轻，分多次内服。③病无兼证，药味须少，如汗法中的葱豉汤。

小方脉xiǎofāngmài 我国古代医学分科的一种，幼科的别称。专治小儿疾病，相当于现在的小儿科。宋代太医局，元、明、清太医院均设有此科。参见“九科”条、“十三科”条。

小方脉科xiǎofāngmàikē 即儿科。又名哑科。见《医学正传》。《太平圣惠方》：“襁褓至一岁，曰牙儿。二岁曰婴儿，三岁曰奶童，四岁曰奶腥，五岁曰孩儿，六岁曰小儿，以至十五岁，皆以小方脉治。”

小防风汤xiǎofángfēngtāng 《银海精微》卷上方。大黄、栀子、甘草、赤芍药、当归尾、防风、羌活各等分。水煎，食后服。治小儿胎风赤烂，眼目生翳。

小飞蓬xiǎofēipéng 中药材。见《湖南药物志》。又名祁州一枝蒿、破布艾、鱼胆草，为菊科植物小飞蓬 *Conyza canadensis*（L.）Cronq. 的全草或叶，我国大部分地区有分布。微苦、辛，凉。清热利湿，解毒消肿。①治肠炎、痢疾、传染性肝炎、胆囊炎，煎服：15～30g。②治风湿痹痛，鲜草捣烂调酒炒热外敷；皮炎、湿疹，煎水洗；牛皮癣，鲜叶揉擦；疮疖肿毒，跌打损伤，捣敷；中耳炎，眼结膜炎，绞汁滴。全草含挥发油，油中含柠檬烯、芳樟醇、母菊酯、去氢母菊酯、乙酸亚油醇酯等，又含香草酸、丁香酸。茎叶还含β－檀香萜烯、β－雪松烯和邻苄基苯甲酸。煎剂在体外对金黄色葡萄球菌、痢疾杆菌、伤寒杆菌有抑制作用。地上部分可抗炎，还舒张冠状动脉。它还有镇静和局麻作用。叶的挥发油能防治儿童对牛乳的过敏性泄泻。

小飞扬草xiǎofēiyángcǎo 中药材。出《生草药性备要》，又名乳汁草、痢疾草、细叶飞扬草。为大戟科植物千根草 *Euphorbia thymifolia* L. 的全草，分布于广东、广西、福建、台湾、湖南、云南等地。酸、涩，凉。清热利湿，收敛止痒。①治细菌性痢疾，肠炎，痔血，煎服：15～30g。②治过敏性皮炎，湿疹，皮肤瘙痒，煎水洗。全草含生物碱，根含蒲公英赛醇、甘遂醇，茎叶含大波斯菊苷。

小肺筋草xiǎofèijīncǎo 中药材。见《四川中药志》。为粉条儿菜之别名，详该条。

小粉xiǎofěn 中药材。出《本草纲目》。为小麦麸洗制面筋后沉淀的淀粉。甘，凉。补中益气，消肿毒。①治痢疾，内服：炒黄，30～60g，开水调服。②治痈肿发背，无名肿毒焮热未溃，烫伤，炒成黄黑色，研末醋调成糊，熬如黑漆，涂敷。

小分xiǎofèn 出《素问·长刺节论》。分，指肌肉的会合处；小分是与“大分”相对而言，指较少肌肉会合之处。

小锋针xiǎofēngzhēn 眼科手术器械。清代康维恂《眼科菁华录》：“全银造成，针锋长寸半，串破蟹珠用之。”系由《灵枢·九针论》所述之锋针改制而成，针柄较粗，针身圆柱形，尖端锐利，用于挑拨穿刺等。

小锋针

小腹xiǎofù 指下腹的中部，即脐下至耻骨毛际处。《灵枢·经脉》：“肝足厥阴之脉……入毛中，过阴器，抵小腹，夹胃。”

小腹结痛xiǎofùjiétòng 病证名，见《华氏中藏经·论肾脏虚实寒热生死逆顺脉治》。结，指邪气结聚，亦有作急结解。小腹结痛，可见于下焦多种疾患，如瘀结膀胱，寒凝下焦，滞积肠腑及邪气入肾与血室等。

小腹疽xiǎofùjū 病名，出《外科大成》卷二。即小腹痈，见该条。

小腹满xiǎofùmǎn 症名。一名少腹满。自觉脐下腹部胀满的表现。《医宗必读》卷五："小腹满，脐下满也。胸腹满为邪气，小腹满为有物。小腹满，小便利，蓄血也，重者桃核承气汤，轻者犀角地黄汤；小腹满，小便自利，发狂者，抵当汤；腹满手足厥冷，真武汤；不结胸，小腹满，按之痛，冷结也，灸关元穴。"参见"癃闭""伤寒蓄血""腹满"条。

小腹痛xiǎofùtòng 症名，出《素问·藏气法时论》。又称少腹痛，指脐下正中部位的腹部疼痛的表现。《医林绳墨·腹痛》："若自脐以下而腹作痛者，名曰小腹痛。"《景岳全书·杂证谟》："下焦小腹痛者，或寒或热，或食或虫，或血或气逆，皆有之。凡闭结者，利之下之，当各求其类而治之。"《证治汇补·腹痛章》："小腹为至阴之位，厥阴所属，有沉寒下虚，有积热内郁，或忿怒所至，或房劳损伤，俾中上二焦清纯之气，下陷于至极之地，郁久不舒，痛连阴器，久则元气愈虚，不能归复本位，所以能痛无止耳。然肝主疏泄，不利峻补，总宜调补气血为主。"治疗如气滞用四磨汤；血瘀用手拈散；寒郁以二陈汤加干姜、吴萸、苍术、厚朴；热郁以四逆散加黄连、山栀、香附、黄芩；沉寒以理中汤加附子、肉桂、吴萸、茴香；气陷以二陈汤加升麻、柴胡、干姜、当归；若醉饱行房，小腹胀痛，用当归、芍药、川芎、柴胡、青皮、吴萸、甘草之类。参见"腹痛""少腹痛"条。

小腹痛满xiǎofùtòngmǎn 病证名，指脐腹部胀满疼痛。《张氏医通·腹痛》："小腹痛满有三，皆为内有留著，非虚气也。"常由燥结大肠，热结膀胱或下焦蓄血所致。如症见便秘，小腹按之坚满，绕脐攻痛，小便黄赤，脉数实有力者，为肠腑邪实，宜大承气汤。若因津血枯涩而结者，麻仁丸、通幽汤、蜜煎导、猪胆汁导等可选用。如溺闭不通，腹满按之不坚，弹之有声激指，烦渴引饮，脉数盛有力者，为热结膀胱，宜五苓散、猪苓汤等方。如症兼善忘如狂，或渴而漱水不饮，腹满，小便清利者，为血结膀胱，宜代抵当丸。若邪据下焦，真阳虚衰，可减硝黄倍桂加附子。若因房劳强力忍精，致少阴与任督受伤，血结阴分者，症见小便涩数，胀满如淋，宜生料济生肾气丸，红酒煎服。参见"小腹痛""小腹结痛"等条。

小腹痛痧xiǎofùtòngshā 病证名。痧证之一。《痧胀玉衡·小腹痛痧》："痧毒入大小肠，则小腹大痛不止，形如板锥，绞绞不已，治之须分左右二股，屈伸为验。"若左卧，左足不能伸者，为大肠、小肠经痧；若右卧，右足不能屈伸者，为阳明大肠经痧。治宜刺腿弯痧筋，药用红花汤、枳实大黄汤等。参见"痧"条。

小腹痈xiǎofùyōng 病名。见《疡医准绳》卷四，又名小腹疽、少腹疽、丹毒痈。为生于腹部脐下气海、关元穴附近的腹皮痈。若高肿红活，疼痛牵背，易溃脓稠者易治；若漫肿坚硬，难溃，溃则脓稀者难治。初起可用艾灸患处七壮，内服仙方活命饮；气实便秘者，宜服内疏黄连汤；体弱者内服十宣散。参见"腹皮痈"条。

小甘露饮xiǎogānlùyǐn 《重订严氏济生方》方。栀子、黄芩、生地黄、升麻、桔梗、茵陈蒿、石斛、甘草。水煎服。治脾劳实热，身体面目悉黄，舌干咽喉肿痛。

小耕石斋医书四种xiǎogēngshízhāiyīshūsìzhǒng 中医丛书。又名《金氏医书四种》。清代金德鉴（保三）辑。刊于同治七年（1868）。收有《喉科枕秘》《急救霍乱方》《烂喉丹痧辑要》《十药神书》等4种。现存初刻书。

小骨空xiǎogǔkōng 经外奇穴名。代号EX－UE6。出《扁鹊神应针灸玉龙经》。在小指，小指背面，近侧指间关节的中点处。一说在手小指背侧，远侧指节骨与中指节骨关节之中点处（《针灸经外奇穴图谱》）。主治目疾，耳聋，喉痛，指痛等。艾炷灸1～3壮。

小贯众xiǎoguànzhòng 中药材。见《贵州民间方药集》。又名昏鸡头、鸡脑壳。为鳞毛蕨科植物贯众 *Cyrtomium fortunei* J. Sm. 的根茎和叶柄残基。分布于华北、西北和长江以南各地。苦，微寒，有小毒。清热解毒，平肝息风，止血，杀虫。预防感冒、麻疹、流行性脑脊髓膜炎；治热病斑疹，肝炎，痢疾，头晕目眩，高血压病，吐血，尿血，便血，崩漏带下，钩虫病。煎服：9～30g。孕妇慎用。根茎含鞣质、挥发油、树胶、黄酮类、氨基酸。本品煎剂能驱猪蛔，并有增强离体及在体家兔子宫收缩的作用。

小鬼叉子xiǎoguǐchā·zi 中药材。见《江苏野生植物志》。为鹿角草之别名，详该条。

小还魂xiǎohuánhún 中药材。见萧步丹《岭南采药录》。为驳骨丹之别名，详该条。

小海xiǎohǎi 经穴名，代号SI8。出《灵枢·本输》。属手太阳小肠经，合（土）穴。位于尺骨鹰嘴与肱骨内上髁之间凹陷中，屈肘取穴。一说在"天井外旁五分"（《针灸集成》）。布有前臂内侧皮神经分支及尺神经；并有尺侧上副动、静脉，尺侧下副动、静脉及尺侧返动、静脉通过。主治头痛，耳鸣，项强，颊肿，瘰疬，癫痫，肘臂痛等。直刺0.3～0.5寸，艾条灸5～10分钟。

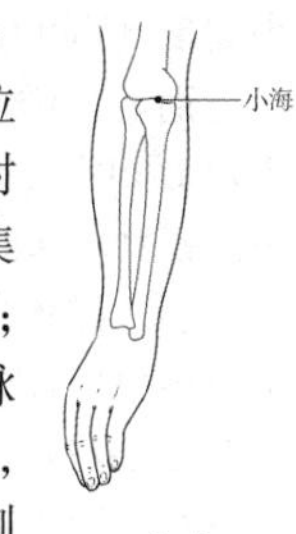

小海

小寒xiǎohán 二十四节气之一。《汉学堂经解》所集崔灵恩《三礼义宗》："小寒为节者，亦形于大寒，故谓之小。言时寒气犹未为极也。"此时我国大部分地区将进入严寒时期。

小汗淋草xiǎohànlíncǎo 中药材。见《南京民间药草》。为贯叶连翘之别名，详该条。

小和尚藤xiǎohé·shangténg 中药材。见《重庆草药》。为小金樱之别名，详该条。

小黑龙丸xiǎohēilóngwán 《证治准绳·幼科》集二方。煅青礞石、胆南星各一两，青黛一钱，芦荟一钱半。为细末，甘草煎汤为丸，芡实大，每服一丸，生姜、蜜、薄荷煎汤送下。治小儿急惊之轻症。

小黑药xiǎohēiyào 中药材。见《滇南本草》。为草威灵之别名，详该条。

小横纹xiǎohéngwén 推拿穴位名，出《小儿按摩经》。❶指小指与手掌交界处的横纹，能退热除烦、治口唇破烂，与肾水穴、六腑穴结合使用，治大便不通，小便赤涩、肚腹膨胀等症，《小儿推拿广意·阳掌十八穴疗病诀》："小横纹，掐之退热除烦，治口唇破烂。"❷指手掌与第二、第三、第四和第五指交界处的横纹，《厘正按摩要术》："三节根为小横纹。"

小红参xiǎohóngshēn 中药材。见《昆明民间常用草药》。又名滇紫参、小红药，为茜草科植物云南茜草 *Rubia yunnanensis* Diels 的根，产于云南。甘，温。补血活血，祛风除湿。治头晕，失眠，吐血，月经不调，风湿痹痛，跌打损伤。煎服：9～30g。本品含蒽醌类衍生物、茜草乔木醇A、环己肽苷RY－I等。小红参可抗肿瘤，升高白细胞。

小红米果xiǎohóngmǐguǒ　中药材。见《云南中草药》。为红紫珠之别名，详该条。

小红藤xiǎohóngténg　中药材。❶见《贵州民间药物》，为三爪金龙之别名。❷见《昆明民间常用草药》，为走游草之别名。各详该条。

小红丸xiǎohóngwán　❶《仙授理伤续断秘方》方。骨碎补（姜制）、土当归、煨川乌、白杨皮、白芍药各六两，肉桂、细辛各四两，煨附子（去皮）三两半，丁香、川芎各三两，莪术、干姜各二两，乳香、没药各三钱，为末，醋糊为丸，绿豆大，朱砂为衣，每服三十丸，温酒送下；或生姜汁煎酒、或盐汤调外敷。治跌打损伤，骨折筋伤；或损后伤风湿，肢节挛缩，致成偏废；或劳伤筋骨，肩背疼痛，四肢乏力等症。❷《小儿药证直诀》卷下方。生天南星一两，朱砂半两，巴豆霜一钱。为细末，姜汁面糊为丸，黍米大，每服一至二丸，乳汁送下。治小儿乳癖，惊风，食痫等症。

小红药xiǎohóngyào　中药材。见《红河中草药》。为小红参之别名，详该条。

小胡麻xiǎohúmá　中药材。见《苏州本产药材》。为茺蔚子之别名，详该条。

小户xiǎohù　见《卫生宝鉴》，指女子外阴小及阴道较狭窄。

小户嫁xiǎohùjià　见《医宗金鉴·妇科心法要诀》。即小户嫁痛，详该条。

小户嫁痛xiǎohùjiàtòng　病名，出《备急千金要方》卷三，亦名小户嫁。指妇女阴户小，性交时疼痛。《女科经纶》卷八："妇人小户嫁痛连日，方用甘草、生姜、白芍、桂心、酒煮温服。又方疗嫁痛：一味牛膝或一味大黄，酒煮服。又乌贼鱼骨烧末，酒吞之。外用青盐炒热，布裹熨之。"

小黄丸xiǎohuángwán　《素问病机气宜保命集》卷下方。天南星、半夏、黄芩各一两。为细末，姜汁浸，蒸饼为丸，梧桐子大，每服五十至七十丸，生姜煎汤送下。治热痰咳嗽，面赤烦热，唇口干燥，脉洪者。

小黄药xiǎohuángyào　中药材。见《云南中草药》。为拔毒散之别名，详该条。

小回回蒜xiǎohuíhuísuàn　中药材。见《植物学大辞典》。为自扣草之别名，详该条。

小茴香xiǎohuíxiāng　中药材。出《药性论》，又名香、谷香。为伞形科植物茴香 *Foeniculum vulgare* Mill. 的干燥成熟果实，主产于山西、内蒙古等地。辛，温，归肝、肾、脾、胃经。散寒止痛，理气和胃。用于寒疝腹痛睾丸偏坠，痛经，少腹冷痛，脘腹胀痛，食少吐泻。盐小茴香暖肾散寒止痛。用于寒疝腹痛睾丸坠，经寒腹痛。煎服：3～6g。本品含挥发油即茴香油，内含茴香脑、柠檬烯、右旋小茴香酮、甲基胡椒酚以及茴香醛、蒎烯等，又含脂肪油、豆甾醇等。茴香油能促进胃肠蠕动和分泌，有祛风、解痉、祛痰作用。小茴香可抗溃疡、利胆，并有性激素样作用。

小茴香根xiǎohuíxiānggēn　见《四川中药志》。即茴香根，详该条。

小活络丹xiǎohuóluòdān　即活络丹，见该条。

小活络片xiǎohuóluòpiàn　即活络丹制成片剂，治症同。见"活络丹"条。

小活络丸xiǎohuóluòwán　即活络丹，见该条。

小火草xiǎohuǒcǎo　中药材。见《四川中药志》。为天青地白之别名，详该条。

小鸡菜xiǎojīcài　中药材。见《全国中草药汇编》。为苦地丁之别名，详该条。

小吉xiǎojí　经穴别名，出《针灸甲乙经》。即少泽穴，见该条。

小急xiǎojí　喻脉象的细小而急。《素问·大奇论》："肾脉小急，肝脉小急，心脉小急，不鼓皆为瘕。"

小蓟xiǎojì　中药材。出《本草经集注》。又名猫蓟、刺蓟菜、刺儿菜、为菊科植物小蓟 *Cirsium setosum*（Willd.）MB. 的干燥地上部分，全国各地均产。甘、苦，凉，归肝、心经。凉血止血，散瘀解毒消痈。用于衄血，吐血，尿血，血淋，便血，崩漏，外伤出血，痈肿疮毒。煎服：5～12g（鲜品30～60g）。治创伤出血，痈疖肿毒，捣敷。本品含芸香苷、刺槐素、原儿茶酸、刺槐苷、绿原酸、咖啡酸。还含生物碱、皂苷。药理实验对小鼠有止血作用。煎剂在试管对溶血性链球菌、白喉、痢疾杆菌及大肠埃希菌有抑制作用；醇浸剂能抑制人型结核菌。

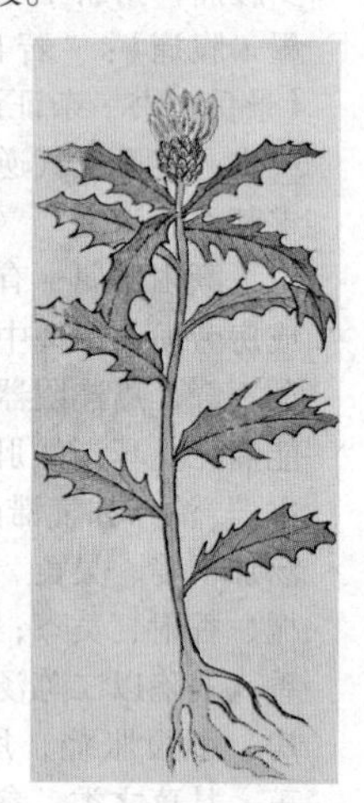
小蓟

小蓟饮子xiǎojìyǐn·zi　《重订严氏济生方》方。生地黄四两，小蓟根、滑石、通草、炒蒲黄、淡竹叶、藕节、当归（去芦，酒浸）、栀子仁、炙甘草各半两。为粗末，每服四钱，水一盏半，煎至八分，去滓，空心、食前温服。功能凉血止血，利水通淋，治下焦结热，血淋、尿血，小便频数，赤涩热痛。近代常用治急性尿路感染、急性肾小球肾炎、肾盂肾炎等下焦热结者。方中生地、小蓟、蒲黄、藕节凉血止血，兼能祛瘀，便血止而不留瘀；滑石、通草、竹叶、栀子清热通淋；当归养血和血；甘草缓急止痛，调和诸药。下焦热清则血止淋通，诸症可愈。

小见肿消xiǎojiànzhǒngxiāo　中药材。见《全国中草药汇编》。为黑及草之别名，详该条。

小建中片xiǎojiànzhōngpiàn　中成药。见《中华人民共和国药典（一部）》（2020）。桂枝1110g，白芍2220g，炙甘草740g，生姜1110g，大枣1110g。以上五味，按片剂工艺制成，薄膜衣片每片重0.6g。口服。一次2～3片，一日3次。温中补虚，缓急止痛。用于脾胃虚寒，脘腹疼痛，喜温喜按，嘈杂吞酸，食少；胃及十二指肠溃疡上述证候者。

小建中汤xiǎojiànzhōngtāng　《伤寒论》方，又名虚劳小建中汤。桂枝（去皮）、生姜各三两，炙甘草二两，大枣十二枚，芍药六两，饴糖一升。水煎去渣，入饴糖烊化，分三次服，日三次。功能温中补虚，和里缓急，治虚劳里急，悸衄，腹中痛，梦失精，四肢酸疼，手足烦热，咽干口燥；并治虚劳萎黄，小便自利；及伤寒阳脉涩、阴脉弦、腹中急痛；或心中悸而烦者；近代也用于胃及十二指肠溃疡、胃肠功能紊乱而见脾虚寒证者。本方系桂枝汤倍芍药，加饴糖组成。方中饴糖合桂枝，甘温相得，温中补虚；饴糖、甘草和芍药，酸甘相须，和里缓急；又以生姜之辛温，大枣之甘温，辛甘相合，健脾胃而和营卫。因此本方可以温中补虚，和里缓急。实验研究：本方加黄芪、当归可防止结扎幽门所致的胃溃疡发生，抑制胃液分泌，减少游离酸和总酸度，使胃液的 pH 值上升；可抑制鸽胃的正常运动及家兔的肠运动，在一定程度上能对抗乙酰胆碱和毛果芸香硷所致的肠痉挛。

小节xiǎojié 指略高出体表的小骨节，如指掌关节。《灵枢·邪客》："人有小节。"

小结胸xiǎojiéxiōng 病名，结胸之一，指痰热互结心下，按之则痛者。《伤寒论·辨太阳病脉证并治》："小结胸病，正在心下，按之则痛，脉浮滑者，小陷胸汤主之。"参"结胸"条。

小金丹xiǎojīndān ❶《内经方集释》卷上引《素问·刺法论》方。朱砂二两，雄黄、雌黄各一两、紫金五钱。为细末，炼蜜为丸，梧桐子大，每日服一丸，水送下，和气咽之，用于辟瘟疫。❷《外科全生集》卷四方。白胶香、草乌、五灵脂、地龙、木鳖子各一两五钱，制乳香、制没药、当归各七钱五分，麝香三钱，香墨炭一钱二分。为细末，糯米粉打糊为丸，芡实大，每服一丸，陈酒送下，覆盖取汗。治贴骨疽，痰核，流注，乳岩，瘰疬，横痃，善头等症。实验研究：能抑制小鼠梭形细胞肉瘤和肉瘤－180 的生长。

小金胶囊xiǎojīnjiāonáng 中成药。见《中华人民共和国药典（一部）》(2020)。人工麝香 10g，制草乌 50g，醋乳香 25g，醋五灵脂 50g，地龙 50g，木鳖子（去壳去油）50g，枫香脂 50g，醋没药 25g，酒当归 25g，香墨 4g。以上十味，按胶囊工艺制成。（1）每粒装 0.35g；（2）每袋装 0.30g。口服。一次 3～7 粒〔规格（1）〕，一次 4～10 粒〔规格（2），一日 2 次；小儿酌减。散结消肿，化瘀止痛。用于阴疽初起，皮色不变，肿硬作痛，多发性脓肿，瘿瘤，瘰疬，乳岩，乳癖。

小金片xiǎojīnpiàn 中成药。见《中华人民共和国药典（一部）》(2020)。人工麝香 15g，木鳖子（去壳去油）75g，制草乌 75g，枫香脂 75g，醋乳香 37.5g，醋没药 37.5g，五灵脂（醋炒）75g，酒当归 37.5g，地龙 75g，香墨 6g。以上十味，按片剂工艺制成，每片重 0.36g。口服。一次 2～3 片，一日 2 次，小儿酌减。散结消肿，化瘀止痛。用于阴疽初起，皮色不变，肿硬作痛，多发性脓肿，瘿瘤，瘰疬，乳岩，乳癖。

小金钱草xiǎojīnqiáncǎo 中药材。见《四川中药志》。为马蹄金之别名，详该条。

小金丝膏xiǎojīnsīgāo 《串雅内编》卷二方。沥清、白胶香各二两，乳香二钱，没药一两，黄蜡三钱，香油三两。熬至滴水不散，倾入水中，拔扯千遍收贮，用时捻作饼，贴患处。治疥疮疖毒。

小金樱xiǎojīnyīng 中药材。出《生草药性备要》。又名红茨藤、七姐妹、小和尚藤，为蔷薇科植物小果蔷薇 *Rosa cymosa* Tratt. 的根及嫩叶。分布于我国华东、中南、西南地区。苦，平。祛风除湿，散瘀止血。①治风湿关节痛，跌打损伤，月经不调，子宫脱垂，遗尿，尿频，痔疮，腹泻，脱肛，尿血，煎服：15～30g。②治外伤出血，痈疖疮毒，捣烂敷。根皮含鞣质如木麻黄鞣宁、儿茶精、小果蔷薇苷 A、B 等。根皮的粉剂外用有止血效果，其水提取物和二甲基甲酰胺提取物在试管内对兔血有促进凝血作用，水、醇提取物在试管内对金黄色葡萄球菌、溶血性链球菌等有抑制作用。

小金樱子xiǎojīnyīng·zi 中药材。出《生草药性备要》，为蔷薇科植物小果蔷薇 *Rosa cymosa* Tratt. 的果实。酸、微甘，温。治风痰咳嗽，遗精，煎服：30～60g。捣敷治跌打损伤。

小锦枝xiǎojǐnzhī 中药材。出《雷公炮炙论》。为赤车使者之别名，详该条。

小惊丸xiǎojīngwán 《世医得效方》卷十一方。郁金（皂角水浸煮）二个，黄连、牙硝、木香、藿香、龙胆草各五钱，全蝎（去毒）六个。为细末，煮糊为丸，雄黄、朱砂、麝香、金箔、银箔为衣，金、银、薄荷煎汤送下。治小儿惊痫心热，恍惚惊悸，四肢抽搐，潮热昏迷，乍热乍醒等症。若惊热重用麻仁、蝉蜕、防风煎汤送下；白痢用干姜、罂粟壳煎汤送下；赤痢用甘草、乌梅煎汤送下；潮热用桃枝、柳枝煎汤送下；惊悸用薄荷、灯心煎汤送下；呕吐用藿香煎汤送下；泄泻用木瓜、陈仓米煎汤送下；夜啼用灯心、薄荷、灶心土煎汤送下；精神不爽用冬瓜子煎汤送下；天钓、气钓、盘肠钓用钩藤煎汤送下；咳嗽用乌梅、桑白皮煎汤送下；吐不止用丁香或黄荆叶煎汤送下。

小九股牛xiǎojiǔgǔniú 中药材。见《云南中草药选》。为狗筋蔓之别名，详该条。

小救驾xiǎojiùjià 中药材。见《陕西中草药》。为缬草之别名，详该条。

小菊花膏丸xiǎojúhuāgāowán 《银海精微》卷上方。黄连、黄芩、大黄、菊花、羌活、苍术、荆芥、防风。为末，炼蜜为丸，或为膏服。治小儿风毒眼，症见两眼红赤湿烂。

小克麻xiǎokèmá 中药材。见《云南中草药》。为拔毒散之别名，详该条。

小扣子兰xiǎokòu·zilán 中药材。见广州部队卫生部《常用中草药手册》。为麦斛之别名，详该条。

小苦药xiǎokǔyào 中药材。见《中药大辞典》。为绞股蓝之别名，详该条。

小雷头风xiǎoléitóufēng 病名，指雷头风病势较轻者。《证治准绳·杂病》："若痛从小至大，大便先润后燥，小便先清后涩，曰小雷头风。"详"雷头风"条。

小理xiǎolǐ 皮肤纹理细小致密。《灵枢·本脏》："赤色小理者，心小。"

小粒蒿xiǎolìhāo 中药材。见《中国药用植物志》，为一叶萩之别名，详该条。

小连翘xiǎoliánqiào 中药材。出《本草纲目》。又名小对叶草、小元宝草，为金丝桃科植物小连翘 *Hypericum erectum* Thunb. ex Murray 的全草，分布于四川、贵州、湖南、湖北、江西、安徽等地。苦，平。活血止血，消肿。①治吐血，咯血，衄血，便血，子宫出血，月经不调，跌打损伤。煎服：15～30g。②治风湿性关节炎，神经痛，疖疮肿毒，煎服或外敷。③治外伤出血，研末撒敷。全草含鞣质及小连翘碱、小连翘次碱、金丝桃属素、蟛蜞菊内酯、去甲基蟛蜞菊内酯、欧妥吉素、欧妥吉酮等。煎剂在体外对金黄色葡萄球菌、痢疾杆菌、伤寒杆菌有抑制作用。其成分可止血、抗过敏、抗病毒。金丝桃属素有光致敏作用，亦有中枢抑制、抗忧郁及食欲抑制作用。

小良姜xiǎoliángjiāng 中药材。见《中药志》。即高良姜，详该条。

小龙胆草xiǎolóngdǎncǎo 中药材。见《云南中草药》，又名星秀花、雪里梅、小青鱼胆、草龙胆。为龙胆科植物红花龙胆 *Gentiana rhodantha* Franch. 的根或全草，分布于河南、陕西、甘肃、湖北、广西、贵州、四川、云南。苦，寒。清热利湿，凉血解毒。①治虚热劳咳，痰中带血，支气管炎，实热哮喘，淋巴结结核，黄疸型肝炎，痢疾，小儿肺炎，小儿惊风，煎服：9～15g。②捣敷疮疡疔毒，水煎浓缩涂烫伤。本品含当药苦苷、当药苷、齐墩果酸、正卅一烷、正卅二烷酸及其乙醇酯、β－谷甾醇。

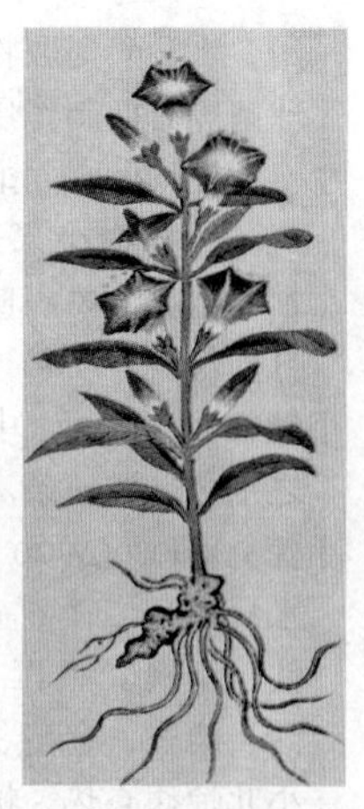

小龙胆草

小龙荟丸xiǎolónghuìwán 《丹溪心法》卷四方。当归、栀子、黄连、川芎、大黄、龙胆草各五钱，芦荟三钱，木香一钱，麝香少许。为细末，粥和丸，每服五十至七十丸，生姜煎汤送下。治大怒气逆，或谋虑不遂，肝火动甚，胠胁肋痛。

小罗伞xiǎoluósǎn 中药材。见《广西药用植物名录》。为矮陀陀之别名，详该条。

小瘰xiǎoluǒ 病证名。见《喉科心法》卷上："还食风，生于关内左右，并无小瘰，亦不浮肿。"类似咽后壁淋巴泡增生。

小络xiǎoluò 出《素问·调经论》。与大经对举，指浅浮于体表的络脉，或指孙络，参见"大经"条。

小麦xiǎomài 中药材。出《本草经集注》。为禾本科植物小麦 *Triticum aestivum* L. 的种子。甘，凉，入心、脾、肾经。养心益肾，除热止渴，治脏躁，烦热，消渴，泄痢。煎服：30～60g。种子含淀粉53%～70%，蛋白质11%，糖类2%～7%，糊精2%～10%，脂肪约1.6%，粗纤维约2%，尚含少量谷甾醇、卵磷脂、尿囊素、淀粉酶和微量维生素B等。

小麦麸xiǎomàifū 中药材。出《本草拾遗》。又名麸皮，为小麦磨取面粉后筛下的种皮。甘，寒。止汗，止泻，散瘀。①治虚汗，内服：煎汤，9～15g，或研末服。②治泄泻，和面做饼食；③治风湿痹痛，寒湿脚气，跌打损伤，醋炒包熨；口腔炎，烧存性，加冰片少许研末搽。小麦可镇痛、抗病毒。

小麦苗xiǎomàimiáo 中药材。出《本草拾遗》。为禾本科植物小麦 *Triticum aestivum* L. 的嫩茎叶。辛，寒，治黄疸。内服：捣烂绞取汁，每服30～40ml，一日3～4次。麦秆中含多糖类，主要由戊糖、已糖组成。麦秆水浸剂有驱蛔作用；所含半纤维素及多糖类对小鼠有抗肉瘤S－180的作用。

小满xiǎomǎn 二十四节气之一。《真子录》："小满，四月中，谓麦之气，至此方小满而未熟也。"此时我国大部分地区麦类等夏熟作物籽粒渐饱满。

小矛香艾xiǎomáoxiāng'ài 中药材。见《青海常用中草药手册》。为火绒草之别名，详该条。

小茅香xiǎomáoxiāng 中药材。见《分类草药性》。为羊耳菊之别名，详该条。

小眉刀xiǎoméidāo 用钢质制成的小刀，柄长1～2寸，刀口倾斜如眉，故名。专用于割治放血。

小米xiǎomǐ 中药材。见《本草蒙筌》。为秫米之别名，详该条。

小米草xiǎomǐcǎo 中药材。见《湖南药物志》。为狗尾草之别名，详该条。

小木通xiǎomùtōng 中药材。见《全国中草药汇编》。为女萎之别名，详该条。

小逆xiǎonì ❶出《伤寒论》，在治疗上犯了较小的差错。❷运气学说术语，见《类经图翼》。五运与六气合参时，如果岁运与司天之气在五行属性上为母子关系（岁运为母，司天之气为子），则称"小逆"。如壬子年木气主运而少阴君火司天，木生火，岁运生司天之气，故该年运气属小逆。小逆之年，气候将较为反常。

小牛黄丸xiǎoniúhuángwán 《审视瑶函》卷四方。牛黄、珍珠、朱砂、母丁香、乳香（去油）、没药（去油）、沉香、雄黄、人参各一钱，琥珀八分，麝香三分，煅钟乳石一钱半，白芷、当归尾各二钱半。为末，老米饭为丸，粟米大，每服一分，空腹、临卧用土茯苓煎汤送下。治眼病，目眦生疮，流出浓汁，其色黄赤，目胀痛甚，及恶毒疮漏等症。

小牛角散xiǎoniújiǎosǎn 《备急千金要方》卷四方，牛角（烧令赤）一枚，鹿茸、禹余粮、当归、干姜、续断各二两，阿胶三两，乌贼骨、龙骨各一两，赤小豆二升。为末，每服一方寸匕，空腹温酒调下，日三次。治带下崩漏。《千金翼方》亦有本方，但无鹿茸、乌贼骨。

小品方xiǎopǐnfāng 方书。见《隋书·经籍志》。12卷，东晋陈延之撰，约撰于公元4世纪初。本书早佚，其佚文散见于《外台秘要》《医心方》等书中。

小七香丸xiǎoqīxiāngwán 《太平惠民和剂局方》卷三方。炒甘松八十两，炒益智仁六十两，炒香附、丁香皮、炒甘草各一百二十两，煨莪术、砂仁各二十两。为末，水浸蒸饼为丸，绿豆大，每服二十丸，温酒或姜汤或热水送下；若气胀满，磨乌药水煎汤送下；酒食过度，头眩恶心，胸膈满闷，先嚼服二十丸，后吞二十丸，生姜、紫苏煎汤送下。功能温中快膈，化积和气。治中酒吐酒，呕逆吞酸；气膈食噎，饮食不下；冷涎翻胃，腹胀脾疼；茶酒食积，眼睑俱黄；赤白痢疾，脾毒泄泻等症。

小青xiǎoqīng 中药材。❶见《全国中草药汇编》，为腐婢之别名。❷见《中国树木分类学》，为木蓝之别名。各详该条。

小青草xiǎoqīngcǎo 中药材。见清代赵学楷《百草镜》。为爵床之别名，详该条。

小青胆xiǎoqīngdǎn 中药材。见广州部队卫生部《常用中草药手册》。为吉祥草之别名，详该条。

小青龙加石膏汤xiǎoqīnglóngjiāshígāotāng 《金匮要略》方。麻黄、芍药、桂枝、细辛、甘草、干姜各三两，五味子、半夏各半斤，石膏二两。先以水煮麻黄，去上沫，再入诸药同煮，强壮人分三次服，羸弱者减量。功能解表化饮，清热除烦，治肺胀，咳而上气，烦躁而喘，脉浮，心下有水者。

小青龙汤xiǎoqīnglóngtāng 《伤寒论》方。麻黄（去节）、芍药、细辛、干姜、炙甘草、桂枝（去皮）各三两，五味子、半夏各半升。先以水煮麻黄，去上沫，再入诸药同煮，分三次服。功能解表散寒，温肺化饮，治伤寒表不解，心下有水气，干呕发热而咳，或渴，或利，或噎，或小便不利，或少腹满，或喘者；并治溢饮，身体重痛，肌肤悉肿。近代也用于慢性支气管炎、支气管哮喘、肺气肿而见喘咳痰白清稀者。若口渴，去半夏，加天花粉三两；

微利，去麻黄，加荛花（炒令赤色）鸡子大；噎者，去麻黄，加炮附子一枚；小便不利，少腹满，去麻黄，加茯苓四两；气喘，去麻黄，加杏仁（去皮尖）半升。方中麻黄、桂枝发汗解表，兼能宣肺平喘；芍药配桂枝以调和营卫；干姜、细辛内以温化水饮，外以发散风寒；半夏燥湿化痰，蠲饮降浊；五味子敛肺止咳，并防温药耗散肺气；甘草缓和药性。共成散寒解表，化饮平喘之剂。实验研究：本方对气管平滑肌有松弛作用，并有抗过敏和抗胆碱能神经作用。

小青皮xiǎoqīngpí　中药材。见《中国药学大辞典》。为青皮之处方名，详该条。

小青鱼胆xiǎoqīngyúdǎn　中药材。见《云南中草药》。为小龙胆草之别名，详该条。

小清凉散xiǎoqīngliángsǎn　《伤寒温疫条辨》卷四方。炒僵蚕、石膏各三钱，蝉蜕十个，金银花、泽兰、当归、生地黄各二钱，黄连、黄芩、栀子（酒炒）、牡丹皮、紫草各一钱。水煎去渣，入蜜、酒、童便冷服。功能清热凉血解毒。治温病，壮热烦躁，头沉面赤，咽喉不利，或唇口颊腮肿。方中黄连清心火，亦清脾火；黄芩清肺火，亦清肝火；石膏清胃水，亦清肺火；栀子清三焦之火；紫草通窍和血，解毒消胀；金银花清热解毒；泽兰行气消肿；当归和血；生地黄、牡丹皮凉血，以养阴而退阳；僵蚕、蝉蜕清化之品，散肿消郁，清音定喘，使清升浊降，则热解而证自平。

小三关xiǎosānguān　推拿穴位名。即指三关，详该条。

小三棱煎丸xiǎosānléngjiānwán　《济阴纲目》卷五方。三棱、莪术各四两，芫花一两。同入瓷器中，用米醋五升浸满，封口，以灰火煨令干，取出棱、术，将芫花以余醋炒令微焦，同棱、术焙干为末，醋糊为丸，绿豆大，每服十五丸，生姜煎汤送下；若妇人血分、男子脾气横泄，肿满如水，桑白皮煎汤送下。治食积酒癖，血瘕气块，时发刺痛，不思饮食，及积滞不消，心腹坚胀，痰饮呕哕噫酸，胁肋刺痛，脾气横泄。

小伤风xiǎoshāngfēng　病名。《中国医学大辞典》："即伤风，称为小者，别于伤寒之中风也。"参见"伤风"条。

小伤寒xiǎoshānghán　病名，一名冒寒，亦称四时感冒。外受风寒之轻者。《通俗伤寒论·伤寒本证》："小伤寒，一名冒寒，通称四时感冒。如冒风感寒之类，皆属此病。【因】四时偶感寒气，或因贪凉冒风。【证】肌肤紧缩，皮毛粟起，头痛怕风，鼻塞声重，频打喷嚏，清涕时流，身不发热，故无传变。舌如平人，苔或白薄而润。"治宜辛散轻扬，疏解宣肺，如葱白香豉汤等方。参见"大伤寒""伤寒""感冒""风寒感冒"等条。

小伤力草xiǎoshānglìcǎo　中药材。见《安徽中草药》。为仙桃草之别名，详该条。

小舌xiǎoshé　出《喉科秘旨》卷下。即悬壅垂之俗称，详该条。

小舌烂痛xiǎoshélàntòng　病证名。多由热毒结于胃经，或杨梅疮毒上攻所致，症见小舌生出白点或红肿而烂。治宜泻火解毒，可选用黄连解毒汤、五味消毒饮、清胃散等加减，或参见"杨梅疮"条。

小舌落下xiǎoshéluòxià　病名，指悬壅垂肿胀下垂及伴有疼痛者。多由脾胃积热，热气上蒸所致。症见小舌肿坠下垂，作梗作痛，治宜解毒泻热，消肿止痛，可选用清胃散、普济消毒饮等加减。也有由脾虚肌肉松弛而致者，宜补中益气汤之类。《鲍氏验方新编》卷一用"盐橄榄连核，烧灰存性，研末吹之即止；或用熟盐点之，均效"。

小舌肿痛xiǎoshézhǒngtòng　病证名。小舌，悬壅垂之俗称。小舌肿痛即悬壅垂肿痛，参见"悬旗风"条。

小升丹xiǎoshēngdān　《疡医大全》卷七方，又名三仙丹。水银一两，明矾、火硝各一两二钱。为末，入锅内，用瓷碗一具（先用生姜片擦碗内外，以防碗炸）盖定，碗口以潮皮纸捻挤定，碗底用泥封固，炭火炼制，约三炷香，停火候冷，刮下碗内药，为细末，每次少许掺患处。功能提脓长肉，治疮口坚硬，肉暗紫黑，或有脓不净者。

小暑xiǎoshǔ　二十四节气之一。《群芳谱》："暑气至此尚未极也。"这时正值初伏前后，我国大部分地区将进入一年的最热时期。

小水xiǎoshuǐ　即尿，详该条。

小水杨梅xiǎoshuǐyángméi　中药材。见《昆明民间常用草药》。为石龙芮之别名，详该条。

小溲xiǎosōu　小便的别称，详"尿"条。

小蒜xiǎosuàn　中药材。见《河北药材》。为薤白之别名，详该条。

小太平丸xiǎotàipíngwán　《寿世保元》卷六方。人参二分，五味子、徽墨各三分，天冬（去心）五分，麦冬（去心）二钱，玄参八分。为细末，炼蜜为丸，噙化服。治久嗽喉痛，若痰多加贝母。

小藤仲xiǎoténgzhòng　中药材。见《文山中草药》。为扶芳藤之别名，详该条。

小梯xiǎotī　如梯状的正骨器械。出《世医得效方》卷十八。用于肩关节脱臼的复位：先用小梯两个相对而立，木棒从两梯股中过架起，并在木棒中段用棉垫包裹垫好，置于患肩腋下，医者握患臂拔伸，即复其位。

小天冬xiǎotiāndōng　中药材。见《全国中草药汇编》。为羊齿天冬之别名，详该条。

小天心xiǎotiānxīn　❶推拿穴位名，出陈氏《小儿按摩经》。位于手掌根部大鱼际与小鱼际相交处，距大陵穴五分。能治惊风抽搐，小便不通等症。《针灸大成》卷十："小天心，大陵穴后五分。""掐小天心，天吊惊风，眼翻白偏左右及肾水不通用之。"❷经外奇穴名，出《小儿推拿方脉活婴秘旨全书》。位于手掌侧，当大、小鱼际交接处之中点。主治心痛，惊风，抽搐，目视不正，高热神昏，以及风湿性心脏病、心绞痛等。直刺0.3~0.5寸。

小田基黄xiǎotiánjīhuáng　中药材。见《广西实用中草药新选》。为地耳草之别名，详该条。

小铁子xiǎotiězǐ　中药材。见《云南中草药选》。即铁仔，详该条。

小通草xiǎotōngcǎo　中药材。见《四川中药志》，又名小通花、鱼泡桐，为旌节花科植物喜马拉雅旌节花 *Stachyurus himalaicus* Hook. f. et Thoms.、中国旌节花 *Stachyurus chinensis* Franch. 或山茱萸科植物青荚叶*Helwingia japonica* (Thunb.) Dietr. 的干燥茎髓。前者分布于江西、台湾、湖北、湖南、广西、广东及西南地区，后者分布于陕西、甘肃、安徽、浙江、江西、福建、湖北、湖南、广西、广东、四川、贵州、云南等地。甘、淡，寒，归肺、胃经。清热，利尿下乳。用于小便不利，淋证，乳汁不下。煎服：3~6g。孕妇慎服。小通草可抑菌。

小通花xiǎotōnghuā　中药材。见《四川中药志》。为小通草之别名，详该条。

小透骨草xiǎotòugǔcǎo 中药材。见《昆明民间常用草药》。为透骨香之别名，详该条。

小菟丝子丸xiǎotùsīzǐwán 《太平惠民和剂局方》卷五方。石莲子肉二两，菟丝子（酒浸）五两，茯苓一两，山药二两（其中七钱半打糊用）。为末，山药糊为丸，梧桐子大，每服五十丸，空腹温酒或盐汤送下；如脚膝无力，木瓜煎汤送下，空腹、晚食前服。治肾气虚损，五劳七伤，少腹拘急，四肢酸疼，目暗耳鸣，夜寐惊恐，脚膝痿缓，面色黧黑，唇口干燥，心忪气短，精神困倦，喜怒无常，悲忧不乐，饮食无味，举动无力，心腹胀满，小便滑数，时有遗沥涩痛，或有出血，阳痿阴湿等症。

小腿xiǎotuǐ 下肢膝以下至踝部分。

小腿肚xiǎotuǐdù 即腓，详该条。

小腿骨xiǎotuǐgǔ 胫、腓骨的统称，见《医宗金鉴·正骨心法要旨》。

小托盘xiǎotuōpán 中药材。见《中药材手册》。为覆盆子之别名，详该条。

小胃丹xiǎowèidān 《丹溪心法》卷二方。芫花（醋拌一夜，瓦器上炒令黑）、甘遂（面裹煨，长流水浸半日，再水洗晒干，或水浸冬七日，春、秋五日，或水煮）、大戟（长流水煮一时辰，再水洗晒干）各半两，大黄（湿纸裹煨后，酒润炒熟）一两半，炒黄柏三两。为细末，煮糊为丸，麻子大，每服二十至三十丸，临卧，白开水送下，欲利则空腹服。治膈上热痰、风痰、湿痰，肩臂疼痛。

小温经汤xiǎowēnjīngtāng ❶《医学入门》卷七方。当归、芍药、川芎、官桂、牡丹皮、莪术各五分，人参、甘草、牛膝各一钱，水煎服。治血海虚寒，或为风邪所袭，月水不利。❷《证治准绳·女科》卷一引《简易方》方。当归、炮附子各等分，为粗末，每服三钱，水煎服。治月经不调，少腹冷痛。

小温中丸xiǎowēnzhōngwán 《丹溪心法》卷三方。❶苍术、川芎、香附、神曲、针砂（醋炒），为末，醋糊为丸，空腹姜盐汤送下，午后、食后酒送下，治湿热黄疸症轻者，并治食积。❷青皮、陈皮、黄连（姜汁炒）各一两，香附（童便浸）四两，苍术、半夏、针砂（醋炒）各二两，白术、苦参各半两，为细末，面糊为丸，治积聚。❸针砂（醋煮三次）、香附（童便浸）各四两，山楂、炒神曲各二两，黄连（姜汁炒）一两半，炒栀子、厚朴（姜汁炒），苍术、半夏各一两，川芎半两，为细末，面糊为丸，治症同第二方。

小乌沉汤xiǎowūchéntāng 《太平惠民和剂局方》卷三方。乌药（去心）十两，炒甘草一两，香附（砂盆内断去皮毛，焙干）二十两。为末，每服一钱，或加盐少许，不拘时沸汤点服。功能调中快气，治心腹刺痛。

小无心菜xiǎowúxīncài 中药材。见《植物名实图考》。为铃铃草之别名，详该条。

小五爪龙xiǎowǔzhǎolóng 中药材。见《云南中草药》。为五爪金龙之别名，详该条。

小犀角丸xiǎoxījiǎowán 《证治准绳·疡医》卷三方。犀角、青皮、黑牵牛子（半生、半炒）、陈皮各一两，连翘五钱。为细末，用皂角二枚去皮弦子，泡捶以布包取汁一碗许，又用新薄荷二斤研取汁，同熬成膏，以前药末为丸，梧桐子大，每服三十丸，食后连翘煎汤或薄荷、茶煎汤送下。治瘰疬。

小溪xiǎoxī 见“溪谷”条。

小陷胸加枳实汤xiǎoxiànxiōngjiāzhǐshítāng 《温病条辨》卷二方。黄连、枳实各二钱，瓜蒌三钱，半夏五钱。水煎，分二次服。治阳明暑温，水结在胸，面赤身热头晕，不恶寒，但恶热，渴欲凉饮，饮不解渴，得水则呕，按之心下痛，小便短，大便闭，苔黄滑，脉洪滑者。

小陷胸汤xiǎoxiànxiōngtāng 《伤寒论》方。黄连一两，半夏（洗）半升，瓜蒌（大者）一枚。先以水煮瓜蒌去渣，再入诸药同煎，去渣，分三次温服。功能清热化痰，宽胸散结。治小结胸病，正在心下，按之则痛，脉浮滑者。近代也用于渗出性胸膜炎、支气管肺炎属痰热内阻者。方中黄连苦寒清心泻热，半夏辛温而苦和胃化痰，二药合用辛开苦降，善治痰热互结之证；益以瓜蒌清热化痰，宽胸开结。三药合用，共成清热开结涤痰之剂。实验研究：有祛痰、止咳和抗溃疡作用。

小香草xiǎoxiāngcǎo 中药材。见《广西植物名录》。为臭草之别名，详该条。

小香返生丹xiǎoxiāngfǎnshēngdān 即十香返魂丹，见该条。

小邪xiǎoxié ❶指邪气轻浅的病证。《灵枢·刺节真邪》：“凡刺小邪日以大，补其不足乃无害。”❷指中里的病邪。《金匮要略·脏腑经络先后病脉证并治》：“大邪中表，小邪中里。”此处小邪，后世注家有多种解释：《金匮要略直解》：“饪即小邪，故从口入。”《金匮要略心典》：“小邪户牖隙风，虽小而气锐，故中于里。”而《医宗金鉴》则认为小邪系指七情内伤。

小心xiǎoxīn 《素问·刺禁论》：“七节之旁，中有小心。”历代注家看法不一：❶指心包络，马莳注：“自五椎（心俞）之下而推之，则包络当垂至第七节而止……盖心……为大心，而包络……为小心也。”❷指命门，吴鹤皋注：“下部之第七节也（指从尾椎上数的第七椎），其旁乃两肾所系，左为肾，右为命门，命门相火代君行事，故曰小心。”❸膈俞穴，张志聪注：“七节之旁，膈俞之间也，中有小心者，谓心气之出于其间，极微极细。”

小辛xiǎoxīn 中药材。出《神农本草经》。为细辛之别名，详该条。

小续命汤xiǎoxùmìngtāng 《备急千金要方》卷八方。麻黄、防己、人参、黄芩、桂心、甘草、芍药、川芎、杏仁各一两，附子一枚，防风一两半，生姜五两。为粗末，先以水煮麻黄去上沫，再入诸药同煮，分三次服。功能祛风通络，益气温阳。治中风，口眼㖞斜，筋脉拘急，半身不遂，舌强不能语，或神情闷乱。《外台秘要》引崔氏方，无防己；引《古今录验》方，无杏仁，有白术；引《古今录验》另一方无防己，同时剂量略有出入。

小续命饮xiǎoxùmìngyǐn 《伤科秘要》方。当归（酒炒）、通草各一钱，乌药、炒麦芽、香附（童便炒）、炙鳖甲、山楂肉各二钱，苏木、红曲各一钱半，红花、甘草各五分，牡丹皮八分。水、酒煎服。治跌打内挫，损伤筋骨，气血不通，瘀滞疼痛者。

小旋花xiǎoxuánhuā 中药材。见《植物学大辞典》。为面根藤之别名，详该条。

小雪xiǎoxuě 二十四节气之一。《群芳谱》：“气寒而将雪矣，第寒未甚而雪未大也。”这时我国黄河流域一般开始下雪。

小血藤xiǎoxuèténg 中药材。见《云南中草药选》。即血藤，详该条。

小野鸡尾xiǎoyějīwěi 中药材。见《昆明民间常用草药》。

为小叶金花草之别名，详该条。

小叶冬青xiǎoyèdōngqīng 中药材。见《安徽中草药》。为四季青之别名，详该条。

小叶金花草xiǎoyèjīnhuācǎo 中药材。见《广西中药志》，又名孔雀尾、小野鸡尾、金花草、凤尾连、解毒蕨。为中国蕨科植物野鸡尾 *Onychium japonicum* (Thunb.) Kuntze 的全草，广布长江以南各地，北到河北西部，河南南部和秦岭南坡。苦，寒。清热解毒，利湿，止血。①治风热感冒，急性胃肠炎，痢疾，黄疸，咳血，吐血，便血，尿血，小便不利，煎服：15～30g。②治疔疮，外伤出血，烧烫伤，研粉调敷。叶及根茎含野鸡尾二萜醇 A～C，蕨素 M，瓦希利毒苷及山柰酚苷等。

小叶金腰带xiǎoyèjīnyāodài 中药材。见《草药手册》。为了哥王之别名，详该条。

小叶莲xiǎoyèlián 中药材。见《西藏常用中草药》。为桃儿七之别名，详该条。

小叶枇杷xiǎoyèpí·pa 中药材。见《防治老年慢性气管炎药用植物资料》，又名黄花杜鹃。为杜鹃花科植物烈香杜鹃 *Rhododendron anthopogonoides* Maxim. 的叶，分布于甘肃、青海、四川北部。苦，寒。祛痰，止咳，平喘。治咳嗽，哮喘，支气管炎。煎服：15～30g。本品含挥发油，油中有效成分为4－苯基－2－丁酮、苄基丙酮、杜鹃烯还含槲皮苷、皮素、棉花皮素等黄酮类物质。本品成分有祛痰及消除呼吸道黏膜炎症的作用，4－苯基－2－丁酮有镇静止咳、祛痰及平喘作用，并能降低大鼠毛细血管通透性，对豚鼠回肠有解痉作用。挥发油能减慢心率，降低心收缩力，并可降压。棉花皮素在体外对肺炎球菌、卡他球菌及金黄色葡萄球菌有抑菌作用。

小叶青xiǎoyèqīng 中药材。见《浙江民间常用草药》。为斑叶兰之别名，详该条。

小叶山绿豆xiǎoyèshānlǜdòu 中药材。见《广西本草选编》。为碎米柴之别名，详该条。

小叶蛇总管xiǎoyèshézǒngguǎn 中药材。见《广西中药志》，又名蛇总管、蛇通管、盘龙七、铁菱角。为唇形科植物香茶菜 *Isodon amethystoides* (Benth.) C. Y. Wwu et Hsuan 的全草或根，分布于广东、广西、湖北及华东各地。苦、辛，凉。清热，散血，消肿，解蛇、虫毒。①治毒蛇咬伤，跌打肿痛，疮疡。煎服或捣敷。②治肝硬化，肝炎，肺脓疡。煎服：10～15g。全草含耐阴香茶菜素 A 及 B、14－乙酰基耐阴香茶菜素 B、香茶菜甲素、熊果酸等。香茶菜甲素可抗肿瘤，保肝，抗菌。本品还可抗炎。

小叶团花xiǎoyètuánhuā 中药材。见《广西中草药》。为水杨梅之别名，详该条。

小叶万年青xiǎoyèwànniánqīng 中药材。见广州部队卫生部《常用中草药手册》。为吉祥草之别名，详该条。

小营煎xiǎoyíngjiān 《景岳全书·新方八阵》卷五十一方。熟地黄二至三钱，当归、白芍药（酒炒）、炒山药、枸杞子各二钱，炙甘草一钱，水煎，食远服。功能养血滋阴，治血少阴亏，头晕心悸，面色萎黄，脉象细弱；妇女月经后期，量少色淡，小腹虚痛。若惊恐怔忡，不眠多汗，加酸枣仁、茯神各二钱；虚寒者，去芍药，加生姜；气滞疼痛，加香附一至二钱。

小元宝草xiǎoyuánbǎocǎo 中药材。见《浙江民间常用草药》。为小连翘之别名，详该条。

小远志xiǎoyuǎnzhì 中药材。见《中国药用植物志》。为瓜子金之别名，详该条。

小晕药xiǎoyūnyào 中药材。见《民间常用草药汇编》。为赤胫散之别名，详该条。

小枣丹xiǎozǎodān 《疡医大全》卷二十八方。防风、僵蚕、荆芥、何首乌、全蝎、蔓荆子、苦参、威灵仙、黄芩、牛蒡子、大黄、赤芍药、生地黄、大枫子肉、羌活、独活各二两，白术一斤，两头尖一钱，侧柏枝、栀子各四两，甘草五钱，薄荷、枸杞子、天麻、天南星各一两。为细末，枣肉为丸，梧桐子大，每服六十丸，薄荷煎汤送下。治风刺，症见肌肤刀锥刺痛，触摸则失，或肢节间如火熨，酸痛难忍。

小皂荚xiǎozàojiá 中药材。见《中药志》。为猪牙皂之别名，详该条。

小泽兰xiǎozélán 中药材。出《雷公炮炙论》。即泽兰，详该条。

小泽兰丸xiǎozélánwán 《备急千金要方》卷四方。泽兰二两六铢，当归、甘草各一两十八铢，川芎、柏子仁、防风、茯苓各一两，白芷、川椒、藁本、细辛、白术、桂心、芜荑、人参、食茱萸、厚朴各十八铢，石膏二两。为细末，炼蜜为丸，梧桐子大，每服二十至四十丸，酒送下，日三次。治产后虚羸劳冷，身体瘦。《胡洽方》无柏子仁、人参、食茱萸（方中药物除细辛、桂心生用外，余尽炒令变色）。《千金翼方》亦有本方，但无茯苓、食茱萸，有干姜一两。

小针xiǎozhēn 古针具名。《灵枢·九针十二原》：“小针之要，易陈而难入。”意同微针，见该条。

小针解xiǎozhēnjiě 《灵枢》篇名。本篇是对《九针十二原》篇所讨论的有关运用小针（微针）的问题，作了进一步的补充说明，故名。

小指xiǎozhǐ ❶手的第五指，即末指。《灵枢·经脉》：“小肠手太阳之脉，起于小指之端。”❷足的第五趾，即末趾。《灵枢·经脉》：“膀胱足太阳之脉……从后廉下合腘中，以下贯踹内，出外踝之后，循京骨至小指外侧。”

小指次指xiǎozhǐcìzhǐ ❶指无名指，即手第四指。《灵枢·经脉》：“三焦手少阳之脉，起于小指次指之端。”❷指足第四趾。《灵枢·经脉》：“胆足少阳之脉……入小指次指之间。”

小指尖xiǎozhǐjiān 见《针灸孔穴及其疗法便览》，详“手足小指穴”条。

小指爪纹xiǎozhǐzhǎowén 经外奇穴名。《备急千金要方》：“喉痹，刺手小指爪纹中，出三大豆许血，逐左右刺，皆须慎酒面毒物。”《针灸经外奇穴图谱》列作奇穴，名小指爪纹。定位在手小指背侧，爪甲根部中点处。主治喉痹。点刺出血。

小趾xiǎozhǐ 即第五足趾。

小趾次趾xiǎozhǐcìzhǐ 即足第四趾。又称次小趾。《灵枢·经筋》：“足少阳之筋，起于小趾次趾，上结外踝。”

小中xiǎozhòng 病名，指中风轻症。《世医得效方·风科》：“中风要说：若风归手足，名曰小中。”《杂病源流犀烛·中风源流》：“小中者何？其风之中人，不至如脏腑血脉之甚，止及手足者是也。若遇小中症，切不可用正风药深切治之，或至病反引而向里，只须平和之剂调理。”

小中风xiǎozhòngfēng 病名。指头晕眼花、跌仆不知人事而随即恢复者，不似中风之跌仆昏迷不醒、肢体瘫痪。《景岳全书·杂证谟》：“但忽运而忽止者，人皆谓之头运眼花；卒倒而不醒者，人必谓之中风中痰。不知忽止者，以气血未败，故旋见而旋止，即小中风也。”本病相似于一过性脑缺血，参“眩晕”“中风”条。

小周天xiǎozhōutiān　气功功法。全称阴阳循环一小周天。秦仲三《气功疗法和保健》载其功法为：呼气时，舌抵上腭，鼓腹使气下降到脐下，称气贯丹田。再吸气，收腹，足趾抓地，舌抵上腭，从会阴运气过肛门，沿督脉的尾闾，夹脊和玉枕三关，到头顶百会穴。再由两耳颊分道而下，会至舌尖，与任脉接。气沿此道可循环往复。

小朱砂丸xiǎozhūshāwán《幼幼新书》卷十九引刘氏家传方。朱砂一两，胆南星、人参、茯苓、珍珠、半夏各半两，冰片、麝香各少许。为末，蒸饼为丸，黍米大，每服四至五丸，金、银煎汤送下。功能化痰涎，安神志，治小儿睡眠多惊。

小竹xiǎozhú　经穴别名，出《太平圣惠方》。即眉冲，见该条。

小眦xiǎozì　见《医贯》卷四。即外眦，详该条。

小眦赤xiǎozìchì　病证名。小眦红赤有虚有实，《世医得效方》卷十六：“小眦中生赤脉，渐渐冲眼，急宜早治，此三焦积热。”而《秘传眼科龙木论》又谓：“小眦赤者，心之虚也。”故临症宜结合全身症状辨证论治。参见“赤脉传睛”条。

小眦赤脉传睛xiǎozìchìmàichuánjīng　病名，见《银海精微》，又名小嘴赤脉附睛障。本病外眦赤脉增多，横过白睛，可侵向黑睛，痒痛无时。古人认为小眦赤脉属心之虚火或三焦壅热，宜结合全身病情辨证论治。参见“赤脉传睛”条。

小眦漏xiǎozìlòu　病证名，见《证治准绳·杂病》。《审视瑶函》：“此症小眦之间生一漏，时流血水，其色鲜红。是病由心络而来，下焦火横行之疾。”治宜清热祛风除湿，可选用白薇丸或泻湿汤加减。

小嘴赤脉附睛障xiǎozuǐchìmàifùjīngzhàng　病名，见清代佚名《眼科统秘》。小嘴即小眦，即小眦赤脉传睛，详该条。

哮xiào　病名。指呼吸急促，喉中痰鸣如水鸡声者。《医学正传》卷二：“喘促喉中如水鸡声者，谓之哮。”《医宗必读》卷九：“哮者与喘相类，但不似喘，开口出气之多，而有呀呷之音，呷者口开，呀者口闭，开口闭口，尽有声音，呀呷二音，合成哮字。”《医略六书·杂病证治》卷二十二：“哮即痰鸣气喘之常发者，膈内有壅塞之气，肺中有胶固之痰，肺络又有风寒之感，三者闭拒气道，搏击有声，发为哮病。”哮又有冷哮、热哮之分。详“冷哮”“热哮”条。

哮拔xiàobá　病证名。小儿哮喘的一种。见明代秦景明《幼科金针》。又名咸哮、盐哮、醋哮。前人认为肺乃轻清之脏，恶咸酸热毒，故咸酸之物，食之太过，影响于肺，可成哮拔。其证气促时发时止，参“小儿哮喘”条。

哮病xiàobìng　病名，又称哮喘。即以发作性喉中哮鸣有声，呼吸困难，甚则喘息不得平卧为主要表现的疾病。

哮喘xiàochuǎn　病名。❶哮证与喘证的合称。哮，主要指呼吸气急而喉间有痰鸣声。喘，主要指呼吸迫促。哮与喘在发作严重时均可见张口抬肩，不能平卧等症。哮常并见喘，而喘则未必见哮。《医学正传·哮喘》：“大抵哮以声响名，喘以气息言。夫喘促喉中如水鸡声者，谓之哮；气促而连属不能以息者，谓之喘。”详“哮证”“喘证”条。❷指哮证。见《丹溪心法·哮喘》。因哮证发作时常兼见喘逆气急，故习称哮喘。《景岳全书·喘促》：“喘有夙根，遇寒即发，或遇劳即发者，亦名哮喘。”凡哮喘证，一般有发作时，有间歇时，发作时则喘息气促或喉有痰声，间歇时，则喘平，呼吸如常。哮喘危症多难治。《证治汇补·喘病章》：“发汗如油，汗出如珠，抬肩撷肚，直视谵语，鼻扇口开，及胸前高起，脉络散张，手足厥冷，脉散及数者死。”参见“哮证”“喘证”条。

哮吼xiàohǒu　病名。见《万病回春·哮吼》。即哮证。《医宗金鉴》卷四十一：“呼吸气出急促者，谓之喘急，若更喉中有声响者，谓之哮吼。”《古今医鉴》卷四：“夫哮吼专主于痰，宜用吐法。亦有虚而不可吐者，此寒包热也。治法必用薄滋味，不可纯用寒凉，须常带表散。”方用定喘汤等。参见“哮证”“齁喘”条。

哮灵草xiàolíngcǎo　中药材。见《四川中草药通讯》[1972(1)：30]。为碎米柴之别名，详该条。

哮鸣xiàomíng　症名。指呼吸急促困难，喉中发出哮鸣如哨鸣声的表现，一般来说，哮必兼喘。参见“哮”“喘”“哮喘”各条。

哮证xiàozhèng　病名。简称哮。见《医学正传·哮喘》。指发作性痰鸣气急的疾患。《医宗必读》卷九：“别有哮证，似喘而非，呼吸有声，呀呷不已，良由痰火郁于内，风寒束于外，或因坐卧寒湿，或因酸咸过食，或因积火熏蒸，病根深久，难以卒除。”《症因脉治》卷二：“哮病之症，短息倚肩，不能仰卧，伛偻伏坐，每发六七日，轻则三四日，或一月，或半月，起居失慎，则旧病复发。”哮症主要见喘急而喉中有痰如拉锯声，重症可见张口抬肩，目胀睛突，面色苍白，唇甲青紫，汗出似脱。又常因反复发作，导致脏气虚衰，真元耗损。宜培补脾肾，在发作时宜祛邪，宣降肺气，涤痰平喘。如虚实夹杂，则扶正与祛邪并用。由于致病原因和临床表现不同，可分为冷哮、热哮、痰哮、食哮、肾哮等。参见“喘鸣”“喘喝”“呷嗽”“喘呼”“哮吼”条。

xie

歇xiē　见郑栎庵《女科经验方传灯》。又称歇经。指未婚女子，月经初潮后，复又经闭，诊其面色不黄，饮食如常，身又无热者，名曰歇。不属病态。

歇经xiējīng　简称歇。吴道源《女科切要》：“有室女经水既通，而至期复又不来者，必须视其有症无症，验其似疾非疾，若面色不改，饮食如常，身无内热，名曰歇经。”

歇至脉xiēzhìmài　脉象。脉来有歇止，有生理性与病理性之别。参见“促脉”“结脉”“代脉”条。

蝎倍散xiēbèisǎn《证治准绳·类方》第八册方。全蝎（烧存性）三钱，炒五倍子一两，枯矾一钱，麝香少许（一方加干胭脂）。为细末，每用少许，吹入耳中。治耳中生脓。

蝎虎xiēhǔ　中药材。出《新修本草》。即壁虎，详该条。

蝎虎草xiēhǔcǎo　中药材。见《救荒本草》。为回回蒜之别名，详该条。

蝎虎痧xiēhǔshā　病证名。舌下生疔，色紫，其状摇头摆手，口角强硬。多由心经火毒上炎所致。宜结合全身情况辨证施治之。

蝎梢散xiēshāosǎn《兰室秘藏·口齿咽喉门》方。白芷、当归身、柴胡各二分，桂枝、升麻、防风、藁本、黄芪各三分，羌活五分，草豆蔻皮一钱，麻黄一钱五分，羊胫骨灰二钱五分，蝎尾少许。为末，先用水漱口，以药擦之。治大寒风犯脑，牙疼。

蝎梢丸xiēshāowán ❶《圣济总录》卷一百六十九方。蝎尾（微炒）、铅粉各一钱，炮白附子、炒夜明砂各半两，炒僵蚕七枚，青黛一皂子大，冰片、麝香各半钱，炮天南星一分。为末，面糊为丸，芡实大，每服一丸，睡前薄荷汤化下。治小儿惊热，心神不宁，时发瘛疭。❷《圣济总录》卷一百七十二方。炒蝎尾半两，天麻、附子（炮，去皮脐）、木香、煨莪术各一分，青黛一两，朱砂、麝香、铅粉各半分。为末，炼蜜为丸，绿豆大，每服一丸，薄荷煎汤或柳枝煎汤送下。治小儿惊疳。

蝎螫伤xiēshìshāng 病名。见《肘后方》卷七。蝎子尾部螫伤人体后，毒液进入引起的急性中毒性疾病。伤后局部红肿剧痛；重证可见寒战、高热、牵引肢体疼痛、恶心、呕吐等。用半夏、白矾各等分为末，醋调涂；或用蜗牛，马齿苋、大蒜、胆矾等分别捣烂外搽。重证可用蝎螫方（《寿世保元》：朱砂、雄黄、胆矾各等分，麝香减半，端午日取虾蟆新蟾酥和为丸，外擦患处）。

蝎子xiē · zi 中药材。见《药材资料汇编》。即全蝎，详该条。

蝎子草xiē · zicǎo 中药材。出《人海记》。为荨麻之别名，详该条。

蝎子花xiē · zihuā 中药材。见《陕西中草药》。为紫堇之别名，详该条。

蝎子七xiē · ziqī 中药材。见《陕西中草药》。又名猴子七、野高粱。为蓼科植物珠芽蓼 *Polygonum viviparum* L. 或圆穗蓼 *P. sphaerostachyum* Meissn. 的根茎。前者分布于吉林、内蒙古、四川、西藏及西北地区；后者分布于西南地区及陕西、甘肃、青海等地。苦、涩，凉。清热解毒，散瘀止血。①治扁桃体炎，咽喉炎，肠炎，痢疾，白带，崩漏，便血，吐血，衄血。煎服：6～15g。②治跌打损伤，外伤出血，痈疖肿毒。捣敷或研末撒。

协调阴阳xiétiáoyīnyáng 治疗的基本原则。疾病的发生和发展，是由于阴阳的失调；疾病的病机，总不离阴阳的偏盛偏衰。治疗的各种方法，概括起来也就是协调阴阳。即利用药物气味性能的偏胜，或针灸补泻的作用等，以调治病理上阴阳的偏胜，使之恢复相对的平衡，导致疾病的好转或痊愈。《素问 · 生气通天论》："阴平阳秘，精神乃治。"

协定处方xiédìngchǔfāng 指经多人协商而制定，或者得到多数人认可而共同使用的固定处方。古代的协定处方现称成方。现代有些医疗单位亦通过集思广益、总结医疗经验而制定了一些对某种疾病有较好疗效的处方，在社会上或在本单位内共同使用。

协寒利xiéhánlì 病证名。指脾胃寒盛所致的泄泻。《伤寒捷诀 · 肠垢鹜溏》："协寒利者，曰鹜溏，脐下必寒，宜理中、四逆汤主之。"参见"寒泻""寒泄""鹜溏"条。

协热利xiérèlì 病证名。指泄利挟有表热者。《伤寒论 · 辨太阳病脉证并治》："太阳病，外证未除，而数下之，遂协热而利，利下不止，心下痞，表里不解者，桂枝人参汤主之。"亦有指热泻者。参见"协热下利""夹热自利"条。

协热下利xiérèxiàlì 病证名。见《卫生宝鉴 · 补遗》："协热下利，脐下热，大便赤黄，或有肠垢者，治用仲景黄芩汤。"参见"热泻""火泄"条。

协热自利xiérèzìlì 病证名。又称火泻、火泄。《医宗必读 · 泄泻》："火泄，腹痛泻水，肠鸣，痛一阵泻一阵，火也，黄芩芍药汤，张长沙谓之协热自利。"详"热泻""火泄"条。

邪xié 又称邪气。与人体正气相对而言。泛指各种致病因素及其病理损害。《素问 · 评热病论》："邪之所凑，其气必虚。"包括风、寒、暑、湿、燥、火六淫和疫疠之气等致病因素。因从外侵入人体，故又称外邪。

邪闭xiébì 外邪闭其耳窍而致听力下降的病理变化。《景岳全书》卷二十七："邪闭者，因风寒外感乱其营卫而然，解其邪而闭自开也。"方可选用九味羌活汤、麻黄汤等加减。参见"耳聋"条。

邪喘xiéchuǎn 病证名。见《证治准绳 · 杂病》。指寒邪伏肺的气喘。多由邪伏肺中，关窍不通，肺气壅塞所致。症见上气喘逆，呼吸不利，咽喉如塞，如欲呕吐，有时可见身热，脉六部俱伏等。治宜发散为主。如麻黄散、射干麻黄汤、五虎汤等方。参见"寒喘"等条。

邪风证xiéfēngzhèng 证候名。指因风邪而致头痛与眼部证候并见的证候。《证治准绳 · 杂病》："人素有头风，因而目病，或素目病，因而头风……头痛则目病，目病则头痛。"某些眼疾，可出现此证。

邪伏膜原xiéfúmóyuán ❶温热病邪或疫毒邪气从口鼻侵入以后，伏藏于膜原之间的病理变化。❷证候名。以寒热定时发作，头痛如劈，身痛如被杖，胸胁胀闷，呕吐痰涎，苔白如积粉等为常见症的证候。吴又可《温疫论》："邪从口鼻而入，则其所客，内不在脏腑，外不在经络，舍于夹脊之间，去表不远，附近于胃，是为半表半里，即《针经》所谓横连膜原是也。"以寒热定时发作，头痛如劈，身痛如被杖，胸胁胀闷，呕吐痰涎，苔白如积粉等为常见证候。证治详"达原饮"条。

邪干xiégān 指病邪侵袭。《素问遗篇 · 刺法论》："真气不正，故有邪干。"

邪干心痛啼xiégānxīntòngtí 病证名。指小儿因寒邪干心作痛而啼。《普济方》卷三百六十一："小儿禀受虚怯，厥气上逆，痞而不散，故发心痛而啼也。"治以散寒开窍为主。用苏合香丸。

邪害空窍xiéhàikōngqiào 空窍，即孔窍。指邪气侵害口、鼻、耳、目等器官所发生的病证。《素问 · 四气调神大论》："邪害空窍，阳气者闭塞，地气者冒明。"

邪火xiéhuǒ 同火邪。详该条。

邪客xiékè 《灵枢》篇名。邪，病邪；客，外来者。本文主要讨论外邪侵入人体的病机，故名。文中指出邪气入侵的部位不同，能引起不同的病证，并相应运用不同的治疗方法以祛散外邪。

邪恋心包xiéliànxīnbāo 病机。指邪气羁留心包，阻蔽神明而致昏迷惊厥，持续多天不醒的病变。多与病邪夹痰有关。宜结合化痰开窍治疗。

邪留三焦xiéliúsānjiāo ❶指温病中温邪夹痰湿，或湿热之邪滞留三焦气分。叶天士《外感温热篇》："再论气病不传血分，而邪留三焦，亦如伤寒中少阳病也。彼则和解表里之半，此则分消上下之势。"邪留三焦，则气机受阻，水湿不得正常通调而滞留。症见寒热起伏，胸胁满闷，脘痞腹胀，苔腻等症。治宜分消走泄，用温胆汤、三仁汤等。❷内科杂病中泛指病邪困阻三焦，使三焦气化功能失调，出现以水液代谢障碍为主的病变。《灵枢 · 邪气藏府病形》篇："三焦病者，腹气满，少腹尤坚，不得小便，窘急，溢则水，留即为胀。"治宜宣通气机，化气行水，用五苓散、宣清导浊汤之类。

邪气xiéqì 即病邪，为各种致病因素的统称。《素问·通评虚实论》："邪气盛则实，精气夺则虚。"参见"邪"条。

邪气藏府病形xiéqìzàngfǔbìngxíng 《灵枢》篇名。该篇着重邪中脏腑和病形问题的讨论，故名。内容讨论了邪气中人的部位，有中阴、中阳、中脏、中腑的不同区别。并指出进行诊察时，应色、脉、尺肤三者合参，不可偏执。接着叙述了缓、急、大、小、滑、涩六种脉象与五脏病证的关系，和六腑病证及取穴、针刺的大法。

邪气盛则实xiéqìshèngzéshí 病机。指疾病过程中，邪气亢盛，正气未虚，邪正相争导致以邪气盛为主的实性病理变化。如壮热、无汗、烦躁、狂乱、腹痛拒按、便秘尿赤、脉滑数有力等。《素问·通评虚实论》："邪气盛则实，精气夺则虚。"

邪气脏腑病形xiéqìzàngfǔbìngxíng 《灵枢》篇名。原文作"邪气藏府病形"，详该条。

邪热xiérè ❶病因之一。即热邪。详该条。❷证候之一。指外邪引起的发热。

邪嗽xiésòu 病证名。五嗽之一。见《外台秘要》卷九。又称劳嗽、疰嗽。指劳极损伤肺络或感邪恶之气所致的咳嗽。《医说》卷四："惟今之所谓劳嗽者，无所经见，意其华佗所谓邪嗽，真人所谓疰嗽者是也。此病盖酒色过度，劳极伤肺，损动经络，其重者咯唾脓血；轻者时发时差。又有因虚感邪恶之气，且传疰得之，或先呕血而后嗽，或先咳嗽渐就沉羸，此则非特内损肺经，又挟邪恶传疰之气，所以特甚，病之毒害，无过此也。"治宜通气丸（方用蜈蚣四节）、四满丸、蛤蚧、桃柳枝、麝香、安息香等。参见"五嗽""咳嗽"条。

邪所xiésuǒ 病邪侵入的部位。《素问·调经论》："无中其经，邪所乃能立虚。"高士宗注："使病无中其经，庶受邪之所，乃能立虚。立虚者，使邪即去毋容缓也，此微泻兼补之法也。"

邪郁少阳xiéyùshàoyáng ❶太阳病不解而内传，或病邪直犯少阳，正邪分争于表里之间的病理变化。❷证候名。以寒热往来、口苦咽干、耳聋目眩、胸胁苦满、心烦喜呕、不欲食，脉弦等为常见症的证候。少阳主半表半里，邪气郁阻于少阳，既未入里，也不在表，因而出现寒热往来、口苦咽干、耳聋目眩、胸胁苦满、心烦喜呕、不欲食，脉弦等症状。参见"少阳病"条。

邪郁卫表xiéyùwèibiǎo 病机。指温病初起，邪袭体表，卫气被郁，开合失司的病机。可出现发热微恶风寒，无汗或少汗，头痛，苔薄白，脉浮数等卫分证。参见"卫分证"条。

邪正盛衰xiézhèngshèngshuāi 指在疾病发生、发展过程中，机体的抗病能力与致病邪气间相互斗争所发生的盛衰病机变化，影响着疾病的发展和转归，以及病证的虚实变化。参见"邪正消长""邪气盛则实""精气夺则虚"及"正虚邪恋"各条。

邪正消长xiézhèngxiāozhǎng 病机。邪气与正气之间此消彼长的斗争过程。正邪相争，正气战胜病邪则疾病痊愈，邪气胜而正气受损则病加重。

胁xié 在侧胸部，由腋部以下至第十二肋骨部分的统称。《灵枢·经脉》："胆足少阳之脉……贯膈，络肝，属胆，循胁里。"

胁疮xiéchuāng 病名。出《外科真诠》卷上。即胁痈。见该条。

胁疔xiédīng 病名。出《疡医准绳》卷二。疔疮生于胁部者，证治见"疔疮"条。

胁疽xiéjū 病名。系生于胁部之无头疽。出《外科理例》卷四。由足厥阴肝经郁火积聚而发。初起如梅李，坚硬平塌，漫肿木疼，不红不热，成脓迟缓，溃后脓水清稀，早期治宜柴胡清肝汤，溃后托里消毒散内服。余同溃疡治疗。

胁肋胀痛xiélèizhàngtòng 症名。指胁肋部发胀作痛的症状。见薛己注《明医杂著·痰饮》。多由气郁、痰凝，脉络阻滞所致。如肝气郁结者，多兼见胸闷纳减，胀痛常随情志变化而增剧。治宜疏肝理气为主，如逍遥散、柴胡疏肝散等方。如湿痰走注肝经者，多兼见头目眩晕，肢体麻木不仁等，治宜平肝豁痰，如导痰汤加白芥子或竹沥等药。亦有因肝经虚寒而见胁肋胀痛，多兼见气急，视物模糊，脉象迟弱等症，宜槟榔汤、补肝散等方。亦可由肝火犯肺或瘀血停滞所致。《万病回春·胁痛》："胁肋胀痛，若大便通和，喘咳吐痰者，肝火侮肺也，用小柴胡汤加青皮、山栀清之。"《辨证录·胁痛门》："人有跌仆之后，两胁胀痛，手不可按……盖瘀血存于其中，积而不散，久而成痛也。"宜祛瘀止痛，如抵当丸等方，后便黑血，则瘀消痛止，可用四物汤加三七、丹皮等药调理。参见"气郁胁痛""痰饮胁痛""胁支痛"各条。

胁窌xiéliáo 经穴别名。出《针灸甲乙经》。即章门，见该条。

胁满xiémǎn 症名。指胁肋部胀满。出《素问·六元正纪大论》。可由气滞、痰凝或少阳受邪所致。《诸病源候论·诸饮候》以痰饮停积，可致两胁胀满。《类经》十七卷："少阳者，相火之气也，其合肝胆，其主筋，其脉行于胁肋，故少阳之邪有余者，当病筋痹、胁满。"《伤寒明理论》卷一："胁满者，当半表半里证也……以邪气初入里，未停留为实，气郁结而不行，致生满也，和解斯可矣。"参见"胁下满"条。

胁堂xiétáng 经外奇穴名。《外台秘要》："胁堂，在腋阴下二骨陷者中。主治胸胁支满，胪胀奔豚，噫哕，喘逆，瞻视目黄。举腋取之。"近代《中国针灸学》则定位于"腋窝下二寸陷中，当渊腋穴斜上一寸之处"。并治心内膜炎，肝病，胸膜炎。灸3壮。

胁痛xiétòng ❶症名。指一侧或两侧胁肋部疼痛的表现。❷病名。以一侧或两侧胁肋部疼痛为主要表现的疾病。出《素问·缪刺论》。《赤水玄珠》卷四："胁痛有风寒，有食积，有痰饮，有死血，有虚，有气郁，有火，当分条类析，明别左右施治。"《济生方·胁痛》："多因疲极嗔怒，悲哀烦恼，谋虑惊忧，致伤肝脏。既伤，积气攻注，攻于左，则左胁痛，攻于右，则右胁痛，移逆两胁，则两胁俱痛。"《景岳全书·杂证谟》："胁痛之病本属肝胆二经，以二经之脉皆循胁肋故也。然而心、肺、脾、胃、肾与膀胱亦皆有胁痛之病……胁痛有内伤外感之辨。凡寒邪在少阳经，乃病为胁痛耳聋而呕，然必有寒热表证者方是外感。如无表证，悉属内伤。但内伤胁痛者，十居八九，外感胁痛则间有之耳。"《医宗必读·心腹诸痛》中以胁痛左痛多留血，右痛多痰气。肾亏气虚亦可致胁痛。《医碥·胁肋痛》："房劳伤肾，气虚血滞，胸胁多有隐隐作痛。"又如暑热、湿热、肝阴虚、肝血虚及肝肾不足，均可导致胁痛。详各有关条。

胁痛里急xiétònglǐjí 症名。指胁肋部疼痛，拘急不舒。多由受寒血虚所致。《金匮要略·腹满寒疝宿食病脉证治》："寒疝腹中痛，及胁痛里急者，当归生姜羊肉汤主之。"尤在泾注："血虚则脉不荣，寒多则脉绌急，故腹胁痛而里急也。当归生姜温血散寒，羊肉补虚益血也。"亦可由湿热内郁而致。《证治汇补·胁痛章》："两胁搐急，腰腿痛，不能转侧者，湿热郁也。"参见"胁痛""胁肋胀痛"条。

胁痛应嗽xiétòngyìngsòu　病证名。指因咳嗽引致胁痛发作，或因胁痛而致的咳嗽。《不居集》卷十五："胁痛应嗽，肝藏血，咳嗽气涩不利，咳应两胁，小柴胡加青皮、苏子。"参见"肝经咳嗽""咳嗽"条。

胁下满xiéxiàmǎn　症名。指胁下胀满。多由气血不利，或为邪袭而致。《灵枢·胀论》："肝胀者，胁下满而痛引少腹。"《伤寒论·辨太阳病脉证并治》："伤寒四五日，身热恶风，颈项强，胁下满，手足温而渴者，小柴胡汤主之。"参见"胁满""胁下支满"条。

胁下痞xiéxiàpǐ　症名。出《伤寒论·辨太阳病脉证并治》。指胁肋部满闷按之坚硬的症状。胁肋为少阳经脉分布之区，病邪与水饮痰瘀凝聚于少阳之募，故见满。治宜和解或兼用攻消，可用小柴胡汤加减。本症常伴寒热，胸胁满闷，呕吐等症。可见于胆囊炎、胆结石等疾患。在肝、脾等内脏发生疾病时，亦可见"胁下硬满""胀满"等症状。

胁下偏痛xiéxiàpiāntòng　症名。指胁肋部偏侧疼痛。由于阴寒实邪结聚所致。《金匮要略·腹满寒疝宿食病脉证治》："胁下偏痛，发热，其脉紧弦，此寒也，以温药下之，宜大黄附子汤。"《金匮要略心典》卷中："胁下偏痛而脉紧弦，阴寒成聚，偏着一处。"亦有以本文"偏"字是传写之讹。《医宗金鉴》正误存疑篇："按胁下偏痛之'偏'字，当是'满'字，当改之。"

胁下痛xiéxiàtòng　症名。指季肋部疼痛。《灵枢·本藏》："肝偏倾则胁下痛也。"《金匮要略·痰饮咳嗽病脉证并治》："留饮者，胁下痛引缺盆。"参见"两胁痛""两胁下痛""留饮"各条。

胁下支满xiéxiàzhīmǎn　症名。指胁下支撑胀满。多由水饮或肝气郁结，滞于胁肋部位，络脉不和所致。《金匮要略·痰饮咳嗽病脉证并治》："水在肝，胁下支满，嚏而痛。"《医宗金鉴》注："水在肝部，则病悬饮。"参见"悬饮""肝气胁痛""肝郁胁痛"条。

胁痈xiéyōng　病名。出《医学入门》卷六。又名穿胁痈、胁疮。指生于胁部的痈。由肝胆经郁火而成，多发于体虚之人。此证易发于软胁部，初起如梅、如李，逐渐长大，色红痛，易脓易溃，脓多稠。治宜解郁泻火，服柴胡清肝汤；或用地榆、双花各五钱，川贝母、当归各二钱，穿山甲（炮）、赤芍各三钱，皂刺、连翘、白芷各钱半，甘草二钱，夏枯草一两，牛子钱半，地丁一两，鲜菊花根一两，煎服；已成脓者服托里透脓散，并切开排脓。参见"外痈"条。

胁支满xiézhīmǎn　症名。指胁部撑胀满闷。可见于痰饮、心病、肝病等。《素问·藏气法时论》："心病者，胸中痛，胁支满，胁下痛，膺背肩甲间痛……"《素问·标本病传论》："肝病，头目眩，胁支满。"《金匮要略·痰饮咳嗽病脉证治》："心下有痰饮，胸胁支满，目眩，苓桂术甘汤主之。"参见"胁满"条。

胁支痛xiézhītòng　症名。出《素问·标本病传论篇》。指胁部撑持胀痛。参见"胁肋胀痛"条。

斜扳法xiébānfǎ　推拿手法名。又名斜搬法。施术时，患者侧卧，上面腿屈曲，下面腿伸直。医者用一手扶住其肩前部，另一手扶住臀部，两手同时用力作相反方向推动，使其腰椎扭转。常用于腰椎间盘突出症及腰椎后关节紊乱等症。

斜搬法xiébānfǎ　推拿手法名。即斜扳法，详该条。

斜刺xiécì　针刺方法之一。指进针时，针体与穴位皮肤呈45°左右刺入的刺法。主要用于骨骼边缘和肌肉浅薄处的穴位。在运用某些针刺手法进行催气时亦常使用。斜刺时，采取或上、或下、或左、或右的方向，则根据具体穴位或补泻要求而定。

斜飞脉xiéfēimài　一种生理性变异的脉位。桡动脉从尺部斜向桡骨茎突背处侧，向合谷方向伸延。切脉位置应相应改变。

斜颈xiéjǐng　病名。即因一侧胸锁乳突肌挛缩所致的颈部斜，以头向患侧倾斜，而颜面转向健侧为主要表现的疾病。

鞋带疽xiédàijū　病名。见《医宗金鉴》卷七十一："在内踝者名走缓，又名鞋带疽。"详"内踝疽"条。

鞋带痈xiédàiyōng　病名。见《证治准绳·疡科》卷四。即外踝疽。参见"附骨疽"条。

缬草xiécǎo　中药材。见《科学的民间药草》。又名拔地麻、小救驾、满山香。为败酱科植物缬草 *Valeriana officinalis* L. 的根及根茎。分布于东北、华北、西北及河南、山东、湖北、四川等地。辛、甘，温。入心、肝经。安神，理气，止痛。治心悸，失眠，癔病，癫痫，脘腹胀痛，月经不调，腰腿痛，跌打损伤。煎服：3～6g。根含挥发油，其主要成分为异戊酸龙脑酯。又含缬草碱、缬草胺碱、缬草三酯、缬草酸、异缬草酸、β-谷甾醇等。本品对兔、小鼠及大鼠均有镇静作用，异缬草酸衍化物对小鼠有镇痛作用，提取物还有一定的抗惊厥作用。对麻醉动物能降低血压，对兔的四氯化碳性肝坏死有一定的保护作用。总生物碱对革兰阳性菌在体外有较好的抗菌作用。

写xiè　古通泻。❶排泄。《素问·五脏别论》："夫胃、大肠、小肠、三焦、膀胱，此五者，天气之所生也，其气象天，故写而不藏。"❷针刺手法之一。与补相对。《素问·血气形志》："然后写有余，补不足。"

泄xiè　❶病证名。①泄泻的简称。《素问·脉要精微论》："胃脉实则胀，虚则泄。"《难经·五十七难》："泄凡有五，其名不同。"亦有指泄为大便稀薄，与泻不同者。《奇效良方·泄泻门》："泄者，泄漏之义，时时溏泄，或作或愈。"详泄泻条。②病证名。筋脉缓弱之症。《金匮要略·中风历节病脉证并治》："味酸则伤筋，筋伤则缓，名曰泄。"详"筋缓"条。❷宣泄。一般指宣泄肺气。《素问·六元正纪大论》："金郁泄之。"❸指泻法或用泻剂。《素问·热论》："其满三日者，可泄而已。"

泄风xièfēng　古病名。❶指风在腠理而致汗泄的病症。《素问·风论》："外在腠理，则为泄风。"《类经·风证》："泄风者，表不固也。"《增补内经拾遗方论·泄风》："腠理为渗泄之门，风若中之，外不得人，内不得出，风搏汗泄，故名泄风。"症见多汗，皮上湿如水渍，口干，不能劳事，身痛而寒。治宜玉屏风散等方。❷指皮疹以有瘙痒为特征的病症。《金匮要略·水气病脉证并治》："风气相搏，风强则为隐疹，身体为痒，痒为泄风，久为痂癞。"参见"漏风""首风"条。

泄肝xiègān 治法。即疏肝。详该条。

泄剂xièjì 方剂分类名称。十剂之一。或作泻剂。用苦泄通利药物组成，具有清除闭阻作用的方剂。《沈氏尊生书·要药分剂》："徐之才曰：泄可去闭，葶苈、大黄之属是也。""张从正曰：实则泄之，诸痛皆实，痛随利减，芒硝、大黄、牵牛、甘遂、巴豆之属，皆泻剂也。其催生、下乳、磨积、逐水，破经、泄气，凡下行者，皆下法也。"

泄可去闭xièkěqùbì 用泄泻之药，祛除闭阻之证。如肺实证而咳嗽气急痰多，用葶苈大枣泻肺汤，泻其闭阻于肺的痰热。又如因气郁而引起便秘、噫气、胸胁胀满，甚或腹中胀痛，用四磨汤以降泄通便。

泄利xièlì 病名。即泄泻。《华氏中藏经·论膀胱虚实寒热生死逆顺脉证之法》："寒则精神不守，泄利不止。"详"泄泻"条。

泄痢xièlì 病名。痢，古通利。指泄泻。《局方发挥》："泄痢之病，水谷或化或不化，并无努责，惟觉困倦。"亦有称痢疾为泄痢者。参见"泄泻""痢疾"等条。

泄痢发搐xièlìfāchù 病证名。指腹泄、痢疾而见抽搐症状者。《幼科发挥》："泄痢发搐，如先吐泻，或痢疾久不止，以致脾胃虚弱者，此慢惊风也，难治。如先发搐，后发泄痢者，此因发搐之时，多用利惊下痰之药，或多用寒凉之药，伤其胃气，泄痢不止，宜补涩之。"临床可见于中毒型痢疾迁延难愈者。用异功散加木香、砂仁、肉豆蔻、诃子肉、山药以调脾健胃。

泄满xièmǎn 病证名。出《素问·六元正纪大论》。指泄泻而腹满的病症。参见"泄泻"条。

泄脓血xiènóngxuè 症名。又称便脓血、圊脓血。《中藏经》卷上："小肠实则伤热，热则口生疮，虚则生寒，寒则泄脓血。"泄脓血有因寒因热之别。详"便脓血"条。

泄热益胆汤xièrèyìdǎntāng 《圣济总录》卷四十二方。黄芩、炙甘草各二两，人参、桂（去粗皮）各一两，苦参、茯神各半两。为粗末，每服三钱匕，水煎，去渣，不拘时服。治肝胆俱虚，热气上熏，口中常苦。

泄如蟹渤xièrúxièbó 症名。指便下多气泡如蟹沫状。见《世医得效方》卷六。为气痢证候之一。详见该条。

泄卫透热xièwèitòurè 辛凉解表以透热外出的治法。温病邪在卫分、气分之间，表现为身热、微恶风寒、心烦、口渴、无汗、舌苔黄白等症。无汗是卫分闭而不通，必须辛凉透达，令病人微有汗出（泄卫），从而使气分的热邪得以向外透散（透热）。可用浮萍、薄荷、淡豆豉、桑叶、菊花、银花、连翘、花粉等。

泄泻xièxiè 病名。见《三因极一病证方论》卷十一。简称泄或泻。大便稀薄，甚至水样，次数增多，但一般无脓血和里急后重。也有将泄泻分开者，大便质薄而势缓者为泄；大便如水而势急者为泻。《奇效良方·泄泻门》："泄者，泄漏之义，时时溏泄，或作或愈；泻者，一时水去如注泄。"外感六淫，饮食不节，劳倦过度，情志失调，以致脾胃运化失常，或元气不足，脾肾虚衰，皆可引起泄泻。由于病因、证候不同，有风泄、寒泄、暑泻、湿泻、热泻、伤食泻、溢饮滑泄、酒泄，七情泻、积瘀泄、虚泻、五更泄、滑泄、溏泄、飧泄、直肠泄、大肠泄等，详各该条。

泄泻黄水xièxièhuángshuǐ 病证名。指泄泻黄色粪水的病证。多由感受风湿之邪，内搏肠道而致。元代朱丹溪《幼科全书》："泄泻不住成黄水者，或渴或不渴，此风湿也，其证多得于夏，以五苓散加防风、苍术、羌活治之。"

泄阳xièyáng 病名。宋代薛轩《坤元是保》："孕后阴户出水不止者，是名泄阳。"用单方人参、茯苓、白术、陈皮等量煎汤，再与鲤鱼1kg煮汤，各半碗合服。

泄郁汤xièyùtāng 《杂病源流犀烛·内伤外感门》卷十八方。紫菀、贝母、桔梗、沙参、香附、砂仁、白蒺藜。水煎服。治肺郁。

泄注xièzhù 病证名。水泻之古称。出《素问·气交变大论》。又称注泄、注下。以其泄下如水注，故名。详"水泻"条。

泄注赤白xièzhùchìbái 症名。指便下赤白黏冻。《素问·至真要大论》："火淫所胜，则温气流行……泄注赤白。"详见"赤白痢"条。

泻xiè 病名。古亦作写。❶泄泻的简称。亦有仅指水泻者。《奇效良方·泄泻门》："泻者，一时去水如注泄。"详泄泻条。❷指呕吐。魏代张揖《广雅·释宫》："吐，泻也。"《礼记·曲礼》孔疏："写谓倒转之也。"详"呕吐"条。

泻白xièbái 治法。即泻肺。详该条。

泻白各半汤xièbáigèbàntāng 《症因脉治》卷一方。桑白皮、地骨皮、甘草、龙胆草、栀子、黄芩。水煎，加青黛，冲服。功能清热泻肺，祛暑利湿。治肩背痛属木火刑金，左关脉数者。

泻白散xièbáisǎn ❶《小儿药证直诀》卷下方。又名泻肺散。地骨皮、炒桑白皮各一两，炙甘草一钱。为粗末，加粳米一撮，水煎，食前服。功能清泻肺热，止咳平喘。治肺热咳嗽，甚则气喘，皮肤蒸热，或发热，午后尤甚，舌红苔黄，脉细数。方中桑白皮清泻肺热，止咳平喘；地骨皮协助桑白皮泻肺中伏火，并退虚热；粳米、甘草养胃和中，培土生金防伤肺气。四药清热而不伤阴，泻肺而不伤正。❷《医学入门》亦有本方，但无粳米。❸《证治准绳·疡医》卷二方。炒桑白皮二钱，地骨皮、炙甘草、贝母、紫菀、当归（酒拌）、炒桔梗各一钱，瓜蒌仁一钱半。加生姜三片，水煎，食远服。治肺痈初期，尚未成脓者。❹《杂病源流犀烛·脏腑门》卷一方。桑白皮、地骨皮、甘草、粳米、人参、茯苓、知母、黄芩。为末服。治肺热咳嗽，晨起尤甚。

泻白一物汤xièbáiyīwùtāng 《症因脉治》卷二方。即黄芩泻白散，见该条。

泻白益元散xièbáiyìyuánsǎn 《症因脉治》卷二方。桑白皮、地骨皮、甘草。水煎，调益元散服。功能清热泻肺，祛暑利湿。治伤暑咳嗽，身痛口渴，外反恶寒。

泻毒神丹xièdúshéndān 《疡医大全》卷三十九引雷真君方。当归三两，大黄、白矾各一两，生甘草五钱。水煎服。用于解救砒霜毒。

泻方补圆xièfāngbǔyuán 刺法术语。指针刺应根据气血盛衰而施行补泻之法。《素问·八正神明论》："泻必用方：方者，以气方盛也，以月方满也，以日方温也，以身方定也，以息方吸而内（纳）针，乃复候其方吸而转针，乃复候其方呼而徐引针，故曰泻必用方，其气乃行焉。补必用员（圆）：员者行也，行者移也，刺必中其荣，复以吸排针也。"

泻肺xièfèi 治法。❶又称泻白。清泻肺内蕴热的方法。肺中伏热表现咳嗽气喘，身热不退，皮肤蒸热，傍晚尤甚，舌红苔黄，脉象细数，用泻白散加味。❷治疗痰阻胸膈，喘不得卧，用葶苈大枣泻肺汤。

泻肺散xièfèisǎn ❶《银海精微》卷上方。当归、黄芩、秦皮、葶苈子、菊花、旋覆花、生地黄、防风、白芷、甘草、玄参、栀子各一两，桔梗、麻黄、枳壳各半两，地骨皮八钱。为末，每服三钱，桑白皮煎汤送下。功能清热疏风。治眼风轮生疮或突起，愈后变成白翳，久不散者。❷见《小儿药证直诀》卷下。即泻白散第一方，见“泻白散”条。

泻肺汤xièfèitāng ❶《银海精微》卷上方。地骨皮、大黄、芒硝、桔梗、甘草各一两。为粗末，每服五钱，水煎服。治白睛红壅热眵，泪出而不绝。❷《证治准绳·类方》第七册方。羌活、玄参、黄芩各一两半，地骨皮、桔梗、大黄、芒硝各一两。为粗末，每服五钱，水煎，去渣，食后服。治暴风客热，外障白睛肿胀。《张氏医通》亦有本方，但无桔梗，有桑白皮、炙甘草。❸《审视瑶函》卷四方。桑白皮、黄芩、地骨皮、知母、麦冬、桔梗各等分。为粗末，水煎，去渣，食后服。治金疳症，目珠涩痛，流泪不爽，而生障翳。❹《杂病源流犀烛·身形门》卷二十五方。地骨皮、桑白皮各二钱，知母、贝母、栀子、桔梗、麦冬、生地黄、甘草各一钱。水煎服。治肺经火郁而致的皮肤痛。

泻肺饮xièfèiyǐn 《圣济总录》卷一百一十二方。防风（去叉）、黄芩（去黑心）、芍药、桔梗（锉炒）、大黄（锉炒各一两），上五味，粗捣筛，每服三钱匕，水一盏半，煎至一盏，入芒硝半字，去滓放温，食后临卧服。治肝虚雀目，恐变成内障。

泻肺逐饮xièfèizhúyǐn 治法。用具有化饮、泻下作用的方药以促使水饮排出，治疗饮邪客肺证的治法。

泻肝xiègān 治法。清法之一。亦称泻肝火、清肝泻火。用苦寒药物清泄肝火的方法。用于肝火上升，症见头痛眩晕、耳鸣耳聋、面红目赤、口干苦、胁痛、呕吐黄苦水、甚则吐血、急躁易怒、大便秘结、苔黄、脉弦数等。常用方如龙胆泻肝汤。

泻肝火xiègānhuǒ 治法。即泻肝。详该条。

泻肝散xiègānsǎn ❶《银海精微》卷上方。①桔梗、黄芩、大黄、芒硝、栀子、车前子。为末，冲服。治小眦赤脉传睛。②羌活、黄芩、玄参各一两半，桔梗、大黄、芒硝、地骨皮各一两。为粗末，每服六钱，水煎服。治暴风客热，发歇不时。③玄参、大黄、黄芩、知母、桔梗、车前子、羌活、龙胆草、当归、芒硝各等分。为末，水煎服。治花翳白陷。④当归尾、大黄、黄芩、知母、桔梗、茺蔚子、芒硝、车前子、防风、赤芍药、栀子、连翘、薄荷各等分。为粗末，每服六钱，水煎服。治胃中热而致的玉翳遮睛。❷《银海精微》卷下方。①知母、桔梗、茺蔚子、大黄、玄参、羌活、细辛。水煎服。治天行赤眼外障。②防风、黄芩、桔梗、芍药、炒大黄。加芒硝半字，水煎，睡前服。治肝虚雀目，以防变成内障。

泻肝汤xiègāntāng ❶《三因极一病证方论》卷八方。前胡、柴胡、秦皮（去粗皮）、细辛、栀子仁、黄芩、升麻、蕤仁、决明子各等分。为末，每服四钱，取苦竹叶、车前叶各五片，先水煎，再下诸药，去渣，入芒硝一钱匕，煎熔，不拘时服。治肝经实热，阳气伏邪，胁痛，忿忿悲怒，发热，喘逆满闷，目痛视物不明，狂悸，非意而言，所做反常。❷《秘传眼科龙木论》卷二方。①防风、茺蔚子各二两，五味子、细辛、黄芩、大黄、芒硝、桔梗各一两，车前子各一两半。为末，每服一钱，水煎，去渣，食后服。治雷头风，目内障，头痛连目，或恶心呕吐，眼前昏黑。②黄芩、防风、芍药、桔梗、芒硝、大黄各二两。为末，每服半钱，水煎，去渣，食前服。治肝虚雀目内障。❸《秘传眼科龙木论》卷三方。①黄芪、大黄、黄芩、知母、芒硝、桔梗各一两。为末，每服一钱，水煎，去渣，食后服。治肝虚积热目外障，症见目赤泪出翳生。②石决明、大黄、桔梗、车前子、芒硝各一两，羚羊角、防风各一两半。为细末，每服一钱，水煎，去渣服。治伤寒热病后患目外障，症见眼前黑花，瞳仁散大，目赤泪出。❹《秘传眼科龙木论》卷四方。玄参、地骨皮、车前子、芒硝各一两，大黄、知母各一两半，茺蔚子二两。为末，每服一钱，水煎，去渣，食后服。治鹘眼凝睛外障，症见睛突于外，不能动转，坚硬高努，状如鹘眼，胀满疼痛。❺《秘传眼科龙木论》卷五方。人参、黄芩、茯苓、大黄、桔梗、芒硝各一两，茺蔚子二两，玄参一两半。为末，每服一钱，水煎，去渣，食后服。治疮痍外障，症见眼睑生疮，痒痛多泪，四眦如朱砂色，渐生翳膜。❻《秘传眼科龙木论》卷六方。麦冬、玄参、黄芩、知母、地骨皮各一两，赤芍药、茺蔚子各一两半。为细末，每服一钱，水煎，去渣，食后服。治瞳仁干缺外障。❼《证治准绳·类方》第七册方。桑白皮一两，地骨皮二两，炙甘草五钱。为粗末，每服三钱，水煎，食后服。治肝脾受热而致的目出热泪，及目多眵者。

泻肝丸xiègānwán 《证治准绳·幼科》集二方。即泻青丸，见该条。

泻肝饮子xiègānyǐn·zi 《眼科龙目论》卷四方。芒硝、大黄、桔梗、柴胡、黄芩、炒知母、细辛、车前子各一钱。为粗末，水煎，去渣，食后服。治旋螺外障，气轮之内乌睛色变青白，如螺蛳之壳，其色初青久黑，其形尖圆。

泻黄散xièhuángsǎn ❶《小儿药证直诀》卷下方。又名泻脾散。藿香叶七钱，栀子一钱，石膏五钱，甘草三两，防风四两。上药同蜜、酒微炒香，为末，每服一至二钱，水煎服。功能泻脾胃伏热。治脾胃伏火，热在肌肉，口燥唇干，口疮口臭，烦热易饥，及脾热弄舌等症。方中用石膏、栀子以清泻脾胃之积热，为君药；用防风以疏散脾中伏火，为臣药；藿香芳香悦脾，理气和中，振复脾胃之气机，并助防风以疏散脾中伏火，为佐药；使以甘草和中泻火，调和诸药，使泻脾而无伤脾之虑。诸药相合，为“火郁发之”之法。❷《幼幼集成》卷四方。赤茯苓、黄芩、黄柏、黄连、黑栀子、泽泻、茵陈蒿各一钱，灯心十茎。水煎服。功能清心泻火。治小儿心脾有热，舌不转运，不能吮乳。

泻黄饮子xièhuángyǐn·zi 《济生方》卷五方。白芷、升麻、枳壳（麸炒）、黄芩、防风、半夏（汤洗）、石斛各一两，生甘草半两。为粗末，每服四钱，加生姜五片，水煎服。功能清热泻火。治风热蕴于脾经而致的唇燥拆裂，口舌生疮。

泻蛔痧xièhuíshā 病证名。即蛔虫病儿感染痧毒而致泻蛔之证。小儿素患蛔虫病，因痧毒入胃，胃必热胀，热胀之极，蛔不能存，下入大肠，由大便排出。治以放痧为主，用消毒三棱针刺臂弯、腿弯痧筋，放出紫黑毒血（《痧胀玉衡》）。

泻火xièhuǒ 治法。属清法范畴。火乃热之甚，故泻火方药较单纯清热的峻猛。火性炎上，因此泻火应兼具下降或泻下的作用。但火证有虚实之分，实火宜泻热，虚火宜补水。故泻火是针对实热火证的治法，常以清热与泻下药组合，既清其热，又起釜底抽薪作用。如凉膈散。

泻火解毒xièhuǒjiědú　治法。指清泻火热、热结，兼以解毒。适用于温毒、疮疡热毒等症。义近清热解毒，详该条。但本法也可以清热解毒结合泻下法同用，如三黄解毒汤等。常针对脏腑热毒化火，在清热解毒中，选以相应的归经药，如黄连泻心火、龙胆草泻肝火、大黄泻胃火、黄芩泻肺火、黄柏泻肾火等。

泻火息风xièhuǒxīfēng　治法。治疗实热证热极生风的方法。热性病表现高热、手足抽搐、两目上翻、项强，甚则角弓反张、神志昏迷，舌红苔黄、脉弦数，可用钩藤、地龙、全蝎、蜈蚣、生石决明、石膏、黄连、大青叶等药。

泻火止痛汤xièhuǒzhǐtòngtāng　《石室秘录》卷六方。炒栀子三钱，白芍药二两，甘草、半夏、柴胡各一钱。水煎服。治火郁心痛。

泻痢xièlì　病名。痢，古通利。指泄泻。《局方发挥》："夫泻痢证，其类尤多，先贤曰湿多成泻，此确论也。"《痢证汇参》卷二："泻痢之证，并无虚坐努责，惟觉倦怠，若滞下则不然，或脓或血，或赤白兼下，虽有痛不痛之异，然皆里急后重……大抵治泻痢当宗仲景为法，可温则温，可下则下，或散表，或利小便。"参见"泄泻""痢疾"条。

泻南补北xiènánbǔběi　治则。即泻心火滋肾水。五行中心主火，属南方；肾主水，属北方。肝实肺虚之证（东方实，西方虚），要使其平衡协调，可采用泻火补水之法治疗。《难经·七十五难》："泻南方火，补北方水，南方火，火者木之子也；北方水，水者木之母也，水胜火，子能令母实，母能令子虚，故泻火补水，欲令金不得平木也。"

泻脾赤茯苓汤xièpíchìfúlíngtāng　《圣济总录》卷四十四方。赤茯苓、桑白皮、枳壳（麸炒）各三分，大黄（微炒）、石膏各一两，赤芍药、前胡、旋覆花、炙甘草各半两。为粗末，每服三钱匕，加姜、枣，水煎，去渣服。治脾实热，头痛胸满，腹胁壅滞，不思饮食。

泻脾除热饮xièpíchúrèyǐn　《银海精微》卷上方。黄芪、防风、茺蔚子、桔梗、大黄、黄芩、黄连、车前子、芒硝各一两。为粗末，每服六钱，水煎服。功能清热泻火。治三焦心火俱盛而致的胬肉攀睛。

泻脾大黄汤xièpídàhuángtāng　《圣济总录》卷四十四方。大黄（微炒）、炙甘草、黄芩、麦冬（去心）各一两，枳壳（麸炒）、半夏（汤洗去滑）、陈皮、前胡各半两，赤茯苓三分。为粗末，每服三钱匕，加生姜（枣大）一块，水煎，去渣服。治脾实胸中满闷，腹胁壅胀，身热颊疼，咽喉不利。

泻脾散xièpísǎn　《小儿药证直诀》卷下方。即泻黄散，见该条。

泻脾汤xièpítāng　《银海精微》卷上方。人参、黄芩、大黄、桔梗、茯苓、芒硝、茺蔚子各二两，玄参一两半，白芍药、细辛、白芷各一两。为粗末，每服四至五钱，水煎服。治下睑生风粟，如杨梅之状者。

泻青xièqīng　治法。即泻肝。详该条。

泻青各半汤xièqīnggèbàntāng　❶《症因脉治》卷二方。黄芩、栀子、桑白皮、地骨皮、甘草。水煎服。功能清肝泻肺。治肝经咳嗽，脉左关弦数，木火刑金者。❷《症因脉治》卷三方。龙胆草、黄芩、青黛、甘草、桑白皮、地骨皮。水煎服。治肺热腹胀，肝火刑金者。❸《症因脉治》卷一方。龙胆草、黄芩、栀子、桑白皮、地骨皮、甘草。水煎服，加青黛一钱，冲服。治运气胁痛，症见暴发寒热，胁肋刺痛，相互染易，咳嗽有痰声。

泻青丸xièqīngwán　《小儿药证直诀》卷下方。又名泻肝丸。当归、龙脑（为龙胆之误，即龙胆草）、川芎、栀子、大黄（湿纸裹煨）、羌活、防风各等分。为末，炼蜜和丸，鸡头大，每服半丸至一丸，竹叶煎汤，用砂糖、温水化下。功能清肝泻火。治肝火郁热，目赤口苦，烦躁易怒，夜卧不安，易惊，热盛抽搐，脉洪实者。方中大黄苦寒味厚，泄热下行；栀子散三焦郁火，导邪热从小便而解；羌活、防风具有搜肝风、散肝火的作用，并能顺遂肝木上升之性；川芎、当归养肝润燥；冰片散火清热。本方是泻火散郁与养肝合用，故为平肝泻火之剂。《症因脉治》亦有本方，但无冰片，有龙胆草。

泻热黄连汤xièrèhuángliántāng　《东垣试效方》卷五方。又名黄连饮子。黄连（酒炒）、黄芩（酒炒）、龙胆草、生地黄、柴胡各一钱，升麻五分。水煎，于午前或饭后热服。功能清热凉肝。治暴发火眼。

泻热汤xièrètāng　❶《备急千金要方》卷十五方。前胡、茯苓、龙胆草、细辛、芒硝各三两，杏仁四两，玄参、大青叶各二两，苦竹叶（切）一升。为粗末，水煎，分三次，食后服。治脾热舌本强直，或体重不能行。❷《外科全生集》卷四方。黄连六分，黄芩、当归尾、连翘各一钱半，木通、甘草各一钱。水煎服。治阴囊生毒烂破，睾丸脱出。

泻痧xièshā　病证名。指痧症水泻不止者。《痧症全书》卷中："泻痧，水泻不计遍数，不可下，又不可止涩，惟分理阴阳，用五苓散去桂，白术换苍术，加车前、木通之类。若由慢痧变来，但宜治痧，则泻自止。"

泻肾汤xièshèntāng　《医学入门》卷六方。大黄（水浸一宿）一合，磁石八钱，玄参、细辛各四钱，芒硝、茯苓、黄芩各三钱，生地黄汁、石菖蒲各五钱，甘草二钱。每服一两，水煎，去渣，下大黄于药汁内更煮，去大黄，下地黄汁，微煎一至二沸，再下芒硝，食前服。治肾实热，小腹胀满，腰背急强离解，便黄舌燥，四肢青黑，耳聋梦泄等症。

泻胃汤xièwèitāng　《医学入门》卷六方。大黄二钱半，葛根一钱，桔梗、枳壳、前胡、杏仁各五分。加生姜，水煎服。治胃气实热，唇口干裂，便秘烦渴，睡流口涎。

泻下xièxià　治法。即下法。详该条。

泻下不爽xièxiàbùshuǎng　症名。粪便稀薄但排出不畅，自觉排便不尽的腹泻症状。

泻下禁例xièxiàjìnlì　使用寒下法的禁忌证。①病邪在表或在半表半里；②便秘因于老年血虚肠燥，新产妇血虚，或病后津液耗伤者；③大失血的病人；④孕妇或月经期；⑤热邪在里，大便秘结，但病人脐部上下左右有动气，脉微弱或浮大而按之无力或脉迟。参见"伤寒不可下"条。

泻下逐水xièxiàzhúshuǐ　治法。用具有通利大小便迅猛作用的方药治疗水饮内停证的治法。

泻心xièxīn　治法。属泻火通降法。适用于心胃火炽的治法。如因胃火盛而牙龈肿痛、口臭、嘈杂、便秘、舌红苔黄厚、脉数，可用泻心汤以泻火解毒。又如心火盛而迫血妄行，症见吐衄、大便秘结、小便赤涩、目赤口疮、苔黄、脉数，也可用上方治疗。

泻心导赤汤xièxīndǎochìtāng　《医宗金鉴·幼科心法要诀》卷五十一方。木通、生地黄、黄连、生甘草。加灯心，水煎服。治小儿心经有热而致的吐舌，面红烦渴，小便赤涩。

泻心各半汤xièxīnggèbàntāng 《症因脉治》卷三方。川黄连、甘草、桑白皮、地骨皮。水煎服。治肺热腹胀，心火刑金者。

泻心汤xièxīntāng ❶《金匮要略》方。大黄二两，黄连、黄芩各一两。水煎，顿服。功能泻火解毒，化湿泄热。治热盛迫血妄行，吐血衄血，或三焦实热，高热烦躁，面红目赤，口疮痈肿，及湿热黄疸，霍乱等症。❷《症因脉治》卷二方。黄连、半夏、生姜、甘草。水煎服。治外感呃逆，胃热便利者。

泻叶xièyè 中药材。见《药物学大成》。为番泻叶之简称，详该条。

泻圆补方xièyuánbǔfāng 刺法用语。《灵枢·官能》："泻必用员（圆）：切而转之，其气乃行，疾（入）而徐出，邪气乃出，伸而迎之，摇大其穴，气出乃疾。补必用方：外引其皮，令当其门，左引其枢，右推其肤，微旋而徐推之，必端以正，安以静，坚心解（懈），欲微以留，气下而疾出之，推其皮，盖其外门，真气乃存。"泻法多用旋转针的方法，利于祛邪；补法要端端正正，多不转动，有利于扶正。

龂xiè 症名。牙齿相击切，即咬牙切齿。《灵枢·热病》："齿噤龂也。"《金匮要略·痉湿暍病脉证并治》："痉为病，胸满口噤，卧不着席，脚挛急，必龂齿。"详"龂齿"条。

龂齿xièchǐ 症名。龂，齿相切也（《说文解字》）。又名齿龂、啮齿、嘎齿。指上下牙齿相互磨切，格格有声的表现。多由心胃火热，或为血气虚，邪客于牙车筋脉之间致上下齿相磨有声。《诸病源候论》卷二十九："齿龂者，睡眠而相磨切也，此由血气虚，风邪客于牙车筋脉之间，故因睡眠气息喘而邪动，引其筋脉，故上下齿相磨切有声，谓之龂齿。"治法：属心胃火热者，宜清热泻火，可选用清胃散，黄连解毒汤等加减。若属血气两虚者，宜养血益气，可选用八珍汤、归脾汤等加减。小儿睡中龂齿因于虫者，宜驱虫安蛔。可用乌梅丸等加减，或炒服使君子仁，每岁一粒。若瘟疫之邪犯肝胃二经而龂齿者，宜清解疫毒。用清瘟败毒饮加减。

谢惇xièdūn 宋代医家。政和年间（1111—1117）为翰林医官。编类《圣济经》所点对方书官。政和六年与曹孝忠等同为《证类本草》校勘官，校订而成《政和新修经史证类备用本草》30卷。

谢复古xièfùgǔ 宋代医家。曾任翰林学士，以医药闻名，尤精于伤寒，阐发仲景之学。撰《难经注》，已佚。

谢观xièguān（1878—1950） 近代医家。字利恒。江苏武进人。曾任商务印书馆编辑，上海中医专门学校校长等职。还创办过"中医大学"。编有《中国医学源流论》《中国医学大辞典》，在中医学的发展和传播方面有一定贡献。

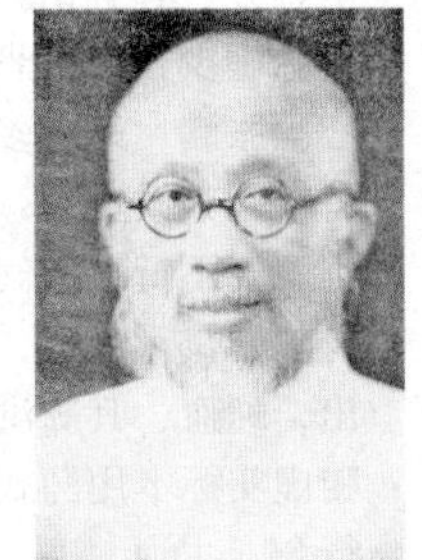
谢观

谢坚白xièjiānbái 见"谢缙孙"条。

谢缙孙xièjìnsūn 元代医生。字坚白。庐陵（今江西吉安）人。精通医学，1333—1334年（元统年间）曾任医侯郎，辽阳路（今辽宁辽阳）官医提举。

谢克庵xièkè'ān 见"谢以闻"条。

谢昆秀xièkūnxiù 见"谢玉琼"条。

谢利恒xièlìhéng 见"谢观"条。

谢璞斋xièpúzhāi 见"谢玉琼"条。

谢以闻xièyǐwén（17世纪） 明末医家。字克庵。杭州府于潜（今浙江临安西）人。家贫，刻苦学习，尤其精于医术，年至八十余岁时，仍手不释卷。著有《医学要义》一书，未刊行。

谢友正xièyǒuzhèng 金代医官。太医副使。正隆三年（1158），因诊海陵之子矧思阿补无效而被害。

谢玉琼xièyùqióng 清代医家。字昆秀，号璞斋，安城（今广西境内）人。精于儿科，善治痘疹，撰有《麻科活人全书》（1748年后改名《郑氏瘄科保赤金丹》或《郑氏瘄略》）。

谢毓秀xièyùxiù 明代医生。履贯不详。学医于外祖李岚溪。认为寒为百病之长，故将寒症列于所著《回生达宝》一书之首。

解㑊xièyì 病证名。指肢体困倦，筋骨懈怠，肌肉涣散无力。《素问·平人气象论》："尺脉缓涩，谓之解㑊。"《类经》卷十六："解，懈也；㑊，迹也。身体解㑊，谓不耐烦劳，形迹困倦也。"《杂病源流犀烛·虚损痨瘵源流》："解㑊，肝肾虚病也……解㑊者，寒不寒，热不热，弱不弱，壮不壮，停不可名，谓之解㑊也。据此，则知解㑊一症，洵由肝肾二经之虚，盖肝主筋，肾主骨，肝虚则筋软缓而无力以束，无力以束则周身之肌肉皆涣散而若解。肾虚则骨萎而不能自强，不能自强则遍体之骨节皆松懈而多。"可见于虚损、痨瘵等慢性消耗性疾患及热性病的恢复期等。

薤白xièbái 中药材。出《本草图经》。又名薤根、藠子、薤白头、野蒜、小蒜、小独蒜。为百合科植物小根蒜 *Allium macrostemon* Bunge 或薤 *Allium chinense* G. Don 的干燥鳞茎。主产于东北及河北、江苏、湖北等地。辛、苦，温。入心、肺、胃、大肠经。通阳散结，行气导滞。治胸痹心痛，脘腹痞满胀痛，泻痢后重，煎服5～10g。鳞茎含挥发油、薤白苷、胡萝卜苷等。薤白对ADP引起的血小板聚集有抑制作用。煎剂在体外对痢疾杆菌及金黄色葡萄球菌有抑制作用。

薤白头xièbáitóu 中药材。见《中国药学大辞典》。即薤白，详该条。

薢宝叶xièbǎoyè 中药材。出《汉英韵府》。为破布叶之别名，详该条。

燮理汤xièlǐtāng 《医学衷中参西录》方。生山药八钱，金银花五钱，生白芍六钱，炒牛蒡子、甘草各二钱，黄连、肉桂（后下）各一钱半。水煎服。治下痢赤白，腹疼及噤口痢。若单赤痢，加生地榆二钱；单白痢，加生姜二钱；血痢，加鸦胆子二十粒，药汁送服。

燮理阴阳xièlǐyīnyáng 治疗原则。通过调整人体的阴阳偏胜偏衰而内养正气，外避邪气。包括预防外邪侵袭、避免情志过激和劳逸过度、调适饮食起居、预防意外伤害以及借助药力扶正祛邪，达到防病祛病的目的。

蟹xiè 中药材。出《神农本草经》。又名螃蟹。为方蟹科动物中华绒螯蟹 *Eriocheir sinensis* H. Milne－Edwards 的肉或全体。我国沿海地区均有分布。咸，寒。入肝、胃经。清热，散血，续绝伤。治跌打骨折筋断，咽喉肿痛，湿热黄疸。内服：焙干研末，9～12g。捣涂疥癣，漆疮，烫伤；捣汁滴耳治聋；盐蟹汁含咽治喉风肿痛。本品可食部每

100g 含蛋白质 14g，脂肪 2.6g，碳水化合物 0.7g，灰分 2.7g，钙 141mg，磷 191mg，铁 0.8mg，维生素 A 230IU，维生素 B_1 0.01mg，维生素 B_2 0.51mg，尼克酸 2.1mg，微量的胆甾醇。

蟹化石xièhuàshí　中药材。见《药材学》。即石蟹，详该条。

蟹睛xièjīng　病名。见《圣济总录》卷一百零六。又名蟹睛疼痛外障、蟹目、蝇头蟹眼、蟹睛横出、离睛、损翳、蟹珠、蟹睛翳、黑珠翳。指以黑睛溃破，黄仁自溃口绽出，黑亮如蟹之眼睛为主要表现的眼病。多由肝火上攻，黑睛翳溃或外伤所致。证见黑睛破损，黄仁从破口突出如珠，形似蟹眼，周围绕以白翳，眼痛剧烈，羞明泪出，愈后黑睛遗留瘢痕，不同程度地影响视力（参见“钉翳”及“旋螺突起”条）。若黄仁神膏从破口大量涌出，多致失明。治法：初宜清肝泻火，用龙胆泻肝汤或石决明散加减；日久赤痛减退者，宜滋阴清火，用知柏地黄丸或镇肾决明丸加减。本症相当于今之虹膜脱出。

蟹睛横出xièjīnghéngchū　病证名。蟹睛症，因黄仁自黑睛溃口绽出，“始如蝇头，中如蟹睛，甚则横长如黑豆”（《目经大成》）故名。即蟹睛，详该条。

蟹睛疼痛外障xièjīngténgtòngwàizhàng　病证名。出《秘传眼科龙木论》。因蟹睛初起，头眼剧烈疼痛，致人坐卧不宁，热泪如涌，羞明难睁，故得此名。详“蟹睛”条。

蟹睛翳xièjīngyì　病证名。见前南京中医学院编《中医学概论》。即蟹睛。详该条。

蟹壳xièké　中药材。出《备急千金要方·食治》。为方蟹科动物中华绒螯蟹 *Eriocheir sinensis* H. Milne – Edwards 的甲壳。破瘀消积。治瘀血积滞，胁痛，腹痛，乳痈，煅存性研末服 3～9g；治冻疮，蜂螫伤，烧灰调敷。含碳酸钙、甲壳质、蛋白质。

蟹目xièmù　病证名。见《太平圣惠方》卷三十三。《圣济总录》卷一百零六：“脏腑壅滞，肝经积热，上冲于目，令人目痛睛疼，若毒气结聚甚，则黑睛上生黑珠子如蟹目状，故以名之。”即蟹睛。详该条。

蟹爪寄生xièzhǎojìshēng　中药材。见《广西本草选编》。为枫香寄生之别名，详该条。

蟹珠xièzhū　病证名。见清代顾锡《银海指南》卷二。即蟹睛。详该条。

蟹足肿xièzúzhǒng　病名。即以皮肤上出现高出皮面而坚实的瘢痕，形如蟹足为主要表现的皮肤疾病。

xin

心xīn　❶五脏之一。与小肠相表里。主神明，是精神、意识、思维等高级中枢神经活动的主宰，对其他脏腑的功能活动起领导作用。《素问·灵兰秘典论》：“心者君主之官，神明出焉。”《灵枢·邪客》：“心者，五脏六腑之大主也，精神之所舍也。”徐灵胎注：“心为一身之主，脏腑百骸皆听命于心，故为君主；心藏神，故为神明之用。”又主血脉，血液的运行有赖于心的推动。《素问·六节藏象论》：“心者生之本，神之变也。其华在面，其充在血脉。”《素问·五藏生成》：“诸血者，皆属于心。”此外，心又主汗，某些自汗、盗汗病证与心病有关。心在窍为舌，舌为心之苗，心的病变也可从舌反映出来，如口舌糜烂、舌体强硬等。❷推拿部位名。见陈氏《小儿按摩经》。即心经。《幼科推拿秘书·穴象手法》：“中指名为将指，属心。心气通于舌，络联于将指，通背左筋心俞穴、手中冲穴、足涌泉穴。”详“心经”条。

心包xīnbāo　心包络的简称，详该条。

心包经xīnbāojīng　手厥阴心包经之简称，见该条。

心包络xīnbāoluò　心外围的组织器官。心包是心的外膜，附有络脉，是通行气血的道路，合称心包络，一般简称心包。它是心的外卫，有保护心脏的作用。《灵枢·邪客》：“心者，五脏六腑之大主也，精神之所舍也……邪不能容，容之则心伤……故诸邪之在于心者，皆在于心之包络。包络者，心主之脉也。”热性病高热出现神昏谵妄时，称为邪入心包。手厥阴心包经与手少阳三焦经互相络属，相为表里。

心包络经xīnbāoluòjīng　手厥阴心包络经之简称。详该条。

心包络咳xīnbāoluòké　病证名。指咳嗽时心胸部隐痛者。《杂病源流犀烛·咳嗽哮喘源流》：“心包络咳，心胸间隐隐作痛，宜以心经药治之，如牡丹皮、山栀、肉桂等。”参见“心经咳嗽”“咳嗽”条。

心胞xīnbāo　推拿穴位名。见《厘正按摩术》。即胞经。见该条。

心痹xīnbì　病证名。由脉痹发展而成，亦有称为脉痹者。《素问·痹论》：“心痹者，脉不通，烦则心下鼓，暴上气而喘，嗌干善噫，厥气上则恐。”《诸病源候论·心痹候》：“思虑烦多，则损心，心虚故邪乘之，邪积而不去，则时害饮食，心里如满，蕴蕴而痛，是谓之心痹。”《圣济总录·心痹》：“脉痹不已，复感于邪，内舍于心，是为心痹。”《症因脉治·心痹》：“心痹之症，即脉痹也。脉闭不通，心下鼓暴，嗌干善噫，厥气上则恐，心下痛，夜卧不安。”治宜茯神汤、赤茯苓汤、秦艽汤、紫石英散、犀角散、导赤各半汤、朱砂安神丸、天王补心丹等方。

心蔽骨xīnbìgǔ　即蔽心骨。详“鸠尾骨”条。

心病xīnbìng　病证名。指心脏的各种病证。有寒热虚实之分。心为火脏，主血脉，又主神明，开窍于舌。心病多由病邪内侵，或痰迷心窍、水饮凌心，或气滞血瘀，或心气心血不足所致。《素问·藏气法时论》：“心病者，胸中痛，胁支满，胁下痛，膺背肩胛间痛，两臂内痛。”《难经·十六难》：“假令得心脉，其外证面赤，口干，喜笑；其内证脐上有动气，按之牢若痛，其病烦心，心痛，掌中热而啘，有是者心也。”《脉经》卷六：“心病，其色赤，心痛短气，手掌烦热，或啼笑骂詈，悲思愁虑，面赤身热，其脉实大而数，此为可治。”《诸病源候论·心病候》：“心气不足，则胸腹大，胁下与腰背相引痛，惊悸恍惚，少颜色，舌本强，善忧悲，是为心气之虚也。”《太平圣惠方·心脏论》：“夫心虚则生寒，寒则阴气盛，阴盛则血脉虚少，而多恐畏，情绪不乐，心腹暴痛，时唾清涎，心膈胀满，好忘多惊，梦寐飞飏，精神离散，其脉浮而虚者，是其候也。”又：“夫心实则生热，热则阳气盛，阳盛则卫气不行，荣气不通，遂令热毒稽留，心神烦乱，面赤身热，口舌生疮，咽燥头疼，喜笑，恐悸，手心热，满汗出，衄血，其脉洪实相搏者，是其候也。”《本草纲目·脏腑虚实标本用药式》：“心藏神为君火，包络为相火，代君行令，主血，主言，主汗，主笑。本病：诸热瞀瘛惊惑，谵妄烦乱，啼笑骂詈，怔忡健忘，自汗，诸痛痒疮疡。标病：肌热，畏寒，战栗，舌不能言，面赤目黄，手心烦热，胸胁满痛，引腰背肩胛肘臂。”《杂病源流犀烛·心病源流》：“心主血，血即精也。心气原自有余，特精伤而失血，心便不足，故血甚则神明湛湛，血衰则志气昏蒙。凡火之有余，皆由血之不足，而血之不足又能使火益就衰也，然则心病之有余不足，讵得与运气司天之火淫、火郁，徒属乎火者同视哉，亦惟握精以固其气，养阴以凝其神，以调剂其有余不足，使归于和而已……以心为血脉之主，故其实其虚皆不见本脏而在血脉，其在血脉，必先于在经络者病之也。若胸腹腰胁时皆心与心包之所在，故先病于本经也，其虚而腹胸大，则缘脾胃不上纳气于心而然，虚而胁下与腰相引痛，又缘肝肾不上贡精于心而然，此其病非止于本经络，可由本经络而推者也。"治宜清心泻火、清心开窍、滋阴降火，或养心安神、益气补血，以及活血化瘀等法。参见心病各条。

心藏神xīncángshén 出《素问·宣明五气》。详"心主神明"条。

心嘈xīncáo 症名。嘈杂的俗称。《杂病源流犀烛·嗳气嘈杂吞酸恶心源流》："嘈杂者，即心嘈。"详"嘈杂"条。

心常有余xīnchángyǒuyú 指小儿心气较盛，易为痰火邪热所扰动而出现心经实热的病证。为小儿病理特点之一。心为火脏而主神明，小儿神识未充，心志未定，易为喜怒惊惧等情志所刺激而扰动心气，引致心火炽盛或痰热蔽阻心窍而出现神昏惊厥等心经实热证候。小儿又禀纯阳之体质，外感诸邪易于从阳化热，火热每夹风痰上犯心神，亦易致神昏痉厥诸心经实热病证。此外火邪熏迫，易致小儿丹瘤瘾疹、熛疮虫疥诸疾，这些外科疾患亦常致血分热毒而内陷心经，引起神昏愦乱等证候。明代万密斋有鉴于此，故提出"心常有余"之说，作为小儿生理、病理特点之一，以指导儿科疾病的辨证论治。

心掣xīnchè 古病名。属怔忡之类。掣，牵引。以心悸掣动为主症，故名。多因心气虚寒，或胆与三焦之火传心所致。症见心动不宁，有牵引、紧缩感，甚则作痛，伴少气，咳呛或便泄。《素问·阴阳别论》："一阳发病，少气，善咳，善泄，其传为心掣。"属于虚寒者，治宜益心气，温心阳，用调中汤（见《圣济总录》卷五十六）。火炽者，宜清火宁神，可用安神丸。

心虫xīnchóng 即蛔虫，详该条。

心虫病xīnchóngbìng 病名。心虫即蛔虫。《普济本事方·诸虫飞尸鬼》："心虫曰蛔。"即蛔虫病。详该条。

心瘥xīncuó 古病名。指食入易消的疾患。《证治准绳·杂病》："心瘥，亦痰饮所致，俗名饮瘥。有胃口热，食易消，故瘥。《素问》谓之食瘥，亦类消中之状，俗名肚瘥。痰气，宜小半夏茯苓汤加枳实一钱；胃中热，宜二陈汤加黄连一钱，或五苓散去桂加辰砂。亦有病瘥呷姜汤数口，或进干姜剂而愈，此膈上停寒，中有伏饮，见辛热则消。"参见"消中""中消"条。

心疸xīndǎn 病证名。❶九疸之一。《外台秘要》卷四："心瘅，烦心，心中热，葛根主之。"❷《辨证奇闻》："心疸之症，烦渴引饮，一饮水即停于心之下。时作水声，胸前时多汗出，皮肤尽黄惟两目独白，人以为黄疸也，谁知是心中虚热以成之乎。"治宜"补肝气以生心，泻其火湿以逐热"。方用泻肝利湿汤。参见黄疸有关条。

心疔xīndīng 病名。❶出《外科启玄》卷二，即生于心之俞穴心俞，募穴巨阙及手少阴心经之经穴灵道、井穴少冲等部位的疔。其色赤，发热心烦，睡眠不安，口干，其痛应心，小便赤，面赤。治宜清心解毒，用泻心汤加托里解毒之品。❷见《中国医学大辞典》，即火焰疔。

心动悸xīndòngjì 症名。指患者不仅自觉心悸，或可察见心前搏动，"其动应衣"。《伤寒论·辨太阳病脉证并治》："伤寒，脉结代，心动悸，炙甘草汤主之。"《伤寒溯源集》卷二："因气血虚衰，心神摇动，气馁而惕惕然悸动也。此为阴阳并虚，法当气血兼补，故以炙甘草汤主之。"参见"心悸""怔忡"条。

心烦xīnfán 症名。出《素问·五藏生成》。又名烦心。指心中烦热郁闷之状。烦多属热，亦有因于寒者。可见于外感、内伤多种病证。《伤寒论·辨太阳病脉证并治》："伤寒无大热，口燥渴，心烦，背微恶寒者，白虎加人参汤主之。"伤寒六经病多能见此。"阳明病，不吐不下，心烦者，可与调胃承气汤"。"少阴病，得之二三日以上，心中烦，不得卧，黄连阿胶汤主之"。《类证治裁·烦躁》："伤寒热在表而烦，宜散，桂枝汤。在里而烦，宜下，承气汤。在半表半里而烦，宜和，小柴胡汤。在胸膈以上而烦，宜吐，栀豉汤。其阴寒而烦，则有恶寒蜷卧及下利厥逆、吐蛔之症，宜温，温用四逆汤，蛔用乌梅丸。"又："如内伤阴虚火动而烦，宜生脉散加生地黄、熟地黄、茯神、枣仁。或不得卧而烦，朱砂安神丸。"

心烦嗜睡痧xīnfánshìshuìshā 痧证之一。见《痧症燃犀照》。详"痧烦痧睡"条。

心肺气虚xīnfèiqìxū ❶心肺精气俱虚，心动失常，运血无力，并肺失宣降，气机不畅的病理变化。❷证候名。心肺两脏气虚，以心悸咳嗽，气短而喘，动则尤甚，胸闷，神疲乏力，语声低怯，自汗，舌淡，脉弱等为常见症的证候。治以补益心肺之气为主。

心肺阴虚xīnfèiyīnxū ❶心与肺阴液亏虚的病理变化。❷证候名。以心悸咳嗽，五心烦热，颧红盗汗，舌红少苔，脉细数等为常见症的证候。见《中医临床诊疗术语·证候部分》。因肾主水，藏五脏六腑之精，故心肺阴虚的病机仍责于肾阴不足。治疗参见"虚火上炎"条。

心肺之部xīnfèizhībù 针刺的分部，指皮肉浅层。《难经·七十难》："初内针，浅而浮之，至心肺之部，得气推内之，阳也。"因皮肤、血脉与心、肺相应，故称。

心风xīnfēng 病名。❶指心受风邪所致的病患。《素问·风论》："心风之状，多汗恶风，焦绝，善怒吓，赤色，病甚则言不可快，诊在口，其色赤。"《奇效良方》治风中于心，用远志汤。❷癫疾之一。见《太平圣惠方》卷四。多由情志抑郁，所欲不遂，心脾两虚，气血不足，或痰浊阻滞，神不守舍所致。症情较一般癫疾稍轻。《证治要决·癫狂》："心风者，精神恍惚，喜怒不常，无语，时或错乱，有癫之意，不如癫之甚。"治宜补益心脾，化痰宣窍，清心安神。选用归脾汤、养心汤、定志丸，痰盛热甚者，用星香散、寿星丸或清心汤等方。

心风疝xīnfēngshàn 古病名。《素问·四时刺逆从论》："阳明有余，病脉痹，身时热；不足病心痹；滑则病心风疝。"《类经》卷十七："滑则燥热生风，热则主于心也，故为心风疝。"参见"风疝"条。

心腹痛啼xīnfùtòngtí 病证名。小儿突然因心腹疼痛而啼。出《普济方》卷三百六十一。小儿气血不足，肠胃夹冷，再感风寒之邪，邪气分争，攻冲上下，而致心腹刺痛作啼。甚者可表现为面易五色，状似惊痫。治疗：轻者宜补中健脾，用六神散；重者宜温中开窍，用苏合香丸。

心肝火旺xīngānhuǒwàng ❶心肝两脏火热亢盛，循经上炎，躁扰神明，甚至灼伤脉络，迫血妄行的病理变化。

❷证候名。指邪热炽盛，以发热口渴，烦躁易怒，面红目赤，胁痛口苦，失眠多梦，舌红苔黄，脉数有力等为常见证的证候。若心火热极，燔灼肝经，则可见壮热、昏迷、谵语、抽搐等。见《中医临床诊疗术语·证候部分》。参见“心实热证”“热极生风”各条。

心肝血虚xīngānxuèxū ❶心肝血液亏虚，神志、头目、筋脉、爪甲均失于濡养的病理变化。❷证候名。指血液亏虚，心肝失养，以心悸心慌，多梦健忘，头晕眼花，两胁隐痛，妇女月经量少，面、舌、爪甲色淡白，脉细等为常见症的证候。见《中医临床诊疗术语·证候部分》。证治参见血虚各条。

心疳xīngān 病证名。五疳之一。又名惊疳。是因小儿恣食肥甘，积滞生热，热传心经所致。症见患儿面红，眼白中有红丝，高热，有汗，时时惊烦，咬牙弄舌，口燥渴饮，口舌生疮，胸膈烦闷，睡喜伏卧，食欲不振，肌肉消瘦。热重者宜清心泻火，用泻心导赤散（《医宗金鉴》：黄连、木通、生地、甘草）；病久心气不足者，宜理脾补心，用四君子汤加当归、茯神。

心寒xīnhán 病证名。心中自觉寒冷，甚或寒战。常因心阳虚衰不振所致。《素问·刺疟》：“肺疟者，令人心寒。”

心汗xīnhàn 病名。《丹溪心法·盗汗》。指心窝部多汗。《医林绳墨·汗》：“又有心汗者，当心膻中，聚而有汗。”因忧思惊恐，伤及心脾所致。治宜补养心脾，敛神益气，选用生脉散、归脾汤、补心丹、茯苓补心汤等方。

心合脉xīnhémài 五脏与五体相合，心主要是联系脉。《素问·五藏生成》：“心之合脉也，其荣色也。”《类经》：“心生血，血行脉中，故合于脉。”参见“心主血脉”条。

心合小肠xīnhéxiǎocháng 脏腑相合之一。心与小肠在生理上相互配合，在病理上互相影响。心主血，小肠主泌别清汁，奉心生血。心热下移小肠，可出现小便赤涩或尿血；小肠实热，每见心烦、口舌糜烂。手少阴心经与手太阳小肠经脉互相络属，一脏一腑，表里相应。《灵枢·本输》：“心合小肠，小肠者，受盛之腑。”《诸病源候论》卷二十七：“心主于血，与小肠合，若心家有热，结于小肠，故小便血也。”

心慌xīnhuāng 症名。指患者自觉心脏跳动不安，或伴惊恐不定的症状。通常包括因活动后，或受惊吓，或非由惊吓而阵阵心慌者。详“心悸”条。

心黄xīnhuáng 病证名。三十六黄之一。❶《太平圣惠方》卷五十五：“心黄者，目赤，舌上生疮，心闷喘急，多言无度，或笑或嗔，微微汗出，口干舌短，起卧不安，神思恍惚，小便赤难，心下胀满，状如风火，悲哭，手乱捻物者难治。”治法用生地黄饮子、马牙消散等方。❷《圣济总录》卷六十一：“病人面赤，口张，气喘，多惊，饶睡，手脚烦疼，舌上疮生，心下急闷，不欲饮食，舌缩口干，七八日内必发狂走，即是心黄。”治用柴胡汤并加灸法。参见黄疸有关条。

心火xīnhuǒ ❶心的代称。心在五行属火，故称。《素问·气交变大论》：“岁水太过，寒气流行，邪害心火。”一般以心火称心，多指心阳。❷心热火旺的病证，属阳热内盛的病机。心火内盛，势必上炎而扰及心神或内损心阴。参见“心火亢盛”“心火内炽”“心火上炎”各条。❸推拿穴位名。见《小儿推拿广意》。即心经。详该条。

心火亢盛xīnhuǒkàngshèng ❶心经火热亢盛，心火上炎，热扰心神，甚至伤津动血的病理变化。❷证候名。可因情志之火内发，或因六淫内郁化火，或过食辛热，过服温补而致。症见心中烦热，焦躁失眠，口舌糜烂疼痛，口渴，舌红，脉数，甚则烁伤肺阴而见咯血、衄血等。治宜清心泻火，或兼凉血。

心火内炽xīnhuǒnèichì 证候名。又称心火内焚。即心热过盛，心神受扰。症见心烦失眠，怔忡不安，甚则狂躁谵语，喜笑不休等。治宜清心泻火，辅以养心安神。

心火内焚xīnhuǒnèifén 同心火内炽。详该条。

心火上炎xīnhuǒshàngyán ❶心火循经燔灼上炎，而致心神不安，口舌生疮的病理变化。❷证候名。心经火旺，上炎口舌，以烦热口渴，口舌生疮，溃烂疼痛，面赤，舌尖红，脉数等为常见症的证候。治宜导赤清心。

心积xīnjī 病证名。五积证之一种。《难经·五十六难》：“心之积，名曰伏梁。起脐上，大如臂，上至心下，久不愈，令人病烦心。”《脉经·平五脏积聚脉证》：“诊得心积，脉沉而芤，上下无常处，病胸满悸，腹中热，面赤，嗌干，心烦，掌中热，甚即唾血。”《三因极一病证方论》卷八：“心积，名曰伏梁。”“伏梁圆治心之积，起于脐下，上至心，大如臂。久久不已，病烦心，身体髀股皆肿，环脐而痛，其脉沉而芤。”也可用大七气汤加石菖蒲、半夏，兼吞伏梁丸（见《证治准绳·杂病》）。参见“伏梁”条。

心悸xīnjì 病证名。出《伤寒论·辨太阳病脉证并治》。俗称心跳，简称悸。或谓心悸之重症称怔忡。指不因惊吓而自心跳不宁的疾患。由气血虚弱、痰饮内停、气郁血瘀等原因所致。因阳虚气弱而心悸者，症见心下空虚，状若惊悸，或先烦而后悸，脉大无力。治宜温阳益气，用小建中汤、真武汤等方。因阴血不足，血不养心而心悸者，兼见面色无华，舌淡脉细，若兼虚火，则五心烦热。治宜养血补心，用四物汤、朱砂安神丸等方。因水饮内停，水气凌心而心悸者，兼见胸脘痞满，头晕恶心，小便短少，苔白，脉弦。治宜通阳化饮，用苓桂术甘汤合小半夏汤加减。因痰郁而心悸者，兼见惊惕不宁，突然而作，时作时止，甚则心跳欲厥，脉滑大。治宜涤痰定悸，用温胆汤、茯苓饮子、简要济众方等。因气滞血瘀而心悸者，兼见短气喘息，胸闷，胸膺疼痛，舌色紫黯，脉结代。治宜活血理气，用血府逐瘀汤、失笑散等方。参见“怔忡”“虚损怔忡”“气郁怔忡”“痰火怔忡”“阴火怔忡”“风惊悸”等条。

心筋xīnjīn 推拿穴位名。即赤淡黄筋，详该条。

心噤xīnjìn 病证名。出《备急千金要方》卷五。指初生儿口噤，嘴唇发赤而紫者。参见“口噤”条。

心经xīnjīng ❶手少阴心经之简称。见该条。❷推拿穴位名。见陈氏《小儿按摩经》。又名心、心火、心主。位于中指远端的指腹面。能退热发汗、通利小便，治火眼、口疮、惊搐等症。《小儿推拿广意·阳掌十八穴病诀》：“心火，推之退热发汗，掐之通利小便。”《幼科推拿秘书·推拿手法》：“凡心火动，口疮弄舌，眼大小眦赤红，小水不通，皆宜推而清之。至于惊搐，又宜清此。”参见“五经”条。

心经咳嗽xīnjīngké · sou 病证名。指心火妄动，金被火灼或心血心气不足所致的咳嗽。《症因脉治·内伤咳嗽》：“心经咳嗽之症，咳则心痛，喉中解解如梗状，甚则舌肿咽痛。”多因心火妄动，金被火囚，肺叶焦满，或心血不足，心气亏损所致。治宜选用导赤各半汤、朱砂安神丸、家秘泻白散、人参平肺散等方。《校注医醇賸义·咳嗽》："心经之咳，痰少心烦，夜不成寐，玄妙散主之。"参见"咳嗽""心咳"条。

心经热痰xīnjīngrètán　痰证之一。即热痰。见《不居集》卷十七。详见该条。

心经失血xīnjīngshīxuè　病证名。见《不居集》卷十三。多由惊恐或劳心过度所致。症见咯出血丝或小量鲜血，胸膈隐隐牵痛，懊憹嘈杂。治宜补心养营，方如茯苓补心汤、五神汤、天门冬汤等方，以及丹参、麦冬、山药、当归、生地等药。参见"失血"条。

心惊xīnjīng　病证名。脏腑惊证之一。出金·陈文中《小儿病源方论》。《石室秘录·本治法》："心惊非心病也，乃肝血虚而不能养心也。方用白芍五钱、当归五钱、熟地五钱、生枣仁一两、远志一钱、茯神三钱、麦冬五钱、北五味一钱、人参二钱、水煎服。"参见"惊"条。

心绝xīnjué　病证名。五脏绝候之一。❶指心气绝而出现的危重脉证。《中藏经》卷上："面黑，无左寸脉者，心绝也。"《注解伤寒论·辨脉法》："阳反独留，形体如烟薰，直视摇头，此心绝也。"《脉经》卷四："病人心绝一日死，何以知之？肩息回视立死（一曰目亭亭一日死）。"参见"五绝"条。❷指中风脱证之一。《医林绳墨·中风》："设若口不能言者，心绝也。"《医宗必读·真中风》："中风昏倒……若口开心绝。"参见"中风脱证"条。

心厥xīnjué　病名。一般发于心脏原有的严重病变，逐渐导致心阳虚衰，运血无力，神失充养，而致阳气外脱的一种厥证。以神志昏瞀，大汗淋漓，面色苍白，口唇青紫，呼吸微弱，四肢厥冷，脉微欲绝等为主要表现的病证。见《中医临床诊疗术语·疾病部分》。参见"心阳虚"条。

心坎xīnkǎn　胸骨下端剑突周围部位。古称剑突为心坎骨（见《伤科补要》卷一）。

心坎骨xīnkǎngǔ　骨名。又名鸠尾骨。即胸骨剑突。《伤科汇纂》："心骨一片，状如钱大，即心坎骨也。"参见"鸠尾骨"条。

心咳xīnké　病证名。❶指咳则心痛、咽梗或肿者。《素问·咳论》："心咳之状，咳则心痛，喉中介介如梗状，甚则咽肿喉痹。"治用桔梗汤；心经火郁者，用导赤各半汤、凉膈散去硝黄加黄连、竹叶；风温袭肺，引动心包火逆者，用心咳汤等。参见"心经咳嗽"条。❷十咳之一。《诸病源候论·咳嗽病诸候》："五曰心咳。咳而唾血，引手少阴是也。"治宜刺手神门。参见"十咳""咳嗽"条。❸五嗽之一。见《三因极一病证方论》卷十二。参见"五嗽"条。

心孔惛塞xīnkǒnghūnsāi　病证名。出《肘后方》。其症心神惛塞，精神暗钝，多忘善误。因禀性阴阳不和所致，亦有因病而成者。《幼幼新书》治用远志末服，及孔子大圣智枕中方（茯苓、人参、茯神、菖蒲、远志）。又可用牛心、马心、猪心、鸡心焙干为末，酒冲服。

心愦愦xīnkuìkuì　症名。出《伤寒论·辨阳明病脉证并治》。愦，昏乱之意。心愦愦是形容心神昏乱不能自主之状。

心劳xīnláo　病证名。因劳损伤心所致。《诸病源候论·虚劳病诸候》："心劳者，忽忽喜忘，大便苦难，或时鸭溏，口内生疮。"《三因极一病证方论·五劳证治》："心劳实热，口舌生疮，大便闭涩不通，心满闷，小肠热。"可用泄热汤等。又："心劳虚寒，惊悸，恍惚多忘，梦寐惊魇，神志不定。"可用定心汤等。《医醇賸义·劳伤》："心劳者，营血日亏，心烦神倦，口燥咽干，宜调补营卫，安养心神，宅中汤主之。"参见"虚劳""五劳"条。

心痨xīnláo　病证名。❶即心劳，详见该条。❷《慎柔五书》卷四以虫在于心则成心痨，治以雷公丸等。

心漏xīnlòu　病名。出《疡科心得集》卷中。即井疽之成漏者。见"井疽"条。

心脉痹阻xīnmàibìzǔ　❶血行不畅，瘀血阻痹心脉的病理变化。❷证候名。见《中医临床诊疗术语·证候部分》。即心血瘀阻，详该条。

心悗xīnmán　症名。指心中烦乱而闷者。多由下元精气不足或血虚阴火炽盛引起。《灵枢·口问》："下气不足，则乃为痿厥心悗。"《证治准绳·杂病》："荣气不营，阴火炽盛，是血中伏火，日渐煎熬，血气日减，心包与心主血，血减则心无所养，致使心乱而烦，病名曰悗。"

心脑宁胶囊xīnnǎoníngjiāonáng　中成药。见《中华人民共和国药典（一部）》（2020）。银杏叶400g，小叶黄杨400g，丹参400g，大果木姜子400g，薤白400g。以上五味，按胶囊剂工艺制成，每粒装0.45g。口服。一次2～3粒，一日3次。活血行气，通络止痛。用于气滞血瘀的胸痹，头痛，眩晕，症见胸闷刺痛，心悸不宁，头晕目眩；冠心病、脑动脉硬化见上述证候者。

心脑欣胶囊xīnnǎoxīnjiāonáng　中成药。见《中华人民共和国药典（一部）》（2020）。红景天1000g，枸杞子500g，沙棘鲜浆143g。以上三味，按丸剂工艺制成，每袋装0.5g。口服。一次2粒，一日2次，饭后服。益气活血。用于气虚血瘀所致的头晕，头痛，心悸，气喘，乏力；缺氧引起的红细胞增多症见上述证候者。

心䘌xīnnì　病证名。因脏气虚弱，肠虫攻蚀心所致。《诸病源候论·湿䘌病诸候》："心䘌䘌者，由脏虚诸虫在肠胃间，因虚而动，攻食心，谓之心䘌。初不觉他病，忽忽嗜睡，四支沉重。此䘌或食心，则心烦闷懊痛，后乃侵食余处。诊其脉沉而细，手足冷内湿，䘌在心也。"参见"湿䘌""疳"条。

心疟xīnnüè　病证名。《素问·刺疟》："心疟者，令人烦心甚，欲得清水，反寒多，不甚热。"《中藏经》："心疟先烦而后渴，翕翕然发热也，其脉浮紧而大者是也。"后世多指疟疾出现逆传心包者，如《温病条辨》："热多昏狂，谵语烦渴，舌赤中黄，脉弱而数，名曰心疟。"

心脾积热xīnpíjīrè　❶邪热壅滞心脾的病理变化。❷证候名。以发热口渴，口舌生疮、溃烂、疼痛，舌红苔黄，脉数有力等为常见症的证候。见《中医临床诊疗术语·证候部分》。参见"心胃火燔""心移热于小肠"各条。

心脾两虚xīnpíliǎngxū　❶心脾气血不足，心动失常，心神不宁，并脾失健运的病理变化。❷证候名。心血不足，脾气虚弱，以心悸，失眠，健忘，神疲，食少，腹胀，便溏，舌淡嫩，脉细弱等为常见症的证候。可见于贫血、紫癜、功能性子宫出血等病证。治宜补气摄血。

心脾郁xīnpíyù　病证名。郁证之一。多由忧思过度，以致心脾气机郁结不舒。《类证治裁》卷三："心脾郁，怔忡崩漏，归脾汤。"参见"五脏郁证"条。

心脾中暑证xīnpízhòngshǔzhèng　病证名。指感受暑邪而病及心脾者。《证治汇补·暑症章》："兼恶寒发热而渐厥者，为心脾中暑症。"参见"暑病"条。

心气xīnqì　心主神明与主血脉功能活动的物质基础。《灵枢·脉度》："心气通于舌，心和则舌能知五味矣。"

心气不固xīnqìbùgù 证候名。又称心气不收。心藏神、主血脉、主汗液等。心气虚弱不能收敛，可出现心神浮越、精神散乱、健忘易惊、心悸、自汗或动则汗出等症。治宜补益心气，辅以重镇安神或固涩收敛。

心气不宁xīnqìbùníng 证候名。常见心神不安、心悸易惊、心烦不寐等症状。可因劳神过度，或心血不足，或因惊恐损伤心气而致，多兼见神疲怠倦，舌嫩，脉虚或促、结、代等虚象。若因湿痰、瘀血或水气凌心，则兼见湿痰、瘀血或水气过盛之证脉。故必须审证求因以治其本，并辅以养心安神之品。

心气不收xīnqìbùshōu 详“心气不固”条。

心气不足xīnqìbùzú 证候名。即心气虚。详该条。《金匮要略·中风历节病脉证并治》：“心气不足，邪气入中，则胸满而短气。”

心气热xīnqìrè ❶同心热，详该条。❷心脉的病变。心主身之血脉，心有热，可使血逆于上，致上盛而下虚，下虚则生脉痿。《素问·痿论》：“心气热，则下脉厥而上，上则下脉虚，虚则生脉痿，枢折挈，胫纵而不任地也。”

心气盛xīnqìshèng 病机。又称心气实、心阳盛。心主血脉，藏神，其气过亢，可表现为神志或血脉的病证。《灵枢·淫邪发梦》：“心气盛，则梦善笑、恐畏。”《诸病源候论·心病候》：“心气盛，为神有余，则病胸内痛，胁支满，胁下痛，膺背髆胛间痛，两臂内痛，喜笑不休，是心气之实也。”治以清心泻火为主。

心气实xīnqìshí 病机。即心气盛。《灵枢·本神》：“心气虚则悲，实则笑不休。”参见“心气盛”条。

心气通于舌xīnqìtōngyúshé 心与舌有密切关系。舌功能的正常有赖于心功能的正常；反之，舌象的变化也可反映某些心的功能状况。《灵枢·脉度》：“心气通于舌，心和则舌能知五味矣。”《灵枢·五阅五使》：“心病者，舌卷短。”

心气虚xīnqìxū ❶心气虚损，功能减退，致运血无力，心动失常的病理变化。❷证候名。心气虚弱所致的证候。①由老年脏气日衰，汗、下太过，或劳心过度心气耗损所致。症见心悸，短气（活动时加剧），自汗，胸闷不舒或痛，面色㿠白，体倦乏力，舌质淡，舌体胖嫩，苔白，脉虚等。《素问·方盛衰论》：“心气虚则梦救火阳物，得其时则梦燔灼。”又《灵枢·本神》：“心气虚则悲。”治以益气养血为主。②气为阳，心气虚亦作心阳虚。详该条。

心气虚不得卧xīnqìxūbùdéwò 病证名。内伤不得卧证之一种。指心气虚怯，心神失守所致的不寐症。《症因脉治》卷三：“二便时滑、目漫神清、气怯倦怠、心战胆寒、时时欲睡、睡中自醒、喜热恶冷，此心气虚不得卧之证也。”宜用人参养荣汤、归脾汤。肝肾脉迟者，八味丸。左关脉弱者，补肝散等方。参见“不寐”条。

心气虚血瘀xīnqìxūxuèyū ❶心气虚弱，运血无力，心脉瘀阻。❷证候名。心脉瘀阻，以心悸气短，胸闷心痛，精神疲倦，面色紫黯，舌淡紫，脉弱而涩等为常见症的证候。见《中医临床诊疗术语·证候部分》。参见“气虚血瘀”条。

心气血两虚xīnqìxuèliǎngxū ❶气血两虚，心脏与心神失养的病理变化。❷证候名。以心悸，神疲头晕，多梦健忘，面白舌淡，脉弱等为常见症的证候。见《中医临床诊疗术语·证候部分》。参见“气血两虚”“心脾两虚”条。

心气阴两虚xīnqìyīnliǎngxū ❶气阴两虚，心脏与心神失养的病理变化。❷证候名。见《中医临床诊疗术语·证候部分》。以心悸气短，神疲头晕，失眠多梦，颧红口干，舌红少苔，脉弱而数为常见症的证候。即气阴两虚，详该条。

心窍xīnqiào ❶心的苗窍，即舌。《素问·阴阳应象大论》：“心主舌……在窍为舌。”详“舌”条。❷指心神之窍。心藏神，古人认为心窍通利则神志清爽，心窍为邪闭阻则神昏癫狂，故有痰迷心窍之说。

心热xīnrè 病证名。泛指心的各种热性病证。又称心气热。火气通于心，而心主血脉，藏神，故心气亢盛多表现为火热之证，影响神志及血脉。症见心中烦热，睡眠不宁，喜笑不休或神志昏愦，面红，口渴，小便黄，舌红，脉数等。治以清心泻火为大法。《素问·刺热》：“心热病者颜先赤。”又：“心热病者，先不乐。数日乃热，热争则卒心痛，烦闷善呕，头痛面赤无汗。”《小儿药证直诀》：“视其睡，口中气温，或合面睡，及上窜咬牙，皆心热也。导赤散主之。”《证治准绳·幼科》：“心热者，额上先赤，心烦心痛，掌中热而哕，或壮热饮水，巳午时益甚，宜泻心汤、导赤散、安神丸。”

心热病xīnrèbìng 病名。❶指心受邪热所致的病。《素问·刺热》：“心热病者，先不乐，数日乃热，热争则卒心痛，烦闷善呕，头痛，面赤，无汗……”❷指心痈。《杂病源流犀烛·心病源流》：“心痈，心热病也。经曰：诸痛痒疮疡，皆属心火。其发于他经者，且莫不由于心火，况本经积热，而即发于本经部位者乎？其所以致热之故，则必其平日好饮酒，或嗜食辛辣热物，以致日久凝聚而生此证也。宜先用凉血饮，次服加味十奇散。”

心热多惊xīnrèduōjīng 病证名。小儿蕴积邪热，脏腑壅滞，气血不和，心神烦乱。症见梦中狂语，烦闷多惊。治宜清热镇惊。用赤茯苓散（《太平圣惠方》）。

心热烦啼xīnrèfántí 病证名。见明代万全《育婴秘诀》。为小儿心热内盛而致的啼哭。《幼幼集成》：“心热烦啼者，面红色赤，或舌苔白涩，无灯则啼稍息，见灯则啼愈甚。治宜清心除烦，用导赤散加麦冬、灯心；甚者加黄连、龙胆草。”

心热惊啼xīnrèjīngtí 病证名。出《普济方》卷三百六十一。指心经有热而引起的惊啼。其症伴有舌尖红，啼哭不止。宜清热宁神。用柏子仁散（《普济方》：柏子仁一两）。

心热痿软xīnrèwěiruǎn 病证名。指心火上炎，耗伤阴血所致的痿证。《症因脉治》卷三：“心热痿软之症，四肢关节不能活动，足胫纵缓，不能收持，如枢纽之折，而不能提挈，面颊常赤，心烦意乱，此《内经》心热痿软之症也。”治宜清心、滋阴、降火。可用导赤各半汤、泻青丸、六味丸合丹溪大补丸等方。参见“痿”“脉痿”条。

心热夜啼xīnrèyètí 病证名。《活幼心书》谓小儿“心热者，见灯愈啼，面红多泪，无灯则稍息。盖火者阳物也，心热遇火，两阳相搏，才有灯而啼甚”。治宜凉心安神。参“心热烦啼”。

心热证xīnrèzhèng 证候名。《素问·痿论》：“心热者，色赤而络脉溢。”《圣济总录》卷四十三：“大抵心属火而恶热，其受病则易以生热，热则血气壅滞，故为烦躁，寝卧不得安宁，口舌生疮，头痛颊赤之类。”《证治准绳·杂病》：“心热者……微按至皮毛之下则热，少加力按之则全不热，是热在血脉也。日中大甚，乃心之热也。”心热有虚实之分。参见“心虚热证”“心实热证”条。

心疝xīnshàn 古病名。指心痛、唇口变青、四肢逆冷之证。出《素问·脉要精微论》。多因阴寒之气上冲于心所致。

《诸病源候论》卷二十："疝者痛也，由阴气积于内，寒气不散，上冲于心，故使心痛，谓之心疝也。其痛也，或如锥刀所刺，或阴阴而痛，或四支逆冷，或唇口变青，皆其候也。"治宜温散寒邪，方用牡丹丸、橘皮益智汤等方。

心善xīnshàn　痈疽五善之一。精神清爽，声和舌润，疮疡虽疼痛但口不渴，动息自宁者为心善。《外科正宗》："心善精神爽，言清舌润鲜，疮疼兼不渴，睡醒得安然。"

心伤xīnshāng　病证名。出《灵枢·邪客》。指心脏伤损的疾患。《脉经》卷六："愁忧思虑则伤心，心伤则苦惊，喜忘，善怒。"《金匮要略·五脏风寒积聚病脉证并治》："心伤者，其人劳倦，即头面赤而下重，心中痛而自烦发热，当脐跳，其脉弦，此为心脏伤所致也。"参见"脉极""七伤"条。

心神不宁xīnshénbùníng　证候名。泛指各种原因导致以心悸心慌，心烦，失眠多梦，胆怯易惊等为常见症的证候。见《中医临床诊疗术语·证候部分》。即心虚胆怯，详该条。

心肾不交xīnshènbùjiāo　❶心肾相交之平衡关系失调，肾阴不能上济心火，阴不制阳，虚火亢动，心神不宁的病理变化。❷证候名。心肾阴液亏虚，阳气偏亢，既济失调，以心悸，心烦失眠，头晕耳鸣，腰膝酸软，梦遗，潮热盗汗，舌红少苔，脉细数为常见症的证候。多见于神经官能症及慢性虚弱病人。治宜交通心肾。

心肾丸xīnshènwán　《医方大成》卷四方。牛膝（酒浸）、熟地黄、肉苁蓉（酒浸）各二两，鹿茸（酒炙）、附子（炮）、五味子、人参、远志（甘草水浸）、黄芪（蜜炙）、茯神、山药（炒）、当归（酒浸）、龙骨（煅）各一两，菟丝子（酒浸，蒸，碾成饼）三两。为细末，用浸药酒煮薄面糊为丸，梧桐子大，每服五十至七十丸，空腹枣汤送下。功能养心肾，补气血。治水火不济，恍惚多忘，心忪盗汗，夜梦惊恐，目暗耳鸣，悲忧不乐，腰膝缓弱，四肢酸痛，精滑梦遗，小便数而赤浊。

心肾相交xīnshènxiāngjiāo　脏腑相关理论之一。心属火，藏神；肾属水，藏精。两脏互相作用，互相制约，以维持正常的生理活动。肾中真阳上升，能温养心火；心火能制肾水泛滥而助真阳；肾水又能益心阴而制心火，使不致过亢为害。这种关系，也称水火相济。

心肾阳虚xīnshènyángxū　❶心肾阳气亏虚，失于温煦，虚寒内生，功能减退，气化失常，血行无力的病理变化。❷证候名。指心与肾的阳气亏虚，失却温运，以畏冷肢凉，心悸怔忡，小便不利，肢体浮肿，腰膝酸冷，舌淡紫，苔白滑，脉弱等为常见症的证候。见《中医临床诊疗术语·证候部分》。本证若以肾阳虚为主，因肾阳虚，寒水上泛而及于心，则见于肾病的慢性过程，与心阳虚而致的心阳暴脱不同。参见"阳虚水泛"条。

心肾阴虚xīnshènyīnxū　❶心肾阴液亏损，虚热内生，甚则为阴虚火旺而致心火上炎的病理变化。❷证候名。指心与肾的阴液亏虚，以心悸心烦，失眠耳鸣，腰膝酸软，舌红少苔，脉细数无力等为常见症的证候。见《中医临床诊疗术语·证候部分》。参见"心阴虚""肾阴虚"及"心肾不交"各条。

心圣图说xīnshèngtúshuō　养生著作。见"心圣图说要言"条。

心圣图说要言xīnshèngtúshuōyàoyán　养生著作。1卷。又名《心圣图说》《心圣要言》。本书未署撰人姓名及年月，仅有1610年殷宗器重刻的序言。书中根据北宋理学的理论论述养生法，虽有一定偏见，但提倡心理治疗和导引疗法，并有坐功图式等，可供医疗参考。

心圣要言xīnshèngyàoyán　养生著作。见"心圣图说要言"条。

心实xīnshí　病机。出《脉经》。即心气实。指心的邪气盛。心属火，藏神，多表现为心火及神志等方面的病变。《景岳全书·虚实篇》："心实者，多火而多笑。"参见"心气盛"条。

心实热xīnshírè　指心经实热。《备急千金要方》："左手寸口人迎以前脉实者，手少阴经也，病苦大便不利，腹满，四肢重，身热，名曰心实热。"治宜清心泻火。

心实热证xīnshírèzhèng　证候名。指心经邪热炽盛的证候。《备急千金要方》："病苦闭，大便不利，腹满，四肢重，身热，名曰心实热也。"《太平圣惠方》卷四："夫心实则生热，热则阳气盛，阳气盛则卫气不行，荣气不通，遂令热毒稽留，心神烦乱，面赤身热，口舌生疮，咽燥，头疼，喜笑，恐悸，手心热，满汗出，衄血，其脉洪实相搏者，是其候也。"《三因极一病证方论·心小肠经虚实寒热证治》："心实热，心下痞满，身重，发热，干呕不安，腹中雷鸣，泾溲不利，水谷不消，欲吐不吐，烦闷，喘急。"或伴有夜眠不安，体背生疮，甚则发狂等。治宜泻心清热为主。选用竹沥汤、黄连泻心汤等方。

心实证xīnshízhèng　证候名。指心病因邪气盛实所出现的证候。多由实热、痰火犯心等所致。《脉经》卷二："心实也，苦心下有水气，忧恚发之。"又："心实……病苦闭大便不利，腹满，四肢重，身热，苦胃胀。"《本草经疏》："心实，即实火、实热之证。谵语，属心家邪热；舌破，属心火；烦躁，属心家邪热及心火内炎；自笑，属心家有热邪；发狂，属心家有邪热甚。"方用茯神汤、石膏汤、泻心汤等方。参见"心病""心实热证"等条。

心手少阴经病证xīnshǒushàoyīnjīngbìngzhèng　病证名。指手少阴心经经气异常而致的病证。《灵枢·经脉》："心手少阴之脉……是动则病嗌干，心痛，渴而欲饮，是为臂厥。是主心所生病者，目黄，胁痛，臑臂内后廉痛厥，掌中热痛。为此诸病，盛则泻之，虚则补之，热则疾之，寒则留之，陷下则灸之，不盛不虚，以经取之。"《脉经·心手少阴经病证》除上列"是动""所生"病外，还列举了善悲、喜笑不休、烦心短气、手掌烦热、不得卧等症。参见心病有关各条。

心手少阴之脉xīnshǒushàoyīnzhīmài　出《灵枢·经脉》。即手少阴心经。详该条。

心俞xīnshù　经穴名。代号BL15。《灵枢·背腧》作心腧。属足太阳膀胱经。位于背部第五、六胸椎棘突间旁开1.5寸处；布有第五、六胸神经后支的内侧皮支，深层为外侧支；并有肋间动、静脉后支的内侧支和颈桡动脉降支通过。主治惊悸，健忘，心烦，癫痫，癫狂，失眠，咳嗽，吐血；以及风湿性心脏病，冠心病，心动过速或过缓，心律不齐，心绞痛等。斜刺0.3～0.5寸。艾炷灸3～7壮；或艾条灸5～15分钟。

心腧xīnshù　经穴名。《灵枢·背腧》："心腧在五焦之间。"中医古籍多用腧之古字俞而作心俞。详"心俞"条。

心水xīnshuǐ　五脏水肿病之一。《金匮要略·水气病脉证并治》："心水者，其身重而少气，不得卧，烦而躁，其人阴肿。"多因心阳虚而水气凌心所致。《备急千金要方》用茯苓甘草汤、苓桂术甘汤等治疗。参见"水肿""十水"条。

心死脏xīnsǐzāng　心脏真气已绝的脉象。坚硬躁急，如弹丸、豆粒样的搏动，重按愈见躁急。《金匮要略·五脏风寒积聚病脉证并治》："心死脏，浮之实如丸豆，按之益躁急者，死。"

心忪xīnsōng　症名。即怔忡。《伤寒明理论》卷二："悸者，心忪是也。筑筑惕惕然动，怔怔忪忪，不能自安者是矣。"详"怔忡"条。

心损xīnsǔn　病证名。五脏虚损之一。又称损心。《难经·十四难》："二损损于血脉，血脉虚少，不能荣于五脏六腑也。"又："损其心者，调其荣卫。"虞庶注："心主血，血为忧愁思虑伤于心，因兹致损。"《杂病源流犀烛·虚损劳瘵源流》："损心伤神，血脉不荣，急调荣卫，宜八珍汤。"参见"虚损"条。

心太平轩医案xīntàipíngxuānyī'àn　医案著作。1卷。清代徐锦撰于1851年。徐氏以相似病证归类整理，分述中风、血证、喘咳等多种病证。略论病因、病理，医案多属一病一方，间有连续就诊治案。

心跳心慌xīntiàoxīnhuāng　症名。指心悸、怔忡。详"心悸""怔忡"条。

心痛xīntòng　病证名。胸脘部疼痛的统称。出《灵枢·经脉》。❶指心前区或心窝部疼痛。《诸病源候论·心痛病诸候》："心痛者，风冷邪气乘于心也，其痛发，有死者，有不死者，有久成疹（通"疢"，病也）者。心为诸藏主而藏神，其正经不可伤，伤之而痛为真心痛，朝发夕死，夕发朝死。心有支别之络脉，其为风冷所乘，不伤于正经者，亦令心痛，则乍间乍甚，故成疹不死。"《赤水玄珠·心痛门》："今之治例，皆非真心痛也，以其在心之部位而名，或心之脉络，或手心主之脉络……或食伤，或寒伤，或气逆，或痰饮，或死血，或虫，或郁火，皆致痛也。"❷指胃脘痛。《丹溪心法·心脾痛》："心痛即胃脘痛。"详胃脘痛有关条。古代文献对心痛有多种记载。如真心痛、厥心痛、九种心痛、冷心痛、热心痛、气心痛、血心痛、食心痛、饮心痛、失血心痛、蛔心痛、虫心痛、大实心痛、悸心痛等。详各条。

心痛彻背xīntòngchèbèi　症名。指心痛（心前、心窝、胃脘等部位疼痛）引及背部者。除见于心痛、胃脘痛外，尚可见于胸痹等。《金匮要略·胸痹心痛短气病脉证并治》："胸痹不得卧，心痛彻背者，栝蒌薤白半夏汤主之。""心痛彻背，背痛彻心，乌头赤石脂丸主之。"又《金匮要略五脏风寒积聚病脉证并治》："心中寒者，其人苦病心如啖蒜状，剧者心痛彻背，背痛彻心，譬如蛊注。其脉浮者，自吐乃愈。"参见"胸痹"及"心痛""胃脘痛"等条。

心痛痧xīntòngshā　病证名。痧证之一。《痧胀玉衡·心痛痧》："痧毒冲心，属之于气，则时痛时止，痰涎壅盛，昏迷烦闷，此其候也。治宜刺手臂，服顺气之剂为主。痧毒攻心，属之于血，则大痛不已，昏沉不醒，此其候也。治宜刺腿湾，服活血之剂为主，迟则难救。"宜乌药顺气汤冷饮。参见"痧"条。

心为噫xīnwéi'ài　五脏气逆证中，心气上逆的症状，出《素问·宣明五气》。噫，即嗳气。心气上逆之所以出现噫气症状，《类经》十五卷认为："盖由火土之郁，而气有不得伸舒，故为此证。"《黄帝内经素问集注》则认为："因胃气上逆于心，故为噫。"临床多见于心阳虚衰而心血瘀阻，母病及子，脾胃失运，故胃气上逆而噫气。

心为汗xīnwéihàn　出《素问·宣明五气》。心主血，汗为血之液，夺血者无汗，夺汗者无血。故五脏主五液中，心为汗。参见"心主汗"条。

心痿xīnwěi　病证名。即脉痿。《医宗必读·痿》："心痿者，脉痿也。"详"脉痿"条。

心胃火燔xīnwèihuǒfán　❶心营热盛，心神不宁，胃火烁津，津伤液燥的病理变化。❷证候名。心营热盛，又兼胃火铄津所致。症见高热，烦渴，心神不安，舌绛而中心干燥等。《温热论》："再舌绛而中心干者，乃心胃火燔，劫铄津液。"治宜清气凉营。

心恶热xīnwùrè　恶，畏恶。《素问·宣明五气》："五脏所恶：心恶热。"马莳注："心本属火，火之性热，而受热则病，故恶热。"心为火脏，热极则心火炽盛；心主血脉，热甚火炽则津血耗伤或迫血妄行；心主神明，热盛则神明昏乱，而见谵妄躁狂等。

心系xīnxì　❶心与小肠、脉、面、舌等构成的由心联络的系统。❷心脏与躯体或其他脏器相连接的组织结构。《灵枢·经脉》："心手少阴之脉，起于心中，出属心系。"《类经》："（心）其系有五，上系连肺，肺下系心，心下三系，连脾、肝、肾。"《十四经发挥》："五脏系皆通于心，而心通五脏系也。"清代赵术堂《医学指归》："心系有二。其一上通于肺，其一由肺叶而下，曲折向后，并脊里，细络相连，与肾相通。"

心下xīnxià　心的下方，通常专指胃脘部。《素问·五常政大论》："心下否痛。"

心下急xīnxiàjí　症名。指心窝部有迫急不舒感。《伤寒论·辨太阳病脉证并治》："太阳病，过经十余日，反二三下之，后四五日，柴胡证仍在者，先与小柴胡汤；呕不止，心下急，郁郁微烦者，为未解也，与大柴胡汤下之则愈。"

心下悸xīnxiàjì　症名。❶自觉近膻中处悸动不适。见《伤寒论·辨太阳病脉证并治》。《伤寒溯源集》卷一："所谓心下悸也，盖心之下，胃脘之上，鸠尾之间，气海之中，《灵枢》谓膻中为气之海也。"多因阳气虚，水饮内停上凌于心所致。治宜温阳利水，用真武汤、桂枝甘草汤、茯苓甘草汤等方。❷亦指心悸。《张氏医通》卷六："悸即怔忡之谓。心下惕惕然跳，筑筑然动，怔怔忡忡，本无所惊，自心动而不宁，即所谓悸也……心下悸有气虚血虚、属饮属火之殊。"参见"心悸""怔忡"条。

心下坚筑xīnxiàjiānzhù　症名。指脘部痞闷而悸动有力。多因水气凌心所致。《金匮要略·痰饮咳嗽病脉证并治》："水在心，心下坚筑，短气，恶水不欲饮。"参见"心痛"条。

心下满xīnxiàmǎn　病证名。见《伤寒论·太阳病脉证并治》。指胃脘部痞闷胀满的病证。《伤寒全生集》："凡心下满，以手按之则散而软者，此虚气也。如不发热者，以木香和中汤主之；若发热者，以小柴胡加枳实、姜炒黄连、去黄芩治之；若按之汩汩有声而软者，此停水也，用小半夏汤合减桂五苓散主之；若按之硬痛者，有宿食也，轻则消导，重则用承气下之。"

心下否痛xīnxiàpǐtòng　症名。出《素问·五常政大论》。心下，通常是指膈上部位；否，与痞同义，有闷满堵滞的意思。《诸病源候论》卷二十："诸否者，营卫不和，阴阳隔绝，脏腑否塞而不宣通，故谓之否。"心下否痛，指膈上有痞塞胀满疼痛的症状。伤寒误下，痰凝气滞，湿阻食积及气虚不运等皆可导致。参见"心下痞""胃脘痛"等条。

心下痞xīnxiàpǐ　病证名。见《伤寒论·辨太阳病脉证并治》。指胃脘满闷，按之柔软不痛者。多因伤寒表邪未解，误用下法，或内伤元气不足，痰湿、郁热蕴结所致。《注解伤寒论》卷四：“无热恶寒者，发于阴也，而反下之，表中之阴入里，结于心下为痞。”若误下后，心下痞，气逆呕吐者，宜用半夏泻心汤；又见胃中虚弱者，宜用甘草泻心汤；若误下后，心下痞，阳气不足者，宜用附子泻心汤。《丹溪心法·痞》：“如禀受充实，面苍骨露，气实之人而心下痞者，宜枳实、黄连、青皮、陈皮、枳壳；如禀受素弱，转运不调，饮食不化而心下痞者，宜白术、山楂、曲蘖、陈皮；如肥人心下痞者，乃是湿痰，宜苍术、半夏、砂仁、茯苓、滑石；如瘦人心下痞者，乃是郁热在中焦，宜枳实、黄连、葛根、升麻；如食后感寒，饮食不化，心下痞，宜藿香、草豆蔻、吴茱萸、砂仁。”《寿世保元·痞满》：“内伤元气脾胃而作心下痞者，宜大补元气也，服加减补中益气汤。如脉缓有痰而痞，加半夏、黄连；脉弦，四肢满闭，便难而心下痞，加黄连、柴胡、甘草；大便闭燥，黄连、桃仁，少加大黄、归身；心下痞，腌闷，加白芍、黄连；心下痞，腹胀，加白芍、砂仁、五味子……一切心下痞，及年久不愈者，宜用大消痞丸。”参见“痞”“心下痞满”等条。

心下痞满xīnxiàpǐmǎn　症名。见《脾胃论》卷下。指胸脘部痞塞胀满。多因气滞郁结所致。《古今医鉴·痞满》：“因忧郁气结于中脘，腹中微痛，心下痞满，不思饮食。”治用木香化滞汤、散滞气汤等。若心下痞满，壅滞不散，喘促不安，可用黄连消痞丸等方。参见“痞”“心下痞”等条。

心下痞痛xīnxiàpǐtòng　症名。见《内经吴注》卷二十。同心下否痛，详该条。

心下痞硬xīnxiàpǐyìng　症名。一名心下痞。见《伤寒论·辨太阳病脉证并治》。指胃脘部有堵塞满闷不适感而按之硬满者。多因胃气虚弱，邪气逆结所致。治当扶胃攻邪。因协热利不止，心下痞，表里不解者，桂枝人参汤；汗出胃虚，客气上逆，心下痞，干呕食臭，胁下有水气，腹中雷鸣下利者，生姜泻心汤；下后胃虚，客气上逆，下利日数十行，谷不化，腹中雷鸣，心下痞，干呕心烦者，甘草泻心汤；心下痞，噫气不除者，旋复代赭汤；痞不解，燥渴，小便不利者，五苓散；心中痞，吐呕下利者，大柴胡汤（见《伤寒补天石·结胸痞气第五》）。参见“痞”“心下痞”等条。

心下痛xīnxiàtòng　症名。心下即胃脘部，因胃脘位于心窝下，故名。《伤寒论·辨太阳病脉证并治》：“伤寒六七日，结胸热实，脉沉而紧，心下痛，按之石者，大陷胸汤主之。”参见“结胸”“心痛”“胃脘痛”条。

心下支结xīnxiàzhījié　症名。指膈上自觉有物梗阻而烦闷不舒。可见于外感和杂病的多种疾病。《伤寒论·辨太阳病脉证并治》：“伤寒六七日，发热，微恶寒，支节烦疼，微呕，心下支结，外证未去者，柴胡桂枝汤主之。”《伤寒论今释》卷四：“其满甚微，按之不痛者，此为支结。支结乃烦闷之意耳……心下支结，即胸胁苦满，心下痞之轻者。”

心痫xīnxián　病证名。出《备急千金要方》卷五。可表现为多种症状。《医学入门·痫》：“心痫，面赤，口张，摇头，马嘶。”《景岳全书》卷四十一：“面赤目瞪，吐舌啮唇，心烦气短，其声如羊者曰心痫。”《医林绳墨》卷六以痫证因惊而发，心烦闷乱，躁扰不宁，舌多吐出，涎沫满口，来时速而去亦速者为心痫。参见“痫”“五脏痫”条。

心小肠俱实xīnxiǎochángjùshí　病证名。指心与小肠两经实证。《备急千金要方》卷十三：“左手寸口人迎以前脉阴阳俱实者，手少阴与巨阳经俱实也。病苦头痛身热，大便难，心腹烦满不得卧，以胃气不转水谷实也，名曰心小肠俱实。”临床除上述见证外，尚可见口舌生疮、小便赤涩。治宜通腑泄热，或兼导赤清心。

心小肠俱虚xīnxiǎochángjùxū　病证名。指心与小肠两经俱虚。《备急千金要方》：“左手寸口人迎以前脉阴阳俱虚者，手少阴与巨阳经俱虚也。病苦洞泄，苦寒少气，四肢厥，肠澼，名曰心小肠俱虚也。”心虚则少气畏寒而肢厥，小肠虚则分清别浊功能失常而洞泄肠澼。治以补中益气为主。

心邪xīnxié　五脏病邪之一。《灵枢·五邪》：“邪在心，则病心痛，喜悲，时眩仆。”《难经·十难》：“心脉大甚者，心邪自干心也。”

心虚xīnxū　病证名。出《素问·脏气法时论》。泛指心之阴、阳、气、血不足的各种病证。一般症状为心悸，心痛，怔忡，气短，健忘，易惊，心中闷闷不乐，睡卧不安，面色不华，自汗，盗汗，肢麻，舌淡胖嫩，或嫩红，脉虚或促或结或代。参见“心气虚”“心血虚”“心阳虚”“心阴虚”各条。

心虚胆怯xīnxūdǎnqiè　❶心气虚与胆虚气怯同时并存，心动失常，心神不宁，胆怯易惊的病理变化。❷证候名。指心中空虚，容易恐惧的一种证候。多因心血或心气不足，胆气怯弱所致。与精神因素也有一定关系。可见于某些虚弱病证、贫血、神经官能症等。治宜养心安神或温胆安神。

心虚寒证xīnxūhánzhèng　证候名。指心气不足、心阳虚衰所出现的证名。《备急千金要方》卷十三：“病苦悸恐不乐，心腹痛，难以言，心如寒，恍惚，名曰心虚寒也。”可伴见喜悲易愁，冷汗出等症。治宜补益气血，养心安神。选用茯苓补心汤、远志饮子等方。

心虚经闭xīnxūjīngbì　病证名。《叶氏女科证治》：“妇人以血为主，血旺则经调，故治妇女之病，当以经血为先。而血之所主在心，盖心主血，肝藏血，脾统血，是心为气血为主，而脾为气血之本也。若忧虑伤心，心气虚耗，不能生血，脾乃心之子，脾失所养，则不嗜饮食，绝生化之源矣。且心虚无以制肺，金来克木，而肝脏亏损，则血不藏，以致经血干枯，不营经络，斯有血枯经闭之证。宜服补心汤（熟地、当归、川芎、茯苓、陈皮、半夏、桔梗、枳壳、前胡、甘草、干葛、苏叶、木香、人参、生姜，大枣引）。”

心虚热证xīnxūrèzhèng　证候名。❶指心经虚热的病证。《圣济总录》卷四十三：“治心虚热，多汗，熟干地黄汤方。”又：“心藏虚热，惊悸心松，虚乏气短，睡卧不安，茯神丸方。”❷劳热之一。《杂病源流犀烛·虚损痨瘵源流》：“心热，微按之皮毛之下，肌肉之上乃得，心主血脉也，日中尤甚。必兼烦心掌热而呕，善笑，善忘，善惊，不寐，筑筑然动，舌破，消渴，口苦，心胸间汗。”治宜养心清热为主。选用大五补丸、清心莲子饮等方。参见“劳热”条。

心虚证xīnxūzhèng　证候名。指心气、心血不足所出现的证候。《脉经》卷二：“心虚……病苦悸恐不乐，心腹痛难以言，心如寒状，恍惚。”《圣济总录》卷四十三：“心虚之状，气血衰少，面黄烦热，多恐悸不乐，心腹痛难以言，时出清涎，心膈胀满，善忘多惊，梦寝不宁，精神恍惚，皆手少阴经虚寒所致。”《本草经疏》：“心虚八证：惊邪，属心气虚；癫痫，属心气虚有热；不得眠，属心血虚有热；心烦，属心家有热；怔忡，属心血不足；心澹澹动，盗汗，属心血虚；汗者，心之液也；伏梁，属心经气血虚，以致邪留不去。”方用人参汤、丹砂茯神丸、山萸丸等。参见“心病”“心虚寒证”等条。

心虚自汗xīnxūzìhàn 病证名。见《证治汇补·汗病章》。多由心之气血不足，心液外泄所致。症见自汗，怔忡恍惚等。治宜补心养血为主。选用天王补心丹、当归补血汤、归脾汤等方。参见“自汗”条。

心悬痛xīnxuántòng 症名。指心痛而兼悬荡感觉者。多因水饮或寒邪内留，气机上逆所致。《金匮要略·胸痹心痛短气病脉证并治》：“心中痞，诸逆，心悬痛，桂枝生姜枳实汤主之。”《金匮要略心典》：“诸逆，该痰饮、客气而言。心悬痛，谓如悬物动摇而痛，逆气使然也。桂枝、枳实、生姜，辛以散逆，苦以泄痞，温以祛寒也。”亦可由邪迫阳气，不得宣畅，壅瘀生热引起。《诸病源候论·心悬急懊痛候》：“其痛悬急懊者，是邪迫于阳，气不得宣畅，壅瘀生热，故心如悬而急，烦懊痛也。”参见“心痛”条。

心血xīnxuè 即心脏所主的血。心血不仅能营养人体周身各部分组织，同时也能滋养心脏本身，是神志活动的物质基础之一。心血旺则血脉充盈，面色红润，精神饱满；心血虚则心悸健忘，惊惕不安，失眠多梦，面色无华。

心血不足xīnxuèbùzú 即心血虚。详该条。

心血虚xīnxuèxū ❶血液亏虚，血不养心，心神失养，血脉空虚的病理变化。❷证候名。多由失血，过度劳神，或血的生化之源不足所致。症见心悸，心烦，易惊，失眠，健忘，眩晕，面色苍白，唇舌色淡，脉细弱等，治宜补血安神。血为阴，故亦作心阴虚。详该条。

心血虚不得卧xīnxuèxūbùdéwò 病证名。内伤不得卧证之一种。指用心过度，心血耗损所致的不寐症。《症因脉治》卷三：“心血虚不得卧之症，心烦躁乱，夜卧惊起，口燥舌干，五心烦热。此心血不足，心火太旺之证也。”治宜壮水之主，以制阳光。用归芍天地煎、黄连安神丸。虚人，天王补心丹。”参见“不寐”条。本证可见于神经衰弱、心脏神经官能症等疾患。

心血瘀阻xīnxuèyūzǔ ❶由于心气虚或心阳不足，血行不畅，瘀血阻滞心脉的病理变化。❷证候名。心血凝滞，脉道瘀塞的证候。多由心气虚或心阳虚，血运无力所致。亦可因情绪激动，或劳累受寒，痰浊凝聚等而诱发。症见心悸，心前区刺痛或闷痛，并常牵引至臂内侧，尤以左臂为多见。病轻者痛势不剧，时作时止，重者并有面、唇、指甲青紫，四肢逆冷。舌质黯红，或见紫色斑点，脉微细或涩。治疗上，急则救阳、通脉，缓则活血化瘀，兼以补气、通阳等。

心演xīnyǎn 推拿穴位名。出陈氏《小儿按摩经》。位于两乳之间的心窝部，用治惊风。《针灸大成》卷十：“慢惊……两太阳、心演用潮粉、热油拭之。”

心阳xīnyáng 指心的阳气，与心阴相对而言。心阴、心阳互相依附为用。心阳是心气的体现，有温通血脉，促进血行的功用。心气虚则气短，脉弱，心悸，自汗，精神委靡。心气大虚则伤及心阳，出现寒象，甚则大汗淋漓，四肢厥冷，脉微欲绝等证候。

心阳暴脱xīnyángbàotuō ❶阳气突然衰败而欲脱，导致心神失守，血行异常，且伴亡阳的病理变化。❷证候名。见《中医临床诊疗术语·证候部分》。心阳衰败而欲脱，以突然冷汗淋漓，四肢厥冷，呼吸微弱，心悸怔忡，神志模糊、昏迷，面色苍白，脉微欲绝等为常见症的证候。即心厥，详该条。

心阳不振xīnyángbùzhèn 同心阳虚。详该条。

心阳不足xīnyángbùzú 即心阳虚。详该条。

心阳盛xīnyángshèng 同心气盛。详该条。或以阳热程度较重者称心阳盛，可见烦躁发狂等症。

心阳虚xīnyángxū ❶心的阳气不足，虚寒内生，温煦失职，心神失养，血行迟滞的病理变化。❷证候名。心阳虚衰，温运失职，以心悸怔忡，心胸憋闷而喘，畏冷肢凉，面色㿠白，或下肢浮肿，唇舌色暗，苔白滑，脉弱或结代等为常见症的证候。治宜益气温阳，用养心汤加减。严重者出现心阳虚脱时，可兼见大汗淋漓，四肢厥冷，口唇青紫，呼吸微弱，甚则神昏，脉微细欲绝。治宜回阳救急，用大剂参附汤或人参四逆汤灌服。参见“心气虚”条。

心移热小肠证xīnyírèxiǎochángzhèng 证候名。心与小肠相表里，心有热可传于小肠而俱热。症见心烦，口舌生疮，口渴，小便黄短，或小便淋沥刺痛，甚或尿血。舌尖红，苔黄或白而干，脉数。治宜导赤清心。

心遗xīnyí 病证名。指心病而致遗精的病证。《医宗必读》卷九：“心病而遗者，必血脉空虚，本纵不收。”因心病而遗精，多阴虚火旺，阳事易举。治宜养阴清心。可用天王补心丹等方。参见“遗精”“五脏遗精”条。

心阴xīnyīn 指心的阴液，与心阳相对而言。具有抑制、宁静、内守、滋养、濡润的作用。其生理、病理和心血密切相关，心阴充沛则心阳和煦，心血亦充足；心阴亏虚则心阳独亢，心血亦衰少不荣。心阴亦与肺阴、肾阴等的消长盈亏有关，如阴虚内热的病证，往往同时表现心、肺、肾等三脏阴液的亏乏证候。

心阴不足xīnyīnbùzú 即心阴虚。详该条。

心阴虚xīnyīnxū ❶阴液亏虚，心阴耗伤，心神失养，虚热内生或阴虚火旺的病理变化。❷证候名。心阴亏损，心脏、心神失养，以心悸心烦，失眠多梦，头晕健忘，潮热，盗汗，舌红少苔，脉细数等为常见症的证候。治宜养心安神。

心印绀珠经xīnyìngànzhūjīng 综合性医书。2卷。元代李汤卿撰。全书依次为原道统、推运气、明形气、评脉法、察病机、理伤寒、演治法、辨药性、十八剂共九部分。论述简要，颇能融会诸家学说。李氏将方剂的类别分为轻、淡、清、解、缓、火、暑、湿、寒、燥（一名“涩”）、甘、平、温、和、调、补、荣、夺十八剂，各列其代表性处方。现有明代刻本。

心营过耗xīnyíngguòhào ❶温热病邪入里，伤及心营，灼伤津液的病理变化。❷证候名。指心阴耗损太过。热性病久热伤阴，或虚损病阴虚火旺，均能大量消耗血液中营养物质。主要症状有消瘦、夜热、心烦、易汗、舌绛、脉细数等。治宜养阴清热。

心痈xīnyōng 病名。指位于巨阙穴处的痈。巨阙穴为心之募穴，故名。《圣济总录》卷一百二十八：“巨阙隐隐而痛者，心疽也。心上肉微起者，心痈也。”由心火炽盛，兼平素过度饮酒或贪食辛热，积热化火而成。症见寒热身疼，头面色赤，口渴引饮。宜服凉血饮，酒毒为病者，可服升麻葛根汤。

心与小肠病辨证xīnyǔxiǎochángbìngbiànzhèng 脏腑辨证的

分类方法。心与小肠相表里，在功能上相互协调、配合，病理上相互影响。心与小肠病辨证是指在脏腑联系理论指导下，辨析心脏、小肠腑病变的证名性质及相互关系的辨证方法体系。参见“心小肠俱实”“心小肠俱虚”各条。

心郁xīnyù 症名。五脏郁证之一种。《赤水玄珠》卷十一：“心郁者，神气昏昧，心胸微闷，主事健忘。治宜肉桂、黄连、石菖蒲。”参见“五脏郁证”条。

心脏中风xīnzàngzhòngfēng 病证名。亦称心中风。泛指风邪中于心而发生的证候。《太平圣惠方·治心脏中风诸方》：“夫体虚之人，腠理疏泄，风邪外伤，搏于血脉。入于手少阴之经，则心神颠倒，言语謇涩，舌强口干，面赤头痛，翕翕发热，胸背拘急，手心热盛，但多偃卧，不得倾侧，忪悸汗出，恍惚不安，此皆风邪伤于心经，致有斯候，故曰心中风也。”参见“心中风”条。

心躁夜啼xīnzàoyètí 病证名。出《三因极一病证方论》。即热夜啼。详该条。

心斋xīnzhāi 明代医生、僧人。金溪（今属江西）人，驻龙兴寺。精外科，宿瘤如杯或毒痈满背者，多能疗治。门人周、李二僧皆得其传，有医名。

心胀xīnzhàng 病证名。胀病之一。《灵枢·胀论》：“心胀者，烦心，短气，卧不安。”《医醇賸义·胀》：“心本纯阳，寒邪来犯，阴阳相战，故烦满短气而卧不安也，治之之法，但须发其神明，推荡邪气，使浮云不能蔽日，自然离照当空，太阳之火不烦补助也，离照汤主之。”参见“胀病”条。

心蒸xīnzhēng 病证名。二十三蒸之一。见《诸病源候论·虚劳骨蒸候》。详“二十三蒸”条。

心之官xīnzhīguān ❶指舌。《灵枢·五阅五使》：“舌者，心之官也。”谓心的生理、病理情况可以从舌的变化反映出来。❷指心的功能。《孟子》：“心之官则思。”

心志喜xīnzhìxǐ 喜为心之志。在正常情况下，喜则心气舒畅，血气通利，营卫调和。若暴喜过度，则血气涣散，不能上奉心神，而见神不守舍，精神恍惚，或喜笑不休等症状。《素问·阴阳应象大论》：“心……在志为喜。”

心中懊侬xīnzhōng'àonáo 症名。简称懊侬。又名心中懊恼。指心胸烦热，闷乱不宁之状。多由外感热病误治，邪热留于胸膈，扰及胃腑；或因湿热内蕴所致。《伤寒论·辨太阳病脉证并治》：“发汗吐下后，虚烦不得眠，若剧者，必反复颠倒，心中懊侬，栀子豉汤主之。”若太阳表证未解，下后成结胸者，用大陷胸汤。或阳明病下之，心中懊侬而烦，胃中有燥屎者，可攻，宜大承气汤。又《金匮要略·黄疸病脉证并治》：“酒黄疸，心中懊侬，或热痛，栀子大黄汤主之。”《伤寒绪论·懊侬》：“温热病懊侬，为热毒蕴于膈上，凉膈、解毒选用。”

心中懊恼xīnzhōng'àonǎo 症名。即心中懊侬。《医经小学》：“心中懊恼，反复颠倒不安，心乱如有所失也。”详“心中懊侬”条。

心中憺憺大动xīnzhōngdàndàndàdòng 证名。出《灵枢·经脉》。憺，通惮，震动之意。指心剧跳不安之状，属心悸之重症。详“怔忡”条。

心中风xīnzhōngfēng 古病名。又名心脏中风。指风邪入中于心经而致的病证。主症为发热，不能起，或但偃卧不可倾侧等。《金匮要略·五脏风寒积聚病脉证并治》：“心中风者，翕翕发热，不能起，心中饥，食即呕吐。”《诸病源候论·风病诸候》：“心中风，但得偃卧，不得倾侧，汗出……”参见“心脏中风”条。

心中结痛xīnzhōngjiétòng 症名。指患者自觉左前胸（心前区），或略靠剑突下的位置有阻滞疼痛的症状，可伴有憋气、气短或自汗出，运动或情绪激动时尤甚等表现，多见于胸痹病，为气滞或痰、瘀痹阻心脉所致。参见“心痛”条。

心中寒证xīnzhònghánzhèng 病证名。指心受寒邪所致的病证。《金匮要略·五脏风寒积聚病脉证并治》：“心中寒者，其人苦病心如噉蒜状，剧者心痛彻背，背痛彻心，譬如蛊注。”《三因极一病证方论·五脏中寒证》：“心中寒之状……恶寒，四肢厥，自吐，少间，顷时复发，休作不已，昏塞不知人。”治宜散寒通阳为主。《圣济总录》治心中寒，心背彻痛，用茱萸丸、吴茱萸汤。《证治准绳·杂病》：“心中寒者……治当审微甚。甚则以姜附汤为主，微则不换金正气散加附子、附子五积散。”

心主xīnzhǔ ❶指手厥阴心包经。《灵枢·经脉》：“肺手太阴之脉……行少阴、心主之前……”❷推拿穴位名。见《幼科铁镜》。即心经。详该条。

心主汗xīnzhǔhàn 汗为五液之一，属心。《灵枢·九针论》：“心主汗……此五液所出也。”汗与血是同源异流。临床上许多汗证与心有关，如心阴虚，心火内扰，出现盗汗；心阳虚，卫阳不固，出现自汗；心气热也可见汗出；发汗太过，可伤心阴亦可伤心阳；心气垂竭时，每见汗出如油等。故有“汗为心之液”，“夺血者无汗，夺汗者无血”的理论。

心主舌xīnzhǔshé 出《素问·阴阳应象大论》。舌能辨五味，又是发音的重要器官，它的功能与心有密切关系。《灵枢·脉度》：“心气通于舌，心和则舌能知五味矣。”临床上，心神健旺则舌动灵活，语言畅利；心神不清则舌謇舌颤，语言障碍；心血足则舌色红活；心血虚则舌色黯淡。心的虚实和病变，常可从舌质上反映出来，故有“舌为心之苗”的说法。

心主神明xīnzhǔshénmíng 神明，指精神、意识、思维等高级中枢神经活动，是由心所主持的，这是心的重要功能之一。《素问·灵兰秘典论》：“心者，君主之官也，神明出焉。”因此，心对其他脏腑的功能活动，也起着主导作用。《灵枢·邪客》：“心者，五脏六腑之大主也，精神之所舍也。”心主神明的功能正常，则精神健旺，神志清楚；反之，则可致精神神志异常，出现惊悸、健忘、失眠、癫狂等症，也可引起其他脏腑的功能紊乱。

心主手厥阴经病证xīnzhǔshǒujuéyīnjīngbìngzhèng 病证名。指手厥阴心包经经气异常而致的病证。《灵枢·经脉》：“心主手厥阴心包络之脉……是动则病手心热，臂肘挛急，腋肿，甚则胸胁支满，心中憺憺大动，面赤，目黄，喜笑不休。是主脉所生病者，烦心，心痛，掌中热。为此诸病，盛则泻之，虚则补之，热则疾之，寒则留之，陷下则灸之，不盛不虚，以经取之。”参见“手少阴心经”条。

心主手厥阴心包络之脉xīnzhǔshǒujuéyīnxīnbāoluòzhīmài 出《灵枢·经脉》。即手厥阴心包络经。详该条。

心主血xīnzhǔxuè 又称“心主血脉”。详该条。

心主血脉xīnzhǔxuèmài 血脉指血液和脉管以及血液在脉管中的运行。这一系统的生理功能，由心脏主持，是血液循环的原动力。心脏气血的虚实和病变，可影响血脉的运行；血液的盈亏，也直接影响着心脏的功能。《素问·五藏生成》：“诸血者，皆属于心。”《素问·痿论》：“心主身之血脉。”

心主言xīnzhǔyán　言语是表达思维意识的一种重要形式，受心神的主宰和控制。当心或心的外卫——心包络受热邪或其他病因刺激时，可出现谵语、狂言、言语謇涩、失语等症状。《难经·三十四难》："心色赤……其声言。"

心主之阴xīnzhǔzhīyīn　出《素问·皮部论》。指手厥阴经之阴络。张景岳注："心主之阴，手厥阴之阴也。"

心浊xīnzhuó　病证名。溺浊证之一种。见《世医得效方·大方脉科》。多由思虑太过，伤及心神所致。症见小便浑浊，或赤或白，精神恍惚，恐怖，健忘，心悸怔忡，心烦少寐，梦遗等。治宜养心安神。用瑞莲丸、加味清心饮、宁志膏、妙香散等方。心虚有热者，宜清心莲子饮。参见"便浊"条。

辛xīn　五味之一。辛为金味，入通于肺，故为肺所主之味。《素问·宣明五气》："辛入肺。"辛味药物多入肺经，有宣肃肺气的作用，如麻黄、苏子之类。但有的辛味药亦有润燥作用，如知母、紫菀、百部等，故《内经》有"肾苦燥，急食辛以润之"之说。

辛頞xīn'è　症名。《素问·气厥论》："胆移热于脑，则辛頞鼻渊。"指鼻之部内有辛酸感。本症常见于鼻渊。参见"鼻酸"条。

辛甘发散为阳xīngānfāsànwéiyáng　出《素问·至真要大论》。辛味甘味的药物能发散，其药性属阳。如桂枝、防风的性味辛甘，能发散解肌。

辛甘化阳xīngānhuàyáng　治法之一。辛味与甘味药同用以扶助阳气的治法。《素问·阴阳应象大论》："气味辛甘发散为阳。"辛味、甘味药合用有益阳作用。如伤寒过汗引起心阳不足，病人叉手自冒心，心下悸，欲得按者，用桂枝甘草汤（《伤寒论·辨太阳病脉证并治》）。

辛寒生津xīnhánshēngjīn　清法之一。用辛凉药清胃热，生津液的治法。例如胃阴先虚，胃火炽盛，症见口舌生疮，口中有秽气，口干口渴，干呕，舌苔黄燥，脉大而虚等，用加减玉女煎。

辛开苦降xīnkāikǔjiàng　即辛开苦泄。详该条。

辛开苦泄xīnkāikǔxiè　汗法之一。又称辛开苦降，简称开泄。❶用辛味药发散表邪，用苦味药清泄里热。如症见发热、微恶风寒、头痛、少汗、口渴、咽痛，舌苔黄白，脉浮数等，可用桑菊饮加黄芩、大青叶等，以辛凉透解，兼清泄里热。❷因痰湿热阻滞而出现痞闷胀满，苔黄白腻等，用小陷胸汤加枳实生姜之属，以行气散结，兼苦寒泄热。

辛苦喉风xīnkǔhóufēng　病证名。即劳碌喉风。详该条。

辛凉解表xīnliángjiěbiǎo　指用性味辛凉，具有疏风解热作用的药物，治疗风热表证或温病初起的治法。适用于恶寒轻而发热较重，有汗的风热表证。麻疹初期疹未透出时亦可应用。常用药物有薄荷、荆芥、淡豆豉、桑叶、金银花、连翘、升麻、葛根等。代表方有桑菊饮、银翘散、升麻葛根汤等。

辛凉清解饮xīnliángqīngjiěyǐn　《秋温证治要略》方。连翘、金银花各二钱，杏仁、牛蒡子各三钱，薄荷、淡豆豉、蝉蜕各一钱五分，桔梗六分，淡竹叶十片。水煎服。功能辛凉清解，宣肺利咽。治太阴秋温，洒洒恶寒，蒸蒸发热，咽或痛或不痛，舌白腻，边尖红。如胸闷者，加瓜蒌皮、郁金各一钱五分；喉痛，加玄参三钱、马勃一钱；鼻衄，加鲜茅根十支、焦栀子三钱。

辛凉清气xīnliángqīngqì　是用辛凉（寒）的方剂清解气分热邪的治法。如患者有高热、不恶寒、反恶热，口渴、大汗出、面目赤色、呼吸气粗、语声重浊、小便短赤，舌苔黄、脉洪大等，用白虎汤，即属此法。

辛凉双解散xīnliángshuāngjiěsǎn　《秋温证治要略》方。鲜生地黄三钱（入豆豉一钱半，捣），连翘、焦栀子各三钱，栝蒌皮、桑叶各一钱五分，鲜芦笋一两，郁金二钱，鲜竹叶十片。水煎服。功能辛凉解表，清热养阴。治太阴秋温，服辛凉清解饮后，外邪已减，伏热外达，但热不寒，咳呛痰涎稠腻，喉部微痛，目赤多眵，舌绛无垢，烦渴胸闷，寐则自语，醒则神清。如鼻衄，加鲜茅根十支；热毒重者，加鲜大青叶三钱、人中黄一钱五分或金汁一两。

辛温解表xīnwēnjiěbiǎo　指用辛温发散药物治疗风寒表证的治法。适用于恶寒重而发热较轻，全身酸痛，无汗的风寒表证。上半身浮肿较重的早期水肿证，兼有发热恶风的风湿骨痛及外感风寒诱发的哮喘证等均可酌情应用。常用药物有麻黄、桂枝、苏叶、藿香、防风、荆芥等。代表方有麻黄汤、桂枝汤、香苏散等。

辛温开窍xīnwēnkāiqiào　治法。又名温开。用辛温香窜之品温阳祛寒开窍以治疗寒厥或寒凝窍闭之候的治法。适用于神志昏迷，牙关紧闭，两手握固，呼吸气粗，面青身冷等。常用药有苏合香、麝香、安息香、丁香、石菖蒲等。代表方剂如苏合香丸。参见"逐寒开窍"条。

辛乌散xīnwūsǎn　《重楼玉钥》卷上方。又名角药。赤芍梢、草乌、紫荆皮各一两，桔梗、荆芥穗、甘草、连翘、细辛、皂角、生地黄各五钱，赤小豆六钱，柴胡三钱。为细末，以冷水调噙口内；外敷或与荆芥煎水洗患处。治喉风，颈项及口外红肿。如痰涎极盛，加摩风膏浓汁四至五匙。

辛夷xīnyí　中药材。出《神农本草经》。又名迎春、木笔花、姜朴花。为木兰科植物望春花 *Magnolia biondii* Pamp. 玉兰 *Magnolia denudata* Desr. 或武当玉兰 *Magnolia sprengeri* Pamp. 等的干燥花蕾。主产于湖南、江西、安徽、浙江等地。辛，温。归肺、胃经。散风寒，通鼻窍。治鼻渊，鼻鼽，风寒感冒之头痛、鼻塞、流涕。包煎 3～10g，外用适量，研末嗃鼻，或以其蒸馏水滴鼻。玉兰花蕾含挥发油，中含柠檬醛、丁香油酚，1,8 桉叶素、茴香醚等。辛夷花中含挥发油，主为丁香油酚、黄樟醚、柠檬醛、茴香醚、黄酮苷，花色苷。挥发油有收缩鼻黏膜血管、健胃作用，煎剂给麻醉兔、猫、狗静脉注射，有降压作用，但挥发油无降压作用；对动物在体、离体子宫呈兴奋作用；体外对真菌、细菌、昆虫有抑制作用。

辛夷鼻炎丸xīnyíbíyánwán　中成药。见《中华人民共和国药典（一部）》（2020）。辛夷 42g，薄荷 433g，紫苏叶 317g，甘草 215g，广藿香 433g，苍耳子 1111g，鹅不食草 209g，板蓝根 650g，山白芷 433g，防风 313g，鱼腥草 150g，菊花 433g，三叉苦 433g。以上十三味，按丸剂工艺制成，每 10 丸重 0.75g。口服。一次 3g，一日 3 次。祛风宣窍，清热解毒。用于风热上攻、热毒蕴肺所致的鼻塞、鼻流清涕或浊涕、发热，头痛；慢性鼻炎、过敏性鼻炎、神经性头痛见上述证候者。

辛夷荆芥散xīnyíjīngjièsǎn　《杂病源流犀烛·面部门》卷二十三方。辛夷一钱，荆芥、黄芩、天南星、半夏曲、神曲、白芷、苍术各八分。为粗末，水煎服。功能疏风清热，燥湿化痰。治风热郁滞，肺气不清，鼻生肉，及鼻流浊涕，或稠涕若脓血，腥臭难闻，或流黄水，长湿无干，久必头眩者。

辛夷清肺饮xīnyíqīngfèiyǐn 《外科正宗》卷四方。辛夷六分，生甘草五分，煅石膏、知母、生栀子（研）、黄芩、百合、麦冬各一钱，枇杷叶（去毛，蜜炙）三片，升麻三分（或加羌活、防风、连翘、薄荷）。水煎服。功能清肺热。治由肺经风湿、热郁凝滞而致的鼻痔，形如石榴子大，甚则下垂，色紫质硬，填塞鼻孔，影响呼吸。

辛夷散xīnyísǎn 《济生方》卷五方。辛夷、细辛、藁本、升麻、川芎、木通、防风、羌活、炙甘草、白芷各等分。为细末，每服二钱，食后茶水调下。治肺虚又感风寒湿热之气，鼻内壅塞，涕出不止，或气息不通，或不闻香臭。

新编备急管见大全良方xīnbiānbèijíguǎnjiàndàquánliángfāng 医方著作。见“管见大全良方”条。

新编黄帝内经纲目xīnbiānhuángdìnèijīnggāngmù 医经著作。李今庸主编。作者精选《内经》中62篇学术及实践价值较大而又相重复的经文333段，归纳为人与自然、养生、阴阳五行、脏象、经络、病机、病证、诊法、论治、针灸、运气及医学教育等十二大类予以校勘和注释。既汲取历代医家研究《内经》的成果，也阐发作者的心得。对所选原文均概括内容要点并加按语作必要分析。其特点是提纲挈领，考据翔实、观点明确、阐述清晰。1988年由上海科学技术出版社出版。

新编近时十便良方xīnbiānjìnshíshíbiànliángfāng 方书。见“近时十便良方”条。

新编伤寒论xīnbiānshānghánlùn 伤寒著作。河北中医学院编，杨医亚修订。此书分总论、各论两部分。总论介绍《伤寒论》历史梗概、价值和基本内容；各论归纳阐释六经病、霍乱、差后劳复等病证治，诠释原文较为浅显、精要。编者将《伤寒论》条文均予编号，并将原著中所有类同或互有联系之条文加以归并，注意分析对比，并作必要之补充和说明。原编本1958年由河北人民出版社出版，1980年出版修订本。

新编伤寒论类方xīnbiānshānghánlùnlèifāng 伤寒著作。刘渡舟编著。作者推崇清徐大椿《伤寒论类方》，但认为该书“文简而义略”，遂予阐论补充。全书自“桂枝汤类概述”至“杂方类概述”共十八类方。各方体例分概述、方名、药物组成、煎服法、加减法、适应证、原文、方义、选注、按语、方歌、医案选录十二项，用以增强读者对《伤寒论》方证之认识和提高其应用水平。1984年由山西人民出版社出版。

新编俗解八十一难经图要xīnbiānsú jiěbāshíyīnànjīngtúyào 医经著作。见“勿听子俗解八十一难经”条。

新编医方大成xīnbiānyīfāngdàchéng 方书。见“医方大成”条。

新编针灸学xīnbiānzhēnjiǔxué 针灸著作。鲁之俊编。本书是根据作者在解放战争时期部队学习针灸的讲稿编成。书中简要介绍了针灸的理论和方法，全身主要针灸刺激点（穴位）的部位、主治及一些常见病的刺激点等，末附某部军医的治疗效果统计表。1950年由重庆人民出版社出版。

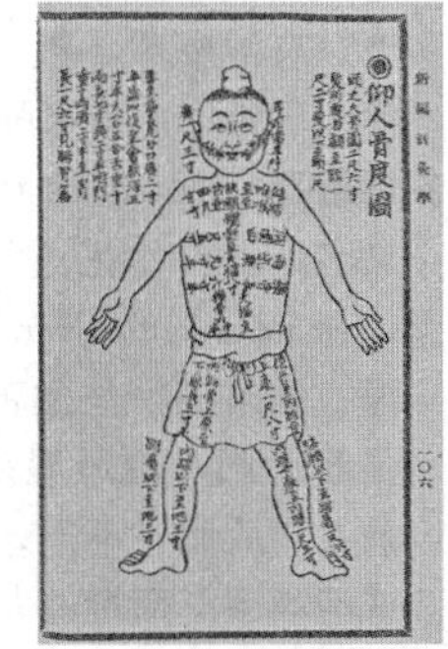

新编针灸学

新编证类图注本草xīnbiānzhènglèitúzhùběncǎo 本草著作。见“图经衍义本草”条。

新编中医学概要xīnbiānzhōngyīxuégàiyào 教科书。广州部队后勤卫生部等单位组织编写。共分三篇。上篇基本理论，论述阴阳五行、脏腑、经络、病因、四诊、辨证等；中篇治法方药，介绍治疗原则，方药基本知识，常用治法和方药；下篇疾病防治，其重点内容为疾病的辨证与治疗，采用现代医学病名，列述传染病、内儿科、外科、妇产科、五官科、皮肤科、肿瘤等80多种疾病。力求反映近年来中西医结合、中草药、新医疗法等方面的成就。1972年由人民卫生出版社出版。

新编注解药性赋xīnbiānzhùjiěyàoxìngfù 本草著作。又名《编注药性》《注解药性赋》。明代刘全备（克用）编注。书前首论用药与四时治法之关系。正文采用歌赋体，大字书写药性歌赋，小字注出该药典故，治验、性用、单方等。书末列述各脏腑用药法及补真养性内容。今存明刊本。

新产证治xīnchǎnzhèngzhì 女科著作。见“广嗣五种备要”条。

新订黄芩芍药汤xīndìnghuángqínsháo · yaotāng 《中国传染病学》方。山楂炭、当归、白芍药、炒黄连、木香、厚朴各3g，酒黄芩、酒大黄各4.5g，陈皮、泽泻各6g。水煎服。功能清湿热，行气血，除积滞。治细菌性痢疾，症见微寒壮热，心烦谵语，腹痛作胀，里急后重，滞下不爽，舌尖赤，脉弦数。如有寒热，加藿香叶、薄荷叶各6g，淡豆豉9g，葱白4.5g；热甚寒轻，加金银花、连翘各15g，薄荷4.5g；身热自汗，心烦口渴，加生石膏、金银花各15g，知母9g；小便不利，加滑石9g，木通6g；痰多脘满，加瓜蒌皮、半夏、莱菔子各9g；呕吐，加代赭石9g，吴茱萸1.5g；腹胀，加大腹皮9g；腹胀拒按，加枳实6g；肛门灼热，倍大黄；不思食，加谷芽、神曲、鸡内金各9g；下血痢，加生地榆、阿胶各9g。

新定白术汤xīndìngbáizhútāng 《医学从众录》卷六方。生白术、生杜仲各五钱至一两，附子二至三钱。水煎，空腹服。治腰痛而重。如脉沉而微，口中和者，加肉桂一钱；脉沉而数，口中热者，去附子，加黄柏一钱。

新定加味交感丸xīndìngjiāwèijiāogǎnwán 《女科要旨》卷一方。香附（去毛，水浸一昼夜，炒老黄色）半斤，制菟丝子一斤，当归（童便浸）、茯神各四两。为末，炼蜜为丸，梧桐子大，每服三钱，米汤送下，早、晚各一次。治妇人不育。

新定人参乌梅散xīndìngrénshēnwūméisǎn 《金匮翼》卷三方。人参三钱，乌梅一枚，黄芪、当归、茯苓、陈皮各一钱，鳖甲、制何首乌、白术各二钱。为末，加姜，水煎服。功能扶正截疟。治虚疟久疟，少气不食，亦治劳疟（即遇劳即发，经年不瘥）。

新定所以载丸xīndìngsuǒyǐzǎiwán 《女科要旨》卷二方。白术（去皮，放糯米上蒸，后晒干为末）一斤，人参、杜仲（炒，去丝）各八两，桑寄生、茯苓各六两。以大枣一斤，擘开，水熬汁为丸，梧桐子大，晒干、退火气，每服三钱，米汤送下，早、晚各一次。功能益气健脾，固肾安胎。治胎气不安不长，或三月或五月半产者。

新定吴茱萸汤xīndìngwúzhūyútāng 《金匮翼》卷六方。人参一钱，炮吴茱萸三分，黄连六分，茯苓二钱，半夏一钱半，木瓜七分。加生姜，水煎服。治胃脘痛不能食，食则呕，其脉弦者。

新定薏仁汤xīndìngyìréntāng 《医学从众录》卷六方。薏苡仁一两，附子一至二钱，木瓜一钱五分，牛膝二至三钱。水煎，空腹服。功能温阳化湿。治腰痛筋挛，难以屈伸者。如脉洪、重按有力，口中热，去附子、加白术五钱。

新定拯阳理劳汤xīndìngzhěngyánglǐláotāng 即拯阳理劳汤，见该条。

新定拯阴理劳汤xīndìngzhěngyīnlǐláotāng 即拯阴理劳汤，见该条。

新法半夏汤xīnfǎbànxiàtāng ❶《太平惠民和剂局方》卷三方。陈皮、炒神曲、炮姜各四两，草果（煨，去皮）、炒半夏曲各二两三钱，丁香皮、木香、茯苓各七钱半，甘草四钱半。为细末，每服一钱，盐汤点服。功能温中化痰，开胃健脾。治脾胃不和，中脘气滞，宿寒留饮，停积不消，心腹刺痛，胁肋膨胀，呕吐痰水，噫气吞酸，中酒吐酒，哕逆恶心，头痛烦渴，倦怠嗜卧，不思饮食。❷《太平惠民和剂局方》卷四方。①砂仁、炒神曲、草果仁、橘红各五两，白豆蔻仁、丁香各半两，生甘草、炙甘草各一两，制半夏四两。为细末，每服一钱，姜汁调膏，入炒盐少许，沸汤点服。功能行气和胃，消食化痰。治脾胃气弱，痰饮不散，呕逆酸水，腹肋胀痞，头旋恶心，不思饮食。②青皮、炮姜各六两，炒桔梗、陈皮各一两，丁香皮四两，炒甘草十二两，半夏（姜汁制）二两半。为细末，每服一钱，入盐一捻，沸汤点服。治证同❶方。

新方八阵xīnfāngbāzhèn 方书。2卷（即《景岳全书》卷五十至卷五十一）。明代张介宾撰。作者曾选辑古代医方，撰成《古方八阵》。但觉临床取用"犹有未尽"，故又以己意化裁制定新方185首，仍分为补、和、攻、散、寒、热、固、因八阵。书中首载各类制方总义，次分述各类附方、主治及其加减法。本书亦有单行本。

新方八阵砭xīnfāngbāzhènbiān 医论著作。见"景岳新方砭"条。

新感xīngǎn 感邪即发病的温病发病类型。指感受病邪后，很快发病者。若内有伏邪，由新感触动而发病，称为新感引动伏邪。新感温病，随感随发，初起有恶风寒表证；伏气初起即有内热证候。

新感温病xīngǎnwēnbìng 病名。指四时中感受外邪，随感随发的温病。又称"外感温病"。南宋郭雍曰："或有冬不伤寒，至春自伤风寒而病者，初无寒毒为之根源，不得谓之伤寒，第可名曰温病也。"新感温病初起病邪在表，主要症状为发热重，恶寒轻，头痛，口渴，无汗或汗少，苔薄，舌红，脉浮数等，也可兼见颐肿、咳嗽、喉痛等。其传变过程与治则，正如《温热论》所述："卫之后方言气，营之后方言血。在卫汗之可也，到气才可清气，入营犹可透热转气……入血就恐耗血动血，直须凉血散血。"凡逆传心包等险症，也可发生。详"温病"等条。

新感引动伏邪xīngǎnyǐndòngfúxié 详"新感"条。

新癀片xīnhuángpiàn 中成药。见《中华人民共和国药典（一部）》（2020）。肿节风，三七，人工牛黄，猪胆粉，肖梵天花，珍珠层粉，水牛角浓缩粉，红曲，吲哚美辛。以上九味药，按片剂工艺制成，每片重0.32g。口服。一次2~4片，一日3次，小儿酌减。外用，用冷开水调化，敷患处。清热解毒，活血化瘀，消肿止痛。用于热毒瘀血所致的咽喉肿痛、牙痛、痹痛、胁痛、黄疸、无名肿毒。

新会橙xīnhuìchéng 中药材。见《植物名实图考》。为甜橙之别名，详该条。

新会皮xīnhuìpí 中药材。见《药性切用》。为柑皮之药材名，详该条。

新加白虎汤xīnjiābáihǔtāng 《重订通俗伤寒论》方。薄荷五分，生石膏八钱，荷叶一角，陈仓米、益元散（包煎）各三钱，知母四钱，鲜竹叶三十片，桑枝二尺。先加芦笋二两，灯心五分，同石膏先煎，后入他药，同煎服。治不恶寒但发热，自汗不解，心烦口渴，脉滑数有力，尿短红赤，甚则烦热昏狂，皮肤隐现瘢疹。如疹不得速透者，加蝉蜕九只、皂角刺四分；有瘢者，加西河柳叶三钱、大青叶四钱；昏狂甚重者，加紫雪散五分；口燥渴甚者，加天花粉三钱、雪梨汁（或西瓜汁）一杯；有黏痰者，加竹沥水一盅、生姜汁一滴，和匀同冲；血溢者，加竹茹四钱、鲜茅根八钱、童便一杯。

新加黄龙汤xīnjiāhuánglóngtāng 《温病条辨》卷二方。生地黄、玄参、麦冬各五钱，大黄三钱，芒硝一钱，人参（另煎）、当归各一钱五分，甘草二钱，海参二条，姜汁六匙。水煎，分三次冲参汤，姜汁送服，腹中有响声或转矢气者为欲便，候一、二时不便，再服；一昼夜不便，更服；一服即得便，止后服。功能滋阴益气，通便泻热。治阳明温病，气血两虚，热邪耗伤津液过甚，大便燥结不通者。

新加木贼煎xīnjiāmùzéijiān 《重订通俗伤寒论》方。木贼一钱半，淡豆豉、夏枯草、焦栀子各三钱，桑叶、制香附、牡丹皮各二钱，炙甘草五分，鲜葱白三枚，鲜荷梗五寸。水煎服。功能和解少阳。治寒热往来，热重寒轻者。

新加三拗汤xīnjiāsān'àotāng 《重订通俗伤寒论》方。麻黄（带节）六分，荆芥二钱，桔梗、薄荷各一钱，大枣、金橘饼各一枚，杏仁一钱半，生甘草五分。水煎服。治风伤肺，寒伤太阳，头痛恶寒，无汗而喘，咳嗽白痰等症。

新加四妙汤xīnjiāsìmiàotāng 《中医验方汇选·外科》方。当归60g，玄参、金银花各30g，黄芪、甘草、制乳香各15g，没药10.5g，赤芍药、炮穿山甲各9g。水煎，每早、午、晚各进一服，每服一煎，次日煎渣再服，每两日服一剂。功能清热解毒，化瘀通络。治脱骨疽。

新加香薷饮xīnjiāxiāngrúyǐn 《温病条辨》卷一方。香薷、厚朴、连翘各二钱，金银花、鲜扁豆花各三钱。水五杯煮取二杯，先服一杯，得汗止后服，不汗再服，服尽不汗，再作服。功能祛暑清热，化湿和中。治感受暑邪，发热微恶寒，无汗头痛，心烦口渴，舌红苔薄白，脉洪大者。方中香薷、厚朴散寒化湿；鲜扁豆花、金银花、连翘辛凉透达，涤暑清热。

新建xīnjiàn ❶经外奇穴。出《新针灸学》。位与足少阳胆经之居髎穴同。见该条。❷推拿穴位名。出《实用小儿推拿》。在颈部第2~3颈椎棘突间。捏挤至皮肤呈紫红色为度。有清咽喉、散结热等作用。用于治疗喉痛，急性喉痹，乳蛾，声带水肿，喉咙嘶哑等症。

新疆雪莲xīnjiāngxuělián 中药材。见《新疆中草药手册》。又名天山雪莲花、雪荷花。为菊科植物大苞雪莲花 *Saussurea involucrata* Kar. et Kir. 等的带花全草。主产新疆；青海、甘肃亦产。微苦，热，有毒。通经活血，散寒除湿，强筋助阳。治风湿痹痛，肺寒咳嗽，妇女经闭，小腹冷痛，产后胎衣不下，阳痿，寒饮咳嗽。煎服：0.6~1.5g；或泡酒服。剂量过大，可致大汗淋漓。孕妇忌服。本品含内酯、黄酮、甾醇、生物碱、挥发油、还原糖等。总碱和总黄酮均可降低麻醉狗的血压。黄酮化合物可抗癌，总碱对兔平滑肌痉挛有解痉作用，还有抗氧作用。

新疆中草药xīnjiāngzhōngcǎoyào 本草著作。新疆维吾尔自治区革命委员会卫生局等编。载新疆地区常用中草药673

种。按其功能分为止咳平喘、祛痰、清热、理气、祛寒、理血、安神镇惊、平肝息风、补益、驱虫、固涩、止痛、外用、利水逐水、祛风湿、泻下、助消化等17类。书末附彩图323幅。1975年由新疆人民出版社出版。

新镌医论xīnjuānyīlùn　医论著作。见“肯堂医论”条。

新刊补注铜人腧穴针灸图经xīnkānbǔzhùtóngrénshùxuézhēnjiǔtújīng　针灸著作。见“铜人腧穴针灸图经”条。

新刊京本活人心法xīnkānjīngběnhuórénxīnfǎ　养生著作。见“活人心法”条。

新刊仁斋直指小儿附遗方论xīnkānrénzhāizhízhǐxiǎo'érfùyífānglùn　儿科著作。见“仁斋直指小儿方”条。

新刻秘授外科百效全书xīnkèmìshòuwàikēbǎixiàoquánshū　外科著作。见“外科百效全书”条。

新刻温隐居仙方前集xīnkèwēnyǐnjūxiānfāngqiánjí　医论著作。见“助道方服药须知”条。

新刻养生食忌xīnkèyǎngshēngshíjì　食疗著作。明代胡文焕纂辑。约成书于1566年。主要阐述食疗禁忌。辑有五谷食忌、五味食忌、五果食忌、五菜食忌、六畜食忌、诸禽食忌、虫鱼食忌、孕妇食忌、乳母食忌、小儿食忌、逐月食忌。并附录当戒食、诸果有毒、诸鱼有毒、饮食害人、饮食相反等内容。

新刻增补王叔和脉诀图注定本xīnkèzēngbǔwángshūhémàijuétúzhùdìngběn　脉学著作。见“图注八十一难经定本”条。

新蒙花xīnménghuā　中药材。见《中药志》。又名梦花、打结花、蒙花珠。为瑞香科植物结香 *Edgeworthia chrysantha* Lindl. 的花蕾。主产于四川、贵州、湖北、广西等地。甘，平。养阴，明目，去翳。治青盲，夜盲，障翳，多泪，羞明，梦遗，失音。煎服：3～15g。花含谷甾醇、西瑞香素及东方小翅大蠊酮。

新伤寒证治庸言xīnshānghánzhèngzhìyōngyán　伤寒著作。4卷。罗止园著。所谓“新伤寒”，系指不分中西，合伤寒、温症于一炉之广义“伤寒”。如卷一“伤寒种类”，首列西医之伤寒、副伤寒、斑疹伤寒等病，次列中医概念之伤寒、温病伤寒、暑温伤寒、湿温伤寒等。书中并对伤寒各分证、合并症及与伤寒有关的杂病，结合作者个人学术经验“证以实例，济以新理”，一一予以阐析。1947年由北京京城印书局印行（线装本）。

新设xīnshè　❶经外奇穴名。出《新针灸学》。位于项部，当斜方肌外缘，后发际下1.5寸处。主治后头痛，项强，落枕，肩胛疼痛等。直刺0.5～1寸。艾炷灸3～5壮；或艾条灸5～10分钟。❷推拿穴位名。出《实用小儿推拿》。在第3～4足趾趾缝间，趾蹼缘的上方。此穴用捏法可引腹部之气下行。用于治疗腹胀等症。

新生儿败血症xīnshēng'érbàixuèzhèng　病名。新生儿时期邪毒入血引起的病患。由于新生儿脏腑娇嫩，形气未充，中枢神经系统调节能力差，对疾病的抵抗力薄弱，产生抗体的功能不完善，皮肤黏膜柔嫩，容易破坏而致细菌邪毒入侵，入侵后也不易局限和消灭，因而发生感染，即易产生“正不胜邪，邪毒入血”现象。细菌邪毒扩散进入血液循环，引起了全身性的化脓性感染。甚则由于正气衰弱而出现“邪毒内陷，侵袭脏腑”危候。如皮肤的化脓性病灶、呼吸道及肠道感染，出生时吸入污染羊水，或在胎内因母亲患败血症等都可引起。治以清热解毒，泻火凉血为主，可用清瘟败毒饮，神昏加紫雪丹，黄疸加茵陈蒿、满天星。如正气衰弱，邪毒内陷，除清热解毒之外，尚须加重扶正之品，如人参、黄芪之类。

新生儿肺炎xīnshēng'érfèiyán　病名。为新生儿呼吸系感染性疾病。生后24小时内发病者，多为胎内感染；生后数日出现者，多为外感风寒或风。新生儿肺卫之气未充，正气不足，病情最易幻变。外感风热，发热气促，鼻翼扇动，点头呼吸，喉有痰鸣，舌质红，指纹紫，为邪闭肺卫，宜宣肺清热，化痰定喘，用五虎汤加减。外感风寒，身冷，口吐白沫，唇周发绀，痰鸣喘急，舌淡苔白，指纹淡紫，此寒邪闭肺，治宜宣通肺气，方用杏苏散或射干麻黄汤。如面色灰黯，哭声低微，身冷，呼吸浅快不规则，唇与肢端发绀，四肢不温，舌质紫黯，指纹沉滞，为正不胜邪之闭脱，治当以参苏饮（人参、苏叶）益气活血以扶正；配二陈汤加菖蒲、天竺黄利气以豁痰。恢复期，吮乳量少，脾虚痰湿者，用异功散加减，健脾化痰。

新生儿腹痛xīnshēng'érfùtòng　病证名。出《幼幼新书》卷二十八《伤泻第四》。新生儿脏腑怯弱，内受风冷，脏冷夜啼，胎寒腹痛。宜医局开胃丸（木香、蓬莪术、白术、人参、麝、芍药），乳前服。

新生儿硬肿症xīnshēng'éryìngzhǒngzhèng　病名。新生儿硬肿症，与肉硬相近似。以皮肤硬肿、冷、紫黯、舌质紫，口鼻流出血水为特点。其发病以先天禀赋不足，元阳虚弱，寒凝经络，气滞血瘀为多。常见于一周以内的新生儿，寒冷季节发病较高，亦有少数因外感邪热而发病者。寒为阴邪最伤阳气，特别是寒中脏腑，伤及脾肾之阳，使阳气不得温煦皮肤四末，致儿身冷肢厥。脾阳不振，运化失调，水湿停蓄则成肿。阳虚则寒，寒凝则气滞，气滞则血瘀而使肌肉僵硬，色紫黯，口周及指端发青，不吃不哭。严重瘀血者，可导致血不循经而外溢，出现肺出血危象。阳虚至极，则气息微弱，手足厥冷，脉微欲绝之脱证。由于本病的发生在气，而气与肺脾肾息息相关，故治宜在调补元气、引火归原的同时，并须活血化瘀，和其营血，以调阴阳。脾肾阳虚者，用参附汤加减，以益气扶元，温阳通脉；寒凝血瘀者，用当归四逆汤加鸡血藤，以益气温阳，活血化瘀；寒湿困脾，肢冷便溏者，用附子理中汤，温脾化湿，理中祛寒。并加强护理，注意保温。

新生化汤xīnshēnghuàtāng　石芾南《医原》方。益母草、丹参、桃仁、当归、益元散各9g，藕汁15g，童便30g。水煎，加童便冲服。治恶露不下，热甚烦躁，不欲近衣，瘀热内结之症。

新生浴儿xīnshēngyù'ér　见《奇效良方》。古人认为小儿初生须用五根汤（桃、柳、楝、枚、槐）加白芷，苦参煎汤浴之，若遇气候炎热，则以软绢蘸汤揩拭周身，可以清洁皮肤，预防疾病。

新痰xīntán　病证名。痰证之一。指痰证初起者。《不居集》卷十七：“新痰，新起之痰，其症轻，其形色青白稀薄，其气味亦淡。初起头痛发热，类外感伤寒。半夏、陈皮、花粉、茯苓、甘草、苏子。”参见“痰证”条。

新鲜骨折xīnxiāngǔzhé　病名。即一般指伤后1～2周内（小儿除外）的骨折。

新修本草xīnxiūběncǎo　本草著作。简称《唐本草》。54卷。唐代苏敬等撰于659年。是世界上第一部由国家颁布的药典。分为正文、图和图经三部分。《新修本草》正文20卷，目录1卷，是在《本草经集注》一书基础上进一步增补了隋、唐以来的一些新药品种，并重加修订改编而成。分为玉石、草、木、禽兽、虫鱼、果、菜、米谷及有名未用等9类。共收药850种。《新修本草图经》25卷，目录1卷和《新修本草图》7卷，是在编写本书时广泛征集来自全国各地所产药物绘制的形态图及文字说明。本书正文记述各药性味、主治及用法；图经部分则是药物的形态、采药及炮炙。书中保存了一些古本草著作的原文，系统总结了唐以前的药物学成就。唐代以后，本书正文均收录于《经史证类备急本草》等书中，本草图及图经部分则早已亡佚。后代所发现的本书较古的传抄卷子本，主要有日本仁和寺藏本（十三、四世纪抄卷子本）的残卷共10卷，又补辑1卷（人民卫生出版社有影印本）以及敦煌出土的两种残卷断片。

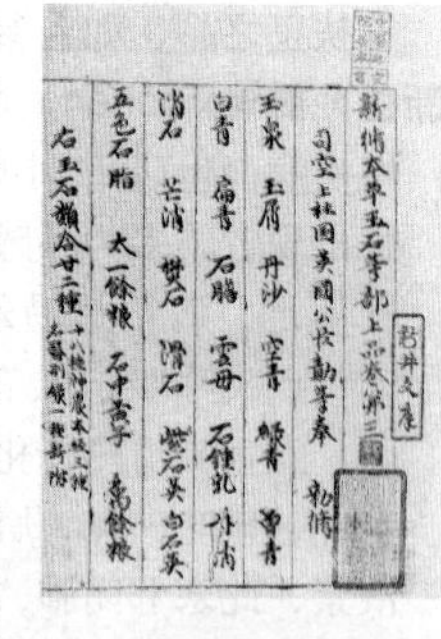
新修本草玉石等部上品卷第三
司空上柱国英国公臣勣等奉 勅修
玉泉 玉屑 丹沙 空青 绿青 曾青
白青 扁青 石胆 云母 石钟乳 朴消
消石 芒消 矾石 滑石 紫石英 白石英
五色石脂 太一余粮 石中黄子 禹余粮
右玉石类合廿二种 十八种神农本经 三种名医别录 一种新附

新修本草

新修本草图xīnxiūběncǎotú　本草著作。参见“新修本草”条。

新修本草图经xīnxiūběncǎotújīng　本草著作。见“新修本草”条。

新针灸学xīnzhēnjiǔxué　针灸著作。朱琏编。共分5篇：第一篇绪论；第二篇针灸治疗原理；第三篇为孔穴总论及针术，灸术方法；第四篇孔穴各论，按全身各部位分述孔穴的位置和主治；第五篇为各科疾病的针灸治疗。书末附以新中国医学者对针灸的研究观察等文章及针灸插图。1951年由人民卫生出版社出版。本书另有俄译本。

新制柴连汤xīnzhìcháiliántāng　《眼科纂要》卷上方。柴胡、黄连、黄芩、赤芍药、蔓荆子、栀子、龙胆草、木通、甘草、荆芥、防风。水煎服。功能疏风清热。治目暴痒、暴肿、暴红，一二日后，畏风畏明，见风、见光则痛如针刺，或泪下如滚汤者。

新制橘皮竹茹汤xīnzhìjúpízhúrútāng　《温病条辨》卷二方。陈皮、竹茹各三钱，柿蒂七枚，姜汁（冲）三茶匙。水煎，分二次温服。治湿热壅遏胃气而致的呃逆。

新铸铜人腧穴针灸图经xīnzhùtóngrénshùxuézhēnjiǔtújīng　针灸著作。见“铜人腧穴针灸图经”条。

薪草xīncǎo　中药材。见《全国中草药汇编》。为凉粉草之别名，详该条。

薪柴灰xīncháihuī　中药材。见《本草纲目》。为草木灰之别名，详该条。

囟xìn　同顖。指婴儿的左右顶骨与颅盖诸骨接合不紧所形成的骨间隙。最易触摸到的是菱形的前囟（亦称额囟、囟门、囟骨）和三角形的后囟，亦称枕囟。囟应在小儿半岁至两岁内闭合，过迟或过早闭合均属病态。

囟不合xìnbùhé　病证名。出《太平圣惠方》。气血少弱，骨木不荣，由肾气未成，肝肺壅热上冲于脑，遂令发枯，骨髓不足而囟不合。即解颅，详该条。

囟顶xìndǐng　指颅顶部。《素问·气交变大论》：“头脑户痛，延及囟顶发热。”

囟风伤寒xìnfēngshānghán　病证名。出《普济方》卷三百六十三。指婴幼儿囟门未合，感受风寒而引起的鼻塞。治以葱白捣碎取汁，涂于囟门；或用艾茸炒热，布包敷于囟门，气通即愈。参见“鼻风”条。

囟骨xìngǔ　又名囟门，即额囟。婴幼儿两顶骨前内角尚未发育完全所致。两岁以后，额囟闭合而称顶骨。《医宗金鉴·正骨心法要旨》：“囟骨者，婴儿顶骨未合，软而跳动之处，名曰囟门。”

囟骨伤xìngǔshāng　病名。顶骨前囟部损伤。出《医宗金鉴》卷八十八。多因跌打、坠撞所致。轻者仅局部肿痛，骨缝绽开，泛恶昏睡；重者骨陷损脑，身软屈手，昏迷不醒，气息微弱。治疗参见“脑骨伤”条。

囟会xìnhuì　经穴名。代号GV22。出《灵枢·热病》。属督脉。位于头正中线，入前发际2寸。布有额神经分支；颞浅动、静脉与额动、静脉的吻合网。主治头痛，眩晕，鼻塞，鼻出血，小儿惊风等。沿皮刺0.5～0.8寸。艾条灸5～10分钟。

囟开不合xìnkāibùhé　病证名。出《小儿药证直诀》。即解颅。详该条。

囟门xìnmén　❶婴儿左右顶骨与额骨、枕骨尚未接合时的骨间隙，有前囟、后囟之分。囟门下陷或隆起，有助于判断颅内压的高低。《医宗金鉴·正骨心法要旨》：“婴儿顶骨未合，软而跳动之处，名曰囟门。”参见“囟”条。❷即囟骨。详该条。

囟门高突xìnméngāotū　病证名。即囟肿、囟填二证，详见各条。

囟门下陷xìnménxiàxiàn　病证名。即囟陷，详该条。

囟填xìntián　病证名。指囟门突出，隆起如堆的病证。多见于发热和惊厥的患儿，亦有由寒凝气滞而致者。《诸病源候论》卷四十八：“小儿囟填，由乳食不时，饥饱不节，或热或寒，乘于脾胃，致脏腑不调，其气上冲所为也。”因热上冲者，宜疏风清热解毒，用大连翘饮；因于寒凝者，宜温中散寒，用理中汤加减。

囟填陷xìntiánxiàn　病证名。囟填、囟陷的合称。《普济方》卷三百六十三：“囟肿为热，以黄柏膏涂足心涌泉穴；陷则为冷，以半夏涂手心妙。”详“囟填”“囟陷”条。

囟陷xìnxiàn　病证名。指囟门下陷的病证。小儿在六个月内，前囟门微陷，不作病理状态。如在慢惊、久泻之后，囟门显著下陷，甚至如坑的，则为囟陷。《诸病源候论》卷四十八：“脏腑气血虚弱，不能上充脑髓，故囟陷也。”或因胎禀不足，或因泻痢，或小便频数，加之病久伤阴，或过服寒凉损伤脾胃之阳，故令囟门下陷，并见面色萎黄，神疲气短，食少便溏，四肢不温，脉沉缓无力，指纹淡滞等。如枕部同时下陷的，尤为严重。治宜培元补肾，用固真汤（《医宗金鉴》：人参、白术、肉桂、茯苓、山药、黄芪、甘草、附子、姜、枣）；中气下陷者，用补中益气汤。

囟肿xìnzhǒng　病证名。指囟门肿起。《小儿卫生总微论方》：“小儿有囟肿者，由脾胃不和，冷热不调，或怒啼饮乳，或喘急咳嗽，致阴阳气逆，上冲而囟肿也。热则肿而软，冷则肿而硬。”因热而肿者，宜清热解毒，以青黛冷水调敷于局部，兼服大连翘饮，或五福化毒丹；因冷而肿者，宜温化阳气，用肾气丸，兼服益黄散。

信虫xìnchóng　古病名。据古籍记载，妇人每临经时，腰腹胀痛，阴内淫淫虫出如鼠粘子状，绿色者数十枚，后经水随至。可用酒制黄连为君，白术、香附为臣，研末粥丸，立服吞之。

信门xìnmén　前囟的别称。出《奇效良方》。婴幼儿气血虚弱者，则囟门虚软而不实。

信砒xìnpī　中药材。出宋代孙用和《传家秘宝脉证口诀并方》。即砒石。详该条。

信期xìnqī　见《叶氏女科证治》卷一。指经期。

信石xìnshí　中药材。见《朱氏集验医方》。为砒石之别名。

详该条。

信水xìnshuǐ 见《血证论》。即月经。详该条。

信验方xìnyànfāng 书名。1 卷，附《续信验方》1 卷。清代卢荫长辑。刊于 1804 年。二书共收载临床各科民间验方和成方约 200 余首。文字简要，选方颇多可取。

顖xìn 与囟通。《素问·至真要大论》："热反上行，头项顖顶脑户中痛。"详"囟"条。

顋xìn 与囟通。详"囟"条。

疊瘍xìnyáng 病名。宋代苏轼《物类相感志》："人身血气周身，不知几千息。人血行而壅则疮疖，于虚穴处则生核，谓之'疊瘍'，疊疮所生也。疮瘥，核亦消。"根据描述，相当于颈部、腋窝、腹股沟等处的继发性淋巴结炎。

xing

兴隆xīnglóng 经外奇穴名。《凌氏汉章针灸全书》："兴隆二穴，小肠为腑，主心中冷惫年深，气上攻或结双痃或痞块，兴隆二穴与针通。其穴在脐角斜上一寸，以指按痃跳是穴。令人仰卧之，取草一根作三寸三折，一角按神阙中，二角尽处是穴也。"即以一寸为边长，作等边三角形，倒置脐上，一角顶点置脐中，底边呈水平，上两角顶为穴位。近代《针灸经外奇穴图谱》定位于脐上 1 寸，再旁开 1 寸处。

星xīng 病证名。《证治准绳·杂病》："乌珠上有星，独自生也。若连萃而相生相聚者，不是星。盖星不能大，大而变者亦不是。"即银星独见。详该条。

星附散xīngfùsǎn 《普济本事方》卷一方。天南星（姜汁浸）、半夏（姜汁浸）、附子（炮裂，去皮脐）、炮白附子、川乌（灰火炮裂，去皮脐）、僵蚕（去丝嘴，炒）、没药、人参、茯苓（去皮）各等分。为粗末，每服二钱，水、酒各半煎，去滓热服。功能祛风化痰通络。治风中腑虽能言，口不㖞斜，而手足亸曳，脉虚浮而数。

星附汤xīngfùtāng 《瘴疟指南》卷下方。生南星、生附子各一两，木香五钱。为粗末，每服四钱，加生姜九片，水煎服。治症瘴痰涎上塞，皆不知人，声如牵锯，口噤直视，遗尿遗矢。

星桂接骨膏xīngguìjiēgǔgāo 经验方。见《中西医结合治疗骨与关节损伤》。天南星 60g，木鳖子、乳香、没药、肉桂各 30g。为细末，以蜂蜜或凡士林调成软膏，加酒少许调敷患处。功能接骨理伤，消肿定痛。治骨折，疼痛难忍，气滞血瘀，肿胀较重。

星色草xīngsècǎo 中药材。出《生草药性备要》。为七星剑之别名。详该条。

星夏汤xīngxiàtāng 《类证治裁》卷三方。半夏、天南星、香附、石膏、栀子。水煎服。功能化痰降逆清热。治胃有痰火而嗳气者。

星香散xīngxiāngsǎn 《易简方》方。天南星八钱，木香一钱，生姜十四片。水煎，分二次服。治气盛人卒中，昏不知人，口眼㖞斜，半身不遂，咽喉作声，痰气上壅。

星香丸xīngxiāngwán 《杂病源流犀烛·脏腑门》卷一方。天南星、半夏、陈皮（去白）各三两，香附（皂角水浸一伏时，晒干）二两。为末，姜汁糊为丸。功能化痰行气。治气嗽，脉浮洪滑数，兼上气喘急，痰涎凝结，或如败絮，或如梅核，甚如吐脓血，将成肺痿者。

星星草xīngxīngcǎo 中药材。见《全国中草药新医疗法展览会技术资料选编·皮肤科》。又名蚊子草。为禾本科植物大画眉草 *Eragrostis cilianensis*（All.）Link 或小画眉草 *E. poaeoides* Beauv. 等的全草。全国大部分地区均有分布。甘、淡，凉。清热疏风，利尿排石。治目生云翳，角膜炎，结膜炎，肾炎，肾盂肾炎，膀胱炎，肾结石，膀胱结石。煎服：9～15g。星星草花：治黄水疮。炒黑存性，研细，油调敷。

星秀花xīngxiùhuā 中药材。见《云南中草药》。为小龙胆草之别名。详该条。

星宿菜xīngxiùcài 中药材。见《福建民间草药》。又名大田基黄、假辣蓼、红根仔、红根草。为报春花科植物星宿菜 Lysimachia fortunei Maxim. 的全草。分布于华东、华中、华南地区。苦、涩，平。活血，调经，清热，利湿。①治痛经，经闭，白带，感冒发热，咳嗽咽痛，肠炎，痢疾，肝炎，风湿关节痛。煎服：9～15g。②治瘰疬，乳痈，跌打损伤。内服并捣敷。本品预试含生物碱、黄酮类、蒽醌苷、多糖等。

星翳xīngyì 病证名。见广州中医学院主编《中医眼科学讲义》。症见黑睛生翳，呈星点状，或大或小，或聚或散。通常以稀疏的一两点浮现于黑睛，不扩大、不溃陷者为轻；数颗密聚，或互相连缀，或溃陷者为重，甚至可溃破黑睛。参见"翳"及"聚星障"条。

星月聚散xīngyuèjùsǎn 病证名。见清代佚名《眼科统秘》。即聚开障。详该条。

星月翳蚀xīngyuèyìshí 病证名。清代黄庭镜《目经大成》卷二："风轮生白翳，状如大星，星中有一孔，宛若锥钻，甚者如新月，月上亦有一痕，俨指甲深掐，故曰星月翳蚀，凝脂症之小者。"详"凝脂翳"条。

星术丸xīngzhúwán 《杂病源流犀烛·六淫门》卷十四方。白术一两，天南星、青皮、陈皮各三钱。为末，煮糊为丸。治茶积，面黄，胸膈或空或胀。

惺惺散xīngxīngsǎn ❶《太平惠民和剂局方》卷十方。天花粉、人参、细辛、茯苓、白术、炙甘草、桔梗各一两半。为粗末，每服一钱，加薄荷三叶，水煎服。治小儿风热疮疹，伤寒时气，头痛壮热，目涩多睡，咳嗽喘粗，鼻塞清涕。❷《活幼心书》卷下方。人参半两，炒桔梗、茯苓、白术、天花粉各一两，细辛二钱，防风、川芎、生南星各二钱半，甘草（半生，半炙）七钱。为粗末，每服二钱，加生姜二片、薄荷三叶，慢火水煎，不拘时服。治伤风伤寒，痰嗽咳逆。❸《证治准绳·幼科》集七方。天麻、炒全蝎各半钱，炮木香、糯米、人参、茯苓（上四味，各微炒）、炒白扁豆、山药、炙甘草各一钱。为粗末，婴孩每服一字，二三岁儿每服半钱，加大枣半枚，水煎服。治久泻脾困，不思乳食，防作脾风。

腥xīng 五臭之一，腥为金臭，入通于肺，故为肺之臭。《素问·金匮真言论》："西方白色，入通于肺……其类金……其臭腥。"临床上，病人或其排泄物发出腥臭，或者病人对腥臭有异常的感觉，常是肺病的征象。如肺痈病人常吐腥臭脓痰，口中亦常有腥臭感。

腥臭气xīngchòuqì 又称腥臊气。病者的痰液、汗液、白带、粪便等分泌物或排泄物所发出的特殊臊臭气味。

腥臊气xīngsāoqì 即腥臭气。详该条。

邢元朴xíngyuánpǔ 宋代医家。撰有《痈疽论》一卷，已佚。

邢增捷xíngzēngjié 明代医家。浙江新昌人。长于导引术，治病不计较报酬。著有《医案心法》《本草辑要》《伤寒指掌详解》《脉诀删补》等书，皆佚。

行痹xíngbì　病名。出《素问·痹论》。又名风痹、走注。详“风痹”条。

行迟xíngchí　病证名。五迟之一。出《小儿药证真诀》。《证治准绳·幼科》：“凡儿生至周岁三百六十日，膝骨成，乃能行。”小儿18个月还不能行走者为行迟。肝主筋，肾主骨，小儿肝肾不足，或哺养失宜，脾胃虚弱，元气不充，影响筋骨的发育，故迟迟不能行动。肝肾虚弱者，宜滋补肝肾，用六味地黄丸加鹿胶、牛膝之类；元气不足者，宜补益元气，用调元散。

行黄xínghuáng　病证名。黄病二十八候之一。《诸病源候论·黄病诸候》：“瘀热在脾脏，但肉微黄，而身不甚热，其人头痛心烦，不废行立，名为行黄。”《太平圣惠方》卷五十五有治行黄方，用黄芩、麦冬、犀角屑、栝楼根、栀子仁、甘草等药。参见黄疸有关条。

行间xíngjiān　经穴名。代号LR2。出《灵枢·本输》。属足厥阴肝经。荥（火）穴。位于足背第一趾蹼缘中点上0.5寸；或于第一、二趾间的趾缝端取穴。布有来自腓深神经的趾背神经，足背静脉网及第一趾背动、静脉。主治头痛，眩晕，青盲，雀目，目赤肿痛，失眠，癫痫，瘈疭，小儿惊风，胸胁痛，口眼㖞斜，遗尿，癃闭，疝气，遗精，月经过多，干湿脚气，以及高血压、神经衰弱，精神分裂症等。直刺0.3～0.5寸。艾炷灸3～5壮；或艾条灸5～10分钟。

行健廓xíngjiànkuò　眼的八廓名称之一。用相应脏腑的功能命名者。清代黄庭镜《目经大成》卷一：“乾为白珠，络通大肠之腑，脏属于肺……肺与大肠相为表里，主分泾渭，上运清纯，下输糟粕，曰行健廓。”因大肠与肺输转运行不息而得名。详“八廓”条。

行健汤xíngjiàntāng　《医醇賸义》卷二方。黄芪、人参、茯苓、当归各二钱，白术、白芍药（酒炒）、陈皮、砂仁各一钱，甘草、木香各五分，青蒿梗一钱五分，料豆三钱，大枣二枚，生姜三片。水煎服。治脾劳，饮食不调，或行役劳倦，积久脾败，四肢倦怠，食少身热。

行经xíngjīng　指月经来潮。

行经目痛xíngjīngmùtòng　病证名。《医宗金鉴·眼科心法要诀》：“女子遇经行之际，眼目涩痛，头疼眩晕，肿涩难开，生翳于黑睛上，或如粟米，或花翳白陷，此因经行去血过多，肝经虚损故也，宜用当归补血汤（薄荷、羌活、茺蔚子、柴胡、蒺藜、菊花、防风、甘草、生地黄、当归、白芍、川芎）治之。”或用杞菊地黄丸等。本病类似今之异常月经患者所引起的眼睑水肿、慢性结膜炎、疱疹性角膜炎等诸病。

行经气痛xíngjīngqìtòng　病证名。静光禅师考定《女科秘要》卷三：“经来一半，余血未尽，腹中作痛，变作潮热，或无热，当用红花当归散（当归、红花、牛膝、苏木、川芎、枳壳、赤芍、三棱、莪术），破其余血，则痛止人安。”参见“痛经”条。

行军散xíngjūnsǎn　《随息居重订霍乱论》卷下方。又名武侯行军散、诸葛行军散。犀牛黄、麝香、珍珠、冰片、硼砂各一钱，雄黄八钱，火硝三分，金箔二十片。为细末，每服三至五分，凉开水调下。功能开窍避秽，清暑解毒。治霍乱痧胀，山岚瘴疠，暑热秽浊，侵及心包，头目昏晕，不省人事；或恶心呕吐，泄泻腹痛，或口疮喉痛；点眼去风热障翳；嗅鼻辟时疫之气。

行令xínglìng　运气术语。喻岁会的职级在天符与太乙天符之下。《素问·六微旨大论》：“天符为执法，岁位为行令，太乙天符为贵人。”张景岳注：“执法者位于上，犹执政也；行令者位乎下，犹诸司也；贵人者，统乎上下，犹君子也。”

行气xíngqì　❶理气法之一。即行散气滞，又称利气、通气。是治疗由气滞所产生的胸腹胀闷疼痛等病症的方法。如疏郁理气、和胃理气等均属行气法。详各条。❷气功术语。《抱朴子内篇》卷八释滞：“初学行气，鼻中引气而闭之，阴以心数至一百二十，乃以口微吐之，及引之，皆不欲令己耳闻其出入之声，常令入多出少，以鸿毛著鼻口之上，吐气而鸿毛不动为候也。渐习转增其心数，久久可以至千。至千则老者更少，日还一日矣。”

行气法xíngqìfǎ　指能使针刺感应向一定方向扩散传导的一类针刺方法，亦称引气法、通气法和导气法。《针灸大成》：“有病道远者，必先使气直得病所。”说明本法在临床上的重要意义。本法在历代文献中有分散记载，主要有提插行气、呼吸行气、捻转行气、按压行气、针向行气、接经行气等。参见“提插行气”“呼吸行气”“捻转行气”“按压行气”“针向行气”“接经行气”条。

行气活血xíngqìhuóxuè　治疗气滞血瘀证候的治法，具有理气行滞与活血化瘀作用。临床常用于心腹胁肋诸痛，时发时止，月经不调、跌仆劳损、冠心病心绞痛、产后恶露不行等一切属于气血涩滞之证。常用药如香附子、金铃子、郁金、当归、丹参、赤芍、延胡索、桃仁、红花等。

行气降逆xíngqìjiàngnì　治法。针对气机上逆的病机，运用行气、降气方药以治疗气机升降失常、气逆不降病证的一类治疗方法。行气降逆法除了用以治疗肺气上逆所致的喘咳、胃气上逆所致的呃逆呕吐之外，也常用以治疗血随气逆的出血证，《先醒斋广笔记》治吐血三诀之一即为“宜降气不宜降火”，参见“降气”“降逆下气”条。

行气玉佩铭xíngqìyùpèimíng　古法行气养生铭文。又名行气玉杖首。铭文刻于一12面中空棱柱体上，约刻于公元前380年前后（即战国初期）。原拓片见《三代吉金文存》卷二十，是我国现存最早的有关气功的文字记述，共45字：“行气，深则蓄，蓄则伸，伸则下，下则定，定则固，固则萌，萌则长，长则退，退则天。天几舂在上；地几舂在下。顺则生；逆则死。”记述了“行气”要领。郭沫若《奴隶制时代》释：“这是深呼吸的一个回合。吸气深入则多其量，使它往下伸，往下伸则定而固；然后呼出，如草木之萌芽，往上长，与深入时的径路相反而退进，退到绝顶。这样天机便朝上动，地机便朝下动。顺此行之则生，逆此行之则死。”

行尸xíngshī　喻重病虽能勉强行动，而已见死脉，故称。《难经·十四难》：“（脉）再呼一至，再吸一至，呼吸再至，名为无魂。无魂者当死也。人虽能行，名曰行尸。”《注解伤寒论·平脉法》：“脉病人不病，名曰行尸。”

行水xíngshuǐ　治法。宣达气机、通调水道的一种利水化湿方法。适用于肺气不宜，脾不运湿，气化不行所致的水湿停滞病症。症见咳嗽气喘，小便不利，肿满身重，或兼有发热等。用越婢加术汤或五苓散等方。

行邪xíngxié　指侵犯人体后能移行传变而不潜伏固着的病邪。《温疫论》下卷：“凡邪所客，有行邪，有伏邪……假令行邪者，如正伤寒始自太阳，或传阳明，或传少阳，或自三阳入胃，如行人经由某地，本无根蒂。”

行医八事图xíngyībāshìtú 医论著作。1 卷。清代丁雄飞撰，刊于 1695 年。丁氏总结诊治疾病，不外乎地、时、望、闻、问、切、论、订（即审风土、按时令、望形色、闻声音、问情状、切脉理、论治法、订药物）八事，遂作图式，辑入《檀几丛书·二集》中。

行瘀xíngyū 用活血药或结合理气药以祛除瘀血的治法。详“祛瘀活血”条。

行针xíngzhēn ❶《灵枢》篇名。行针，即运针。本文专论针刺反应，故名。主要论述针刺治病由于人的体质不同，血气阴阳有盛衰，所以针感也不一致。但针后产生不良反应或病情更趋严重者，是医者乱行针刺的过失。❷针刺运针手法，目的是积累刺激时间，提高疗效。如针刺得气后，连续提插、捻转，维持一定时间；或针留穴位内，每隔数分钟提插、捻转一次，反复多次。

形不足者温之以气xíngbùzúzhěwēnzhīyǐqì 治法。出《素问·阴阳应象大论》。指对形体虚弱元阳不足，宜用补气温阳的方法。《类经》：“形不足者，阳之衰也，非气不足以达表而温之。”如参芪之甘温益气，附桂之温养元阳等是。

形度xíngduó 出《素问·通评虚实论》等篇。以望诊测度病人形态的盛衰，体质的强弱，提供辨证治疗的参考。

形肥过期经行xíngféiguòqījīngxíng 病证名。见《叶氏女科证治》。指身体肥盛而经期错后者。多因肥人脾虚血少，兼痰湿阻滞。症见经行错后，量少色淡或有腹胀、浮肿等症。治宜健脾除湿，化痰导滞。方用苍附导痰丸、六君子汤等。

形肥经少xíngféijīngshǎo 病证名。见《叶氏女科证治》。多因体质肥胖，脾虚气衰，水谷精微不能运化为血，反化为水湿痰涎所致。症见身体益胖，月经逐渐量少，色淡质稀，或夹带下等。治宜健脾除湿。方用二陈汤加当归、川芎。

形肥痰滞经闭xíngféitánzhìjīngbì 病证名。见《叶氏女科证治》。指肥盛妇女由于躯脂迫塞，痰涎壅盛，以致血滞经闭。治宜行气导痰。方用苍附导痰丸或开郁二陈汤（苍术、香附、川芎、青皮、枳壳、木香、槟榔、生姜）等。

形骸xínghái 形，形身；骸，骸骨；统指身体躯壳而言。《灵枢·天年》：“百岁，五脏皆虚，神气皆去，形骸独居而终矣。”

形寒xínghán 形体受寒。《灵枢·邪气藏府病形》：“形寒饮冷则伤肺。”或作身体寒冷解。

形精xíngjīng 形，指有形的物类；精，指天之精气。《素问·五运行大论》：“形精之动，犹根本之与枝叶也。”意谓大地上的万物与天上的精气之间的关系，好像根本与枝叶一样的密切。

形气xíngqì 形，形体；气，脏腑组织的功能。正常情况下，形与气是相互协调的。任何一方出现偏盛偏虚，都是病态。参见“形气相得”“形气相失”条。

形气相得xíngqìxiāngdé 指病人的形体与气机活动相协调的现象。如形盛气亦盛，形虚气亦虚。这些病人，即使病较重，预后仍较好。《素问·玉机真藏论》：“形气相得，谓之可治。”

形气相失xíngqìxiāngshī 病人的形体与气机不协调的现象。例如某些消渴病患者，形体瘦弱，但胃火亢盛，多食善饥，烦躁易怒，表现气盛形虚；又如某些痰饮病患者，形体肥胖，但动则心悸气喘汗出，表现形盛气虚。这类形气不相称的病证，往往病情较深重，预后较差。《素问·玉机真藏论》：“形气相失，谓之难治。”

形如虾座xíngrúxiāzuò 病证名。出《证治准绳·杂病》。多因火毒攻目，瘀滞已甚，血胀无所从出，遂致壅遏于白睛而成。《张氏医通》卷八：“有半边胀起者，有通珠俱被胀起盖定乌珠者，又有大眦内近鼻柱处胀出一片，如皮如肉，状似袋者。”治宜清热泻火，凉血散瘀，方用宣明丸加减。此外，古代尚用开导法。

形色外诊简摩xíngsèwàizhěnjiǎnmó 诊法著作。2 卷。清代周学海撰于 1894 年。本书以论述望诊为主，问诊、闻诊为辅，搜集的范围，据作者自序介绍：“是编也，《内经》三诊之文全在；《难经》以下，择其切要能补《内经》未备者收之。”上卷专谈望形，首叙形诊总义，次叙生形（生理的）、病形（病理的）以及络脉形色等；下卷以望色为主，首叙面色总义，次叙面色、目色、舌色以及外诊杂法类等。1949 年后有排印本。

形神庄气功xíngshénzhuāngqìgōng 气功功法。是一套十节动功，由庞鹤明所倡。此功式子单纯，难度不大，着重运动韧带小关节和平时不运动的关节；发动内气较快；神与形合，以形引气，形松意充。具有舒筋强身，增智益神的作用。其功法：鹤首龙头气冲天；寒肩缩项通臂肩；立掌分指畅经脉；气意鼓荡臂肋坚；俯身拱腰松督脉；转腰涮胯气归田；平足开胯分前后；膝跪足面三节连；弹腿跷足旋太极；回气归一转混元。

形胜气xíngshèngqì 指形气相失之证候。形体虽肥胖而气弱气短，少气不能报息者，为形胜气，多属危重疾病。《灵枢·寿夭刚柔》：“形胜气者危。”

形胜色xíngshèngsè 形色五行属性相克。《灵枢·阴阳二十五人》把人按五行分为木、火、土、金、水五形。所属五色即青、赤、黄、白、黑。如木形人色见黄，为木胜土；火形人色见白为火胜金，称为形胜色。

形瘦过期经行xíngshòuguòqījīngxíng 病证名。《叶氏女科证治》：“形瘦素无他症，而过期经行者，此气血不足也，宜服十全大补汤。如食少而脾胃素弱，过期经行者，此气衰血少也，宜服异功散合芎归汤，兼服地黄丸。”

形瘦经少xíngshòujīngshǎo 病证名。《叶氏女科证治》：“形瘦经少，此气血弱也。宜服加味四物汤（四物汤加人参、香附、甘草、生姜、大枣）。”

形瘦血热经闭xíngshòuxuèrèjīngbì 病证名。《叶氏女科证治》：“形瘦血虚生热，而月水不通，此冲任内伤也。宜服人参四物汤（人参、当归、川芎、生地、白芍、知母、麦冬、炙甘草、生姜、大枣）兼地黄丸。”

形瘦血瘀经闭xíngshòuxuèyūjīngbì 病证名。《叶氏女科证治》：“形瘦多热多郁，血少气虚，宜服芩连四物汤，合开郁二陈汤。”

形体xíngtǐ 人体身形和体质。观察身体的肥瘦、形态特征和体质强弱，对辨证论治有一定的参考意义。《素问·上古天真论》：“形体不敝，精神不散，亦可以百数。”

形脏xíngzàng 出《素问·三部九候论》。❶指藏有形之物的胃、小肠、大肠、膀胱四个腑（《素问灵枢集注》）。❷指头角、耳目、口齿、胸中四处（《黄帝内经素问》王冰注）。

荥输治外经xíngshūzhìwàijīng 针灸治疗法则。出《灵枢·邪气藏府病形》。十二经脉有病，可以用本经的荥穴或输穴治疗。五输穴中的荥穴和输穴脉气较浅，多用于外部经脉的病变。如偏头痛取手少阳三焦经的荥穴液门，输穴中渚；颈项强痛取手太阳小肠经的荥穴前谷，输穴后溪等。

荥穴xíngxué 五输穴之一。出《灵枢·九针十二原》。十二经各有1个荥穴，即鱼际（肺）、二间（大肠）、内庭（胃）、大都（脾）、少府（心）、前谷（小肠）、足通谷（膀胱）、然谷（肾）、劳宫（心包）、液门（三焦）、侠溪（胆）、行间（肝）。临床常用于发热等症。

省风汤xǐngfēngtāng ❶《太平惠民和剂局方》卷一方。防风、生南星各四两，生半夏（水浸洗）、黄芩（去粗皮）、生甘草各二两。为粗末，每服四大钱，加生姜十片，水煎，去滓，不拘时服。功能祛风化痰清热。治卒急中风，口噤不语，口眼㖞斜，筋脉挛急，风盛痰实，旋晕僵仆，头目眩重，胸膈烦满，左瘫右痪，手足麻痹，骨节烦疼，步履艰辛，神志昏愦。❷《银海精微》卷上方。防风、犀角、大黄、知母、玄参、黄芩、羚羊角（肝虚者不用）、桔梗。为末，每服二钱，加灯心、竹叶，水煎，食后服。功能清热凉肝息风。治肝热火旺，瞳仁不清或细小。

省客xǐngkè 喻脉象。初充塞于指端，旋即鼓动而去。《素问·大奇论》："脉至如省客，省客者，脉塞而鼓，是肾气予不足也。"张景岳注："省客，如省问之客，或去或来也。塞者，或无或止；鼓者，或有而搏。是肾原不固，而无所主持也。"

省头草xǐngtóucǎo 中药材。❶见《江苏药材志》。为罗勒之别名。❷出《唐瑶经验方》。为佩兰之别名。各详该条。❸见《上海常用中草药》。为辟汗草之别名。详该条。

醒脑xǐngnǎo 治法。即开窍。详该条。

醒脾xǐngpí 治法。指用芳香健脾药健运脾气以治疗脾为湿困，运化无力的病证。

醒脾散xǐngpísǎn ❶《类编朱氏集验方》卷十一方。肉豆蔻、槟榔各一个，胡椒二十四粒，茯苓二钱，木香、藿香各一钱。为末，每服一钱，水煎服。治慢惊吐泻不止。❷《证治准绳·幼科》集二方。人参、茯苓、藿香叶、白术、炙甘草各五钱，丁香、砂仁各四十粒，制天南星八钱。为粗末，每服二钱，加生姜三片、冬瓜子（掐碎）五十粒，慢火水煎，空腹缓服。治小儿病后，神昏目呆，贪睡多困，脉弱，微有痰涎。

醒脾升陷汤xǐngpíshēngxiàntāng 《医学衷中参西录》方。生黄芪、白术、龙骨、牡蛎各12g，桑寄生、续断各9g，山茱萸、萆薢、炙甘草各6g，水煎服。治脾气虚极下陷，小便不禁。

醒脾汤xǐngpítāng 《外科正宗》卷三方。白术、人参、黄芪、茯神各一钱，酸枣仁、地骨皮、远志各七分，柴胡、甘草、桔梗、黄连、木香、香附各五分，龙眼肉七枚。加生姜三片，大枣二枚，水煎服。治忧郁思虑伤脾，致脾气郁滞，逆于肉里，乃生壅肿，疼痛不眠，心烦不安，神气不清等症。

醒脾丸xǐngpíwán 《普济本事方》卷十方。厚朴（姜汁炙）、白术、天麻、硫黄各半两，全蝎（去毒）、防风、人参、肉桂各一分。为细末，酒浸、蒸饼为丸，芡实大，每服一丸，米汤送下。治小儿慢脾风，因吐利后虚困昏睡，欲生风痫。

醒神xǐngshén 治法。即开窍。详该条。

醒消丸xǐngxiāowán 《外科全生集》卷四方。乳香、没药（均去油）各一两，雄黄五钱，麝香一钱半。为末，黄米饭一两，捣为丸，莱菔子大，每服三钱，陈酒送下。功能消肿止痛。治痰湿阻滞而致的痈疽肿毒，坚硬疼痛，未成脓者。

醒心散xǐngxīnsǎn 《杂病源流犀烛·脏腑门》卷十方。人参、麦门冬、五味子、茯神、远志、石菖蒲、生地黄各等分。水煎服。治心经虚热。

杏林xìnglín 旧时对医界的颂称。相传三国时吴国董奉为人治病，不取报酬，但求患者于病愈后在其宅旁种杏一株，日久杏树成林。后世遂以"杏林春暖""誉满杏林"等来称颂医家的医术高明。

杏林子xìnglínzǐ 见"余梦塘"条。

杏仁xìngrén 中药材。出《本草经集注》。又名苦杏仁。为蔷薇科植物杏 *Prunus armeniaca* L. 或山杏 *P. armeniaca* L. var. *ansu* Maxim. 东北杏 *P. mandshurica*（Maxim.）Koehne. 西伯利亚杏 *P. sibirica* L. 等味苦的种子。主产于东北、华北各地。苦，微温，有小毒。入肺、大肠经。降气化痰，止咳平喘，润肠通便。治感冒咳嗽，气息喘促，胸满烦闷，肠燥便秘。煎服：3～9g。服用勿过量，婴儿慎用。苦杏仁生食过多，可引起眩晕、心悸、恶心呕吐等中毒反应；严重者会使呼吸麻痹而死亡。本品含苦杏仁苷，又含蛋白质和多种游离氨基酸。含脂肪油，主要有亚油酸、油酸等，又含绿原酸、肌醇、雌酮等。山杏仁还含挥发油，油中有正己醇、己烯醛等。苦杏仁苷在体内分解产物氢氰酸，有剧毒。但微量氢氰酸能镇静呼吸中枢而有镇咳、平喘作用，过量则可使组织窒息，导致死亡。须立即静脉注射亚硝酸钠，然后缓慢静脉注射硫代硫酸钠急救解毒。煎剂给猫静脉注射，可出现明显而持久的血压下降。苦杏仁苷治疗癌症，报道很多，但有争论。杏仁还可抗真菌、杀虫，促进正常家兔总磷合成等。

杏仁膏xìngréngāo ❶《杂病源流犀烛·脏腑门》卷一方。杏仁三两，姜汁、砂糖、白蜜各一两五钱，桑白皮、木通各一两二钱半，紫菀、五味子各一两。将后四味先熬三炷香，再入前四味炼成膏，含化。治久咳失音者。❷《类证治裁》卷二方。杏仁、阿胶、苏子各二两，真酥三两，生姜汁一合。水煎浓汁，入白蜜五合收膏。治咳而喘急，咽燥如有物塞，唾血者。

杏仁滑石汤xìngrénhuáshítāng 《温病条辨》卷二方。杏仁、半夏、滑石各三钱，黄芩、郁金、厚朴各二钱，橘红一钱五分，黄连、通草各一钱。水煎，分三次服。功能清热利湿，行气除满。治暑温伏暑，症见胸膈痞闷，潮热呕恶，烦渴自利，汗出尿少，舌苔灰白。

杏仁煎xìngrénjiān ❶《外台秘要》卷九引《古今录验方》方。又名杏仁桑皮汤。杏仁（去皮、尖、双仁，熬）、白蜜、砂糖、生姜汁各一两，紫菀、五味子各二钱，贝母、通草各四钱，桑白皮五钱。水煎后五味，去滓，纳杏仁脂、姜汁、蜜、糖和搅，微火再煎，日二夜一服。治暴嗽失音。❷《太平圣惠方》卷八十三方。①炒杏仁、寒食饧、天冬各一两，蜜、酥油各一合，生地黄汁一大盏，煨贝母半两。先捣研杏仁如膏，次用地黄汁煎贝母、天冬，绞取汁，入杏仁膏等，同熬如稀饧，每服半钱，温水调下。治小儿咳嗽，心烦，喘急气粗。②杏仁（汤浸，去皮尖，入水研滤取汁）二两，酥油、蜜各一合。先将杏仁汁于锅内隔水煮减半，入酥油、蜜又隔水煮二十沸，入贝母，紫菀末各一分，甘草末半分，同熬搅如饧，每服半钱，粥饮调下。治小儿咳嗽，声不出。③麦冬、炒杏仁、炙甘草、煨贝母、款冬花各一分，紫菀半两。为细末，每服半钱，日三至四次，乳汁调服。治证同②。

杏仁桑皮汤xìngrénsāngpítāng 见《杂病源流犀烛·面部门》卷二十四。即杏仁煎第一方，见"杏仁煎"条。

杏仁汤xìngréntāng ❶《备急千金要方》卷十八方。杏仁五十枚，苦酒二升，盐一合。水煎服。治。❷《温病条辨》卷一方。杏仁、滑石、茯苓各三钱，黄芩、连翘、桑叶各一钱五分，白豆蔻壳八分，梨皮二钱。水煎服，日二次。治伏暑而致的肺疟，症见口渴引饮，咳嗽频作，舌白。

杏仁中毒xìngrénzhòngdú 病名。因误食苦杏仁过量而出现中毒症状者。见《备急千金要方》卷二十四。症见无发热或体温不足，昏迷，惊厥，呕吐，瞳孔散大，可迅速死亡。宜中西医结合救治。文献有用蓝子汁、杏树皮解毒法，可参考。

杏参xìngshēn 中药材。出《本草图经》。为荠苨之别名，详该条。

杏树皮xìngshùpí 中药材。见《中医方药学》。为蔷薇科植物杏 *Prunus armeniaca* L. 或山杏 *P. armeniaca* L. var *ansu* Maxim. 东北杏 *P. mandshurica*（Maxim.）Koehne. 西伯利亚杏 *P. sibirica* L. 的树皮。解毒。治苦杏仁中毒。取杏树皮 60g 削去外面粗皮，留中间纤维部分。加水 500ml，煮沸 20 分钟，过滤后温服。杏树根：煎服，亦治杏仁中毒。

杏苏散xìngsūsǎn 《温病条辨》卷一方。苏叶、半夏、茯苓、前胡、苦桔梗、枳壳、甘草、生姜、大枣、陈皮、杏仁。水煎服。功能轻宣凉燥，宣肺化痰。治外感凉燥，症见头微痛，咳嗽稀痰，鼻塞嗌干，苔白，脉弦。若无汗，脉弦甚或紧，加羌活；汗后咳不止，去苏叶、羌活，加苏梗；兼泄泻腹满者，加苍术、厚朴；头痛兼眉棱骨痛者，加白芷；热甚加黄芩，泄泻腹满者不用。方中杏仁苦温而润，能宣肺止咳除痰，苏叶辛温，微发其汗，使凉燥从表而解，同为君药；桔梗、枳壳一升一降，助杏仁宣肺止咳，前胡疏风降气，助杏仁、苏叶轻宣达表除痰，同为臣药；半夏、橘皮、茯苓理气燥湿化痰，为佐药；生姜、大枣调和营卫，甘草协调诸药，同为使药。诸药配合，使表解、气畅、痰消。

杏苏饮xìngsūyǐn 《医宗金鉴·幼科心法要诀》卷五十三方。炒杏仁、紫苏、前胡、桔梗、枳壳（麸炒）、炒桑白皮、黄芩、生甘草、麦冬、浙贝母、橘红。加生姜，水煎服。功能解表清肺，祛痰止咳。治伤风，发热憎寒，头疼有汗，咳嗽喷嚏，鼻塞声重，脉浮缓。

杏叶防风xìngyèfángfēng 中药材。出《滇南本草》。又名骚羊古、蜘蛛香、土当归、白花箭、蛇倒退、马蹄防风。为伞形科植物杏叶防风 *Pimpinella candolleana* Wight et Arn. 的根或全草。产于云南、四川等地。辛、微苦，温。入肺、脾、胃、肝经。祛风除湿，行气温中，活血消肿。①治感冒，咳嗽，风湿麻木，关节疼痛，疟疾，胃痛，腹痛，疝痛。煎服：9～15g。②治颈淋巴结结核，内服或捣敷；肿毒，跌打损伤，蛇咬伤，鲜品捣敷。

杏叶沙参xìngyèshāshēn 中药材。见《救荒本草》。为荠苨之别名，详该条。

杏苑xìngyuàn 指医学学府或医学园地。因医界有杏林之美称，故称培养造就医学人才或传播医学学术知识的地方为杏苑。

杏子汤xìngzǐtāng ❶《易简方》方。又名易简杏子汤。人参、半夏（汤洗七次）、茯苓、芍药、官桂（去皮）、炮姜、细辛、炙甘草、五味子各等分。为粗末，每服四钱，加杏仁五枚、生姜五片，水煎去渣，食前服。治内伤、外感咳嗽，虚劳咯血，痰饮停积。❷《三因极一病证方论》卷四方。杏仁（去皮尖）、半夏（汤洗去滑）、五味子各二钱半，芍药、桂心、细辛、炮姜、大黄（蒸）、炙甘草各三钱，茯苓四钱。为末，每服四钱，水煎去滓，食前服。治阳明伤风，能食，口苦咽干，腹满微喘，发热恶风，自汗，嗜卧身重，小便难，潮热而哕，其脉浮弦长而数。❸《类证治裁》卷二方。麻黄、桂枝、杏仁、芍药、生姜、天冬。水煎服。治肺气上逆作喘者。

幸帽儿xìngmào' ér 出清代阎诚斋《临产须知评正》："在子宫口开全后不破水，卒致胎儿包被囊膜而出者，是曰被膜儿，又曰幸帽儿。"

性急多怒经闭xìngjíduōnùjīngbì 病证名。见《竹林女科证治》。由于性急多怒，因郁而气血俱热，以致热灼伤津，阴血枯竭而患经闭不行。治宜清热解郁。方用四物汤加黄芩、黄连、柴胡、香附。

性冷xìnglěng 病名。指以妇人性欲低下，长期对性生活缺乏快感甚至厌恶为主要表现的妇科疾病。

性命圭旨xìngmìngguīzhǐ 养生著作。撰者不详，相传为尹真人所传，其弟子记述。约成书于明万历年初。全书分元、亨、利、贞 4 卷，以性命双修为圭旨。性命既指精、气、神，也指身、心，性命结合，性命双修是内丹术的核心。本书在叙述中，还兼采儒、释之旨，儒、释、道语杂陈。全书附图 54 帧，图文对照，说明内丹术修炼次第功夫及细节，为历来丹书所不及，故清初文学家尤侗（1618—1704）赞誉此书："揭大道，而偶释妙义，发挥旁通，安之以中，合之以一，而尽性至命之理。"

性能xìngnéng 概指药物的四气、五味和升降浮沉等性质和功能。

性味xìngwèi 同气味，详该条。

荇丝菜xìngsīcài 出《救荒本草》。为莕菜之别名，详该条。

莕菜xìngcài 中药材。出《新修本草》。又名丝菜、藕蔬菜、靥子菜、水镜草、马脚莲。为龙胆科植物莕菜 *Nymphoides peltatum*（Gmél.）O. Kuntze 的全草。我国南北各地均有分布。甘、辛，寒。发汗，透疹，清热，利尿，消肿解毒。①治感冒发热无汗，麻疹透发不畅，荨麻疹，烦热，消渴，热淋，小便不利，小儿便秘。煎服，9～15g。②治丹毒，痈肿。鲜草捣敷。叶含芸香苷、槲皮素－3－巢菜糖苷。还含熊果酸、β－香树脂醇、齐墩果酸等。

xiong

凶风xiōngfēng 八风之一。指从东北方来的风邪。《灵枢·九宫八风》："风从东北方来，名曰凶风，其伤人也，内舍于大肠，外在于两胁腋骨下及肢节。"

芎葛汤xiōnggétāng 《普济本事方》卷七方。川芎、葛根、桂枝、细辛、枳壳（麸炒）、人参、芍药、麻黄、防风各半两，炙甘草一分。为粗末，每服五钱，加生姜三片，水煎服，日三次。治胁下疼痛难忍，兼治脚弱。

芎归鳖甲散xiōngguībiējiǎsǎn 《仁斋直指方论》卷十二方。当归、川芎、芍药、青皮、陈皮、茯苓、制半夏各一分，鳖甲（醋炙）五钱。为粗末，每服三钱，加生姜五片，大枣二枚，乌梅一个，水煎服。治劳疟寒热。若热多，加柴胡；寒多，加草果。

芎归鳖甲饮xiōngguībiējiǎyǐn 《张氏医通》卷十六方。当归身、白芍药、川芎、茯苓、半夏、橘皮、鳖甲、乌梅、姜、枣（一方有青皮）。水煎服。治劳疟久不止，或暂止复来。若寒多，加草果；热多，加柴胡；胃虚食少，加人参、白术；汗多，加黄芪、甘草。

芎归补血汤xiōngguībǔxuètāng 《审视瑶函》卷二方。生地黄、天冬（各四分），川芎、牛膝、白芍、炙甘草、白术、防风（各五分），熟地黄、当归身（各六分），上锉剂，水二钟，煎至一钟，去渣温服。恶心不进食者，加生姜煎服。治男子衄血便血，妇人产后崩漏，亡血过多致睛珠疼痛，不能视物，羞明酸涩。

芎归胶艾汤xiōngguījiāo'àitāng 《金匮要略》方。又名胶艾汤、胶艾四物汤。川芎、阿胶、甘草各二两，艾叶、当归各三两，干地黄六两，芍药四两（一方加干姜一两）。水五升，清酒三升，煮取三升去渣，内胶令消尽，温服一升，日三次。功能补血调经，安胎止崩。治崩漏不止，月经过多，或妊娠下血，腹中痛，胎动不安，或产后下血，淋漓不断。方中地黄、芍药、当归、川芎有补血调经之功；阿胶补血止血，艾叶暖宫止血，二者为调经安胎及治崩漏、胎漏的要药，同时阿胶配甘草善于止血，芍药配甘草缓急止痛，加酒以宣行药力。合而成为养血止血，调经安胎之剂。

芎归明目丸xiōngguīmíngmùwán 《杂病源流犀烛·面部门》卷二十三方。川芎、当归、白芍药、生地黄、牛膝、甘草、枸杞子、天冬、菊花。治失血过多，及久痛伤血，或年老血少而致的羞明酸痛，不能视物者。若外障加木贼；内障加珍珠。

芎归四君子汤xiōngguīsìjūnzǐtāng 《类证治裁》卷八方。川芎、当归、人参、白术、茯苓、甘草。水煎服。治食癥，脾气虚，血不行者。

芎归汤xiōngguītāng ❶《外科正宗》卷四方。川芎、当归、龙胆草、白芷、甘草各一钱。煎汤浴洗，随后搽雄黄藜芦散。治子宫脱垂，阴痒。❷《审视瑶函》卷四方。川芎、当归、赤芍药、防风、羌活各等分。为粗末，水煎，频洗。治目疡热痛。❸《济生方》卷七方。即芎䓖汤第一方，见“芎䓖汤”条。

芎归养荣汤xiōngguīyǎngróngtāng ❶《赤水玄珠》卷十六方。当归、川芎、白芍药、熟地黄、黄柏、知母、人参、枸杞子、麦冬、甘草。水煎服。治吐衄而致血厥不知人。❷《外科正宗》卷二方。当归身二钱，人参、黄芪、白术、川芎、白芍药、熟地黄各一钱，五味子、麦冬、远志、甘草、茯苓各五分，牡丹皮、砂仁各三分。加生姜三片，大枣二枚，水煎，食远服。治瘰疬、流注，及疮疡因气血亏而不作脓或不溃，或已溃不敛，或兼见身体发热恶寒，肌肉消瘦，不思饮食，睡卧不宁，盗汗自汗，惊悸恍惚等症。

芎黄丸xiōnghuángwán 《杨氏家藏方》卷三方。川芎、大黄（用无灰酒煮）各二两。为细末，炼蜜为丸，梧桐子大，每服二十丸，食后温水送下。治风热壅盛，头昏目赤，大便艰难。

芎菊茶调散xiōngjúchátiáosǎn 《北京市中药成方选集》方。薄荷1200g，羌活、白芷各300g，荆芥穗、防风、菊花各600g，细辛、甘草各180g，川芎500g。为细末，每服6g，茶水调下。功能散风清热。治感冒风寒，风热上攻，头昏目眩，偏正头痛，鼻塞声重。本方由《太平惠民和剂局方》川芎茶调散加味而来。

芎菊上清丸xiōngjúshàngqīngwán ❶《中药制剂手册》方。黄芩360g，栀子、炒蔓荆子、连翘、荆芥穗、桔梗、防风各90g，黄连、薄荷、羌活、藁本、甘草、川芎各60g，白芷240g，菊花720g。为细末，水泛为丸，每服6g，温开水送下，日二次。功能清热解表，散风止痛。治肺胃热盛，感冒风寒而致的头痛目眩，鼻塞不通，耳鸣齿痛，咽喉不利。本方由《太平惠民和剂局方》川芎茶调散加减而来。❷中成药。见《中华人民共和国药典（一部）》(2020)。川芎20g，菊花240g，黄芩120g，栀子30g，炒蔓荆子30g，黄连20g，薄荷20g，连翘30g，荆芥穗30g，羌活20g，藁本20g，桔梗30g，防风30g，甘草20g，白芷80g。以上十五味，按丸剂工艺制成，每丸重9g。口服。一次1丸，一日2次。清热解表，散风止痛。用于外感风邪引起的恶风身热、偏正头痛、鼻流清涕、牙疼喉痛。

芎羌汤xiōngqiāngtāng 《普济本事方》卷十方。又名旋覆花汤。川芎一两（洗），当归三分（洗，去芦，薄切，焙干），羌活（洗，去芦）、细辛（去叶）、旋覆花、蔓荆子、生石膏、藁本（去苗，净洗），荆芥穗、半夏曲（炒）、防风（去钗股）、熟地黄（酒洒，九蒸九曝，焙干）、炙甘草各半两。为末，每服二钱，水一大盏，加生姜五片，同煎至七分，去滓温服，不拘时候。治妇人头风掉眩，目眩耳聋，下虚上实者。

芎䓖xiōngqióng 中药材。出《神农本草经》。即川芎，详该条。

芎䓖补中汤xiōngqióngbǔzhōngtāng 《校注妇人良方》卷十二方。煨姜、炒阿胶、五味子、川芎、木香、人参、炙甘草各五分，炒黄芪、当归、白芍药、炒杜仲、炒白术各一钱。水煎服。治血气不能养胎而致的半产。

芎䓖苗xiōngqióngmiáo 中药材。出《名医别录》为蘼芜之别名，详该条。

芎䓖散xiōngqióngsǎn ❶《证治准绳·类方》第五册方。川芎、前胡、炒僵蚕、人参各一两，蔓荆子、天麻（酒浸，焙）、防风各半两。为细末，每服二钱，食后温酒调下。治风旋头晕，眼目昏痛，倦怠心忪。❷《证治准绳·类方》第七册方。川芎、地骨皮、荆芥穗、何首乌、菊花、旋覆花、草决明、石决明、炙甘草各一两，青葙子、蝉蜕、木贼各半两，白芷二钱半。为细末，每服一钱匕，食后米泔水调下。治目晕昏涩，视物不明。❸《证治准绳·类方》第八册方。川芎、槟榔、肉桂、麻黄、防己、木通、细辛、石菖蒲、白芷各一分，木香、川椒、炙甘草各半分。为粗末，每服三钱，加生姜三片，紫苏叶少许，水煎，食远服。治鼻痛。❹《证治准绳·女科》卷二方。①川芎一两，赤茯苓（去皮）、赤芍药、炒酸枣仁、桂心、当归、木香、牛膝（酒浸）各七钱半，羌活、枳壳（麸炒）、炙甘草各半两。为粗末，每服三钱，加生姜五片，水煎，去渣，热服。治妇人血风，身体骨节疼痛，心胸壅滞，少思饮食。②川芎一两半，石膏二两半，炒当归、麻黄、秦艽、炮姜、桂心各一两，杏仁（麸炒）二十枚，黄芩一两。为粗末，每服八钱，水煎服，日二至三次。治妇人卒中风，四肢不仁，善笑不息。❺《证治准绳·女科》卷五方。①川芎、当归各半两，榆白皮一两。为细末，每服二钱，食前用生地黄汁同温酒调下。治胎衣不下。②川芎、羌活、当归、炒酸枣仁、羚羊角屑各七钱半，防风、炒牛蒡子各一两，桂心、赤芍药各半两。为粗末，每服八钱，水煎服。治产后中风，四肢筋脉挛急疼痛，背项强急。

芎䓖汤xiōngqióngtāng ❶《太平惠民和剂局方》卷九方。又名芎归汤、佛手散、神妙佛手散、活血散。当归、川芎各等分。为粗末，每服三钱，水煎去渣，稍热服。治产后、伤胎、崩中、金疮等失血过多而致的昏晕欲倒；并治妊娠伤胎腹痛，难产，胞衣不下。本方早见于《备急千金要方》卷四，但无方名。❷《备急千金要方》卷四方。川芎、干地黄、黄芪、芍药、吴茱萸、甘草各二两，当归、干姜各三两。为粗末，水煎，分三次服。治带下漏血不止。若月经后赤白不止者，去地黄、吴茱萸，加杜仲、人参各二两。❸《圣济总录》卷一百五十四方。川芎、炙甘草、川椒（去目）、当归、炒吴茱萸、松香各一两，炙桑根白皮、泽兰各二两，黑豆（研碎，入松脂内炒）一升。为粗末，每服三两，水煎沸，淋渫痛处。治伤折疼痛。

芎苏散xiōngsūsǎn ❶《证治准绳·伤寒》帙二引《淡寮集验方》方。又名十味芎苏散。川芎七钱，紫苏叶、葛根、柴胡、茯苓各半两，半夏六钱，陈皮三钱半，炒枳壳三钱，桔梗二钱半，甘草二钱。为粗末，每服三钱，加姜三片，枣一枚，水煎，不拘时服。治四时伤寒，发热头痛。❷《重订严氏济生方》方。紫苏叶、川芎、白芍药、白术、陈皮、葛根、甘草、麦冬各等分。为粗末，每服四钱，加姜四片，葱白三茎，水煎服。治妊妇伤寒头痛，憎寒壮热，身痛项强。❸《审视瑶函》卷四方。紫苏、川芎、麦冬（去心）、白术、陈皮、干姜（炒黑）、白芍药各一两，甘草五钱。为粗末，每服五钱，加姜三片，葱头三段，水煎服。治孕妇外感风寒，浑身壮热，眼花头昏如旋。

芎苏饮xiōngsūyǐn ❶《类证治裁》卷二方。人参、紫苏、半夏、茯苓、陈皮、甘草、枳壳、桔梗、川芎、柴胡、木香、葛根。加姜、枣，水煎服。治风寒暴嗽，鼻塞声重者。❷经验方。见《简明中医内科学》（南京中医学院）。苏叶、柴胡各6g，半夏、黄芩、橘皮、枳壳、桔梗、川芎、葛根各3g，甘草2.1g。加生姜1片，大枣3枚，水煎服。治风疟，症见脉浮大，恶风自汗，烦躁头痛。❸即芎苏散第一方作汤剂。治证同。见“芎苏散”条。

芎乌散xiōngwūsǎn 《丹溪心法附余》卷十二方。川芎、乌药各等分。为细末，每服二钱，蜡茶清调服。治因气所触，气厥头痛，心腹胀满，呕吐酸水，头目昏眩。

芎辛导痰汤xiōngxīndǎotántāng 《奇效良方》卷二十四方。川芎、细辛、天南星、陈皮、茯苓各一钱半、半夏二钱，枳壳（麸炒）、甘草各一钱。加生姜七片，水煎，食后服。治痰厥头痛。

芎辛散xiōngxīnsǎn 《鸡峰普济方》卷五方。川芎四钱，苍术八钱，甘草三钱，细辛一钱。为末，每服一钱，茶清调下。治风客阳经，头痛晕眩，项背拘急，肢体痛倦，鼻塞声重，发热恶寒，及诸语涩，麻痹而筋挛。

芎辛汤xiōngxīntāng 《三因极一病证方论》卷十六方。生附子（去皮脐）、生乌头（去皮尖）、天南星、干姜、炙甘草、川芎、细辛各等分。为粗末，每服四钱，加生姜五片，茶芽少许，水煎，食后服。治伤于风寒生冷及气虚痰厥，头痛如破，眩晕欲倒，呕吐不定。

芎芷散xiōngzhǐsǎn ❶《仁斋直指方论》卷十九方。川芎、白芷、荆芥穗、石膏各等分。为末，每服一钱，食后沸汤调下。治风壅头痛。❷《仁斋直指方论》卷二十一方。川芎一钱半，白芷、细辛、陈皮、苍术、菖蒲、厚朴、半夏、木通、肉桂、苏叶、甘草各七分。为粗末，加生姜三片，葱白二寸，水煎服。治风入耳虚鸣及暴聋。

芎芷香苏散xiōngzhǐxiāngsūsǎn 《世医得效方》卷一方。炒香附五两，紫苏二两半，陈皮、甘草、苍术（米泔浸，炒黄）各二两，川芎、白芷（原方缺量）。为末，每服四钱，加生姜三片，葱白二根，水煎服。治伤风鼻中清涕，自汗头疼，或发热。

芎术除眩汤xiōngzhúchúxuàntāng 《奇效良方》卷六方。川芎二钱，白术三钱，附子（炮）一钱半，炙甘草、官桂各一钱。加生姜三片，水煎，食前服。治感受寒湿，头目眩晕。

芎术汤xiōngzhútāng 《三因极一病证方论》卷十六方。川芎、生附子（去皮脐）、白术各三钱，桂心、甘草各一钱。加生姜七片，大枣二枚，水煎，食远服。治伤湿头痛，眩晕。

芎术丸xiōngzhúwán 见《丹溪心法》卷三。即越鞠丸，见该条。

胸xiōng 人体胸部的简称。藏心、肺、心包等脏腑。十二经脉除足太阳膀胱经外，均循行于此。《灵枢·经脉》：“心主手厥阴心包络之脉，起于胸中……其支者，循胸出胁。”

胸痹xiōngbì 病名。出《灵枢·本藏》。❶指胸膺部闷窒疼痛的一种病证。《肘后备急方》卷四：“胸痹之病，令人心中坚痞忽痛，肌中苦痹，绞急如，不得俯仰，其胸前皮皆痛，不得手犯，胸满短气，咳嗽引痛，烦闷自汗出，或彻引背膂。”《金匮要略·胸痹心痛短气病脉证治》：“夫脉当取太过不及，阳微阴弦，即胸痹而痛，所以然者，责其极虚也。今阳虚，知在上焦，所以胸痹、心痛者，以其阴弦故也。”“本人无寒热，短气不足以息者，实也。”“胸痹之病，喘息咳唾，胸背痛，短气，寸口脉沉而迟，关上小紧数，栝蒌薤白白酒汤主之。”“胸痹不得卧，心痛彻背者，栝蒌薤白半夏汤主之。”“胸痹心中痞气结在胸，胸满，胁下逆抢心，枳实薤白桂枝汤主之，人参汤亦主之。”“胸痹胸中气塞，短气，茯苓杏仁甘草汤主之，橘枳姜汤亦主之。”“胸痹缓急者，薏苡附子散主之。”胸痹有按症情轻重分为胸满、胸痛者。参“胸痛”条。本病可见于冠心病等疾患。❷指胃痹。《症因脉治》卷三：“胸痹之症，即胃痹也。胸前满闷，凝结不行，食入即痛，不得下咽，或时作呕。”

胸部内伤xiōngbùnèishāng 病名。外伤波及气血、经络、脏腑而致的以胸胁疼痛为主要表现的疾病统称。

胸发xiōngfā 病名。出《仙传外科集验方》。即井疽。见该条。

胸骨xiōnggǔ 构成胸廓的骨骼。《医宗金鉴·正骨心法要旨》：“胸骨即骨，乃胸胁众骨之统名也。一名膺骨，一名臆骨，俗名胸膛。”

胸骨肋断xiōnggǔlèiduàn 病名。出《疡医准绳》卷六。即胸、肋骨伤折。详见“胸骨伤”条。

胸骨伤xiōnggǔshāng 病名。见《医宗金鉴》卷八十八。包括胸胁部的肋骨伤折。多因跌打、压撞所伤。局部疼痛，甚至不能直立挺胸，呼吸短促，尤其在深呼吸或咳嗽时疼痛加剧，骨折处可有凹陷、突起及骨声；严重者可出现气胸、血胸及内损脏器，伴见咯血、呼吸困难、昏厥等。治宜手法复位，给予固定，内服复元活血汤、七厘散；肿痛减轻后，改服正骨紫金丹、接骨丸；后期恢复时，可服补肾壮筋汤、小活络丹，用五加皮汤外洗，并配合功能锻炼。合并内伤者，宜手术急救。

胸汗xiōnghàn 症名。见《中国医学大辞典》。指心胸局部多汗。《张氏医通·杂门》："别处无汗，独心胸一片有汗……名曰心汗。"参见"心汗"条。

胸廓出口综合征xiōngkuòchūkǒuzōnghézhēng 病名。即臂丛神经和锁骨下动、静脉在胸廓出口部和胸小肌喙突附着部受压所引起的综合征。临床上主要表现为肩、臂及手的疼痛、麻木，甚则肌肉萎缩无力、手部青冷发紫、桡动脉搏动减弱等。本病是肩臂痛的常见病因之一。

胸满xiōngmǎn 症名。出《素问·腹中论》。指胸部胀满不适。可因风寒、热壅、停饮、气滞、血瘀等所致。《医宗金鉴·订正金匮要略注》："表实无汗，胸满而喘者，风寒之胸满也；里实便涩，胸满烦热者，热壅之胸满也；面目浮肿，胸满喘不得卧者，停饮之胸满也；呼吸不快，胸满太息而稍宽者，气滞之胸满也；今病人无寒热他病，惟胸满，唇痿，舌青，口燥，漱水不欲咽，乃瘀血之胸满也。"亦可见于少阳证中。《医学心悟·少阳经证》："胸半以上，乃清阳之分，正在半表半里，邪至此，将入里而未深入于里也，故胸满而腹未满者，乃邪气而非有物也……陶氏治法，少阳证兼胸满者，小柴胡加枳桔。"

胸闷xiōngmèn 症名。即自觉胸中堵塞不畅、满闷不舒的症状。

胸痞xiōngpǐ 病证名。❶指胸中满塞不痛。《症因脉治·胸痛论》："若胸中满塞而不痛，又名胸痞。"《杂病源流犀烛·胸膈脊背乳病源流》："大约胸满不痛者为痞，满而痛者为结胸。治法虽始终略同，自有重轻之异。先即胸痞明之。东垣曰，大阴湿土，主壅塞，乃土来心下而为痞也，伤寒下早亦为痞……酒积杂病，下之过亦作痞。"参见"心下痞满""痞"条。❷指胸中闷痛，属胸痹。《三因极一病证方论》卷九："病者心下坚满，痞，急痛，肌中苦痹缓，急如刺，不得俯仰，其胸前皮皆痛，手不得犯，胸中而满，短气，咳唾引痛，咽塞不利，习习如痒，喉中干燥，时欲吐呕，烦闷，自汗时出，痛引彻背，不治则数日杀人，病名胸痞。由下虚极，气上控膈使然，其脉阳微阴结。"治用栝篓丸、橘皮生姜汤等方。参见"胸痹"条。

胸凭仰息xiōngpíngyǎngxī 症名。出《素问·五常政大论》。指病人托着胸部仰面太息，这是肺气壅塞的被迫动作。

胸脯骨xiōngpúgǔ 骨名。胸胁众骨之统称。包括胸骨和肋骨。

胸俞十二穴xiōngshùshí'èrxué 出《素问·气穴论》。即俞府、彧中、神藏、灵墟、神封、步廊，左右共12穴。

胸锁关节脱位xiōngsuǒguānjiétuōwèi 病名。即由直接或间接外力损伤，引起锁骨内端与胸骨柄的锁骨切迹脱位的疾病。参见"脱位""脱臼"条。

胸锁骱xiōngsuǒjiè 解剖部位名。即胸锁关节。

胸堂xiōngtáng ❶指膻中穴。《备急千金要方》："上气厥逆，灸胸堂百壮。穴在两乳间。"❷经外奇穴名。出《针灸孔穴及其疗法便览》。位于两乳之间，胸骨之两侧缘。主治咳嗽，喘息，噎膈，咯血，心悸，怔忡，乳少乳痈等。艾炷灸3～5壮；艾条灸5～10分钟。

胸膛xiōngtáng ❶骨名。指胸骨。详该条。❷泛指胸部。《医宗金鉴·外科心法要诀》："甘疽……生于膺上，即胸膛两旁肉高处。"

胸痛xiōngtòng 症名。出《素问·脉解》。指胸部正中或偏侧作痛。多与心、肺、肝三脏有关。《素问·藏气法时论》："心病者，胸中痛。"《医碥·胸痛》："胸者，肺之部分，则其痛尤多属肺可知，乃医书多以肝病为言，此举隅之论耳，勿泥。须知胸为清阳之分，其病也，气滞为多，实亦滞，虚亦滞。气滞则痰饮亦停，宜行气除饮，此治在肺。"《杂病源流犀烛·胸膈脊背乳病源流》："胸者，肝之分，肺心脾肝胆肾心包七经脉俱至胸，然诸经虽能令胸满气短，而不能使之痛，惟肝独令胸痛，故属肝病。""肝虚胸痛引腰，宜补肾，补肾所以补肝也，宜六味丸加首乌、牛膝；肝实胸痛不能转侧，善太息，宜疏肝，宜宽胸饮；胸痛常欲蹈压其胸，先未痛，但欲饮热，名曰肝着，宜旋覆汤；胸痛短气，是水气，宜五苓散；胸痛痞塞，痰气为害，宜二陈汤；胸痹急痛如锥刺，难于俯仰，汗出，或彻背上，不速治，或至死，宜生韭汁；胸痹痛引背，喘息咳唾短气，寸沉迟，关紧数，宜瓜蒌一个，薤白半斤，白酒七斤，煮二斤，分二服，加半夏四两尤妙……胸膈隐痛，肾虚不纳气，气虚不生血也，宜补肝散。"亦有指膈痛或胸痹之重者。《医宗必读·心腹诸痛》："胸痛即膈痛。"《医宗金鉴·订正金匮要略注》卷二十："胸痹之病轻者即今之胸满，重者即今之胸痛也。"参见"胸痹""膈痛"条。

胸围xiōngwéi 胸部与乳头相平的部位的周围长度。一般用来测量胸廓的大小和肺活量。《灵枢·骨度》："胸围四尺五寸。"

胸乡xiōngxiāng 经穴名，代号SP19。出《针灸甲乙经》。属足太阴脾经。位于胸部，第三肋间隙中，距胸正中线6寸处。布有第三肋间神经外侧皮支，并有胸外侧动、静脉及第三肋间动、静脉通过。主治胸胁支满，痛引胸背，咳嗽气逆等。斜刺0.3～0.5寸（不宜深刺）。艾炷灸3～5壮，或艾条灸5～10分钟。

胸胁xiōngxié 即前胸和两腋下肋骨部位的统称。《医宗金鉴·刺灸心法要诀》："胸者，缺盆下，腹之上，有骨之处也。"《医宗金鉴·正骨心法要旨》："其两侧自胸以下，至肋骨之尽处，统名曰胁。"

胸胁苦满xiōngxiékǔmǎn 症名。出《伤寒论·辨太阳病脉证并治》。指胸胁部满闷不舒。《内经》有"胸胁支满"（《灵枢·经脉》）、"胸胁满"（《素问·刺热》）的记载，义同胸胁苦满。因肝胆经气机失调，胆火内郁于胸膈所致。常见于少阳病、郁症等。治宜清肝胆郁热、和解少阳。

胸胁满xiōngxiémǎn 症名。出《素问·刺热》。指胸胁部胀满不舒。多由邪阻气郁所致。《伤寒论·辨太阳病脉证并治》："伤寒十三日不解，胸胁满而呕，日晡所发潮热，已而微利，此本柴胡证，下之而不得利，今反利者，知医以丸药下之，非其治也。潮热者，实也。先宜服小柴胡汤以解外，后以柴胡加芒硝汤主之。"又："伤寒五六日，已发汗而复下之，胸胁满，微结，小便不利，渴而不呕，但头汗出，往来寒热，心烦者，此为未解也，柴胡桂枝干姜汤主之"。伤寒阳明病亦可见本症。"阳明病，发潮热，大便溏，小便自可，胸胁满不去者，小柴胡汤主之"。胸胁痛可由热入血室引起。《金匮要略·妇人杂病脉证并治》："妇人中风，发热恶寒，经水适来，得之七八日，热除脉迟，身凉和，胸胁满，如结胸状，谵语者，此为热入血室也。当刺期门，随其实而取之。"参见"胸胁苦满"等条。

胸胁痛xiōngxiétòng 症名。指胸胁有疼痛的感觉。出《素问·刺热》。多见于少阳病及肝胆疾患。《诸病源候论·胸胁痛候》："胸胁痛者，由胆与肝及肾之支脉虚，为寒气所乘故也……此三经三支脉，并循行胸胁，邪气乘于胸胁，故伤其经脉，邪气之与正气交击，故令胸胁相引而急痛也。”《济生拔萃·此事难知》：“少阳证，胸胁痛，往来寒热而呕，或咳而耳聋，脉尺寸俱弦，忌发汗，忌利小便，忌过大便，故名三禁。汤宜和解，小柴胡汤主之。”本症实证居多。可由气机郁滞，痰饮瘀血所致。《景岳全书·胁痛》：“暴怒伤肝，气逆胀满，胸胁疼痛者，宜解肝煎。”“气滞胸胁痛而兼喘者，宜分气紫苏饮。”“痰饮停伏，胸胁疼痛者，导痰汤加白芥子。”《丹溪心法·胁痛》：“气郁而胸胁痛者，看其脉沉涩，当作郁治。痛而不得伸舒者，蜜丸龙荟丸最快。”《医林绳墨·六郁》：“血郁者，胸胁作痛，四肢无力，能食便红，脉亦芤数。”胸胁痛也可见于内伤虚损。《金匮翼》卷六：“肾气虚弱，羸怯之人，胸胁之间，多有隐隐微痛，此肾虚不能纳气，气虚不能生血之故……宜用熟地、破故纸之类补肾；阿胶、芎、归之类和血。”参见“胸痛”“胁痛”条。

胸穴指压法xiōngxuézhǐyāfǎ 推拿方法名。以手指按压胸部穴位进行治病的一种手法。所用胸穴大多是分布于胸部前面和侧面的敏感压痛点。适用于头痛、胸痛、腰痛、胃痛及软组织扭伤等疾病。

胸阳xiōngyáng 胸中的阳气，亦即上焦阳气。《类证治裁·胸痹》：“胸痹……由胸中阳气不舒，浊阴得以上逆，而阻其宣降。”

胸膺xiōngyīng 前胸部。《素问·刺热》：“热争则喘咳，痛走胸膺背，不得太息。”

胸中xiōngzhōng 胸腔。《灵枢·经脉》：“肾足少阴之脉……其支者，从肺出络心，注胸中。”《素问·至真要大论》：“胸中不便，嗌塞而。”张景岳注：“胸中，肺所居也。”

胸中烦热xiōngzhōngfánrè 症名。出《素问·至真要大论》。指胸中烦闷觉热。多属内热，如因外感则邪恋胸膈，症见发热，胸中烦闷，懊侬，宜疏表清热；表邪已解，余热未清所致胸中烦热，当清热除烦；内科杂证见胸中烦热，口舌糜烂，口渴尿赤，多为心火亢盛所致，宜清心凉膈；胸中烦热，思虑不宁，心烦不寐，多为血虚火炎所致，宜清热除烦，育阴安神。胸中烦热，兼手足心俱热，称五心烦热；妊娠见胸中烦热者，为子烦。

胸中痞硬xiōngzhōngpǐyìng 症名。指胸中满闷不适而按之硬满者。《伤寒论·辨太阳病脉证并治下》：“病如桂枝证，头不痛，项不强，寸脉微浮，胸中痞硬，气上冲咽喉不得息者，此胸有寒也，当吐之，宜瓜蒂散。”《伤寒贯珠集》卷二：“此痰饮类伤寒证，寒为寒饮，非寒邪也。《活人书》云：痰饮之为病，能令人憎寒发热，状类伤寒，但头不痛，项不强为异，正此之谓。”参见痞有关条。

胸中痞鞕xiōngzhōngpǐyìng 症名。为硬之古体字，即胸中痞硬，详该条。

胸中热xiōngzhōngrè 出《素问·刺热》。指上焦心肺之热。《素问识》卷四：“胸中膈上，乃心肺之宫城，主胸中热者，写肺热也；膈中热者，写心热也。不曰心肺，而曰胸中、膈中者，意言热在气分，而不干于藏真也。”

胸中之府xiōngzhōngzhīfǔ 指背部。《素问·脉要精微论》：“背者，胸中之府，背曲肩随，府将坏矣。”

胸椎骨折xiōngzhuīgǔzhé 病名。即以胸椎局部肿胀、疼痛，骨折处两侧肌肉紧张，不能站立，翻身困难，运动障碍等为主要表现的疾病。参见“骨折”条。

胸椎小关节错缝xiōngzhuīxiǎoguānjiécuòfèng 病名。即上个胸椎下关节突与下个胸椎上关节突构成的椎间关节，在身体扭转姿势不当或受到暴力时，发生侧向错移，导致背部疼痛和功能障碍。一般损伤当时症状较轻，次日加重后背如负重物，渐渐牵掣胸痛，甚至久坐时需经常变换体位，走路时震痛，咳嗽、打喷嚏时也会引起疼痛。

雄丁xióngdīng 病证名。出《备急千金要方》卷二十二。十三丁之一。其疔疱黑似灸疮，大如钱孔，形高，四畔疱浆色赤黄。治见“疔疮”条。

雄丁香xióngdīngxiāng 中药材。见《本草蒙筌》。即丁香，详该条。

雄黄xiónghuáng 中药材。出《神农本草经》。又名黄食石、天阳石、鸡冠石、熏黄、石黄、腰黄、黄金石、雄精。为硫化物类矿物雄黄族雄黄，主含二硫化二砷。产于湖南、湖北、贵州、云南、四川、甘肃等地。辛，温，有毒。归大肠、肝经。解毒杀虫，燥湿祛痰，截疟。治痈肿疔疮，蛇虫咬伤，虫积腹痛，惊痫，疟疾。入丸散用0.05～0.1g，外用适量，熏涂患处。《抱朴子·金丹》：“五石者，丹砂、雄黄、白、曾青、慈石也。”本品内服宜水飞，不可火制。不能持续内服，以防蓄积中毒。中毒症状主要为吐泻。孕妇忌服。本品为天然的二硫化二砷，常夹杂有其他重金属盐。雄黄水浸剂。在体外对常见致病性皮肤真菌，肠道致病菌，常见化脓性球菌及人型、牛型结核杆菌，均有抑制作用。

雄黄草xiónghuángcǎo 中药材。见《陕西中药志》。为白屈菜之别名，详该条。

雄黄解毒丸xiónghuángjiědúwán ❶《幼科发挥》卷二方。雄黄、郁金、大黄各二钱，巴豆霜一钱（一本无大黄）。为细末，水糊为丸，小豆大，每服一至二丸，茶清送下。治小儿生疮入腹，腹胀，大小便不通，或喘或作搐者。❷《医宗金鉴·外科心法要诀》卷六十六方。雄黄一两，郁金一钱，巴豆仁（去油）十四粒。为末，醋煮面糊为丸，黍米大，每服五分，津液吞下。治紧喉风，症见咽喉肿痛，声音难出，汤水不下，痰涎壅塞。

雄黄藜芦散xiónghuánglílúsǎn 《疡医大全》卷二十四方。雄黄、鳖头（煅黄色）、轻粉各一钱，藜芦二钱，冰片二分。为细末和匀，先用芎归汤第二方熏洗患处，随后搽药。治阴挺。

雄黄牡蛎散xiónghuángmǔlìsǎn 《医宗金鉴·外科心法要诀》卷七十二方。煅牡蛎四钱，雄黄二钱。为细末，蜜水调浓，重汤炖温，涂患指，日五六次。治天蛇毒初起，闷肿无头，色红，痛如火燎。

雄黄散xiónghuángsǎn 《素问病机气宜保命集》卷下方。雄黄一钱（研），巴豆（不去皮，研，一个；去皮，五分）。上二味再同研如泥，入乳香、没药各少许，再研匀细，以少许上于患部。治疮有恶肉不能去者。

雄黄麝香散xiónghuángshèxiāngsǎn 《普济方》卷六十九方。雄黄一钱半，麝香一字，铜绿、轻粉、黄连、炒黄丹各一钱，血竭、枯矾各半钱。为末，每用少许敷患处。治牙龈肿烂出血。

雄黄圣饼子xiónghuángshèngbǐng·zi 《脾胃论》卷下方。雄黄五钱，巴豆（去油、心膜）一百个，炒白面十两。为细末，和匀，水和作饼，如手大，以浆水再煮，候浮于水上，漉出，控去水作丸，梧桐子大，捏作饼子，每服五至七个，渐加至十五个，食前清茶或温酒送下。治一切酒食所伤，心腹满而不快。

雄黄丸xiónghuángwán 《太平圣惠方》卷八十三方。雄黄、珍珠粉各半两，麝香、牛黄各一钱，巴豆二十枚（去皮心，压去油）。为末，入枣肉，炼蜜为丸，粟米大，每服三丸，薄荷煎汤送下。治小儿中恶，心痛。

雄黄洗剂xiónghuángxǐjì 经验方。见《皮肤病学》（中山医学院）。雄黄、硼砂各 9g，苦参、川椒、百部各 15g。水煎，外洗患处。治疥疮，外阴瘙痒；近代也用于念珠菌病。

雄黄消毒膏xiónghuángxiāodúgāo 《卫生宝鉴》卷二十方。雄黄、砒石、黄蜡各半两，巴豆三钱，白矾一两。研末，溶蜡入药搅匀为锭，枣子大，用时溶锭滴患处。治蝎螫痛不可忍。

雄黄中毒xiónghuángzhòngdú 病名。因外用或误服雄黄过量中毒。中毒症状及解救法，参"砒霜中毒"条。

雄精xióngjīng 中药材。见《中国药学大辞典》。为雄黄之别名，详该条。

雄漆丸xióngqīwán 《疡医大全》卷二十八方。真漆（入蟹黄五钱拌匀，晒之，渐渐去浮面上水）一两，雄黄、皂角各五钱。为末，和匀为丸，阴干，每服三分，温酒送下。治大麻风。

雄前胡xióngqiánhú 中药材。指前胡抽薹开花后的根。质地坚硬、气味淡寡，药性质劣。《本草从新》："雄前胡，须拣去勿用。"所以药商不收，市场不售。详"雌前胡"条。

雄鼠散xióngshǔsǎn 《医宗金鉴·外科心法要诀》卷七十五方。活雄鼠一只。用铁线缚绕，阴阳瓦煅存性，为细末，热黄酒送下。治破伤风，邪在表，寒热拘急，口噤咬牙。

熊胆xióngdǎn 中药材。出《药性论》。又名黑瞎子胆。为熊科动物黑熊 *Selenarctos thibetanus* G. Cuvier 或棕熊 *Ursus arctos* L. 的胆囊。苦，寒。入肝、胆、脾、胃经。清热解毒，镇痉，明目，杀虫。①治小儿惊痫，疳疾羸瘦，黄疸，泄泻，蛔虫病。研末服：0.3～1g。②点眼治目赤障翳；吹喉治咽喉肿痛；调敷治痔疮。主含胆汁酸类的碱金属盐，又含胆甾醇及胆色素。胆汁酸主要为牛磺酸、熊去氧胆酸，还有少量鹅去氧胆酸、胆酸。并含多种氨基酸。熊胆水溶液及鹅去氧胆酸能增加动物胆汁和胆汁酸盐的分泌量，并能松弛胆管与括约肌，促使胆汁排入十二指肠。熊胆对小鼠离体肠管有罂粟碱样解痉作用，解痉的主要成分是牛磺熊去氧胆酸，其水解产物去氧胆酸钠对士的宁引起的小鼠惊厥有解毒作用，与鹅去氧胆酸钠及胆酸钠合用能增强其解毒作用。熊胆镇静、解热，还可抗炎、抗溃疡、保肝，对心血管系统有降压、降血脂、降低心肌耗氧量、抗心律失常的作用。熊胆亦能诱导白血病细胞分化。

熊胆草xióngdǎncǎo 中药材。见广州部队卫生部《常用中草药手册》，为溪黄草之别名，详该条。

熊胆膏xióngdǎngāo ❶《圣济总录》卷一百三十二方。熊胆（研）一钱，铅粉一钱二分半，雄黄（研）、麝香（研）各半钱，槟榔（研）一字。为细末，用猪胆一枚，取汁和药，仍入胆内揉匀，用绳系定，以松明黑焰熏遍黑，挂阴处；如疮有指面大者，用如黍米大贴之，如钱大者，用如绿豆大贴之，药干以津唾调稀涂之。治恶疮。❷《世医得效方》卷七方。熊胆、冰片各少许。研细，用井花水调，以鸡羽拂痔上。治痔疮肿痛。❸《证治准绳·幼科》集八方。①熊胆（研）半两，蚺蛇胆（为末）、芦荟（研）、牛黄（研）各一分，冰片（研）、麝香（研）各一钱。为细末，用水一小盏搅和匀，瓷器盛隔水慢火熬成膏，每服一豆大，薄荷煎汤化服，兼涂患处。治急疳。②熊胆、蚺蛇胆、芦荟各半两，黄矾、麝香、牛黄各一分，冰片一钱。为细末，水搅匀后盛银器中，隔水煮成膏，每用少许，涂患处。治疳疮不瘥。

熊胆水xióngdǎnshuǐ 中药材。见《南宁市药物志》。为救必应之别名，详该条。

熊胆丸xióngdǎnwán ❶《银海精微》卷上方。熊胆、牛胆、石决明、车前子、泽泻、细辛、茺蔚子、龙胆草、干地黄。为细末，炼蜜为丸，梧桐子大，每服四十丸，食后温酒送下。功能清热解毒。治肝胆火热，火邪为病，两目肿痛。❷《证治准绳·幼科》集八方。熊胆、朱砂、麝香、蚺蛇胆、炒蜣螂、瓜蒂各半两。为细末，用猪胆汁和丸，绿豆大，每服三丸，先用桃柳汤浴儿，后用粥饮送下。治小儿五疳出虫。❸《审视瑶函》卷五方。熊胆、黄连、密蒙花、羌活各一两半，蛇蜕、地骨皮、淫羊藿、木贼、龙胆草各一两，旋覆花、菊花、瞿麦各五钱，蕤蕤三钱，血竭、蔓菁子各二钱。除熊胆外，余研细末，用羯羊肝一具，一半煮熟焙干，一半生用，去膜捣烂，共杵为丸，梧桐子大，每服三十丸，食后米饮送下。治暴盲生翳。

熊道轩xióngdàoxuān 见"熊宗立"条。

熊骨xiónggǔ 中药材。出《食疗本草》。为熊科动物黑熊 *Selenarctos thibetanus* G. Cuvier 或棕熊 *Ursus arctos* L. 的骨骼。主产于黑龙江、吉林、云南、四川等地。咸、微辛，温。祛除风湿。治风湿关节肿痛。煎服：30～60g；或浸酒。

熊景先xióngjǐngxiān 元代医家。字仲光。江西崇仁人。世代为医。景先乡举不中，致力学医，辑家传验方及常用之药，选在实践中有效者，以天地生生之意，撰《伤寒生意》一书，已佚。

熊立品xiónglìpǐn 清代医家。字圣臣。新建（今江西南昌）人。长于温病，对吴又可和喻嘉言之说有所研究，撰《治疫全书》（1776 年刻行），以补二氏之所未及，另辑有《痢疟纂要》《痘麻绀珠》，合称《瘟疫传症汇编》。

熊柳根xióngliǔgēn 中药材。见《福建民间草药》。为黄鳝藤之别名，详该条。

熊圣臣xióngshèngchén 见"熊立品"条。

熊戏xióngxì 导引法，系模仿熊的动作的一种体操健身活动，最早见战国（公元前 475—221 年）《庄子》："熊经鸟伸。"马王堆汉墓出土的《导引图》中也有熊的模仿动作，亦称熊经。《后汉书·华佗传》始列入五禽戏中，但无动作记述。《云笈七签·导引按摩》始有简单动作记述："熊戏者，正仰，以两手抱膝下，举头，左僻地七，右亦七，蹲地，以手左右托地。"此后流派渐多。

熊彦明xióngyànmíng 元代医家。选《孙允贤医方集成》，并附入《济生拔萃》《宣明论》等方，题名为《类编南北经验医方大成》，10 卷。

熊应雄xióngyìngxióng 见"熊运英"条。

熊油xióngyóu 中药材。出《洞天奥旨》。即熊脂，详该条。

熊运英xióngyùnyīng 清代医家。字应雄。东川（属四川）人。长于推拿术，撰《推拿广意》（后经陈紫山重订）。以图解讲述诸穴脉，并附歌诀；列述诸病证及推拿法的应用方，包括手术外治、内服药等，流传较广。

熊脂xióngzhī 中药材。出《神农本草经》。又名熊油。为熊科动物黑熊 *Selenarctos thibetanus* G. Cuvier 或棕熊 *Ursus arctos* L. 的脂肪油。甘，温。补虚损，强筋骨，润肌肤。治虚损羸瘦，风痹不仁，筋脉挛急。内服：9～15g，熬炼后开水冲。外涂头癣，白秃疮，臁疮。

熊仲光xióngzhònggūang 见“熊景先”条。

熊宗立xióngzōnglì（1415—1487） 明代医家。字道轩。自号勿听子。福建建阳人。幼时多病，喜读医书，并从刘剡学医卜术。著述较多，涉及范围很广。曾对《内经》《难经》《脉经》伤寒、外科、妇科、儿科、本草等方面的医籍加以编纂和注释。编著有《医书大全》《黄帝内经素问灵枢运气音释补遗》《素问运气图括定局立成》《勿听子俗解八十一难经》《伤寒运气全书》《王叔和脉诀图要俗解》《类证注释钱氏小儿方诀》《医学源流》《历代名医图姓氏》（又名《原医图》）等。

xiu

休疟饮xiūnüèyǐn 《景岳全书·新方八阵》卷五十一方。人参、炒白术、当归各三至四钱，制何首乌五钱，炙甘草八分。水煎二次，食远服。治疟疾。如阳虚多寒，加干姜、肉桂之类，甚者或加制附子；阴虚多热，烦渴喜冷，宜滋阴清火者，加麦冬、生地黄、芍药，甚者加知母，或加黄芩；肾阴不足，水不制火，虚烦，腰酸脚软，或脾虚痞闷者，加熟地黄、枸杞子、山药、杜仲之类；余邪留连难愈，加柴胡、麻黄、细辛、紫苏之类；气血多滞者，或用酒、水各半煎服，或服药后饮酒数杯。

休息痢xiūxīlì 病名。指痢疾时止时发，久久不愈者。见《诸病源候论·痢病诸候》。《症因脉治》卷四有外感休息痢，内伤休息痢之别。多因治疗失宜，或气血虚弱，脾肾不足，以致正虚邪恋，湿热积滞伏于肠胃而成。发作时，治宜清热化湿为主。或兼补气血，或兼补脾肾，可选用香连丸、驻车丸、倪氏补理煎方等。缓解期，可见神疲乏力，食欲不振，形体消瘦四肢不温等症，治宜健运脾胃，补益气血为主，可选用补中益气汤、八珍汤等方；属肾亏者，四神丸。《类证治裁》以屡发屡止，经久不愈，用诃黎勒散，因固涩太早，积滞未清，用香连丸加茯苓、枳实；因饮食失节，用香连丸加楂肉、神曲；中气下陷，用补中益气汤；因脏寒虚滑，用大断下丸。《医贯》载有一种休息痢，系寒积大肠，独用一味巴豆炒研，蜡丸吞服。本病可见于慢性细菌性痢疾、溃疡性结肠炎、慢性阿米巴痢疾及局限性肠炎等疾患。参见“痢疾”条。

休惜痢xiūxīlì 病名。出《小儿卫生总微论方》。即休息痢。见该条。

修脚术xiūjiǎoshù 简称修脚。即治脚病的手术方法。明代《外科启玄》卷七，已有修脚人的记载。目前随各地风俗不同，约有三路师承，河北路、江苏路、山东路。河北路以北京为发展中心，特点是技术巧妙、活茬细致，擅长于修治各种脚病。江苏路以扬州为发展中心，讲究修脚时活茬精致美观，尤其在捏脚、刮脚方面有其独到之处。山东路以济南为发展中心，技术要求全面，除修脚外，还要求掌握理发等技术。1949 年后，经过发掘整理，已出版专书，使修脚术得到重视与提高。

修昆仑证验xiūkūnlúnzhèngyàn 养生著作。清代天修子著，成书于道光丙午（1846）。本书集中阐述了作者在养生实践中自创自练的“揉法”和学得的“晒法（即日光浴）”。在“揉积论”中，认为“凡百病证皆以气血为主，通则无积，不通则积，新则积小，久则积大，不论大小内外病证，果能揉之，使经络气血通畅，病无不愈”。作者尤其重视“揉颊车法”，指出“一身血脉皆直，惟颊车十二经血脉汇走屈曲交互，易致滞积，颊车耳门下之钩骨，此处一通，内外上下皆无壅塞”。这种方法简便易行，值得养生实践者参考。

修龄要指xiūlíngyàozhǐ 养生著作。明初冷谦编撰。书分四时调摄、起居调摄、延年六字总诀、四季却病歌、长生一十六字诀、十六段锦法、八段锦法、导引却病歌诀、却病八则等篇。导引吐纳等多种功法均收在内。

修内丹法秘诀xiūnèidānfǎmìjué 气功功法。是一套在胎息基础上加以引导，“还精补脑”的静功之法。见于《上洞心丹经诀》。

修其城郭xiūqíchéngguō 自我推拿方法。出《养性书》。城郭即耳郭。用手摩揉耳轮。可防治耳病。《杂病源流犀烛·耳病源流》：“《养性书》：以手摩耳轮，不拘遍数，所谓修其城郭，以补肾气，以防聋聩也。”

修事xiūshì 出《本草纲目》。即炮制。清代张仲岩著《修事指南》，专论药物炮制方法。详“炮制”条。

修事指南xiūshìzhǐnán 本草著作。1 卷。清代张叡。撰年不详。首为炮炙论，总论制药之法；其次分论 232 种药物的炮炙方法。主要参考雷敩以后各家本草著作及有关资料编成。1928 年以后，本书又先后被改名为《制药指南》或《国医制药学》印行，内容未变。

修天庭xiūtiāntíng 自我推拿方法名，出《养性书》。将两手掌擦热后，来回抚摩额部。《杂病源流犀烛·面部病源流》：“《养性书》：热摩手心，频拭额上，谓之修天庭。连发际，二三七遍，面上自然光泽，所谓手宜在面是也。”

修真十书xiūzhēnshíshū 养生丛书。编者不详。全书收集隋唐、两宋以至元初的代表性气功著作 12 部，计 60 卷。包括《杂著指玄篇》8 卷，萧延之《金丹大成集》5 卷，唐代施肩吾《钟吕传道集》3 书，《杂著捷径》9 卷，《悟真篇》5 卷，宋代白玉蟾《玉隆集》6 卷，《上清集》8 卷，《武夷集》8 卷，元代王志谨述、论志焕辑《盘山语录》1 卷，唐代胡撰《黄庭内景五脏六腑图》1 卷，梁丘子撰《黄庭内景玉经注》3 卷，《外景玉经注》3 卷。

修治xiūzhì 即炮制。宋代庞安时《伤寒总病论》有《修治药法》。详“炮制”条。

羞明xiūmíng 症名。见《秘传眼科龙木论》。又名羞明畏日、怕日羞明、畏日、恶日、畏明。多因风热上攻或阴虚血亏所致。患眼畏视光明，遇光则涩痛难睁。有虚实之分：若兼红赤肿痛，眵多泪热等，多属风火实证。如《银海精微》：“肝气不顺而夹热，所以羞明。”若眼无赤痛，干涩羞明，多属阴虚血亏，如《杂病源流犀烛》卷廿二：“由亡血过多，及久痛伤血，或年老血少，必羞明酸痛，不能视物也。”本症常见于白睛、黑睛及某些胞睑、瞳神疾患。宜结合眼部及全身证候辨证论治。

羞明怕热xiūmíngpàrè 病证名。见《证治准绳·杂病》。《张氏医通》卷八：“热亮之处，则目痛涩，畏避不能开，火郁于上也。”羞明且热，属火燥血热之阳证。治宜清热泻火。可用龙木秘方密蒙花散或东垣泻热黄连汤加减。参见“羞明”条。

羞明畏日xiūmíngwèirì 症名。见《兰室秘藏》卷上。即羞明。详该条。

朽骨疽xiǔgǔjū 病名。见《外科大成》卷四。即附骨疽。详该条。

袖口疳xiùkǒugān 病证名。疳疮的一种。出《医宗金鉴》

卷六十九。即下疳生于阴茎，外皮肿胀包裹者。

袖珍本草隽xiùzhēnběncǎojuàn　本草著作。又名《本草隽》《中国药学大纲》。1卷。日本伊豫专安（平住）撰。刊于1755年。此书是《本草纲目》的择要本。共载常用药151种，不分类。每种均有释名、集解、选用、修治、气味，良毒（指气味升降、入何经、七情宜忌等）及主治各项，内容简要。

袖珍方xiùzhēnfāng　方书。又名《袖珍方大全》。4卷。撰于1391年。本书是在明宗室朱（周定王）主持下由李恒等人根据朱所编的《保生余录》《普济方》等书选录经验方编成。全书分为风、寒、暑等81门。包括内、外、妇、儿等各科疾病，选方约3077首。每病先论后方。而以选方为主。所选方剂附记出处。书名袖珍，以其便于携带查用。后经王永辅重刊时改为8卷本。

袖珍方大全xiùzhēnfāngdàquán　方书。见“袖珍方”条。

绣花针xiùhuāzhēn　中药材。见《植物名实图考》。为虎刺之别名，详该条。

绣球草xiùqiúcǎo　中药材。见《云南中草药》。为绣球防风之别名，详该条。

绣球防风xiùqiúfángfēng　中药材。❶出《滇南本草》。又名绣球草、蜜蜂草。为唇形科植物绣球防风 *Leucas ciliata* Benth. 的全草。分布于西南及广西。苦、辛，凉。入肝经。行气散瘀，明目退翳，解毒消肿。①治肝气郁结，血瘀经闭，小儿雀目，青盲翳障。煎服：9～30g。②治痈疽肿毒，皮疹，癣疮，疥癞。捣敷或煎水洗。❷见《文山中草药》。为蜂窝草之别名，详该条。

绣球风xiùqiúfēng　病名。出《医宗金鉴》卷六十九。即肾囊风，详该条。

绣球丸xiùqiúwán　《外科正宗》卷十一方。樟冰、川椒、枯矾、轻粉、水银、雄黄各二钱，枫子肉一百粒（另碾）。为细末，同枫子肉再碾和匀，加柏油一两，化开，和药搅匀，丸作圆眼大，擦患处。治干湿疥疮，及脓窠烂疮，瘙痒无度者。

绣球叶xiùqiúyè　中药材。见《福建民间草药》。为球兰之别名，详该条。

锈钉子xiùdīng · zi　中药材。见《昆明民间常用草药》。为大红袍之别名，详该条。

锈铁棒xiùtiěbàng　中药材。见《新疆药材》。为锁阳之别名，详该条。

嗅鼻瓜蒂散xiùbíguādìsǎn　《卫生宝鉴》卷十四方。瓜蒂十四个，母丁香一个，黍米四十九粒。为末，每用半字，临卧先含水一口，嗅药入鼻。治黄疸，遍身如金色者。

嗅气味xiùqìwèi　闻诊内容之一。嗅闻病人身体、口腔和各种排泄物的气味。如身上有溃腐疮疡，则发腐败的臭气。瘟疫或肝肾病危重时，也常有特殊臭气。肺胃有热，则口气臭秽。胃有宿食，则口气酸臭。肺痈咯脓血痰，则味腥臭。鼻渊则鼻出臭气。牙疳、口疮溃烂，则口出腐臭。阿米巴痢疾则大便恶臭。肠源性腹泻则大便腥臭。肠梗阻呕吐物可带粪臭味。糖尿病昏迷发出的苹果味，尿毒症病人的口中尿味，风湿热病人的汗酸味，以及子宫体或子宫颈癌则带下腥臊恶臭。产褥感染，则恶露臭秽等。

嗃鼻xiùbí　同吹鼻。把药物研成细粉，吹入或自行吸入鼻腔内，起通窍取嚏的作用，以治疗鼻道炎症，鼻塞不通，或作为对小儿惊风、口噤发搐的应急措施之一。如用黄花鱼的鱼脑石研末加冰片小量，吹入鼻内治慢性鼻窦炎；通关散嗃鼻，治小儿惊风，牙关紧闭。

嗃鼻碧云散xiùbìbìyúnsǎn　《原机启微》卷下方。又名碧云散。鹅不食草二钱，青黛、川芎各一钱。为细末，先噙水满口，每用米许，嗃入鼻内，以泪出为度。治目肿红赤，昏暗羞明，涩痛，风痒鼻塞，头痛脑涨，外翳攀睛，眵泪稠黏。

嗃鼻散xiùbísǎn　❶《银海精微》卷下方。雄黄、朱砂各三两，细辛五钱，麝香、冰片各一分。为细末，口含少许，鼻中。治目受风热，赤肿难开。❷《医学心悟》卷三方。细辛、皂角（去皮弦）各一两，生半夏五钱。为细末，每次一至二分，吹入鼻孔中，取嚏。治中风，不省人事。

xu

须xū　即胡须。《灵枢·阴阳二十五人》：“血气盛则有多须。”张景岳注：“在口下及两颐者曰须。”

须发早白xūfàzǎobái　症名。指青少年或中年人的头发、胡须过早变白的表现。

胥山老人xūshānlǎorén　见“王琦”条。

项xū　即头顶部。

项颅xūlú　头骨的别名。详该条。

虚闭xūbì　病证名。见《医林绳墨》卷八。系指耳聋之因于虚者。《景岳全书》卷二十七：“虚闭者，或以年衰，或以病后，或以劳倦过度，因致精脱肾亏，渐至聋闭，是非大培根本必不可也。”方可选用六味地黄汤、归脾汤、补中益气汤、八珍汤等加减。参见“气虚耳聋”“血虚耳聋”等条。

虚秘xūbì　病证名。指因精血津液亏耗所致的便秘。多因体气素亏，或因发汗、利小便耗伤津液，或病后元气未复，精亏血枯所致。《圣济总录·大小便门》：“或因病后重亡津液，或因老弱血气不足，是谓虚秘。”《洁古家珍·杂方》：“胃虚而秘者，不能饮食，小便清利。”虚秘如因气虚、气滞而致者，可用厚朴丸等方。津液耗伤者，可用润肠丸。《医学心悟·大便不通》：“若老人精血不足，新产妇人气血干枯，以致肠胃不润，此虚闭也，四物汤加松子仁、柏子仁、肉苁蓉、枸杞、人乳之类以润之，或以蜜煎导而通之。若气血两虚，则用八珍汤。”《金匮翼·便秘统论》：“虚秘有二，一以阴虚，一以阳虚也。凡下焦阳虚，则阳气不行，阳气不行，则不能传送，而阴凝于下。下焦阴虚，则精血枯燥，精血枯燥，则津液不到而肠藏干槁。治阳虚者，但益其火，则阴凝自化；治阴虚者，但壮其水，则泾渭自通。”方如苁蓉润肠丸、益血润肠丸、五仁丸、黄芪汤等均可选用。参见“大便秘结”条。

虚痓xūchì　病名。见《证治汇补·痓章》。指气血虚极，不能养筋所致的病。《医学正传·痓病》：“亦有绝无风邪，而亦能使人筋脉挛急，而为角弓反张之候者，血脱无以养筋故也。”证见四肢搐搦，头昏目花，自汗，神疲，气短，舌质淡，脉细弦。治宜益气补血，兼予息风。选用当归补血汤、八珍汤、大营煎等方加钩藤、蝎尾等息风药。参见“痓”条。

虚喘xūchuǎn　病证名。见《丹溪心法·喘》。指因正气虚衰所致的气喘。多由年老体弱，喘病久延，或大病后真元耗损，肺脾气虚，肾气不纳，或久服攻伐之药，损伤真气而成。《景岳全书·杂证谟·喘促》：“虚喘者，气短而不续……慌张气怯，声低息短，皇皇然若气欲断，提之若不能升，吞之若不相及，劳动则甚，而惟急促似喘，但得引长一息为快也。”临床表现，一般起病较缓，病程较长，呼吸气短难续，以深吸气为快等。虚喘中由于病因和见症的不同，又分为气虚喘、阴虚喘、真元耗损喘、胃虚喘等。详各条。

虚痘xūdòu　病证名。痘出不红润，色灰白，痘顶陷凹的症状。此气血两虚所致。治宜保元汤加肉桂之类（明代徐春甫《痘疹泄秘》）。

虚呃xū'è　病证名。指正虚所致的呃逆。《证治汇补·呃逆》：“虚呃，气不接续，呃气转大，脉虚无力。”因中气虚所致者，宜六君子汤、补中益气汤，甚则十全大补汤；因脾胃虚寒所致者，宜丁香柿蒂散、理中加丁香汤，或温胃饮加丁香；因脾肾虚寒所致者，宜理阴煎、大补元煎、右归饮等方；因肝肾阴虚、阴火上冲所致者，宜大补阴丸、滋肾丸等方；因真元虚脱而呃者，称虚脱呃，详“虚脱呃”“呃逆”条。

虚烦xūfán　病证名。指因虚而致心胸烦热者。多由伤寒汗、吐、下后，邪热乘虚客胸中，或病后余热留恋，或津涸、血虚、肾亏、痰饮、虚劳等所致。常伴郁闷不寐、口干咽燥等症。《伤寒论·辨太阳病脉证并治》：“发汗吐下后，虚烦不得眠……栀子豉汤主之。”《类证治裁·烦躁》：“其杂症虚烦，因津涸燥结而烦者，人参固本丸加枣仁、竹叶。因血虚烦渴，至夜躁热尤甚者，当归补血汤。因肾水下竭，心火上炎而烦者，生料六味丸煎服。病后余热欲吐，虚烦不安者，人参竹叶汤、竹茹汤。病久烦热不止，六味汤加枣仁。肥人虚烦不眠为痰，温胆汤。”《金匮要略·血痹虚劳病脉证并治》：“虚劳虚烦不得眠，酸枣仁汤主之。”亦有虚烦状似伤寒，但不恶寒，头身不痛，脉不紧数者，则可选竹叶汤（见《备急千金要方》卷九）。

虚烦不得眠xūfánbùdémián　症名。出《伤寒论·辨太阳病脉证并治》。指心烦失眠的表现。虚烦指心烦而心下无硬满，与心下硬满烦躁者有别。本症可由气虚、阳虚、阴虚、余热等不同因素导致。属气虚者，常兼见倦怠乏力，纳少神疲，口干少饮，脉象濡软，治宜补气为主。若更见肢冷畏寒、脉沉迟者，属阳虚，治宜温补。阴虚者，常兼见舌红口干，脉细数，治宜滋阴清火。余热内扰者，常兼见身热未净，口苦舌干，小便黄赤，治宜清解除烦。

虚烦不得卧xūfánbùdéwò　症证名。外感不得卧之一。因外感热病发汗太过，或误下伤里，或妄用吐法而致。《症因脉治》卷三：“身表已纯，口虽作渴，不能消水，二便清利，神气懒怯，时时欲睡，时时惊醒，此虚烦不得卧之症也。”如脉见空大者，宜补中益气汤加黄柏、知母；脉见细数者，生脉散合凉天地煎；真阳不足，心神失守者，枣仁远志汤，甚则八味肾气丸。参见“不寐”条。

虚风xūfēng　❶病证名。①即慢脾风。出《婴童百问》。②指血虚、阴虚内生的风证，亦称内风。多见于大汗、大吐、大泄、失血，或久病伤阴者。症见眩晕震颤，或手足蠕动，昏仆等。《临证指南医案》华岫云注云：“今叶氏发明内风，乃身中阳气之变动，肝为风脏，因精血衰耗，水不涵木，木少滋荣，故肝阳偏亢，内风时起。治以滋液息风，濡养营络，补阴潜阳。”宜用大小定风珠、复脉汤、阿胶鸡子黄汤（方见慢惊风条）等加减为治。❷病因。指乘虚袭人的邪风，即有害于生物的反常气候。《灵枢·九宫八风》：“从其冲后来为虚风。”《类经》卷二十七注：“冲者，对冲也；后者，言其来之远，远则气盛也。”如十一月属冬令，居北方子位，而刮南风（属火居午位），则子午相冲；二月属春令，居东方卯位，而刮西风（属金居酉位），则卯酉相冲，如是皆为虚风。虚风为时令不正之气，故易伤人为病。

虚风内动xūfēngnèidòng　❶液少血枯，血不养筋，或肝阴不足，阴不潜阳而肝风内动；或者肾阴不足，肝肾亏损，肾水不能涵养肝木，而致肝风上扰的病理变化。❷证候名。以眩晕、震颤或手足蠕动，或昏仆等为常见症的证候。治宜潜阳息风、养阴生津。

虚寒xūhán　❶阳气偏虚导致内寒的病理变化。❷证候名。指正气虚兼寒（多以内寒为主）的证候。主要表现为面黄少华、食欲不振、口泛清涎、形寒怕冷、脘腹胀痛、得热则舒、妇女带下清稀、腰背酸重、小便清长、大便稀薄，舌淡苔白，脉沉迟缓弱。治当以温阳补虚为主。

虚寒白喉xūhánbáihóu　病证名。白喉证型之一。见清代余二田《喉症指南》。由秉质素弱，兼感寒邪所致的白喉。其症初起无恶寒发热，饮食如常，惟唇白面青，精神疲倦，喉内起白皮或白块，随时增加。治以温经散寒为主。用附桂理中汤。参见“阴寒白喉”条。

虚寒腹痛xūhánfùtòng　病证名。素体阳虚或病后体弱，脾胃虚寒，中阳不振，寒湿停滞，气机不畅而致腹痛。症见腹部隐隐作痛，绵绵不止，喜按喜热，得食则舒缓，面色㿠白，形寒肢冷，纳呆便溏。治宜温养脾胃，甘缓止痛。用小建中汤加黄芪。

虚寒血崩xūhánxuèbēng　病证名。由于心气不足，或劳役、饮食不节，或过服寒凉之药所致。症见血崩不止，脐下如水浸凉，恶寒不已，所下白带白滑，或如屋漏水，时有鲜血而不多。本病较为少见。治法：丁香研细末，黄酒食前送服；或用丁香百粒，酒煎服亦可。又阿胶25g，熟艾5g，干姜5g，水煎冲阿胶服之。或以益智仁炒，研细末，淡盐汤调服。

虚寒证xūhánzhèng　证候名。指阳气虚弱所致的证候。见《素问玄机原病式》卷二。症见面少华，食欲不振，得热则舒，小便清长，大便稀薄，舌淡苔白，脉沉迟缓弱等。治宜温补为主。选用理中汤、《金匮》肾气丸等方。参见“虚证”“寒证”条。

虚滑痢xūhuálì　病证名。指体虚久痢滑脱不禁者。见《证治汇补》卷八。系因体虚脾气下陷，及久痢肠失禁固所致。证见四肢困倦，谷食不化，腹中彻痛，虚坐而无努责，脉沉伏等。治宜调补固涩。参见“虚痢”“久痢”“滑痢”条。

虚黄xūhuáng　病名。见《明医指掌》卷四。指因七情不舒，劳倦太过，气血两虚所致的发黄。《证治汇补·黄病章》：“虚黄，口淡，怔忡，耳鸣，脚软，怠惰无力，寒热微作，小便浊涩，皮肤虽黄而爪甲如常。”治宜益气健脾，养血固本。方用人参养荣汤、十全大补汤等。《丹溪心法·疸病证治》列为黄疸之虚证。方用四君子汤、四物汤、黄芪建中汤等。参见“脱力黄”“萎黄”条。

虚火xūhuǒ　❶真阴亏损引起的发热。如两颧潮红、低热、五心烦热或骨蒸劳热、心烦失眠、盗汗、尿短赤、口燥咽干、舌红苔少或光红无苔、脉细数无力，多见于热病伤阴的后期，或阴虚劳损等。❷阴盛格阳引起的假热证候。参见“阴盛格阳”条。

虚火耳痈xūhuǒ'ěryōng　病证名。《疡科心得集》卷上：“所谓虚火耳痈者，或因肝胆怒火遏郁，或因肾经真阴亏损，相火亢甚而发。”即耳痈之一种，详该条。

虚火喉痹xūhuǒhóubì 病证名。多因少阴虚亏，水不制火，虚火上炎熏灼咽喉而成。症见咽喉红肿不甚，微痛，干灼不适，或有异物感，晨轻暮重，至夜尤甚，唇红颧赤，口舌干燥，手足心热，脉细数等。治宜滋阴降火。用知柏地黄汤、左归饮、大补阴丸等加减。本病类今之慢性咽炎。

虚火咳嗽xūhuǒké · sou 病证名。指元气亏损，三焦火炎所致的咳嗽。《不居集》卷十五："虚火咳嗽，虚火者，非火不足也。因人元气亏损，三焦之火乘虚上炎，肺为火灼，则气逆而嗽，痰涎清薄，嗽时面红气喘，咽干，喉癣喉痒，口臭，烦渴，饮食减少，其脉虚弱或浮弦而无力。"治宜滋补为主。用虚火咳嗽方等。参见"气虚咳嗽""咳嗽"条。

虚火咳嗽方xūhuǒké · soufāng 《不居集》上集卷十五方。麦冬三钱，生地黄二钱，紫菀、茯苓、知母各一钱，牛膝、车前子各五分。水煎服。功能滋阴降火，化痰止咳。治元气亏损，三焦之火炎上，刑克肺金而咳嗽。若虚，加人参一钱。

虚火上炎xūhuǒshàngyán ❶阴虚，水不制火，而致虚火上升的病理变化。❷证候名。肾阴亏虚，水不制火，出现阴火上升的证候。表现为咽干、咽痛、头昏目眩、心烦不眠、耳鸣、健忘、手足心热，或目赤、口舌生疮，舌质嫩红，脉细数等。治宜滋阴降火、补虚清热。

虚火眩晕xūhuǒxuànyūn 病证名。《症因脉治 · 内伤眩晕》："若肝肾之真阴不足，龙雷之火，上冲清道，亦令人头旋眼黑。此阴火上冲，而为虚火眩晕之症。"属火冲眩晕之一种类型。详"火冲眩晕""阴虚眩晕""肾虚眩晕"等条。

虚火牙衄xūhuǒyánǜ 病证名。指齿衄之因于虚火者。《医门补要》卷上："病后中虚，使脾不统血，无根之火，逼血上涌牙缝而出，脉虚弦，用六味汤加肉桂三分，引火下降。误与苦寒制火，反大涌出，不治。若胃经实火，口臭，脉数有力，宜投犀角地黄汤。"参见"齿衄"条。

虚火牙痛xūhuǒyátòng 病证名。指牙痛之因于虚火上炎者。素体阴虚，或房劳伤肾，肝肾两亏，虚火上炎，致齿牙浮动。症见牙齿隐痛，唇红赤，腰膝酸软无力，脉细数。治宜滋养肝肾。可选用知柏地黄汤、大补阴丸、左归饮等加减。参见"牙痛"条。

虚火灼龈xūhuǒzhuóyín ❶阴液亏虚，龈肉失濡，虚火灼龈的病理变化。❷证候名。指阴液亏虚，龈肉失濡，虚火灼龈，以龈肉干燥萎缩、潮红，齿根宣露，齿牙枯槁、疏豁松动、隐痛，五心烦热，颧红，舌红少津，脉细数等为常见症的证候。

虚积痢xūjīlì 病证名。出《普济方》卷三百九十六。脾胃虚弱而致积滞的痢疾。小儿脾胃嫩弱，过食肥甘，成为积滞，积滞过久，即成此证。其症腹痛喜按而软，里急后重，日夜无度。治宜健脾益胃，用大安丸合香连丸。

虚家xūjiā 指平素体质虚弱的人。《伤寒论 · 辨厥阴病脉证并治》："诸四逆厥者，不可下之，虚家亦然。"

虚经xūjīng 气血虚的络脉。《素问 · 调经论》："不足则视其虚经。"

虚静xūjìng 气功术语。指练功中不起杂念，意识思维活动处于相对静止状态。《性命圭旨全书 · 天人合发 · 采药归壶》："心中无物为虚，念头不起为静。"

虚烂喉风xūlànhóufēng 病证名。多由肝肾阴亏，虚火上灼，咽喉失养所致。《喉科秘旨》卷上："此症因本源不足，虚火上炎，生于喉关之内，上下红色、白斑痛烂，不肿，六脉细数是也。"治宜滋阴降火。用知柏地黄汤、左归饮或清咽散加玄参、黄芩、生地、丹皮、天花粉等加减治疗。

虚劳xūláo 病名。出《金匮要略 · 血痹虚劳病脉证治》。又作虚痨。包括气血、脏腑等正气损伤所致的虚弱症和某些具传染性、表现为虚弱证的疾病（见《诸病源候论 · 虚劳病诸候》）。后世多将前者称为虚损，后者称为劳瘵或传名尸劳（见《三因极一病证方论》）。

虚劳盗汗xūláodàohàn 病证名。见《诸病源候论 · 虚劳病诸候》。有阳虚、阴损之别。《圣济总录 · 虚劳盗汗》："此盖虚劳之人，阳气外虚，风在肌表，腠理虚疏，心气不足故也。不治则荣卫衰损，肌肉消悴，变为羸瘠。治虚劳荣卫不调，夜多盗汗，四肢烦疼，饮食进退，肌瘦面黄，麦煎汤……虚劳夜多盗汗，面色萎黄，四肢无力，不思饮食，咳嗽不止，柴胡鳖甲汤。"《证治汇补 · 汗病》："盗汗者……此症多见于虚劳之人，阴气损伤，宜养荣清热。若大病之后，新产之余，及久出盗汗不止，则阳气亦虚，宜补气固阳。"阳气虚者，治宜益气敛汗，可用参芪汤、牡蛎散；心阳虚者，宜柏子仁汤；心肾两虚者，用心肾丸；阴虚者，可用黄芪鳖甲散、秦艽汤。参见"盗汗""阴虚盗汗"条。

虚劳耳聋xūláo' ěrlóng 病名。系指由劳伤、肾虚所致之耳聋。《诸病源候论》卷三："肾候于耳，劳伤则肾气虚，风邪入于肾经，则令人耳聋而鸣。"治宜补益肾气。方可选用六味地黄汤、左归饮等加减。参见"耳聋"条。

虚劳发热xūláofārè 病证名。指虚劳亏损所致的发热。以阴虚为多见。《诸病源候论》虚劳热候："虚劳而热者，是阴气不足，阳气有余，故内外生于热，非邪气从外来乘也。"《理虚元鉴》卷上："虚劳发热，皆因内伤七情而成。人之饮食起居，一失其节，皆能成伤，不止房劳一端为内伤也。凡伤久则荣卫不和而发热，热变蒸，蒸类不一。凡骨脉皮肉、五脏六腑皆能作蒸。其源多因醉饱后入房，及忧思劳役，或病饮食失调，暨大喜大怒大痛大泪……故夜热内热虚热，为虚劳之初病；骨蒸内热潮热，则虚劳之本病也。宜及时调治，毋使滋蔓。治法以清金养荣，疏邪润燥为主，则热自退矣。"虚劳发热亦可因瘀血而致。《风劳臌膈四大证治 · 虚劳》："虚劳发热，未有不由瘀血者……是必饮食起居过时失节，营卫凝滞，先成内伤，然后随其气所阻之处，血为瘀积。"此为虚中实证。治疗以活血化瘀为主，宜大黄䗪虫丸等方。参见"阴虚发热""阳虚发热""血虚发热""气虚热""劳热""潮热""骨蒸"等条。

虚劳失精xūláoshījīng 病证名。遗精的一种。《诸病源候论 · 虚劳病诸候 · 虚劳失精候》："肾气虚损，不能藏精，故精漏失。"可伴小腹弦急，阴头寒，目眩，目眶痛，发落，或有虚烦，心悸，脉数而散，或芤迟，或芤动微紧。治宜益阳固精。用黄芪散、龙骨散、桂枝龙牡汤等方。参见"遗精"条。

虚劳失血xūláoshīxuè 病证名。指劳损内伤，阴虚火亢而失血者，《杂病源流犀烛 · 诸血源流》："呕血者……有因虚劳，五内崩损，涌出可升斗计者，宜花蕊石散。"参见"呕血"条。

虚劳吐血xūláotùxuè 病证名。见《备急千金要方》卷十二。指由五脏虚损导致的吐血。如心经阴虚，火盛动血，证见虚烦不眠，怔忡健忘，神气不安者，宜滋阴降火，用天王补心丹、朱砂安神丸等。若心阳不收，汗出惊悸，以及心火不下交于肾，而见梦遗溺赤等症，用上二方如龙骨、牡蛎、枣仁、莲子心、浮小麦等；心经火虚不能生血，兼见瘦削悸怯，六脉细弱者，宜补脾胃，养心神，用人参养营汤。又如思虑伤脾，不能摄血，兼见健忘怔忡，惊悸盗汗，嗜卧少食，大便不调者，宜健脾养心，益气补血，归脾汤统治之。兼发热加丹皮、栀子；兼肺气燥者加麦冬、五味子；兼胀满而水谷不健运者加陈皮、煨姜。或加阿胶以滋血，或加柴胡、贝母以解郁。脾阴虚，脉数身热，咽痛声哑，则用养真汤；脾阳不旺，不能磨化水谷，则用香砂六君汤等；肝阴虚，吐血兼见虚烦不寐，骨蒸梦遗等，宜滋养肝血，清热除烦，用四物汤加枣仁、知母、牡蛎、阿胶之属；肾水不足，虚火灼肺，吐血喘咳，足痿骨蒸，痰血痨瘵，宜滋补肾阴，用地黄汤、左归饮等。如足痿、骨蒸，用大补阴丸以滋阴潜阳；肾阳不足，命门火衰，上热下寒，吐血兼见头晕腰痛，肿喘癃闭者，用肾气丸，从阴化阳，补火济水；肺虚津竭，络脉燥损，血随气上，宜用辛字润肺膏以滋肺中阴液，或用地魄汤、生脉散等方（见《血证论》）。参见“内伤吐血”“吐血”等条。

虚劳小建中汤xūláoxiǎojiànzhōngtāng　见《金匮要略》。即小建中汤，见该条。

虚劳腰痛xūláoyāotòng　病证名。腰痛之一。出《金匮要略·血痹虚劳病脉证并治》。多因过劳伤肾所致。《圣济总录·腰痛门》：“虚劳腰痛者，劳伤于肾也。”详“肾虚腰痛”条。

虚劳自汗xūláozìhàn　病证名。自汗之一。见《世医得效方·大方脉杂医科》。多由气虚所致。证见自汗、怯冷、气喘、乏力等。治宜补气固表，可用芍药黄芪汤、黄芪建中汤等方。参见“自汗”条。

虚痨xūláo　病名。见《医宗必读》卷六。即虚劳，详该条。

虚羸痢xūléilì　病证名。出施雯《盘珠集胎产证治》。古人对产后患痢，同时身体羸弱者，谓之虚羸痢。参见“产后下利”条。

虚冷腹痛xūlěngfùtòng　病证名。指体虚受寒而致的腹痛。《备急千金要方·心脏》：“虚冷腹痛，不下饮食，食复不消，胪胀，当归汤方。”如本体素弱，而腹冷痛者，以人参养胃汤加肉桂、木香、吴茱萸，或理中汤加高良姜、吴茱萸等。参见“腹痛”“寒气腹痛”条。

虚冷上气喘xūlěngshàngqìchuǎn　病证名。指气虚肺寒或肾阳虚衰，阴火上逆所致的气喘。属肺气虚寒者，喘逆常兼咳嗽、音低、乏力、自汗、怯冷等症。《张氏医通·喘》：“虚冷上气，劳嗽喘乏。”治宜益气温肺散寒，如参苏温肺汤、保元汤、人参定喘汤等方；属下焦虚冷，命门真元之火离其宫而不归者，常见似火而非火，似喘而非喘之象，可见四肢厥逆，面赤而烦躁恶热，上气喘急等症。《医贯·喘论》：“真元耗损喘，出于肾气之上奔。”治宜温肾纳气，温阳镇摄，如黑锡丹、安肾丸、八味丸等方。参见“真元耗损喘”条。

虚冷泄泻xūlěngxièxiè　病证名。《活幼心书》：“先泻而后吐者，乃脾胃虚冷，其候先泻白水，或白脓，吐亦不多，口气缓而神色慢，额前有汗，六脉沉濡，此为冷也。”治宜温中，用理中汤。

虚里xūlǐ　❶经络名。十六络脉之一。《素问·平人气象论》：“胃之大络，名曰虚里。”位于左乳下心尖搏动之处，是宗气的表现，宗气以胃气为本，故称作胃之大络。❷推拿穴位名。位于左乳下三寸。《厘正按摩要术》：“虚里，在左乳下三寸。”

虚里动气xūlǐdòngqì　虚里相当于心尖搏动的部位。古人认为“虚里与寸口相应”，故诊虚里的动气与寸口切脉同义。王孟英认为“小儿脉候难凭，惟揣虚里穴，确有可据”。《柳州医话》：“凡治小儿不论诸证，宜先揣虚里穴，若跳动甚者不可攻伐，以其先天不足也。”虚里动气的不及与太过，可以辨别病机的变化。如其动微而不见，为不及，属宗气内虚；若动而应衣，为太过，属宗气外泄。按之应手动而不紧，缓而不急者，为宗气积于膻中的正常现象。《诊病奇侅》：“虚里动气有三候，浅按便得，深按却不得者，气虚之候。轻按洪大，重按虚细者，血虚之候。有形而动者，积聚之候。”

虚里疼痛xūlǐténgtòng　症名。即左乳下心尖搏动处虚里部位疼痛的症名。

虚痢xūlì　病证名。指体虚患痢或痢久致虚的病证。有因气虚、血虚、房劳伤、痢久虚滑等不同。《医学入门》卷五：“虚痢困倦，谷食难化，腹微痛或大痛，并无努责。血虚淡红，通玄二八丹；日久，四物汤加升麻、香附、侧柏叶；房劳伤精血成毒者，肾气丸；虚劳夹痢者，香连猪肚丸；凡痢经下后，痛坠不减，虚坐努责，及久不愈者，皆阴血虚也，胃风汤去桂加熟地主之；气虚色白，如鼻涕胨胶，四君子汤、理中汤俱加木香、肉桂、厚朴、茯苓。”参见“痢疾”“阴虚痢疾”“虚滑痢”“滑痢”“劳痢”条。

虚淋xūlín　病证名。见《证治汇补·下窍门》。❶指肾虚精败之淋证。多因男子精未盛，老人精已衰，而为房劳所伤，致肾虚精败成淋。其症大小便牵引而痛，愈痛则愈便，愈便则愈痛。治宜温补。用《金匮》肾气丸，或生料鹿茸丸。❷即劳淋，见该条，参见“淋”条。

虚灵廓xūlíngkuò　眼的八廓名称之一。用相应脏腑的功能命名者。清代黄庭镜《目经大成》卷一：“离为内眦，络通小肠之腑，脏属于心……心与小肠相为表里，主会通水火，下济上行，品物咸章，曰虚灵廓。”其意指心与小肠具有交通水火，使人体精华敷布全身，心得其养而发生神明的作用，故得名。详“八廓”条。

虚聋xūlóng　病名。耳聋的一种。指因虚证而致听力减退或消失者。《圣济总录》卷一百十四：“虚聋者肃肃作声。”《丹溪心法·耳聋》：“又有耳触风邪，与气相搏。其声嘈嘈，眼见光，为之虚聋。”多由肾虚气血亏耗，或病后风邪乘袭所致。属阴虚者，宜滋肾丸、四物汤、肾气丸等方；阳虚者，用八味丸、益肾散、磁石汤等方。《医述·耳》：“虚聋由渐而成，必有兼证可辨：如面颊黧黑者，精脱；少气嗌干者，肺虚；目善恐者，肝虚；心神恍惚，惊悸烦躁者，心虚；四肢懒倦，眩晕少食者，脾虚。”参见“耳聋”条。

虚挛xūluán　病证名。挛证之一。见《证治准绳·杂病》。详“挛”条。

虚脉xūmài　❶脉象。脉软而无力，寻按呈空虚感。《脉经》：“虚脉迟大而软，按之不足，隐指豁豁然空。”《脉诀汇辨》：“虚合四形，浮、大、迟、软。”❷实热证用刺络泻血，以泄其热。《素问·长刺节论》：“刺之虚脉。”❸指虚陷之经脉。《灵枢·刺节真邪》：“视其虚脉而陷之于经络者取之。”《类经》卷二十一：“当视其在下虚陷之经，取而补之。”

虚疟xūnüè　病证名。疟疾之一。《金匮翼》：“虚疟者，或体虚而病疟，或因疟而致虚。六脉微弱，神气倦怠，是以补养正气为主。经云，疟脉缓大虚，便用药，不宜用针。盖病疟而脉虚，气先馁矣。故不宜用针而宜用药。所谓阴阳形气俱不足者，勿刺以针，而调以甘药也。”治用人参养胃汤、新宝人参乌梅散等。《证治汇补》卷三：“虚疟……又有入房感寒成疟者，昼则寒甚，夜则发热，服药不得汗者，用苍芎桃柳汤浸足至膝，内服补剂，其汗必行。又有虚极之人，疟发之时寒不成寒，热不成热，气急神扬，精神恍惚，六脉豁大，此元气衰脱，将有大汗昏晕之虞，宜防之。”参见“疟疾”条。

虚呕xū'ǒu　病证名。指因胃虚或命门火衰所致的呕吐。《景岳全书·杂证谟》：“凡胃虚作呕者，其证不一，当知所辨。若胃脘不胀者，非实邪也；胸膈不痛者，非气逆也；内无热燥者，非火证也；外无寒热者，非表邪也。无食无火而忽为呕吐者，胃虚也；呕吐无常而时作时止者，胃虚也；食无所停而闻食则呕者，胃虚也；气无所逆而闻气则呕者，胃虚也；或身背，或食饮微寒即呕者，胃虚也；或吞酸，或嗳腐，时苦恶心，兀兀然、泛泛然冷咽靡宁者，胃虚也；或因病误治，妄用克伐寒凉，本无呕而致呕者，胃虚也；或朝食暮吐，暮食朝吐，食入中焦而不化者，胃虚也；食入下焦而不化者，土母无阳，命门虚也。”治宜温补。可用六君子汤、人参理中汤、六味回阳饮等方。

虚痞xūpǐ　病证名。指无物无滞的痞证。多由饮食伤中，劳倦过度，或脏腑阴阳亏损，气机斡旋无力所致。《景岳全书·杂证谟》：“痞者，痞塞不开之谓……大有疑辨则在虚实二字。凡有邪有滞而痞者，实痞也；无物无滞而痞者，虚痞也。”临床表现以似觉胀闷而又不甚胀闷，不知饥食为特征。常伴中气短怯，大便溏泄，胸腹喜暖畏寒等症。治以培补温运为主。脾胃虚衰，嗳腐吞酸者，可选异功散或香砂六君子汤；心脾两虚，气失通畅者，可选归脾汤或治中汤；中焦虚寒，温运无力者，可选温胃饮或理中汤；脾肾不足，命门不暖者，可选六味回阳饮等方。参见痞有关条。

虚热xūrè　病证名。见《诸病源候论·病热候》。❶指阴阳气血虚亏引起的发热。《医学入门》卷五：“凡虚热皆因精神外驰，嗜欲无厌，阴气耗散，阳无所附，遂致浮散肌表而发热，实非有热也。”《证治准绳·杂病》卷一：“若夫饮食劳倦，为内伤元气，此则真阳下陷，内生虚热，故东垣发补中益气之论，用人参、黄芪等甘温之药，大补其气而提其下陷，此用气药以补气之不足也；又若劳心好色，内伤真阴，阴血既伤，则阳气偏胜而变为火矣，是谓阴虚火旺劳瘵之症，故丹溪发阳有余阴不足之论，用四物加黄柏、知母补其阴而火自降，此用血药以补血之不足者也。”又：“骨痿、肉燥、筋缓、血枯、皮聚、毛落，阴不足而有热疾，是为虚热。”又：“不能食而热，自汗，气短者，虚热也，以甘寒之剂泻热补气。”《杂病源流犀烛·火病源流》：“《入门》曰，气虚热，升阳以散之，宜补中益气汤、益胃升阳汤；血虚热，滋阴以降之，宜滋阴降火汤、坎离丸；气血俱虚热，升阳滋阴兼用之，宜十全大补汤、人参养营汤加知母、黄柏。”❷指热病见昏迷者。《石室秘录·热症门》：“发狂如见鬼状者，实热也；热病不知人者，虚热也。实热宜泻火，虚热宜清火。”参见“发热”“气虚发热”“血虚发热”“阴虚发热”“阳虚发热”条。

虚热经行先期xūrèjīngxíngxiānqī　病证名。经行先期证型之一。见《医宗金鉴·妇科心法要诀》。病因阴血不足，虚热内扰冲任所致。症见经期提前，经量较少，血色鲜红，质稠黏，兼有颧红、手足心热等。治宜养阴清热。方用地骨皮饮或两地汤。

虚热痉xūrèjìng　病证名。出清代吴鞠通《解儿难》。即本脏自病痉，详该条。

虚热渴xūrèkě　病证名。渴证之一。《圣济总录》卷五十九：“人因劳伤府藏，或大病后未复，荣血不足，阴虚于内，则生内热，热则津液燥少，故渴而引饮，饮不能多，多则腹满不消，气虚不胜于水故也。”若气虚燥渴引饮，可用黄芪汤；若阴虚舌燥渴饮不已，可用麦门冬丸、地黄丸。

虚热证xūrèzhèng　证候名。指正气不足所出现的热证。《此事难知·热有虚实外何以别》：“若骨痿、肉烁、筋缓、血枯、皮聚、毛落，五阴不足而为热病，是虚热。”多因气血阴液不足，或邪盛伤正所致。症见心烦不眠，口燥咽干，潮热盗汗，大便秘结，舌红，脉细数等。治宜养阴清热，或甘温除热。可用当归六黄汤、黄连阿胶汤或补中益气汤等方。本证有阴虚、阳虚、气虚、血虚之分。参见各条。

虚弱血崩xūruòxuèbēng　病证名。指因气血虚弱，冲任失固，导致血崩。治法：崩中不止，所下血块色紫者，用《妇人良方大全》小蓟汤；崩血无度虚损羸瘦者，宜《备急千金要方》鹿茸散。

虚疝xūshàn　病证名。指疝证迁延致虚或虚体患疝者。《医钞类编》卷十四：“疝亦有夹虚而发者，其脉不甚沉紧而豁大无力者是也，然其痛亦轻，惟觉重坠牵引耳。”《景岳全书·疝气》：“疝久者必多虚证，或以元气本虚而偶患者亦有虚证，或不耐劳苦而微劳即发者亦有虚证，当以脉证辨之。凡治虚疝，当察其虚在阴分或在阳分。阴虚者，轻则暖肝煎、八味地黄丸，甚则理阴煎、补阴益气煎之类酌而用之；阳虚者，宜温胃饮、归脾汤、补中益气汤之类主之，若阳虚至甚者，必用桂附椒姜或以六味回阳饮之类主之。”参见“疝气”条。

虚实xūshí　八纲中辨别邪正盛衰的两个纲领。邪气盛为实证，正气衰为虚证。《素问·通评虚实论》：“邪气盛则实，精气夺则虚。”《医学心悟》：“一病之虚实，全在有汗与无汗，胸腹胀痛与否，胀之减与不减，痛之拒按与喜按，症之新久，禀之厚薄，脉之虚实以分之。”证情或由虚转实，或由实转虚，虚实并见，在临床上常与阴阳、表里、寒热等六纲错杂出现。

虚实辨证xūshíbiànzhèng　指以虚实的理论为指导，分析疾病状态下致病因素与人体抗病能力的强弱对比，即邪正盛衰的辨证方法。参见“八纲”“八纲辨证”等条。

虚实错杂证xūshícuòzázhèng　证候名。指虚证和实证错杂互见的证候。《通俗伤寒论·气血虚实章》：“虚中夹实，虽通体皆现虚象，一二处独见实证，则实证反为吃紧；实中夹虚，虽通体皆现实象，一二处独见虚证，则虚证反为吃紧。景岳所谓‘独处藏奸’是也。”《景岳全书》卷一：“实中复有虚，虚中复有实，故每以至虚之病又见盛势，大实之病又有羸状。此不可不辨也。”治宜攻补兼施，分别虚实的孰多孰少用药。本证有真虚假实证、真实假虚证、表虚里实证、表实里虚证之分。参见各条。

虚嗽xūsòu　病证名。指咳嗽之属气虚、血虚者。《冯氏锦囊秘录》卷十二：“虚嗽有二，日间嗽，多吐痰白沫，或恶心者为气虚，宜六君子汤加款冬花、五味子。如夜嗽多渴，痰不易出，或发热，为血虚，宜六味汤加麦门冬、五味子。”参见“气虚咳嗽”“血虚咳嗽”“日间嗽”“夜嗽”“咳嗽”条。

虚损xūsǔn 病名。见《肘后备急方》。因七情、劳倦、饮食、酒色所伤，或病后失于调理，以致阴阳、气血、脏腑虚亏而成。虚损病可概括为气虚、血虚、阳虚、阴虚。气虚多见肺脾虚损。症见四肢无力，懒于言语，动作气短，自汗心烦。宜用补中益气汤。血虚多见心肝虚损。症见吐血便血，或妇女崩漏，头晕眼花，或成干血痨。宜用四物汤、当归补血汤。虚在心者，并用归脾汤；虚在肝者，并用二至丸；内有瘀血者，用大黄䗪虫丸。阳虚多见脾肾虚损。症见饮食减少，大便溏薄，或完谷不化，腰膝酸软，神疲乏力，畏寒肢冷，阳痿滑精，小便数而清长，面色苍白，舌淡苔白，脉沉细或沉迟。治宜温补。虚在脾者，可用附子理中汤；虚在肾者，可用附桂八味丸、右归丸等方。阴虚多见肺肾虚损。肺阴虚者，症见干咳，咯血，口干咽燥，潮热，盗汗，两颧潮红，舌红少津，脉细数。治宜养阴清肺，可用沙参麦冬汤。肾阴虚者，症见腰膝酸软，头晕耳鸣，遗精早泄，咽痛，颧红，舌红少津，脉沉细数。治宜滋补真阴，兼予降火，可用大补元煎、六味丸、大补阴丸等方。参见“虚劳”条。

虚损喉癣xūsǔnhóuxuǎn 病证名。见《景岳全书》卷二十八。系指喉癣之由于肝肾虚损者。详见“喉癣”条。

虚损怔忡xūsǔnzhēngchōng 病证名。怔忡之一。《不居集》卷二十二论虚损怔忡：“怔忡之病，心胸筑筑振动，惶惶惕惕，无时的宁者是也。此症惟阴虚劳损之症恒有之。盖阴虚于下，则宗气无根，而气不归源，所以在上则浮撼于胸臆，在下则振动于脐旁，虚微者动亦微，虚甚者动亦甚。凡患此者，速宜节欲节劳，切戒酒色；凡治此者，速宜养气养精，滋培根本。”心脾血气虚损者，宜七福饮、大补元煎。真阴不足者，宜左归饮。真阳不足者，右归饮。阴阳两亏者，宜大营煎、理阴煎。参见“怔忡”条。

虚痰xūtán 病证名。痰证之一。❶泛指因元气虚所致的痰证。《景岳全书·杂证谟》：“不可攻者，便是虚痰……或以形羸气弱，年及中衰者，即虚痰也；或以多病，或以劳倦，或以忧思酒色，致成劳损，非风卒厥者，亦虚痰也；或脉见细数，脏无阳邪，时为呕恶泄泻，气短声喑等证，但察其形气病气，本无有余者，皆虚痰也。”治当调补为主。《不居集》卷十七：“虚痰，胫膝酸软，腰背强痛，骨节冷痹，牵连隐痛，又多寒热。”若气虚寒痰，用人参、茯苓、薏苡仁、半夏、陈皮、甘草、肉桂；若气虚热痰，用麦冬、天花粉、甘草、陈皮、白芥子、神曲、白芍、茯苓、当归。❷即寒痰。见《医学入门》卷五。参见“寒痰”“痰证”条。

虚痰眩晕xūtánxuànyūn 病证名。见《罗氏会约医镜·杂证》。多因脾肾不足，津液不行，停滞成痰所致。证见头重眼花，脑转眩冒，倦怠嗜卧，脉缓而滑。治宜补脾肾，化痰浊。方用苓桂术甘汤、六君子汤、归脾汤、八味丸等。参见“眩晕”“痰晕”条。

虚潭呈月xūtánchéngyuè 病名。指黑睛上之薄翳。清代黄庭镜《目经大成》卷二：“此症微翳，混蒙瞳子，人虽不觉，自难耐其昏眊，名曰虚潭呈月，盖其状光滑深沉，似无而实有也。凡一切险恶外障，致目失明者，愈后必有此。”属宿翳，详该条。

虚脱呃xūtuō'è 病证名。见《类证治裁》卷三。指真元欲脱所致的呃逆。为虚脱重症。《景岳全书·呃逆》：“凡以大病之后，或以虚羸之极，或以虚损误攻而致呃逆者，此最危之证。”《杂病源流犀烛》卷十七：“若呃一二声而音低者，中气稍绝；而不能接续，则虚之极，旦发夕死；病后大发呃，亦由真元之气绝，不治。”选用归气饮、理阴煎、大补元煎、右归饮等方。参见“虚呃”“呃逆”条。

虚涎xūxián 病证名。六涎之一。由虚热上蒸，其涎并上。其症“初发作时，先觉清涎满口，渐闻心前有一物，上触咽喉中急促，闷倒不觉”（《史载之方》）。治宜灸气海，补暖脾胃。

虚痫xūxián 病证名。指本虚标实的痫病。《张氏医通》卷六：“痫证往往生于郁闷之人，多缘病后本虚，或复感六淫，气虚痰积之故……古人虽分五痫，治法要以补肾为本，豁痰为标，随经见证用药。”又：“脉浮滑洪数为风痫，细弦微缓为虚痫。”参见“痫”条。

虚陷xūxiàn 病证名。见《疡科心得集》卷上。为疮疡陷证之一。多见于有头疽生肌收口期。因素体脾肾阳虚，加之患疮疡耗伤气血所致。证见疮口腐肉脱尽而疮面肉芽色淡，状如镜面，光白板亮，新肉不生，经久不敛，不知疼痛，伴见形寒发热；病趋恶化，或现神疲纳呆，腹痛泄泻，自汗肢冷，舌淡无苔，脉沉细或虚大无力，转为脱证。治宜补养脾胃，方用补中益气汤、益胃汤；已成脱证者，应以温补脾肾为主，扶阳固脱，用附子理中汤加肉桂、龙骨、牡蛎等。

虚哮xūxiào 病证名。指元气素虚，反复日久的哮证。《寿世保元·哮吼》：“哮吼十数年，发则上气喘促，咳嗽吐痰，自汗，四肢发冷，六脉沉细，此气虚脾弱。”《类证治裁·哮症》：“伤暑热而发者为热哮，为虚，其盐哮、酒哮、糖哮，皆虚哮也。”又：“治虚哮，用麦冬三两，桔梗三钱，甘草二钱……脾胃阳微者，急养正，四君子汤；久发中虚者，急补中，益气汤；宿哮沉痼者，摄肾真，肾气丸加减。”《临证指南医案·哮》：“宿哮肺病，久则气泄汗出，脾胃阳微，痰饮留著，有食入泛呕之状。夏三月，热伤正气，宜常进四君子汤以益气，不必攻逐痰饮。”哮病以温通肺脏，下摄肾真为主，久发中虚又必补益中气。参见“阳虚喘”“阴虚喘”条。

虚邪xūxié ❶致病邪气的通称。因邪气乘虚而侵人，故名。《素问·上古天真论》：“虚邪贼风，避之有时。”❷五邪之一。某脏因母病及子而发病，即从母脏传来的邪气（见《难经·五十难》）。

虚泄xūxiè 病证名。❶指大便溏泄之属于虚证者。多因脾胃虚弱，肾阳衰微所致。症见面色萎黄，倦怠乏力，食少嗳气，大便稀薄而无酸臭味，舌淡嫩苔白，脉虚等。治宜补中温肾。❷指脉虚而又下泄，为阴血损耗之候。《素问·玉版论要》：“虚泄为夺血。”

虚牙xūyá 病证名。见《疮疡经验全书》卷一。认为因肾经虚风邪乘之而发肿，或因饮酒太过、房事过多而发。因于虚，故名虚牙。参见有关条。

虚哑喉xūyǎhóu 病名。《喉科秘旨》卷上：“虚哑喉，喉间不肿，两边关内少有红点，声哑不明，牙关不开。此症乃内外风火，因喜食酸涩之物，肺气不清故也。”治宜以养阴清肺汤、六味汤等加减。

虚阳不敛xūyángbùliǎn 病机。即虚阳上浮，详该条。

虚阳上浮xūyángshàngfú 病机。也称孤阳上越、或称虚阳不敛。❶同阴盛格阳，见该条。❷指精血亏损，阳失所附，浮越于上，症见潮热，面色嫩红，口燥不渴，脉虚数等。治宜补精血、敛浮阳。

虚阳上浮眩晕xūyángshàngfúxuànyūn 病证名。属火冲眩晕之一。《症因脉治·内伤眩晕》："真阳不足，虚阳上浮，亦令人头目冒眩之症，此命门真火不足，而为虚阳上浮眩晕之症也。"宜用八味肾气丸等方。详"火冲眩晕""阳虚眩晕"等条。

虚疡xūyáng 病证名。出《证治准绳·疡医》卷五。即无名肿毒，见该条。

虚晕xūyūn 病证名。见《东医宝鉴·外形篇》。包括气虚、血虚、阳虚、肾虚等原因所致的眩晕。详"气虚眩晕""血虚眩晕""阳虚眩晕""肾虚眩晕"条。

虚则补之xūzébǔzhī 针灸治疗法则。出《灵枢·经脉》。指正气虚弱，体质较差者，用补的手法治疗。详针刺补泻法。此原则亦用于方药治疗。

虚则实之xūzéshízhī 见"虚则补之"条。

虚则太阴xūzétàiyīn 病机。指人体感受寒邪，太阳病不解，病邪内传，若患者素体阳虚，脾胃虚弱，寒邪入里则可从阴化寒，形成脾胃虚寒太阴病，脾胃虚证属太阴。

虚胀xūzhàng 病证名。胀病之一。见《医宗必读·水肿胀满》。有气虚血虚之分。《张氏医通·腹满》："有气虚不能裹血，血散作胀，必其人大便不坚，或时结时溏，溏则稍减，结则渐加，小便清利，甚则浑白如泔，其脉缓大而滞，气口益甚。不可用辛温耗气之药，宜四君子去白术加木香、泽泻、当归、芍药，以固其气中之血。有血虚不能敛气，气散作胀，必其人烦热便躁，小便黄数，其脉浮数而弦，人迎尤甚。慎不可用苦寒伤胃之药，宜四物汤去地黄加黄芪、肉桂、甘草、煨姜，以和其血中之气。"《景岳全书·杂证谟》："治胀当辨虚实……第凡病肿胀者，最多虚证。若在中年之后，及素多劳伤，或大便溏滑，或脉息弦虚，或声色憔悴，或因病后，或因攻击太过而反致胀满等证，则皆虚损之易见者也。诸如此类。使非培补元气，速救根本，若虚在脾肺者，宜四君子汤、归脾汤之类主之。若脾虚兼寒者，宜理中汤、温胃饮、五君子煎。若脾虚兼痰者，宜六君子汤。若肾虚兼痰者，宜金水六君煎。若虚在肝肾者，宜六味地黄汤。若肾虚兼寒者，宜理阴煎，或八味地黄丸，甚者加减《金匮》肾气汤主之。"参见"胀病"条。

虚者补其母xūzhěbǔqímǔ 出《难经·六十九难》。运用五行相生和五脏母子关系的理论，来治疗五脏虚证。如肾为肝母，肝的虚证，不仅补肝，还须补肾。又如肝有虚火，症见失眠烦躁、头面烘热、脉弦细数无力，用滋水涵木法，补肾水以制肝的虚火。针灸疗法凡是虚证，可补其所属的母经或母穴，如肝虚证取用肾经水穴阴谷，或本经水穴曲泉治疗。

虚证xūzhèng 证候名。八纲之一。指人体精气不足而出现的虚弱证候。与实证相对而言。《素问·通评虚实论》："邪气盛则实，精气夺则虚。"常见精神萎靡，面色㿠白，身倦无力，或五心烦热，形体消瘦，心悸气短，自汗盗汗，大便溏泄，小便频数或不禁，舌质淡胖或光绛，脉虚细无力等症。治宜补益滋养为主。虚证主要有阳虚、阴虚、气虚、血虚之分。详各条。

虚中积xūzhōngjī 病证名。指脾胃虚弱而夹有积滞。由脾胃素虚，加之乳食不节而形成。《证治准绳·幼科》："其候浑身微热，不思饮食，昏昧神缓，抱着一似睡未觉，肚热足冷者，多因吐泻大病及攻击之后而得此候。"治宜补益消积。用参苓白术散加消导之药。

虚中夹实xūzhōngjiáshí ❶正气虚损并夹有实邪，以虚为主的病理变化。❷证候名。虚弱证中夹有实邪，以虚为主的证候。如干血痨病人有消瘦、肌肤枯糙、手足心烦热、不思饮食等虚证，且兼有经闭，舌质紫暗、舌边有瘀点，脉沉弦等血瘀实证。

虚肿xūzhǒng 病证名。指水肿病属虚者。见《诸病源候论·水肿病诸候》。多因平日身心操劳，或酒色过度，日积月累，病起于渐。《医宗必读·水肿胀满》以阴证多寒，寒证多虚。先肿于外而后胀于里者为虚；小便清白，大便溏泄者为虚；色悴声短为虚。治宜温补脾肾为主。用实脾饮、参苓白术散、真武汤、《金匮》肾气丸等方。虚肿有脾虚身肿、肝肾虚肿、肺虚身肿等。详各条。

虚中xūzhòng 病证名。类中风之一。指元气虚衰而致的卒然昏愦等症。《医宗必读·类中风》："虚中，东垣以卒倒昏愦，皆属气虚。过于劳役，耗损真元，脾胃虚衰，痰生气壅，宜六君子汤；虚而下陷者，补中益气汤；因于房劳者，六味地黄丸。"《证治准绳·杂病》："中风，有元气素弱，或过于劳役，或伤于嗜欲，而卒然厥仆，状类中风者……亦有不仆而舌强语涩，痰壅，口眼㖞斜，肢体不遂者。"《类证治裁·中风》："虚中，皆属气虚，烦劳气陷，补中汤；房劳精脱，生脉补精汤。"治宜益气为主。若见手撒、口开等症，急需大剂参芪以益气固脱。气虚有痰者，《丹溪心法》用浓煎参汤加竹沥、姜汁。参见"虚中风"条。

虚中风xūzhòngfēng 病证名。虚中之一种。《寿世保元》："中风手足软弱，不能举动，外症自汗者，虚中风也。若手足强急，口眼㖞斜，伸纵痛者，实中风也。"参见"虚中"条。

虚坠xūzhuì 病证名。指痢疾病人大便后肛门坠重的病症。《医宗金鉴·杂病心法要诀》："粪出更坠，为粪后坠，非滞也，故曰虚坠。"有气虚者，为大肠气降而不能升，治以升气举陷为主。有血虚者，所谓"虚坐努责"即是其特点，治以补血为主。

虚坐努责xūzuònǔzé 症名。指时时欲便，但登厕努挣而不排便。多因痢久伤及阴血所致。《丹溪心法·痢》："其或气行血和积少，但虚坐努责，此为无血证。倍用当归身尾，却与生芍药、生地黄、生桃仁佐之，复以陈皮和之，血生自安。"

徐安仁xú'ānrén 宋代人。撰《守论纂要》10卷，佚。

徐彪xúbiāo（15世纪中叶） 明代医家。字文蔚。松江（今上海松江）人。其父徐枢曾任太医院院使。1445年（正统十年）荐入太医院，先在御药房任职，1448年（正统十三年）升为御医，1451年（景泰二年）升为院判。撰有《本草证治》等书，未见刊行。

徐彬xúbīn 清代医家。字忠可。浙江嘉兴人。为名医喻昌弟子，继喻昌之论，研究仲景之学，尊《伤寒论》、《金匮要略》为医中之"六经"，编撰有《伤寒图论》（1667年刊行）、《伤寒一百十三方发明》（1667年刊行）、《金匮要略论注》（1671年刊行）等书。

徐豳xúbīn 元代医生。号凤石。生平不详，人称凤石医仙。

徐长卿xúchángqīng 中药材。出《神农本草经》。又名鬼督邮、寮刁竹、逍遥竹、对叶莲、一枝香、英雄草、溪柳。为萝藦科植物徐长卿 *Cynanchum paniculatum* (Bunge)

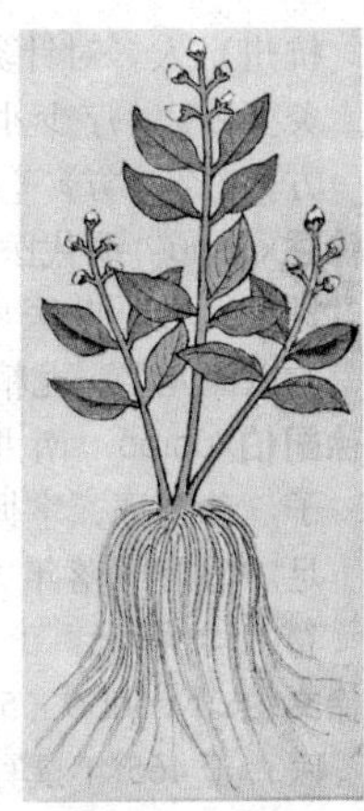
徐长卿

Kitag. 的干燥根和根茎。全国大部分地区有分布。辛，温。归肝、胃经。祛风，化湿，止痛，止痒。治风湿痹痛，胃痛胀满，牙痛，腰痛，跌扑伤痛，风疹、湿疹，煎服 3～12g，后下；治蛇虫咬伤，煎服或捣敷；治湿疹，荨麻疹，神经性皮炎，内服或煎水外洗。全草含牡丹酚，异牡丹酚、赤癣醇、硬脂酸癸酯、直立白薇苷等。根尚含新徐长卿苷等。注射液及牡丹酚对小鼠均有止痛作用，注射液尚有镇静作用，还可抗惊厥、解热等，所含牡丹酚可抑制血小板聚集和血栓形成，还可抗炎、抗变态反应等。徐长卿能增加小鼠心肌营养血流量，并能降低狗、兔、大鼠血压。可降低实验性高脂血症兔血清总胆固醇和β－脂蛋白。牡丹酚对离体豚鼠回肠有显著解痉作用。煎剂在体外对金黄色葡萄球菌、痢疾、伤寒等杆菌及铜绿假单胞菌、大肠埃希菌有抑制作用，牡丹酚则对金黄色葡萄球菌、枯草杆菌及大肠埃希菌有抑制作用。

徐成伯xúchéngbó　见“徐謇”条。

徐澄观xúchéngguān　见“徐谦”条。

徐春甫xúchūnfǔ（16 世纪中叶）　明代医家。字汝元。安徽祁门人。家世业儒。他学医于名医汪宦，博览医书，通内、妇、儿等科。在京师居住，求医者很多。曾在太医院任职。编著有《古今医统》《内经要旨》《妇科心镜》《幼幼汇集》《痘疹泄秘》等书。对李杲的学说很重视，并主张良医应当兼通针灸、药，认为用药不可泥守古方，应当根据病证轻重，加减药味等等，他的医论和著述对后世也有一定影响。

徐纯卿xúchúnqīng　明代医家。延平（今福建南平）人。年轻时读书，学习易理并钻研医学。曾获得秘方，施药救人，到 80 岁仍手不释卷。著有《幼元医案》，已佚。

徐存诚xúcúnchéng　元代医生。安徽祁门人。世业医，诊病重视切脉。

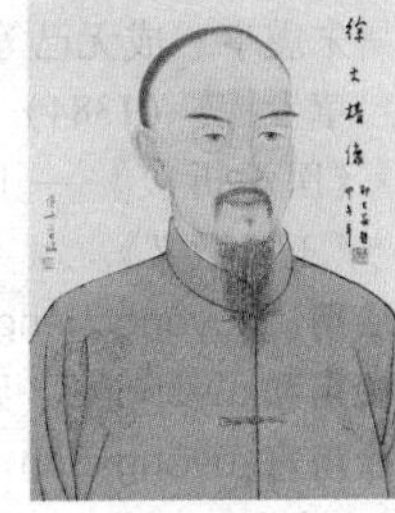
徐大椿

徐大椿xúdàchūn（1693—1771）　清代著名医家。字灵胎，又名大业，江苏吴江人。祖父徐，曾任翰林院检讨并参加纂修《明史》。他学有家传，通天文、水利等，更工诗文。年轻时因见家人多病而学医，前后行医 50 年，经验丰富，两次被皇廷召征入京治病。晚年隐居洄溪画眉泉，因号洄溪老人。著述较多，有《难经经释》《神农本草经百种录》《医贯砭》《医学源流论》《伤寒类方》《慎疾刍言》《兰台轨范》等等，并曾对《外科正宗》，《临证指南》加以评定。另有未刊稿《管见集》等。重视理论，能溯医术之源流，有一定的批判精神，对太素脉等唯心主义谬说加以批判；在医疗上不拘成法，反对滥用峻补辛热药剂的时风，主张医生必通药性，反对庸医。但在某些方面有较浓厚的保守思想倾向。

徐大业xúdàyè　见“徐大椿”条。

徐淡安xúdàn’ān　见“徐锦”条。

徐道聪xúdàocōng　元末儿科医生。字士明。安徽休宁人。当时处于战乱中，小儿病惊死者甚多，道聪救活者以千计。其子杜真，精大方脉。

徐道度xúdàodù　南北朝时期宋代医家。钱塘（今浙江省）人。与徐叔响为兄弟。精于医术，当时有人称宋代有“五绝”，徐道度之医术为其中之一绝，足见其医术之精。

徐迪xúdí　参见“徐述”条。

徐杜真xúdùzhēn　元代医家。安徽休宁人。儿科医生徐道聪之子，精通医术。撰有《徐氏方书》一书，已佚。

徐恩恭xú’ēngōng　参见“苏敬”条。

徐而疾则实xú’érjízéshí　针刺手法要领之一。出《灵枢·九针十二原》。意指针入皮下以后，进针时宜慢，出针时宜快，能使正气深入，为补。参见“疾而徐则虚”条。

徐发xúfā　指徐缓发生的发病类型。

徐芳洲xúfāngzhōu（1876—1946）　民国时期医家。字克平。浙江永康人。著有《痘麻证治》《针灸备要》等书。

徐凤石xúfèngshí　见“徐幽”条。

徐复xúfù　元代医生。字可豫，号神翁。华亭（今上海市松江）人。任海盐州医学教授，精心研究《内经》等古医书，强调根据患者体质的强弱、病情缓急等灵活用药，治病效果很好。

徐国钧xúguójūn（1922—2005）　现代中药学家。江苏常熟人。1942 年考入国立药学专科学校，1945 年毕业后留校担任生药学助教。1949 年后，成为生药显微鉴定尤其是粉末生药和中成药显微分析领域的奠基人。1960 年，与人合作编著并负责审定出版了《药材学》。1995 年当选为中国科学院院士。多年致力于生药鉴定、品质评价和资源开发研究与教学工作，不断拓展生药学研究领域，推动学科建设和发展。主编出版《中成药显微分析》《药用植物及生药学》《植物学》《生药学》等著作。

徐疾补泻xújíbǔxiè　针刺补泻法之一。是以进、出针的快慢区分补泻的一种方法。《灵枢·小针解》：“徐而疾则实者，言徐内而疾出也；疾而徐则虚者，言疾内而徐出也。”即慢进针快出针者为补，快进针慢出针者为泻。其慢进快出，在于扶助正气由浅入深，由表达里，而起补虚的作用；快进慢出，在于祛除邪气由深出浅，由里达表，能起泻实的作用。

徐謇xújiǎn（？—504）　南北朝时期北魏医生。字成伯。丹阳（今江苏镇江）人。讲求炼丹服食。

徐践xújiàn　南北朝北魏医生。祖籍东莞姑幕（今山东诸城），寓居洛阳。父成伯为北魏名医。得传父术。徐之才至洛，尝启求之才至其宅传术。

徐锦xújǐn　清代医家。字淡安。江苏长洲人。为名医顾雨田之弟子，辑有《奇病录》（1840 年刊行）、《心太平轩医案》（1912 年刊行）等书。

徐可豫xúkěyù　见“徐复”条。

徐克平xúkèpíng　见“徐芳洲”条。

徐灵胎xúlíngtāi　见“徐大椿”条。

徐灵胎医略六书xúlíngtāiyīlüèliùshū　中医丛书。清代徐大椿（灵胎、洄溪）撰。收有《内经要略》《脉诀启悟》《药性切用》《伤寒约编》《杂病证治》《女科指要》等 6 种。现存光绪二十九年（1903）上海赵翰香居排印本。

徐灵胎医学全书xúlíngtāiyīxuéquánshū　中医丛书。清代徐大椿撰。16 种。此书是在 1764 年徐氏自刊的《徐氏医书六种》基础上增辑而成。计有《难经经释》《医学源流论》《神农本草经百种录》《医贯砭》《伤寒论类方》《兰台轨范》《洄溪医案》《慎疾刍言》《内经诠释》《洄溪脉学》《脉诀启悟注释》《六经病解》《伤寒约编》《舌鉴总论》《杂病源》《女科医案》。徐氏学识渊博，其著述颇为后世所重。

徐陆氏xúlùshì 明代女医生。医士徐孟容之妻。无锡（今属江苏）人。以医名。永乐（1403—1424）年间，征召入宫，后以老遣归。

徐孟鲁xúmènglǔ 见“徐述”条。

徐孟伦xúmènglún 参见“徐述”条。

徐孟恂xúmèngxún 参见“徐述”条。

徐梦符xúmèngfú 宋代医生。撰《外科灸法论粹新书》1卷，佚。

徐敏行xúmǐnxíng（543—584） 南北朝时期北齐医生。字纳言。齐太常卿徐之范之第二子，曾官尚书驾部郎中。

徐批叶天士晚年方案真本xúpīyètiānshìwǎnniánfāng' ànzhēnběn 医案著作。见“医药丛书”条。

徐谦xúqiān 明代医家。字仲光，号澄观。浙江嘉兴人。撰有《仁端录》16卷，后经其弟子陈葵加以删定，为论痘疹的专书。主要论述治痘方法，主张按五脏所主及经络传变，观形察色而诊治，并附治疹之法。其所述治痘之法着重审证论治，不偏于攻或补。

徐秋夫xúqiūfū 南北朝时期宋代医家。钱塘（今浙江杭州）人。名医徐道度之父。

徐镕xúróng 明代医家。应天（今江苏南京）人。业医数十年，惟推崇仲景书。以为成无己只注《伤寒论》而未注《金匮》，致使俗医分伤寒杂病为两家，乃为之校梓，即后收入《医统正脉全书》之《金匮要略》（徐氏序于1585年），并附有其按语等内容，为研究《金匮要略》之重要刊本。

徐汝元xúrǔyuán 见“徐春甫”条。

徐若虚xúruòxū 元代医家。豫章（今江西南昌）人。生活于13世纪。进士。工医。尝取王德肤《易简方》及孙志宁、施发、卢祖常三家所增补内容合之，名《易简归一》。

徐神翁xúshénwēng 见“徐复”条。

徐昇泰xúshēngtài 明代医家。字世平。会稽（今浙江绍兴）人。读各家医书，对马莳《素问注证发微》一书尤为推崇。晚年专门著书。编有《本草正伪补遗》一书，已佚。

徐师曾xúshīcéng 明代官吏。字伯鲁，吴江（今属江苏）人。精于医理。嘉靖三十二年（1553）进士，友人沈承之著《经脉分野》，求为订补并作序。不久沈病故，徐氏不负友托，为之删校。乃将所著《经络枢要》作为续篇，合为《经络全书》两卷（1576）。

徐师鲁xúshīlǔ（16世纪中叶） 明代医家。吴江（今江苏吴江）人。先学儒，后又随父学医及经络之学，并把沈承之（子禄）所编关于经络的书稿续编成《经络全书》。

徐士茂xúshìmào 见“徐之才”条。

徐士明xúshìmíng 见“徐道聪”条。

徐世平xúshìpíng 见“徐泰”条。

徐守贞xúshǒuzhēn 明代医家。金川人。约生活于14世纪。善治妇产科疾患。世之胎产方仓卒之际难得，穷乡小邑与贫穷之家难觅，乃编成《胎产》一书，分为三类，附以杂病，凡胎产危急之症大致已备。其所用方药易求，收效甚验。

徐枢xúshū 见“徐彪”条。

徐叔绍xúshūshào 见“徐嗣伯”条。

徐叔响xúshūxiǎng 南北朝时期宋齐间医家。钱塘（今浙江杭州）人。对针灸、小儿科、本草等均有研究。著有《针灸要钞》《疗少小百病杂方》《疗脚弱方杂》《解寒食散方》《杂疗方》《本草病源合药要钞》等，均佚。

徐述xúshù 明代医家。字孟鲁。江苏武进县（现常州市武进区）人。世医出身，他和两弟迪（孟恂）、选（孟伦）均以医闻名，尤精于针灸。著有《难经补注》一书，已佚。

徐嗣伯xúsìbó 南北朝时期南齐人。字叔绍，为徐叔响之子。善辨证，掌握异病同治的原则，但迷信鬼神，为其不足。曾著《落年方》3卷、《药方》5卷、《杂病论》1卷，均佚。

徐文伯xúwénbó（5世纪） 南北朝时期南齐医家。出身世医，于465年撰写《疗妇人瘕》《药方》等书，均佚。还撰有《子午流注逐日按时定穴歌》，后世演变成针灸学中的一个流派。

徐文蔚xúwénwèi 见“徐彪”条。

徐文中xúwénzhōng 元代医生。字用和。安徽宣城人。善针灸。

徐熙xúxī 南北朝时期宋代医家。其子孙秋夫、道度、文伯、之才等均为当代名医。

徐行xúxíng 明末清初医家。字周道。归安（今浙江吴兴）人。患吐血症自学医。精脉诊，擅治伤寒。尝取前贤注解张仲景医书之精论，间附己意，纂《伤寒论遥问》14卷（1672）后附《张仲景伤寒原方遥问》。论伤寒病机演变及治方用法，兼评后世伤寒学家之得失。

徐雄xúxióng 南北朝时期南齐医生。世代业医，精于诊断，其父徐文伯为南北朝时期名医。

徐选xúxuǎn 参见“徐述”条。

徐延赏xúyánshǎng 明代医生。字元识。上海人。生活于16至17世纪。精医术，屡起沉疴。常熟令杨鼎熙病月余，遍求医不效，徐氏诊为痰疾，三剂而愈。又有一人忽至晚歌哭不节，诊为阴火乘肝，治以平剂遂复。后授太医院御医。

徐彦纯xúyànchún（？—1380） 明初医家。字用诚。会稽（今浙江绍兴）人。为名医朱震亨弟子，精医术，尤长于本草，汇集金、元著名医家如张洁古、李东垣、王海藏、朱震亨、成无己等关于本草方面的论述和发挥，编成《本草发挥》（1384）一书，多为明初医生用药所参考。另有《医学折衷》一书，原本已佚，后经刘纯增续，改名为《玉机微义》。

徐用诚xúyòngchéng 见“徐彦纯”条。

徐用和xúyònghé 见“徐文中”条。

徐用宣xúyòngxuān（15世纪上半叶） 明代医家。浙江衢县（今浙江衢州）人。世医出身，晚年贯通医术，尤其精于小儿科，医理主要宗钱乙，编成《袖珍小儿方》10卷。

徐悦xúyuè 隋代医家。撰有《体疗杂病疾源》3卷，又与龙衔素合著《针经并孔穴虾图》3卷。均佚。

徐之才xúzhīcái（505—572） 南北朝时期北齐医家。字士茂。丹阳（今江苏镇江）人。出身于世医家庭，父雄，以医术名闻于时，之才医术高明，多活动于上层封建统治阶级之中。对于天文学、医药学都有一定研究，尤擅长药剂学。修订《雷公药对》与《药对》，总结古代药剂学的精华，对多种药物的炮炙处理，都有较详细的叙述。还著有《家传秘方》《徐王八世家传效验方》《小儿方》等书，均佚。

徐之范xúzhīfàn（507—581） 南北朝至隋代之间医生。丹阳（今江苏镇江）人。北齐名医徐之才之弟。

徐陟xúzhì 明代官吏。华亭（今上海市松江）人。曾任南京刑部侍郎等官职。余暇搜集简便方剂，由太医院医官赵文育整理成《亲验简便方》一书。

徐忠可xúzhōngkě 见“徐彬”条。

徐仲光xúzhòngguāng 见“徐谦”条。

徐子默xúzǐmò 晚清医家。浙江嘉兴人。辑有《吊脚痧方论》一书（1860 年刊行），为论述霍乱证之专书，流传较广。

许半龙xǔbànlóng 见“许观曾”条。

许长增xǔchángzēng 清代医家。丹徒（原属江苏镇江）人。精于医术，为贫穷人治病，常不取酬。撰有《痘疹形色论》《伤寒余注》，未见刊行。

许澄xǔchéng（6 世纪） 隋代医生。高阳（今河北高阳东）人。得父许奭之传，历尚药典御、谏议大夫等。父子以医术均闻名于当时。撰有《备急单要方》3 卷。

许道幼xǔdàoyòu 南北朝时梁代医生。生平欠详。

许度量xǔdùliàng 见“许律”条。

许观曾xǔguāncéng（1898—1939） 民国时期医家。字半龙。江苏吴江人。曾在上海中国医学院任教，著有《内经研究之历程考略》《中医诊断学大纲》《外科学大纲》《药敛启秘》等。

许国桢xǔguózhēn（13 世纪） 元代医生。字进之。山西曲沃人。博通经史，尤精医书，元世祖忽必烈即位前，即随之出征并掌管医药，曾治愈忽必烈及庄太后病而深得信任。世祖即位后，主管太医院，后为礼部尚书、翰林集贤大学士。

许宏xǔhóng（1340—?） 明代医家。字宗道。建安（今福建建瓯）人。幼年学儒，后学医。根据成无已的《注解伤寒论》，对张仲景的方剂加以注释，编成《金镜内台方议》。在晚年（82 岁）时搜集有效验方，编成《湖海奇方》一书。

许洪xǔhóng 南宋医家。曾任太医局助教，并差充四川总领所检察惠民局。嘉定元年（1208）为《太平惠民和剂局方》作序，并编次《指南总论》3 卷，附于书后（原在卷首），简述药物合和、炮制及几十种病证、治法及用药。

许环山xǔhuánshān 见“许梦熊”条。

许晖xǔhuī 南北朝北齐医生。高阳（治今河北高阳）人。父许遵，明《易》善筮，兼晓天文、医术。从父得授妇人产法。武成（559—560）时，以此术累获赏。

许进之xǔjìnzhī 见“许国桢”条。

许敬舆xǔjìngyú 见“夏云集”条。

许敬之xǔjìngzhī 见“许逊”条。

许矩xǔjǔ 参见“许律”条。

许隽臣xǔjùnchén 见“许思文”条。

许君明xǔjūnmíng 见“许昭”条。

许乐泉xǔlèquán 见“许佐廷”条。

许律xǔlǜ 明代医生。字用韶。履贯不详。世医出身，父亲许矩是元代医学教授，他承继家传行医。其弟许度量，也业医。

许梦熊xǔmèngxióng 明代医生。字环山。祖籍江苏金陵。祖父曾任太医院医官，他迁居于仪真县（今江苏仪征），以医术在当地闻名，主张依五行原理而用药。

许明斋xǔmíngzhāi 见“许昭”条。

许琪xǔqí 宋代官吏。政和（1111—1118）年间为登仕郎编类《圣济经》所点对方书官。政和六年与曹孝忠等共同校勘《证类本草》成《政和新修经史证类备用本草》30 卷。

许仁则xǔrénzé（8～9 世纪） 唐代医家。籍贯不详。撰有《子母秘录》十卷，佚。唐宋医家的著作如《外台秘要》《证类本草》等多引用该书内容。

许绅xǔshēn 明代医生。京师（今北京）人。世医出身，生活于 16 世纪。初任职于御药房，嘉靖元年（1522 年）任御医，后任太医院院使，因得明世宗赏识，升官至通政史、礼部侍郎、工部尚书，并曾主管太医院。1547 年宫女杨金英等造反，勒缢世宗，几乎气绝，由许绅救治而愈，遂又加官为太子太保礼部尚书，是明代世医中任官职最高之人。

许氏医案xǔshìyī'àn 医案著作。清末许恩普撰。本书收载医案 30 余则，以内科杂病、妇科病证治为主。审证较细致，尤重切脉。案中有用外治、蒸熏疗法获得良效的治验。现有《三三医书》本。

许氏幼科七种xǔshìyòukēqīzhǒng 儿科丛书。清代许豫和撰。刊于 1785 年。七种中除《重订幼科痘疹金镜录》为明代翁仲仁原作、由作者注释外，其他有《橡村痘诀》《痘诀余义》《怡堂散记》《散记续篇》《小儿诸热辨》及《橡村治验》，均为作者本人在小儿科方面的临床经验心得、医话或医案。

许奭xǔshì 参见“许澄”条。

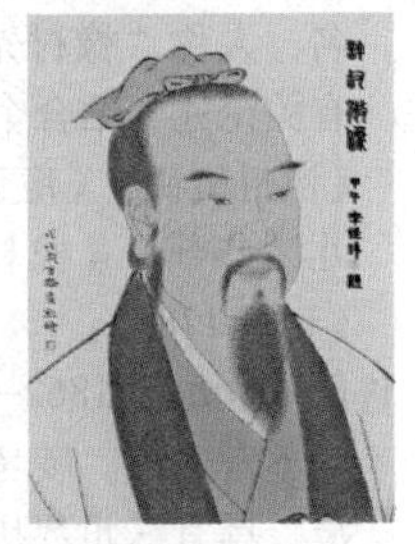

许叔微

许叔微xǔshūwēi(1079—1154) 宋代医家。字知可。真州白沙（今江苏仪征）人。幼年家贫，父母相继病死，成年后精心钻研医学，遇有病者求诊，不问贫富均细心治疗，救活了无数患者。绍兴二年（1132）科举考试中进士，曾任集贤院学士，故后人又称他许学士。他对《伤寒论》很有研究，著有《伤寒百证歌》《伤寒发微论》《伤寒九十论》等，对张仲景的辨证论治理论有进一步阐发和补充。他善于化裁古方，创制新方，至晚年将平生应用的验方和医案，整理编写成《类证普济本事方》。另有《活法》《辨证》《翼伤寒论》《仲景脉法三十六图》等书，已佚。

许叔微伤寒论著三种xǔshūwēishānghánlùnzhùsānzhǒng 伤寒丛书。即宋代许叔微所撰《伤寒百证歌》《伤寒发微论》《伤寒九十论》三种的合订本。1955 年由商务印书馆出版。

许思文xǔsīwén（19 世纪） 清代医家。字隽臣。安徽歙县人。为许佐延之子，承父学，亦精于医术，撰有《喉科详略》《幼科简便良方》《妇科阐微》等书，未见刊行。

许维贤xǔwéixián 见“许佐廷”条。

许希xǔxī（11 世纪） 宋代医生。开封人，以医为业，擅长针灸，补翰林医学。景祐元年（1034）仁宗病，侍医数进药不效，希得荐而施针刺心下包络之法治愈，命为翰林医官，后为殿中省尚药奉御。撰有《神应针经要诀》1 卷。

许橡村xǔxiàngcūn 见“许豫和”条。

许孝崇xǔxiàochóng 唐代医生。撰有《篋中方》3 卷。

许孝宗xǔxiàozōng（7 世纪） 唐代医家。籍贯不详。曾任尚药奉御。657 年曾参加我国第一部由政府颁布的药典《新修本草》的编写工作。

许宣治xǔxuānzhì 见“许豫和”条。

许学士xǔxuéshì 见“许叔微”条。

许学文xǔxuéwén 明代医家。安徽合肥人。精通医术，尤其长于痘疹科。著有《痘科约旨》《保赤正脉》二书，均佚。

许逊xǔxùn 晋代医生。字敬之。治病常兼用符咒等。

许扆xǔyǐ 元代医官。字君黼。曲沃（今属山西）人。许国桢之子。随父事元世祖，赐名忽鲁火孙，使从许衡学。任礼部尚书，提点太医院事，旋改尚医太监。后转正议大夫、提点太医院事，参与政事。卒谥僖简，追封赵国公。

许胤宗xǔyìnzōng（约540—630） 隋唐间名医。常州义兴（今江苏宜兴）人。以专长治疗骨蒸病（结核病）而著名。他诊治疾病重视切脉识病，批判那种“不能别脉，莫识病源，以情臆度，多安药味”的医生。据载陈国柳太后病风不语，口噤不能下药，名医皆不能治。他用熏蒸疗法，以黄芪防风汤数十剂，置于床下，使药气如烟雾，令入腠理，达到治疗的效果。这种疗法在后世得以不断发展。

许詠xǔyǒng（8～9世纪） 唐代医家。曾任御医。著有《六十四问》1卷。《宋史·艺文志》作许泳。著《六十四问秘要方》1卷。均佚。

许用韶xǔyòngsháo 见“许律”条。

许豫和xǔyùhé（1737—？） 清代医家。字宣治，号橡村。安徽歙县人。少时弃科举，喜好医术，先后从程嘉予等名医学医，博览医书，长于儿科，尤长于痘疹，在当地闻名，人称“橡村先生”。曾专心研究痘疹多年，采集诸家有关论述，结合个人临证，撰有《重订幼科痘疹金镜录》《橡村痘诀》《痘诀余义》《怡堂散记》《散记续编》《小儿诸热辨》《橡村治验》等书，合称《许氏幼科七种》（刊于1785）。

许昭xǔzhāo（1862—1922） 清末医家。字君明，号明斋。江苏常熟人。屡考科举不第，后因母病学医，长于种牛痘。撰有《世界历代名医传略》一书。

许兆桢xǔzhàozhēn 明代医家。字培元。乌程（今浙江吴兴）人。生活于万历（1573—1620）年间。潜心医理，勤于著述。博采诸家，审脉论证、辨名察经。主要著作有《诊翼》《医辨》《药径》《素问评林》等，均佚。《方纪》一书仍存。

许知可xǔzhīkě 见“许叔微”条。

许智藏xǔzhìzàng（537—617？） 隋代医生。高阳（今河北高阳东）人。因母疾，览医方，以医术名闻乡里，曾任梁、陈、隋之员外散骑侍郎（较高级的近侍官），隋炀帝每病，即请智藏诊治。年八十卒。

许宗道xǔzōngdào 见“许宏”条。

许佐廷xǔzuǒtíng（19世纪） 清代官吏兼医家。字乐泉。歙县（今属安徽）人。少业儒，为贡生，曾任太守等官职。因留心医药，觅得同乡郑所藏的喉科秘本《喉科秘钥》一书（郑氏为当地祖传喉科医，世称“西园喉科”），加以抄录，并用之临证，效果良好。后将此书及自己治喉证十余年的经验，编辑增订，于1865年刻行。许氏前后治喉科四十余年，后又结合治疗“白腐”（白喉）的经验，撰成《喉科白腐要旨》一书，于1875年由其子许思文编校刊行。其中提出用补水清火之法治疗白喉。许氏还与侄许维贤编有《活幼珠玑》一书（1873年刊行），论述儿科病证较为简明。

响嗽xǔsòu 病证名。见《普济本事方》卷二。指咳嗽气喘，喉中有哮鸣声者。方用紫金丹。考紫金丹药性峻烈，用时必须严格掌握剂量，以防中毒。参见“冷哮”条。

畜门xùmén 指外鼻孔。《灵枢·营气》：“入颃颡之窍，究于畜门。”张志聪注：“畜门，鼻之外窍。”

畜血xùxuè 即蓄血。详该条。

续本事方xùběnshìfāng 方书。见“本事方续集”条。

续断xùduàn 中药材。出《神农本草经》。又名川断、山萝卜、龙豆、接骨、和尚头、川续。为川续断科植物川续断 *Dipsacus asper* Wall. ex Henry 的干燥根。主产于湖北、四川、贵州等地。苦、辛，微温。归肝、肾经。补肝肾，强筋骨，续折伤，止崩漏。用于肝肾不足，腰膝酸软，风湿痹痛，跌扑损伤，筋伤骨折，崩漏，胎漏。煎服9～15g。酒续断多用于风湿痹痛，跌扑损伤，筋伤骨折；盐续断多用于腰膝酸软。本品含当药苷、马钱子苷、木通皂苷等。挥发油中有莳萝艾菊酮、三叔丁基苯酚等。对小鼠和鸡有抗维生素E缺乏症的作用。体外试验：对肺炎球菌有抑制作用。对心脏有正性肌力作用，可降低动脉压，兴奋兔子宫平滑肌。

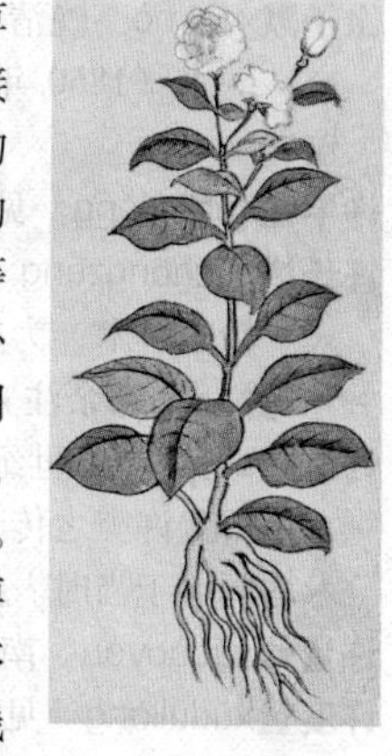

续断

续断丸xùduànwán ❶《奇效良方》卷三十八方。川续断、当归（炒）、萆薢、附子、防风、天麻各一两，乳香、没药各半两，川芎七钱半。为细末，炼蜜为丸，梧桐子大，每服四十丸，空腹温酒或米饮送下。功能温阳利湿，祛风活血。治风湿流注，四肢浮肿，肌肉麻痹。本方早见于《苏沈良方》，但有白芍，无川芎。❷《证治准绳·类方》第五册方。续断（酒浸）、川芎、当归（酒浸）、姜半夏、炮姜各一两，桂心、炙甘草各半两。为细末，炼蜜为丸，梧桐子大，每服百丸，白汤下。治肝劳虚寒腹痛，眼昏，挛缩瘛疭。

续骨木xùgǔmù 中药材。见《本草纲目》。为接骨木之别名，详该条。

续回生集xùhuíshēngjí 方书。清代陈杰辑。参见“回生集”条。

续筋根xùjīngēn 中药材。出《本草图经》。为旋花根之别名，详该条。

续筋接骨xùjīnjiēgǔ 治法。即用推拿等手法或其他方法，使损伤断裂的筋骨得以整复，治疗筋骨损伤的方法。

续名医类案xùmíngyīlèi'àn 医案著作。36卷（原60卷）。清代魏之琇编。成书于1770年。本书为续补明代江瓘《名医类案》而作。魏氏补辑清初以前历代名医治案，更多的是增录当代各家医案。书分345门，包括传染病、内、外、妇、儿、五官科等病类。全书分类清楚，选案广泛，尤多急性传染病治案，反映了各家流派的学术经验。所附按语，或引申发挥，或辨驳订正，对读者很有启发。1949年后有影印本。

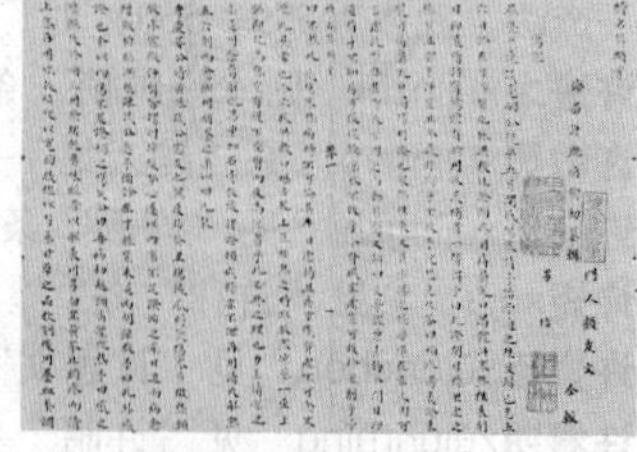

续名医类案

续命风引汤xùmìngfēngyǐntāng 《备急千金要方》卷十四方。麻黄、川芎、石膏、人参、防风各三两，甘草、桂心、独活各二两，防己、附子、当归各一两，杏仁三十枚，陈姜五两。为粗末，以酒三升、水一斗合煎取四升，分四服，日三夜一服。治中风癫眩不知人，狂言，舌肿。

续命汤xùmìngtāng ❶《金匮要略》引《古今录验方》方。又名古今录验续命汤。麻黄、桂心、当归、人参、石膏、干姜、甘草各三两，川芎一两（川芎量根据《外台秘要》补入），杏仁四十枚。水煎，分四次服，当出小汗，不汗更服。功能祛风扶正。治中风痱，身体不能自收，口不能言，冒昧不知痛处，或拘急不得转侧；并治但伏不得卧，咳逆上气，面目浮肿。❷《外台秘要》卷十四引《古今录验方》方。亦名古今录验续命汤。①炙甘草、黄芩各二两，防风一两半，生姜五两，人参、川芎、芍药、麻黄、木防己各一两，炮附子一枚。水煎，分三次服。治中风，贼风入腹，角弓反张，口噤，目视不见，不能语，举身不仁，或心腹绞痛。②麻黄三两，防风、桂心各二两，石膏（绵裹）、黄芩、干地黄、川芎、当归、炙甘草各一两，杏仁四十枚。为粗末，分四次服，日二次，当出小汗。治大痹，一身或半身不遂，口不能言，习习不知人，不觉痛痒。❸《外台秘要》卷十四引深师方。又名深师续命汤。人参、木防己、麻黄、川芎、炙甘草、黄芩、白术各一两，桂心、防风各二两，炮附子一枚，生姜五两。水煎，分三次服。治中风口噤，卒死不知人。❹《千金翼方》卷十六方。①麻黄六分，大枣十枚，防风、细辛、川芎、炙甘草、芍药、人参、秦艽、独活、黄芩、防己、炮附子、白术各三分，生姜五分。先煎麻黄一沸，去上沫，再入诸药同煮，去滓，入枣再煎，分三次服，取汗。治风邪入心，心痛达背，背痛连心，或大腹胀满微痛，心中烦闷，进退无常，面或青或黄。②麻黄、人参、桂心、炮附子、茯苓各一两，防己、防风、黄芩、炙甘草各一两半，生姜六两，半夏五两，炙枳实二两（上气闷者加之）。为粗末，先煮麻黄，去上沫，停冷去滓，再入诸药同煎，分三次服。功能温阳益气，祛风散邪。治中风日久，卧床不起。若不须半夏，去之，加芍药三两。❺《圣济总录》卷八方。麻黄（先煮，掠去沫，焙）、独活、防风各一两半，升麻、葛根各半两，羚羊角、桂、炙甘草各一两。为粗末，每服六钱匕，水二盏浸一宿，明旦煎取一盏，去滓服。治风痉口噤不开，身背强直，发如痫状。

续素问钞xùsùwènchāo 医经著作。见“读素问钞”条。

续随汤xùsuítāng 《圣济总录》卷六十一方。续随子十四粒。为末，水煎去滓，放冷顿服，当吐泻愈。治血黄，病人三日鼻中出血，大小便亦见血，心间烦闷，腹中有块，痛如蛇咬，吐逆喘粗。

续信验方xùxìnyànfāng 方书。参见“信验方”条。

续选临证指南xùxuǎnlínzhèngzhǐnán 医案著作。4卷。清代叶桂撰，华岫云校。卷一续选《临证指南医案》漏编的叶氏医案，并附《温热论》。卷二至卷四介绍叶氏平生所集经验方，分科叙述，大多属民间流传简便效方。

续医断xùyīduàn 医论著作。2卷。日人贺屋敬（恭安）撰。刊于1811年。此书续写其师吉益东洞之《医断》。上卷论疾病急逆虚实、所在、病因、脉候、病名及死生等。下卷论伤寒六经病及过经、转属、合病、坏病等。现存初刻本。

续医说xùyīshuō 医史著作。10卷。明代俞弁撰。成于1522年，刊于1537年。仿《医说》的体例，分为原医、医书、古今名医等30类，各类更列小标题，作为《医说》的续集，补充引录历代文献中的医学掌故。

续易简方论xùyìjiǎnfānglùn 方书。又名《续易简方》。6卷。宋代施发撰于1243年。作者鉴于王硕《易简方》一书所选之方失之过简，且对“虚实冷热之证无所区别”，故除对该书选方予以评述外，补充160余方。并对王氏原书中若干不同学术观点作了分析批判。现存日本旧刊本。

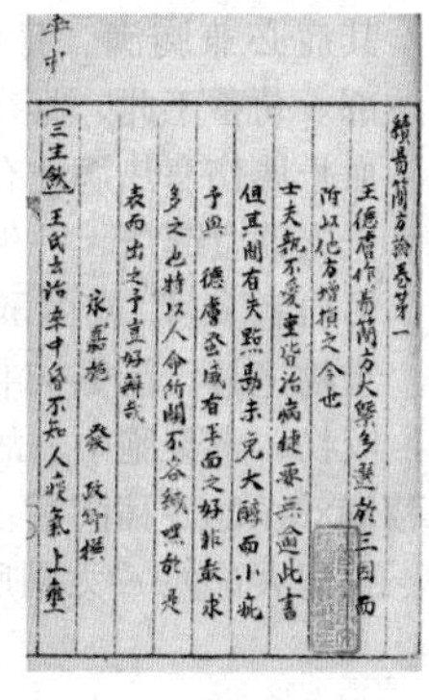

续易简方论

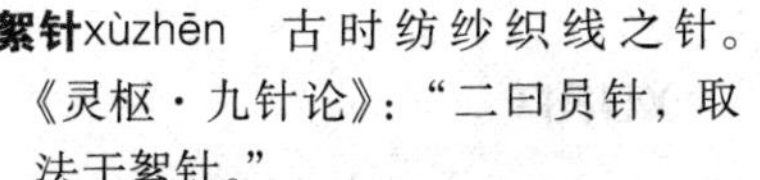

絮针xùzhēn 古时纺纱织线之针。《灵枢·九针论》：“二曰员针，取法于絮针。”

蓄热吐血xùrètùxuè 病证名。见《金匮翼·诸血统论》。指火热蕴盛或瘀热内蓄所致的吐血。由热蓄血中，迫血妄行。症见口鼻皆出，势如泉涌，膈上热，胸中满痛，脉洪大弦长，按之有力，精神不倦，或血紫黑成块，或小腹满、小便不利，或喜忘如狂，身热屎黑等。如蓄血喜忘如狂，身热屎黑者，瘀已甚也。但小腹满，小便不利者轻也。治宜清热破瘀为主，须用生地、赤芍、茜根、丹皮、制大黄、滑石、桃仁之属。如简要济众方，从大便导之。体虚者，用藕节茯苓饮等方。参见“吐血”条。

蓄水证xùshuǐzhèng 病证名。太阳腑证之一。详“伤寒蓄水证”条。

蓄血xùxuè 病证名。出《伤寒论·辨阳明病脉证并治》。一作畜血。❶指外感热病，邪热入里，与血相搏，而致瘀热蓄结于内的病证。《血证论》：“蓄血者，或伤寒传经之邪，或温疫时气之邪，传于血室之中，致周身之血，皆为邪所招致，而蓄聚胞中，小腹胀痛，其人或寒或热，昼日明了，夜则谵语，甚则发狂，呼叫打骂。”治以攻下逐瘀为主。❷泛指多种瘀血郁积于内的病证。又如登高坠下，重物撞打等，致心腹胸中停积淤血不散者，亦属蓄血范围（见《证治准绳·杂病》）。当根据蓄血所在部位及症状分别论治。

蓄血发黄xùxuèfāhuáng 病证名。《伤寒全生集·辨伤寒发黄》：“蓄血发黄者，其人身黄，脉沉结，小腹满硬，小便自利，大便黑色，其人如狂，此为蓄血在下焦，用桃仁承气汤下之，盖血下则黄退也。”参见“黄疸”“伤寒蓄血证”条。

蓄血腹胀xùxuèfùzhàng 病证名。伤寒腹胀之一。见《症因脉治·肿胀总论》。由表邪已解，血蓄下焦所致。症见腹胀硬满，小便自利，大便色黑。详“伤寒腹胀”条。

蓄血证xùxuèzhèng 病证名。一作蓄血。出《伤寒论·辨阳明病脉证并治》。❶指外感热病，邪热入里，与血相搏，而致瘀热蓄结于内的病证，即伤寒蓄血证，太阳腑证之一《重订伤寒补天石·续集》卷下：“蓄血者，瘀血蓄结于内也。或当汗不汗，或不当汗而汗，皆能致此也。大要热能燥血，故血不流行，而蓄结于内耳。凡伤寒有热，小腹满，小便反利者，蓄血证也。甚者喜怒如狂、屎黑、身黄。通用抵当丸、桃仁承气汤主之。若有外症不解者，先用桂枝汤解外，后用桃仁承气汤。下尽瘀血为愈。上焦蓄血，胸中手不可近而痛者，犀角地黄汤。中焦蓄血，中脘手不可近而痛者，桃仁承气汤。下焦蓄血，小腹手不可近而痛者，抵当汤。”❷泛指多种瘀血郁结于内的病证。《杂病源流犀烛·诸血源流》：“蓄血，瘀血郁结也……当有上、中、下之分。如衄、呕、唾、吐血，皆属上部。苟蓄于此，其症必兼善忘；血结胸中，则属中部。苟蓄于此，其症必兼胸满、身黄、漱水不欲咽；血凝下焦，又属下部。苟蓄于此，其症必兼发狂、粪黑、小腹硬痛……非蓄血止属伤寒热病才有之也。”《证治准绳·杂病》：“蓄血，夫人饮食起居，一失其宜，皆能使血瘀滞不行。故百病由污血者多。”或由醉饱入房，竭力伤肝，或因登高坠下，重物撞打、箭镞刃伤所致。又《血证论·蓄血》：“癫犬咬伤，毒聚胞中，故令发狂，皆属蓄血之证。”

稸满xùmǎn 稸同蓄。饮食积滞，腹中胀满。《素问·六元正纪大论》：“太阴所至为稸满。”

xuan

轩岐xuānqí 系黄帝和岐伯的合称。参见“岐黄”“岐伯”“黄帝”等条。

轩岐救正论xuānqíjiùzhènglùn 综合性医书。6卷。明代肖京撰于1644年。作者针对庸医不明医理，执方误人，采集《内经》等古典医籍的要旨以阐明救正之法，故以“轩岐救正”为书名。卷一医论，统论生理、病理、治法和方剂；卷二四诊正法，以脉证为主兼及望、闻、问三诊；卷三药性微蕴；卷四至卷五医案；卷六医鉴、病鉴，内容系告诫医家、病家之语。

轩辕xuānyuán 见“黄帝”条。

轩辕逸典xuānyuányìdiǎn 医经著作。见“黄帝逸典”条。

宣白xuānbái 即宣肺。详该条。

宣白承气汤xuānbáichéngqìtāng 《温病条辨》卷二方。生石膏五钱，生大黄三钱，杏仁粉二钱，瓜蒌皮一钱五分。水煎，先服一半，不知再服。功能宣上泻下。治阳明温病，腑气不通，肺气不降，便秘，喘促不宁，痰涎壅滞，脉左寸实大者。

宣痹汤xuānbìtāng ❶《温病条辨》卷二方。防己、杏仁、滑石、薏苡仁各五钱，连翘、栀子、半夏（醋炒）、晚蚕砂、赤小豆皮各三钱。水煎，分三次服。功能清利湿热，宣通经络。治湿热痹，症见寒战热炽，骨节烦疼，面目萎黄，舌色灰滞者。若痛甚加姜黄二钱，海桐皮三钱。方中防己清热利湿，通络止痛，为君药；辅以滑石、薏苡仁甘寒淡渗，以助清热利湿之力，杏仁宣肺利气，使之气化则湿亦化，为臣药；佐以蚕砂、半夏、赤小豆除湿化浊；连翘、栀子清泄郁热。诸药合用，使湿祛热清，经络宣通，而寒热除，痹痛止，诸症自愈。❷《温病条辨》卷一方。枇杷叶二钱，郁金、豆豉各一钱五分，射干、通草各一钱。水煎，分二次服。治太阴湿温，气分痹郁而哕者。

宣痹通阳xuānbìtōngyáng 治法。通阳法之一。宣散痹阻、温通阳气的方法。如胸痹证，因胸阳不振，浊阴上逆，痹阻气机，用栝蒌薤白白酒汤。

宣成公xuānchénggōng 唐代医家。撰《太和济要方》5卷。宋代庞安时曾引用“唐大和年（827—840），徐氏撰《济要方》”，年属大和，疑即此书。

宣毒发表汤xuāndúfābiǎotāng 《医宗金鉴·痘科心法要诀》卷五十九方。升麻、葛根、前胡、桔梗、枳壳（麸炒）、荆芥、防风、薄荷叶、木通、连翘（去心）、炒牛蒡子、淡竹叶、生甘草。加芫荽，水煎服。功能疏风解表，宣毒透疹。治麻疹初起，欲出不出者。若感寒邪，加麻黄（夏月不用）；食滞，加山楂；内热，加黄芩。

宣毒散xuāndúsǎn 《证治准绳·疡医》卷一方。❶煨大黄、白芷各五钱。水煎，食前服。治毒疮便秘，脉沉实者。❷露蜂房（炒焦）三两，天南星、赤小豆一两，小米一合，生草乌二钱半，生白矾半分。为细末，用淡醋调涂四周，干即再上。治诸疮初起，或灸后肿赤。

宣肺xuānfèi 又称宣白。宣通肺气的方法。肺气不利表现为咳嗽、气喘、痰多，用麻黄、北杏仁、桔梗、紫菀、紫苏之类开通肺气，化痰止咳。

宣肺化痰xuānfèihuàtán 用具有宣肺化痰作用的方药治疗痰浊阻肺证的方法。由于风寒外束，导致肺气不宣。症见鼻塞喉痒、咳嗽痰多、舌苔薄白。用麻黄、蝉衣、杏仁、桔梗、辛夷、陈皮、甘草等。

宣肺降逆xuānfèijiàngnì 治法。即用具有祛邪作用的方药以达宣降肺气，治疗邪气阻肺，肺气上逆所致病证的治法。

宣肺利水xuānfèilìshuǐ 治法。即用具有宣通肺气、渗湿利水作用的方药，治疗肺失宣降所致皮水、风水等病的治法。

宣肺通气xuānfèitōngqì 治法。即用具有理气行滞宣肺作用的方药治疗肺气不宣所致病证的治法。

宣风换肌散xuānfēnghuànjīsǎn 《证治准绳·疡医》卷五方。炙甘草、黄芪、当归各一两，黄连（酒炒）、炒牛蒡子、防风、白芷、荆芥、川芎、乌梢蛇各半两，羌活、苍术、何首乌各三钱，炒全蝎十枚。为细末，每服二钱，酒或茶水调下。功能补气养血，祛风清热。治风癣疥疮，疙瘩风疮。

宣化廓xuānhuàkuò 眼的八廓名称之一，用相应脏腑的功能命名者。清代黄庭镜《目经大成》卷一：“坎为神膏，络通膀胱之腑，脏属于肾……肾与膀胱相为表里，主陶冶情气，气布出溺，情翕构精，曰宣化廓。”因膀胱与肾具有排尿功能，肾且具有生殖作用而得名。详“八廓”条。

宣剂xuānjì 十剂之一。用宣开散郁药物组成，具有解除壅塞作用的方剂。如气郁用香附、枳、桔开之；火郁用山栀、青黛散之；湿郁用苍术、厚朴升之，甚则用风药胜之；痰郁用南星、橘皮化之，甚则瓜蒂、藜芦涌之；血郁用桃仁、红花行之；食郁用山楂、神曲消之。皆属宣剂范围。《沈氏尊生书·要药分剂》：“徐之才曰：宣可去壅，生姜、橘皮之属是也。王好古曰：木郁达之，火郁发之，土郁夺之，金郁泄之，水郁折之，皆宣也。”

宣解汤xuānjiětāng 《医学衷中参西录》方。滑石30g，甘草6g，连翘、蝉蜕（去足）9g，白芍药12g。水煎服。功能清热利尿，解表散邪。治感冒久在太阳，致热蓄膀胱，小便赤涩，或因小便秘，而大便滑泻；兼治温病初得，憎寒壮热，舌苔灰色滑腻者。若滑泻者，甘草量加倍。

宣可去壅xuānkěqùyōng 用宣散之药，去除壅郁之证。《汤液本草》卷上：“宣可以去壅，姜、橘之属是也。”又如胸中胀闷、呕吐、恶心等症，可用二陈汤利气散郁。

宣露xuānlù 肾疳五证之一。出《小儿药证直诀》。详“牙疳”条。

宣明论方xuānmínglùnfāng 医经著作。见“黄帝素问宣明论方”条。

宣明丸xuānmíngwán 《证治准绳·类方》第七册方。赤芍药、当归、大黄、黄芩、生地黄、黄连、川芎、薄荷各等分。为细末，炼蜜为丸，梧桐子大，每服三十丸，食后米汤送下。功能滋阴养血，清热疏风。治眼内血灌瞳神，赤脉涩痛，大热上壅者。

宣明五气篇xuānmíngwǔqìpiān 《素问》篇名。宣明，即阐明；五气，指五脏的功能活动。本篇根据五行学说，论述五脏之气与五脏病、五脉、五恶、五液、五禁、五乱的关系。并按五脏来分类归纳，提供诊断和治疗上的运用。因旨在阐明五脏功能活动的相互关系，故名。

宣木瓜xuānmùguā 中药材。见《增订伪药条辨》。为木瓜之处方用名，详“木瓜”条。

宣气汤xuānqìtāng 《妇科玉尺》卷四方。白术、郁李仁、葶苈子、桑白皮、炙甘草、赤茯苓、陈皮、川芎、当归、白芍药、生地黄。水煎服。治产后水气壅滞而致的浮肿。

宣窍xuānqiào ❶宣通口、鼻、咽喉等窍道的治法。如湿浊闭塞鼻窍，浊涕下流，用苍耳散（苍耳子、辛夷、白芷、薄荷）。❷同开窍。用化痰药宣通痰浊阻塞心窍的治法。如症见神识不清，言语謇涩，用导痰汤、礞石滚痰丸。

宣清导浊汤xuānqīngdǎozhuótāng 《温病条辨》卷三方。猪苓、茯苓各五钱，寒水石六钱，蚕砂四钱，皂角子（去皮）三钱。水煎，分二次服，以大便通快为度。功能利湿清热。治湿温久羁，三焦弥漫，神昏窍阻，少腹硬满，大便不下。

宣通水道xuāntōngshuǐdào 治法。开肺气而利水湿的方法。适用于咳嗽气喘而兼有水肿者。患者浮肿在上半身和面部严重，小便不利、量少色深黄、腹部胀满，伴有咳嗽气喘，或有寒热，苔白，脉浮滑。可用麻黄、苏叶、浮萍、茯苓皮、杏仁、桑白皮等药。

宣透膜原法xuāntòumóyuánfǎ 《时病论》卷五方。又名雷氏宣透膜原法。姜厚朴、藿香叶、黄芩（酒炒）各一钱，槟榔、姜半夏各一钱五分，草果仁八分，粉甘草五分。加生姜三片，水煎服。治湿疟，寒甚热微，身痛有汗，肢重脘闷。

宣阳汤xuānyángtāng 《医学衷中参西录》方。党参12g，威灵仙4.5g，麦冬（不去心）18g，地肤子3g。水煎服。功能益气通阳，清热利水。治阴分虚损，气弱不能宣通而致小便不利。

宣疡医xuānyángyī 明初外科医生。义兴（今江苏宜兴）人。因精治疡疮，人直呼疡医，其名反佚。治疾每效，四方就诊者甚众。明人张羽赠诗“门前扶杖人如市，妙术何愁三折臂”赞之。

宣郁化毒汤xuānyùhuàdútāng 《辨证录》卷十三方。柴胡、香附、薄荷各二钱，白芍药、当归、金银花各一两，陈皮、枳壳各一钱，生甘草、天花粉各三钱。水煎服。功能疏肝行气，清热消痈。治肝痈，左胁疼甚，手按尤著。

宣郁通经汤xuānyùtōngjīngtāng 《傅青主女科》卷上方。白芍药（酒炒）、当归（酒洗）、牡丹皮各五钱，炒栀子三钱，炒白芥子二钱，柴胡、香附（酒炒）、郁金（醋炒）、黄芩（酒炒）、生甘草各一钱。水煎服。功能补肝血，解肝郁，利肝气，降肝火。治经前腹痛，月经色紫有块。

萱草根xuāncǎogēn 中药材。出《本草拾遗》。又名黄花菜根。为百合科植物萱草 *Hemerocallis fulva*（L.）L.、黄花萱草 *H. flava* L. 或小萱草 *H. minor* Mill. 等的根。我国大部分地区有产。甘，凉，有小毒。清利湿热，凉血解毒。①治水肿，小便不利，淋浊，带下，黄疸，衄血，吐血，便血，尿血，崩漏。煎服：3～6g。②捣敷治乳痈，蛇咬伤。多服损目、小便失禁。萱草根和茎含生物碱。本品有强烈毒性，动物实验表明主要病理变化在中枢神经和肝、肾实质细胞。加温后，毒性可显著降低。萱草根含氧化槟榔青碱。小萱草根含秋水仙碱。还含萱草根素、小萱草根素、萱草酮、大黄酚、大黄酸等。萱草酮对大鼠有利尿作用。本品有强烈的毒性。萱草根对结核杆菌有一定抑制作用。

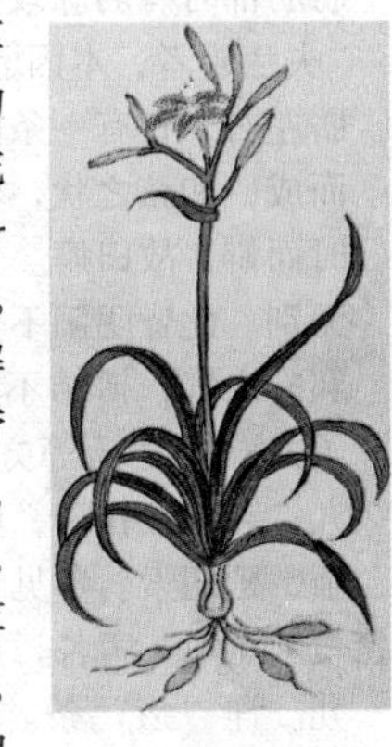

萱草根

萱草花xuāncǎohuā 中药材。出《救荒本草》。为金针菜之别名，详该条。

萱草嫩苗xuāncǎonènmiáo 中药材。出《日华子诸家本草》。为百合科植物萱草 *Hemerocallis fulva*（L.）L.、黄花萱草 *H. flava* L. 或小萱草 *H. minor* Mill. 的嫩苗。甘，凉。清热利湿。①治胸膈烦热，黄疸，小便赤涩。煎服：鲜品15～30g。②捣敷跌打瘀痛。

萱草忘忧汤xuāncǎowàngyōutāng 《医醇賸义》卷二方。桂枝、甘草各五分，白芍药一钱五分，陈皮、半夏各一钱，郁金、合欢花、贝母、茯神、柏子仁、金针菜一两。水煎服。功能化痰解郁，调和营卫。治忧愁太过，忽忽不乐，洒淅寒热，痰气不清。

玄府xuánfǔ 又名元府。即汗孔。以其细微幽玄不可见，故名。《素问·调经论》：“上焦不通利……玄府不通，卫气不得泄越，故外热。”

玄感脉经xuángǎnmàijīng 敦煌藏经洞出土之脉学文献。《玄感脉经》载于法藏卷子P.3477。原书篇数不详，现存第1篇、第2篇和第3篇残文。第1篇主论诊脉部位、三部九候、七诊、寸口诊脉法。第2篇分述脉之轻重、缓急、呼吸至数，以及弦、浮、滑、实、革、动、沉、涩、紧、伏、濡、弱、迟、芤、牢、细、缓、虚、软、促、微、结、代等23种脉象与屋漏、雀啄、弹石、解索、虾游、鱼翔6种死脉。第3篇残存标题《阴阳逆乘伏【法】第三》和少量文字。书中还首次提到头角是“精识之主”的医学理论。约抄成于五代时期。

玄胡当归散xuánhúdāngguīsǎn 《景岳全书·妇人规古方》卷六十一方。又名延胡索散。当归、赤芍药、刘寄奴、没药、炒枳壳、炒延胡索各等分。为末，每服一钱，热酒调下。治血积小腹疼痛，或因气逆而月经不行，肚腹作痛。

玄胡六合汤xuánhúliùhétāng 《医垒元戎》方。当归（酒炒）、川芎、白芍药、干地黄（酒蒸）、延胡索、苦楝子（炒焦）各一两。为粗末，水煎服。治脐下虚冷，腹痛及腰脊间闷痛。

玄胡索xuánhúsuǒ 中药材。出《太平圣惠方》。即延胡索，详该条。

玄精石xuánjīngshí 中药材。出《本草纲目》。又名阴精石、玄英石。为年久所结的小形片状石膏矿石。产于内蒙古、青海、四川、云南、陕西等地。咸，寒。入肺、胃、肾经。清热降火，祛痰。①治热病发热烦渴，肺胃蕴热生痰，头风，目赤。内服：煎汤，9～15g；或入丸、散。②治重舌，研细末掺敷；汤火伤，煅研细末调涂。本品主含含水硫酸钙，尚含少量硅酸盐等。

玄驹xuánjū 见《本草纲目》。为蚂蚁之别名，详该条。

玄麦甘桔胶囊xuánmàigānjiéjiāonáng 中成药。见《中华人民共和国药典（一部）》(2020)。玄参400g，麦冬400g，甘草400g，桔梗400g。以上四味，按胶囊工艺制成，每粒装0.35g。口服。一次3～4粒，一日3次。清热滋阴，祛痰利咽。用于阴虚火旺，虚火上浮，口鼻干燥，咽喉肿痛。

玄门xuánmén ❶即鼻。明代虞抟《医学正传》：“鼻通天气曰玄门。”参见“鼻”条。❷指阴户。出汉马王堆医书

《合阴阳》。即女性外阴。

玄妙散xuánmiàosǎn 《医醇賸义》卷三方。玄参、麦冬（朱砂拌）各一钱五分，丹参、杏仁各三钱，沙参四钱，茯神、柏子仁、贝母、夜合花各二钱，桔梗一钱，淡竹叶十片，灯心三尺。水煎服。治心咳，痰少心烦，夜不成寐。

玄明粉xuánmíngfěn 中药材。出《药性论》。又名白龙粉、风化硝。为芒硝经风化干燥制得。失去结晶水而成的无水硫酸钠。本品功用同芒硝，参见“芒硝”条。

玄冥xuánmíng 气功术语。肾的代名词。《简易方》：“肾名玄冥。”

玄牝xuánpìn 气功术语。出《道德经》。“谷神不死，是谓玄牝，玄牝之门是谓天地”。这里玄牝是指人体生命之根本。后世对玄牝认识有两种见解。❶虚指部位。即并非实体，也不定位，是不能以形色相求得的，只是在练功中体现。（见《脉望》）。❷具体部位。如《冯氏锦囊》认为身中一窍，《养生秘录》认为二肾之间及宫脾为玄牝，《灵剑子》认为髓门，《奇经八脉考》认为任督二脉，《胎息经注》认为丹田等。

玄参xuánshēn 中药材。出《神农本草经》。又名重台、黑参、元参。为玄参科植物玄参 *Scrophularia ningpoensis* Hemsl. 的干燥根。前者主产于浙江、四川、湖北；甘、苦、咸，微寒。入肺、肾、胃经。滋阴降火，凉血解毒。治热病伤津，烦渴，发斑，肠燥便秘，阴虚骨蒸劳热，夜寐不宁，自汗盗汗，吐血，衄血，咽喉肿痛，目赤，痈肿，瘰疬，煎服9～15g。反藜芦。浙玄参根含玄参素、甾醇、氨基酸、脂肪油、微量挥发油等。北玄参根含玄参苷，甲氧基玄参苷，对甲氧基桂皮酸和芍药苷。天门冬酰胺动物实验能镇咳平喘，防止实验性胃溃疡的发生。玄参苷有抗炎、镇痛、解痉作用。

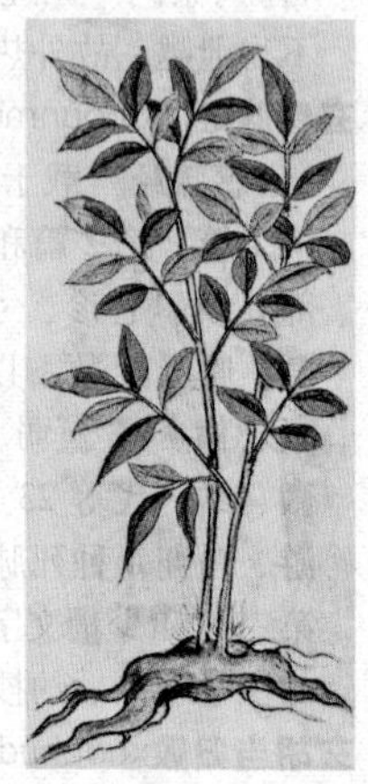
玄参

玄参甘桔颗粒xuánshēngānjiékēlì 中成药。见《中华人民共和国药典（一部）》(2020)。玄参80g、麦冬80g、甘草80g、桔梗80g，以上四味，按照颗粒制剂工艺制成。每袋装10g，开水冲服。每次10g，一日3～4次。清热滋阴、祛痰利咽。用于阴虚火旺，虚火上浮，口鼻干燥，咽喉肿痛。

玄参解毒汤xuánshēnjiědútāng 《外科正宗》卷二方。玄参、栀子、甘草、黄芩、桔梗、葛根、生地黄、荆芥各一钱，加淡竹叶、灯心各二十件。水煎，食后服。治咽喉肿痛，饮食不利，及余肿不消者。

玄参散xuánshēnsǎn 《太平圣惠方》卷三十方。玄参一两，升麻、射干、熟大黄各五钱，炙甘草一分。为细末，每服三钱，水煎，徐徐含咽。治悬痈肿痛，饮食不下。

玄参升麻汤xuánshēnshēngmátāng 《医宗金鉴·痘疹心法要诀》卷五十九方。荆芥、防风、升麻、炒牛蒡子、玄参、甘草。水煎服。治小儿疹毒热盛，上攻咽喉肿痛。

玄参饮xuánshēnyǐn 《审视瑶函》卷三方。玄参、汉防己、升麻、羚羊角、沙参、车前子、炒栀子、桑白皮、炒大黄、火麻仁、炒杏仁各等分。为粗末，水煎服。治肺脏积热，白睛肿胀，赤涩疼痛。

玄霜雪梨膏xuánshuāngxuělígāo 《万病回春》卷四方。雪梨汁二十盅，藕汁、生地黄汁、茅根汁各十盅，麦门冬汁、生莱菔汁各五盅。过滤诸汁，火上煎炼，入蜂蜜十六两，饴糖八两，生姜汁半盏，再熬成膏，每服三至五匙。治阴虚痰喘，及劳嗽久不愈，咯唾血者。

玄水xuánshuǐ 古病名。亦称悬水。指先从头面渐及下肢的水肿。《华氏中藏经·论水肿脉证生死候》：“玄水者，其根起于胆，其状先从头面起，肿而至足者，是也。”可兼见头眩痛，身虚热，大小便涩少等。治用中军候黑丸，葶苈散等方。

玄天xuántiān 天象之一。指黑色的云气。《素问·五运行大论》：“玄天之气，经于张翼娄胃。”谓黑色的云气，横亘在张翼二宿和娄胃二宿之间。

玄菟丹xuántùdān 《太平惠民和剂局方》卷五方。又名茯菟丹、茯菟丸。菟丝子（酒浸，为末）十两，五味子（酒浸，为末）七两，茯苓、连子肉各三两。为末，另碾山药六两，加酒煮糊为丸，梧桐子大，每服五十丸，食前米汤送下。功能补肾摄精，健脾利湿。治三消渴利，遗精白浊。

玄武版xuánwǔbǎn 中药材。见《四川中药志》。为龟甲之处方名，详该条。

玄武汤xuánwǔtāng 即真武汤，见该条。

玄晏先生xuányànxiān·sheng 见“皇甫谧”条。

玄英石xuányīngshí 中药材。见《本草纲目》。即玄精石，详该条。

玄洲道人xuánzhōudào·ren 见“朱权”条。

痃xuán 病名。亦称痃气。❶指腹部两侧筋脉扛起急痛的疾患。《太平圣惠方·治痃癖诸方》：“痃者，在腹内近脐左右，各有一条筋脉急痛，大者如臂，次者如指，因气而成，如弦之状，名曰痃气也。”《杂病源流犀烛·积聚癥瘕痃癖痞源流》：“痃者，悬也，悬于腹内，近脐左右各有一条筋脉扛起，大者如臂如筒，小者如指如笔管如弦。其原皆由阴阳之气不和，常多郁塞，又时忿怒，动气偏胜，或适当饮食，与气缠裹，适受寒冷，与气停留，且忿怒则肝火盛，而血随气结，痰亦缘火相附而升，遂合并而成形质，悬于脐之左右，故名曰痃。”治用麝香丸、积块丸、三棱散等方。❷指皮肉间的积块。《医宗金鉴·杂病心法要诀》：“痃者，外结募原肌肉之间。”《罗氏会约医镜》卷八：“痃者，因气滞为积，其皮厚，在肌肉之间，有可见者也。治宜理气补气，待正气旺，用艾炷之。”参见“痞块”“癖”等条。

痃癖xuánpǐ 病名。见《外台秘要》卷十二。指脐腹偏侧或胁肋部时有筋脉攻撑急痛者。《太平圣惠方》卷四十九：“夫痃癖者，本因邪冷之气积聚而生也。痃者，在腹内近脐左右，各有一条筋脉急痛，大者如臂，次者如指，因气而成，如弦之状，名曰痃气也；癖者，侧在两肋之间，有时而僻，故曰癖。夫痃之与癖，名号虽殊，针石汤丸主疗无别。此皆阴阳不和，经络否隔，饮食停滞，不得宣疏，邪冷之气，搏结不散，故曰痃癖也。”可用桃仁丸、槟榔子丸、半夏汤等方。若冷则痛发，宜葱白散，再服鸡鸣丸；若胁腹作痛，肝脾失和，用木香顺气散去苍术，加郁金、延胡索。参见“癖”“痃”等有关条目。

痃气xuánqì 病名。痃的别称。见《太平圣惠方》卷四十九。详“痃”条。

悬胆痔xuándǎnzhì 病证名。《外科大成》卷二：“生于脏内，悬于肛外，时流脓水，便痛出血。”相当于内痔、混合痔或并发肛漏者。治疗参见各该条。

悬裆xuándāng　练功方法之一。见上海中医学院附属推拿学校《推拿学》。两足分开，屈膝半蹲，两手后伸，挺肘翘掌，四指并拢，拇指外分，两目平视。

悬丁xuándīng　病名。见《焦氏喉科枕秘》卷一。指悬雍垂肿痛。多由过食煎炒厚味，外受风热致火毒上冲而发。症见悬雍垂卒然肿起，色红紫，吞咽不利，疼痛。治宜疏风清热解毒。用凉膈散、银翘散配以丹皮、赤芍、蝉蜕、僵蚕等加减化裁。

悬疔xuándīng　病名。《焦氏喉科枕秘》卷一治喉秘法："蒂丁肿，后号悬疔。"又云："心火上冲蒂丁，卒然紫肿，吞吐不利。"即悬丁，详该条。

悬钩子xuángōuzǐ　中药材。出《本草拾遗》。又名山莓。为蔷薇科植物悬钩子 *Rubus corchorifolius* L. f. 的果实。除东北地区及甘肃、青海、新疆外，各地均有分布。甘、酸，平。涩精止遗，醒酒，解毒。①治呃逆，遗精，醉酒烦渴。煎服：9～15g。②捣汁涂治丹毒。

悬壶xuánhú　旧时行医的代称。《后汉书·费长房传》："市中有老翁卖药，悬一壶于肆头。"后世遂有将行医称为悬壶者。

悬极俞xuánjíshù　见"悬枢"条。

悬浆xuánjiāng　经穴别名。出《针灸资生经》。即承浆，见该条。

悬厘xuánlí　经穴名。代号 GB6。出《针灸甲乙经》。属足少阳胆经。手足少阳、阳明之会。位于鬓角之下际，当头维穴与曲鬓穴间沿鬓发弧形连线的下 1/2 中点处。布有耳颞神经颞支和颞浅动、静脉顶支。主治偏头痛，耳鸣，癫痫，目外眦痛，齿痛；以及三叉神经痛等。沿皮刺 0.3～0.5 寸。艾条灸 5～10 分钟。

悬颅xuánlú　经穴名。代号 GB5。出《灵枢·寒热病》。属足少阳胆经。手足少阳、阳明三脉之会。位于鬓发中，当头维穴与曲鬓穴间沿鬓发弧形连线的中点（《针灸甲乙经》）。布有耳颞神经颞支和颞浅动、静脉顶支。主治偏头痛，目外眦痛，齿痛，面肿，鼻鼽衄等。沿皮刺 0.3～0.5 寸。艾条灸 5～10 分钟。

悬命xuánmìng　经外奇穴名。出《备急千金要方》。别名鬼禄。位于上唇系带之中点处。主治癫狂，昏迷谵语，小儿惊痫等。直刺 0.1～0.2 寸。

悬癖xuánpǐ　病名。指胁下有癖气起如弦索状，咳唾引痛者。《诸病源候论·癖病诸候》："悬癖者，谓癖气在胁肋之间，弦亘而起，咳唾则引胁下悬痛，所以谓之悬癖。"本病多因水饮停聚胁下，积久成癖。常由悬饮迁延不愈所致。参见"癖""悬饮"条。

悬旗风xuánqífēng　病证名。系牙龈肿胀为主症的病证。多由阳明胃火上灼所致。《喉风论》卷下："此症生于牙床，初起生痰红肿，如蜒蚰状，以渐而长。发于牙床内者为内悬旗风，其患重；发于牙床外者，为外悬旗风，其患轻。"治宜清热泻火，消肿解毒。可选用清胃散、黄连解毒汤、五味消毒饮等加减。

悬蜞xuánqí　病证名。见《咽喉脉证通论》。即悬蜞风，详该条。

悬蜞虫毒风xuánqíchóngdúfēng　病证名。见《奇效良方》卷六十一。《杂病源流犀烛》卷二十四："上腭肿，汤水难入，形肿如鸡卵。"详"悬蜞风"条。

悬蜞风xuánqífēng　病名。又名悬蜞、悬蜞虫毒风。《焦氏喉科枕秘》卷一："此症上焦蕴积热毒，风痰塞壅而起。上腭肿垂，形如蛙腹；或如鸡子。咽喉闭塞，痰涎满口。"治宜清火解毒，消肿止痛。宜用三黄凉膈散加减。参见"上腭痈""重腭"条。

悬旗风xuánqífēng　病证名。系指发生在悬壅垂上的血泡。见《喉科指掌》卷三。症见悬雍垂尖端变圆，形似黄豆或桂圆核，红若樱桃，脉来洪数。此由胃火郁盛而发。治宜清热解毒。方宜加味黄连解毒汤、加味甘桔汤等。外吹朱黄散或冰射散等。即悬旗小舌，参见该条。

悬旗小舌xuánqíxiǎoshé　病证名。指发生于悬雍垂下端尖头处的血泡。《喉科指掌》卷六："悬旗小舌，悬旗风生于小舌下尖垂，头变圆，粗如桂圆核大，红如樱桃。此因多食厚味燥酒，以致胃火郁盛而发。"即"悬旗风"，参见该条。

悬起灸xuánqǐjiǔ　艾条灸之一种。将艾条悬于穴上施灸的方法。又分为温和灸、雀啄灸和回旋灸三种。一般每次灸至皮肤温热潮红为度。详"温和灸""雀啄灸""回旋灸"条。

悬球xuánqiú　病证名。清代黄庭镜《目经大成》卷二："此症目不赤痛，但上睑虚起若球……试以手掌擦热拭之，少平，顷复如故。"即睥虚如球，详该条。

悬泉xuánquán　经穴别名。出《备急千金要方》。即中封，见该条。

悬枢xuánshū　经穴名。代号 GV5。出《针灸甲乙经》。《医心方》名悬极俞。属督脉。位于腰部，第一、二腰椎棘突之间。布有腰神经后支的内侧支和腰动脉后支。主治腰痛，腹痛，泄泻，痢疾，脱肛等。直刺 0.5～1 寸。艾炷灸 3～7 壮；或艾条灸 5～15 分钟。

悬水xuánshuǐ　古病名。即玄水。十水之一。《诸病源候论·水肿病诸候》："悬水者，先从面肿至足，其根在胆。"参见"玄水""十水"条。

悬小xuánxiǎo　脉象。脉来细小而如物悬空摆动。为元气大虚之象。《素问·通评虚实论》："乳子而病热，脉悬小者何如……手足温则生，寒则死。"

悬心xuánxīn　症名。指胃脘部悬空感，与嘈杂相近似。《灵枢·师传》："胃中热则消谷，令人悬心善饥。"参见"嘈杂"条。

悬袖便方xuánxiùbiànfāng　方书。四卷，明代张延登编撰于 1629 年。按病类方，载录治疗内、外、妇、儿等各科常见病或疑难病证的家藏方及收集之单方、验方近千首。卷一为外感、外伤和虚损等病方剂，卷二为内科、五官科方剂，卷三为诸痛、五疸、疝气、颐养、妇科、儿科方剂，卷四为外科、杂病方剂。所载方剂用药不超 6 味，简便廉效。现仅存崇祯二年刻本，藏于中国医学科学院图书馆。

悬阳xuányáng　悬，提举；阳，神气。指提举病人的神气。《灵枢·九针十二原》："方刺之时，必在悬阳及两卫。"

悬饮xuányǐn　病名。四饮之一。因饮邪停留于胁肋部所致。《金匮要略·痰饮咳嗽病脉证治》："饮后水流在胁下，咳唾引痛，谓之悬饮。"证见胁下胀满，咳嗽或唾涎时两胁引痛，甚则转身及呼吸均牵引作痛，或兼干呕、短气等。治宜逐饮为主。方用十枣汤、三花神佑丸等。本证类似多种原因所致的胸腔积液。参见"痰饮""四饮"条。

悬痈xuányōng　病名。❶即上腭痈。《疮疡经验全书》卷一："此毒生于上腭，形如紫李，坠下抵舌，其人口不能言，舌不能伸，头不能低，仰面而立，鼻中时出红涕。”多由火毒炽盛所致。症见除上腭肿起、疼痛、色红，饮食吞咽均感不适外，或见身发寒热，口渴，舌苔黄，脉数等症。治宜泻火解毒，消肿止痛。可选用五味消毒饮、黄连消毒饮、仙方活命饮等加减。详见“上腭痈”条。❷会阴部脓肿，也称悬痈或海底漏。详“海底漏”条。

悬痈肿xuányōngzhǒng　病名。见《圣济总录》卷一百二十三。即悬雍肿，详该条。

悬雍xuányōng　❶即悬雍垂，详该条。❷形容浮取更大，稍按则小的脉象。《素问·大奇论》：“脉至如悬雍，悬雍者，浮揣切之益大。”

悬雍垂xuányōngchuí　解剖部位名称。出《灵枢·忧恚无言》篇。又名小舌、蒂丁、蒂中、喉花、蒂中、帝中、帝钟。为口腔内软腭游离缘之向下突出者，张口作“啊”音即可见。其与咽前柱（舌腭弓）、咽后柱（咽腭弓）及喉核（腭扁桃体）共组成喉关。古人认为其与音声有关。《灵枢·忧恚无言》：“悬雍垂者，音声之关也。”其悬垂如小舌状的软组织，吞咽时随同软腭向上收缩，防止食物由口腔窜入鼻腔。

悬雍肿xuányōngzhǒng　病名。又称悬痈肿。《太平圣惠方》卷三十五：“若有伏热，上冲于咽喉，则热气乘于悬雍，故令或长或肿也。”

悬钟xuánzhōng　经穴名。代号GB39。出《针灸甲乙经》。别名绝骨，属足少阳胆经。八会穴之髓会。位于小腿前外侧、外踝尖上3寸，当腓骨后缘与腓骨长、短肌肌腱之间凹陷处。布有腓浅神经和胫前动、静脉分支。主治胸腹胀满，颈项强急，落枕，偏头痛，半身不遂，腰腿疼痛，脚气；以及坐骨神经痛，下肢瘫痪等。直刺0.5～1寸。艾炷灸3～5壮；或艾条灸5～10分钟。

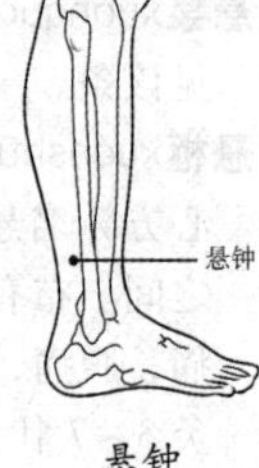

悬钟

悬珠痔xuánzhūzhì　病名。即以肛乳头纤维结缔组织增生，可有排便不畅或下坠感、里急后重感，或见痔核脱出肛外为主要表现的痔病类疾病。参见“痔”条。

旋耳疮xuán'ěrchuāng　病名。指发生于耳郭根部的湿疮。见《医宗金鉴》卷六十五。又名月蚀疮，月镟疮。由于胆脾二经湿热上蒸，或耳道流脓延及外耳所致。初起在耳后折缝间皮肤潮红，久则黄水淋漓，湿烂作痒，搔破则津血水，甚者耳后折缝裂开，状如刀割，缠绵难愈。多见于小儿。治宜清热除湿，内服龙胆泻肝汤。外用穿粉散或解毒丹麻油调搽。亦可用黄连、枯矾各等份研末敷之。即外耳湿疹。

旋覆半夏汤xuánfùbànxiàtāng　《济生方》卷七方。旋覆花、川芎、细辛、人参、炙甘草各五钱，当归、半夏、赤茯苓、干姜、陈皮各一两。为粗末，每服四钱，加生姜五片，水煎，不拘时服。功能降逆化痰，温中祛寒。治妊娠恶阻，心下愤闷，吐逆不食，恶闻食气，头晕，四肢骨节烦痛，多卧少起。

旋覆代赭汤xuánfùdàizhětāng　《伤寒论》方。旋覆花三两，代赭石一两，人参二两，生姜五两，炙甘草三两，半夏（洗）半升，大枣十二枚。水煎，去滓再煎，分三次服。功能降逆化痰，益气和胃。治胃气虚弱，痰浊内阻，胃气上逆，嗳气频作，心下痞硬，或反胃呕恶，或吐涎沫者。方中旋覆花下气消痰，代赭石重镇降逆，半夏、生姜温降痰饮，人参、大枣、炙甘草补中益胃，合用有扶正降逆之效。

旋覆梗xuánfùgěng　中药材。见《苏州本产药材》。为金沸草之别名，详该条。

旋覆花xuánfùhuā　中药材。出《神农本草经》。又名盗庚、飞天蕊、盛椹、艾菊、猫耳朵花、水葵花、伏花、全福花、金沸花、黄熟花、金钱花。为菊科植物旋覆花 *Inula japonica* Thunb. 或欧亚旋覆花 *Inula britanica* L. 的干燥头状花序。主产于河南、江苏、河北、浙江等地。苦、辛、咸，微温。归肺、脾、胃、大肠经。降气，消痰，行水，止呕。用于风寒咳嗽，痰饮蓄结，胸膈痞闷，喘咳痰多，呕吐噫气，心下痞硬，煎服3～9g，包煎。旋覆花含旋覆花内酯等酯类及蒲公英甾醇，旋覆花甾醇B、C，菊糖。欧亚旋覆花含槲皮素、异槲皮苷、咖啡酸、绿原酸。所含黄酮在动物身上有较弱的平喘、利尿作用。

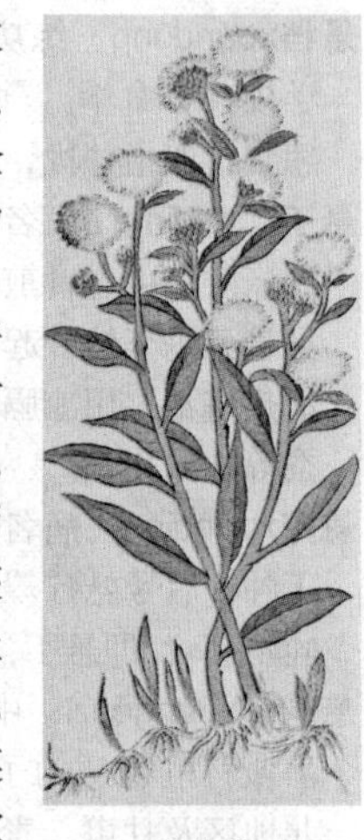
旋覆花

旋覆花根xuánfùhuāgēn　中药材。出《名医别录》。为菊科植物旋覆花 *Inula japonica* Thunb. 或欧亚旋覆花 *Inula britanica* L. 的根。祛风湿，平咳喘，解毒生肌。①治风湿痹痛，喘咳。煎服：9～15g。②捣敷刀伤，疔疮。

旋覆花汤xuánfùhuātāng　❶《金匮要略》方。旋覆花三两，葱十四茎，新绛少许。水煎顿服。治肝着，症见胸胁痞闷不舒，甚则痛胀，其人常欲捣其胸上，初起时欲得热饮者，并治妇人半产漏下。❷《圣济总录》卷八十四方。旋覆花一两，赤茯苓、桑白皮、半夏各二两，紫苏茎一两，大腹皮（连皮、子）五枚。为粗末，每服五钱匕，加大枣二枚，水煎去滓，入生姜汁一合，空腹服；如要疏利，入槟榔末二钱，汤成下。治瘴毒、脚气，头旋吐痰，心闷气膈，见食恶心，心下拘急。❸《普济本事方》卷三方。旋覆花、细辛、橘皮、桂心、人参、炙甘草、炒桔梗、白芍药、半夏各五钱，赤茯苓三分。为粗末，每服四钱，加生姜七片，水煎服。治心腹中脘痰水冷气，心下汪洋嘈杂，肠鸣多唾，口中清水自出，胁肋急胀，痛不欲食，脉沉弦细迟。❹《产育保庆集》卷上方。旋覆花、荆芥穗、半夏曲、五味子、杏仁（去皮尖，麸炒）、麻黄、炙甘草、前胡、赤芍药、茯苓各等分。为粗末，每服四大钱，加生姜五片、大枣一枚，水煎，食前服。治产后伤风，咳嗽喘满，痰涎壅塞，坐卧不宁。❺《济生方》卷二方。旋覆花、半夏、橘红、炮姜各一两，槟榔、人参、甘草、白术各半两。为粗末，每服四钱，加生姜七片，水煎，不拘时服。治中脘伏痰，吐逆眩晕。❻《妇人良方》卷十四方。旋覆花、芍药、甘草各半两，前胡、石膏各一两，白术、人参、麻黄（去根节）各三分。为粗末，每服四钱，水一盏半，姜半分，煎至六分，去滓温服。治妊妇伤寒，头目旋疼，壮热心躁。❼《赤水玄珠》卷四方。旋覆花、橘红、半夏、茯苓、甘草、厚朴、芍药、细辛。加生姜三片，水煎服。治胸中嘈杂汪洋，常觉冷涎泛上，兀兀欲吐，饱闷。❽《证治准绳·女科》卷三方。旋覆花、枇杷叶（去毛，炙）、川芎、细辛、藿香、桂心、枳壳（麸炒）、前胡、人参、姜半夏、炙甘草、羚羊角屑、赤茯苓各七钱半，羌活半两。为粗末，每服五钱，加生姜五片，水煎，食远服，日二次。治妇人风痰呕逆，不下饮食，头目昏闷。❾见《证治准绳·女科》卷二。即芎羌汤，见该条。

旋覆花丸xuánfùhuāwán　《全生指迷方》卷二方。旋覆花、桂心、炒枳实、人参各五分，干姜、芍药、白术各六分，茯苓、狼毒、炮乌头、煅矾石各八分，炒甘遂三分，细辛、煨大黄、黄芩、炒葶苈子、炒芫花、橘皮、炒吴茱萸、厚朴（姜制）各四两。为细末，炼蜜为丸，梧桐子大，每服三丸，米饮送下，不效加至七丸。治腰以上发热，热极则汗出，汗已而凉，移时如故，反复不止，兼有昏晕腹膨，其气上攻，时时咳嗽，嗽引胁下牵痛，睡则惊悸，其脉弦急。

旋覆汤xuánfùtāng　《杂病源流犀烛·身形门》卷二十七方。旋覆花、川芎、细辛、赤茯苓、前胡、鲜枇杷叶。水煎服。治肝着胸痛，常欲捣其胸，未痛前但欲饮热者。

旋花根xuánhuāgēn　中药材。出《神农本草经》。又名筋根、续筋根。为旋花科植物篱天剑 *Calystegia sepium* (L.) R. Br. 的根。分布于华东至西南各地。甘、微苦，温。补劳损，益精气，续筋骨，利小便。煎服：9～12g。

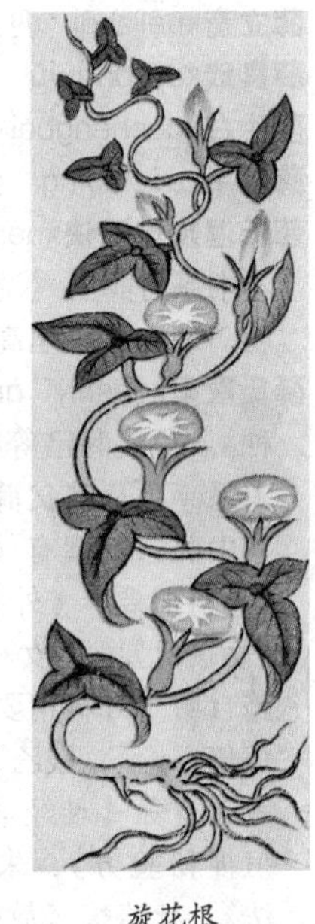

旋花根

旋机xuánjī　见“璇玑”条。

旋胪泛起xuánlúfànqǐ　病名。出《证治准绳·杂病》。本病气轮自平，水轮尚明，惟风轮高耸而起（《审视瑶函》），与旋螺突起之翳色青白，累及瞳神不同。类似今之圆锥角膜。

旋螺风xuánluófēng　病名。见《普济方》卷三百八十五。即小儿龟头赤肿而痛。多由风热湿毒郁结所致。治宜内服通心饮（木通、连翘、瞿麦、栀子仁、黄芩、甘草），外用土牛膝、泽兰煎水洗。

旋螺尖起外障xuánluójiānqǐwàizhàng　病名。出《秘传眼科龙木论》。因黑睛中央“高而绽起，如螺蛳之形圆而尾尖”（《证治准绳·杂病》），故名。即旋螺突起，详该条。

旋螺突睛xuánluótūjīng　病名。出《秘传眼科龙木论》。指旋螺突起之睛珠亦显突出者。参见“旋螺突起”条。

旋螺突起xuánluótūqǐ　病名。见《张氏医通》卷八。又名旋螺尖起外障、翳如螺盖、旋螺翳、螺盖翳、旋螺外障。一般由蟹睛结瘢而来。症见“乌珠高而绽起如螺”（《张氏医通》），色青白，或带黑色，影响视力，重者可致盲。类今之角膜葡萄肿。

旋螺外障xuánluówàizhàng　病名。《医宗宝鉴·眼科心法要诀》：“旋螺外障，气轮之内乌珠色变青白，如螺蛳之壳，其色初青久黑，其形尖圆，乃肝经积热亢极，瘀血凝滞所致。”即旋螺突起。详该条。

旋螺翳xuánluóyì　病证名。出明代邓苑《一草亭目科全书》。即旋螺突起，详该条。

旋台骨xuántáigǔ　骨名。又名玉柱骨、天柱骨、颈骨、大椎骨。即第4、5、6颈椎的合称。《医宗金鉴·正骨心法要旨》：“旋台骨，即头后颈骨三节也。”

旋台骨折xuántáigǔzhé　病名。出《医宗金鉴》卷八十八。即天柱骨折，详该条。

旋推法xuántuīfǎ　推拿手法。为推法的一种。用拇指指腹在穴位上作回旋移动，用力较轻，不带动皮肉筋脉。

旋转屈伸法xuánzhuǎnqūshēnfǎ　中西医结合的正骨八法之一。主要用于矫正骨折断端的旋转成角畸形。如骨折发生旋转移位时，可将肢体的远折段绕着近折段纵轴进行逆向旋转，使之复位；有些近关节骨折发生成角移位时，可将该关节屈曲或伸直，使之复位。

漩多xuánduō　症名。见《世医得效方·大方脉杂医科》。又称小便利多、小便多。详“小便多”条。

漩浊xuánzhuó　症名。指小便浑浊。见《世医得效方·大方脉科》。即便浊。详该条。

璇玑xuánjī　经穴名，代号CV21。出《针灸甲乙经》。《备急千金要方》作旋机。属任脉。位于胸正中线，平第一胸肋关节，当天突穴下1寸处。一说在天突穴下1.6寸（《针灸大成》）。布有锁骨上神经前支及第一肋间神经前皮支，并有乳房内动、静脉的前穿支通过。主治咳嗽，气喘，胸痛，咽喉肿痛，支气管哮喘，支气管炎，食管痉挛等。沿皮刺0.3～0.5寸。艾炷3～5壮；或艾条灸5～10分钟。

选饭xuǎnfàn　病证名。见宋若昂《胎产珍庆集》。即恶阻。详该条。

选奇汤xuǎnqítāng　《兰室秘藏·眼目鼻门》方。炙甘草（夏月生用）、羌活、防风各三钱，酒黄芩（冬月不用）一钱。为粗末，每服五钱，水煎去滓，食后服。治眉棱骨痛。

选穴法xuǎnxuéfǎ　指根据病情选取有效穴位进行治疗的方法。临床常用的有局部选穴、邻近选穴、远道选穴、循经选穴、辨证选穴等法。

癣xuǎn　病名。即发生在表皮、毛发、指（趾）甲的浅部真菌皮肤病。以皮损边缘清楚，略高出皮面，边缘周围有丘疹、水疱、脓疱、结痂、鳞屑等，自觉瘙痒为主要表现。

眩xuàn　症名。出《灵枢·卫气》。❶指眩晕。《丹溪心法·头眩》：“眩者，言其黑晕转旋，其状目闭眼暗，身转耳聋，如立舟船之上，起则欲倒。”❷指视物黑暗不明。《伤寒明理论·头眩》：“眩为眼黑。”《证治汇补·眩晕章》：“眩者言视物皆黑。”❸指感觉昏乱，旋转欲倒。《医学从众录·眩晕》：“眩，昏乱旋转也。”参见“眩晕”等条。

眩掉xuàndiào　病证名。出《素问·六元正纪大论》。即掉眩。详该条。

眩冒xuànmào　症名。出《素问·玉机真藏论》。眩，眼前发黑；冒，头昏不清，甚至昏厥。《伤寒明理论·头眩》：“眩为眼黑……冒为蒙冒之冒，世谓之昏迷者是矣。”《医学入门》卷五：“头眩……或云眩晕，或云眩冒。眩言其黑，晕言其转，冒言其昏，一也。”本症可见于颈椎病、脑动脉硬化、脑血管痉挛等病引起的一过性脑缺血，或基底动脉供血不足。参见“眩晕”条。

眩仆xuànpú　症名。出《灵枢·五邪》。指因眩晕而跌倒。参见“眩晕”“中风”条。

眩晕xuànyūn　又称眩运。❶症名。头旋眼花。自身与周围景物旋转的感觉。❷病名。见《三因极一病证方论·眩晕证治》。《医碥·眩晕》：“眩，惑乱也，从目从玄。玄，黑暗也，谓眼见黑暗也，虚人久蹲陡起，眼多黑暗是也；晕与运同，旋转也，所见之物皆旋转如飞，世谓之头旋是也。”《证治汇补·眩晕章》：“其状目暗，耳鸣，如立舟车之上，起则欲倒，不省人事。盖眩者言视物皆黑，晕者言视物皆转，二者兼有，方曰眩晕。"多因外感六淫，内伤七情，或气血衰弱，脏腑阴阳失调等所致。《东医宝鉴·外形篇》："眩晕，有风，有热，有痰，有气，有虚，有湿。"历代医家有不同论述。如刘河间主风火。《素问玄机原病式·五运主病》："所谓风气甚，而头目眩运者，由风木旺，必是金衰不能制木，而木复生火。风火皆属阳，多为兼化，阳主乎动，两动相搏，则为之旋转。"朱丹溪主痰。《丹溪心法·头眩》："无痰则不作眩。"张景岳主虚。《景岳全书·杂证谟》："无虚不能作眩。"根据病因、症状之不同，可分为风晕、湿晕、痰晕、中暑眩晕、燥火眩晕、气郁眩晕、肝火眩晕、虚晕等。详各该条。相当于周围性及中枢性眩晕、耳源性眩晕、颅内血管性病变、药物中毒、晕动病等。

眩运xuànyùn 病证名。即眩晕。《医碥·眩晕》："晕与运同，旋转也。所见之物，皆旋转如飞，世谓之头旋是也。"《顾氏医镜》卷十四："眩运者，目花黑暗旋倒也。其状头眩目闭，身转而聋，如立舟车之上。"详"眩晕"条。

眴xuàn 症名。同"眩"，即眩晕之意。《素问·厥论》："巨阳之厥，则肿首头重，足不能行，发为仆。"另见"眴shùn"条。

镟根疳xuàngēngān 病证名。出《医宗金鉴》卷六十九。指下疳生在尿道口旁，可见棕眼小孔，孔内作痒，用手挤捻有少量脓液流出。

xue

薛案辨疏xuē'ànbiànshū 医案著作。明代薛己撰，钱临疏。本书将薛己医案有关诊断、立论、用药等方面加以辨析、疏解，有助于读者领会薛案原意，开阔了临诊治病的思路。本书收入《国医百家》丛书中。

薛伯宗xuēbózōng 南北朝时期医生。常以巫术治病，善治外症。

薛福原xuēfúyuán 清代医家。字瘦吟。江苏吴县人。旅居秀水（今浙江嘉兴）之王江泾镇，能诗通医，撰《瘦吟医赘》一书。

薛古愚xuēgǔyú 宋代人。著《女科万金方》1卷。

薛弘庆xuēhóngqìng 唐代官吏。大和年间（827—835）任河中少尹，辑兵部尚书李绛所传方成《兵部手集方》3卷，部分佚文收入《外台秘要》。

薛己xuējǐ（约1486—1558） 明代医家。字新甫，号立斋。吴县（今江苏苏州）人。世医出身，父亲薛铠是当时名医，任职太医院。他承继医业，钻研医术，闻名于当时。先后任御医及太医院使。通内、外、妇、儿、眼、齿、本草等科，尤精于疡科。薛氏受张元素、李杲等人的影响，主张治病务求其本原，提倡用补真阴真阳的方剂；在疡科方面，主张要明本末虚实，才能用药。对于疾病的记述和治法有一定的独创之处。编辑和校刊医书较多，如《内科摘要》《校注外科精要》《校注妇人良方》《校注钱氏小儿药证直诀》《口齿类要》《本草约言》等十余种（均收入《薛氏医案二十四种》中）。后人将他的医案整理成《薛氏医案》，其中包括他的家传经验。

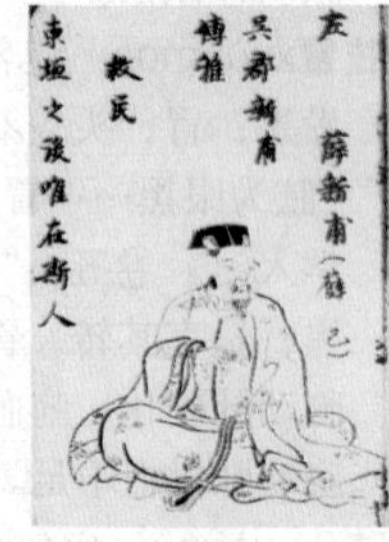

薛己

薛景福xuējǐngfú 明末清初医家。字鹤山，号松庄。吴县（今属江苏）人。擅治痘疹，晚年以种杞、养菊自怡。著有《杞菊庐记》，其中有关痘疹之说为姜应鳞所记，计有《痘毒藏脾经说》《痘出同时论》《痘由太阴转属阳明论》《葵莱预解痘毒说》等，收入《吴医汇讲》。

薛景晦xuējǐnghuì 唐代医生。元和年间（806—820）曾任刑部郎中，后贬道州刺史。治病效果好，撰《古今集验方》10卷。

薛铠xuēkǎi 明代医学家。字良武，吴县（今江苏苏州）人。精于医术，弘治年间（1488—1505）任太医院医士，后赠为院使。尤其精于儿科，并有不少独特的论述，主张治病必求五行生克之理。著有《保婴撮要》，后由其子薛己整理和增补，其中有较丰富的临证经验，对不少疾病的记述值得称道，如认为破伤风由脐带传染，并提出用烧断脐带法预防等等。另外还校刊《十四经发挥》一书。

薛立斋xuēlìzhāi 见"薛己"条。

薛良武xuēliángwǔ 见"薛铠"条。

薛生白xuēshēngbái 见"薛雪"条。

薛时平xuēshípíng 元代医家。撰有《注释素问玄机原病式》。

薛氏湿热论歌诀xuēshìshīrèlùngējué 方书。清代王泰林编。本书系将薛雪《湿热条辨》的方剂汇编成歌诀，并加注说明。现有《王旭高医书六种》本等。

薛氏医案xuēshìyī'àn ❶丛书。又名《薛氏医案二十四种》。明代薛己等撰，吴琯辑。初刊于明代万历年间。本书系薛己及其父薛铠所撰集校注的医书24种合刊而成。其中薛己所撰有《内科摘要》《外科发挥》《外科心法》《外科枢要》《外科经验方》《正体类要》《口齿类要》《疠疡机要》《女科撮要》。所注者有王纶《明医杂著》，陈自明《外科精要》及《妇人良方大全》，陈文中《小儿痘疹方论》，钱乙《小儿药证直诀》《保婴金镜录》；所校者有滑寿《难经本义》，倪维德《原机启微》，陶华《痈疽神秘验方》，朱震亨《平治会萃》，马宗素《伤寒钤法》，杜清碧《敖氏伤寒金镜录》。薛铠所集者有《保婴撮要》；所校者有徐彦纯《本草发挥》，滑寿《十四经发挥》，各参见该条。此外本书还有《薛氏医案十六种》，《薛氏医案九种》等版本。❷内科著作。指薛己内科医案。

薛瘦吟xuēshòuyín 见"薛福原"条。

薛新甫xuēxīnfǔ 见"薛己"条。

薛轩xuēxuān 南宋医家。字仲昂（一说姓李）。吴（今江苏苏州）人。少习医，博览良方，临诊四十余年，编撰《坤元是保》两卷（1164）。内容有诊脉、三因、奇经、脉诀、妇人胎产诸证，附列百方。其婿郑春敷，又编《坤元是保续集》。因薛氏有李姓，故其书经郑氏所传后，又名《李医郑氏家传万金方秘书》。

薛雪xuēxuě（1681—1770） 清代著名医家。字生白，号一瓢。江苏苏州人。因母多病而究心医学，博览群书，精于医术，与叶天士齐名，常互相抨击。薛氏长于温热病，但不屑以医名，故少著述。一般认为《湿热条辨》一书为薛氏之作，亦有医家（如王孟英）认为尚难确定。该书对湿热之辨证论治有进一步发挥，丰富并充实了温热病学的内容，对温病学的发展有相当贡献。

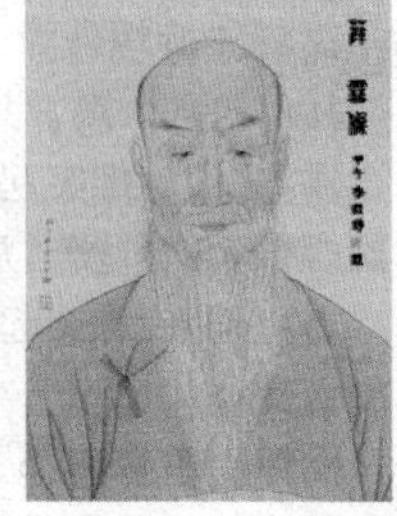
薛雪

薛一瓢xuēyīpiáo 见"薛雪"条。

穴xué 指腧穴。《素问·气穴论》："三百六十五穴，针之所由行也。”见“腧穴”条。

穴道xuédào　出《太平圣惠方》。即腧穴，见该条。

穴会xuéhuì　即腧穴。《素问·气穴论》：“孙络三百六十五穴会。”见“腧穴”条。

穴空xuékōng　空，古与孔通，即孔穴。《素问·气府论》：“分之所在穴空。”参见“腧穴”条。

穴俞xuéshù　出《素问·生气通天论》。即腧穴，见该条。

穴腧都数xuéshùdūshù　针灸著作。见“铜人腧穴针灸图经”条。

穴位xuéwèi　俗称穴道。《内经》名腧（俞、输）、气穴。《针灸甲乙经》又名孔穴。即腧穴。俞有输注的含义，穴有空隙的意思。为人体脏腑经络气血输注出入的处所。它通过经络与脏腑密切相关，可反应各脏腑生理或病理的变化，也可接受各种刺激（如针、灸、按摩、电针、药物注射等）以调整各脏腑功能达到治疗的效果。穴位分经穴和经外穴两大类。此外，没有固定位置，随病痛处和压痛点而取的称阿是穴。参见各条。

穴位磁疗法xuéwèicíliáofǎ　利用磁场作用于人体经络穴位的一种治疗方法。又称磁穴疗法、经络磁场疗法等。具有镇静、止痛、消炎、降压等作用。操作时，使用不同大小、强度的磁片或磁珠置放在有关穴位表面，以产生恒定磁场。临床上对于局限于浅部的病变，可以用单置法，即只用一块磁片，将其极面正对治疗部位；为了使磁力线充分穿过治疗部位，可以用对置法，即将两块磁铁片的异名极面以相对方向贴敷到治疗穴位上，如内关－外关，内膝眼－外膝眼等；也可以用并置法，即用相距较近的穴位，根据同名极相斥的原理，可使磁力线深达内部组织器官。磁疗剂量，一般年轻壮实者用中、大剂量（0.4～0.6T；0.6T以上），反之用小剂量（0.4T以下）。但对白细胞总数在4×10^9/L以下、急性严重疾患、体质极度衰弱、皮肤溃破或经初次磁疗后有明显副作用者忌用。

穴位刺激结扎疗法xuéwèicìjījiézāliáofǎ　在针灸穴位上行手术切开并刺激与结扎少量组织的治疗方法。操作时，将选定施术部位常规消毒和局麻，在穴位旁开1.5～2.5cm处作一0.3～0.5cm的与经络走向垂直的切口，用血管钳斜插至穴位下方肌层中，加压按摩至有麻胀感，再以三角缝针带羊肠线自切口处进入，由深层穿过，至对侧1.5～2.5cm处穿出，再经原处刺入，内线至原切口处穿出，结扎羊肠线，剪除线头，埋入皮内，包扎固定。实证紧扎，虚证轻扎。15～20天施术一次。结扎时注意无菌操作，防止伤口感染，并须避开重要血管和神经。有轻度反应，无需处理；重者，应及时治疗。本法主要用于小儿麻痹后遗症，对肥胖症、支气管哮喘、消化性溃疡等亦可使用。

穴位封闭疗法xuéwèifēngbìliáofǎ　指用注射药物，主要为普鲁卡因等局部麻醉剂的水针疗法。见“水针疗法”条。

穴位结扎疗法xuéwèijiézāliáofǎ　即穴位刺激结扎疗法，见该条。

穴位贴敷疗法xuéwèitiēfūliáofǎ　应用对皮肤具有刺激性的药物敷贴于腧穴或病变部位，使之局部充血或起泡的治疗方法。《针灸资生经》：“治疟之方甚多……乡居人多用旱莲草椎碎，置于手掌上一夫当两筋中，以古文钱压之，系之于故帛，未灸即起小泡，谓之天灸。”贴敷药物常用的有鲜旱莲草、鲜毛茛、斑蝥、胡椒粉、蒜泥或成药丁桂散等。贴敷时间应视病情、穴位、药物和治疗要求而定。如发生水疱即应弃药，并用消毒针刺破放出液体，涂以龙胆紫，外用敷料保护，以防感染。本法适应证很广，但多用于反复发作的慢性疾病。

穴位压痛诊断法xuéwèiyātòngzhěnduànfǎ　是根据经络学说的理论，用拇指或食指的指腹在经络穴位上按压或滑动，以发现压痛，凹陷或结节等现象，并进行分析综合，借以诊断疾患的一种方法。

穴位注射疗法xuéwèizhùshèliáofǎ　即水针疗法，见该条。

学古诊则xuégǔzhěnzé　脉学著作。4卷。明代卢之颐撰。撰年不详。作者采辑《内经》《难经》《伤寒杂病论》等书有关脉学理论，参以己见荟萃编成。全书共40则，阐述脉义、脉法、生理及病理脉、经络、经穴等内容。原书略有残缺、重复或引文错误等情况，1770年由王琦予以考订刊印。卢氏有一定的崇古思想，故书内反映后世脉学的发展和变化甚少。

学医便读xuéyībiàndú　综合性医著。陆锦燧辑于1922年。本书辑录清代名医江涵暾、费伯雄、吴贞、薛承基等八家所编医学歌赋，包括脉诊、舌诊、伤寒辨证、药物及方剂等内容，供初学者习诵。

学医随笔xuéyīsuíbǐ　综合性医著。清代顾淳庆撰于1821年。全书共分伤寒、温病、痢疾、霍乱、咽喉及胎产6篇。每篇先引古代医学文献中有关论述，继则阐明作者对该引文的学习心得，可供研究中医古籍参考。本书并附民间简易方和救急方。

雪地开花xuědìkāihuā　中药材。见《草药手册》。为瑞香花之别名，详该条。

雪冻花xuědònghuā　中药材。见《草药手册》。为瑞香花之别名，详该条。

雪羹xuěgēng　《绛雪园古方选注》方。大荸荠四个，海蜇皮（漂去石灰、矾性）一两。水煎服。功能泄热止疼。治肝经热厥，少腹攻冲作痛。

雪哈xuěhā　中药材。见《药材资料汇编》。为哈士蟆之别名，详该条。

雪荷花xuěhéhuā　中药材。❶见《本草纲目拾遗》。为雪莲花之别名。❷见《本草纲目拾遗》。为新疆雪莲之别名。详各条。

雪口xuěkǒu　病名。《咽喉经验秘传》：“雪口一名鹅口。初生月内小儿，满口生舌上，白屑如鹅口样，故名。”多由胎热蕴于心脾二经所致。治宜清胎毒，或外吹冰硼散，或常以金银花、连翘、薄荷、甘草等煎汤漱口。参见“鹅口疮”“鹅口”“乳菌”诸条。

雪梨膏xuělígāo　《医学从众录》卷一方。雪梨（六十只）取汁二十匙，茅根、生地黄、藕各取汁十杯，萝卜、麦冬各取汁五杯。共煎，炼入蜂蜜一斤、饴糖八两、姜汁半杯，熬成膏，每日一至二匙，含咽。治咯血、吐血，痨嗽久不止。

雪梨浆xuělíjiāng　《景岳全书·新方八阵》卷五十一方。雪梨一枚（大者）。薄切，新汲凉水内浸半日，时时频饮。治温病口渴甚者。

雪里蕻xuělǐhóng　中药材。出《野菜笺》。为芥菜之别名，详该条。

雪里开xuělǐkāi　中药材。见《浙江天目山药用植物志》。又名地雷、拐子药。为毛茛科植物单叶铁线莲 *Clematis henryi* Oliv. 的根或叶。分布于长江中、下游及其以南各地。辛，苦，凉。止痛，清热，止咳，止呕，消肿。①治头痛，胃痛，腹痛，痢疾，急性肠胃炎，高热惊风，气管炎，晕车呕吐。煎服：3～9g。②治咽喉炎，煎水含漱；跌打损伤。酒磨汁服并外涂；疔疮肿毒，捣烂敷。提取物对小鼠有镇痛和镇静作用。

雪里梅xuělǐméi 中药材。❶见《文山中草药》。为小龙胆草之别名。❷见《浙江民间常用草药》。为蛇根草之别名。详各条。

雪里青xuělǐqīng 中药材。见《本草纲目拾遗》。为白毛夏枯草之别名，详该条。

雪莲花xuěliánhuā 中药材。出《本草纲目拾遗》。又名雪荷花、大木花。为菊科植物绵头雪莲花 *Saussurea laniceps* Hand.－Mazz. 或水田雪莲花 *S. medusa* Maxim. 的带花全株。主产于云南、四川、西藏、新疆、甘肃等。甘、苦，温。入肝、脾、肾经。补肾壮阳，调经止血。①治阳痿，腰膝软弱，月经不调，崩漏，带下，风湿性关节炎，雪盲，牙痛。煎服：3～9g。②治创伤出血，捣烂外敷。孕妇忌服。过量可致大汗淋漓。绵头雪莲花含东莨菪素、伞形花内酯、对羟基苯乙酮等。水田雪莲花含金圣草素、芹菜素、槲草素及皮素的糖苷，还含雪莲黄酮苷，牛蒡苷和雪莲多糖等。雪莲花煎剂能终止小鼠妊娠，促进子宫收缩，对大鼠实验性炎症有抑制作用，并有一定镇痛作用。总碱和总黄酮能降低麻醉动物血压。水田雪莲花黄酮苷可抑制小鼠中枢神经系统。新疆雪莲总碱可抑制离体兔心，还可抑制离体兔肠。雪莲总黄酮却能收缩离体兔肠。新疆雪莲花多糖能抗疲劳、抗氧自由基、抗肿瘤。

雪上一枝蒿xuěshàngyīzhīhāo 中药材。❶见《科学的民间药草》。为毛茛科植物短柄乌头 *Aconitum brachypodum* Diels 的块根。主产于云南、四川。苦、辛，温，有剧毒。活血止痛，祛风除湿。①治跌打损伤，风湿骨痛，牙痛，研末吞服：一次 25～50mg。极量，一次 70mg。或浸酒搽。②治疮疡肿毒。浸酒搽患处。内服中毒时，可出现流涎、呕吐、血压降低、呼吸困难等。孕妇，心脏病、溃疡病患者及小儿忌服。本品含乌头碱、次乌头碱等多种生物碱。还含多种一枝蒿素等。乌头碱的药理见“乌头”条。一枝蒿甲素有镇痛作用。本品毒性较大。❷见《陕甘宁青中草药选》。为铁棒锤之别名，详见该条。

雪上一枝蒿中毒xuěshàngyīzhīhāozhòngdú 病名。指因药用或服用雪上一枝蒿过量而中毒。症见流涎、呕吐、血压降低、呼吸困难等。文献载用黄土调水、米水或浓慈竹叶水饮服，可参考。病剧者可用阿托品进行抢救。

雪乌xuěwū 中药材。见《高原中草药治疗手册》。又名榜嘎、翁阿鲁、翁格尔（藏名）。为毛茛科植物甘青乌头 *Aconitum tanguticum*（Maxim.）Stapt 的带根全草。分布于青海、甘肃、陕西及云南西北部、西藏东部、四川西部。苦、麻，凉，有小毒。入肝、胃、肺经。清热解毒利湿。治传染病发热，肝胆热病，肺热，肠热，流行性感冒，食物中毒。煎服：1～3g。多入丸、散服。根含异叶乌头碱、阿替新、唐乌碱等。

雪雅堂医案xuěyǎtángyī'àn 医案著作。见“国医百家”条。

雪药xuěyào 中药材。见《四川常用中草药》。又名透骨消、波丝草。为荨麻科植物毛花点草 *Nanocnide pilosa* Migo 的全草。分布于广西、四川、贵州、陕西、浙江、江苏、安徽。苦、辛，凉。清热，解毒，消肿散结，止血。①治肺病咳嗽，疮毒，痱疹，咯血，瘰疬，烧烫伤，跌打损伤。煎服：15～30g。外用：适量。鲜品捣敷。②治烧烫伤，菜油浸涂。

血xuè 由饮食精微所化生而循行于脉管中的血液。《灵枢·决气》：“中焦受气取汁，变化而赤，是谓血。”《灵枢·营卫生会》：“中焦亦并胃中，出上焦之后，此所受气者，泌糟粕，蒸津液，化其精微，上注于肺脉，乃化而为血，以奉生身，莫贵于此。”血赖气的推动以供养全身各脏腑组织，维持其正常功能活动。《素问·五藏生成》：“肝受血而能视，足受血而能步，掌受血而能握，指受血而能摄。”

血崩xuèbēng 病名。出《素问·六元正纪大论》。亦名崩、崩中、血山崩、暴崩。指不在经期而突然阴道大量出血者。多因劳伤过度，气虚不能摄制经血，或暴怒伤肝，肝不藏血，以致经血妄行。临床上须防晕厥虚脱。在急则治其标的原则下，劳伤气虚者，治宜补气固摄止血，方用举元煎加乌贼骨、棕榈炭、煅牡蛎等，或用固冲汤。因暴怒伤肝者，治宜疏肝解郁，佐以止血，方用平肝开郁止血汤，待血减少或血止时，再予辨证治本。其他如血热、血瘀、跌仆损伤等，均可引起冲任不固而致血崩。

血崩不止xuèbēngbùzhǐ 病证名。指患血崩症日久不止者。《世医得效方》卷十五：“梅饮子治血崩不止，盐梅七个烧灰为末，空心米饮服。又方陈槐花一两，百草霜半两，为末，烧红秤锤淬酒下。”或用安冲汤、固冲汤等。参见“血崩”条。

血崩腹痛xuèbēngfùtòng 病证名。指因患血崩而兼腹痛。血瘀者，腹痛拒按，血块下后则痛减，治宜行瘀止痛，方用四乌汤加莪术，或用失笑散；血虚者，腹痛喜热喜按，治宜养血止血，方用胶艾四物汤。

血崩昏暗xuèbēnghūn'àn 病证名。见《傅青主女科》。多因血崩失血过多，心肝失养所致。症见两目昏暗，卒倒不省人事。治宜补血止血。方用固本止崩汤。若崩血不止，汗出肢冷，脉微欲绝者，为气随血脱危重证候，治宜回阳救逆，急与参附汤以救逆。

血崩心痛xuèbēngxīntòng 病证名。见周怡观《秘珍济阴》。属杀血心痛范畴。详该条。

血闭xuèbì 病名。出《神农本草经》“禹余粮”条。即经闭。详该条。

血秘xuèbì 病证名。指血虚津枯或跌打瘀滞等所致的大便秘结。《医碥·大便不通》：“血秘，老人产妇血液干枯，或病后血虚，或发汗利小便以致津涸（津亦属血），均宜润剂，苁蓉润肠丸、更衣丸、四物汤、麻仁、杏仁辛润之品。又肾司二便，肾水虚燥，宜以六味滋水，少佐辛味以润之。若跌打损伤，瘀血凝滞，致气不行而大小便不通者，破瘀导滞为主。”参见“瘀血闭结”条。

血痹xuèbì 病证名。出《灵枢·九针论》。❶指邪入血分而成的痹证。见《金匮要略·血痹虚劳病脉证并治》。《诸病源候论》卷一：“血痹者，由体虚邪入于阴经故也。血为阴，邪入于血而痹，故为血痹也。”多由气血虚弱，当风睡卧，或因劳汗出，风邪乘虚侵入，使血气闭阻不通所致。症见身体不仁，肢节疼痛，脉微涩，尺脉小紧等。治宜益气和营，通阳行痹。用黄芪桂枝五物汤、当归汤、防风散等方。❷指风痹。《备急千金要方》卷八：“治风痹游走无定处，名曰血痹。”详见“痹”条。

血变xuèbiàn ❶体表血色的变化。《灵枢·癫狂》：“候之于颜……血变而上。”❷血分的病变。《素问·至真要大论》：“民病血变于中，发为痈疡……”

血便xuèbiàn 病证名。❶指大便下血。见《素问·六元正纪大论》。详见“便血”条。❷指小便出血。《素问·至真要大论》:“少腹痛，溺赤，甚则血便。”张志聪注:“溺赤便血者，甚则血出于小便也。”详“溺血”条。

血鳖xuèbiē 病证名。《杂病源流犀烛·积聚癥瘕痃癖痞源流》:“虚劳痼冷，败血杂痰而成血鳖。摇头掉尾，如虫之行，上侵入咽，下入肛，或附胁背，或隐胸腹，大则如鳖，小则如钱，宜羌黄汤。”参见“瘕”“鳖瘕”条。

血病及气xuèbìngjíqì 病机。气血之间在生理上互相依存、互相为用，在病理上互相影响、互相传变。《血证论·阴阳水火气血论》:“夫水火气血固是对子，然亦互相维系，故水病则累血，血病则累气。”血分有病，可影响及气而出现气分病变。如血为气母，血虚可致气虚；血能载气，血脱可致气脱。参见“血脱气脱”条。

血不归经xuèbùguījīng 病机。亦称血不循经。指血液不按经脉运行而溢于脉外。临床多见于因气虚、气逆、血瘀、火热等原因引起的崩漏、吐血、衄血、便血、尿血及瘀斑等症。

血不循经xuèbùxúnjīng 即血不归经。详该条。

血不养筋xuèbùyǎngjīn 病机。肝血不足而出现筋脉拘急的现象。肝主藏血，淫精于筋，其华在爪。故出现筋挛拘急，或筋痿麻木不用，或爪甲脆裂、干枯变形等。临床可见于贫血以及失血患者。

血草xuècǎo 中药材。见福建省晋江专区民卫组《中草药手册》。为费菜之别名，详该条。

血愁xuèchóu 经外奇穴名，见“竹杖”条。

血疸xuèdǎn 病证名。出《奇效良方》。指婴儿血分热毒而引起的黄肿。小儿胎热者，初生下肌肤红白，二月以后，遍身黄肿，眼闭不开，作呻吟声。此因胎内有热，或因妊母服热药，热毒遗于胎儿所致。治宜内服清热解毒之剂，外用黄柏煎水浴之。

血当归xuèdāngguī ❶见《云南中草药》。为花蝴蝶根之别名。❷见《贵州民间方药集》。为菊三七之别名。各详该条。

血疔xuèdīng 病名。《外科真诠》卷下:“血疔或生肘下，或生眼角。疔有一窍如针眼淌鲜血不止，急用真香油四两，无灰酒不拘多少和匀热服，其血立止，徐用野菊花浓煎常服，切忌茶汤。”

血蛾xuè'é 病名。系指由乳蛾之成于血热者。症见乳蛾肿胀红紫，刺之流血不止。治宜凉血清热。方可选用犀角地黄汤加减。或参见“乳蛾”条。

血分xuèfèn ❶温热病卫气营血辨证中最深入的阶段或病位，包括心、肝、肾等脏受病。参“卫气营血辨证”条。❷泛指病在于血者，与气分相对而言。❸病证名。妇人先有经水不通，而后得水气病。《金匮要略·水气病脉证并治》:“经水前断，后病水，名曰血分。”

血分寒xuèfènhán 详“血寒”条。

血分热xuèfènrè 详“血热”条。

血分热毒xuèfènrèdú ❶温病热毒深陷血分，耗血、伤阴，甚则蒙闭心神，危及生命的病理变化。❷证候名。①热邪深陷血分的证候。表现为高热神昏、皮肤瘢疹，或吐血、便血、衄血，舌色深绛或紫绛等症。多见于温热病热入血分、重症麻疹、猩红热、斑疹伤寒、流行性脑脊髓膜炎等病症。②泛指外科某些急性化脓性感染，表现为复发性、多发性及疮形红肿热痛者。

血分瘀热xuèfènyūrè ❶瘀，指瘀积。热邪瘀积于血分。❷瘀，指瘀血。因热邪深陷营血分，阻滞血络而夹瘀；或本有积瘀，久而夹热，均可致瘀热互结。

血分证xuèfènzhèng 证候名。热病最深重的阶段。多从营分传来，以伤阴、动风、动血、耗血为特征。症见热甚、神昏谵语，或抽搐、吐血、衄血、便血、瘢疹色紫黑，舌色深紫或绛，脉细数等。包括心、肝、肾受病证候。外科疮疡阳证，也常有血分热毒之称，但意义不同。

血风xuèfēng 病名。见《解围元薮》卷一。即疠风。详该条。

血风疮xuèfēngchuāng 病名。指某些瘙痒性皮肤病。出《疮疡经验全书》卷六。由肝经血热，脾经湿热，肺经风热交感而成。本病遍体可生，初起形如粟米，瘙痒无度，日轻夜重，抓破则流脂水，浸淫成片；病久风邪郁于肌肤，则耗血生火，瘙痒倍增，破流血水，心烦不寐，咽干不渴，大便燥结。治疗：初服消风散，若日久血虚风燥服地黄饮子。外用雄黄解毒散水煎熏洗，再搽黄连膏或润肌膏。相类于丘疹性湿疹、皮肤瘙痒症、紫癜性色素性皮炎等。

血风劳xuèfēngláo 出《世医得效方》卷十五。详见“干血痨”条。

血风藤xuèfēngténg 中药材。❶见《广西中草药》。又名青筋藤、铁牛入石、红蛇根。为鼠李科植物翼核果 *Ventilago leiocarpa* Benth. 的根及茎。分布于广西、广东、福建、台湾。甘、淡，微温。养血祛风，舒筋活络。治贫血头晕，月经不调，风湿筋骨疼痛，四肢麻木，腰肌劳损，跌打损伤。煎服：15～30g。根含生物碱、黄酮苷、酚类、氨基酸、蒽醌。含大黄素、大黄素甲醚、翼核果醌Ⅰ、翼核果素等。❷见《中药志》。为鸡血藤之别名，详该条。

血风眼证xuèfēngyǎnzhèng 病证名。古人指悲哭太过，损耗精血，以致眼泪汪汪，血障满眼（清代佚名《广勤轩遗稿》）。

血府逐瘀口服液xuèfǔzhúyūkǒufúyè 中成药。见《中华人民共和国药典（一部）》(2020)。柴胡17g，地黄50g，红花50g，麸炒枳壳33g，川芎25g，桔梗25g，当归50g，赤芍33g，桃仁67g，甘草17g，牛膝50g。以上十一味，按口服液工艺制成，每支装10ml。空腹服。一次20ml，一日3次。活血祛瘀，行气止痛。用于气滞血瘀所致的胸痹、头痛、头痛日久、痛如针刺而有定处、内热烦闷、心悸失眠，急躁易怒。

血府逐瘀汤xuèfǔzhúyūtāng 《医林改错》卷上方。当归、牛膝、红花、生地黄各三钱，桃仁四钱，枳壳、赤芍药各二钱，柴胡、甘草各一钱，桔梗、川芎各一钱半。水煎服。功能活血祛瘀，行气止痛。治瘀血凝滞而致的经闭不行，或行经腹痛，或头痛胸痛日久不愈，或呃逆日久不止，或内热烦闷，心悸失眠，日晡潮热等。方中当归、桃仁、红花、川芎、赤芍药活血祛瘀；生地黄配当归养血和血，使祛瘀而不伤阴血；牛膝祛瘀而通血脉，并引瘀血下行；柴胡、枳壳、桔梗疏畅胸中气滞，使气行则血行；甘草协调诸药。诸药合用，使瘀去气行，则诸症可愈。实验研究：本方有改善微循环，增加组织器官血流灌注量的效应。

血疳疮xuègānchuāng 病名。出《疮疡经验全书》卷六。由风热闭塞腠理而成。皮肤出疹如粟，或红斑成片，色暗红如紫疥，瘙痒脱屑，甚则延及全身。治宜清热凉血疏风。内服凉血地黄汤或消风散。相当于紫癜类疾病。

血膈xuègé 病证名。❶膈证之一。指膈证因瘀血阻滞所致者。《慎斋遗书》卷八:“血膈，时吐时止，胸前作痛，且连背心，血积胸中。气行则血行，宜用气药，枳壳、沉香、芎、归行气导血。”又名血噎膈。参见“膈”“噎膈”“血噎膈”条。❷即妇人血膈。见《景岳全书·妇人规》。

血攻痔xuègōngzhì　病名。《疮疡经验全书》卷七：“血攻痔即血出。”指痔核出血明显者。参见“内痔”条。

血蛊xuègǔ　病证名。因跌仆坠堕误行补涩所致。《证治汇补》卷五：“坠堕闭剉、气逆、气郁，误行补涩则瘀蓄于胃，心下胀满，食入即吐，名曰血逆；瘀蓄于脾，大腹膨胀，渐成鼓满，名曰血蛊。”参见“血鼓”“蛊”条。

血鼓xuègǔ　病证名。一名单腹胀。鼓胀之一。《石室秘录·内伤门》：“血臌之症，其由来渐矣。或跌闪而瘀血不散，或忧郁而血结不行，或风邪而血蓄不发，遂至因循时日，留在腹中，致成血臌。”《血证论·血臌》：“血臌之证，胁满，小腹胀满，身上有血丝缕，烦躁漱水，小便赤，大便黑，腹上青筋是也……单腹胀者为血臌。”治宜活血行瘀，健脾利湿，可用消瘀荡秽汤，抵当丸，分消汤加当归、芍药、红花、丹皮，去白术、茯苓等。如内热目黄，皮肤黄，宜用茵陈汤合化瘀汤。本证可见于门脉性肝硬化，血吸虫性肝硬化及某些腹腔内肿瘤并发腹水等病症。参见“鼓胀”条。

血鼓腹胀xuègǔfùzhàng　病证名。指鼓胀之由于瘀阻血络起者。《症因脉治》卷三：“血臌腹胀之症，腹胀不减，肚大紫筋，腿足或见血缕，小便反利，大便或黑，血在上则漱水多忘，血在下则小腹闷痛。”多因七情失调，或过食辛辣，血热妄行，不归故道，停积于中，或跌仆损伤所致。治宜红花桃仁汤、桃仁承气汤等方。参见“腹胀”“血鼓”条。

血管xuèguǎn　即脉管。详“脉”条。

血灌瞳人xuèguàntóngrén　病名。见《太平圣惠方》卷三十三。又名目血灌瞳人、血灌瞳神证。可因肝胆火炽，热入营血，迫血妄行；阴虚火炎，血不循经，溢于络外；外伤、手术等引起。《银海精微》：“血灌瞳人者，因毒血灌入金井瞳人水内也。”《证治准绳·杂病》：“视瞳神不见其黑莹，但见其一点鲜红，甚则紫浊色也。”为血液溢滞于黑睛与黄仁之间，轻者仅瘀积于其下份，甚者一片鲜红，全掩瞳神，视力迅降。可见头目疼痛，羞明流泪，抱轮红赤，脉弦数或弦细等候。由肝胆火炽所致者，宜清热凉血，用清营汤加减；由阴虚火炎所致者，宜滋阴降火，用知柏地黄汤酌加生蒲黄、侧柏炭、丹皮等；由外伤所致者，宜清热凉血，止血活血，用生蒲黄汤加减。

血灌瞳神xuèguàntóngshén　病名。见《证治准绳·杂病》。即血灌瞳人，详该条。

血归包络xuèguībāoluò　即血纳包络，详该条。

血海xuèhǎi　❶四海之一。指冲脉。《灵枢·海论》：“冲脉者为十二经之海。”《素问·上古天真论》王冰注：“冲为血海。”❷指肝脏。肝有贮藏和调节血液的功能。《素问·五藏生成》王冰注：“肝藏血，心行之，人动则血运于诸经，人静则血归于肝脏，何者？肝主血海故也。”❸经穴名。代号SP10。出《针灸甲乙经》。别名百虫窠。属足太阴脾经。位于大腿内侧，髌骨内上缘上2寸，当股四头肌内侧头隆起处。或当屈膝成直角时，以对侧手掌按其膝盖，2～5指向膝上伸直，大指向膝内侧约呈45°角斜置，指端尽处取穴（《千金翼方》）。另说在膝上二寸半（《针灸甲乙经》等）；在膝上三寸（《备急千金要方》注）；在膝上一寸（《类经图翼》）。布有股前皮神经及股神经肌支；并有股动、静脉肌支通过。主治月经不调，痛经，经闭，崩漏，带下，五淋，湿疹，隐疹，阴部痒痛，股内侧痛等。直刺1～1.5寸。艾炷灸3～5壮；或艾条灸5～10分钟。

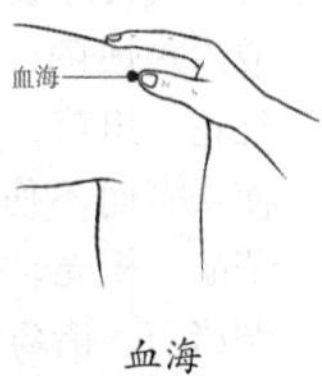

血海

血海败xuèhǎibài　病证名。江天览《妇人病自疗法》：“年老妇人血崩，俗名血海败。”即年老血崩，详该条。

血寒xuèhán　证候名。亦称血分寒。指寒之在血分的证候。症见肢体麻木疲软，皮肤不泽，手足清冷，心腹怕寒，腹有块痛，得热则止，女子月事后期而痛，脉细而缓，法当温之（《证治汇补》）。详见血寒证各条。

血寒夹瘀xuèhánjiáyū　指血受寒而生瘀的病机。因感受寒邪，寒滞经脉；或由阳气虚衰，血失温煦，因而血寒。血喜温而恶寒，寒则凝滞不行，留结成瘀，故血寒之证，每多夹有血瘀。多见于妇科月经不调病证，治宜温经散寒，活血化瘀，如温经汤。

血寒经迟xuèhánjīngchí　病证名。见《景岳全书·妇人规》。即血寒经行后期。详该条。

血寒经行后期xuèhánjīngxínghòuqī　病证名。亦名血寒经迟。多因经产之时，感受寒凉，寒邪乘虚侵入胞宫，血为寒滞，运行失常所致。症见经期错后，量少，色黯有块，小腹绞痛，得热痛减，面色青白，形寒畏冷。治宜温经行滞。方用温经汤：当归、川芎、白芍、炙甘草、人参、肉桂、吴茱萸、丹皮、阿胶、半夏、麦冬、生姜（《金匮要略》）。若见经血量少，色淡质稀，小腹隐痛，喜热喜按，面色白，头晕气短，腰酸乏力等，则为冲任虚寒，血行无力所致，宜温经养血，方用大营煎。

血寒月经过少xuèhányuèjīngguòshǎo　病证名。属月经过少症型之一。多因素体阳虚，阴寒内生，化气生血功能不足，冲任血少所致。症见经期血量过少，色淡或黯，质稀，形寒畏冷，小腹冷痛，喜得温热等。治宜温经养血。方用大营煎：当归、熟地、枸杞、炙甘草、杜仲、牛膝、肉桂）加炮姜，甚者加附子（《景岳全书》）。

血汗xuèhàn　❶症名。汗出色淡红如血的表现。❷病名。见《奇效良方·诸血门》。又名红汗、汗血、肌衄。指汗出色淡红如血。多由火热炽盛，迫血外溢所致。《血证论·汗血》：“则知阳乘阴而外泄者，发为皮肤血汗矣。”《杂病源流犀烛·诸汗源流》：“有血汗者，汗出污衣，甚如苏木水湔染，即《内经》之衊症，则由胆经受热，血遂妄行，又与手少阴气并，故成此症。”《惠直堂经验方》卷四：“血汗，出汗红色也，血自毛孔中出，即肌衄，又名脉溢，乃虚弱极有火之症也。”治以清热泻火为主，辨别心火、肝火、胃火、肺热、胆热的不同，选用凉血地黄汤、当归芦荟丸、竹叶石膏汤、人参清肺汤、定命散等方。如因气虚血少者，用当归补血汤加味。产后血汗，宜猬皮散。亦有因大喜伤心，血随气行者，用黄芪建中汤兼用小麦、麦冬，金银器煎汤调下妙香散。参见“红汗”“汗血”“肌衄”条。

血黄xuèhuáng　病证名。三十六黄之一。❶《太平圣惠方》卷五十五：“血黄者，头痛心闷，眼运欲倒，胸膈热壅，鼻衄不止，咽喉干燥，舌上生疮。若身热如火，头面肿者，难治。”❷《圣济总录》卷六十一：“病人三日鼻中出血，大小便亦下血，心间烦闷，腹中有块，痛如虫咬，吐逆喘粗，此是血黄。”治疗用点烙法或服续随汤，参见“黄疸”有关各条。

血会xuèhuì 八会穴之一。《难经·四十五难》:"血会膈俞。"膈俞位居心俞和肝俞之间。心主血,肝藏血,本穴居中,血液聚会,故名。凡血之为病,皆可酌情取用。

血积xuèjī 病证名。九积之一。指瘀血凝结成积者。见《儒门事亲》卷三。《金匮翼·积聚统论》:"血积,痛有定处,遇夜则甚,其脉芤涩……跌扑努力者,多有此症。或忧怒伤其内,风寒袭于外,气逆血寒,凝结成积。内经云卒然外中于寒,若内伤于忧怒,则气逆,六输不通,营气不行,凝血蕴里而不散,此之谓也。"《杂病源流犀烛·积聚癥瘕痃癖痞源流》:"血积,瘀血成积。或因打扑,或因堕跌,瘀血蓄于脾腹,面黄粪黑也。"《医碥·积聚》:"血积,症见面色萎黄,有蟹爪纹路,(血不能上荣也)多怒善忘,口燥便秘,骨热肢冷。"治宜活血化瘀为主,如桃红四物汤、加减四物汤(东垣)、桃仁承气汤、三棱煎、抵当丸、大黄䗪虫丸等方。参见"积"条。

血极xuèjí 又称脉极。见《诸病源候论·虚劳病诸候》。详脉极条。

血瘕xuèjiǎ 病证名。八瘕之一。出《素问·阴阳别论》。《杂病源流犀烛·积聚癥瘕痃癖痞源流》:"血瘕,留着肠胃之外及少腹间,其苦横骨下有积气,牢如石,因而少腹急痛,阴中若有冷风,亦或背脊疼,腰疼不可俯仰。"《类证治裁·痃癖癥瘕诸积》:"血瘕,经行劳动感寒,留络不去,腰腹急痛,宜血瘕方或调经散。"参见"瘕""八瘕"条。

血瘕方xuèjiǎfāng 《类证治裁》卷八方。干姜、炙乌贼骨、桃仁各一两。为末,每服一方寸匕,酒送下,日二次。治血瘕,经行劳动感寒,留络不去,腰腹急痛者。

血见愁xuèjiànchóu 中药材。❶见《生草药性备要》。为山藿香之别名。❷见《东北药用植物志》。为大叶藜之别名。❸出《本草纲目》。为地锦草之别名。❹出《土宿本草》。为茜草之别名。❺见《安徽药材》。为铁苋之别名。各详该条。

血箭xuèjiàn 病证名。❶指毛孔出血,射出如箭。《血证论》卷三:"从毛孔中流出一条血来,有似箭之射出,故名血箭。由心肺火盛,逼血从毛孔中出。治宜清心火,以除血出之源,凉血地黄汤加蒲黄。又宜泻肺火以敛皮毛之气,使毛孔不渗泻,则血自止。泻白散加生地、蝉蜕、百合、五倍子、黄芩、蒲黄、杏仁、白及。心肺兼治,宜用生地黄散。"并可用水调桃花散外敷血孔,或京墨磨醋搽,或用十灰散、花蕊石散干掺患处。参见"毛发出血""肌衄"等条。❷肠癖的俗名。《医学入门》卷四:"肠癖,俗呼血箭,因其便血即出,有力如箭射之远也。"参见"肠澼"条。

血箭草xuèjiàncǎo 中药材。见《湖南药物志》。为地榆之别名,详该条。

血箭疔xuèjiàndīng 病名。出《疡医准绳》卷二。即红丝疔,见该条。

血箭痔xuèjiànzhì 病名。指内痔之血出如箭者。《外科大成》卷二:"与内痔同,但无痛痒为异耳,如大解则鲜血如箭……"宜内服蝟皮象龙丸;血热者服百草丸,亦可艾灸承山穴,或手术疗法,注射疗法等。

血结胸xuèjiéxiōng 病证名。结胸证之一。❶指邪热瘀血互结胸膈者。《伤寒全生集·辨伤寒结胸》:"伤寒阳证,吐衄血不尽,蓄在上焦,胸腹胀满硬痛,身热,漱水不咽,喜忘如狂,大便黑,小便利,名血结胸,用犀角地黄汤。"亦可用抵当汤、桃核承气汤等方。❷指结胸之因妇人经行,复感外邪所致者。《杂病源流犀烛·胸膈脊背乳病源流》:"有血结胸,胸腹痛连腰胁背膂,上下攻刺痛,痛不可忍,手不可按,甚而搐搦者是也。此惟妇人有之。因患伤寒,经血适来凝滞,或经血适去,尚有余血未散之故。宜海蛤散、元胡索散。"参见"结胸"条。

血竭xuèjié 中药材。出《雷公炮炙论》。又名麒麟血。为棕榈科植物麒麟竭 *Daemonorops draco* Bl. 果实中渗出的树脂经加工制成。主产于马来西亚、印度尼西亚、伊朗等地。甘、咸,平。入心、肝经。行瘀,止痛,止血,敛疮生肌。①治跌打损伤,瘀滞作痛,刀伤出血,研末服 1~2g,或外敷。②治宫颈炎,疮疡溃久不合,研末撒敷。③瘰疬已破,脓水不止,痔漏痛不可忍,研末调敷。本品含血竭红素、血竭素、去甲基血竭红素及去甲基血竭素等。还含血竭黄烷 A、海松酸、松香酸、紫檀醇、齐墩果醛等。水浸剂对多种致病皮肤真菌有抑制作用。本品还有抗血栓、抗炎作用。

血竭膏xuèjiégāo 《医学入门》卷七方。即单大黄膏,见该条。

血竭内消丸xuèjiénèixiāowán 《外科大成》卷二方。即内消退管丸,见该条。

血竭散xuèjiésǎn ❶《卫生家宝产科备要》卷五方。血竭、没药各等分。为细末,每服二钱,用童便与好酒煎一沸,待温调下。治产后败血冲心,胸满气喘,语言颠倒,健忘失志;以及胎衣不下。❷《疡科选粹》卷七方。血竭四两,大黄一两二钱,自然铜(醋煅)二钱。为末,姜汁调涂。治杖疮、夹伤。

血经xuèjīng 出《妇人良方大全》卷一。即月经。详该条。

血厥xuèjué 病证名。厥证之一。❶指郁冒。多由热升风动引起。《普济本事方》卷七:"郁冒,亦名血厥。"《类证治裁·厥症》:"郁厥亦血厥症,平居无疾,忽默默无知,目闭口噤,恶闻人声,移时方寤,由热升风动,郁冒而厥,妇人多有之。羚羊角散。"❷指因失血过多致厥者。《医林绳墨·厥》:"有血厥者,因而吐衄过多,上竭下厥,先致足冷,有如水洗,冷过腰膝,入腹即死,此血竭而作厥也。皆由阳气妄行于上、阴血无所依附,气血相离,不居本位,宁有不死之理乎。必须急用大蒜捣烂,敷于涌泉,或以热手频擦脚心,次用二陈汤,加参、术、当归、炒黑干姜之类。此药劫剂,不可多服,但欲其阳复血止耳。"《赤水玄珠·厥证门》:"有吐衄不知人而厥者,此血厥也。治之无论其脉,急用芎归养荣汤,十全大补汤,或独参汤以投之。"亦可由血逆引起。《景岳全书·厥逆》:"血厥之证有二,以血脱血逆皆能厥也。血脱者,如大崩大吐,或产血尽脱,则气血随之而脱,故致卒仆暴死。宜先掐人中,或烧醋炭以收其气,急用人参一二两,煎汤灌之,但使气不尽脱,必渐苏矣。"又:"血逆者,即经所云血之与气并走于上之谓,又曰大怒则形气绝而血菀于上之类也。夫血因气逆,必须先理其气,气行则血无不行也,宜通瘀煎或化肝煎之类。"

血咳xuèké 见《叶天士女科证治秘方》。即经来咳血。详该条。

血渴xuèkě 病证名。渴证之一。❶因失血所致的口渴症。《证治要诀·拾遗门》:"诸失血及产妇蓐中渴者,名曰血渴,宜求益血之剂。"可用四物汤、十全大补汤等方。❷泛指劳伤元气及失血所致的口渴症。《不居集》卷二十五："内伤劳役，精神耗散，胃气不升，或血后亡津，名曰血渴。"治宜健脾养血，用理脾益荣汤、补中益气汤、味补饮、当归养血汤等方。

血枯xuèkū　病名。❶《素问·腹中论》："有病胸胁支满者，妨于食，病至则先闻腥臊臭……先唾血，四肢清，目眩，时时前后血……病名血枯。此得之年少时，有所大脱血，若醉入房，中气绝，肝伤，故月事衰少不来也。"❷指妇女血海枯竭所致经闭者。见《兰室秘藏》卷中。

血枯经闭xuèkūjīngbì　病证名。见《丹溪心法》。指血枯而致之经闭。多因素患失血，或早婚，产多，乳众等耗伤阴血，日久乃致血枯，冲任空虚，无血下达胞宫而致经闭。因失血者，症见饮食减少，面色白无华，日渐虚弱消瘦，治宜补血养血，方用人参养荣汤；早婚而伤精者，兼见两颧发赤，午后潮热或骨蒸等虚损证候，治宜滋阴补血，方用六味地黄汤等；因产乳多而伤阴血者，治宜气血双补，方用十全大补汤等。

血块痛xuèkuàitòng　病名。王肯堂《胤产全书》："产后儿枕块痛俗名血块痛，宜服三圣散（当归一两，延胡索、桂心各三钱为末，每服三钱，童便或热酒调下）。"详"儿枕痛"条。

血亏经闭xuèkuījīngbì　病证名。见《医宗金鉴·妇科心法要诀》。多因久病失血，或早婚房事过度，生育过多，乳众等耗伤精血，以致阴虚血亏，先见经期错后，量少，逐渐无血下达，冲任胞宫空虚，终成经闭。症见不思饮食，皮肤干燥，形体消瘦，动作日虚。因失血过多者，兼见面色，皮肤萎黄不泽，治宜补血养血，方用人参养荣汤；因房事损伤者，兼见头晕耳鸣，腰膝酸软等，治宜滋阴补肾，方用六味地黄汤；因乳众者，治宜大补气血，方用十全大补汤等。

血溃xuèkuì　病名。《世医得效方》卷十："眼白人浑黑，见物依旧，毛发直如铁条，虽能饮食，不语如醉，名曰血溃。用五灵脂为末，二钱，酒调下。"

血溃流注疽xuèkuìliúzhùjū　病名。《疮疡经验全书》卷五："其疽大如鸡子，形象犹如紫李，只肿不红，内串经络之间，流注骨节之内，遍身酸疼百节疼痛。"治同无头疽。

血泪xuèlèi　病证名。见《活幼心书》。指双目流血。清代吴溶堂《保婴易知录》谓其发病"乃胎热胎火所致。"目为肝窍，血乃心液，火灼心肝，迫血上溢，故成此证。治宜凉肝泻心之剂。

血疬xuèlì　病证名。瘰疬之一种。❶指瘰疬之并发感染者。《外科大成》卷二："核痛红肿者名血疬。"❷瘰疬之形大不移者。见清代梁希曾《疬科全书》。症为瘰疬初起仅一二核，形同覆杯，推之不动，若失治可渐增大，宜服调血化核丸。

血痢xuèlì　病证名。亦称赤痢。指痢下多血或下纯血者。多由热毒乘血所致。《诸病源候论·痢病诸候》："血痢者，热毒折于血，入大肠故也。"临床上有血鲜、血黯，属热属寒之分。《秘传证治要诀·痢》以血鲜者，此属热痢，宜藿香正气散加黑豆，五苓散加木香、粟米，下黄连丸，或黄连阿胶丸、茶梅丸、白头翁汤；若血色黯如瘀，服冷药所下愈多，次数愈频者，当作冷痢，宜理中汤，或四君子汤加肉豆蔻、木香。《张氏医通·大小府门》："血色如猪肝，如紫草，如苋菜汁者，非炮姜不治，理中汤去参，加肉桂、木香、肉果、乌梅。"《时方妙用·痢》："下奔鲜血，口渴便短，里急后重，脉盛者，为火证，宜白头翁汤。一日二服。虚人及产后加阿胶、甘草。亦有下鲜血而非火证者。若血带黯而成块者，属热者少，属寒者多，俱宜从脉证细辨之。若口中和，脉细，小便长，手足冷者属虚寒无疑，宜以理中汤加灶心土八钱主之，下血多者，宜间服黄土汤。"《医门法律·痢疾门》："下血者，宜凉血活血，当归、黄芩、桃仁之类。风邪下陷者，宜升提之。湿热伤血者，宜行湿清热。下坠异常，积中有紫黑血，而且痛甚者，此为死血，用桃仁、滑石行之。血痢久不愈者，属阳虚阴脱，用八珍汤加升举之药。甚有阵阵自下，手足厥冷，脉渐微缩，此为元气欲绝，急灸气海穴，用附子理中汤……久痢血，脉沉弱，诸药不效，以十全大补汤。"《医学传灯》卷下："血痢者，纯红散血，不与粪杂，故为血痢……此因饮食伤脾，中州郁结，不能摄血，所以血从大孔而下，亦用芩芍调中汤。若脉来细数，胸中如故者，宜用柴胡四物汤加地榆、乌梅之类。"参"痢疾""赤痢""赤白痢"条。本病可见于阿米巴痢疾、溃疡性结肠炎、慢性血吸虫病、细菌性痢疾等疾患。

血淋xuèlìn　病名。指淋证而见小便夹血者。《诸病源候论·淋病诸候》："血淋者，是热淋之甚者，则尿血，谓之血淋。"《圣济总录·血淋》："下焦受热，则气不宣通，故溲便癃闭而成淋也。热甚则搏于血脉，血得热则流行入于胞中，与溲便俱下，故为血淋也。"《医宗必读·淋证》论血淋有血热、血冷、血虚、血瘀之不同。主症为小便涩痛有血。血热者，尿出灼热刺痛，血色鲜红，脉有力。治宜凉血清热。选用小蓟饮子、导赤散、琥珀散等方。血冷者，尿出血色晦暗，面色枯白，脉沉迟。宜温下元。用金匮肾气丸、生料鹿茸丸、汉椒根煎服，或地髓汤送服附子八味丸。血虚者，尿出时涩痛不甚，尿色淡红，脉虚数。治宜滋阴补血为主。用八珍汤合益元散，或六味地黄丸加减。血虚有热，则宜知柏八味丸。血瘀者，尿出阴中痛如刀割，血色紫暗有块，小腹硬满，脉沉弦或数。治宜活血通淋。选用一味牛膝膏、桃红四物汤、代抵当丸等方。参见"淋"条。本症可见于尿路感染、前列腺炎、精囊炎、尿路结石、结核、肿瘤等疾病。

血瘤xuèliú　病名。出《外台秘要》卷二十四。多因火旺逼血沸腾，复被外邪所搏而成。症见瘤体色现紫红，软硬间杂，隐约若有红丝缠绕，偶有擦破则血流不止，常发于唇、颈、四肢。治宜凉血养血，滋阴抑火。用芩连二母丸化裁，相当于血管瘤。

血蒌xuèlóu　中药材。见《全国中草药汇编》。为通城虎之别名，详该条。

血漏xuèlòu　❶病证名。《外科启玄》卷七："时时下鲜血不止是也。"又名热漏。即漏症并发明显下血者。❷即经漏。详该条。

血轮xuèlún　眼的五轮之一。见《秘传眼科龙木论》。即两眦。《银海精微》："心属火，曰血轮。在眼为二眦。"故眦部的疾患多与心、小肠有关，详"眦"条。

血络xuèluò　亦称络脉。指位于机体浅表的细小动、静脉和毛细血管。《灵枢·血络》："刺血络而仆者，何也？"张隐菴注："血络者，外之络脉孙络，见于皮肤之间。"临床上常用作诊断和刺血治病。

血络论xuèluòlùn　《灵枢》篇名。血络，指郁血的络脉。本篇主要论述奇邪客于血络，在刺络泻血所出现的昏仆、出血不止、局部血肿、面色苍白、心胸烦闷，滞针等意外情况。说明导致这些情况原因，以及指出怎样观察血络进行泻血，掌握刺络法则可以减少出现上述意外情况等。由于全篇所论，是以刺络泻血为中心，故名。

血脉xuèmài ❶即经脉。简称脉。气血运行的通道。《灵枢·九针论》："人之所以成生者，血脉也。"《活人书》卷三："血脉者，营养百骸，滋润五脏者也。"参"脉"条。❷妇科有时指月经而言。

血满草xuèmǎncǎo 中药材。见《云南中草药》。又名大血草、接骨药、红山花、苛草。为忍冬科植物血满草 *Sambucus adnata* Wall. ex DC. 的全株或根。分布于甘肃、四川、云南、西藏等地。辛、甘，微温。活血，散瘀，祛风，利尿。①治风湿痹痛，扭伤瘀肿，风疹瘙痒，急、慢性肾炎，水肿。煎服：9～15g。②治跌打损伤、骨折。全草或鲜根皮捣敷。煎剂有抗真菌作用。

血门xuèmén 经外奇穴名。出《医经小学》。位于脐上4寸，再旁开腹正中线3寸处。治妇人腹中血块，胃痛，消化不良；以及急性胃炎等。直刺0.5～1寸。艾炷灸5～7壮；或艾条灸10～15分钟。

血沫痧xuèmòshā 病证名。痧证之一。指患痧而有口吐血沫者。《痧症全书》卷中："血沫痧，胀闷废食，两胁疼甚，口出淡血沫，如西瓜瓤，用熏陆香为君，佐以寄奴、茜草之类，治之即愈。"

血母块xuèmǔkuài 病名。清代汪嘉谟《胎产辑萃》："产后恶露不尽，血结刺痛，名曰血母块。"详"儿枕痛"条。

血木通xuèmùtōng 中药材。见《中药志》。为红藤之别名，详该条。

血纳包络xuènàbāoluò 子午流注用语。《针灸大全》："三焦乃阳气之父，包络乃阴血之母。""阴干注脏，乙、丁、己、辛、癸而重见者，血纳包络。"意指凡阴经开过五输穴之后，由于包络为阴血之母，诸阴血皆归于包络的原则，再按"我生他"的规律（我指值日经，他指心包经五输穴），开取心包经的腧穴。如乙日乙酉时开肝经井（木）穴大敦，丁亥时开心经荥（火）穴少府，己丑时开脾经输（土）穴太白，辛卯时开肺经经（金）穴经渠，癸巳时开肾经合（水）穴阴谷。到乙未时重见乙，此时五输已经开过，则纳入包络，根据"我生他"的原则，当开心包经的荥火（乙属木木生火）穴劳宫，此即为血纳包络，余此类推。

血逆xuènì 病证名。《医学入门》卷五："坠堕闪挫，误行补涩，则瘀蓄于胃，心下胀满，食下即吐，名曰血逆。古法以二陈汤去茯苓、甘草，加赤芍等分。"参"血呕"条。

血逆眼xuènìyǎn 病证名。见佚名《抄本眼科》。指白睛血凝不行，色似朱砂，不痛不痒，不胀不肿之眼科病证。参"见色似胭脂证"条。

血疟xuènüè 病证名。疟疾之一。指疟发时有各种出血症状者。《杂病源流犀烛·疟疾源流》："血疟者，或衄血，或便血，或女人月事适来，皆是血疟。宜于治疟药中，加桃仁、莪术、延胡索等。"参见"疟疾"条。

血衄xuènǜ 病证名。《素问·大奇论》："……血衄身热者死。"即衄血。详该条。

血呕xuè'ǒu 病证名。指呕吐食物混杂血液。《三因极一病证方论》卷十一："病者心下满，食入即呕，血随食出，名曰血呕。此由瘀蓄冷血，聚积胃口之所为也。"详"蓄血吐血"条。

血衃xuèpēi 病证名。指大便所下呈紫黑色的血块。《灵枢·五禁》："淫而夺形，身热，色夭然白，乃后下血衃，血衃笃重，是谓四逆也。"王冰注："衃血，谓败恶凝聚之血，色赤黑也。"《灵枢·杂病》："衄而不止，衃血流，取足太阳。"

血盆草xuèpéncǎo 中药材。见《贵阳民间药草》。又名朱砂草、反背红、叶下红、铺地虎。为唇形科植物血盆草 *Salvia cavaleriei* lévl. 或单叶血盆草 *S. cavaleriei* lévl. var. *simplicifolia* Stib. 的全草。前者分布于四川、贵州及湖北、广东、广西等地。后者分布于云南、四川、贵州、广西、广东、福建、湖北、湖南、江西。微苦，凉。凉血，止血，散瘀，解毒。①治吐血，咯血，衄血，血痢，血崩。煎服：9～15g。②治跌打损伤，外伤出血，疖肿。捣烂外敷。

血盆骨xuèpéngǔ 锁子骨的别名。详"拄骨"条。

血珀xuèpò 中药材。见《大明一统志》。为琥珀之处方名，详该条。

血脐xuèqí 即儿脐出血。详该条。

血气精神xuèqìjīngshén 人的生命起源于精，维持于气血，表现为神。血气精是神的物质基础。故血气精充足，则神旺；血气精虚少则神耗，人易衰老。它们都是人体生命活动所不可缺少的。《灵枢·本藏》："人之血气精神者，所以奉生而周于性命者也。"

血气形志篇xuèqìxíngzhìpiān 《素问》篇名。本篇内容之一说明经脉里的气血多少之不同，指出太阳、厥阴为多血少气之经，少阳、太阴、少阴为多气少血之经，阳明经为多气多血，示人在治疗上掌握虚实补泻的方法；二是说明形志苦乐所得的不同症状和施用针灸药物的不同疗法。文中以血气多少与形态疾病为重点，故名。

血侵睛xuèqīnjīng 病证名。为白睛红赤的眼科病证。葆光道人《眼科龙木论》："此肝经虚热也……邪热法于肝经，虚则血流走于两目，故赤而侵睛。"

血清穴xuèqīngxué 经外奇穴名。即利尿穴，见该条。

血热xuèrè ❶外感热邪，热入血分，血受热邪所迫而妄行，导致出血、发癍等的病理变化。❷病证名。①小儿发热的一种证型。《幼科全书》："血热者，每日以午间发热，遇夜则凉，此心热也。轻则导赤散，重则四顺饮治之。"②亦称血分热。指热之在血分者。证见吐衄、咳咯、溺血，午后发热，女子月事先期而来，脉弦而数，法当凉血。(《证治汇补》)

血热崩漏xuèrèbēnglòu 病证名。多因素体阳盛，过嗜辛辣，或感受热邪，或五志化火，热郁于内，损伤冲任，迫血妄行；或忿怒伤肝，肝经火炽，血失所藏等，以致经血妄动。症见突然阴道大量出血，或淋沥日久不止，血色深红，稠黏，面赤口渴，烦躁不寐，头晕等。治宜清热凉血、止血。方用清热固经汤。如兼气虚者，加沙参、黄芪；口渴，加麦冬、花粉；若见胸胁胀痛，心烦易怒，时欲叹息，脉弦者，为肝经火炽，治宜平肝清热止血，方用丹栀逍遥散去生姜，加炒蒲黄、血余炭、益母草、香附炭之类。

血热不得卧xuèrèbùdéwò 病证名。外感不得卧之一。指阳邪陷于血分所致的不寐症。《症因脉治》卷三："血热不得卧之症，昼则了了，夜则发热，睡中盗汗，心烦惊起。"治疗如清阴中伏火，丹溪有知柏四物汤。左尺沉数，加羌活、独活；左关沉数，加柴胡、山栀；右关沉数，加升麻、葛根。睡中盗汗，时时惊醒，当归六黄汤等方。参见"不寐"条。

血热肠燥xuèrèchángzào ❶血分热盛，耗伤阴液，肠道失濡的病理变化。❷证候名。血分热盛，耗伤阴液，肠道失濡，以发热口渴，面赤烦躁，大便干燥、秘结，甚或便血，舌红绛少津，脉细数等为常见症的证候。治宜清肠、凉血、润燥。常用槐角地黄丸或增液汤加减。

血热盗汗xuèrèdàohàn 病证名。见《张氏医通·杂门》。指阴虚盗汗之偏于火旺血热者。《景岳全书·杂证谟》："阴虚者，阳必凑之，故阳蒸阴分则血热，血热则液泄而为盗汗也。"治宜清火补阴，用当归六黄汤。参见"阴虚盗汗"条。

血热动风xuèrèdòngfēng ❶热入血分，耗损阴血，筋脉失养，虚风内动的病理变化。❷证候名。以手足蠕动或瘛疭，形体消瘦，神疲倦怠，齿干唇裂，舌绛无苔，脉数无力等为常见症的证候。治宜育阴滋液，潜阳息风，选用大、小定风珠等。

血热滑胎xuèrèhuátāi 病证名。孕妇素体阳盛，有滑胎病史，怀孕后因热伏冲任，迫血妄行，损伤胎元。症见小腹作痛，心烦不宁，口渴喜凉饮，甚则阴道流血，以致胎动欲坠。宜清热凉血，安胎，用保阴煎（生地黄、熟地黄、芍药、山药、续断、黄芩、黄柏、甘草）。

血热经迟xuèrèjīngchí 病证名。由于血热而致经水过期而来。《景岳全书·妇人规》："血热者，经期当早，此营血流利及未甚亏者多有之。其有阴火内烁血本热而亦每过期者，此水亏血少燥涩而然。治宜清火滋阴，以加味四物汤、加减一阴煎、滋阴八味丸之类主之。"

血热经行先期xuèrèjīngxíngxiānqī 病证名。亦名血热经早。包括虚热、实热两种。实热者，多因素体内热，过嗜辛辣食物，或感受热邪，以致热扰冲任，迫血妄行。症见经期提前七八天以上，血量较多，色紫红，稠黏，心烦口渴，喜凉饮，大便秘，小便黄等。治宜清热凉血。方用芩连四物汤之类。虚热者，详"虚热经行先期"条。

血热经早xuèrèjīngzǎo 病证名。见《景岳全书·妇人规》。即血热经行先期。详该条。

血热伤络xuèrèshāngluò ❶病机。泛指外感或内伤病过程中，血分热盛，灼伤血络，导致出血或发瘢的病机。《灵枢·百病始生》："阳络伤则血外溢，血外溢则衄血；阴络伤则血内溢，血内溢则后血。"血热是各种出血或发瘢的主要病机。《温热论》："入血就恐耗血动血，直须凉血散血。"参见"热入血分"条。❷证候名。以上病机所导致的以咳血为常见症的证候。

血热伤阴xuèrèshāngyīn ❶温热病邪深入血分，耗伤阴液的病理变化。❷证候名。以夜热早凉，口舌干燥，耳鸣耳聋，神疲不寐，五心烦热，脉细数等为常见症的证候。治宜凉血养阴、透热。可酌用青蒿鳖甲汤、加减复脉汤类。

血热妄行xuèrèwàngxíng 病机。指血分热盛而动血耗血，或血脉受热而不能壅遏营血，导致出血的病机。参见"热入血分""热伤血络"条。

血热月经过多xuèrèyuèjīngguòduō 病证名。多因素体阳盛内热，热扰血溢，或过嗜辛辣，热伏冲任，迫血妄行所致。症见经血量过多，或经行持续时间延长，血色深红或紫，稠黏或有臭秽气味。面红身热，口干作渴，时作烦躁。治宜清热凉血。方用清经汤加阿胶，或用先期汤。若见两颧发赤，午后手足心热，脉细数者，为阴虚血热所致，治宜滋阴清热，方用两地汤。

血三七xuèsānqī 中药材。见《全国中草药汇编》。为土大黄之别名，详该条。

血沙淋xuèshālín 病证名。见《女科经纶》卷一。指妇人月经来时，交合阴阳，伤于血络，而致经漏淋漓不止，俗名血沙淋。治宜调和血气，使脏腑和平，经血可止。参见"经漏"条。

血山崩xuèshānbēng 病名。指血崩。《中藏经》卷七："治血山崩甚者，以凌霄花焙干为末，酒下三钱。"详"血崩"条。

血疝xuèshàn 病名。❶出《诸病源候论》卷二十。因瘀血内结少腹而致。症为小腹结痛，硬满有形，甚或大便秘结而黑，小便自利，月经不调等。宜温通逐瘀，用少腹逐瘀汤或桂枝茯苓丸。❷见《寿世保元》卷五。指阴囊外伤后形成的血肿。❸见《儒门事亲》卷四。即便痈之俗称。治宜异水丸、桃仁承气汤。❹生于小腹之下、阴毛之旁的结肿。《医宗金鉴》卷四十二："有谓血疝者，其证即便毒鱼口也。"（左为鱼口，右为便毒）初起微热不红，寒热往来者，宜荆防败毒散，气郁而烦躁口渴者，宜山甲内消散；溃后宜八珍汤、补中益气汤，外用五色灵药，兼琥珀膏、万应膏、生肌敛口。

血少不孕xuèshǎobùyùn 病证名。出清代叶其蓁《女科指掌·种子门》。不孕症型之一。即血虚不孕。详该条。

血参根xuèshēngēn 中药材。见《山东中药》。为丹参之别名。详该条。

血师xuèshī 出《名医别录》。为赭石之别名，详该条。

血室xuèshì 出《伤寒论》。❶指冲脉。《女科经纶》："王太仆曰：冲为血海，诸经朝会，男子则运而行之，女子则停而止之，谓之血室。"❷指肝。《伤寒来苏集·阳明脉证上》："血室者，肝也。肝为藏血之脏，故称血室。"❸指子宫。《类经附翼》："故子宫者，医家以冲任之脉盛于此，则月经以时下，故名曰血室。"

血室涩痛症xuèshìsètòngzhèng 病证名。出《银海精微》。多由肝热，阴虚火炎，肝虚血少引起。谓妇女每至月经时眼感涩痛，或曾患眼疾，如赤痛生翳等，至经期则复发或加重。由肝热所致者，宜清肝泻热，用龙胆泻汤加减；由阴虚火炎所致者，宜滋阴降火，用知柏地黄丸加减；由肝虚血少所致者，宜养肝补血，用归芍地黄汤加减。

血栓痔xuèshuānzhì 病名。见《中医外科学讲义》（1960人卫版）。指在外痔中有血栓形成者。多因内热血燥，强力负重而致血络损伤血瘀而成。症为肛门部如乳头突出，色青紫，剧痛，甚者可化脓破溃成漏。治宜清热凉血。服凉血四物汤，外用五倍子汤熏洗；痛减而坚硬不消者，可手术剥取瘀血块，外用二宝丹去腐，生肌散收口。

血丝疔xuèsīdīng 病名。出《疡医大全》卷三十四。即红丝疔，见该条。

血嗽xuèsòu ❶病证名。指咳嗽因血瘀而致者。《杂病源流犀烛·咳嗽哮喘源流》："血嗽，嗽而多唾瘀血也。其脉浮芤而数，必兼喉中有腥气，或因上焦有热，血瘀沉闷，嗽声连并，气不得透。宜桑皮散。或因打扑损伤肺气作咳，多吐黑血。宜当归散。"参"瘀血咳""损嗽"条。❷见《竹林女科证治》。即经来咳血。

血随气逆xuèsuíqìnì 病机。通常指肝气上逆导致面红目赤、吐血、眩晕或昏厥的病机。因"气为血之帅"，在病理情况下，若气机上逆，则血也随之上逆。《素问·调经论》："血之与气，并走于上，则为大厥，厥则暴死，气复反则生，不反则死。"参见"气逆失血""肝阳上亢"各条。

X

血随气陷xuèsuíqìxiàn 病机。气虚下陷导致出血的病机。例如，脾胃虚弱，可致气虚下陷，不能统摄血液，出现血郁于下或血从下溢。临床多见于功能性子宫出血及某些便血患者。症见精神不振、肢体怠倦、出血量多或连续不断、面色苍白，舌淡苔少，脉虚数或沉细无力等。治宜补气摄血。

血胎xuètāi 病证名。假孕证型之一。谢观《中国医学大辞典》："此病因经行者或举重物或犯房事，致经事不卒，瘀滞子宫，经闭腹大，状如怀孕，法当下其瘀血，则腹胀自消。"方用血府逐瘀汤。

血藤xuèténg 中药材。❶见《四川中药志》。又名小血藤、活血藤、黄皮血藤、气藤。为木兰科植物翼梗五味子 *Schisandra henryi* Clarke 或华中五味子 *S. sphenanthera* Rehd. et Wils. 等的藤茎。前者分布于长江以南各地；后者分布于山西、陕西、甘肃及华中、西南地区。辛、酸、苦，温。活血行瘀，理气化湿。治跌打损伤，痨伤吐血，心胃气痛，筋骨肢节酸痛，脚气，痿躄，月经不调。煎服：15～30g。孕妇忌服。翼梗五味子含翼梗五味子木脂素，果实含五味子酚。本品可延长小鼠戊巴比妥钠睡眠时间，其中成分对实验性肝损害的小鼠有一定的降低血清转氨酶的作用。❷出《本草图经》。为红藤之别名，详该条。❸见《浙江民间常用草药》。为昆明鸡血藤之别名，详该条。

血脱xuètuō ❶各种急性大出血导致的血海空虚、血液脱失的病理变化。❷病证名。出《灵枢·决气》。又名脱血。《杂病源流犀烛·诸血源流》："脱血，冲脉病也。《灵枢经》曰：冲脉为血之海，血海不足，则身少血色，面无精光。是名血脱。"因先天禀赋不足，或思虑、劳倦、房室、酒食所伤，或慢性出血后，以至真阴亏损，血海空虚而成。症见面白，夭然不泽，头晕目花，四肢清冷，脉空虚。或兼见失血。治宜益阴补血，可用四物汤，补荣汤，加减四物汤等方。如见大量出血，可用独参汤，参附汤。参见"脱血"条。

血脱气脱xuètuōqìtuō 病机。亦称气随血脱。由于出血过多，气失依附，导致阳气虚脱。出现面色苍白、四肢厥冷、大汗淋漓，脉微欲绝等症。相当于出血性休克，治疗应根据血脱先益气的原则，急宜补气以固脱。

血亡目病xuèwángmùbìng 病证名。指失血过多所致目病。目为肝之窍，《素问·五藏生成》："肝受血而能视。"失血过多，目失濡养，故发为病。《原机启微》："男子衄血便血，妇人产后崩漏亡之过多者，皆能病焉。其为病睛珠痛，珠痛不能视，差（羞）明隐涩，眼睫无力，眉骨太阳因为酸疼。"宜结合全身病情，辨证论治。宜补养气血，可选用八珍汤或芎归补血汤加减。

血为气母xuèwéiqìmǔ 阐明气血关系的一种理论。唐容川《血证论》指出血是气的物质基础或依附的根据，血虚则气少，血竭则气脱，血瘀则气滞。治疗上，补气常结合养血，行气通经还须散瘀活血，就是这种理论的运用。

血郄xuèxì 经外奇穴名。所指有二：❶出《针灸集成》。即百虫窠，见该条。❷《铜人腧穴针灸图经》："委中者，血郄也。"

血陷xuèxiàn 病证名。痘疹五陷证之一种。《痘疹精详》："血陷之下证，与紫陷相似，须要详辨。血陷透顶通红，不带紫色。紫陷属血热必气粗，身热，口渴，烦躁，治宜凉血为主；血陷属气虚，气弱不能统血，故血僭居气位，痘亦红而陷也，见症必气缓身凉，不烦不渴，治以补气为主，断不可投凉血之剂。"

血泄xuèxiè 病证名。出《素问·至真要大论》。指大小便下血。《素问玄机原病式·热类》："血泄，热客下焦，而大小便血也。"详"便血""尿血"条。

血心痛xuèxīntòng 病证名。指瘀血所致的心痛。《证治汇补·心痛章》："血痛，若跌仆损伤或平日喜食热物，以致死血留于胃口，时痛时止，或饮汤水下咽即呃。痛时从上而下自闻唧唧有声，搔抓无措，眠卧不稳，心下如刮，上连胸臆。乃积血不消，为火所载，非虫症也。又有妇人经行未尽，偶触恚怒，气郁不行，血亦留积，上攻心痛而成薄厥者，轻则开导，重则攻下。"《医学心悟·心痛》："血痛者，痛有定处而不移，转侧若刀锥之刺。"《医学从众录·心痛》："血痛，脉浮沉俱涩，其痛如刺，不可按扪，或寒热往来，大便黑，宜失笑散主之。"《医宗己任编》卷三："血痛者，胸膈刺痛，脉必濡涩，食可进，四物汤加大黄、桃仁、红花主之。亦有宜用理中汤加肉桂、桃仁、红花者，须因症施之。"《杂病源流犀烛·心病源流》："曰血，脉必涩，壮盛人宜下，宜代抵当汤；虚弱人须补而带行，宜四物汤加桃仁、穿山甲、肉桂心、蓬术、降香。"参"心痛""瘀血胃脘痛"条。

血信xuèxìn 见《产宝》。即月经，详该条。

血虚xuèxū ❶血液亏虚，血的营养和滋润功能减退，以致脏腑百脉、形体器官失养的病理变化。❷证候名。血液亏虚，失于荣养，以面色淡白或萎黄，唇、甲淡白，头晕眼花，心悸多梦，手足发麻，妇女经少经闭，舌淡，脉细等为常见症的证候。治宜补血为主，或补气益血。详见血虚证各条。

血虚秘xuèxūbì 病证名。指阴血不足，肠道欠润而致的大便秘结。多见于老弱、产妇、病后或发汗、利小便过度而津涸者。《万病回春·大便闭》："虚弱并产妇及失血大便不通者，血虚而闭也。"其症头眩心悸，面色无华，唇舌淡，脉细涩，大便虽软，努责不出，治宜养血润肠，可选用润肠丸，大剂四物汤加陈皮、甘草、酒红花，导滞通幽汤，益血丹等。参见"虚秘"条。

血虚痹xuèxūbì 病证名。指血虚不能濡养肢体而致的痹证。《医学入门》卷五："血虚痹者，皮肤不仁，济生防风汤，或黄芪建中汤去饴加桂枝。夹瘀血者，四物汤加桃仁、红花、竹沥、姜汁。夹痰者，手足麻痹，多睡眩晕，济生茯苓汤或二陈汤加竹沥、姜汁。肾脂枯涸不行，髓少筋弱，冻栗挛急者，十全大补汤，地仙丹。通用五痹汤擦痹法。"参见"血痹"条。

血虚不孕xuèxūbùyùn 病证名。出清代叶其蓁《女科指掌·种子门》。又名血少不孕。由素体脾胃虚弱，或久病失血伤阴，致阴血不足，冲任空虚，不能养精成孕；兼见身体瘦弱，面色萎黄，疲倦乏力等症。宜补血养阴滋肾。方用养精种玉汤（熟地黄、当归、白芍、山萸肉）加味。

血虚肠燥xuèxūchángzào ❶血液亏虚，肠失濡润的病理变化。❷证候名。以大便干结，艰涩难下，多日一便，或有便血，面白头晕，舌淡，脉细涩等为常见症的证候。证治参见"血虚秘"条。

血虚盗汗xuèxūdàohàn 病证名。指阴血不足引起的盗汗，属于阴虚盗汗范围。《薛立斋医案全集·保婴撮要》："当归六黄汤治血虚盗汗，内热晡热者。"参见"阴虚盗汗"条。

血虚耳聋xuèxū'ěrlóng 病证名。指因血虚所引起的耳聋。初起听音不真，久则耳鸣耳聋，目眩头晕，脉细数。治宜补血益气。方可选用四物汤、归脾汤、补中益气汤、六味地黄汤等加减。参见“耳聋”条。

血虚耳鸣xuèxū' ěrmíng 病证名。耳鸣的一种。《诸病源候论·耳鸣候》：“此为血气虚损，宗脉不足，病苦耳鸣嘈嘈。”《杂病源流犀烛·耳病源流》：“耳鸣脉数，黑瘦人属血虚。”治宜养血调肝，如四物汤加减。参见“耳鸣”条。

血虚发痉xuèxūfājìng 病证名。见《类证治裁·痉症》。指失血过多，血虚无以养筋所致的痉病。症见手足搐搦，或角弓反张等。《张氏医通·诸风门》：“血虚之人发痉，或反张，或只手足搐搦，或但左手足动摇。十全大补汤加钩藤、蝎尾，或用大营煎等方加减。”参见“痉”“虚痉”条。

血虚发热xuèxūfārè 病证名。❶见《内外伤辨惑论》。亦称血虚热。指血虚而致的一种虚热。多由吐衄便血或产后崩漏等失血所致，亦可因饮食劳倦等内伤脾胃，逐渐发展而成。症见肌热面红，燥渴，甚则烦躁，睡卧不安，脉洪大而虚，重按无力等。治宜滋阴养血或养血益气。❷专指小儿血虚引起的发热。其症午后热甚，烦躁不安，两颐淡红，面唇淡白，毛发枯黄，形瘦神疲，大便艰涩难出，脉来大而无力。治宜补血以退热。用四物汤，热甚另加生地（《幼科铁镜》）。

血虚发躁xuèxūfāzào 病证名。指因血虚而致的烦躁。《脾胃论》：“如发热恶热，烦躁，大渴不止，肌热不欲近衣，其脉洪大，按之无力者……此血虚发躁。”治宜当归补血汤。

血虚风燥xuèxūfēngzào ❶血虚失荣，化燥生风，皮毛失养的病理变化。❷证候名。以皮肤粗糙干燥，脱屑瘙痒，或枯皱皲裂，毛发干枯脱落，肌肤麻木，手足拘急，面白无华，爪甲淡白，头晕眼花，舌淡脉细等为常见症的证候。参见“血风疮”条。

血虚腹痛xuèxūfùtòng 病证名。指因阴血亏虚、经脉凝涩所致的腹痛。《症因脉治》卷四：“血虚腹痛之症，偎偎作痛，如细筋牵引，下引小腹，上行肋梢，肢体瘦弱，面色萎黄，腹虽痛而不饱闷，痛无定处，此血虚腹痛之症也。”《证治汇补·腹痛章》：“血虚痛者，痛如芒刺，牵引不宁。”脉多细涩，或见虚微。治宜养血活血和络为主。痛引小腹，牵引肋梢者，戊己汤、补肝散、逍遥散；阴虚阳旺者，知柏四物汤、归芍地黄丸等方。参见“腹痛”条。

血虚肝燥xuèxūgānzào 病证名。见《幼科释谜》。证见骨蒸劳热，咳嗽潮热，往来寒热，口干便燥等。宜逍遥散，疏肝养血以润燥。

血虚寒凝xuèxūhánníng ❶血液亏虚，寒邪凝滞，血行不畅的病理变化。❷证候名。以面色淡暗，头晕眼花，唇舌紫暗，手足不温，局部冷痛麻木，妇女月经后期、量少色紫、经血夹块，痛经闭经，苔白脉沉细涩等为常见症的证候。《素问·举痛论》：“经脉流行不止，环周不休。寒气入经而稽迟，泣而不行，客于脉外则血少，客于脉中则气不通，故卒然而痛。”

血虚喉痛xuèxūhóutòng 病证名。《喉科心法》：“红面不肿，或时痛时止，左手脉数无力，午后潮热，或痛在午后，四物汤加黄柏知母。”指喉肿痛而伴有血虚症状者。

血虚滑胎xuèxūhuátāi 病证名。孕妇平素血虚，有滑胎病史，怀孕后阴血益虚，胎失滋养。症见神疲无力，面色淡黄，或有浮肿，腰酸腹痛，甚则阴道流血，以致胎动欲坠。宜补血益气，以防滑坠。方用胎元饮（人参、当归、杜仲、芍药、熟地黄、白术、陈皮、炙甘草），下血者加阿胶、艾炭。

血虚津亏xuèxūjīnkuī ❶血液虚损引起津液不足的病理变化。❷津血亏虚，形体失其濡养，以面白无华，皮肤枯槁，唇甲淡白，鼻燥咽干，目涩少泪，小便短少，大便干结，舌红少津，脉细而涩等为常见症的证候。参见“夺血者无汗”“夺汗者无血”条。

血虚经乱xuèxūjīngluàn 病证名。见《景岳全书·妇人规》。由于血虚而致经行或先或后，或先后无定期，血色淡红，量涩少等。因肝脾血虚者，兼见抑郁不乐，胸乳胀闷不舒，食少腹胀，便溏等，治宜补血为主，方用四物汤，寒加肉桂，热加黄芩；肝脾肾三阴虚损者，兼见经后腹痛绵绵，喜暖喜按，食少便溏，腰膝酸软等，治宜补血养阴，方用小营煎、五福饮等；忧思伤及心脾者，兼见饮食日少，心悸气短，失眠健忘等，治宜补益心脾，方用归脾汤、七福饮等。

血虚经行后期xuèxūjīngxínghòuqī 病证名。属经行后期症型之一。多因素患失血，或大病、久病，或产乳过多，耗伤阴血，以致血海空虚，冲任不足，胞宫不得按时满溢，导致月经过期而来。症见经期错后七八天以上，血量较少、色淡，面色萎黄，皮肤不润，眼花心悸，小腹空痛喜按，身体瘦弱等。治宜补血养营益气。方用人参养荣汤、当归补血汤、人参滋血汤等。

血虚厥xuèxūjué 厥证之一。因血虚所致。多见于失血、崩漏、产后。《赤水玄珠·厥证门》：“因血虚而得者，脉洪大，宜四物汤加酒炒黄柏、知母。”或用芎归养荣汤等。参见“厥证”条。

血虚咳嗽xuèxūké · sou 病证名。指血虚引起的咳嗽。多因形役阳扰，阴血亏损，火旺克金所致。《症因脉治》卷二：“血虚咳嗽之症，盗汗自汗，潮热骨蒸，下午嗽多，形体黑瘦，五心烦热。”治宜养阴补血，敛阴降火。方用四物汤、归芍地黄汤、天地煎、家秘肝肾丸合黄芩泻白散等。参见“咳嗽”条。

血虚难产xuèxūnánchǎn 病证名。《傅青主女科》下卷：“妊娠有腹痛数日不能生产，人皆曰气虚力弱，不能送子出产门。谁知是血虚胶滞，胞中无血，儿难转身乎。夫胎之成，成于肾脏之精；而胎之养，养于五脏六腑之血。故血旺则子易生，血衰则子难产。所以临产之前，宜用补血之药，补血而血不能遂生，必更兼补气以生之。然不可纯补其气也，恐阳过于旺，则血仍不足。偏胜之害，必有升而无降，亦难产之渐也，防微杜渐，其惟气血兼补乎，使气血并旺，则气能推送，而血足以济之，是汪洋之中自不难转身也，又何有胶滞之患乎。方用送子丹（生黄芪一两，当归一两，麦冬一两，熟地五钱，川芎三钱）。”杨志一《妇科经验良方》：“血虚则子宫濡润不足，不能滑利故难产，宜大补气血，儿易转动，自然降生。”

血虚热xuèxūrè 病证名。《杂病源流犀烛·虚损痨瘵源流》：“有血虚热，必兼燥渴，睡卧不安，宜圣愈汤、人中白丸两方参酌用。”参“发热”“血虚发热”条。

血虚生风xuèxūshēngfēng ❶血液亏虚，筋脉失养，虚风内动的病理变化。❷证候名。由失血、贫血或肝血不足而内生的风证。参“虚风内动”条。

血虚痰xuèxūtán 病证名。因血虚所致的痰证。《症因脉治》卷二：“血虚痰，五心烦热，形体消瘦，六脉细数。”治宜养血化痰。方用加减四物汤加贝母、杏仁、青黛等。参见“痰证”条。

血虚头痛xuèxūtóutòng 病证名。指阴血亏损不能上荣所致的头痛。《兰室秘藏·头痛门》："血虚头痛，当归、川芎为主。"症见眉尖至头角抽痛，善惊惕，脉芤，或见头隐隐作痛，头晕目花，面色㿠白，心悸等。治宜补血为主，可用四物汤加味。本证可见于贫血、血管性头痛等。参见"头痛"条。

血虚痿xuèxūwěi　病证名。痿证之一。见《证治汇补·痿躄章》。多由产后或失血后，血虚不能养筋而致痿证。症见手足痿弱无力，不能行动，面色萎黄等。治宜养血为主。《丹溪心法·痿》："血虚，四物汤加黄柏、苍术煎送补阴丸。"《张氏医通·痿痹门》："阴血衰弱，不能养筋，筋缓不能自收持，故痿弱无力，补血荣筋丸。"参见"痿"条。

血虚心汗xuèxūxīnhàn　病证名。指心胸部独见汗出。多因思虑太过，耗伤心血所致。《医钞类编》卷八："血虚心汗：别处无汗，独心孔一片有汗，思虑多则汗亦多，此病在心，宜养心血。猪心一个，破开带血，入人参、当归二两缝之，煮熟去药，只吃猪心，仍以艾汤调茯神末服之。"亦可用生脉散、六味地黄丸等方。

血虚心悸xuèxūxīnjì　病证名。《不居集》卷二十二："血虚心悸，阴气内虚，虚火妄动，体瘦心悸，五心烦热，面赤唇燥，左脉微弱，或大而无力者是也。"治宜养血益阴，安神定悸。用宁志丸、十四友丸、朱砂安神丸等方。参见"心悸"条。

血虚眩晕xuèxūxuànyūn　病证名。《症因脉治·内伤眩晕》："血虚即阴虚也，形体黑瘦，五心常热，夜多盗汗，睡卧不宁，头面火升，则眼花旋转。火气下降，则旋晕亦止，不比外感之常晕不休，不比痰火之暴发暴作，此血虚眩晕之症也。"多因损伤心脾，肝火炽盛，阴血亏耗而致。治宜滋阴补血为主。血虚无火者，可用归脾汤、补中益气汤、酸枣仁汤等方；血虚有火者，可用天王补心丹、知柏四物汤、知柏天地煎、知柏肝肾丸等方。眩晕可由失血过多所致。《丹溪心法·头眩》："吐衄漏崩，肝象不能收摄荣气，使诸血失道妄行，此血虚眩运也。"治宜补肝养血，益气滋阴等法。参"阴虚眩晕""失血眩晕"条。

血虚眩运xuèxūxuànyùn　病证名。又作血虚眩晕。详该条。

血虚腰痛xuèxūyāotòng　病证名。因血虚筋脉失养所致。《证治要诀·诸痛门》："妇人失血过多，及素患血虚致腰痛者。当益其血。"宜用四物汤加减。

血虚月经过少xuèxūyuèjīngguòshǎo　病证名。属月经过少证型之一。多因素体虚弱，久病失血伤阴，或脾胃损伤，生化之源不足，冲任血虚所致。症见月经量少，或点滴一二天便净，色淡红、质稀。面色萎黄，头晕心悸，小腹空痛等。治宜补血益气健脾。方用人参滋血汤（《产宝百问》：人参、山药、茯苓、当归、熟地黄、白芍、川芎）、人参养荣汤等。

血虚自汗xuèxūzìhàn　病证名。见《世医得效方·大方脉杂医科》。因血虚而致自汗者，伴见心悸惊惕，形瘦烦倦等症。治宜补血敛营为主，用当归建中汤、四物汤加减。血虚有热者，用当归六黄汤。若大失血之后，汗多不止，气随血脱者，急宜补气，用独参汤，后用补益气血之剂。参见"自汗"条。

血眼xuèyǎn　病证名。❶指血浸眼中。初生艰难，血浸眦睚，遂溅渗其睛，以致神瞳不见，名血眼。❷指血脉贯瞳。《保婴易知录》："儿百日内乳嗽不愈，以致血脉贯瞳，而眶紫黑，或白珠红赤如血，亦名血眼。"

血噎膈xuèyēgé　病证名。膈证之一。《医方考》卷三："血噎膈者，或因跌扑，或因大怒，血积胸膈，久久凝结，令人妨碍饮食，得热则宽，得寒则痛是也。"又名血膈。参见该条。

血溢xuèyì　病证名。即出血。指离经之血，溢于体外者。《小儿卫生总微论方》："小儿诸血溢者，由热乘于血气也。血得热则流溢，随气而上。自鼻出者为衄衄。从口出者多则为吐血；少则为唾血。若流溢渗入大肠而下者，则为便血。渗于小肠而下者，为溺血。又有血从耳目牙缝龈舌诸窍等出者，是血随经络虚处著溢，自皮孔中出也。"血溢原因很多，其病机不外乎络伤血溢和气不摄血两类。由于脏腑络脉损伤的部位和程度不同，因此出血的情况和机转亦不一。《灵枢·百病始生》："阳络伤则血外溢，血外溢则衄血；阴络伤则血内溢，血内溢则后血。"气为血之帅，故血脱可导致气衰，气衰不能摄血也可引起出血，两者有密切关系。如果出血不止，或大量出血，即有导致虚脱的危险。络伤血溢，宜以止血为主，因热的宜清热止血；因寒的宜温经止血；因血瘀的宜消瘀止血；因气不摄血的，宜固气摄血。参见"小儿大衄""小儿吐血""九道出血""大便下血""小儿溺血""鼻衄""舌衄"条。

血翳包睛xuèyìbāojīng　病名。见《银海精微》。又名彩云捧日。多系肝肺风热壅盛，心火内炽，瘀血凝滞所致。常并发于椒疮，由赤膜下垂演变而来。本症"眼中赤涩，肿痛泪出，渐有赤脉通睛，常时举发，久则发筋结厚，遮满乌睛，如赤肉之相，故名曰血翳包睛"（《银海精微》）。治宜清热祛风，凉血散瘀，可选用菊花通圣散或破血红花散加减。外点石燕丹。参见"赤膜下垂"条。

血胤疮xuèyìnchuāng　出《外科启玄》卷六。即腋疬。见该条。

血瘿xuèyǐng　病名。出《三因极一病证方论》卷十五。多因肝火暴盛，逼血沸腾，复被外邪所搏而致。症见颈生瘿块，皮色紫红，上有交叉露现的赤脉红丝。治宜滋阴抑火，养血化瘀。用芩连二母丸，或以海藻、海蛤、昆布、泽泻、猪靥、黄芩、黄连、川贝等合四物汤加减治疗。相当于颈部血管瘤。

血壅xuèyōng　病证名。《医学入门·怪疾》："遍身忽然肉出如锥，既痒且痛，不能饮食，此名血壅。若不速治，溃而脓出。以赤皮葱烧灰，淋洗。吃豆豉汤数盏，自安。"此证由风热内扰血分所致。如火盛则肉起疙瘩如锥，甚或疼痛。风盛则作痒更甚。

血瘀xuèyū　❶由于气滞、气虚、血虚、外伤、阴寒内盛等各种原因，导致血液郁滞于一定部位的病理变化。❷证候名。血液瘀滞的各种病证。详"瘀血"条。

血瘀崩漏xuèyūbēnglòu　病证名。属崩漏证型之一。多因经期、产后、余血未尽，或夹外感，内伤，以致瘀血停滞于内，冲任失调，瘀血不去，新血难安，血不归经发为崩漏。症见阴道突然出血，量多不止，或血量虽少而淋沥不断；色紫黯有块，小腹疼痛拒按，血块排出后疼痛减轻。治宜活血行瘀。方用佛手散合失笑散，或用逐瘀止崩汤（《安徽中医验方选集》：当归、川芎、三七、没药、五灵脂、丹皮炭、炒丹参、炒艾叶、阿胶、乌贼骨、龙骨、牡蛎）。

血瘀不孕xuèyūbùyùn　病证名。病因情志内伤气血运行不畅，或感受寒邪，血被寒凝，以致瘀血停滞，内阻冲任胞脉不能摄精受孕。症见经期错后，经行涩滞不畅，血块较多，腹痛拒按等。气滞血瘀者，兼见胸胁胀满，烦躁易怒，乳房胀痛，治宜行气理血，方用《医林改错》血府逐瘀汤；寒邪客于胞中者，兼见手足不温，小腹凉痛，治宜温经散寒，方用《医林改错》少腹逐瘀汤。

血瘀动血xuèyūdòngxuè ❶病机。指瘀血阻塞，血溢脉外的病机。可出现出血而血色紫暗、夹瘀块，或局部刺痛、固定，或见青紫肿块，舌紫或有斑点，脉涩等。❷证候名。指热入血分，耗血动血，导致络脉瘀阻，可出现瘀斑及出血并见证候。参见“热入血分”条。

血瘀风燥xuèyūfēngzào ❶瘀血内阻，新血不生，化燥生风的病理变化。❷证候名。常见肌肤甲错，皮肤干涩脱屑、瘙痒，或眩晕，肢体麻木，舌紫暗或有斑点，脉细涩等症。

血瘀化热xuèyūhuàrè 指瘀血郁积，日久化热的病机及其相关证候。详“瘀血发热”条。

血瘀经闭xuèyūjīngbì 病证名。多因气滞、寒阻，经脉血行涩滞，瘀阻冲任胞脉，积久而成经闭。症见经闭不行，小腹疼痛拒按。治宜活血祛瘀，通经。方用膈下逐瘀汤。偏于气滞者，重用乌药、延胡索、枳壳、香附；兼寒者，加肉桂、炮姜。或用血府逐瘀汤等方加减。

血瘀经行后期xuèyūjīngxínghòuqī 病证名。多因气滞、寒凝，以致血瘀内阻冲任，经血不能按时下达胞宫所致。气滞血瘀者，症见经期错后，经量涩少，血色紫黯，血块较多，小腹胀痛，治宜行气活血化瘀，方用过期饮；寒凝血瘀者，症见小腹冷痛，拒按，血块去后则舒，治宜温经活血化瘀，方用少腹逐瘀汤。

血瘀脾泛xuèyūpìfàn 病证名。见《证治准绳·杂病》。《张氏医通》卷八：“谓脾内之肉，紫瘀浮泛，甚则如细泡无数，相连成片。盖脾血滞又不忌火毒燥腻，致积而不散，或碎脾出血冒风所致，宜活血为主，并用开导。”与睑停瘀血相类，参见该条。

血瘀痛经xuèyūtòngjīng 病证名。多因经期产后，余血未尽，继受寒凉，或情志内伤等，致使宿血停滞，凝结成瘀，内阻冲任胞脉，碍血下行，血滞胞中。症见经前或经行之时，小腹刺痛拒按，经血量少、有块，血块下后痛减。治宜活血祛瘀。方用膈下逐瘀汤、琥珀散（三棱、莪术、丹皮、肉桂、延胡索、乌药、刘寄奴、当归、赤芍、熟地黄）。

血瘀痿xuèyūwěi 病证名。痿证之一。见《证治汇补·痿躄章》。多由产后恶露未尽，或跌仆损伤，瘀血不消所致。症见四肢痿软，不能运动，兼见疼痛、脉涩等症。治宜活血行瘀为主。用桃红四物汤加味，或用归梢汤。参见“痿”条。

血瘀腰痛xuèyūyāotòng 病证名。腰痛之一。见《医学入门》卷四。又名沥血腰痛。详该条。

血瘀月经过少xuèyūyuèjīngguòshǎo 病证名。多因寒凝气滞，瘀血内停，冲任血行不畅所致。因寒凝者，症见经行量少，色黯有块，小腹凉而痛甚于胀，拒按，喜得温热，血块排出后则痛稍减，治宜温经活血行瘀，方用少腹逐瘀汤，或用过期饮；因气滞者，症见经血量少，色紫有块，小腹胀甚于痛，排气较舒，治宜行气活血，方用膈下逐瘀汤，七制香附丸等。

血余xuèyú ❶头发。发的荣枯与血气盛衰有密切关系，故有发为血之余的说法。参“发”条。❷指断生虫的病症。见《外科证治全书》：“十指断坏，唯有筋连，无节肉，虫出如灯心，长数寸，遍身绿毛，名血余，用茯苓、胡黄连煎服即愈。”❸口生肉球有根如线的病症。见《验方新编》：“口生肉球有根如线，吐出乃能饮食，捻之，其痛入心。此名血余症。”

血余散xuèyúsǎn 《圣济总录》卷七十方。乱发灰一钱，人中白半两，麝香半钱。同研匀，每用一小豆许，吹入鼻中。治鼻衄久不止。

血余炭xuèyútàn 中药材。出《本草蒙筌》。为人发制成的炭化物。苦，平。入肝、胃经。收敛止血，散瘀，利尿。治咯血，吐血，鼻衄，齿龈出血，尿血，便血，崩漏，小便不通。内服：煎汤，5～10g；研末服，每次0.9～1.5g。本品主含碳素及灰分，内含钙、钠、钾、锌、铜、铁、锰等。本品可止血、抗炎、抗菌。头发制剂毒性小，炮制后毒性增加。

血郁xuèyù 病证名。六郁之一。《丹溪心法》卷三：“血郁者，四肢无力，能食便红，脉沉。”因暴怒、挫闪、劳役过度，饥饱不调等所致。《杂病源流犀烛·诸郁源流》：“盛怒叫呼，挫闪，饥饱劳役，致胸胁间常如针刺痛，或能食，小便淋，大便红，脉沉芤而涩，是血郁。”治宜和血解郁。用血郁汤、四物化郁汤等方。参见“六郁”“郁证”条。

血郁汤xuèyùtāng 《证治准绳·类方》第二册方。香附二钱，牡丹皮、苏木、山楂、赤曲、穿山甲、降香、通草、麦芽各一钱，红花七分。水、酒煎，去滓，入桃仁泥七分、韭汁半盏，和匀服。治挫闪跌仆，身有痛处，胸膈不宽，大便黑色。

血菀xuèyù 病机。血液郁积。《素问·生气通天论》：“阳气者，大怒则形气绝，而血菀于上，使人薄厥。”

血脏xuèzàng 见《太平惠民和剂局方》。即胞宫。详该条。

血燥生风xuèzàoshēngfēng 即血虚风燥，详见该条。

血胀xuèzhàng 病证名。鼓胀之一。《世医得效方·胀满》：“烦躁嗽水，迷忽惊狂，痛闷喘息，虚汗厥逆，小便多、大便黑，名血胀。”《医钞类编·胀病门》：“血胀，瘀蓄死血作胀。”《张氏医通·鼓胀》：“蓄血成胀，腹上青紫筋见，或手足有红缕赤痕，小水利、大便黑。金匮下瘀血汤，不应，抵当丸去水蛭，加樗鸡做丸，空腹日进梧子大三丸，血下止后服，轻则散血消胀汤。”《杂病源流犀烛·肿胀源流》：“有因血热而胀者。必喘躁，虚汗，肢厥，溲赤，屎黑而胀。宜人参芎归汤。”参见“鼓胀”条。

血枕痛xuèzhěntòng 病名。见《皇汉医学·产科发蒙》。即儿枕痛，详该条。

血蒸xuèzhēng 病证名。见《诸病源候论·虚劳骨蒸候》。即内蒸。又为二十三蒸之一。详“五蒸”“二十三蒸”条。

血癥xuèzhēng 病证名。癥病之一。《杂病源流犀烛·积聚癥瘕痃癖痞源流》：“其有脏腑虚弱，寒热失节，或风冷内停，饮食不化，周身运行之血气，适与相值，结而生块，或因跌扑，或因闪挫，气凝而血亦随结，经络壅瘀，血自不散成块，心腹胠胁间苦痛，渐至羸瘦，妨于饮食，此之谓血癥。”《溪医述·外候问答》：“血癥者何？曰：脏腑气虚，风冷相侵或饮食失节，与血气相搏，适值经水往来，经络痞塞，恶血不除，结聚成块也。”治法初起宜活血散瘀，日久脏气虚弱，则用扶正祛邪。可选用沈氏血癥丸，化癥回生丹、膈下逐瘀汤、少腹逐瘀汤、鳖甲煎丸等方。参见“癥病”条。

血证xuèzhèng 病证名。泛指以出血为主要症状的一类病证，如吐血、呕血、咯血、衄血、便血、尿血及外伤出血、妇科经带胎产出血等。见清代唐容川著《血证论》。现中医临床也有将血液系统疾病作血证专科者。参见“血证论”条。

血证论xuèzhènglùn 内科著作。《中西汇通医书五种》之一。8卷。清代唐容川撰。刊于1884年。卷一为血证总论；卷二至卷六对血上干、血外渗、血下泄、血中瘀证及失血兼见诸证的170余种血证的辨证治疗作了较详细的探讨；卷七至卷八为方论，共收200余方。总结归纳治疗出血证的四大法则——“止血、消瘀、宁血、补血”，论证用药颇有独到之处。1949年后有单行排印本。

血之府xuèzhīfǔ 指脉管。《素问·脉要精微论》：“夫脉者，血之府也。”详“脉”条。

血脂康胶囊xuèzhīkāngjiāonáng 中成药。见《中华人民共和国药典（一部）》(2020)。红曲，以上一味药，按胶囊剂工艺制成，每粒装0.3g。口服。一次2粒，一日2次，早晚饭后服用；轻、中度患者一日2粒，晚饭后服用。或遵医嘱。化浊降脂，活血化瘀，健脾消食。用于痰阻血瘀所致的高脂血症，症见气短、乏力、头晕、头痛、胸闷、腹胀、食少纳呆；也可用于高脂血症及动脉粥样硬化所致的其他的心脑血管疾病的辅助治疗。

血脂康片xuèzhīkāngpiàn 中成药。见《中华人民共和国药典（一部）》(2020)。本品为红曲经加工制成的片剂。每片重0.4g。口服。一次2片，一日2次，早晚饭后服用；轻、中度患者一日2片，晚饭后服用，或遵医嘱。化浊降脂，活血化瘀，健脾消食。用于痰阻血瘀所致的高脂血症，症见气短、乏力、头晕、头痛、胸闷、腹胀、食少纳呆；也可用于高脂血症及动脉粥样硬化所致的其他的心脑血管疾病的辅助治疗。

血胵xuèzhì 古病名。出《五十二病方》。即血痔。详该条。

血痔xuèzhì 病名。出《五十二病方》。《诸病源候论》卷三十四：“因便而清血随出者血痔也。”即有明显便血症状的内痔。治疗见“内痔”条。

血痣xuèzhì 病名。指皮肤或黏膜局部毛细血管持续扩张而致的皮肤病。见《外科正宗》卷四。多为先天性或由肝经怒火郁结而成。好发于面、颈、躯干等处，亦可发生于黏膜。初起痣色鲜红或呈紫红，境界分明，渐大如豆，略高出皮面，表面光滑，压之不褪色，触破时则流鲜血，发生数目不定，进展缓慢，无自觉症状。治疗用冰蛳散枯去本痣，用珍珠散外敷，直至生皮而愈。如触破出血，可用花蕊石散敷之；出血甚者，内服凉血地黄汤。即血管痣。

血滞不孕xuèzhìbùyùn 病证名。不孕症型之一。《叶氏女科证治》：“妇人血虚经滞，蓄积不行，小腹疼痛，久不成胎，宜五物煎（当归、熟地黄、白芍、川芎、肉桂）。”

血滞腹痛xuèzhìfùtòng 病证名。指血行凝滞所致的腹痛。《症因脉治》卷四：“血滞腹痛之症，不作胀，不饱满，饮水作呃，遇夜更痛，痛于一处，定而不移，服行气消化之药不应，以热物熨之稍减，此血滞停瘀之症也。”多因七情郁结或饮食不节、跌仆损伤，瘀血凝滞所致。治宜活血祛瘀为主，方用桃仁承气汤、桃仁当归汤、戊己汤、少腹逐瘀汤等。参见“瘀血腹痛”条。

血滞经闭xuèzhìjīngbì 病证名。见《妇人良方大全》卷一。多因情志不畅，气郁血滞，或经期涉水感寒，寒搏于血，血行涩滞，冲任阻闭，经血不能下达胞宫所致。症见经闭不行，面色紫黯，下腹疼痛拒按，或痛引胸胁。治宜开郁行滞，活血通经。方用通瘀煎加桃仁、丹参、泽兰、牛膝。因寒者，多兼形寒肢冷，小腹凉痛喜得温热，治宜温经活血行瘀。方用琥珀散。

血肿xuèzhǒng 病证名。指水肿以血瘀为主者。《丹溪心法·水肿》：“其皮间有红缕赤痕者，此血肿也。”多因瘀血留滞，血化为水所致。主要表现为四肢浮肿，皮肉间有红丝血痕，或妇女经水先断，后见水肿，少腹胀痛拒按，小便清长等。治宜活血祛瘀，用续断饮、桃红四物汤、代抵当汤、小调经散等方。四肢肿甚，则兼治水，五皮饮加当归、白芍、蒲黄、丹皮、桃仁，或用干漆、雄黄，醋丸，麦芽汤下。参见“水肿”条。

血主濡之xuèzhǔrúzhī 生理。血液功能的概括。《难经·二十二难》：“气主呴之，血主濡之。”濡，滋养。指血有濡养全身脏腑组织的功用。参见“血”条。

xun

熏草xūncǎo 中药材。出《山海经》。为零陵香之别名，详该条。

熏法xūnfǎ 外治法之一。出《五十二病方》。外科用熏法有热气熏和烟熏两种，是借助药力和热力的作用，促使腠理疏通、气血流畅，达到消肿、止痛、止痒、祛风的目的。多用于肿疡初起、痔疾或皮肤病等。①热气熏法：以药水煎沸于小口锅中，使患处对准锅口直熏之。②烟熏法：又名药拈子熏、神灯照法，即按证用药，将药研为细末，以棉纸裹药搓捻，或油浸之，用时燃点烟熏患处。

熏剂xūnjì 中药剂型。也称烟熏剂，即药材借助某些易燃物质，经燃烧产生的烟雾而杀虫、灭菌和预防、治疗疾病，或利用燃烧产生的温热来治疗疾病的制剂。

熏灸xūnjiǔ 灸法之一。用水煮艾或其他药物以其热气熏患处；或用火燃艾以其烟熏患处称为熏灸。《肘后备急方》：“中风掣痛，不仁不随，并以干艾斛许，揉团纳瓦甑中，并下塞诸孔，独留一目，以痛处着甑目而烧艾熏之，一时即知矣。”

熏炉xūnlú 熏烧香料的器具。亦称香炉。我国在室内熏香的习俗始于战国时期，将香药置于炉中点燃，香气透出，具有清洁空气、除湿杀虫、消毒辟秽、芳香怡情等作用。其中具代表性的为汉代博山炉。

熏陆香xūnlùxiāng 中药材。出《名医别录》。为乳香之别名，详该条。

熏梅xūnméi 中药材。见《现代实用中药》。为乌梅之别名，详该条。

熏脐法xūnqífǎ 外治法。以熏灸脐部治疗疾病的方法。《寿世保元》：“益府秘传太乙真人熏脐法，能补诸虚百病，益寿延年。麝香五分为末入脐内，后用药末放麝香上，将面作圈围住，上用槐皮灸一百二十壮，不时需换槐皮。龙骨、虎骨、蛇骨、丁香、胡椒、夜明砂、五灵脂、小茴香、两头尖、青盐，右各等分，共为末，入脐中，用艾灸之……有拔病除毒，起死回生之功。”

熏洗疗法xūnxǐliáofǎ 特殊疗法。即用药物煎汤的热蒸汽熏蒸患处，并用温热药液淋洗局部，以治疗各种病证的方法。

熏牙子xūnyázǐ 中药材。见《陕西中药志》。为天仙子之别名，详该条。

熏眼法xūnyǎnfǎ 中医眼科外治方法。见《秘传眼科龙木论》。以药物煎水，用其蒸腾之热气熏治眼疾。适用于眼部干涩、痒、痛诸证。

熏衣草xūnyīcǎo 中药材。见《广西本草选编》。为零陵香之别名，详该条。

熏蒸疗法xūnzhēngliáofǎ 特殊疗法。即用药物加水煮沸后所产生的药蒸汽熏蒸患处，以治疗骨伤科疾病的方法。

寻xún 切脉指法。切脉时用不同的指力和手法候测脉象，重指力而沉取为按。《诊家枢要》："持脉之要有三：曰举，曰按，曰寻。轻手循之曰举，重手取之曰按，不轻不重委曲求之曰寻。"参见"举""按"条。

寻常渴xúnchángkě 即渴。为与消渴区别，故称寻常渴。《证治准绳·杂病》："口燥咽干，此寻常渴，非三消证。"详"渴"条。

寻风藤xúnfēngténg 中药材。见《本草纲目》。为青风藤之别名，详该条。

寻骨风xúngǔfēng 中药材。出《植物名实图考》。又名巡骨风、清骨风、白面风、白毛藤、黄木香、猴耳草。为马兜铃科植物绵毛马兜铃 *Aristolochia mollissima* Hance 的根茎或全草。主产于江苏、河南、江西等地。辛、苦，平。入肝经。祛风除湿，活血止痛。治风湿痹痛，肢体麻木，筋骨拘挛，跌打损伤，胃腹疼痛，疝痛。煎服：9～15g。本品含马兜铃酸A及D、绵毛马兜铃内酯、马兜铃内酯、生物碱、挥发油、内酯等。挥发油及总生物碱对大鼠实验性关节炎有明显预防作用。粉及煎剂对小鼠艾氏腹水瘤有抑制作用。煎剂在体外对葡萄球菌有抑制作用。

寻痛丸xúntòngwán 《世医得效方》卷十八方。生草乌（去皮尖）、乳香（火熨）、没药（火熨）、五灵脂各三两，麝香少许。为细末，酒糊为丸，指头大，朱砂五钱为衣，每服一丸，薄荷、生姜研汁磨化服。功能止痛清心，行气活血。治外伤而致的疼痛。

巡骨风xúngǔfēng 病证名。见上海中医学院《中草药学》。即寻骨风，详该条。

巡经传xúnjīngchuán 见《此事难知》。即循经传。见该条。

巡经得度传xúnjīngdédùchuán 伤寒传变形式之一。见《此事难知》。伤寒由太阳经径传厥阴经，称巡经得度传。因其他阴经不上头部，只有厥阴肝经和督脉上行，与足太阳交于巅顶百会穴之故。

蛔癞xúnlài 病名。出《诸病源候论》卷二。由土癞之毒，潜注脾脏，流于四肢，积久身体沉重，手足肘膝腐烂，脓血臭秽，或指趾毁落。相当于晚期瘤型麻风。

循法xúnfǎ 刺法名。指入针后，用手指于针刺穴位所在之经络上下推循以促使得气的方法。《针经指南》："循者，凡下针于属部分经络之处，用手指上下循之，使气血往来而已。"《针灸问对》："下针后，气不至，用手上下循之，假如针手阳明合谷穴，气若不至，以三指平直，将指面于针边至曲池，上下往来抚摩，使气血循经而来。"本法源于《素问·离合真邪论》："扪而循之。"

循脊xúnjǐ 经外奇穴别名。出《针灸集成》。即长谷。见该条。

循际xúnjì 经外奇穴别名。出《备急千金要方》。即长谷。见该条。

循经病理反应xúnjīngbìnglǐfǎnyìng 在体表上发生的具有循经特征的病理现象。它主要反映病理生理和经脉皮部之间的某些规律性联系。马王堆汉墓帛书和《灵枢》所载的经脉病候均有这方面的内容。后世的主要针灸著作，亦多有载述。循经病理反应有多种多样的表现，按其可见与否，自发还是诱发，以及具体呈现形式等，又分感觉性循经病理反应（又称循经性感觉病）和可见性循经病理反应两种，详见各条。

循经传xúnjīngchuán 病机。指外感热病按六经顺序传变所出现各经证候的传变方式。《此事难知·太阳六传》："太阳传阳明胃土者，名曰巡（循）经传，为发汗不彻，利小便，余邪不尽，透入于里也。"《医学心悟·伤寒纲领》："传经者，由太阳传阳明，由阳明传少阳，由少阳传太阴，由太阴传少阴，由少阴传厥阴。此名循经传也。"参见"传经"条。

循经感传xúnjīnggǎnchuán 针灸经络学名词。指当患者接受针灸等刺激时常出现的从被刺激穴位开始，沿着经络路线传导的酸、麻、胀、痛、蚁走感或流水感等特殊的感觉或各种皮肤改变。

循经感传现象xúnjīnggǎnchuánxiànxiàng 指沿经络路线出现的一种感觉传导现象。参见"经络感传"条。

循经接气法xúnjīngjiēqìfǎ 即接经行气法。见该条。

循经考穴编xúnjīngkǎoxuébiān 针灸经脉专书。2卷。约成书于17世纪初（明末）。撰人佚名。此书专论经脉流注，对于经脉经穴进行了较详细的考证，并附人体脏腑内景图。现有1955年群联出版社的影印本。

循经性感觉病xúnjīngxìnggǎnjuébìng 即感觉性循经病理反应。详该条。

循经性皮肤病xúnjīngxìngpífūbìng 见"可见性循经病理反应"条。

循经性疼痛xúnjīngxìngténgtòng 见"感觉性循经病理反应"条。

循经性异感xúnjīngxìngyìgǎn 见"感觉性循经病理反应"条。

循经选穴法xúnjīngxuǎnxuéfǎ 指本经罹病即在本经的循行路线上选取穴位的方法。又称本经选穴法。本法早在《内经》中已有论述。所谓"按其所以之经以调之"。亦为后世医家所重视。《针灸问对》："病随经所在，穴随经所取，庶得随时应变之理。"又《医学入门》："因各经之病而取各经之穴者最为要诀。"一般分远取和近取两种。远取者以头面躯干部疾患选取四肢肘膝关节以下的本经穴位，如阳明头痛取合谷，胃脘疼痛取足三里，近取者以选取病所较近的本经穴位，如肝区疼痛取章门，鼻塞不闻取迎香等。

循衣摸床xúnyīmōchuáng 症名。出《伤寒论·辨阳明病脉证并治》。亦作捻衣摸床。指患者神昏时，二手不自主地抚摸衣被或床缘的动作。多见于邪盛正虚或元气将脱的危重病候。《伤寒括要》卷上："循衣摸床，必兼见撮空及怵惕。肝主筋，肝热甚，故动惕也……仲景主下者，因其不大便也。若内无燥屎，而脉重按无力者，往往以大补气血而愈。此法外之变通也。"参见"撮空理线"条。

循元xúnyuán 经外奇穴别名。出《针灸集成》。即长谷。见该条。

训疽xùnjū 病名。见《疮疡经验全书》卷三。即熛疽，见该条。

汛期xùnqī 指经期。见《赤水玄珠》。

徇蒙xùnméng 症名。出《素问·五藏生成》。❶徇，目动；蒙，蒙昧不明。徇蒙，即目眩动不明。❷徇，急骤、迅速；蒙，蒙昧不明。徇蒙，即目暴盲。

巽风廓xùnfēngkuò 眼的八廓名称之一。用八卦配自然界八种物质现象命名者。见《杂病源流犀烛》卷二十二。即风廓。详该条。

巽廓xùnkuò 眼的八廓名称之一，用八卦命名者。见《证治准绳·杂病》。即风廓。详该条。

巽顺丸xùnshùnwán 《张氏医通》卷十三方。乌骨白丝毛鸡（男取雌鸡，女取雄鸡，用嫩者，水浸死，去毛，竹刀剖胁，出肫肝，去秽，留内金，并去肠垢，仍入腹内）一只，乌贼骨（童便浸，晒干为末，微炒黄）四两，藘茹（即茜根）一两，鲍鱼四两。后三味入鸡腹内，用陈酒、童便各二碗，水数碗，砂锅中旋蒸旋添，糜烂汁尽，捣烂焙干，骨用酥炙，共为细末，干山药末调糊为丸，梧桐子大，每服五十至七十丸，空腹百劳水送下。治妇人倒经，血溢于上，男子咳嗽吐血，左手关、尺脉弦，背上恶寒，有瘀血者。

潠xùn 外治法之一。喷洒。古代以冷水浴使病人降温的方法。《伤寒论·太阳病篇》："病在阳，应以汗解之，反以冷水潠之，若灌之，其热被劫不得去……"

X

-Y-

ya

丫叉毒yāchādú 病名。出《医宗金鉴》卷六十八。即虎口疔。见该条。

丫刺毒yācìdú 病名。出《疡医准绳》卷三。即虎口疔。见该条。

丫毒yādú 病名。《外科证治全书》卷三。即虎口疔。见该条。

丫痈yāyōng 病名。出《疡医大全》卷十九。即手丫发。见该条。

丫指yāzhǐ 病名。出《外科证治全书》卷三。即虎口疔。见该条。

丫指毒yāzhǐdú 病名。出《外科活人定本》卷二。即手丫发。见该条。

压垫yādiàn 正骨辅助器械。又名固定垫。为夹缚固定的重要组成部分，能防止骨折复位后再移位和矫正成角、侧方移位的骨折。取材要求质地柔韧，有一定形状和支持力，以能吸水的毛边纸或棉花为宜。根据需要制成各种形状的压垫。常用的有平垫、塔形垫、梯形垫、分骨垫、葫芦垫、横垫等。

压法yāfǎ 推拿手法。见《诸病源候论·目暗不明候》。用手指、手掌或尺骨鹰嘴突用力向下进行按压，与按法相似，但用力较重。多用于肌肉较丰厚的部位。有行气活血，舒筋止痛等作用。参见"按法"条。

压舌板yāshébǎn 器械名。一为烙法中用以检查、治疗喉瘤、乳蛾等之铜制专用器械。略呈弯形或直形。治疗时压迫舌部，以保护舌部和下唇部等处，以免烙铁烫伤。另一种为普通压舌板（有铜制、银制、骨制、象牙制以及竹制）。较前压舌板稍窄，用以暴露喉关各部，以便诊查。

压痛点yātòngdiǎn 指按压体表时所发现的疼痛部位。针灸取穴都非常注重感应。《内经》所说的"按之应手而痛"就是这个意思。压痛反应点作为穴位使用称阿是穴。参见该条。

压掌散yāzhǎngsǎn 《摄生众妙方》卷六方。麻黄二钱半，炙甘草二钱，白果（打碎）五个。水煎，临卧服。治哮喘痰嗽。

压椎法yāzhuīfǎ 推拿方法。在背部选择脊柱有压痛的棘突，以拇指或其他手指左右滑动地用力按压。常用治疟疾及各种脏腑疾患。

押法yāfǎ 推拿手法名。见《诸病源候论·虚劳体痛候》。用指腹压在局部不动，比压法要轻。

押手yāshǒu 指针刺时用来按压穴位配合进针的手称押手。一般习用左手。押手具有固定穴位，防止针体弯曲，减轻进针疼痛而使进针顺利等作用。《难经·七十六难》中"知为针者信其左"的描述即是对押手作用的重视。

押手法yāshǒufǎ 指针刺时，如何使用押手协助刺手进针的方法。临床常用的有指切押手法，撮捏押手法，舒张押手法，骈指押手法等数种。详各该条。

鸦叉yāchā 病名。出《疡医准绳》卷三。即手丫发。见该条。

鸦胆子yādǎnzǐ 中药材。出《本草纲目拾遗》。又名苦参子。老鸦胆。为苦木科植物鸦胆子 *Brucea javanica*（L.）Merr. 的干燥成熟果实。主产于广东、广西。苦，寒，有小毒。清热解毒，截疟，止痢；外用腐蚀赘疣。①用于痢疾，疟疾；外治赘疣，鸡眼。治阿米巴痢疾，早期血吸虫病，疟疾，溃疡性结肠炎，妇女滴虫性阴道炎，阿米巴原虫性阴道炎。内服：0.5～2g，用龙眼肉包裹或装入胶囊吞服。外用适量。每次10～15粒，一日2次（去壳，用龙眼肉包裹或装胶囊吞服）。②治赘疣，鸡眼，捣烂敷。③治灰指甲，鸦胆子油涂。④现将鸦胆子油制成注射剂，用于多种癌症。服用过量可引起恶心、呕吐、腹痛、腹泻、呼吸减慢，甚至四肢麻痹。孕妇忌服。本植物的根名老鸦胆根，煎服治疟疾。果实含生物碱：鸦胆子碱、鸦胆宁；苷类：鸦胆灵、鸦胆子苷。还含鸦胆子酚、鸦胆子酸等。种子含鸦胆子苦醇和多种鸦胆子苦素。果核含鸦胆子苦内酯、鸦胆子毒素。果实还含金丝桃苷等。种子含香树脂醇等。种仁油含油酸等。鸦胆子仁及其有效成分（苷类）体外和体内（动物）实验对阿米巴原虫有杀灭或抑制作用，唯毒性较大。种仁及其水浸液对鸡疟有效。临床上对阿米巴滋养体的疗效较包囊为佳。对鞭虫、蛔虫及绦虫也有一定的驱除作用。鸦胆子仁或油对正常皮肤或黏膜面有刺激作用，对赘疣细胞可使细胞核固缩，细胞坏死、脱落。鸦胆子油乳剂等可抗肿瘤。鸦胆子有明显毒性，主要为溶于水、具有苦味的部分。鸦胆子仁可致角膜上皮剥落。

鸦啗疮yādànchuāng 病证名。一种皮肤慢性疮疡。出《疮疡经验全书》卷二。由脏腑虚寒，气血衰少，热邪侵袭肌肤而成。此症可发于全身皮肤，初起疮形如钱孔，肿痛突起，后渐溃烂，色黑流水，疮面凹陷，形似乌鸦所啄之状。治宜扶正解毒，内服四妙散加减。外用鸦啗散干掺。

鸦啗散yādànsǎn 《疮疡经验全书》卷一方。老鸦毛（烧灰）、大红绒灰、黄丹各一钱，珍珠、枯矾各五分，冰片一分，轻粉三分，麝香少许。为细末，先用苦茶水洗净疮面，后用少许干掺患处。治鸦啗疮，症见皮肤上生疮，烂似鸦啗。

鸦黄yāhuáng 病证名。三十六黄之一。《太平圣惠方》卷五十五："鸦黄者，十指青绿，舌上生黑点，唇口青黑，身如黄铜。"宜用治胆黄方及点烙法。参见黄疸有关条。

鸦片yāpiàn 中药材。出《本草纲目》。又名阿片、阿芙蓉、亚片。为罂粟科植物罂粟 *Papaver somniferum* L. 的未成熟果实经割破果皮后流出的乳汁干燥而得。酸、涩，温，有毒。入肺、肾、大肠经。敛肺，止咳，涩肠，止痛。治久咳，久泻，久痢，脱肛，心腹及筋骨诸痛。内服：入丸、散，一次0.03～0.1g，一日量0.1～0.4g。有成瘾性，不可长期持续应用。肝功能严重不全、肺源性心脏病、支气管哮喘患者及婴儿、哺乳期妇女均忌服。本品含多种生物碱，内有吗啡、可待因、罂粟碱、那可汀等。又含豆甾醇、环鸦片甾烯醇、树脂等。吗啡有显著的镇痛作用，并有催眠作用；对呼吸中枢有高度的选择性抑制作用，小剂量即使呼吸变慢。吗啡的止咳作用也很强，主要是对咳嗽中枢的抑制，但因易于成瘾而少用。可待因镇咳作用不及吗啡强而成瘾性低，主要用于镇咳。那可汀具有与可待因相等的镇咳作用，但无其他中枢抑制作用。罂粟碱对各种平滑肌、大的动脉血管有直接松弛作用，可用于外周动脉或肺动脉栓塞。吗啡可兴奋延髓催吐化学感受区，引起恶心、呕吐。治疗量吗啡可提高平滑肌等肌肉张力，引起胆绞痛、排尿困难等。吗啡还能抑制消化腺的分泌和肠管的蠕动，有止泻和导致便秘作用。吗啡急性中毒具有昏睡、瞳孔缩小和呼吸抑制三大特征；慢性中毒即吗啡瘾。罂粟碱口服毒性甚低，但静脉注射可致心律失常而死。那可汀无明显毒性。

鸦燕草yāyàncǎo　中药材。❶见《广西本草选编》。为肺形草之别名。详该条。❷见《广西本草选编》。为拦路虎之别名。详该条。

鸭儿芹yā·erqín　中药材。见《国药提要》。又名三叶、鸭脚板、鹅脚板。为伞形科植物鸭儿芹 *Cryptotaenia japonica* Hassk. 的茎叶。全国大部分地区均有分布。辛、苦，平。清热解毒，活血消肿。①治肺炎，肺脓肿，百日咳，淋病，小便不利，疝气。煎服：9~15g。②治痈疽疔肿，跌打损伤，带状疱疹，皮肤瘙痒。捣敷或煎水洗。果实名鸭儿芹果，治食积。茎叶含挥发油，其中有α-及β-蒎烯、莰烯、对聚伞花素以及γ-松油烯等。还含4-羟基鞘氨酸等。煎剂在体外对金黄色葡萄球菌有抑制作用。

鸭儿芹根yā·erqíngēn　中药材。见《贵州民间方药集》。为伞形科植物鸭儿芹 *Cryptotaenia japonica* Hassk. 的根。辛，温。发表散寒，止咳化痰、活血止痛。治风寒感冒，咳嗽，跌打损伤。煎服：6~15g。

鸭公青yāgōngqīng　中药材。见《全国中草药汇编》。为老鼠耳之别名，详该条。

鸭怪yāguài　病名。见《中医外科学》（上海中医学院编）。由禽类血吸虫尾蚴侵入肌肤而成。多见于养鸭地区的农民，有接触秧田水的病史。以小腿伸侧常见，而陷于泥中的脚部则不发病。其皮损为绿豆到黄豆大丘疹或丘疱疹，疱底绕以红晕，散在分布，剧痒，严重者从膝部到踝部红肿明显。以外治为主，用三黄洗剂或射干溶液外搽，或用枯矾粉、青黛散外扑。上下工前用防护用具或涂保护性药膏以资预防。即禽类血吸虫尾蚴皮炎（属于稻田皮炎的一种）。

鸭脚艾yājiǎo'ài　中药材。出《生草药性备要》。又名鸭脚菜、四季菜、珍珠菊、鸡甜菜、刘寄奴。为菊科植物白苞蒿 *Artemisia lactiflora* Wall. ex DC. 的全草。分布于华东及中南、西南地区。辛、甘，平。清肺，利湿，活血，解毒。①治肺热咳喘，泄泻，慢性肝炎，肝硬化，肾炎水肿，白带，痛经，闭经，产后瘀滞酸痛。煎服：9~15g。②治跌打损伤。煎服或捣敷；烫火伤。取汁涂或研末油调敷；外伤出血。研末撒。孕妇忌服。全草含挥发油，内有白苞蒿烯醇、匙叶桉油烯醇、对聚伞花素、蒎烯、龙脑、脱肠草素等。花、叶还含白花蒿素等。预试还含黄酮苷、酚类和氨基酸。白苞蒿烯醇具有明显的解痉、平喘和抑菌作用。

鸭脚板yājiǎobǎn　中药材。见《陕西中草药》。为鸭儿芹之别名，详该条。

鸭脚菜yājiǎocài　中药材。见《南宁市药物志》。为鸭脚艾之别名，详该条。

鸭脚草yājiǎocǎo　中药材。见《江苏省植物药材志》。为鹅掌金星草之别名，详该条。

鸭脚木yājiǎomù　中药材。❶见《江西草药》。为枫荷梨之别名。❷见《广西本草选编》。为灯台树之别名。各详该条。

鸭脚木皮yājiǎomùpí　中药材。见萧步丹《岭南采药录》。又名西加皮、鸭脚皮。为五加科植物鹅掌柴 *Schefflera octophylla* (Lour.) Harms 的根皮或树皮。产于广东、广西等地。苦、涩，凉。发汗解表，祛风除湿，舒筋活络。治感冒发热，咽喉肿痛，风湿关节痛，跌打损伤，痢疾。煎服：9~15g。树皮含挥发油，预试尚含酚类、氨基酸及有机酸。茎皮含齐墩果酸等。本品能对抗电休克作用，拮抗乙酰胆碱的致痉作用。煎剂在体外对金黄色葡萄球菌和大肠埃希菌有抑制作用。还有镇痛作用。

鸭脚木叶yājiǎomùyè　中药材。见萧步丹《岭南采药录》。为五加科植物鹅掌柴 *Schefflera octophylla* (Lour.) Harms 的茎叶。苦、涩，凉。清热解毒，祛风除湿，散瘀止痛。①治感冒发热，咽喉肿痛，腮腺炎，风湿痹痛，腹泻，跌打损伤。煎服：9~15g。②治漆疮，风疹，湿疹。煎水洗；外伤出血。叶捣敷。孕妇慎服。含3-表白桦脂酸-3-O-硫酸酯-28-O-[α-L-吡喃鼠李糖（1→4）-O-β-D-吡喃葡萄糖（1→6）]-β-D-吡喃葡萄糖甙、积雪草酸、鹅掌柴熊果酸皂苷等。

鸭脚皮yājiǎopí　中药材。见《岭南草药志》。为鸭脚木皮之简称，详该条。

鸭舌草yāshécǎo　中药材。出《植物名实图考》。又名鸭仔菜、猪耳菜、肥猪草、水玉簪。为雨久花科植物鸭舌草 *Monochoria vaginalis* (Burm. f.) Presl 的全草。分布于华东、华中、华南、西南及河北、河南、陕西、甘肃等地。苦，凉。清热解毒，止咳平喘。①治痢疾，肠炎，感冒，咽喉肿痛，齿龈脓肿，慢性支气管炎，百日咳。煎服：9~30g。鲜品加倍。②捣敷疔疮，丹毒，蛇伤。

鸭舌韦yāshéwéi　中药材。见《浙江天目山药用植物志》。为苍条鱼鳖之别名，详该条。

鸭溏yātáng　病证名。出《金匮要略·水气病脉证并治》。又称骛溏、骛泄。《素问病机气宜保命集·泻论》："鸭溏者，大便如水，中有少结粪者是也。"《医学入门·杂病》："协寒自利，不渴，曰鸭溏，清白如鸭屎状。"《医宗金鉴·杂病心法要诀》："鸭溏，如鸭屎之溏，澄彻清冷也。"参见"寒泄"条。

鸭仔菜yāzǎicài　中药材。见《南宁市药物志》。为鸭舌草之别名，详该条。

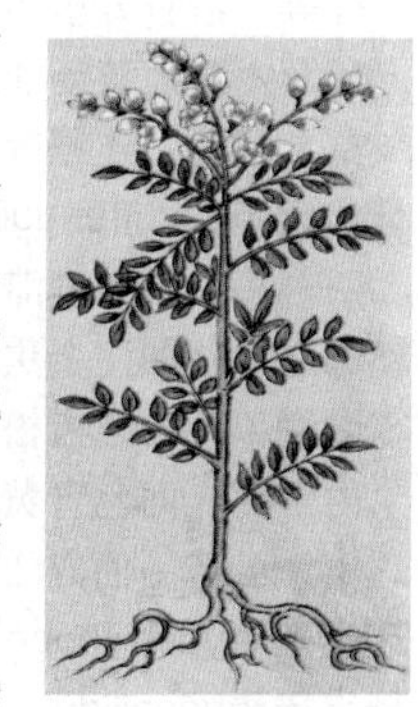
鸭跖草

鸭跖草yāzhícǎo　中药材。出《本草拾遗》。又名竹叶菜、耳环草、蓝花菜、翠蝴蝶、碧蝉花。为鸭跖草科植物鸭跖草 *Commelina communis* L. 的干燥地上部分。全国大部分地区有分布。甘，淡，寒。归肺、胃、小肠经。清热泻火，解毒，利水消肿。治感冒发热，热病烦渴，咽喉肿痛，水肿尿少，热淋涩痛，痈肿疔毒，煎服 15~30g，外用适量；治疮疖肿毒，外伤出血，鲜草捣敷；治丹毒，煎服，并用鲜叶醋浸后敷贴；治麦粒肿，用鲜茎 1 枝，一端放酒精灯上燃烧，待另一端茎液沸出时，取液滴于患处。全草含左旋黑麦草内酯等。地上部分含哈尔满等。花含鸭跖黄酮苷。还含鸭跖兰素等。本品可抗炎、镇痛、止咳、抗内毒素等。煎剂在体外对金黄色葡萄球菌等有抑制作用。对流感病毒 PR8 株引起的小鼠肺炎有效。

牙yá　解剖学同名器官。牙齿，骨之余，肾之标寄于龈。“髓之所养，故随天癸之盛衰也。”（《张氏医通》卷八）牙和肾气的盛衰有密切的关系。肾气健旺则齿牙坚牢，反之肾气虚衰则齿牙浮动，作痛不已。又《外科大成》卷三：“（牙齿）当门为齿……两傍为牙。”

牙槽yácáo　即牙床。详该条。

牙槽风yácáofēng　病名。《杂病源流犀烛》卷二十四：“牙槽风初起先齿痛不已，后牙根肉浮肿，紫黑色，或出血，久则腐烂而臭。”多由阳明痰毒邪火上熏所致。治宜泻火解毒，消肿止痛。可选用五味消毒饮、清胃散等加减。参见“骨槽风”条。

牙叉yáchā　病名。以牙根叉中肿胀，色红疼痛，甚则牙关紧闭，饮食有碍为主症。《杂病源流犀烛》卷二十四：“牙叉生于牙根叉中，齿不能开，牙关紧闭……此症初起势甚，至夜尤甚。”多由阳明火毒上冲所致。治宜泻火解毒，消肿止痛。可选用黄连解毒汤、清胃散、五味消毒饮等加减。若脓成，则以刀针刺破排脓。后吹冰硼散。参见“骨槽风”条。

牙叉发yáchāfā　病名。《证治准绳·疡医》：“左右牙叉骨接处发痈疽，肿处胀攻骨及牙关张口不得。因诸风热上攻，或多食烧炙之物所为；或因患牙痈即从牙缝中破出脓血。”治宜解毒泻火、消肿止痛。方可选用仙方活命饮、五味消毒饮、三黄凉膈散等加减。此外亦有谓牙叉发为骨槽风者。详“骨槽风”条。

牙车yáchē　出《灵枢·本藏》。又名牙床。即口腔内载齿之骨，分上、下两部分。即今之牙槽骨。

牙齿草yáchǐcǎo　中药材。见《滇南本草》。为眼子菜之别名，详该条。

牙齿虫yáchǐchóng　病名。《诸病源候论》卷二十九：“牙齿虫，是虫食牙，又食于齿，亦令牙齿疼痛。皆牙齿根有孔，虫居其内，食牙齿尽，又度食余牙齿。”参见“牙虫”“齿虫”条。

牙齿动摇yáchǐdòngyáo　病证名。见《证治准绳·杂病》。又名齿牙浮动。导致牙齿松动的原因有：①龋齿虫蚀蛀空，致牙齿动摇者；②胃中伏火，火毒上攻而牙齿动摇者；③因肾气虚衰，不能固齿，致齿龈宣露而牙齿动摇者等等。治宜分虚实，分别选用清胃散、玉女煎、黄连解毒汤及六味地黄汤加减。并宜保持口腔卫生，常以银花、甘草、薄荷、连翘等汤漱口。

牙齿风疳yáchǐfēnggān　病名。见《太平圣惠方》卷三十四。多由脏腑壅滞，久积风热，脾肺不利，心胸痰饮，邪毒之气，冲注上焦，熏蒸牙齿所致。症见齿龈肿痛、溃破腐烂，甚而牙齿松动、脱落，或脓血俱出，虫蚀齿根，口内常臭。面色青黄，唇颊肿痛等。治宜疏风清热，解毒祛痰。可选用仙方活命饮、清胃散等加减。

牙齿焦黑yáchǐjiāohēi　症名。又称齿黑、齿焦。详见各条。

牙齿历蠹yáchǐlìdù　病名。《诸病源候论》卷二十九：“牙齿者是骨之所终，髓之所养也。手阳明、足阳明之脉，皆入于齿，风冷乘其经脉，则髓骨血损，不能荣润于牙齿，故令牙齿黯黑。谓之历蠹。”参见“齿䶕”条。

牙齿酸弱yáchǐsuānruò　症名。指牙齿在咀嚼食物时酸弱无力，类于现时的牙质过敏。参见“牙”“齿”条。

牙齿蚛孔yáchǐzhòngkǒng　病证名。虫牙的另一名称。《太平圣惠方》卷三十四：“治牙齿孔，有虫诸方。夫牙齿虫者，是虫蚀于牙齿，而令疼痛也。皆牙齿根有孔穴，虫居其内。”

牙虫yáchóng　❶病名。又名齿虫。指牙被虫蛀而痛之病。《诸病源候论》卷二十九：“牙虫是虫食于牙，牙根有孔，虫在其间，亦令牙疼痛。”❷病因。指蛀蚀牙齿的虫。《鲍氏验方新编》卷一：“五倍子煎浓汁，含漱数次，其虫立死，其患永除。”

牙齼yáchǔ　症名。即齿齼。指牙齿接触酸味的酸痛感觉。《本草纲目》粉锡附方：“食梅牙，韶粉揩之。”参见“齿齼”条。

牙床yáchuáng　又称牙槽，牙齿根部着床于其中，故称。包括牙周膜、牙龈、牙槽骨等组织。有上下牙床之分。具有固定牙齿的作用。阳明胃与大肠经循行于此。《医学入门》：“以牙床属胃，牙齿属肾。”即牙车。详该条。

牙钓yádiào　颊车骨的别名。详该条。

牙疔yádīng　病名。多因阳明火毒或大肠经湿热结聚而成。症见牙龈肿起如粟，色红，疼痛连及腮颊。《医宗金鉴》卷六十五：“牙疔牙缝胃火成，大肠湿热亦可生，肿如粟米连腮痛，若兼麻痒即黑疔。”治宜解毒清热，消肿止痛。可选用黄连解毒汤、五味消毒饮等加减。外吹清咽利喉散。

牙疔风yádīngfēng　病名。《喉科心法》：“不分上下内外，生于牙缝之间，初起寒热交作，牙齿疼痛，疮形如粟，红紫坚硬，若麻木漫肿腮颊，神昏者凶，由胃经火毒而成。即服六神丸。”参见“牙疔”条。

牙儿鼻塞yá · erbísāi　病证名。小儿肺气通于鼻，气为阳。若气受风寒，停滞鼻间，则成鼻塞。治法：用通关膏敷囟，消风散煎服（《证治准绳》）。

牙风yáfēng　病名。为一般牙痛的泛称。《奇效良方》卷六十二：“长春牢牙散，乌髭发，去牙风……右为细末，早晚刷牙。”

牙缝出血yáfèngchūxuè　病证名。见《景岳全书》卷二十八。即齿衄。详该条。《鲍氏验方新编》卷一：“不外阴火内燔，冲激阳明……方用大熟地二两、麦冬三钱、上桂一钱、炮姜五分、淮牛膝三钱、粉甘草二钱、附片一钱。煎浓冷饮。”

牙疳yágān　病名。以牙龈红肿，溃烂疼痛，流腐臭脓血为主症。见《儒门事亲》卷五：“牙疳者，龋也。龋者，牙断腐烂也。”又据发病情况分为：风热牙疳、青腿牙疳、走马牙疳三种。其中以风热牙疳较为多见；青腿牙疳因其下肢兼见青色肿块，故名；走马牙疳多发生于小儿，因发病急骤，故名走马，是一种较危重的急性口腔病，临床可见于急性溃疡性口炎，坏死性龈、口炎。治以清泄毒火为主，内服凉膈散加减；外用锡类散，时时敷涂。参见“走马牙疳”条。

牙疳散yágānsǎn　❶《医宗金鉴·幼科心法要诀》卷五十二方。煅人中白、绿矾（烧红）、五倍子（炒黑）各等分，冰片少许。为细末，先用水拭净牙齿，再以此散外敷。治小儿牙疳，齿龈赤烂疼痛，口臭出血，甚则牙枯脱落，穿腮蚀唇。❷见《北京市中药成方选集》。血竭、青果炭、儿茶各60g，煅人中白、青黛、生硼砂各30g，冰片9g。为细末，擦患处。功能清胃消肿。治胃热火盛，牙痛牙疳，齿缝出血，牙龈肿烂。

牙根yágēn 即牙齿之埋于牙龈部分者。见《医学准绳六要》。

牙关yáguān 推拿穴位名。出《小儿推拿秘诀》。位于颞颌关节处。治口噤不开。《厘正按摩要求·立法》："牙关在两牙尽近耳处，用大中二指，对过着力合按之，治牙关闭者，即开。"

牙关骨打落yáguāngǔdǎluò 病名。即下颌关节脱臼。见《跌损妙方·头面门》。见"颊车蹉"条。

牙关紧急yáguānjǐnjí 症名。指牙关紧收，口不能开。多由痰气风火壅阻经络所致。见《卫生宝鉴·咽喉口齿门》。《万病回春·中风》："凡卒中昏倒，不省人事，牙关紧急者，此中风痰也。"《张氏医通》卷一："阳中者，面色赤，唇焦，牙关紧急，上视强直，掉眩烦渴……痰气闭塞，牛黄清心丸；痰热闭遏，清心牛黄丸。"《证治要诀》卷一："破伤风者，因皮肉曾破伤处，风从疮口入，其证项强，牙关紧，状如发痉。"又："中气，因七情内伤，气逆为病，痰潮昏塞，牙关紧急。"治疗用苏合香丸灌之。本症可见于中风、痉病、惊厥等疾。参见"口噤"条。

牙菌yájūn 病名。见《杂病源流犀烛》卷二十四。系指牙根龈肉肿起，色紫，因其形似菌者故名。多由阳明火炽，血热气滞所致。症见牙根龈肉肿起如菌状，色紫或如木耳。《咽喉经验秘传》："牙菌生于牙根，其状紫黑色如菌，此系火盛血热而兼气滞。"治宜清热凉血。可选用犀角地黄汤、清胃散、黄连解毒汤等加减。

牙漏yálòu 病证名。见《杂病源流犀烛》卷二十四。又名齿漏。多由火郁水亏，阳明气血阻滞所致，或继其他齿牙疾患久不愈而成。症见齿缝出脓血，经久不愈，甚则齿落。《咽喉经验秘传》："牙漏即牙槽久不愈，缝中出白脓，极难调治，甚则牙落。"治法：初宜解郁清火。初起可选用升阳散火汤加减，久不愈者可予六味地黄汤加减。或以食盐装于新鲜竹管内，于炭火上烧红，取出待冷，去竹将盐研细，每日擦漏牙上，缓缓取效。宜保持口腔清洁。本病即今之根尖瘘管。

牙衄yánǜ 病名。见《医宗金鉴·外科心法要诀》。即齿衄。详该条。

牙蜞风yáqífēng 病名。见《奇效良方》卷六十一。《咽喉经验秘传》："牙痈一名牙蜞风。初起有小块，生于根肉上，或上或下，或内或外，其状高硬。"即牙痈。详该条。

牙刷草yáshuācǎo 中药材。见《江苏省植物药材志》。为半枝莲之别名，详该条。

牙疼yáténg 病症名。见《太平圣惠方》卷三十四。即牙痛。详该条。

牙痛yátòng ❶症名。牙齿疼痛的表现。❷病名。见《诸病源候论》卷二十九。牙齿疼痛，其因有四：①因于火者，系阳明伏火与风热之邪相搏，风火上炎致牙齿疼痛。患牙得凉痛减。治宜疏风、泻火、解毒。用清胃散、玉女煎等酌加薄荷、防风、蝉衣等。②因于寒者，风寒之邪客于牙体，致齿牙疼痛，患牙得热痛减。治宜散寒止痛。可选用麻黄附子细辛汤加减。③因于虚者，多属肝肾两亏，虚火上炎，致牙齿浮动隐痛，脉细数。治宜滋养肝肾。可选用左归饮、大补阴丸、知柏地黄汤等加减。④因湿热客于手足阳明二经，致龈肿腐溃，或齿牙腐蚀，甚至蛀空疼痛。治宜清热、除湿、止痛。可选用温胆汤、甘露消毒丹酌加细辛、蜀椒等。此外，龋齿、蛀蚀亦可致牙痛。参见"齿龋"条。

牙痛草yátòngcǎo 中药材。❶见《云南中草药选》，为铁仔之别名。❷见《江西草药》，为鹿茸草之别名。各详该条。

牙痛穴yátòngxué 经外奇穴名。位于手掌侧面，当第三、四掌指关节间之中点处。主治牙痛，下颌关节痛。直刺0.3～0.5寸；或向上斜刺0.5～1寸。

牙痛子yátòngzǐ 中药材。见《本草原始》。为天仙子之别名，详该条。

牙泻yáxiè 病名。见《喉科方论》。又名牙根流血。多由阳明胃火炽盛，或热迫血妄行所致。症见齿龈肿痛，齿根出血。治宜泻火解毒，凉血止血。可选清胃散、犀角地黄汤、玉女煎等加减；或用草决明煎水含漱。参见"齿衄"条。

牙宣yáxuān 病名。又名龈宣、牙龂宣露。症见齿龈先肿，继而龈肉日渐萎缩，终致牙根宣露，或齿缝出血或溢脓汁。《疮疡经验全书》卷一："牙宣，谓脾胃中热涌而宣露也。此证牙齿缝中出血。上牙属脾，下牙属胃。"《医宗金鉴》卷六十五："牙宣初起肿牙龈，日渐腐颓久露根，恶热恶凉当细别，胃经客热风寒侵。"常见以下几种类型：①阳明胃经积热与风寒之邪相搏，致热欲宣而不得，邪欲行而复止，壅滞牙龈，则龈肉日渐腐颓，久则宣露其根。治宜表散寒邪，清胃泻火。可选清胃散、玉女煎等加减化裁。②肾气虚衰致齿龈萎缩，齿牙动摇欲落者，老人常见之。如《医学入门》："齿龈宣露动摇者，肾元虚也。"治宜培补肾元，方用肾气丸加减。本病相当今之慢性牙周炎、牙龈萎缩等。此外，亦有谓齿衄为牙宣者。如《证治准绳·杂病》"血从齿缝中或齿龈中出谓之齿衄，亦曰牙宣"即是。

牙䶞yáxuān 病名。见《窦氏疮疡经验全书》。指齿龈出血，久则萎缩，以致齿根宣露。即牙宣。详该条。

牙血yáxuè 病名。即牙出血。齿衄之俗称。详"齿衄"条。

牙蕈yáxùn 病名。系指牙龈肿硬如蕈状。见《外证医案汇编》卷二。牙蕈形似核桃，坚硬，由心胃之火煎熬而成，不可针破，否则失血难痊，宜耐性调理。治宜清胃泻火，消肿散结。可选用皂角刺、穿山甲、当归、川芎、黄芩、栀子、红花、丹皮等加减化裁。

牙齩yáyǎo ❶病证名。齩，同咬，啮也（《广韵》）。症为上下牙相咬为之牙齩，口不能开，牙关紧闭。多由内蕴火热，外感风邪，或"为内风鼓动，有痉厥的征象"。《咽喉经验秘传》："牙齩生于牙尽中，牙关紧闭，此症初起热甚，至夜尤盛，然不难愈，不害命也。"治法：属火热内蕴，外感风热者，宜选用疏风清热之剂。属内风鼓动，有痉厥之征者，宜选用息风解痉之剂。❷解剖部位。齩，啮骨也（《说文》）。指颞颌关节而言。

牙齩痈yáyǎoyōng 病名。多因阳明湿火熏蒸，火毒上冲齿龈所致。症见牙尽齩中，盘牙尽处，齿龈肿起，或齿龈与腮颊之间肿痛异常，牙关开合不利，汤水难进，或身发寒热。治宜泻火解毒，消肿止痛。可选用仙方活命饮、五味消毒饮等加减。本病类似今之智齿冠周炎。

牙龂yáyín 即牙龈。详"牙龈"条。

牙龂宣露yáyínxuānlù 病证名。见《证治准绳·杂病》。即牙宣。详该条。

牙龈yáyín 组织器官名。又名牙龂（音、义均同龈）、齿龈。指牙床上之肉。又分上龈、下龈。《证治准绳·杂病》："齿分上下断，上断属足阳明胃经，下断属手阳明大肠经。"《赤水玄珠》卷三："齿者骨之余，肾之标寄于龈，养于气血。"

牙龈出血yáyínchūxuè 即齿衄。详该条。

牙龈风yáyínfēng 病名。《喉科心法》："不分上下内外俱生，初起牙匡肉红肿，齿痛彻心者，发于外者轻，发于内者重，由肾火胃热薰蒸而成。"治宜泻火解毒，消肿。可选用清胃散、知柏地黄汤、泻心汤等加减。

牙龈溃烂yáyínkuìlàn 症名。指牙床周围组织（包括上龈、下龈）破溃糜烂疼痛而言。多由平素胃腑积热，复感风热之邪而致，也可由寒湿之气滞于经脉所致。《诸病源候论》称"齿漏"，以后历代医书统称"牙疳"。详"齿漏""牙疳"条。

牙龈胬肉yáyínnǔròu 病证名。即齿壅。详该条。

牙龈萎缩yáyínwěisuō 症名。指龈肉日渐萎缩。常见于牙宣，详该条。

牙龈肿痛yáyínzhǒngtòng 症名。指牙床周围组织（包括上龈、下龈）红肿疼痛，一般未至牙龈溃烂者。多由风热、胃火、阴虚所致。风热与胃火牙龈肿痛均有红肿疼痛及火热熏灼表现，但前者为外感风热，邪毒侵袭牙龈，伴外感风热症状，治宜疏风清热，银翘散加减。后者由胃肠积热，久郁化火，循阳明之经郁于牙龈，伴胃热炽盛症状，治宜清胃泻火，清胃散加减。肾阴虚火旺则由肾阴素虚，或病后肾阴不足，虚火上炎所致，牙龈红肿色淡，疼痛程度轻，伴肾虚和阴虚火旺症状，治宜滋阴泻火，玉女煎或知柏地黄丸加减。参见"牙宣""牙痛"各条。

牙痈yáyōng 病名。又名附牙痈、牙蜞风。多由阳明胃经火毒郁而不宣，上攻牙龈所致。症见牙龈深处肿起，胀硬，焮红疼痛，甚则肿连腮颊，或发寒热，口臭便秘。《疮疡经验全书》卷一："牙边生痈者如豆大，此脾胃二经火也。宜用小刀点破，搽以冰片散。"《医宗金鉴·外科心法要诀》："牙痈胃热肿牙床，寒热坚硬痛难当，破流脓水未收口，误犯寒凉多骨妨。"治宜清胃、泻火、解毒、消肿。可选用五味消毒饮、黄连解毒汤等加减化裁。本病相当于今之牙周脓肿之类疾患。

牙痈风yáyōngfēng 病名。即牙痈。详该条。

牙搔yázá 病名。见《杂病源流犀烛》卷二十四。或称牙蠚（《咽喉经验秘传》）、或称牙䶌（《病源辞典》）。系因胃火上冲所致之牙龈肿痛，状似大豆，或内或外，发无定处。或伴有寒热及阳明胃火之证。治宜清胃泻火、消肿。多以五味消毒饮、仙方活命饮加减化裁。参见"牙槽风"条。

牙蠚yázá 病名。即牙搔。详该条。

牙䶌yázá 病名。即牙搔。多由胃中火盛，血热气郁所致。发于牙龈，形如豆大，或在龈内，或在龈外。

牙皂yázào 中药材。见《本事方》。为猪牙皂之简称，详该条。

牙肿yázhǒng 病证名。即牙龈肿。治法：属风邪入侵者，宜疏风消肿，可选用荆防败毒散加减。属血虚者，宜补血养血，可选用四物汤、归脾汤、炙甘草汤等加减。属肾阴虚亏，虚火上炎者，宜滋阴降火，可选用知柏地黄汤、大补阴丸等。

牙肿消yázhǒngxiāo 中药材。见《南京民间药草》。为一年蓬之别名，详该条。

芽儿yá'er 婴儿初生的称谓。《婴童百问》："小儿一周之内，皮毛肌肉，筋骨髓脑，五脏六腑，营卫气血，皆未坚固，譬如草木萌芽之状，未经寒暑，娇嫩柔弱，今婴孩称为芽儿故也。"《育婴家秘》谓其"如草木之芽，受气初生，其气方盛"，生机蓬勃，欣欣向荣。

哑风yǎfēng 病证名。出《解围元薮》卷一："此症音哑无声……若温融和润则阳气调匀，真声通畅。若风湿阴邪搏于阳分，凝滞津液使气道不调，清声闭塞。"哑同瘂（《广韵》）。❶多由痰湿壅遏肺系，致肺气实而声音不出。治宜宣肺、祛痰、利咽。以芥穗、蝉蜕、桔梗、瓜蒌、橘红、贝母等煎服。参见"喑"条。❷中风致声哑无音者，亦称喑痱，俗称哑风。多由邪风中经络脏腑经络瘀滞痹阻，腑脏失养所致舌强硬、转动不灵，甚则不语而喑，兼见半身不遂。治宜扶正祛邪，祛风通络。方可用小续命汤加减，或结合脉证情况辨证施治之。参见"舌喑"条。

哑喉风yǎhóufēng 病证名。多由风痰火气郁于咽、膈所致。症见牙关紧塞，口不能言，唇清面紫，时流冷涕，汤水难咽，咽喉肿痛。《喉科秘旨》卷上："哑瘴喉症犯咽膈，口不言兮牙关塞，面紫唇青冷涕流，风疏痰降即无厄。"治宜疏风宣肺，祛痰利咽。可选用清咽利膈汤、黄连温胆汤等加减。参见"哑瘴喉"风。

哑惊yǎjīng 病证名。惊风之一。清代许宣治《许氏幼科七种》小儿惊风发搐"壮热痰涌，抽掣无声者，俗名哑惊"。用羚角钩藤汤、琥珀抱龙丸。

哑科yǎkē 儿科的别称。古人认为婴幼儿语言不能通，病情不易测，言其小儿疾病诊断的困难，故名。《幼科释迷》即使能言，亦可以"不饥为饥，不渴为渴，不痒为痒，不疼为疼"以假乱真。因此，医生必须详察，才能得到正确的诊断。

哑门yǎmén 经穴名。代号GV15。《素问·气穴论》名喑门，《千金翼方》又作瘂门，近作哑门。别名舌横、舌厌。属督脉。督脉、阳维之会。位于项正中线，入发际0.5寸，当第一、二颈椎棘突之间（《铜人腧穴针灸图经》）。一说"在后发际宛宛中"。布有第三枕神经和枕动、静脉分支。主治暴喑，失语，头痛，项强，脊强反折，聋哑，癫痫，以及精神分裂症，癔病，大脑发育不全，脑性瘫痪等。直刺0.5～1寸，禁深刺。

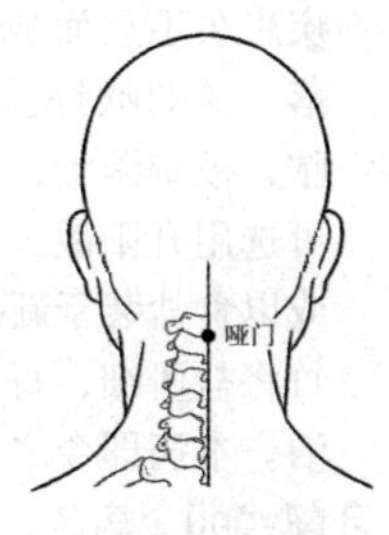

哑门 1

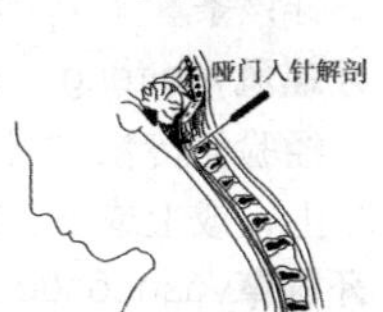

哑门 2

哑嗄yǎshà 症名。《红炉点雪》卷二："若因邪郁痰壅，肺痿狐惑等症，则其声哑嗄。"即喑。详该条。

哑嗽yǎsòu 病证名。指咳嗽而声音嘶哑者。因邪郁于肺，肺气闭塞，或肺脏虚损所致。《类证治裁·咳嗽》卷二："哑嗽。气促满闷失音，通声煎；肺实痰壅，宜杏、桔、蒌、橘、贝、枳、竹叶之属；肺虚喉燥，宜生脉散加玉竹、款冬花、蜜；外感寒包热者，细辛、半夏、蜜、姜辛散之；内伤火刑金者，六味汤合生脉散；顿咳至声不出者，痰郁火邪，桔梗汤加贝母、枇杷叶；久嗽失音，杏仁膏。"参见"咳嗽"条。本症可见于急性喉炎或久咳、剧咳患者。

哑胎yǎtāi 病名。明代赵献可《邯郸遗稿》："胎前忽然不语者，谓之哑胎。"即子喑。参见"子喑"条。

哑瘴yǎzhàng 病名。即哑瘴喉风。详该条。

哑瘴风yǎzhàngfēng　病证名。即哑瘴喉风。详该条。

哑瘴喉风yǎzhànghóufēng　病名。指喉风合并口不能言，牙关不开者，故名。又叫哑喉风、哑瘴风。《疮疡经验全书》卷一："此哑瘴者，风痰犯于咽膈之间，以此口不能言，牙关不开。急用蟾酥（丸）磨水滴入鼻孔即开。"多由肺胃蕴热，积久生痰，复感外邪，致痰热相搏，涌塞咽膈之上而成。症见咽喉肿塞疼痛，汤水难咽，牙关紧急，口不能言。《医宗金鉴》卷六十六："哑瘴喉风肿痛咽，牙关紧急不能言，风痰涌塞咽膈上，火盛生痰风搏源。"治宜疏风清热、祛痰消肿。用蟾酥丸或雄解毒丸溶化后，将药汁滴入鼻内，使之达于咽喉，内服黄连温胆汤、清咽利膈汤等加减。

瘂门yǎmén　见"哑门"条。

瘂瘴yǎzhàng　病证名。瘴疟之一。《瘴疟指南》卷上："瘴病初起，发热头痛，或呕逆，或不呕逆，兼证虽多，惟以其神昏不能言，但噫噫作声，或全不作声，谓之瘂瘴，此热瘴之甚者。"瘂瘴多属危证。治当散其血，宜急用麦冬汤调黑神散救治。如证见目上视，口噤，牙关紧闭，昏不知人，遗尿遗屎不能言者，宜以手重拿曲池、虎口、颊车、人中，亦知畏疼，不能出声叫哭，待热微时，稍能言语为痰迷心窍，宜用青州白丸子，二陈合星附汤，或三生饮等方。元气虚者，加人参。又附香散、养正丹、苏感丸、正舌散及全蝎、麝香、南星、茯苓等药均可选用。参见"瘴疟"条。

雅连yǎlián　中药材。见《本草从新》。为黄连药材之一种，详黄连条。

亚乎奴yàhūnú　见《云南思茅中草药选》。为锡生藤之傣族语名，详该条。

亚麻yàmá　中药材。出《本草图经》。又名山脂麻、胡脂麻、大胡麻。为亚麻科植物亚麻 *Linum usitatissimum* L. 的根。我国大部分地区有栽培。甘、辛，平。平肝，理气，活血。①治慢性肝炎，肝风头痛，睾丸炎，疝气。煎服：15～30g。②捣敷治跌打损伤。亚麻茎叶：煎服治头风疼痛，捣烂外敷或研末撒治刀伤出血。根含亚麻苦苷，对小肠的分泌、运动功能有调节作用。茎叶还含荭草素、异荭草素、牡荆素、异牡荆素等。还含光牡荆素、6-C-木糖基-8-C-葡萄糖基芹菜素等。

亚麻仁yàmárén　中药材。见《国药的药理学》。即亚麻子，详该条。

亚麻子yàmázǐ　出《本草图经》。又名胡麻子、壁虱胡麻、亚麻仁。为亚麻科植物亚麻 *Linum usitatissimum* L. 的种子。主产于内蒙古及东北地区。甘，微温。入胃、大肠经。祛风，解毒，润燥，杀虫。①治麻风，眩晕，肠燥便秘，肺痈咳吐脓血，脂溢性脱发。煎服：4.5～9g；或入丸剂。②治疮癣湿疹，皮肤瘙痒。内服并煎水熏洗患处。种子脂肪油即亚麻油，主要成分为亚麻酸、亚油酸及油酸等的甘油酯，有轻泻作用，还含黏液质、蛋白质、糖、有机酸和少量的亚麻苦苷。尚含阿魏酸甘烷基酯。种子可用于局部炎症，亚麻苷可产生氢氰酸，亚麻油可预防高脂血症或动脉硬化。

亚片yàpiàn　中药材。见《随息居饮食谱》。即鸦片，详该条。

亚圣膏yàshènggāo　《医宗金鉴·外科心法要诀》卷六十二方。象皮一两，驴悬蹄一块，鸡子清三个，木鳖子七个，蛇蜕二钱，蝉蜕四钱，血余三钱，穿山甲六钱，槐枝、榆枝、艾枝、柳枝、桑枝各二十一寸，麻油三斤。将药浸七日，煎如常法，滤去渣，每净油一斤，入黄丹七两收膏，入黄蜡五钱化匀，再加孩儿茶、乳香、没药各三钱，血竭、煅牡蛎、五灵脂各五钱，研极细末，入膏内调匀，出火，摊贴患处。治一切破烂诸疮，杨梅结毒。

亚拙山人yàzhuōshānrén　见"王锡"条。

砑螺yàluó　中药材。出《本草图经》。为紫贝之别名。详该条。

yan

咽yān　出《灵枢·经别》等篇。又名嗌、咽嗌、喉嗌。古名嚥。是饮食和呼吸的共同通道。《重楼玉钥》："咽者，嚥也。主通利水谷，为胃之系，乃胃气之通道也。"古代医籍常咽、喉并称。《灵枢·忧恚无言》："咽喉者，水谷之道也。"现代所指之咽，则分鼻咽部（包括鼻腔后至软腭上部）、口咽部（包括软腭以下至舌骨平面处）、喉咽部（包括舌骨平面以下至环状软骨下缘）。另见"咽yàn"条

咽白喉yānbáihóu　病证名。白喉假膜位于咽部者，初起常在一侧扁桃体，继而迅速扩展到咽峡部和悬雍垂。常兼有发热，神疲乏力，食欲减退，全身不适和轻度咽痛等症。治法详"白喉"条。亦可用抗白喉合剂。

咽闭yānbì　病证名。《赤水玄珠》卷三："感寒咽闭不能咽。"即喉闭。详该条。

咽疮yānchuāng　病名。《医学纲目》卷十五："咽疮多虚火，游行无制，客于咽喉。"系咽部生疮，色红黄，状如粟米，渐布满咽喉及口，久则变为紫黑色，饮食吞咽困难，身发寒热（《重纂包氏喉证家宝》）。属风热者，治宜疏风清热，用银翘散加减。属脾阳虚者，治宜培补中土，用四君子汤、理中丸等加减。属肝肾阴虚者，宜滋养肝肾。用六味地黄汤加减。

咽疮风yānchuāngfēng　病证名。系指因风热外侵，或真阴亏竭，相火熏灼咽喉所致的口内糜烂成疮。《重楼玉钥》卷上："初起生咽喉间，或红黄色如粟形者，日久满喉成疮及满口生者，渐变紫黑不能吞咽"。此症有虚实之别，凡属风热者，症见发热恶寒，疮色红黄，脉数而有力。多由肺胃积热复感风邪而发；凡属虚损者，其证形色白而干燥不润，内热口渴，饮食少且痛；其中又有气虚、血虚之异。故治宜详审脉证。属风热者，宜紫正散与内消散加减化裁，外吹冰硼散。属虚损证者，据情分别选用归脾汤、人参养荣汤、六味或知柏地黄汤，或以清露饮、甘露饮之类，外吹异功散等。

咽干yāngān　症名。常为一些咽喉和全身疾患的症状之一。可分为虚实二类。因于虚者，多由肝肾阴亏，虚火上炎，熏灼咽喉所致。其证咽喉干燥而兼潮热，唇红颧赤，腰膝酸软，脉细数等。治宜滋阴降火。可选用知柏地黄汤加减；肺阴虚，则咽喉失于濡养所致。其证咽干唇燥，干咳无痰等。治宜滋阴清肺。可选用生脉散、养阴清肺汤等加生地、熟地、百合、麦冬等。因于实者多系肺胃火炽上炎所致。其症咽喉干燥或痛，或渴欲引饮。可选用清咽利膈汤加减。参见"嗌干"条。此外，本症为少阳病证候之一。《伤寒论·辨少阳病脉证并治论》："少阳之为病，口苦，咽干，目眩也。"

咽干口燥yāngānkǒuzào　症名。见《金匮要略·血痹虚劳

Y

病脉证并治》。指自觉咽喉、口腔干燥之症。详口干、渴等条。

咽喉yānhóu 出《灵枢·忧恚无言》。❶指咽，即单指口咽部。❷咽和喉的总称，即泛指口咽部和喉咽部。

咽喉备急丹yānhóubèijídān 《证治准绳·类方》第八册方。青黛、芒硝、僵蚕各一两，甘草四两。为末，用牛胆盛药，阴干，研粉，每用少许吹患处。治咽痛。

咽喉不利yānhóubùlì 症名。系指咽喉不适，或干、或痛、或异物感，呼吸吞咽均感不适。为多种咽喉疾患之常见症状之一。《诸病源候论》卷三十："府藏冷热不调，气上下哽涩，结搏于喉间，吞吐不利，或塞或痛。故言咽喉不利。"有虚实之别。因于实者，多由肝郁气滞，痰浊壅塞肺系；或由肺胃伏火，感受外邪，致肺气壅塞，气机不利等而致。治宜理气祛痰、疏肝解郁、疏风清热。可选用半夏厚朴汤、黄连温胆汤、粘子解毒汤等加减。因于虚者，多由肝肾阴虚，虚火上炎，熏灼咽喉；或由肺胃阴虚，咽喉失养等所致。宜滋阴降火、养阴利咽。可选用知柏地黄汤、大补阴丸、养阴清肺汤等加减。

咽喉红肿yānhóuhóngzhǒng 症名。为咽喉疾患之常见症状。多因肺胃火炽，熏灼咽喉，或血分伏火上攻所致。症见喉关或内或外，红肿疼痛，或有口臭、口干苦、便秘溲黄等。治宜清解热毒，凉血消肿。方用清咽润燥汤、银翘散或犀角地黄汤等加减。若脓成则以刀针刺破排脓。

咽喉经验秘传yānhóujīngyànmìchuán 喉科著作。2册。不分卷。撰人佚名。清代程永培校刊。上册为咽喉总论、诊法、治法、喉症用药细条、喉症图形、针药秘传；下册为方药。书中除列述咽喉病证症治外，对某些舌、牙病证也作了介绍。1949年后有排印本。

咽喉菌yānhóujūn 病名。又称喉菌，指以咽喉疼痛，喉生肿块，其状如菌，吞咽不利，张口困难为主要表现的疾病。参见"喉菌"条。

咽喉科yānhóukē 古代医学分科之一。宋代未独立设科，元、明代医学分十三科，始独立设咽喉科。参见"十三科"条。

咽喉口齿科yānhóukǒuchǐkē 宋太医局医学分科有口齿兼咽喉科。即喉科。详该条。

咽喉论yānhóulùn 喉科专著。清代逯南轩著。约成书于乾隆四十八年（1783）。此书首论咽喉病、因症立名、因名立方14段及死症诀；次论炼玉丹法、吹药法、合药法、制灯草灰法、青药方、黄药方、红药方、紫药方、内外方，及一切喉闭蜜调药。现存初刻本及道光二十七年（1847）重刊本。

咽喉脉证通论yānhóumàizhèngtōnglùn 喉科著作。1卷。撰人未详，清代许梿校订。刊于1825年。本书总论咽喉诸证的诊治、用药及丸散验方，并记述了锁喉、重舌、气痛、乳蛾等18种咽喉病证的诊治。作者认为喉症多属火毒上升，立法以降气泻火为主。本书后收入《陈修园医书七十二种》。1949年后出版排印本（与《尤氏喉科秘书》合刊）。

咽喉生疮yānhóushēngchuāng 病证名。见《外台秘要》卷二十三。系指疮痈生于咽喉，咽喉肿痛色赤，疼痛难咽。《丹溪心法》卷四："咽喉生疮痛，是虚热血虚，多属虚火游行无制，客于咽喉也。用人参、荆芥、蜜炙黄柏。虚火用人参、竹沥。血虚，四物加竹沥。实热者，黄连、荆芥、薄荷、硝、蜜、姜汁调，噙化。"

咽喉壅塞yānhóuyōngsè 症名。多由外邪客于肺系。气机上下升降不利致咽喉呼吸不畅，壅塞难通。可见于多种咽喉疾病。

咽喉肿痛yānhóuzhǒngtòng 症名。为多种喉部疾患之主症。多因于火。火有虚实，虚火者，其人素体阴亏，或伤房劳，阴虚于下，水不制火，虚火上炎所致；实火者，肺经蕴热，或过食膏粱厚味，煎炒炙煿等物，致脾胃积热，熏灼肺系。症见喉关或内或外，肿起疼痛，或饮食吞咽障碍。治法：虚火者，宜滋阴降火。用知柏地黄汤、左归饮等加减。实火者，宜泻火解毒。用普济消毒饮、黄连解毒汤等加减。参见有关各条。

咽菌yānjūn 病名。指生在咽部的硬肿块，其状如菌。

咽路yānlù 出《灵枢·五味论》："咸入于胃，其气上走中焦，注于脉，则血气走之，血与咸相得则凝，凝则胃中汁注之，注之则胃中竭，竭则咽路焦，故舌本干而善渴。"系指由咽至胃之通道，即食管。

咽门yānmén 解剖部位名。见《灵枢·肠胃》："咽门重十两，广一寸半，至胃长一尺六寸。"俗称喉头。指在口腔之内，为饮食水谷之门，其下部与食管相连。《备急千金要方》卷六对咽门作了进一步的阐述："咽门者，肝胆之候。若藏热，咽门闭而气塞；若腑寒，咽门则破声嘶。"参见"咽""咽喉"条。

咽生白点yānshēngbáidiǎn 病证名。多由素体阴虚，操劳太过，虚火上炎熏灼咽喉所致。症见咽喉干燥疼痛，两边生白点，三五集簇，白而光亮，形似珍珠，但并无形寒身热，此点与白喉迥异。治宜滋阴清热。可选用清咽润燥汤、养阴清肺汤、知柏地黄汤等加减。

咽痛yāntòng 症名。指咽部疼痛。见《伤寒论·辨太阳病脉证并治》。《医学心悟·咽痛》："咽者，少阴经脉所过之地也，热邪攻之，则咽痛。"寒邪直中下焦，逼其无根失守之火，发扬于上，亦令咽痛。然必有下利清谷，四肢厥冷等证。"《医钞类编》卷十二："或实热上攻或虚火妄行，痰涎结聚则成咽痛、咽疮，实火宜升之散之，若虚火宜用人参姜、附辛热之药。多有过服寒而病反甚者，不可不知。"如风热侵袭，宜加味荆芥散；脾肺火热，虚烦上壅，宜利膈汤；热壅咽痛，或痰中带血，宜金沸草散；实热咽痛，三黄丸，或用黄连、荆芥、薄荷为末蜜和姜汁调噙或含山豆根及三黄丸水调涂足心，甚者祛毒牛黄丸。咽痛服冷剂反甚者，宜用生姜汁调消风散。亦有阴气大虚，阳气飞越，痰结在上，遂成咽痛者。宜用补阴敛阳法。

咽系yānxì 泛指咽喉。《三因极一病证方论》卷十六："多因饮啖辛热，或复呕吐咯伤，致咽系干枯之所为也。"

咽嗌yānyì 出《素问·血气形志》。《杂病源流犀烛》卷二十四："咽嗌痛不能纳气与食，为地气闭塞。"嗌者，"咽也"（《说文》）。咽嗌，即咽。详该条。又清代袁仁贤《喉科金钥全书》卷上："嗌者，口内总机关，统咽喉言也。"亦指咽喉而言。此外，《喉科约精》认为"咽之低处名嗌"。

咽中结核yānzhōngjiéhé 病证名。系指咽喉肿起，闭阻疼痛，汤水难咽，呼吸不利，甚则呼吸迫促欲毙者。多由痰火邪毒炽盛，上炎于喉所致。《幼幼集成》卷四："咽中结核，不通水谷，危困欲死。用百草霜以蜜和为丸。"参见"喉闭"条。

咽肿yānzhǒng 症名。出《灵枢·经脉》。《医学纲目》卷十五："治咽肿，杜牛膝捣自然汁，和醋服之。"即咽喉肿痛。详该条。

胭脂菜yān·zhicài 中药材。见《本草纲目》。为藜之别名，详该条。

烟草yāncǎo 中药材。出《滇南本草》。又名野烟、金鸡脚下红。为茄科植物烟草 *Nicotiana tabacum* L. 的叶。主产于山东、安徽、福建、湖南、湖北、山西、四川、贵州、云南。辛，温，有毒。解毒，消肿，杀虫。治痈肿，疔疮，疥疮，鲜叶捣敷；头癣，白癣，秃疮。煎水涂拭，每日数次。烟叶中含多种生物碱，其中以烟碱（烟叶中所含烟碱约占全株含量的64%，根占13%，茎18%，花5%）、毒藜碱、去氢毒藜碱等较为主要。还含芸香苷、环木菠萝烯醇、γ-谷甾醇、苹果酸、柠檬酸、咖啡酸、二羟基苯甲醛、东莨菪素、马栗树皮素、茄呢醇、烟草香素、烟胺、酵母胺素、树脂、脂肪等。烟碱在毒理学上有很大意义：急性中毒时死亡之快，与氰化物相似。烟碱主要作用于神经节、肾上腺髓质嗜铬组织、主动脉体等 N1 胆碱受体。中毒时表现为呕吐、腹痛、流涎、冷汗、血压下降、呼吸困难等。吸烟对于脑力或体力活动，均有不利影响。吸烟过多，可产生各种毒性反应，如引起支气管炎、胃病、便秘、闭塞性脉管炎、头痛、失眠等；增加肺癌、冠心病的发病率。

烟火丹yānhuǒdān 病证名。见《圣济总录》卷一百八十二。小儿丹毒之一。系丹毒发生于两足底心、两足跗、背部者。治宜内服抑火制阳丹，外敷黄柏散。余见"丹毒"条。

腌芥卤yānjièlǔ 见《随息居饮食谱》。即陈芥菜卤汁，详该条。

湮尻疮yānkāochuāng 病名。指婴儿在尿布遮盖部的局限性皮炎。出《外科启玄》卷八。常因婴儿下身不当的洗涤以及湿尿布过久浸渍，湿热之气蕴积肌表所致。临症好发于婴儿尿布遮盖部如下腹、股内侧、会阴及臀部等处。初起患处为大片红斑，边缘清楚，有时有轻度浸润，表面平滑，间有丘疹、水疱、糜烂、严重时可出现脓疱，而引起高热。治疗用伏龙肝，不拘多少，研细末，加滑石粉少许扑患处。如疱破渗液用野菊花、苦参各等量煎汤待温湿敷，外擦青黛散。即尿布皮炎。

延边中医验方集yánbiānzhōngyīyànfāngjí 医方著作。中华全国中医学会延边分会编。全书载验方192条，方剂组成具有一定的民族特色。主要介绍内、外、妇、儿、五官科的用药特点。1981年由延边人民出版社出版。

延胡yánhú 中药材。出《雷公炮炙论》。为延胡索之简称，详该条。

延胡丁香丸yánhúdīngxiāngwán 《兰室秘藏·阴痿阴汗门》方。又名丁香疝气丸。羌活三钱，当归、茴香各二钱，延胡索、麻黄根节、肉桂各一钱，丁香、木香、甘草、川乌头各五分，防己三分，全蝎十三个。为细末，酒煮面糊为丸，芡实大，每服五十丸，空腹淡盐汤送下。治肾疝，症见脐下撮急疼痛，周身急痛，小便频数，及五脉急，独肾脉按之不急，皆虚无力。

延胡苦楝汤yánhúkǔliàntāng 《金匮翼》卷六方。熟地黄二钱，川楝子、延胡索各五分，附子、肉桂各七分，炙甘草一钱。水煎，去渣，空腹食前稍热服。治脐下冷、撮痛，阴内冷如冰。

延胡索yánhúsuǒ中药材。出《本草拾遗》。又名元胡、延胡、元胡索、玄胡索。为罂粟科植物延胡索 *Corydalis yanhusuo* W. T. Wang 的干燥块茎。主产于浙江、江苏。苦、辛，温。归肝、脾经。活血，利气，止痛。治胃痛，胸胁痛，腹痛，暴腰痛，疝痛，痛经，产后血瘀腹痛，癥瘕，跌打损伤。现用于治疗冠心病、心律失常。内服：煎汤，3～10g；研末服，1.5～3g。醋制后用，可增强止痛效果。孕妇忌服。本品含延胡索甲素、乙素、丑素、黄连碱和去氢延胡索甲素等多种生物碱。还含左旋四氢小檗碱、狮足草碱、二氢血根碱等。延胡索甲素、乙素、丑素对小鼠、大鼠、兔均有镇痛作用。以乙素作用较好，镇痛作用虽不及吗啡，但无明显成瘾性，可产生耐受性并与吗啡有交叉耐受性。不同剂量的乙素对各种动物有催眠、镇静、安定作用。并有明显的中枢性止吐及降温作用。去氢延胡索甲素对大鼠实验性溃疡病有保护作用和抑制内脏平滑肌的作用。延胡索乙素有降低血压及抗心律失常作用；其左旋体为脑内递质多巴胺的阻断剂，右旋体为多巴胺的释放排空剂。乙素还作用于中枢神经-垂体-肾上腺系统，并有抗胃溃疡作用。

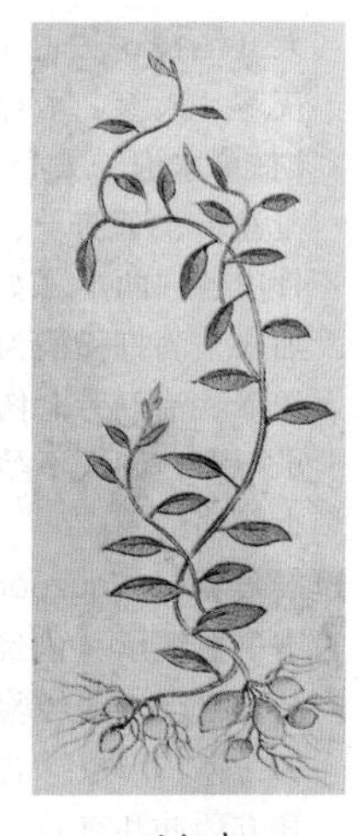

延胡索

延胡索散yánhúsuǒsǎn ❶《校注妇人良方》卷二十方。延胡索、桂心各半两，当归一两。为末，每服二钱，食前热酒调下。治产后恶血凝滞，脐下作痛，或作寒热。❷《医方类聚》卷二百三十五引《管见大全良方》方。延胡索、当归各一两，琥珀、炒蒲黄各二钱半，赤芍药、桂心各半两，红蓝花三钱。为细末，每服三钱，食前童便合温酒调下。治产后儿枕腹痛。❸《医中一得》方。延胡索、生赤芍、生蒲黄、上肉桂、琥珀、当归、红花各二钱。上药用好醋浸一宿，研细末，每服二钱，陈酒送下。治妇人产后房劳。❹见《景岳全书·妇人规》卷六十一。即玄胡当归散，见该条。

延胡索汤yánhúsuǒtāng 《济生方》卷六方。当归（酒浸，炒）、延胡索（炒，去皮）、炒蒲黄、赤芍药、官桂（不见火）各半两，姜黄、乳香、没药、木香（不见火）各三两，炙甘草二钱半。为粗末，每服四钱，加生姜七片，水煎去渣，食前服。治妇女气滞血瘀而致的脘腹作痛，或连腰胁，或引背膂，上下攻刺，甚作搐搦，月经不调。若吐逆，加半夏、橘红各半两。

延陵弟子纪要yánlíngdìzǐjìyào 医案著作。见"继志堂医案"条。

延陵君炼气法yánlíngjūnliànqìfǎ 气功功法。以"闲气"为主的练功方法。见于《云笈七签》卷六十一。其方法：取静室处，散发，宽衣，覆被，正身仰卧，展脚及手于席上，勿握固。待全身安排舒适后，即便调气，候气得所（候气和调），咽之便闭气令闭；又冥心无思，任气所之；如觉气闷，即开口吐之；如出现气急喘息，待调气后再做。再吸，再吐，再闭，再吐，行五、六次，逐步增加至四十、五十次，不必定限。如服气功渐成，关节通，毛孔开，炼到二十、三十，即觉遍身润或汗出，如得此状，即是功效。此时宜安心稳卧，不得早起，如病人得汗，良久将息，可以着衣起床，徐徐行步收功。

延龄固本丹yánlínggùběndān 《增补万病回春》卷四方。天冬（去心）、麦冬（去心）、生地黄（酒洗）、熟地黄（酒洗）、山药、牛膝（酒洗）、杜仲（去皮，姜酒炒）、巴戟天（酒浸，去心）、五味子、枸杞子、山茱萸（酒蒸）、茯苓、人参、木香、柏子仁各二两，川椒、石菖蒲、远志（甘草水泡，去心）、泽泻各一两，肉苁蓉（酒洗）四两，覆盆子、车前子、菟丝子（酒炒，捣烂成饼，焙干）、地骨皮各一两半（妇人加酒炒当归、煅赤石脂各一两）。为细末，酒打稀糊为丸，梧桐子大，每服八十丸，空腹温酒送下。治五劳七伤，诸虚百损，形体羸瘦，下元虚冷，男子阳痿，妇人不孕，及左瘫右痪，步履艰难，脚膝疼痛，小肠疝气等。

延龄纂要yánlíngzuǎnyào　养生著作。2 卷。清代罗福至撰。本书在继承《内经》养生学说的基础上，博采诸家之长，结合自己实践经验，将养生理论、有效方药及气功导引融为一体，形成综合性的摄生保健学说。其理论简洁精当，其方药冲和有效，其功法动静结合，故而切实可行，对养生保健有一定参考价值。

延年yánnián　推拿穴位。出《幼科铁镜》。位于鼻梁骨高耸处，在山根穴与准头穴之间。《保赤推拿法·掐天庭穴至承浆穴法》："延年在鼻高骨。"有开窍醒神，止抽搐等作用。用治外感风寒、惊厥等症。

延年茯苓饮yánniánfúlíngyǐn 《外台秘要》卷八方。又名外台茯苓饮、茯苓饮。茯苓、白术各三两，人参、炙枳实各二两，生姜四两，陈皮一两半。水煎去渣，分三次服。治心胸中有停痰宿水，水吐出后，心胸间虚，气满，不能食。

延年九转法yánniánjiǔzhuǎnfǎ　养生著作。清代方开辑。本书又名《祛病延年图说》，于清雍正年间由新安方开编绘，后被叶志诜收入《颐身集》，王福源又刊于《内功图说》，名"祛病延年法"。这是一种以揉腹按摩为主的导引法，除有保健延年的作用外，还可用于治疗多种腹内疾病。操作简便，动作柔和，是一种值得提倡的老年保健法。

延寿丹yánshòudān　❶《世补斋医书》卷八方。又名首乌延寿丹。何首乌（米泔水浸，每斤加黑豆二升，蒸熟，去豆，晒干再换豆，反复九次）七十二两，豨莶草（蜜、酒蒸制）、桑椹子、黑芝麻、金樱子、旱莲草（熬膏）、酒菟丝子各一斤，杜仲（蜜炙或盐制）、牛膝、女贞子、桑叶各八两，金银藤、生地黄各四两。为细末，炼蜜为丸，每服三钱。功能补肝肾，益精血，强筋骨，乌须发。治肝肾不足，头晕目花，耳鸣重听，四肢酸麻，腰膝无力，夜尿频数，须发早白。实验研究：本方可降低实验性动物动脉粥样硬化的血清胆固醇，减轻动脉内膜斑块的形成和脂质沉积。❷《圣济总录》卷五方。朱砂（研）、铅粉（研）、铁粉（研）、白附子各二两，蛇黄（煅，醋淬）、附子（炮裂，去皮脐）各九两，巴豆（打碎用新水浸七日，逐日换水，以纸裹压出油）、生金（锉末）、生银（锉末）各一分，麝香（另研）、牛黄（另研）各一两一分，羌活、牛膝（酒浸）、炒蝎尾、生天南星各三两。为细末，炼蜜和粟米饭为丸，芡实大。中风瘫曳及诸痫，每服一丸，老年人减半，薄荷酒磨下；小儿惊痫，十岁以上每服一丸，分四次服（四岁以下，一丸分五次服；新生儿一丸分七次服），蜜水磨下；缠喉风壅塞、气息不通，每服一丸，用生姜、薄荷酒，急化一丸服。治卒中恶风，涎潮昏重，口眼㖞斜，四肢瘫曳，口噤不省。❸《验方新编》卷十一方。白术（土炒）、青皮、生地黄、厚朴（姜汁炒）、杜仲（姜汁炒）、炒补骨脂、陈皮、川椒、青盐、巴戟天、茯苓、小茴香、肉苁蓉（酒洗）各一两，黑豆二升。前十三味，水煎取汁，入黑豆，温火煮至水干，为末，每服三钱，每早空腹送下。功能填精补髓，健脾养胃，乌须健身。治食少体衰，须发早白，耳目失聪，及痔漏疮毒，妇人赤白带下，胎动不安等。❹见《外科正宗》卷一。即黍米寸金丹，见该条。

延寿第一绅言yánshòudìyīshēnyán　养生著作。不分卷。宋代愚谷老人编，成书年代不详。该书摘录宋以前养生家言，参以佐证论述而成。主以节欲保精之说。

延寿果yánshòuguǒ　中药材。出《本草纲目拾遗》。为蕨麻之别名，详该条。

延珠疬yánzhūlì　病名。见清抄本《外科或问》（著人未详）。即瘰疬。详该条。

芫荽yánsuī　中药材。出《日用本草》。又名胡荽、香菜。为伞形科植物芫荽 *Coriandrum sativum* L. 的带根全草。我国各地均有栽培。辛，温。入肺、胃、肝经。发汗透疹，健胃消食，解毒止痛。①治麻疹透发不畅，感冒发热无汗，食滞胃痛，头痛，牙痛，痞闷。煎服：9～15g，鲜品15～30g。透疹亦可用鲜品煎汤熏洗。②治疮肿初起，蛇咬伤，捣敷之；脱肛，炒，烟熏。全草含具恶臭的癸醛以及芳樟醇等。

芫荽子yánsuīzǐ　中药材。见《现代实用中药》。又名胡荽子、香菜子。为伞形科植物芫荽 *Coriandrum sativum* L. 的果实。主产于江苏、安徽、湖北。辛，微温。入肺、胃、大肠经。透疹，健胃。①治痘疹透发不畅，食欲不振，消化不良，恶心反胃，痢疾。煎服：6～12g。②治牙痛，煎水含漱；脱肛，醋煮熏洗。果实含芫荽甾醇苷、挥发油，油中主含芳樟醇，尚有α－和β－蒎烯、柠檬烯，对聚伞花素、龙脑、莰烯等。另含脂肪油，其脂肪酸中以岩芹酸的含量最高。本品能增进胃肠腺体分泌和促进胆汁分泌。挥发油具有抗皮肤真菌作用。

严伯玉yánbóyù　见"严子成"条。

严长明yánchángmíng　清代官吏兼文人。字冬友，又字道甫。江苏江宁人，曾任内阁侍读等官职。博通古今，能诗文，编修书籍二十余种，其中有《素灵发伏》一书，未见流传。

严道甫yándàofǔ　见"严长明"条。

严道通yándàotōng　见"严景"条。

严冬荣yándōngróng　清代医家。字桂岩。江苏泰州人。承家学精喉科。尝谓医宜审证用药，不可执死方治活病。如白喉，时医多宗养阴清肺法，不论病有寒热虚实之异，执一例百，收效者鲜。因以用辨证法治以汗、下、温、清等，则往往有验。

严冬友yándōngyǒu　见"严长明"条。

严防御yánfángyù（12 世纪）　南宋医生。临安府（今浙江杭州）人。善治痢，在杭州一药铺坐堂。曾因治愈宋高宗的"冷痢"而著名。

严附子yánfùzǐ　见"严观"条。

严观yánguān　明代医生。仁和（今浙江杭州）人。精于医术，治病不拘泥于古方，长于用药，很有胆略，尤其善于用附子，人们叫他"严附子"。他的弟弟严泰，继承他的医术，精于治疗伤寒。

严龟yánguī　唐代官吏。梓州盐亭（今属四川）人。镇南军节度使严譔之子。昭宗时（889—904）曾宣慰汴寨。通晓医学。著有《食法》10 卷，是我国较早食疗专著之一，已佚。

严洁yánjié　见"洪炜"条。

严景yánjǐng 明代医生。字克企。原籍姑苏（今江苏苏州）。祖父严道通，以医业起家，后来迁居金陵（今南京一带）。永乐（1403—1424）年间，在太医院学医，后行医，有医名。

严克企yánkèqǐ 见“严景”条。

严仁泉yánrénquán 明代医生。金溪（今属江西）人。世业医，诊病审慎沉静，脉理精彻。弟苏泉亦业医，与兄齐名。

严三点yánsāndiǎn 南宋医生。佚名。三点为别号。江西良医。传其诊脉时以三指稍事点触，即能知六脉之所病，故以三点名之。《齐东野语》谓其“别有观形察色之术，姑假此以神其术”。撰有《脉法撮要》一卷，已佚。

严氏济生方yánshìjìshēngfāng 见“济生方”条。

严氏济生续方yánshìjìshēngxùfāng 见“济生续方”条。

严泰yántài 见“严观”条。

严西亭yánxītíng 见“洪炜”条。

严用和yányònghé 南宋医家。字子礼。庐山人。从名医刘开学习，精通医术。主张结合时宜治疗疾病，反对套用古方，通过长期临证实践，将亲身应用有效药方及古人可用之方汇集整理，于1253年（宝祐元年）编成《济生方》10卷。

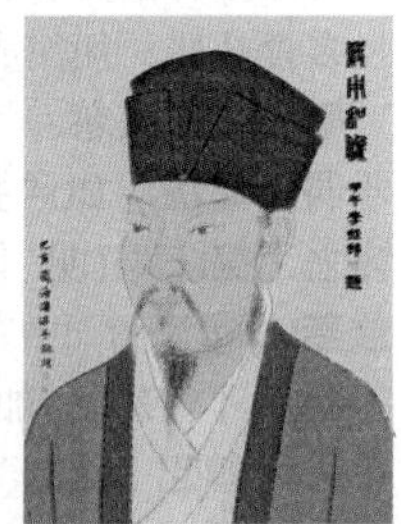

严用和

严元yányuán 明代医生。字宗仁。杭州（今属浙江）人。治病熟察标本，于阴阳脉络之学亦有研究。从父谒选入京，应选医士，以精医术，就试礼部，得隶籍太医院。嘉靖（1522—1566）年间合修《袖珍方》诸书。视东宫疾有效，秩满授御医。

严岳莲yányuèlián 清末医家。陕西渭南人。光绪（1862—1908）年间行医成都。尝辑张璐《本经逢原》、陈修园《伤寒论浅注方论合编》《金匮要略浅注方论合编》及吴瑭《温病条辨》四书合成《医学初阶》（1908）。

严云会yányúnhuì 清代医生。字位夫。广东顺德人。善疗目疾，远近就诊者甚众。有重病者许以重金求治，严氏治愈其病并不受其金。子凤诏，为诸生，传其医术。

严子成yánzǐchéng 元代医生。字伯玉。先代为开封（今河南开封）人，后迁居秀州（今浙江嘉兴）。精通医药，被称为“药师”。

严子礼yánzǐlǐ 见“严用和”条。

岩yán 病名。是以肿块坚硬如石，表面凸凹不平，形如岩石为主要表现的体表恶性肿瘤的统称。

岩白菜yánbáicài 中药材。出《分类草药性》。又名岩壁菜、呆白菜、岩七。为虎耳草科植物岩白菜 *Bergenia purpurascens*（Hook. f. et Thoms.）Engl. 的干燥根茎。分布于云南、四川、西藏等地。甘、涩，平。归肺、肝、脾经。收敛止泻，止血止咳，舒筋活络。用于腹泻，痢疾，食欲不振，内外伤出血，肺结核咳嗽，气管炎咳嗽，风湿疼痛，跌打损伤，煎服6～12g；外敷治肿毒，黄水疮。本品含岩白菜素，有镇咳作用；在动物实验中能抑制胃酸分泌，阻止实验性胃溃疡的形成。岩白菜素还能促进病变组织恢复等。

岩柏草yánbǎicǎo 中药材。见《浙江天目山药用植物志》。为地柏枝之别名，详该条。

岩壁菜yánbìcài 中药材。见《中国药用植物志》。为岩白菜之别名，详该条。

岩葱yáncōng 中药材。见《云南中草药选》。为兰科植物棒叶鸢尾兰 *Oberonia myosurus*（Forst. f.）Lindl. 的全草。分布于云南、贵州、江西。辛、微苦，凉。清热解毒，散瘀止血。①治骨折，外伤出血，疮痈。捣敷或研粉撒伤口。②治支气管炎，肺炎，肝炎，尿路感染。煎服：9～15g。③治中耳炎。鲜品捣汁滴耳。

岩大蒜yándàsuàn 中药材。见《四川中药志》。为大一枝箭之别名，详该条。

岩红yánhóng 中药材。见《云南中草药选》。为红孩儿之别名，详该条。

岩鸡尾yánjīwěi 中药材。见《贵州民间药物》。为水龙骨之别名，详该条。

岩椒yánjiāo 中药材。见《四川常用中草药》。为竹叶椒之别名，详该条。

岩角yánjiǎo 中药材。见《云南中草药》。为岩笋之别名，详该条。

岩马桑yánmǎsāng 中药材。见《全国中草药汇编》。为山腊梅叶之别名，详该条。

岩青杠yánqīnggàng 中药材。见《贵州民间药物》。为扶芳藤之别名，详该条。

岩如意yánrúyì 中药材。见《云南中草药》。为佛指甲之别名，详该条。

岩笋yánsǔn 中药材。见《云南中草药选》。又名岩角、石竹子、岩竹、接骨丹、为兰科植物笋兰 *Thunia alba*（Lindl.）Rchb. f. 的全草。分布于云南、四川、西藏等地。甘，平。止咳平喘，活血祛瘀，接骨。①治肺结核，肺炎，气管、支气管炎，胃及十二指肠溃疡。煎服：9～15g。②治跌打损伤，创伤，骨折。煎服或浸酒服，另以鲜品捣敷患处。③骨折，鲜品捣烂加酒或鸡蛋清调敷。

岩头菜yántóucài 中药材。见《浙南本草新编》。为鹧鸪菜之别名，详该条。

岩陀yántuó 中药材。见《云南中草药选》。为虎耳草科植物羽叶岩陀 *Rodgersia pinnata* Franch. 或岩陀 *R. sambucifolia* Hemsl. 的根茎。分布于云南、贵州及四川。苦、涩，凉。活血调经，祛风除湿，收敛止泻。治跌打损伤，骨折，月经不调，痛经，风湿疼痛，肠炎，细菌性痢疾。煎服：15～30g。研末敷外伤出血。本品含岩白菜素（Bergenin）。

岩丸子yánwán · zi 中药材。见《陕西中草药》。为红白二丸之别名，详该条。

岩五加yánwǔjiā 中药材。见《贵州草药》。为走游草之别名，详该条。

岩盐yányán 中药材。即戎盐。见该条。

岩泽兰yánzélán 中药材。见《贵阳民间药草》。为石吊兰之别名，详该条。

岩竹yánzhú 中药材。见《云南思茅中草药选》。为岩笋之别名，详该条。

炎帝yándì 见“神农”条。

炎烁yánshuò 指火热之气过甚，使万物焦烁枯槁。《素问·五运行大论》：“其在天为热，在地为火……其令郁蒸，其变炎烁。”

炎性外痔yánxìngwàizhì 病名。见王兆铭《中西医结合痔漏临床证治》。即外痔并发炎症，红肿疼痛者。宜清热解毒、疏风。服槐角丸，外用祛毒汤熏洗。参见“血栓痔”条。

沿壁藤yánbìténg 中药材。见《湖南药物志》。为络石藤之别名，详该条。

沿肛痔yángāngzhì 病名。见《外科大成》卷二。多因湿热下注，气血凝滞而成。症见肛门四周皮肤扁平状隆起，痛痒出水，有奇臭，甚或延及会阴部，治宜解毒为主，可服升丹合剂（小升丹2.56g，黄柏5.12g，甘草2.56g，水泛为丸，滑石粉为衣）；外用苦参汤熏洗或用鹅黄散（石膏、黄柏、轻粉）外涂。

沿皮刺yánpící　即横刺，见该条。

沿爪疔yánzhǎodīng　病名。指疔之一。见《中医外科讲义》。其症指甲一侧边缘轻微红肿疼痛，可延及对侧，甚而侵入指甲下。即甲沟炎。证治见“代指”条。

研经言yánjīngyán　医论著作。4卷。清代莫枚士撰于1856年。主要内容为研究《内经》《伤寒论》《金匮要略》《神农本草经》的心得体会。着重于考证和析义，解释脉症含义，辨析古今病名，疑似病症的异同，提出相应治疗方法。并纠正前人注释中的一些错误，有独到的见解。本书收入《中国医学大成》。

研药指南yányàozhǐnán　本草著作。5卷。何舒撰于1948年。本书系在邹澍《本经疏证》基础上进一步整理总括，摘取其精要并加以发挥而编成。共收药物223种，每种又分经文便读、气味功能、特效、用药举例、维摩法语以及古方示范、宜忌、比较、物理、经旨等项。可供研究《本经疏证》参考。

研子yánzǐ　经外奇穴名。《备急千金要方》：“热病后发豌豆疮，灸两手腕研子骨尖上三壮，男左女右。”所指灸处，即尺骨茎突之高点处。《类经图翼》列作奇穴，名两手研子骨。近代《针灸孔穴及其疗法便览》则名研子。

盐肤丁yánfūdīng　❶病名。出《备急千金要方》卷二十二。十三丁之一。其状大如匙面，四边皆赤，有黑头如粟粒。治见“疔疮”条。❷见《本草纲目》。即盐麸子，详该条。

盐麸树白皮yánfūshùbáipí　中药材。出《开宝重定本草》。为漆树科植物盐肤木 *Rhus chinensis* Mill. 树干的韧皮部。①治血痢，杀蛔虫。煎服：15～60g。②煎水洗无名肿毒，恶疮疥癞，蛇、犬咬伤。

盐麸叶yánfūyè　中药材。出《开宝重定本草》。为漆树科植物盐肤木 *Rhus chinensis* Mill. 的叶。酸、咸，微寒。化痰止咳，解毒。①治痰嗽，喉痹，便血，血痢。煎服：鲜品30～60g。②捣敷跌打损伤，蛇、犬咬伤，创伤出血，黄蜂螫伤，牛皮癣；煎水洗湿疹，漆疮。本品含槲皮苷、没食子酸甲酯、并没食子酸。没食子酸甲酯可抗菌。

盐麸子yánfūzǐ　中药材。出《开宝重定本草》。又名盐肤子、木附子、假五味子、油盐果。为漆树科植物盐肤木 *Rhus chinensis* Mill. 的果实。除青海、新疆外，各地均有分布。酸、咸，微寒。生津降火，润肺化痰，敛汗，止痢。①治喉痹，咳嗽咯血，酒毒黄疸，瘴疟，毒痢，体虚多汗，遗精，头风白屑。煎服：9～15g。②治顽癣，痈毒溃烂。研末调敷或捣敷。③治阴痒带下，煎水熏洗。本品含大量鞣质，主为五一间双没食子酰－β－葡萄糖，尚有游离没食子酸等。又含苹果酸、酒石酸等。还含树脂、黄酮苷等。

盐麸子根yánfūzǐgēn　中药材。出《日华子诸家本草》。又名五倍根、泡木根。为漆树科植物盐肤木 *Rhus chinensis* Mill. 的根或根皮。酸、咸，微寒。清热解毒，祛风利水，散瘀止血。①治感冒发热，咳嗽咯血，腹泻，急性黄疸型肝炎，水肿，子宫出血，便血，痔疮出血，风湿痹痛。煎服：9～30g。②鲜根皮捣敷治跌打损伤，创伤出血，蛇咬伤，乳痈；煎水洗癣疮，湿疹。根含没食子酸及其乙酯、东莨菪素、非瑟素、槲皮素、β－谷甾醇等。

盐卤中毒yánlǔzhòngdú　病名。因误服盐卤而出现中毒症状者。《辨证录·中毒门》：“服盐卤之毒，必至口咸作渴，腹中疼痛，身蜷脚缩而死……治法必用甘以解之。方用生甘草三两煎汤救之。如服卤未久，生甘草汤中淡豆豉一两，同煎饮之，必吐；如服已久，生甘草汤中加入当归二两，同煎饮之，肠润未必皆死也。”“此症亦可用归麦榆草汤救之。”《增广验方新编·解救诸毒》载有解盐卤毒药，如生豆浆、活鹅鸭血、白砂糖水、淘米水等。可参考。

盐蜜煎yánmìjiān　《圣济总录》卷六十一方。盐（捣末）半两，蜜二合，皂角（捣末）一分。先将盐放锅内，次下蜜、皂角末，慢火煎，候冷为丸，枣核大，以铅粉滚为衣，纳肛门中。治脾黄胀满，气冲胸膈，大肠不通。

盐哮yánxiào　病证名。属虚哮范畴。见《类证治裁·哮症论治》。多因偏嗜咸酸，久延体虚而致。详“虚哮”条。盐哮亦有偏实者，《医碥》卷二：“食味酸咸太过，幼时多食盐醋，往往成此疾，俗谓之盐哮。渗透气管，痰入结聚，一遇风寒，气郁痰壅即发。”治宜利肺调气豁痰。亦偶用吐法。如“盐哮，喉中痰声不绝，以人参芦煎汤饮之，探吐”（见《原病集》）。

盐蒸yánzhēng　中药炮制。属盐制法的一种，将净药材或切制品（生片），加盐水拌匀，置适宜容器内蒸制的炮制方法。参见“盐制”“盐蒸”等条。

盐制yánzhì　中药炮制法。即用盐作为辅料来对中药材进行加工炮制。如盐炙、盐蒸等。参见各条。

盐炙yánzhì　中药炮制法。属盐制法的一种，将净药材或切制品（生片）加盐水拌匀，闷透，置锅内，或将净药材放锅内边拌炒边喷盐水，以文火加热，炒至规定的程度时，取出、放凉的炮制方法。参见“盐制”“盐蒸”等条。

阎诚斋yánchéngzhāi　见“阎纯玺”条。

阎纯玺yánchúnxǐ　清代医家。字诚斋。上谷（今河北宣化）人。专研妇产科，采集方书，于1730年撰《胎产心法》3卷，后经沈棫增订为5卷。

阎季忠yánjìzhōng　见“阎孝忠”条。

阎士安yánshì'ān　宋代医官。陈州（今河南淮阳）人。以善画墨竹闻名，兼通医学，为医学助教。

阎氏小儿方论yánshìxiǎo'érfānglùn　儿科著作。参见“小儿药证直诀”条。

阎文显yánwénxiǎn（10世纪末至11世纪初）　北宋医官。擅长外伤科。有军士面颊部中流矢，自颊贯耳，众医无法取出。文显用药敷于伤部，两夜箭出而愈。

阎孝忠yánxiàozhōng　北宋儿科医家，又名季忠，字资钦，许昌（今河南许昌）人。因自幼屡患重病，经钱乙拯救治愈，遂致志于钻研钱乙的学术思想。1107年（大观初），于亲友间得钱乙有关婴幼论说以及医方等，并参酌当时流传京师各种传本，对钱氏学术进行了系统的整理研究，于1119年（宣和元年）编成《小儿药证直诀》。此外，还编有《卫生信效方》。

阎资钦yánzīqīn　见“阎孝忠”条。

蜒蚰yányóu　中药材。出《救急方》。为蛞蝓之别名，详该条。

蜒蚰蠃yányóuluǒ　中药材。见《本草纲目》。为蜗牛之别名，详该条。

颜yán　❶额部。《类经》卷六：“额上曰颜。”“颜为额角，即天庭也。”❷泛指脸面部。

颜方叔yánfāngshū　见“颜直之”条。

颜汉yánhàn 明代医家。有《便产须知》两卷，题为颜氏撰。弘治十二年（1499）高懋斋为之校正。此书述产妇起居调理之宜忌，且有胎教之法。明代曾多次刊刻。

颜面疔疮yánmiàndīngchuāng 病名。疔疮是指好发于颜面、四肢，以形小根深，坚硬如钉，肿痛灼热，反应剧烈，易于走黄、损筋伤骨为主要表现的疮疡。生于颜面的疔疮，就是颜面疔疮，是一种病变迅速、危险性较大的疔疮。

颜面浮肿yánmiànfúzhǒng 症名。指面部虚浮作肿的表现，按之应而起为气肿，按之凹陷为水肿。

颜直之yánzhízhī 宋代医家。字方叔。长洲（今江苏苏州）人。擅长外科，著有《疡医方论》《疡医本草》，均佚。

兖州卷柏yǎnzhōujuǎnbǎi 中药材。出《本草图经》。又名金扁柏、石卷柏、田鸡爪、飞扬蕨、地柏枝、细叶金鸡尾、柏叶草。为卷柏科植物兖州卷柏 *Selaginella involvens* (Sw.) Spring 的全草。分布于福建、广东、广西、云南、西藏、四川、江西、湖北、陕西。淡，微苦，凉。凉血，止血，止咳化痰，清热利湿，止咳，止血，解毒。①治吐血，鼻衄，咳血，痔血，崩漏，痰湿咳嗽，黄疸，水肿，痢疾，腹水，淋证，带下，瘰疬，乳痈。煎服：15～30g（鲜草，30～60g）。②治烫伤，研末油调敷；创伤出血，鲜品捣敷。本品含海藻糖。

掩耳yān'ěr 自我推拿方法。出《诸病源候论·风病诸候·头面风候》。用手掌掩住两耳，伸屈头部数次。能治头痛、眩晕。明代高濂《遵生八笺》："邪风入脑，虚火上攻，则头目昏旋，偏正作痛……以两手掩耳，折头五七次……以逐其邪，自然风散邪去。"

掩法yǎnfǎ 推拿手法。见《诸病源候论·风病诸候·头面风候》。用手掌遮盖于穴位或一定部位上。《备急千金要方·少小婴孺方》："治小儿夜啼……以儿母手掩脐中，亦以摩儿头及脊。"

掩脐法yǎnqífǎ 通利二便的方法。用连须生葱、生姜、淡豆豉、食盐，同捣烂，作一饼，铫子烘热，掩肚脐，以帛扎定，良久气通，二便自利。用于中下二焦积热，大小便秘（《幼幼集成》）。

眼yǎn 五官之一。又名目、银海。为肝之窍。由目珠、眼睑、眼带、眼眶、目系等组成。具有明视万物的功能。《灵枢·大惑论》："五藏六府之精气皆上注于目而为之精，精之窠为眼。"《灵枢·邪气藏府病形》："十二经脉、三百六十五络，其血气皆上于面而走空窍，其精阳气上走于目而为睛。"《灵枢·脉度》："肝气通于目，肝和则目能辨五色矣。"说明眼视物的功能与全身脏腑经络有不可分割的关系。故临床诊治眼疾，不能限于眼的局部，要从整体出发辨证论治。

眼暗yǎn'àn 症名。见《千金翼方》卷十一。亦作眼闇，即目昏，详该条。

眼闇yǎn'àn 症名。出《千金翼方》卷十一。同眼暗，即目昏。详该条。

眼白yǎnbái 白睛之俗称，详该条。

眼白球yǎnbáiqiú 即白睛，详该条。

眼胞yǎnbāo 见《脉经》。即眼睑。详该条。

眼胞紧小yǎnbāojǐnxiǎo 病证名。即睥急紧小，详该条。

眼胞菌毒yǎnbāojūndú 病名。见《外科正宗》。系脾经蕴热所致。症见睑缘生出小泡，渐长如菌状，头大蒂小，不痛不痒，甚者眼翻流泪，视物受障，经久不愈。治宜清脾泻热为主。用清凉圆煎水外洗，内服凉膈清脾饮加减。尚可酌情手术治疗。

眼胞痰核yǎnbāotánhé 病名。又名眼泡痰核。《医宗金鉴·外科心法要诀》："此证结于上下眼胞，皮里肉外。其形大者如枣，小者如豆，推之移动，皮色如常，硬肿不疼，由湿痰气郁而成。宜服化坚二陈丸，外用生南星，蘸醋磨浓，频涂眼皮。"即睥生痰核。详该条。

眼保健操yǎnbǎojiàncāo 预防近视眼和保护视力的一种自我推拿方法。它通过对眼部周围一些穴位的轻柔按摩，能疏通经络，调和气血，消除眼肌疲劳，减轻睫状肌痉挛，消退眼部淤血，有助于预防近视眼的发生，并对近视（尤其是假性近视）和视力减退有一定治疗作用。《诸病源候论·目暗不明候》："以两手中指……相摩，拭目，令人目明。"《圣济总录》："《太上三关经》云：常欲以手按目近鼻之两眦，闭气为之，气通即止。终而复始，常行之，眼能洞见。又云：导引毕，以手按目四眦，三九遍捏，令见光明，是检眼神之道，久为之，得见灵也。"1949年后，编有眼保健操多种，在我国学校中推行，对预防近视眼和保护视力起到了积极作用。目前常用的有两种，一种为四节，即揉天应穴（上眶角）、挤按睛明（鼻根部）、按揉四白穴、按太阳穴并轮刮眼眶。另一种为五节，即挤按睛明穴、按揉太阳穴和轮刮眼眶、按揉四白穴、按揉风池穴、干洗睑。

眼赤痛yǎnchìtòng 病证名。双眼赤而肿痛。《太平圣惠方》卷三十二："夫肝气通于目，脏内有热，与胸膈痰饮相搏，熏渍于肝，热气冲发于目，故令眼赤痛。"治宜清热泻肝之剂，如小防风汤（《证治准绳》：大黄、栀子、甘草、赤芍、当归、防风、羌活）。

眼唇蛔虫征yǎnchúnhuíchóngzhēng 症名。望诊巩膜可见蓝点，下唇部黏膜有散在、白色半透明的颗粒突起。这些征象，可作为蛔虫病诊断的参考。

眼大角yǎndàjiǎo 见《异授眼科》。亦称大眼角，即内眦，详该条。

眼大睫yǎndàjié 见《叶氏眼科方》。指内眦，详该条。

眼大头yǎndàtóu 《杂病源流犀烛》卷廿二："俗云眼大头为内眦。"详"内眦"条。

眼大嘴yǎndàzuǐ 见《广勤轩遗稿》。即内眦，详该条。

眼带yǎndài 指眼外肌。支配眼球的转动。《杂病源流犀烛》："若风寒直灌瞳人，攻于眼带，则瞳人牵拽向下。"

眼丹yǎndān 病名。见《外科启玄》卷九。病因与发病部位同针眼，但病情较重。整个胞睑漫肿赤痛，硬结拒按，常伴有寒热头痛等全身症状。《外科正宗》："眼丹，脾经有风，胃经多热，共结为肿，风多者则浮肿易消，热甚者则坚肿难散。初起宜用金黄散敷之；有表证者，荆防败毒散；有里证者，清胃散加大黄利之……脓成者，即针。"类今之眼睑脓肿。

眼疸yǎndǎn 病证名。由脾经风热所致。症见下睑内生肉粒，色黄而软，细小如粟。治宜祛风清热。可选服银翘散或驱风散热饮子加减。外点黄连西瓜霜眼药水。参见"粟疮"条。

眼粪yǎnfèn 眵之俗称，详该条。

眼疳yǎngān 病名。出《太平圣惠方》第八十七卷。疳热夹肝火上攻于眼的病证。其症初起双目痒涩赤烂，继则红肿热痛，不时流泪，畏光羞明，渐渐白睛生翳，遮满全眼，并有口渴善食而消瘦，发焦，下泄，腹胀，鼻干等。治宜疏肝泻热，用泻肝汤，继用《医宗金鉴》清热退翳汤。或用草决明晒干，生鸡肝（猪肝亦可）一具加酒，饭上蒸服（《本草纲目》）。

眼寒yǎnhán　症名。指眼部畏惧风寒。《素问·风论》："风入系头，则为目风眼寒。"

眼花yǎnhuā　症名。谓目视物昏花不清。《杂病源流犀烛》卷二十二："眼花者，眼光昏散也……视物杳冥也。"

眼昏yǎnhūn　症名。见《黄帝素问宣明论方》卷十四。指视物不明的表现。即目昏。详该条。

眼睑yǎnjiǎn　见《秘传眼科龙木论》。又名眼胞、睑、胞睑、睑胞、睥、目胞、睑皮、眼皮。为眼的最外部分，分上睑、下睑。《银海精微》卷上："胞者，上胞也。睑者，下睑也"。故称上胞、下睑。眼睑能开合，具有保护眼珠及眼眶的作用。眼睑内应于脾，为五轮中之肉轮。又脾与胃相表里，故目之"上下胞，其上属脾，而下属胃"（《张氏医通》卷八）。因此中医学认为眼睑疾患，常与脾胃有关。

眼睑垂缓yǎnjiǎnchuíhuǎn　病证名。《圣济总录》卷一百一十："眼睑垂缓者，以血气不足，肤腠开疏，风邪客于睑肤，其皮垂缓，下复睛轮。"即上胞下垂，详该条。

眼睑下垂yǎnjiǎnxiàchuí　症名。指上眼睑下垂，无力抬举，影响视瞻的表现。轻者半掩瞳孔，重者黑睛全遮，垂闭难张。

眼角yǎnjiǎo　目眦之俗称，详该条。

眼睫连劄yǎnjiéliánzhā　病证名。出明代薛铠《保婴撮要》。即目连劄，见该条。

眼镜蛇yǎnjìngshé　中药材。见《广西中药志》。又名膨颈蛇、琵琶蛇。为眼镜蛇科动物眼镜蛇 *Naja*（L.）除去内脏的全体。分布于云南、贵州、广西、广东、福建、台湾、江西、湖南、浙江、安徽等地。甘、咸，温，有毒。入肝、肾经。祛风，通络，止痛。治风湿关节痛，半身不遂，小儿麻痹，脚气。浸酒服。眼镜蛇蛇毒主为神经毒，并有溶血作用。其神经毒部分，已分离提纯，称眼镜蛇神经毒，是一个小分子量的蛋白质。蛇毒中的溶血素经提纯后就是卵磷脂酶 A。蛇毒中尚含细胞毒、心脏毒，多种酶类等。蛇毒有镇痛作用。所含细胞毒Ⅱ对小鼠淋巴白血病 L1210、吉田肉瘤、大鼠腹水肝癌 AH-13、大鼠骨髓样白血病 DBLA-6 均有抑制作用，对体内吉田肉瘤等亦有明显抑制作用。神经毒可阻断神经骨骼肌传导。心脏毒对心脏先兴奋，收缩加强，大剂量使心脏收缩紊乱而停搏，心脏毒也有细胞毒作用，在试管内对 Hela、KB、吉田肉瘤细胞有抑制作用。眼镜蛇毒可提高机体免疫功能。蛇毒可抗血栓、抗血小板聚集，并可抗炎；对呼吸窘迫综合征、肺水肿等有防治作用。

眼疽yǎnjū　病证名。见《青囊真秘》卷一。指胞睑疮疡之毒邪内陷，硬肿色黯，经久难愈者。参见"目疡"条。

眼科yǎnkē　医学分科名称。唐代眼科尚未独立，包括于耳目口齿科内；宋代始有眼科之设立；元、明、清等均沿袭有眼科。参见"九科"条及"十三科"条。

眼科百问yǎnkēbǎiwèn　眼科著作。清代王行冲（字子固，号文之）著，成书并刊于清顺治十四年（1657）。全书分上下二卷，上卷42问，下卷69问，以问答形式，对五轮八廓、七表八里、十二经络、各种眼病的发病机制、治法方药等条分缕析，强调治疗眼病应重视辨证论治，做到因人、因时、因地的"三因制宜"。该书对运气影响眼病机制作了一定阐述。书中列方200余首，其中外用方30余首。现存清光绪十年（1884）善成堂刻本，民国二十八年（1939）上海东方文学社铅印本，1949年后有排印本。

眼科阐微yǎnkēchǎnwēi　眼科著作。清代康熙年间马化龙（云从）著。全书4卷。卷一列辨眼病虚实、五轮生克等眼病论32条；卷二为老年眼病；卷三列眼科21证的症状、治则及方药；卷四载小儿眼病辨治及附方，多种眼药制备法等。现存抄本，并见于《孙真人眼科秘诀》。1984年江苏科学技术出版社出版陆绵绵点注本。

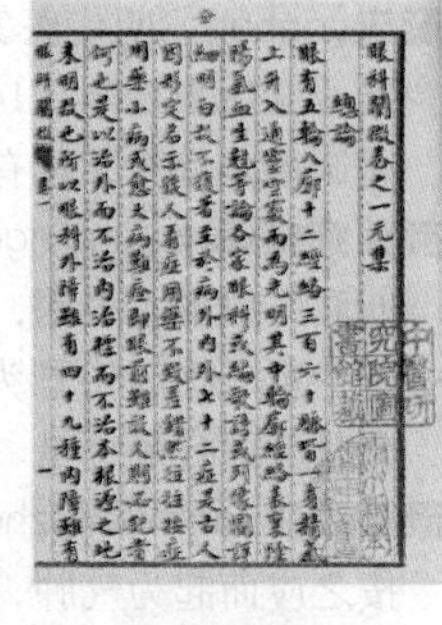
眼科阐微

眼科大全yǎnkēdàquán　眼科著作。见"审视瑶函"条。

眼科集成yǎnkējíchéng　眼科著作。清代陈善堂著。全书共二卷，上卷论述了十二经、五轮八廓定位、用药等诸论，对外障36症分列治则、治法、方药；下卷主要是对内障眼病的分析和总结，并附方药。全书总结了清代及清代以前部分医家的眼科经验，并有所补充，其中不少内容涉及《目经大成》《原机启微》《审视瑶函》，虽曰"集成"，而每见增补，亦有发挥，是晚清一部眼论、病症、方剂并重的眼科专著。现存民国九年（1920）渝城治古堂刻本。该书收入中国古医籍整理丛书。

眼科捷径yǎnkējiéjìng　眼科著作。又名《眼科统秘》。1卷。清代作品。撰人、撰年均不详。书中简略记载了若干眼科病的症状与治疗方剂。本书收入《陈修园医书七十二种》中。

眼科金镜yǎnkējīnjìng　眼科著作。4卷。刘耀先（延年）撰。约成书于1911年。此书先征引前贤之论，继则详论内障、外障之证因治疗，指出："五脏不平，皆能生内障，非独肝肺。"批评"眼无寒证"之说。刘氏治眼病主张内外兼治，尤擅于刀针，其于金针拨内障手法及针后调摄阐述精详。末卷论经脉目病、受孕目病、产后眼症、痘疹害目、疳伤目病等特殊目疾之证因脉治。1926年由保阳益文印刷局出版石印本。

眼科六要yǎnkēliùyào　眼科著作。清末眼科医家陈国笃著。陈氏以风、火、血、水虚、火败、神劳六者归纳眼病病因，故称"六要"。全书载40种病症，以求提纲撮要，由博返约，但有过于简略之嫌。现存清咸丰元年（1851）贵州胡霖刻本。1987年浙江科技出版社有《近代中医珍本集·五官科分册》本。

眼科龙木论yǎnkēlóngmùlùn　眼科著作。见"龙木论"条。

眼科秘方yǎnkēmìfāng　眼科著作。清代程正通（松崖）撰。1卷。刊于1843年。本书"分五脏所寓以辨证，判风火虚实以用药"，录凉血散火汤、养血散火汤等36方，另附示意图18幅。现存清刊本。

眼科七十二症问答病因丸散yǎnkēqīshí'èrzhèngwèndábìngyīnwánsǎn　眼科著作。清文永周（豁然子）撰。1卷。书中载述七十二种眼科病证问答内容。每条均详论病因病理，并附方药、服法及炮制法。现存清刻本。

眼科奇书yǎnkēqíshū　眼科著作。原名《古渝眼科秘书》，别名《眼科宜书》。清代渝州（今重庆市）李氏家藏秘本，著者不详。全书以内障、外障为纲，认为外障是寒，用四味大发散或八味大发散随症加减；内障因气，先用破气药，再服补中益气汤或熟益巴戟汤；内外障兼病，多系虚实夹杂证，主张先去实，而后补虚。全书虽以倡用辛散温补、散寒破气为特色，但对内障眼病，仍多用补气养血之剂，对妇女目病，主张先行经和血。书中介绍了不少治疗外障眼病的单验方。大发散及破气药用量特重，有别于他书。至于多用温热，可能与作者所处的时代、地理等特殊条件有关，虽立论偏颇，却纠正了“目不因火则不病”等偏见。1949年后有排印本。

眼科启明yǎnkēqǐmíng 眼科专著。清代邓雄勋（字捷卿）著。以《银海精微》为基础改编而成，通过调整内容、补充章节标题等，纠正了《银海精微》体例杂乱的缺点，承袭了《银海精微》的特色又有新的发挥。全书分为2卷，卷一为五轮八廓、经脉、七情、内外障、选药用方、治法及外障为主的48证；卷二为小儿眼证、目暗生花等以内障为主的24证，以及诸方、方歌、药性等。现存清光绪十一年（1885）作者稿本，为国内孤本。该书收入中医药古籍珍善本点校丛书、中国古医籍整理丛书。

眼科切要yǎnkēqièyào 眼科著作。见“医学切要全集”条。

眼科入门yǎnkērùmén 眼科著作。见“中国医学入门丛书”条。

眼科统秘yǎnkētǒngmì 眼科著作。见“眼科捷径”条。

眼科心法要诀yǎnkēxīnfǎyàojué 眼科著作。即《医宗金鉴》卷七十七至卷七十八。内容除总论眼科诊法外，将眼科疾病分为内障24症、外障48症。均编成七言歌诀，附加注释，内容简明实用。

眼科正宗原机启微yǎnkēzhèngzōngyuánjīqǐwēi 眼科著作。清代施世德著。是对元末明初医家倪维德《原机启微》加以整理、发挥而编撰的一部眼科专著。全书分为上下2卷，有倪维德原著眼科18病和眼科46方，又兼施世德在每病之后发挥的按语和其子施广的100首歌括。书中理论以《内经》为宗，参酌金元刘完素、张从正、李杲三家之说，治法则攻散补泻、点洗吹敷、丸散汤膏、刀针割刺咸备。现有清代乾隆二十二年（1757）施氏明德堂刻本。该书收入中国古医籍整理丛书。

眼科纂要yǎnkēzuǎnyào 眼科著作。清代黄岩（字耐庵，一字峻寿）著于嘉庆己卯年（1819）。全书约6万余字，共八卷，卷一为眼科药要，卷二述五轮八廓、治要、认症等眼科基础理论，卷三为经义、述论、列方，卷四至卷五论为五脏补泻及内外障，卷六至卷八列内外治方、著者医案、先贤治验等。该书收入中国古医籍整理丛书。

眼眶骨yǎnkuànggǔ 解剖学同名器官。见《秘传证治要诀》卷五。为略呈四边锥形的骨腔，眶内容纳眼珠、目系、血脉、经筋等。为眼珠的保护结构。

眼眶骨痛yǎnkuànggǔtòng 病证名。见《秘传证治要诀》卷五。本证常与肝有关。因肝阳上亢引起者多为酸痛，并有眼睑沉重，宜平肝潜阳，用天麻钩藤饮加减；由肝虚引起者，目见光亮则眼眶骨痛甚，宜滋养肝阴，用生熟地黄丸加减；由痰饮引起者，眉棱骨痛，眼不可开，昼静夜剧，宜燥湿祛痰，用二陈汤加减。

眼棱yǎnléng 见《原机启微》。即眼弦，详该条。

眼棱紧急yǎnléngjǐnjí 症名。见《原机启微》。即眼楞急。详该条。

眼楞yǎnléng 眼的部位。见《医学纲目》卷十三。即眼弦，详该条。

眼楞急yǎnléngjí 症名。又名眼棱紧急。指睑弦紧急的表现。《证治准绳·杂病》：“阳主散，阳虚则眼楞急而为倒睫拳毛。”参见“皮宽弦紧”“倒睫拳毛”等条。

眼力yǎnlì 见《银海精微》。又名目力。指眼视物的功能，同今之视力。

眼帘yǎnlián 见《中西汇通医经精义》卷上。即黄仁，详该条。

眼棂yǎnlíng 见《兰室秘藏》卷上。即眼弦，详该条。

眼瘤yǎnliú 病名。见清代黄岩《眼科纂要》。多由痰浊瘀血凝滞而成。本病初起，睑生硬结，色白而坚，日久渐大，如杯如升。治宜消痰化湿，散结行瘀。

眼论yǎnlùn 眼科著作。见“龙树眼论”条。

眼眉跳yǎnméitiào 症名。见秦伯未《中医临证备要》。眼之上胞振跳，常牵及眉际。俗称眼眉跳。详“胞轮振跳”条。

眼明草yǎnmíngcǎo 中药材。见《履巉岩本草》。为千里光之别名，详该条。

眼内风痒yǎnnèifēngyǎng 病证名。出《银海精微》。指患眼遇风痒极者。详“目痒”条。

眼泡痰核yǎnpāotánhé 病名。见茹十眉《五官病》。即睥生痰核，详该条。

眼皮yǎnpí 见《秘传眼科龙木论》。即眼睑，详该条。

眼皮麻木yǎnpímámù 病证名。见清代王子固《眼科百问》。多系血气虚衰，风邪入侵，痰湿蕴结所致。症见眼睑知觉迟钝，甚至麻木不仁。宜养血祛风除痰，用正容汤加减。

眼皮跳yǎnpítiào 症名。见秦伯未《中医临证备要》。胞轮振跳之俗称，详该条。

眼脾yǎnpì 即胞睑，详该条。

眼偏视yǎnpiānshì 病证名。见《太平圣惠方》卷三十三。即目偏视，详该条。

眼梢头yǎnshāotóu 见《杂病源流犀烛》卷廿二：“俗云眼梢头为锐眦。”即外眦，详该条。

眼生长肉yǎnshēngchángròu 病证名。又名眼生肉线、眼祟。系因肝胆之火郁于睑部而发。《石室秘录》：“有人眼内长肉二条，长一寸如线香之粗，出于眼外，此乃祟也。”内治宜清肝泻胆散邪，用龙胆泻肝汤加减，外用冰片、黄连、硼砂、甘草研末调人乳搽敷。

眼生肉线yǎnshēngròuxiàn 病证名。即眼生长肉，详该条。

眼祟yǎnsuì 病证名。即眼生长肉，详该条。

眼胎赤yǎntāichì 病证名。又名胎赤眼。即初生儿眼睑及结合膜充血、糜烂。《太平圣惠方》：“夫小儿眼胎赤者，是初生洗目不净，令秽汁浸于眦中，使睑赤烂，至久不差，故云胎赤也。”见于新生儿急性包涵体性结膜炎。治宜清热解毒，内服清凉膏（《证治准绳》：大黄、黄连、黄柏、葛根、细辛、薄荷）；外用洗眼黄柏汤（《太平圣惠方》：黄柏、秦皮、蕤仁、枣，煎水，适寒温洗之）。

眼系yǎnxì 《灵枢·寒热病》：“足太阳有通项入于脑者，正属目本，名曰眼系。”即目系，详该条。

眼弦yǎnxián 见《银海精微》。又名胞沿、胞弦、眼楞、眼棂、眼棱、眼沿、目唇、睑唇、睥沿。今称睑缘。为上下眼睑的游离缘，生有排列整齐的睫毛，近内眦处上下眼弦各有一泪小管的开口。眼弦与眼睑共起保护眼珠的作用。

眼弦赤烂yǎnxiánchìlàn 病名。出《银海精微》。又名风弦赤眼、风弦赤烂、睑弦赤烂、烂弦风睑，俗称烂眼皮。多由脾胃蕴结湿热，复受风邪，风与湿热相搏，结于睑缘而发。症见胞睑边缘红赤溃烂，痒痛并作，或见睫毛脱落，甚至睑缘变形。相当于今之睑缘炎。内治以祛风、清热、除湿为主。湿偏盛者，宜除湿汤加减；风偏盛者，宜柴胡散加减；热重者，宜用三黄汤加减。外治：局部可涂鸡蛋黄油膏。

眼小角yǎnxiǎojiǎo 见《异授眼科》。亦称小眼角，即外眦，详该条。

眼小眦yǎnxiǎojié 见《叶氏眼科方》。指外眦，详该条。

眼小嘴yǎnxiǎozuǐ 见《广勤轩遗稿》。即外眦，详该条。

眼癣yǎnxuǎn 病名。多由脾经湿热，复受风邪，风与湿热相搏而发。症见眼眶红赤，痒痛难忍，历久不愈。治宜内服清热祛风，除湿止痒之剂，外予棉裹散熏洗，或用郁金、胆矾、月石、炉甘石研细末，用鸡蛋黄熬油调敷。参见"眼弦赤烂"条。

眼沿yǎnyán 见《证治准绳·杂病》。即眼弦，详该条。

眼痒yǎnyǎng 症名。见《秘传眼科龙木论》。即目痒，详该条。

眼痒极难忍外障yǎnyǎngjínánrěnwàizhàng 病证名。出《秘传眼科龙木论》。多由风邪冲于肝胆所致。症见睑边眦内，甚则连及睛珠，痒极难忍。为目痒之重症，详该条。

眼针yǎnzhēn 是指采用毫针或其他针具刺激眼区的特定部位，以诊断和治疗全身疾病的一种方法。

眼珠yǎnzhū 又名目珠。即眼球。位于眼眶内靠前部中央，形圆似珠。眼珠外壁由黑睛和白睛组成。它的前端中央为黑睛；黑睛内为黄仁，黄仁正中有圆孔，为瞳神。黑睛后接白睛。珠内有神水、神膏、视衣等。其后端接目系，上入于脑。眼珠为视觉器官。参见"目"条。

眼子菜yǎn·zicài 中药材。出《救荒本草》。又名牙齿草、水案板、木板凳、金梳子草。为眼子菜科植物眼子菜 *Potamogeton franchetii* A. Benn. et Baag. 的全草。全国各地都有分布。苦、涩，寒。清热解毒，渗湿利水，止咳化痰，止血杀虫。①治急性结膜炎，痢疾，黄疸，水肿，臌胀，淋病，肺热咳嗽，白带，小儿疳积，蛔虫病。②治鼻衄，便血，痔血，血崩。煎服：9～12g。③捣敷治痈疖肿毒。本品含豆甾醇、黄酮苷，并有氨基酸、鞣质反应。有效驱蛔剂，毒性很低。

偃yǎn 仰卧。《素问·评热病论》："不能正偃者，胃中不和也。"

偃刀脉yǎndāomài 十怪脉之一。偃刀，即仰起之刀，口锐背厚。形容脉象弦细而劲急，如用手摸在刀刃上的感觉。《素问·大奇论》："脉至如偃刀，偃刀者，浮之小急，按之坚大急。"参见"十怪脉"条。

偃月内障证yǎnyuènèizhàngzhèng 病证名。出《证治准绳·杂病》。即偃月翳内障，详该条。

偃月侵睛yǎnyuèqīnjīng 病证名。出《证治准绳·杂病》。又名偃月障。多由风湿热邪郁滞于上所致。《张氏医通》卷八："风轮上半，气轮交际，隐隐白白，薄薄盖下，其色粉青，从膜中而来，为害最迟，每每忽之。"与偃月翳内障病在瞳神以内不同。治宜祛风除湿，清热明目，可选服羚羊补肝散加减。

偃月翳yǎnyuèyì 病证名。见《世医得效方》卷十六。即偃月翳内障，详该条。

偃月翳内障yǎnyuèyìnèizhàng 病证名。出《秘传眼科龙木论》。亦名偃月内障证、偃月翳。为银内障的早期证候。《证治准绳·杂病》："视瞳神内上半边有隐隐白气一湾，如新月垂覆向下也，乃内障欲成之候，成则为如银翳。"参见"如银内障"条。

偃月障yǎnyuèzhàng 病证名。见清代黄庭镜《目经大成》卷二。与偃月侵睛同。详该条。

罨法yǎnfǎ 外治法之一。罨，掩覆（掩盖）之意。以水或药汁掩覆局部的方法。罨时不断更换，以达到降温、消炎、止痛和止血目的。分冷罨和热罨两种，各详该条。

魇yǎn 病名。亦称梦魇、鬼魇。其症恶梦离奇，或如有重物压身，常突然惊觉。《肘后备急方》卷一："魇，卧寐不寤者，皆魂魄外游，为邪所执。"《杂病源流犀烛·不寐多寐源流》："梦而魇则更甚者，或由心实，则梦惊忧奇怪之事而魇，宜静神丹；或由心虚，则梦恍惚幽昧之事而魇，宜清心补血汤；甚有精神衰弱，当其睡卧，魂魄外游，竟为鬼邪侵迫而魇者，此名鬼魇，宜雄朱散。"镇心丹、小定心汤亦可选用。

躽啼yǎntí 症名。躽，曲身向前之意。小儿腹痛，曲身而啼，谓之躽啼。《诸病源候论》卷四十七："小儿在胎时，其母将养伤于风冷，邪气入胞，伤儿脏腑，故儿生之后，邪犹在心腹内，邪气与正气相搏，则腹痛，故儿躽张蹙气而啼。"治宜温脏止痛，用四磨汤加减。

厌不能发yànbùnéngfā 病证名。《灵枢·忧恚无言》："人卒然无音者，寒气客于厌，则厌不能发，发不能下至，其开阖不致，故无音。"古人则认为声哑无音系由寒邪客于会厌，会厌开阖不利所致。

厌黄yànhuáng 病证名。三十六黄之一。《圣济总录》卷六十一："病人四肢烦疼，手足无力，吐逆，不下饮食，渐渐瘦弱。"治用灸烙法，内服大黄汤等方。参见黄疸有关条。

厌食yànshí ❶症名。对饮食有厌恶感，不愿进食的表现。❷病名指在较长时间内食欲不振，见食物或闻食味即厌恶者。若见于小儿，每由喂养不当，饮食积滞，损伤脾胃所致。见于成人者，则常因饮食饥饱失宜、劳倦过度，或病后中气虚衰，脾胃受纳运化功能失常所致。由于饮食积滞者，常伴见脘腹胀满，嗳吐腐酸，舌苔厚腻，治宜健脾消积，和中化浊，用和胃二陈煎或曲麦枳术丸；由于脾胃虚弱者，则饥不欲食，食入难化，精神倦怠，面色萎黄，舌质淡胖，治宜健脾益气，用参苓白术散；若胃阴亏虚则口干喜饮而不欲食，肌肤枯瘦，舌苔光剥或光红少津，治宜养胃育阴，可用沙参麦冬饮或益胃汤加减。

咽yàn 使口腔内容物通过咽部进入食管的动作。另见"咽 yān"条

咽津丹yànjīndān 经验方。见《耳鼻咽喉科学》（武汉医学院）。雄黄、皂角、明矾、胆矾各等分。为末，枣泥为丸，每丸重 0.12g，每服 1 丸，含化，日 2 次。功能化痰开窍，清热解毒，消肿祛痰。治慢性咽炎，咽部有异物感者。

咽气yànqì 气功术语，古代主要导引法之一。《内经》："肾有久病者，可以寅时面向南，净神不乱思，闭气不息七遍，以引颈咽气顺之，如咽甚硬物。如此七遍后，饵舌下津无数。"

咽日yànrì 即咽日气。见该条。

咽日气yànrìqì 养生术语，或称咽日，道家的一种养生方法。即对日咽气，是咽气或服气中的方法之一。最早见于战国末年《韩非子》："龟咽日气而寿，故养生者服日华。"

咽酸yànsuān 症名。又称吞酸、醋咽。《三因极一病证方论》卷十一："食后噫醋吞酸，皆宿食证，俗谓之咽酸是也。"详"吞酸""吐酸"条。

咽唾yàntuò 养生术语。亦称嗽玉津。即咽下唾液，《神仙传·彭祖》："舐唇咽唾，服气数十，乃起行言笑。"

艳红纹yànhóngwén 指纹红而娇艳，主寒证（见《四诊抉微》）。

艳山花yànshānhuā 中药材。见《贵州民间方药集》。为杜鹃花之别名，详该条。

晏晡yànbū 即黄昏，指戌时。《灵枢·病传》："冬大晨，夏

晏晡。”张景岳注：“晏晡，戌时也。”参见“十二时”条。

晏食yànshí 即戌时。《素问·标本病传论》：“冬人定，夏晏食。”

验齿yànchǐ 指验齿与龈以辨病。叶天士云：“齿为肾之余，龈为胃之络。小儿病看舌后，亦须验齿。”“热邪耗肾液者，齿色必黄，黄如酱瓣宜救肾。热邪耗胃液者，齿色必紫，紫如干漆，宜安胃。齿光燥如石者，胃热；枯骨色者，肾液枯；若上半截润者，是水不上承，当心火上炎。”（《厘正按摩要术》）

验方yànfāng 指有效验的方药。

验方新编yànfāngxīnbiān 方书。清代鲍相璈辑。8卷。刊于1846年。作者广泛收集验方，内容包括内科杂病、妇科、小儿科、外科、急救及时症等，共分99门。所选医方以民间习用、用药少、方便易得的简便效方为主。由于本书介绍多种病症的治疗，所辑录的单方、验方数量较大，便于读者从中选择应用，是一部流传很广的验方著作。刊本种类颇多，除8卷本外，另有16卷本、18卷本、24卷本等，均系以原书为基础，或调整卷数，或增补内容。

验膜yànmó 疮疡诊法之一。见《备急千金要方》。是用以检查胸背部疮疡溃后是否穿透胸膜的一种诊断方法。其法有三：①用纸或竹内膜封贴患处，静观其动，纸不动者膜未透，纸若随呼吸而动者则膜已透。②用纸蘸麻油，以火点燃，向患处照之。火焰向外动者，膜已破，不动者未破。③视疮口微脓如蟹吐沫者，此内溃透膜也（《外科理例》）。

验胎yàntāi 产科诊法。亦名候胎。是古代服中药检验是否怀孕的方法。《妇人良方大全》卷十一：“妇人经脉不行，已经三月，欲验有胎，川芎生为末，空心浓煎艾汤调下二钱，腹内微动，则有胎也。”

雁来风yànláifēng 病名。❶见《疮疡经验全书》卷一。即月阙疮，详该条。❷见《解围元薮》卷一。指每年发作于八月间的一种皮肤病。

雁来红yànláihóng 中药材。见《广东新语》。为长春花之别名，详该条。

焰消yànxiāo 中药材。见《土宿本草》。为消石之别名，详该条。

燕菜yàncài 中药材。见《现代实用中药》。即燕窝，详该条。

燕蕌子yànfúzǐ 中药材。出《食疗本草》。为八月札之别名，详该条。

燕根yàngēn 中药材。见《药材学》。即燕窝，详该条。

燕口yànkǒu ❶经外奇穴名。出《备急千金要方》。位于口吻两旁赤白肉际。主治癫狂，面瘫，三叉神经痛等。沿皮刺0.3～0.5寸。❷病名。出《诸病源候论》卷三十。即口吻疮、肥疮之别名。详该条。

燕口疮yànkǒuchuāng 病证名。又名燕口、口吻疮。指口角生疮而湿烂。《诸病源候论》卷五十：“此由脾胃有客热，热气熏发于口，两吻生疮，其疮白色，如燕子之吻，故名为燕口疮也。”亦见于《疡医大全》卷十四。多由脾胃有热上攻口唇所致。症见口角生疮，疼痛微肿，湿烂有汁。治宜清热，除湿，解毒。可选用清胃散、凉膈散等加减。参见“口吻疮”条。

燕口风yànkǒufēng 病证名。又名双燕口风。多由肺胃蕴热，热邪上炎熏灼咽喉所致。症见蒂中两边，近上腭，左右俱见红肿，甚则连舌肿痛，汤水难咽。治宜清肺胃热毒。用紫地汤加减。

燕士俊yànshìjùn 明代医生。仁和（今浙江杭州）人。世医出身，家贫，刻苦读书，因母病故而潜心学习家藏医方，治病多效。并用所得报酬周济穷人。著有《保婴集》，未及完稿而死。

燕吻疮yànwěnchuāng 病证名。系指口角生疮干裂。多由脾经积热所致。常为干疮，生于口角，开口则燥痛异常，遇风则裂，并微有清血。治宜清泻脾热，可选用干葛、升麻、赤芍、生甘草、黄芩、麻黄、肉桂、生姜、葱白等煎服。外涂卵黄油等脂膏。

燕窝yànwō 中药材。出《本经逢原》。又名燕菜、燕根。为雨燕科动物金丝燕 *Collocalia esculenta* L. 及几种同属燕类用唾液或唾液与绒羽等混合凝结所筑成的巢。产于印度尼西亚、泰国、缅甸、日本等国。甘，平。入肺、胃、肾经。养阴润燥，益气补中。治虚损，痨瘵，咳嗽痰喘，咯血，吐血，久痢，久疟，噎膈反胃。内服：布包隔汤炖4.5～9g；或入膏剂。天然燕窝含水分10.4%，含氮物质57.4%，微量脂肪，无氮提出物22%，纤维1.4%，灰分8.7%。

燕窝疮yànwōchuāng 病名。指生于枕骨下发际处和下颏部的疮疡。后者又名羊胡疮。由脾胃湿热郁于皮毛，复感风邪而发。皮损小如粟米，大如绿豆，色红，热痒微痛，搔破后流黄水，浸淫成片，故又叫黄水疮。治宜祛风胜湿，凉血清热，内服芩连平胃汤、消风散、升麻消毒饮等；外擦碧玉散。

燕窝疬yànwōlì 病证名。为生于颏下三角，红肿明显，形似燕窝的瘰疬。《外科大成》卷二：“颔红肿痛名燕窝疬。”参见“瘰疬”条。

燕脂菜yànzhīcài 中药材。出《本草纲目》。为落葵之别名，详该条。

燕脂膏yànzhīgāo 《医宗金鉴·痘疹心法要诀》卷五十七方。升麻、雄黄。先煎升麻浓缩去渣，用棉燕脂于汤内揉出红汁，再加雄黄细末，调匀贴患处。治小儿痘攒聚耳后高骨。

燕子花yàn·zihuā 中药材。见《浙江民间常用草药》。为蝴蝶花之别名，详该条。

燕子石yàn·zishí 中药材。见《全国中草药汇编》。即石燕，详该条。

燕子尾yàn·ziwěi 中药材。见《南宁市药物志》。为九龙藤之别名，详该条。

yang

殃火丹yānghuǒdān 病证名。出《诸病源候论》卷四十九。小儿丹毒之一。丹毒发于两胁及腋下、膀上者。治宜浮萍草绞汁内服，伏龙肝研细香油调敷。

扬刺yángcì 古刺法。十二刺之一。《灵枢·官针》：“扬刺者，正内一，傍内四，而浮之，以治寒气之博大者也。”指治疗痹证寒邪稽留范围较大的针刺方法。其法正中刺一针，四傍各刺一针，均用浅刺法。这种刺法扬散浮浅，故名扬刺。近代的皮肤针疗法，即扬刺法的演变。

扬肺利湿汤yángfèilìshītāng 《辨证录》卷七方。桔梗、茵陈蒿、桑白皮各三钱，天花粉、猪苓各二钱，白术、茯苓、黄芩各五钱。水煎服。治痈疽之症，鼻塞不通，头面俱黄，口淡咽干，小便不利者。

扬腕法yángwànfǎ 推拿手法。见北京中医学院附属医院《刘寿山正骨经验》。一双手分别握住患者腕部桡、尺骨下端，两拇指在上，其余四指抵住掌根部，一紧一松，使腕关节轻快地作屈伸活动。

扬州医生yángzhōuyīshēng（9 世纪） 真实姓名不可考，系扬州一术士，因家中失火，延及千户，被扬州最高当局高骈判死刑。后因献出治疗大风（麻风病）的技术而成为上客。他长于以乳香酒为"麻醉药"，进行手术治疗。

羊哀yáng'āi 中药材。出《辍耕录》。为羊胲子之别名，详该条。

羊不挨yángbù'ái 中药材。《广西中草药》。为火秧簕之别名，详该条。

羊齿天冬yángchǐtiāndōng 中药材。见《全国中草药汇编》。又名小天冬、小百部、土百部、千锤打。为百合科植物羊齿天门冬 *Asparagus filicinus* Buch. – Ham. 的块根。分布于山西、河南、陕西、甘肃、浙江、湖北、湖南及西南地区。甘、苦，寒。入肺经。养阴清热，润肺止咳，杀虫止痒。①治肺痨久咳，咯血，百日咳，肺脓疡，支气管哮喘，糖尿病。煎服：6～15g。②煎汤洗，治疥癣瘙痒。本品含黏液质、生物碱、挥发油。

羊刺蜜yángcìmì 中药材。出《北史》。即刺蜜，详该条。

羊胆yángdǎn 中药材。出《本草经集注》。为牛科动物山羊 *Capra hircus* L. 或绵羊 *Ovis aries* L. 的胆。苦，寒。入肝、胆、胃经。清火，明目，解毒。①治肺痨吐血，咽喉肿痛，黄疸。内服：入煎剂，干品 0.3～0.6g；或研末装入胶囊。②取汁点眼治风热目赤，雀盲，青盲，翳障；涂敷热毒疮疡。本品含胆汁酸盐、胆色素、黏蛋白、胆甾醇、卵磷脂、碳酸氢钠等。

羊癫yángdiān 病证名。即羊痫。癫与痫通。《景岳全书·杂证谟》："癫，即痫也……马痫、牛痫、猪痫、羊痫、鸡痫者，即今人之谓羊癫、猪癫也。"《石室秘录》卷一："羊癫之症，忽然卧倒，作羊马之声，口中吐痰如涌，多痰迷心窍，因寒而成，感寒则发也。"参见"痫""癫""六畜痫"条。

羊癫风yángdiānfēng 病名。癫痫的俗称。《增广验方新编》卷下："忽然跌倒，口吐白沫，不省人事，时发时愈，此名羊癫风。"治用回癫汤、祛痰定癫汤等。详痫条。本病即为原发性或继发性癫痫。

羊疔yángdīng 病名。出《疡医准绳》卷二。形长而白色，有寒热，证治同疔疮。

羊儿草yáng'ércǎo 中药材。见南川药物试验种植场《常用中草药手册》。为漆姑草之别名，详该条。

羊耳朵朵尖yáng'ěr·duoduǒjiān 中药材。见《昆明民间常用草药》。为密蒙花之别名，详该条。

羊耳朵叶yáng'ěr·duoyè 中药材。出《滇南本草》。为马钱科植物密蒙花 *Buddleja officinalis* Maxim. 的叶。分布于陕西、甘肃及西南、中南等地区。酸、苦，微温。治臁疮、顽疮久不收口，研末调搽；跌打创伤，捣敷。

羊耳菊yáng'ěrjú 中药材。见《湖南药物志》。又名白牛胆、毛老虎、白背风、山白芷、小茅香。为菊科植物羊耳菊 *Inula cappa*（Buch. –Ham.）DC. 的根或全草。分布于云南、四川、贵州、广西、广东、江西、福建、浙江。辛、甘，微苦，温。祛风散寒，利湿，行气止痛。①治风寒感冒，咳嗽，哮喘，风湿痹痛，神经性头痛，胃痛，胸膈满闷，痢疾，泄泻，早期血吸虫病。②月经不调，痛经，白带。煎服：9～30g。③煎水洗痔疮，疥癣。地上部分含百里香酚及其丁醚、异百里香酚、肌醇四当归酸酯等。根皮含羽扇豆醇、月桂酸、肉豆蔻酸、齐墩果酸、β-谷甾醇等。小鼠腹腔注射煎剂有止咳作用。

羊耳三稔yáng'ěrsānrěn 中药材。见《广东中药》Ⅱ（生草药部分）。为六棱菊之别名，详该条。

羊耳蒜yáng'ěrsuàn 中药材。见《陕西中草药》，为见血清之别名。详该条。

羊肺yángfèi 中药材。出《名医别录》。为牛科动物山羊 *Capra hircus* L. 或绵羊 *Ovis aries* L. 的肺。甘，平。入肺经。补肺，止咳，利尿。治肺痿咳嗽，消渴，水肿，小便不利。煮食。每 100g 约含蛋白质 20.2g，脂肪 2.8g，钙 17mg，磷 66mg，铁 9.3mg，维生素 B_1 0.01mg，维生素 B_2 0.15mg，尼克酸 0.4mg。

羊负来yángfùlái 中药材。出《本草经集注》。为苍耳之别名，详该条。

羊胲子yánggāi·zǐ 中药材。出《本草纲目》。又名羊哀、百草丹。为牛科动物山羊 *Capra hircus* L. 胃中的草结。淡，温。入胃经。降逆止呕，解百草毒。治反胃吐食，噎膈噫气，晕车、晕船呕吐，草药中毒。内服：煎汤，0.9～1.5g；或煅存性研末入丸、散。

羊甘石yánggānshí 中药材。见《现代实用中药》。即炉甘石，详该条。

羊肝yánggān 中药材。出《药性论》。为牛科动物山羊 *Capra hircus* L. 或绵羊 *Ovis aries* L. 的肝。甘、苦，凉。入肝经。养血、补肝，明目。治血虚萎黄羸瘦，肝虚目暗昏花，雀目，青盲，障翳。煮食，30～60g；或入丸、散。每 100g 的含蛋白质 18.5g，脂肪 7.2g，碳水化物 4g，钙 9mg，磷 414mg，铁 6.6mg，维生素 B_1 0.42mg，尼克酸 3.57mg，维生素 C_1 8.9mg，维生素 A 29900IU。

羊肝丸yánggānwán ❶《肘后备急方》卷六方。黄连一两，羊肝一具。为细末，滴水为丸，梧桐子大，每服二七丸。治内障、云翳、青盲等目疾。❷《普济本事方》卷五方。①羯羊肝（新瓦盆中焴干，更焙之）一具，甘菊花、柏子仁（研）、羌活、细辛、官桂、白术、五味子各半两，黄连三分。为细末，炼蜜为丸，梧桐子大，每服三十至四十丸，空腹食前温水送下。功能镇肝明目。治目内障。②羯羊肝（新瓦上焴干）一片，熟地黄（酒洒九蒸九暴，焙干）一两半，车前子、麦冬、菟丝子（酒浸，晒干，为末）、蕤蕤仁、决明子、泽泻、地肤子、防风、黄芩、茯苓、五味子、枸杞子、茺蔚子、炒杏仁、细辛、炒苦葶苈子、桂心、青葙子各一两。为细末，炼蜜为丸，梧桐子大，每服三十至四十丸，温水送下，日三次。功能、主治同上。❸《异授眼科》方。羊肝一具，黄连三两，当归、蕤蕤仁（去油）各一两。先将羊肝洗去筋膜煮烂，再将后三药研末，共捣为丸，梧桐子大，每服五十丸，米汤送下。治风热上攻而致的内障眼病，视物如云遮目，时聚时散。

羊骨yánggǔ 中药材。出《名医别录》。为牛科动物山羊 *Capra hircus* L. 或绵羊 *Ovis aries* L. 的骨。甘，温。入肾经。补肾，强筋骨，止血。治虚劳羸瘦，腰膝无力，筋骨挛痛，白浊，久泻，久痢，月经过多，鼻衄，便血。煎汤或煅存性研末入丸、散服。含大量磷酸钙，少量碳酸钙、磷酸镁和微量的氟、氯、钠、钾、铁、铝等，还含骨胶原、骨类黏蛋白、弹性硬蛋白样物质以及脂肪、磷脂、糖原等。

羊胡疮yánghúchuāng　病名。生于下颏部的一种疮疡。出《外科启玄》卷七。又名羊须疮。为脾胃湿热郁于肌肤，复感风邪而成。初起在下颏部出现小如粟米，大如黄豆的红色丘疹，焮热痒痛，破流黄水，浸淫成片。治宜祛风胜湿，凉血清热。初服升麻消毒饮加苍术、黄连；抓破渗血者宜服消风散；湿热重者内服芩连平胃汤。外用三石散或三黄丹麻油调敷。即须疮（包括湿疹）。

羊胡子根yánghú · zigēn　中药材。见《中药志》。为知母之别名，详该条。

羊角菜yángjiǎocài　中药材。见《救荒本草》。为萝藦之别名，详该条。

羊角草yángjiǎocǎo　中药材。见《东北植物药图志》。为角蒿之别名，详该条。

羊角豆yángjiǎodòu　中药材。见《中国树木分类学》。为望江南之别名，详该条。

羊角蒿yángjiǎohāo　中药材。见《东北常用中草药手册》。为角蒿之别名，详该条。

羊角扭yángjiǎoniǔ　中药材。见《中国药用植物志》。又名羊角纽、羊角藕、羊角藤、断肠草、鲤鱼橄榄。为夹竹桃科植物羊角拗 *Strophanthus divaricatus*（Lour.）Hook. et Arn. 的种子或叶。分布于华南及西南地区。苦，寒，有大毒。祛风湿，通经络，消肿解毒，杀虫止痒，强心。①治风湿关节肿痛，小儿麻痹后遗症，疥癣瘙痒。煎汤熏洗。②治多发性疖肿，腱鞘炎，蛇咬伤，跌打骨折（应先复位、固定），研末，酒、水调和，温敷患处。③羊角拗苷注射液治充血性心力衰竭。不可内服。羊角扭花：外用敷跌打损伤，止血。种子或叶含多种强心苷的混合物，内有：羊角拗苷、羊角拗异苷、D－毒毛旋花苷－I 等。羊角拗混合苷及羊角拗苷具有和毒毛旋花子苷 K 相似的强心作用，已证明混合苷的作用比毒毛旋花子苷 K 稍弱而持久，在胃肠道吸收缓慢而不规则。他们还有中枢抑制、利尿和兴奋子宫的作用。D－毒毛旋花苷－I 也有强心作用。

羊角纽yángjiǎoniǔ　中药材。见清代赵其光《本草求原》。即羊角扭，详该条。

羊角藕yángjiǎo'ǒu　中药材。见《中国药用植物志》。为羊角扭之别名，详该条。

羊角藤yángjiǎoténg　中药材。❶见《云南中草药》。为生藤之别名。❷见萧步丹《岭南采药录》。为羊角扭之别名。各详该条。

羊筋痧yángjīnshā　病名。痧证之一。指病处白毛积聚如筋。《痧症全书》卷中："羊筋痧，腹胀混身板痛，此二症胸前或腰背，用小针穿皮挑出筋毛自愈，只拣疼处看有毫毛聚起者便是，药用涤痧丸，普济消毒饮。"

羊敬元yángjìngyuán　见"羊欣"条。

羊毛疔yángmáodīng　病名。出《证治准绳·疡医》卷二。又名羊毛疔瘤。初起头疼身发寒热，状类伤寒，但前心后心有红点如疹形，紫黑者为老，淡红者为嫩。先将紫黑疹点用针挑出，如羊毛状，前后心共挑数处，用黑豆芥麦研粉涂之，汗出而愈；一法用明雄黄二钱青皮包扎，蘸热烧酒于前心搽之，自外圈入内。内服败毒散等，清热解毒之剂。类似败血症。

羊毛疔瘤yángmáodīngliú　病名。出《增辑验方新编》。即羊毛疔。见该条。

羊毛痧yángmáoshā　痧证之一。病处见细白色毛，状如羊毛。《痧症全书》卷中："羊毛痧，腹胀连背心或腰胯如芒刺痛，用烧酒瓶头泥筛细，和烧酒作团，辊擦痛处，即有细白毛粘团上。"古人用铜钱置病所。以艾火烧钱上，外将瓦罐或竹罐合之，即时收出汗水而愈；又有用手推背上二筋撮起掐紧以治痧痛。

羊毛瘟证论yángmáowēnzhènglùn　温病著作。又名《瘟证羊毛论》。清代随霖撰于 1795 年。随氏认为羊毛瘟属于伏气温病，虽不多见，较易误诊误治，遂撰此书以详论本病证治。现有《中国医学大成》本等。

羊奶根yángnǎigēn　中药材。见《分类草药性》。为羊屎条根之别名，详该条。

羊奶奶yángnǎi · nai　中药材。见《贵州民间方药集》。为胡颓子之别名，详该条。

羊奶痔yángnǎizhì　病名。《外科十三方考》下编："此痔内硬，头小根大，时作痒痛。"治宜化肉膏（桑枝灰、麻梗灰、广石灰、威灵仙、川乌、草乌、野芋头、生半夏、巴豆），再以生肌散收口。相当于血栓性外痔。

羊脬yángpāo　中药材。出《本草纲目》。为牛科动物山羊 *Capra hircus* L. 或绵羊 *Ovis aries* L. 的膀胱。甘，温。缩小便。治下虚尿频，遗尿。焙干研末服。

羊婆奶yángpónǎi　中药材。见《本草纲目》。为南沙参之别名，详该条。

羊起石yángqǐshí　中药材。出《名医别录》。即阳起石，详该条。

羊肉yángròu　中药材。出《本草经集注》。为牛科动物山羊 *Capra hircus* L. 或绵羊 *Ovis aries* L. 的肉。甘，热。入脾、肾经。补虚益气，温中暖下。治虚劳羸瘦，腰膝酸软，脾胃虚寒，食少反胃，腹痛，寒疝，产后虚羸少气，缺乳。内服：煮食。每 100g 瘦羊肉约含蛋白质 17.3g，脂肪 13.6g，碳水化合物 0.5g，钙 15mg，磷 168mg，铁 3mg，维生素 B_1 0.07mg，维生素 B_2 0.13mg，尼克酸 4.9mg，胆甾醇 70mg。

羊肉当归汤yángròudāngguītāng　❶《备急千金要方》卷三方。羊肉三斤，当归、黄芩、川芎、甘草、防风各二两，芍药三两，生姜四两。为粗末，先以水煮羊肉，令熟，减半，纳诸药再煎，去渣，分三次服。治产后脘腹作痛，不能食，往来寒热，中风乏气力。《子母秘录》以桂心代防风，加大枣十七枚；《肘后备急方》无黄芩、防风，有黄芪、人参。❷《备急千金要方》卷十三方。当归四分，干姜、陈皮、黄芪、芍药、川芎、桂心、独活、防风、人参、吴茱萸、甘草、干地黄、茯苓各一分，生姜六分，大枣三十枚，羊肉半斤。为粗末，先以水煮羊肉，令熟，出肉，纳诸药再煮，分三次服，覆取温暖。治腹冷绞痛。

羊肉发药yángròufāyào　《医宗说约》卷五方。威灵仙一两，蝉蜕、川芎、当归（原书缺量）、麻黄（春用七钱，秋用九钱，夏用五钱，冬用一两二钱）。先用羊肉一斤煎汤代水，去羊肉，入诸药更煎，去渣，早、中、晚分三次服完，用羊肉、好酒过口吃尽，盖被取汗，或吐或泻三四次，以粥补养。治杨梅疮初起，皮肤燥痒，上部多者。

羊肉生地黄汤yángròushēngdìhuángtāng《备急千金要方》卷三方。羊肉三斤，生地黄二升，桂心、当归、甘草、川芎、人参各二两，芍药三两。为粗末，先煮羊肉，去渣，煎药，分四次（昼三夜一）服。功能补中益气活血。治产后三日腹痛。

羊肉汤yángròutāng　《备急千金要方》卷三方。❶羊肉（去脂）三斤，当归一两，桂心、甘草各二两，芍药、生姜各四两，川芎（一方作豉一升）三两，干地黄五两。为粗末，先以水煮羊肉，令熟，去肉，纳诸药再煎，去渣，分三次服。治产后虚羸喘乏，自汗出，腹中绞痛。《千金翼方》亦有本方，但有葱白一斤。❷羊肉二斤，大蒜、豆豉各三升。水煎去渣，加酥一升再煎，分三次服。治产后中风，久绝不产，经水不利，乍赤乍白，及男子虚劳冷甚。❸羊肉（或用獐鹿肉）二斤，茯苓、黄芪、干姜各三两，甘草、独活、桂心、人参各二两，麦冬七合，生地黄五两，大枣十二枚。为粗末，先以水煮羊肉，令熟，去肉，纳诸药再煎，去渣，分四次（昼三夜一）服。治产后及伤身，大虚上气，腹痛兼微恶风。《千金翼方》无干姜。

羊乳yángrǔ　中药材。出《本草经集注》。为牛科动物山羊 *Capra hircus* L. 或绵羊 *Ovis aries* L. 的乳汁。甘，微温。补虚润燥，和胃，解毒。①治虚劳羸瘦，消渴，心痛，反胃，哕逆。煮沸内服。②涂敷口疮，漆疮。每100g约含蛋白质3.8g、脂肪4.1g、碳水化物5g，钙140mg，磷106mg，铁0.1mg，维生素 B_1 0.05mg，维生素 B_2 0.13mg，尼克酸0.3mg，维生素C 1mg，维生素A 80IU。

羊膻草yángshāncǎo　中药材。见《云南中草药》。为石椒草之别名，详该条。

羊膻七yángshānqī　中药材。见《陕西中草药》。为鹅脚板之别名，详该条。

羊舌yángshé　病证名。见陆乐山《养生镜》。舌体歪斜的证候。多为风邪伤及心肺所致。其症舌斜左边，眼亦斜左边；舌斜右，眼亦斜右。宜针刺金津、玉液、肩井、肺俞、少商、中冲等穴。

羊舌痧yángshéshā　病证名。多由感受时邪，毒袭心肺所致。症见其舌状如羊之舌伸出口外，故名。舌斜左，眼亦斜左；舌斜右，眼亦斜右。初起必胸膈痒痛，日久不治，邪正相拒，满身胀痛。结合全身情况辨证施治。

羊肾yángshèn　中药材。见《四川中药志》。即羊外肾，详该条。

羊肾丸yángshènwán　❶《济生方》卷一方。熟地黄（酒蒸，焙）、炒杜仲、菟丝子（酒蒸，研）、石斛、黄芪、续断（酒浸）、肉桂、磁石（煅醋淬）、牛膝（酒浸，去芦）、沉香、五加皮、炒山药各一两。为细末，用雄羊肾二对，以葱、椒、酒煮烂，酒糊杵丸，梧桐子大，每服七十丸，空腹盐汤送下。治肾劳虚寒，面肿垢黑，腰脊引痛，屈伸不利，梦寐惊悸，小便白浊。❷《证治准绳·类方》第八册方。山茱萸、干姜、巴戟天、芍药、泽泻、细辛、菟丝子（酒浸）、远志、桂心、黄芪、石斛、干地黄、附子、当归、牡丹皮、蛇床子、甘草、肉苁蓉（酒浸）、人参各二两，菖蒲一两，防风一两半，茯苓五钱。为细末，以羊肾一对研细，酒煮面糊为丸，梧桐子大，每服三十至五十丸，食前盐汤或清酒送下。功能益气补血，滋肾通窍。治肾虚耳聋，或劳顿伤气，中风虚损，肾气升而不降，或耳鸣。

羊石子yángshízǐ　中药材。出《本事方》。为羊外肾之别名，详该条。

羊食子根yángshízǐgēn　中药材。见《四川中药志》。为羊屎条根之别名，见该条。

羊矢yángshǐ　经外奇穴名。《备急千金要方》："瘿瘤……胸堂、羊矢，灸一百壮。"定位缺如。《医学入门》定于"气冲下一寸"。《类经图翼》定于"会阴旁三寸，股内横纹中，按皮肉间有核如羊矢。可刺三分，灸七壮"。近代《针灸孔穴及其疗法便览》定位于"股内横纹中，鼠蹊内端与耻骨上缘之交点"处。而《针灸经外奇穴图谱》则谓在"耻骨结节之高点处"。

羊屎柴根yángshǐcháigēn　中药材。见《本草纲目》。为羊屎条根之别名，详该条。

羊屎果yángshǐguǒ　中药材。❶见《广西本草选编》。为萝芙木之别名。❷见《云南思茅中草药选》。为野冬青果之别名。各详该条。

羊屎条根yángshǐtiáogēn　中药材。出《分类草药性》。又名羊奶根、羊食子根、羊屎柴根。为忍冬科植物烟管荚蒾 *Viburnum utile* Hemsl. 的根。分布于湖北、湖南、贵州及四川东部。苦、涩，平。清热利湿，凉血止血，活血通络。①治痢疾，痔疮出血，脱肛，白带，风湿筋骨疼痛，跌打肿痛。煎服：15～30g。②捣敷治痈疽发背。

羊水yángshuǐ　亦名孤浆、胞浆、胎浆、胞浆水。羊膜腔内的液体，即养胎之水。足月妊娠时，羊水量约为600～1200ml。若羊水量超过2000ml，称为羊水过多症。详该条。

羊水过多症yángshuǐguòduōzhèng　病名，指妊娠羊水量超过2000ml者，临床表现腹部迅速增大，有明显压迫症状，呼吸困难，不能平卧，常兼有手足面目浮肿等症。属胞中蓄水之症，即胎水肿满。多由体质素弱，脾阳不振，不能输布精微，反聚为水湿，胎气夹湿，湿浊与水谷之气相并，水与血相搏，血化为水，水湿停于胞中则腹大异常，若儿未成形胎多损坏，致手足软短，或形体残疾，渍于肌腠则头面四肢浮肿，浸于肺则喘息气逆不安。治疗：病初起，宜健脾理气行水，用束胎饮（白术、黄芩、苏叶、枳壳、大腹皮、砂仁、炙甘草、生姜片），或用《医宗金鉴》茯苓导水汤。若有胎儿畸形，当引产终止妊娠。

羊尿泡yángsuīpāo　中药材。见《青海常用中草药手册》。为马尿泡之别名，详该条。

羊髓yángsuǐ　中药材。出《名医别录》。为牛科动物山羊 *Capra hircus* L. 或绵羊 *Ovis aries* L. 的脊髓或骨髓。甘，平。益阴补髓，润肺泽肤，清热解毒。①治虚劳羸弱，肺痿，骨蒸，咳嗽，消渴，皮毛憔悴。熬膏或煮食，30～60g。②古方治痈疽，配他药熬膏外敷。

羊桃yángtáo　中药材。出《医心方》。为猕猴桃之别名，详该条。

羊蹄yángtí　中药材。出《神农本草经》。又名鬼目、土大黄、牛舌大黄、野菠菜。为蓼科植物羊蹄 *Rumex japonicus* Houtt. 等的根。分布于华东、中南及四川等地。苦，寒。入心、肝、大肠经。清热通便，凉血止血，杀虫止痒。①治大便秘结，鼻衄，吐血，便血，功能性子宫出血，血小板减少性紫癜。②治淋浊，黄疸，肛门周围炎。煎服：9～15g。③治急性乳腺炎，疖肿，外痔，捣烂敷或煎水洗头风白屑，研末羊胆汁调涂；白秃、顽癣、疥疮，醋磨汁涂敷；烧烫伤，研细末油调涂。本品含大黄酚、大黄素、酸模素等。抗真菌的成分为2，乙酰-1，8-二羟基-3-甲基-萘。本品具抗白血病和止血作用。

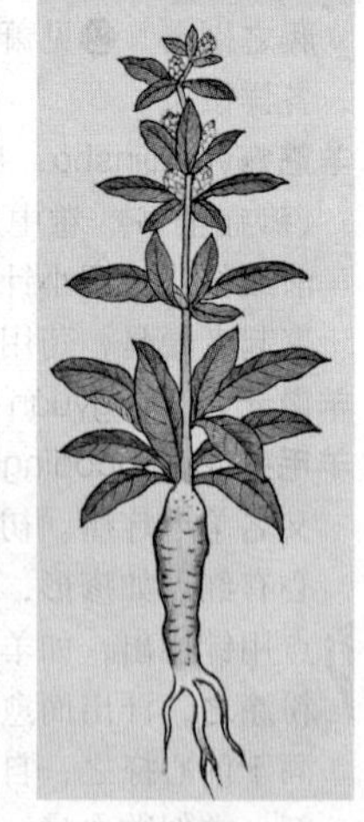
羊蹄

羊蹄草yángtícǎo　中药材。见萧步丹《岭南采药录》。为一点红之别名，详该条。

羊蹄叶yángtíyè　中药材。出《日华子诸家本草》。为蓼科植物羊蹄 *Rumex japonicus* Houtt. 的叶。甘，寒。凉血止血，通便，解毒消肿，杀虫止痒。①治肠风下血，大便秘结，小儿疳积。煎服：9~15g。②治热毒红肿，疥癣，捣敷。③暴赤火眼疼痛，捣贴太阳穴。羊蹄的果实名羊蹄实，煎服治赤白痢疾。叶含槲皮苷和多量维生素 C。

羊外肾yángwàishèn　中药材。出《本草纲目》。又名羊肾、羊石子。为牛科动物山羊 *Capra hircus* L. 或绵羊 *Ovis aries* L. 的睾丸。甘、咸，温。入肾经。补肾，益精，助阳。治肾虚腰痛，遗精，滑精，带下，阳痿，消渴，小便频数，疝气，睾丸肿痛。煮食或入丸剂。

羊痫yángxián　病证名。六畜痫之一。见《备急千金要方》卷五。《小儿药证直诀·五痫》："羊痫，目瞪吐舌，羊叫。心也。"《杂病源流犀烛·诸痫源流》："羊痫之扬目、吐舌，作羊声者，则应乎肺。"参"羊癫""痫""六畜痫"等条。

羊痫风yángxiánfēng　病证名。痫的俗称。详该条。

羊欣yángxīn（359—432）　南北朝时期刘宋代医家。字敬元。泰山南城（今山东泰安）人。曾任新安太守等职，善医术，撰有《羊中散杂汤丸散酒方》一卷、《羊中散药方》二十卷，均佚。但他宣传有病不服药，可饮符水，是其局限的一面。

羊须草yángxūcǎo　中药材。见《广东中药》。为白花蛇舌草之别名，详该条。

羊须疮yángxūchuāng　病名。见《外科寿世方》卷二。即羊胡疮。详该条。

羊血yángxuè　中药材。出《新修本草》。为牛科动物山羊 *Capra hircus* L. 或绵羊 *Ovis aries* L. 的血。咸，平。补血，止血，祛瘀，解毒。治血虚中风，吐血，衄血，便血，痔血，崩漏，产后血晕，解毒菌等中毒。煮食或以鲜血饮之，30~50g。主要成分为血红蛋白、血清蛋白、血清球蛋白、纤维蛋白，尚含少量脂类。

羊眼豆yángyǎndòu　中药材。见《药品化义》。为扁豆之别名，详该条。

羊脂yángzhī　中药材。出《备急千金要方·食治》。为牛科动物山羊 *Capra hircus* L. 或绵羊 *Ovis aries* L. 的脂肪。甘，温。补虚，润燥，祛风，解毒。①治虚劳羸瘦，肌肤枯憔，久痢，便秘。烊化冲服，30~60g。②外敷治皮肤皲裂，赤丹肿毒，烧烫伤，冻伤。主含棕榈酸、硬脂酸、油酸，还含少量亚油酸、肉豆蔻酸。

羊脂煎yángzhījiān　《备急千金要方》卷十五方。❶羊脂（棋子大）一块，白蜡（棋子大）二块，血余炭、黄连末各一升，乌梅肉二两，醋七合（煎取稠），蜜七合（煎取五合）。共置铜器中汤上煎之，搅为丸，梧桐子大，每服三十丸，米汤送下，日三次。治久痢不愈。❷黍米二升，蜡、羊脂、阿胶各二两。合煮作粥顿服。治证同上。

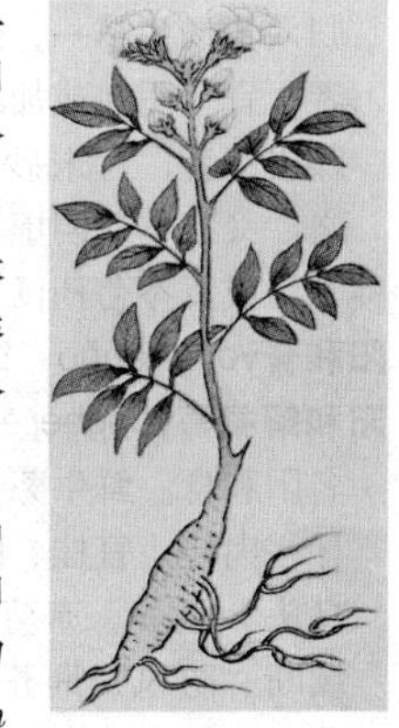
羊踯躅根

羊踯躅根yángzhízhúgēn　中药材。出《本草纲目》。又名山芝麻根、巴山虎、闹羊花根、三钱三、一杯倒。为杜鹃花科植物羊踯躅 *Rhododendron molle*（Bl.）G. Don 的根。分布于长江流域各地，南达广东、福建。辛，温，有毒。祛风除湿，散瘀止痛，化痰止咳。①治风湿痹痛，坐骨神经痛，痛风，腰椎间盘突出症，跌打损伤，慢性气管炎。煎服：1.5~3g。②治痔漏，煎汤熏洗；癣疮，煎水和醋涂搽。根皮含裂缘莲醇（Sparassol）。

羊踯躅中毒yángzhízhúzhòngdú　病名。羊踯躅一名闹羊花。见《备急千金要方》卷二十四。因药用或误服羊踯躅过量而出现中毒症状者。症初见恶心呕吐，腹泻，继则心跳缓慢，血压下降，动作失调，严重者因呼吸停止而死亡。治宜中西医结合救治。文献有用栀子汁、茅根、绿豆解毒的记载。可参考。

阳yáng　与阴相对的一类事物或性质。我国古代哲学家认为阴阳是贯串于一切事物的两个对立面，阳一般代表轻清的、功能的、亢进的、运动的、上升的或热性的一面；阴一般代表重浊的、形质的、衰退的、静止的、下降的或寒性的一面。《素问·阴阳应象大论》："阴静阳躁，阳生阴长，阳杀阴藏。阳化气，阴成形。"由此说明阳性的事物和阴性的事物是对立统一的。

阳白yángbái　经穴名。代号 GB14。出《针灸甲乙经》。属足少阳胆经。足少阳、阳维之会。位于前额眉中直上 1 寸，正视时与瞳孔相直处。一说："在眉上七分，直瞳子。"（《针灸集成》）布有额神经外侧支和额动、静脉外侧支。主治前额痛，目眩，目痛，眼睑瞤动，以及近视，夜盲症，面神经麻痹，眶上神经痛等。沿皮刺 0.3~0.5 寸。艾条灸5~10 分钟。

阳瘢yángbān　证名。瘢的类型之一。见《明医指掌·瘢疹》。又名阳证发瘢。指外感热病发瘢，属于实热性者。多由邪热熏灼营血所致。证见瘢出红赤如锦纹，发热烦渴，舌红苔黄等。治宜清热凉血、轻透瘢毒，用化瘢汤或用水牛角、玄参、丹皮、银花、薄荷、连翘、牛蒡子、人中黄等。参见"瘢""阳证发瘢"条。

阳崩yángbēng　病证名。热邪内扰，热伤冲任，导致崩下赤色，并见小腹疼痛，古称阳崩。宋代齐仲甫《女科百问》四十二问："受热而赤者，谓之阳崩。"宜用胶艾汤。

阳闭yángbì　病证名。见《证治准绳·幼科》。指因阳热而致的小便不通。膀胱主藏津液，借气化才能排出。如果热邪壅结膀胱，使气化功能受阻，水道不通，故使小便不通。其症除小便不通外，可兼有一派热象，如发热，面红，烦躁多啼，指纹紫滞。治宜清热、解毒、利尿。初起用导赤散；若热邪壅结过甚，出现腹胀、喘急的宜八正散。

阳病入阴yángbìngrùyīn　病机。通常是指外感病传变过程中，伤寒病由三阳经传入三阴经，或温热病由卫气分传入营血分的一种传变方式，表示病邪由表入里，病情由轻变重。参见"传经""阴阳交"各条。

阳病治阴yángbìngzhìyīn　治疗原则。出《素问·阴阳应象大论》。是阴阳学说在治疗上运用的方法之一。❶"阳胜则阴病"，阳热盛的病证，耗损了阴津，治宜甘寒生津，保存津液；又如温病后期，肝肾阴伤，身热面赤，口干舌燥，甚则齿黑唇裂，手足心热，脉虚大，用加减复脉汤甘润滋阴。❷疾病的症状在阳经，可针刺阴经穴位。如足阳明胃经的呕吐，可针刺内关（手厥阴心包经穴）、太冲（足厥阴肝经穴）。

阳不足yángbùzú　病机。通阳虚。一般指气虚或命门火衰，症见畏寒、肢冷，面色㿠白，倦怠、气短、大便溏薄，小便清长等。《注解伤寒论·辨脉法》："寸口脉微，名曰阳不足。"所指为阳虚表气不固的脉象。

阳常有余yángchángyǒuyú 见《格致余论》卷一。阳，指气、火。多指精血亏损、阴不济阳所产生的内火。朱丹溪认为饮食失节，嗜酒纵欲，伤戕过度，则阳热易亢，虚火妄动，故阳常有余。

阳乘yángchéng 指阳乘阴的脉象。出现于内关外格的病证。其病内热而大小便闭，外寒而手足厥冷。《难经·三难》："脉有太过有不及，有阴阳相乘……关以后者，阴之动也，脉当见一寸而沉；过者法曰太过，减者法曰不及。遂入尺为覆，为内关外格，此阳乘之脉也。"

阳乘阴yángchéngyīn 阴阳相乘脉象。浮滑洪数一类的阳脉，出现在属阴的尺部，称阳乘阴。《难经·二十难》："脉居阴部而反阳脉见者，为阳乘阴也。"

阳池yángchí ❶经穴名。代号 TE4。出《灵枢·本输》。别名别阳。属手少阳三焦经。原穴。位于腕背横纹中，当指总伸肌腱尺侧缘凹陷处。布有尺神经手背支，前臂背侧皮神经末支和腕背静脉网、腕背动脉。主治腕痛无力，臂肘疼痛，耳聋，疟疾，消渴等。直刺 0.3～0.5 寸。艾条灸 5～10 分钟。❷推拿穴位。①位于腕背尺骨下端桡侧，掌背横纹上 1 寸许的凹陷处。见《小儿按摩经》。用掐法或揉法，有降逆、清脑、止头痛等作用。②位于前臂背侧，离掌根三寸处。《小儿推拿方脉活婴秘旨全书·掌背穴图》："在掌根三寸是。治风痰，头痛。"③位于掌侧腕部横纹的靠桡侧一边。见《幼科推拿秘书》。治头痛，风寒无汗，肢冷等症。

阳痓yángchì 病证名。见《丹溪心法·痓》。即阳痉。详该条。

阳刺yángcì 古刺法名。《黄帝内经太素·杂刺》："在头疾头痛……阳刺，入一旁四。"指治疗头痛，用正中一针，四旁各刺一针的刺法。即《灵枢·官针》所述十二刺之扬刺。《素问·长刺节论》所载阴刺之法亦同此，谓"入一旁四处"，但十二刺之阴刺为"左右率刺"之法。故林亿在校正时指出："此阴刺疑是阳刺也。"杨上善注《黄帝内经太素》中亦谓："本作阴刺者，字误耳。"因本法用治头病，头为阳；且刺入五针为奇数，亦属阳，故称阳刺。

阳旦证yángdànzhèng 病证名。❶指桂枝汤证。《伤寒论·辨太阳病脉证并治》："证象阳旦。"成无己注："阳旦，桂枝汤别名也。"《金匮要略·妇人产后病脉证治》："阳旦证续在耳，可与阳旦汤。"旁注："即桂枝汤。"❷指桂枝汤证兼见心烦口苦等里热证者。《外台秘要·伤寒中风方》："古今录验疗中风伤寒脉浮，发热往来，汗出恶风，项颈强，鼻鸣干呕，阳旦汤主之。"其方为桂枝汤加黄芩。

阳癫yángdiān 病证名。五癫之一。指突然失去意识，不久即苏之症。《诸病源候论》卷二："阳癫，发如死人，遗尿，食顷乃解。"参见"癫""五癫""痫"条。

阳毒yángdú 病名。感受疫毒所致的一种病患。《金匮要略·百合狐阴阳毒病脉证治》："阳毒之为病，面赤斑斑如锦纹，咽喉痛，唾脓血。"本病类似后世所称之温疫、温毒发斑，以其面赤而称"阳毒"。

阳毒喉风yángdúhóufēng 病名。见《咽喉经验秘传》。即外缠喉风。详该条。

阳毒栀子汤yángdúzhī·zitāng 见《证治准绳·伤寒》帙三。即栀子仁汤，见该条。

阳风yángfēng 出《灵枢·论勇》。指夏季阳热的气候。

阳浮发热yángfúfārè 病证名。指脾肾阳浮不敛的发热。《金匮翼·阳浮发热》："阳气虚浮，其端有二：或脾胃气虚，阳浮于外。其症上见呕恶，下为溏泄，其脉大而不实，身虽大热，切忌寒凉，宜甘辛温药温其中，使土厚则火自敛也；或肾虚火不归经，游行于外，其症烦渴引饮，面赤，舌刺，唇黑，足心如烙，或冷如冰，其脉洪大无伦，按之微弱，宜八味肾气丸之属，导火下行也。"参见"发热""阳虚发热"条。

阳辅yángfǔ 经穴名。代号 GB38。出《灵枢·本输》。别名分肉、绝骨。属足少阳胆经。经（火）穴。位于小腿前外侧，外踝尖上 4 寸，腓骨前缘，当趾长伸肌与腓骨短肌之间凹陷处。布有腓浅神经和胫前动、静脉分支。主治偏头痛，目外眦痛，胸胁痛，腋下肿痛，瘰疬，脚气，腰腿痛，下肢麻痹，以及坐骨神经痛等。直刺 0.5～1 寸。艾炷灸 3～5 壮；或艾条灸 5～10 分钟。

阳复yángfù 阳气来复。《素问·六元正纪大论》："阳复化，民病热于中。"

阳干yánggān 十天干各有阴阳所属，其中甲、丙、戊、庚、壬为阳。阳干主运气有余，为太过。

阳刚yánggāng 经外奇穴名。出《古今医统》。近代《中国针灸学》等名肠风。位于第二腰椎棘突下，旁开 1 寸处。主治小儿饮水不歇，黄疸，肠风下血，痔疮，腰痛，遗尿，遗精等。直刺 0.5～1 寸。艾炷灸 3～7 壮；或艾条灸 5～10 分钟。

阳纲yánggāng 经穴名。代号 BL48。出《针灸甲乙经》。属足太阳膀胱经。位于背部，第十胸椎棘突下旁开 3 寸处。一说"除脊各三寸取穴"（《针灸资生经》）。布有第八、九胸神经后支的外侧支和肋间动、静脉的后支。主治脘腹胀痛，肠鸣泄泻，饮食不下，黄疸，消渴，以及肝炎，胆囊炎，胆道蛔虫症等。斜刺 0.3～0.5 寸。艾炷灸3～7 壮；或艾条灸 5～15 分钟。

阳谷yánggǔ 经穴名。代号 SI5。出《灵枢·本输》。属手太阳小肠经。经（火）穴。位于手腕尺侧缘，当尺骨茎突与三角骨之间凹陷处。布有尺神经手背支和来自尺动脉的腕背侧动脉。主治头痛目眩，耳鸣耳聋，目赤肿痛，齿痛颔肿，癫狂瘛疭，腕关节疾患等。直刺 0.3～0.5 寸。艾条灸 5～10 分钟。

阳关yángguān 经穴名。在腰部者称腰阳关，属督脉；在膝部者称膝阳关，属足少阳胆经。见"腰阳关""膝阳关"条。

阳汗yánghàn 病证名。指热汗。《景岳全书·杂证谟》："阳汗者，热汗也……阳证自汗或盗汗者，但察其脉证有火，或夜热烦渴，或便热喜冷之类，皆阳盛阴虚也。宜当归六黄汤为第一，保阴煎亦妙。其或阴分虽有微火而不甚者，宜一阴煎或加减一阴煎之类主之。其有心火不宁，烦躁出汗者，宜朱砂安神丸、天王补心丹、生脉散之类主之。又有本非阴虚，止因内火熏蒸，血热而多汗者，宜正气汤或黄芩芍药汤、清化饮之类主之。"参"热汗"条。

阳和膏yánghégāo 即阳和解凝膏，见该条。

阳和解凝膏yánghéjiěnínggāo 《外科全生集》卷四方。又名阳和膏。鲜牛蒡全草三斤，鲜白凤仙梗四两，大麻油十斤，肉桂、官桂、附子、桂枝、大黄、当归、草乌头、川乌头、僵蚕、赤芍药、白芷、白蔹、白及各二两，川芎、续断、防风、荆芥、五灵脂、木香、香橼、陈皮各一两。前二味用麻油先煎至枯，去渣再煎诸药至枯，去渣隔宿使油冷，每油一斤，入炒透铅丹七两搅和，次日文火再熬，至滴水成珠，不粘指为度，离火，入乳香末、没药末各二两，苏合油四两，麝香一两研细入膏，搅匀，出火气，半月后摊贴患处。功能温阳化湿，消肿散结。治阴疽流注等已溃或未溃者。

阳和汤yánghétāng 《外科全生集》卷四方。熟地黄一两，白芥子二钱，鹿角胶三钱，姜炭、麻黄各五分，肉桂、生甘草各一钱。水煎服。功能温阳补血，散寒通滞。治一切阴疽，贴骨疽，流注，鹤膝风等证，患处平坦，色白或暗，不热不肿或肿势散漫者；近代也用于骨结核、腹膜结核、淋巴结核、血栓闭塞性脉管炎、慢性深部脓肿等属阴寒证者。方中熟地黄、鹿角胶生精补血；肉桂、炮姜温阳散寒而通血脉；麻黄、白芥子协助姜桂以散寒凝而化痰滞；甘草解毒而调和诸药。全方能温阳气而化阴凝，故用于阴疽之证。实验研究：本方具有较好的体外抗菌作用。

阳和丸yánghéwán 即阳和汤作蜜丸，治证同。见“阳和汤”条。

阳化气yánghuàqì 指阳主化气。《素问·阴阳应象大论》：“阳化气，阴成形。”张景岳注：“阳动而散，故化气。”

阳黄yánghuáng ❶症名。发热，烦渴，身目黄色鲜明如橘皮色，小便色深如浓茶的表现。❷病名为黄疸两大类型之一。见《伤寒微旨论》。《景岳全书·杂证谟》：“阳黄证因湿多成热，热则生黄，此即所谓湿热证也。”由湿热蕴蒸肝胆，胆热液泄，外渗肌肤，下流膀胱而致一身面目及小便尽黄。主要症状为发热，烦渴，身目黄色鲜明如橘子色，小便色深如浓茶，伴食欲减退或恶心呕吐，大便不畅，腹胀胁痛，舌质红，苔黄腻，脉弦数等。治法以清化湿热为主。热重于湿者，常用茵陈蒿汤、栀子柏皮汤、大柴胡汤等；湿重于热者，可用茵陈五苓散等。针灸疗法，瓜蒂散嗃鼻、毛茛发泡疗法等，对退黄及其他症状都有一定疗效。参见“黄疸”“湿热发黄”条。

阳火yánghuǒ 指阳热亢盛，通常多见于温病。详“气分病”条。

阳藿yánghuò 中药材。出《广西志》。为蘘荷之别名，详该条。

阳交yángjiāo 经穴名。代号 GB35。出《针灸甲乙经》。别名别阳、足髎。属足少阳胆经。阳维脉之郄穴。位于小腿外侧，外踝尖上 7 寸，当腓骨后缘处；或于外丘穴后方 1 寸取穴。布有腓肠外侧皮神经和腓动、静脉分支。主治胸胁胀满，膝踝肿痛，脚气，惊厥，下肢痿痹，以及胆囊炎，肋间神经痛，坐骨神经痛，腓肠肌痉挛等。直刺 1～1.5 寸。艾炷灸 3～5 壮；或艾条灸 5～10 分钟。

阳结yángjié 病证名。❶指胃肠实热燥火所致的便秘。见《兰室秘藏·大便燥结门》。《医学入门·燥结》：“结有能食脉实数者为阳结。”《景岳全书·杂证谟》：“阳结证必因邪火有余以致津液干燥，此或以饮食之火起于脾，或以酒色之火炽于肾，或以时令之火蓄于脏，凡因暴病或以年壮气实之人方有此证。然必有火证火脉内外相符者，方是阳结。治此者又当察其微甚，邪结甚者，非攻不可，宜诸承气汤、神祐丸、百顺丸之类主之。邪结微者，宜清凉饮子、元戎四物汤，或黄龙汤、玉烛散之类主之。火盛不解者，宜清凉散、大黄硝石汤、八正散、大分清饮、大金花丸之类主之。火盛水亏，阴虚而燥者，宜丹溪补阴丸，人参固本丸，或六味地黄加黄柏、知母、麻仁之类主之。”亦有以风秘、气实秘、热秘等为阳结。《金匮翼·便统论》：“实闭热闭即阳结。”《医学心悟·大便不通》：“热闭者，口燥、唇焦、舌胎黄、小便赤、喜冷、恶热，此名阳结。”参见“大便秘结”“风秘”“气秘”“热秘”各条。❷脉象名。《注解伤寒论·辨脉法第一》：“脉蔼蔼如车盖者，名曰阳结也。”

阳筋yángjīn 推拿穴位。即青筋。详该条。

阳进阴退yángjìnyīntuì 子午流注用语。指天干为阳主进，地支为阴主退。是推算次日干支开取井穴时辰的方法。例如甲日甲戌时开取胆经井穴足窍阴，要推算次日（乙日）开井穴的时辰，根据阳进阴退的原则，则天干从甲进一数为乙，地支从戌退一数为酉，则知乙日的乙酉时开肝经的井穴大敦。余此类推。

阳经yángjīng 又称阳脉。经脉中之属阳者，包括手足三阳经、督脉、阳维脉、阳跷脉等。《素问·调经论》：“形有余则泻其阳经。”

阳精yángjīng 天地间温热的精气。《素问·五常政大论》：“东南方，阳也。阳者其精降于下。”“阳精所降，其人夭。”

阳痉yángjìng 病证名。一作阳痓。❶指刚痉，即刚痉。《丹溪心法·痓》：“阳曰刚，无汗。”参见“刚痉”条。❷指痉病无四肢厥冷者。《证治准绳·杂病》：“痉既以有汗无汗辨刚柔，又以厥逆不厥逆辨阴阳。仲景虽曰痉皆身热足寒，然阳痉不厥逆。”治宜清热、凉血、祛风。选用羚羊角散、麦门冬散、防风散等方。参见“痉”条。

阳疽yángjū 病名。《疡科选粹》卷一：“发于足趺名曰阳疽。”指生于足背之痈疽。证治见“脚发”条。

阳绝yángjué 脉搏只现于寸部，关、尺两部不能察觉到脉动的一种脉象。《伤寒论·平脉法》：“寸脉下不至关，为阳绝。”

阳厥yángjué 病证名。❶厥证之一。指热厥。《景岳全书·杂证谟》：“阳厥者，热厥也。”《药症忌宜》：“阳厥即热厥，其证四肢厥逆，身热面赤，唇燥大渴，口干舌苦，目闭或不闭，小便赤涩短少，大便燥结，不省人事。”《丹溪心法·厥》：“阳厥者，是热深则厥。盖阳极则发厥也。不可作阴证而用热药治之。精魂绝而死矣。急宜大小承气汤，随其轻重治之。”参“厥证”条。❷足少阳经经气厥逆所致的病证。《灵枢·经脉》：“胆，足少阳之脉……是动则病，口苦，善太息，心胁痛，不能转侧，甚则面微有尘，体无膏泽，足外反热，是为阳厥。”❸指突受刺激过度而出现善怒发狂的病证。《素问·病能论》：“有病怒狂者，此病安生？……阳气者，因暴折而难决，故善怒也，病名曰阳厥。”

阳亢yángkàng 病机。指阴阳失调，阳盛阴衰，阴精不能涵敛阳气而致阳气亢越的一种病理状态。《脾胃论·卷中》：“此病阳亢，乃阴火之邪滋之。”

阳窟yángkū 经穴别名。出《针灸聚英》。即腹结，见该条。

阳陵yánglíng 经穴别名。出《针灸大全》。即膝阳关，见该条。或作阳陵泉之简称。

阳陵泉yánglíngquán 经穴名。代号 GB34。出《灵枢·本输》。属足少阳胆经。合（土）穴。八会穴之筋会。位于小腿外侧，腓骨小头前下方凹陷处。当腓总神经分为腓浅及腓深神经处，并有膝下外侧动、静脉通过。主治胁肋痛，口苦，呕吐，黄疸，便秘，半身不遂，下肢痿痹，膝肿痛；以及肝炎，胆囊炎，胆道蛔虫症，坐骨神经痛，膝关节炎等。直刺 1～1.5 寸。艾炷灸 5～7 壮；或艾条灸10～15 分钟。

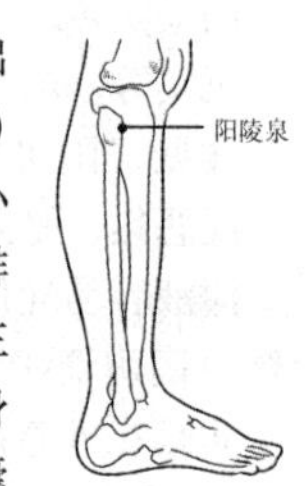

阳陵泉

阳陇yánglǒng　陇，盛也，亦作高而隆起。《灵枢·营卫生会》："日中而阳陇。"谓中午是阳气最隆盛的时间。

阳漏yánglòu　病证名。又名肥积。《证治准绳·杂病》："不论（眼之）何部分生漏，但日间胀痛流水，其色黄赤，遇夜则稍可，非若他漏长流也，治当补正气，清金火。"宜益气清热，用人参漏芦散加减。

阳络yángluò　❶指手足三阳经分出的脉络。❷指位于体表或上行的络脉。《灵枢·百病始生》："阳络伤则血外溢，血外溢则衄血。"❸专指足阳明胃经的络脉。《素问·调经论》："形有余，则泻其阳经；不足，则补其阳络。"王冰注："并胃之经络。"

阳络伤则血外溢yángluòshāngzéxuèwàiyì　病机。阳络，指上部、属表的络脉。血外溢，指咯血、鼻血、牙龈出血等。这类出血，多属肺胃阳热炽盛而络脉损伤所致。《灵枢·百病始生》："阳络伤则血外溢，血外溢则衄血。"

阳脉yángmài　❶阳经之脉。包括手足三阳经、督、冲、阳维、阳等经脉。《素问·水热穴论》："所谓盛经者，阳脉也。"❷指脉象之大、浮、数、动、滑等。《伤寒论·辨脉法》："凡脉大、浮、数、动、滑，此名阳也。"❸奇经八脉之一。出《灵枢·寒热病》。其循行路线，据《难经·二十八难》载："阳脉者，起于跟中，循外踝上行，入风池。"本脉自足跟外侧的申脉穴起始，经外踝上行腓骨后缘，沿股部外侧，经髋、胁，至肩膊外侧，沿颈上至口吻，到目内眦，与太阳、阴脉会合，再上行经额，与足少阳经合于风池。本脉发生病变，主要表现为失眠，目痛从内眦始等。

阳脉之海yángmàizhīhǎi　指督脉。在十二经脉中，手、足三阳经脉均会于督脉，有统率阳经和调节一身阳气的作用，因称阳脉之海。《十四经发挥》："督脉者……属阳脉之海也。"

阳明yángmíng　经脉名称之一。包括足阳明胃经和手阳明大肠经。与太阳经互为表里。《素问·阴阳离合论》："太阴之前，名曰阳明。"本经多血多气，阳气最盛，是在太阳和少阳两经阳气基础上的发展。《素问·至真要大论》："两阳合明。"因位于太阳和少阳之里，故有"阳明为阖"之说。参见"足阳明胃经""手阳明大肠经"条。

阳明病yángmíngbìng　病名。六经病之一。《伤寒论·辨阳明病脉证并治》："阳明之为病，胃家实是也。"胃家，泛指肠胃而言；实，是邪气实。阳明病一般主里、热、实证。辨证有经证、府证之分。《伤寒贯珠集·阳明篇上》："阳明则府病多于经病。以经邪不能久留，而府邪常聚而不行也……经病有传经、自受之不同，府病有宜下、宜清、宜温之各异。"阳明经证因无形的邪热盛于经，证见身大热，汗大出，大烦渴，脉洪大等。治宜清热保津为主，常用白虎汤等方。详见"阳明经病"条。阳明府证是有形的燥实热结于腑，证见潮热、谵语、腹满痛、不大便、脉沉实等。治当攻下燥实，清除热结，常用三承气汤等方。详见"阳明腑病"条。阳明病由于里热外蒸，故不恶寒而反恶热，是阳明病的发热特征。在治疗上，因阳热亢盛，津液容易耗伤，故清、下二法，为阳明病的重要治法。

阳明病辨证yángmíngbìngbiànzhèng　六经辨证之一。阳明病是在外感病过程中，因太阳病未愈，寒邪化热入里，成为外感性热病热邪最亢盛的阶段。病变部位在足阳明胃，以热盛伤津和实热燥结为最主要的病理变化。证治参见"阳明病""阳明经病""阳明腑病"各条。

阳明病外证yángmíngbìngwàizhèng　指阳明病的发热、汗出、不恶寒反恶热的外在表现。《伤寒论·辨阳明病脉证并治》："问曰：阳明病外证云何？答曰：身热汗自出，不恶寒反恶热也。"阳明病多属里、热、实证。由于里热外蒸，可见内外俱热证候。身热汗自出，不恶寒反恶热，是阳明病经病、腑病所共有。《伤寒来苏集》："四证是阳明外证之提纲。"参见"阳明病""阳明经病""阳明府病"条。

阳明瘅疟yángmíngdānnüè　病证名。疟疾之一。即温疟、瘅疟。《症因脉治》卷四："阳明瘅疟《内经》名瘅疟，仲景名温疟。瘅疟之症，但热不寒，少气烦冤，手足热而欲吐呕，面赤口渴，虽热已而六脉仍数大者。《内经》名热伤阳明瘅疟之症，仲景发明《内经》阳明瘅疟，则曰身无寒，骨节疼痛，烦冤时呕，更其名曰温疟是也。瘅疟之因，夏秋暑热之令，热气伤人。《内经》云，阴气先绝，阳气独发，此暑热伤于阳经，阳独用事，毫无阴寒，故名曰瘅热疟也。"宜用白虎加桂枝汤；治太阳阳明，家秘用桂枝黄芩汤，兼治少阳阳明；并可用三阳和解汤。参见"瘅疟""温疟""疟疾"条。

阳明腑病yángmíngfǔbìng　病证名。亦称阳明腑证。《伤寒辨证·六经证治》："潮热、自汗、谵语、发渴、大便闭，揭去衣被，扬手掷足，发斑发黄，狂乱恶热，脉沉数，病在府也。"治宜攻下燥实为主。《医学心悟·阳明经病》："假如邪已入腑，发热转为潮热，致有谵语、燥渴、便闭、腹胀等症，是为邪气结聚，则用承气汤下之。"《伤寒全生集·足阳明经见证治例》："若潮热、自汗、谵语、发渴、不恶寒、反恶热、揭去衣被、扬手掷足，或发斑、发黄，狂乱，大便燥实不通，或手足乍冷乍温，腹满硬痛，喘急，此是正阳明胃腑本实病也。急宜调胃承气汤下之。"《医宗金鉴·订正伤寒论注》："其治阳明府病，虽均为可下，然不无轻重之分。故或以三承气汤下之，或麻仁丸通之，或蜜煎、胆汁导之，量其病而治之可也。"参见"阳明病""阳明经病"条。

阳明腑实yángmíngfǔshí　❶阳明病，病邪入里化热，燥热与肠中糟粕搏结，劫耗津液，燥结成实的病理变化。❷病证名。邪热伤津，与肠中糟粕相搏，燥屎内结，腑气不通，以日晡潮热，手足汗出，脐腹胀满疼痛，拒按，大便秘结，脉沉实有力为常见症的证候。参见"阳明腑病"条。

阳明腑证yángmíngfǔzhèng　病证名。即阳明腑病。见《医学心悟》。详"阳明腑病"条。

阳明经病yángmíngjīngbìng　病证名。亦称阳明经证。《伤寒辨证·六经证治》："传至阳明，则目痛、鼻干、不眠，宜升麻葛根汤。此证有在经在府之别。如目痛，鼻干，微恶寒，身热，脉浮洪，病在经也。"阳明经病又有在标在本说。在标宜辛凉解肌，在本宜清热保津。《伤寒全生集·足阳明经见证治例》："其证目痛、鼻干、不眠、头额痛、身微热、恶寒，此是阳明经之标病，不拘日数多少，便宜解肌；如身热，烦渴欲饮水，汗出恶热者，此阳明经本病也，当清解邪热。"《医宗金鉴·订正伤寒论注》："阳明主里，内候胃中，外候肌肉，故有病经病府之分。如论中身热，烦渴，目痛，鼻干，不得眠，不恶寒反恶热者，此阳明经病也……治阳明经病，则以葛根汤或桂枝加葛根汤发之，或以白虎汤清之，或以柴胡白虎汤和之，随其证而施之可也。"《医学心悟·阳明经证》："阳明经病，目痛、鼻干、唇焦、漱水不欲咽，脉长，此阳明本经证，其经去太阳不远，亦有头痛发热，宜用葛根汤解肌。”（葛根、升麻、秦艽、荆芥、赤芍、苏叶、白芷、甘草、生姜）。本方即治阳明经标病，若见身热、烦渴、汗出恶热者，宜白虎汤、白虎加人参汤等方。参见“阳明病”“阳明腑病”条。

阳明经脚气yángmíngjīngjiǎoqì　病证名。脚气病之一。见《三因极一病证方论》卷三。指风寒暑湿流注足阳明胃经而成的脚气。症见寒热，呻欠，口鼻干，腹胀，髀膝髌中循外廉、下足跗入中趾内间皆痛。若风胜者，自汗；寒胜者，无汗、痛甚；暑胜者，热烦；湿胜者，重着、肿满。治宜微利之，用大黄左经汤等方。

阳明经证yángmíngjīngzhèng　病证名。即阳明经病。见《医学心悟》。详“阳明经病”条。

阳明痉yángmíngjìng　病证名。指阳明病出现痉证者。《证治准绳·杂病》：“若头低视下，手足牵引，肘膝相搆，阳明痉也。”《类证治裁·痉症》：“属里者，痉病，胸满口噤，卧不著席，脚挛急，必齘齿，属阳明，若便，可与大承气汤。”参见“痉”条。

阳明厥yángmíngjué　病证名。六经厥之一。《三因极一病证方论·叙厥论》：“妄言，走呼，腹满，面赤，名阳明厥……考其厥因，多以不胜乘其所胜，气不得行，遂致于逆。”参见“六经厥”“厥证”条。

阳明里证yángmínglǐzhèng　病证名。即阳明腑证。详该条。

阳明脉解篇yángmíngmàijiěpiān《素问》篇名。吴崑注：“解，释也。是解释阳明经为病之义。”本篇分析阴阳经脉的实热症状和病理变化，说明阳明病恶木、恶火、恶人的道理，故名。

阳明衄yángmíngnǜ　病证名。即鼻衄。《诸病源候论》卷二十九：“衄发从……后秋至冬为阳明衄。”参见“鼻衄”条。

阳明三急下证yángmíngsānjíxiàzhèng　指阳明病急用下法的三种证型。《伤寒论·辨阳明病脉证并治》：“伤寒六七日，目中不了了，睛不和，无表里证，大便难，身微热者，此为实也，急下之，宜大承气汤。”又：“阳明病，发热汗多者，急下之，宜大承气汤。”又：“发汗不解，腹满痛者，急下之，宜大承气汤。”以上三急下证，亦称阳明病三急下法。《尚论篇》：“阳明经亦有急下三法，以救津液。一汗多津越于外；一腹满津结于内；一目睛不慧，津枯于中。”参见“阳明病”条。

阳明少阳合病yángmíngshǎoyánghébìng　阳明与少阳两经合病，除出现阳明病的身热，不恶寒，反恶热，自汗，腹满，便秘；又有少阳病的口苦、咽干、目眩等外，必见下利。《伤寒论·辨阳明病脉证并治》：“阳明少阳合病，必下利。”

阳明头痛yángmíngtóutòng　病证名。❶指伤寒阳明病而见头痛者。《兰室秘藏·头痛门》：“阳明头痛，自汗发热，恶寒，脉浮缓长实者。升麻，葛根，石膏，白芷为主。”❷头痛而在阳明经脉循行部位者。《冷庐医话·头痛》：“属阳明者，上连目珠，痛在额前。”参见“头痛”“三阳头痛”条。

阳明外证yángmíngwàizhèng　病证名。即阳明经证。详“阳明经病”条。

阳明为阖yángmíngwéihé　经脉生理特点。出《灵枢·根结》。阳明主阳经之里，故为阖。

阳明蓄血yángmíngxùxuè　❶阳明邪热与瘀血互结的病理变化。❷病证名。①指伤寒阳明热邪与宿瘀相搏结而成的蓄血证。见《伤寒溯源集》。《伤寒论·辨阳明病脉证并治》：“阳明证，其人喜忘者，必有蓄血。所以然者，本有久瘀血，故令喜忘。屎虽，大便反易，其色必黑者，宜抵当汤下之。”②指久患牙齿蛀蚀作痛者。牙齿蛀蚀，数年不愈者，此阳明经蓄血也。嗜酒者多患之。治宜桃仁承气汤为末，炼蜜为丸，如桐子大服之（见《张氏医通·齿》）。

阳明燥热yángmíngzàorè　阳明经病具有大热、大渴、大汗等热甚伤津，津伤化燥的特征，故将阳明经病的病机称为阳明燥热。参见“阳明经病”条。

阳明之阳yángmíngzhīyáng　出《素问·皮部论》。阳明经之阳络。名害蜚，详该条。

阳明脈yángmíngmài　经脉名。即足阳明经。马王堆汉墓帛书《阴阳十一脉灸经》：“阳明（明）脈（脉）：毄（系）于骭骨外廉，循骭而上，穿髕（膑－髌），出鱼股【之廉】，上穿【乳】，穿颊，【出目外】廉，环【颜】。是勭（动）则病：洒洒病寒，喜龙，娄（数）吹（欠），顔（颜）【黑，病种（肿）】，病【至则恶人与火，闻】木音则慁<惕>然惊，心肠（惕），欲独闭户牖而处，病甚则欲【乘高而歌，弃】衣【而走，此为】骭蹷（蹷－厥），是阳明（明）脈（脉）主治。其所产病：顔（颜）痛（痛），鼻肍（鼽），頜（颔）【颈痛，乳痛】，心与胠痛（痛），腹外种（肿），阳（肠）痛（痛），䣛（膝）跳，付（跗）【上踝<踝>】，为十病。”

阳疟yángnüè　病证名。❶指三阳疟。见《类证治裁·阴疟》。详见“三阳疟”条。❷泛指在表、在阳、在气、在腑之疟。《医学入门·疟》：“疟疾先要阴阳定。阳为外感邪气，其间阳为风暑，有汗；阴为寒湿，无汗。阴为内伤正气虚，其间阳为气虚，阴为血虚。阳为升，发在春夏；阴为降，发在秋冬。阳为腑，邪浅与荣卫并行，一日一发；阴为脏，邪深横连募原，不能与正气并行，故间日蓄积乃发，或三四日一发，久则必有疟母。阳为日发，邪浅，荣卫昼行背与脊故也；阴为夜发，邪深，荣卫夜行胸与腹故也。又有二日连发住一日者，及日夜各一发者，乃气血俱受病也。阳为子时至巳，阴为午时至亥，如发寅卯而退于申未，或发未申而退于子丑，皆谓之阴阳不分，须随症用药，趱早或移时分定阴阳，然后阳疟截住，阴疟升散。”参见“疟疾”条。

阳起石yángqǐshí　中药材。出《神农本草经》。又名白石、羊起石。为石棉类矿石。主产于湖北、河南、山西等地。咸，温。入肾经。温肾壮阳。治肾阳虚衰，阳痿，遗精，早泄，子宫虚寒，不孕，腰膝冷痹。煎服：4～9g；或入丸散本品含氧化铁、氧化钙、氧化镁、氧化硅等。

阳起石丸yángqǐshíwán　❶《重订严氏济生方》方。煅阳起石、菟丝子（酒制）、鹿茸（酒蒸）、炮天雄、炒韭子、酒肉苁蓉各一两，覆盆子（酒浸）、桑寄生、石斛、沉香、蚕蛾（酒炙）、五味子各五钱。为细末，酒煮糯米糊为丸，空腹盐汤送下。治精清精冷无子。❷《杂病源流犀烛·内伤外感门》卷十八方。煅阳起石、钟乳石各等分。为细末，加酒煮附子末，面糊为丸，梧桐子大，每服五十丸，空腹米汤送下。治下元虚寒，精滑不禁，大便溏泻，手足厥冷。

阳气yángqì　与阴气相对。泛指事物的两个相反相成的对立面之一。就功能与形态来说，阳气指功能；就脏腑功能来说，指六腑之气；就营卫之气来说，指卫气；就运动的方向和性质来说，则行于外表的、向上的、亢盛的、增强的、轻清的为阳气。《素问·生气通天论》：“阳气者，若天与日，失其所，则折寿而不彰。”又：“故阳气者，一日而主外，平旦人气生，日中而阳气隆，日西而阳气已虚，气门乃闭。”

阳气盛yángqìshèng 证候名。❶阳气偏盛出现的热证。《灵枢·淫邪发梦》：“阳气盛则梦大火燔。”❷病机。阳气旺盛。《灵枢·口问》：“阴气尽而阳气盛则寤矣。”

阳强yángqiáng 病名。❶指阴茎长举不痿，精液自泄者。见《张氏医通·杂门》。又名强中。详该条。❷指男女房劳后，吐舌不收者。治宜大补真阴，如鳖甲、阿胶、玄参、芝麻、牛角腮、猪脊髓、巴戟天、补骨脂、菟丝子、女贞子等。或用梅花冰片研细掺舌上。

阳强不密yángqiángbùmì 病机。指阳气亢盛而不能固密。《素问·生气通天论》：“故阳强不能密，阴气乃绝。”盖阳气过亢，又失其固守之位，则在内的阴分自受损耗，且蒸迫而使其外泄，致真阴亏损。说明阴阳的主要关键，在乎阳气的固密而护卫于外。

阳强舌yángqiángshé 病证名。《杂病源流犀烛》卷二十三：“舌吐长不收，名曰阳强。”参见“舌纵”条。

阳跷脉yángqiāomài “奇经八脉”之一，是足太阳之别脉。起于跟中穴，循外踝上行，入风池穴。

阳跷脉病yángqiāomàibìng 病证名。指阳跷脉经气异常出现的病证。《素问·缪刺论》：“邪客于足阳跷之脉，令人目痛从内眦始。”《难经·二十九难》：“阳跷为病，阴缓而阳急。”《杂病源流犀烛·阳跷阴跷脉病源流》：“至其为病，阳跷则阴缓而阳急。阳急则狂走，目不昧。洁古云，里和表病，为阴不病而阳病。阳病则寒，其治风池、风府。若在阳表，当汗，桂枝汤、麻黄汤。若在阴里，当下，承气汤。”

阳跷穴yángqiāoxué 经穴别名。❶指申脉。《素问·气穴论》：“阴阳跷四穴。”王冰注：“阳跷穴是谓申脉。”❷指跗阳。《素问·气府论》王冰注：“阳跷一，谓跗阳穴也。”

阳跷脉

阳窍yángqiào 指人体头面部的孔窍，眼、耳、口、鼻等。头面为诸阳之会，故称。马莳《黄帝内经灵枢注证发微》：“七窍者，阳窍也。”参见“七窍”条。

阳庆yángqìng 见“公乘阳庆”条。

阳雀花yángquèhuā 中药材。见清代刘士季《草木便方》。为金雀花之别名，详该条。

阳雀花根yángquèhuāgēn 中药材。见清代刘士季《草木便方》。为金雀根之别名，详该条。

阳人yángrén 出《灵枢·通天》。指五态之人中偏于阳盛者。太阳之人及少阳之人均属于此。参“五态”条。

阳杀阴藏yángshāyīncáng 出《素问·阴阳应象大论》。杀，肃杀、收束；藏，封蛰、潜藏。阳气肃杀收束，阴气封蛰潜藏。即秋收冬藏的同义词。

阳痧yángshā 病证名。痧证之一。❶指痧证腹痛而手足暖者。《杂病源流犀烛·痧胀源流》：“阳痧，腹痛而手足暖者是也，出血即安。或因郁气不通之故。”宜荆芥汤。❷指热毒郁结之痧。《痧症度针》卷上：“阳痧，即热毒郁结之痧，多因冒暑耕耘，趋炎奔走，或怒劳郁勃，或醉饱迎凉，皆能成痧。发则头痛、眩运、恶心、腹痛、面赤、目红，甚则护心噤口，汗出如油。治之不速，不半日而死。凡见此等热痧，其四肢必温暖，脉必暴数，或沉伏。与阴痧不同，切不可饮热粥、热汤，尤最忌姜汤、烧酒之类，反致不救。法当先刮后放，并鼻卧龙丹，调服痧药，以开闭塞，而通结滞，或令饮冷水，亦可解毒回生。”参见“痧”条。

阳生阴长yángshēngyīnzhǎng 出《素问·阴阳应象大论》。阴阳双方互相依存，只有阳气生化正常，阴气才能不断滋长，以此说明自然界万物的生发。

阳生于阴yángshēngyúyīn 根据阴阳互相依存的道理，阳以阴的存在为自己存在的前提，所谓“无阴则阳无以生”。在人体来说，阳气所代表的能动力量的产生，必须依附于阴所代表的精血津液等物质为基础。《素问·生气通天论》“阴者，藏精而起亟也”即此意。参见“阴生于阳”条。

阳胜yángshèng 即阳盛。《素问·阴阳应象大论》：“阳胜则阴病。”见“阳盛”条。

阳胜则热yángshèngzérè 病机。出《素问·阴阳应象大论》。阳气偏胜，则可产生热性的病变。

阳胜则阴病yángshèngzéyīnbìng 病机。出《素问·阴阳应象大论》。阳指阳热，阴指阴液。谓阳热偏胜，必消耗阴液，而出现各种伤津、伤阴的病证。

阳盛yángshèng 阳热炽盛、偏胜。一般指邪热盛，而人体正气亦盛。表现为壮热、无汗、气粗、烦躁、口干等证候。《素问·调经论》：“阳盛则外热。”

阳盛格阴yángshènggéyīn 病机。指热极似寒的一种反常表现。病的本质属热，因邪气深伏于里，阳气被遏，不能外透，表现为四肢厥冷，脉象沉伏或服寒药不纳等假寒症状。但病人心胸烦热，腹部扪之灼热，身大寒而反不欲近衣等反映热盛本质的证候。《医宗金鉴·伤寒心法要诀》：“阳气太盛，阴气不得相荣也。不相荣者，不相入也，既不相入，则格阴于外，故曰阳盛格阴也。”

阳盛阴伤yángshèngyīnshāng 病机。根据阴阳消长的规律，阳热过盛的病证，往往耗伤阴津。如气分热盛，治宜甘寒生津；胃肠热结，治宜急下存阴；营血热盛，治宜清营养阴，或兼凉血解毒。对于阳热过盛的一切病证，谨防阴津的耗损，是一条重要的原则。

阳盛阴虚脉yángshèngyīnxūmài 脉象。重按沉取，细而小，轻按反见实大。《难经·六难》：“沉之损小，浮之实大，故曰阳盛阴虚。”

阳盛阴虚失血yángshèngyīnxūshīxuè 病证名。《不居集》卷十三：“阳盛阴虚失血。口鼻出血，皆系阳盛阴虚，有升无降，血随气上，越出上窍。法当补阴益阳，则血自归经也。”阳盛阴虚失血除见口鼻出血外，还可见吐血、呕血、大便下血及不规则的阴道出血。

阳盛则外热yángshèngzéwàirè 病机。人体感受外邪之后，卫外的阳气盛于表层，与邪相争，引起发热症状。《素问·调经论》：“上焦不通利，则皮肤致密，腠理闭塞，玄府不通，卫气不得泄越，故外热。”

阳事yángshì 指阴茎或者性功能。如“阳事不举”“阳事衰弱”。

阳暑yángshǔ 病名。❶一名动暑、中暍。《景岳全书》卷十五：“阳暑者，乃因暑而受热者也。在仲景即谓之中暍。凡以盛暑烈日之时，或于长途，或于田野，不辞劳苦，以致热毒伤阴，而病为头痛，烦躁，肌体大热，大渴，大汗，脉浮，气喘，或无气以动等证，此以暑月受热，故名阳暑。治宜察气之虚实，火之微甚，或补或清，以固其气。”方用益元散、白虎加人参汤、竹叶石膏汤、桂苓甘露饮等。参“暑病”“动暑”“中暍”条。❷暑温的一种类型。《医门棒喝》初集：“暑温者，夏至后所感热邪也。古人分阴暑、阳暑。盖夏至以后，相火湿土，二气交会，合而为暑，或值时令热盛，或人禀体阳旺，而成阳暑之证，是暑而偏于火者。”参见“暑病”“中暍”条。❸即中暑，见《六气感证要义》，详该条。

阳衰不能抗阴之病yángshuāibùnéngkàngyīnzhībìng 病证名。明代倪维德《原机启微》：“人有昼视通明，夜视罔见，虽有火光月色终不能睹物者何也？答曰：此阳衰不能抗阴之病，谚所谓雀盲者也。”由于白昼阳盛，虽阳衰亦能明视，夜则阴盛，故阳气虚衰不能抗阴而夜视罔见。详“雀目”条。

阳水yángshuǐ 病证名。水肿病两大类型之一。多属实证。因外感风、寒、湿、热、暑邪等所致。《丹溪心法·水肿》：“若遍身肿，烦渴、小便赤涩、大便闭，此属阳水。”《医学入门·水肿》：“阳水多外因，涉水冒雨，或兼风寒、暑气而见阳证。”治宜发汗、利水及攻下等法。凡肺气失宣，三焦壅滞，不能通调水道，下输膀胱，起病即见恶寒发热，咳嗽咽痛，面部浮肿，小便短少，苔薄脉浮等证，宜疏风宣肺，清热利水，如越婢汤、五皮饮等方。若见浮肿不退，烦热口渴，小便赤涩，大便秘结，腹胀满，苔黄脉数等实证，宜清热逐水，用八正散、疏凿饮子等。参见“水肿”“遍身肿”条。

阳水肿yángshuǐzhǒng 病证名。肿满之一。属热实，多由患儿体质尚实，湿热内郁，水道阻塞，水气泛滥，外攻肌表而成。《幼幼集成》：“阳水肿，身热，大便秘，小便赤涩，烦躁口渴，以五皮汤作煎送沆瀣丹微下之。”但必须量儿大小，根据病情的轻重，适当取用，不能过于峻攻，以免耗伤正气。

阳燧yángsuì 指古时用铜质制成的凹面镜，用以聚集日光，点燃艾炷施灸。《本草纲目》：“阳燧，火镜也。以铜铸成，其面凹，摩热向日，以艾承之，则得火。”

阳燧锭灸yángsuìdìngjiǔ 灸法之一。见《针灸逢源》。《理瀹骈文》载阳燧锭的制法：用硫黄一两五钱，铜勺化开，依次入川乌、草乌、蟾蜍、朱砂细末各一钱，僵蚕一条（研细末），冰片、麝香各二分，搅匀后倒入瓷盆内，荡转成片状，剪成麦粒大小，用瓷瓶收贮。使用时取一片置穴上，点燃，待自灭。灸后局部起一水泡。适用于治疗风湿痹痛，手足挛急等。

阳损及阴yángsǔnjíyīn ❶人体阴阳互根，阳虚到一定程度，就可累及于阴，使阴气生化不足，而形成以阳虚为主的阴阳两虚病理变化。❷证候名。阳气虚弱，日久伤阴，致阴阳俱虚，而以阳虚为主，阴虚稍次的证候。

阳缩不伸yángsuōbùshēn 症名。指男子阴茎内缩之证。见《得心集医案·痿证门》。即茎缩，属阴缩范畴。详“阴缩”条。

阳台yángtái 指阴道。出《洞玄子》。

阳桃yángtáo 中药材。❶出《本草纲目》。又名五敛子、三敛子、三蔹、杨桃、三棱子、酸五棱。为酢浆草科植物阳桃 *Averrhoa carambola* L. 的果实。云南、广西、广东、福建、台湾有栽培。甘、酸，寒。入肺、胃、小肠经。清热，生津，利水通淋。①治热病烦渴，风热咳嗽，咽喉痛，口疮，牙痛，小便不利，石淋，内服：煎汤，15～60g；生食或捣汁服，2～3枚。②鲜汁滴入耳内，治中耳炎。鲜果肉含草酸、柠檬酸、苹果酸、蔗糖、果糖、葡萄糖和痕迹量脂肪。果汁含4-（1′，4′-二羟基-2′，2′，6′-三甲基环己基）3-丁烯-2-醇的2-O-β-D-吡喃葡萄糖苷等种子含油37%。❷见《日用本草》。为猕猴桃之别名，详该条。

阳桃根yángtáogēn 中药材。见萧步丹《岭南采药录》。为酢浆草科植物阳桃 *Averrhoa carambola* L. 的根。酸、涩，平。入肝、胃经。祛风除湿，行气止痛，涩精止带。治头风，风湿痹痛，心胃气痛，遗精，白带。内服：煎汤，12～15g（鲜品30～45g）；或浸酒服。

阳桃叶yángtáoyè 中药材。出《生草药性备要》。为酢浆草科植物阳桃 *Averrhoa carambola* L. 的叶。酸、涩，凉。入心、肺经。清热解毒，利水祛湿。①治风热感冒，急性胃肠炎，小便不利，产后浮肿。煎服：9～15g。②捣敷痈疽肿毒；煎水洗顽癣，疥疮，漆过敏，皮肤瘙痒，阴道滴虫。

阳土yángtǔ 胃与脾同属五行之土，胃为六腑属阳，故称胃为阳土。《脾胃论·卷下》：“胃者，阳土也，主动而不息。”

阳脱yángtuō 证候名。又称亡阳，是由于阳气衰竭所表现的证候。临床上出现大汗淋漓，汗出冷而清稀，肌肤凉，手足厥冷，口淡不渴，或喜热饮，气微，舌淡暗，脉微细欲绝等症状。引起阳脱的病因主要有三：一是邪气极盛暴伤阳气；二是阳虚日久，渐至亡脱；三是亡阴导致亡阳（阴阳互根）。治疗时多采用回阳救逆的方法，如四逆汤、参附汤、四逆加人参汤等。

阳旺而痛内障yángwàng'értòngnèizhàng 病证名。指眼珠从午夜至午前作痛的证候。《眼科纂要》卷五：“午前痛（自午逆上至子为阳），阳旺又当阳，痛久也能生白翳，急宜抑火。”参见“目痛”条。

阳维脉yángwéimài 奇经八脉之一。见《素问·刺腰痛论》。其循行路线，据《奇经八脉考》载：“阳维，起于诸阳之会，其脉发于足太阳金门穴……循膝外廉，上髀厌，抵少腹侧……循胁肋，斜上肘上……过肩前……入肩后……上循耳后……下额……循头入耳，上至本神而止。”本脉自诸阳经的交会之处起始，其脉气发自足太阳经的金门穴部位，沿着下肢外侧上行，经过髋关节部，循胁肋后侧，从腋后上肩至前额，再到项后，与督脉会合。本脉发生病变，主要表现为寒热往来等。

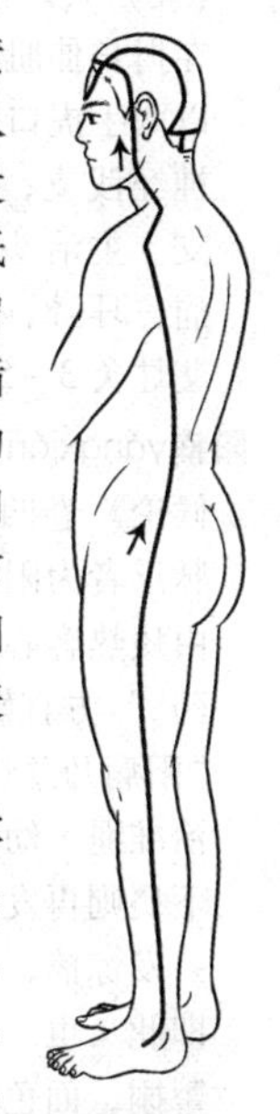
阳维脉

阳维脉病yángwéimàibìng 病证名。指阳维脉经气异常出现的病证。《难经·二十九难》：“阳维维于阳，阴维维于阴，阴阳不能相维，则怅然失志，溶溶不能自相持。阳维为病，苦寒热。”《脉经》卷二：“诊得阳维脉浮者，暂起目眩，阳盛实，苦肩息，洒洒如寒。”《杂病源流犀烛·阳维阴维脉病源流》以桂枝汤、麻黄汤、黄芪建中汤等方治阳维脉病。

阳维穴yángwéixué 经外奇穴名。出《千金翼方》。位于耳廓后，当用手拉耳向前时，于根部所出现的弦筋上，与耳门穴相平处（《类经图翼》）。主治耳鸣，耳聋，以及中耳炎等。直刺0.1～0.2寸。艾炷灸3～5壮。

阳痿yángwěi 病名。见《景岳全书·杂证谟》。又称阴痿。

痿亦作萎。指未到肾衰年龄而出现阴茎不举或举而不坚者。多因房室过度，命门火衰所致。也有因抑郁伤肝，思虑惊恐损伤心脾，肝经湿热，阴湿伤阳等所致。命门火衰者，常伴见滑精，腰酸，畏寒肢冷，脉沉细。治宜温肾补元。用右归丸、赞育丹等方。心脾亏损者，常伴见神疲乏力，心悸失眠等症。治宜培养心脾。用归脾汤、妙香散、七福饮等方。精神抑郁，阳痿不起者，治宜疏肝解郁。用达郁汤、逍遥散等方。肝经湿热者，常伴见小便热赤、下肢酸困、脉沉滑，或伴见睾丸冷、阴汗如水、小便后有余沥臊气、尻臀及前阴冷、恶寒喜热、膝冷等。治宜清利湿热为主，或兼清养。用龙胆泻肝肠、柴胡胜湿汤、知柏八味丸等方。又有肝肾阴伤，虚火妄动者，症见阴茎易举，举而不坚，早泄滑精，心烦口干，脉多细数。治宜滋阴降火。用知柏八味丸、大补阴丸等方。参见"阴痿"条。

阳物yángwù ❶即阴茎。《外科正宗·下疳》："男为房术所伤，蕴毒所致，初起阳物痒痛……不时兴举。"详"阴茎"条。❷属于阳性的事物，如火、太阳、雷电等。《素问·方盛衰论》："心气虚，则梦救火阳物。"

阳物细小yángwùxìxiǎo 症名。指阴茎短而细小之症。多因肝气不足所致。《辨证录·种嗣门》："男子有天生阳物细小，而不得子者，人以为天定之也，谁知人工亦可以造作乎……盖人之阳物修伟者，因其肝气之有余；阳物细小者，由于肝气之不足。"又："欲使小者增大，要非补肝不可。然而肾为肝之母，心为肝之子，补肝而不补其肾，则肝之气无所生，补肝而不补其心，则肝之气有所耗，皆不能助肝以伸其筋，助筋以壮其势，故必三经同补。"宜补肝壮筋，兼益心肾。用夺天丹、展阳神丹等方。

阳溪yángxī 经穴名。代号 LI5。出《灵枢·本输》。别名中魁。属手阳明大肠经。经（火）穴。位于腕关节桡侧，拇指上翘时，在拇长伸肌腱与拇短伸肌腱之间凹陷中；或以两手虎口交叉，当拇指尽处是穴。布有桡神经浅支，头静脉、桡动脉本干及其腕背支。主治头痛，目赤肿痛，齿痛，咽喉肿痛，耳聋，手腕痛等。直刺 0.3～0.5 寸。艾炷灸 3～5 壮；或艾条灸 5～10 分钟。

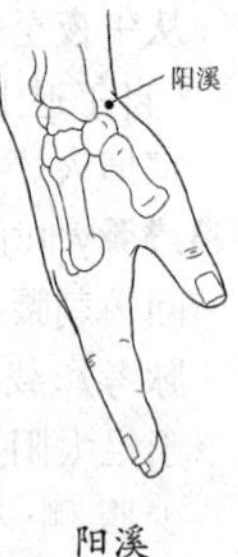

阳溪

阳痫yángxián 病名。❶指兼见阳证为主的痫症。《诸病源候论》卷四十五："病先身热，瘛疭，惊啼唤而后发痫，脉浮者为阳痫。"《杂病源流犀烛·诸痫源流》："阳痫必由痰热客心胃，闻惊而作，甚则不闻惊亦作。宜用寒凉药。"方宜妙香散等。❷即急惊风。《证治准绳·幼科》："阳痫乃急惊也。"❸指惊风一月或一季必三度发者。《证治准绳·幼科》："阳痫者，因感惊风三次发搐，不与去风下痰则再发。然三次者，非一日三次也，或一月或一季，一发惊搐，必经三度，故曰三次。所谓惊风三发便为痫，即此义也。其病主身热自汗，两目上视，嚼沫咬牙，手足掣搦，面色红紫，六脉浮数，以百能散加五和汤水煎疏解，次下痰，用水晶丹或半夏丸。"参见"痫"条。

阳消yángxiāo 病证名。见《景岳全书·杂证谟》。指因火盛所致的消渴病。消渴病以阳消居多。详"消渴"条。

阳邪yángxié ❶六淫病邪中的风、暑、燥、火等四种邪气。因其致病多表现为阳热证候，易伤阴津，故名。❷侵犯阳经的邪气。

阳邪风证yángxiéfēngzhèng 病证名。指内外障之有额板、眉棱骨部疼痛之表现者。见《证治准绳·杂病》。"额板眉棱骨痛也……元气弱者，则有内证（指内障）之患；若兼火者，则有外证（指外障）之病。"（《张氏医通》卷八）。多种内外障眼疾均可出现此证。

阳虚yángxū ❶机体阳气不足，功能减退或衰弱，代谢活动减退，机体反应性低下，阳热不足的病理变化。❷证候名。又称"虚寒证"。阳气不足，失去温煦推动，以畏寒肢冷，尿清便溏，舌淡胖，脉沉迟无力等为常见症的证候。《素问·调经论》："阳虚则外寒"。《景岳全书·传忠录》："阳虚者，火虚也，为神气不足，为眼黑头眩，或多寒而畏寒。"治宜益气温阳为主。选用补中益气汤、理中丸、保元汤等方。

阳虚喘yángxūchuǎn 病证名。见《中国医学大辞典》。《类证治裁·喘症》："肾阳虚而气脱，孤阳浮越，面赤烦躁，火不归元，七味地黄丸加人参、麦冬，肾不纳气，身动即喘，阴阳枢纽失交，急须镇摄，肾气汤加沉香，从阴引阳；都气丸入青铅，从阳引阴。"《杂症会心录·喘症》："第内伤之喘，有阴虚阳虚之异……如面皖白，口不渴，大便泄，手足冷，属阳虚。"方以八味地黄汤。亦可加入人参、紫河车、枸杞子、菟丝子、杜仲、鹿角胶之属。参见"真元耗损喘""虚冷上气喘""虚喘"等条。

阳虚发热yángxūfārè 病证名。指阳气虚衰而致的发热。见《丹溪心法·发热》。《景岳全书·杂证谟》："阳虚者，亦能发热，此以元阳败竭，火不归原也。"《医碥》卷一："阳虚谓肾火虚也。阳虚应寒，何以反发热？则以虚而有寒，寒在内而格阳于外，故外热，寒在下而戴阳于上，故上热也。此为无根之火，乃虚焰耳。症见烦躁，欲坐卧泥水中，面赤如微酣，或两颧浅红，游移不定，渴欲饮水，或咽喉痛而索水置前却不能饮，肌表虽大热而重按之则不热，或反觉冷，且两足必冷，小便清白，下利清谷，脉沉细或浮数无力，按之欲散。治宜温热之剂，温其中而阳内返，温其下而火归原。误投寒凉立死。"参见"发热""阳浮发热"条。

阳虚寒凝yángxūhánníng ❶因阳气虚弱，阴寒内生，导致气滞血凝的病理变化。❷证候名。阳气不足，失去温煦推动，阴寒凝滞，以畏寒肢冷，胸胁、脘腹、腰膝冷痛喜温，舌淡胖，苔白滑，脉沉迟等为常见症的证候。参见"阳虚气滞""阳虚血瘀""寒凝气滞""寒湿凝滞经闭"各条。

阳虚喉痹yángxūhóubì 病证名。见《景岳全书·杂证谟》卷二十八："阳虚喉痹，非喉痹因于阳虚，乃阳虚因于喉痹也。盖有因喉痹而过于攻击致伤胃气者；有艰于食饮，仓廪空虚，亦伤胃气者；又有其体素弱不耐劳倦而伤胃气者。凡中气内虚，疼痛外逼，多致元阳飞越，脉浮而散或弱而涩，以致声如鼾睡，痰如拽锯者，此肺胃垂绝之候，速宜挽回元气，以人参一味浓煎，放心徐徐饮之，如痰多者或加竹沥、姜草亦可。"

阳虚气滞yángxūqìzhì ❶阳气虚弱，脏腑温煦不足，运化无力而致饮食积滞、痰湿停留的病理变化。❷阳气不足，失去温煦推动，气机阻滞，以畏寒肢冷，胸胁、脘腹胀痛，尿清便溏，舌淡胖，脉沉迟无力等为常见症的证候。参见"气虚中满"及"虚痞""虚秘""虚痰"各条。

阳虚失血yángxūshīxuè 病证名。《金匮翼·诸血统论》："阳虚失血者，脾胃气虚，不能固护阴气也。仁斋直指云：血遇热则宣流，故止血多用凉剂。然亦有气虚夹寒，阴阳不相为守，荣气虚散，血亦错行，所谓阳虚阴必走是耳。

外证必有虚冷之状，其血色必黯黑而不鲜。法当温中，便血自归经络。可用理中汤加南木香，或甘草干姜汤。”《医略六书》谓：“肾中阳虚，下寒上热，八味丸以引火归原。”如阳虚大吐血成升斗者，初用花蕊石散以化之，随用独参汤以补之，继用四君、八珍等调之（见《医学心悟》）。参见“吐血”“内伤吐血”条。

阳虚水泛yángxūshuǐfàn ❶脾肾阳虚，尤以肾阳（命门火）虚，温运失职，水液运行障碍而泛滥于脏腑与躯体之间的病理变化。《医宗必读》：“水虽制于脾，实则统于肾，肾本水脏，而元阳寓焉，命门火衰，既不能自制阴寒，又不能温养脾土，则阴不从阳而精化为水，故水肿之证多属火衰也。”❷阳气虚损，气化不利，水液内停而泛溢，以畏寒肢冷，全身浮肿，小便不利，心悸喘促，腹胀濡泄，舌淡胖，苔白滑，脉沉迟无力等为常见症的证候。常见于慢性心肾疾患引起的水肿。治宜通阳利水或温肾行水。

阳虚痰凝yángxūtánníng ❶阳气虚弱，气化无权，导致痰湿凝滞的病理变化。❷阳气亏虚，痰浊凝滞，以畏寒肢冷，眩晕嗜睡，胸闷痰多，体胖身重，苔腻脉滑等为常见症的证候。证治参见“寒痰”“痰喘”“痰痞”各条。

阳虚头痛yángxūtóutòng 病证名。指阳气不足，无力升举所致的头痛。《景岳全书·杂病谟》：“阳虚头痛，即气虚之属也。亦久病者有之，其证必戚戚悠悠，或羞明，或畏寒，或倦怠，或食饮不甘，脉必微细，头必沉沉，遇阴则痛，逢寒亦痛。”参见“气虚头痛”条。

阳虚外感yángxūwàigǎn ❶阳气虚衰，复感外邪的病理变化。❷证候名。阳气虚弱，复感外邪，以恶寒重，发热轻，汗出恶寒更甚，面色㿠白，骨节酸冷疼痛，四肢不温，舌淡胖，苔白滑，脉沉迟无力等为常见症的证候。参见“表虚”“阳虚证”“阳虚自汗”各条。

阳虚恶寒yángxūwùhán 病证名。恶寒证之一种。《证治汇补·恶寒章》：“阳虚恶寒，以阳气能温分肉而充皮毛，肥腠理而司阖，内伤房欲，火衰恶寒，即热之不热，是无火也。其症必兼踡卧，足冷，溅溅自汗，两尺沉细。”《景岳全书·杂证谟》：“其证则未冷先寒，或手足清厥，或身为寒栗，或脾胃不健，或肚腹不实，或小水频数，或阳道不壮，或每多恐畏，或眼耳少神，是皆阳虚生寒也。治宜温补元气，其微者宜五君子煎、理阴煎、六气煎、温胃饮、寿脾煎之类择而用之。其甚者宜大补元煎、右归饮、右归丸、四味回阳饮、六味回阳饮、海藏八味地黄丸之类主之。”《医碥·恶寒》：“阳虚则恶寒也，治宜姜、附、参、芪之类助阳固表。”参见“恶寒”“内伤恶寒”条。

阳虚小便不利yángxūxiǎobiànbùlì 病证名。见《症因脉治》卷四。因肝肾阳虚，施泄无权，关门不利所致。主要症状为小便滴沥不畅，或全然不通，憎寒喜暖，手足逆冷，小腹冷，脉沉迟。治宜温阳为主。方如金匮肾气丸、理中汤之类。参“小便不利”条。

阳虚眩晕yángxūxuànyūn 病证名。见《世医得效方》卷三。因阳气不足，清阳不能升达头部所致。《医略六书·眩晕》：“元阳寒冷，真火不归，眩晕，躁扰，此虚羸人多阳虚眩晕。”症见头晕头痛，恶寒，耳鸣耳聋；或眩晕欲倒，气短自汗，手足冷，脉沉细；或晨起头晕，片时自定。治宜温阳补气。用三五七散、参附汤、正元散、黑锡丹等方。参见“虚阳上浮眩晕”条。

阳虚血瘀yángxūxuèyū ❶阳气虚弱，经脉和血液失于温煦，运行无力而致血液瘀阻的病理变化。❷证候名。阳气亏损，瘀血阻滞，以畏寒肢凉，肢体麻木，或痿废不用，或局部固定刺痛，舌淡胖或有瘀点、瘀斑，脉沉迟而涩等为常见症的证候。参见“寒则收引”“寒厥心痛”各条。

阳虚阴盛yángxūyīnshèng 证候名。由于肾阳虚不能温养脏腑出现阴寒内盛证候。症见形寒肢冷、痰饮、水肿、泄泻等。

阳虚则外寒yángxūzéwàihán 病机。出《素问·调经论》。阳虚，指气虚或命火不足，脏腑功能衰弱，抗病能力低下而产生外寒的病证。临床表现为面色白、畏寒、肢冷、容易感冒等。

阳虚自汗yángxūzìhàn 病证名。自汗证之一。见《赤水玄珠·汗门》。由于阳气虚弱，腠理不密，故汗液易泄。症见畏寒，倦怠，汗出觉冷。治宜温阳固表。可用芪附汤、黄芪建中汤等方。参见“自汗”条。

阳易yángyì 病证名。阴阳易之男传于女者。《三因极一病证方论》卷四：“其男子病新差，未平复，而妇人与之交接，得病名曰阳易。里急，腰踝连腹内痛。”参见“阴阳易”条。

阳脏yángzàng ❶五脏中心、肝两脏属阳，故称。❷泛指阳盛体质的人。《景岳全书》卷一：“阳脏者，必平生喜冷畏热，即朝夕食冷，一无所病，此其阳之有余也。”

阳躁yángzào 病证名。躁证之一。指因热盛而躁急、躁动者。《赤水玄珠·烦躁门》：“阳躁者，烦渴欲饮，愤激躁怒，二便不利。经云：诸躁狂越，皆属于火者是也。”参见“躁”条。

阳泽yángzé 经穴别名。出《千金翼方》。即曲池，见该条。

阳证yángzhèng 证候名。❶八纲中的表证、热证、实证，属于阳证。❷典型的实热证，如壮热、面赤、头痛、身热喜凉、狂躁不安、口唇燥裂、烦渴引饮、语声粗壮、呼吸气粗、大便秘结或臭秽、腹痛拒按、小便短赤，舌红，苔黄燥，脉浮洪数有力等。❸外科疮疡之见红肿热痛者。

阳证发癍yángzhèngfābān 病证名。指发癍属于实热性者。见《此事难知》。又名阳癍。《阴证略例》：“阳证发斑有四，有伤寒发斑，有时气发斑，有热病发斑，有温毒发斑，斑斑如锦纹，或发之面部，或发之胸背，或发之四末，色红赤者，胃热也，紫黑为胃烂也。一则下早，一则下之晚，乃外感热病而发斑也，当服元参、升麻、白虎等药。”亦可用泻心汤、调胃承气汤等方。参见“癍”“阳癍”条。

阳证咳逆yángzhèngkénì 病证名。指呃逆之属热者。见《类证活人书·问咳逆》。《杂病源流犀烛·呃逆源流》：“呃逆阳症，发热口苦，胸满脉数，宜橘皮竹茹汤，或小柴胡汤加橘皮、竹茹。”参见“咳逆”“呃逆”条。

阳证似阴yángzhèngsìyīn 证候名。真热假寒证的别称。《景岳全书·传忠录》：“寒热有真假者，阴症似阳，阳症似阴也。”多因阳盛之极，阳气闭郁不能外达所致。《医宗必读·疑似之症须辨论》：“阳盛之际，往往发厥，厥则口鼻无气，手足逆冷，有似乎阴也。”《万病回春》：“阳症似阴者，初起身不热，头不痛，四肢厥冷，身寒怕寒，腹痛呕吐，泄泻踡卧，好静沉默，不渴，脉沉迟细微。或兼见不欲衣被，大小便闭涩，或赤或黑，烦闷昏迷，不眠口渴，指甲时温，不问脉之浮沉迟数，但重按微有力者是也。此阴失守而避在肌表，亢阳侵于内，法当下之，不可作阴症治也。”参见“真热假寒”条。

阳支yángzhī 十二地支各有阴阳所属，其中子、寅、辰、午、申、戌为阳。

阳中伏阴yángzhōngfúyīn 脉阴阳相乘相伏之象。如寸部虽见浮滑而长的阳脉，但有时夹有沉涩而短的阴脉，故称。《难经·二十难》："脉虽时沉涩而短，此谓阳中伏阴也。"

阳中隐阴yángzhōngyǐnyīn 针刺手法名。出明代徐凤《金针赋》。其法先进针至浅部（0.5寸左右），行紧按慢提九次，觉微热，再进针至深部（1寸左右），行慢按紧提六次，此为一度。必要时可反复施术。适用于先寒后热，虚中夹实之证。本法以补为主，补中有泻，故名阳中隐阴。

阳中有阴yángzhōngyǒuyīn 与"阴中有阳"同指阴阳之间的互相包含和互根互用关系。出《素问·天元纪大论》。阴阳是一相对概念，可以有不同层次的划分，而且两者互根互用，故阴阳只是相对而言，不能绝对划定。如从阴阳的相对性和多层次性而言，《素问·金匮真言论》认为："背为阳，阳中之阴，肺也……腹为阴，阴中之阳，肝也。"说明在五脏之中，心肺居胸背属阳，但肺则为阳中之阴；肝脾肾居腹中为阴，但肝则为阴中之阳。从阴阳的互根关系而言，"阳气根于阴，阴气根于阳"，二者互相依存，互相包含，如夏至乃阳盛之时而一阴生，冬至乃阴盛之时而一阳生，都说明阴阳因其互根关系而"阳中有阴，阴中有阳"。

阳中之少阴yángzhōngzhīshàoyīn ❶指肺。《灵枢·九针十二原》："阳中之少阴，肺也。"❷指两手之三阴经络。《灵枢·阴阳系日月》："手之阴者，阳中之少阴也。"

阳中之太阳yángzhōngzhītàiyáng ❶指心。《灵枢·九针十二原》："阳中之太阳，心也。"❷指两手之三阳经络。《灵枢·阴阳系日月》："手之阳者，阳中之太阳也。"

阳中之阳yángzhōngzhīyáng 阴阳学说内容之一。以属于阳性的事物，居于阳位而名。《素问·金匮真言论》："平旦至日中，天之阳，阳中之阳也。"又："背为阳，阳中之阳，心也。"

阳中之阴yángzhōngzhīyīn 阴阳学说内容之一。以属于阴性的事物，居于阳位而名。《素问·金匮真言论》："日中至黄昏，天之阳，阳中之阴也。" "背为阳，阳中之阴，肺也。"

杨贲亨yángbēnhēng 明代医生。江西波阳县人。博览群书，精于脉理，善于记忆选方，治病效果较好。

杨炳yángbǐng 明末医家。字文彪。蒲州冶城（今山西永济）人。精于医，其后世率多习医者，故州人称为"药丸杨氏"。崇祯（1628—1644）年间，侍郎李为立祠州城东门。

杨波叶yángbōyè 中药材。见《福建中草药》。为白鱼尾之别名，详该条。

杨存心yángcúnxīn 见"杨用安"条。

杨达夫yángdáfū（1897—1966） 名焕之，江苏泰兴人。随父学医。1924年始执医，后至天津，历任天津总医院中医科主任、天津中医学会副主任等。对温热病尤多见解，主张应用现代科学整理研究中医学，诊断应借用现代科技，治疗突出中医整体观念与辨证论治特色。撰有《集注新解叶天士温热论》《温病研究》《内经研究》《达夫医话》等。

杨大方yángdàfāng 见"杨元直"条。

杨大均yángdàjūn（12世纪） 北宋医家，蔡州（今河南汝南）人。精通医学，据称能默诵《素问》《本草》《千金方》等，为人治病不受酬谢。宣和年间（1119—1125）道教盛行，隐居山中为道士。

杨大邺yángdàyè 宋代人。生平不详。撰《婴儿论》2卷，已佚。

杨登父yángdēngfù 见"杨士瀛"条。

杨拱yánggǒng 明代医家。衡州（今湖南衡阳）人。与郑言共同治愈陈使君燕野之疾，受陈命，集医方之有验者，成《医方摘要》12卷（1572）。此书以病类方，首列病机病状及诊治要点，末附方剂。有使易知易达、因证求方、因方命药、无事劳费之意。

杨广yángguǎng（569—618） 隋炀帝。弘农华阴（今属陕西）人。曾敕令收集民间单验方，编成《四海类聚方》2600卷，《四海类聚单要方》300卷。至唐代只存《四海类聚单要方》16卷，后均佚。

杨归厚yángguīhòu 唐代官吏。元和（806—830）年间自左拾遗贬凤州司马、虢州刺史。知医，著《杨氏产乳集验方》，方911首，已佚。

杨花yánghuā 中药材。出《摘元方》。为柳花之别名，详该条。

杨吉老yángjílǎo 见"杨介"条。

杨济时yángjìshí 见"杨继洲"条。

杨继洲yángjìzhōu（1522—1620） 明代著名针灸学家。名济时，三衢（今浙江衢县）人。出身于世医之家，祖父曾任太医院太医。幼攻举子业，屡厄于有司，遂而业医。曾任嘉靖帝侍医，隆庆二年（1568）任职于圣济殿太医院；万历年间（1573—1620）仍任太医院医官。他博览群书，通各家之说，行医40余年，临证经验丰富，尤精于针灸，治病常针药并重。他博采众书，在家传《卫生针灸玄机秘要》一书基础上，结合个人临证经验，编成《针灸大成》一书。虽然该书在编次和取材等方面，有不够精妥之处，然而其中阐述并广泛引用古典医籍，材料颇为丰富，对穴位考证较详，可称集明以前针灸学的主要精华之作，起了承前启后的作用。其中第十卷附入按摩法，是过去针灸书中所未强调的。他的著述，对国外针灸学界也有相当影响。

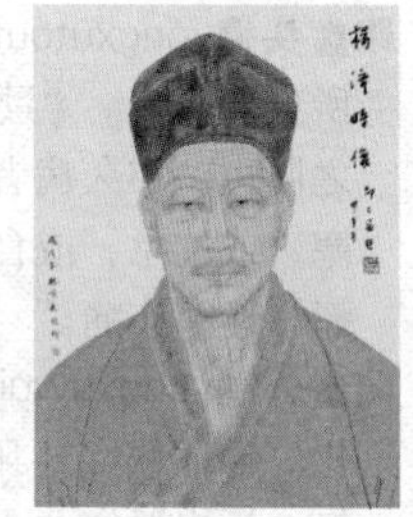

杨继洲

杨介yángjiè（12世纪） 北宋医家。字吉老。泗州（今属江苏）人。崇宁年间（1102—1106）泗州杀刑犯，郡守李夷行派遣医生、画工剖腹观察，将所见绘成图，杨介一一加以校正，作《存真图》1卷。对人体五脏六腑作了详细的介绍，并将解剖脏腑所得结果，对照来研究明堂针灸，在解剖学和针灸方面做出贡献。原书早已失传。

杨敬斋针灸全书yángjìngzhāizhēnjiǔquánshū 针灸著作。2卷。又名《秘传常山敬斋杨先生针灸全书》。原题陈言撰（实系托名著作）。刊于1591年。本书内容与徐凤《针灸大全》基本相同，仅各节的编排次序互有先后，根据本书原刊在文字校勘上颇多错讹来看，似较徐书晚出。但本书却增入各种病证的针穴图达104幅之多，具有一定的特色。1949年后有影印本。

杨康侯yángkānghóu（11世纪） 北宋医家。字子建，号退修。著有《十产论》《护命方》《通神论》等书。

杨栗山yánglìshān（1706—?） 清代医家。名璿，或作璇，中州夏邑（今属河南）人。中年始专攻医学，对温病研究尤深，推崇吴又可学说，深痛世人不能明辨伤寒与温病而贻误病情。因著《伤寒温疫条辨》。其立方遣药多宗刘完素，参照“双解散”之方意，自创升降散等方。擅用辛凉宣泄、升清降浊法。治瘟疫急以逐秽为第一要义，常以辛凉宣透、清热解毒、攻下逐秽三法结合应用，每获良好的效果。其诊治瘟疫之方药另辟蹊径，为后世医家所称道。其著作亦多为后世医家摘要易名刊行。

杨梅yángméi　中药材。出《食疗本草》又名圣生梅、白蒂梅、朱红、树梅。为杨梅科植物杨梅 *Myrica rubra*（Lour.）Sieb. et Zucc. 的果实。分布于长江以南各地。甘、酸，温。入肺、胃、肝经。生津解渴，和胃消食，解酒，涩肠。①治烦渴，口腔咽喉炎症，胃痛，食欲不振，吐泻，痢疾，饮酒过度。内服：生食，浸酒或腌食，15～30g。②治头痛。干果研末嗜鼻；烫火伤，烧存性油调敷。本品含糖，有机酸，花色素的单葡萄糖苷和双葡萄糖苷及微量的杨梅树皮素。

杨梅斑yángméibān　病证名。见《医宗金鉴》卷七十三。其证皮肤先起红晕，后发瘢片。

杨梅疮yángméichuāng　病名。感染梅毒螺旋体引起的一种全身性疾病。见《疮疡经验全书》卷六。又名霉疮、广疮、时疮、棉花疮。由气化（间接）传染和精化（接触）传染而得。临症先患下疳，或患横痃，然后发杨梅疮。发病前有全身性发热、头痛、骨节酸痛、咽痛，随即出现皮肤病变。外阴局部皮肤先起红晕，后发斑片（名杨梅斑），形如风疹（名杨梅疹），状如赤豆，嵌于肉内（名杨梅痘），疹粒破烂，肉反突出于外（名翻花杨梅）。后期毒侵骨髓、关节或流窜脏腑，统称杨梅结毒。治宜清血解毒。内服杨梅一剂散或土茯苓合剂。外用鹅黄散。即今梅毒。

杨梅丹毒yángméidāndú　病证名。即梅毒性咽炎、喉炎。《喉科金钥》卷下：“风火喉痹肿痛……及杨梅丹毒，上攻咽喉。”

杨梅疔yángméidīng　病证名。出《外科启玄》卷二。其形黑紫如熏梅状，如遍身有梅疮，内有一二个疔疱，则令遍身疮不发，须针刺其毒，入追毒丹，服土茯苓加托毒之品，随证治之。

杨梅痘yángméidòu　病证名。见《医宗金鉴》卷七十三。又名杨梅痘子。因其形如赤豆，嵌于肉内，坚硬如铁。

杨梅痘子yángméidòu · zi　病证名。出《外科启玄》卷八。即杨梅痘。见该条。

杨梅毒喉yángméidúhóu　病证名。《喉科种福》卷二：“大麻风，山岚瘴气也。岭南人最多此病，岭以北之淫疮亦大麻类也，递相传染，人皆畏之而恶之，不齿于人类。然有更衣时，触厕缸秽气而成者；有受湿成之者，不治，与治之不得其法，遂至毒冲顶上，面目口鼻皆烂，臭秽之气，几不堪入鼻；亦有独冲咽喉，痒而且痛，饮食妨碍，其状如石榴去皮，颗颗分明，有界而成板。生于咽喉之内，其色淡红而通亮，无涎丝，无垢腻，日久糜烂，苦不堪言。”宜结合全身情况辨证施治之。参见“杨梅喉癣”条。

杨梅根yángméigēn　中药材。出《本草纲目》。为杨梅科植物杨梅 *Myrica rubra*（Lour.）Sieb. et Zucc. 的根或根皮。辛、苦，温。理气活血，止痛，止血，解毒。①治胃痛，胁痛，膈食呕吐，疝气，痢疾，吐血，血崩，痔血。煎服：鲜品，9～60g。②治跌打损伤，煎服并熏洗；牙痛，煎水漱；外伤出血，研末敷；恶疮，疥癣，煎水洗；火烫伤，煅存性研末油调敷。本品含鞣质。根皮干粉有止血作用，水煎剂对痢疾杆菌、大肠埃希菌、金黄色葡萄球菌等有抑制作用。

杨梅喉癣yángméihóuxuǎn　病证名。《医贯》卷三：“荜藓散，治杨梅喉癣。”系指杨梅疮毒上冲，结于咽喉致喉间溃烂作痛，口出臭秽之气，久不愈者。《咽喉经验秘传》：“杨梅结毒癣由生，片白喉中秽气闻，白色变黄才可喜……”治宜清血解毒。方可选用杨梅一剂散。外用鹅黄散。本病乃今之咽部梅毒或喉部梅毒。

杨梅结毒yángméijiédú　病名。是指梅毒晚期出现的皮肤及脏腑病证。见《霉疮秘录》。又名杨梅痈漏，由梅疮毒邪侵入四肢骨骸关窍之中，走窜经络而成。初起筋骨疼痛，随处结肿，皮色如常，溃烂时色呈紫黑，腐臭不堪；甚者可致脑顶塌陷、鼻崩、唇缺、喉穿、手足拘挛等症。治宜清血解毒。内服搜风解毒汤；若遍体溃烂，筋骨疼痛，内服仙遗粮方。外敷解毒紫金膏。相当于晚期梅毒。

杨梅漏yángméilòu　病名。肛漏之一。《外科十三方考》下编：“此症生于肛门周围，时出腥水，不甚疼痛。治法：内服中九丸，外贴千捶纸，其腥水自止。”

杨梅青yángméiqīng　中药材。出《本草图经》。为空青之别名，详该条。

杨梅圈yángméiquān　病证名。见《医宗金鉴》卷七十三。又名杨梅圈疮。其形大小不一，二三相套，色红作痒。

杨梅圈疮yángméiquānchuāng　病证名。出《外科启玄》卷八。即杨梅圈。见该条。

杨梅树皮yángméishùpí　中药材。出《本草纲目》。为杨梅科植物杨梅 *Myrica rubra*（Lour）Sieb. et Zucc. 的树皮。辛、苦，温。理气，散瘀，止痛，利湿，解毒。①治肠胃气滞疼痛，痢疾。煎服：15～30g。②治跌打损伤，煎服并用米酒少许捣烂外敷；牙痛，煎水漱；目翳，煎水熏眼；恶疮，疥癣，煎水洗。③火烫伤，研末油调涂。孕妇忌服。本品含杨梅树皮苷、杨梅树皮素、大麻苷、杨梅联苯环庚酚、杨梅树皮亭、没食子儿茶精、蒲公英赛醇、齐墩果酸等。体外试验，煎剂对痢疾杆菌、大肠埃希菌、金黄色葡萄球菌等均有抑制作用。杨梅树皮素有利尿及路丁样作用。还能抗菌、止咳、祛痰，体外有抗癌作用。杨梅树皮苷能收缩血管、兴奋心脏而升高血压；还能利胆、抗炎，但体外试验有致突变作用。

杨梅瘟yángméiwēn　病名。瘟疫的一种。以遍身紫块，发疮如杨梅状为特征。《杂病源流犀烛·瘟疫源流》：“杨梅瘟，遍身紫块，忽然发出霉疮是也。”治宜清热解毒汤下人中黄丸。并宜刺块令出血。参见“瘟疫”条。

杨梅癣疮yángméixuǎnchuāng　病证名。见《外科启玄》卷八。其形如癣，皮肤干燥，瘙痒，破流血水，淋漓秽臭。

杨梅一剂散yángméiyījìsǎn　《外科大成》卷四方。麻黄（蜜炙）一两，威灵仙八钱，大黄七钱，羌活、白芷、皂角刺、金银花、穿山甲（炙研）、蝉蜕各五钱，防风三钱。先以山羊肉一斤煎汤，取清汤二碗，加黄酒一碗，将药煎至一碗，令患者空腹将羊肉淡食令饱，随后服药汁，盖被令汗出避风。治杨梅疮，毒气在表者。

杨梅痈漏yángméiyōnglòu　病证名。见《外科证治全书》卷四。即杨梅结毒。见该条。

杨梅疹yángméizhěn　病证名。见《医宗金鉴》卷七十三。其形如风疹，发痒。

杨梅痔yángméizhì　病证名。《外科大成》卷二：“形似杨梅，只痒不痛，乾燥无脓，此梅毒将发之候也。”宜先服如圣散，再服托里解毒汤。

杨木接骨yángmùjiēgǔ　古代正骨手术之一。见《伤科补要》卷一。用于粉碎性骨折，骨断端因缺损不能相接。用杨木代骨植于两断端之间，作为桥梁，使之接续生骨愈合的治疗方法。1958年开展中西结合群众运动时，曾用动物实验方法，验证杨木接骨的效果，有成功的报道，亦有失败的报道，但均以"不如移植"的结论而放弃不用。

杨穆如yángmùrú　见"杨时泰"条。

杨清叟yángqīngsǒu　元外科学家。禾川（今江西吉安）人。编有《仙传外科集验方》，论述痈疽之阴阳、虚实甚详，并保存有不少民间验方。此书传至吴宁极、吴有章父子及李生生、赵宜真，由萧凤冈捐资得以刊行（1378）于世。

杨仁斋yángrénzhāi　见"杨士瀛"条。

杨仁斋著作三种yángrénzhāizhùzuòsānzhǒng　丛书。宋代杨士瀛撰。包括《伤寒类书活人总括》《仁斋直指方论》《仁斋小儿方论》三种。各详该条。

杨瑞yángruì　明代医家。关西（陕西）人。酷爱奇方，凡所征得，则汇之成帙，随证施用，取效良多。后又得《经验秘方》（1514）、《经验药方》（1510），合为《良方类编》（1520）。中有三子养亲汤、打老儿丸等名方，多有良好的效果。

杨上善yángshàngshàn（6~7世纪）　隋唐时期医学家。籍贯不详。大业中（605—616）曾任太医侍御，很有名望。撰有《黄帝内经太素》30卷，是注解《内经》最早的医家之一，对后世研究《内经》作出了较大的贡献。但他在切脉诊断方面，被后世某些人歪曲并演化为不经的太素脉，失去了杨氏所论脉诊的原意，造成了不良的影响。

杨时泰yángshítài　清代医家。字贞颐，号穆如。江苏武进人。1819年（嘉庆乙卯）举人，精于医，先宗名医周慎斋（之干）之学，后又宗张璐。长于辨证，用药则兼取金元四家之法。选刘若金所撰《本草述》一书中的精华辑成《本草述钩玄》（1842刊行）。

杨士瀛yángshìyíng（13世纪末）　南宋医家。字登父，号仁斋。福州人。世代以医为业。他自幼立志学医，认真钻研《内经》《难经》《伤寒论》等古医书和历代名医著作，加以融会贯通。医学著作较多，有《伤寒类书活人总括》《仁斋直指方论》《仁斋小儿方论》《医学真经》《察脉总括》等书。

杨氏家藏方yángshìjiācángfāng　方书。20卷。宋代杨倓撰。刊于1178年。本书为作者将其所收藏的方剂汇编而成。内容包括诸风、伤寒、中暑、风湿、脚气等共49类，涉及内、外、妇、儿、五官各科病证的治疗，共1111方，其中多属宋代医家常用成药处方，对研究宋代医方发展有参考价值。

杨氏时疫白喉捷要yángshìshíyìbáihóujiéyào　白喉专著。不分卷。清杨石山撰于光绪十七年（1891）。此书内容上以选编白喉治疗方剂为主，选方范围较为广泛，每方分述其方药组成、主治、适应证及药物加减法。现存1920年雍睦堂重刻本。

杨氏太素三部九候篇诊法补证yángshìtàisùsānbùjiǔhòupiānzhěnfǎbǔzhèng　诊法著作。见"六译馆医学丛书"条。

杨氏太素诊络篇补证yángshìtàisùzhěnluòpiānbǔzhèng　诊法著作。近代廖平撰，成书于1912年。参证于《内经》《难经》相关篇章及张仲景、孙思邈等名家论述，对杨上善《黄帝内经太素·诊候》之"尺诊"加以补正。该书被收入《六译馆医学丛书》，见该条。

杨氏提纲yángshìtígāng　综合性医书。即《杨氏提纲医方纂要》，见该条。

杨氏提纲全书yángshìtígāngquánshū　综合性医书。即《杨氏提纲医方纂要》，见该条。

杨氏提纲医方纂要yángshìtígāngyīfāngzuǎnyào　综合性医书。又名《杨氏提纲》《杨氏提纲全书》。清代杨旦升辑。刊于1728年。4卷。本书大多据《伤寒论》《景岳全书》《本草纲目》摘录，分门类编。卷一记述阴阳五行、四诊等；卷二至卷四按伤寒、妇科、儿科、外科分证辑方，附加减法、简便方、救急方。

杨树花yángshùhuā　中药材。见《中华人民共和国药典（一部）》（1977）。为杨柳科植物毛白杨 *Populus tomentosa* Carr.、加拿大杨 *P. canadensis* Moench 或同属几种植物的雄花序。前者分布于辽宁、华北、西北、华东；后者分布于东北、华北及甘肃，南至长江流域及福建、贵州、广西。苦，寒。入大肠经。清热解毒，化湿止痢。治细菌性痢疾，急性肠炎。煎服：30~60g，鲜品50~100g。

杨损之yángsǔnzhī（约8世纪）　唐代医家。攻研医学，曾任润州（今江苏镇江）医博士。认为唐以前本草诸书所载的药物太繁杂，检阅不便，删去不急用和有名未用的药物，撰成《删繁本草》5卷，已佚。

杨倓yángtán（12世纪）　南宋军人，兼通医学。于公余之暇将家藏医方及常用验方一千余首分类整理汇编，于淳熙五年（1178）编成《杨氏家藏方》20卷。

杨谈yángtán（1461—1556）　明代女医家。字允贤。江苏无锡人。生平事迹未详。著有《女医杂言》一书。

杨桃yángtáo　中药材。见《生草药性备要》。即阳桃，详该条。

杨天惠yángtiānhuì（1048—1118）　宋代文人。郫县（今四川郫县）人。著《附子传》，对附子的栽培及医疗作用论述较详。

杨维桢yángwéizhēn　参见"李调"条。

杨文德yángwéndé　明代医生。乐平（今江西乐平）人。攻医学，曾任职太医院。后于1398年返回原籍。著有《太素脉诀》1卷、《医术》20卷，已佚。

杨文翰yángwénhàn　见"方贤"条。

杨文修yángwénxiū　宋代医家。字仲理。诸暨（今浙江诸暨）人。因母病钻研医学，深有造诣。著有《医术地理》《拨沙图》。

杨玄操yángxuáncāo（6世纪）　唐初医家。曾任歙州（今安徽歙县）县尉。他以吕广所注的《难经》为依据，凡吕氏未解者，予以注释；吕氏注不尽者，也予详释。并别为音义，以彰其旨。经过十年的钻研，撰成《黄帝八十一难经注》5卷。还撰有《素问释音》《针经音》《明堂音义》《本草注音》等。

杨璿yángxuán　或作杨璇。详"杨栗山"条。

杨璇yángxuán　或作杨璿。详"杨栗山"条。

杨珣yángxún　明代医家。陕西人。曾在太医院任职，读医书较多。著有《伤寒撮要》（已佚）、《针灸详说》《针灸集书》等书。

杨用安yángyòng'ān　元代医家。字存心。江西崇仁人。武昌路医学教授，治病多显效。但常以脉象推断寿夭祸福，对医学和诊断学产生了不良影响。

杨用道yángyòngdào 金代医家。曾官儒林郎、汴京国子监博士。获辽乾统（1101—1110）年间所刊《肘后方》善本，继得《证类本草》，遂将《证类本草》附方摘录分类，附于《肘后方》随证之下，成《附广肘后方》8卷。由国子监校雠刊行。

杨雨苍yángyǔcāng 见“钱秀昌”条。

杨元禧yángyuánxǐ 唐代医家。武则天时（684—704）为尚食奉御。因善医，为武后所信爱。

杨元直yángyuánzhí 元代大学士。字大方。祥符（今河南开封）人。继承父亲医业，兼太医院掌医卿。

杨云yángyún 明代医家。原名荣，睿宗以其与杨尚书荣同名，不便召宣，赐更名云。浙江人。世业医。宣德十年（1435），召至京师，入对称旨，超授御医。适睿宗患疾，进药辄效，特升太医院院使。

杨允贤yángyǔnxián 见“杨谈”条。

杨则民yángzémín（1893—1948） 近代医家。原名则明，又名寄玄，字潜庵，浙江诸暨人。出身于农民家庭，初读于乡村私塾，后学于智胜高级小学。1916年考入浙江第一师范学校，1917年返乡任教，期间加入中国共产党。曾两度入狱，在狱中习医，获释后矢志医学。1929年，积极应战余云岫等人提出的“废止中医案”，三年后发表作《〈内经〉之哲学的检讨》一文，指出《内经》的方法为辩证法，产生了重要影响，遂被聘为浙江中医学校教师。1936年回乡筹办完全小学，同时专研医学，并从事地下革命活动，1948年6余人被捕遇害。他的中医著作十分丰富，其中手稿有《国药今释》《中药方论》《医事类记》《医林独》《古医斠》《诊余随笔》《医学杂记》等手稿，另有石印本讲义多种。

杨贞颐yángzhēnyí 见“杨时泰”条。

杨正yángzhèng 清代医家。原名鹤琴，字赐君。四川温江人。博学深思，涉猎天文地理，医药术数，为人治病每获奇效。撰有《伤寒读本》4卷，多宗《伤寒来苏集》，并补以《金匮要略》方而成。又潜心考订，删繁正讹，撰《玉函读本》4卷。多采择唐宋以下诸家方可以为法者百余首，参以己意，撰《玉函翼》3卷，补其不足。其他撰著如《血证管窥》《医律琼函》《医律轨辙》《伤寒炳麟》等，均有其一定之影响。

杨中倩yángzhōngqiàn 见“公孙光”条。

杨仲理yángzhònglǐ 见“杨文修”条。

杨子建yángzǐjiàn 见“杨康候”条。

疡yáng 病名。❶《周礼·天官冢宰下》：“凡邦之有疾病者，疕疡者造焉，则使医分而治之。”郑玄注：“身伤曰疡。”是指身体受伤者，皆可称疡。❷《礼记·曲礼上》：“头有创则沐，身有疡则浴。”指疮疡。《素问·风论》：“故使肌肉愤䐜而有疡。”王冰注：“疡，疮也。”❸泛指各种外科疾病。

疡科纲要yángkēgāngyào 外科著作。1卷。张寿颐撰于1917年。卷上总论外疡的辨证、辨脉及治疡各类方药；卷下为治疡验方、止血方及五官科病症验方，文字简要实用。1949年后有排印本。

疡科捷径yángkējiéjìng 外科著作。3卷。清代时世瑞撰。刊于1831年。此书为时氏家塾教本，故以歌诀形式写成。首论痈疽原委及辨证治则；次述身体各部疮疡、丹毒。词语简明，便于记诵，为初学中医的门径书。现存初刻本。1949年后有影印本。

疡科临症心得集yángkēlínzhèngxīndéjí 外科著作。见“疡科心得集”条。

疡科心得集yángkēxīndéjí 外科著作。又名《疡科临症心得集》《伤科心得集》，3卷。后附《疡科心得集方汇》3卷、《景岳新方歌》1卷。清代高秉钧撰。刊于1806年。本书记述作者治疗外科病的临床经验心得，特别对于各种不同的外科病证的辨证有较详细的阐述和发挥。载方260余首。书末附有《家用膏丹丸散方》1卷。

疡科心得集方汇yángkēxīndéjífānghuì 外科著作。见“疡科心得集”条。

疡科选粹yángkēxuǎncuì 外科著作。又名《疡科秘旨》。8卷。明代陈文治撰。刊于1628年。本书系辑录外科各家学说参以作者经验编成。共分111篇，其中包括外科、皮肤科、五官科及伤科的各类病证，选材颇精，方治多切于实用。本书除一般坊刻本外，另有徐大椿的评点本。

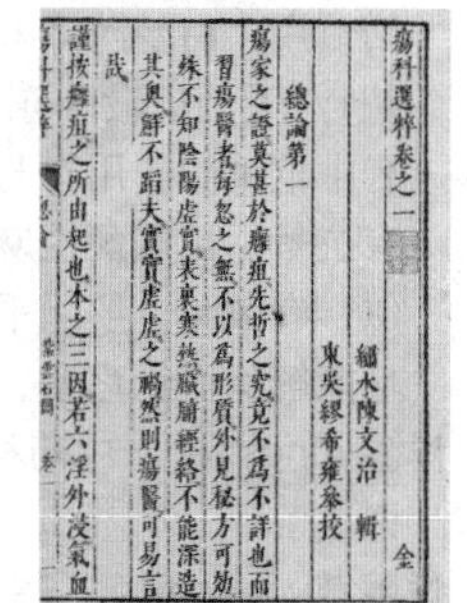

疡科选粹

疡科证治准绳yángkēzhèngzhìzhǔnshéng 外科著作。见“疡医证治准绳”条。

疡医yángyī 出《周礼·天官》。指专治肿疡、溃疡、金疮、折伤等外科疾病的医生。

疡医大全yángyīdàquán 外科著作。又名《顾氏秘书》。40卷。清代顾世澄编。刊于1760年。本书系汇集自《内经》以来历代的外科著作分类编辑而成。内容包括脉诊、内景图说，以及全身各种外证，有图有文，并注明出处。是一种资料比较丰富的外科参考书。

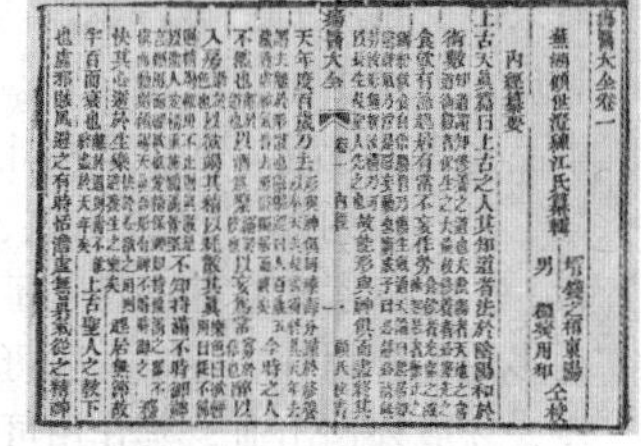

疡医大全

疡医正yángyīzhèng 后周时期医官职称。

疡医证治准绳yángyīzhèngzhìzhǔnshéng 外科著作。一名《疡科证治准绳》《外科证治准绳》，简称《外科准绳》或《疡医准绳》。6卷。明代王肯堂撰。本书系汇集整理前代外科著作的一部较系统的著作，为《证治准绳》的第四部分。卷一总论痈疽病源、诊治大法、肿疡等；卷二为溃疡、久漏及痈疽所兼诸证；卷三至卷四分论身体各部的痈疽证治；卷五为外科及皮肤科杂病证治，如诸肿、时毒、流注、杨梅疮、丹毒、乌白癞、疥、癣、瘿瘤等；卷六损伤门，为正骨、金伤等病证治。书中分门较细，收罗方剂较多，并多注明出处。对外科临床和研究均有一定参考价值。现有《证治准绳》影印本。

疡医准绳yángyīzhǔnshéng 外科著作。见“疡医证治准绳”条。

洋虫yángchóng 中药材。出清代龙柏《药性考》。又名九龙虫。为拟步虫科昆虫洋虫 Martianus dermestoides Chevr. 的全虫。分布于海南省，江苏、浙江、福建、广东等地有饲养。活血祛瘀，温中理气。治劳伤咳嗽，哮喘，吐血，遗精，尿浊，阳痿，腰痛，耳鸣，耳聋，带下，心胃气痛，噎膈反胃，中风瘫痪，月经不调，无名肿毒，跌打损伤。内服：研烂酒冲服，或研末入丸、散，7~9只。也可捣敷治刀斧伤。

洋金花yángjīnhuā 中药材。见《药物图考》。又名曼陀罗花、风茄花、山茄花、虎茄花、酒醉花。为茄科植物白曼

陀罗 *Datura metel* L. 的干燥花。前者主产于江苏、福建、广东等地；后者主产于河北、山东、河南。辛，温，有毒。归肺、肝经。平喘止咳，解痉定痛。用于哮喘咳嗽，脘腹冷痛，风湿痹痛，跌打损伤疼痛，内服 0.3～0.6g，宜入丸散；治支气管哮喘，用本品切丝，和入烟丝中，分次燃吸，作临时平喘用，一日量不超过 1.5g；风湿痹痛，寒湿脚气，内服并煎水洗。用于外科手术麻醉。用本品过量易致中毒，主要表现为颜面干燥潮红，躁动不安，脉快，瞳孔散大，呕吐眩晕，甚则血压下降而死亡。青光眼患者忌用；心脏病、高血压病、肝肾功能异常、体弱及孕妇慎用。白曼陀罗和毛曼陀罗的花均含天仙子胺（莨菪碱）、天仙子碱（东莨菪碱）和去甲天仙子胺。天仙子碱有中枢镇静作用，与其他药配伍，可用作全身麻醉剂；并有抗晕、抗震颤性麻痹的作用。末梢作用与阿托品性质相似，有散瞳、解除平滑肌痉挛、抑制腺体分泌的作用。大量能解除血管痉挛，有抗休克功效。

洋参yángshēn　中药材。见清代龙柏《药性考》。即西洋参，详该条。

洋蓍草yángshīcǎo　中药材。见《中国药用植物图鉴》。又名锯草、蜈蚣蒿、一苗蒿。为菊科植物千叶蓍 *Achillea millefolium* L. 的全草。分布于东北、华北及新疆等地。甘、苦、辛，寒，有小毒。祛风，止痛，凉血解毒。①治胃痛，风湿痛，痛经，肠炎，痢疾。内服：煎汤，3～9g；研末服，每次 1g；或浸酒饮。②治痈疖肿毒，痔血，跌打肿痛，外伤出血，蛇虫咬伤。外用，捣敷；或煎水熏洗。本品主含挥发油，油中含桉叶素、兰香油薁、乙酰巴艾内酯、千叶蓍内酯。另含胆碱、北通水苏碱、蓍素、芹菜素、木犀草素和它们的 7－葡萄糖苷、咖啡酸、皂苷和多种多炔化合物等。浸剂内服可治肠、痔出血，亦可外用治鼻、牙或外伤出血，其作用可能是由于血小板数目的增加及出血时间的缩短。还能增强子宫肌的收缩，故可用于子宫出血。干燥花头的水提取物有抗炎作用。

烊化yánghuà　煎药法之一。胶质、黏性大而易溶的药物，如阿胶、饴糖、蜂蜜等，容易粘锅煮焦，且黏附他药，影响药物有效成分溶解。故应在其他药煎好后，才放入去渣的药汁中微煮或趁热搅拌溶解。

烊化兑入yánghuàduìrù　中药学名词。指某些特殊药物的使用方法，必须将此药单独加热，使之烊化，然后再兑入已煎好的其他药物的药汁中，一起服用。

仰顶生yǎngdǐngshēng　病证名。即产儿额先露。清代周纪常《女科辑要》："名仰顶生者，谓额角已露，顶却向后。"

仰靠位yǎngkàowèi　针灸体位名。详"坐位"条。

仰天钟yǎngtiānzhōng　中药材。见《广西中草药》。为天香炉之别名，详该条。

仰卧位yǎngwòwèi　针灸体位名。详"卧位"条。

仰月内障证yǎngyuènèizhàngzhèng　病证名。见《证治准绳·杂病》。为如银内障的早期阶段。"瞳神下半边，有白气隐隐一湾，如新月仰而从下向上也，久而变满，为如银内障。"（《张氏医通》卷八）参见"如银内障"条。

养病庸言yǎngbìngyōngyán　养生著作。清代沈子复撰。1 卷。刊于 1877 年。本书对于养病的方法提出了"六务"，即：知（病因何起）、忘（勿记在心）、拒（嗜欲勿肆）、看（置身病外如看他人一般）、耐（忍耐）、调燮（指思欲、饮食、起居诸事项）和"六戒"，即：昧、尤、迎、忽、愤、糟塌。有一定的参考价值。

养肺去痿汤yǎngfèiqùwěitāng　《辨证录》卷十三方。金银花、麦冬各三钱，生甘草、紫菀、百部各五分，生地黄、百合各二钱，款冬花、贝母、白薇各三分。水煎服。功能滋阴清热，化痰止咳。治肺痿，咳嗽已久，肤黄肌瘦，毛悴色焦，膈上作痛，气息奄奄。

养肝yǎnggān　治法。即柔肝。详该条。

养肝丸yǎnggānwán　❶《济生方》卷五方。当归（酒浸）、车前子（酒蒸）、防风、白芍药、蕤仁、熟地黄（酒蒸）、川芎、楮实子各等分。为细末，炼蜜为丸，梧桐子大，每服七十丸，不拘时服。功能养肝明目。治肝血不足，眼目昏花，或生眵泪，久视无力。❷《杂病源流犀烛·身形门》卷二十五方。川芎、当归、白芍药、熟地黄、防风、羌活。为细末，炼蜜为丸。治久行伤筋。

养肝阴yǎnggānyīn　治疗肝阴亏虚的方法。属滋阴法中的一种。因肝肾同源，故本法又类同于滋养肝肾。但滋肾药多质腻味咸，养肝则多取酸甘化阴。常用枸杞子、女贞子、白芍、旱莲草、蕤仁、五味子、葳蕤、酸枣仁、桑椹等。

养化廓yǎnghuàkuò　眼的八廓名称之一。用相应脏腑的功能命名者。见葆光道人《眼科龙木集》。❶《审视瑶函》认为此廓即巽廓，络通中焦，"心包与中焦相为脏腑，胞络营血，以滋养中焦，分气以化生，故曰养化廓"。❷《医宗金鉴·眼科心法要诀》认为此廓为风廓，属胆，胆为少阳，主长养化育，故名养化廓。但陈达夫《中医眼科六经法要》却认为"离火名养化廓，盖以小肠者受盛之官，化物出焉，故也"。详"风廓"条。

养济院yǎngjìyuàn　宋代医疗福利设施。据载系专门为供给四方宾客及士族患病所需药品和食物而设立的机构。

养金汤yǎngjīntāng　《杂病源流犀烛·面部门》卷二十四方。生地黄、阿胶、杏仁、知母、沙参、麦冬、桑白皮。蜜、水煎服。功能滋阴清热。治虚火上炎，咽喉燥痛。

养津液yǎngjīnyè　即生津。详该条。

养精种玉汤yǎngjīngzhòngyùtāng　《傅青主女科》卷上方。熟地黄一两，当归（酒洗）、白芍药（酒炒）、山茱萸肉（蒸）各五钱。水煎服。功能填精补血。治妇人身瘦，血虚不孕。

养老yǎnglǎo　经穴名，代号 SI6。出《针灸甲乙经》。属手太阳小肠经。手太阳郄穴。位于前臂伸侧，腕后 1 寸，以掌向胸时，当尺骨茎突桡侧缘上方之骨缝中。另说"阳谷后一寸五分"（《循经考穴编》广注）；"去阳谷一寸二分，行向外"（《针灸集成》）。布有前臂背侧皮神经和尺神经手背支的吻合支，并有前臂骨间背侧动、静脉的末支及腕静脉网通过。主治目视不明，肩、背、肘、臂痛等。直刺 0.5～0.8 寸。艾炷灸 3～5 壮；或艾条灸5～10 分钟。

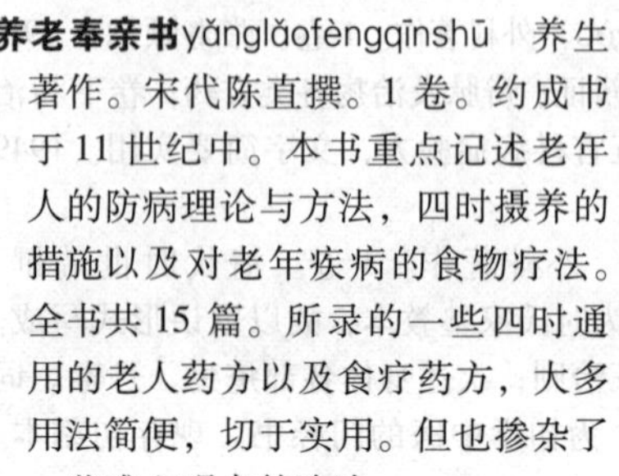

养老

养老奉亲书yǎnglǎofèngqīnshū　养生著作。宋代陈直撰。1 卷。约成书于 11 世纪中。本书重点记述老年人的防病理论与方法，四时摄养的措施以及对老年疾病的食物疗法。全书共 15 篇。所录的一些四时通用的老人药方以及食疗药方，大多用法简便，切于实用。但也掺杂了一些唯心观点的论述。

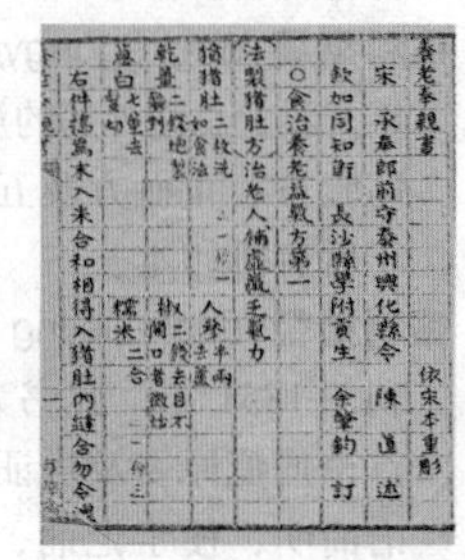
養老奉親書　依宋本重影
宋　承奉郎前守泰州興化縣令　陳　直　述
　　長沙縣學附貢生　余肇鈞　訂
○食治養老益氣方第一
法製猪肚方治老人補虛羸乏氣力
猪肚二枚洗如食治　人參半兩去蘆
乾薑二錢炮製　椒二錢去目不閉口者微炒
葱白七莖去鬚切　糯米二合
右件搗爲末入米合和相得入猪肚內縫合勿令泄

养老奉亲书

养脑利肢汤yǎngnǎolìzhītāng 《医学衷中参西录》方。党参、生白芍药各12g，代赭石、牛膝、天花粉各18g，玄参15g，乳香、没药各9g，威灵仙3g，䗪虫（大者）4枚，制马钱子末0.6g。前10味煎汤，送服马钱子末。功能降气降血，化瘀通络。治因脑部充血而致肢体痿废，或服起痿汤若干剂后，肢体已能运动而仍觉无力者。

养脾丸yǎngpíwán 《证治准绳·幼科》集八方。人参、白术、当归、川芎各一钱半，木香、青皮、黄连、陈皮各一钱，砂仁、山楂肉、炒神曲、炒麦芽各五分。为细末，神曲糊为丸，麻子大，每服三十至五十丸，陈仓米饮送下。功能益气健脾，消食和胃。治小儿脾胃虚弱，不能乳食，形体羸瘦。

养气丹yǎngqìdān 《太平惠民和剂局方》卷五方。禹余粮（火炼七次，醋淬七次）、煅紫石英、煅赤石脂、磁石（火煅十次，醋淬十次）各半斤，代赭石（火煅七次，醋淬七次）一斤，炮附子（去皮脐）二两，肉苁蓉（酒浸）一两半，当归（酒浸）、炒茴香、补骨脂（酒炒）、木香、丁香、肉桂（去粗皮）、肉豆蔻（面裹煨）、巴戟天（盐汤浸，去心）、沉香、茯苓（去皮）、鹿茸（酥炙）、远志（去心）、阳起石（煅或酒蒸）、钟乳粉、乳香、没药、朱砂（煅或蒸）、山药、五灵脂各一两。将前五味各研细末，又以水研之，将其清者置于纸上，以竹筛盛，滤尽水，候干，各用瓦瓶盛贮，以盐水纸筋和泥封固，以硬炭五十斤，分作五处，煅此五药，纸灰盖之，二日后火尽灰冷再煅，如此三次，埋地坑内二日，出火毒，再入后药末同研极细，糯米糊为丸，每两作五十丸，每服五至十丸，空腹温酒、姜盐汤或枣汤送下；妇人艾醋汤送下。治虚损，阳衰，上实下虚，痰饮上攻，头目昏眩；或卒暴中风，痰潮上膈；或肾气奔豚，上冲胸胁；或水肿脚气，肢体浮肿；或下焦寒冷，腰痛胃疼，小便频数，小腹拘急，足膝缓弱；或妇人血海久冷，带下不孕；或阴毒伤寒，面青舌卷，阴缩难言，神昏厥冷；或触冒寒邪，霍乱吐泻，脉伏肢冷；或男子阳痿，脚膝酸痛等症。

养荣承气汤yǎngróngchéngqìtāng 即承气养营汤，见该条。

养荣汤yǎngróngtāng ❶《女科百问》卷上方。白芍药、川芎、熟地黄、姜黄、当归、川姜、青皮、五加皮、牡丹皮、海桐皮、白芷各等分。每服五钱，加生姜五片，乌梅一个，水煎，不拘时服，送紫桂丸（《杨氏家藏方》）五十粒。治妇人血海虚弱，心中恍惚，时多惊悸，或发虚热，经候不调。❷《杂病源流犀烛·脏腑门》卷六方。当归、小草、黄芪、酸枣仁、茯神、木香、人参、白芍药、麦冬、炙甘草、柏子仁各一钱。水煎服。功能益气健脾，补血养心。治思虑过度，怔忡不寐，便浊。❸《杂病源流犀烛·六淫门》卷十三方。当归、川芎、白芍药、生地黄、菖蒲、麦冬、远志、陈皮、乌药、茯苓、枳实、黄连、防风、羌活、秦艽、半夏、天南星、甘草各六分，竹茹一钱，生姜二片。水煎服。功能养血疏风，化痰通络。治风中血脉，邪在半表半里，口眼㖞斜，沉沉欲睡，外无六经形证，内无便秘阻膈者。❹《杂病源流犀烛·六淫门》卷十七方。当归、白芍药、熟地黄、生地黄、秦艽、黄芩、防风、甘草。水煎服。功能养血疏风。治风燥，病在表，肌肤枯，毛发槁，干疥爪枯者。❺见《世医得效方》卷八。即人参养荣汤，见该条。

养荣壮肾汤yǎngróngzhuàngshèntāng 《傅青主女科·产后编》卷下方。当归二钱，防风四分，独活、桂心、杜仲、续断、桑寄生各八分，生姜三片。水煎服。功能补肝肾，强腰膝活血祛风。治产后感受风寒腰痛。若肾虚，加熟地黄三钱。

养神yǎngshén 养生术语，即调节意识思维活动以保养精神，达到健康长寿的目的。《素问·上古天真论》："恬淡虚无，真气从之，精神内守，病安从来？"古代养生家认为清心寡欲，保养精神，不使外越耗散，是养生的要旨。

养神汤yǎngshéntāng 《兰室秘藏·头痛门》方。木香、橘皮、柴胡各一分，酒黄芩二分，人参、黄柏、白术、川芎各三分，升麻四分，苍术、麦芽、当归身、黄连各五分，甘草、半夏各七分，黄芪一钱。为粗末，每服五钱，水煎去滓，不拘时服。治精神短少，不得睡，项筋肿急难伸。

养肾散yǎngshènsǎn 《太平惠民和剂局方》卷五方。全蝎半两，天麻三钱，制苍术一两，附子（炮，去皮脐）、草乌（生，去皮脐）各二钱。为细末，空心温酒调下。若久病脚气缓弱，每服一字，空腹豆淋酒送下；骨中痛，嚼胡桃肉，酒调下。治肾气虚损，腰脚骨节疼痛，膝胫不能屈伸，及久病脚气缓弱，感受风寒湿邪，肢体疼痛等症。

养生yǎngshēng 研究增强体质，预防疾病，以达到延年益寿的理论和方法。出《灵枢·本神》篇。《抱朴子内篇·微旨》谓："凡养生者，欲令多闻而体要，博见而善择，修偏一事，不足赖矣。"养生内容广泛，方法众多，而调饮食，慎起居，适寒温，和喜怒是代表性的养生学观点。

养生辨疑诀yǎngshēngbiànyíjué 养生著作。唐代施肩吾撰。本书认为习练气功，"先须知其本，知其本则末无不通"，所谓"本"，是指"神由形住，形以神调"，亦即使精神稳定于形体之内，形体与精神和调。此外，指出行功前当调和饮食，保持安定情绪。作功时，要"泯思虑"，"任神卢微微"，保持精神意识活动相对静止，呼吸任其自然，亦即通过调神调气稳定形神，协调五脏功能，这样久久行之，"元气自然遍体"，外气不入，内气不出，"兀然与天地同体"，使机体内外协调，上下一致，维持着一种健康状态。

养生丹yǎngshēngdān 《外科大成》卷二方。母猪大肠一尺，朴硝四两七钱，象牙末二两，刺猬皮（煅存性）二个，猪悬蹄（切片，炒）二十四个，穿山甲（土炒）二十四片，麝香一钱，没药、乳香、雄黄、地榆各三钱，明矾、炒槐花、自然铜（醋煅七次）、大黄各五分，青盐七钱，黄蜡、白芷各一两，蜂房（带子者）、黄牛角腮（煅存性）各一个。先将朴硝四两装入大肠内，两端扎紧，入瓦罐内，以水三碗煮干，盐泥封固，勿泄气，炭火煅存性，与余药共为末，炼蜜为丸，每服三钱，老酒送下，日三次，连服半月。治痔漏。

养生当论食补yǎngshēngdānglùnshíbǔ 见《儒门事亲》。指养生当以食养食补为主，以谷、肉、果、菜养口体，五味调和、饮食平衡自足以养生。

养生导引法yǎngshēngdǎoyǐnfǎ 养生著作。撰者不详。1卷。明代胡文焕校订。刊于1592年。此书分中风、风痹、心腹痛、补益等27门，详述诸病导引法119种。对明以前各种功法予以系统归纳，对同一病证，列出多种导引法，以利辨证施功。现存明刻本，1986年中医古籍出版社出版语译本。

养生方导引法yǎngshēngfāngdǎoyǐnfǎ 养生著作，散录于隋代巢元方《诸病源候论》中。主要记述用导引气功的方法治疗各种疾病。可视为现存最早的导引气功治疗专著。

养生肤语yǎngshēngfūyǔ 养生著作。明代陈继儒辑。本书以读书随笔形式，辑录历代养生家的轶闻趣事，并附以自己的学术见解，重点阐明了“咸多伤生，淡食延龄”；“药可以延年，亦可以折寿”；“绝欲延寿，劳神损命”等养生学观点，有一定的说服力和参考价值。

养生镜yǎngshēngjìng ❶痧证专著。又名《看痧要法》。清陆乐山撰，初刊于光绪三十一年（1905）。本书虽名为养生镜，实际则是阐明痧证病因、诊断及治疗有关内容。作者强调应根据病变部位不同分别施治。痧证治疗手法则按经络腧穴不同而斟酌，同时亦载有方剂药物。本书除清末初刊本外，另有民国间刊本。❷养生著作。清代石成金（天基）撰，杨瑞葆编订。刊于1922年。石氏原著名《传家宝》，杨氏将其中“长生秘诀”“真益笺”“救命针”“快乐原”等篇重予编辑，更名《养生镜》。全书分绪论、心思、房事、饮食、起居、医药、杂录8篇，阐述养生理论，介绍养生方法。现存1922—1933年上海明德书局排印本。

养生肇要yǎngshēnglǎnyào 养生类著作。清代孟日寅编。13卷。本书为养生文献专辑。它采集了自春秋战国至明清时期历代养生家著作及医书所载修身养性之道，却老延年之术中切于日用者，列纲分类，汇编成集。全书四部，列纲十宗，类目688条，涉及历代养生家、医家64人，引用书目135种。

养生类纂yǎngshēnglèizuǎn 养生著作。宋代周守中纂集，撰年不详。本书推崇道家观点，引录了宋以前多种古代养生文献，均为前人的经验总结。书中重点指出了养生的必要性和具体方法，强调保精、调气、养神是长寿的根本，认为“精者神之本，气者神之主”，故要“因气养精，因精养神”，“养其精气神，则性命长生矣”。此外，书中对天文、地理与人身的摄养关系，也有阐述。对生活中的一些琐碎细节，如涕唾、便溺、睡眠、叩齿、交合等，也颇为重视，其中不少是老年日常生活调摄的宝贵经验。

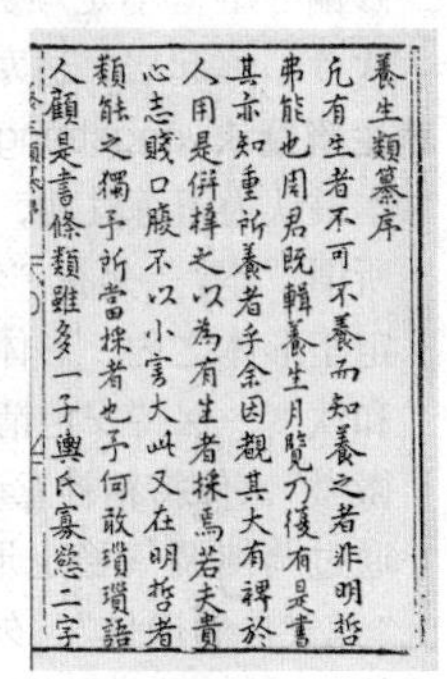
養生類纂序
凡有生者不可不養而知養之者非明哲
弗能也周君既輯養生月覽乃復有是書
其亦知重所養者乎余因觀其大有裨於
人用是併梓之以為有生者採焉若夫貴
心志賤口腹不以小害大此又在明哲者
類能之獨予所當採者也予何敢瑣瑣語
人顧是言條類雖多一子輿氏寡慾二字

养生类纂

养生论yǎngshēnglùn 养生著作，三国代嵇康著。景元中（206—263）被司马昭杀害。此文当在公元263年以前写成，是古代养生学著述中较早的一篇。该文存梁代昭明太子《文选》中。其中有一段重要佚文未被选入，后载入《医心方》。佚文为：“养生有五难：名利不去，一难也。喜怒不除，二难也。声色不去，三难也。滋味不绝，四难也。神虑精散，五难也。五者必存，虽心希难老，口诵至言，咀嚼英华，呼吸太阳，不能不曲其操，不废其年也。五者无于胸中，则信顺日济，玄德日全。不祈而有福，不求寿而自延。此亦养生之大经也。然或有服膺仁义，无甚泰之累者，抑亦其亚也。”

养生秘旨yǎngshēngmìzhǐ 养生著作。作者不详，有贻仁堂抄本，未署名者抄于清光绪十九年。全书1册，无序，无跋、无目录，计其标题而分篇，全书共45篇。本书主要以精、气、神三者为核心，论述养生之道，从防御外感、内伤、药伤、大自然侵袭等角度介绍防病与养生的道理与方法。其中有35篇介绍气功强身却病增寿的机制、功效与具体功法，有一定实用价值。

养生三要yǎngshēngsānyào 养生著作。清代袁开昌撰。1卷。本书旨在“跻之仁寿域”，分别从养怡、调摄、治疾三方面论述了老年医学的有关问题。在“卫生精义”中，认为人的寿命长短虽然与先天禀赋有关，但如果能够正确地养生调摄，则同样可以延年益寿。而有的人尽管先天赋予强壮之身躯，若不注意调养，也必然损寿或夭折。此外，本书指出了患病者的养病之道，诸如“慎择良医”“病者不可以身试医”“存退步心能却病”“病初愈不可骤补”等，对老年患者的病中调养有一定指导意义。

养生十六宜yǎngshēngshíliùyí 养生方法。十六宜重视日常生活中的形体锻炼，内容包括：发宜常梳，面宜多擦，目宜常运，耳宜常弹，齿宜数叩，舌宜舔腭，津宜数咽，浊宜常呵，腹宜常摩，谷道宜常提，肢节宜常摇，足心宜常擦，皮肤宜常干，背宜常暖，胸宜常护，大小便宜口勿言。

养生四要yǎngshēngsìyào 养生著作。明代万密斋撰。5卷，收入《万密斋医学全书》。本书综合前人对于养生的知识，提出寡欲、慎动、法时、却疾为养生四要，如谓：“寡欲者，谓坚忍其性也。”“坚忍其性，则不坏其根矣。”“慎动者，谓保定其气也。”“保定其气，则不疲其枝矣。”“法时者，谓和于阴阳也。”“和于阴阳，则不犯其邪矣。”“却疾者，谓慎于医药也。”“慎于医药，则不遇其毒也。”本书说理透彻，选方精当，每一章节之中，首论养生之要，次揭时俗之弊，最后示人以补救之方。其中对于强身延年之方搜罗甚富，如壮腰方、乌须发方、明目方、固齿方、永寿丸、延年益寿不老丹等，大多中正平和，可供临床选用。

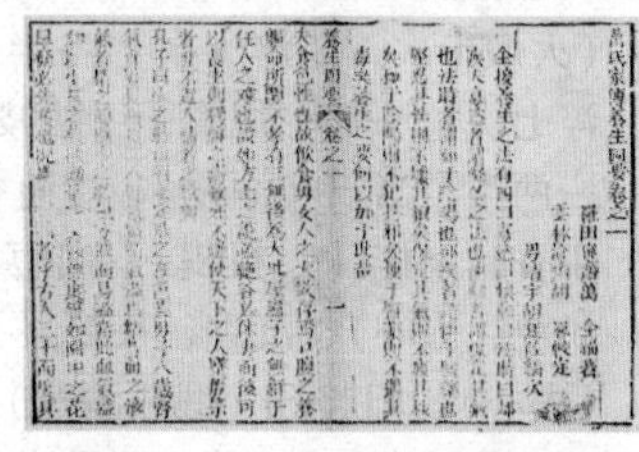

养生四要

养生要集yǎngshēngyàojí 养生著作。晋代张湛著。是我国古代较早的养生著作。原书已佚，其中许多片段被录入《医心方》卷二十七、二十八中。

养生要括yǎngshēngyàokuò 食疗著作。明代孟笨著。1卷。书于1634年。本书虽以《养生要括》为名，其内容则仅限于饮食卫生与食疗。在饮食卫生方面，提出三条准则：一戒轻杀，二善调理，三知避忌。全书将食疗诸品分成水、谷、菜、果、鳞、介等六类，每类都有却病延年的许多品种。

养生月览yǎngshēngyuèlǎn 养生著作。南宋周守忠编。2卷。内容大多根据西晋、南北朝和隋唐诸书，记述有关养生的经验传说，饮食起居的宜忌等。现有明代寿养丛书本和明代胡氏文会堂本。

养生杂录yǎngshēngzálù 养生著作。清代胡宗鹤编撰。1卷。书中引录《素问》《庄子》及朱子、李东垣、嵇叔夜、孙思邈、丘处机等名家之言，讨论精神、情志、起居、饮食等因素对人体寿命的影响，并从精、气、神、形的关系及其与寿命的内在联系进行阐述，提出一系列摄生保健措施，介绍了几种保健气功的具体方法与作用。在养生方法上，作者不主张沿袭老庄思想而形成的闭门静坐、潜心苦思等消极无为的养生观，认为枯坐不一定达到心安神静的目的。提倡“人之灵心必有所寄”，即在精神上应有所寄托，如诗书、文章、谈论等等，使情志调畅，心怡神悦。否则转寄于无益之处则有碍于养生。

养胎yǎngtāi 又名妊娠养胎、胎养。即妊娠期要注意饮食起

Y

居，以护养胎儿的方法。《诸病源候论》卷四十一：“妊娠之人，有宿夹疴疹，因而有娠，或有娠之时，节适乖理，致生疾病，并令腑脏衰损，气血虚羸，令胎不长，故须服药去其疾病，益其气血，以扶养胎也。”《格致余论》：“儿之在胎与母同体，得热则俱热，得寒则俱寒，病则俱病，安则俱安，母之饮食起居，尤当慎密。”慎密，即“节饮食，适寒暑，戒嗔怒，寡嗜欲”（《幼幼集成》）以预防疾病。养胎尚应适当注意营养和饮食宜忌，如《备急千金要方》提到的避免某些对胎儿不利的食物和药物。从事一定的轻体力劳动，对胎儿的分娩有一定好处。如儿“在母腹中，其母作劳，气血动用，形得充实……多易生产。”（《儒门事亲》）。宋代陈文中《小儿病源方论》卷一：“豪富之家，居于奥室，怀妊妇女，饥则辛酸咸辣，无所不食，饱则恣意坐卧，不劳力，不运动，所以腹中之胎受软弱，儿生之后……少有坚实者也。”此外妊母饮食起居不慎，足以影响胎儿，还可造成初生小儿发生胎寒、胎热、胎毒等疾患，故有养胎之说。

养胎饮yǎngtāiyǐn 《妇科玉尺》卷二方。当归身（酒洗）、酒白芍、盐泽泻各一钱，白术一钱半，酒黄芩、枳壳（麸炒）、川芎各八分，炙甘草四分。水煎，分二次服。功能健脾清热，养血安胎。治妊娠五月，胎长腹重，睡卧不安。

养胃yǎngwèi 治法。即清养胃阴。是治疗胃燥津伤、胃阴不足的方法。症见胃部灼痛或胃中不舒，易饥，大便燥结，口干咽燥，舌质淡红少苔，脉细数等。用益胃汤，五汁饮等方。或选用沙参、玉竹、麦冬、石斛、生地等药治疗。

养胃进食丸yǎngwèijìnshíwán 《御药院方》卷三方。苍术（泔水浸，去皮）五两，炒神曲二两半，茯苓（去皮）、姜厚朴、白术各二两，炒麦芽、陈皮（去白）各一钱半，人参、炙甘草各一两。为细末，面糊为丸，梧桐子大，每服三十至五十丸，食前温姜汤或粥饮送下。功能降气降血，化瘀通络。治脾胃虚弱，心腹胀满，面色萎黄，肌肉消瘦，怠惰嗜卧，不思饮食。

养胃汤yǎngwèitāng ❶《证治准绳·幼科》集九方。①厚朴（姜汁炙）、苍术（米泔浸，去皮，炒）、半夏（汤泡）各一两，藿香、草果仁、茯苓、人参各半两，炙甘草、橘红各二钱半。为末，每服三钱，加生姜七片、乌梅一个，水煎去滓热服。功能温中快膈，辟山岚瘴气。治外感风寒，内伤生冷，及冷饮伤脾，发为疟疾；或中脘虚寒，呕逆恶心。若寒疟加桂枝。②陈皮（汤浸，去白）三钱半，炙甘草、厚朴（姜制）、半夏（泡）各三钱，人参、草果各二钱，茯苓四钱，藿香七钱，青皮（去瓤）、煨三棱、煨莪术、大腹皮各一钱半，苍术、乌梅各五钱。为末，每服三钱，加生姜、大枣，水煎服。治证同上。❷《医醇賸义》卷四方。白芍药、陈皮、砂仁、白术各一钱，甘草四分，山药三钱，茯苓、黄芪各二钱，党参四钱，木香五分，大枣二枚，生姜三片。水煎服。功能益气健脾，行气和胃。治胃气虚弱，脘中作痛。

养小录yǎngxiǎolù 食疗烹饪著作。3卷。清代顾仲编著。撰年不详。记载了饮料、调料、蔬菜、果品、荤食、糕点等190余种制作法，内容丰富，制法简明。作者提出：“饮食之道，关乎性命，治之之要，惟洁惟宜。”可谓抓住了饮食养生的关键。《养小录》原收于《学海类编》。1949年后有排印本。

养心安神yǎngxīn'ānshén 治法。用补血养心安神药物治疗心血亏虚、心神失养所致病证的方法。由于心血亏损，以致心悸易惊、健忘失眠、精神恍惚、多梦遗精、大便燥结、口舌生疮，舌红少苔，脉细数，用柏子养心丸。

养心草yǎngxīncǎo 中药材。见《福建民间草药》。为费菜之别名，详该条。

养心莲yǎngxīnlián 中药材。见成都《常用草药治疗手册》。为蜘蛛香之别名，详该条。

养心润燥汤yǎngxīnrùnzàotāng 《医醇賸义》卷二方。松子仁、柏子仁、天冬、丹参、当归、茯神各二钱，犀角五分，生地黄五钱，人参一钱，甘草四分，藕汁（冲）半杯。水煎服。功能滋阴清热，养心安神。治心燥，渴而烦冤。

养心汤yǎngxīntāng ❶《仁斋直指方论》卷十一方。黄芪（炙）、白茯苓、茯神、半夏曲、当归、川芎各半两，远志（取肉，姜汁淹，焙）、辣桂、柏子仁、酸枣仁（浸，去皮，隔纸炒香）、北五味子、人参各一分，甘草（炙）四钱。为粗末，每服三钱，加生姜五片、大枣二枚，水煎，食前服。功能养心安神。治心虚血少，惊惕不宁。如水饮内停，怔忡心悸者，加槟榔、赤茯苓。❷《万病回春》卷四方。朱砂（另研，调入服）、远志（去心）、酸枣仁、石莲肉、芡实、莲蕊、天冬、桔梗（去芦）、车前子、龙骨、麦冬各等分，甘草量减半。每剂加灯心二十寸，水煎服。治阴虚火动而遗精者。

养形yǎngxíng 养生术语。是指保养身体，使之健壮不衰。《庄子·刻意》说：“吹呴呼吸，吐故纳新，熊经鸟伸，为寿而已矣。此导引之士，养形之人，彭祖寿考者之所好也。”调息、导引等是古代养形的重要方法。

养性yǎngxìng 养生术语。指精神、情性的调摄、修养。出《淮南子·真训》：“静漠恬淡，所以养性。”即淡泊无为之意，是养生的重要方面。

养性延命录yǎngxìngyánmìnglù 养生著作。梁代陶弘景撰。2卷。撰年未详。书中用道家观点记述了养生的各种禁忌事项及服气、疗病、导引、按摩等内容。现有《道藏》本。

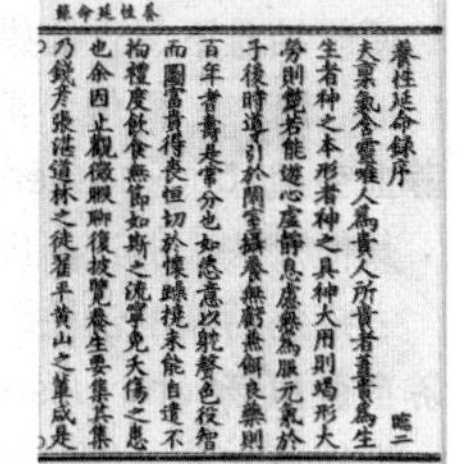
养性延命录

养血yǎngxuè 治法。即补血。详该条。

养血安神yǎngxuè'ānshén 治法。用具有补血养心安神作用的方药治疗心血虚证之心神不安的治法。

养血当归地黄散yǎngxuèdāngguīdìhuángsǎn 《素问病机气宜保命集》卷中方。当归、地黄、芍药、川芎、藁本、防风、白芷各一两，细辛五钱。为末，每服五钱，水煎，不拘时服。功能养血祛风。治破伤风，日久气血渐虚者。

养血地黄汤yǎngxuèdìhuángtāng 《杂病源流犀烛·身形门》卷二十五方。熟地黄、生地黄、白芍药、当归、阿胶、麦冬、白术。水煎服。治筋急。

养血地黄丸yǎngxuèdìhuángwán 《普济本事方》卷一方。熟地黄、蔓荆子各二钱半，山茱萸五钱，炙狗脊、地肤子、白术、炒干漆、炒蛴螬、天雄、车前子各七钱半，萆薢、山药、泽泻、牛膝各一两。为细末，炼蜜为丸，梧桐子大，每次五十丸，空腹临卧温酒送下。治筋脉挛急。

养血解表yǎngxuèjiěbiǎo 治法。用解表、补血药药物治疗血虚外感证的方法。症见头痛、身热、微恶寒、无汗，舌嫩红，少苔，脉濡数等，处方由养血药与解表药组成，如葱白七味饮。

养血明目yǎngxuèmíngmù　治法。用具有补血养肝作用的方药，补血明目，治疗血虚所致眼病的治法。

养血平肝散yǎngxuèpínggānsǎn　《妇科玉尺》卷五方。当归、白芍药、香附各二钱，醋青皮、柴胡、川芎、生地黄各八分，甘草五分。为末，水煎服。治妇人大怒血崩。

养血清脑颗粒yǎngxuèqīngnǎokēlì　中成药。见《中华人民共和国药典（一部）》（2020）。当归 253.5g，川芎 253.5g，白芍 202.7g，熟地黄 202.7g，钩藤 506.8g，鸡血藤 506.8g，夏枯草 506.8g，决明子 506.8g，珍珠母 506.8g，延胡索 253.5g，细辛 50.5g。以上十一味，按颗粒剂工艺制成，每袋装 4g。口服。一次 1 袋，一日 3 次。养血平肝，活血通络。用于血虚肝旺所致的头痛眩晕、心烦易怒、失眠多梦。

养血清心汤yǎngxuèqīngxīntāng　《杂病源流犀烛·脏腑门》卷七方。当归、生地黄各一钱半，人参、白术、姜远志、茯神、酸枣仁、川芎各一钱，甘草五分。水煎服。治劳神病狂。

养血祛风汤yǎngxuèqūfēngtāng　❶《杂病源流犀烛·身形门》卷二十五方。当归、川芎、防风、生地黄、荆芥、羌活、细辛、藁本、石膏、半夏、甘草、旋覆花、蔓荆子各五分，生姜三片，大枣二枚。水煎服。功能养血祛风。治妇人头风。❷《医醇賸义》卷一方。生地黄五钱，当归、牛膝、续断各二钱，桂枝六分，茯苓三钱，炙虎胫骨一钱五分，白术、独活（酒炒）、白芍药（酒炒）、秦艽各一钱，木香五分，大枣十枚，生姜三片，桑枝一尺。水煎服。功能补肝肾，强筋骨，祛风湿。治风入经脉，身重步履艰难。

养血柔肝yǎngxuèróugān　即柔肝。详该条。

养血润燥yǎngxuèrùnzào　润燥法之一。是治疗血虚便秘的方法。患者面色苍白、唇爪欠红润、时觉头眩、心悸、大便干结难下、舌质嫩而色淡、脉细数，用首乌、当归、生地、麻仁、桃仁、枳壳等药。

养血生肌yǎngxuèshēngjī　治法。用具有养血作用的方药及其他疗法，促进新肉生长，加速疮口愈合，治疗阴血不足之疮疡后期的治法。

养血胜风汤yǎngxuèshèngfēngtāng　《医醇賸义》卷四方。生地黄六钱，白芍药、酸枣仁各一钱五分，川芎、桑叶各一钱，枸杞子、黑芝麻各三钱，五味子五分，柏子仁、菊花、当归各二钱，大枣十枚。水煎服。治血虚头痛，自觉头脑空虚，目眊而眩。

养血调经yǎngxuètiáojīng　治法。用具有补血调经作用的方药治疗血虚所致月经不调的治法。

养血息风yǎngxuèxīfēng　治法。用具有补养肝血、息风止痉作用的方药治疗血虚动风证的治法。

养血益荣汤yǎngxuèyìróngtāng　《杂病源流犀烛·脏腑门》卷二方。赤芍药、人参、甘草、酒当归、红花（酒炒）。水煎服。治血不足，痧子色白者。

养血壮筋健步丸yǎngxuèzhuàngjīnjiànbùwán　《古今医鉴》卷十方。熟地黄四两，酒牛膝、姜杜仲、酒当归、盐黄柏、苍术各二两，酒白芍药一两半，盐黄芪、盐补骨脂、山药、五味子、枸杞子、人参、菟丝子、白术、虎胫骨、龟甲各一两，防风六钱，酒防己五钱，酒羌活三钱，猪脊髓七条。为末，炼蜜为丸，盐汤送下。功能养血滋阴，强筋壮骨。治肝肾阴虚，阴血失养，热厥成痿，踝下常觉热痛。

养阴yǎngyīn　治法。即补阴。详该条。

养阴解表yǎngyīnjiěbiǎo　治法。又称滋阴解表。是对素体阴虚而患外感表证的一种治法。症见心痛身热、微恶风寒、无汗或有汗不多、咳嗽心烦、口渴咽干、舌赤脉数等，处方由养阴药与解表药组成，如加减葳蕤汤。此方发汗而不伤阴，养阴而不留邪。

养阴派yǎngyīnpài　金元时期的一个医学派别。详见“金元四大家”条。

养阴清肺yǎngyīnqīngfèi　治法。治疗肺热阴虚的方法。临床用于阴虚咽喉痛及白喉，方如养阴清肺汤。劳伤咳嗽，干咳少痰，偶见血丝，午后低热，盗汗，胸闷隐痛，口干，舌边尖红，脉细数，用四阴煎（生地、麦冬、白芍、百合、沙参、甘草）加减等。

养阴清肺膏yǎngyīnqīngfèigāo　即养阴清肺汤制成膏滋。治证同。见“养阴清肺汤”条。

养阴清肺汤yǎngyīnqīngfèitāng　《重楼玉钥》卷上方。生地黄二钱，麦冬一钱二分，生甘草、薄荷各五分，玄参一钱半，贝母（去心）、牡丹皮、炒白芍各八分。水煎服。功能养阴清肺，解毒利咽。治肺肾阴虚型白喉，咽喉肿痛，喉间起白腐，不易剥去，呼吸有声，或咳或喘，舌红脉细数等。近代也用于急性扁桃体炎、慢性咽炎。若体虚加熟地黄；热甚加连翘，去白芍药；燥甚加天门冬、茯苓。方中麦冬、玄参、生地黄、牡丹皮养阴清肺，凉血解毒；生甘草泻火解毒；贝母润肺化痰；薄荷宣肺利咽。实验研究：对白喉毒素有解毒（或减毒）、中和作用；对白喉杆菌有抑菌和杀菌能力。

养阴清肺糖浆yǎngyīnqīngfèitángjiāng　即养阴清肺汤制成糖浆。治证同。见“养阴清肺汤”条。

养阴清络饮yǎngyīnqīngluòyǐn　《马培之外科医案》方。炙鳖甲、秦艽、黄柏、炙龟甲、地龙、石斛、独活、赤芍药、川牛膝、当归、萆薢、薏苡仁、桑枝。水煎服。功能滋阴清热，祛风利湿。治鹤膝风肿热日久，夜间痛甚者。

养阴清热yǎngyīnqīngrè　治法。清法之一。用滋阴养液的药物治疗阴虚发热的方法。例如：心阴不足，心火亢盛，表现为心烦不得眠，午后发热，口干舌燥，舌红少苔，脉细数等症，用黄连阿胶汤；肺热阴虚，表现为干咳少痰，或咳嗽带血，午后发热，颧红，舌红苔少，口干咽燥，脉细数等症，用百合固金汤加减；肝肾阴虚，表现为五心烦热，两颧发赤，潮热盗汗，咽干口燥，小便黄赤，舌红干少津，脉细数等症，用知柏八味丸。温热病后期，症见夜热早凉，热退而无汗者，用青蒿鳖甲汤。

养阴润燥yǎngyīnrùnzào　治法。又称滋阴润燥。润燥法之一。是治疗燥伤肺胃阴分的方法。患者咽干口渴、午后身热或干咳少痰、舌质红、脉细数，用沙参麦冬汤、益胃汤。肠燥便秘，可用增液汤。

养阴生肌yǎngyīnshēngjī　治法。用具有滋养阴液作用的方药及其他疗法，促进新肉生长，加速疮口愈合，治疗阴液不足之疮疡后期的治法。

养营承气汤yǎngyíngchéngqìtāng　即承气养营汤，见该条。

养营汤yǎngyíngtāng　见《类证治裁》卷二。即人参养荣汤，见该条。

养脏汤yǎngzàngtāng　❶《普济方》卷三百九十六方。人参、炙甘草各二钱半，白芍药、白术各半两，木香、肉桂（去粗皮）各一钱，肉豆蔻、罂粟壳（蜜水炒）、诃子肉各一钱半。为粗末，每服二钱，加生姜二片，大枣一枚，或加陈仓米，水煎，空腹服。功能温补脾肾，涩肠止泻。治脾肾虚寒，泄泻下痢。❷《证治准绳·幼科》集七方。当归、炒乌梅肉、干姜、黄芪、炮白术、龙骨各三两。为细末，每服一钱，加生姜、粟米各少许，水煎，去滓服。功能健脾温中，涩肠止痢。治小儿白痢。❸《证治准绳·幼科》集九方。当归一两，沉香、丁香、白术、桂心、川芎各半两。为粗末，每服一钱，加生姜二片，水煎去滓放温，时时滴儿口中。治小儿啼。❹见《世医得效方》卷十二。即纯阳真人养脏汤，见该条。

养真丹yǎngzhēndān 《医学入门》卷六方。熟地黄、当归、川芎、白芍药、羌活、天麻各等分。为细末，炼蜜为丸，鸡子大，每服一丸，木瓜、菟丝子浸酒送下。功能养血和血，祛风通络。治肝虚为四气所袭，手足顽麻，脚膝无力，及瘫痪痰涎，半身不遂，言语謇涩，头目昏眩，遍身疼痛，兼治产后中风，坠堕瘀血等症。

养真汤yǎngzhēntāng 《血证论》卷七方。人参、白术、茯苓、山药、莲子、麦冬、黄芪、白芍药各三钱，甘草一钱半，五味子八分。水煎，去头煎，只服二、三煎。功能益气养阴。治吐血，脾阴虚，脉数身热，咽痛声哑者。

养正丹yǎngzhèngdān ❶《太平惠民和剂局方》卷五引谷伯阳方。又名交泰丹。水银、硫黄、朱砂、黑锡（与水银结砂）各一两。先将黑锡碗内溶化，次下水银，以柳枝搅匀，后下朱砂，搅令不见星子，离火少时，方入硫黄末，急搅成汁和匀，如有烟起，以醋洒之，候冷取出研细，糯米糊为丸，绿豆大，每服二十至三十丸，盐汤送下。治上盛下虚，头眩气短，心悸多梦，虚烦盗汗，腹痛腰痛，口干上喘，翻胃吐食，霍乱转筋，中风涎潮，不省人事，阳气欲脱，四肢厥冷，自汗唇青，脉沉，及妇人产后血气身热，月经不调，带下腹痛。❷《杂病源流犀烛·脏腑门》卷四方。即来复丹，见该条。

养正汤yǎngzhèngtāng 《时疫白喉捷要》方。又名善后养正汤。炒山药、制何首乌、熟地黄各四钱，玉竹五钱，生地黄、麦冬、女贞子、茯苓各三钱，酒白芍药、天花粉各二钱。水煎服。功能养阴清热。治白喉病愈之后，元气虚甚者。

养正通幽汤yǎngzhèngtōngyōutāng 《傅青主女科·产后编》卷上方。川芎二钱半，当归六钱，炙甘草五分，桃仁十五粒，炒麻仁二钱，肉苁蓉（酒洗，去甲）一钱。水煎服。功能养血润肠通便。治产后大便秘结，类伤寒三阴证。若汗多便实，加黄芪、麦冬各一钱；腹满溢便实，加麦冬、肉苁蓉各一钱，枳壳六分，人参二钱；汗出谵语便实，气血虚竭，精神失守，加茯神、远志、肉苁蓉、黄芪、白芷、柏子仁各一钱，人参、白术各二钱。

养中煎yǎngzhōngjiān 《景岳全书·新方八阵》卷五十一方。人参一至三钱，茯苓、炒山药各二钱，干姜（炒黄）一至二钱，炙甘草一钱，炒扁豆二至三钱。水煎，食远温服。功能健脾温中。治中气虚寒，为呕为泄者。

养中汤yǎngzhōngtāng 《太平惠民和剂局方》卷四方。炙半夏曲八钱，甘草、肉桂（去粗皮）各半两，罂粟壳（去蒂盖，蜜炙）二两半。为细末，每服一大钱，加生姜四片，水煎，不拘时服。功能温肺化痰止咳。治肺胃受寒，咳嗽多痰，胸满短气，语声不出，昼夜不止，饮食减少。

养子十法yǎngzǐshífǎ 护养小儿的 10 种方法。《古今医统》载：一要背暖；二要肚暖；三要足暖；四要头凉；五要心胸凉；六者精神未全，勿见非常之物；七者，不温脾胃，致成吐泻慢惊；八者，儿哭未定，勿使饮乳，致儿吐奶粪青；九者，勿得轻服轻粉、朱砂；十者，小儿腠理不密，频洗不慎，湿热之气蒸郁不散，变生赤游丹毒。故小儿洗浴时要适可而止，注意防护。

痒yǎng 症名。指皮肤不适，引人欲搔的感觉。出《灵枢·刺节真邪》。为皮肤病多见的症状。多由风、湿、热、虫侵扰或血虚皮肤失荣所致。由风邪引起者，游走不定，甚至遍体作痒，搔破津血；因湿盛所致者，浸淫四窜，搔之滋水，甚至糜烂化腐；因于热邪者，皮肤焮红作痒，甚则热痛，出疹；由虫引起者，如虫行皮中，瘙痒无度，易于传染；由血虚而致者，皮肤干燥作痒，搔起白屑。治宜结合所患病证，审证求因，随证施治。详见各有关条。

痒风yǎngfēng 病名。一种全身瘙痒性皮肤病。《外科证治全书》卷四："遍身瘙痒，并无疮疥，搔之不止。"由风、湿、热蕴于肌肤，不得疏泄所致；或血虚肝旺，生风化燥，肌肤失养而得。临症皮肤无原发疹。遍身瘙痒，夜间尤甚，常搔抓至皮破津血。由于过度频繁搔抓，皮肤可见抓痕血痂，色素沉着及苔藓样变。常因瘙痒而致夜寐不安、纳差、精神不振。治宜祛风清热利湿，养血平肝。内服消风散或当归饮子加减。外用地肤子、苍耳叶、浮萍等煎汤温浴。类似皮肤瘙痒症。

痒疥疾yǎngjièjí 病证名。出《周礼》。瘙痒疥疮一类疾病的总称。

痒树棵yǎngshùkē 中药材。见《云南中草药选》。为漆大姑之别名，详该条。

痒痒草yǎng·yangcǎo 中药材。见《中国经济植物志》。为甜地丁之别名，详该条。

yao

夭疽yāojū 病名。❶《灵枢·痈疽》："发于颈名曰夭疽。其痈大以赤黑，不急治，则热气下入渊腋，前伤任脉，内熏肝肺。"❷出《外科正宗》卷一。指有头疽生于耳后一寸三分高骨处。左名夭疽，右名锐毒，俱属少阳胆经。多因情志内伤，郁火凝结而成。由于此处肌肉不丰，气血不充，故预后欠佳。红肿速溃为顺证，坚硬黑陷者属逆证。初宜服柴胡清肝汤，脓将成服托里消毒散，虚者十全大补汤，外敷乌龙膏。余见有头疽。❸出《仙传外科书》。脑疽之又名。见该条。

夭然不泽yāoránbùzé 面色枯槁无华，见于慢性病的重病容。是气血亏损，胃气衰败之象。《灵枢·决气》："血脱者色白，夭然不泽，其脉空虚，此其候也。"

夭色yāosè 即恶色。详该条。

腰yāo 背部第十二肋骨以下至髂嵴以上的软组织。腰部为经脉所过的重要部位，足三阳经脉循腰而下，足三阴经和奇经之脉循腰而上。

腰背反张yāobèifǎnzhāng 症名。腰背高度强直，使身躯仰曲反张如弓状，故名。清代余梦塘《保赤存真·幼科》："足太阳脉夹脊抵腰中，且主周身之气，外邪感之，经络拘急，所以背反张。又肝主筋，肝风盛及肝血虚者，多见此症。"参见"小儿痉病""惊风"条。

腰背偻俯yāobèilǚfǔ 症名。即腰背屈曲下俯，活动不利，甚则需附物而行的表现。

腰背痛yāobèitòng 症名。出《灵枢·五癃津液别》。指腰部疼痛连及背部之症。多因肾气虚弱，风寒侵袭所致。治宜补肾祛邪。可用独活寄生汤、菊花酒。若久坐则腰背作痛，可用补中益气汤、八珍汤。参见“腰痛”条。

腰带藤yāodàiténg　中药材。见广州部队卫生部《常用中草药手册》。为扁担藤之别名，详该条。

腰带痈yāodàiyōng　病名。见《疡医大全》卷廿。又名火腰带毒。指环腰而生的痈。由风热壅于肌表而成。证同一般外痈。治用断毒截腰法：白及、雄黄各一两，研细末，鸡蛋清调敷，干则易之。余参见“外痈”条。

腰股痛yāogǔtòng　症名。出《素问·气交变大论》。又称腰腿痛。指腰痛连及股部之症。以肾虚风寒湿侵袭者多见。治宜补肾，祛风散寒化湿为主。可选用萆薢散、牛膝丸等方。

腰骨yāogǔ　骨名。指第3、4、5腰椎。《医宗金鉴·正骨心法要旨》：“腰骨，即脊骨十四椎、十五椎、十六椎间骨也。”

腰骨伤yāogǔshāng　病名。出《证治准绳·疡医》卷六。即腰椎伤折，详见腰骨损断。

腰骨损断yāogǔsǔnduàn　病名。见《证治准绳·疡医》卷六。腰骨即腰椎。因跌打、坠撞所伤。局部肿胀、疼痛，折处压痛明显，畸形、活动受限，甚则坐、立、行步受限，严重者损及脊髓，出现下肢麻痹及瘫痪。治疗参见背脊骨折条。

腰户yāohù　经穴别名。出《针灸甲乙经》。即腰俞。见该条。

腰黄yāohuáng　中药材。见《药材资料汇编》。为雄黄之处方名，详该条。

腰肌劳损yāojīláosǔn　病名。即以腰部隐痛反复发作，劳累后加重，休息后缓解等为主要表现的疾病。

腰脊yāojǐ　腰椎骨。共5节。上与胸椎、下与骶椎连接。是人体俯仰、屈伸的主要关节。《灵枢·刺节真邪》：“腰脊者，身之大关节也。”

腰脊强yāojǐqiáng　症名。出《素问·热论》。指腰脊部筋肉拘紧，活动不利。可见于伤寒、痉、痹等病证。详各条。

腰脊痛yāojǐtòng　症名。出《素问·标本病传论》。指腰椎及其近处疼痛。多因扭挫损伤、瘀血停滞、风寒湿邪侵袭经络及过劳伤肾所致。详“闪挫腰痛”“瘀血腰痛”“风湿腰痛”“肾虚腰痛”等条。

腰脚冷痹yāojiǎolěngbì　病名。因风寒湿毒之气侵袭腰脚所致。《太平圣惠方》卷四十四：“夫腰脚冷痹者，由风寒湿三毒之气，共伤于人，合而成痹也。此皆肾弱髓虚，为风冷所搏故。肾居下焦而主腰脚，其气荣润骨髓，今肾虚受于风寒，湿气留滞于经络，故令腰脚冷痹疼痛也。”宜用仙灵脾散、独活散等方。参见“痹”条。

腰脚痛yāojiǎotòng　症名。又称腰足痛。指腰痛连及下肢之症。多因肾虚，风寒湿侵袭所致。《诸病源候论·腰背病诸候》：“肾气不足，受风邪之所为也。劳伤则肾虚，虚则受于风冷，风冷与真气交争，故腰脚痛。”治宜补肾强骨，祛风散寒化湿。可用壮肾散、萆薢散、牛膝丸、地黄酒等方。

腰疽yāojū　病名。出《外科理例》卷一。即下搭手。见该条。

腰尻痛yāokāotòng　症名。出《灵枢·本脏》。尻，脊骨之末端。腰尻痛以肾与督脉虚寒最为多见。治宜温补。也有因湿痰与血瘀所致者。详“肾虚腰痛”“湿痰腰痛”“瘀血腰痛”等条。

腰胯疼痛yāokuàténgtòng　症名。指腰痛连及两股俱痛者。见《太平圣惠方》卷四十四。因肾虚风邪侵袭所致者，可用虎骨散、牛膝丸等方；因湿热下流所致者，可用清热胜湿汤。《张氏医通·诸痛门》：“寒湿流注于足少阳之经络，则为腰胯痛，盖腰乃胆经之所过。”因受寒湿者，可用渗湿汤加减；因痰滞经络者，可用导痰汤加减。

腰冷yāolěng　症名。即自觉腰部寒冷，严重时如束冰带，或如坐水中的症状。

腰目yāomù　经外奇穴名。出《备急千金要方》。位于腰部，当肾俞穴直下3寸处。主治消渴，小便频数等。艾炷灸3～7壮。

腰奇yāoqí　经外奇穴名。代号EX－B9。位于骶正中线，当尾骨端上2寸处。主治癫痫，向上沿皮刺2～3寸。

腰热yāorè　症名。指腰部有热的感觉。见《灵枢·论疾诊尺》。腰为肾之府，肾虚或邪气在肾，可见腰热。《医学纲目》卷五：“热在腰或痛属肾。肾居腰，肾热则当腰亦热。”参见“发热”条。

腰软yāoruǎn　症名。见《医学入门》卷四。自觉腰部软弱无力。因于湿袭经络者，宜肾着汤、渗湿汤；风袭腰背者，宜牛膝酒；房室过度、肾阴不足者，宜八味丸、补髓丹、煨肾丸等；肾虚风袭者，宜安肾丸等方。参见“腰痛”条。

腰俞yāoshù　经穴名。代号GV2。出《素问·缪刺论》。别名背鲜、髓空、腰户，腰柱，髓俞。属督脉。位于骶部，第四骶椎下，当骶管裂孔中。布有尾骨神经分支和骶中动、静脉分支。主治腰脊痛，便血，泄泻，痔疮，月经不调，癫痫，下肢痿痹等。向上斜刺0.5～1寸。艾炷灸3～7壮；或艾条灸5～15分钟。

腰脽痛yāoshuítòng　症名。脽，臀部。腰痛连及臀部。多因寒湿侵袭，气血瘀滞所致。《素问·六元正纪大论》：“感于寒，则病人关节禁固、腰脽痛，寒湿推于气交而为疾也。”治参“寒腰痛”“寒湿腰痛”“瘀血腰痛”等条。

腰酸yāosuān　症名。指腰部酸楚不适的感觉。多因肾虚所致。《张氏医通·诸痛门》：“腰酸悉属房劳肾虚，惟有峻补。”方用青娥丸、六味丸、八味丸加减。然腰酸与腰痛有相似之处，且常可酸痛并见，也有虚实寒热之别。参“腰痛”条。

腰疼yāoténg　症名。见《金匮要略·痰饮咳嗽病脉证治》。疼，义同痛。详“腰痛”条。

腰痛yāotòng　❶症名。出《灵枢·经脉》。指腰部疼痛。❷病名。以腰部疼痛为主要表现的疾病。腰为肾之外候，诸脉多贯于肾而络于腰背。故凡年高、病久，劳倦过度，情志所伤，房室不节而使脏气虚衰；或因感邪、外伤而使腰部经脉不利，气血不畅等，皆可导致腰痛。《济生方·腰痛》：“腰者肾之府，转摇不能，肾将惫矣。审如是说，则知肾系于腰，因嗜欲过度，劳伤肾经，肾脏既虚，喜怒忧思，风寒湿毒，得以伤之，遂致腰痛。又有坠下闪肭气凝血滞，亦致腰痛。”大抵外邪、外伤所致者，以急性腰痛居多，治以祛邪疏通为主；内伤虚损以慢性腰痛多见，治以补肾强筋为主。《景岳全书·杂证谟》：“腰痛证凡悠悠戚戚，屡发不已者，肾之虚也；遇阴雨或久坐痛而重者，湿也；遇诸寒而痛，或喜暖而恶寒者，寒也；遇诸热而痛及喜寒而恶热者，热也；郁怒而痛者，气之滞也；忧愁思虑而痛者，气之虚也；劳动即痛者，肝肾之衰也。当辨其所因而治之。”根据腰痛程度、部位、病因、症状的不同，有腰脊痛、腰背痛、腰胯痛、腰脚痛、卒腰痛、久腰痛及外感腰痛、内伤腰痛等。详各条。本证可见于各种脊椎炎、腰椎间盘脱出、脊椎肿瘤、纤维织炎、腰肌劳损及肾下垂、肾盂肾炎、肾结核、肾结石和盆腔疾病等。

腰痛点yāotòngdiǎn 经外奇穴名。代号 EX－UE7，位于手背侧，当第2、3掌骨及第4、5掌骨之间，当腕横纹与掌指关节中点处，一侧二穴。

腰痛痧yāotòngshā 病证名。痧证之一。《痧胀玉衡·腰痛痧》："痧毒入肾，则腰痛不能仰。若误饮热汤、热酒，必然烦躁昏迷，手足搦搐，舌短耳聋，垂毙而已。"痧中肾脉或左尺虚微，右尺洪实，或兼歇止者，急刺腿弯出黑血；刺中魁穴，以香油钱刮命门穴。方用桃花散等。参见"痧"条。

腰痛穴yāotòngxué 经外奇穴名。位于手背腕横纹前1.5寸，当第二指伸肌腱桡侧及第四指伸肌腱的尺侧处。一说在指总伸肌腱的两侧。一手二穴。主治急性腰扭伤。向掌心斜刺0.5～1寸。

腰腿痛yāotuǐtòng 症名。见《普济本事方·肾脏风及足膝腰腿气》。又称腰股痛。指腰腿部疼痛的表现。如肾经虚损，腰腿疼痛者，可用青娥丸、壮肾散等方。有外邪者，治以壮筋祛邪。详"腰股痛"条。

腰臀部筋膜炎yāotúnbùjīnmóyán 病名。即由于外力或慢性劳损使腰臀部的肌腱、筋膜等损伤，而以腰部皮肤麻木，疼痛呈酸胀感，逢阴雨天气加重等为主要表现的疾病。

腰围yāowéi 在脐水平线绕身一周的长度。《灵枢·骨度》："腰围四尺二寸。"

腰膝酸软yāoxīsuānruǎn 症名。即自觉腰部与膝部酸软无力的症状。

腰膝注痛yāoxīzhùtòng 症名。见《本草纲目》卷四。指腰痛连及膝部之症。多因肾亏风湿侵袭所致。宜用独活寄生汤、牛兔丸、海桐皮酒等方。

腰眼yāoyǎn 经外奇穴名。代号 EX－B7。见《肘后备急方》。别名鬼眼。在腰区，横平第四腰椎棘突下，后正中线旁开约3.5寸凹陷中。主治劳瘵、腰痛、月经不调、带下、虚劳等。直刺0.5～1寸。艾炷灸5～7壮；或艾条灸5～15分钟。

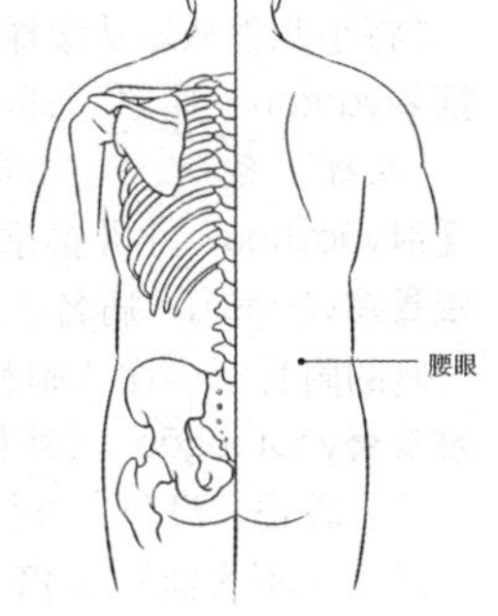

腰眼

腰阳关yāoyángguān 经穴名。代号 GV3。原名阳关。出《素问·骨空论》王冰注，近称腰阳关。别名脊阳关，背阳关。属督脉。位于腰部第四、五腰椎棘突之间，约与髂嵴相平处。布有腰神经后支的内侧支和腰动脉后支。主治腰骶痛，月经不调，带下，遗精，阳痿，下肢麻痹等。直刺0.5～1寸。艾炷灸3～7壮；或艾条灸5～15分钟。

腰宜yāoyí 经外奇穴名。代号 EX－B6。出《针灸孔穴及其疗法便览》。位于第四腰椎棘突下（腰阳关）旁开3寸处。主治妇人血崩，腰脊疼痛等。

腰以上肿yāoyǐshàngzhǒng 症名。《金匮要略·水气病脉证并治》："诸有水者，腰以下肿，当利小便；腰以上肿，当发汗乃愈。"腰以上肿，由于病邪在表在上，一般用发汗的方法，使潴留于上部的水以汗液的形式排出。《金匮要略》用越婢汤、越婢加术汤；《医方考·水肿门》用九味羌活汤；《杂病源流犀烛·肿胀源流》："肿在腰以上者，宜发汗，即经所谓开鬼门也……宜麻黄、羌活、防风、柴胡、牛蒡子、葱白、忍冬藤以开之。"参见"水肿"条。

腰以下肿yāoyǐxiàzhǒng 症名。《金匮要略·水气病脉证并治》："诸有水者，腰以下肿，当利小便。"腰以下肿，病邪在里在下，可用利小便的方法，使潴留于下部的水以小便的形式排出。《金匮要略》用防己茯苓汤、蒲灰散等方；《医方考·水肿门》用加味五皮饮；《医宗金鉴》用五苓、猪苓等方；《杂病源流犀烛·肿胀源流》谓肿在腰以下者，宜利小便，即经所谓洁净府也。治宜防己、昆布、海藻、海金沙、赤小豆、茯苓、猪苓等药。参见"水肿"条。

腰痈yāoyōng 病名。出《外科启玄》卷五。生于软肋下近腰带脉、五枢、维道等穴部位的外痈。证治见"外痈"条。

腰重yāozhòng 症名。见《中藏经·论肾藏虚实寒热生死逆顺脉证之法》。指自觉腰部沉重。多因肾虚水湿停滞所致。宜用甘姜苓术汤、三圣汤、渗湿汤、轻腰汤等方。参见"肾着"条。

腰注yāozhù 出《太平圣惠方》。即腰柱。见该条。

腰柱yāozhù ❶经穴别名。出《外台秘要》。《太平圣惠方》作腰注，即腰俞。见该条。❷正骨器械。出《医宗金鉴》卷八十七。用杉木四根，制如扁担形，宽一寸，厚五分，长短以患处为度，各以侧面钻孔，穿绳联贯即成。在患处先以醋调定痛散敷腰柱上，然后将腰柱排列于脊柱两旁，务须端正，再用艾叶做薄褥覆盖于柱上，用宽长布带，绕向腹前，紧扎裹，并可配合内服药。类似今之腰支架。适用于腰、骶椎及骶髂关节损伤、错位，以及腰肌劳损。

腰椎骨折yāozhuīgǔzhé 病名。即以腰椎局部肿胀、疼痛，骨折处两侧肌肉紧张，不能站立，翻身困难，运动障碍等为主要表现的腰部椎骨的骨折。参见"骨折"条。

腰椎滑脱症yāozhuīhuátuōzhèng 病名。即腰椎椎体（为腰椎4、5）因失去椎弓根的连系而向前脱，导致椎管内马尾神经或神经根受压，腰椎承受力变异，出现腰痛或下肢麻痹、疼痛的疾病。

腰椎间盘突出症yāozhuījiānpántūchūzhèng 病名。指腰椎间盘破裂，髓核突出，挤压椎间神经根引起的腰腿疼痛，属闪腰岔气和闪挫腰痛范畴。多因强力举重及扭闪所致。轻者腰痛，经休息后可缓解，再遇轻度外伤仍可复发或加重。重者腰痛，并向大腿后侧及小腿后外侧及脚外侧放射，转动、咳嗽、喷嚏时加剧，腰肌痉挛，出现侧弯。直腿抬高试验小于70°，患侧小腿外侧或足背有麻木感，趾背屈肌力减弱。治宜采用腰部推拿复位手法，并配合热敷、理疗、针灸；内服活血化瘀，舒筋通络之剂；恢复期宜服补肾壮筋药。参见"闪挫腰痛"和"闪腰岔气"条。

腰椎椎管狭窄症yāozhuīzhuīguǎnxiázhǎizhèng 病名。即由于腰椎间盘突出，小关节突增生，椎体黄韧带增厚，或椎体后缘骨质增生、退变性滑脱、峡部不连性滑脱以及神经根充血粘连等引起椎管内占位压迫。使腰椎椎管、神经根通道及椎间孔隧道的变形或狭窄而引起马尾神经或神经根受压的疾病，以长期腰痛、腿痛、间歇性跛行为主要表现。

腰子yāo·zi 肾的别名。明代孙一奎《医旨绪余·难经正义》："两肾即两腰子，皆裹于脂膜之中。"

腰足痛yāozútòng 症名。见《针灸甲乙经》卷九。又称腰脚痛。详该条。

尧韭yáojiǔ 中药材。出《吴普本草》。为石菖蒲之别名，详该条。

姚法卫yáofǎwèi 见"姚僧垣"条。

姚方林yáofānglín 见“姚起凤”条。

姚健元yáojiànyuán 见“姚应凤”条。

姚晋卿yáojìnqīng 见“姚良”条。

姚静山yáojìngshān 见“姚能”条。

姚九鼎yáojiǔdǐng 见“姚浚”条。

姚懼yáojù 明代医生。宝应（今属江苏）人。其父德徵（字充符），工医术。初业儒，后因乡邑水患，寻家贫，遂继父业，并以医术赴游京师。会御史谢兆昌病伤寒，汗后发斑，诸医投以犀角、黄连之剂，病势危殆。进以理中汤数剂而愈，因而名噪京师。

姚浚yáojùn 明代医家。字哲人。和州（今安徽和县）人。父亲姚九鼎曾任职太医院。他继承医业，著有《脉法正宗》《难经考误》《药品征要》《风疾必读》等书，皆佚。

姚侃yáokǎn 明代妇科医生。字文刚。原籍吴，祖父始迁金陵（今江苏南京）。少从吴中李姓医者学带下医，尽得其妙。人有疾弗能愈者，治之辄效。邻里亲友之贫不能给、丧不能举者，恒周济之。

姚可久yáokějiǔ 见“曾若虚”条。

姚澜yáolán 清末医家。字涴云，又称维摩和尚。山阴（今浙江绍兴）人。长于本草，编有《本草分经》（1840年刻行），其特点是以经络为纲，以药为目，在每一经下分补、和、攻、散、寒、热等项，加以叙述。

姚良yáoliáng 明代医生。字晋卿。吴县（今江苏苏州）人。著有《考古针灸图经》《泝源指治方论》等书，皆佚。

姚懋良yáomàoliáng 见“姚能”条。

姚默yáomò 明代医家。字缄堂。山东巨野人。习外科。万历末年（约1620）因事入京，适神宗目疾肿痛，服清凉剂不效。默遵外科术呈一方，肿痛立愈，授八品御医，寻升太医院院判。著《家藏外科》，未见。

姚能yáonéng 明代医家。字懋良，号静山。海盐（今浙江海盐）人。精于医理。著有《伤寒家秘心法》《小儿正蒙》《药性辨疑》等书，皆佚。

姚菩提yáopútí 南北朝梁代医家。吴兴武康（今浙江德清）人。任梁高平令，患疾多年，乃留心医药，梁武帝召与讨论方术，言多会意，由是颇礼之。子僧垣，为北周名医。

姚起凤yáoqǐfèng 明代医生。仪真（今江苏仪征市）人。父姚方林业医，他继承父业治病不计较名利。

姚僧垣yáosēngyuán（498—583） 南北朝北周医家。一作僧坦，字法卫。吴兴武康（今浙江德清县）人。父菩提爱好医药。僧垣自幼通医，24岁时传家业，得梁武帝赏识。曾任梁代太医正等医官，《后周书》记其治验病案多则，足见其医术之精湛。撰有《集验方》13卷，原书已佚，其内容散见于后代医书，如《外台秘要》等。

姚宜仲yáoyízhòng 明代医家。盱江（今江西汝水）人。世医出身，承继家业，尤其善于诊脉。著有《诊脉指要》一书，已佚。

姚应凤yáoyìngfèng 明代医生。字健元。钱塘（今浙江杭州）人。以外科医术闻名，长于外科刮治手术。曾任太医院院判，卒年77岁。

姚涴云yáowǎnyún 见“姚澜”条。

姚哲人yáozhérén 见“姚浚”条。

姚志仁yáozhìrén 见“吴辰灿”条。

姚最yáozuì（535—602） 南北朝北周医家。字士会。吴兴武康（今浙江德清）人。名医姚僧垣次子。姚最自幼聪慧，博通经史，年十九随父入关，授齐王府水曹参军。初不学医，天和（566—571）中，奉武帝命习医，十年中略尽其妙，诊治每多效验。后仕隋为太子门大夫。撰有《本草音义》3卷、《行记》1卷，均佚。

摇摆触碰法yáobǎichùpèngfǎ 中西医结合的正骨八法之一。横断骨折经过适当手法使之基本复位后，可用本手法。即一手固定骨折部，并将骨折远端向左右上下稍稍摇摆，再沿骨折纵轴加以对挤，使已复位的骨折断端面接触得更加紧密稳固，并可借以检查骨折端复位的正确与否。

摇膀子yáobǎng·zi 练功方法之一。见上海中医学院附属医士学校《中医推拿学》。一足跨前成弓步势，同侧一手握空拳置于腰后；另一侧上肢伸直，贴近躯干部，缓慢地作大幅度的肩关节回旋运动。可活动关节，增强臂力。

摇柄法yáobǐngfǎ 针法。属行针辅助手法。出于《灵枢·官能》：“摇大其穴。”此法是指针刺入穴位达一定深度之后，手持针柄轻轻摇动，如摇橹状或摇辘轳之状的操作方法。一般来说，摇柄法的作用是便于出针泄气及加强得气感应。但是不同的操作手法还是有不同的作用。若直立针身自深而浅的随摇随提，用以出针泻邪；若卧针斜刺或平刺而摇，一左一右，不进不退，如青龙摆尾，可使经气向一定方向传导。

摇法yáofǎ ❶刺法名。指出针时左右摇动针体的方法。《针经指南》：“摇者，凡泻时欲出针，必须动摇而出是也。”其摇而出针，开大针孔，以泄邪气，泻法用之。本法源于《灵枢·官能》：“摇大其穴。”❷推拿手法名。见《诸病源候论·风痹候》。是活动关节的一种方法。即以关节为轴，使肢体做被动的环转运动的一种手法。《保赤推拿法》：“摇者，或于四肢及颈腰部关节。”有调和气血、滑利关节等作用。缓慢地摇动又称运法，大幅度地转摇又称盘法。

摇手法yáoshǒufǎ 小儿推拿方法名。《厘正按摩要术》：“将小儿手从轻从缓摇之……能化痰。”

摇头yáotóu 症名。即头摇。见《伤寒论·平脉法》。详“头摇”条。

摇肘yáozhǒu 小儿推拿方法名。详“赤凤摇头”条。

咬骨疽yǎogǔjū 病名。见《外科正宗》卷四。发于大腿内侧的附骨疽。详“附骨疽”条。

咬头膏yǎotóugāo 《外科证治全生集》卷四方。铜绿、松香、乳香、没药、杏仁、木鳖子（生研）、蓖麻仁各等分，巴豆（不去油）加倍。共打成膏，每两膏内加入白砒一分，再搅匀，临用取绿豆大1粒，放患处中央，固定。功能祛腐咬头。治疮疡瘰疬，脓已成而不能自破者，以此咬穿毒头。妇人胎前产后禁用。

咬牙yǎoyá 症名。龂齿的别称。《医述》引《指南续刻》：“咬牙者，胃热走络也。若咬牙而脉证皆衰者，胃虚无谷气内荣，虚则喜实也。”《六因条辨·春温条辨》：“春温，舌黑神昏，烦躁，咬牙、手足振颤，时或抽搐，此热极风生，已成痉厥。”治宜清热息风为主。参见“龂齿”条。

咬牙风yǎoyáfēng 病证名。系指阳明胃火上冲致牙龈肿胀，疼痛难咬，故名。《咽喉经验秘传》：“咬牙风即锁喉风，毒聚牙根胃火攻。”症见牙龈肿痛外，常伴有吞咽不利，口臭，便秘或身发寒热等。治宜清火解毒，消肿止痛。可选用三黄凉膈散、清胃散等加减。外吹冰硼散。参见“悬旗风”条。

窈漏yǎolòu 女子阴道前庭与会阴之间的部分。《身经通考·身经问答》：“下极之前，男为阴廷，女为窈漏。”

药艾条yào'àitiáo　中成药。见《中华人民共和国药典（一部）》（2020）。艾叶20000g，桂枝、高良姜各1250g，广藿香、香附、陈皮、丹参各500g，降香1750g，白芷1000g，生川乌750g。制成药条，每支28g，用于直射灸法，一次适量，红晕为度，一日1～2次。功能行气血，逐寒湿。治风寒湿痹，肌肉酸麻，关节四肢疼痛，脘腹冷痛。

药盦医案yào'ānyī'àn　医案著作。7卷。恽铁樵撰于1925年。分伤寒、温病、时病等类，并以病证分细目。案中多连续记载危重病例的诊治经过，成功与失败的案例均作详细记述，以为临床借鉴。对伤寒及儿科病证阐述尤详。后收入《药盦医学丛书》中。

药按yào'àn　医论医案著作。又名《锦囊治疗方论》，1卷（即《冯氏锦囊秘录》卷二十）。清代冯兆张撰。为冯氏的医案记录。所列医案除述证用方外，附论方义，颇有发挥。

药百合yàobǎihé　中药材。见《东北植物药图志》。即百合，详该条。

药饼灸yàobǐngjiǔ　即隔饼灸，见该条。

药补不如食补yàobǔbùrúshíbǔ　食疗养生谚语。食物与药物一样，都有治病疗疾的作用，但前者气味纯正、毒副作用甚少，对人体以滋养作用见长，宜于养生；后者气味偏颇，毒副作用大，以攻邪作用为主，擅于治病。以补益的角度看，食补优于药补。在调养过程中，先以食疗，食疗不愈，才以药治。

药材yàocái　中药学名词。指初步加工处理的原料药。

药材学yàocáixué　本草著作。南京药学院药材学教研组编。本书系统地整理了药材学的总论及700余种药材的生产、鉴定和应用知识，并附有药用动植物、药材外形、饮片及组织粉末等图共1300余幅。是一部较大型的药材参考书。1960年由人民卫生出版社出版。

药材资料汇编yàocáizīliàohuìbiān　本草著作。上、下二集。中国药学会上海分会、上海市药材公司合编。本书收集全国各类中药材，分为西怀类、川汉类、南广类、山浙类、草药类、附录等，对于产地、产季、产况、产作的药材知识，系根据上海老药工的经验，结合文献及外地资料，经过50余次座谈讨论整理而成。对于掌握道地药材有关知识，有一定参考价值。1959年由上海科技卫生出版社出版。

药茶yàochá　即茶剂。见该条。

药菖蒲yàochāngpú　中药材。见《全国中草药汇编》。为石菖蒲之别名，详该条。

药丞yàochéng　东汉时医官职称。为太医监之下属官职，计2名。其职责是管理药物。

药钉yàodīng　❶即捻子的俗称。见“捻子”条。❷用药粉加少许赋型剂所制成的钉状剂，因形似钉，故名。俗称药线。依其药物组成不同，故有去腐、生肌等不同作用，如《外科正宗》中的三品一条枪便属这一类剂型。

药鼎yàodǐng　道士炼丹工具。亦称丹鼎。多为可以加火的密闭的铜铁器。

药兜疗法yàodōuliáofǎ　治法名词。用一定处方的药物研末，装入布袋缝好，缚于腹部或病变部位，以治疗某些慢性疾病，如遗精、妇女经带疾患、久泄久痢、小儿疳积等的方法。

药毒yàodú　因误服有毒药物、治疗中用错药物、用不合格或变质药物或用药剂量过大或药物配伍失度等所致。见《素问·五常政大论》《诸病源候论》等。

药毒疹yàodúzhěn　病名。指因内服或外敷药物所致，以皮肤瘢疹、水疱、瘙痒等为主要表现的皮肤疾病。

药对yàoduì　❶本草著作。①指《雷公药对》。详该条。②北齐徐之才撰。书目见《嘉祐注本草》所引书传。2卷。此书一般认为是在《雷公药对》的基础上加以修订而成。《嘉本草》称此书“以众药名品，君臣佐使，性毒相反及所主疾病，分类而记之……其言治病、用药最详”。❷具有协同增效或减毒作用的两味药固定配用的形式。

药烦yàofán　病证名。见《温疫论》上卷。指服药后出现烦闷及头、身发痒等症。《伤寒绪论》烦热：“凡服药后，烦闷不安，头面发际遍身发痒者，谓之药烦，此胃虚不能胜药力也。与热姜汤徐徐呷之。药中宜加生姜以行胃气自安。”可见于药物反应、药物过敏引起的病症。

药膏yàogāo　供敷贴用的膏剂。参见“膏剂”条。

药膏疗法yàogāoliáofǎ　治法名词。将外用药膏敷贴于肌肤，药膏通过皮肤、黏膜的吸收，起到行气活血、疏通经络、祛邪外出的作用，以治疗损伤、骨折、局部感染等的方法。

药瓜yàoguā　中药材。见《四川中药志》。为瓜蒌之别名，详该条。

药罐yàoguàn　见“水罐”条。

药罐法yàoguànfǎ　拔罐法的一种。见《外科正宗》。亦称药筒法，是拔罐与药物疗法结合在一起使用的一种治疗方法。通过拔罐的操作，有利于药物的渗入和吸收，以温通经络，祛风除湿，舒筋止痛。适用于风湿痹痛、腰腿痛、急慢扭伤、哮喘、气管炎、早期乳腺炎等症。所用的药液，可根据病情灵活改变，一般多选用性味辛温，具有活血止痛作用的中药制成。药罐法按其操作方法可分为煮药罐与贮药罐二类。前者归属于“水罐法”的范围；后者由于事先要将药液贮存在罐内，且采用抽气法吸拔，则属于抽气罐法范畴。详各该条。

药后喘yàohòuchuǎn　病证名。见《杂病源流犀烛·咳嗽哮喘源流》。指因服药后引起的哮喘。可因药物过敏，或其人体气素虚，劳倦过度，或病后用攻伐药太过，以致喘不能收。治宜扶正为主，如补中益气汤等方。《医学入门·喘》：“因服补药喘者，用三拗汤。”古代有因服石药致喘者。如《圣济总录》卷第一百八十四：“乳石之发……使人胸满短气，上喘咳嗽，不得安卧。”宜紫菀汤、麦门冬汤、贝母汤、葶苈丸等方。

药鉴yàojiàn　本草著作。2卷。明代杜文燮撰。刊于1598年。卷一药性总论，首载寒、热、温、平四赋，较之《药性赋》有所增补，次记用药、制方、禁忌、主病、运气等内容；卷二分述137种药物。书中对于各药的气味、阴阳、升降、分经及配伍应用，论述较详。上海科技出版社有排印本。

药将yàojiāng　见《白喉忌表抉微》。该书把治疗白喉的常用药按其作用的猛、缓分为“正将”“猛将”“次将”三类。云：“以正将为定法，而以猛将驭其重，次将驭其轻。”其临床意义是“正将”药最为“王道”，“猛将”药治疗重症，“次将”药用于轻症。而每“将”之中又分数条。详“正将”“猛将”“次将”各条。

药酒yàojiǔ　指中药材加入酒中浸泡，作酒饮用的一种剂型。详“酒剂”条。

药笼小品yàolóngxiǎopǐn　本草著作。见“友渔斋医话六种”条。

药拈子熏yàoniān·zixūn　出《外科启玄》卷三。即熏法。见该条。

药品辨义yàopǐnbiànyì　本草著作。见“博物知本”条。

药品化义yàopǐnhuàyì 本草著作。13 卷。明代贾九如撰，李延补论。约刊于 1644 年。卷首诸论系李延所补，计有本草论（简史）、君臣佐使论、药有真伪论及药论。卷一为药母及辨药八法；卷二至卷十三共收药 148 种，分为气、血、肝、心、脾、肺、肾、痰、火、燥、风、湿、寒十三类，每种药物根据辨药八法分别说明。每卷之末综括该卷之要点。现有排印本。

药谱yàopǔ 本草著作。1 卷。唐代侯宁极撰。撰年不详。本书为唐代文人利用中药材数百种（现有 195 种）“尽出新意，考立别名”的文字隐语，如将牵牛称为“假君子”，川乌头称为“昌明童子”之类，可供研究古代药物名称和别名的参考。

药芹yàoqín 中药材。见《中国药用植物图鉴》。即旱芹，详该条。

药膳yàoshàn 用药料做的膳食。见《后汉书·列女传》：“及前妻长子兴遇疾困笃，母恻隐自然，亲调药膳，恩情笃密。”药膳是中医药理论指导下，将中药与相应的食物原料相配，采用独特的加工烹调技术制作的食品，并具有预防、治疗及保健作用者。药膳在我国已有几千年的历史，其主要特点是将防治用药融会于饮食生活之中，既发挥药物的功能，又得饮食的滋味和营养，相得益彰。药膳食品通常有粥类、汤羹类、饮食点心类、菜肴类、酒饮类等。

药师yàoshī 见“严子成”条。

药虱药yàoshīyào 中药材。见《河南中药手册》。为百部之别名，详该条。

药栓疗法yàoshuānliáofǎ 治法名词。用研成粉末的药物，加入适当的赋形剂制成长圆形固体剂型，通过插入肛门或阴道而给药，以治疗肛门、肠道、阴道与胞宫疾患的方法。

药童yàotóng 唐代太医署中一种职称。署中共设 24 名药童，其职责为协助主药整理药品，官阶从八品下。

药筒拔法yàotǒngbáfǎ 药筒的作用与火罐相似，能吸引溃疡的脓毒外出。适用于阴发背15 日前后，坚硬漫散不收，脓深不能向外溃破者。其法先以鲜菖蒲、羌活、独活、祈艾、白芷、甘草各 15g，连须葱 90g，用清水十碗，煎几十沸候用；其次，用鲜竹几段，每段长七寸，口径约一寸三分，一头留节，刮青留白，厚约一分多，靠节钻一小孔，用细杉木条塞紧，放前药水内煎几十沸。脓内溃难出者，可先做“品”字形三个切口，将药水盆放在病人床前，把药筒内热水倒去，乘热急对疮口合上，按紧自然吸住，等约 5～10 分钟药筒已凉，拔去木塞，药筒自落。凡溃疡严重的不能用，以免引起出血。

药筒法yàotǒngfǎ 即药罐法。见《外科正宗》。参见“药罐法”“水罐法”条。

药味别名录及续录yàowèibiémínglùjíxùlù 本草著作。共 2 册。高洁编。刊于 1919 年。本书是北京药行商会为药业人员查检常用商品药材的别名而编印的一种工具书。书中所用检索方法也是根据药业人员的习惯而制定，与一般按笔画、部首者不同。分正、续 2 册，约包括中药材 500 种左右。是研究地方药店常用药物别名的参考书。

药熨 yàowèi 外治法之一。用药末或药物粗粒炒热布包外熨，用以治疗冷寒湿痹，脐腹冷痛等症。如胃气痛，用橘叶炒热后布包揉熨；风寒或血虚头痛用吴茱萸加米饭炒热布包外熨等。参“熨法”条。

药熨疗法yàowèiliáofǎ 治法名词。将药物（如药袋、药饼、药膏及药酒）加热后置于患者体表特定部位，作热罨或往复运动，促使腠理疏松、经脉调和、气血流畅，治疗寒湿、气血瘀滞、虚寒证候的外治法。

药物发泡灸yàowùfāpàojiǔ 灸法之一。又称药物敷贴疗法，药物发泡疗法。指用有刺激性的药物敷贴于穴位处使其发泡的方法。古称天灸。运用本法时，应据病情选用适当药物和掌握敷药时间，发泡后需注意防止感染。临床上关节疼痛，敷贴疼痛部；哮喘，敷贴膻中、大椎、肺俞；疟疾，敷贴内关、大椎；扁桃体炎，敷贴合谷、鱼际；黄疸，敷贴外关；滞产，敷贴涌泉等。常用的药物发泡灸有毛茛灸、斑蝥灸、旱莲灸、蒜泥灸、白芥子灸等。详各该条。

药物发泡疗法yàowùfāpàoliáofǎ 即药物发泡灸。详该条。

药物敷贴疗法yàowùfūtiēliáofǎ 即药物发泡灸，见该条。

药物灸yàowùjiǔ 灸治法之一。将有关的药物，涂敷于穴位、患处，敷后皮肤可起泡，使局部充血潮红，达到治疗疾病的目的的方法。

药物约编yàowùyuēbiān 本草著作。见“中国医学约编十种”条。

药物中毒yàowùzhòngdú 病名。因误服大剂量药物，或治疗中错用误服及服用变质药物，或药物配伍失度等所致而出现中毒现象者。《诸病源候论·服药失度候》：“凡合和汤药，自有限剂，至于圭铢分两不可乖违。若增加失宜，便生他疾。其为病也，令人吐下不已，呕逆而闷乱，手足厥冷，腹痛转筋，久不以药解之，亦能致死。”古代对药毒有不同的命名。《古代疾病名候疏义·方言病疏》：“凡饮药傅药而毒，南楚之外谓之瘌，北燕朝鲜之间谓之痨，东齐海岱之间谓之瞑，或谓之眩，自关而西谓之毒……痨、瘌、瞑、眩、毒五字义同。”各种药物中毒有不同的表现及解救法。详参“莨菪中毒”“藜芦中毒”“芫花中毒”“狼毒中毒”“乌头类中毒”“巴豆中毒”“钩吻中毒”“杏仁中毒”“半夏中毒”“大戟中毒”“踯躅中毒”“野葛中毒”“果中毒”“商陆中毒”“银杏中毒”“雪上一枝蒿中毒”“石药中毒”“硫黄中毒”“雄黄中毒”“砒霜中毒”“轻粉中毒”“铜中毒”“金石中毒”“盐卤中毒”“煤炭中毒”“桐油中毒”“漆中毒”“夹竹桃中毒”各条。

药线疗法yàoxiànliáofǎ 治法名词。用桑皮纸、丝绵纸或拷贝纸蘸药或内裹药物后，插入病变部位，以治疗痈疽疮疡、流痰、癌瘤等的方法。

药线引流yàoxiànyǐnliú 外治法之一。见《太平圣惠方》。又名纸捻。即用吸水性较强的纸（古时多用桑皮纸）搓成纸捻，代粘或内裹去腐药，插入窦道或漏管中，引流去腐，促其疮口愈合。

药象口诀yàoxiàngkǒujué 本草著作。见“药总诀”条。

药性歌括四百味白话解yàoxìnggēkuòsìbǎiwèibáihuàjiě 本草著作。北京中医学院中药方剂教研组编。本书根据明代龚廷贤所撰《药性歌诀四百味》（又名《药性歌》）的原文，在原书四言歌诀的基础上进行了必要的修改，并删去了不切实用的内容，增入了语译注解，同时对不常见的难字，加注汉语拼音，便于读者学习。由人民卫生出版社出版。

药性集要便读yàoxìngjíyàobiàndú 本草著作。简称《药性集要》。3 卷。清代岳昶撰于 1843 年。此书取材于《本草纲目》《本草经疏》《本草述》《本经逢原》等书，载常用中药360种，以歌诀形式阐述各药气味、形式、归经，并附主治功用及发明。现存清刻本。

药性简要yàoxìngjiǎnyào 本草著作。见“医学五则”条。

药性蒙求yàoxìngméngqiú 本草著作。原名《药性诀》《四言药性》。清代张仁锡（希白）撰于咸丰六年（1856）。此书以邵达订补之皇甫中《明医指掌·药性歌》为基础，再予增补而成。计载药439味，分草本果菜等13类。各药以大字标出四言诗四句，次用小字注出用药要点、药材性状、炮制、产地等。主要资料多引自《本草纲目》《本经逢源》《本草从新》等书，偶附己见。今存清抄本及上海古籍书店1979年印本。

药性入门yàoxìngrùmén 本草著作。见“中国医学入门丛书”条。

药性通考yàoxìngtōngkǎo 本草著作。8卷。原题太医院手著，实为清代刘汉基所撰。约成书于19世纪中期。卷一至卷六药性考，共载药415种（不分类），介绍其性味主治，颇多作者的经验与见解；卷七至卷八集录神效单方，列述黄疸、鼓胀、六郁、痹症等各种疾病的证治。

药性摘录yàoxìngzhāilù 本草著作。见“六种新编”条。

药性纂要yàoxìngzuǎnyào 本草著作。4卷。清代王逊撰。刊于1694年。本书选取《本草纲目》中597种药物，另新增9种共606种，叙述简要，并附评注。

药言随笔yàoyánsuíbǐ 医论医话著作。3卷，清代李日谦撰。刊于1899年。本书以笔记问答体裁，记述医疗经验。上、中二卷分论脉诀及内科杂病，妇科，儿科病症治；下卷为多种救急验方。

药要便蒙yàoyàobiànméng 本草著作。见“药要便蒙新编”条。

药要便蒙新编yàoyàobiànméngxīnbiān 本草著作。2卷。又名《药要便蒙》。清代谈鸿撰。刊于1881年。本书取常用药物365种（见于《神农本草经》者143种，见于后世本草著作者222种），分为补益、宣通、祛寒、泻热、驱风、除痰、润燥、利湿、收、消散等7门。每药各撰四言诗4句，并附加眉注，以供初学入门之用。

药引yàoyǐn 指引经药。即方中的使药。又称引经报使，某种药物对某经络脏腑及身体部位有特殊作用，可引导药力直达病所。如治太阳经病用羌活、防风；阳明经病用升麻、葛根；少阳经病用柴胡。咽喉病用桔梗；上肢病用桑枝，下肢病用牛膝等。

药鱼草yàoyúcǎo 中药材。见《河北药材》。为芫花之别名，详该条。

药鱼子yàoyúzǐ 中药材。见《除害灭病爱国卫生运动手册》。为醉鱼草之别名，详该条。

药浴疗法yàoyùliáofǎ 治法名词。将身体浸泡在药液中以治疗疾病的方法。

药园yàoyuán 唐代官方在京师设置的种植药材和培养药材种植人员的机构。属太医署。择良田300亩为园，设药园师，以时种莳，收采诸药。招收年在16～20岁的一般民间青年，共8人，作为药园生，随药园师劳动学习。学成可升药园师。对于药有阴阳配伍、根叶花实之异，及有毒无毒，阴干曝干，采造时月，均需加以区别。是我国最早的栽培、炮炙专业的中药学校。

药园生yàoyuánshēng 唐代太医署中的一种职称。其职责为学习并协助药园师种植药物，共8名。参见“药园”条。

药园师yàoyuánshī 隋唐时期医药机构的职称。隶属于太医署。掌管药园的全面工作，共2人。参见“药园”条。

药枣yàozǎo 中药材。见《四川中药志》。为山茱萸之别名，详该条。

药枕疗法yàozhěnliáofǎ 治法名词。用药物作为枕芯装入枕中，或自制薄型药袋置于普通枕上，睡时枕用，治疗头痛头晕、失眠健忘、高血压、中风偏瘫、鼻渊等病证的方法。

药症忌宜yàozhèngjìyí 本草著作。2册。清代陈澈撰。刊于1872年。本书根据不同的病理情况，将病证分为风、寒、暑、湿、燥、火、阳虚、阴虚、表虚、里虚、阳实、阴实、阳厥、阴厥、上盛下虚、心虚、肝虚、脾虚等50门。每门中又分列多种病证，每种病证均举出应用药物、药性和药物的宜忌。末附诸病应忌药总例，综述各类药性。

药治通义yàozhìtōngyì 本草著作，12卷。日本丹波元坚撰。约成书于19世纪中期。本书论述用药的方法和原则，方剂的配伍与组成，汗、吐、下、清、温、补等治疗要旨，各种剂型，药物分量，外治法以及药物的服用，贮藏等多方面内容。全书百余篇文章，每篇均首引历代医家的原文，附以作者的按语，是一部有关药物治疗理论的专著。1949年后有排印本。

药治通义辑要yàozhìtōngyìjíyào 本草著作。见“六译馆医学丛书”条。

药粥yàozhōu 指在中医药理论指导下，选择适当的中药和米谷配伍，再加入一定的调料同煮成粥。药粥治病已有悠久的历史，长沙马王堆出土医书中，记载有服食青粱米粥治疗蛇咬伤等方，这是我国现存记载最早的药粥方。米药合用煮粥，具有以药治病、以粥扶正和易于服食的特点。

药煮吸筒拔法yàozhǔxītǒngbáfǎ 出明代赵宜真《秘传外科方》。即竹筒吸法。见该条。

药总诀yàozǒngjué 本草著作。见《通志·艺文略》，1卷（《嘉祐本草》作2卷）。梁代陶弘景撰。掌禹锡谓：“《药总诀》……论夫药品五味寒热之性，主疗疾病及采蓄时月之法，凡二卷。一本题云《药象口诀》，不著撰人名氏，文字并相类。”

要药分剂yàoyàofēnjì 本草著作。10卷。清代沈金鳌撰。刊于1773年。本书为《沈氏尊生书》的组成部分。作者根据十剂（宣、通、补、泻、轻、重、滑、涩、燥、湿）分类，共选药420种，分别记述了各药的性味、七情、主治、归经、前人所论及禁忌等内容，间附作者按语。1949年后有单行本。

要药选yàoyàoxuǎn 本草著作。见“溪陆氏医述”条。

钥匙藤yào·shiténg 中药材。见《浙江天目山药用植物志》。为女萎之别名，详该条。

ye

掖间yējiān 经外奇穴别名。出《备急千金要方》。即掖门，见该条。

掖门yēmén ❶经外奇穴名。《备急千金要方》：“掖门在掖下攒毛中一寸，名太阳阴，一名掖间。灸五十壮，主风。”《千金翼方》作腋门。位于腋中线上，腋窝下1寸处。主治诸风惊妄、呃逆、狐臭、瘰疬等。艾炷灸3～5壮；或艾条灸5～10分钟。❷经穴别名。见“液门”条。

掖痈yēyōng 病名。出《素问·通评虚实论》。即腋痈，见该条。

暍yē 病名。即中暑。《金匮要略·痉湿暍病脉证治》：“太阳中热者，暍是也。”喻昌《医门法律》：“暍者，中暑之称。”

噎yē ❶病名。五噎的总称。《医说》卷五：“噎病亦有五种：气噎、忧噎、食噎、劳噎、思噎。”《诸病源候论·否噎病诸候》：“阴阳不和则三焦隔绝，三焦隔绝则津液不利，故令气塞不调理也，是以成噎，此由忧恚所致。忧恚则气结，气结则不宣流，使噎。噎者，噎塞不通也。”详“噎膈”“五噎”等条。❷症名。指饮食时猝觉噎塞，逾时即愈的症象。《古今医鉴》卷五：“噎者，饮食之际，气卒阻滞，饮食不下，而为噎也。”

噎膈yēgé 病名。见《济生方》卷二。《内经》作隔、鬲、膈中、隔塞、鬲咽。《备急千金要方》称噎塞。又名膈噎、噎、膈、膈气。❶指食入阻隔，未曾入胃即吐出者。《医贯》卷五：“噎膈者，饥欲得食，但噎塞迎逆于咽喉胸膈之间，在胃口之上，未曾入胃即带痰涎而出。”❷指饮食不得下，大便秘结者。《医学入门》卷五：“饮食不下而大便不通，名膈噎。”❸亦指反胃。《丹溪心法》卷三：“翻胃即膈噎，膈噎乃翻胃之渐。”本病有虚实之分。《金匮翼》卷三：“噎膈之病，有虚有实。实者或痰或血，附着胃脘，与气相搏，翳膜外裹，或复吐出，膈气暂宽，旋复如初。虚者津枯不泽，气少不充，胃脘干瘪，食涩不下。虚则润养，实则疏瀹，不可不辨也。”因忧思而气结生痰，交阻胸膈所致者，治宜解郁化痰，可用五膈宽中散、香砂宽中丸、启膈散等方。因酒色过度，肾阴亏损所致者，治宜滋补肾阴，可用六味地黄丸。因阴虚火旺，瘀热交阻所致者，治宜养阴清火，活血化瘀，可用通幽汤、滋血润肠丸。因津液枯槁所致者，宜生津益胃，可用麦门冬汤。因脾气亏损所致者，治宜益气健脾，可用补气运脾丸，噎膈证古分五噎、五膈及外感噎膈，内伤噎膈。根据病情不同，又有隔食、格气、梅核膈等。详有关各条。

噎膈膏yēgégāo 《冷庐医话》卷三方。人乳、牛乳、芦根汁、人参汁、龙眼肉汁、甘蔗汁、梨汁各等分。加生姜汁少许，隔汤炖成膏，徐徐频服。治噎膈。

噎塞yēsāi 病名。见《备急千金要方》卷十六。即噎膈。详该条。

耶律倍yēlǜbèi（10世纪） 辽代医学家。小字图欲。契丹族，辽太祖之子。通阴阳，知音律，精医药砭之术；通辽、汉文。因弟承帝位所迫，潜逃至唐，唐明宗赐姓名李赞华，又名东丹李慕华。子兀欲，喜工画，颇知书，曾收藏许多医经等书籍。

耶律敌鲁yēlǜdílǔ 辽代医生，契丹族。字撒不。精通医术，善察形色而知病情。983年（统和初）官至节度使。治病方法奇特，据《辽史》记载，他擅长精神治疗法，枢密使耶律斜轸之妻病沉疴，数医不效，敌鲁视之曰：“心有蓄热非药石所及，当以意疗。”治愈。治多类此。卒时年八十。

耶律海邻yēlǜhǎilín 见“迭里特”条。

耶律撒不yēlǜsǎbù 见“耶律敌鲁”条。

耶律庶成yēlǜshùchéng 辽代医家，契丹族。字喜隐。精通汉文，1032年（重熙初）为枢密直学士。契丹原为游牧民族，尚少专门医药卫生设置和书籍，医药水平较低。兴宗耶律宗真命其将汉族地区医药方脉书籍译成契丹文，广为传播，使汉族医药同契丹族医药知识得到交流和发展，对契丹族经济、文化、医药、保健的发展做出了一定的贡献。

耶律兀欲yēlǜwùyù 见“耶律倍”条。

耶律喜隐yēlǜxǐyǐn 见“耶律庶成”条。

耶悉茗花yēxīmínghuā 中药材。出《南方草木状》。为素馨花之别名，详该条。

餲yē 病证名。同“噎”，气结阻于食道而致食物难于吞下。《伤寒论·辨脉法》：“浮虚相搏，故令气餲，言胃气虚竭也。”

也是山人医案yěshìshānrényī' àn 医案著作。清代也是山人撰。本书列述多种病案，包括内、外、妇、儿、五官等各科病证，用药颇精炼，配伍比较活泼，但记录较简略，有些病案在辨证分析和立法等方面有疏略或不够清楚之处。本书收入《珍本医书集成》中。

野巴戟yěbājǐ 中药材。见《昆明民间常用草药》。为绒毛鸭脚木之别名，详该条。

野白菜yěbáicài 中药材。见《贵州草药》。为地白草之别名，详该条。

野白纸扇yěbáizhǐshàn 中药材。见《广州植物志》。为山甘草之别名，详该条。

野薄荷yěbò·he 中药材。见《广西中兽医药用植物》。为山藿香之别名，详该条。

野扁豆yěbiǎndòu 中药材。见《中国树木分类学》。为望江南之别名，详该条。

野瘭yěbiāo 病名。见清抄本《外科或问》（著人未详）。即瘰疬，详该条。

野菠菜yěbōcài 中药材。见《上海常用中草药》。为羊蹄之别名，详该条。

野菜博录yěcàibólù 本草著作。3卷。明代鲍山撰。刊于1622年。作者对可供食用的野生植物有较深入的研究，曾在农村中广泛向民众采访请教，并对其中的一些食用植物亲自移植栽种。本书即鲍氏在实践的基础上参考有关文献写成。全书共收可食植物（草类及木类）435种，每种均附以插图，记其形态与性味、食用法。书中虽未涉及这些植物主治的疾病，但由于其所选植物品种多为一般本草书所未收载的地方草药，故在研究药物方面有一定参考价值。现有《四部丛刊》本。

野菜豆yěcàidòu 中药材。见《中国主要植物图说·豆科》。为大巢菜之别名，详该条。

野菜谱yěcàipǔ 本草著作。1卷。明代王磐撰于1521年。作者根据其亲自采访有关人员所收集的60种荒年饥馑用的代食品——野菜，整理编成三言歌诀。并说明其采集及食用方法，是一种较通俗实用的备荒本草著作。明末时，姚可成又续补60种，共120种。易名《救荒野谱》。全书虽缺乏治疗的内容，但其所记多为一些地方本草名称，对于药物学的发展有一定的影响。现存多种清刊本。

野茶yěchá 中药材。见《陕西中草药》。为罗布麻之别名，详该条。

野橙子yěchéng·zi 中药材。见《本草纲目》。为枸橘之别名，详该条。

野冬青果yědōngqīngguǒ 中药材。见《云南中草药》。又名麻里果、羊屎果。为桃金娘科植物海南蒲桃 *Syzygium cumini*（L.）Skeels 或短序蒲桃 *S. brachythyrsum* Merr. et Perry 的果实。前者分布于福建、广东、广西和云南；后者分布于广东海南及云南。甘、酸，平。入肺、肾经。止咳，平喘。治肺结核，气管炎，哮喘。内服：炖肉服，15～30g，分6次服，日服三次；或研末每次0.6g，一日三次，温开水送服。海南蒲桃果含葡萄、果糖、麦芽糖、矢车菊素鼠李葡萄糖苷、矮牵牛素葡萄糖苷、锦葵花素葡萄糖苷、叶酸。种子含蒲桃苷、并没食子酸、叶绿素等。给雄性家兔和四氧嘧啶性糖尿病大鼠口服种子醇提取物，有降血糖作用。家兔灌服果的温浸剂有祛痰作用。

野冬青皮yědōngqīngpí　中药材。见《云南思茅中草药选》。为桃金娘科植物海南蒲桃 *Syzygium cumini*（L.）Skeels 或短序蒲桃 *S. brachythyrsum* Merr. et Perry 的树皮及叶。苦、涩，凉。治痢疾，肠炎。煎服：9～15g。海南蒲桃树皮含没食子酸，并没食子酸，3，3′-二甲基没食子酸，3，3′，4-三甲基没食子酸，杨梅树皮素和树脂等。

野毒芹yědúqín　中药材。见《江苏药材志》。即毒芹，详该条。

野杜仲yědùzhòng　中药材。❶见《草药手册》。又名痰药、四棱子。为卫矛科植物大花卫矛 *Euonymus grandiflorus* Wall. 或肉花卫矛 *E. carnosus* Hemsl. 的根、根皮或树皮。前者分布于甘肃、陕西、湖北、四川、云南、贵州、湖南等地；后者分布于湖北、江西、安徽、江苏、浙江、福建、台湾。微苦、涩，平。入肝经。软坚散结，祛风湿，通经络。治淋巴结结核，与鸡蛋、红糖共煮服；治风湿疼痛，跌打损伤，肾虚腰痛，闭经，痛经，煎服：15～30g。根皮、树皮含硬橡胶，树皮中含量为 3.38%～17.25%。❷见《浙江民间常用草药》。为丝棉木之别名，详该条。

野甘草yěgāncǎo　中药材。见《福建民间草药》。又名假甘草、节节珠、冰糖草。为玄参科植物野甘草 *Scoparia dulcis* L. 的全草。分布于福建、台湾、广东、广西、云南等地。甘，凉。清热解毒，疏风利湿。治感冒发热，肺热咳嗽，喉炎，暑热泄泻，脚气浮肿，小便不利，小儿麻疹，煎服 15～30g；治湿疹，热痱，捣汁外涂。地上部分含粗生物碱 1.6%，还含三萜类、野甘草酸、依弗酸、无羁萜、白桦脂酸、α-香树脂醇等。又含黄酮类：高山黄芩素及其 7-葡萄糖醛酸苷、7-甲氧基高山黄芩素。还含甘露醇、阿迈灵。根含甘露醇、薏苡素、白桦脂酸。根皮含甘露醇、β-谷甾醇、廿六醇。野甘草能抗病毒。所含黄酮可抗癌。野甘草还可抑制胃质子泵，根提取物可降血压等。阿迈灵口服可缓解糖尿病人症状，使血糖逐步而显著下降，其他症状也有所减轻。

野高粱yěgāoliáng　中药材。见《高原中草药治疗手册》。为蝎子七之别名，详该条。

野葛中毒yěgézhòngdú　病名。野葛系钩吻的古籍别名。即钩吻中毒，详该条。

野含羞草yěhánxiūcǎo　中药材。见《湖南药物志》。为合萌之别名，详该条。

野蒿yěhāo　中药材。见《中国药用植物志》。为一年蓬之别名，详该条。

野合yěhé　古人指绝经后再生育者。宋代薛轩《坤元是保》："女子二七而阴道通，七七而阴道绝，绝而后育，是名野合，野合之子率多不寿。"

野鹤嘴yěhèzuǐ　中药材。见《广西中药志》。为莲生桂子花之别名，详该条。

野红花yěhónghuā　中药材。见《本草纲目》。为大蓟之别名，详该条。

野狐丝yěhúsī　中药材。见《本草纲目》。为菟丝之别名，详该条。

野胡椒yěhújiāo　中药材。见《中国经济植物志》。为山胡椒之别名，详该条。

野花椒yěhuājiāo　中药材。见《杭州药用植物志》。为竹叶椒之别名，详该条。

野花生yěhuāshēng　中药材。❶见《云南思茅中草药选》。为豆科植物决明 *Cassia obtusifolia* L. 或小决明 *C. tora* L. 的全草或叶。咸、苦、甘，凉。祛风散热，清肝明目，解毒利湿。治流行性感冒，感冒目赤肿痛，急慢性肾炎，带下、瘰疬。煎服：15～30g。全草含 D-甘露醇、蜂花醇、β-谷甾醇。叶含山柰酚-3-二葡萄糖苷。❷见《贵州草药》。为老蜗生之别名，详该条。❸见《贵州草药》。为紫堇之别名，详该条。❹见《中药大辞典》。为响铃草之别名，详该条。

野黄豆yěhuángdòu　中药材。见《新华本草纲要》。为老鼠豆之别名，详该条。

野茴香yěhuíxiāng　中药材。见《草药手册》。为蛇床子之别名，详该条。

野火丹yěhuǒdān　病证名。出《诸病源候论》卷四十九。属小儿丹毒之一。丹发赤瘢如梅子，遍背腹或两腿上，痛如火烧。治宜泻黄散、凉膈散加减，外用消肿散或水调白及末涂之。

野鸡冠yějīguān　中药材。见《本草纲目》。为青葙之别名，详该条。

野鸡痢yějīlì　病证名。❶指大便下血。《幼科金针》："粪前粪后，点滴而下，无腹痛后重者是也。"因湿热内蕴，或风热外受，积于肠道，损伤阴络，血热妄行，下溢肛门所致。治宜清热凉血，用槐花散。❷指诸色痢。《幼科发挥》："痢下赤白青黑者，名野鸡痢。"

野鸡子豆yějīzǐdòu　中药材。见《福建民间草药》。为望江南子之别名，详该条。

野韭菜yějiǔcài　中药材。见《浙江中药手册》。为莎草之别名，详该条。

野菊yějú　中药材。出《日华子诸家本草》。又名野山菊，苦薏、路边菊。为菊科植物野菊 *Chrysanthemum indicum* L. 的全草。除新疆外，全国各地均有分布。苦、辛，寒。入肺、肝经。清热解毒。①防治感冒，流行性感冒，流行性脑脊髓膜炎。②治风热头痛，鼻炎，支气管炎，咽喉肿痛，风火赤眼。煎服：9～15g，鲜品 30～60g。③治痈疖疔疮，瘰疬，蛇咬伤，内服并捣敷；天疱疮，湿疹，皮肤瘙痒。煎水洗。本品含挥发油，其中主成分为菊油环酮、柠檬烯、β-丁香烯氧化物、蒎烯。还含蒙花苷、矢车菊苷、菊黄质、野菊花内酯、多糖、香豆素类等。又含当归酰豚草素 B、苏格兰蒿素 A 等。

野菊花yějúhuā　中药材。出《本草正》。又名山菊花、千层菊。为菊科植物野菊 *Chrysanthemum indicum* L. 的干燥头状花序。全国大部分地区均产，主产于江苏、四川、广西、山东。苦、辛，微寒。归心、肝经。清热解毒，泻火平肝。①用于疔疮痈肿，目赤肿痛，头痛眩晕，煎服 9～15g。②治痈肿疔毒，丹毒，蛇咬伤，内服并捣敷。③治口疮，煎水含漱。④治湿疹，天疱疮，煎水洗。花含挥发油，内含樟脑、香桧烯等，另含苏格兰蒿素 A、野菊花内酯、刺槐苷、矢车菊苷等。还含野菊花倍半萜烯醇、野菊花醇、菊油环酮、顺螺烯醇醚、当归酰豚草素 B、木犀草素、熊果酸、β-谷甾醇等。口服对正常或高血压动物均有降低血压作用，这是由于总外周阻力的下降。并能增加冠脉血流量，对实验性心肌梗死可缩小梗死范围，减轻心肌损伤，对血小板聚集有抑制作用。体外试验煎剂对金黄色葡萄球菌、白喉杆菌有抗菌作用。野菊花还有解热、增强巨噬细胞吞噬功能等作用。苏格兰蒿素 A 能致敏。

野决明yějuémíng　中药材。见《东北植物药图志》。又名牧马豆、黄花苦豆子。为豆科植物披针叶黄华 *Thermopsis lanceolata* R. Br. 的全草。分布于东北、华北、西北及四川等地。甘，微温，有毒。祛痰，止咳，润肠通便。治咳嗽痰喘，大便干结。煎服：6～9g。全草含金雀花碱、黄华碱、合模黄华碱、臭豆碱、甲基金雀花碱、鹰爪豆碱、阿艮亭、羽扇豆碱、菱叶黄华碱、黄华胺及染料木苷等。全草浸剂有祛痰作用。于麻醉猫的股静脉注入金雀花碱，具有强烈的兴奋呼吸作用，并有升高血压的作用。本品总生物碱有肌肉松弛作用。右旋鹰豆碱则可兴奋横纹肌，还能抗心律失常，阻断神经节等。

野苦菜yěkǔcài　中药材。见《植物名实图考》。为败酱草之别名，详该条。

野苦麻yěkǔmá　中药材。见《闽东本草》。为铁苋之别名，详该条。

野苦荬yěkǔmǎi　中药材。见《广州植物志》。为苣荬菜之别名，详该条。

野葵花yěkuíhuā　中药材。见《云南中草药》。为挖耳草之别名，详该条。

野辣椒yělàjiāo　中药材。见《江西民间草药》。为龙葵之别名，详该条。

野兰yělán　中药材。出《神农本草经》。为漏芦之别名，详该条。

野兰靛yělándiàn　中药材。见《广西中兽医药用植物》。为红紫珠之别名，详该条。

野老姜yělǎojiāng　中药材。见《浙江民间常用草药》。为荷之别名，详该条。

野里牙yělǐyá（？—1330）　元代医官。一译也里牙。西域拂林（东罗马）人。爱薛长子。任太医使，一度因赃罪除名。致和元年（1328 年）又复命为太医使。至顺元年（1330 年）封秦国公、崇福使。同年因宫廷倾轧被诛。

野凉薯yěliángshǔ　中药材。见《湖南药物志》。为土儿之别名，详该条。

野蓼yěliǎo　中药材。见《草药手册》。为金线草之别名，详该条。

野料豆yěliàodòu　中药材。见《饮片新参》。又名零乌豆、马料豆、细黑豆。为豆科植物豆 *Glycine soja* Sieb. et Zucc. 的种子。主产于江苏、浙江等地。甘，凉。入肝、肾经。补肾益肝，祛风，明目。治头晕眼花，肾虚腰痛，盗汗，筋骨疼痛，小儿疳积。煎服：9～15g。正常大鼠喂给野料豆种子粉有明显降低血糖和血胆甾醇的作用。

野绿灯yělǜdēng　中药材。见《上海常用中草药》。为苦蘵之别名，详该条。

野绿豆yělǜdòu　中药材。见《贵州民间方药集》。为马棘之别名，详该条。

野麻yěmá　中药材。见《中国经济植物志》。为罗布麻之别名，详该条。

野麻豌yěmáwān　中药材。见清代刘士季《草木便方》。为大巢菜之别名，详该条。

野马林yěmǎlín　中药材。见《黑龙江常用中草药手册》。为托盘之别名，详该条。

野马追yěmǎzhuī　中药材。见《全国中草药汇编》。又名白鼓钉、化食草、毛泽兰。为菊科植物轮叶泽兰 *Eupatorium lindleyanum* DC. 的干燥地上部分。产于江苏、甘肃、山东、湖南等地。苦，平。归肺经。化痰止咳平喘。治痰多咳嗽气喘，煎服 30～60g；治痈疽疖肿，内服并捣敷。本品含挥发油、黄酮类（内有金丝桃苷）、生物碱，香豆素等。还含尖佩兰内酯 A～D。黄酮类成分对小鼠有某些镇咳作用。野马追还能增加末梢血中白细胞、降低血压和抑制唾液分泌；体外有一定的抑菌作用。

野麦yěmài　中药材。见《草药手册》。为瞿麦之别名，详该条。

野玫瑰根yěméiguīgēn　中药材。见《吉林医药参考资料》［1971（1）：32］。为刺玫果根之别名，详该条。

野棉花yěmiánhuā　中药材。❶出《滇南本草》。又名接骨莲、满天星。为毛茛科植物野棉花 *Anemone vitifolia* Buch. – Ham. 的根及茎叶。分布于西南地区。苦，微寒，有毒。祛风，散瘀，利湿，解毒，杀虫。①治风湿关节痛，跌打损伤，痢疾，肠炎，蛔虫病，钩虫病。煎服：3～6g。②治疟疾，捣敷大椎穴；痈疽不溃，蜈蚣咬伤，捣敷患处；鼻痔，茎叶捣烂布包塞鼻。本品有毒，内服宜慎，过量可现头晕、呕吐、四肢麻木等中毒症状。根含白头翁素和微量的毛茛苷。❷见《福建中草药》。为地桃花之别名，详该条。❸见《江西民间草药验方》。为梵天花之别名，详该条。

野牡丹yěmǔdān　中药材。见《陆川本草》。又名猪姆草、山石榴、倒罐草、红暴牙狼。为野牡丹科植物野牡丹 *Melastoma candidum* D. Don 的根或叶。分布于广西、广东、福建、台湾等地。甘、酸、涩，平。清热止痢，散瘀止血，解毒消肿。①治细菌性痢疾，肠炎，消化不良，胃痛，血栓闭塞性脉管炎，便血，衄血，月经过多。煎服：根，15～30g；叶 9～21g。②捣敷治跌打损伤，外伤出血，痈肿疔毒；煎水洗疮疡溃烂。

野牡丹子yěmǔdānzǐ　中药材。见《陆川本草》。为野牡丹科植物野牡丹 *Melastoma candidum* D. Don 的果实。苦、淡，平。活血止血，通经下乳。治崩漏，痛经，经闭，难产，子宫出血，乳汁稀少。煎服：9～15g。

野木瓜yěmùguā　中药材。见江西《草药手册》。又名五爪金龙、五月拿藤、七叶莲、绕绕藤、沙藤、假荔枝。为木通科植物野木瓜 *Stauntonia chinensis* DC. 的干燥带叶茎枝。分布于浙江、福建、湖南、广东等地。微苦、平。归肝、胃经。祛风止痛，舒筋活络。用于风湿痹痛，腰腿疼痛，头痛，牙痛，痛经，跌打伤痛，煎服 9～15g。或酒浸。孕妇忌服。本品含野木瓜苷。对小鼠有镇痛和镇静作用。能抑制兔小肠，并能解除子宫痉挛。

野苜蓿yěmù · xu　中药材。见《中国主要植物图说 · 豆科》。为辟汗草之别名，详该条。

野南瓜yěnánguā　中药材。❶见《浙江民间常用草药》。为蜂斗菜之别名。❷见《植物名实图考》。为算盘子之别名。详各条。

野佩兰yěpèilán　中药材。见《安徽中草药》。为野马追之别名，详该条。

野枇杷叶yěpí · payè　中药材。见《上海常用中草药》。为矮地茶之别名，详该条。

野婆婆头yěpó · potóu　中药材。见《辽宁经济植物志》。为托盘之别名，详该条。

野葡萄yěpú · tao　中药材。见《泉州本草》。即蛇葡萄，详该条。

野葡萄根yěpú·taogēn　中药材。见《泉州本草》。即蛇葡萄根，详该条。

野葡萄藤yěpú·taoténg　中药材。见《是斋百一选方》。为蘡薁之别名，详该条。

野茄yěqié　中药材。❶见《本草纲目》。为苍耳之别名，详该条。❷见广州部队卫生部《常用中草药手册》。为丁茄之别名，详该条。

野芹菜yěqíncài　中药材。❶见《福建民间草药》。为毛茛之别名，详该条。❷见《上海常用中草药》。为石龙芮之别名，详该条。❸见《广东中草药》。为自扣草之别名，详该条。❹见《安徽中草药》。为藁本之别名，详该条。

野青仔yěqīngzǎi　中药材。见《福建中草药》。为狗肝菜之别名，详该条。

野三七yěsānqī　中药材。见《民间常用草药汇编》。为地笋之别名，详该条。

野沙柑yěshāgān　中药材。见《广西药用植物名录》。为山小橘之别名，详该条。

野山豆根yěshāndòugēn　中药材。见《江西民间草药》。为胡枝子根之别名，详该条。

野山菊yěshānjú　中药材。见《植物名实图考》。为野菊之别名，详该条。

野山参yěshānshēn　中药材。见《增订伪药条辨》。为人参之野生者，详“人参”条。

野山药yěshān·yao　中药材。见《安徽中草药》。为穿山龙之别名，详该条。

野扇花果yěshànhuāguǒ　中药材。见《云南中草药》。又名野樱桃、胃友果。为黄杨科植物野扇花 *Sarcococca ruscifolia* Stapt 的果实。分布于四川、湖北、江西、贵州、云南。甘、微酸，平。养肝安神。治头晕，心悸，视力减退。煎服：9～15g。

野石榴yěshí·liu　中药材。见《江苏省植物药材志》。为金樱子之别名，详该条。

野水芹yěshuǐqín　中药材。见《新华本草纲要》。为黄堇之别名，详该条。

野蒜yěsuàn　中药材。❶见《江西草药》。为石蒜之别名。❷见《中药形性经验鉴别法》。为薤白之别名。详各条。

野田七yětiánqī　中药材。见《广西本草选编》。为竹节三七之别名，详该条。

野豌豆yěwāndòu　中药材。❶出《本草品汇精要》。为大巢菜之别名。❷见《贵州民间药物》。为歪头菜之别名。详各条。

野万年青yěwànniánqīng　中药材。见《四川中药志》。为爵床之别名，详该条。

野蚊子草yěwén·zicǎo　中药材。见《江苏南部种子植物手册》。为脱力草之别名，详该条。

野席草yěxícǎo　中药材。见《本草纲目拾遗》。为龙须草之别名，详该条。

野苋菜yěxiàncài　中药材。见《福建民间草药》。为刺苋菜之别名，详该条。

野香茹yěxiāngrú　中药材。见《福建民间草药》。为石荠苧之别名，详该条。

野香薷yěxiāngrú　中药材。❶见《岭南草药志》。为七星剑之别名。❷见《全国中草药汇编》。即土香薷。详各条。

野鸦椿根yěyāchūngēn　中药材。见《中国药用植物志》。为省沽油科植物野鸦椿 *Euscaphis japonica*（Thunb.）Dippel 的根。微苦、辛，平。解表，除湿，消肿，散瘀止血。①治感冒头痛，偏头痛，痢疾，泄泻，风湿腰痛，月经过多，崩漏。煎服：9～15g。②治跌打损伤。煎服并捣敷。

野鸦椿子yěyāchūnzǐ　中药材。见《四川中药志》。又名鸡眼睛、鸡肫子。为省沽油科植物野鸦椿 *Euscaphis japonica*（Thunb.）Dippel 的果实或种子。分布于黄河流域以南各地；北至河南，东南至台湾。辛、微苦，温。祛风散寒，理气止痛。治头痛，胃痛，寒疝腹痛，泻痢，脱肛，月经不调，子宫脱垂，睾丸肿痛。煎服：6～15g。种子含脂肪油。果实含异槲皮苷、矢车菊素-3-木糖葡萄苷、紫云英苷。果荚含野鸦椿胺A、B。果皮含齐墩果酸、野鸦椿酸等。紫云英苷略能降低毛细血管通透性。对大鼠离体小肠、膀胱有解痉作用。

野烟yěyān　中药材。❶见《云南中草药》。又名：破天菜、大将军、红麻菠萝。为桔梗科植物西南山梗菜 *Lobelia sequinii* Lévl. et Van. 的根或叶。分布于云南、贵州、四川、湖北。辛，寒，有剧毒。祛风散瘀，消肿解毒。治风湿关节疼痛，跌打损伤，痈肿疔疮，腮腺炎，蛇虫咬伤。外用：捣敷或浸酒涂擦。本品有剧毒，忌内服。误服后的中毒症状：头晕、心慌、呕吐、血压下降。❷见《贵州民间方药集》。为天名精之别名，详该条。❸见《滇南本草》。即烟草，详该条。

野烟叶yěyānyè　中药材。见《南宁市药物志》。又名土烟叶、假烟叶、臭烟。为茄科植物茄树 *Solanum verbascifolium* L. 的叶。分布于我国南部、西南部。苦、辛，平，有毒。祛风除湿，理气止痛，散结，消肿。①治脘腹胀痛，煎服，6～9g。②治风湿脚痛，煎水洗；跌打肿痛，捣烂酒炒敷；瘰疬，痈疖肿毒，湿疹，皮炎，捣敷或煎浓汁洗。叶含澳洲茄碱。澳洲茄边碱、澳洲茄二烯、密花茄碱、番茄烯胺、薯蓣皂苷元等。还含野烟叶碱、番茄胺等。水提物使兔心收缩不全，煎剂对狗有降压作用。水提取物能兴奋离体动物肠管，对小鼠有镇静作用。

野杨梅yěyángméi　中药材。见《救荒本草》。为蛇莓之别名，详该条。

野洋姜yěyángjiāng　中药材。见《全国中草药新医疗法展览会技术资料选编·外科》。为盾叶薯蓣之别名，详该条。

野洋参yěyángshēn　中药材。见《贵州民间药物》。为斑叶兰之别名，详该条。

野樱桃yěyīngtáo　中药材。❶见《本草纲目》。为木半夏之别名。❷见《昆明民间常用草药》。为胃友之别名。详各条。

野油菜yěyóucài　中药材。见《分类草药性》。为焊菜之别名，详该条。

野油麻yěyóumá　中药材。见《湖南药物志》。为野芝麻之别名，详该条。

野芋yěyù　中药材。❶出《本草经集注》。又名野芋头、红芋荷。为天南星科植物芋 *Colocasia antiquorum* Schott. 的块茎。分布于长江以南各地。辛，寒，有毒。解毒，消肿，止痛。治痈疖肿毒，乳痈，跌打损伤，疥癣，虫、蛇咬伤。外用：鲜品捣敷或醋磨汁涂。本品含有刺激性的二糖苷、苯甲醛。还含20-二十四烯酸-1,18-二醇、β-谷甾醇等。本品所含的酸性皂苷给大鼠注射0.1mg即致死，因其能溶血。人服用生品，对消化道黏膜有刺激性和腐蚀性，严重者惊厥窒息，心脏麻痹而死。外用会引起刺激性瘙痒。眼接触后可引起失明。也有认为它对胃的刺激性是含草酸钙的缘故，煮熟后食用，刺激性即消减。有云食其所做食品者，肾炎发病率高。动物食其茎叶可使甲状腺肿大。❷见萧步丹《岭南采药录》。为海芋之别名，详该条。

野芋头yěyù · tou　中药材。❶见《中药材手册》。为天南星之别名。❷见《本草纲目拾遗》。即野芋。详各条。

野芋叶yěyùyè　中药材。出《本草纲目》。为天南星科植物野芋 *Colocasia antiquorum* Schott. 的叶。辛、涩，寒，有毒。解毒消肿。治疗疮，无名肿毒，蛇咬伤，蜂虿螫伤。捣敷。叶含草酸钙。

野丈人yězhàngrén　中药材。出《神农本草经》。为白头翁之别名，详该条。

野芝麻yězhī · ma　中药材。❶出《植物名实图考》。又名白花菜、吸吸草、泡花草、野油麻。为唇形科植物野芝麻 *Lamium barbatum* Sieb. et Zucc. 的花或全草。分布于东北、华北、华东、华中及四川、贵州等地。微甘，平。补气健脾，清肺凉血，利水通淋，散瘀消肿。①治肺热咳血，肾炎水肿，血淋，白带，月经不调，小儿疳积。煎服：9～15g。②治跌打损伤，肿毒。捣敷或研末调敷。花含挥发油、异槲皮苷、山柰酚-3-葡萄糖苷、槲皮黄苷、野芝麻苷、芸香苷、胆碱、鞣质、绿原酸、咖啡酸等。全株含水苏碱。提取物可使动脉及子宫收缩，可用于子宫出血。植物含强溶血作用的皂苷，小鼠口服所含黄酮，能抑制可卡因产生的兴奋作用。❷见《浙江民间常用草药》。为农吉利之别名，详该条。

野芝麻根yězhī · magēn　中药材。见《浙江民间草药》。为唇形科植物野芝麻 *Lamium barbatum* Sieb. et Zucc. 的根。微甘，平。清肝利湿，解毒消肿。①治头目眩晕，慢性肝炎，肺结核，肾炎浮肿，白带，小儿疳积，痔疮。煎服：9～15g。②捣敷肿毒。本品含水苏糖、葡萄糖苷。

野朱桐yězhūtóng　中药材。见《福建民间草药》。为臭牡丹之别名，详该条。

野猪粪yězhūfèn　中药材。见《东北药用植物志》。为猪苓之别名，详该条。

叶yè　指中药植物药的药用部分为叶，如大青叶、紫苏叶等。

叶案存真类编yè'àncúnzhēnlèibiān　医案著作。见“周氏医学丛书”条。

叶抱枝yèbàozhī　中药材。见《福建中草药》。为元宝草之别名，详该条。

叶传古yèchuángǔ　宋代医家。撰有《医门指要诀》，或名《医门指要用药立成诀》，一卷，已佚。

叶大椿yèdàchūn　清代医生。字子容。梁溪（属江苏无锡）人。精于痘科，撰《痘学真传》八卷（1732）。

叶大廉yèdàlián　南宋医家。延平（今福建南平）人。平素喜好医药，尤爱收录医方。曾将先世所传及平日常用验效方汇集成册，编成《叶氏录验方》三卷。此书曾经医士刘良弼、许尧臣详加校正。

叶德征yèdézhēng　见“叶文龄”条。

叶东卿yèdōngqīng　见“叶志诜”条。

叶法善yèfǎshàn（616—724）　唐代炼丹家，知医。括州括苍（今浙江丽水）人。自曾祖三代为道士，皆有摄养之术。658年，高宗召合炼黄白，法善上言：“金丹难就，徒费财物，有亏政理，请核其真伪。”

叶桂yèguì（1667—1746）　清代著名医家。字天士，号香岩。江苏吴县人。世医出身，其父在当地以医闻名。叶氏自幼继承家学，并通诗文词赋、经史子集，尤究心于医术，博览医书。并先后拜师十余人，临证经验丰富，年三十岁时，其医名与父名已同噪于大江南北。叶氏长于治疗时疫和痧痘，倡卫气营血辨证纲领，对温热证的传染途径、致病部位以及辨证论治等方面，均有独到论述，为温病学奠基人之一。其于医理，主遵张仲景，能师古而不泥古，亦能采纳民间单方、验方。其于温病，以仲景之说为体，而以刘完素之论为用；杂证则取材孙思邈、李杲、朱震亨、张景岳、喻嘉言诸家，并有所发挥，但有时持论失之于偏。著述有《温热论》《临证指南医案》《叶案存真》以及《未刻叶氏医案》，均由其门人编辑整理而成。

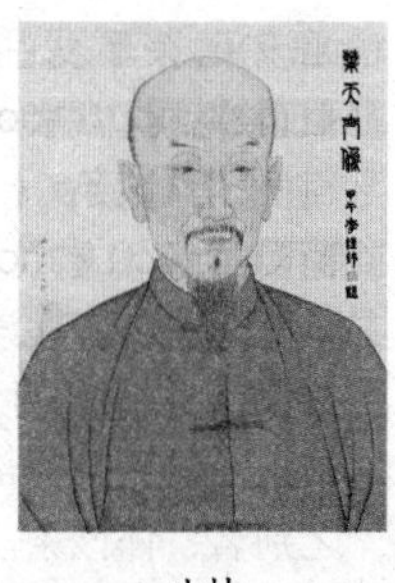
叶桂

叶后珠yèhòuzhū　中药材。见《四川中药志》。为珍珠草之别名，详该条。

叶劲秋yèjìnqiū（1900—1955）　近代医家。字秋渔。浙江嘉善人。毕业于上海中医专门学校，曾任上海中国医学院教授，1949年后任上海市卫生局中医编审委员。著有《中医基础学》《伤寒论启秘》《仲景学说之分析》《针灸述要》等书。

叶橘泉yèjúquán（1896—1989）　现代医家。浙江吴兴人。师从当地名医张克明，后参加上海恽铁樵中医函授学校学习。参与创办苏州国医研究院。1949年创办农村医疗进修社，编印农村医药小丛书和讲义，培养了大批农村基层医药人员。1954年以后，先后任江苏省中医院院长兼江苏省中医学校副校长、江苏省卫生厅副厅长、南京药学院副院长等职。1955年起，担任中国科学院生物学部委员。临证重视腹诊，善用经方，重视传统经验，提倡中西结合，为中医药防治血吸虫病做出重要贡献。编著《江苏中药实名考》《现代实用中药》《古方临床运用》《实用经效单方》《本草推陈》《中医直觉诊断学》《食物中药与便方》《本草钩沉》等。

叶霖yèlín　晚清医家。字子雨。江苏扬州人。为当代名医，撰述有《脉说》《难经正义》《伏气解》《痧疹辑要》等书，并参订《脉诀乳海》《伤暑全书》等书。

叶慕樵yèmùqiáo　清代医家。字香侣，浙江武林（杭州）人。曾摘录曹鞠庵《本草纲目万方类编》中的简易平稳的方剂，并补以《内经知要》《颐生微论》《传忠录》《经验良方》等书的方论，编成《平易方》4卷（1804），另编有《万病治疗指南》一书（1804）。

叶其辉yèqíhuī　见“刘默”条。

叶秋渔yèqiūyú　见“叶劲秋”条。

叶如庵yèrú'ān　元代医生。湖北黄岗人。精通医术，著有《伤寒大易览》一书，为当时医家所推崇。

叶汝楠yèrǔnán　元代医家。字子林。瓯宁（今福建建瓯）人。精痘疹专科。

叶上果yèshàngguǒ　中药材。见《中国药用植物图鉴》。为叶上珠之别名，详该条。

叶上果根yèshàngguǒgēn　中药材。见《贵州草药》。即叶上珠根，详该条。

叶上花yèshànghuā　中药材。❶见《峨眉山药用植物》。为叶上珠之别名。❷见《云南中草药》。为胃友之别名。❸见《昆明民间常用草药》。为猫花之别名。各详该条。

叶上花根yèshànghuāgēn　中药材。见《云南中草药》。即叶上珠根，详该条。

叶上珠yèshàngzhū　中药材。见《民间常用草药汇编》。又名叶上花、叶上果。为山茱萸科植物青荚叶 *Helwingia japonica*（Thunb.）Dietr. 或西藏青荚叶 *H. himalaica* Clarke 等的叶和果实。前者分布于中南、西南大部分地区及陕西、浙江、安徽、福建、台湾等地；后者分布于广西、广东及西南地区。苦、辛，凉。清热除湿，止痛，消肿。❶治痢疾，便血，胃痛。煎服：9～15g。❷捣敷疮疖痈肿，蛇咬伤，汤火伤。

叶上珠根yèshàngzhūgēn　中药材。见《云南中草药》。又名叶上花根、叶上果根。为山茱萸科植物青荚叶 *Helwingia japonica*（Thunb.）Dietr. 或西藏青荚叶 *H. himalaica* Clarke 等的根。苦、涩，凉。祛风除湿，止咳，化瘀，固脱。治风湿痹痛，慢性咳喘，劳伤疼痛，跌打损伤，子宫脱垂。煎服：9～15g。

叶生根yèshēnggēn　中药材。见《广西中药志》。为落地生根之别名，详该条。

叶氏伏气解yèshìfúqìjiě　内科著作。即《伏气解》，见该条。被收入丛书《国医百家》，参见该条。

叶氏录验方yèshìlùyànfāng　方书。3 卷。宋代叶大廉辑。原刊于 1186 年。本书为作者在各地行医时亲自试用和收集的一部验方集。上卷为治诸风、伤寒、气病等验方；中卷为补益、痼冷、积热、痰饮咳嗽、泄痢、妇人等验方；下卷为小儿、杂病、眼目、咽喉口齿、疮肿伤折等验方。末附汤方、香谱及备急方。现有日本钞本。

叶氏女科证治yèshìnǚkēzhèngzhì　女科著作。又名《叶天士女科证治秘方》。4 卷。托名清代叶桂撰，本书原作者及书名不详。1817 年曾以《竹林女科》之名刊行，并有多种翻刻本。1913 年鸿文书局将此书改叶氏之名石印，又有多种复印本。内容以妇产科治疗方剂为主，论述很少。

叶氏医案存真yèshìyī'àncúnzhēn　医案著作。3 卷。清代叶桂撰。由其元孙叶万青取家藏方案及《天元医案》中所载叶案等予以辑刊。全书不分类别，以内伤虚劳病案为主。辨证确切，随证立方，可供临床参考。但选案尚欠精细。卷末附马元仪《印机草》一卷及祁正明、王晋三医案数则。其后周学海加以整理评点，调整体例，并予以分门别类，辑为上下二卷，改名《评点叶案存真类编》。收入《周氏医学丛书》中。

叶天士yètiānshì　见“叶桂”条。

叶天士家传秘诀yètiānshìjiāchuánmìjué　儿科著作。1 卷。原题清代叶天士撰。本书原无刊本，于 1929 年刊行《迴澜社影印医书四种》时曾据旧钞本影印。书中论述胀病、腹中虫痛、积痛、吐泻、呕吐、泄泻、痢疾、疳、疸、肺脏主病、喘嗽、肾脏主病等。论述仅系小儿杂病证治的一部分，内容不够完整，但其中辨证治法多结合医案论析，有一定的参考价值。

叶天士女科医案yètiānshìnǚkēyī'àn　女科著作。清代叶桂撰，陆士谔编。刊于 1921 年。全书分为调经门、胎产门、带崩门和血室门，每门又分类记述，集录了叶氏治妇科病的诊治经验，并附论脉二则。

叶天士女科证治秘方yètiānshìnǚkēzhèngzhìmìfāng　女科著作。见“叶氏女科证治”条。

叶天士温热论yètiānshìwēnrèlùn　温病著作。见“温热论”条。

叶天士医案yètiānshìyī'àn　医案著作。又名《增补叶天士医案》《增补重编叶天士医案》《叶天士医案萃编》。4 卷。清代叶桂撰，陆士谔重编，刊于 1921 年。陆氏以《临证指南》所收不尽精要，体裁亦有不合，而《三家医案合刻》《医案存真》又未分门别类，不利初学。爰集叶案精萃，厘为 4 卷，共 49 门，间附名医论治。现有 1921 年广文书局石印本。

叶完初yèwánchū　见“叶向春”条。

叶文龄yèwénlíng　明代医家。字德征，号石峰子。仁和（今浙江杭州）人。年轻时学儒后改学医，参加官试，屡次优良，先在太医院任吏目，1534 年升为御医，1540 年再升为院判，后来因母亲年老而辞职。著有《医学统旨》。

叶下白yèxiàbái　中药材。❶见《闽东本草》。为天青地白之别名。❷见《海南岛常用中草药手册》。为白背叶之别名。各详该条。

叶下红yèxiàhóng　中药材。❶见《福建民间草药》。为一点红之别名。❷见《湖南药物志》。为白毛夏枯草之别名。❸见《贵州民间药物》。为血盆草之别名。各详该条。

叶下双桃yèxiàshuāngtáo　中药材。见《浙江民间常用草药》。为铁苋之别名，详该条。

叶香侣yèxiānglǚ　见“叶慕樵”条。

叶香岩yèxiāngyán　见“叶桂”条。

叶向春yèxiàngchūn　清代医家。字完初。江苏华亭（今松江）人。长于治疗小儿痧痘，编著有《痘科红炉点雪》一书。

叶选医衡yèxuǎnyīhéng　医论著作。2 卷。原题清代叶桂选定。本书选集历代医家论病、论脉、论治著作 70 余篇，大多简明。现有《中国医学大成》本。

叶云龙yèyúnlóng　明代医家。字以潜。盱江（今江西南城）人。采刘完素、张子和、李东垣、朱丹溪四家杂说并诸家精义，成《士林余业医学全书》（又作《士林余业》）6 卷。

叶志诜yèzhìshēn　清代医家。字东卿，湖北汉阳人。注重养生学，通针灸、经络之学。辑刻多种医书，统称《汉阳叶氏丛刻医类七种》（1850），包括《神农本草经赞》《观身集》《颐身集》《绛囊撮要》《信验方录》《五种经验方》《咽喉脉证通论》等书。

叶子林yèzǐlín　见“叶汝楠”条。

叶子奇yèzǐqí　明代医家。字世杰，号静斋。龙泉（今属浙江）人。洪武十一年（1378）因事株连下狱。以瓦磨墨，著成《草木子》，内容广泛，亦有医药及动植物资料。

叶子容yèzǐróng　见“叶大椿”条。

叶子雨yèzǐyǔ　见“叶霖”条。

页育yèyù　病名。指喉痈之生于低位者。《咽喉经验秘传》：“在两边者为双喉痈，在下者为页育也。”

夜半yèbàn　指子时。《灵枢·营卫生会》：“夜半而阴陇为重阴。”参“十二时”条。

夜不安yèbù'ān　症名。指入夜坐卧不宁。《医林改错·血府逐瘀汤所治症目》：“夜不安者，将卧则起，坐未稳又欲睡，一夜无宁刻，重者满床乱滚。此血府血瘀。此方服十余付。”参见“不寐”条。

夜关门yèguānmén　中药材。❶出《分类草药性》。又名蛇退草、闭门草、凤交尾、夜合草、铁扫帚、苍蝇翼。为豆科植物截叶铁扫帚 *Lespedeza cuneata*（Dum. Cours.）G. Don

的全草。分布于华东、华南、西南及湖北、湖南、江西等地。苦、涩，凉。入肝、肾经。补肾涩精，健脾利湿，祛痰止咳，清热解毒。①治咳嗽痰喘，遗精，遗尿，带下，脱肛，视力减退，目赤肿痛，胃痛，小儿疳积，泻痢，水肿，跌打损伤。煎服：15～30g。②捣敷乳痈、疮毒、刀伤。本品含松醇，有较好的止咳平喘作用。牡荆素有抑菌作用，还能降压、抗炎、解痉；琥珀酸有抗菌镇静、降温作用；尚含β-谷甾醇、槲皮素、山柰酚、荭草素等黄体酮类化合物，亦有抗炎作用。叶还含蓄苷、胡桃苷等。全草尚含截叶铁扫帚酸钾等。根含大豆皂醇。全草煎剂可抗菌。根对有孕动物子宫有选择性兴奋作用。❷见《云南中草药》。为夜合叶根之别名，详该条。

夜光yèguāng 经穴别名。出《针灸甲乙经》。即攒竹，见该条。

夜光椒红丸yèguāngjiāohóngwán 《张氏医通》卷十五方。❶川椒二两，生地黄、熟地黄、枸杞子、麦冬各四两，牡丹皮三两。为末，炼蜜为丸，梧桐子大，每服五十至七十丸，温酒或盐汤送下。治阴血亏虚，真火离散，目无精光，至夜昏甚。❷椒红四两，巴戟天、山药各二两，川楝子、熟附子、茴香各一两。为末，酒煮山药糊和丸，梧桐子大，每服三十丸，空腹温酒或盐汤送下。治阳精耗伤，真火无光，目昏，至夜益甚。

夜光柳红丸yèguāngliǔhóngwán ❶《银海精微》卷上方。人参、川芎、荆芥、白芷、煨川乌、天南星、石膏、石决明、炮草乌、藁本、雄黄、细辛、当归、蒲黄、炒苍术、防风、薄荷、藿香、甘松、全蝎各二两，何首乌一两，羌活三两。为末，炼蜜为丸，每服三十丸，茶水送下。治风邪所伤，下睑翻出，久不收敛，泪出汪汪者。❷《眼科纂要》卷下方。人参、甘草、藁本、苍术、羌活、防风、荆芥、薄荷、何首乌、川芎、当归、蒲黄、细辛各一两，全蝎一钱。为末，炼蜜为丸，茶水送下。治目于午后疼痛。

夜光丸yèguāngwán ❶《圣济总录》卷一〇八方。又名双美丸。蜀椒（去目并合口者，一半炒出汗，捣末）、菊花各一斤。和匀，取地黄十五斤，切捣绞取汁八至九升，将前药末拌浸令匀，晒稍干入盘中摊晒三至四日候干，入炼蜜二斤杵捣和丸，梧桐子大，每服三十丸，空腹、日午开水送下。治眼目昏暗，兼退翳膜。❷《瑞竹堂经验方》卷三方。天冬、麦冬、生地黄、熟地黄、新罗参、茯苓、山药各一两，枸杞子、牛膝（酒浸）、炒草决明、炒杏仁、菊花、菟丝子（酒浸）、羚羊角各七钱半，肉苁蓉（酒浸）、炒五味子、防风、炙甘草、炒沙苑蒺藜、黄连、枳壳（麸炒）、川芎、犀角、青葙子各半两。为细末，炼蜜为丸，梧桐子大，每服三十至五十丸，空腹温酒或盐汤送下。治肾虚血弱，风毒上攻眼目，视物昏花不明，久而渐变内障。

夜合草yèhécǎo 中药材。❶见《广州植物志》。为苹之别名。❷见《闽东本草》。为夜关门之别名。❸见《江西民间草药》。为珍珠草之别名。各详该条。

夜合花yèhéhuā 中药材。出《本草衍义》。为合欢花之别名，详该条。

夜合皮yèhépí 中药材。出《独行方》。为合欢皮之别名。详该条。

夜合叶yèhéyè 中药材。见《贵州药用植物目录》。为大飞扬之别名，详该条。

夜合叶根yèhéyègēn 中药材。见《贵州草药》。又名夜关门。为豆科植物马鞍叶羊蹄甲 *Bauhinia faberi* Oliv. 的根。分布于陕西、湖北、广西及西南地区。苦、涩，平。祛湿通络，收敛解毒。❶治风湿痹痛，睾丸肿痛，久咳盗汗，遗精，尿频，腹泻，心悸失眠。内服：煎汤，9～15g；或泡酒服。❷治颈淋巴结结核，湿疹，疥癣，烫伤，痈肿疮毒。鲜品捣绒敷或煎水洗。

夜合珍珠yèhézhēnzhū 中药材。见《民间常用草药汇编》。为珍珠草之别名，详该条。

夜间发搐yèjiānfāchù 病证名。出《小儿药证直诀》。因潮热而引起的抽搐，由脾虚心热所致者。临床特点为每逢亥、子、丑时不甚抽搐，而卧不稳，身体温壮，目睛紧斜视，喉中有痰，大便呈银褐色，乳食不消，多睡，不纳津液。当补脾治心。补脾，用益黄散；治心，用导赤散、凉惊丸。

夜交藤yèjiāoténg 中药材。出《本经逢原》。又名首乌藤。为蓼科植物何首乌 *Polygonum multiflorum* Thunb. 的茎藤。主产于浙江、湖北、河南、江苏、湖南等地。甘、平。归心、肝经。养血安神，祛风通络。用于失眠多梦，血虚身痛，风湿痹痛，皮肤瘙痒，煎服9～15g，外用适量，煎水洗患处。茎或叶煎水洗疥癣，皮肤瘙痒，痔疮肿痛。茎含大黄酚、大黄素、大黄酸、大黄素甲醚等。还含夜交藤乙酰苯苷等。本品有镇静催眠、降血脂作用。

夜惊yèjīng 病证名。小儿在夜间入睡后，突然惊醒，瞪目起坐，躁动不安，面露恐怖，有时喊叫，一般持续10余分钟，可隔数日或数十日发作一次，治宜安神镇惊。用琥珀抱龙丸。结合针刺内关、大椎等穴。

夜来香yèláixiāng 中药材。见《新华本草纲要》。为月见草之别名，详该条。

夜兰茶yèlánchá 中药材。见《岭南草药志》。为黑面神之别名，详该条。

夜里串yèlǐchuàn 中药材。见《上海常用中草药》。为苹之别名，详该条。

夜明砂yèmíngshā 出《日华子诸家本草》。又名蝙蝠屎、天鼠屎。为蝙蝠科动物蝙蝠 *Vespertilio superans* Thomas 或大耳蝠 *Plecotus auritus* L. 等的干燥粪便。主产于浙江、江西、广西、河南、甘肃、辽宁等地。辛，寒。入肝经。清肝明目，散瘀消积。治肝热目赤，白睛溢血，青盲，雀目，白内障，角膜云翳，疳积，瘰疬，疟疾，跌打损伤。内服：煎汤，3～9g，包煎；或研末服，1～3g。孕妇慎用。本品含尿素、尿酸、胆甾醇及微量维生素A等。

夜明丸yèmíngwán 《证治准绳·类方》第七册方。夜明砂、木贼、防风、田螺壳、青木香、细辛各等分。为末，取猪肝煮烂，用药末，于净砂盆内与药末研极匀，和成丸，梧桐子大，每服三十丸，米汤或酒送下。治雀目青盲。

夜尿多yèniàoduō 症名。指夜间小便次数增加，在3次以上；或夜间尿量增加，超过全日尿量1/4的表现。

夜疟yènüè 病名。疟疾之一。指疟疾发于夜间者。又称三阴疟。《医宗金鉴》卷四十二："疟在夜发，名曰三阴疟疾。"详见"三阴疟"条。又称鬼疟。《张氏医通·疟》："夜疟俗名鬼疟。此邪入血分，宜升散血脉之邪。千金内补建中加升、柴、生首乌；脾胃素虚人，补中益气加首乌、桂枝、芍药。"参见"鬼疟"条。

夜牵牛yèqiānniú 中药材。❶见萧步丹《岭南采药录》。为伤寒草之别名。❷见《全国中草药汇编》。为独脚乌桕之别名。各详该条。

夜热yèrè 症名。指夜间发热，或热至夜间升高。多因热入血室，或阴血不足，或血瘀所致。《证治准绳》卷一："昼则安静，夜则发热、烦躁，是阳气下陷入阴中也，名曰热入血室……夜热则行阴二十五度，四顺饮子。"《兰室秘藏》卷六："昼病则在气，夜病则在血……夜发多而昼发少，是邪气下陷之深也。此杂证，当从热入血室而论。宜泻血汤，退热汤。"《血证论·发热》："血虚者，发热汗出，以血不配气，则气盛而外泄也。或夜则发热，以夜主血分故也。"亦有："每晚内热，兼皮肤热一时。"为内有瘀血所致，可用血府逐瘀汤（见《医林改错》）。

夜热早凉yèrèzǎoliáng 症名。夜间低热，至翌日清晨则热退身凉，但热退无汗的表现。属余邪留于阴分之象。

夜甚yèshèn 指病在夜间严重。《灵枢·顺气一日分为四时》："夫百病者，多从旦慧昼安，夕加夜甚。"又："夜半人气入脏，邪气独居于身，故甚也。"谓夜间人体正气蛰藏，已经入脏，使邪气独居体内，肆无忌惮，所以病气也就更为严重。

夜啼yètí 病名。出《诸病源候论》卷四十七。婴儿初生在未满月时，日间安静，夜间时有啼哭不安，持续不停，至天明又转安静。《医宗金鉴·幼科杂病心法要诀》："小儿初生夜啼，其因有二：一曰脾寒，一曰心热……"如见夜啼面色青白，手腹俱冷，不欲吮乳，曲腰不伸者为脾寒；如面赤唇红，身腹俱热，小便不利，烦躁多啼者为心热。脾寒宜温，兼以活血行气，用钩藤饮；心热宜清，兼以安神除烦，用导赤散加减。参"夜啼四证"条。

夜啼痧yètíshā 病证名。小儿夜间啼哭，不得安静的痧胀。如视其腿弯、肘弯有青筋的，可用消毒三棱针于青筋上刺之，放出紫黑毒血；如其胸胀作痛的，用刷子蘸香油刮之，痧起，其啼可止（《痧胀玉衡》）。

夜啼四证yètísìzhèng 病证名。指小儿夜啼四种不同的证候。❶指寒、热、重舌口疮、客忤（《三因极一病证方论》）。❷指惊啼、热烦啼、腹痛啼、神不安啼（《片玉心书》）。❸指热夜啼、寒疝夜啼、触邪夜啼、心烦夜啼（明代秦景明《幼科金针》）。❹指脏寒啼、心热啼、神不安啼、拗哭（《幼幼集成》）。

夜星聚散yèxīngjùsàn 病证名。见佚名《眼科秘笈》。即聚开障。详该条。

液yè 人身体液的组成部分。从水谷化生，其清稀者为津，浊而稠者为液。液，由三焦布散，濡养关节、脑髓和目、耳、鼻、口等孔窍。《灵枢·决气》："谷入气满，淖泽注于骨，骨属曲伸，泄泽补益脑髓，皮肤润泽，是谓液。"

液道yèdào 人体头面部七窍液体（如眼泪、鼻涕、口涎等）的通道。《灵枢·口问》："宗脉盛则液道开，液道开，故泣涕出焉。"

液门yèmén ❶经穴名。代号 TE2。出《灵枢·本输》。《针灸甲乙经》作腋门，《备急千金要方》作掖门。属手少阳三焦经。荥（水）穴。位于手背侧第四、五指缝间，当指掌关节前方赤白肉际处。布有尺神经的手背支和来自尺动脉的指背动脉。主治头痛，发热，目赤，耳鸣，耳聋，咽喉肿痛，指臂挛痛等。斜刺 0.3～0.5 寸。艾炷灸 3 壮；或艾条灸 5～10 分钟。❷大巨穴别名，见该条。

液脱yètuō ❶由于汗、吐、下损伤津液，阴液亏损，甚而脱失的病理变化。❷证候名。指津液亏虚之甚者，以形体消瘦，口唇焦裂，皮肤枯瘪，眼眶凹陷，关节不利，小便短少，大便干结，舌干无津，脉细弱等为常见症的证候。《灵枢·决气》："液脱者，骨属屈伸不利，色夭，脑髓消，胫酸，耳数鸣。"

殗殜yèdié 古病名。指传尸之初起不甚者。见《外台秘要·传尸方》："传尸，亦名转注，以其初得，半卧半起，号为殗殜。"可用吃力伽（白术）丸治之。参见"传尸"条。

腋yè 肩关节部靠下方呈窝状的部分，俗称胳肢窝。《灵枢·经筋》："足少阳之筋……直者上出腋。"

腋臭yèchòu 病名《外台秘要》卷二十二。即狐臭，详该条。

腋汗yèhàn 症名。见《医林绳墨·汗》。指两腋下多汗。有因肝虚夹热者，治以补肝养血为主，用六味地黄丸加减。有因少阳夹热者，治宜和解少阳，清化湿热，用小柴胡汤、逍遥散。并可外用牡矾丹擦出汗处。

腋疽yèjū 病名。出《医宗金鉴》卷六十七。即米疽，见该条。

腋疬yèlì 病名。见《外科启玄》卷六。又名血胤疮、结疬。为生于腋下、胁肋部位的痈疽、溃疡。可延及胸胁部，或有头，或无头，赤色，如皂角子大，痛如针刺。发于期门穴者也称腋疬。

腋漏yèlòu 病名。指腋窝及手足心、鼠蹊部、阴囊等处汗湿之症。《古今医统》卷七十五："两腋下并手足心、阴股及囊常如汗湿污衣，名曰腋漏。"用六物汤（干枸杞根、干蔷薇根、生甘草、胡粉、商陆根、滑石）研末，醋调外涂。

腋毛yèmáo 腋窝中的毛。《灵枢·阴阳二十五人》："血气盛则腋下毛美。"

腋门yèmén 经穴别名。出《针灸甲乙经》，《外台秘要》作掖门，《医心方》作液门。即大巨。见"大巨"条。

腋气yèqì 病名。出《外科大成》卷二。即狐臭，详该条。

腋痛yètòng 症名。《症因脉治》卷一："腋痛者，在两胁之上，奶旁外侧，痛连缺盆，肺经症也。若在腋之下，原是胁痛，而非腋痛。"致病原因，有外感、内伤之别。外感多因风寒、燥热等邪侵肺所致；内伤多因郁怒伤肝、积热熏肺或肾火上冲引起。因风寒者可见恶寒发热，喘急咳嗽，多痰，腋痛时牵引锁骨上窝部等症。治宜疏邪肃肺为主，如麻黄杏子汤、加味泻白散等方。因燥热者可见腋痛，口渴，面赤，吐痰干涸，小便短赤等症。治宜清燥泻火为主，如燥热伤气，用加味泻白散，燥热伤血，用清金泻白散；肝肺火盛者，用知石泻白散加柴胡、黄芩等药。内伤者，如郁怒伤肝，可见腋痛，烦躁多怒，胸膈痞塞等；若木火刑金或积热熏肺，则兼见咳嗽气逆等症。治宜疏肝清肺为主，可选用加味泻白散、严氏推气散、加味清胃汤等方。肾火上冲，多因房劳过度，精伤肺损所致。常见腋胁隐隐作痛等症。宜用左归丸、家秘天地煎合黄芩泻白散等方。亦可因湿热所致。《张氏医通》卷五："少阳湿热留薄，则腋下肿痛，小柴胡加抚芎、枳壳；实人去参加草龙胆；体肥痰盛加白芥子；有痰饮抟聚而痛者，加味导痰汤加柴胡为向导。"参见"外感腋痛""内伤腋痛"条。

腋窝yèwō 又称腋，俗称胳肢窝。指人体的上臂与胸壁连接的凹陷处。其皮下有丰富的汗腺、脂肪组织，底部有重要的神经、血管通过，还有淋巴结群。为手三阴及足少阳经脉所过之处。

腋下穴yèxiàxué 经外奇穴名。《备急千金要方》："噫哕膈中气闭塞，灸腋下聚毛下附肋宛宛中五十壮。"《类经图翼》列作奇穴，名腋下穴。位于腋中线上，腋窝直下 1.5 寸处。主治噫哕，胸膈满闷，狐臭；以及肋间神经痛等。

斜刺0.3～0.5寸。艾炷灸3～5壮；或艾条灸5～10分钟。

腋痈yèyōng 病名。出《外科正宗》卷四。又名掖痈、夹肢痈、挟痈、夹痈。为生于腋窝的痈。多由肝脾二经结热，气滞血凝所致。初起皮色不变，漫肿无头，日久方疼，乃生寒热；或初起患处即红肿热痛，身发寒热。初宜服柴胡清肝汤，外敷冲和膏；若脓成服透脓散加金银花、桔梗、甘草，并切开引流。余治法参见"外痈""溃疡"条。

腋胑yèzhī 即腋窝。详该条。

靥yè 面颊上的微窝，俗称酒窝或笑靥。

靥子菜yè·zicài 中药材。出《野菜谱》。为荠菜之别名，详该条。

yi

一把伞yībǎsǎn 中药材。❶见《广西中药志》。为八角莲之别名。❷见《贵州民间药物》。为兔儿伞之别名。各详该条。

一把针yībǎzhēn 中药材。见《浙江民间草药》。为鬼针草之别名，详该条。

一包针yībāozhēn 中药材。❶见《中药志》。为千年健之别名。❷见广州部队卫生部《常用中草药手册》。为金盏银盘之别名。❸见《上海常用中草药》。为狼把草之别名。各详该条。

一杯倒yībēidǎo 中药材。见《广西中草药》。为羊踯躅根之别名，详该条。

一笔勾yībǐgōu 《疡医大全》卷八方。蚰蜒虫三十至四十条，冰片四分。同入罐内，即化为水，入麻油半两，封口收藏。治肿毒。初起用笔圈涂患处四周，频频圈之即消；脓已成敷满，留顶透气。

一笔消yībǐxiāo 《外科全生集》卷三方。大黄二两，藤黄一两，明矾、蟾酥各五钱，麝香、没药、乳香各二钱。用蜗牛打烂作锭、晒干、滴醋研磨，以新笔蘸药，控患顶，圈围患处，至消为止。治痈疖。

一擦光yīcāguāng 《串雅内编》卷二方。❶蛇床子、苦参、芜荑各一两，雄黄、川椒、大枫子肉各五钱，枯矾一两五钱，硫黄、轻粉、樟脑各二钱。为末，生猪油调敷患处。治疥疮及妇人阴蚀疮、漆疮、天火丹、诸恶疮。若肿多加白芷；痛多加白芷、方解石；痒多加枯矾；阴囊疮加吴茱萸；湿多加香油调；干痒出血加大黄、黄连；虫多加芜荑、锡灰、槟榔、藜芦、斑蝥；红色加黄丹；青色加青黛。❷蛇床子、硫黄、黄柏、牛皮炭（熏牛皮烟炭也。如无，以香炉炭代之）、黄丹各一两，大枫子、川椒、雄黄各五钱，枯矾二两，轻粉二钱。为末，生猪油调敷患处。治证及加减同上。

一草亭目科全书yīcǎotíngmùkēquánshū 眼科著作。1卷。明代邓苑撰。撰年不详。书中将眼病总括为内障与外障二类，首为议论，次为治法，并附小儿眼病治法。叙述简要，方剂切于实用。1949年后出版排印本（与《异授眼科》合刊）。

一柴胡饮yīcháihúyǐn 《景岳全书·新方八阵》卷五十一方。柴胡二至三钱，黄芩、生地黄、陈皮各一钱半，芍药二钱，甘草八分。水煎，分二次服。治感四时不正之气，或发热、或寒热；或因劳因怒，妇人热入血室，或产后经后，因冒风寒，以致寒热如疟等外有邪而内兼火者。

一赤散yīchìsǎn 《证治准绳·疡医》卷六方。大黄、赤石脂、煅石膏各等分。为末，先挑破患处，然后掺药。治伤损敷药后起泡者。

一串红yīchuànhóng 中药材。见《草药手册》。为金线草之别名，详该条。

一串钱yīchuànqián 中药材。❶见《民间常用草药汇编》。为大金钱草之别名。❷见《民间常用草药汇编》。为连钱草之别名。各详该条。

一得集yīdéjí 医论医案著作。3卷。清代心禅僧撰。刊于1890年。卷一有医论十七条，历数庸医误人之过，立论明确，文笔犀利；并论治病当先熟习未病时之正常生理状态，强调病各不同，治法方药亦应随之而变；后二卷大多为内科杂病医案，治法灵活，汤药、针灸、外治等诸法并用。现有《珍本医书集成》本等。

一滴金yīdījīn 即一滴金丸，见该条。

一滴金丸yīdījīnwán 《圣济总录》卷十五方。又名一滴金。人中白、炒地龙各一两。为细末，羊胆汁和丸，芥子大，每用一丸，新汲水一滴化开，滴入两鼻中。治首风及偏正头痛。

一滴珠yīdīzhū 中药材。见《江西草药》。为滴水珠之别名，详该条。

一点红yīdiǎnhóng 中药材。见《南宁市药物志》。又名紫背草、羊蹄草、红背叶、叶下红。为菊科植物一点红 *Emilia sonchifolia*（L.）DC. 的全草。分布于江西、福建、湖南、广西、广东、贵州、云南等地。苦，凉。清热解毒，利湿消肿。①治咽喉肿痛、口腔溃疡、目赤肿痛、湿热泻痢、热淋、上呼吸道感染、肺炎。煎服：15～30g。②治乳痈、疔疮、带状疱疹、湿疹、漆过敏、过敏性皮炎，鲜品捣敷并煎服。本品含槲皮素、槲皮苷、芸香苷、山柰酚-3-半乳糖苷、熊果酸等，还含克氏千里光碱、三十烷等。黄酮类有抗炎作用，煎剂在体外试验中对金黄色葡萄球菌等有抑制作用。

一点雪yīdiǎnxuě 《传信适用方》卷二引陶赞仲方。火硝三两，白矾（水飞）一两。为末，每次一钱，掺口中；口噤不开者，取半钱吹鼻中；口闭出血，用新汲水漱之。治喉闭喉肿。

一点血yīdiǎnxuè 中药材。❶见《四川中药志》。又名红砖草。为秋海棠科植物网脉秋海棠 *Begonia wilsonii* Gagnep. 的根茎。分布于四川。甘、酸，凉。补气健脾，养血，止血。治病后虚弱，白带，咳嗽咯血，功能性子宫出血。煎服：15～30g（鲜品30～60g）；或加大剂量炖鸡服。本品含强心苷、黄酮类、鞣质、酚性成分、三萜成分、甾醇、皂苷。❷见《广西实用中草药新选》。为通城虎之别名，详该条。

一朵芙蓉花yīduǒfúrónghuā 中药材。见《生草药性备要》。为锦地罗之别名，详该条。

一朵云yīduǒyún 中药材。出《天宝本草》。为阴地蕨之别名，详该条。

一帆青yīfānqīng 中药材。见《质问本草》。为蜘蛛抱蛋之别名，详该条。

一夫法yīfūfǎ 指寸法之一，亦称手夫、横指同身寸。使患者食、中、环（无名指）、小四指相并，以其中节横纹宽度作三寸，称为一夫。《备急千金要方》："凡量一夫之法，覆手并舒四指，对度四指上中节上横过为一夫。"适用于下肢、下腹的直寸和背部的横寸。又说：并舒三指，亦称一夫法。

一服散yīfúsǎn 《朱氏集验方》卷五方。大半夏三个，杏仁七个，罂粟壳、乌梅各二个，阿胶、甘草各一钱，生姜十片，苏叶十叶。为末服。治天行嗽，痰盛寒热，或鼻声重。

一贯煎yīguànjiān 魏之琇《续名医类案》卷十八方。北沙参、麦冬、当归各三钱，生地黄六钱至一两五钱，枸杞子三钱至六钱，川楝子一钱半。水煎服。功能滋阴疏肝。治肝肾阴虚，气滞不运，胸脘胁痛，吞酸吐苦，咽干口燥，舌红少津，脉细弱或虚弦，及疝气瘕聚。近代常用于慢性肝炎、慢性胃炎、胃及十二指肠溃疡等属阴虚气滞者。若口苦燥者，加酒黄连。方中沙参、麦冬、地黄、当归、枸杞滋养肝肾，加川楝子疏肝理气，使肝肾得养，肝气条畅，则胸脘胁痛自除。实验研究：本方具有抗肝损伤、抗胃溃疡、抗疲劳、抗炎镇痛、补充和调节微量元素等作用。

一号黄药yīhàohuángyào 中药材。见《红河中草药》。为大黄药之别名，详该条。

一号乾象方yīhàoqiánxiàngfāng《杂病源流犀烛·内伤外感门》卷二十一方。即防风散痧汤，见该条。

一号扫风丸yīhàosǎofēngwán 经验方。见《中医外科临床手册》。大枫子1750g，薏苡仁、荆芥各250g，苦参、白蒺藜、小胡麻、苍耳子、防风125g，白花蛇30g，苍术、白附子、当归、桂枝、秦艽、白芷、草乌、威灵仙、川芎、钩藤、何首乌、千年健、青礞石、川乌、知母、栀子各60g。为细末，水泛为小丸，成人初服6g，日二次；三天后如无呕吐恶心等反应，可每服加1.5g；至第八天，日三次。治初期轻型麻风。

一合yīhé 合，指经脉的表里关系组合。出《灵枢·经别》。一合是指足太阳与足少阴经别相合而言。

一候yīhòu ❶九候之一。《素问·三部九候论》："一候后则病。"❷伤寒传经，每日一经，六日传遍六经，为一候。或以七日还太阳经为一候。❸节候。五日为一候。

一纪yījì 记年单位。《素问·天元纪大论》："而七百二十气为一纪。"以一年有二十四节气算，一纪相当于三十年。

一加减正气散yījiājiǎnzhèngqìsǎn 《温病条辨》卷二方。藿香梗、厚朴、杏仁、茵陈、茯苓皮各二钱，陈皮、大腹皮各一钱，神曲、麦芽各一钱五分。水煎服。功能芳香化湿，理气和中。治三焦湿郁，升降失司，脘连腹胀，大便不爽。

一甲复脉汤yījiǎfùmàitāng 《温病条辨》卷三方。炙甘草、干地黄、生白芍药各六钱，麦冬（不去心）五钱，阿胶三钱，牡蛎一两。水煎，分三次服。功能护阴存津。治下焦温病，热邪伤阴，但大便溏者。

一甲煎yījiǎjiān 《温病条辨》卷三方。生牡蛎二两。为细末，水煎，分三次服。功能清余热，存阴，涩大便。治温病下后，大便溏甚，脉仍数者。

一煎散yījiānsǎn 《外科大成》卷三方。当归尾、炙穿山甲（研）、生甘草、桃仁泥、皂角刺各二钱，黄连一钱五分，枳壳（麸炒）、槟榔、天花粉、乌药、赤芍药、生地黄、白芷各一钱，玄明粉、大黄各三钱，红花五分。水浸一夜，次晨煎一滚，空腹服。俟大便行三四次，以稀粥补之。功能活血化瘀，清热通便。治脏毒属阳证者，肛门两旁肿突，形如桃李，大便秘结，小便短赤，甚者肛门重坠紧闭，下气不通，刺痛如锥，脉数有力。

一见喜yījiànxǐ 中药材。见《泉州本草》。为穿心莲之别名，详该条。

一见消yījiànxiāo 中药材。见《海南岛常用中草药手册》。为白花丹之别名，详该条。

一见知医yījiànzhīyī 综合性医书。6卷。清代陈鄂辑于1868年。本书以临证多科疾病证治为主，摘录历代医书有关论述整理而成。卷一医理总论；卷二外体所见病症，以生理部位分类；卷三脏腑所主疾病；卷四六淫七情病、妇科；卷五儿科；卷六痘疹、麻疹。每证列述病情，并附简易方。现存初刻本。

一箭球yījiànqiú 中药材。见《广西民间常用草药》。又名三角草、三叶珠、单打槌、水百足、水香附。为莎草科植物单穗水蜈蚣 *Kyllinga monocephala* Rottb. 的全草。分布于广东、广西、云南等地。微甘、辛，平。疏风清热，散瘀消肿。①治外感表证，恶寒发热，咳嗽，百日咳，咽喉肿痛，疟疾，痢疾。煎服：30～60g。②治跌打损伤，蛇咬伤，煎服并捣敷；皮肤瘙痒，煎水洗。

一进三退yījìnsāntuì 针刺手法。又称三退一进。见《针灸大成》。指一次进针至深部，然后按深、中、浅次序分次退至皮下的针刺方法。操作时不论进退，每层均应根据需要作提插、捻转等手法。如需继续刺激，可以重复操作。

一口血yīkǒuxuè 中药材。❶见《四川中药志》。为水八角之别名。❷见《四川中药志》。为草血竭之别名。❸见《分类草药性》。为红白二丸之别名。各详该条。

一块瓦yīkuàiwǎ 中药材。见《广西实用中草药新选》。为金耳环之别名，详该条。

一览延龄yīlǎnyánlíng 见"友渔斋医话六种"条。

一厘金yīlíjīn 《北京市中药成方选集》方。琥珀、人参、黄连、天竺黄各15g，大黄、炒白牵牛子各60g，金箔10张。为细末，每服0.18g，温开水冲服。功能清热化痰，镇惊导滞。治小儿内热，痰壅气促，咳嗽喘急，停食停水，胸满腹胀，不思饮食。

一粒金丹yīlìjīndān ❶《宣明论方》卷十三方。又名捉虎丹。炒草乌、五灵脂、白胶香（另研）、没药（另研）、当归各一两，炒地龙、木鳖子仁、煅细墨、乳香（研）各半两，麝香（另研）一钱。为细末，糯米糊和丸，梧桐子大，每服二至三丸，温酒送下，遍身微汗为效。治腰膝风，走注疼痛。❷《证治准绳·疡医》卷一方。沉香、木香、乳香各五分，巴豆霜一钱五分。为细末，用黑肥枣肉捣烂和丸，芡实大，每服一丸，量人虚实，先呷水一口，行一次；胃气壮实者，只可呷水三四口，不可太过，后用水一口送药下，行尽数次，以米饮补之。治恶疮痈肿，无名肿毒。❸《证治准绳·幼科》集三方。人参、犀角、玳瑁、琥珀、防风各一钱，茯苓、煅寒水石、甘草各二钱，冰片、朱砂（水飞）各半钱。为细末，入麝香半钱，陈米糊为丸，芡实大，金箔二十五片为衣，麦冬去心煎汤送下。治小儿五脏蕴热，胸膈烦闷，五心烦热。❹《证治准绳·幼科》集六方。腽肭脐、蚕蛾、冰片各二分，鸦片三分，麝香一分。为细末，滴水和丸。治痘毒及痘黑陷倒靥，干枯不起，属虚证者。❺《疡医大全》卷二十八方。白胶香三两五钱，京墨、紫背浮萍、阿胶各二钱五分，五灵脂、炒草乌各二两，番木鳖五钱，当归、乳香、没药各七分半，地龙、麝香各二分半。为末，用麻黄二两煎汁，米糊为丸，龙眼核大，朱砂为衣，每服一丸，温酒送下，以脚心出黑汗为验。治鱼鳞风，周身皮肤干枯色白，瘙痒麻木，渐生小疮，变成梅花片，如刀刮鱼靥之皮，皮痒搔之则痛，或出黄水，冷热俱畏；刺风，肢体疼无定处，痛如刀锥所刺，或肢体间如火烧熨，酸痛难忍；曳风，突然仆倒，昏迷，手足牵掣，拳挛伸缩，口吐白沫。

一粒珠yīlìzhū ❶《良方集腋》卷下方。全穿山甲一只重二十四两（分四足炙黄色，一足用米醋炙，一足用松萝茶煎汤炙，一足用麻油炙，一足用苏合油炙），牛黄、珍珠各三钱，朱砂（水飞）、麝香、冰片、雄黄各四钱，蟾酥（人乳化，饭锅蒸，或用烧酒化）一钱二分。为细末，方内蟾酥化入，再加苏合油拌捣，至光亮为度，作丸，每粒重五分，晒干用白蜡封固。每服一丸，人乳化开，陈福酒送下，症重者倍服。治无名肿毒，对口搭手，痈疽发背等症，已成者即溃，未成者即消。若治小儿惊风，用胆南星一分，钩藤、橘红各三分煎汤化服；闷痘初起，芦根煎汤化服。❷《中药制剂手册》方。穿山甲 750g，乳香（醋炙）、没药（醋炙）各 60g，牛黄、珍珠（豆腐制）各 7.5g，朱砂、麝香、冰片、雄黄各 15g，苏合油 30g，蟾酥（酒制）4.5g。将穿山甲分作四等份，一份用砂子烫，一份用香油制酥，一份用醋 30g 浸拌炒，一份用绿茶 30g 熬透去渣，取汁浸拌微炒后与余药同研为末，另取糯米 750g，蒸饼为糊，苏合油炖化，共和丸，每丸重 1.5g，蜡皮或蜡纸封固。每服一丸，酒或温开水送下。功能活血消肿，止疼解毒。治痈疽疮疖，乳痈乳癌，一切肿毒红肿疼痛，未溃可消，有脓速溃。孕妇忌用。

一凉散yīliángsǎn 《外科活人定本》卷二方。熊胆、儿茶、乳香、冰片、牛黄、雄黄。为细末。用井花水煎黄连、黄柏，取汁调药末，搽患处。治赤面风初起，正面之上红肿而浮起者。

一六甘露散yīliùgānlùsǎn 《景岳全书·新方八阵》卷五十一方。即玉泉散第二方，见“玉泉散”条。

一绿散yīlǜsǎn 《证治准绳·类方》第七册方。芙蓉叶、生地黄各等分。捣烂，敷眼胞上；或为末，以鸡蛋清调敷。治打扑伤损，眼胞赤肿疼痛。

一苗蒿yīmiáohāo 中药材。见《陕西中草药》。为洋蓍草之别名，详该条。

一抹金yīmǒjīn 《活幼心书》卷下方。藜芦、蛇床子、红丹（水飞）各五钱，硫黄、赤石脂、明矾（火飞）、五倍子（去内虫屑）、黄柏各二钱半，轻粉五十贴。前八味为末，同轻粉研匀，用生猪油捣膏，或清油调搽患处。治小儿遍身生疮，溃烂，燥痛，脓汁不干。

一抹散yīmǒsǎn 《证治准绳·疡医》卷五方。生天南星、生草乌各一枚。为细末，用羊蹄根捣绞取汁调涂。治干癣不愈。

一逆yīnì 指治疗上出了一次差错。《伤寒论·辨太阳病脉证并治》：“若火薰之，一逆尚引日，再逆促命期。”

一年蓬yīniánpéng 中药材。见《浙江民间常用草药》。又名野蒿、治疟草、牙肿消。为菊科植物一年蓬 *Erigeron annuus*（L.）Pers. 的全草。分布于吉林、河北、河南、江西、湖南、湖北、四川及华东地区。淡，平。清热解毒，抗疟。①治急性胃肠炎，急性传染性肝炎，淋巴结炎，尿路感染，血尿，疟疾。煎服：30～60g。②治齿龈炎，捣汁搽；毒虫螫伤，捣烂敷。本品含焦迈康酸、槲皮素、芹菜素-7-葡萄糖醛酸苷。茎、叶以石油醚、乙醚、氯仿洗涤后的水提取物，有降血糖作用。

一捻金yīniǎnjīn ❶《古今医鉴》卷十三方。又名小儿一捻金。大黄、槟榔、黑牵牛子、白牵牛子、人参各等分（剂量据《医宗金鉴·幼科心法要诀》补入）。为细末，每服一字，蜜水调下。治小儿风痰吐沫，气喘咳嗽，肚腹膨胀，不思饮食。❷《证治准绳·类方》第七册方。乳香、没药、黄连、雄黄、盆硝各等分（一方加冰片、麝香各少许）。为细末，搐鼻中。治眼睛痛。❸《中药制剂手册》方。大黄、炒槟榔各 30g，炒牵牛子 60g，朱砂、党参各 15g，金箔 10 张。为细末，每服 0.3g，一岁以下每服 0.15g，空腹蜜水调下。功能消积化痰。治停食、停水、停乳引起的痰盛、腹满、便秘等症。

一捻金散yīniǎnjīnsǎn ❶《杨氏家藏方》卷八方。半夏、天南星（剉）、巴豆、阿胶（剉）各二两，皂角子、杏仁各六两，黄明胶（剉）三两，白矾一两半。将上药放入瓶内，外留一出烟孔，盐泥封固，候干，炭火煅令烟尽为度，即用泥封住出烟孔，放冷一宿，取出研为细末，每服半钱，临卧时用生姜自然汁调成稠膏，入齑汁半盏和服。治虚损劳嗽，咯血吐血，心胸不利，上气喘急，寒热往来，盗汗羸瘦，肢节酸痛，肌肉枯槁，咳嗽不已，痰涎壅盛，夜卧不安；及痫病倒卧，不省人事，口吐涎沫。❷《传信适用方》卷二引何仲颜方。全蝎（微炒）、郁金、白僵蚕（去丝头，炒）、炙甘草各半两，地龙八钱。为细末，每次少许，干掺舌根。治喉闭，咽喉痛。❸《婴童百问》卷四方。雄黄二钱，硼砂一钱，冰片少许，甘草半钱。为细末，干掺舌上或用蜜汤调，鹅翎刷咽。治小儿重舌及木舌。

一盘珠汤yīpánzhūtāng 经验方。见《中西医结合治疗骨与关节损伤》。续断 15g，生地黄、川芎、泽兰、当归、赤芍药、苏木、乌药各 12g，木香、红花、桃仁、大黄、甘草各 6g，制乳香、制没药各 9g。水煎服。功能活血化瘀。治跌打损伤。

一匹绸yīpǐchóu 中药材。见《广西中草药》。为白鹤藤之别名，详该条。

一片霞yīpiànxiá 证名。系指喉间色紫红。《延龄堂喉科》：“满喉俱紫，似胭脂红，不肿不烂，难治。”或指某些咽喉疾患之一种症状。

一奇散yīqísǎn 《证治准绳·女科》卷五方。当归、川芎。为细末，每服二钱，水煎服。治产后头痛。

一炁丹yīqìdān 《景岳全书·新方八阵》卷五十一方。人参、制附子各等分。为细末，炼白蜜为丸绿豆大，每服三分至一钱，白开水送下。治脾肾虚寒，不时易泻，腹痛，阳痿，怯寒等症。

一清颗粒yīqīngkēlì 中成药。见《中华人民共和国药典（一部）》（2020）。黄连 165g，大黄 500g，黄芩 250g。以上三味，按颗粒剂工艺制成，每袋装 7.5g。开水冲服，每次 1 袋，一日 3～4 次。清热泻火解毒，化瘀凉血止血。用于火毒血热所致的身热烦躁，目赤口疮，咽喉、牙龈肿痛，大便秘结，吐血，咯血，衄血，痔血等；咽炎、扁桃体炎、牙龈炎见上述证候者。出现腹泻时，可酌情减量。

一扫光yīsǎoguāng 中药材。❶见《分类草药性》。为千里光之别名，详该条。❷即诸疮一扫光，见该条。

一扇门yīshànmén 推拿穴位名。出陈氏《小儿按摩经》。位于手背第三掌骨小头桡侧。能退热发汗。治小儿汗不出、热不退、急惊风、口眼㖞斜等症。

一上散yīshàngsǎn ❶《洁古家珍》方。生半夏（为细末）、雄黄（另研）各一字，巴豆一个（去皮，研为泥）。和匀，敷患处。治蝎螫痛。❷《兰室秘藏·疮疡门》方。雄黄（另研）、狗脊、炒蛇床子、熟硫黄（另研）各五钱，寒水石（另研）六钱，斑蝥（去翅足，研碎）十三个。为细末，先洗去疮痂，然后油调，手心中擦热，鼻嗅二至三次，再擦敷患处。治诸般疥疮。如痛甚肿满高起者，加寒水石一倍；如不苦痒，加狗脊量；微痒加蛇床子量；疮中有虫，加雄黄量；喜火炙烫浴，加硫黄量。❸《丹溪心法》卷四方。雄黄（另研）、硫黄（另研）各三钱半，寒水石（另研）、蛇床子、白胶香、狗脊各一两，黄连、枯矾各五钱，吴茱萸三钱，斑蝥（去足翅）十四个。为细末，疮令汤浸透去痂，猪油调，手心中擦热，鼻中嗅二至三次，再擦敷患处。治证与加减法同第二方。❹《证治准绳·疡医》卷五方。苦参一两，白芷、火硝、枯矾各半两，白及、荆芥穗各三钱，煅寒水石二两。为末，油调擦患处。治风痒裂折燥疮。❺《古今医鉴》卷十五引王少泉方。枯白矾一两，硫黄七钱，信石三分，炒五倍子五钱，花椒五钱。共为末，香油煎鸡子令熟，去鸡子，以油调搽。治疥疮。

一身悉肿yīshēnxīzhǒng 即全身水肿。因水湿潴留于皮肤经络所致。多见于风水，有虚实之分。《金匮要略·水气病脉证并治》："风水恶风，一身悉肿，脉浮不渴，续自汗出，无大热，越婢汤主之。"此法宣散水湿，兼清胃郁热，湿重加白术；恶风加附子。若见脉浮身重，汗出恶风，用防己黄芪汤固表利水，腹痛加芍药。参见"风水"条。

一手脉yīshǒumài 一手有脉，一手无脉。正常人平素有此脉者，不作病脉。病中见之者，多为心脏血管疾患，或骨折、肿瘤等异物压迫所致。

一数yīshù 指二十八脉在全身运行一周的总数。这个总数若用铜壶滴漏（古代计时器）计算，等于一百刻（24小时），故又可解释为一百刻之数。《灵枢·五十营》："所谓交通者，并行一数也。"

一条根yītiáogēn 中药材。见《江西中医药》[1957（10）：64]。为千斤拔之别名，详该条。

一味薯蓣饮yīwèishǔyùyǐn 《医学衷中参西录》方。生怀山药（切片）120g。以水煮汁二大碗，代茶徐徐温饮。功能润肺补脾，益肾固肠。治劳瘵发热，或喘或嗽，或自汗，或心中怔忡，或因小便不利，致大便滑泻，及一切阴分亏损之证。

一味药yīwèiyào 中药材。见《贵州民间方药集》。为马棘之别名，详该条。

一文钱yīwénqián 中药材。见《云南中草药》。为地不容之别名，详该条。

一窝风yīwōfēng 推拿穴位名。出陈氏《小儿按摩经》。位于腕背横纹正中处。能治腹痛、头痛、急慢惊风、泄泻等症，并能发汗祛风热。《小儿推拿广意·阴掌九穴疗病诀》："掐之止肚疼，发汗去风热。"

一物瓜蒂汤yīwùguādìtāng 《金匮要略》方。又名瓜蒂汤。瓜蒂十四个。为粗末，水煎去渣服。治夏月伤冷水，水行皮中而致的太阳中暍，身热疼重，脉弱者。

一笑散yīxiàosǎn ❶《证治准绳·女科》卷一方。新绵一团。烧灰研末，空腹温酒调服。治妇人血崩。❷《证治准绳·疡医》卷五方。槟榔、硫黄、藁本、蛇床子、枯矾、五倍子、白胶香各等分。为细末，湿者干掺，干者香油调敷。治周身疥癞，瘙痒生疮。❸《杂病源流犀烛·面部门》卷二十三方。川椒（为末）、巴豆。研成膏，饭和丸，棉裹安放于牙齿蛀孔内。功能杀虫。治牙齿虫蚀痛，甚如痟。

一效集yīxiàojí 方书。1卷。清代司马湘（晴江）辑。辑年不详。此书汇集七珍双治散、金疮铁扇散等42方，多为外科验方。卷末附"市肆所卖丸散膏丹目录"，收回生再造丸、蟾酥丸等25方；"治杂方目录"，收治哮喘方及治蛇头疔方等23方。现存清刻本。

一阳yīyáng ❶指少阳。《素问·阴阳类论》："一阳者，少阳也。"《素问·经脉别论》："少阳独至者，一阳之过也。"❷三阳经联合之称。《素问·阴阳离合论》："是故三阳之离合也，太阳为开，阳明为阖，少阳为枢。三经者，不得相失也，搏而勿浮，命曰一阳。"

一阳二阴yīyáng' èryīn 脉的阴阳兼象之一。如脉长而沉涩。《难经·四难》："一阳二阴者，谓脉来长而沉涩也。"

一阳三阴yīyángsānyīn 脉的阴阳兼象之一。沉涩而短，有时又现浮象。《难经·四难》："一阳三阴者，谓脉来沉涩而短，时一浮也。"

一阳一阴yīyángyīyīn 脉的阴阳兼象之一。如脉浮而兼涩。《难经·四难》："一阳一阴者，谓脉来浮而涩也。"

一叶萩yīyèqiū 中药材。见《浙江天目山药用植物志》。又名花扫条、山帚条、小粒蒿、八颗叶下珠。为大戟科植物叶底珠 *Securinega suffruticosa*（Pall.）Rehder 的叶、嫩枝、花及根。分布于东北、华北、华东地区及河南、陕西、四川。辛、苦，温，有毒。祛风活血，益肾强筋。治四肢麻木，偏瘫，面神经麻痹，小儿麻痹后遗症，风湿腰痛，眩晕，耳聋，阳痿，嗜睡，直立性低血压，再生障碍性贫血等病症。煎服：3～6g。叶、嫩茎、根含一叶萩碱；叶尚含二氢一叶萩碱、一叶萩碱醇及鞣质等。一叶萩碱与二氢一叶萩碱均有番木鳖碱样作用，能兴奋中枢神经系统，特别是脊髓；并有抑制胆碱酯酶的作用。一叶萩碱可抗肿瘤，并能拮抗环磷酰胺引起的脊髓抑制作用。一叶萩碱在体内代谢迅速（主要在肝及红细胞），因此，适当加大剂量，一般不致引起积蓄反应，其治疗宽度较士的宁大9～10倍。中毒时则能引起脊髓性惊厥。二氢一叶萩碱的作用与毒性均较一叶萩碱强。

一叶一枝花yīyèyīzhīhuā 中药材。见《湖南药物志》。为盘龙参之别名，详该条。

一阴yīyīn ❶指厥阴。《素问·经脉别论》："一阴至，厥阴之治也。"❷三阴经联合之称。《素问·阴阳离合论》："是故三阴之离合也，太阴为开，厥阴为合，少阴为枢。三经者，不得相失也，搏而勿沉，名曰一阴。"

一阴二阳yīyīn' èryáng 脉的阴阳兼象之一。如沉滑而长。《难经·四难》："一阴二阳者，谓脉来沉滑而长也。"

一阴煎yīyīnjiān 《景岳全书·新方八阵》卷五十一方。生地黄、芍药、麦冬、丹参各二钱，熟地黄三至五钱，牛膝一钱半，甘草一钱。水煎，食远服。功能养阴清热。治肾水真阴虚损，而脉证多阳，虚火发热，及阴虚动血等证；或疟疾伤寒，屡散之后，取汗既多，伤阴水亏，脉虚气弱，烦渴不止，潮热不退。如火盛躁烦者，加龟甲胶二至三钱化服；气虚者，加人参一至二钱；心虚不眠多汗者，加酸枣仁、当归各一至二钱；汗多烦躁者，加五味子十粒，或山药、山茱萸；见微火者，加女贞子一至二钱；虚火上浮，吐血或衄血不止者，加泽泻一至二钱、茜草根二钱，或加续断一至二钱。

一阴三阳yīyīnsānyáng 脉的阴阳兼象之一。如浮滑而长之中，有时又带一沉象。《难经·四难》："一阴三阳者，谓脉来浮滑而长，时一沉也。"

一阴一阳yīyīnyīyáng ❶脉的阴阳兼象之一。如沉而兼滑。《难经·四难》："所谓一阴一阳者，谓脉来沉而滑也。"❷指厥阴与少阳。《素问·阴阳类论》："一阴一阳代绝，此阴气至心，上下无常，出入不知，咽喉干燥，病在土脾。"又："一阴一阳结，谓之喉痹。"王冰注："一阴谓心主之脉，一阳谓三焦之脉也。"

一月经再行yīyuèjīngzàixíng 病证名。指一月经来二三次而言。多因气虚、血热所致。《叶氏女科证治》："性躁多气伤肝，而动冲任之脉，宜服九味四物汤（四物汤加人参、柴胡、黄芩、黄连、甘草），兼服滋阴丸（知母、黄柏）。如误服辛热药物致经再行，宜用九味四物汤，更服三补丸（黄芩、黄连、黄柏）。"

一支箭yīzhījiàn 中药材。见《贵州民间方药集》。为瓶尔小草之别名，详该条。

一枝蒿yīzhīhāo 中药材。见《本草纲目拾遗》。为蓍草之别名，详该条。

一枝黄花yīzhīhuánghuā 中药材。出《植物名实图考》。又名蛇头王、黄花柴胡、百条根、满山黄。为菊科植物一枝黄花 *Solidago* decurrens Lour. 的干燥全草。分布于华东、华中、西南及华南地区。辛、苦，凉。归肺、肝经。①清热解毒，疏风清热。用于喉痹，乳蛾，咽喉肿痛，疮疖肿痛，风热感冒。煎服：9~15g。②治毒蛇咬伤，内服并捣敷；痈疖肿毒，跌打损伤，捣敷；③手、足癣，煎汤浸洗；④霉菌性阴道炎，煎浓汁洗涤阴道。全草含槲皮素、槲皮苷、芸香苷、矢车菊素-3-龙胆双糖苷等黄酮类。又含绿原酸、咖啡酸、鞣质、苯甲酸苄酯类、当归酸桂皮酯类、一枝黄花苷等。煎剂体外有抑制细菌作用。提取物内服，对动物还有一定的祛痰、平喘作用。

一枝箭yīzhī jiàn 中药材。见《药学学报》[1965，12（10）：690]。为铁棒锤之别名，详该条。

一枝香yīzhīxiāng 中药材。❶出《植物名实图考》。为毛大丁草之别名。❷见《中国药用植物志》。为徐长卿之别名。各详该条。

一指鞭法yīzhǐbiānfǎ 练功方法之一。见杜自明《中医正骨经验概述》。两手握拳，食指伸直，屈肘交臂于胸前，用力伸向两侧，再迅速收回。

一指禅功yīzhǐchángōng 气功功法。在特定的坐功、站功、行功的自我锻炼基础上，运内气于食指尖，发放于指外，以食指代金针，点人身之穴道，使通经络，调气血而治疗疾病的功法。其功法分为：坐功，包括意守丹田、收功；站功，包括意守食指尖、收功；行功，包括意守手掌、收功；运行法，系循手太阴肺经运行出体外，成为外气。

一指禅推法yīzhǐchántuīfǎ 推拿手法。为推法的一种。医者沉肩、垂肘、屈腕，以拇指指腹或指端为着力点，通过腕部的摆动和拇指关节的屈伸活动，将力持续地作用于经络穴位。有行气活血、消瘀等作用。

一指禅推拿yīzhǐchántuīná 推拿的一种。将意气集定于手指（主要为拇指），然后在经络穴位上施用手法以治疗疾病。主要应用的手法是一指禅推法，此外还有拿、按、摩、揉、捻、缠、搓、抹、摇、抖等法。

一指定三关yīzhǐdìngsānguān 用一指切诊小儿寸口的寸、关、尺三关脉息的方法。出《医宗金鉴》卷五十。三岁以下小儿，寸口部位甚小，不能以三指切诊，医生左手握住小儿手，用右手拇指按儿掌后桡骨茎突脉上，分寸、关、尺三部以定息数；对四岁以上小儿，则以桡骨茎突中线为关，以一指向关前后滚动，寻找三部；至七八岁时，则可以挪动拇指切诊三部。由于这种切脉法是以一指进行，以定寸口三关脉息，故名。

一指脉yīzhǐmài 小儿三部五脉法之一。周岁以上小儿，看虎口纹兼一指脉。若五百六十四日变蒸满足，只看一指脉。其法：以食指按于寸口，上下滚动，分取三部。参"一指定三关"条。

一周yīzhōu ❶指卫气在人身运行一个周次。《灵枢·卫气行》认为卫气在人身日行于阳二十五周，夜行于阴二十五周。以日行于阳为例：从足太阳膀胱经的起点睛明穴开始，环周于六阳经而终于肾经，复合于睛明，称为一周。❷《难经·一难》："营卫行阳二十五度，行阴亦二十五度，为一周也。"❸五运六气计年之词。《素问·天元纪大论》："终地纪者，五岁为一周。"即地之五运，需要五年循环一周，这是以五年为一周。又："千四百四十气，凡六十岁而为一周。"经过一千四百四十个节气，计六十年成为甲子的一周，此以六十年为一周。

一炷香yīzhùxiāng 中药材。见《南宁市药物志》。为毛大丁草之别名，详该条。

一字yīzì 中药剂量单位。唐高祖武德四年（621），为整治混乱的币制，废隋钱，开铸"开元通宝"钱币，形制沿用秦代方孔圆钱，钱文"开元通宝"4 字，分列于方孔四周。用"开元通宝"钱币抄取药末，填去一字之量称"一字"，当一钱匕的1/4量。

一字金丹yīzìjīndān 《证治准绳·幼科》集六方。紫花地丁、蚤休、山慈菇。为细末，每服一字，开水送下。治痘毒及痘黑陷倒靥，干枯不起。

一字散yīzìsǎn ❶《杨氏家藏方》卷二方。乳香（另研）、延胡索、盆硝（另研）各一钱，川芎二钱，雄黄（另研）三钱。为末，每用少许，左侧头疼搐左鼻，右侧头疼搐右鼻。治偏头风，疼不可忍者。❷《杨氏家藏方》卷十一方。雄黄（另研）一分，蝎梢七枚，猪牙皂角七锭，白矾（生研）、藜芦各一钱。为细末，每用一字，吹入鼻中，即时吐出顽涎则愈。治喉痹，气塞不通欲死者。

伊贝母yībèimǔ 中药材。见《中华人民共和国药典（一部）》（2020）。为百合科植物新疆贝母 *Fritillaria walujewii* Regel 或伊贝母 *Fritillaria pallidiflora* Schrenk. 的干燥鳞茎。产于新疆。苦、甘，微寒。归肺、心经。止咳化痰，清肺散结。治肺热咳嗽，胸闷痰黏，淋巴结结核，痈肿，煎服 3~9g。反乌头。本品含西贝母碱，对动物有降低血压作用，对离体动物肠管有解痉作用。

伊希巴拉珠尔yīxībālāzhū'ěr（1704—1788） 蒙医学家，藏名一般译为松巴·伊希班觉，履贯未详。对蒙藏医药学均有很高的造诣，特别是对蒙医的"六基症"、寒热学说、临床各科病症及对蒙药的性味、功能、主治也均有较深的研究。一生著作甚多，主要的有《甘露之泉》《白露医法从新》《甘露点滴》及《认药水晶鉴》等多种。

伊尹yīyǐn 商宰相，名伊，尹是官名，一说名挚。传说奴隶出身，原为有莘氏女的陪嫁厨师，负鼎俎以滋味取悦于汤，汤用为"小臣"，后任国政，佐汤伐桀。有姜、桂于烹调之论。《甲乙经·序》："伊尹以亚圣之才，撰用神农本草以为汤液。"因有伊尹创汤液之说。

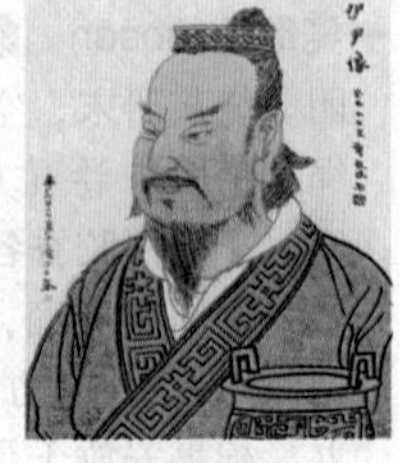
伊尹

医案yī'àn　医生诊治病证的记录，又叫病案。其内容包括症状、辨证、立法、处方、用药以及有关其他情况（如姓名、性别、年龄、职业等）。《史记》记载西汉名医淳于意的二十五例医案（当时称为“诊籍”），是我国现存最早的病案材料。后世医家有将自己的病案记录整理而为个人医案的；也有专门选取古今名家医案汇编成册的，如《名医类案》等。

医案类录yī'ànlèilù　医案著作。见“中西医粹”条。

医砭yībiān　医论著作。即《慎疾刍言》，见该条。

医碥yībiǎn　综合性医书。7卷。清代何梦瑶撰。刊于1751年。碥，是上马上车的踏脚石。何氏借碥石喻为习医之阶梯，故以《医碥》为书名。本书以杂病证治为主要内容。卷一略述脏腑、经络、阴阳、水火、寒热、补泻等概说；卷二至卷四分述内科杂病证治，其主论能综合张仲景、刘河间、李东垣、朱丹溪诸家学说，对病证的分析，说理明白晓畅，颇多个人见解；卷五四诊；卷六至卷七成方辑录。是一部基础临床结合的医学门径书。

医便yībiàn　方书。2卷（又有5卷本、6卷本，内容相同）。明代王三才辑。刊于1587年。卷首为提纲。全书共选常用效方226首。其后经明代张受孔、姚学颜等重订刊行，并仿此书体例，另辑428方，名《医便二集》（附《敖氏伤寒金镜录》1卷）。本书曾收入《珍本医书集成》中。又明代沈与龄亦有《医便》之作，书已佚。

医便二集yībiàn'èrjí　方书。见“医便”条。

医博士yībóshì　太医署教师职称。负责掌管体疗、疮肿、少小、耳目口齿、角法的教授和考核，官阶正八品上。参见“太医署”条。

医钞类编yīchāolèibiān　综合性医著。24卷。清代翁藻编。刊于1830年。全书摘录清以前医学文献及各家学说、分门别类汇编而成。卷一为运气要诀、经穴图考、奇经八脉；卷二脉要、名医杂著、名医方论、医门八法、六经定法、伤寒总论等；卷三至卷二十二临证各科证治，卷二十三至卷二十四本草。书中选辑资料较多，包罗颇广。

医彻yīchè　综合性医书。4卷。清代怀远撰。刊于1808年。卷一为伤寒，自两感证至夹证、坏证、遗毒；卷二至卷三分述中风、虚劳等多种内科杂病、外科痈症以及五官、口齿的一些病证；卷四为女科经、带、胎、产诸病。怀氏注重理论联系临床实际，强调察色、审声、持脉、辨证的重要性，并主张治病宜结合具体症情灵活变通。书中所列论、治、方、案较为简要，颇多临床心得。1949年后有排印本。

医醇賸义yīchúnshèngyì　综合性医著。4卷。清代费伯雄撰于1863年。作者原撰《医醇》24卷，后毁于兵火。晚年追录约得十之二三，为《医醇賸义》。汇录作者平生治疗心得，分为中风、中寒、三气（暑、热、湿）秋燥、火证、虚劳、关格、咳嗽、痰饮、疟证、黄瘅、消渴、痹证、肿胀、下利、诸痛等门。每门先为总论，继载自制方，后附成方。总论中剖析病因、病机、治则，多有独到之见。如谓中风“邪害空窍”，指空窍为毛窍与腠理；劳伤门之七伤，当指七情偏胜之伤；治疗下利，强调“外感多有主病，内伤各有主经”；人身诸痛病因有风、寒、火、气之不同，而“其为气滞血瘀则一”。其于治法，主张不拘泥古人成法，亦不趋奇立异，而宜通变化裁，归于平正。自制诸方，皆效验实用。1949年后有排印本。

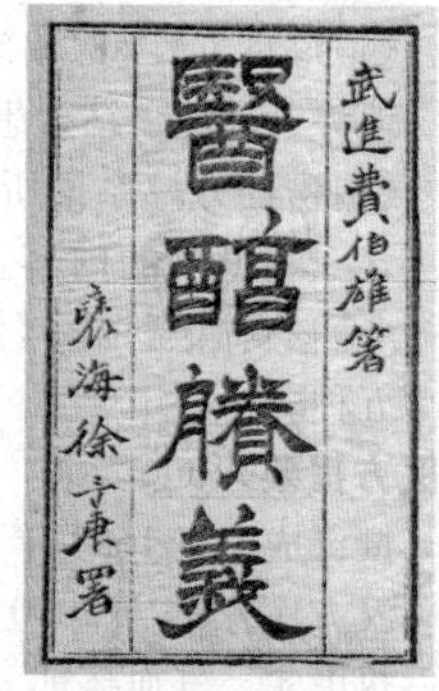

医醇賸义

医灯集焰yīdēngjíyàn　综合性医著。2卷。清代严燮撰于1864年。本书集诸医家之言，取“照医之灯”“光明显耀”之意而题名。卷上医论、阴阳、五行、治法、望闻问诊；卷下察舌辨症、脉诀。大多用韵文、歌诀记述，并加注释。内容较简略。

医灯续焰yīdēngxùyàn　脉学著作。21卷。明代王绍隆传，清代潘楫增注。初刊于1652年。潘氏取崔嘉彦《四言举要》（明代李言闻删补改订本）予以注释，注文多据《内经》《难经》《伤寒杂病论》《脉经》以及张洁古、刘完素、朱丹溪、李东垣等诸家学说，并结合潘氏业师王绍隆所传授的脉学见解，联系各科病证阐述脉理治法，内容比较详备。1928年上海中华新教育社重印此书时，删去原书最后2卷（“医范”和“病则”），全书改为12卷，并将原书各卷所述方药予以集中，另编附方1卷，书名改为《崔真人脉诀详解》。

医读yīdú　综合性医书。七卷。明代汪机原撰，清代程应旄补撰，是学医入门书。汪机原撰之本共4卷：卷一药性，分健脾、理气、祛痰、发散、风湿、调血、补益、温热、寒凉、清利、通润11类；卷二脉候，分诊法、脉形、绝脉、生意、杂病生死脉、妊妇、小儿脉7类；卷三至卷四病机，分各病证治74门。全书皆为四言韵语，方便诵读。汪机原撰之本一直没有刊行，康熙八年（1669），程应旄加以修订、增补为七卷刊行：卷一药性，收药11类，151种；卷二脉候，述脉象7类28种；卷三至卷五病机，载95种病证治；卷六至卷七收汤药方282首、丸药方114首。其中卷一至卷五为四言韵语，是汪机原本的内容，但程氏有一定的订补；卷六至卷七是程氏新增，汤药方配有方歌，丸药方则无方歌。汪机原撰之本现有二种清抄本存世，内容为“病机”78症，未见药性、脉候部分。程应旄增补本有清康熙刻本、日本刻本、日本刻本影印本、标点整理本行世。

医断yīduàn　医论著作。1卷。日人鹤冲元逸编于1747年。编者汇集其师吉益东洞之说辑成此书。内容包括死生、元气、脉候等37篇论述。现存日本1809年刻本及《皇汉医学丛书》本。

医法经验录yīfǎjīngyànlù　诊法专著。2卷。清代李文庭撰。初刊于1818年。上卷专论脉诊，以两手寸关尺三部脉之浮、沉、迟、数及其兼脉分析主病、病源及治法，联系临床诸证较为具体；下卷在《敖氏伤寒金镜录》36舌的基础上，推衍为75舌，论证立方，并绘简图。本书于1849年重刊时，由王名声另加按语，内容有所增补，并附部分医案。

医法心传yīfǎxīnchuán　医论著作。清代程芝田撰。刊于1885年。全书共有医论12篇，包括五行、伤寒、温疫、痢疾、痘科及损伤等病证辨治要旨，强调“医宜通变”，随证处方，但又认为诸家之方总不出古方范围。

医法圆通yīfǎyuántōng　综合性医著。4卷。清代郑寿全撰于1874年。全书论述内科杂证、伤寒、时病及妇科、儿科、五官科等病证的证治。郑氏以医论为主（不载方剂），结合临床体会辨析病机及用药方法，有一定的参考价值。

医方便览yīfāngbiànlǎn　方书。4 卷，又卷首 1 卷。明代殷之屏撰。刊于1582 年。本书根据皇甫中《明医指掌》中的医论歌括重加修订补注，共编为100 首，每首之后分列治疗方剂（无方歌）。此外于卷首辑有运气，经络、病机、歌赋和医论。本书为一本学医门径书。

医方丛话yīfāngcónghuà　医话著作。8 卷。清代徐士銮辑。刊于1886 年。本书杂录诸子百家著作中有关本草、单方及医论，内容不加分类，共收医话约 800 余条。每条立小标题，附记出处，间有简短按语。卷六末另辑附钞 1 卷，系据其家藏的宋本药方摘编而成。

医方大成yīfāngdàchéng　方书。又名《新编医方大成》《类编经验医方大成》。10 卷。元代孙允贤辑。刊于1321 年。本书系集录宋、元医家习用的重要方剂类编而成。全书共分72 门，包括风、寒、暑、湿、伤寒、疟、痢等。每门之前扼要论述病候，次选医方，均注明出处。全书约 2000 余方。方论比较简要，当时流传颇广。此后明代及日本医家又有若干种增补和选编本。

医方大全yīfāngdàquán方书。见“名方类证医书大全”条。

医方集解yīfāngjíjiě　医方著作。3 卷。清代汪昂撰。刊于 1682 年。本书选录古今医籍中常用方剂约六七百首（分正方及附方）。按不同作用的方药性质分为补养、发表、涌吐、攻里、表里、和解、理气、理血、祛风、祛寒、清暑、利湿、润燥、泻火、除痰、消导、收涩、杀虫，明目、痈疡、经产等 21 类方剂。除列述每个方剂的方名、主治及处方外，并引录各家学说阐明方义。由于选方切于实用，流传很广。现有多种近代刊本。

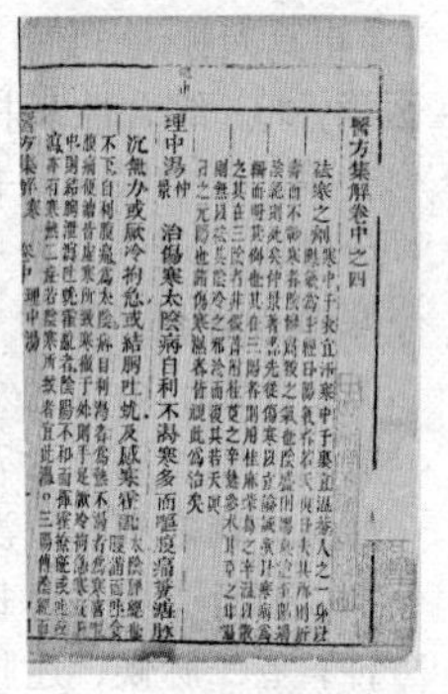

医方集解

医方纪原yīfāngjìyuán　方书。3 卷。日人甲贺通元撰于 1720 年。本书选常用方 1500 余首，分为 57 类。每方详考方剂原委，间录古今名医有关论述，阐发古人立方本旨，及治证、加减、煎法、汤使妙意，以知变通。收入《北京大学图书馆馆藏善本医书》。

医方简义yīfāngjiǎnyì　综合性医著。6 卷。清代王清源撰于1883 年。本书采集各家医论方书，结合作者临证经验编撰而成。卷一四诊、经脉；卷二至卷六为时病、杂病、妇产科疾病证治，阐述病因、病证及治法，辨析较为细致。

医方捷径yīfāngjiéjìng　综合性医著。❶明太医院原本，罗必炜参订。本书基本上是《医门初学万金一统要诀》卷六至卷七部分，其中小儿类病少方剂 4 首。参见“医门初学万金一统要诀”条。❷《医方捷径指南全集》（原题清代王宗显辑）的简称。

医方捷径指南全书yīfāngjiéjìngzhǐnánquánshū　本草医方著作。二卷。清代王宗显辑。约成书于 1644 年。上卷记述单味药药性、功用；下卷分科、分证介绍方剂，并附救急方数则。

医方经验汇编yīfāngjīngyànhuìbiān　综合性医著。清末余奉仙撰。全书分 51 章。一至五章阐述四诊、用药等说，其余分述风痫、风寒、时气、温疫及各种异型疫病证治经验 200 余条；各证论述病因、证候，并列治疗方药及经治医案，对疫病证治，有独到之处，案语亦较简要。1955 年由上海中医书局出版。

医方考yīfāngkǎo　医方著作。4 卷。明代吴崑撰。刊于 1584 年。本书选录历代常用医方 700 余首。按疾病分为中风、伤寒、感冒、暑、湿、瘟疫、大头瘟等 44 类。每类前有短叙，略述选方范畴；方剂后均附方义解说。在明代的方剂学著作中较为著名。

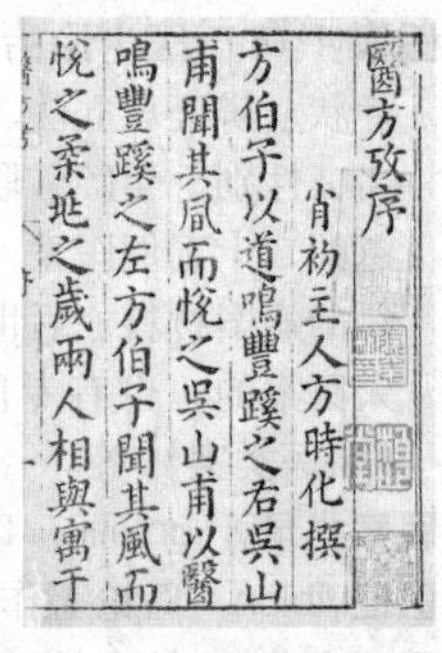

醫方攷序　肖初王人方時化撰

方伯子以道鳴豐蹊之右吳山甫聞其風而悅之吳山甫以醫鳴豐蹊之左方伯子聞其風而悅之柔兆之歲兩人相與寓于

医方考

医方类聚yīfānglèijù　方书。365 卷。朝鲜金礼蒙等撰于 1443 年。初刊于1465 年。原本已佚，1861 年日本用活字排印了 266 卷本。本书分类整理了约 150 余种中、朝古代医书。卷一至卷三医学总论；卷四至卷十二五脏诸论；卷十三至卷六十三风寒暑湿及伤寒的症治；卷六十四至卷八十二眼、齿、咽喉、口舌、耳、鼻、头面疾患证治；卷八十三至卷一百六十八为身形、脏腑、内科杂病证治及中恶、解毒、虫兽伤等；卷一百六十九至卷二百零五为皮肤、外科诸病及急救、养生等；卷二百零六至卷二百三十八为妇产诸病证治；卷二百三十九至卷二百六十六为小儿诸病证治。全书分类较细，资料丰富，并大多辑录原文，保存了不少我国明以前失传医书，是一部大型的医学类书，有较高的学术和临床参考价值。

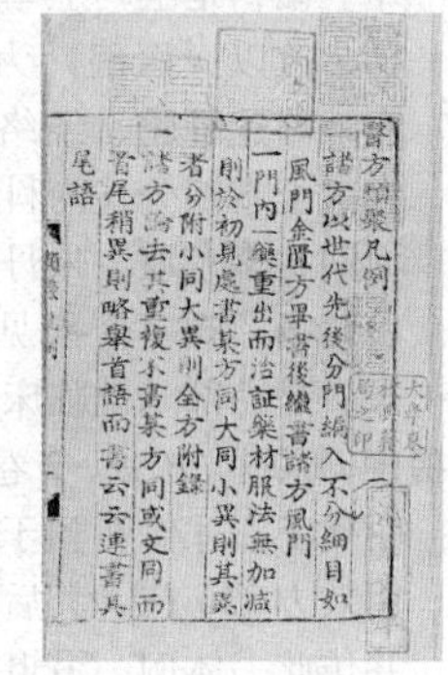

醫方類聚凡例

一諸方以世代先後分門編入不分細目如風門金匱方畢書後繼書諸方風門

一門內一藥重出而治証藥材服法無加減則於初見處書某方同大同小異則其異者分附小同大異則全方附錄

一諸方爲去其重複不書某方同或文同而首尾稍異則略舉首語而書云云連書其尾語

医方类聚

医方论yīfānglùn　医方著作。4 卷。清代费伯雄撰。刊于 1865 年。本书系根据汪昂《医方集解》中的方剂次序，逐方予以评述。删去原书各方的主治与注文。作者评述诸方除临床上肯定的方剂外，对原书中一些选用不当的方剂明确地阐述了个人看法，颇多可取之处。

医方挈领yīfāngqièlǐng　方书。日本丹波元胤纂。纂年不详。本书以四君子汤、四物汤、小半夏汤、白虎汤、理中汤、逍遥散等 28 首常用古方为纲，详述每方经加减后衍变之新方，及诸方功能、主治。如由四君子汤衍为茯苓饮、惺惺散、六物散、七珍散、温脾散等 61 方。便于理解、运用和记忆中医方剂，确有提纲挈领之便。现存日本皮纸抄本。

医方全书yīfāngquánshū　丛书。❶清代何梦瑶撰。包括《神效脚气秘方》《追痨仙方》《妇科良方》《幼科良方》《痘疹良方》《医碥》。作者长期行医粤东，大多根据南方地势、环境，结合患者体质、病症的特点处方用药，其中《追痨仙方》系据所谓宋刻本辑录，对痨瘵病因与治法包含一些臆测的内容。❷清代黄花馆辑。计有《奇经八脉考》《脉诀考证》《濒湖脉学》《本草备要》《医方集解》五种。

医方提要yīfāngtíyào　方书。20 卷，附 1 卷。日人野谦亨撰，成书于1683 年。汇辑张仲景以下历代医家，及日本汉方医家名方 2000 余首。按证详分为 120 门。每证辨寒热虚实、气血痰郁、脏腑经络，均用韵语概括要领。每方注明出处、功用、主治、药物、服法、加减等。

医方问余yīfāngwènyú　方书。21 卷。日本名古屋玄医纂辑。辑年不详。作者取《难经》七十五难“经曰不能治其虚，何问其余”之意名书。以“先能治虚，而后宜问其

Y

余病处而治之”为编辑宗旨，汇录各科医方。全书分杂病、小儿痘疹、妇人、外科、口科、眼科6门，680余证。每证引录古医籍原文，论述病因、病机、治则等，按证类辑医方。现存日本抄本，并收入《近世汉方医书集成》。

医方新鉴yīfāngxīnjiàn　朝鲜医书。朝鲜韩秉琏著。全书以较大篇幅详细介绍脏腑论、水火论、阳不足论、先后天论、标本论、阴阳论、五运六气论和四象人论的内容。论述了望、问、闻、切，伤寒脉法及杂病脉法。载313种病证的治法。现有1914年京城汇东书馆铅印本。

医方选要yīfāngxuǎnyào　方书。10卷。明代周文采撰。刊于1495年。作者将其平日常用及见闻有效之方，分类编成此书。分诸风、诸寒、中暑、中湿、伤寒、疟、痢等共45类。包括内、外、妇、儿各科疾病。每类均先论后方，选方颇精，切于实用。

医方一盘珠yīfāngyīpánzhū　综合性医著。一名《增补医方一盘珠》。10卷。清代洪金鼎纂。刊于1749年。卷一总论运气、经络、脏腑、脏象及外淫诸病；卷二至卷四内科杂病；卷五外科；卷六至卷七女科；卷八至卷九小儿科；卷十眼科。每种疾病首载医论，次记治例，末记诸方及验案。所选方剂多简要实用。

医方易简集yīfāngyìjiǎnjí　方书。9卷。清代王晋夫辑（其子王鹏寿续增）。刊于1852年。本书为单验方汇编的一种，分上部、中部、下部、四肢、杂症、伤损、疮毒、妇女、小儿共9类，2400余方。并附外科大症图1卷及《遂生福幼》1卷。

医方易简新编yīfāngyìjiǎnxīnbiān　综合性医著。6卷。清代黄统、龚自璋合辑。刊于1851年。卷一治身体各证，卷二治妇女各证；卷三治小儿各证；卷四治痧、疫、时证等；卷五治外科及跌打损伤；卷六补遗。书中共列病证（或药方）子目2600余条，1800余方。选方以简易单方、验方为主，辅以成方。是搜罗较广的验方著作。

医方证治汇编歌诀yīfāngzhèngzhìhuìbiāngējué　方书。不分卷。清代王泰林撰。成书于清光绪二十三年（1897）。该书以同类方剂类编的方法，把方剂的组成、主治、加减变化等内容编成歌诀形式，共载方150余首。系《王旭高医书六种》之一，见“王旭高医书六种”条。

医纲提要yīgāngtíyào　综合性医著。8卷。清代李宗源撰。刊于1830年。作者以“阴阳内外，表里寒热，虚实燥湿，升降通寒”为医学大纲，全书按此纲要选辑历代医书有关论述，结合个人经验，分阴阳、内外等8部阐述。各部有总论、病证辨析及治法，介绍治疗方剂，并附医案。论述内容广泛，治法多宗张仲景《伤寒论》。

医工yīgōng　古代对一般医生的称谓。出《素问·疏五过论》。汉代设医工长，是主管宫廷医药的官名。唐代有医工、针工等，职位在医师、针师之下，而在医生、针生之上。

医工铜盆yīgōngtóngpén　医药工具。1968年于河北满城中山靖王刘胜墓出土。通高8.2cm，口广底狭，口向外敞，口径27.6cm，平底，底径14cm。此盆口沿两处、器壁一处均刻有“医工”2字。口沿和底部有2处修补痕迹。器外约在离口沿3cm处由一道水平线，其下铜色较黑。应为制药或隔水蒸药工具。

医诂yīgǔ　医史参考读物。即《医故》，见该条。

医故yīgù　医史参考读物。又名《医诂》。2卷。清代郑文焯撰。刊于1891年。本书对古代一些重要医籍及治病方法进行了广泛的考证和论述。但多从旧的史学观点出发。此外，并辑录了历代文献中若干医药佚文。

医贯yīguàn　医论著作。6卷。明代赵献可撰于1617年。作者在学术思想上推崇薛己，倡言“命门之火”是人体之本，强调命门真火、真水的重要性。全书以保养“命门之火”贯串外理养生、治病及有关疾病的一切问题，故题名为“医贯”。内容分述中风、伤寒、温病、血证等病的证治，治法以六味地黄丸、八味地黄丸为主要方剂。本书对水火阴阳的辨析较细致，是研究命门学说的重要参考书。但作者把命门解释为人体的“太极”，应是受到了理学的思想的影响。

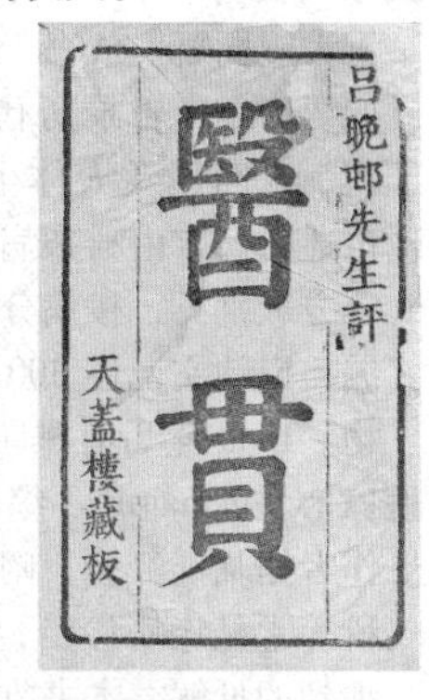

医贯

医贯砭yīguànbiān　医论著作。清代徐大椿撰于1764年。本书是对赵献可《医贯》一书所作的书评，采用引录或节录原文，逐段加批的形式，对该书重用温补和忌用攻下的理论、治则，提出了截然不同的见解。作者指出当时医界中存在的拘泥于一、二温补成方治病之弊，主张辨证论治，有一定参考价值。但他对赵氏学说持全面否定的态度，则是片面的。

医和yīhé（公元前6世纪）　春秋时期秦国名医。指出疾病并非鬼神所致，而是由于自然界气候的异常变化引起。提出的阴、阳、风、雨、晦、明的六气致病说，认为六气是引起各科疾病的主要原因，具有朴素唯物主义的思想。

医话yīhuà　医家以笔记、短文、随笔等形式，阐述其临床心得体会以及其他问题的著述。

医话丛存yīhuàcóngcún　医话著作。丁福保编，刊于1910年。本书汇辑作者历年所集之医话、医学史料。包括外国传教士在华行医事迹、近代早期医学考试、近代第一位西医黄宽事迹、北里柴三郎信函等，均为研究近代医史之珍贵资料。

医缓yīhuǎn　春秋时秦国名医。据《左传》记载，晋侯有病，先召巫来医治，无效。后来求医于秦，秦王派医缓为晋侯治病。医缓指出病在“膏之上、肓之下”，病重不治。后世以“病入膏肓”形容不可救药的病态或疾病，即源于此。

医级yījí　综合性医著。又名《医级宝鉴》。12卷。清代董西园纂。成书于1777年。本书摘录历代医著，辨证立方，作为学医入门。卷首题《必自集》，总论医理及诊治之法；卷一至卷二伤寒；卷三至卷五杂病；卷六女科；卷七至卷九类方；卷十脉诀。卷末题《无问录》，内容总论阴阳、脏腑、四诊八纲，治则等医理和治法。

医级宝鉴yījíbǎojiàn　综合性医著。见“医级”条。

医籍考yījíkǎo　书目著作。见“中国医籍考”条。

医技便巧针灸指南yījìbiànqiǎozhēnjiǔzhǐnán　针灸著作。见“针灸指南”条。

医寄伏阴论yījìfúyīnlùn　温病著作。2卷。清代田宗汉撰。刊于1888年。田氏认为时行伏阴有似霍乱而实非霍乱。遂详论此病，辨析与霍乱之区别，列述其病原、变证、死候、禁令、瘥后等情况，并摘取《伤寒杂病论》中与伏阴证同属一派的阴病条文作为比类并观，末附舌鉴图25帧。现有《珍本医书集成》本等。

医家秘奥yījiāmì'ào　丛书。即《医学粹精》，见该条。

医家四要yījiāsìyào 综合性医著。4 卷。清代程曦、江诚、雷大震同纂。成书于 1884 年。本书以“脉、病、方、药”四要为纲，辑录历代医书，分门整理而成。卷一脉诀入门，论四诊及人体生理功能；卷二病机约论，分 72 论，论述时病、内科杂病、妇科各病的病因、病理和治则。卷三方歌别类，按病分类，选择效方 300 余首。卷四药赋新编，以韵文记述 300 余味药的性能功用。为中医入门读物。1949 年后有排印本。

医家心法yījiāxīnfǎ 综合性医著。清代高鼓峰撰于 1725 年。作者据临证经验，阐述诊法、二十五法方论及内、妇、儿科等常见疾病诊治，共 20 余篇。作者于上述专题，颇有独到的见解。本书收入《医林指月》时，附入胡珏所写的评论百余条。

医阶辨证yījiēbiànzhèng 综合性医著。1 卷。清代汪必昌撰于 1810 年。本书对病状相同而病因不同的内外诸证加以辨析，阐述各病的要点，有助于临床鉴别诊断。但对有些病证，分析鉴别过于简略，或只是病名解释，是为其不足之处。原系抄本，后收入《三三医书》中。

医经yījīng 指中医的古典著作。《汉书·艺文志·方技略》载有汉以前的医书七部共 216 卷，称为医经，即《黄帝内经》《黄帝外经》《扁鹊内经》《扁鹊外经》《白氏内经》《白氏外经》和《旁篇》。后世有称《黄帝内经》《难经》为医经者；有称《黄帝内经》《伤寒论》，《金匮要略》《神农本草经》等为医经者；也有把以上统称为医经者。

医经溯洄集yījīngsùhuíjí 医论著作，1 卷。元代王履撰于 1368 年。全书收医论 21 篇，寓有对医学探本溯源，贯彻源流之义，故名《医经溯洄集》。内容有研究《内经》《伤寒论》等医著心得，对于温病与伤寒的辨析和对李东垣学说的探讨。他根据《内经》“亢则害，承乃制”的观点，阐发人体内外环境的统一性，并以这一原则广泛地讨论病理与治疗法则。对温病与伤寒的研究颇有心得。王氏从理论上分析了温病的病理机制，传变过程及治法。从而把温病与伤寒区分开来，对温病学的发展有一定影响。1949 年后有影印本。

医经小学yījīngxiǎoxué 综合性医著。6 卷。明代刘纯撰。刊于 1388 年。作者参阅上自《内经》《难经》、张仲景、王叔和，下迄刘河间、张洁古、朱震亨等诸家学说，集其精要，并以韵语等形式编纂而成。全书分述本草、脉诀、经络、病机、治法和运气。卷首列医学指南总诀。刘氏为朱震亨再传弟子，书中反映朱氏学术经验尤多。

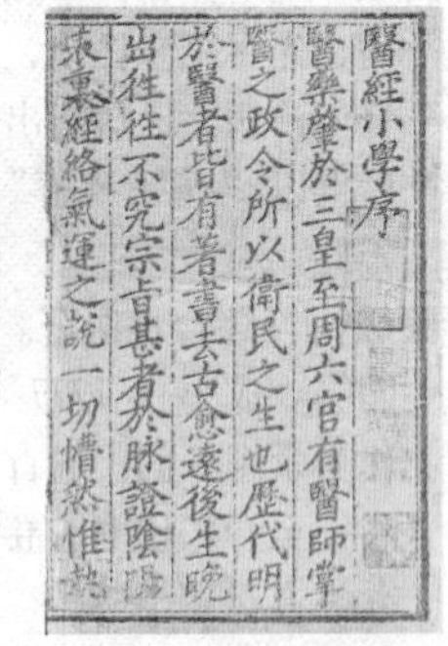

醫經小學序
醫藥肇於三皇至周六官有醫師掌
醫之政令所以衛民之生也歷代明
於醫者皆有著書去古愈遠後生晚
出往往不究宗旨甚者於脈證陰陽
表裏經絡氣運之說一切懵然惟執

医经小学

医经原旨yījīngyuánzhǐ 综合性医著。6 卷。清代薛雪撰注。刊于 1754 年。本书选录《内经》中的重要内容，主要参酌张景岳《类经》中的注释和各家学说重予撰注而成。书中共分摄生、阴阳、脏象、脉色、经络、标本、气味、论治和疾病各类，共 14 篇。注文简要，但全书略于针灸的记述。

医经允中yījīngyǔnzhōng 综合性医著。24 卷。清代李熙和撰于 1693 年。本书纂辑《内经》《脉经》《伤寒论》《神农本草经》的主要内容，分医理、脉理、诊治、药物等专题分别予以阐述。“医经允中”寓有对经典医学著作公允、持平论述之意。

医经正本书yījīngzhèngběnshū 医论著作。1 卷。宋代程迥撰于 1176 年。作者结合临床论述医学中的一些学术问题，但有较浓厚的理学观点，甚至提出疫疠、伤寒没有传染性。须予批判地对待。

医镜yījìng 综合性医书。4 卷。明代王肯堂撰，蒋仪校订。刊于 1641 年。全书分述临床各科病证。据蒋氏所撰凡例介绍，王氏此书“指其大要，令一披览而晓然于辨证用药，真昭彻如镜，遂以《医镜》名编”。卷一至卷三以内科病证为主，兼述眼疾、喉痹、齿痛、口舌及疮疡诸证；卷四为妇人、小儿病证。内容较《证治准绳》简要。

医垒元戎yīlěiyuánróng 综合性医著。12 卷。元代王好古撰。作者初撰于 1291 年，后原稿佚失，经追忆“十得七八”，复刊于 1297 年。此书以十二经为纲，首述伤寒，附以杂证。学术渊源以张仲景为本，参酌补充张元素、李东垣等治法，选方采用《和剂局方》亦颇多。王氏治病主张“随脉察病，逐脉定方”，书中记述个人的经验方亦复不少。此书有后人节录整理的 1 卷本，刊于《济生拔萃》《东垣十书》《医统正脉》等丛书中。

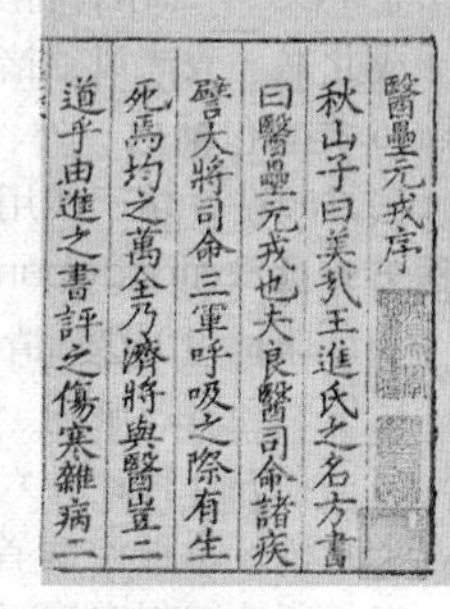

醫壘元戎序
秋山子曰美哉王進氏之名方書
曰醫壘元戎也夫良醫司命諸疾
譬大將司命三軍呼吸之際有生
死焉均之萬全乃濟將與醫豈二
道乎由進之書評之傷寒雜病二

医垒元戎

医理不求人yīlǐbùqiúrén 综合性医著。即《医理发明》，见该条。

医理发明yīlǐfāmíng 综合性医著。又名《医理不求人》。8 卷。清代黄元吉撰于 1833 年。本书集作者十余年周游各地行医的经验。卷一至卷二脉法、医理及多种内科杂病；卷三至卷四内科医案；卷五眼科、外科及医案；卷六药性论；卷七经验杂方；卷八伤科穴道图及伤科治疗方剂。作者结合临床经验，提出了自己的一些独特见解。

医理元枢yīlǐyuánshū 丛书。12 卷，附余 2 卷。清代朱青恬辑。刊于 1753 年。共 7 种：《运气要略》《脉法心参》《医方捷径》《伤寒论注》《金匮要略注》《妇科辑要》《幼科辑要》。

医理折衷目科yīlǐzhézhōngmùkē 眼科著作。成于清代嘉庆二十一年（1816），作者佚名，扉页及《自序》中均署名寰宇赘人，应是作者笔名或别号。书中引用了大量医学文献，不少内容与《一草亭目科全书》《异授眼科》有关，主要特点是将五脏作为眼科理论的核心，从病因病机出发立方，并结合自身经验多有创新。全书仅 2 万余字，但眼科理论、辨证方法、病症、方剂、药物、医案齐备，特别是方剂内容最为丰富。该书收入中国古医籍整理丛书。

医理真传yīlǐzhēnchuán 综合性医著。4 卷。清代郑寿全撰于 1869 年。作者认为在诊病中“识阴阳”是至关重要和最难的课题。全书从阴阳化生来阐述医理，探求病因，并据证立法用方。卷一医理总论；卷二至卷四以问答形式记述阳虚证、阴虚证和一些杂病的证治。方解颇详。

医疗众方规矩yīliáozhòngfāngguī·ju 方书。3 卷。日人曲直濑道三纂辑，曲直濑玄朔补辑。汇辑在日本广泛应用的医方并加简要解说。分感冒、伤寒、中寒、中风、中暑、中湿、霍乱、泄泻、痢疾、疟疾等 48 门，收正方 283 首，附方 46 首。诸方大多出自中国古医籍。本书于德川三百年间经多次增补删修，为日本汉方医家、药店乃至一般家庭所熟知。现存 10 余种日刊本，并收入《近世汉方医书集成》。

医林yīlín　即医界。

医林改错yīlíngǎicuò　医话医论著作。2卷。清代王清任撰于1830年。作者冲破封建礼教的束缚，数十年坚持对人体结构进行观察研究，并亲自去坟地、刑场观察尸体脏器后写成此书。上卷以论脏腑为主，其所绘改正脏腑图及对脏腑的见解，纠正了前人脏腑论述方面的一些错误；下卷以论半身不遂证治为主，对血瘀证的治疗有独到之处，所载活血化瘀诸方，至今仍为临床所沿用。但书中对人体结构的记述还存在着主观臆测或不够恰当之处。1949年后有排印本。

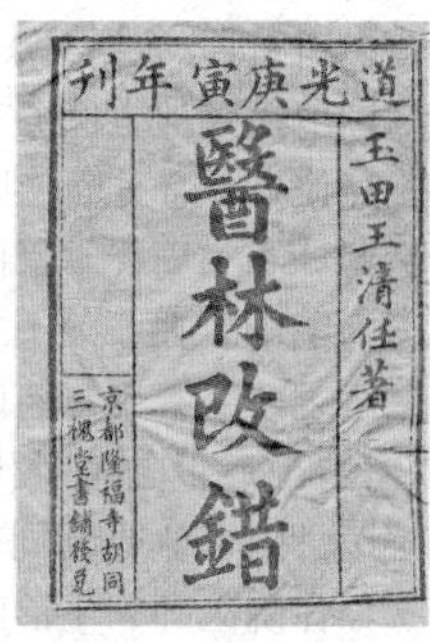
医林改错

医林绳墨yīlínshéngmò　综合性医著。8卷。明代方隅编集，方谷校正。刊于1584年。本书论述多种常见病证，包括中风、伤寒、疟、痢、痰、喘等内科病，以及一些妇科、外科、五官口舌病证等。编写的特点是以医论为主，辨证求因，随证处方。理论以《内经》、仲景学说为本，参考金元诸家学说，结合己见。对于前人论述病证方论不齐的情况，予以参酌补充。本书内容系方谷为学生讲学所用，经其子方隅整理后，由方谷校正并加按语予以刊行。1949年后有排印本。

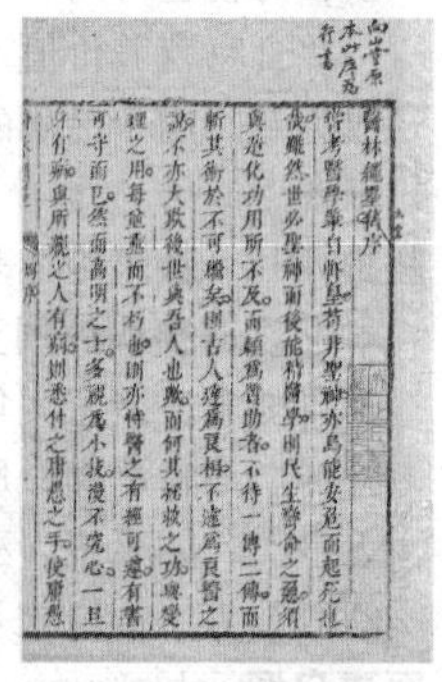
医林绳墨

医林续传yīlínxùchuán　医史著作。一卷。明代刘浴德撰于万历四十一年（1631）。此书采熊宗立《医学源流》、张杲《医说》和其他资料而成。首为《三皇圣祖十代名医赞》，次为《老师像赞》《三皇十代传》，再次为三皇至明代的32位医学人物小传及赞语，其中明代医家达17位。末附《扁鹊被刺辩》《碧云仙使》《难字直音》。此书保存了一些独特的医学人物资料。书或单行，或附于《脉学三书》后行世。现存明万历刻本、中医古籍出版社影印《脉学三书》所附之本。

医林枕秘保赤存真yīlínzhěnmìbǎochìcúnzhēn　儿科著作。见“保赤存真”条。

医林指月yīlínzhǐyuè　丛书。清代王琦辑。刊于1767年。共辑集宋、元、明、清时医著十二种（另附一种）。计有《医学真传》《质疑录》《医家心法》《易氏医案》《芷园臆草存案》《伤寒金镜录》《痎疟论疏》（附《痎疟疏方》）《达生篇》《扁鹊心书》《本草崇原》《侣山堂类辨》《学古诊则》。每书后均附王琦跋文，简述作者生平及医著内容。

医林纂要探源yīlínzuǎnyàotànyuán　综合性医著。10卷，清代汪绂辑于1758年。作者集诸家医书分类编辑而成。卷一医源，共47条，阐述阴阳五行，脏腑部位、功能，脉象；卷二至卷三分析药性680余味；卷四至卷十选辑方剂630余首，以张仲景、李东垣方居多。全书资料比较丰富，条理清晰。

医略yīlüè　综合性医书。4卷。清代钱一桂撰于1818年。本书纂述《内经》《难经》及历代诸家医书，以“改古今之同异，辨议论之经验，分诊治之优劣”（见凡例）。卷一脉法、治则及杂论；卷二内科、妇科主要疾病诊治，重点阐述病因、病理和辨证；卷三五脏六腑考、十二经并奇经八脉考；卷四经验简易方。全书纲目清晰，论述简明。

医略抄yīlüèchāo　方书。1卷。日本丹波雅忠辑于1081年，丹波元简校订于1795年。此书选录《肘后方》《范汪方》《小品方》及苏恭、陶弘景、陈藏器等34家晋唐医方242首，分为52门。辑蒐颇广，间有《千金方》《外台秘要》所未载，后世方书所罕觏者。现存《聿修堂医学丛书》本、《皇汉医学丛书》本。

医略存真yīlüècúnzhēn　综合性医著。1卷。清代马文植撰于1896年。书中收载医论28则，阐述作者治疗咳嗽、痰饮、脑疽、对口、肝痈、乳岩等内外诸证临床心得，而尤详于外科病证。卷首附作者祖父马省三“论症十六则”。现存清刻本。

医略稿yīlüègǎo　综合性医著。67卷。清代蒋宝素撰。刊于1850年。本书为作者所撰《医略》87卷（每卷各论1病）旧稿中的一部分，因余卷散失，故仅刊67卷。此书论述内科疾病67种，偏重于引录历代各家学说，具有资料汇编性质。本书的前13卷《医略十三篇》并存行世。

医略十三篇yīlüèshísānpiān　内科著作。14卷。清代蒋宝素撰。刊于1840年。本书为作者所撰的《医略》（共87卷）中的六淫门，计13卷，并附方1卷。书中对风、寒、暑、湿、燥、火及疟、痢、霍乱、瘴气等的辨证治疗分别作了简要论述，并附医案。现有《珍本医书集成》本。

医门棒喝yīménbànghè　医论著作。4卷。清代章楠撰于1825年。内容有六气阴阳论、太极五行发挥等30余篇论文，杂论医理、诊法及内、儿各科病证证治，并附医案。作者自称要阐明医理、评论诸家之流弊，以警当世。在论述中，结合个人临床经验，颇有发挥。在学术思想上推崇叶天士；对刘河间、李东垣、朱震亨、张景岳等学说，善于批判地吸收；在温病的辨证和治疗方面，有不少新的见解和发挥。此书另有一种刊本，将此医论部分作为初集，另加章氏《伤寒论本旨》9卷作为二集。参见“伤寒论本旨”条。

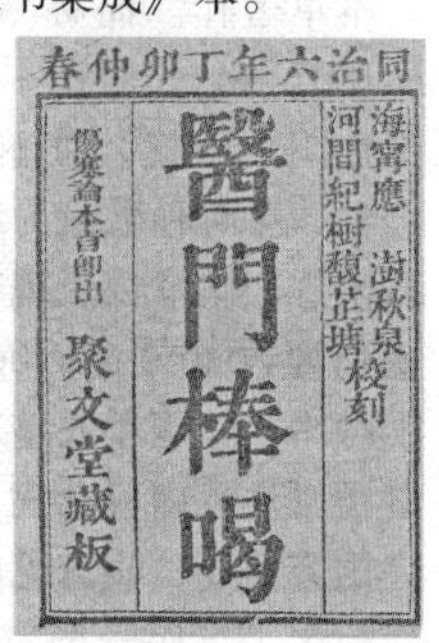
医门棒喝

医门棒喝二集yīménbànghè'èrjí　伤寒著作。即《伤寒论本旨》，见该条。

医门补要yīménbǔyào　综合性医著。3卷。清代赵濂撰于1883年。上、中二卷医法补要，论述内、外科等多种病证的证候、治法和方药。下卷见证实录，记载治案196条，反映了作者各科的临床经验。全书内容简要，切于实用。赵氏在治法上敢于创新，对外科杂证的手术治疗、外治和民间效方都比较重视。书末附载《先哲察生死秘法》等三篇。1949年后有排印本。书名。清代郎廷模撰。

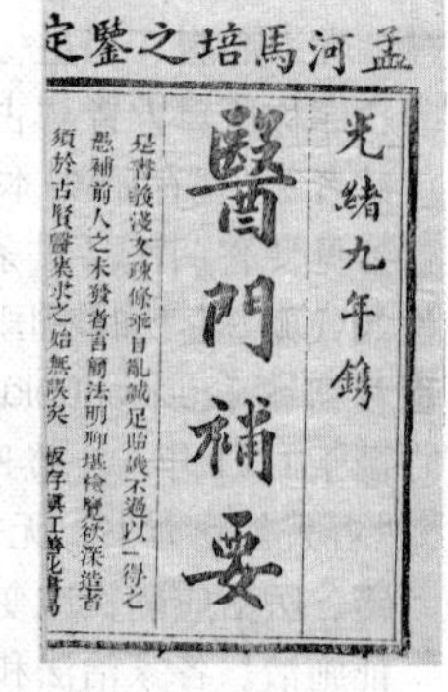
医门补要

医门初步yīménchūbù　综合性医著。见“医学五则”条。

医门初学万金一统要诀yīménchūxuéwànjīnyītǒngyàojué　综合性医著。8卷，卷首、卷末各1卷。明太医院原本，罗必炜参订。卷首脉学《四言举要》；卷一至卷五诸品药性及常用药物；卷六为伤寒诸证及暑、湿、疟、痢等病证；卷七分述咳嗽、霍乱、水肿、宿食、妇人、小儿各类病证；卷八药性赋及诸品药性赋；卷末论用药、汤散方剂等。

医门法律yīménfǎlǜ　综合性医著。6卷（一作12卷）。清代喻昌撰于1658年。本书结合临床病证，正面阐述辨证论治的法则（即所谓“法”），并明确指出一般医生在辨证治疗上易犯之错误，提示禁例（即所谓“律”），故以“法律”为其书名。卷一阐发四诊之法律和《内经》《伤寒论》证治法则；卷二至卷六以风、寒、暑、湿、燥、火及杂证分门论述各类疾病的证治。每门先列“论”，分析每一病证的病因、病理、变化；次为“法”，再次为“律”。论述析理透彻。其中如大气、秋燥诸论均有创见。1949年后有排印本。

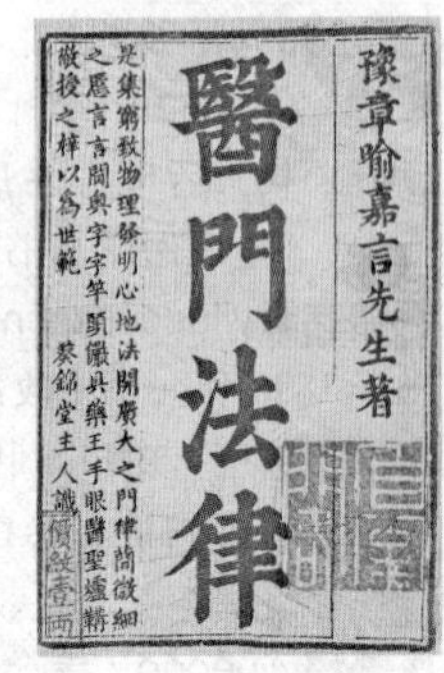

医门法律

医门黑锡丹yīménhēixīdān　即黑锡丹第二方，见“黑锡丹”条。

医门普度温疫论yīménpǔdùwēnyìlùn　温病著作。见“温疫论”条。

医门小学本草快读贯注yīménxiǎoxuéběncǎokuàidúguànzhù　本草著作。简称《医门小学》。4卷。清代赵亮采编于1887年。作者谓本草乃医门之小学，遂以此名书。卷首列述阴阳运气、脏腑经络及药性总义，次以药性寒、热、温、平4种歌赋为纲，杂采前人之说为之注释。书后附诊法、经络歌诀。现存清刊本。

医门要诀yīményàojué　综合性医著。清代王泰林撰。原系抄本，经周小农整理校正刊行。本书概述中医临床辨证论治常法，内科杂病、妇科病证治。详辨各证寒热、虚实，内容简要，颇有见解。1949年后经北京中医药大学整理，改名为《医学刍言》（中医临证指要），由人民卫生出版社出版。

医门约理yīményuēlǐ　医论著作。清代莫熺撰，成书于清康熙八年（1669），不分卷。系《莫氏锦囊十二种》之一。见“莫氏锦囊十二种”条。

医品补遗yīpǐnbǔyí　方书。4卷。清代郎廷模辑于1694年。此书系增补明代王化贞所编《普门医品》而成。按功用、部位、病证分为延寿、种子、调经、育婴、痘症、头面、咽喉、心腹、手足、中风、伤寒等22门，分类汇集验方。自序称所辑方皆“古所未闻，今所罕觏，而其实皆人所已试者”。现存清刻本，或有将此书附刻于《普门医品》。参见“普门医品”条。

医昫yīqǔ　春秋时秦国医生。善治外科疾病。

医权初编yīquánchūbiān　医论医案著作。2卷。清代王三尊撰于1721年。上卷医论55条。下卷医案78则。作者认为“古人创立方书，无非为后人入道之门”，临床所见病情交错，医治应随机应变。医论中结合个人临床经验，广论辨证施治、各家治法和用药方剂。其治病不泥古执方，强调直治病本。医案多系外感、时疫，案语简要。现有《珍本医书集成》本。

医痊郎yīquánláng　元代医官职称。隶属于医学提举司，系太医官职中之一种，官阶从八品。

医賸约编yīshèngyuēbiān　医论医著。近代周禹锡编著，初刊于1941年。为《中国医学约编》之一。书中收有黄竹斋《内经类编序》、王慎轩《中医新论汇编序》、曹炳章《中国医学大成序》《质问老医陈位升书》《民十六革命高潮下振兴地方医务工作之宣传》《贡献中央国医馆之两次建议》6篇文章。见“中国医学约编十种”条。

医师yīshī　周代掌管医疗的最高官员。《周礼·天官》：“医师上士二人、下士二人、府二人、史二人、徒二十人，掌医之政令，聚毒药以供医事。”郑康成注：“医师，众医之长。”后世随着时代变迁，其含义有很大的改变。近代凡医学院毕业或具同等学历的医疗工作者，都可称为医师。如住院医师、主治医师等。

医食同源yīshítóngyuán　食疗的起源极早，一般认为，医药的起源与食疗的起源在时间上是一致的，故曰医食同源。原始人类在寻找食物的过程中，发现了有治疗作用的食物，可食也可药。同时，通过进一步的生活医疗实践，将一些食物营养价值不大，但治疗作用明显的分了出来，而成为专门用于治病的药。因此，从某种意义上说，药实源于食。

医史yīshǐ　医家传记著作。10卷。明代李濂约纂于1513年。本书收辑春秋战国至明代68位医家传记。所据资料，系辑自史志、诸家文集。史志、文集不载之著名医家，则予补传。编辑严谨，所收医家，“皆方术醇正者”，而“绝无事实，如巫咸、巫彭之类”，则付缺如。对事迹“颇涉幻诞”者，亦黜之不录。现存明刻本。

医事启源yīshìqǐyuán　医史著作。1卷。日本代今村亮撰于1862年。主要介绍各种医学发明的起源历史。当时正是西洋医学传入日本的盛行时代，作者为了尊崇和提倡汉医而编写此书。书中特别提出西医的某些先进方法是导源于中国古代医学，其中包括解剖、化学制药（剂、制）、麻醉（蒙汗）、导尿、灌肠（唧筒）引痘、刺络、酒剂等共二十事。提供了不少较重要的史料。但作者过于笃信中国古代医籍，也有一定的泥古、保守色彩。1949年后有排印本。

医事说约yīshìshuōyuē　方书。1卷。日本香川秀庵撰。成书于1744年。此书汇辑作者自用医方300余首。分伤风寒、瘟疫、中寒、中暑等60余门。多属仲景方及自撰方。卷首“家方四剂”：顺气剂、解毒剂、排毒剂、润凉剂，各著剂量、用法、主治。卷末附丸散方、经验方37首。现存1808年巾箱本。

医事问答yīshìwèndá　医论著作。1卷。日本今村了庵撰于1865年。本书是有关汉医与西洋医学学术观点评价的医论著作。书中采用问答体裁，其观点有其局限性、片面性，如作者视中国秦、汉以前的医学如“法律之不可犯”，而认为西医只可用于外治，不能施于内治等。

医书大全yīshūdàquán　医方著作。即《名方类证医书大全》，见该条。

医书纂要yīshūzuǎnyào　综合性医著。即《丹溪先生医书纂要》，见该条。

医述yīshù　丛书。16卷。清代程文囿辑。刊于1826年。本书取“述而不作”之义命名。内容系作者将平素摘录医书的札记分类汇编而成。除引原文外，并附记出处，但不加任何按语。卷一至卷二《医学溯源》；卷三《伤寒提钩》；卷四《伤寒析疑》；卷五至卷十二《杂证汇参》；卷十三《女科原旨》；卷十四《幼科集要》；卷十五《痘疹精华》；卷十六《方药备考》。书中引录资料较多，条理清晰，是一部切于实用的参考书。

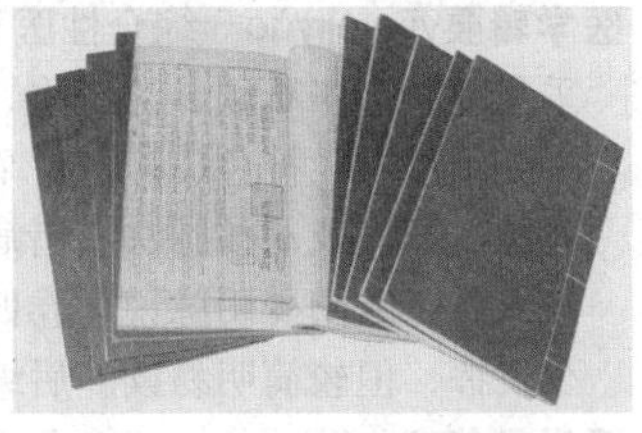
医说

医说yīshuō 综合性医书。10卷。宋代张杲撰。刊于1224年。本书广泛集录南宋以前的各种文史著作中有关医学典故、传说等史料，分为历代医家、医书、本草、针灸、诊法以及多种病证、养生、修养调摄等共49类。各类史料注明出处。内容丰富，采摭颇广，但也或有芜杂之弊。

医说续编yīshuōxùbiān 综合性医书。又名《医说会编》，十八卷。明代周恭撰于弘治六年（1493）。隆庆三年（1569）由曹灼刊刻行世。归有光《序》称此书为50卷，可能是周恭当初拟成书50卷，但最终成书为18卷。此书以承张杲《医说》并补充《医说》未及者为宗旨。其中论医书23条，针灸19条，脉法15条，医法37条，用药38条，药戒21条，养生调摄和食忌80余条，医之能否者14条，诸病治法近千条，诸方260余条。所录内容均注明出处，方便查核。与《医说》相较，此书不重广采逸闻奇事，而以搜罗医书精要，特别是以记录诊疗规范、名家医案、常用药方，备治病之需为特色。今存明隆庆三年曹灼刻本、台湾商务印书馆2013年版《子海珍本编》影印明隆庆三年曹灼刻本。

医谈录旧yītánlùjiù 医话著作。参见“景景医话”条。

医统正脉yītǒngzhèngmài 丛书。见“古今医统正脉全书”条。

医悟yīwù 综合性医书。12卷。清代马冠群撰于1893年。本书荟辑《内经》及历代医书结合个人经验整理而成。内容分述望、闻、问、切四诊，杂病、伤寒、妇科、外科病证治，集方等类。作者对所引古典医籍的有关论述有所改正。于外科证治杂方中，颇多家传方及自制验方。

医暇卮言yīxiázhīyán 杂论著作。2卷。清代程林撰。刊于1677年，此书杂录各有关医药典故。在杂谈自然、物理现象及释医中，也掺杂了一些糟粕性内容。现有《中国医学大成》本。

医痫丸yīxiánwán 即五痫丸，见该条。

医效郎yīxiàoláng 元代医官职称。隶属于医学提举司，系太医官职中之一种，官阶正八品。

医效秘传yīxiàomìchuán 综合性医著。3卷。原题清代叶桂述，吴金寿校。本书或有认为是托名的著作。刊于1831年。前2卷辨析伤寒及伤寒诸证为主，兼论多种温病，并补入《温热论》；卷三列述阴阳升降之理，切脉审证之要；书末附方80首。全书论述较简明，亦颇实用。本书曾附刊于《三家医案合刻》中，1949年后有单行排印本。

医心方yīxīnfāng 综合性医著。30卷。日本丹波康赖撰于982年。本书辑录整理了我国唐代以前多种医书而成。内容包括医学理论及各科临床。卷一治病大体及服药法、合药法等；卷二针灸孔穴；卷三至卷十四内科杂病及六淫、时行诸病；卷十五至卷十七痈疽、疔肿等外科病证；卷十八汤、火、金、木及虫兽所伤；卷十九至卷二十服石；卷二十一至卷二十三妇产病；卷二十四占候；卷二十五小儿病；卷二十六延年、断谷诸术；卷二十七养生导引；卷二十八房内；卷二十九饮食禁忌；卷三十食疗本草（150余种）。书中每条文字均记明出处，间附丹波氏按语。全书征引资料比较丰富，是研究唐代以前我国医学文献的重要著作。但书中也杂有一些糟粕内容。1949年后有影印本。

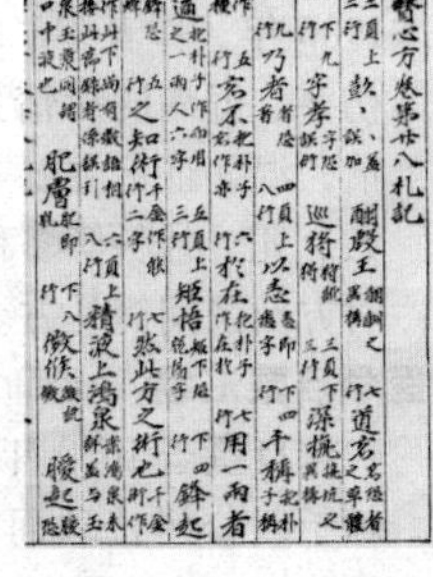
医心方

医学白话yīxuébáihuà 综合性医著。4卷。清代洪寿曼编于1907年。本书内容采自前人医著，用白话的形式予以阐述。为初学入门读物。卷一脏腑功能、四诊、治法；卷二至卷四内伤，外感，妇、儿多科病证，附录杂病简验方。全书文字浅近，吸取了西洋医学、解剖学的知识，对脏腑部位功能采用图表中外对照介绍。

医学便览yīxuébiànlǎn ❶丛书。清代栗山痴叟辑。刊于1868年。共7种。内容为《伤寒读本》《金匮读本》《医学三字经》《十二经脉歌》《指南摘要》《医学实在易》《本草求真》。❷综合性医著。6卷。清代刘福庆撰。

医学辨证yīxuébiànzhèng 综合性医著。4卷。清代张学醇撰。刊于1896年。作者认为“确有所见，虽经文可易也”。全书阐发己见，提出与前人不同的见解，以辨析纠正医籍中的沿误，故题名《医学辨证》。内容有医论、本草选释、按症列方等项。

医学博士yīxuébóshì ❶唐代为地方设置的卫生官员，又称医药博士。掌疗民疾，时设时废，官阶从八品上以下，以州之大小分数级。大、中、下都督府，上、中、下州等，分别设有博士、助教或学生等几人或二三十人。掌管各辖区之医疗、巡疗和推广本草、药方等普及工作。❷现代最高医学学位名称。

医学初阶yīxuéchūjiē 丛书。清代严岳莲辑。刊于1908年。包括《本经逢原》《伤寒论浅注方论合编》《金匮要略浅注方论合编》《温病条辨》4种。

医学刍言yīxuéchúyán 综合性医著。见“医门要诀”条。

医学传灯yīxuéchuándēng 综合性医著。2卷。清代陈德求撰。刊于1700年。本书论述33种常见内科杂病的证治，书中融会古人学术经验，结合作者个人临床心得，有论有方，可资参考。现有《珍本医书集成》本。

医学传心录yīxuéchuánxīnlù 综合性医著。不分卷，清代道光年间作品，原封面题有“上海刘一仁”5字，或谓此书可能出于刘氏手笔。全书内容包括学医的方法、诊脉、用药，某些常用方剂的加减法，并简要地分析多种内科杂病和一些妇产科病证的病因及证治，是一部学医的门径书。原系抄本，1958年由河北人民出版社出版校订本。

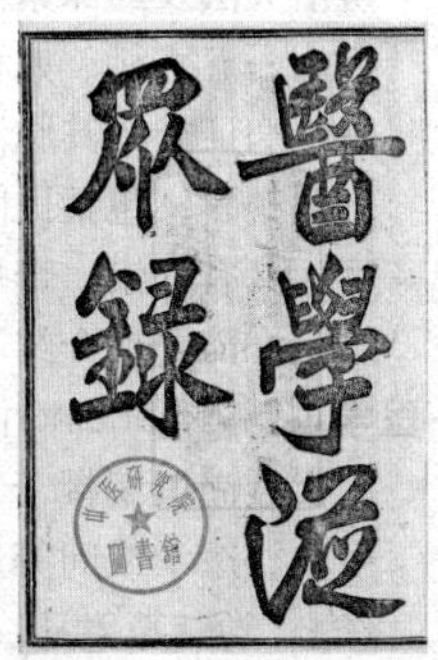

医学从众录

医学从众录yīxuécóngzhònglù 综合性医著。8卷。清代陈念祖编撰（初撰时曾托名叶桂，后收回用其本名）。刊于1820年。作者的临床医学宗法张仲景，兼采后世诸家。编撰此书是“就世俗之共奉者，采其名言，录其方治”而成，故以“从众录”为书名。本书以内科杂病证治为主，兼及妇科。每类以病种列为纲目，先概述病原、病理及诊治要旨；次为脉诊；后列方药。作者结合个人临床经验加以阐述，较切于临床实用。1949年后有排印本。

医学粹精yīxuécuìjīng 丛书。又名《医家秘奥》。清代陈嘉璴辑。刊于1749年。包括《脉法解》《慎斋三书》《查了吾正阳篇选录》《慎柔五书》《陈氏笔谈》共5种。

医学答问yīxuédáwèn　医论著作。4卷。清代梁玉瑜传，陶保廉录。以陶问梁答形式讲述医理，共54条。内容有望闻问切及各种脉象之区别；虚损证治，尤详于吐血、衄血病源及其辨证施治；喉科证治、真假绝证之鉴别及十二经温凉补泻药物；多种食物对人体之损益。书中节录古方180余首。现存清刻本。

医学大全yīxuédàquán　藏医学著作。（藏名《门吉钦本》）。汉族医僧马哈德哇和藏族翻译家达玛郭卡合作编译。成书于7世纪中叶。全书内容主要以文成公主入藏时带去的论述404种病的医方百种，诊断法5种，医疗器械6种，医学论著4种等为基础，系统介绍了中医的人体生理、病因、病理、诊断、治疗和药物学内容，结合藏医学实际情况，略作取舍，而有所发展。此书是有史记载最早的藏医著作，后佚。

医学读书记yīxuédúshūjì　综合性医著。3卷，续记1卷。清代尤怡撰于1729年。本书为读书证治心得杂记，每条标明分题，征引古代文献中有关内容，作扼要的辨析，或予以评述和考证。书中附述医案引条。现有《中国医学大成》本。

医学读书志yīxuédúshūzhì　中医书目著作。2卷。清代曹禾撰于1851年。以历代名医为纲，著录医书487部。著者则简述生平事迹，医书则考证源流，提要钩玄。有《双梧书屋医书》本。1949年后有排印本。

医学发明yīxuéfāmíng　内科著作。1卷。金代李杲撰（一本误作元代朱震亨撰），撰年不详。书中包括：膈咽不通并四时换气用药法、本草十剂、中风同从高坠下、呕咳气喘、饮食劳倦论、四时用药加减法等20余篇有关内科杂病及用药法则的论文，结合辨证治疗进一步阐发了作者所倡导的“脾胃论”思想。现有《济生拔萃》及《医统正脉》本。

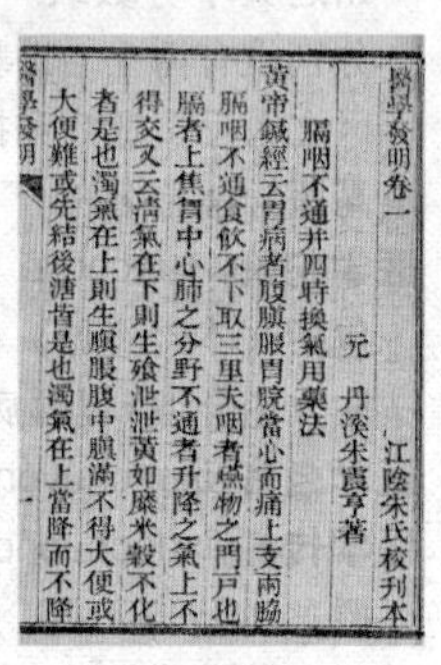

醫學發明卷一　　　　江陰朱氏校刊本

元　丹溪朱震亨著

膈咽不通并四時換氣用藥法

黄帝鍼經云胃病者腹䐜脹胃脘當心而痛上支兩脇膈咽不通食飲不下取三里夫咽者嚥物之門戶也膈者上焦胃中心肺之分野不通者升降之氣上不得交又云清氣在下則生飧泄泄黄如糜米穀不化者是也濁氣在上則生䐜脹腹中䐜滿不得大便或大便難或先結後溏皆是也濁氣在上當降而不降

醫學發明

医学发明

医学广笔记yīxuéguǎngbǐjì　综合性医著。见“先醒斋医学广笔记”条。

医学汇海yīxuéhuìhǎi　综合性医著。36卷。清代孙德润辑撰。刊于1826年。全书以多科疾病诊治为主要内容，摘录历代医书，分门别类整理而成。卷一至卷二医学总论，辨治大法及药味繁简等。卷三至卷三十五列述伤寒、内科杂病、五官科、妇科、儿科、外科瘟疫等多科病证证治，每一病证介绍其脉法、总纲，病状诊断及治疗方剂；所列方剂颇多，包括民间简易治法、外治法、食疗法，并附治案；又有邪祟、奇病二类，颇多怪诞内容。卷三十六脉法综宗。简要地介绍了多种脉法。

医学汇函yīxuéhuìhán　综合性医著。13卷，并卷首1卷。明代聂尚恒编撰于1616年。卷首包括历代医家传略、导引法、医学或问等论述；卷一《王叔和脉诀》；卷二《难经》；卷三至卷十一临证各科，分列病证、病理、治法、方剂，间附聂氏治案；卷十二至卷十三本草，内有总论，并按病证分类论述诸药。

医学集成yīxuéjíchéng　综合性医著。4卷。清代刘仕廉纂辑。成书于1873年。全书采集诸家学说整理而成。卷一医学总论，论述阴阳、脏腑、诊法等；卷二至卷三介绍伤寒、温疫、内科杂病、妇产、小儿及痉症；卷四医案、十四经脉图及经穴歌、程钟龄医门八法等。

医学辑要yīxuéjíyào　综合性医著。4卷。清代吴烊编。本书采集并融会张石顽、沈云将、程国彭等诸家学说编成。卷一介绍形质、神色、声气、看证诀等；卷二列述诊脉诀、死脉、妇人及幼孩脉法、诸病宜忌脉；卷三经脉心传、奇经八脉、趺阳少阴脉说；卷四为方剂、治疗八法。内容虽少发挥，但较简明易读。后编入《三三医书》。

医学见能yīxuéjiànnéng　综合性医著。4卷。清代唐宗海撰于1873年。本书为医学普及读物，作者希望使读者“一见而能”，故名。卷首诊治，其余各卷为内、妇、儿、外各科病证证治及救急各方。内容以病痛部位分门，便于不知医者查阅。书中并用歌诀的形式提示概括，易于习诵。全书论述简明，切于实用。

医学近编yīxuéjìnbiān　综合性医著。20卷。清代陈治撰。约成书于1697年左右。本书为《证治大还》之一种，内容主要介绍以内科杂病为主的病证及治疗（包括中风、类中风、类伤寒等90种），每种引录各家学说，参以个人见解，予以介绍。书中并对属于瘟疫的“瘴疠”病，阐述了作者的独特见解。

医学精要yīxuéjīngyào　儿科著作。8卷。清代黄岩撰。约成书于1800年。卷一至卷五首论儿科用药、诊法及灯火焠法，其次分述儿科的多种杂病；卷六至卷八专论痘科及麻科，其中除作者本人的见解和医案外，还摘录了历代文献中的一些资料。

医学举要yīxuéjǔyào　综合性医著。又名《注礼堂医学举要》。4卷。清代戴绪安辑于1886年。卷一脉学；卷二五运六气；卷三汤头歌；卷四校补药性。其中以脉学叙述较详，运气主病和用药颇多机械推算。

医学课儿策yīxuékè’ércè　医论著作。即《医学问对》，见该条。

医学六要yīxuéliùyào　丛书。19卷。明代张三锡纂。成书于1585年。作者认为医学要旨有六个方面，即诊法、经络、病机、药性、治法、运气。遂采辑《内经》《难经》《伤寒论》《金匮要略》及历代医著有关内容分别予以汇编，内容有四诊法1卷，经络考1卷、病机部2卷、本草选6卷、治法汇8卷、运气略1卷。《四库全书总目》谓其“杂录旧文，无所折衷”。

医学妙谛yīxuémiàodì　综合性医著。3卷。清代何书田撰，撰年不详。何氏擅治内科杂证，本书论述中风、伤风、中寒、暑病等共56种病症（包括耳、鼻、口、齿病）的病因、证治，能融会诸家学说，着重介绍个人临床心得。书中自拟经验方颇多，并将一些病证的病因、治法编为歌诀，便于读者学习。后编入《三三医书》。

医学篇yīxuépiān　综合性医著。2卷。清代曾懿撰。刊于1906年。作者鉴于时医对伤寒、温病误治甚多，故着重将伤寒、温病的病情及治法予以明辨。卷一伤寒、温病证治，温病证治主要参考《温病条辨》；卷二为内科杂病、妇、儿、外科等多种病证治法，并集有作者验方、古方、时方及民间简易方。本书收入《古欢室医书三种》。

医学启蒙汇编yīxuéqǐménghuìbiān　综合性医著。6卷。清代翟良撰于1659年。作者摘录《内经》以及历代医学文献予以分门整理而成。卷一医学要领大纲，着重阐述医理；卷二病症歌括；卷三通用方药；卷四至卷五对症方；卷六本草。为学医入门读物。

医学启源yīxuéqǐyuán　综合性医著。3卷。金代张元素约撰于12世纪后期。本书以《内经》理论为本，旁参各家学说说介绍手足阴阳、脏腑脉证、运气、主病、用药等多方面内容，并对某些治法，多种病证和本草药性进行了广泛的论述。析证简要，选方不泥于古，分析药物的归经、效能比较清楚。1978 年人民卫生出版社出版点校本。

医学切要yīxuéqièyào 综合性医著。1 卷。《医学切要全集》的一种。清代王锡撰于 1847 年。本书以歌诀形式为主，内有经络脉诀、药性弹词、看病歌诀、汤头诸歌。并辑录张介宾的“新方八略”，程国彭的“医门八法”。为中医入门读物。

医学切要全集yīxuéqièyàoquánjí 丛书。6 卷。清代王锡鑫等撰。刊于 1847 年。多为医学门径书。共六种：包括王氏所撰《医学切要》《眼科切要》《痘科切要》《外科切要》《奇方纂要》及清代黄为良撰《医学一统》。

医学求是yīxuéqiúshì 医论著作。二集，3 卷。清代吴东旸撰于 1879 年。本书辑录内、儿科等病证论治 30 条篇，对伏暑、血证、咳嗽等杂病和时证等论述较详。书中反复论述滋阴补药误治的情况，并指出了拘泥于运气学说以推算属何病、用何药之弊。

医学权舆yīxuéquányú 综合性医著。3 集。明代胡文焕节抄。成书于万历二十年（1592）。第 1 集论述中风、伤寒、内伤、伤食等杂证，及部分五官科病证近 50 种。并列各证之所用方 160 余首。第 2、3 集分录《雷公炮炙论》及缪存济的《识病捷法》。本书现收入《寿养丛书》中，存清道光年间刻本。

医学入门yīxuérùmén 综合性医书。明代李梴编撰。刊于 1575 年。本书以《医经小学》为蓝本，参考诸家学说分类编纂而成。内容包括医学略论、医家传略、经穴图说、经络、脏腑、诊法、针灸、本草、外感病、内伤病、内科杂病、妇人病、小儿病、外科病、各科用药及急救方等。正文为歌赋，加注文以补充说明。书中除引录各家学说外，并附己见，是一部较有影响的医学门径书。

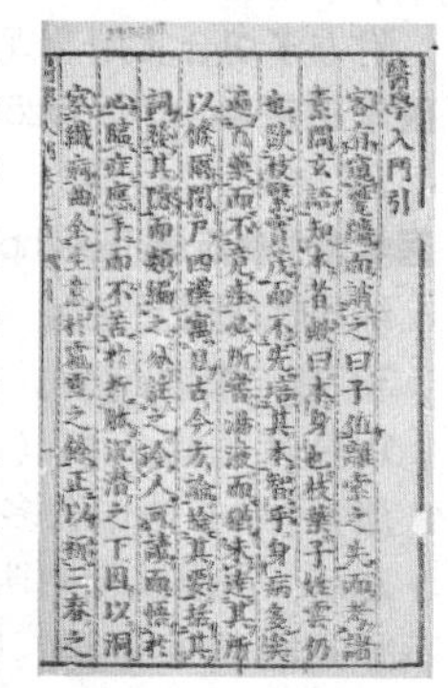

医学入门

医学入门良方yīxuérùménliángfāng 方书。见“万氏济世良方”条。

医学入门万病衡要yīxuérùménwànbìnghéngyào 综合性医书。六卷。清代洪正立撰。又名《洪参岐医衡》《医衡》。书内载温病、伤寒、内伤杂病、五官、妇产等 60 余种常见病证，书末附医论二篇。每种病证下先述医理，后记方药，并多以“谨按”方式述用药体会。全书内容主要源于《苍生司命》《医学正传》《伤寒六书》，且与《方症会要》多有类似之处。现存清顺治刊本、影印清顺治刊本、日本延宝五年刊本、日本天和三年刊本、影印日本延宝五年刊本、点校整理本。

医学三书yīxuésānshū 见“雷氏慎修堂医书三种”条。

医学三言yīxuésānyán 见“孙氏医学丛书”条。

医学三字经yīxuésānzìjīng 综合性医著。4 卷。清代陈念祖撰于 1840 年。全书以三言歌诀写成，附以注释。卷一至卷二医学源流及内科、妇科、儿科常见病的症状、诊断和治疗；卷三至卷四记述临床常用诸方，分析其疗效、方剂配伍；此外，并附录脏腑说及四诊运用。全书通俗易懂，便于记忆。为医学门径书中流传较广的一种。

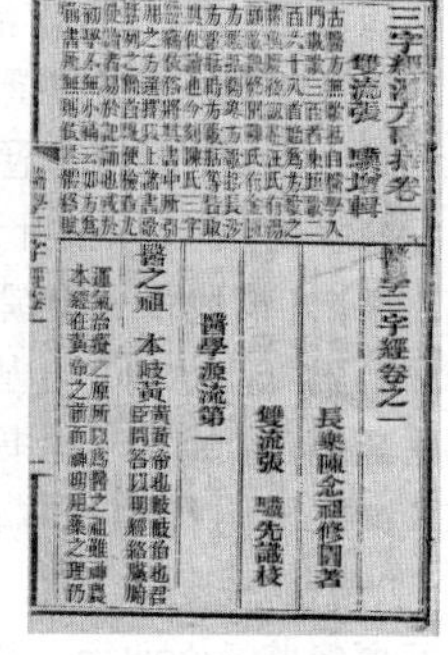

医学三字经

医学实在易yīxuéshízàiyì 综合性医著。8 卷。清代陈念祖撰于 1808 年。全书简述中医的理法方药等内容，包括对脏腑、经络、四诊、运气的说明；按表里、寒热、虚实证予以分类的多种疾病证治及诸证的对症方药。文字浅近易懂，并附歌诀，易于记诵。1949 年后有排印本。

医学说约yīxuéshuōyuē 综合性医著。1 卷。秋田散人撰，撰年不详。本书以论述杂症为主。首列提纲，次分风、寒、暑、湿、燥、火、脾胃、气、血、痰、虚、妇人共十二门，扼要地叙述多种常见病证的病因、症脉及治疗大法，不介绍具体治疗方剂，后编入《三三医书》。

医学溯源yīxuésùyuán 综合性医著。2 卷。清代程杏轩辑。刊于 1826 年。本书系《医述》第 1、2 卷，为资料性读物。程氏辑《内经》及历代医学文献，史书等材料，从探究源流的角度，对医史人物、古典医籍、阴阳生克、脏腑经络、四诊八纲等方面作了整理。条理清晰，内容简明；注明出处，便于参考。

医学提举司yīxuétíjǔsī 元代医药机构名。其职责为：掌管医学教育，考核并选拔医生，校勘名医撰写的文章以及检查鉴定药材等。设提举和副提举，主管该机构。

医学提举司副提举yīxuétíjǔsīfùtíjǔ 元代医官职称。医学提举司主管官员之一，始设于 1288 年（至元二十五年），官阶从六品。

医学提举司提举yīxuétíjǔsītíjǔ 元代医官职称。系医学提举司之主要官员，只设 1 人，始设于 1272 年（至元九年），官阶从五品。

医学统旨yīxuétǒngzhǐ 综合性医著。明代叶文龄撰。刊于 1534 年。卷一论脉；卷二至卷四分述以内科杂病为主的多种病证的证治，兼述妇人、小儿、疮疡、耳、鼻、喉、口齿病证等；卷五至卷七为治疗方剂；卷八介绍用药、药性及常用中药。据作者自序称：“是书也，爰辑旧闻，参之新得，俾异同归一，繁简合中。”书中选方颇多。

医学问对yīxuéwènduì 医论著作。又名《医学课儿策》。清代高鼎汾撰于 1843 年。全书采用问答体裁，每一问答论一病证。共 15 题。包括临床常见的温热、湿温、燥病、痢疾、中风、虚劳、妇科等疾病，先假设若干疑问，从而运用辨证论治的准则，结合作者的经验心得，对病原、诊断、治疗处方均有明确细致的分析。特别在疑似类同处，如温、湿二症，痉、痪、痫、厥四症等反复辨析，揭示其辨证要点与治疗上的不同。论述能抓住证治要点。是一本较好的参考读物。

医学五则yīxuéwǔzé 丛书。清代廖云溪辑。共 5 种医书。刊于 1844 年。本书博采历代医书增删而成，便于初学者习诵。包括：《医门初步》，系胡公谈《医方捷径珍珠囊》的摘要；《药性简要》，是将《本草备要》注释药性部分编成歌括；《汤头歌括》；《切总伤寒》；《增补脉诀》系在《脉诀》的基础上增补而成。

医学心悟yīxuéxīnwù 综合性医著。5 卷，清代程国彭撰于 1732 年。卷一总述四诊八纲及汗、吐、下、和、温、清、补、消八法的理论、

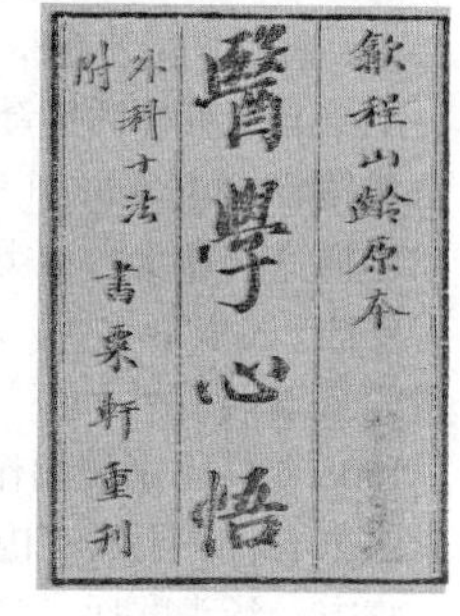

医学心悟

法则及其在临床上的运用；卷二阐述《伤寒论》的理论和证治；卷三至卷五分述内、外、妇产、五官等科主要病证的辨证论治，每证分别记述病原、病状、诊断和治法。全书分类清楚，论述简要，选方切于实用，并有个人自拟经验效方，在临床医学门径书中很有影响。1949年后有影印本。

医学要则yīxuéyàozé　综合性医著。4卷。清代沈懋言纂。成书于1743年。全书选辑《内经》及秦汉以后一些医家的有关论述加以注释。共24题，称为“二十四则”。分论《内经》医理、本草药性、脉经经络及杂病治法等，为医学门径书的一种。但内容重点不够突出，编排也较零乱。

医学一统yīxuéyītǒng　医论著作。清代黄为良编，王锡鑫校订。成书于清道光二十七年（1847），不分卷。主要论述阴阳五行、脏腑经脉、病因病机等，并详细阐发七表、八里、九道等脉象的特征及主病。被收入丛书《医学切要全集》，见该条。

医学易通yīxuéyìtōng　综合性医著。8卷。清代陈念祖等原撰，潘蔚增辑。本书选辑陈念祖《医学实在易》、黄元御《四圣心源》及《医宗金鉴》中的医论、医方而成。卷一四诊易知；卷二至卷八以表证、里证、寒证、热证、虚证、实证及幼科分类，记述各种病证证治，内容浅近简明。各证附有歌括，便于记诵。1923年由上海中华新教育社编辑出版。

医学原理yīxuéyuánlǐ　综合性医著。❶明代汪机撰，吴勉学校。13卷。撰年不详。前2卷为十二经脉、奇经八脉图论；后11卷为各科临床，包括六淫、气血、内伤诸病、内科杂症、瘟疫、五官、口腔、外科、妇产、小儿及痘疹等病证。作者自序称：“所论病机药性，悉本《内经》《本草》；治方脉法，皆据名医格言。”其中每门病证的治疗均有“丹溪活套”，选方颇广。❷明代江时途撰。30卷。书未见。

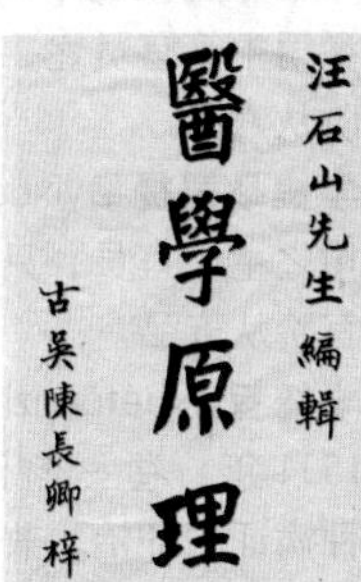

医学原理

医学源流yīxuéyuánliú　医史著作。一卷。明代熊均（字宗立、道轩，号勿听子）撰。刊于1450年。该书在唐代甘伯宗《历代名医》及宋代许慎斋续甘氏《历代名医》之作《历代名医探源报本之图》基础上详加校订补充而成。书中以时代先后为序，列出上自三皇五帝、下迄元代医家141人，有些医家列姓名及传文，有些医家传文之后附有“名医图赞”或“列仙传赞”四字韵语，有些医家有名无传。该书附于《名方类证医书大全》末。

医学韵编yīxuéyùnbiān　医史参考读物。2卷。杨蔚编。刊于1922年。本书按古音韵顺序，收集有关医学源流和史料，编成四言歌诀，其下注明出处，但内容比较繁芜零乱，并杂有神话传奇诸说。

医学摘粹yīxuézhāicuì　丛书。清代庆恕撰。刊于1897年。包括《伤寒十六证类方》《伤寒证辨》《四诊要诀》《杂证要法》《本草类要》5种。

医学摘瑜yīxuézhāiyú　综合性医著。2卷。清代韩永璋撰于1906年。本书摘编作者临证医案、师授家传治验及研究古医书心得。上卷有内、妇、儿科数十条医案；下卷医论、集方、汤头歌括。对伤寒病证的辨析，以及伤寒、温病治疗要领，有简要的论述。

医学折衷yīxuézhézhōng　综合性医著。见“玉机微义”条。

医学真传yīxuézhēnchuán　综合性医著。清代高士宗撰述。1699年由高氏弟子据其讲稿记录整理而成。全书共43篇，阐述病因、病理、诊治要则、用药及辨药大略。作者善于辨别疑似之证，力究疾病原委，治病反对拘泥成方，论述简要切实。后收入《医林指月》。

医学正传yīxuézhèngchuán　综合性医著。8卷。明代虞抟撰于1515年。此书前列“医学或问”51条，系虞氏对医学上的一些问题进行辨析，以申明前人“言不尽意之义”（见凡例）。次分述临床各科常见病证，以证分门，每门先论证，次脉法，次方治。所述诸证，总论则以《内经》要旨为提纲，证治以朱丹溪学术经验为本。脉法采摭《脉经》，伤寒、内伤、小儿病分别宗法张仲景、李杲和钱乙。作者广泛参考诸家学说，结合家传和个人学术经验予以论述。虞氏对咒禁，巫术，以运气推算病期、病证和治法等均持批判态度。1949年后有排印本。

医学正印种子篇yīxuézhèngyìnzhǒngzǐpiān　综合性医著。又名《妙一斋医学正印种子篇》。2卷。明代岳甫嘉撰，刊于1635年。分男科、女科两卷，论述男子不育、女子不孕证治。主张男子宜葆合先天之精，以寡欲、节劳、惩怒、戒醉、慎味为求嗣之道。反对于小产、不育专责女子。所载种子33方，多从心肾论治。于女子不孕，则谓求子之法，莫先调经。集调经、固胎、护产诸论于一帙，附方多切合实用。现存清刻本。1949年后有排印本。

医学正宗yīxuézhèngzōng　综合性医著。见“方氏脉症正宗”条。

医学衷中参西录yīxuézhōngzhōngcānxīlù　综合性医著。又名《衷中参西录》。30卷。张锡纯著。初刊于1918—1934年，共7期（相当于7个分册）。本书是作者多年学术经验的总结。书中结合中西医学理论和医疗实践阐发医理，颇多独到的见解；并制定了若干有效方剂，对临床有一定的参考价值。修订本的内容分为医方、药物、医论、医话和医案五部分，删去了某些重复和有明显错误的内容。书名“衷中参西”，意在初步尝试沟通中、西医学。但限于历史条件，也有不少片面或牵强之处。1949年后有排印本。

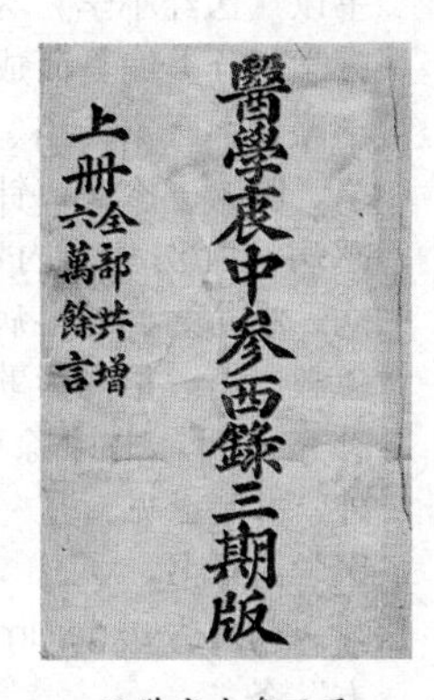

医学衷中参西录

医药博士yīyàobóshì　即医学博士。详该条。

医药丛书yīyàocóngshū　丛书。裘庆元辑。刊于1916年。四集，11种。包括《研经言》（清代莫枚士撰）、《周氏易简方集验方》（清代周璟辑）、《周氏集验方续编》（清代周璟撰）、《罗谦甫治验案》、《吴鞠通先生医案》、《惜分阴轩医案》（周镇撰）、《人参考》（清代唐秉钧撰）、《知医必辨》（清代李冠仙撰）、《市隐庐医学杂著》（清代王德森撰）、《徐批叶天士晚年方案真本》及《白喉证治通考》（清代张采田撰）。

医药辑览yīyàojílǎn　丛书。见“医要集览”条。

医药镜yīyàojìng　丛书。刊于1641年。系明代王肯堂《医镜》与明代蒋仪《药镜》二书之合刊本。参见“医镜”“药镜”条。

医要集览yīyàojílǎn　丛书。共6种，《脉赋、脉诀、真刘三点脉诀》（原题晋代王叔和等撰）、《用药歌诀》（不著撰人)、《药性赋珍珠囊》《伤寒活人指掌提纲》(元代吴恕撰)、《诸病论》(不著撰人)、《难经》。

医医病书yīyībìngshū 医论著作。2卷。清代吴鞠通撰于1798年。本书针对当时医界时弊而作。着眼于医治医生诊治中的弊病，故题名《医医病书》。书中辨析多属内科杂证，议论诊治，语多中肯。如诊病以现症为主，不必拘执古方，对药物不可有丝毫成见，宜针对病情而用药。原书76条，不分类。经曹炳章增补为81条，名为《增订医医病书》，并加按语。

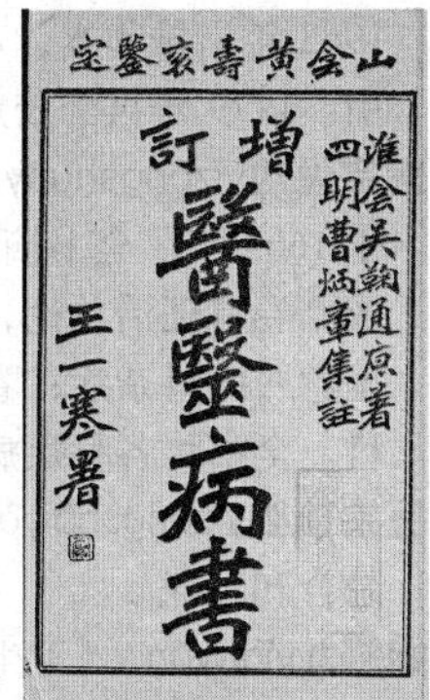
山会黄寿衮鉴定
增訂
醫醫病書
淮陰吳鞠通原著
四明曹炳章集註
王一寒署

医医病书

医医琐言yīyīsuǒyán 医话著作。2卷。后附《续医医琐言》。清代徐延祚撰。刊于1897年。本书以《内经》《本经》、仲景著述为本，结合个人临证心得撰成此书。上卷列元气、脏腑、针灸、伤寒六经、运气、痘疹等35论；下卷为杂著，或阐发《史记》《吕氏春秋》等名著中之医言，或阐论营卫、诊法、治法等内容。《续医医琐言》列虚实、脉候、伤寒、中风、时尚阴虚说等20论。议论多能切中时弊。收入《铁如意轩医书四种》，现存初刻本。

医医小草yīyīxiǎocǎo 医论著作。清代宝辉撰于1901年。作者指出寒、温、疫三病的治法，金、元诸家均有所偏，遂总括有关重点问题18条予以辨析。文字简要，所附《游艺志略》为作者与其师友的医理问答。此书收入《珍本医书集成》中。

医医医yīyīyī 医论著作。3卷。清代孟今氏撰于1902年。本书旨在阐述医治医界弊病的医法，故题名为《医医医》。作者分别指出历代统治者不重视医药，有些患者骄奢淫逸，重财轻命，有的医生不学无术，误人性命的时弊，颇多精辟的见解。现有《三三医书》本。

医易通说yīyìtōngshuō 医论著作。2卷。清代唐宗海撰于1892年。此书将《易》学中有合于医理者予以引申发挥而为医学探源。上卷演先天八卦，将太极生两仪而有阴阳，以阐述中医阴阳学说，且将世界五方配之以应黄、赤、白、黑诸人种。下卷演后天八卦以配人身五脏五体，并附仲景六经之说，更演重卦64以阐造化参杂、万物错综之理。皆以《易》言医，阐明医、《易》汇通之理。书中或有以《易》说附会现代科学之论。现存1909年排印本。

医易同源yīyìtóngyuán 指医理与《易》理同源于事物的阴阳变化。《类经图翼·医易》："易者，易也，具阴阳动静之妙；医者，意也，合阴阳消长之机……故曰天人一理者，一此阴阳也；医易同源者，同此变化也。"易学阐述事物阴阳动静变化的道理，中医学研究、阐明人体阴阳盛衰消长的机制，两者在认识论和方法论上有共通之处，所以"易具医之理，医得易之用"，两者同源于对事物阴阳变化的认识，故称"医易同源"。

医愈郎yīyùláng 元代医官职称。隶属于官医提举司，系太医官职中之一种，官阶从八品。

医原yīyuán 医论著作。3卷。清代石寿棠撰。刊于1861年。共有医论20篇，探求疾病之本原及治本之法。内容包括脏腑气血营卫功能，证治大要、伤寒、内、妇、儿各科证治。现有《中国医学大成》本。

医苑yīyuàn 丛书。汇订于清光绪初，汇辑者不详。包括《玉函经》《注解胎产大通经》(梁代杨子健撰)、《秘传离娄经》(眼科著作。不著撰人)、《小儿痘疹经验良方》(清代魏君用编)、《医萃》(明代肖昂撰)、《医抄》(不著撰人。包括《玉籍方抄》《经验方抄》)、《胤嗣录》(明代刘述)、《轩辕黄帝补生后嗣论》(不著撰人)共8种。

医藏书目yīzàngshūmù 中医书目著作。明代殷仲春撰于1628—1644年。我国现存最早的专科医学目录。依释氏之说，分为无上、正法、法流、结集、旁通、散圣、玄通、理窟、机在、秘密、普醍、印证、诵法、声闻、化生、杨肘浸假、妙窍、慈保、指归、法真等20函，分类著录医书，凡499种。大体按医书内容性质分类，如无上函多为医经，正法函多为伤寒书，理窟函为脉诊书，生化函为妇产科书。然分类命名皆凭佛典，既属牵强费解，亦不免糅杂无序。1949年后有影印本。

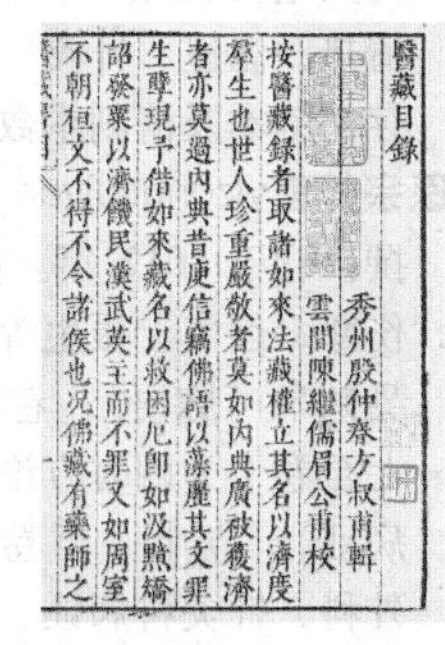
醫藏目錄
秀州殷仲春方叔甫輯
雲間陳繼儒眉公甫校
按醫藏錄者取諸如來法藏權立其名以濟度
羣生也世人珍重嚴敬者莫如內典廣被覆濟
者亦莫過內典昔庾信竊佛語以藻麗其文罪
生孽現予借如來藏名以救困尼即如汲黯矯
詔發粟以濟饑民漢武英主而不罪又如周室
不朝桓文不得不令諸侯也況佛藏有藥師之

医藏书目

医辙yīzhé 医论著作。日人石鹿中川撰于1830年。内分总论、性质、病毒、病因、诊察、治法、药能、方剂、分量制法、养生、解脏等篇。作者主张为医不袭旧说，颇多新论，如论人之"性质"，谓性有多胆、多血、多脾之别，质有强刚、软脆之异等。现存日本天保元年初刻本。

医旨绪余yīzhǐxùyú 医论著作。2卷。明代孙一奎撰于万历年间。本书汇集作者学医体会与见解，并择要节录部分《内经》原文编成。内容杂论脉象、诊法、病机、药性及医案等共60篇。其中有关咳、喘、哮等病证的鉴别诊断和治疗，对张仲景等医家及其著述的评价等，内容颇多可取。现有《赤水玄珠》本。

医中一得yīzhōngyīdé 温病著作。1卷。清代顾仪卿撰于1863年。此书为作者诊疗瘅疟、产后房劳与蓐劳之心得记录，附载与友人商榷瘅疟证之证治。谓瘅疟乃因暑热侵犯肺、胃、脾所致，临床上每见暑热夹湿之症，缠绵难愈。此书收入《三三医书》中。

医助教yīzhùjiào 太医署教师职称。负责协助医博士的教学活动。官阶从九品上。参见"太医署""医博士"条。

医宗备要yīzōngbèiyào 综合性医著。3卷。清代曾鼎撰。刊于1814年。作者认为"治病定证，务在诊脉为主"，故此书着重阐述脉学。上、中卷论切脉的重要性及切脉法，并阐发《濒湖脉学》《四言举要》脉学义理。下卷以问答形式论述伤寒五法大旨。本书为《曾氏医书四种》中之一种。

医宗必读yīzōngbìdú 综合性医著。10卷。明代李中梓撰于1637年。卷一医论及图说。医论共14篇，以介绍医学源流、指导学医门径为主；图说部分根据《内经》列述人体骨度部位及脏腑、生理等。卷二为新著四言脉诀、脉法心参及色诊3篇，提纲挈领地阐析中医的脉学、诊法。卷三至卷四本草徵要，系选录《本草纲目》部分药物的有关内

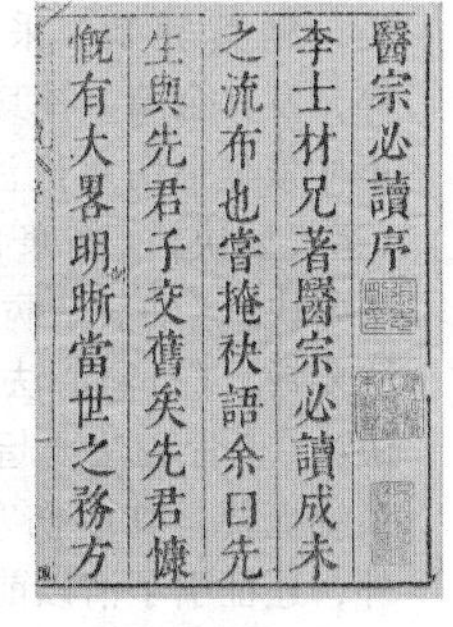
醫宗必讀序
李士材兄著醫宗必讀成未
之流布也嘗掩袂語余曰先
生與先君子交舊矣先君慷
慨有大畧明晰當世之務方

医宗必读

Y

容，旁采诸家学说、参以己见详予注释。卷五至卷十论述以内科杂病为主的33种病证的病机及治疗，并附医案。病机分析以《内经》理论为纲，选方大多切于实用，在中医门径书中卓有影响。1949年后有排印本。

医宗承启yīzōngchéngqǐ 伤寒著作。6卷。清吴人驹（灵）疏。成书于康熙四十一年（1702）。此书将《伤寒论》条文归纳为提纲、发表、渗利、涌吐、攻下、和解、救内、清热、温里、针灸、需待、会通、死证等类加以疏衍。现存初刻本及清刻本数种。

医宗粹言yīzōngcuìyán 综合性医著。14卷。明代罗周彦撰。刊于1612年。前列总论，分述阴阳、脏腑、病机、伤寒、运气、摄生等内容。卷一至卷二元气论；卷三补订吴鹤皋《脉语》；卷四药性论；卷五至卷六用药准绳；卷七至卷十为四时方论（以内科杂病为主，兼述五官、口齿病证），卷十一至卷十四为四科备录，分述妇人、小儿、外科、针灸科病证。刘氏所论多宗《内经》及张仲景、王叔和、刘河间、李东垣、朱丹溪、罗谦甫诸名家，选摘其精粹之言，故以《医宗粹言》为书名。

医宗撮精yīzōngcuōjīng 综合性医著。见“医宗撮精折肱漫录合刊”条。

医宗撮精折肱漫录合刊yīzōngcuōjīngzhégōngmànlùhékān 丛书。明代黄承昊辑。作者将自著《医宗撮精》（一名《医宗摘要》）、《折肱漫录》二书合辑，并加评注以阐发原意。《医宗撮精》系将薛己《内科摘要》及其所注《名医杂著》纂录编成。《折肱漫录》，详该条。

医宗会要yīzōnghuìyào 综合性医著。8卷。清代湛德芬辑。刊于1864年。本书辑历代医书摘要而成。卷一人身总论，讲述人体生理、脏腑、经络、病因、五运六气；卷二至卷五分述外因病症、内因病症、内科杂证，妇科，五官科及儿科疾病证治和脉法，卷六至卷七医论；卷八本草。选辑资料较冗杂。

医宗己任编yīzōngjǐrènbiān 丛书。8卷。清代杨乘六辑，王汝谦补注。谓“以天下为己任”，故题名“己任编”。全书辑评四种清代医著，即高鼓峰《四明心法》（又名《医家心法》）3卷，《四明医案》1卷；以及吕用晦《东庄医案》1卷，董废翁《西塘感症》3卷。高鼓峰等三位的学术渊源宗薛己、赵献可一派，本书评注有一定的参考价值，有助于领会原著精神。1949年后有排印本。

医宗金鉴yīzōngjīnjiàn 丛书。90卷，15种。是清乾隆年间由政府组织编写的大型医学丛书。吴谦等主编。刊于1742年。全书采辑自《内经》至清代诸家医书，“分门聚类，删其驳杂，采其精粹，发其余蕴，补其未备”（见卷首奏疏）。内容有：《订正仲景全书伤寒论注》《金匮要略注》《四诊心法要诀》《运气要诀》《伤寒心法要诀》《杂病心法要诀》《妇科心法要诀》《幼科杂病心法要诀》《痘诊心法要诀》《种痘心法要旨》《外科心法要诀》《眼科心法要诀》《刺灸心法要诀》《正骨心法要旨》。全书内容较为丰富完备，叙述较系统扼要。其中伤寒、金匮部分除对原文订正并予注释外，还征引了清以前伤寒各家的论述，各科心法要诀，以歌诀的体裁概括疾病诸证的辨证论治，切合实际，易学易用。本书刊行后深受读者的欢迎，流传颇广，成为学习中医的重要读物。1956年由人民卫生出版社出版影印本，1963年出排印本，对全书作了校勘，并改编目录，附加索引。1979年再予校点出版。

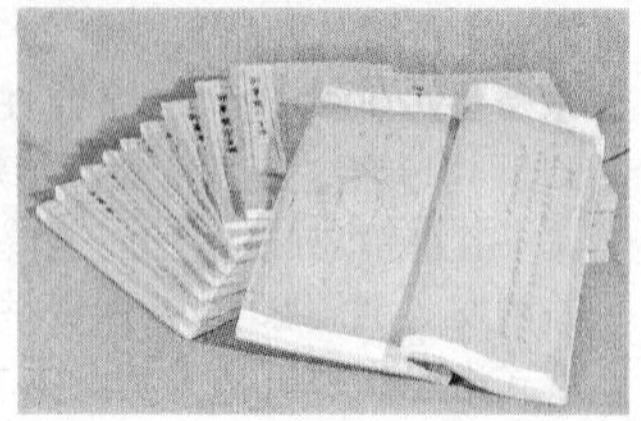

医宗金鉴

医宗说约yīzōngshuōyuē 综合性医著。6卷。清代蒋示吉撰于1663年。全书摘录《内经》及多家医书，分科整理而成。卷首证治总论，记述四诊、脉法、药性、治则；卷一至卷二内科杂症；卷三伤寒；卷四小儿科、妇科；卷五疡科。全书将各科疾病分症阐述，有论有方，流传颇广。

医宗摘要yīzōngzhāiyào 综合性医著。见“医宗撮精折肱漫录合刊”条。

蛜蝌丸yīqíwán 《卫生宝鉴》卷九方。蛜蝌（即全蝎，头尾全者）一只，乳香、没药各七钱五分，白附子、阿魏、桂心、白芷、当归、漏芦、芍药、威灵仙、地骨皮、牛膝、羌活、安息香、桃仁（同安息香研）各一两。蛜蝌、桃仁、白附子、阿魏、桂心、白芷、安息香、乳香、没药九味，同童便并酒二升炒热，入余药为细末，炼蜜为丸，弹子大，每服一丸，空腹温酒化下。治鹤膝风，及腰膝拘挛作痛，手足关节肿痛。

譩譆yīxī 经穴名。代号BL45。出《素问·骨空论》。别名五胠俞。属足太阳膀胱经。位于背部，第六胸椎棘突下旁开3寸处（《针灸甲乙经》）；一说“除脊各三寸取穴（《针灸资生经》）。布有第五、六胸神经后支的内侧皮支，深层为外侧支；并有肋间动、静脉后支通过。主治咳嗽、气喘、胸痛、疟疾、肩背痛等。斜刺0.3～0.5寸。艾炷灸3～7壮；或艾条灸5～15分钟。

夷则yízé 六律中的六阳律之一。详“六律”条。

饴糖yítáng 中药材。出《本草经集注》。又名麦芽糖。为米、大麦、小麦、粟或玉蜀黍等经发酵糖化制成的糖类。甘，温。入脾、胃、肺经。缓中，补虚，生津，润燥。治中气虚乏，腹痛喜按，肺虚燥咳，吐血，口渴，咽痛，便秘。冲服：30～60g。本品主含麦芽糖。

怡堂散记yítángsǎnjì 医话著作。2卷，续编1卷。清代许豫和撰于1785年。本书以医话体裁，随笔记录诊治和读书心得，分析古方，辨解药性，并节录一些医家有关论述。全书通俗易懂，对儿科疾病证治尤多阐发。

宜母果yímǔguǒ 中药材。见《岭南杂记》。为柠檬之别名，详该条。

宜男花yínánhuā 中药材。出《滇南本草》。为金针菜之别名，详该条。

宜男化育丹yínánhuàyùdān 《辨证录》卷十方。人参、山药、白术、芡实、熟地黄、薏苡仁各五钱，白芥子、半夏各三钱，肉桂二钱，诃子五分，益智仁一钱，肉豆蔻一枚，茯苓一两。水煎服。治男子体肥痰多，不能生子。

贻善堂四种须知yíshàntángsìzhǒngxūzhī 丛书。清代朱本中纂于1676年。收有《急救须知》《饮食须知》《修养须知》《格物须知》等4种。现存1689年刻本。

胰yí ❶指肾脂。《本草纲目》豕条：“肫，音夷，亦作胰。时珍曰：一名肾脂，生两肾中间，似脂非脂，似肉非肉，乃人物之命门三焦发原处也。肥则多，瘦则少，盖颐养赖之，故谓之颐。”❷位于腹腔后上部，横贴于腹后壁的消化腺，并兼有调节血糖代谢的内分泌功能。

胰癌yíái 病名。即以脘腹痛，纳呆，消瘦，黄疸等为主要表现，发生于胰的癌病类疾病。

胰俞yíshù 经外奇穴名。见《针灸学》（上海中医学院

1974 年版）。即胃管下俞。见该条。

胰子汤yí · zitāng 《医宗说约》卷五方。黄连、胡黄连、川芎、牛膝、当归各一钱五分，防风、金银花、薏苡仁、木通各一钱，甘草六分，皂角子七粒，炒僵蚕七条，土茯苓二斤。陈酒、河水各半，入前药并猪胰子一个（去油洗净）同煎，空腹服，取汗。治杨梅疮日久，血气已虚，毒犹未退者。若体虚甚者，加人参。

移动之禁yídòngzhījìn 护理原则。指对某些病人禁止移动。如对中风、中气、中寒、暴厥、坠跌伤的病人抢救时严禁任意移动。

移光定位yíguāngdìngwèi 古代测天以定节气的方法。其法以树立木杆或用圭表以观测日影的投射位置、长度等来测定时令节气。《素问·六微旨大论》："因天之序，盛衰之时，移光定位，正立而待之。"

移精变气论篇yíjīngbiànqìlùnpiān 《素问》篇名。王冰注："移为移易，变为改变，皆使邪不伤正，精神复强而内守也。"本篇分别介绍了上古、中古、暮世 3 个时期的疾病和治法，说明疾病的发生与时代、生活环境是密切相关的。文中还论述了色诊、脉诊与四时寒暑的关系和问诊的重要性。

移山参yíshānshēn 中药材。见《增订伪药条辨》。为人参之移植者，详"人参"条。

移星草yíxīngcǎo 中药材。见《现代实用中药》。为谷精草之别名，详该条。

移指yízhǐ 切脉指法。切脉布指时，发现寸、关、尺三部脉形有显著不同，就不能按照平常指距平布，必须根据实际情况，移动指距。例如患者寸脉涩而尺脉滑，或前小后大，布指时可将布于寸脉的食指后移，以便完整地摸到尺部的脉形。

遗yí ❶遗留不清。《素问·热论》："热病已愈，时有所遗者……病热少愈，食肉则复，多食则遗。"❷失禁。《素问·咳论》："咳而遗矢。"《灵枢·九针论》："膀胱不约为遗溺。"

遗道yídào 经外奇穴名。《备急千金要方》："遗溺，灸遗道，侠玉泉五寸。随年壮。"即位于脐下 4 寸（中极即玉泉）旁开 2.5 寸处。与肠遗穴同位。近代《针灸经外奇穴图谱》则定位于中极穴旁开 5 寸处。

遗毒yídú 病名。见《医宗金鉴》卷七十六。又名小儿遗毒烂瘢。系胎儿感染父母梅疮遗毒所致。其症重者，婴儿出生后，周身皮肤红赤，脓血淋漓，腐烂成瘢；甚则毒攻九窍（眼、耳、口、鼻、前后阴），产生烂瘢，皮肉损坏。轻者，婴儿生后，形体消瘦，颜面枯槁，头骨坑陷，皮肤出现黯红瘢点，或发生烂瘢。治疗上重者内服搜风解毒汤，外用鹅黄散调敷，破烂者用蜜炙黄柏末撒布；轻者内服土茯苓汤。即先天梅毒。

遗精yíjīng ❶症名。不性交而精液自行遗泄的表现，包括梦遗与滑精。❷病名。以不因性交而精液频繁遗泄为主要表现，并伴有头昏，耳鸣，健忘，心悸，失眠，腰酸腿软，精神萎靡等症状的疾病。见《普济本事方》卷三。又称失精、遗泄。凡不在性交时精液泄出均称遗精。因梦而精出，称梦遗；无梦而精出，称滑精。精藏于肾而主于心，故遗精多因烦劳思虑过度，房室不节，损伤心肾所致。也有因醇酒厚味过度，脾胃湿热下流，扰动精室，以及郁热、痰壅而然者。操劳过度，多思妄想，损多在心。证见心悸，夜寐不安，梦遗频仍。治宜清心摄肾。用静心汤、补心丹、清心莲子饮、妙香散、定志丸等方。思欲不遂，房室过度，损多在肾。肾精不足，相火妄动者，证见腰膝软弱，夜热自汗，阴茎易举，遗精频频，舌质红，脉细数。治宜滋阴降火。用旺水汤、大补阴丸、三才封髓丹、补天大造丸等方。肾阳亏损，精关不固者，症见滑精，头晕耳鸣，腰酸神疲，畏寒肢冷，舌质淡，脉沉细。治宜温肾固摄。用右归丸、鹿茸大补丸等方。思虑劳倦而遗精者，多属脾虚。常伴面色萎黄，神疲乏力，脉细软无力。治宜健脾固摄。用补中益气汤或归脾汤，合用聚精丸。湿热下扰精室者，证见梦遗滑精，口苦或口渴，小便热赤，舌苔黄腻，脉象濡数。治宜清热化湿。用秘精丸、大小分清饮、二妙散等方。因经络郁热者，夜必脊心热，恍惚膈热，梦遗。治宜清泄郁热。用清心丸、猪苓丸、滋肾丸加减。因忧思或饮酒厚味太过，酿湿成痰，扰动心神而遗精者，治宜导痰为主。用猪苓丸或导痰汤等方。又有病后体虚，心悸怔忡，夜梦遗精，宜用牡蛎散。本证可见于慢性前列腺炎、性神经衰弱等疾患。

遗沥yílì 病证名。见《诸病源候论·虚劳病诸候》。《证治要诀·遗精》论述遗沥比之遗精稍少，小便有数点稠黏，茎头微痛，或小便已停，有时方有一二滴沾裩。治同遗精。详该条。

遗尿yíniào ❶症名。睡眠或昏迷中不自觉地发生排尿的表现。❷病名。出《伤寒论·辨阳明病脉证并治》。又称遗溺。包括睡中遗尿、昏迷时小便自遗、清醒时小便自出不知及小便频数而尿出难以自制等情况。详"遗溺""小便失禁"条。

遗溺yíniào 病名。即遗尿。《素问·宣明五气论》："膀胱不利为癃，不约为遗溺。"《景岳全书·杂证谟》："遗溺一证，有自遗者，以睡中而遗失也。有不禁者，以气门不固而频数不能禁也。又有气脱于上则下焦不约而遗失不觉者，此虚极之候也。"《类证治裁》卷七："大抵遗溺失禁，由肺肾膀胱气虚。肺虚，补中益气汤加五味、牡蛎；肾虚，菟丝子散；膀胱虚，固脬丸；夹寒，家韭子丸；夹热，白薇散；滑脱，秘元丹、牡蛎丸；命火衰，右归饮、巩陧丸。"《张氏医通·遗溺》："有热客肾部而遗尿者。经曰：淫气遗溺，痹聚在肾，此系热证。其证发热作渴，或时闭涩，或时自遗，或阴挺不能约制。午前小剂补中益气加黑山栀，午后大剂生料六味丸加五味子，常服自效。夏月暑病遗尿者，白虎加人参汤，一服即应。有先因病淋，服利药太多，致溺不禁者，补中益气少佐熟附子。有所伤损，污血畜于胞中，亦令遗失，鹿解屑炙黄为末，和桃仁泥等分，酒调三钱。咳而遗溺，属膀胱，茯苓甘草汤；不应，五苓散。小儿胎中受冷遗尿，一味补骨脂，炒研，临卧红酒调服，即不遗。"亦可用桑螵蛸散等方。参见"遗尿""小便不禁"条。

遗热yírè 病机。指热病邪热未尽，或因食、因劳而复发。《素问·热论》："诸遗者，热甚而强食之，故有所遗也。"《伤寒全生集·劳复》："病新瘥后，血气未平复，余热未尽……若劳动再发，为劳复。血气尚虚，但当安卧守静以养血气，设或早晚劳役，使血气沸腾，而邪热遂还于经络而发热也，谓之遗热。"参见"劳复""食复"条。

遗失yíshī 症名。遗失为遗矢（音、义同屎）的误写。指粪便不受控制而排出。《素问·咳论》："大肠咳状，咳而遗失。"参见"大肠咳"条。

遗屎yíshǐ 症名。《医学心悟》："遗屎有二证：一因脾胃虚弱，仓廪不固，肠滑而遗者。一因火性急速，逼迫而遗者。”脾虚者，宜温中固摄，用理中汤；火盛者，宜清火厚肠，用芍药甘草汤加黄连。

遗泄yíxiè　病名。见《三因极一病证方论·虚损证治》。又称遗精，详该条。

遗洩yíxiè　通泄。即遗精，详该条。

颐yí　解剖部位名称。《方言》：“颔、颐，颌也。南楚谓之颔；秦晋谓之颌。颐，其语通也。”泛指下颌骨，俗称下巴。《释名》：“颔者，口含物之车也。”故后世把下颌近颊车部称作颐。如发颐即是。

颐发yífā　病名。出《证治准绳·疡医》卷三。即发颐。见该条。

颐身集yíshēnjí　养生丛书。一册。清代叶志诜辑。刊于1852年。其中包括元代丘处机《摄生消息论》，明代冷谦《修龄要旨》，清代汪昂《勿药元诠》、汪晸《寿人法》及方开《延年九转法》5种。

颐生微论yíshēngwēilùn　综合性医著。见“删补颐生微论”条。

颐养诠要yíyǎngquányào　养生著作。清代冯曦撰，全书4卷。卷一怡神，卷二葆摄，卷三修炼，卷四格言。作者注重养神，认为“多忧虑之人，饮食不为肌肤，则知养神当先于养形也”。并推崇太乙真人养生七法：一少言语养内气；二戒色欲养精气；三薄滋味养血气；四咽津液养脏气；五戒怒嗔养肝气；六淡饭食养胃气；七少思虑养心气。主张采用调息、服气、叩齿、咽津、胎息等方法来达到养生延年的目的。

疑难急症简方yínánjízhèngjiǎnfāng　方书。4卷。清代罗越峰辑。刊于1895年。本书汇集各种急症简易方，分为癫狗恶狗、毒蛇恶虫、食毒五伤、跌打五伤等70类，包括多科病证。现有《珍本医书集成》本。

疑狱集yíyùjí　法医著作。10卷。五代和凝撰。约成书于10世纪。这是现存较早的有关刑法折狱（判决）的著作。书中集录历代司法判狱的典型案件，其中也附有某些法医鉴定的内容，但并非专门的法医学著作。

彝药志yíyàozhì　民族药著作。云南省楚雄彝族自治州卫生局药品检验所编。载彝医用药103种。以彝药名为正名，次列汉药名及其别名。主要记载彝医用药经验、识别特征和化学成分等内容。本书是1949年后我国第一部彝药专著。1983年由四川民族出版社出版。

彝医动物药yíyīdòngwùyào　民族药著作。贺廷超等编。载药224种。按彝医传统用药习惯分为肉、鱼蛇、虫、胆、骨、油、血、心肝肺肠、肾鞭胎卵、分泌物、皮毛、排泄物等12类。并介绍每种药在其他民族医的用药情况，主治、性味、功效等的异同点。1986年由四川民族出版社出版。

彝医植物药yíyīzhíwùyào　民族药著作。李耕冬等编。载彝医植物药106味。涉及药用植物53科151种。重点论述彝医配方用药经验，彝汉医用药的异同。书后附药物图谱116幅。1990年四川民族出版社出版。

乙庚化金yǐgēnghuàjīn　运气术语。指凡逢乙庚为金运。《素问·天元纪大论》：“乙庚之岁，金运统之。”

乙癸同源yǐguǐtóngyuán　即肝肾同源。古代根据五行学说把脏腑和天干相配合，认为肝属乙木，肾属癸水，故称。详“肝肾同源”条。

以补为攻yǐbǔwéigōng　治法术语。指通过补虚扶正以达到祛邪目的的治疗方法，见《景岳全书·传忠录》。病邪之所以不能除去，系因正气虚衰不能驱邪外出，则宜补虚以扶助正气，正气得复则能驱邪外出，这就是以补为攻的治法。如温病胃肠津液亏损，燥热内结而便秘不通，用增液汤增水行舟以除去肠中燥热所结，即属此法。

以毒攻毒yǐdúgōngdú　治法术语。出《本草纲目》卷四十。使用有毒性的药物治疗恶疮病毒的方法。如大枫子辛热有毒，入丸剂内服，治疗麻风；藤黄酸涩有毒，外敷治疗痈疮；露蜂房甘平有毒，研末用猪油和涂，用以治疗头癣。

以攻为补yǐgōngwéibǔ　治法术语。指通过攻邪的方法达到补虚的目的。《景岳全书·传忠录》：“或宜以攻为补，或宜以补为攻，而得其补泻于微甚可否之间，斯尽善矣。”病本属虚，但病之虚系因邪气侵凌正气，正气受损而致，且此时病情虽虚但尚可耐受攻邪，则宜用攻邪之法祛除邪气，邪去则正安，而虚证可以渐复，这就是以攻为补的治法。如《伤寒论》治少阴病因邪热亢盛而致津液严重亏损，用大承气汤急下存津，即属此法。

以经取之yǐjīngqǔzhī　针灸术语。凡脏腑气血虚实不明显的病证，可通其经脉，取有关经脉的腧穴针刺治疗，不分补泻。《灵枢·经脉》：“不盛不虚，以经取之。”

以痛为输yǐtòngwéishū　针灸术语。出《灵枢·经筋》。意指对于某些病证，可以在病痛局部或压痛点作为穴位进行治疗。因为这种穴位既无穴名，也无定位，所以后世有阿是穴、不定穴、天应穴之称。参见各条。

以脏补脏yǐzāngbǔzāng　指以动物的内脏组织为药，治疗人体同名脏腑的病患。参见“脏器疗法”条。

苡仁yǐrén　中药材。见《临证指南医案》。即薏苡仁，详该条。

苡仁汤yǐréntāng　《杂病源流犀烛·面部门》卷二十三方。薏苡仁、汉防己、赤小豆、炙甘草各一钱半。水煎服。治风热及唇核。

蚁毒瘘yǐdúlòu　病证名。多由忧思郁怒，气滞血瘀所致。症见“项下忽肿一块，渐延至颈，偶破出水碗许，烂久不合”。（《囊秘喉书》）此因食中偶食毒蚁所生，故名之。或见咽喉肿痛，饮食吞咽不利。治宜理气散结，活血化瘀，消肿解毒。用橘核丸加穿山甲、乳香、没药、红花等。

蚁蛳yǐsī　中药材。见《动物学大辞典》。为地牯牛之别名。详该条。

椅当yǐdāng　正骨器械。出《仙授理伤续断秘方》，即椅靠背。指用木制有椅当（靠背）椅子。椅当上垫棉垫，适用于肩关节脱臼复位。让患者侧坐于椅上，把椅当置于患侧腋下，患肢垂于椅当外，一人固定患者于椅上，医者两手持患腕上部拔伸，然后一手紧握患肘上部并屈肘内收，如有滑动感即复位。

义妁yìxū　汉初女医家。河东（今山西运城、闻喜一带）人。以其高明医术为王太后（汉武帝母）所赏识。

异病同治yìbìngtóngzhì　不同的疾病，若发病的病机相同，可用同一种方法治疗。例如脾虚泄泻、脱肛、子宫下垂等，这是不同的疾病，通过辨证，如果俱属中气下陷的，就都可用补中益气的方法治疗。

异痘yìdòu　病证名。出清代翟良《痘科类编释意》。指痘疮发于特殊部位，如蒙头、抱鼻、锁口、锁项等。详各条。

异法方宜论篇yìfǎfāngyílùnpiān　《素问》篇名。治病的各种不同方法，是从各地的实践中创造出来的经验；而各种治疗方法，又各有它所适宜的不同病情。故名异法方宜。本篇主要论述由于自然气候环境及生活条件不同，因而发病亦不同，启示医生在临症上必须掌握治疗大法，结合人的个体差异等情况，因地制宜、因人制宜，灵活运用。

异功散yìgōngsǎn ❶《小儿药证直诀》卷下方。又名五味异功散。人参、茯苓（去皮）、白术、陈皮、甘草各等分。为细末，每服二钱，加生姜五片，大枣二枚，水煎，食前服。功能温中和气。治吐泻，不思饮食，小儿虚冷病。❷《医学正传》卷八方。木香、当归（酒洗去芦）、桂心、白术（麸炒）、茯苓、陈皮、厚朴（姜制）、人参、肉豆蔻（面裹煨）、丁香、半夏（汤泡七次）、附子（泡）各三分。加生姜三片，大枣一枚，水煎服。治厥阴病，舌卷卵缩，时发厥逆。❸见《外科正宗》卷一。即神应异功散，见该条。❹见《重楼玉钥》卷上。即人中白散第五方，见“人中白散”条。

异经选穴法yìjīngxuǎnxuéfǎ 指本经罹病而取用他经穴位进行治疗的方法。或称他经选穴法。如足阳明胃经的胃痛，取足太阴脾经的公孙；任脉为病的崩漏，取足太阴脾经的三阴交等。

异气yìqì 又称戾气。见“疠”“戾气”条。

异痧杂证经验良方yìshāzázhèngjīngyànliángfāng 医方著作。见“急救异痧奇方”条。

异授眼科yìshòuyǎnkē 眼科著作。1卷。撰人佚名。成书于清代，撰年不详。本书首载眼病证治、歌赋及眼科验方的配制，其次用问答体裁叙述了眼科72症的治法。1949年后出版排印本（与《一草亭目科全书》合刊）。

异位妊娠yìwèirènshēn 病名。凡孕卵在子宫腔外着床发育，称为“异位妊娠”。按部位不同有输卵管妊娠、卵巢妊娠、腹腔妊娠、阔韧带妊娠、宫颈妊娠及子宫残角妊娠等之分。中医学无此病名，对本病发病机制的认识尚处在探讨之中，从中西医结合治疗本病取得的效果来看，本病大多与少腹瘀滞、冲任不调，或先天肾气不足等有关。证治可参见“妊娠腹痛”“胎漏”条。

异物入目yìwùrùmù 病证名。见秦伯未《中医临症备要》。即物偶入睛证。详该条。

异叶青兰yìyèqīnglán 中药材。见《青海常用中草药手册》。为白花夏枯草之别名。详该条。

异远真人yìyuǎnzhēnrén 明代外科医家。精治跌打损伤，详辨跌损部位、原因、新久，且能疗目伤、头破等重症。其说及方集为《跌损妙方》（1523），道光十三年孙应科为之考订穴名、药物，于1836年刊行。后收入《救伤秘旨》。

抑法yìfǎ 推拿手法。即按法。《肘后备急方》卷五：“但令痛，以手摩将、抑按，日数度。”《医宗金鉴·正骨心法要旨》：“按者，谓以手往下抑之也。”详“按法”条。

抑扶煎yìfújiān 《景岳全书·新方八阵》卷五十一方。厚朴、陈皮、乌药各一钱五分，猪苓、泽泻各二钱，炙甘草一钱，炮姜一至二钱，制吴茱萸五至七分。水煎，食远服。功能温中行气利湿。治气冷阴寒或暴伤生冷而致泻痢初起，血气未衰，脾胃未败，或胀痛或呕恶者。如气滞痛甚，加木香五至七分；血虚多痛者，加当归二钱；寒湿胜者，加苍术一钱半。

抑肝yìgān 同伐肝。详该条。

抑肝散yìgānsǎn 《保婴撮要》卷一方。柴胡、甘草各五分，川芎八分，当归、炒白术、茯苓、钩藤各一钱。水煎，子母同服。功能养血健脾，柔肝息风。治小儿肝经虚热，发为抽搐，或发热咬牙，或惊悸寒热，或呕吐痰涎，腹胀少食，睡卧不安。

抑肝消毒散yìgānxiāodúsǎn 《杂病源流犀烛·面部门》卷二十三方。栀子、柴胡、黄芩、连翘、防风、荆芥、赤芍药、甘草、当归尾、灯心、金银花。为粗末，水煎服。治肝风郁滞，生疮有脓者。若渴，加天花粉。

抑火制阳丹yìhuǒzhìyángdān 《外科真诠》方。玄参、熟地黄各二钱，生地黄一钱五分，豨莶草、石斛各一钱，黄柏、牛膝、甘草梢各五分，牡丹皮、沙参各七分，生黄柏五钱，冰片三分。为细末，水或蜜调涂患处。治因足三阳经风热，或足少阴肾经火热而致的烟火丹，足跗或足底心红赤肿痛。

抑青丸yìqīngwán ❶《张氏医通》卷十六方。黄连、吴茱萸各等分。水煎干，去吴茱萸，取黄连焙燥，为细末，水泛为丸，梧桐子大每次四十至五十丸，空腹温开水送下，或睡前温酒送下。功能清泻肝火。治肝火胁下急痛。❷见《保婴撮要》卷一。即抑肝散制成蜜丸。治证同。见“抑肝散”条。

抑痰丸yìtánwán 《丹溪心法》卷二方。瓜蒌仁一两，半夏二钱，贝母三钱。为末，蒸饼为丸，麻子大，每服一百丸，姜汤送下。治郁痰。

抑阳酒连散yìyángjiǔliánsǎn 《原机启微》卷下方。独活、生地黄、蔓荆子、前胡、羌活、白芷、甘草、防风各四钱，黄柏、汉防己、知母各三钱，炒栀子、酒黄芩、寒水石、酒黄连各五钱。为末，每服三钱，水煎服。治瞳神缩小。

抑阳散yìyángsǎn 见《保婴撮要》卷十五。即洪宝丹，见该条。

易大艮yìdàgèn 明末医生。字思兰。临川（今江西抚州）人。撰有《医案》一卷（1644）。

易寒易热yìhányìrè 小儿病理特点之一。小儿肺娇胃弱，最易从口鼻感受病邪而患时行热病。故清代叶天士《幼科要略》提出“六气之邪，皆从火化；饮食停留，郁蒸化热；惊恐内迫，五志动极皆阳”之说，以论证小儿“所患热病最多”。由于小儿具有“稚阴未长”的生理特点，因而病理上容易出现阴伤阳亢的证候；但是，小儿又具有“稚阳未充”的生理特点，身体的调节，适应功能也较脆弱。故易亢奋，也易衰竭，临床表现就有易寒易热的变化。参见“易虚易实”条。

易黄汤yìhuángtāng 《傅青主女科》卷上方。炒山药、炒芡实各一两，黄柏（盐水炒）、车前子（酒炒）各一钱，白果十枚。水煎服。功能补脾益肾，固涩止带。治黄带。带下量多，色黄黏稠，其气腥秽，舌苔黄腻。近代常用于宫颈炎、阴道炎、蛋白尿、乳糜尿、盆腔炎等湿热下注者。

易简方yìjiǎnfāng 方书。1卷。宋代王硕撰。约刊于12世纪末期。本书选方以《三因极一病证方论》为基础，参考其他有关著作并选录其常用或重要的方药编成。首记人参、甘草、附子等30种常用中药的药性及其单方验方；次载三生饮、姜附汤等常用方30首，介绍方剂组成及其临床应用；末载养正丹、来复丹等10种丸药的处方及其多种适应证。选方虽不多，由于以解决常见病为主，切于临床实用，故在当时流传颇广。

易简参苏饮yìjiǎnshēnsūyǐn 见《医垒元戎》。即参苏饮第一方。见“参苏饮”条。

易简杏子汤yìjiǎnxìngzǐtāng 见《医垒元戎》。即杏子汤第一方。见“杏子汤”条。

易筋经yìjīnjīng 养生著作。2卷。原书中载本书为唐代印度僧人达摩原作，经僧人般刺密谛译义成汉文。书中记述了有关医疗体育、锻炼身体的方法，并附图解，还有一些佛教色彩的论述。现存多种近代刊本。

易老天麻丸yìlǎotiānmáwán 见《景岳全书·古方八阵》卷五十四。即天麻丸第三方。见“天麻丸”条。

易氏医案yìshìyī'àn 医案著作。1卷。18则。明代易大艮撰。作者认为“治病贵先识病性”，其特点是每证必据脉求因，审因辨证，推究病因及其传变，定方用药。治案层层设问以剖析病情、病因、病理变化及处方用药。治法以开郁为先，补益随后，案末附有自制经验方11首。本书收入《医林指月》丛书中。

易水学派yìshuǐxuépài 金元时代医学上的一个学术派别。其代表人物为张元素，因张氏家居易水（今河北易县）故名。该学派重视致病的内因，具有创新思想，认为“运气不齐，古今异轨，古方今病不相能也”。反对泥于古方。后由著名医家李杲加以发挥而创立“补土派”，成为金元四大学派之一。

易思兰yìsīlán 见“易大艮”条。

易髓yìsuǐ 易，互相交流变易；髓，骨髓。《素问·骨空论》：“扁骨有渗理腠，无髓孔，易髓无空。”谓圆骨都有髓，有髓就有空；而扁骨则有血脉渗灌其理腠，是以血易髓，所以无空。

易醒yìxǐng 症名。睡眠恍惚不安，容易惊醒。多因感受惊吓，或心胆气虚，或心火亢盛所致。老年人也常有此现象，但非病态。

易虚易实yìxūyìshí 小儿病理特点之一。小儿在生理上既阳气兴旺生机蓬勃，发育迅速；又稚阳稚阴，脏腑娇嫩，形气未充。所以感邪以后，邪气容易蕴积泛滥，病势嚣张，出现实证热证。如急惊风证，往往发病急暴，迅即壮热，抽搐，邪热盛实，肝风心火，交相煽动，实证热证较为明显；但邪毒既盛，正气易伤，如正不胜邪，或正气内溃，亦可迅即转为面色苍白，四肢清冷，脉细无力等虚证寒证。又如：呕吐腹泻证，当水谷邪气壅滞肠胃初期，往往出现高热，胸腹闷满，呕吐酸腐，泄泻臭秽，小便黄赤量少，唇口干渴，舌苔黄腻而浊，脉数滑有力，纹色紫滞等实证热证；若吐泻不止，脾胃之阴耗损，中气虚弱，阴津阳气同时衰竭，又可急剧出现神昏肢厥，脉微欲绝等虚证寒证现象。如不及时回阳救逆以固其脱，则必变生仓卒。一经阳回正复，邪正相争又剧，往往实证热证又现，这种邪正消长、虚实寒热转化，在儿科临床上非常多见。以前医家如钱乙、王肯堂、万全等人，均指出小儿易虚易实、易寒易热，不可偏补偏消，药品药量均宜权衡适当，中病即止，不可过量，免伤正气。参见“易寒易热”条。

疫yì 指具有剧烈流行性、传染性的一类疾病，多因时行疠气从口鼻传入所致。出《素问遗篇·刺法论》。《类证治裁》卷一：“疫为时行疠气，有大疫，有常疫。大疫沿门阖境，多发于兵荒之后，不数见。常疫则一隅数家，一家数人，症多相似。春、夏、秋三时皆有之，而夏秋为甚。其厉邪之来，皆从湿土郁蒸而发，触之成病，其后更相传染，必由口鼻吸受，流入募原……疫为燥热毒疠，从无辛温发散之例，一切风燥辛热，皆不可犯。至于大疫，又宜斟酌司天岁气方向，不拘一辙也。”参见“时疫”“瘟疫”“疫疠”“时毒”“大头瘟”“绞肠瘟”“疙瘩瘟”“杨梅瘟”等条。

疫疔yìdīng 病名。又名鱼脐丁、鱼脐疮、脉骨疔。《诸病源候论》卷三十一：“疮头黑深，破之黄水出，四畔浮浆起，狭长似鱼脐，故谓之鱼脐丁疮。”《证治准绳·疡医》卷二：“若因开割瘴疫牛马猪羊之毒，或食其肉，致发疔毒，或在手足，或在头面，或在胸腹，或在胁肋，或在背脊……或起紫泡，或起堆核肿痛创人，发热烦闷，头疼身疼骨节烦疼。”与今之皮肤炭疽证同，故今人称为疫疔。系因感染疫死畜毒所致。好发于头面、颈项及手臂等暴露部位。初起证见皮肤出小疹，形如蚊迹蚤斑，迅即发为水泡，继则出血坏死，干燥结黑痂呈凹陷，形如脐状，周围肿胀蔓延，身发寒热。可用丝瓜叶、连须葱茎叶捣烂，以酒和服。余治同疔疮。同时应隔离患者，深埋死畜。加强屠宰管理，做好预防工作。

疫毒yìdú 病名。出《疡医准绳》卷五。即时毒。见该条。

疫毒痢yìdúlì 病名。指痢疾之传染性强而病情危重者。见宋《史载之指南方》。亦称“疫痢”“时疫痢”。《肘后备急方·治伤寒时气温病方》已有“天行毒病，夹热腹痛，下痢，升麻、甘草、黄连、当归、芍药、桂心、黄柏各半两，以水三升，煮取一升，服之当良”的记载。多由疫毒流行，互相染易，壅滞肠道，燔灼气血所致。主要证候为发病急骤，高热呕吐，烦躁口渴，腹痛剧烈，后重特甚，痢下脓血，多为紫红色或血水状，便次频多，甚至昏迷痉厥。儿童每于未痢之前，即呈昏迷、抽搐，甚或肢冷、喘促，脉微欲绝等危象。治法以清除肠积，凉血解毒，开窍解痉为主。可用白头翁汤、槟榔顺气丸、当归银花汤、犀角地黄汤、紫雪丹等方。本病类似中毒型痢疾，及痢疾伴有严重脱水、电解质紊乱的重症患者。宜中西医结合进行抢救。参见“疫痢”条。

疫毒内闭yìdúnèibì ❶天行疫毒侵袭，内闭心神的病理变化。❷证候名。指天行疫毒侵袭，内闭心神，以神昏谵语，喉间痰鸣，呼吸不利，大便秘结等为常见症的证候。

疫喉yìhóu 病名。凡由于感受时行疫疠之邪而引起的喉科急性传染病者为疫喉，包括白喉和疫喉痧。前者多发于秋、冬二季，后者多在春、冬二季发生。本病多见于小儿，成人较少，病情较重，变化迅速，对健康威胁极大，故除积极给予必要的治疗和处理外，搞好预防工作是十分重要的。治疗分别详见“白喉”及“疫喉痧”各条。

疫喉鼻煤yìhóubíméi 病证名。多由火毒炽盛，疫毒熏灼肺经，致鼻孔干燥，黑如煤。治宜解毒、泻火。可选用清瘟败毒饮加减。

疫喉鼻扇yìhóubíshān 病证名。指患疫喉而鼻翼扇动者。多系疫毒邪火伏肺，肺为邪火灼伤，若症见痧隐喉烂，鼻扇气促，提示病情加重。治宜疏达清肺。宜详审脉证，辨证施治。

疫喉便闭yìhóubiànbì 病证名。指疫喉病人复因郁火内结所致之便闭证。治宜疏下。参见疫喉有关各条。

疫喉便溏yìhóubiàntáng 病证名。指疫喉病人因郁火下陷而大便溏泄者，若邪盛正虚，多便溏而神昏，痧隐喉烂者为病重。若愈后脾虚，则便溏不止，宜健脾止泻。可选用参苓白术散加减。

疫喉初起三禁yìhóuchūqǐsānjìn 疫喉治则。指疫喉初起在治疗上的3个禁忌原则：①切忌辛温发表。因患疫喉多系火热邪毒为害。若误用辛温，必更伤津液，则其焰益炽引动肝风而发痉厥。②切忌应用大剂苦寒药。治宜清凉宣化，导邪外达。若过用苦寒泄热，则强遏热邪，更伤正气，致使邪气内陷。③切忌早用泻下法。否则，必耗伤阴气，使热邪内陷。火盛正虚，致病情加重。若症见阳明腑实者，可投予凉膈散之类，以泻下里热。

疫喉毒泡yìhóudúpào　病证名。为疫喉火毒极盛，致喉中生泡，泡密有浆，咽喉腐烂之病证。治宜疏解、透达、清化。可选用粘子解毒汤等加减。

疫喉后下痢yìhóuhòuxiàlì　病证名。多由疫喉邪毒未尽，余邪内陷于肠中而为痢。症见下痢赤白或兼脓血，下痢白色者宜黄芩汤加青皮、陈皮、防风、木香、黄连之属；下痢脓血者宜白头翁汤加当归、赤芍、川芎、防风、木香、黄连之属。

疫喉后虚劳yìhóuhòuxūláo　病证名。指疫喉后余毒未尽，正气未充，阴液大伤。若不慎起居，不戒酒色则致。①肺阴大伤。症见咳嗽、痰中带血、脉数虚细。治宜以补肺阿胶汤加减。②脾阳下陷。症见纳呆便溏，体倦乏神，正气虚陷。治宜调补中气，以参苓白术散、补中益气汤等加减。

疫喉后牙疳yìhóuhòuyágān　病证名。疫喉后余毒未尽，致牙龈肿痛色黑或腐溃，齿牙脱落者。治宜清火解毒。用清胃散加减。参见"牙疳"条。

疫喉会厌腐溃yìhóuhuìyànfǔkuì　病证名。患疫喉，若咽喉腐烂渐重，口出臭秽之气，声音嘶哑，汤水难入，入口即呛逆者。此疫毒熏灼会厌、咽喉，致会厌腐溃。治宜解毒、祛腐、养阴。可选用养阴清肺汤合黄连解毒汤加减。

疫喉溺涩yìhóuniàosè　病证名。疫毒邪火炽盛下注膀胱，致膀胱气化不利，则小便涩，痧隐未透。治宜达邪解毒而利小便。可选用八正散合清咽利膈汤加减。

疫喉衄yìhóunǜ　病证名。患疫喉邪火炽盛，上冲肺经，迫血妄行为鼻衄。此为邪气外达，一般可望痧透神清，喉烂渐减。若衄甚不止者，治宜清火、凉血、止血。可选用犀角地黄汤合十灰散等加减。并予局部止血。

疫喉呕吐yìhóu'ǒutù　病证名。此乃胃家之邪热发泄所致。痧透则呕自止。若痧隐而不透，呕甚吐蛔者，治宜以透邪、解毒、清热、止呕之剂。参见"疫喉"条。

疫喉气促yìhóuqìcù　病证名。此由患疫喉火邪结于肺胃所致之气促症状，为肺气欲绝之候。若喉烂甚者尤危。详"疫喉"条。

疫喉失音yìhóushīyīn　病证名。系患疫喉而肺经积热，火灼阴伤所致之咽喉溃烂而失音者。治宜泻火解毒、养阴润燥。可选用养阴清肺汤加减。外吹冰硼散于溃烂处。忌辛辣炙煿等物。参见"疫喉"条。

疫喉宜表yìhóuyíbiǎo　疫喉痧治法之一。清代曹心怡《喉痧正的》："温疠之邪，郁之深而发之暴，不能自出于表，以至上窜咽喉，苟非洞开毛窍，何以泄其毒而杀其势。"又："此证重在发汗，使痧邪外达，则不致酿成危证；体虚者，尤宜急进……即使自有汗者，仍须汗之，一汗不畅则再汗。"临床上宜表，但仅用于疫喉痧痧毒未透的初期阶段。若痧已露者，则宜随其病机，辨证施治，不宜误用发表之药。详"丹痧"条。

疫喉遗毒yìhóuyídú　病证名。指疫喉愈后，邪毒未清，遗留于经络或脏腑之间而表现诸多不同证候的泛称。

疫喉谵语yìhóuzhānyǔ　病证名。多由毒火内陷心包，疫邪不能外达，甚则神昏谵语，痧隐，喉烂。治宜达邪，解毒，清心开窍。

疫喉自汗yìhóuzìhàn　病证名。指患疫喉而汗自出。若汗出痧透，喉烂渐退者为顺证。反之，若得汗而痧仍隐，喉烂反盛者则为疫火太甚，邪毒不能外达，为逆证。治宜疏解透达。用粘子解毒汤加减。

疫咳yìké　病名。即百日咳。详该条。

疫疠yìlì　病名。❶指具有强烈传染性，可造成一时一地流行的疾病。见《诸病源候论》卷十。又名瘟疫、时气。《医学入门》卷四："疫疾如有鬼疠相似，故曰疫疠，又曰时气。"参见"瘟疫""时气"等条。❷指湿温有强烈传染者。《六气感证要义·湿温》："湿温一证，即藏疫疠在内，一人受之则为湿温，一方受之则为疫疠。"❸指大头痛，溃裂脓出而又染他人者。《此事难知》卷下："大头痛者，虽为在身在上，热邪伏于己，又感天地四时非节，瘟疫之气所着，所以成此疾。至于溃烈脓出，而又染他人，所以谓之疫疠也。"参见"大头痛"条。

疫疠疱疮yìlìpàochuāng　病名。出《诸病源候论》卷十。即痘疮。详该条。

疫疠之气yìlìzhīqì　见"疠""戾气"各条。

疫痢yìlì　病名。指痢疾之由于天行疫毒所致者。具有强烈的传染性。《痢证汇参》卷四："疫痢之证，运气所致。或流衍之纪，雨湿连绵；或二火司令，赫曦用事，湿热大作；或燥金行令，燥火时行，三者皆成疫痢。此所谓之天行疫痢也。"《症因脉治》卷四："长幼相似，沿门合境，一齐发作，下痢脓血，或下纯血，或下黄水，或下紫血水，身热头痛，胸满不食，此疫痢之症也。"治宜清热解毒为主。初起可兼表散，可用羌独柴葛之类。待表邪已散，然后分辨湿火燥火施治。湿热脉洪，香连丸、六一散；满闷不舒，香连平胃散；燥火脉数，当归银花汤，调六一散，送下当归大黄丸。参见"痢疾""疫毒痢"条。

疫疟yìnüè　病名。疟疾之一。指在一个地区流行而病情凶重的疟疾。《三因极一病证方论·疟病不内外因证治》："病者发寒热，一岁之间，长幼相若，或染时行，变成寒热，名曰疫疟，以岁运推之。"《张氏医通·疟》："疫疟，夏秋之间，沿门阖境皆是也。其证壮热多汗而渴，宜达原饮；烦热大渴有表证，桂枝白虎汤；谵妄狂闷，凉膈散加草果；寒热便秘，大柴胡汤；虚人发散后热不止，人参败毒散。"或用不换金正气散、五瘟丹、如意丹等。参见"疟疾"条。

疫痧yìshā　病名。痧证之一。《疫痧草·辨论疫邪由来》："疫痧者，疫毒直干肺脏，而喉烂气秽，甚者直陷心包，而神昏不救，瞬息之间，命遂夭殂，毒气传染，枉死甚众。"参见"烂喉痧"条。

疫痧草yìshācǎo　喉痧专著。3 卷。清代陈耕道撰。刊于 1801 年。卷上辨论章，系疫痧（即猩红热）的总论部分；卷中见象章，为疫痧证治；卷下汤药章，列所用方药，并订立了疏达、清散、清化、下夺和救液五法，作为治疗本病的法则。附汤药总论及吹药、嗽喉方、牙疳方等。列证较详，论治有常法、变法，为流传较广的喉痧专著。

疫疹yìzhěn　病名。指疫证发疹的疾患。见《疫疹一得》卷上。由于感受疫疠之邪，热毒内盛，外发于肌肤所致。疫疹见紧束有根、色紫或黑者为热盛毒重。轻者一病即发，毒愈重则透发愈迟，有迟至四五日而仍不透者。初起时，伴见恶寒发热，头痛如劈，甚则烦躁谵语，唇焦，舌起红刺，脉数，或兼上呕下泄等症。治宜清热凉血解毒，以清瘟败毒饮为主方。亦可先用败毒散。热盛者可酌用凉膈散

（去硝、黄加石膏）。参见“斑”“疹”条。

疫疹一得yìzhěnyīdé 温病著作。2卷。清代余师愚撰于1794年。作者因其父患时疫，为群医以伤寒法误治而死，后究心于疫疹的临床研究，颇有心得，著成本书。全书重点论述疫疹证治，余氏擅长用石膏治疫疹、温病，曾有“非石膏不足以治热疫”的临床见解，并创用了清瘟败毒饮等效方，在一定程度上丰富和发展了疫疹治法。在发病方面，书中较多地谈到运气主病。1949年后有影印本。

疫证集说yìzhèngjíshuō 温病著作。4卷，附补遗1卷。清末余伯陶编。刊于1911年。本书选集古今有关疫证的医学文献百余种，取其论辩治法编成。内容简要，但条理不够清楚，可作疫证的临床研究参考。

疫证治例yìzhèngzhìlì 温病著作。5卷。清代朱兰台撰。刊于1892年。朱氏论疫以张仲景六经为主，逐条论析。书中记述疫病、六经治例、瘟病治例以及多种疫证、杂证等内容，并附若干医案。作者融会诸家学说，参以己见和经验，并创用芦根方等效方。是一部研究疫证的临床参考书。

益胆汤yìdǎntāng 《圣济总录》卷四十二方。黄芩、炙甘草各二两，人参、肉桂各一两，苦参、茯神各五钱。为粗末，每服三钱匕，水煎服。治肝胆俱虚，热气上熏，口中常苦。

益欢散yìhuānsǎn 即金蟾散第一方，见“金蟾散”条。

益黄散yìhuángsǎn 《小儿药证直诀》卷下方。又名补脾散。陈皮一两，丁香（一作木香）二钱，炮诃子、青皮、炙甘草各五钱。为粗末，每服一钱五分，水煎，食前服。治小儿脾胃虚弱，腹痛泄痢，不思乳食，呕吐脘胀，神倦面黄，疳积腹大身瘦。

益火消阴yìhuǒxiāoyīn 治法。指用具有温补阳气，使阳气旺而能消散阴寒作用的方药，治疗因阳虚而阴寒偏盛证候的治法。

益火之源，以消阴翳yìhuǒzhīyuán yǐxiāoyīnyì 治则。出《素问·至真要大论》王冰注语。后人简称为益火消阴或扶阳退阴。是治求其属的治法，即用扶阳益火之法，以消退阴盛。肾主命门，为先天真火所藏，肾阳虚（命门火衰）则出现阳微阴盛的寒证。症见腰脊酸痛、脚软身冷、阳痿滑泄等，法当温补肾阳，消除阴寒。用八味地黄丸、右归丸治疗。参见“阴病治阳”条。

益母yìmǔ 中药材。出《神农本草经》。即益母草，详该条。

益母艾yìmǔ'ài 中药材。见《生草药性备要》。即益母草，详该条。

益母草yìmǔcǎo 中药材。出《本草图经》。又名益母、茺蔚、益母艾、坤草、红花艾、益母蒿、苦草、天麻。为唇形科植物益母草 *Leonurus heterophyllus* Sweet 的新鲜或干燥地上部分。全国大部地区均产。辛、苦，微寒。入肝、心包、膀胱经。活血调经，利尿消肿，清热解毒。治月经不调，痛经经闭，恶露不尽，水肿尿少，疮疡肿毒，煎服9～30g。鲜品12～40g。孕妇慎用。治疮疡肿毒，跌打瘀滞，捣敷或研末调敷。益母草全草含益母草碱、水苏碱、前西班牙夏罗草酮、益母草二萜等。益母草碱或叶的水煎剂能使子宫收缩，与麦角新碱相似，水浸剂静脉注射能引起动物血压下降，尿量增加，冠脉流量增加，防治实验性心肌缺血、微循环障碍和缺血性肾衰竭。并有抑制血小板聚集作用，抑制凝血和血栓形成。在试管内能抑制常见致病性皮肤真菌。

益母草膏yìmǔcǎogāo 即益母膏，见该条。

益母草煎丸yìmǔcǎojiānwán 《普济方》卷三百一十九方。柴胡、麦冬、炒桃仁、赤芍药、干地黄、鬼箭羽各一两，人参、琥珀、地骨皮、白术、炒枳壳、桔梗、当归各三分，鳖甲（醋炙）二两，麝香一分。为末，用益母草汁、青蒿、童便各一升，生姜三分，慢火熬成膏，和药捣丸，梧桐子大，每服三十丸，食前服。治妇人热劳烦闷，四肢疼痛，经脉滞涩，腹胁烦闷，不欲饮食。

益母草子yìmǔcǎozǐ 中药材。见《江苏药材志》。为茺蔚子之别名，详该条。

益母膏yìmǔgāo 《古今医统大全》卷八十五方。又名还魂丹、益母草膏。益母草若干。捣烂熬膏，每服五钱至一两。治月经不调；胎动不安，腹痛下血（当归煎汤送下）；产后泻血（大枣煎汤送下）；产后血晕、中风（童便和酒送下）；产后咳嗽，恶心吐酸，胁痛无力（黄酒送下）；产后痢疾（米汤送下）；产后崩漏（糯米汤送下）；产后带下（阿胶汤送下）；产后二便不通，烦躁口苦（薄荷煎汤送下）。

益母蒿yìmǔhāo 中药材。见《东北药用植物志》。即益母草，详该条。

益母胜金丹yìmǔshèngjīndān 《医学心悟》卷三方。熟地、当归各四两，白芍（酒炒）三两，川芎一两五钱，牛膝二两，白术、香附（酒、醋、姜汁、盐水各炒一次）、丹参、茺蔚子各四两。为细末，再以益母草一斤，酒、水各半熬膏，和炼蜜为丸，每早开水送下三钱，晚用清酒送下二钱。功能活血调经。治气血不和，月经不调，或前或后者。如经水后期而来，小腹冷痛，加肉桂五钱；经水先期妄行，自觉血热，加丹皮二两、酒炒条芩五钱；行经腹痛，加延胡索一两。

益母丸yìmǔwán 《奇方类编》卷下方。益母草一斤，川芎、赤芍药、当归、木香各一两。后四味为细末，益母草熬膏为丸，弹子大，每丸重三钱，每服一丸，温酒送下。功能活血调经。治月经不调，经来腹痛，腹有癥瘕，久不受孕，产后血瘀腹痛。

益脾yìpí 治法。即健脾。详该条。

益脾镇惊散yìpízhènjīngsǎn 《医宗金鉴·幼科心法要诀》卷五十二方。人参一钱半，炒白术、茯苓、钩藤各二钱，朱砂八分，炙甘草五分。为细末，每服一钱，灯心煎汤调下。功能益气健脾，镇惊安神。治小儿惊泻，症见夜卧不安，昼则惊惕，粪稠若胶，色青如苔。

益气yìqì 治法。即补气。详该条。

益气安神yìqì'ānshén 治法。指用具有补气养心安神作用的方药治疗心气虚证之心神不安的治法。

益气安神汤yìqì'ānshéntāng 《万病回春》卷四方。茯神二钱一分，当归一钱二分，生地黄、麦冬（去心）、酸枣仁（炒）、远志（去心）、人参、黄芪（蜜炙）、淡竹叶、胆星各一钱，黄连八分，甘草六分。为末，加生姜一片，大枣一枚，水煎服。功能益气补血，清心安神。治七情六淫相感而心虚，夜多梦寐，睡卧不宁，恍惚惊怖痰瘛。

益气补肺汤yìqìbǔfèitāng 《医醇賸义》卷二方。阿胶珠、地骨皮、天冬、麦冬、人参、贝母、茯苓各二钱，五味子五分，百合三钱，薏苡仁四钱。糯米汤煎服。功能益气滋阴，润肺化痰。治肺痨，肺气大虚，身热气短，口燥咽干，甚则咳嗽吐血。

益气聪明汤yìqìcōngmíngtāng 《东垣试效方》卷五方。黄芪、人参各一钱二分半，升麻七钱半，葛根三钱，蔓荆子一钱半，白芍药、黄柏（酒炒）各一钱，炙甘草五分。为粗末，每服四钱，水煎服。功能益气升阳，聪耳明目。治中气不足，清阳不升，风热上扰，头痛眩晕，或内障初起，视物不清，或耳鸣耳聋，或齿痛等症。

益气活血yìqìhuóxuè　治法。指用具有补气、活血作用的方药治疗气虚血瘀证的治法。

益气解表yìqìjiěbiǎo　治法。又称补气解表。用具有解表、益气作用的方药治疗气虚外感证的方法。症见头痛、恶寒、发热、咳嗽、咯痰、鼻涕黏稠、胸膈满闷、脉弱无汗，处方由补气药与解表药组成，如参苏饮。

益气清金汤yìqìqīngjīntāng《医宗金鉴·外科心法要诀》卷六十六方。桔梗三钱，黄芩二钱，浙贝母、麦冬、炒牛蒡子各一钱五分，人参、茯苓、陈皮、栀子、薄荷、甘草各一钱，紫苏五分，竹叶三十片。水煎，食远服。功能益气清肺，化痰散结。治喉瘤，形如元眼，红丝相裹，或单或双，生于喉旁。

益气摄精yìqìshèjīng　治法。指用具有补益脾肾之气、固涩止遗的方药治疗气虚不固所致遗精的治法。

益气生肌yìqìshēngjī　治法。指用具有补气作用的方药及其他疗法，促进新肉生长，加速疮口愈合，治疗正气不足之疮疡后期的治法。

益气生津yìqìshēngjīn　治法。补法之一。补气与养阴生津并用的治法。气津两虚，表现为汗出过多，肢体怠倦，气短懒言，口干作渴，舌质红干，脉虚或细，用生脉散之属，以益气敛汗，养阴生津。

益气疏风汤yìqìshūfēngtāng《疮疡经验全书》卷一方。升麻、甘草、当归、川芎、生地黄、白芍药、桔梗、黄芩、麦冬、前胡、青皮、葛根、紫苏、连翘、防风、白蒺藜。水煎服。功能养血疏风，清热解毒。治缠喉风，喉瘤等证。

益气丸yìqìwán《洁古家珍》方。麦冬（去心）、人参各二钱，橘皮（去白）、桔梗、炙甘草各一钱半，五味子（去籽）一钱。为极细末，水浸油饼为丸，芡实大，每服一丸，细嚼，津唾咽下。功能补肺益气。治言多损气，神疲懒语。

益气养血yìqìyǎngxuè　治法。又称补益气血、气血双补。用具有补养气血作用的方药，治疗气血虚弱所致各种疾病的方法。常用于脾胃亏损，肌肉消瘦，失血伤精，或胎产崩漏，月经不调而见气血两虚者，方用八珍汤等。

益气滋阴yìqìzīyīn　治法。指用具有滋阴益气作用的方药治疗气阴两虚证的治法。

益荣汤yìróngtāng《重订严氏济生方》方。当归（去芦，酒浸）、黄芪（去芦）、小草、酸枣仁（炒，去壳）、柏子仁（炒）、麦冬（去心）、茯神（去木）、白芍药、紫石英（细研）各一两，木香、人参、炙甘草各半两。为粗末，每服四钱，加生姜五片、大枣一枚，水煎，去滓温服，不拘时。功能益血养心。治思虑过度，耗伤心血，怔忡恍惚，悲忧不寐，小便或浊。

益瞳丸yìtóngwán《医学衷中参西录》方。党参18g，山茱萸60g，炒柏子仁、玄参、炒菟丝子各30g，羊肝1具。为细末，炼蜜为丸，梧桐子大，每服9g，日2次。功能滋补肝肾，养心明目。治瞳仁散大，视物不清。

益胃yìwèi　治法。治疗胃虚的方法。如胃气虚寒则温胃建中；胃阴不足则滋养胃阴。

益胃升阳汤yìwèishēngyángtāng《兰室秘藏·妇人门》方。柴胡、升麻各五分，炙甘草、当归（酒洗）、陈皮各一钱，人参、炒神曲各一钱五分，黄芪二钱，白术三钱，黄芩少许。为粗末，每服二钱，水煎服。功能补中益气调经。治经水不调，或血脱后脉弱食少，水泄日二三行者。若腹中痛，加白芍药三分、肉桂少许；口渴或口干，加葛根二分。

益胃汤yìwèitāng《温病条辨》卷二方。沙参三钱，麦冬、生地黄各五钱，冰糖一钱，炒玉竹一钱五分。水煎，分二次服。功能益胃生津。治阳明温病，下后汗出，胃阴受损，身无热，口干咽燥，舌干苔少，脉不数者。

益心舒片yìxīnshūpiàn　中成药。见《中华人民共和国药典（一部）》（2020）。人参300g，麦冬300g，黄芪300g，五味子200g，丹参400g，川芎200g，山楂300g。以上七味，按片剂工艺制成，每片重0.6g。口服。一次2片，一日3次。益气复脉，活血化瘀，养阴生津。用于气阴两虚，瘀血阻脉所致的胸痹，症见胸痛胸闷，心悸气短，脉结代；冠心病心绞痛见上述证候者。

益血丹yìxuèdān《医垒元戎》卷十一方。当归（酒浸）、熟地黄各等分。为细末，炼蜜为丸，弹子大，每服一丸，细嚼酒送下。功能养血润肠。治大便干燥，久虚亡血。

益血润肠丸yìxuèrùnchángwán《类证活人书》卷三方。熟地黄六两，炒杏仁、麻仁各三两，炒枳壳、橘红各二两半，阿胶珠、肉苁蓉各一两半，苏子、荆芥各一两，当归三两。后七味为细末，前三味杵为膏，加蜜为丸，梧桐子大，每服五十至六十丸，空腹服。功能养血润肠，宣肺降气。治大便虚秘。

益阴yìyīn　治法。即补阴。详该条。

益阴肾气丸yìyīnshènqìwán《兰室秘藏·眼耳鼻门》方。泽泻、茯苓二钱五分，生地黄（酒洗）、牡丹皮、山茱萸、当归尾（酒洗）、五味子、山药、柴胡各五钱，熟地黄二两。为细末，炼蜜为丸，梧桐子大，朱砂为衣，每服五十丸，空腹淡盐汤送下。功能滋阴益肾。治肾脏虚亏，神水宽大，视物初觉昏暗，渐睹空中有黑花，物成二体，久则光不收，及内障神水淡绿色或淡白色。

益阴汤yìyīntāng《类证治裁》卷二方。地黄、山茱萸、牡丹皮、白芍药、麦冬、五味子、山药、泽泻、地骨皮、莲子、灯草。水煎服。功能滋阴清热，敛阴止汗。治阴虚盗汗有热。

益营煎yìyíngjiān《类证治裁》卷四方。人参、黄芪、当归、芍药、甘草、茯神、酸枣仁、远志、紫石英、木香、柏子仁。水煎服。功能益气健脾，养心安神。治痫证，因思虑劳神，营阴不足者。

益元散yìyuánsǎn ❶《宣明论方》卷十方。又名六一散、天水散、太白散。滑石六两，炙甘草一两。为细末，每服三钱，加蜜少许，温水调下，日三次。功能清暑利湿。治暑湿身热，心烦口渴，小便不利，及三焦湿热，小便淋痛。实验研究：本方具有利尿、保护皮肤黏膜的作用。❷又名辰砂六一散、辰砂益元散。《全国中药成药处方集》方。滑石180g，甘草30g，朱砂9g。为细末，每服6g，温水送下。治暑热烦渴，惊悸多汗，小便不利。

益元汤yìyuántāng《伤寒六书·杀车槌法》方。炮附子、干姜、艾叶、黄连、知母、人参、麦冬、五味子、葱白、甘草。加生姜一片，大枣二枚，水煎，临卧入童便三匙，冷服。治戴阳证，症见面赤身热头疼，不烦而躁，饮水不得入口。

益志汤yìzhìtāng《三因极一病证方论》卷八方。鹿茸（酥炙）、巴戟天、熟地黄（酒浸）、枸杞子、肉苁蓉（酒浸）、牛膝（酒浸）、炮附子、桂心、山茱萸、白芍药、防风、炙甘草各等分。为末，每服四大钱，加生姜五片，盐少许，水煎，食前服。功能温补肾阳。治右肾虚寒，小便数，腰胁引痛，短气咳逆，四肢烦疼，耳鸣面黑，骨间热，梦遗，白浊，目眩，诸虚困乏。

益智和中汤yìzhìhézhōngtāng 《兰室秘藏·泻痢门》方。肉桂一分，桂枝四分，牡丹皮、柴胡、葛根、益智仁、半夏各五分，当归、炙甘草、黄芪、升麻各一钱，白芍药一钱五分，干姜少许。为粗末，水煎，食后服。治肠澼下血，或血色紫黑，腹痛喜暖，腹皮恶寒，右关脉弦，按之无力。

益智仁yìzhìrén 中药材。出《宝庆本草折衷》。又名益智子、摘艼子。为姜科植物益智 *Alpinia oxyphylla* Miq. 的干燥成熟果实。主产于海南和广东。辛，温。归脾、肾经。暖肾固精缩尿，温脾止泻摄唾。治肾虚遗尿，小便频数，遗精白浊，脾寒泄泻，腹中冷痛，口多唾涎，煎服 3～10g。本品含挥发油，其中主含 α－香附酮、桉叶素，还有姜烯、姜醇等。还含益智仁酮、姜辣素、维生素、氨基酸、脂肪酸及无机元素。甲醇提取物能增强豚鼠离体左心房收缩力，对习惯性流产有一定治疗作用。

益智散yìzhìsǎn ❶《丹溪心法》卷四方。磁石（火烧醋淬七次，研细）、巴戟天、炒川椒各一两，沉香、石菖蒲各半两。为末，每服二钱，用猪肾一枚细切，和以葱白、盐少许，并药，湿纸十层裹煨令熟，空腹嚼，以酒送下。功能滋肾通窍。治肾虚耳聋。❷《古今图书集成·医部全录》卷四百三十八方。益智仁、茯苓、茯神各等分。为细末，空腹清茶送服。治小儿尿床，白浊。

益智汤yìzhìtāng 《景岳全书·古方八阵》卷五十八方。鹿茸（酥炙）、巴戟天、枸杞子、熟地黄、肉苁蓉（酒浸）、牛膝（酒浸）、炮附子、桂心、山茱萸、白芍药、炙甘草、防风各等分。为粗末，每服三钱，加生姜五分、盐少许，水煎服。功能温补肾阳。治肾经亏损，遗精白浊，四肢烦倦，时发蒸热等症。

益智子yìzhìzǐ 中药材。见《开宝重定本草》。即益智仁，详该条。

逸风疮yìfēngchuāng 病证名。出《诸病源候论》卷三十五。多由素体气血亏虚，风邪乘之，郁阻肌肤而成。其症遍体起小丘疹，自觉瘙痒，如疥疮状。治宜养血疏风。内服消风散化裁，外用苦参汤水煎后加猪胆汁四枚，调匀外洗。类似痒疹。

逸者行之yìzhěxíngzhī 治则。出《素问·至真要大论》。全身安逸不劳，或局部安闲少动，都可致气滞血瘀而成病。李念莪："逸，安逸也。饥饱劳逸，皆能成病。过于逸，则气血凝滞，故需行之。"可用行气活血通络的方药，使其通畅。包括使用针灸推拿按摩等外治法。

嗌yì ❶食管上口（咽腔）。《素问·阴阳应象大论》："地气通于嗌。"《针灸甲乙经》："嗌作咽。"❷喉咙。《素问·血气形志》："形苦志苦，病生于咽嗌。"

嗌干yìgān 症名。即咽干。《素问·热论》："太阴脉布胃中络于嗌，故腹满而嗌干。"属于虚者，少阴液亏，少阴之脉循喉咙，夹舌本，虚则嗌干，治宜补肾养阴。属于实者，多系肺胃火炽，灼伤津液，咽嗌失于濡养所致，治宜清火、养阴、利咽。

嗌疽yìjū 古病名。《罗氏会约医镜》卷七："有嗌疽，俗名走马喉痹。"喉痹的一种。详该条。

嗌络yìluò 出《素问·至真要大论》。嗌，亦作咽（《针灸甲乙经》）。咽部的脉络。

嗌乳yìrǔ 见《幼幼集成》卷三。即伤乳吐。详该条。

嗌塞yìsè 症名。出《素问·六元正纪大论》。多由肺胃积热，火毒炽盛，痰涎壅塞以致咽喉阻塞，呼吸吞咽不利。常可见于某些咽喉病（如喉痈、喉风等）及全身性疾患。宜结合全身情况辨证施治。必要时可行气管切开术。

嗌痛yìtòng 症名。指咽部作痛，多由邪火上盛所致。《素问·缪刺论》："邪客于足少阴之络，令人嗌痛，不可内食。"《赤水玄珠·咽喉门》："嗌即咽之低处也。"又，"盖病喉痹者，必兼咽嗌痛，病咽嗌痛不能兼喉痹也"。

嗌燥yìzào 症名。出《素问·至真要大论》。即咽嗌干燥之谓。常由虚实二因所致。因于虚者，多由肺肾阴虚，咽嗌失养所致。治宜滋养肺肾之阴。可选用左归饮、六味地黄汤、养阴清肺汤等加减。因于实者，多由肺胃火炽，熏灼咽喉所致。治宜清热降火。可选用黄连解毒汤、清咽利膈汤等加减。参见"嗌干"条。

嗌肿yìzhǒng 症名。即咽喉肿。出《五十二病方·阴阳十一脉灸经》。《素问·厥论》："手阳明少阳厥逆，发喉痹，嗌肿，痓。"本症可见于某些咽喉疾患及全身疾患。参见咽喉肿痛各条。

骴yì 骨名。即缺盆骨。李潆《身经通考》："缺盆骨为骴。"参见"缺盆骨"条。

意yì 意念。获得印象，形成记忆。《素问·宣明五气》："脾藏意。"《灵枢·本神》："心有所忆谓之意。"又："脾忧愁而不解则伤意，意伤则悗乱，四肢不举。"

意气功yìqìgōng 气功的一个流派，传岳飞得自汤阴大佛寺慈慧禅师。近代介绍，该功法始于王贤宾（1931 年）所著《意气功详解》。设想将周身之气聚成球于心上，然后周游全身，复回心。全功用十分钟。据云有良好的防治疾病的作用。

意舍yìshè 经穴名。代号 BL49。出《针灸甲乙经》。属足太阳膀胱经。位于背部，第十一胸椎棘突下旁开 3 寸处。一说"除脊各三寸取穴"（《针灸资生经》）。布有第十、十一胸神经后支的外侧支和肋间动、静脉后支。主治恶心，呕吐，腹胀，肠鸣，泄泻，黄疸，饮食不下等。斜刺 0.3～0.5 寸。艾炷灸 3～7 壮；或艾条灸 5～15 分钟。

意守yìshǒu 气功术语。指在气功锻炼中，在身心安静的情况下，把意念"放"在身体的某一部位。意守一词是从"内守""守一"等词演化而来。"意"是指心之动而未表现于外者，是意念活动；"守"是指相守而不离。所以，意守是摄心归一，专其一处。气功锻炼用得最多的是意守下丹田。

溢yì《内经》十二脉之一。超越寸口而上鱼际的脉象，主气有余。《诊家正眼》："曰溢者，自寸口上越鱼际，气有余也。"

溢乳yìrǔ 症名。指婴儿饮乳过多而溢出的症状。亦称呕乳。详该条。

溢阳yìyáng 阳气亢极而泛溢的脉象。《灵枢·终始》："人迎四盛，且大且数，名曰溢阳，溢阳为外格。"参见"外格"条。

溢阴yìyīn 阴邪积聚而弥漫于内的脉象。《灵枢·终始》："脉口四盛，且大且数者，名曰溢阴，溢阴为内关，死不治。"参见"内关"条。

溢饮yìyǐn　病名。四饮之一。多因大渴暴饮过多，或水气溢于肢体肌表所致。《素问·脉要精微论》："溢饮者渴暴多饮，而易入肌皮肠胃之外也。"《金匮要略·痰饮咳嗽病脉证并治》："饮水流行，归于四肢，当汗出而不汗出，身体疼重，谓之溢饮。"症见身体痛重，支节烦疼，或兼见喘咳胸闷等。治宜温肺化饮，发汗去邪。方用大青龙汤、小青龙汤、桂苓神术汤等。参见"痰饮""四饮"条。

溢饮滑泄yìyǐnhuáxiè　病证名。见《素问病机气宜保命集·泻论》。又称饮泻。《张氏医通·大小府门》："水渍入胃，名为溢饮滑泄。渴能饮水，水下复泄，泄而大渴。茯苓甘草汤、五苓散，并灸大椎三五壮立已，乃督脉之病也。"参见"饮泻""水恣"条。

蜴蛇yìshé　中药材。出《岭表录异》。为脆蛇之别名，详该条。

蜴蜥蛊yìxīgǔ　古病名。蛊毒病之一。《诸病源候论·蛊毒病诸候》："其面赤黄者，是蜴蜥蛊。其脉浮滑而短，病发之时，腰背微满，手脚唇口，悉皆习习，而喉脉急，舌上生疮……乱下脓血，羸瘦，颜色枯黑而死。"参见"蛊""蛊毒病"条。

薏米yìmǐ　中药材。见《药品化义》。即薏苡仁，详该条。

薏苡附子败酱散yìyǐfùzǐbàijiàngsǎn　《金匮要略》方。薏苡仁十分，附子二分，败酱草五分。为粗末，每服一方寸匕，水煎顿服。功能排脓消肿。治肠痈已成脓，身无热，肌肤甲错，腹皮急，按之濡，如肿状，脉数者。方中苡仁利湿消肿毒；败酱草排脓破血；少佐附子之辛热，以行郁滞之气。

薏苡附子散yìyǐfùzǐsǎn　《金匮要略》方。薏苡仁十五两，炮附子十枚。为末，每服一方寸匕，日三次。治寒湿而致的胸痹，平时痛缓，发时痛急。

薏苡根yìyǐgēn　中药材。出《神农本草经》。又名米仁根、尿珠根。为禾本科植物薏苡 *Coix lacryma-jobi* L. var. *ma-yuen*（Roman.）Stapf 的根。我国各地有栽培。苦、甘，寒。入脾、膀胱经。清热，利湿，杀虫。治黄疸，水肿，热淋，血淋，尿路结石，带下，蛔虫病，肺痈。煎服：15～30g。本品含薏苡素、谷甾醇、豆甾醇、薏苡多糖等。薏苡素对小鼠及大鼠有镇静及镇痛作用；对人工发热的动物有解热作用；对蛙的横纹肌有抑制作用。毒性很低。

薏苡仁yìyǐrén　中药材。出《神农本草经》。又名感米、起实、裕米、玉秣、薏米、米仁、苡仁、沟子米、六谷米。为禾本科植物薏苡 *Coix lacryma-jobi* L. var. *mayuen*（Roman.）Stapf 的干燥成熟种仁。我国大部分地区均有分布，主产于福建、河北、辽宁。甘，淡，凉。入脾、肺、胃经。利水渗湿，健脾止泻，除痹，排脓，解毒散结。治水肿，小便不利，脾虚泄泻，湿痹拘挛，肺痈，肠痈，赘疣，癌肿，煎服 9～30g。本品含脂肪油、蛋白质、甾体衍生物、氨基酸及淀粉等，并含薏苡酯。薏苡仁油对离体兔肠，低浓度呈兴奋，高浓度呈抑制作用；对家兔及豚鼠子宫一般呈兴奋作用，还可降低蛙的横纹肌之收缩。薏苡酯对小鼠艾氏腹水癌细胞的生长有抑制作用。

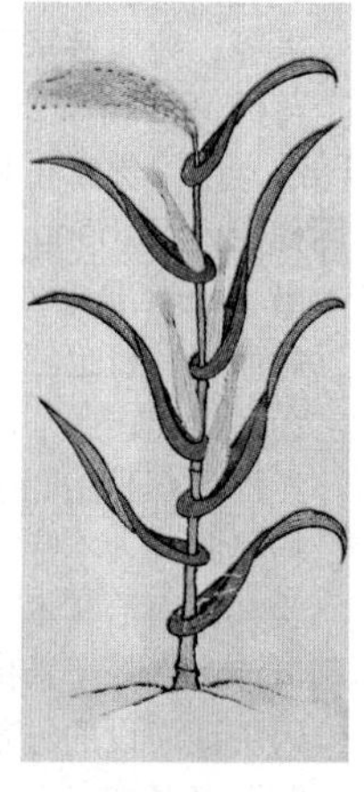
薏苡仁

薏苡仁酒法yìyǐrénjiǔfǎ　《类证活人书》卷十八方。薏苡仁、牛膝各二两，海桐皮、五加皮、炒枳壳、独活、防风、杜仲（姜汁炙）各一两，白术半两，干地黄二两半。为粗末，入绢袋内，用好酒五升浸，春、夏、秋、冬各十四天，夏月分作数剂，分别浸酒，每服一盏或半盏，空腹时温服，日三至四次，常令酒气不绝，久服觉皮肤下如数百条虫行，乃风湿气散之征。治脚痹。

薏苡仁散yìyǐrénsǎn　❶《太平圣惠方》卷二十六方。薏苡仁、当归、川芎、防风、汉防己各一两，桂心、羚羊角、赤芍药、炙甘草、杏仁（汤浸，去皮尖、双仁，麸炒微黄）各半两。为粗末，每服四钱，加生姜半分，水煎服。治肉极，肌肤如鼠走，津液开泄，或痹不仁，四肢急痛。❷《普济本事方》卷三方。薏苡仁一两，当归、川芎、炮姜、炙甘草、官桂、炮川乌、防风、炒茵芋、人参、羌活、白术、麻黄、独活各半两。为细末，每服二钱，空腹、临卧酒调下，日三次。治风湿流注四肢筋骨。

薏苡仁汤yìyǐréntāng　❶《外科发挥》卷四方。薏苡仁、瓜蒌仁各三钱，牡丹皮、桃仁各二钱。水煎服。功能活血化瘀，利湿消痈。治肠痈，腹中痛，烦躁不安，或满不食，小便涩滞等症。❷《张氏医通》卷十三方。薏苡仁（姜汤泡）一两，芍药（酒洗）、当归各一钱半，麻黄、桂各八分，苍术（芝麻拌炒）一钱，炙甘草七分，生姜七片。水煎服。治中风湿痹，关节烦痛。若自汗加石膏；烦热疼痛加黄柏；厥冷拘急加熟附子。

薏苡竹叶散yìyǐzhúyèsǎn　《温病条辨》卷二方。薏苡仁、滑石、茯苓各五钱，竹叶、连翘各三钱，白蔻仁、通草各一钱五分。为细末，每服五钱，日三次。治湿郁经脉，身热身痛，汗多自利，胸腹白㾦。

翳yì　病名。见《素问·六元正纪大论》。通常指引起黑睛混浊或溃陷的外障眼病以及病变愈后遗留于黑睛的瘢痕，如凝脂翳、宿翳等。实证多由肝风热邪引起，虚证常属肝肾亏损，阴虚火旺等，由外伤引起者，亦不少见。治法：实证多以疏风清热，解毒泻肝为主；虚证又宜滋养肝肾，养阴清热；后期则以明目退翳为主；外伤者宜行血祛瘀外，可参照上述治法。从广义而言，凡眼内外遮蔽视线之目障皆可称翳。除上述之外，某些内障也称为翳，如圆翳、惊震翳等即是。

翳草yìcǎo　中药材。见清代汪双池《医林纂要·药性》。为天胡荽之别名，详该条。

翳风yìfēng　经穴名，代号 TE17。出《针灸甲乙经》。属手少阳三焦经。手、足少阳之会。位于耳垂后，颞骨乳突与颌角之间凹陷处。布有耳大神经，深层为面神经干从茎乳突孔穿出处；并有耳后动、静脉，颈外静脉通过。主治耳鸣、耳聋、聤耳，口眼㖞斜，口噤不开，齿痛，颊肿，瘰疬等，直刺 1～1.5 寸。艾炷灸 3 壮；或艾条灸 5～10 分钟。

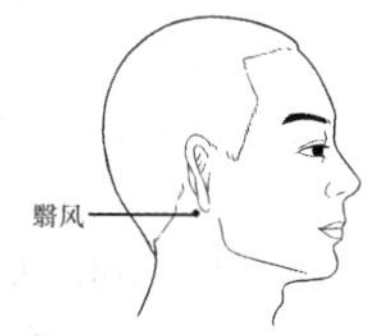

翳风

翳明yìmíng　经外奇穴名。代号 EX-HN14。位于翳风穴后 1 寸处。布有耳大神经、枕小神经；耳后动、静脉分支，深部在颈内动、静脉网（有迷走神经、交感干的颈上神经节）。主治夜盲，近视，远视，白内障；以及内耳性眩晕，视神经萎缩，青光眼，失眠，精神分裂症等。直刺 1～1.5 寸。

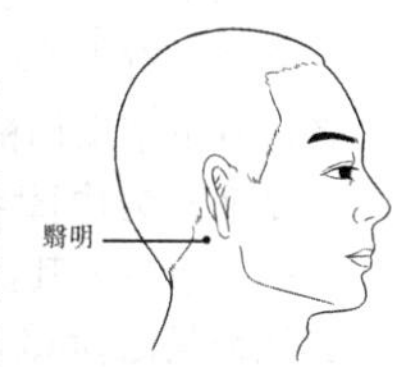

翳明

Y

翳如称星yìrúchēngxīng 病证名。见明代倪维德《原机启微》。指黑睛所生细小星点白翳，可为一点，或三四点，乃至数十点。参见“聚星障”条。

翳如螺盖yìrúluógài 病名。出明代倪维德《原机启微》。即旋螺突起。详该条。

翳如丝缕yìrúsīlǚ 病证名。见《原机启微》。指黑睛所生条状白翳细如丝缕。参见“翳”条。

翳子草yì · zicǎo 中药材。❶见《本草纲目》。为罗勒之别名。❷见《贵阳民间药草》。为铜锤玉带草之别名。各详该条。

臆骨yìgǔ 骨名。即胸骨。详该条。

翼首草yìshǒucǎo 中药材。见《西藏常用中草药》。又名棒子头、狮子草。为川续断科植物匙叶翼首花 *Pterocephalus hookeri*（C. B. Clarke）Hock. 的干燥全草。分布于云南、四川、西藏等地。苦，寒，有小毒。清热解毒，凉血止血。治感冒发热，麻疹，心中烦热，咳血，吐血，尿血，便血，痈疮，疔毒，煎服 3～9g。本品含生物碱、黄酮苷。

yin

因yīn 指原因、病因。《素问·至真要大论》：“必伏其所主，而先其所因。”《素问·生气通天论》：“因于暑，汗，烦则喘渴，静则多言，体若燔炭，汗出而散。”

因地制宜yīndìzhìyí 治疗基本法则之一。按照地域环境的不同，而制定适宜的治疗方法。各个地区的气候不同，人群的生活习惯和体质特点、发病情况亦有差异。如南方炎热多雨，地势卑湿，病人往往出现湿热的证候；北方少雨干燥，容易出现燥证；高原沿海，某些地区水土不同，对体质和疾病亦造成不同影响，治疗用药时均应照顾这些特点。

因毒症yīndúzhèng 眼科病证，指因人体其他部位患有化脓性感染引致目病者。《证治准绳·杂病》：“谓人生疮疡肿毒累及目病也。”

因风成毒证yīnfēngchéngdúzhèng 眼科病证。指因风湿热而目病者，《证治准绳·杂病》：“初发时乃头风湿热，瘀血灌睛，睑硬睛疼等病失于早治；虽治，不得其法，遂致邪盛搏夹成毒，睥与珠通行胀出，如拳似碗，连珠带脑，痛不可当。先从乌珠烂起，后烂气轮，有烂沿上下睑，并脑及颧上肉尽空而死。”《张氏医通》卷八：“惟初起时，急用石膏散加羌活、细辛、川芎、薄荷、赤芍。若至珠烂，治无及也。”

因风症yīnfēngzhèng 病证名。泛指因风致病者所继发之目疾。《证治准绳·杂病》：“谓患风病人目疾也。风在五行为木，在脏为肝，在窍为目，本乎一气。久风则热胜，热胜则血弱，风久必郁，郁则火生，火性炎上，故患风人未有目不病者。然各因其故而发：有日浅而郁未深，为偏喎歪斜者；有入脾而睥反湿胜而赤烂者；有血虚筋弱而振搐者；有不禁反伤精神及恣燥嗜热，助邪乖乱，清和融纯之气氤郁而为内障者；有风盛血滞结为外障，如胬肉等证者……治各因其证而伐其本。”

因其轻而扬之yīnqíqīng' éryángzhī 治法。出《素问·阴阳应象大论》。轻，指病邪浮浅，病位在表；扬，宣扬发散。指对轻浅的病证，宜使用发散宣扬的治法，顺病势向外发泄。例如外感初起，病邪在表，用解表法使之汗解。

因其衰而彰之yīnqíshuāi' érzhāngzhī 治法。出《素问·阴阳应象大论》。衰，是气血虚弱，病邪衰退而正气未复。彰，是扶助正气，鼓舞抗病功能使病邪尽去。指虚衰之证通过补益治疗使正气得到恢复。例如水肿病用逐水药后，肿势大体消退，即可改用温阳健脾法如参苓白术散之类，以加强健脾化湿功能，消除余肿。

因其重而减之yīnqízhòng' érjiǎnzhī 治法。出《素问·阴阳应象大论》。重，指病邪内结的里实证。减，减少、减轻。指用泻下或其他攻削的治法，使里实证得以减除。例如因实热燥结的便秘腹痛，用承气汤之类攻下；腹中瘀血结块，用破瘀消癥的方药攻削，使之逐渐消除。

因人制宜yīnrénzhìyí 治疗基本法则之一。考虑到病人的体质、性别、年龄、生活习惯以及过去病史等个体差异性而选择适宜的治法、方药的治疗原则。例如性别方面，男女的生理不同，各有特殊疾患，治疗时要考虑其生理、病理特点；年龄方面，小儿脏腑柔弱，老人气血衰少，各有其常见疾病；体质方面，每个人的先天禀赋和后天调养往往有别，所以身体素质也不同；过去病史和现在疾病也有关系。此外，个别体质对药物的宜忌也各有不同，应有所了解，治疗时都要考虑，不能孤立地看待病证。

因时制宜yīnshízhìyí 治疗基本法则之一。考虑到时令气候寒热燥湿的不同而选择适宜的治法、方药的治疗原则。气候变化对人体产生一定的影响，治疗也应注意气候的特点。例如夏季气候炎热，腠理疏开，对于患风寒感冒者不能过用辛温，以免汗多而耗伤阳气，损伤津液。冬季气候寒冷，腠理致密，对于患风寒感冒者，用辛温药可以稍重，使风寒从汗而解。

因是子静坐法yīnshìzǐjìngzuòfǎ 养生著作。作者蒋维乔，撰于1914年。全书分原理篇、方法篇、经验篇3个部分。以小周天为中心，叙述包括姿势、呼吸、腹内震动在内的练功方法。由于书中所述大多是作者实行静坐，练小周天功法的实践经验总结，故在当时受到许多静坐练功者的欢迎，现在看来，仍不乏参考价值。

因是子静坐法续编yīnshìzǐjìngzuòfǎxùbiān 养生著作。作者蒋维乔。本书与前编不同之处，在于前编近于道家方法，此编则是佛家方法，主要依据《小止观》及《释禅波罗密次第法门》而作。全书分六章，内容包括静坐前后之调和功夫、正修止观功夫、善根发现、觉知魔事、治病、证果等，纯属佛宗天台宗止观法门。研究者认为，这是因为蒋氏1917年至北京专心学佛之后，抛弃了昔年之原静坐法，改习佛家止观法的缘故。

因他症yīntāzhèng 眼科病证。指因其他病患而引致目疾者。出《证治准绳·杂病》。《审视瑶函》：“此症专言因害别病而累及目也。”如伤寒阳证热郁蒸损瞳神，或热盛血滞，赤痛泪涩；阴证脱阳而目盲，或服姜附温热之剂多而火燥赤涩（《证治准绳·杂病》）等，继发于其他疾病的眼疾均属此例。本症不宜局限于眼科论治，须看因何症而起，验其标而治其本。

因阵yīnzhèn 《景岳全书》方剂八阵分类之一。因阵是按病因统证而设的方剂。详见“八阵”“古方八阵”“新方八阵”各条。

阴yīn 与阳相对的一类事物或性质。参见“阳”条。

阴瘢yīnbān 病证名。瘢的类型之一。见《丹溪心法·斑疹》。又名阴证发瘢。指瘢之属于虚寒者。多由体虚内有伏寒。或误进寒凉药等，阴寒内盛，格阳于外所致。《温热类编·伏阴》:"阴癍者因内有伏寒或误进寒凉逼其虚阳浮散于外。"阴癍亦出胸背手足，但癍稀色淡红，隐而不显，或仅胸部微见数点。伴手足逆冷，口不甚渴，下利清谷，舌苔白滑或舌胖苔黑滑，脉虚大或沉微等症。治宜温阳散寒。选用附子理中汤、大建中汤、八味汤等方。若内伤生冷，外感寒邪而发阴癍，用调中汤等方。参见"癍"条。

阴包yīnbāo 经穴名。代号 LR9。出《针灸甲乙经》。属足厥阴肝经。位于大腿内侧，股骨内上踝上4寸，当股内肌与缝匠肌之间。一说"在股内廉膝上三寸，横直阴市"(《针灸集成》)。布有股前皮神经及闭孔神经前支，深层外侧有股动、静脉，旋股内侧动脉浅支通过。主治月经不调，小便不利，遗溺，尿闭等。直刺1~1.5寸。艾炷灸3~5壮；或艾条灸5~10分钟。

阴包毒yīnbāodú 病名。见《外科启玄》卷七。又名阴包毒疮。指生于大腿内侧阴包穴之外痈。证治见"大腿痈"条。

阴包毒疮yīnbāodúchuāng 病名。出《洞天奥旨》卷九。即阴包毒。见该条。

阴崩yīnbēng 病证名。妇女阴中崩下为白色，古称之为阴崩。宋代齐仲甫《女科百问》四十二问:"受冷而白者，谓之阴崩。"多因感寒所致。宜用固经丸（炒艾叶、鹿角霜、伏龙肝、干姜，各等分，细末，鹿角胶溶合药面为小丸，每服三钱，食后淡盐汤下)。

阴闭yīnbì 病证名。见《证治准绳·幼科》。指因寒湿乘虚入里，而致小便不通。因先天禀赋不足，元气衰微，气化不宣，水道不能通调，而致小便不通。症见神疲，声低，面唇色淡，舌润，指纹淡红。治宜培补元气，温化利水。用五苓散合独参汤。

阴痹yīnbì 病证名。❶指发于阴分的痹症，如骨痹之类。《灵枢·五邪》:"邪在肾，则病骨痛、阴痹。阴痹者，按之而不得，腹胀，腰痛，大便难，肩背颈项痛，时眩。"❷指阴邪所致的痹证，如寒痹之类。《素问·四时刺逆从论》:"厥阴有余病阴痹。"王冰生:"阴，谓寒也。有余，谓厥阴气盛满，故阴发于外而为寒痹。"《灵枢经合纂》马莳注:"阴痹者，痛无定所，按之而不可得，即痹论之所谓以寒胜者为痛痹也。"

阴秉旸yīnbǐngyáng 明代医家。自号卫涯居士。太平（今属安徽）人。诠次《内经》，条疏图列，化以成章，成《内经类考》(又作《内经始生考》)10卷。

阴病出阳yīnbìngchūyáng 通常指在外感病传变过程中，疾病从里、寒、虚证向表、热、实证的方向转变，表示病情趋于好转。如伤寒厥阴病出现肢厥和发热交替，《伤寒论·辨厥阴病脉证并治》:"伤寒病，厥五日，热亦五日。设六日当复厥，不厥者自愈。"就是阳气恢复，阴病出阳的表现。温病热入营血，治疗用药常须引导邪由里出表，透邪外出而获效。参见"透营转气""透疹""透癍"各条。

阴病治阳yīnbìngzhìyáng 出《素问·阴阳应象大论》。是阴阳学说在治疗上运用的方法之一。❶阴寒盛损伤了阳气，治宜扶阳。例如水肿病，唇舌色淡、语言低怯、手足不温、小便不利或清长、大便稀薄、脉沉迟，用实脾饮温阳健脾、行气利水。❷疾病的症状在阴经，可针刺阳经穴位。如手太阴肺经感冒咳嗽，针刺大杼、风门（足太阳膀胱经穴)。

阴搏阳别yīnbóyángbié 脉象。阴指尺脉，阳指寸脉，尺脉搏动明显滑利，有别于寸脉。可见于妊娠。《素问·阴阳别论》:"阴搏阳别，谓之有子。"

阴不抱阳yīnbùbàoyáng 阴分有病，不能维系阳气的正常固守功能，出现阴虚阳浮或阴盛格阳等病变。

阴不足yīnbùzú ❶即阴虚。详该条。❷指肾阴亏损的脉象。《伤寒论·辨脉法》:"假令尺脉弱，命曰阴不足。"

阴常不足yīnchángbùzú 见《格致余论》卷一。阴，指津液精血。朱丹溪认为津液精血是人身的宝贵物质，在人的生命活动中，不断消耗，易损难复，故阴常不足，如果不注意保养精血，则阴虚阳亢，百病丛生。这是他侧重滋阴法的理论根据。

阴成形yīnchéngxíng 阴主成形，阴性静而凝聚，事物从无形到有形的变化属阴。《素问·阴阳应象大论》:"阳化气，阴成形。"张景岳注:"阴静而凝，故成形。"

阴乘阳yīnchéngyáng 阴阳相乘脉象。沉涩短细等一类的阴脉出现在属阳的寸部，称阴乘阳。《难经·十二难》:"脉居阳部而反阴脉见者，为阴乘阳。"

阴池yīnchí 推拿穴位。出陈氏《小儿按摩经》。位于腕部掌侧横纹的尺侧边。与其他穴位配伍，可治头痛。

阴痓yīnchì 病名。见《丹溪心法·痓》。即阴痉。详该条。

阴出之阳yīnchūzhīyáng 阴分之邪，出于阳分。指深伏内脏的病邪，损伤脏真，而反映于外在的脉象及精神的变化。《素问·宣明五气》:"五邪所见：春得秋脉，夏得冬脉，长夏得春脉，秋得夏脉，冬得长夏脉，名曰阴出之阳，病善怒不治，是谓五邪。"张志聪注:"内为阴，外为阳，在内五脏为阴，在外皮肉络脉为阳，在内所伤之脏气而见于脉，故名曰阴出之阳。"

阴处yīnchù ❶伏居于地下而未出地面者。《素问·阴阳离合论》:"万物方生，未出地者，命曰阴处"。❷指暗处。《素问·至真要大论》:"阴处反明。"❸指前阴部位。

阴疮yīnchuāng 病名。❶颊下生疮，漫肿疼痛，或左或右，身发寒热。《焦氏喉科枕秘》卷一:"此症受风热湿郁结，或食煎炒炙煿而成，或左或右。"发于左者，名左阴疮；发于右者，名右阴疮。详见各该条。❷妇人阴户生疮，甚则溃疡，脓水淋漓，阴部肿痛。

阴吹yīnchuī 病名。出《金匮要略·妇人杂病脉证并治》。指阴中时时排气如矢气之状。多因谷气实，胃气下泄；或气血虚、中气下陷所致。谷气实者，兼见大便秘结不通，排出声音响亮，连续不绝，治宜润燥导下，方用膏发煎（猪膏、乱发)；中气下陷者，兼见气短懒言，倦怠乏力等，治宜补中益气，方用十全大补汤加升麻、柴胡。

阴刺yīncì 古刺法。十二节刺之一。《灵枢·官针》:"阴刺者，左右率刺之，以治寒厥。中寒厥，足踝后少阴也。"指左右配穴的刺法。用于治疗寒厥，如下肢寒厥，可针刺两侧足内踝后少阴经穴。

阴瘅yīndān 病证名。见《医门法律·黄瘅门》。即阴疸。详该条。

阴疸yīndǎn 病证名。又名阴瘅。指无热恶寒，小便自利，一身面目色黄而不鲜的黄疸。《医钞类编》卷九:"阴疸，无热恶寒，小便自利，脉迟而微。误开鬼门则肌肤冷，自汗不止；误洁净府则膀胱不约，小便如奔。"《医门法律·黄瘅门》:"阴瘅病，误从阳治，袭用苦寒，倒行逆施，以致极重不返者，医杀之也……其始必先退阴复阳，阴退乃从阳治。"治宜温阳散寒退黄，选用茵陈附子干姜汤等方。参见"阴黄"条。

阴旦汤yīndàntāng 《备急千金要方》卷九方。芍药、甘草各二两，干姜、黄芩各三两，桂心四两，大枣十五枚。为粗末，水煎去渣，分五次（昼三夜二）温服，复令小汗。治伤寒肢节疼痛，内寒外热，虚烦。

阴道yīndào ❶房中术的别称。《汉书·艺文志》房中八家，计有《容成阴道》《务成子阴道》《尧舜阴道》等。❷女性生殖器官解剖名词。连接子宫与阴户的管道，是排出月经、带下、恶露及娩出胎儿的器官。

阴地蕨yīndìjué 中药材。出《本草图经》。又名一朵云、小春花、蛇不见、独脚蒿、破天云。为阴地蕨科植物阴地蕨 *Botrychium ternatum*（Thunb.）Sweet 的带根全草。分布于长江流域及广西、福建、台湾。甘、苦，凉。入肺，肝经。平肝，清热，化痰，止咳，解毒。①治头晕头痛，小儿高热惊风，惊痫，癫狂，瘰疬，火眼，目翳，百日咳，支气管肺炎，肺热咯血，哮喘。煎服：6～15g，鲜品 15～30g。②治痈疮肿毒，蛇咬伤。煎服并捣敷。全草含阴地蕨素，槲皮素－3－O－α－L－鼠李糖－7－O－β－D－葡萄糖苷；叶含木犀草素等。鲜草煎剂在体外对大肠埃希菌有抑制作用。

阴地流泉yīndìliúquán 流于阴地的泉水。因长期不见日光，又含有动、植物腐烂后的毒质，如不经处理，饮后易引起中毒。

阴癫yīndiān 病证名。五癫之一。《诸病源候论》卷二："阴癫，初生小时，脐疮未愈，数洗浴，因此得之。"参见"癫""五癫"条。

阴鼎yīndǐng 经穴别名。出《针灸甲乙经》。即阴市，见该条。

阴都yīndōu ❶经穴名。代号 KI19。出《针灸甲乙经》。别名食宫。属足少阴肾经。冲脉、足少阴之会。位于腹正中线脐上 4 寸，旁开 0.5 寸处（《类经图翼》）。另说在脐上 3 寸，旁开 0.5 寸（《针灸甲乙经》）；脐上 3 寸，旁开 1.5 寸（《铜人腧穴针灸图经》）。布有第八肋间神经，并有腹壁上动、静脉分支通过。主治胃痛，呕吐，腹胀，肠鸣，泄泻，便秘等。直刺 0.5～1 寸。艾炷灸 3～5 壮；或艾条灸 5～10 分钟。❷经中穴别名，见该条（《针灸集成》）。

阴毒yīndú 病名。感受疫毒所致的一种病患。《金匮要略·百合狐惑阴阳毒病脉证治》："阴毒之为病，面目青，身痛如被杖，咽喉痛。"其症类似后世所称之温疫、温毒发癍，以其面目青、身痛，故称"阴毒"。

阴毒喉痹yīndúhóubì 病证名。《焦氏喉科枕秘》："此症冬日感阴湿火邪而起，（咽喉）肿如紫李，微见黑色，外症恶寒身热，振动腰疼，头痛。"治宜以化毒丹、苏子降气汤等加减。

阴毒喉风yīndúhóufēng 病证名。见《喉症全科紫珍集》。指感受阴寒毒邪所发。《焦氏喉科枕秘》卷一："此症受四时不正之气及非常暴寒，而生少阴症。脉微细而沉，自汗，咽不利，一名肾伤寒。切不可用寒凉之药。宜半夏桂枝汤（半夏、桂枝、甘草）或苦酒汤（黄芪、白芍、桂枝、苦酒）。脏寒咽闭，吞吐不利，用密附子（含在口中）。"

阴毒内消散yīndúnèixiāosǎn 《外科正宗》卷二方。麝香、牙皂、良姜、乳香（去油）、没药（去油）各二钱，轻粉、腰黄、川乌、山甲片、阿魏（瓦炒去油）各三钱，丁香、肉桂、白胡椒各一钱，樟冰四钱。各研极细末，分别称准，共研极匀，瓷瓶收贮，勿令泄气，用时掺膏药上，贴患处。功能温经散寒，散结消肿。治阴证肿疡，如背疽、脑疽、乳疽、瘰疬、寒湿流注、鹤膝风等，漫肿平塌，根盘散漫不收，不焮痛，不发热，不作脓，皮色不变。

阴独yīndú 经外奇穴名。见《针灸孔穴及其疗法便览》。位于足背侧，第四、五趾之夹缝间，侠溪穴微前处。主治足背肿痛，月经不调等。斜刺 0.3～0.5 寸。艾炷灸 3 壮；或温灸 3～5 分钟。

阴独八穴yīndúbāxué 经外奇穴名。出《针灸集成》。即八风穴。见该条。

阴分之上药yīnfènzhīshàngyào 养生药物。见《遵生八笺》。即青年妇人的乳汁。古人有阴分之上是乳，阴分之下是血的说法。认为年老和身体虚弱的人，最好以人乳补养。制作方法是和面加乳调匀，打糊成丸，作养生药用。

阴风障yīnfēngzhàng 病证名。"此症世呼鸡盲，一名雀目。本科曰阴风障，至晚不见，晓则复明"。（清代郑学礼《目科正宗》卷六）详"雀目"条。

阴符经yīnfújīng 养生著作。作者佚名。约为公元 279 年前著作。一卷，为道家书，其中有丹法及房中健身等内容。

阴疳yīngān 病名。即阴疮。详该条。

阴干yīngān ❶十天干各有阴阳所属，其中乙、丁、己、辛、癸为阴。阴干主运气不足，为不及。❷指阴干法，药物加工方法之一。是将药物晾置于阴凉通风处，使水分缓缓蒸发，阴凉至干的一种药物加工方法。这种方法可避免药物色泽变化，减少挥发油损失。含挥发成分较多、色泽鲜艳和受日光照射后易变色走油等类的药物适用于此种方法。

阴谷yīngǔ 经穴名。代号 KI10。出《灵枢·本输》。属足少阴肾经。合（水）穴。位于膝内侧横纹头，半腱肌腱与半膜肌腱之间凹陷处，曲膝取穴。布有股内侧皮神经，并有膝上内侧动、静脉通过。主治小便不利，遗精，阳痿，崩漏，带下，疝气，阴囊湿痒，膝痛，以及尿路感染，尿潴留等。直刺 1～1.5 寸。艾炷灸 3～5 壮；或艾条灸 5～10 分钟。

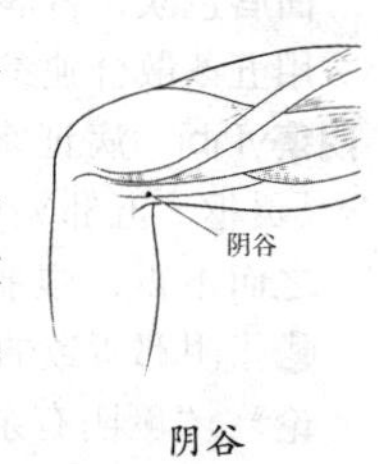

阴谷

阴股yīngǔ 同股阴。详该条。

阴关yīnguān 经穴别名。所指有二：❶出《针灸甲乙经》。即承扶，见该条。❷出《针灸甲乙经》。即大赫，见该条。

阴光yīnguāng 南北朝北魏医家。道武帝时（386—408）任太医令。其时襄城王于阵前中流矢病死。因视疗不尽术，被杀害。

阴寒yīnhán 病证名。指前阴有寒冷感觉的病证。出《金匮要略·妇人杂病脉证并治》。又名阴冷。因下元虚冷，寒气凝结而致者，男子阴冷而痿，女子阴冷而腹内亦觉冷，常影响生育。治宜温肾散寒。用金匮肾气丸加鹿茸、十补丸、加减内固丸等方。因肝经湿热所致者，前阴、睾丸、尻臀皆冷，恶寒喜热，阴汗如水，前阴痿弱，小便有余滴。治宜清化湿热。用固真汤、柴胡胜湿汤等方。又有厥疝证，厥气上冲心腹、囊冷囊缩，宜用吴茱萸汤。妇人阴寒，身体肥胖者，多湿痰下流。治宜燥湿导痰，用二陈汤加苍术、白术、羌活、防风等。妇人阴寒而阴中瘙痒，带下绵绵者，属寒湿，用蛇床子散塞阴道中。

阴寒白喉yīnhánbáihóu 病证名。见《全国名医验案类编》卷九。指素禀阳虚，传染阴毒而发的白喉。其症喉间初见白点，继则白块满喉，饭粒可进，惟饮水及咽津则痛甚，身微热，四肢厥逆，脉缓无神，舌苔灰白而滑，宜以破阴助阳为治，用四逆汤加味，或坎宫回生丹（血竭、梅片、生附片、牙皂、郁金、真雄精、麝香、细辛、飞月石）、艮宫除害丹（真珍珠、地虱婆、真琥珀、真玛瑙、手指甲、麝香、真珊瑚、蚯蚓、大梅片、辰砂、蚕茧、马勃）吹入白处，含噙片时，使毒气随风涎吐出。参见“虚寒白喉”条。

阴寒喉痹yīnhánhóubì　病证名。见《喉科金钥》卷上。指喉痹之因于阴寒者。参见喉痹有关各条。

阴寒凝结yīnhánníngjié　病机。因阳气衰弱，寒邪留滞，出现的寒证病机。其表现有面色苍白、喜温恶寒、四肢不温、腹痛便结、月经不调或局部拘挛疼痛等。治以扶阳温经为大法。又如寒痹久治不愈或外科阴疽等，亦属阴寒凝结。

阴寒小便不利yīnhánxiǎobiànbúlì　病证名。小便不利证之一。见《症因脉治》卷四。因寒湿搏于经络者，小便不利而兼见骨节烦痛不得屈伸，汗出短气，恶风，身微肿，脉濡缓。宜用甘草附子汤、术附汤等方。因寒湿内结者，属少阴病，症见小便不利，腹痛，四肢沉重，下利，或咳，脉濡迟。宜用真武汤、四逆汤等方。参见“小便不利”“癃闭”条。

阴汗yīnhàn　病证名。❶指前阴、阴囊及其附近处局部多汗。《医林绳墨·汗》：“阴汗者，谓至阴之处，或两腿挟中，行走动劳，汗出腥秽。”有因肝经湿热所致者。《张氏医通·汗》：“阴汗，阴间有汗，属下焦湿热。龙胆泻肝汤加风药一二味，风能胜湿也。或当归龙荟丸及二妙散俱效。阴囊湿者，以炉甘石煅过扑之，密陀僧亦佳。”《兰室秘藏》用清震汤、固真汤治阴汗，两丸如冰，前阴痿弱，小便黄，余沥臊臭，亦属湿热之症。有因肝肾亏损，湿热下乘者。《医略六书》卷二十：“酒色过度，湿热下乘则精血不藏，每多阴汗，宜滋肾凉肝。”用六味地黄汤加黄柏、白芍。《奇效良方》卷四十五：“前阴如冰冷，并阴汗，两脚痿软无力。”宜补肝汤。有因肾虚阳衰而阴囊多汗者。《杂病源流犀烛》卷七：“有阴囊汗者，则为肾虚阳衰，宜安肾丸、小安肾丸。”❷多汗之属阴证者，常汗出而冷。《景岳全书·杂证谟》：“阴汗者，冷汗也。”多由阳衰阴盛所致。治以益气温阳为主，选用人参建中汤、参附汤、六味回阳饮等方。参“冷汗”条。

阴狐疝yīnhúshàn　病名。出《金匮要略》。即狐疝。见该条。

阴狐疝气yīnhúshànqì　病名。即狐疝。《金匮要略·趺蹶手指臂肿转筋阴狐疝蛔虫病脉证并治》：“阴狐疝气者，偏有小大，时时上下，蜘蛛散主之。”详“狐疝”条。

阴户yīnhù　即女性外生殖器。见《景岳全书·妇人规》。

阴户风肿yīnhùfēngzhǒng　病证名。属阴肿。陆成一《女界须知》：“肝脉络于阴器，肝旺生风，复由外风引动，则阴户发肿，可用桑叶、菊花、荆芥、防风煎汤熏洗。”

阴户内发热如烙yīnhùnèifārèrúlào　病证名。朱振声《妇女病续集》：“当有经水，阴户内发燥而干酸，由肝火偏炽，下吸肾液，肝肾之阴两亏也，用生地、女贞、阿胶并以生芝麻油涂阴户内；发热而潮湿者，肝火旺而夹湿也，用黄连、黄柏、川楝子，并以川楝子煎洗。”

阴户湿肿yīnhùshīzhǒng　病证名。见陆成一《女界须知》。属于阴肿。因脾湿下注所致。多见于体肥之人。症见阴户肿胀，甚则肢体倦怠，小便淋漓等。治疗参见阴肿。

阴户痛yīnhùtòng　病证名。见《卫生宝鉴》卷十八。即阴痛。详该条。

阴户肿痛yīnhùzhǒngtòng　病证名。见《医学入门》。多因郁怒伤肝，肝气犯脾，湿热下注所致。症见阴户肿胀作痛，或小便涩滞，下腹部不舒，甚则伴有寒热等。治宜清热利湿。方用龙胆泻肝汤加减。外用蛇床子、地肤子、黄柏、防风、苦参煎汤熏洗。

阴黄yīnhuáng　病证名。❶黄疸病两大类型之一。因阳黄日久转化，或因脾阳不振、寒湿内蕴、胆液不循常道外溢肌肤所致。《景岳全书·黄疸》：“凡病黄疸而绝无阳证阳脉者，便是阴黄。”症见身目黄色晦暗，胃呆腹胀，神疲乏力，胁肋隐痛，小便短少，大便不实，舌淡苔腻，脉沉细迟等。治宜调理脾胃，温化寒湿。方如茵陈五苓散、茵陈术附汤、茵陈四逆汤等。阴黄可见于慢性肝炎、肝硬化、慢性胆囊炎等病。参见“黄疸”条。❷黄疸二十八候之一。《诸病源候论·黄病诸候》：“阳气伏，阴气盛，热毒加之，故但身面色黄，头痛而不发热，名为阴黄。”❸三十六黄之一。《圣济总录》卷六十一：“病人寒热，并十指疼痛，鼻中煤生，此是阴黄。”治疗宜“先烙上脘穴，更灸二十壮，次烙气海、下廉、内乳等穴。不差，灸气海、天窗、百壮。更宜服麻黄栀子汤。”若见人中反者，病情较为严重。参见“黄疸”条。

阴火yīnhuǒ　指饮食劳倦，喜怒忧思所生之火，属心火。元代李杲《脾胃论·饮食劳倦所伤始为热中论》：“心火者，阴火也，起于下焦……脾胃气虚，则……阴火乘其土位……”

阴火疬yīnhuǒlì　病名。出《疬科全书》。多因先天亏损，寒痰凝结而成。颈部生核，大如卵形，质硬，或带小核数粒，生颈项一侧或两侧。宜固脾兼补肝肾，用加减六味地黄丸。

阴火痰yīnhuǒtán　病证名。痰证之一。因阴虚火旺所致。《不居集》卷十七：“阴火痰：面有红光者，乃阴火上炎，又当用滋阴药。”方用地黄汤加麦冬、五味子等。参“痰证”条。

阴火痛风yīnhuǒtòngfēng　病证名。见《丹溪心法·痛风》。指气血不足，阴火旺而有痰浊的痛风证。治宜补气血，调阴阳，参以清痰火。药用人参、白术、熟地黄、黄柏、山药、海石、南星、锁阳、败龟甲、干姜等。参见“痛风”条。

阴火怔忡yīnhuǒzhēngchōng　怔忡之一。见《不居集》上集卷二十二。《证治汇补》卷五：“有阴火上冲，头晕目花，耳鸣齿落，或腹中作声，怔忡不已者，宜滋阴抑火，加养心之剂。久服不愈，为无根失守之火，脉必空豁，宜温补方愈。”参见“怔忡”“虚损怔忡”等条。

阴茧yīnjiǎn　病名。见谢观《中国医学大辞典》。因肝火湿热太甚下注，或新婚伤损，或交合不洁染毒而成。症见阴户一侧或两侧结肿，形如蚕茧。治宜清肝泻热解毒。方用逍遥散加减，或用甘草水薰洗。

阴交yīnjiāo　经穴名。代号 CV7。出《针灸甲乙经》。别名少关、横户。属任脉。任脉、冲脉、足少阴之会。位于腹正中线，脐下 1 寸。布有第十肋间神经前皮支，腹壁浅动、静脉分支和腹壁下动、静脉分支。主治脐周疼痛，泄泻，月经不调，痛经，带下，产后血晕，疝气，水肿；以及肠梗阻，功能性子宫出血，子宫脱垂等。直刺 1 ~ 1.5 寸。艾炷灸 3 ~ 7 壮；或艾条灸 10 ~ 20 分钟。

阴结yīnjié　病证名。❶指胃肠阴寒固结，或精血亏耗，大肠干燥所致的便秘。见《兰室秘藏·大便燥结门》。《医学入门·燥结》："不能食，脉弦微者，为阴结。"《景岳全书·杂证谟》："阴结证，但察其既无火证，又无火脉……盖此证有二则，一以阳虚，一以阴虚也。凡下焦阳虚，则阳气不行，阳气不行，则不能传送而阴凝于下，此阳虚而阴结也；下焦阴虚则精血枯燥，精血枯燥则津液不到而肠脏干槁，此阴虚而阴结也。故治阳虚而阴结者，但益其火则阴凝自化，宜右归饮，大补元煎、大营煎之类主之；或以人参当归数钱煎汤送右归、八味等丸俱妙。治阴虚而阴结者，但壮其水，则泾渭自通，宜左归饮、左归丸、当归地黄饮、五福饮、六味地黄丸之类主之。二者欲其速行，宜于前法中各加肉苁蓉二三钱。"亦有以寒秘、气虚秘、湿秘等归为阴结。《证治汇补·秘结》："阴结者，阴寒固结肠胃，血气凝滞而秘结也，外症不渴不食，肢冷身凉，大便硬闭，脉沉而迟，宜四物合附子汤，如久不大便而脉反微涩者，黄芪建中汤。"《金匮翼·便秘统论》："冷闭虚闭即阴结也。"《医学心悟·大便不通》："冷闭名阴结。"参见"大便秘结""寒秘""气秘""湿秘""虚秘"各条。❷脉象名。《注解伤寒论·辨脉法》："脉累累，如循长竿者，名曰阴结也。"

阴竭阳脱yīnjiéyángtuō　❶阴液枯涸，阳气衰败，人体功能衰竭，生命垂危的病理变化。❷证候名。阴精枯竭，阳无所附，随之而脱所致的危重证候。如亡血可致气脱。参见"脱证"条。

阴筋yīnjīn　❶推拿穴位名。即白筋。详该条。❷睾丸的系带。《医门法律》"凡治水肿病，痛引阴筋，卒然无救者……"

阴茎yīnjīng　男性外生殖器的一部分。简称茎，又名玉茎、茎物、阳物、阳事、溺茎。足三阴与足阳明之经筋均聚于阴器。《医学入门·疝》："筋疝，阴茎肿胀。"

阴茎易举yīnjīngyìjǔ　症名。指阴茎容易勃举，常与早泄证并见。多因阴虚火旺，相火妄动所致。治宜滋阴降火。用知柏地黄丸、大补阴丸、三才封髓丹等方。一般不宜苦寒直折。若平时阳事易举，体质、脉象俱实者，可用龙胆泻肝汤直泻相火。又有外治法，用皮硝置于手心，硝化茎举即衰。

阴经yīnjīng　又称阴脉。经脉中之属阴者，包括手足三阴经、任脉、冲脉、阴维脉、阴跻脉等。

阴精yīnjīng　精属阴，故称。❶泛指阴液。《素问·六微旨大论》："君火之下，阴精承之。"《素问·五常政大论》："阴精所奉，其人寿。"参"阴液"条。❷指生殖之精。

阴精石yīnjīngshí　中药材。见《本草纲目》。即玄精石，详该条。

阴痉yīnjìng　病证名。一作阴痓。❶指柔痓，即柔痉。《丹溪心法·痓》："阴痓曰柔，有汗。"参见"柔痉"条。❷指痉病见四肢厥冷者。《证治准绳·杂病》："痉既以有汗无汗辨刚柔，又以厥逆不厥逆辨阴阳……其厥逆者皆阴也。"治宜温阳祛邪。《太平圣惠方》选用附子散、白术散、柴胡散等方。参见"痉"条。

阴绝yīnjué　脉搏只现于尺部，寸、关两部不能察觉到脉动的一种脉象。《伤寒论·平脉法》："尺脉上不至关，为阴绝。"

阴厥yīnjué　病证名。厥证之一。指阳亏精损致四肢厥逆之证。《医林绳墨·厥》："阴厥者，因其纵欲太过，阳亏于内，精损于外，邪气偶人，阳衰精竭，不能荣养，反被克伐，脏腑生寒而发厥也。其症始得之，身冷脉沉，四肢厥逆，屈足倦卧，唇口青黑，或自利不渴，小便清白，是其候也。治宜理中汤、四逆汤之类。"《医宗己任篇·厥逆》："如得病便四肢厥冷，脉沉而细，手足挛而恶寒，引衣盖覆不欲水。或下利清谷而厥逆者，阴也，四逆汤、白通汤；厥逆脉不至者，通脉四逆汤；手足指头微寒者，谓之清，理中汤；无热症而厥，当归四逆汤加茱萸、生姜；喘促脉伏而厥，五味子汤；吐利，手足厥冷，烦躁欲死，吴茱萸汤；寒热而厥，面色不泽，冒昧，两手忽无脉或一手无脉，必是有正汗也。多用绵衣包手足，服五味子汤，或兼与桂枝麻黄各半汤，须臾大汗而解。"参见"厥证"条。

阴菌yīnjūn　病名。出《景岳全书·妇人规》。阴部下脱之物如蘑菇状，称为阴菌。即阴挺。详该条。

阴宽yīnkuān　病证名。见王士雄《潜斋医学丛书简效方》。《备急千金要方》中有治阴宽大令窄小方的记载。可能指阴道松弛、阴道壁膨出的病证。王士雄主张"肥皂荚子浸去黑皮，用其白肉，加白及、五倍子、蛇床子、石榴皮、甘松、山柰、龙骨煎浓汤，日日熏洗；宽而冷者，加石硫磺煎"。

阴烂yīnlàn　病证名。见王世雄《潜斋医学丛书简效方》。指外阴溃烂。用煅牡蛎、飞滑石、煅蚌蛤、人中白、煅龙骨、冰片，共研末局部上药。参见"阴蚀"条。

阴冷yīnlěng　病名。又名阴寒。《诸病源候论》卷四十："胞络劳伤，子脏虚损，风冷客之，冷乘于阴，故令冷也。"症见阴部寒冷，甚至小腹冷痛，多影响生育。治宜补肾壮阳。方用金匮肾气丸。《妇人良方大全》："妇人阴冷，因劳伤子脏，风冷客之，用五加皮、干姜、丹参、蛇床子、熟地黄、杜仲各三两，钟乳粉四两，天门冬一两，地骨皮二两，酒十五升，渍二宿，每服一盏，空心食前饮之。"

阴廉yīnlián　经穴名。代号 LR11。出《针灸甲乙经》。属足厥阴肝经。位于大腿内侧，当耻骨联合上缘旁开 2 寸，再直下 2 寸，长收肌外缘处。布有股内侧皮神经分支，深层有闭孔神经的前支；并有旋股内侧动、静脉的分支通过。主治月经不调、赤白带下，外阴瘙痒，股内侧痛，下肢麻痹等。直刺 1～1.5 寸。艾炷灸 3～5 壮；或艾条灸 5～10 分钟。

阴陵泉yīnlíngquán　经穴名。代号 SP9。出《灵枢·热病》。属足太阴脾经。合（水）穴。位于小腿内侧，胫骨内侧髁下缘，当胫骨后缘和腓肠肌之间凹陷处。一法"取曲膝之横纹尖头处"(《扁鹊神应针灸玉龙经》)。布有小腿内侧皮神经，深层有胫神经；前方有大隐静脉，膝最上动脉，深层有胫后动、静脉通过。主治腹胀，水肿，黄疸，泄泻，小便不利或失禁，遗精，月经不调，赤白带下，膝胫酸痛等。直刺1～1.5 寸。艾炷灸 3～5 壮；或艾条灸 5～15 分钟。

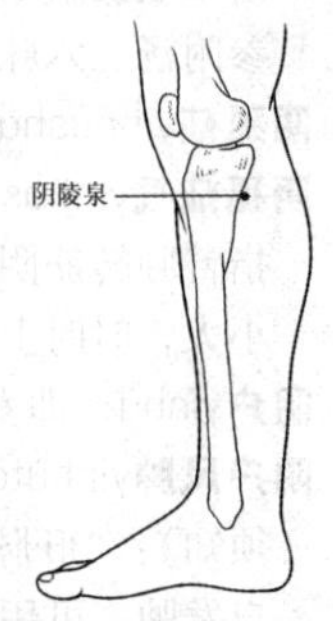

阴陵泉

阴陇yīnlǒng　陇，盛也，亦作高而隆起。《灵枢·营卫生会》："夜半为阴陇。"谓夜半是阴气最隆盛的时间。

阴漏yīnlòu　病证名。❶《证治准绳·杂病》："不论（眼之）何部生漏，但从黄昏至天晓则痛胀，流水作青黑色或腥臭不可闻，日间则稍可，非若他证之长流，乃幽阴中有伏隐之火随气升而来，故遇阴分即病重，治当温而清之。”宜黄芪汤加减。❷见《外科启玄》卷七：“……三曰阴漏，男女阴内痛而出水者是也。”即发生在男、女前阴部之漏证。

阴卵yīnluǎn　即睾丸。《素问·骨空论》：“腰痛不可以转摇，急引阴卵。”

阴络yīnluò　❶指自手、足三阴经分出的络脉。❷下行的或位置较深的络脉。《灵枢·百病始生》：“阴络伤则血内溢，血内溢则后血（便血）。”

阴络伤则血内溢yīnluòshāngzéxuènèiyì　病机。阴络，指下部的、属里的络脉。血内溢，指大便下血。大便下血的证候，一般多由于大肠湿热下注，伤及血络，或脾虚不摄，血不循经所致。《灵枢·百病始生》：“阴络伤则血内溢，血内溢则后血。”

阴脉yīnmài　❶阴经之脉。包括手足三阴经、任、阴维、阴等经脉。《难经·三十七难》：“邪在五脏，则阴脉不和。”❷指脉象之沉、迟、细、小、涩、结等。❸奇经八脉之一。其循行路线，据《难经·二十八难》载：“阴脉者，亦起于跟中，循内踝上行，至咽喉，交贯冲脉。”又《灵枢·脉度》：“（阴）脉者，少阴之别，起于然骨之后，上内踝之上，直上循阴股，入阴，上循胸里，入缺盆，上出人迎之前，入，属目内眦。合于太阳、阳而上行。”本脉自然骨（舟骨粗隆）后方的照海穴起始，经过内踝，沿下肢内侧向上，进入阴部，向上沿着胸腔里面，入于缺盆（锁骨上窝），再上行，从结喉旁人迎穴的前边出来，经颧部内侧，到目内眦，与太阳、阳脉相会。本脉发生病变，主要表现为嗜睡等。

阴脉之海yīnmàizhīhǎi　指任脉。十二经脉中的手、足三阴经脉，阴维脉和冲脉均会于任脉，有总调一身阴气的作用，因称阴脉之海。《十四经发挥》：“任脉起于中极之下……属阴脉之海。”

阴门yīnmén　见《石室秘录》。指妇女的阴道外口。

阴门不闭yīnménbùbì　病证名。见《张氏医通》卷十。即产门不闭。详该条。

阴门痒yīnményǎng　见吴梅《秘传内府经验女科》。即阴痒。详该条。

阴囊yīnnáng　男性外阴部下垂的囊状物，内有睾丸、附睾和精索等器官。

阴囊毒yīnnángdú　病名。出《疮疡经验全书》卷五。即脱囊。见该条。

阴囊汗yīnnánghàn　见《丹溪心法附馀·盗汗》。阴汗之一种。详“阴汗”条。

阴囊忽肿yīnnánghūzhǒng　病证名。见《寿世保元》卷八。多由风邪或虫蚁咬伤而致。症为骤然阴囊肿痛。可用蝉蜕半两煎水外洗，内服五苓散、灯草煎服。

阴囊下横纹yīnnángxiàhéngwén　经外奇穴名。《肘后备急方》：“治卒中急风，闷乱欲死方……若眼反，口噤，腹中切痛者，灸阴囊下第一横理十四壮。”《类经图翼》列作奇穴，名阴囊下横纹。位于阴囊下第一横纹之中点处。

阴匿yīnnì　见陆清洁《妇人科》。即阴蚀。详该条。

阴疟yīnnüè　病名。❶指三阴疟。《类证治裁·阴疟》：“疟邪伏于募原，浅者客三阳经，深者入三阴经……以伏邪深入三阴，故名阴疟也。”❷泛指在里、在阴、在脏之疟。见《医学入门·疟》。参见“阳疟”条。

阴俳yīnpái　或作“喑俳”“瘖俳”。见《医略十三篇·类中风》。“俳”当作“痱”。详“喑痱”条。

阴平阳秘yīnpíngyángmì　阴气和平，阳气固密，两者互相调节而维持其相对平衡，是进行正常生命活动的基本条件。《素问·生气通天论》：“阴平阳秘，精神乃治。”

阴气yīnqì　与阳气相对。泛指事物的两个相反相成的对立面之一。就功能与形态来说，阴气指形质；就脏腑功能来说，指五脏之气；就营卫之气来说，指营气；就运动的方向和性质来说，则行于内里的、向下的、抑制的、减弱的、重浊的为阴气。《素问·阴阳应象大论》：“年四十，而阴气自半也，起居衰矣。”

阴器yīnqì　外生殖器。为足厥阴肝经所过之处，其功能和发育情况又与肾气盛衰有关。故阴器病证，常从肝肾论治。《素问·热论》：“厥阴脉循阴器而络于肝。”

阴羌yīnqiāng　南北朝北魏医家。道武帝时（386—408）任太医令。

阴强舌yīnqiángshé　病证名。《杂病源流犀烛》卷二十三：“舌缩短不能言，名曰阴强之症。”《灵枢·五阅五使》：“舌者，心之官也……心病者，舌卷短，颧赤。”参见“舌卷”条。

阴跷脉yīnqiāomài　“奇经八脉”之一，乃足少阴肾经之别脉。阴跷脉起於跟中，起於足少阴肾经之然谷穴，再循内踝上行腹股、生殖器、胸腹，再上行至咽喉，并至睛明穴。

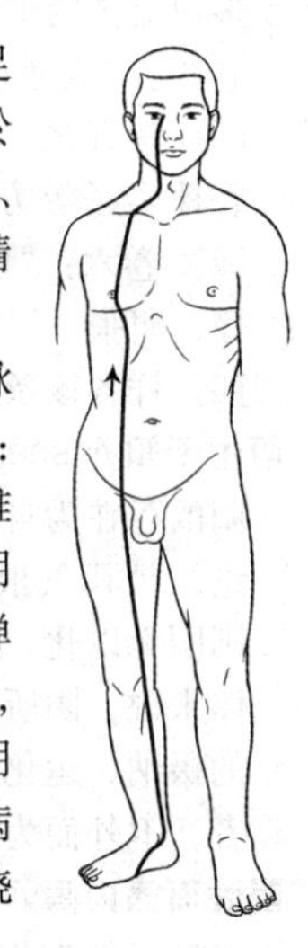

阴跷脉

阴跷脉病yīnqiāomàibìng　病证名。由阴跷脉经气异常所致的病证。《灵枢·热病》：“目中赤痛，从内眦始，取之阴跷。”《难经·二十九经》：“阴跷为病，阳缓而阴急。”《奇经八脉考》：“寸口脉后部左右弹者，阴跷也，动苦癫痫，寒热，皮肤淫痹，又为少腹痛，里急，腰及髋窌下相连，阴中痛，男子阴疝，女子漏下不止。”《杂病源流犀烛·阳跷阴跷脉病源流》：“阴跷病，阳缓而阴急。阴急则阴厥，足胫直，五络不通。洁古云：表和里病，为阳不病而阴病。阴病则热，甘草干姜汤。”

阴窍yīnqiào　通常指尿道口和肛门等。

阴茄yīnqié　病名。《妇科易知》：“阴户出物如茄，亦阴挺之类也。”即子宫下垂。详“阴挺”条。

阴郄yīnxì　❶经穴名。代号 HT6。出《备急千金要方》。《针灸甲乙经》名手少阴郄。《外台秘要》作少阴郄。属手少阴心经。手少阴之郄穴。位于前臂掌侧，当尺侧腕屈肌腱桡侧缘，腕横纹上 0.5 寸处。布有前臂内侧皮神经，尺侧为尺神经；并有尺动脉通过。主治心痛，惊悸，盗汗，衄血，失音等。直刺 0.3 ~ 0.5 寸。艾炷灸 1 ~ 3 壮；或艾条灸 5 ~ 10 分钟。❷经穴别名。见“气之阴郄”条。

阴热yīnrè　病证名。出《医钞类编》。指妇人阴部灼热的一种病证。可用泽兰叶煎汤熏洗。

阴人yīnrén　出《灵枢·通天》。指五态之人中偏于阴盛者。太阴之人及少阴之人均属于此。参见“五态”条。

阴痧yīnshā　病证名。痧证之一。❶指痧证腹痛而手足冷者。《杂病源流犀烛·痧胀源流》：“阴痧，腹痛而手足冷者是也，宜用火；或因秽气所触而致。”宜藿香汤。❷指猝然而发的四种重危痧证。《痧证指微·阴症》：“有四症，俱猝然而发。”其一症头面周身四肢俱冷，手足摇动，牙关咬紧，不言眼定，头摇脚掉，手足面容变黑色，如六脉全无，元气已脱，多不治。宜急刺人中穴、并舌尖、十手指尖、十脚趾尖及两曲池穴，刺出微血；一症猝然身热暴躁，叫号不出，头摇脚掉，牙关紧闭，不言，眼定，身强，六脉全无，初则面红渐渐紫暗而变黑色者不治。宜先用麻油以牙刷柄撬开牙关，灌入，再以绿豆煮清汁一碗冷服，苏后能言，再刮臂臑、曲池、肩井及风府、膏肓、命门穴。一症先患伤寒未愈，又感痧邪，身手如冰，寒颤不语，脉息全无，面黑色者，亦属逆症，刮刺同前。药用砂仁、木香、槟榔、青皮、广皮、灯心，阴阳水煎服。一症先患伤寒未愈，复感邪，腹痛泄泻，初不发热，渐渐发热，热极不语。刮针俱同前。仍服前药加芦粟梗五钱、石榴皮三钱、伏龙肝三钱、江鱼背脊刺三钱炙，俱炙干研末蜜丸，每日空心服二钱，泻止而伤寒亦愈。❸即冷痧。《痧症度针》卷上："阴痧，俗称冷痧。"详见"冷痧"条。参见"痧"条。

阴疝yīnshàn　病名。❶指厥疝。《宣明论》卷一："阴疝牵引小腹痛，诸厥疝，即阴疝也。嘻欲劳痛，不可忍之。"多由七情内郁或房事过度，厥阴受病所致。《医林绳墨》卷四："或遇忧怒所感，郁而不发，反将房劳触动，结为阴疝者有之。"治宜理气解郁、泻邪补经，用蒺藜汤、茴香楝实汤等方。参见"厥疝"条。❷指癞疝。《证治准绳》卷六："阴疝，一名癞疝。"参见"癞疝"条。❸肠癞、卵胀、气癞、水癞之合称。见《圣济总录》卷九十四。详各该条。

阴生于阳yīnshēngyúyáng　根据阴阳互相依存的道理，阴以阳的存在为自己存在的前提，王冰注《素问·四气调神大论》："阳气根于阴，阴气根于阳，无阴则阳无以生，无阳则阴无以化，全阴则阳气不极，全阳则阴气不穷。"在人体来说，阴所代表的精血津液等物质的化生，有赖于阳气的摄纳、运化、输布和固守。《素问·生气通天论》："阳者，卫外而为固也。"即此意。

阴胜而痛内障yīnshèng'értòngnèizhàng　病证名。指眼珠从午后至午夜作痛的证候。《眼科纂要》卷五："午后痛（自午）至亥（交子）始能停，此须补火回阳，后服柳红丸。"参见"目痛"条。

阴胜其阳yīnshèngqíyáng　阴阳俱病，而阴病甚于阳。《灵枢·寿夭刚柔》："阴阳俱动，乍有形，乍无形，加以烦心，命曰阴胜其阳。"

阴胜则寒yīnshèngzéhán　阴邪偏盛导致实寒内生的病理变化。出《素问·阴阳应象大论》。详"阴盛则内寒"条。

阴胜则阳病yīnshèngzéyángbìng　阴寒偏胜导致阳气衰微的病理变化。出《素问·阴阳应象大论》。阴指阴寒，阳指阳气。阴寒偏胜则阳气不振，导致脏腑的阳气衰微，便出现各种阳气不足的病证。

阴盛yīnshèng　病机。指阴寒偏盛。阴盛则阳衰，往往出现厥逆、痰饮、水气等内寒证。《素问·调经论》："阴盛则内寒。"

阴盛格阳yīnshènggéyáng　简称格阳。❶阴寒盛极于内，逼阳气浮越于外而形成的（内）真寒（外）假热的病理变化。❷体内阴寒过盛，阳气被拒于外而出现的内真寒而外假热的证候。临床常见某些寒证，因阴寒过盛于内，反而外见浮热、口渴、手足躁动不安、脉洪大等假热症状。但病人身虽热，却反而喜盖衣被；口虽渴而饮水不多，喜热饮或漱水而不欲饮，手足躁动，但神态清楚；脉虽洪大，但按之无力。

阴盛格阳汗yīnshènggéyánghàn　病证名。指阴寒内盛，格拒阳气于外，而致自汗之证。《张氏医通·杂门》："身冷自汗，阴躁，欲坐泥水中，脉浮而数，按之如无……此阴盛格阳，真武汤冷服。"参见"绝汗"条。

阴盛阳虚yīnshèngyángxū　病机。指阴寒内盛，导致阳气虚衰的病机。症见恶寒、肢冷、泄泻、水肿，舌淡滑等。治以温阳救逆，兼以健脾利水。《难经·六难》："浮之损小，沉之实大，故曰阴盛阳虚。"这是在脉诊上的反映，因阳虚于外，故浮取则脉小；阴盛于内，故沉取则实大。

阴盛阳虚脉yīnshèngyángxūmài　脉象。轻按浮取，细而小，重按沉取实大。《难经·六难》："浮之损小，沉之实大，故曰阴盛阳虚。"

阴盛则内寒yīnshèngzénèihán　病机。由于阴邪过盛，导致脏腑气化失常，血脉凝滞或功能衰退，出现水气、痰饮或肿胀等寒性病证。《素问·调经论》："阴盛生内寒奈何？……厥气上逆，寒气积于胸中而不泻，不泻则温气去，寒独留，则血凝泣，凝则脉不通，其脉盛大以涩，故中寒。"

阴虱疮yīnshīchuāng　病名。阴虱寄生所致之皮肤病。见《外科证治全书》卷三。又名八脚虫疮。因患处皮肤不洁，阴虱寄生所致。生于前阴毛际，初起红色或淡红色丘疹，奇痒难忍，搔破感染成疮，中含紫点。治宜重视个人卫生，消灭阴虱。用百部适量酒浸外搽，或搽银杏无忧散。

阴湿鼓胀yīnshīgǔzhàng　病证名。《医门补要》卷中："阴湿鼓胀，寒湿留着中焦，清阳不布，满腹坚胀，面黄，不渴，不食，脉沉迟，宜通阳汤。"参见"鼓胀"条。

阴蚀yīnshí　病名。出《神农本草经》"石硫黄"条。亦名阴中生疮、阴疮、阴䘌、䘌、阴蚀疮等。病因情志郁火，损伤肝脾，湿热下注，郁蒸生虫，虫蚀阴中所致。症见阴部溃烂，形成溃疡，脓血淋漓，或痛或痒，肿胀坠痛，多伴有赤白带下等。治宜清热利湿杀虫。方用萆薢渗湿汤（《疡科心得集》：萆薢、薏苡仁、黄柏、赤茯苓、丹皮、泽泻、滑石、通草），并用外治法：溻痒汤（《疡医大全》：苦参、狼牙、蛇床子、当归尾、威灵仙、鹤虱），煎汤熏洗。珍珠散（辽宁中医学院主编《妇产科学》：珍珠、雄黄、青黛、冰片、黄柏、儿茶），局部上用。

阴蚀疮yīnshíchuāng　病名。出《肘后备急方》卷五。即阴蚀。详该条。

阴市yīnshì　经穴名。代号 ST33。出《针灸甲乙经》。别名阴鼎。属足阳明胃经。位于大腿前外侧，髂前上棘与髌骨外缘连线上，距髌底外侧端3寸处。一说"当伏兔下行二寸，临膝取之"（《备急千金要方》）。布有股前皮神经及股外侧皮神经，并有旋股外侧动脉降支通过。主治腿膝麻痹酸痛，屈伸不利，小腹胀痛，水肿，疝气等。直刺1～1.5寸。艾炷灸3～5壮；或艾条灸5～10分钟。

阴暑yīnshǔ　病证名。❶《景岳全书》卷十五："阴暑者，因暑而受寒者也。凡人之畏暑贪凉，不避寒气，则或于深堂大厦，或于风地树阴，或以乍热乍寒之时，不谨衣被，以致寒邪袭于肌表，而病为发热头痛，无汗恶寒，身形拘急，肢体酸痛等证。此以暑月受寒，故名阴暑，即伤寒也。惟宜温散为主，当以伤寒法治之也。又有不慎口腹，过食生冷，以致寒凉伤脏，而为呕吐泻利腹痛等证，此亦因暑受寒，但以寒邪在内，治宜温中为主，是亦阴暑之属也。"参"暑病"条。❷暑温类型之一。《医门棒喝》初集："暑温者，夏至后所感热邪也。古人分阴暑、阳暑……或值时令湿盛，或人禀体阳虚而成阴暑之证，是暑而偏于湿者。"参见"暑病"条。

阴水yīnshuǐ 病证名。水肿病两大类型之一，多属虚证。因脾肺虚弱或肾经亏损等所致。《丹溪心法·水肿》："若遍身肿，不烦渴，大便溏，小便少，不涩赤，此属阴水。"《医学入门·水肿》："阴水多内因……或肌饱劳役、房欲而见阴证。"《类证治裁·肿胀》："因肺脾肾虚，致水溢者，为阴水。"脾阳虚弱，证见下肢浮肿，按之凹陷不起，脘闷腹胀，纳减便溏，面色萎黄，四肢不温，小便短少，舌淡苔白滑，脉濡缓等，治宜健脾利水，用实脾饮、木香流气饮等方。肾阳虚衰，证见腰以下肿甚，畏寒肢冷，神疲气怯，面色㿠白，腰脊酸重，舌胖色淡苔白，脉沉细弱等，治宜温肾化水，用真武汤、《金匮》肾气丸等方。参见"水肿""遍身肿"条。

阴水肿yīnshuǐzhǒng 病证名。肿满之一。属寒属虚，主要由于患儿脾肾虚弱，脾虚不能制水，肾虚不能化水，以致水邪停留，外泛作肿，内停作胀。《幼幼集成》："阴水肿，身不热，口不渴，身冷怯寒，二便自调。"脾虚宜健脾利水，用茯苓导水汤；肾虚宜温肾化水，用金匮肾气丸。

阴损及阳yīnsǔnjíyáng ❶人体阴阳互根，阴虚到一定程度，就可累及于阳，使阳气化生不足，而形成以阴虚为主的阴阳两虚病理变化。❷阴液亏损，日久伤阳，致阴阳俱虚，而以阴虚为主，阳虚稍次的证候。如盗汗、遗精、失血等证候耗损阴精，阳气化生所依靠的物质基础不足，发展到一定阶段就会出现自汗、畏冷、下利清谷等气虚证候。

阴缩yīnsuō 病证名。出《灵枢·邪气藏府病形》。指前阴内缩，包括男子阴茎、阴囊、睾丸上缩，及妇人阴户急，痛引少腹。多由足厥阴经受病而致。寒证居多。《张氏医通·前阴诸疾》："阴缩，谓前阴受寒入腹内也。"也有属热证者。因寒入厥阴所致者，宜温散厥阴寒邪，用吴萸内消散、当归四逆汤等方。《杂病源流犀烛》卷二十八："谓足厥阴之筋伤于寒则阴缩也，宜吴茱萸内消散。因少阴直中，或大吐大泻而阳气外脱，宜回阳固脱，用大固阳汤，四逆汤加人参、肉桂。因阳明热邪陷入厥阴所致，症见腹满便秘、烦热口渴、脉实有力。宜急下存阴，用承气汤类。因肝胆有热者，囊胀茎缩、腹痛、目赤唇燥，脉弦紧。治宜清泄肝胆。用左金丸、温胆汤等方。妇人阴户急，痛引入腹者，治宜疏泄，用加味逍遥散等方。"参见"囊缩""茎缩"条。

阴缩入腹yīnsuōrùfù 病证名。见《验方新编》卷五。初生儿六七日后，阴囊收缩入腹，啼哭不止者，多系感受寒邪所致。治宜温经散寒。用硫黄、吴茱萸各五钱，为细末，研大蒜调涂脐下，再以蛇床子，微炒布包熨脐部。

阴桃子yīntáo·zi 中药材。出《分类草药性》。为碧桃干之别名，详该条。

阴廷yīntíng 位于阴囊之后、会阴之前的高起部分。《身经通考·身经问答》："下极之前，男为阴廷，女为窈漏。"

阴挺yīntǐng 病名。❶即强中。《证治汇补·疝气附阴挺》："阴茎挺纵不收，为强中之症。"治宜助阴抑阳，地黄汤加牛膝、知柏之类。详"强中"条。❷即阴纵。《杂病源流犀烛·前阴后阴病源流》："阴纵，亦名阴挺。"详"阴纵"条。❸即子宫脱垂。《济阴纲目·前阴诸疾门》："妇人阴挺下脱，或因胞络伤损，或因子脏虚冷，或因分娩用力所致。"又："阴挺下脱，当升补元气为主，若肝脾郁结，气虚下陷，用补中益气汤。若肝火湿热，小便涩滞，用龙胆泻肝汤。"

阴挺出下脱yīntǐngchūxiàtuō 病名。出《诸病源候论》卷四十。即阴挺。详该条。

阴挺下脱yīntǐngxiàtuō 出《妇人良方大全》卷八。即阴挺。详该条。

阴痛yīntòng ❶症名。女子阴中或阴户抽掣疼痛，甚或连及少腹为主的表现。❷病名出《诸病源候论》卷四十。又名阴中痛、阴户痛。包括小户嫁痛、嫁痛。多因郁热损伤肝脾，脾虚聚湿，湿热下注；或中气下陷；或风邪客于下焦，与气血相搏，肝肾经络为之壅闭。症见阴痛，甚则痛极难忍。湿热下注者，兼见肿胀疼痛，带多色黄，治宜和肝理脾，清热除湿，方用丹栀逍遥散加味，外以四物汤料合乳香捣饼纳阴中；中气下陷者，兼见阴户坠痛，气短懒言，治宜补益中气，方用补中益气汤；风邪壅滞者，兼见肿胀痛甚，治宜祛风散瘀，方用菖蒲散（《寿世保元》：石菖蒲、当归、秦艽、吴茱萸）水煎空心服，外用艾叶、防风、大戟水煎熏洗。

阴头yīntóu 即阴茎头。又称龟头。《金匮要略·血痹虚劳病脉证并治》："夫失精家少腹弦急，阴头寒……"

阴头痈yīntóuyōng 病名。《外科证治全书》卷三："阴头紫肿疼痛，名阴头痈。用鳖甲煅为末，鸡子清调敷。"

阴突yīntū 病证名。出清代施雯《盘珠集胎产证治》。即阴挺❸。详该条。

阴土yīntǔ 脾与胃同属五行之土，脾为脏而属阴，故称脾为阴土。《脾胃论》卷下："夫脾者，阴土也，至阴之气，主静而不动。"

阴㿗yīntuí 病证名。见《备急千金要方》卷二十四。肠㿗、气㿗、水㿗、卵胀之总称。《圣济总录》称阴疝。《三因极一病证方论》卷十四："夫阴，属肝系宗筋，胃阳明养之……古方虽出四证，但曰肠㿗、气㿗、水㿗、卵胀……凡㿗病，惟肠㿗无问贵贱多有之。有睡卧㿗系延入胁下者，有坠入囊中者，或遇疲劳，天色变动，逼上囊根，肿急作痛过于寒疝，得暖则下，其如卵胀，有作热生脓为痈溃烂者，比比有之。"详"肠㿗""气㿗""水㿗""卵胀"各条。

阴脱yīntuō 病名。出《备急千金要方》卷六。❶即阴挺❸。相当于子宫脱垂。《医学正传》卷七："产后阴脱，谓阴户中宫脱下也。"❷指妇人因分娩损伤胞络，或举动房劳。而致阴户开而不闭，甚则肿痛，小便淋漓。治宜补益气血。方用十全大补汤加五味子。小便淋漓者，方用丹栀逍遥散加车前子。外用蛇床子、五倍子煎汤熏洗。

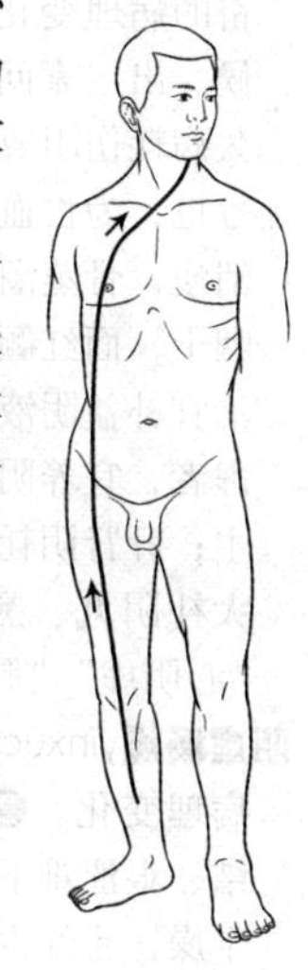
阴维脉

阴维脉yīnwéimài 奇经八脉之一。见《素问·刺腰痛论》。其循行路线，据《奇经八脉考》载："阴维起于诸阴之交，其脉发于足少阴筑宾穴……上循股内廉，上行入少腹……循胁肋……上胸膈夹咽，与任脉会于天突、廉泉，上至顶前而终。"本脉发生病变，主要表现为心、胸疼痛。

阴维脉病yīnwéimàibìng 病证名。由阴维脉经气异常所致。《难经·二十九难》："阴维为病，苦心痛。"《脉经》卷二："诊得阴维脉沉大而实者，苦胸中痛，胁下支满心痛。诊得阴维如贯珠者，男子两胁实，腰中痛，女子阴中痛，如疮状。”《杂病源流犀烛·阳维阴维脉病源流》：“按仲景法，太阴症则用理中汤，少阴症则用四逆汤，厥阴症则用当归四逆汤、吴茱萸汤。参其法，酌其剂，以治阴维之病，乃洁古所以治足少阳三阴交之意也。”

阴维穴yīnwéixué 经穴别名。所指有二：❶出《针灸甲乙经》。即大赫，见该条。❷出《扁鹊神应针灸玉龙经》。即内关，见该条。

阴痿yīnwěi 病证名。出《灵枢·经脉》。即阳痿。详该条。

阴痫yīnxián 病证名。❶指兼见寒象的癫痫。《诸病源候论》卷四十五：“病先身冷，不惊瘈，不啼唤，而病发时脉沉者为阴痫。”《杂病源流犀烛·诸痫源流》：“阴痫亦本痰热，缘医用寒药太过，损伤脾胃，变而成阴。宜用温补燥湿药。”方用五生丸、引神归星丹等。❷即慢惊风。《证治准绳·幼科》：“阴痫乃慢惊也。”又：“小儿急慢惊风古谓阴阳痫也。急者属阳，阳盛而阴亏；慢者属阴，阴盛而阳亏。阳动而躁疾，阴静而迟缓，皆因脏腑虚而得之。”详见“急惊”“慢惊”条。❸指慢惊之后，痰迷心窍之证。《证治准绳·幼科》：“阴痫者，因慢惊后去痰不尽，痰入心包而得，四肢逆冷，吐舌摇头，口嚼白沫，牙关紧闭，但不甚，惊搐作啼，面色或白或青，脉息沉微。”治疗宜固真汤加回生汤同煎，调宽气饮和解。参见“痫”条。

阴香皮yīnxiāngpí 中药材。见萧步丹《岭南采药录》。又名山肉桂。为樟科植物阴香 *Cinnamomum burmannii* (Nees et T. Nees) Bl. 的树皮及叶。分布于广东、广西、江西、福建、浙江、湖北、贵州等地。辛、甘，温。温中散寒，祛风止痛，解毒消肿，止血。①治寒性胃痛，腹胀，腹泻，[illegible]疾，风湿痹痛。煎服：3～9g。②治外伤出血，研末撒；[illegible]疮毒，研末调敷。阴香根：煎服治胃痛，水泻。树[illegible]均含挥发油，树皮油中的主成分为桂皮醛、丁香油[illegible]樟醚。叶油中的主成分为丁香油酚及芳樟醇。

阴消yīnxiāo 病证名。见《景岳全书·杂证谟》。指真阳不足，气不化液所致的消渴病。治宜温阳补火。参见“消渴”条。

阴邪yīnxié ❶六淫病邪中的寒、湿等。与风、暑、燥、火等阳邪相对而言，性质属阴，致病每阻滞气化活动，故名。❷指侵犯阴经的邪气。

阴虚yīnxū ❶阴分不足，津血亏损，滋润、荣养不足的病理变化；因阴不制阳，也可出现阳相对亢盛的虚性功能亢奋的病理变化。❷证候名。指津液精血不足所出现的证候。出《素问·调经论》。多由真阴虚衰或热病伤阴，或久病耗伤阴液所致。《景岳全书·传忠录》：“阴虚者，水亏也，为亡血、失血，为戴阳，为骨蒸劳热。”症见形体消瘦，骨蒸潮热，盗汗遗泄，五心烦热，头眩耳鸣，口燥咽干，面红颧赤，舌红少津或红绛光剥，脉虚细而数等。治宜补益阴液为主。若阴虚火旺者，须养阴清热；肺胃阴虚者，宜养阴生津为主；心脾阴亏者，宜滋阴补血益气为主；肝肾阴耗者，宜填补精髓为主。可选用沙参麦冬汤，大补阴丸、黑归脾丸、归芍地黄汤、左归饮等方。参见“心阴虚”“肺阴虚”“肝阴虚”“肾阴虚”等条。

阴虚肠燥yīnxūchángzào ❶指阴虚津亏，导致肠燥便秘的病理变化。❷证候名。阴液亏虚，肠失濡润，以大便干结、艰涩难下，多日一便，状如羊屎，口鼻、咽喉、皮肤干燥，舌红少津，脉细数涩等为常见症的证候。治宜滋阴润肠通便，可用增液汤合麻仁丸等。

阴虚齿燥yīnxūchǐzào ❶阴液亏虚，牙齿失于濡养的病理变化。❷证候名。以牙齿干燥枯槁，隐痛时作，牙齿疏豁松动，咀嚼无力，潮热颧红，舌红少津，脉细数等为常见症的证候。若新病牙齿黄而干燥多为热伤胃津；久病牙齿燥如枯石，则是肾阴大亏的表现。

阴虚喘yīnxūchuǎn 病证名。见《医学入门·痰类》。又名阴虚喘逆。指阴虚阳浮所致的气喘。《丹溪心法·喘》：“阴虚自小腹下火起冲于上喘者，宜降心火、补阴。”《症因脉治·喘症论》：“阴虚喘逆之因：阴血不足，五志厥阳之火，触动冲任之火，自下冲上；阴精不足，龙雷之火，直冲上焦。”症见气从小腹直冲于上，喘声重浊，撷肚抬身，乍进乍退，时止时作，或兼潮热、盗汗等。治宜滋阴养血或补益肾精为主。阴血不足者，用四物汤加味；阴精不足者，用家秘天地煎、家秘肝肾丸等方。参见“喘证”条。

阴虚喘逆yīnxūchuǎnnì 病证名。见《症因脉治·喘症论》。指阴血或阴精不足而阳失依附上奔的气喘。详“阴虚喘”条。

阴虚盗汗yīnxūdàohàn 病证名。盗汗之一。见《赤水玄珠·汗门》。由于阴虚热扰，津液外泄所致。《医略六书·内因门》：“盗汗属阴虚。阴虚则阳必凑之，阳蒸阴分，津液越出，而为盗汗也。”症见盗汗，伴有烦热、口干等。治宜养阴清热，可用六味地黄丸、益阴汤。偏于火旺者，宜当归六黄汤。参见“盗汗”条。

阴虚动风yīnxūdòngfēng ❶肝阴亏虚，筋脉失养而动风的病理变化。❷证候名。以头晕目眩，肢体发麻，或手足蠕动、震颤，形体消瘦，五心烦热，口燥咽干，舌红少苔，脉细数等为常见症的证候。

阴虚动血yīnxūdòngxuè ❶阴虚内热，虚热迫血妄行的病理变化。❷证候名。以咳血、吐血、衄血、尿血、便血，妇女月经量多，五心烦热，潮热盗汗，消瘦，颧红，舌红少苔，脉细数等为常见症的证候。证治参见阴虚吐血、虚火牙衄、虚劳失血各条。

阴虚发疟yīnxūfānüè 病证名。《医钞类编》卷八：“阴虚发疟……发时其寒如冰，其热如烙，面赤如脂，渴欲饮水，热退则不渴，以六味地黄汤加柴胡、白芍、肉桂。”参见“虚疟”条。

阴虚发热yīnxūfārè 病证名。见《丹溪心法·发热》。指精血津液等耗损所致的虚热。《证治汇补·阴虚发热》：“有劳心好色，内伤真阴，阴血既伤，阳气独盛，发热不止，向晚更甚，或饮食如常，头胀时作，脉洪数无力，视其舌大而色赤者，阴虚也，当滋真阴，宜地黄汤；若久而盗汗遗精，咳嗽毛枯，宜三才丸补水以匹火，是亦壮水之主，以镇阳光之义耳。”《医碥》卷一：“阴亏水虚则柴干火烈而焚灼为灾矣。此之火炎，乃由水虚所致，与上条阳亢而阴未亏者不同，症见口干体瘦，食少懒倦，头痛时作时止，遗精盗汗，骨蒸肉烁，唇红颧赤，咳嗽痰血，久成痨瘵。治宜甘润之剂，滋水以制火。”可选用四物汤加炒黄柏、黄芩、龟甲，鳖甲散，青蒿鳖甲汤，大补阴丸，一阴煎等方。参见“发热”条。

阴虚肺燥yīnxūfèizào ❶病机。指热病后肺胃津液受伤，或素体阴亏，虚火上炎的病理变化。❷阴液亏虚，肺燥失润，以咽干口燥，干咳少痰，喉痒鼻燥，少苔少津，脉浮细数等为常见症的证候。本证多见于急慢性咽炎、白喉及多种慢性肺和支气管的病患。治宜养阴清肺，如养阴清肺汤。

Y

阴虚喉痹yīnxūhóubì　病证名。见《景岳全书·杂证谟》卷二十八。系指喉痹之因于阴虚者。若因肾阴亏损者，症见咽干少津，咽喉微痛而渴欲饮水不解，至夜尤甚，或耳鸣盗汗，腰膝酸软，牙龈出血，尺脉无力等。故张景岳云："阴虚喉痹，其证亦内热口渴，喉干或唇红颊赤，痰涎壅盛。然必尺脉无神，或六脉虽数而浮软无力，但察其过于酒色，或禀阴气不足，多倦少力者是皆肾阴亏损，水不制火而然。《增删喉科心法》："其人平日常有齿痛舌痛，牙缝出血，咽干喉燥，耳鸣盗汗，梦遗夜热，夜咳之症，偶然受热，或食热物，或犯房欲，即咽喉痛红肿，或红甚而不肿；夜甚于昼，脉洪数或细数。由肾中真阴亏损故也。"治宜滋养肾阴。用滋阴八味丸加减。其二为肺胃阴伤者，咽喉失于濡养。症见咽干不适，渴欲饮水不解，唇燥，干咳无痰。治宜润肺养阴。用养阴清肺汤，清燥救肺汤等加减。本病类似西医学慢性咽炎。

阴虚喉风yīnxūhóufēng　病证名。见《喉科秘旨》卷上。多由肺胃阴虚，咽喉失养所致。症见咽喉干燥，声音嘶哑，干咳无痰，咽喉或两颊生苔癣若虾皮，心烦口渴等。治宜甘寒生津，滋养肺胃。用沙参麦冬汤、养阴清肺汤等加减。由肝肾阴虚，虚火上炎，灼于咽喉所致。症见咽干无津，唇红颧赤，咽喉或两颊生斑癣若虾皮，声音嘶哑，腰膝酸软，潮热盗汗。治宜滋养肝肾之阴。可选用六味地黄汤、左归饮等加减。

阴虚喉痛yīnxūhóutòng　病证名。《喉科心法》："其人平日常有齿痛舌痛，牙缝出血，咽干喉燥，耳鸣，盗汗，梦遗，夜热夜咳之症。偶然受热，或食热物，或犯房欲，即咽喉痛，红肿，或红甚而不肿，夜甚于昼。脉洪数，或细数，由肾中真阴亏损故也。"

阴虚喉癣yīnxūhóuxuǎn　病证名。系指喉癣之由于阴虚者。《景岳全书》卷二十八："喉癣证，凡阴虚劳损之人多有此病，其证则满喉生疮红痛，久不能愈，此实水亏虚火证也。"《咽喉经验秘传》："癣证原因损肺余，斑生苔藓若虾皮，时时发热频频嗽，面赤声嘶命可虞。"治宜滋阴降火，可选用知柏地黄汤、左归饮、四物汤等加减。参见"喉癣"条。

阴虚黄喉yīnxūhuánghóu　病证名。见《喉科种福》卷五。多由素属阴虚之体或内伤久病，肾阴虚损，虚火上炎客于咽喉所致。症见满口皆黄，但其黄如淡金，干净无垢，口无涎丝，外显潮热或兼腰膝酸软，唇红颧赤。或如久病痨瘵之人等一派阴虚于下，阳浮于上之证。治宜滋阴降火。用知柏地黄汤、镇阴煎等加减。

阴虚火旺yīnxūhuǒwàng　❶阴虚，阴不制阳，阳相对亢盛而致虚火炽盛的病理变化。❷又称"虚火证"。阴精亏损，虚火亢旺，以骨蒸潮热，口燥咽干，烦躁失眠，盗汗，颧红，便秘尿短，舌红少津，脉细数，或遗精，或出血，或口舌生疮等为常见症的证候。参见"阴虚阳亢"条。

阴虚夹痰喘yīnxūjiátánchuǎn　病证名。见《丹溪心法·喘》。指阴血虚耗，痰气阻碍气道所致的气喘。多因血虚阳无依附而上奔，痰阻肺失清肃而气不下降所致。症见气从脐下直冲清道，痰喘不平等。治疗宜分别缓急。急则治其标，宜玄霜雪梨膏，缓则治其本，宜滋阴清化膏，亦可用四物汤加枳壳、半夏。一说，"归地泥膈生痰，枳半燥泄伤阴，不如用天门冬、桑皮、贝母、马兜铃、地骨皮、麦门冬、枇杷叶之属。"（见《证治准绳·喘》）

阴虚津亏yīnxūjīnkuī　❶阴津亏虚，形体失养的病理变化。❷证候名。以口渴引饮，皮肤干涩，眼眶凹陷，小便短黄，大便干结，五心烦热，形瘦盗汗，舌红苔少而干，脉细数等为常见症的证候。治宜生津益气，用沙参麦冬汤、益胃汤等。

阴虚劳复yīnxūláofù　劳复证之一。《重订广温热论·温热复症疗法》："阴虚劳复者，由温热伤阴，肾液已亏，稍加劳动，微挟风寒，其病复作，症仍头痛发热恶风，舌燥口渴，六脉浮数无力者，此真阴虚劳复也，宜七味葱白汤，清润而微汗之，或金水六君去半夏，用生地，加川斛、丹皮、豆豉、葱白之类，滋养阴液以汗之；如兼呕恶，当留半夏，加竹茹以和胃；如兼咳嗽，加旋覆花、甜杏仁以降气；如兼虚火上冒，目赤颧红，大渴烦躁，呕恶不纳者，亦宜金水六君煎加麦冬、代赭之类，养阴镇逆。"参见"劳复"条。

阴虚痢疾yīnxūlì·ji　病证名。指痢疾而见阴液耗伤者。见《张氏医通》卷七。症见发热烦渴，至夜转剧，恶食，痢下五色，脓血稠粘，滑泄无度，或下鲜血，脐下急痛等。治宜救阴泄热为主。可用驻车丸、阿胶丸、阿胶连梅丸、千金黄连汤、黄连阿胶汤等方。参见"痢疾""虚痢"条。

阴虚内热yīnxūnèirè　❶阴液损耗，水不制火的病理变化。《素问·调经论》："阴虚则内热。"❷证候名。又称"虚热证"。阴液不足，虚热内生，以低热或午后潮热、手足心热、五心烦热，颧红，盗汗，口干不欲饮，便秘尿短，舌红少苔，或光红无苔，脉细数等为常见症的证候。治宜养阴清热，或滋阴降火。

阴虚呕吐yīnxū'ǒutù　病证名。因阴虚阳气上逆所致。《证治汇补·胸膈门》："诸阳气浮，无所依从，呕咳上气，此阴虚成呕。"治宜滋阴降气。可用六味地黄汤加石斛、沉香等。大便不通者，宜兼通秘结。

阴虚乳蛾yīnxūrǔ'é　病证名。系指乳蛾之由于阴虚而发。由肝肾阴虚，虚火上炎者，症见咽喉灼痛，晨轻暮重，至夜尤甚，口舌干燥或腰膝酸软，潮热盗汗，脉细数等。治宜滋阴降火。用知柏地黄汤加减。由热灼肺胃之阴，致咽喉失养者，症见咽喉干痛，口干舌燥少津。治宜养阴清热。用养阴清肺汤加减。

阴虚湿热yīnxūshīrè　❶阴液亏虚，湿热内阻的病理变化。❷证候名。①指素体阴虚而夹湿热下利者。证治见"阴虚痢疾"条。②指肝胆湿热，或脾胃湿热，郁积日久而伤阴者，多见于慢性肝胆或慢性胃肠病患。症见面色晦暗，消瘦，口苦咽干而不欲饮，饥不欲食，胁痛，痞满，溺黄，大便不爽，舌质暗红而有黄浊苔等。治宜养肝和胃，清热利湿为主，但滋养不宜滞腻，理气不得辛燥，清利不可过于苦寒。

阴虚头痛yīnxūtóutòng　病证名。指阴血及阴精亏损所致的头痛。《景岳全书·杂证谟》："阴虚头痛，即血虚之属也，凡久病者多有之。"因阴虚水亏，虚火易动所致。症见头痛而兼心烦内热，面红升火，失眠，舌红，脉弦细数等。治宜滋阴降火，可用滋阴八味煎、玉女煎等方。如阴虚而火不旺者，治当滋阴补血，可用六味地黄丸、四物汤、左归饮等方。本证可见于高血压病、脑动脉硬化症、紧张性头痛等病。参见"头痛"条。

阴虚吐血yīnxūtùxuè　病证名。见《医学心悟》。指肾阴亏虚，肝火炽盛所引起的吐血。治宜壮水制火而滋其化源。《血证论》卷二："色欲过度，阴虚火旺，其证夜则发热，盗汗梦交，耳鸣不寐，六脉细数芤革。宜地黄汤加蒲黄、藕节、阿胶、五味治之。”此外，如凉血地黄汤、清火滋阴汤（《寿世保元·吐血》）、四生丸、十灰散等方亦可选用。本证可见于肺结核、支气管扩张症等疾病。参见“吐血”“内伤吐血”条。

阴虚外感证yīnxūwàigǎnzhèng 病证名。❶素体阴虚而感受风温外邪之证。症见头痛身热、微恶风寒、无汗或微汗出，舌红脉数等。治宜滋阴清热、发汗解表，可选加减葳蕤汤（《重订通俗伤寒论》）。❷感冬温，或春月伤于风寒，症见发热，头痛，咽干、咳嗽、胸痛、痰稠结等，治宜滋阴解表、清热化痰，可选葳蕤汤（《类证活人书》方）。

阴虚痿yīnxūwěi 病证名。痿证之一。多由久病或房欲不节，肝肾不足，阴虚火旺，伤及筋骨所致。《证治汇补·痿躄章》：“阴虚痿者……自觉两足极热，上冲腿膝，酸弱痿软，行步艰难，不能久立。”可伴见头昏目眩，舌质红，脉细数等症。治宜滋阴清火，补益肝肾。《景岳全书·杂证谟》：“痿证，若阴虚兼热者，宜《正传》加味四物汤、虎胫骨丸，或丹溪补阴丸、滋阴八味丸之类主之。”《类证治裁》治肝肾阴虚，足热枯痿者，用滋阴大补丸。参见“痿”条。

阴虚胃脘痛yīnxūwèiwǎntòng 病证名。多由病延日久，或郁火伤阴所致。《医宗己任编·四明心法》：“又有一种胃脘痛，是阴虚症将成，须认明白。”症见脘痛时作，缠绵难愈，舌红口干，时或嘈杂，大便干结等。治宜养阴和胃，佐以泄肝，切忌香燥疏气，愈疏愈甚。方用一贯煎合芍药甘草汤。参见“胃脘痛”条。

阴虚小便不利yīnxūxiǎobiànbùlì 病证名。小便不利证之一。见《症因脉治》卷四。肺阴不足则水无化源，肝阴不足则不能施泄，肾阴不足则水竭于下，都可导致小便不利。主要症状为小便不通，内热神衰，肌肉黑瘦，下午咳嗽，脉多细数。治宜养阴为主。肺阴不足用生脉散或人参固本丸。肝阴不足用海藏四物汤。肾阴不足用知柏天地煎加玄武胶。肝肾俱虚用肝肾丸。参“小便不利”条。

阴虚眩晕yīnxūxuànyūn 病证名。指阴虚精亏血少所致的眩晕。《杂症会心录·眩运》：“如纵欲无节而伤阴，脱血过多而伤阴，痈脓大溃而伤阴，崩淋产后而伤阴，金石破伤、失血痛极而伤阴，老年精衰、劳倦日积而伤阴，大醉之后、湿热相乘而伤阴……盖蒂固则真水闭藏，根摇则上虚眩仆，此阴虚之运也。”症见头目眩晕，五心烦热，面红升火，潮热盗汗，脉细数等。可用知柏地黄汤，滋阴降火汤等方。参见“虚晕”“肾虚眩晕”条。

阴虚血热yīnxūxuèrè ❶病机。①概指温病热入血分，既伤阴，又耗血动血的病理变化。②指素体阴虚内热，而致血热妄行的病理变化。❷证候名。阴液亏虚，热迫血分，以低热，颧红，心烦口渴，咽干痒痛，小便短赤，大便干结，或咳血、衄血、瘢疹，舌红苔黄少津，脉细数为常见症的证候。参见“阴虚发热”“阴虚动血”各条。

阴虚血瘀yīnxūxuèyū ❶病机。由阴虚内热，血热妄行，溢出血络之外而成瘀；或虚火久蒸，干血内结，瘀滞不通，久则瘀血不去，新血难生。❷证候名。阴液亏虚，瘀血内阻，以午后潮热，五心烦热，口燥咽干，局部刺痛，或出血夹块，色紫暗，或舌有斑点，脉细涩等为常见症的证候。参见“干血痨”条。

阴虚血燥yīnxūxuèzào ❶指阴虚津血亏损，导致血液生化无源，干涸失荣的病机。❷阴液亏虚，津血被耗，以头晕目眩，口干咽燥，皮肤干涩、瘙痒，毛发不荣，午后潮热，颧红，盗汗，舌红少津，脉细数等为常见症的证候。参见“血风疮”“血燥生风”各条。

阴虚牙痛yīnxūyátòng 病证名。因肝肾阴虚所致的牙痛。见“虚火牙痛”条。

阴虚阳亢yīnxūyángkàng ❶阴虚，阴不敛阳，阳相对亢奋而浮越于上的病理变化。❷阴液亏虚，阳失制约而偏亢，以烦躁失眠，头晕目眩，潮热口干，颧红，盗汗，舌红少津，脉细数等为常见症的证候。治宜育阴潜阳。

阴虚阳浮yīnxūyángfú 病机。真阴不足，津血亏损而致阳气浮越于上的病机。症见头目眩晕、面色潮红、目赤、咽干、喉痛、牙痛等。治宜滋阴降火。

阴虚则内热yīnxūzénèirè 病机。出《素问·调经论》。指的是阴液亏耗过度，引起内热证的病机。主要表现为潮热、夜热或五心烦热，多兼有盗汗、口干、舌红、脉细数等症。治疗须滋阴降火。

阴癣yīnxuǎn 病名。指发于股臀部的癣疾。见《外治寿世方》卷三。由风热湿邪侵于肌肤，蕴郁日久所致。或由霉菌传染而得。临证初起患处为丘疹或小水疱，渐向周围扩大而成红斑，边缘清楚、上有薄屑、痒甚，多发生股部内侧，时久可蔓延到外阴、臀部及肛门周围。治疗，外用癣药水或雄黄 12g 以陈醋 100ml 浸后外搽，即股癣。

阴穴yīnxué 指照海穴。《素问·气穴论》王冰注：“……阴穴在足内踝下，是谓照海。”或指交信。《素问·气府论》王冰注：“阴一，谓交信穴也。”

阴血yīnxuè 即血液。因血属阴，故称。《灵枢·通天》：“太阴之人，多阴而无阳，其阴血浊，其卫气。”参见“血”条。

阴眼yīnyǎn 指尿道外口。

阴阳yīnyáng 中国古代哲学思想。含有朴素的辨证观点。中医阴阳学说是这些思想与医学实践结合所形成的理论。主要内容如下。❶阴阳是自然界的根本规律，万物的纲纪，一切生物生长、发展、变化的根源。《素问·阴阳应象大论》：“阴阳者，天地之道也，万物之纲纪，变化之父母，生杀之本始，神明之府也。治病必求于本。”❷阴阳是相对的，又是互根、互相消长和互相转化的。这一理论贯串于解释人体的结构、生理、病理、诊断、防治等整个医学领域中。①阴阳是相对的又是互根的。《素问·阴阳应象大论》：“阴在内，阳之守也；阳在外，阴之使也。”“清阳出上窍，浊阴出下窍，清阳发腠理，浊阴走五脏；清阳实四肢，浊阴归六腑。”“阳胜则热，阴胜则寒。”《素问·生气通天论》：“阳强不能密，阴气乃绝。阴平阳秘，精神乃治。阴阳离决，精气乃绝。”②阴阳互相消长和转化。《灵枢·论疾诊尺》：“四时之变，寒暑之胜，重阴必阳，重阳必阴。故阴主寒，阳主热；故寒甚则热，热甚则寒。故曰寒生热，热生寒。此阴阳之变也。”这些观点，构成了人与大自然相应、人体内外统一的整体观念的内涵，并随着医药学的发展，内容不断有所丰富。如八纲辨证、伤寒的六经学说、脏腑辨证理论和温病卫气营血学说等，都是阴阳理论指导下，在不同领域、不同时期建立起来的，由此形成独特的中医理论体系。但由于受历史条件的限制，这些辩证法的内涵仍然是朴素的。因此，对于中医的阴阳学说必须以辩证唯物主义为指导，以现代科学为手段，在中西医结合的实践过程中整理提高。

阴阳辨证yīnyángbiànzhèng 八纲辨证中，与表里、寒热、虚实三对共同组成的辨证体系中的一对。阴阳是统摄其他六纲的总纲，即表、热、实为阳，里、寒、虚为阴。《素问·阴阳应象大论》："善诊者，察色按脉，先别阴阳。"明代张景岳亦强调："凡诊脉施治，必先审阴阳，乃为医道之纲领。"参见"八纲辨证""阴证""阳证"各条。

阴阳别论篇yīnyángbiélùnpiān 《素问》篇名。吴崑注："此篇言阴阳，与常论不同，自是一家议论，故曰别论。"本篇内容，是运用阴阳的道理，讨论脉象和主病，并按经脉脏腑的分属，论述病情、诊断和预后。指出四经脉象和十二经的变化，与四时十二月的自然变迁必须适应，是一篇脉学的专论，它的体系仍是宗于阴阳学说的。

阴阳并补yīnyángbìngbǔ 治法。针对阴阳两虚证而采取的阴阳双补的治疗方法。在运用这种治疗方法时，要分清阴阳两虚的主次。阴虚为主的，要补阴为主辅以补阳；阳虚为主的，要补阳为主辅以补阴。如气血俱虚，宜气血双补，用八珍汤。又如气阴两虚，宜益气养阴，用生脉散。参见"阴阳两虚"条。

阴阳刺yīnyángcì 即偶刺，见该条。

阴阳对立yīnyángduìlì 阴阳学说的基本法则之一。指自然事物的统一体内阴和阳性质相反，相互对抗与排斥，以及相互制约的普遍关系。对立是统一的前提，统一是对立的结果。没有阴阳的对立，就没有事物和现象的相成。阴阳的对立，主要有以下几方面的涵义：自然事物范畴内，阴阳对立是宇宙中普遍存在的规律；自然事物中，相互对立的阴阳双方，大都存在着相互制约的特性；自然事物里，相互对立的阴阳双方是相互排斥的。

阴阳二气丹yīnyáng'èrqìdān 《外科正宗》卷二方。天冬、麦冬、玄参（汤泡去粗皮，以上三味各捣膏），炒五味子、人中白、黄柏各一两，甘草、泽泻、枯矾、青黛各三钱，冰片一钱。为细末，炼蜜为丸，梧桐子大，朱砂为衣，每服六十丸，童便、人乳各一酒盅，空腹送下。治脱疽。

阴阳二气疽yīnyáng'èrqìjū 病名。出《证治准绳·疡医》卷四。由内伤七情，荣卫不和而成。此证生于背部，或大或小，或肿或消，或软或硬，初发令人寒热往来。若大渴，神清，高肿，脉洪，十余日脓成者为顺。若不渴神昏，漫肿脉细，应期无脓，饮食不思者逆。治同外痈。

阴阳二十五人yīnyáng'èrshíwǔrén 《灵枢》篇名。本篇根据阴阳五行学说，把人体禀赋不同的各种体形归纳为木、火、土、金、水五种类型，每一类型，又根据五音的阴、阳属性以及左右上下等各分出五类，就成为五五二十五种人，故名。同时，根据手足三阳经脉循行人体上下部位的气血盛衰，表现于形态肤毛的征象，可从外知内，并指出不同类型的人应用针刺原则和取穴标准以及相应的操作手法。

阴阳二痫yīnyáng'èrxián 出《证治准绳·杂病》。即阴痫和阳痫。各详该条。

阴阳反掌yīnyángfǎnzhǎng 练功方法名。见杜自明《中医正骨经验概述》。又称滚筋。两臂前平举，取阳掌（掌心向上）或阴掌（掌心向下）势，迅速翻掌，反复行之。适用于治疗腕部疾患。

阴阳格拒yīnyánggéjù 病机。阴阳失调的病变中，阴阳双方中的一方偏盛至极，而将另一方排斥于外的状态。包括阴盛格阳和阳盛格阴，各详该条。

阴阳乖戾yīnyángguāilì 病机。乖戾，不和或失调。阴阳不和或失调是病理变化的基本原理，导致阴阳偏衰偏亢，气血逆乱脏腑功能失常等。参"阴阳失调"条。

阴阳和平之人yīnyánghépíngzhīrén "五态之人"的一种类型。出《灵枢·通天》。其外貌特征为"委委然，随随然，颙颙然，愉愉然，𬌗𬌗然，豆豆然，众人皆曰君子"。性格特征为"居处安静，无为惧惧，无为欣欣，婉然从物，或不与争，与时变化，尊则谦之，谭而不治"。体质特点是"阴阳之气和，血脉调"。

阴阳互根yīnyánghùgēn 阴阳互相依存，双方均以对方存在为自身存在的前提，即所谓"阳根于阴，阴根于阳"。《素问·阴阳应象大论》："阳生阴长，阳杀阴藏。"阴阳学说多以互根的观点说明脏与腑、气与血、功能与物质在生理上或病理上的联系。

阴阳交yīnyángjiāo ❶病证名。出《素问·评热病论》。指热性病阳邪入于阴分，交结不解。症见出汗后仍发热，狂言，不能食，脉躁疾，多属重证。临床可根据患者有无阳明腑实证，而分别采用清法或下法。❷运气学说术语。见《素问·五运行大论》："阴阳交者死。"指脉当应于左手者，反见于右手；当应于右手者，反见于左手。《类经图翼》："如其年少阴在左，当左脉不应（指），而反见于右；阳脉本在右，而反移于左，是少阴所易之位，非少阳则太阳脉也，故曰阴阳交。交者死，惟辰戌丑未寅申巳亥八年有之。"如巳亥年，少阴脉本应见于左寸，左寸不见沉细之象而反见浮大，右寸本应见浮大而反见少阴沉细之象，是为阴脉与阳脉交易其位，故为阴阳交。关于阴阳交的主病意义，与"尺寸反"同，可参见该条。

阴阳俱溢yīnyángjùyì 溢，指脉来盈溢、洪盛。古代脉诊寸口（脉口）属阴，人迎属阳，若人迎与寸口脉俱洪盛如溢，示邪盛正衰，病进。《灵枢·终始》："人迎与脉口俱盛三倍以上，命曰阴阳俱溢。"

阴阳类论篇yīnyánglèilùnpiān 《素问》篇名。本篇主要论述三阴、三阳的命意、脉象、病证、预后等，这些都是以阴阳类聚而加以说明的，故名。

阴阳离合论篇yīnyánglíhélùnpiān 《素问》篇名。本篇讨论阴阳对立统一的法则。合而言之，则阴阳为一气；分而言之，则十、百、千、万可至无穷尽之数。但总的来说，无非是一个变化的道理。人身的经络，也是这样，分而言之谓之离，有阴经与阳经之分；并而言之谓之合，表与里同归一气，相互协调。因讨论阴阳离合变化之理，故名。

阴阳离决yīnyánglíjué 病机。阴阳的关系分离决裂。由于阴阳失调，此消彼长发展到一方消灭另一方；或一方损耗过度而致另一方失去依存。《素问·生气通天论》："阴阳离决，精气乃绝。"

阴阳莲yīnyánglián 中药材。见《南宁市药物志》。为虎杖之别名，详该条。

阴阳两救汤yīnyángliǎngjiùtāng 《医醇賸义》卷一方。熟地黄、菟丝子（盐水炒）各八钱，枸杞子四钱，附子、紫河车各三钱，人参、茯神各二钱，远志（甘草炒）、炮姜炭各一钱。水煎浓汁，频饮。治中风中脏虚证，四肢懈散，昏不知人，遗尿鼾睡。

阴阳两虚yīnyángliǎngxū ❶阴虚和阳虚并见的病理变化。❷证候名。脏腑阴液阳气俱虚，以眩晕耳鸣，神疲，畏寒肢冷，五心烦热，心悸腰酸，舌淡少津，脉弱而数等为常见症的证候。治疗原则应两补阴阳，并根据阴阳虚损的情况，分主次施治。

阴阳脉死候yīnyángmàisǐhòu 诊法著作。1973 年于湖南长沙市马王堆三号汉墓出土帛书之一。撰人未详。约为秦以前的作品。全文约百余字，主要是有关诊断学上鉴定死亡征候的论述。

阴阳磨势yīnyángmóshì 练功方法名。见杜自明《中医正骨经验概述》。两足分开比肩略宽，两手撑腰，拇指点压脊旁痛点，稳缓地左右转动上体。适用于腰部疾患。

阴阳偏胜yīnyángpiānshèng 病机。见“阴阳失调”条。

阴阳偏衰yīnyángpiānshuāi 病机。阴阳失调的病变中，阴阳双方中的某一方低于正常水平而另一方相对亢盛的状态。由于一方不足，不能有效地制约另一方，必然导致另一方的相对亢盛。参见“阳虚阴盛”“阴虚阳亢”条。

阴阳跷四穴yīnyángqiāosìxué 出《素问·气穴论》。即阴跷脉的照海穴，阳跷脉的申脉穴，左右共四穴。

阴阳清浊yīnyángqīngzhuó ❶浊，指水谷之气；清，指吸入自然界之气。清气与浊气各有其性质和功能，根据人体阴阳经所受清浊之气不同来讨论治疗方法。❷《灵枢经》篇名。本篇以人体十二经脉与地面的河流相比较，河流有清浊，人体的经脉（阴经和阳经）受气亦有清浊之分。

阴阳圈yīnyángquān 病证名。指目睛生翳两相对映者。出清代黄庭镜《目经大成》卷二。❶一眼黑睛上生二翳，一中虚，一中实，两翳连环，故名。详“阴阳翳”条。❷两目各留一翳，左右对照，谓之阴阳圈。上述两种皆属宿翳，参见该条。

阴阳人yīnyángrén 人痾的俗称。详该条。

阴阳散yīnyángsǎn 见《外科枢要》卷四。即冲和膏，见该条。

阴阳参yīnyángshēn 中药材。见《全国中草药汇编》。为手掌参之别名，详该条。

阴阳胜复yīnyángshèngfù 阴阳双方矛盾斗争中，一方亢盛，导致另一方的报复，出现阴胜阳复或阳胜阴复的情况，从而影响事物变化过程的转归。前人运用这种变化规律来解释自然界和疾病过程的变化。如气候方面：若某年湿气（阴）胜，雨水过多，则来年可能有燥气（阳）来复，出现干旱的气候，从而影响发病的情况及疾病流行。又如病理方面：邪正相争的过程亦可出现胜复的现象。《伤寒论·辨厥阴病脉证并治》：“伤寒先厥，后发热而利者，必自止，见厥复利。”成无己注：“阴气胜，则厥逆而利；阳气复，则发热，利必自止。见厥，则阴气还胜而复利也。”

阴阳失调yīnyángshītiáo 亦称阴阳偏胜。病机的概括。人体内外、表里、上下各部分间，以及物质与功能之间，必须经常保持相对的阴阳协调关系，才能维持正常的生理活动，这是健康的表现。疾病的发生及其病理过程，正是各种原因引致体内阴阳失去协调关系的结果。无论病变部位、病势趋向、病性寒热以及邪正虚实的消长，无不体现了阴阳相对两方面的偏胜和偏衰。《素问·阴阳应象大论》：“阴胜则阳病，阳胜则阴病；阳胜则热，阴胜则寒。”《素问·生气通天论》：“凡阴阳之要，阳密乃固。两者不和，若春无秋，若冬无夏，因而和之，是谓圣度。”

阴阳汤yīnyángtāng 沸水和井水各半混合水。又称生熟汤，见《医鉴》：“百沸汤半碗，新汲水半碗，合和，名曰阴阳汤，即生熟汤也。”

阴阳系日月yīnyángxìrìyuè 《灵枢》篇名。本篇从日月相对转移的现象，说明阴阳盛衰消长并与手足阴阳经联系，故名。古人以天、地、日、月、阴、阳的属性，论述人体腹以上为天，属阳应日；腹以下为地，属阴应月。并把十天干分别与左右两手的十经相配；把十二地支分别与左右两足十二经相配，说明冬、春两季人气在左，夏、秋两季人气在右，针刺治疗的时候，要根据阴阳时令，有所禁忌。

阴阳消长yīnyángxiāozhǎng 自然事物的阴阳双方是对立的，总是此盛彼衰，此消彼长地变化。如反映在病理变化的“热盛伤津”“阴虚阳亢”“阴盛阳衰”等。《素问·阴阳应象大论》：“阴胜则阳病，阳胜则阴病。”

阴阳穴yīnyángxué ❶经外奇穴名。出《备急千金要方》。位于跗趾节横纹内侧端。主治卒中恶风，赤白带下，泻注，肠疝。艾炷灸 3 壮。❷经外奇穴别名。即营池，出《备急千金要方》，见该条。❸推拿穴位名。位于腕部掌侧横纹的桡侧边及尺侧边，即阳池穴和阴池穴。应用手法时，有分阴阳与和阴阳之别。《小儿按摩经·手诀》：“分阴阳：屈儿拳于手背上，四指节从中往两下分之，分利气血。”“和阴阳：从两下合之，理气血用之。”详“分阴阳”“和阴阳”各条。

阴阳学说yīnyángxuéshuō 中医学的基础理论之一。是将中国古代哲学中的阴阳相反相成理论和一分为二的方法论结合运用于医学实践的指导性理论。该理论认为，阴阳是天地之道，大自然和人体普遍存在着阴和阳的对立统一规律，而人身之阴阳消长变化与天地自然的消长变化是相应的。根据这些认识，解释人体的生理和病理变化，指导疾病的诊辨与防治。详“阴阳”条。

阴阳循环一大周天yīnyángxúnhuányīdàzhōutiān 气功功法。为大周天的全称。详该条。

阴阳循环一小周天yīnyángxúnhuányīxiǎozhōutiān 气功功法。为小周天的全称。详该条。

阴阳易yīnyángyì 病证名。❶指伤寒或温疫等病后余热未净，由房事而传之对方者。《伤寒论·辨阴阳易差后劳复病脉证并治》：“伤寒，阴阳易之为病，其人身体重，少气，少腹里急，或引阴中拘挛，热上冲胸，头重不欲举，眼中生花，膝胫拘急者。”《医学心悟·伤寒兼症》：“男子病新瘥，与女子接，其病遂遗于女，女子病新瘥，与男子接，其病遂遗于男，名曰阴阳易。”有阴易、阳易之分。参各该条。❷指阴位见阳脉，阳位见阴脉。《素问·至真要大论》：“阴阳易者危。”《内经吴注》卷二十二：“阴位见阳脉，阳位见阴脉，变易失常，故谓之危。”

阴阳翳yīnyángyì 病证名。见《证治准绳·杂病》。又名阴阳圈。《审视瑶函》：“此症黑睛上生二翳，俱白色，一中虚，一中实，两翳连环，如阴阳之圈，若白中略带焦黄色，或纯白而光滑沉涩者，皆不能去尽；若有细细赤丝绊者，退尤迟。”属宿翳，详该条。

阴阳应象大论篇yīnyángyìngxiàngdàlùnpiān 《素问》篇名。吴崑注：“天地之阴阳，一人身之血气；应象者，应乎天地，而配乎阴阳五行也。”本篇阐发事物的阴阳属性及其运动，并用取类比象的方法来论述阴阳五行的道理及其运用于有关生理、病理、诊断、治疗等方面，提示阴阳理论的重要性。

阴阳熨法yīnyángyùnfǎ 外治法。用冷物和热物交替熨小腹以通二便的方法。见《东医宝鉴》：“阴阳熨法，又名冷热熨法，治脬转及二便不通，先以冷物熨小腹几次，后以热物熨如前数，又以冷物熨之，自通。”

阴阳之人yīnyángzhīrén 出《灵枢·阴阳二十五人》。指属阴属阳两大类型的人。参见“阳人”“阴人”条。

Y

阴阳之宅yīnyángzhīzhái 指肾。肾藏元阴与元阳，故称。参“肾”条。

阴阳至圣丹yīnyángzhìshèngdān 《疡医大全》卷七引岐天师方。人参、三七、儿茶（水飞，去砂）、五倍子各一两，血竭五钱，滕黄、乳香（去油）各三钱，轻粉、冰片各一钱，川贝母二钱。为细末，阳疮每用二钱，阴疮每用五钱，掺于患处。治痈疽。

阴阳至圣膏yīnyángzhìshènggāo 《疡医大全》卷七引岐天师方。金银花一斤，人参、茜草根各五钱，生地黄八两，牡丹皮、牛膝、生甘草、荆芥各一两，玄参五两，当归、麦冬、黄芪各三两，川芎二两。用麻油五斤煎数沸，过滤再熬至滴水成珠，入黄丹（水飞，去砂，炒）二斤，再下木香、没药、乳香、血竭各一两，象皮五钱，麝香一钱，再入油中少煎搅匀，量疮大小摊贴患处。治阴阳痈疽大毒。

阴阳转化yīnyángzhuǎnhuà 阴阳双方在一定条件下，可以相互转化，阴可以转化为阳，阳也可以转化为阴。表现在生理上，阳生于阴，阴生于阳的互根，功能与物质的转换；病理上寒极生热、热极生寒等。《素问·阴阳应象大论》：“故重阴必阳，重阳必阴。”

阴阳自和yīnyángzìhé 阴阳通过对立制约、互根互用所形成的自我调节、自动维持和恢复其协调平衡状态的能力。临床过程中出现体温正常，气血调和，食欲增加，二便通利等，是阴阳趋向平衡的现象。《伤寒论·辨太阳病脉证并治》：“凡病若发汗，若吐，若下，若亡津液，阴阳自和者必自愈。”

阴痒yīnyǎng ❶症名。外阴部或妇女阴道内瘙痒不适的表现。❷病名。出《肘后备急方》卷五。又名阴门痒。多因肝郁化热，脾虚聚湿，湿热蕴结，流注于下；或因外阴不洁，久坐湿地，病虫乘虚侵袭；也有因阴虚血燥而致者。症见外阴部或阴道内瘙痒，甚则奇痒难忍，坐立不安。湿热者，多伴有带下量多、色黄等，治宜清热利湿，方用萆薢渗湿汤（见阴蚀条），或用龙胆泻肝汤；阴虚血燥者，治宜养血祛风，方用当归饮（当归、白芍、川芎、生地、白蒺藜、防风、荆芥穗、何首乌、黄芪、甘草）。局部可用蛇床子、川椒、枯矾、苦参、百部、生艾叶、杏仁，水煎熏洗。《妇人良方大全》主张内服龙胆泻肝丸、逍遥散，外以桃仁研膏和雄黄末，或鸡肝纳阴中，以杀其虫。或针刺阴廉、曲骨、三阴交。

阴液yīnyè 精、血、津、液等各种体液的通称，因均属阴分，故名。

阴液亏虚yīnyèkuīxū 证候名。指阴虚而表现于液亏的证候。津液来源虽同，但有清浊稀稠之别。液稠而浊，主里，流于关节及脑髓腔道，能利关节，濡空窍，补脑髓。《灵枢·决气》：“液脱者，骨属屈伸不利，色夭，脑髓消，胫酸，耳数鸣。”故阴虚液亏也有相类似的见症。治宜滋阴补肾生髓，如左归饮、滋阴补髓汤等。

阴易yīnyì 病证名。阴阳易之女传于男者。《三因极一病证方论》卷四：“妇人病新差，未平复，而男子与之交接，得病名曰阴易。身重，少气，阴肿入里，腹内绞痛，热上冲胸，头痛不欲举，眼中生花。”参见“阴阳易”条。

阴有澜yīnyǒulán 明代医家。字九峰。太平（今属安徽）人。通览群籍，尤精性理。论医治疾，根极于五行生克。远近求药者接踵，暇即延请师儒，讲究理学，曾任太医院吏目。撰有《医贯奇方》1卷、《痘疹一览》5卷。

阴脏yīnzàng ❶五脏中，脾、肺、肾三脏属阴，故称。❷泛指阴盛体质之人。《景岳全书》卷一：“阴脏者，一犯寒凉则脾肾必伤，此其阳之不足。”

阴燥yīnzào 病证名。多因肾阴不足，或年老精血亏虚，血虚化燥所致。以女性外阴皮肤和黏膜不同程度地变白、粗糙、甚至逐渐萎缩为主要表现的妇科疾病。治宜滋阴补肾，养血润燥。可酌用知柏地黄丸、滋燥养荣汤、滋血汤。

阴燥喉yīnzàohóu 病证名。见《喉科种福》卷四。系指因嗜酒积热所致之咽喉痛；或由阴虚于下，火炎于上，或与肠胃湿热熏蒸所致者。症见咽喉干燥不适，灼热而不欲饮，或口烧不渴，足心如烙，久则咽烂。治法：初宜清热除湿。可选用陈皮、瓜蒌、黄芩、栀子、云苓、木通、滑石、枳壳、厚朴、石膏等。后宜滋阴降火，方用知柏地黄汤、大补阴丸等加减。

阴躁yīnzào 病证名。躁证之一。指阴盛格阳所致扰动不宁者。《类证活人书》卷四：“阴发躁，热发厥，物极则反也……《外台秘要》云：阴盛发躁，名曰阴躁。”常伴见身体微热，面赤，躁扰欲坐井中，或渴不欲饮，脉沉而微等。宜用吴茱萸汤、理中汤或姜附汤，甚者四逆汤加葱白等药。阴躁亦可由肾火炎上所致。参见“躁”条。

阴贞yīnzhēn 南北朝时北魏医生。履贯欠详。

阴证yīnzhèng 病证名。❶指阴阳属性归类，分“阴证”与“阳证”。即八纲中的里证、寒证、虚证，称为阴证。❷凡属于慢性的，虚弱的，沉静的，抑制的，功能低下的，代谢减退的，退行性的，向内的证候，都属于阴证。如面色苍白或暗淡，身重倦卧，肢冷倦怠，语声低微，呼吸，微弱，气短乏力，饮食减少，口淡无味，不烦不渴或喜热饮，大便溏薄，小便清长，腹痛喜按，舌淡胖嫩，苔润滑，脉象沉迟细无力等正气虚弱或阴寒内盛之证。❸外科疮疡之见疮根散漫，皮色黯淡，不红不肿，不焮热，不硬不痛者为阴证。

阴证发斑yīnzhèngfābān 病证名。指发斑属于虚寒者。《阴证略例·阴证发斑》：“阴证发斑，亦出胸背，又出手足，亦稀少而微红，若作热疾投之凉药大误矣，此无根失守之火聚于胸中，上独熏肺，传于皮肤而为斑点。但如蚊、虻、蚤、虱、咬形状，而非锦文也。调中温胃加以茴香、芍药，以大建中之类，其火自下，斑自退。可谓治本而不治标也。”亦可用八味汤等方。

阴证喉痹yīnzhènghóubì 病证名。❶多由少阴素虚，寒邪直中其经所致。症见咽喉疼痛，手足厥冷，身重畏寒，自汗欲寐，脉沉细，腰膝酸弱等。《喉科心法》：“此证虽咽喉疼痛异常，却不红肿或且带白色，口不渴，喜饮滚汤不多，小便清长，或兼腹疼泄泻，手足厥逆，或头痛如破，身重恶寒，或头重如压，身体痛，自汗喜睡，或微热面赤，干呕厥逆，喉间清涎成流而出，脉沉微细，乃足少阴肾经中寒之重症也。由其人肾中真阴本虚，寒邪乘虚直中其经，逼其微阳上浮而为咽痛，是无阳纯阴之证，故名阴证喉痹。”治宜温阳散寒。用四逆汤、理中丸、肾气丸等加减。❷《喉科心法》把气虚喉痛、血虚喉痛、阴虚喉痛、痨嗽咽喉痛、咽喉痛失音等总称为阴证喉痹。

阴证咳逆yīnzhèngkénì 病证名。指呃逆之属寒者。见《类证活人书·问咳逆》。《杂病源流犀烛·呃逆源流》：“呃逆阴症，胃寒脉细虚极，宜丁香柿蒂散、羌活附子汤。”也可用乳香、硫黄、陈艾研末，用好酒一钟，煎数沸，乘热嗅病人鼻，外用生姜擦胸前；或用荔枝七个，连核烧枯，研为细末，开水调服。食远服。参见“咳逆”“呃逆”条。

阴证略例yīnzhènglüèlì 内科著作。1卷。元代王好古撰于1236年。王氏以阴证伤寒难以辨识与治疗，遂采掇前人有关学说，参附个人见解，专以阴证设论，按病举例说明。全书叙述阴证颇详，首列《内经》阴阳脉例，次叙张洁古及作者的内伤三阴例，续举伊尹、扁鹊、张仲景、许叔微、韩祗和诸例，证方俱备，有论有辨，审证用药，颇有条理，书末附作者治验。本书所述虽为阴证伤寒而设，亦可作为研究内科杂病阴证的参考。1949年后有排印本。此书另有《济生拔萃》本，内容有所删略。

阴证伤寒yīnzhèngshānghán 病证名。指病邪直中阴经的虚寒证。见《通俗伤寒论·阴证伤寒》。分寒中太阴、寒中少阴、寒中厥阴三类。寒中太阴用胃苓汤、附子理中汤等方；寒中少阴用真武汤、附姜白通汤等方；寒中厥阴用当归四逆汤、通脉四逆汤等方。《伤寒广要·少阴病证候》：“自然阴证，人皆可晓，及至反常，则不能矣……至于发热面赤，烦躁不安，揭去衣被，饮冷脉大，人皆不识，认为阳证。误投寒药，死者多矣。必须凭脉下药，至为切当。不问浮沉大小，但指下无力，按至筋骨，全无力者，必有伏阴，不可与凉剂。脉虽洪大，按之无力者，重按全无，便是阴证。”参见“直中三阴”条。

阴证似阳yīnzhèngsìyáng 证候名。真寒假热证的别称。《景岳全书·传忠录》：“寒热有真假者，阴证似阳。”多因阴盛之极，虚阳外露所致。《医宗必读·疑似之症须辨论》：“阴盛之极，往往格阳，面红目赤，口舌裂破，手扬足掷，语言错妄，有似乎阳也。”《万病回春·阴证似阳》：“阴症似阳者，发热烦躁，或欲坐井中，揭去衣被，面赤目赤……饮冷，脉洪而大，或兼见欲得衣被，不渴，手足逆冷，大小便自利，昏沉多眠，指甲黑色，脉虽洪大，但指下无力，重按至骨全无者是也。此阳失守而避在肌表，淫阴攻于内，法当温之，不可作阳症治。”参见“真寒假热”条。

阴证头痛yīnzhèngtóutòng 病证名。指头痛而见阴寒症状者。《医垒元戎·三阳头痛》：“若阴证头痛，只用温中药足矣，乃理中、姜附之类也。”参“三阴头痛”条。

阴之绝阴yīnzhījuéyīn 厥阴。绝，同极。一谓厥阴位于最里，厥阴经脉之行，其根起于足大趾端之大敦穴，由于两阴相合而无阳，故名。《素问·阴阳离合论》：“少阴之前，名曰厥阴，厥阴根起于大敦，阴之绝阳，名曰阴之绝阴。”二谓厥阴为三阴之尽。“厥，尽也。阴气至此而尽，故名曰阴之绝阴。”（王冰注）

阴支yīnzhī 十二地支各有阴阳所属，其中丑、卯、巳、未、酉、亥为阴支。

阴痔yīnzhì 病名。见《证治准绳·杂病》。《坤宁集》：“凡九窍有肉突出，皆名为痔。妇人阴中突肉，名阴痔。”相当于子宫脱垂、子宫黏膜下肌瘤等。有因肝郁或湿热者，阴户流黄水，宜解郁清热利湿，用龙胆泻肝汤或丹栀逍遥散；有因脾虚者，阴户流白水，宜健脾益气，用补中益气汤或归脾汤。局部可用乌头七个，煅纯性，浓醋熬熏洗。详见“子宫脱垂”条。

阴中yīnzhōng 外生殖器。《素问·至真要大论》：“阴中乃疡，隐曲不利，互引阴股。”

阴中伏阳yīnzhōngfúyáng ❶药物配伍方法。运用阴阳互根、互用、互化的理论，在补阳剂中配伍补阴药，以加强补阳的作用，治疗肾阳虚证的治法。代表方如右归丸。❷阴阳相乘相伏的脉象。如寸部虽见沉涩而短的阴脉，但有时夹有浮滑而长的阳脉，故称。《难经·二十难》：“脉虽时浮滑而长，此谓阴中伏阳也。”

阴中生疮yīnzhōngshēngchuāng 病证名。出《金匮要略·妇人杂病脉证并治》。即阴蚀。详该条。

阴中生核yīnzhōngshēnghé 病证名。谢观《中国医学大辞典》：“妇人阴中生核，肿大不消，此亦阴挺之类，用蚌蛤肉塞阴中，日换数次，早服补中益气汤，晚服龙胆泻肝汤，连服数日即消；消后再用四物汤加柴胡、山栀、龙胆草调理。”

阴中生息肉yīnzhōngshēngxīròu 病证名。《诸病源候论》卷四十：“此由胞络虚损，冷热不调，风邪客之，邪气乘于阴，搏于血气，变而生息肉也，其状如鼠乳。”《肘后备急方》卷五治阴中息肉突出，用醋浸乌头三日后，以此浸液外洗息肉。

阴中湿烂yīnzhōngshīlàn 病证名。见清代施雯《盘珠集胎产证治》。多因七情郁火，湿热下注所致。阴中或肿或痛或痒。治疗参见“阴蚀”条。

阴中痛yīnzhōngtòng 病证名。出《肘后备急方》卷五。即阴痛。详该条。

阴中隐阳yīnzhōngyǐnyáng 针刺手法名。出明代徐凤《金针赋》。其法先进针至深部（1寸左右），行紧提慢按六次，觉微凉，再退针至浅部（0.5寸左右），行紧按慢提九次，此为一度，必要时可反复施术。适用于先热后寒，实中夹虚之证。本法以泻为主，泻中有补，故名阴中隐阳。

阴中有阳yīnzhōngyǒuyáng 出《素问·天元纪大论》。详“阳中有阴”条。

阴中之少阳yīnzhōngzhīshàoyáng ❶指肝。《灵枢·九针十二原》：“阴中之少阳，肝也。”❷指足少阳胆经。《素问·阴阳离合论》：“厥阴之表，名曰少阳，少阳根起于窍阴，名曰阴中之少阳。”❸指足部之阳经。《灵枢·阴阳系日月》：“足之阳者，阴中之少阳也。”

阴中之少阴yīnzhōngzhīshàoyīn 指足少阴肾经。《素问·阴阳离合论》：“少阴根起于涌泉，名曰阴中之少阴。”张志聪注：“少阴乃一阴初生之气，故为阴中之少阴。”

阴中之太阴yīnzhōngzhītàiyīn ❶指肾。《灵枢·九针十二原》：“阴中之太阴，肾也。”❷指两足之三阴经络。《灵枢·阴阳系日月》：“足之阴者，阴中之太阴也。”

阴中之阳yīnzhōngzhīyáng 阴阳学说内容之一。以属于阳性的事物，居于阴位而名。《素问·金匮真言论》：“鸡鸣至平旦，天之阴，阴中之阳也。”“腹为阴，阴中之阳，肝也。”《素问·阴阳离合论》：“天覆地载，万物方生……则出地者，命曰阴中之阳。”

阴中之阴yīnzhōngzhīyīn ❶阴阳学说内容之一。以属阴性的事物，又居于阴位而名。《素问·金匮真言论》：“合夜至鸡鸣，天之阴，阴中之阴也。”“腹为阴，阴中之阴，肾也。”《素问·阴阳离合论》：“天复地载，万物方生，未出地者，命曰阴处，名曰阴中之阴。”❷足太阴经脉根起于足大趾之端的隐白穴。《素问·阴阳离合论》：“太阴根起于隐白，名曰阴中之阴。”

阴中之至阴yīnzhōngzhīzhìyīn 指脾。《素问·金匮真言论》：“腹为阴，阴中之至阴，脾也。”谓以腹背二者分阴阳，则背为阳腹为阴，肝、脾、肾三脏具在于腹，如以三脏分阴阳，则肾为阴中之阴，肝为阴中之阳，脾为阴中之至阴。

阴肿yīnzhǒng　病名。出《诸病源候论》卷九。又名脱囊、鲜疸。即外阴部肿大的病证。《外科大成》概括为：❶单纯阴囊肿大。多因感受寒湿而致。宜用桃仁丸。❷指内吊。详该条。❸阴囊肿大，光亮不痛，偶见阴茎全缩。多为肝肾气虚而致。宜橘核煎汤调服匀气散。❹阴囊肿大，伴四肢肿胀，二便不通。多因膀胱蕴热，风热乘之所致。宜服三白散。❺妇女阴户肿胀。多因心火下移所致。宜服导赤散。外治均用立效散。

阴肿成疮yīnzhǒngchéngchuāng　病证名。阴茎包皮感染湿热毒邪，以致局部焮赤肿痛成疮。《诸病源候论》卷四十："阴肿，下焦热，热气冲阴，阴头忽肿合，不得小便，乃至生疮。"此症暑天较多，婴幼儿包皮内积垢未除者，每易致之。治宜清热利尿，用导赤散，或四苓散加灯心；外以蝉蜕煎汤洗，或硼砂研细，水调敷。

阴肿疝气yīnzhǒngshànqì　病证名。出《婴童百问》。即小儿阴囊肿痛。多属肝肾气虚，及坐卧寒湿之地，冷气凝滞，或啼叫怒气，闭击于下，结聚不散而成；亦有因肝经湿热下注阴器所致者。寒气凝滞的表现为阴囊清冷；湿热下注的表现为红肿痛甚。前者治宜理气散寒，兼以利尿，用五苓散；后者治宜清热利湿，用龙胆泻肝汤。

阴纵yīnzòng　病名。指阴茎挺长不收，或肿胀而痿。见《医学纲目·肝胆部》。又称茎纵。多由肝经湿热所致。《杂病源流犀烛·前阴后阴病源流》："阴纵，亦名阴挺。由前阴受热，则玉茎挺长不收，或肿胀而痿，或与股相磨难行，甚至两胁气逆上，手足倦弱。"治宜清肝化湿。用柴胡胜湿汤、小柴胡汤加黄连或黄柏、龙胆泻肝汤等方。甚者用三一承气汤。外用朴硝、荆芥煎汤浸洗，或用丝瓜汁调五倍子粉外敷。若肿挺减轻而坚块不消者，可用青皮配以散风药。参见"茎纵""阴挺"条。

茵陈yīnchén　中药材。出《本草经集注》。为茵陈蒿之简称，详该条。

茵陈附子干姜甘草汤yīnchénfùzǐgānjiānggāncǎotāng　《医门法律》卷六方。即茵陈四逆汤，见该条。

茵陈附子干姜汤yīnchénfùzǐgānjiāngtāng　《卫生宝鉴》卷二十三方。附子（炮，去皮脐）三钱，炮姜二钱，茵陈一钱二分，白术四分，煨草豆蔻一钱，茯苓（去皮）、陈皮（去白）各三分，枳实（麸炒）、半夏（汤泡七次）、泽泻各半钱。为粗末，加生姜五片，水煎去滓，不拘时凉服。功能温阳化湿退黄。治阴黄，身目俱黄，四肢皮肤冷，心下痞硬，眼涩不欲开，自利踡卧，脉沉细者。

茵陈蒿yīnchénhāo　中药材。出《神农本草经》。又名茵陈、绵茵陈。为菊科植物茵陈蒿 *Artemisia capillaris* Thunb. 或滨蒿 *Artemisia scoparia* Waldst. et Kit. 的干燥地上部分。主产于陕西、山西、河北。苦、辛，微寒。归胃、肝、胆、脾经。清利湿热，利胆退黄。用于黄疸尿少，湿温暑湿，湿疮瘙痒，煎服 6g～15g；煎水洗风瘙瘾疹，湿疮。茵陈蒿含蒿属香豆素，α－对羟苯氧基－6－甲氧基－5，7－二羟基色酮，绿原酸，脂肪油，挥发油等；挥发油中含茵陈二炔酮、茵陈烯酮、茵陈炔、茵陈素、丁香油酚、邻苯甲酸、棕榈酸、β－蒎烯等。地上部分还含中国蓟醇，茵陈蒿酸 A、B 等。猪毛蒿含蒿属香豆素，对羟基苯乙酮，脂肪油，挥发油等；挥发油中含α－和β－蒎烯、桉叶素、丁香油酚、侧柏醇、侧柏酮等。地上部分还含紫花牡荆素、蒿黄素等。煎剂或茵陈蒿汤注射液对四氯化碳中毒性肝炎，无论在肝脏的功能或病理形态方面，均有治疗作用。α－对羟苯氧基－6－甲氧基－5，7－二羟基色酮和对羟基苯乙酮均有明显的利胆作用。挥发油在体外有抑菌作用。茵陈炔酮有抗皮肤真菌作用。蒿属香豆素还有某些利尿、降压、增加冠脉流量、镇痛、消炎及平喘作用。其中成分还能增加脑血流量、抗凝、促进纤溶等。水煎剂可降低血清胆甾醇。对小鼠艾氏腹水癌有轻度抑制作用。对人工发热兔有解热作用。

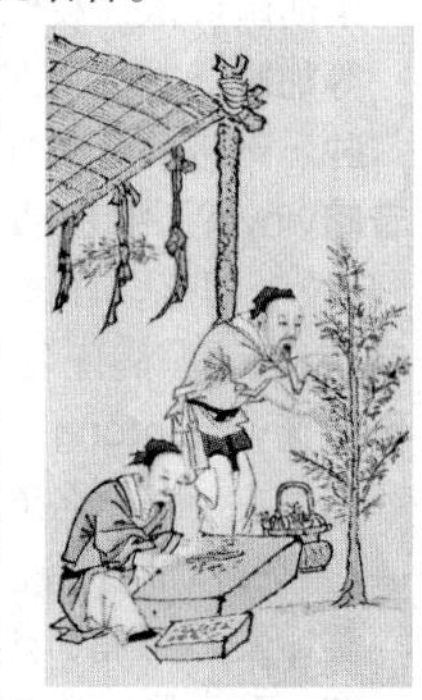
茵陈蒿

茵陈蒿汤yīnchénhāotāng　❶《伤寒论》方。茵陈六两，栀子十四枚，大黄（去皮）二两。先以水煎茵陈，后纳余药再煎，去滓，分三次服，小便当利，尿如皂角汁状，色正赤，一宿腹减，黄从小便去。功能清热利湿退黄。治湿热黄疸，一身面目尽黄，黄色鲜明，发热，但头汗出，身无汗，口渴，腹微满，大便秘，小便短赤等；近代也用于治疗急性传染性黄疸型肝炎、胆囊炎、胆结石、钩端螺旋体病等。方中茵陈疏肝利胆，清热利湿而退黄；栀子清湿热、利三焦，引湿热从小便出；大黄降泄郁热，配茵陈、栀子通利大小便，使湿热之邪从大便出。实验研究：本方具有利胆、排石、保肝、降脂作用。❷《证治准绳·幼科》集八方。茵陈、栀子仁各一两，大黄、芒硝、木通、寒水石各半两。为细末，每服一钱，水煎，去滓服。功能清热利湿退黄。治小儿发黄，身如橘色。

茵陈姜附汤yīnchénjiāngfùtāng　见《类证治裁》卷四。即茵陈四逆汤，见该条。

茵陈麻黄汤yīnchénmáhuángtāng　《医宗金鉴·幼科心法要诀》卷五十四方。茵陈、麻黄。水煎，加黄酒少许服。治湿热黄疸，表实无汗者。

茵陈散yīnchénsǎn　❶《太平圣惠方》卷五十五方。茵陈、升麻各二两，枳壳（麸炒）、黄芩、栀子仁、大黄（微炒）、龙胆草、秦艽各一两。为粗末，每服四钱，水煎，去滓服。功能清热利湿，利胆退黄。治内黄，身面眼悉黄，如黄金色，小便浓如柏汁。❷《普济方》卷六十九方。茵陈、连翘、半夏、荆芥穗、麻黄、升麻、黄芩、牡丹皮、射干、羌活、独活、炮大黄、薄荷、僵蚕各二钱半，细辛半两，牵牛子一两。为细末，每服三钱，食后沸水点服。功能疏风散邪，清热解毒。治牙齿疼痛，外面赤肿疼痛，及骨槽风热。❸《奇效良方》卷三十七方。茵陈、木通、炒大黄、栀子各一两，石膏二两，栝蒌一个，炙甘草半两。为粗末。每服四钱，加生姜五片、葱白一茎，水煎，去滓，不拘时服。功能清热利湿退黄。治酒食过度，为风湿所搏，热气郁蒸而致的黄疸，遍身发黄，恶寒发热，食已即饥，小便色黄。若大小便秘，加枳实、赤茯苓、葶苈子。

茵陈四逆汤yīnchénsìnìtāng　《伤寒微旨论》卷下方。又名茵陈附子干姜甘草汤、茵陈姜附汤。干姜一两半，炙甘草二两，附子（炮，去皮）一枚，茵陈二两。每服酌量，水煎，凉服。治阴黄。脉沉细迟，肢体逆冷，上自汗出，或皮肤凉又烦热，欲卧水中。

茵陈汤yīnchéntāng　《圣济总录》卷六十一方。茵陈、白鲜皮各一两。为粗末，每服三钱匕，水煎食前服，日三次。

治瘀黄，身色黄如金，不多言语，四肢无力，好眠卧，口吐黏涎。

茵陈五苓散yīnchénwǔlíngsǎn 《金匮要略》方。茵陈蒿末十分，五苓散五分（泽泻一两一分，猪苓、茯苓、白术各三分，桂枝二分）。为末，每服一方寸匕，日三次。治湿热黄疸，小便不利，偏湿重者。实验研究：本方具有利尿和保护酒精肝损伤的作用。

茵陈玉露饮yīnchényùlùyǐn 《医醇賸义》卷三方。茵陈、玉竹、石斛各三钱，天花粉、茯苓、萆薢、葛根各二钱，栀子一钱半，陈皮、半夏各一钱，薏苡仁一两。水煎服。功能清热生津，利湿退黄。治平日嗜饮，湿火熏蒸而致的酒疸，面目发黄，黄甚则黑，心中嘈杂，小便赤涩。

茵陈术附汤yīnchénzhúfùtāng ❶《医学心悟》卷二方。茵陈、炙甘草各一钱，白术二钱，附子、干姜各五分，肉桂（去皮）三分。水煎服。功能温阳利湿退黄。治寒湿阻滞而致的阴黄，身目熏黄，身冷不渴，小便自利，脉沉细。❷《医醇賸义》卷三方。茵陈三钱，白术、茯苓、当归各二钱，附子、陈皮、半夏、砂仁各一钱，薏苡仁八钱，姜皮八分。水煎服。治证同上。

茵芋yīnyù 中药材。出《神农本草经》。又名黄山桂。为芸香科植物茵芋 *Skimmia reevesiana* Fortune 的茎叶。分布于山东、江苏、江西、四川、广东、广西、湖北等地。辛，苦，温。有小毒。归肝、肾经。祛风胜湿，通络止痛。治风湿痹痛，四肢挛急疼痛，足膝痿软，以及心腹冷痛。浸酒饮，或入丸剂，1 日 1～2g。内服宜慎。阴虚而无风寒湿实邪者忌用。茎叶含茵芋碱、茵芋苷。茎皮还含吴茱萸定碱、橙皮油内酯、欧芹酚甲醚等。茵芋碱有麻黄碱样作用，可升高麻醉猫血压，还能提高骨骼肌张力，可能与中枢神经系统兴奋有关。大剂量可使猫、兔心肌抑制而死。

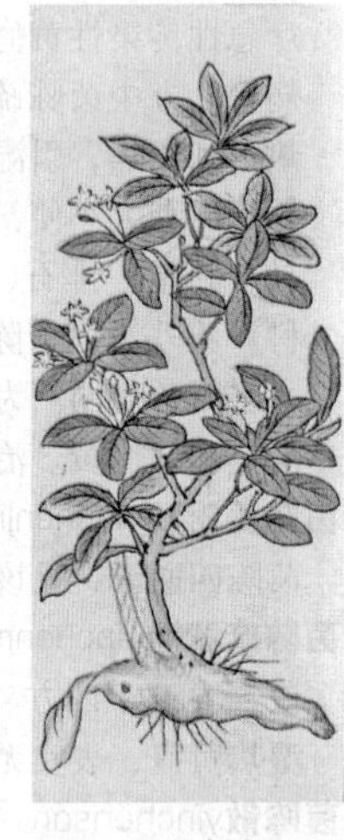
茵芋

茵芋丸yīnyùwán ❶《备急千金要方》卷五方。茵芋叶、铅丹、秦艽、钩藤皮、石膏、杜蘅、防葵各一两，菖蒲、黄芩各一两半，松萝半两，蜣螂十枚，甘草三两。为细末，炼蜜为丸，小豆大，三岁以下小儿每服五丸，三岁以上每服七丸，五岁以上每服十丸，十岁以上每服十五丸。治小儿少小有风痫疾，至长不除，遇天阴节变便发动，食饮坚强亦发，百脉挛缩，行步不正，语言不便。❷《普济本事方》卷三方。茵芋叶、朱砂、薏苡仁各一分，牵牛子一两半，郁李仁（去皮尖，微炒）半两。为细末，炼蜜为丸，梧桐子大，轻粉为衣，每服十至二十丸，五更初温水送下，到晚未利可再服一二次，以利为度，白粥将息。治历节肿满疼痛。❸《普济本事方》卷四方。炒茵芋叶，薏苡仁各半两，郁李仁（去皮尖，微炒）一两，生牵牛子末一两半。为细末，炼蜜为丸，梧桐子大，每服二十丸，五更姜、枣煎汤送下，未利加至三十丸，日三次，以利为度，白粥补之。治风气积滞成脚气，常觉微肿，发则或痛。

茵栀黄胶囊yīnzhīhuángjiāonáng 中成药。见《中华人民共和国药典（一部）》（2020）。茵陈提取物 60g，栀子提取物 32g，黄芩提取物（以黄芩苷计）200g，金银花提取物 40g。以上四味，按胶囊剂工艺制成，（1）每粒装 0.33g；（2）每粒装 0.26g。口服。一次 2 粒〔规格（1）〕或一次 3 粒〔规格（2）〕，一日 3 次。清热解毒，利湿退黄。用于肝胆湿热所致的黄疸，症见面目悉黄、胸胁胀痛、恶心呕吐、小便黄赤；急、慢性肝炎见上述证候者。

茵栀黄颗粒yīnzhīhuángkēlì 中成药。见《中华人民共和国药典（一部）》（2020）。茵陈（绵茵陈）提取物 20g，栀子提取物 10.7g，黄芩提取物（以黄芩苷计）66.7g，金银花提取物 13.3g。以上四味，按颗粒剂工艺制成，每袋装 3g。开水冲服。一次 2 袋，一日 3 次。清热解毒，利湿退黄。用于肝胆湿热所致的黄疸，症见面目悉黄、胸胁胀痛、恶心呕吐、小便黄赤；急、慢性肝炎见上述证候者。

荫胎yīntāi 病名。《济阴要略》："按荫胎者，由于妊母体质素怯，胎失其养，荫而不长。"即胎萎不长。详该条。

音yīn ❶指音调。如宫、商、角、徵、羽五音。❷指闻诊内容之一，即听声音。包括病人语言、呼吸、咳嗽、呕吐、呃逆、嗳气、啼哭等方面的声音，以判断疾病的寒热虚实（见《四诊抉微》）。

音气yīnqì 指发出声音的气力。声音的大小与肺肾功能有关。如肺肾之气盛，发出的气声便洪亮；若肺肾气衰，则声音低微，气弱懒言。《灵枢·终始》："音气益彰，耳目聪明。"

音声之关yīnshēngzhīguān 古人认为悬雍垂为音声之关。故《灵枢·忧恚无言》："悬雍垂者，音声之关也。"

音声之户yīnshēngzhīhù 古人认为会厌之开阖有如门户之开阖，与发声有密切关系。故《灵枢·忧恚无言》："会厌者，音声之户也。"

音声之机yīnshēngzhījī 声音由气振动声带而发。舌头之不同活动则发出不同之声音。如舌尖抵齿，则发出齿音；舌根抵上腭，则发出上腭音；舌头卷曲，则发出卷舌音等，故《灵枢·忧恚无言》："舌者，音声之机也。"

音声之扇yīnshēngzhīshàn 口唇之不同活动可发出不同之声音，如唇音、爆破音等。唇启则声扬。故《灵枢·忧恚无言》："口唇者，音声之扇也。"

音嘶yīnsī 症名。出《灵枢·玉版》。又名声嘶、声喝、声散、声破。为多种咽喉疾患的主要症状之一。系指说话声嘶不清，声出不彰。多由肺气闭郁，气道壅遏；或肺肾阴亏，咽喉失养；或由气滞肝郁，气滞血瘀；或痰火湿浊上蒸；或气虚中气不足；或久咳、高声谈喝日久，致气阴两耗者等，皆可致音嘶。治宜宣肺利咽、滋阴养液、疏肝解郁、活血祛瘀、清热涤痰、补益中气、补益气血等。宜详审脉证，溯本求因，分别选用银翘散、左归饮、生脉散、柴胡疏肝散、桃红四物汤、温胆汤、补中益气汤、归脾汤等加减。本证可见于今之声带小结、声带息肉、声带水肿、声带闭合欠佳等。

音喑yīnyīn 中医古籍作"音瘖"。病证名。见《本草纲目》。即瘖。详该条。

音瘖yīnyīn 病证名。即音喑。详该条。

氤氲汤yīnyūntāng 《谦斋医学讲稿》方。大豆卷、青蒿、焦栀皮、郁金各 6g，藿香、佩兰、连翘各 9g，滑石 15g，通草、菖蒲各 3g。水煎服。功能清热化湿，宣气透。治湿温，发热身痛，热势起伏，汗出不解，胸脘痞闷，呕恶便溏，颈、胸、腹部等处见白，舌苔黄腻，脉濡数。

氤氲之候yīnyūnzhīhòu 即排卵期。出王肯堂《证治准绳》："凡妇人一月经行一度，必有一日氤氲之候。"

氤氲之时yīnyūnzhīshí 即排卵期。又称的候、氤氲之候。

出王肯堂《证治准绳》:“天地生物,必有氤氲之时。”

殷度卿yīndùqīng 见“殷矩”条。

殷方山yīnfāngshān 见“殷矩”条。

殷方叔yīnfāngshū 见“殷仲春”条。

殷浩yīnhào(303—356) 字渊源,因避唐讳改为深源。东晋陈郡长平(今河南西华县)人,为名医殷仲堪之堂叔。武职大臣,清谈家,兼通医学曾著方书,失传。

殷矩yīnjǔ 明代医生。字度卿,号方山。仪真(今江苏仪征)人。世医出身,治病有良效,且不计酬。万历癸未(1583)疾疫流行,昼夜为人治病,成活者众。

殷门yīnmén 经穴名。代号BL37。出《针灸甲乙经》。属足太阳膀胱经。位于大腿的后面,臀下横纹之中点直下6寸处。另说在承扶下3寸(《针灸大成》);或5.3寸(《针灸集成》)。布有股后皮神经,深层正当坐骨神经;外侧为股深动、静第三穿支。主治臀股麻木,腰脊疼痛,以及急性腰部扭挫伤,坐骨神经痛,下肢麻痹或瘫痪等。直刺1~2寸。艾炷灸3~5壮;或艾条灸5~10分钟。

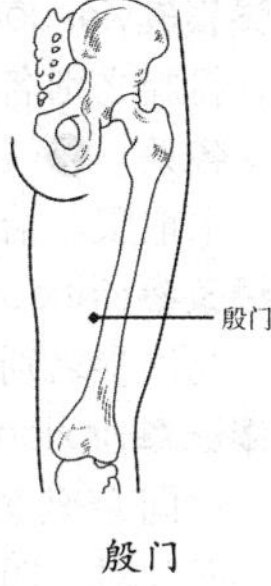

殷门

殷深源yīnshēnyuán 殷浩字渊源,因避唐讳改为深源。见“殷浩”条。

殷渊源yīnyuānyuán 殷浩之字。见“殷浩”条。

殷元yīnyuán 隋代医生。长于针灸。《隋书·经籍志》载有《殷元针经》1卷,已佚。

殷仲春yīnzhòngchūn 明代医学家。字方叔,自号东子。秀水(今浙江嘉兴)人。工岐黄,隐居授徒。留居宁国(今安徽宣城一带)时,将其早年得见朱纯宇、饶道尊等所藏医书之书名、作者、卷数等,依释氏经藏分类法分作20函,每函冠以小序,编成《医藏目录》(1618年,又名《医藏书目》),为我国现存最早之医学书目。另著有《疹子心法》(又作《麻诊心法》)1卷。

殷仲堪yīnzhòngkān(?—399) 东晋陈郡长平(今河南西华县)人,殷浩之堂侄。能清言,与韩康伯齐名。调补佐著作郎,谢玄请为参军。又为长史,领晋陵太守。兼通医学,讲求孝道,深得晋孝武帝的赏识,后与桓玄争战,失败被俘自杀。著有《殷荆州要方》,已佚。参见“殷浩”条。

殷子严yīnzǐyán 唐代医生。撰有《本草音义》2卷,已佚。

喑yīn 病证名。中医古籍作“瘖”。即失音。详该条。

喑痱yīnfèi 中医古籍作“瘖痱”。病名。多为中风后遗症。“喑”,语言不利或不能讲话;“痱”,四肢痿废,不能运动。临床上有虚实之分,实证是由于风痰阻塞;虚证是因肾虚精气上不能布于肺,下不能滋养于筋,治宜滋肾培本,可选用六味地黄汤、虎潜丸等加减。一作喑俳。参见该条。

喑门yīnmén 中医古籍作“瘖门”。穴位名。出《素问·气穴论》。即哑门穴。属督脉。位于后正中线,发际上5分处,当第一、二颈椎棘突之间。

喑俳yīnpái 中医古籍作“瘖俳”。病名。出《素问·脉解》。后世医家认为“瘖俳”当作“瘖痱”。如《类经》卷十四:“俳,废也。内夺者,夺其精也。精夺则气夺而厥,故声瘖于上,体废于下,元阳大亏,病本在肾,肾脉上夹舌本,下走足心,故是病。俳音排,无所取义,误也。当作痱,正韵音沸,废也。”《黄帝内经素问集注·脉解篇》:“俳当作痱。痱之为病,四支不收,盖不能言而兼之四支不收,此肾虚厥逆之所致也。兆璜曰:阳受气于四支,阳盛已衰,故四支不收,肾气不足,则为瘖也。”参见“喑痱”条。

喑哑yīnyǎ 中医古籍作“瘖哑”。病证名。见《景岳全书》卷二十八。即瘖。详该条。

瘖yīn 病证名。同喑。即失音。详该条。

瘖痱yīnfèi 病名。即喑痱。详该条。

瘖门yīnmén 穴位名。即喑门。详该条。

瘖俳yīnpái 病名。即喑俳。详该条。

瘖哑yīnyǎ 病证名。即喑哑。详该条。

银背藤yínbèiténg 中药材。见《广西药用植物名录》。为白鹤藤之别名,详该条。

银不换yínbùhuàn 中药材。见广州部队卫生部《常用中草药手册》。又名毛箕藤、银锁匙、金线风。为防己科植物毛叶轮环藤 *Cyclea barbata* Miers 的根。分布于广东、广西等地。苦,寒,有小毒。清热解毒,散瘀止痛,利湿通淋。①治风热感冒,急性扁桃体炎,咽喉炎,牙痛。煎服并煎水含漱。②治胃痛,腹痛,胃肠炎,痢疾,砂淋,跌打损伤。内服:煎汤,3~9g;或研末,1.5~3g,温开水冲服。全株含粉防己碱(根2.81%、茎0.11%、叶0.09%)、α-和β-轮环藤酚碱、消旋防己诺灵碱、右旋防己诺灵碱和少量粒枝碱。根茎含异粉防己碱、左旋2′-去甲异小檗胺、右旋毛叶轮环藤亭碱、高阿莫灵碱。粉防己碱有镇痛、消炎、扩张血管、降低血压和抗心律失常作用。粉防己碱、轮环藤酚碱等有骨骼肌松弛作用。

银柴胡yínchάihú 中药材。出《本草纲目》。又名沙参儿、土参、银胡。为石竹科植物银柴胡 *Stellaria dichotoma* L. var. *lanceolata* Bge. 的干燥根。主产于宁夏回族自治区的陶乐、盐池、灵武、中卫等县。甘,微寒。归肝、胃经。清虚热,除疳热。用于明虚发热,骨蒸劳热,小儿疳热,煎服3~10g。本品含皂苷、菠菜甾醇、银柴胡环肽Ⅰ、下豆甾烯醇葡萄糖苷等。

银风内障yínfēngnèizhàng 病证名。《证治准绳·杂病》:“瞳神大成一片,雪白如银,其病头风痰火人,偏于气忿怒郁不得舒而伤真气,此乃痼疾。”类今之并发性白内障。

银海yínhǎi 道家称眼为银海。苏轼《雪后书北台壁》诗:“冻合玉楼寒起粟,光摇银海眩生花。”故后世眼科专籍有用“银海”命名者,如《银海精微》《银海指南》等。详“眼”条。

银海精微yínhǎijīngwēi 眼科著作。2卷。宋以后人托名孙思邈撰。撰年不详。道家以“目为银海”,故名。书中论五轮八廓及各种眼病的证治,并附多种眼病图,所用治法除内服方药外,尚有洗、点、针、劆等法,并附眼科诸病治疗方剂、金针拨翳障法,药方歌诀以及眼科常用药的药性论等。内容比较实用,但也掺杂一些祝由的内容。1949年后有排印本。

银海精微补yínhǎijīngwēibǔ 眼科著作。清代赵双璧著。系在《眼科龙木论》基础上,辑诸家所传,提宗阐幽,旁整正按而成。全书共四卷,眼论、病症、方药、手术、针灸诸法齐备,尤其是对眼科钩割针烙手术方法颇多心得,内外治并重,收集的眼科单验方内容较为丰富,是一部在继承前贤学术基础上又有较多增补的眼科专著。现存清康熙奉天府安东卫刻本,为国内孤本。该书收入中医古籍珍本大全、中国古医籍整理丛书。

银海指南yínhǎizhǐnán 眼科著作。清顾锡（养吾）著，成书并刊于清嘉庆十四年（1809），又名《眼科大成》。此书着重从人体的整体变化及脏腑病机来认识眼病。共4卷：卷一论理，阐述五轮八廓、六气七情与眼病的关系；卷二论病，相关全身病证及目疾；卷三论方，载方186首；卷四论案，载176例眼科病案。现存清嘉庆及同治年间刻本等10余种。

银花yínhuā 中药材。见《温病条辨》。即金银花，详该条。

银花解毒汤yínhuājiědútāng 《疡科心得集·方汇》卷上方。金银花、地丁、犀角、赤茯苓、连翘、牡丹皮、黄连、夏枯草。水煎服。功能清热解毒。治风火湿热，痈疽疔毒。

银花藤yínhuāténg 中药材。见《医学真传》。为忍冬藤之别名，详该条。

银花子yínhuāzǐ 中药材。见《饮片新参》。为忍冬科植物忍冬 *Lonicera japonica* Thunb. 的果实。我国大部分地区有分布。苦、涩、微甘，凉。凉血解毒。治肠风，赤痢，煎服，3～9g。

银精石yínjīngshí 中药材。见《石雅》。为云母之别名，详该条。

银口yínkǒu 经外奇穴名。见《针灸孔穴及其疗法便览》。位于肩胛骨下角处。主治咳血，肋间神经痛，肺炎等。直刺0.3～0.5寸。艾炷灸3～5壮；或艾条灸5～10分钟。

银毛委陵菜yínmáowěilíngcài 中药材。见《云南中草药》。为管仲之别名，详该条。

银翘败毒散yínqiàobàidúsǎn 见《医方集解》。金银花、连翘、柴胡、前胡、川芎、枳壳、羌活、独活、茯苓、桔梗（炒）、甘草。为粗末，每服二钱，加生姜、薄荷，水煎服。功能疏风散结，清热消痈。治痈疮红肿疼痛，属热毒为患者。

银翘解毒片yínqiàojiědúpiàn 即银翘散作片剂，治证同。见“银翘散”条。

银翘解毒丸yínqiàojiědúwán 即银翘散作蜜丸或水丸，治证同。见“银翘散”条。

银翘马勃散yínqiàomǎbósǎn 《温病条辨》卷一方。连翘一两，牛蒡子六钱，金银花五钱，射干三钱，马勃二钱。为末，每服六钱，水煎服。功能清热解毒，利咽止痛。治湿温喉阻咽痛。若不痛、但阻甚者，加滑石六钱、桔梗五钱、芦根五钱。

银翘散yínqiàosǎn 《温病条辨》卷一方。金银花、连翘各一两，桔梗、薄荷、牛蒡子各六钱，竹叶、荆芥穗各四钱，豆豉、甘草各五钱。为末，每服六钱，鲜苇根煎汤，香气大出即取服。病重者，约二时一服，日三服，夜一服；病轻者，三时一服，日二服，夜一服；病不解者，作再服。功能辛凉透表，清热解毒。治温病初起，发热微恶风寒，无汗或有汗不多，头痛口渴，咳嗽咽痛，舌尖红，苔薄白或薄黄，脉浮数；近代也用于感冒、流行性感冒、麻疹、支气管肺炎、流行性腮腺炎、急性咽炎、急性扁桃体炎、乙型脑炎初起而见风热表证者。若胸闷加藿香、郁金；渴甚加天花粉；项肿咽痛加马勃、玄参；衄者去荆芥、豆豉，加白茅根、侧柏炭、栀子炭；咳者加杏仁。方中金银花、连翘清热解毒，辛凉透表；薄荷、荆芥、豆豉辛散表邪，透热外出；桔梗、牛蒡、甘草宣肺祛痰，利咽散结；竹叶、苇根甘凉清热，生津止渴。方中清热解毒药物与辛散表邪药物相配伍，共济疏散风热、清热解毒之功。实验研究：体外对流感病毒有抑制作用。并有解热、抗炎、抗过敏作用，尚能促进小鼠腹腔巨噬细胞吞噬能力。

银翘汤yínqiàotāng 《温病条辨》卷二方。金银花五钱，连翘三钱，竹叶二钱，甘草一钱，麦冬、生地黄各四钱。水煎服。功能辛凉解表，养阴清热。治阳明温病下后，无汗脉浮者。

银稔yínrěn 中药材。见《广州植物志》。为人面子之别名，详该条。

银蛇yínshé 中药材。见《广西药用动物》。为金钱白花蛇之别名，详该条。

银锁匙yínsuǒchí ❶中药材。①见《广西本草选编》。为凉粉藤之别名。②见《广西中草药》。为银不换之别名。详各条。❷《重楼玉钥》卷上方。天花粉八分，玄参一钱。水煎服。治烦渴，口中灼热。

银条参yíntiáoshēn 中药材。见《江苏省植物药材志》。为北沙参之别名，详该条。

银线草yínxiàncǎo 中药材。见《福建民间草药》。又名鬼督邮、独摇草、四叶对、四叶草、四块瓦。为金粟兰科植物银线草 *Chloranthus japonicus* Sieb. 的根或全草。分布于辽宁、吉林、河北、山西、陕西、甘肃、湖北、江西、福建等地。辛、苦，温，有毒。祛风散寒，行瘀解毒。①治风寒咳嗽，闭经，痈疮疖肿。煎服：1.5～3g。②捣敷治跌打损伤，蛇咬伤；煎水洗治皮肤瘙痒。多服会引起呕吐，大量服用会导致肝脏出血。孕妇忌服。本品含银线草内酯、欧亚活血丹内酯、金粟兰内酯A～E、苍术内酯、银线草螺二烯醇、异秦皮定、银线草醇A及东莨菪素等。

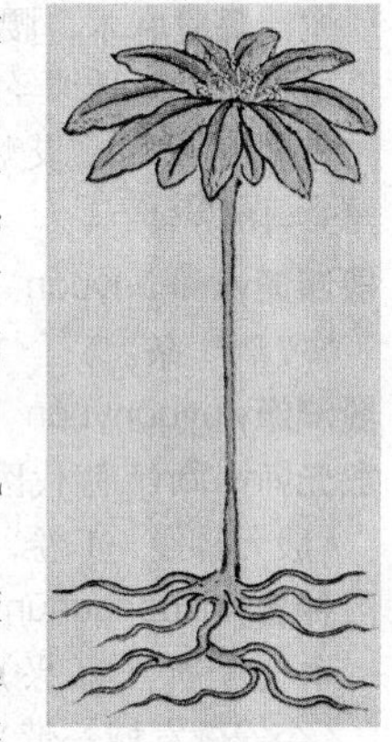
银线草

银线盆yínxiànpén 中药材。见《峨眉山药用植物》。为斑叶兰之别名，详该条。

银星独见yínxīngdújiàn 病证名。见《证治准绳·杂病》。多因肝经风热或肝肾阴虚，虚火上炎所致。症见黑睛生星点状白翳，分布疏散，既不扩大，又不相连。《证治准绳·杂病》：“大凡见珠上有星一二颗，散而各自生，过一二日看之不大者方是……若连萃贯串相生及能大者，皆非星也。”属风热者，宜祛风清热，可用蝉花无比散去苍术，加白蒺藜、谷精草；属阴虚火炎者，宜养阴清热，用六味地黄丸加车前子、白蒺藜、谷精草。

银杏散yínxìngsǎn 《外科正宗》卷九方。杏仁、水银（铅制）、轻粉、雄黄各等分。为细末，每用五分，枣肉一枚和丸，绵裹成球状，先用塌痒汤洗局部，再将药球纳入阴道。治妇人湿热下注，阴中作痒，或阴内外生疮。

银杏无忧散yínxìngwúyōusǎn 《外科正宗》卷四方。水银（铅制）、杏仁（捣膏）、轻粉、雄黄、狼毒、芦荟各一钱，麝香一分。先将后五味为末，再加入前二味研匀，土菖蒲煎汤洗净局部，水调搽。治阴虱。

银杏叶yínxìngyè 中药材。出《本草品汇精要》。又名白果叶。为银杏科植物银杏 *Ginkgo biloba* L. 的干燥叶。全国大部分地区均产。苦、涩，平。活血化瘀，通络止痛，敛肺平喘，化浊降脂。①用于瘀血阻络，胸痹心痛，中风偏瘫，肺虚咳喘，高脂血症，煎服9～12g。②治小儿肠炎，煎水洗手、足心及心口，严重者擦洗头顶，每日二次。

③治灰指甲，漆疮肿痒，煎水洗。④其提取物制成片剂、针剂用于冠状动脉硬化性心脏病心绞痛，高胆固醇血症。本品含芸香苷、槲皮素、山柰酚、异鼠李素、白果双黄酮等黄酮类和白果苦内酯、白果新内酯等苦味质，还含白果酸、白果醇、白果酮、白果素、儿茶精等。白果素能降血清胆固醇，可治心绞痛，白果双黄酮也有同样效用。儿茶精能抑制胆碱酯酶，抑制乳酸菌生长，降低血及肝中胆固醇水平。儿茶精有维生素P样作用，其他黄酮类能增加动脉血流量、治疗脑血管、外周血管循环障碍，对平滑肌有解痉作用。

银杏中毒yínxìngzhòngdú　病名。即白果中毒，详该条。

银腰带yínyāodài　中药材。见《江西草药》。为芫花之别名，详该条。

银楂姜桂大黄汤yínzhājiāngguìdàhuángtāng　《温热经解》方。金银花炭、山楂炭、赤砂糖各三钱，大黄一钱，肉桂、炮姜各二分。水煎服。治下瘀血痢，色纯黑如漆者。

银楂芩连汤yínzhāqínliántāng　《温热经纬》方。金银花炭、山楂炭各三钱，青蒿、黄连、黄芩（酒炒）、赤砂糖各一钱半。水煎服。治噤口痢，饮食即吐，不食亦呕者。

银针yínzhēn　针具名。指银质所制的针具。参见“金针”条。

银朱yínzhū　中药材。出《本草纲目》。又名灵砂。为人工制成的赤色硫化汞。辛，温，有毒。入心，肺经。攻毒，杀虫，燥湿，劫痰。①治丹毒，疥癣，黄水疮，汤火伤，研末调敷。②治臁疮，和黄蜡调膏敷贴。③治痰涎壅盛，心腹冷痛，小儿内钓，研末，用微量配入丸、散服。

淫yín　❶病邪。如六淫。❷溢满、浸润、流布。《素问·经脉别论》：“淫气于筋。”又：“淫精于脉。”❸逆乱、扰乱。《灵枢·病传》：“腹痛下淫。”❹白淫的简称。《灵枢·五色》：“其随而下至胝为淫，有润如膏状。”

淫气yínqì　❶阴阳之乱气。《素问·生气通天论》：“风客淫气，精乃亡。”全元起注：“淫气者，阴阳之乱气。”❷淫作动词用，指正气或邪气的浸淫流溢。《素问·经脉别论》：“食气入胃，散精于肝，淫气于筋。”王冰注：“胃散谷精之气入于肝，则浸淫滋养于筋络矣。”《素问·经脉别论》：“夜行则喘出于肾，淫气病肺。”王冰注：“夜行肾劳，因而喘息，气淫不次，则病肺也。”

淫热yínrè　即热淫。详该条。

淫热眼yínrèyǎn　病名。见佚名《抄本眼科》。即风火眼，详该条。

淫邪yínxié　浸淫散溢之邪气。《灵枢·淫邪发梦》：“愿闻淫邪泮衍……正邪从外袭内，而未有定舍，反淫于脏，不得定处，与营卫俱行。”

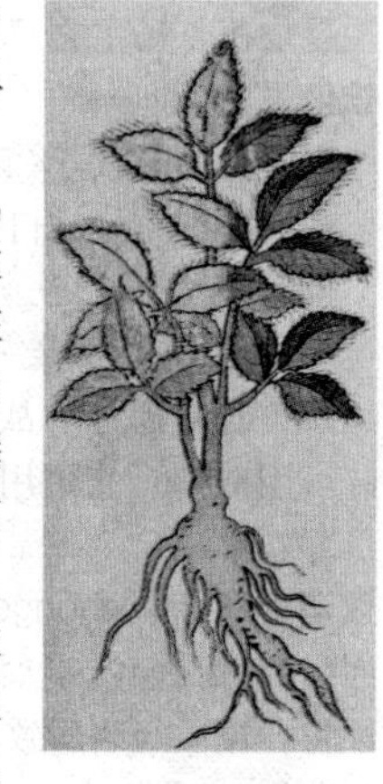

淫羊藿

淫邪发梦yínxiéfāmèng　《灵枢》篇名。本篇主要说明淫邪干扰而发梦，故名。古人认为各种梦境的发生，与脏腑的功能、属性及虚实情况有关。由于邪气滋扰内脏，以致魂魄飞扬，睡眠不安，因而出现不同梦境；据此有助于辨别脏腑气的盛衰虚实。

淫羊藿yínyánghuò　中药材。出《神农本草经》。又名刚前、干雄筋、仙灵脾、放杖草、三枝九叶草、牛角花、三叉骨、羊角风。为小檗科植物箭叶淫羊藿 *Epimedium sagittatum*（Sieb. et Zucc.）Maxim. 或淫羊藿 *Epimedium brevicornu* Maxim. 或柔毛淫羊藿 *Epimedium pubescens* Maxim. 或朝鲜淫羊藿 *Epimedium koreanum* Nakai 的干燥叶。主产于陕西、山西、湖北、四川、广西等地。辛、甘，温。归肝、肾经。补肾阳，强筋骨，祛风湿。用于肾阳虚衰，阳痿遗精，筋骨痿软，风湿痹痛，麻木拘挛。煎服6～10g。本品含淫羊藿苷黄酮、淫羊藿苷（Icarun）。淫羊藿提取物给雄性小鼠注射，能增加前列腺、贮精囊及提肛肌的重量，证明其具有雄性激素样作用；煎剂在体外对脊髓灰质炎病毒和某些肠道病毒有抑制作用。对动物有降压、增加冠脉流量及降血糖作用。本品还有镇咳、祛痰、平喘、抗炎、增加动物耐缺氧能力的作用。

淫羊藿根yínyánghuògēn　中药材。出《本草纲目》。为小檗科植物箭叶淫羊藿 *Epimedium sagittatum*（Sieb. et Zucc.）Maxim. 或淫羊藿 *E. brevicornum* Maxim. 等的根。治虚淋，白浊，白带，月经不调，哮喘，雀盲，痈疽成脓不溃。煎服：9～15g。箭叶淫羊藿根含木兰碱。

淫泆yínyì　指纵欲。《灵枢·本神》：“凡刺之法，先必本于神。血、脉、营、气、精神，此五脏之所藏也。至其淫泆离脏则精失、魂魄飞扬、志意恍乱……”在此指七情太过，任意放恣。

寅门yínmén　经外奇穴名。《备急千金要方》：“寅门穴，从鼻头直入发际，度取通绳，分为三断，绳取一分，入发际，当绳头针。是穴治马黄黄疸等病。”《针灸经外奇穴图谱》定位于前正中线入发际1.8寸。主治黄疸等。沿皮刺0.3～0.5寸。

龂yín　解剖部位名。见《备急千金要方·论证》。同龈。详“牙龈”条。

龂基yínjī　解剖部位名。出《素问·骨空论》。齿龈的根部。

龂间出血yínjiānchūxuè　病证名。指齿龈出血。《太平圣惠方》卷三十四：“阳明脉虚，风夹热乘虚入于齿龂，搏于血，故血出也。”即齿衄，详该条。

龂交yínjiāo　解剖部位名。即龈交。详该条。

龈yín　即齿龈。详“牙龈”条。

龈交yínjiāo　经穴名。代号GV28。出《素问·气府论》，原作龂交。属督脉、阳明之会。位于口腔前庭上唇与齿龈之间，上唇系带与齿龈相接处。布有上齿槽神经和上唇动、静脉。主治癫狂，痫证，鼻渊，牙龈肿痛，齿痛，口舌糜烂，鼻瘜肉等。向上斜刺0.2～0.3寸，或点刺出血。

龈宣yínxuān　病证名。即牙宣。详该条。

膑yín　背部正中脊柱上的肌肉。

引yǐn　❶牵引、相拉。形容因一处疼痛而牵引及其他部位。《素问·举痛论》：“或心与背相引而痛者，或胁肋与少腹相引而痛者，或腹痛引阴股者。”❷收引。拘急挛缩症状。《素问·至真要大论》：“诸寒收引。”❸引出、拔出。《素问·八正神明论》、《灵枢·九针十二原》中之引针，即针刺完毕，慢慢地拔出针。❹领、导引。《灵枢·五邪》：“以引胁下。”即导引气下行而缓解胁痛。又中药方剂中称所谓引经药或起调和作用的药为引子、引药，也就是使药。❺惊风八候之一。《古今医鉴》：“……引者，臂若开弓。”

引兵先锋yǐnbīngxiānfēng　《证治准绳·疡医》卷一方。即凉血饮，见该条。

引痘略yǐndòulüè　牛痘接种法专著。1卷。清代邱熺撰。刊于1817年。为最早介绍接种牛痘法的一部著作。该书作者通过亲身大量实践，对于种痘的部位、要求、调摄及治疗方药等都作了简要叙述，并附插图。

引火归原yǐnhuǒguīyuán　治法。用具有温补阳气作用的方药，适当加入引经药，使浮越的阳气得以敛藏，亦即使肾阳寓于肾阴之中，治疗命门火衰、虚阳浮越证候的方法。肾火上升，表现为上热下寒、面色浮红、头晕耳鸣、口舌糜烂、牙齿痛、腰酸腿软、两足发冷，舌质嫩红，脉虚。可于滋肾药中加附子、肉桂之类以引火下行，使阴阳平调，虚火不升。

引火汤yǐnhuǒtāng　❶《疡医大全》卷十七引雷真君方。熟地黄、玄参各一两，茯苓五钱，白芥子三钱，山茱萸、山药各四钱，五味子二钱，肉桂一钱。水煎服。治咽痛。❷《疡医大全》卷十七方。熟地黄三两，巴戟天、天冬、麦冬各一两，茯苓五钱，五味子二钱。水煎服。治阴虚乳蛾。

引经报使yǐnjīngbàoshǐ　指某些药物能引导其他药物的药力到达病变部位或某一经脉，起"向导"的作用，故称。如太阳经病，用羌活、防风、藁本为引；阳明经病，用升麻、葛根、白芷为引；少阳经病，用柴胡为引；太阴经病，用苍术为引；少阴经病，用独活为引；厥阴经病，用细辛、川芎、青皮为引。又如咽喉病需用桔梗载药上浮达到咽喉部，治上肢病用桑枝为引，治下肢病用牛膝为引等。此为常法，并非绝对。

引经药yǐnjīngyào　又称药引，详该条。

引经证医yǐnjīngzhèngyī　综合性医书。4卷。清代程梁撰于1873年。书名"引经"，是指书中引据《内经》论证医理。卷一至卷二论述内科诸病，辨析医理，结合作者学术经验，有一定的发挥；卷三至卷四为作者的内科及妇科医案；末附《内经》原文辨讹4则，及常用方剂50余首。

引流疗法yǐnliúliáofǎ　外科治法。指切开患处局部皮肉组织至病患腔道，放置药线、引流条，或通过插引流管等，引导脓液流出的治疗方法。用于肌肤、筋骨、关节、乳房痈疡成脓期，或内痈术后期等的治疗。

引气yǐnqì　气功术语。即将气引运到身体一定部位。汉代董仲舒《春秋繁露·循天之道》："天气常下施于地，是故道者亦引气于足。"隋代巢元方《诸病源候论·养生方导引法》："鼻引气入喉，须微微缓作，不可卒急强作。待好调和，引气勿令自闻出入之声。每引气，心心念送之，从脚趾头，使气出。"

引气法yǐnqìfǎ　即行气法。见该条。

引气归血汤yǐnqìguīxuètāng　《傅青主女科》卷下方。白芍药（酒炒）、当归（酒洗）各五钱，白术（土炒）、荆芥穗（炒黑）、牡丹皮、麦冬各三钱，甘草、郁金（醋炒）各一钱，炮姜、香附（酒炒）各五分。水煎服。治妊娠因大怒而小产腹痛。

引伸法yǐnshēnfǎ　推拿手法。牵拉肢体，使关节伸展活动的方法。常用于四肢和颈腰部。有舒展筋脉，缓解挛缩和帮助关节复位等作用。

引手yǐnshǒu　疮疡辨脓方法之一。又名应指。《疡科心得集》卷上："用手按之，手起而即复者有脓，手起而不复者无脓，此即为引手。"

引水蕉yǐnshuǐjiāo　中药材。见《泉州本草》。为罗裙带之别名，详该条。

引水上天河yǐnshuǐshàngtiānhé　小儿推拿治疗方法之一。出《幼科铁镜》。用食、中两指蘸水滴于腕横纹处，从腕横纹中间起，拍打至洪池穴止，一面拍打一面吹凉气送水滴前移。此法性凉，治热病。

引痰法yǐntánfǎ　外治法之一。用生白矾一两研末，用醋溶化，入面粉取其胶黏，和作小饼，贴两足心，纱布包之一宿，治小儿痰嗽，上气喘急，喉中有拽锯之声音。《幼幼集成》卷三："凡小儿痰嗽，上气喘急，有升无降，喉中牵锯之声，须引而上行。用生白矾一两研末，少入面粉，米粉亦可。盖生矾见醋即化成水，入面粉取其胶黏故也。好醋和作二小饼，贴两足心，布包之一宿，其痰自下。"

引线包yǐnxiànbāo　中药材。见《浙江民间常用草药》。为金盏银盘之别名，详该条。

引针yǐnzhēn　即出针。《素问·离合真邪论》："候呼引针。"意指待病人呼气时出针。

饮yǐn　❶病名。饮证的总称。出《素问·至真要大论》。《金匮要略·痰饮咳嗽病脉证并治》："夫饮有四，何谓也？师曰：有痰饮，有悬饮，有溢饮，有支饮。"《诸病源候论·痰饮病诸候》："诸饮者，皆由荣卫气否涩，三焦不调，而因饮水多停积而成痰饮。"《证治汇补》卷二："饮分各经，在心则怔忡眩晕，在肺则喘急咳嗽，在脾则短气痞满，在肝则胁满嗳痛，在肾则脐下悸动，在上则面浮，在下则跗肿，在胃中则胸满口渴而水入即吐，在经络则一臂不遂而复移一臂，在肠间则雷鸣泄泻或为溺结与癃闭相似，在阳分不去，久则化气与黄肿相似，在阴分不去，久则成形与积块相似，在左胁者形同肥气，在右胁者形同息贲。"治疗初宜分消为主，次宜调养，虚宜温中，久宜暖肾。参见"悬饮""溢饮""痰饮"等条。❷方剂剂型之一。煎药时间较短的汤剂；或饮用不必定时间或冷服的液体制剂。如甘露饮、香薷饮等。❸饮食水谷之总称。如《素问·经脉别论》："饮入于胃，游溢精气，上输于脾，脾气散精，上归于肺，通调水道，下输膀胱，水精四布，五经并行。"❹病理产物。人体水液代谢障碍所形成的较为清稀的液体。

饮瘥yǐncuó　病证名。心瘥的俗称。《证治准绳·杂病》："心瘥，亦痰饮所致，俗名饮瘥。"详"心瘥"条。

饮后即便yǐnhòujíbiàn　症名。见《杂病源流犀烛·小便闭癃源流》。由于精气衰耗，不能输于脾、归于肺所致。其症饮入立觉至脐，即欲小便。宜用补中益气汤等方。

饮家yǐnjiā　指平素患有水饮病的人。《金匮要略·痰饮咳嗽病脉证并治》："先渴后呕，为水停心下，此属饮家，小半夏加茯苓汤主之。"

饮酒发热yǐnjiǔfārè　病证名。指因饮酒而致的发热。亦可因误服药酒导致。《诸病源候论·解散饮酒发热候》："服散而积饮酒，石因酒势而盛，敷散经络，故烦而发热也。"《丹溪心法》："因酒发热用青黛、瓜蒌仁，入姜汁。"《儒门事亲·酒食不消散》："宿酒不散，亦同伤寒，身热恶寒、战栗、头项痛、腰脊强及两手脉沉。不可用双解。止可用导饮丸五六十丸，量虚实加减。"参见"发热"条。

饮酒中毒yǐnjiǔzhòngdú　病名。俗称醉酒。即酒精中毒。见《诸病源候论·饮酒中毒候》。因饮酒过量，酒毒渍于脾胃，流溢经络所致。症初起则脸面潮红，兴奋多语，头痛眩晕，时悲时喜；继则烦乱呕吐，步态不稳，或壮热烦渴，或恶寒呻吟；甚者吐利不安，神智不清，昏睡不醒，二便失禁，抽搐，直至死亡。《证治汇补·伤酒》："轻者，头痛眩晕，呕吐痰逆，神昏烦乱，胸满恶心，饮食减少，小便不利；甚者，大醉之后，忽然战栗，手足厥冷，不省人事，名曰酒厥。"症轻者可不必治疗，症剧者宜中西医结合救治。中药解酒可用竹茹、葛根、枳子、砂仁、柑皮、黑豆、黄连、石膏、豆蔻等，方选葛花解酲汤、枳子丸等。

饮留胃肠yǐnliúwèicháng 证候名。水饮留滞胃肠，以脘腹胀满，胃中有振水声，呕吐清涎，肠间水声漉漉，口淡不渴，头目眩晕，舌苔白滑，脉沉滑等为常见症的证候。《金匮要略·痰饮咳嗽病脉证治》："其人素盛今瘦，水走肠间，沥沥有声，谓之痰饮。"详"痰饮"条。

饮癖yǐnpǐ 病证名。指水饮停聚胁下日久所致的癖病。《诸病源候论·癖病诸候》："饮癖者，由饮水过多，在于胁下不散，又遇冷气相触而痛，即呼为饮癖也。其状胁下弦急，时有水声。"《类证治裁·痰饮》："饮癖，呕酸，嘈杂，心悬如饥。"《张氏医通·积聚》："有饮癖，积成块，在胁腹之间，病类积聚，用破块药多不效，此当行其饮，六君子合五苓散最妙，更加旋复、前胡、枳实、白芍，即海藏五饮汤。"控涎丹、三圣丸、苍术丸等亦可选用。参见癖、痰饮有关条。

饮片yǐnpiàn 又称咀片。初步加工或经过炮制后直接用于配方的中药。成为片、丝、块、段等形状，便于煎汤饮服。

饮气嗽yǐnqìsòu 病证名。指咳嗽由水气凌肺引起者。《外台秘要》卷九："饮气嗽者，由所饮之物，停澄在胸，水气上冲，冲入于肺，肺得此气，便成嗽。久而不除，渐成水气。"又："饮气嗽经久不已，渐成水病。其状亦不限四时，昼夜嗽不断，遇诸动嗽物，便致困剧，甚者乃至双眼突出，气即欲断，汗出，大小便不利，吐痰饮涎涣沫，无复穷限，气上喘急肩息，每旦眼肿不得平眠，有如此者宜合细辛等八味汤、葶苈子十五味丸。"参见"痰饮咳嗽""咳嗽"条。

饮膳太医yǐnshàntàiyī 官名。元世祖忽必烈设置。专管皇帝及其家族的饮食。并负责从本草中挑选有补益作用的药品与饮食配合。

饮膳正要yǐnshànzhèngyào 食疗食谱著作。3卷。元代忽思慧撰。刊于1330年。本书记述元代皇室贵族的饮食谱，但其卷3的部分也收载了食物本草的内容，分为米谷、兽、禽、鱼、果、菜和料物七类，约200种，分别介绍其性味和主治，并附绘图。此书较多地反映了食疗、饮食制作和饮食宜忌等内容。现有《四部丛刊》影印本。

饮伤yǐnshāng 病证名。指长期嗜饮某种浆水、酒类，以致湿滞中焦，影响脾胃，气血耗伤，酿成聚积劳损之病。《金匮要略·血痹虚劳病脉证并治》："饮伤……经络营卫气伤，内有干血，肌肤甲错，两目黯黑。"

饮食辨录yǐnshíbiànlù 见"调疾饮食辨"条。

饮食汗yǐnshíhàn 症名。指饮食后随即汗出，甚至汗下如雨。多因正虚胃热所致。《证治汇补·汗病章》："饮食汗者，因正气空虚，反为饮食慓悍之气所胜，故食入汗出。"治宜安胃汤、二甘汤等方。

饮食劳倦yǐnshíláojuàn 内伤病因的一类。包括饮食失调和劳倦过度，是内伤疾病的重要致病因素。《脾胃论》认为"饮食不节则胃病"，"形体劳役则脾病"，并立"饮食劳倦所伤始为热中论"一节，专论饮食劳倦所致的内伤疾病的病理。

饮食六宜yǐnshíliùyí 古代饮食养生要诀。《养生镜》："食宜早些，食宜缓些，食宜少些，食宜淡些，食宜暖些，食宜软些。"这是老人饮食保健的基本要求，对后世有较大影响。

饮食内伤痢yǐnshínèishānglì 病证名。见《症因脉治》卷四。即积痢。详该条。

饮食三化yǐnshísānhuà 三化，指火化、口化、胃化。火化，指食物烹煮熟烂，即食物由生到熟的烹调加工过程；口化，指食物在口腔内的咀嚼过程；胃化，指食物蒸变传运、在胃肠道的消化吸收过程。见曹庭栋《老老恒言》引《华佗食论》。

饮食所伤yǐnshísuǒshāng 指由于饮食失调致病的一类病因。通常包括饮食失节，饥饱失常，或暴饮暴食，或饮酒无度，或饮食不洁，或饮食偏嗜等。饮食所伤直接影响脾胃导致脾胃功能失调，并可并发他病，是内伤疾病的致病因素之一。《素问·痹论》："饮食自倍，肠胃乃伤。"参见"伤食""五味过伤"各条。

饮食须知yǐnshíxūzhī 食疗著作。❶元代贾铭撰。1卷。撰年未详。本书为食疗参考读物。重点介绍360余种食物相反相忌。全书分水火、谷、菜、果、味、鱼、禽、兽八类。书中杂有一些迷信的论述。现有《丛书集成》本。❷清代朱本中撰。1卷。刊于1676年。属食疗本草著作。

饮食以时yǐnshíyǐshí 指饮食要有时间规律、按时进餐。因为脾胃的消化吸收有一定的时间规律，如不按时进食，脾胃功能将因之紊乱。《吕氏春秋》："食能以时，身必无灾。"

饮食中毒yǐnshízhòngdú 病名。泛指误食含有毒性金属盐类的食物、毒蕈、有毒鱼类及其他毒物污染的食物而发生中毒症状者。《诸病源候论·诸饮食中毒候》："凡人往往因饮食忽然困闷，少时致甚，乃至死者，名为饮食中毒。"参见"食河豚鱼中毒""食蟹中毒""食诸肉中毒""食六畜肉中毒""食诸鱼中毒""饮酒中毒""食蕈菌中毒"等条。

饮水则呛yǐnshuǐzéqiāng 症名。指患者每因饮水而诱发呛咳的症状。偶发呛咳，一般由饮食误入气管所致。但若每因饮水而发者，多属年老气衰，吞咽运动失调；或心血瘀阻，脾胃难于受纳所致。

饮痰yǐntán 病证名。痰证之一。因痰饮留于四肢、膈上或胁下所致。见《赤水玄珠》卷六。《不居集》卷十七："饮痰，停于膈上，一臂不遂，时复转移一臂，蓄于胁下，胁痛干呕，往来寒热。"《张氏医通》卷四："饮痰成呕吐，胁痛，四肢不举。"治宜攻逐痰饮为主。方用小胃丹、指迷茯苓丸、导痰汤等。参见"痰证"条。

饮停胸胁yǐntíngxiōngxié ❶水饮停于胸胁，气机受阻的病理变化。❷证候名。以胸胁胀闷疼痛，咳嗽痛甚，气息短促，或眩晕，身体转侧或呼吸时胸胁牵引作痛，舌苔白滑，脉弦为常见症的证候。《金匮要略·痰饮咳嗽病脉证治》："饮后水流在胁下，咳唾引痛，谓之悬饮。"详"悬饮"条。

饮郄yǐnxì 经外奇穴名。出《外台秘要》。位于胸部第六肋间隙，距前正中线六寸处。主治肠鸣，腹满，胀痛，肋间神经痛等。沿皮刺0.3～0.5寸。艾炷灸3～5壮；或艾条灸5～10分钟。

饮痫yǐnxián 病证名。《奇效良方》卷六十四："饮痫为病，此患吃食不知饱，忽然连三五日不甚思食，手足搐动，多自梦寐中作，食之太饱，亦便发作。”参见“痫”“食痫”“五痫”条。

饮邪上泛yǐnxiéshàngfàn 证名。指阳虚不能蒸化水液而生痰饮，寒气挟痰饮上逆的证候。症见喘促，动则为甚，气短，或咳则气怯，痰多，形寒肢冷，小便不利，足跗浮肿，吐涎沫而头目昏眩等。治宜温阳化饮，酌用真武汤、苓桂术甘汤等。《类证治裁·痰饮》：“若夫肾阳虚，火不制水，水泛为痰，为饮逆上攻，故清而澈，治宜通阳泄湿，忌用腻品助阳。”参见“阳虚水泛”条。

饮泻yǐnxiè 病证名。又称溢饮滑泄。《医宗金鉴·杂病心法要诀》：“渴而饮，饮而泻，泻而复渴，渴而复饮，饮而复泻，饮泻也。”详“溢饮滑泻”条。

饮心痛yǐnxīntòng 病证名。指水饮，痰涎上乘于心所致的心痛。见《备急千金要方》卷十三。亦称停饮心痛。《诸病源候论·心病诸候》：“心痛而多唾者，停饮乘心之络故也。”《杂病源流犀烛·心病源流》：“曰饮，必恶心烦闷，时吐黄水，甚则摇身作水声，由伤水饮，痰涎积聚也。宜小胃丹、胃苓汤。热饮加黄连、甘遂，寒饮加肉桂、茯苓、苍术、半夏。水饮流注胸膈痛，宜三花神佑丸。”《医学从众录·心痛》：“痰痛即饮痛，脉滑，咳嗽，其痛游走无定，宜二陈汤加干薤白五钱、栝蒌皮二钱主之。”《医学心悟·心痛》：“饮痛者，水饮停积也，干呕吐涎，或咳，或噎，甚则摇之作水声，脉弦滑，小半夏加茯苓汤主之。”亦可用桂朴汤、枳壳汤、旋覆花汤等方。参见“心痛”“停饮心痛”条。

饮溢四肢yǐnyìsìzhī ❶水饮溢于肢体肌肤的病理变化。❷证候名。以不汗出，四肢浮肿，身体疼痛，肌肉重滞为常见症的证候。《金匮要略·痰饮咳嗽病脉证治》：“饮水流行，归于四肢，当汗出而不汗出，身体疼重，谓之溢饮。”详“溢饮”条。

饮证yǐnzhèng 病证名。见《证治汇补》。指体内过量水液不得输化，停留或渗注于某一部位而发生的病证。根据痰饮部位的不同，《金匮要略·痰饮咳嗽病脉证并治》将其分为痰饮、悬饮、支饮和溢饮四类，合称四饮。参见各条。

饮馔服食谱yǐnzhuànfúshípǔ 食疗著作。明代钟惺辑。撰于1591年。钟氏将高濂编《遵生八笺》19卷，作了若干补充，名为《增补遵生八笺》，计20卷。清光绪十年（1884）重刊弦雪居重订本，上海千顷堂书局将《增补遵生八笺》中“饮馔服食笺”三卷单独排印，合为一本，不分卷，名为《饮馔服食谱》。首茶水，次粥糜、蔬菜，薄叙脯馔、醇、醴、面粉、糕、果实之类。

饮子yǐn·zi 汤剂不规定时间冷服的称饮子。如《宣明论方》的地黄饮子。

朋yǐn 背脊的肌肉。《灵枢·阴阳二十五人》：“其为人，赤色，广朋脱面。”

隐白yǐnbái 经穴名。代号SP1。出《灵枢·本输》。属足太阴脾经。井（木）穴。位于趾内侧，趾甲旁约0.1寸处。布有腓浅神经的趾背神经与趾底固有神经的吻合支，并有趾背动脉通过。主治腹胀，泄泻，便血，崩漏，带下，癫狂，惊风等。斜刺0.1～0.2寸；或点刺出血。艾炷灸3～5壮；或艾条灸5～10分钟。

隐病yǐnbìng 见杨志一《妇科经验良方》。指女阴各种疾患的总称。包括阴痒、阴挺、阴疮、阴冷、阴吹等。

隐瘖yǐncù 病证名。又名风瘾。指麻疹未收，皮肤瘙痒者。清代郑卜年《瘄略》：“瘄出未收，复感风寒邪气，风邪外袭皮肤而入肺，肺中毒气，合而复于两胁，背胸腰腿之间，名为风隐。”治宜疏风解毒。用荆防败毒散，或加味消毒饮（《医宗金鉴》：荆芥、防风、牛蒡子、升麻、甘草、连翘、山楂、赤芍）。

隐曲yǐnqū ❶指心情抑郁。《素问·阴阳别论》：“二阳之病发心脾，有不得隐曲。”王冰注：“隐曲，隐蔽委曲之事也。”❷指大小便。《素问·阴阳别论》：“三阴三阳俱搏，心腹满，发尽，不得隐曲，五日死。”王冰注：“隐曲，谓便写也。”❸指房事。《素问·至真要大论》：“寒厥入胃，则内生心痛，阴中乃疡，隐曲不利。”

隐痛yǐntòng 症名。指疼痛轻微，多时隐时现，绵绵不休的表现。

隐疹yǐnzhěn 病名。出《素问·四时刺逆从论》。又名风瘙瘾疹、风疹块。因内蕴湿热，复感风寒，郁于皮肤腠理而发；或由于对某些物质过敏所致。皮肤出现大小不等的风团，小如麻粒、大如豆瓣，甚则成块成片，剧烈瘙痒，时隐时现。如疹色红赤，灼热、舌红、脉浮数者，属风热；疹色淡白、恶风、舌苔薄白、脉浮紧者，属风寒；反复发作，经久不愈，多为气血亏虚。风热者，内服消风散；风寒者内服荆防败毒散；日久反复发作气血虚弱者，服当归饮子加减。外用香樟木或蚕砂，1～2两，煎汤熏洗，或用百部适量酒浸外搽。相当于荨麻疹。

瘾疹yǐnzhěn 病名。即皮肤出现红色或苍白色风团、时隐时现的过敏性皮肤病。其特点是皮肤上出现瘙痒性风团，发无定处，骤起骤退，消退后不留任何痕迹。

印疮yìnchuāng 病名。出《外科问答》。即席疮。见该条。

印会河yìnhuìhé（1923—2012） 现代医家。江苏靖江人，出身中医世家，自幼随父习医，1940年开业济人。1955年入江苏省中医学校师资班学习，毕业后留校任教，主编《中医学概论》，影响深远。1957年奉调北京中医学院，历任内科教研组组长兼附附属医院内科主任、温病教研室主任、中医基础教研室主任。从事中医临床、教学逾60年，精通中医理论，勤于临床实践，经验丰富，思想开放，强调“继承不泥古，发展要创新”，倡导“抓主症”的辨证思路，力倡中西医结合，在继承中医传统理论的基础上，开拓创新，形成了独具特色的医疗风格。1982年参与筹建中日友好医院，任副院长，主管中医医疗及教学工作，总结多年经验，撰著《中医内科新论》，深得读者称颂。担任中央保健医生，是首都国医名师，第一批中医教授，第一批全国老中医药专家学术经验继承工作指导老师，第一批享受国务院特殊津贴的专家。兼任全国高等医药院校中医专业教材编审委员，中华全国中医学会理事，国际肝病研究协作交流中心学术委员等职。

印机草yìnjīcǎo 医案著作。清代马元仪撰于1713年。本书包括伤寒、杂病、妇科等治案。治疗上着重调和营卫，从气机论治。对病情分析较细致全面。

印堂yìntáng ❶体表部位，参见“阙”条。❷经穴名。代号GV24⁺。见《扁鹊神应针灸玉龙经》。属督脉，在头部，两眉毛内侧端中点的凹陷中。布有滑车上神经的睑上支，两侧有额内侧动、静脉分支通过。主治头痛，眩晕，感冒，目痛，鼻衄，失眠，小儿急、慢惊风，产后血晕；以及鼻炎，高血压等。沿皮刺0.5～1寸。艾条灸5～10分钟。

印堂疔yìntángdīng 病名。出《治疗大全》。即眉心疔。见该条。

印堂疽yìntángjū 病名。出《医宗金鉴》卷六十三。即眉心疔。见该条。

瘾黄yìnhuáng 病证名。即阴黄。参见阴黄、黄疸有关条。

ying

应昌魁yīngchāngkuí 明代医生。字叔梧。永康（今属浙江）人。世业医，至昌魁益精。人有请者，不辞寒暑，不责酬报。或病家贫甚，给药之外，更予薪米，虽再三往，应之如故，济人甚众，人多德之，称其堂为“种德堂”。

应其南yīngqínán 清代医家。道光、咸丰（1821—1861）年间外科名医，善针治疔疮。尝谓疔疮见症急骤，针挑一法，立见神效。但其术大抵秘而不传，传而不详。乃博采秘方，参以己见，详明针法，绘图注说，纂为《疔疮要诀》，记述吊角疔、牙车疔、喉旁疔等99种，末附疔疮方。1874年其侄遵海为之刊行。

莺翁yīngwēng 病名。悬痈别名，鹅聚之俗称。见《三因极一病证方论》卷十六：“悬痈在上腭，俗谓之莺翁，又谓之鹅聚。”即悬痈。详该条。

莺爪风yīngzhǎofēng 中药材。见清代刘士季《草木便方》。为钩藤之别名，详该条。

婴儿yīng'ér ❶气功隐语，指心血。❷炼丹术语，指铅。❸初生儿称婴儿。马王堆汉墓帛书《五十二病方》载有“婴儿索痉”。《古今医鉴》：“初生者曰婴儿，三岁者曰小儿，十岁者曰童子。”《寿世保元》以半岁至二岁内为婴儿。临床上，以出生后一周岁内者为婴儿。其机体特点，《灵枢·逆顺肥瘦》：“婴儿者，其肉脆，血少，气弱。”参见“小儿发育”条。

婴儿不睡yīng'érbùshuì 病证名。出《幼科铁镜》。详“不寐多困”条。

婴儿风yīng'érfēng 病因。八风之一。指从东方来的风邪。《灵枢·九宫八风》：“风从东方来，名曰婴儿风，其伤人也，内舍于肝，外在于筋纽，其气主为身湿。”

婴儿哭迟yīng'érkūchí 病证名。出《证治准绳·幼科》。即初生不啼，详该条。

婴儿望诊yīng'érwàngzhěn 婴儿望诊法的提纲。出《奇效良方》。一视两眼精神，睛珠黑光满轮，精神明快，主儿有寿；若眼白多，睛昏懒，睛珠黄小，是禀受怯弱。二视声音大小，声音响亮，五脏之气壮，令儿易长，神气怯，或叫声如啾唧咿哑之状，不寿。三视前后顶囟，囟门乃母气血充实，令儿囟门坚实耐养。四视形貌，口大鼻端，眉耸目秀，此婴孩易长。五视毛发，气血充实，则发黑而光润。五者不能全见，但得两目精神声音洪亮，此可保其六七。

婴孩寒热yīngháihánrè 出《本草纲目》。指婴孩恶寒与发热同时或先后出现，及寒热往来。一般外感初期均有恶寒现象，继即发热。有发热与恶寒并见，有热重寒轻，有热轻寒重，均为表证。外感不论伤寒、温病，有一分恶寒即有一分表证。有表证治应解表。表寒用辛温解表，如麻黄汤、荆防败毒散；表热用辛凉解表，如银翘散、桑菊饮。寒热往来属少阳经证，常伴口苦、咽干、目眩、胸胁苦满等症，用小柴胡汤和解，不可妄用汗、吐、下。

婴筋yīngjīn 解剖部位。颈侧之筋，相当于胸锁乳突肌之前缘部。《灵枢·寒热病》：“人迎，足阳明也，在婴筋之前。”

婴女yīngnǚ 解剖部位。又名何寓、丹穴、幽谷、赤缴。《素女经》：“深内茎刺婴女。”即阴道穹隆。

婴童百问yīngtóngbǎiwèn 儿科著作。明代鲁伯嗣撰。10卷。约刊于15世纪（明初）。本书将有关婴幼儿的初生养护及病候诊治等列为100个问题，对于多种儿科病证的致病原因及治法方药等均有较详细的阐述。作者能融会众说，自成一家，取材比较审慎精要。1949年后有排印本。

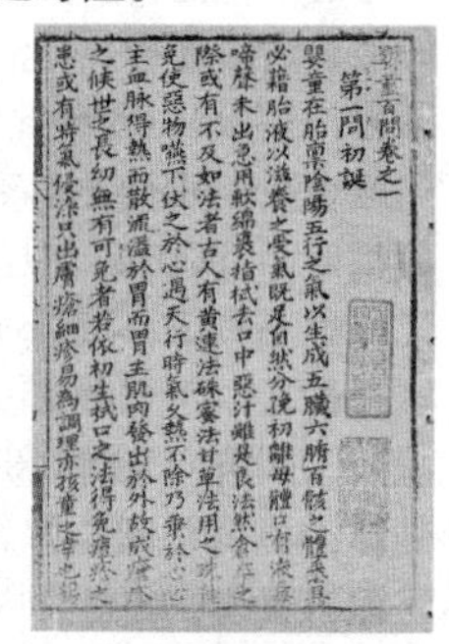
婴童百问

婴童类萃yīngtónglèicuì 儿科著作。明王大纶撰。3卷。刊于1622年。此书重点阐述婴童常见疾患，如变蒸、撮口、脐风、胎毒等病证之辨证论治。卷末附治杂症日用补遗方。作者觅古探今，备考先贤之论，使后学者临证能按症索方，随宜投剂。选方注重实效，颇切实用。1949年后有排印本。

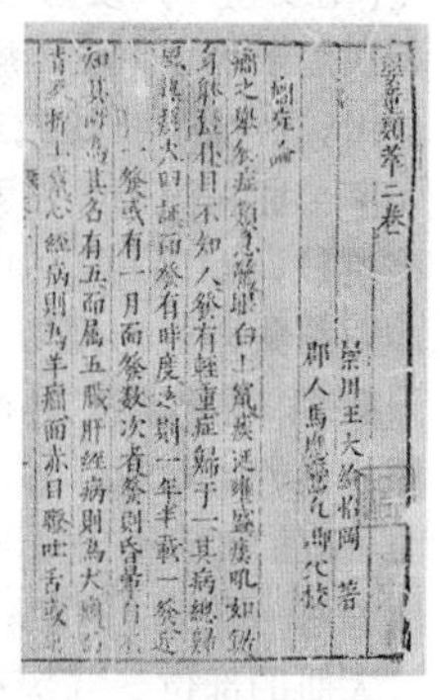
婴童类萃

婴幼疮疡yīngyòuchuāngyáng 病证名。《外科精要》谓：“凡小儿属纯阳，其痈疽之疾也，多因心气热而患之。”《婴童百问》谓痈疖肿毒，皆由气血凝滞而有热毒之气乘之，结聚而成。因婴幼儿脏腑娇嫩，气血未充，肌肉不坚，筋骨尚脆，故凡患疮疡者，一般宜清热解毒，内疏内托，缓和之剂内服，或消肿拔毒之品外敷，峻猛之剂切忌滥用。

婴幼疮疡治法yīngyòuchuāngyángzhìfǎ 见《外科启玄》卷二。婴孩气血未充，筋骨未坚，脾胃脆弱，若患痈疽，宜用内托、内疏和缓之药，不可用峻猛之剂。

撄宁生yīngníngshēng 见“滑寿”条。

罂粟膏yīngsùgāo 《外科正宗》卷四方。罂粟花（无花，以壳代之）十五朵，轻粉二钱，白蜡三钱，香油四两。将罂粟用油炸枯、滤净，入白蜡熔化，倾入碗内，待将凝之时，下轻粉搅匀，置水中令冷取出，临用时挑膏于手心中捺化，搽患处，绵纸覆盖，日换二次。治烫火伤。

罂粟壳yīngsùqiào 中药材。出《宝庆本草折衷》。又名御米壳、粟壳。为罂粟科植物罂粟 *Papaver somniferum* L. 的干燥成熟果壳。酸、涩，平，有毒。入肺、大肠、肾经。敛肺，涩肠，止痛。治久咳，久泻，脱肛，脘腹疼痛，煎服3～6g。功用与鸦片相同而力弱，易成瘾，不宜常服；孕妇及儿童禁用；运动员慎用。本品含少量吗啡、可待因、那碎因、那可汀、罂粟碱及罂粟壳碱等生物碱以及多糖、内消旋肌醇、赤藓醇等。吗啡、可待因、罂粟碱及那可汀药理见鸦片条。那碎因止咳作用约与可待因相等，但能兴奋呼吸中枢，能特异性地对抗吗啡的呼吸抑制作用，而对巴比妥类的抑制呼吸作用则无效。还有明显的降压及兴奋肠管蠕动的作用。

缨脉yīngmài 缨，系于颔下的帽带。缨脉指颔下靠近系帽带处的经脉，即经过该处的足阳明胃经。《素问·通评虚实论》：“刺手太阴傍三痏与缨脉各二。”王冰注：“缨脉，亦足阳明脉也，近缨之处，故曰缨脉。缨，谓冠带也。”

樱桃梗yīngtáogěng 中药材。见《滇南本草》。即樱桃枝，详该条。

樱桃核yīngtáohé　中药材。出明代范洪《滇南本草图说》。为蔷薇科植物樱桃 *Prunus pseudocerasus* Lindl. 的果核。辛，平。清热透疹。①治麻疹透发不畅，疝气，睾丸肿痛。煎服：3～9g。治麻疹亦可加大剂量煎汤熏洗。②外用磨涂或煎水洗。可治疮疡瘢痕。种子含氰苷，水解产生氢氰酸。

樱桃叶yīngtáoyè　中药材。出《新修本草》。为蔷薇科植物樱桃 *Prunus pseudocerasus* Lindl. 的叶。分布于河北、陕西、甘肃、山西、山东、安徽、江苏、浙江、福建、江西、广西、四川、云南、贵州等地。甘、苦，温。透疹，温胃健脾，祛痰止咳，解毒杀虫。①治麻疹透发不畅，胃寒食积，腹泻，吐血。内服：煎汤，9～15g；或捣汁饮。②治毒蛇咬伤，疮毒，捣敷；阴道滴虫，煎水坐浴，并用棉球（用线扎好）浸透樱桃叶水，塞入阴道内，每日换一次。现用于治疗高血压病。本品含黄酮苷。有较明显的祛痰作用和对抗组胺所致豚鼠支气管痉挛。水煎液等可减慢心率，抗心律失常并可降压。

樱桃枝yīngtáozhī　中药材。出《本草纲目》。又名樱桃梗。为蔷薇科植物樱桃 *Prunus pseudocerasus* Lindl. 的枝条。治寒疼，胃气疼，九种气疼。烧灰研末，烧酒送服。

樱桃痔yīngtáozhì　病证名。见《疮疡经验全书》卷七。症见肛门部有小肉垂下，甚痒，相当于直肠肉或脱出的痔核。

膺yīng　体表部位名。前胸部两侧的肌肉隆起处，相当于胸大肌的部位。《灵枢·经筋》："足少阳之筋……上引缺盆、膺、乳……"

膺窗yīngchuāng　经穴名。代号 ST16。出《针灸甲乙经》。属足阳明胃经。位于胸部，在第三肋间隙中，距胸正中线 4 寸处。布有胸前神经分支及胸外侧动、静脉。主治咳嗽，气喘，胸胁胀痛，胸满气短，乳痈等。斜刺 0.3～0.5 寸。不宜深刺。艾炷灸 3～5 壮；或艾条灸 5～10 分钟。

膺骨yīnggǔ　骨名。即胸骨。详该条。

膺俞yīngshù　❶中府穴别名。《素问·水热穴论》："大杼、膺俞、缺盆、背俞，此八者，以泻胸中之热也。"王冰注："膺俞者膺中之俞也，正名中府。"中府属手太阴经。位于胸壁外上方，平第一肋间隙，距前正中线 6 寸处。❷胸两旁的十二个穴位。《素问·气穴论》："膺俞十二穴。"王冰注："谓云门、中府、周荣、胸乡、天溪、食窦，左右则十二穴也。"

膺俞十二穴yīngshùshí'èrxué　出《素问·气穴论》。胸两旁的十二个穴位。详"膺俞"条。

膺中yīngzhōng　体表部位名。胸前两旁高处。《灵枢·本输》："足阳明，侠喉之动脉也，其腧在膺中。"

膺中俞yīngzhōngshù　经穴别名。出《针灸甲乙经》。即中府，见该条。

鹰不泊yīngbùbó　中药材。出清代赵其光《本草求原》。又名土花椒、画眉架、鸟不宿。为芸香科植物勒党 *Zanthoxylum avicennae*（Lam.）DC. 的根。分布于福建、广东、广西等地。苦、辛，温。祛风，利湿，活血，止痛。①治咽喉肿痛，风湿性关节炎，腰肌劳损，黄疸型肝炎，肾炎水肿。煎服：15～30g。②治跌打损伤。浸酒饮。根皮含勒碱、白屈菜红碱、光叶花椒碱、木兰碱等多种生物碱，并含橙皮苷、香叶木苷、勒素等。

鹰不泊蕊yīngbùbówěi　中药材。出清代赵其光《本草求原》。为芸香科植物勒党 *Zanthoxylum avicennae*（Lam.）DC. 的嫩叶。治跌打损伤，乳腺炎，疖肿。鲜品捣敷。本品含橙皮苷、柠檬烯及糠醛。

鹰爪建力yīngzhǎojiànlì　练功方法之一。见杜自明《中医正骨经验概述》。取骑马势，上体端直，两手置于腰际，开拳并指微屈，掌心朝上，单臂前伸，随即翻掌收回，两臂交替。

蘡薁yīngyù　中药材。出《新修本草》。又名山葡萄、野葡萄藤、接骨藤。为葡萄科植物蘡薁 *Vitis adstricta* Hance 的茎叶。分布于华东及江西、湖北等地。甘，平。祛湿利尿，清热解毒。①治风湿痹痛，淋病，痢疾，哕逆，乳腺炎。煎服：15～30g。②治目翳，捣汁滴眼；治外伤出血，研粉撒。茎叶含橡胶质、糖类等。

蘡薁根yīngyùgēn　中药材。出《本草纲目》。为葡萄科植物蘡薁 *Vitis adstricta* Hance 的根。甘，平。清热利湿，消肿解毒。①治黄疸型传染性肝炎，淋病，痢疾，风湿痹痛，肺痈，乳痈，瘰疬。煎服：15～30g。②治烫伤。煎浓汁涂敷。根含橡胶质、糖类等。

迎春yíngchūn　中药材。出《本草拾遗》。为辛夷之别名，详该条。

迎东证yíngdōngzhèng　病证名。《证治准绳·杂病》："谓目见东南二风则涩痛泪出……乃肝之自病，气盛于血，发春夏者多。"

迎而夺之yíng'érduózhī　刺法。与"随而济之"对举。为迎随泻法的基本原则。意指针刺泻法要逆着经气而刺，损夺有余。《难经·七十九难》："经言迎而夺之，安得无虚。"如寅时肺经气盛，此时针刺，为逆其气之盛来，为泻；或针光朝经脉流注反方向针刺，亦属泻法等。

迎风赤烂yíngfēngchìlàn　病名。《证治准绳·杂病》："谓目不论何风，见之则赤烂，无风则否，与风弦赤烂入脾络之深者不同。夫风属木，木强土弱，弱则易侵……赤者，木中火证；烂者，土之湿证。若痰、若湿盛者，烂盛赤；若火、若燥盛者，赤胜烂。"属今之睑缘炎。治宜疏风、清热、祛湿之剂。参见"眼弦赤烂"条。

迎风冷泪yíngfēnglěnglèi　症名。见《古今医统》。见风则流冷泪，眼无明显赤烂的表现。多由肝肾两虚，精血亏耗所致。症见遇风则冷泪频流。治宜补益肝肾，可选用左归丸或菊睛丸酌加川芎、白芷、蕤仁、五味子等。

迎风流泪yíngfēngliúlèi　病证名。见佚名《眼科捷径》。多由肝肾不足或肝经郁热所致。症见遇风流泪，甚者泪下如雨。临床有流冷泪和流热泪之分。详"迎风冷泪"和"迎风热泪"条。

迎风热泪yíngfēngrèlèi　病证名。见《证治准绳·杂病》。康维恂《眼科菁华录》卷上："不论何时何风，见之则流热泪频频，原由肝胆肾水津液不足，窍虚不密，而风邪引出其泪也。"

迎风洒泪症yíngfēngsǎlèizhèng　病证名。《银海精微》："迎风泪遂出，拭却还生，夏月即少，冬月即多，后若经二、三年间，不以冬夏皆有……为肝虚风动则泪流，故迎风泪出，即服补肝散治冷泪。"参见"迎风冷泪"条。

迎山红yíngshānhóng　中药材。❶见《吉林中草药》。又名满山红、映山红。为杜鹃花科植物迎红杜鹃 *Rhododendron mucronulatum* Turcz. 的叶。分布于东北、华北及山东、江苏。苦，平。解表，化痰，止咳，平喘。治感冒头痛，咳嗽，支气管炎，哮喘。煎服：3～15g。叶含挥发油、大牛儿酮、槲皮素、杜鹃素、棉花皮素、对羟基苯甲酸、香草酸及木毒素 -1 等。煎剂或挥发油对小鼠有祛痰作用。后者尚有镇咳作用。煎剂在试管内对金黄色葡萄球菌有抑制作用。❷见《东北常用中草药手册》。即满山红，详该条。

迎随补泻yíngsuíbǔxiè 刺法。指以针尖方向与经脉之间的逆（迎）、顺（随）关系来分别补泻的方法。《灵枢·终始》："泻者迎之，补者随之，知迎知随，气可令和。"提出了泻法为迎、补法为随的见解。后世医家据此加以发挥，认为迎随是以经络循行的顺逆为准。明代杨继洲曰："至于经脉为流行之道，手三阳经，从手上头，手三阴经，从胸至手，足三阳经，从头下足，足三阴经，从足入腹。故手三阳泻者，针芒望外（针尖向四肢），逆而迎之；补者，针芒望内（针尖向头身），顺而追之，余者仿此。乃是因其气血往来，而顺逆行针也。"即顺（随）着经脉循行方向进针的为补法，逆（迎）着经脉循行方向进针的为泻法。故亦称针向补泻。也有以顺着经脉的循行方向取穴，依次用针的为补法，逆着经脉循行方向取穴，依次用针的为泻法者。

迎西证yíngxīzhèng 病证名。《证治准绳·杂病》："谓目见西北二风则涩痛泪出……乃肝虚受克之病。秋冬月发者多，治当补肝之不足，抑肺之有余。"

迎香yíngxiāng 经穴名。代号 LI20。出《针灸甲乙经》。别名冲阳。属手阳明大肠经。手、足阳明之会。位于鼻唇沟内，横平鼻翼外缘中点处，布有面神经与眶下神经的吻合支；并有面动、静脉及眶下动脉分支通过。主治鼻塞，鼻衄，鼻渊，鼻息肉，口眼㖞斜，面痒浮肿；以及胆道蛔虫症等。斜刺 0.2～0.3 寸；或沿皮刺 0.5～1 寸。

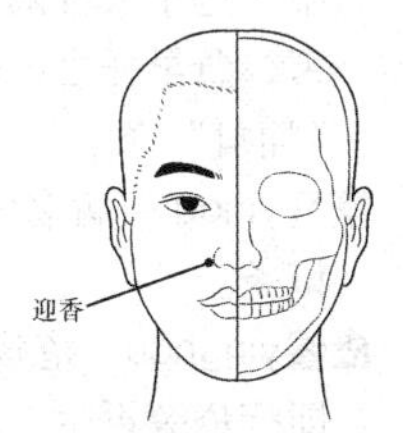

迎香

迎香疔yíngxiāngdīng 病名。《治疗大全》："生于鼻观下迎香穴，系手阳明风热。初生小泡，麻痒微痛，一二日后结核，板硬肿连腮唇，恶寒发热，最易走黄。"治同疔疮。

迎香毒yíngxiāngdú 病名。《疔疮要诀》："此疔发于脾肾肺火，生鼻孔两旁根。"由阳明热毒结聚所致。证见鼻孔旁边迎香穴焮肿作痛，甚则恶寒身热。宜清热解毒。可服用苏梗、花粉、橘红、川贝母、连翘、银花、薄荷、甘草、鲜芦根之属。

荣yíng 同荥，即荥穴。《素问·八正神明论》："刺必中其荣。"另见"荣 róng"条。

莹珠膏yíngzhūgāo 《外科大成》卷一方。白蜡三两，猪脂十两，轻粉、樟脑各一两五钱。先将白蜡、猪脂熔化，离火候温，入轻粉、樟脑搅匀，候稍凝，再入冰片末一钱，搅匀成膏。用时先以甘草、苦参各三钱，水煎洗净患处，再外敷药膏。功能去腐定痛生肌。治溃疡，杨梅疮，杖疮，臁疮，下疳。

萤火丹yínghuǒdān 病证名。出《诸病源候论》卷四十九。小儿丹毒之一。丹初发由髂部上延至肋下或髆转至胁者。治宜赤小豆一合，硝石半两，寒水石一分，研为细散，以冷水调下半钱，每日三次服，以小儿大小可酌情增减。外治以灶中黄土一合，生油二合，调合如泥，时涂之。

萤星满目证yíngxīngmǎnmùzhèng 病证名。见《证治准绳·杂病》。多因恣酒嗜燥，痰火升扰，阴虚火炎等所致。《审视瑶函》："自视目外有无数细细红星，如萤火飞缭乱也，甚则如灯光扫星矣。"可见于某些内障眼疾。

营yíng ❶即营气。《灵枢·营卫生会》："其清者为营，浊者为卫，营在脉中，卫在脉外。"参"营气"条。❷营运。《灵枢·营气》："精专者，行于经隧，常营无已，终而复始。"❸喻脉象沉实如营垒。《素问·玉机真藏论》："冬脉如营，何如而营？……其气来沉以搏，故曰营。"❹温病辨证的一个阶段或病位。《温热论》："心主血属营。"详"营分证"条。❺营舍。《灵枢·经脉》："脉为营。"

营池yíngchí 经外奇穴名。出《备急千金要方》。别名阴阳。位于足内踝下缘前、后之凹陷处，每侧二穴，左右计 4 穴。主治月经过多，赤白带下。直刺 0.2～0.3 寸。艾炷灸 3～7 壮，或艾条灸 5～15 分钟。

营分yíngfèn 温热病卫气营血辨证介于气分与血分之间者为营分。营是血中之气，营气内通于心，病邪传至营分，显示正气不支，邪气深入，威胁心包，影响神志，甚则涉及厥阴肝经。参见"营分证"条。

营分证yíngfènzhèng 温热病邪气内陷的阶段。多由气分证传变或卫分证逆传而来。以夜热甚，心烦不寐，斑疹隐现，舌质红绛，脉细数为主证。营是血中之气，营气通于心，病传营分，显示正气不支，邪气深入，内犯心包，影响神志或病及厥阴肝经。疾病由营转气，表示病情好转；由营入血，表示病情更深重。

营气yíngqì ❶营运于脉中的精气。生于水谷，源于脾胃，出于中焦，有化生血液和营养周身的作用。《灵枢·邪客》："营气者，泌其津液，注之于脉，化以为血，以荣四末，内注五脏六腑。"❷温病辨证中的两个阶段或病位。参"营气同病"和"卫气营血辨证"条。❸《灵枢经》篇名。主要说明营气来源于胃肠所吸收的水谷精微所化生，并阐述它在十四经中的正常循行流注，以营养全身。

营气不从yíngqìbùcóng 病机。指血脉中营气运行障碍，出现痈肿的病机。《素问·生气通天论》："营气不从，逆于肉理，乃生痈肿。"因邪气侵袭，营气运行不畅，瘀阻于肌肉腠理之间，血郁热聚，便成痈肿。治宜活血和营，托毒消痈。

营气同病yíngqìtóngbìng 温病辨证。邪热已传入营分，仍有气分证，称营气同病。参见"卫气营血辨证"条。

营实yíngshí 中药材。出《神农本草经》。又名蔷薇子、石珊瑚。为蔷薇科植物多花蔷薇 *Rosa multiflora* Thunb. 的果实。分布于华北、华东、华中、华南及西南地区。酸，平。入肝、肾、大肠经。利湿，活血，解毒。治水肿，脚气，小便不利，风湿关节痛，痛经，疮毒痈肿。内服：煎汤，3～9g；或浸酒服。本品含蔷薇苷、芸香苷、槲皮苷、蒿属香豆精、水杨酸、β－谷甾醇、脂肪油。蔷薇苷有泻下作用。

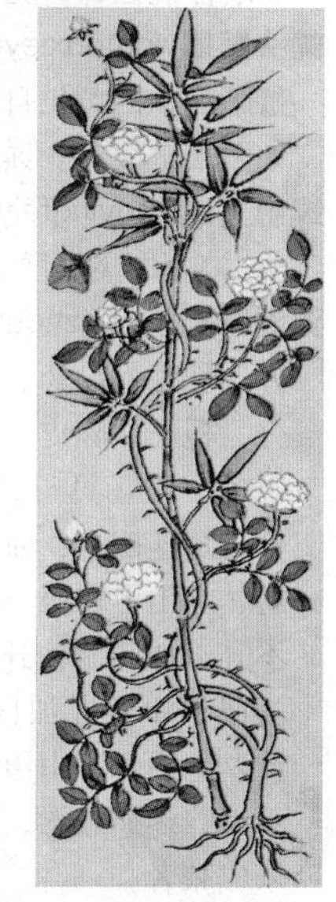
营实

营卫yíngwèi 营气和卫气的合称。两气同出一源，皆水谷精气所化生。营行脉中，具有营养周身作用；卫行脉外，具有捍卫躯体的功能。《灵枢·营卫生会》："营卫者，精气也。""营卫之行，不失其常，故昼精而夜瞑。"参见"营气""卫气"条。

营卫不和yíngwèibùhé 病机。出《伤寒论·辨太阳病脉证并治》。一般指太阳病初起，营不内守，卫外不固，营卫失于和调的病理变化。包括：①卫弱营强，因卫气虚弱，汗液自行溢出，症见身不发热而时有自汗。②卫强营弱，因阳气郁于肌表，内迫营阴而汗自出，症见时发热而自汗，不发热则无汗。治疗均以桂枝汤调和营卫。

营卫气血yíngwèiqìxuè ❶人体生命活动所必需的四种精微物质和动力基础。参"营""卫""气""血"各条。❷温病学说借卫与营、气与血的阴阳表里相对关系，将温病传变由外而内、由气及血的过程分为卫、气、营、血四个阶段，作为临床辨证论治的纲领。《温热论》："辨营卫气血虽与伤寒同，若论治法，则与伤寒大异也。"参见"卫气营血辨证"条。

营卫生会yíngwèishēnghuì 《灵枢经》篇名。本文主要论述营卫的生成与会合，故名。营卫同出一源，皆水谷精气之所化，清者为营，浊者为卫。营行脉内，具有营养作用；卫行脉外，具有捍卫功能。然营卫阴阳之行，虽有异途，惟于夜半大会，皆归于脏，故名合阴。同时，营卫之生成分布，又与三焦有关，故篇后又着重讨论了三焦的部位和作用。

营血yíngxuè ❶同血。营为血之气，营血并提，常泛指血而言。详"血"条。❷温病辨证中的两个阶段或病位。详"卫气营血辨证"条。

营阴损伤yíngyīnsǔnshāng 病机。指温热病邪侵入营分，耗损血中阴津的病理变化。

营在脉中yíngzàimàizhōng 营，指营气。营气与卫气均为水谷精微所化生，但在人体内循行部位有所不同，营气运行于脉管中，卫气运行于脉管外。《灵枢·营卫生会》："人受气于谷，谷入于胃，以传于肺，五脏六腑，皆以受气……营在脉中，卫在脉外，营周不休。"

营治城郭yíngzhìchéngguō 自我推拿方法名。见南朝齐梁陶弘景《真诰》。城郭即耳郭。用手掌紧贴耳朵，一紧一松数遍。能防治失聪。《圣济总录》卷一百九十九："耳欲得数按抑，左右令无数，使人听彻。所谓'营治城郭'。"

蝇翅黑花yíngchìhēihuā 病证名。指"行动举止，则眼中神水之中，荡漾有黑影如蝇翅者"（《银海精微》）。类今之玻璃体混浊，参见"云雾移睛"条。

蝇头蟹眼yíngtóuxièyǎn 病证名。见清代佚名《眼科统秘》。蟹睛症，因黄仁自黑睛溃口绽出，小者黑亮如蝇头，稍大如蟹眼，故名。详"蟹睛"条。

蝇影飞越yíngyǐngfēiyuè 症名。见明代邓苑《一草亭目科全书》。即飞蝇散乱。详该条。

瀛洲学士汤yíngzhōuxuéshìtāng 《喉症全科紫珍集》卷上方。乳香、没药、防风各八分，川芎、白芷、薄荷各七分，栀子、陈皮、赤芍药、天花粉、皂角刺、当归、穿山甲各一钱，贝母、金银花各一钱五分，甘草、木通各五分，黄连四分。加灯心二十寸，竹叶十片，水煎服；木通、穿山甲初服一二剂用，后剂减去；如火郁肺胃，清阳不升，加柴胡、升麻各四分；凡初剂必加大黄，如老人加三钱，壮盛者加四至五钱，空腹服；利六七次后，去大黄、木通、穿山甲，加桔梗、牛蒡子。治喉痈，喉蛾红肿不消，疼痛难忍，及一切痄腮，颏痈，疮毒，阴疮，痈疮未成脓者。

颖川心法汇编yǐngchuānxīnfǎhuìbiān 外治法专著。1卷。清代陈炳泰撰。刊于1892年。作者鉴于不少病症的致病原因多由于饮食滞气陷于大肠而致中焦食阻、肠胃不通，遂仿张仲景蜜煎导法之义，创制"水针"，即用小竹管及猪小肠数尺相连，中盛以水，插入肛门，治疗多种疾病。颇似西医的灌肠法，但其治疗范围更为广泛，包括瘟疫、气痛、腹痢、惊风、痔等，并附验案。

影疹yǐngzhěn 病证名。指麻疹疹出不透，隐隐于皮肤之内者。清代马之骐《疹科纂要》："麻疹正出之时，时有时无，欲出不出，如物影之摇动，谓之影疹。"治以透疹为主，宜升麻葛根汤、化斑汤，其影疹不日即出。如小便不通而热甚者，宜四苓汤加栀子、木通。若不急治，则皮肤闭塞，毒气壅滞，或形成一片白，一片红，一片紫，喘满，腹胀，腹痛等变症。

瘿yǐng 病名。出《尔雅》。又名大脖子、瘿气。《说文解字》："瘿，颈瘤也。"瘿瘤的名目较多，《圣济总录》卷一百二十五有五瘿，即石瘿、泥瘿、劳瘿、忧瘿、气瘿。发病与水土因素有关，或忧思郁怒，肝郁不舒，脾失健运而致气滞痰凝于颈部而成。颈部肿块色红而高突，或蒂小而下垂，有如缨络之形状。多指甲状腺肿大一类疾患。详见"气瘿""肉瘿""血瘿""筋瘿""石瘿"等条。

瘿瘤yǐngliú 病名。出《中藏经》卷上。即瘿与瘤的合称。或单指瘿。参见"瘿"条。

瘿瘤发yǐngliúfā 病名。《外科启玄》卷四："发于脊之正中，近于大椎陶道身柱三穴之端，俱督脉之所络处，甚利害，急早托之……"指生于颈项后部之有头疽。证治参见"痈疽"条。

瘿气yǐngqì 病名。见《医学入门》卷六。瘿之别名。详该条。

应候yìnghòu 疮疡诊法。出《外科启玄》卷二。又名有应。即疔疮旁再生一小疮，谓之应候。可用针挑破小疮，以泄其毒。疔疮有应候者易治；若旁无小疮者为无应候，亦称无应。其毒甚，难治。

应突yìngtū 经外奇穴名。出《外台秘要》。位于胸部乳头外开2寸直下，当第六肋间隙下1寸处。主治饮食不入，腹满肠鸣泄泻，大便不节，以及肋间神经痛等。沿皮刺0.3～0.5寸。艾炷灸1～3壮；或艾条灸5～10分钟。

应指yìngzhǐ ❶泛指切脉时指下有脉的跳动感。❷疮疡辨脓扪诊方法之一。即引手。见该条。

应钟yìngzhōng 六吕之一。详"六吕""六律"条。

映山红yìngshānhóng 中药材。❶见《本草纲目》。为杜鹃花之别名。❷见《吉林中草药》。为迎山红之别名。❸见《东北常用中草药手册》。即满山红。各详该条。

硬饭团yìngfàntuán 中药材。见《植物名实图考长编》。为革薢之别名，详该条。

硬杆水黄连yìnggānshuǐhuánglián 中药材。见《四川常用中草药》。即水黄连，详该条。

硬化性骨髓炎yìnghuàxìnggǔsuǐyán 病名。即以病程缓慢，临床症状轻微，病变处骨质以形成弥漫性硬化为主，不形成脓肿及窦道为主要表现的骨组织的低毒性感染性疾病。

硬蒺藜yìngjí·li 中药材。见《山东中药》。即刺蒺藜，详该条。

硬睑痴睛yìngjiǎnchījīng 病名。多由肝脏壅热所致。症见"胞睑睛硬，珠不运转，举目痴痛"（《眼科统秘》）。即硬睑硬睛，详该条。

硬睑硬睛yìngjiǎnyìngjīng 病名。《银海精微》："硬睑硬睛者，胞睑睛珠俱木，痛涩难运，膈间积热，风热上壅，气血凝滞，睛睑坚硬。"治法：祛风清热，活血散瘀。内服当归活血煎或归芍红花散加减，并可劆洗。

硬胶囊剂yìngjiāonángjì 中药剂型。即将一定量的药材提取物、药材提取物加药材细粉或辅料制成的均匀粉末或颗粒，充填于空心胶囊中制成的制剂。

硬壳藤yìngqiàoténg 中药材。见《广西中兽医药用植物》。为昆明鸡血藤之别名，详该条。

硬皮草yìngpícǎo 中药材。见《江西草药》。为合掌消之别名，详该条。

硬水黄连yìngshuǐhuánglián 中药材。见《四川中药志》。即水黄连，详该条。

硬下疳yìngxiàgān 病名。杨梅疮早期特征之一。由交媾不洁，染毒而发。多见于冠状沟、包皮内面、宫颈和大阴唇等处。通常单发，初起为浸润性丘疹，焮肿光亮，逐渐增大。破后溃烂，腥而无脓，周围略隆起，中心凹陷，硬如软骨。一般无痒痛等自觉症状，合并感染则肿痛并作。详"杨梅疮"条。

yong

痈yōng 病名。见《五十二病方》。《灵枢·痈疽》："营气稽留于经脉之中，则血泣（泣通涩）而不行，不行则卫气从之而不通，壅遏而不得行，故热。大热不止，热胜则肉腐，肉腐则为脓……故命曰痈。"为急性化脓性疾患的总称。多因外感六淫，饮食失宜，外伤染毒等致营卫不和，邪热凝聚，气血凝滞，热胜肉腐而成。因其发病部位之不同，痈之名称很多，总括为内痈、外痈两大类。详"内痈""外痈"条。

痈疮yōngchuāng 病证名。出《诸病源候论》卷五十。溃疡之一种，指外痈成脓溃破后久不愈者。治疗参见"外痈""溃疡"条。

痈疽yōngjū ❶病名。出《灵枢·痈疽》。疮面浅而大者为痈，疮面深而恶者为疽。是气血为毒邪所阻滞，发于肌肉筋骨间的疮肿。《灵枢·玉版》："阴气不足，阳气有余，营气不行，乃发为痈疽。"❷形容疮疡之大者。如《诸病源候论》卷三十二："肿一寸至二寸疖也；二寸至五寸痈也；五寸至一尺痈疽也。"❸《灵枢经》篇名。本文专论痈疽，故名。篇内首先讨论痈疽的病因、病机。其次，分别叙述18种痈疽的发病部位、形状、预后及治疗方法。最后，阐述痈和疽在发病的机制、形状及预后等方面的区别。

痈疽逆证yōngjūnìzhèng 病证名。见《医宗金鉴》卷六十一。指患疮疡时病情有恶化趋势。其表现为：患处初起形如黍米，疮顶平塌，根脚散温，不热不痛，按之坚硬，舌干烦躁；肿硬紫暗，不脓不腐，疮顶软陷；溃后皮烂肉坚，无脓或脓水清稀，时流血水，肿痛不减。疮面不知痛痒，腐肉虽脱，新肉不生，色败臭秽，疮口经久难愈等。

痈疽神秘灸经yōngjūshénmìjiǔjīng 外科灸法专著。又名《痈疽神妙灸经》。元代胡元庆撰。1卷。撰年不详，后经明代薛己校补。是一部用灸法治疗外科痈疽病的专书。分论十四经脉中治痈疽的主要腧穴及其灸治方法，并附插图。后有《看内痈疽诀法》一文。书中收载了不见于其他专著的若干秘穴，附有以灸痈疽为主的插图。

痈疽神秘验方yōngjūshénmìyànfāng 方书。明代陶华撰于1445年。1卷。本书主要是根据痈疽等病证及其若干兼证制定内服和外用方共70余首以供临床参考。后薛己将本书收入《薛氏医案》中，并附按语。

痈疽神妙灸经yōngjūshénmiàojiǔjīng 外科灸法专著。见"痈疽神秘灸经"条。

痈疽顺证yōngjūshùnzhèng 病证名。见《医宗金鉴》卷六十一。指患疮疡时，病情发展顺利的症状而言。其表现为：疮疡从小而大，疮顶高突，赤疼痛，根脚不散；已成则顶高根收，皮薄光高，易脓易腐；溃后脓液稠厚黄白，色鲜不臭，腐肉已脱，肿消痛减，疮面红活鲜润；新肉渐生，疮口易敛易愈。

痈疽头痛眩晕yōngjūtóutòngxuànyūn 病证名。《证治准绳·疡医》卷二："体倦头痛或眩晕中气虚也，托里消毒散去三味（银花、白芷、连翘）加柴胡、升麻；如不应暂用补中益气汤加蔓荆子；日晡头痛或眩晕阴血虚也，去三味加熟地黄，如不应佐以六味丸。"

痈疽五发yōngjūwǔfā 病名总称。出《卫济宝书》卷上。称癌、瘭、疽、痼、痈五者为痈疽的五发。详"癌""瘭""疽""痼""痈"条。

痈肿yōngzhǒng 症名。由气血受邪毒所困而壅塞不通，引起局部肿胀的症状。《素问·生气通天论》："营气不从，逆于肉理，乃生痈肿。"《灵枢·痈疽》："寒邪客于经络之中则血泣，血泣则不通，不通则卫气归之不得复反，故痈肿。"

雍yōng 通壅。壅塞不通。《素问·大奇论》："肺之雍，喘而两胠满。肝雍，两胠满，卧则惊，不得小便。"谓脏气满而外壅于经络所出现胀满等症。

壅骨yōnggǔ 骨名。❶出《灵枢·邪客》。张景岳注："为掌后高骨。"❷即腕骨。《医宗金鉴·正骨心法要旨》："腕骨……一名壅骨，俗名虎骨，其骨大小六枚。凑以成掌，非块然一骨也。"

壅疾yōngjí 病名。脚气的古称。见《济生方·脚气》。详"脚气"条。

壅乳yōngrǔ 指乳母气机壅滞时，以乳哺儿，损儿脾胃，而生诸疾。《证治准绳·幼科》引《灵秘》和《宝鉴》云："壅乳成痰涎，涎壅生惊。""壅乳成㛹癖。又吐逆生痰。"

壅肾疮yōngshènchuāng 病名。出《疡医准绳》卷四。即冲疽❶。见该条。

壅嗽yōngsòu 病证名。指痰多气壅引起的咳嗽。《证治要诀·诸嗽门》："壅嗽，声重痰稠，或咳有血，以薄荷、生胡麻各一撮，细嚼，煎苏子降气汤送下。"参见"咳嗽""痰嗽""痰饮咳嗽""痰积嗽"等条。

永类钤方yǒnglèiqiánfāng 综合性医著。22卷。原名《锡类钤方》。元代李仲南撰于1331年。作者出于寿亲养老之孝道，检古今医书，并以脉、病、因、证、治增为五事，钤而为图，予以贯串，编成此书。所论多本医经，伤寒有法，杂病多方。引文翔实丰富，且注明出处。其中卷二十二折伤门内容尤为精详，对各类骨折与关节脱位的整复手法作了较为详尽的记载，对后世整骨术的发展有一定影响。1949年后有影印本。

勇疽yǒngjū 病名。《刘涓子鬼遗方》卷一："勇疽发起股太阴若伏兔，二十五日不泻死……"又《证治准绳·疡医》卷三："或问两太阳生疽如何？曰此名勇疽。亦名脑发疽、太阳疽。属足阳明胃经。状如伏鼠，寒热并作，面目浮肿。宜活命饮加升麻、桔梗、乌金散。十日刺得黄白脓者生，清稀黑血者及溃烂透脑者死。"

涌yǒng ❶形容水自下而上，似泉水上涌。如涌水、涌泉。《素问·气厥论》："肺移寒于肾，为涌水。"《素问·大奇论》："脉至如涌泉。"❷呕吐上涌。《素问·六元正纪大论》："少阳所至，为喉痹、耳鸣、呕涌。"《素问·阴阳应象大论》："酸苦涌泄为阴。"

涌波翳yǒngbōyì 病证名。见《证治准绳·杂病》。指黑睛生翳之自下向上发展，势如涌波者。参见“花翳白陷”及“凝脂翳”等条。

涌泉yǒngquán 经穴名。代号KI1。出《灵枢·本输》。别名地冲。属足少阴肾经。井（木）穴。在足底，屈足卷趾时足心最凹陷中；约当足底第2、3趾蹼缘与足跟连线的前1/3与后2/3的交点凹陷中。布有第二趾底总神经，深层为足底弓。主治昏厥，头顶痛，眩晕，喉痹，衄血，舌干，失音，小儿惊风，癫痫，足心热，五趾尽痛；以及休克，中暑，神经衰弱，高血压，精神分裂症等。直刺0.5～1寸。艾炷灸3～5壮；或艾条灸5～15分钟。

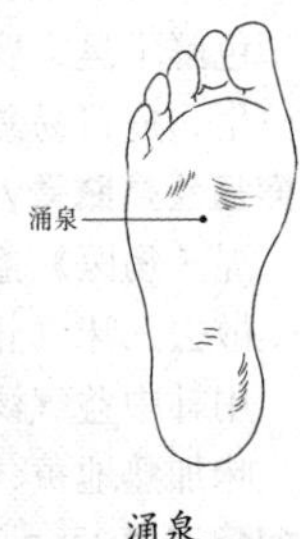

涌泉

涌泉疽yǒngquánjū 病名。❶出《证治准绳·疡医》卷四。生于足心涌泉穴之痈疽。又名涌泉痈、井泉疽、足心痈、足心发、脚心痈、脚心毒、足底疔、穿心疔、水疔、病穿板、脚底穿心疔、穿板疽、丹疽、掌心疽、穿板龟、穿窟天蛇。因肾经虚损，湿热下注而成。脓浅溃速者为轻，宜服仙方活命饮；脓深溃迟者为重，应兼服桂附地黄丸以益肾，均应加清热利湿之品。余证治同外痈。❷出《外科大成》卷二。生于尾骨下长强穴之痈。由湿热凝结而成。初肿坚硬疼痛，状如伏鼠。证治同鹳口疽。

涌泉脉yǒngquánmài 脉象。脉来如泉之涌出，浮盛而无根。《素问·大奇论》：“脉至如涌泉，浮鼓肌中，太阳气予不足也。”

涌泉散yǒngquánsǎn ❶《卫生宝鉴》卷十八方。瞿麦穗、麦门冬、王不留行、龙骨、炮穿山甲各等分。为末，每服一钱，热酒调下，并食猪蹄羹少许。治妇人气滞，乳汁缺少。❷《增补万病回春》卷六方。①炒穿山甲、炒白僵蚕、煨肉豆蔻各四钱，皂角五钱，胡桃仁四两，炒芝麻八两。为细末，不拘量，温酒调下。治乳汁不通。②王不留行、天花粉、甘草各三钱，当归、穿山甲（醋炙）各五钱。为细末，每服三钱，猪蹄煎汤或热酒调下。治乳汁不通。

涌泉痈yǒngquányōng 病名。即涌泉疽。见该条。

涌水yǒngshuǐ 古病名。指水邪流于肠胃，上及肺部之疾患。症见行走时肠鸣，喘不得平卧者。《素问·气厥论》：“肺移寒于肾为涌水。涌水者，按腹不坚，水气客于大肠，疾行则鸣濯濯，如囊裹浆，水之病也。”王冰注：“肺藏气，肾主水，夫肺寒入肾，肾气有余则上奔于肺，故云涌水也。”《儒门事亲》卷六：“病涌水证，面黄而喘，两足皆肿，按之陷而复起，行则濯濯有声，常欲饮水，不能睡卧，戴人令上涌去痰而汗之，次以舟车丸、浚川散下之，以益肾散复下之，以分阴阳利水道之剂复下之，水尽皆瘥。”参见“痰饮”条。

涌痰醒脑yǒngtánxǐngnǎo 治法。开窍法之一。治疗因痰涎壅塞引起神昏的方法。即用涌痰药使病者吐出痰涎而神志恢复。如中风闭证，喉间痰涎壅塞，不能言语，但不遗尿，脉象滑实有力者。用稀涎散。

涌吐yǒngtù 治法。即吐法。详该条。

涌吐禁例yǒngtùjìnlì 治疗原则。使用涌吐法的禁忌证。元阳虚弱，手足寒冷；脾胃虚弱，面色萎黄，脉微弱或虚大无力；气虚腹胀，虚喘不安；脚气冲心；内真热而外假寒证；孕妇、老人虚弱、产后、失血患者。参见“伤寒不可吐”条。

用寒远寒yònghányuǎnhán 使用寒性药物应避开寒气主令之时，即气候寒凉之际不宜使用大寒大凉药物或食物。出《素问·六元正纪大论》。参见“用热远热”条。

用夹法yòngjiáfǎ 古代中医眼科手术方法。见《银海精微》。又名夹眼法。以特制之竹夹，将患睑之皮肉适度置入夹内，审其倒睫、睑废等矫正之后，收紧固定竹夹。术后约七日，待被夹入之皮肉干萎后除夹，用剪或刀剔除干萎之皮肉。所遗残痂，任其自脱。此法现已不采用。

用凉远凉yòngliángyuǎnliáng 使用寒凉药物应避开寒凉主令之时，即气候寒凉之际不宜用寒凉的药物或食物。出《素问·六元正纪大论》。参见“用热远热”条。

用热远热yòngrèyuǎnrè 远，远离、避开。指使用热性药物应避开火热主令之时，即气候炎热之际不宜用大温大热的药物或食物。《素问·六元正纪大论》：“用寒远寒，用凉远凉，用温远温，用热远热，食宜同法，有假者反常。反是者病，所谓时也。”治病必须因时制宜，气候炎热则阳气亢盛，阴精易损，再服用大温大热的药物或食物，则助阳气亢盛之势而阴精更受损伤，有违自然界四时阴阳消长规律，造成阴阳偏胜、失调，故为用药之所不宜。但“用热远热”系指通常情况而言，若气候有反常变化，或疾病性质与时令气候属性不相一致，则不拘此例，即“有假者反常”。

用温远温yòngwēnyuǎnwēn 使用温热药物应避开温热主令之时，即气候温热之际不宜用温热性药物或食物。出《素问·六元正纪大论》。参见“用热远热”条。

用药法象yòngyàofǎxiàng 本草著作。1卷。金代李杲撰。据《本草纲目·序例》称，此书在《珍珠囊》的基础上，增加了用药凡例、诸经向导及纲要治法等内容。原书已佚。但其内容保留于《汤液本草》上卷中。

用药歌诀yòngyàogējué 见“医要集览”条。

用药禁忌yòngyàojìnjì 为确保疗效与安全用药，避免毒副作用的产生，在临床用药时，必须注意的事项。主要包括：配伍禁忌、妊娠禁忌及服药食忌等。详各条。

用药禁忌书yòngyàojìnjìshū 医话著作。2卷。陆循撰。作者以中医病证列目，叙述药物使用及生活、调摄、宜忌事项。可供中医护理人员参考。本书有《溪医述十五种》本。有1921年绍兴医药学社出版单行本。

用药总论指南yòngyàozǒnglùnzhǐnán 本草著作。见“太平惠民和剂局方”条。

you

忧yōu 七情之一。忧虑过度可引起内脏病变。《素问·阴阳应象大论》：“忧伤肺。”《素问·宣明五气》：“（精气）并于肝则忧。”《灵枢·邪气藏府病形》：“愁忧恐惧则伤心。”

忧膈yōugé 病证名。五膈之一。见《肘后备急方》卷四。《诸病源候论·五鬲气候》：“忧鬲之病，胸中气结烦闷，津液不通，饮食不下，羸瘦不为气力。”参见“五膈”条。

忧恚无言yōuhuìwúyán 《灵枢》篇名。忧，忧愁；恚，忿怒；无言，指失音。本篇论述忧愁和忿怒引起失音，故名。内容论述发音的生理以及在情绪过于激动或遭受风寒侵袭会引起失音的病理，并介绍其针刺法。

忧气yōuqì 病证名。七气之一。《诸病源候论·七气候》：

“忧气，则不可极作，暮卧不安席。”参见“七气”“九气”条。

忧伤yōushāng 病证名。指忧愁过度所致的疾患。《医醇賸义·忧伤》：“忧愁太过，忽忽不乐，洒淅寒热，痰气不清，萱草忘忧汤主之。”参见“忧郁”条。

忧噎yōuyē 病证名。五噎之一。出《诸病源候论·否噎病诸候》。其症天气阴寒时心下悸动，手足不能自温等。治用五噎丸、五噎散、沉香散。参见“五噎”“噎”条。

忧瘿yōuyǐng 病证名。出《备急千金要方》卷二十四。指因忧思气结，情志不遂而致的瘿病。参见“劳瘿”条。

忧郁yōuyù 病证名。情志三郁之一。多因悲忧过度所致。《景岳全书·杂证谟》：“若忧郁病者，则全属大虚，本无邪实……盖悲则气消，忧则气沉，必伤脾肺；惊则气乱，恐则气下，必伤肝肾。此其戚戚悠悠，精气但有消索，神志不振，心脾日以耗伤。凡此之辈，皆阳消证也。”“忧郁内伤之治，若初郁不开，未至内伤而胸膈痞闷者，宜二陈汤、平胃散，或和胃煎，或调气平胃散，或神香散，或六君子汤以调之。若忧郁伤脾而吞酸呕恶者，宜温胃饮或沉香散。若忧郁伤脾肺而困倦怔忡，倦怠食少者，宜归脾汤或寿脾煎。若忧思伤心脾，以致气血日消，饮食日减。凡食日削者，宜五福饮、七福饮，甚者大补元煎。”参见“情志三郁”“七情郁证”“内郁”条。

忧中yōuzhòng 类中风病因之一。因忧虑过度，肝脾郁结，使气机逆乱而引起的类中风证。

幽谷yōugǔ 名词。出《医心方》。即阴道穹窿。

幽门yōumén ❶经穴名。代号 KI21。出《针灸甲乙经》。别名上门。属足少阴肾经。冲脉、足少阴之会。位于腹正中线脐上 6 寸，旁开 0.5 寸处。一说“夹巨阙两旁各一寸五分”（《铜人腧穴针灸图经》）。布有第七肋间神经，并有腹壁上动、静脉分支通过。主治胃痛，呕吐，心烦，腹胀，腹泻，痢疾等。直刺 0.5～1 寸。艾炷灸 3～5 壮；或艾条灸 5～10 分钟。❷经穴别名。出《圣济总录》。即下脘，见该条。❸七冲门之一，指胃下口。

幽门不通yōuménbùtōng 病证名。指便秘之由于幽门不通者。症见噎噻气阻，大便不通。《脾胃论》卷下：“幽门不通，上冲，吸门不开，噎噻，气不得上下，治在幽门闭，大便难。”用通幽汤。参见“大便秘结”条。

幽明yōumíng 太阴与少阴交尽，为阴之极，所以叫幽；太阳与少阳合明，为阳之极，所以叫明。幽明分配，成为寒暑的不同。《素问·至真要大论》：“幽明之配，寒暑之异也。”

幽痈yōuyōng 病名。出《外科大成》卷二。指生于脐上 7 寸上脘穴之腹皮痈。证治见“腹皮痈”条。

尤yóu 古病名。出马王堆汉墓帛书《五十二病方》。即疣。详“千日疮”条。

尤乘yóuchéng ❶清初医家。字生洲。江苏吴县人。受业于名医李中梓，曾遍访名家求教，得针灸等传授，并曾任职于太医院三年，后归里与同学蒋仲芳施济针药，求治者甚多。撰有《食治秘方》（1665）、《勿药须知》（1667）、《喉科秘书》（1667），辑有《脏腑性鉴》《经络全书》，并增辑李中梓之《诊家正眼》《本草通元》《病机沙篆》《寿世青编》（1667），另订有贾所学之《药品辨义》等书。❷清代喉科名家。江苏无锡人，著有《尤氏喉科秘书》。

尤生洲yóushēngzhōu 见“尤乘”条。

尤氏喉科秘书yóushìhóukēmìshū 咽喉口齿著作。1 卷。清代尤乘撰。刊于 1667 年。内容有喉症总论、咽喉门（7 病）、口牙舌颈面腮门（19 病）、喉症治法及制药、用药法、喉症验方等。文字简明，切于实用。1949 年后出版排印本（与《咽喉脉证通论》合刊）。

尤怡yóuyí（？—1749） 清代医家。字在泾，号拙吾，晚号饲鹤山人。长洲（今属江苏）人。年轻时家贫而好学，曾在寺院卖字为生，能诗文，后业医，结交不少著名文人学士（如沈德潜）。晚年，医术益精，治病多验。钻研《伤寒论》《金匮要略》尤深，所撰《伤寒贯珠集》《金匮要略心典》（1729），为研读张仲景著述的心得和发挥，其注释汇集前人之说，论述伤寒和杂病，条理清晰，简明扼要，为研究仲景之学中有影响的著述。另撰有《医学读书记》，为读书之札记，阐述古典医理及诸家之说；《静香楼医案》为其临证医案。

尤在泾yóuzàijīng 见“尤怡”条。

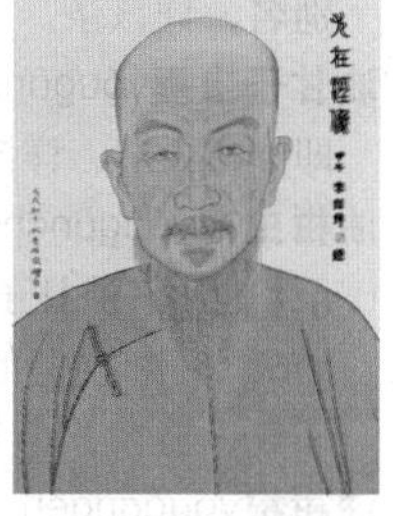

尤在泾

尤在泾全集yóuzàijīngquánjí 中医丛书。清代朱钧经编。收清代尤在泾所撰《医学读书记》（附《医学续记》）、《静香楼医案》及《金匮要略心典》共 3 种。现存光绪三十三年（1907）上海朱氏焕文书局石印本。

尤仲仁yóuzhòngrén 明代医家。字依之。无锡（今属江苏）人。尝得喉科外用秘方 17 张，本此业喉科。又承家学，益精其技，曾治愈严文靖、范屏麓、孙雪窗等人之疾，三人共出资财，于嘉靖（1522—1566）年间为尤氏补太医院吏目，医名日盛。祖传《尤氏喉科秘书》，至裔孙尤存隐始编订传世。

尤拙吾yóuzhuōwú 见“尤怡”条。

由甲草yóuyuēcǎo 中药材。见《广东中药》Ⅱ（生草药部分）。由甲，广东方言，指蟑螂。由甲草为孩儿草之别名，详该条。

由实转虚yóushízhuǎnxū 病机。疾病本属邪气盛的实证，但在病变过程中，正气逐渐耗损或因失治、误治，使病程迁延，正气受伤，而演变成以正气虚为主的虚证。

由虚转实yóuxūzhuǎnshí 病机。疾病本属正气虚为主的虚证，但因脏腑机能减退，导致气血运行障碍，从而产生水饮、痰浊、瘀血等实邪的病理过程。

犹辨三光yóubiànsānguāng 古代眼科术语。系指患眼视力严重减退，尚存光感。《秘传眼科龙木论》：“……眼内翳状如青白色，盖定瞳人，犹辨三光，可令金针拨之。”详“犹见三光”条。

犹见三光yóujiànsānguāng 古代眼科术语。《龙树菩萨眼论》以日、月、火为三光。犹见三光是指视力严重减退，尚存光感。历代眼科对视力严重减退者，常以能否看见三光辨别患眼有无光感，衡量睛珠已经混浊的内障患眼是否适用金针拨障，并以此推测眼病的预后。如《秘传眼科龙木论》：“瞳人里有障翳，乍青乍白，不辨人物，犹见三光，此眼宜令金针拨之。”《张氏医通》卷八：“能睹三光者可治，若三光已绝，虽龙树复出，亦难挽回。”

犹龙汤yóulóngtāng 《医学衷中参西录》方。连翘 30g，生石膏（捣细）18g，蝉蜕、炒牛蒡子各 6g。水煎服。功能辛凉透表，清热除烦。治胸中素蕴实热，又受外感，内热为外感所束，不能发泄，时觉烦躁，或喘，或胸胁疼，其脉洪滑而长者。若喘，倍牛蒡子；胸中疼，加丹参、没药各 9g；胁下疼，加柴胡、川楝子各 9g。

油菜子yóucàizǐ 中药材。见《本草纲目》。即芸薹子，详该条。

油风毒yóufēngdú 病证名。出《外科真诠》卷上。即油风。详该条。

油风脱发yóufēngtuōfà 病名。以突然头发成圆形片状脱落，头皮光亮而软为主要表现的皮肤疾病。出《外科正宗》卷四。又名鬼舐头、油风毒、鬼剃刺、梅衣秃。由血虚生风，风盛血燥，发失濡养所致。多发于头部。起病突然，毛发干燥，成片脱落，皮红光泽，自觉痒如虫行或不痒。严重时可形成全秃，或伴有其他部位的毛脱落。治宜滋补肝肾，养血祛风。内服神应养真丹。外用鲜生姜切片擦患处，或用艾汤煎汤洗之。久不愈者，可用七星针叩击，每日1次。

油甘子yóugānzǐ 中药材。见《广州植物志》。为庵摩勒之别名，详该条。

油甘子虫瘿yóugānzǐchóngyǐng 中药材。见《广东中草药》。即油柑虫节，详该条。

油柑虫节yóugānchóngjié 中药材。见萧步丹《岭南采药录》。又名油甘子虫瘿。为大戟科植物油柑 *Phyllanthus emblica* L. 树枝上的虫瘿。产于广西、广东等地。治胃痛，疝气，遗精，小儿咳嗽、疳积。煎服：3~9g。

油柑根yóugāngēn 中药材。见萧步丹《岭南采药录》。又名余甘子根。为大戟科植物油柑 *Phyllanthus emblica* L. 的根或根皮。甘、微苦，凉。清热利湿，解毒散结。治泄泻，痢疾，黄疸，瘰疬，皮肤湿疹，蜈蚣咬伤，高血压病。煎服：15~30g。根茎含羽扇豆醇、并没食子酸、β-谷甾醇。

油柑木皮yóugānmùpí 中药材。见《陆川本草》。为大戟科植物油柑 *Phyllanthus emblica* L. 的树皮。甘、凉。清热利湿，凉血解毒。①治湿热泄泻，煎服：9~18g。②治口疮，疔疮，痔疮，阴囊湿疹，煎水洗。③治外伤出血，研末撒。④治蜈蚣蜇伤，捣烂取汁涂。本品含羽扇豆醇、无色飞燕草素、鞣质。浓煎剂在体外对金黄色葡萄球菌、乙型溶血性链球菌、铜绿假单胞菌、福氏志贺菌、变形杆菌、大肠埃希菌均有抗菌作用；用作皮肤消毒剂，无不良反应。

油柑叶yóugānyè 中药材。见萧步丹《岭南采药录》。又名丝叶、余甘子叶。为大戟科植物油柑 *Phyllanthus emblica* L. 的叶。分布于四川、贵州、云南、广西、广东、福建。甘、微苦，凉。清热利湿，解毒消肿。①治水肿，高血压，毒蛇咬伤，跌打损伤。煎服：9~18g。②治口疮，疔疮，湿疹，皮炎。煎水洗或捣汁涂。本品含鞣质、余甘子酸、羽扇豆醇、β-谷甾醇、山柰酚、山柰酚-3-葡萄糖苷等。

油汗yóuhàn 症名。《杂病源流犀烛·诸汗源流》："一云油汗，即黏汗也。"详"汗出如油"条。

油蒿yóuhāo 中药材。见《浙江民间常用草药》。为牡蒿之别名，详该条。

油患子yóuhuànzǐ 中药材。见《中国树木分类学》。为无患子之别名，详该条。

油灰指甲yóuhuīzhǐ·jia 病名。生于指（趾）甲的一种癣疾，见《外治寿世方》卷三。又名灰指甲、鹅爪风。多由手足癣日久蔓延，以致血不荣爪而成。初起甲旁发痒，日久指（趾）甲高低不平，逐渐增厚，或甲缘蛀空而残缺不全，指（趾）甲变形，失去光泽而呈灰白色，一般无自觉症状，但指（趾）甲过厚者可有疼痛感觉。治疗：外用醋泡法浸泡患甲；古法或用猪苦胆套在患指上，每周换1次；亦可用白凤仙花捣烂涂患甲上，包好，日换1次，直至灰甲换好为止。即甲癣。

油剂制法yóujìzhìfǎ 蒙医著作。罗布增苏勒和木著于18世纪。主要叙述油剂制作法，兼论温泉疗法及治疗疟疾、梅毒、皮肤病等的方法。现存木刻本。

油麻稿yóumágǎo 中药材。见《福建民间实用草药》。为麻秸之别名，详该条。

油麻血藤yóumáxuèténg 中药材。见《中草药资料》。为牛马藤之别名，详该条。

油捻灸yóuniǎnjiǔ 灸法的一种。以纸捻蘸香油点燃烧灼穴位或病变局部的方法。《世医得效方》："近时多有头额及胸前两边有小红点于皮肤者，却用纸捻成条或大灯草微蘸香油于香油灯上点燃，于红点上爆者。"

油捻子yóuniǎn·zi 即在药捻子上润以油类使用。见《卫济宝书》卷上："当决之，决而以油捻子塞之，良久乃去，可以尽毒。"见"捻子"条。

油松节yóusōngjié 中药材。见《药材资料汇编》。为松节之处方名，详该条。

油桐根yóutónggēn 中药材。见《四川中药志》。又名桐油树根、桐子树根。为大戟科植物油桐 *Aleurites fordii* (Hemsl.) Airy Shaw 的根。辛，寒，有毒。消积驱虫，祛风利水，降气化痰。治食积痞满，蛔虫病，风湿痹痛，水肿，哮喘，瘰疬。煎服：6~12g。孕妇慎服。

油桐果yóutóngguǒ 中药材。见《福建民间草药》。即油桐子，详该条。

油桐叶yóutóngyè 中药材。见《福建民间草药》。又名桐子树叶。为大戟科植物油桐 *Aleurites fordii* (Hemsl.) Airy Shaw 的嫩叶。甘、微辛，寒，有毒。清热消肿，解毒，杀虫。①治肠炎，痢疾，煎服：15~30g。②治痈肿，丹毒，疔疮，臁疮，捣敷。③治疥癣，烫伤，捣烂绞汁涂。④治漆疮，煎水洗。⑤治冻疮破溃，煅灰撒布。⑥油桐的花名桐子花，泡油涂秃疮，热毒疮，天泡疮。

油桐子yóutóngzǐ 中药材。出《本草纲目》。又名桐子、桐油树子、油桐果。为大戟科植物油桐 *Aleurites fordii* (Hemsl.) Airy Shaw 的种子。甘，微辛，寒，有大毒。吐风痰，消肿毒，利二便。①治风痰喉痹，研末吹喉取吐。②治二便不通，1粒，磨水服。③治瘰疬，磨水涂。④治疥癣，脓疱疮，烫伤，急性软组织炎症，寻常疣，捣烂绞汁搽敷。孕妇忌服。一般不内服，误服后轻度中毒症状为胸闷，头晕，呕吐，腹痛，腹泻，严重者血性大便，呼吸困难，抽搐，可因心脏麻痹而死亡。种子含油约35%，种仁含油约50%~61%，其中主成分为桐酸（占80%）和油酸及甘油酯；还含有毒成分：13-乙酰基-16羟基巴豆醇等。本品有剧烈泻下作用。桐酸可刺激胃肠道而致恶心、呕吐，还损害肝肾功能。

油盐果yóuyánguǒ 中药材。见《南宁市药物志》。为盐麸子之别名，详该条。

油制yóuzhì 中药炮制方法。也称油炙。将净药材或切制品（生片）与一定量的油脂共同加热处理的炮制方法。

油肿赤硫丹yóuzhǒngchìliúdān 病证名。出《三因极一病证方论》卷十六。即五色丹。见该条。

油珠子yóuzhūzǐ 中药材。见《本草纲目》。为无患子之别名，详该条。

油子叶yóuzǐyè 中药材。见《生草药手册》。为乌桕叶之别名，详该条。

疣yóu 病名。出《灵枢·经脉》。发生在皮肤浅表的一类良性赘生物。即疣疮。又名千日疮。详该条。

疣疮yóuchuāng 病名。出《外科启玄》卷七。即千日疮。详该条。

疣目yóumù 病名。即发于手背、手指、头皮等处的皮肤浅表良性赘生物。

疣子yóu·zi 病名。见《疡科选粹》卷七。即疣。详"疣""千日疮"条。

莸yóu 中药材。见《浙江民间常用草药》。又名边兰、倒挂金钟、疳积草、对着钱。为马鞭草科植物莸 *Caryopteris nepetaefolia*（Benth.）Maxim. 的全草。分布于江苏、安徽、浙江等地。微甘、凉。解表，止咳，利湿，止血。①治感冒，百日咳，尿路感染，白带，小儿疳积。煎服：9～15g。②治外伤出血。鲜叶捣敷。

蚰蜒黄yóuyánhuáng 病证名。三十六黄之一。《太平圣惠方》卷五十五："蚰蜒黄者，喉中似噎，喘息不调，四肢疼闷，言语不正，水米难下，若颊内有青脉出口角，手足乱动，冷者难治。"《圣济总录》卷六十一："病人身体凉冷，舌上黑脉，及两颊有青脉起，目黄时时变异，脑如针刺，头旋欲倒者，是蚰蜒黄。"治用点烙法，或者内服半夏散等方。参见黄疸有关条。

蚰蜒丸yóuyánwán 《疡医大全》卷十八方。蚰蜒虫不拘多少。焙干为末，枣泥为丸，梧桐子大，每服三钱，每清晨白开水送下。治瘰疬。

游丹yóudān 病证名。出《疮疡经验全书》卷四。又名遍身丹毒、外游丹毒。由心经与三焦积热，发于外而游走不定，复外感风热所致。初发两手臂急痛，若经一二宿肿气遍身，入心内者即危。宜服五香连翘汤、木香流气饮，以金箍散敷之。详"丹毒"条。

游风证yóufēngzhèng 病证名。指内外障之有头痛但无定处者。见《证治准绳·杂病》。《张氏医通》卷八："头风痛无常位，一饭之顷，游易数遍。若痛缓而珠赤，必变外障，痛甚而肿胀紧急者，（目）必有瘀滞之患。久而失治，不赤痛而昏眇者，内证（内障）成矣。"可见于某些内外障眼疾。

游火丹yóuhuǒdān 病证名。出《诸病源候论》卷四十九。丹发头面，或下肢，或腰腹部，红赤肿热，流散无定，其色光亮，其热如火为特点。治宜疏风、清热、凉血、解毒。内治法同丹毒；外治用白海蜇皮洗净拭干，包扎患处，至蜇皮枯黄，即另换一张包裹，一般三至四张即消散。

游疟yóunüè 病证名。疟疾之一。指三阴疟疟邪游溢他经而成。《症因脉治·游疟》："游疟之症，先起三疟，后又加一发，连发二日，只停一日，如少阴经子午卯酉日之疟，至明日辰戌丑未又加一发，此少阴之疟，余邪游入太阴；又如辰戌丑未之疟，至明日寅申巳亥，又加一发，此太阴之疟，余邪游入厥阴，故曰游疟之症也。"本病多因血气亏损，脏气不足，外邪客阴经，三疟乃作。若疟邪充盛则游溢他经，故连发二日，止停一日。症见脉多细数、沉细，或见虚大，或见弦滑。宜先治本经见症，如厥阴之疟，先以加减逍遥散加升麻、柴胡；少阴之疟，加减地黄汤加升麻、柴胡；太阴之疟，以加减白术膏加升麻、柴胡，提还本经，则所游之经自退。参见"疟疾"条。

游气yóuqì 古病名。指气满游于体内，不得宣散的病证。《诸病源候论·气病诸候·游气候》："夫五脏不调，则三焦气满，满则气游于内，不能宣散，故其病但烦满虚胀。"参见"气病"条。

游膝风yóuxīfēng 病名。见《外科大成》卷二。即鹤膝风，详该条。

游艺志略yóuyìzhìlüè 医论著作。参见"医医小草"条。

游走血脾痈yóuzǒuxuèpíyōng 病名。出《证治准绳·疡医》卷四。即串疽，见该条。

友渔斋医话六种yǒuyúzhāiyīhuàliùzhǒng 中医丛书。8卷。清代黄凯钧撰。刊于1812年。计有《一览延龄》《橘旁杂论》《上池涓滴》《肘后偶钞》《证治指南》《药笼小品》等6种。本书以笔记的形式，记录了作者在辨证治疗、辨药等多方面的心得，内容广泛，有一定的参考价值。

有根舌yǒugēnshé 诊法。舌苔从舌体中长出，坚敛着实，紧贴舌面，刮之难去，为有根舌，也称有根苔、真苔。辨认有根的意义有三：一是正常舌苔有根，表示有胃气；二是与进食后残渣附着及假苔鉴别；三是对舌上起瓣、舌起芒刺的程度作出判断，其坚敛着实愈牢，热象愈深重。

有根苔yǒugēntāi 即有根舌。详该条。

有过yǒuguò 即有病。《素问·脉要精微论》："故乃可诊有过之脉。"《灵枢·经脉》："夹脊之有过者，取之所别也。"

有汗yǒuhàn 泛指疾病过程出汗的症状或治疗过程出汗的效应。参见"汗""汗法"条。

有护场yǒuhùchǎng 病证名。出《外科启玄》卷二。即护场。详该条。

有毛老鸦嘴yǒumáolǎoyāzuǐ 中药材。见《广西中草药》。为古羊藤之别名，详该名。

有妊yǒurèn 即妊娠。详该条。

有身yǒushēn 出《诗经·大雅》。即妊娠。妇人以身中复有一身，故名。

有娠yǒushēn 即妊娠。《脉经》："三部脉沉浮正等，按之无绝者，有娠也。"

有头疽yǒutóujū 病名。系发于体表、软组织之间的阳性疮疡。即现代医学外科之痈。因其初起患部即有单个或多个白色粟米样的疮头而得名。由于形态和发病部位不同而名称各异，如蜂窝发、蜂窝疽、莲蓬发、发背、搭手、背疽、脑疽、脑后发等。多因外感风湿火毒，或过食膏粱厚味，湿热火毒内蕴，使内脏积热，营卫不和，邪阻肌肤而成。临证有虚实之分。初起患部色红发热，根束高肿，疮头如粟米，一个至多个不等。疼痛剧烈，身热口渴，便秘溲赤，脉洪数，舌红苔黄者为实证。治宜清热疏风，解毒活血。可用仙方活命饮、黄连解毒汤等；外用金黄膏贴敷，腐肉不去用九黄丹或五五丹；若疮面大，腐肉难脱，则应手术切除，腐去用生肌散或生肌玉红膏。初起疮形平塌，根形漫肿，色晦暗，不甚疼痛，成脓迟，脓质清稀，神疲少食，面色无华，脉数无力，舌绛或淡者属虚证。若偏于阴虚者，内服竹叶黄芪汤；若气血双虚者，内服托里消毒散；外治法同实证，同时可加桑柴火烘法。本病若因失治或误治而发生陷证者，参见"陷证"条。

有胃则生yǒuwèizéshēng 指在疾病情况下，若胃气尚存，则虽病较沉重但尚不致危殆死亡。《素问·平人气象论》："平人之常气禀于胃，胃者平人之常气。"胃为仓之本，胃气尚存，则化源不致枯绝，尚有生机。由于胃气的有无，不仅表现于能否进食等消化吸收情况，尚表现于脉来是否具有冲和之气象，故脉具冲和之象，则为有胃之脉，亦为预后尚可之脉象。《素问·玉机真藏论》："脉弱以滑，是有胃气，命曰易治。"参见"胃气""无胃则死"等条。

有应yǒuyìng　病证名。出《证治准绳·疡医》卷二。即应候，详该条。

有子yǒuzǐ　❶即妊娠。出《素问·阴阳别论》："阴搏阳别，谓之有子。"❷指有生育的功能。出《素问·上古天真论》："女子……二七而天癸至，任脉通，太冲脉盛，月事以时下，故有子。"

右端正yòuduānzhèng　推拿穴位。出《小儿推拿广意》。位于左手中指远端指骨的尺侧边。用掐法，能止吐。《厘正按摩要术·立法·掐法》："端正在右者，中指端右侧，掐之止吐。"《小儿推拿广意·中卷·杂症门》："眼左视，掐右端正穴。"但《幼科推拿秘书·推拿病症分类·目疾门》载："右视掐右端正。"

右归丸yòuguīwán　《景岳全书·新方八阵》卷五十一方。熟地黄八两，炒山药、枸杞子（微炒）、鹿角胶（炒珠）、制菟丝子、杜仲（姜汁炒）各四两，山茱萸（微炒）、当归（便溏勿用）各三两，肉桂二至四两，制附子二至六两。为细末，先将熟地蒸烂杵膏，加炼蜜为丸，弹子大，每服二至三丸，白汤送下。功能温补肾阳。治元阳不足，或先天禀衰，或劳伤过度，以致命门火衰，不能生土，而为脾胃虚寒，饮食少进，或呕恶膨胀，或翻胃噎膈，或怯寒畏冷，或脐腹多痛，或大便不实，泻痢频作，或小便自遗，虚淋寒疝，或寒侵溪谷，而肢节痹痛，或寒在下焦，而水邪浮肿，及神疲气怯，或心跳不宁，或四肢不收，或眼见邪祟，或阳衰无子等症。如阳衰气虚，加人参二至六两；阳虚精滑，或带浊便溏，加补骨脂（酒炒）三两；飧泄、肾泄不止，加五味子、煨肉豆蔻各三两；饮食减少，或不易消化，或呕恶吞酸，加干姜（炒黄）三至四两；腹痛不止，加炒吴茱萸二两；腰膝酸痛，加胡桃肉四两；阴虚阳痿，加巴戟天四两，肉苁蓉三两，或加黄狗外肾一二付，以酒煮烂捣入。

右归饮yòuguīyǐn　❶《景岳全书·新方八阵》卷五十一方。熟地黄二钱至二两，山茱萸一钱，炒山药、枸杞子、杜仲（姜制）各二钱，炙甘草、肉桂一至二钱，制附子一至三钱。水煎，食远服。功能温补肾阳。治肾阳不足，气怯神疲，腹痛腰酸，肢冷，舌淡，脉沉细等症。如气虚血脱，或厥、或昏、或汗、或晕、或虚狂、或短气者，加人参、白术；火衰不能生土，为呕哕吞酸者，加炮姜二至三钱；阳衰中寒，泄泻腹痛，加人参、肉豆蔻；小腹多痛者，加吴茱萸五至七分；淋带不止，加补骨脂一钱；血少血滞，腰膝软痛者，加当归二至三钱；阴盛格阳，真寒假热者，加泽泻二钱，冷服。方用熟地黄为君，甘温滋肾以填精，此本阴阳互根，于阴中求阳之意；附子、肉桂温补肾阳而祛寒，山茱萸、枸杞子养肝血，助君药以滋肾养肝，山药、甘草补中养脾，杜仲补肝肾、壮筋骨，以上诸药共为辅佐。❷《类证治裁》卷二方。人参、白术、山药、枸杞子、杜仲、山茱萸、炙甘草、炮姜、附子、肉桂、熟地黄。水煎服。治病后肾虚呃逆。

右痪yòuhuàn　症名。即右半身不遂。见《太平惠民和剂局方》卷一。参"左瘫右痪"条。

右藉yòujiè　病证名。偏产的一种。员从云《产科一得》："临产儿头偏抵右畔。"相当于右枕横位。参见"偏产"条。

右间气yòujiānqì　运气术语。指客气六步运动中，位于司天、在泉右侧的二气。参见"间气"条。

右枯yòukū　症名。指右偏枯，即右半身不遂。一名右痪。《类证治裁·中风》："自丹溪……右枯属气虚，用四君子汤。"参见"半身不遂""左瘫右痪"等条。

右雀舌yòuquèshé　病名。见《喉科秘旨》卷下。指雀舌之发于右者。详"雀舌"条。

右胁痛yòuxiétòng　病证名。指右侧胁痛。多由肝邪犯肺或气滞、痰饮、食积引起。《医学入门》卷四："食积胁（右）下，如扛梗起一条作痛，神保丸、枳实煎汤下，轻者保和丸；痰饮流注肝经，喘咳引痛者，二陈汤加南星、苍术、川芎、柴胡、白芥子或入青黛少许，姜汁二匙……七情凝滞，如有物刺痛，气促呕吐者，分气紫苏饮、流气饮子、调中顺气丸。"《万病回春·胁痛》："推气散治肝邪入肺，右胁痛甚，胀满不食。"《慎斋遗书·胁痛》："右胁痛为肺气不降，血中之气病也，宜芎归芍药汤加乌药、青皮、肉桂、陈皮调之。"《古今医彻·胁痛》："右者肺也。肺主气，性沉，喜清肃而下降，有以逆之，则肺苦气上逆而为痛。治之宜降气消痰，前、桔、枳壳、陈皮之属；虚人归脾汤去芪、术加延胡主之，以补其母；苦香燥破血之药，非其治也。"《景岳全书·杂证谟》论胁痛不拘右肺左肝之说。详"胁痛""左胁痛"条。

右胁下痛yòuxiéxiàtòng　症名。指胁痛偏于右侧胁肋处。出《素问·咳论》。外感、内伤均可引起。参见"胁痛""两胁下痛""脾咳"各条。

右旋藤yòuxuánténg　中药材。见《贵州民间方药集》。为忍冬藤之别名，详该条。

右阴疮yòuyīnchuāng　病名。见《喉科指掌》卷四。详"左阴疮"条。

幼儿yòu'ér　从一周岁到三周岁为幼儿。这一时期机体对外界逐渐适应，机体生长发育较乳儿为慢，各种生理功能日益成长，接触外界比较广泛，生活更加多样化，语言及体质发育迅速，有助于对周围环境的熟悉，促进思维活动的发展。若哺养不当，每易造成脾胃气机逆乱，饮食易于停滞，故应做好防护，并培养幼儿良好的生活与卫生习惯。

幼儿积聚yòu'érjījù　病证名。《温热经纬·叶香岩三时伏气外感篇》："幼儿断乳纳食，值夏月脾胃主气，易于肚膨泄泻，足心热，形体日瘦，或烦渴善食，渐成五疳积聚。当审体之强弱，病之新久，有余者疏胃清热；食入，粪色白，或不化，健脾佐消导清热；若湿热内郁，虫积腹痛，导滞祛虫，微下之。缓调用肥儿丸之属。"

幼科痘疹金镜录yòukēdòuzhěnjīnjìnglù　儿科著作。见"痘疹金镜录"条。

幼科发挥yòukēfāhuī　儿科著作。4卷。又名《家传幼科发挥秘方》《幼科发挥大全》。明代万全撰。约刊于16世纪中期。本书按照五脏主病的系统分别论述了多种儿科病证的诊断和治疗。有不少个人独到的见解，并较详细地介绍了作者本人的一些治案及其家传的儿科秘方。1949年后有排印本。

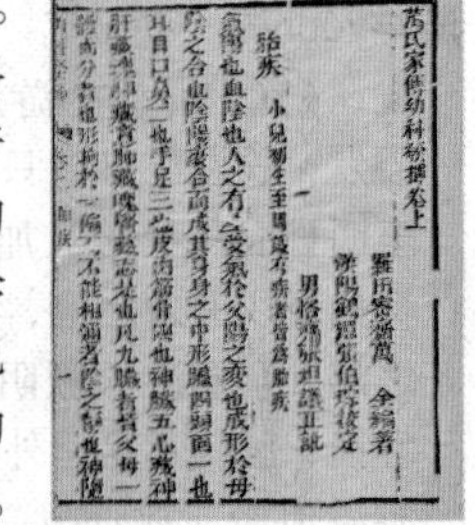

幼科发挥

幼科发挥大全yòukēfāhuīdàquán　儿科著作。见"幼科发挥"条。

幼科汇编yòukēhuìbiān　儿科丛书。肖绍渠编，刊于1913

年，为《幼幼集成》《达生编》《遂生编》《福幼编》及《引痘新法》的合刻本。

幼科集要yòukējíyào 儿科著作。见“医述”条。

幼科集腋yòukējíyè 儿科著作。朱裕原撰。刊于1936年。此书专述儿科推拿，治术上作者推崇夏鼎之《幼科铁镜》。书中先述推拿辨证总论，并附全身部位推拿图10幅。后列述惊风24症推拿法，并重点介绍夏鼎有关脐风推拿法、救脐风法、治麻症法等内容。现有1936年苏州刊本。

幼科良方yòukēliángfāng 儿科著作。见“医方全书”条。

幼科入门yòukērùmén 儿科著作。见“中国医学入门丛书”条。

幼科三种yòukēsānzhǒng 儿科丛书。指《幼科痘疹金镜录》《幼科铁镜》和《小儿推拿广意》的合刊本。各详该条。

幼科释谜yòukēshìmí 儿科著作。6卷。清代沈金鳌撰。刊于1774年。前4卷论儿科诊法，并将主要病证（无痘科）分为24门（类），各编四言韵语一首，予以综括。韵语之后，复采前人学术经验，阐述对于该病的辨证立法和治法。后2卷为诸病应用方。本书曾收入《沈氏尊生书》。

幼科铁镜yòukētiějìng 儿科著作。6卷（又有2卷本）。清代夏鼎撰。刊于1695年。卷一主要论述小儿科医生应注意的事项和推拿疗法的具体应用；卷二论面部望诊及初生儿疾病；卷三论惊痫诸症；卷四论麻疹、伤寒、疟、痢诸病；卷五论儿科其他杂症；卷六为儿科药性赋及主要药方。本书对儿科的推拿疗法颇为重视，并阐述了作者本人的经验与见解；对于指纹望诊和惊病的各种名目等也提出了不同的看法。1949年后有排印本。

幼科推拿全书yòukētuīnáquánshū 推拿著作。见“推拿秘书”条。

幼科心法保赤存真yòukēxīnfǎbǎochìcúnzhēn 儿科著作。见“保赤存真”条。

幼科心法集解yòukēxīnfǎjíjiě 儿科著作。见“郑氏彤园医书四种”条。

幼科要略yòukēyàolüè 儿科著作。2卷。清代叶桂撰于18世纪中期。本书对小儿的一些杂病如伏气、风温、夏热、厥逆、疳、胀、痧疹、惊等的辨证和方药作了简要的叙述。后经周学海补注增订，辑入《周氏医学丛书·二集》中。

幼科医学指南yòukēyīxuézhǐnán 儿科著作。见“幼科指南”条。

幼科杂病心法要诀yòukēzábìngxīnfǎyàojué 儿科著作。6卷（即《医宗金鉴》卷五十至卷五十五）。本书以七言歌诀加注的形式介绍诊察儿科病证的要领及小儿初生后各种杂病的证治。论述比较简要，选方切于实用；并附面部望诊图、虎口三关脉纹图等。

幼科折衷yòukēzhézhōng 儿科著作。2卷。明代秦昌遇约撰于17世纪中期。作者鉴于幼科诸书中的论治，或偏寒，或偏热，或喜补，或喜泻，遂取各家之长，以“折衷”为书名。书中对小儿杂病的证治立论凡五十余篇，每病首载七言歌及脉法，其次节引《内经》以下诸家之论，后为治法。

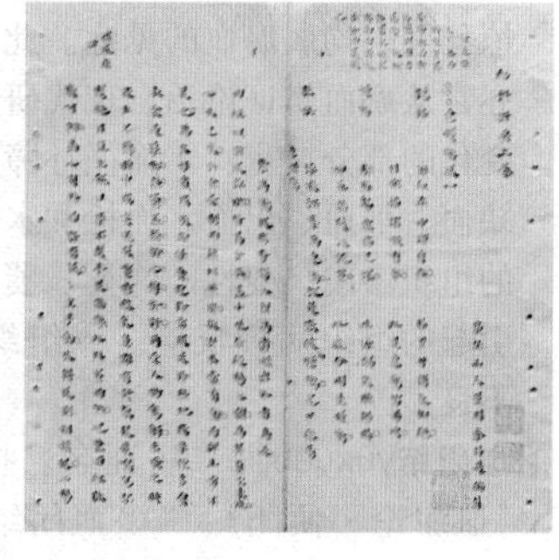

幼科折衷

幼科证治大全yòukēzhèngzhìdàquán 汉方医学著作。7册。日本下津寿泉撰。刊于1709年，书中引用中国医籍74种，比较扼要地介绍了小儿科106种病证的证治。1949年后有排印本。

幼科证治准绳yòukēzhèngzhìzhǔnshéng 儿科著作。《证治准绳》中的一种，又名《幼科准绳》。9卷。明代王肯堂撰。刊于1602年。本书综括整理明代以前有关儿科文献编成。卷一证治通论及初生门；卷二至卷九将儿科诸病分属五脏，列为心、肝、脾、肺、肾五大类。每种病证均先论后方。引录各书皆标明出处。由于取材广博，有较高的参考价值。本书中保存了一些古代已佚的儿科学资料。

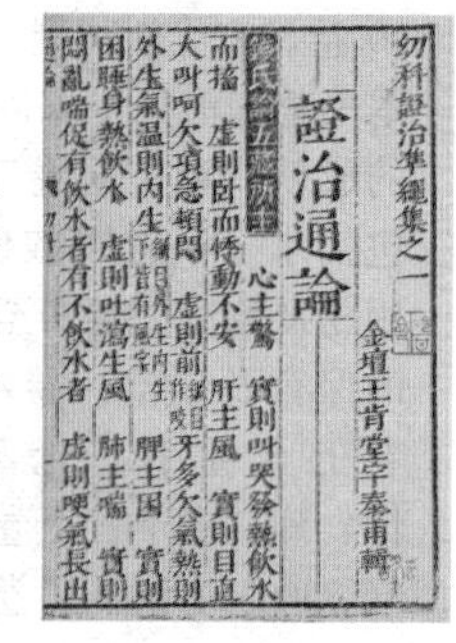

幼科證治準繩集之一
金壇王肯堂宇泰甫輯
證治通論
心主驚 實則叫哭發熱飲水
而搐 虛則卧而悸動不安 肝主風 實則目直
大叫呵欠項急頓悶 虛則咬牙多欠氣熱則
外生氣溫則內生 脾主困 實則
困睡身熱飲水 虛則吐瀉生風 肺主喘 實則
悶亂喘促有飲水者有不飲水者 虛則哽氣長出

幼科证治准绳

幼科直言yòukēzhíyán 儿科著作。又名《幼幼指掌集成》。6卷。清代孟河撰。刊于1726年。卷一至卷二痘症；卷三痧症；卷四至卷六为儿科杂病及其方治。书名“直言”寓直言无隐之义，全书文字简明。现有《中国医学大成》本。

幼科指南yòukēzhǐnán 儿科著作。又名《幼科医学指南》。4卷。清代周震撰于1661年。1789年始有初刊本。卷一为儿科歌赋及议论；卷二为小儿杂症；卷三至卷四分别论述小儿心、肝、肺、脾、肾诸经病证及医案。现有近代刊本数种。

幼科准绳yòukēzhǔnshéng 儿科著作。见“幼科证治准绳”条。

幼童yòutóng 从三岁到七岁为幼童。此期脏腑、经络之气渐趋充盛，抗病能力增强，模仿能力强，对外界各种事物容易形成较朴素的概念。因此，必须在做好小儿保育工作的同时开展适应于他们特点的活动，以促进幼儿的身心健康。

幼幼集yòuyòují 儿科著作。4卷。明代孟继孔撰。刊于1593年。卷一《孟氏治痘详说》为作者治疗痘证的经验；卷二《孟氏杂症良方》，为作者对儿科诸病证治的论述；卷三《钱氏经验良方》；卷四《上用方》系作者集录钱乙等儿科医家的经验方。

幼幼集成yòuyòujíchéng 儿科著作。6卷。清代陈复正撰。刊于1750年。书中整理辑录了古代儿科学的一些主要内容。卷一论小儿赋禀、诊法、初生儿疾病的防治等；卷二至卷四分述儿科多种病证（包括内科杂证及外科疮疡），每病除辨证立法外，并附有正方、验方及外治法等；卷五至卷六为作者删订《万氏痘麻》的各种歌赋170余首，附方130余则。作者还对指纹的临床意义，惊风和伤寒痉病，杂病诸搐等证治的鉴别，儿科用药特别是寒凉药的应用等理论问题，阐述了个人见解。1949年后有排印本。

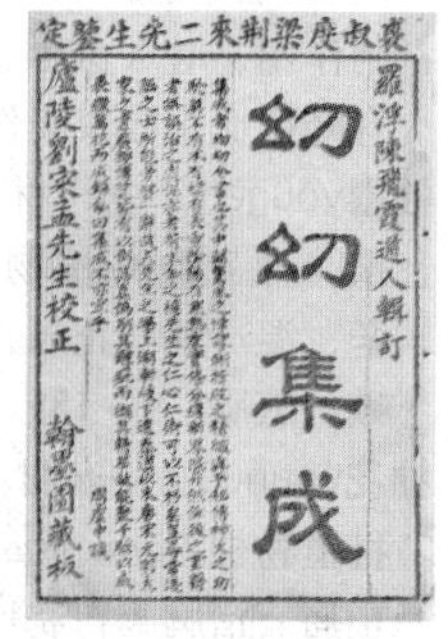

羅浮陳飛霞選入輯訂
幼幼集成
廬陵劉實孟先生校正
翰墨園藏板

幼幼集成

幼幼近编yòuyòujìnbiān 儿科著作。又名《证治大还幼幼近编》。4卷。清代陈治撰。17世纪末刊行。本书为《证治大还》之一种。前3卷主论痘疮主治，后1卷论小儿杂病诊法及证治。

Y

幼幼心裁yòuyòuxīncái 儿科著作。2 卷。明代乔垛撰。刊于1638 年。书中首论儿科疾病及诊治大法，其次对婴幼儿多种常见疾病的辨证论治，分别作了简要的记述。

幼幼新书yòuyòuxīnshū 儿科著作。40 卷。宋代刘昉撰。刊于1132 年。本书整理汇集了宋以前有关儿科学的成就。卷一至卷三为综述部分，包括求子、方书叙例、小儿调理、用药及诊法；卷四至卷五为初生儿的保育及诊治；卷六论先天疾病；卷七至卷十二论蒸忤、魃、啼、惊、痫；卷十三至卷十七论风寒时气、咳、疟诸病；卷十八论斑疹麻痘；卷十九至卷二十二论热痰、汗、疸、寒逆、癥积诸病；卷二十三至卷二十六论各种疳症；卷二十七至卷三十论霍乱、泄痢、血证、痔、淋等；卷三十一至卷三十二论虫病、疝瘕、水饮；卷三十三至卷三十四论五官诸病；卷三十五至卷三十九论痈疽、疮疥、丹毒、外伤；卷四十论药叙方及引用方书。全书共分547 门，凡所征引皆注明出处，取材广博，有较高的参考价值。明代陈履端重刊本书时作了部分删节。

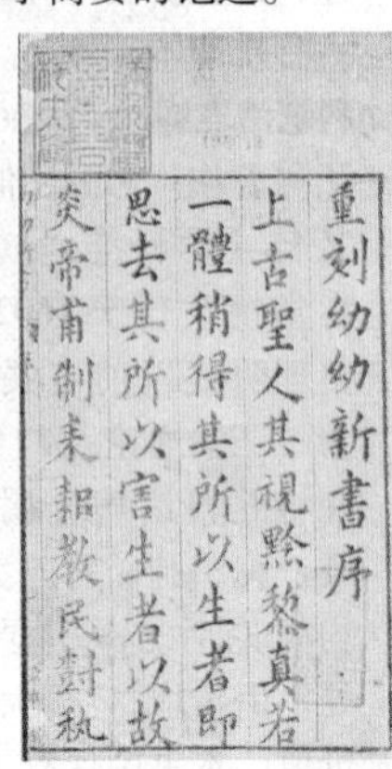

重刻幼幼新書序
上古聖人其視黔黎真若
一體稍得其所以生者即
思去其所以害生者以故
炎帝甫制耒耜教民封執

幼幼新书

幼幼指掌集成yòuyòuzhǐzhǎngjíchéng 儿科著作。见“幼科直言”条。

佑王长寿经yòuwángchángshòujīng 藏医学著作。即《黄色比吉经函》。详该条。

柚yòu 中药材。出《本草经集注》。又名文旦、柚子。为芸香科植物柚 *Citrus grandis*（L.）Osbeck 的成熟果实。浙江、江西、福建、台湾、湖北、湖南、广东、广西、四川、贵州、云南均有栽培。味甘、酸，性寒。理气消食，化痰解酒。治食少，胃肠气胀，口臭，痰气咳嗽，醉酒。内服：生食，捣汁服；去核切碎蒸熟，蜜拌含咽。果实含柚皮苷（Naringin）、枳属苷（Poncirin）、新橙皮苷（Neohesperidin）、柚皮素-4'-葡萄糖苷-7-新橙皮糖苷以及维生素、糖类、挥发油等。柚皮苷对大鼠、小鼠实验性炎症有明显抑制作用，对金黄色葡萄球菌、痢疾和伤寒杆菌及大肠埃希菌有抑制作用，对水疱性口炎病毒有很强抑制作用，对 X 线照射的小鼠有保护作用。化橘红所含黄酮有降低血小板聚集作用。

柚根yòugēn 中药材。见《民间常用草药汇编》。又名柑根。为芸香科植物柚 *Citrus grandis*（L.）Osbeck 的根。辛，温。理气止痛，散风寒。治胃痛，疝气疼痛，风寒咳嗽。煎服：9~15g。

柚花yòuhuā 中药材。出《本草纲目》。又名橘花。为芸香科植物柚 *Citrus grandis*（L.）Osbeck 的花。顺气，化痰，止痛。治胸膈胃脘疼痛。煎服：1.5~3g。本品含挥发油。

柚皮橘红yòupíjúhóng 中药材。见《中药志》。为化橘红之别名，详该条。

柚叶yòuyè 中药材。出《本草纲目》。为芸香科植物柚 *Citrus grandis*（L.）Osbeck 的叶。长江以南各地均有栽培。辛，温。行气止痛，解毒消肿。①治寒湿痹痛，食滞腹痛，乳痈。煎服：15~30g。②治头风痛。③治中耳炎，鲜叶捣汁滴耳；冻疮，煮水浸泡。同葱白捣贴太阳穴。本品含挥发油。

柚子yòu · zi 中药材。出《本草经集注》。为柚之别名，详该条。

诱导功yòudǎogōng 气功功法。借助于练功者自身或他人语言、意念、声音、温度、幻景等，诱使练功者全身放松，呼吸悠畅细缓，或排除杂念达到入静的方法。其功法主要有放松诱导、呼吸诱导、意念诱导、治病诱导等，临床多用于治疗心理疾病。

yu

瘀yū 瘀积。通常指血液停滞。参“血瘀”条。

瘀呃yū'è 病证名。指瘀血阻滞所致的呃逆。《证治汇补·呃逆》：“瘀呃，心胸刺痛，水下即呃，脉芤沉涩。”《医林改错》卷上：“呃逆俗名打咯忒，因血府血瘀。”《张氏医通·呃逆》：“有饮热饮冷而呃，背微恶寒，目睛微黄，手足微冷，大便溏黑者，属瘀血。”亦可见连连作呃，日久不愈，至晚发热等症。治宜活血化瘀，用桃核承气汤、血府逐瘀汤等。参见“呃逆”条。

瘀热yūrè 瘀，郁积停滞之意。瘀热，❶指郁积在内的热。如热与湿内结，郁滞日久，则发为黄疸。《伤寒论·辨阳明病脉证并治》：“但头汗出，身无汗，剂颈而还，小便不利，渴引水浆者，此为瘀热在里，身必发黄，茵陈蒿汤主之。”❷指滞留的瘀血，郁而化热的病证。

瘀热入络yūrèrùluò ❶邪热与瘀血阻结于脉络的病理变化。❷证候名。以低热，患处灼热疼痛、色赤，舌绛或紫，脉细涩数等为常见症的证候。

瘀热在里yūrèzàilǐ 病机。瘀，郁滞停留之意。❶伤寒病瘀热在里：①《伤寒论·辨太阳病脉证并治》：“太阳病六七日，表证仍在，脉微而沉，反不结胸，其人发狂者，以热在下焦，少腹当满，小便自利者，下血乃愈。所以然者，以太阳随经，瘀热在里故也。抵当汤主之。”②《伤寒论·辨阳明病脉证并治》：“阳明病，发热汗出者，此为热越，不能发黄也。但头汗出，身无汗，剂颈而还，小便不利，渴引水浆者，此为瘀热在里，身必发黄，茵陈蒿汤主之。”❷体内有瘀血停留，在一定条件下，引起发热。参见“瘀热”条。

瘀血yūxuè 血液瘀滞体内，包括溢出经脉外而积存于组织间隙的，或因血液运行受阻而滞留于经脉内以及瘀积于脏腑器官。可因病致瘀，如跌仆损伤、月经闭止、寒凝气滞、血热妄行等；也可因瘀致病，引起气机阻滞，经脉阻塞，瘀热互结，积瘀成瘕，甚至蓄血发狂等。临床表现较复杂，如面色黧黑，肌肤青紫，皮肤干枯如鳞状，局部固定性刺痛、拒按，紫色血肿，小腹硬满，胸胁撑痛，经闭，大便黑色，舌紫黯或有瘀点，脉涩，甚或出现善忘，惊狂等，均属瘀血的见症。此外，久病多夹瘀，不少顽疾亦常从瘀血辨证论治。现代研究瘀血可包括以下几种病理变化的部分过程：①血循环障碍，尤以微循环障碍所致的缺血、郁血、出血、血栓和水肿等病理改变。②炎症所致的组织渗出、变性、坏死、萎缩或增生等。③代谢障碍所引起的组织病理反应。④组织无限制地增生或细胞分化不良。

瘀血闭结yūxuèbìjié 病证名。指便秘之由于瘀血而致者。《血症论·便闭》：“瘀血闭结之证，或失血之后血积未去，或跌打损伤内有瘀血，停积不行，大便闭结，或时通利，仍不多下，所下之粪又带黑色，腹中时时刺痛，口渴发热，脉带涩象，宜用桃仁承气汤治之。或失笑散加杏仁、桃仁、当归、白芍。”参见“血秘”条。

瘀血短气yūxuèduǎnqì　病证名。见《医学衷中参西录·血病门》。指血阻于内致气机升降不利者。多因负重拼伤，或郁怒伤肝，血络瘀阻所致。证见胁下支撑作痛，呼吸困难，有短促感。形体羸弱，遇怒恼则胁痛加剧等。治宜化瘀为主，可用麦芽煎汤吞服参三七粉，或桃红四物汤、复元活血汤等方煎服。

瘀血发黄yūxuèfāhuáng　病证名。见《医学入门》卷五。即蓄血发黄。《证治汇补》卷三：“瘀血发黄，喜忘如狂，溺清，便黑。”《张氏医通·杂门》：“有瘀血发黄，大便必黑，腹胁有块或胀，脉沉或弦，大便不利，脉稍实而不甚弱者，桃核承气汤。下尽黑物则退。”详“蓄血发黄”条。

瘀血发热yūxuèfārè　病证名。指因瘀血所致的发热。《伤寒全生集·辨内伤瘀血症发热状类伤寒》：“凡跌仆损伤，或被人踢打，或物相撞，或致挫闪，一时不觉，过至半日或一二三日而发者有之，十数日或半月一月而发者有之。一般寒热交作，其心胸胁下小腹满痛，按之手不可近者，此有瘀血也。或一时伤重，就发寒热，瘀血上冲，则昏迷不省如死之状，良久复苏，轻则当归导滞汤，重则桃仁承气汤加苏木、红花、牛膝、桔梗、姜汁，量其元气，下其瘀血则愈。”《金匮翼·瘀血作热》：“瘀血发热者，其脉涩，其人但漱水而不欲咽，两脚必厥冷，少腹必结急，是不可以寒治，不可以辛散，但通其血，则发热自止，当归承气汤。”《不居集》下集：“瘀之日久，则发为热，热涸其液，则干枯于经络之间，愈干愈热，愈热愈干，而新血皆枯……补之不可，凉之不可，而立大黄䗪虫丸。”因瘀血部位不同，证治各有所异。《血证论·发热》：“瘀血发热者，瘀血在肌肉则翕翕发热，证像白虎，口渴心烦，支体刺痛，宜当归补血汤，合甲乙化土汤加桃仁、红花、柴胡、防风、知母、石膏；血府逐瘀汤亦治之。瘀血在肌腠则寒热往来，以肌腠为半表半里，内阴外阳，互相胜复也。宜小柴胡汤加当归、白芍、丹皮、桃仁、荆芥、红花治之，桃奴散加黄芩、柴胡亦治之。瘀血在腑，则血室主之。证见日晡潮热，昼日明了，暮则谵语，以冲为血海，其脉丽于阳明，故有阳明燥热之证，桃仁承气汤治之，小柴胡汤加桃仁、丹皮、白芍亦治之。瘀血在脏，则肝主之，以肝司血故也。证见骨蒸痨热，手足心烧，眼目青黑，手发摧折，世以为难治之证，而不知热血在肝脏使然，宜柴胡清骨散加桃仁、琥珀、干漆、丹皮治之。”参见“发热”等条。

瘀血腹痛yūxuèfùtòng　病证名。见《古今医鉴·腹痛》。多由寒凝血阻，或热与血结，或久病入络，气滞血瘀，或跌仆损伤，瘀血停聚而成。症见腹痛固定一处，喜热拒按，持续不愈，或有积块，或遇夜更痛，舌质紫黯或有瘀点，脉等。治宜活血祛瘀，行气止痛。选用消瘀饮、活血汤，膈下逐瘀汤，少腹逐瘀汤等方。参见“腹痛”“血滞腹痛”条。

瘀血灌睛yūxuèguànjīng　病证名。❶泛指由血瘀所引起的眼疾。《证治准绳·杂病》：“乃血灌睛中瘀塞不通，在睥则肿胀如杯，椒疮之患。在珠则白轮涌起，凝脂翳、黄膜上冲、痕黡成窟、花翳白陷、鹘眼凝睛等恶证出也。”《审视瑶函》：“凡见白珠赤紫，睥肿虬筋紫胀，敷点不退，必有瘀滞在内。”❷仅指瘀血停滞胞睑皮下及白睛，清代黄庭镜《目经大成》卷二：“眼胞一环半块青碧隐隐，次后紫黑或满腔微肿，白睛亦赤元胀起，俨若老拳打伤。”宜清热消瘀，用消毒逐瘀汤加减。

瘀血咳yūxuèké　病证名。又称瘀血嗽、瘀血咳嗽。指咳嗽之由瘀血引起者。《医学入门》卷五：“瘀血咳，则喉间常有腥气。轻者，泻白散加生地、山栀、牡丹皮、麦门冬、桔梗；重者，桃仁、大黄、姜汁为丸服。或因打损劳役伤肺，遇风寒则咳，或见血紫黑色者，四物汤去芎加大黄、苏木为末，酒调服，利去心肺间瘀血即止，后服人参养荣汤调理。肺胀满，即痰与瘀血碍气，所以动则喘急，或左或右，眠一边不得者是，四物汤加桃仁、诃子、青皮、竹沥、姜汁。”参见“瘀血嗽”“瘀血咳嗽”“损嗽”“咳嗽”条。

瘀血咳嗽yūxuèké·sou　病证名。指瘀血壅阻肺脏引起的咳嗽。《血证论·咳嗽》：“有咳嗽侧卧一边，翻身则咳益甚者……盖瘀血偏著一边，以一边气道通，一边气道塞，气道通之半边，可以侧卧，气道塞之半边，侧卧则更闭塞，是以翻身则愈加咳逆也，宜血府逐瘀汤加杏仁、五味子主之。侧卧左边者，以左边有瘀血，故不得右卧也，右卧则瘀血翻动，益加壅塞，宜加青皮、鳖甲、莪术，以去左边之瘀血。侧卧右边者，以右边有瘀血，故不得左卧也，宜加郁金、桑皮、姜黄，以去右边之瘀血。凡此瘀血咳嗽之证。”参见“瘀血咳”“咳嗽”条。本证可见于支气管扩张、肺结核或一侧性胸腔积液。

瘀血流注yūxuèliúzhù　病名。流注病的一种。因跌仆损伤，或产后恶露未尽，瘀滞经络，湿热毒邪乘虚而入，结而为肿，形成本病。初起局部肿胀，触之坚痛，皮色微红或青紫；继而皮色焮红灼热，并可向周围蔓延，伴有恶寒发热，骨节疼痛等症。久后成脓，破溃脓尽收口而愈。相当于深部脓疡。治宜行气、活血、解毒。因跌仆损伤所致者，宜服散瘀葛根汤；产后瘀血所致者，宜服通经导滞汤加减；若脓成则切开引流，按痈疽溃后治疗。

瘀血嗽yūxuèsòu　病证名。见《万病回春》卷四。即瘀血咳。详该条。

瘀血头痛yūxuètóutòng　病证名。指头部外伤或由久病入络引起的头痛。见《医碥·头痛》。症见头痛如锥刺，痛有定处，时发时止，经久不愈，或面色晦滞，舌有瘀斑，脉涩等。《医林改错》以头痛“无表症，无里症，无气虚痰饮等症，忽犯忽好，百方不效”者，属瘀血。宜活血化瘀为主。常用通窍活血汤、血府逐瘀汤加减。兼气虚者加黄芪，痛甚者加全蝎、蜈蚣、地龙、白芷等。本证可见于血管性头痛，脑震荡后遗症等病。参见“头痛”条。

瘀血胃脘痛yūxuèwèiwǎntòng　病证名。指瘀血内结所致的胃脘痛。见《东医宝鉴·外形篇》卷三。《症因脉治》卷一：“遇夜痛甚，逢冷即痛，按之有形，或饮食入胃，从半边而下，此瘀血痛也。”《医学三字经》卷一：“瘀血作痛，痛如刀割，或有积块，脉涩，大便黑，宜桃仁承气汤、失笑散。”《四明心法·胃脘痛》：“血痛者，胸膈刺痛，脉必濡涩，食可进，四物汤加大黄、桃仁、红花主之。”参见“胃脘痛”“血心痛”条。

瘀血腰痛yūxuèyāotòng　病证名。腰痛病的一种。见《丹溪心法》卷四。又称沥血腰痛，多因闪挫跌仆或腰痛经久，瘀血凝积所致。症见痛有定处，如锥刺状，日轻夜重，或腰痛而便黑，小便赤黄或黯红，脉涩。治宜活血化瘀为主。用补阴丸加桃仁、红花，或桃仁承气汤、川芎肉桂汤（李东垣方：羌活、肉桂、川芎、柴胡、当归梢、苍术、炙甘草、神曲、独活、防己、防风、桃仁）等并可配合针灸、拔火罐治之。

瘀血阻络yūxuèzǔluò ❶瘀血阻于经络的病理变化。❷证候名。以患处固定刺痛，或见紫癍、肿块，或出血色黯，舌紫或有斑点，脉涩等为常见症的证候。

瘀阻胞宫yūzǔbāogōng ❶瘀血阻滞胞宫的病理变化。❷证候名。以小腹刺痛，固定不移，拒按，或有肿块，或月经后期、量少，经色紫黯夹块，或闭经，或崩漏，舌紫黯或有斑点，脉弦涩等为常见症的证候。

瘀阻胞脉yūzǔbāomài ❶瘀血阻滞胞宫的病理变化。❷证候名。以少腹刺痛，固定不移，拒按，或有肿块，或月经不调，或不孕，舌黯或有斑点，脉弦涩等为常见症的证候。

瘀阻脑络yūzǔnǎoluò ❶瘀血犯头，阻滞脑络的病理变化。❷证候名。以头晕，头痛如刺，痛处固定，经久不愈，或头部外伤后昏不知人，面色晦暗，舌质紫黯或有斑点，脉细涩等为常见症的证候。

瘀阻胃络yūzǔwèiluò ❶瘀血阻滞胃络的病理变化。❷证候名。以胃脘刺痛、拒按，或胃脘触及包块，或呕血色黯成块，舌有斑点，脉弦涩等为常见症的证候。

瘀阻咽喉yūzǔyānhóu ❶瘀血阻滞咽喉的病理变化。❷证候名。以咽喉部刺痛、异物感，吞咽不利，咽喉黏膜暗红，或有赘生物，舌有斑点，脉弦涩等为常见症的证候。

于法开yúfǎkāi 晋代医家。好仙释，后学医，医术高明。撰有《议论备豫方》一书。已佚。

于濂yúlián 明代医家。字文河。新城（今浙江富阳）人。潜心《素问》《难经》诸书，对医学多有成就，名于时。卒年79岁。

于溥泽yúpǔzé（1745—1804） 清医学家。字皆霖。山东平度人。举人，尚考据之学。中年潜心医学，从师黄元御。因感《伤寒论》《金匮要略方论》二书"错乱残缺"，乃捡《脉经》等诸家书参互考订，撰《要略厘正》。另有《云巢医案》《伤寒指南》等，未见传世。

于寿昌yúshòuchāng（1900—1944） 奉贤（今属上海市）人。世业医。七世祖凤山，擅眼科。此后有克昌、宾陶、杏芗、东园、西园、伯葵等五六世相传眼科医业，素负医名。承家学，业益精，熟谙四诊八纲，辨五轮八廓、脏腑经络所属、七情六淫之致病。重视以药代针，不轻施手术。有《于氏眼科医案》，乃门人所集。

于省三yúxǐngsān 清代医家。字绍曾。河南西平人。崇尚医德，出诊辄先诣贫家，次及富家。咸丰（1851—1861）年间，疫疾流行，尝设肆售药于邑，遇贫无力者则赊之，后积债券数千金，悉投之火，时人称为"长者"。撰《瘟疫论心得录》，未见传世。

于志宁yúzhìníng（581—659?） 唐代官吏。字仲谧，京兆高陵（今陕西高陵）人。唐太宗时近臣，656年（显庆初年），任仆射（宰相）；657年，与李等组织修定本草，较其前代本草书新增药物一百多种，于显庆四年完成，名《新修本草》并附插图，共54卷。书成后，由政府颁行全国，是为我国古代第一部药典。卒年78岁。

于仲谧yúzhòngmì 见"于志宁"条。

余伯陶yúbótáo 清末医家。字德壎。江苏嘉定（今属上海市）人。曾任神州医学会会长，著有《鼠疫抉微》一书行世。

余淙yúcóng 见"余午亭"条。

余德壎yúdéxūn 见"余伯陶"条。

余涤凡yúdífán 见"余奉仙"条。

余芬亭yúfēntíng 见"余梦塘"条。

余奉仙yúfèngxiān（1860—1939） 清末至民国时期医家。字涤凡。江苏阜宁人。著有《医方经验汇编》，主要论述外感性疾病及疫病证治，附有医案。

余甘子yúgānzǐ 出《临海异物志》。为庵摩勒之别名，详该条。

余甘子根yúgānzǐgēn 中药材。见《广东中草药》。为油柑根之别名，详该条。

余甘子叶yúgānzǐyè 中药材。见《广东中草药》。为油柑叶之别名，详该条。

余纲yúgāng 宋代医生。字尧举。青田（今浙江青田）人。著《选奇方》《选奇方后集》各4卷，均佚。

余含棻yúhánfēn 见"余梦塘"条。

余煌yúhuáng 参见"孙一奎"条。

余景和yújǐnghé 晚清医家。字听鸿。江苏宜兴人。师事费兰泉，曾先后在孟河（属江苏常州）、常熟应诊，贫病不计报酬，医名甚著。撰有《余注伤寒论翼》《诊余集》《外证医案汇编》《余听鸿医案》等。子孙继其业。

余粮丸yúliángwán 《杂病源流犀烛·六淫门》卷十六方。余粮石（醋煅）一斤，海金沙（醋炒）、豨莶草（酒炒）、益母草（蜜、酒炒）、百草霜（醋炒）、茵陈（酒炒）、乌龙尾（醋、酒炒）、陈皮、白蔻仁、砂仁（姜汁炒）、松萝茶、木香、生地黄（酒煮，晒）、当归身（炒）、白芷、香橼、川贝母（去心）、川椒、延胡索（酒炒）、漆渣（炒烟尽）各二两，皂矾（浮麦、醋炒）、香附（童便浸，盐酒炒）各四两。用大枣六斤，煮取肉作丸，豌豆大，每次晨服七丸，晚服八丸，开水送下。治脱力劳伤黄病及黄胖病。

余霖yúlín（18世纪） 清代著名医家。字师愚。江苏常州人。少业儒，屡试不第，遂弃儒攻医，博览医书。乾隆年间，曾旅居安徽桐城。因其父染时疫，为群医所误而亡，归里奔丧，检视所用方剂，皆治伤寒剂，因而研读本草，见石膏性寒，有清胃热、表肌热、泄实热之功而恍然大悟，遂用石膏重剂试治温疫，取得良效。后到京师，夏日大疫，诸医用张景岳温补法，或吴又可疏解分消等法皆无效，余氏投与大剂石膏，创用清瘟败毒饮等方施治，活人甚多。他经三十年临证，于1785年（乾隆五十年）撰成《疫疹一得》一书。其辨证仍主法吴又可，在温病学上有一定贡献。

余梦塘yúmèngtáng（19世纪） 清代医家兼官吏。字含棻，又字芬亭，别号杏林子。原籍安徽婺源（今属江西），初为郡庠生，官至通判等职，曾居住于广州。撰有《保赤存真》。另有《梦塘三书》《麻痘合参》等书，未见刊行。余氏于医学上溯《内经》《伤寒论》及金元四大家，而折衷于明、清诸名家薛立斋、张景岳、赵养葵、叶天士等，于儿科尤有所发挥，其法多宗薛立斋。

余热yúrè 病证名。见元代朱震亨《幼科全书》。小儿热病经汗下后，表里之热俱退，而复发热者，谓之余热。乃阴阳气血俱虚所致。治宜滋补退热。血虚热甚者，用当归补血汤加味；气虚而恶寒发热者，用补中益气汤；阴虚而热者，用四物汤加地骨皮；阳虚而热者，用四君子汤加黄芪。

余热不得卧yúrèbùdéwò 病证名。外感不得卧之一。指热

经》。即瞳子，见该条。

鱼尾草yúwěicǎo 中药材。见《履巉岩本草》。为醉鱼草之别名，详该条。

鱼尾疔yúwěidīng 病名。出《疡医准绳》卷二。疔疮生于眼角外者。治见“疔疮”条。

鱼尾毒yúwěidú 病名。出《外科大成》卷二。多由足太阳膀胱经湿热凝结而成。生于项后发际两旁角处，脑后发之旁，属浅表轻症，易成脓，治同外痈。相当于枕后化脓性淋巴结炎。

鱼翔脉yúxiángmài 七怪脉之一。脉搏似有似无，如鱼之翔游状。

鱼腥草yúxīngcǎo 中药材。出《履巉岩本草》。又名臭腥草、折耳根、紫蕺、肺形草、猪鼻孔、臭猪巢。为三白草科植物蕺菜 *Houttuynia cordata* Thunb. 的新鲜全草或干燥地上部分。主产于浙江、江苏、湖北等地。辛，微寒。归肺经。清热解毒，消痈排脓，利尿通淋。①治肺痈吐脓，痰热喘咳，热痢，热淋，痈肿疮毒，煎服 15～25g，不宜久煎（鲜品用量加倍，水煎或捣汁服）。②治热毒痈肿，捣烂敷。③治痔疮，外阴瘙痒，煎水熏洗。④治萎缩性鼻炎，取蒸馏液滴鼻。本品含挥发油，其中含癸酰乙醛、月桂烯等。尚含蕺菜碱、槲皮苷、异槲皮苷、金丝桃苷、芝麻素、催吐萝芙木醇、3－癸酰基－6－壬基吡啶、头花千金藤二酮 B、马兜铃内酰胺 AⅡ等、氯化钾等。鱼腥草在体外对金黄色葡萄球菌、卡他球菌、肺炎球菌，痢疾、伤寒、流感等杆菌及大肠埃希菌均有较强的抑制作用。煎剂对京科 68－1 株病毒有抑制作用，对小鼠有止咳作用。鱼腥草能增强人体白细胞吞噬功能，槲皮苷有利尿作用。另称鱼腥草有抗癌作用。此外，还有镇痛，抗惊厥、抗炎、抑制浆液分泌，促进组织再生等作用。

鱼腥哮yúxīngxiào 病名。因食服鱼腥而致发哮者。类似喘。《医说》卷四：“因食盐过多，遂得喘之疾。”症见喘急而喉中有痰鸣声，喘鸣迫急，但坐不得卧等。治宜小青龙汤、越婢汤等方，亦可酌用甜瓜蒂研末吞服，以探吐痰涎。参见“喘”条。

鱼腰yúyāo 经外奇穴名。代号 EX－HN4。出《医经小学》。《奇效良方》云：“在眉中间是穴。”与《银海精微》所云之光明穴同。参见“光明”条。

鱼子石榴证yúzǐshí · liuzhèng 病名。见《证治准绳 · 杂病》。多由脾肺积毒，血络瘀滞所致。清代黄庭镜《目经大成》卷二：“此症气轮一二处，生浮肉一片，色浅红，内细颗丛萃，揉之俨似小铁砂，曰鱼子。其肉块圆长，或四或六，四角生来若榴子绽露于房，曰石榴。不割亦复满瞳神，视无见。”《张氏医通》卷八：“其状生肉一片，如榴子绽露于房，障满神珠，血部瘀实，目疾之恶证，治用割，割后见三光者可治……若三光瞑黑者，内必瞳神有损不治。”治法：宜清热散瘀，内服抽风汤加减，外点绛雪膏。古代亦用手术割治。

鱼子障yúzǐzhàng 病名。见《审视瑶函》。属鱼子石榴证，详该条。

於术yúzhú 见《增订伪药条辨》。即白术，详该条。

俞弁yúbiàn（16 世纪上半叶） 明代医家。字子容，号守约，又号戊申老人。长州县（今属安徽）人。认为奉养亲人，不可不知医学，遂将从师友处所见闻的医学方论，以及自己从诸史百家著述中看到的材料，抄录汇集成《续医说》《脉证方要》等书。

俞东扶yúdōngfú 见“俞震”条。

俞跗yúfù 传说中的上古时代名医，一作俞柎。据《韩诗外传》记载，他治病多采用外科手术，除一般皮表切割手术外，还能做开腹手术。另传俞跗可以巫术治病，使死者复生，系后人所加牵强附会之说。

俞柎yúfù 见“俞跗”条。

俞理初yúlǐchū 见“俞正燮”条。

俞茂鲲yúmàokūn 清代医家。字天池。句曲（今江苏句容）人。撰有《痘科金镜赋集解》（1727 年刻行），为我国较早详记人痘接种术的文献。主张选用“熟苗”，并认为痘苗递传愈久愈好，反对采用“败苗”（即天行痘痂苗）。对人痘接种的记述和主张有一定的科学性。

俞启华yúqǐhuá 清代医家。字旭光，思溪（今属江西婺源）人。精于医术，驰名远近，为人治病，不计酬报，善施好助，人皆祝他长寿百岁，故称“百寿先生”。撰有《医方辑要》《采亭医案》《本草释名》等书，未见刊行。

俞桥yúqiáo（16 世纪） 明代医家。号子木，又号溯洄道人。海宁（今浙江海宁）人。年轻时业儒，兼精医术。以医名被征聘到太医院，任太医院判。读医书较多，并且博访名家，搜集古今秘方，曾得到刘完素、张洁古、李东垣等名医未刊刻的文稿。在京城居住时，以侍奉权贵为耻，但对贫穷人则尽心医治。著有《医学大原》（已佚）及《广嗣要语》等书。认为天地之气尚且可以转移，人体更可以用摄养方法，使身体结实而延续子嗣。

俞氏yúshì 战国时名医。据《列子 · 力命》载，俞氏曾为季梁治病。

俞鼠yúshǔ 解剖部位名。出《玄女经》。亦名臭鼠。即阴蒂。

俞天池yútiānchí 见“俞茂鲲”条。

俞星阶yúxīngjiē 见“俞应泰”条。

俞旭光yúxùguāng 见“俞启华”条。

俞应泰yúyīngtài 清代医家。字星阶。浙江绍兴人。本业儒，后习医，精于伤科，著有《伤科秘诀》等书。

俞震yúzhèn 清代名医。字东扶。浙江嘉善人。性喜搜集方案，乾隆年间曾纂辑《古今医案按》，选案广泛，按语切当，在医案著作中卓有影响。

俞正燮yúzhèngxiè（1775—1840） 清代考据学家。字理初。安徽黟县人。道光举人，晚年主讲江宁惜阴书院，除致力于经书外，对史学也研精覃思，对医学、天文尤所穷究。撰有《癸巳存稿》《癸巳类稿》等书。在《类稿》卷 416 中有《持素脉篇》等 4 篇文稿，为对《素问》的摘注；其卷 14 中在谈论来华的天主教教士罗雅谷、龙华民、邓玉函等译述的西洋解剖学《人身图说》时，完全采取排斥态度，甚至认为中西人体脏腑不同等，表现了清代考据学的影响，认识上的局限性和保守思想。

俞子木yúzǐmù 见“俞桥”条。

俞子容yúzǐróng 见“俞弁”条。

萸连丸yúliánwán 方名。即左金丸，见该条。

萸芍熟地汤yúsháoshúdìtāng 《辨证录》卷十方。熟地黄二两，山茱萸、白芍药各一两。水煎服。功能滋补肝肾。治肝肾阴虚，不能养心，至夜口干舌燥，心烦失眠。

隅中yúzhōng 指巳时。详“十二时”条。

揄申yúshēn 揄，旧作摇。《灵枢 · 邪气藏府病形》：“取诸外经者，揄申而从之。”揄，牵引；申，同伸。意谓牵引或伸展四肢来寻找外经上的穴位。

腴yú ❶腹下的肥肉。《灵枢 · 卫气失常》：“膏者，多气而皮纵缓，故能纵腹垂腴。”❷肥胖。

榆白皮yúbáipí 中药材。出《药性论》。又名榆皮。为榆科植物榆树 *Ulmus pumila* L. 的树皮或根皮的韧皮部。我国大部分地区有分布。甘、平。利水，通淋，消肿。①治小便不通，淋浊，水肿。内服：煎汤，4.5～9g；或入散剂。②治痈疽发背，丹毒，疥癣。鲜品捣敷、研末调敷或煎水洗。本品含β-谷甾醇、植物甾醇、豆甾醇等多种甾醇类及鞣质、树胶、脂肪油。

榆白皮饮yúbáipíyǐn 《圣济总录》卷五十一方。榆白皮、冬葵子各半斤，滑石四两，黄芩、木通、瞿麦各三两，石韦二两，车前草一升。为粗末，每服五钱匕，水煎服。治肾脏实，小便赤黄、淋涩不利、痛楚。

榆丁散yúdīngsǎn 《医宗金鉴·外科心法要诀》卷七十五方。防风、地榆、紫花地丁、马齿苋各五钱。为细末，每服三钱，温米汤调下。治破伤风，邪在半表半里，头汗出而身无汗者。

榆荚仁yújiárén 中药材。见《经史证类备急本草》。为榆实之别名，详该条。

榆皮yúpí 中药材。出《神农本草经》。即榆白皮，详该条。

榆钱yúqián 中药材。见《救荒本草》。为榆实之别名，详该条。

榆实yúshí 中药材。出《神农本草经》。又名榆子、榆荚仁、榆钱。为榆科植物榆 *Ulmus pumila* L. 的果实。我国大部分地区有分布。微辛，平。健脾利湿，安神，杀虫。治带下，食欲不振，神经衰弱失眠，小儿疳热羸瘦。煎服：4.5～9g。果实每 100g 含蛋白质 3.8g，脂肪 1g，碳水化合物 8.5g，钙 280mg，磷 100mg，铁 22mg，维生素 B_1 0.05mg，维生素 B_2 0.1mg，尼克酸 1.4mg。

榆叶yúyè 中药材。出《本草经集注》。为榆科植物榆树 *Ulmus pumila* L. 的叶。甘，平。利小便。①治石淋，水肿。煎服：4.5～9g。②煎汁洗酒鼻。叶含蛋白质、脂肪、碳水化合物。

榆子yúzǐ 中药材。见《食疗本草》。即榆实，详该条。

虞悰yúcóng（434—499） 南北朝时期宋齐间医家，字景豫。会稽余姚（今浙江绍兴）人。著有《食珍录》，已佚。

虞翻yúfān（164—233） 东汉末官吏。字仲翔。会稽余姚（今属浙江）人。精易经，兼通医术。吕蒙与关羽对阵时，因疾病而返回建业，翻曾任其随从医生。

虞景豫yújǐngyù 见“虞悰”条。

虞君平yújūnpíng 明代医生。字时宁。其先永嘉（今属浙江）人。供职太医院。永乐初（约1403年）乐清（今属浙江）大疫，前往诊之悉愈，邑人德之，遂留居其地。子孙世其业。

虞少卿yúshàoqīng 见“虞洮”条。

虞庶yúshù（11 世纪） 北宋医家。仁寿（今四川仁寿）人。后弃儒习医。治平年间（1064—1067）作《注难经》5 卷，已佚。

虞庶注难经yúshùzhùnànjīng 医经著作。5 卷。宋代虞庶注。《郡斋读书后志》称：“虞庶……为此书，以补吕（广）、杨（玄操）所未尽。”原书虽佚，但虞氏的见解大多保留于《难经集注》中。

虞洮yútáo（9 世纪） 五代时医生，字少卿。蜀（今四川）人。据《鉴戒录》记载，他善于分析病因，从思想和精神因素入手治病。董太尉璋久患渴疾，屡经医治不效。虞为诊治时指出：非惟患渴浆，而且渴士，如能得多士，可不劳药石而自愈。董璋闻言大喜，经调理得效。

虞天民yútiānmín 见“虞抟”条。

虞抟yútuán（1438—1517） 明代医家。字天民，自号花溪恒德老人，浙江义乌人。家世业医，继承家学，钻研各家著述，以医术闻名，晚年撰《医学正传》（1515 年）一书，其中综合诸家学说，更旁通己意及临证经验，论述范围较广。其基本理论宗《内经》《难经》，脉法宗王叔和，伤寒宗张仲景，儿科宗钱乙，内伤宗李杲，其他理论多宗朱震亨。书中“或问”一节，主要为对古典著述及各家学说的体会和见解，不少论述具有反对封建迷信及某些唯心之论的精神，如对马宗素等人的运气说、对盲目信仰巫祝、天命等等均持批判态度，是一位有些独特见解的医家。另撰《苍生司命》一书。

髃yú 同髃。肩髃的简称。指肩关节的上方。《灵枢·经筋》：“手太阴之筋……出缺盆，结肩前髃。”

髃骨yúgǔ 骨名。指肱骨头。《医宗金鉴·正骨心法要旨》：“髃骨者，肩端之骨也，即肩胛骨头臼之上棱骨也。”《灵枢·经脉》：“大肠手阳明之脉……上肩，出髃骨之前廉。”

髃骨骱yúgǔjiè 解剖部位。见《伤科补要》卷二。即肩关节，由肩胛盂部与肱骨头构成。

髃骨骱失yúgǔjièshī 病名。见《伤科补要》卷二。即肩关节脱臼。详“肩甲骨出”条。

髃骨伤yúgǔshāng 病名。即肩胛骨伤折。《医宗金鉴·正骨心法要旨》：“若被跌伤，手必屈转向后，骨缝裂开，不能抬举，亦不能向前，惟扭于肋后而已……”伤处肿胀疼痛，甚者臂肘亦肿，或肱骨头离位突出。治宜手法整复，给予固定；无移位者，仅作固定。内服七厘散、复元活血汤加减，肿消痛减后改服接骨丸、正骨紫金丹；后期恢复时服补筋丸。用海桐皮汤外洗并配合功能锻炼。

与点丸yǔdiǎnwán 方名。见《丹溪心法》卷二。即清金丸第二方，见“清金丸”条。

伛yǔ 症名。曲背、驼背。《素问·刺禁论》：“刺脊间，中髓为伛。”刺脊骨间隙，深伤脊髓，可造成伛偻曲背。

宇陀·元丹贡布传记yǔtuó yuándāngòngbùzhuànjì 藏医人物传记著作。不分卷。明末清初藏族著名医生觉吾·伦珠扎西和达磨·曼仁巴·洛桑曲扎著。全书详细叙述了宇陀的生平，包括家世出身、成长，到印度、内地等地区学习医学的过程，为藏族人民解除疾苦的事迹，直至其晚年的成就。基本上反映了宇陀的实际生平历史，是我国藏医学影响最大的历史人物传记著作。现有 1982 年民族出版社据拉萨木刻板排印本，1986 年西藏人民出版社有据英文版译出的汉译本，编入《西藏医学》一书中。

宇陀宁玛·元丹贡布yǔtuóníngmǎ yuándāngòngbù（708—833） 唐代杰出的藏族医学家。公元 708 年，出生在西藏堆龙德庆地区。曾任藏王松赞干布的御医。对藏医学的形成和发展有重要贡献。曾多次到祖国内地和印度等邻近国家和地区学习医学，集藏、汉、印医学为一体。医术高明，在诊断学上，除对患者的症状和体征进行详细检查外，尤其重视运用脉诊和尿诊。在诊脉时，从脉象的变化进行分析判断。在尿诊时，十分注意观察尿液的颜色、蒸汽、泡沫、味道、漂浮物、沉淀以及静置后尿色的变化。宇陀的医术十分全面，不仅擅长内科疾病的诊断治疗，而且亦精通外科手术治疗。他具有崇高的医学道德，为人治病不分贫贱富贵，一视同仁，博得了人们的好评。在广泛收集民间医学资料，不断总结经验的基础上，吸收汉族、古印度及其他医学的精华，在公元8世纪末，编著著名的藏医学经典著作《四部医典》。《四部医典》问世，为藏医学形成本民族独特的医学体系奠定了基础。标志着藏医学已经成为一门独立的学科。正因于此，人们尊称他为藏医的“医圣”。

宇陀萨玛·元丹贡布yǔtuósàmǎ yuándāngòngbù（1126—1202） 宋代著名藏医学家。又称小宇陀（或后宇陀）·元丹贡布。系老宇陀·元丹贡布第十三世孙。据载，八岁始学医，曾先后六次去印度求学。医著很多，曾用厘定后的藏文增补《四部医典》，著有《宇陀萨玛·元丹贡布亲注四部医典》《大小八支集要》《切脉学五章》《宇妥药诊十八支》等多种医著。其门徒亦众多，弟子松敦·意希宋、夏郎木·尼玛巴、宇陀·索南桑格亦为藏族名医。

宇文士及yǔwénshìjí 隋代官吏。撰有妇科书籍《妆台方》一卷（《宋史·艺文略》作《妆台记》六卷），已佚。

羽yǔ 五音之一。肾音羽，其音柔细尖利，沉而深。

羽客yǔkè 即道士。传说燕昭王（公元前312—279年间）曾召大臣甘需，想学长生久视的方法，甘需给了他一件羽毛做的衣服（据《拾遗记》）。后人遂据道士为羽客。

羽叶三七yǔyèsānqī 中药材。见《中国药用植物志》。又名纽子三七、黄连三七、羽叶竹节参、疙瘩七。为五加科植物羽叶三七 *Panax japonicus* C. A. Meyer var. *bipinnatifidus*（Seem.）C. Y. Wu et K. M. Feng 的根茎。分布于云南、湖北、四川、陕西、甘肃和西藏。甘、微苦，温。止血，散瘀，消肿，定痛。治肺结核咯血，衄血，尿血，便血，血痢，崩漏，经闭，产后血瘀腹痛，劳伤腰痛，跌打损伤。煎服：3~9g。本品含人参皂苷Ro、Rb1、Rd1、Re、Rg1、Rg2、竹节人参皂苷等。

羽叶竹节参yǔyèzhújiéshēn 中药材。见《中药志》。为羽叶三七之别名，详该条。

雨癞yǔlài 病证名。出《诸病源候论》卷二。乃水癞愈后，余毒在肾所致。其症全身斑驳或赤或白，日久眉须脱落。相当于结核型麻风。

雨伞菜yǔsǎncài 中药材。见《北方常用中草药手册》。为兔儿伞之别名，详该条。

雨伞草yǔsǎncǎo 中药材。见《广东中草药》。为天文草之别名，详该条。

雨水yǔshuǐ 二十四节气之一。《素问·刺法论》：“于雨水日后，三浴以药泄汗。”

禹白附yǔbáifù 中药材。见《中药志》。为白附子之药材名。详该条。

禹功散yǔgōngsǎn 《儒门事亲》卷十二方。黑牵牛子（头末）四两，炒茴香一两（或加木香）。为细末，每服一至二钱，临卧姜汁调下。功能逐水通便。治阳水，便秘脉实，元气未伤者。

禹粮石yǔliángshí 中药材。见《中药志》。为禹余粮之别名。详该条。

禹余粮yǔyúliáng 中药材。出《神农本草经》。又名禹粮石。为氢氧化物类矿物褐铁矿的矿石。产于河南、江苏、浙江、四川等地。甘、涩，微寒。归胃、大肠经。涩肠止泻，收敛止血。治虚寒久泻久痢，便血，崩漏，带下，煎服9~15g，或入丸散用。主成分为碱式氧化铁及碱式含水氧化铁，并含多量的磷酸盐。

禹余粮丸yǔyúliángwán 《三因极一病证方论》卷十四方。蛇黄（放铁铫中，置炭火上烧赤，倾醋中，取出候冷）、禹余粮（用针砂五两，水淘净，于铫内炒干，再入禹余粮，加醋二升同煮干，连铫置炭火上烧赤，倾砖上候冷）各三两，羌活、煨木香、茯苓、川芎、牛膝（酒浸）、炮白豆蔻、炒土茴香、炮莪术、桂心、炮姜、青皮（去瓤）、炮三棱、白蒺藜、炮附子、当归（酒浸）各半两。为细末，汤浸蒸饼为丸，梧桐子大，每服三十至五十丸，食前温酒或白开水送下。治水气病，脚膝肿，上气喘满，小便不利。

语迟yǔchí 病名。五迟之一。以小儿二岁以后仍不会说话为主要表现的疾病。出《小儿药证直诀》。言为心之声，肾脉系舌本，小儿先天肾虚，心气不和，为形成本病的主要原因。但也有由后天脾胃亏损，津气不能上荣所致者。肾气不足者，用六味地黄汤加菖蒲，远志之类；心气不足者，用养心汤；脾胃虚弱者，用补中益气汤。

语声低微yǔshēngdīwēi 症名。指言语慢而声音低微，难以听清，甚至欲言而无力发声的表现。

语声洪亮yǔshēnghóngliàng 症名。指言语声音响亮清晰的表现。

语声重浊yǔshēngzhòngzhuó 症名。简称声重。说话或咳嗽的声调因病变影响而重浊不清。多因外感风寒或内有痰湿困阻，使气道不畅所致。《素问·脉要精微论》：“……声如从室中言，是中气之湿也。”

语言謇吃yǔyánjiǎnchī 即语言謇涩。《诸病源候论·謇吃候》：“若府藏虚损，经络受邪，亦令语言謇吃。”详见“语言謇涩”条。

语言謇涩yǔyánjiǎnsè 亦称语言謇吃、口不能言。因舌体强硬，运动不灵而致发音困难，言语不清的表现。多因风邪乘袭，痰涎壅盛所致。《华氏中藏经·论治中风偏枯之法》：“人病中风偏枯，其脉数而面干黑黧，手足不遂，语言謇涩。”《万病回春·中风》：“其半身不遂，口眼㖞斜，语言謇涩，或瘫痪不伸，或舌强不语，痰涎壅盛，不省人事，牙关紧急，此皆中脏也。”常见于中风、瘫痪等病证。

玉版yùbǎn 《灵枢》篇名。古代对于重要文献，辄刻于玉版之上，以示珍重。篇名《玉版》，亦是珍重之意。本篇主要讨论了针刺的若干禁忌问题。例如痈疽毒内陷脏腑及其他诸病的逆象，均不宜刺。并指出针虽细物，若用之不当，只能杀生人而不能起死者，医工临床之际，必须提高警惕。

玉版论要篇yùbǎnlùnyàopiān 《素问》篇名。本篇讨论揆度奇恒的运用方法，并举出色脉为例。古人认为这个方法很重要，值得“著之玉版”，故名。内容扼要地论述了病色、脉象与证治、预后的关系。

玉饼子yùbǐng · zi 《小儿药证直诀》卷下方。即白饼子第一方，见“白饼子”条。

玉池yùchí 道家称口为玉池。《黄庭内景经》：“口为玉池太和宫。”《太平惠民和剂局方》有玉池散，治齿口臭。

玉池散yùchísǎn 《太平惠民和剂局方》卷七方。当归、白芷、升麻、防风、甘草、地骨皮、川芎、细辛、藁本、槐花各一钱，生姜三片，黑豆三十粒。水煎服，或含漱。治齿疼痛，腐烂口臭，时出脓血。

玉带草yùdàicǎo 中药材。见《峨眉山药用植物》。为吉祥草之别名，详该条。

玉带风yùdàifēng 中药材。见《湖南药物志》。为罗裙带之别名，详该条。

玉丹yùdān 《疡医大全》卷十七方。明矾一两，火硝、硼砂各三钱。将明矾入罐内，放桴炭火上熔化，待罐底无块时，随投火硝、硼砂，少顷又投明矾，化尽再下硝、硼，如前法，逐层投完，待至罐口如馒头样，方用武火炼至干枯，用净瓦覆罐口一时，取起，将研细牛黄少许，用水五六匙调和，以匙挑滴丹上，将罐仍入火内烘干，即收起连罐覆净地上，下以纸衬地上，用瓦盖七日收贮，每用少许吹患处。治重舌，喉蛾，喉菌，牙叉，舌根痈之焮肿者。

玉顶发yùdǐngfā 病名。出《疡医准绳》卷三。即百会疽。见该条。

玉顶疽yùdǐngjū 病名。出《疡科心得集》卷上。即百会疽。见该条。

玉房俞yùfángshù 经穴别名。见《中国针灸学》。即白环俞，见该条。

玉房蒸yùfángzhēng 病证名。二十三蒸之一。见《诸病源候论·虚劳骨蒸候》。详“二十三蒸”条。

玉粉散yùfěnsǎn ❶《圣济总录》卷六十五方。天南星（白矾水煮）、炙甘草半两，玄精石二两，贝母一两，不灰木一两半。为末，每服半钱匕，生姜、乌梅煎汤调下。治肺经伏热，夜卧咳嗽。❷《外科启玄》卷十二方。滑石一两，甘草、冰片各二分。为细末，外敷患处。治胎溻皮疮，症见婴儿出生，浑身无皮，如汤烫去。

玉粉丸yùfěnwán ❶《洁古家珍》方。天南星、半夏各一两，橘皮二两。为粗末，汤浸蒸饼为丸，梧桐子大，每服三十丸，人参、生姜煎汤送下。治咳嗽痰喘。❷《卫生宝鉴》卷十一方。肉桂、草乌头各一字，半夏五钱。为末，生姜汁浸，蒸饼为丸，芡实大，每次一丸，噙化。治寒痰凝结，咽喉不利，语声不出。

玉芙蓉yùfúróng 中药材。❶出《植物名实图考》。为仙人掌科植物仙人掌 *Opuntia dillenii*（Ker Gawl.）Haw. 肉质茎中流出浆汁的凝结物。主产于四川。甘、淡，寒。入心、肝、胆经。清热解毒。①治喉痛，疔肿，肠痔泻血，脱肛。煎服：3～9g；或入丸、散。②治小儿急惊风，捣绒敷脐；烫伤，研末撒布。本品含无羁萜等。❷出《花镜》。为素馨花之别名，详该条。

玉桂yùguì 见清代赵其光《本草求原》。即肉桂，详该条。

玉果yùguǒ 中药材。见《药材学》。为肉豆蔻之别名，详该条。

玉海yùhǎi 即膀胱。详该条。

玉函方yùhánfāng 方书。100卷。晋代葛洪撰。葛氏疗病，主张用简便易得之方，反对用贵重难求之药。所谓“篱陌之间，顾眄皆药；众急之病，无不毕备”（《抱朴子·内篇》卷三）。有鉴于此，广为选集民间草药和效方验方，撰成此书。已佚。

玉函经yùhánjīng 脉学著作。又名《广成先生玉函经》。3卷（一作1卷）。原题唐代杜光庭撰（或认为是托名著作）。全书论述脉理，编为“生死歌诀”上、中、下三篇。重点阐析脉证关系以及脉象的生理、病理情况。后世的流通本系宋代崔嘉彦引述古典医籍结合个人见解的注释本。

玉衡yùhéng 又名玉衡。婴儿娩出后清洁口腔的一种方法。《备急千金要方》卷五：“小儿初生，先以棉裹指，拭儿口中舌上青泥恶血，此谓之玉衡。”

玉壶散yùhúsǎn 《证治准绳·疡医》卷五方。海藻、海带、昆布、雷丸各一两，青盐、莪术各半两。为细末，陈米饮送服或炼蜜为丸，榛子大，噙化。治瘿瘤。

玉壶丸yùhúwán ❶《仁斋直指方论》卷十七方。人参、天花粉各等分。为粗末，炼蜜为丸，梧桐子大，每服三十丸，麦门冬煎汤送下。治消渴，引饮无度。❷见《杂病源流犀烛·身形门》卷二十五。即化痰玉壶丸，见该条。

玉蝴蝶yùhúdié 中药材。见《张聿青医案》。为木蝴蝶之别名，详该条。

玉户yùhù 经穴别名。出《针灸甲乙经》。《铜人腧穴图经》作五户。即天突，见该条。

玉华煎yùhuájiān 《医醇賸义》卷四方。玉竹、沙参、党参各四钱，五味子、白术各一钱，麦冬、山药各三钱，茯苓、续断、牛膝各二钱。加元米一撮，水煎服。功能补肺气，养肺阴。治肺阴耗散，肺气虚损而致足膝无力，不能任地。

玉华子yùhuázǐ 见“盛端明”条。

玉环煎yùhuánjiān 《医醇賸义》卷三方。玉竹、沙参、蛤粉各四钱，羚羊角一钱五分，麦冬、贝母各二钱，石斛、瓜蒌皮各三钱。水煎，加梨汁半杯，冲服。功能清热养阴，化痰止咳。治肺热，咳嗽微喘，肌表漫热，口燥咽干。

玉环俞yùhuánshù 经穴别名。见《中国针灸学》。即白环俞，见该条。

玉机微义yùjīwēiyì 综合性医书。50卷。明代徐彦纯撰，刘宗厚续增。书成于1396年。徐氏原著撰于洪武初（1368），书名《医学折衷》，立论以《内经》为本，旁采金元诸家学说以阐析中风、痿证、伤风、痰饮、滞下、泄泻、疟、头痛、头眩、咳逆、痞满、吐酸、痓、疠风、风痫、破伤风、损伤，计17门。刘氏复博览群书，仿其体例续增咳嗽、热、火、暑、湿、燥、寒、疮疡、气、血、内伤、虚损、喉痹、眼目、牙齿、腰痛、心痛、黄疸、痹、妇人、小儿等共33门，改名《玉机微义》。全书以内科杂病为主，分门详述，有论有按，证方俱备，并对徐氏原撰17门病证内容亦有所补充。

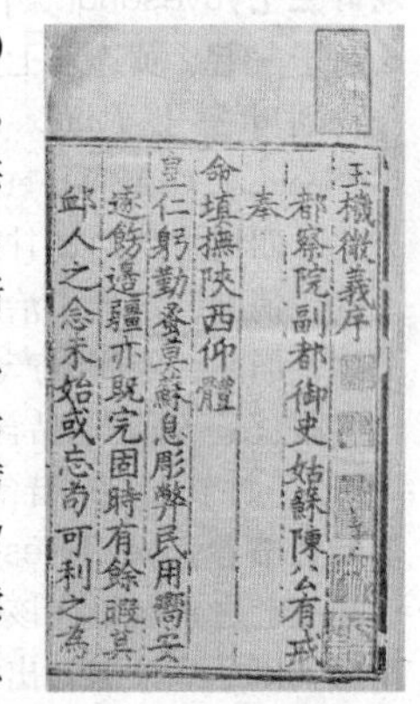

玉机微义

玉机真脏论篇yùjīzhēnzànglùnpiān 《素问》篇名。原文作玉机真藏论篇，详该条。

玉机真藏论篇yùjīzhēnzànglùnpiān 《素问》篇名。玉机，含有珍重之意；真脏，指真脏脉。本文重视对真脏脉的论述，故名。内容包括五脏脉息与四时的变化，脉的胃气，疾病的传变，五脏的虚实等。其中尤以论脉为重点，指出脉息的变化，取决于胃气，有胃则生，无胃则死，无胃之脉为真脏脉，真脏脉见，则预后不良。

玉肌散yùjīsǎn 《外科正宗》卷四方。白附子、白芷、滑石各二钱。加绿豆半升，研细，每用三匙，早晚洗面。治风湿雀斑，酒刺，白屑风，皮肤作痒。

玉接骨yùjiēgǔ 中药材。见《本草纲目拾遗》。为白接骨之别名，详该条。

玉金yùjīn 中药材。见《中国医学大辞典》。即郁金，详该条。

玉茎yùjīng 即阴茎。《儒门事亲·疝本肝经宜通勿塞论》：“睾丸，囊中之丸，虽主外肾，非厥阴环而引之，则玉茎无由伸缩。”详阴茎条。

玉桔梗yùjiégěng 中药材。见《中国药学大辞典》。即桔梗，详该条。

玉郎鞭yùlángbiān　中药材。见《广西民间常用草药》。即玉龙鞭，详该条。

玉理yùlǐ　指处女膜。出《洞玄子》。

玉粒分经yùlìfēnjīng　病证名。亦作玉粒分精。《证治准绳·杂病》："此证或生于睥，或生于气轮。生于气轮者，金火亢承之证，燥热为重；生于睥者，湿热为重，由土之燥滞。其形圆小而颗坚，色淡黄或白肉色。当辨其所生部分而治之，故曰玉粒分经。初起不疼，治亦易退，亦有轻而自愈者。"若恣食辛燥等，则病情加重，可变为漏。治法：发于睑内者，宜清热泻脾，用清脾散加减；生于白睛者，宜清泻肺热，用泻白散加减。

玉粒分精yùlìfēnjīng　病证名。即玉粒分经，见该条。

玉梁骨yùliánggǔ　骨名。即下颌骨的关节突。《医宗金鉴·正骨心法要旨》："玉梁骨，即耳门骨。其处上即曲颊，下即颊车，两骨之合钳也。"

玉梁骨伤yùliánggǔshāng　病证名。见《医宗金鉴》卷八十八。即颞下颌窝处损伤。多由跌仆损伤所致。症见耳部肿痛，耳中流血，甚则骨肉俱伤，头痛头晕，不省人事。治宜活血、止血、安神、镇痛。内服正骨紫金丹、云南白药，外用葱汤淋洗，贴混元膏。

玉龙鞭yùlóngbiān　中药材。见《广西民间常用草药》。又名玉郎鞭、假马鞭、狮鞭草。为马鞭草科植物假败酱 *Stachytarpheta jamaicensis*（L.）Vahl 的全草。分布广东、广西和云南南部。微苦，寒。清热解毒，利水通淋。①治尿路感染及结石，急性结膜炎，咽喉炎，风湿痹痛。煎服：15～30g。②捣敷跌打瘀肿，痈疖。假败酱根：治白浊，白带。全草含正－二十九烷至三十五烷等多种高级烷烃、α－菠菜甾醇、玉龙鞭素、绿原酸等。绿原酸体外能抗菌、利胆、增强大鼠子宫张力，并能缩短血凝及出血时间。

玉龙歌yùlónggē　针灸著作。见扁鹊神应针灸玉龙经条。

玉龙盘yùlóngpán　中药材。出清代赵学楷《百草镜》。为白接骨之别名，详该条。

玉露散yùlùsǎn　❶《小儿药证直诀》卷下方。又名甘露散。寒水石、石膏各五钱，甘草一钱。为细末，每次一字，或五分至一钱，食后温水调下。治小儿伤热，吐泻黄瘦。❷《校注妇人良方》卷二十四方。人参、茯苓、炒桔梗、芍药各一钱，炙甘草六分。水煎服。治乳脉不行，身体壮热，头目昏痛，大便涩滞。❸《儒门事亲》卷十二方。寒水石、滑石、石膏、天花粉各四两，甘草二两。为细末，每服五钱，水调下。治中暑烦渴。❹《药奁启秘》方。芙蓉叶不拘多少。研细末，用银花露同蜜调，或以菜油调，外敷患处。治流火、丹毒、疮痈诸毒，紫赤腐烂，及一切热毒之症。

玉麦须yùmàixū　中药材。见《滇南本草》。即玉米须，详该条。

玉门yùmén　出《素女经》。❶指未婚女子的阴道外口。❷泛指阴道外口。《妇人良方》："产后玉门不闭。"

玉门不闭yùménbùbì　病证名。见《经效产宝》卷中。即产门不闭，详该条。

玉米芯yùmǐxīn　中药材。见《中医方药学》。即玉米轴，详该条。

玉米须yùmǐxū　中药材。见《四川中药志》。又名棒子毛、玉麦须。为禾本科植物玉蜀黍 *Zea mays* L. 的花柱。甘，平。利水，通淋，止血，降血压。①治急、慢性肾炎水肿，尿路结石，乳糜尿，糖尿病，黄疸型肝炎，胆囊炎，胆石症，吐血，衄血，血崩，高血压。煎服：15～30g。②民间晒干作烟吸，治脑漏。③玉蜀黍根、玉蜀黍叶，亦有利尿通淋作用。玉米须含苦味苷、皂苷、生物碱、树脂、挥发油（内含香荆芥酚）、维生素 C、维生素 K、肌醇、尿囊素等。有较弱的利尿、利胆及加速血液凝固的作用，亦有降血糖、降压、抗肿瘤作用。

玉米轴yùmǐzhóu　中药材。见《民间常用草药汇编》。又名玉米芯、包谷心。为禾本科植物玉蜀黍 *Zea mays* L. 的果穗轴。甘，平。健脾利湿。治小便不利，水肿，腹泻，小儿夏季热。煎服：30～60g。本品含有抗小鼠艾氏癌和肉瘤 S－180 的多糖。

玉女煎yùnǚjiān　《景岳全书·新方八阵》卷五十一方。石膏三至五钱，熟地黄三钱至一两，麦冬二钱，知母、牛膝各一钱半，水煎，温服或冷服。功能清胃滋阴。治阴虚胃热，烦热口渴，头痛牙疼，或吐血衄血，脉浮洪滑大；近代也用于急性口腔炎，舌炎而见口舌糜烂属水亏火旺者。方中石膏清胃火之有余，为君药；熟地滋水之不足，为臣药，二药合用，是清火而又壮水之法；知母苦寒质润，助石膏以泻火清胃，无苦燥伤阴之虑，麦冬养胃阴，协熟地以滋胃阴，兼顾其本，均为佐药；牛膝导热引血下行，以降上炎之火，而止上溢之血，为使药。如火盛，加栀子、地骨皮之属；汗多渴甚，加五味子十四粒；小便不利，或火不能降者，加泽泻（或茯苓）一钱五分；肺肾俱亏，因精损气者，加人参二至三钱。

玉屏风胶囊yùpíngfēngjiāonáng　中成药。见《中华人民共和国药典（一部）》（2020）。黄芪 3000g，防风 1000g，炒白术 1000g。以上三味，按胶囊剂工艺制成，每粒装 0.5g。口服。一次 2 粒，一日 3 次。益气，固表，止汗。用于表虚不固，自汗恶风，面色㿠白，或体虚易感风邪者。

玉屏风散yùpíngfēngsǎn　《医方类聚》卷一百五十引《究原方》方。防风一两，黄芪（蜜炙）、白术各二两。为粗末，每服三钱，加大枣一枚，水煎，食后热服。功能益气固表止汗。治腠理不密，易患感冒，及气虚自汗者。方用黄芪为君，益气固表；臣以白术健脾，助黄芪固表实卫；佐以防风走表而祛风邪，既可防黄芪、白术敛邪，又可助芪、术所补之气行遍周身肌表。黄芪得防风，则固表而不留邪；防风得黄芪，则散邪而不伤正。实系补中有散，散中寓补之意。使卫气充实，则既可抵御外邪，又可保护津液。实验研究：本方对机体免疫反应具有双向调节作用。

玉楸药解yùqiūyàojiě　本草著作。8 卷。清代黄元御撰。刊于 1754 年。本书分草、木、金石、果、禽兽及鳞介鱼虫六部，共收药 290 种。内容基本上不引证文献，论述简要，颇多个人见解。黄元御自号玉楸子，故以为书名。现有《黄氏医书八种》本。

玉泉yùquán　❶经穴别名。出《针灸甲乙经》。即中极，见该条。❷经外奇穴名。①《备急千金要方·解毒并杂治》："男阴卵大，病，灸玉泉百壮，报之。穴在屈骨下阴，以其处卑，多不灸之。"即位于男性阴茎根上正中央、耻骨联合下缘处。②出《幼幼新书》。位于后头部，当枕外隆凸上缘，旁开头正中线 1.5 寸，再直下 1 寸处。主治喑钝不语等。艾炷灸 3 壮，或艾条灸 5～10 分钟。❸指舌下唾液腺。《茅亭客话》："玉泉者，舌下两脉津液是也。"

玉泉散yùquánsǎn　❶《证治准绳·幼科》集四方。犀角三钱，川芎、黄连各一钱，冰片三分。为细末，每服五分，甘草煎汤或糖水调下。治痘形一朝即结焦粒。❷《景岳全书·新方八阵》卷五十一方。又名一六甘露散。生石膏六两，甘草一两。为细末，每服一至三钱，新汲水或热汤或人参煎汤调下。治阳明内热，烦渴头痛，二便闭结，温疫瘢黄，及热痰喘嗽。

玉泉丸yùquánwán 《仁斋直指方论》卷十七方。天花粉、葛根各一两半，麦冬、人参、茯苓、乌梅、甘草各一两，生黄芪、炙黄芪各五钱。为细末，炼蜜为丸，弹子大，每服一丸，温水嚼下。功能益气养阴。治五脏气馁，阴虚内热，外消肌肉，发为消瘅。

玉容膏yùrónggāo 《疡医大全》卷九方。龟甲一两，胎发、猪毛、羊毛、鸡毛、鹅毛各四两，牛油、猪板油、桐油各二两，炒黄丹八两，麻油一斤。同熬枯滤清，以丹收膏，摊贴患处。治恶疮，久不收口及臁疮。

玉容散yùróngsǎn 《医宗金鉴·外科心法要诀》卷六十四方。白牵牛子、团粉、白蔹、细辛、甘松、白鸽粪、白及、白莲蕊、白芷、白术、白僵蚕、茯苓、白附子、鹰矢白、白扁豆、白丁香各一两，荆芥、独活、羌活、防风各五钱。为细末，每用少许，放手心内，以水调浓搽搓面部，良久再以水洗面，早、晚各一次。治面部黑瘢，初起色如尘垢，日久黑似煤色，枯黯不泽，大小不一，与皮肤相平。

玉容丸yùróngwán 《外科正宗》卷四方。甘松、山柰、细辛、白芷、白蔹、白及、防风、荆芥、僵蚕、栀子、藁本、天麻、羌活、独活、密陀僧、枯矾、檀香、川椒、菊花各一钱，大枣七枚。为末，与皂角一斤同捶作丸，早、晚搽洗患处。治雀斑、粉刺及皮肤粗糙。如秋、冬加生蜜五钱，皮肤粗槁加牛骨髓三钱。

玉如意yùrúyì 中药材。见《苏州本产药材》。为剪刀草之别名。详该条。

玉蕊花yùruǐhuā 中药材。出《花镜》。为西番莲之别名，详该条。

玉枢丹yùshūdān 即紫金锭，见该条。

玉苏子yùsūzǐ 中药材。见《中药志》。为白苏子之别名，详该条。

玉笋症yùsǔnzhèng 病名。《喉科方论》："此症发在牙关牙床肉上，形如三五肉笋，徐徐发来。针刺不痛，此脏腑内伤。"古人认为该病是不治之症。

玉堂yùtáng ❶经穴名。代号 CV18。出《难经·三十一难》。别名玉英。属任脉。位于胸正中线，平第三肋间隙。布有第三肋间神经前皮支和乳房内动、静脉的前穿支。主治咳嗽，气喘，胸痛，呕吐，以及心绞痛等。沿皮刺 0.3～0.5 寸。艾炷灸 3～5 壮，或艾条灸 5～15 分钟。❷人体部位名，指上腭。《伤科补要》卷二："玉堂，在口内上腭，一名上含，其窍即颃颡也。"详"颃颡"条。

玉衔yùxián 出《备急千金要方》卷五。即玉衡，详该条。

玉屑无忧散yùxièwúyōusǎn 《太平惠民和剂局方》卷七方。玄参、荆芥穗、滑石、黄连、砂仁、炒茯苓、贯众、炙甘草、山豆根各一两，寒水石二两，硼砂二钱。为细末，每服一钱，干掺舌上，白水送下。治咽喉肿痛，舌颊生疮，风毒壅塞，热盛喉闭，或误吞硬物，诸骨鲠刺，涎满气急，甚至闷乱不省人事。

玉绣球yùxiùqiú 中药材。见《广州植物志》。为球兰之别名，详该条。

玉钥匙yùyào·shi 《三因极一病证方论》卷十六方。火硝一两半，硼砂半两，樟脑一字，白僵蚕二钱五分。为细末，每次五分，吹入喉中。治风热喉痹及缠喉风。

玉液yùyè ❶道家养生术语。①指人工炼造的可以服食的丹药。《隋书》："金丹玉液，长生之事，历代糜费，不可胜纪。"②指唾液。道家认为，吞饮玉液，可以长生。❷经外奇穴金津玉液穴之一。见"金津玉液"条。

玉液丹yùyèdān 《疡医大全》卷十六方。❶五倍子（用六安茶泡汁温浸，滤去茶汁，再用糟坊白药丸为末拌匀，放瓷器内密封，放暖处候生白毛为度，晒干，筛净白毛）十两，儿茶、甘草各二两，薄荷叶、乌梅肉各一两。为末，梨汁为丸，龙眼核大，每次一丸。茶水调敷患处。治走马牙疳。❷五倍子一个，枣核十个，白砒三至四厘。将枣核、白砒装在五倍子内，火煅至烟尽为度。为细末，吹患处。治证同上。❸煅人中白一两，儿茶二钱，铜青、麝香、冰片各少许。为末，吹患处。治证同上。❹青黛、硼砂各三钱，黄柏、黄连、黄芩各一钱。为粗末，用米泔水漱口，搽患处。治证同上。

玉液煎yùyèjiān 《医醇賸义》卷二方。石膏、生地黄各五钱，石斛三钱，麦冬、葛根各二钱，玉竹四钱，桔梗、薄荷各一钱，白茅根八钱。水煎，加甘蔗汁半杯，冲服。功能清胃凉血，养阴生津。治胃火炽盛，烦渴引饮，牙龈腐烂，或牙宣出血，面赤发热。

玉液散yùyèsǎn 《世医得效方》卷五方。天花粉、知母、炒贝母各一两，炙甘草、人参各半两。为粗末，每服二钱，先熔下黄蜡二两，同入米饮调下，食后服。治咳嗽气喘，口干作渴。

玉液汤yùyètāng ❶《医学入门》卷六方。半夏四钱，生姜十片。水煎，入沉香磨水一呷，温服。治七情气郁生痰，上逆头目眩晕，心嘈怔悸，眉棱骨痛。❷《医学衷中参西录》方。生山药 30g，生黄芪 15g，知母 18g，生鸡内金（捣细）6g，葛根 4.5g，五味子、天花粉各 9g。水煎服。功能益气生津，润燥止渴。治消渴。

玉翳浮睛yùyìfújīng 病证名。《古今医统》："此因热郁不退，使生白膜，如玉凝睛，或痛或肿，久则满睛失明。"即玉翳遮睛，详该条。

玉翳浮瞒yùyìfúmán 病证名。《银海精微》："玉翳者，风充入脑，积热肝膈，发歇疼痛，失于调治，日久积累，血凝不散，结成白翳，遮满瞳人，如玉色相似，立名玉翳浮瞒。"即玉翳遮睛，详该条。

玉翳浮满yùyìfúmǎn 病证名。见《世医得效方》卷十六。❶属外障。指黑睛上翳如玉色，遮满瞳神。即玉翳遮睛，详该条。❷属内障。《审视瑶函》："眼内障如水晶色，厚而光滑且清白，瞳子隐隐内中藏，视物蒙如云雾隔。"并谓："其名有三，曰水晶，曰玉翳浮满，曰冰瑕翳。"即水晶障翳症，详该条。

玉翳遮睛yùyìzhējīng 病证名。出《银海精微》。又名玉翳浮满、玉翳浮瞒、玉翳浮睛。起病多因肝经风热，病久反复者，又属肝肾不足。《银海精微》："初则红肿赤脉穿睛，渐渐生白翳膜，初起时如碎米，久则成片，遮瞒乌睛，凝结如玉色，名曰玉翳遮睛。"治法：赤痛羞明，风热尚甚者，宜祛风清热，可用明目菊花散加减；病久红赤不甚，肝肾亏虚者，宜滋养肝肾，明目退翳，用通明补肾丸。无赤痛羞明，仅存白玉色翳障遮满黑睛者，类今之角膜白斑，药难奏效。

玉英yùyīng ❶经穴别名。出《针灸甲乙经》。即玉堂，见该条。❷中药材。出《金匮玉函方》，为菊花苗之别名，详该条。

玉簪花yùzānhuā 中药材。出《本草品汇精要》。又名白鹤仙、白鹤花、化骨莲。为百合科植物玉簪 *Hosta plantaginea*（Lam.）Asch. 的花。甘、辛，凉，微毒。活血，利尿，解毒。①治咽喉肿痛，咯血，崩漏，痛经，白带，小便不通。煎服：3～4.5g。②解斑蝥毒。捣烂，开水冲饮。③治烧伤。香油浸泡两月，取油涂。花含挥发油。

玉簪花根yùzānhuāgēn 中药材。出《本草品汇精要》。为百合科植物玉簪 *Hosta plantaginea*（Lam.）Asch. 的根茎。甘、辛，寒，有毒。清热解毒，消肿排脓，止痛。①治痈肿，疮毒，瘰疬结核，捣烂外敷；②治中耳炎，烫伤，捣取自然汁滴耳或外涂。本品入口，可使齿牙脱落，用者宜慎。根含皂苷，苷元为芰脱皂苷元。还含香豆素类、三萜、多糖、氨基酸。

玉簪叶yùzānyè 中药材。出《本草纲目》。为百合科植物玉簪 *Hosta plantaginea*（Lam.）Asch. 的叶。我国各地均有栽培。甘、辛，寒，有毒。治痈肿，疔疮，蛇、虫咬伤，捣烂外敷；顽固性溃疡，洗净以热米汤或开水泡软，敷贴患处，每日换二三次。

玉真散yùzhēnsǎn ❶《外科正宗》卷四方。天南星、防风、白芷、天麻、羌活、白附子各等分。为细末，每服二钱，热酒调服，并敷伤处。若牙关紧急，腰背反张者，每服三钱，用热童便调服；狂犬咬伤者，将伤处洗净外搽。功能祛风化痰，定搐止痉。治破伤风，牙关紧急，身体强直，角弓反张；亦治狂犬咬伤。方中白附子、天南星祛风化痰，定痛止痉为君药；羌活、防风、白芷协助君药疏散经络中之风邪，导邪外出，天麻助君药息风解痉，均为臣药；热酒、童便疏通经络为使药。诸药合用，使风散搐定，诸症可图缓解。实验研究：本方对实验性动物破伤风模型具有一定的推迟发病时间、减轻惊厥程度、延长平均存活时间的作用。但不能防止破伤风的发作和显著降低发病动物死亡率。❷《普济本事方》卷六方。天南星、防风各等分。为细末，若破伤，以药敷贴疮口，再用药一钱，温酒调下；若牙关紧急，角弓反张，用药二钱，童便调下；若打仆损伤，用药二钱，温酒调下。治破伤风，及打仆损伤。

玉真丸yùzhēnwán 《普济本事方》卷二方。硫黄二两，石膏、半夏各一两，硝石一分。为细末，生姜汁打糊为丸，梧桐子大，每服三十丸，姜汤或米饮送下。治肾气不足，气逆上行而致的肾厥证，症见头痛不可忍，其脉举之则弦，按之石坚。

玉枕yùzhěn 经穴名。代号 BL9。出《针灸甲乙经》。属足太阳膀胱经。位于后头部，当枕外粗隆上缘外侧，脑户穴旁开 1.3 寸处。一说在脑户穴旁开 1.5 寸处（《循经考穴编》）。布有枕大神经分支和枕动、静脉。主治头痛，目眩，目痛，鼻塞，癫痫等。沿皮刺 0.3～0.5 寸。艾炷灸 3 壮；或艾条灸 5～10 分钟。

玉枕骨yùzhěngǔ 即枕骨。又名后山骨。详"后山骨"条。

玉枕疽yùzhěnjū 病名。出《外科正宗》卷一。指有头疽生于脑后玉枕穴者。证治见"有头疽"条。

玉竹yùzhú 出《吴普本草》。又名萎蕤、葳蕤地节、葳参、铃铛菜、尾参。为百合科植物玉竹 *Polygonatum odoratum*（Mill.）Druce 的干燥根茎。主产于河南、江苏、辽宁、湖南、浙江等地。甘，微寒。入肺、胃经。滋阴润燥，生津止渴。治热病伤阴，肺胃燥热，咳嗽少痰，心烦口渴，消谷易饥，筋脉失养而挛痛。适用于素体阴虚，风温自汗、灼热，及劳疟寒热。近用于心脏病引起的心力衰竭，及冠状动脉粥样硬化性心脏病之心绞痛，煎服 6～12g。本品含玉竹黏多糖、玉竹果聚糖、白屈菜酸、吖丁啶-2-羧酸、山柰酚阿拉伯糖苷、鞣质及微量皂苷。曾报道其根茎、浆果中含有强心成分。玉竹对大鼠和兔实验性高血糖、高血脂有抑制作用。对小鼠实验性结核有轻度治疗作用。

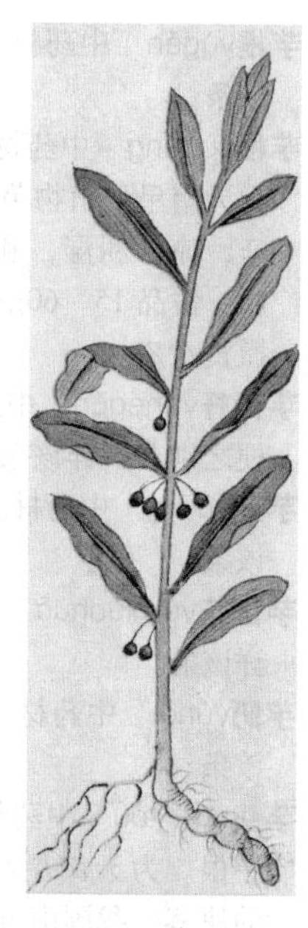
玉竹

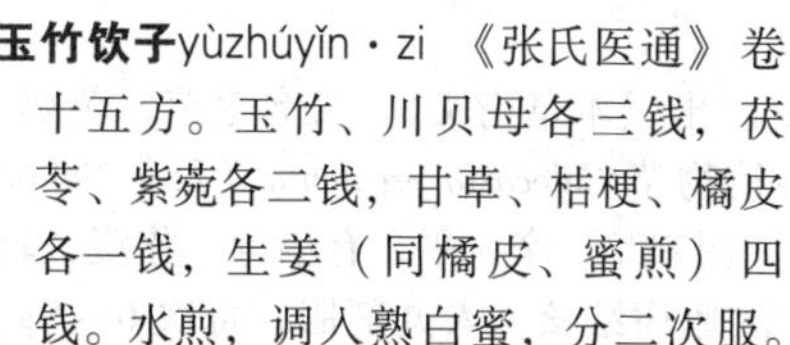

玉竹饮子yùzhúyǐn · zi 《张氏医通》卷十五方。玉竹、川贝母各三钱，茯苓、紫菀各二钱，甘草、桔梗、橘皮各一钱，生姜（同橘皮、蜜煎）四钱。水煎，调入熟白蜜，分二次服。功能润肺化痰，宣肺止咳。治痰火而致的痰涎壅盛，咳逆喘满。若气虚，加人参二钱；虚火，加肉桂五分；客邪，加细辛三分，豆豉三钱；咽喉不利，唾脓血，加阿胶三钱，藕汁半杯；头额痛，加葱白二茎；便溏，用伏龙肝煎汤，取上清液煎服；气塞，磨沉香汁数匙冲入。

玉烛散yùzhúsǎn 《儒门事亲》卷十二方。当归、川芎、熟地黄、白芍药、大黄、芒硝、甘草各等分。为粗末，每服八钱（根据《医宗金鉴·妇科心法要诀》补入），水煎，食前服。功能养血清热，泻积通便。治血虚里热，大便秘结；或妇人经候不通，腹胀作痛。

玉烛汤yùzhútāng 《医学衷中参西录》方。生黄芪 15g，生地黄 18g，玄参、知母各 12g，当归、香附（醋炒）各 9g，柴胡、甘草各 4.5g。水煎服。治妇女寒热往来，或先寒后热，汗出热解，或月事不调，经水短少。若汗多，以茵陈易柴胡，再加山茱萸；热多，加白芍药；寒多，加生姜。

玉柱骨yùzhùgǔ 骨名。即旋台骨，详该条。

玉柱骨折yùzhùgǔzhé 病名。出《医宗金鉴》卷八十八。即天柱骨折。详该条。

芋儿七yù' érqī 中药材。❶见《陕西中草药》。又名头顶一颗珠、黄花三七。为百合科植物延龄草 *Trillium tschonoskii* Maxim. 或白花延龄草 *T. kamtschaticum* Pall. 的根茎。前者分布于陕西、甘肃、安徽、湖北、四川、云南等地，后者分布东北地区。甘、辛，温，有小毒。镇静，止痛，活血，止血。①治高血压病，神经衰弱，眩晕，头痛，腰腿疼痛，月经不调，崩漏。内服：煎汤，6～9g；研末冲服，1.5～3g。②研末敷外伤出血；捣敷骨折，毒蛇咬伤，疔疮，无名肿毒。白花延龄草的根茎含薯蓣皂苷元、喷闹苷元、延龄草苷元、延龄草螺苷元及各自的糖苷、26-氯-26-去羟延龄草苷元、白花延龄草苷 A、白花延龄草苷 B、白花延龄草烯醇苷。延龄草的根茎含延龄草苷和延龄草二葡萄糖苷、薯蓣皂苷、甲基原薯蓣皂苷和多种 18-去甲螺甾醇，并含杯苋甾酮等。延龄草煎剂和醇提取物对麻醉猫与家兔均有明显降压作用，可能与其溶血作用也有关，其降压作用有中枢神经系统的参与。醇提取物给小鼠灌胃有明显镇痛作用。杯苋甾酮有雌激素样作用。❷见《全国中草药汇编》。为莪术之别名，详该条。

芋根yùgēn　中药材。见《汉书·颜师古注》。即芋头，详该条。

芋梗yùgěng　中药材。出《本草衍义》。又名芋荷杆、芋茎。为天南星科植物芋 *Colocasia esculenta*（L.）Schott 的叶柄。辛，凉。利湿，和脾，解毒消肿。①治腹泻，痢疾。煎服：鲜品 15～60g。②捣敷肿毒，蛇虫咬伤；烧存性研末撒黄水疮。

芋荷杆yùhégǎn　中药材。见《民间常用草药汇编》。为芋梗之别名，详该条。

芋茎yùjīng　中药材。见《湖南药物志》。为芋梗之别名，详该条。

芋苗花yùmiáohuā　中药材。见《生草药性备要》。即芋头花，详该条。

芋奶yùnǎi　中药材。见明代黄省曾《种芋法》。即芋头，详该条。

芋头yù·tou　中药材。出《本草衍义》。又名毛芋、芋奶、芋根。为天南星科植物芋 *Colocasia esculenta*（L.）Schott 的块茎。我国南方广泛栽培。辛，平，有小毒。化痰，软坚，消肿散结。①治瘰疬结核。入丸剂服，每次 6～9g，每日二至三次。②治腹中癖气。浸酒服。③捣敷疮疡肿毒，乳腺炎，牛皮癣，水火烫伤。本品含淀粉 69.6%～73.7%，维生素 B_1、B_2 较多。还含多种游离氨基酸、水溶性多糖，其中含杂多糖，尚含三十一烷、豆甾醇、胡萝卜苷及三种异植物凝集素。

芋头花yù·touhuā　中药材。见《民间常用草药汇编》。又名芋苗花。为天南星科植物芋 *Colocasia esculenta*（L.）Schott 的花。辛，平，有毒。治胃痛，吐血，子宫脱垂，痔疮，脱肛。煎服：15～30g。

聿修堂医学丛书yùxiūtángyīxuécóngshū　日本丹波元简及其子元胤、元坚所辑注的中国医药学著作，共 12 种，附小阪氏著作 1 种，计为 13 种。1884 年杨守敬氏购得原版辑印，内容包括《素问识》《难经疏证》《伤寒论辑义》《伤寒论述义》《伤寒论广要》《金匮要略辑义》《金匮述义》《药治通义》《脉学辑要》《救急选方》《医》《医略抄》《经穴纂要》。丹波氏父子治学谨严，对中国古典医籍的考证、注释较为详明。

郁病yùbìng　病名。以心情抑郁，情绪不宁，胸部满闷，胁肋胀痛，或易怒易哭，或咽中如有异物哽塞等为主要表现的疾病。

郁冈斋医学笔麈yùgāngzhāiyīxuébǐzhǔ　综合性医著。原书 4 卷。明代王肯堂撰，钱季寅辑。钱氏将王肯堂《郁冈斋笔麈》（属笔记性质的著作）中有关医药的论述，包括医学理论、证治及临床验案、效方等予以选辑而成。

郁光始yùguāngshǐ　明代医生。字涵春。嘉善（今属浙江）人。善医，尤精痘疹。临诊经验丰富，于婴孩险症，投剂立愈；痘疹察色，一见而决预后。万历、崇祯（1573—1644）间颇有医名。医德高尚，不计药酬，贫则施之。

郁火yùhuǒ　病证名。❶泛指阳气受郁而出现内热盛的证候。临床表现头痛、目赤、口疮、腹痛、便秘、小便赤，舌红苔黄，脉数实等症。❷指情志抑郁，引起脏腑功能失调，出现内热的病证。可见头痛、胁痛、失眠、易怒，舌尖边红，脉弦数等。

郁火恶寒yùhuǒwùhán　病证名。以恶寒为主要症状的病证之一种。《证治汇补·恶寒章》："郁火恶寒，有素病虚热，忽觉恶寒，须臾战栗，如丧神守，此火郁清道，抑遏阳气于脾土，不得外越，故手足厥冷，乃火极似水，热极反兼水化，自觉其寒非真寒也。外症口苦、溺赤、脉数，宜升阳散火汤。"或用火郁汤等。参见"恶寒"条。

郁火积滞呕吐yùhuǒjīzhì'ǒutù　病证名。指呕吐因火郁气滞所致者。清代罗应章《经验医库·郁火积滞呕吐症》："郁火积滞，呕吐，五心烦热，咽干口渴，有汗，神强气壮，面赤红活，脉沉滑数疾。"治宜泄火散郁，宜栀连二陈汤。

郁焦yùjiāo　中药材。见《福建民间草药》。为罗裙带之别名，详该条。

郁结血崩yùjiéxuèbēng　病证名。见《傅青主女科》。因郁怒伤肝，肝气郁结，甚而血不能藏，其症除血崩外，兼见口舌干渴，呕吐吞酸等症。治以开郁平肝。方用平肝开郁止血汤（白芍、柴胡、白术、丹皮、生地、当归、黑芥穗、三七根、甘草）。

郁金yùjīn　中药材。出《药性论》。又名马蒁，黄郁。为姜科植物温郁金 *Curcuma Wenyujin* Y. H. Chen et C. Ling、广西莪术 *Curcuma kwangsiensis* S. G Lee et C. F. Liang，姜黄 *Curcuma longa* L. 或蓬莪术 *Curcuma Phaeocaulis* Val. 的干燥块根，主产于浙江、广西、四川。辛、苦，寒。归心、肝、肺经。活血止痛，行气解郁，清心凉血，利胆退黄。治胸腹胁肋胀痛，痛经，倒经，经闭，黄疸，热病神昏，惊痫癫狂，吐血，衄血，尿血，血淋，砂淋，煎服 3～10g。不宜与丁香，母丁香同用。孕妇慎服。郁金块根含挥发油 6.1%，内有姜黄烯、水芹烯、樟脑、莰烯等；还有姜黄素、去甲氧基姜黄素、姜黄酮、芳基姜黄酮、对甲苯基－甲基羟甲基姜黄素等。莪术根茎含挥发油 1%～1.5%，内有樟脑、莰烯、龙脑、蒎烯等；还含蓬莪术呋喃烯酮、莪术二酮等以及微量的姜黄素、去甲氧基姜黄素、去二甲氧基姜黄素。姜黄根茎含挥发油，内有姜烯、龙脑、水芹烯等；还含姜黄酮、芳基姜黄酮、姜黄素、去甲氧基姜黄素、去二甲氧基姜黄素等。莪术根中提得的对甲氧基桂皮酸乙酯，有广谱的抗真菌作用，尤其对深红色发癣菌最为敏感（MIC＜10μg/ml）。郁金、温郁金、莪术挥发油中抗肿瘤成分为姜黄醇及莪术二酮，临床对宫颈癌疗效较好；对外阴癌、皮肤癌、唇癌亦有效。一般供瘤内注射，有刺激性痛。所含β－榄烯也有抗癌活性。姜黄素则有利胆、抗菌、降血脂、抗炎、保护某些药物引起的胃、肝损害等作用。香芹酮有某些平喘、镇咳作用，并有祛风作用。川芎嗪可改善微循环，抑制血小板聚集，治疗脑缺血性疾患。

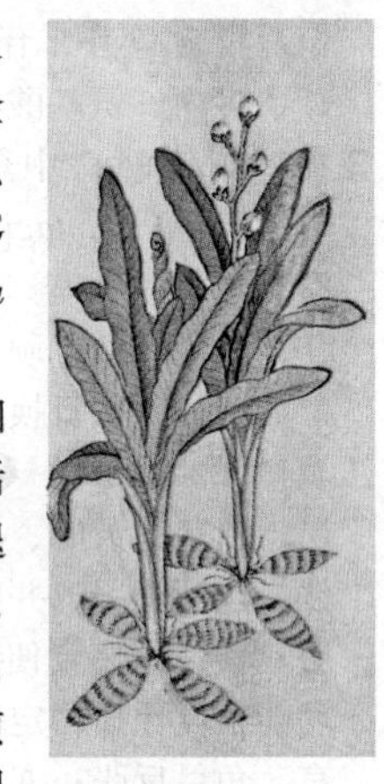
郁金

郁金酒调散yùjīnjiǔtiáosǎn　《银海精微》卷上方。黄芩、郁金、大黄、防风、栀子、当归、川芎、赤芍药、龙胆草。为末，每服三钱，食后酒调服，日二次。功能清泻肝火。治睛珠疼痛，瞳仁渐变青白色，忽然凸起血丝缠绕。

郁厥yùjué　病名。厥证之一。即血厥，亦称郁冒。《类证治裁·厥症》："郁厥亦血厥症。平居无疾，忽默默无知，目闭口噤，恶闻人声，移时方寤，由热升风动，郁冒而厥，妇人多有之。羚羊角散。"参见"血厥"条。

郁咳yùké　病证名。又名火咳。指水亏火炎的咳嗽。《医学入门》卷五："郁咳即火咳，久者干咳无痰，乃肾水焦枯，邪火独炎于肺，泻白散加苦梗为君以开之；久者诃黎丸；

Y

虚者肾气丸；不得志者霞天膏；如肺燥皮枯，疮痒便闭者，活血润燥，生津饮。”参见“郁嗽”“咳嗽”条。

郁李根yùlǐgēn 中药材。出《神农本草经》。为蔷薇科植物欧李 *Prunus humilis* Bge. 或郁李 *P. japonica* Thunb. 的根或根皮。前者分布于东北及河北、山东、陕西、河南、江苏等地；后者分布于华北、华中及华南，东北常有栽培。苦、酸、凉。清热，杀虫，行气破积。①治气滞积聚。煎服：6～9g。②治龋齿痛，煎浓汁含漱。③治小儿发热，作汤浴。

郁李仁yùlǐrén 中药材。出《神农本草经》。为蔷薇科植物欧李 *Prunus humilis* Bge.、郁李 *Prunus japonica* Thunb. 或长柄扁桃 *Prunus pedunculata* Maxim. 的干燥成熟种子。主产于东北、河北、山东，浙江等地。辛、苦、甘，平。归脾、大肠、小肠经。润肠通便，下气利水。用于津枯肠燥，食积气滞，腹胀便秘，水肿，脚气，小便不利，煎服 6～10g。孕妇慎用。郁李仁种子含苦杏仁苷、郁李仁苷、脂肪油、挥发油及有机酸。郁李仁苷有泻下作用，还可镇静、利尿。酊剂对狗有降压作用。

郁李仁丸yùlǐrénwán 《小儿药证直诀》卷下方。郁李仁、大黄（酒浸半日，炒，为末）各一两，滑石（研细）半两。将郁李仁研成膏，和大黄末、滑石为丸，黍米大，食前乳汁或薄荷煎汤送下。治婴儿大、小便不通，惊热痰实。

郁冒yùmào 病证名。❶指昏冒神志不清的病证。《素问·至真要大论》：“郁冒不知人者，寒热之气乱于上也。”《伤寒论·辨厥阴病脉证并治》：“下利，脉沉而迟，其人面少赤，身有微热，下利清谷者，必郁冒汗出而解，病人必微厥，所以然者，其面戴阳，下虚故也。”《医学入门》卷四：“郁冒不仁不省。郁乃气不舒，冒乃神不清，俗谓之昏迷也。经曰：诸虚乘寒则为厥。郁冒不仁，言寒气乘虚中人，如物蒙罩其首，恍惚不省人事，比之眩昏更重。太阳少阳病，头痛眩冒，时加结胸痞硬者，人参三白汤加川芎、天麻，吐下虚烦、气冲眩冒身摇者，茯苓桂术甘草汤；少阴症，脉沉迟，面微赤，身微热，下利清谷者，必郁冒汗出，理中、四逆汤、甘草干姜汤选用，血虚者，人参养荣汤加天麻，如下利止头眩，时时自冒者，难治；太阳病下之不愈，因复发汗，表里俱虚，其人必冒汗自出，则表和而愈。又痰饮郁冒厥逆者，三生饮；感湿头重眩晕者，芎术除眩汤。又有头重二证，太阳不能举者，宜发散；易病不能举者，宜补真元。妇人新产血虚夹寒必冒，见产后。”❷指血厥。《普济本事方》卷七：“郁冒，亦名血厥。”详该条。参见“厥证”“郁厥”条。

郁气yùqì ❶同气郁。参该条。❷致郁之气。《素问·六元正纪大论》：“故岁宜苦以燥之温之，必折其郁气，先资其化源。”张景岳注：“故必折去其致郁之气，则郁者舒矣。”

郁气崩漏yùqìbēnglòu 病证名。见《竹林女科证治》。多因情志抑郁，心气不足，郁久化火，以致血热，经水不以时下，或适来适断，或暴下不止。治宜大补气血，养胃健脾，结合镇坠心火之剂。方用开郁四物汤（四物汤加香附、白术、黄芪、蒲黄、地榆、人参、升麻）。

郁热衄血yùrènǜxuè 病证名。见《丹溪心法·衄血》。因肝胆郁热，心肾之阴受损所致。常伴见胁痛口苦、烦躁不眠等症。治宜清火解郁、滋阴泄热，用河间生地黄散加减。也有因外感，邪热郁于阳明不得发越所致者，症见目痛鼻干不眠，或身热口渴，脉长而洪等。无汗者，用干葛解肌汤；有汗者，用犀角地黄汤加升麻、干葛之类。本证可见于高血压、动脉硬化、肝硬化、血液病及多种传染病过程中。参见“衄血”条。

郁热失血yùrèshīxuè 病证名。《金匮翼·诸血统论》：“郁热失血者，寒邪在表，闭热于经，血为热迫，而溢于络外也。勿用止血之药，但疏其表，郁热得舒，血亦自止……若肺气已虚，客热不去，咳嗽咽干，吐血嗽血者，宜以甘润养血为主，而以辛药凉肺佐之。”可用宝鉴大阿胶丸、大蓟饮子、和剂龙脑鸡苏丸等方。参见“外感吐血”条。

郁热头痛yùrètóutòng 病证名。指外寒束闭内热的头痛。《明医杂著·续医论》：“久头痛病，略感风寒便发，寒月须重绵厚帕包裹者，此属郁热，本热而标寒。”由热郁于里，毛窍常疏，风寒易入，寒邪外束，其内热郁闭所致。症见头痛，略感风寒便发，心烦，头晕目花等。治当泻火凉血为主，佐以辛温散表之剂。可用安神丸、川芎散、清空膏、菊花散等方。参见“头痛”条。

郁士魁yùshìkuí 明代医生。字橘泉。嘉定（今属上海市）人。精疮疡之术。每日午前应接病人，午后则袖药往孤寡之家，不待再请，名噪苏松二郡（今苏州、上海一带）。

郁氏遗书yùshìyíshū 儿科著作。见“麻科合璧”条。

郁嗽yùsòu 病证名。一名火嗽。指水亏而邪火犯肺的咳嗽。《杂病源流犀烛·咳嗽哮喘病源流》：“郁嗽，即火嗽也。其脉数，必兼面赤，或肺胀喘急，睡不安，痰少，甚者干咳而无痰。乃肾水枯涸，邪火独炎所致。宜清化丸、清金降火汤。”参见“郁咳”“咳嗽”条。

郁痰yùtán 病证名。痰证之一。指因七情郁结，肺脾气滞，郁而生痰者。又名结痰、顽痰、老痰。《症因脉治》卷二：“郁痰即结痰，顽痰。郁痰之症，胸满饱胀，九窍闭涩，懊侬烦闷，或咽中结核，睡卧不宁，或肠胃不爽，饮食有妨，或气逆不利，倚肩喘息……郁痰之治，寒郁辛散，香芎二陈汤；热郁清解，栀连二陈汤；肺经郁痰，节斋化痰丸加昆布、胆星。”《证治汇补·痰症章》：“留于胃脘，多吞酸嘈杂，呕吐少食，噎膈嗳气，名曰郁痰。”又猝受惊恐，心虚停痰者称郁痰，症见惊惕心跳，甚则欲厥等。郁痰亦可由火痰郁久所致。《杂病源流犀烛·痰饮源流》：“郁痰即火痰郁于心肺间，久则凝滞胸膈，稠黏难咯，多毛焦，咽干口燥，咳嗽喘促，色白如枯骨。”此症在《医学入门》称为燥痰。方用节斋化痰丸、抑痰丸、霞天膏、清火豁痰丸、瓜蒌枳实汤等，参见痰症有关条。

郁谢麻科合璧yùxièmákēhébì 儿科著作。见“麻科合璧”条。

郁燠yùyù 蕴积熏蒸。指郁热内熏。《素问·六元正纪大论》：“其运热，其化暄暑郁燠。”

郁震yùzhèn 明代医生。字鼎文。太仓（今属江苏）人。世以医名，初应明医召至北京，兼有武艺，曾三次随军赴西域，以功授苏州府医学正科。卒年八十一岁。

郁证yùzhèng 病名。凡滞而不得发越之病，总称郁证。简称郁。见《赤水玄珠·郁证门》。《素问·六元正纪大论》载有木郁、火郁、土郁、金郁、水郁，属五气之郁，后世合称五郁。《丹溪心法》将郁证分为气郁、血郁、湿郁、热郁、痰郁、食郁六种，总称“六郁”。《张氏医通》卷三：“郁证多缘于志虑不伸，而气先受病。”又有七情郁证称内郁，如怒郁、思郁、忧郁、悲郁、惊郁、恐郁。脏腑郁证如心郁、肝郁、脾郁、肺郁、肾郁、胆郁、三焦郁等。六气郁证又称外郁，如风郁、寒郁、湿郁、热郁等。辨证有虚实之分。实证常见有肝气郁结，气郁化火，痰气郁结数种。肝气郁结者，症见精神抑郁，或胸闷胁痛，腹胀嗳气，不思饮食，脉多弦细。治宜疏肝理气为主，可用四逆散。气郁化火上逆者，症见头痛头晕，胸闷胁胀，口苦口干，苔黄舌红，脉多弦数，治宜清肝泻火，可用加味逍遥散。痰气郁结者，症见咽中似有物梗阻，咯之不出，咽之不下。治宜利气化痰，可选用半夏厚朴汤、温胆肠等方。虚证多见久郁伤神和阴虚火旺两类。久郁伤神者，症见精神恍惚，悲忧善哭，疲乏无力。治宜养心安神，可用甘麦大枣汤。阴虚火旺者，症见眩晕心悸，心烦易怒，失眠。治宜滋阴清火，养血柔肝，可用滋水清肝饮等方。参有关各条。

育德廓yùdékuò　眼的八廓名称之一，用相应脏腑的功能命名者。清代黄庭镜《目经大成》卷一："艮为上睑，络通命门，脏固脾属……主化醇，生而勿灭，予而勿夺，曰育德廓。"因命门主火，脾得命门之火，方能发挥运化水谷精微以资养人体的作用，而脾属土，古医籍谓火土同德，故名育德廓。详"八廓"条。

育红膏yùhónggāo　《疡医大全》卷七方。老松香四钱，樟脑一钱，轻粉八分，铜绿、冰片各一分五厘，麝香一分，蓖麻仁二钱（夏月用一钱六分）。为细末，隔水炖化，摊贴患处。治肿毒，疮疖。

育气丸yùqìwán　《杂病源流犀烛·内伤外感门》卷十八方。木香、丁香、藿香、檀香、砂仁、蔻仁、人参、白术、茯苓、炙甘草、山药、橘红、青皮、荜澄茄。为末，每服二钱，木瓜煎汤送下。治挟郁不能食。

育阴yùyīn　即补阴。详该条。

育阴煎yùyīnjiān　《疫痧草》方。龟甲、鳖甲、生地黄、牡丹皮、鲜沙参、麦冬、天花粉、浙贝母、玄参、犀角、鲜石斛、金汁。水煎服。功能滋阴清热。治痧透肌燥，舌绛液干，喉烂便秘，脉弦无神。

育阴潜阳yùyīnqiányáng　滋阴与潜阳相结合，治疗肝肾阴虚而肝阳上亢的方法。临床表现头痛眩晕、耳鸣、耳聋、烦躁、易怒，头面烘热，口燥咽干，失眠多梦，舌质红，脉弦细数等症。常用熟地、枸杞、山茱萸、旱莲草等滋养肝肾之阴；用牡蛎、龙骨、石决明、磁石等以潜阳。本法常与钩藤、菊花、天麻等平肝药同用，合称滋阴平肝潜阳。

育婴家秘yùyīngjiāmì　儿科著作。见"育婴秘诀"条。

育婴秘诀yùyīngmìjué　儿科著作。又名《万氏家传育婴秘诀发微赋》《育婴家秘》。4卷。明代万全撰。约刊于1549年。本书首载幼科发微赋一篇，论儿科诊治要点；卷一叙述有关保胎、养胎、小儿诊法及五脏症治；卷二论胎疾、脐风、变蒸及惊痫等症；卷三至卷四论述儿科的四时感冒及内伤杂症；末附医案问答。每篇之前均编成歌诀。现有《万密斋医书十种》本。

宛yù　通郁。郁结。《素问·汤液醪醴论》："去宛陈莝。"另见"宛 wǎn"条。

宛陈yùchén　病证名。血气郁积日久产生瘀浊为病。《灵枢·九针十二原》："凡用针者，虚则实之，满则泄之，宛陈则除之。"张志聪注："宛陈则除之者，去脉中之蓄血也。"

宛陈则除之yùchénzéchúzhī　针灸治疗法则。凡外伤瘀积、丹毒以及其他原因引起的瘀血凝滞等病症，可用针刺或三棱针放血或刺络拔罐法等治疗。《灵枢·小针解》："宛陈则除之者，去血脉也。"张景岳注："宛，郁同。陈，积也。除之去其滞。"

彧中yùzhōng　经穴名。代号KI26。出《针灸甲乙经》。《备急千金要方》作或中，《医学入门》作域中。属足少阴肾经。位于第一肋间隙，距胸正中线2寸处。布有第一肋间神经前皮支及锁骨上神经前支、深层为第一肋间神经；并有第一肋间动、静脉通过。主治咳嗽，气喘，胸痛，不嗜食等。斜刺0.3～0.5寸；不宜深刺。艾炷灸3～5壮；或艾条灸5～10分钟。

浴儿法yù'érfǎ　出《备急千金要方》卷五。洗浴婴儿，是为初生婴儿去除污秽，清洁皮肤，具有防止皮肤病和疮疖的作用。洗浴的水，前人用桃、槐、桑、梅、柳五枝煎成，临浴时，要选择在无风的地方，洗浴的时间要适可而止，注意脐带的干燥，不可久坐水中恣意洗浴，以免冬天受凉，夏天受热。如洗浴水中加少许猪胆汁，不仅可以除污去秽，而且能够滋润皮肤，更能起清热解毒，预防疮疡。经常洗浴小儿，不仅可去除污秽，清洁皮肤，且有加强血液循环，促进新陈代谢的作用。

浴面yùmiàn　自我推拿方法。见清代尤乘《寿世青编·十二段动功》，又名摩面擦面、干洗脸。双手擦热，贴在面下部，两手中指分别放在鼻翼两侧迎香穴处，向上推擦，经睛明、攒竹至前额发际处，然后两手分开推擦至额角后而下，经耳门穴而返回下面部。《寿世青编·十二段动功》："浴面：将两手自相摩热，覆面擦之。"有畅通气血、祛风散寒、提神醒脑等作用。《理瀹骈文》："晨起擦面，非徒为光泽也，和气血而升阳益胃也。"常用以防治感冒、鼻炎、头痛、失眠等症。

浴香yùxiāng　中药材。❶见《本草纲目》。为乳香之别名。❷见《本草纲目》。为檀香之别名。各详该条。

预知子yùzhīzǐ　中药材。出《饮片新参》。又名燕覆子、木通子、八月札、拿子、压惊子、冷饭包。为木通科植物木通 *Akebia quinata*（Thunb.）Decne.、三叶木通 *Akebia trifoliata*（Thunb.）Koidz. 或白木通 *Akebia trifoliata*（Thunb.）Koidz. var. *australis*（Diels）Rehd. 的干燥近成熟果实。产于江苏、浙江、安徽、陕西等地。苦，寒。归肝、胆、胃、膀胱经。疏肝理气，活血止痛，散结，利尿。用于脘胁胀痛，痛经经闭，痰核痞块，小便不利，煎服3～9g。木通的果皮含多种皂苷，苷元为常春藤皂苷元、齐墩果酸、阿江榄仁酸等。三叶木通果实含丰富的糖类、氨基酸和维生素C。八月札成分可抗肿瘤、降血压。

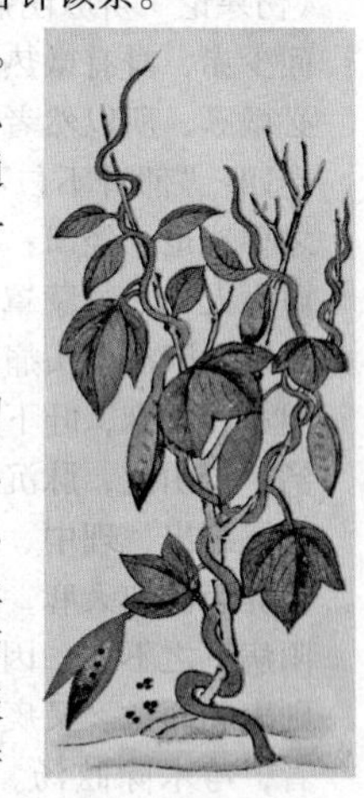
预知子

域中yùzhōng　见"彧中"条。

欲传yùchuán　指病邪有发展的趋向。如外感风寒，发热恶寒无汗，今微汗热不退，心烦口渴脉数，是风寒病邪化热将要传里的征象。

欲降反升yùjiàngfǎnshēng　反治法之一。即欲通利下降，反而使用升提的方法。如小便不通用宣肺提气，肺气通调，水道自利，是一种提壶揭盖的方法。

遇仙丹yùxiāndān　❶《摄生众妙方》卷一方。黑牵牛子（半生、半炒，取头末）四两，三棱、莪术、茵陈、槟榔（俱生用）各五钱。为末，每药末四两，用皂角五钱浸、揉汁煮，将白面一两打糊为丸，每服三钱，茶清送下，以恶物下尽为度。治食鱼、鳖、蟹过多而成鱼鳖蟹积，腹中疼痛，胸中满闷，或吐或泻，兼治虫积。❷《串雅内编》卷三方。即牛郎串，见该条。

喻昌yùchāng（约1585—1664） 清初著名医家。字嘉言，别号西昌老人。新建（今江西南昌）人。年轻时以贡生被选入京城，清军入关后隐居，并研读医书，旅游于南昌、靖安等地，后（1644—1661）在常熟行医，很有名声。学术上特别推崇《伤寒论》，在方有执《伤寒论条辨》的基础上，对伤寒论条文进一步分类归纳。强调“治病必先识病，识病然后议药”辨证论治思想，以及书写病案的重要性等。但在学术思想上反映出一定的泥古倾向。晚年著《尚论篇》（1648）、《医门法律》（1658）、《寓意草》（1643年）等书。

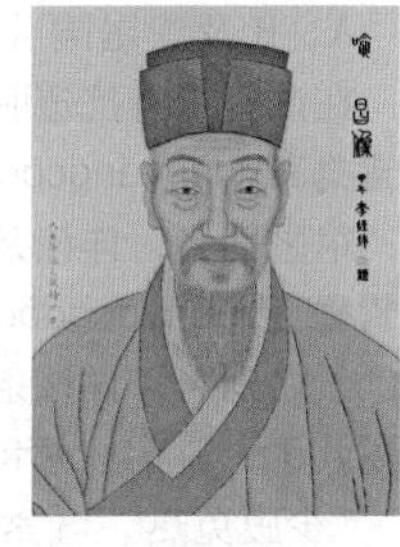

喻昌

喻化鹏yùhuàpéng 明代医生。字图南。江西丰城人。精于医术，旅游行医于宝庆（湖南邵阳）。专心研究四诊，治病认真如临大敌，遇有疑难，常静夜思索，晨起即赴病家处治，并常用所得报酬购买奇方秘论。著《医经翼》，已佚。

喻嘉言yùjiāyán 见“喻昌”条。

喻氏医书三种yùshìyīshūsānzhǒng 丛书。清代喻昌撰。刊于1763年。包括《医门法律》《尚论篇》《寓意草》。详各条。

喻图南yùtúnán 见“喻化鹏”条。

喻选古方试验yùxuǎngǔfāngshìyàn 方书。旧题清代喻嘉言选辑，王兆杏录。4卷。刊于1838年。作者选录《本草纲目》中的附方，予以分类编辑而成。卷一合药分剂法则、服药、宜忌及通治方；卷一至卷四分为头病、目病、面病、鼻病等92种病证的单验方。其中除喻氏所选诸方外，对于一些耳闻目见、试用有效的单方验方亦予附录。现有《珍本医书集成》本。

喻义yùyì 唐代外科医家。曾任西州（今新疆境内）节度要籍的官职。撰《疗痈疽要诀》1卷，已佚。

御爱姜苏丸yù'àijiāngsūwán 《传信适用方》卷一引沈德之方。紫苏叶五两，炒乌梅肉、木瓜各二两，甘草三分，肉桂、檀香、香薷叶各五钱，生姜（焙干）一分。为细末，炼蜜为丸，樱桃大，每服一丸。治中暑恶心，头疼，烦躁。

御米壳yùmǐqiào 中药材。出《医学启源》。为罂粟壳之处方名，详该条。

御神yùshén 御，驾驭、使用；神，精神。《素问·上古天真论》：“不时御神。”谓经常过分地使用精神。

御师yùshī 南北朝时期宋医官的职称。御师即医师，是为帝王保健服务的官员，相当于御医。北魏有侍御师等，多属此类官职。

御药房yùyàofáng 见“御药院”条。

御药院yùyàoyuàn 掌管帝王用药的机构。或称御药房。其职责是保管国内外进献的珍贵药品，按方和剂，以进帝王服用。宋代以供奉官3人掌之，下设典、使臣、药童、匠等；金代设提点、直长、都监、同监等官职管理；元代置达鲁花赤、大使，官阶从五品；副使3人，官阶正七品；还有直长和都监。

御药院都监yùyàoyuàndūjiān 金代医官职称。为该院低等医官，位处同监之上、提点之下。参见“御药院”条。

御药院方yùyàoyuànfāng 医方著作。御药院是宋、金、元三朝宫庭中药局机构。《御药院方》即其所制之成方配本，但三朝所修订之内容均有所不同。今存本为元代配本的一种。系1338年经许国桢等人修订者，共11卷。内容包括治风药、伤寒、一切气、痰饮、虚损、积热、泄痢、杂病、咽喉口齿、眼目、洗面药、疮肿伤折正骨、妇人诸疾、小儿诸疾，共14门，1068方。书中所载的若干成药方，多不见于其他方书，对临床应用有一定参考价值。

御药院提点yùyàoyuàntídiǎn 金代医官职称。专门掌管检查帝王服用汤剂药物的官吏，官阶从五品。

御药院同监yùyàoyuàntóngjiān 金代医官职称。为御药院低等医官，官阶从九品。参见“御药院”条。

御药院直长yùyàoyuànzhícháng 金代医官职称。承办帝王服用汤剂药物等事的官吏，官阶正八品。参见“御药院”条。

御苑匀气散yùyuànyúnqìsǎn 《证治准绳·幼科》集八方。桑白皮二两，陈皮一两半，桔梗（炒）、炙甘草、赤茯苓各一两，藿香半两，木通四两。加生姜，水煎服。治小儿疳积，气逆喘咳，面浮肿胀，胸膈痞闷，小便不利。

寓补于攻yùbǔyúgōng 虚实错杂病证的治疗法则之一。❶寓，寄托。把补之目的寄托于攻法。《金匮要略·血痹虚劳病脉证并治》：“五劳虚极羸瘦，腹满不能饮食……缓中补虚，大黄䗪虫丸主之。”瘀血去则新血自生，营养自能恢复。❷寓，寄居。指在攻邪药中加入一二补益之药，如治疫痢用人参败毒散。

寓攻于补yùgōngyúbǔ 虚实错杂病证的治疗法则之一。❶寓，寄托。把攻之目的，寄托于补法。如胎死腹中属于气虚不足的患者，用黄芪120g合开骨散（川芎、当归、血余、龟甲）以下死胎。❷寓，寄居。在补剂中加入一二攻邪之药。《温病条辨·中焦篇》：“应下失下，正虚不能运药，不运药者死，新加黄龙汤主之。”

寓意草yùyìcǎo 医案著作。清代喻昌撰于1643年。全书收辑以内科杂病为主的疑难治案60余则。前有医论二篇，作者强调“先议病，后用药”，其“议病式”就是一份比较完整的病历格式。在治案中喻氏对病因、病情记述较详；辨证治疗，剖析明晰；并以层层设问的方式，阐明治案中的关键和疑难之点。喻氏善用古方，又有个人的见解和发挥，故本书在医案著作中有相当的影响。但不少治案只议病情而无处方。1949年后有排印本。

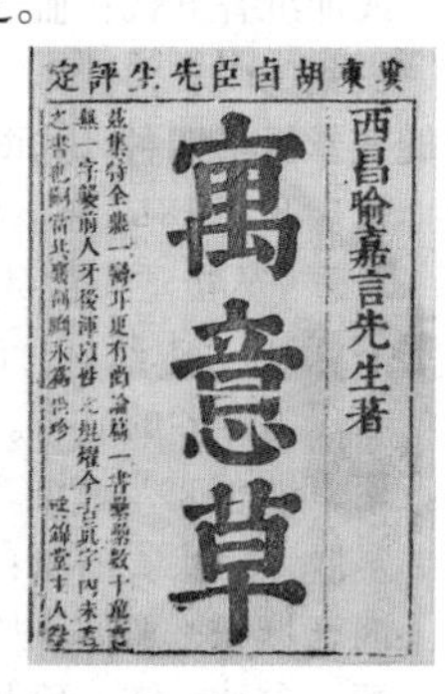

寓意草

愈带丸yùdàiwán 方名。即樗树根丸，见该条。

愈毒汤yùdútāng 《医学准绳六要·治法汇》卷五方。土茯苓四两，白鲜皮、苦参、金银花各三钱，黄柏一钱，皂角三十粒，薏苡仁、木通、防风各二钱。水煎服。治曾患梅疮而头痛不止，咽中痛或臂膊有块作痛。如气虚者，加人参、黄芪；血虚者，加四物汤。

愈风饼子yùfēngbǐng·zi 《儒门事亲》卷十二方。川乌（炮制）半两，川芎、甘菊花、白芷、防风、细辛、天麻、羌活、荆芥、薄荷、炙甘草各一两。为细末，水浸，蒸制作饼，每服三至五饼，茶酒送下。治雷头风，症见头上生赤肿结核，或如酸枣状。

愈风丹yùfēngdān 《儒门事亲》卷十五方。芍药、川芎、炒僵蚕、桔梗、细辛、天南星（姜制）、朱砂、羌活各半两，麻黄、防风、白芷、天麻、炙全蝎各一两，甘草三钱。为末，炼蜜为丸，弹子大，朱砂为衣，每服一丸，细嚼，茶、酒吞服。治诸痹寒热交作，筋骨疼痛，手足拘挛，麻木不仁，及中风口眼㖞斜，半身不遂。

愈风四物汤yùfēngsìwùtāng 《妇科玉尺》卷四方。熟地黄、当归、白芍药、川芎、荆芥、细辛、麻黄、防风、甘草。水煎服。功能养血疏风。治产后头风。

愈痛散yùtòngsǎn 《重订严氏济生方》方。五灵脂、延胡索、莪术、高良姜、当归各等分。为细末，每服二钱，淡醋汤调下。功能活血化瘀，温中止痛。治胃脘疼痛。

毓麟丸yùlínwán 方名。即毓麟珠，见该条。

毓麟芝室痘疹玉髓图像注解 yùlínzhīshìdòuzhěnyùsuǐtúxiàngzhùjiě 痘疹专著。见“痘疹全书”条。

毓麟芝室玉髓摘要yùlínzhīshìyùsuǐzhāiyào 痘疹专著。见“痘疹全书”条。

毓麟珠yùlínzhū 《景岳全书·新方八阵》卷五十一方。又名毓麟丸。人参、白术（土炒）、茯苓、芍药（酒炒）、杜仲（酒炒）、鹿角霜、川椒各二两，川芎、炙甘草各一两，当归、熟地黄（蒸捣）、菟丝子（制）各四两。为末，炼蜜为丸，弹子大，每服一至二丸，空腹，嚼服，或酒或白水送下。功能益气养血。治妇人气血俱虚，经脉不调，或断续，或带浊，或腹痛，或腰酸，或饮食不甘，瘦弱不孕。如给男子服用，宜加枸杞子、胡桃肉、鹿角胶、山药、山茱萸、巴戟肉各二两；如女人经迟，腹痛，宜加酒炒补骨脂、肉桂各一两，甚者再加吴茱萸（汤泡一宿，炒用）五钱；带多、腹痛，加补骨脂一两，五味子五钱，或加醋煅龙骨一两；子宫寒甚，或泄或痛，加制附子、炮姜；多郁怒气而为胀为滞者，宜加酒炒香附二两，甚者，或加沉香五钱；血热多火，经早内热者，加川续断、地骨皮各二两。

毓芝堂医书四种yùzhītángyīshūsìzhǒng 丛书。清代汪和鼎辑。刊于1812年。包括《宜麟策》《达生篇》《保婴易知录》《丛桂堂集验良方》。

礜石yùshí 中药材。出《神农本草经》。又名太白石、立制石。为毒砂的矿石。辛、甘，热，有大毒。祛寒湿，破积聚，蚀恶肉，杀虫。①治远年风寒湿痹，痼冷腹痛，积聚坚癖，疟疾。内服：入丸、散用；或浸酒饮。②治痔瘘瘜肉，赘瘤，瘰疬，疥癣。研末涂敷。本品有大毒，内服宜慎。含砷、铁、硫及少量钴、锑、铜。

鬻婴提要说yùyīngtíyàoshuō 儿科著作。见“述古斋医书三种”条。

yuan

鸢尾yuānwěi 中药材。出《神农本草经》。又名乌鸢、扁竹、蓝蝴蝶、冷水丹、土知母。为鸢尾科植物鸢尾*Iris tectorum* Maxim. 的根茎。主产于广东、广西、四川、贵州。辛、苦，寒，有毒。消积杀虫，破瘀行水，解毒。①治跌打损伤，癥瘕积聚，风湿痹痛，水肿，臌胀，食积腹胀，二便不通，蛔虫腹痛。煎服：1～3g。②治咽喉肿痛，煎服，或捣烂加冷开水少许绞汁，频频含漱；痈疖肿毒，蛇犬咬伤，研末调敷。服用过量可引起头晕，呕吐，腹泻等。孕妇忌服。本品含鸢尾黄酮苷、鸢尾黄酮新苷A、B及鸢尾酮苷等。鸢尾黄酮苷及其苷元有抗炎作用，在试管中有抗透明质酸酶的作用。

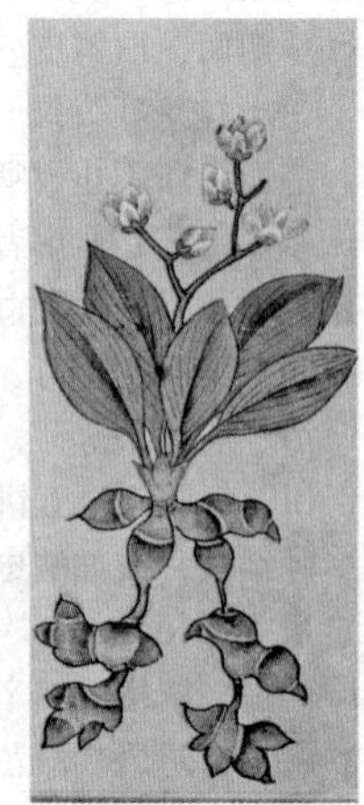
鸢尾

鸳鸯草yuānyāngcǎo 中药材。见《湖南药物志》。为鸡眼草之别名，详该条。

鸳鸯豆yuānyāngdòu 中药材。见《中药材手册》。为相思子之别名，详该条。

冤yuān 症名。烦闷、郁闷、苦闷。《素问·玉机真藏论》：“少腹冤热。”《素问·疟论》：“少气烦冤。”

渊刺yuāncì 古刺法。出《灵枢·官针》。即关刺，详该条。

渊疽yuānjū 病名。出《外科大成》卷二。为无头疽生胁部腋下三寸者。多因忧思太过，肝胆两伤而成。初起坚硬，肿而不红，日久方溃。脓稠色白者顺；如豆浆水者逆。治法同无头疽，若疮口有呼吸声出，此为内膜透，即灸阳陵泉，兼服护膜散（白蜡、白及各等份，共研细末），每服一钱，一日三次。

渊腋yuānyè 经穴名。代号 GB22。出《灵枢·经脉》。别名泉液。属足少阳胆经。位于侧胸部腋中线上，腋下3寸，当第五肋间隙处（《针灸甲乙经》）。布有第五肋间神经的外侧皮支，胸长神经的分支；并有胸腹壁静脉，胸外侧动、静脉及第五肋间动、静脉通过。主治胸胁满痛，瘰疬，肩臂痛；以及肋间神经痛，腋窝淋巴结炎等。斜刺0.3～0.5寸，不宜深刺。艾条灸5～10分钟。

痟心yuānxīn 古病名。《素问·经脉别论》：“真虚痟心。”《内经》吴注：“痟心，心酸痛也。”《类经·脉色类》：“肝邪独至，真气必虚，木火相干，故心为痟痛。”参见“肝心痛”条。

元宝贝yuánbǎobèi 中药材。见《浙江中药手册》。为浙贝母之药材名，详该条。

元宝草yuánbǎocǎo 中药材。出《本草从新》。又名对月草、对叶草、穿心草、穿心箭、叶抱枝。为藤黄科植物元宝草 *Hypericum sampsonii* Hance 的全草。分布于长江流域和台湾。辛、苦，寒。入肝、脾经。凉血止血，活血行瘀，清热解毒。①治咳血，吐血，衄血，尿血，痢疾，月经不调，白带。煎服：9～15g。②捣敷痈疮疔毒，毒蛇咬伤，烧烫伤。孕妇忌服。本品含金丝桃属素。金丝桃属素可抑制中枢神经，可镇痛，也可抑制食欲。

元寸yuáncùn 中药材。见《中国药学大辞典》。为麝香之处方名，详该条。

元达yuándá 宋元间人。初名守旻，后改名达。鸡泽（今河北鸡泽）人。知医知药，善制犀粉。

元儿yuán'ér 经穴别名。出《针灸甲乙经》。即膻中，见该条。

元府yuánfǔ 即玄府。详该条。

元颃yuánháng 唐代医生。京都（今陕西西安）人。不知姓，名元颃，善医。据载：一妇误食一虫，常疑而成疾，每治不效。清元颃诊治，元颃知其所患，请其夫选谨密者一人，预戒之：“今以药吐泄，但以盘盂盛之，当吐之时，但言有一小虾蟆走去，然切不得令病者知是诳治也。”此疾永除。长于暗示疗法。

元好问yuánhàowèn（1190—1257） 金代文学家。字裕之，号遗山。秀容（今山西省忻县）人。1217—1222年（兴定）间进士，曾任行尚书省左司员外郎等职。晚年从事著作，长于诗文。家藏医书甚多，集亲自应用有效的医方数十首，于1242年（淳祐二年）汇编为《集验方》一卷。

元和纪用经yuánhéjìyòngjīng 医话医论著作。1卷。唐代王冰（启玄子）撰于公元762年。此书采五运六气学说阐明医理药性，进而制方遣药以治疾病。大体以六气为主，五味为用，药当其岁，味当其气。气味厚薄，性用躁静，寒热温凉，随胜用之，则可制胜扶弱、客主相安。故上章六法，表六气用药增损。大抵不外主胜为逆，客胜为从，客胜则泻客为主，主胜则泻主补客之类。五味入胃，各归所喜，久而增气，物化之常，故饮食药治，宜谨和五味。故其中章九法，论五味服饵。其方如上丹、中丹、小丹、八味丸、温平补益十精丸、六气经纬丸、汤酒散等。药分三品，方有大小，君臣佐使，以调阴阳，必当熟谙六气五运，伏其所主而先其所因，故下章列今古效验最胜之八十一法以治百病。现存清代程永培（瘦樵）校勘本。

元胡yuánhú　中药材。见《中药材手册》。为延胡索之处方名，详该条。

元胡索yuánhúsuǒ　中药材。见《药品化义》。即延胡索，详该条。

元胡索散yuánhúsuǒsǎn　《杂病源流犀烛·身形门》卷二十七方。延胡索、当归、炒蒲黄、赤芍药、官桂各一钱，姜黄、木香、乳香、没药各七分，炙甘草五分。为粗末，加姜三片，水煎服。治血结胸，胸腹痛连腹胁背膂，上下攻刺痛，痛不可忍，手不可按，甚则搐搦者。

元胡止痛颗粒yuánhúzhǐtòngkēlì　中成药。见《中华人民共和国药典（一部）》（2020）。醋延胡索445g，白芷223g。以上二味，按颗粒剂工艺制成，每袋装5g。开水冲服。一次1袋，一日3次；或遵医嘱。理气，活血，止痛。用于气滞血瘀的胃痛，胁痛，头痛及痛经。

元胡止痛片yuánhúzhǐtòngpiàn　中成药。见《中华人民共和国药典（一部）》（2020）。醋延胡索445g，白芷223g。以上二味，按照片剂工艺制成1000片糖衣片。口服。每次4～6片，一日3次，或遵医嘱。理气，活血，止痛。用于气滞血瘀的胃痛，胁痛，头痛及月经痛等。

元机启微yuánjīqǐwēi　眼科著作。又名《原机启微》。2卷。明初倪维德撰，明代薛己校注。初刊于1370年。卷上论眼病病因及治则共九论；卷下论方剂配伍附40余方及方义的说明。薛己将此书收入《薛氏医案》时，将其本人之见闻和经验，另撰附录1卷，包括11论及70余附方。1949年后有排印本。

元精yuánjīng　藏于肾中的先天之精，为阴精之本，故又称“元阴”。《景岳全书·传忠录》：“元阴者，即无形之水，以长以立，天癸是也，强弱系之，故亦曰元精。”

元觉yuánjué　宋代医僧。得四明僧人奉真之传，医术高明。

元恪yuánkè（483—515）　南北朝北魏皇帝（宣武帝）。尝于永平三年（510）敕令太常于闲敞之处，别立一馆，使京畿内外疾病之徒，咸令居处。严敕医署，分师治疗，考其能否而行赏罚。又以经方浩博，应病投药，卒难考究，乃令王显集诸医工，寻篇推简，务存精要，编撰医书35卷，颁布郡县，使知救患之术。

元门脉诀内照图yuánménmàijuénèizhàotú　医话医论著作，2卷。旧题汉华佗撰。主要收“明画图之象，明当脏之病，明五脏相入，明脏腑相入，明脏腑用药，明脏腑成败”等6方面内容。有图有论，文风古朴，颇多奇论。历代藏之内府，世罕见闻。明嘉靖间太医院判周兴国抄得而秘于家。叶天士于周兴国之孙周道州处得之，辨其传抄之误而屡加批注，遂传于今。

元气yuánqì　即原气。详该条。

元气之根yuánqìzhīgēn　命门所藏的元阴、元阳为人体阴精、阳气的根源，故称命门为“元气之根”。《景岳全书·传忠录》：“命门为元气之根，为水火之宅，五脏之阴气非此不能滋，五脏之阳气非此不能发。”

元芩yuánqín　中药材。见《东北药用植物志》。为黄芩之别名，详该条。

元参yuánshēn　中药材。见《本草通玄》。即玄参，详该条。

元参清肺饮yuánshēnqīngfèiyǐn　《外科正宗》卷二方。玄参、柴胡、桔梗、陈皮、地骨皮、茯苓、麦冬、薏苡仁、人参、甘草、槟榔。水煎，加童便一小杯，冲服。治肺痿，久嗽气虚而热在上焦，寒热往来，自汗，气急，烦闷多唾，或带红线、脓血者。

元神之府yuánshénzhīfǔ　见《本草纲目》卷三十四。指脑。精神意识，记忆思维，视觉器官，皆发于脑，故称。详“脑”条。

元守旻yuánshǒumín　见“元达”条。

元希声yuánxīshēng（8～9世纪）　唐代医家。撰有《行要备急方》1卷。《外台秘要》记载：元希声为元侍郎（唐宫庭主管医疗等的官员），曾集有《张文仲疗诸风方九首》。

元修菜yuánxiūcài　中药材。见《本草纲目》。为小巢菜之别名，详该条。

元阳yuányáng　即肾阳。与元阴相对而言，是生命的本元，故称。详“肾阳”条。

元遗山yuányíshān　见“元好问”条。

元阴yuányīn　即肾阴，与元阳相对而言，是生命的本元，故称。又别称天癸。《景岳全书》卷一：“元阴者，即无形之水，以长以立，天癸是也。”详“肾阴”“天癸”条。

元英yuányīng　南北朝北魏官吏。原姓拓跋。鲜卑族人。善骑射，博闻强记，兼晓医术。孝文帝时（471—499）为梁州刺史，死谥献武王。

元痈yuányōng　病名。指喉痈之生于高位者。《咽喉经验秘传·双喉痈篇》：“须要看他地位，在上者为元痈。”

元裕之yuányùzhī　见“元好问”条。

元真yuánzhēn　指真气。《金匮要略·脏腑经络先后病脉证》：“若五脏元真通畅，人即安和。”详“真气”条。

元珠膏yuánzhūgāo　《医宗金鉴·外科心法要诀》卷六十二方。木鳖子肉十四个，斑蝥八十一个，柳枝四十九寸，甲片三钱，草乌一钱，麻油二两。共浸七日，文火炸枯去渣，入巴豆仁三个煎至黑，倾于钵内研如泥，加麝香一分搅匀成膏，外敷患处，或用纸捻蘸送孔内。治肿疡将溃或已溃者。

元珠先生yuánzhūxiān·sheng　唐代医家。对《素问》有较深的研究。王冰注解《素问》前，曾向元珠先生学习请教。

芫花yuánhuā　中药材。出《神农本草经》。又名头痛花、老鼠花、癞头花、棉花条、芫条花，去水，芫。为瑞香科植物芫花 *Daphne genkwa* Sieb. et Zucc. 的干燥花蕾。产于华东、安徽、江苏、浙江、四川、山东、湖南等地。辛、苦，温，有毒。归肺、脾、肾经。泻水逐饮，祛痰止咳，解毒杀虫。治水肿胀满，臌胀，痰饮胸水，喘咳，痈疖疮癣，咳逆上气，痛引胸肋，瘴疟，精神病，内服：煎汤1.5～3g，研末0.6～0.9g，日服1次；治小儿秃头疮，用药液调敷。醋制可使其毒性减弱，并加强逐水作用。体质虚弱及孕妇忌服。反甘草。本品含芫花素、羟基芫花素、芹菜素、苯甲醛及谷甾醇等。芫花素能抑制离体肠管及子宫的运动，也能抑制离体蛙心。芹菜素对平滑肌有中度解痉作用，对大鼠有轻度抗胃溃疡作用，醋制和苯制芫花的醇提取液及羟基芫花素有较好的祛痰及一定的止咳作用，芫花浸剂对狗有轻度致泻及致吐作用，其刺激性油状物对离体肠管先兴奋后抑制。煎剂或醇浸剂给动物灌服有利尿作用。动物实验中芫花与甘草同用，毒性增强。

芫花根yuánhuāgēn 中药材。出《吴普本草》。又名金腰带。为瑞香科植物芫花 *Daphne genkwa* Sieb. et Zucc. 的根。分布于长江流域及山东、河南、陕西等地。辛、苦，温，有毒。逐水，消肿，解毒。①治水肿，风湿痹痛，跌打损伤，瘰疬，便毒。煎服：2.4~4.5g。②治急性乳腺炎初起，取根二层皮捣搓小团，塞鼻孔内，约20分钟即有热辣感，再过5分钟取出；治多种牙痛，芫花根二层皮，用75%酒精浸泡3~5天，以棉球蘸液置痛处3~5分钟，即可止痛。体质虚弱及孕妇忌服。反甘草。根皮含芫根苷、芫根乙素、β-谷甾醇等。近来又得到芫花酯甲，对动物有引产作用，并有强烈的刺激作用：对小鼠耳朵刺激作用的 ID_{50} 为0.11nmol/耳。根的碳酸溶解部分对动物子宫有明显的兴奋作用。麻醉猫静脉注射，除引起短暂的血压下降外，亦出现子宫收缩。中毒剂量可延长凝血时间，并出现血尿。芫根乙素对鱼有很强毒性，给离体豚鼠心脏灌流时，有扩张冠状血管作用。

芫花丸yuánhuāwán ❶《太平圣惠方》卷六十九方。芫花、大戟、甘遂、大黄各一两，青皮（汤浸）一两半。上药醋炒，再为细末，面糊和丸，梧桐子大，每服七丸，食前温酒送下。功能逐水消肿。治妇人血分，四肢浮肿，脘腹气滞，不思饮食。❷《普济本事方》卷三方。芫花（醋制）一两，干漆（炒令烟尽）、狼牙根、炒桔梗、炒藜芦、槟榔各半两，炒巴豆十个。为细末，醋糊为丸，赤豆大，每服二至七丸，食前姜汤送下。治积聚停饮，痰水生虫，久则成反胃，及变为胃痈。

芫花中毒yuánhuāzhòngdú 病名。因服药或误服芫花过量，或因芫花根外用引产而出现中毒症状者。症见恶心、呕吐、腹痛、腹泻、皮疹。外用引产者更见阴道出血量多。严重者可见痉挛，抽搐，昏迷及呼吸衰竭。治疗宜中西医结合救治。《本草纲目》有以醋煮去毒，以防己、防风、甘草、桂汁解毒的记载。可参考。

芫青yuánqīng 中药材。出《名医别录》。为青娘子之别名，详该条。

芫条花yuántiáohuā 中药材。见《山东中药》。为芫花之别名。详该条。

园香草yuánxiāngcǎo 中药材。见《安徽中草药》。为铃茵陈之别名，详该条。

员利针yuánlìzhēn 针具名。九针之一。《灵枢·九针论》："员利针，取法于针，微大其末，反小其身，令可深内也，长一寸六分，主取痈痹者也。"是一种针体细小而尖微大圆利的针具。用于治疗痈肿、痹证等。

员在yuánzài 经穴别名。出《针灸甲乙经》。即攒竹，见该条。

员针yuánzhēn 古针具名。九针之一。《灵枢·九针论》："员针，取法于絮针，筒其身而卵其锋，长一寸六分。主治分间气。"是一种身为圆柱状，端呈卵圆形的针具。用于按摩体表，治疗筋肉痹痛等。

员柱yuánzhù 经穴别名。出《外台秘要》。即攒竹，见该条。

袁班yuánbān 明末医家。字体庵。江苏高邮人。二十岁始闭户十年研读医书，遂精其术，尤善脉诊，治商多奇中，有"江北名医"之称。如州人王曰潘患寒疾，昏不知人，家人已准备后事。适班过，诊视之，以药灌入口中得活，遂名噪大江南北。每以医籍之大半无所创见为憾事，著《证治心传》一卷，以折衷诸家，参以己之临证心得。并早于叶天士提出"卫气营血"理论，用以指导温病的辨证施治，对温邪上受、逆传、顺传亦已有所阐明。此外著有《医学心传》若干卷，未见传世。

袁淳古yuánchúngǔ 见"袁坤厚"条。

袁大宣yuándàxuān 见"袁句"条。

袁东yuándōng 明代医生。字春。金坛（今属江苏）人。善医，尝谓：视人病患，在人痛楚，若在吾身，返观五内，洞然有见，而后治人五内，即便无效，病亦弗剧。嘉靖四十年（1561）涝饥，次年疫大行，治之有效，御史嘉之，荐授太医院医士。

袁句yuánjù 清代医家。字大宣，别号双梧主人。河南洛阳人。于1753年撰《天花精言》一书（又名《痘症精言》）（1755年刊行），专门论述种痘法。

袁坤厚yuánkūnhòu 元代医生。字淳古。益州（今四川成都）人。精通医学，任成都路（今四川成都）医学正，撰有《难经本旨》一书。

袁木yuánmù 明代医生。字济川。丹徒（今属江苏）人。精于医，远近抱沉求治者盈门。子一凤、一魁继其业。一凤官太医院。

袁秦邮yuánqínyóu 清代医家。史以甲之师。参见"史以甲"条。

袁仁yuánrén 明代医生。字良贵，号参坡。嘉善（今属浙江）人。生活于15世纪下叶。谓医业可藏身济人，遂隐于医。善辨病，非药石可医者不住。昆山魏校疾，使者三请弗往。曰：心疾，当行仁义，不然虽十至而无益。著《内经疑义》《本草正讹》《痘疹家传》等书。

袁学渊yuánxuéyuān 有误作"哀学渊"。明代眼科医家。字晴峰。武夷（今福建崇安）人。精眼科，尝辑著《秘传眼科七十二证全书》，首列"龙树祖师论"，阐五轮八廓之说，次叙"田仁斋银海精微论"，后为眼科七十二证。

袁瑺yuántáng 明代医官。桐庐（今属浙江）人。生活于16世纪上叶。精于医，由医士升任太医院御医，后擢太医院院判。

原yuán ❶泛指体内空阔之处。章虚谷《医门棒喝》卷二："详原字之义，似指躯壳内空阔处也。因其空阔，故能蓄邪。"❷原穴的简称。详该条。

原病集yuánbìngjí 综合性医著。明代唐椿撰于1474年。5卷。本书共分元、亨、利、贞四类。"元类要法"又分上、下卷，为医学总论部分，分论医学习业、诊候、药性、察病、治法、经络等。"亨类钤法""利类钤法"各1卷，分论风、中气、中恶、寒等各类病证及外科、妇女科、小儿科病证。"贞类钤方"1卷，论述药方，用药之法，及汤散、饮、丸（圆）、丹、膏诸剂及杂法。

原蚕蛾yuáncán'é 中药材。出《名医别录》。为蚕蛾科昆虫家蚕 *Bombyx mori* L. 的雄性全虫。咸，温，有小毒。入肝、肾经。壮阳，涩精，止血。①治阳痿，遗精，白浊，尿血。内服：焙干研末1.5~3g，或入丸、散。②治刀伤出血，烫伤，冻疮及溃疮不敛。研末撒患处。蚕蛾含蛋白质及游离氨基酸、细胞色素C，α-和β-脱皮素。蛾翅还含萤光青等萤光物质。蚕蛾又含维生素等。本品可抑T细胞中DNA合成；又能激活人体补体旁路途径。

原蚕沙yuáncánshā　中药材。出《本草纲目》。又名晚蚕沙、蚕沙、原蚕屎。为蚕蛾科昆虫家蚕 *Bombyx mori* L. 幼虫的干燥粪便。主产于浙江、四川、河南、江苏、湖南等地。甘、辛，温。入肝、脾、胃经。祛风除湿，和胃化浊，活血定痛。❶治风湿痹痛，头风头痛，霍乱吐泻、转筋，腹痛。煎服：9～15g，包煎。❷治皮肤瘙痒，瘾疹、烂弦风眼。煎服并煎水洗。本品含抗菌物质原儿茶酸，对羟基苯甲酸。还含蚕沙酮，多量维生素A、B以及游离氨基酸，植物甾醇，羽扇豆醇，β－谷甾醇及其葡萄糖苷，尿酸，铜等。尚含多种氨基酸、叶绿素衍生物、植醇、麦角甾醇、杂茁生长素等。

原蚕屎yuáncánshǐ　中药材。出《名医别录》。即原蚕沙，详该条。

原瘄要论yuáncùyàolùn　麻疹专著。清嘉庆年间袁氏（佚名）撰。1卷。刊于1828年。本书简要论述麻疹（即瘄）的诊断、治疗及合并症等，并附虞氏麻疹治法一文。现有《中国医学大成》本。

原地踏步yuándìtàbù　练功方法名。见杜自明《中医正骨经验概述》。两手叉腰或一手扶台（或椅），交替提腿作踏步运动。适用于治疗膝、踝部疾患。

原动物鉴定yuándòngwùjiàndìng　中药学名词。药物鉴定方法之一，应用生物分类学的知识与方法鉴定每一种动物药材的生物学来源，确定其学名。

原机启微yuánjīqǐwēi　眼科著作。见“元机启微”条。

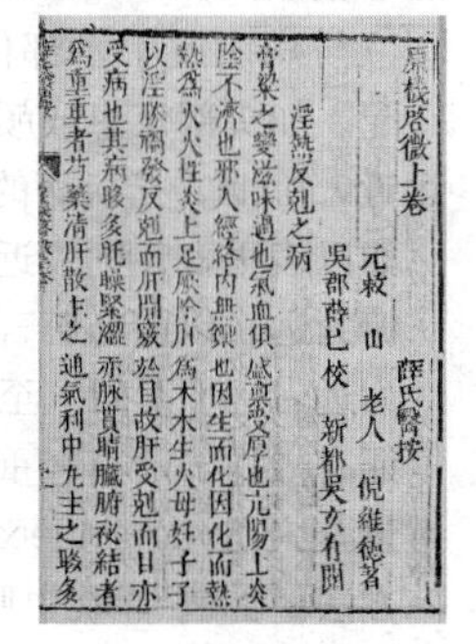
原機啓微上卷　薛氏醫按
元敕山老人　倪維德著
吳郡薛已校　新都吳玄有閱
淫熱反剋之病
膏粱之變滋味過也氣血俱盛稟受厚也七陽上炎
陰不濟也邪入經絡內無禦也因生而化因化而熱
熱爲火火性炎上足厥陰肝爲木木生火母妊子子
以淫勝禍發反剋而肝開竅於目故肝受剋而目亦
受病也其病眵多眊矂緊澀赤脉貫睛臟腑秘結者
爲重重者芍藥清肝散主之通氣利中丸主之眵多

原机启微

原矿物鉴定yuánkuàngwùjiàndìng　中药学名词。药物鉴定方法之一，应用矿物分类学的知识与方法鉴定每一种矿物药材的矿物学来源，确定其学名。

原络配穴法yuánluòpèixuéfǎ　指以本经原穴与其表里经的络穴相配合，用以治疗本脏本腑有关疾病的方法。如肺经有病取本经的原穴太渊，配以大肠经的络穴偏历等。因本法以取本经的原穴为主，表里经的络穴为配（客），故又称主客配穴法。其具体配用见下表：

原络配穴表

原穴	太渊	合谷	冲阳	太白	神门	腕骨	京骨	太溪	大陵	阳池	丘墟	太冲
脏腑	肺	大肠	胃	脾	心	小肠	膀胱	肾	心包	三焦	胆	肝
络穴	偏历	列缺	公孙	丰隆	支正	通里	大钟	飞扬	外关	内关	蠡沟	光明

原平仲yuánpíngzhòng　隋代医药学家。撰有《灵秀本草图》六卷，已佚。

原气yuánqì　亦称元气。包括元阴和元阳之气。禀受于先天而赖后天荣养而滋生，由先天之精所化，故名。它发源于肾（包括命门），藏于丹田，借三焦之道，通达全身，推动五脏六腑等一切器官组织的活动，为生化动力的泉源。《难经·三十六难》：“命门者，诸精神之所舍，原气之所系也。”

原气之别yuánqìzhībié　别，分支，分别行走。三焦网络躯体的上、中、下三部，主持诸气，能引导生发于命门的原气分别行走于全身各部位，故称为“原气之别”。《难经·三十八难》：“……三焦也，有原气之别焉，主持诸气。”

原生yuánshēng　出清代亟斋居士《达生篇》。指胎产而言。因其为生人之始，故名原生。

原穴yuánxué　经穴分类名。原，即本原，原气的意思。脏腑原气经过和留止的穴位称为原穴。原气与三焦有密切关系，三焦是原气的别使，导源于肾间动气，通达全身，对维持人体正常生命活动有着密切关系。脏腑病变，往往反应于十二原穴，刺激原穴对治疗脏腑病变又有着重要意义。《灵枢·九针十二原》篇说：“五脏有疾也，应出十二原，而原各有所出，明知其原，睹其应，而知五脏之害矣。”“凡此十二原者，主治五脏六腑之有疾也。”十二经各有原穴一个，见下表：

原穴表

脏腑	肺	大肠	胃	脾	心	小肠	膀胱	肾	心包	三焦	胆	肝
原穴	太渊	合谷	冲阳	太白	神门	腕骨	京骨	太溪	大陵	阳池	丘墟	太冲

原医图yuányītú　医史著作。一卷。明代熊均（字宗立、道轩，号勿听子）撰于1476年。书中收录伏羲、神农、黄帝、岐伯、雷公、扁鹊、淳于意、张仲景、华佗、王叔和、皇甫谧、葛洪、孙思邈、韦慈藏等14位医家，每位医家先绘肖像一幅，次述生平事迹及医学贡献，末尾附四言韵语形式的“历代名医图赞”。明崇祯元年（1628）刘孔敦重刊《本草蒙筌》时，于正文前收录该书（含书前熊宗立“按”），题曰《历代名医图姓氏》。

原植物鉴定yuánzhíwùjiàndìng　中药学名词。药物鉴定方法之一，应用生物分类学的知识与方法鉴定每一种植物药材的生物学来源，确定其学名。

圆红散yuánhóngsǎn　《痧胀玉衡》卷下方。又名二十号损象方。炙没药、降香各三钱，细辛四钱，桃仁、延胡索、白蒺藜各一两。为末，每服一钱，紫荆皮煎汤送下。治痧症血郁不散。

圆镜yuánjìng　眼科金针开内障八法之七。指晶状体位置固定后，将金针退至瞳孔中央，检查前房、房水、视力等的状况。《目经大成》卷二：“翳净，用针干于金井中央，周遭浣涤，细看睛内，神水澄澈，颜色指动，一一映照，自尔远可识人，近能鉴物。”参见“拨内障手法”条。

圆利针yuánlìzhēn　圆，通员。即员利针。详该条。

圆明膏yuánmínggāo　《兰室秘藏·眼耳鼻门》方。诃子皮（湿纸裹煨）、甘草各二钱，当归身三钱，柴胡、麻黄、生地黄、黄连各五钱。先用水煎麻黄，去沫，再入他药，熬至滴水不散，去渣，入蜜少许再熬，每用少许，点眼。治劳心过度，饮食失节，乃生内障，瞳子散大。

圆癣yuánxuǎn　病名。生于体表的一种癣疾。《诸病源候论》卷三十五：“圆癣之状，作圆文隐起，四畔赤，亦痒痛是也，其里亦生虫。”多由湿热外邪侵袭皮肤或接触传染而得，好发于面颈、躯干、四肢等处。病损为钱币状圆形红斑，边缘清楚，其中央者可有自愈。红斑周围可见丘疹、水疱、结痂、鳞屑等变化，自觉瘙痒。治宜土槿皮酊外搽；或用硼砂3g，醋100ml，调匀外搽，亦可用20%铜绿散油调外涂。相当于体癣。

圆翳yuányì　病名。见《世医得效方》卷十六。即圆翳内障。详该条。

圆翳内障yuányìnèizhàng　病名。见《秘传眼科龙木论》。又名圆翳。历代医籍因其病因、形、色、程度不同而名称各异，实际皆黄睛（晶状体）病变混浊。如先天所致者，名胎患内障；形如枣花者，名枣花内障；黄而明莹者，名如金内障；由于病变程度不同而名称相异者，如《审视瑶函》于如银障症指出："此症专言瞳神中之白色内障也，轻则一点白亮，而如银星一片（如银内障）；重则瞳神皆雪白而圆亮，圆亮者，一名圆翳内障。"可由肝经风热或阴虚湿热，上攻于目；肝肾阴虚，目失濡养；先天不足而胎患等所致。《秘传眼科龙木论》："初患之时，眼前多见蝇飞花发，垂蟢，薄烟轻雾，渐渐加重，不痛不痒，渐渐失明。眼与不患眼相似，且不辨人物，惟睹三光。"透见瞳内，黄精呈不同形色之混浊，清代黄庭镜《目经大成》卷二："色白或微黄，或粉青，状如星、如枣花、如半月、如剑脊、如水银之走、如膏脂之凝、如油之滴水中、如冰之冻杯内。"可一眼先患或双眼同病。因肝经风热引起者，宜平肝清热，用防风散或石决明散加减；由阴虚湿热引起者，宜养阴、清热、除湿，用甘露饮加减；由肝肾阴虚引起者，宜滋养肝肾，用杞菊地黄丸或补肾丸加减，并可用针刺疗法，选用睛明、球后、攒竹透鱼腰、合谷、足三里等穴。凡翳定障老而光感色觉正常者，可手术治疗。本病相当于今之白内障。参见有关各条。

圆翳外障yuányìwàizhàng　病名。见《证治准绳·杂病》。又名遮睛障。指宿翳之形圆、色白而薄者，《张氏医通》卷八："间有厚者，亦非堆积之比。"以其光滑深沉，虽久治亦难消退。参见"宿翳"条。

圆针yuánzhēn　圆，通员。即员针。详该条。

圆蛛yuánzhū　中药材。见《吉林中草药》。即蜘蛛，详该条。

援生四书yuánshēngsìshū　养生著作。4卷。清代田绵淮辑于咸丰三年（1853）。卷一《延命金丹》、卷二《护身宝镜》、卷三《本草省常》、卷四《医方拾锦》。主要辑录前人养生延寿铭言、养生却病静功、导引术、食疗常用方药等，是一部养生常识汇编。现存同治十二年（1873）刻本。

援土固胎汤yuántǔgùtāitāng　《傅青主女科》卷下方。人参、炒山药、山茱萸各一两，土炒白术二两，肉桂二钱，续断、杜仲、炒砂仁、菟丝子（酒炒）各三钱，附子五分，枸杞子、炙甘草各一钱。水煎服。治妊娠吐泻腹痛。

缘中yuánzhōng　耳穴名。代号 $AT_{2,3,4i}$。位于对耳屏游离缘上，对屏尖与轮屏切迹之中点处。

猿猴摘果yuánhóuzhāiguǒ　小儿推拿方法名。出陈氏《小儿按摩经》。操作方法有5种：①用两手摄扯儿螺蛳骨处皮肤（见陈氏《小儿按摩经·手诀》）。②用左手大食二指从儿阳穴上捻动至关中转到总筋左边，右手大食二指捻动自阴穴向上转到关上（见《小儿推拿方脉活婴秘旨全书·十二手诀》）。③用两手牵拉儿双手时伸时缩（《小儿推拿秘诀·手上推拿法》）。④用大食两指摄儿两耳尖，向上提几次，再扯两耳坠，往下拉几次（见《幼科推拿秘书·十三大手法推拿注释》）。⑤用左手食中二指捏儿阳穴，大指捏阴穴，属寒证者，用左大指从阴穴往上经三关揉至曲池转下经六腑揉至阳穴，名转阳过阴；属热证者，则反之，名转阴过阳；俱揉几遍，揉毕，再用右大指捏心、肝、脾穴各一下，并各摇几十次，寒证往里摇，热证往外摇（见《厘正按摩要术》卷三）。此法能消食，治痰气，除虚退热。

猿戏yuánxì　导引法。系模仿猿的动作的一种体操健身活动。马王堆三号汉墓出土的帛画《导引图》有"木侯"（沐猴）及"管墟"（猿呼）图样，二者皆有呼啸状。《后汉书·华佗传》始列入五禽戏中。《云笈七签·导引按摩》（似为宋以前，公元960年前著作）始有简动作记述："猿戏者，攀物自悬，伸缩身体，上下一七。以脚拘物自悬，左右七。于却立，按颈，各七。"此后流派渐多。

远痹yuǎnbì　病证名。指日久不愈的痹症。《灵枢·九针十二原》："长针者，锋利身薄，可以取远痹。"《类经》卷十九："凡虚风之深入者，必内舍于骨解腰脊节凑之间，故欲取深邪远痹者，必为大针以治之也。"

远道刺yuǎndàocì　古刺法名。九刺之一。《灵枢·官针》："远道刺者，病在上取之下，刺府输也。"指身体上部有病取用肘膝以下阳经（属腑）的穴位进行治疗。亦有指取用下肢足三阳经穴位或六腑下合穴者。以其针刺穴位距病处较远而名。近代所称"远道取穴法"盖源此。《针灸甲乙经》作道刺。

远道选穴法yuǎndàoxuǎnxuéfǎ　本法源于《灵枢·官针》"远道刺者，病在上取之下，刺府输也"的理论。后金代窦汉卿《标幽赋》又有"头有病而脚上针，左有病而右畔取"的论述。现今泛指远离病变部位选取穴位的方法。又称远取法。如牙痛选取合谷、内庭；肝病选取太冲、阳陵泉等。

远节段取穴yuǎnjiéduànqǔxué　选穴法的一种。指选用的穴位与病痛或手术部位不属于同一或邻近的脊髓节段所支配。如头部疾患或颅脑手术选取下肢部穴位等是。

远近yuǎnjìn　指疾病的所在有远近之分。远近是相对而言，如以表里言，则表近里远；以经络脏腑言，则经络为近脏腑为远；以腑与脏言，则腑近而脏远。亦有以上为近，下为远者。《素问·至真要大论》："气有高下，病有远近，证有中外，治有轻重，适其至所为故也。"

远近配穴法yuǎnjìnpèixuéfǎ　指以局部与远道相结合的配穴方法。如胃痛取中脘、胃俞为近取；内关、足三里为远取；两相结合，即为远近配穴法。

远取法yuǎnqǔfǎ　即远道选穴法，见该条。

远视yuǎnshì　病名。见《审视瑶函》。即能远怯近症。详该条。

远血yuǎnxuè　病证名。指便血之先排便、后下血者。《金匮要略·惊悸吐衄下血胸满瘀血病脉证并治》："下血，先便后血，此远血也，黄土汤主之。"《景岳全书》谓："血在便后者，其来远，远者或在小肠，或在于胃。"因脾气虚寒，不能统血所致者，症见血色暗黑，唇淡口和，四肢不温，舌淡苔白，脉细无力等。宜用黄土汤温阳健脾，坚阴止血。因阴虚火旺，壮火食气，脾阴虚而肺气燥，失其敛摄之制者，宜用人参清肺汤。因肝经怒火，肺经忧郁，以致血不藏摄者，用归脾汤加山栀、麦冬、五味，或用凡栀逍遥散加阿胶、桑寄生、地榆。若虚损不足，下血过多，脾气不固，肾气不强，面色萎黄，手足厥冷，六脉微弱虚浮者，宜大补肝脾肾三经，用人参养营汤补脾，胶艾四物汤加巴戟、甘草补肝，断红丸补肾（见《血证论·便血》）。参见便血有关条。

远者偶之yuǎnzhě'ǒuzhī　用药法则。指病在下部深远的，或病程较长的，以作用复杂的方药治之。《素问·至真要大论》："近者奇之，远者偶之。"张景岳："远者为下为阴，用其重而急也。”

远志yuǎnzhì 中药材。出《神农本草经》。又名小草根、苦远志、远志筒，细草，葽绕。为远志科植物远志 *Polygala tenuifolia* Willd. 或卵叶远志 *Polygala sibirica* L. 的干燥根。主产于山西、陕西、河北、河南、东北、华北等地。苦、辛、温。归心、肺、肾经。安神益智，交通心肾，开窍益志，祛痰止咳，解毒消肿。①治心神不宁，惊悸失眠，健忘，中风，癫痫，咳嗽痰多，痈疽发背，煎服3～10g；②治痈疽疮肿，研末浸酒饮，药渣敷肿处。远志的全草名小草，又名细草，煎服治虚损，梦遗失精，有益精、补阴功能。细叶远志根含多种远志皂苷和细叶远志皂素。另含远志醇、细叶远志定碱、脂肪油、树脂等。远志根皮有祛痰、降压、抗肿瘤等作用。远志根皮、未去木心的远志全根和根部木心对动物均有加强催眠药的作用，远志全根和根皮有抗惊厥作用，远志有溶血作用。远志皂苷能刺激胃黏膜而反射地引起轻度恶心，故胃炎及胃溃疡病人应避免使用。煎剂和流浸膏对动物子宫有兴奋作用。

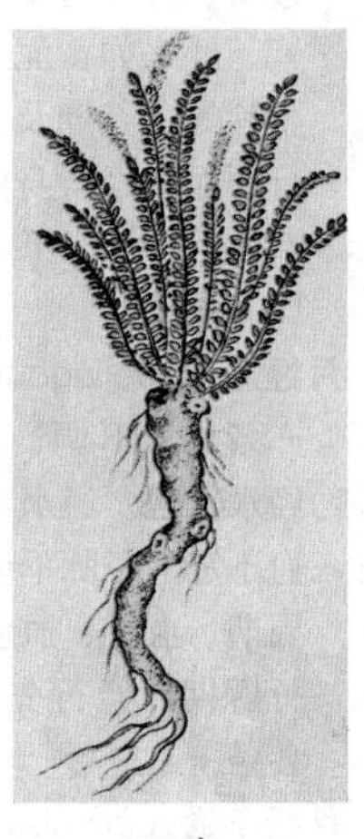
远志

远志膏yuǎnzhìgāo 《外科摘录》卷一方。远志肉二至三两。清酒煮烂，捣如泥，用油纸隔布扎敷患处。治痈疽肿毒初起。

远志散yuǎnzhìsǎn 《太平圣惠方》卷二十六方。远志（去心）、白术、人参（去芦头）、天冬（去心）、杜仲（去粗皮，微炙令黄）、川椒（去目及闭口者，微炒去汗）、牛膝（去苗）、茯苓、薯蓣、山茱萸、柏子仁、干地黄、石斛（去根）、黄芪各一两，肉桂（去皱皮）、鳖甲（涂酥、炙令黄、去裙襕）各一两半，炙甘草半两。为细末，每服一钱，空心及晚饭前温酒调下。治心虚，劳损羸瘦，四肢无力，心神昏闷。

远志汤yuǎnzhìtāng ❶《备急千金要方》卷三方。远志、人参、甘草、当归（或川芎）、桂心、麦冬各二两，芍药一两，茯苓五两，生姜六两，大枣二十枚。为粗末，水煎去渣，分三次服，日三次。功能益气养血，宁心安神。治产后心悸不定，恍惚昏愦，语言错乱。若胸中逆气，加半夏三两。❷《证治准绳·类方》第五册方。远志（黑豆、甘草同煮）、黄芪、当归（酒洗）、麦门冬、炒酸枣仁（研）、石斛各一钱半，人参、茯神各七分，甘草五分。水煎，食远服。治心虚烦热，夜卧不宁，及病后虚损。若烦甚者，加竹叶、知母。❸《奇效良方》卷二方。远志（去心）二钱半，人参（去芦）、石菖蒲、羌活（去芦）、细辛（洗，去苗）、麻黄（去根）各半两，赤芍药、白术各一两。为细末，每服二钱，小麦煎汤调下，不拘时服，日二次。治心经受病，多汗恶风，善怒，口不能言，但得偃卧，不可倾侧，闷乱冒绝，汗出。

远志筒yuǎnzhìtǒng 中药材。见《中药材手册》。为远志之药材名，详该条。

远志丸yuǎnzhìwán 《重订严氏济生方》方。远志（甘草汤泡）、石菖蒲、茯神、茯苓（一作酸枣仁）、人参、龙齿（醋煅）各一两，朱砂（水飞，一半为衣）五钱。为末，炼蜜为丸，梧桐子大，朱砂为衣。每服50丸，空腹沸汤、睡前温酒送下。功能养心安神。治因惊梦寐不宁，神不守舍者。若精髓不守，加五味子半两；阳事不举，加山药、山茱萸各一两，肉桂半两；自汗，倍酸枣仁，加黄芪一两。

远志饮子yuǎnzhìyǐn·zi 《济生方》卷一方。远志（去心）、茯神（去木）、肉桂、人参、炒酸枣仁、黄芪、当归（酒浸）各一两，炙甘草半两。为粗末，每服四钱，加生姜五片，水煎，不拘时服。功能益气血，安心神。治心劳虚寒，梦寐惊悸。

愿体医话yuàntǐyīhuà 医话著作。又名《愿体医话良方》。清代史典撰。刊于1838年。前载医话12则，后载各种急救法及20多种急症的简易治法，大多为民间效方。现有《潜斋医学丛书》本。

愿体医话良方yuàntǐyīhuàliángfāng 医话著作。见“愿体医话”条。

yue

约yuē ❶约束、控制。《素问·宣明五气》：“膀胱……不约为遗溺。”❷规则、法则。《素问·五常政大论》：“服有约乎？”❸屈曲、皱缩。《灵枢·本藏》：“爪直色白无约（皱纹）者，胆直。”《针灸甲乙经》：“膀胱……得酸则缩绻，约而不通。”❹隐约、隐微。《医方集解》：“盖方成知约，庶敢用柴胡干葛耳。”

约精丸yuējīngwán 《仁斋直指方论》卷十方。韭子（酒浸一宿，焙）一斤，龙骨二两。为细末，酒调糯米粉为丸，梧桐子大，每服三十丸，空腹盐汤送下。治无故精流不止，日夜皆然者。

约束yuēshù 人体部位。《灵枢·大惑论》：“肌肉之精为约束。”❶张景岳《类经》卷十八注：“约束，眼胞也。”❷泛指眼睑、眶筋膜、眼外肌等。

约纹yuēwén 指人体关节部位皱纹。《针灸甲乙经》言委中“在腘中央约文中动脉”。

约营煎yuēyíngjiān 《景岳全书·新方八阵》卷五十一方。生地黄、芍药、甘草、续断、地榆、黄芩、槐花、荆芥穗（炒焦），乌梅二个。水煎，食前服。功能凉血止血。治血热便血。如下焦火盛，可加栀子、黄连、龙胆草之属；气虚者，加人参、白术；气陷者，加升麻、防风。

啘yuē 症名。啘通“哕”。指干呕。《类证活人书》卷十：“干呕者，令人所谓啘也。”《医经溯洄集·呕吐干呕哕咳逆辨》：“夫啘与哕，盖字异而音义俱同者也。”详见“哕”“干呕”等条。

哕yuě 症名。❶呃逆之古称。《灵枢·杂病》：“哕，以草刺鼻，嚏而已。”《证治准绳·杂病》：“呃逆即《内经》所谓哕也。”参见“呃逆”条。❷指干呕。《此事难知·呕吐哕胃所主各有治平》：“哕属少阳，无物有声，乃气病也。”《医林绳墨》卷四：“盖哕者，有声无物之谓，乃干呕也。”《医经溯洄集》则以哕为干呕之剧者。详见“干呕”条。

月白珍珠散yuèbáizhēnzhūsǎn 《医宗金鉴·外科心法要诀》卷六十二方。即珍珠散第一方，见“珍珠散”条。

月闭yuèbì 病名。出《神农本草经》“水蛭”条。即经闭。详该条。

月不通yuèbùtōng 见《证治要诀》。即经闭，详该条。

月潮yuècháo 见《古今医统》。指月经，详该条。

月斧yuèfǔ 眼科手术器械。见《目科正宗》。钢铁制作。用以铲除外障之膜、翳等。

月斧

月候yuèhòu 出《圣济总录》卷一百五十一。指月经，详该条。

月候不调yuèhòubùtiáo 病名。见《圣济总录》卷一百五十一。即月经不调，详该条。

月候过多yuèhòuguòduō 病名。见《圣济总录》卷一百五十一。即月经过多，详该条。

月候血yuèhòuxuè 见《太平圣惠方》卷一百五十一。即月经之血。

月华丸yuèhuáwán 《医学心悟》卷三方。天冬（去心，蒸）、麦冬（去心，蒸）、生地黄（酒洗）、熟地黄、山药（乳蒸）、百部（蒸）、沙参（蒸）、川贝母（去心，蒸）、阿胶各一两，茯苓（乳蒸）、獭肝、三七各五钱。用白菊花（去蒂）、霜桑叶各二两熬膏，将阿胶化入膏内，和诸药末，炼蜜为丸，弹子大，每服一丸，噙化，日三次。功能滋阴降火，消痰祛瘀，止咳定喘，保肺平肝，杀虫。治阴虚咳嗽，劳瘵久嗽。

月浣yuèhuàn 出《备急千金要方》卷四。指月经，详该条。

月季红yuèjìhóng 中药材。见《陕西中药志》。为月季花之别名，详该条。

月季花yuèjìhuā 出《本草纲目》。又名月月红、四季花、月季红。为蔷薇科植物月季 *Rosa chinensis* Jacq. 的干燥花。我国大部分地区均有栽培。甘，温。入肝经。活血调经，消肿解毒。治月经不调，经闭，痛经，煎服3～6g。治痈疖肿毒，瘰疬，跌仆瘀肿。鲜品捣烂敷。孕妇忌服。本品含挥发油，主含牛儿醇、牛儿酸、丁香油酚，又含没食子酸。

月假yuèjiǎ 出宋代齐仲甫《女科百问》。指月经，详该条。

月见草yuèjiàncǎo 中药材。见《贵州草药》。又名夜来香。为柳叶菜科植物红萼月见草 *Oenothera erythrosepala* Borb.、月见草 *O. biennis* L. 等的根或种子油。我国各地都有引种栽培。月见草根，味甘，性温。祛风除湿，强壮筋骨。治风湿痹痛，筋骨不利。煎服，10～15g；或浸酒。现代临床多用月见草油，功能降血脂、抑制血小板聚集。治高脂血症、冠心病、血栓病及高血压、肥胖症、糖尿病、妇女经前综合征等。口服，每次1.5g，一日2次。种子含脂肪油50%以上。油内含月桂酸、肉豆蔻酸、棕榈酸、硬脂酸、癸酸、山嵛酸、油酸、亚油酸、亚麻酸、花生酸、辛酸、γ-亚麻酸。月见草油可降低高脂血症大鼠血清总胆固醇、低密度和极低密度脂蛋白胆固醇，使高密度脂蛋白胆固醇升高。γ-亚油酸能防止血脂沉积，抑制血小板聚集。

月经yuèjīng 名词。出《素女经》。亦名月水、月水汁、月信、月行、月汛、月使、月运、月事、月经水、月脉、月客、月浣、月候、月候血、月期华水、月漏、月潮、月露、红脉、红漏、红潮、血经、血信、血脉、经水、经月、经汁血、经血、经事、经脉、经信、经候、信水、癸、癸水、朝信、潮水、水中金等。是指胞宫周期性出血的生理现象。女子一般在十四岁左右月经即开始来潮，到五十岁左右，月经即自行断绝，中间除妊娠及哺乳期外，通常一月来潮一次，每次持续3～7天。因其每月均按期而来，故称。

月经病yuèjīngbìng 病名。泛指月经方面各种病证的总称，包括经期、经量、经色和经质等的异常，或经期及其前后出现的各种明显症状。经期异常的，常见有经行先期、经行后期、经行先后无定期。经量异常的如月经过多、月经过少、月经时多时少。经色异常的如经来色淡、经来色紫、经来如黄泥水等。经质异常的如经来成块、经来如牛膜片等。经期及其前后则有痛经、崩漏、经闭、逆经、经行便血、经行身痛、经行发热、经行泄泻、经来浮肿、经断前后诸症、年未老经水断、年老经水复行、经断复来等。详有关各条。

月经不调yuèjīngbùtiáo 病名。见《备急千金要方》卷四。亦名月水不调、月使不调、月经不匀、月候不调、失信、经水无常、经水不定、经水不调、经不调、经气不调、经血不定、经脉不调、经候不匀、经候不调等。泛指月经的周期、血量、血色和经质的异常。常见的有经行先期、经行后期、经行先后无定期及月经过多、月经过少等。详各条。

月经不通yuèjīngbùtōng 病名。见《圣济总录》卷一百五十一。即经闭，详该条。

月经不行yuèjīngbùxíng 病名。见《圣济总录》卷一百五十一。即经闭，详该条。

月经不匀yuèjīngbùyún 病名。见《圣济总录》卷一百五十一。即月经不调，详该条。

月经过多yuèjīngguòduō 病名。见《圣济总录》卷第一百五十一。亦名月候过多、经乍来乍多。指月经周期虽准，但血量超过正常，或经行时间延长，超过七八天以上，量亦增多。多因气虚不摄，血热内扰，劳伤冲任等所致。详气虚月经过多、血热月经过多、劳伤月经过多各条。

月经过少yuèjīngguòshǎo 病名。亦名月经涩少、月经滞涩、经水否涩、经水涩少、经乍来乍少等。指月经周期虽准，但血量少于正常，或经行时间过短，量亦过少，甚至点滴一二日即净。有血虚月经过少、血寒月经过少、血瘀月经过少、肾虚月经过少或痰湿月经过少等。详各条。

月经后期yuèjīnghòuqī 病名。见静光禅师考定《女科秘要》卷三。即经行后期，详该条。

月经或前或后yuèjīnghuòqiánhuòhòu 病名。见静光禅师考定《女科秘要》卷三。即经行先后无定期，详该条。

月经来如胆水yuèjīngláirúdǎnshuǐ 病证名。指经期阴道流出黄绿色的液体。清代何应豫《女科备考》："月经来如胆水，五心作热，腰痛并小腹痛，面色萎黄，不思饮食，乃气血虚弱。先用黄芩散（黄芩、川芎、当归、甘草、知母、花粉）退其热，后用调经丸（三棱、莪术、当归、白芍、生地、熟地、延胡索、茯苓、川芎、大茴、小茴、乌药、砂仁、香附）补血以顺气。"

月经落后yuèjīngluòhòu 病名。见清代叶其蓁《女科指掌·调经门》。即经行后期，详该条。

月经愆期yuèjīngqiānqī 病名。见《类证普济本事方》。❶指经行先后无定期。《医宗金鉴·妇科心法要诀》："经来前后为愆期。"❷指错过日期的意思，故或认为是指经行后期。

月经前期yuèjīngqiánqī 病名。见静光禅师考定《女科秘要》卷三。即经行先期，详该条。

月经涩少yuèjīngsèshǎo 病名。见清代叶其蓁《女科指掌·调经门》。指月经过少，详该条。

月经水yuèjīngshuǐ 见《本草蒙筌》。指月经之血。

月经先期yuèjīngxiānqī 病名。见《竹林女科证治》。即经行先期，详该条。

月经滞涩yuèjīngzhìsè 病名。是指经行涩滞不爽。《圣济总录》卷第一百五十一："治妇人月经滞涩，调顺荣气，姜黄散方（姜黄半两，丁香半两，当归炒一两，芍药一分，右四味，捣罗为散，每服二钱匕，温酒调下，日二）。”参见“经行后期”“月经过少”条。

月橘yuèjú　中药材。出《中山传信录》。为九里香之别名，详该条。

月客yuèkè　见《神仙服食经》。指月经，详该条。

月亮柴yuè · liangchái　中药材。见《贵州植物药调查》。为黄栌之别名，详该条。

月漏yuèlòu　指月经，详该条。

月露yuèlù　见《证类本草》。指月经，详该条。

月脉yuèmài　见《普济方》卷三百三十二。指月经。详该条。

月期华水yuèqīhuáshuǐ　见佛教经《四分律》。指月经，详该条。

月阙疮yuèquèchuāng　病名。《疮疡经验全书》卷一：“口紧，一名月阙疮，一名雁来风，一名虫蚀疮。”其症唇疮口紧。参见“唇疮”条与“紧唇”条。

月色皆浓yuèsèjiēnóng　病证名。见清代黄惠然《黄乔岳眼科全集》。谓目至黄昏则视物不清，参见“目常日夕昏”条。

月石yuèshí　见《三因极一病证方论》。为硼砂之别名，详该条。

月食疮yuèshíchuāng　病名。系指耳廓上生疮、或烂痛有脓汁。多见于小儿。《诸病源候论》卷五十：“疮生于小儿两耳，时疼时发，亦有脓汁，此是风湿搏于血气所生，世亦呼之为月食疮也。”参见“月蚀疳疮”条。

月蚀疮yuèshíchuāng　病名。见《太平圣惠方》卷八十九。常见于小儿。多由胎毒未净，肝胆不清，脾经湿热所致。症见耳上生疮，时发时止，或随月盈则剧，月亏则轻（《外科大成》卷三）。治宜解毒清热。方用黄连解毒汤、五味消毒饮、黄连温胆汤等加减。

月蚀疳疮yuèshígānchuāng　病名。见《证治准绳·疡医》。多由风湿热毒熏蒸所致。症见耳郭上生疮，痛流黄水，时发时愈。治宜清热除湿。可选用黄连解毒汤、五味消毒饮、温胆汤等加减。外用胡粉散。

月使yuèshǐ　出《脉经》。指月经，详该条。

月使不调yuèshǐbùtiáo　病名。出《脉经》。指月经不调，详该条。

月使不来yuèshǐbùlái　病名。出《脉经》。指经闭，详该条。

月事yuèshì　指月经。《素问·上古天真论》：“女子……二七而天癸至，任脉通，太冲脉盛，月事以时下，故有子。”详“月经”条。

月事不来yuèshìbùlái　病名。《素问·评热病论》：“月事不来者，胞脉闭也。”即经闭，详该条。

月事不通yuèshìbùtōng　病名。见《圣济总录》卷一百五十一。指经闭，详该条。

月事沉滞yuèshìchénzhì　病名。指月经数月不行。《儒门事亲》卷五：“夫妇人月事沉滞，数月不行，肌肉不减，《内经》曰：此名为瘕、为沉也。沉者，月事沉滞不行也，急宜服桃仁承气汤加当归，作大剂料服，不过三服立愈。后用四物汤补之，更可用宣明方槟榔丸（槟榔、木香、牵牛、陈皮）。”

月水yuèshuǐ　出《脉经》。即月经。详该条。

月水不调yuèshuǐbùtiáo　病名。出《诸病源候论》卷三十七。即月经不调，详该条。

月水不断yuèshuǐbúduàn　病名。出《诸病源候论》卷三十七。即经漏，详该条。

月水不绝yuèshuǐbùjué　病名。出《圣济总录》卷一百五十一。指经漏，详该条。

月水不来yuèshuǐbùlái　病名。出《脉经》。即经闭，详该条。

月水不利yuèshuǐbúlì　病名。出《诸病源候论》卷三十七。一指经闭，二指经行不畅。

月水不通yuèshuǐbùtōng　病名。出《诸病源候论》卷三十七。即经闭，详该条。

月水来腹痛yuèshuǐláifùtòng　出《诸病源候论》卷三十七。即经来腹痛，详该条。

月水色黄yuèshuǐsèhuáng　病名。见《竹林寺女科秘方》。即经来黄色，详该条。

月水汁yuèshuǐzhī　见《本草集要》。即月经之血。

月水滞涩yuèshuǐzhìsè　病名。见《太平圣惠方》卷七十二。即月经过少，详该条。

月朔yuèshuò　出汉代马王堆医书《胎产书》。指月经，详该条。

月王药诊yuèwángyàozhěn　藏医学著作。（梵名《索玛拉扎》、藏名（《门杰代维给布》）。成书于公元8世纪初，作者不详。全书113章。分别论述人体的胚胎、生理解剖、病因（内因：即隆、赤巴、培根失调。外因：季节气候、居住环境等异常变化）、疾病分类（将404种病分成四组，其中101种病不治可愈，101种病可治愈，101种病经过祈祷而愈，101种无药可治）、疾病的相互转化、治疗方法、药物的选用、配伍、药物的加工炮制和剂型。最后记载了本书的由来。现对该书的来源有3种不同说法。一曰由金城公主带入藏，由马哈金达、加处尕堪、琼布孜孜、琼布通朱、角拉门巴合译为藏文。二曰由五台山僧人江伯阳编著，先传至印度，后由堪布陆竹和班德却吉喜饶从梵文译为藏文。三曰由汉族马哈也那和毗卢扎那编译。本书为现存藏医学最早的理论与实践具备的著作。1985年民族出版社据德格印经院木刻本出版了排印本。

月下红yuèxiàhóng　中药材。见《苏州本产药材》。为石见穿之别名，详该条。

月信yuèxìn　见《素女经》。指月经。详该条。

月信不行yuèxìnbùxíng　见《世医得效方》卷十五。即经闭，详该条。

月行yuèxíng　出《医说》引《锁碎录》。一指月经，二指经期。

月汛yuèxùn　出《赤水玄珠》。指月经，详该条。

月饮疮yuèyǐnchuāng　出《肘后方》卷五，即旋耳疮，详该条。

月月红yuèyuèhóng　中药材。见《本草纲目》。为月季花之别名，详该条。

月运yuèyùn　见清代吕种玉《言鲭》。指月经，详该条。

岳甫嘉yuèfǔjiā（17世纪）　明代医生。字仲仁。江苏兰陵（今属山东）人。通医术。在杭州见有专操堕胎术而牟利者，认为这与“天地好生之德”的旧说相违背，因而编刊《医学正印种子编》一书。

岳美中yuèměizhōng（1900—1982）　现代医家。原名钟秀，号锄云。河北滦南人。1925年因患肺痨在家休养，开始自学中医，后在当地开业行医。1936年入陆渊雷创办的函授部学习。1949年后，任唐山市中医公会主任、唐山市卫生局顾问、华北行政委员会中医实验所医务主任等职。1954年任中国中医研究院筹备处门诊部副主任，后任中医研究院西苑医院内科主任。1970年以后，承任中央领导人医疗保健任务，多次出国从事重要医事活动。1972年倡议开办全国中医研究班，培养了一大批中医高级人才。主张专方专药与辨证论治相结合，善用经方治大病。在中医老年病学领域有新的创见。其学术思想和经验，被整理成《岳美中老中医治疗老年病经验》《岳美中论医集》《岳美中医案集》《岳美中老中医治疗老年病经验》《岳美中医话集》等著作出版。

岳美中医案集yuèměizhōngyī'ànjí　医案著作。中医研究院主编。全书共分88个病证作为篇目，每一病证之下收载验案一至数例。岳氏有丰富的临证经验，对内科急慢性病均有较深的研究，临床疗效卓著，在国内外享有盛誉。此书收集的验案，是对岳氏几十年临床经验的总结，不仅从中可以看出岳氏临证治疗的风范，也能验证岳氏"辨证与辨病相结合""辨证用药与专方专药相结合"之医疗观点。医案中对危急重症的抢救，慢性疑难病的治疗经验，对临床工作者有一定的启发和借鉴。1978年由人民卫生出版社出版。

岳仲仁yuèzhòngrén　见"岳甫嘉"条。

阅耕斋yuègēngzhāi　见"刘均美"条。

越婢加半夏汤yuèbìjiābànxiàtāng　《金匮要略》方。麻黄六两，石膏半升，生姜三两，甘草二两，大枣十五枚，半夏半升。先煎麻黄，去上沫，内诸药再煎，分三次服。治肺胀，咳而上气，其人喘，目如脱状，脉浮大。

越婢加术汤yuèbìjiāzhútāng　《金匮要略》方。麻黄六两，石膏半斤，生姜三两，甘草二两，大枣十五枚，白术四两。先煎麻黄，去上沫，内诸药，再煎，分三次服。治里水，一身面目黄肿，小便不利，脉沉。

越婢汤yuèbìtāng　❶《金匮要略》方。麻黄六两，石膏半斤，生姜三两，甘草二两，大枣十五枚。先煮麻黄，去上沫，内诸药再煎，分三次服。功能疏散水湿，宣肺清热。治风水，恶风，一身悉肿，脉浮，不渴，续自汗出，无大热；近代也用于急性肾炎而见上症者。❷《备急千金要方》卷七方。麻黄六两，石膏半升，白术四两，附子一枚，生姜三两，甘草二两，大枣十五枚。先煮麻黄，去上沫，入诸药再煎，分三次服，覆取汗。治风痹脚弱。

越经传yuèjīngchuán　病机。指外感热病不按六经次序传变。《此事难知·太阳六传》："太阳传少阳胆木者，名曰越经传。"越经传有多种传入途径。《医学心悟·伤寒纲领》："亦有越经传者，如寒邪初客太阳，有不传阳明而径传少阳者，有不传阳明经而径入阳明腑者，亦有由阳明不传少阳而径入本腑者，亦有少阳不传三阴而径入胃腑者，亦有传一二经而止者，亦有始终只在一经者。虽所传各各不同，其为传经则一也。"参见"传经"条。

越鞠保和丸yuèjūbǎohéwán　《古今医鉴》卷四方。苍术（米泔水浸三宿，炒）、川芎（酒洗）、炒神曲、香附（童便浸，炒）、陈皮、半夏（炮）、茯苓、枳实（麸炒）、黄连（酒炒）、当归（酒洗）各一两，炒栀子、连翘、木香、炒莱菔子各五钱，山楂二两，白术三两。为末，姜汁泡，蒸饼为丸，梧桐子大，每服五十丸，淡姜汤或酒送下。功能扶脾开郁，行气消食，清热化痰。治气、血、痰、火、湿、食诸郁，胸膈痞闷，或脘腹胀痛，饮食不化，嗳气呕吐，食痞下痢等症。

越鞠丸yuèjūwán　《丹溪心法》卷三方。又名芎术丸。苍术、香附、川芎、神曲、炒栀子各等分。为细末，水泛小丸，绿豆大。功能行气解郁。治气、血、痰、火、湿、食诸郁，胸膈痞闷，吞酸呕吐，饮食不消等症。方中香附行气解郁，以治气郁；苍术燥湿健脾，以治湿郁；川芎行气活血，以治血郁；神曲消食和胃，以治食郁；栀子清热除烦，以治火郁。本方着重于行气解郁，气行则血行，气畅则痰、火、湿、食诸郁自解，痛闷可除。

粤万年青yuèwànniánqīng　中药材。见《福建中草药》。又名大叶万年青。为天南星科植物粤万年青 *Aglaonema modestum* Schott. 的根茎及叶。分布于广东、广西、云南等地。微苦，寒，有毒。清热凉血，消肿解毒。①治咽喉肿痛，哮喘，咳嗽，吐血。煎服：6～15g，鲜品15～30g。②治蛇咬伤，犬咬伤。鲜品捣烂绞汁服并取渣敷。③捣敷疗疮肿毒；煎水熏洗小儿脱肛。

yun

晕灸yūnjiǔ　灸法术语。指病人在灸治过程中发生的晕厥现象。多因体质虚弱，情绪紧张，或艾炷过大，壮数太多，火力过猛所引起。清代吴亦鼎《神灸经纶》："着火有眩晕者，神气虚也，仍以冷物压灸处，其晕自苏。"临床表现与处理方法参"晕针"条。

晕厥yūnjué　病证名。厥证之一。指突然头晕仆倒，神志迷糊，肢冷的病证。《古今医案按·厥》："今人所谓厥者，乃晕厥耳，亦兼手足逆冷，而其重在神昏若死也。"参见"厥证"条。

晕痧yūnshā　病证名。痧证之一。《杂病源流犀烛·痧胀源流》："晕痧，一时头眩眼暗，昏迷跌倒，乃毒痧所致，毒血一冲，必至败坏脏腑，其势甚急，不能少延。盖因毒血与食积痰气，结聚心腹胸膈，而经络不转，气血不通，虽放而血不流，虽刮而痧不显。治法视其食积痰血气阻，及暑热伏热秽气之类，消之散之，俟胸膈一松，则昏迷自醒，然后验其青紫筋以刺之。"宜沉香丸、沉香阿魏丸等方。参见"痧"条。

晕针yùnzhēn　指由于针刺而产生的晕厥现象。《针灸大全·金针赋》："其或晕针者，神气虚也。"当针刺时，患者感觉头晕，恶心，目眩，心悸，继而面色苍白，冷汗出，四肢厥逆，血压降低，脉搏散弱，甚至突然意识丧失者，即为晕针。多因患者体质虚弱，精神紧张，饥饿疲劳，或针刺体位不当，针体较粗，刺激过重，针感太强等而发生。一旦晕针，应及时处理，免致不良后果。首先将患者平卧，喂予温开水或糖水，休息10～15分钟，一般可以恢复，必要时需给予中西药物抢救。临床上对晕针的发生必须设法加以防止，对初针的患者，在进针前，宜作说服解释并应选择适宜的针具和体位及避免强烈的刺激等。

云钩莲yúngōulián　中药材。见《贵州民间方药集》。为胖血藤之别名，详该条。

云连yúnlián　中药材。见《本草从新》。为黄连药材之一种，详"黄连"条。

云林神彀yúnlínshéngòu　综合性医书。4卷。明代龚廷贤撰。刊于1591年。内容包括临床各科病证证治。多编成歌诀，论述较简略。选方颇多，包括一部分内府秘方。

云林堂饮食制度集yúnlíntángyǐnshízhìdùjí　饮食加工烹调著作。元代倪云林撰。所载饮食品共46种，其中有菜类31种，点心10种，饮料4种，调料1种。详载各种食物的取料、加工和烹调制作方法，并附制香灰法和洗砚法。现有版本见《膳夫经手录》。

云苓yúnlíng　中药材。见《中国药学大辞典》。即茯苓，详“茯苓”条。

云娄农yúnlóunóng　见“吴其濬”条。

云门yúnmén　经穴名。代号LU2。出《素问·水热穴论》。属手太阴肺经。位于前胸外上方，当锁骨外端下缘，距胸正中线6寸处（《针灸甲乙经》）。布有锁骨上神经中、后支，胸前神经分支，臂丛外侧束和头静脉，胸肩峰动、静脉，下方有腋动脉。主治咳嗽，气喘，胸痛，肩背痛等。直刺0.5～1寸。艾炷灸3～5壮；或艾条灸5～10分钟。

云母yúnmǔ　中药材。出《神农本草经》。又名白云母、云母石、银精石。为硅酸盐类矿物白云母的片状晶体。产于内蒙古、西藏、辽宁、吉林、云南、山东、山西、江苏、浙江、湖南、湖北、安徽、江西等地。甘，温。入心、肺、脾经。益肺，平喘，镇惊，止血，敛疮。①治虚喘，眩晕，惊悸，失眠，癫痫，咯血，吐血，寒疟，久痢，白带。内服：煎汤，9～12g；或入丸、散。②治痈疽疮毒，创伤出血。研末敷。

云母石yúnmǔshí　中药材。见《药材资料汇编》。即云母，详该条。

云南白药yúnnánbáiyào　中成药。为多种中药配制而成的散剂（其组成从略）。每服0.2～0.5g，每4小时一次；若毒疮初起，并以少许酒调涂患处；本品另附保险子，凡遇有较重之跌打损伤，用黄酒送服一粒。功能止血愈伤，活血化瘀，抗炎消肿，排脓去毒。治刀伤、枪伤、创伤出血，跌打损伤，红肿毒疮，月经过多，产后瘀血等症；近代也用于胃及十二指肠溃疡出血。实验研究：本方有促凝血及抗炎作用，并可增加机体免疫功能。

云南连翘yúnnánliánqiào　见《植物名实图考》。为芒种花之别名，详该条。

云南医药卫生简史yúnnányīyàowèishēngjiǎnshǐ　地方医学史著作。田敬国编。全书共分6章。着重论述云南从远古、古代、近代至现代医药卫生发展的历史、西医的传入和发展、预防医学简史和云南地方病流行的历史。并对云南多民族积累的丰富医疗经验、医学人物进行分析和历史的评价。为研究云南少数民族医学史提供了较丰富的史料。1987年云南科技出版社出版。

云岐子yúnqízǐ　见“张璧”条。

云岐子保命集论类要yúnqízǐbǎomìngjílùnlèiyào　综合性医书。又名《伤寒保命集》。2卷。金元张璧撰。书中分述伤寒六经病证，伤寒主方，变方及其适应证。辨别伤寒与温病，介绍伤寒证候的刺法，伤寒杂证，伤寒传变诸证和一些较常见的内科杂病的证治。此外并介绍妇人伤寒、某些妇产科及外科病证的证治。主治明确，选方大多可取。末附小儿病证。后编入《济生拔萃》中。

云岐子论经络迎随补泻法yúnqízǐlùnjīngluòyíngsuíbǔxièfǎ　针灸著作。又名《洁古云岐针法》，1卷。金元张璧撰（按：张璧即云岐子，其父为张洁古）。本书主要论述针法补泻和部分针刺治疗经验，文字简略。内有论迎随补泻、经络取原（穴）法、王海藏拔原例、经络腧穴配合法，以及针刺伤寒，热病诸法，洁古刺诸痛法等短论。现有涵芬楼影印本。

云岐子脉诀yúnqízǐmàijué　脉学著作。全称《云岐子七表八里九道脉诀论并治法》。金元张璧撰。撰年不详。此书参考《内经》《脉经》、仲景脉法理论，结合后世有关论述及其家传脉学，分述七表八里九道脉主病及方治，颇多个人见识。后辑入《济生拔萃》中。

云岐子七表八里九道脉诀论并治法yúnqízǐqībiǎobālǐjiǔdàomàijuélùnbìngzhìfǎ　见“云岐子脉诀”条。

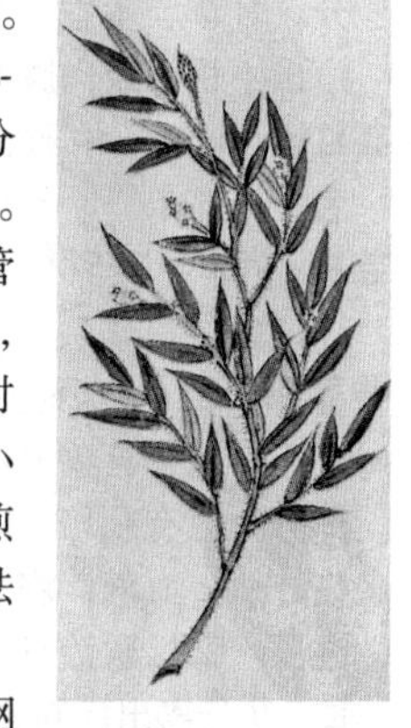
云实

云实yúnshí　中药材。出《神农本草经》。又名马豆。为豆科植物云实 *Caesalpinia decapetala*（Roth）Alst. 的种子。分布于长江以南各地。辛，温，有毒。祛痰止咳，除湿杀虫。治慢性支气管炎，泄泻，痢疾，钩虫病，蛔虫病，疟疾。煎服：3～9g。云实的叶名四时青，煎服治产后恶露不尽；研末搽小儿白口疮。云实含脂肪油35%。水煎液给小鼠口服或腹腔注射有止咳、祛痰作用。

云实根yúnshígēn　中药材。出《本草纲目》。又名倒挂牛。为豆科植物云实 *Caesalpinia decapetala*（Roth）Alst. 的根或根皮。辛、苦，温。散寒解表，祛风除湿。①治风寒感冒，支气管炎，咽喉肿痛，乳蛾，风湿疼痛，淋病，跌打损伤。内服：煎汤，9～15g；捣汁或泡酒服。②治蛇咬伤。煎服或捣烂敷。根皮含鞣质。

云雾草yúnwùcǎo　中药材。见《陕西中草药》。为松萝之别名，详该条。

云雾移睛yúnwùyíjīng　病证名。见《证治准绳·杂病》。因肝肾不足，气血虚衰，瘀血滞积或其他全身性疾病所引起。眼外观正常，自视眼前似有云雾浮移。《审视瑶函》：“谓人自见目外有如蝇蛇、旗旆、蛱蝶、绦环等状之物，色或青黑粉白微黄，看在于眼外空中飞扬缭乱，仰视则上，俯视则下也。”类今之玻璃体混浊。因肝肾不足引起者，宜滋补肝肾，用杞菊地黄丸或驻景丸加减方，酌加丹参、赤芍、郁金之类；因气血虚衰引起者，宜益气养血，用芎归补血汤或八珍汤加减；因瘀血滞积目内引起者，宜活血、化瘀、消滞，用桃红四物汤或血府逐瘀汤加减等因证施治。

云翳yúnyì　病名。见《医宗金鉴·眼科心法要诀》。宿翳之呈片状，或似淡烟，或如浮云者，故称云翳。一般以翳薄而浮，色白淡嫩，未掩及瞳神者为轻，翳久色黄深厚，掩蔽瞳神者为重。详“宿翳”条。

云障yúnzhàng　病证名。指黑睛生翳如云片状者。清代黄岩《眼科纂要》卷四：“眼初发，赤肿若难开，云障渐生失调理，久则血凝不散结成灾，玉翳白皑皑，肝病积热冲入眼胞来。”参见“翳”条。

云芝yúnzhī　见《中国药用真菌》。又名黄云芝、灰芝。为多孔菌科植物彩绒革盖菌 *Coriolus versicolor*（L. ex Fr.）Quel. 的干燥子实体。全国大部分地区均产。甘、平。归心、肝、脾、肾经。健脾利湿，清热解毒。用于湿热黄疸，胁痛，纳差，倦怠乏力。治慢性活动性肝炎、肝硬化、慢性支气管炎、小儿痉挛性支气管炎、咽喉疼痛、多种肿瘤、类风湿关节炎、白血病、流行性出血热。内服：煎汤，9～27g，宜煎24小时以上，现制成片剂、冲剂、胶囊、注射剂使用。本品含聚葡萄糖云芝多糖和有蛋白键结构的多聚糖PS－K。本品具有显著的抗肿瘤作用。

匀气散yúnqìsǎn　❶《太平惠民和剂局方》卷三方。丁香、檀香、木香、白豆蔻仁各二两，藿香叶、甘草各八两，砂仁四两。为末，每服一钱，入盐末一字，不拘时沸汤点服。功能行气和胃，化湿和中。治气滞不匀，胸膈虚痞，宿食不消，脘腹刺痛，恶心呕吐。❷《医学入门》卷七方。人参、茯苓、白术、青皮、陈皮、白芷、乌药各五分，甘草、木香各二分半。为末，酒调服。治小儿气滞，痘出不快，及肉膝厚密身痛。

芸红yúnhóng 中药材。见《药材资料汇编》。为橘红之别名，详该条。

芸皮yúnpí 中药材。见《药材资料汇编》。为橘红之别名，详该条。

芸薹yúntái 中药材。出《新修本草》。又名芸薹菜、为十字花科植物芸薹 *Brassica campestris* L. 等的嫩茎叶。全国大部分地区有栽培。辛，寒。凉血散血，解毒消肿。①治劳伤吐血，血痢，癥瘕。内服：煎汤，60～150g；或捣汁燉温服。②捣敷治丹毒，乳痈。油菜含少量槲皮苷和维生素K，并分离出淀粉样蛋白及一种12S球蛋白。

芸薹菜yúntáicài 中药材。见《日用本草》。即芸薹，详该条。

芸薹散yúntáisǎn ❶《世医得效方》卷十四方。芸薹子、生地黄各等分。为细末，加生姜七片、童便少许，水酒煎服。治产后血气冲心，不省人事。❷《妇人良方大全》卷二十引《杨氏产乳》方。芸薹子（隔纸炒）、当归、桂心、赤芍药各等分。为细末，每服二钱，温酒调下。治产后恶露不尽，血结刺痛，兼治心腹诸疾。

芸薹子yúntáizǐ 中药材。出《备急千金要方·食治》。又名油菜子。为十字花科植物芸薹 *Brassica campestris* L. 等的种子。主产于安徽、浙江、山西。辛、甘，平。入肝，大肠经。行瘀，消肿，散结通便。①治痛经，产后恶露不尽，瘀滞腹痛，肠风下血，血痢，腹胀，大便秘结。煎服：4.5～9g。②治丹毒，痈肿。研末调敷。芸薹子的脂肪油名油菜子油，又名香油、菜子油，治肠梗阻，汤火灼伤，湿疹。芸薹种子含芥子碱、芸薹内酯、绿原酸、磷脂酰胆碱等。油菜种子含脂肪40%～50%，蛋白质23%，芸香苷和一种能生成异硫代氰酸巴豆醇酯的苷。种子油中含大量芥酸，以及甾醇、生育酚等。

芸香草yúnxiāngcǎo 中药材。❶见《四川中药志》。又名诸葛草、香茅筋骨草、香茅草、射香草、石灰草。为禾本科植物芸香草 *Cymbopogon distans* (Nees ex Steud.) W. wats 的地上部分。分布于甘肃、陕西、四川、贵州、云南等地。辛、苦，温。散寒利湿，止咳平喘，行气宽中。治风寒感冒，喘咳，风湿筋骨酸痛、麻木，胸腹胀痛，消化不良，肠炎。煎服：15～30g。本品含挥发油，油中含胡椒酮、蒈烯-4、牻牛儿醇、牻牛儿醛、柠檬烯等。芸香油和胡椒酮在动物实验中有显著平喘、止咳作用、并能抑制离体兔肠平滑肌；体外试验，对革兰阳性球菌及杆菌、革兰阴性球菌及杆菌均有不同程度的抑制作用。❷见《滇南本草》。为挖耳草之别名，详该条。

愠yǔn ❶郁闷不舒。《素问·玉机真藏论》："而背痛愠愠然。"❷蕴积，郁伏蓄积。《素问·至真要大论》："胜至已病，病已愠愠。"另见"愠 yùn"条。

孕yùn 出《素问·骨空论》。即妊娠。详该条。

孕悲yùnbēi 病证名。清代永思堂主人《胎产合璧》："孕妇脏躁，无故悲泣，名曰孕悲。"参见"脏躁"条。

孕妇背痛yùnfùbèitòng 病证名。赵献可《邯郸遗稿》："孕妇背痛者，气所滞也，宜紫苏饮。"

孕妇尿出yùnfùniàochū 病证名。见杨志一《生育问题》。即妊娠遗尿。详该条。

孕脉yùnmài 见《邯郸遗稿》。即妊娠脉。详该条。

孕痈yùnyōng 病名。见《校注妇人良方》卷十五。指孕妇腹内生痈。宜用千金牡丹皮散，或神效瓜蒌散。用药时除防止坠胎外，应按内痈治疗。详"妊娠肠痈"条。

孕珠yùnzhū 指怀孕之始。出《五十朋赋》。

运动水土yùndòngshuǐtǔ 自我按摩方法。"水"指肾；"土"指脾。在食后，缓缓行步，用手在两侧胁肋上下抚摩，再摩擦腰部，使其发热。能助消化、疏肝胆、通血脉。《圣济总录》卷一百九十九："食毕须勉强行步，以手摩两胁上下良久，又转手摩肾堂令热，此养生家谓之运动水土。水土即脾肾也。"

运法yùnfǎ 推拿手法。❶见《保生秘要》。用手指指腹或掌根在穴位上作轻柔缓慢的环形移动，仅在体表皮肤上旋围摩擦，不带动深层肌肉组织。常用于头额、腹部及手掌部。《厘正按摩要术·立法》："运则行之，谓四面旋绕而运动之也。宜轻不宜重，宜缓不宜急。俾血脉流动，筋络宣通。"《推拿仙术》："运者，医人用右手大指推也……周环旋转故谓之运。"❷用手活动患者的可动关节。清代尤乘《寿世青编·十二段动功》："运膏肓：此穴在背上第四椎下脊两旁各三寸，药力所不到。将两肩扭转二七次，治一身诸疾。"参见"摇法"条。

运膏肓yùngāohuāng 自我按摩方法。肘部屈曲，转摇肩关节，带动肩胛骨，以作用于背部的膏肓穴。《理瀹骈文》："两肩扭转，运动膏肓穴，除一身疾。"

运化yùnhuà 指对饮食水谷的消化和输送，为脾的主要生理功能。《医学正传》："夫胃为仓之官，无物不受，全借脾土转输而运化焉。"

运脾yùnpí 治法。用燥湿健脾的药物，加强脾的运化功能以治疗湿重困脾的方法。症见脘痞腹胀，饮食无味，恶心欲吐，口淡而黏，头昏身倦，大便溏薄，或四肢浮肿，小便少，舌苔白腻，脉濡等。常用苍术、厚朴、佩兰、藿香、白蔻仁、茯苓等芳香除湿药。方如平胃散、藿朴夏苓汤等。

运脐法yùnqífǎ 小儿推拿方法。《小儿推拿广意》："脐上，运之治肚胀气响。"

运气yùnqì ❶宋代太医局对医生的考试项目之一。是关于四时气候变化规律及其对人体的影响的一门学问。❷指五运六气。五运指木、火、土、金、水五行的运气；六气指风、热、湿、火、燥、寒六种气象的流转。其演绎方法是据甲、乙、丙、丁、戊、己、庚、辛、壬、癸十天干以定运，子、丑、寅、卯、辰、巳、午、未、申、酉、戌、亥十二地支以定气。有关运气的实质及其规律，正在研究中。❸用意念引导内气在体内运转的气功基本功。

运气按摩yùnqì' ànmó 推拿方法。又称气功推拿。运用体内之气，通过手指或手掌等部的发效，以作用于经络穴位而治病的方法。晋代许逊《灵剑子·胎息秘要歌诀》中有"布气与他人攻疾"的记载。《诸病源候论·虚劳膝冷候》："互跪，调和心气，向下至足，意想气索索然，流布得所，始渐渐平手，舒手傍肋，如似手掌内出……去膝头冷、膀胱宿病，腰内脊强，脐下冷闭。"

运气不及yùnqìbùjí 运气术语。指主岁之运气不足。在十干统运中，如逢乙年、丁年、己年、辛年、癸年，皆为阴干之运，阴为不及，故其运气不及。例如甲巳之岁，均为土运主事，逢六己年（己巳、己卯、己丑、己亥、己酉、己未）为土运不及。土气不及，则风乃大行，本气衰而木乃乘之。凡属不及之年，时已至而气未至，如乙、丁、己、辛、癸不及之年，各运之气都后于大寒节而至。故《素问·气交变大论》说："不及者后天。"《素问·六元正纪大论》亦云："运不足，其后至。"参见"十干统运"条。

运气喘yùnqìchuǎn　病证名。见《医学纲目·喘》。指岁运失常，气候变化所致的气喘。❶中岁金太过而致者，症见咳嗽气逆，肩背痛，喘喝有声，胸凭仰息等。当治以温剂。❷由岁火太过，火攻肺虚而致者，症见喘咳肺胀，呼吸响鸣，寒热，少气，大腹膨胀等。治以咸寒之剂。❸由木火太过，风火为逆者，症见气逆不平。当以清泄风火为主。

运气疗法yùnqìliáofǎ　我国民间流传已久的一种疗法。据记载：由术者练功运气，通过手的穴位发放"外气"，达到病人的穴位，以激发病人经络中的"内气"，从而通经络、调气血，达到治病的目的。

运气盛衰yùnqìshèngshuāi　运气术语。盛与衰主要是针对运气中的六气而言。运气学说认为，六气有司天在泉及其阴阳属性的不同，而且它们逐年轮转，形成了气候上的偏盛偏衰，从而也影响六淫致病，这就叫运气盛衰。六气的致病规律仍是以五行生克理论为基础的，其发病类型主要取决于六气的司天、在泉、客胜、主胜、复气和运气相合等不同的情况。参见各该条。

运气太过yùnqìtàiguò　运气术语。指主岁之运气有余，在十干统运中，如逢甲年、丙年、戊年、庚年、壬年，皆为阳干之运，阳为太过，故其运气太过。例如甲巳之岁，均为土运主事，逢六甲年（甲子、甲戌、甲申、甲午、甲辰、甲寅）为土运太过。土气太过，则雨湿流行，本气胜也。凡属太过之年，时未至而气先至，如甲、丙、戊、庚、壬太过之年，各运之气都先于大寒节而至。故《素问·气交变大论》说："太过者先天。"《素问·六元正纪大论》亦云："运有余，其先至。"参见"十干统运"条。

运气同化yùnqìtónghuà　运气术语。指运与气属于同类而化合，成为影响该年气候与发病的一个因素。如木同风化，火同暑化，土同湿化，金同燥化，水同寒化。属于运气同化的又有天符、同天符、岁会、同岁会、太乙天符等之别。各详该条。

运气相合yùnqìxiānghé　运气术语。五运与六气之间并不是孤立的，而是相互作用、互为影响的。所以，在分析气候的常与变时，必须将运与气结合起来考虑，才能获得较为正确的结果。这种将运与气结合起来分析气候的常与变的方法，就叫作运气相合。运气相合有年的、年分步的、月分步的和日分步的运气相合。在运气相合中，由于五行、运气和岁支的生克与相助等影响关系，则形成了运气盛衰之分和运气同化之别。参见"五运六气""运气同化"条。

运气小便不利yùnqìxiǎobiànbùlì　病证名。见《症因脉治》卷四。指与岁运气候有关的小便不利。阳明司政，燥热加临而见发热烦渴，小便不利，右脉数大者，宜用知母石膏汤、清燥汤；少阴司政，火胜而见发热舌赤，小便不利，左脉数大者，宜用导赤各半汤；太阴在采，湿淫胜而见小便不利，右脉濡缓者，宜用苍术防风汤；厥阴司天，风湿胜而见大便溏泄，小便闭；左脉浮弦者，宜用防风四苓散。参见"小便不利"条。

运气胁痛yùnqìxiétòng　病证名。见《医学纲目》卷十四。又名刺肋伤寒、痧胀。为一种流行性的烈性传染病。《症因脉治·胁痛论》："运气胁痛之症，病起于仓卒，暴发寒热，胁肋刺痛，沿门相似，或在一边，或在两边，痛之不已，胀及遍身，甚则指甲紫黑而死，此天行岁运，胜复之气加临，所谓天灾流行之疫症……运气胁痛之治，宜疏散为先，若少阳司政，柴胡汤加减主之，少阴司政，独活败毒散对泻心汤，阳明司政，干葛石膏汤主之。凡胁痛，外用针刺委中、三里二穴出血。若痛甚，指甲黑者，即刺十指尖出血为妙，越地所谓放痧是也。若咳嗽痰声，无论左右，即为肺邪胁痛，宜泻青各半汤，并刺少商穴。"参见"胁痛""外感胁痛"条。

运气学说yùnqìxuéshuō　古代探讨气象变化规律的一门知识。是在当时天文、历法等学科的基础上发展起来的。约起于汉代，而盛于唐宋，为古代农家、医家、兵家、阴阳家、天文历法家等所广泛应用。在医家，其内容集中反映在王冰注释的《素问·天元纪大论》以下七篇大论中。此说以 60 年为一个周期，以十天干与十二地支相配推算年的五运、六气、主气、客气、司天、在泉、太过、不及等以观察运与气之间相互生克与承制的关系，推测每年气象的特点及气候变化对疾病发生的一般规律。

运气要诀yùnqìyàojué　医论著作。1 卷。清代吴谦等编纂。刊于 1742 年。此书即《医宗金鉴》之卷三十五。本书将《内经》运气要语编成歌诀，并列图于前，俾学者一览即明其大纲旨要。全书共绘太虚、阴阳等图 24 幅，歌诀 29 章，图下歌后多有注语发其余蕴。此书因《医宗金鉴》而广为流传。

运气掌诀录yùnqìzhǎngjuélù　医论著作。清代曹乐斋撰。成书于清道光十八年（1838）。首录《素问》"六节藏象论""五运行大论""六微旨大论""至真要大论"以示运气之源，详考逐年司天在泉、大过不及、主运客运、天时民病，再将伤寒六经脉证治疗结合运气学说，阐述六经病证传变、吉凶与用药规律。收入丛书《仲景全书》，见该条。

运水入土yùnshuǐrùtǔ　小儿推拿方法。❶用运法由小儿小指指腹部的肾经穴起，沿手掌的尺侧和掌根部，至大指指腹的脾经穴。因肾属水，脾属土，故名。《小儿按摩经·手诀》："以一手从肾经推去，经兑、乾、坎、艮至脾土按之，脾土太旺，水火不能既济，用之，盖治脾土虚弱。"用治脾胃虚弱，食谷不化等证。❷由肾经穴运至手掌大鱼际处（即八卦中的艮卦穴）。《幼科推拿秘书·推拿手法》："土者胃土也，在门穴上，属艮宫；水者肾水也，在小指处边些。运者以我大指，从小儿小指侧巅，推往乾、坎、艮也。此治能治大小便结，身弱肚起青筋，痢泻诸病。"

运痰丸yùntánwán　《张氏医通》卷十三方。沉香、木香各半两，半夏曲（姜汁、竹沥汁制）四两，黄连（姜汁炒）、甘草各一两，人参、白术、茯苓各三两。为细末，甘草煎汤泛丸，梧桐子大，每服二钱，空腹淡姜汤送下。治脾虚热痰堵塞，膈气不舒者。

运土入水yùntǔrùshuǐ　小儿推拿方法。操作方法有：❶用运法由小儿拇指指腹部的脾经穴起，沿手掌的掌根和尺侧部，至小指指腹部的肾经穴。因脾属土，肾属水，故名。用于治疗消化不良，腹胀，腹泻，尿频，小便赤涩等症。《小儿按摩经·手诀》："照前法（运水入土法）反回是也。肾水频数无统用之，又治小便赤涩。"❷由脾经穴运至手掌根部正中的坎宫穴。《幼科推拿秘书·推拿手法》："土者脾土也，在大指；水者坎水也，在小天心穴上，运者从大指上推至坎宫。盖因丹田作胀、眼睁，为土盛水枯。运以滋之，大便结甚效。"

运掌合瓦yùnzhǎnghéwǎ　练功方法之一。见上海中医药大学附属推拿学校《推拿学》。两手屈肘仰掌置于两腰，右手转为俯掌向前推，再变仰掌徐徐收回，待近胸时，左手即转为俯掌前推，在胸前与右手掌心交叉相合，再继续向前推，右手则继续收回至腰部。

运针yùnzhēn　又称行针。指针刺得气后，以捻转提插等操作方法，使针感得以保持或加强。运针的方法，可据病情需要采取持续运针法或间歇运针法。如需作长时间运针，尚可用针刺手法仪代替手工操作。

恽铁樵yùntiěqiáo（1875—1935）　民国时期医家。江苏武进人。创办过中医函授学校，曾在商务印书馆任编辑，接触过西医学，有志于沟通中西医学术，是中西医汇通派的重要人物之一。他反对余云岫等人否定祖国医学的民族虚无主义态度，据理批驳。但因对西医学术缺少全面理解，不免有牵强附会之处。对中医某些内容，也有主观臆测和轻易否定的弊病。著有《群经见智录》《脉学发微》《生理新语》等多种。

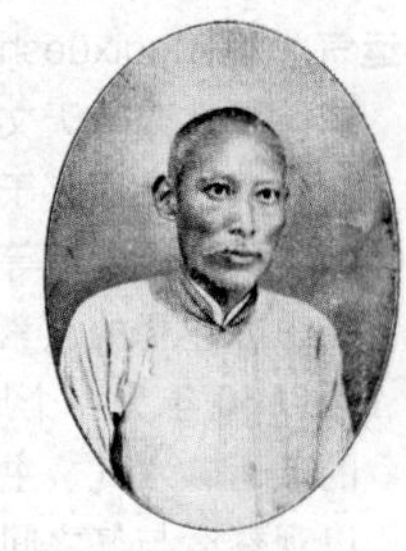

恽铁樵

菀yùn　❶通蕴。郁结、积滞。《素问·生气通天论》："血菀于上。"《素问·示从容论》："八风菀热。"❷郁伏、枯槁。《素问·至真要大论》："名木敛，生菀于下。"另见"菀 wǎn""菀 yù"条。

愠yùn　怨怒。《灵枢·通天》："见人有荣，乃反愠怒。"另见"愠 yǔn"条。

熨烙法yùnlàofǎ　眼科常用外治法。指将药物加热，或掌心擦热，或用汤器熨敷患部或在患处来回移动的治疗方法。此法具有热敷与按摩的双重作用，如为药物熨目，还兼有药物的治疗作用。

熨目yùnmù　自我推拿方法名。见《诸病源候论·目暗不明候》。又名拭目、摩目，摩眼，揉眼。两手掌擦热后拭摩两眼。有明目作用。《圣济总录》卷一百十三："气血得温利则宣流，得寒则凝泣。肝藏血，上注于目。若肝经虚寒，则目多昏暗泪出之候。古方用温熨之法，盖欲发散血气，使之宣流尔。""治目昏暗：中指熨法……以两手中指……相摩拭熨目眦佳。治目暗：掌心熨法……以两手相摩极热，熨目三遍。仍以指甲掐两眦头（睛明穴和瞳子髎穴）。"

Y

-Z-

za

匝风zāfēng 经穴别名。出《针灸甲乙经》。即脑户，见该条。

匝舌喉风zāshéhóufēng 病名。多由肝经积毒，肺火炽盛所致。《喉科秘旨》卷上："生于喉之上下两边，迫于小舌，有泡或红或紫，外脸皆肿，喉内不肿，舌卷粗大，此恶症也。"治宜泻火解毒。用龙胆泻肝汤、黄连解毒汤等加减。

匝舌痈zāshéyōng 病名。《咽喉经验秘传》："此症乃受天地杀厉之气，中人脏腑，因痰火而成。故发则暴悍，为症非小。重则发为僵直，轻则发为反张。舌向上肿如热物者是，后包破者非。舌左右或肿或不肿，面紫口白。"

哑舌痈zāshéyōng 病名。清代金德鉴《喉科枕秘》卷一："此症受风热酒毒湿痰而起，牙龈里两边生痈，致舌短大。"多由风热痰火上灼而成。治宜解毒泻火。可选用黄连解毒汤、清胃散、粘子解毒汤、甘露消毒丹等加减。参见"舌痈"条。

杂病zábìng ❶《灵枢经》篇名。主要论述因经气厥逆所引起的病症，各种心痛与其兼症的刺法。此外还介绍了喉痹、疟疾、膝痛、呃逆、大小便不通等病证。由于论述范围广、病种多，故取名杂病。❷东汉，张仲景《伤寒杂病论》将伤寒以外的多科病证（以内科病证为主）统称为杂病；后世所说杂病，主要是指伤寒、温病之外的内科病证。

杂病广要zábìngguǎngyào 内科著作。30卷。日本丹波元坚撰。刊于1853年。本书广泛选集了我国历代医籍中有关内科杂病（不包括伤寒）的论述分类编辑而成。共分外因类、内因类、诸气病、诸血病及脏腑类5类。每类又各分若干病证，对于每种病证的名义、病因、脉候、症状、治疗及方药等均作了系统全面的介绍。所引文献比较精要，对临床有一定参考价值。1949年后有排印本。

杂病心法要诀zábìngxīnfǎyàojué 内科著作。5卷（即《医宗金鉴》卷三十九至卷四十三）。清代吴谦等撰。本书重点论述内科杂病（包括中风、类中风、痉病等40余种病证）的证治。正文均编为七言歌诀，并用注释加以说明与补充，内容比较简要，选方切于实用。

杂病源zábìngyuán 医论著作。清代徐大椿撰，不分卷。全书分为阴阳、命门、君火相火、六要、表证、里证、寒热、寒热真假、虚实、治法、气味11篇，论述了医、病、证、治、药的各个方面。见徐灵胎医学全书条。

杂病源流犀烛zábìngyuánliúxīzhú 综合性医书。30卷。清代沈金鳌撰。刊于1773年。本书为《沈氏尊生书》的重要组成部分。卷首载有《脉象统类》《诸脉主病诗》。全书内容以介绍杂病为主，包括脏腑门、奇经八脉门、六淫门、内伤外感门、面部门、身形门等。每门分若干病证，每病各著源流一篇，并详述病证原委，悉其形证，考其主治，因病用方，理法方药比较契合。每病在介绍方治外，并附导引等治法。沈氏博采前人著述，结合个人见解予以整理编写，论述较为完备，在杂病著作中有相当影响。1949年后有排印本。

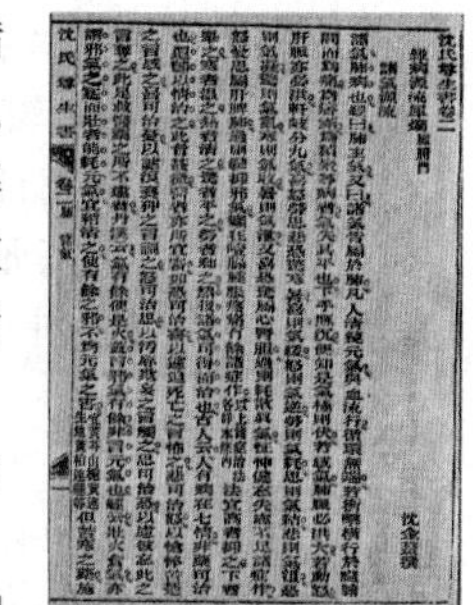
杂病源流犀烛

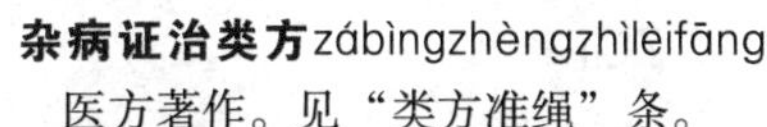
杂病证治类方zábìngzhèngzhìlèifāng 医方著作。见"类方准绳"条。

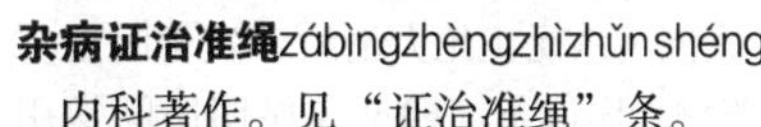
杂病证治准绳zábìngzhèngzhìzhǔnshéng 内科著作。见"证治准绳"条。

杂积zájī 指寒热气血痰瘀食积等夹杂所致的积证。《证治准绳·杂病》："杂积通治，万病紫菀丸、局方温白丸、厚朴丸。"参见积有关条。

杂类名方zálèimíngfāng 医方著作。不分卷。元代杜思敬编。约成书于元延祐二年（1315）。全书载录方剂72首，每方下著有主治病症、组成药物、制剂用法等，内容涉及内、外、妇、儿等各科。文字简洁，选方较为实用，对临床实践有一定的参考价值。见"济生拔萃"条。

杂痢zálì 病证名。指痢疾排出物的颜色杂乱不定者。《诸病源候论·痢病诸候》："杂痢谓痢色无定，或水谷，或脓血，或青或黄或赤或白，变杂无常，或杂色相兼而痢也。挟热则黄赤，热甚则变脓血也，冷则白，冷甚则青黑。皆由饮食不节，冷热不调，胃气虚，故变易。"本病类似后世所称的五色痢。详该条。

杂气záqì 泛指具有传染性，致病具有流行性的病邪，疫疠之气即杂气中之一种。《温疫论·杂气论》："是气也，其来无时，其着无方，众人有触之者，各随其气而为病焉……大约病遍于一方，延门合户，众人相同，皆时行之气，即杂气为病也。为病种种，是知气之不一也……疫气者，亦杂气之一种，但有甚于他气，故为病颇重，因名之疠气。"

杂医科záyīkē 古代医学分科之一。元代分医学为十三科，杂医科系专门治疗杂病的学科。参见"十三科"条。

杂疫证治záyìzhèngzhì 内科著作。2卷。清代作品。不著撰人（或题清代刘一明辑），撰年不详。现存最早为1820年刊本。所谓"杂疫"，亦即广义的瘟疫。此书主要根据《松峰说疫》《敬信录》等书记载，论述杂疫72证证治。治法包括方药、外治、针灸等，其中不乏方士口授、村老传闻的民间效方和疗法，可供临床参阅。

杂证汇参zázhènghuìcān 内科著作。8卷。清代程杏轩辑。刊于1826年。本书系《医述》第5～12卷。主要介绍内科杂病的证治。每一病种，选列《内经》《脉经》及后世有关医论，记述病名、病因、病状、治法及方剂，间附医案。眉目清晰，资料较为丰富。

杂证谟zázhèngmó 内科著作。29卷（即《景岳全书》卷九至卷三十七）。明代张介宾撰。内容为内科杂病（共70余种，不包括伤寒病）证治，对每种病证均引录古说，参以己见。作者长于温补，其温补学说的见解，在本书多种病证的论述和治疗中均有较充分的体现。

杂证要法zázhèngyàofǎ　内科著作。见“医学摘粹”条。

杂症大小合参zázhèngdàxiǎohécān　内儿科著作。见“冯氏锦囊秘录”条。

杂症痘疹药性主治合参zázhèngdòuzhěnyàoxìngzhǔzhì hécān　本草著作。见“冯氏锦囊秘录”条。

杂症会心录zázhènghuìxīnlù　综合性医书。2卷。清代汪蕴谷撰于1754年。本书为作者数十年研究古典医籍心得及临床经验总结的汇辑。其中有3篇医学总论，50余篇有关内科、妇科、杂病证治的论述，辨证析因细致，并列医方、医案。治法宗张介宾，以扶阳养心为主。此书收入《珍本医书集成》中。

zai

灾眚zāishěng　灾害。《素问·六元正纪大论》：“灾眚时至。”

栽秧花zāiyānghuā　中药材。详该条。❶见《昆明民间常用草药》。为芒种花之别名。详该条。❷见《贵州草药》。为蜀葵花之别名。详该条。

再重订伤寒论集注zàichóngdìngshānghánlùnjízhù　伤寒著作。见“舒氏伤寒论集注”条。

再传zàichuán　即再经。《伤寒论》原文作再经，历代注家如成无己、张志聪等以再传代称再经。参见“再经”条。

再经zàijīng　❶指太阳病不愈，传至另一经。《伤寒论·辨太阳病脉证并治》：“太阳病，头痛至七日以上自愈者，以行其经尽故也。若欲作再经者，针足阳明，使经不传则愈。”《医宗金鉴》卷一：“再者，再传阳明经也。谓其邪已传经尽，热盛不衰，欲再转属阳明故也。”❷指伤寒一日传一经，六日传至厥阴，七日再传太阳，八日再传阳明。《注解伤寒论》卷二：“伤寒自一日至六日，传三阳三阴经尽，至七日当愈。经曰：“七日太阳病衰，头痛少愈，若七日不愈，则太阳之邪，再传阳明。”另说，如《伤寒论浅注·太阳篇》：“何以谓发于阳者七日愈？请言其所以愈之故。如太阳病头痛等证，至七日以上，应奇数而自愈者，以太阳之病自行其本经，已尽七日之数故也。若未愈，欲作再经者，阳明受之。宜针足阳明足三里穴以泄其邪。”参见“六经病”“传经”“过经”等条。

再逆zàinì　指治疗上再次犯差错。《伤寒论·辨太阳病脉证并治》：“若火熏之，一逆尚引日，再逆促命期。”

再生丸zàishēngwán　《外科正宗》卷一方。即黍米寸金丹，见该条。

再造散zàizàosǎn　《伤寒六书·杀车槌法》卷三方。黄芪、人参、桂枝、甘草、熟附子、细辛、羌活、防风、川芎、煨生姜。加大枣二枚，水煎减半，槌法再加炒芍药一撮，煎三沸温服。功能助阳益气解表。治阳虚气弱，头疼，发热，项脊强，恶寒无汗，用发汗药二三剂汗不出者。

再造丸zàizàowán　即人参再造丸，见该条。

在泉zàiquán　参见“司天在泉”条。

zan

昝殷zǎnyīn（9世纪）　唐代著名妇产科学家。蜀（今四川）人。于宣宗大中初（847），收集有关经闭、带下、妊娠、坐月难产、产后诸证的医方，撰成《产宝》3卷。公元897年，周补益并序，现传本作《经效产宝》3卷，是我国现存最早的妇产科专书。并有《医方类聚》等辑本。另撰有饮食疗法专书《食医心鉴》3卷。以上二书对后世影响深远。

鏨菜zàncài　中药材。出《本草拾遗》。又名楼台草、白花益母草、对月草。为唇形科植物鏨菜 *Leonurus pseudomacranthus* Kitag. 的全草。分布于东北、华北及陕西、甘肃、安徽、江苏等地。甘、辛，平。活血调经，利尿消肿。①治产后瘀血腹痛，痛经，月经不调，跌打损伤，肾炎水肿。内服：煎汤，6～15g；或研末服。②捣敷疔疮。孕妇慎服。本品含微量生物碱及皂苷。

赞刺zàncì　古刺法名。十二刺之一。《灵枢·官针》：“赞刺者，直入直出，数发针而浅之，出血，是谓治痈肿也。”指治疗痈肿的针刺方法。其法在患处将针直入直出，反复多次地浅刺，使之出血。以其反复浅刺，后刺赞助前刺，故名赞刺。

zang

臧定民zāngdìngmín　见“臧中立”条。

臧中立zāngzhōnglì　北宋医生。字定民。毗陵（今江苏常州市）人。元丰年间（1078—1085）旅居浙江鄞县（今江苏宁波），为人治病多获良效。崇宁年间（1102—1106）徽宗患病，招募良医诊疗，中立应召为之治愈。

脏病及腑zàngbìngjífǔ　指五脏病变传及相合的六腑的传变趋势。

脏病取原zàngbìngqǔyuán　指五脏有病取其原穴进行治疗的方法。《灵枢·九针十二原》：“五脏有疾，当取之十二原。”如肾脏疾患取足少阴肾经的太溪；肝脏疾患取足厥阴肝经的太冲等。

脏毒zàngdú　中医古籍作藏毒。病名。见《圣济总录》卷一百四十三。❶指脏中积毒所致的痢疾。《三因极一病证方论》卷之十五：“然肠风藏毒，自属滞下门。藏毒，即是藏中积毒。”❷指一种内伤积久所致的粪后下血。《医学入门》卷五：“自内伤得者曰藏毒，积久乃来，所以色黯，多在粪后，自小肠血分来也。”以粪后下血污浊色暗为主症，可伴见胃纳不振，身疲乏力，舌苔黄腻，脉濡数等。治宜清解热毒为主，选用槐花散、脏连丸、黄连解毒汤、清胃散、防风黄芩丸等方。郁滞重者，亦可先用调胃承气汤加减，次用清化之剂。❸指肛门肿硬类似痔漏的病证。《血证论》卷四：“脏毒者，肛门肿硬，疼痛流血，与痔漏相似。”

脏毒下血zàngdúxiàxuè　病证名。见《儒门事亲》卷四。又称脏毒便血。《证治要诀·肠风脏毒》：“血清而色鲜者为肠风，浊而暗者为脏毒……脏毒者，蕴积毒气，久而始见。”多由肠胃湿热郁滞久则化毒损伤血络引起，主要症状为下血污浊色暗，胃纳不振，身体疲乏，苔黄腻，脉濡数等。治宜清化湿热，初起用调胃承气汤加当归，次用芍药柏皮丸、黄连解毒丸。久不愈者，用防风黄芩丸。参见“脏毒”条。

脏度zàngduó　五度之一。出《素问·方盛衰论》等篇。即测度脏腑的坚脆、大小、位置，以及功能虚实情况。《灵枢·本藏》记载颇详，但限于历史条件，其中有些不免穿凿臆测，应予正确对待。

脏腑zàngfǔ　中医古籍作藏府。五脏六腑的统称。《素问·

阴阳应象大论》："列别藏府。"

脏腑辨证zàngfǔbiànzhèng　辨证的基本方法之一。以脏象学说为指导，分析判断疾病所在的脏腑病位及病因、病性、邪正盛衰情况等的辨证方法。

脏腑标本药式zàngfǔbiāoběnyàoshì　本草著作。题金代张元素撰。1 卷。此书即明代李时珍《本草纲目》卷一所载《脏腑虚实标本用药式》的内容。以五脏六腑为纲，述其本病、标病，以泻、补、寒、发等治法为目，类别有关中药材。《本草纲目》所载未记撰人，此书原亦无单行本。清代赵双湖将此转载于《医学指归》，略增小注。清代周学海又收入《周氏医学丛书》中，始题为金代张元素撰。近代张寿颐为之补正，扩为 3 卷，更名《脏腑药式补正》，1958 年由上海科技卫生出版社出版。

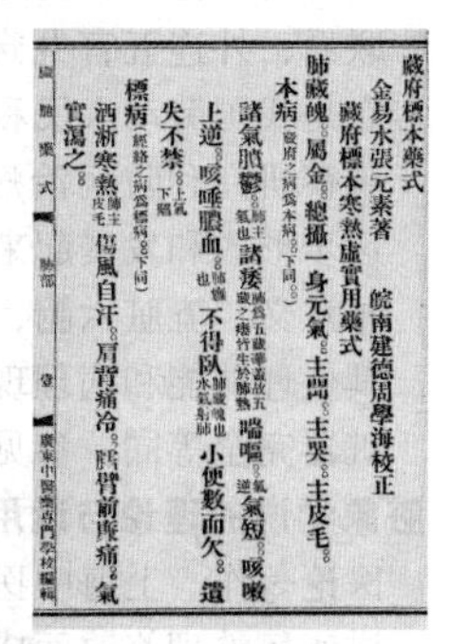

藏府標本藥式
金易水張元素著　皖南建德周學海校正
藏府標本寒熱虛實用藥式
肺藏魄　屬金　總攝一身元氣　主聞　主哭　主皮毛
本病（藏府之病爲本病　下同）
諸氣膹鬱（肺主氣也）　諸痿（肺爲五藏華蓋故五藏之痿皆生於肺熱）　喘嘔（氣逆）　氣短　咳嗽上逆　咳唾膿血（肺癰也）　不得臥（肺藏魄也水氣射肺）　小便數而欠　遺失不禁（上氣下陷）
標病（經絡之病爲標病　下同）
洒淅寒熱（肺主皮毛）　傷風自汗　肩背痛冷　臑臂前廉痛　氣實瀉之
臟腑藥式　肺部　壹　廣東中醫藥專門學校編輯

脏腑标本药式

脏腑各图zàngfǔgètú　医论著作。见"中西医粹"条。

脏腑兼病辨证zàngfǔjiānbìngbiànzhèng　中医辨证方法之一。以脏象学说的理论为指导，分析、判断脏腑病证之间的影响（多为表里影响和生克乘侮兼病关系）的脏腑辨证方法。

脏腑娇嫩zàngfǔjiāonèn　小儿脏腑生理特点之一。《小儿药证直诀》："小儿在母腹中，乃生骨气，五藏六府，成而未全。"《幼科类萃·小儿初生总论》："惟小儿脏腑娇嫩，血气懦弱，肌体不密，精神未备。"《小儿病原方论》："小儿一周之内，皮毛、肌肉、筋骨、脑髓、五脏六腑，营卫气血，皆未坚固。"《灵枢·逆顺肥瘦》亦云："婴儿者，肉脆、血少、气弱。"均说明小儿机体各个系统和器官尚属娇嫩和脆弱，易受邪气所伤而变生疾病。参见"稚阳稚阴"条。

脏腑惊证zàngfǔjīngzhèng　病证名。惊风手足搐搦所属脏腑的证候。《小儿病源方论》："肝惊，眼赤粪青；胆惊，面青下白；心惊，面脸红赤；小肠惊，夜啼至晓；脾惊，五心热干呕；胃惊，腹胀不食；肺惊，气喘吃水；大肠惊，喉中痰作声；肾惊，梦中咬牙；三焦（惊），睡中惊哭。"

脏腑图说zàngfǔtúshuō　医论著作。见"中西医粹"条。

脏腑图说症治要言合璧zàngfǔtúshuōzhèngzhìyàoyánhébì　丛书。又名《中西医粹》，详该条。

脏腑相合zàngfǔxiānghé　指脏与腑之间的互相联系和影响。人体脏与腑的配合，体现了阴阳、表里相输相应的关系。脏的经脉连于腑，腑的经脉络于脏，彼此经气相通，互相作用；脏行气于腑，腑输精于脏，病变时又互相影响，互相传变。《灵枢·本藏》："肺合大肠，大肠者，皮其应；心合小肠，小肠者，脉其应；肝合胆，胆者，筋其应；脾合胃，胃者，肉其应；肾合三焦膀胱，三焦膀胱者，腠理毫毛其应。"后世还以心包络合三焦。

脏腑性鉴zàngfǔxìngjiàn　医论著作。又名《脏腑性鉴增补》。清代尤乘辑。2 卷。全书以《人镜经》内容为主，兼辑《内经》及历代诸家对脏腑的论述。卷首为脏腑总论及阴阳五行论；卷上、下分论五脏六腑的功能，叙述有关脏腑性能、病证、诊法、治法及针灸穴位等，间附辑者的心得、按语。内容较为丰富，但其中脏腑结构图，尚存在一些可商之处。现存《脏腑性鉴经络全书合刻》本和《博物知本》丛书本。

脏腑蓄热zàngfǔxùrè　病证名。见《幼科释谜》。小儿血脉壅实，脏腑蓄热，颊赤口渴，五心烦热，睡不安，惊搐，宜四顺清凉饮。泄泻不止，加煨木香；小便不通，加灯心、木通。

脏腑证治图说人镜经zàngfǔzhèngzhìtúshuōrénjìngjīng　医论著作。又名《人镜经附录全书》，简称《人镜经》。原撰人不详。8 卷。内容根据十二经及奇经八脉次序，分别联系论述脏腑功能、病状及治法。后经明代钱雷补充 2 卷，名《人镜经附录》。清初张俊英补充 2 卷，名《人镜经续录》。原书 8 卷、附录 2 卷、续录 2 卷，共凡 10 卷，又合称《人镜经附录全书》。

脏腑之气zàngfǔzhīqì　指分布于脏腑的气。不仅指构成脏腑的最基本物质和各脏各腑的生理功能，还包括脏腑间功能的协调乃至整体生命功能的表现。

脏寒腹胀zànghánfùzhàng　病证名。指阳虚受寒所致的腹胀。《症因脉治》卷三："脏寒腹胀之症，四肢常冷，小腹胀急，冷硬如冰，小便清利，大便时泻，不思饮食，唇口色白，言语轻微，《内经》所云正水，即脏寒生满病之症也。"多因真阳素虚，脏气不足，又口食冷物，身得寒气，阴寒痞塞所致。《金匮翼》卷四："有寒气入里而胀于内者，盖阴气凝聚，久而不散，内攻肠胃，则为寒中胀满泄利之症。经云：脏寒生满病是也。"治宜温阳散寒。肝肾虚寒，腹冷如冰，大便不实，八味丸。小便不利，金匮肾气丸。脾肺虚，不思饮食，言语轻微，理中汤。手中逆冷，四逆汤。参见"腹胀""内伤腹胀"条。

脏寒泻zànghánxiè　病证名。出《证治准绳·幼科》。即脐寒泻。详该条。

脏会zànghuì　中医古籍作藏会。八会穴之一。《难经·四十五难》："藏会季胁。"季胁指章门穴。盖章门为脾之募穴，脾为生化之源，五脏皆取禀于脾，故名。凡五脏疾患，皆可酌情取用。

脏结zàngjié　中医古籍作藏结。病证名。❶指阳气虚衰，阴浊凝结，状如结胸的病证。《伤寒论·辨太阳病脉证并治》："何谓藏结？答曰：如结胸状，饮食如故，时时下利。寸脉浮，关脉小细沉紧，名曰藏结。舌上白胎滑者，难治。"又："藏结无阳证，不往来寒热（一云寒而不热），其人反静，舌上胎滑者，不可攻也。"成无己注："结胸者，邪结在胸；藏结者，邪结在藏。二者皆下后邪气乘虚入里所致……与阴相结者，为藏结，以阴受之则入五藏故尔。"治用理中汤、四逆汤等方。❷指胁下素有积聚痞块，并连在脐旁，痛引少腹的病证。或谓疝气亦属此类。《伤寒论·辨太阳病脉证并治》："病胁下素有痞，连在脐旁，痛引少腹入阴筋者，此名藏结。"《伤寒来苏集·陷胸汤证》："少腹者，厥阴之部，两阴交尽之处；阴筋者，宗筋也。今人多有阴筋上冲小腹而痛死者，名曰疝气，即是此类。"❸指脏气不平，阴阳关格所致的便秘。《三因极一病证方论·秘结证治》："……或藏气不平，阴阳关格，亦使人大便不通，名曰藏结。"参见"便秘"条。

脏厥zàngjué　中医古籍作藏厥。病证名。厥证之一。因阳气素虚，肾脏真阳衰极所致。《伤寒论·辨厥阴病脉证并治》："伤寒，脉微而厥，至七八日肤冷，其人躁无暂安时者，此为藏厥。"《张氏医通·伤寒诸论》："藏厥者，胃中阳虚不能生化脾土，则脾藏气衰不运，不运则水谷不化，胃气不行，经脉不通，故周身皆冷而厥也。"又："藏厥者，其人阳气素虚，肾藏之真阳衰极。”宜用附子理中汤及灸法。参见“厥证”条。

脏冷夜啼zànglěngyètí 病证名。即新生儿腹痛夜啼，详“新生儿腹痛”条。

脏连丸zàngliánwán ❶《中药制剂手册》方。黄连120g，黄芩720g，赤芍药、当归、阿胶珠、荆芥穗各240g，炒槐花、地榆炭、地黄各360g，槐角（蜜炙）480g，猪大肠八尺。为细末，炼蜜为丸，每服三钱，日二次。功能清热凉血止血。治脏毒下血，日久不止，肛门坠痛，痔疮肿。❷即猪脏丸第一方，见“猪脏丸”条。

脏脉zàngmài 中医古籍作藏脉。❶五脏之经脉。《素问·热论》：“治之各通其藏脉。”一说指手足三阴三阳之经脉。❷真脏之脉。详“真脏脉”条。

脏气zàngqì 中医古籍中作藏气。即五脏之气。指五脏的功能活动。

脏气法时论篇zàngqìfǎshílùnpiān 《素问》篇名。原文作藏气法时论篇，详该条。

脏气清灵zàngqìqīnglíng 小儿生理特点之一。指小儿内脏反应灵敏，患病后若诊治得当，病邪能够及时祛除，易于康复的生理特点。《景岳全书·小儿则》：“其脏气清灵，随拨随应，但确得其本而摄取之，一药可愈。”

脏器疗法zàngqìliáofǎ 用动物的内脏器官、组织、腺体等作为药物，预防和治疗人体相应脏器、组织、腺体的疾病，称为动物脏器食疗方法，简称脏器疗法。因动物脏器组织系“血肉有情之品”，其作用主要是培补精血、补益脏气，故历史上又常称为“以脏补脏”。动物脏器作为药用，在汉代《五十二病方》中即已开始，明确提出“以脏补脏”说法的为元代忽思慧《饮膳正要》，明代李时珍《本草纲目》对之作了全面的总结，归纳为“以胃治胃、以心归心、以血导血、以骨入骨、以髓补髓、以皮治皮”二十四字法。

脏输zàngshū 经外奇穴名。出《备急千金要方》。原文作藏输。位于背部，第五胸椎棘突高点处。主治卒病恶风，失欠，肉痹等。艾炷灸3～5壮。

脏俞zàngshù 指五脏所属诸阴经的井、荥、输、经、合诸穴，每经五穴，五五二十五穴，左右合之，共五十穴。《素问·气穴论》：“藏俞五十穴。”

脏俞五十穴zàngshùwǔshíxué 经络俞穴。出《素问·气穴论》。指五脏的井、荥、俞、经、合五输穴，共二十五穴，左右合计为五十穴。

脏头风zàngtóufēng 病证名。指肛门奇痒出虫，及局部红肿的证候。为湿热积滞，虫蚀于肛所致。外用苦参、地肤子、百部煎水温浸。参见“小儿肛痒”条。

脏象zàngxiàng 中医古籍作“藏象”。指人体内脏功能活动表现的征象。其主要内容包括五脏六腑、奇恒之腑以及五官九窍、皮肉筋骨等组织器官和气、血、精、津液等功能及其相互关系。《素问·六节藏象论》：“藏象何如？心者生之本，神之变也，其华在面，其充在血脉……肺者气之本，魄之处也，其华在毛，其充在皮……肾者主蛰，封藏之本，精之处也，其华在发，其充在骨……肝者罢极之本，魂之居也，其华在爪，其充在筋……脾、胃、大肠、小肠、三焦、膀胱者，仓廪之本，营之居也，名曰器，能化糟粕，转味而入出者也，其华在唇四白，其充在肌……”参见“脏象学说”条。

脏象学说zàngxiàngxuéshuō 中医学基础理论的一个重要内容。是研究人体脏腑活动规律及其相互关系的学说。它认为人体是以心、肝、脾、肺、肾五脏为中心，以胆、胃、大肠、小肠、膀胱、三焦六腑相配合，以气、血、精、津液为物质基础，通过经络使脏与脏、脏与腑、腑与腑密切联系，外连五官九窍、四肢百骸，构成一个有机的整体。它是我国劳动人民和医学家，通过长期对人类生命活动的观察研究和防病治病的实践，并吸取了阴阳五行的理论，逐步形成和发展起来的学说，对中医诊治疾病有重要的指导意义。五脏六腑，虽有一定的解剖概念，但主要是阐述其生理功能和病理现象，因而不能与现代解剖学中的同名脏器完全等同。参见“脏象”条。

脏象学说的理论与运用zàngxiàngxuéshuōdelǐlùnyǔyùnyòng 医论著作。上海中医学会编。成书于1960年。系据专题讲座稿整理修改而成。全书依据阴阳五行学说着重阐明人体脏腑功能、生理及病理机制的理论与临床运用。书分3篇。上篇为总论，概述脏腑的区别及其基本性能和功能；中篇为各论，分述各脏腑的作用、病证、病理机制及临床术语；下篇为脏象学说在内、儿、妇、外等各科临床运用。附录为人体各部的命名以及体型的分类等内容。

脏行气于腑zàngxíngqìyúfǔ 脏腑相合的一种理论。脏与腑之间通过经络和营卫气血的正常运行而保持生理活动的协调。六腑传化水谷的功能，就是受五脏之气的配合才能完成。如胃的纳谷需脾气的运化；膀胱的排尿需赖肾的气化作用等。

脏躁zàngzào 中医古籍作藏躁。病名。出《金匮要略》，即以精神抑郁，心中烦乱，无故悲伤欲哭，哭笑无常，呵欠频作为主要表现的情志疾病。治以养心安神，和中缓急，甘草小麦大枣汤为主加减治疗。参见“甘草小麦大枣汤”条。

脏真zàngzhēn 中医古籍作藏真。五脏的真气。《素问·平人气象论》：“藏真散于肝，肝藏筋膜之气也……”

藏zàng ❶臟（脏）之古字，泛指人体内的脏器。❷藏族。如藏医学。❸地名。指中国西藏自治区。如藏麻黄，即指西藏所产的麻黄。另见“藏 cáng”条。

藏毒zàngdú 即脏毒。详该条。

藏度zàngduó 即脏度。详该条。

藏府zàngfǔ 即脏腑。详该条。

藏府标本药式补正zàngfǔbiāoběnyàoshìbǔzhèng 本草著作。见“脏腑标本药式”条。

藏红花zànghónghuā 中药材。出《本草纲目拾遗》。为鸢尾科植物番红花 *Crocus sativus* L. 花柱的上部及柱头。产于西班牙、希腊等国，我国北京、山东、浙江、四川等地有引种栽培。甘，平。入心、肝经。活血消瘀，散郁开结。治痛经，闭经，产后瘀血腹痛，吐血，忧郁，胸膈痞闷，热病发狂，惊悸，恍惚。煎服：1.5～4.5g。孕妇忌服。本品含藏红花素、藏红花酸二甲酯、藏红花苦素、挥发油（内含主成分藏红花醛）及多量维生素 B_2。煎剂对多种动物离体及在位子宫均有加强收缩作用。藏红花并能延长小鼠的动情周期，降低实验性高脂血症兔的血清胆固醇，并有利胆作用。

藏黄连zànghuánglián 中药材。见《西藏常用中草药》。为洪连之别名。详该条。

藏茴香zànghuíxiāng 中药材。出《月王药诊》。为伞形科植物葛缕子 *Carum carvi* L. 的果实。分布于华北、东北、西北地区及西藏、四川等地。辛、甘，温。理气开胃，散寒止痛。治脘腹疼痛，呕吐，消化不良，疝气痛，寒滞腰痛。煎服：3～6g。果实含挥发油，油中含右旋葛缕酮和右旋柠檬烯等。葛缕酮能平喘、镇咳、抑菌，还可兴奋兔小肠等。种子提取物对兔有利尿作用。

藏会zánghuì　即脏会。详该条。

藏结zàngjié　即脏结。详该条。

藏厥zàngjué　即脏厥。详该条。

藏脉zàngmài　脏藏脉。详该条。

藏木香zàngmùxiāng　中药材。见《全国中草药汇编》。又名土木香。为菊科植物总状土木香 *Inula racemosa* Hook. f. 的根。产新疆北部，四川、湖北、陕西、甘肃、西藏等地均有栽培。辛、苦，温。健脾和胃，理气解郁，止痛，安胎。治慢性胃炎、胃肠功能紊乱、肋间神经痛、胸壁挫伤、岔气作痛及胎动不安。煎服：3～9g，或入丸、散。本品含挥发油。

藏气zàngqì　即脏气。详该条。

藏气法时论篇zàngqìfǎshílùnpiān　《素问》篇名。本篇根据生克规律，从生理、病理等方面论述了五脏之气与四时的关系，指出了五脏虚实的一般证候以及针刺用药的补泻宜忌。这些都与四时气候有密切的联系，故名。

藏茄zàngqié　中药材。见《陕甘宁青中草药选》。又名山莨菪、樟柳柽、唐传那保（藏名）。为茄科植物甘青赛莨菪 *Anisodus tanguticus*（Maxim.）Pascher 的根。分布于甘肃、青海、西藏等地。苦、辛，温，有大毒。镇痛，解痉，止血，消肿。①治消化性溃疡、胃肠炎、胃肠功能紊乱、胆道蛔虫症、胆石症等引起的疼痛。还用于慢性支气管炎。煎服：0.3～0.6g。②治跌打骨折，外伤出血，痈肿疮疖。研末撒或调敷。中毒时可见口舌干燥，皮肤潮红，心跳加快，瞳孔散大，烦躁，昏迷，甚至发生痉挛，呼吸中枢麻痹而死亡。本品含红古豆碱、天仙子胺（莨菪碱）、天仙子碱（东莨菪碱）、山莨菪碱、樟柳碱等生物碱。山莨菪碱有阿托品样作用，并能扩大瞳孔，抑制唾液分泌，松弛平滑肌，解除有机磷中毒。毒性比阿托品低，无蓄积作用。对脓毒症休克，山莨菪碱有改善各脏器微循环障碍的作用。天仙子碱、樟柳碱等亦有类似作用。东莨菪碱与樟柳碱对中枢神经有抑制作用，适当剂量可产生麻醉。上述生物碱能增加脑血流量，改善脑血管阻力，樟柳碱可用于偏头痛或脑血管缺血性疾患、视网膜及视神经血管痉挛。

藏青果zàngqīngguǒ　中药材。见《中药材手册》。又名西青果、西藏橄榄。为使君子科植物诃子 *Terminalia chebula* Retz. 的幼果。广东、广西、云南有栽培。苦、微甘、涩，凉。生津，利咽，开音，涩肠。治慢性咽喉炎，声音嘶哑，扁桃体炎，急性肠炎，细菌性痢疾。内服：煎汤，3～9g；或每次 1 枚，含咽其汁。本品含鞣质。其中成分参阅“诃子”条。

藏输zàngshū　即脏输。详该条。

藏俞zàngshù　即脏俞。详该条。

藏象zàngxiàng　即脏象。详该条。

藏药标准zàngyàobiāozhǔn　民族药学著作。西藏卫生局等编。全书分 3 册，第三册待出版。第一、二册合编。共收药物 174 种，方剂 290 个。药物部分记载药物的性状、鉴别、炮制、性味、功能与主治、用法与用量、注意事项及贮藏等内容。方剂部分介绍方剂组成、制法、性状、标准检查、功能与主治、用法与用量、规格、贮藏等。有藏、汉两种文字版。1979 年由青海人民出版社出版。

藏医辞典zàngyīcídiǎn　民族医工具书。旺堆著。此书系由我国少数民族作者用本民族文字所编写的第一部藏医学辞典。共收辞目 2500 余条，涉及藏医基础理论、生理解剖、临床各科的病证、诊断、治法等，还有一些重要的医学人物和医学文献等内容，释文多根据《四部医典》等名著引经据典，注明出处。书末附有现代生理解剖图 31 幅、外科器械图 14 幅，共 83 种。1983 年由民族出版社出版。

藏医史zàngyīshǐ　民族医学史著作，藏名《索日曼给阔布》。第司·桑杰嘉措著于 1704 年。着重叙述藏医发展过程中，从传说时期直至清初各个不同时期的医学发展情况。论述了医方明，人与自然界的关系，藏医与其他民族医学及国外医学系统的交流情况，藏医医家和医学著作。全书史料丰富，是研究和了解藏医药发展史和医学交流史的重要著作。1982 年甘肃人民出版社据拉萨木刻版排印出版。国外有英译本。

藏医学通史zàngyīxuétōngshǐ　民族医学史著作。系我国第一部以汉文写成的有关藏医历史的专著。蔡景峰撰著，2002 年由青海人民出版社出版。全书分成概说及藏医的萌芽时期、奠基时期、争鸣和发展时期、繁荣时期、新生和振兴时期。书中插有较多的藏医挂图，书末还附有藏医历史年表。

藏医药选编zàngyīyàoxuǎnbiān　藏医学著作。清代蒙古族医家罗桑却佩著。全书 121 章。首先叙述隆、赤巴、培根 3 种因素的生理及病理。次述脉诊及尿诊。随后较详细地叙述临床各科病症的病因、病理、症状、治疗。末叙药物、方剂、剂型以及吐、泻、敷、涂、洗、放血、利尿等特殊治疗。内容简明扼要，通俗易懂，是一部藏医学的入门著作，影响较大。青海民族出版社于 1977 年和 1982 年分别出版了藏文原著排印本及李多美的汉译本。

藏枣zàngzǎo　中药材。出《本草纲目拾遗》。为无漏子的别名。详该条。

藏躁zàngzào　即脏躁。详该条。

藏真zàngzhēn　即脏真。详该条。

zao

遭指zāozhǐ　病名。出《外台秘要》卷二十四。即代指。见该条。

糟鼻子zāobí·zi　病名。《医林改错》：“糟鼻子，色红，是瘀血。”详“酒皶鼻”条。

糟蒸法zāozhēngfǎ　急性腿膝疼痛的外治方法。余梦塘《保赤存真》卷五：“凡腿膝患风寒湿气，可于夏伏天用糟坊内酒糟，下锅烧热，将布包两包，在患处热炙，冷即更换，寒湿气出尽，即愈。”

糟指zāozhǐ　病名。出《诸病源候论》卷三十。即代指。见该条。

早晡zǎobū　即下午，申时。《灵枢·病传》：“夏早晡。”

早产zǎochǎn　病名。又称小产、半产。正常孕期一般为 10 个月（280 天）左右，若未满 3 个月而流产者称堕胎，若已满 3 个月，胎儿已经成形，但未足 10 个月而娩出者，则为早产。其中孕期未足 7 个月，娩出的胎儿常难存活，孕期已足 7 个月的早产儿，经细心护理，可能存活。参见“小产”条。

早晨发搐zǎochénfāchù　病证名。出《小儿药证直诀》。因早晨潮热引起抽搐。由肝旺所致者，临床特点为每逢寅、卯时身体壮热，目上视，手足动摇，口内生热涎，颈项拘急。当补肾治肝。补肾，用地黄丸；治肝，用泻青丸。

早晨嗽zǎochénsòu　病证名。一名清晨嗽。指晨起作咳，或晨间咳嗽加剧者。多因气动宿痰、食积所致。《增补万病回春·咳嗽》："早晨嗽者，胃中有食积也。"《类证治裁》："清晨嗽，为气动宿痰，二陈汤加贝母、枳壳、桑白皮、枇杷叶、橘红。"《杂病源流犀烛·咳嗽哮喘源流》："日夜不咳，但朝晨咳几声，火空则发也。宜二陈加黄芩、桔梗、桑皮。日夜亦嗽，惟早晨嗽更甚，胃中有食积，至此时火气流入肺中也。宜泻白散加知母，或二母散。"参见"咳嗽"条。

早起眩晕zǎoqǐxuànyūn　病证名。见《丹溪心法·头眩》。又称晨晕、晨运。指眩晕常发生在清晨者。多因阳虚及痰浊固结所致。详"阳虚眩晕""湿痰眩晕"等条。

早食zǎoshí　食早餐的时候，即卯时。《素问·标本病传论》："冬日入，夏早食。"

早泄zǎoxiè　病名。指性交时泄精过早，甚至未交精液即出。多因肾阴不足，相火亢盛所致。常伴见阴茎易举，或举而不坚，心烦口干，脉细数。治宜滋阴降火。用知柏八味丸、大补阴丸、三才封髓丹等方。阴阳两虚者，兼见畏寒肢冷、舌淡脉沉，宜兼温肾阳，加狗脊、菟丝子、巴戟天之类。又有心肾两虚者，宜补益心肾，用济火延嗣丹、补天育麟丹等方。

枣槟榔zǎobīngláng　中药材。见《饮片新参》。又名枣儿槟榔、壳槟榔。为棕榈科植物槟榔 *Areca catechu* L. 的未成熟的果实。我国福建、台湾、广西、广东及云南有栽培。甘、微苦，涩。利气，消食。治胸腹胀闷，呕吐，消化不良。煎服：4.5～9g。

枣儿槟榔zǎo·erbīngláng　中药材。出《随息居饮食谱》。即枣槟榔，详该条。

枣矾丸zǎofánwán　《卫生宝鉴》卷十四方。皂矾末（煅，醋淬）不拘量。为末，枣肉为丸，梧桐子大，每服二十至三十丸，食后生姜汤送下。治食劳黄，目黄身黄者。

枣根zǎogēn　中药材。见《本草经集注》。即枣树根，详该条。

枣花白陷zǎohuābáixiàn　病名。见《银海精微》。即花翳白陷。详该条。

枣花内障zǎohuānèizhàng　病名。见清代佚名《眼科捷径》。即枣花翳内障。详该条。

枣花翳zǎohuāyì　病证名。❶见《证治准绳·杂病》。多指枣花翳内障。详该条。❷近代某些医家认为指黑睛生翳，形似枣花者（路际平《眼科临症笔记》）。属花翳白陷，详该条。

枣花翳还睛散zǎohuāyìhuánjīngsǎn　《医宗金鉴·眼科心法要诀》卷七十七方。车前子、知母、茺蔚子、人参、防风、茯苓、玄参各二钱，黄芩一钱半。为粗末，水煎，去渣服。功能清热利湿，祛风明目。治枣花内障，症见风轮旁边，白睛之内，映出白翳，如枣花锯齿之状。

枣花翳内障zǎohuāyìnèizhàng　病名。见《秘传眼科龙木论》。亦名枣花内障。谓该障"在瞳人之中，参差如锯齿，名曰枣花"（清代佚名《眼科捷径》），因其形态得名。属圆翳内障范围。详该条。

枣仁zǎorén　中药材。见《药品化义》。为酸枣仁之简称，详该条。

枣仁安神颗粒zǎorén'ānshénkēlì　中成药。见《中华人民共和国药典（一部）》（2020）。炒酸枣仁 1425g，丹参 285g，醋五味子 285g。以上三味，按颗粒剂工艺制成，每粒装 5g。口服。一次 1 袋，一日 1 次，临睡前服用。养血安神。用于心血不足所致的失眠、健忘、心烦、头晕；神经衰弱症见上述证候者。

枣仁远志汤zǎorényuǎnzhìtāng　《症因脉治》卷三方。酸枣仁、远志、当归、茯神、白芍药、麦冬、龙眼肉。水煎服。功能养心安神。治虚烦不得卧，真阳不足，心神失守者。

枣树根zǎoshùgēn　中药材。出《本草纲目》。又名枣根。为鼠李科植物枣 *Ziziphus jujuba* Mill. 的根。甘，温。调经止血，祛风止痛，补脾止泻。①治月经不调，不孕，崩漏，吐血，胃痛，痹痛，脾虚泄泻。煎服：15～30g。②治风疹，丹毒。煎水洗。根皮含乌药碱、异欧鼠李碱、蛇婆子碱 X 等。

枣树皮zǎoshùpí　中药材。出《本草纲目》。为鼠李科植物枣 *Ziziphus jujuba* Mill. 的树皮。全国各地都有栽培。苦、涩、温。涩肠止泻，镇咳止血。①治泄泻，痢疾，咳嗽，崩漏。内服：煎汤，6～9g；烧存性研末服，1.5～3g。②治刀伤出血、烧烫伤，研末撒。本品含无色矢车菊素、鞣质等。醇提取物给小鼠灌胃有祛痰作用，腹腔注射有镇咳作用。

枣针zǎozhēn　中药材。出《名医别录》。即棘针，详该条。

蚤甲zǎojiǎ　指甲的别名。

蚤嗽zǎosòu　病证名。"蚤"通"早"。指平时尚可，至晨咳增。《不居集》卷十五："蚤嗽，蚤起嗽甚，胃中有食积，至此火流入肺中，宜知母、地骨皮以降肺火。"参见"咳嗽""早晨嗽"条。

蚤休zǎoxiū　中药材。出《神农本草经》。为七叶一枝花之别名，详该条。

皂刺zàocì　中药材。见《医学入门》。为皂角刺之简称，详该条。

皂刺大黄汤zàocìdàhuángtāng　《医宗金鉴·幼科心法要诀》卷五十五方。皂角刺、生大黄各等分。水、酒煎服。功能凉血解毒，化瘀消肿。治小儿便血，脏毒初起，肛门肿痛。

皂矾zàofán　中药材。见《普济方》。即绿矾，详该条。

皂荚zàojiá　中药材。出《神农本草经》。又名皂角、大皂荚。为豆科植物皂荚 *Gleditsia sinensis* Lam. 的果实。主产于四川、河北、河南、山西等地。辛、咸，温，有小毒。入肺、肝、胃、大肠经。涤痰开窍，通便，消肿，杀虫。①治痰厥昏迷，中风口噤不开，头风头痛。研末吹鼻取嚏。②治癫痫痰盛，咳嗽痰喘。内服：煎汤，3～6g；炒研末服，每次 0.6～1.5g。③治大便燥结，肠麻痹，不完全性肠梗阻。研末蜜调服；或制成栓剂，纳入肛中导下。久痢脱肛，烧烟熏之。④治痈疽，便毒，醋煮捣烂敷；风癣疥癞，熬膏涂。内服过量，可引起呕吐及腹泻。孕服慎用。本品含数种皂苷，已分离出一种皂苷元为阔叶合欢萜酸，还含鞣质、谷甾醇等。皂苷有溶血作用，高等动物一般很少吸收，口服可刺激胃肠黏膜，大量可引起呕吐，腹泻。过量也能腐蚀胃黏膜，发生吸收中毒。煎剂给猫灌胃能增加呼吸道黏液分泌，有祛痰作用；对离体大鼠子宫有兴奋作用。水浸剂对堇色毛癣菌、星形奴卡氏菌有抑制作用。

皂荚刺zàojiácì　中药材。见《太平圣惠方》。即皂角刺，详该条。

皂荚根皮zàojiágēnpí 中药材。出《本草纲目》。为豆科植物皂荚 *Gleditsia sinensis* Lam. 的根皮。分布于东北、华北、华东、华南地区及四川、贵州等地。辛，温。解毒散结，祛风杀虫。治淋巴结核，风湿骨痛，疮疡肿毒，疥癣，恶疮。煎服：3～9g。

皂荚散zàojiásǎn 《太平圣惠方》卷七十一方。炙皂角（去皮子，炙焦黄）二两，川椒一两，细辛一两半。为末，盛于胶囊中，大如指，纳入阴中。治妇人黄瘕，症见经行不利，左胁气结，阴中刺痛，淋露黄汁。

皂荚丸zàojiáwán ❶《金匮要略》方。皂角（刮去皮，酥炙）八两。为末，炼蜜为丸，梧桐子大，每服三丸，以枣膏和汤送下，日四次（昼三夜一）。功能祛痰利气。治咳逆上气，时时吐浊唾，但坐不得眠。❷《医宗金鉴·眼科心法要诀》卷七十七方。蛇蜕七条，蝉蜕、白术、龙胆草、玄精石、当归、白菊花、茯苓、木贼、连翘、赤芍药、刺猬皮、穿山甲、谷精草各一两半，猪蹄三十枚，川芎半两，人参一两。一半加皂角十二个（烧存性），为细末，炼蜜为丸，梧桐子大，每服一钱五分，空腹杏仁汤送下；一半加仙灵脾一两，为细末，每服三钱，用猪肝三片，劈开，夹药煮熟，睡前细嚼，用原汁送下。治沉翳，疼痛昼轻夜重，及内外障膜，翳嫩不宜针拨者。

皂荚子zàojiázǐ 中药材。出《雷公炮炙论》。又名皂角子。为豆科植物皂荚 *Gleditsia sinensis* Lam. 的种子。辛，温，有小毒。入肺、大肠经。润燥通便，散结消肿。①治便秘，肠风下血，下痢里急后重，疝气及睾丸肿痛。②治瘰疬坚肿疼痛。内服：煎汤，4.5～9g；或入丸、散。③研末调敷治肿毒，疥癣。孕妇慎用。

皂角zàojiǎo 中药材。出《肘后方》。为皂荚之别名，详该条。

皂角刺zàojiǎocì 中药材。出《本草衍义补遗》。又名天丁明、皂荚刺、皂刺、皂角针、皂针。为豆科植物皂荚 *Gleditsia sinensis* Lam. 的干燥棘刺，主产于四川、河北、山西、河南、江苏、湖北等地。辛，温。归肝、胃经。搜风，活血，消肿托毒，排脓，杀虫。治痈疽肿毒初起或脓成不溃，急性扁桃体炎，产后缺乳，胎衣不下，疥癣麻风，煎服3～10g；醋熬嫩刺，取汁，涂癣疮。孕妇忌服。本品含黄酮类、酚类、皂苷。

皂角化痰丸zàojiǎohuàtánwán 《内外伤辨惑论》卷上方。皂荚树白皮（酥炙）、白附子（炮）、半夏（汤洗）、天南星（炮）、枯矾、赤茯苓、人参各一两，枳壳（麸炒）二两。为细末，生姜汁煮面糊为丸，梧桐子大，每服三十丸，食后温水送下。治劳风，心脾壅滞，痰盛涎多，喉中不利，涕唾稠黏，嗌塞吐逆，不思饮食，或时昏愦者。

皂角菌zàojiǎojūn 中药材。见《全国中草药汇编》。为树舌之别名，详该条。

皂角苦参丸zàojiǎokǔshēnwán 《医宗金鉴·外科心法要诀》卷七十三方。苦参一斤，荆芥十二两，白芷、大枫子肉、防风各六两，皂角、川芎、当归、生何首乌、胡麻仁、枸杞子、炒牛蒡子、威灵仙、全蝎、白附子、蒺藜（炒去刺）、独活、川牛膝各五两，草乌（汤泡，去皮）、苍术（米泔水浸，炒）、连翘、天麻、蔓荆子、羌活、青风藤、甘草、杜仲（酥炙）各三两，白花蛇（酥油炙黄）、炒砂仁各二两，人参一两。为细末，醋打老米糊为丸，梧桐子大，每服三十至四十丸，食前温酒送下。治粟疮作痒，年深日久，肤如蛇皮者。

皂角丸zàojiǎowán ❶《世医得效方》卷六方。皂角、枳壳、羌活、桑白皮、槟榔、制杏仁、麻仁、防风、白芷、陈皮各等分。为末，炼蜜为丸，梧桐子大，每服三十五丸，温水或蜜汤吞下。功能疏风润肠。治风秘。❷《奇效良方》卷二十九方。炙皂角子、枳壳（麸炒）各等分。为细末，炼蜜和丸，或饭饮为丸，梧桐子大，每服七十丸，米汤送下。治老人、虚人风秘。

皂角针zàojiǎozhēn 中药材。见《江苏省植物药材志》。即皂角刺，详该条。

皂角子zàojiǎozǐ 中药材。见《备急千金要方》。即皂荚子，详该条。

皂李zàolǐ 中药材。出《新修本草》。为鼠李之别名，详该条。

皂药根zàoyàogēn 中药材。出《分类草药性》。为花蝴蝶根之别名，详该条。

皂针zàozhēn 中药材。见《中药材手册》。为皂角刺之别名，详该条。

灶突墨zàotūmò 中药材。出《备急千金要方》。为百草霜之别名，详该条。

灶心土zàoxīntǔ 中药材。见《本草纲目》。为伏龙肝之别名，详该条。

灶中黄土zàozhōnghuángtǔ 中药材。出《金匮要略》。即伏龙肝，详该条。

燥zào ❶病因，六淫之一。《素问·阴阳应象大论》："燥胜则干。"燥与湿对。燥病易伤津液。临床表现多为目赤、口鼻唇舌干燥、干咳、胁痛等。其偏热者为温燥，偏寒者为凉燥。❷阴津亏损时出现的内燥证候。参见"内燥"条。

燥疮zàochuāng 病证名。出《诸病源候论》卷三十五。指疮皮损干燥、肥厚、裂口而无糜烂、渗液。详"疮"条。

燥毒zàodú 病证名。燥邪致病出现之火毒病证。如目赤痛、眦疡、咽喉痛等。《素问·五常政大论》："太阴在泉，燥毒不生。"

燥干清窍zàogānqīngqiào 病机。即燥易伤人津液而导致口、鼻、眼等官窍失却滋润濡养的病理变化。

燥化阳明zàohuàyángmíng 运气术语。三阴三阳分司六气，其中阳明属燥金之气。《素问·至真要大论》："阳明司天，其化以燥。"

燥火zàohuǒ 即燥热。详该条。

燥火喘逆zàohuǒchuǎnnì 病证名。《症因脉治·喘症论》："燥火喘逆之因，燥万物者，莫燥乎火，故喘症燥火居多，《原病式》叙喘于热淫条下，盖燥火烁人，则诸逆冲上，诸痿喘呕，诸气膹郁，肺家不宁，喘症作矣。"症见喘咳气逆，吐痰难出，口渴身热，二便赤涩，面赤唇焦，脉多数大或滑数。治宜清肺润燥，泻火平气为主，如栝蒌根汤、知母甘桔汤，脉大口渴用人参白虎汤调益元散，大便秘结用凉膈散等方。参见"火喘""热喘"条。

燥火腹痛zàohuǒfùtòng 病证名。指燥热耗伤津液、气机不利所致的腹痛。《症因脉治·腹痛论》："燥火腹痛之症，满腹刺痛，攻注胁肋，口渴身热，烦躁不寐，小便黄赤，不吐不泻，此燥火腹痛之症也。"多因令值燥热，燥气伤人，肠胃干涸，不得流利所致。治宜清热润燥为主。方用芍药黄连汤、葛根石膏汤等。若腹痛攻刺胁肋者，柴胡清肝饮。目黄便赤，痛连小腹，龙胆泻肝汤。小便赤涩，木通汤调益元散。大便结，四顺饮合本事凉膈散。参见"腹痛"条。

燥火痢zàohuǒlì 病证名。见吴本立《痢证汇参》卷二。即燥热痢。详见该条。

燥火呕吐zàohuǒ'ǒutù 病证名。指呕吐因肺胃有热，复伤燥邪所致者。《症因脉治》卷二："燥火呕吐之症，喘逆呕吐，吐则气急，呕少难出，口唇干燥，烦渴引饮。"脉多浮数或数大。宜选用清燥汤、葛根石膏汤、门冬知母汤等方。

燥火三消zàohuǒsānxiāo 病证名。又名风消。见《症因脉治》卷三。指由于燥火所伤而成的三消症。上消为燥火伤肺，症见口渴多饮不止，唇口开裂，烦躁不宁，用知母石膏汤加干葛。中消为燥火伤胃，症见多食易饥，形体消瘦，用人参白虎汤。下消为燥火伤于小肠、膀胱。症见小便频数，淋沥如膏如油，用益元散、导赤各半汤。参见"消渴""风消"等条。

燥火身肿zàohuǒshēnzhǒng 病证名。身肿类型之一。《症因脉治》卷三："燥火身肿之症，喘促气急，两胁刺痛，身面浮肿，烦躁不得卧，唇口干燥，小便赤涩，即河间燥伤肺气、节斋先喘后肿之症也。燥火身肿之因，时值燥令，燥火刑金，绝水之源，肺气焦满，清化不行，小水不利，气道闭塞，而燥火肿症作矣。"脉浮数或沉数。治用竹叶白虎汤、清凉饮子、石膏泻白散等方。参见"身肿""水肿"条。

燥火眩晕zàohuǒxuànyūn 病证名。见《症因脉治·外感眩晕》。可因岁运加临或时邪感冒所致。症见身热烦躁，口渴引饮，夜卧不宁，头旋眼黑，小便赤涩，脉躁疾。治宜清火润燥。用柴胡清肝饮、清肺汤、竹叶石膏汤等方。参见"眩晕"条。

燥火眼zàohuǒyǎn 病名。见佚名《抄本眼科》。即风火眼，详该条。

燥剂zàojì 十剂之一。用苦温或苦寒药物组成，具有燥湿作用的方剂。《沈氏尊生书·要药分剂》："徐之才曰：燥可去湿，桑白皮、赤小豆之属是也。"又："张从正曰：大寒之病，宜姜附、胡椒辈以燥之；若病湿气，则陈皮、木香、白术、苍术之属除之，亦燥剂也；而黄连、黄柏、栀子、大黄，其味皆苦，苦属火化，皆能燥湿。"

燥瘕zàojiǎ 病证名。出《诸病源候论》卷三十八。属八瘕之一。多因暑月行经时，劳役恚怒所致。症如半杯下覆，游移腹中不定，痛连两胁，上下引心而烦，不得太息，两足酸软枯瘦，久立则痛，遗尿失精，便难盗汗，妨碍饮食，时欲呕吐。治宜疏肝理气，活血化瘀。方用川大黄、干姜、黄连、鸡内金、桂心、䗪虫、厚朴、郁李仁，共为细末，每服三钱。

燥结zàojié ❶因邪热壅盛，或津液亏损，胃肠干燥而致大便秘结不通的病理变化。❷病证名。因津液亏损，胃肠干燥而致大便秘结的病证。症见口渴、便秘，尿赤，舌红苔黄干燥，脉数等。《温病条辨·中焦篇》："燥结甚者，间服增液承气。"

燥津丹zàojīndān 《洞天奥旨》卷十三方。茯苓、白术各三钱，薏苡仁、山药各五钱，白果十个，天花粉、甘草各一钱，黄柏二钱，陈皮五分。水煎服。治任脉亏损而致的大人独骨疮，生于颐颏之下。

燥痉zàojìng 病证名。小儿痉病之一。燥气炽盛，消灼津液而致痉证。多由于热邪炽盛，津液干枯，化燥动风，经脉失养而成。其症高热，痉挛，四肢抽搐，口燥咽干，大便干燥，皮肤不润。治宜辛凉甘润，如白虎汤合增液汤之类。

燥可去湿zàokěqùshī 治则。指用燥湿的药物，以治疗湿浊内盛，胸痞腹满之证。《汤液本草》卷上："燥可去湿，桑白皮、赤小豆之属是也。"又如脘腹胀满、怠倦恶食、口和不渴，舌苔白腻而厚，用平胃散以燥湿健脾。

燥凉zàoliáng 病证名。见《通俗伤寒论·秋燥伤寒》。即凉燥。详该条。

燥裂苔zàoliètāi 即舌苔干燥少津，伴有裂纹的舌象。

燥气zàoqì ❶五运六气的六气之一。《素问·天元纪大论》："阳明之上，燥气主之。"《素问·气交变大论》："岁金太过，燥气流行。"参"五运六气"条。❷六淫之一。参见"燥"条。

燥气伤肺zàoqìshāngfèi ❶燥邪耗伤肺津致使肺气宣降失常的病理变化。❷证候名。燥邪从口鼻入侵于肺，耗伤肺津，以干咳，无痰，或咯痰难出，或痰中带血，咽喉疼痛，胸胁痛等为常见症的证候。有温燥、凉燥之分。多见于上呼吸道感染、气管炎、白喉、急性咽喉炎等疾患。治以润燥清肺养阴等法。

燥热zàorè ❶燥邪化热化火的病理变化。❷证候名。又称燥火。指感受燥气，津液耗伤，以致化热化火的证候。《时病论》："若热有汗，咽喉作痛，是燥之凉气，已化为火。"症见牙龈肿痛，耳鸣，或鼻衄、干咳、咯血等。治以清热生津为主。

燥热咳嗽zàorèké·sou 病证名。指外感风热燥邪，耗伤肺金所致者。症见干咳无痰，或痰少黏稠，咯出不爽，鼻燥咽干，舌红少津，咳甚则胸胁痛，或有形寒身热等表症。治宜清肺润燥。用桑杏汤、清金润燥天门冬丸等。详见"咳嗽""伤燥咳嗽""肺燥咳嗽"条。

燥热痢zàorèlì 病证名。指痢疾由燥火热邪引起者。又称燥火痢。《症因脉治》卷四："燥热痢之症，内热烦躁，口燥舌干，腹痛频并，脓血稠黏，枯涸难下，肛门热痛，小便全无，夜卧不宁。"治法有燥伤气分、血分和气血两伤之别。《痢证汇参》卷二："燥火伤气则白，燥火伤血则赤，赤白兼下，气血俱伤。"如燥伤血分，可选用当归大黄丸、当归银花汤等方；燥伤气分，用枳壳大黄汤合益元散等方；如下痢红积，腹中痛甚，乃燥热伤及气血，可用乌药黄连汤等方。参见"痢疾"条。

燥热伤肺zàorèshāngfèi ❶燥热犯肺，耗伤肺阴，致使肺气宣降失常的病理变化。❷证候名。症见干咳无痰，或痰少而黏，缠喉难出，鼻燥咽干，舌红少津，苔薄白而干，脉浮细而数，或右寸独大。常伴潮热、头痛、大便秘结等。治宜轻宣润燥。

燥热痿zàorèwěi 病证名。痿证之一。见《症因脉治》卷三。由于燥热伤津耗血，宗筋失于营养所致。症见手足痿软，不能行动，伴有皮毛干枯，口燥唇焦等症。治宜清热润燥，滋阴养血。用知母石膏汤、滋燥养荣汤加减。《血证论·痿废》："肺气热，则津痿不能灌溉于足，疲乏不行，清燥救肺汤治之。"参见"痿"条。

燥伤鼻窍zàoshāngbíqiào 证候名。即气候干燥，耗伤津液，鼻失濡润，鼻窍不利，以鼻孔干痛，鼻内黏膜干燥少津，或鼻涕胶结而成痂皮，或鼻窍皮肤皲裂、衄血等为常见症的证候。

燥胜则干zàoshèngzégān 出《素问·阴阳应象大论》。指燥气偏胜出现干燥的病理。燥气太过则耗伤津液，出现口鼻干燥、皮肤皲裂、毛发不荣、干咳无痰、小便短少、大便干结等症状。

燥湿zàoshī 治法。用苦燥药祛除湿邪的方法。适用于中焦湿证。有苦温燥湿、苦寒燥湿等。详“苦温燥湿”“苦寒燥湿”条。

燥湿化痰zàoshīhuàtán 治法。化痰法之一。用具有燥湿化痰作用的方药治疗湿痰证的治法。由于脾阳不振，运化失司，聚湿生痰。症见痰白易咯，胸闷恶心，或头眩心悸，舌苔白滑而腻。用二陈汤等方。

燥湿敛疮zàoshīliǎnchuāng 治法。即用具有燥湿敛疮作用的方药，祛除湿邪，促进新肉生长，加速疮口愈合，治疗渗液多而经久不愈之疮疡的治法。

燥湿汤zàoshītāng ❶《审视瑶函》卷四方。炒黄连一钱，苍术（泔水制）、白术（土炒）、陈皮各八分，茯苓、半夏、枳壳、焦栀子各七分，甘草三分。水煎服。治目大眦漏，时流血水，胀而疼。❷《杂病源流犀烛·脏腑门》卷四方。白术、白芍药、茯苓、陈皮、炙甘草。水煎服。治泄泻。

燥湿痔zàoshīzhì 病证名。《千金翼方》卷二十四：“燥湿痔，痔有雌雄者。”相当于肛门周围脓肿、外痔及肠蛲虫病等。宜服槐子圆。

燥矢zàoshǐ 既是病理产物，也是病因。矢通屎。又称燥屎。指燥结的粪便。多因胃肠实热内结，津液被耗而致。《伤寒论·辨阳明病脉证并治》：“阳明病，谵语，有潮热，反不能食者，胃中必有燥屎五六枚也。”治宜急下存阴等法。

燥屎zàoshǐ 见《伤寒明理论·腹满》。即燥矢。详该条。

燥嗽zàosòu 病证名。指秋燥伤肺的咳嗽。五嗽之一，见《外台秘要》卷九。《类证治裁》卷二：“燥嗽。秋燥嗽渴，气促，宜甘润，玉竹、沙参、麦冬、梨、蜜、杏仁、蔗汁之属，或复脉汤去姜、桂。”参见“五嗽”“伤燥咳嗽”条。

燥苔zàotāi 即苔面缺乏津液，苔质干燥，摸之燥涩的舌象。

燥痰zàotán 病证名。痰证之一。❶《医学入门》卷五：“升于肺，多毛焦，面白如枯骨，咽干口燥，咳嗽喘促，名曰燥痰。”❷即火痰。见《症因脉治》卷二。详见该条。❸即气痰。见《医宗必读·痰饮》。参见“气痰”条。❹指痰恋于肺的病证。《杂病源流犀烛·痰饮源流》：“在肺曰燥痰，其色白，咯出如米粒，多喘促，寒热，悲愁，脉必涩，宜利金丸。”一名肺经燥痰。参见该条。燥痰又有内伤、外感之分。参见“内伤燥痰”“外感燥痰”条。❺指痰之难咯者。《症因脉治》卷二引张三锡曰：“如连咳数声，痰不出者，名燥痰，属肺燥，宜门冬、知母、杏仁之类润之，香燥之药亦当忌也。”参见“痰证”条。

燥痰证zàotánzhèng 证候名。即燥热痰浊内蕴，以咳嗽，咯痰不爽，或痰黏成块，或痰中带血，胸闷胸痛，口鼻干燥，舌干少津，苔腻，脉涩等为常见症的证候。

燥土zàotǔ 指胃的阴阳五行属性及生理、病理特点。脾胃同属五行之土，但胃为腑属阳，主受纳，病理上易燥易实，故称“燥土”。《血证论》卷一：“胃实脾虚，则能食而不消化，主燥气，故病阳明，总系燥热……胃土以燥纳物，脾土以湿化气，脾气不布，则胃燥而不能食，食少而不能化。”

燥邪犯肺证zàoxiéfànfèizhèng 证候名。即燥邪侵袭，肺失清肃，以微有寒热，干咳无痰，或痰中带血丝，胸痛，唇鼻咽喉干燥，口渴，舌燥少津，脉浮等为常见症的证候。

燥性干涩zàoxìnggānsè 指燥邪具有易伤人津液，导致人体阴津亏虚的特点，致病易表现出口鼻干燥、咽干口渴、皮肤干涩等症。

燥易伤肺zàoyìshāngfèi 指燥邪一般多从口鼻、肌表侵袭人体，肺外合皮毛，开窍于鼻，主敷布津液，故燥邪最易伤肺。

燥者濡之zàozhěrúzhī 治疗燥证的方法。出《素问·至真要大论》。即燥者润之。指燥证要用滋润的方药治疗。燥证有内燥、外燥之分。燥热伤肺胃津液的内燥，用滋阴润燥法；外感燥热伤肺的外燥，用轻宣润燥法。

燥证zàozhèng 证候名。即外感燥邪或体内津液不足，以口鼻、肌肤、毛发、大便干燥等为特点的证候，可分为外燥证和内燥证两类。

礤石zàoshí 解剖部位名。出马王堆汉墓帛书《天下至道谈》。又名昆冈，指阴道后穹隆与直肠子宫陷窝相接处。

躁zào ❶脉象。《内经》十二脉之一。浮疾脉象。《诊家正眼》：“曰躁者，且浮且疾也。”❷症名。手足躁动或躁狂的症状。❸病证名。指身体躁动、躁急，或手足扰动不宁的病证。有阳躁、阴躁之分。阳躁因火热所致。《素问·至真要大论》：“诸躁狂越，皆属于火。”《素问玄机原病式·六气为病》：“躁扰，躁动烦热，扰乱而不宁，火之体也，热甚于外，则支体躁扰，热甚于内，则神志躁动。”《卫生宝鉴·补遗》：“躁为躁愦，皆为热证。”阴躁多因阴火炎上或阴盛格阳所致。《医碥》卷四：“躁者，手足扰动不宁也……肾火为阴火，炎则躁。”《杂病源流犀烛·烦躁健忘源流》：“外热身躁曰躁，故躁者，并身外热躁也……外热属无根之火，其原本于寒。”《类证治裁·烦躁》：“若不烦而躁，欲卧泥水中，但饮水不得入口者，此为阴盛格阳。”可选用附子理中汤、附子四逆汤等方。参见“烦躁”“阴躁”“阳躁”条。

躁烦zàofán 症名。指先躁后烦的表现。出《素问·至真要大论》。《伤寒明理论》卷二：“所谓躁烦者，谓先发躁，而迤逦复烦者也。”有谓内热曰烦，外热曰躁；烦属阳，躁属阴；内热为有根之火，外热为无根之火者。故但躁不烦，及先躁后烦者，多属阴虚危重之证。《伤寒论·辨少阴病脉证并治》：“少阴病，吐利，躁烦，四逆者死。”躁亦可由火热所致。伤寒躁烦，有属热属实者。多系太阳病误下，邪热壅于胸膈所致。参见“躁”“烦躁”“阴躁”条。

躁切zàoqiè 急躁。《素问·五常政大论》：“其气扬，其用躁切。”

ze

择乳母法zérǔmǔfǎ 选择乳母标准。出《备急千金要方》卷五上。其选择法云：“凡乳母者，其血气为乳汁也。五情善恶，悉是血气所生也。其乳儿者，皆宜慎于喜怒。夫乳母形色所宜，其候甚多，不可求备。但取不胡臭、瘿瘘……无此等疾者，便可饮儿也。”《育婴秘诀》：“儿生下后，产母乳汁未行，必择乳母年壮体厚，乳汁浓白者，以乳之可也。”又云：“乳母须求不病人，择其体厚性和平，不贪口腹无淫欲，鞠养何求子不成。”

择食zéshí 症名。恶阻表现之一。指妊娠早期发生的嗜食辛辣，嗜酸，厌油等，称为择食。无其他不适，可以任其选择所喜食物，过期自安。参见“恶阻”条。

泽败zébài 中药材。出《名医别录》。为败酱草之别名，详该条。

泽廓zékuò 眼的八廓名称之一。见《银海精微》。又名兑廓、兑泽廓、关泉廓。其论不一：❶《证治准绳·杂病》："兑正西方，络通下焦之府，脏配肾络。"❷《医宗金鉴·眼科心法要诀》认为泽廓位附血轮（外眦下方），属三焦，从属于心，故五轮主脏属心，八廓主腑属小肠。❸《杂病源流犀烛》卷二十二："兑泽廓，属膀胱，位白睛下截向大眦。"❹清代黄庭镜《目经大成》卷一："兑为锐眦，经走膻中，络及肾脂。"❺《张氏医通》卷八："膀胱之府为泽廓。"有名无位。❻陈达夫《中医眼科六经法要》认为此廓位于白睛正颞侧，属三焦。

泽兰zélán 中药材。出《神农本草经》。又名红梗草、甘露秧、虎兰、小泽兰、奶孩儿。为唇形科植物地瓜儿苗 *Lycopus lucidus* Turcz. var. *hirtus* Regel-de 干燥地上部分。全国大部分地区均产。苦、辛，微温。归肝、脾经。活血调经，祛瘀消痈，利水消肿。①用于月经不调，经闭，痛经，产后瘀血腹痛，疮痈肿毒，水肿腹水，跌打损伤，煎服6~12g。②治痈毒肿痛，蛇咬伤，煎服并捣敷。孕妇忌服。地瓜儿苗的全草含泽兰糖、水苏糖、葡萄糖、半乳糖、蔗糖等。毛叶地瓜儿苗的全草含挥发油和鞣质。全草含虫漆蜡酸、白桦脂酸等。煎剂可抗血栓形成，降低血黏度。

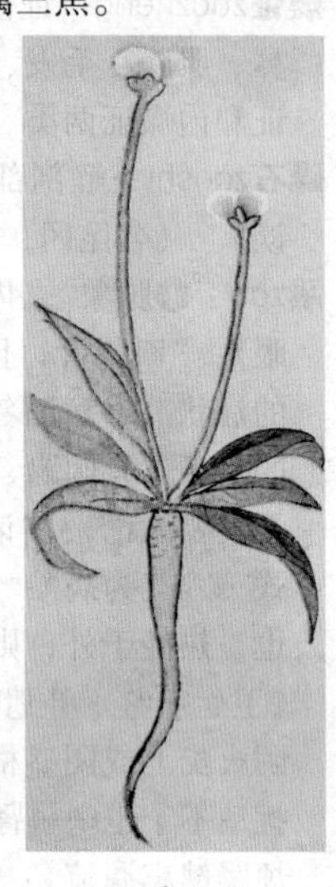
泽兰

泽兰汤zélántāng ❶《备急千金要方》卷三方。泽兰、当归、生地黄各二两，甘草一两半，生姜三两，芍药一两，大枣十枚。为粗末，水煎，去渣，分三次服，日三次。功能养血活血。治产后恶露不尽，腹痛不除，小腹急痛，痛引腰背，少气力。❷《校注妇人良方》卷一方。泽兰叶二钱，当归、炒芍药各一钱，炙甘草五分。水煎服。治室女经闭劳损。❸《疡医大全》卷三十六方。泽兰叶、当归各五钱，牡丹皮三钱，赤芍药、青木香各一钱五分，红花一钱，桃仁十粒。水煎，热酒冲服。治因损伤致肠中瘀血，二便秘涩。如大便不通，加炒大黄二至三钱。❹《医学心悟》卷三方。泽兰二钱，当归、芍药、熟地黄、牛膝、茺蔚子、柏子仁各一钱。水煎服。治经闭。

泽漆zéqī 中药材。出《神农本草经》。又名五朵云、五凤草、倒毒伞、凉伞草、乳浆草、猫儿眼睛草。为大戟科植物泽漆 *Euphorbia helioscopia* L. 的全草。除新疆、西藏外，分布几遍全国。辛、苦，凉，有毒。入肺、小肠、大肠经。利水消肿，化痰止咳，解毒杀虫。①治腹水胀满，面目浮肿，痰饮喘咳，煎服：3~9g。②治瘰疬，结核性瘘管，骨髓炎，煎服或熬膏外涂；癣疮，捣烂外擦、煎水洗或研末油调搽。③近用治食管癌、胃癌及淋巴肉瘤。孕妇忌服。鲜叶含莱豆凝血素，为无溶血性的酸性皂苷。干草含有强溶血性的酸性和中性皂苷。另含泽漆新苷、槲皮素-3,5-二半乳糖苷、泽漆醇泽漆双环氧萜A~E、大戟苷A~K、泽漆内酯、金丝桃苷、泽漆鞣质A、B、鞣云实精、羽扇豆醇等，又含有毒成分多种12-去氧巴豆醇-13,20-二酯类。泽漆有较好的镇咳作用。泽漆可抗癌，没食子酸则能抗菌。泽漆乳胶中的三种12-脱大戟二萜醇的酯对皮肤、黏膜均有强刺激性而引起炎症。茎叶煎剂对人工发热家兔有轻度降温作用；根制剂对离体兔耳血管有扩张作用，对离体兔、豚鼠及小鼠肠管有兴奋作用。煎剂在体外对金黄色葡萄球菌、铜绿假单胞菌有抑制作用；高浓度能抑制结核杆菌生长。

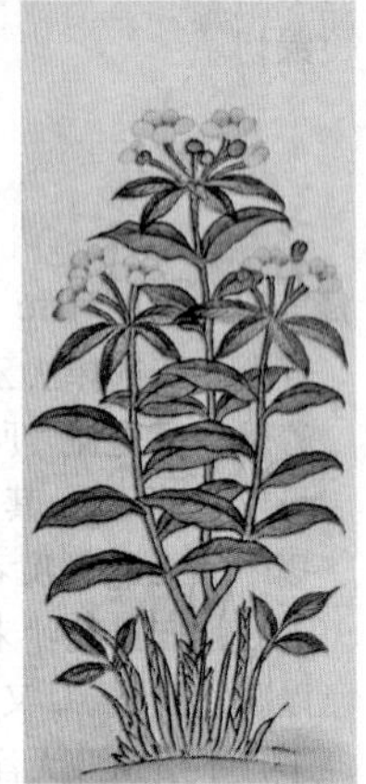
泽漆

泽漆麻zéqīmá 中药材。见《陕西中草药》。为罗布麻之别名，详该条。

泽漆汤zéqītāng 《金匮要略》方。泽漆（先煎取汁）三斤，半夏半升，紫参（一作紫菀）、生姜、白前各五两，甘草、黄芩、人参、桂枝各三两。为粗末，内泽漆汁中煮取五升，每服五合，温服，至夜服尽。功能逐饮降逆，益气清热。治咳逆上气，脉沉者。

泽前zéqián 经外奇穴名。见《中国针灸学》。位于尺泽前下1寸，直对中指处。主治甲状腺肿大，上肢麻痹，前臂痉挛等。直刺0.5~1寸。艾炷灸3~5壮；或艾条灸5~10分钟。

泽下汤zéxiàtāng 《医醇賸义》卷二方。人参、白芍药各一钱，当归二钱，生地黄六钱，苏子、大麻仁、石斛、山药、料豆各三钱，大枣十枚。水煎服。治脾受燥热太过而致的体疲便硬，反不思食者。

泽泻zéxiè 中药材。出《神农本草经》。又名水泻、及泻、芒芋、天秃。为泽泻科植物泽泻 *Alisma orientale*（Sam.）Juzep 的干燥块茎。主产于福建、四川、江西。甘，淡，寒。归肾、膀胱经。利水渗湿，泄热，化浊降脂。用于小便不利，水肿胀满，泄泻尿少，痰饮眩晕，热淋涩痛，尿血，带下，遗精，高脂血症，煎服6~10g。本品含泽泻醇A、B、C及其单乙酸酯等三萜类，挥发油、生物碱、树脂、天门冬素等。又含泽泻种醇、泽泻苷、大牛儿烯、大黄素、β-谷甾醇及其硬脂酸酯等。泽泻醇A喂饲大鼠可降低高脂饮食引起的血胆固醇水平。醇提物可以明显抑制高血脂家兔及大白鼠的血清胆固醇含量。泽泻有利尿作用，并有抗脂肪肝及增加离体兔心冠脉流量的作用。浸膏对犬有降压作用，对兔有轻度降血糖作用。泽泻还可抗炎、减肥，抑制大鼠实验性肾结石形成等。在试管内对金黄色葡萄球菌、肺炎球菌、结核杆菌均有抑制作用。

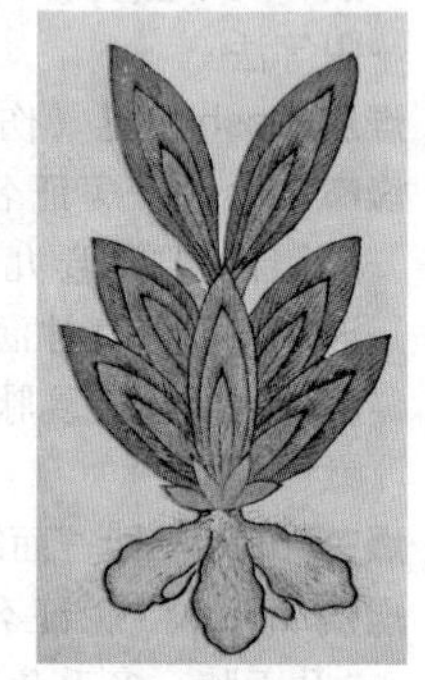
泽泻

泽泻散zéxièsǎn ❶《太平圣惠方》卷五十八方。泽泻、牡丹皮、煅牡蛎、鹿茸（酥炙）、赤茯苓、桑螵蛸（微炒）、阿胶珠各一两。为细末，每服二钱，食前酒调下。治遗尿，小便涩。❷《幼幼新书》卷五十二引《家宝》方。泽泻、郁金、生栀子、甘草各一分。为末，每服婴孩一字，二三岁半钱，五七岁一钱，日二次，甘草煎汤调下。治鼻疮，症见疮生鼻下两旁，色紫糜烂，脓汁浸淫，痒而不痛。❸《证治准绳·类方》第四册方。泽泻、赤茯苓、枳壳（麸炒）各七钱半，木通、猪苓、槟榔各一两，炒牵牛子二两。为细末，每服二钱，加生姜、葱白煎汤调下，日二至三次，以利为度。治脚气，大小便秘涩，膀胱气壅攻心腹痞闷。

泽泻实zéxièshí 中药材。出《名医别录》。为泽泻科植物泽

泻 *Alisma plantago – aquatica* var. *orientale* Samuel. 的果实。甘，平。益肾气，祛风湿。治风痹，肾亏体虚，消渴。煎服：6～9g。

泽泻汤zéxiètāng ❶《金匮要略》方。泽泻五两，白术二两。水煎，分二次服。功能健脾利水。治心下有支饮，其人苦冒眩者。❷《圣济总录》卷六十一方。泽泻、黄芩、白鲜皮、茵陈、阿胶（炒燥）各一两，炙甘草三分。为末，每服一钱半匕，空腹米饮调下，日二次。治酒黄，病人五脏积热，面赤，妄言妄语，昏沉错乱，目中黄色。

泽泻叶zéxièyè 中药材。出《名医别录》。为泽泻科植物泽泻 *Alisma plantago – aquatica* var. *orientale* Samuel. 的叶。我国各地均有分布。微咸，平。益肾，止咳通脉，下乳。治虚劳，咳喘，乳汁不通。煎服：15～30g。叶含泽泻醇 A、B 及其乙酸酯和少量维生素 C。

泽夭zéyāo 相气十法之一。诊察病人面部颜色的润泽与枯槁，以推断疾病的预后。《望诊遵经》："泽者主生，夭者主死。将夭而渐泽者，精神复盛，先泽而渐夭者，血气益衰。"

泽术麋衔散zézhúmíxiánsǎn《黄帝内经素问·病能论》方。又名泽泻散。泽泻、白术各十分，麋衔五分。为末，每服三指撮，食前冲服。治酒风，身热解堕，汗出如浴，恶风少气。

zei

贼风zéifēng ❶泛指四时不正之气。因其乘虚而入，具有贼害性质，使人致病，故名。《素问·上古天真论》："虚邪贼风，避之有时。"王冰注："窃害中和，谓之贼风。"❷《灵枢》篇名。贼风，泛指四时不正之气，即邪气，对人体是有贼害性质的；本篇以讨论贼风伤人为主，故名。篇内阐明人所患病的外因是感受了四时不正之气，然而主要是由于身体早有宿疾或七情所伤，正气不足所致，而不是鬼神作祟。❸病证名。《圣济总录》卷七："贼风……其证痛而不热，痛则不能按抑转动，不热则身内索冷，欲得热熨，即小宽也，加以风冷，则骨解深痛，按之彻骨，或遇冷气相薄，则结瘰疬或偏枯，风热相薄，则变附骨疽。"又："治贼风口噤，角弓反张，当归饮方。"

贼风入腹zéifēngrùfù 疝之俗称。出《三因极一病证方论》卷七。详"疝"条。

贼邪zéixié 见"五邪"条。

zeng

曾德显zēngdéxiǎn 见"曾世荣"条。

曾孚先zēngfúxiān 宋代人。撰有《保生护命集》1 卷，已佚。

曾青zēngqīng 中药材。❶炼丹药物，即硫酸铜（$CuSO_4$）。为八石之一。《抱朴子内篇·金丹》："又乐子长法，以曾青、铅丹、合汞及丹砂，箸铜桶中，干瓦白滑石封之，于白砂中蒸之，八十日，服如小豆，三年仙矣。"❷出《神农本草经》。又名朴青、层青。为碳酸盐类矿物蓝铜矿的矿石成层状者。酸，寒。入肝经。清热明目，平肝祛风。①治风热目赤疼痛、涩痒，羞明多泪，睑缘赤烂。研末点眼或调敷。②治头风，惊，风痹。入丸、散服。含碳酸铜合氢氧化铜，分子式为 $2CuCO_3 \cdot Cu(OH)_2$。

曾若虚zēngruòxū 宋代医生。陇州（今陕西陇县）道士，善医术，尤长于针灸，曾用针刺八邪穴，治疗一寡妇的假死症。其医术传给尚药奉御姚可久。

曾世荣zēngshìróng（14 世纪） 元代医家。字德显，号育溪。衡阳（今湖南衡阳）人。精于医药，擅长儿科，撰有《活幼心书》行世。

曾梯zēngtī 明代医生。字尔升。吉水（今属江西）人。精岐黄术，并以医德著称。时值饥荒，备糜粥与药物以救济饿病者，为时所重。

增补痘疹金镜录zēngbǔdòuzhěnjīnjìnglù 痘疹专著。见"痘疹金镜录"条。

增补痘疹玉髓金镜录zēngbǔdòuzhěnyùsuǐjīnjìnglù 痘疹专著。见"痘疹金镜录"条。

增补方药合编zēngbǔfāngyàohébiān 朝医方书。李常和撰于 1927 年。该书着重论述脏腑、经络、病机、五运六气、诊脉等生理、病因病理，太少阴阳四象的辨证论治。在《方药合编》的基础上，补遗方 28 个，诸伤门、杂方门、解毒门中药 515 种。书末附增补方 362 个。延边朝鲜族自治州卫生局、中华全国中医学会延边分会影印。

增补脉诀zēngbǔmàijué 诊法著作。见"医学五则"条。

增补内经拾遗方论zēngbǔnèijīngshíyífānglùn 医经著作。见"内经拾遗方论"条。

增补评注温病条辨zēngbǔpíngzhùwēnbìngtiáobiàn 温病著作。见"温病条辨"条。

增补食物秘书zēngbǔshíwùmìshū 食疗著作。本书是《陈修园医书五十二种》之一，未著撰人。书中阐发"药食同源"的思想，收载食物 312 种，其中植物类 190 种，动物类 122 种，详述食物主治、功用，有一定的参考价值。

增补医方一盘珠zēngbǔyīfāngyīpánzhū 综合性医著。见"医方一盘珠"条。

增订本草附方zēngdìngběncǎofùfāng 方书。2 卷。清代成书，撰人不详。本书以全身各种病证为纲，病名下又罗列若干证候子目，然后将历代本草文献中的单方验方引述于后，全书共万余方。由于取材较广，分类较细，便于查索资料与参考之用。

增订达生篇zēngdìngdáshēngpiān 女科著作。见"六种新编"条。

增订伤暑全书zēngdìngshāngshǔquánshū 内科著作。2 卷。明代张鹤腾辑，清代叶霖增订。张氏原著《伤暑全书》撰于天启三年（1673 年）。叶氏据《素问》暑证之论增订，叙述各种暑证之发病特点及治疗方法，采辑治暑方剂 50 余首，详载主病及服法。末附古代名医论暑精华及暑病医案。现有《珍本医书集成》本、《中国医学大成》本等。

增订胎产心法zēngdìngtāichǎnxīnfǎ 女科著作。❶清代阎纯玺撰，沈增订。详见"胎产心法"条。❷清代医无闾子著，季维翰增订。2 卷。刊于道光年间。论述胎产常见诸病证治。

增订伪药条辨zēngdìngwěiyàotiáobiàn 本草著作。见"伪药条辨"条。

增订医方歌诀zēngdìngyīfānggējué 方书。见"王旭高医书六种"条。

增订医医病书zēngdìngyīyībìngshū 医论著作。见"医医病书"条。

增广大生要旨zēngguǎngdàshēngyàozhǐ 女科著作。见"大生要旨"条。

增广和剂局方用药总论zēngguǎnghéjìjúfāngyòngyàozǒnglùn

本草著作。3卷。北宋和剂局陈师文等编。后经多次修订。约刊于12世纪初（北宋末）。本书原为《和剂局方》（后改称《太平惠民和剂局方》）一书的附录部分，后抽出印单行本。内容系选录《证类本草》中的常用药432种，删去序例，分类法不变，内容作了适当删节。是《证类本草》的一种节要著作。现有《学津讨原》本。

增辑伤寒类方zēngjíshānghánlèifāng 伤寒著作。4卷。清代徐大椿编释，潘蔚增辑。刊于1865年。潘氏据徐大椿《伤寒类方》予以增订重辑，在此书所论各方的上栏载有相应的经潘、肖庭滋二氏增辑的《长沙方歌括》（陈修园撰）作为参照，便于读者进一步学习理解《伤寒论》方。

增减定志丸zēngjiǎndìngzhìwán 《传信适用方》卷二引陆子寿方。鹿茸（酥炙）半两，炒远志、炒菖蒲、炒茯神、炒酸枣仁、炒干地黄、炒当归、人参、炒白术各一两，麝香一分。为末，炼蜜为丸，梧桐子大，朱砂为衣，每服三十丸，人参汤送下。功能养心肾，安魂魄，滋元气，益聪明。治健忘，失眠，怔忡恍惚，神疲乏力等症。

增减旋覆代赭汤zēngjiǎnxuánfùdàizhětāng 《重订通俗伤寒论》方。旋覆花（包煎）、代赭石各三钱，炒吴茱萸一分，黄连六分，制香附二钱，半夏、陈皮各一钱半，沉香汁（冲）二匙。先用竹茹四钱，鲜枇杷叶（去毛）一两，煎汤代水，再入诸药煎服。功能和胃降逆，燥湿化痰。治痰涎壅甚，心下痞硬，呕吐不止，胁下胀痛，气逆不降等症。若呃逆甚者，加公丁香九只，柿蒂三十个；痞胀甚者，加川厚朴一钱半，槟榔汁（冲）二匙；食滞者，加炒莱菔子一钱半，拌炒砂仁八分；便秘者，加苏子一钱半，拌捣郁李仁四钱。

增评柳选四家医案zēngpíngliǔxuǎnsìjiāyī' àn 医案著作。许履和等整理。本书收载"评选静香楼医案"2卷、"评选继志堂医案"2卷、"评选环溪草堂医案"3卷、"评选爱庐医案"24条。每部医案分列门类，每门有验案数则，每案先录医案原文，后依次为柳宝诒选评、邓养初和孙梓文增评。柳氏取材严谨，按语精辟。邓氏眉批匠心独运，识见高超；孙氏眉批细腻熨帖，言多中肯。1983年由江苏科学技术出版社出版。

增删喉科心法zēngshānhóukēxīnfǎ 喉科著作。1卷。清代刘序鹓撰，潘诚增订。刊于1853年。本书共记述32种咽喉、舌牙病证的辨证及治法。

增释南阳活人书zēngshìnányánghuórénshū 伤寒著作。见"类证活人书"条。

增水行舟zēngshuǐxíngzhōu 治法。属润下法。用于温病热结液枯的便秘症，尤以偏于阴亏液涸之半虚半实证为宜。代表方为增液汤。方中以大剂量的玄参、生地、麦冬增益津液，使热结液枯的粪便得以自下，犹如水涨则船行通畅，故名。

增损承气丸zēngsǔnchéngqìwán 《外台秘要》卷六引《延年》方。前胡、大黄、炙枳实各七分，桂心、干姜、吴茱萸各五分，茯苓四分，芍药六分，炙厚朴、陈皮各十分，杏仁七十枚。为末，蜜和丸，梧桐子大，每服七丸，服后稍停饮酒任性，以气宣下泄为度。治胸胁支满，腹胀多噫，醋咽气逆，两肋痛。

增损流气饮zēngsǔnliúqìyǐn 《张氏医通》卷十二方。半夏、赤茯苓、陈皮各一钱，炙甘草五分，苏叶、香附、槟榔（大便溏者不用）、木香、大腹皮、枳壳、桔梗各七分，人参一钱五分，肉桂、厚朴（姜制）各八分，生姜七片，红枣二枚。水煎服。治诸气郁滞，胸膈痞满，面目浮肿。

增损如圣汤zēngsǔnrúshèngtāng 《卫生宝鉴》卷十一方。桔梗二两，甘草一两半，防风半两，枳壳二钱半。为末，每服三钱，加酥如枣大，搅匀，水煎，食后服。治风热攻冲会厌，语声不出，咽喉妨闷肿痛。

增损三黄石膏汤zēngsǔnsānhuángshígāotāng 《伤寒温疫条辨》卷四方。石膏八钱，僵蚕（酒炒）、豆豉各三钱，蝉蜕十个，薄荷、黄芩、黄连、黄柏（盐水炒）、栀子、知母各二钱。水煎去渣，入米酒，蜜冷服。功能清透表里三焦邪热。治温病表里三焦大热，五心烦热，两目如火，鼻干面赤，舌黄唇焦，身如涂朱，烦渴引饮，神昏谵语等证。

增损双解散zēngsǔnshuāngjiěsǎn 《伤寒温疫条辨》卷四方。僵蚕（酒炒）、滑石各三钱，蝉蜕十二个，姜黄七分，防风、薄荷叶、荆芥穗、当归、白芍药、黄连、连翘、栀子、甘草各一钱，黄芩、桔梗、大黄（酒浸）、芒硝（冲服）各二钱，石膏六钱。水煎，加蜜三匙，黄酒半杯和匀冷服。功能解散阴阳内外之毒。治温病流注，无所不至，上干则头痛、目眩、耳聋；下流则腰痛、足肿；注于皮肤则斑疹、疮疡；壅于肠胃则毒痢脓血；伤于阳明则腮睑肿痛；结于太阴则腹满呕吐；结于少阴则喉痹咽痛；结于厥阴则舌卷囊缩。

增损五积丸zēngsǔnwǔjīwán 《医学入门》卷七方。黄连（肝积五钱，脾积七钱，心、肺一两半），厚朴（肝、心、肺五钱，脾、肾八钱），川乌（肝、肺一钱，心、肾、脾五分），干姜（肝、心五分，肺、肾一钱半），人参（肝、脾、肺二钱，心五分），茯苓一钱半，巴豆霜五分。为末，炼蜜为丸，梧桐子大，初服二丸，渐加至大便微溏为度。治积块。如肝积，加柴胡一两，皂角、昆布各二钱半，川椒四钱，莪术三钱；心积，加黄芩三钱，肉桂、茯神、丹参各一钱，菖蒲五分；肺积，加桔梗、三棱、天门冬、青皮、陈皮、白豆蔻各一钱，紫菀、川椒各一钱半；脾积，加吴茱萸、黄芩、砂仁各二钱，泽泻、茵陈各一钱，川椒五分；肾积，加延胡索三钱，苦楝肉、全蝎、附子、独活各一钱，泽泻、菖蒲各二钱，肉桂三分，丁香五分；秋冬加厚朴一倍，减黄连；觉热加黄连；觉闷乱，加肉桂；气短减厚朴。

增损泽兰丸zēngsǔnzélánwán 《备急千金要方》卷四方。泽兰、甘草、当归、川芎各四十铢，附子、干姜、白术、白芷、桂心、细辛各一两，防风、人参、牛膝各三十铢，柏子仁、干地黄、石斛各三十铢，厚朴、藁本、芜荑各半两，麦门冬二两。为末，炼蜜为丸，梧桐子大，每服十至二十丸，空腹酒送下。功能理血气，补虚劳。治产后百病。

增液承气汤zēngyèchéngqìtāng 《温病条辨》卷二方。玄参一两，麦冬、生地黄各八钱，大黄三钱，芒硝（冲）一钱五分。水八杯煮取三杯，先服一杯，不知再服。功能滋阴增液，泄热通便。治温病热结阴亏，燥屎不行，下之不通，口干，舌绛苔黄。方中玄参、麦冬、生地黄，养阴增液，润肠通便；大黄荡涤积热；芒硝软坚化燥。合用以成"增水行舟"之法。

增液润下zēngyèrùnxià 治法。详"润下"条。

增液汤zēngyètāng 《温病条辨》卷二方。玄参一两，麦冬、生地黄各八钱。水八杯，煮取三杯，口干则与饮，令尽，不便，再作服。功能滋阴清热，润肠通便。治阳明温病，津液不足，大便秘结，口渴，舌干红，脉细稍数或沉而无力。方中玄参养阴生津，清热润燥；麦冬滋液润燥；

生地养阴清热。三药合用则具增液润燥之功。实验研究：本方能明显加快排便，增加排便量。

增诊家指掌zēngzhěnjiāzhǐzhǎng 诊法著作。见“图注八十一难经定本”条。

增注徐洄溪古方新解zēngzhùxúhuíxīgǔfāngxīnjiě 方书。即《古方新解》的增注本。详“古方新解”条。

zha

扎蓬棵zhāpéngkē 中药材。见《河北中药手册》。为猪毛菜之别名，详该条。

扎喜达杰zhāxǐdájié 清代藏医家。系藏医北方学派医家。著有《论述医典释解》。

查了吾zhāliǎowú 见“查万合”条。

查了吾正阳篇选录zhāliǎowúzhèngyángpiānxuǎnlù 综合性医著。明代查万合（字了吾）编著，约成书于明崇祯十六年（1643）。本书首论脉法，次论五脏阴阳气机，后述诸证治法凡 53 例。书中强调补中气、升清阳之作用，对“阳气”之义有所阐发，强调内伤病久，调理得法，气活动即能转愈。被收入丛书《医学粹精》。见该条。

查万合zhāwànhé 明末医家。字了吾。泾县（今属安徽）人。为名医周慎斋弟子，曾为胡慎柔（法名释住想）治愈痨瘵病。因器重胡氏之颖悟沉静，将医术传于他，后又将胡氏推荐给周慎斋，使胡氏得有进一步之深造。万合撰有《正阳篇选录》1 卷存世。

渣瘤zhāliú 病名。见《外科问答》。多因饮食生冷、痰凝气阻而致。症为背、脊、手臂等处生瘤如豆，渐大如桃，无痛无痒，内有腐渣样物。即粉瘤。治法以手术摘除为主。

皶zhā 病名。《素问·生气通天论》：“劳汗当风，寒薄为。”指颜面及鼻部发生的红色丘疹。类似酒皶。参见该条。

乍热zhàrè 症名。指一阵阵发热的症状。元代滑伯仁《麻症全书》：“乍热有二，一则热数日热止，过数日又作者；一则一日之间，有早发热而午凉，午发热而夜止者。此二者，皆谓之乍热也。”

乍疏乍数zhàshūzhàshù 脉象。脉搏节律不匀、散乱无章、时快时慢之象，可见于气血严重消耗，病情危笃之候。《素问·平人气象论》：“（脉）乍疏乍数曰死。”

诈病zhàbìng 诈，假诈。诈病即本无病而假装患病。《伤寒论·平脉法》：“设令向壁卧，闻师到，不惊起而盼视，若三言三止，脉之，咽唾者，此诈病也。”

炸腮zhàsāi 病名。出《普济方》卷三百八十四。即痄腮。详该条。

痄腮zhàsāi 病名。小儿常见的急性传染病。见明代秦景明《幼科金针》。又名炸腮、含腮疮、蛤蟆瘟。临床以发病急，耳下腮部肿胀疼痛为其特征，或伴有恶寒发热，轻度全身不适及咀嚼不便等症。一年四季都可发生，以冬春两季为多见。主要是由于风温病毒从口鼻而入，壅阻少阳经络，郁而不散，结于腮颊所致。两颊腮部属少阳，邪入少阳，络脉壅滞，气血流通受阻，表现于两耳下腮颊部漫肿，坚硬作痛；少阳与厥阴相表里，足厥阴之脉绕阴器，若受邪较重及较大患儿，可并发睾丸红肿疼痛。如温毒内窜心肝，可见壮热、头痛、嗜睡、呕吐，惊厥、昏迷等（并发脑膜炎）。治以疏风、清热，解毒为主，可选用银翘散、普济消毒饮、五味消毒饮等。睾丸肿痛可加金铃子、橘核、荔枝核。昏迷、惊厥者，用羚角钩藤汤。外治可用青黛散、如意金黄散麻油调敷患处。

蚱蝉zhàchán 中药材。出《神农本草经》。又名鸣蜩、鸣蝉、秋蝉、知了。为蝉科昆虫黑蚱 *Cryoptotympana pustulata* Fabr. 的全虫。分布于我国大部分地区。咸、甘，寒。入肝经。清热，息风，镇惊。治小儿惊风，癫痫，夜啼。煎服：1～3 个，或入丸、散。

蚱蜢zhàměng 中药材。出《本草纲目》。又名蚂蚱。为蝗科昆虫稻蝗 *Oxya chinensis* Thunb. 等的全虫。我国大部分地区有分布。辛、甘，平。止咳平喘，镇痉，消积。①治百日咳，支气管喘息，小儿惊风，破伤风，疳积。内服：煎汤，3～8 只；焙存性研末服，1～5 只。②治冻疮。焙研油调搽。全虫含脂肪、蛋白质等。角皮含甲壳质。

zhai

摘星换斗zhāixīnghuàndǒu 练功方法之一。出《易筋经》。一手握空拳置于腰后，另一手高举过顶，掌面下覆，曲肘钩掌，目注掌心，舌舐上腭，鼻调匀。《易筋经》：“鼻息调匀，用力收回，左右同之。”

摘星楼治痘全书zhāixīnglóuzhìdòuquánshū 痘疹专著。又名《治痘大成》《痘科大成》。18 卷。明代朱一麟撰。刊于 1619 年。本书采集古今痘疹著作，分别对痘症总论、痘疹各阶段及其症状、治疗等作了评述，并收载了作者治痘验案、古方、药性释义以及痘症杂论、种人痘法等。书中并附灯火攻痘法一文及穴位图，是为本书的特色。

宅中汤zháizhōngtāng 《医醇賸义》卷二方。天门冬、紫河车、人参、茯神、黄芪、当归、丹参、柏子仁各二钱，白芍药一钱，远志（甘草水炒）五分，莲子（去心）二十粒。水煎服。治心劳，营血日亏，心烦神倦，口燥咽干。

翟平zháipíng 隋代医家。生平欠详。撰有《养生术》1 卷，已佚。

翟良zháiliáng 明末医家。字玉华。山东益都县（今属山东青州）人。幼时体弱多病，其后学医，为人治病，效果好。著有《药性对答》（佚）、《经络汇编》《脉诀汇》《医学启蒙汇编》《痘科类编释意》等书。

翟煦zháixù 参见“刘翰”条。

翟玉华zháiyùhuá 见“翟良”条。

瘵zhài 病名。❶劳瘵的简称指一种传染性疾病，类似结核病。《证治要诀·虚损门》：“传尸劳，骨肉相传，甚至灭门。此其五脏中皆有劳虫，古名曰瘵疾，难以医之。”详“传尸劳”条。❷指虚劳重症。《杂病源流犀烛·虚损痨瘵源流》：“五脏之气，有一损伤，积久成痨，甚而为瘵。”详“虚劳”条。

zhan

旃那叶zhānnàyè 中药材。见《药物学大成》。为番泻叶之别名，详该条。

粘身草zhānshēncǎo 中药材。❶见《江西草药》。为青酒缸之别名。❷见《福建中草药》。为金盏银盘之别名。❸见《闽东本草》。为鬼针草之别名。详各条。

粘手风zhānshǒufēng 中药材。见《全国中草药汇编》。为尖尾风之别名，详该条。

粘膝zhānxī 病证名。见《证治准绳·疡医》卷六。是患肢呈现屈曲、内收、内旋畸型的情况。见《永类钤方》。即髋关节后脱位证候之一。详"胯骨出"条。

粘蝇草zhānyíngcǎo 中药材。见《全国中草药汇编》。为脱力草之别名，详该条。

詹文升zhānwénshēng 清代医家。字旭初。安徽璜川人。初业儒，后究心医术，活人甚众，为人治疾，常不取酬。且性极宽和，有人侮之，则笑颔以对，毫不介之，人称之为痴先生。撰有《医学十四种》。

詹旭初zhānxùchū 见"詹文升"条。

谵妄zhānwàng 证名。指多言乱语、妄见妄闻的症状。见《素问·气交变大论》。一作妄。多由阳热亢盛，或因血气不足，痰浊蒙蔽，而神志失常所致。实热者，伴见大便不通，心腹胀满，宜凉膈散、大承气汤等方。若虚病痰病，可兼惊悸，夜寐不宁等症，宜清神汤或平补镇心丹。

谵言zhānyán 症名。出《素问·热论》《素问·厥论》。即谵语。详该条。

谵语zhānyǔ 症名。出《伤寒论·辨阳明病脉证并治》等。指神志不清，胡言乱语，语无伦次，声高气粗的表现。指阳明实热或温邪入于营血，热邪扰及神明时，出现神志不清、胡言乱语的重症。实证为多。见于伤寒阳明腑证、蓄血证、热入心包等。治宜泻热清心为主。

瞻视昏渺症zhānshìhūnmiǎozhèng 病证名。见《审视瑶函》。即视瞻昏眇证。详该条。

斩龙剑zhǎnlóngjiàn ❶见《沈阳药学院学报》［1961（3）：85］。又名草本威灵仙、狼尾巴花、九节草、草玉梅、草灵仙。为玄参科植物轮叶婆婆纳 *Veronicastrum sibiricum*（L.）Pennell 的全草。分布于东北、华北及甘肃、陕西、山东等地。辛、微苦，寒。祛风除湿，清热解毒。①治风湿性腰腿痛，肌肉痛，风热感冒，咽喉肿痛，腮腺炎，膀胱炎，肺结核。煎服：9～15g；鲜品 30～60g。②治蛇咬伤，蝎螫伤，创伤出血。捣烂外敷，并煎服。❷见《全国中草药汇编》。为水蔓青之别名，详该条。

斩蛇剑zhǎnshéjiàn 中药材。见《广东中草药》。为穿心莲之别名，详该条。

展阳神丹zhǎnyángshéndān 《辨证录》卷十方。人参、白芍药、当归、杜仲、麦冬、巴戟天各六两，白术、熟地黄、菟丝子各五两，肉桂、牛膝、柏子仁、补骨脂各三两，龙骨、锁阳各二两，蛇床子、覆盆子、淫羊藿各四两，驴鞭一具，紫河车一个，海马二对，地龙十条，附子一枚，肉苁蓉一枝，鹿茸一具。为细末，炼蜜为丸，每服五钱，酒送下。治男子阳虚而不得子者。

占五脏声色源候zhànwǔzàngshēngsèyuánhòu 敦煌藏经洞出土之脉学文献。见于英藏卷子 S. 5614，共存 4 行，"占五脏声色源候"为原文标题。该篇分述五脏之病各见之外证［如"脾有病，口燥，舌弦（强），则歌吟若噫"］，指出："以此候病，知病所在。" S. 5614 约抄成于五代时期。英藏 S. 6245 亦载该篇残文。

战国病方简zhànguóbìngfāngjiǎn 出土医简。2008 年 7 月，一批流散境外的战国竹简入藏清华大学。2020 年 11 月 20 日公布的《清华大学藏战国竹简（拾）》，共收录竹简五种（《四告》《四时》《司岁》《行称》《病方》），凡 8 篇。其中与《行称》抄写于同一卷的《病方》共 3 支简，残存 33 字，记有分别治疗"肩背疾""憝"和"目疾"的 3 个病方，前二方内服，末一方外用，是迄今所见抄成年代最早的方技类文献。

战汗zhànhàn 症名。见《世医得效方·大方脉杂医科》。在外感热病过程中，突然发生战栗，继而全身出汗，称为战汗。是正气与邪气相争的表现。正能胜邪，则邪随汗解，病转痊愈。《广瘟疫论·战汗》："时疫不论初起、传变、末后，俱以战汗为佳兆。以战则邪正相争，汗则正逐邪出。"有正不胜邪，战而汗不出者；有邪盛正虚，汗出而复热者；亦有战汗后气随汗脱者。《温疫论补注·战汗》："但战而不汗者危，以中气亏微，但能降陷，不能升发也。"《温热经纬·叶香岩外感温热篇》："盖战汗而解，邪退正虚……若脉急疾，躁扰不卧，肤冷汗出，便为气脱之证矣。更有邪盛正虚，不能一战而解，停一二日再战汗而愈者，不可不知。"

战栗zhànlì 症名。指身体抖动并有怕冷感觉。多因暴感寒邪，或心火热甚，阳气被遏所致。可见于外感热病、疟疾、暴受寒冷、饮酒、恐惧时。《素问玄机原病式·六气为病》："战栗，动摇，火之象也。阳动阴静，而水火相反，故厥逆禁固，屈伸不便，为病寒也。栗者寒冷也。或言寒战为脾寒者，未明变化之道也。此由心火热甚，亢极而战，反兼水化制之，故寒栗也。然寒栗者，由火甚似水，实非兼有寒气也。故以大承气汤下之，多有燥粪下后，热退则战栗愈矣。或平人冒极寒而战栗者，由寒主闭藏，而阳气不能散越，则怫热内作故也……或平人极恐而战栗者，由恐为肾志，其志过度，则劳伤本藏，故恐则伤肾，肾水衰则心火自甚，而为战栗也。又如酒苦性热，养于心火，故饮之过多，则心火热甚，而为战栗，俗谓之酒禁也。"《张氏医通·寒热门》："若阳虚则但畏寒，阳郁则振寒、战栗，有火无火之分也。亦有暴感寒邪，恶寒脉伏而战栗者，麻黄汤发散之。"参见"寒栗""振寒""寒战"条。

战舌zhànshé 即舌颤。详该条。

战胎zhàntāi 病证名。见曾鼎《妇科指归》。指孕妇临近分娩时转胎引起的腹痛。

站裆zhàndāng 练功方法之一。见上海中医学院附属推拿学校《少林内功》。两足分开，宽于两肩，足尖略内收，前胸微挺，后臀要蓄，两手后伸，挺时翘掌，四指并拢，拇指外分，两目平视，呼吸随意。

站桩功zhànzhuānggōng 气功的一种练功方法。许多内家拳的武术中有此功法。功法要求术者取站立姿式，外表不动，内心要静。持久的锻炼可使人自觉有"内气"活动，遍及全身。它不但有保健治病的功效，在武术中可突发为"外气"，制敌取胜。

zhang

张zhāng ❶亢盛。《素问·生气通天论》："阳气者，烦劳则张，精绝。"❷张开。《灵枢·本输》："痿厥者，张而刺之，可令立快也。"❸布列，开阔平满之意。《灵枢·五阅五使》："五官已辨，阙庭必张。"另见"张 zhàng"条。

张柏zhāngbǎi 明代医家。字世茂。祖籍安徽，后迁居到兰溪（今浙江兰溪）。少时学儒，因为父病而学医。治病效果较好，多用补法。著有《医案》一书，已佚。

张宝藏zhāngbǎozàng 唐代栎阳（今陕西临潼）人。贞观（627—649）年间太宗苦气痢，众医不效，乃下诏征医方。张尝困此疾，即具疏进乳煎荜茇方，太宗痢即愈，因与三品文官，授鸿胪卿。

张抱一zhāngbàoyī 见"张培明"条。

张璧zhāngbì（13世纪） 金代医家。张元素之子，号云岐子。易州（今河北易县）人。继父业，名闻当时。撰有《脉谈》《云岐子脉法》《医学新说》等。又撰《伤寒保命集》二卷（《济生拔萃》中题名《保命集论类要》）。

张炳zhāngbǐng 宋代医家。字明叔。浦城（今福建浦城）人。在太学时，曾随名医史载之学习，精通医术，疗效甚高。

张伯祖zhāngbózǔ 东汉时医家。南郡涅阳（今河南南阳）人。据考是东汉著名医家张仲景的老师。

张采田zhāngcǎitián 清末医家。字孟劬。浙江钱塘人。专门喉科，编著有《白喉证治通考》一书。

张朝魁zhāngcháokuí 清代民间外科医生，人称为毛矮子。湖南辰溪县人。据说他于二十几岁时，从远处来的乞丐处学得治疗痈疽瘰疬及跌打损伤等外证之术，并能做腹部手术。

张潮青zhāngcháoqīng 见"张升蛟"条。

张从道zhāngcóngdào 宋代医家。尝著儿科医书120篇，多有发明。闻人规得其刊本，推崇备至，并以此为基础撰《闻人氏小儿痘疹论》3卷。

张从正zhāngcóngzhèng（约1156—1228） 金代著名医学家，金元四大家之一。字子和，自号戴人。睢州考城（今河南睢县、兰考一带）人。精通医术，继承刘完素的学术思想，用药多偏于寒凉，并擅长用汗、吐、下三法。认为六淫在天之邪及雾、露、雨、雹等在地之邪最容易使人致病，不适的饮食也是致病因素。这些外邪应该立即驱出体外，祛邪的方法以《伤寒论》的汗、吐、下三法为原则。对汗、吐、下三法运用范围很广，有不少发挥。由于他在治疗上偏于攻下，后人称以他为代表的学术派别为攻下派。他主张治病先攻后补，在当时滥用补药成风的情况下有一定意义，但他对扶正与驱邪、攻与补的关系，在理论上有一定的片面性。1217—1221年（兴定年间）被召补为太医，不久辞去。麻知几等将他的医学理论和经验加以整理增订，编成《儒门事亲》40卷，一般认为该书的前3卷为张氏所亲撰。

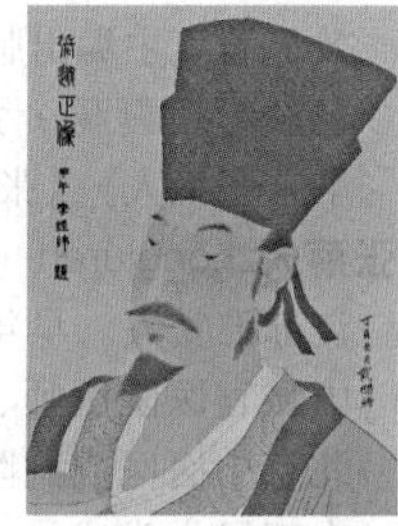

张从正

张大爔zhāngdàxī 见"张仲华"条。

张戴人zhāngdàirén 见"张从正"条。

张诞先zhāngdànxiān 见"张登"条。

张道中zhāngdàozhōng 元代医家。号玄白子。淮南人。学脉法于朱永明，朱氏得刘开之脉学。大德五年（1301）道中扩充崔嘉彦、刘开之脉学，加以图解及歌括，撰成《玄白子西原正派脉诀》《玄白子相类脉诀》《玄白子诊脉八段锦》各一卷。尝集诸家方药，分门别类，撰成《古今通变仁寿方》，今佚。

张德达zhāngdédá 见"张仲华"条。

张登zhāngdēng（17世纪） 清代医家。字诞先。江苏吴江人，系名医张璐之长子。业医，学有家传，与其弟张倬（飞畴）共同参订张璐所诠次的《伤寒缵论》《伤寒绪论》各2卷，又根据《观舌心法》等书，结合自己经验，编成《伤寒舌鉴》，对舌诊有一定发挥，但不够简要。

张鼎zhāngdǐng 唐代医家。曾对孟诜《食疗本草》一书的内容进行补充达89种。

张飞畴zhāngfēichóu 参见"张倬"条。

张飞态zhāngfēitài 见"张勇"条。

张凤逵zhāngfèngkuí 见"张鹤腾"条。

张杲zhānggǎo 宋代医家。字季明。新安（今安徽歙县一带）人。家中三代世医，伯祖子充、祖子发以医名于京洛，父彦仁，医术更精。至杲则广征博引，著成《医说》一书，记录治疗多种疑难杂证的经验，具有一定实用价值。其中载有古代医家小传及有关疾病之史料。

张公让zhānggōngràng（1904—1981） 原名其升。广东梅县人。毕业于广州中山大学医学院。曾任国史馆医事顾问。抗战期间在故乡设平民医院，并聘名中医驻诊。曾主持中西医医药研究社广州分社，后至香港行医。1963年始曾监制常见病用中药丸及开办中西医学讲座达十年之久。1975年任台湾中国医药学院客座教授。其学受张锡纯影响，致力于中西医汇通。著作甚富，有《中西医学比观》《中西医典》《中西药典》《医案医话·治医杂记》《伤寒金匮评注》《公让选方》等，并编辑有《中国新医药》《医药文摘》等刊物。

张果服气法zhāngguǒfúqìfǎ 气功功法。一种锻炼闭气的功法。见于《云笈七签·内丹》。其操作方法"每日常仰卧，摄心除杂念，闭气握固，鼻引口吐，无令耳闻，唯是细微，满即闭，使足心汗出，一至二，数至百以上，闭极，微引少气，还闭，热呵冷吹，能至一二千，即不用粮食。"

张翰风zhānghànfēng 见"张琦"条。

张鹤腾zhānghèténg 明代官吏。字凤逵。颍州（今安徽阜阳）人。进士出身。曾任户部陕西司郎中等官职。因为曾患暑症，后来发愿搜集古代名医治疗暑症的著述。先后经过十余年，编成《伤暑全书》2卷，是现存最早的暑症专书。

张鸿宪zhānghóngxiàn 清代官吏。字海珊。畿南（今北京南）人。于审案定狱时，见受刑受伤之人，多因伤重致死，遂于世传各救急方内检选简验之剂，集成《救急良方》（1898年刊）。首列"五绝"治法，以救猝死，次论金刃跌打损伤。

张华zhānghuá 晋代医生。字茂先。范阳方城（今河北涿州市）人。

张怀zhānghuái 唐代人。撰有《药石论》1卷。

张怀贵zhānghuáiguì 明代道士。一名张怀阳。四川绵竹人。云游至贵州黄平，居宝珠寺。精医药，善断症，可治者给予药，不可愈者则不予，医名大噪。从学者甚多，均因才施教，或授以诊脉法，或授之针灸术，或别传技艺，使各得所长。卒年八十三。

张涣zhānghuàn（11～12世纪） 北宋医生。籍贯不详。北宋末年卖药于开封。因曾用草药治愈宋徽宗子之病而官至翰林医正。集有《小儿医方妙选》3卷，已佚。参见"闻人耆年"条。

张涣养肺汤zhānghuànyǎngfèitāng 《证治准绳·幼科》集九方。紫菀、半夏（汤洗）、款冬花、炙阿胶各一两，人参、桂心各半两。为细末，每服一钱，加生姜二片，糯米五粒，水煎，去渣服。功能温养脾胃。治咳嗽。

张会卿zhānghuìqīng 见"张介宾"条。

张机zhāngjī（2世纪中～3世纪） 东汉时期杰出医学家。字仲景，南郡涅阳（今河南南阳）人。他治学态度严谨，十分重视学习前代医家的医疗经验，采集当代医家的实践知识。在“勤求古训，博采众方”的思想指导下，以《内经》等古典医籍的理论为依据，广泛吸收当时医家治疗传染病的诊疗方法，结合个人的心得，并使之提高到一定的理论高度，创造性地著成《伤寒杂病论》，此书经后人整理成《伤寒论》及《金匮要略》二书。该书在治疗伤寒等急性热病方面，首倡太阳、少阳、阳明、太阴、少阴、厥阴等六经辨证的辨证论治原则和方法；在内、外、妇、儿科杂病方面，阐述了阴阳、表里、虚实、寒热（后世称为“八纲辨证”）和汗、吐、下、和、温、清、补、泄等多种治疗法则。奠定了中医学术沿着辨证论治原则发展的基础。他的治学态度、学术思想和学术成就，在中医学术的发展上很有影响。他创立的不少治疗原则和方法至今仍然行之有效，对我国医学的发展作出杰出的贡献。被后代尊为“医圣”“医方之祖。”

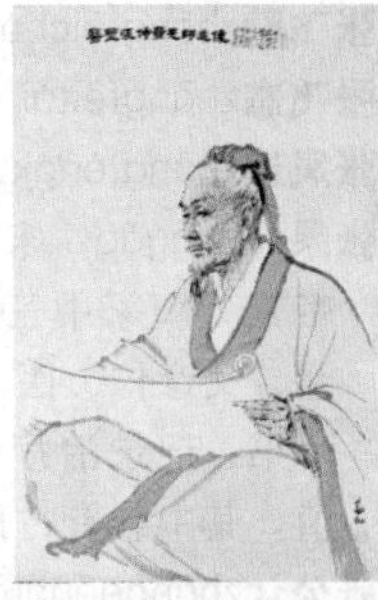
张机

张季明zhāngjìmíng　见“张杲”条。

张济zhāngjì　宋代针灸医生。精晓经络、针术，所用穴位虽多为古医书所未记载，但治疗效果很好。

张济川zhāngjìchuān　见“张汝霖”条。

张骥zhāngjì（？—1951）　字先识。四川双流人。清庠生。年轻时喜好医药，后锐志于古诗文辞之学。辛亥革命后复肆志于医，于成都市设义生堂药肆悬壶售药。毕生勤于撰述，阐发古籍精微，主要著作有1932年辑《雷公炮炙论》、1933年《内经方集注》《内经药瀹》，集古今五十余家《难经》注疏，校补《黄帝八十一难经正本》(1937年)、《难经丛考》《难经缵义》《医古微》《唐本千金方第一序例注》及《春温三字诀方歌》等。卒年七十余。

张謇zhāngjiǎn（1853—1926）　字季直。江苏南通人。清光绪二十年（1894年）状元。以实业、教育为强国之本，除创办纱厂、轮船公司、面粉公司、铁冶公司、银行等企业外，大力兴办学校，于1912年建南通医学专门学校，謇与兄张詧任校长，并附设医院，颇具规模。1917年于医校开设中医班，以沟通中西医学之尝试。其沟通中西医学之设想为“先通药学，药通然后可以求医通。医犹汽车电车，药犹轨与道也”。中医班于1921年停办。

张洁古zhāngjiégǔ　见“张元素”条。

张介宾zhāngjièbīn(约1563—1640)　明代著名医家。字景岳，又字会卿。山阴（今浙江绍兴）人。先祖原是四川绵竹县人，因有军功被任为绍兴卫指挥。他幼年随父亲到京城，十几岁时，从名医金英学医；中年从军，曾到过河北、东北等地。由于多年没有得到功名，于是回乡致力于医学。日久，医名大振。他对《素问》《灵枢》很有研究，先后用了三十年工夫编成《类经》，以类分门，详加注释，条理井然，便于寻览学习。又编有《类经图翼》《类经附翼》《质疑录》。晚年结合过去临床经验，辑成《景岳全书》。他在医学理论方面，起初对朱震亨的“阳常有余，阴常不足”的理论相当信服，中年以后，根据《内经》“阴平阳秘，精神乃治”等道理，对朱震亨的上述理论又大加反对，提出“阳非有余”及“真阴不足”“人体虚多实少”等理论，主张补益真阴、元阳、慎用寒凉和攻伐方药，在临证上常用温补方剂，被称为温补派。他的著述和学说，对后世医学有较大影响。

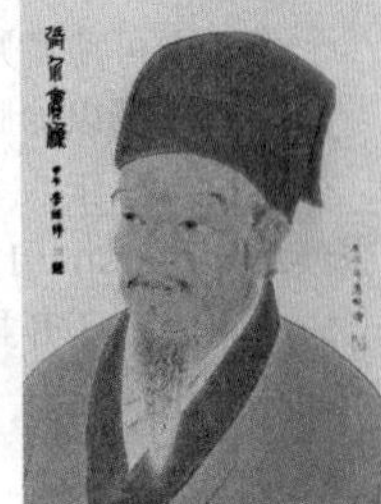
张介宾

张介石zhāngjièshí　清代医家。生平履贯未详。撰有《资蒙医经》一书。

张瑾zhāngjǐn　宋代医家。字敬民，双凤里（今江苏太仓）人。精于医术，善治垂危病人。曾被荐为医师。

张景岳zhāngjǐngyuè　见“张介宾”条。

张静庵zhāngjìng'ān　见“张世贤”条。

张镜人zhāngjìngrén（1923—2009）　现代医家。上海人。出生于中医世家，18岁随父抄方，1945年独立开业。1954年，出任上海市卫生局医疗预防处中医科副科长。1975年，出任中华全国中医药学会副会长。1978年，任上海市第一人民医院中医科主任。1981—1983年，任上海市卫生局副局长，1990年，成为全国首届继承名老中医专家学术经验工作指导老师。1995年，获“上海市名中医”称号。中医理论精熟，临床经验丰富，对急性感染性疾病、慢性萎缩性胃炎、病毒性心肌炎后遗症、冠心病、慢性肾炎、慢性肾功能不全、系统性红斑狼疮等，均有深入研究，疗效显著。主编出版《中国医学百科全书·中医学》《中华名医治病囊秘·张镜人》《中国百年百名中医临床家丛书·张镜人》《张镜人谈胃病》等著作。

张菊人zhāngjúrén（1882—1960）　原名廷銮，曾用名汉卿。江苏淮安人。早年在淮安行医，后迁居北京，曾任外城、内城官医院医师、养浩庐中医院副院长。1949年后历任北京中医医院副院长、中医学会顾问、北京市政协常委。农工民主党成员。行医50余年，临床经验丰富。擅治温热时病，对温病学说尤有心得。1919年廊坊地区霍乱流行，与中医杨浩如、陈伯雄等同出巡诊，救治甚众。著有《菊人医话》(1960)。

张觉人zhāngjuérén（1890—1981）　四川广安人。13岁起先后师从张义泰、倪静庵、廖复阳，学习中医内外科和丹道之学。后在重庆、上海、成都等地行医。1956年以后，先后在成都联合制药厂、成都市卫生局、成都市中医院、成都中医学校等单位工作。曾协助任应秋、周复生等人创办《华西医药杂志》，与余律笙、文琢之合办《医声通讯》。以治肺痨、瘰疬、流痰闻名，精于外科，善用丹药外治内服治疗奇症。详细考证过“外科十三方”，公开了30首丹药秘方、验方。主要著作有《救痨手册》《外科十三方考》《五禽气功》《中国炼丹术与丹药》《红寥山馆医集》《丹药本草》等。

张君宜zhāngjūnyí　宋代医家。精通医术，善治疮痈等外科病。常热心为人治病，不计报酬。

张口抬肩zhāngkǒutáijiān　指气喘发作时口张肩耸以助呼吸。见《伤寒明理论》。本症多见于严重的喘证患者。宜辨虚实。《罗氏会约医镜》：“喘者，气急声高，张口抬肩，摇身撷肚，唯呼出一息为快，此肺经邪气实也。盖肺主皮毛而居上焦，故风寒犯之，则气道壅滞而为喘，治宜散之破之。”《类证治裁·喘症论治》：“张口抬肩，气道奔迫，病机谓诸病喘满皆属于热，海藏以为火铄真气，气衰而喘，有由然矣。”因火烁真气致张口抬肩而喘者，宜用补益、镇摄、收敛等法，忌用破散药。参见“肩息”“息高”等条。

张扩zhāngkuò　北宋医家。字子允。歙县（今安徽歙县）

人。年少好医，从名医庞安时学习，精晓医术，治病有良效。

张耒zhānglěi（1046—1106） 北宋官吏。字文潜。楚州淮阴（今江苏淮阴）人。善文学，曾从苏辙学，举进士。苏轼称其文，召为太学。元初为著作郎，兼史院检讨。集有《治风方》1卷。

张醴泉zhānglǐquán 见“张筱衫”条。

张立德子zhānglìdézǐ 宋代医家。四川人。眉山颖臣患病多饮多尿，服消渴药一年余病反加深，自以为必死。他诊断为酒食过度，用麝香以酒濡之为丸，枳椇子为汤饮之而愈。

张令韶zhānglìngsháo 见“张锡驹”条。

张令韶伤寒直解辨证歌zhānglìngsháoshānghánzhíjiěbiànzhènggē 伤寒著作。清薛承基（公望）撰于乾隆五十七年（1792）。此书着重以歌诀形式阐述伤寒辨证，作者参照张令韶《伤寒直解》，结合亲身治验撰成此书。内容以辨伤寒杂病31种为主，辨病论证重视八纲，并从舌诊、脉象析病，详论各症证治法则、用药。后附医方，明其治法。现存光绪四年（1878）刻本、民国年间石印本等。

张留仙zhāngliúxiān 见“张宗良”条。

张路玉zhānglùyù 见“张璐”条。

张璐zhānglù（1617—1700） 清代医家。字路玉，号石顽。江苏吴江人。年轻时学儒，值明末战乱，在洞庭山中隐居十余年，并钻研医术，后业医六十年左右，著述较多。其中《伤寒缵论》《伤寒绪论》是根据喻昌《尚论篇》及各家论注，对《伤寒论》的注释；《本经逢原》是根据《神农本草经》，参考《本草纲目》所载药物的诸家治法等材料编撰而成；《诊宗三昧》是论脉理专书。晚年编撰《张氏医通》，采取历代六十余家著述，参考百余种书籍，历数十年，十易其稿而成（眼科和痘疹部分分别由其子张倬、张登所补辑）。此书仿《证治准绳》体例，包括内、外、妇、儿、五官等科，并附验案，分门别类，内容较丰富。此外，还有《千金方衍义》等书。他的著述，较切实用，有不少阐发，流传较广。

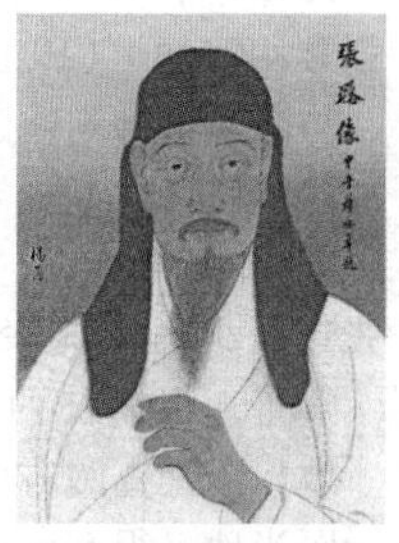
张璐

张马合注黄帝内经zhāngmǎhézhùhuángdìnèijīng 医经著作。见“素问灵枢合注”条。

张茂先zhāngmàoxiān 见“张华”条。

张茂之zhāngmàozhī 见“张松”条。

张孟劬zhāngmèngqú 见“张采田”条。

张梦卢zhāngmènglú 见“张千里”条。

张苗zhāngmiáo 晋代医生。精于脉诊，善于治疗疑难病。

张明zhāngmíng 明代医家。字宿明。西吴（今浙江湖州）人。尝谓本乃病之源，标乃病之流。欲明源流之理，当穷运气经络。遂以滑伯仁《十四经发挥》推而广之，兼集诸说，编绘《经络图说》（1630）。

张明德zhāngmíngdé 宋代医生。字显德。襄陵（今山西襄汾）人。系道人，并精通医术，人称妙应大师。

张明叔zhāngmíngshū 见“张炳”条。

张乃修zhāngnǎixiū（1843—1905） 清末医家。字聿青。江苏无锡人。专心研究医术，晚年移居上海，1897年撰《张聿青医案》（1918年刊行）。

张培明zhāngpéimíng 明代医生。字抱一。平湖（今浙江平湖）人。先学儒，以文学在当地闻名，精于治疗痘疹，对于贫苦人家，不避风雨前往诊视。

张琦zhāngqí 清代医家。字翰风，号宛邻。阳湖（今江苏武进区东）人。嘉历十八年（1813）举人。通医术，著有《素问释义》一书，并对刘若金的《本草述》加以节录成《本草述录》一书。行医则泥于太素脉。

张千里zhāngqiānlǐ 清代医生。字梦卢，又字子方。浙江桐乡人。精于医术，家藏医书数万卷，著有《千里医案》等书。

张千里医案zhāngqiānlǐyī’àn 医案著作。5卷。清代张千里撰。分中风、暑温、湿、燥、火等类别编辑，以内科杂病为主，间有外科、五官科治案。强调“凭脉症以去病，去病即所以顾正也”，反对一味投以腻补，甚至停药以待胃气恢复再议。治病用药颇有独到之处。本书原系抄本，后收入《三三医书》。另有《珠村草堂医案》，亦张氏所撰，由其门人徐国琛为之编辑，内容有时病、内科杂病、妇科治案等。

张卿子zhāngqīngzǐ 见“张遂辰”条。

张卿子伤寒论zhāngqīngzǐshānghánlùn 伤寒著作。7卷。明末张卿子参订。张氏推崇成无己，认为成氏《注解伤寒论》“引经析义，尤称详，虽牾附会，间或时有，然诸家莫能胜之”（见凡例）。遂据此本旁采朱肱、许叔微、庞安时、王履、王肯堂等诸家学说，以补充发明，选论颇精。此书最早有明刊本，近代有《中国医学大成》本，并于1949年后重印出版。

张汝霖zhāngrǔlín 明代医生。号济川。猗氏（今山西运城一带）人。先学儒，后专心学医，在当地闻名，有求必应，不计较报酬。但受太素脉影响较大。

张汝珍zhāngrǔzhēn 晚清医家。字子培。四川成都人。长于瘟病，认为温病之名愈多，其诊治之法，愈不易明确，主张求诸简化，故撰《春温三字诀》（1861刊行）。

张锐zhāngruì（12世纪） 宋代医家。字子刚。蜀（今四川）人。精通医术。蔡鲁公孙妇将临产而病，国医以为患伤寒，恐堕胎，不敢用药，张锐以常法与药，且使加倍服用，半日儿生，病亦去。所治多如此。曾任太医局教授。相传曾撰《鸡峰普济方》。共30卷，现存26卷。

张睿zhāngruì（17世纪） 清代药学家。字仲岩。紫琅人。生平事迹未详，编撰有《修事指南》《医学阶梯》等书，1704年刊行。

张三丰医学三书zhāngsānfēngyīxuésānshū 医学丛书。明孙天仁编辑。成书年代不详。为《三丰张真人神速万应方》《张三丰太极炼丹秘诀》《灵宝源流》的合刊。《三丰张真人神速万应方》四卷，卷一为医理与养生方，卷二为伤寒治法与方剂、舌诊；卷三至卷四，集内科、外科、妇科、儿科、证科、大麻风、祝由科、收禁科等效方320余首。该书收录明代以前数种医书，其中《伤寒十劝》《伤寒冰鉴杀车槌法》与《伤寒冰鉴辨舌论》都是较早的传本，具有一定的文献学价值。《张三丰太极炼丹秘诀》六卷，卷一为张三丰传记，卷二为长生诀和养生功法，卷三至卷六为炼丹秘诀。该书将道教养生与中医养生结合，注重情志调摄、调神和调气，提出运动养生和安心养肾的观点。《灵宝源流》一卷，讲述内丹修炼的方法和原则，阐明气功理论和练功秘旨。现存《新刊三丰张真人神速万应方》日本抄本、《张三丰太极炼丹秘诀》1929年上海中西书局铅印本、《灵宝源流》民国铅印本。

张三锡zhāngsānxī（16世纪） 明代医家。字叔承，别号嗣泉，应天府（今江苏南京）人。出身于世医之家，曾博采群书，汇要而编成《医学六要》一书，共 19 卷，包括《四诊法》《经络考》《病机部》《治法汇》《本草选》《运气略》等 6 部分，并认为医学主要包括这 6 个方面。王肯堂曾校订该书，对之评价较高。他的工作主要是摘集录，虽较全面而扼要，但很少个人独特见解和发挥。

张山雷zhāngshānléi 见“张寿颐”条。

张绍修zhāngshàoxiū 晚清医家。字养吾。湖南浏阳人。研究白喉，颇有心得，撰有《白喉捷要》一书。

张升蛟zhāngshēngjiāo 清代医家。字潮青，归安（今浙江吴兴）人，撰《痘疹前编》《痘疹后编》等书，乃采集群书，参以临证心得之作，列述内症、外治法、本草、用药法、怪症等，前后 30 年而成。

张石顽zhāngshíwán 见“张璐”条。

张时彻zhāngshíchè（16 世纪） 明代官吏。字惟静。鄞县（今属浙江宁波）人。嘉靖癸未（1523）进士，历任南京兵部尚书等职。曾抄录并保藏治病方剂，并编成《摄生众妙方》。

张士政zhāngshìzhèng 唐代民间医生。荆州（今湖北境内）人。精外科，善治骨折，对复杂性骨折病人，使用药酒麻醉，然后进行手术治疗切开皮肉，剔除碎骨，外贴药膏，封闭伤口，即愈。

张氏温暑医旨zhāngshìwēnshǔyīzhǐ 温病著作。不分卷。清代张畹香撰。撰年不详。本书介绍作者有关温暑病症的临床心得，包括舌苔辨、伤寒治论、湿邪、疹、风温、热入血室、痢、疟、暑湿、伏暑等内容，能结合个人治案较深入地论析各病，在药用方面比较强调因地制宜。现有《中国医学大成》本。

张氏医书七种zhāngshìyīshūqīzhǒng 丛书。见“张氏医通”条。

张氏医通zhāngshìyītōng ❶综合性医书。16 卷。清代张璐撰于 1695 年。本书主要叙述内科及外、妇、儿、五官各科疾病证治。分门分证，征引古代文献及历代医家有关医论，结合作者临症实践加以阐述。作者编选此书，多取法于《证治准绳》，而选辑更精。并附治例、处方。书中列专方 3 卷，以病证分门集方，并有方解。祖方 1 卷，专论方祖源委，分析其配伍，功能与治疗各症。全书内容较丰富，叙述系统，自刊行以来，流传颇广。1949 年后有排印本。❷丛书。又名《张氏医书七种》。清代张璐等撰。刊于 1699 年。包括《张氏医通》《本经逢源》《诊宗三昧》《伤寒绪论》《伤寒缵论》《伤寒舌鉴》《伤寒兼证析义》7 种。

张世臣zhāngshìchén 宋代医家，著《累用经效方》。

张世华zhāngshìhuá（？—1550） 明代医家。字君美，别号思惠。祖籍汴（今河南开封）。宋南渡时迁居于吴。世业医，父颐有医名。少时习儒，因父母双亡，家道中衰，乃修医业，遂精岐黄学，所试辄效，任太医院院判。曾征使西南诸国，军士在道病者，赖以救治。正德（1506—1521）年间，苏州等地疫病流行，他携药于交通要道，随请随应。著《医家名言》多卷，已佚。

张世茂zhāngshìmào 见“张柏”条。

张世贤zhāngshìxián 明代医家。字天成，号静庵。宁波人。正德年间（16 世纪）以医术闻名。他继宋代丁德用、元代滑寿之后，对《难经》八十一篇全部加以图释，称为《图注八十一难经》，他误以为《脉诀》是王叔和的著作，并加以图注而成《图注王叔和脉诀》，书后附方一卷。主张机械地规定一定的脉有一定的方，局限性很大。

张寿甫zhāngshòufǔ 见“张锡纯”条。

张寿颐zhāngshòuyí（1873—1934） 清末至民国时期医家。字山雷，江苏嘉定人（今属上海市）。曾任教于神州中医学校、兰溪中医医专，对临床各科有一定心得，尤其对中风症较有研究。所著《中风诠》，吸收历代医家精华，辨析疑难；《难经汇注笺正》，汇选历代《难经》注家精华，加以阐述发挥，间或引现代医学加以印证，但也不乏牵强附会之处。还著有《医学一得》《生理新义》《病理学》《妇科辑要笺正》等。

张受孔zhāngshòukǒng 明代海阳（今广东潮安）人。字心如，生活于 17 世纪。尝与友人姚学颜（字伯愚）重订《医便》。将徐应赏之父所补提纲、王君赏辑刻《医便》作初集，《医便续集》为二集，成《增补医便续集》今仅存《珍本医书集成》本《医便》。

张叔承zhāngshūchéng 见“张三锡”条。

张嗣泉zhāngsìquán 见“张三锡”条。

张松zhāngsōng（12~13 世纪） 宋代医家。字茂之。曾任饶州（今江西波阳）小官员，兼通医药，集古今验方及家传方，于 1213 年（嘉定六年）撰《究源方》5 卷。

张素zhāngsù（10 世纪） 北宋医家。曾任翰林医官。奉命与尚药奉御刘翰、翰林医官翟煦、吴复、王光、陈昭遇等共同修订本草，编成《开宝详定本草》（简称《开宝本草》）20 卷。

张遂辰zhāngsuìchén（约 1589—1668） 明末清初医家。字卿子。祖籍江西，迁居杭州。年轻时体弱多病，医治无效，于是查阅古今医书，钻研医术，不仅治愈己病，且行医当地，很有名声，四方求治者很多，以致后人称他的诊所所在处为“张卿子巷”。他对《伤寒论》有研究，曾对之加以注释，著有《张卿子伤寒论》，流传至今，常为研究伤寒学的学者所研读。

张太素zhāngtàisù 明代医家。号青城山人。通儒精医。曾摘录《内经》之微旨，研习王叔和脉理之奥秘，以五行为基础，体一元而通变，并述养生之道，著成《太素张神仙脉诀玄微纲领宗统》《太素脉》2 卷。后有刘伯祥注解本，分别刊于 1575 年、1619 年。《太素脉》复为裘吉生收入《珍本医书集成》中，作《订正太素脉秘诀》。

张天成zhāngtiānchéng 见“张世贤”条。

张天刚zhāngtiāngāng 见《植物名实图考》。为朝天罐之别名，详该条。

张天师草还丹zhāngtiānshīcǎohuándān 《医垒元戎》卷九方。地骨皮、生地黄、石菖蒲、牛膝（酒浸一宿）、远志、菟丝子（酒浸三宿）各等分。为末，炼蜜为丸，梧桐子大，每服三十丸，空腹温酒或盐汤送下。治早白。

张宛邻zhāngwǎnlín 见“张琦”条。

张畹香zhāngwǎnxiāng（18 世纪中叶） 清代医家。浙江绍兴人。著有《张氏温暑医旨》1 卷及《张畹香医案》。

张畹香医案zhāngwǎnxiāngyī'àn 医案著作。2 卷。清代张畹香撰。本书大多为内科杂病、时症治验，兼有妇科医案。记述简要，作者对滋补托邪的调治法尤有心得。本书原系抄本，后收入《中国医学大成》中。

张万春zhāngwànchūn 明代儿科医生。字复泉。嘉善（今属浙江）人。治婴孩疾每奏神效，卒年九十六，授冠带医官。子孙众多，皆能得其传，人称五世医云。

张惟静zhāngwéijìng　见"张时彻"条。

张文潜zhāngwénqián　见"张耒"条。

张文懿zhāngwényì　唐代医学家。撰有《本草括要诗》3卷、《藏府通元赋》1卷。

张文远zhāngwényuǎn　明代医家。字振凡。金坛（今属江苏）人。善医，尤精妇产科。万历四十年（1612）任太医院官职。著《保生集要》1卷，已佚。子祥元亦善医术，授太医院吏目。

张文仲zhāngwénzhòng（7世纪）　唐代医学家。洛州洛阳（今河南洛阳）人。武则天时奉命与当时名医共同撰写治疗风气诸疾的医书，由王方庆监修。在张文仲的主持下，撰有《疗风气诸方》《四时常服及轻重大小诸方》18首，又撰《随身备急方》3卷等。强调风疾病因大体相同，但病人的体质有很大差异，季节气候的变化也有密切的关系。曾任侍御医、尚药奉御等职。8世纪，唐代医家推崇张文仲、李虔纵、韦慈藏为当时三大名医。他的医著虽然早已散佚，但在稍后成书的《外台秘要》引用了100多条，可供参考。

张吾仁zhāngwúrén　明末医家。字春台。河东古芮（今山西芮城）人。世业医。得家传，尤精于伤寒。有《（撰集）伤寒世验精法》8卷（或附《修补伤寒金镜录辨舌世验精法》1卷），以仲景之说为宗，间引诸家解说，设为问答，辨析诸证之疑似。经20余年，始成其书。

张锡纯zhāngxīchún（1860—1933）　清末至民国间医家。字寿甫。河北盐山人。自幼学习四书五经，青年时期开始学习医学。民国初年，曾在国民党军阀统治的部队里任军医正数年。后又转回医界，在沈阳创办立达中医院，在天津办"国医函授学校"。曾自习西医，并试图吸收西医的长处以补充中医，是中西医汇通派的代表人物之一。所著《医学衷中参西录》为其代表作，对中西医学术的沟通曾作过大胆的尝试，如应用西药加中医复方治疗疾病等，在医学界有一定的影响。

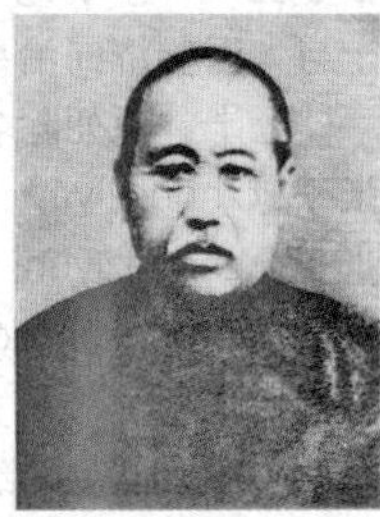
张锡纯

张锡驹zhāngxījū（17世纪）　清代医家。字令韶。浙江钱塘人。曾学医于名医张志聪，钻研伤寒学，撰有《伤寒论直解》6卷（1712年刻行），末附《胃气论》，后有魏士俊《跋》。《胃气论》1797年在日本刻行。

张显德zhāngxiǎndé　见"张明德"条。

张宪公zhāngxiàngōng　见"张孝培"条。

张小娘子zhāngxiǎoniángzǐ　宋代女医生。因遇一走方老医，见其贤明，乃赠以痈疽异方，并授外治之刺割膏贴及内服之消托补泻诸法。遂精通疡科，治多灵验，求诊者踵相接。其夫张生，亦得其术，夫妇并有医名于乡里。

张筱衫zhāngxiǎoshān　清代医家。字醴泉，又字振鋆，别号惕厉子。宝应（今属江苏扬州）人。编辑有《厘正按摩要术》《痧喉正义》《鬻婴提要》等书。《厘正按摩要术》系据周于蕃之《推拿要诀》一书改编，其中所述注重诊胸腹之法，具有一定特点。

张孝培zhāngxiàopéi（17世纪）　清代医家。字宪公。江苏无锡人。撰有《伤寒论类疏》一书，据说他"能出己见，而不蹈袭诸家之说"，但此稿未见刊行。

张信zhāngxìn　宋代医家。原籍不详。随从护送高宗赵构南迁杭州，曾任国医院使。后迁居西安（今属浙江宁波）。

张逊玉zhāngxùnyù　见"张琰"条。

张琰zhāngyǎn（17世纪下半～18世纪上半）　清代医家。字逊玉。山东宁阳人。长于痘疹。自称其家远祖承聂久吾之教，祖传人痘接种术数代。他继承父教，临诊治疗痘疹病例近万人，用数年功夫专研种痘术，晚年编撰成《种痘新书》（1740）12卷，强调"师古而不泥古，读书不尽信其书"，注重临证实践，内容较丰富，为我国较早期种痘专书之一。

张彦仁zhāngyànrén　参见"张杲"条。

张养吾zhāngyǎngwú　见"张绍修"条。

张曜孙zhāngyàosūn　清代官吏兼医家。字仲远，江苏阳湖（武进东）人。少时曾学医，后以孝廉任官于湖北。于1830年撰《产孕集》2卷（1837刊行），列述辨孕、养孕、孕宜、孕忌、孕疾、辨产、产戒、用药、调摄、拯危等项。此书曾经包兴言补遗，增子痫、双胎等方。

张隐庵zhāngyǐn'ān　见"张志聪"条。

张永zhāngyǒng（12世纪）　宋代医家。洛阳（今河南洛阳）人。精于医术，为翰林医学，后随高宗赵构南渡，迁居余姚。精于小儿科，著有《卫生家宝》《小儿方》，均佚。

张咏zhāngyǒng　五代后周医学家。显德初（约954），撰《新集普济方》5卷以进献朝廷，诏付翰林院考试，后为翰林医官。

张勇zhāngyǒng　清代武官。字飞态。关中（陕西）人。根据《本草纲目》中所收载的方药，"类而聚之，群而分之"，编成《方以类聚》50卷。

张用谦zhāngyòngqiān　明代医家。江苏无锡人。对朱震亨、李杲的学说很有研究，撰有《医方摘元》一书，已佚。

张聿青zhāngyùqīng　见"张乃修"条。

张元珪zhāngyuánguī（12世纪）　南宋医生。丹徒（今江苏镇江附近）人。曾治愈宋高宗赵构太子瘖疾，并任太医院御医。后世亦以医著名。

张元素zhāngyuánsù（12世纪）　金代著名医学家。字洁古。易州（今河北易县）人。自幼攻读四书五经，后来抛弃科举，专心学医，精通医术，据记载因治愈名医刘完素伤寒病而闻名。对当时医学界过分泥守古方的风气提出了批评，倡导"运气不齐，古今异轨，古方新病不相能也"的见解，主张根据当时的气候变化和患者体质等情况灵活用药，以适应临证实际需要，善于化裁古方，自制新方。对于一般内科杂病，受《中藏经》的影响，根据脏腑标本寒热虚实归纳用药，在药物效用的掌握上执简驭繁，对后世医家影响很大。他对药物性能有深刻研究，对药物气味的升降作用和药物归经等问题有许多新见解。李时珍赞扬张为《灵枢》《素问》后的第一人，可见评价之高。他的著作有《医学启源》《珍珠囊》《脏腑标本药式》《药注难经》等书。学生李杲，尽得其传。子璧，继父业，著名于时。

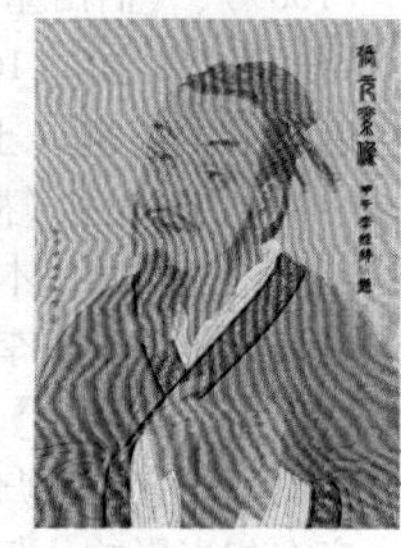
张元素

张远游zhāngyuǎnyóu　南北朝时期北魏医生。迷信炼丹，曾为当时统治者炼"九转金丹"，以求长生不老。

张允蹈zhāngyǔndǎo　宋代人。家藏《外科保安要用方》3卷。已佚。

张赞臣zhāngzànchén（1904—1993）　现代医家。江苏武进人。出身于中医世家，先后在上海中医专门学校、上海中医大学深造。1926 年与杨志一、朱振声发起创办“医界春秋社”，任《医界春秋》主编 11 年。1928 年创办上海国医讲习所。1937 年与余无言等合办上海中医专科学校。1956 年以后，任上海中医学院教授、耳鼻喉科考研室主任、上海市卫生局中医处副处长、上海市中医文献研究馆副馆长、国家科委中医专题委员会委员、卫生部医学科学委员会委员、中华全国中医学会理事及中医耳鼻喉科学会名誉主任、南阳仲景国际研究会名誉会长等职。张赞臣于内、外、妇、儿、五官诸科均精，尤以外科、喉科见长，为中医喉科学教育和研究做出很大贡献，培养了大批中医耳鼻喉科人才。提倡中西医结合，主张在继承的基础上勇于改革创新。编撰著作有《中国诊断学纲要》《中国历代医学史略》《本草概要》《中医外科诊疗学》《张赞臣临床经验选编》《咽喉病新镜》《中医喉科集成》等。

张湛zhāngzhàn　晋代养生学家。著有《养生要集》一书，已佚。内容残见于《备急千金要方》《医心方》及其他书中。据《晋书》，豫章太守范宁患目痛求医于张。张示以药方为：“一、损读书；二、减思虑；三、专内视；四、简外观；五、旦晚起；六、夜早眠。”范照方行事，其病立愈。

张贞庵zhāngzhēn’an　见“张正”条。

张振鋆zhāngzhènyún　见“张筱衫”条。

张正zhāngzhèng　清代医家。字贞庵。浙江县（今属浙江）人。长于外科，撰有《外科医镜》一书，其中所述多为其生平关于外症治验，主要记述医治疮疡经验。

张志聪zhāngzhìcōng（1610—1674?）　清代著名医家。字隐庵。浙江钱塘（今杭州市西）人。其先祖居河南，九代世医。张氏幼年丧父，学医于张卿子门下，复受名医卢之颐的影响。张氏业医数十年，在杭州胥山建侣山堂，聚同道及生徒数十人论医讲学，从学者甚众。撰有《素问集注》（1669）、《侣山堂类辩》（1670）、《灵枢集注》（1672）、《伤寒论集注》（1683）、《本草崇原》（1767 刊行），其中后二书由高世（士宗）最后辑补完成。张氏医理宗《内经》《伤寒论》《神农本草经》，强调以阴阳、五运六气之理以论述伤寒、本草，注重药物之制化、升降浮沉等。对前人如成无已、李东垣等名医的某些论述，能提出批评，并认为《伤寒论》仅由王叔和编写序例，余皆仲景原文，因而不同意前人归咎于王叔和之论。张氏之学，对后世医家有相当影响，但其过分推崇《内经》《伤寒论》《神农本草经》，又反映出其有尊经思想。

张致远zhāngzhìyuǎn（1090—1147）　宋代官员。字子猷。南剑州沙县（今福建沙县）人。宣和（1119—1125）时进士、绍兴（1131—1160）年间广州知州。与李合著《瘴论》2 卷，已佚。

张仲华zhāngzhònghuá　晚清医家。字大爔。江苏吴县人。于 1846 年撰《爱庐方案》1 卷（又称《爱庐医案》，书中记录医案，较简约易览。另辑有《临证经验方》1 卷（1847 年刊行），系由张德达校。

张仲景zhāngzhòngjǐng　见“张机”条。

张仲景飞尸走马汤zhāngzhòngjǐngfēishīzǒumǎtāng　见《外台秘要》卷七方。即走马汤，见该条。

张仲景金匮要略zhāngzhòngjǐngjīnkuìyàolüè　金匮著作。见“金匮要略编注”条。

张仲景五脏论zhāngzhòngjǐngwǔzànglùn　医论著作。敦煌出土卷子。唐初写本。书名虽题仲景，文中多记汉后诸医之论，当属托名之作。主要论述五脏机制、病源及常用药物。原件分别藏于法国巴黎图书馆、英国伦敦博物院。

张仲景注解伤寒发微论zhāngzhòngjǐngzhùjiěshānghánfāwēilùn　伤寒著作。见“伤寒发微论”条。

张仲岩zhāngzhòngyán　见“张睿”条。

张仲远zhāngzhòngyuǎn　见“张曜孙”条。

张倬zhāngzhuō　清代医家。字飞畴。江苏吴江人，为名医张璐的次子。继父业，亦以医名，撰有《伤寒兼证析义》1 卷，1667 年刊行，对伤寒兼证的诊治有所发挥，提出“圆机在我，活法随人”，具有一定的积极意义。另曾与其兄张登参订由张璐诠次的《伤寒缵论》《伤寒绪论》1667 年刊行。

张子充zhāngzǐchōng　参见“张杲”条。

张子发zhāngzǐfā　参见“张杲”条。

张子方zhāngzǐfāng　见“张千里”条。

张子刚zhāngzǐgāng　见“张锐”条。

张子和zhāngzǐhé　见“张从正”条。

张子和心镜别集zhāngzǐhéxīnjìngbiéjí　伤寒著作。见“伤寒心镜”条。

张子培zhāngzǐpéi　见“张汝珍”条。

张子信zhāngzǐxìn　南北朝时期北齐医生。河内（今河南省）人。曾任尚药奉御。

张子英zhāngzǐyīng　金代医生。兴定五年（1221）为太医，与太医侯济同治皇孙疾。皇孙药后瞑眩，遂至不疗。后被杖七十，免死除名。

张子猷zhāngzǐyóu　见“张致远”条。

张子允zhāngzǐyǔn　见“张扩”条。

张宗良zhāngzōngliáng（17 世纪）　清代医家。字留仙。江苏松江县（今属上海市）人。专门喉科有年，采辑有关成方，参以已见，编成《喉科指掌》等书，为近代喉科书籍中流传较广的一种。

张总管zhāngzǒngguǎn　宋代针灸医生。履贯不详。精通针灸术。据载徒弟为病妇刺足外踝，针滞留不出，张另刺手腕某穴，针刚进而外踝滞针即出。

章zhāng　脉象。仲景十二脉之一。脉沉取之盛而有力，即脉形充满。《诊家正眼》：“曰章者，营气盛也，阴脉强也。”

章表根zhāngbiǎogēn　中药材。见《广东中草药》。为倒吊蜡烛之别名，详该条。

章成之zhāngchéngzhī（1903—1959）　现代医家。字次公。江苏镇江人。曾在上海创办中国医学院校，为培养医药人才做出贡献。1949 年后，任卫生部中医顾问。为政协全国委员会委员。所著有《药物学》《中西医学名词对照》等。

章次公zhāngcìgōng　见“章成之”条。

章次公医案zhāngcìgōngyī’àn　医案著作。朱良春等整理。本书共收集医案 723 则，分内、妇、儿、外 4 科。多为章氏 1940 年前后诊案，其中有回归热、登革热、脚气、性病等。章氏博采众方，融会诸家，既用古方，又用今法，擅长应用虫类药物。1980 年由江苏科学技术出版社出版。

章迪zhāngdí　宋代针灸医生。字吉老。无为（今安徽无为）人。为人解除病痛，疗效很高。

章吉老zhāngjílǎo　见“章迪”条。

章济zhāngjì　宋代针灸医生。章迪之子，无为（今安徽无为）人。继承父业，尤精于针法，治疗多有奇效。

章柳根zhāngliǔgēn　中药材。出《本草图经》。为商陆之别名，详该条。

章门zhāngmén 经穴名。代号 LR13。出《脉经》。别名长平、胁髎、季胁。属足厥阴肝经。脾之募穴。足厥阴、少阳之会。八会穴之脏会。位于侧腹部、腋中线直下，当第十一肋游离端之际；屈肘合腋时正当肘尖尽处（《针灸甲乙经》）。一说“在季肋前一寸半”（《脉经》）。其稍下方布有第十肋间神经，并有第十肋间动脉末支通过。主治胸胁满痛，腹胀，肠鸣，呕吐，泄泻，痞块，背强腰痛，以及肝脾肿大，消化不良等。直刺或斜刺 0.5~1 寸，不宜深刺。艾炷灸 3~5 壮；或艾条灸 5~10 分钟。

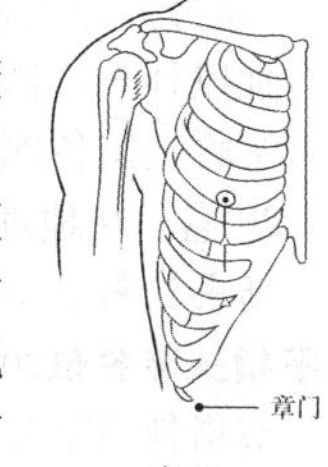

章门

章楠zhāngnán 清末医家。字虚谷，浙江会稽人。曾到过广东、河北、苏州等地拜访名家请教，读医书较多，以医术闻名。著有《医门棒喝》一书（1825 年）。受叶天士、薛生白关于温病学说的影响较大，对温病学有一定贡献，在杂病的辨证论治上，有较丰富的经验。并对张景岳等医家提出过中肯的批评。但在立论上有不少牵强和偏激之处。

章氏重订补注汤头歌括zhāngshìchóngdìngbǔzhùtāngtóugēkuò 方书。见“汤头钱数抉微”条。

章太炎医论zhāngtàiyányīlùn 医论著作。又名《猝病新论》。章太炎撰。刊于 1938 年。共收医论 38 篇。内容广泛，有医学理论探讨、病症论述、古典医著的考证和评价。作者对不少学术问题发表了自己的见解，如对《内经》认为应采取“舍瑕取瑾”的态度，五脏配五行之说“不可拘滞类比”等。1949 年后有排印本。

章虚谷zhāngxūgǔ 见“章楠”条。

獐耳细辛zhāng'ěrxìxīn 中药材。见《本草纲目》。为及己之别名，详该条。

獐牙菜zhāngyácài 中药材。见《内蒙古中草药》。又名当药。为龙胆科植物瘤毛獐牙菜 *Swertia pseudochinensis* Hara 的全草。分布于东北、华北地区及河南、山东。苦，寒。健胃，清热利湿。治消化不良，胃炎，急、慢性细菌性痢疾，黄疸，火眼，牙痛，口疮。内服：煎汤，3~9g；研末，每次 1.5g，每日二次。本品含生物碱：龙胆碱；黄酮类：当药素、异荭草素、异牡荆素；吨酮类：雏菊叶龙胆酮、当药吨酮、对叶当药吨酮等。还含当药苦苷、龙胆苦苷、齐墩果酸等。当药吨酮有抗结核活性。

樟扣zhāngkòu 中药材。见《广西中药志》。为樟树子之别名，详该条。

樟柳柽zhāngliǔchēng 中药材。见《陕甘宁青中草药选》。为藏茄之别名，详该条。

樟柳头zhāngliǔtóu 中药材。出《生草药性备要》。又名白石笋、广东商陆。为姜科植物闭鞘姜 *Costus speciosus* (Koen.) Smith 的根茎。分布于台湾、广东、广西、云南等地。辛，寒，有毒。利水消肿，清热解毒。①治水肿臌胀，小便不利，捣烂绢包缚脐中，或合猪肝煎服。②治湿热淋浊，噤口痢。煎服：3~6g；或炖肉服。③治痈肿恶疮，荨麻疹，骨折，捣敷或煎水洗。治中耳炎，捣汁滴耳。本品可引起堕胎，内服过量易致头晕呕吐，剧烈下泻。孕妇忌服。根茎含纤细薯蓣苷、薯蓣皂苷及前薯蓣皂苷元 A 及 B、甲基原薯蓣皂苷、聚叶绿素 D、β-谷甾醇葡萄糖苷等。还含挥发油，内有去氢木香内酯。所含皂苷元对大鼠多种实验性炎症具有明显抗炎作用，且有一定的雌激素样作用。樟柳头汁液可兴奋人及动物子宫，引起大鼠等离体回肠痉挛。生物碱舒张回肠。挥发油能抗菌。本品还可降压。

樟木zhāngmù 中药材。出《本草拾遗》。又名香樟木、芳樟。为樟科植物樟 *Cinnamomum camphora* (L.) Presl 的木材。分布于西南、华南及湖南、湖北、江西、台湾、福建、浙江、江苏等地。辛，温。祛风除湿，活血通络。①治跌打损伤，克山病。煎服：9~15g。②治风湿痹痛、疥、癣，风痒，煎水熏洗。孕妇忌服。本品含挥发油，油中主成分为右旋樟脑、1,8-桉叶素、黄樟醚、香荆芥酚等。又含有机酸类、单萜类、倍半萜类、倍半萜醇类等数十种化合物。挥发油所含香荆芥酚有较强抗菌作用，抗真菌作用尤为突出，对平滑肌有解痉作用。香荆芥酚刺激性较强，动物口服可因肝脏变性死亡。樟脑的药理见“樟脑”条。

樟木皮zhāngmùpí 中药材。见《生草药手册》。即樟树皮，详该条。

樟木子zhāngmùzǐ 中药材。见《中药志》。即樟树子，详该条。

樟脑zhāngnǎo 中药材。出《本草品汇精要》。又名潮脑、树脑。为樟科植物樟 *Cinnamomum camphora* (L.) Presl 的根、干、枝、叶经加工提炼制成的颗粒状结晶。主产于台湾、贵州、广西、福建、江西、四川。辛，热，有毒。入心、脾经。通窍，辟秽，杀虫，止痛。①治中恶猝然昏倒，热病神昏，寒湿霍乱，心腹胀痛。入丸、散服，一次量 60~150mg，不入汤剂。②治疮疡，疥癣，跌打扭伤，冻疮。研末用酒精配成酊剂涂擦；牙痛，喉痹，转骨炎，神经性皮炎，研末敷。孕妇忌服。樟脑对中枢神经系统有兴奋作用，增进呼吸及循环。少量口服在胃内产生温暖舒适感，大量口服可引起恶心，呕吐；皮肤上揉擦可发红，增进局部血液循环，并有轻微局麻作用。对离体兔肠有解痉作用。人内服樟脑过量会出现大脑皮质兴奋、惊厥、呼吸衰竭而亡。

樟脑树根zhāngnǎoshùgēn 中药材。见《四川中药志》。为香樟根之别名，详该条。

樟皮zhāngpí 中药材。见《本草纲目拾遗》。为樟树皮之简称，详该条。

樟树皮zhāngshùpí 中药材。出《本草纲目拾遗》。又名香樟树皮、樟皮、樟木皮。为樟科植物樟 *Cinnamomum camphora* (L.) Presl 的树皮。行气，止痛，祛风湿。①治脚气，慢性下肢溃疡，疥癣，跌打损伤。煎水洗。②治吐泻，胃痛，风湿痹痛。煎服：6~9g。孕妇忌服。树皮含挥发油 3%~5%，主成分为右旋樟脑、1,8-桉叶素和黄樟醚。煎剂在体外对金黄色葡萄球菌、伤寒杆菌均有抑制作用。

樟树叶zhāngshùyè 中药材。出《本草纲目拾遗》。为樟科植物樟 *Cinnamomum camphora* (L.) Presl 的叶。苦、辛，温。祛风，除湿，止痛，杀虫。①治慢性下肢溃疡，疥癣，跌打损伤。煎水洗或捣敷。②治风湿骨痛。煎服：3~9g。孕妇忌服。本品含挥发油 0.8%~1.8%，主成分为右旋樟脑，还含桉叶素、黄樟醚等。煎剂在体外对金黄色葡萄球菌及铜绿假单胞菌有较弱的抑制作用。

樟树子zhāngshùzǐ 中药材。出《本草纲目拾遗》。又名香樟子、樟木子、樟扣。为樟科植物樟 *Cinnamomum camphora* (L.) Presl 的果实。辛，温。散寒祛湿，行气止痛。①治吐泻，胃腹冷痛，食滞腹胀。煎服：9~15g。②煎水洗脚气；磨涂肿毒。本品含挥发油，主要成分为樟脑。还含脂肪油。

长肌膏zhǎngjīgāo 《证治准绳·疡医》卷二方。白烛油四钱，黄蜡、香油各八钱，大枫子肉五钱，黄连、黄柏、轻粉、枯矾各三钱，番木鳖肉二钱，密陀僧五分。先将枯矾、轻粉、密陀僧研细；余药水煎滤去滓，入上药末拌匀，俟凝，作薄饼，上穿数小孔，贴疮上。治慢性疮疡，久溃不愈。

长令zhǎnglìng 指夏季生长之气当令之时。《素问·五常政大论》："长令不扬。"谓夏令生长之气不得发扬。

长气zhǎngqì 夏令盛长之气。《素问·气交变大论》："收气不行，长气独明。"

掌zhǎng 手掌。《素问·五藏生成》："掌受血而能握。"

掌骨zhǎnggǔ 骨名。又名五指骨。解剖学同名骨。《医宗金鉴·刺灸心法要诀》："掌骨者，手之众指之本也，掌之众骨名壅骨，合凑成掌，非块然一骨也。"

掌骨骨折zhǎnggǔgǔzhé 病名。即发生手掌掌骨的骨折，以掌骨局部肿胀、疼痛、功能障碍等为主要表现。参见"骨折"条。

掌骨伤zhǎnggǔshāng 病名。见《伤科汇纂》卷六。多因跌打、压撞所致。可伤一骨或数骨，以第一和第五掌骨骨折为多见。伤处肿胀、疼痛，压之加剧，在折端有陷下或突起畸形，触摸时可有骨声，活动受限。治宜手法整复，夹缚固定。用药参见"骨折"条。

掌固zhǎnggù 唐代医官职称，设于太医署、尚药局中，各4名。

掌肉zhǎngròu 手掌的肌肉。《灵枢·阴阳二十五人》："血气盛则掌肉充满。"

掌参zhǎngshēn 中药材。见《宁夏中草药手册》。为手掌参之简称，详该条。

掌唐卿zhǎngtángqīng 见"掌禹锡"条。

掌胃膏zhǎngwèigāo 《百一选方》卷十九方。人参、白术、茯苓、甘草、煨肉豆蔻、陈皮、草豆蔻、枇杷叶、青皮、丁香、沉香、木香、藿香、砂仁、白豆蔻各等分。为细末，炼蜜为丸，龙眼大，每服一丸，食前米汤送下。功能益气健脾，温中化湿。治小儿脾胃虚弱，呕吐泄利。

掌纹zhǎngwén 手掌内面的褶纹。

掌心zhǎngxīn 即掌中。详该条。

掌心毒zhǎngxīndú 病证名。出《医宗金鉴》六十八卷。即手心毒，见该条。

掌心风zhǎngxīnfēng 病证名。出《外科真诠》卷上，即手癣皮损局限于掌心，燥痒起皮，甚则枯裂微痛者。治疗详"鹅掌风"条。

掌心疽zhǎngxīnjū 病名。出《疡科选粹》卷五。即涌泉疽，见该条。

掌压法zhǎngyāfǎ 推拿手法名。两手相叠，用手掌部按压穴位。用力较重，常呈间歇性。多用于腰脊等处，有行气活血、舒筋止痛等作用。《备急千金要方·养性》有"两手相重按"之法。

掌叶凤尾zhǎngyèfèngwěi 中药材。见《全国中草药汇编》。为金鸡尾之别名，详该条。

掌禹锡zhǎngyǔxī（11世纪） 北宋地理学家，兼通医药。字唐卿。许州郾城（今河南郾城）人。仁宗时任光禄卿直秘阁。嘉祐二年（1057）奉命与林亿、苏颂、张洞等以《开宝本草》为蓝本，参校诸家本草校正补注本草，凡《本经》已载而所述粗略，或群众所用而医家未闻者，均加以补充注释或删节，撰成《嘉祐补注神农本草》20卷。又将全国各郡县所献药图，详加校订，编成《图经本草》20卷。在地理方面，曾参加编修《皇祐方域图志》《地理新书》等。

掌指关节脱位zhǎngzhǐguānjiétuōwèi 病名。掌骨头与第一节指骨的基底部发生移位，以局部疼痛、肿胀，掌指关节过伸、指间关节屈曲畸形，手指短缩，有弹性固定，在掌侧可触到掌骨头，功能丧失为主要表现的疾病。参见"脱位"条。

掌中zhǎngzhōng ❶手掌的中央部分。又名掌心、手心。诊察掌中可知腹中的寒痛或热痛。《灵枢·论疾诊尺》："掌中热者，腹中热；掌中寒者，腹中寒。"❷经穴别名。出《针灸资生经》。即劳宫。见该条。

掌中寒zhǎngzhōnghán 症名。指手掌中自觉发冷的感觉。《灵枢·论疾诊尺》："掌中寒者，腹中寒。鱼上白肉，有青血脉者，胃中有寒。"多由阴寒内盛所致。

掌中金丸zhǎngzhōngjīnwán 《医垒元戎》方。炮山甲、草乌、皂角各二钱，甘草、苦丁香、川椒、葶苈子、白附子、巴豆（合用，研）各一钱。为细末，生葱绞汁和丸，弹子大，每用一丸，新绵包定，纳阴中。治妇人干血气。

掌中热zhǎngzhōngrè 症名。指两手掌中有发热感觉。常与手三阴经是动所生病相关。《灵枢·经脉》："主肺所生病者：咳，上气，喘，渴，烦心，胸满，臑臂内前廉痛，厥，掌中热。""主心所生病者：目黄、胁痛、臑臂内后廉痛，厥，掌中热痛。""主脉所生病者：烦心，心痛，掌中热。"《不居集·手掌中热》："掌中劳宫穴也，手厥阴心包所主，是经少气而多血，是动则病掌中热。"一名手心热，参见该条。

丈母zhàngmǔ 即女膝穴，见该条。

张zhàng 通胀。腹胀满。《左传·成公十年》："将食，张，如厕。"另见"张 zhāng"条。

胀zhàng 病证名。❶《灵枢·胀论》："夫胀者，皆在于脏腑之外，排脏腑而廓胸胁、胀皮肤，故命曰胀……五脏六腑，各有畔界，其病各有形状。"《临证指南医案·肿胀》："胀病之因更多，所胀之位各异。或因湿因郁因寒因热因气因血因积因虫，皆可为胀。或在脏在腑，在经络，在皮肤，在身之上下、表里皆能作胀。"胀病按脏腑分，有肝胀、心胀、脾胀、肺胀、肾胀、胆胀、小肠胀、胃胀、大肠胀、膀胱胀、三焦胀等；按邪正盛衰分，有虚胀、实胀等；按病因分，有寒胀、热胀、食胀、气胀、蛊胀、酒胀、血胀等。❷症名。指胀闷不适的一种自觉症状。如头胀、胁胀、腹胀之类。详各有关条。

胀病zhàngbìng 病证名。指以腹部胀满为主症的疾患。见《杂病源流犀烛》卷五。简称胀。《灵枢·胀论》载有五脏六腑胀病症状。《东医宝鉴·胀满》论胀病有七，即指寒胀、热胀、谷胀、水胀、气胀、血胀、蛊胀等。胀病有虚实之分。其病多由七情内伤，六淫外侵，饮食失节，房劳过度，致脾土受伤，转输失职，清浊相混，隧道壅塞，水湿痰瘀积滞不化而成。详胀病有关条。

胀后产zhànghòuchǎn 病证名。相当于枕后位。阎纯玺《增补绘图胎产心法》："胀后产，乃儿头后骨偏柱产母谷道，不得下者。"参见"偏产"条。

胀论zhànglùn 《灵枢》篇名。胀病有五脏胀和六腑胀。此外尚有脉胀、肤胀之分。本篇讨论了这些胀病的发生机制、证候特征，诊断和治法，故名。

胀满zhàngmǎn 病证名。多由脾胃损伤，致气壅滞而成。清代潘楫《医灯续焰》："胀谓胀于外，满谓满于中，排脏腑而廓胸胁，急皮肤而露筋脉，脐凸腰圆，鼓之如鼓，胸腹之疾也。间亦有胀及于头面四肢者，与水肿大同小异，而此则无水也。"

胀痛zhàngtòng 症名。指疼痛伴有发胀感。

障zhàng 病名。《医宗金鉴·眼科心法要诀》："障，遮蔽也。"指障碍视力之眼疾。一般将其归纳为外障、内障两大类。外障在睛外遮暗；内障在睛里昏暗。详"外障""内障"条。

障脐汤zhàngqítāng 《辨证录》卷三方。大黄五分，当归、生地黄各一两，地榆三钱。水煎服。治脐中流血。

障陷zhàngxiàn 病证名。指患内障眼病而目珠低陷者。

瘴zhàng 病证名。即瘴气，详该条。

瘴毒zhàngdú 病证名。详"瘴气"条。

瘴毒脚气zhàngdújiǎoqì 病名。见《太平圣惠方》卷四十五。又名江东脚气、岭南脚气。指发于南方地区之脚气，因感受风湿毒气所致。症见脚膝缓弱，渐至麻痹或疼痛，恶寒发热，头痛心烦，两胫微肿，不能饮食，甚则小腹不仁，冲心闷乱。治疗大法同脚气，方如知母散、猪苓散（《太平圣惠方》）、旋覆花汤（见《圣济总录》卷八十四）等。参见"脚气"条。

瘴疽zhàngjū 病名。出《外科大成》卷二。指生于背部的顽硬青紫的肿块。因受山岚瘴气积久而成。开始为黑色，顽痹如木如石，重按方知微疼，五、七日毒势出而浮肿，色转为青如拳击之状，身发寒热如疟，头颤口偏，手足厥逆，黑睛紧小。始见黑色时，速用砭法，令出恶血，即服不换金正气散加羚羊角，以泄邪毒。若出脓液，治同外痈。

瘴疠zhànglì 病证名。详"瘴气"条。

瘴疟zhàngnüè 病名。出《肘后备急方》。地方性疟疾之一。多因感受山岚疠毒之气，湿热郁蒸所致。《诸病源候论·疟病诸候》："此病生于岭南，带山瘴之气，其状发寒热，休作有时，皆有山溪源岭瘴湿毒气故也。其病重于伤暑之疟。"《瘴疟指南》卷上："瘴疟形状，其病有三，而形状不外于头痛，发热，腰重，脚软，或冷，或呕，或泄，或大便秘，或小便赤，面赤，目红，口渴，心烦，胸中大热，舌或黑，狂言谵语，欲饮水，欲坐水中，或吐血，或衄血，或腹痛，或有汗，或无汗诸证。"有冷瘴、热瘴、哑瘴之分，详见各条。

瘴疟指南zhàngnüèzhǐnán 内科著作。2卷。明代郑全望撰于1609年。作者鉴于福建、广东地区瘴疟流行，遂予悉心研究。后得宋代李待制（佚名）所辑《瘴疟卫生方》，遂以此书为基础，附以己见编纂而成。书中论述瘴疟源流，伤寒、内伤与诸症之鉴别，以及瘴疟药用宜忌、预后等。但对本病病因、病理等方面杂有某些不切合实际的论述。现有《珍本医书集成》本等。

瘴气zhàngqì ❶病证名。①感受南方山林间湿热瘴毒所致的一种温病。《诸病源候论·瘴气候》："夫岭南青草黄芒瘴，犹如岭北伤寒也。南地暖，故太阴之时，草木不黄落，伏蛰不闭藏。杂毒因暖而生，故岭南从仲春迄仲夏行青草瘴。季夏讫孟冬，行黄芒瘴。量其用药体性，岭南伤寒，但节气多温，冷药小寒于岭北，时用热药，亦减其锱铢，三分去二。但此病外候小迟，因经络之所传，与伤寒不异。然阴阳受病，会同表里，须明识患源，不得妄攻汤艾。假令宿患痼热，今得瘴毒，毒得热更烦，虽形候正盛，犹在于表，未入肠胃，不妨温而汗之；已入内者，不妨平而下之。假令本有冷，今得温瘴，虽暴壮热烦满、视寒，正须温药汗之，汗之不歇，不妨寒药下之……其一日二日，瘴气在皮肤之间，故病者，头痛恶寒，腰背强重。若寒气在表，发汗及针必愈。三日以上，气浮于上，填塞心胸，使头痛胸满而闷，宜以吐药，吐之必愈。五日已上，瘴气深结在脏腑，故腹胀身重，骨节烦疼，当下之。"②指瘴疟（《外台秘要》）。详该条。❷病因。中国南方山林荒野特有的病邪之统称，包括疟邪等。

zhao

招尤zhāoyóu 出《素问·五藏生成》。王冰注："招，掉也，掉摇不定也。尤，甚也。"谓头部振摇不定之症。多属肝风及肝胆经病患。参见"肝风"条。

朝开暮落花zháokāimùluòhuā 中药材。见《本草纲目》。为木槿花之别名。详该条。

朝食暮吐zháoshímùtù 症名。出《金匮要略·呕吐哕下利病脉证治》。指早晨所进食物，至日暮吐出。也有傍晚所进食物，至第二天早晨吐出，称暮食朝吐。多属反胃范畴。《金匮要略心典》卷下："夫胃为阳，脾为阴。浮则为虚者，胃之阳虚也；涩则伤脾者，脾之阴伤也。谷入于胃而运于脾，脾伤则不能磨，脾不磨则谷不化。而朝食者暮当下，暮食者朝当下，若谷不化则不得下，必反而上出也。"亦可由食积所致。《三因极一病证方论》卷十一："病者胸腹胀闷，四肢厥冷，恶闻食臭，食入即呕，朝食暮吐，暮食朝吐……此由饮食伤脾，宿谷不化之所为也。"详"反胃"条。

朝夕zhāoxī 早晚。另见"朝夕 cháoxī"条。

爪zhǎo 指甲。《灵枢·本藏》："肝应爪，爪厚色黄者，胆厚；爪薄色红者，胆薄。"

爪刺zhǎocì 刺，俗刺字。推拿手法。出《肘后备急方·救卒死尸厥方》。即掐法。见该条。

爪法zhǎofǎ ❶刺法名。指针刺时，以拇指指甲爪掐穴位便于准确进针的方法。《针经指南》："爪者，凡下针，用手指着力置针有准也。"本法源于《素问·离合真邪论》的"抓而下之"。❷推拿手法。即掐法，《肘后备急方·救卒中恶死方》："救卒死……令爪其病人人中，取醒。"详见"掐法条"。

爪黄zhǎohuáng 三十六黄之一。《圣济总录》卷六十一："爪黄之病，口苦舌干，身体急强，面目俱黄，行履不得，言语狂乱，四肢疼痛，发即便走。"治用灸烙法，内服瓜蒂散等方。参黄疸有关条。

爪甲zhǎojiǎ 指（趾）甲的通称。《证治准绳》卷三："爪甲边缘结脓，剧者爪皆脱落。"

爪枯zhǎokū 症名。指手足爪甲干枯无光泽。多因气虚血少，津液亏耗，或感受寒湿，或肝脏受损等所致。《灵枢·经脉》："故气不荣则皮毛焦，皮毛焦则津液去皮节，津液去皮节者，则爪枯毛折。"《灵枢·阴阳二十五人》："感于寒湿则善痹，骨痛，爪枯也。"《素问·五藏生成》："多食辛，则筋急而爪枯。"《杂病源流犀烛·燥病源流》："筋燥爪枯，必滋养其荣血也，宜养荣汤。"本证可见于虚劳、瘘、痹等疾患。

爪切押手法zhǎoqiēyāshǒufǎ 即指切押手法，见该条。

赵柏云zhàobǎiyún 清代医家。钱塘（今浙江杭州）人。为铃医，曾挟技云游海外。乾隆二十三年（1758）因年老返故里，取生平所用之方授赵学敏，多为赵学敏《串雅》一书采纳。另录有《市语宗派神用运技》一卷，介绍走方医内部行话、谋生行医技巧等，在《串雅》绪论中亦采摘一二，以广见闻。

赵炳南zhàobǐngnán（1899—1984） 现代中医皮科专家。原名赵德明，回族，经名伊德雷斯，祖籍山东省德州市，出生于河北省宛平县。13岁师从名医丁德恩，1920年，于北京西交民巷自设医馆行医。曾任北京市中医公会外科委员、华北国医学院外科教授等职。1953年，被聘为北京医院、中国医学科学院、北京和平医院等单位的中医顾问。1956年放弃医馆，参加新建北京中医医院工作。先后担任北京中医医院皮外科主任、副院长、名誉院长，兼任北京市中医研究所所长等职务，并被推选为中华医学会及其外科学会及皮科学会委员，全国中医学会副理事长，北京中医学会理事长。担任过北京首都医学院中医系教授，北京市人民政府委员。还曾被选为第二、三、四、五、七届北京市人大代表，北京人大常委会委员，第四、五届全国人大代表。一生勤奋治学，从事皮外科专业60余年，经验丰富。1975年由其徒弟和助手整理而成的《赵炳南临床经验集》由人民卫生出版社出版。

赵炳南临床经验集zhàobǐngnánlínchuángjīngyànjí 外科著作。北京中医医院整理。赵氏擅长中医皮科、外科。全书分4部分：第一部分医案，选录51个病种、137例验案，着重介绍常见病、多发病的治法，对于某些疑难病症、顽固性病症也提出了一些可供参考的疗法；第二部分介绍药、膏、黑布膏三种独特疗法；第三部分介绍经验方、常用成方各100余首；第四部分是一般皮科、外科通用方。1975年由人民卫生出版社出版。

赵才鲁zhàocáilǔ 元代医生。上虞（今浙江上虞东南）人。为宋宗室后裔，原以儒为业，后得禁方，治病有奇验。

赵处仁zhàochùrén 见“赵道震”条。

赵从古zhàocónggǔ 宋代人。撰《六甲天元运气钤》2卷，已佚。

赵大中zhàodàzhōng 元代医生。生平不详，与赵素合撰《订补风科集验方》28卷。

赵道震zhàodàozhèn（15世纪） 明初医家。字处仁，浙江金华人。精于医术，研读很多古代医书，曾学医于名医朱震亨。1389年迁居安徽定远县。1406年参与并督管编修《永乐大典》中有关运气方面的内容。卒年84岁。著有《伤寒类证》，已佚。

赵德修zhàodéxiū 见“赵莹”条。

赵鄂zhào'è 唐代医生。治病多奇效，后官至太仆卿。

赵观澜zhàoguānlán 见“赵术堂”条。

赵佶zhàojí（1082—1135） 宋代皇帝，即宋徽宗。撰有《圣济经》10卷，并曾下诏校正《证类本草》、编修《圣济总录》等，对医学颇为关注。

赵开美zhàokāiměi（1563—1624） 明代官吏。又名琦美，字仲朗，号元度，清常道人。常熟（今属江苏）虞山人。历官刑部贵州司郎中，授奉政大夫。与其父皆喜好藏书，家有藏书室“脉望馆”。每有善本，则其父作序而子刻之，以资实用。赵氏还以校刻仲景书而著称，如曾刊行成无己注《伤寒论》、宋本《伤寒论》及《伤寒类证》《金匮要略》等，合为《仲景全书》。此外校刻有《丹溪手镜》2卷，辑有《集注伤寒论》10卷。

赵兰亭zhàolántíng 清代医家。字延海。天台（原属浙江会稽）人。采集众说，收录秘方，辑成《伤科秘旨》1卷（1852年刻）。

赵濂zhàolián 清代医学家。字竹泉。江苏丹徒人。业医数十年，名重于时。同邑李培松设药局于扬州，濂应邀而往，活人甚多。汇辑有《医门补要》3卷（1897），于外科手术、针灸宜忌、杂症验方、用药心得、制药方法等均有阐述。此书尚附有《采集先哲察生死秘法》1篇。另撰有《伤科大成》一书，其证治内容亦颇精审。

赵良zhàoliáng 元末明初医家。《元史·艺文志》及《古今医统》等均作赵良，系赵良仁之误，见“赵良仁”条。

赵良仁zhàoliángrén 元末明初医家。字以德。江浦（今江苏江浦）人，迁居浙江。从名医朱震亨学医，在浙江一带有声名。著有《金匮方论衍义》《医学宗旨》《丹溪药要》等书，后二种已佚。

赵梦弼zhàomèngbì 明代医生。字肖野。江夏（今湖北武昌）人。世业医，精脉法。凡诊诸病者，形神俱异，徐以一二语发其隐结，投药立效。赴人之急，虽百里外，中夜叩门，无不应者。晚年犹扶杖以赴。遇疫疠之岁，煮药以施，全活甚多。卒年88岁。

赵南星zhàonánxīng（1550—1627） 明代官吏。字梦白，高邑（今属河北）人。万历二年（1574）进士，官至太常少卿。遭魏忠贤党徒弹劾，谪戍代州（今山西代县）。万历四十四年至四十六年（1616—1618）间，久病缠绵，以至于不能用药。乃取《本草纲目》谷蔬之有益于人者，加减调治而愈。因辑养生要品230余种，简述性味功治，附以单方，厘为《上医本草》（1620）。

赵卿zhàoqīng 唐代民间医生。善医，尤长于治疗眼疾。《北梦琐言》记载他用酱酢芥醋等为一少年治愈眼疾。

赵晴初zhàoqíngchū 清代医家。字彦晖，会稽（浙江绍兴）人。20岁后，喜读医书，后将本人见闻及心得笔记整理并辑成《存存斋医话稿》2卷，于1881年刊行。

赵泉zhàoquán 三国时吴国医生。曾为当时丞相顾雍诊病。

赵铨zhàoquán 明代医家。字仲衡，江西人。学儒，兼通医。曾在灵寿、霍山等地做官，为人治病，不计报酬。著有《石亭医案》《岐黄奥旨》《太素脉诀》等书，皆佚。

赵如葵zhàorúkuí 见“赵贞观”条。

赵士纡zhàoshìyū 宋代医家。任右监门卫大将军，忠州（今属重庆）防御使等职。撰有《九卫生方》一书，佚。

赵术堂zhàoshùtáng 清代医家。字双湖，又称观澜。江苏高邮人。久居兴化，著有《医学指归》（1848）2卷，并曾对张元素之《脏腑标本药式》一书加以注解。

赵恕轩zhàoshùxuān 见“赵学敏”条。

赵双湖zhàoshuānghú 见“赵术堂”条。

赵嗣真zhàosìzhēn 元代医家。著《活人释疑》一书，以辨《活人书》两感伤寒治法之误。又论合病、并病、伤寒变温热病等，颇能发明仲景之旨。书佚，其说可见于刘宗厚《玉机微义》。

赵素zhàosù 元代医生。生平不详。和赵大中合撰《订补风科集验方》28卷。

赵廷海zhàotínghǎi 见“赵兰亭”条。

赵文炳zhàowénbǐng 明代官吏。字含章。燕赵（今河北赵县）人。万历年间官巡按，因愤郁而成痿痹，乃于京城延名医杨继洲诊治，三针而愈。且得观杨氏家传秘要，知其术有所本。遂于1601年录其书刊行，书名《针灸秘奥》，实即《针灸大成》。《铜人明堂之图》4幅（单色），即赵氏绘。

赵锡武zhàoxīwǔ（1902—1980） 现代医家。原名钟录，河南夏邑人。18岁时自学中医。25岁时考取行医执照，在北京正式开业。1943年应聘于华北国医学院。1949年后，在北京中医进修学校门诊部工作。1955年，调到中医研究院，曾任中医研究院内外科研究所内科主任，西苑医院心血管病研究室主任，中医研究院副院长，第二、三届全国政协委员，第三届全国人大代表，中共十一大代表，中华全国中医学会副会长，卫生部医学科学委员会委员，古典医籍整理委员会主任委员等。重视辨证论治，而一贯主张中西医结合，强调辨证与辨病相结合。临床经验丰富，学术成就突出，对冠心病、心肌梗死、心肌炎、脑血管病、糖尿病、小儿麻痹、肺炎、肾炎等疾病的诊治均有独特专长，疗效显著。著有《赵锡武医疗经验》。

赵遐zhàoxiá 南北朝西魏医家。南阳宛（今河南南阳市）人。以医术仕魏为尚药典御。

赵献可zhàoxiànkě 明代医家。字养葵，鄞县（今浙江宁波鄞州区）人。生活于16世纪下半期。博览医书，并曾旅游于陕西、山西等地。在医理上，主要推崇薛己，对"命门"之说加以发挥。认为"命门"是人身脏腑之主，其意义甚至更重于心；命门之火为人身之至宝，是性命之本，人体生机之盛衰系于命门之火是强是弱，故养生、治病都重在养命门之火。赵氏此说对后世医家有相当影响。他在辨证治疗上，强调水火阴阳，治病主用六味丸、八味丸。但在理论上表现一定的局限性，受到一些医家（如徐大椿等）的批评。《医贯》（6卷）一书为赵氏代表作。

赵顼zhàoxū（1048—1085） 即宋神宗。熙宁二年（1069）任用王安石变法，九年于汴梁成立熟药所，隶属太医局，精医理，有内侍病肿，太医束手，乃予以蒜煮团鱼数枚而愈。又曾望京尹吕溱气色而知其已病，未几吕果不起。

赵学敏zhàoxuémǐn（约1719—1805） 清代医家。字恕轩，号依吉。钱塘（今浙江杭州）人。生活于18世纪。出身于富有家庭，爱好医药，勤于钻研，曾深入群众调查并采集医药，并实地栽培药材，参考大量有关文献，编成《本草纲目拾遗》（1765），载药921种，内《本草纲目》未收者716种。其突出特点为重视民间常用药，且所收药"必审其确验"，可称为继《本草纲目》之后，另一部集本草大成之作。另把铃医赵柏云的医疗经验汇集整理，加以增补，编成《串雅内篇》《串雅外篇》，总结了民间丰富的方药及技术，具有简、便、验、廉的特点，在保存和发扬民间医药经验上做出宝贵贡献。另有《本草话》《医林集腋》《养素园传信方》《奇药备考》《摄生闲览》等。惜未见刊行。

赵彦晖zhàoyànhuī 见"赵晴初"条。

赵养葵zhàoyǎngkuí 见"赵献可"条。

赵依吉zhàoyījí 见"赵学敏"条。

赵宜真zhàoyízhēn（？—1382） 元明间医家。号原阳子。浚仪（今河南开封）人。少习儒，见方书之善者，辑喜传录。常自制成药，施以济人。精外科，主张习外科者宜通大方（内科），始能全美。其早年曾得《外科集验方》一书，乃以此书为本，集为《仙传外科秘方》8卷（1378）。

赵以德zhàoyǐdé 参见"赵良仁"条。

赵莹zhàoyíng 宋代医家。字德修。从友人处得《产乳备急》，将家藏旧本加以校正，增附杨子建《七说》及《产论》，集为《增校产乳备要》，刊刻流传。

赵友同zhàoyǒutóng（1364—1418） 明初医家。字彦如。原籍浦江，后迁长洲（今江苏苏州）。尝从宋濂游。洪武末（约1398）授华亭学训导。永乐初（约1403）因精医被荐为太医院御医。又以通精文学，经大臣数荐，为修《永乐大典》副总裁。有《存轩集》存世。

赵瘐zhàoyǔ 见于出土战国古玺。据考证系赵姓医人，擅治失志忧郁，故玺文上标姓氏，下标所专治病。

赵燏黄zhàoyùhuáng（1883—1960） 现代生药学家。字午乔，号药农，又名一黄。江苏武进人。1909年毕业于日本东京药学专门学校，考入日本东京帝国大学药学科。1911年回国参加辛亥革命，后致力于药学研究与教学。1949任北京大学医学院药学系生药学教授，1951年兼任中央卫生研究院中医研究所（后改称中国医药研究所）顾问，指导筹建中药研究室，1954年任该所研究员。1955—1960年，任中医研究院（今中国中医科学院）中药研究所研究员，兼任北京医学院药学系本草学教授、中华人民共和国药典委员会委员。发表论文30余篇，与胡伯鎏合著《现代本草生药学》，是我国第一部生药学著作。还著有《祁州药志》《本草药品实地之观察》《中国新本草图志》《本草学讲义》等。晚年撰著《本草新诠》，未及完稿，不幸逝世。从事药学研究50余年，颇多贡献，学界称赞他是一代本草学家、中国生药学先驱者。

赵约zhàoyuē 南北朝时期北魏医生。清河（今河北省境内）人。崔彧弟子。

赵云居zhàoyúnjū 见"赵良"条。

赵赞zhàozàn 隋代医生。撰有《赵赞本草经》1卷。

赵贞观zhàozhēnguān 明代医家。字如葵。鄞县（今浙江宁波鄞州区）人。名医赵献可之子。著有《痘疹论》等书，已佚。

赵知嵓zhàozhīyán 参见"赵自正"条。

赵仲衡zhàozhònghéng 见"赵铨"条。

赵铸zhàozhù 南宋医生。履贯欠详。撰《瘴疟备急方》1卷，佚。

赵自化zhàozìhuà（949—1005） 北宋医家。德州平原（今山东平原）人。父、兄均通医术，自化医术更精。历任翰林医学、尚药奉御、翰林医官使等职。撰《四时养颐录》（一名《调膳摄生图》），记述饮食疗法。

赵自正zhàozìzhèng 北宋医生。德州平原（今山东平原）人，其父知也精于医，弟自化任翰林医官使。自正以医术应试，任翰林医学。

赵宗古zhàozōnggǔ 宋代医生。任太医局太医。曾将名医郝允"六元五运"之法，绘图献给朝廷，行于世。

照白杜鹃zhàobáidùjuān 中药材。见《高原中草药治疗手册》。为照山白之别名，详该条。

照海zhàohǎi 经穴名，代号KI6。出《针灸甲乙经》。别名漏阴。属足少阴肾经。八脉交会穴之一，通阴。位于内踝尖直下1寸，或于内踝下缘正中凹陷处取穴。一说"在内踝下四分"（《备急千金要方》）。布有小腿内侧皮神经，深部为胫神经本干；后下方有胫后动、静脉通过。主治月经不调，赤白带下，阴挺，阴痒，尿频尿闭，咽喉干痛，脚气红肿，失眠，癫痫等。直刺0.3～0.5寸。艾炷灸3～5壮；或艾

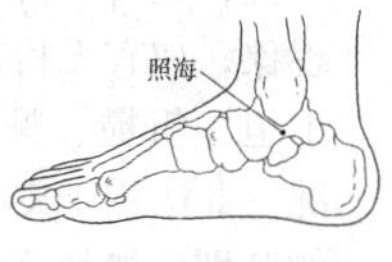

照海

条灸5～10分钟。

照山白zhàoshānbái　中药材。见《山东中草药手册》。又名万经棵、照白杜鹃、铁石茶、白镜子。为杜鹃花科植物小花杜鹃 *Rhododendron micranthum* Turcz. 的枝叶或花。分布于辽宁、河北、河南、陕西、湖北、四川、山东等地。酸、辛，温，有大毒。祛痰，止咳，通络，调经。①治慢性支气管炎，风湿痹痛，月经不调，闭经，痛经，高血压病。煎服：3～4.5g。切勿过量，以免中毒。②捣敷骨折，疮肿。孕妇忌服。叶含挥发油，内含牻牛儿酮、对羟基苯甲酸、香草酸等。又含金丝桃苷、黄芪苷、山柰酚、槲皮素，东莨菪素、梫木毒素和三萜类、甾类等。煎剂对小鼠有祛痰作用，挥发油有镇咳、祛痰作用。对麻醉狗有明显的降压作用。还可减慢心率。主要毒性成分为木毒素，可致呼吸抑制，心跳微弱。

照水丹zhàoshuǐdān《本事方续集》卷四方。乌贼骨一钱，朱砂五分。为细末，点眼。治攀睛翳障。若白翳加冰片少许；赤翳加五灵脂少许。

zhe

遮护zhēhù　解剖学名称。会厌的别名。《喉科金钥》卷上说谛问答："食下咽，两旁喉管有护，旋开旋合，当食而言笑，则上气冲激，令人喷饭，故圣人食不语。"

遮睛障zhējīngzhàng　病名。见《证治准绳·杂病》。圆翳外障，薄而且圆，其色白，大小不等，十有九掩盖瞳神，亦名遮睛障。即圆翳外障。详该条。

折zhé　❶折断或扭转，治疗上喻当机立断以扭转病势的方法。如对热邪深重患者，采用大寒之剂折其化火上炎之势。《素问遗篇·刺法论》："当折其胜，可散其邪。"❷喻屈曲的体位或动作。如取穴时使病人曲臂，并引两肘尖相合在一起，以取到灸脊部中央的部位。《素问·骨空论》："折使揄臂，齐肘正，灸脊中。"

折髀zhébì　症名。指股部疼痛如折。《素问·脉要精微论》："胃脉搏坚而长，其色赤，当病折髀。"《类经·脉色类》："胃脉搏坚，木乘土也，加之色赤，则阳明火盛，木火交炽，胃经必伤，阴阳不行者，从气冲下髀抵伏兔，故病髀如折也。"可见于痛风、痹证、伤损等。

折顶回旋法zhédǐnghuíxuánfǎ　中西医结合的正骨八法之一。用于有明显重迭移位的截断骨折，经拔伸牵引不能复位者。其法在于加大断端成角，使两骨折面同侧边缘接触，再将远骨折段折回，即使骨折面对合。若遇断端间有软组织嵌入或背向移位的斜行骨折，可用两手分别握住远近骨折段，按原来骨折移位方向，逆向回转，使断端对合。施行本手法时，须谨防损伤神经血管。

折断面zhéduànmiàn　药物鉴定时观察药材折断面所具有的特征，如自然折断面、破碎面、横断面等。观察折断时的现象，如有无粉末飞扬、响声、折断的难易等。折断面的平坦、粗糙、颗粒性、纤维性、胶丝以及层层剥离等情况。此法用于皮类，长条状的根及根茎类、藤、枝类药材的鉴别。如甘草折断时有粉尘飞出（定粉）；杜仲折断时有胶丝状相连；黄柏折断时显纤维性或裂片状分层等。

折法zhéfǎ　推拿方法。见《孟子·梁惠王》。是指帮助关节屈曲的一类手法。

折风zhéfēng　八风之一。指从西北方来的风邪。《灵枢·九宫八风》："风从西北方来，名曰折风。其伤人也，内舍于小肠，外在于手太阳脉。脉绝则溢，脉闭则结不通，善暴死。"

折肱老人zhégōnglǎorén　见"凌奂"条。

折肱漫录zhégōngmànlù　医话著作。6卷（一作7卷）。明代黄承昊撰。初刊于1635年。黄幼年多病，自称"凡方书所载之症十患四五，本草所载之药亦十尝四五"。遂取"三折肱成良医"之义，题名为《折肱漫录》。书中记录了黄氏亲身阅历，分养神、养气、医药三门，有医理、医案，可资借鉴。此书收入《六醴斋医书十种》中。

折骨zhégǔ　病名。出《外台秘要》卷二十九。即骨折。详该条。

折脊zhéjǐ　症名。出《灵枢·邪气藏府病形》。指腰脊疼痛似折。因督脉属肾贯脊，肾虚则督脉懈弛，腰脊疼痛如折。治宜温补肾督、理气活血等法。参见"脊痛"条。

折里十补散zhélǐshíbǔsǎn《太平惠民和剂局方》卷八方。即化毒排脓内补十宣散，见该条。

折伤zhéshāng　病名。见《折伤薄》。即骨折。详该条。

折伤衄zhéshāngnǜ　病证名。指由外伤引起的鼻衄。《三因极一病证方论》卷九："或堕车马，打扑伤损，致血淖溢，发为鼻衄，名折伤衄。"宜以细棉蘸药塞入鼻内止血。参见"鼻衄"条。

折伤吐血zhéshāngtùxuè　病证名。《三因极一病证方论》卷九："折伤吐血证治。病者因坠内朒，致伤五脏，损裂出血，停留中脘，脏热则吐鲜血，脏寒则吐瘀血，如豆羹汁，此名内伤。"可用加味芎䓖汤。

折疡zhéyáng　病名。指骨折及肢体损伤之证。《周礼·天官篇》所言疡医"掌肿疡、溃疡、金疡、折疡之祝药劀杀之齐"的折疡，就是伤科病。详见"骨折"条。

折腰zhéyāo　症名。腰痛如折之意。《素问·脉要精微论》："肾脉搏坚而长，其色黄而赤者，当病折腰。"详"腰痛"条。

折郁汤zhéyùtāng《杂病源流犀烛·内伤外感门》卷十八方。白术、茯苓、猪苓、泽泻、肉桂、丁香、木通、白蔻仁。水煎服。功能温阳健脾，行气利水。治水郁。

折狱龟鉴shéyùguījiàn　法医著作。8卷。宋代郑克撰。约成书于13世纪。本书收集了历代文献中有关刑法折狱（判决）的一些典型案件，加以分类汇编。其中也有一些法医鉴定的内容，但并非专门的法医学著作。

折针zhézhēn　又称断针。指针刺时针体发生折断的现象。《针灸聚英》："折针，本草云，医工针人而针折在肉中不出。"多由针身伤蚀，操作粗猛，体位变动或外力碰撞所致。针折后，患者应保持原体位，如断端尚在体外，可即拔出；如断端与皮面相平或稍低，可在其附近按压，当断端外露时，再予钳除；若断端埋入较深，简易方法不能取出时，如在重要脏器附近或妨碍肢体活动而有明显不适者，则需手术取出，否则可暂缓取出，但应严密观察，必要时再据情处理。现代针具已大为改进，如能事先予以检查，并注意操作，折针是可以避免的。

折转试其手zhézhuǎnshìqíshǒu　为肩关节脱臼整复后的验证法。见《陈氏秘传》。当肩关节脱臼整复后，医者一手按其患肩，他手握患侧腕部，使患手上至脑后，下过胸前，再反手于背。如无障碍，即认为已复其位。

辄筋zhéjīn　经穴名。代号GB23。出《针灸甲乙经》。别名神光、胆募。属足少阳胆经。位于侧胸部，腋窝中点直下3寸，再向前1寸处，约平乳头。布有第五肋间神经外侧皮支；并有胸外侧动、静脉及第五肋间动、静脉通过。主治胸满，气喘、胁痛，呕吐，吞酸；以及乳腺炎，肋间神经痛等。斜刺 0.3～0.5 寸，不宜深刺。艾炷灸 3～5 壮；或艾条灸 5～15 分钟。

赭石zhěshí　中药材。见《普济方》。又名代赭石、须丸、赤土、血师、紫朱、土朱。为氧化物类矿物刚玉族赤铁矿，主含三氧化二铁（Fe_2O_3）。主产于山西、河北、河南，山东、湖南、四川、广东亦产。苦，寒。入肝、心、肺、胃经。平肝潜阳，重镇降逆，凉血止血。用于眩晕耳鸣，呕吐，噫气，呃逆，喘息，吐血，衄血，崩漏下血，煎服 9～30g，先煎。孕妇慎用。

赭遂攻结汤zhěsuìgōngjiétāng　《医学衷中参西录》方。代赭石 60g，朴硝 15g，干姜 6g，甘遂（研末送服）4.5g。水煎服。治宿食结于肠间，大便不通。功能攻积通结。如热多，去干姜；呕多，先用赭石 30g、干姜 1.5g 煎服。

柘根zhègēn　中药材。出《备急千金要方》。即穿破石，详该条。

浙贝母zhèbèimǔ　中药材。见《轩岐救正论·药性微蕴》。又名象贝母、大贝母、土贝母。为百合科植物浙贝母 *Fritillaria thunbergii* Miq. 的干燥鳞茎。主产于浙江、江苏等地。苦，寒。归肺、心经。清热化痰止咳，解毒散结消痈。治风热咳嗽，痰火咳嗽，肺痈，乳痈，瘰疬，疮毒，煎服 5～10g。反川乌头、草乌头。本品含浙贝母碱、去氢浙贝母碱贝母辛碱、贝母替定碱，以及浙贝母碱苷等。还含苦鬼臼毒素、对映贝壳松二醇等二萜化合物及消旋十八碳二烯等脂肪酸。浙贝母碱及去氢浙贝母碱对小鼠有镇咳作用。浙贝母碱低浓度时对猫、兔支气管平滑肌有扩张作用，高浓度则收缩，并能兴奋家兔、大鼠子宫；可使蛙心率减慢，并使房室传导完全阻断，对麻醉猫有降压作用。对犬、猫、兔均有扩瞳作用，又能抑制犬的唾液分泌。浙贝母碱苷比浙贝母碱有较强的降压作用。去氢浙贝母碱对猫及兔的毒性较高。

浙江天目山药用植物志zhèjiāngtiānmùshānyàoyòngzhíwùzhì　本草著作。浙江省卫生厅主编。本书是在浙江省卫生厅等单位多年在天目山地区药物普查的基础上，结合当地民间的医疗经验，中药生产和利用等进行了系统的科学整理。书中除介绍天目山地区自然植物分布外，并按植物学科对 1184 种草药分别作了介绍，特别对植物形态及应用等介绍尤详，所绘生物图亦较逼真。1965 年由浙江省人民出版社出版了上集。

浙桐皮zhètóngpí　中药材。见《中华人民共和国药典（一部）》（1977）。为芸香科植物樗叶花椒 *Zanthoxylum ailanthoides* Sieb. et Zucc. 或朵椒 *Z. molle* Rehd. 的树皮。前者分布我国东南部；后者分布于江西、浙江、安徽。辛、微苦，温小毒。入肝、脾经。祛风湿，通络，止痛。①治腰膝疼痛。跌打损伤、腹痛腹泻、小便不利、齿痛。煎服：6～9g。②治湿疹。煎水洗。樗叶花椒的树皮含木兰碱、茵芋碱和挥发油等。还含光叶花椒碱、樟叶木防己碱等。本品有镇静、镇痛、解痉和抗病原微生物作用。

鹧鸪菜zhègūcài　中药材。出《本草纲目拾遗》。又名蛔虫菜、岩头菜、乌菜。为红叶藻科植物美舌藻 *Caloglossa leprieurii*（Mont.）J. Ag. 的藻体。我国广东、福建、浙江沿海均有分布。咸，平，有小毒。驱蛔，消积。治小儿虫积，蛔虫性肠梗阻，消化不良。煎服：鲜品 30～60g。本品含 α-海人草酸、海人草素及胆甾醇等。煎剂在体外对蛔虫先兴奋后抑制；应用于蛔虫病患者，驱蛔率高者可达 80%，但虫卵转阴率很低（约 20%）。海人草酸驱蛔阴转率约为 50%。水浸液能兴奋离体兔肠，引起节律性甚至强直性收缩。本药毒性低。

䗪虫zhèchóng　中药材。出《神农本草经》。即土鳖虫，详该条。

zhen

贞元饮zhēnyuányǐn　《景岳全书·新方八阵》卷五十一方。熟地黄七钱至二两，炙甘草一至三钱，当归二至三钱。水煎服。功能滋补肝肾，止咳平喘。治气短似喘，呼吸促急，提不能升，咽不能降，气道噎塞，势剧垂危者。如兼呕恶或恶寒者，加煨姜三至五片；气虚脉微至极者，急加人参随宜；肝肾阴虚，手足厥冷，加肉桂一钱。

针zhēn　❶指针刺器具。古作箴或鍼。用以刺激机体治疗疾病。源于砭石。早期的针以骨、竹或陶片制成。随着社会生产力的发展，在冶金术发明以后，人们利用金属的可塑和延展性能，以各种不同的金属或合金，制造出形式多样的针具，以适应临床治疗的需要。《黄帝内经》中就有“九针”的记载。现代的针具多用不锈钢制造，种类繁多，方便耐用。详见各该条。❷指针刺。《灵枢·九针十二原》：“刺之而气至，乃去之，勿复针。”

针艾zhēn'ài　是指刺灸治疗的主要工具和材料。《素问·汤液醪醴论》：“镵石针艾治其外。”

针砭zhēnbiān　古代以砭石为针，刺穴治病的方法。后世泛称针刺治疗和砭石出血为针砭。《西斋话记》：“陇州道士曾若虚者，善医，尤得针砭之妙术。”

针柄灸zhēnbǐngjiǔ　即温针灸，见该条。

针拨白内障术zhēnbōbáinèizhàngshù　眼科手术方法。又名金针拨障术。在古代金针开内障手法的基础上，结合现代医学手术知识加以改进的一种白内障手术方法。参见“金针开内障”条。

针博士zhēnbóshì　太医署教师职称。负责掌管针灸科专业的教授和考核。官阶从八品上。参见“太医署”条。

针刺补泻法zhēncìbǔxièfǎ　指针刺治疗中，为了达到补虚泻实目的而使用的各种针法。一般分补法与泻法两类。早在《黄帝内经》中已有记载，如“微旋”“出针按针”为补，“切而转之”“摇大其穴”为泻。自元、明以后又有发展，如《金针赋》提出“慢提紧按（插）”为补，“紧提慢按”为泻；“左转”（顺捻）为补，“右转”（倒捻）为泻等等。至今沿用的主要有徐疾补泻、开阖补泻、迎随补泻、捻转补泻、提插补泻等。近代亦有以刺激量的强弱来分别补泻者，一般以较弱的刺激为补，较强的刺激为泻。

针刺感应zhēncìgǎnyìng　简称针感，指患者对针刺所产生的酸、麻、重、胀或触电样等感觉反应。不同针感的出现，和患者的体质、病种、针刺的部位以及刺激量的大小有关。凡进行针刺治疗，一般均要求有适当的针感，才能获得预期的疗效。至于针刺感应的强弱，则应视具体情况而定，目前临床上通常所说的“得气”，主要是指“针感”。参见“得气”条。

针刺角度zhēncìjiǎodù　指进针时，针体和穴位皮肤间的角度而言。一般分为直刺、斜刺和横刺三种。采用何种角度主要与穴位的所在部位和治疗要求有关。有时同一穴位亦可采用不同角度进行针刺。

针刺疗法zhēncìliáofǎ　针灸疗法的一大类。简称针法。指应用特制的针具，刺激肌体穴位以防治疾病的方法。一般是指用毫针刺激经穴、奇穴等治疗疾病（即体针）；如以其他针具及特殊刺激形式或刺激特殊部位的穴位者，则另有专称。如耳针疗法、电针疗法、皮肤针疗法、头针疗法等等。详各该条。

针刺麻醉zhēncìmázuì ❶简称针麻。它是在传统的针灸学术原理基础上发展起来的一种具有镇痛作用并能达到麻醉效果的新技术。其法根据手术部位、手术病种等，按循经取穴、辨证取穴、局部取穴等方法，选取适当穴位，术前一般按麻醉常规给予辅助用药，进针后经15～30分钟捻转诱导，多数即可开始手术，术间酌情以手法运针，刺激强度以达到镇痛效果而又能为患者所耐受为宜。也可用电针刺激（称电针麻醉）。手术完毕，即可出针。由于患者在清醒状态和生理功能保持正常的情况下达到痛觉迟钝或消失，故能主动配合手术，且没有某些麻醉药物的副作用，术后恢复也较快。临床已较广泛地用于头面、五官、颈、胸、腹及四肢的100多种手术。亦适用于肝、肾、肺功能不正常，休克，体衰等，或对麻醉药物过敏的患者。针刺麻醉是麻醉学术的一个新的领域，目前仍在不断总结经验和加强理论研究，对于所存在的镇痛不全，肌肉松弛不够和内脏牵拉反应等问题尚待解决。针刺麻醉包括体针麻醉、鼻针麻醉、面针麻醉、唇针麻醉、手针麻醉、足针麻醉、电针麻醉、水针麻醉等，详见各条。❷针刺麻醉研究成果汇编。《针灸麻醉》编写小组编。共8章。本书中较系统地介绍有关针刺麻醉的具体内容，并对我国针刺麻醉科研成果进行了初步总结。对于针麻简史、特点、理论、方法、常用穴位、针麻在各种手术中的应用以及几种常用的电针麻醉仪等，都分别作了论述。1972年由上海人民出版社出版。

针刺深度zhēncìshēndù 指针刺时，针体进入机体的深浅程度。《素问·刺要论》："病有浮沉，刺有浅深，各至其理，勿过其道。"指出针刺时要根据疾病的情况，采用适当的深度。一般在肌肉丰厚处可予深刺。在重要脏器邻近的穴位或肌肉浅薄处则应浅刺。不应为了获得强烈的针刺感应而针刺过深，以防发生不良的后果。亦不宜偏取浅刺，而达不到预期的疗效。

针刺手法zhēncìshǒufǎ 简称针法或刺法。❶指针刺时（包括进针、运针及出针）所使用的各种操作方法。❷专指运针时所使用的各种促使针刺得气或保持与加强针感以及各种针刺补泻的方法。

针法zhēnfǎ ❶针灸疗法的一大类。指用金属制的针刺激体表穴位防治疾病的方法。具有调整营卫气血的作用。❷指针刺手法。或称刺法。包括进针、行针、出针过程所运用的各种方法。❸眼科手术方法。有锋针法及金针拨障法两种。二者之针法及适应证均不同，详"锋针法""金针开内障"条。

针方六集zhēnfāngliùjí 针灸丛书。6卷。明代吴崑撰。刊于1618年。卷一《神照集》，论经脉流注经穴及奇穴；卷二《开蒙集》，载《窦太师标幽赋》（吴注）、八法针方（八穴）、五门针方（五输穴），及十二经补母泻子法；卷三《尊经集》，集录《内经》中有关针灸的内容共148节；卷四《旁通集》，为作者阐发针灸学的一些言论45节，修金针赋24条，对于八法的理论尤多独特的见解；卷五《纷署集》，分述身体各部位的腧穴（与卷一内容或有重复）；卷六《兼罗集》，载玉龙歌等歌赋注释以及灸法等。

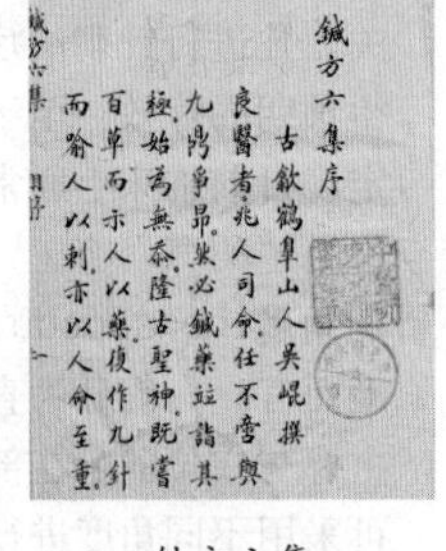
鍼方六集序
古歙鶴皐山人吳崐撰
良醫者兆人司命任不啻與
九鶚爭昂然必鍼藥並詣其
極始為無忝隆古聖神既嘗
百草而示人以藥復作九針
而喻人以刺亦以人命至重

针方六集

针感zhēngǎn 针刺感应的简称，见该条。

针罐法zhēnguànfǎ 拔罐法的一种。是留针与拔罐法结合运用的一种方法。此法是先在穴位扎针，待得气后留针，再在上面进行拔罐。适用于风湿痹痛证。惟应用此法时必须准确，防止碰压针柄。

针害zhēnhài 是指针刺时，患者发生组织或器官损伤等异常情况。《灵枢·九针十二原》："夺阴者死，夺阳者狂，针害毕矣。"由于针刺治疗时选用的针具不当或有损伤，或操作手法粗猛，过深过重，可造成胀痛久留不退，或局部血肿；如刺伤内脏或脑脊髓，后果就更为严重，可致气胸、内脏出血、休克，甚至死亡，应立即采取急救措施予以处理。针刺时，除选择适宜而质优的针具外，对重要血管神经及脏器附近的穴位，应特别注意针刺手法，避免进针过深，刺激过重，以防意外。

针盒zhēnhé 盒式藏针用具。多用金属制成，内部分成若干小格，安放不同长度的针具，便于临床消毒和应用。

针剂zhēnjì 药物剂型之一。药物经过提取、精制、配制等步骤而制成灭菌溶液，装入安瓿，供皮下、肌内、静脉注射用。具有作用迅速，给药方便，药效不受消化液和食物的影响，能直接进入人体组织等优点。近年各地已将中草药制成多种注射液，如柴胡注射液、丹参注射液、当归注射液等。

针解法zhēnjiěfǎ 针刺治疗中，促使针感传导的一种手法。《奇效良方》："针解法：凡刺手足，欲使气上行，以指下抑之；使气下行，以指上抑之，用针头按住少时，其气自然行也。"

针解篇zhēnjiěpiān 《素问》篇名。本篇解释用针的道理，故名。内容从人与自然界的密切关系，说明针刺治疗有一定的法则，要按病的程度不同，确定九种针的用法。文中还解释了针感、候气和出针等问题。

针经zhēnjīng 医经著作。见"灵枢经"条。

针经节要zhēnjīngjiéyào 针灸著作。1卷。撰人佚名。约成书于金元之际。后辑入元代著名的医学丛书《济生拔萃》中。本书系节录《针经》（后世传本即《灵枢》）中十二经脉的五腧穴流注部分并加以发挥而成。首论十二经气血多少、十二经流注孔穴（66穴）、十二经是动病及所生病，最后为十二经穴治症，分述六十六穴的部位、主治及针刺法等。现有涵芬楼影印本。

针经摘英录zhēnjīngzhāiyīnglù 针灸著作。1卷。撰人佚名。约成书于宋末元初之际，后辑入元代著名的医学丛书《济生拔萃》中。首为九针式及图、折量取腧穴法、补泻法、用针呼吸法；次为治病直诀刺，其中列举了针灸治疗偏正头痛、眉攒内疼痛等69种内科及妇科病证，并介绍其取穴及针刺手法。现有涵芬楼影印本。

针经指南zhēnjīngzhǐnán 针灸著作。1卷。金代窦杰撰。初刊于1295年。内容有标幽赋，通玄指要赋，以及有关经络循行解说、气血、流注八穴，补泻手法及针灸禁忌等方面的论述，为初学针灸的参考读物。现有《针灸四书》本。

针灸zhēnjiǔ 针灸疗法的简称，见该条。或作针刺及艾灸的合称。《素问·病能论》："有病颈痈者，或石治之，或针灸治之。"

针灸传真zhēnjiǔchuánzhēn 针灸著作。又名《绘图针灸传真名医刺法》。赵熙、孙秉彝、王秉礼合编。全书包括4种针灸著述：《针灸传真》2卷，书中对于针灸手法及理论、治疗等根据作者的临床实践提出了个人的见解；《名医刺法》2卷，为抄录各书中有关针灸的论述；《内经刺法》2卷，节录《内经》有关刺法原文并加以简注；《考正穴法》2卷，分论十四经穴。1923年出版石印本。

针灸大成zhēnjiǔdàchéng 针灸著作。一名《针灸大全》。10卷。明代杨继洲撰，靳贤校正。刊于1601年。杨氏在早年撰写的《卫生针灸玄机秘要》（已佚）一书基础上，进一步汇集了多种针灸文献编成。卷一摘录了《内经》《难经》等书的针灸理论；卷二至卷三为针灸歌赋；卷四为针法；卷五为子午流注及灵龟飞腾针法；卷六至卷七为经络及腧穴；卷八诸症针灸法；卷九选录各家针灸方法、灸法及杨氏医案；卷十录陈氏（佚名）《小儿按摩经》一书。由于本书较全面地总结了明代以前历代医家积累的有关针灸的学术经验和成就，因而在临床和研究方面都有较高的参考价值。1949年后有排印本。

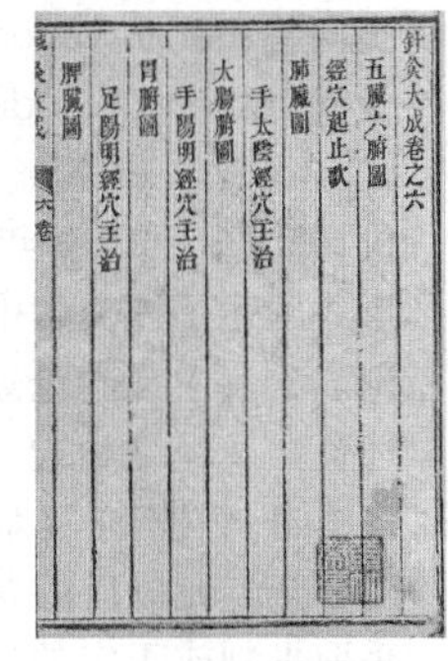
针灸大成卷之六
五藏六腑图
经穴起止歌
肺藏图
手太阴经穴主治
大肠腑图
手阳明经穴主治
胃腑图
足阳明经穴主治
脾藏图

针灸大成

针灸大全zhēnjiǔdàquán 针灸著作。❶一名《针灸捷法大全》。6卷。明代徐凤撰于1439年左右。卷一至卷二载针灸歌赋；卷三为周身经穴歌；卷四载窦氏八法流注；卷五载金针赋及子午流注；卷六为灸法。书中除收录多种针灸资料外，并附插图，是一部综合性的针灸书。1949年后有排印本。❷即《针灸大成》的又名，见该条。

针灸逢源zhēnjiǔféngyuán 针灸著作。6卷。清代李学川撰。刊于1817年。卷一至卷二为“灵枢经文”“素问经文”，系节录《内经》中有关针灸原文并加注释；卷三“群书汇粹”辑自历代医书中有关针灸的论述与歌赋；卷四“经穴考证”；卷五为各种病证针灸取穴；卷六为各科病候及药物处方。

针灸感传现象zhēnjiǔgǎnchuánxiànxiàng 针灸著作。见“经络感传现象”条。

针灸集成zhēnjiǔjíchéng 针灸著作。又名《勉学堂针灸集成》。4卷。初刻于清康熙年间，无题跋，不著撰人。清光绪间文宝堂重印该书修补本时，将廖润鸿《考正周身穴法歌·自序》移于该书正文之前，遂致后人误认为廖润鸿所作。近有学者考证，该书作者最有可能为清代太医院吏目、同仁堂创始人乐显扬，可参。该书系抄录《东医针灸经验方》（清太医院藏抄本）及《东医宝鉴》《类经图翼》之针灸内容重新编排而成。卷一论针灸法、禁针灸穴、别穴、要穴、奇穴、针灸禁忌时日等；卷二论骨度法及诸病针灸法；卷三至卷四为十四经经穴及经外奇穴。该书初印本藏北京图书馆，1949年后有影印本。

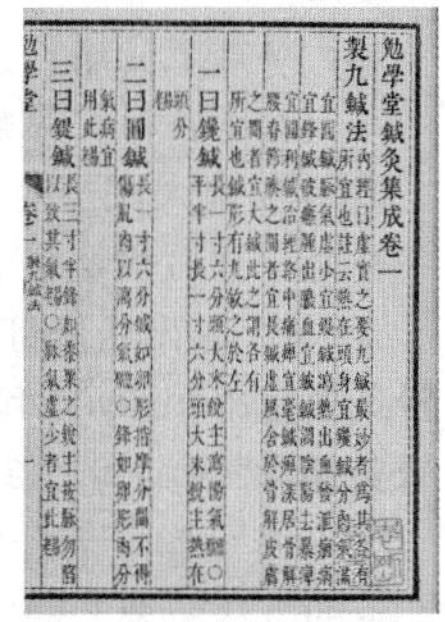
勉学堂针灸集成卷一

针灸集成

针灸甲乙经zhēnjiǔjiǎyǐjīng 针灸著作。原名《黄帝三部针灸甲乙经》，简称《甲乙经》。皇甫谧撰于259年左右。共10卷，后改编为12卷，128篇。本书是将《素问》《针经》（即《灵枢》古名）和《明堂孔穴针灸治要》三书分类合编而成。主要论述脏腑经络、脉诊理论、腧穴部位、针灸法及禁忌、病因病理及各类疾病的证候、针灸取穴等。是我国现存最早、内容较完整的一部针灸著作，也是研究《黄帝内经》古传本的重要文献。本书对古代针灸疗法进行了系统的归纳和整理，在针灸学的发展上起了重要的推动作用。1949年后人民卫生出版社出版校勘本。

针灸甲乙经敦煌古抄本zhēnjiǔjiǎyǐjīngdūnhuánggǔchāoběn 敦煌藏经洞所出针灸类文献之一。见载于俄藏卷子ДХ02683 + ДХ11074。为现存最早的《针灸甲乙经》残本。ДХ02683共2块碎片。其中大的残片存11行文字；ДХ11074残存16行文字，二者之间为斜向不规则断裂，拼缀后为22行。后件中存有《针灸甲乙经》卷六《正邪袭内生梦大论第八》的文字残迹，且卷子内容亦可与《针灸甲乙经》该部分内容印证，故可确定内容为《针灸甲乙经》卷六第七的后部和卷六第八的前部。抄成年代不详。

针灸节要zhēnjiǔjiēyào 针灸著作。见“针灸素难要旨”条。

针灸捷法大全zhēnjiǔjiéfǎdàquán 针灸著作。见“针灸大全”条。

针灸经穴挂图zhēnjiǔjīngxuéguàtú 即绘有人体经穴位置的挂图，一般可供临床、教学和研究参考。

针灸经穴模型zhēnjiǔjīngxuémóxíng 针灸教具名。是标示体表经络循行路线和经穴位置的人体模型。多用塑料或石膏制作。供针灸教学和临床参考之用。

针灸经穴图考zhēnjiǔjīngxuétúkǎo 经脉经穴专书。8卷。黄竹斋编。本书在《类经图翼》一书的基础上，将十四经穴及经外奇穴的古今各家记述进一步予以补充、整理汇编而成。书内附有十四经穴的点穴照片图。1957年人民卫生出版社出版。

针灸聚英zhēnjiǔjùyīng 针灸著作。又名《针灸聚英发挥》。4卷。明代高武撰。刊于1529年。卷一论脏腑、经络、腧穴；卷二集录各家针灸取穴方法；卷三论针法、灸法及禁灸；卷四为各种针灸歌赋。编者于书中多以按语的形式，提出自己独到的见解，并批判了针灸禁忌方面的某些迷信说法。1949年后有排印本。

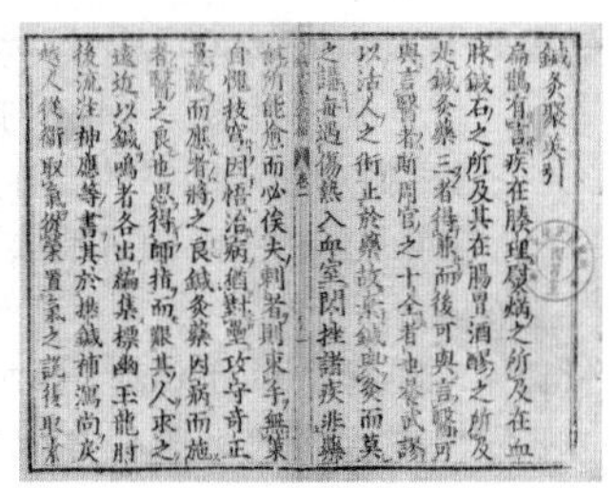

针灸聚英

针灸聚英发挥zhēnjiǔjùyīngfāhuī 针灸著作。见“针灸聚英”条。

针灸科zhēnjiǔkē 医学分科之一。针灸疗法由来已久，隋唐始设为专门的科目，宋有针兼灸科，元、明代均设有针灸科。

针灸疗法zhēnjiǔliáofǎ 针刺、艾灸两种治疗方法的总称。简称针灸。针刺疗法是用特制的金属针具，刺激人体穴位，运用操作手法，藉以疏通经络，调和气血。艾灸疗法是以艾绒搓成艾团或艾条，点燃后温灼穴位皮表，达到温通经脉、扶阳散寒的目的。方法虽异，但都是通过刺激经络穴位而达到防治疾病的目的，临床上常配合使用。针灸疗法是中医学术中一种独特的医疗方法。它具有简便、效验、安全、适应证广等特点。脏腑、经络学说是指导针灸疗法的基本理论。针刺原起于砭石；艾灸萌芽于火疗。冶金术的发明和对植物学的认识深化，逐渐过渡到金属制针、燃艾而灸。大约成书于战国时期的《黄帝内经》，对针灸的应用已有全面的论述，而且形成了系统的理论。晋代的皇甫谧，把《黄帝内经》中的针灸内容分门别类、系统整理，并参考《明堂孔穴针灸治要》等书，结合自己的经验，撰《针灸甲乙经》12卷，是我国现存最早的针灸专著，流传国内外，是学习针灸的重要参考书籍。隋唐时期，针灸学有很大发展。唐代太医署设立针灸专科，内有针博士、针助教、针工，从事针灸专业。孙思邈著《备急千金要方》，并绘彩色针灸图；王焘编《外台秘要》注重灸法。北宋王惟一，撰《铜人腧穴针灸图经》，详考经穴，并创铸铜人，教授针灸。这一时期，我国的针灸已传入日本、朝鲜等国。元明时期，针灸著作日益增多。滑伯仁撰《十四经发挥》，考证经络；杨继洲在家传《卫生针灸玄机秘要》的基础上，集诸家之说，广搜博引，并结合自己的临床经验，编撰《针灸大成》，总结了明以前的针灸文献，影响较大，至今仍为学习和研究针灸学术的主要参考文献。清代还有《医宗金鉴·刺灸心法要诀》和《针灸集成》等著作，其中《针灸逢源》首列经穴361数，为今所循。从晚清至民国，针灸学术比较衰落。1949年后，针灸疗法有很大发展。开展针灸教学，成立研究机构，针灸临床也取得了明显进展，特别是针刺麻醉的成功，经络研究的深入，对外交流也日益增多。目前，我国正在积极应用现代科学的理论和方法对针灸治病原理、经络实质和针麻原理进行多方面的研究。

针灸全生zhēnjiǔquánshēng　针灸著作。又名《同人针灸》。2卷。清代肖福庵撰。刊于1831年。首为周身经穴及十四经经穴图解歌诀，其次为多种病证的针灸取穴。内容简要。

针灸神书大成zhēnjiǔshénshūdàchéng　针灸著作。见“琼瑶神书”条。

针灸四书zhēnjiǔsìshū　丛书。元代窦桂芳辑。1311年刊行。系《子午流注针经》《针经指南》《黄帝明堂灸经》和《灸膏肓腧穴法》四书的合称。附刊窦桂芳《针灸杂说》。《针灸四书》的主要内容后收录于《普济方》卷四百零九至卷四百一十三。

针灸素难要旨zhēnjiǔsùnányàozhǐ　针灸著作。又名《针灸节要》《针灸要旨》。明代高武撰。刊于1531年。共3卷。本书系将《黄帝内经》与《难经》中有关针灸的部分论述分类汇编而成。内容以针灸理论及经脉流注为主。除高氏本人有个别按语外，没有更多的解释与发挥。1959年上海科技出版社出版。

针灸体位zhēnjiǔtǐwèi　指针灸治疗时患者身体应采取的姿势。通常分为坐位和卧位两种。坐位又可分为仰靠式（适用于头面、颈前和胸部），伏案式（适用于头顶、后项和背部）和侧靠式（适用于耳侧、口颊和耳部）；卧位又可分为仰卧（除下肢后侧和腰背、后头部外，均可采用），侧卧（适用于头侧部、胸腹侧面和下肢外侧）和伏卧（适用于后头、下肢后面及腰背部）。其目的是便于显露施术的部位，能正确地取穴和操作。并使患者舒适，可保持持久的姿势，以防止在针刺过程中因不舒适而移动体位，引起晕针等不良后果。

针灸铜人zhēnjiǔtóngrén　用于针灸教学的铜铸人体模型。始创于宋代（1026），用铜铸造，体表刻有经络和腧穴名称，胸腹腔有脏器，中空。是著名针灸学家王惟一总结前人针灸经验，为了提高针灸教学效果而主持设计制造。既是针灸教学的教具，又是考核针灸医生的模型。考试时于铜人体表涂蜡，体内注入水银，令被试者取穴进针，如果取穴部位准确，则针进而水银出。如取穴有误，则针不能入。宋针灸铜人共铸两具，惜因战乱均已遗失。此后，明、清、民国到1949年后，不断有官方或个人仿制针灸铜人。据不完全统计，全国约有各型铜人百余种。铜人对我国针灸学的推广普及，特别是统一穴位，起到积极作用。

针灸问答zhēnjiǔwèndá　针灸著作。见“针灸问对”条。

针灸问对zhēnjiǔwènduì　针灸著作。又名《针灸问答》。3卷。明代汪机撰。刊于1530年。本书以问答形式阐述了针灸学中的一些基本理论。上、中二卷论述针法；下卷论述灸法及经络腧穴。书的中心思想多本自《内经》《难经》等书，而对于金、元以后的各种针灸学说则采取批判或否定的态度，并批判了某些不负责任的医疗作风。1949年后有排印本。

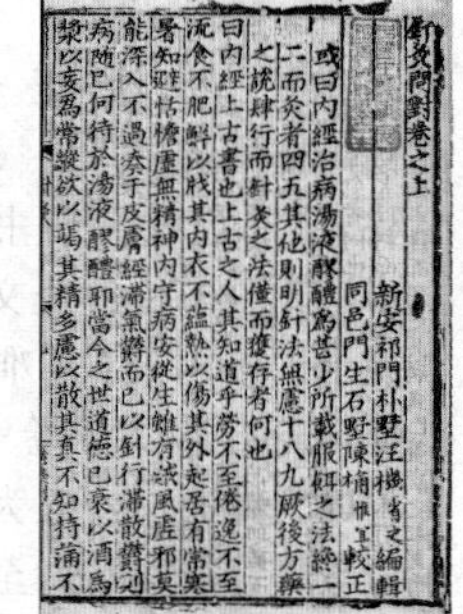

针灸问对

针灸薪传集zhēnjiǔxīnchuánjí　针灸著作。夏少泉等编。本书系夏少泉等根据其师承淡安讲授针灸时的笔记整理汇编而成。第一编经穴考证；第二编取穴法、要穴功用；第三编为针灸歌赋的简注；第四编针灸治疗各论，汇集了多种针灸配方。

针灸学zhēnjiǔxué　❶学科名。是以中医理论为指导，研究经络、腧穴及刺灸方法，探讨运用针灸防治疾病的一门学科。❷泛指同类同名科教书籍。

针灸学简编zhēnjiǔxuéjiǎnbiān　针灸著作。中国中医研究院编。共6篇：针灸的发展及特点、经络、穴位、针法、灸法、临床治疗。书中根据中医理论体系，在继承和发扬针灸学遗产的基础上加以系统的整理。可供西医学习针灸及中医进修参考。1959年人民卫生出版社出版。1976年二版时又补充了若干新内容。

针灸学手册zhēnjiǔxuéshǒucè　针灸专书。王雪苔撰。书分5章。包括绪论、针法、灸法、孔穴、治疗等内容。分别阐述针灸学定义及学习方法；针刺操作方法及指针、梅花针、耳针之应用；灸的种类及操作方法；人体各部的孔穴；临床各科常见病的针灸施治方法，以及针法镇痛等。1956年由人民卫生出版社出版。1962年，作者重予修订补充，并另增经络1章，阐述十四经之循行起止和证候。于1965年出版修订本。

针灸要旨zhēnjiǔyàozhǐ　针灸著作。见“针灸素难要旨”条。

针灸易学zhēnjiǔyìxué　针灸著作。2卷。清代李守先撰于1798年。卷上为针灸源流、手法和认症三部分，介绍了针灸的方法及要穴的应用；卷下记述十四经穴及奇穴。

针灸杂说zhēnjiǔzáshuō　针灸著作。见“针灸四书”条。

针灸择日编集zhēnjiǔzérìbiānjí　针灸著作。1卷。明代金循义、金义孙撰。刊于1447年。本书主要辑录历代文献中有关针灸选择日时的资料，加以比较对照，在一定程度上宣扬了唯心的针灸禁忌学说。

针灸针麻研究zhēnjiǔzhēnmáyánjiū　针灸针麻论文集。张香桐等编于1979年。此书收集1979年在北京召开的全国针灸、针麻学术讨论会论文119篇。系统介绍我国针灸、针麻研究工作进展情况。论文分4部分，即针灸、针麻作用原理研究；经络与穴位的研究；针灸疗法的临床应用和针刺麻醉的临床研究。1986年由科学出版社出版。

针灸指南zhēnjiǔzhǐnán　针灸著作。❶即《医技便巧针灸指南》。4卷，作者佚名。刊于1925年。本书卷一至卷三针灸指南说，泛论儒家及佛家哲理中有关性命，摄养等论述；其后又有山灵示德图、行乐图等与医学无关的内容；卷四载多种病证的针灸取穴，将穴位分为头阳（前）、头阴（后）、胸腹、背脊、手阴、手阳、足阴、足阳等，并附其中的要穴图。❷3卷。余纯编。全书分歌诀总要、穴法总要、病状总要三部分。1935年由上海明善书局出版。

针灸资生经zhēnjiǔzīshēngjīng　针灸著作。7卷。宋代王执中撰。刊于1220年。本书广泛参考多种针灸文献，结合作者本人的针灸临床经验和心得，对针灸作了较系统的介绍。卷一论人体各部分的腧穴，并附图46幅；卷二论针灸法；卷三至卷七为多种疾病的针灸用穴。本书很重视医疗实践，对于灸法也有较详细的记述。作者提出不可拘泥于人神禁忌的主张。同时纠正了古书中的一些错误。1949年后有排印本。

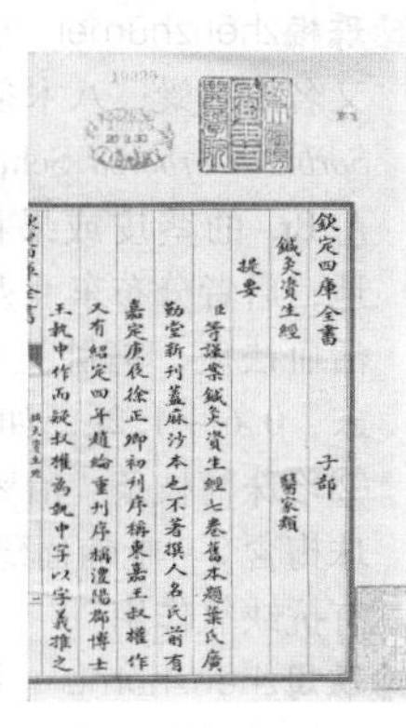
针灸资生经

针灸纂要zhēnjiǔzuǎnyào　针灸著作。2册。吴炳耀撰，吴韵桐绘图。书成于1933年。上册论内景、阴阳、五行、诊法、经络、针灸法及各种病证的针灸取穴法；下册包括十四经的经穴分寸歌、循行歌、主病歌等，每经绘有精细的经脉经穴彩色图，图上逐一标明各穴部位，图后附记该穴之局部解剖。

针烙法zhēnlàofǎ　外治法之一。见《太平圣惠方》卷六十一。①针烙决脓：凡痈肿皮厚口小，脓水出之不快者；或疖皮薄内溃成脓者，当用火针法排其脓血。②消肿火针：凡鱼口便毒，横痃冷疔，形势已成顽肿木头，不溃不消，针之引毒外出。取大布针，用劈开的竹著夹住并以线扎紧，于桐油灯上烧红针尖，对着疮顶针入三四分拔出，以棉拭净脓血，贴以膏药。热疮忌用。

针麻zhēnmá　即针刺麻醉。见该条。

针麻测痛zhēnmácètòng　针麻术语。针麻手术前，在病员的一定穴位上针刺，通过一定的诱导，然后运用物理性或化学性痛刺激的方法来测量手术区或规定部位针刺前后痛阈和耐痛阈的变化，以测知不同针刺穴位的镇痛效应，称针麻测痛。临床研究中发现，凡痛阈或耐痛阈提高显著者，针麻效果多好，反之多差，从而可作为预测针麻效果的指标。亦可以此来筛选针麻有效穴位，提高针麻效果。

针麻个体差异zhēnmágètǐchāyì　针麻术语。针刺麻醉的效果，受多种因素的影响，临床研究中发现，如在手术病种、针麻穴位、针刺方法、辅助用药等条件均相同的情况下，不同个体所取得针麻效果不同，这种差异称针麻个体差异。它和患者的精神类型，基础痛阈，耐针力或耐电力，辨证类型等因素有关。

针麻三关zhēnmásānguān　针麻术语。针麻过程中存在的镇痛不全、肌肉紧张及内脏牵拉反应，简称针麻三关。

针麻仪zhēnmáyí　见“电针机”条。

针麻诱导zhēnmáyòudǎo　针麻术语。针麻过程中，为了提高痛阈，达到手术的要求，须在手术前施以针刺，当获得针感后，进行手法操作或用电针给予一定的刺激，这个过程称针麻诱导。从针刺得气至手术开始所需要的时间称针麻诱导期。诱导期一般为15~30分钟。

针麻诱导期zhēnmáyòudǎoqī　详“针麻诱导”条。

针芒行气法zhēnmángxíngqìfǎ　即针向行气法，见该条。

针内障后法zhēnnèizhànghòufǎ　指眼科金针开内障术后的护理方法。见《审视瑶函》。金针拨治内障术后，宜封眼仰卧三日。痛甚则用熨法，呕吐者以乌梅止之。七日内只进温粥，不能用力咀嚼，大小便时起身轻缓并予以扶持，勿令高声言谈等。

针内障眼法zhēnnèizhàngyǎnfǎ　古代眼科手术方法。见《秘传眼科龙木论》。即金针开内障。详该条。

针砂zhēnshā　出《本草拾遗》。又名钢砂。为制钢针时磨下的细屑。酸、辛，平。入脾、大肠经。补血，除湿，利水，散结。治血虚黄胖，湿热黄疸，水肿，瘿瘤。内服：6~9g，火煅醋淬后入丸、散用。本品主要成分为铁，杂质为氧化铁（水化物）等，但也常含碳、磷、硅、硫等元素。

针石zhēnshí　出《素问·金匮真言论》。即砭石。见该条。

针挑疗法zhēntiāoliáofǎ　即挑治疗法，见该条。

针向补泻zhēnxiàngbǔxiè　即迎随补泻，详该条。

针向行气法zhēnxiàngxíngqìfǎ　行气法之一。又称针芒行气法。指以针刺方向来控制针感传导的方法。欲使针感向上传导，则针尖宜向上斜刺；欲使针感向下传导，则针尖宜向下斜刺。

针眼zhēnyǎn　病名。出《诸病源候论》卷二十八。又名土疳、土疡、偷针、偷针眼、偷针窝。俗称包珍珠、挑针。多由风热或脾胃热毒所致。本病胞睑边缘生小疖，初起形如麦粒，微痒微肿，继而赤痛拒按。相当于今之麦粒肿。治宜祛风清热，泻火解毒，消肿止痛等法。内服可选用清脾散或仙方活命饮加减。外治：“初起轻者，宜用如意金黄散”；风热盛者，“或于疡顶上，重砭一针，（使）血出气泄”（清代黄庭镜《目经大成》卷二）。

针摇zhēnyáo　针刺手法。即摇法。《针灸大成》十二手法之一：“凡出针三部，欲写之际，每一部摇一次……如扶人头摇之状，庶使孔穴开大也。”参见“摇法”条。

针药罐法zhēnyàoguànfǎ　拔罐法之一。是针罐法和药罐法结合的一种拔罐方法。常用于治疗风湿痛等。

针助教zhēnzhùjiào　太医署教师职称。负素协助针博士的教学活动，官阶从九品下。参见“太医署”“针博士”条。

针注疗法zhēnzhùliáofǎ　即水针疗法，见该条。

珍本女科医书辑佚八种zhēnběnnǚkēyīshūjíyìbāzhǒng　女科丛书。何时希编校。此书系何氏辑佚、编校8种女科医书而成。设《产经》《子母秘录》《产乳集验方》《产书》《万全护命方》《产育保庆集》《便产须知》《女科医书佚文丛钞》。每种书前皆有编者对该书之考略，书中间附注释与按语。1984年由学林出版社代理出版。

珍本医书集成zhēnběnyīshūjíchéng　丛书。裘庆元辑。刊于1936年。裘氏在众多的祖国医学文献中，选取较实用的精本、孤本、抄本、未刊稿等90种分门汇聚辑成。计医经类5种，本草类5种，脉学类3种、伤寒类4种、通治类8种、内科类12种、外科类3种、妇科类4种、儿科类2种、方书类17种、医案类15种、杂著类（医话、医论）12种。内容丰富，校勘较为精细。其中有一些著作不见于《四库全书》《永乐大典》和《古今图书集成》，这对保存祖国医药学文献与批判地继承这份遗产有重要意义。

珍珠zhēnzhū 中药材。出《本经逢原》。又名真珠、濂珠。为珍珠贝科动物马氏珍珠贝 *Pteria martensii*（Dunker）或蚌科动物褶纹冠蚌 *Cristaria plicata*（Leach）三角帆蚌 *Hyriopsis cumingii*（Lea）等双壳类动物受刺激而产生的珍珠。主产于广东、广西、台湾；淡水养殖的主产黑龙江、安徽、江苏及上海等地。甘、咸，寒。归心、肝经。安神定惊，明目消翳，解毒生肌，润肤祛斑。①用于惊悸失眠，惊风癫痫，目赤翳障，疮疡不敛，皮肤色斑，内服 0.1～0.3g，多入丸散用；②治目赤翳障，研极细末内服并点眼；③治皮肤溃疡久不愈合，研粉撒；咽喉、口舌肿痛糜烂，研末吹。本品含碳酸钙（90%以上），并含多种氨基酸及无机元素等。褶纹冠蚌珍珠还含牛磺酸。提取物对离体兔肠有抑制作用。提取液能抑制实验性白内障的形成。以珍珠粉为主的合剂能延长果蝇寿命，降低小鼠心、脑、脂褐质和血清过氧化脂质，有抗衰老作用。外敷可促进创面肉芽增生。三角帆蚌珍珠中成分有抗肿瘤作用。

珍珠菜zhēnzhūcài 中药材。见《南京民间药草》。又名狗尾巴草、狼尾草、扯根菜、红丝毛。为报春花科植物虎尾珍珠菜 *Lysimachia clethroides* Duby 的根或全草。分布于华北至长江以南各地。辛、涩，平。活血调经，利湿健脾，解毒消肿。①治月经不调，白带，水肿，小儿疳积，痢疾，风湿痹痛，跌打损伤，乳痈。煎服：15～30g。②治痈疖，蛇咬伤。鲜品捣敷。孕妇忌服。根含多种皂苷，苷元为报春花皂苷元 A 和二氢药用樱草皂苷元 A。全草含紫云英苷、异槲皮苷及山萘酚的多种糖苷等。

珍珠草zhēnzhūcǎo 中药材。❶出《生草药性备要》。又名夜合草、夜合珍珠、假油柑、叶后珠、真珠草。为大戟科植物叶下珠 *Phyllanthus urinaria* L. 的全草。分布于江苏、浙江、福建、湖南、江西、广东等地。甘、微苦，凉。入肝、肺经。清热，利水，明目，消积，解毒。①治痢疾，肠炎，传染性肝炎，尿路感染、结石，肾炎水肿，夜盲症，眼结膜炎，小儿疳积。煎服：15～30g。②治蛇、犬咬伤，口疮，头疮，鲜草捣敷。本品含槲皮素、紫云英苷、槲皮苷、异槲皮苷、芸香苷、没食子酸和并没食子酸。还含豆甾醇及其葡萄糖苷等。本品对多种肝损伤有保护作用。煎剂体外试验对葡萄球菌、铜绿假单胞菌及大肠埃希菌有抑制作用。❷见《江苏省植物药材志》。为谷精草之别名，详该条。❸见《滇南本草》。为漆姑草之别名，详该条。

珍珠毒zhēnzhūdú 病名。《焦氏喉科枕秘》卷一："此症小儿饮甘甜热物，或母喜饮，或胎中受热而生。舌上如珠，先赤紫后黄白，疼痛难当。"或火毒犯心经所致。治宜凉血解毒、泻火消肿。可选用凉膈散、犀角地黄汤、导赤散等加减。

珍珠粉丸zhēnzhūfěnwán 《素问病机气宜保命集》卷下方。黄柏（新瓦上烧令通赤，炒匀）、蛤粉各等分。为细末，水泛为丸，梧桐子大，每服一百丸，空腹温酒送下。治白淫，梦遗滑精。

珍珠杆zhēnzhūgǎn 中药材。见《宁夏中草药手册》。为珍珠梅之别名，详该条。

珍珠喉zhēnzhūhóu 病证名。多由风热邪毒犯肺所致。症见咽喉内生点如珠，故名。《喉科种福》卷四："形如珍珠，红盘黄顶，散布于喉中，或纷见于口内。其痛异常，初起发热恶寒，头痛身疼，以人参败毒散发表，大便结以防风通圣散外解内清。"

珍珠积zhēnzhūjī 古病名。古时记载妇科奇病。清代周贻观《秘珍济阴》："妇人奇病名曰珍珠积。因血气凝滞，经水数月不行，如孕子状，但腹痛时，用手按之有小团，或至年余不产，形体消瘦，宜服琥珀汤（琥珀、生地、生泽兰），煎水酒对服，即产下血珠、水珠全愈。"

珍珠菊zhēnzhūjú 中药材。见《福建中草药》。为鸭脚艾之别名，详该条。

珍珠莲zhēnzhūlián 中药材。见《植物名实图考》。为宝盖草之别名，详该条。

珍珠梅zhēnzhūméi 中药材。见《东北常用中草药手册》。又名山高粱、八木条、珍珠杆。为蔷薇科植物高丛珍珠梅 *Sorbaria arborea* Schneid. 或东北珍珠梅 *S. sorbifolia*（L.）A. Br. 的茎皮或果穗。前者分布于西南、甘肃、宁夏等地；后者分布东北及河北、内蒙古等地。苦，寒，有毒。活血祛瘀，消肿止痛。①治骨折，跌打损伤。内服：研末，0.6～1.2g，如恶心呕吐可减量。外用：研末调敷。②珍珠梅枝条：治风湿性关节炎。煎服：9～15g。高丛珍珠梅含2－吡喃葡萄糖氧基－3－甲基丁腈等。东北珍珠梅有抗缺氧作用。

珍珠母zhēnzhūmǔ 中药材。见《饮片新参》。又名真珠母。为蚌科动物褶纹冠蚌 *Cristaria plicata*（Leach）或三角帆蚌 *Hyriopsis cumingii*（Lea）、珍珠贝科动物马氏珍珠 *Pteria mattensii*（Dunker）的贝壳。主产于江苏、浙江、河北、安徽等地。咸，寒。归心、肝经。平肝潜阳，安神定惊，明目退翳。①用于头痛眩晕，惊悸失眠，目赤翳障，视物昏花，煎服 10g～25g，打碎先煎（珍珠层粉，每次1～2g，每日2～3次，冲服，或入丸、散）；②治湿疮瘙痒、溃疡不敛、皮肤皲裂，研细末外敷。未经煅、煮或水飞的珍珠层粉含有多种氨基酸，含量约占珍珠粉的1/3。还含大量的碳酸钙和氧化钙以及微量的锰、镍、硅、镁、镓、铝、钠、锶、铜、铁、磷等元素。珠母贝的珠母层还含卟啉、甲壳质等。本品对半乳糖致晶体白内障有防治作用，还可延缓衰老，对肝损伤有保护肝脏作用。珍珠层的浓盐酸提取液对动物有抗组胺性过敏的作用。

珍珠母丸zhēnzhūmǔwán 即珍珠丸第一方，见"珍珠丸"条。

珍珠囊zhēnzhūnáng 本草著作。见"洁古老人珍珠囊"条。

珍珠囊药性赋zhēnzhūnángyào xìngfù 本草著作。又名《雷公药性赋》《珍珠囊指掌补遗药性赋》。4 卷。原题李杲编辑。本书卷首有"元山道人"的原叙一篇，自称为本书的作者，但无年月。内容有总赋，包括寒、热、温、平四赋，其次为用药发明，总论用药之法；再次为主治指掌，记 90 种常用药主治；再次为用药须知；最后（卷三、卷四部分）分别将玉石、草、木、人、禽兽、虫鱼、果品、米谷、蔬菜等 9 部中的主要药物编成歌赋，是一部流传较广、适用于初学药性的名著。现存多种近代刊本。

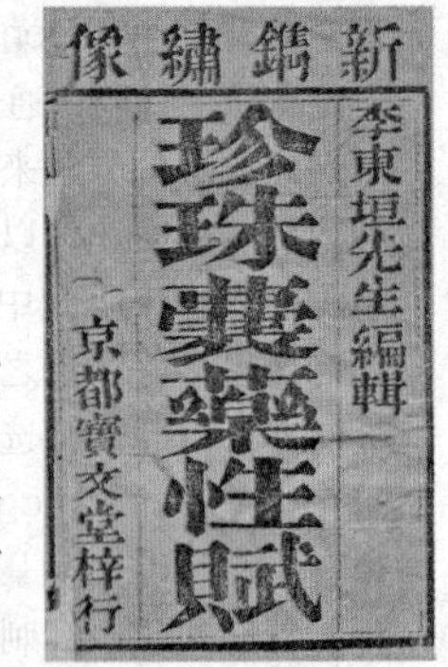

珍珠囊药性赋

珍珠囊指掌补遗药性赋zhēnzhūnángzhǐzhǎngbǔyíyàoxìngfù 本草著作。见"珍珠囊药性赋"条。

珍珠伞zhēnzhūsǎn 中药材。❶见《草药手册》。为八爪金龙之别名。❷见《浙江民间常用草药》。为朱砂根之别名。各详该条。

珍珠散zhēnzhūsǎn ❶《古含医鉴》卷十五方。珍珠、黄连、黄柏、轻粉、象牙、炒五倍子、儿茶、没药、乳香各等分。为细末，先以米泔水洗患处，再撒此药。功能清热除瘀脱腐。治下疳。❷《外科正宗》卷三方。又名月白珍珠散。青缸花五分，珍珠（豆腐内煮）一钱，轻粉一两。为细末，下疳初起皮损掺患处；腐烂疼痛者，甘草煎汤洗净，猪髓调搽，汤泼火烧痛甚用玉红膏调搽。功能止痛生肌。治下疳皮损腐烂，痛极难忍，疮肿新肉已满，不能生皮，及汤泼火烧，皮损肉烂，疼痛不止者。❸《张氏医通》卷十五方。①炉甘石八两，煅珍珠一钱，琥珀七分，煅龙骨、煅赤石脂各四分，钟乳石（甘草汤煮一伏时）六分，朱砂、象皮各五分，血竭二分。为细末，每药一钱加冰片二分，研匀，敷患处。功能生肌长肉。治疮疡溃烂，肌肉不生。②生珍珠、生绿豆、豌豆（烧存性）、血余炭各等分（一方无绿豆，加冰片少许）。为末，胭脂调，银针挑破，口含清水，吮去毒血，涂之。治痘疔。

珍珠丸zhēnzhūwán ❶《普济本事方》卷一方。又名珍珠母丸。珍珠母三分，熟地黄（酒酒九蒸九晒）、当归（酒洗）各一两半，人参、炒枣仁、柏子仁各一两，犀角、茯神、沉香、龙齿各半两。为细末，炼蜜为丸，梧桐子大，朱砂为衣，每服四十至五十丸，金、银、薄荷煎汤送下，日三次。功能滋阴潜阳，镇心安神。治肝经因虚，内受风邪，卧则魂散而不守，状若惊悸。❷《杂病源流犀烛·脏腑门》卷六方。珍珠、麝香各三钱，熟地黄、当归各一两半，酸枣仁、人参、柏子仁各一两，犀角、茯神、沉香各五钱，冰片一钱，虎睛一对。为末，炼蜜为丸，朱砂、金箔为衣，每服五十丸，薄荷煎汤送下，早晚各一次。功能滋阴养血，清心安神。治肝虚邪袭，夜不安寐。

真zhēn ❶真脏脉的简称。《素问·经脉别论》："太阴藏搏者。用心省真。"❷真气的简称。《素问·上古天真论》："以耗散其真。"《素问·离合真邪论》："反乱大经，真不可复。"

真产zhēnchǎn 见清代刘斋甫《妇科三字经》。即正产。详该条。

真搐zhēnchù 病证名。❶指惊风得之于母腹，生下百日内，因有所犯，引动其疾，发为抽搐者（《小儿卫生总微论方》）。❷抽搐时牙关紧闭，口吐痰涎者为"真搐"（《东医宝鉴》）。❸抽搐虽定，而神气昏闷者。（清代许宣治《许氏幼科七种》）。参见"搐"条。

真喘zhēnchuǎn 病证名。即实喘。指声高气粗而长，以呼出为快的证候。多由外感六淫，痰火水饮等袭肺所致。《景岳全书·杂证谟》："真喘者，其责在肺……肺主皮毛而居上焦，故邪气犯之，则上焦气壅而为喘。气之壅滞者，宜清宜破也。"参见"实喘"等条。

真德秀zhēndéxiù 人名，字景元，后改景希。南宋庆元年间进士，浦城人。尊朱熹学派，人称为西山先生。著作有《西山甲乙稿》《大字衍义》等书。所著《真西山先生卫生歌》，通俗易懂，有重要参考价值。

真反zhēnfǎn 反治法之一。使用寒凉药治疗寒证，或使用温热药以治热证，称为真反。例如风火暴盛痰涎上涌、咽喉痹塞的风火症，本不能用热药，但此时以开闭为急，借用南星、巴豆、法半夏等温药温开化痰，称为真反。但痰涎缓解之后，仍当清火泄热。真反临床上一般少用，只能作为权宜应急措施，使用时宜谨慎。

真诰zhēngào 养生著作。南朝梁陶弘景编录。全书分为运象、甄命授、协昌期、稽神枢、阐幽微、握其辅、翼真检等7篇论述，计20卷。所言皆仙传授受真诀事项，兼及药物、导引、按摩与其他道教修养之术。气功养生的内容相杂其间，颇有独到认识，如谓"血少脑减，津液秽滞"，"老随气落"，"心悲则面焦"，提倡"服玉液，朝脑精"，"摄我精神，下灌玉液，上朝泥丸"以补脑安神，祛邪治病，增进健康，延年益寿。

真功丹zhēngōngdān 《重楼玉钥》卷上方。冰片一分，熊胆、煅炉甘石、硼砂各一钱，牙硝二分。为细末，吹于患处。治孕妇咽喉肿痛。

真汞zhēngǒng 即龙虎石。见该条。

真骨zhēngǔ 指强固的骨骼。《灵枢·逆顺肥瘦》："刺壮士真骨，坚肉缓节，监监然……"

真寒假热zhēnhánjiàrè ❶阴寒内盛格阳于外的病理变化。❷证候名。即阴证似阳。指阴寒内盛而外见热象的证候。《景岳全书·传忠录》："寒热有真假者，阴证似阳，阳证似阴也。盖阴极反能躁热，乃内寒而外热，即真寒假热也。假热者，水极似火也。凡病伤寒，或患杂证，有其素禀虚寒，偶感邪气而然者；有过于劳倦而致者；有过于酒色而致者；有过于七情而致者；有原非火证，以误服寒凉而致者。凡真热本发热，而假热亦发热，其证则亦为面赤躁烦，亦为大便不通，小便赤涩，或为气促咽喉肿痛，或为发热，脉见紧数等证。昧者见之，便认为热，妄投寒凉，下咽必毙。不知身虽有热而里寒格阳，或虚阳不敛者，多有此证。但其内证，则口虽干渴，必不喜冷，即喜冷者，饮亦不多，或大便不实，或先鞕后溏，或小水清频，或阴枯黄赤，或气短懒言，或色黯神倦，或起倒如狂，而禁之则止，自与登高骂詈者不同，此虚狂也；或瘢如蚊迹而浅红细碎，自与紫赤热极者不同，此假瘢也。凡假热之脉，必沉细迟弱，或虽浮大紧数而无力无神，此乃热在皮肤，寒在脏腑，所谓恶热非热，实阴证也。"当用四逆、八味、理阴煎、回阳饮等方。参见"真热假寒证""阴证似阳"等条。

真火zhēnhuǒ 即肾阳。详该条。

真金散zhēnjīnsǎn 《补要袖珍小儿方论》卷二方。黄连、黄柏、当归、赤芍药各一钱，炒杏仁五分。乳汁浸一宿，晒干为末，每用一字，用生地黄汁调，频频点眼。治小儿眼睑赤烂，痛痒难睁。

真睛破损zhēnjīngpòsǔn 病名。真睛破损是指外物伤目并有穿通伤口的眼病。以刀、针、剪等锐器刺伤较常见，可伴眼内异物，甚至可影响健眼，为眼外伤中的重症。古代文献记载与撞击伤目有关。《审视瑶函》《目经大成》等均有简略论述，至《眼科菁华录》笼统归为"因损伤"。高等医药院校教材《中医眼科学》（1986年）明确将眼珠外伤穿透者称为"真睛破损"。与西医学之机械性穿透性眼外伤相当。参见"物损真睛"条。

真景希zhēnjǐngxī 即真德秀。见该条。

真景元zhēnjǐngyuán 即真德秀。见该条。

真君妙贴散zhēnjūnmiàotiēsǎn 《外科正宗》卷一方。即妙贴散，见该条。

真脉zhēnmài 真脏脉之简称。详"真脏脉"条。

真气zhēnqì ❶同正气。《灵枢·刺节真邪》："真气者，所受于天，与谷气并而充身者也。"参"正气"条。❷同元气。《脾胃论》卷下："真气又名元气，乃先身生之精气也。"参见"元气"条。❸指心气。《素问·评热病论》：

Z

"真气上逆，故舌苦干，卧不得正偃，正偃则喉出清水也。"

真铅zhēnqiān 指未婚少女自然分泌的乳汁。见《遵生八笺》。养生方中认为此物系"纯阴之正"，有补阳的强大效果。

真钦zhēnqīn 汉代医家。据《后汉书·桓谭传》记载，约于哀帝、平帝年间（公元前6—后5）任太医令。

真热假寒zhēnrèjiǎhán ❶内热炽盛，阳气闭郁不能外达的病理变化。❷证候名。即阳证似阴。指内热炽盛而外见寒象的证候。《景岳全书·传忠录》："阳极反能寒厥，乃内热而外寒，即真热假寒也。假寒者，火极似水也。凡伤寒热甚，失于汗下，以致阳邪亢极，郁伏于内，则邪自阳经传入阴分，故为身热发厥，神气昏沉，或时畏寒，状若阴证。凡真寒本畏寒，而假寒亦畏寒，此热深厥亦深，热极反兼寒化也。大抵此证，必声壮气粗，形强有力，或唇焦舌黑，口渴饮冷，小便赤涩，大便秘结，或因多饮药水，以致下利纯清水，而其中乃有燥粪及矢气极臭者，察其六脉，必皆沉滑有力，此阳证也。凡内实者，宜三承气汤择而用之，潮热者以大柴胡汤解而下之，内不实者，以白虎汤之类清之。若杂证之假寒者，亦或为畏寒或为战栗，此以热极于内，而寒侵于外，则寒热之气两不相投，因而寒栗。此皆寒在皮肤，热在骨髓，所谓恶寒非寒，明是热证。但察其内证，则或为喜冷，或为便结，或小水之热涩，或口臭而躁烦；察其脉必滑实有力。凡见此证，即当以凉膈芩连之属，助其阴而清其火，使内热既除，则外寒自伏，所谓水流湿者，亦此义也。故凡身寒厥冷，其脉滑数，按之鼓击于指下者，此阳极似阴，即非寒也。"参见"阳证似阴""寒热错杂证"条。

真人zhēnrén 指能够掌握天地阴阳变化规律，善于保全精神的人。《素问·上古天真论》："真人者，提挈天地，把握阴阳，呼吸精气，独立守神，肌肉若一，故能寿敝天地，无有终时，此其道生。"

真人活命饮zhēnrénhuómìngyǐn 即仙方活命饮，见该条。

真人养脏汤zhēnrényǎngzàngtāng 《世医得效方》卷五方。即纯阳真人养脏汤，见该条。

真色zhēnsè 色诊之一。五脏反映于外的正常颜色。《灵枢·五色》："真色以致，病色不见。"

真实假虚zhēnshíjiǎxū ❶实邪结聚，经络阻滞，气血不能外达的病理变化。❷证候名。指病邪盛实，反现虚弱的假象。如热结胃肠，痰食壅滞，大积大聚，致使经络阻滞，气血不能外达而出现神志沉默，身寒肢冷，目睛昏花，脉沉伏或沉涩等。《医宗必读·疑似之症须辨论》："至如至实有羸状，误补益疾；至虚有盛候，反泻含冤；阴证似乎阳，清之必毙；阳证似乎阴，温之转伤。当斯时也，非察于天地阴阳之故，气运经脉之微，鲜不误者。盖积聚在中，实也，甚则嘿嘿不欲语，肢体不欲动，或眩运昏花，或泄泻不实，皆大实有羸状也。"参见"真虚假实证"条。

真水zhēnshuǐ 即肾阴。详该条。

真头痛zhēntóutòng 病证名。指头痛危症。《灵枢·厥病》："真头痛，头痛甚，脑尽痛，手足寒至节。"《辨证录·头痛门》："人有头痛连脑，双目赤红，如破如裂者，所谓真正头痛也。此病一时暴发，法在不救，盖邪入脑髓而不得出也。"症见剧烈头痛，连脑户尽痛，手足逆冷至肘膝关节。病情危重，宜急灸百会穴，服黑锡丹及大剂参附汤或救脑汤等。参见"头痛"条。

真味zhēnwèi 指食物本质所具备的风味。养生家主张饮食养生追求真味才最益人。《食宪鸿秘》："养生之人，饮必好水，饭必好米，蔬菜鱼肉，但取目前常物，务鲜、务洁、务熟、务烹饪合宜。不事珍奇，而自有真味。"说明真味的获得，要食物原料鲜嫩、调味适宜、烹饪合法、加工科学，这种要求，是人类饮食的趋向。

真武汤zhēnwǔtāng 《伤寒论》方。又名玄武汤。茯苓、芍药、生姜各三两，白术二两，炮附子一枚。水煎，分四次服。功能温阳利水。治少阴病有水气，腹痛，小便不利，四肢沉重疼痛，自下利；及太阳病发汗，汗出不解，仍发热，心下悸，头眩，身瞤动，振振欲擗地者；近代也用于慢性肠炎、慢性肾炎、心源性水肿、肠结核、耳源性眩晕等属脾肾阳虚者。若咳，加五味子半升，细辛、干姜各一两；小便利，去茯苓；下利，去芍药，加干姜二两；呕，去附子，加生姜至半斤。方中附子温肾壮阳，化气利水；茯苓、白术健脾渗湿利水；生姜温散水气；芍药和里益阴。诸药合用，共成暖肾健脾、温阳化气利水之剂。

真西山先生卫生歌zhēnxīshānxiān · shengwèishēnggē 养生歌诀。南宋真德秀著。《遵生八笺》载歌诀为："万物惟人为最贵，百岁光阴如寄旅。自非留意修养中，未免病苦为心累。何必餐霞饵大药，妄意延龄等龟鹤。但于饮食嗜欲间，去其甚者即安乐。食后徐徐行百步，两手摩胁并腹肚，须臾转手摩肾堂，谓之运动水与土。仰面仍呵三四呵，自然食毒气消磨。醉眠饱卧具无益，渴饮饥餐犹戒多。食不欲粗并欲速，宁可少餐相接续。若教一饱顿充肠，损气损脾非是福。生食黏腻筋韧物，自死禽兽勿可食。馒头闭气不相和，生冷偏招脾胃疾。鲊酱胎卵兼油腻，陈臭腌藏皆阴类。老年切莫喜食之，是借寇兵无以异。炙之物须冷吃，不然损齿伤血脉。晚食常宜申酉前（下午3—5点为申，5—7点为酉），问夜须防滞胸膈。饮酒莫教饮大醉，大醉伤神损心志。酒渴饮水并吃茶，腰脚自兹成重坠。尝闻避风如避箭，坐卧须教预防患。沉因饮后毛孔开，风才一入成瘫痪。不问四时具暖酒，大热又须难问口。五味偏多不益人，恐随肺脏成残咎。视听行藏不必久，五劳七伤从此有。四肢亦欲尝小劳，譬如户枢终不朽。卧不厌缩觉贵舒。饱则入浴饥则梳。梳多浴少益心目，默寝暗眠神晏如。四时惟夏难将摄，伏阴在内腹冷滑。补肾汤药不可无，食肉稍冷休哺啜。心旺肾衰何所忌，特忌疏通泄精气。卧处尤宜绵密间，宴居静虑和心意。沐浴盥嗽皆暖水，卧冷枕凉皆勿喜。瓜茄生菜不宜食，岂独秋来多疟痢。伏阴在内三冬月，切忌汗多阳气泄。阴雾之中勿远行，暴雨震雷宜远避。道家更有卧生旨，第一令人少嗔恚。秋冬日出始求衣，春夏鸡鸣宜早起。夜后尽夜睡觉来，瞑目叩齿二七回。吸气吐故无冷暖，咽嗽玉泉还养胎。摩热手心熨两眼，仍更揩擦额与面。中指时将摩鼻频，左右眼耳摩数遍。更能干浴遍身间，按胜暗须纽两肩。纵有风劳诸冷气，何忧腰背复拘挛。嘘呵呼吸吹及呬，行气之人分六字。果能依用力其间，断然百病皆可治。情欲虽之属少年，稍知节养自无愆。固精莫忘伤神气，莫使苞羽火中燃。有能操履长方正，于名无贪利无竞。纵向邪魔路上行，百行周身自无病。"

真息zhēnxī 气功术语。有二说：❶在深度入静中自然出现的柔匀深长缓慢的呼吸状态。《庄子·大宗师》说："古之真人，其寝不梦，其觉无忧；其食不甘，其息深深。"真人呼吸，就是这种状态。❷指气功状态中所出现的特殊

Z

呼吸状态。《规中指南》说："火候口诀之要，尤当于真息中求之，盖息从心起，心静息调，息息归根。"说明真息是深度入静中出现的呼吸状态。

真邪zhēnxié　真气与邪气的合称。《素问·气交变大论》："阴阳往复，寒暑迎随，真邪相薄。"《素问·离合真邪论》："真邪以合。"

真心跳zhēnxīntiào　病证名。指不因惊恐等因而自心跳不宁的病症。《张氏医通》卷六："有真心跳，乃血少，非惊悸也。"详"心悸""怔忡"条。

真心痛zhēnxīntòng　病名。指心痛之极危重者。《灵枢·厥病》："真心痛，手足清至节，心痛甚，旦发夕死，夕发旦死。"《诸病源候论·心病诸候》："心为诸脏主而藏神，其正经不可伤，伤之而痛为真心痛。"《医碥·心痛》："真心痛其证卒然大痛，咬牙噤口，气冷，汗出不休，面黑，手足青过节，冷如冰，旦发夕死，夕发旦死，不治。不忍坐视，用猪心煎取汤，入麻黄、肉桂、干姜、附子服之，以散其寒，或可死中求生。"《辨证录·心痛门》："人有真正心痛……其症心痛不在胃脘之间，亦不在两胁之处，恰在心窝之中，如虫内咬，如蛇内钻，不特用饭不能，即饮水亦不可入，手足冰冷，面目青红者是也。夫真心痛，原有两症：一寒邪犯心，一火邪犯心也。"寒邪犯心者，用人参一二两，附子三钱急煎救之；火邪犯心，用救真汤。真心痛亦可用苏合香丸、丹参注射液等药，并可中西医结合治疗。本病可见于心绞痛、急性心肌梗死等病。参见"心痛""寒厥心痛""热厥心痛"条。

真虚假实zhēnxūjiǎshí　❶脏腑气血不足，运化无力，导致滞塞壅闭的病理变化。❷证候名。疾病本质为虚，因脏腑机能衰弱，气化障碍而见某些盛实假象的证候。如内脏气血不足，运化无力，而出现腹满、腹胀、腹痛、脉弦等类似实证的现象。《景岳全书·传忠录》："至虚之病，反见盛势……如病起七情，或饥饱劳倦，或酒色所伤，或先天不足，及其既病，则每多身热便闭，戴阳，胀满，虚狂，假癍等证。似为有余之病，而其实由不足。医不察，因从而得之，必枉死矣。"《医宗必读·疑似之症须辨论》："至如至实有羸状，误补益疾；至虚有盛候，反泻含冤；阴证似乎阳，清之必毙；阳证似乎阴，温之转伤。当斯时也，非察于天地阴阳之故，气运经脉之微，鲜不误者……脾胃损伤虚也。甚则胀满而食不得入，气不得舒，便不得利，皆至虚者有盛候也。"参见"真实假虚证"条。

真眩运zhēnxuànyùn　病证名。指突然头脑昏乱旋转，伴有恶心呕吐的疾患。《医林绳墨·眩运》："其症发于仓卒之间，首如物蒙，心如物扰，招摇不定，眼目昏花，如立舟舡之上，起则欲倒，恶心冲心，呕逆奔上，得吐少苏，此真眩运也。"本病多见于耳源性眩晕、迷路炎，前庭神经元炎等。参见眩晕及痰晕各条。

真牙zhēnyá　又名智齿。指生长最迟之第三臼齿，俗称尽头牙，亦即今之第三磨牙。人发育至一定时期即生此牙。女子二十一岁左右，男子二十四岁左右始生真牙。《素问·上古天真论》："女子七岁，肾气盛，齿更发长……三七，肾气平均，故真牙生而长极……丈夫八岁，肾气实，发长齿更……三八，肾气平均，筋骨劲强，故真牙生而长极。"

真阳zhēnyáng　与真阴相对而言。即肾阳。详该条。

真意zhēnyì　气功术语。指在练功过程，心中无物，杂念不起，能够高度集中在练功的意念。《丹道九篇》："真意即虚无之正觉。"

真阴zhēnyīn　即肾阴。与真阳相对而言。肾为元真所在，藏先天之精，是人体生长发育最基本的物质，故称。参见"肾阴"条。

真阴不足zhēnyīnbùzú　同肾阴虚。详该条。

真阴内损失血zhēnyīnnèisǔnshīxuè　病证名。指阴精虚涸导致的吐血咯血。《不居集》卷十三："真阴内损失血：凡吐血咯血，因劳损而气虚脉静，或微弦无力，既非火证，又非气逆，而血有妄行者，此真阴内损，脉络受伤而然。惟用甘醇补阴，培养脉络，使营气渐固，而血自安矣。"酌用一阴煎、左归饮、六味地黄汤、小营煎等方。

真应散zhēnyìngsǎn　《三因极一病证方论》卷十三方。白石英四两。取猪胃一个，将药放入缝牢同煮，煮熟取药晒干研末，每服二钱，再加款冬花二钱，桑白皮二寸，生姜三片，大枣一个，水煎服。治远年喘急，不能眠卧，久治无效者。

真元耗损喘zhēnyuánhàosǔnchuǎn　病证名。见《证治准绳·喘》。指肾虚不能纳气的气喘。多由喘证久延，或大病后元气受伤，真阳虚惫，肾气不能归元，孤阳浮越所致。《医贯·喘》："真元耗损喘，出于肾气之上奔。其人平日若无病，但觉气喘，非气喘也，乃气不归元也。视其外证，四肢厥逆，面赤而烦躁恶热，似火非火也，乃命门真元之火离其宫而不归也。察其脉，两寸虽浮大而数，两尺微而无力，或似有无为辨耳。"治宜八味丸、安肾丸、养正丹，煎人参生脉散送下。喘稍定后，以大剂参芪补剂加破故纸、阿胶、牛膝等。八味丸加河车为丸吞服亦可。《类证治裁·喘症论治》："肾阳虚而气脱，孤阳浮越，面赤烦躁，火不归元，七味地黄丸加人参、麦冬。肾不纳气，身动即喘，阴阳枢纽失交，急须镇摄，肾气汤加沉香，从阴引阳，都气丸入青铅，从阳引阴。"参见"喘证"条。

真元下虚zhēnyuánxiàxū　同肾阳虚衰。详该条。

真元虚损疬zhēnyuánxūsǔnlì　病证名。《疬科全书》："环颈破烂，臭秽不堪，久不收口。此乃根本虚极，气血两亏之症，名真元虚损疬。"宜内服加减补天大造丸，外用羊屎散敷搽患处。

真脏zhēnzàng　五脏之真气。《素问·阴阳别论》："所谓阴者，真藏也。"《素问·示从容论》："真脏坏决。"

真脏脉zhēnzàngmài　简称真脉。五脏真气败露的脉象。即无胃、神、根的脉，可见于疾病的危重阶段。《素问·玉机真藏论》："真肝脉至，中外急如循刀刃责责然如按琴瑟弦……真心脉至，坚而搏，如循薏苡子累累然……真肺脉至，大而虚，如以毛羽中人肤……真肾脉至，搏而绝，如指弹石，辟辟然……真脾脉至，弱而乍数乍疏……诸真脏脉见者，皆死不治也。"

真脏色zhēnzàngsè　五脏精气败露的颜色。其色显而不泽，枯槁无华。《素问·五藏生成》描述的"青如草兹""黄如枳实""黑如炲""赤如衃血""白如枯骨"等，均是真脏色的出现，显示内脏有较严重的疾病。例如黄色，若面目全身枯槁如黄土，或如干枯的枳实，是脾的真脏色，表示脾胃衰败，脏真外露。可见于晚期肝硬化、肝癌、胰头癌或某些严重的营养代谢障碍的疾病。真脏色对于诊断某些严重的病变，虽有一定意义，但不要拘泥于五脏配五色之说。

真中zhēnzhòng　病证名。见《景岳全书·杂证谟》。又名真中风。详见该条。

真中风zhēnzhòngfēng　病名。见《医经溯洄集·中风辨》。简称真中。系指外中风邪而致的中风病。与类中风之风从内生者不同。《医略十三篇》："真中风者，真为风邪所中。"症见猝然倒仆，昏不知人，或口眼㖞斜，半身不遂，舌强不能言。治疗大法：外见寒热等六经形证者，治宜疏解风邪为主，用小续命汤加减；内有二便不通，而形气尚盛者，治以通利为主，宜三化汤或《局方》麻仁丸；外无六经之形证，内无便溺之阻隔，仅见口眼㖞斜，言语不利，或半身不遂等症者，宜养血祛风，用大秦艽汤加减；如见痰涎壅盛，昏不知人，属于闭证者，先与开窍，宜至宝丹之类；若伴见口开、手撒、眼合、遗尿、鼻鼾、汗多等症，属于脱证者，急用大剂理中汤或参附汤以扶正固脱。本病可见于脑血管意外等疾患。参见中风❶。

真珠zhēnzhū　中药材。出《本草经集注》。即珍珠，详该条。

真珠草zhēnzhūcǎo　中药材。见《本草纲目拾遗》。即珍珠草，详该条。

真珠花zhēnzhūhuā　中药材。见《闽东本草》。为荷苞花之别名，详该条。

真珠母zhēnzhūmǔ　中药材。见《中国药学大辞典》。即珍珠母，详该条。

真珠母丸zhēnzhūmǔwán　《杂病源流犀烛·脏腑门》卷六方。即真珠丸，见该条。

真珠散zhēnzhūsǎn　❶《太平圣惠方》卷三十三方。珍珠、水晶、琥珀、牙硝各五钱，朱砂一两，冰片一分。为细末，每用少许点眼。治血灌瞳人，目生障膜。❷《太平圣惠方》卷四方。天花粉、琥珀、珍珠、煅寒水石、铁粉、朱砂、甘草、大黄、牙硝各等分。为末，每服一钱，竹叶煎汤调下。治五脏积热，毒气上攻，心胸烦闷，口干舌燥，精神恍惚，心忪闷乱，坐卧不宁。❸《圣济总录》卷一百零七方。珍珠、朱砂各三分，干姜二分，煅贝齿五枚。为细末，取少许点眼。治肝虚迎风泪出。❹《证治准绳·幼科》第九册方。珍珠、犀角各五分，香附四钱，冰片少许。为细末，每服半钱匕，桃仁煎汤调下。治小儿气喘多涎。

真珠丸zhēnzhūwán　《普济本事方》卷一方。又名真珠母丸、珍珠母丸。真珠母三分，当归、熟地黄各一两五钱，人参、酸枣仁、柏子仁各一两，犀角、茯神、沉香、龙齿各五钱。为末，炼蜜为丸，梧桐子大，朱砂为衣，每服四十至五十丸，金、银、薄荷煎汤送下。功能滋阴养血，镇心安神。治阴血不足，肝阳偏亢，头目眩晕。神魂不安，状若惊悸。

真珠翳zhēnzhūyì　病证名。见《仁斋直指方》。指黑睛翳如碎米、真珠者。详"翳"条。

砧骨zhēngǔ　耳骨之一。解剖学同名骨。左右耳各一，在鼓室内腔上部，其形似砧，故名。

甄立言zhēnlìyán（7 世纪）　唐代医家。许州扶沟（今河南扶沟）人。系名医甄权的弟弟，同以医名于当时。长本草，善于治疗寄生虫病，曾用雄黄治愈寄生虫病，吐出虫而愈。撰有《本草音义》7 卷、《本草药性》3 卷、《古今录验方》50 卷。

甄权zhēnquán（约 540—643）　唐代名医。许州扶沟（今河南扶沟）人。因母病而与弟立言发奋学医，攻读医方。成为当代名医，尤长于针灸术。隋鲁州刺史库狄嵚苦风患，手不得引弓，诸医不能治。权为针肩髃一穴，迅即治愈能射。643 年，唐太宗以权寿百三岁，亲临其家访视长寿的饮食药性，并赐寿杖衣服。撰有《脉经》1 卷、《脉诀赋》1 卷、《针经钞》3 卷、《针方》1 卷、《明堂人形图》1 卷。一说撰著《古今录验方》

甄真zhēnzhēn（？—1022）　宋道士。字道渊，号神光子。单州单父（今山东单县）人。博涉经史，长于诗赋，并读道家书自娱，通道家养生之术。后于开封建院观为道士，每周游四方，以药术济人。撰有《还全篇》2 卷，论养生秘术。他习炼形养元之术，75 岁尚有童颜。

箴石zhēnshí　《山海经·东山经》："高氏之山，其上多玉，其下多箴石。"晋代郭璞注："箴石，可以为砥（砭）针，治痈肿。"参见"砭石"条。

鍼zhēn　针的异体字。详"针石"条。

诊zhěn　诊脉察病之意。《素问·风论》："愿闻其诊及其病能。"

诊病奇侅zhěnbìngqígāi　诊法著作。2 卷。日本丹波元坚撰。此书专谈腹诊，以腹诊非四诊正法，故名"奇"。作者广泛收集有关腹诊资料，多能联系各科病症予以分析。书末附载五云子诊腹法。1888 年由丹波氏再传弟子松井操译成汉文刊行。

诊病施药图zhěnbìngshīyàotú　敦煌莫高窟 296 窟壁画。绘于北周时期，为《福田经变》的一个场面：两位病人家属搀扶一位半躺的患者，医生位于患者一侧凝神静气地诊脉，旁边一人正用药臼捣药。佛教的《佛说诸德福田经》宣扬要"广施七法"，七法之三为"常施医药疗救众病"。此图是一份难得的诊病施药的形象医学史料。

诊尺肤zhěnchǐfū　切诊内容之一。肘关节内侧（尺泽穴）至寸口的皮肤，称尺肤。诊察这部分皮肤的缓急、滑涩、寒热等情况，结合全身症状、脉象，可以判断疾病的寒热虚实。《灵枢·论疾诊尺》："审其尺之缓急，大小，滑涩，肉之坚脆，而病形定矣。""尺肤滑而泽脂者，风也。尺肤涩者，风痹也。尺肤粗如枯鱼之鳞者，水饮也。尺肤热甚，脉盛躁者，病温也；其脉盛而滑者，病且出也。尺肤寒，其脉小者，泄，少气。"

诊断约编zhěnduànyuēbiān　诊法著作。见"中国医学约编十种"条。

诊法zhěnfǎ　诊病的方法。包括四诊和辨证两个过程。即通过望、闻、问、切等方法了解病情，并据此进行辨证，对疾病作出诊断。随着中西医结合的发展，现代的物理和化学等检查，被广泛地结合应用，因而丰富了诊法的内容。

诊籍zhěnjí　西汉时期淳于意诊病时，对患者病情、医者诊疗过程的记录，是后世病历医案的开始。《史记·扁鹊仓公列传》："臣意所诊者，皆有诊籍。"

诊家枢要zhěnjiāshūyào　脉学著作。1 卷。元代滑寿约撰于 1359 年。首论脉象大旨及辨脉法，颇多独到的见解；继之阐析浮、沉、迟、数等 29 种脉象及其主病，后述妇人及小儿脉法。本书有清代周学海评注本，周氏于卷后附录诸脉条辨（出程文囿《医述》）及持脉总论（出李中梓《士材三书》）。1949 年后有影印本。

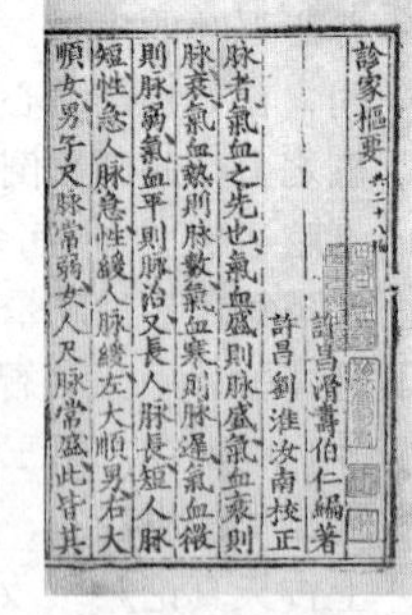

诊家枢要

诊家索隐zhěnjiāsuǒyǐn　脉学著作。2 卷。清代罗浩辑。刊于 1799 年。罗氏参阅《脉经》以下有关论脉的著作 45 种，取其精华，附以己见编成此书。书中辑录崔紫虚、余抑庵、张石顽三家学说尤多，并按李士材所论二十八脉，益以张石顽所增附之脉；又据宋代刘立之以浮、沉、迟、数为大纲，附以弦、短、长三部。对诸脉的脉象、考辨、主病及参变等方面，论述颇为简要。

诊家正眼zhěnjiāzhèngyǎn 脉学著作。2卷。明代李中梓撰于1642年。原刻本已散佚。1667年，李氏门人尤乘将此书与《病机沙篆》《本草通玄》合刊为《士材三书》，后世或单行镌版，但内容已经尤氏增补。卷一论述脉学基本理论及其临床应用，以《内经》《难经》理论为主，并引王叔和、李东垣、朱震亨、滑寿、戴同父、李时珍等诸家学说，另加注按，颇有发挥；此外，还择要地叙述了望、闻、问三诊；卷二考核各家脉学理论，用四言歌诀的形式分述28种脉象；并对高阳生《脉诀》进行了辨误。末附脉法总论。本书曾多次刊印，1966年上海科技出版社作了删节，重予出版。

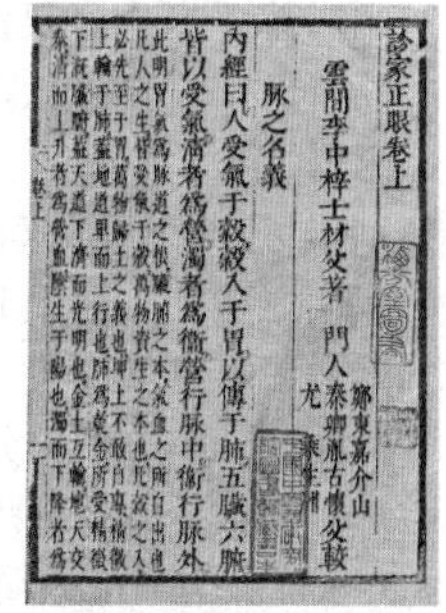
诊家正眼

诊家直诀zhěnjiāzhíjué 脉学著作，《周氏医学丛书脉学四种》之一。2卷。清代周学海撰。本书撷取《脉义简摩》《脉简补义》之精要，综论脉象、指法及主病，并用对比的方式阐述二十四脉之脉象，又以八字真言（位、数、形、势、微、甚、兼、独）作为分析正脉、变脉之提纲，内容较为简要。本书后经作者增补了不少内容，改名《重订诊家直诀》。

诊脉zhěnmài 即切脉。详该条。

诊脉入门zhěnmàirùmén 脉学著作。见“中国医学入门丛书”条。

诊脉三十二辨zhěnmàisānshí’èrbiàn 脉学著作。清代管玉衡撰。管氏在三十二辨中，论述了诊脉大法，浮、沉、迟、数、滑、涩六脉所统共二十九脉的阴阳所属及其形象；详叙十二经脉源流、循行及病状，并探究脉学中的一些变化情况及切脉法等。现有《珍本医书集成》本等。

诊脉要诀zhěnmàiyàojué 脉学著作。见“管见大全良方”条。

诊脐zhěnqí 观察脐部的诊断方法。《台州原文》：“脐通五脏，真神往来之门也，故曰神阙。”凡脐以深大而坚固，左右上下推之不动，轮廓约束者，为真神安全。按之有力为真气充足；按之无力为脏气虚衰。外观应注意有无脐肿、脐湿、脐疮等病象。

诊虚里zhěnxūlǐ 切诊中按胸腹内容之一。虚里相当于心尖搏动部位，属胃之大络。人以胃气为本，虚里又是宗气会聚之处，故虚里的动势，有助于探察胃气和宗气的盛衰。正常情况下，虚里之动，按之应手，动而不紧，缓而不急。若按之微弱为不及，是宗气内虚；若动而应衣为太过，是宗气外泄。若搏动过速，多为胸腹积热，邪气亢盛，或正气衰而虚阳外脱。若停止搏动，则宗气已绝。《素问·平人气象论》：“胃之大络，名曰虚里，贯膈络肺，出于左乳下，其动应衣，脉宗气也。”

诊要经终论篇zhěnyàojīngzhōnglùnpiān 《素问》篇名。讨论诊察要道与十二经脉终绝的情况，故名。本篇内容重点有二：一是诊察要道，说明了天地四时与人体发病及针刺方法之间的相互关系，并强调“治不本四时，必内伤于五藏”的不良后果；另一是讨论十二经脉终绝的情况，并具体地叙述了临死时的证候。

诊余集zhěnyújí 医案著作。清代余听鸿撰。刊于1918年。作者擅治内外科疾病，本书所载医案以内科为主，多为治愈之大症及疑难杂症，兼及平日搜集之师友间治案。辨证论治细致灵活，切于病情。对于某些病证如痿证、黄疸等，阐析其治疗规律，便于读者掌握要领。余氏提倡对病者负责，治病要死中求生，反对开平淡处方，敷衍塞责的医疗态度。1949年后有排印本，并改名为《余听鸿医案》。

诊余举隅录zhěnyújǔyúlù 医案著作。2卷。清代陈生撰于1897年。作者强调按证论治。案中重辨证、审脉和病人的体质因素。记述颇详，夹叙夹议，医理与治案结合较好。本书收入《珍本医书集成》中。

诊指纹zhěnzhǐwén 小儿诊法之一。诊察食指掌面的表浅小静脉。幼儿皮肤薄嫩，指纹比较明显，三岁以下的小孩，常结合指纹的变化以辅助切诊。此法始见于唐代王超《水镜图诀》，是从《灵枢》诊鱼际络脉法发展而来，主要是观察指纹的颜色和充盈度。医者用左手食、拇二指握小儿食指末端，以右手拇指在小儿食指上由指端向指根部轻轻推动，使指纹更为显现，然后察看。正常指纹是红黄隐隐而鲜明，一般不超过第一指节（风关）。病变情况下，指纹浮现，多属表证，沉着多属里证。色淡多属虚证、寒证，紫红多属热证，青紫可见于惊风、风寒、痛证、伤食、风痰等，黑色多属血瘀。指纹伸出中节（气关），示病情较重，延伸至指尖（命关），则更为险重。近代研究认为指纹的变化，与静脉压有关，静脉压愈高，指纹充盈度就愈大，也就愈向指尖方向伸延。指纹的色泽，又与缺氧、贫血等病理变化有关。因此，指纹在一定程度上能反映病变的性质和轻重。

诊宗三昧zhěnzōngsānmèi 脉学著作。全称《石顽老人诊宗三昧》。1卷，共12篇。清代张璐著，张登编纂。书成于1689年。1～2篇阐明宗旨，并批判前人的某些脉学著作，提出“入门宗派不慎，未免流入异端”，并谓“吾当以三昧水涤除尘见”，故撰此书。3～6篇，叙述脉位、脉象、经络；7篇师传32则，详述浮、沉、迟、数等32种脉象；8篇口问12则，列叙古今辨证论脉之异同；9～12篇为逆顺、异脉、妇女及婴儿诸脉等。全书分析脉证比较全面深入，具有一定的影响。但书中也有部分芜杂的内容，如论述清脉、浊脉时，未完全脱出太素脉之臆说。1949年后有排印本。

诊足脉zhěnzúmài 指按诊足背部趺阳脉。趺阳脉可候胃气有无及其盛衰，《伤寒论》常用以此作为寸口诊脉法的补充。《医门法律》卷一有“申治伤寒病不诊足脉强汗动其经血之律”“申治伤寒病不诊足脉误下伤其脾胃之律”等，强调诊足脉的重要意义。

枕zhěn 枕骨的简称。《素问·骨空论》：“头横骨为枕。”

枕藏外科图zhěncángwàikētú 外科著作。又名《枕藏外科形图诸说》。2卷。清代胡瑔撰。刊于1767年。此书以病名为条目，论述外科疮疡诸证130条，每条有论有图，尤其突出临证治法，附有作者临证心得。卷末列外科常用方剂97首。现存初刻本。

枕矼法zhěngāngfǎ 正骨手法。见《伤科汇纂》卷一。原用于腰椎骨错位陷入的整复。令患者俯卧于宽板凳上，腹部垫以布垫，肩胛及两腿以带缚固定，然后将明显凸起之骨节，用手或木杠轻轻滚按，使其平正复原。今少用。

枕骨zhěngǔ ❶骨名。又名后山骨、玉枕骨、乘枕骨、后枕骨。详后山骨条。❷窍阴（头）穴之别名，出《针灸聚英》。属足少阳胆经。位于乳突后上方。

枕瓜zhěnguā 中药材。见《中国药用植物志》。为冬瓜之别名，详该条。

枕上旁线zhěnshàngpángxiàn　头针穴线。代号MS13，在枕上下正中线旁0.5寸，与枕上正中线平行。

枕上正中线zhěnshàngzhèngzhōngxiàn　头针穴线。代号MS12，从强间到脑户的连线。

枕头根zhěntóugēn　中药材。见《中国药用植物志》。为盾叶薯蓣之别名，详该条。

枕秃zhěntū　症名。枕部的头发稀少的表现，小儿尤为多见。

枕下旁线zhěnxiàpángxiàn　头针穴线。代号MS14，从玉枕向下引一直线，长2寸。

枕陷zhěnxiàn　病证名。出《幼科发挥》。即枕骨内陷，可由儿卧日久所致；如兼头骨四破，高下成缝，则为肾元衰败之重症。参见"囟陷"条。

枕囟zhěnxìn　即后囟。见"囟"条。

枕中丹zhěnzhōngdān　即孔子大圣知枕中方作水丸。治证同。见"孔子大圣知枕中方"条。

枕中方zhěnzhōngfāng　即孔子大圣知枕中方，见该条。

疹zhěn　❶指突起于皮肤的小丘疹。《玉篇》："瘾疹，皮外小起也。"❷特指麻疹、天花等皮疹性传染病。《医宗金鉴·痘疹心法要诀》："麻为正疹亦胎毒。"注："疹非一类，有痘疹、瘾疹、温疹。盖痘疹皆非正疹也，惟麻疹为正疹。"古医籍多痘疹混称，且指痘（天花）为疹者亦甚多，如《正字通》："俗呼痘疮曰疹。"至明以后，痘、疹的分别才渐趋明确。另见"疹 chèn"条。

疹痘秘旨zhěndòumìzhǐ　儿科著作。参见"痧痘集解"条。

疹毒zhěndú　泛指发疹性疾病。宋代陈文中《小儿痘疹方论》："凡小儿斑驳疹毒之病，俗言疹子，是肺胃蕴热，因时气熏发于外"所致。治宜宣肺解毒，用银翘散加减，辛凉透毒。

疹后肺痿zhěnhòufèiwěi　病名。麻疹后并发肺痿。清代赵月航鉴定（撰人不详）《治疹全书》："疹后久咳不止，时吐白沫如米糊者，为肺痿。"系火热伤肺，津液受损所致。先用加味二冬汤（《治疹全书》：生地、熟地、天冬、麦冬、甘草、桔梗、贝母、苡仁、瓜蒌仁、沙参、紫菀、甘草、款冬花）；后用门冬清肺汤（《证治准绳》：天冬、麦冬、知母、贝母、桔梗、款冬花、甘草、牛蒡子、杏仁、马兜铃、桑白皮、地骨皮）。

疹后肺炎zhěnhòufèiyán　病名。麻疹后期并发肺炎。❶疹后邪热未清，高热嗜睡，气喘息促，咳嗽痰阻，舌鲜红，苔黄燥，脉沉数。因疹后热恋，气液两伤，痰热互结，肺气不降，治宜泻肺涤痰，生津润燥，补泄兼施。方用沙参、麦冬、白前、桑皮、竹叶、半夏、莱菔子、葶苈子，以生津泻肺，宣透余邪。❷疹后余毒蕴蓄肺胃，久热伤阴，发热而喘，气逆痰阻，脉滑数，舌红苔白燥，治宜滋养肺胃之阴，兼清热涤痰，用竹叶石膏汤佐苇根、苡仁、通草，俾气机宣通而痰热清降（《蒲辅周医案》）。

疹后肺痈zhěnhòufèiyōng　病名。麻疹后并发肺痈。《治疹全书》："疹后久嗽，痛引胸胁，或吐脓血，或吐如米粥者，此肺内生毒也，名肺痈。"治宜泄热豁痰，解毒排脓。用宁肺桔梗汤（《治疹全书》方：桔梗、贝母、枳壳、杏仁、栝蒌根、生黄芪、防风、桑白皮、苡仁、知母、地骨皮、甘草、葶苈子、五味子）。

疹后失音zhěnhòushīyīn　病证名。出《治疹全书》。又名痓症。麻疹没后失音，为热毒闭塞肺窍所致。治以清热解毒为主，用儿茶散（《医宗金鉴》：硼砂、孩儿茶）。

疹筋zhěnjīn　病证名。指肝病筋急而见腹中拘急者。《素问·奇病论》："此所谓疹筋，是人腹必急。白色黑色见，则病甚。"《内经吴注》卷十三："疹筋，病筋也，腹为宗筋所逐，故腹必急。"多由肾虚肝失滋养所致。参见"筋急""转筋"条。

疹科类编zhěnkēlèibiān　麻疹专著。又名《疹科枢要》。明代武之望撰。刊于1617年。此书以《保赤全书》为蓝本，参考诸家有关论述，并结合作者个人经验编纂而成。全书分医论、治方两部分，医论又分为总论、发热、见形、出疹等门类，叙述麻疹病因病机及证治，治方部分共载医方148首。全书论述简要，内容丰富。现存康熙年间刻本。

鸩酒毒zhènjiǔdú　病名。鸩是一种毒鸟，相传以鸩毛或鸩粪置酒内有剧毒。泛指饮毒酒所致中毒者。《辨证录·中毒门》："人有饮吞鸩酒，白眼朝天，身发寒颤，忽忽不知如大醉之状，心中明白但不能语言，至眼闭即死。"治宜用大剂清热解毒。方用消鸩汤、加味连草汤等。

振埃zhèn'āi　古刺法名，五节刺之一。《灵枢·刺节真邪》："振埃者，刺外经，去阳病也。"阳病属外，故针刺循行于四肢体表的经脉（外经）予以治疗。该篇还指出，气满闭塞，咳逆喘息等取用天容、廉泉等穴即属本法，并谓其"病恶埃烟，（噎）不得息"，刺而愈病，犹如振落尘埃，故名振埃。

振胞瘀痛zhènbāoyūtòng　病证名。《证治准绳·杂病》："偶被物撞打而血停滞于睑睥之间，以致胀痛也，缓而失治，则胀入珠内瘀血灌睛。"症见胞睑青紫肿胀疼痛，甚而肿如覆杯，睑重难睁，重者瘀血可渗入另侧胞睑内，使呈青紫色。初伤宜冷敷以止痛止血，血止后可改热敷以活血消瘀，内服外敷七厘散或内服桃红四物汤。

振颤法zhènchànfǎ　推拿手法名。又称颤法、颤摩法。用指端或手掌按压在治疗部位上作连续不断的有节律的颤动。使治疗部位发生幅度很小而速度较快的振动。常用于治疗胸腹胀痛，消化不良等症。

振动法zhèndòngfǎ　推拿手法名。以一手手掌平放在治疗部位上，另一手在其手背上作有节奏的拍击。常用于胸胁内伤等症。

振法zhènfǎ　推拿手法名。出《诸病源候论·风身体手足不随候》。❶指振颤法。详该条。❷指振动法。详该条。

振寒zhènhán　症名。出《素问·至真要大论》。指发冷时全身颤动。有谓系战栗之轻者。《证治准绳·杂病》："振寒，谓寒而颤振也。"《灵枢·口问》："寒气客于皮肤，阴气盛，阳气虚，故为振寒、寒栗。"《张氏医通·寒热门》："经言，虚邪之中人也，洒洒动形，正邪之中人也，微见于色，不知其身。又曰，阳明所谓洒洒振寒，阳明者，午也，五月盛阳之阴也，阳盛而阴气加之，故洒洒振寒，当泻阳也。又曰，阳气客于皮肤，阴气盛，阳气虚，故振振寒栗，当补阳者也。如六脉弦细而涩，按之空虚，此大寒证，亦伤精气，当温补者也。泻阳，白虎加人参汤、竹叶石膏汤；补阳，黄芪建中汤。若夫真阳虚证，但寒栗耳，不作振也，或兼风寒则振，桂枝加附子汤。"参见"战栗"条。

振慄zhènlì　症名。指身体畏寒而颤抖。❶多因虚寒或热郁所致。出《素问·至真要大论》。《素问·六元正纪大论》："凡此阳明司天之政……民病咳，嗌塞，寒热发暴，振慄癃闭。"张志聪注："民病嗌塞，振慄诸证，皆悉燥热之气而为病也。"《伤寒广要》卷三："振近战也，而轻者为战矣。战为正与邪争，争则为鼓慄而战，振但虚而不至争，故止耸动而振也。下后复发汗振寒者，谓其表里俱虚也。亡血家发汗，则寒慄而振者，谓其血气俱虚也。”参见“振颤”“战栗”条。❷是邪正交争激烈的表现。《伤寒论·辨太阳病脉证并治》：“太阳病……胃中水竭，躁烦，必发谵语。十余日，振慄，自下利者，此为欲解也。”

振挺zhèntǐng　整骨按摩使用的木棒器械。《医宗金鉴·正骨心法要旨》：“长尺半，圆如钱大，或面杖亦可。盖受伤之处，气血凝结疼痛肿硬，用此挺微微振击其上下四旁，使气血流通，得以四散则疼痛渐减，肿硬渐消也。”适用于外伤后气血凝聚，疼痛肿硬而无骨碎筋断者。

振颓汤zhèntuítāng　《医学衷中参西录》方。生黄芪18g，知母、牛膝各12g，党参、白术、当归、乳香、没药各9g，威灵仙4.5g，干姜6g。水煎服。功能补益气血，化瘀通络。治肢体痿废。若热者，加生石膏；寒者，去知母，加附子；筋骨受风，加天麻；脉弦硬而大，加龙骨、牡蛎，或山茱萸；骨痿废者，加鹿角胶、虎骨胶，或加续断、菟丝子；手足皆痿者，加桂枝尖。

振颓丸zhèntuíwán　《医学衷中参西录》方。人参、炒白术各60g，当归、马钱子（法制）、乳香、没药、穿山甲（蛤粉炒）各30g，蜈蚣5条。为细末，炼蜜为丸，梧桐子大，每服6g，无灰酒送下，日2次。功能补益气血，祛风通络。治肢体痿废，及偏枯、麻木等症。

振中汤zhènzhōngtāng　《医学衷中参西录》方。当归、陈皮各6g，炒白术18g，厚朴、乳香、没药各4.5g。水煎服。治腿疼、腰疼，饮食减少者。

眹zhèn　❶《说文解字》：“目精也。”指瞳子，详该条。❷目缝。《说文解字》段玉裁注：“瞽字下云：‘目但有也’，谓目但有缝也。”孙诒让《周礼正义》曰：“无目者，盖谓目缝黏合，绝无形兆。”

震颤法zhènchànfǎ　针刺入一定深度后，右手持针柄，用小幅度、快频率的提插、捻转手法，使针身轻微震颤的催气方法。《神应经》：“持针细细动摇，进退搓捻其针，如手颤之状，谓之催气。”

震耳zhèn'ěr　病证名。又名囊耳。《证治准绳·杂病》：“震耳，耳内虚鸣，常出青脓。”多由肝胆湿热所致。耳中有青色脓液溢出，或兼见肝胆湿热症状，如口苦，舌苔黄厚等。治宜清热除湿，用龙胆泻肝汤加减。如大便秘结，宜清肝泄热，用泻青丸。

震廓zhènkuò　眼的八廓名称之一。用八卦命名者。见《证治准绳·杂病》。即雷廓。详该条。

震雷廓zhènléikuò　眼的八廓名称之一。用八卦配自然界之物质现象命名者。见《杂病源流犀烛》卷二十二。即雷廓。详该条。

震灵丹zhènlíngdān　❶《太平惠民和剂局方》卷五引《道藏》载南岳魏夫人方。禹余粮（火煅，醋淬，不计遍次，以手捻得碎，炒）、代赭石（制同禹余粮）、紫石英、赤石脂各四两（上四味，并作小块，入坩埚内，盐泥固济，用炭十斤，煅通红，火尽为度，入地坑埋二宿，出火毒），乳香（另研）、没药（另研）、五灵脂（另研）各二两，朱砂（水飞）一两。为末，糯米糊为丸，小芡实大，晒干出光，每服一粒，空腹，温酒送下，冷水亦可；妇人醋汤送下。功能温固下元。治男子真元衰惫，五劳七伤，脐腹冷疼，肢体疼痛，上盛下虚，头目晕眩，心神恍惚，血气衰微，及中风瘫痪。手足不遂，筋骨拘挛，腰膝沉重，容枯肌瘦，目暗耳聋，口苦舌干，饮食无味，心肾不足，精滑梦遗，膀胱疝坠，小肠淋沥，夜多盗汗，久泻久痢，呕吐不食，八风五痹，一切沉寒痼冷，及妇人血气不足，崩漏虚损，带下久冷，胎脏无子。孕妇不可服。❷《天津市中成药规范》方。人参、蛇床子、覆盆子、炒酸枣仁各300g，生地黄、茯苓（去皮）各2500g，制远志、枸杞子各620g，当归、麦冬、玄参、菟丝子（盐水炒）、补骨脂（盐水炒）各1240g，制山茱萸、山药各1860g。为细末，冷开水泛小丸，桃胶6g化水，另用生赭石粉39g，滑石粉21g研匀，上衣闯亮，每服4.5g，温开水送下，日2次。功能补气和血，培元养心。治肾脏衰弱，梦遗滑精，伤脑健忘，头晕失眠。

震天雷zhèntiānléi　中药材。见南川药物试验种植场《常用中草药手册》。为九牛造之别名，详该条。

镇定zhèndìng　推拿手法名。见杜自明《中医正骨经验概述》。在使用分筋或理筋等手法结束时，保持手法的短暂静止状态，以巩固和加强其展筋定痛等作用的一类手法。操作方法有两种：①用手指或手掌静压在患处片刻。②用手握住患部肢体的远端，将患部固定在有利于恢复的姿势，停留片刻。

镇风汤zhènfēngtāng　《医学衷中参西录》方。钩藤9g，龙胆草、青黛、清半夏、生赭石、茯神、僵蚕各6g，羚羊角（另炖，兑服）、薄荷叶各3g，朱砂（冲服）0.6g。磨浓生铁锈水煎药用。功能镇肝息风，清热化痰。治小儿急惊风，其风猝然而得，四肢抽搐，身挺颈痉，神昏面热，或目睛上窜，或痰涎上壅，或牙关紧闭，或热汗淋漓。因外感之热，传入阳明而得者，加生石膏；因热疟而得者，加柴胡、生石膏。

镇肝丸zhèngānwán　❶《圣济总录》卷一百一十二方。石决明、细辛、山药、茺蔚子、人参、车前子、柏子仁、茯苓各一两，防风一两半。为末，炼蜜为丸，梧桐子大，每服十丸，食后茶水送下。治惊震内障，白翳遮睛。❷《秘传眼科龙木论》卷四方。羌活、石决明各二两，藁本一两半，山药、细辛、五味子、茯苓、车前子、人参各一两。为末，炼蜜为丸，梧桐子大，每服十丸，空腹茶水送下。治暴赤眼后急生翳障。❸《秘传眼科龙木论》卷六方。车前子、人参、茯苓、石决明、五味子、细辛各一两半，山药二两。为末，每服一钱，空腹米汤调下。治瞳仁干缺外障。❹《卫生宝鉴》卷十九方。当归、天竺黄（研）、生地黄、川芎、竹叶、龙胆草、防风、煨大黄、羌活各等分。为末，炼蜜为丸，芡实大，每服二丸，大人每服三至五丸，砂糖水化下。治小儿急惊风，目直上视，抽搐，昏乱，不省人事。

镇肝息风zhèngānxīfēng　治法。即平肝息风。详该条。

镇肝息风汤zhèngānxīfēngtāng　《医学衷中参西录》方。怀牛膝、代赭石各30g，生龙骨、生牡蛎、生龟甲、白芍药、玄参、天冬各15g，川楝子、生麦芽、茵陈各6g，甘草4.5g。水煎服。功能镇肝息风，滋阴潜阳。治内中风证（亦名类中风），其脉弦长有力，或上盛下虚，头目时常眩晕，或脑中时常作疼发热，或目胀耳鸣，或心中烦热，或时常噫气，或肢体渐觉不利，或口眼渐形斜，或面色如醉，甚或眩晕，至于颠仆，昏不知人，移时始醒，或醒后不能复原，精神短少，或肢体痿废，或成偏枯。若心中热甚者，加生石膏30g；痰多加胆南星6g；尺脉重按虚者，加熟地黄24g、山茱萸15g；大便不实者，去龟甲、赭石，加赤石脂30g。方中重用牛膝引血下行，折其阳亢，并能滋养肝肾，代赭石降气镇逆，并能平肝潜阳，为君药；龙骨、牡蛎潜阳降逆，龟甲、玄参、天冬、白芍滋养阴液，柔润息风，共同协助君药以制阳亢，均为臣药；至于茵陈、川楝子、麦芽之用，主要是协助主药以清泄肝阳之有余，条达肝气之郁滞，以有利于肝阳之平降，甘草调和诸药，麦芽、甘草相配，并能和胃调中，以减少金石药物碍胃之弊，均为佐使药。诸药合用，成为镇肝息风之剂。实验研究：本方具有降压作用。

镇宫丸zhèngōngwán 《重订严氏济生方》方。代赭石（火煨，醋淬）、紫石英、禹余粮（各煅、淬）、香附（醋煮）各二两，煅阳起石、鹿茸（醋蒸）、茯神、阿胶（蛤粉炒）、当归（酒浸）、炒蒲黄、川芎各一两，血竭（另研）半两。为细末，用艾煎醋汁煮糯米粉糊为丸，梧桐子大，每服七十丸，空腹米汤送下。治妇人崩漏不止，或下五色或赤白不定，或如豆汁，或状如豚肝，或下瘀血，脐腹胀痛，头晕眼花久而不止，令人黄瘦，口干胸烦不食。

镇惊丸zhènjīngwán ❶《证治准绳·幼科》集二方。①人参三钱，甘草（半生、半炙）、茯神、僵蚕、枳壳（同前制）各五钱，白附子、制南星、白茯苓、硼砂、牙硝、朱砂（水飞）各二钱半，全蝎十条，麝香一字。为细末，用糯米粉煮糊为丸，梧桐子大，银朱为衣，每服三至七丸，急惊以温茶水磨化服；慢惊以生姜、熟附子煎汤研化温服；薄荷煎汤或麦门冬煎汤送下亦可。功能祛风化痰，镇惊安神。治小儿急慢二惊，风痰上壅，手足抽掣，口眼㖞斜，烦躁生嗔，精神昏闷。②琥珀、朱砂、珍珠母、青皮、甘草各二钱半，青黛、芦荟、柴胡、青礞石（硝煅）各半两，天竺黄、胆南星各二两，天麻、乳香各一两，雄黄一钱半。为细末，甘草膏为丸，芡实大，慢惊参术汤送下；急惊薄荷姜蜜汤送下。治证同上。❷《仁斋小儿方论》卷二方。茯神、铁粉、远志（制，焙）、紫石英（煅，醋淬）、人参、琥珀、滑石、蛇黄（煅，醋淬）、炮南星各二钱半，龙齿、熊胆各半分，轻粉三分。为细末，炼蜜为丸，梧桐子大，朱砂为衣，每服三至五丸，金、银箔煎汤磨化服。治小儿一切惊痫。❸《医宗金鉴·幼科心法要诀》卷五十一方。茯神、麦冬、胆南星、钩藤、天竺黄各五钱，朱砂、犀角、远志、石菖蒲、炒酸枣仁、黄连各三钱，牛黄一钱半，珍珠、甘草各二钱。为末，炼蜜为丸，每丸重五分，量儿大小与之，淡姜汤送下。治小儿惊痫。

镇痉zhènjìng 同解痉。详该条。

镇靖廓zhènjìngkuò 眼的八廓名称之一。用相应脏腑的功能命名者。清代黄庭镜《目经大成》卷一："震为青睛，络通胆之腑，脏属于肝……肝胆相为表里，主鼓发生机，怒下可逢，邪莫能犯，曰镇靖廓。"其意指肝胆具有增强正气，促使生机旺盛，抗御外邪的作用而得名。详"八廓"条。

镇逆白虎汤zhènnìbáihǔtāng 《医学衷中参西录》方。生石膏90g，知母45g，清半夏24g，竹茹18g。用水5盅，煎汁3盅，先温服1盅，病已愈者，停后服，若未痊愈者，2小时后再温服1盅。功能清热降逆。治伤寒、温病邪传胃腑，燥渴身热，白虎证俱，其人胃气上逆，心下满闷者。

镇逆承气汤zhènnìchéngqìtāng 《医学衷中参西录》方。芒硝（后下）18g，生赭石、生石膏各60g，党参15g。用水4盅，先煎3味，汤将成，再加芒硝，煎一二沸，取清汁2盅，先温服1盅，过3小时，若腹中不觉转动，未欲大便者，再温服余一盅。治阳明腑实，大便燥结，当用承气下之，而呕吐不能受药者。

镇逆汤zhènnìtāng 《医学衷中参西录》方。代赭石18g，清半夏、龙胆草各9g，青黛、生姜、党参各6g，生白芍药12g，吴茱萸3g。水煎服。功能清热降逆。治胃气上逆，胆火上冲而致的呕吐。

镇潜zhènqián 详"潜镇"条。

镇肾决明丸zhènshènjuémíngwán 《秘传眼科龙木论》卷四方。石决明、菟丝子、五味子各一两，细辛、山药、干地黄、知母各一两半。为末，炼蜜为丸，梧桐子大，每服十丸，空腹茶水送下。治蟹睛疼痛外障。

镇心zhènxīn 即重镇安神。详该条。

镇心定痫汤zhènxīndìngxiántāng 《杂病证治新义》方。菖蒲、黄连、远志、胆南星、半夏、天竺黄、钩藤、僵蚕、龙齿。水煎，化服磁朱丸。治诸痫。重症加牛黄、全蝎。

镇心丸zhènxīnwán ❶《千金翼方》卷十六方。防风、当归、大黄、人参各五分，炙甘草、白术各二两半，干姜、紫菀各半两，泽泻、白蔹、茯苓各一两，茯神二分，秦艽一两半，菖蒲、桂心、石膏（研）各三两，远志（去心）、附子（炮，去皮）、山药各二两，桔梗三分，大枣五十枚，麦冬（去心）五两，大豆卷四两。为末，炼蜜和丸，梧桐子大，每服十至二十丸，酒送下。治风虚劳冷，心气不足，喜忘恐怖，神志不定。❷《圣济总录》卷十四方。紫石英、朱砂、茯神、银屑、雄黄、菖蒲、人参、炒桔梗、炮姜、远志、炙甘草、当归、肉桂各半两，防风、细辛、铁精粉、防己各一两。为末，炼蜜为丸，小豆大，每服十五至二十丸，米汤送下。治心气虚弱，风热所乘，惊悸不宁，胸中逆气，魇梦参错，谬妄恍惚。❸《圣济总录》卷十五方。干漆四两，朱砂、人参各半两，黄芪、萆薢（除朱砂外，四味用醋五升，同煮干，炒令青烟出）各一两，麝香一分。为细末，用狗胆四枚，取汁，同醋煮面糊为丸，樱桃大，每服半丸，以磨刀水化服。治诸风痫。❹《圣济总录》卷四十三方。茯神、人参、炙甘草、龙齿各一两半，升麻、枳壳（麸炒）各一两，银箔二百片，麦冬二两。为末，炼蜜和丸，梧桐子大，每服十五至二十丸，早、晚食后各一次，米汤送下。治心虚惊悸，或因忧虑，神气不安。

镇阳丸zhènyángwán 《辨证录》卷十方。熟地黄、玄参各八两，生地黄、茯苓、麦冬、山药、地骨皮、沙参各四两，牛膝、天冬、车前子各二两。为末，炼蜜为丸，每服五钱，白开水送下。功能滋阴清热。治男精过热，不能生子。

镇阴煎zhènyīnjiān 《景岳全书·新方八阵》卷五十一方。熟地黄一至二两，牛膝二钱，炙甘草一钱，泽泻一钱半，肉桂一至二钱，制附子五分至三钱。水煎服。治阴虚于下，格阳于上而致的大吐、大衄，六脉细脱，手足厥冷，危在顷刻，而血不止者；如治格阳喉痹上热者，当以此汤冷服。若兼呕恶者，加炒干姜一至二钱；气脱倦言而脉弱极者，急须多加人参。

zheng

争墙风zhēngqiángfēng 中药材。见《常用中草药配方》。

为紫葳茎叶之别名，详该条。

征四失论篇zhēngsìshīlùnpiān 《素问》篇名。征，通惩。文中提出惩戒医生的四种过失，故名。内容指出某些医生在治病中犯了不知“阴阳逆从”“受师不卒”“不知比类”以及不问病的起始等四种过失，借以告诫医生必须四诊合参，防止主观片面性的错误。

怔忡zhēngchōng ❶病名。指心悸之重症，又名心忪、忪悸。《素问玄机原病式》：“心胸躁动，谓之怔忡。”《医碥》卷四：“悸即怔忡。悸者，心筑筑惕惕然动而不安，俗名心跳。”详“虚损怔忡”“阴火怔忡”“气郁怔忡”“痰火怔忡”等条。❷症名。以心跳剧烈，不能自安，而又持续不断的表现。症名《赤水玄珠》卷六：“怔忡者，心中惕惕然动不自安也。”又：“怔忡止于心不自安，悸则心既动而又恐恐然畏惧，如人将捕之。”参见“心悸”条。

睁光瞎zhēngguāngxiā 病证名。又名睛光瞎。为外眼无特殊改变而目盲者之俗称。参见“青盲”“暴盲”等条。

蒸zhēng ❶中药炮制法之一。将药物隔水蒸熟，以便于制剂。如茯苓、厚朴蒸后易于切片。或加酒拌蒸，如大黄、地黄经蒸制后，熟大黄的泻下减弱，熟地黄便成温性而滋肾补血。❷指身体蒸热之证。多由患热病后，不慎口腹或兼犯房劳所致，治宜用清热、养阴、调中等法。

蒸病zhēngbìng 病名。见《诸病源候论·虚劳骨蒸候》。以潮热、虚弱为特征。因其热自内向外蒸发而名。病属虚劳范畴，亦称劳蒸。蒸病有五蒸、二十三蒸之分。常为劳瘵主症之一。以骨蒸为多见，故蒸病又称骨蒸。习惯上多归入劳瘵。详“五蒸”“骨蒸”“劳瘵”等条。

蒸笼头zhēnglóngtóu 病证名。指小儿睡时惯常头部出汗，无其他症状者。详“头汗”条。

蒸汽吸入疗法zhēngqìxīrùliáofǎ 特殊疗法。即根据病情选用适当药物，煎煮时用口或鼻吸入药物蒸汽，或用雾化器将药液雾化后吸入口鼻，以治疗口鼻、咽喉、心肺等疾病以及头晕头痛等的方法。

蒸乳zhēngrǔ 病名。出《张氏医通》卷十一。又名乳膨、乳蒸。多因产妇气血旺盛，乳汁壅滞不通，或产后无子饮乳所致。两乳肿硬疼痛，恶寒发热。治宜理气通络。用香附、瓜蒌、通草、橘叶共煎服，其药渣煎洗，待乳通则热自除。如无婴儿吃乳，用炒麦芽100g，水煎，频饮或熏洗，乳退热亦退。

蒸蒸发热zhēngzhēngfārè 症名。指内热炽盛，熏蒸于外。常为热聚阳明所致。《伤寒论·辨阳明病脉证并治》：“太阳病三日，发汗不解，蒸蒸发热者，属胃也，调胃承气汤主之。”《伤寒论条辨》卷四：“蒸蒸，热气上行貌，言热自内腾达于外，犹蒸炊然，故曰属胃也。”参见“发热”条。

癥zhēng 病证名。指腹内结块，坚硬不能移动者。《诸病源候论·癥瘕病诸候》：“癥者，由寒温失节，致脏腑之气虚弱，而食饮不消，聚结在内，染渐生长块段，盘牢不移动者，是癥也。言其形状，可徵验也。若积引岁月，人即柴瘦，腹转大，遂致死。”多由饮食不节，胃气衰，脾气弱，邪正相搏，气血痰瘀积滞于腹中所致。症见腹中积块，固定不移，痛或无痛，或兼见胁痛腹胀、吐逆、饮食不下、消瘦等症。治宜审察病情，选用理气、祛瘀、化痰、消食及扶正等法。也有将痞块聚散无常称为癥者。《医林绳墨》卷七：“气聚而成癥，发无定处也。又曰发于小腹，下上无时，发作见形，发已而不知所去者也。”癥有暴癥、食癥、血癥、米癥、肉癥、发癥、鳖癥、水癥等名称，详癥瘕及有关条。

癥瘕zhēngjiǎ 病证名。见《金匮要略·疟病脉证并治》。指腹腔内结聚成块的一类疾病。《诸病源候论·癥瘕病诸候》：“其病不动者，直名为癥。若病虽有结瘕而可推移者，名为癥瘕。”后世一般以坚硬不移，痛有定处的为癥；聚散无常，痛无定处的为瘕。《圣济总录·积聚门》：“牢固推之不移者，癥也。”又：“浮流腹内，按抑有形，谓之瘕。”癥瘕与积聚之别，《圣济总录》以癥瘕与积聚为一类。如：“癥瘕结癖者，积聚之异名也。证状不一，原其根本，大略相类。”《医学入门》等书以积聚是男子病，癥瘕是女子病。《杂病源流犀烛·积聚癥瘕痃癖痞源流》：“癥瘕见于脐下，是下焦之病……多生于女子，而男子偶患之。”详见“癥”“瘕”“七癥”“八瘕”“十二癥”等条。本证可见于腹腔内肿瘤和炎性包块等疾病。

癥瘕痛zhēngjiǎtòng 病证名。由癥瘕积聚而引起的腹部疼痛。小儿多由营卫俱虚，内则伤于乳食，血积则为癥，气聚则为瘕，停滞积久，故作腹痛。症见肚硬而胀，痛则身冷如冰，按之则痛甚，或有面黄肌瘦，腹有青筋，昼凉夜热，蒸潮无时，乳食减少，大便溏泄等（《证治准绳》）。

癥结zhēngjié 出《史记·扁鹊仓公列传》。泛指病邪所积聚之处。

癥疝zhēngshàn 病证名。《诸病源候论》卷二十：“腹中气乍满，心中尽痛，气积如臂，名曰癥疝也。”多由饮食寒温不调，气机阻滞所致。症为突然发作性上腹部疼痛，伴有腹胀及气块。宜内服立效散。

拯济换骨丹zhěngjìhuàngǔdān 《医垒元戎》方。槐角子、人参、桑白皮、苍术、白芷、何首乌、蔓荆子、威灵仙、防风各二两，五味子、苦参、香附、川芎各一两，麝香、冰片各二钱。为细末，另用麻黄（去根节）十斤，水煎去滓，熬膏和丸，每两作十丸，朱砂为衣，每服一丸，先捣碎，酒一盏浸一夜，食后服，神清无睡，是药之验，再服须隔五天。治半身不遂，口眼㖞斜，手足不仁，言语謇涩，或骨痛连髓，或痹袭皮肤，或中风涎潮，不语，精神昏涩，行步艰难，筋脉拘急，左瘫右痪等一切风疾无汗者。

拯伤接命丹zhěngshāngjiēmìngdān 《杂病源流犀烛·身形门》卷三十引郑老七方。紫金皮、官桂、大茴香、甘草节、川芎（姜汁炒）、草乌（姜汁炒）各等分。为末，砂糖调酒送下。年壮而伤重者，每服三钱；老弱而伤轻者，每服一钱半，服后身上应少发麻，须避风出汗。治跌打损伤，命在危急者。

拯阳理劳汤zhěngyánglǐláotāng 《医宗必读》卷六方。原名新定拯阳理劳汤，又名拯阳汤，救阳理痨汤。黄芪（酒炒）、人参各二钱，肉桂（去皮）七分，当归（酒炒）一钱五分，陈皮（去白）、白术（土炒）各一钱，甘草（酒炒）五分，五味子四分。加生姜三片，大枣二枚。水煎服。功能益气温阳。治劳伤气耗，倦怠懒言，动作喘乏，表热自汗，心烦，遍身作痛。若烦热口干，加生地黄；气浮心乱，加丹参、酸枣仁；咳嗽，加麦冬；夹湿，加茯苓、苍术；脉沉迟，加熟附子；脉数实，去肉桂，加生地黄；胸闷，倍陈皮加桔梗；痰多，加半夏、茯苓；泻泄，加升麻、柴胡；口干，加葛根；夏月，去肉桂；冬月，加干姜。

拯阳汤zhěngyángtāng ❶《罗氏会约医镜》卷九方。蜜炙黄芪一两，白术三钱，附子二至三钱，干姜（炒黄）一钱半，炙甘草一钱，熟地黄一两，当归身三钱。水煎服。功能益气固脱。治血脱气亦随之而脱，以致昏愦者。方中加人参更佳；若泄泻，去当归，加乌梅二枚。❷即拯阳理劳汤。见该条。

拯阴理劳汤zhěngyīnlǐláotāng 《医宗必读》卷六方。原名新定拯阴理劳汤，又名拯阴汤，救阴理痨汤。牡丹皮、当归身（酒洗）、麦冬（去心）、橘红各一钱，炙甘草四分，薏苡仁、莲子（不去皮）各三钱，白芍药（酒洗）七分，五味子三分，人参六分，生地黄（酒、姜汁炒透）二钱。加大枣一枚，水煎，分二次服。功能滋阴清热。治阴虚火动，皮寒骨热，食少痰多，咳嗽短气，倦怠焦躁。若肺脉重按有力者，去人参；痰中带血，加阿胶、童便；热盛，加地骨皮；泄泻，减当归、生地黄，加山药、茯苓；倦甚，用人参三钱；咳，加贝母、桑白皮；兼痰湿，加半夏、茯苓；汗多不寐，加酸枣仁。

拯阴汤zhěngyīntāng 即拯阴理劳汤。见该条。

整复疗法zhěngfùliáofǎ 特殊疗法。即用手法或以手法为主，并借助于器械，使移位的筋骨恢复其原来的位置，以治疗筋骨损伤，如骨折、脱位和伤筋的方法。

整骨手法图解zhěnggǔshǒufǎtújiě 骨伤科著作。王树梓主编。全书共8章，分总论、各论两部分。1～5章概述伤科学简史、关节基本结构、骨与关节常规检查、治疗原则、药物治疗等；6～8章以图解的方法分述上下肢骨折、四肢关节脱位等29种疾病的手法复位。该书附图200余幅，图文并茂，便于理解掌握。1987年由人民卫生出版社出版。

整骨学zhěnggǔxué 教科书。山东省中医进修学校编。全书共12章，对整骨科简史、整骨的诊断、手法、药物疗法、急救、护理，以及脱臼、错位、骨折、软组织损伤、创伤后遗症等类疾病的治疗做了系统介绍。1959年由山东人民出版社出版。

整体观念zhěngtǐguānniàn 中医诊疗疾病的一种思想方法。中医学把人体内脏和体表各部组织、器官之间看成是一个有机的整体，同时认为四时气候、地土方宜、环境等因素的变化，对发病以及人体生理、病理有不同程度的影响，既强调人体内部的协调完整性，也重视人体和外界环境的统一性。用这种从整体出发、全面考虑问题的思想方法贯串于对疾病的诊断和治疗，而不是单从局部的病变着眼。这种整体观念，是中医学基本特点之一。

正zhèng ❶指正气。《素问·五常政大论》："无使过之，伤其正也。"见正气条。❷指十二经脉之正经，以别于支络。《灵枢·经别》："足太阳之正……"❸按一般规律进行的疾病过程。《素问·至真要大论》："正者正治，反者反治。"王冰注："阴病阳不病。阳病阴不病，是为正病。"

正柴胡饮zhèngcháihúyǐn 《景岳全书·新方八阵》卷五十一方。柴胡一至三钱，防风、甘草各一钱，陈皮一钱半，芍药二钱，生姜三至五片。水煎，热服。功能平散风寒。治外感风寒，发热恶寒，头疼身痛，及痎疟初起等症。如头痛者，加川芎一钱；热而兼渴者，加葛根一二钱；呕恶者，加半夏一钱五分；湿胜者，加苍术一钱；胸腹有微滞者，加厚朴一钱；寒气胜而邪不易解者，加麻黄一至三钱。实验研究：本方对流感病毒、肺炎双球菌、金黄色葡萄球菌等均有抑制作用，又有镇静、镇痛、抗炎、解热作用，并能增强机体的免疫功能。现临床亦制成冲剂使用。

正产zhèngchǎn 又名真产。即正常产。杨子建《十产论》："妇人怀胎十月，忽腰腹作阵疼痛，相次胎气顿陷，至于脐腹痛极，乃至腰间痛重，谷道挺迸，继之浆破血出，胎儿遂生，名曰正产。"

正常舌象zhèngchángshéxiàng 健康人舌质、舌苔两部分的色泽、形态所构成的形象。其特征是：舌色淡红鲜明，舌质滋润，舌体大小适中、柔软灵活；舌苔均匀薄白而润。概括为"淡红舌，薄白苔"。

正对口疔zhèngduìkǒudīng 病名。见《治疗大全》。疔疮生于颈后正中（天柱骨间）对口处者。初起痒而不痛，有一小吻，顶上一小点如麻子大，或红或黄，治宜急刺百劳、委中二穴。详见"疔疮"条。

正风zhèngfēng 指自然界的正常气候。亦称正气。《灵枢·刺节真邪》："正气者，正风也，从一方来，非实风，又非虚风也。"

正奉上太医zhèngfèngshàngtàiyī 金代医官名。系太医院中的一种官职。参见"太医院"条。

正副夹缚法zhèngfùjiáfùfǎ 骨折固定方法之一。见《疡医准绳》卷六。适用于四肢肌肉丰满处骨折复位后的外固定。正夹一般用杉树皮制成；副夹用竹片制成，均宽约2cm，厚0.2cm，长度视伤处而定。先将正夹疏排患处皮肤上，敷接骨药一层，用麻纸盖药上，再夹一副夹，缚紧。本法比单层夹板牢固，能减少发生骨折断端再移位的机会。

正宫zhènggōng 运气学说术语，出《素问·六元正纪大论》。宫代表土运，土运平气之年，无太过与不及，称为正宫。

正骨zhènggǔ ❶专门治疗骨、关节、软组织及内脏损伤的一门医学分科。元代官方医学增设了"正骨兼金镞科"，所以《世医得效方》在卷十八有"正骨兼金镞科"一栏。《医宗金鉴》卷九十："今之正骨科，即古跌打损伤之证也。"❷指尺骨。见《伤科汇纂》。参见"尺骨"条。

正骨八法zhènggǔbāfǎ 骨折、脱臼及软组织损伤的八种整复治疗手法。见《医宗金鉴》卷八十七。即摸法、接法、端法、提法、按法、摩法、推法、拿法。详各条。

正骨范zhènggǔfàn 骨伤科著作。一名《中国接骨图说》。2卷。日本二宫彦可撰。刊于1808年。作者鉴于近代西医正骨惟重器械而不讲手法，遂据吉原杏荫之正骨手法，结合自家经验，编纂而成。上卷收正骨总论、脉症治法、用药法、夹缚固定法等；下卷载正骨手法，并详论母法15则，子法36则，收医方66首。方论有序，文图并茂。1949年后有排印本。

正骨科zhènggǔkē 古代医学分科之一。正骨疗法由来已久。宋代设疮肿兼折疡科，正骨属折疡范畴。元代始用正骨科，作为十三科之一。明代改为接骨科，但其治疗范围未变。为专门治疗骨关节特别是骨外伤疾患的学科。参见"十三科"条。

正骨疗法zhènggǔliáofǎ 骨伤科著作。石筱山著。该书系石氏总结先祖及个人数十年骨伤科临床经验的心得之作，尊明代薛己之学说，接受清代钱秀昌之影响，喜用温补，擅长四物汤、六味地黄汤之辨证论治，尤以诊治内伤为长。现有1959年人民卫生出版社铅印本。

正骨麻药方zhènggǔmáyàofāng 《华佗神医秘传》卷三方。川芎、草乌、胡茄子、羊踯躅、麻黄、姜黄各等分。为细末，茶、酒送服。用于外科麻醉。

正骨手法zhènggǔshǒufǎ 骨伤治法之一。用手的动作，治疗骨折、脱臼及软组织损伤的方法。《仙授理伤续断秘方》提出拔伸、用力收入骨、捺正等手法。《医宗金鉴》卷八十七，总结为摸、接、端、提、按、摩、推、拿八法。今有手摸心会、拔伸牵引、旋转屈伸、提按端挤、摇摆触碰、按摩推拿、夹挤分骨、折顶回旋等中西医结合新八法。此外，还有拉、卡、捏、抖等手法。详各条。

正骨手法略要zhènggǔshǒufǎlüèyào 骨伤科著作。见“平乐郭氏正骨法”条。

正骨推拿zhènggǔtuīná 治疗骨伤科疾患的推拿按摩方法。《圣济总录》卷一百四十五：“凡坠堕颠扑，骨节闪脱，不得入臼，遂致蹉跌者，急须以手揣搦，复还枢纽；次用药调养，使骨正筋柔，荣卫气血不失常度，加以封裹膏摩，乃其法也。”

正骨心法要旨zhènggǔxīnfǎyàozhǐ 骨伤科著作。4卷（即《医宗金鉴》卷八十七至九十）。清代吴谦等撰。首载手法总论及《内经》中有关记述，次为全身各部骨骼名称及其伤损、骨折、脱臼等病的症治，后述伤损内症及其兼症的治疗。

正骨学zhènggǔxué 骨伤科著作。郑怀贤编。成都体育学院附属体育医院整理。全书共11章，分述正骨学简史，人体正常骨骼，骨折与脱位，软组织损伤及其他骨伤的原因、症状、治疗、验案等，特别对手法操作附有较多的插图，内容比较实用。

正骨紫金丹zhènggǔzǐjīndān 《医宗金鉴·正骨心法要旨》卷八十八方。又名正骨紫金丸。丁香、木香、血竭、儿茶、熟大黄、红花各一两，当归、莲子、茯苓、白芍药各二两，牡丹皮五钱，甘草三钱。为细末，炼蜜为丸，每服三钱，童便或黄酒调下。治跌打仆坠，闪挫损伤，瘀血疼痛。

正骨紫金丸zhènggǔzǐjīnwán 即正骨紫金丹，见该条。

正化zhènghuà 运气术语。❶指六气正当其主令时位之所化。《素问·六元正纪大论》：“明其正化。”吴崑注：“正化者，六气各有正化，当其位者为正，非其位者为邪也。”如壬申、壬寅年，少阳相火司天，厥阴风木在泉，中运为太角木运太过，司天之气为热化，在泉与中运之气为风化，凡不出现胜气、复气的，就是“正化日”。❷出《类经图翼》。与“对化”共同说明十二地支化生六气的道理。如厥阴属风木，木生于亥，故厥阴正化于亥而对化于巳，巳、亥年同为厥阴风木司天。

正黄疸zhènghuángdǎn 病名。《症因脉治》卷三：“正黄疸之症：食已即饥，遍身俱黄，小便或赤或不利，憎寒壮热，身体如肿。”多由脏腑积热，并于脾胃之间，外因风湿相搏，闭郁腠理，湿热熏蒸，而成黄。如见表证脉浮，可用汗解，桂枝黄芪汤。若寒热，胸满，烦呕，小柴胡汤。恶寒身痛，表不解者，麻黄醇酒汤。若腹满小便不利而赤，自汗出，此表解里实热，宜下，大黄硝石汤、茵陈汤。小便不利，加减五苓散。胸满呕吐，小半夏汤。黄结上焦者，权用瓜蒂散吐之。外治亦可用吹鼻法，出其黄水。参见黄疸有关条。

正角zhèngjué 运气学说术语，出《素问·六元正纪大论》。角代表木运，木运平气之年，无太过与不及，称为正角。

正经zhèngjīng 与奇经相对，即十二经脉。《针经指南·标幽赋》：“正经十二。”

正静定zhèngjìngdìng 养生术语。指调节精神思维活动，要端正神形，安静意识活动，稳定全身各部。《管子·内业》：“是故圣人与时变而不化，从物而不移，能正能静，然后能定。”

正漏zhènglòu 病名。指黑睛漏。以黑睛中央或略偏绽开，形成漏口，有神水不断漏出为主要表现的眼病。《证治准绳·杂病》：“有漏生于风轮，或正中，或略偏，病至此，目亦危矣。”相当于今之角膜漏。

正念zhèngniàn 气功术语。指练功时杂念已排除，头脑保持高度的练功意念。元代陈虚白《规中指南》说：“盖无念之念，谓之正念。”

正疟zhèngnüè 病证名。指长期寒热发作之疟。《景岳全书·疟疾》：“古法云：以清脾饮治秋时正疟，随证加减大效。”参见“疟疾”条。

正气zhèngqì ❶同真气。人体功能的总称，但通常与病邪相对来说，指人体的抗病能力。《素问遗篇·刺法论》：“正气存内，邪不可干。”参见“真气”条。❷四季正常气候，即春温、夏热、秋凉、冬寒等。《灵枢·刺节真邪》：“正气者，正风也。”

正气散zhèngqìsǎn 《太平惠民和剂局方》卷二方。炒甘草七钱，橘皮、藿香、白术各一两，厚朴、半夏各三两（二味为末，与生姜四两研烂为饼，微炒）。为细末，每服二钱，加生姜三片，大枣一枚，水煎，食前服。治伤寒阴证，憎寒恶风，胸膈噎塞，胁肋膨胀，心下痞坚，吐利咳逆，呕逆酸水，怠惰嗜卧，不思饮食，疟疾心痛。

正气汤zhèngqìtāng 《兰室秘藏》卷八方。炒知母、黄柏各一钱五分，炙甘草五分。水煎服。治盗汗阴火盛者。

正容汤zhèngróngtāng 《审视瑶函》卷六方。羌活、白附子、防风、秦艽、胆南星、白僵蚕、制半夏、木瓜、甘草、茯神木各等分。为粗末，加生姜三片，水煎去滓，加酒一杯冲服。功能祛风化痰通络。治口眼㖞斜，仪容不正。

正色zhèngsè 又称常色。健康人面部色泽，明润含蓄，红黄隐隐，容光焕发，表示气血平和，精气内充，为有胃气、有神之象，属无病的常色。正色有主色、客色之分。主色是每个人基本肤色，视个体而异；客色随气候、环境及当时的生理状态而变化，均不属病色。

正伤寒zhèngshānghán 病名。❶指冬令感受寒邪而即发的疾患。《伤寒全生集》卷一：“夫伤寒者，自霜降后至春分前，天令严寒，水冰地冻而成杀厉之气，人触犯之，即时病者，为正伤寒。”《医学心悟》卷二：“霜降以后，天令严寒，感之而即病者，正伤寒也。其症发热恶寒，头项痛，腰脊强，身体痛。但脉浮紧、无汗为伤寒；脉浮缓、有汗为伤风。寒用麻黄汤，风用桂枝汤。予以加味香苏散代之，随手而愈。”《伤寒大白》称南方无正伤寒，麻黄桂枝仅可用于北方冬月。❷指四季感寒的病。亦称大伤寒。《通俗伤寒论·伤寒本证》：“大伤寒，一名正伤寒。立冬后，严寒为重，春夏秋暴寒为轻。”参见“大伤寒”“伤寒”条。

正商zhèngshāng 运气学说术语，出《素问·六元正纪大论》。商代表金运，金运平气之年，无太过与不及，称为正商。

正舌散zhèngshésǎn ❶《卫生宝鉴》卷八方。雄黄、荆芥穗各等分。为末，每服二钱，豆淋酒调下。治中风舌强语謇。❷《张氏医通》卷十三方。蝎尾（醋炒）三钱，茯苓（姜汁拌晒）一两。为末，每服二钱，温酒调下，并擦牙龈，日三次；若面赤，倍蝎尾，加薄荷五钱，每服四钱，水煎，热服取汗。治惊痰塞窍，肝热生风，舌强不正。

正水zhèngshuǐ 病名。❶水肿病之一。《金匮要略·水气病脉证并治》：“正水，其脉沉迟，外证自喘。”多因脾肾阳虚，水停于里，上迫于肺所致。参见“水肿”“肺虚身肿”条。❷指十种水病。《三因极一病证方论》卷十四，称心水、肝水、肺水、脾水、肾水、胆水、大肠水、膀胱水、胃水、小肠水等十水为正水。参见“十水”条。

正岁zhèngsuì 运气术语。即平气之年。《素问·六元正纪大论》：“运非有余，非不足，是谓正岁，其至当其时也。”谓中运既非有余，亦非不及，就是所谓“正岁”，气至就不先不后而与节候同时。参见“平气”条。

正体zhèngtǐ 整复之意，即整治人体骨折、损伤。出《正体类要》上卷。明、清时代正骨科也有称为正体科的。

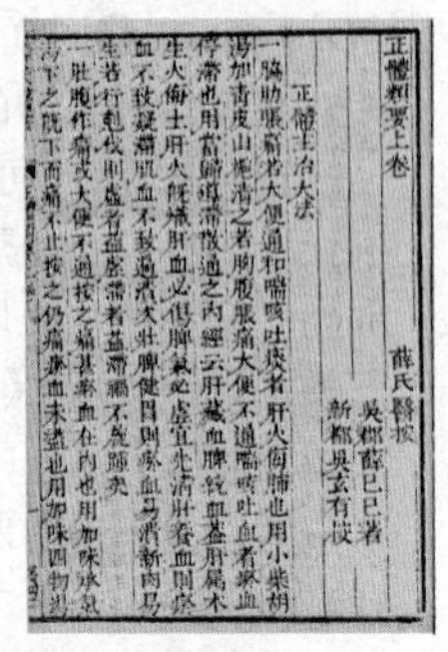
正體類要上卷 薛氏醫按
吴郡薛己著
新都吴玄有校
正體主治大法
一脇肋脹痛若大便通和喘咳吐痰者肝火侮肺也用小柴胡
湯加青皮山梔清之若胸腹脹痛大便不通喘咳吐血者瘀血
停滯也用當歸導滯散通之内經云肝藏血脾統血蓋肝屬木
生火侮土肝火既熾肝血必傷脾氣必虚宜先清肝養血則瘀
血不致凝滯肌血不致遍潰大壯脾健胃則瘀血易消新肉易
生若行剋伐則虚者益虚滯者益滯禍不旋踵矣
一肚腹作痛或大便不通按之痛甚瘀血在内也用加味承氣
湯下之既下而痛不止按之仍痛瘀血未盡也用加味四物湯

正体类要

正体类要zhèngtǐlèiyào 骨伤科专著。2卷。薛己撰。刊于1529年。上卷首载正体主治大法凡19条，次载作者对仆伤、坠跌、金伤及汤火伤3类病的医案共64种病证。每证1~3例不等；下卷为伤科所用方剂，共73首。全书理论联系实际比较紧密。1949年后有排印本。

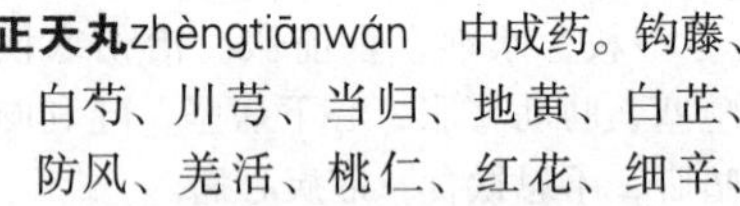

正天丸zhèngtiānwán 中成药。钩藤、白芍、川芎、当归、地黄、白芷、防风、羌活、桃仁、红花、细辛、独活、麻黄、黑顺片、鸡血藤。以上十五味，按丸剂工艺制成，每瓶装60g或者每袋装6g。饭后服用。一次6g，一日2~3次。15天为一个疗程。疏风活血，养血平肝，通络止痛。用于外感风邪、瘀血阻络、血虚失养、肝阳上亢引起的偏头痛、紧张性头痛、神经性头痛、颈椎病型头痛、经前头痛。

正头痛zhèngtóutòng 病证名。❶即冲头痛。《东医宝鉴·外形篇》：“其病冲头痛，目似脱，项似拔，即正头痛也。”参见“冲头痛”条。❷指满头皆痛之症，与偏头痛相对而言。《溪陆氏医述·病症辨异》：“正头痛者，满头皆痛……偏头风者，但在半边。”参见“头痛”条。

正邪zhèngxié 五邪之一。见“五邪”条。

正邪分争zhèngxiéfēnzhēng ❶指正气与邪气互相争持。由此构成疾病的一般病理过程。❷指伤寒少阳病出现寒热往来的病机。恶寒是正不胜邪；发热是正气抗邪外出；寒热交替出现是正气与邪气互相争持的状态。《伤寒论·辨少阳病脉证并治》：“邪气因入，与正气相搏，结于胁下，正邪分争，往来寒热。”

正心汤zhèngxīntāng 《古今医统大全》卷四十九方。人参、茯神、当归、生地黄各一两，羚羊角、甘草、酸枣仁、远志各八钱，莲子七枚。水煎去渣，入羚羊角末、麝香各一分，和匀服。治七情五志，久犯心神，妄言妄笑，不知所苦。

正性zhèngxìng 养生术语。指人体保持精神安定，志闲寡欲。《正一法文修真旨要》说：“人能正性而合元气，少思寡欲，去智离形，然后可以示之。”

正虚邪恋zhèngxūxiéliàn 指正气已虚，余邪未尽的状态，由于正气难复是主要矛盾，致使疾病处于缠绵难愈的病理过程。正虚邪恋病变多见于疾病后期，且往往是多种疾病由急性转为慢性，或慢性病经久不愈，或遗留某些后遗症等。

正虚邪实zhèngxūxiéshí 指虚证、实证同时出现。❶病机。疾病治疗不当，或邪气过盛，使正气已虚而邪实仍在。❷证候名。原来体质比较虚弱的人，感受实邪，出现正虚邪实的证候。《素问·通评虚实论》：“邪气盛则实，精气夺则虚。”通常以正虚为本，邪实为标。治疗需扶正祛邪。

正阳散zhèngyángsǎn 《太平圣惠方》卷十一方。附子（炮，去皮脐）一两，皂角（去皮、子，酥炙）一枚，炮姜、炙甘草各一分，麝香（另研）一钱。为细末，每服二钱，水煎和滓热服。治阴毒伤寒，面青，张口出气，心下硬，身不热，只额上有汗，烦渴不止，舌黑多睡，四肢俱冷。

正一丹zhèngyīdān 《太平惠民和剂局方》卷五方。即来复丹，见该条。

正营zhèngyíng 经穴名。代号GB17。出《针灸甲乙经》。属足少阳胆经。足少阳、阳维之会。位于头顶部，当瞳孔直上入发际2.5寸处；或于头临泣后2寸取穴。另说在人发际2.5寸（《千金翼方》）；“目窗后一寸五分”，即入发际3.5寸（《针灸大成》）。布有额神经和枕大神经吻合支；并有颞浅动、静脉顶支和枕动、静脉的吻合网。主治偏头痛，目眩，齿痛等。沿皮刺0.3~0.5寸。艾条灸5~10分钟。

正羽zhèngyǔ 运气学说术语，出《素问·六元正纪大论》。羽代表水运，水运平气之年，无太过和不及，称为正羽。

正元丹zhèngyuándān ❶《证治准绳·女科》卷四方。香附一斤（同艾叶三两，以醋同浸一夜，然后分四份，分别用酒、盐、酥油、童便制），阿胶珠二两，枳壳四两（一半生用，一半麸炒），生地黄、熟地黄、酒当归、炒川芎各四两，白芍药八两（一半生用，一半酒炒）。为细末，醋糊为丸，梧桐子大，每服五十至六十丸，空腹盐汤送下。治妇人月经不调及不孕。❷《古今医方集成》引《秘旨》方。人参（用附子一两，煮汁收入，去附子）三两，甘草（用乌药一两，煮汁收入，去乌药）、黄芪（用川芎一两，酒煮收入，去川芎）各一两五钱，白术（用陈皮五钱，煮汁收入，去陈皮）、茯苓（用肉桂六钱，酒煎汁收入，去肉桂）各二两。将茯苓晒干，余药用文武火焙干，为末，每服三钱，加生姜三片、大枣一枚，水煎数沸，再加盐一捻，和渣调服，服后饮热酒一杯，以助药力。治命门火衰，不能生土，吐利厥冷，时或阴火上冲，头面赤热，眩晕恶心，或浊气逆满，胸胁刺痛，脐腹胀急。

正元汤zhèngyuántāng 《兰室秘藏·阴痿阴汗门》方。即固真汤，见该条。

正元饮zhèngyuányǐn 《丹溪心法》卷四方。炒红豆、炮姜各三钱，人参、炙甘草、白术、茯苓各二两，肉桂、炮川乌各五钱，炮附子、川芎、山药（姜汁炒）、乌药、葛根各一两，陈皮二钱，炙黄芪一两五钱。为粗末，每服三钱，加生姜三片、大枣一枚、盐少许，水煎，送服黑锡丹。治早起头晕，须臾自定，日以为常者。

正徵zhèngzhǐ 运气学说术语，出《素问·六元正纪大论》。徵代表火运，火运平气之年，无太过与不及，称为正徵。

正治zhèngzhì 是一般常规的治疗方法，即针对疾病的性质、病机，从正面治疗。如寒证用热药，热证用寒药，实证用攻法，虚证用补法等。因药性与病性相逆，故又称逆治。《素问·至真要大论》：“逆者正治。”《医门法律》：“逆者正治，辨之无难，从者反治，辨之最难。盖寒有真寒假寒，热有真热假热。真寒真热，以正治之即愈；假寒假热，以正治之则死矣。”

正治法zhèngzhìfǎ 治法。即正治。详该条。

证zhèng ❶患者自觉症状。《说文·言部》：“证，告也。”患者告知的对自身疾病的主观感受和体验称“证”。与之相对，医生通过诊察得知的病象（体征）称“候”。详“候”条。❷病象，即各种临床表现。《金匮玉函经》第

Z

三篇论小柴胡汤适应证："但见一证便是，不必悉具。"《伤寒论》第八篇："脉但浮，无余证者，与麻黄汤。"❸脉象之外的其他病象。能常"脉证"联称，如：《伤寒论·辨太阳病脉证并治上第五》："观其脉证，知犯何逆，随证治之。"❹具有相关病理基础而同时或相继出现的相对稳定的病象组合。如："表证""桂枝汤证""阳明腑证"。❺医者对疾病过程中一字阶段的病位、病性、病势、病因及机体抗病能力的强弱等本质情况的综合认识，可作为确定治法、方药和判定预后的依据。如"肝郁脾虚证""少阴死证"。

证道秘书zhèngdàomìshū　养生丛书。清代济一子（傅金铨）编辑。本书汇集以内丹为主的气功学专著十种，其中傅氏自撰者有：《拓溪录》《赤水吟》《天仙正理读法点睛》《道海津梁》《丹经示读》；编集他人著作有：《外金丹》《内金丹》《邱祖全传》《玄微心印》《三峰丹诀》。

证候zhènghòu　❶指患者对自身疾病的主观感受和体验以及医生诊察得知的客观病象。《伤寒论·伤寒例》："谵言妄语，身微热，脉浮大，手足温者生，逆冷脉沉细者，不过一日死矣。此以前是伤寒热病证候也。"《本草经集注·序》："伤寒证候，亦有二十余条。"实系"证""候"合称。参见"证""候"条。❷脉象之外的其他病象。隋代巢元方《诸病源候论》卷十三《脚气缓弱候》："病既入藏，其脉有三品，内外证候相似，但脉异耳。"宋代朱肱《活人书》卷九《问自汗者何也》："假令伤风自汗，若脉浮而弱，设当行桂枝汤，服后无桂枝脉息、证候而烦者，即不可再服也。"（同"证"❸。详该条。）❸医者对疾病过程中一定阶段的病位、病性、病势、病因及机体抗病能力的强弱等本质情况的综合认识，可作为确定治法、方药和判定预后的依据。（同"证"❺。详该条。）

证候错杂zhènghòucuòzá　指疾病某阶段中表、里、寒热、虚、实等性质相反的证候同时存在的情况。一般可能有4种情况：一是表里同病，寒热虚实性质并无矛盾，如表里实寒证、表里实热证；二是表里同病，寒热性质相同，但虚实性质相反，如表实寒里虚寒证；三是表里同病，虚实性质相同，但寒热性质相反，如表实寒里实热证；四是表里同病寒热虚实都相反，如表实寒里虚热证，此类证候少见。由于证候错综复杂，故治疗须分清主次、缓急。

证候分类zhènghòufēnlèi　各种疾病所出现的证候，通常有其一定的规律性，在四诊的基础上，把这些具有规律性的证候，系统地分别归纳为若干类型，作为识别疾病的一种方法。如伤寒的六经证候，温病的卫、气、营、血证候，都是属于这种分类方法。

证候相兼zhènghòuxiāngjiān　疾病过程中的某阶段各种不同证候同时存在的情况，但是，一般不包括性质相反的证候。如表虚寒证、里实热证、表里俱寒证等。

证候真假zhènghòuzhēnjiǎ　"真"是与疾病本质相符合的证候；"假"是与疾病本质不相符的表现。某些疾病在比较严重阶段，会出现一些与疾病本质相反的假象，以掩盖真实证候的情况。因此，临床辨证必须详加诊察，抓住本质，识别假象。如真寒假热证、真热假寒证、真虚假实证和真实假虚证等。参见各该条。

证类本草zhènglèiběncǎo　本草著作。见"经史证类备急本草"条。

证因方论集要zhèngyīnfānglùnjíyào　综合性医书。四卷。清代汪汝麟撰。书成于1839年，刊行于1840年。书中载51种病证，以内科杂病居多，兼及温疫、外科、五官等症，列方剂400首，多为名方或效方。每证之下，先述病因、症状或辨证要点，后举方剂若干，每方均明述主治、组成、方解等。证各有因，因各有方，方各有论，以证统方，循因选方，辨证论方，方便临床实用。现存清道光刊本、影印清道光刊本、点校整理本。

证治百问zhèngzhìbǎiwèn　内科著作。又名《证治石镜录》。4卷。清代刘默撰。原书名《青瑶疑问》，系据刘默和他的学生问答医理加以记录整理而成。1673年始由石楷等校刊，改为今名。书中对于中风、中寒等62种内科杂病的病因与治法用问答体裁作了探讨，内容比较实用（实际并未限于百问）。1753年，林开燧将此书略加改编补充，易名《（林氏）活人录汇编》。此后又有名为《活人方》《活人方汇编》者，都是后者的复刻本。

证治大还幼幼近编zhèngzhìdàhuányòuyòujìnbiān　儿科著作。见"幼幼近编"条。

证治合参zhèngzhìhécān　综合性医著。18卷。清代叶盛辑。刊于1729年。本书系选录《内经》及历代医书分门别类整理的资料汇辑。卷一至卷二阐述脏腑、病机、四诊、用药等；卷三和卷十七为内、妇、儿、外科疾病证治，每病先列证候，次列治法、脉象、方药、并附方解；卷十八食物单方。全书纲目清晰，资料比较丰富。

证治汇补zhèngzhìhuìbǔ　内科著作。8卷。清代李用粹撰。刊于1687年。本书汇集了内科杂病的各家论述及本人经验。书中将内科杂病80余种分为提纲、内因、外体、上窍、胸膈、腹胁、腰膝及下窍八类，每类分别记载了多种疾病的证治，内容比较丰富。1949年后有排印本。

证治石镜录zhèngzhìshíjìnglù　内科著作。见"证治百问"条。

证治心传zhèngzhìxīnchuán　医论著作。明代袁班辑。约刊于崇祯年间。此书辑录历代医家临证经验结合作者个人的心得，着重阐述辨证论治中的一系列问题。书中首论证治总纲，治病必详于望闻问切，明虚实、别标本，因人、因地、因时用药。袁氏并就治病须明阴阳虚实，必审四时用药，辨证订方必先审四诊等内容予以阐述发挥。文字浅显，论述简要。此书原系抄本，后经清代赵双湖加评，收入《三三医书》中。

证治要诀zhèngzhìyàojué　综合性医著。又名《秘传证治要诀》。12卷。明代戴元礼撰。作者以朱丹溪学说为本，集《内经》《难经》直至宋元诸家学术经验，参以个人的心得见解，论述多种内科杂病兼及疮疡、妇科、五官科等常见病证的证治，分诸中，诸伤，诸气、诸血、诸痛，诸嗽、诸热、寒热、大小腑、虚损、拾遗、疮毒，妇人共12门，分门列证，先论病因，再叙病源，依据症象，分析病证，最后介绍治法。全书叙述扼要，条理比较清楚。但在论述病因和治疗方药方面，或失于笼统。1955年商务印书馆将此书与戴氏《证治要诀类方》合刊出版，题名《秘传证治要诀及类方》。

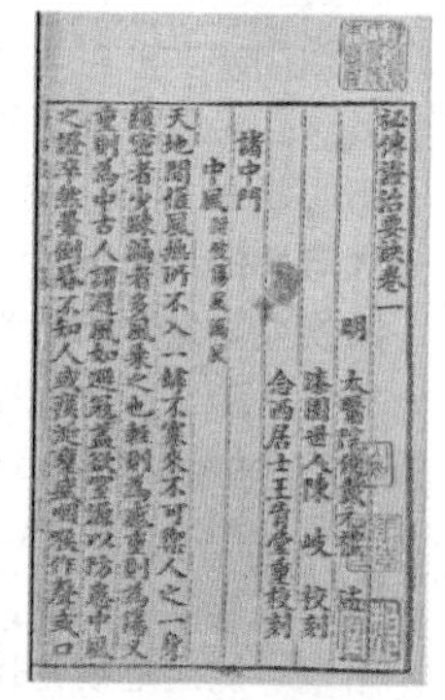
秘傳證治要訣卷一
明
諸中門
中風

证治要诀

证治要诀类方zhèngzhìyàojuélèifāng　方书。4卷。明代戴元礼撰。撰年不详，约刊于1443年。本书取《证治要诀》中各门病症所引诸方，分为汤、饮、散、丸、丹、膏6

类，简要地说明其主治、配伍及服用法等。1955年商务印书馆将此书与《证治要诀》合刊出版，题名《秘传证治要诀及类方》。

证治针经zhèngzhìzhēnjīng 针灸著作。4卷。清代郭诚勋辑于1823年。全书以歌赋体裁分述内科、妇科病证证治，每篇赋文均附以简注，各篇篇末附列治疗方剂。为医学入门书。

证治指南zhèngzhìzhǐnán 见“友渔斋医话六种”条。

证治准绳zhèngzhìzhǔnshéng 丛书。一名《六科证治准绳》。明代王肯堂撰。刊于1602年。全书阐述临床各科证治为主。包括《杂病证治准绳》8卷，《杂病证治类方》8卷，《伤寒证治准绳》8卷，《疡医证治准绳》6卷，《幼科证治准绳》9卷，《女科证治准绳》5卷。论及的科目、病种广泛，每一病证先综述明以前历代医家治验，后阐明己见，辨别病症、脉象的异同，因证论治、立法处方。采录的资料较为丰富，论述的条理亦较分明。1949年后有影印本。

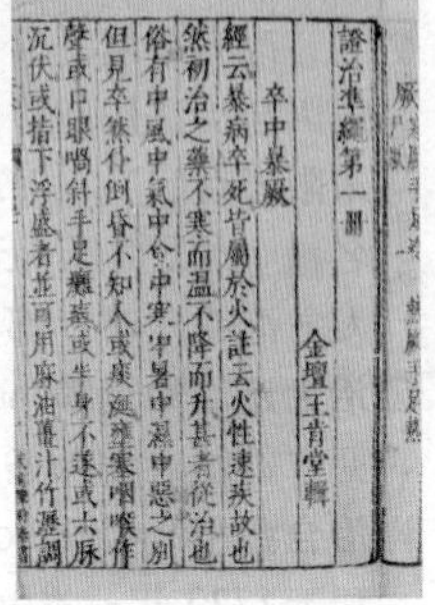

證治準繩第一冊
金壇王肯堂輯
卒中暴厥
經云暴病卒死皆屬於火註云火性速疾故也
然初治之藥不寒而温不降而升甚者從治也
俗有中風中氣中食中寒中暑中濕中惡之別
但見卒然仆倒昏不知人或痰涎壅塞咽喉作
聲或口眼喎斜手足癱瘓或半身不遂或六脉
沉伏或指下浮盛者並可用麻油薑汁竹瀝調

证治准绳

郑承海zhèngchénghǎi 清末医家。字青岩。歙县（今属安徽）人。为当地喉科名医郑宏绩之次子，郑承湘之弟，亦继家学，撰有《喉科杂证》一书，未见刊行。

郑承瀚zhèngchénghàn 清末喉科名医郑宏纲（梅涧）之长子。一作郑瀚。详该条。

郑承洛zhèngchéngluò 清末医家。字既均，号杏庵。歙县（今属安徽）人。为当地喉科名医郑宏纲（梅涧）之次子，初攻举子业，能诗文，后专攻医学，与其兄郑瀚（一作承瀚）朝夕共同钻研医学，亦精喉科。撰《熟地黄论》《咽喉伤燥论》《杏庵医案》等书。均未见刊行。

郑承湘zhèngchéngxiāng 清末医家。字雪渔，歙县（今属安徽）人，为当地喉科名医郑宏绩之长子。少攻举子业，后承继家学，潜心医学，撰有《伤寒金匮经方简易歌括》《医汇简切》《医学正义》《痘治正名类参》《愚虑医草》《喉菌发明》等书，未见刊行。

郑春敷zhèngchūnfū 南宋医家。早年学医，专心研究妇产诸病，收集诸家有关妇产杂病的论述和有效验方，于1165年（隆兴三年）撰《女科济阴要语万金方》2卷。

郑大忠zhèngdàzhōng（16世纪） 明代医家。字英翰。福建闽侯人。先学儒后学医，并专心痘疹科。汇集各家著述，编有《痘经会成保婴慈幼录》一书。

郑端友zhèngduānyǒu 南宋医家。淳熙（1174—1189）间集《全婴方论》23卷。论述儿科疾病病因、四诊、用药等。叙病以方为纲，间述新见。于小儿伤寒、诸风、麻痘疳痢、痈疽疮疡论述较多。末附病案。

郑广文zhèngguǎngwén 见“郑虔”条。

郑瀚zhènghàn（约1746—1813） 清代喉科医家。一作郑承瀚，字若溪，号枢扶。歙县（今属安徽）人。为喉科名医郑宏纲（梅涧）之长子。自幼爱好医学，旅游于湖北、江苏、浙江等地，后专心钻研医术数年，承家学，亦擅长喉科，并通儿科、针灸。积多年临证经验，复采古今方书，除补充其父郑宏纲之《重楼玉钥》一书外，并于1804年撰成《重楼玉钥续编》，由章洪均（叔和）录存，于1923年由裘庆元（吉生）校刊印行，并附郑氏《喉症白腐》，论述白腐证较详。其于喉科治法，亦倡用养阴清热等法。另有《咽喉辨证》《白喉阐微》《痘科切要》等书，未见刊行。

郑宏纲zhènghónggāng（约1727—1787） 清代喉科名医。字纪元，号梅涧。歙县（今属安徽）人。世医出身，其家从先祖起知医者，代不乏人。其父郑于丰（字绥年，号认斋）在外经商时，遇福建人黄明生，精于喉科，经几次携重礼恳求，始得其所传喉科秘本，并带回，令子侄研习，用之临证，常奏良效，自此其家以喉科医闻名。宏纲自幼得喉科秘传，专喉科有年，钻研理论，临证经验丰富，因见历代缺乏喉科系统专书，乃据家藏喉科秘本及经验心得，约于乾隆年间撰成《重楼玉钥》一书。其后由人辗转传抄，传至天津，于道光十八年（1838）由冯相等刻行。其书论述咽喉生理、病理、辨证、预后，治法包括针刺、手法、吹喉、外敷、含漱等数种，而以养阴清热为特点，其中所记证候，如白缠风（类似白喉）所用方剂，如养阴清肺汤等，多为后世医家所采用。其用针灸配合治疗喉科，亦为特点之一。子承瀚（一作瀚，字若溪，号枢扶），孙钟寿（祝三）等继家学，世称“南园喉科”。

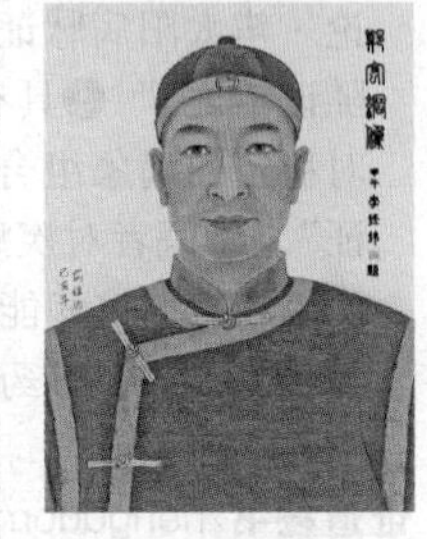

郑宏纲

郑宏绩zhènghóngjì 清代喉科医家。字慎斋，号禹东。歙县（今属安徽）人。为郑宏纲（梅涧）之堂兄弟，其父郑于藩、伯父郑于丰均为福建喉科医生黄明生弟子，亦精喉科。子承湘、孙麟等亦以医名。世称“西园喉科”。

郑瑚zhènghú 清代医家。字友夏。安徽祁门人。少时业儒，年长钻研医学，读《内经》等医书，为人医病，每有良效，撰有《扶婴录》一书，未见刊行。

郑惠卿zhènghuìqīng 宋代医生。编有《婴儿病证幼幼方论》10卷。

郑纪元zhèngjìyuán 见“郑宏纲”条。

郑既均zhèngjìjūn 见“郑承洛”条。

郑浆zhèngjiāng 宋代医生。字孔济。长乐（今福建长乐）人，生平不详。

郑克zhèngkè 宋代人。以五代和凝《疑狱集》等尚未详尽，因采缀诸书中有关断狱之文补编成《折狱龟鉴》（一作《决狱龟鉴》）20卷（今本析为8卷）。

郑孔济zhèngkǒngjì 见“郑浆”条。

郑麟zhènglín 清末医家。字应文。歙县（今属安徽）人。为当地喉科名医郑宏绩之孙，亦通医学，撰有《灵素汤液溯源》一书，未见刊行。

郑梅涧zhèngméijiàn 见“郑宏纲”条。

郑明甫zhèngmíngfǔ 见“郑汝炜”条。

郑宁zhèngníng（16世纪） 明代医家。字七潭。安徽人。郑氏认为古今方书中常用药不过二三百味，但关于药的性味说法不一，因而参考过去各书，编成《药性纂略》一书。

郑七潭zhèngqītán 见“郑宁”条。

郑奇zhèngqí 北宋医家。任翰林医官院副使。982年（太平兴国七年）参加宋政府集体编修的《太平圣惠方》。

郑虔zhèngqián（？—760？） 唐代本草家，字弱斋。郑州荥阳（今河南郑州）人。曾因被控“私撰国史”贬10年。回京后，737年为广文馆博士，人称“郑广文”。集由西域等地转入内地的药物，撰《胡本草》7卷，已佚。

郑樵zhèngqiáo（1103—1162） 南宋史学家。字渔仲，莆田（今属福建）人。苦学30年，访书10年。对天文、地理、草木、虫鱼等均有研究，著作甚富，尝整理改编旧本草，撰《本草成书》24卷、《草木外类》5卷，两书共载药1483种，尝谓："本草一家，人命所系。凡学之者，务在识真。"又："夫物之难明者，为其名之难明也。名之难明者，谓五方之名，既已不同，而古今之言，亦自差别。"因而撰《通志·昆虫草木略》，致力辨析动植物名实。另著《食鉴》等医药书，佚。

郑青岩zhèngqīngyán 见"郑承海"条。

郑全望zhèngquánwàng 明代医家。字灵渚。信州（治今江西上饶）人。研读《内经》《难经》等书，遂精于医。曾目睹闽广间发生异于六淫之证，穷研细究，得宋代李待制之《瘴疟卫生方》，遂发明治瘴疟之法，以治闽广间特异之证。进而析其原委，附以己意，成《瘴疟指南》（1609）。

郑荣zhèngróng 北宋人。又名自清。本为禁军，当过道士，后改学医，善治麻风病。

郑汝明zhèngrǔmíng 南宋人。嘉定元年（1208），集唐代时贤《胎前十八论》、宋代郭稽中《产后二十一论》，附以孙思邈等有关论说，编成《胎产真经》（或称《产经》）两卷。

郑汝炜zhèngrǔwěi 明代医生。字明甫。祖籍安徽，迁居到江苏武进。精于医术，尤其长于用药，曾任太医院医官。后来隐居民间，行医60年，治病效果较好。著有《外科宗要》，已佚。

郑若溪zhèngruòxī 见"郑瀚"条。

郑弱斋zhèngruòzhāi 见"郑虔"条。

郑三山zhèngsānshān 明代医家。吴县（今江苏苏州）人。世医出身，行医50年。强调医生除应精于技术之外，还要有"仁"心，否则足以杀人。曾把秦汉以来的医家事迹编成《医家炯戒》一书，已佚。

郑慎斋zhèngshènzhāi 见"郑宏绩"条。

郑声zhèngshēng 症名。指患者语言重复，语声低弱，若断若续的危重征象。多见于疾病晚期，因正气虚衰，精神散乱，以致神识不清，不能自主。《伤寒论·辨阳明病脉证并治》："夫实则谵语，虚则郑声。郑声者，重语也。"《伤寒绪论》卷下："郑声者谓虚……脉虽微弱而和，手足温者，生脉散、人参三白汤；气息短促，而脉沉细欲绝，附子汤倍参。"

郑氏瘄科保赤金丹zhèngshìcùkēbǎochìjīndān 麻疹专著。一名《郑氏略》。本书系将《麻科活人全书》改名刊行。全书内容相同，惟将"麻"字均改为"瘄"字。参见"麻科活人全书"条。

郑氏彤园医书四种zhèngshìtóngyuányīshūsìzhǒng 丛书。22卷。清代郑玉坛撰。刊于1796年。本书包括《伤寒杂病心法集解》（附《医方合编》）、《幼科心法集解》《彤园妇科》《外科图形脉证》（附《医方便考》）4种。系在《医宗金鉴》编次的基础上，旁采诸家医论、医方补订而成。

郑守谦zhèngshǒuqiān（1889—1969） 现代医家。湖南长沙人。早年随父学习中医并临证多年，曾在湖南国医专科学校、明道中医学校等处任教。1949年后，被选为湖南省政协委员，后调中医研究院参加临床工作。著有《四诊讲义》《小惠方》《内科杂病综要》《众信方》等书。

郑枢扶zhèngshūfú 见"郑瀚"条。

郑天章zhèngtiānzhāng 见"郑文诰"条。

郑文焯zhèngwénzhuō（1856—1918） 清末医学家。字俊臣，号小坡，又号叔问，别号瘦碧，晚号大鹤山人。原籍山东高密，后寓居江苏吴县（今江苏苏州）。通医理，工诗词，兼擅书画金石。光绪元年（1875）举人，尝入江苏巡抚慕府十余年。清亡后居沪，以行医、鬻书自给。著有《医故》（一作《医诂》）2卷（1890）。书中颇多医史文献资料。另著有《千金方辑古经方疏证》8卷、《妇人婴儿方义》2卷，未见传世。

郑文诰zhèngwéngào 明代医生。字天章。处州府（今浙江丽水）人。年幼时读《素问》《灵枢》等医书，精通医术，晚年曾任太医院吏目。

郑文贤zhèngwénxián 明代医生。云梦（今属湖北）人。少慕伯阳之术，善谈养生，精医，持一药囊，远游关中（今陕西），尝谓：医且五十年于此，手指之附人脉，多于握匕；所用药物咀片多如丘陵，即未尝不精神与病者通。对病人精心观察，治病辄效，为关中名贤所敬仰。

郑杏庵zhèngxìng'ān 见"郑承洛"条。

郑雪渔zhèngxuěyú 见"郑承湘"条。

郑应文zhèngyìngwén 见"郑麟"条。

郑英翰zhèngyīnghàn 见"郑大忠"条。

郑友夏zhèngyǒuxià 见"郑瑚"条。

郑禹东zhèngyǔdōng 见"郑宏绩"条。

郑玉挥zhèngyùhuī 见"郑麈"条。

郑在章zhèngzàizhāng 见"郑重光"条。

郑之郊zhèngzhījiāo 明代医家。字宋孟。昆山（今属江苏）人。博学多识，尤精医术。天启（1621—1627）年间征授太医院吏目，疗疾多奇效，进秩御医。魏忠贤招之视疾，辞不赴，后告假归里。著有《本草辨疑》12卷，未见传世。

郑重光zhèngzhòngguāng 清代医家。字在章，安徽歙县人。精于医术，钻研伤寒、温病之学，撰有《伤寒论条辨续注》，删减前人对《伤寒论》注释的繁复部分，并加个人见解加以续注；另对吴又可之《温疫论》一书加以补注而成《温疫论补注》。另撰有《素圃医案》一书。

郑麈zhèngzhǔ 清末医家。字玉挥。歙县（今属安徽）人。为当地喉科名医郑宏绩之孙，承家学，撰有《喉科秘钥》一书，由许佐廷（乐泉）增订，于1868年刊行。

郑注zhèngzhù（？—835） 唐代医家。绛州翼城（今山西翼城）人。家境贫穷，刻苦学医，以精医被推荐为翰侍讲学士。撰有《药方》一卷。

郑自清zhèngzìqīng 见"郑荣"条。

政和本草zhènghéběncǎo 本草著作。见"经史证类备急本草"条。

政和经史证类备用本草zhènghéjīngshǐzhènglèibèiyòngběncǎo 本草著作。见"经史证类备急本草"条。

政和圣济总录zhènghéshèngjìzǒnglù 综合性医著。见"圣济总录"条。

症zhèng "証"的分化字。原为"證"，后混用为"証"，约于元明之际，又由"証"分化出"症"，以强调其病证相关含义。明代秦景明《症因脉治·原序》："盖执脉寻因寻症，一时殊费揣摩；不若以症为首，然后寻因之所起，脉之何象，治之何宜，则病无遁情，而药亦不至于误用也。"在中医古籍中常用以表达"证（証、證）"的病证相关义项。详"证"条。现代一般专指某种具体病象，或为患者的异常感觉（症状），或为医生诊察所见的外部表现（体征）。

症方发明zhèngfāngfāmíng 综合性医著。清代顾靖远撰。8卷。作者博览前人方书，参以己见，论述各科病证证治，剖析病情，介绍治法及治疗方剂颇详。并有医案举例，可供临床参考。此书为《顾氏医镜》的一部分。

症因脉治zhèngyīnmàizhì 综合性医著。明代秦景明撰，清代秦皇士补辑。4卷。刊于1706年。本书以内科杂病为主，论述各种病证。主张先辨证候，次查病因，再审脉象，最后决定治法，故以《症因脉治》为书名。书中对于每种疾病的辨证，均分列条目，清晰细致，叙述较有条理，选方大多切于实用。1949年后有排印本。

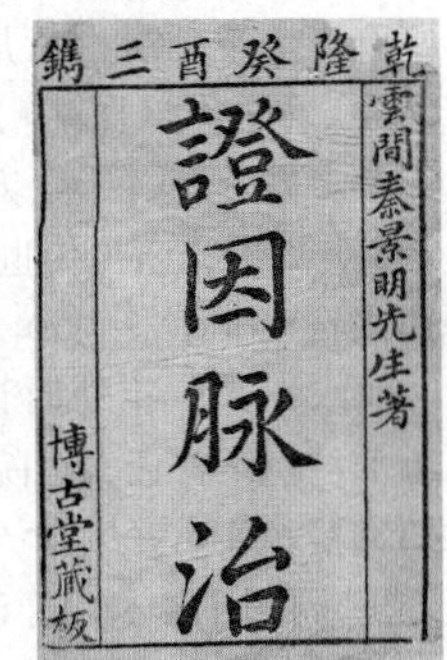

症因脉治

症治要言zhèngzhìyàoyán 综合性医著。1卷。清代罗定昌撰于1882年。本书仿《伤寒论》体例，分十二经记述疾病症治。各经症治先论脉络，次论病情，后论方药，辨明寒热虚实，再列古今治验、方药及其加减。所列方剂注明出处，但大多录自《伤寒论》，便于溯源，对症用方。此书为《脏腑图说症治要言全璧》（又名《中西医粹》）的一部分，后收入《中外医书八种合刻》中。

zhi

支秉中zhībǐngzhōng 明代医生。字改斋。履籍不详。擅长小儿科，著有《保婴直指》（佚）、《痘疹玄机》4卷。对于痘疹，主张不泥守前人的方剂，应当根据人的气血虚实寒热以及痘疹的多少轻重等不同情况，灵活施治。

支法存zhīfǎcún 晋代医家。本为胡人，生长广州，善医术，尤善治脚气病，撰有《申苏方》5卷，已佚。

支改斋zhīgǎizhāi 见“支秉中”条。

支膈zhīgé 证名。指胸膈有阻塞不适感。出《灵枢·经脉》。《类经·十五别络病刺》：“手少阴之络名通里，在腕后一寸陷中，别走手太阳者也。此经入心下膈，故邪实则支膈，谓膈间若有所支而不畅也。”

支沟zhīgōu 经穴名。代号TE6。出《灵枢·本输》。别名飞虎。属手少阳三焦经。经（火）穴。位于腕背横纹上3寸，尺桡两骨间。布有前臂背侧皮神经，深层有桡神经之前臂骨间背侧神经、正中神经之骨间掌侧神经，并有前臂骨间背侧动脉和前臂骨间掌侧动脉本干通过。主治胁肋痛，肘臂痛，暴喑，呕吐，便秘，耳鸣，耳聋等。直刺0.5～1寸。艾炷灸3～5壮；或艾条灸5～10分钟。

支节zhījié 指四肢骨节。支，指四肢；节，指骨节。《灵枢·师传》：“身形支节者，藏府之盖也。”

支节烦疼zhījiéfánténg 症名。亦作肢节烦痛。指四肢关节烦热疼痛。《伤寒论·辨太阳病脉证并治》：“伤寒六七日，发热，微恶寒，支节烦疼。”《伤寒论辑义》卷三：“支节者，四肢百节也。若言百节，则似周身百节烦疼，此恐不然，当是四肢之关节烦疼。”《伤寒明理论·烦热》：“烦疼，即是热疼。”《伤寒溯源集》卷七：“发热恶寒，支节烦疼，又为在表之邪，是邪气半在表半在里也。”可予柴胡桂枝汤和解。

支咳zhīké 病名。十咳之一。又名支嗽。指咳嗽兼见心下硬满引痛者。《诸病源候论·咳嗽病诸候》：“三曰支咳。心下硬满，咳则引痛，其脉反迟是也。”参见“咳嗽”“痰饮咳嗽”“十咳”条。

支连zhīlián 出《药性论》。为黄连之别名，详该条。

支乔楚zhīqiáochǔ 明代医家。字寰冲。进贤（今属江西）人。医名甚著，天启（1621—1627）年间授太医院吏目。

支嗽zhīsòu 病名。见《不居集》卷十五。❶即支饮，详该条。❷即支咳，详该条。

支义方zhīyìfāng 五代后周医家。著医方书《通玄经》10卷，今佚。同名书《通玄方》10卷，《宋史·艺文志》作“支观”撰。

支饮zhīyǐn 病名。四饮之一。出《金匮要略·痰饮咳嗽病脉证治》。因饮邪停留于胸膈之间，上迫于肺，肺失肃降所致。主要症状为胸闷短气，咳逆倚息不能平卧，外形如肿，或兼见头晕目眩，面色黧黑，心下痞坚等。治宜温肺化饮平喘为主。方用小青龙汤、葶苈大枣泻肺汤等。参见“痰饮”“四饮”条。

支正zhīzhèng 经穴名，代号SI7。出《灵枢·经脉》。属手太阳小肠经。手太阳之络穴。位于前臂伸侧，阳谷穴与小海穴的连线上，距阳谷穴5寸处。一说“去养老一寸七分”（《针灸集成》）。布有前臂内侧皮神经分支，深层桡侧有前臂骨间背侧神经；并有前臂骨间背侧动、静脉末支通过。主治头痛，项强，目眩，颔肿，癫狂，消渴，肘挛，指痛等。直刺0.3～0.5寸。艾炷灸3～5壮；或艾条灸5～10分钟。

汁沫zhīmò 指腹腔内潴留的液体。《灵枢·百病始生》：“胀则肠外之汁沫迫聚不得散，日以成积。”

芝麻zhī·ma 中药材。见《中国医学大辞典》。为麻秸之别名，详该条。

芝麻响铃铃zhī·maxiǎnglínglíng 中药材。见《浙江民间常用草药》。为农吉利之别名，详该条。

枝核zhīhé 中药材。见《四川中药志》。为荔枝核之别名，详该条。

知柏八味丸zhībòbāwèiwán 即滋阴八味丸，见该条。

知柏地黄丸zhībòdìhuángwán 《症因脉治》卷一方。即滋阴八味丸，见该条。

知柏四物汤zhībòsìwùtāng 《症因脉治》卷三方。知母、黄柏、当归、生地黄、川芎、白芍药。水煎服。功能养血清热。治肝经血热筋挛。亦治妊娠胎动，脉洪虚数。

知柏天地煎zhībòtiāndìjiān 《症因脉治》卷一方。天冬、生地黄各六两（一方作八两），黄柏、知母各二两。水煎服。功能滋阴清热。治肾水不足，阴虚火旺而致的牙痛，腰痛，咳嗽，呃逆，及痿软等症。如热甚便秘，加龟甲胶；胃寒加生姜；气滞加砂仁、沉香；腰痛甚者，加独活、杜仲。

知聪zhīcōng 南北朝时期人。曾于562年携《明堂图》和药书等到日本，对中日医学交流起了促进作用。

知了zhī·liao 中药材。见《江苏药材志》。为蚱蝉之别名，详该条。

知命丸zhīmìngwán 《外科正宗》卷一方。即黍米寸金丹，见该条。

知母zhīmǔ 中药材。出《神农本草经》。又名地参、羊胡子根、穿地龙。为百合科植物知母 *Anemarrhena asphodeloides* Bge. 的干燥根茎。主产于华北、山西。苦，甘，寒。归肺、胃、肾经。清热泻火，滋阴润燥。用于外感热病，高

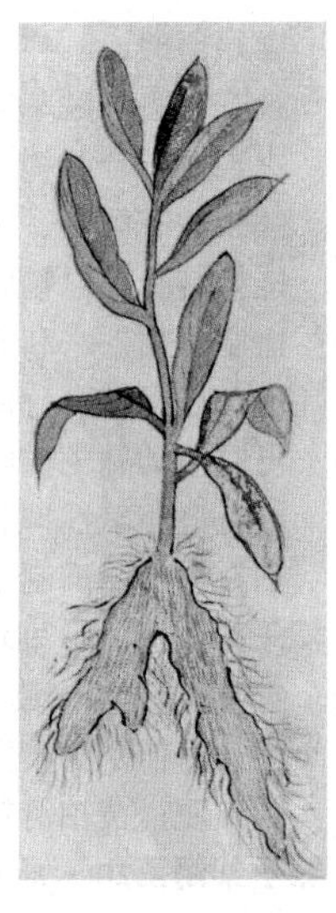
知母

热烦渴，肺热燥咳，骨蒸潮热，内热消渴，肠燥便秘，煎服6～12g。本品含多种知母皂苷，还含芒果苷、异芒果苷、知母多糖、鞣酸等。又含异菝葜皂苷、马尔考皂苷元、薯蓣皂苷元、宝藿苷、淫羊藿苷、知母属皂苷Ⅰ～Ⅳ等。根茎含知母多糖A～D、单甲基－顺－扁柏树脂酚、吨酮－C－糖苷、β－谷甾醇、烟酸等。浸膏对兔有解热作用，煎剂在体外对葡萄球菌，痢疾、伤寒杆菌，大肠埃希菌和常见皮肤真菌均有抑制作用。提取物对人型结核杆菌有抑制作用。水提取物对兔和小鼠实验性糖尿病有降血糖作用。本品能保护机体肾上腺皮质免受外源性皮质激素的抑制。知母对动物肾上腺素能和胆碱能神经系统有双向调节作用，也可抑制 Na^+，K^+－ATP酶活性，拮抗地塞米松对兔血浆激素的影响，抗血小板聚集，还可抑制cAMP磷酸二酯酶活性等。

知母鳖甲汤zhīmǔbiējiǎtāng 《外台秘要》卷五引《延年秘录》方。知母、炙鳖甲、地骨皮各三两，常山二两，竹叶一升，石膏四两。水煎，去渣，分三次服。治温疟、壮热不能食。

知母茯苓汤zhīmǔfúlíngtāng 《宣明论方》卷九方。甘草、茯苓各一两，知母、五味子、人参、薄荷、半夏、柴胡、白术、款冬花、桔梗、麦冬、黄芩各半两，川芎二钱，阿胶三钱。加生姜三片，水煎服。功能养阴润肺，化痰止咳。治咳嗽不已，往来寒热，自汗肺痿。亦治妇女胎前产后，身热盗汗，咳嗽见血，胸胁疼痛。

知母甘桔汤zhīmǔgānjiétāng 《症因脉治》卷二方。知母、石膏、桔梗、甘草、地骨皮。水煎服。功能清肺止咳。治肺燥咳嗽喘逆。

知母散zhīmǔsǎn ❶《太平圣惠方》卷四十五方。知母二分，木香半两，赤茯苓三两，升麻、黄芩、天花粉各三分，鳖甲（酥炙）、柴胡、槟榔各一两。为粗末，每服四钱，加生姜半分，水煎，去渣服。治瘴毒脚气，憎寒壮热，头痛，脚膝烦疼，腹中妨闷，不能饮食，食则无味，口干多渴。❷《太平圣惠方》卷七十方。知母、赤芍药、麦冬、射干、黄芩各三分，柴胡、干地黄各一两，升麻一分，炙甘草半两。为粗末，每服四钱，加生姜半分，竹叶十四片，水煎服。功能滋阴清热。治妇人热劳，体瘦壮热，四肢烧疼，咽喉不利，不欲饮食。

知母升麻汤zhīmǔshēngmátāng 《圣济总录》卷三十三方。知母、石膏、升麻各一两，蜀漆、常山、甘草（炙）各一分，乌梅（去核）半两。上为粗末，每服五钱匕，水一盏半，煎至八分，去滓，食后温服。具有清热截疟的功能，主治伤寒后变成疟病，寒热躁渴。

知母石膏汤zhīmǔshígāotāng ❶《症因脉治》卷三方。知母、石膏、葛根、甘草。水煎服。功能清热生津止渴。治燥火所致的上消症。❷《症因脉治》卷四方。知母、石膏、麦冬、甘草、粳米、竹沥。水煎服。功能清热养阴，生津止渴。治外感霍乱烦渴。若体虚加人参；渴甚加天花粉。

知母汤zhīmǔtāng ❶《备急千金要方》卷三方。知母三两，芍药、黄芩各二两，桂心、甘草各一两（一方无桂心，有生地黄）。为粗末，水煎，分三次服。治产后乍寒乍热，心胸烦闷。❷《圣济总录》卷六十一方。知母半两，柴胡、茵陈、炙甘草、炒常山、鳖甲（醋炙）各三分。为粗末，每服五钱匕，入豆豉一百粒，水煎，去渣，入炼成猪脂半合，搅匀，食前服，以利为度。治肝黄，身体青黄，气力虚劣，口燥热渴者。

知母饮zhīmǔyǐn 《证治准绳·女科》卷五方。即二母散第一方，见二母散条。

知母饮子zhīmǔyǐn·zi ❶《银海精微》卷下方。知母、茺蔚子各三两，防风、细辛、桔梗、茯苓、大黄、芒硝各一两。水煎，食后服。治花翳多年不退。❷《秘传眼科龙木论》卷四方。知母、茺蔚子、车前子各二两，黄芩、桔梗、大黄、五味子各一两。为末，每服一钱，水煎，去渣，食后服。治目生翳膜外障。

知热感度测定法zhīrègǎndùcèdìngfǎ 以两侧同名井穴、背俞对热源的敏感差异测知脏腑、经络虚的方法。一般以点燃的线香为热源，置于穴上固定高度或有节律地上下雀啄，测定病人感到烫热时所需时间，然后比较两侧读数，高者为虚，低者为实。

知石泻白散zhīshíxièbáisǎn 《症因脉治》卷一方。桑白皮、地骨皮、甘草、知母、石膏。水煎服。功能清肺泻火。治腋痛属燥火伤肺气者。若胃火上冲，加葛根；肝火旺，加柴胡、黄芩。

知羞草zhīxiūcǎo 中药材。出《南越笔记》。即含羞草，详该条。

知医必辨zhīyībìbiàn 医论著作。清代李冠仙撰于1849年。其中包括评论诸家医书之得失，论述四诊，辨析病证及治法、方剂等医论13篇。如分析《景岳全书》，既肯定其独到的见解，又指出专用温补之法是后人学习偏执的结果。作者对吴又可《温疫论》持贬抑态度。现有《中国医学大成》本。

肢zhī 出《灵枢·小针解》。又作四肢。见该条。

肢痹zhībì 病证名。指患在四肢的痹证。见《临证指南医案·痹》。详“风痹”“寒痹”“湿痹”条。

肢节烦疼zhījiéfánténg 症名。即支节烦疼。见《伤寒来苏集·柴胡汤证》。详“支节烦疼”条。

肢节痛zhījiétòng 症名。指四肢关节疼痛。《灵枢·百病始生》：“六经不通四肢，则肢节痛，腰脊乃强。”多因风湿、痰饮、瘀血流滞经络，或因血虚不能养筋所致。《丹溪心法·附肢节痛》：“如肢节痛，须用羌活，去风湿亦宜用之。如肥人肢节痛，多是风湿与痰饮流注经络而痛，宜南星、半夏；如瘦人肢节痛，是血虚，宜四物加防风、羌活；如瘦人性急躁而肢节痛发热，是血热，宜四物汤加黄芩、酒炒黄柏；如肢节肿痛，脉滑者，当用燥湿，宜苍术、南星兼行气药木香、枳壳、槟榔，在下者加汉防己。若肢节肿痛，脉涩数者，此是瘀血，宜桃仁、红花、当归、川芎及大黄微利之。如倦怠无力而肢节痛，此是气虚，兼有痰饮流注，宜参、术、星、半。”本证可见于痹证、痛风等疾患。

肢节肿痛zhījiézhǒngtòng 症名。指四肢关节肿胀疼痛。多因风、寒、湿、热侵袭或瘀阻经络所致。《张氏医通·身体痛》：“肢节肿痛，痛属火，肿属湿，盖为风寒所郁，而发动于经络之中，湿热流注于肢节之间而无已也。”《丹溪心法·肢节痛》：“如肢节肿痛，脉滑者，当用燥湿，宜苍术、南星，兼行气药木香、枳壳、槟榔，在下者加汉防己。若肢节肿痛脉涩数者，此是瘀血，宜桃仁、红花、当归、川芎及大黄微利之。”《杂病源流犀烛·诸痹源流》：“有肢节肿痛，日夜无已时者，宜没药散、虎骨丸。”

肢胫zhījìng　指人体下肢。《灵枢·刺节真邪》：“肢胫者，人之管以趋翔也。”

肢络zhīluò　经隧的支别络脉。《灵枢·刺节真邪》：“去爪者，刺关节肢络也。”

肢体痿废zhītǐwěifèi　症名。四肢痿软无力，肌肉萎缩，出现功能障碍甚至功能丧失的表现。

肢肿zhīzhǒng　症名。即四肢肿。《医林绳墨》卷五：“肢肿者，四肢作肿也。盖四肢者，脾之脉络也。脾有所郁，则气血不调，以见四肢作肿，大率滞于血者，则痛肿难移，滞于气者，则仰不便，行血宜芎归汤加丹皮、白芷、秦艽、续断；行气宜二陈汤加厚朴、山楂、白术、黄芩。”《证治要诀·肿》：“四肢肿，谓之肢肿，宜五皮饮加姜黄、木瓜。”参见“水肿”“四肢肿”条。

栀豉汤zhīchǐtāng　方名。即栀子豉汤，见该条。

栀连二陈汤zhīlián'èrchéntāng　❶《症因脉治》卷一方。半夏、陈皮、茯苓、甘草、栀子、黄连。水煎服。功能燥湿化痰清热。治因酒湿而致的半身不遂；或郁痰胸满饱胀，懊侬烦闷；或气逆不利，倚肩喘息；或暑气呕吐，兼有痰涎；或外感呃逆而兼热者。如痰火呃逆，加葛根、竹茹。❷《经验医库》方。黄连、连翘、葛根、栀子、厚朴、麦芽、枳壳、山楂、瞿麦、青皮、陈皮、槟榔。水煎服。功能清热除烦，行气消积。治郁火积滞，呕吐，五心烦热，咽干口渴，有汗，神强气壮，面赤红活，脉沉滑数疾。

栀连平胃散zhīliánpíngwèisǎn　❶《症因脉治》卷二方。栀子、黄连、苍术、厚朴、陈皮、甘草。水煎服。功能清热化湿，和中止吐。治暑气呕吐；或脾热痿软，肌肉不仁，身重不能转侧，纵缓不能举动。若呕吐，呃逆而口渴者，加葛根、竹茹。❷《症因脉治》卷一方。栀子、木瓜、秦艽。水煎服。治口眼㖞斜，右关脉弦数者，及热气霍乱，内兼停滞者。❸《症因脉治》卷四方。栀子、黄连、苍术、厚朴、陈皮、甘草、枳壳、桔梗。水煎服。治酒积腹痛，利下黄沫者。

栀连清肺饮zhīliánqīngfèiyǐn　《症因脉治》卷二方。栀子、黄连、桔梗、甘草、杏仁、天花粉、黄芩、薄荷。水煎服。功能清热宣肺，祛痰止咳。治伤热咳嗽，咽喉干痛，面赤潮热。

栀连正气散zhīliánzhèngqìsǎn　《症因脉治》卷二方。栀子、黄连、藿香、厚朴、陈皮、半夏、甘草、苍术、竹茹、茯苓。功能清热和胃，降逆止呕。治胃火呕吐，食入即吐，其味或酸或苦，五心烦热，夜卧不宁，口中干渴，二便阻涩。

栀子zhī·zi　中药材。出《神农本草经》。又名山栀子、黄栀子。为茜草科植物栀子 *Gardenia jasminoides* Ellis 的果实。主产于浙江、江西、湖南、福建。苦，寒。入心、肝、肺、胃三焦经。泻火除烦，清热利湿，凉血止血。①治热病心烦不眠，黄疸，淋病，尿血，吐血，衄血，目赤，口疮，疮疡肿毒。煎服（一般炒黑用于止血）：6～9g。②肺热咳嗽、咳血。可内服。③生用治跌打损伤，扭伤，研末调敷。本品含栀子素、栀子苷、去羟栀子苷即都桷子苷、栀子新苷、山栀苷和藏红花素、藏红花酸、熊果酸等。尚含绿原酸，3,4－二－0－咖啡酰奎宁酸、藏红花酸的多种糖苷、去乙酰车叶草苷酸、都桷子素、鸡屎藤次苷甲酯。去羟栀子苷及栀子水提取物在动物实验中，有镇痛作用，熊果酸有解热、镇静和抗惊厥作用。藏红花素和藏红花酸能抑制兔在总输胆管被结扎后的血胆红素的升高，并有降血脂作用。水和醇浸膏对兔有利胆、降压作用。栀子及其成分还可保肝、促进胰腺分泌，治疗实验性胰腺炎。栀子可防治动脉粥样硬化，降低心肌收缩力。都桷子素对胃功能有抗胆碱性抑制功能的作用，还可抗诱变、抗炎。水浸剂在体外能抑制某些常见致病性皮肤真菌。

栀子柏皮汤zhī·zibòpítāng　《伤寒论》方。栀子十五个，炙甘草一两，黄柏二两。水煎，分二次服。功能清热去湿。治伤寒身黄发热。方中栀子清结热，泻三焦之火，通利二便；黄柏清热除湿；甘草和中解毒。

栀子柴胡汤zhī·zicháihútāng　《症因脉治》卷三方。栀子、柴胡、黄芩、竹茹、知母、甘草。水煎服。功能和解少阳，清热除烦。治少阳余热未尽而致的不得卧。

栀子菖蒲汤zhī·zichāngpútāng　《证治准绳·幼科》集五方。栀子一钱三分，石菖蒲、紫草茸各一钱二分，山豆根、犀角、黄连各一钱一分，羌活、木通、僵蚕、杏仁、韭子、牛蒡子各一钱，升麻、蝉蜕、薄荷各七分。为粗末，每服五钱，水煎，食远服。治小儿痘证因热毒生风，喑哑不语。

栀子豉汤zhī·zichǐtāng　《伤寒论》方。又名栀豉汤。栀子十四个，豆豉四合。水煎，分二服，得吐者止后服。功能透邪泄热，除烦解郁。治伤寒发汗吐下后，余热扰胸，虚烦不得眠，反覆颠倒，心中懊侬。方中栀子苦寒，清心除烦；豆豉辛凉，具有升散之性，协同栀子宣泄胸中郁热。二药合用，有清热除烦之效。

栀子大黄汤zhī·zidàhuángtāng　《金匮要略》方。栀子十四枚，大黄一两，枳实五枚，豆豉一升。水煎，分三次服。治酒疸湿已化热，小便不利，心中懊侬或热痛。

栀子甘草豉汤zhī·zigāncǎochǐtāng　《伤寒论》方。栀子十四个，炙甘草二两，豆豉（绵裹）四合。水煎，分二服，得吐者止后服。功能清热除宣壅。治心烦不得眠，心中懊侬，兼有少气者。

栀子干姜汤zhī·zigānjiāngtāng　《伤寒论》方。栀子十四个，干姜二两。水煎，分三次服，得吐者止后服。治伤寒大下后，身热未去，微烦者。

栀子厚朴汤zhī·zihòupòtāng　《伤寒论》方。栀子十四个，厚朴四两，炒枳实四枚。水煎，分二服，得吐者止后服。功能消痞除满。治伤寒下后，心烦腹满，卧起不安者。

栀子花zhī·zihuā　中药材。出《滇南本草》。为茜草科植物栀子 *Gardenia jasminoides* Ellis 的花。分布于我国南部和中部。苦，寒。入肺、肝经。清肺，凉血。治肺热咳嗽。煎服：3～5朵。焙干为末，吹鼻治鼻衄。本品含挥发油。

栀子花根zhī·zihuāgēn　中药材。出《分类草药性》。为茜草科植物栀子 *Gardenia jasminoides* Ellis 的根。苦，寒。清热利湿，凉血解毒。治感冒发热，黄疸型肝炎，痢疾，淋病，吐血，衄血，风火牙痛，流火，痈肿疮毒。煎服：9～15g。孕妇忌服。

栀子金花丸zhī·zijīnhuāwán　❶《宣明论方》卷四方。黄芩、黄连、黄柏各一两，栀子二两。为细末，水泛为丸，小豆大，每服三十丸，凉水或清茶任下。功能清热泻火解毒。治中外诸热淋秘，溺血，嗽血，衄血，头痛骨蒸，咳嗽肺痿。❷见《中华人民共和国药典（一部）》（2020）。栀子、大黄各116g，黄连4.8g，黄芩192g，黄柏、天花粉各60g，金银花、知母各40g。以上八味，粉碎成细粉，水泛为丸。每袋装9g。口服。一次9g，一日一次。功能清热降火解毒。

栀子六合汤zhī · ziliùhétāng 《医垒元戎》方。当归（酒浸炒）、川芎、白芍药、熟地黄（酒蒸）各一两，栀子、黄芩各半两。为粗末，水煎服。功能养血清热除烦。治妊娠伤寒汗下后，不得眠者。

栀子清肝汤zhī · ziqīnggāntāng 《外科正宗》卷三方。栀子、川芎、当归、柴胡、白芍药（酒炒）、牡丹皮、煅石膏、炒牛蒡子各一钱，黄芩、黄连、甘草各五分。水煎，食后服。功能清肝泻火。治肝火风热上攻而致的鬓疽，痛连颈项、胸乳、太阳穴等处，或寒热晡甚，胸满，口苦舌干。

栀子仁散zhī · zirénsǎn ❶《太平圣惠方》卷九十三方。栀子、当归各五钱，黄柏、地榆各三分，黄连一两。为细末，每服五分，粥饮送下，日三至四次。功能清热燥湿，凉血止痢。治小儿热痢，腹痛，心烦口干，小便赤黄，不欲饮食。❷《张氏医通》卷十五方。又名栀子汤。黑栀子一两，白鲜皮、赤芍药、升麻各五钱，寒水石、炙甘草各三钱。为粗末，每服一至二钱，水煎，调紫草茸末半钱匕服之。治小儿痘疹毒盛，色黑便秘。

栀子仁汤zhī · ziréntāng 《类证活人书》卷十六方。又名阳毒栀子汤。栀子仁、赤芍、大青、知母各一两，柴胡一两半，川升麻、黄芩、石膏、杏仁（汤浸，去皮、尖、双仁，麸炒微黄）二两，甘草（炙赤）半两。为粗末，每服四钱，加生姜四片、豆豉一百粒，水煎，去滓，不拘时温服。功能清热解毒。治阳毒伤寒，壮热，百节疼痛。

栀子散zhī · zisǎn 《太平圣惠方》卷五十五方。栀子、黄芩、柴胡、升麻、大黄（微炒）、天花粉各一两，龙胆草半两，芒硝二两。为粗末，每服四钱，水煎服。功能清热泻下，祛湿退黄。治遍身黄如橘色，腹胀满急。

栀子生姜豉汤zhī · zishēngjiāngchǐtāng 《伤寒论》方。又名栀子生姜汤。栀子十四个，生姜五两，豆豉四合。水煎，分二服，得吐者，止后服。功能清热除烦止呕。治心烦不得眠，心中懊侬，兼呕者。

栀子生姜汤zhī · zishēngjiāngtāng 方名。即栀子生姜豉汤，见该条。

栀子胜奇散zhī · zishèngqísǎn 《原机启微》卷下方。蛇蜕、草决明、川芎、荆芥穗、炒蒺藜、谷精草、菊花、防风、羌活、密蒙花、炙甘草、蔓荆子、木贼草、栀子、黄芩各等分。为细末，每服二钱，临卧清茶送下。功能疏风清热明目。治胬肉攀睛，并有眵泪，羞涩难开。

栀子汤zhī · zitāng ❶《备急千金要方》卷十九方。栀子、芍药、通草、石韦各三两，石膏五两，滑石八两，黄芩四两，生地黄、榆白皮、淡竹叶各一斤。为粗末，水煎，分三次服。治肾劳实热，小腹胀满，小便黄赤，数而少，末有余沥，茎中痛，阴囊生疮。❷《苏沈良方》卷三方。栀子二两，炮附子一两。为粗末，每服三钱，加薤白三寸，水煎服。治胸痹切痛。❸《证治准绳·幼科》集三方。栀子、木通、当归尾、白芷各二钱，防风、甘草各一钱。为细末，麦门冬煎汤送下。治小儿积热于心脏，小便赤肿，口内生疮。❹《张氏医通》卷十五方。即栀子仁散第二方，见“栀子仁散”条。

栀子丸zhī · ziwán 《外台秘要》卷三十六引《小品方》方。栀子七枚，黄柏三分，黄连五分，矾石四分，大枣四枚。为细末，炼蜜为丸，小豆大，每服五至十丸，日三次、夜二次。治小儿热痢不止。

栀子乌梅汤zhī · ziwūméitāng 《类证活人书》卷十八方。栀子、黄芩、炙甘草各半两，柴胡一两，炒乌梅肉十四枚。为粗末，每服四钱，加生姜三片、竹叶十四片、豆豉五十粒，水煎服。治伤寒后虚烦不得眠，心中懊侬。

栀子叶zhī · ziyè 中药材。出清代赵其光《本草求原》。为茜草科植物栀子 *Gardenia jasminoides* Ellis 的叶。苦、涩，寒。解毒，消肿。治痔疮，疔疮，跌打损伤。煎水洗。

职zhī 同肢。见“四肢”条。

胝zhī 皮厚。《素问·五藏生成篇》：“多食酸，则肉胝腸而唇揭。”

脂zhī ❶肥胖人的一种类型。《灵枢·卫气失常》：“脂者其肉坚，细理者热，粗理者寒。”❷泛指动物体内脂肪和植物种子内的油质。

脂肥zhīféi 指肌肉、脂肪肥厚的人。《素问·异法方宜论》：“西方者……其民华食而脂肥。”

脂积丸zhījīwán 《小儿卫生总微论方》卷一方。白丁香二十一个，轻粉、滑石、乳香各半钱，巴豆（烧存性）三十个。为末，煮糊为丸，黍米大，每服一至二丸，柳心七个煎汤送下。治小儿血癖。

脂瘕zhījiǎ 病证名。八瘕之一。《杂病源流犀烛·积聚癥瘕痃癖痞源流》：“脂瘕，在脂膜间，猝难踪迹，其苦腰背如刺，左右走腹中而切痛，少腹沉重，身体解，大小便血，时甚时止，此症妇人独患之。”《类证治裁·痃癖癥瘕诸积论治》：“新产交合早，胞伤，子户失禁，精血杂下如膏，宜坐导脂瘕方。”参见“瘕”“癥瘕”“八瘕”等条。

脂瘕方zhījiǎfāng 《类证治裁》卷八方。皂角七钱半，川椒、细辛、矾石、五味子、干姜各五钱。为末，囊盛，大如指，长二寸，纳阴中。治脂瘕，新产交合早，胞伤，子户失禁，精血杂下如膏。

脂瘤zhīliú 病名。出《三因极一病证方论》卷十五。又名粉瘤。多因痰气凝结而成。瘤体形圆质软，大小不等，多发于头、面、背部。若生于耳前、颈后者，多呈粉红色。破溃后可见豆渣样物溢出，有时可感染化脓。以外治为主。也可手术切除。

脂麻秸zhīmá · jie 中药材。出《摘元方》。即麻秸，详该条。

脂膜zhīmó 指胸、腹腔内网络于脏腑器官之外的富含油脂的网膜，如大网膜、肠系膜之类，虞抟等认为是三焦的一部分实体，《医学正传》卷一：“三焦者，指腔子而言……其体有脂膜在腔子之内，包罗乎五脏六腑之外也。”

脂人zhīrén 指脂肪虽多而身形小的人。《灵枢·卫气失常》：“脂人者，虽脂不能大者。”

脂塞不孕zhīsāibùyùn 病名。出清代叶其蓁《女科指掌》。因体脂过盛，闭塞胞脉，影响胞宫摄精而致不孕。参“见肥胖不孕”条。

蜘蛛zhīzhū 中药材。出《本草经集注》。又名网虫、圆蛛。为圆珠科动物大腹圆珠 *Aranea ventricosa*（L. Koch）等的全虫。分布全国各地。苦、寒，有毒。入肝经。祛风，消肿，解毒。①治小儿慢惊，初生儿口噤，疳积，狐疝偏坠。焙黄研末服：每次0.25～0.5g，每日二至三次。②治疔肿，疮疡，瘰疬，鼻息肉，蜈蚣、蜂、蝎螫伤。外用：捣敷或焙干研末撒。

蜘蛛拔毒法zhīzhūbádúfǎ 疔疮外治法之一。见清代过铸《增订治疔汇要》。先将疔头用瓷片刺破，寻活蜘蛛一个，越大越好，放疔上，蜘蛛自能奔赴刺破处，吸拔其毒，少时蜘蛛不动即取下，放冷水中自活。如不愈，用蜘蛛再行吸拔，或另取蜘蛛用之，以毒尽为止。此乃古法，今已不用。

蜘蛛抱蛋zhīzhūbàodàn 中药材。出《植物名实图考》。又名一帆青、九龙盘、蜈蚣草、地蜈蚣。为百合科植物蜘蛛抱蛋 *Aspidistra elatior* Bl. 的根茎。分布我国南部，各地庭园有栽培。甘、微苦，平。清热利尿，活血通络。①治感冒高热，肺热咳嗽，疟疾，风火头痛，牙痛，风湿痹痛，腰痛，泄泻，砂淋，经闭腹痛。煎服：9～15g。②治跌打损伤，骨折。煎服并捣敷。地下部分含蜘蛛抱蛋苷、原蜘蛛抱蛋苷、甲基原蜘蛛抱蛋苷等。

蜘蛛背zhīzhūbèi 病名。手发背之俗称。见该条。

蜘蛛疮zhīzhūchuāng 病名。出《外科启玄》卷七。患处皮肤上起小水疱，淡红而痛，五七成群，状如蜘蛛，故名。治疗参见"缠腰火丹"条。

蜘蛛蛊zhīzhūgǔ 病名。《医学入门》卷五："单腹肿大而四肢极瘦者，名蜘蛛蛊。"即单腹胀。详该条。

蜘蛛散zhīzhūsǎn ❶《金匮要略》方。蜘蛛（炒焦）十四枚，桂枝半两。为末，每服八分一匕，饮和服，日二次；或作蜜丸。治阴狐疝气，偏有小大，时时上下。❷《三因极一病证方论》卷十六方。大蜘蛛一个。用盐泥包煅红，放冷去泥，研细末，入轻粉一字，醋调成膏，敷于腋下。治腋臭。

蜘蛛香zhīzhūxiāng 中药材。❶出《本草纲目》。又名鬼见愁、老龙须、香草子、豆豉菜根、九转香、马蹄香、连香草、养血莲、臭药、乌参。为败酱科植物蜘蛛香 *Valeriana jatamansi* Jones 的干燥根茎和根。分布于河南、湖北、四川、贵州、云南等地区。微苦、辛，温。入心、脾、胃经。理气止痛，消食止泻，祛风除湿，镇惊安神。用于脘腹胀痛，食积不化，腹泻痢疾，风湿痹痛，腰膝酸软，失眠。煎服 3～6g。根和根茎含挥发油，内有 α－蒎烯、柠檬烯、桉叶素、对聚伞花素、龙脑及其乙酸酯、橙花叔醇等 17 种成分。又含绿原酸、咖啡酸、乙酰缬草三酯、缬草三酯、二氢缬草三酯、花苷异戊酸酯、缬草苦苷等。缬草三酯类化合物可解痉、抗癌。缬草还有中枢抑制作用。❷见《分类草药性》。为杏叶防风之别名，详该条。

蜘蛛胀zhīzhūzhàng 病名。单腹胀的俗称。《类证治裁》："单腹胀俗名蜘蛛胀。腹肿，四肢瘦。由脾气虚极，真脏已伤也。"参见"单腹胀"条。

执着zhízhuó 气功术语。原为佛教用语。指在练功过程中，片面强调和有意追求某种现象，是用意时要避免的主要倾向。执，原指固执于事物；着，为心情缠绵于事物而不离之妄情，其义相同。气功中的执着有时也是着意、着想的总称。"着意"是指在意念运用、意守部位时，要求意守部位的时间长，被意守的部位很清晰，或硬要想守住部位等。"着想"一般指练功过程运用意念不当而言，如用意过重，或掌握存想、观相不当等。

直肠zhícháng ❶大肠末段，以其直通肛门，故名。❷承筋穴之别名。见《针灸甲乙经》。属足太阳膀胱经。位于小腿后面，当横纹中点直下 5 寸处。❸古病名。又称直肠泻。《证治要诀·大小腑门》："药食方入口而即下者，名曰直肠。"详"直肠泻"条。

直肠结zhíchángjié 病证名。见《医宗金鉴·杂病心法要诀》。指粪便结于直肠难出者。《医碥·大便不通》："燥屎巨硬，结在肛门难出，名直肠结。从导法治之。导法，以蜂蜜炼成条，大如指，粘皂角末、油抹入便门。寒结者加草乌头末，以化寒消结；热结者以猪胆汁导之。"参见"大便秘结"条。

直肠痢zhíchánglì 病证名。指痢疾之随食随痢者。清代陆子贤《六因条辨》："伏暑痢色如脓，杂如水谷，肛垂里急，随食随痢，完谷不化，此直肠痢也。"治宜温脾涩肠为主，如桃花汤、赤石脂禹余粮丸、补中益气汤等方。参见"痢疾"条。

直肠泄zhíchángxiè 病证名。即直肠泻。《医宗必读·泄泻》："直肠泄，食方入口而即下。"详"直肠泻"条。

直肠泻zhíchángxiè 病证名。指饮食不化随即泻出。又称直肠泄、直肠、直腹泄。《张氏医通·大小府门》："药与食入口即泻下者，名直肠泻。"《医略六书·杂病证治》："直肠泻，食入辄下完谷，参附理中汤加诃子、肉果、煨木香。"亦可用木香散加人参、白术，以伏龙肝汤煎服，或大断丸。也有把食入即下之急暴者称直肠症，日久者称录食泻。《症因脉治》卷四："直肠之症，急症暴症，录食之泻，久病缓病。"参"刮肠""直肠泄""直肠"条。

直肠痈zhíchángyōng 病证名。《张氏医通》卷七："若脓从大便出者为直肠痈。"相当于盆腔脓肿等病。

直刺zhícì 指进针时，针体和穴位皮肤约呈垂直刺入的刺法。主要用于肌肉丰厚处的穴位。《灵枢·九针十二原》："正指直刺。"

直腹泄zhífùxiè 病证名。《不居集》卷二十一："直腹泄，饮食入口，少顷即出。"即直肠泻。详该条。

直贡·才旺丹巴zhígòng cáiwàngdānbā 清代藏医学家。西藏墨竹贡嘎地区人。系直贡学派创始人直贡·曼巴曲扎之弟子。著有《瘟热胆疾五种突发病疗法》《肠疾奇疗》《诊疗精义》等多种著作。

直贡·曼巴曲扎zhígòng mànbāqǔzhā 清代藏医学家。西藏贡嘎地区人。生活于公元 17 世纪中叶。藏医直贡学派创始人，在该地区享有盛名。著有《下肢水肿病救护》《下肢水肿病疗法实践》等。

直骨zhígǔ 经外奇穴名。《备急千金要方》："小儿温疟，灸两乳下一指三壮。"《针灸集成》列作奇穴，名直骨。并定位"在乳下大约离一指头，看其低陷之处与乳直对不偏者是穴也。妇人按其乳直向下，看乳头所到之处正穴也"。位于乳头直下一横指处。主治小儿温疟，咳嗽，气逆等。艾炷灸 3～5 壮；或艾条灸 5～10 分钟。

直接灸zhíjiējiǔ 艾炷灸之一种。又称明灸、着肤灸。是把艾炷直接放在穴位皮肤上施灸的方法。施灸的方法，根据灸量的大小及机体反应的不同，可分为化脓灸和非化脓灸 2 种。详各该条。

直鲁古zhílǔgǔ（915—1005） 辽代医生。吐谷浑人，一骑士之子，世医。直鲁古在战争中为辽太祖所俘。后曾任太医，擅长针灸，著《脉诀》《针灸书》等。

直鲁古脉诀zhílǔgǔmàijué 诊法著作。见《辽史·方技》直鲁古本传。卷数不详。已佚。

直石zhíshí 中药材。出《吴普本草》。为长石之别名，详该条。

直视zhíshì 症名。指两眼眼球直望前方，不能正常转动，常因津血耗损或肝风内动，致筋脉失养，拘急不舒而引起，为病情严重的征兆。《伤寒论·辨太阳病脉证并治》：“衄家不可发汗，汗出必额上陷，脉急紧，直视不能，不得眠。”

直推法zhítuīfǎ　推拿手法名。为推法的一种。用拇指或食中两指指腹在体表一定部位上轻快地作直线移动。《小儿推拿广意·杂症门》：“凡推法必似线行，毋得斜曲，恐动别经而招患也。”

直阳之脉zhíyángzhīmài　即督脉。《素问·刺腰痛论》：“刺直阳之脉上三痏，在上郄下五寸横居，视其盛者出血。”张志聪注：“直阳之脉，督脉也，督脉总督一身之阳贯脊直上，故曰直阳。”

直针刺zhízhēncì　古刺法名。十二刺之一。《灵枢·官针》：“直针刺者，引皮乃刺之，以治寒气之浅者也。”指治疗寒邪痹症稽留于肌表的针刺方法。其法用夹持押手，将患处皮肤提起，然后将针沿皮刺入，针可直入无避，故名直针刺。近代所用的沿皮刺，即源于此。

直中zhízhòng　又称直中三阴。指伤寒病邪不经三阳经传变而直接侵犯三阴经，起病即见三阴经证候而无三阳经证候，如腹满吐利，肢冷脉迟，口不渴等（清代尤在泾《伤寒贯珠集》）。

直中三阴zhízhòngsānyīn　病机。指寒邪直接侵犯三阴经。《医学入门·伤寒》：“若不自阳经传来，直中三阴之经，初起厥逆，腹痛自利不渴，太阴自受寒也，上症加之呕吐，少阴自受寒也，又加之小便不利，厥阴自受寒也。”《景岳全书·伤寒典》：“若初起本无发热头痛等证，原不由阳经所传而径入阴分者，其证或厥冷、或呕吐、或腹痛泻利、或畏寒不渴、或脉来沉弱无力，此皆元阳元气之不足，乃为真正阴证。”《医述·五法大旨》引陈养晦：“盖邪不由阳经而入，径中三阴，名曰直中。内寒盛极，阳气衰危，故曰救。救者，救阳危也。”《医学心悟·直中三阴诸证》：“直中者，初起不由阳经传入，而径中三阴者也。中太阴，宜用理中汤；中少阴，宜用四逆汤；中厥阴，宜用白通加猪胆汁汤。”临床上以直中少阴为多见，由于肾阳虚衰、阴寒极盛，治宜急救回阳，用四逆汤之类。参见“六经病”“少阴病”“太阴病”“厥阴病”条。

直中阴经zhízhòngyīnjīng　病机。指寒邪不经过三阳经，直接侵犯三阴经，出现无热、恶寒及其他阴经证候。《伤寒论·辨太阳病脉证并治》：“病有发热恶寒者，发于阳也；无热恶寒者，发于阴也。”

植物名实图考zhíwùmíngshítúkǎo　本草著作。38卷。清代吴其濬撰。刊于1848年。系作者通过广泛采集，向有关人员访询，并参考大量文献资料，相互印证补充而编成的一部植物学图谱。书中共收植物1714种，分为谷、蔬、山草、草、石草、水草、蔓草、芳草、毒草、群芳、果、木等12类，对每种植物的形色、性味、用途、产地等叙述较详，绘图较逼真。但也杂有某些不切合实际的论述或唯心观点的解释。本书于1956年由商务印书馆出版排印本，重加校勘标点，书末附索引4种。吴氏另编《植物名实图考长编》共22卷，收编植物838种，系辑录前代文献的一部资料性的著作。

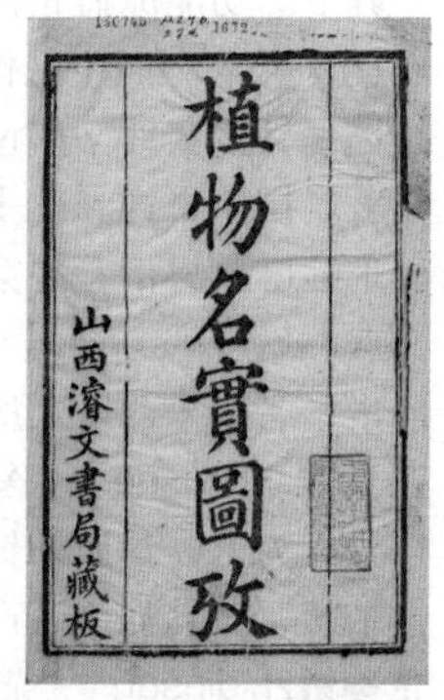

植物名实图考

植物名实图考长编zhíwùmíngshítúkǎochángbiān　本草著作。见“植物名实图考”条。

跖zhí　足底。《素问·通评虚实论》：“跖跛寒，风湿之病也。”

跖跛zhíbǒ　症名。《素问·通评虚实论》：“跖跛，寒风湿之病也。”指足引跛痛。《内经吴注》卷八：“足前点步谓之跖，一足偏引谓之跛。”多由风寒湿三气侵袭所致。可见于风湿痹证、脚气等病。

跖跗关节脱位zhífūguānjiétuōwèi　病名。即内侧、中间、外侧楔骨与骰骨的远端关节面，与跖骨基底部的近端关节面构成的关节脱位。参见“脱位”“脱臼”条。

跖骨zhígǔ　解剖学同名骨。每足五根，与趾骨构成跖趾关节。

跖骨骨折zhígǔgǔzhé　病名。即以足背肿胀、疼痛、皮下有瘀斑，活动功能障碍，局部压痛，并有纵向叩击痛为主要表现的跖骨骨折。参见“骨折”条。

跖管综合征zhíguǎnzōnghézhēng　病名。指胫后神经在胫骨内后方的跖管内受压而引起的足底跖侧麻木、疼痛，压迫跖管时症状加重等为主要表现的综合征。

跖痛症zhítòngzhèng　病名。指跖骨头挤压趾神经所引起的跖部疼痛的疾病。

跖趾关节脱位zhízhǐguānjiétuōwèi　病名。即跖骨头与趾骨第一节的基底部构成的关节脱位。参见“脱位”“脱臼”条。

膣zhí　解剖部位。即直肠。《灵枢·淫邪发梦》：“厥气……客于胞膣。”

踯躅花zhízhúhuā　中药材。出《本草图经》。为闹羊花之别名，详该条。

踯躅花油zhízhúhuāyóu　《医宗金鉴·外科心法要诀》卷六十三方。踯躅芭根四两，捣烂，用菜油一碗，炸枯去渣，加黄蜡少许，布滤候冷，青布蘸擦，日3次。功能散风止痒驱虫。治秃疮。

蹠zhí　是跖的异体字。参见“跖”“跖跛”条。

止咳橘红口服液zhǐkéjúhóngkǒufúyè　中成药。见《中华人民共和国药典（一部）》（2020）。化橘红66g，陈皮44g，法半夏33g，茯苓44g，款冬花22g，甘草22g，瓜蒌皮44g，紫菀33g，麦冬44g，知母22g，桔梗33g，地黄44g，石膏44g，苦杏仁（去皮炒）44g，炒紫苏子33g。以上十五味，按合剂工艺制成950ml的口服液，每支装10ml。口服每次10ml，一日2～3次。儿童用量遵医嘱。清肺，止咳，化痰。用于痰热阻肺引起的咳嗽痰多，胸满气短，咽干喉痒。

止汗散zhǐhànsǎn　❶《证治准绳·女科》卷五方。煅牡蛎、炒小麦麸各等分。为末，每服二钱，煮生猪肉汁调下。功能收敛止汗。治多汗，及产后盗汗。❷《傅青主女科·产后编》卷上方。人参、当归各二钱，熟地黄一钱半，麻黄根、黄连（酒炒）各五分，浮小麦一大撮，大枣一枚。为粗末，水煎服。功能益气滋阴，清热止汗。治产后盗汗。

止泪补肝散zhǐlèibǔgānsǎn　《银海精微》卷上方。蒺藜、当归、熟地黄、白芍药、川芎、木贼、防风、夏枯草（血虚者不用）各等分。为末，每服二至三钱，茶水送下。功能补血养肝，疏风清热。治肝虚，迎风流泪不止。

止麻消痰饮zhǐmáxiāotányǐn　《杂病源流犀烛·六淫门》卷十三方。黄连、黄芩、茯苓、半夏、桔梗、枳壳、陈皮、天麻、天南星、细辛、甘草、瓜蒌仁。水煎服。功能祛风化痰清热。治口舌麻木，吐痰涎，或身麻有痰者。若血虚加当归；气虚加人参。

止念zhǐniàn 气功术语。指习练气功时要排除妄念，使精神内守。《道乡集》："修道首在止念。"

止疟丹zhǐnüèdān 《医学心悟》卷三方。常山（酒炒）、草果仁（去壳）、半夏曲（姜汁炒）、香附（酒炒）、青皮（醋炒）各四两。为细末，用神曲十二两，米饮煮糊为丸，弹子大，朱砂为衣，每服一至二丸，大枣五至六枚煎汤送下。治疟疾。

止衄散zhǐnǜsǎn 《世医得效方》卷七方。黄芪六钱，赤茯苓、白芍药、当归、干地黄、炙阿胶各三钱。为末，水煎服，或黄芪煎汤调下。治气郁衄血。

止呕人参汤zhǐ'ǒurénshēntāng 《备急千金要方》卷二十方。人参、葳蕤、黄芩、知母、茯苓各三两，白术、橘皮、生芦根、栀子仁各四两，石膏八两。为粗末，水煎，分三次服。治下焦热，气逆不续，呕吐不禁。

止嗽散zhǐsòusǎn 《医学心悟》卷三方。桔梗（炒）、荆芥、紫菀（蒸）、百部（蒸）、白前（蒸）各二斤，陈皮（去白）一斤，甘草（炒）十二两。为末，每服三钱，食后临卧开水调下；初感风寒，生姜煎汤送下。功能止咳化痰，疏表宣肺。治感受风寒，咳嗽，咯痰不爽，或微恶风寒，头痛。近代常用于上呼吸道感染、支气管炎、肺炎等证属风痰犯肺者。方中紫菀、百部润肺化痰止咳，白前祛痰降气止咳；陈皮理气化痰止咳；荆芥、桔梗疏风透表，宣利肺气；甘草调和诸药，祛痰止咳，与桔梗相配又可清利咽喉。全方共奏疏风宣肺、化痰止咳之功。

止痛拔毒散zhǐtòngbádúsǎn 《疮疡经验全书》卷一方。升麻、甘草、牛蒡子、乳香、黄连、栀子、当归尾、川芎、白芍药、生地黄、桃仁、黄芩、羌活、独活、桔梗、白芷、青皮、蝉蜕、连翘、金银花。为细末，外搽患处。治发眉疮，疮发于眉至额部，初起肿胀，色黑质硬，剧痛；甚则闷乱呕逆，溃烂成疮。

止痛当归汤zhǐtòngdāngguītāng 《疡科选粹》卷二方。当归、生地黄、白芍药、人参、炙甘草、官桂、黄芪各八分。水煎服，日二次。治疽毒已溃疼痛。

止痛麻药zhǐtòngmáyào 《疡医大全》卷八方。川乌、草乌、生半夏、生天南星、荜茇、胡椒各五钱，蟾酥一钱五分。为末，用鱼胶烊化，入药拌匀阴干，用时水磨涂于肉上。用于疡科局部麻醉。

止痛没药散zhǐtòngmòyàosǎn 《医宗金鉴·眼科心法要诀》卷七十八方。没药二两，芒硝、大黄各一两半，血竭一两。为细末，每服一钱，食后热茶水调下。治血灌瞳人，症见目睛疼痛，瞳人如血灌红色。

止痛如神汤zhǐtòngrúshéntāng 《外科启玄》卷十二方。秦艽、桃仁（去皮尖）、皂角（烧存性）各一钱，苍术（米泔水浸炒）、防风各七分，黄柏（酒炒）五分，当归尾（酒洗）、泽泻各三分，槟榔一分，熟大黄一钱二分。桃仁、皂角、槟榔后人，水煎，空腹热服，少时进食，不使犯胃。治痔疮初起，结肿胀闷，灼热作痒，及肛门裂，便秘等症。如肿有脓，加白葵花（去蕊心）五朵，青皮五分，木香三分；大便秘甚，倍大黄，加麻仁、枳实；肿甚，倍黄柏、泽泻，加防己、猪苓、黄芩；痛甚，加羌活、郁李仁；痒甚，倍防风，加黄芪、羌活、麻黄、藁本、甘草；下血，倍黄柏，加地榆、槐花、荆芥穗、白芷；小便涩数不通，加赤茯苓、车前子、灯心、萹蓄。

止痛四物汤zhǐtòngsìwùtāng 《经验医库》方。当归、生地黄、防风、白头翁、黄芪、紫草、羌活、茯苓、麦冬、白芍药、甘草、升麻。水煎服。治肝火阻滞，小便淋沥时痛，茎肿溺出如刀割，心烦，脉细数者。

止痛托里散zhǐtòngtuōlǐsǎn 《伤科大成》方。乳香、没药、三七、苏木末、白术各一钱，红花五分，当归尾、黄芪、熟地黄各二钱，肉桂（后入）三分，琥珀末（冲服）五分。水煎服。用于骨折整骨手术后的调理。

止痛药zhǐtòngyào 《证治准绳·疡医》卷六方。当归、牛膝、川芎、生地黄、赤芍药、白芷、羌活、独活、杜仲、续断各一两，肉桂、八角茴香、乳香、没药各五钱，木香、丁香皮、沉香、血竭各二钱半。为末，老酒调下。治打仆损伤，折骨出臼，金疮破伤。

止消润燥汤zhǐxiāorùnzàotāng 《杂病源流犀烛·六淫门》卷十七方。升麻一钱半，杏仁、桃仁、麻仁、当归身、荆芥、知母、黄柏、石膏各一钱，熟地黄二钱，柴胡七分，甘草五分，川椒、细辛各一分，红花二分半。水煎服。治消渴便干，舌白燥，口唇裂，眼涩而昏者。

止消汤zhǐxiāotāng 《辨证录》卷六方。石膏、人参、茯神各五钱，玄参一两，生地黄二两，知母、麦芽、谷芽、神曲各三钱。水煎服。功能滋阴清热，消食和胃。治消渴，大渴欲饮，一饮数十碗，始觉胃中少快，否则胸中嘈杂，如虫上钻，易于饥饿，得食渴减，不食渴甚，属中消者。

止泻穴zhǐxièxué 即利尿穴。见该条。

止血zhǐxuè ❶中药制止出血的作用。❷治疗出血的方法。是治疗出血的方法。出血的原因多种，治疗上可分清热止血、祛瘀止血、补气止血等。详见各条。

止血草zhǐxuècǎo 中药材。❶见《福建民间草药》。为紫珠叶之别名。❷见《安徽中草药》。为墨旱莲之别名。各详该条。

止血丹zhǐxuèdān 中药材。见《安徽中草药》。为断血流之别名，详该条。

止血定痛散zhǐxuèdìngtòngsǎn 《伤科大成》方。生南星、血竭、煅龙骨各二钱，生大黄、降香末、陈石灰、棉花炭各三钱，黄连、儿茶各一钱五分（或加牛黄、犀角屑各一钱）。为末，每次少许掺患处。治刀斧伤破出血。

止血树zhǐxuèshù 中药材。见《云南中草药选》。为滑叶跌打之别名，详该条。

止血四生汤zhǐxuèsìshēngtāng 《疡医大全》卷二十六方。生荷叶、生柏叶、生地黄、生艾叶各三钱。水煎，加童便调下。功能凉血止血。治牙宣，牙龈出血。本方即《妇人良方大全》四生丸作汤剂，加童便而成。

止园医话续集zhǐyuányīhuàxùjí 医案著作。罗文杰（止园）著。撰年未详。此书备录作者多年临床治疗重症、奇症、难症已获得治验之案例。每一医案均详析其病证及治疗特点，后胪列方药若干条。其辨治原则既强调发掘中医精华，又兼采西医之所长。1943 年由止园学社刊行。

芷贝散zhǐbèisǎn 《医学入门》卷八方。贝母、白芷各等分。为末，每服一钱，酒调频服。治妇人产前、产后乳房结核，及乳痈。若产后无乳汁者，加漏芦。

芷芩散zhǐqínsǎn 《杂病源流犀烛·面部门》卷二十二方。白芷、酒黄芩各等分。为末，每服二钱，茶清送下。治风热夹痰所致的眉棱骨痛。

芷园臆草存案zhǐyuányìcǎocún'àn 医案著作。明代卢复撰。共载医案十九则。卢氏强调审因求本的重要性，提出"不可泥其形症"。本书所载医案，用问答形式，阐述病因、病理，分析治疗方药，有利于读者理解因症立方之义。本书收入《医林指月》中。

纸钉zhǐdīng　即捻子的俗称。因其形如钉状，故名。见“捻子”条。

纸捻zhǐniǎn　即捻子。详该条。

纸撚子zhǐniǎn · zi　出《证治准绳 · 疡医》卷二。即纸纴子。见该条。

纸纴子zhǐrèn · zi　外治法之一。见《太平圣惠方》卷六十一。又名纸撚子、纸捻、捻子。即用富于韧性而不易酥烂、吸水性较强的纸张（古用桑皮纸），搓成线状外粘或内裹去腐药，插入窦道或漏管中，以引流去腐，促其疮口愈合。

指zhǐ　❶手指。《素问 · 五藏生成》：“指受血而能摄。”❷足趾。《素问 · 厥证》：“阴气胜，则从五指至膝上寒。”

指拨法zhǐbōfǎ　❶针刺时用手指拨动针柄以增强针感的方法。其法用拇、食指捏持针柄，以中指轻轻拨动针体。❷推拿方法的一种。全称手指平推扣拨法。见上海中医学院《推拿学》。施术时嘱病员指明在作某一动作时最痛点的位置，并保持这一体位不动，医者用拇指指腹按住最痛点；另一手握住病员肢体进行拔伸、旋转活动，或嘱其自做弯腰、抬腿、踏步等动作，使该最痛点转变为不痛或稍痛时，医者拇指向下、向外轻柔地平推数下。然后嘱病员重复前次活动，再找出最痛点，按同法施术。如此反复多次，直至痛点或活动障碍消失或显著减轻为止。原痛点处贴以胶布固定，这时不可再用外力按捺。适用于落枕、漏肩风、肩背痛、腕指腱鞘炎、踝关节扭伤等软组织损伤疾患。

指寸法zhǐcùnfǎ　以患者本人手指折定分寸，作为量取穴位的长度单位，故名。《备急千金要方》：“凡孔穴在身，皆是脏腑荣卫，血脉流通，表里往来，各有所主，临时救难，必在审详。人有老少，体有长短，肤有肥瘦，皆需精思商量，准而折之，无得一概，致有差失。其尺寸之法，依古者八寸为尺。仍取病者男左女右手中指上第一节为一寸，亦有长短不定者，即取手大拇指第一节横度为一寸，以意消息，巧拙在人。”临床常用的有中指同身寸、拇指寸和一夫法等。见各该条。

指道真诠zhǐdàozhēnquán　养生著作。近人杨践形编著。全书15章，依次讲述道、中、一、真、师说、法门、坐法、息法、心法、要诀、术语、医、膏肓考、五脏辨、导引术。各章节既繁征博引，义例谨严，又密切联系中医学，特列3章阐述医理，因此被认为是20世纪40年代重要的气功学术著作，“求道志士，手此一编，胜读丹经万卷，而道藏全书，尽在其中”。

指疔zhǐdīng　病名。生于手指疔疮的总称。因其发病部位不同而患指形态各异，病情亦有轻重之分。历代医家命名繁多，且很混杂，如蛇头疔、蛇眼疔、天蛇毒、天蛇头、水蛇头、水蛇头疔、蛇节疔、钉节天蛇、病蛇节、蛇腹疔、蛇背疔、蛀节疔、手指节发、病茧、螺疔、寸疔、泥鳅疽、泥鳅痈、泥鳅疔、鱼肚疽、鱼肚毒、鱼肚疔、中节疔、断指、断指疔、调疽、调痈、调豆、沿爪疔、鳅肚疔等。均由外伤感染或脏腑火毒郁发所致，患指赤肿痛连心。功能障碍、易溃脓者为顺；若肿势不消，蔓延上下，涉及整个指头和肌腱，或延及手掌，或并发疔疮走黄者为逆。治宜清热解毒，活血化瘀。服仙方活命饮，蟾酥丸，银花解毒汤等。外治：雄黄外敷，早期宜用；雄黄2g，白芷1g，共为细末，猪胆汁一个，倾去胆汁一半，入前药调匀，套指扎牢以消之；蜈蚣一条研末，猪胆汁调敷；用白萝卜一段，挖孔入雄黄1g，蒸半熟套指，或取乌梅仁，嚼烂涂指敷之。若脓成，宜及时引流排脓。即脓性指头炎、化脓性肌腱炎。余参见“代指”条。

指肚zhǐdù　即手指掌面各指节之间肌肉略突起的部分。

指风毒zhǐfēngdú　病名。出《疡医大全》卷二十七。即青蛇头。见该条。

指骨zhǐgǔ　骨名。解剖学同名骨。《伤科汇纂》：“两手十指骨，又名竹节骨，共二十八节。”

指骨骨折zhǐgǔgǔzhé　病名。即以指骨局部肿胀、疼痛、活动痛及压痛，手指屈伸活动受限等为主要表现的骨折。参见“骨折”条。

指甲zhǐ · jia　手指足趾的爪甲。又名筋退。爪为筋之余，筋为肝所主，肝与筋的精气盛衰，常反映于爪甲。《素问 · 五藏生成》：“肝之合筋也，其荣爪也。”《素问 · 六节藏象论》：“肝者，罢极之本，其华在爪，其充在筋。”

指甲草zhǐ · jiacǎo　中药材。见《西藏常用中草药》。为佛指甲之别名。详该条。

指甲缝zhǐ · jiafèng　指甲与皮肉连接部分。

指甲花zhǐ · jiahuā　中药材。见清代刘士季《草木便方》。为凤仙花之别名。详该条。

指甲脱落zhǐ · jiatuōluò　病证名。指手指甲自行脱掉的病证。《石室秘录 · 指甲脱落》：“有人手指甲尽行脱下，不痛不痒。此乃肾经火虚，又于行房之后，凉水洗手，遂成此病。方用六味汤加柴胡、白芍、骨碎补治之而愈。”其言可供参考。

指间关节脱位zhǐjiānguānjiétuōwèi　病名。指骨与指骨之间发生移位，以指关节呈梭形肿胀、畸形、疼痛、局部压痛，弹性固定，被动活动时疼痛加剧为主要表现的疾病。参见“脱位”“脱臼”条。

指节zhǐjié　见《灵枢 · 骨度》。手指指骨之间或指骨与掌骨相连接处。即指关节与掌指关节。

指路书zhǐlùshū　彝医著作。又称《人生三部曲》。约成书于明末清初。作者不详。内容为论述婴儿发育的过程。指出婴儿出生后，3个月会笑、6个月会跳、7个月坐、8个月爬、9个月会站立等发育过程。认为需长大至20岁，人体发育成熟，方可建立家庭。书中还记载当时彝医用刀断脐的接生保健方法。

指脉zhǐmài　即小儿食指三关的脉纹。出《古今医鉴》。要知虎口气脉纹，倒指看纹分五色。黄红安乐五脏和，红紫依稀有损益。紫青伤食多虚烦，青黑纹时证候逆。参见“小儿指纹”条。

指迷茯苓丸zhǐmífúlíngwán　见《证治准绳 · 类方》第四册。即茯苓丸第四方。见“茯苓丸”条。

指迷七气汤zhǐmíqīqìtāng　见《仁斋直指方论》卷五。即七气汤第三方。见“七气汤”条。

指目zhǐmù　用指尖按脉脊的一种切脉法。因为指尖感觉敏锐，当用一般切脉法不够满意时，采用此法以校正脉象，获取进一步的脉诊印象。《脉说》：“必以指端棱起如线者，名曰指目，以按脉之脊，不啻睛之视物……”但应注意诊者指尖毛细动脉搏动可能造成的误差。

指南摘要zhǐnánzhāiyào　综合性著作。见“医学便览”条。

指切进针法zhǐqiējìnzhēnfǎ　针刺进针的手法之一。即用押手的拇指或食指尖按压在腧穴旁，针尖靠近指甲刺入腧穴的方法。

指切押手法zhǐqiēyāshǒufǎ　押手法之一，亦称爪切押手法。是以左手拇指指甲切压于穴位旁，以便右手持针刺入的押手方法。多用于短针进针。

指三关zhǐsānguān　❶指小儿诊法，即三关。详见上关、中关、下关及风关、气关、命关条。❷推拿部位名。又名小三关。即食指三节指骨的腹面，近端指节为风关，中段指节为气关，远端指节为命关。《小儿推拿广意》："指上三关，推之通血气发汗。"

指压法zhǐyāfǎ　推拿手法名。用手指用力按压穴位。常用的方法有两种：❶滑动指压法：用较强的压力抵紧穴位，然后顺着一定的方向反复滑动。❷持续指压法：以中等强度的压力持续抵压穴位，手指不滑动。参见"按法""点法""压法"等条。

指压疗法zhǐyāliáofǎ　即指针疗法。见该条。

指压麻醉zhǐyāmázuì　用手指按压穴位来达到镇痛、镇静作用，以便进行手术的方法。又称点穴麻醉。常用于拔牙、甲状腺切除、骨折复位、关节脱位复位等手术中。

指压行气法zhǐyāxíngqìfǎ　行气法之一。亦称按压行气法。指用手指按压针刺穴位的前后来控制针感传导的方法。金代窦汉卿《金针赋》："按之在前，使气在后，按之在后，使气在前。"即要使针感向上，可用手指按压针刺穴位的下方，"闭其下气"则经气上行；反之，要使针感向下，可用手指按压针刺穴位的上方，"闭其上气"则经气下行。

指针zhǐzhēn　❶以手指代针称指针。参见指针疗法条。❷推拿方法名。在一定穴位或部位上专用按、压、点、掐等手法治疗疾病的方法。有舒筋活络，疏通瘀滞，开窍止痛等作用。《针灸大成》："如急惊、天吊惊，掐手上青筋……以上数法乃以手代针之神术也。"后人因称此为指针。

指针疗法zhǐzhēnliáofǎ　又称指压疗法、点穴疗法。是指以手指于选定穴位上进行按压、爪切或掐拿等刺激以治疗疾病的方法。以手指代替针具进行刺激，早在《黄帝内经》中就有记载。《素问·病能论》所述："其中手如针也，摩之切之。"即是指此。这种疗法在民间广为流传，1949年后，有了进一步的发展，并在某些医学杂志上有专篇介绍。临床多用于急性疾患或畏惧针刺者，对晕厥、中暑、癔病、癫痫、胃痛、牙痛等亦可应用。

枳根皮zhǐgēnpí　中药材。出《本草拾遗》。为芸香科植物枸橘 *Poncirus trifoliata*（L.）Raf. 的根皮。分布于华东、中南及四川等地。①治痔疾，便血，齿痛。煎服：4.5～9g。②治齿痛，浸酒含漱。根含柠檬苦素、印度素、邪蒿素、β－谷甾醇、枸橘素。

枳桔大黄汤zhǐjiédàhuángtāng　《症因脉治》卷三方。枳实、桔梗、大黄、大腹皮、桑白皮、陈皮、甘草。水煎服。功能泻肺清热，行气通便。治肺热腹胀作痛，胃火熏蒸，大便秘结者。

枳桔二陈汤zhǐjié'èrchéntāng　《医学入门》卷八方。枳壳（麸炒）、桔梗、陈皮、姜半夏、茯苓、炙甘草。加生姜，水煎服。功能行气燥湿化痰。治痞满或小儿停饮乳，胸膈膨满，呕吐痰涎。

枳桔平胃散zhǐjiépíngwèisǎn　《症因脉治》卷三方。枳壳、桔梗、苍术、陈皮、甘草、厚朴。为末服。功能行气化湿除满。治气结腹胀，胸前饱闷。

枳橘汤zhǐjútāng　《医学入门》卷七方。枳壳一钱半，陈皮八钱，生姜四钱。水煎服。治胸痹，心胸痞痛，短气。若郁甚，加姜黄少许。

枳椇根zhǐjǔgēn　中药材。出明代姚可成《食物本草》。为鼠李科植物枳椇 *Hovenia acerba* Lindl. 的根。分布于华北、华东、中南、西北、西南各地。涩，温。止血，祛风活络，解酒，治虚劳吐血，风湿筋骨痛，醉酒。内服：煎汤，鲜品120～240g；或炖肉服。本品含药炭鼠李碱、枳椇碱A、B。还含枳椇苷。

枳椇木皮zhǐjǔmùpí　中药材。出《新修本草》。为鼠李科植物枳椇 *Hovenia acerba* Lindl. 的树皮。甘，温。活血舒筋。治风湿麻木。内服：煎汤，9～15g；或浸酒服。

枳椇子zhǐjǔzǐ　中药材。出《新修本草》。又名臭杞子、金钩子、鸡距子、拐枣、鸡爪果。为鼠李科植物枳椇 *Hovenia acerba* Lindl. 带有肉质果柄的果实或种子。主产于陕西、广东、湖北、浙江、江苏、安徽、福建。甘、酸，平。入心、脾经。清热除烦止渴，解酒毒，利二便，和血舒筋。①治醉酒、烦渴，呕吐，二便不利。②治头风，小儿惊风，风湿麻木。煎服：4.5～9g。果实含多量葡萄糖、苹果酸钙、硝酸钾等。种子含黑麦草碱、槲皮素、枳苷等。本品可保肝、抗氧化等。皂苷有中枢抑制作用。对家兔有利尿作用。

枳椇子丸zhǐjǔzǐwán　《世医得效方》卷七方。枳椇子二两，麝香一钱。为末，面糊为丸，梧桐子大，每服三十丸，空腹盐汤吞下。治饮酒多，发热，熏蒸五脏，津液枯燥，血泣，小便并多，肌肉消铄，专嗜冷物寒浆。

枳朴大黄汤zhǐpòdàhuángtāng　《症因脉治》卷三方。枳实、厚朴、陈皮、甘草、大黄。水煎服。功能行气攻积。治食积腹胀，一条扛起，痛而欲利，利后稍减者。

枳朴二陈汤zhǐpò'èrchéntāng　《症因脉治》卷二方。枳实、厚朴、半夏、茯苓、陈皮、甘草。水煎服。行气燥湿，和胃化痰。治胃家有痰，兼有食积者。

枳朴香砂汤zhǐpòxiāngshātāng　《症因脉治》卷四方。枳壳、厚朴、香附、砂仁。水煎服。功能行气止痛。治气结腹痛，心腹胀满。

枳壳zhǐqiào　中药材。出《雷公炮炙论》。为芸香科植物酸橙 *Citrus aurantium* L. 及其栽培变种的干燥未成熟的果实。产于福建、江西、四川、浙江、江苏、广东、贵州等地。苦，辛，酸，微寒。归脾、胃经。理气宽中，行滞消胀。用于胸胁气滞，胀满疼痛，食积不化，痰饮内停，脏器下垂，煎服3～10g。本品含挥发油和黄酮苷等。挥发油含蒎烯、丁香烯等。还含辛弗林、N－甲基酪胺及多种维生素。橙皮苷、新橙皮苷。未成熟果实果皮还含柚皮苷、福橘素、那可汀、色胺等。种子含宜昌橙苦素、米林等。枳壳和枳实的水煎剂能兴奋家兔子宫，能使动物胃肠蠕动加强而有节律。能升高血压，短时间利尿，减小肾容积。低浓度使离体蟾蜍心肌收缩加强，高浓度时抑制，对血管呈轻度的收缩。所含的N－甲基酪胺和辛弗林具有和枳实同样的抗休克作用。柚皮苷等可抗炎，抗变态反应、抗氧化等。柚皮苷还能抑制肿瘤组织DNA合成。

枳壳川连汤zhǐqiàochuānliántāng　《症因脉治》卷四方。枳壳、黄连。水煎服。治热积腹痛，身热腹热，烦躁不寐，时作时止，痛则汗出，或痛而一汛即欲下利，一利即止。若胸前满闷加砂仁；小便不利加木通、滑石；大便秘结加大黄、玄明粉。

枳壳大黄汤zhǐqiàodàhuángtāng　《症因脉治》卷四方。枳壳、大黄、陈皮、木通、葛根、厚朴、甘草。水煎服。功能行气攻积。治酒积腹痛，痛而欲利，脉沉数者。

枳壳化滞汤zhǐqiàohuàzhìtāng 《症因脉治》卷四方。枳壳、厚朴、神曲、陈皮、麦芽、莱菔子、砂仁。水煎服。功能消食行气。治食积腹痛，胸腹胀满，痛不欲食。

枳壳散zhǐqiàosǎn ❶《圣济总录》卷十一方。枳壳（麸炒，去瓤）二两，白蒺藜半斤，苦参、蔓荆子各一两。为细末，每服三钱，温酒调下，日二次。治痂疥，瘙痒麻痹。❷《普济本事方》卷三方。①枳壳（去瓤，麸炒）、白术各半两，香附（麸炒，去皮）一两，槟榔三钱。为细末，每服二钱，米汤调下，日三次。治心下蓄积痞闷，或作痛，多噫，气如败卵。②枳壳（去瓤，麸炒）、三棱、橘皮（去白）、益智仁、莪术、槟榔、肉桂各一两或六两一钱，炮姜、厚朴（去粗皮，姜汁炙）、炙甘草、青皮（去白）、肉豆蔻、木香各半两或各三两。为细末，每服二钱，加生姜五片、大枣一枚，水煎热服，或盐汤点服。治五种积膈气，三焦痞塞，胸膈满闷，背膂引疼，心腹膨胀，胁肋刺痛，饮食不下，噎塞不通，呕吐痰逆，口苦吞酸，羸瘦少力，短气烦闷。❸《世医得效方》卷三方。枳壳（去瓤，炒）二两半，炙甘草七钱半。为末，每服二钱，葱白煎汤调下。治气郁胁肋疼痛。❹《杂病源流犀烛·脏腑门》卷十方。枳壳、桔梗、细辛、川芎、防风、葛根、甘草。水煎服。治胁肋疼痛，微有发热。

枳壳疏肝散zhǐqiàoshūgānsǎn 《杂病源流犀烛·脏腑门》卷十七方。枳壳、枳实、川芎、柴胡、陈皮、香附、白芍药、炙甘草。为末，水煎服。功能疏肝行气。治肝实火盛，左胁疼痛。

枳壳汤zhǐqiàotāng ❶《苏沈良方》卷三方。桔梗、枳壳（炙，去瓤）各一两。为粗末，水煎，去滓，分二次服。治伤寒痞气，胸满欲死。❷《素问病机气宜保命集》卷下方。①炒枳壳三两，黄芩一两。为粗末，每服半两，水煎，去滓服。治妇人怀胎腹胀。②枳壳、黄芩各五钱，白术一两。为粗末，每服五至七钱，水煎，食前空腹服。治妊娠腹胀，或胎漏下血。❸《张氏医通》卷十六方。厚朴（去皮，姜汁炒）、陈皮（泡，去白）、炙甘草、枳壳。水煎服。治痘疹误服参芪，腹胀喘急。

枳壳煮散zhǐqiàozhǔsǎn ❶《普济本事方》卷七方。枳壳（去瓤，麸炒）、细辛（去叶）、炒桔梗、防风、川芎各四两，葛根一两半，炙甘草二两。为粗末，每服四钱，加生姜三片，水煎去滓，食前服。治七情伤肝，两胁拘急疼痛，腰脚重滞，四肢不举，渐至脊膂挛急。❷《类证治裁》卷二方。枳壳、桔梗、甘草、细辛、葛根、肉桂、橘红、苏子、生姜、大枣。为粗末，水煎服。治肝咳胁痛。

枳实zhǐshí 中药材。出《神农本草经》。为芸香科植物枸酸橙 *Citrus aurantium* L. 及其栽培变种或甜橙 *Citrus sisensis* Osbeck 的干燥幼果。产于福建、陕西、广西、广东、贵州、四川、江西。苦，辛，酸，微寒。归脾、胃经。破气消积，化痰散痞。用于积滞内停，痞满胀痛，泻痢后重，大便不通，痰滞气阻，胸痹，结胸，脏器下垂，煎服3～10g。酸橙干燥幼果含辛弗林、N－甲基酪胺；幼果皮含新橙皮苷、柚皮苷、野漆树苷及忍冬苷等黄酮苷，还含维生素C。药理作用见“枳壳”条。

枳实大黄汤zhǐshídàhuángtāng ❶《寿世保元》卷五方。枳实、大黄、槟榔、厚朴各二钱，甘草三分，木香二分。为粗末，水煎服。功能行气导滞。治积热肚腹满硬，痛久不止，大便实，脉数而渴者。❷《痧胀玉衡》卷下方。赤芍药、青皮、枳实、桃仁、金银花、槐花、黄芩（酒炒）、大麻仁、连翘各一钱，大黄三钱。水煎服。功能清热解毒，行气攻积。治痧毒结于大肠。

枳实导滞汤zhǐshídǎozhìtāng 《重订通俗伤寒论》方。枳实二钱，生大黄（酒洗）、槟榔、厚朴、连翘各一钱半，黄连六分，神曲、紫草、山楂肉各三钱，木通八分，生甘草五分。水煎服。功能通便泻热透疹解毒。治伤寒兼湿，湿竭化燥，内夹食滞，症见斑疹不能速透，大便秘结者。

枳实导滞丸zhǐshídǎozhìwán 《内外伤辨惑论》卷下方。大黄十两，枳实（麸炒，去瓤）、炒神曲各五钱，茯苓（去皮）、黄芩、黄连、白术各三钱，泽泻二钱。为细末，汤浸蒸饼为丸，梧桐子大，每服五十至七十丸，温水送下。功能消导积滞，清热祛湿。治积滞内阻，生湿蕴热，脘腹痞满，闷乱不安，食欲不振，大便秘结，或泻痢后重，舌红苔黄腻，脉沉实。近代常用于急性肠炎，细菌性痢疾，胃肠功能紊乱等。

枳实理中丸zhǐshílǐzhōngwán 《太平惠民和剂局方》卷三方。枳实（麸炒）一两，白术、人参、炙甘草、茯苓（去皮）、炮姜各二两。为细末，炼蜜为丸，鸡子黄大，每服一丸，热汤化下，连进二三服，不拘时服。功能益气健脾，温中行气。治伤寒结胸欲绝，心膈高起，实满作痛，手不得近。

枳实散zhǐshísǎn ❶《普济本事方》卷七方。枳实（麸炒，去瓤）一两，炒白芍药、川芎、人参各半两。为细末，每服二钱，食前姜枣煎汤或酒调下，日三次。治两胁疼痛。❷《证治准绳·类方》第二册方。①枳实（麸炒）、赤茯苓（去皮）、前胡、陈皮（去白）各一两，木香半两。为粗末，每服五钱，加生姜三片，水煎去滓，食前服。治胸痹，心下坚痞，胸背拘急，心腹不利。②枳实（麸炒）二两，官桂（去粗皮）一两二钱半。为细末，每服二钱，温酒或橘皮煎汤调下，日三次。治胸背痛。③枳实（麸炒）、木香、槟榔、赤茯苓（去皮）、五味子、葶苈子（隔纸炒令紫色）、诃子肉、炙甘草各半两，杏仁（汤洗，去皮尖、双仁，麸炒黄色）一两。为粗末，每服二钱，加生姜半分，水煎，去滓，不拘时服。治息贲，腹胁胀硬，咳嗽见血，痰粘不利。❸《证治准绳·类方》第四册方。枳实（麸炒）、桂心、细辛、桔梗各七钱五分，青皮（去白）一两。为粗末，每服三钱，加生姜一钱半，水煎，去滓，不拘时服。治心痹，胸中气坚急，心微痛，气短促，咳唾亦痛，不能饮食。❹《症因脉治》卷三方。枳实、莱菔子、麦芽、山楂肉。为末服。治食积腹胀，按之实痛，或一条扛起，或见垒垒小块，或痛而欲利，利后稍减。

枳实芍药散zhǐshísháo·yaosǎn 《金匮要略》方。枳实（烧令黑）、芍药各等分。为末，每服一方寸匕，麦粥送下，日三次。功能养血行气，缓急止痛。治产后腹痛，烦满不得卧；并治痈脓。

枳实汤zhǐshítāng ❶《证治准绳·幼科》集九方。枳实（去瓤，麸炒）、赤茯苓（去皮）各半两，甘草六钱，半夏（汤煮透）七钱，桔梗七钱半。为粗末，每服二钱，加生姜三片，水煎服。治伤风伤寒，胸满气促，咳嗽，甚则吐痰夹食。❷《验方新编》卷九方。枳实（麸炒）、木香、炙甘草各一钱，厚朴（姜炒）二钱，槟榔一钱半，生姜三片。水煎服，快利为度。功能行气导滞。治产后宿食为病，腹中胀满，里急窘迫，身热口渴，六脉数实。

枳实丸zhǐshíwán 《备急千金要方》卷五方。枳实一两半，菊花、蛇床子、防风、白薇、浮萍、蒺藜各一两，天雄、麻黄、漏芦各半两。为末，炼蜜为丸，大豆大，五岁小儿每服一至二十丸，日二次。治小儿风热相搏，皮肤瘙痒疼痛，搔之出水，遍身如麻豆，年年喜发，面目虚胖，手足干枯，毛发细黄，肌肤无光泽，鼻塞不利。

枳实消痞丸zhǐshíxiāopǐwán　即失笑丸，见该条。

枳实消滞汤zhǐshíxiāozhìtāng　《症因脉治》卷一方。枳实、厚朴、神曲、陈皮、莱菔子、麦芽。水煎服。功能消食行气。治外感遗尿，兼有食积者。

枳实薤白桂枝汤zhǐshíxièbáiguìzhītāng　《金匮要略》方。枳实四枚，厚朴四两，薤白半斤，桂枝一两，瓜蒌实一枚。将瓜蒌实捣烂，先煮枳实、厚朴，去滓，后纳诸药，煮数沸，分三次服。功能通阳散结，消痞除满。治胸痹，心中痞气，气结在胸，胸满，胁下逆抢心。方中瓜蒌开结涤痰；薤白温通行气；枳实、厚朴消痞散满；桂枝通阳化气，平降冲逆。

枳实栀子豉汤zhǐshízhī · zichǐtāng　《伤寒论》方。炙枳实三枚，栀子十四个，豆豉一升（后下）。清浆水煎，去滓，分二次服，覆令微似汗。治伤寒大病愈后，劳复者。若有宿食，加大黄（如博棋子）五六枚。

枳术颗粒zhǐzhúkēlì　中成药。见《中华人民共和国药典（一部）》（2020）。麸炒枳实 333g，麸炒白术 666g，荷叶 100g。以上三味药，按颗粒剂工艺制成，每袋装 6g。开水冲服。一次 1 袋，一日 3 次。健脾消食，行气化湿。用于脾胃虚弱，食少不化，脘腹痞满。

枳术汤zhǐzhútāng　《金匮要略》方。枳实七枚，白术二两。水煎，分三次服。功能行气健脾利水。治水饮停滞于胃，心下坚，大如盘，边如旋盘；现代也用于胃下垂见上症者。方中以枳实行气以助利水为君；以白术燥湿利水，为臣二味相合，使气行则湿化，脾健则湿除。故能治气滞水停之证。

枳术丸zhǐzhúwán　《内外伤辨惑论》卷下引张洁古方。白术二两，枳实（麸炒）一两。为细末，荷叶裹炒饭为丸，梧桐子大，每服五十丸，不拘时服。功能健脾消痞。治脾胃运化无力，饮食停滞，腹胀痞满者。方以白术为君，健脾祛湿，助脾运化；以枳实下气化滞，消痞除满，为臣。白术用量重于枳实一倍，乃补重于消，寓消于补之中。复以荷叶烧饭为丸，取其升养脾胃之清气，以助白术健脾益胃之功；与枳实相伍，一升清，一降浊，正合“脾宜升则健，胃宜降则和”之理。清升浊降，脾健积消，则诸证自除。本方即由《金匮要略》枳术汤衍化而来。

趾zhǐ　足趾。《灵枢 · 热病》：“热病……于其腧及下诸趾间，索气于胃胳，得气也。”

趾骨zhǐgǔ　解剖学同名骨。趾二节，余趾皆三节。

趾骨骨折zhǐgǔgǔzhé　病名。即以趾骨局部肿痛，皮下瘀血或甲下血肿，患趾不能用力，摸诊时可觉有骨擦感或骨擦音为主要表现的骨折。参见“骨折”条。

趾骨伤zhǐgǔshāng　病名。《疡科选粹》卷八。因跌仆、压扎所伤。局部肿胀、疼痛，可有畸形及骨声，功能受限。治宜在麻醉下手法复位，夹缚固定。内服七厘散或复元活血汤；肿消痛减后，改服正骨紫金丹或接骨丸；后期服展筋丸、小活络丹及五加皮汤外洗，并配合功能锻炼。

趾间关节脱位zhǐjiānguānjiétuōwèi　病名。即以局部肿胀、疼痛、功能障碍等为主要表现的趾骨与趾骨之间构成的关节脱位。参见“脱位”“脱臼”条。

徵zhǐ　五音之一，属火。心音徵，其音抑扬越，雄以明。《素问 · 五常政大论》：“其音徵。”《灵枢 · 阴阳二十五人》：“火形之人，比于上徵，似于赤帝。”另见“徵chéng”条。

至zhì　脉学术语，见《难经 · 十四难》。其义有二：❶指脉动次数。脉搏动一次称为“一至”，如“脉来一呼再至，一吸再至，不大不小曰平”。❷指“至脉”，详见该条。

至宝丹zhìbǎodān　❶《太平惠民和剂局方》卷一方。又名局方至宝丹。犀角、朱砂、雄黄、玳瑁、琥珀各一两，麝香、冰片各一分，金箔（半入药，半为衣）、银箔各五十片，牛黄五钱，安息香（以无灰酒搅澄飞过，滤去沙土，慢火熬成膏）一两半。犀角、玳瑁为细末，入余药研匀，将安息香膏隔水煮烊后，再入诸药中搅和成剂，旋丸，梧桐子大。每服三至五丸（二岁小儿每服二丸），人参煎汤化下或用童便一合，生姜汁三五滴，入于童便内温过化下。功能化浊开窍，清热解毒。治卒中急风不语，中恶气绝，中诸物毒，暗风，中热疫毒，阴阳二毒，山岚瘴气毒，蛊毒水毒，产后血晕，口鼻血出，恶血攻心，烦躁气喘吐逆，难产闷乱，死胎不下，心肺积热，伏热呕吐，邪气攻心，大肠风秘，神魂恍惚，头目昏眩，眠睡不安，唇口干燥，伤寒狂语，及小儿诸痫急惊心热，卒中客忤，不得眠睡，烦躁，风涎，搐搦等症；近代也用于脑血管意外、肝性昏迷、癫痫等属痰迷心窍者。方中麝香、冰片、安息香芳香开窍，辟秽化浊；犀角、玳瑁清热解毒，尤善清心；牛黄、雄黄豁痰开窍，解毒镇惊；朱砂、琥珀、金箔、银箔宁心安神。❷《温病条辨》亦有本方，但无雄黄、冰片、金箔、银箔。

至宝锭zhìbǎodìng　《中药制剂手册》方。又名小儿至宝锭。橘皮、炒山楂、全蝎、炒麦芽、蝉蜕、制白附子、天麻、炒槟榔、羌活、僵蚕（麸炒）、钩藤、胆南星（酒蒸）、贝母、紫苏叶、薄荷、藿香、滑石、雄黄各 150g，神曲（麸炒）、茯苓各 600g，朱砂 360g，炒白芥子、琥珀各 90g，牛黄 18g，麝香、冰片各 12g。为细末，炼蜜为丸，每丸重 1.5g，每服一丸，温水送下，日一至二次。功能散风清热，化痰消食。治外感风寒，停乳伤食引起的发热咳嗽，呕吐泄泻等症。

至而不至zhì’érbùzhì　运气学说术语。《素问 · 六微旨大论》：“至而不至，来气不及也。”指时令已至而岁气未至，这种情况一般都发生于岁运不及之年，如王冰注：“假令……乙丑岁气不足，于甲子岁当至之期，后时而至也。”

至剂zhìjì　峻猛而量大的药剂。《灵枢 · 终始》：“（少气者）可将以甘药，不可饮以至剂。”

至脉zhìmài　至，增进之意。属于阳盛、脉搏至数增多一类的脉，如数脉、疾脉之类。《难经 · 十四难》：“至之脉，一呼再至曰平，三至曰离经，四至曰夺精，五至曰死，六至曰命绝，此至之脉也。”

至圣保命金丹zhìshèngbǎomìngjīndān　《卫生宝鉴》卷八方。贯众一两，生地黄七钱，大黄半两，青黛、板蓝根各三钱，朱砂、牛黄、蒲黄、薄荷各二钱半，珍珠、冰片各一钱半，麝香一钱。为细末，炼蜜为丸，芡实大，金箔为衣，每服一丸，细嚼，茶水或新汲水送下，如病人嚼不得，薄荷煎汤送下。治中风口眼㖞斜，手足亸拽，语言謇涩，四肢不举，精神昏愦，痰涎并多。

至虚有盛候zhìxūyǒushènghòu　见《顾氏医镜》。指虚弱证发展至严重阶段时，出现类似盛实的假象。如心下痞痛，按之则止，色悴声短，脉来无力的虚证，病甚则见胀满不食，气郁不舒，二便不利等盛候。参见“真虚假实”条。

至阳zhìyáng ❶经穴名。代号GV9。出《针灸甲乙经》。属督脉。别名肺底。位于背部第七、八胸椎棘突之间，约与肩胛骨下角相平。布有第七胸神经后支的内侧支和第七肋间动脉后支。主治咳嗽，气喘，黄疸，胸胁胀闷，脊背强痛；以及肝炎，胆囊炎，疟疾等。向上斜刺0.5～1寸。艾炷灸3～5壮；或艾条灸5～10分钟。❷指在天之气。马莳注：“天位乎上，为至阳。”《素问·方盛衰论》：“至阳盛，地气不足。”张景岳注：“至阴至阳，即天地之道也……此借天地自然之道，以喻人之阴阳贵和也。”

至阴zhìyīn ❶经穴名。代号BL67。出《灵枢·本输》。属足太阳膀胱经。井（金）穴。位于足小趾外侧，趾甲角旁约0.1寸处。布有趾底固有神经及足背外侧皮神经；并有趾背动脉及趾底固有动脉形成的动脉网。主治头痛，昏厥，鼻塞，目翳，鼽衄，滞产，胞衣不下，以及胎位不正等。针刺0.1～0.2寸；或点刺出血。艾炷灸3～7壮；或艾条灸10～15分钟。❷指脾。至，到达。脾属太阴，太阴为三阴之始，故称脾为至阴。《素问·金匮真言论》：“腹为阴，阴中之至阴，脾也。”《素问·六节藏象论》：“（脾）其华在唇四白，其充在肌，其味甘，其色黄，此至阴之类，通于土气。”❸指肾。至，极的意思。肾主水，藏精，为人身阴精之原，故又称肾为至阴。《素问·水热穴论》：“肾者，至阴也，至阴者，盛水也。”❹农历六月为至阴。《素问·痹论》：“以至阴遇此者为肌痹。”❺指地。《素问·方盛衰论》：“至阴虚，天气绝。”马莳注：“地位于下，为至阴。”

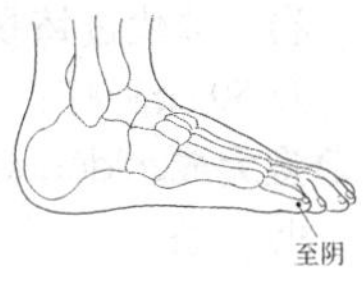

至阴

至营zhìyíng 经穴别名。出《针灸甲乙经》。即目窗，见该条。

至真要大论篇zhìzhēnyàodàlùnpiān 《素问》篇名。至真要，即至为真切重要之义。本篇着重说明运气学说的临床应用，并在病机、辨证、治疗立法等方面都做了系统而精辟的论述。内容把司天在泉六气分治的变化所产生的疾病，以及六气胜复的道理及其影响所致的病变，均做了较详细的论述，指出疾病的发生与气候变化有密切的关系。文中还论述了药物的性能、六气淫胜的治疗原则，以及处方的配伍、剂量、服法、禁忌等各方面，为后世治疗学、处方学制定了一个规范。论中还把一般常见的症状，分别类型，归纳为病机十九条，说明各种证型和五脏六气的关系，示人谨守病机，并使临床辨证更有系统性和针对性。

至治zhìzhì 指妥善而有效的治疗。《灵枢·百病始生》：“有余不足，当补则补，当泻则泻，毋逆天时，是谓至治。”

志zhì 意志。《素问·宣明五气》：“肾藏志。”王冰注：“肾藏志，专意而不移者也。”《灵枢·本神》：“意之所存谓之志。”

志伤zhìshāng 病证名。指精神情志伤损的疾患。《灵枢·本神》：“盛怒而不止则伤志，志伤则喜忘其前言，腰脊不可以俯仰屈伸，毛悴色夭。”《诸病源候论·虚劳病诸候》：“大恐惧不节伤志，志伤，恍惚不乐。”参见“七伤”条。

志室zhìshì 经穴名。代号BL52。出《针灸甲乙经》。别名精宫。属足太阳膀胱经。位于腰部，第二腰椎棘突下旁开3寸处；一说“除脊各三寸取穴”（《针灸资生经》）。布有第十二胸神经后支的外侧支及第一腰神经外侧支；并有第二腰动、静脉后支通过。主治腰脊强痛，遗精，阳痿，小便不利，阴中疼痛，头昏目眩，耳鸣耳聋，月经不调，以及肾炎，肾盂肾炎，前列腺炎等。直刺0.5～1寸。艾炷灸5～10壮；或艾条灸10～20分钟。

志阳子zhìyángzǐ 见“程从美”条。

志意zhìyì 精神意识活动中有关控制和适应的能力。《灵枢·本藏》：“志意者，所以御精神，收魂魄，适寒温，和喜怒者也……志意和则精神专直，魂魄不散，悔怒不起，五脏不受邪矣。”

制柏散zhìbósǎn 《疡医大全》卷二十五方。黄柏数斤。入粪坑内浸一百日取出，入黄土内埋三日，取出晒干，研细末，如疮有水干掺；干则用蜜调敷。治湿毒流注。

制化zhìhuà 五行学说术语。即制约、生化的简称。《素问·六微旨大论》：“亢则害，承乃制，制则生化。”五行中相互生化，相互制约，制中有化，化中有制，才能维持正常的相对的平衡。《类经》：“造化之机，不可无生，亦不可无制。无生则发育无由，无制则亢而为害。必须生中有制，制中有生，才能运行不息，相反相成。”

制绒zhìróng 中药炮制法之一。将药材的纤维捣碾成绒状。如将艾叶制成艾绒，使其易于点燃，宜用于灸法。

制霜zhìshuāng 中药炮制法之一。某些药材经炮制后取得的粉末。有以下几种：①种子类药材去油后的粉末，如巴豆霜、苏子霜、杏仁霜等。②某些药材析出的结晶，如柿霜。③某些动物药去胶后的骨质粉末，如鹿角霜等。

制炭zhìtàn 中药炮制方法。将净药材或切制品（生片）通过炒、煅等方法制成炭，但须保存药性，不致灰化的炮制方法。

制药指南zhìyàozhǐnán 见“修事指南”条。

质地zhìdì 药材的软硬、坚韧、疏松、黏性等特征。

质量分析zhìliàngfēnxī 应用法定药品标准规定的分析方法和指标对药材及其制剂进行成分鉴别和含量测定，来判定其是否符合药用要求的方法。

质问本草zhìwènběncǎo 本草著作。8卷，附录1卷。琉球吴继志撰。约成书于1782年。本书是作者采集琉球群岛的各种草木药物，亲自写生绘图甚至携带实物数百种到福建、北京等地广泛咨询老药工、药农、并经反复鉴定后编写成书，其中内篇4卷，收药41种，以常用的内治药物为主；外篇4卷，收药97种，多属用于外治的民间药；附录1卷，收载22种，属于不能移植或“不知其状”的药物。书中插图比较精致。内容多为经过征询后所作的鉴定按语。

质疑录zhìyílù 医论著作。明代张介宾约撰于1624年。共收医论45篇，专就金、元诸家论医的偏执处“辨论之，以正其失”，故题曰“质疑录”。全书重点论述多种病证的治则，进一步发挥了温补学说，对作者本人早年著作中立言未当之处，也作了辨析和纠正。本书收入《医林指月》中。

炙zhì 中药炮制法之一。把药材与液体辅料同炒，使辅料渗入药材之内，故又称合炒。按辅料的不同，可分下述几种：①酒炙。有两法：一是先将药材与酒拌匀，再加热炒至微黄；二是先将药材炒至微黄，再把酒洒入，略炒片时。如炙制当归、川连等。②醋炙。用米醋炙如上法。如炙制香附子、三棱等。③盐炙。先将盐加水适量溶化，再与药材同炒。如炙制橘核、黄柏等。④姜炙。先将姜捣烂取汁，再与药材同炒。如姜制竹茹等。⑤蜜炙。将药材与蜂蜜拌匀，再加热同炒。如炙制甘草、枇杷叶等。⑥米泔水炙。用米泔水浸后再炒。如炙制苍术等。⑦羊脂炙。也叫酥炙。取羊脂与药材同炒。如炙制淫羊藿等。⑧童便炙。取药材与童子小便同炒，如炙制香附子等。⑨鳖血炙。先将鳖血加少量清水与药材同拌匀后，放置一时许，在锅中炒至变色即可。如鳖血炙柴胡等。矾炙。先将矾加水溶化，洒入炒热的药材中，炒至干燥为度。如炙制郁金等。药汁炙。取药汁与药材同炒。如甘草汁炙吴茱萸等。

炙煿zhìbó　煎、炒、炸、烤、爆一类的烹调方法。经炙煿的食物，性多燥热，偏嗜则可能损耗胃阴，发生内热病证。

炙甘草汤zhìgāncǎotāng　《伤寒论》方。又名复脉汤。炙甘草四两，生姜、桂枝各三两，生地黄一斤，人参、阿胶（烊化）各二两，麦冬、火麻仁各半升，大枣三十枚。以清酒七升、水八升，先煮八味，取三升，内阿胶烊消尽，每服一升，日三次。功能益气补血，滋阴复脉。治气虚血少而致的脉结代，心动悸，气短胸闷，舌光少苔；及虚劳肺痿；近代也用于病毒性心肌炎，功能性心律不齐，期外收缩等病。方中炙甘草甘温益气，且通经脉，利血气；人参、大枣补脾养心，助气血生化之源；阿胶、生地黄、麦冬、火麻仁补心血，养心阴，充养血脉；桂枝合甘草扶助心阳，温通百脉，流行气血，有益于复脉。

治zhì　❶与乱相对。引申为安定、集中、专一。《素问·宝命全形论》："凡刺之真，必先治神。"❷平、正常。《素问·脉要精微论》："长则气治。"❸主管、管理、调节。《素问·太阴阳明论》："脾者，土也，治中央。"《素问·刺禁论》："肾治于里。"❹治病、医疗。《素问·阴阳应象大论》："善治者治皮毛。""以右治左，以左治右。"❺治理。指炮制中药。《本草纲目》："譬如治药，得法则益人，反是则有损。"

治百病方zhìbǎibìngfāng　出土医方简。不著撰人。1972 年于甘肃武威县旱滩坡东汉墓中出土，现存 92 枚手写医简，其中可辨识的药方约 36 首，药名百余种。此外还有针灸疗法等内容。这是历代文献所未收载的一部早期医学文献。内容可见于 1975 年文物出版社出版的《武威汉代医简》一书中。

治保zhìbǎo　指药物的攻邪治病与扶正保真的作用。《素问·至真要大论》："气味有薄厚，性用有静躁，治保有多少。"

治崩三法zhìbēngsānfǎ　指治疗血崩常用的三个基本治则。《丹溪心法附余》："经血暴下，久而不止，谓之崩中。治法初用止血，以塞其流；中用清热凉血，以澄其源；末用补血，以复其旧。若止塞其流，不澄其源，则滔天之势不能遏；若止澄其源，而不复旧，则孤阳之浮无以止，不可不审也。"

治病zhìbìng　医治病人。包括精神治疗及各种医疗措施，以达到病人恢复健康的目的。它体现了辨证论治和运用理法方药的过程。《素问·阴阳应象大论》："治病必求于本。"《素问·移精变气论》："今世治病，毒药治其内，针石治其外。"

治病必求于本zhìbìngbìqiúyúběn　治则术语。出《素问·阴阳应象大论》。治病时必须追究疾病的根本原因，也就是审察疾病的阴阳逆从，才能确定治法。例如同是发热的证候，其原因有六淫外感、七情内伤以及痰、食、劳怯、虫疰等的不同，有阳盛发热、阴虚内热的差异。对不同的病因病机所引起的发热，不能专用寒凉清热的药物，必须寻找病的本质进行治疗。《医门法律》："故凡治病者，在必求于本，或本于阴，或本于阳，知病所由生而直取之，乃为善治。若不知求本，则茫如望洋，无可问津矣。"

治病求本zhìbìngqiúběn　治则。指针对产生疾病的根本原因进行治疗的原则。

治肠痈汤zhìchángyōngtāng　《备急千金要方》卷二十三方。❶薏苡仁、桔梗、麦冬各三两，败酱草、牡丹皮、甘草、生姜、茯苓各二两，丹参、芍药各四两，生地黄五两。为粗末，水煎，分三次服。治肠痈。❷薏苡仁一升，牡丹皮、桃仁各三两，冬瓜仁二升（一方无桃仁，有郁李仁；一方有芒硝二两）。为粗末，水煎服。治肠痈。

治疔大全zhìdīngdàquán　外科著作。见"治疔汇要"条。

治疔汇要zhìdīnghuìyào　外科著作。又名《治疔大全》。2 卷。清代过铸撰。刊于 1896 年。卷上为治疔总论，辨证及 50 余种疔；卷下列治疔的方剂和药物。

治痘大成zhìdòudàchéng　天花专著。见"摘星楼治痘全书"条。

治痘图方zhìdòutúfāng　天花专著。1 卷。明代汪机撰。刊年未详。正文部分绘有始出、圆混等 16 幅痘疹图形，每图又分顺、逆、险 3 个小图，图下附解说。最后为痘治附方，共选 153 方，列其主治及配方。

治法zhìfǎ　治疗疾病的方法，其内容包括两方面：❶指治疗疾病的手段，如药物、针灸、导引、气功、推拿、外敷、手术、心理治疗等各种治疗疾病的手段。❷治疗疾病的具体方法。指在治疗原则指导下，根据辨证论治精神而确立的治病方法，如汗、吐、下、和、温、清、补、泻、活血祛瘀、阳病治阴、阴病治阳、正治、反治等。

治风法zhìfēngfǎ　治法。用具有疏散外风或平息内风作用的方药治疗内、外风证的治法。

治风化痰zhìfēnghuàtán　治法。化痰法之一。适宜于风、痰相兼的病理。常见有：①风邪外束，肺气不利，以致气壅痰升。出现头目昏痛，咳嗽多痰，脉浮缓等症。治宜祛风化痰止嗽。②内风（肝风）夹痰，由于湿浊不化，凝而为痰；或火热内炽，炼液为痰。痰浊上潜，风亦随升，走窜经络。轻则见眩晕头痛，甚则肢体瘫痪。治宜平肝息风祛痰。③风痰袭络，肢体表面出现圆形或椭圆形核块，按之柔软，不红不痛。治宜搜风活络化痰。

治风化痰剂zhìfēnghuàtánjì　以祛风药与化痰药为主配伍组成，治疗风痰证的祛痰剂。

治风豁痰汤zhìfēnghuōtántāng　《杂病源流犀烛·身形门》卷二十六方。黄芩、红花、茯苓、独活、葛根、半夏、羌活、陈皮、甘草、防风、白芷、柴胡、升麻、生姜。水煎服。治痰盛项痛。

治腑者治其合zhìfǔzhězhìqíhé　选穴法之一。出《素问·咳论》。指六腑病变当取位于足三阳经的有关下合穴进行治疗。参见"合治内腑"条。

治喉捷要zhìhóujiéyào　白喉专著。见"时疫白喉捷要"条。

治喉四要法zhìhóusìyàofǎ　见《喉痧至论》。书中总结既往方书治疗烂喉丹痧的经验为四要法。包括：所刺以泄毒；漱喉以去痰；刮后颈以散毒；通大便以泄火。

治喉指掌zhìhóuzhǐzhǎng　喉科著作。不分卷。清代赵溥泉辑于 1855 年。此书是辑录前人喉科著述而成，首载喉证秘集，详述喉证病因及辨证治疗大法；又列吴氏（阙名）丹药编目，其中载有喉科用药多种，颇多经验效方。另载张宗良咽喉总论等喉证文章多篇。现存 1860 年刊本。

治金煎zhìjīnjiān　《目经大成》卷三方。玄参、桑白皮、枳壳、黄连、杏仁、旋覆花、防风、黄芩、白菊花、葶苈子。水煎服。治肺热气滞而致的白睛肿胀，日夜疼痛。

治劳三禁zhìláosānjìn　出《理虚元鉴》。指治疗虚劳病证，禁用燥烈、伐气、苦寒的药物。

治痢散zhìlìsǎn　《医学心悟》卷三方。葛根、苦参（酒炒）、陈皮、陈松萝茶各一斤，赤芍药（酒炒）、炒麦芽、炒山楂各十二两。为细末，每服四钱，水煎连药末服下。功能清热消积，升阳止痢。治赤白痢疾初起。

治麻新书zhìmáxīnshū　麻疹专著。3卷。清代田九如撰。刊于1842年。此书大体分为麻科审症、麻科集腋、麻科撮要3部分，主要阐述麻疹前后出现的各种证候及治疗方法，尤详于顺、逆、险证的证治。书末附治疗方剂。现存初刻本。

治疟草zhìnüècǎo　中药材。见《中国药用植物志》。为一年蓬之别名，详该条。

治气三法zhìqìsānfǎ　出《本草经疏》。指治疗诸气病证的三大治法。即补气、降气调气、破气。

治求其属zhìqiúqíshǔ　治则术语。出《素问·至真要大论》。指治疗要寻找疾病的阴阳属性。例如肾阴之损，水不制火所出现的潮热、面赤、头痛、耳鸣等，表象似乎是阳热实证，若误用苦寒泻火之法，势必火势益炽。辨证是阴虚火旺，治以滋阴降火，其热自平。

治痧要略zhìshāyàolüè　痧证专著。见“痧法备旨”条。

治伤寒逐风方zhìshānghánzhúfēngfāng　武威汉代医简《治百病方》方。附子、川椒、乌头各三分，泽泻、细辛、术各五分。为末，每服一方寸匕，酒饮，日三次。功能祛风寒湿。治感受风寒，骨节重着痹痛。

治食zhìshí　指研究和调配食物防病治病。《养老奉亲书》：“是以善治病者，不如善慎疾；善治药者，不如善治食。”

治鼠疫法zhìshǔyìfǎ　鼠疫专著。见“鼠疫约编”条。

治损法zhìsǔnfǎ　治疗内脏虚损的方法。须按各脏不同病理而施治。《难经·十四难》：“损其肺者，益其气；损其心者，调其营卫；损其脾者，调其饮食，适其寒温；损其肝者，缓其中；损其肾者，益其精，此治损之法也。”

治痿独取阳明zhìwěidúqǔyángmíng　治则。出《素问·痿论》。阳明属胃，主受纳水谷，化生气血，营养全身，滋润宗筋。阴阳经脉总会于宗筋，宗筋起约束骨节而使关节滑利的作用。痿证多因阳明经脉不足，使宗筋松弛所致，故有此说。然肝肾不足，下元亏虚也是痿病的主要原因之一，临证应辨证求因，不能拘执一法。

治未病zhìwèibìng　❶未病先防。《素问·刺法论》：“正气存内，邪不可干，避其毒气。”并提出一些内服药预防疫病的方法。❷既病防变。“上工救其萌芽”。如见头目眩晕、大拇指和次指麻木，或口眼和肌肉不自主地跳动，为中风预兆，必须先防治。❸掌握疾病发展的趋向，五脏之病，可以互相传变，应及早防治。《金匮要略》：“夫治未病者，见肝之病，知肝传脾，当先实脾……余脏仿此。”

治温阐要zhìwēnchǎnyào　温病著作。1卷。清代汝锡畴（琴舫）撰于同治十一年（1872）前。本书扼要阐述春温、痉厥、风温、风毒、大头瘟、瘢疹、烂喉痧、温疫、暑症、伏暑、霍乱等病症的证候与治疗，其中于风温、春温、伏暑、秋发等证辨之极微，陆涌祥评其“能于刘河间、吴又可、王孟英、叶桂外别树一帜”。有1927年铅印本。

治削zhìxiāo　药材的制作加工。出《金匮玉函经》。包括药材的去杂、切削等操作技术。①挑拣：除去非药用部分，如桑螵蛸去梗，牡丹皮去心。②颠簸：用柳条或竹制工具，上下左右振动，除去药材中的泥土、灰渣等杂质。③筛：用以区分药物大小和清除杂质，选用不同口径的竹筛、钢筛、马尾筛等。④刷：刷去药物表面的绒毛、尘土，如枇杷叶去毛。⑤刮：用金属或角质的工具，除去药物表面的非药用部分，如玉桂、厚朴去粗皮。⑥捣：用石、铁或铜制的臼和杵捣碎或去皮，如白果、诃子去皮，生石膏、龙齿捣碎。⑦碾：多用铁制的药碾子把药物碾成粉末。⑧镑：用特制的镑刀将药物削成薄片，如羚羊角、犀角等。⑨切：是最常用的方法，分别用各种刀具把药物切碎、切片、切丝、切段、切节、切块等。

治序标本zhìxùbiāoběn　辨证论治术语。指治疗次序的先后。根据病气标本缓急决定治疗的先后步骤。有先标后本，或先本后标，或标本兼顾。原则上以治本为先。如标病严重，病势较急，当先治其标，后治其本。或标本同治。见《素问·标本病传论》。参见“标本”“治病必求于本”“本而标之”“标而本之”“标本同治”条。

治血三法zhìxuèsānfǎ　出《本草经疏》。指治疗血证的三大治法。即血虚用补法，血瘀用通法，血热用清法。

治验回忆录zhìyànhuíyìlù　医案著作。赵守真撰。本书选收作者临床验案100例，以内科杂病为主，兼有妇科、儿科治例。所列医案较系统地叙述病证的过程，辨证的重点，诊断的依据，处方的准绳等内容。对充实中医理论知识、更好地掌握辨证论治在医疗实践中的运用有所启发。1962年由人民卫生出版社出版。

治疫全书zhìyìquánshū　温病著作。见“瘟疫传症汇编”条。

治痈疡法zhìyōngyángfǎ　治法。指用具有不同功效的内服方药或其他疗法，治疗外科痈疡的治法。

治脏者治其俞zhìzàngzhězhìqíshù　选穴法之一。出《素问·咳论》。指五脏病变当取相应经脉五输穴中的输穴（张志聪解释作五脏背俞）进行治疗。

治则zhìzé　治疗疾病的法则。《素问·移精变气论》：“无失色脉，用之不惑，治之大则。”治则建立在整体观念和辨证的基础上，以四诊收集的客观资料为依据，对疾病进行全面的分析、综合与判断，从而针对不同的病情而制订出各种不同的治疗原则，如治病求本、协调阴阳、扶正祛邪，以及因时、因地、因人制宜、治未病等。《内经知要》有治则一章，章后按语：“愚按论治之则，载由经籍，圆通之用，妙出吾心……梓匠轮舆，能与人以规矩，不能使人巧。故夫揆度阴阳，奇恒五中，决以明堂，审于终始，其亦巧于规矩者乎。”强调有治病法则还要善于灵活运用。治则与治法，治则指导治法，而治法体现治则。

治中水毒方zhìzhōngshuǐdúfāng　《备急千金要方》卷二十五方。吴茱萸一升，生姜一升半，犀角、升麻、陈皮各二两，乌梅十四枚。为粗末，水煎，分二次服。治忽中水毒，手足指冷，或至肘膝者。

治中汤zhìzhōngtāng　❶《类证活人书》卷十八方。人参、炮姜、白术、炙甘草、陈皮、青皮各等分。为细末，每服三钱，水煎数沸热服。治脾胃伤冷物，胸膈不快，腹疼气不和。《易简方》亦有本方，但少青皮。❷见《备急千金要方》卷二十。即理中汤第一方，见“理中汤”条。

治浊固本丸zhìzhuógùběnwán　《医学正传》卷六引李东垣方。莲须、炒黄连各二两，茯苓、砂仁、益智仁、半夏、炒黄柏各一两，甘草三两，猪苓二两五分。为末，汤浸蒸饼和丸，梧桐子大，每服五十丸，空腹温酒送下。功能固本利湿清热。治湿热流入膀胱，下浊不止。

致和汤zhìhétāng 《随息居重订霍乱论》卷下方。北沙参、白扁豆、石斛、陈仓米各四钱，枇杷叶、鲜竹叶、麦冬各三钱，陈木瓜六分，甘草一钱。水煎服。功能养阴清热，化湿和胃。治霍乱愈后，津液不复，喉干舌燥，溺短便溏。

秩边zhìbiān 经穴名。代号BL54。出《针灸甲乙经》。属足太阳膀胱经。位于骶部，骶正中线旁开3寸，与骶管裂孔相平处。或于第四骶椎棘突下旁开3寸取穴。一说“在第二十椎下两旁，相去各三寸”（《铜人腧穴针灸图经》）。布有臀下神经、股后皮神经及坐骨神经；并有臀下动、静脉通过。主治腰骶痛，痔疾，下肢痿痹，以及坐骨神经痛等。直刺2~3寸。艾炷灸3~7壮；或艾条灸5~15分钟。

猘犬咬伤zhìquǎnyǎoshāng 病名。猘犬即狂犬。见《肘后方》卷七。即狂犬伤。证治同狂犬啮人。详该条。

痔zhì 病名。又名痔疮，痔核。出《素问·生气通天论》：“因而饱食，筋脉横解，肠澼为痔。”古代对痔的认识有二：❶明代楼英《医学纲目》卷二十七：“凡人九窍中有小肉突起皆曰痔。”如耳痔、鼻痔等。❷泛指多种肛门部疾病。近代认为痔系直肠下端黏膜下和肛管皮肤下痔静脉扩大、曲张所形成的静脉团。按其生长部位不同分内痔、外痔、混合痔3种。多因平素湿热内积，过食辛辣，久坐久立，或临产用力，大便秘结，久泻久痢等而致体内生风化燥，湿热留滞，浊气瘀血下注肛门，发为本病。治法甚多，内治以清热凉血、润燥疏风为主，结合病人现症和体质辨证处理，外治有手术、枯痔、结扎、注射、熏洗、挑痔等法，可根据病情随症采用，详见各条。

痔疮zhìchuāng 病名。即痔的俗称，详该条。

痔疮丸zhìchuāngwán 《疡医大全》卷二十三方。黄连、苦参、乳香、没药、雄黄各一两，连翘、僵蚕、蝉蜕、防风、全蝎、槐角（牛胆汁煮）、生地黄、牛膝、陈皮、穿山甲、当归、枳壳、地龙各二两，蜈蚣二十条，象牙屑五钱，人参二钱半，蜂房（入玄明粉于眼内，草纸湿透包好，微火煨）一个。为细末，炼蜜为丸，每服三钱，空腹时用温开水送下。治痔疮。

痔核zhìhé 病名。即痔的别称，详该条。

痔瘘zhìlòu 病名。即痔疮和肛瘘的合称。明代方贤《奇效良方》卷五十一：“初生肛边成瘟，不破者曰痔，破溃而出脓血、黄水浸淫淋漓而久不止者曰瘘也。”

痔漏丸zhìlòuwán 《疡医大全》卷二十三方。❶熟地黄四两，茯苓、山药、山茱萸、牡丹皮、白芍药各二两，象牙一两半，鳖甲、肉苁蓉、何首乌各三两。为细末，炼蜜为丸，梧桐子大，每服三钱，热汤送下。治痔漏。❷金银花一斤，甘草节、连翘各三两。为细末，用夏枯草八两熬膏，加蜜少许，杵为丸，弹子大，每服二丸，早晚各一次。治痔漏。❸石莲蓬、冬青子各三两，黄连、川芎、牛膝（酒炒）、赤芍药、酒当归、黄芩、黄柏、大黄各一两，槐角子、象牙末各二两，蝉蜕、全蝎各五钱，京墨三钱。为细末，炼蜜为丸，每服三钱，早晚各一次；至七日后每服二钱五分；又七日每服二钱；又七日每服一钱五分。功能退管生肌。治痔漏。

痔漏熏洗法zhìlòuxūnxǐfǎ 痔漏外治法之一。《五十二病方》已使用熏洗法治疗痔漏。即用药物煎汤先熏后洗的治疗方法。常用方剂有五倍子汤、荆芥汤、却毒汤、枳壳汤等。多具活血消肿、止痛止痒、收敛祛毒作用。适用于嵌顿性内痔、血栓外痔、炎性外痔、肛裂、脱肛、肛漏、肛周脓肿等病。

痓zhì 出《素问·五常政大论》。❶病名。同痉。《圣济总录》卷二十八：“痓又谓之痉者，盖痉一类，古人特以强直名之。”❷病证名。痓与痉为两种病证。《杂病源流犀烛·破伤风源流》：“痉者，筋劲强直而不柔和；痓者，口噤而角弓反张。二者虽各有症状，其源则由血气内虚，痰涎壅盛。”

蛭食zhìshí 病名。指因水蛭或石蛭的咬伤。见《五十二病方》。又名马蜞啮人、石蛭螫人、蜞蜍著人、马蟥咬伤。多因在水田、池塘、沟渠中逗留或山中行走时被咬伤。蛭之头部或体部可侵入皮肤或肌肉，使伤口流血不止、周围呈水肿性丘疹、微痒痛。治宜用手掌在伤处拍打，或用醋、盐水、酒、烟油或清凉油等敷咬处，使蛭自出，然后外涂碘酒或九一丹。在足胫部外涂腊猪油，可以预防蛭食。

智斌zhìbīn 隋代医家。僧人，亦称释智斌。撰《解寒食散方》2卷，已佚。

智齿zhìchǐ 即第三磨牙。详“真牙”条。

智广zhìguǎng 五代前蜀僧人、外伤科医家。即释智广，俗姓崔。初居雅州（今四川雅安）开元寺。熟谙人体经脉，凡筋脉拘挛、跛筋脉损伤之疾，皆以竹片为杖，拍其患处，兼施药液外搽，丸散内服，每获奇效。乾德二年(920)，为蜀主王衍延于成都宝历寺，名闻于时。

智宣zhìxuān 隋代医生。僧人，又名释智宣。撰有《发背论》1卷，已佚。

滞利zhìlì 病证名。八利之一。实指痢疾。《小儿卫生总微论方》：“……滞利，谓便下脓血相杂也。”治疗参见“小儿痢疾”条。

滞气zhìqì 指颜面气色晦黯，滞着垢腻。为湿气痰浊蒙罩之象。可见于暑湿、湿温、痰饮等病。

滞热丹毒zhìrèdāndú 病名。出《医宗金鉴》卷七十六。又名伤食发丹、食滞丹毒。小儿丹毒之一。多因小儿乳食过多，不能运化，蕴热于内，达于肌表而生。初发形若赤游丹，游走缓慢，且见发热面赤，口酸，舌有黄苔，治宜先消滞，服保和丸，余见“赤游丹”条。

滞痛饮zhìtòngyǐn 《仙拈集》卷三方。当归、赤芍药、肉桂、牛膝各二两，红花、苏木各一两。为末，每服二钱，酒送服。功能活血化瘀，通经止痛。治经闭，腰腿疼痛。

滞下zhìxià 痢疾的古称。见《备急千金要方》卷十五。因痢下脓血黏腻，排便滞涩难下，故名。《景岳全书》卷二十四：“痢疾一证……因其闭滞不利，故又谓之滞下。”多由湿火、气食积滞所致。《医学入门》卷五：“湿火滞于肠中，故名滞下。”《证治汇补》卷八：“滞下者，谓气食滞于下焦。”详“痢疾”条。

滞颐zhìyí 病证名。出《诸病源候论》卷四十八。指小儿口内流涎，浸渍两颐。脾之液为涎，脾开窍于口，小儿脾气虚弱，固摄失职或脾胃蕴郁湿热，上蒸于口而致。脾气虚弱者，口角流涎清稀，面白唇淡，治宜温补脾气，用益黄散或温脾丹；脾胃湿热者，口角流出稠涎，口渴烦躁，治宜清热利湿，用清脾散之类。《幼幼集成》卷四：“小儿两颐流涎，浸渍胸前者。盖涎者脾之液，口为脾窍。脾胃虚寒，不能收敛津液，故涎从口出而滞于颐。治宜温脾丹。”

滞针zhìzhēn 指针刺后发生的针下滞涩而捻转提插不便等运针困难的现象。《针灸大成》：“如针至深处，而进不能，退不能，其皮上四围起皱纹，其针如生在内，此气实之极也。”多因患者精神紧张，操作失当，患者体位移动，或留针时间过久而致局部肌肉痉挛或组织缠绕针体而致。可在针刺穴位附近循按或另刺一针，或再加温针，能予缓解；如因同一方向捻转过度而致，则需向反方向回捻，方可消除。

雉鸡蛋zhìjīdàn　中药材。见《福建中草药》。为马骝卵之别名，详该条。

雉鸡尾zhìjīwěi　中药材。见《浙江民间常用草药》。为大叶金花草之别名，详该条。

雉子筵根zhìzǐyángēn　中药材。见《中草药通讯》[1973(6)：8]。为蔷薇科植物莓叶委陵菜 *Potentilla fragarioides* L. 的根及根茎。分布于黑龙江、内蒙古、河北、山西、山东、河南、陕西、甘肃、江苏、浙江、湖南、湖北及西南等地。甘、微苦，平。止血。治月经过多、功能性子宫出血、子宫肌瘤出血等一般妇科出血，肺结核咯血。煎服：9～18g。全草名雉子筵，又名满山红、瓢子、毛猴子，煎服益气补阴，治疝气，干血痨。根含右旋儿茶精。有增强毛细血管收缩作用和子宫收缩作用。

稚阳zhìyáng　形容小儿阳气初生，但尚未充长的生理特点。《温病条辨》："小儿稚阳未充，稚阴未长者也。"参见"稚阳稚阴"条。

稚阳稚阴zhìyángzhìyīn　小儿生理特点之一。稚是指幼稚，尚未成熟；阳是指体内各种功能的活动，阴是指体内精血津液等具有物质性的东西；稚阳稚阴是指小儿在功能活动和物质基础上均未臻完善。《小儿药证直诀》言小儿"五脏六腑，成而未全……全而未壮"。闫季忠在该书序言中指出小儿"骨气未成，形声未正，悲啼喜笑，变态不常"。说明小儿机体柔嫩，气血未充，经脉未盛，神气怯弱，内脏精气未足，卫外功能未固的生理特点。清代吴鞠通《解儿难》中则总结为"小儿稚阳未充，稚阴未长"。认为幼儿赖阳以生，依阴以长，然而阴既未足，阳未充盛，所以在治疗方面则以维护阴气为要，但还要善于护阳。

稚阴zhìyīn　形容小儿身体当长，但阴精尚未充盈的生理特点。阴未足则不足以充养阳气，故小儿既为稚阴之体，也是稚阳之体。参见"稚阳稚阴"条。

zhong

中焙舌zhōngbèishé　即黑燥厚苔边红舌。舌色纯红，中心黑厚而干，形似小舌。为邪热结于里之象，宜攻下泄热（见《伤寒金镜录》）。

中草药有效成分的研究zhōngcǎoyàoyǒuxiàochéngfèn·deyánjiū　药学著作。3 册。中国医学科学院药物研究所编。第一分册为提取、分离、鉴定和含量测定；第二分册为药物筛选方法；第三分册为新技术的应用。1972 年人民卫生出版社出版。

中层消药zhōngcéngxiāoyào　见《白喉忌表抉微》。系治疗白喉病的一种药物分类。在"正将"中的中层消药为：大木通、神曲、焦楂肉、陈皮、砂仁。在"猛将"中的中层消药为：厚朴、枳实、莱菔子。在"次将"中的中层消药为：小木通、枳壳、炒麦芽、竹叶。参见"药将""白喉正将"条。

中成药zhōngchéngyào　是以中药材为原料，在中医药理论指导下，按规定的处方和方法加工制成的各种剂型，供临床辨证治疗或预防保健使用的一类药物。其使用、携带、贮运方便，有些具有长效、速效或高效的特点，不仅适用于慢性病和轻症，亦可用于危重急症。常用的剂型有散剂、膏剂（膏糍）、丸剂、片剂、注射剂、胶囊、冲剂（颗粒）、口服液、糖浆、酊剂以及外用的栓剂、贴膏、气雾剂等。

中冲zhōngchōng　经穴名。代号 PC9。出《灵枢·本输》。属手厥阴心包经。井（木）穴。位于中指桡侧指甲角旁约 0.1 寸处（《针灸甲乙经》）。一说在"手中指之端"（《灵枢·本输》）。布有正中神经的指掌侧固有神经和指掌侧固有动、静脉所形成的动、静脉网。主治中风昏迷，热病心烦，身热如火，舌强不语，晕厥，头痛，心痛，中暑，惊风等。直刺 0.1～0.2 寸；或点刺出血。艾炷灸 1～3 壮；或艾条灸 5～10 分钟。

中刺激zhōngcìjī　针法刺激强度的分类。指介于强、弱刺激之间的针灸刺激量而言。

中搭手zhōngdāshǒu　病名。出《疡医准绳》卷四。又名龙疽、青龙疽。系有头疽生于背中部膏肓穴（第四、五胸椎棘突间，脊柱旁开 3 寸）处，手后伸于背中部正可搭着此部位。证治同有头疽。

中丹田zhōngdāntián　气功的一个意守部位。《修真秘诀》"心为绛宫中丹田"，所指为心前区的位置。一说中丹田为心下脐上脾宫正位或脐中。参"丹田"条。

中都zhōngdū　❶经穴名。代号 LR6。出《针灸甲乙经》。别名中郄、太阴。属足厥阴肝经。足厥阴之郄穴。位于内踝尖上 7 寸，胫骨内侧面的中央处。布有隐神经的分支及大隐静脉。主治月经不调，崩漏，带下，疝气，少腹痛，遗精，泻痢等。沿皮刺 0.3～0.5 寸。艾炷灸 3～5 壮；或艾条灸 5～10 分钟。❷经外奇穴名。八邪穴之一。《奇效良方》："中都二穴，在手中指，无名指本节歧骨间，又名液门也。治手臂红肿。针入一分，可灸五壮。"❸经穴别名。出《针灸甲乙经》。即神门，见该条。

中渎zhōngdú　经穴名。代号 GB32。出《针灸甲乙经》。《医学纲目》作中犊。属足少阳胆经。位于大腿外侧，腘横纹上 5 寸，当股外侧肌与股二头肌之间；或于风市穴直下 2 寸取穴。布有股外侧皮神经，股神经肌支和旋股外侧动、静脉肌支。主治半身不遂，下肢痿痹，脚气；以及坐骨神经痛等。直刺 1～1.5 寸。艾炷灸 5～7 壮；或艾条灸 10～15 分钟。

中渎之腑zhōngdúzhīfǔ　指三焦。三焦是一身气化和水谷出入的道路，功用如沟渠的疏通，故称。《灵枢·本输》："三焦者，中渎之府也，水道出焉。"

中发背zhōngfābèi　病名。系有头疽生于背中心筋缩穴者。出《疮疡经验全书》卷四。又名对心发。多因心火盛，热邪聚会于该处而发。证治见"有头疽"条。

中发疽zhōngfājū　病名。出《疮疡经验全书》卷三。

中封zhōngfēng　经穴名。代号 LR4。出《灵枢·本输》。别名悬泉。属足厥阴肝经。经（金）穴。位于足背内侧，当内踝前方 1 寸，胫骨前肌腱内侧缘凹陷处（《针灸甲乙经》）。一说"内踝之前一寸半陷者之中"（《灵枢·本输》）。布有足背内侧皮神经的分支及隐神经，足背静脉网及内踝前动脉。主治黄疸，疝气，遗精，小便淋沥，绕脐痛，阴茎痛等。直刺 0.3～0.5 寸。艾条灸 5～10 分钟。

中府zhōngfǔ　❶经穴名。代号 LU1。出《针灸甲乙经》。别名膺俞、膺中俞、府中俞。属手太阴肺经。肺之募穴。手、足太阴之会。位于前胸外上方，平第一肋间隙，距胸正中线 6 寸处。布有锁骨上神经中支，胸前神经分支，第一肋间神经外侧皮支；上外侧有腋动、静脉，胸肩峰动、静脉。主治咳嗽，气喘，咳吐脓血，胸膺痛，肩背痛；以及肺炎，肺结核等。直刺0.3～0.5寸；或向外斜刺0.5～1寸。艾炷灸3～5壮；或艾条灸5～10分钟。❷指胃。出《素问·离合真邪论》。

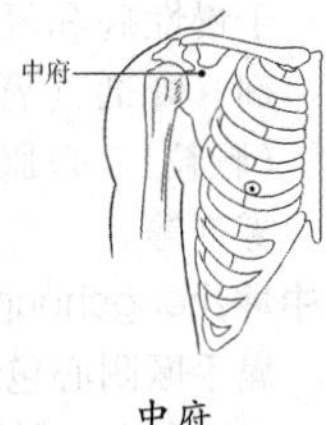

中府

中附上zhōngfùshàng 《内经》诊法对体表部位的划分。出《素问·脉要精微论》。中附上，是指前臂内侧皮肤（尺肤）的中段三分之一。参见"上附上"条。

中工zhōnggōng 古代对具有中等医疗技术的医生的称谓。《灵枢·邪气藏府病形》："中工十全七。"意思是说，中工在治疗疾病上要有70%的治愈率。《金匮要略·脏腑经络先后病脉证》："中工不晓相传，见肝之病，不解实脾，惟治肝也。"

中宫zhōnggōng 指脾胃。《脾胃论》："津液至中宫变化为血也。"脾胃属土而居中，故称之为中宫。

中关zhōngguān 诊察小儿指纹的部位。见《奇效良方》。即气关。详该条。

中管zhōngguǎn 见"中脘"条。

中国传统医学zhōngguóchuántǒngyīxué ❶即中医药学，详该条。❷从世界各国的角度，中国传统医学既包括以汉医药为主体的中医药，也包括蒙医药、藏医药等中国境内流传至今的少数民族医药。

中国民族药志zhōngguómínzúyàozhì 民族药学专著。卫生部药品生物制品检定所等编著。全书预计载药1200多种。已出版者为第一、二卷，共载药255种，包括动、植、矿物药，图文并茂。每种药记载其民族药名（附本民族文字名）、民族用药部分、药材检验、显微鉴别、理化鉴别、药理作用及临床用药等内容。本书分别于1984、1990年由人民卫生出版社出版。

中国药用植物图鉴zhōngguóyàoyòngzhíwùtújiàn 本草著作。第二军医大学药学系生药学教研组编。本书收录全国常用药用植物947种，包括1958年以来各地发现的部分新品种，按植物学分类的科属排列，每种除绘有原植物线条图外，并对其别名、产地、形态、药用部分、采收、成分及应用等作了简要的叙述。1960年上海教育出版社出版。

中国医籍考zhōngguóyījíkǎo 书目著作。原名《医籍考》。80卷。日本丹波元胤撰，成于1819年。本书根据各种有关文献广泛收录中国历代医籍3000余种，全部著作分为医经、本草等9类，书名之下记有出处，并根据所掌握的资料，注明卷数、存佚、列述序跋、有关考证提要，并附评论及作者所加的按语。这对了解中国古代医学文献有一定的参考价值。1956年人民卫生出版社排印本改为今名。

中国医学大成zhōngguóyīxuédàchéng 中医丛书。曹炳章辑。刊于1936年。原计划收辑365种医著，后实际出版128种。辑录魏、晋至明、清历代重要医著及少数日本医家著作。分医经、药物、诊断、方剂、通治、外感、内科、外科、妇科、儿科、针灸、医案、杂著共13类。每种均经校阅圈点，列有内容提要，便于学习，其中不少医著有历代医家评注。本书对保存祖国医学遗产和维护祖国医学的发展起了积极的作用。

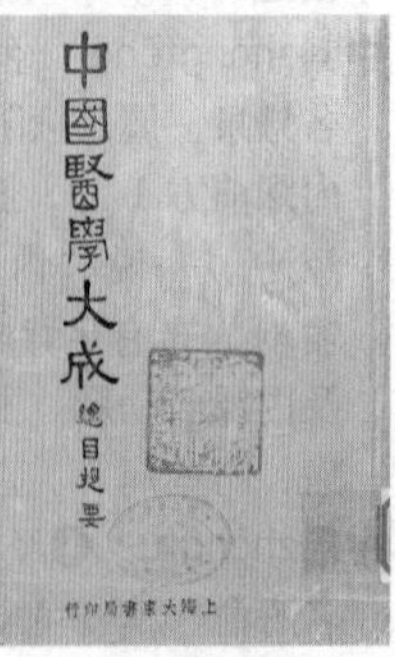

中国医学大成

中国医学人名志zhōngguóyīxuérénmíngzhì 医史著作。陈邦贤、严菱舟合编。本书以姓氏笔画为序，收录并简介民国以前历代医家约2600余人。其中有些资料注明了出处，便于读者检索。但作者介绍医人医事缺乏分析批判，介绍医家或引述资料也存在一些错误。1956年人民卫生出版社出版。

中国医学入门丛书zhōngguóyīxuérùméncóngshū 中医丛书。陈景岐编，刊于1934年。本书摘录《内经》和历代各家学说，分门别类汇辑而成。计有《诊脉入门》《辨舌入门》《药性入门》《汤头入门》《内经入门》《金匮入门》《伤寒入门》《温病入门》《女科入门》《产科入门》《幼科入门》《痘科入门》《外科入门》（附《疔科入门》）、《伤科入门》《眼科入门》《喉科入门》共16种，内容浅近易懂。

中国医学史zhōngguóyīxuéshǐ ❶医学在中国发展的历史。以汉族人民为主体创造的中医学、少数民族创造的民族医学、传自西方而得到迅速发展的近现代医学、肇始于中国现代的中西医结合研究以及亘古未绝的中外医学交流等，各自或长或短的发展过程，共同构成了中国医学精彩纷呈的历史画卷。跨入21世纪的中国医学是多元的，强调"发展现代医药和我国传统医药"的国家根本大法，维持着中国多元医学的和谐，不同医学体系的互补和交融，体现着中国医学的特点和优势。❷以中国医学发展的历史过程和规律为研究对象的科学学科。作为医学和历史学的交叉学科，虽然可使历史学者更多地了解医学，但更重要的是使医学界更好地了解历史，为医学家和卫生政策制定者认识医学发展的规律提供历史借鉴。❸研究中国医学史的学术专著和教材的名称。中国最早的医学史专著，是陈邦贤于1919年编著的《中国医学史》。参见"陈邦贤"条。

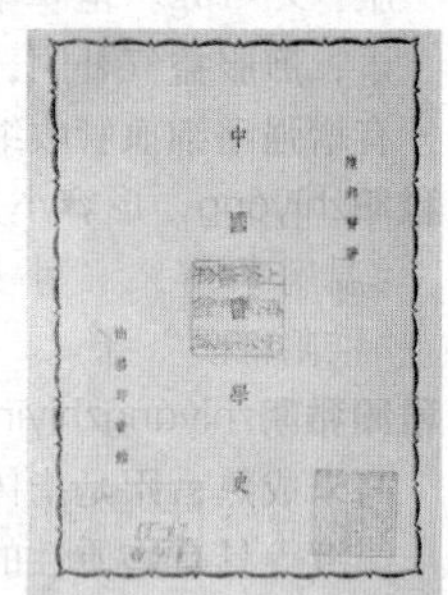
中国医学史

中国医学源流论zhōngguóyīxuéyuánliúlùn 医史著作。谢观编。刊于1935年。作者对中国医学的分期、变迁、医书、医方、学派、医学各科、疗法、疾病，以及有关中西医汇通等都作了专题论述，本书能由博返约地阐述医学源流，可供医史研究参考。

中国医学约编十种zhōngguóyīxuéyuēbiānshízhǒng 中医丛书。周禹锡编。刊于1938年。包括《生理约编》《病理约编》《诊断约编》《药物约编》《处方约编》《内科约编》《妇科约编》《儿科约编》《瘟疫约编》《医賸约编》共10种，书中以中医理、法、方、药为主，吸取西医的有关知识，作较系统、通俗的叙述，内容类似教学讲义。

中国针灸学zhōngguózhēnjiǔxué 针灸著作。承淡安编。分针科学、灸科学、经穴及治疗四篇。对针灸疗法的理论和应用以及现代研究成果等，都作了比较详细的介绍。书中病名均用中西医对照方式。1955年由人民卫生出版社出版。

中国制药学zhōngguózhìyàoxué 本草著作。2卷。杨叔澄编。上编为制药学总论及丸、散、膏、丹、酒、露、胶、锭的制法和成药贮藏等；下编为生药制法，包括火制、水制、水火合制、酒制、药制、自然制等各法。书中除举例说明外，还附入作者的一些按语。1938年北京中药讲习所印行。

中寒zhōnghán　指中焦虚寒。由于阳气不足，脾胃功能衰退而出现腹痛喜按、畏寒肢冷、口淡泛恶、食少、便溏等症。另见"中寒 zhònghán"条。

中寒便血zhōnghánbiànxuè　病证名。指脾虚中寒，统摄失权所致的大便下血。《张氏医通·诸血门》："因冷饮中寒，或杂食生冷，血为寒凝而下，必腹痛色晦淡。宜附子理中倍炮姜加酒连。"此外尚可见怯寒神疲，舌质淡红，脉象沉细等。《金匮要略》黄土汤、黑神散、胶艾汤、熟附子丸等方亦可选用。参见"便血"条。

中寒泻zhōnghánxiè　病证名。出《医宗金鉴·幼科杂病心法要诀》。指中焦脾胃虚寒而致的腹泻。症见面色淡白，四肢厥冷，饮食懒进，时腹疼痛，大便清澈清冷，小便清长色白。治宜温中止泻。用理中汤。

中和集zhōnghéjí　养生著作。元代李道纯撰，门人蔡志颐编。全书6卷。题名"中和"者，乃李道纯居室匾名，取《礼记》"喜乐哀乐之未发谓之中，发而皆中谓之和"之义。书中认为，本一而用二，性无命不立，命无性不有。故主张性命兼修，先性后命。如谓"先持戒定慧而虚其心，后炼精气神而保其身"。在具体进行内丹术时，作者分为顿法与渐法两类，渐法有三乘，循序渐进；顿法即"最上一乘"，一直了性，自然了命，此仅限于夙有根基者。此外，书中对内丹术语如抽添、烹炼、九还、七返、三关、三官、玄牝、鼎炉、黄婆、金公、水火、沐浴等，均有颇为明晰的解释，值得研究内丹术参考。

中和理阴汤zhōnghélǐyīntāng　《不居集》上集卷十方。人参、山药、扁豆各一钱，莲肉二钱，燕窝五钱，老米三钱。水煎服。功能补气健脾，滋阴养阴。治中气虚弱，脾胃大亏，饮食短少，痰嗽失血，泄泻腹胀，不任芪、术、归、地者。若肺有火者，以沙参易人参，或者并用；阴虚火泛者，加海参三至五钱；痰多者，加橘红、半夏各五至七分；嗽不止者，加枇杷叶、款冬花各八分；失血者，加丹参、荷叶各一钱；热盛者，加牡丹皮、地骨皮；有汗者，加桑叶、荷叶各一钱。

中和汤zhōnghétāng《医方简义》卷三方。神曲、生莱菔子、黄芩（酒炒）、姜半夏、茯苓、山楂、苍术、黄连（酒炒）各一钱五分。水煎服。功能消积化滞，清热燥湿。治痢下赤白，里急后重。若时痢身热，加藿香、薄荷、桔梗各一钱，生姜三片；痢下白沫，加木香八分；赤痢，加桃仁十粒；赤白相间，加桃仁十粒，红曲八分，木香五分；醉饱受邪，加葛根一钱，紫金锭（冲入）二分；夹怒夹食，加柴胡、厚朴各一钱。

中华中医药学会zhōnghuázhōngyīyàoxuéhuì　中国中医药科技工作者的群众性学术团体。宗旨是团结中医药科技工作者和热心于中医事业的多学科科技人员，开展学术交流，以继承和发展中医药事业。学会的最高权力机构为全国会员代表大会。中华中医药学会在常务理事会领导下，由秘书长主持日常工作。总会下设办公室、学术部、继续教育部、国际交流部、科技合作部、期刊编辑部、科技发展中心和机关服务中心等8个部门。

中黄丸zhōnghuángwán《外科大成》卷二方。缸砂（水浸半月，微煅）、黄花地丁、栀子各一两，黄芩（每斤用皂角仁、侧柏各四两，水煮半日，汁干为度）、黄连、皂角子各二两，青黛五钱。为末，用大柿饼肉为丸，梧桐子大，每服四十至五十丸，空腹清汤送下。治翻花痔。

中极zhōngjí　❶经穴名。代号 CV3。出《素问·骨空论》。别名玉泉、气原。属任脉。足三阴、任脉之会。膀胱之募穴。位于腹正中线，脐下4寸（《针灸甲乙经》）。布有髂腹下神经的分支，腹壁浅动、静脉分支及腹壁下动、静脉分支。主治遗精，阳痿，遗尿，小腹痛，月经不调，带下，崩漏，痛经，胎衣不下，产后恶露不止，外阴瘙痒；以及子宫脱垂，盆腔炎，尿潴留，尿失禁等。直刺0.5～1寸。艾炷灸5～7壮；或艾条灸10～15分钟。❷人体部位名。出《玄女经》。指阴道口。

中肩井zhōngjiānjǐng　经穴别名。《针灸资生经》注肩髎曰："肩头正中两骨间一名中肩井，《外台》名扁骨。"后《针灸聚英》等作肩髎穴别名。

中焦zhōngjiāo　❶三焦之一。三焦的中部，指膈以下、脐以上部位。它的主要功用是助脾胃，主腐熟水谷，泌糟粕，蒸津液，化精微，是血液营养生化的来源。《灵枢·营卫生会》："中焦亦并胃中，出上焦之后。此所受气者，泌糟粕，蒸津液，化其精微，上注于肺脉乃化为血，以奉生身，莫贵于此。"❷温病三焦辨证之一。指持续高热阶段，邪在胃肠或脾。《温病条辨》："但恶热，不恶寒，日晡益甚者，转至中焦，阳明温病也。"

中焦如沤zhōngjiāorú·òu　出《灵枢·营卫生会》。沤，浸渍、腐熟。中焦具有腐熟饮食水谷的功能，如水长久渍物使之稀软。

中焦湿热zhōngjiāoshīrè　❶湿热之邪侵袭中焦脾胃，湿邪阻遏，热邪不得透发，脾胃纳运功能失常的病理变化。❷证候名。湿热传入中焦脾胃，多见于湿热为患的中期阶段，以身热不扬，午后热甚，脘腹痞胀，呕恶不食，渴不多饮，尿黄便溏等为常见症的证候。参见"湿热内蕴""湿遏热伏""湿阻中焦"各条。

中焦实热zhōngjiāoshírè　❶中焦邪热炽盛，燥实内结的病理变化。❷证候名。以发热口渴，喘急，脘腹胀痛，大便秘结，尿短黄，舌红苔黄燥，脉数有力等为常见症的证候。

中焦吐zhōngjiāotù　病证名。《活法机要·吐证》："中焦吐者，皆从于积。有阴有阳。食与气相假为积而痛，其脉浮而匿。其证或先痛而后吐，或先吐而后痛。"治宜消积导滞，可用紫沉丸，或用木香槟榔等分为末调服。

中焦证zhōngjiāozhèng　证候名。出《温病条辨·中焦病》。湿热之邪侵袭中焦脾胃的证候，病变有邪从燥化和邪从湿化两种。邪从燥化表现为阳明燥热伤津，临床见身热面赤，呼吸气粗，腹满便秘，神昏谵语，小便短赤，苔黄燥或焦黑起刺，脉数有力；邪从湿化为太阴湿热之证，临床见身热不扬，头身重痛，胸脘痞闷，泛恶欲呕，大便不爽或溏泄，苔黄腻，脉濡数。参"三焦辨证"条。

中焦主化zhōngjiāozhǔhuà　中焦的主要功能是消化腐熟水谷，吸收精华，化生营血，故称。《难经·三十一难》："中焦者……主腐熟水谷。"

中节zhōngjié　手足指（趾）的第二节。手足大指（趾）无此节。

中节疔zhōngjiédīng　病名。见《中国医学大辞典》。即蛇腹疔。证治见"指疔"条。

中精之腑zhōngjīngzhīfǔ　出《灵枢·本输》。指胆。六腑除胆以外，都是贮藏或转输浊物，只有胆是贮藏精汁，故名。

中九丸zhōngjiǔwán《外科十三方考》方。锅烈、金丹各一钱，银翠三分。为细末，面糊为丸，凤仙子大，每服一分，病重者可由二分加至三分，温酒或温开水送下。治盘肠痔。若系阴证加石青一钱；畏寒加百草霜五钱。本方锅烈由水银、白矾、火硝、青盐、朱砂、皂矾组成；金丹由倭铅、黄丹组成；银翠由纹银、石青组成。

中魁zhōngkuí ❶经外奇穴名。代号 EX-UE4。出《扁鹊神应针灸玉龙经》。位于手中指背侧，当近侧指骨关节横纹之中点处，屈指取之。一说在手中指背侧，远侧指骨关节横纹之中点处（《针灸经外奇穴图谱》）。主治呕吐，噎膈，鼻衄，牙痛，白癜风等。艾炷灸 3～7 壮。❷经穴别名。出《针灸甲乙经》。即阳溪，见该条。

中髎zhōngliáo 经穴名。代号 BL33。出《针灸甲乙经》。属足太阳膀胱经。位于第三骶后孔中，约当中膂俞与骶正中线之中点。布有第三骶神经后支和骶外侧动、静脉后支。主治月经不调，赤白带下，滞产，便秘，腰骶疼痛，坐骨神经痛，下肢瘫痪等。直刺 1～1.5 寸。艾炷灸 3～7 壮；或艾条灸 5～15 分钟。

中流砥柱zhōngliúdǐzhù 推拿手法名。见杜自明《中医正骨经验概述》。以腋部夹紧患肢的腕部向后牵拉，一手托住患肘鹰嘴部，另一手夹置患肩并缓稳柔和地向前推。适用于肘部疾患。

中胎俞zhōnglǚshù 见"中膂俞"条。

中膂zhōnglǚ 见"中膂俞"条。

中膂内俞zhōnglǚnèishù 见"中膂俞"条。

中膂俞zhōnglǚshù 经穴名。代号 BL29。亦称中膂内俞，出《针灸甲乙经》。《灵枢·刺节真邪》名中膂。《备急千金要方》作中胎俞。别名脊内俞。属足太阳膀胱经。位于骶部，平第三骶后孔，距骶正中线 1.5 寸处。布有第三、四骶神经后支的外侧支和骶外侧动、静脉后支，臀下动、静脉分支。主治腹泻，痢疾，疝气，腰骶痛；及坐骨神经痛等。直刺 1～1.5 寸。艾炷灸 3～7 壮，或艾条灸 5～15 分钟。

中满zhōngmǎn 证名。出《素问·阴阳应象大论》。❶病证名。指脘腹胀满，甚则可见有块坚痛。《医林绳墨·臌胀》："中满之症，中气满闷，当胸之下，胃口之上，一掌之横，按之坚石，有形作痛，此名中满者也。由其忿怒太甚，不能发越，郁结中州，痰涎停住，乃成满也。"❷症名。肿胀症状之一。《景岳全书·肿胀》："肿胀之病，原有内外之分，盖中满者，谓之胀，而肌肤之胀者，亦谓之胀。"参见"食滞中满""气虚中满""肿胀"等条。

中满分消汤zhōngmǎnfēnxiāotāng 《兰室秘藏·中满腹胀门》方。川乌、泽泻、黄连、人参、青皮、当归、生姜、麻黄、柴胡、干姜、荜澄茄各二分，益智仁、半夏、茯苓、木香、升麻各三分，黄芪、吴茱萸、厚朴、草豆蔻仁、黄柏各五分。为粗末，水煎，食前热服。功能温中散寒，行气消胀。治中满寒胀，寒疝，大小便不通，阴躁，足不收，四肢厥逆，食入反出，下虚中满，腹中寒，心下痞等症。

中满分消丸zhōngmǎnfēnxiāowán 《兰室秘藏·中满腹胀门》方。白术、人参、炙甘草、猪苓（去黑皮）、姜黄各一钱，茯苓（去皮）、干姜、砂仁各二钱，泽泻、橘皮各三钱，炒知母四钱，炒黄芩一两二钱，炒黄连、半夏（汤洗）、炒枳实各五钱，姜厚朴一两。为细末，汤浸蒸饼为丸，梧桐子大，每服百丸，食远服。功能清热利湿，行气消胀。治中满热胀，鼓胀，气胀，水胀。

中满者泻之于内zhōngmǎnzhěxièzhīyúnèi 治法。出《素问·阴阳应象大论》。中满，指脾胃运化失常，气机阻滞于内而胸腹胀满；泻，指疏利气机，消除积滞。谓中焦积滞、胸腹胀满者，用消导理气等法治疗。

中脾积zhōngpíjī 见《证治准绳·幼科》。即脾中积。详该条。

中痞zhōngpǐ 病证名。指中焦闭塞不通所致的痞证。《华氏中藏经·辨三痞证并方第四十六》："中痞者，肠满，四肢倦，行立艰难，食已呕吐，冒昧，减食或渴者是也。"宜用大黄、槟榔、木香等药。参见痞有关条。

中品zhōngpǐn 《神农本草经》药物分类法中之一类。详"三品"条。

中品锭子zhōngpǐndìng·zi 《外科理例》方。白矾末二两，白砒末一两三钱，乳香末、没药末各三钱。先将白砒末放入泥罐内，次用矾末盖之，以炭火煅令烟尽，取出研细末，后加余药，糯米糊和为挺子，状如线香，阴干，每次一锭，放入疮内。治痔漏，六瘤（骨瘤、脂瘤、肉瘤、脓瘤、血瘤、粉瘤），气核，瘰疬。

中期引产zhōngqīyǐnchǎn 指妊娠 13～24 周，因身体欠佳，不适于继续怀孕，需中止妊娠而行引产者。亦名打胎。可参见"中药流产"条。

中气zhōngqì ❶泛指中焦脾胃之气。❷专指脾气。脾气主升，脾虚下陷可发生脱肛、子宫脱垂等病症，用补益中气的方法治疗，补益中气就是补脾和升提下陷的脾气。❸运气术语。指中见之气。《素问·至真要大论》："是故百病之起，有生于本者，有生于标者，有生于中气者。"《类经》："中气，中见之气也。如少阳厥阴互为中气，阳明太阴互为中气，太阳少阴互为中气，以其相为表里，故其气互通也。"另见"中气 zhòngqì"条。

中气不足zhōngqìbùzú 指脾胃中焦之气虚弱、运化失职的病证。症见面色黄而少华、唇淡或黯、食欲不振、食后腹胀、眩晕、声低、气短、倦怠乏力、便溏，若兼见胃痛则痛而喜按，舌嫩苔厚，脉虚等。《灵枢·口问》："中气不足，溲便为之变，肠为之苦鸣。"治宜补中益气。

中气下陷zhōngqìxiàxiàn ❶脾气虚弱，升清无力，应升反降的病理变化。❷病证名。多指脾气虚引致组织弛缓不收、脏器脱垂一类病证。脾居中焦，其气主升，若饮食劳倦伤脾，或久病损脾，皆可致脾阳虚陷，升提失司。多见于脱肛、久泻、子宫脱垂及小儿囟陷等。治宜补中益气、升阳举陷。

中清之腑zhōngqīngzhīfǔ 指胆。见《备急千金要方·胆腑脉证第一》。即中精之腑。详该条。

中泉zhōngquán 经外奇穴名。代号 EX-UE3。出《奇效良方》。位于手背腕横纹上当阳池穴与阳溪穴连线的中点处。主治心痛，胸中气满不得卧，肺胀满膨膨然，目中白翳，掌中热，胃气上逆，唾血及腹中诸气痛。直刺 0.3～0.5 寸。艾炷灸 3～7 壮；或艾条灸 5～15 分钟。

中热zhōngrè 症名。指胸中烦热的症状。《素问·气交变大论》："中热，肩背热。"王冰注："中热，谓胸心之中也。背，谓胸中之府，肩接近之，故胸心中及肩背热也。"另见"中热 zhòngrè"条。

中殇zhōngshāng 指男女未成年的死亡。《仪礼》谓 12～15 岁的死亡为中殇。

中商zhōngshāng 三商之一，见该条。

中石疽zhōngshíjū 病名。见《医宗金鉴》卷六十四。生于腰胯间的石疽。详"石疽"条。

中食zhōngshí 病证名。类中风之一种。见《证治准绳·杂病》。又名食中。详该条。

中守zhōngshǒu 经穴别名。《备急千金要方》："腹胀满脐结痛，坚不能食，灸中守百壮，穴在脐上一寸，一名水分。”后《类经图翼》等书列作水分穴之别名。见该条。

中枢zhōngshū 经穴名。代号 GV7。出《素问・气府论》王冰注。属督脉。位于背部，第十、十一胸椎棘突之间。布有第十胸神经后支的内侧支和第十肋间动脉后支。主治胃痛，呕吐，腹胀满，黄疸，腰背痛；以及肝炎，胆囊炎等。向上斜刺0.5～1寸。艾炷灸3～5壮；或艾条灸5～10分钟。

中酸zhōngsuān 症名。俗称醋心。指吞酸之轻证。《医学正传・吞酸》：“或微而上为中酸，俗谓之醋心。”详“吞酸”“吐酸”条。

中庭zhōngtíng ❶经穴名。代号 CV16。出《针灸甲乙经》。属任脉。位于胸正中线，平第五肋间隙。布有第六肋间神经前皮支和乳房内动、静脉的前穿支。主治胸胁胀满，呕吐，呃逆，噎膈，以及心绞痛等。沿皮刺0.3～0.5寸。艾炷灸3～5壮；或艾条灸5～10分钟。❷推拿穴位名。《幼科推拿秘书・穴象手法》：“中庭穴，在发际上边些。”

中庭疽zhōngtíngjū 病名。《外科启玄》卷六：“此疮乃任脉之经，是奇经脉也。在乳之中央，宜内托千金汤治之。外宜敷贴，随证加减为妙。”

中外zhōngwài 即内外，代表疾病在表在里的不同部位或阶段，也泛指发生在内脏或体表的两类疾病。《素问・至真要大论》：“病之中外，何如?”

中外卫生要旨zhōngwàiwèishēngyàozhǐ 养生资料汇编。5卷。清代郑官应辑。刊于1890年。前3卷为国内的养生保健资料，除辑录文史、佛、道诸书养生论述外，合刊了《却病延年动功》《易筋图说》《八段锦坐功图》《真人咏蛰龙法》《六字延寿诀》《重刊太乙针方》等有关养生、导引、针灸等书，增补了《随息居饮食谱》；卷四至卷五为国外部分，有《泰西卫生要旨》及其补充资料。全书虽保存了一些有价值的论述，但编排杂乱观点兼收并蓄，应分析批判地对待。

中脘zhōngwǎn 经穴名。代号 CV12。出《针灸甲乙经》。《脉经》名中管。别名上纪、太仓、胃脘。属任脉。任脉、手太阳、少阳、足阳明之会。胃之募穴。八会穴之腑会。位于腹正中线，脐上4寸。布有第七肋间神经的前皮支和腹壁上动、静脉。主治胃痛，呕吐，呃逆，反胃，腹痛，腹胀，泄泻，痢疾，疳疾，黄疸，水肿。直刺1～1.5寸。艾炷灸5～10壮；或艾条灸15～30分钟。

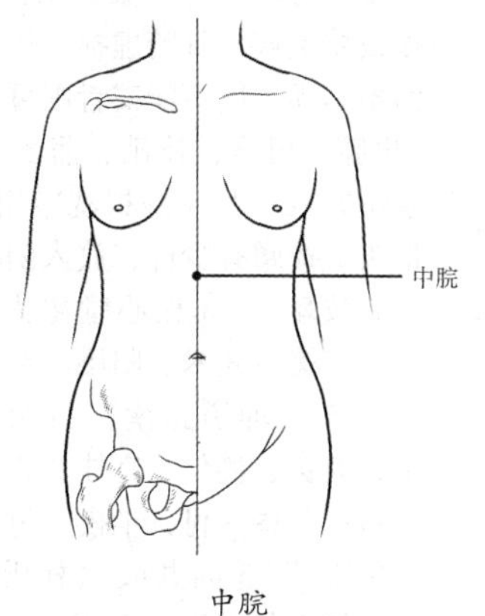

中脘

中脘疽zhōngwǎnjū 病名。出《医宗金鉴》卷六十七。又名胃疽。指生于脐上四寸中脘穴之腹皮痈。证治见“腹皮痈”条。

中脘痛zhōngwǎntòng 病证名。《此事难知》：“中脘痛，太阴也，理中、建中、黄芪汤类主之。”《医学刍言》：“膺胸之下，即为中脘。中脘痛，手不可近，寒痰积气为多，实者宜五积散，虚者宜加味香苏饮。”参见“胃脘痛”条。

中西骨骼辨证zhōngxīgǔgébiànzhèng 医话医论著作，1卷。清代刘廷桢（铭之）著，刊于1897年。作者认为自《灵枢》《素问》《甲乙经》而下，所载骨数散见错出，其能融会贯通者少见，不惟骨数未免于失实，图论亦或有相悖、讹误者。因就坦尸掩埋之机，从旁检视暴露骨骼，详予绘图。归而证诸西医图说考形稽数，体会到中医骨骼之误在于牢守古训，以致承伪失真。因参合中西论说而撰此书。首论《内经》365骨及细分骨为5类；次论骨之原质、骨之体质、骨之连网、骨之生长、骨之形成、骨之名数等。附沈彤（冠云）所著《释骨》。现存初刊本。

中西汇参铜人图说zhōngxīhuìcāntóngréntúshuō 综合性医书。清代刘钟衡撰于1899年。本书绘集西医生理解剖图及中医手足六阴六阳图，标以经络、腧穴所在部位，着重以中医理论阐明脏腑功能。可作为研究脏象和针灸的参考。

中西汇参医学图说zhōngxīhuìcānyīxuétúshuō 综合性医书。2卷。清代王有忠撰于1906年。本书以中医理论为基础，参照西医解剖图，着重阐述脏腑结构及功能。列有各脏分合图、十二经穴位，并论及各脏腑病理治法及备用诸方。

中西汇通医经精义zhōngxīhuìtōngyījīngjīngyì 综合性医书。又名《中西医判》《中西医解》《中西医学入门》。2卷。清代唐宗海撰。刊于1892年。本书将《内经》中的医学理论归纳为阴阳、脏腑、营卫、经脉、全体总论、诸病、望形、问察、诊脉、气味阴阳、七方十剂等20余类，予以撮要和注释。书中除引中医理论外，兼采西医生理解剖图说加以发挥，内容虽有附会之论，但在沟通中西医学方面，具有一定影响。现有《中西汇通医书五种》本。

中西汇通医书五种zhōngxīhuìtōngyīshūwǔzhǒng 医学丛书。清代唐宗海撰。刊于1892年。包括《中西汇通医经精义》《金匮要略浅注补正》《伤寒论浅注补正》《血证论》《本草问答》。这是较早试图汇通中西医学的论著。

中西医粹zhōngxīyīcuì 丛书。又名《脏腑图说症治要言合璧》。清代罗定昌撰。刊于1882年。共四种。其中《脏腑图说》《脏腑各图》，系以脏腑配合八卦、干支、太极图及五运六气等立论，多语涉玄虚。惟其所附王清任《医林改错》与英人合信氏《全体新论》中的内脏图说较切实际。《症治要言》分论十二经脉的主病证治。《医案类录》为作者的若干医案与医论。

中西医汇通派zhōngxīyīhuìtōngpài 简称汇通派。19世纪末开始在我国出现的一个医学流派。19世纪中叶以后，随着西方医学大量传到我国，一部分中医试图用改良的方法，沟通中西医学。他们或者以西医的解剖学、生理学等知识印证中医的古典医理；或者以中医的有关论述印证西医的有关知识。这种认识和做法，比起全盘否定中国医药学的民族虚无主义和尊经泥古、拒绝接受任何新鲜事物的因循守旧思想是一个进步；但在旧中国，汇通中西医的工作，既无明确方向，工作方法和思想方法又往往具有片面性，因而多有牵强附会之弊，其成果是很有限的。其代表人物有唐宗海、朱沛文、恽铁樵、张锡纯等，他们各有一些代表性著述。

中西医结合zhōngxīyījiéhé 医学学科。其研究纲领是在中西医团结合作的基础上，主要由中西医兼通的医学人才，用现代科学方法，发掘、整理、研究中医药学遗产，丰富现代医学科学，发展具有中国民族特点的统一的新医学。中西医团结合作是中西医结合研究的基础；中西医兼通的新型人才是中西医结合研究的主体；现代科学方法是中西医结合研究的基本方法；中国传统医学是中西医结合研究的对象；丰富现代医学科学是中西医结合研究的直接结果；发展具有中国民族特点的统一的新医药学是中西医结合研究的最终目标。中西医生的团结合作、中西医疗技术的并用、中西药物的配伍、中西医理的互证、中西医学的交融，都属于“中西医结合”的范畴。

中西医判zhōngxīyīpàn 综合性医书。见“中西汇通医经精义”条。

中西医学丛书十二种zhōngxīyīxuécóngshūshí' èrzhǒng 中医丛书。汪洋、顾鸣盛编。收有《中西病理学讲义》《中西生理学讲义》《中西妇科学讲义》《中西产科学讲义》《中西文科学讲义》《中西药物学讲义》《中西皮肤病学讲义》《中西催眠术讲义》《中西耳鼻咽喉口齿科讲义》《中西眼科学讲义》《中西花柳病学讲义》《中西儿科学讲义》。1926年由上海中西医院出版刊行。

中西医学入门zhōngxīyīxuérùmén 综合性医书。见“汇通医经精义”条。

中郄zhōngxì 经穴别名。出《脉经》。❶《铜人腧穴针灸图经》作中都穴别名。❷委中穴别名。见《中国针灸学》。

中消zhōngxiāo 病名。又称消中、痟中、消脾。《素问病机气宜保命集·消渴论》：“中消者胃也，渴而饮食多，小便黄。”本病以善饥多食，形体消瘦为主要症状，或见小便甜，或因脾胃燥热所致。治宜清胃泻火，滋阴润燥。用白虎汤、抽薪饮、黄连猪肚丸、生地八物汤、调胃承气汤等方。或因命门火衰，火不归元，游于胃而成中消者，宜八味丸。可见于甲状腺功能亢进、糖尿病等。参见“消渴”条。

中续命饮zhōngxùmìngyǐn 《伤科秘方》方。红花2.4g，桃仁、乳香、没药、当归尾（酒洗）、穿山甲各3g，官桂、川芎、莪术、神曲各1.8g，柴胡0.9g，甘草1.5g，枳壳4.5g。水酒煎服。治外伤瘀血肿痛。

中血堂zhōngxuètáng 相当于鼻前庭部位。《医宗金鉴·正骨心法要旨》：“中血堂，即鼻内下脆骨空虚处也。”

中央国医馆统一病名录zhōngyāngguóyīguǎntǒngyībìngmínglù 中医工具书。不分卷。中央国医馆编。此编录有内科、外科、妇科、儿科疾病40余种，共分12类。内容包括器官系病、组织系病、传染性流行病、头项门、躯干门、四肢门、生理系病、经带系病、崩漏系病、妊娠系病、胎产系病、产后系病、初生小儿病、痉病门、痫病门、痘疹门、疳痨、肺脏病、肠胃病、软骨病、杂病等，并将上述病名统一归入表内，将诸病分为病名、重名、外名和证候几部分，使阅者一目了然。现存1935年中央国医馆排印本。

中阳zhōngyáng 中焦脾胃之阳。指脾运化和胃受纳、腐熟水谷的功能，因脾胃主中土，居中焦，故称。《类证治裁》：“其中阳虚，浊阴犯胃，吐黑绿苦水者，用辛热开浊。”

中阳不振zhōngyángbùzhèn 指中焦脾胃阳气虚弱，消化功能不振的病机。主要证候有胃纳呆滞、食少不化、呕吐、泄泻、四肢清冷、怠倦、面色萎黄、头晕、唇淡，舌胖嫩，苔厚浊，脉虚大等。治宜补中益气，醒脾暖胃。

中药zhōngyào 在中医理论指导下应用来源于植物、动物、矿物及其成品的中国传统药物的统称。中药至今仍然在世界医药学领域中自成体系，又具有不同于西药的应用形式，并充分反映出中国历史、文化、自然资源等方面的若干特点。

中药避孕zhōngyàobìyùn 治法。指内服中药或外用中药达到避孕的目的。若达到终生不孕称为绝育。亦名断产、断子、绝胎。历代文献均有记载，效果尚待考证。《本草纲目》：“马槟榔核仁，欲断产者常嚼二枚，久则子宫寒冷不孕。”又：“故蚕纸烧末酒下，终身不孕。”《医林集要》以零陵香为末，酒服二钱，云能绝育一年。千金断产方：四物汤一剂，芸苔子（即油菜子）一撮，红花，水一钟半，煎八分，经后空心服，则不受胎。“断产灸法：灸脐下二寸三分阴动脉中三壮”。此外如万年青、酸枣树根皮、鹿含草、柿蒂、水银、防风、马蔺子等，用作断产，亦有文献记载。

中药材手册zhōngyàocáishǒucè 本草著作。1册。卫生部药政管理局编。本书对常用中药材517种分别介绍其生药、别名、产地、加工、性状、鉴别、品质优劣、效用及贮藏等药材知识，附有照片插图200余幅及索引。1959年由人民卫生出版社出版。

中药化学zhōngyàohuàxué ❶学科名。是一门结合中医中药基本理论，运用化学原理和方法来研究中药化学成分的学科。其内容涉及中药有效成分的提取、分离、鉴定、结构测定和必要的结构改造，有效成分的生源途径，外界条件对这些化学成分的影响以及有效成分的结构和中药药性之间的关系等。通过研究中药有效成分，可以探索中药防治疾病的原理，改进药物剂型，提高临床疗效，控制中药及其制剂的质量，提供中药炮制的现代科学依据以开辟药源、创制新药。❷泛指同类同名科教书籍。

中药鉴定学zhōngyàojiàndìngxué ❶学科名。是鉴定中药的品质和质量，研究寻找和扩大新药源的应用学科。它是在继承祖国医药学遗产和传统鉴别经验的基础上，运用现代自然科学的理论知识和鉴定方法，研究和探讨中药的来源、性状、显微特征、理化鉴别以及寻找新药等的理论和实践问题。❷泛指同类同名的科教书籍。

中药流产zhōngyàoliúchǎn 治法。指妊娠3个月以内，因身体情况不宜继续怀孕，或适应计划生育的要求，经内服中药或外用中药等方法达到流产的目的。文献记载有关材料较多，可供参考。如：①汪嘉谟《胎产辑萃》：“妊娠羸瘦或挟疾病，脏腑虚损，气血枯竭，既不能养胎，致胎动而不牢固，终不能安者则可下之，免害妊妇，方用牛膝汤（牛膝、川芎、朴硝、蒲黄、当归、桂心）。②钱峻《秘录奇方》：“用土膝根洗净用五寸长者数根，将蒂紧紥住，根头上搽麝香少许，放入阴中，一日即下，要扎好，不然冲心致死。”③根心堂主人《坤道指南》退妊方：五味子、三棱、莪术、归尾、葶苈各等分，人参少许。④根心堂主人《坤道指南》打胎方：“归尾、红花、丹皮、附子、大黄、桃仁、官桂、莪术各五钱，白醋糊为丸，每服三钱，黄昏一付，半夜一付，五更一付，或一付即下，不必再服。”⑤高井岐《杜氏女科辑要》：“瞿麦六两，通草、桂心各三两，牛膝、榆白皮各四两，细切，用水九升，煮取三升，去渣，分三服即下。一方无榆白皮，有天花粉四两，大能坠胎。”

中药炮制经验集成zhōngyàopáozhìjīngyànjíchéng 本草著作。中医研究院中药研究所、北京药品生物制品检定所编。本书总结历代药物炮制资料和经验，结合全国28个大中城市有关中药炮制法，予以综合整理编成。共收录常用中药501种。于1963年人民卫生出版社出版。1973年又将本书进行了修订，删去古代资料部分，改写了其中的部分内容，共录中药482种，重新出版。

中药炮制学zhōngyàopáozhìxué ❶学科名。是研究中药炮制理论、工艺、规格标准等的中药学科。❷泛指同类同名科教书籍。

中药炮炙经验介绍zhōngyàopáozhìjīngyànjièshào 本草著作。1册。张炳鑫、朱晟编。本书简要介绍了中药炮制加工的基本知识和266种中药炮制工艺。1957年人民卫生出版社出版。

中药师zhōngyàoshī 技术职务。在技术职务评聘中，按国家有关规定通过考试、考核、审批，已获得初级技术职务资格，从事中药临床、科研及中药材生产（包括栽培、养殖、采收、鉴别、炮制、制剂调剂、储藏）的专业技术人员。

中药学zhōngyàoxué ❶学科概念。详中医药学条。❷泛指同类同名科教书籍。

中药研究文献摘要zhōngyàoyánjiūwénxiànzhāiyào 资料汇编。刘寿山主编。本书收摘1820—1961年国内外390余种医学期刊中中药研究论文约4000篇左右，共论述了约500种中药，按药名笔画排列写成摘要。对各药的学名、生药、化学、药理、临床等都作了简述，书末附录5种索引，便于读者查阅。1975年由科学出版社出版。

中药药剂学zhōngyàoyàojìxué ❶学科名。是以中医理论为指导，运用现代科学技术研究中药药剂的配制理论、生产技术、质量控制和临床药效等内容的一门综合性应用技术学科。研究的中心内容是如何根据中医临床用药要求和中药药料的性质以及生产、贮藏、运输、携带与服用等方面的需要，将中药制备成适宜的剂型，并指导合理用药。❷泛指同类同名的科教书籍。

中药药理学zhōngyàoyàolǐxué ❶学科名。是运用现代科学方法研究中药与机体（包括病原体）相互作用及其作用规律的中药学科。❷泛指同类同名的科教书籍。

中药志zhōngyàozhì 本草著作。中国医学科学院药物研究所等编著。本书对全国常用中药材进行了系统的整理，共4册。第1册根与根茎类，第2册种子果实类，第3册花、叶、皮、藤木、全草类及其他，第4册动物与矿物类，共收500余种药物，每种均分别记述原植物、药材、效用及附注4项。并附有全部原植物的墨线图及少数彩色图。书中将原植物与药材紧密结合，对药材的混杂品种也试作了初步澄清，是结合现代药学成就整理中药材的一部著作。1959年由人民卫生出版社出版。

中药制剂分析zhōngyàozhìjìfēnxī ❶学科名。运用现代分析理论、分析方法和技术研究中药制剂质量及质量控制的一门应用学科。主要内容是根据中药制剂处方和生产工艺，找到适宜的主要检测成分的鉴别和检测方法的能力，根据药品质量标准，对中药制剂进行质量控制和检测。❷泛指同类同名的科教书籍。

中医zhōngyī ❶中医学之简称。❷在中国从业于中医学术者，别于西医而言。❸中等技术水平的医生。《备急千金要方》："古之医者，上医医国，中医医人，下医医病；上医听声，中医察色，下医诊脉；上医医未病，中医医欲病，下医医已病。"参"中工"条。

中医按摩学zhōngyī' ànmóxué ❶学科名。是研究用按摩疗法治疗疾病的一门学科。即中医推拿学，详该条。❷泛指同类同名科教书籍。

中医儿科学zhōngyī' érkēxué ❶学科名。是在中医理论指导下，在掌握内科诊疗基础上，研究小儿生长发育、预防保健和疾病诊治的临床学科。主要内容包括小儿生理病理特点、常见疾病、时行疾病、小儿杂病和新生儿疾病等方面。中医儿科历史悠久，但以宋代钱乙、董汲、陈文中等医家的贡献较突出。参见各条。❷泛指同类同名科教书籍。参见"钱乙""董汲""陈文中"各条。

中医耳鼻喉科学zhōngyī' ěrbíhóukēxué ❶学科名。用中医理论阐述耳鼻喉科所属病证的病因病机及其证治的临床学科。早在夏商时期，就有对耳鼻、口齿等病证的记载，后世不断积累耳鼻咽喉和口齿病的经验和方法。明代薛己已撰有《口齿类要》专著，近50年各中医院校设立五官科教研室，讲授中医耳鼻喉口齿科专业知识，编写了相关教材，使之成为一门独立的中医学科。❷泛指同类同名的科教书籍。

中医方剂学zhōngyīfāngjìxué ❶学科名。参见"方剂学"条。❷泛指同类同名科教书籍。

中医方药学zhōngyīfāngyàoxué ❶学科名，即中医方剂学与中药学的合称，参见"方剂学"条和"中药学"条。❷泛指同类同名科教书籍。

中医妇科学zhōngyīfùkēxué ❶学科名。运用中医理论，结合妇女的生理、病理特点，阐述妇科病证的病因、病机、辨证、治疗和预防的一门临床学科。中医妇科学历史悠久。《内经》《金匮要略》均有专篇论述，《史记》载扁鹊曾为带下医，历代以来，名医辈出，专著甚丰。内容以经、带、胎、产四大类病证为中心，兼有癥瘕、脏躁等妇人杂病。近年，我国各地中医院多有将妇科在专科专病的方向上建设发展。❷泛指同类同名科教书籍。

中医肛肠科学zhōngyīgāngchángkēxué 中医外科学的分支学科。用中医理论阐述肛肠病的病因病机及证治规律的一门临床学科。肛肠病历来是中医外科学的一个组成部分，近50年逐渐发展为相对独立的临床专科。主要研究痔、肛隐窝炎、肛裂、肛门直肠周围脓肿、脱肛、直肠息肉及肛管直肠癌等肛门直肠疾病的病因病机、诊断、治疗和预防。

中医各家学说zhōngyīgèjiāxuéshuō ❶学科名。是以阐明和研究中医学术发展过程中的中医学术流派、历代著名医家学术思想和临床经验，以及中医各种学说的一门学科，是中医学的重要组成部分，也是中医理论体系不断发展和临床经验不断总结、不断提高的反映。❷泛指同类同名的科教书籍。

中医骨伤科学zhōngyīgǔshāngkēxué ❶学科名。原称中医伤科学。是研究人体皮肉、筋骨、气血、脏腑、经络损伤疾患防治的中医临床学科。近30年来，骨伤科界系统整理了中医的理伤手法，进行了夹板材料力学测定和中草药促进骨折愈合的实验研究，运用动静结合、筋骨并重、内外兼治和医患合作的原则治疗骨关节损伤取得了良好效果，同时中西医结合治疗创伤的方法得到普遍推广应用，骨折整合的器械和固定器械也有了进一步的改进和创新。❷泛指同类同名的科教书籍。

中医喉科学zhōngyīhóukēxué ❶中医耳鼻喉科的分支学科。该学科用中医理论为指导，从呼吸发声、辨识五味、脏腑关系等方面，研究其病因病机。具体包括喉痹、喉痈、乳蛾、喉风、疫喉以及口齿唇舌等类病证的辨证与防治方法。近40余年有中医喉科学的单独教材及临床专著。❷泛指同类同名的科教书籍。

中医护理学zhōngyīhùlǐxué ❶学科名。是在中医药理论指导下，以研究和探讨中医护理理论和护理技术为主的一门学科，按照现代学科体系于20世纪60年代逐渐形成的一门学科。中医护理学有三方面的特点，首先强调整体观念；其次强调辨证施护，即采用同病异护、异病同护的方法；此外中医护理学有一些独特的护理技术和方法，除强调针灸、导引、心理护理外，特别重视饮食调护。❷泛指同类同名科教书籍。

中医基础理论zhōngyījīchǔlǐlùn ❶学科名。原称中医学基础。阐释中医学基本知识，整理和研究中医基本理论，对中医药学整体而言，具有奠基和指导的作用。学术思想和基本内容依托于《黄帝内经》，并吸取2000年来的临床实践检验及其理论成果，尽可能地用现代语言文字表述整理而成，是随着中国高等中医教育事业发展而逐渐形成的学科。中医基础理论孕育于历史悠久的中华文化，深受中国古代哲学的影响，具有整体观和辨证论治的特点，因而更贴近于辩证逻辑的思维方法，有别于立足在形式逻辑与实证方法的自然科学理论。中医理论研究的根本目的，是认识人得以生存的道理，探求保护人正常生存的理论和方法。具体包括阴阳五行、脏象经络、病因病机、诊法辨证、治则治法和养生防病等，构筑成中医基础理论体系。❷泛指同类同名的科教书籍。

中医急诊学zhōngyījízhěnxué ❶学科名。是在中医药理论指导下研究中医各科急、重、危症的病因病机、变化规律、诊疗技术及救护措施的一门学科，是中医临床医学的重要组成部分。中医救治急症历史悠久，积累了丰富的方法和经验。从20世纪70年代以来，中国医学界对中医治疗急症进行了探索性研究，取得了良好的疗效，在流行性出血热、疟疾、异位妊娠、急腹症、败血症以及创伤等常见急症的治疗方面达到了世界领先水平。❷泛指同类同名科教书籍。

中医康复学zhōngyīkāngfùxué ❶学科名。研究中医传统康复理论、方法和应用的学科。具体针对有关伤残、某些慢性疾患和急性病后期身体功能和精神情志的恢复的理论和方法。整体观念是中医康复学理论体系的核心，顺应自然、适应社会是中医康复学的基本观点，形神并重、形气并重、五脏相关是中医康复学的基本原则。❷泛指同类同名科教书籍。

中医临床丛书zhōngyīlínchuángcóngshū 中医学丛书。王永炎、晁恩祥主编。成书于1999年。此丛书包括《今日中医内科》3卷、《今日中医外科》《今日中医妇科》《今日中医儿科》《今日中医眼科》各1卷。每卷按病名分篇，每篇包括今日临床、近代研究、古训今释3部分。“今日临床”列述每病之病名诊断标准、证候诊断标准、症状评分标准、病因病机、治疗、护理、康复。对临床用药经验体会、变证之治疗致意尤深。其治疗部分包含有“西医治疗提要”。病证诊断及术语使用，尽量参照国家中医药管理局颁布的中医药行业标准与国家技术监督局发行的国家标准。“近代研究”反映近年理论、临床、实验研究的成果。“古训今释”介绍历代医籍对该病病名、病因病机、证候诊断、治法之学术观点。2000年由人民卫生出版社出版。

中医临床新编zhōngyīlínchuángxīnbiān 综合性中医著作。广东省中医院编著。分上、下两篇。上篇中医学基础，内容包括脏腑、病因、诊断、治疗原则与治疗方法、药物、新医疗法等；下篇分述临床各科病症。本书重点阐述与临床结合比较紧密的基础理论，临床部分尽量选用在医疗实践中较有效的治法，并对中草药方面的用药经验作了适当的介绍。1972年由广东人民出版社出版。

中医内科学zhōngyīnèikēxué ❶学科名。运用中医理论阐述内科所属病证的病因病机及其证治规律的一门临床学科。它既是一门临床学科，又是学习和研究中医其他临床学科的基础，所以在中医临床学科体系中占有极其重要的位置。内科范围很广，传统上分为外感病和内伤病两大类。外感病主要指伤寒、温病所论及的外感性热病，是按六经、卫气营血和三焦的病理变化进行证候归类；内伤病包括《金匮要略》及历代医著所总结的脏腑经络诸病，是以脏腑、气血津液、经络的病理变化指导辨证论治。外感和内伤，两者既有区别又有联系，错综复杂。中医内科学论述的内容，多以证候排列为主，以证统病；也有一部分中西医在概念上相同的疾病，则以病统证。两者都体现着辨证论治及因时、因人、因地制宜的临床思路和方法论特色。❷泛指同类同名科教书籍。

中医皮肤科学zhōngyīpífūkēxué 中医外科学的分支学科。用中医理论阐述皮肤科所属病证的病因病机及其证治的一门临床学科。中医对皮肤病的症状和流行情况很早以前就有大量的记载，但历代古典医书中，皮肤病隶属于外科学范畴。皮肤病是指肉眼能察觉到的，出现在皮肤上的各种颜色、形态和感觉异常的疾病，包括生物源性（疥、疣、麻风等）、变态反应性（漆疮等）、职业性（手足皲裂等）和其他类皮肤病（白癜风、斑秃等）。

中医气功学zhōngyīqìgōngxué 学科名。运用中医理论研究气功的历史、现状、锻炼功法、程序、机制及其应用的一门学科，也是一门涉及人体身心互相作用的复杂生命现象和规律的人体科学。

中医人物辞典zhōngyīrénwùcídiǎn 中医学工具书。李经纬主编。成书于1985年。此书收录历代中医学知名人物6200余位。其素材多取自历代医著、经史典籍、文集笔记、地方志、佛学及道学著作等。并详加分析考订，纠正了前人文献所载的不少沿袭错误。每个人名条目的释文包括：人物的生卒年（或朝代）、字号别名、籍贯、学历和经历、医学成就、学术思想、医术渊源、世系师承、教授门生、学医亲属，以及著作及其成书年代、卷数、存佚情况等等。并附有人名字号、别名及师徒、后裔索引、中医书名索引等。1988年由上海辞书出版社出版。

中医入门zhōngyīrùmén 综合性中医著作。❶秦伯未著。全书分4部分：“理论之部”阐述中医特点、基本学说、生理及病因；“法则之部”包括辨证、诊法与治法；“方剂之部”重点介绍方剂、基本方剂和处方；“药物之部”分述药物采集、炮制、药性及临床使用。秦氏强调学习中医离不开理法方药，只要循序渐进，就可由入门而提高，书中多能结合临床心得予以阐述。1960年由人民卫生出版社出版。❷王静山编。此书设中医诊断撮要、中医简要理论与杂病诊治提要、药物撮要、汤头歌诀择要4章。1957年由甘肃人民出版社出版。

中医伤科学zhōngyīshāngkēxué 即中医骨伤科学。详该条。

中医舌诊zhōngyīshézhěn 诊法著作。北京中医学院诊断教研组编。本书以中医理论为主，结合临床实际，用通俗浅显的文字和表格，将前人有关舌诊的资料加以归纳整理而成。书分4章。第1章概说；第2章舌的诊断；第3章苔的诊断；第4章舌和苔的诊断。书中对各种舌苔的形态、成因、生病及治法均有简要的叙述。1960年由人民卫生出版社出版。

中医师zhōngyīshī 技术职务。在技术职务评聘中，按国家有关规定通过考试、考核、审批，已获得初级技术职务资格，从事中医医疗、预防、保健的专业技术人员。在技术评聘规定出台之前，也泛指从事中医临床行业的人员。

中医推拿学zhōngyītuīnáxué ❶学科名。研究用推拿疗法治疗疾病的一门学科。推拿古称“按摩”，明代始称推拿，是在中医基础理论指导下，运用推拿手法或借助于一定的推拿工具作用于人体体表的特定部位或穴位来防治疾病的一种治疗方法。在发展过程中，随着治疗范围的扩大，手法相应有了发展，产生了各种用力方向不同的手法，由按摩改为推拿，标志推拿发展史上一个大的飞跃。❷泛指同类同名科教书籍。

中医外科学zhōngyīwàikēxué ❶学科名。运用中医理论阐述外科病证的病因、病机、辨证、治疗和预防的一门临床学科。在历史上，跌打损伤、金刃刀伤及眼耳鼻喉口腔等病患，曾归入外科范围，随着临床医学的发展，它们已成为独立的临床学科。目前，凡生于体表的疾患，如疮疡、皮肤病，瘿、瘤、岩，肛肠病，男性前阴病，以及烧伤、冻伤、蛇虫咬伤、破伤风和脱疽、肠痈等，虽然多有专科专病的建立，但仍统属中医外科的范围。本学科历史悠久，临床积累了丰富的经验，有内治、外治结合的特色，在中西医结合以及开展专科专病建设的过程中，不断取得成果。❷泛指同类同名科教书籍。

中医外科诊疗学zhōngyīwàikēzhěnliáoxué 外科著作。张赞臣编。本书试图用中西医对照的方式对中医外科病的诊断和治疗加以归纳整理，内容多采取论述配合表解方式加以阐析。所论外科病证，能结合古今常用方剂予以介绍，并附作者常用经验方。1956 年上海卫生出版社出版。

中医文献辞典zhōngyīwénxiàncídiǎn 中医学工具书。余瀛鳌、李经纬主编。成书于 1999 年。此书选收约 1989 年之前的历代中医药（包括少数民族医药）图书、期刊条目 6100 余条。每个书籍与期刊条目的释文包括：书刊性质、卷数、作者、撰年或刊年、内容概要、学术特色和主要版本等。并附有汉语拼音索引、汉字首字笔画索引。2000 年由北京科学技术出版社出版。

中医文献学zhōngyīwénxiànxué ❶学科名。文献学的分支学科。主要研究文献的起源、发展、整理、校勘和发掘运用。中医文献学是一门新兴学科。狭义中医文献学是指对中医古典文献进行编纂、校勘、注释等研究和整理的学问，包括对古典中医文献进行考校订正、复原存真、辨章学术、考镜源流。广义中医文献学指对现代中医文献的研究和整理，并发展为运用现代科学知识和方法对一切中医文献与信息进行研究整理和使用的学问。❷泛指同类同名科教书籍。

中医学zhōngyīxué ❶学科概念。详“中医药学”条。❷泛指同类同名科教书籍。

中医学概论zhōngyīxuégàilùn 书名。泛指能够反映中医学概貌及特点，适合于初学者或西医学习中医使用和参考的书籍。一般包括中医基础理论及中医内科学的内容，有时也可涉及中医临床各科、中药学、方剂学内容。

中医学基础zhōngyīxuéjīchǔ 即中医基础理论。详该条。

中医眼科学zhōngyīyǎnkēxué ❶学科名。用中医理论阐述和研究眼目病证的病因、病机、辨证和防治方法的临床学科。中医眼科历史悠久，《内经》《大惑论》等对眼有专篇论述，《史记》载扁鹊于周都洛阳曾为耳、目医，至唐代逐渐形成眼的专科。该学科在理论上，十分重视眼与脏腑经络的关系，将眼的病证与整体生理病理变化结合；在方法上，既有眼部手术和用药的外治法，又擅长通过整体调理的内治法。在它的发展过程，既有《龙木论》《银海精微》《审视瑶函》等眼科专著，而其他医著也多有眼病证治的论述。近几十年，中医眼科临床更加强中西医结合并向专科专病的方向发展。❷泛指同类同名科教书籍。

中医养生学zhōngyīyǎngshēngxué ❶学科名。根据中医理论，研究衰老的发生发展、老年病的防治与养生具体措施的一门学科，研究内容相当于近 30 年来出现的新兴学科——老年学。研究目的在于使人们能够采取各种自我保健措施来延缓衰老的发生，预防老年性疾病，保持健康活力，从而使人的平均寿命不断延长。养生的基本原则在内经时代业已形成，经历代医家不断充实，中医养生学逐渐发展成为既有理论，又有实践经验的一门专门学科。❷泛指同类同名科教书籍。

中医药zhōngyīyào 中医药学的简称，详该条。

中医药学zhōngyīyàoxué 学科名。以中国传统的社会历史文化为背景的医药体系，有别于近代从西方传入的现代医学体系，故又称中国传统医学。从现代学科分类，中医药学是中医学和中药学的合称，但两者的基础理论是统一的，所以历古至今中医药学都是统一的医药体系。其中，中医学是以传统医学理论与实践经验为主体，研究人体生命活动中健康与疾病转化规律及其预防、诊断、治疗、康复和保健的一门综合性学科。中药学是根据中医理论体系研究药物理论、方法和技术，包括药物来源、采集、炮制、性味、功用、配伍法则和临床应用等知识的系统学科。

中医诊断学zhōngyīzhěnduànxué ❶学科名。在中医基础理论指导下，研究诊察疾病、判断证候的学科。正确诊断，是确立防治方法的依据，所以，本学科是进入临床各科的基础与桥梁。中医诊断学源自《内经》的诊法学说，从整体联系、内外相应的原理，望闻问切的四诊方法以及八纲辨证等方面，为中医诊断确立了理论基础以及独特的思路和方法。❷泛指同类同名科教书籍。

中医政策zhōngyīzhèngcè 指中国政府在 20 世纪 50 年代以来为保护、继承和发扬中国传统医药而制定的政策。见《人民日报》1954 年 10 月 20 日以“贯彻对待中医的正确政策”等为题的社论。其核心是肯定中国医药学是我国人民几千年来同疾病作斗争的经验总结，它包含着中国人民同疾病作斗争的丰富经验和理论知识，它是一个伟大的宝库，必须继续努力发掘，并加以提高。并规定要认真学习和研究中医的学理和实践经验，用现代科学加以整理和总结，逐步提高它的学术水平和医疗水平，使它有助于我国人民的保健医疗事业的发展，使世界医学的内容更加丰富。在此政策方针下，国家实行了兴办中医研究院、中医学院、中医医院，组织西医学习中医，开展中西医结合，鼓励老中医带徒，发展中药材生产，加强中医古籍整理等一系列措施。在 1982 年五届人大通过的《中华人民共和国宪法》第二十一条，又写明了要“发展现代医药和我国传统医药”，将中、西医的发展放在同等位置上。为继承和弘扬中医药学，保障和促进中医药事业发展，保护人民健康，由全国人民代表大会党务委员会于 2016 年 12 月 25 日发布了《中华人民共和国中医药法》，自 2017 年 7 月 1 日起施行。

中运zhōngyùn 运气术语。见《素问遗篇·本病论》。凡十干所统之运的通称。因天气在上，地气在下，运居于天地之中、气交之分，统司一岁之气，故名。

中藏经zhōngzàngjīng 综合性医书。又名《华氏中藏经》，旧题汉代华佗撰。前有论述49篇，以论证、论脉、论脏腑虚实寒热、生死逆顺之法。所述病证以内科杂病为主，并介绍治疗方剂。书中并附《内照法》6篇。现存多种刻本，1949年后有排印本及校注本。

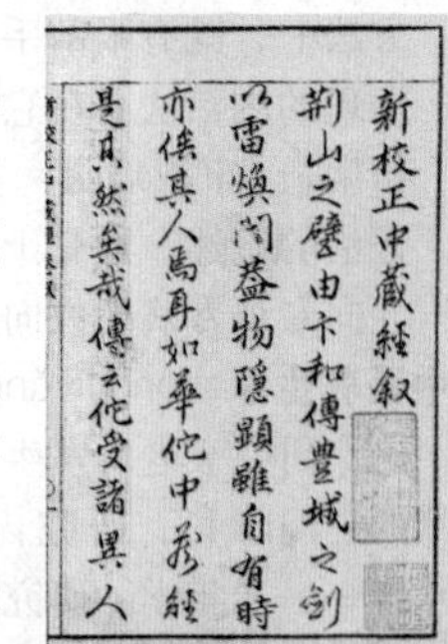
中藏经

中闸zhōngzhá 经外奇穴名。见《经外奇穴汇编》。位于脐下4寸（中极）旁开0.2寸处。主治子宫脱垂。直刺0.5～0.7寸。

中正之官zhōngzhèngzhīguān 指胆。胆有决断的功能，对于防御和消除某些精神刺激（如惊恐）的不良影响，维持和控制气血的正常运行，确保脏器相互间的协调关系，有重要作用，故比喻为中正之官。《素问·灵兰秘典论》："胆者，中正之官，决断出焉。"

中指zhōngzhǐ 即手第三指。《灵枢·经筋》："手心主之筋，起于中指。"

中指节zhōngzhǐjié 推拿穴位名。中指的近端指关节部。《小儿推拿广意·阳掌十八穴疗病诀》："中指节，推内则热，推外则泻。"

中指脉法zhōngzhǐmàifǎ 诊小儿脉法。《幼幼新书》引《宝童》："孩儿五七岁，五藏脉方现。中指两畔内，于中仔细看。左主五脏，右主热生惊，洪大主热，弦数主肝动风，七八至为息数和平。"临床可作辨证参考。

中指同身寸zhōngzhǐtóngshēncùn 指寸法之一种。是以患者本人中指第一、二指节横纹桡侧端间距离为1寸量取穴位，故名。《太平圣惠方》："今取男左女右手，中指第二节内度两横纹，相去为一寸。"适用于四肢直寸与背部横寸取穴。

中州zhōngzhōu 指脏腑之应地势部位。《灵枢·九针论》："六腑膈下三脏应中州。"《难经·四难》："脾者中州。"

中渚zhōngzhǔ 经穴名。代号TE3。出《灵枢·本输》。属手少阳三焦经。输（木）穴。位于手背第四、五掌骨间，掌指关节后方凹陷处。布有来自尺神经的手背支，并有手背静脉网和第四掌背动脉通过。主治头痛，目赤，耳鸣，耳聋，咽喉肿痛，手臂红肿疼痛以及肋间神经痛等。直刺0.5～0.8寸。艾炷灸3～5壮；或艾条灸5～10分钟。

中注zhōngzhù 经穴名。代号KI15。出《针灸甲乙经》。属足少阴肾经。冲脉、足少阴之会。位于腹正中线脐下1寸旁开0.5寸处（《铜人腧穴针灸图经》）。另说在脐下0.5寸，旁0.5寸（《针灸甲乙经》）；脐下1寸，旁开1寸（《针灸大成》）；脐下1寸，旁开1.5寸（《针灸资生经》）。布有第十肋间神经，并有腹壁下动、静脉的肌支通过。主治月经不调，腹痛，泄泻，便秘，小便淋沥等。直刺0.5～1寸。艾炷灸3～5壮；或艾条灸5～10分钟。

忪悸zhōngjì 症名。即心悸怔忡。《证治要诀》卷九："忪悸者，本无所惊，常心忪而自悸。"详"心悸""怔忡"条。

忠顺药师zhōngshùnyàoshī 见"拳衡"条。

终始zhōngshǐ 《灵枢》篇名。本文强调针刺之道，须明脏腑、阴阳、经脉、气血运行的终始，故名。内容叙述人体气血终而复始的周转循环，是以十二经脉为系统，并论述从寸口脉测候五脏之阴，从人迎脉测候六腑之阳的诊断方法。最后讨论了针刺治疗的原则、手法和禁忌证，十二经气血终绝的症状等。

终之气zhōngzhīqì 即主气之第六气。出《素问·六微旨大论》。又称六之气。为太阳寒水之气，主冬至前后各30日又43.75刻。亦即小雪至大寒，其中包括大雪、冬至、小寒3个节气。参见"主气"条。

钟大延zhōngdàyán 明代医生。字恒国。鄞县（今浙江宁波鄞州区）人。精于医术，治病不拘于成方，能自出新意，常奏良效。

钟恒国zhōnghéngguó 见"钟大延"条。

钟吕传道集zhōnglǚchuándàojí 养生著作。唐代施肩吾撰。本书是唐代有影响的气功学名著，也是应用气功延缓衰老，防治老年病，增进健康和延年益寿的重要文献资料。作者除继承发展了唐以前气功学成就之外，还有创新和补充，体现了唐代气功的特点。相传为吕与其师钟离权讨论内丹术的内容，并经其徒施肩吾整理而成。书中虽有道家不实之词及浮泛难通之理，但中心明确，主线稳定，文辞清明，承前启后，对今天的气功学研究和实践仍有一定参考价值。

钟鸣zhōngmíng 病证名。出清代施雯《盘珠集胎产证治》。即子啼。详该条。

钟乳补肺汤zhōngrǔbǔfèitāng 《太平惠民和剂局方》卷四方。钟乳石、桑白皮、麦冬（去心）各三两，白石英、人参、五味子、款冬花、肉桂（去粗皮）、紫菀各二两。为粗末，每服四钱，加生姜五片，大枣一枚，粳米三十粒，水煎去渣，食后服。功能温补肺气，止咳化痰。治肺虚咳嗽，短气喘乏，连唾不已，甚者唾血腥臭，干呕心烦，皮毛焦枯，面色㿠白。

钟乳散zhōngrǔsǎn 《三因极一病证方论》卷八方。钟乳石、炮姜、桔梗、茯苓、炮附子、细辛、桂心、人参各一两一分，白术一两，防风、煅牡蛎、天花粉各二两半。为末，每服二大钱，食前温酒调下。治气虚极，皮毛焦，津液不通，力乏，腹胀，甚则喘急，气短，息塞，昼瘥夜甚。

钟乳石zhōngrǔshí 中药材。出《本草崇原》。又名石钟乳、留公乳、钟乳。为碳酸盐类矿物钟乳状方解石的岩石。产于广西、广东、湖北、四川、贵州、云南、陕西等地。甘，温。归肺、肾、胃经。温肺，助阳，平喘，制酸，通乳。用于寒痰咳喘，阳虚冷喘，腰膝冷痛，久泻不止，胃痛泛酸，乳汁不通，煎服3～9g。主成分为碳酸钙，尚含少量的镁。

钟乳汤zhōngrǔtāng 《备急千金要方》卷二方。钟乳石、白石脂各六铢，通草十二铢，桔梗半两，硝石（一方用滑石）六铢。为粗末，水煎取汁，内硝石令烊化分服。治妇人缺乳。

钟乳丸zhōngrǔwán 《张氏医通》卷十三方。钟乳石（酒研，甘草汤煮，光亮如蠹鱼为度）、麻黄（醋浸）、杏仁（泡，去皮尖、双仁）、炙甘草各等分。为细末，炼蜜为丸，弹子大，每服一丸，五更及临卧噙化。功能温肺化痰，止咳平喘。治冷哮痰喘。

衷中参西录zhōngzhōngcānxīlù 综合性医著。见"医学衷中参西录"条。

螽斯丸zhōngsīwán ❶《古今医鉴》卷十一引王同知方。生地黄（酒洗）、熟地黄（酒蒸）、当归（酒洗）各四两，茯苓、川芎、赤芍药、枳壳（麸炒）、黄芩（酒炒）、延胡索（酒炒）、青皮各二两，陈皮、苏木、红花、五灵脂各一两，炒干姜五钱，甘草二钱，香附（童便浸，春三、夏二、秋四、冬五日）一斤。为末，用艾煎汤，入醋打糊为丸，梧桐子大，每服四十至五十丸，空腹酒或白开水送下。治妇人赤白带下，经候不调，或前或后，或行时小腹作痛，腿膝麻痹，腰腹痛，子宫不能摄养。❷《产育宝庆集》卷下方。即秦椒丸，见该条。

肿病zhǒngbìng 病证名。身面皆肿的病证。出《小儿药证直诀》卷上。其病机是“肾热传于膀胱，膀胱热盛，逆于脾胃，脾胃虚而不能制肾，水反克土，脾随水行，脾主四肢，故流走而身面皆肿也”。参见“小儿浮肿”条。

肿病十证zhǒngbìngshízhèng 病证名。指小儿肿病十种证候。《幼科类萃·水肿门》谓水肿古有十种论证：以短气不得卧，为心水；两胁紧痛，为肝水；大便鸭溏，为肺水；四肢苦重，为脾水；腰痛足冷，为肾水；口苦咽干，为胆水；下虚下实，为大肠水；腹急肢瘦，为膀胱水；小便闭泄，为胃水；小腹急满，为小肠水。

肿膏zhǒnggāo 《医宗金鉴·眼科心法要诀》卷七十八方。铅粉少许，黄蜡、代赭石（研）各五钱，细磁末、黄柏末、麻油各一两。诸药末于铜杓内，入油、蜡同煎为膏，涂患处。治眼睑肿硬，睛珠疼痛。

肿节风zhǒngjiéfēng 中药材。见《江西草药》。为九节茶之别名，详该条。

肿烂喉风zhǒnglànhóufēng 病证名。见《喉科指掌》卷四。系指患喉风其咽喉两边肿疼而溃烂者。多由风火内炽，上灼咽喉所致。治宜疏风清热，泻火消肿。方可选用清咽利膈汤去大黄、玄明粉、黄连，加蝉蜕、僵蚕等煎服。并以银花、薄荷、连翘、甘草煎水漱口，外吹冰片散。即烂喉风。详该条。

肿烂喉痈zhǒnglànhóuyōng 病证名。系指患喉痈肿痛而溃烂者。《喉科秘旨》卷下：“此症因脾家积热而生红肿溃烂，两手关脉洪大者是也。针少商、商阳、关冲、少冲两手八穴。”治宜解毒泻火、消肿止痛。用黄连解毒汤、五味消毒饮等加减。参见“喉痈”条。

肿腮zhǒngsāi 病证名。《杂症会心录》卷下：“肿腮一症，是疫病，非伤寒也，是清邪中上焦，非风热也……为疫病之最轻者。其症初起，恶寒发热，脉浮数，耳之前后作肿痛，隐隐有红色。”临床治疗，体实者可用甘桔汤加牛蒡、丹皮、当归之属，体虚者可用甘桔汤加何首乌、玉竹、丹皮、当归之属。参见“大头瘟”“痄腮”等条。

肿手花根zhǒngshǒuhuāgēn 中药材。见《药材资料汇编》。为甘遂之别名，详该条。

肿疡zhǒngyáng 病名。尚未成脓或已成脓而未溃的疮疡。《周礼·天官》：“疡医上工八人，掌肿疡、溃疡、金疡、折疡之祝药劀杀之齐。”《外科发挥》卷一：“肿疡，谓疮未出脓者。”

肿胀zhǒngzhàng 症名。水溢肌肤为肿，气滞于中为胀。《景岳全书》：“肿胀之病，原有内外之分。盖中满者谓之胀，而肌肤之胀者，亦谓之胀。若以肿言，则单言肌表，此其所以辨也。”治肿宜化气利水，用五皮饮、五苓散等化裁；治胀宜行气消导，用排气散（《沈氏尊生书》：乌药、香附、陈皮、沉香、木香、厚朴、枳壳、泽泻）加减。

肿胀如杯zhǒngzhàngrúbēi 病证名。又名覆杯，目封塞。由风热外侵或肝经实火传脾土所致。《证治准绳·杂病》：“目赤痛，脾胀如杯覆也。”并谓：“肝邪实而传脾土，土受木克……其珠必疼尤重，而脾亦急硬；若暴风客热作肿者，必热泪多而珠疼稍缓。然风热自外客感易退，治亦易愈；若木火内自攻击，则病亦退迟，重则疼滞闭塞，血灌睛中而变证不侧矣。”治宜祛风清热，泻火解毒，可选用洗肝散或龙胆饮加减。瘀滞重者，古人尚用开导法。

肿胀舌zhǒngzhàngshé 舌体肿大，甚则充盈满口而妨碍饮食、言语及呼吸的舌象。

种子zhǒng·zi 种子植物的胚珠经受精后长成的结构。另见“种子 zhǒngzǐ”条。

踵zhǒng 人体部位名。指足跟部。《灵枢·经筋》：“足少阴之筋……结于踵。”

踵经zhǒngjīng 见吴悔菴《秘传内府经验女科》。即差经。详该条。

踵息zhǒngxī ❶指深长的呼吸。出《庄子·大宗师》：“真息深深，真人之息以踵，众之息以喉。”❷气功术语。要使呼吸深达踵部。《玄肤论》：“以踵者，谓深入于穴也。”即加强意念引导后的自身体会。

中毒zhòngdú 病名。指毒性食物、药物、农药等从皮肤黏膜、呼吸道、消化道等侵入，损害机体乃至危及生命的一类疾病。药物毒如巴豆、狼毒、闹羊花、砒霜等；食物中毒如酒、郁肉、河豚等；其他毒如煤炭毒等。参“饮食中毒”“药物中毒”条。

中毒气吐下zhòngdúqìtùxià 病证名。出《诸病源候论》卷四十七。指小儿因肠胃脆弱，用药失当，不胜药势，造成吐泻不止，烦躁顿乏的病证。《小儿卫生总微论方》：“小儿脾胃怯弱，脏腑嫩软，气血未壮，因服药不胜其味之毒，致烦躁闷乱，或口舌麻木……甚至吐利，有致血者。”小儿形气未全，易虚易实，用药时要注意“中病即止”，已经达到治疗目的时，即宜及时停药，以免发生中毒。

中恶zhòng'è ❶古病名。又称客忤、卒忤。神气不足，卒感秽浊不正之气，以突然头晕呕恶，呼吸困难，不省人事，移时或经治而解为主要表现的疾病。出《肘后备急方》卷一。《证治要诀·中恶》：“中恶之证，因冒犯不正之气，忽然手足逆冷，肌肤粟起，头面青黑，精神不守，或错言妄语，牙紧口噤，或头旋晕倒，昏不知人。即此是卒厥、客忤、飞尸、鬼击。吊死、问丧、入庙、登冢，多有此病。苏合香丸灌之，候稍苏，以调气散和平胃散服，名调脉平胃散。”《诸病源候论·中恶病诸候》包括中恶候、中恶死候、尸厥候、卒死候、卒忤候、卒忤死候、鬼击候、卒魇死候、魇不寤候、自缢死候、溺死候、中热暍候、冒热困乏候、冻死候等。❷指小儿的一类急性病证。《诸病源候论·中恶候》：“小儿中恶者……其状先无他病，卒然心腹刺痛，闷乱欲死是也。”❸经外奇穴名。《肘后备急方》：“五尸者……灸乳后三寸十四壮，男左女右。不止，更加壮数，差。”《医宗金鉴》列作奇穴，名中恶。近代《中国针灸学》易名传尸。位于胸侧部，乳头外侧3寸处，约当第四肋间隙。主治忤，腹痛，胸肋痛，肋间神经痛等。艾炷灸3～5壮；或艾条灸5～10分钟。

中恶霍乱zhòng'èhuòluàn 病证名。指霍乱由感受污秽毒气所致者。《圣济总录·霍乱门》：“中恶霍乱者，客邪内干，正气暴乱，使胃中食物不化，气道否结，不得宣通，令人心腹卒痛，吐利烦闷，甚则精神冒昧，靡所知识。”治用十香丸、丹砂丸、桃枝汤等。参见“霍乱”条。

中恶似痫zhòng'èsìxián 病证名。急惊风类证之一，小儿危恶证候之一。中恶毒之气，病自外至。其症眩仆，四肢厥冷，两手握拳，不能喘息。治宜先用霹雳散吹鼻中取嚏，促醒，继用苏合香丸。中恶毒之物，病自内生，其症心腹刺痛，腹皮青黑，闷乱欲死。宜急攻之，用雄黄解毒丸（《幼科发挥》）。

中恶心痛zhòng' èxīntòng 病证名。指中邪毒秽恶之气所致的心痛。见《外台秘要》卷七。《太平圣惠方》卷四十三："夫中恶心痛者，由人脏腑气虚，精神衰弱，为毒邪鬼气之所中也……邪毒之气，入于脏腑，攻击于心络，故令心腹刺痛也。"《圣济总录》卷第五十六："若心气不足，精神衰弱，邪恶之气，因得干止，连滞心络，令人气不升降，卒然心痛如刺，闷乱欲绝者，中恶心痛也。"《张氏医通·诸痛门》："卒中恶心痛，用苦参一两，酢煮顿服；老弱者，分二三服；若脉微欲绝，手足逆冷，肉桂一两，水煮分三服，效。"亦可用赤芍药散、大黄散、沉香散、犀角汤等方。参见"注心痛"条。

中风zhòngfēng 病名。❶出《灵枢·邪气藏府病形》。又名卒中。指卒暴昏仆，不省人事，或突然口眼㖞斜，半身不遂，言语謇涩的病证。中风的病因，历代医书论述不同。《医略十三篇》卷一以北宋前皆宗《灵》《素》作外风论治；刘河间谓中风非外中于风，是由将息失宜，心火暴甚，肾水虚衰，不能制之；东垣以中风非外来风邪，乃本气自病；丹溪谓中风大率主血虚有痰；王安道则谓刘、李、朱三说是以类中风之病视为中风而立论，殊不知因于风者，真中风也，因于火、因于气、因于湿者，类中风而非中风。辨证可分中络、中经、中腑与中脏。《金匮要略·中风历节病脉证并治》："邪在于络，肌肤不仁；邪在于经，即重不胜；邪入于腑，即不识人；邪入于脏，舌即难言，口吐涎。"对猝然昏仆，不省人事者，又有闭证和脱证之分。本病可见于脑血管意外及中毒性脑病等。参真中风、类中风等条。❷指外感风邪的病证。是太阳表证之一。《伤寒论·辨太阳病脉证并治》："太阳病，发热，汗出，恶风，脉缓者，名曰中风。"参见"伤寒""太阳中风"条。

中风闭证zhòngfēngbìzhèng 病证名。中风重危证型之一。见何廉臣选编《重印全国名医验案类编》。邪入营血内闭，以突然昏仆，不省人事，牙关紧闭，两手握固等为常见症的中风证候。《金匮翼·中风统论》："卒然口噤目张，两手握固，痰壅气塞，此为闭证。闭者宜开。"《类证治裁》："如牙关紧闭，两手握固，是为闭证，苏合香丸、三生饮开之。"《医宗必读》："惟中脏之证，是闭而非脱者，宜苏合香丸、牛黄丸、至宝丹、活命丹之类。"参见"闭"条。

中风不随zhòngfēngbùsuí 病证名。小儿感受风邪而致的四肢运动障碍。《太平圣惠方》第八十三卷："夫小儿中风不随者，因风邪中于肢节，客于筋脉。若风挟寒气者，即拘急挛痛；若挟于热，则缓纵不随也。"见于急性感染性多发性神经炎。治宜疏风清热。用小续命汤加减。

中风不语穴zhòngfēngbùyǔxué 经外奇穴名。《肘后备急方》："治卒中急风，闷乱欲死方……不能语者，灸第二槌（椎）或（《太平圣惠方》作及）第五槌上五十壮。"近代《经穴治疗学》列作奇穴，名中风不语穴。位于后正中线，第二胸椎及第五胸椎棘突高点处。主治中风不语。艾炷灸3～5壮。

中风恶证zhòngfēng' èzhèng 病证名。指中风病出现口开、遗尿、手撒、眼合、鼻鼾等五脏气绝证者。属于脱证。《世医得效方·风科》："中风恶证，口开者，心气闭绝也；遗尿者，肾气闭绝也；手散者，脾气闭绝；眼合者，肝气闭绝；鼻鼾者，肺气闭绝。备此五证，尤不可治。五证中才见一证，犹当审余证以救疗，盖以初中则眼合者多，痰上则鼻鼾者亦多。惟遗尿口开俱见为恶，心为五脏主君，肾为一身根本，诚不可闭绝也。"参见"中风脱证"条。

中风后遗症zhòngfēnghòuyízhèng 病名。多为中风之后，风痰内扰，瘀阻经络，或气虚血瘀，或肾虚精亏所致。以中风后言语不利，口眼㖞斜，半身不遂为主要表现的一类疾病。详"半身不遂""偏枯""口眼㖞斜""舌喑"各条。

中风回春片zhòngfēnghuíchūnpiàn 中成药。见《中华人民共和国药典（一部）》（2020）。丹参、鸡血藤、忍冬藤、川牛膝各100g，地龙（炒）90g，伸筋草、络石藤各60g，木瓜50g，酒当归、川芎（酒制）、桃仁、土鳖虫（炒）、炒茺蔚子、威灵仙（酒制）、炒僵蚕各30g，红花、全蝎各10g，金钱白花蛇6g，蜈蚣5g。以上十九味，按照片剂工艺，制成1000片糖衣片。口服。每次4～6片，一日3次；或遵医嘱。活血化瘀，舒筋通络。用于中风偏瘫，半身不遂，肢体麻木。

中风斠诠zhòngfēngjiàoquán 内科著作。3卷。张山雷撰于1917年。卷一中风总论；卷二内风脑神经病之脉因证治；卷三古方评议。书中以中医理论为主，参照西医学说，对中风病的辨析与治疗论述颇详。1958年上海卫生出版社据1933年重订本印行。

中风绝证zhòngfēngjuézhèng 病证名。即中风恶证。《杂病源流犀烛·中风源流》："《得效》曰："口开，心绝也；遗尿，肾绝也；手撒，脾绝也；眼合，肝绝也；鼻鼾，肺绝也。皆不治。五症中见一症犹可治。"参"中风恶证"条。

中风论zhòngfēnglùn 书名。❶清代熊庆笏撰于1821年。1卷。本书将中风病的病理、诊法及治疗等有关问题分为18论进行讨论，并附医案数则。现有《三三医书》本。❷吴锡璜撰。1册。阐述了吴氏对中风病病因和证候的认识，并介绍了各种病型的治疗。现有1922年上海文瑞楼本。

中风七穴zhòngfēngqīxué 治疗中风的七个穴位。《太平圣惠方》："凡人……或饮食不节，酒色过度，忽中此风，言语謇涩，半身不遂，于七处一齐下火，灸三壮。如风在左灸右，在右灸左。一百会、二耳前发际（后世作曲鬓穴）、三肩井穴、四风市穴、五三里穴、六绝骨穴、七曲池穴……依法灸之，无不获愈。"另说为风池、大椎、肩井、间使、曲池、足三里、百会等七穴（《针灸资生经》）。

中风失音zhòngfēngshīyīn 病证名。系指由中风，邪中经络脏腑，经络瘀滞痹阻所致之失音者。《太平圣惠方》卷十九："故卒然无音，皆由风邪所伤。"《本草纲目》桂、牡桂、附方："中风失音，桂着舌下，咽汁。"参见"舌喑"条。

中风脱证zhòngfēngtuōzhèng 病证名。中风重危证型之一。见何廉臣选编《重印全国名医验案类编》。《医宗必读》："凡中风昏倒……若口开心绝，手撒脾绝，眼合肝绝，遗尿肾绝，声如鼾肺绝，即是脱证。更有吐沫，直视，肉脱，筋骨痛，发直，摇头上窜，面赤如妆，汗出如珠，皆脱绝之证。"《金匮翼·中风统论》："卒中之候，但见目合，口开，遗尿，自汗者，无论有邪无邪，总属脱证。脱则宜固，急在元气也。元气固，然后可以图邪气。参附汤。"参"真中风""类中风""脱"条。

中腑zhòngfǔ 病证名。中风证候类型之一。见《素问病机气宜保命集·中风论》。即"邪入于腑"（《金匮要略》）。病情较中脏略轻。症见猝然昏倒，苏醒后可见半身不遂，口眼㖞斜，言语困难，或伴有大小便不通等症。《医宗金鉴·

杂病心法要诀》："昏不识人，便溺阻隔，邪在腑也。"

中寒zhònghán 病证名。❶类中风之一。又名寒中。《证治要诀·诸中门》："中寒之证，人身体强直，口噤不语，或四肢战抖，或洒洒恶寒，或翕翕发热，或卒然眩晕，身无汗者，此为寒毒所中。"详见寒中❶。❷指寒邪直中三阴。《症因脉治》卷一："其人真阳素虚，阴寒内盛……一得外寒，则直中三阴，而为中寒之症矣。"症见恶寒身蜷，手足厥冷，遍身疼痛，面如刀刮，口吐冷涎，下利，无热，不渴，小便清白等。治宜散寒、温阳为主。选用麻黄附子甘草汤、附子汤、白通汤、四逆汤等方。《古今医鉴·中寒》："如寒中太阴，则中脘疼痛，宜理中汤，或加藿香正气散同服；寒甚脉沉细，手足冷者，附子理中汤。""寒中少阴，则脐腹疼痛，宜五积散加吴茱萸；寒甚脉沉细，手足冷者，四逆汤加吴茱萸。""寒中厥阴，则少腹疼痛，宜当归四逆汤加吴茱萸；甚者倍附子。"另见"中寒 zhōnghán"条。

中寒论辨证广注zhònghánlùnbiànzhèngguǎngzhù 见"伤寒论辨证广注"条。

中火zhònghuǒ 病证名。类中风之一。见《万病回春·类中风》。又名火中。详该条。

中经zhòngjīng 病证名。中风类型之一。《金匮要略·中风历节病脉证并治》："正气引邪，㖞僻不遂。邪在于络，肌肤不仁。邪在于经，即重不胜。"病情较中络略重。《医学正传·中风》："或外无六经之形证，内无便溺之阻隔，但手足不遂，语言謇涩者，此邪中于经也。"中经亦指风邪袭于经络而见瘾疹者。《金匮要略·中风历节病脉证并治》："邪气中经，则身痒而瘾疹。"参见"中风""真中风""类中风"条。

中经络zhòngjīngluò 病证名。中风病中经、中络的统称。见《寿世保元》。病在经络，一般无神志改变，但见口眼㖞斜，肌肤麻木，半身不遂，言语不利等症。与中脏腑相对而言，病情较轻。参见"中经""中络"条。

中酒头痛zhòngjiǔtóutòng 病证名。伤酒头痛的别称。见《证治要诀·诸痛门》。详"伤酒头痛"条。

中客zhòngkè 病名。出《诸病源候论》卷四十六。即客忤，详该条。

中客忤zhòngkèwǔ 病名。出《诸病源候论》卷四十六。即客忤。详该条。

中冷声嘶zhònglěngshēngsī 病证名。即音嘶。指声嘶因于风冷所伤。《诸病源候论》卷二："中冷声嘶者，风冷伤于肺之所为也。肺主气，五脏同受气于肺，而五脏有五声，皆禀气而通之。气为阳，若温暖则阳气和宣，其声通畅。风冷为阴，阴邪搏于阳气，使气道不调流，所以声嘶也。"参见"音嘶"条。

中络zhòngluò ❶病证名。中风证候类型之一种。见《医门法律·中风门》。即"邪在于络"(《金匮要略·中风历节病脉证并治》)。中风证情最轻者。《医宗金鉴·杂病心法要诀》："盖口眼㖞斜，肌肤不仁，邪在络也。"❷中行之络。《素问·骨空论》："督脉者……其络循阴器合篡间，绕篡后，别绕臀，至少阴与巨阳中络者，合少阴上股内后廉，贯脊属肾。"

中马毒zhòngmǎdú 病证名。《太平圣惠方》："中马毒，其状腹痛，吐下青黄白色，水谷解离。"《备急千金要方》："儿卒中，马来闻马鸣，马上衣服，马汗气臭，皆令人中忤。"故又名中马忤。

中马忤zhòngmǎwǔ 病证名。即中马毒，详该条。

中魃zhòngjì 出《太平圣惠方》卷八十八。即继病，详该条。

中气zhòngqì 病证名。类中风类型之一。即气中。《证治要诀》卷一："中气因内伤气逆为病，痰湿昏塞，牙关紧急，但七情皆能使人中，因怒而中尤多。中气之状，大略与中风同，风与气亦自难辨。"另见"中气 zhōngqì"条。

中热zhòngrè 病名。指中暑病。《金匮要略·痉湿暍病脉证并治》："太阳中热者，暍是也。"参见"中暑"条。另见"中热 zhōngrè"条。

中人zhòngrén 病名。出《诸病源候论》卷四十六。即客忤，详该条。

中洒zhòngsǎ 古病名。见《肘后备急方》卷七。又称水毒病，详该条。

中湿zhòngshī 病证名。❶指湿痹。《金匮要略·痉湿暍病脉证并治》："太阳病，关节疼痛而烦，脉沉而细者，此名湿痹(《玉函》云中湿)。"参见"湿痹"条。❷泛指外感或内伤湿邪引起的疾患，可出现皮肤顽麻，喘满，倦怠，肿胀，腰胯疼痛，肢体强硬，肢节不利等多种证候。见《古今医鉴·中湿》。❸类中风类型之一，即湿中，又名痰中。《万病回春·中风》："类中风者则常有之，有中寒、中暑、中湿……等症。"参"湿中""痰中"条。❹五邪之一。《难经·四十九难》："有中风，有伤暑，有饮食劳倦，有伤寒，有中湿，此之谓五邪。"

中暑zhòngshǔ 病名。❶指感受暑邪而发生的一种急性病。见《三因极一病证方论》卷二。症见突然闷倒，昏不知人，或身热烦躁，气喘不语，牙关微紧，或口开齿燥，大汗或无汗，脉虚数，甚者昏迷不醒，四肢抽搐。治当移患者至凉爽通风处，法当清暑、解热、开窍，先用辟瘟丹、消暑丸灌服，后用益元散、白虎汤、清营汤等。并可配用针刺、刮痧、冰水擦浴等法。元气不足者，当调补元气为主，少佐解暑。一名中暍、中热。详"暑病""暑厥""暑痫"等条。❷指暑风。《医碥》卷一："中暑，或名暑风，以与中风相似也。"参见"暑风"条。❸指阴暑。《时病论·中暑》："洁古曰：静而得之为中暑。东垣曰：避暑乘凉得之者，名曰中暑。其实二说皆是阴暑之证……"详"阴暑"条。❹指暑日受寒，腹痛吐泻者。《六因条辨》上卷："暑热相逼，好食生冷，不禁房欲，遂至肾阳内歉，腠理不密，寒凉暑湿，乘虚直入，顷刻胸腹闷痛，肢逆汗冷，吐泻交作。此无论动静，而即为中暑也。"

中暑眩晕zhòngshǔxuànyūn 病证名。见《世医得效方》卷二。又名冒暑眩晕、感暑眩晕。症见眩晕欲仆，口渴，烦躁，或见身热，甚则昏不知人，脉虚。治宜解暑化湿。宜用人参白虎汤、香薷饮、黄连香薷饮、消暑丸等方。参"暑湿眩晕"条。

中水zhòngshuǐ 古病名。见《诸病源候论·水毒候》。即水毒病，详该条。

中溪zhòngxī 古病名。见《肘后备急方》卷七。又称水毒病。详该条。

中血脉zhòngxuèmài 中风类型之一。又名风中血脉。主症为口眼㖞斜，或见半身不遂，皮肤不仁等。《医学发明·中风有三》："中血脉则口眼㖞斜，亦有贼风袭虚，伤之者也。"《医学从众录》："真中风症……中血脉者，外无六经之形症，内无便溺之阻隔，非表非里，邪无定居，或偏于左，或偏于右，口眼㖞斜，半身不遂。"《症因脉治》卷一："中风之症……惟见皮肤不仁，或麻或木，口眼㖞斜，东垣所谓中血脉之最轻者。”参见“中经”“中络”条。

中暍zhòngyē　古病名。出《金匮要略·痉湿暍病脉证并治》。❶即中暑、中热。《六气感证要义》：“伤寒论，太阳中热者暍是也，故中热即中暍，中暍即中暑，暑热暍三字，并无二义。”参见“中热”“中暑”条。❷指阴寒之暑证。《证治准绳·诸中门》：“中暍者，乃阴寒之证，法当补阳气为主，少佐以解暑，故先哲多用姜桂附子之类，此推《内经》舍脉从证之良法也。”

中脏zhòngzàng　病证名。中风证候类型之一。见《素问病机气宜保命集·中风论》。即“邪入于脏”（《金匮要略·中风历节病脉证并治》）。中风证情最重者。症见猝然昏迷，不能言语，唇缓不收，口角流涎等。《医宗金鉴·杂病心法要诀》：“神昏不语，口缓涎出，邪在脏也。”

仲春痹zhòngchūnbì　病证名。出《灵枢·经筋》。十二经筋病中的足太阳筋病。《灵枢注证发微》：“此证当发于二月之时，故名之曰仲春痹也。”详“足太阳经筋病候”条。

仲冬痹zhòngdōngbì　病证名。出《灵枢·经筋》。十二经筋病中的手太阴筋病。《灵枢注证发微》：“此证当发于十一月之时，故名之曰仲冬痹也。”详“手太阴经筋病候”条。

仲景存真集zhòngjǐngcúnzhēnjí　伤寒著作。2卷。清代吴蓬莱编撰（书商曾托名陈修园著）。刊于1864年。上卷综合张仲景伤寒六经诸方及其主治病证，并糅合柯韵伯《伤寒来苏集》有关注文，编成较浅近的歌诀。下卷类似杂论，包括主病、运气、方、脉等多方面论述，内容较为芜杂凌乱，缺乏条理。

仲景论十二脉zhòngjǐnglùnshí'èrmài　仲景论十二种脉象。即纵、横、逆、顺、反、覆、高、章、纲、惵、卑、损。《诊家正眼》：“《内经》十二，仲景十二，凡得二十四脉，未尝非辨证之旨诀，而世皆置若罔闻，则有于司命之职矣。”

仲景全书zhòngjǐngquánshū　丛书。❶26卷本。汉代张仲景等撰述。明代赵开美校刻，初刊于16世纪末。全书包括张仲景《伤寒论》10卷，成无已《注解伤寒论》10卷，宋云公《伤寒类证》3卷，张仲景《金匮要略方论》3卷，共四种。❷20卷本，刊于清代光绪年间。包括张卿子参注《集注伤寒论》（又名《张卿子伤寒论》）10卷，《金匮要略方论》3卷，《伤寒类证》3卷，成无已《伤寒明理论》（又名《伤寒明理药方论》）3卷及清代曹乐斋《运气掌诀录》1卷，共5种。

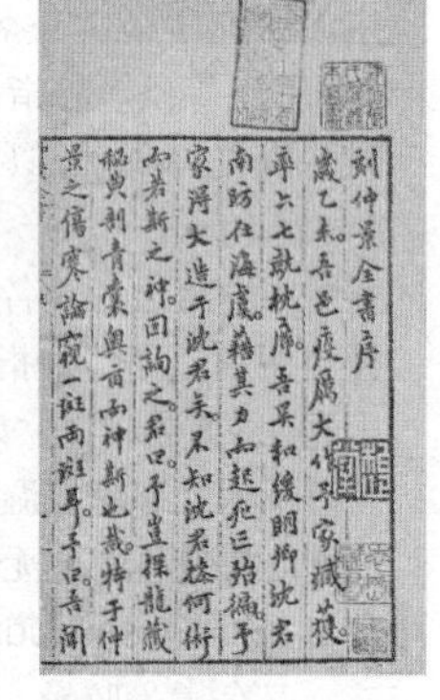
刻仲景全書序

仲景全书

仲景三部九候诊法zhòngjǐngsānbùjiǔhòuzhěnfǎ　诊法著作。见“六译馆医学丛书”条。

仲景三十六种脉法图zhòngjǐngsānshíliùzhǒngmàifǎtú　诊法著作。宋代许叔微撰。卷数不详。据许氏《伤寒发微论》中记载：“余尝撰《仲景三十六种脉法图》，故知治伤寒当以仲景脉法为本。”《伤寒百证歌》也有类似记载。已佚。

仲景伤寒补亡论zhòngjǐngshānghánbǔwánglùn　伤寒著作。见“伤寒补亡论”条。

仲景伤寒论疏钞金錍zhòngjǐngshānghánlùnshūchāojīnbī　伤寒著作。又名《伤寒金錍疏钞》。15卷。明代卢之颐撰。作者根据《内经》理论阐解《伤寒论》，全书依次为辨六经脉证，辨诸可、诸不可，辨痉湿暍、霍乱、阴阳易、劳复，以及辨脉法、平脉法、伤寒序例。卢氏力图将《伤寒论》注家中一些违悖《内经》、仲景原文精义的见解，一一予以订正详辨。

仲兰zhònglán　明代医家。字维馨。宝应（今属江苏）人。世业医，先世曾为元代医学教授。其伯昶，天顺中为太医院院判。成化（1465—1487）年间经其伯荐为中书舍人。伯卒，兰入太医院为院使，后擢通政使司右通政，掌院事如故。工医术，尤善书法。

仲吕zhònglǚ　六吕之一。详“六吕”“六律”条。

仲秋痹zhòngqiūbì　病证名。出《灵枢·经筋》。十二经筋病中的足少阴筋病。《灵枢注证发微》：“此证当发于八月之时，故名之曰仲秋痹也。”详“足少阴经筋病候”条。

仲泰zhòngtài　清初医家。字济川。浙江嘉兴人。伯父世贞，精医理；父世俊，明外科。传家学，博览方书，宗张仲景之说。每临证，必溯病所由来，穷其所自止，投剂辄效。撰《老医一得》，未见传世。弟子张昌寿，亲聆绪论，所得独深。

仲夏痹zhòngxiàbì　病证名。出《灵枢·经筋》。十二经筋病中的手太阳筋病。《灵枢注证发微》：“此证当发于五月之时，故名之曰仲夏痹也。”详“手太阳经筋病候”条。

众痹zhòngbì　病证名。因风寒湿邪侵入皮肤、经络所致。症见痹痛左右相移，随发随止，歇而复起。《灵枢·周痹》：“愿闻众痹……此各在其处，更发更止，更居更起，以右应左，以左应右，非能周也，更发更休也。”众痹以痛处左右相移为其特征，与周痹之随脉上下，周身疼痛者不同。参“周痹”条。

种痘法zhòngdòufǎ　❶痘疹专著。又名《保婴要旨》。原题清毓兰居士辑。约成书于乾隆十五年（1750年）。此书总论论述痘症病因，指出痘乃胎毒，由外感引动而发。首论种痘法，叙制苗、下苗法及择时而种，认为种痘之时以天气融和为要；后述种痘后调理，提出慎饮食等注意事项及禁忌、补种等内容；最后述种痘倘有应治之处，当悉照自出痘之治法。见“妇婴至宝”条。❷痘苗接种法。

种痘新书zhòngdòuxīnshū　痘疹专著。12卷。清代张琰撰。刊于1741年。卷一至卷二载药性、痘疹诊法及治疗大要；卷三介绍种鼻痘之法；卷四至卷八为痘疹各期的证治；卷九痘后杂症及调治；卷十女子痘症；卷十一麻疹论治；卷十二麻痘诸方。其治痘之法遵循聂尚恒《活幼心书》而有所发挥。

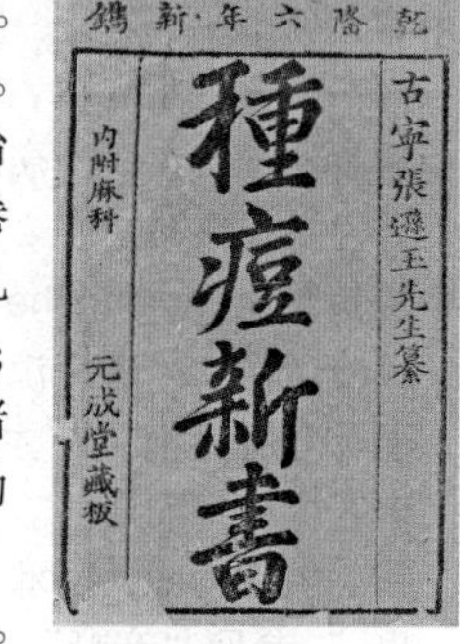

种痘新书

种杏仙方zhòngxìngxiānfāng　方书。4卷。明代龚廷贤撰。刊于1581年。作者收录简便验方，各方多系一二味药组成。所用皆日常易致之物，按不同病症分为中风、中湿、脾胃等各类。但也杂有少数具有迷信内容的治疗方剂。现存明刊本。

种玉zhòngyù　出《广嗣纪要》。即种子。详该条。

种子zhòngzǐ　又名种玉。指受孕。见明代万全《妇人秘科·种子章》。另见“种子 zhǒng·zi”条。

种子心法zhòngzǐxīnfǎ　女科著作。清代王西成（字实颖）撰，1卷，刊于清道光元年（1821）。本书论种子心法包括回天、选雌、寡欲、知时、知窍、疗治等六要，并载广嗣延龄至宝丹、加味五子衍宗丸、加味八珍丸、加味香附丸、

Z

加味秘精丸等方。为《广嗣五种备要》之一。见“广嗣五种备要”条。

重插轻提zhòngchāqīngtí　即紧按慢提。见该条。

重古三何医案zhònggǔsānhéyī'àn　医案著作。3卷。清代何元长、何书田、何鸿舫撰，陆锦燧等选。刊于1918年。陆氏选录清代江苏青浦何姓三世医案。其中以何书田医案叙述病源、病状较为详尽，治法切于实用。

重剂zhòngjì　十剂之一。用重镇药物组成，具有镇静潜降作用的方剂。《沈氏尊生书·要药分剂》：“徐之才曰：重可去怯，磁石、铁粉之属是也。”“张从正曰：重者，镇坠之谓也。怯则气浮，如丧神守而惊悸气止，硃砂、沉香、黄丹、寒水石皆镇重也。久病咳嗽，涎潮于上，形羸不可攻者，以此坠之。经云：其重者，因而减之，贵其渐也。”

重可去怯zhòngkěqùqiè　用质重镇坠的药物，治疗惊怯及精神紊乱之证。《汤液本草》卷上：“重可以去怯，磁石、铁浆之属是也。”又如癫狂病可用磁朱丸等。

重实声zhòngshíshēng　听声知病之一。见《证治准绳·幼科》。重实雄声体热为，三焦气壅在心脾。伤风咳嗽咽喉痛，结涩肠中粪出迟。

重提轻插zhòngtíqīngchā　即紧提慢按。见该条。

重痛zhòngtòng　症名。指疼痛伴有沉重感。

重下痢zhòngxiàlì　病证名。指以里急后重为突出的痢疾。《诸病源候论》卷十七：“重下利者，此是赤白滞下利，而挟热多者，热结肛门，利不时下而久咽气，谓之重下利也。”治宜清热活血。用芍药汤加减。

重暍zhòngyē　古病名。指湿温误治的重症。《伤寒类证活人书》卷六：“两胫逆冷，胸腹满，多汗，头目痛苦，妄言，此名湿温也……其脉阳濡而弱，阴小而急，治在太阴。脾属土主湿，不可发汗，汗出必不能言，耳聋，不知痛所在，身青面色变，名曰重暍。”治宜白虎加苍术汤等方。参见“湿温”条。

重镇安神zhòngzhèn'ānshén　安神法之一。用金石等质重而具有安神定志、重镇潜阳作用的方药，治疗阳亢神旺而致心神不安病证的方法。临床用于惊狂、失眠、怔忡、心悸等症。阴虚有热，心神烦乱，用朱砂安神丸；伤寒火逆证，惊狂、卧寐不安者，用桂枝去芍药加蜀漆龙骨牡蛎救逆汤。

zhou

舟车神佑丸zhōuchēshényòuwán　即舟车丸，见该条。

舟车丸zhōuchēwán　《袖珍方》卷三引《太平圣惠方》。又名舟车神佑丸。大黄二两，甘遂、大戟、芫花各一两，青皮（去白）、槟榔、陈皮（去白）、木香各五钱，牵牛（头末）四两，轻粉一钱。为细末，水为丸，梧桐子大。每服三五十丸，临卧服，以利为度。功能行气逐水。治水湿中阻，水肿胀满，气促口渴，二便不利；近代也用于肝硬化腹水属实证者。方中甘遂、芫花、大戟攻逐脘腹经隧之水，为主药；大黄、牵牛子荡涤泻下为辅，主辅相配，使水热实邪从二便分消下泄；再以青皮破气散结，陈皮理气燥湿，木香调气导滞，使气畅水行；轻粉走而不守，逐水通便，共为佐使。诸药合用，共成行气破泄、峻下逐水之方。《丹溪心法》方无槟榔、轻粉。

舟楫之剂zhōujízhījì　又称舟楫之药。某药在一个方中引导他药治上焦病证，有如船之载物上浮，故称。如桔梗、升麻之类，能引药上行达于高处。

舟楫之药zhōujízhīyào　同舟楫之剂。详该条。

州出zhōuchū　古病名。出《五十二病方》。即脱肛。详“脱肛”条。

州都之官zhōudūzhīguān　指膀胱。州都为河流口岸之处，膀胱能贮尿排尿，故名。《素问·灵兰秘典论》：“膀胱者，州都之官，津液藏焉。”

周痹zhōubì　❶病名。因虚而风寒湿邪侵入血脉、肌肉之中所致。《灵枢·周痹》：“周痹者，在于血脉之中，随脉以上，随脉以下，不能左右，各当其所。”又：“此内不在脏，而外未发于皮，独居分肉之间，真气不能周，故命曰周痹。”《医学正传》卷五：“因气虚而风寒湿三气乘之，故周身掣痛麻木并作者，古方谓之周痹。”症见周身疼痛，上下游行，或沉重麻木，项背拘急，脉濡涩等。治宜益气和营，祛邪通痹。用蠲痹汤等方。❷《灵枢》篇名。本篇主要叙述周痹的症状、治法及其与众痹的区别，故名。篇内指出邪在分肉之间，或左或右，更发更休，痛无定所而不能周遍上下者为众痹。邪在血脉之中，随血脉上下，不能左右更易者，为周痹。

周杓元zhōubiāoyuán　见“周魁”条。

周臣zhōuchén　明代官吏。字在山。吴县（今属江苏）人。嘉靖八年（1529）进士，知衢州府。取《颜氏家训》《三元延寿》《养生杂纂》《便民图纂》等书，执要取简，列育婴、饮食、起居、御情、养老等篇，编为《厚生训纂》六卷（1549）。

周澂之zhōuchéngzhī　见“周学海”条。

周澹zhōudàn　南北朝时期北魏医生。鄠（今属陕西）人，做过太医令。

周恭zhōugōng（15世纪）　明代文人。字寅之。江苏昆山人。儒生，隐居乡里，喜作诗，尤好方书。将宋代张杲所著的《医说》加以补充增益，编成《医说续编》（或作《医说会编》）。

周广zhōuguǎng（8世纪上半叶）　唐代医生。吴（今江苏境内）人。从纪朋学习医学，善于观察病人的气色言谈，判断疾病的浅深。

周汉卿zhōuhànqīng　元末明初医生。松阳（今属浙江）人。医术精湛，尤擅针灸及外科手术。如一人患瞽十年，周用针从眦入睛背，掩其翳下之，目即能辨五色，一妇患狂症，刺其十指端出血而愈；有女患瘰疬，颈项腋下有瘘十九窍，周为之剔窍烙瘘而愈。亦曾用燔针治肠痈、纳药鼻窍治胃痛，据载均捷效。

周鹤群zhōuhèqún　见“凌奂”条。

周洪zhōuhóng　宋代官吏。字文渊。邓州穰（今河南邓州市）人。中进士，任秘书省著作佐郎，通判戎州（今四川宜宾）等职。他鉴于当地人不信医药，患病多祈求鬼神，因此下令严禁巫术，并取古代医方刻于石上，此后，戎州一带始用医药。在推广和普及医药知识方面起了一定作用。

周侯zhōuhóu　金代医家。字梦卿。定襄（今属山西）人。生活于13世纪。中年始以医药卜筮为事，常在军中诊治疾病。救疗既广，遂专业医。人有秘方必告之，年久集方渐多，分若干卷，纂成《周氏卫生方》，今佚。

周纪zhōujì　五运六气，天干在上，以五岁为一周，地支在下，以七百二十气为一纪。《素问·天元纪大论》：“上下周纪，其有数乎？”

周济zhōujì　明代医家。字用仁。归安（今浙江吴兴）人。

少从冯泰习医，刻苦攻读，遂精医学，通运气，擅伤寒。正德八年（1513）选召为御医，不就。

周介卿zhōujièqīng 见“周之藩”条。

周金黄zhōujīnhuáng（1909—1999） 现代中药药理学家。湖北黄冈人。1934年毕业于北平协和医学院。抗日战争时期，先后在广州孙逸仙医学院、贵阳医学院、成都中央大学医学院任教。抗日战争胜利后，协助武汉大学筹建医学院与附属医院，并受聘为医学院代理院长、院长兼附属医院院长。1949年回到北京协和医学院重建药理科室。1978年后，先后任中国生理科学会药理学会理事长、中西医研究会理事、中国药理学会抗炎免疫学会主任委员、中国药理学会中药药理学会顾问。1985—1989年任中国人民解放军军事医学科学院防化医学药理毒理研究所副所长、所长、教授。刻苦学习中医药理论，提出神经、内分泌激素与免疫功能网络三结合作为中医药整体思想的现代医学基础，是中药药理学的开拓者。发表论文数十篇，代表著作有《药理学》《中药药理学》《中药药理与临床研究进展（第一册）》等。

周魁zhōukuí（18世纪） 清代医家。字杓元，别号澹然子。江苏江宁人。长于温病，撰有《温证指归》一书（1799），主张详温证之原，辨温证之始，治疗注重保元，有一定见解。

周礼zhōulǐ 明代医学家。字半山。归安（今浙江吴兴）人。父菊潭以医鸣于世。继承父志，究心医学，博览群书，会通诸家之说，撮其枢要，析其淆乱，并附己意，成《医圣阶梯》10卷（1573）。此书先审病以定名，次原病以著论，论确后察脉，脉明后处方，汤液丸散，用各有宜，条理分明，便于学医者参考。曾任征仕郎临清（今山东临清）州判官，后谢政归里。

周礼医官详说zhōulǐyīguānxiángshuō 医史著作。1卷。清代顾成章撰。刊于1893年。作者认为周代的医官是最古的一种医事制度，并与清代太医院的医事制度有近似之处。本书参考历代注疏对《周礼》中有关医官的原文详加考订，可供研究医史的参考。

周履靖zhōulǚjìng 明代医家。字逸之，号梅墟，别号梅癫道人。嘉禾（治今浙江嘉兴）人。精药物及炮制，著有《茹草编》4卷（1597）、《续易牙遗意》1卷（1582）。又精养生、气功术，编纂有《唐宋卫生歌》《益龄草》《炼形内旨》《赤凤髓》《逍遥子导引诀》《金笥玄玄》等。后这些著作均被辑入《夷门广牍》医书中。

周溥zhōupǔ（15世纪） 明代医生。河南开封人。少年时好学，后因体弱而学医，给人治病多有效验，求治的病人很多，对病人赠送礼品一概谢绝。他反对泥守官定的局方，曾为初学医的人编有用药歌诀若干首，在当地有相当影响。另编有《方法考源》一书，已佚。

周仁zhōurén 汉代医生。一名周文。任城（今山东济宁）人。以医术谒汉文帝，为太子舍人。景帝即位拜郎中令。

周荣zhōuróng 经穴名。代号SP20。《针灸甲乙经》原名周营。《备急千金要方》名周荣。属足太阴脾经。位于胸部，第二肋间隙中，距胸正中线6寸处。布有胸前神经肌支及第二肋间神经外侧皮支，并有胸外侧动、静脉及第二肋间动、静脉通过。主治咳嗽，气喘，胸胁支满，饮食不下等。斜刺0.3～0.5寸（不宜深刺）。艾炷灸3～5壮；或艾条灸5～10分钟。

周榕庵zhōuróng'ān 见“周守忠”条。

周身脱皮zhōushēntuōpí 症名。见《验方新编》卷五。即脱壳。详该条。

周慎斋zhōushènzhāi 见“周之干”条。

周师达zhōushīdá 唐代眼科医生。同州（治今陕西大荔）人。生活于9世纪。精于医眼，尤善针拨白内障术。

周氏回生丹zhōushìhuíshēngdān 《全国中药成药处方集》方。五倍子60g，檀香、木香、沉香、麝香、雄黄面、公丁香各9g，甘草15g，续随子霜30g，大戟（醋制）、山慈菇各45g，冰片0.9g，朱砂面18g。为细末，用神曲面150g，打糊为小丸，每500g丸药，用朱砂面24g上衣，每服8粒（干重1.8g），白开水送服。功能祛暑散寒，解毒，健胃止痛。治中暑受寒，霍乱腹痛，上吐下泻，呕吐恶心，及绞肠痧症。

周氏集验方续编zhōushìjíyànfāngxùbiān 方书。见“医药丛书”条。

周氏医学丛书zhōushìyīxuécóngshū 丛书。清代周学海编。刊于1891—1911年。3集，共32种。初集为周氏校刊的医著，计有《神农本草经》《本草经疏》《脉经》《脉诀刊误》《难经本义》《中藏经》《内照法》《诸病源候论》《脉因症治》《小儿药证直诀》《阎氏小儿方论》《董氏小儿斑疹备急方论》12种。二集、三集以周氏所著及其评注的医书为主，计有《脉义简摩》《脉简补义》《诊家直诀》《辨脉平脉章句》《内经评文》《读医随笔》《诊家枢要》《脏腑标本药式》《金匮钩玄》《三消论》《温热论》《幼科要略》《叶案存真类编》《印机草》14种；以及《评注史载之方》《慎柔五书》《韩氏医通》《伤寒补例》《形色外诊简摩》《重订诊家直诀》6种。全书内容广泛，大多切于实用。

周氏医学丛书脉学四种zhōushìyīxuécóngshūmàixuésìzhǒng 丛书。14卷。清代周学海撰。刊于1896年。《脉义简摩》8卷；《脉简补义》2卷；《诊家直诀》2卷；《辨脉平脉章句》2卷。周氏自称这四种“皆依旧义而衍释之。《简摩》，正义也；《补义》，余义也；《直诀》，本义也；《辨脉平脉章句》，古义也。”详见各该条。

周氏易简方集验方zhōushìyìjiǎnfāngjíyànfāng 方书。见“医药丛书”条。

周世翰zhōushìhàn 明代医家。字士和。州（今四川宜宾）人。生活于十六七世纪。深明医理，有论药书稿。倪朱谟登门求教，摘其言论汇入《本草汇言》。如论血之生理：“盖血之为物，生化于脾，总统于心，藏纳于肝，宣布于肺，施泄于肾，分属任冲，灌溉一身。”精于以红花疗血症，谓“少用则养血，多用必行血，过用使血行不止”。

周守忠zhōushǒuzhōng（13世纪） 宋代医家。字榕庵。钱塘（今浙江杭州）人。曾撰有《历代名医蒙求》《类纂诸家养生至宝》（即《养生类纂》）《养生同览》等书。

周松龄zhōusōnglíng 清代医家。字仙渠。嘉庆七年（1802），其父从栖霞（今南京）李芹学小儿推拿，得李氏授《福婴指掌》1卷。松龄自幼得览此书，后又研习《推拿秘书》《推拿真诀》等书，医术渐精，治婴儿险症常立取功效。道光二十二年（1842）开始设帐授徒。于教授之暇，节录推拿各家之说，编成《推拿辑要》3卷（1843），述辨证之法、各门证治及条辨穴道指法。

周天散zhōutiānsǎn 《张氏医通》卷十五方。地龙二两，蝉蜕（去翅足）半两。为粗末，每服半钱至一钱，分四次（昼三夜一）服，乳香煎汤调下。治痘黑陷，项强直视，喘胀发搐。

周挺zhōutǐng（10世纪） 五代后蜀医家。撰有《保童方》。已佚。

周颋zhōutǐng 见“昝殷”条。

周文采zhōuwéncǎi（15世纪） 明代医生。履贯不详。在弘治年间（1488—1505）任宪宗第四子兴献王朱杬的侍医。受朱的指示，从古代方书中选择有效方剂，编成《医方选要》《外科集验方》二书，并刻版印行。

周文翰zhōuwénhàn 明代医生。字宗儒。玉山（今属江西）人。得父传，治病能明标本，审运化，辨风气，不拘于古法，尤长小儿诸证，求医者接踵。间有奇疾，方书无载，率以意立方，投之辄效。司府给文牒冠带以奖励之。

周文铨zhōuwénquán 明代医生。字汝衡。苏州府（治今江苏苏州）人，后迁金陵（今江苏南京）。初学儒，后习医，崇尚朱丹溪、李东垣学说，治病每多良效。

周文渊zhōuwényuān 见“周洪”条。

周僖zhōuxī 见“周祐”条。

周小农zhōuxiǎonóng（1876—1942） 名镇，字伯华。江苏无锡人。17岁开始学医于同邑邓羹和，又受业于张聿青。业成后悬壶上海，辛亥革命后回无锡执业，并任无锡《医钟》月刊编辑。曾积极参加全国中医界反对余云岫等提出废止中医案的抗争活动，后任中央国医馆名誉理事。其治医擅长肝病、温病伏邪、湿温、伏暑等证治，著有《惜分阴轩医案》4卷，以内科杂病为主，兼收妇科、五官、伤科等，刊于1916年。晚年续稿3卷，与上述医案合刊，易名为《周小农医案》。另著有《周氏集验方撮要》《周氏集验方续编》《临产须知》等。还曾考订、校勘、评注前贤著述、医案多种。

周小农医案zhōuxiǎonóngyī'àn 医案著作。见“惜分阴轩医案”条。

周学海zhōuxuéhǎi 清代医家。字澂之。安徽建德人（今属浙江）。曾中进士，后官至浙江后补道。潜心医学，论脉尤详。服膺张璐、叶桂之说。生平校刊医书颇多，在《周氏医学丛书》中，有周氏亲撰《脉义简摩》《诊家直诀》等四种脉学专著。

周学霆zhōuxuétíng 清代医家。湖南邵阳人。以患病求医，得导引术而愈。著有《三指禅》《医学百论》《外科便览》等书。

周雪樵zhōuxuěqiáo（？—1910） 清末医家。字维翰。江苏常州人，久居苏州。精通医学，于1903年迁居上海行医。其时正值西洋医学传入浙广，周氏提倡引进西洋医学，以“熔铸中外，保存国粹”，于1904年创办《医学报》及医学研究会，1905年又会同蔡小香、丁福保等发起组织中国医学会，拟定会旨为：改良医学，博采东西国医理，集思广益。1907年应聘赴山西任医学馆教务长，后复返上海。著有《西史纲目》。

周扬俊zhōuyángjùn（17世纪中叶） 清代医家。字禹载。江苏苏州人，少攻举子业，屡试不第，年近四十，弃举子业而学医，钻研仲景之学十余年，辛亥年间（1671）至京师，为王公等所重视。辑有《温热暑疫全书》（1679刻行），撰《伤寒论三注》（1683刻行），对元代赵以德（良仁）所衍义的《金匮玉函经》加以补注而成《金匮玉函经二注》（1687刻行），另对葛可久之《十药神书》加以注释。

周易参同契zhōuyìcāntóngqì 炼丹专著。东汉魏伯阳撰，全书3卷。此书将“大易”“黄老”“炉火”三者参合，而以《周易》作为主要说理工具。本论述外丹，后有人从内丹术角度来理解，以乾、坤两卦，喻为“鼎器”；以坎、离两卦，喻为“药物”；借爻象变化，喻作“火候”，来说明内丹修炼过程。从唐代开始，此书为内丹派所重视，并尊为“乃古丹经之王”。但此书用词隐晦，譬喻甚多，故奥雅难通。南宋朱熹在《周易参同契考异》中说：“《参同契》文章极好，盖后汉之能文者为之。其用字皆根据古书，非今人所能解，以故皆为人妄解。”现存的注解本有：彭晓的《周易参同契分章通真义》、朱熹的《周易参同契考异》、陈显微的《周易参同契解》、朱元育的《周易参同契阐幽》等40余家。

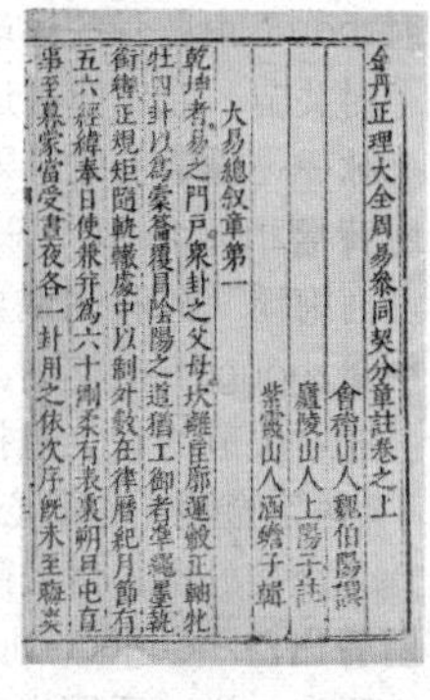
金丹正理大全周易參同契分章註卷之上
會稽山人魏伯陽撰
廬陵山人上陽子註
紫霞山人涵蟾子編
大易總敘章第一
乾坤者易之門戶衆卦之父母坎離匡廓運轂正軸牝
牡四卦以爲橐籥覆冒陰陽之道猶工御者準繩墨執
銜轡正規矩隨軌轍處中以制外數在律曆紀月節有
五六經緯奉日使兼并爲六十剛柔有表裏朔旦屯直
事至暮蒙當受晝夜各一卦用之依次序既未至昧爽

周易参同契

周寅之zhōuyínzhī 见“周恭”条。

周应zhōuyìng 宋代医官。曾为医官使。皇三年（1051）奉旨节取《圣惠方》，编《简要济众方》五卷，标脉证，叙病源，去诸家之浮冗。书成镂板颁行全国。近代有辑本1卷。

周营zhōuyíng 见“周荣”条。

周祐zhōuyòu 明代女本草学家。号江上女子。江南人。生平不详。与其妹周僖用彩色绢绘有《本草图谱》一书。

周舆权zhōuyúquán 宋代医家。一作与权，字仲立。临川（今江西抚州）人。尝订《难经》，作《难经辨正释疑》。另有《扁鹊八十一难经辨正条例》1卷，见《经籍访古志》著录。

周禹载zhōuyǔzǎi 见“周扬俊”条。

周真zhōuzhēn（13世纪） 元代医生。真州（今江苏仪征）人。字子固，号玉田隐者。以善治奇病闻名。

周之干zhōuzhīgàn 明代医家。号慎斋。太平（今安徽太平）人。精医，通晓脉理。初从查了吾游，尝就正于薛己。撰有《周慎斋三书》《脉法解》等。又《慎斋遗书》系周氏口授、门人记录并由后人整理而成。弟子有胡慎柔等。

周执中zhōuzhízhōng（1885—1969） 字惠侯。湖南祁东人。随祖父天存习医，后曾行医于祁阳、桃源、衡阳、郴州、洪江、长沙等地，1949年后任湖南省中医药研究所顾问。行医60年，精于杂病、温病、妇科病治疗。其治杂病注重脾肾，治温病提倡护脑、护阴和护肠，治妇科病主气血平调。著有《妇科手册》及《周执中医疗经验集》等。

周仲立zhōuzhònglì 见“周与权”条。

週经zhōujīng 指月经一年来一次。夏福康《女科知要》：“有一年一行谓之週经，此皆生理上之特异，非关病也。”参见“避年”条。

粥剂zhōujì 食疗剂型之一。指用食物药或中草药与米同煮成粥。适于病后、产后及慢性病的调理。常见如八宝粥、大枣粥等。

粥谱zhōupǔ 食疗著作。清代黄云鹄著。1卷。刊于1881年。本书共收载粥方247首，将粥分成谷物类、蔬菜类、水果类、植药类、卉药类、动物类等，并简述了每一粥方的功用、主治，提出了粥疗的五大特点：“一省费、二味全、三津润、四利膈、五易消化。”其不足之处是，该书仅收集了单味粥方，而无复方药粥，只单纯地罗列了粥名，而缺少用量制法。

肘zhǒu　由肱骨的远端和前臂的尺骨、桡骨的近端而构成的肘关节。能作伸屈运动。《灵枢·经脉》：“大肠手阳明之脉……循臂上廉，入肘外廉……”

肘背瘤zhǒubèiliú　病名。即生于肘部上端的肿瘤。见清代高梅溪《外科图说》卷三。

肘骨zhǒugǔ　骨名。又名鹅鼻骨。出《灵枢·卫气》。指构成肘关节的骨。包括肱骨远端和尺、桡骨近端的关节面。《医宗金鉴·正骨心法要旨》：“肘骨者，肱膊中节上下支骨交接处也，俗名鹅鼻骨。”

肘骨出臼zhǒugǔchūjiù　病名。见《陈氏秘传》。即肘关节脱臼。详“手臂出臼”条。

肘后zhǒuhòu　肘部的外缘。《灵枢·论疾诊尺》：“肘后独热者，肩背热。”《类经》卷五：“肘后，外廉也。手太阳之所行，故应于肩背。”

肘后备急方zhǒuhòubèijífāng　方书。简称《肘后方》。8卷。晋代葛洪撰。约成书于3世纪。本书是作者将其所撰《玉函方》（共100卷），摘录其中可供急救医疗、实用有效的单方、验方及简要灸法汇编而成。最初名《肘后救卒（一作卒救）方》，后经梁代陶弘景增补录方101首，改名《（补阙）肘后百一方》。此后又经金代杨用道摘取《证类本草》中的单方作为附方，名《附广肘后方》，即现存的《肘后备急方》。全书共73篇（现缺其中3篇），主要记述各种急性病症或某些慢性病急性发作的治疗方药、针灸、外治等法，并略记个别病的病因、症状等。所选方药大多简便有效，同时也反映了我国晋代以前民间疗法的一些成就，起了普及医疗的作用。1949年后有排印本。

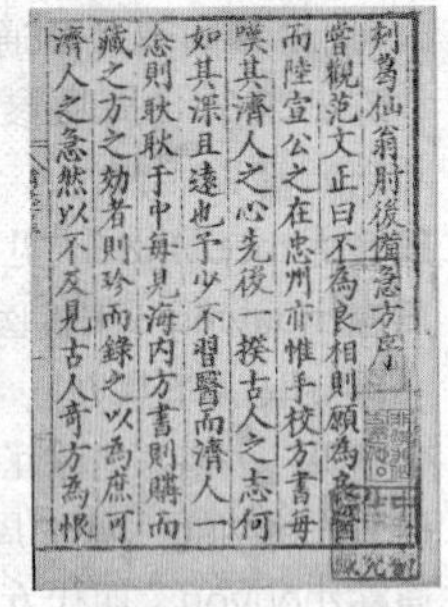
刻葛仙翁肘後備急方序
嘗觀范文正曰不為良相則願為良醫
而陸宣公之在忠州亦惟手校方書每
嘆其濟人之心先後一揆古人之志何
如其深且遠也予少不習醫而濟人一
念則耿耿于中每見海內方書則購而
藏之方之効者則珍而錄之以為庶可
濟人之急然以不及見古人奇方為恨

肘后备急方

肘后方zhǒuhòufāng　方书。见“肘后备急方”条。

肘后偶钞zhǒuhòu'ǒuchāo　医案著作。2卷。清代黄凯钧撰。系《友渔斋医话》的一部分。内容多为内科杂病，时病重证治验。对病因、病证，服药后病情变化阐述较清楚，立方遣药灵活，辨析疑似之证亦较详明。

肘后痈zhǒuhòuyōng　病名。出《疮疡经验全书》卷三。又名发臂毒。系生于肘后之肿毒。在肘后内侧者称内肘毒；在肘后外侧者称外肘毒，均由风火郁结，气血凝结而成。证治参见“无名肿毒”条。

肘尖zhǒujiān　❶骨名。即尺骨鹰嘴。《医宗金鉴·正骨心法要旨》：“肘骨者，肱膊中节上下支骨交接处也……若跌伤其肘尖向上突出。”❷经外奇穴名。代号EX－UE1。《备急千金要方》：“肠痈，屈两肘，正灸肘头锐骨各百壮，则下脓血，即差。”《奇效良方》列作奇穴，名肘尖。位于肘关节后面，鹰嘴突起之尖端处，屈肘取穴。一说肱骨内上踝高点处名小肘尖（《外科大成》）。主治瘰疬，疔疮痈肿等。艾炷灸3～5壮；艾条灸5～10分钟。

肘尖向上突出zhǒujiānxiàngshàngtūchū　病名。出《医宗金鉴》卷八十八。即肘关节后脱臼。详“手臂出臼”条。

肘髎zhǒuliáo　经穴名。代号LI12。出《针灸甲乙经》。属手阳明大肠经。在肘区，肱骨外上髁上缘，髁上嵴的前缘；或于曲池穴外上方1寸，肱骨边缘外，屈肘取穴。布有前臂背侧皮神经，内侧深层为桡神经；并有桡侧副动、静脉通过。主治肘臂疼痛、拘挛、麻木，瘰疬等。直刺0.5～1寸。艾炷灸3～5壮；或艾条灸5～10分钟。

肘挛zhǒuluán　症名。指肘关节拘挛，难以屈伸。《灵枢·经脉》：“手少阳之别……病实则肘挛。”马莳注：“邪气有余而实则为肘挛。”参见“挛”“拘挛”条。

肘前zhǒuqián　肘部的内缘。《灵枢·论疾论尺》：“肘前独热者，膺前热。”《类经》卷五：“肘前，内廉也。手三阴之所行，故应于膺前。”

肘热zhǒurè　症名。指肘部或肘前、后有发热感觉。《灵枢·论疾诊尺》：“肘所独热者，腰以上热……肘前独热者，膺前热；肘后独热者，肩背热。”《类经》五卷：“肘前，内廉也，手三阴之所行，故应于膺前；肘后，外廉也，手太阳之所行，故应于肩背。”参见“发热”条。

肘俞zhǒushù　经外奇穴名。见《针灸孔穴及其疗法便览》。位于肘关节后面，鹰嘴突起与桡骨小头间之凹陷处。主治肘关节疾患。直刺0.3寸。艾炷灸3～5壮；或艾条灸5～10分钟。

肘所zhǒusuǒ　指肘所在之处，即肘背部位。《灵枢·论疾诊尺》篇：“肘所独热者，腰以上热；手所独热者，腰以下热。”《类经》注：“肘，臂膊之节也。一曰曲池以上为肘。肘在上，手在下，故肘应腰上，手应腰下。”

肘网zhǒuwǎng　指肘部感到如罗网一样牵急不舒。《灵枢·经筋》：“手少阴之筋……其病内急，心承伏梁，下为肘网。”《类经》注：“网，如罗网之牵急也。”

肘痈zhǒuyōng　病名。出《外科大成》卷二。指生于肘部的痈。由心肺两经风火毒邪凝结而成。肘部高肿焮热疼痛，活动受限。治法见“外痈”条。

肘椎zhǒuzhuī　经外奇穴名。出《肘后备急方》。位于腰部，取穴时，患者俯卧，垂肘贴身，以两肘尖连线与后正中线交点旁开左右各1寸处。主治霍乱吐泻，心腹痛胀等。艾炷灸3～7壮。近代《腧穴学概论》谓中间一点亦是穴，共3穴。

咒禁博士zhòujìnbóshì　唐太医署教师职称。主要负责讲授用祷告、符咒等迷信手段和方法以除病。官阶从九品下。参见“太医署”条。

昼热zhòurè　症名。指白天发热，或热在白天升高。《证治准绳》卷一：“昼则发热，夜则安静，是阳气自旺于阳分也……昼热则行阳二十五度，柴胡饮子。”《增补万病回春·发热》：“夜则静，昼则发热者，此热在气分也。小柴胡汤加栀子、黄连、知母，地骨皮。”《丹溪心法附余·发热门》：“广按：昼夜发热，昼重夜轻，口中无味，阳虚之证也。”《证治汇补·昼夜热辨》：“更有昼热阳虚，口中无味，病责之胃，宜甘温补气。”参见“发热”条。

昼夜证象同异辨zhòuyèzhèngxiàngtóngyìbiàn　从病情在日间和夜间的变化对比，来推断疾病的深浅进退的一种辨证方法。凡病昼增剧而夜安静，为阳有余，病在气分。夜增剧而昼安静，为阴有余，病在血分。昼发热而夜安静，为邪旺于气分，其病在阳。昼安静而夜发热，为邪旺于血分，其病在阴。昼安静而夜发热烦躁，为热入血室。昼发热烦躁，夜亦发热烦躁，为重阳无阴。夜恶寒而昼安静，为邪旺于阴。夜安静而昼恶寒，为阴气上溢于阳中。夜恶寒而昼亦恶寒，为重阴无阳。昼恶寒而夜烦躁，饮食不入，为阴阳交错之证。

皱脚zhòujiǎo　病证名。见《三因极一病证方论》。妊娠晚期，胎体渐长，气机失畅所致。症见脚部浮肿，皮肤色苍粗厚，无其他不适，休息后即消失者，一般产后可自愈。若孕后气血虚弱，下元不足，湿气下注而不痛者，宜顺气养血汤（曾鼎《妇科指归》：当归、白芍、党参、川芎、陈皮、炙草、木香、乌药、阿胶、首乌、桑皮）。

皱面草zhòumiàncǎo 中药材。见《广东中草药》。为山藿香之别名，详该条。

皱血丸zhòuxuèwán 《太平惠民和剂局方》卷九方。菊花、茴香、香附（炒，酒浸一宿，焙）、熟干地黄、当归、肉桂（去粗皮）、牛膝、延胡索（炒）、芍药、蒲黄、莪术各三两。为细末，用乌豆一升醋煮，候干，焙为末，再入醋煮为糊和丸，梧桐子大，每服二十丸，温酒或醋汤送下；血气攻刺，炒姜酒送下；癥块绞痛，当归酒送下。治妇人血海虚冷，气血不调，时发寒热，或下血过多，或久闭不通，崩中不止，带下赤白，癥瘕痞块，攻刺疼痛，小腹紧满，胁肋胀痛，腰重脚弱，面黄体虚，饮食减少，渐成劳状，及经血不调，胎气受损。

皱叶芥zhòuyèjiè 中药材。见《本草纲目》。为芥菜之别名，详该条。

zhu

朱赤豆zhūchìdòu 中药材。见《中药材手册》。为赤小豆之别名，详该条。

朱充美zhūchōngměi 见“朱日辉”条。

朱春海zhūchūnhǎi 见“朱栋隆”条。

朱纯嘏zhūchúngǔ（16世纪） 清代医家。字玉堂。豫章（今江西南昌）人。长于诊治痘疹，曾任太医院御医，编纂有《痘疹定论》一书（1713年刊行）。

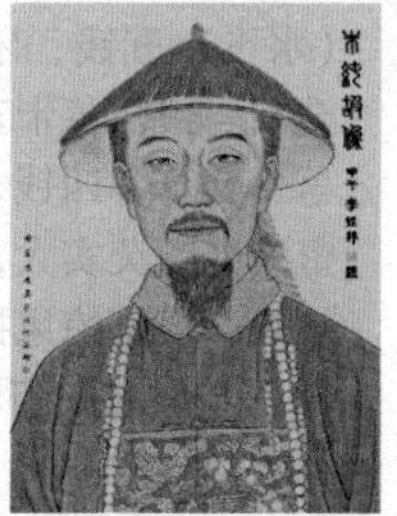

朱纯嘏

朱丹山zhūdānshān 清代医家。字载阳。仙居县（今属浙江）人。精于儿科麻症，撰有《麻症集成》（后由王月波参订），采集各家之说，并主张麻症无需切脉，只需察形观色，随症应变，即可决其顺逆吉凶。

朱丹溪zhūdānxī 见“朱震亨”条。

朱旦zhūdàn 宋代医家。撰有《朱旦伤寒论》一卷。

朱鼎zhūdǐng 宋代眼科医生。江宁（今江苏南京）人。眼科医家朱杰的后代，祖传针拨内障术，效果颇好。

朱东樵zhūdōngqiáo 见“朱钥”条。

朱栋隆zhūdònglóng（16世纪） 明代医家。字子吉，号春海，又号瓶城子。江苏丹阳人。年轻时曾考科举，后因母病立志学医，尤其注意痘疹。他根据过去著名医家和医籍，用二十年时间，摘要整理成《痘疹不求人方》一书，特点是简易方便；还调制了蜡丸三种（稀痘丸、快斑丸、解毒丸），供远方偏僻地区救急之用。

朱端章zhūduānzhāng（12世纪） 南宋医家。长乐（今福建长乐）人。1174—1189年（淳熙年间）主管江西南康军事。平生喜好方书，因见当时产科专书较少，将所藏医书中有关产科的内容，于1184年（淳熙十一年）辑成《卫生家宝产科方》8卷。书中收集唐宋以来许多有关产科经验，其中也掺杂一些封建迷信的内容。此外，还辑有《卫生家宝方》《卫生小儿方》《卫生家宝汤方》等书。

朱奉议zhūfèngyì 见“朱肱”条。

朱肱zhūgōng 宋代医学家。字翼中。乌程（今浙江吴兴）人。1088年（元祐三年）进士，曾为奉议郎，所以有称他朱奉议的。后隐居杭州，自号无求子。专心研究仲景学说数十年，将《伤寒论》各证分类，设为百问加以解答，于1108年（大观二年）写成《伤寒百问》。1114年（政和四年）宋王朝提倡医学，起用为医学博士。1118年，将《伤寒百问》重加校正，并加附方，刻为《南阳活人书》20卷，对张仲景学说有所发挥和补充。主张以经络论六经，重视证脉合参和辨证处方，强调伤寒与温病有别，并汲取汉以后方药对《伤寒论》加以补充，对伤寒学有一定的发展。另有《内外二景图》等著述。

朱姑zhūgū 中药材。见《本草纲目》。为山慈姑之别名，详该条。

朱光被zhūguāngbèi 清代医家。字峻明。履贯未详。撰有《金匮要略正义》（又称《金匮读本》）。

朱果zhūguǒ 中药材。出《事类合璧》。为柿子之别名，详该条。

朱红zhūhóng 中药材。见《中国树木分类学》。为杨梅之别名，详该条。

朱鸿雪zhūhóngxuě 清代医家。履贯未详。字若瑛。辑有《方便书》10卷，未见流传。

朱华子zhūhuázǐ 见“陈士铎”条。

朱惠民zhūhuìmín 明代医家。生活于万历（1573—1619）年间。鉴于魏直《博爱心鉴全书》虽精要简明，然所论阴阳虚实之理，血气保元之论未必为常人所识，乃撰《博爱心鉴发明全书》3卷，以阐扬其先天后天之秘旨，发原著之所未言者，并佐其不足。

朱惠明zhūhuìmíng 明代医家。字济川。长兴（今浙江长兴）人。少年时曾考科举，后来改学医，专门小儿科，在当地闻名。治病不分贵贱，从不拒绝为别人看病。著有《痘疹传心录》《慈幼心传》。

朱济川zhūjìchuān 见“朱惠明”条。

朱杰zhūjié 宋代眼科医生。江宁（今江苏南京）人。善治目疾，尤长于针拨内障。

朱君辅zhūjūnfǔ 见“朱佐”条。

朱君平zhūjūnpíng 见“朱有治”条。

朱峻明zhūjùnmíng 见“朱光被”条。

朱肯堂zhūkěntáng 元代医生。怀远（今安徽怀远）人。五世皆以医名。肯堂更负盛名，与朱彦实、朱莹、秦子通四人齐名于怀远。

朱琏zhūliǎn（1910—1978） 现代针灸学家。江苏溧阳人。早年学习现代医学，1935年加入中国共产党，曾历任中国医大副校长、华北人民政府卫生部副部长、中央卫生部妇幼保健局局长、中医研究院副院长兼针灸研究所所长等职。抗日战争时期响应毛主席的号召，在延安以任作田老中医为师，学习针灸，致力于研究针灸学，早在解放战争中即从事针灸的著述。1949年后，即创办针灸疗法实验所。所著《新针灸学》，于1951年由人民卫生出版社出版，为针灸学中以中西医结合的观点进行研究的早期著作之一，曾被译为朝、俄等多种文字。数十年来，她还积极举办针灸人员培训班，培育人才，在国内外有一定影响。

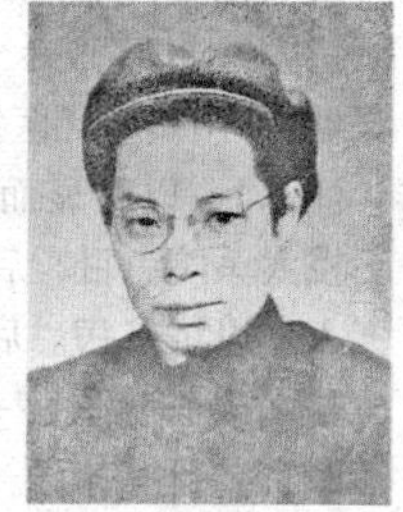

朱琏

朱沛文zhūpèiwén（19世纪中叶） 清末医家。字少廉，又字绍溪。广东南海人。出身世医，自幼从父学医，奋力研读自《内经》《难经》以下多种医书及有关文献，包括当时传入之西医书，并曾到西医院观看人体解剖。积多年观察，撰成《华洋脏象约纂》（1892）一书，详细介绍西方解剖生理学，主张中西医参照，对中西医有较中肯的见解。认为中西医“各有是非，不能偏主”，西医解剖生理学较详确，但西医“逐物太过，而或流于固”，中医“精于穷理，而拙于格物”，且因“信理太过，而或涉于虚”。并认为用西洋解剖、生理学来疏证《内经》，可使《内经》之理更加彰著。朱氏对宋以后富于实践精神的医家，如李时珍、吴有性等多予以肯定，对有尊古倾向的医家，则表示不同看法。为我国早期从事中、西医学汇通的开明医家之一。

朱蘧庵zhūqú'ān　见“朱天璧”条。

朱权zhūquán　明代朱洪武皇帝第十六子，封为宁献王。通诗文、经史及医药，晚年学道，自号臞仙，或称玄洲道人、涵虚子。撰述较多，在医学方面，有《臞仙活人心法》《寿域神方》《乾坤生意秘蕴》等书。主要偏重养生，具有较浓厚的道家唯心色彩。

朱雀丸zhūquèwán　《百一选方》卷一方。茯神二两，沉香五钱。为细末，炼蜜为丸，小豆大，每服三十丸，食后人参汤送下。治心火不降，肾水不升，心神不定，恍惚不乐，事多健忘，心悸怔忡。

朱仁康zhūrénkāng（1908—2000）　现代医家。江苏无锡人。随兄长学医，20岁开始执业。1938年4月，应邀主编《国医导报》杂志。1952年，在上海市青海路公费医疗门诊部任外科医生。1956年5月，调至卫生部中医研究院，历任西苑医院外科主任，广安门医院外科主任、皮肤科主任、研究员，中华全国中医学会第一届理事，中国中西医结合研究会顾问。1981年加入中国共产党。是第六届全国政协委员。擅长治疗疮疡、银屑病、痔瘘等。1971年创用滋阴除湿法，提高了治疗湿疹的疗效。1980年创制克银方，获1983年度卫生部甲级科研成果奖。1990年，荣获世界文化理事会颁发的“阿尔伯特·爱因斯坦”世界科学奖状。编著有《痔疮与瘘管》《中医痔瘘疗法》《朱仁康临床经验集》《中西医学汇综》《实用外科中药治疗学》等。

朱日辉zhūrìhuī　明代医家。字充美。婺源（今江西婺源）人。先考科举，后改学医，编集有《医学元要》《加减十三方》《试奇方》等书。其子莹，亦以医名。

朱儒zhūrú　明代医家。字宗鲁，号宗山。原籍吴江（今属江苏），以医显而应召入京师。会大疫，所救不计数。选授太医院吏目，后为院使。治两宫后妃疾，授方多效，俸入多以济贫病。后因子国祚贵显，得赠太子太保大学士。纂《太医院志》一卷（1584），述明代太医院诸项制度、医官名目等甚详。卒年七十七。

朱若瑛zhūruòyīng　见“朱鸿雪”条。

朱砂zhūshā　中药材。出《本草经集注》。又名丹砂、辰砂。为天然的辰砂矿石。主产于贵州、湖南、四川、广西、云南等地。甘，微寒，有小毒。入心经。安神定惊，解毒。①治癫痫，惊风，心悸，失眠多梦，眩晕。内服：研末水飞，0.3～0.9g；或拌他药同煎。②治疮疡肿毒，疥疮，咽喉肿痛。水飞与他药配伍外用。③研极细粉末点两目内眦，治急性腰肌扭伤。内服不宜过量和久服，以防汞中毒。不可火煅，见火则析出水银，有剧毒。本品主要成分为硫化汞。还夹杂雄黄等。本品有镇静、催眠作用。外用能抑杀皮肤细菌及寄生虫。

朱砂安神丸zhūshā'ānshénwán　❶《内外伤辨惑论》卷中方。又名黄连安神丸、安神丸。朱砂（另研水飞为衣）五钱，甘草五钱五分，黄连（酒洗）六钱，当归二钱五分，生地黄一钱五分。除朱砂外，余药为末，汤浸蒸饼为丸，黍米大，朱砂为衣，每服十五至二十丸，食后津唾咽下，或温水、凉水少许送下。功能镇心安神，清热养血。治心火亢盛，阴血不足而致的心神不安，怔忡失眠，胸中烦热，夜睡多梦，舌红，脉细数。近代常用于神经衰弱、精神抑郁症、心动过速等心火偏亢者。方中朱砂微寒重镇，既能安心神，又能清心火；黄连苦寒清心，除烦以安神；当归、生地黄养血滋阴，补其被灼之阴血；甘草和中调药。诸药合用，则火得清而神自安。《症因脉治》一方无炙甘草，一方有麦冬。❷《兰室秘藏·杂病门》方。朱砂四钱，黄连五钱，甘草二钱五分。为末，汤浸蒸饼为丸，黍米大，每服十丸，食后津唾咽下。治证同上。

朱砂草zhūshācǎo　中药材。见《贵阳民间草药》。为血盆草之别名，详该条。

朱砂点zhūshādiǎn　鉴定某些药材品质方法之一。如苍术、羌活等，其断面有红色斑点，称朱砂点。药材鉴定时常以朱砂点的有无多少、色泽浅深明暗判断这些药材的真伪和质地优劣。

朱砂膏zhūshāgāo　❶《证治准绳·幼科》集二方。朱砂（水飞）五钱，牙硝、硼砂、玄明粉各二钱半，麝香一字，金箔、银箔各十五片，白附子、枳壳（麸炒）各三钱，川芎、甘草各四钱，人参、黄芩、薄荷各二钱。为细末，炼蜜为丸，芡实大，每服一至二丸，麦冬煎汤化服。治五心烦热，痰壅惊风搐搦，烦躁不安，睡卧不宁，口疮糜烂。❷见《全国中药成药处方集》（天津方）。铅粉3kg，香油4kg，松香500g，黄蜡、朱砂、银朱各120g、章丹240g，制成膏药，贴患处。功能解毒祛湿。治疮疖溃破，流脓流水，湿气臁疮，或肿或疼。

朱砂根zhūshāgēn　中药材。出《本草纲目》。又名大罗伞、开喉箭、凤凰肠、珍珠伞、凉伞遮金珠。为紫金牛科植物朱砂根 *Ardisia crenata* Sims 的干燥根。分布于长江流域及福建、台湾、广东、广西、云南等地。微苦、辛，平。归肺、肝经。清热解毒，祛风除湿，散瘀止痛。治上呼吸道感染，咽喉肿痛，扁桃体炎，白喉，支气管炎，丹毒，淋巴结炎。风湿骨痛，腰腿痛，跌打损伤，胃痛，痛经，煎服3～9g；治毒蛇咬伤，内服并捣敷伤口周围。朱砂根含微量紫金牛醌。还含岩白菜素、朱砂根苷、百两金皂苷、11-0-没食子酰基岩白菜素等。本品有抗生育、兴奋子宫、止咳平喘、驱虫杀虫及抑菌作用。

朱砂黄连丸zhūshāhuángliánwán　《世医得效方》卷七方。朱砂（研）一两，黄连三两，生地黄二两。为末，炼蜜为丸，梧桐子大。每服五十丸，灯心枣汤吞下。治心虚蕴热，或因饮酒过多，发为消渴。

朱砂莲zhūshālián　中药材。❶见《全国中草药汇编》。又名背蛇生。为马兜铃科植物朱砂莲 *Aristolochia cinnabarina* C. Y. Cheng 的块根。分布于四川、云南等地。苦、辛，寒。有小毒。清热解毒，消肿止痛。①治肠炎，痢疾，胃、十二指肠溃疡，咽喉肿痛。内服：0.6～1.5g，研粉或磨汁服。②治蛇咬伤，痈疖肿毒，外伤出血。研粉或磨汁搽敷。❷见《贵州民间方药集》。为薯莨之别名，详该条。

朱砂凉膈丸zhūshāliánggéwán　《内外伤辨惑论》卷中方。

Z

黄连、栀子各一两，人参、茯苓各五钱，朱砂三钱，冰片五分。为细末，炼蜜为丸，梧桐子大，朱砂为衣，每服五至七丸，食后服，日三次。治上焦虚热，肺脘咽膈有气如烟抢上。

朱砂七zhūshāqī 中药材。见《陕西中草药》。为红药子之别名，详该条。

朱砂丸zhūshāwán 《颅囟经》卷上方。朱砂、阿魏各半个石莲子大，蝙蝠血二至三滴，蟾酥少许，为细末，先以桃、柳枝煎汤浴儿，再用唾液调药，如绿豆大填脐中。治小儿疳痢。

朱砂消痰饮zhūshāxiāotányǐn 《古今医统大全》卷五十方。胆南星五钱，朱砂（另研）二钱半，麝香（另研）二分。为末，每服一钱，临卧姜汤调下。治痰迷心窍，惊悸怔忡。

朱砂掌zhūshāzhǎng 症名。手掌大、小鱼际部位出现密集红色小斑点，颜色鲜红或暗红如朱砂，甚则融合成片，压之可以暂时褪色，称朱砂掌。由血络瘀阻所致。朱砂掌与胸颈部的蜘蛛痣，较常见于臌胀病。

朱少廉zhūshàolián 见“朱沛文”条。

朱绍溪zhūshàoxī 见“朱沛文”条。

朱橚zhūsù（？—1425） 明藩王。太祖朱元璋第五子。洪武十四年就藩邸开封，当地野生植物甚多，购求可供充饥救荒者植于园圃，亲自观察。待其长成，召画工写生绘图，并注明可食部位及食用法，汇成《救荒本草》（1406）4 卷（后世或厘为 8 卷、14 卷）。收植物 414 种，图形真实，内容多为调查观察所得，徐光启曾收入《农政全书》以广其传。另著《普济方》168 卷（《四库全书》改编为 426 卷），取古今方剂汇辑而成。

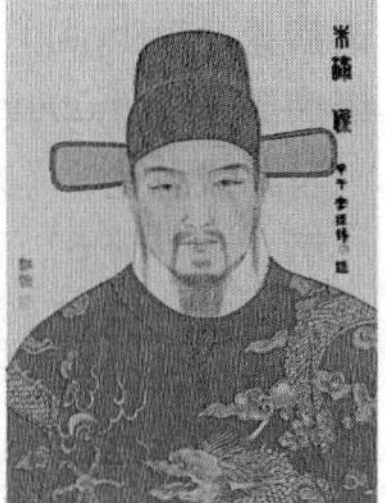

朱橚

朱遂zhūsuì 唐代医家。对《内经》颇有研究，尤精针灸学。撰有《明堂论》1 卷，已佚。

朱天璧zhūtiānbì（17 世纪） 明代医家。字蘧庵。仁和（今浙江杭州）人。崇祯年间（1642）举孝廉。平素注意医药，曾在海上卖药。当时值兵荒马乱，行医不计酬，救活颇多。著有《医准》一书，佚。

朱田火丹zhūtiánhuǒdān 病名。出《诸病源候论》卷四十九。小儿丹毒之一种。丹先发背部，后漫及全身，一日一夜即可成疮，色如红枣。未成疮时宜用棘根煎汤外洗；若已成疮，宜用赤小豆末敷之。

朱虚方zhūxūfāng 见“朱巽”条。

朱巽zhūxùn 明代医家。字虚方。宛陵（安徽宣城一带）人。曾把古人关于治疗痘疹的要论以及家传治疗痘疹的方诀，加以编述，著成《痘科键》。

朱炎猛旭zhūyánměngxù 眼科病证。清代吕熊飞《眼科易秘》：“时维夏令，红障满轮，暑气熏灼，最易染人。”即天行赤眼，详该条。

朱颜zhūyán（1913—1972） 现代医家。又名云高，字亦丹。浙江金华人。青年时期在家乡从赵霭堂学中医，并独立行医多年，后又在医学院学习西医。对中医临床及药理学有一定研究。1949 年后，在中医研究院从事中药、文献和临床研究，并著有《中药的药理与应用》《日用中药常识》《中医学术研究》《中国古代医学的成就》等书。

朱彦实zhūyànshí 元代医生。安徽怀远人。参见“朱肯堂”条。

朱彦修zhūyànxiū 见“朱震亨”条。

朱钥zhūyuè（18 世纪） 清代医家。字东樵。江苏苏州人。撰《本草诗笺》（1756）一书。

朱一麟zhūyīlín（16 世纪末～17 世纪初） 明代医家。字应我。甘肃泾川人。先学儒，后学医。看到当时治疗痘疹的书籍不够完备，于是根据过去文献，编集摘要整理了一部治疗痘疹的书《摘星楼治痘大成集》。

朱衣滚痰丸zhūyīgǔntánwán 见《医宗金鉴·幼科心法要诀》卷五十一。即礞石滚痰丸加朱砂为衣。治证同。见“礞石滚痰丸”条。

朱亦丹zhūyìdān 见“朱颜”条。

朱翼中zhūyìzhōng 见“朱肱”条。

朱应我zhūyìngwǒ 见“朱一麟”条。

朱莹zhūyíng 元代医生。安徽怀远人。参见“朱肯堂”条。

朱潆溪zhūyíngxī 见“朱煜”条。

朱永弼zhūyǒngbì 北宋医家。政和（1111—1118）年间为翰林医侯、编类《圣济经》所点对方书官。政和六年与曹孝忠等同为《证类本草》校勘官，校订而成《政和新修经史证类备用本草》30 卷。

朱有治zhūyǒuzhì 清代医家。字君平。湖北罗田人。出身世医，承继家业，临证不泥于方书，常取良效，撰有《便用良方》等书。

朱玉堂zhūyùtáng 见“朱纯嘏”条。

朱煜zhūyù 晚清医家。字潆溪。邰埭（原属江苏甘泉，后属江都）人。少时随父习医，好读书，钻研医术，治瘟疫宗吴又可。撰有《五经分类本草》《类方续选》等书，皆未刊刻。

朱云高zhūyúngāo 见“朱颜”条。

朱载阳zhūzǎiyáng 见“朱丹山”条。

朱震亨zhūzhènhēng（1281—1358） 元代著名医学家。字彦修，又称丹溪。婺州义乌（今浙江义乌）人。自幼学习四书五经和程朱理学，三十岁后才开始学医。他遍走江苏、浙江、安徽各地访求名医，后从罗知悌学医。认真钻研《内经》等古医书，学术上受到刘完素、李杲等影响较大，并对刘完素火热学说有进一步发展，倡“阳有余阴不足”论。根据《内经》论证“相火”有常有变，认为人体有赖于“相火”以温养脏腑和推动功能活动，但“相火”易于妄动，一旦相火妄动就会耗伤精血发生病变。在养生方面，主张节制食欲，色欲，以保养阴分。临床治疗上主张滋阴降火，善用滋阴降火药，后世称其学术派别为养阴派（或滋阴派）。他所创用的越鞠丸、大补阴丸、琼玉膏等至今仍为常用方剂。主张临证时要灵活用药，反对当时一些医家忽视辨证，机械地搬用《局方》和滥用辛燥药的做法。著有《格致余论》《丹溪心法》《局方发挥》《本草衍义补遗》等书。他的学说不仅在国内受医者推重，对国外（如日本等国）也有较大影响。

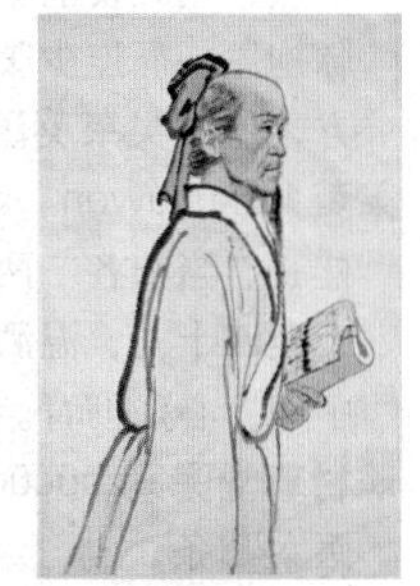

朱震亨

朱篆zhūzhuàn 宋代儿科医家。著有儿科专书《孩孺明珠变蒸七疳方论》1 卷，已佚。

朱子吉zhūzǐjí 见“朱栋隆”条。

朱佐zhūzuǒ 南宋医生。字君辅。生平不详。1265—1274 年

(咸淳年间)收集常用验方,编成《类编朱氏集验医方》15卷。

侏儒zhūrú 病名。出《礼记·王制》。指以身材异常矮小为特征的疾病。患儿自三四岁开始,生长发育显著缓慢,身高一直低于同龄同性小儿之平均身高30%以上,年龄越大,矮小越明显,但智力发育多属正常。仅个别有智力过高或稍低者。通常由内分泌障碍所致。

茱萸丹zhūyúdān 病名。出《诸病源候论》卷四十九。即赤丹。见该条。

茱萸内消丸zhūyúnèixiāowán 《太平惠民和剂局方》卷八方。炒川楝子三两,大腹皮、五味子、海藻、延胡索各二两五钱,炒茴香、桂心、炮川乌、吴茱萸、食茱萸、白蒺藜、桔梗、青皮、山茱萸各二两,枳实(麸炒)、橘红、桃仁(麸炒)各一两,木香一两五钱。为细末,酒糊为丸,梧桐子大,每服三十丸,温酒送下。功能行气疏肝,散寒止痛。治阴㿉偏大,上攻脐腹痛,肤囊肿胀,或生疮疡,时出黄水,腰腿沉重,足胫肿满,行步艰辛。

茱萸人参汤zhūyúrénshēntāng 《三因极一病证方论》卷十一方。吴茱萸(汤洗数次)五两,人参三两。为末,每服四大钱,加生姜五片,大枣三枚,水煎去滓,不拘时服。功能温肝暖胃,降逆止呕。治气呕胸满,不纳食,呕吐涎沫,头痛。本方即《伤寒论》吴茱萸汤改为煮散服。

茱萸汤zhūyútāng ❶《备急千金要方》卷七引苏长史方。吴茱萸六升,木瓜(切)两颗。水煎,分三次服,相去如人行十里久进一服,或吐、或汗、或利、或大热而闷即瘥。功能温中化寒湿。治脚气入腹,困闷欲死,腹胀。❷《圣济总录》卷四十一方。山茱萸、当归、五味子、山芋、黄芪、川芎、木瓜各半两,干地黄、白术各一分,独活、酸枣仁各二钱。为粗末,每服五钱匕,加大枣二枚,水煎,空腹食前服,日二次。治肝脏邪气,两胁胀满,筋脉拘急,痛连少腹。❸见《金匮要略》。即吴茱萸汤第一方,见"吴茱萸汤"条。

茱萸丸zhūyúwán 《圣济总录》卷四十三方。吴茱萸一升,桂心、当归各二两。为末,炼蜜为丸,梧桐子大,每服三十至四十丸,温酒送下。功能温中散寒,和血止痛。治心中寒,心痛彻背。

珠村草堂医案zhūcūncǎotángyī'àn 医案著作。见"张千里医案"条。

珠顶zhūdǐng 经外奇穴名。见《针灸经外奇穴治疗诀》。位于耳屏尖端。主治牙痛,耳部疾患等。直刺0.1寸。艾炷灸3壮。

珠黄散zhūhuángsǎn ❶《绛囊撮要》方。犀牛黄1.5g,冰片15g,珍珠18g,煨石膏150g。为细末,每用少许,吹患处。治口疳,喉痛。❷见《全国中药成药处方集》(天津方)。珍珠、牛黄各30g。共研极细粉,每用少许,吹入咽喉患处,亦可内服。功能清热解毒止痛。治咽喉红肿,单双乳蛾,溃烂疼痛。

珠突出眶zhūtūchūkuàng 病名。见《证治准绳·杂病》。又名目珠子脱出、肝胀。多由热盛火炽,外伤等致目珠暴然突出于眼眶,"与鹘眼证因滞而慢慢胀出者不同"(《张氏医通》卷八)。由火热所致者,宜清热泻火,用清凉膏加减;由外伤所致者,宜活血消瘀,用桃红四物汤加减,必要时应配合手术治疗。

珠参zhūshēn 中药材。见《本草纲目拾遗》。即珠儿参,详该条。

珠中气动zhūzhōngqìdòng 症名。见《证治准绳·杂病》。多因头风痰火所致。"视瞳神深处,有气一道,隐隐袅袅而动,状若明镜远照一缕青烟也……动而定后光冥者,(眼)内证成矣"(《张氏医通》卷八)。类今之玻璃体混浊,参见"云雾移睛"条。

珠子参zhū·zishēn 中药材。出《滇南本草》。又名珠儿参、钮子七。为五加科植物珠子参 *Panax japonicus* (T. Nees) C. A. Mey. var. *major* (Burk.) C. Y. Wu et K. M. Feng 或羽叶三七 *Panax japonicus* C. A. Mey. var. *bipinnatifidus* (Seem.) C. Y. Wu et K. M. Feng 的干燥根茎。主产于云南。苦、甘,微寒。入肝、肺、胃经。补肺养阴,祛瘀止痛,止血。治气阴两虚,烦热口渴,虚劳咳嗽,跌扑损伤,关节痹痛,咳血,吐血,衄血,崩漏,外伤出血,煎服3~9g,外用适量,研末敷患处。根茎含皂苷,从中分离出人参皂苷Ro及Rd,珠子参苷和竹节人参皂苷Ⅱ、Ⅳ。尚含三吡喃葡萄糖苷、齐墩果酸、琥珀酸等还含挥发油,内有β-喃檀香烯、β-香金合欢烯。本品和竹节参的混合煎剂有糖皮质激素样作用,对大鼠有明显的抗炎作用。水提物有明显降压作用,并有中枢镇静作用。本品总苷等可促进免疫功能,镇静,抗脂质过氧化,抗溃疡等。

诸病论zhūbìnglùn 医论著作。见"医要集览"条。

诸病源候论zhūbìngyuánhòulùn 病因证候专著。又名《诸病源候总论》《巢氏病源》。50卷。隋代巢元方等撰于610年。全书分67门,载列证候论1720条。叙述了各种疾病的病因、病理、证候等。诸证之末多附导引法,但不记载治疗方药。全书内容丰富,对一些传染病、寄生虫病、妇科、儿科病证、外科手术等方面,有不少精辟的论述,对后世医学影响较大。《外台秘要》《太平圣惠方》等医著的病因、病理分析,大多依据此书。1949年后有影印本。

诸病源候总论zhūbìngyuánhòuzǒnglùn 病因证候专著。见"诸病源候论"条。

诸虫zhūchóng 泛指人体各种寄生虫病。古医籍记载的多指肠道寄生虫。

诸疮一扫光zhūchuāngyīsǎoguāng ❶《外科正宗》卷四方。又名一扫光。苦参、黄柏各一斤,烟胶一升,木鳖子、蛇床子、川椒、明矾、枯矾、硫黄、大枫子、樟脑、水银、轻粉各二两,砒石五钱。为细末,熟猪油二斤四两化开,入药搅匀作丸,龙眼大,外擦患处。功能杀虫止痒。治疥疮,或干或湿,多痒少痛者。❷《古今医鉴》方。蛇床子五钱(炒,为末),大枫子五钱(去壳,炒,为末),水银二钱,白锡一钱(加枯矾一钱亦可)。先将锡化开,次入水银搅匀,后入上二味研匀,用柏油调搽。治风癣,疥癞,坐板疮,血风疮,瘙痒疼痛。

诸腑心痛zhūfǔxīntòng 病证名。指外邪侵犯诸腑所致的心痛。《三因极一病证方论》卷九:"诸腑心痛,难以俛仰,小腹上冲,卒不知人,呕吐,泄泻……诸腑涉邪所致,病属外所因。"参见"心痛"条。

诸葛菜zhūgěcài 中药材。出《嘉话录》。为芜菁之别名,详该条。

诸葛草zhūgěcǎo 中药材。见《种子植物名称》。为芸香草之别名,详该条。

诸葛行军散zhūgěxíngjūnsǎn ❶《奇方类编》卷下方。绿豆粉、麻黄、干姜、陈皮各一两。为细末,每服三钱,凉开水送下。治冬月正伤寒。❷即行军散,见该条。

诸葛颖zhūgěyǐng(539—615) 隋代药学家。字汉。丹阳建康（今江苏南京）人。大业（605—616）间，撰《淮南王食经并目》165 卷，《旧唐书》作《淮南王食经》120 卷（《新唐书》作 130 卷）。另有《淮南王食目》10 卷、《淮南王食经音》13 卷。

诸寒之而热者取之阴zhūhánzhī'érrèzhěqǔzhīyīn　治则。出《素问·至真要大论》。用苦寒药治热证，热象不减而反增，这不是有余的热证，而是真阴（肾阴）不足的虚热，应滋补肾阴，热象自除。参见"壮水之主，以制阳光"条。

诸菌中毒zhūjūnzhòngdú　病名。因食有毒蕈菌中毒。见《金匮要略·果实菜谷禁忌并治》。详"食蕈菌中毒"条。

诸脉主病诗zhūmàizhǔbìngshī　脉学著作。见"沈氏尊生书"条。

诸热之而寒者取之阳zhūrèzhī'érhánzhěqǔzhīyáng　治则。出《素问·至真要大论》。用温热药治寒证，寒象不解而更甚，这不是属于外寒之证，而是真阳（肾阳）不足的虚寒；应温补肾阳，则寒象自除。参见"益火之源，以消阴翳"条。

诸伤zhūshāng　病名。出《五十二病方》。指人体受金刃、竹木、跌打等所致的损伤。即跌打损伤。详该条。

诸阳之会zhūyángzhīhuì　指头面部。人体清阳之气皆上注于头面；十二经脉中，手三阳的经脉从手走向头部，足三阳的经脉是从头走向足部，手足三阳经皆会聚于头面，故称诸阳之会。《灵枢·邪气藏府病形》："诸阳之会，皆在于面。"

诸余龄zhūyúlíng　明代医生。字云泉。仁和（今浙江杭州）人。生活于16世纪。博通医术，四方争迎。曾与徐镗等名医结天医社，晚年隐居于灵鹫山。兼善书奕。

诸真圣胎神用诀zhūzhēnshèngtāishényòngjué　养生著作。撰者不详，约编定于北宋初年以前。此书集诸家胎息法于一书，系统论述气功养生法的基本知识和应用技术。其学术观点主要认为精神内守是健康延年之道，而胎息法则是养神益气固精的主要方法。书中汇集的 29 家胎息诀为：海蟾真人胎息诀、玄葫真人胎息诀、袁天纲胎息诀、于真人胎息诀、徐神公胎息诀、烟萝子胎息诀、达摩禅师胎息诀、李子明真人胎息诀、抱朴子胎息诀、亢仓子胎息诀、元宪真人胎息诀、何仙姑胎息诀、张果老胎息诀、侯真人胎息诀、鬼谷子胎息诀、黄帝胎息诀、陈希夷胎息诀、逍遥子胎息诀、张天师胎息诀、郭真人胎息诀、中央黄老君胎息诀、柳真人胎息诀、骊山老母胎息诀、李仙姑胎息诀、天台道者胎息诀、刘真人胎息诀、朗然子胎息诀、百嶂内视胎息诀、曹仙姑胎息诀等。

诸真玄奥集成zhūzhēnxuán'àojíchéng　养生著作。明代朱载玮编。9卷。是内丹派南宗的丹经汇编。载有张伯端的《金丹四百字》、石泰的《还源篇》、薛道光的《还丹复命篇》、陈楠的《翠虚篇》、龙眉子的《金液还丹印证图》、白玉蟾的《指玄篇》、萧廷芝的《金丹大成集》、赵友钦的《仙佛同源》《石函记》等。

诸证提纲zhūzhèngtígāng　综合性医著。明代陈文治撰。10卷。刊于1612年。本书分述以内科杂病（包括五官病）为主的病证100种。每种1篇，每篇先论病候及辨证治法，后附以治疗方剂或针灸法。论述以《内经》及金元医家著述为本，书中选方较多，多属平妥之方。现有明刊本。

铢zhū　我国古代衡制中的重量单位。说法不一，举《汉书·律历志上》供参考。谓："一龠容一千二百黍，重十二铢，两之为两。二十四铢为两，十六两为斤。"应劭曰："十黍为絫，十絫为一铢。"故一铢重一百黍。唐代以后，两以下改用钱、分、厘等单位，一钱等于二铢四絫。

猪胞zhūbāo　中药材。见《圣济总录》。即猪脬，详该条。

猪肠zhūcháng　中药材。出《食疗本草》。为猪科动物猪 *Sus scrofa domestica* Brisson 的肠。甘，微寒。入大肠经。清热祛风止血。治便血，血痢，痔疮，脱肛。内服：煮食，或入丸剂。含肝素、胰泌素、胆囊收缩素、抑胃肽、舒血管肠肽。其中成分有抗凝、抗血栓、抗动脉粥样硬化、抗炎等作用。

猪胆zhūdǎn　中药材。出《名医别录》。为猪科动物猪 *Sus scrofa domestica* Brisson 的胆汁。苦，寒。归肝、胆、肺、大肠经。清热、解毒通便。治喉痹，肺热咳嗽，百日咳，哮喘，湿热黄疸，肠炎，痢疾，便秘，内服：入丸剂或冲服 6～9g；治目赤肿痛，内服并点眼；治痈肿疔疮，烧烫伤，涂敷。猪胆汁含胆汁酸类、胆色素类、猪胆酸、猪去氧胆酸、去氧胆酸和多种氨基酸。胆汁或胆盐口服可刺激胆汁分泌，增加肠蠕动；在体外对百日咳杆菌、痢疾杆菌等有抑制作用；在动物实验中能"抗炎"、抗过敏性休克，对小鼠能抗惊厥，还有某些止咳，祛痰作用。胆酸或鹅去氧胆酸对豚鼠有平喘作用。本品还有杀精子作用，可阻止人早幼粒白血病细胞系 HL－60 细胞增殖。

猪胆汁导zhūdǎnzhīdǎo　导便法之一。用猪胆汁加入醋少量，和匀，灌入肛门内（见《伤寒论·辨阳明病脉证并治》）。适用于病后或老年、新产，因肠胃津液不足，大便秘结，体虚不任攻下者。

猪癫zhūdiān　病证名。五痫之一。即猪痫。《景岳全书·杂证谟》："癫即痫也。""五痫……即今人之谓羊癫、猪癫也。"《辨证录》卷四："一遇可惊之事便跌仆吐涎，口作猪羊之声，世医谓是猪羊之癫。"治宜培脾土，补命火为主。参见"痫""五痫"条。

猪疔zhūdīng　病证名。出《证治准绳·疡医》卷二。形圆而小，疮口内有油者。治同疔疮。

猪肚zhūdǔ　中药材。出《本草经集注》。为猪科动物猪 *Sus scrofa domestica* Brisson 的胃。甘，温。补虚损，健脾胃。治虚劳羸弱，泄泻，下痢，消渴，小便频数，小儿疳积，妇女赤白带下。内服：煮食，或入丸剂。含胃泌素、胃蛋白酶、胃膜素及胃蛋白酶稳定因子等。本品对消化系统有一定作用。

猪肚丸zhūdǔwán　❶《备急千金要方》卷二十一方。又名黄连猪肚丸。猪肚一个，黄连、粱米各五两，栝蒌根、茯神各四两，知母三两，麦冬二两。为末，纳入猪肚缝塞，置甑中蒸极烂，乘热于木臼中捣烂，蜜和为丸，梧桐子大，每服三十至五十丸，日二服，随渴服用。功能养阴生津，清热止渴。治消渴。❷《御药院方》卷六方。白术（蒸炒）、煅牡蛎各八两，苦参（酒浸）六两。为末，用雄猪肚三个，洗净煮烂，捣泥为丸，梧桐子大，每服三钱，日二次。治梦遗及肌肉消瘦。❸《济生方》卷四方。猪肚一个，黄连、炒小麦各五两，天花粉、茯苓各四两。为末，入猪肚内缝好，蒸极烂，捣为丸（或稍加炼蜜），梧桐子大，每服七十丸，米饮送下。治消渴。❹《证治准绳·类方》第六册方。猪肚一个（以莲子一升同煮一周日，取出，去皮心，焙干），大茴香、补骨脂、川楝子、母丁香各一两。为细末，炼蜜为丸，梧桐子大，每服五十丸，空腹温酒送下。治小便频数。❺《北京市中药成方选集》方。猪肚1个，炒白术、煅牡蛎、炒芡实、莲须、煅龙骨、苦参各150g。为细末，水泛为丸，每服6~9g，日二次。治脾虚气弱，梦遗滑精，不思饮食，肌肉羸瘦。

猪耳菜zhū'ěrcài 中药材。见《江苏药材志》。为鸭舌草之别名，详该条。

猪耳草zhū'ěrcǎo 中药材。见《青海药材》。为车前草之别名，详该条。

猪耳朵穗子zhū'ěr·duosuì·zi 中药材。见《青海药材》。为车前子之别名，详该条。

猪肤zhūfū 中药材。出《汤液本草》。为猪科动物猪 *Sus scrofa domestica* Brisson 的皮肤。甘，凉。入肾经。清热润燥，养血止血。治少阴下利，咽痛，胸满，心烦，紫癜，贫血，白细胞减少症，便血，崩漏。内服：煮食或熬膏。含水分、蛋白质、脂肪、硫酸软骨素等。

猪肤汤zhūfūtāng 《伤寒论》方。猪肤一斤。水煎去滓，加白蜜一升，铅粉五合，熬香和匀，分六次服。治少阴病下利咽痛，胸满心烦。

猪肝zhūgān 中药材。出《备急千金要方·食治》。为猪科动物猪 *Sus scrofa domestica* Brisson 的肝。甘、苦，温。入肝经。养血，补肝明目。治血虚萎黄，肝虚目昏，夜盲，小儿疳积，水肿，久痢脱肛带下。内服：煮食，或入丸、散。含肝细胞生长因子、核糖核酸等。本品有保肝作用等。

猪肝散zhūgānsǎn 《银海精微》卷上方。又名退翳散。蛤粉、谷精草、夜明砂。为细末，用猪肝二两，切开，掺药于内，以麻扎定，水煮，待冷，将肝同药细嚼，用煮肝原汁送下。治雀目。

猪膏发煎zhūgāofàjiān 《金匮要略》方。猪膏半斤，乱发（如鸡子大）三枚。上二味，和膏中煎之，发消药成，分二次服。治诸黄疸湿热化燥之证，并妇女阴吹正喧。

猪膏莓zhūgāoméi 中药材。出《新修本草》。为豨莶之别名，详该条。

猪膏汤zhūgāotāng 《三因极一病证方论》卷八方。猪膏、生姜汁各二升，青蒿汁、天门冬汁各一升。用微火，银器内熬成膏，每服一匙，不拘时酒汤调下。治肝劳实热，关格牢涩，闭塞不通，毛悴色夭。

猪黄zhūhuáng 病证名。三十六黄之一。《圣济总录》卷六十一："治猪黄口嚼沫从口角出，九日可治，十日疾势已过，宜急灸两牙关二十七壮，次灸承浆二七壮。"参见黄疸有关条。

猪颊风zhūjiáfēng 病证名。系指腮颊牙龈焮肿疼痛。多由邪火痰毒炽盛所致。症见腮颊肿起，牙龈亦肿或破溃，疼痛、饮食有碍、吞咽不利，苔黄脉数。《奇效良方》卷六十一："腮颊结肿者是也，牙尽处肿破。"治宜解毒泻火，祛痰消肿。方可选用黄连温胆汤、普济消毒饮等加减。外吹冰片散。

猪甲散zhūjiǎsǎn 《疡医大全》卷二十三方。猪悬蹄甲一个。为末，每服二钱，空腹米汤送下。治痔疮。

猪经大全zhūjīngdàquán 兽医著作。1卷。近代著作，撰人及撰年均未详。本书记述猪病51种，除病名外，附有猪病图及其药物治法。内容简要，为民间兽医防治猪病的专著。

猪糠藤zhūkāngténg 中药材。见《广西本草选编》。为百眼藤之别名，详该条。

猪辽参zhūliáoshēn 中药材。见《天宝本草》。为盘龙参之别名，详该条。

猪苓zhūlíng 中药材。出《神农本草经》。又名枫苓、野猪粪、豕零、地乌桃、猪茯苓。为多孔菌科植物猪苓 *Polyporus umbellatus*（Pers.）Fries 的干燥菌核。主产于陕西、云南等地。甘、淡，平。入肾、膀胱经。利水渗湿。用于小便不利，水肿，泄泻，淋浊，带下，煎服6~12g。本品含孔菌甾酮、α-羟基二十四碳酸、麦角甾醇、生物素、水溶性多聚糖（猪苓聚糖）。健康人口服煎剂，可使尿量、氯化物轻度增加；动物实验也证明有利尿作用，但剂量较小时则无效。作用原理可能是抑制肾小管对电解质的重吸收。多聚糖对动物具抗癌作用。对动物实验性肝损伤有减轻和修复作用。本品还可促进免疫功能。

猪苓散zhūlíngsǎn ❶《金匮要略》方。猪苓、茯苓、白术各等分。为末，每服方寸匕，米饮调下，日三次。治呕吐后思水，胃中续有停饮。❷《太平圣惠方》卷四十五方。猪苓、赤茯苓、知母、槟榔、柴胡各一两，吴茱萸（汤浸七遍，焙干，微炒）一分，炒甘草、木香、黄芩、犀角各三分。为末，每服四钱，加生姜半分，水煎服。治瘴毒脚气初发，心中壅闷，四肢烦热，时时恶寒，脚膝疼痛，不欲饮食。❸《银海精微》卷上方。猪苓、木通、大黄、栀子、狗脊、滑石、萹蓄、苍术各一两，车前子五钱。为末，每服三钱，盐汤送下。治眼目有黑花，茫茫如蝇翅者。

猪苓汤zhūlíngtāng ❶《伤寒论》方。猪苓（去皮）、茯苓、泽泻、滑石（碎）、阿胶各一两。以水四升，先煮前四味，取二升，去滓，纳阿胶烊消，温服七合，日三服。功能利水清热养阴。治阳明病脉浮发热，渴欲饮水，小便不利者；并治少阴病下利六七日，咳而呕渴，心烦不得眠者。近代常用治泌尿系感染、流行性出血热、产后癃闭等水热互结者。方中以二苓、泽泻渗利小便，滑石清热通淋，阿胶滋阴清热。五药合方，利水而不伤阴，滋阴而不敛邪，使水气去，邪热清，阴液复，诸症自除。❷《圣济总录》卷六十一方。猪苓、黄芩、炒大黄、栀子、朴硝各一两。为粗末，每服五钱匕，水煎，空腹服。治脾黄，症见两颊生青脉，目黄，齿龈皆青，唇黑生疮，通身黄色，鼻中煤生，心腹胀满，不欲饮食，大便不通。实验研究表明，本品有利尿作用。

猪苓丸zhūlíngwán 《普济本事方》卷三方。半夏一两，猪苓四两。先将猪苓一半炒半夏呈黄色，不令焦，地上出火毒，半日，取半夏为末，打糊为丸，梧桐子大，候干，更再用前猪苓末二两，炒微裂，每服三十至四十丸，空腹温酒盐汤送下。治梦遗。

猪笼草zhūlóngcǎo 中药材。见《陆川本草》。又名猪仔笼、猴子埕。为猪笼草科植物猪笼草 *Nepenthes mirabilis*（Lour.）Druce 的茎叶。分布于广东、广西。甘，凉。清肺止咳，利尿，降压。治风热咳嗽，肺燥咯血，百日咳，黄疸，痢疾，尿路结石，高血压病。煎服：15~30g。孕妇慎服。全草含黄酮苷、酚类、氨基酸、糖类苷、蒽醌苷。

猪毛菜zhūmáocài 中药材。见《河北中药手册》。又名扎蓬棵、三叉明棵、刺蓬。为藜科植物猪毛菜 *Salsola collina* Pall. 的全草。分布于东北、华北及陕西、甘肃、青海、四川、云南、西藏等地。甘、淡，凉。降血压。治高血压病头晕，失眠。内服：煎汤，15~30g，或经开水烫后当菜食。本品含生物碱、多糖及有机酸。本品水浸液与醇浸液对麻醉动物静脉注射有明显、持久的降压作用，无快速耐受现象。本品对小鼠还有明显的镇静作用。

猪毛漆zhūmáoqī 中药材。见《中国药用植物志》。为猪鬃草之别名，详该条。

猪母刺zhūmǔcì　中药材。见《福建中草药》。为刺苋菜之别名，详该条。

猪姆草zhūmǔcǎo　中药材。见《植物名汇》。为野牡丹之别名，详该条。

猪姆耳zhūmǔ'ěr　中药材。见《福建民间草药》。为鱼腥草之别名，详该条。

猪乸菜zhūnǎcài　中药材。见《广州植物志》。为莙荙菜之别名，详该条。

猪脬zhūpāo　中药材。出《本草纲目》。又名猪胞。为猪科动物猪 *Sus scrofa domestica* Brisson 的膀胱。甘、咸，平。止渴，缩尿，除湿。治消渴，遗尿，疝气，阴囊湿痒，阴茎生疮。煮食。

猪肉茯苓汤zhūròufúlíngtāng　《医宗说约》卷五方。牛膝、蛤粉、当归、苍耳子、皂角刺、红花、金银花、甘草各二钱，蝉蜕二十个，穿山甲（土炒，为末）二十一片，土茯苓四两，大黄五钱至一两（自利者不用），精猪肉四两。用生白酒煎服，猪肉过口，大便三四次后，以粥补养。治杨梅疮毒，下身先见，遂及遍身骨节酸疼，二便涩滞。

猪肾zhūshèn　中药材。出《名医别录》。又名猪腰子。为猪科动物猪 *Sus scrofa domestica* Brisson 的肾。咸，平。补肾。治肾虚腰痛，水肿，久泻，遗精，盗汗，老人耳聋。煮食。其中的酶有抗癌作用。本品可作磷酸二酯酶原料。

猪肾荠汤zhūshènqítāng　《备急千金要方》卷二十一方。猪肾一具，大豆一升，荠苨、石膏各三两，人参、茯神（一作茯苓）、磁石、知母、葛根、黄芩、天花粉、甘草各二两。为粗末，先煮猪肾、大豆，取汁煎诸药，分三次服。治强中消渴。

猪石子zhūshízǐ　中药材。出《济生方》。为豚卵之别名，详该条。

猪髓zhūsuǐ　中药材。出《本草纲目》。为猪科动物猪 *Sus scrofa domestica* Brisson 的脊髓或骨髓。甘，寒。补阴益髓。①治骨蒸劳热，消渴，遗精。内服：煎汤或入丸剂。②捣敷疮疡。含丰富的钙、黏多糖和磷脂、生物活性肽等。

猪蹄zhūtí　中药材。出《备急千金要方·食治》。为猪科动物猪 *Sus scrofa domestica* Brisson 的蹄。甘、咸，平。入胃经。填肾精，滋胃液，通乳，生肌。①治虚羸乳少，面皱少华。煨汤食。②治痈疽溃烂，煮清汁外洗。猪蹄甲能促进兔子宫腺体增生，并使其血管扩张充血，提升白细胞数，并有止血、加强免疫功能作用。

猪蹄叉zhūtíchā　中药材。见《广西中草药》。为九龙藤之别名，详该条。

猪蹄花zhūtíhuā　中药材。见《福建民间草药》。为金雀花之别名，详该条。

猪蹄汤zhūtítāng　❶《太平惠民和剂局方》卷九方。猪蹄一只，通草五两。水煎服。治奶妇气少血衰，脉涩不行，绝无乳汁。❷见《景岳全书·妇人规古方》卷六十一。①川芎，当归，白芍药，熟地黄，延胡索，苦楝子，青木香，槟榔，黄芪，漏芦，陈皮，木通，猪蹄（或加天花粉）。先以猪蹄汁二碗煎药服。治气血不足，乳汁不下。②猪蹄一付，通草二两，川芎一两，甘草一钱，炒穿山甲十四片。加葱、姜、食盐，水煎服。治证同上。

猪痫zhūxián　病证名。六畜痫之一。《丹溪心法·证治》："猪痫喜吐沫，以其病状偶类之耳。"即猪癫。详见"六畜痫""猪癫"条。

猪心zhūxīn　中药材。出《名医别录》。为猪科动物猪 *Sus scrofa domestica* Brisson 的心。甘、咸，平。入心经。治惊悸，怔忡，癫痫，自汗，不眠，咳血，吐血。煮食。含心钠素、辅酶 Q10 及细胞色素 C。心钠素对心血管系统、肾脏能量代谢方面有影响。辅酶 Q10 还可解毒抗氧化、抗肿瘤。

猪牙草zhūyácǎo　中药材。见《安徽中草药》。为萹蓄之别名，详该条。

猪牙皂zhūyázào　中药材。出《名医别录》。又名牙皂、眉皂、小皂荚。为豆科植物皂荚 *Gleditsia sinensis* Lam. 的干燥不育果实。主产于四川、陕西、云南、山东等地。功用与皂荚同。参阅"皂荚"条。本品含皂苷，苷元为皂荚苷元（Gledigenin）。有溶血作用。在体外有杀死丝虫幼虫的作用。还含鞣质等。

猪殃殃zhūyāngyāng　中药材。出《滇南本草》。又名拉拉藤、八仙草。为茜草科植物猪殃殃 *Galiumaparine* L. var. *tenerum*（Gren. et Godr.）Reichb. 的全草。分布于华南、西南至东北各地。辛、苦，凉。清热解毒，利尿，散瘀消肿。①治感冒，牙龈出血，急慢性阑尾炎，泌尿系感染，水肿，痢疾，痛经，崩漏，白带；亦治乳腺癌，子宫颈癌，慢性白血病。煎服：15～30g。②治跌打损伤，痈疖肿毒，鲜品捣敷。本品含车叶草苷、能降低兔血压。还含水晶兰苷、鞣质等。地上部分含生物碱如原阿片碱、哈尔明碱等。醇提取物静脉注射可降低狗血压，对小鼠白血病 L615 有轻微抑制作用。煎剂在体外对金黄色葡萄球菌、大肠埃希菌、痢疾杆菌等有抑制作用。

猪腰草zhūyāocǎo　中药材。见《广东中药》Ⅱ（生草药部分）。为鸡骨草之别名，详该条。

猪腰子zhūyāo·zi　中药材。见《医学入门》。即猪肾，详该条。

猪靥zhūyè　中药材。出《本草纲目》。为猪科动物猪 *Sus scrofa domestica* Brisson 的悬雍垂。治气瘿，气瘤。焙干研末，每晚温酒调服 1～3g。可促进生长发育，加强机体代谢等。

猪胰zhūyí　中药材。出北齐徐之才《雷公药对》。为猪科动物猪 *Sus scrofa domestica* Brisson 的胰脏。甘，平。益肺，健脾，润燥。①治慢性气管炎，咳嗽上气，咯血，脾虚久痢，乳汁不通，不孕，糖尿病。内服：煮食或煎汤。②酒泡捣烂涂治手足皲裂。含胰高血糖素、胰岛素、胰酶等。可以抗炎消肿。其成分有一定药理作用。

猪油花zhūyóuhuā　中药材。见《民间常用草药汇编》。为木槿花之别名，详该条。

猪仔笼zhūzǎilóng　中药材。见《广东中草药》。为猪笼草之别名，详该条。

猪脏丸zhūzàngwán　❶《仁斋直指方论》卷二十三方。黄连（碎）二两，猪脏（即猪大肠，去肥）二尺。以黄连塞满猪脏，扎两头，煮烂，糕糊为丸，梧桐子大，每服三十至五十丸，食前米饮送下。治大便下血，日久多食易饥，腹不痛，里不急。❷《证治准绳·类方》第三册方。猪脏一条（洗净）。槐花（炒，为末）填入脏内，两头扎紧，石器内米醋煮烂，捣和成丸，梧桐子大，每服五十丸，食前当归酒送下。治痔漏下血。❸《杂病源流犀烛·身形门》卷二十八方。槐实一两，皂角七分，黄连四两，糯米半升。为末，用猪大肠一条洗净，将药入内，两头扎住，砂罐内煮烂，捣成丸，梧桐子大，每服三十至五十丸，米饮送下。治内痔流血不止。

猪脂膏zhūzhīgāo 中药材。出《本草经集注》。为猪科动物猪 *Sus scrofa domestica* Brisson 的脂肪。甘，凉。补虚，润燥，解毒。①治脏腑枯涩，大便不利，燥咳。内服：熬膏或入丸剂。②治恶疮，皮肤皲裂，熬膏涂。

猪鬃草zhūzōngcǎo 中药材。见《贵州民间方药集》。又名猪毛漆、铁丝草、鱼鳞草。为铁线蕨科植物铁线蕨 *Adiantum capillus-veneris* L. 的全草。分布于长江以南各地，北至陕西、山西、甘肃、河北。苦，凉。祛风清热，利尿消肿。①治感冒发热，咳嗽咯血，风湿痹痛，肝炎，肠炎，痢疾，尿路感染，肾炎浮肿，淋浊，带下。煎服：9～30g。②治乳腺炎，疔疮，烧烫伤。鲜品捣敷。本品含挥发油、鞣质及紫云英苷、异槲皮苷、芸香苷等多种黄酮苷。本品可祛痰。

术附汤zhúfùtāng 《金匮要略》引《近效方》方。又名近效术附汤。白术二两，炮附子一枚半，炙甘草一两。为粗末，每服五钱匕，加生姜五片、大枣一枚，水煎服。治风虚头重眩，苦极，不知食味；及伤寒八、九日，风湿相搏，身体疼烦，不能自转侧，不呕不渴，大便硬，小便自利，脉浮虚而涩。

术桂汤zhúguìtāng 《兰室秘藏·自汗门》方。又名麻黄苍术汤。苍术二钱，麻黄、炒神曲、橘皮、茯苓、泽泻各一钱，桂枝、半夏、草豆蔻仁、猪苓各五分，黄芪三分，炙甘草二分，杏仁十个。加生姜五片，水煎，食前服。治寒湿所客，身体沉重，胃脘痛，面色萎黄。

术米汤zhúmǐtāng 《医醇賸义》卷三方。当归、白术、半夏各一钱五分，茯苓、海浮石、杏仁各三钱，薏苡仁八钱，橘红一钱，莱菔子二钱，瓜蒌仁四钱。水煎，加姜汁二小匙，冲服。治脾咳，胸懑痰稠，食少体倦。

术汤zhútāng 《外台秘要》卷三十三方。即白术汤第一方，见“白术汤”条。

竹二青zhú'èrqīng 中药材。见《中国药学大辞典》。即竹茹，详该条。

竹阁经验备急药方zhúgéjīngyànbèijíyàofāng 方书。见备急灸法条。

竹根参zhúgēnshēn 中药材。见《陕西中草药》。即竹根七，详该条。

竹根七zhúgēnqī 中药材。❶见《陕西中草药》。又名竹节七、竹根参、牛尾七。为百合科植物开口箭 *Tupistra chinensis* Bak. 的根茎。分布于我国中南、西南地区及陕西等地。甘、微苦，寒，有毒。益阴清热，活血调经。①治劳热咳嗽，白喉，月经不调。内服：煎汤，1.5～3g；研末冲服，0.6～1g。②治风湿痹痛，痈疖肿毒，跌打损伤。煎服并捣敷。孕妇忌服。内服过量，可致中毒，出现头痛、眩晕、恶心、呕吐等症。服药时忌食醋及酸味食物。本品含强心苷为万年青苷。还含3-表罗斯考皂苷元、25(27)-螺甾烯四醇、开口箭皂苷元等。❷见《陕西药用植物调查》。为万年青之别名，详该条。

竹箍zhúgū 正骨器械。抱膝的别名。出《疡医准绳》卷六。详该条。

竹蒿草zhúhāocǎo 中药材。见《岭南科学杂志》。为笔仔草之别名，详该条。

竹黄zhúhuáng 中药材。见《本草纲目》。即天竺黄，详该条。

竹节白附zhújiébáifù 中药材。见《中药材品种论述》。为关白附之别名，详该条。

竹节草zhújiécǎo 中药材。❶见《江苏省植物药材志》。为萹蓄之别名。❷见《山东中药》。为瞿麦之别名。各详该条。

竹节骨zhújiégǔ 骨名。即指骨。详该条。

竹节骨折伤zhújiégǔzhéshāng 病名。见《医宗金鉴》卷八十八。竹节骨即指骨。多因跌打、压撞所伤，局部肿胀、疼痛，屈伸活动障碍，折端移位者，畸形明显。治宜手法整复，夹缚固定；如有破损及骨端外露者，应予清创及牵引整复。内服复元活血汤、七厘散，或云南白药，肿消痛减后改服接骨丸或正骨紫金丹，用海桐皮汤外洗，配合功能锻炼。

竹节七zhújiéqī 中药材。❶见《中药形性经验鉴别法》。即竹节三七。❷见《陕西中草药》。即竹根七。各详该条。

竹节三七zhújiésānqī 中药材。出清代赵学楷《百草镜》。又名竹三七、野田七、竹节七、白三七。为五加科植物竹节参 *Panax japonicus* C. A. Mey. 呈竹鞭状的根茎。主产于云南。甘、苦，温。入肝、脾经。补益气血，化痰止咳，散瘀止血。①治病后脾胃虚弱，食欲不振，倦怠乏力；肺结核咯血，咳痰不爽；胃出血，鼻衄，功能性子宫出血，倒经，产后腹痛，跌打损伤。内服：煎汤，3～9g；研末服，1.5～3g。②治外伤出血。研粉撒。孕妇忌服。竹节参的肉质直根称峨三七，又名芋儿七。功用与竹节三七基本相同。根茎含与人参皂苷类似的多种竹节皂苷。亦含人参皂苷、伪人参皂苷、三七皂苷 R2 等。还含挥发油，其中主成分为大牻牛儿烯 D 以及痕迹量的β-檀香萜烯、β-金合欢烯。大鼠口服本品煎剂，对多种实验性炎症均有明显的抑制作用，并抑制炎性肉芽肿的形成，切除肾上腺后，仍有效。能抑制非特异性刺激（游泳）引起的肾上腺内维生素 C 含量的降低。对肝糖原的积累有明显促进作用。本品皂苷还有抗氧化、延缓衰老的作用。

竹节参zhújiéshēn 中药材。见《科学的人间草药》。为人参芦之别名，详该条。

竹节藤zhújiéténg 中药材。见广州部队卫生部《常用中草药手册》。为买麻藤之别名，详该条。

竹节香附zhújiéxiāngfù 中药材。见《中药志》。又名两头尖、草乌喙。为毛茛科植物多被银莲花 *Anemone raddeana* Regle 的干燥根茎。主产于吉林、山东；辽宁、黑龙江等地亦产。辛，热，有毒。归脾经。祛风湿，消痈肿。治风寒湿痹，腰腿疼痛，骨骼疼痛，四肢拘挛，痈肿溃烂，煎服 1～3g，研末撒膏药上敷贴。本品含毛茛苷、多种竹节香附苷、多被银莲花素 A、葡萄糖、蔗糖。还含齐墩果酸、薯蓣皂苷元。皂苷可抗炎、镇痛、抗惊厥、抗肿瘤。腹腔注射多被银莲花素 A 可提高小鼠血浆 cAMP 含量。

竹沥zhúlì 中药材。出《本草经集注》。又名竹汁、竹油、淡竹沥。为禾本科植物淡竹 *Phyllostachys nigra*（Lodd.）Munro var. *henonis*（Mitf.）Stapf ex Rendle 等的茎用火烤灼而流出的液汁。甘，寒。入心、肝、肺经。清热，豁痰，镇惊。治中风昏迷，痰涎壅塞；肺热多痰，咳喘胸闷；热病神昏惊厥；妊娠子烦，小儿惊痫。冲服：20～60ml。本品含多种氨基酸以及甲酚、苯酚、愈创木酚、水杨酸、苯甲酸、葡萄糖、果糖、蔗糖等。鲜竹沥对小鼠有镇咳祛痰作用。

竹沥达痰丸zhúlìdátánwán 《摄生众妙方》卷六方。又名竹沥运痰丸。姜半夏、白茯苓（去皮）、陈皮（去白）各二两，人参、炙甘草、礞石（同焰硝一两同用炭火煅成金黄色）各一两，白术（微炒）、大黄（酒浸透熟，晒干）、黄芩各三两，沉香五钱。为细末，用竹沥一大碗半，又生姜自然汁二盅和匀，火熬令热，与前药末捣如稀酱，晒干，如法三次，再以竹沥为丸，小豆大，每服百丸，食远白米汤下。功能运痰通便。治痰涎凝聚成积，结在胸膈，吐咯不出，咽喉至胃脘狭窄如线，疼痛，目眩头旋，腹中累累有块。又可用于咳喘痰稠，大便秘结，舌苔黄厚而腻；痰热蕴结，神志昏迷，癫狂惊痫。

竹沥化痰丸zhúlìhuàtánwán 《增补万病回春》卷二方。又名导痰小胃丹。天南星、半夏（以上二味，皂矾、姜水浸煮干）、陈皮、枳实（以上二味，皂矾水泡半日，炒）、白术、大戟（一半长流水煮，一半晒干）、苍术（米泔、皂矾水浸一宿，去黑皮，切，晒干、炒）各二两，桃仁、杏仁（皂矾水泡，去皮尖）、红花（酒蒸）、炒白芥子、芫花（醋拌湿，过一宿，炒黑）、甘遂（面裹煨）、炒黄柏各一两，大黄（酒湿纸包煨过，再以酒炒）一两半。为末，姜汁、竹沥打蒸饼糊丸，绿豆大，每服二十至三十丸，甚者可服至五十至七十丸，量人虚实加减。治中风不语，瘫痪初起；湿痰上攻，头风头痛，痰火眩晕；痰痞积块；哮喘；喉痹肿痛。

竹沥磨犀角饮子zhúlìmóxījiǎoyǐn · zi 《太平圣惠方》卷八十三方。犀角。用竹沥二合磨浓汁，量儿大小，分减服之，日三至四次。治小儿心热，惊悸。

竹沥汤zhúlìtāng ❶《备急千金要方》卷二方。竹沥一升，防风、黄芩、麦冬各三两，茯苓四两。为粗末，以水四升，合竹沥煮取二升，分三次服，不差再作。治子烦。❷《备急千金要方》卷八方。竹沥二升，生姜汁三合，生葛汁一升。三味相和温暖，分平旦、日晡、夜三次服。治风痱，四肢不收，心神恍惚，不知人，不能言。❸《备急千金要方》卷十三方。淡竹沥、生地汁各一升，石膏八两，芍药、白术、栀子仁、人参各三两，知母、茯神、赤石脂、紫菀各二两。为粗末，水煎去渣，下竹沥及地黄汁更煎，分三次服。治心实热，惊梦喜笑，恐畏悸惧不安。若须利，去芍药，入芒硝二两。

竹沥泄热汤zhúlìxièrètāng 《备急千金要方》卷十一方。竹沥一升，生姜、芍药各四分，大青叶、栀子仁、升麻、茯苓、麻黄、玄参、知母各三分，石膏、生葛根各八分。为粗末，水煎去渣，下竹沥更煎，分三次服。治肝实热，阳气伏邪热，喘逆闷恐，目视无明，狂悸非意而言。若须利，去芍药，加生地黄五分，芒硝三分。《删繁方》方无石膏、生姜、芍药、葛根，有人参三分。

竹沥运痰丸zhúlìyùntánwán 《杂病源流犀烛·六淫门》卷十四方。即竹沥达痰丸，见该条。

竹帘zhúlián 正骨器械。见《医宗金鉴》卷八十七。用普通竹帘按伤部大小、长短裁制。对于四肢骨折经手法复位后，患部以布缠之，再以竹帘围裹扎紧固定。如嫌力量不足，可再加用杉篱。

竹林标zhúlínbiāo 中药材。见《云南中草药》。为莲生桂子花之别名，详该条。

竹林寺女科zhúlínsìnǚkē 女科著作。❶署名竹林寺僧撰写的女科著作之总称。竹林寺位于浙江省萧山县，据传自五代后晋建寺后，寺中僧人有善医女科病症者，并逐代相传，闻名于世。其所授女科著作，均秘不外传，自清初以后始有传抄的各种刊本行世。但书名与内容、体例均有较大的出入，种类亦多达30余种，其中流传较广的如《竹林寺三禅师女科三种》《宁坤秘笈》《竹林寺女科秘书》等。可参见各该条。❷《宁坤秘笈》的别名。详该条。

竹林寺女科秘书zhúlínsìnǚkēmìshū 女科著作。本书是题名《竹林寺女科》的传本之一。又名《妇科秘传》《妇科秘方》，1卷。竹林寺僧撰。刊于1795年。书中记述月经40症、胎前38症、产后15症的证治。其后有复刊本，内容陆续有所增补。

竹林寺女科全书zhúlínsìnǚkēquánshū 女科丛书。见“竹林寺三禅师女科三种”条。

竹林寺三禅师女科三种zhúlínsìsānchánshīnǚkēsānzhǒng 女科丛书。又名《胎产新书》、《竹林寺女科全书》、《济坤育麟竹林寺女科全书》。20卷。包括《女科秘要》8卷，清代静光禅师撰。《女科旨要》4卷，清代雪岩禅师增广。《女科秘旨》8卷，清代轮印（一作轮应）禅师续辑。撰年不详。1771年始予刊行。论述女科经、带、胎、产各病及其证治，方剂多切于实用。三书内容有所不同，可互为补充，为传世的竹林寺女科著作中文字最多者。现有《珍本医书集成》本。

竹林霄zhúlínxiāo 中药材。见《四川中药志》。又名百尾笋、石竹根、宝铎草。为百合科植物长蕊万寿竹 *Disporum bodinieri*（Lévl. et Vnt.）Wang et Y. C. Tang 或宝铎草 *D. sessile*（Thunb.）D. Don 的根。前者分布于陕西、湖北、四川、贵州、云南等地。后者分布于辽宁、河北、陕西、江西、河南、湖南、四川及华东地区。甘、淡，平。润肺，化痰止咳，健脾消食，舒筋活血。①治劳伤气血虚损，咳血，耳鸣，食欲不振，胸腹胀及小儿食积，筋骨疼痛，腰腿痛。煎服：15～30g。②治烧烫伤，熬膏涂；骨折，加酒捣烂敷。本品提取物，经动物实验证明有强心作用。

竹苓zhúlíng 中药材。见《本草纲目》。为雷丸之别名，详该条。

竹铃芝zhúlíngzhī 中药材。见《中药志》。为雷丸之别名，详该条。

竹龙散zhúlóngsǎn 《圣济总录》卷五十八方。五灵脂、黑豆各半两。为末，每服二钱，冬瓜子煎汤调下。治消渴。

竹木zhúmù 中药材。出《雷公炮炙论》。为草薢之别名，详该条。

竹皮zhúpí 中药材。出《金匮要略》。即竹茹，详该条。

竹皮大丸zhúpídàwán 《金匮要略》方。生竹茹、石膏各二分，白薇、桂枝各一分，甘草七分。为细末，枣肉和丸，弹子大，每服一丸，米汤送下，日五次（昼三夜二）。功能清热止呕，安中益气。治产后虚热上冲，烦乱，呕逆。若有热者倍白薇；烦喘者加柏实一分。

竹茹zhúrú 中药材。出《本草经集注》。又名竹皮、竹二青、淡竹茹。为禾本科植物淡竹 *Phyllostachys nigra*（Lodd.）Munro var. *henonis*（Mitf.）Stapf ex Rendle 或青秆竹 *Bambusa tuldoides* Munro 大头典竹 *Sinocalamus beecheyanus*（Munro）Mcclure. var. *pubescens* P. F. Li 的茎秆除去外皮后刮下的中间层。我国大部分地区均产。甘，微寒。归肺、胃、心、胆经。清热，化痰，除烦，止呕。治胃热呕吐、呃逆，虚烦不寐，妊娠恶阻，肺热咳嗽，咯痰黄稠，小儿热痫，吐血，衄血，崩漏，煎服5～10g。竹茹含2，5-二甲氧基对苯醌、丁香醛、对苯二甲酸-β-羟乙基甲基酯等。本品可抗菌，抑制酶活性。

竹茹散zhúrúsǎn 《太平圣惠方》卷八十四方。竹茹、黄芩、炙甘草各半两，灶心土、麦冬、石膏各一两。为粗末，每服一钱，水煎服，量儿大小，加减服用。治小儿伤寒鼻衄，烦热头痛。

竹茹石膏汤zhúrúshígāotāng ❶《医宗金鉴·痘疹心法要诀》卷五十九方。半夏（姜制）、赤茯苓、陈皮、竹茹、生甘草、煅石膏。加生姜，水煎服。治小儿麻疹呕吐。❷《疫喉浅论·新编会厌论》方。又名青龙白虎汤。鲜竹茹三钱，石膏五钱。用井、河水各半煎服。治疫喉白腐，壮热如烙，烦渴引饮。

竹茹汤zhúrútāng 《普济本事方》卷四方。葛根三两，炙甘草、半夏（姜汁半盏，浆水一升煮耗半）各三分。为粗末，每服五钱，加生姜三片、大枣一枚、竹茹（弹子大）一团，水煎服。治胃热呕吐。

竹三七zhúsānqī 中药材。见《安徽中草药》。即竹节三七，详该条。

竹丝鸡zhúsījī 中药材。见《陆川本草》。为乌骨鸡之别名，详该条。

竹筒菜zhútǒngcài 中药材。见《中国药用海洋生物》。为龙须菜之别名，详该条。

竹筒吸法zhútǒngxīfǎ 外科外治法之一。见《仙传外科集验方》。又称药筒拔法、药煮吸筒拔法。即根据不同证情，选用相应药物，与竹筒（一头留节、一头去节）若干同煮，然后乘热将筒急合于疮上，拔吸脓血或毒汁。用于疮疡排脓或毒蛇咬伤后拔吸出毒汁等。常用药物如羌活、独活、紫苏、蕲艾、鲜菖蒲、甘草、白芷各五钱、连须葱二两煮竹筒用之（《外科正宗》方）。

竹叶zhúyè 中药材。出《名医别录》。为禾本科植物淡竹 *Phyllostachys nigra* (Lodd.) Munro var. *henonis* (Mitf.) Stapf ex Rendle 等的叶。甘、淡，寒。入心、胃经。清热除烦，凉心止惊。治热病烦渴，口舌生疮，小儿惊痫，热淋、茎中涩痛。煎服：6 ~ 9g。竹之初生嫩叶卷而未放者，名竹卷心，又名竹心、竹针，具有清心除烦，消暑止渴功效，多用于暑热烦渴及温病神昏谵语等症。

竹叶菜zhúyècài 中药材。见《本草纲目》。为鸭跖草之别名，详该条。

竹叶地丁zhúyèdìdīng 中药材。见《浙江中药手册》。为瓜子金之别名，详该条。

竹叶黄芪汤zhúyèhuángqítāng 《痈疽神秘验方》方。人参、生黄芪、石膏、制半夏、麦冬、白芍药、甘草、川芎、当归、黄芩各八分，生地黄二钱，竹叶十片。加生姜三片，灯心二十根，水煎，食远服。功能生津止渴。治痈疽发背，各种疔毒，表里不实，热甚、口干大渴者。本方由《圣济总录》卷一百三十一之竹叶黄芪汤衍化而成。

竹叶椒zhúyèjiāo 中药材。出《本草图经》。又名山花椒、野花椒、岩椒、土花椒。为芸香科植物竹叶椒 *Zanthoxylum planispinum* Sieb. et Zucc. 的果实。分布于我国东南至西南部，北至秦岭。辛，温，有小毒。温中散寒，驱蛔，止痛。治胃寒疼痛，痧症及蛔虫腹痛，牙痛。内服：煎汤，6 ~ 9g；研末，0.9 ~ 1.5g。孕妇慎服。本品含挥发油。

竹叶椒根zhúyèjiāogēn 中药材。见《贵州民间药物》。又名散血飞、见血飞。为芸香科植物竹叶椒 *Zanthoxylum planispinum* Sieb. et Zucc. 的根。辛，温，有小毒。祛风除湿，温中散寒，活血止痛。①治感冒头痛、咳嗽，风湿痹痛，腰肌劳损，胃寒疼痛，痧症腹痛。煎服：15 ~ 30g。②治龋齿痛，根皮研末放入蛀牙孔内，或煎水频频含漱；顽癣，跌打损伤，根或根皮浸酒擦；创伤出血，根皮研粉撒。孕妇慎服。本品含木兰花碱、竹叶椒碱、茵芋碱、白鲜碱及崖椒碱等生物碱。还含 L - 竹叶椒脂素、L - 细辛素等。本品可提高小鼠免疫功能。木兰花碱能降低血压。茵芋碱有麻黄碱样作用：升高血压，加强猫及兔的在位子宫的收缩，抑制小肠收缩及扩张冠脉等；还能提高横纹肌张力，加强脊髓反射的兴奋性。白鲜碱小量对离体蛙心有兴奋作用，对动物血管和子宫也有明显收缩作用。

竹叶柳蒡汤zhúyèliǔbàngtāng 《先醒斋医学广笔记》方。西河柳五钱，荆芥穗、蝉蜕、薄荷、甘草、知母（蜜炙）各一钱，炒牛蒡子、葛根各一钱五分，玄参二钱，麦冬三钱，竹叶三十片。甚者加石膏五钱，冬米（即晚粳米）一撮。水煎服。功能透疹解毒，清泄肺胃。治痧疹透发不出，喘嗽，烦闷躁乱，及咽喉肿痛者。方中西河柳善于透发痧疹；葛根、荆芥、蝉蜕、薄荷辛凉解肌透疹；竹叶、知母、玄参、麦冬清热生津；牛蒡子利咽；甘草解毒。合用成为透疹清热之剂。

竹叶青zhúyèqīng 中药材。见《中国药用植物志》。为吉祥草之别名。详该条。

竹叶石膏汤zhúyèshígāotāng ❶《伤寒论》方。竹叶二把、石膏、麦冬各一升，半夏半斤，人参、炙甘草各二两，粳米半斤。以水一斗，煮取六升，去渣，入粳米，煮米熟，汤成去米，温服一升，日三服。功能清热生津，益气和胃。治热病之后，余热未清，气阴两伤，症见虚羸少气，气逆欲吐，纳呆，舌质光红少苔，脉细数；胃阴不足，胃火上逆，症见口舌糜烂，口渴，舌质红绛而干，脉细数；或消渴病，胃火炽盛，消谷善饥；或小儿夏季热。方中竹叶、石膏清热除烦；人参、甘草益气生津；麦冬、粳米补肺胃之阴；半夏降逆气，止呕吐。合而用之，清热而兼和胃，补虚而不恋邪，为清补之剂。❷《症因脉治》方无粳米，有知母。❸《杂病源流犀烛》方无半夏。

竹叶汤zhúyètāng ❶《金匮要略》方。竹叶一把，葛根三两，防风、桔梗、桂枝、人参、甘草各一两，炮附子一枚，大枣十五枚，生姜五两。水煎，分三次服，温复使汗出。功能温阳益气，疏风解表。治产后中风、发热、面赤、喘而头痛者。若颈项强，用附子一枚，破之如豆大，煎药扬去沫；呕者加半夏半升。❷《备急千金要方》卷三方。竹叶、麦冬各一升，甘草二两，茯苓、生姜各三两，小麦五合，大枣十四枚。为粗末，先煮竹叶、小麦，后入诸药再煎，分三次服。治产后心中烦闷不解。若心中虚悸者，加人参二两；食少加粳米五合；气逆者加半夏二两。❸《备急千金要方》卷十六方。又名千金竹叶汤。竹叶、小麦各一升，知母、石膏各三两，茯苓、黄芩、麦冬各二两，人参一两半，生姜五两，天花粉、半夏、甘草各一两。先煎竹叶、小麦去滓，内诸药再煎，分三次服，老幼分五次服。治五心烦热，手足烦疼，口干唇燥，胸中热。❹《圣济总录》卷六十一方。竹叶（细切）一握，小麦二合，生姜（切）一两，白马通（新者，绞取汁）一合。用水三盏，先煮小麦，煮取二盏，去麦下竹叶、生姜，煎至一盏半，去渣，入白马通汁和匀，分二次服。治走马黄，病人眼黄面赤，狂言骂詈，努目高声，起卧不安，发即狂走。❺《三因极一病证方论》卷八方。生干地黄五两，芍药四两，黄芪、茯苓、泽泻、炙甘草、麦冬各三两。为末，每服四钱，加生姜三片、淡竹叶十片，水煎，不拘时服。治精实极，眼视不明，齿焦发落，形衰，通身虚热，甚则胸中痛，烦闷，泄精。

竹叶泻经汤zhúyèxièjīngtāng 《原机启微》卷下方。柴胡、栀子、羌活、升麻、黄连、大黄、炙甘草各五分，赤芍药、草决明、茯苓、泽泻、车前子各四分，黄芩六分，竹叶十片。水煎，食后服。治眼目涩痛、视物微昏，内眦按之有脓液流出。

竹叶玉女煎zhúyèyùnǚjiān 《温病条辨》卷三方。石膏六钱，生地黄、麦冬各四钱，知母、牛膝各二钱，竹叶三钱。水八杯先煎石膏、生地黄，得五杯再入余药，煮成二杯。先服一杯，候六时覆之，病解停后服，不解再服。功能辛凉退热，兼清血分。治妇女温病，经水适来，耳聋、干呕烦渴，脉数，甚则邪陷发痉者。

竹油zhúyóu 中药材。见《中国药学大辞典》。即竹沥，详该条。

竹杖zhúzhàng 经外奇穴名。《肘后备急方》："葛氏治卒腰痛诸方，不得俛仰方，正立倚小竹，度其人足下至脐，断竹，及以度后，当脊中，灸竹上头处，随年壮。"近代《中国针灸学》列作奇穴，名竹杖。即位于后正中线上，当与脐相对之脊骨处。主治腰痛，便血，吐血，衄血，痔疮，脱肛，阴挺；以及慢性肠炎，肠结核等。艾炷灸3~5壮；或艾条灸5~10分钟。《针灸经外奇穴治疗诀》所载之血愁穴与本穴同位。

竹汁zhúzhī 中药材。出《神农本草经》。即竹沥，详该条。

逐呆仙丹zhúdāixiāndān 《石室秘录》卷六方。人参、白芥子、菟丝子各一两，白术二两，茯神三两，半夏五钱，附子五分，白薇、朱砂（冲服）各三钱。水煎，分二次服。治呆病如痴，默默无言。

逐风汤zhúfēngtāng 《医学衷中参西录》方。黄芪18g，当归12g，羌活、独活、全蝎各6g，蜈蚣4条。水煎服。治中风抽掣，及破伤后受风抽掣者。

逐寒荡惊汤zhúhándàngjīngtāng 《福幼编》方。胡椒、炮姜、肉桂各一钱，丁香十粒。先以灶心土三两煎汤，澄清后再煎诸药，频服。治小儿体虚，或久病不愈，或痘后疹后，或误服凉药而致的慢惊风。

逐寒开窍zhúhánkāiqiào 治法。开窍法之一。即温开法。是治疗寒湿痰浊恋阻心包、神识昏迷的方法。例如中风突然昏倒，不省人事，面色青白，手足冷，脉沉等，用苏合香丸。

逐火丹zhúhuǒdān 《石室秘录》卷六方。大黄、甘草各五钱，当归四两，炒荆芥、黄芩、防风各三钱，黄芪、茯苓各三两。水煎服。治汤火所伤，遍身溃烂。

逐日经来zhúrìjīnglái 病证名。《竹林寺妇科秘方考》："逐日经来有几点便住，或五日或十日，又来几点，一月之间常来三四次，面色青黄，先用胶艾汤（川芎、艾叶、熟地、红枣、阿胶珠），后用紫金丸（三棱、莪术、良姜、乌药、枳壳、槟榔、砂仁、红豆蔻、陈皮）。"

逐水zhúshuǐ 治法。下法之一。用峻烈泻水药攻逐水饮的方法。适用于腹水、胸胁积水等实证。常用如十枣汤等。参见"逐水法"条。

逐水法zhúshuǐfǎ 治法。下法之一。用泻水作用峻烈的药物治疗水肿实证的方法。适用于颜面、四肢浮肿，或腹中有癥块而有腹水，或胸胁有积水，而脉沉实之证。常用方有十枣汤、禹功丸之类，常用药有牵牛、甘遂、芫花、大戟、商陆等。

逐水剂zhúshuǐjì 方剂学名词。指以峻烈泻水药为主配伍组成，治疗水饮内停等证的泻下剂。

逐瘀zhúyū 治法。同破瘀消癥。详该条。

逐瘀止血汤zhúyūzhǐxuètāng 《傅青主女科》卷上方。生地黄（酒炒）一两，大黄、赤芍药、龟甲（醋炙）各三钱，牡丹皮一钱，枳壳、当归尾各五钱，炒桃仁十粒。水煎服。治闪跌血崩。

逐月养胎zhúyuèyǎngtāi 出徐之才《逐月养胎方》。是古人按脏腑、经络理论对胚胎发育的认识。如妊娠一月始胚，由足厥阴肝经主养；妊娠二月始膏，由足少阳胆经主养；妊娠三月始胎，由手厥阴心包经主养；妊娠四月由手少阳三焦经主养；妊娠五月由足太阴脾经主养；妊娠六月由足阳明胃经主养；妊娠七月由手太阴肺经主养；妊娠八月由手阳明大肠经主养；妊娠九月由足少阴肾经主养；妊娠十月五脏六腑，关节以及神气等都已齐备，俟时而生。并以此作为逐月调养胎元，治疗用药及针灸宜忌的参考。这些均属古人经验，尚待进一步研究。

主辅佐使zhǔfǔzuǒshǐ 即主药、辅药、佐药、使药。详君臣佐使条。

主客zhǔkè ❶指运气中的主气和客气。《素问·至真要大论》："必安其主客，适其寒温。"❷指脉之常与变。《素问·阴阳类论》："先至为主，后至为客。"❸针灸配穴中称主要穴为"主"，与其相配伍穴为"客"。

主客配穴法zhǔkèpèixuéfǎ 即原络配穴法，见该条。

主气zhǔqì 运气术语。出《素问·六元正纪大论》。主司全年四时二十四节的风、热（暑）、湿、火、燥、寒六气，为地面气候的主要表现。由初之气、二之气至终之气（六之气），每气各主60日又87.5刻，周遍一岁，年年如此。六气所立之一岁，不同于一般历法从正月朔日起算的一岁，而是从上年十二月中之大寒日起算，至本年十二月大寒日为止，作为一岁。

主色zhǔsè 望诊中判别人的基本肤色及生理性个体肤色特性，由此构成某个体面部的主要色泽，故称主色。主色属正常生理性肤色，与客色相对，主客均属正色的范畴。参见"正色""客色"条。

主药zhǔyào ❶古代医药官职名。南北朝时期北周以及隋、唐两代的太医署、尚药局内，均设有本职，掌管药物。人数由2~12人不等，唐代主药官阶从六品下。❷处方中针对主要病因或主要病机及其主要证候，发挥主要治疗作用的药物，即为主药。《素问·至真要大论》："主病之为君。"主药即君臣佐使中的君。参见"君臣佐使"条。

主运zhǔyùn 运气术语。五运分主一年的春、夏、长夏、秋、冬五季。它随五季气候变化而传递有次，一般的规律是从木而火，而土，而金，而水，循五行相生之序，始于木而终于水，每运约各主七十三日另五刻。从每年的大寒节起算。

主证zhǔzhèng 指主要临床表现。为辨证的重要依据。如《伤寒论·辨太阳病脉证并治》："太阳之为病，脉浮，头项强痛而恶寒。"脉浮、头项强痛、恶寒三者即构成辨太阳病的主证。或在主次兼夹的病证中，反映疾病本质的证候。《温热论》："或透风于热外，或渗湿于热下，不与热相搏，势必孤矣。"此热即为主证。

拄骨zhǔgǔ 骨名。又名锁子骨、缺盆骨、骨。即锁骨。《医宗金鉴·刺灸心法要诀》："拄骨者，膺上缺盆之外，俗名锁子骨也。内接横骨，外接肩解也。"

煮zhǔ ❶中药炮制法之一。将药物放在清水或其他液体

（醋、药汁等）内煎煮。如芫花用醋煮，可减弱其毒性；朴硝与白萝卜同煮成玄明粉。❷即煎药法。详该条。

煮拔筒法zhǔbátǒngfǎ　见《外科正宗》卷之一。即竹筒吸法。详该条。

煮肝散zhǔgānsǎn　❶《儒门事亲》卷十二方。夜明砂、蛤粉、谷精草各一两。为末，每服一至二钱，用猪肝一片，掺药在内，扎定，米泔水煮肝熟，取出肝，倾碗内熏眼；肝分三次嚼吃，肝汤送服，日三次。治小儿疳眼，翳膜羞明不见物；亦治大人雀目。❷《苏沈良方》卷二方。紫菀、桔梗、苍术、芍药各等分。为末，每服四钱，羊肝半具，竹刀切，勿犯水，入盐、醋、姜、酒同煮熟，空腹、食前服，日三次。治肝痿脚弱，及伤寒，手足萎缩不随。

煮黄丸zhǔhuángwán《素问病机气宜保命集》卷中方。雄黄（研）一两，巴豆（去皮，研烂）五钱。入白面三两同研匀为水丸，梧桐子大，服用时，先煎浆水令沸，下二十四丸，煮二十沸，漉入冷浆水内，沉冷，每一时服二丸，用浸药生浆水送下，日尽二十四丸，至微利为度，得利，不尽剂。治酒食所伤，心腹满闷不快；并治胁下痃癖，气块痛。

煮散zhǔsǎn　煎药法之一。把药物制成粗末的散剂，加水煎煮，去渣服用。如银翘散的煮服等。

煮针法zhǔzhēnfǎ　❶指古代将针具以某些药物煎煮处理后再用于临床的方法。出《世医得效方》。其法先用乌头、硫黄、麻黄、木鳖子、乌梅等在瓷石器内先煎一日，洗濯后再用没药、乳香、当归、花蕊石等再水煎一日，最后将针具"瓦屑打磨净端直，松子油涂"贮以备用。明代针灸家高武谓："煮针非《素问》意，今依法煮之，以解铁毒，此有益无害也。"❷眼科手术保养器械（金针）的方法。见《审视瑶函》。将拨治内障的金针，用药物反复煮后，打磨令直以备用。故煮针法非今之消毒法。现已不采用。

苎根zhùgēn　中药材。出《名医别录》。即苎麻根，详该条。

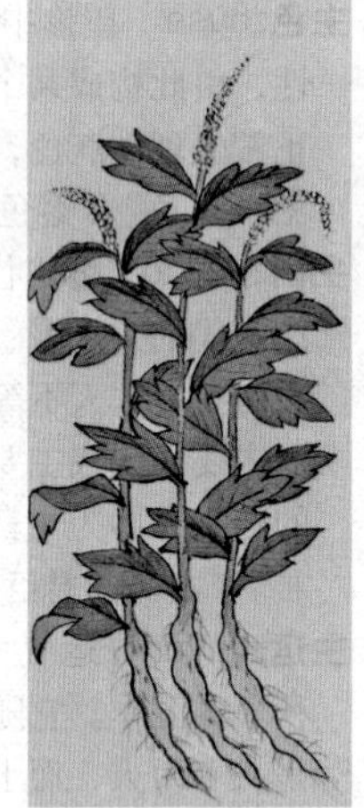
苎根

苎根汤zhùgēntāng《外台秘要》卷三十三引《小品方》方。苧麻根、干地黄各二两，当归、芍药、阿胶、炙甘草各一两。水煎，去渣，内胶烊化，分三次服。治劳损而致的胎动下坠，小腹痛，阴道出血。

苎麻根zhùmágēn　中药材。出《药性论》。又名苎根。为荨麻科植物苎麻 *Boehmeria nivea*（L.）Gaud. 的根及根茎。主产于浙江、山东、陕西。甘，寒。入肝、心、膀胱经。清热利尿，凉血止血，安胎，解毒消肿。①治尿路感染，水肿，小便不利，吐血，咯血，衄血，尿血，便血，崩漏，赤白带下，妊娠胎动不安，胎漏下血，煎服：9～30g。②治热毒痈肿，丹毒，痔疮肿痛，跌打损伤。鲜根捣烂敷。本品含绿原酸。尚含酚类、β-谷甾醇、胡萝卜苷、羟基熊果酸。本品可局部止血，对金黄色葡萄球菌有抑制作用。

助道方服药须知zhùdàofāngfúyàoxūzhī　医论著作。又名《服药须知》。1卷。宋代温大明撰。刊于1216年。约15世纪中期经熊宗立重编，改题《温隐居备急海上仙方》（又名《温隐居海上仙方》、《温氏海上仙方》），共载77种病证。每证撰七言四句歌诀一首，并附简要医论及作者试用与搜求的简便易行药方。16世纪初收入《格致丛书》中，改题《新刻温隐居仙方前集》，同时又附入《后集》一卷，共123首七言歌诀，但无论述。

助气补漏汤zhùqìbǔlòutāng《傅青主女科》卷下方。人参一两，白芍药（酒炒）五钱，黄芩（酒炒黑）、生地黄（酒炒黑）各三钱，续断二钱，益母草、甘草各一钱。水煎服。功能补气养血止血。治气虚发热胎漏，下血者。

助阳zhùyáng　即补阳。详该条。

助阳和血补气汤zhùyánghéxuèbǔqìtāng《脾胃论》卷下方。又名助阳和血汤、助阳活血汤。香白芷二分，蔓荆子三分，炙甘草、当归身（酒洗）、柴胡各五分，升麻、防风各七分，黄芪一钱。为粗末，水煎，去滓，临卧时热服。治热邪上壅，眼中白睛红，多眵泪，无疼痛而隐涩难开，昏花不明，由于服苦寒药太过者。

助阳和血汤zhùyánghéxuètāng　见《兰室秘藏·眼耳鼻门》。即助阳和血补气汤，见该条。

助阳活血汤zhùyánghuóxuètāng　见《东垣试效方》卷五。即助阳和血补气汤，见该条。

助阳解表zhùyángjiěbiǎo　用具有解表、温阳作用的方药治疗阳虚外感证的方法。症见头痛、恶风寒、发热、无汗、手足不温、喜盖衣被、精神衰倦、面色苍白、声音低微、脉沉无力、舌苔淡白等。处方由助阳药与解表药组成，如再造散。

助阳汤zhùyángtāng《证治准绳·女科》卷一方。即补真润肠汤，见该条。

杼骨zhùgǔ　骨名。出《灵枢·背腧》。又名膂骨。即第一胸椎棘突。

杼疽zhùjū　病名。见《刘涓子鬼遗方》卷一。由寒湿侵袭所致。《疡医准绳》卷四："……颈上两耳后生疽，何如？曰：此名杼疽。初不甚肿，但痛痒不时而出清水，渐渐长大如玳瑁斑点者是也……急服八阵散、夺命丹。"类似乳突结核。参见"流痰"条。

贮藏zhùcáng　指药物的贮积保存。

注zhù　古病名。又称注病。见《诸病源候论·诸注候》。即疰病。详"疰"条。

注布zhùbù　见"注市"条。

注车注船zhùchēzhùchuán　病名。即晕车、晕船。《诸病源候论·妇人杂病诸候论》："无问男子、女人，乘车船则心闷乱，头痛吐逆，谓之注车注船，特由质性自然，非关宿挟病也。"

注解伤寒论zhùjiěshānghánlùn　伤寒著作。10卷。《伤寒论》，汉代张仲景著，金代成无己注。书成于1144年。为现存最早的《伤寒论》全注本。明代赵开美校刻《仲景全书》时，盛赞成氏"博极研精，深造自得，本《难》（经）、《素》（问）、《灵枢》诸书以发明其奥；因仲景方论以辨析其理。极表里、虚实、阴阳、死生之说，究药病轻重去取加减之意。"全书注解比较详明，但或有随文训释、自相矛盾之处。当前的成注本有明代汪济川校刊本及《医统正脉》本等。1949年后有排印本。

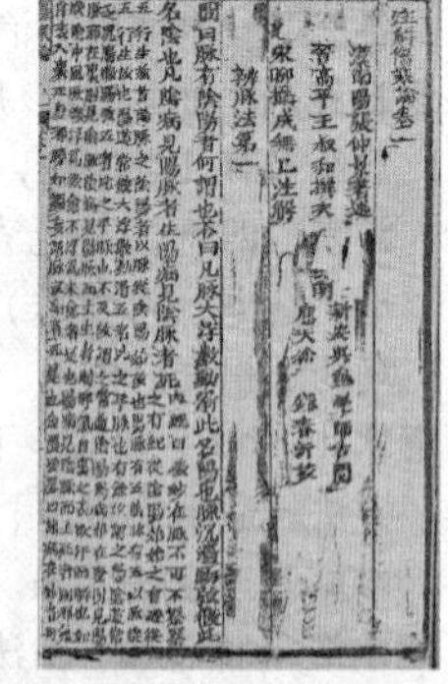
注解伤寒论

注礼堂医学举要zhùlǐtángyīxuéjǔyào　综合性医著。见"医学举要”条。

注射剂zhùshèjì 中药剂型。从药材中提取的有效物质制成的可供注入人体内灭菌溶液或乳状液，以及供临用前配成溶液的无菌粉末或浓溶液制剂。

注市zhùshì ❶经外奇穴名。《备急千金要方》：“一切疰无新久，先仰卧，灸两乳边邪（斜）下三寸，第三肋间，随年壮，可至三百壮。又治诸气神良。一名注市。”近代《中国针灸学》称疰布。位于胸侧部，腋中线上，当第七肋间隙处。主治疰，胸胁痛，腹痛等。斜刺0.3～0.5寸。艾炷灸3～5壮；或艾条灸5～10分钟。❷旁廷穴之俗名。出《备急千金要方》。《针灸集成》作注布。见“旁廷”条。

注痰块zhùtánkuài 病证名。出《医门补要》卷上。多因寒湿夹痰，阻滞经络而致。症见患处肿硬，大小不等。此愈彼起，随处可生。气虚者一日可发十数块，亦可破溃化脓。若小儿颈项生注痰若串，至喉者多危。治法：形体壮实者宜以芫花末三钱，大枣六枚，去核为丸内服；体虚者宜内服归脾汤；此消彼起，痰块针后流清水而仍肿者，可服阳和汤。外治：以细火针烙之。

注下zhùxià 病证名。水泻的古称。又称注泄、泄注。出《素问·气交变大论》。因泄下如水注之状，故名。详水泻条。

注下赤白zhùxiàchìbái 症名。指便下脓血黏冻。《素问·至真要大论》：“厥阴之胜……少腹痛，注下赤白。”《医略十三篇·痢疾》：“注下赤白……此风湿相火伤于阴络，血液化为赤白，即痈疡化脓之意。”详见“赤白痢”条。

注夏zhùxià 病名。见《丹溪心法》。又作疰夏。因其发病每于夏令，故名。为小儿脾胃虚弱，又遇长夏润溽之气，感受湿热而致。《证治准绳·幼科》：“肢体怠惰不收，两脚痿弱，嗜卧发热，精神不足，饮食少思，口中无味，呼吸短乏气促，目中视物，小便赤数，大便不调。”治以健脾化湿为主，用补中益气汤去升麻、柴胡，加炒黄柏，或用参苓白术散加减。胃热者，宜清胃生津，用竹叶石膏汤加减。病情轻者，可不须服药，待秋季自可痊愈。

注泄zhùxiè 病证名。水泻的古称。出《素问·至真要大论》。又称泄注、注下。《圣济总录》卷七十四：“腹胀下利，有如注水之状，谓之注泄，世名水泻。”详“水泻”条。

注心痛zhùxīntòng 病证名。简称注痛。注亦作疰，又名恶疰心痛。指感触秽浊之气所致的心痛。见《备急千金要方》卷十三。《医学入门》卷五：“疰痛，卒感恶忤尸疰。素虚者，肾经阴气上攻，神昏卒倒，苏合香丸。痛引背伛偻者，沉香降气汤或五苓散，倍桂，韭汁为丸，小茴煎汤下。素实者，肾火上攻，小承气汤。”《医学从众录·心痛》：“注痛，入山林古墓，感一切异气而痛，其人语言错乱，其脉乍大乍小，左右手若出两人，宜平胃散加藿香二钱，入些少麝香服之。”《医学心悟·心痛》：“疰痛者，触冒邪祟，卒尔心痛，面目青暗，或昏愦谵语……神术散、葱白酒、生姜汤并主之。”参见“中恶心痛”条。

驻车丸zhùchēwán 《备急千金要方》卷十五方。黄连六两，干姜二两，当归、阿胶各三两。为细末，以醋烊阿胶为丸，大豆大，每服三十丸，米饮送下，日三次。功能滋阴清热。治阴虚发热，肠滑下痢脓血，日夜无节，腹痛难忍者。

驻节风zhùjiéfēng 病证名。见《外科问答》：“若两膝肘同发或一膝一肘并发，方可名驻节风。”证治参见“鹤膝风”条。

驻景补肾明目丸zhùjǐngbǔshènmíngmùwán 《银海精微》卷下方。五味子、熟地黄（酒蒸）、枸杞子、楮实子（酒浸）、肉苁蓉（酒蒸）、车前子（酒洗）、石斛、青盐（另研）、磁石（火煅，醋水飞过）、菟丝子（酒浸，另研）各一两，沉香（另研）五钱。为细末，炼蜜为丸，梧桐子大，每服七十丸，空腹盐汤送下。功能滋补肝肾。治肝肾俱虚，瞳仁内有淡白色，昏暗渐成内障。

驻景丸zhùjǐngwán ❶《银海精微》卷上方。楮实（微炒）、枸杞子、五味子、制乳香、川椒（去目，炒干）、人参各一两，熟地黄（酒浸）二两，肉苁蓉（酒浸）、菟丝子（酒浸，蒸）各四两（一方加当归）。为末，炼蜜为丸，梧桐子大，每服三十丸，空腹盐汤送下。治心肾俱虚，血气不足，下元衰惫。❷《证治准绳·类方》第七册方。熟地黄、车前子各三两，菟丝子（酒煮）五两（一方加枸杞子一两半）。为末，炼蜜为丸，梧桐子大，每服五十丸，食前茯苓或石菖蒲煎汤送下。治肝肾俱虚，眼昏生翳。

驻形zhùxíng 养生术语。驻，留住；形，外形。即使形体不衰老。成玄英《南华真经注疏》说：“吹冷呼而吐故，呴暖吸而纳新，如熊攀树而可以自悬，类鸟飞空而伸其脚也。斯皆导引神气，以养形魂，延年之道，驻形之术。”故导引也作为一种驻形术。

柱骨zhùgǔ 人体骨骼名。指锁骨。古时亦名锁子骨、缺盆骨和巨骨。《医宗金鉴》：“柱骨者，膺上缺盆之外，俗名锁子骨也。内接横骨，外接肩解也。”或指颈椎。《释骨》：“骨三节，植颈项者，通曰柱骨。”

祝zhù ❶通注。敷涂。《周礼·天官》：“疡医掌肿疡、溃疡、金疡、折疡之祝药。”贾公彦疏：“祝，注也，注药于疮。”❷古代巫医所用的一种精神疗法。《灵枢·贼风》：“先知其病之所以生者，可祝而已也。”参见“祝由”条。

祝春渠zhùchūnqú 见“祝源”条。

祝登元zhùdēngyuán 清初医家。字茹穹。龙丘（今浙江衢州）人。撰《心医集》2卷（1650），提出10种养生处世之法及与患病有关的10种弊病，其中有些论述，如指出“听巫不请医”“用本草诸书而不深知”等弊病，对于破除迷信、提倡科学、深究药性确有一定积极意义。

祝茹穹zhùrúqióng 见“祝登元”条。

祝味菊zhùwèijú（1884—1951） 近代医家。别号傲霜轩主，祖籍浙江山阴（今绍兴），生于四川成都。1908年考入四川军医学校学习西医，1910年医校改组，随该校日籍教师石田东渡日本考察医学，翌年回国，在成都一家中西医并立的官医院担任中医主任，7年后另行开业。1924年移居上海，1927年与徐小圃共同筹建上海景和医科大学，后因战乱无果。1935年，应聘担任上海国医学院生理学教授及实习导师。1935年11月，应聘担任新中国医学院研究院院长和附属医院新中国医院院长。主张勤求古法，参用西学。著有《祝味菊医书四种》（《病理发挥》《诊断提纲》《伤寒新义》《伤寒方解》）。

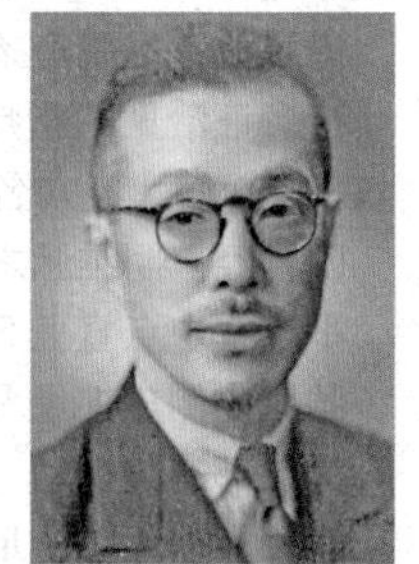
祝味菊

祝尧民zhùyáomín（17世纪） 明代医生。河南洛阳人。年轻时以文章名，后学医，自号薛衣道人。长于治疗疮疡及正骨等，后入山修道。

祝由zhùyóu 祝说病由。是古代以祝祷方法治病的名称。《素问·移精变气论》："古之治病，惟其移精变气，可祝由而已。"后世称用符咒禳病者为"祝由科"。属于巫医一类。在古代卫生机构中，多设有该科。

祝源zhùyuán 清末医生。字春渠。澉水（浙江海盐县西南）人，于1874年辑有《人身谱》1卷、《歌方集论》4卷，1891年刻行。

疰zhù 古病名。出《素问·五常政大论》。又称注病。疰有转注和留住的意思，指一些具有传染性和病程迁延的疾病。《金匮翼·诸疰》："疰者，住也。邪气停住而为病也。皆因精气不足，邪气乘之，伏于筋脉，流传藏府，深入骨髓，经久不已，时发时止，令人昏闭，无不痛处。"本病因变证多端，名称各异。如分十疰、九注等。参见"十疰""九注"等条。

疰市zhùshì 见"注市"条。

疰夏zhùxià 病名。又名注夏。❶指有明显夏令季节发病特点的一种病证。见《丹溪心法》卷一。《时病论》："疰夏者，每逢春夏之交，日长暴暖，忽然眩晕，头痛，身倦，脚软，体热食少，频欲呵欠，心烦自汗是也。"治宜益气阴，消暑热。方用补中益气汤去柴胡、升麻，加麦冬、五味、黄柏，生脉散等。❷劳病之一。《杂病源流犀烛·暑病源流》："劳之为病，其脉浮。又手足烦热，寒精自出，脚酸削不能行，小腹虚满，春夏剧，秋冬瘥，谓之疰夏病。"可用黄芪建中汤。❸夏瘘之别称。《医碥》卷三："瘘发于夏者，俗名注夏。"《杂病源流犀烛·暑病源流》："疰夏，脾胃薄弱病也。然虽由脾胃薄弱。亦必因胃有湿热及留饮所致。昔人谓瘘发于夏，即名疰夏。以疰夏之证，必倦怠四肢不举，羸瘦不能食。"参见"暑病"条。

疰瘂zhùyǎ 病证名。出《治疹全书》。即疹后失音。详该条。

著至教论篇zhùzhìjiàolùnpiān 《素问》篇名。吴昆注："著，明也。圣人之教，谓之至教。"本篇论述学医的方法和道理，指出业医者必须上知天文，下知地理，中知人事，这就说明了治病要顺应气候环境和生活条件的重要性。文中着重举"三阳独至"的病变为例。

蛀疳zhùgān 病证名。出《医宗金鉴》卷六十九。指下疳生于阴茎上者。

蛀节疔zhùjiédīng 病名。❶出《外科发挥》卷四。即手指患脱疽，见脱疽条。❷出《医宗金鉴》六十八卷，即蛇节疔。证治见"指疔"条。

筑宾zhùbīn 经穴名。代号KI9。出《针灸甲乙经》。属足少阴肾经。阴维脉之郄穴。位于小腿内侧，内踝尖与跟腱水平连线中点直上5寸，当腓肠肌内侧肌腹下端处。布有腓肠肌内侧皮神经和小腿内侧皮神经，深层为胫神经本干；深层部有胫后动、静脉通过。主治腹痛，呕吐，癫狂，疝气，脚软无力，足踹内痛，腓肠肌痉挛；并可用于肾炎、睾丸炎、盆腔炎等。直刺1～1.5寸。艾炷灸3～5壮；或艾条灸5～10分钟。

筑法zhùfǎ 推拿手法名。出《备急千金要方·养性》。用空拳敲击治疗部位。

筑基zhùjī 气功术语。是指内丹术功法中的第一步小周天过程。《金丹要诀》："构屋者以治地为筑基，炼丹者以死砂为筑基。丹基为未固而求成，必致前功尽弃，故先要筑基也。"内丹术全过程包括小周天练精化气，大周天练气化神及练神还虚三步法。从功法上，通过小周天的积累，为进行后二步功法打下基础，所以"筑基"是习练气功的基础。

箸针zhùzhēn 见《外科正宗》。即皮肤针。见该条。

zhua

抓法zhuāfǎ 推拿手法。出《肘后备急方·治卒腹痛方》。拇指与其他四指对掌用力，抓摄治疗部位肌肤，向上扯动后使局部皮肤自然滑脱而出的手法。

zhuai

拽法zhuàifǎ 推拿手法名。见曹锡珍《外伤中医按摩疗法》。用力牵拉患者肢体关节的手法。

zhuan

专精zhuānjīng 专，纯净；精，精华。如心为五脏六腑之主，故"夫心者，五脏之专精也"。（《素问·解精微论》）又如司岁之年，收备的药物气全力厚，是因为能得天地纯净之精气，故曰："先岁物……天地之专精也。"（《素问·至真要大论》）

专翕大生膏zhuānxīdàshēnggāo 《温病条辨》卷三方。人参、茯苓、鲍鱼、海参、白芍药、莲子、阿胶各二斤，龟甲（另熬胶）、鳖甲（另熬胶）、牡蛎、沙苑蒺藜、白蜜、猪脊髓、枸杞子（炒黑）各一斤，五味子、山茱萸肉各半斤，羊腰子八对，鸡子黄二十枚，乌骨鸡一对，芡实、熟地黄各三斤。以上将动物药、植物药分置四铜锅内，文火细炼三昼夜，去渣再熬六昼夜，陆续合为一锅，煎炼成膏，后下三胶，炼蜜和匀，以方中茯苓、白芍药、莲子、芡实为细末，合膏为丸，每服二至三钱，日三次。治秋燥日久伤及肝肾，上盛下虚，昼凉夜热，或干咳，或不咳，甚则痉厥者。若肝虚而热者，加天门冬、桑寄生各一斤同熬，再加鹿茸二十四两为末入膏内。

专阴zhuānyīn ❶指独有阴气而无阳气。❷即脉之有阴无阳，属无胃气的真脏脉。《素问·阴阳类论》："专阴则死。"

转胞zhuǎnbāo 病名。小便不通。出《金匮要略·妇人杂病脉证治》。又称胞转、转脬。《诸病源候论·小便病诸候》："胞屈辟不通，名为胞转。其病状，脐下急痛，小便不通是也。"多因强忍小便（忍尿疾走，忍尿入房、饱食忍尿等），或寒热所迫，或惊忧暴怒，气迫膀胱，使膀胱屈戾不舒所致。治宜疏导。方用蒲黄散、滑石散，或猪苓汤下甘遂末。年老者，宜补肾，用金匮肾气丸、六味地黄丸等方。惊忧暴怒，小便卒暴不通者，宜葱白汤。孕妇胎满压迫膀胱所致者，宜参术饮、补中益气汤，或令孕妇平卧床榻，脚端抬高，使胎不压脬，小便自通。适近临产者，可手入产户，托起其胎，小便即出。转胞困危者，可用导尿法。

转呆丹zhuǎndāidān 《辨证录》卷四方。人参、当归、半夏、生酸枣仁、菖蒲、茯神各一两，白芍药三两，柴胡八钱，附子一钱，神曲、柏子仁各五钱，天花粉三钱。水煎，灌服。功能大补心肝气血，祛痰开窍。治呆病，终日闭户独居，口中喃喃，多不可解，将自己衣服用针线密缝，与之饮食，时用时不用，尝数日不食，而不呼饥，见炭最喜食之。

转豆脉zhuǎndòumài 十怪脉之一。又称转丸脉。脉来去捉摸不定，如豆之旋转状。

转谷zhuǎngǔ 经外奇穴名。出《外台秘要》。位于胸侧部，腋前皱襞直下，第三肋间隙中。主治胸胁支满，食欲不振，呕吐；以及肋间神经痛等。斜刺0.3～0.5寸。艾炷灸3～5壮；或艾条灸5～10分钟。

转归zhuǎnguī 病机名词。指疾病发展的结局，包括痊愈、死亡、缠绵，或后遗等各种情况。

转脉漏zhuǎnmàilòu 病证名。出《诸病源候论》卷三十四。多由起居、饮食失节，复为邪毒内侵而致。症为初起颈项肿块，疼痛寒热，日久化脓破溃，渗流脓水。宜内服连翘散。相当于颈部化脓性或结核性的窦道。

转脬zhuǎnpāo 病名。即转胞。《证治汇补·癃闭》："转脬者，胞系转戾，脐下并急而痛，小便不通者是也。"详"转胞"条。

转乳zhuǎnrǔ 病证名。即乳。详该条。

转舌丸zhuǎnshéwán 《奇效良方》卷二方。大黄（酒浸）二两，芒硝、石菖蒲、连翘、远志、黄芩各一两，栀子八钱，薄荷七钱，甘草六钱。为末，炼蜜为丸，梧桐子大，朱砂为衣，每服三十至四十丸，薄荷煎汤化服。开窍化痰，清热祛风。治类中风，舌强不语，神识不清。

转矢气zhuǎnshǐqì 症名。指肠中有气转动，时时放屁。《伤寒论·辨阳明病脉证并治》："阳明病，潮热……若不大便六七日，恐有燥屎，欲知之法，少与小承气汤，汤入腹中，转矢气者，此有燥屎也，乃可攻之。"《伤寒论集注》卷五："按矢气二字，从前书中皆云失气，此误也，缘矢字误写出头耳。盖矢与屎同。矢气者，屁乃矢之气也。且失字之上，无转字之理，转乃转运也，以其气由转运而出。若果失字，夫何转之有？确为矢字无疑。"参见"失气"条。

转胎zhuǎntāi ❶即试痛。《保产万全金》："试痛即转胎。"❷纠正异常胎位，使之转为正常。

转天汤zhuǎntiāntāng 《傅青主女科》卷下方。人参、当归（酒洗）各二两，川芎一两，川牛膝三钱，升麻四分，制附子一分。水煎服。治倒产。

转丸脉zhuǎnwánmài 即转豆脉。详该条。

转膝zhuǎnxī 练功方法名。见杜自明《中医正骨经验概述》。两下肢并立，上身前倾，微躬其腰，双手掌分按于两膝，旋转活动膝关节。适用于治疗膝部疾患。

转心莲zhuǎnxīnlián 中药材。见《植物名实图考》。为西番莲之别名，详该条。

转阳过阴zhuǎnyángguòyīn 小儿推拿手法名。详"猿猴摘果"条。

转阴过阳zhuǎnyīnguòyáng 小儿推拿方法名。详"猿猴摘果"条。

转枝莲zhuǎnzhīlián 中药材。见《四川中药志》。为西番莲别名，详该条。

转注zhuǎnzhù 古病名。又名传尸。《外台秘要·传尸方四首》："传尸，亦名转注。"详"转疰""传尸"条。

转疰zhuǎnzhù 古病名。即转注。《太平圣惠方》卷五十六："转疰者，死又易傍人，转注之状，与诸疰略同。以其在于身内，移转无常，故以为转疰也。"又："转相染易，梦寐氛氲，肌体羸瘦，往来寒热，默默烦闷，欲寐不能，手足热，不能食，或欲向壁悲啼，或喜笑无常，宜服牛黄散。治转疰绝门，族族尽，转逐中外，复易亲友，雄黄圆方。"参见"尸疰""风疰""鬼疰"等条。

转筋zhuànjīn 证名。出《灵枢·阴阳二十五人》。指肢体筋脉牵掣拘挛，痛如扭转。多由阴阳气血衰少，风冷外袭，或血分有热所致。常发于小腿肚，甚则牵连腹部拘急。《金匮要略·趺蹶手指臂肿转筋狐疝虫病脉证并治》："转筋之为病，其人臂脚直，脉上下行，微弦，转筋入腹者，鸡屎白散主之。"《诸病源候论·转筋候》："转筋者，由荣卫气虚，风冷气搏于筋故也。手足之三阴、三阳之筋，皆起于手足指而并络于身，若血气不足，阴阳虚者，风冷邪气中于筋，随邪所中之筋，筋则转。"《素问玄机原病式·六气为病》："外冒于寒而腠理闭密，阳气郁怫，热内作，热燥于筋，则转筋也。故诸转筋，以汤渍之，而使腠理开泄，阳气散则愈也。"《赤水玄珠·转筋》："寻常转筋，四时皆有，不因霍乱而发者，其发多于睡中，或伸欠而作。丹溪谓此多属血热，以四物汤加苍术、红花、酒芩、南星水煎服。"参"霍乱转筋"条。

转筋霍乱zhuànjīnhuòluàn 病证名。见《景岳全书·杂证谟》。即霍乱转筋。详该条。

转子莲zhuànzǐlián 中药材。见《贵州草药》。为紫金莲之别名，详该条。

撰集伤寒世验精法zhuànjíshānghánshìyànjīngfǎ 伤寒著作。8卷。明代张吾仁撰。张氏以仲景学说为主，旁参诸家学术经验撰成此书，后由其孙张于乔录编，刊于1666年。本书详论伤寒、类伤寒以及和伤寒有关的多种病证的证治；选方比较广泛，颇多经验之谈。但对于病证的分类有欠妥之处，论述的条理和层次不够明晰，并杂有主观片面的观点。卷首附《伤寒辨舌世验精法》，其中36舌图出自《伤寒金镜录》，方治宗法仲景。可供临床参考。

zhuang

庄绰zhuāngchāo 宋代医家。清源（今山西清徐）人。字季裕。建炎中年（1127—1130）曾任朝奉郎、前江南道都总管同干公事。善针灸。撰有《膏肓腧穴灸法》《脉法要略》等书。

庄季裕zhuāngjìyù 见"庄绰"条。

庄履严zhuānglǚyán 明代医家。字若旸。江苏江阴县（今江苏江阴市）人。精于医，活人很多，著《医理发微》，佚。

庄若旸zhuāngruòyáng 见"庄履严"条。

庄氏慈幼二种zhuāngshìcíyòu'èrzhǒng 儿科著作。见"遂生福幼合编"条。

庄氏紫金丸zhuāngshìzǐjīnwán 见《证治准绳·幼科》集八。即紫金丸第二方，见"紫金丸"条。

庄一夔zhuāngyīkuí（18世纪） 清代医家。字在田。江苏武进人。读儒书，兼学医，后鉴于侄孙辈每因痘疹及惊风而夭折，钻研痘疹及惊风等证较深。撰有《遂生篇》《福幼编》（刊刻于1777）。前者专论痘疹，主张治痘宜温补兼散，疹宜养血兼散，反对流传之"痘神换坏痘"等迷信之说。后者主论惊风，主张慢惊属虚寒，治当以温补为主；急惊属实热，治当清热为主，反对不辨虚实寒热，一概用凉药治惊风之论。

庄在田zhuāngzàitián 见"庄一夔"条。

庄周气诀解zhuāngzhōuqìjuéjiě 养生著作。托名解述庄周气诀，可能为唐人所传。本书以论述咽气为主，兼及存想。认为通过握固、闭气、吞液，可使气化为血，血化为精，精化为神，神化为液，液化为骨，胎结丹田，绵绵长存，行之不倦，神充体溢。

壮zhuàng ❶灸法术语。①指艾炷灸中的计数单位。每灸一个艾炷，称为一壮。②指艾炷。如大壮灸，即指用较大的艾炷施灸，小壮灸即指用较小的艾炷施灸。❷强盛。生、长、壮、老、已生命过程的第三阶段。

壮火zhuànghuǒ 与少火相对。指过亢的、能耗损人体正气的病理的火。《素问·阴阳应象大论》："壮火食气……壮火散气。"

壮火食气zhuànghuǒshíqì 出《素问·阴阳应象大论》。壮火，阳气亢盛之极。食，腐蚀、消耗。❶阳气过亢，火热耗气，使正气衰弱。❷辛热壮火之药，亦能使精气耗损。

壮筋续骨丹zhuàngjīnxùgǔdān 《伤科大成》方。当归、菟丝子饼、党参、补骨脂、刘寄奴各二两，川芎、白芍药、杜仲、桂枝、三七、虎骨、木瓜各一两，炒熟地黄四两，川续断、五加皮各一两五钱，骨碎补、黄芪、䗪虫各三两。为细末，砂糖泡水泛丸，每服四钱，温酒送下。治骨折伤筋后期，筋骨软疲者。

壮筋养血汤zhuàngjīnyǎngxuètāng 《伤科补要》卷三方。白芍药、当归、川芎、续断、红花、生地黄、牛膝、牡丹皮、杜仲。水煎服。用于外伤筋络。

壮热zhuàngrè 症名。见《诸病源候论》。感觉躁热难受，体温升高明显，身热烙手，或伴有恶热烦渴的表现，属于高热的范围。

壮肾散zhuàngshènsǎn 《寿世保元》卷五引何晴岳方。淫羊藿（酒浸）、杜仲（酒炒）、远志、炒小茴香、大茴香各五两，远志（去心）四两，巴戟天、肉苁蓉（酒浸）各六两，青盐八两。为末，每服二钱，用猪腰切开，掺药末在内，纸裹，火烧熟，细嚼，酒送下。治肾经虚损，腰腿遍身疼痛。

壮水之主，以制阳光zhuàngshuǐzhīzhǔ yǐzhìyángguāng 治则。出《素问·至真要大论》王冰注语。后人简称为壮水制阳或滋水制火，滋阴抑火。是治求其属的治法，即用滋阴壮水之法，以抑制阳亢火盛。肾主真水，肾阴不足，则虚火上炎，出现阳偏亢之象，症见头晕目眩，腰酸足软，咽燥耳鸣、烦热盗汗等，此非火之有余，乃水之不足，故必须滋养肾水，用六味地黄丸、左归丸治疗。参见"阳病治阴"条。

壮水制火zhuàngshuǐzhìhuǒ "壮水之主，以制阳光"的简称，参见该条。

壮阳zhuàngyáng 补法之一。用温补药强壮心、肾阳气的治法。适用于阳气虚衰之症。分壮心阳与壮肾阳。壮心阳多用人参、附子；壮肾阳多用肉桂、鹿茸、附子。

壮阳草zhuàngyángcǎo 中药材。见《本草述》。为韭菜之别名，详该条。

壮医药线点灸疗法zhuàngyīyàoxiàndiǎnjiǔliáofǎ 壮族医疗法专著。黄瑾明等根据龙玉乾祖传经验整理而成。本书着重介绍壮医药线点灸法的特点、腧穴的体表定位法、取穴原则、施术要点以及在内、外、妇产、儿、皮肤、五官等科的临床应用。1986年由广西人民出版社出版。

壮族医学史zhuàngzúyīxuéshǐ 民族医史著作。黄汉儒、黄景贤、殷昭红编著，1998年由广西科学技术出版社出版。该书系统介绍了壮医药与壮族的社会历史、地理、经济、文化、民俗之间的关系，论述了壮医药的起源、形成与发展及其对我国传统医学和民族保健的贡献等内容。

状如悬胆zhuàngrúxuándǎn 病证名。出《证治准绳·杂病》。《张氏医通》卷八："有翳从上而下，贯及瞳神，色青或斑，上尖下大，薄而圆长，状如悬胆，盖胆有瘀热，肝胆膏损，变证急来之候。"方用龙胆泻肝汤加丹皮、赤芍等。

状如鱼胞zhuàngrúyúbāo 病证名。出《证治准绳·杂病》。又名状如鱼脬、气胀、白睛浮壅。多因热邪壅遏于肺，气机不得宣畅所致。"此症气轮肿起，不紫不赤，或水红，或白色，状若鱼胞"（《审视瑶函》）。严重者，白睛肿胀，高出黑睛。宜泻肺清热，可用泻白散或泻肺汤加减。

状如鱼脬zhuàngrúyúpāo 病证名。《张氏医通》卷八："气轮努胀，不紫不赤，状如鱼脬，乃气分之证，金火相搏所致。不用劆导，惟以清凉自消。"即状如鱼胞，详该条。

状元红zhuàn · yuanhóng 中药材。见《广州植物志》。为荷苞花之别名，详该条。

撞刺生翳zhuàngcìshēngyì 病证名。见《世医得效方》卷十六。即撞刺生翳外障。详该条。

撞刺生翳外障zhuàngcìshēngyìwàizhàng 病证名。见《秘传眼科龙木论》。又名撞刺生翳。指由眼外伤引起的目翳。眼被撞刺之后。"痕伤受血灌溉，遂生血翳，碜涩泪出，红筋满目，此症外伤，与患眼生翳不同……伤于风轮，酿成大患，或至瞎"。(《银海精微》）宜清热消瘀，用石决明散或经效散加减。

撞红zhuànghóng 见《妇科易知》。指男女性交时，妇女月经适至，俗称撞红。

撞击伤目zhuàngjīshāngmù 病名。即以眼部受钝力撞击伤而无穿破伤口为主要表现的眼病。

撞气阿魏丸zhuàngqì' áwèiwán《太平惠民和剂局方》卷三方。炒茴香、炮莪术、炮丁香皮、青皮、陈皮、川芎、炒甘草各一两，砂仁、肉桂、白芷各半两，胡椒、阿魏（醋浸一宿，以面同为糊）、生姜（四两切片，盐半两淹一宿以面同为糊）各二钱半。为末，阿魏打糊为丸，芡实大，朱砂为衣，每服一至二粒，空腹，茶或酒送下；气痛，炒姜盐汤送下；妇人血气，醋汤送下。治五种噎疾，九般心痛，痃癖气块，冷气攻刺，及脾胃停寒，胸满膨胀，腹痛肠鸣，呕吐酸水，小肠气，妇人血气、血刺等疾。

zhui

追虫丸zhuīchóngwán 《证治准绳·类方》第八册方。黑牵牛子（取头末）、槟榔各八两，雷丸（醋炙）、木香各二两。为末，用茵陈二两，皂角，苦楝皮各一两，煎取浓汁为丸，绿豆大，成人每服四钱，小儿一钱半至二钱，五更砂糖水送下。治虫积腹痛。

追疔夺命丹zhuīdīngduómìngdān 《赤水玄珠》卷二十九方。羌活、独活、青皮、防风、黄连、赤芍药、细辛、甘草节、蝉蜕、僵蚕、蚤休、泽兰、金银花各等分。有脓，加何首乌、白芷；要通利，加青木香、大黄、栀子、牵牛子；毒在下，加木瓜，以上均各等分。为末，每服五钱，加泽兰，金银花各一两，生姜十片，同捣烂，酒浸温热服；或水煎取汁，并用生姜十片，水酒各半煎送上药，以汗出为度。治疔疮。若心烦呕吐，加甘草节、绿豆粉各一钱，酸浆水送下；呕逆恶心，加乳香、绿豆粉，甘草煎汤送下；若病退，加大黄二钱煎热送下。

追风草zhuīfēngcǎo 中药材。见《全国中草药汇编》。为水蔓菁之别名。详该条。

追风毒散zhuīfēngdúsǎn 《仁斋直指方论》卷四方。羌活一两，槟榔、防风、炒桑白皮各五钱，炒郁李仁、大黄各一分。为粗末，每服三钱，加黑豆一百粒，水煎服。功能疏泄风毒。治脚气热盛者。若热甚大便秘，重用大黄。

追风棍zhuīfēnggùn 中药材。见《生草药性备要》。为丢了棒之别名。详该条。

追风箭zhuīfēngjiàn 中药材。见《全国中草药汇编》。为墓头回之别名。详该条。

追风七zhuīfēngqī 中药材。见《陕西中草药》。为蓝布正之别名。详该条。

追风伞zhuīfēngsǎn 中药材。见《贵州民间方药集》。又名惊风伞。为报春花科植物狭叶排草 *Lysimachia trientaloides* Hemsl. 的根或全草。分布于湖南、湖北、四川、贵州、广东、广西等地。苦、辛，温。祛风除湿，活血散瘀，定惊。治风湿痹痛，半身不遂，跌打损伤，小儿惊风。煎服：9～30g。

追风散zhuīfēngsǎn ❶《太平惠民和剂局方》卷一方。川乌（炮，去皮、脐、尖）、防风（去芦、叉）、川芎（洗）、白僵蚕（去丝、嘴，微炒）、荆芥（去梗）、石膏（煅，研）、甘草（炙）各一两，白附子（炮）、羌活（去芦，洗）、全蝎（去尾针，微炒）、白芷、天南星（炮）、天麻（去芦）、地龙（炙）各半两，乳香（研）、草乌（炮，去皮、尖）、没药（细研）、雄黄（细研）各一分。为细末，每服半钱，入好茶少许同调，食后及临睡服。功能祛风邪，清头目，利咽膈，化痰涎。治新久偏正头痛，头晕目眩，心悸烦热，百节酸疼，鼻塞声重，项背拘急，或皮肤瘙痒，面上游风，状若虫行。❷《喉症全科紫珍集》卷上方。何首乌、牛膝、川乌、麝香、细辛、高良姜、草乌各等分。为细末，吹患处。治咽喉诸症，牙关紧急，口噤不开，舌硬难转者。

追风藤zhuīfēngténg 中药材。见《陕甘宁青中草药选》。为常春藤之别名。详该条。

追风丸zhuīfēngwán 《杂病源流犀烛·身形门》卷二十五方。何首乌、苦参、苍术、荆芥穗各四两。为末，用皂角二斤（去皮弦子），水煎成膏，和药末为丸，空腹温酒或茶水送下。功能杀虫祛湿清热。治白癜风。

追骨风zhuīgǔfēng 中药材。❶见《陕西中草药》。为青风藤之别名。❷见《南京民间药草》。为鼠曲草之别名。❸见《湖南药物志》。为薜荔之别名。各详该条。

追痨仙方zhuīláoxiānfāng 方书。见“医方全书”条。

追命丹zhuīmìngdān 见《外科正宗》卷一。即黍米寸金丹，见该条。

追疟饮zhuīnüèyǐn 《景岳全书·新方八阵》卷五十一方。制何首乌一两，当归、甘草、半夏、青皮、陈皮、柴胡各三钱。水煎二次，露置一夜，早晨、食远分服。治疟疾。

追蚀疮疽肿法zhuīshíchuāngjūzhǒngfǎ 外科外治法之一。见《外科精义》卷上。系腐蚀疮疡恶肉的一种方法。能使疮疡毒气外泄，恶肉易去。用法：将腐蚀药物直接撒于患处。常用方剂有白降丹、红升丹、五五丹等。适用于痈疽脓成未溃，或溃而疮口小；或痔疮、瘰疬、赘疣等；或胬肉突出者。参见“疮疡掺药法”和“溃疡去腐法”条。

追蚀脓法zhuīshínóngfǎ 外治法之一。即将化腐药直接用于患处，以代替刀针排脓的方法。《外科理例》卷一：“使毒外泄而不内攻，恶肉易去，好肉易生也……若疮疖脓成未破于上薄皮剥起者，当用破头代针之药安其上，以膏贴之。脓出之后，用搜脓化毒药。”

追虚逐实zhuīxūzhúshí 出《伤寒论·辨太阳病脉证并治》。原指用灸法治阴虚内热证的错误方法，导致虚者更虚、实者更实。后世引作批评医者滥用补泻之语。

椎zhuī 出《素问·刺热》等篇。指脊柱骨的分节。

椎顶zhuīdǐng 经外奇穴名。即崇骨，见该条。

坠睛zhuìjīng 病名。见《太平圣惠方》卷三十三。又名坠睛眼。谓风寒上攻眼带，致目珠向下偏斜。类似今由上直肌、下斜肌麻痹所致的麻痹性斜视。参见“目偏视”条。

坠睛眼zhuìjīngyǎn 病证名。见《杂病源流犀烛》卷二十二。即坠睛。详该条。

坠血明目饮zhuìxuèmíngmùyǐn 《审视瑶函》卷三方。细辛、人参各一钱，赤芍药、川芎（酒炒）、牛膝（酒炒）、石决明（醋煅）、生地黄、山药、知母、白蒺藜、当归尾、防风各八分，五味子十粒。水煎服。治血灌瞳神。

坠翳散zhuìyìsǎn 《医宗金鉴·眼科心法要诀》卷七十七方。石决明、防风、茺蔚子各二钱，人参、菊花、车前子各三钱。为细末，每服一钱，食后米汤调下。治因肺肝风热，流入于目，泪多涩痛而致的白翳黄心内障，症见黑睛四边皆白，中心一点微黄，隐在黑珠内，映出珠外，大小眦头微带赤色。

缀法zhuìfǎ 连接断裂组织的一种方法。见《医宗金鉴》卷八十八。取乱发若干，放置瓦罐内，盐泥密闭罐口，以火煅使发成灰备用。乘新伤急蘸发灰于创口内，对好断裂组织，以消毒纱布敷盖，外以绷布包扎。原用于耳鼻等处撕裂或断离伤。

zhun

肫疽zhūnjū 病名。《疮疡经验全书》卷三。“肫疽，肿高而硬。俗言此疽坚无脓，殊不知其因成脓在内，一时不能出皮肤，须用内托发出，方可用针刺破。”

准头zhǔntóu ❶人体部位。见《医学入门》。即鼻准。详该条。❷经穴别名。出《医宗金鉴》。即素髎。见该条。

zhuo

捉虎丹zhuōhǔdān 《杂病源流犀烛·六淫门》卷十三方。即一粒金丹第一方。见“一粒金丹”条。

颇zhuō ❶解剖部位。指眼眶下面的骨，相当于解剖学上的上颌骨与颧骨构成眼眶的下侧部分。《灵枢·经脉》：“三焦手少阳之脉……以屈下颊，至颇。”张景岳注：“目下曰颇。”❷经穴别名。出《外台秘要》。即禾髎，见该条。

灼热zhuórè 症名。出《伤寒论·辨太阳病脉证并治》。指发热较高，如火灼之状，手抚病人的皮肤，有灼手感觉。见于多种热性病。

灼痛zhuótòng 症名。痛处有烧灼感。可见于郁火伤阴之胃脘痛，或热毒炽盛的疮疡、汤火伤等。

卓伯融zhuóbóróng 宋代医生。撰《妙济方》一卷，佚。

卓雨农zhuóyǔnóng（1906—1965） 现代医家。四川成都市人。十六岁开始随父学医，从事中医工作。1949年后，先后在成都市第一人民医院及中医学院工作，任妇科教研组主任及附院副院长。著有《论崩漏》一书，并参加及主编《中医妇科学》《中医妇科治疗学》等书。

斫合子zhuóhézǐ 中药材。出《本草拾遗》。为萝藦子之别名。

详该条。

斫郎zhuóláng 中药材。出《说文解字注》。为螳螂之别名。详该条。

浊zhuó 浊病的简称。又名赤白浊、二浊。❶指小便浑浊。见《丹溪心法》卷三。小便浑浊，色赤或有血者称赤浊，无血而色白者称白浊。《时方妙用》卷四："浊者，小水不清也。"由湿热下注则为浊病。湿胜于热则白，热胜于湿则赤，治宜导其湿热为主。❷指精浊。《证治准绳·赤白浊》以"浊病在精道"，其症窍端常有浊物，淋漓不断而小便自清。随浊物有血、无血，而有赤浊、白浊之分。❸统指便浊与精浊。《证治汇补·便浊章》："浊分精溺。"详"便浊""精浊"条。本证可见于慢性尿路感染、慢性前列腺炎及淋病等疾患。

浊害清和zhuóhàiqīnghé 病证名。指痘疹所致之目疾。《审视瑶函》："夫痘疹为毒最重……若痘疹发，则诸经百脉清纯太和之气，皆被搅扰，正气大虚，则邪乘虚而入，各因其犯而为病。目窍于肝胆，肝胆乃清净之府，邪正理不并立，今受浊邪熏灼，失发生长养之源，故病亦易侵。"并谓本症"重轻非一，有病于前，有病于末，有久闭而不开，有肿痛而赤烂，有积热而内症昏蒙，或乘虚而冲风泪湿，有阴邪结星而为翳，有阳邪灼膏而成疾"。参见"痘疹入眼"条。

浊气zhuóqì ❶饮食精华的浓浊部分。《素问·经脉别论》："食气入胃，浊气归心，淫精于脉。"❷寒邪。《灵枢·忧恚无言》："两泻其血脉，浊气乃辟。"❸污浊之气。如呼出之气，排出的矢气等。❹与清阳相对而言的重浊物质。《素问·阴阳应象大论》："浊气在上，则生䐜胀。"

浊气归心zhuóqìguīxīn 饮食精华浓浊部分归于心脏，由心再通过经脉输送到全身，说明了心起着输送营养的总枢纽作用。《素问·经脉别论》："饮食入胃，浊气归心，淫精于脉。"

浊涕zhuótì 症名。出《素问·气厥论》。指鼻涕浓稠秽浊，多因肺热或胆热所致，常见于鼻渊等病。

浊邪zhuóxié 多指湿浊之邪。《金匮要略·脏腑经络先后病脉证并治》："清邪居上，浊邪居下。"《温热论》："浊邪害清也。"参见"湿浊"条。

浊邪害清zhuóxiéhàiqīng 指湿浊邪气阻遏清阳，蒙蔽头部孔窍，出现神志昏蒙和听觉障碍的病机。《温热论》："湿与温合，蒸郁而蒙蔽于上，清窍为之壅塞，浊邪害清也。"

浊阴zhuóyīn 指体内重浊下降或浓厚的物质。如存于五脏的水谷精微物质，归于六腑的饮食糟粕等，均属浊阴。《素问·阴阳应象大论》："清阳出上窍，浊阴出下窍；清阳发腠理，浊阴走五脏；清阳实四肢，浊阴归六腑。"

浊阴不降zhuóyīnbùjiàng 指水谷的营养原料和糟粕，不能正常被消化吸收和排泄的病机。《素问·阴阳应象大论》："浊阴走五脏"，"浊阴归六腑"，"浊阴出下窍"。出下窍的浊阴指糟粕，走五脏，归六腑的浊阴是新陈代谢的原料。浊阴不降多由脾胃阳气不足，升清降浊的功能障碍所致。症见胸闷、腹胀、大便溏、小便黄及头重体困、食少纳呆、舌苔浊腻、脉弦滑等。治疗一般以健脾祛湿或芳香化浊。

浊浴zhuóyù 经外奇穴名。出《备急千金要方》。位于第十胸椎棘突下，旁开后正中线2.5寸处。主治胆病惊恐，食欲不振，口舌无力等。斜刺0.5～1寸。艾炷灸3～7壮；或艾条灸5～15分钟。

浊者为卫zhuózhěwéiwèi 卫，指卫气。卫气与营气均源于水谷精微，其浓浊部分化生为卫气，其清稀部分则化生为营气。《灵枢·营卫生会》："人受气于谷，谷入于胃，以传于肺，五脏六腑，皆以受气，其清者为营，浊者为卫。"

浊烛疮zhuózhúchuāng 病证名。出《诸病源候论》卷三十五。即王烂疮。详该条。

啄法zhuófǎ 推拿手法名。见曹锡珍《外伤中医按摩疗法》。手指自然屈曲，五指端靠拢，腕部自然屈伸，带动指端着力于治疗部位进行啄击的手法，如鸡啄之状。

著痹zhuóbì 病名。即因湿邪引起的痹病，由于湿性黏腻滞着，故此类痹病常以肢体关节重着酸痛，痛处固定，下肢为甚，或有肿胀，肌肤麻木，阴雨加重为主要表现。

著噤zhuójìn 即噤风，详该条。

着痹zhuóbì 病名。出《素问·痹论》。又名湿痹，详"湿痹"条。

着肤灸zhuófūjiǔ 即直接灸，详该条。

着噤zhuójìn 病证名。又名初生着噤。简称噤。《诸病源候论》卷五十："小儿初生，口里复结聚，生于舌上，如黍粟大，令儿不能取乳，名之曰噤。此由于胎时，热入儿脏，心气偏受热故也。"

琢齿zhuóchǐ 自我推拿方法。即叩齿法。《诸病源候论·齿虫候》："琢齿二七过，使人丁壮有颜色，去虫而牢齿。"

zi

孖生zīshēng 即双生。详该条。

资成汤zīchéngtāng 《不居集》上集卷十方。人参、白芍药、扁豆、山药、茯神各一钱，丹参八分，橘红六分，甘草五分，莲肉一钱五分，檀香三分。入公猪肚一具（酒洗净），水煎服；或为丸服。功能益气滋阴，健脾止泻。治虚劳遗精，盗汗，食少泄泻，血不归经，女子崩漏不止，及虚劳不受峻补者。若虚热者，加牡丹皮、地骨皮；惊恐怔忡，不眠多汗，加酸枣仁；火烁肺金，干燥多嗽，加百合；便血失血，加地榆、续断；小便不利，加车前子；痰多，加贝母。

资脉zīmài 经穴别名。出《针灸甲乙经》。即脉。见该条。

资生健脾丸zīshēngjiànpíwán 即资生丸，见该条。

资生廓zīshēngkuò 眼的八廓名称之一。用相应脏腑的功能命名者。清代黄庭镜《目经大成》卷一："坤为下睑，络通胃腑，脏属于脾……脾胃相为表里，主腐熟水谷，保合太和，司培元气，曰资生廓。"由于脾胃具有腐熟水谷，吸收运送营养物质，培补元气的功能，人体赖以生存，故名资生廓。详"八廓"条。

资生肾气丸zīshēngshènqìwán 《医宗金鉴·删补名医方论》卷二十七方。即加味肾气丸，见该条。

资生汤zīshēngtāng 《医学衷中参西录》方。山药30g，玄参150g，白术、炒牛蒡子各9g，鸡内金6g。水煎服。功能益气滋阴，健脾消食。治劳瘵羸弱已甚，饮食减少，喘促咳嗽，身热脉虚数，及血虚经闭。若热甚者，加生地黄15～18g。

资生通脉散zīshēngtōngmàisǎn 《医学衷中参西录》方。炒白术、玄参、白芍药各9g，山药30g，鸡内金、桃仁、甘草各6g，龙眼肉18g，山茱萸、枸杞子各12g，红花4.5g。水煎服。功能养血行血，健脾消食。治血枯经闭，饮食减少，灼热咳嗽。若灼热不退，加生地黄18～30g；咳嗽，加川贝母9g、罂粟壳6g；泄泻，去玄参，加熟地黄30g、茯苓6g；大便干燥，加当归、阿胶各数g；小便不利，加车前子9g、地肤子6g；肝气郁，加麦芽9g，川芎、莪术各3g；汗多，增山茱萸为18g，再加生龙骨、生牡蛎各18g。

资生丸zīshēngwán 《证治准绳·类方》第五册引缪仲淳方。又名资生健脾丸。白术（米泔水浸，用山黄土拌，蒸九次，晒九次，去土，切片，焙干）、人参（去芦，人乳浸透，饭锅上蒸熟）、薏苡仁（炒）各三两，白茯苓（去粗皮，水飞，去筋膜，人乳拌，饭锅上蒸，晒干）、干山药（炒）、麦芽面（炒）、芡实（净肉，炒）各一两五钱，橘红、山楂肉（蒸）、神曲（炒）各二两，川黄连（姜汁炒）、白豆蔻仁（微炒）、泽泻（去毛，炒）各三钱半，桔梗（米泔浸，炒）、藿香、炙甘草各五钱，白扁豆（炒，去壳）、莲肉（去心）各一两。为细末，炼蜜为丸，每丸重二钱，每服一丸，醉饱后服二丸，细嚼，淡姜汤送下。功能健脾开胃，消食止泻。治脾胃虚弱，食不运化，脘腹胀满，面黄肌瘦，大便溏泄。

资寿解语汤zīshòujiěyǔtāng 《医方类聚》卷二十引《资寿方》方。原名解语汤。附子、防风、天麻、酸枣仁各三分，官桂、羚羊角各七分半，甘草、羌活各五分。水煎，入竹沥调服。功能祛风化痰。治风中心脾，舌强不语，半身不遂。

嗞啀zī'ái 症名。小儿烦躁的表现。《婴童百问》："嗞啀者，心经有风邪，精神恍惚，心躁生风，热多不安，烦久则惊，风多不定，躁久而搐。"治宜清热镇惊，用七物黄连汤；风热重者，用至宝丹。

嗞煎zījiān 症名。小儿烦躁的表现。《婴童百问》："嗞煎者，心经有热，精神恍惚，内烦不安，心烦则渴，自然生惊。"治宜清心退热，通利小便。热重者用黄连解毒汤，轻者用导赤散。

嗞煎声zījiānshēng 听声知病之一。见《证治准绳·幼科》。嗞煎烦躁病难安，躁促声音不感寒。语短气微尿主涩，长迟声细病多般。

滋补zībǔ 治法。用滋养强壮、浓郁厚味的药物如熟地、山萸肉、菟丝子、枸杞子、龟甲胶、鹿角胶等填补肾阴的治法。参见"补阴"条。

滋补肺肾zībǔfèishèn 治法。即用具有滋阴补肾益肺作用的方药治疗肺肾阴虚证的治法。

滋补肺胃zībǔfèiwèi 治法。即用具有滋阴补肺养胃作用的方药治疗肺胃阴虚证的治法。

滋补肺阴zībǔfèiyīn 治法。即用具有滋阴补肺作用的方药治疗肺阴虚证的治法。

滋补肝肾zībǔgānshèn 治法。即用具有滋阴补肾养肝作用的方药治疗肝肾阴虚证的治法。

滋补肝胃zībǔgānwèi 治法。即用具有滋阴补肝养胃作用的方药治疗肝胃阴虚证的治法。

滋补肝阴zībǔgānyīn 治法。即用具有滋阴养肝作用的方药治疗肝阴虚证的治法。

滋补济阴丸zībǔjìyīnwán 《类证活人书》卷四方。熟地黄五两，山萸肉、山药各三两，茯苓、泽泻、牡丹皮、芍药、地骨皮、龟甲各二两，黄柏、知母、青蒿、五味子各一两二钱半，牛膝、杜仲各一两五钱。为细末，炼蜜为丸，每服三至五钱，早空心白滚汤吞服。功能滋阴清热。治心肾不交，水火不济，心液竭而心火独亢，肾水枯而骨蒸劳热，或干嗽痰红，或精滑淋漓。

滋补脾胃zībǔpíwèi 治法。即用具有滋阴补脾养胃作用的方药治疗脾胃阴虚证的治法。

滋补脾阴zībǔpíyīn 治法。即用具有滋阴补脾作用的方药治疗脾阴虚证的治法。

滋补肾精zībǔshènjīng 治法。即用具有滋补肾阴、填精益髓作用的方药治疗阴虚精亏证的治法。

滋补肾阴zībǔshènyīn 治法。参"补阴""强阴"条。

滋补心肺zībǔxīnfèi 治法。用具有滋阴养心补肺作用的方药治疗心肺阴虚证的治法。

滋补心肾zībǔxīnshèn 治法。即用具有滋阴补肾养心作用的方药治疗心肾阴虚证的治法。

滋补心阴zībǔxīnyīn 治法。即用具有滋阴养心作用的方药治疗心阴虚证的治法。

滋补养荣丸zībǔyǎngróngwán 《东医宝鉴·杂病篇》卷四引《医方集略》方。远志、白芍药、黄芪、白术各一两半，熟地黄、人参、五味子、川芎、当归、山药各二两，陈皮八钱，茯苓七钱，生地黄五钱，山茱萸四钱。为细末，炼蜜为丸服。功能补肝血。治筋极，数转筋，十指爪甲皆痛；并治虚劳，气血不足，精神短少，脾胃虚弱。

滋肠五仁丸zīchángwǔrénwán 见《杨氏家藏方》卷四。即五仁丸，见该条。

滋膵饮zīcuìyǐn 《医学衷中参西录》方。黄芪、山茱萸各15g，生地黄、山药各30g，生猪胰子（切碎）9g。前四味煎汤，送服猪胰子一半，煎渣时再送服另一半。功能滋肺润燥治消渴。若中、上二焦积有实热，脉象洪数者，可先服白虎加人参汤数剂，将实热消去多半，再服此汤。

滋肺清肠zīfèiqīngcháng 治法。即用具有滋阴养肺润肠作用的方药治疗肺阴虚肠燥证的治法。

滋肝明目zīgānmíngmù 治法。即用具有滋补肝阴作用的方药治疗肝阴亏虚所致眼病的治法。

滋筋养血汤zījīnyǎngxuètāng 《古今医鉴》卷十方。熟地黄、白芍药各一钱半，当归、麦冬、黄柏、牛膝（酒浸）、杜仲（酒炒）、苍术、薏苡仁各一钱，人参八分，川芎七分半，防风六分，知母五分，羌活、甘草各三分，五味子九粒。为粗末，加姜、枣，水煎服。功能补气养血，滋筋壮骨。治血气两虚，双足痿软，不能行动，久卧床褥。若筋骨痿软，加桂枝三分、陈皮八分；心烦，去苍术，加黄连六分、炒酸枣仁六分、茯神一钱。

滋培汤zīpéitāng 《医学衷中参西录》方。山药30g，白术、陈皮、白芍药、生赭石、玄参各9g，牛蒡子、炙甘草各6g。水煎服。治产劳喘逆，饮食减少，或兼咳嗽，并治一切阴虚羸弱诸症。

滋荣活络汤zīrónghuóluòtāng 《傅青主女科·产后编》卷上方。川芎一钱五分，当归、熟地黄、人参各二钱，黄芪、茯神、天麻各一钱，炙甘草、陈皮、防风、荆芥穗、羌活各四分，姜黄连八分。水煎服。功能滋阴养血，疏风通络。治产后血虚，口噤，项强，抽搐。若有痰加竹沥、姜汁、半夏；渴加麦冬、葛根；食积加山楂、神曲、麦芽；大便秘加肉苁蓉；汗多加麻黄根；惊悸加酸枣仁。

滋乳汤zīrǔtāng 《医学衷中参西录》方。黄芪30g，当归15g，知母、玄参、炒王不留行各12g，穿山甲（炒捣）6g，路路通（大者）3枚。水煎，或用猪前蹄2个煮汤代水煎服。功能补益气血，通经下乳。治乳少由于气血虚或经络瘀者。

滋肾保元汤zīshènbǎoyuántāng 《医宗金鉴·外科心法要诀》卷六十九方。人参、白术（土炒）、茯苓、当归身、熟地黄、黄芪、山茱萸、牡丹皮、杜仲各一钱，肉桂、制附子、炙甘草各五分。加生姜三片、大枣肉二枚、莲子七个，水煎，食前服。治鹳口疽（锐疽），气血虚弱，溃后敛迟。

滋肾明目汤zīshènmíngmùtāng 《增补万病回春》卷五方。当归、川芎、白芍药、生地黄、熟地黄各二份，桔梗、人参、栀子、黄连、白芷、蔓荆子、菊花、甘草各一份。为粗末，加细茶一撮，灯心一团，水煎，食后服。功能滋补肝肾，清热疏风。治劳神肾虚，血少眼痛。若热甚加龙胆草、柴胡；肾虚加黄柏、知母；风热壅盛加防风、荆芥；风热红肿加连翘、黄芩。

滋肾清肝饮zīshènqīnggānyǐn 《医宗己任编》卷一方。柴胡、白芍药、熟地黄、山药、山茱萸、牡丹皮、茯苓、泽泻、当归身、酸枣仁、栀子。水煎服。功能滋肾清肝。治胃脘痛，大便燥结。

滋肾生肝饮zīshènshēnggānyǐn 《校注妇人良方》卷八方。山药、山茱萸各一钱，熟地黄二钱，泽泻、茯苓、牡丹皮各七分，五味子（杵炒）五分，柴胡、白术、当归、甘草各三分。水煎服。功能滋阴疏肝。治肾虚肝郁，症见月经不调，小便淋沥不利，或两胁胀闷，或小腹作痛等。

滋肾通耳汤zīshèntōng'ěrtāng 《增补万病回春》卷五方。当归、川芎、白芍药、生地黄、黄柏（酒炒）、黄芩（酒炒）、柴胡、白芷、香附各等分。水煎服。功能滋阴清热，疏肝聪耳。治肾虚耳聋而鸣。若胸膈不快，加青皮、枳壳少许。

滋肾通关丸zīshèntōngguānwán 即通关丸，见该条。

滋肾丸zīshènwán 《兰室秘藏·小便淋闭门》方。即通关丸，见该条。

滋肾息风汤zīshènxīfēngtāng 《医醇賸义》卷一方。当归、菊花各二钱，熟地黄、菟丝子各四钱，枸杞子、巴戟天、豨莶草各三钱，天麻八分，炒独活一钱，大枣十枚，生姜三片。水煎服。治肾风，症见头目眩晕，心中悬悬，惊恐畏人，常蒙被而卧。

滋肾育阴zīshènyùyīn 治法。即补肾阴。详该条。

滋生青阳汤zīshēngqīngyángtāng 《医醇賸义》卷一方。生地黄四钱，白芍药、桑叶、薄荷各一钱，牡丹皮、麦冬（青黛拌）各一钱五分，石斛、菊花各二钱，天麻、柴胡（醋炒）各八分，石决明八钱，磁石五钱。水煎服。功能滋阴潜阳，凉肝息风。治肝风，头目眩晕，肢节摇颤，如登云雾，如坐舟中。

滋水涵木zīshuǐhánmù 治法。运用滋肾阴而达到润养肝阴的方法。用于肾阴亏、肝阴虚、肝火有余的证候。表现为头目眩晕、眼干发涩、耳鸣颧红、口干、五心烦热、腰膝酸软，男子遗精，妇女月经不调，舌红苔少，脉细弦数，可用干地黄、山茱萸、枸杞子、玄参、龟甲、女贞子、何首乌等药。

滋水清肝饮zīshuǐqīnggānyǐn 《医宗己任编》卷六方。熟地黄、山药、山茱萸、牡丹皮、茯苓、泽泻、柴胡、白芍药、栀子、酸枣仁、当归。水煎服。功能滋阴清热。治燥火生风，症见发热胁痛，耳聋口干，手足头面似觉肿起。

滋血润肠丸zīxuèrùnchángwán 《杂病源流犀烛·脏腑门》卷四方。当归、白芍药、生地黄、红花、桃仁、枳壳、大黄。为末和丸，韭汁冲服。功能养血润肠。治脾气亏败，血液俱耗，胃脘干枯，小便闭，大便如羊粪，隧道涩而成噎膈者。

滋血绳振丸zīxuèshéngzhènwán 《辨证录》卷十方。黄芪二斤，当归、麦冬、熟地黄、巴戟天各一斤。为细末，炼蜜为丸，每服五钱，白开水送下，早、晚各一次。功能补气养血温阳。治男子血虚，面色萎黄，不能生子。

滋血汤zīxuètāng ❶《太平惠民和剂局方》卷九方。①煅赤石脂、乌贼骨、侧柏叶各五两。为细末，每服二钱，热饭饮送下，日三次。治妇人劳伤太过，冲任气虚，不能约制经血，崩中下血，或鲜血，或瘀血，连日不止，淋漓不断。②马鞭草、荆芥穗各四两，桂心、当归、枳壳（麸炒）、赤芍药、川芎各二两，牡丹皮一两。为粗末，每服四钱，加乌梅一枚，水煎，空腹服。治妇人血风、血热、血虚，月经涩滞，经脉不通，四肢麻木，浑身疼痛倦怠，将成劳瘵。❷《妇人良方大全》卷二引胡氏方。当归、川芎、芍药、人参、麦冬、牡丹皮、阿胶各二两，琥珀（另研）三分，酸枣仁（炒）、粉草、桂心各一两，半夏曲一两半。为粗末，每服三大钱，加生姜三片，水煎，去滓温服，一日三服。功能滋荣养血。治妇人诸虚，血海久冷。❸《御药院方》卷十一方。人参、白茯苓（去皮）、熟干地黄、川芎、当归、白芍药、干山药、黄芪各一两。为粗末，每服半两，水煎，去滓温服。功能益气养血，调理脾胃。治妇人皮聚毛落，心肺俱损，血脉虚弱，月经愆期。

滋养肝肾zīyǎnggānshèn 治法。❶治疗肝肾阴虚的方法。病人表现头晕、面红升火、眼花耳鸣、腰部酸痛、咽干、夜卧不安，或有盗汗、尿少色黄，舌红苔少，脉弦细，用杞菊地黄丸。❷是滋肾阴以润养肝阴的方法，即滋水涵木法。见"滋水涵木"条。

滋养胃阴zīyǎngwèiyīn 治法。治疗胃阴不足的方法。临床用于饥而少食、脘腹不舒、口干唇燥、大便秘结、舌红少苔、脉细数等胃阴虚证候。常用方如益胃汤。常用药如北沙参、麦冬、石斛、玉竹等药。

滋阴zīyīn 治法。即补阴。又称育阴、养阴、益阴。是治疗阴虚证的方法。常用方如六味地黄丸、左归丸、大补阴丸等；常用药如天冬、麦冬、石斛、沙参、玉竹、龟甲、鳖甲、旱莲草、女贞子等。参见"补阴"条。

滋阴安神zīyīn'ānshén 治法。即用具有滋阴养心安神作用的方药治疗心阴虚之心神不安的治法。

滋阴八味煎zīyīnbāwèijiān 见《景岳全书·新方八阵》卷五十一。即滋阴八味丸作汤剂，治证同。见"滋阴八味丸"条。

滋阴八味丸zīyīnbāwèiwán 《医方考》卷三方。原名六味地黄丸加知母黄柏方。又名知柏八味丸、知柏地黄丸。山药、山茱萸各四两，牡丹皮、茯苓、泽泻、黄柏（盐水炒）、知母（盐水炒）各三两，熟地黄八两。为细末，炼蜜为丸，梧桐子大，每服百丸，空腹或午前白开水或淡盐汤送下。功能滋阴降火。治肾劳，背难俯仰，小便不利有余沥，囊湿生疮，小腹里急，便黄赤；以及阴虚火盛之骨蒸潮热等症。

滋阴八物汤zīyīnbāwùtāng 《外科正宗》卷三方。川芎、当归、赤芍药、生地黄、牡丹皮、天花粉、甘草节各一钱，泽泻五分。加灯心二十根，水煎，食前服。治悬痈初起，状如莲子，红赤肿痛。若便秘，加大黄（蜜炙）一钱。

滋阴百补丸zīyīnbǎibǔwán 《摄生众妙方》卷十方。香附一斤（炒、去毛，分四制，酒、醋、盐汤、童便各浸四两，俱炒、焙干)，益母草(捣末)八两，当归(酒浸)六两，熟地黄(酒洗)、白术各四两，人参、茯苓、延胡索各二两，炒白芍药三两，炙甘草一两，川芎四两。为末，炼蜜为丸，梧桐子大，每服六十丸，空腹砂仁煎汤或酒、醋、白开水任下。治女人劳伤气血不足，阴阳不和，乍寒乍热，心腹疼痛，不思饮食，尪羸乏力。

滋阴补髓汤zīyīnbǔsuǐtāng 《医醇賸义》卷四方。生地黄五钱，龟甲八钱，黄柏(盐水炒)、知母(盐水炒)、白术各一钱，炙虎胫骨、金毛狗脊各一钱五分，当归、茯苓、牛膝、续断各二钱，党参四钱，枸杞子三钱，猪脊髓一条。水煎服。功能滋阴清热，补髓壮骨。治骨痿，腰脊不举，骨枯而髓虚，足不任身。

滋阴补血zīyīnbǔxuè 治法。即用具有滋阴、补血作用的方药治疗阴血亏虚证的治法。

滋阴补阳zīyīnbǔyáng 治法。即用具有滋阴温阳作用的方药治疗阴阳两虚证的治法。

滋阴除湿汤zīyīnchúshītāng 《外科正宗》卷四方。川芎、当归、白芍药、熟地黄各一钱，黄芩、陈皮、知母、贝母各八分，泽泻、地骨皮、甘草各五分。加生姜三片，水煎，食前服。治鹳口疽初起，朝寒暮热，日轻夜重如疟。

滋阴大补丸zīyīndàbǔwán 《类证治裁》卷五方。熟地黄、山药、山茱萸、茯苓、牛膝、杜仲、五味子、巴戟天、小茴香、肉苁蓉、远志、石菖蒲、枸杞子、大枣。为末，炼蜜为丸。治膏粱湿热伤精，阴虚胫膝痿弱。

滋阴地黄汤zīyīndìhuángtāng 《增补万病回春》卷五方。熟地黄一钱六分，山药、山茱萸、酒当归、煨白芍药、川芎各八分，牡丹皮、泽泻、茯苓、远志、菖蒲、酒知母、酒黄柏各六分。水煎，空腹服。功能滋阴养血，清热通窍。治色欲伤及病后耳聋。

滋阴地黄丸zīyīndìhuángwán ❶《赤水玄珠》卷二十六方。熟地黄一两，山茱萸五钱，茯苓、菊花、牡丹皮、何首乌(黑豆蒸三次)、黄柏各四钱。为细末，炼蜜为丸，梧桐子大，每服三十至五十丸。功能滋阴清热。治肾阴不足，两耳虚鸣，脓汁不干。❷《审视瑶函》卷二方。酒当归、黄芩、熟地黄各五钱，炒枳壳三钱半，天冬、柴胡、五味子、甘草各三钱，生地黄(酒制)一两半，地骨皮、人参各二钱。为细末，炼蜜为丸，梧桐子大，每服百丸，食后茶汤送下，日三次。治肾虚眼目昏暗，神水淡绿色或淡白色，并治内障眵多、眊矂者。❸《妇科玉尺》卷六方。熟地黄四两，山茱萸、山药、天冬、麦冬、生地黄、知母、贝母、当归、香附、茯苓、牡丹皮、泽泻各一两五钱。为细末，炼蜜为丸，梧桐子大，每服三十至五十丸。治妇女虚劳。❹见《医学纲目》卷十三。即羌活退翳丸，见该条。

滋阴甘露丸zīyīngānlùwán 见《全国中药成药处方集》(济南方)。生地黄、熟地黄各620g，天冬、麦冬各360g，枇杷叶、石斛各500g，酒黄芩300g，枳壳240g，茵陈、甘草各180g，玄参60g。为细末，炼蜜为丸，梧桐子大，每服9g，白开水送下。功能滋阴降火。治虚火上炎，齿龈肿烂，吐血衄血，口舌生疮。本方由《太平惠民和剂局方》甘露饮加味而来。

滋阴固下汤zīyīngùxiàtāng 《医学衷中参西录》方。山药、熟地黄各45g，党参24g，滑石、白芍药各15g，甘草6g，酸石榴(连皮捣烂)1个(或用煅牡蛎30g)。先煎酸石榴十余沸，去渣，再入诸药同煎，分二次服。治外感之火已消，而渴与泻仍未痊愈，或因服开破之药伤其气分，致滑泻不止，或兼喘逆，或兼咳嗽，或自汗，或心中怔忡者。若汗多加山茱萸。

滋阴降火zīyīnjiànghuǒ 治法。治疗肾阴亏损而肾火偏亢的治法。立法以滋肾益精为主，佐以知母、黄柏、牡丹皮等以降火坚阴，或辅以山茱萸、煅龙骨、煅牡蛎以固涩肾精。常用方如知柏八味丸。

滋阴降火汤zīyīnjiànghuǒtāng ❶《明医杂著》卷一方。生地黄(酒洗)、炙甘草、炮姜各五分，川芎、熟地黄、知母(蜜炙)、天冬各一钱，炒白芍药、当归、白术各一钱三分，陈皮、黄柏(蜜炙)各七分。加生姜三片，水煎，空腹服。功能滋阴降火。治痨瘵，色欲过度，损伤精血，阴虚火动，午后发热，睡中盗汗，咳嗽倦怠，饮食少进，甚则痰涎带血，或咯血，吐血，衄血，肌肉消瘦，身热脉沉数者。若咳嗽盛，加桑白皮、马兜铃、瓜蒌仁各七分，五味子十粒；痰盛，加姜半夏、贝母、瓜蒌仁各一钱；潮热盛，加桑白皮、沙参、地骨皮各七分；梦遗滑精，加牡蛎、龙骨、山茱萸各七分；盗汗多，加牡蛎、酸枣仁各七分，浮小麦一撮；赤白浊，加茯苓一钱，炒黄连三分；兼衄血、咳血，加桑白皮一钱，黄芩、炒栀子各五分；兼嗽血、痰血，加桑白皮、贝母、黄连、瓜蒌仁各七分；兼呕吐血，加栀子、黄连、干姜、炒蒲黄各一钱，韭汁半盏，姜汁少许；兼唾血，加桔梗、玄参、炒侧柏叶各一钱。❷《增补万病回春》卷四方。酒当归一钱二分，酒白芍药二钱三分，生地黄八分，熟地黄(姜汁炒)、天冬、麦冬、白术各一钱，陈皮七分，黄柏(蜜水炒)、知母、炙甘草各五分。为粗末，加生姜三片，大枣一枚，水煎，入竹沥、童便、姜汁少许同服。功能滋阴降火。治阴虚火动，发热咳嗽，吐痰喘急，盗汗口干。若阴虚火动，骨蒸劳热，加地骨皮、柴胡；盗汗不止，气血衰者，加黄芪、炒酸枣仁；痰火咳嗽，气急生痰，加桑白皮、紫菀、黄芩、竹沥；咳嗽痰中带血者，加黄芩、牡丹皮、阿胶、栀子、紫菀、犀角、竹沥；干咳嗽无痰，及喉痛生疮声哑者，加黄芩、瓜蒌仁、贝母、五味子、杏仁、桑白皮、紫菀、栀子；咳嗽痰多，加贝母、款冬花、桑白皮；喉痛生疮，声音不清，或咽干燥，虚火盛者，用山豆根磨水噙之；痰火作热，烦躁不安，气随火升，并痰火怔忡嘈杂，加酸枣仁、黄芩、炒黄连、竹茹、朱砂、竹沥；血虚脚腿枯细，无力痿弱，加黄芪、牛膝、防己、杜仲，去天冬；血虚腰痛，加牛膝、杜仲；梦遗泄精，虚火动者，加山药、牡蛎、杜仲、补骨脂、牛膝，去天冬；小便淋浊，加车前、瞿麦、萆薢、萹蓄、牛膝、栀子，去芍药；阴虚火动，小腹痛者，加茴香、木香少许，去天冬。❸《寿世保元》卷六方。当归、川芎、黄柏、知母、天花粉、甘草各一钱，芍药一钱二分，熟地黄一钱五分，玄参二钱，桔梗三钱。加煎，加竹沥一盏服。治虚火上升，喉内生疮，喉闭热毒。❹《审视瑶函》卷五方。当归一钱，川芎五分，生地黄(姜汁炒)、熟地黄、黄柏(蜜水炒)、知母(蜜水炒)、麦冬各八分，白芍药(薄荷汁炒)、黄芩、柴胡各七分，甘草梢四分。水煎服。治满目荧星。❺《杂病源流犀烛·六淫门》卷十六方。白芍药一钱三分，当归一钱二分，熟地黄、麦冬、白术各一钱，酒生地八分，陈皮七分，盐知母、盐黄柏各五分，生姜三片，大枣二枚。水煎服。治阴虚火旺，唾血鲜红。❻《杂病源流犀烛·面部门》卷二十三方。生地黄、当归、黄柏、知母、川芎、赤芍药、薄荷、菖蒲。加生姜，水煎服。治右耳聋。风盛加防风；痰盛加胆南星；火盛加玄参。

滋阴解表zīyīnjiěbiǎo 治法。即养阴解表。详该条。

滋阴九宝饮zīyīnjiǔbǎoyǐn 《外科正宗》卷三方。川芎、当归、白芍药、生地黄、黄连、天花粉、知母、黄柏、大黄（蜜水拌炒）各二钱。水煎，空腹服。功能滋阴清热。治悬痈蕴热结肿，小便涩滞，大便秘结，内热口干，烦渴饮冷，六脉沉实有力者。

滋阴利湿zīyīnlìshī 治法。是治疗湿热伤阴，小便不利的治法。症见口渴饮水，小便不利，或咳嗽呕恶，心烦不寐，用猪苓汤。

滋阴内托散zīyīnnèituōsǎn 《外科正宗》卷三方。当归、川芎、白芍药、熟地黄、黄芪各一钱五分，皂角刺、泽泻、穿山甲各五分。水煎，食前服。治囊痈已成，肿痛发热。

滋阴平肝zīyīnpínggān 治法。即用具有滋阴养肝、平肝潜阳作用的方药治疗肝阴虚阳亢证的治法。

滋阴平肝潜阳zīyīnpínggānqiányáng 治法。治疗阴虚而肝阳上扰的方法。肝阴虚或肾阴虚均能发生肝阳上扰，出现头痛、眩晕、耳鸣耳聋、性急易怒、面部烘热、口燥咽干、虚烦不眠，舌质红，脉细弦数等症。滋肝肾之阴，用熟地、枸杞、山茱萸、女贞子、旱莲草等；平肝可用钩藤、菊花、天麻、僵蚕等；潜阳可用牡蛎、石决明、磁石等。

滋阴潜阳zīyīnqiányáng 治法。即用具有滋阴、重镇潜阳作用的方药治疗阴虚阳亢证、阴虚阳浮证的治法。

滋阴清化丸zīyīnqīnghuàwán ❶《增补万病回春》卷四方。生地黄（酒洗）、熟地黄（酒浸）、天冬、麦冬、茯苓、炒山药、枸杞子、白芍药（酒炒）、黄柏（盐酒炒）、知母（盐水炒）、玄参、炒薏苡仁各一两，五味子七钱，生甘草五钱。为细末，炼蜜为丸，弹子大，每服一丸，空腹噙化。功能滋阴清热。治阴虚火动而后嗽者。若盗汗，加黄芪（蜜炙）七钱；痰嗽甚，加陈皮、贝母各一两。❷《疡医大全》卷二十一引何继充方。天冬、枸杞子、麦冬、知母（酒洗）、当归（酒洗）、生地黄（酒洗）、熟地黄（酒煮）、川贝母各二两，五味子七钱，牡丹皮、山茱萸、玄参各一两，茯苓、山药各一两五钱。为末，炼蜜为丸，每服三钱，空腹白开水送下。治肺痈。❸《杂病源流犀烛·脏腑门》卷八方。熟地黄、生地黄、天冬、麦冬、当归、鳖甲、阿胶、白芍药、茯苓、山药、贝母、天花粉、甘草、五味子。为细末，炼蜜为丸，芡实大，每服一丸，含化。治劳嗽痰热，口渴汗出。❹《杂病源流犀烛·脏腑门》卷一方。天冬、麦冬、生地黄、熟地黄、知母、贝母、茯苓、山药、天花粉、五味子、甘草。为细末，炼蜜为丸，弹子大，每服一丸，含化。治内伤咳嗽。

滋阴清热zīyīnqīngrè 治法。即用具有滋阴、清热作用的方药治疗阴虚内热证的治法。

滋阴清胃汤zīyīnqīngwèitāng 《医学衷中参西录》方。玄参15g，当归9g，白芍药12g，甘草4.5g，茅根6g。水煎服。功能疏风清热，滋阴降火。治产后温病，阳明腑实，表里俱热者。

滋阴清胃丸zīyīnqīngwèiwán 《增补万病回春》卷五方。酒当归、生地黄、牡丹皮、栀子（盐水炒）各一两，煅石膏二两，酒黄连、知母、葛根、防风各七钱，升麻、白芷各五钱，甘草节四钱。为末，汤泡蒸饼搅糊为丸，绿豆大，每服一百丸，临卧米汤送下。治阳明经热，上下牙床红烂肉缩，齿龈露者。

滋阴柔肝zīyīnróugān 治法。即用具有滋养肝阴、补养肝血作用的方药以柔和肝气，治疗肝阴肝血亏虚所致病证的治法。

滋阴润燥zīyīnrùnzào 治法。即养阴润燥。详该条。

滋阴疏肝zīyīnshūgān 治法。即和肝。详该条。

滋阴息风zīyīnxīfēng 治法。息风法之一。是以滋阴为主，消除因阴虚而动风的治法。在热性病晚期，热伤真阴，表现为身热不甚但羁留不退，手足心热，面红，虚烦不眠，咽干口燥，神倦心慌，甚或耳聋、手足蠕动或抽搐，舌干绛少苔，脉虚数或细数，可用大定风珠。

滋阴抑火汤zīyīnyìhuǒtāng ❶《证治准绳·类方》第五册方。当归、煨芍药、生地黄、川芎、黄连、知母、熟地黄各一钱，肉桂、甘草各五分。水煎，加童便，食前服。功能滋阴抑火。治阴火上冲，怔忡不已。若身如飞扬，心跳不定，加紫石英、人参各一钱。❷《杂病源流犀烛·面部门》卷二十三方。当归、生地黄、荆芥、防风、黄柏、知母、牡丹皮、甘草、灯心、白蒺藜。水煎服。功能疏风清热。治牙龈肿。若火甚，加丹参。

滋阴益胃zīyīnyìwèi 治法。即用具有滋阴生津、益气养胃作用的方药治疗胃津气亏虚证、胃气阴两虚证、胃燥津伤证的治法。

滋燥养荣汤zīzàoyǎngróngtāng ❶《赤水玄珠》卷二方。酒当归二钱，生地黄、熟地黄、白芍药、黄芩、秦艽各一钱半，防风一钱，甘草五分。水煎服。功能养血润燥，疏风清热。治皮肤皴裂，筋燥爪干。❷《症因脉治》卷三方。当归、生地黄、白芍药、秦艽、黄芩、荆芥、甘草、牡丹皮、犀角。水煎服。治燥伤阴血而致的手足痿软症。

滋燥饮zīzàoyǐn 《杂病源流犀烛·脏腑门》卷一方。天冬、麦冬、生地黄、天花粉、白芍药、秦艽。水煎，加蜂蜜、童便冲服。治肺燥。

髭zī 即口上胡须。《灵枢·阴阳二十五人》："血气盛则髭美，血少气多则髭恶，血气皆少则无髭。"

髭疔zīdīng 病名。上唇所生须为髭。《证治准绳·疡医》卷二："髭疔生于髭中。"证治见"疔疮"条。

髭发zīfā 病名。髭，本作"頿"（《说文》）。口上须也。段注："在口上、在颊亦得名须。"❶指发于颊部之痈疽。❷痄腮，一名髭发（《医宗金鉴》卷六十三）。

子豹zǐbào 战国时医家。扁鹊的弟子，详见"子阳"条。

子病zǐbìng 病名。《妇人良方大全》卷十二"妊娠恶阻病，产宝谓之子病。"即恶阻。详该条。

子病及母zǐbìngjímǔ 五行学说术语。用五行相生的母子关系来说明五脏之间的病理关系。《难经·七十五难》："子能令母实，母能令子虚。"如木生火，火为木之子，心火亢盛，也会导致肝阳上亢或肝火过旺。

子肠不收zǐchángbùshōu 病名。清代何梦瑶《妇科辑要》："子宫脱出又名子肠不收。"详"子宫脱垂"条。

子朝zǐcháo 病名。即子悬。清代单南山《胎产证治录》："孕妇胎气上攻，心腹胀满作痛，名曰子朝，宜服顺气安胎饮。"参见"子悬"条。

子处zǐchù 出《灵枢·五色》。即子宫。《类经》卷五《色藏部位脉病易难》注："子处，子宫也。"

子盗母气zǐdàomǔqì 五行学说术语。用五行相生的母子关系来说明五脏之间的病理关系。如脾土为母，肺金为子，肺气虚弱，可发展为脾失健运。

子翻胃症zǐfānwèizhèng 病症名。清代周登庸《续广达生篇》卷二："妊娠呕吐不已，数月不思饮食，精神如常，非恶阻，名子翻胃症。”

子烦zǐfán　病名。见王肯堂《胤产全书》。亦名妊娠子烦。妇女怀孕后因血聚养胎，阴血不足，或素有痰饮，复因郁怒忧思，致使火热乘心，神志不宁，出现心惊胆怯，烦闷不安的病症。阴虚者，兼见五心烦热，口干，宜清热养阴、除烦，用人参麦冬散（《妇科心得》：人参、麦冬、竹茹、茯苓、黄芩、知母、生地、炙草）；痰火者，兼见头晕脘闷，恶心呕吐，多痰，宜清热涤痰，用竹沥汤（《妇科心得》：竹沥、麦冬、黄芩、茯苓、防风）加减；肝郁者，兼见两胁胀痛，宜疏肝解郁、除烦，用逍遥散加减。

子宫zǐgōng　❶即胞宫。《千金翼方·杂病》：“重者子宫下垂。”详“胞宫”条。❷经外奇穴。代号 EX－CA1。位于脐中下 4 寸，前正中线旁开 3 寸。主治子宫脱垂，不孕，痛经，崩漏，月经不调。直刺 0.8～1.2 寸；可灸。

子宫不收zǐgōngbùshōu　见《世医得效方》卷十五。即子宫脱垂。详该条。

子宫肌瘤zǐgōngjīliú　病名。由子宫平滑肌、结缔组织、腺体组成的实质性良性肿瘤。可发生在子宫肌间、黏膜下或浆膜下，大小不等，单发或多发。根据肿瘤的大小、生长部位不同，临床常伴有月经过多，痛经，带下，腹部肿块，不孕，贫血等症状。此病属中医带下、崩漏、癥瘕、石瘕等范畴。临床多用行气破血，软坚消积之法，攻补兼施，辨证治疗。如用《金匮要略》桂枝茯苓丸加减。

子宫颈炎zǐgōngjǐngyán　病名。是子宫颈的急性或慢性炎症病变。急性炎症表现宫颈局部充血、水肿、上皮脱落、坏死，甚至形成溃疡，带下量多呈脓样。慢性宫颈炎、息肉、肥大和囊肿等，带下量亦多，有时呈脓性或血性，常伴有腰酸腹痛，下腹坠痛等症状。急、慢性炎症均属带下病范畴，可根据带下的色、质、气味、症状等辨证治疗。宫颈局部上药可用胆矾散（制法：取新鲜猪胆，以酒精消毒外囊，再取明矾 100g 煅烧，去其结晶水研碎与新鲜胆汁 100ml，调成糊状，置 60℃烘干研碎过筛，防止污染）外敷，3～7 天为一疗程。

子宫内膜异位症zǐgōngnèimóyìwèizhèng　病名。是指有活力的子宫内膜组织在正常子宫腔被覆黏膜以外的部位生长所致的疾病。临床表现为痛经、月经不调、不孕、性交痛等。属中医痛经、血瘕、不孕、月经不调等范畴。参见各条。

子宫脱出zǐgōngtuōchū　病名。见《叶天士女科诊治秘方》。即子宫脱垂。详该条。

子宫脱垂zǐgōngtuōchuí　病名。又名子宫脱出、阴挺、阴脱、阴癞、瘣疾、子宫不收、子肠不收、翻花。俗称吊茄子、葫芦。与阴痔等病相似。指妇女子宫下坠，甚至脱出阴道口外。多由气虚下陷，带脉失约，冲任虚损，或多产、难产、产时用力过度，产后过早参加重体力劳动等，损伤胞络及肾气，而使胞宫失于维系所致。症见子宫位置下垂，或脱出阴道口外，甚者连同阴道壁或膀胱直肠一并膨出。气虚者兼见少气懒言，面色㿠白，小腹空坠等症，宜补气升阳，用补中益气汤；肾虚者兼见头晕耳鸣，腰酸腿软等症，宜补肾益气，用大补元煎加鹿角胶、升麻、枳壳。若子宫脱垂因摩擦损伤或邪毒感染，而局部有红肿溃烂，黄水淋漓，阴门肿痛，小便赤数等症，宜清热利湿，用龙胆泻肝汤，外用熏洗方：苦参、蛇床子、黄柏、乌梅，五倍子水煎，先熏后洗。针灸可刺维胞、子宫、三阴交等穴。

子宫外妊娠zǐgōngwàirènshēn　病名。简称宫外孕。又称异位妊娠，指子宫腔以外部位的妊娠。以输卵管妊娠为多见。临床表现有停经，早孕反应，发作性小腹部剧痛，阴道出血，腹腔内出血，贫血，休克等症状。多属瘀血内停，气机阻滞的实症。按病变的情况，采用中西医结合辨证治疗。一般分为 3 型：①休克型：腹痛剧烈，面色苍白，头出冷汗，四肢厥逆，血压下降，脉象沉细而弱。症属正虚邪实，治以回阳救逆，佐以扶正，活血化瘀之法，用参附汤加丹参、赤芍、乳香、没药，并配合输血补液治疗。②不稳定型：腹痛反复发作，病情不稳定，胚胎未死，常伴有不同程度的贫血，属瘀血内停少腹之实证，宜活血化瘀止痛，用《医学衷中参西录》活络效灵丹加减。若兼寒证表现有形寒肢冷者加桂、附之类，以温经回阳；兼热证表现有发热腹痛拒按者，加金银花、连翘、蒲公英，以清热解毒；兼腹实证者表现有大便秘结，腹胀鼓肠加大黄、枳实、芒硝；胀甚者加川楝子、木香、延胡索。③包块型：胚胎已死，病情稳定，盆腔形成血肿。症属瘀血内结，治宜活血化瘀，方用活络效灵丹加三棱、莪术、穿山甲等。如休克不能纠正，或疑似间质部妊娠，胚胎继续存活，或并发肠梗阻者，应行开腹手术治疗。

子宫穴zǐgōngxué　经外奇穴名。出《针灸大全》。原说位在“中极两旁各二寸”，今多据《针灸大成》定位于脐下 4 寸（中极）再旁开 3 寸处。有腹内、外斜肌，腹横肌；并有腹壁浅动、静脉，髂腹下神经及其伴行的动、静脉通过。主治妇女不孕，月经不调，痛经，阴挺；以及阑尾炎，盆腔炎，睾丸炎等。直刺 1.5～2 寸，孕妇禁针。艾炷灸 3～5 壮；或艾条灸 5～15 分钟。

子户zǐhù　❶指妇女前阴。出《脉经》。❷气穴穴的别名。见《针灸甲乙经》。详“气穴”条。❸经穴别名。即水道穴。《备急千金要方》：“妇人妊子不成，若堕落，腹痛，漏见赤，灸胞门五十壮，在关元左边二寸是也，右边二寸名子户。”《世医得效方》又名气门。

子户旁生肿块zǐhùpángshēngzhǒngkuài　病名。陆成一《女界须知》：“湿痰下流，子户旁生肿块，针破出白脓，即消无瘢，又但肿而不痛，知无热毒，用煅白螺蛳壳、南星、半夏、柴胡、甘草、曲糊为丸服。”

子户肿胀zǐhùzhǒngzhàng　病名。出徐润之《最新三字达生续编》。即妇女前阴肿胀。参见“阴户肿痛”条。

子狂zǐkuáng　病名。《傅青主女科》：“妇人怀妊有口渴汗出，大饮冷水，而烦躁发狂，腰腹疼痛，以致胎欲堕者，人莫不谓火盛之极也，抑知是何经之火盛乎？此乃胃火炎炽，熬煎胞胎之水，以致胞胎之水涸，胎失所养，故动而不安耳……治法必须泄火滋水，使水气得旺，则火气自平，火平则汗、狂、燥、渴自除矣。方用息焚安胎汤。”（生地、青蒿、白术、茯苓、人参、知母、花粉）。

子痢zǐlì　病名。《叶氏女科证治》卷二：“妊娠下痢名曰子痢。”

子淋zǐlín　病名。出《诸病源候论》卷四十二。亦称妊娠小便淋痛。以妊娠期间，尿频、尿急、淋漓涩痛为主要表现的疾病。孕妇因阴虚、实热、湿热、气虚等原因，致使膀胱气化不行，出现小便频数，点滴而下，淋漓疼痛的病症。阴虚者，为阴亏肾水不足，孖为火灼，津液涩少，故小便淋痛，兼见两颧淅红，心烦不宁，治宜清热滋阴通淋，用知柏地黄丸；实热者，为心移热于小肠，传入膀胱，灼伤津液，兼见口苦、口渴、口舌生疮，治宜清热泻火通淋，用导赤散；湿热者，为湿热下注，蕴结膀胱，气化不利，兼见肢体倦怠，小便涩痛，治宜清热利湿通淋，用五淋散；气虚者，因中气素虚，胎长膀胱受迫，气虚不能约制其水，兼见小便不能约制，溺后痛甚，治宜益气止淋，用益气止淋汤（《女科正宗》：人参、黄芪、白术、茯苓、麦冬、益智仁、升麻、甘草）。

子龙丸zǐlóngwán　即控涎丹，见该条。

子满zǐmǎn　病名。出《诸病源候论》卷四十一。以妊娠胎水过多，腹大异常，胸膈胀满，甚则喘不得卧为主要表现的疾病。多因平素脾肾阳虚，内有水气湿邪，孕至六七个月胎体渐长，腹大异常，影响气机升降，运化输布失常以致水湿停聚，而出现遍身浮肿，腹胀喘满。宜温阳健脾，理气行水。用五苓散加葶苈子，或鲤鱼汤（白术、茯苓、当归、赤芍、橘红、姜、用鲤鱼汤煎）。《叶氏女科证治》："妊娠五六月间，腹大异常，胸膈胀满，小水不通，遍身浮肿，名曰子满。此胞中蓄水也，若不早治，生子手足必然软短，形体残疾，或水下即死，宜鲤鱼汤。"参见"胎水肿满"条。

子冒zǐmào　病名。《诸病源候论》卷四十二："……亦名子痫，亦名子冒也。"即子痫。详该条。

子门zǐmén　即子宫口。《灵枢·水胀》："石瘕生于胞中，寒气客于子门，子门闭塞。"《类经》："子门，即子宫之门。"

子明zǐmíng　战国时医家。扁鹊的弟子，详见"子阳"条。

子鸣zǐmíng　病名。见《陈素庵妇科补解》。即子啼。详该条。

子母zǐmǔ　五行学说术语。五行中之相生者，我生者为子，生我者为母，任何一行都有我生与生我两方面的关系。如手太阴肺属金，足少阴肾属水，金生水，则肾为肺之子，肺为肾之母，两者为子母关系。余类推。《难经·十八难》："此皆五行子母，更相生养者也。"

子母补泻zǐmǔbǔxiè　指脏腑、经络发生病变时，视病情之虚实予以补母或泻子的针刺补泻法。《难经·六十九难》："虚则补其母，实则泻其子。"其法将井、荥、输、经、合五输穴按五行相生次序，分属木、火、土、金、水，又依生我者为母、我生者为子的规律，根据病情的虚实，用补母或泻子的取穴方法来治疗，故亦称子母配穴法。如肺经虚证，可补本经（金）母穴太渊（土），或母经（脾经）的穴位，称虚则补其母（土生金）；又如肺经实证，可泻本经（金）子穴尺泽（水），或子经（肾经）的穴位，称实则泻其子（金生水）。

子母补泻法zǐmǔbǔxièfǎ　针刺补泻法之一。《难经·六十九难》："虚者补其母，实者泻其子。"其法将井、荥、输、经、合五输穴按五行相生次序，分属木、火、土、金、水，又依生我者为母、我生者为子，据病情的虚实，用补母或泻子的取穴方法来治疗。如肺经虚证，可补本经（金）母穴太渊（土），或母经（脾经）的穴位，称为虚则补其母（土生金）；又如肺经实证，可泻本经（金）子穴尺泽（水），或子经（肾经）的穴位，称实则泻其子（金生水）。

子母疬zǐmǔlì　病名。即瘰疬大小不一者。见《医宗金鉴》卷六十四。详"瘰疬"条。

子母疟zǐmǔnüè　病名。疟疾之一。《医略十三篇》卷九："有日一作，夜一作，俗名子母疟……或间日疟，当期日二作，俗名间日子母。"参见"疟疾"条。

子母配穴法zǐmǔpèixuéfǎ　见"子母补泻法"条。

子母痔zǐmǔzhì　病名。指大小不等的痔核同时存在。《疮疡经验全书》卷七："子母痔一大一小。"宜内服槐角地榆丸，外涂药膏或熏洗患部。参见"痔"条。

子疟zǐnüè　病名。见《盘珠集胎产证治》。即妊娠疟。详该条。

子气zǐqì　❶五行学说术语。在五行相生关系中，任何一行都具有我生、生我两方面的联系。我生者为子气。如火为木所生，则火是木的子气。余类推。❷妇科病名。见《妇人良方大全》引《产乳集》。亦名子水气。指孕后三四个月，自膝至足肿，小便清长者。多因抑郁气滞，有碍气机升降；或脾肾阳虚，脾不健运，湿气内停，流注于下，以致足肿，渐至腿膝，甚至足出黄水。气滞者，宜理气行滞除湿，用天仙藤散加苍术；湿盛者，宜温阳健脾燥湿，用赤苓汤（厚朴、陈皮、苍术、炙草、赤苓、桑皮、姜）；若湿伤于肺而喘闷者，宜天仙藤散加葶苈子；足出黄水者，宜健脾行水，用全生白术散。

子呛zǐqiāng　病名。见《大生要旨》卷二。即子嗽。详该条。

子芩zǐqín　中药材。出《本草经集注》。为黄芩之新根，详该条。

子芩汤zǐqíntāng　《外台秘要》卷三十六方引《古今录验》方。黄芩十二分，知母、玉竹各六分，竹叶八分，黄柏、炙甘草各四分。水煎，分二次服。治小儿热痢。

子芩丸zǐqínwán　《证治准绳·女科》卷四方。炒黄芩适量。为末，每服一钱，秤锤烧赤淬酒调下。治肝经有热，胎漏下血。

子容zǐróng　战国时医家。扁鹊的弟子，详见"子阳"条。

子舌zǐshé　❶病名。《景岳全书》卷二十六："舌下肿出如舌、故曰重舌，又谓之子舌。"详"重舌"条。❷解剖学名称。指会厌。《喉白阐微·杂说》："会厌俗名子舌。"

子舌胀zǐshézhàng　病名。《儒门事亲》卷三："热结于舌下，复生一小舌子，名曰子舌胀。"详"重舌"条。

子水不利zǐshuǐbùlì　病名。明代赵贞观《绛雪丹书》："妊娠胸腹胀满，或遍身浮肿，小便艰涩，名曰子水不利。"参见"妊娠肿胀"条。

子水气zǐshuǐqì　病名。明代赵贞观《绛雪丹书》："凡胎成三月后，两足渐肿至腿膝，行步难甚以致喘闷，饮食不美，状似水气，至于脚指出黄水，名曰子水气。"即子气。详该条。

子死产门难产zǐsǐchǎnménnánchǎn　病名。《傅青主女科》："妇人有生产三四日，儿已到产门，交骨不开，儿不得下。子死而母未亡者，服开骨之药不验，当有死亡之危……治但救其母，而不必顾其子矣。然死子在产门，塞其下口，有致母死之患。宜用推送之法。补血以生水，补气以生血，使气血两旺，死子可出而存母命也。倘徒用降子之剂以坠之，则死子未必下，而母气先脱矣，非救援之善者也。山亲见此等之症，常用救母丹活人颇多，故志之。（方药：人参一两、当归二两、川芎一两、益母草一两、赤石脂一钱、芥穗三钱炒黑）"

子死腹中zǐsǐfùzhōng　病名。出《诸病源候论》卷四十三。又称胎死腹中、死胎。以妊娠足月，临产前、临产中胎儿死于母腹中，历时过久，不能自行产出为主要表现的疾病。多因跌仆闪挫，气血逆乱；或母患热病，热毒伏于冲任；或误服毒药，药毒伤胞；或母体素虚，冲任气血虚少；或胎儿脐带缠颈气绝致死等，致胎儿死于母腹内。当急下死胎。参见“死胎不下”条。

子嗽zǐsòu　病名。出《妇人良方大全》卷十一。亦名子呛、妊娠咳嗽。以妊娠期间，久咳不已为主要表现的疾病。多因孕后血聚养胎，阴虚火动，或痰饮上逆，外感风寒等，致肺气失宣，气机不畅，发为咳嗽。阴虚火动者，兼见潮热颧红，短气乏力，宜滋阴清热，用麦味地黄丸加减；痰饮上逆者，咳嗽痰多，胸闷心烦，宜理气化痰，用二陈汤加减；外感风寒者，兼见鼻塞流涕，发热恶寒，宜解表宣肺，用杏苏散。

子啼zǐtí　病名，见王肯堂《胤产全书》。亦名子鸣、儿啼、腹啼、鸣胎、胎哭、腹哭钟鸣、钟鸣。指孕妇因气虚，或胎热不安，以致腹中有声如钟鸣者。

子同zǐtóng　战国时医家。详见“子阳”条。

子痛zǐtòng　病名。见清代周登庸《续广达生篇》。❶指妊娠腹痛。❷指妊娠妇女胃脘痛。徐灵胎《女科指要》：“妊娠心痛而风痰冷饮交结于胃之上口，名曰子痛。”

子午八法zǐwǔbāfǎ　子午流注和灵龟八法的合称。《医学入门》：“言子午八法者，子午流注兼奇经八法也。”

子午补泻zǐwǔbǔxiè　针刺补泻手法之一。指建立在子午流注理论基础上依时选穴进行针刺的左右捻转补泻方法。见《针灸大成》。法以左转为顺，从子位转向午位，属阳，为补；右转为逆，从午位退向子位，属阴，为泻。女子则以阴为主，以右转为顺为补，左转为逆为泻。

子午捣臼zǐwǔdǎojiù　针刺手法名。出明代徐凤《金针赋》。其法进针得气后，先紧按慢提，左转九次，再紧提慢按，右转六次。如此反复多次，能导引阴阳之气，用以治疗水肿、气胀等症。

子午莲zǐwǔlián　中药材。见《本草纲目拾遗》。为睡莲之别名，详该条。

子午流注zǐwǔliúzhù　古代关于针灸取穴方法的一种学说。它认为人体的气血在经脉中循行时，随着时间的变化而有盛衰开阖的不同；因而主张以十二经的五输穴为基础，配合日、时的天干、地支变易，来决定某天某时治病应取的穴位。这种学说从总体来看，认识到人体经脉气血的变化受到自然界日、时变异的一定影响，有它合理的因素。但有些内容尚待今后在科学研究和临床实践中加以整理提高。

子午流注针法zǐwǔliúzhùzhēnfǎ　针灸著作。承淡安等编。书中阐解子午流注学说在针法上的应用。1957年由江苏人民出版社出版。

子午流注针经zǐwǔliúzhùzhēnjīng　针灸著作。3卷。约12世纪初金代何若愚撰。金代阎明广注。卷上为流注指微赋、平人气象论经隧周环图及十二经脉的循行，主病图形；卷中论子午流注；卷下为井荥歌诀及图。书中强调人体经脉气血的流注、开合随不同的日时干支配合而变化。是既知最早的一种论述子午流注学说的专书。其主要内容在后代针灸书中多有收载。本书现存《针灸四书》本及抄本。

子午拳势zǐwǔquánshì　练功方法之一。见杜自明《中医正骨经验概述》。两手握拳置于腰际，一拳翻转用力向前击前，瞬时开掌抢拿后，收回原处，两手交替进行。

子午丸zǐwǔwán　《世医得效方》卷七方。榧子仁二两，莲子肉（去心）、枸杞子、龙骨、巴戟天（去心）、炒补骨脂、琥珀、楮实（去壳）、枯矾、赤茯苓（去皮）、白茯苓（去皮）、莲花须（盐蒸）、芡实、煅牡蛎、文蛤各一两，朱砂一两半。为细末，用肉苁蓉一斤，酒蒸烂，研为膏和丸，梧桐子大，朱砂为衣，每服五十丸，空腹萆薢煎汤送下。治心肾俱虚，梦寐惊悸，体常自汗，烦闷短气，悲忧不乐，消渴引饮，小便白浊，四肢无力，面黄肌瘦，耳鸣眼昏头晕，恶风怯寒。

子午寅申主火zǐwǔyínshēnzhǔhuǒ　运气术语。以十二支分主六气，则子午寅申主火热（暑）之气。《素问·五运行大论》：“子午之上，少阴主之……寅申之上，少阳主之。”所指即为少阴君火与少阳相火。

子痫zǐxián　病名。出《诸病源候论》卷四十二。亦名妊娠痉、妊娠风痉、风痉、妊娠痫症、儿晕、儿风、儿痉、子冒、胎风。指妊娠期间突然仆倒，昏不识人，四肢抽搐，少时自醒，醒后复发的病证。多因平素肝肾阴虚，孕后阴血益虚，阴虚则阳亢，导致肝风内扰，虚火上炎，引动心火，风火相扇所致。治宜平肝潜阳，滋阴清热。方用羚羊角散，或天麻钩藤汤。若痰涎壅盛，喉中痰鸣，目吊口噤者，治宜清热涤痰，上方加竹沥、胆南星；若抽搐不止，昏不识人者，配合针灸急救，抽搐不止，针曲池、承山、太冲；昏不识人，针人中、内关、百会、风池、涌泉；牙关紧闭，针下关、颊车。

子悬zǐxuán　病名。出《妇人良方大全》卷十二。亦名妊娠胸胁胀满、妊娠胸胁支满、胎气上逆、胎上逼心。指孕后胎气上逼，出现胸膈胀满。多因平素肾阴不足，肝失所养，孕后阴亏于下，气浮于上，冲逆心胸，以致胸膈胀满，甚者胁痛。若胎气上逆迫肺者，兼见喘促；肾阴不足，心火亢盛者，兼见烦躁不安等。治宜理气安胎。用紫苏饮（《妇人良方大全》：当归、川芎、大腹皮、人参、甘草、橘红、白芍、紫苏）。喘加桑白皮，烦躁不安加黄芩。

子眩zǐxuàn　病名。亦名妊娠眩晕。郑玉峰《万金方》：“妊妇头眩躁闷，不能举动，心震不安，名曰子眩。”多属肝肾阴虚，肝阳偏亢，上扰清窍所致。症见头痛眩晕，耳鸣眼花，心烦急躁。宜养阴清热，平肝潜阳。用一贯煎，或天麻钩藤汤，或杞菊地黄丸等。

子阳zǐyáng　战国时针灸医家。扁鹊的弟子。据《韩诗外传》《史记》《说苑》等古书记载，虢国太子患尸厥症，处于假死的休克状态。经扁鹊诊治，教其徒弟子明、子同、子阳、子容用厉针砭石，子豹用熨法，子游用按摩法共同救治痊愈。

子夜zǐyè　即午夜。详“十二时”条。

子衣zǐyī　出《隋书·外国传》。即胞衣。详该条。

子仪zǐyí　战国时医家，扁鹊的弟子。曾著《本草经》一卷，不传。

子仪本草经zǐyíběncǎojīng　本草著作。1卷。见荀勖《中经簿》。子仪系扁鹊弟子。原书已佚。

子喑zǐyīn　中医古籍作“子瘖”。病名。见王肯堂《胎产证治》。亦名身重喑哑、哑胎、妊娠不语。指妊娠期间出现声音嘶哑，或不能发声的一种病证。《素问·奇病论》：“人有重身，九月而瘖。”因孕至八九个月，胎儿长大，阻绝胞中之络脉，胞脉受阻，肾阴不能上荣舌本，以致逐渐或突然不能发声。一般不需治疗，待十月子生，胞脉复通，可自然恢复。亦可滋肾益阴，用六味地黄丸加沙参、麦冬以生其津，津足则荣舌本，自能发声。慎勿宜窍开发。

子瘖zǐyīn　病名。即子喑。详该条。

子痈zǐyōng　病名。见《外科证治全生集》卷一。系生于睾丸的痈。有急慢之分。急性者多因湿热下注，气滞血凝所致。多为一侧睾丸肿硬，疼痛剧烈、灼热，阴囊皮肤紧张光亮。治宜清利湿热，疏肝理气。宜龙胆泄肝汤加橘核、荔枝核、川楝子，或服枸橘汤加柴胡、黄芩、山栀，外用金黄膏。若不消散，成脓破溃，按外痈治疗。慢性者为肝肾阴亏，痰湿之邪凝聚而发。睾丸大，形成硬结，疼痛不著，阴囊不红不热，病程较长，数月乃至数年，亦有成脓破溃、脓稀而成窦道者，缠绵难愈。治宜滋阴除湿汤加小金丹，外用冲和膏。

子游zǐyóu　战国时医家。详见“子阳”条。

子越zǐyuè　战国时医家。扁鹊的弟子。

子晕zǐyūn　病名。见《叶氏女科证治》卷二。指妊娠眩晕。平素血虚，孕后血聚养胎，孕至七八个月阴血愈虚，不能上荣清窍，以致虚火上炎，鼓动其痰，或因气虚而致眩晕。重者忽然昏倒不省人事，少顷即醒，又若常人。宜养阴清热，佐以祛痰，用葛根四物汤（熟地、当归、川芎、白芍、葛根、秦艽、防风、丹皮、细辛）加竹沥；若气虚者，宜补气安胎，佐以祛痰，用人参麦冬散（人参、麦冬、茯苓、黄芩、知母、生地、炙草、竹茹）；血虚者，宜补血安胎，佐以祛痰，用胎元饮加黄芩。

子脏zǐzāng　即子宫。《金匮要略·妇人妊娠病脉证并治》：“妇人怀娠六七月，脉弦发热，其胎愈胀，腹痛恶寒者，少腹如扇，所以然者，子脏开故也。”详“女子胞”条。

子脏冷无子zǐzānglěngwúzǐ　病证名。出《诸病源候论》卷三十九。不孕证型之一。即胞寒不孕。详该条。

子燥zǐzào　病名。徐大椿《女科旨要》：“肝肾阴亏，相火炎上，不时均令心烦，且亦令人作躁，谓之子燥。”即孕悲。参见该条。

子肿zǐzhǒng　病名。见《医学入门》。俗称琉璃胎。指孕至五六个月，胎体渐长，由于脾肾阳虚，运化输布失职，以致水湿泛溢，流于四末。症见两足浮肿，遍及下肢，渐至周身，头面俱肿，小便短少。脾虚者，兼见倦怠无力，脘腹胀闷，治宜健脾行水，方用全生白术散；肾虚者，兼见腰膝酸软，手足不温，治宜温阳化气行水，方用五苓散；若兼胸闷胁胀，上方可加陈皮。

梓白皮zǐbáipí　中药材。出《神农本草经》。为紫葳科植物梓树 *Catalpa ovata* G. Don 的根皮或树皮的韧皮部。分布于东北、华北、西北及长江流域各地。苦，寒。入胆、胃、膀胱经。清热，解毒，利湿，杀虫。①治温病发热，黄疸，水肿。煎服：4.5～9g。②煎水洗小儿热疮，皮肤瘙痒，疥疮。梓树的木材名梓木，治手足痛风，煎汤熏洗。根皮含异阿魏酸、谷甾醇、对羟基苯甲酸。树皮含对香豆酸、阿魏酸。还含羽扇豆醇、梓果苷、α-拉杷醌、9-羟基-α-拉杷醌等。本品茎皮甲醇提取物有显著抗诱变作用。

梓实zǐshí　中药材。见《现代实用中药》。为紫葳科植物梓树 *Catalpa ovata* G. Don 的果实。甘、淡，平。利尿。治慢性肾炎，浮肿，膀胱炎，肝硬化腹水。煎服：9～15g。本品含梓果苷、梓醇、对羟基苯甲酸、柠檬酸、蜡等。水提取物对小白鼠、家兔均有利尿作用。梓醇利尿排钠，梓果苷利尿排氯，其利尿作用乃由于对肾小管的影响所致。梓醇还有降低血糖及迟效性缓和泻下作用。

梓叶zǐyè　中药材。出《神农本草经》。为紫葳科植物梓树 *Catalpa ovata* G. Don 的叶。治小儿壮热，疮疥，皮肤瘙痒。煎水温洗。本品含对香豆酸、对羟基苯甲酸。体外实验：冷、温浸液对金黄色葡萄球菌、大肠埃希菌、产气杆菌均有抑制作用。

紫白癜风zǐbáidiànfēng　病名。见《证治准绳·疡医》卷五。又名汗斑。多由脏腑积热，感受暑湿，以致气滞血凝而成；或由传染而得。多发于胸背、颈项、肩胛、腋下等处。初起为大小不等的紫色或灰白斑点，斑点可扩大，相互融合成片，表面光滑而有光泽，边缘清楚，搔之稍有细屑，有时微痒，夏重冬轻。外搽密陀僧散，或用鲜姜片蘸五神散搽患处，亦可用低浓度癣药水外搽。相当于花斑癣。

紫斑zǐbān　症名。见《寿世保元·斑疹》。指发生于皮肤表面的点状或片状的紫色改变，平摊于皮肤上，抚之不碍手的瘀斑。多由热盛毒熏所致。《温热经纬·叶香岩外感温热篇》：“按方书谓斑色红者属胃热，紫者热极。”治宜清热解毒，凉血化斑，用解毒化斑汤、犀角玄参汤等方。若斑见紫黑，显示病情严重。参见“斑”条。

紫贝zǐbèi　中药材。出《新修本草》。又名紫贝齿、砑螺。为宝贝科动物蛇首眼球贝 *Erosaria caputserpentis*（L.）或阿文绶贝 *Mauritia arabica*（L.）等的贝壳。产于海南、台湾、福建等地。咸，平。入肝经。清肝明目，镇惊安神。治热毒目翳，目赤肿痛，头晕头痛，惊惕不眠，热盛风动，四肢抽搐。煎服：9～15g，打碎，先煎。阿文绶贝的贝壳含碳酸钙90%以上，有机质0.47%，少量镁、铁、硅酸盐、硫酸盐、磷酸盐和氯化物。

紫贝齿zǐbèichǐ　中药材。见《中国医学大辞典》。为紫贝之处方名，详该条。

紫背草zǐbèicǎo　中药材。见《植物名实图考》。为一点红之别名，详该条。

紫背金牛zǐbèijīnniú　中药材。见《生草药性备要》。为大金牛草之别名，详该条。

紫背天葵zǐbèitiānkuí　中药材。出《雷公炮炙论》。即天葵，详该条。

紫背天葵子zǐbèitiānkuízǐ　中药材。出《医宗汇编》。即天葵子，详该条。

紫遍舌zǐbiànshé　舌象。全舌呈浑紫色。此舌可见于酒后伤寒，或伤寒用葱酒发汗致酒毒入心，或见于肠源性青紫症。前者宜清热透邪，兼解酒毒；后者宜温中理气，或中西医结合治疗（见《伤寒舌鉴》）。

紫槟榔zǐbīngláng　中药材。见《本草纲目》。为马槟榔之别名，详该条。

紫菜zǐcài　中药材。出《本草经集注》。又名索菜、紫萸、紫英。为红毛菜科植物甘紫菜 *Porphyra tenera* Kjellm. 或圆紫菜 *P. suborbiculata* Kjellm. 等的叶状体。前者分布于江苏连云港以北的黄海和渤海沿岸；后者分布于青岛以南的广大黄海南部及东海和南海沿岸。甘、咸，寒。入肺经。化痰软坚，清热利尿。治瘿瘤，脚气，水肿，淋病。煎服：9～30g。甘紫菜含尼克酸、生物素、硫辛酸、维生素 B_2 及 B_{12}，胆碱；多量自由氨基酸 α-蒎烯、牛儿醇、葛缕酮、糠醛等；又含磷脂、甘油三酯、廿碳四烯酸。尚含甘紫草酸、紫草多糖等。紫菜多糖能增强机体免疫功能，对抗放射线的辐射损伤和环磷酰胺引起的白细胞下降，并能对抗小鼠实验性肝损伤，还有抗衰老作用。

紫草zǐcǎo　中药材。出《神农本草经》。又名紫丹、紫芙、地血、鸦衔草、野麻灯、山紫草、红石根。为紫草科植物物新疆紫草 *Arnebia euchroma*（Royle）Johnst. 或内蒙紫草 *Arnebia guttata* Bunge 的干燥根。主产于东北、华北、新疆、云南。甘、咸，寒。入心、肝经。清热凉血，活血解毒，透疹消斑。用于血热毒盛，斑疹紫黑，麻疹不透，疮疡，湿疹，水火烫伤。煎服5～10g。外用适量，熬膏或用植物油浸泡涂擦。新疆假紫草和紫草根含紫草素、乙酰紫草素、β,β－二甲基丙烯酰紫草素、β－羟基异戊酰紫草素、二甲基戊烯酰基紫草素等。新疆假紫草还含β,β－二甲基丙烯酰基紫草红。新疆假紫草煎剂对小鼠有降低生育力的效果，并有对抗垂体促性腺激素及对抗绒毛膜促性腺激素的作用；对蟾蜍、兔离体或在体心脏有兴奋作用；对人工发热的兔有缓和的解热作用。新疆假紫草煎剂、紫草素、二甲基戊烯酰基紫草素等在体外对金黄色葡萄球菌、大肠埃希菌、流感病毒有抑制作用。紫草根还有某些抗癌作用。紫草还有抗炎、镇痛、镇静、增强心肌收缩力等作用。

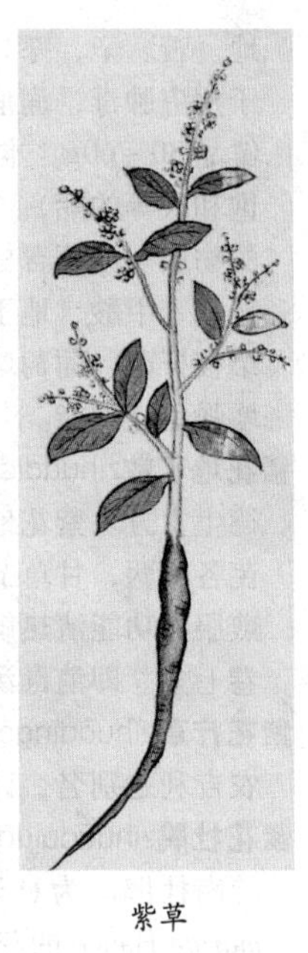

紫草

紫草承气汤zǐcǎochéngqìtāng 《证治准绳·幼科》集六方。紫草、枳实各一两，大黄四两，厚朴二两。为粗末，每服五钱，以利为度。治痘疮半数未出而喘息腹胀，大便不通，烦躁作渴，谵语不安者；并治温病发癍，壮盛烦躁，起卧不安，头面红肿，咽喉肿痛，吐脓血，面赤如锦纹，身痛如被杖，烦闷呕逆，腹痛狂乱，躁渴，或狂言下利，癍如豆大而圆，色紫黑而显，胸背腰腹俱稠者。

紫草膏zǐcǎogāo　经验方。见《外科学》（武汉医学院编）。乳香、没药各30g，当归60g，白芷、寒水石、牡丹皮、大黄、冰片各45g，生地黄90g，紫草、黄柏各21g，黄蜡250g，麻油2500g。先熬油，滚开后加入诸药，去渣过滤，下黄蜡，冷后放入冰片即成，搽患处，或浸入纱布成油膏纱布，外敷包扎。治烧伤。

紫草快癍汤zǐcǎokuàibāntāng ❶《证治准绳·幼科》集四方。又名紫草汤。紫草、人参、白术、茯苓、当归、川芎、芍药、木通、甘草、糯米。为粗末，每服二钱，水煎服。治痘疹血气不足，不能发出，色不红活等证。❷《张氏医通》卷十五方。紫草、芍药各一钱，甘草五分，木通六分，蝉蜕七个。水煎服，日二次。治证同上。

紫草茸zǐcǎoróng　中药材。出《本经逢原》。又名紫梗、紫胶、虫胶。为胶蚧科昆虫紫胶虫 *Laccifer lacca* Kerr 雌虫在树枝上所分泌的胶质。主产于云南、四川、台湾等地。苦，寒。清热，凉血，解毒。①治麻疹、癍疹不透，月经过多，带下。煎服：1.5～6g，或研末吞。②治外伤出血，研末撒；湿疹，溃疡不敛，制成油膏涂。本品含虫胶树脂、蜡、色素等。树脂分为软、硬树脂。硬树脂由萜烯酸、油桐酸组成。软树脂由萜烯酸酯组成。色素中有虫胶酸等。蜡为紫胶虫醇等。

紫草散zǐcǎosǎn ❶《小儿药证直诀》卷下方。紫草茸、钩藤各等分。为末，每服五分至一钱，不拘时温酒调下。治小儿疮疹出不快。❷《小儿斑疹备急方论》方。紫草一两，生甘草、枳壳（麸炒）、炙黄芪各五钱。为粗末，每服二钱，水煎服。治伏热在胃经，暴发痘疱疮疹，一切恶候，出不快，小便赤涩，心腹胀满。❸《景岳全书·痘疹诠》方。紫草、炙黄芪、炙甘草、糯米各一钱半。水煎服。治痘疹黑陷，气血虚弱，疮疹不起。

紫草汤zǐcǎotāng ❶《圣济总录》卷六十一方。紫草、吴蓝各一两，木香、黄连各半两。为粗末，每服五钱匕，水煎，食后服。治火黄，病人先体热身赤，午后却凉，遍身有赤点起。❷《证治准绳·幼科》集四方。即紫草快癍汤第一方，见“紫草快癍汤”条。

紫草透肌汤zǐcǎotòujītāng 《证治准绳·幼科》集四方。紫草一钱，升麻、木香各五分，牛蒡子、防风、荆芥、黄芪各八分，甘草三分。加生姜，水煎服。治痘热而出不快及顶陷者。如色紫腹痛，加蝉蜕一钱。

紫草消毒饮zǐcǎoxiāodúyǐn 《张氏医通》卷十五方。紫草、连翘、牛蒡子各一钱，荆芥七分，甘草、山豆根各五分。水煎，不拘时服。治痘疹血热咽痛。

紫草饮zǐcǎoyǐn ❶《朱氏集验方》卷十一方。紫草、当归、芍药、甘草、麻黄各等分。水煎，不拘时服。治痘疮黑陷不起。❷《医学入门》卷七方。紫草一两。开水沏，酌量服用。治痘疹欲出未出。如发癍疹，加钩藤，酒调服。

紫草饮子zǐcǎoyǐn·zi ❶《证治准绳·幼科》集五方。紫草茸、人参、白芍药、蝉蜕、甘草、穿山甲（土炒）各等分。为末，水煎，分三至四次服。治痘疹气虚血热。❷《景岳全书·痘疹诠》卷六十三方。紫草、人参、枳壳、山楂、木通、穿山甲（土炒）、蝉蜕各等分。水煎，分三至四次服。治痘疮倒陷，腹胀，大小便秘。

紫沉丸zǐchénwán 《素问病机气宜保命集》卷中方。半夏曲一两，橘皮五钱，代赭石三钱，砂仁、乌梅、丁香、槟榔各二钱，杏仁、沉香、木香、白术各一钱，白豆蔻、巴豆霜各五分。为末，入巴豆霜令匀，醋糊为丸，梧桐子大，每服三十丸，姜汤送下。治中焦吐食，由食积与寒气相格，吐而疼痛者。

紫大戟zǐdàjǐ　中药材。见《三因极一病证方论》。即红大戟，详该条。

紫丹参zǐdānshēn　中药材。见《集验拔萃良方》。为丹参之处方名，详该条。

紫淡带青舌zǐdàndàiqīngshé　舌象。全舌紫淡带青、滑润瘦小。为寒邪直中肝肾阴证。宜当归四逆汤加吴茱萸、生姜，温阳救逆（见《伤寒舌鉴》）。

紫淡灰心舌zǐdànhuīxīnshé　舌象。全舌淡紫，中央带灰或青黑，不燥不湿。为湿中生热，邪伤血分之候。宜犀角地黄汤清热凉血，并配入酒大黄轻泻（见《伤寒舌鉴》）。

紫淡青筋舌zǐdànqīngjīnshé　舌象。舌淡紫，中带青筋而润。为寒邪直中阴经之候。证见面色黯黑，身凉，四肢厥冷，脉沉，宜四逆、理中等温阳救逆（见《伤寒舌鉴》）。

紫裆风zǐdāngfēng　病名。出《外科活人定本》卷三。发生在男子生殖器，色呈红紫，痒不可当。相当于过敏性皮炎。治疗参见“赤面风”条。

紫癜zǐdiàn　病名。即以皮肤黏膜出现紫黯色瘀块为主要表现的出血性疾患。

紫癜风zǐdiànfēng　病名。《圣济总录》卷十八：“紫癜风之状，皮肤生紫点，搔之皮起而不痒痛是也。”多由风邪夹湿，客于腠理，荣卫壅滞，不得疏泄，湿郁皮肤所致。证治参见“紫白癜风”条。

紫顶龙芽zǐdǐnglóngyá　中药材。见《本草纲目拾遗》。为马鞭草之别名，详该条。

紫短舌zǐduǎnshé　舌象。舌色紫，舌体挛缩而短。为食滞津枯，热传厥阴，筋脉失养之象。急用大承气汤通腑泄热。下后热退脉静舌舒者，预后较好，否则危殆（见《伤寒舌鉴》)。

紫葛丸zǐgéwán 《圣济总录》卷七十三方。紫葛一两，赤芍药、炒桔梗、紫菀、木香、诃子皮各三分，大黄（炒）一两半，牵牛子（半生，半炒）半两，郁李仁（汤浸去皮，研）一两。为细末，炼蜜为丸，梧桐子大，每服十五丸，空腹木通及大枣煎汤送下。治结瘕腹胀，坚硬如石，肚上青筋浮起。

紫梗zǐgěng 中药材。见《本草纲目》。为紫草茸之别名，详该条。

紫宫zǐgōng 经穴名，代号 CV19。出《针灸甲乙经》。属任脉，位于胸正中线，平第二肋间隙。布有第二肋间神经前皮支和乳房内动、静脉的前穿支。主治咳嗽、气喘、呃逆、胸痛等。沿皮刺 0.3～0.5 寸。艾炷灸 3～5 壮；或艾条灸 5～10 分钟。

紫归油zǐguīyóu 《外科证治全书》卷二方。紫草、当归各等分。麻油熬，去渣出火，以棉蘸油频频润之。治唇上起白皮小泡，渐渐肿大如蚕茧，或唇下肿如黑枣，燥裂痒痛。

紫桂丸zǐguìwán ❶《太平圣惠方》卷七十一方。桂心、当归、川芎、人参、白术、诃子皮、炮姜、延胡索、琥珀各三分，炒椒红、木香、肉豆蔻各半两，熟地黄、炮附子、茯苓、牛膝、桃仁（麸炒）各一两。为末，蜜和捣丸，梧桐子大，每服三十丸，食前温酒送下。治妇人风虚劳冷，四肢羸瘦，脾胃气弱，不思饮食。❷《杨氏家藏方》卷十五方。禹余粮（火煅，醋淬）三两，龙骨、艾叶（醋炒）、赤石脂、煅牡蛎、地榆各二两，牡丹皮、厚朴、当归、阿胶（蛤粉炒）、吴茱萸、白芷、肉桂各一两，炮附子半两。为细末，面糊为丸，梧桐子大，每服三十丸，浓煎醋汤送下。治冲任不足，血海空虚，月经不调，腰腹冷痛或崩漏。

紫河车zǐhéchē 中药材。出《本草纲目》。又名混沌衣、人胞。为健康产妇的胎盘。甘、咸，温。入肺、肝、肾经。补气，养血，温肾，益精。治虚损瘦弱，劳热骨蒸，咳喘，咯血，自汗，盗汗，遗精，阳痿，不孕，月经不调，乳少，神经衰弱，白细胞减少症，再生障碍性贫血。内服：焙干研末，2.4～4.5g。胎盘成分较复杂，主要含：胎盘球蛋白（制品含多种抗体）；β 抑制因子（一种巨球蛋白）；与血液凝固的有关成分（如纤维蛋白稳定因子、尿激酶抑制物、纤维蛋白溶酶原活化物）；激素（如胎盘催乳素、红细胞成熟因子）；各种酶（溶菌酶、激肽酶、组胺酶、催产素酶）；雌激素及肾上腺皮质激素；磷脂；多糖；类似前列腺素 E1 的一种酸性抽提物。胎盘能增强机体抵抗力。其能提高机体免疫能力，有激素样作用，可增强阿片样镇痛作用，还能抗菌、抗病毒等。注射给药有抗感染作用，对动物的实验性胃溃疡也有一定的预防及治疗效果。因含与血液凝固有关的成分，可用于某种出血患者。因含很多激素，注射给药又可促进幼年动物全身或某些器官的发育，增强机体的抗病能力。

紫红纹zǐhóngwén 小儿指纹。指纹深红紫黯，主热邪郁滞（见《四诊抉微》）。

紫花草zǐhuācǎo 中药材。见《江苏药物志》。为石荠苧之别名，详该条。

紫花地丁zǐhuādìdīng 中药材。出《本草纲目》。又名杨角子、独行虎、宝剑草、兔耳草、金剪刀、小角子花、地丁草、箭头草、堇菜地丁。为堇菜科植物紫花地丁 *Viola yedoensis* Makino 的干燥全草。主产于江苏、浙江、安徽等地。苦、辛，寒。归心、肝经。清热解毒，凉血消肿。用于疔疮肿毒，痈疽发背，丹毒，毒蛇咬伤。煎服 15～30g；鲜品 30～60g。本品含苷类、黄酮类、蜡（为虫蜡酸及不饱和酸等的酯）。预试还含大量黏液质和有弱的溶血作用的物质。全草含棕榈酸、反式对羟基桂皮酸、琥珀酸、双羟基苯甲酸、地丁酰胺、磺化聚糖、多糖等，体外实验对结核杆菌、葡萄球菌与卡他球菌有某些抑菌作用。本品可增强免疫功能。

紫花地丁散zǐhuādìdīngsǎn ❶《普济方》卷二百七十五引德生堂方。紫花地丁、当归、大黄、赤芍药、金银花、黄芪各半两，甘草节二钱。为粗末，每服一两，水、酒各半煎服。功能清热解毒。治诸恶毒疮肿痛。❷《疡医大全》卷七方。即消毒汤，见该条。

紫花疔草zǐhuādīngcǎo 中药材。见《浙南本草新编》。为农吉利之别名，详该条。

紫花杜鹃zǐhuādùjuān 中药材。见《广西本草选编》。又名岭南杜鹃。为杜鹃花科植物广东紫花杜鹃 *Rhododendron mariae* Hance 的花、叶、嫩枝或根皮。分布于广东、广西、江西、湖南等地。苦，平。镇咳，祛痰，平喘，消肿。①治慢性气管炎，支气管哮喘，跌打肿痛。煎服：15～30g；鲜品 60g。②治口疮，用鲜叶捣敷。叶含莢果蕨醇、莢果蕨苷、槲皮苷、金丝桃苷、槲皮素、东莨菪素、齐墩果酸和挥发油。煎剂和所含的黄酮对小鼠有镇咳、祛痰作用。煎剂及其黄酮成分对抗乙酰胆碱引起的兔及豚鼠离体回肠平滑肌的痉挛。煎剂在体外对肺炎球菌、金黄色葡萄球菌、乙型溶血性链球菌、卡他球菌均有抑制作用。

紫花秧zǐhuāyāng 中药材。见《全国中草药汇编》。为牛含水之别名，详该条。

紫极宫道士zǐjígōngdàoshì 唐代掌握医术的道士。据传广陵（今江苏扬州）有一木工，病手足挛缩，不能执斧，匍匐行乞于市，遇紫极宫道士，给药数丸，经治而愈。木工叩谢，道士将医方传授木匠，木匠得方，为人治病多愈。

紫蕺zǐjí 中药材。出《救急易方》。为鱼腥草之别名，详该条。

紫尖蓓蕾舌zǐjiānbèilěishé 舌象。舌色淡紫而尖生蓓蕾。多因嗜饮感寒伤肺，厚味伤胃，热郁而气血不畅所致，宜小柴胡汤加葛花、滑石、生地之类（见《伤寒舌鉴》）。

紫胶zǐjiāo 中药材。见蔡邦华《昆虫分类学》。为紫草茸之别名，详该条。

紫疥斑zǐjièbān 病名。出《疮疡经验全书》卷四。即红丝疔。见该条。

紫金标zǐjīnbiāo 中药材。见《贵州药植目录》。为紫金莲之别名，详该条。

紫金丹zǐjīndān ❶《普济本事方》卷二方。砒石一钱半（研飞），豆豉一两半（水略润，以纸浥干，研成膏）。同杵极匀为丸，麻子大，每服十五丸，酌情加减，临卧用腊茶清冷服，以知为度。治多年肺气喘急，嗽晨夕不得眠。❷《普济本事方》卷三方。胆矾三两，黄蜡一两，大枣五十个，头醋五升，先下矾、枣，慢火熬半日，取出枣，去皮核，次下蜡，再煮半日如膏，入腊茶末二两和为丸，梧桐子大，每服二十至三十丸，茶酒任下，如久患肠风痔漏，陈米饮送下。治食劳气劳，遍身黄肿，欲成水肿，及久患痃癖，面目悉黄。❸《素问病机气宜保命集》卷下方。代赭石、磋砺石各等分。醋糊为丸，每服二十至三十丸，酒送下，胸中痛，当归煎汤送下。治产后冲胀，胸中有物，状如噎气；久服治血癖。❹《丹溪心法》卷二方。精猪肉二十两（一作三十两，切作小块），砒石一两（研极细）。以砒石末拌在肉上令匀，分作六份，纸筋黄泥包后烘干，炭火煅，青烟出尽为度，出火毒，研细，汤浸、蒸饼为丸，绿豆大，成人每服二十丸，小儿酌减，食前茶汤送下。治哮证，病延三年以上者。❺《医方类聚》卷二百三十八引《医林》方。代赭石一两，炒桃仁泥三钱，大黄五钱。薄荷煎汤打糊为丸。服法、治证同❸。❻《医学入门》卷六方。砒石末一钱，豆豉（捣烂）一两，精猪肉（切细）四两。三味拌和，分作三份，黄泥包后烘干，炭火煅令出尽青烟，出火毒，取末，汤浸蒸饼为丸，绿豆大，成人每服二十丸，小儿七丸，食后茶清送下。治痰火喘不得卧者。❼《增补万病回春》卷二方。白砒一钱，枯矾（另研）三钱，豆豉（蒸研如泥）一两。共撚作丸，绿豆大，每服七丸，甚者九丸，小儿一至二丸，欲发作时冷茶送下。治哮吼，凡遇阴雨天便发齁喘，甚至坐卧不得，饮食不进。❽《伤科补要》卷三方。没药、降香、乳香、松节、苏木、川乌、蝼蛄各一两，自然铜二两，血竭、龙骨各五钱。为末，打糊为丸，朱砂为衣。治跌打损伤，瘀血疼痛。❾见《医宗金鉴·外科心法要诀》卷六十六。即紫金锭。见该条。

紫金锭zǐjīndìng 《是斋百一选方》卷十七方。原名太乙紫金丹，又名太乙紫金锭、紫金丹、太乙玉枢丹、太乙丹、玉枢丹、神仙追毒丸、神仙万病解毒丸、神仙解毒万病丸、万病解毒丸、万病解毒丹、解毒万病丹。山慈菇（去皮，洗，焙）、文蛤（即五倍子，洗，焙）各二两，千金子仁（研去油，取霜）一两，红芽大戟（去芦，洗，焙）一两半，麝香三钱（《外科正宗》方加朱砂、雄黄各三钱，其他方书多遵该二方，但有的组成药物与剂量略有出入）。上药研细末，用糯米煮浓饮和药，作一钱一锭，用井花水或薄荷汤磨服，取利一二行，再用温粥补养。功能解诸毒，疗诸疮，利关窍，治百病。凡一切饮食药毒，蛊毒瘴气，死牛马等毒，用凉水磨服一钱；痈疽发背，疔毒杨梅疮等，用凉水或酒磨涂患处；阴阳二毒，伤寒瘟疫，喉痹喉风，用冷水入薄荷汁数匙化下；心气痛并诸气，用淡酒化下；泄泻痢疾，霍乱绞肠，用薄荷汤下；中风癫痫，筋挛骨痛，温酒送下；自缢溺水，心头尚温者，冷水磨灌；传尸痨瘵，凉水化服；疟疾将发时，东流水煎桃枝汤化服；女人经闭，红花酒化服；小儿惊风疳痢，薄荷煎汤送下；头风头痛，酒研贴两太阳穴上；诸腹鼓胀，麦芽煎汤送下；风虫牙痛，酒磨涂患处，亦吞服少许；打仆伤损，松节煎酒送下；烫火伤，毒蛇恶犬，一切虫伤，用冰水磨涂患处，并内服。

紫金膏zǐjīngāo ❶《证治准绳·疡医》卷六方。芙蓉花叶（白花者佳）二两，紫金皮一两。生采，加生地黄同捣贴敷；或为末，以鸡子清入蜜少许和匀，调入生地黄捣烂和敷。治诸伤损之赤肿焮热者。❷《医宗金鉴·眼科心法要诀》卷七十八方。炒炉甘石（入银罐，盐泥封后，火煅至罐通红，取出研末，以黄连水飞过，再入黄芩、黄连、黄柏汤内煮干）、黄丹（炒黑）各四两，硼砂、朱砂、珍珠各三钱，乌贼骨二钱，轻粉、青盐、白丁香（乳汁化开去渣）、没药、乳香、枯矾、硇砂、当归、川芎、黄连、甘草、麝香、冰片各五分。各为细末，另用白蜜十五两，入铜锅熬去渣沫，剩蜜十两，先下炉甘石搅匀，次下黄丹搅匀，再下诸药搅匀，至如紫金色不粘手为度，每用少许点患处。治胬肉攀睛。❸《疡医大全》卷七方。①松香四两（夏用红者，冬用白者，秋冬红白各半，以火熬滚，入水内扯拔百十下，研末；若贴痘毒，松香用黄豆水浸，入锅内煮化，待温，照上扯拔，研细末），蓖麻仁二两（研细），轻粉五钱，银朱、铜绿各二钱五分。猪油去衣膜拌药，放青石上捶捣，每用少许，摊油纸上贴患处。若贴疮毒及多年痘毒，将膏中剪一孔，露顶透气；若贴流火，则贴疮顶不剪孔。治无名肿毒，一切恶疮，风湿流火，小儿痘毒。②白芷六钱，闹羊花、山柰、大茴香、青皮、草乌、川乌、威灵仙、甘松、小茴香、大黄、独活各七钱，干蟾一个，乱头发三两。用麻油四十两，同药入锅熬至发化，滴水成珠，再下密陀僧细末十一两收成膏，再下松香（葱汁、姜汁、凤仙花汁各煮一次，研细）五两，入膏化尽，搅匀倾入缽内，重汤炖化，再下樟脑七钱，青黛、桂皮各六钱，丁香、雄黄各五钱，轻粉四钱，血竭、乳香、没药（皆去油）、儿茶各三钱三分，滑石三钱，龙骨二钱五分，麝香、冰片各五分，搅匀，摊厚些贴敷患处。治寒湿气，漏肩风，诸般疼痛。

紫金莲zǐjīnlián 中药材。见《贵州草药》。又名搬倒甑、转子莲、七星箭、紫金标。为白花丹科植物紫金莲 *Ceratostigma willmottianum* Stapf 的根。分布于贵州、四川、云南及西藏东南部。甘，温。祛痰止血，化瘀镇痛。①治咳嗽痰多，痰中带血，胃炎，胃溃疡，胆囊炎，胆道蛔虫症，胰腺炎等病所引起的疼痛。内服：煎汤，3～4.5g；研粉，每服0.45～0.9g，每日3次。②治跌打损伤骨折。捣敷。本品含肌松素。能松弛平滑肌痉挛，在试管内有抑制金黄色葡萄球菌、枯草杆菌生长的作用。并有止血、祛痰作用。

紫金龙zǐjīnlóng 中药材。❶见《云南中草药》。又名串枝莲、豌豆跌打、黑牛膝、川山七。为罂粟科植物藤铃儿草 *Dactylicapnos scandens*（D. Don）Hutch. 的根。分布于云南、广西。微苦，凉，有毒。镇痛，止血，降压。①治神经性头痛，牙痛，胃痛，关节痛，跌打损伤，骨折疼痛，血崩，内伤出血，高血压病。研末服：1～3g。②治外伤出血。研粉撒敷。孕妇忌服。本品含原阿片碱、右旋异紫堇定碱等生物碱。原阿片碱对小鼠有镇痛作用，对离体小肠有明显抑制作用。异紫堇定碱能对抗乙酰胆碱、组胺和毛果芸香碱对平滑肌的兴奋作用。❷见《南京民间药草》。为虎杖之别名，详该条。

紫金牛zǐjīnniú 中药材。出《本草图经》。为矮地茶之别名，详该条。

紫金牛根zǐjīnniúgēn 中药材。出《本草图经》。为紫金牛科植物紫金牛 *Ardisia japonica*（Hornst.）Bl. 的根及根茎。辛，平。治膈气，冷气腹痛，风湿腰痛，睾丸肿痛，经闭，跌打损伤。煎服：9～12g。根茎含贝素、微量紫金牛醌等。

紫金皮zǐjīnpí 中药材。出清代汪连仕《采药书》。为红木香之别名，详该条。

紫金皮散zǐjīnpísǎn 《世医得效方》卷十八方。又名紫荆皮散。紫金皮（醋炒）、天南星、半夏、黄柏（盐炒）、草乌（炮）、川乌（炮）、川芎（茶水炒）、川当归（煨）、杜当归、乌药、川白芷（盐水炒）、补骨纸、刘寄奴、川牛膝、桑白皮各等分。为末，用生姜、薄荷汁加水，调敷患处，有疮口者，勿封疮口，敷四周。治打仆损伤，浮肿疼痛。若皮热甚，加黄柏皮、生地黄各五钱。

紫金丸zǐjīnwán ❶《世医得效方》卷九方。干姜、炒香附、紫金皮、石菖蒲、青木香、针砂（煅红）各等分。为末，米糊为丸，每服三十丸，第一次茶清送下，第二次商陆煎汤送下，第三次赤小豆煎汤送下，常吃用好酒吞服。治水气肿满。❷《证治准绳·幼科》集八引庄氏方。又名庄氏紫金丸。蝎尾三十个，犀角末、银朱、朱砂各一钱。为末，煮糊为丸，绿豆大。若大人吐食，心腹胀满，夜有虚汗，日渐消瘦，每服七丸，姜汤送下；妇人血气，每服五至七丸，米饮送下；小儿惊积体热，困重，目不开，用黄连、甘草、桃仁、薄荷煎汤化铅粉一字许送下，每服一至三丸。治大人小儿因惊积聚，黏滑毒物在脾胃，屡药不下，变成虚中积。❸《证治准绳·女科》卷五方。五灵脂末，蒲黄末。先以米醋调五灵脂，慢火熬成膏，次以蒲黄末搜和为丸，樱桃大，每服一丸，水与童便各半煎服，少顷再服，久有瘀血成块，经水不利者，并用酒磨下。治产后恶露不快，腰痛小腹如刺，时作寒热，头痛不思饮食；亦治久有瘀血，经水不调，心痛。❹《寿世保元》卷三方。血竭、青皮、陈皮、姜厚朴、干漆（炒）、槟榔、黄矾各二两，沉香、百草霜、香附、针砂（醋炒）、秦艽各一两，枳壳（麸炒）二两半，莪术（醋炒）、三棱（醋炒）各三两，皂矾（醋煮）四两，甘草五钱（一方加苍术、白术各一两）。为末，枣糊为丸，梧桐子大，每服六十至七十丸，温酒或米饮送下。治酒疸、食疸，积聚癥瘕，心腹疼痛，潮热等症。

紫堇zǐjǐn　中药材。出《本草图经》。又名苔菜、野花生、麦黄草、断肠草、蝎子花。为罂粟科植物紫堇 *Corydalis edulis* Maxim. 的全草或根。分布于山西、河南、陕西、甘肃、江苏、安徽、湖北、四川、浙江、江西、贵州等地。苦，凉，有毒。止痛，止血，固精，解毒。治中暑头痛，腹痛，尿痛，肺结核咳血，遗精。煎服：3～9g。捣烂取汁滴耳治化脓性中耳炎；煎水洗毒疮，顽癣；捣敷秃疮，蛇咬伤。根茎含紫堇碱、原阿片碱、青藤碱、血根碱。紫堇甲醇提取物能抑制血小板聚集，对实验性血栓形成有抑制作用。煎液在试管内对金黄色葡萄球菌有抑制作用。

紫荆木zǐjīngmù　中药材。出《开宝重定本草》。为豆科植物紫荆 *Cercis chinensis* Bge. 的木部。分布于华北、华东、西南、中南地区及甘肃、陕西、辽宁。苦，平。活血，通淋。治痛经，瘀血腹痛，淋病。煎服：15～30g。孕妇忌服。

紫荆皮zǐjīngpí　中药材。出《日华子诸家本草》。为豆科植物紫荆 *Cercis chinensis* Bge. 的树皮。产于河南、陕西。苦，平。入肝、脾经。活血通经，消肿解毒。❶治月经不调，经闭，痛经，喉痹，淋疾，风湿痹痛，跌打损伤。内服：煎汤，6～12g；或浸酒服。❷治痈肿，癣疥，蛇、虫咬伤。研末调敷。孕妇忌服。本品含鞣质。在体外对某些病毒有抑制作用，并能抑制葡萄球菌的生长。

紫荆皮散zǐjīngpísǎn　方名。即紫金皮散，见该条。

紫荆散zǐjīngsǎn　《洞天奥旨》卷十一方。紫荆皮、赤小豆、荆芥、地榆各一钱。为细末，以鸡子清调涂患处。治小儿丹毒，从头上向脑后蔓延红肿，亦有肿而作痛者。《外科真诠》方多冰片二分。

紫蓝花zǐlánhuā　中药材。出《广西本草选编》。为紫薇花之别名，详该条。

紫老干熟舌zǐlǎogānshúshé　舌象。全舌紫而干老，如煮熟猪肝色。为脏腑热极，热邪传厥阴危候，宜大剂清热解毒之品（见《伤寒舌鉴》）。

紫茉莉根zǐmòlìgēn　中药材。出《本草纲目拾遗》。又名入地老鼠、花粉头。为紫茉莉科植物紫茉莉 *Mirabilis jalapa* L. 的根。全国大部分地区均有栽培。甘、苦，凉，有小毒。祛风，清热解毒，利尿，泻下，活血消肿。①治风湿性关节炎，扁桃体炎，痛经，月经不调，崩漏，带下，宫颈炎，水肿，大便秘结，泌尿系感染，前列腺炎。煎服：9～15g（鲜品15～30g）。②捣敷小儿胎毒，乳腺炎，痈疖疔疮，跌打损伤；煎水洗湿疹，疥癣。孕妇忌服。忌铁器。本品含胡芦巴碱、氨基酸、有机酸及大量淀粉。体外实验，煎剂对金黄色葡萄球菌、痢疾杆菌和大肠埃希菌均有抑制作用。酸性水浸液静脉注射，可使麻醉兔血压升高。

紫茉莉叶zǐmòlìyè　中药材。见《峨眉山药用植物》。为紫茉莉科植物紫茉莉 *Mirabilis jalapa* L. 的叶。甘，平。清热，解毒，活血。治乳腺炎，痈疮，跌打损伤。捣敷。水提取物对离体兔心有短暂的兴奋作用，给猫注射可引起血压升高；对兔十二指肠有抑制作用。叶浸剂有利尿作用。

紫硇砂zǐnáoshā　中药材。见《中药志》。亦称红硇砂，为硇砂药物之一种，详该条。

紫疱痧zǐpàoshā　病证名。痧证之一。《治痧要略·紫疱痧》："痧毒郁遏不内攻则外溃，毒伏阳明，日久有发为紫疱，或如圆眼大，或如蚕豆大，溃有紫血，内陷一坑，须于指尖、臂弯、腿弯放之，尽去毒血，用苏木、泽兰、金银花之类，少加牛黄治之。"参见"痧"条。

紫萁贯众zǐqíguànzhòng　中药材。见《中药志》。又名月尔、茈萁、狼萁、大贯众、飞蛾七。为紫萁科植物紫萁 *Osmunda japonica* Thunb. 的干燥根茎及叶柄基部。主产于河南、甘肃、山东、安徽、江苏、浙江、湖北、湖南、四川、云南、贵州等地。苦，微寒；有小毒。归肺、胃、肝经。清热解毒，止血，杀虫。治疫毒感冒，热毒泻痢，痈疮肿毒，吐血，衄血，便血，崩漏，虫积腹痛。煎服5～9g。清热解毒宜生用，止血宜炒炭用。脾胃虚寒者忌用。治痄腮，外伤出血，研末，外敷。根茎含尖叶土杉甾酮A、α-和β-蜕皮松、紫萁内酯、葡萄糖基紫萁内酯。新鲜孢子叶含紫云英苷、异白果双黄酮、金松双黄酮、三甲基穗花杉双黄酮、四甲基穗花杉双黄酮。本品在体外对金黄色葡萄球菌和铜绿假单胞菌有抑制作用。

紫茸膏zǐrónggāo　《疡医大全》卷十方。紫草、白芷各二钱，甘草一钱，麻油二两。上药同熬至白芷黄色为度，滤清，加白蜡、轻粉各二钱取膏涂患处。治眉风癣。

紫葜zǐruǎn　中药材。见《本草纲目》。为紫菜之别名，详该条。

紫色喉风zǐsèhóufēng　病证名。多由风痰热毒，郁于肝肺上熏咽喉所致。症见喉中肿痛，色紫而呼吸不利。治宜疏风清热、祛痰利咽。用六味汤加丹皮、赤芍、黄芩、金银花、连翘等。

紫色舌zǐsèshé　舌象。紫色舌多为绛舌的发展，与血分郁热、缺氧、静脉瘀血等因素有关，一般表示病情较重。色深干枯者，为热邪深重，津枯血燥，血行瘀滞，当严重感染发展到呼吸循环衰竭时可出现；色紫而黯，为素有瘀血在胸膈，热邪入营时，血既热而又不通畅时出现。《温热论》："再有热传营血，素有瘀伤宿血在胸膈中，夹热而搏，其舌色必紫而黯。"淡紫而滑润者，为内寒凝滞、血行不畅，或见于酒客，酒毒与湿热蕴于血中。

紫色王室保健经函zǐsèwángshìbǎojiànjīnghán　藏医著作。藏名《加保拉希保地默保》。由入藏的汉族、印度、克什米尔、吐谷浑、大食、尼泊尔和当时西藏的名医共同编译。

成书于8世纪末。全书收录了本松岗哇、僧能和敬虚的《杂病治疗》《艾灸明灯》《配方玉珠》，贤狄嘎尔巴的《甘露药缽全书》《房术明灯宝库》，古雅班札的《外治九则》，哈拉贤狄的《伤科治疗全书》，森多维钦的《采药指南》，却玛如孜的《放血术》，达玛希拉的《草药生态》，陆布·桑吉益西的《医药珍宝汇集》，希日班札和却给旺久的《特效解毒方续》，仁钦多吉和毗卢札那的《中国治疗集》，洛丹喜饶的《医学妙鉴》，医僧善怒的《医学万宝全书》等医药学书籍，是藏医学早期的重要著作，也是研究藏医学与其他医学交流史不可多得的重要著作。现存木刻本。

紫色虚喉zǐsèxūhóu　病证名。系指咽喉色紫，或咽喉腐溃饮食吞咽有碍。《喉科秘旨》卷上："紫色虚喉，喉间紫红，久之变烂，如生漆色，因初服寒凉之药故也，此症肺胃伏寒，平而不肿，饮食难进，吐出乃腐肉者。"治宜以六味汤加细辛、葛根、苏叶、白芷、川芎、麻黄等。或结合全身情况辨证论治。

紫杉zǐshān　中药材。见《东北药用植物志》。为红豆杉科植物东北红豆杉 *Taxus cuspidata* Sieb. et Zucc. 的枝和叶。分布于东北地区。治肾炎浮肿，小便不利，糖尿病。煎服：叶，3~6g；小枝（去皮），9~15g。近紫杉醇制剂用于卵巢癌、乳癌。叶含紫杉宁A、H、K、L等，另含尖叶土杉甾酮A、蜕皮甾酮、金松双黄酮。嫩枝含紫杉碱。茎皮含紫杉酚即紫杉醇。紫杉碱皮下或静脉注射，对人的肾上腺素性或食物性的高血糖，有降血糖作用。紫杉酚有抗肿瘤的作用。它可稳定微血管，诱导细胞凋亡。紫杉酚毒副作用主要是骨髓抑制。

紫上黄苔干燥舌zǐshànghuángtāigānzàoshé　舌象。全舌紫色，舌中有黄燥苔。多因脾胃脏腑素热，或嗜酒积热，或燥火内盛，或误服温补药所致，均属里实热证，宜攻下泄热。若有表证，宜解表通里（见《伤寒舌鉴》）。

紫上黄苔湿润舌zǐshànghuángtāishīrùnshé　舌象。舌淡青紫，而中有黄湿苔。为食伤脾胃，里寒实证之候。如胃脘脐周按之硬痛，或时有矢气，脉沉细者，可用温下法（见《伤寒舌鉴》）。

紫梢花zǐshāohuā　中药材。出《本草图经》。又名紫霄花。为淡水海绵科动物脆针海绵 *Spongillafragilla fragilis* Leidy 的干燥群体。主产于江苏、河南等地。甘，温。益阳，涩精。治阳痿，遗精，白浊，带下，小便不禁。研末服，1.5~4.5g。本品含海绵硬蛋白、海绵异硬蛋白。还含胆甾醇、22-去氢胆甾醇、24-甲基胆甾醇、3′,5′-环磷酸腺苷等。新鲜全体含类胡萝卜素如叶黄素-5，6-环氧化物，还有叶绿素等。

紫舌zǐshé　指舌体呈深紫色或青紫色的舌象。

紫舌胀zǐshézhàng　病证名。出《小儿卫生总微论方》。由风毒邪热搏于血气而发。《医宗金鉴》卷六十六："紫色胀属心经火，热甚血壅肿硬疼，舌肿满口宜针刺，血色紫重色红轻。"症见其舌紫胀肿满，疼痛强硬不语，心中烦闷等。治宜清心凉血、消肿解毒。可选用犀角地黄汤、凉膈散、导赤散等加减。

紫石门冬丸zǐshíméndōngwán　《备急千金要方》卷二方。又名紫石英丸。紫石英、天冬各三两，当归、川芎、凌霄花、卷柏、桂心、乌头、干地黄、牡蒙（《千金翼方》作牡荆）、禹余粮、石斛、辛夷各二两，人参、桑寄生、续断、细辛、厚朴、干姜、食茱萸、牡丹皮、牛膝各二十铢，柏子仁各一两，山药、乌贼骨、甘草各一两半。为末，炼蜜和丸，梧桐子大，每服十丸，渐增至三十丸，温酒送下，日三次，以腹中热为度。治妇人不孕。

紫石汤zǐshítāng　见《外台秘要》卷十五。即风引汤第一方，见"风引汤"条。

紫石英zǐshíyīng　中药材。出《神农本草经》。为萤石的矿石，主含氟化钙。产于浙江、江苏、辽宁、山东、河北、云南、湖北、甘肃、山西等地。甘，温。归心、肾、肺经。温肾暖宫，镇心安神，温肺平喘。用于肾阳亏虚，宫冷不孕，惊悸不安，失眠多梦，虚寒咳喘。煎服：9~15g。本品主含氟化钙，常杂有氧化铁及稀土金属。

紫石英天门冬丸zǐshíyīngtiānméndōngwán　《备急千金要方》卷四方。紫石英、天冬、禹余粮各三两，芜荑、乌头、肉桂、肉苁蓉、甘草、石斛、五味子、柏子仁、人参、泽泻、远志、杜仲各二两，川椒、卷柏、桑寄生、云母石、石楠叶、当归、乌贼骨各一两。为细末，炼蜜为丸，梧桐子大，每服二十至四十丸，温酒送下，日二次。治风冷在子宫，有子常堕，或婚后便患心痛，致成心疾，经水不行。

紫石英丸zǐshíyīngwán　❶《太平圣惠方》卷七十方。①紫石英、牛膝、杜仲、熟地黄、丹参、石斛、鹿角胶（炙黄燥）各一两，柏子仁、阿胶（捣，炒）、防风、细辛、木香、人参、白芍药、桂心、炙甘草各半两，麦冬一两半，炮附子、川芎、羌活、萆薢、续断、泽兰、禹余粮（烧，醋淬）、当归各三分，黄芪半分。为末，炼蜜捣和为丸，梧桐子大，每服三十丸，食前温酒送下。治妇女虚损，血海风冷气，腰脚骨节疼痛，纳减心烦，体瘦无力。②紫石英二两，细辛、厚朴（姜炙）、川椒（去目，炒出汗）、桔梗、防风、大黄、炮附子、硫黄、白薇、当归、桂心各一两，鳖甲（半生用，半炙用）一两半，半夏、炒僵蚕、续断、紫菀、杜蘅、牛膝各半两，牡蒙、人参、桑寄生各三分。为末，炼蜜捣和为丸，梧桐子大，每服三十丸，空腹及食前温酒送下。治妇人子脏风冷，久不孕育。❷《普济本事方》卷十方。紫石英、禹余粮（烧，醋淬）、人参、龙骨、炮川乌、桂心、杜仲（豆炒黑）、五味子、桑寄生、远志、泽泻、当归、石斛（酒焙）、肉苁蓉（酒焙）、炮姜各一两，川椒（去目，炒出汗）、煅牡蛎、炙甘草各半两。为细末，炼蜜为丸，梧桐子大，每服三十至五十丸，空腹，食前米饮送下。治月经乍多乍少，或前或后，时作腹痛。❸《校注妇人良方》卷十一方。即紫石门冬丸，见该条。

紫双丸zǐshuāngwán　《备急千金要方》卷五方。巴豆、蕤核仁各十八铢，麦冬、蜡各十铢，牡蛎八铢，甘草五铢，甘遂、朱砂各二铢。以汤熟洗巴豆，研细，新布纹去油，另捣甘草、甘遂、牡蛎、麦门冬筛之，更研蕤核仁令极细，乃入各末和捣为丸，若药燥不能为丸，则加蜜少许，半岁小儿每服荏子大二丸，一至二岁每服半粒胡麻大二丸，三至四岁每服次胡麻子大二丸，五至六岁每服大麻子大二丸，七至八岁每服小豆大二丸，九至十岁每服微大于小豆二丸，鸡鸣时服，至日出时不下者，饮以热粥即下，下甚者，饮以冷粥即止。治小儿身热头痛，食饮不消，腹中胀满，或小腹绞痛，大小便不利，或下利。

紫霜丸zǐshuāngwán　《太平惠民和剂局方》卷十方。即紫丸，见该条。

紫菘zǐsōng　中药材。出《新修本草》。为莱菔之别名，详该条。

紫苏梗zǐsūgěng 中药材。出《本草蒙筌》。又名苏梗、紫苏枝茎、紫苏茎。为唇形科植物紫苏 *Perilla frutescens*（L.）Britt. 的干燥茎。主产于江苏、湖北、河南、浙江、山东、四川等地。辛，温。归肺、脾经。理气宽中，止痛，安胎。用于胸膈痞闷，胃脘疼痛，嗳气呕吐，胎动不安。煎服5～10g。成分与紫苏叶相同。苏梗有类似孕酮的孕激素样作用，还可诱导干扰素。

紫苏和气饮zǐsūhé·qìyǐn 《寿世保元》卷七方。即紫苏饮，见该条。

紫苏流气饮zǐsūliúqìyǐn 《医宗金鉴·外科心法要诀》卷七十一方。紫苏、黄柏、木瓜、槟榔、香附、陈皮、川芎、姜厚朴、白芷、制苍术、乌药、荆芥、防风、甘草、独活、枳壳各等分。加生姜三片、大枣一枚，水煎服。治肾气游风。

紫苏散zǐsūsǎn ❶《太平圣惠方》卷六十九方。紫苏茎叶、木通、桑根白皮、茴香根各一两，枳壳（麸炒微黄，去瓤）二两，独活、荆芥、羌活、木瓜、青橘皮（汤浸，去白，焙）、炙甘草各半两，大腹皮十枚。为粗末，每服半两，加生姜三片、葱白一茎，水煎，去滓，不拘时温服。治妇人脚气，脚重虚肿，胸闷恶心，不思饮食。❷《普济本事方》卷三方。紫苏叶、桑白皮（蜜炙）、青皮、五味子、炒杏仁、麻黄、炙甘草各等分。为末，每次二钱，水煎服。治肺感风寒咳嗽。

紫苏汤zǐsūtāng ❶《证治准绳·类方》第五册方。紫苏茎叶、桑白皮、赤茯苓各一两，炒郁李仁、羚羊角、槟榔各七钱半，桂心、炒枳壳、独活、木香各五钱。为粗末，每服四钱，加生姜半分，水煎服。治消渴后遍身浮肿，心膈不利。❷《杂病源流犀烛·六淫门》卷十四方。紫苏、杏仁各等分。水煎浓服。治饮食失度而成积，胸腹间如有所梗。

紫苏叶zǐsūyè 中药材。出《药性论》。又名苏叶、苏。为唇形科植物紫苏 *Perilla frutescens*（L.）Britt. 的叶。主产于江苏、浙江、广东、河南、河北、四川、广西、山西等地。辛，温。归肺、脾经。解表散寒，行气和胃。治风寒感冒，咳嗽呕恶，妊娠呕吐，鱼蟹中毒。煎服5～10g。紫苏叶含挥发油，油中主含紫苏醛、柠檬烯、β-丁香烯、α-香柑油烯及芳樟醇等。还含紫苏醇-β-D-吡喃葡萄糖苷、紫苏苷等。尖紫苏叶含挥发油，油中含紫苏醛、异戊基-3-呋喃甲酮、α-及β-蒎烯、右旋柠檬烯、紫苏醇、二氢紫苏醇、薄荷醇、薄荷酮等。煎剂或浸剂对实验性发热家兔有较弱的解热作用；在体外对葡萄球菌有抑制作用。紫苏醛给家兔口服有升高血糖作用。紫苏还有镇静、抑制兴奋传导作用，能止咳、祛痰、平喘，促进消化液分泌抗凝血，对免疫功能也有一定影响。

紫苏饮zǐsūyǐn 《普济本事方》卷十方。又名紫苏和气饮。紫苏茎叶一两，大腹子、人参、川芎、陈皮、白芍药各半两，当归三钱，炙甘草一钱。治子悬胎气不和，胀满疼痛；兼治临产惊恐，气结连日不下。

紫苏饮子zǐsūyǐn·zi 《医学发明》卷九方。紫苏叶、桑白皮、青皮、五味子、杏仁、麻黄、甘草、陈皮各半两，人参、半夏（汤洗）各三钱。为粗末，每服半两，加生姜三片，水煎，去滓温服。功能温肺化痰止咳。治脾肺虚寒，痰涎咳嗽。

紫苏子zǐsūzǐ 中药材。出《药性论》。又名苏子、黑苏子、铁苏子、任子。为唇形科植物紫苏 *Perilla frutescens*（L.）Britt. 的干燥成熟果实。主产于湖北、山东、江西、浙江、四川、河北、黑龙江江苏、河南等地。辛，温。归肺经。降气化痰，止咳平喘，润肠通便。用于痰壅气逆，咳嗽气喘，肠燥便秘。煎服3～10g。本品含蛋白质和油，油中富含不饱和脂肪酸和亚麻酸，亚油酸等。

紫苏子散zǐsūzǐsǎn 《太平圣惠方》卷八十三方。紫苏子、莱菔子、木香、诃子皮、杏仁、人参各五钱，青皮、炙甘草各一两。为粗末，每服一钱，加生姜少许，水煎，不拘时服。治小儿啼气未定，与乳饮之，与气相逆，以致气不得下。

紫苏子汤zǐsūzǐtāng ❶《圣济总录》卷十九方。炒苏子八两，半夏五两，陈皮、桂心各三两，人参、白术、炙甘草各二两。为粗末，每服四钱，加生姜五片、大枣二枚，水煎服。治肺痹，胸心满塞，上气不下。❷《重订严氏济生方》方。紫苏子一两，大腹皮、草果仁、半夏、姜厚朴、木香、陈皮、木通、白术、炒枳实、人参、炙甘草各五钱。为粗末，每服四钱，加生姜三片、大枣二枚，水煎服。治忧思伤脾肺，心腹膨胀，喘促烦恶，肠鸣气走，辘辘有声，大小便不利，脉虚紧而涩。

紫苏子饮zǐsūzǐyǐn 《古今医统大全》卷二十七方。炒苏子、煨诃子、炒莱菔子、炒杏仁、人参各一钱，木香五分，青皮、炙甘草各二钱。为粗末，分二次，每次加生姜三片，水煎服。功能祛痰降气。治膈噎上气咳逆。

紫藤香zǐténgxiāng 中药材。见《卫济宝书》。为降香之别名，详该条。

紫外线穴位照射疗法zǐwàixiànxuéwèizhàoshèliáofǎ 用紫外线照射穴位的治疗方法。用白布方巾一块，中剪一孔，以孔对穴，用紫外线发生器进行照射。照射量成人以2个生物剂量开始，逐渐增加到5～6个生物剂量。小儿采用该灯的平均生物剂量。可以治疗哮喘、慢性支气管炎、流行性感冒、丹毒等。但对肝肾功能障碍、血小板减少和对紫外线过敏的皮肤病不可使用。

紫丸zǐwán 《备急千金要方》卷五方。又名紫霜丸。代赭石、赤石脂各一两，巴豆三十枚，杏仁五十枚。为末，巴豆、杏仁另研为膏，再捣相得，若硬，入蜜少许同捣为丸。三十日儿，每服麻子大一丸，乳汁少许化下；百日儿每服小豆大一丸。治小儿变蒸，发热不解，并夹伤寒温热，汗后热不歇，及腹中有痰癖，哺乳不进，乳则吐，食痫先寒后热者。

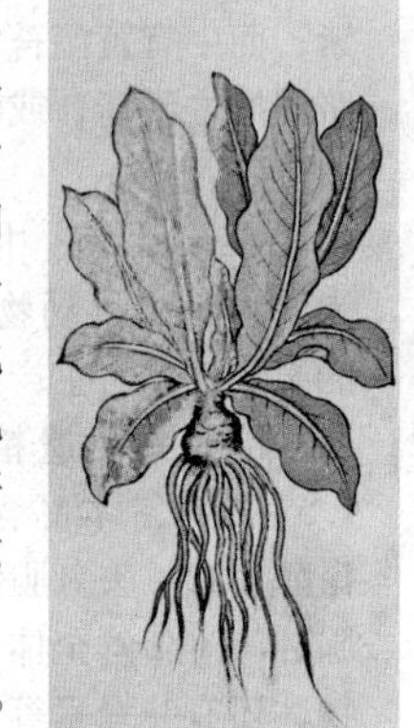

紫菀

紫菀zǐwǎn 中药材。出《神农本草经》。又名青菀、返魂草根、夜牵牛、关公须。为菊科植物紫菀 *Aster tataricus* L. f. 的干燥根及根茎。主产于河北安国及安徽亳州、涡阳等地。辛、苦，温。归肺经。润肺下气，消痰止咳。用于痰多喘咳，新久咳嗽，劳嗽咳血。煎服5～10g。本品含表无羁萜醇、无羁萜、紫菀酮、紫菀皂苷、皂苷（苷元为常春藤皂苷元）、槲皮素及挥发油，油中含毛叶醇及其乙酸酯、茴香醚等。煎剂对小鼠、兔有祛痰作用，在体外对金黄色葡萄球菌，痢疾、变形、伤寒、副伤寒杆菌及铜绿假单胞菌、大肠埃希菌均有抑制作用，在鸡胚尿囊中对流感病毒有抑制作用。表无羁萜醇对艾氏腹水癌有抗癌作用。

紫菀膏zǐwǎngāo 《世医得效方》卷五方。枇杷叶、木通、款冬花、紫菀、杏仁、桑白皮各等分，大黄量减半。为末，炼蜜为丸，樱桃大，食后、夜卧各噙化一丸；或熬膏蜜收，每服一二匙，不时噙化。功能清肺化痰，引热下行。治肺热咳嗽，肌肤灼热，面赤如醉。本方早见于《本草衍义》卷十八，但无方名。

紫菀茸汤zǐwǎnróngtāng ❶《济生方》卷二方。紫菀茸、桑叶、款冬花、百合（蒸）、杏仁、阿胶（蛤粉炒）、贝母、炒蒲黄、半夏各一两，犀角、炙甘草、人参各半两。为粗末，每服四钱，加生姜五片，水煎服。功能润肺化痰，养血止血。治饮食过度，或叫呼走气，或食煎煿，邪热伤肺，咳嗽咽痒，痰多唾血，喘急，胸胁痛，不得安卧。❷《张氏医通》卷十三方。紫菀茸三钱，薇衔、白术、泽泻各一钱，牡丹皮、麦冬各钱半，犀角八分，炙甘草三分，生甘草二分，藕汁一小杯。水煎服。治伤酒凑肺，发咳痰中见血。若阴虚多火，去白术，加白芍药一钱；兼伤肉食，胸膈膨胀，去犀角，加焦山楂三钱、炒枳实一钱。

紫菀散zǐwǎnsǎn ❶《太平圣惠方》卷七十九方。紫菀一两，汉防己、桂心、细辛、赤茯苓、桑白皮、大腹皮、枳壳（麸炒）、炒葶苈子、木香、炙甘草各半两，槟榔三分。为粗末，每服三钱，加生姜半分，水煎服。治产后风虚，遍身浮肿，上气喘咳，胁腹满闷，不思饮食，四肢少力。❷《太平圣惠方》卷六方。紫菀、桔梗、大黄（微炒）、朴硝、木通各一两，白茅根二两，甘草（炙微赤）半两。为末，每服三钱，水煎，不拘时服。治肺脏壅热，心胸闷，咳逆，食少，大肠不利。❸《太平圣惠方》卷四十二方。紫菀、麻黄、赤茯苓、桑白皮、猪苓、槟榔各一两，贝母（煨微黄）、大腹皮、杏仁（麸炒微黄）各三分。为末，每服五钱，加生姜半分，水煎，不拘时服。治上气发，症见不得眠，心腹胀满，喘急不能食，身面浮肿。❹《太平圣惠方》卷八十三方。炙紫菀、贝母（煨微黄）各半两，款冬花一分。为末，每服一字，清粥饮调下，日三四次。治小儿咳嗽。❺《医垒元戎》方。又名紫菀汤、海藏紫菀散。紫菀、人参、知母、桔梗、贝母、甘草（一方加五味子；一方加茯苓；一方加阿胶）。为粗末，水煎服。治咳唾中有脓血，虚劳证肺痿变痈者。

紫菀汤zǐwǎntāng 方名。即紫菀散第五方，见“紫菀散”条。

紫菀丸zǐwǎnwán 《普济方》卷一百八十八引《指南》方。紫菀、五味子各等分。为细末，炼蜜为丸，芡实大，每服一丸，含化。治肺热而致的咳血。

紫葳zǐwēi 中药材。即凌霄花，详该条。

紫葳根zǐwēigēn 中药材。出《日华子诸家本草》。又名凌霄花根。为紫葳科植物紫葳 *Campsis grandiflora*（Thunb.）Loisel 的根。分布于华北至长江流域以南各地。甘、酸，寒。清热利湿，祛风行血。①治急性胃肠炎，小便不利，白带，风湿痹痛，风疹身痒。煎服：6～9g。②捣敷治跌打损伤，骨折。孕妇忌服。

紫葳茎叶zǐwēijīngyè 中药材。出《名医别录》。又名凌霄藤、争墙风。为紫葳科植物紫葳 *Campsis grandiflora*（Thunb.）Loisel 的茎叶。苦，平。祛风利湿，凉血散瘀。①治风湿痹痛，湿热腹泻，咽喉肿痛，风疹身痒，跌打损伤。煎服：9～15g。②治耳暴聋。叶捣取自然汁滴耳内。孕妇忌服。

紫葳散zǐwēisǎn 《妇科玉尺》卷一方。紫葳（即凌霄花）、肉桂、赤芍药、白芷、延胡索、当归、刘寄奴、牡丹皮各等分，红花少许。黄酒和水煎服。功能活血通经。治经水不来，发热腹胀。

紫葳汤zǐwēitāng 《杂病源流犀烛·脏腑门》卷三方。紫葳（即凌霄花）、天冬、百合、杜仲、黄芩、黄连、萆薢、牛膝、防风、菟丝子、白蒺藜。水煎服。治肝热胆泄而口苦；筋热血干，以致拘挛而成筋痿。

紫薇根zǐwēigēn 中药材。见《民间常用草药汇编》。为千屈菜科植物紫薇 *Lagerstroemia indica* L. 的根。苦、微涩，寒。清热利湿，活血止血，解毒。①治偏头痛，牙痛，痢疾，急性传染性黄疸型肝炎，肝硬化腹水，内出血，痛经，崩漏，产后腹痛。煎服：9～15g。②研末调敷痈疽疮疖；煎水涂烧烫伤，湿疹。孕妇忌服。本品含谷甾醇，3,3′,4－三甲基并没食子酸。

紫薇花zǐwēihuā 中药材。出《滇南本草》。又名百日红、紫蓝花、满堂红、怕痒花。为千屈菜科植物紫薇 *Lagerstroemia indica* L. 的花。分布于华东、华中、华南、西南地区，各地庭园有栽培。微酸，寒。活血，止血，解毒。①治月经不调，癥瘕，血崩，带下。煎服：9～15g。②捣敷痈疽疮疖。孕妇忌服。本品含飞燕草素－3－阿拉伯糖苷、矮牵牛素－3－阿拉伯糖苷、锦葵花素－3－阿拉伯糖苷、没食子酸、没食子酸甲酯、并没食子酸等。还含甲基紫薇碱。十齿草明碱等。

紫薇叶zǐwēiyè 中药材。见《湖南药物志》。为千屈菜科植物紫薇 *Lagerstroemia indica* L. 的叶。苦、微涩，寒。清热解毒，止血。①治痢疾，急性传染性黄疸型肝炎。煎服：3～9g。②煎水洗湿疹；捣敷痈疮肿毒；研末敷创伤出血。本品含微量印车前明碱、紫薇碱十齿草明碱、双氢轮叶十齿草碱等生物碱。又含紫薇醛、戊醇、并没食子酸。本品有抗菌作用。所含成分还可抗真菌。

紫霞膏zǐxiágāo 《外科正宗》卷二方。松香一斤，铜绿二两。用麻油四两，铜锅内先熬滴水不散，下松香、铜绿熬成膏，摊贴患处。治瘰疬初起，并治顽疮、臁疮。

紫陷zǐxiàn 病证名。五陷之一。清代周冠《痘疹精详》：“痘出稠密，晕红紫而顶陷下者，紫陷也。”由血热炽盛所致。其症必气粗，身热，口渴，烦躁不安。治宜凉血解毒，用犀角地黄汤加减。

紫霄花zǐxiāohuā 中药材。见《苏州本产药材》。即紫梢花，详该条。

紫虚道人zǐxūdào·ren 见“崔嘉彦”条。

紫虚脉诀zǐxūmàijué 脉学著作。见“脉诀”条。

紫雪zǐxuě 《千金翼方》卷十八方。又名紫雪丹、紫雪散。金一斤，石膏、寒水石、磁石（各捣碎）各三斤（水煎，去滓），犀角屑、羚羊角屑、青木香、沉香各五两，玄参一斤，升麻一升，炙甘草八两，丁香四两（上八味，入前药汁中再煎，去滓），朴硝（精者）、硝石各四升（上二味，入药汁中微火煎，不住手搅），麝香粉半两，朱砂粉三两（和入前药中，搅令相得）。寒之二日，成霜雪紫色，每服三分匕。功能清热解毒，镇痉开窍。治脚气，毒遍内外，烦热，口生疮，狂叫走，及解诸热药毒，发热卒黄，瘴疫毒等；并治温热病，邪热内陷心包，壮热烦躁，昏狂谵语，口渴唇焦，尿赤便秘，甚则抽搐痉厥，及小儿热甚引发惊痫等症；近代也用于流行性脑脊髓膜炎、乙型脑炎、中毒型痢疾、猩红热等见上症者。方中石膏、寒水石大寒清热；玄参、升麻、甘草清热解毒；羚羊角清肝息风；犀角清心解毒；朱砂、磁石、黄金重镇安神；麝香、木香、丁香、沉香行气开窍；朴硝、硝石泄热散结。诸药合用，以奏清热解毒，开窍安神，重镇息风等功效。实验研究：本方有解热、镇静及抗惊厥作用。《太平惠民和剂局方》有本方，但多滑石三斤；《温病条辨》亦有本方，但无黄金。

紫雪丹zǐxuědān 方名。见《温病条辨》卷一。即紫雪去黄金，见"紫雪"条。

紫雪散zǐxuěsǎn ❶《外科大成》卷四方。升麻、寒水石、犀角、羚羊角各一两，玄参二两，沉香、木香各五钱，甘草八钱。用水五碗，煎至一碗，滤清再煎，滚投提净三两六钱，微火慢煎至水气将尽欲凝结之时，倾入碗内，下朱砂、冰片各二钱，金箔百张，各予研细末和匀，将碗顿水内，候冷，凝成紫雪收用，大人每用一钱，小儿用二分，十岁者用五分，含口内，徐徐咽下，甚者加倍服，或用淡竹叶、灯心煎汤化下。治小儿赤游丹，甚者毒气入里，肚腹膨胀，气急不乳；又治伤寒、热躁发狂，及外科一切蓄毒在内，烦躁口干，恍惚不宁等症。❷即紫雪，见该条。

紫燕zǐyàn 中药材。见《浙江民间常用草药》。为蝴蝶花之别名，详该条。

紫燕疔zǐyàndīng 病名。出《外科正宗》卷二。又名紫靥疔。多生于足、腰胁、筋骨之间，初生便作紫疱，次日破流血水，甚则目红，指甲青，舌强神昏，睡语惊惕，此属肝经毒火而成，治同疔疮。

紫阳丹zǐyángdān 《疡医大全》卷七方。水银、银朱、生铅、百草霜、轻粉、铅粉、雄黄各等分，麝香少许。研细，每用少许搽患处。用于痈疽以提脓拔毒。若治下疳，加儿茶。

紫阳花zǐyánghuā 中药材。见《现代实用中药》。为八仙花之别名，详该条。

紫靥疔zǐyèdīng 病名。出《治疔大全》。即紫燕疔，见该条。

紫印脸zǐyìnliǎn 症名。见《医林改错》卷上："紫印脸，脸如打伤血印，色紫成片，或满脸皆紫，皆血瘀所致。"治疗：内服通窍活血汤。相当于色素沉着症。

紫英zǐyīng 中药材。见《本草从新》。为紫菜之别名，详该条。

紫油厚朴zǐyóuhòupò 中药材。见《中药材手册》。为厚朴之药材名，详该条。

紫云瘢zǐyúnbān 病证名。指瘢出色紫成片如云状者。属于紫瘢的范围。《温疫论补注》上卷："斑则有斑疹、桃花斑、紫云斑。"参见"瘢""紫瘢"条。

紫正散zǐzhèngsǎn 《重楼玉钥》卷上方。紫荆皮二钱，荆芥穗、防风各八分，细辛四分。为末，与地黄散合用，开水泡药蒸服。治喉风。

紫中白滑舌zǐzhōngbáihuáshé 舌象。紫色中见白滑苔。多见于酒客外感风寒，宜解表散寒，兼解酒毒（见《伤寒舌鉴》）。

紫中赤肿干焦舌zǐzhōngchìzhǒnggānjiāoshé 舌象。舌边紫，中心赤肿干焦。是阳明里热炽盛，或下后即食酒肉，邪热复聚，治宜攻下泄热（见《伤寒舌鉴》）。

紫中红斑舌zǐzhōnghóngbānshé 舌象。全舌紫色，满布红斑。为热入营血，多兼见全身赤瘢，宜清热解毒化瘢（见《伤寒舌鉴》）。

紫珠叶zǐzhūyè 中药材。出《本草拾遗》。又名止血草。为马鞭草科植物杜虹花 *Callicarpa formosana* Rolfe 的干燥叶。分布于江苏、浙江、江西、福建、台湾、广西、广东等地。苦、涩、凉。归肝、肺、胃经。凉血收敛止血，散瘀解毒消肿。①用于衄血，咯血，吐血，便血，崩漏，外伤出血，热毒疮疡，水火烫伤。内服：煎汤，3～15g；粉剂，每次1.5～3g。外用适量，敷于患处。②治外伤出血，烧伤，研末涂布。③治疮痈肿痛，蛇咬伤，鲜叶捣敷。④治结膜炎，角膜炎，角膜溃疡，沙眼，制成溶液滴眼。本品含黄酮类、三萜类如熊果酸等。缩合鞣质、中性树脂等。注射液对人可增加血小板，缩短出血时间、血块收缩时间及凝血酶原时间，并能收缩小血管，故有止血作用。在体外对金黄色葡萄球菌、链球菌、痢疾杆菌及大肠埃希菌等有抑制作用。

紫竹根zǐzhúgēn 中药材。见《草木便方》。为禾本科植物紫竹 *Phyllostachys nigra*（Lodd.）Munro 的根茎。长江流域以南各地有栽培。辛、淡，平。祛风，破瘀，解毒。治风湿痹痛，经闭，癥瘕，狂犬咬伤等。煎服：15～30g。杆含木聚糖6.2%。

紫酢浆草zǐzuòjiāngcǎo 中药材。见《四川中药志》。为铜锤草之别名，详该条。

自复zìfù 疫病后期，不因劳复、食复等因素，而由于病邪未尽而复发者，称"自复"。见《温疫论》下卷："若无故自复者，以伏邪未尽，此名自复。当问前得某证，所发亦某证，稍与前药，以撤其余邪，自然获愈。"

自汗zìhàn ❶症名。不因劳累活动，不因天热及穿衣过暖和服用发散药物等因素而自然汗出的表现。亦称自汗出，见《伤寒论·辨太阳病脉证并治法》。❷以自汗出为主要表现的疾病。《三因极一病证方论·自汗证治》："夫自汗，多因伤风伤暑，及喜怒惊恐、房室虚劳，皆能致之。无问昏醒，浸浸自出者，名曰自汗。"《丹溪心法·自汗》："自汗属气虚、血虚、湿、阳虚、痰。"《证治汇补》卷三："阳虚自汗，必恶寒；火热自汗，必躁热；伤湿自汗，困倦身重，天阴转甚，声如瓮出；伤风自汗，头疼身热，咳嗽烦闷，鼻塞流涕；伤暑自汗，身热口渴，烦躁面垢；痰证自汗，头眩呕逆，胸满吐痰；心虚自汗，怔忡恍惚；肝热自汗，口苦多眠；肾虚自汗，潮热咳嗽；脾虚自汗，倦怠少食。"又肺虚，伤寒、温病、柔痉、霍乱等多种病症均有自汗。详"阳虚自汗""气虚自汗""血虚自汗""虚劳自汗""心虚自汗""肺虚自汗""脾虚自汗""肝热自汗""痰证自汗""伤湿自汗"等条。

自灸zìjiǔ 即天灸，见该条。

自灸草zìjiǔcǎo 中药材。见《广东中草药》。为自扣草之别名，详该条。

自控疗法zìkòngliáofǎ 气功功法。以达到能够控制自身机能稳定在适中程度，从而有益于克服自身疾病的一种气功锻炼。为张明武所倡。具有平衡阴阳，疏通气血等强身延年作用。其功法包括：调息补气功、跷步运化功、按头安神功、摩肾益精功以及松静疏泄功等。

自扣草zìkòucǎo 中药材。出《生草药性备要》。又名自灸草、野芹菜、小回回蒜。为毛茛科植物禺毛茛 *Ranunculus cantoniensis* DC. 的全草。分布于长江中、下游及其以南各地。苦、辛，温，有毒。退黄，截疟，消翳。治黄疸，疟疾，结合膜炎，目翳。鲜品捣烂，隔姜置手腕脉门处，纱布包扎，至皮肤灼热起疱时除去，用消毒针挑破水疱，防止感染。治疟疾需在未发作前2小时使用。不可内服及点目。本品含原白头翁素。预试尚含黄酮类、酚类、氨基酸、有机酸。煎剂及原白头翁素对金黄色葡萄球菌、链球菌、白色念珠菌和大肠埃希菌等均有抑制作用。本品有刺激性，高浓度接触过久，使皮肤发疱，黏膜充血。

自利清水zìlìqīngshuǐ　症名。又称“水泻”。粪便清稀如水样的表现。症名《伤寒论·少阴病脉证并治》：“少阴病自利清水，色纯青，心下必痛，口干燥者，可下之，宜大承气汤。”伤寒少阴病由于燥实内结肠道，煎迫津液旁流外泄，故自利清水，不夹糟粕，且颜色青黑，并伴有心下痛、口干燥等症。参见“热结旁流”“下利清谷”“虚冷泄泻”各条。

自衄zìnǜ　病证名。又名红汗。指急性热病在高热无汗的情况下，未发汗而忽然鼻衄不止，衄后反热退身凉，起到了汗出而解的同样作用，故称自衄。《伤寒论·辨太阳病脉证并治》：“太阳病，脉浮紧，发热身无汗，自衄者愈。”

自然铜zìrántóng　中药材。出《雷公炮炙论》。为天然黄铁矿的矿石。主产于辽宁、河北、湖南、广东、四川等地。辛，平。入肝经。散瘀止痛，续筋接骨。①治跌打损伤，筋伤骨折，血瘀疼痛。煎服：3～9g。②治疮疡，烫伤。研末调涂或干敷。本品含二硫化铁，还含铜、镍、砷、锑等杂质。本品药液可促进家兔骨折愈合，还能抗真菌。

自然铜散zìrántóngsǎn　❶《世医得效方》卷十八方。①自然铜（火煅，米醋淬七次）、乳香、没药、苏木、降香、松节、川乌（去皮尖）各一两，地龙（去土，清油炒）、生龙骨各半两，血竭三钱，蝼蛄（油浸，焙）十个。为末，每服五钱，病在上食后无灰酒送下，病在下空腹无灰酒送下。治跌仆折骨损断。②自然铜一两，当归、没药各半钱。为末，每服三钱，酒调频服。治证同上。❷《张氏医通》卷十四方。自然铜（煅红，醋淬七次，放湿土上月余后使用）、乳香、当归身、羌活各等分。为粗末，每服二钱，酒调下，日二次；骨伤用骨碎补半两，酒浸捣绞，取汁冲服。治跌仆骨断。

自生饮zìshēngyǐn《古今医鉴》卷十二方。当归三钱，川芎、炒枳壳各二钱，白芷六分，火麻仁（炒，去壳）一钱。捣碎后，水煎，空心温服。治临产生育艰难。

自我按摩zìwǒ'ànmó　即自我推拿。见该条。

自我推拿zìwǒtuīná　推拿的一种。又称自我按摩。在自己身体的一定部位上，运用手法来防治疾病的方法，也可配合气功及肢体运动等法。如眼保健操、摩腹等法。晋代葛洪《抱朴子·道意》有以“自摩”法治疗头痛、腹痛的记载。

自消容zìxiāoróng　中药材。出《生草药性备要》。又名通心草。为豆科植物大猪屎豆 *Crotalaria assamica* Benth. 的叶。分布于台湾、广东、广西、贵州、云南。淡，微凉。清热解毒，凉血，利尿。①治热咳，吐血，水肿，牙痛。煎服或与瘦猪肉炖服：15～30g。②煎水洗或研末调敷，治小儿头疮；捣烂蜂蜜调敷，治马口疮。孕妇忌服。大猪屎豆的根名马铃根，用鲜品30～60g炖瘦猪肉服治高血压病。全草含野百合碱。野百合碱对小鼠肉瘤-180、S-37及淋巴肉瘤Ⅰ号腹水型的生长有显著抑制作用；对小鼠移植性肿瘤细胞具有较明显的破坏作用；对瘤细胞的有丝核分裂或增殖发育有较明显的抑制，主要在于破坏细胞的蛋白合成和代谢，从而促进其退行性变。有明显的迟发肝脏损害，干扰肝细胞分裂，全身应用对肝的毒性很大。

自缢死zìyìsǐ　病证名。五绝之一。见《金匮要略·杂疗方》。《诸病源候论·中恶病诸候》：“以绳物系颈自悬挂致死，呼为自缢。若觉早虽已死，徐徐捧下，其阴阳经络虽暴壅闭，而脏腑真气，故有未尽，所以犹可救疗，故有得活者。若见其悬挂，便忽遽截断其绳，旧云则不可救。此言气已壅闭，绳忽暴断，其气虽通而奔迸运闷故，则气不能还，即不能复生。”《外台秘要·自缢死》：“一人以手按据胸上微动之，一人摩捋臂胫，屈伸之。若已僵，但渐渐强屈之，并按其腹。如此一炊顷，气从口出，呼吸眼开，而犹引按莫置，亦勿苦劳之，须令可少桂心汤及粥清含与之，令濡喉，渐渐能咽，乃稍止。”参见“五绝”条。

眦zì　又名目眦，俗称眼角。指上下眼睑连结的部位。靠鼻侧的为内眦（大眦），靠颞侧的为外眦（小眦、锐眦）。两眦均有血络分布，而内眦尤为丰富；由于心主血，故在脏属心，在五轮中属血轮。参见“血轮”条。

眦赤烂zìchìlàn　病证名。见《证治准绳·杂病》。又名眦帷赤烂、目眦溃烂、目眦赤烂。《张氏医通》卷八：“眦赤烂证，谓目烂帷眦有之，目无别病也。赤胜烂者多火……烂胜赤者湿多……病属心络，甚则火盛水不清而生疮于眦边也。”类今眦部性睑缘炎。参见“眼弦赤烂”条。

眦急zìjí　症名。指眼角拘急。《灵枢·经筋》：“足之阳明，手之太阳，筋急则口目为噼，眦急不能卒视。”

眦漏zìlòu　病名。多由心经热邪，蕴蓄日久，上攻内眦引起；亦有风热外侵，引起内火，内外合邪而成者。本病以脓液与黏浊泪水混合自眦角渗出为主证（广州中医学院主编《中医眼科学》）。治之常用疏风清热，泻火解毒等法。正虚者宜扶正祛邪，托里排毒。即漏睛，详该条。

眦帷赤烂zìwéichìlàn　病证名。帷通帏，亦作眦帏赤烂。《审视瑶函》：“此症专言眦之赤烂。”详“眦赤烂”条。

眦疡zìyáng　病证名。出《素问·气交变大论》等篇。指目眦生疮。参见“眦赤烂”条。

渍zì　中药炮制法之一。用少量清水将药物湿润，让水分逐渐渗透入内，使之发软。有些药物，浸泡后药性易于走失者，宜用此法。

zong

宗筋zōngjīn　❶出《素问·痿论》等篇。宗，总合、汇集的意思。宗筋指诸筋会聚所成的大筋，主要功能是约束骨节，使关节能正常活动。《素问·痿论》：“宗筋弛纵，发为筋痿。”❷特指阴茎。宗筋聚于前阴，故《灵枢·五音五味》篇以宗筋代指阴茎及睾丸：“宦者去其宗筋，伤其冲任……”

宗筋弛纵zōngjīnchízòng　出《素问·痿论》。❶病机。痿的病机之一。《素问·痿论》：“阳明虚则宗筋纵，带脉不引，故足痿不用也。”❷病名。指阳痿。如《临证指南医案·阳痿》华岫云按：“更有湿热为患者，宗筋必弛纵而不坚举。”

宗筋之会zōngjīnzhīhuì　指若干肌腱的集合处。《素问·痿论》：“阴阳总宗筋之会，会于气街。”参见“宗筋”条。

宗筋纵zōngjīnzòng　出《素问·痿论》。详“宗筋弛纵”条。

宗精之水zōngjīngzhīshuǐ　指由肾精所裹持的水液。宗精，即肾精。“肾者主水，受五脏六腑之精而藏之。”（《素问·至真要大论》）水液皆宗于肾，故称肾精为宗精。肾精能裹持水液，使在正常情况下不从泪窍而出，故《素问·解精微论》谓：“至阴者，肾之精也。宗精之水所以不出者，是精持之也，辅之裹之，故水不行也。”

宗令祺zōnglìngqí　宋代医家。撰《新广药对》3卷，已佚。

宗脉zōngmài 宗，总合或汇合。泛指经脉汇集之处。《灵枢·口问》："目者，宗脉之所聚也。""耳中，宗脉之所聚也。"提示五脏六腑的精气，通过宗脉上注，发挥其功能。

宗气zōngqì 总合水谷精微化生的营卫之气与吸入之大气而成；积于胸中，是一身之气运动输布的出发点。《灵枢·邪客》："故宗气积于胸中，出于喉咙，以贯心脉，而行呼吸焉。"宗气之盛衰与人体的气血运行、寒温调节、肢体活动及呼吸、声音的强弱均有密切关系。

宗气泄zōngqìxiè 病证名。即宗气外泄。其表现为气喘，虚里部位（心尖搏动处）跳动太过，动而应衣、多伴有痰瘀或心阳不足见证。常见于心功能不全的疾病。《素问·平人气象论》："胃之大络，名曰虚里，贯膈络肺，出左乳下……其动应衣，宗气泄也。"

宗司zōngsī 运气术语。出《素问·六元正纪大论》。宗，宗主。谓五运五行为运气之宗主。

宗维新zōngwéixīn（1901—1975） 字锡文。北京市人。幼从父世明习医，弱冠有医名。历任北京中医医院内科主任、北京市中医研究所副所长、北京市政协常务委员、卫生部中医专题委员会委员等职。擅治外感时病、脾胃病、妇科月经病、不孕症及小儿外感病。晚年从事血液病研究，将再生障碍性贫血分为肾阴亏损、迫血外溢、肾阴不足、脾肾阳虚等型进行辨治，取得较好疗效。撰有《治疗再生障碍性贫血的临床体会》等论文，编有《金匮要略讲义》。

棕榈花zōnglǘhuā 中药材。见《现代实用中药》。又名棕笋、棕鱼。为棕榈科植物棕榈 *Trachycarpus fortunei*（Hook. f.）H. Wendl. 或棕树 *T. wagnerianus* Becc. 未开放的花序。涩，凉，有小毒。治血崩，便血，血痢，高血压病。煎服：3～9g。瘰疬，酒煎服。本品富含鞣质。

棕榈皮zōnglǘpí 中药材。出《日华子诸家本草》。又名棕皮、棕毛。为棕榈科植物棕榈 *Trachycarpus fortunei*（Hook. f.）H. Wendl. 或棕树 *T. wagnerianus* Becc. 的叶鞘纤维。主产于我国南部及西南部。苦、涩，平。入肝、脾经。收涩止血。①治吐血，衄血，便血，尿血，血淋，子宫出血，泻痢，带下。煎服：9～15g。煅炭用。②治外伤出血，疥癣。烧存性研末撒或调敷。叶柄名棕板，又名棕骨，功用与棕榈皮同。茎含薯蓣皂苷、甲基原薯蓣皂苷等。本品有止血作用。

棕榈叶zōnglǘyè 中药材。见《现代实用中药》。为棕榈科植物棕榈 *Trachycarpus fortunei*（Hook. f.）H. Wendl. 或棕树 *T. wagnerianus* Becc. 的叶。降血压，止血。预防中风，治高血压病，劳伤吐血。煎服：6～12g。本品富含鞣质。

棕榈子zōnglǘzǐ 中药材。出《本草拾遗》。又名棕树果。为棕榈科植物棕榈 *Trachycarpus fortunei*（Hook. f.）H. Wendl. 和棕树 *T. wagnerianus* Becc. 的果实。苦、涩，平。收敛，止血。治泻痢遗精，白带，血崩，便血。煎服：9～15g。研碎用。果实含脂肪油；果壳含花白苷。

棕毛zōngmáo 中药材。见《普济方》。为棕榈皮之别名，详该条。

棕皮zōngpí 中药材。见清代赵其光《本草求原》。为棕榈皮之简称，详该条。

棕树根zōngshùgēn 中药材。出《滇南本草》。为棕榈科植物棕榈 *Trachycarpus fortunei*（Hook. f.）H. Wendl. 或棕树 *T. wagnerianus* Becc. 的根。苦、涩，平。止血，收敛。①治咳血，吐血，便血，血淋，血崩，痢疾，遗精，子宫脱垂。煎服：9～15g。②外用治瘰疬流注，蛇虫咬伤。心材名棕树心，煎服治头晕目眩，崩漏。

棕树果zōngshùguǒ 中药材。见《云南中草药》。为棕榈子之别名，详该条。

棕笋zōngsǔn 中药材。出《濒湖集简方》。为棕榈花之别名，详该条。

棕鱼zōngyú 中药材。见《本草纲目》。为棕榈花之别名，详该条。

棕子喉zōng · zihóu 病证名。多由感受风寒湿邪，肺气壅塞所致。发于咽喉，"形似粟米之小而密，黄疱成板，外托红盘，痛亦异常，初起发热恶寒，头疼身痛，以人参败毒散发表"（《喉科种福》卷四）。大便结，以防风通圣散表里兼行。

总按zǒng'àn 三指同时按寸、关、尺三部以测脉象的方法。清代周学海《重订诊家直诀》："诊脉之指法，见于经论者，曰举、曰按、曰寻、曰推、曰初持、曰久按、曰单持、曰总按。"

总管皮zǒngguǎnpí 中药材。见《湖南药物志》。为麻口皮子药之别名，详该条。

总筋zǒngjīn 推拿穴位名。见陈氏《小儿按摩经》。又名总经。位于腕部掌侧横纹，正对中指处。能清心火，退心经热病。治口内生疮，遍身潮热，夜间啼哭，四肢抽掣，惊风等症。《小儿按摩经·六筋》："诸惊风，掐总筋可治。"

总经zǒngjīng 推拿穴位名。详"总筋"条。

总收法zǒngshōufǎ 小儿推拿方法名。又称收诊法。出《幼科推拿秘书》。用一手食指掐按小儿的肩井穴。另一手捏住小儿的食指和无名指，伸摇数次。不论何种病症进行推拿治疗，都以本法为结束手法，故名总收法。《幼科推拿秘书·推拿手法》："诸症推毕，以此法收之，久病更宜用此。"现在临床上应用中，常将此法简化，仅以双手按掐肩井穴。《幼科铁镜·卓溪家传口诀》："肩井穴是大关津，掐此开通气血行，各处推完将此掐，不愁气血不周身。"《保赤推拿法》："不拘何症，推拿各穴毕，掐此（肩井）能周通一身之血。"

总治十六般哮喘方zǒngzhìshíliùbānxiàochuǎnfāng 《婴童百问》卷六方。阿胶（蛤粉炒）、马兜铃、炙甘草、半夏（姜汁浸三日，炒）、杏仁（去皮）各一两，人参五钱。为末，每服一钱，水煎临卧食后服。治咳嗽哮喘。若心嗽面赤或汗流，加葛根煎服；脾嗽不思饮食或恶心，加生姜二片煎服；胃嗽吐逆呕酸水，加蛤粉煎服；胆嗽令人不睡，用药半钱，茶水调下；肺嗽上气喘急，加桑白皮煎服；膈嗽出痰如圆块，加生姜自然汁调药咽下；劳嗽，加秦艽末煎服；冷嗽天晚嗽甚，加葱白三寸煎服；血嗽连频不住，加当归、大枣煎服；暴嗽涕唾稠黏，加乌梅、生姜煎服；产嗽背胛痛，加甘草三寸，黄醋少许煎服；气嗽肚疼胀满，加青皮煎服；哮嗽声如拽锯，加半夏二枚煎服；肾嗽时复三两声，加黄芪、饴糖煎服。

从zòng ❶通纵。放纵。《灵枢·师传》："血食之君，骄恣从欲轻人。"❷纵使，即使。《素问·宝命全形论》："从见其飞，不知其谁。"另见"从 cóng"条。

纵zòng ❶纵，弛纵、纵缓之意。多属筋脉、关节病变，如筋纵、百节皆纵之类。《素问·生气通天论》："有伤于筋，纵，其若不容。"《灵枢·经脉》："脾之大络，名曰大包……实则身尽痛，虚则百节尽皆纵。"❷指脉象。《伤寒论·平脉法》："脉有相乘、有纵、有横、有逆、有顺……水行乘火，金行乘木，名曰纵。”《注解伤寒论》卷一：“金胜木，水胜火。纵者，言纵任其气，乘其所胜。”《伤寒论·辨太阳病脉证并治法》：“伤寒腹满谵语，寸口脉浮而紧，此肝乘脾也，名曰纵，刺期门。”❸放任思绪游荡，天南海北，虚无缥缈，远离日常杂事，如此可以诱导甚至渐入朦胧之境，渐次入寐，以治疗老年人失眠的冥想方法。

纵酒泄泻zòngjiǔxièxiè 病证名。见《不居集》卷二十一。又称酒泄。详该条。

zou

邹冰壑zōubīnghè 见“邹铉”条。

邹福zōufú 明代医家。字鲁济。瓯宁（今福建建瓯）人。精于医术，在当地闻名，曾集有《经验良方》10卷，已佚。

邹鲁济zōulǔjì 见“邹福”条。

邹鸣韶zōumíngsháo 见“邹志夔”条。

邹润安zōurùn'ān 见“邹澍”条。

邹氏纯懿庐集zōushìchúnyìlújí 丛书。清代邹汉璜撰于1840年。此系稿本，内容有作者对古典医籍的注释和临床经验总结。包括《素灵杂解》《难经解》《伤寒卒病论笺》《伤寒翼》《金匮要略解》《寒疫论》《千金方摘抄》及《疮疡》共8种。

邹澍zōushù 清代医家。字润安。江苏武进人。著述有《伤寒通解》《伤寒金匮方解》《医理摘要》等，刊行流传的有《本经疏证》《本经续疏》《本经序疏要》等。

邹铉zōuxuàn 元代医家。字冰壑，号敬直老人。泰宁（今福建泰宁）人。精医术，尤擅长养生，并据宋代陈直《养老奉亲书》予以增订补充，编成《寿亲养老新书》3卷。

邹元标zōuyuánbiāo（1551—1624） 明代官吏。字尔瞻。江西吉水人。万历五年（1577）进士，历官吏部左侍郎、太子太保等。集李司马之亲验方、刘司马之《彰赐堂集验方》、焦翰撰《墨宝斋集方》及其《海上奇方》，汇编成《仁文书院集验方》7卷。

邹岳zōuyuè 清代医家。字五峰，号东山。江（今江西南城）人。初习儒，为邑诸生。后继父志业医，先后师事胡俊心、吴锦堂，刻苦钻研，学有所成，精内外科。其医术宗张仲景，辨虚实证极明。著有《医医说》《外科真诠》等书。

邹志夔zōuzhìkuí 明代医生。字鸣韶。江苏靖江县（今江苏靖江市）人。年轻时学儒，后弃儒学医。中年时医术渐精，曾搜集古代及近代医学著述，编写有《脉辨正义》，已佚。

走哺zǒubǔ ❶古病名。指下焦实热而致二便不通，呕吐不停者。出《备急千金要方》卷二十。《张氏医通》卷四：“下焦实热，其气内结，不下泌糟粕，而淤浊反蒸于胃，故二便不通，清逆不续，呕逆不禁，名曰走哺。人参汤主之。”❷指下焦。《中藏经》卷中：“三焦者，人之三元之气也……又名玉海、水道。上则曰三管，中则名霍乱，下则曰走哺。名虽三而归一，有其名而无形者也，亦号曰孤独之腑。”

走胆药zǒudǎnyào 中药材。见《云南中草药选》。为青叶胆之别名，详该条。

走方医zǒufāngyī 见“铃医”条。

走罐法zǒuguànfǎ 拔罐法的一种。亦称推罐法，或称拉罐法。是拔罐时，把火罐推拉移动，以扩大作用面的方法。此法宜选用罐口光滑的大罐，在罐口和治疗部位上分别涂上一层凡士林或油膏之类的润滑剂，当火罐吸着后，用手捏住罐体慢慢分段来回推移若干次，待局部充血出现红晕为止。此法多用于腰背部及四肢肌肉丰满处，适用于风湿痛，失眠，胸闷等症。

走缓zǒuhuǎn 病名。《灵枢·痈疽》卷九：“发于内踝，名曰走缓。其状痈也，色不变。”同内踝疽。详该条。

走黄疔zǒuhuángdīng 病名。出《疡科心得集》卷上。即人中疔。见该条。

走火zǒuhuǒ 气功术语。练功不当而导致的一类失常现象。见“偏差”条。

走火入魔zǒuhuǒrùmó 气功术语。气功修炼不当，真气运行逆乱，表现为脏腑形体功能紊乱，感觉异常，神态反常等，如怔忡、痞逆、躁扰不宁，或腹痛肠鸣不已；或头面赤热，喘蒸汗，形成上脱；二便引急，形成下脱等。

走精黄zǒujīnghuáng 病证名。三十六黄之一。《圣济总录》卷六十一：“走精黄，病人昏昏饶睡，四肢疼痛，面目俱黄，舌上紫色，甚则舌面坼裂，及加黑色，此是走精黄，宜用药烙之。”参见黄疸有关条。

走马zǒumǎ 推拿穴位。出周于蕃《推拿仙术》。《厘正按摩要术·立法》：“走马在琵琶下，斗肘之上，以大指按之，发汗。”

走马风zǒumǎfēng 中药材。见《广西中药志》。即走马胎，详该条。

走马疳zǒumǎgān 病证名。走马牙疳的简称。《外科正宗》卷十一：“走马牙疳，言其患迅速，不可迟治也。乃痧痘余毒所中，又有杂病热甚而成者。初起牙龈作烂，随即黑腐作臭，甚者牙龈脱落，龈傍黑朽；不数日间，以致穿腮破唇。”详见“走马牙疳”条。

走马喉闭zǒumǎhóubì 病证名。见《古今医鉴》卷九。即走马喉风。见该条。

走马喉痹zǒumǎhóubì 病证名。系指喉痹暴发暴死，势如走马者。见《儒门事亲》卷三。多由肝脾火闭，气热内结，痹而不通所致。症见咽喉肿痛迅速，连及项颊，汤水难咽，呼吸不利，壮热烦闷，口臭便秘，脉洪大等。《喉科秘旨》卷上：“内外俱肿，此系急症，肝脾火闭不通而为痹，或发寒热，脉洪大者生，沉细者死。”治宜清热泻火，消肿解毒。可选用黄连解毒汤、清咽利膈汤等加减。参见“急喉痹”条。

走马喉风zǒumǎhóufēng 病证名。见《张氏医通》。指喉风发病急骤，快如走马之势，故名。多由血热气盛，肺胃火炽，毒火上冲咽喉所致。《喉科种福》卷四：“走马者，言其迅速之至。有头痛身疼，面赤口红，颈项肿痛，牙关紧闭，痰响若拽锯，声音即嘶哑，饮食汤药，阻隔不下，诸凶证。喉内之肿或见鲜红（风火也）或见红紫（毒火也）。”治宜凉血解毒，泻火消肿。用犀角地黄汤、三黄凉膈散等加减。参见“缠喉风”“紧喉风”等条。

走马喉疳zǒumǎhóugān 病证名。见《白喉中医疗法》。亦称寒热喉结。多由咽喉肿痛，腐溃迅速，气促痰鸣，势如走马，一家有病沿门传染。参见“疫喉”“白喉”等条。

走马黄zǒumǎhuáng 病证名。三十六黄之一。《太平圣惠方》卷五十五：“走马黄者，眼目黄赤，烦乱狂言，走卧不安，气力强壮，惟爱嗔怒，怒目高声，打骂他人，犹如癫醉。若厥逆者难治。”治用点烙法，内服竹叶汤等方。参见黄疸有关条。

走马箭zǒumǎjiàn 中药材。见萧步丹《岭南采药录》。为蒴之别名，详该条。

走马芹zǒumǎqín 见《辽宁省中草药新医疗法资料选编》。为毒芹之别名，详该条。

走马胎zǒumǎtāi 中药材。❶出《生草药性备要》。又名走马风、山猪药、白马胎、大发药。为紫金牛科植物走马胎 *Ardisia gigantifolia* Stapf 的根茎及根。分布于广西、广东、云南、江西、福建等地。辛、苦，温。祛风除湿，活血散瘀，止痛。①治风湿骨痛，产后风瘫，半身不遂，小儿麻痹症后遗症，跌打损伤。内服：煎汤，9～15g，鲜品30～60g；或浸酒。②走马胎叶：捣汁外涂治疮疖肿痛，下肢溃疡，有消炎，去腐，生肌之效。❷见《天宝本草》。为刮筋板之别名。❸见《贵州民间方药集》。为香樟根之别名。各详该条。

走马汤zǒumǎtāng 《金匮要略》方。又名外台走马方。巴豆（去皮，熬）、杏仁各二枚。棉缠，捶令极碎，投以热汤二合，捻取白汁服。治中恶，症见心腹痛胀，大便不通。本方也见于《外台秘要》，名张仲景飞尸走马汤。

走马牙疳zǒumǎyágān 病证名。见《外科启玄》。简称走马疳。指患牙疳而发病迅速，势如走马者。多因胎毒、大病后、时行疫疠或疹痘余毒未清，复感外邪，积毒上攻齿龈所致。《景岳全书·杂证谟》："走马牙疳，牙床腐烂，齿牙脱落，谓之走马者，言其急也，此盖热毒蕴蓄而然。"多见于小儿，初起齿龈边缘或颊部结硬，红肿疼痛，继之腐烂，色灰白，随即变为黑色，流出紫黑血水，气味臭恶，此时因其气味臭秽，故亦有称之为臭息者。局部微痛而痒，若溃烂渐深，则见鼻及鼻翼两旁或腮和口唇周围出现青褐色，甚则唇腐腭破，齿落腮穿，鼻梁塌陷。《焦氏喉科枕秘》："此症食炙煿醇酒肥甘，以致阳明胃经火动而生湿热，故发。牙龈作烂，顷刻腐黑沿开，其患迅速，故名走马。甚者牙龈脱落，根柯污黑，不数日，以致穿腮破唇，沿及满口，走入喉中。"治宜解毒，清热，祛腐。可选用芦荟消疳饮加减。脾虚者，兼服人参茯苓粥（人参、茯苓共为细末，同捣为末熬成粥），先以盐汤漱口，后食粥，或以绿豆煎汤常服。参见"牙疳"条。

走马牙疳风zǒumǎyágānfēng 病证名。《喉科心法》卷上："生于上下牙根，初起疼痛腐烂，臭秽不堪，色黑坚硬，齿落穿腮。"详"走马牙疳"条。

走鼠疮zǒushǔchuāng 病名。见《外科活人定本》卷二。即瘰疬。详该条。

走阳zǒuyáng 病证名。❶指性交时精泄不止证。《医宗必读·遗精》："更有久旷之人，或纵欲之人，与女交合，泄而不止，谓之走阳。"治宜益气回阳。用独参汤、参附汤等方。❷遗精之俗称。详"遗精"条。

走游草zǒuyóucǎo 中药材。见《四川中药志》。又名五爪龙、岩五加、藤五甲、上树蜈蚣、小红藤。为葡萄科植物崖爬藤 *Tetrastigma obtectum* (Wall. ex Laws.) Planch. 的全草或根。分布于中南及西南地区。辛、涩，平。祛风除湿，散瘀消肿，解毒。①治风湿麻木，筋骨疼痛，跌打损伤。内服：煎汤，9～15g；或浸酒饮。②治蛇咬伤，煎服并用鲜全草捣敷伤口周围；疮疖，无名肿毒，带状疱疹，捣敷或煎水洗。孕妇忌服。

走注zǒuzhù 病名。行痹的别称。俗称鬼箭风。《太平圣惠方》卷二十一："夫风走注者，是风毒之气，游于皮肤骨髓，往来疼痛无常处是也，此由体虚，受风邪之气，风邪乘虚所致，故无定止。是谓走注也。"《杂病源流犀烛》卷十三："风胜为行痹，游行上下，随其虚处，风邪与正气相搏，聚于关节，筋弛脉缓，痛无定处，古名走注……俗有鬼箭风之说。"参见"风痹""鬼箭风"条。

zu

足zú 出《素问·脉要精微论》等篇。下肢踝以下部分，由踝、跖、趾组成，上接胫。

足痹zúbì 病证名。指足部麻木疼痛不能行走的一种痹证。多由气血不足所致。《灵枢·阴阳二十五人》："足阳明之下……血气皆少则无毛，有则稀枯悴，善痿厥足痹。"

足不收zúbùshōu 症名。指两足软弱，行走时收引无力，举步艰难。《灵枢·经脉》："虚则足不收，胫枯，取之所别也。"《素问·藏气法时论》："脾病者，身重，善肌肉痿，足不收，行善瘈，脚下痛。"多因脾肾气虚，精血不足所致。本证可见于痿证、半身不遂等病。

足叉发zúchāfā 病证名。出《外科真诠》卷上。热毒结于足趾叉上面或里面者。宜内服红花散，外用酒蜜捣菊花叶敷；若因循失治，溃烂较深，步履难行者，取桑树根白皮四两，捣烂同生白酒入瓶内，重汤煮数十滚，取服以醉为度。余证参见"脚发"条。

足颤zúchàn 症名。下肢颤抖或振摇不定，不能自主。多由血虚筋脉失养或饮酒过度所致，亦可为动风之兆。老年骨枯髓减，也常见不能久立，步履艰难，行动时双足振摇不定之症。《素问·脉要精微论》："骨者，髓之府，不能久立，行则振掉，骨将惫矣。"

足长形zúchángxíng 病证名。出《陈氏秘传》。指患肢伸长。髋关节前脱位证候之一。详"胯骨出"条。

足大趾zúdàzhǐ 同大趾。《灵枢·经脉》："脾足太阴之脉……是主脾所生病者……足大趾不用。"

足大趾端zúdàzhǐduān 经外奇穴名。见《外科大成》。位于足大趾之尖端。主治便毒，穿踝疽等。艾炷灸3壮。

足蹬法zúdēngfǎ 即足跘法。详该条。

足底zúdǐ 指足下面，又称脚底板。陈实功《外科正宗》："又或足底弯曲之处，痒湿皆然。"

足底疔zúdǐdīng 病证名。出《疡科心得集》中卷。即涌泉疽。见该条。

足短形zúduǎnxíng 病证名。出《陈氏秘传》。指患肢短缩。髋关节后脱位证候之一。详"胯骨出"条。

足发背zúfābèi 病证名。出《疡科选粹》卷五。即脚发。见该条。

足趺zúfū 足背。同足跗。

足趺骨zúfūgǔ 跗骨的别名。详该条。

足跗zúfū 出《灵枢·经脉》。足背。

足跗发zúfūfā 病证名。出《疡医准绳》卷四。即脚发。见该条。

足跟zúgēn 脚的后部。《灵枢·经脉》："足少阴之脉……当踝后绕跟，别走太阳。"

足跟疮zúgēnchuāng 病证名。生于足跟的慢性溃疡。出《外科枢要》卷三。又名兔啮。由湿热郁结不化或局部受压磨擦，邪滞血瘀而成。初起患处肿胀，红紫疼痛，溃烂流脓；重则肉烂骨露，顽固难愈。治宜清热利湿，消肿止痛。内服仙方活命饮加减；后期服补中益气汤。外用生肌散贴敷。

足跟发zúgēnfā　病证名。出《外科活人定本》卷一。此证生于脚跟之上，由于涉水或远行伤筋或湿热流注所致。初起易忽视，先痒后疼，肿痛成脓，则终年不敛，脓水淋漓。治宜早期用艾灸，若不愈则用万灵膏、生肌散敷之。痒时用椒盐汤洗，内服五味子汤。

足跟骨zúgēngǔ　即跟骨。为跗骨中最大的一块，位于足后，有强大的肌腱附着。

足跟疽zúgēnjū　病名。出《证治准绳·疡医》卷四。即疽发于足跟，由脏腑积热所致。初肿红紫痛，溃后脓水淋沥，状如兔咬之症，深达于骨，久不收口。类似跟骨骨髓炎、骨结核。治疗：初宜隔蒜灸，内服仙方活命饮加肉桂、牛膝。溃后宜补中益气汤，人参养荣汤，桂附地黄丸，随证滋补。如久不收敛，用盐汤洗之，白术研末撒之，或用乳香、没药、海螵蛸、赤石脂各等分，研细开；用黄蜡化开，和匀作饼敷之。还可参照附骨疽及附骨痰治之。

足跟痛zúgēntòng　症名，又称脚跟痛。多由肾虚、血热、痰湿所致。《丹溪心法·足跟痛》："足跟痛，有痰，有血热。"常见足跟一侧或二侧疼痛，不红不肿，站立、行走则加重。《张氏医通》卷五："肾脏阴虚者，则足胫时热而足跟痛，六味丸加龟甲、肉桂；阳虚者，则不能久立而足跟痛，八味丸；夹湿者，必重著而肿，换骨丹、史国公药酒；肥人湿痰流注，导痰汤加木瓜、萆薢、防己；虚人用补中益气、十全大补汤。"《医学入门·脚气》："脚跟痛，有血热者，四物汤加知母、黄柏、牛膝；有痰者，五积散加木瓜。"参见"脚跟痛"条。

足骨zúgǔ　足部踝骨以下各骨的统称。包括跗骨、跖骨、趾骨。详各条。

足寒zúhán　症名。指两足有寒冷的感觉。多由阳气虚弱，阴寒下盛所致。《素问·解精微论》："阴并于下，则足寒，足寒则胀也。"《素问识》卷八："阳气不降，阴气不升，故上为目无所见，而下为足寒。"

足胻肿zúhéngzhǒng　症名。指足及小腿浮肿。《素问·脉要精微论》："脾脉搏坚而长，其色黄，当病少气；其而散，色不泽者，当病足胻肿，若水状也。"胻，与胫同。参见"胫肿""脚肿""水肿"各条。

足瘊zúhóu　病证名。即足部的各种扁平疣、寻常疣、粉瘤等。多为生物、物理刺激造成。症状轻微，后期转变为脚垫、垫黄或垫核后，疼痛显著；部分足瘊具有传染性。修脚业按其形态特点将足瘊分为刺瘊子（即寻常疣）肉瘊子（即扁平疣）、和粉瘊子（即粉瘤）3种。治法：局麻后，以脚力用分除法切除。并可用药物外治。

足㘷法zújiànfǎ　正骨法。适用于肩、髋关节脱臼的整复。见《伤科汇纂》卷一。又名足蹬法。以左肩关节脱位为例：令患者仰卧，医者面对患者坐于伤侧，将左足跟置于患侧腋窝内，双手握左腕，配合足㘷对抗拔伸，使其复位。

足节zújié　即趾骨关节。

足胫胕肿zújìngfúzhǒng　症名。指两脚小腿部浮肿的表现。《素问·至真要大论》："太阴之胜，火气内郁……头重、足胫胕肿。"《类经·六气相胜病治》："脾胃不能胜湿，则足胫胕肿。"本证可见于水肿、脚气等证。

足胫冷zújìnglěng　按诊。病人自觉足胫冷，或医生按之较正常冷，主阳虚。

足胫痛zújìngtòng　症名。指两脚及小腿部作痛。出《素问·平人气象论》。多由阴寒湿邪下注所致。本证可见于脚气、痹证等。

足胫肿zújìngzhǒng　症名。指足及小腿浮肿。即胫肿。《素问·平人气象论》："足胫肿曰水。"《灵枢·水胀》："足胫肿，腹乃大，其水已成矣。"多因脾虚湿胜所致。参见"胫肿"条。

足胫肿痛zújìngzhǒngtòng　症名。指两脚小腿部肿胀作痛。多因风湿，或湿热下注所致。《寿世保元·脚气》："湿热脚气为病，肢节烦痛，肩背沉重，胸胁不利，兼遍身疼痛，下注足胫肿痛。"又："风湿气，足胫肿痛。"参见"脚气""足胫痛"条。

足卷阴温zújuéyīnmài　经脉名。即足厥阴经。马王堆汉墓帛书载《足臂十一脉灸经》："足卷（厥）阴温（脉）：循大指閒（间），以上出胻内兼（廉），上八寸，交泰（太）阴温（脉），【□】股内，上入脞閒（间）。其病：病脞瘦，多弱（溺），耆（嗜）歈（饮），足柎（跗）种（肿），疾畀（痹）。诸病此物者，【皆灸】卷（厥）阴温（脉）。"

足厥阴zújuéyīn　十二经脉之一。出《灵枢·经水》等篇。即足厥阴肝经，见该条。

足厥阴标本zújuéyīnbiāoběn　十二经标本之一。《灵枢·卫气》："足厥阴之本，在行间上五寸所；标在背腧也。"行间上五寸所，指中封穴，标在肝俞。

足厥阴肝经zújuéyīngānjīng　十二经脉之一。代号LR。《灵枢·经脉》："肝足厥阴之脉。起于大指丛毛之际，上循足跗上廉，去内踝一寸，上踝八寸，交出太阴之后，上腘内廉，循股阴，入毛中，过阴器，抵小腹，夹胃，属肝、络胆，上贯膈，布胁肋，循喉咙之后，上入颃颡，连目系，上出额，与督脉会于巅；其支者，从目系下颊里，环唇内；其支者，复从肝别，贯膈，上注肺。"本经自足大趾背侧外际（大敦）起始，向上沿着足背内侧到达内踝前一寸（中封）的部位，再向上在三阴交穴处与足太阴脾经和足少阴肾经相会，在内踝上八寸处交叉到足太阴脾经的后面，上至腘窝内缘（曲泉）沿着大腿内侧，分布于阴毛部位，绕过阴器（外生殖器），到达小腹，夹着胃的旁边，属于肝脏，联络胆腑，向上贯穿膈肌，分布在胁肋部，沿着喉咙的后边，向上进入鼻咽部，联系目系（眼与脑相连的组织），上出额部，与督脉会于巅顶。它的支脉，从目系下行到口颊里边，环绕唇内。它的另一条支脉从肝分出，贯穿膈肌，进入肺中。经气由此回复到手太阴肺经。本经发生病变，主要表现为腰痛，疝气，妇人少腹肿，咽干，面色灰暗，胸满，呕逆，飧泄，遗尿，癃闭等。

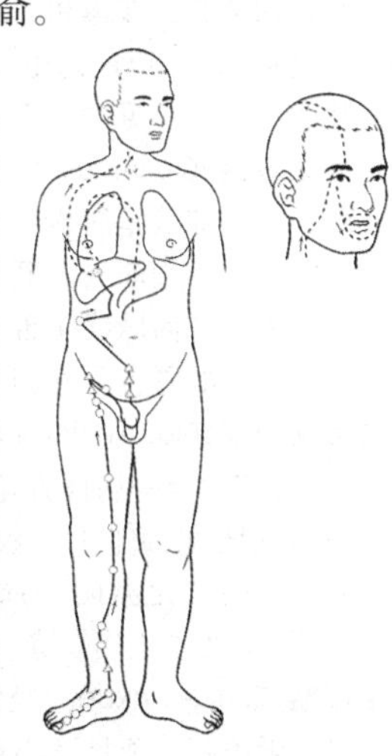

足厥阴肝经

足厥阴经别zújuéyīnjīngbié　十二经别之一。原称足厥阴之正。《灵枢·经别》："足厥阴之正，别跗上，上至毛际，合于少阳，与别俱行。"在足背部从足厥阴肝经分出，上至外阴毛际，与足少阳胆经的经别汇合而并行。

足厥阴经病zújuéyīnjīngbìng　病证名。即肝经病。十二经病之一。《灵枢·经脉》："是动则病腰痛不可以俯仰，丈夫

Z

疝，妇人少腹肿，甚则嗌干，面尘，脱色。是主肝所生病者，胸满，呕逆，飧泄，狐疝，遗溺，闭癃。”

足厥阴经筋zújuéyīnjīngjīn　十二经筋之一。《灵枢·经筋》：“足厥阴之筋，起于大指之上，上结于内踝之前，上循胫，上结内辅之下，上循阴股，结于阴器，络诸筋。”经筋从足大趾的上边起始，向上结于内踝之前，沿着胫骨内侧，结于内辅（胫骨内踝）的下方，直沿大腿内侧，结于阴器（生殖器），于此联络各经筋。

足厥阴经筋病候zújuéyīnjīngjīnbìnghòu　病证名。又名季秋痹。十二经筋病候之一。《灵枢·经筋》：“足厥阴之筋……其病足大指（趾）支内踝之前痛，内辅痛，阴股痛，转筋，阴器不用，伤于内则不起，伤于寒则阴缩入，伤于热则纵挺不收，治在行水清阴气。其病转筋者，治在燔针劫刺，以知为数，以痛为输，名曰季秋痹也。”热者勿用燔针。

足厥阴络脉zújuéyīnluòmài　十五络脉之一。原称足厥阴之别。《灵枢·经脉》：“足厥阴之别，名曰蠡沟，去内踝五寸，别走少阳，其别者经胫上睾，结于茎。”本络脉发生病变，实则阳强不倒；虚则阴部瘙痒。如脉气逆乱，则病睾丸肿胀、疝气。

足厥阴疟zújuéyīnnüè　病证名。指疟发于足厥阴者。《素问·刺疟篇》：“足厥阴之疟，令人腰痛，少腹满，小便不利，如癃状，非癃也，数便，意恐惧气不足，腹中悒悒，刺足厥阴。”治宜先用三黄石膏汤以祛暑邪，次用鳖甲牛膝汤等方。参见“三阴经疟”条。

足厥阴气绝zújuéyīnqìjué　病证名。指足厥阴肝经的经气衰竭，主要症状是唇青，舌卷，卵缩。《灵枢·经脉》：“足厥阴气绝，则筋绝。厥阴者肝脉也，肝者筋之合也，筋者聚于阴气，而脉络于舌本也。故脉弗荣则筋急；筋急则引舌与卵，故唇青舌卷卵缩，则筋先死。”

足厥阴心痛zújuéyīnxīntòng　病证名。外邪侵犯足厥阴经所致。《三因极一病证方论》卷九：“若十二经络外感六淫，则其气闭塞，郁于中焦，气与邪争，发为疼痛，属外所因。”又：“足厥阴心痛，两胁急，引小腹连阴股，相引痛。”参见“心痛”条。

足厥阴穴zújuéyīnxué　经外奇穴名。《备急千金要方》：“消渴口干烦闷，灸足厥阴百壮。”又：“治卒癫……又灸足厥阴，在左灸右，在右灸左三壮，在足大指本节间。”近代《针灸经外奇穴图谱》列作奇穴，定位在拇指背侧中线，跖趾关节部，灸治消渴，癫疝等。

足厥阴之别zújuéyīnzhībié　十五络脉之一。出《灵枢·经脉》。即足厥阴络脉，见该条。

足厥阴之筋zújuéyīnzhījīn　足厥阴的经筋。《灵枢·经筋》：“足厥阴之筋，起于大指之上，上结于内踝之前，上循胫，上结内辅之下，上循阴股，结于阴器，络诸筋。”

足厥阴之正zújuéyīnzhīzhèng　十二经别之一。出《灵枢·经别》。即足厥阴经别，见该条。

足两踝zúliǎnghuái　经外奇穴名。见《备急千金要方》。亦称内、外踝尖。其位置，《备急灸法》载，在“足两踝尖”。在内者称内踝尖（亦名吕细、踝尖），在外者称外踝尖。主治小儿不语，霍乱转筋，牙痛，扁桃体炎等。艾炷灸5～7壮；或艾条灸10～15分钟。

足髎zúliáo　经穴别名。出《针灸甲乙经》。即阳交，见该条。

足临泣zúlínqì　经穴名。代号GB41。《灵枢·本输》原名临泣。《圣济总录》名足临泣。属足少阳胆经。八脉交会穴之一，通带脉。输（木）穴。位于足背部，当第四、五跖骨结合部之前方凹陷处，当小趾伸肌腱的外侧。或于第四、五跖骨间，侠溪穴后1.5寸取穴。布有足背中间皮神经分支和足背动、静脉网，第四跖骨背动、静脉。主治胁肋痛，目眩，偏头痛，目外眦痛，乳痈，疟疾，月经不调，足跗肿痛等。直刺0.3～0.5寸。艾炷灸3壮；或艾条灸5～10分钟。

足面疔zúmiàndīng　病证名。出《证治准绳·疡医》卷二。生于足面，状如粟米，痒极入骨，急隔蒜灸之。

足窍阴zúqiàoyīn　经穴名。代号GB44。《灵枢·本输》原名窍阴，《圣济总录》名足窍阴。属足少阳胆经。井（金）穴。位于第四趾外侧，趾甲角旁约0.1寸处。布有趾背神经，趾背动、静脉和趾底动、静脉形成的动、静脉网。主治偏头痛，目眩，目痛，耳聋，胁痛，失眠，多梦，热病；以及高血压，肋间神经痛等。斜刺0.1～0.2寸；或点刺出血。艾炷灸1～3壮；或艾条灸5～10分钟。

足软zúruǎn　症名。见《理虚元鉴·阳虚三夺统于脾》。又称脚软。详该条。

足三里zúsānlǐ　经穴名。代号ST36。《灵枢·本输》原名三里、下陵。《圣济总录》名足三里。别名鬼邪、下三里。属足阳明胃经。合（土）穴。位于小腿前外侧，犊鼻穴直下3寸，胫骨前嵴外侧一横指处。布有腓肠外侧皮神经及隐神经分支，深层正当腓深神经；并有胫前动、静脉通过。主治胃痛，恶心，呕吐，呃逆，噎膈，纳呆，消化不良，腹痛，腹胀，肠鸣，泄泻，痢疾，便秘，肠痈，乳痈，目疾，喉痹，头痛，失眠，眩晕，心悸，怔忡，气喘，虚劳，黄疸，水肿，癫痫，下肢痹痛，瘫痪或麻痹，脚气；以及急慢性胃肠炎，溃疡病，胰腺炎，胆囊炎，阑尾炎，高血压，神经衰弱，小儿单纯性消化不良等。并有强壮作用。直刺1～1.5寸。艾炷灸5～10壮；或艾条灸10～30分钟。

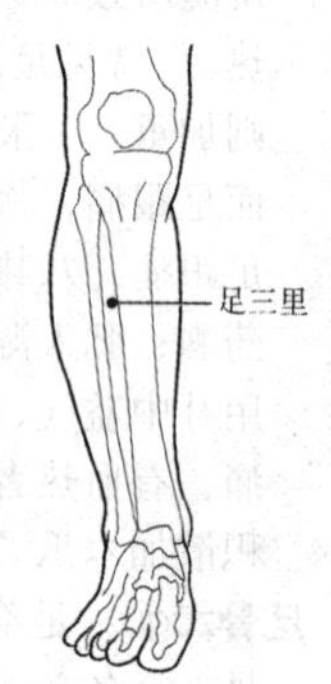

足三里

足三阳经zúsānyángjīng　即足阳明胃经、足少阳胆经和足太阳膀胱经。其循行方向均由头部经项背及下肢抵达足部。《灵枢·逆顺肥瘦》：“足之三阳，从头走足。”

足三阴经zúsānyīnjīng　即足太阴脾经、足少阴肾经和足厥阴肝经。其循行方向均由足部经下肢及腹部而抵达胸部。《灵枢·逆顺肥瘦》：“足之三阴，从足走腹。”

足上廉zúshànglián　经穴别名。《圣济总录》：“足上廉二穴，一名上巨虚。”见该条。

足少阳zúshàoyáng　经脉名。出《灵枢·经水》。即足少阳胆经，见该条。

足少阳温zúshàoyángmài　经脉名。即足少阳经。马王堆汉墓帛书《足臂十一脉灸经》：“足少阳温（脉）：出于踝前；枝于骨間（间），上贯𨄔（膝）外兼（廉），出于股外兼（廉），出胁；枝之肩薄（薄－髆）；其直者贯腋，出于项、耳，出𦝤（枕），出目外渍（眥）。其病：病足小指次〖指〗废，胻外兼（廉）痛，胻寒，𨄔（膝）外兼（廉）痛，股外兼（廉）痛，脾（髀）外廉痛，胁痛，【□】痛，产马（瘍），缺盆痛，瘻（瘘），聋，𦝤（枕）痛，耳前痛，目外渍（眥）痛，胁外种（肿），诸〖病〗此物者，皆久（灸）少阳温（脉）。”

足少阴温zúshàoyīnmài　经脉名。即足少阴经。马王堆汉墓帛书载《足臂十一脉灸经》："足少阴温（脉）：出内踝窭（娄）中，上贯膊（腨），入郄（胳－胠），出股，入腹，循脊内兼（廉），出肝，入胠，毄（系）舌【本】。其病：病足热，膊（腨）内痛，股内痛，腹街、脊内兼（廉）痛，肝痛，心痛，烦心，洇（咽）【□，□□□】，舌辂（坼），□，旦（瘅），尚（上）气，【□□】数腸（喝）、牧牧，耆（嗜）卧以咳。〖诸〗病此物【者，皆灸】足少阴【脉】。"

足少阳标本zúshàoyángbiāoběn 十二经标本之一。《灵枢·卫气》："足少阳之本，在窍阴之间；标在窗笼之前。窗笼者，耳也。"窍阴之间，约当于窍阴、侠溪之处；窗笼之前，约当听宫、听会之间。

足少阳胆经zúshàoyángdǎnjīng 十二经脉之一。代号GB。《灵枢·经脉》："胆足少阳之脉，起于目锐眦，上抵头角，下耳后，循颈行手少阳之前，至肩上，却交出手少阳之后，入缺盆；其支者，从耳后入耳中，出走耳前，至目锐眦后；其支者，别锐眦，下大迎，合于手少阳，抵于，下加颊车，下颈、合缺盆，以下胸中，贯膈，络肝，属胆，循胁里，出气街，绕毛际，横入髀厌中；其直者，从缺盆下腋，循胸过季胁，下合髀厌中，以下循髀阳，出膝外廉，下外辅骨之前，直下抵绝骨之端，下出外踝之前，循足跗上，入小指次指之间；其支者，别跗上，入大指之间，循大指歧骨内出其端，还贯爪甲，出三毛。"本经自外眼角（瞳子髎）起始，向上到达头角（头维），再向下行至耳后，沿着头颈，行走在手少阳三焦经的前面，至肩上，交出手少阳三焦经之后，在大椎穴处与督脉相会，然后退回向前，进入缺盆（锁骨上窝）。它的支脉，从耳后进入耳中，浅出耳前，到达目外眦后方。它的另一条支脉，从外眼角分出，下行到大迎穴部位，上与手少阳三焦经分布在面颊部的那条支脉相会，到达眼眶下边；向下经过颊车穴部位，下行到颈部，与上一条经脉在锁骨上窝处合后，由此下行胸部，贯穿膈肌，联络肝，属于胆，沿着胁肋里面，浅出于腹股沟中央的气街部，绕过阴部毛际，横行进入髀厌（股骨大转子）部。它直行的主干，从锁骨上窝下行腋部，沿着侧胸，经过季胁，下行与前支经脉在股关节部会合，由此向下，沿着大腿和膝部的外侧，向下行走在腓骨前边，直到绝骨（腓骨下端），浅出于外踝骨的前面，沿足背进入第四趾的外侧端（足窍阴）。它的另一条支脉，从足背（临泣）分出，沿着第一、二跖骨之间，出足大趾外侧端（大敦），回过来贯穿爪甲，出行在爪甲后方的丛毛之中。脉气由此与足厥阴肝经相接。本经发生病变，主要表现为口苦，叹气，心窝及胁下疼痛，面色灰暗，皮肤干燥，头痛，目外眦痛，颔痛，锁骨上窝及腋下肿痛，瘰疬，疟疾，胸、胁、髋关节及下肢外侧本经脉过处疼痛，足第四趾不用，足外侧灼热，出汗，怕冷等。

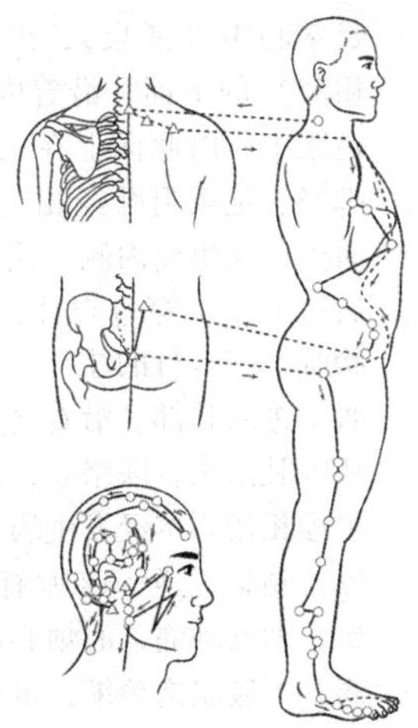

足少阳胆经

足少阳经别zúshàoyángjīngbié 十二经别之一。原称足少阳之正。《灵枢·经别》："足少阳之正，绕髀入毛际，合于厥阴；别者入季胁之间，循胸里属胆，散之上肝，贯心，以上挟咽，出颐颔中，散于面，系目系，合少阳于外眦也。"从足少阳胆经分出，绕过大腿前面，进入外阴部，和足厥阴肝经相合；它的分支上行进入第十一、十二肋软骨之间，连属胆，散布于肝，向上通过心脏，挟着食管，浅出下颌，散布在面部，联系目系——眼球通入颅腔的组织，在目外眦部，复注入足少阳胆经。

足少阳经病zúshàoyángjīngbìng 病证名。即胆经病，十二经病之一。《灵枢·经脉》："是动则病口苦，善太息，心胁痛，不能转侧，甚则面微有尘，体无膏泽，足外反热，是为阳厥。是主骨所生病者，头痛、颔痛，目锐眦痛，缺盆中肿痛，腋下肿，马刀侠瘿，汗出，振寒，疟、胸、胁、肋、髀、膝外至胫、绝骨、外踝前及诸节皆痛，小趾次趾不用。"

足少阳经筋zúshàoyángjīngjīn 十二经筋之一。《灵枢·经筋》："足少阳之筋，起于小指次指，上结外踝，上循胫外廉，结于膝外廉；其支者，别起外辅骨，上走髀，前者，结于伏兔之上，后者，结于尻；其直者，上乘季胁，上走腋前廉，系于膺乳，结于缺盆，直者，上出腋，贯缺盆，出太阳之前，循耳后。上额角，交巅上，下走颔，上结于；支者，结于目眦为外维。"经筋从足第四趾起始，向上结于外踝，上沿胫骨外缘，结于膝外侧；它的分支，自腓骨处别行，上至髀，前面结于伏兔部（股四头肌），后面结于骶（尻）部；它直行的一支，上至胁下，经季胁，走腋前，联系乳部，结于缺盆（颌骨上窝）。直行的复从腋部，通过缺盆，出行在足太阳经筋之前，沿耳后，上额角，在头顶交叉，下行至颔，上结于鼻旁；其分支结于目外眦，形成"外维"。

足少阳经筋病候zúshàoyángjīngjīnbìnghòu 病证名。又名孟春痹。十二经筋病候之一。《灵枢·经筋》："足少阳之筋……其病小指（趾）次指（趾）支转筋，引膝外转筋，膝不可屈伸，腘筋急，前引髀，后引尻，即上乘季胁痛，上引缺盆、膺、乳、颈维筋急，从左之右，右目不开，上过右角，并脉而行，左络于右，故伤左角，右足不用，命曰维筋相交。治在燔针劫刺，以知为数，以痛为输，名曰孟春痹也。"热者勿用燔针。

足少阳络脉zúshàoyángluòmài 十五络脉之一。原称足少阳之别。《灵枢·经脉》："足少阳之别，名曰光明，去踝五寸，别走厥阴，下络足跗。"本络脉发生病变，实则阳气郁伏而足部厥冷；虚则下肢瘫痪。

足少阳疟zúshàoyángnüè 病名。指疟发于足少阳者。《素问·刺疟篇》："足少阳之疟，令人身体解㑊，寒不甚，热不甚，恶见人，见人心惕惕然，热多汗出甚，刺足少阳。"治用小柴胡汤。参见"三阳疟"条。

足少阳穴zúshàoyángxué 经外奇穴名。《备急千金要方》："左手关上阳实者，胆实也，苦腹中不安，身躯习习也，刺足少阳治阳，在足上第二指本节后一寸是。"所指似为足少阳胆经之临泣穴。也有说位在足背第二趾正中线第二跖趾关节之后方1寸处者（《针灸经外奇穴图谱》）。

足少阳之别zúshàoyángzhībié 十五络脉之一。出《灵枢·经脉》。即足少阳络脉，见该条。

足少阳之筋zúshàoyángzhījīn 足少阳的经筋。《灵枢·经筋》："足少阳之筋，起于小指次指，上结外踝，上循胫外廉，结于膝外廉。其支者别起外辅骨，上走髀，前者结于伏兔之上，后者结于尻。其直者上乘季胁，上走腋前廉，系于膺乳，结于缺盆。直者上出腋，贯缺盆，出太阳之前，循耳后，上额角，交巅上，下走颔，上结于，支者结于目眦为外维。”

足少阳之正zúshàoyángzhīzhèng　十二经别之一。出《灵枢·经别》。即足少阳经别，见该条。

足少阴zúshàoyīn　十二经脉之一。出《灵枢·经水》。即足少阴肾经，见该条。

足少阴标本zúshàoyīnbiāoběn　十二经标本之一。《灵枢·卫气》：“足少阴之本，在内踝下三寸中（按：《黄帝内经太素》“三寸”作“二寸”）；标在背腧与舌下两脉也。”张景岳注：“内踝下上三寸中为踝下一寸，照海也，踝上二寸，复留、交信也。”标在肾俞及廉泉部。

足少阴经别zúshàoyīnjīngbié　十二经别之一。原称足少阴之正。《灵枢·经别》：“足少阴之正，至中，别走太阳而合，上至肾，当十四（椎）出属带脉；直者系舌本，复出于项，合于太阳。”从足少阴肾经分出，上行至中和足太阳膀胱经的经别汇合而并行，上至肾，在第二腰椎处出属带脉，直行者，上连系舌根，然后出于颈项部，重与足太阳经汇合。

足少阴经病zúshàoyīnjīngbìng　病证名。即肾经病。十二经病之一。《灵枢·经脉》：“是动则病饥不欲食，面如漆柴，唾则有血，喝喝而喘，坐而欲起，目如无所见，心如悬若饥状。气不足则善恐，心惕惕如人将捕之，是为骨厥。是主肾所生病者，口热，舌干，咽肿，上气，嗌干及痛，烦心，心痛、黄疸，肠澼，脊股内后廉痛，痿厥，嗜卧，足下热而痛。”

足少阴经筋zúshàoyīnjīngjīn　十二经筋之一。《灵枢·经筋》：“足少阴之筋，起于小指之下，并足太阴之筋，邪走内踝之下，结于踵，与太阳之筋合而上结于内辅之下，并太阴之筋而上循阴股，结于阴器，循脊内挟膂，上至项，结于枕骨，与足太阳之筋合。”经筋从足小趾的下面起始，与足太阴经筋并行，斜走至内踝的下方，结于踵（足跟），与太阳经筋相合，向上结于内辅（胫骨内髁）之下，又与太阴经筋相并上行，沿大腿内侧，结于阴器（生殖器），向后沿着脊柱，挟膂（脊柱两旁的肌肉）上至后项，结于枕骨，与足太阳经筋相会合。

足少阴经筋病候zúshàoyīnjīngjīnbìnghòu　病证名。又名仲秋痹。十二经筋病候之一。《灵枢·经筋》：“足少阴之筋……其病足下转筋，及所过而结者皆痛及转筋。病在此者，主痫瘛及痉，在外者不能俛，在内者不能仰，故阳病者腰反折不能俛，阴病者不能仰。治在燔针劫刺，以知为数，以痛为输。在内者熨引饮药，此筋折纽，纽发数甚者死不治。名曰仲秋痹也。”热者勿用燔针。

足少阴络脉zúshàoyīnluòmài　十五络脉之一。原称足少阴之别。《灵枢·经脉》：“足少阴之别，名曰大钟，当踝后绕跟，别走太阳，其别者，并经上走于心包，下外贯腰脊。”本络脉发生病变，可见气逆烦闷，实则小便不通；虚则腰脊疼痛。

足少阴疟zúshàoyīnnüè　病证名。指疟发于足少阴者。《素问·刺疟篇》：“足少阴之疟，令人呕吐甚，多寒热，热多寒少，欲闭户而处，其病难已。”治宜先用人参白虎汤，次用鳖甲牛膝汤等方。参见“三阴经疟”条。

足少阴气绝zúshǎoyīnqìjué　病证名。指足少阴肾经的经气衰竭。主要症状是骨枯，齿长而垢，毛发枯而无泽。《灵枢·经脉》：“足少阴气绝，则骨枯。少阴者，冬脉也，伏行而濡骨髓者也，故骨不濡，则肉不能著也；骨肉不相亲，则肉软却；肉软却，故齿长而垢，发无泽；发无泽者，骨先死。”

足少阴肾经zúshàoyīnshènjīng　十二经脉之一。代号KI。《灵枢·经脉》：“肾足少阴之脉，起于小指之下，邪走（《素问·阴阳离合论》王注引《灵枢》文作“斜趣”）足心，出于然谷之下，循内踝之后，别入跟中，以上踹内，出内廉，上股内后廉，贯脊，属肾，络膀胱；其直者，从肾上贯肝膈，入肺中，循喉咙，夹舌本；其支者，从肺出络心，注胸中。”本经自足小趾的下边起始，斜行到足掌心中（涌泉），出行到然骨（舟骨粗隆）的下面，沿着内踝后方，分布在足跟中，由此向上在三阴交处与足太阴脾经、足厥阴肝经相会，然后行至腓肠肌内，浅出窝内侧（阴谷），沿大腿内侧后边向上，穿过脊柱，属于肾脏，联络膀胱。它直行的主干，从肾脏出来，向上穿过肝脏和膈肌，进入肺部，沿着气管喉咙，到舌根两侧。它的支脉，从肺脏出来，联络心，流注到胸中。脉气由此与手厥阴心包经相接。本经发生病变，主要表现为饥不欲食，面色发黑，喘息气逆，咳唾有血，目花，心悸，惊恐；口舌干燥，咽喉肿痛，心烦心痛，黄疸肠澼，脊柱、大腿内后廉痛，下肢肌肉萎缩，足底灼热疼痛等。

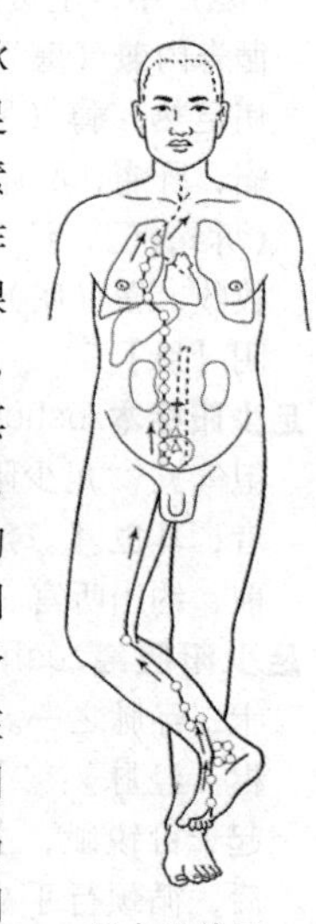

足少阴肾经

足少阴心痛zúshàoyīnxīntòng　病证名。外邪侵犯足少阴经所致。《三因极一病证方论》卷九：“若十二经络外感六淫，则其气闭塞，郁于中焦，气与邪争，发为疼痛，属外所因。”又：“足少阴心痛，烦剧，面黑，心悬若饥，胸满，腰脊痛。”参见“心痛”条。

足少阴之别zúshàoyīnzhībié　十五络脉之一。出《灵枢·经脉》。即足少阴络脉，见该条。

足少阴之筋zúshàoyīnzhījīn　足少阴的经筋。《灵枢·经筋》：“足少阴之筋，起于小指之下，并足太阴之筋，邪走内踝之下，结于踵，与太阳之筋合而上结于内辅之下，并太阴之筋而上，循阴股，结于阴器，循脊内，挟膂，上至项，结于枕骨，与足太阳之筋合。”

足少阴之正zúshàoyīnzhīzhèng　十二经别之一。出《灵枢·经别》。即足少阴经别，见该条。

足髓孔zúsuǐkǒng　经外奇穴名。《备急千金要方》：“灸猥退风半身不遂法，先灸天窗……次脚髓孔，足外踝后一寸。”近代《中国针灸学》称足髓孔，即昆仑，属足太阳膀胱经穴。

足踏法zútàfǎ　正骨法。出《陈氏秘传》。适用于肩关节脱臼的整复。以左肩关节脱臼为例：令患者仰卧。医者坐患者左膝之侧，曲其左足，踏着患者左腋下，用带缚患腕上部，系于医者腰间，然后医者扶平患者之肘，起身向后仰，徐徐拔伸患肢，并用手按正关节归原。再转折试手，腋下填以棉团，给予固定。

足太阳zútàiyáng　十二经之一。出《灵枢·经水》。即足太阳膀胱经，见该条。

足太阳膀胱经zútàiyángpángguāngjīng　十二经脉之一。代号BL。《灵枢·经脉》：“膀胱足太阳之脉，起于目内眦，上额，交巅；其支者，从巅至耳上角；其直者，从巅入络脑，还出别下项，循肩髆内，夹脊抵腰中，入循膂，络肾，属膀胱；其支者，从腰中下夹脊，贯臀，入腘中；其支者，从髆内左右，别下贯胛，夹脊内，过髀枢，循髀外，从后廉下合腘中，以下贯踹内，出外踝之后，循京骨至小指外侧。”本经自内眼角（睛明）起始，上向额部（神庭），在头顶与督脉相会（百会）。它的分支，从头顶到耳上角。它直行的主干，从头顶入颅，联系脑，回出来从后项部左右分开向下，一支沿着肩胛内侧，脊柱两旁，到达腰部，由此深入，沿脊柱两侧的肌肉，联络肾脏，属于膀胱。它在腰部的分支，从腰部夹脊继续下行，通过臀部，进入膝腘窝中（委中）。它的另一条支脉，从后项向下，自肩胛内缘，直至肩胛下面，夹着脊柱向下，经过髋关节，沿着大腿后面下行，在腘窝中与前支经脉会合。由此合而下行，通过腓肠肌内，出外踝后方，沿第五跖骨粗隆（京骨）到足小趾外侧末端（至阴）。脉气由此与足少阴肾经相接。本经发生病变，主要表现为顶头痛，目痛，目黄，泪出，鼻衄，痔疾，疟疾，癫狂，项、背、腰、骶、大腿后侧、腘窝、腓肠肌、脚部疼痛，足小趾不用等。

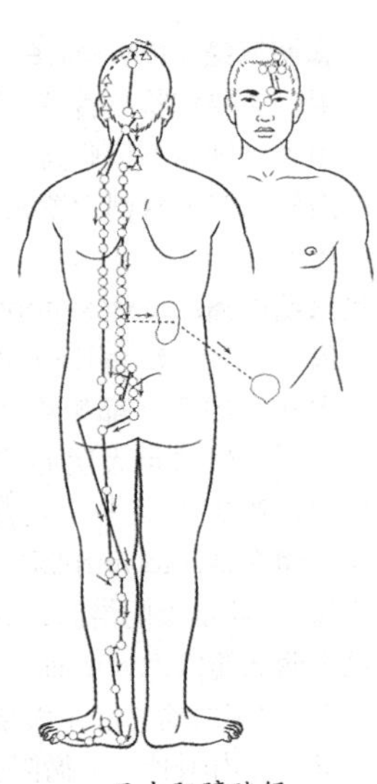
足太阳膀胱经

足太阳标本zútàiyángbiāoběn 十二经标本之一。《灵枢·卫气》：“足太阳之本，在跟以上五寸中；标在两络命门。命门者，目也。”跟上5寸，指附阳穴。马元台注：“附阳本在外踝上三寸，今曰跟上五寸，则踝下至跟二寸，而踝上有三寸，则当是附阳穴也。”两络命门，指睛明穴左右各一。杨上善注：“其末行于天柱，至目内眦以为标末也。肾为命门，上通太阳于目，故目为命门。”

足太阳经别zútàiyángjīngbié 十二经别之一。《灵枢·经别》：“足太阳之正，别入于中，其一道下尻五寸，别入于肛，属于膀胱，散之肾，循膂，当心入散；直者，从膂上出于项，复属太阳。”本经别从足太阳膀胱经的窝部分出，其中一条延展分布到骶下5寸处进入肛门，向内连属膀胱，散络于肾，并沿脊柱两侧上行至当心脏的部位入内而散；它直行的一条，从脊柱两旁上行，出于颈项，归属足太阳膀胱经。

足太阳经病zútàiyángjīngbìng 病证名。即膀胱经病。十二经病之一。《灵枢·经脉》：“是动则病冲头痛，目似脱，项如拨，脊痛，腰似折，髀不可以曲，腘如结，踹（腓）如裂，是为踝厥。是主筋所生病者，痔、疟、狂、癫疾，头囟项痛，目黄、泪出，鼽衄、项、背、腰、尻、腘、踹（腓）、脚皆痛、小趾不用。”

足太阳经筋zútàiyángjīngjīn 十二经筋之一。《灵枢·经筋》：“足太阳之筋，起于足小指，上结于踝，邪上结于膝，其下循足外踝，结于踵，上循跟，结于；其别者，结于踹外，上中内廉，与中并上结于臀，上夹脊上项；其支者，别入结于舌本；其直者，结于枕骨，上头，下颜，结于鼻；其支者为目上纲，下结于；其支者，从腋后外廉，结于肩髃；其支者，入腋下，上出缺盆，上结于完骨；其支者，出缺盆，邪上出于。”经筋从足小趾起始，上结于外踝，斜上结聚于膝部，下面足外踝，结于脚跟，向上沿跟腱结于；它的分支，从外踝上行结聚于腿肚外侧，向上与窝部的一支相并上行结于臀部，夹着脊柱两旁，直到项部，至此分出一支，结于舌根；它直行的一支，结于枕骨，经过头顶，下至颜面，结聚于鼻部；分支为目上纲（上睑缘，“纲”一作网），下结于鼻旁；它的分支，从腋后外侧结于肩髃部；一支进入腋下，向前上行出于锁骨上窝，结于完骨（颞骨乳突）；它的另一条分支，从锁骨上窝处分出，斜上结于鼻旁。

足太阳经筋病候zútàiyángjīngjīnbìnghòu 病证名。又名仲春痹。十二经筋病候之一。《灵枢·经筋》：“足太阳之筋……其病小指（趾）支跟肿痛，腘挛，脊反折，项筋急，肩不举，腋支缺盆中纽痛，不可左右摇。治在燔针劫刺，以知为数，以痛为输，名曰仲春痹也。”热者无用燔针。

足太阳络脉zútàiyángluòmài 十五络脉之一。原称足太阳之别。《灵枢·经脉》：“足太阳之别，名曰飞阳，去踝七寸。别走少阴。”本络脉发生病变，实则鼻塞，头痛，背痛；虚则鼻流清涕或鼻出血。

足太阳疟zútàiyángnüè 病证名。指疟发于足太阳者。《素问·刺疟篇》：“足太阳之疟，令人腰痛头重，寒从背起，先寒后热，然，热止汗出，难已，刺郄中出血。”治用羌活黄芩汤、柴胡汤、麻黄黄芩汤等。参见“三阳疟”条。

足太阳穴zútàiyángxué 经外奇穴名。《备急千金要方》：“消渴咽喉干，灸胸堂五十壮，又灸足太阳五十壮。”又：“淋病九部诸疾，灸足太阳五十壮。”又“男子卵大癞病，灸足太阳五十壮，三报之。”位置不详。后《类经图翼》列作奇穴，定位在“外踝后一寸宛宛中”。今从。

足太阳之别zútàiyángzhībié 十五络脉之一。出《灵枢·经脉》。即足太阳络脉，见该条。

足太阳之筋zútàiyángzhījīn 足太阳的经筋。《灵枢·经筋》：“足太阳之筋，起于足小指，上结于踝，邪（斜）上结于膝。其下循足外侧结于踵，上循跟结于。其别者结于腨外，上中内廉，与中并上结于臀，上挟脊上项。其支者别入结于舌本。其直者结于枕骨，上头，下颜，结于鼻。其支者为目上纲，下结于。其支者从腋后外廉，结于肩颙。其支者入腋下，上出缺盆，上结于完骨。其支者出缺盆，邪（斜）上出于。”

足太阳之正zútàiyángzhīzhèng 十二经别之一。出《灵枢·经别》。即足太阳经别，见该条。

足太阴zútàiyīn ❶经脉名。出《灵枢·经水》等篇。即足太阴脾经，见该条。❷经穴别名。所指有三：①指地机穴。《素问·刺腰痛论》：“腰痛……上热，刺足太阴。”王冰注：“地机主之。”②指三阴交穴。《备急千金要方》：“女人漏下赤白及血，灸足太阴五十壮，穴在内踝上三寸。足太阴经内踝上三寸名三阴交。”③指公孙穴。《备急千金要方》：“右手关上阳绝者，无胃脉也，苦吞酸，头痛，胃中有冷，刺足太阴治阴，在足大指本节后一寸。”❸经外奇穴名。《千金翼方》：“妇人逆产足出，针足太阴入三分，足入乃出针，穴在内踝后白肉际陷骨宛宛中。”近代《中国针灸学》列作奇穴，定位在足内踝后一寸；《针灸经外奇穴图谱》则说在足内踝下缘后约一寸凹陷中。

足太阴标本zútàiyīnbiāoběn 十二经标本之一。《灵枢·卫气》：“足太阴之本，在中封前上四寸之中；标在背腧与舌本也。”本在中封前上4寸，指三阴交；标在脾俞及廉泉部。

足太阴经别zútàiyīnjīngbié 十二经别之一。原称足太阴之正。《灵枢·经别》：“足太阴之正，上至髀合于阳明，与

别俱行，上结于咽，贯舌中。”从足太阴脾经分出，至大腿前面，与足阳明胃经的经别汇合而并行，向上结于咽部，贯舌中

足太阴经病zútàiyīnjīngbìng 即脾经病。十二经病之一。《灵枢·经脉》：“是动则病舌本强，食则呕，胃脘痛，腹胀，善噫，得后与气，则快然如衰，身体皆重。是主脾所生病者，舌本痛，体不能动摇，食不下，烦心，心下急痛，溏瘕泄，水闭，黄疸，不能卧，强立，股膝内肿厥，足大趾不用。”

足太阴经筋zútàiyīnjīngjīn 十二经筋之一。《灵枢·经筋》：“足太阴之筋，起于大指之端内侧，上结于内踝；其直者，络于膝内辅骨，上循阴股，结于髀，聚于阴器，上腹，结于脐，循腹里，结于肋，散于胸中；其内者，著于脊。”经筋从足大趾内侧端起始，上行结于内踝，它直行的结于内辅骨（股骨内上踝与胫骨内踝），上沿大腿内侧，结于股前，合聚天阴器（生殖器）向上经下腹，结于脐，沿着腹部里边，结于肋，散布于胸中；在里面的经筋，则附着于脊柱。

足太阴经筋病候zútàiyīnjīngjīnbìnghòu 病证名。又名季春痹。十二经筋病候之一。《灵枢·经筋》：“足太阴之筋……其病足大指（趾）支内踝痛，转筋痛，膝内辅骨痛，阴股引髀而痛，阴器纽痛，下引脐两胁痛，引膺中脊内痛。治在燔针劫刺，以知为数，以痛为输，名曰季春痹也。”热者勿用燔针。

足太阴络脉zútàiyīnluòmài 十五络脉之一。原称足太阴之别。《灵枢·经脉》：“足太阴之别，名曰公孙，去本节之后一寸，别走阳明，其别者，入络肠胃。”本络脉发生病变，实则腹痛；虚则鼓胀。如脉气逆乱则上吐下泻。

足太阴疟zútàiyīnnüè 病证名。指疟发于足太阴者。《素问·刺疟篇》：“足太阴之疟，令人不乐，好太息，不嗜食，多寒热，汗出，病至则善呕，呕已乃衰，即取之。”《杂病源流犀烛·疟疾源流》：“盖以脾喜乐，病则否，上焦痞塞，故好太息而不嗜食；太阴主里，邪不易解，故多寒热；脾病及胃，故善呕也。宜桂枝汤加减，参用建中汤；脾寒诸疟，宜橘皮散。”参见“三阴经疟”条。

足太阴脾经zútàiyīnpíjīng 十二经脉之一。代号SP。《灵枢·经脉》：“脾足太阴之脉。起于大指之端，循指内侧白肉际，过核骨后，上内踝前廉，上踹内，循胫骨后，交出厥阴之前，上膝股内前廉，入腹，属脾，络胃，上膈，挟咽，连舌本，散舌下；其支者，复从胃别，上膈，注心中。”本经自足大趾的内侧端（隐白）起始，经核骨（第一跖趾关节）后面，向上到达内踝骨的前边（商丘），在三阴交穴处与足厥阴、足少阴两经交会，再沿胫骨内缘，向上交叉浅出于足厥阴肝经的前边，经过膝关节，沿大腿内侧前边，进入腹腔，入属脾脏，联络胃府，再向上贯穿膈肌，夹食道两旁，连系舌根，散布舌下。它的支脉从胃部分出，通过膈肌，流注心中。脉气由此与手少阴心经相接。本经发生病变主要表现为舌根强痛，腹胀，嗳气，胃痛，呕吐，心烦，泄泻，黄疸，身体沉重，动作不利，不能卧，膝股内侧肿、厥冷，足大趾不用等。

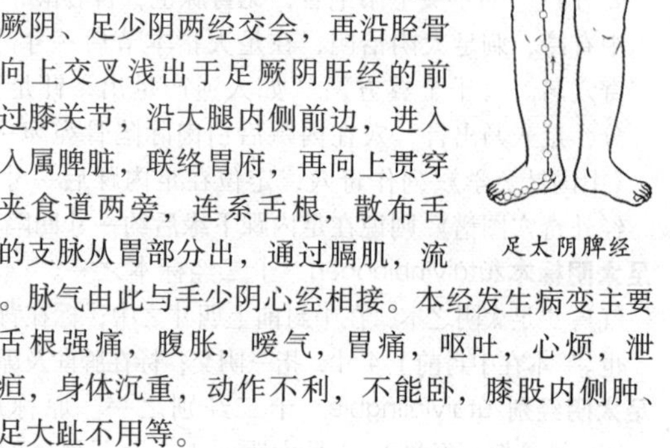
足太阴脾经

足太阴气绝zútàiyīnqìjué 病证名。指足太阴脾经的经气衰竭。主要症状是舌萎，唇反。《灵枢·经脉》：“足太阴气绝者，则脉不荣肌肉。唇舌者，肌肉之本也。脉不荣则肌肉软；肌肉软则舌萎人中满；人中满则唇反；唇反者，肉先死。”

足太阴心痛zútàiyīnxīntòng 病证名。外邪侵犯足太阴经所致。《三因极一病证方论》卷九：“若十二经络外感六淫，则其气闭塞，郁于中焦，气与邪争，发为疼痛，属外所因。”又：“足太阴心痛，腹胀满，涩涩然大便不利，膈闭，咽塞。”参见“心痛”条。

足太阴之别zútàiyīnzhībié 十五络脉之一。出《灵枢·经脉》。即足太阴络脉，见该条。

足太阴之筋zútàiyīnzhījīn 足太阴的经筋。《灵枢·经筋》：“足太阴之筋，起于大指之端内侧，上结于内踝。其直者，络于膝内辅骨，上循阴股，结于髀，聚于阴器，上腹结于齐（脐），循腹里，结于肋，散于胸中。其内者著于脊。”

足太阴之正zútàiyīnzhīzhèng 出《灵枢·经别》。即足太阴经别。详该条。

足泰阳温zútàiyángmài 经脉名。即足太阳经。马王堆汉墓帛书《足臂十一脉灸经》：“足泰（太）阳温（脉），出外踝窭（娄）中，上贯膊（腨），出于郄（郄）；枝之下肞；其直者贯【□】，夹（挟）脊，【□□】，上于豆（头）；枝顮（颜）下，之耳；其直者贯目内渍（眥），之鼻。其病：病足小指废，膊（腨）痛，胫（胳-郄）繱（挛），脽痛，產（产）寺（痔），瞏（要-腰）痛，夹（挟）脊痛，【头】痛，项痛，手痛，顮（颜）痛，产聋，目痛，尪（鼽）汭（衄），数瘨（癫）疾。诸病此物者，皆久（灸）泰（太）阳温（脉）。”

足泰阴温zútàiyīnmài 经脉名。即足太阴经。马王堆汉墓帛书《足臂十一脉灸经》：“足泰（太）阴温（脉）：出大指内兼（廉）骨蔡（际），出内踝上兼（廉），揗（循）胻内【兼，上】郄（膝）内兼（廉），出股内兼（廉）。其病：病足大指废，胻内兼（廉）痛，股内痛，腹痛，腹张（胀），复【□】，不耆（嗜）食，善意（噫），心【烦】，善肘。诸病此物者，皆久（灸）足泰（太）阴温（脉）。”

足通谷zútōnggǔ 经穴名。代号BL66。《灵枢·本输》原名通谷。《针灸大全》名足通谷。属足太阳膀胱经。荥（水）穴。位于足跗外侧，第五跖趾关节前下方凹陷处。布有趾底固有神经及足背外侧皮神经；并有趾底动、静脉通过。主治头痛，目弦，项强，癫狂，鼻衄等。直刺0.3～0.5寸。艾炷灸3～5壮；或艾条灸5～10分钟。

足痛zútòng 症名。踝关节以下发生的疼痛，包括足心痛、足跟痛、足趾痛都属于足痛范围。足痛一证，有虚实之分。气虚血亏足痛，是久病或大病之后，气虚血亏，血虚不荣所致。《古今医鉴·脚气》：“凡足疼痛，皮不肿赤，筋不拘急，遇夜痛甚，凡此气虚而血不荣也。”寒湿凝滞或风湿痹阻足痛，是以水为事，久居潮湿之地。《素问·太阴阳明论》：“伤于湿者，下先受之。”临证还须详辨疼痛发生在筋、骨或皮肉之别，细察原因。

足五里zúwǔlǐ 经穴名。代号LR10。《针灸甲乙经》原名五里。《圣济总录》名足五里。属足厥阴肝经。位于大腿内侧，当耻骨联合上缘旁开2寸再直下3寸，长收肌外缘，股动脉搏动处。布有生殖股神经，股前皮神经及闭孔神经前支；并有旋股内侧动、静脉浅支通过。主治小腹胀满，小便不利，倦怠嗜卧，阴部湿痒，股内侧痛等。直刺1～

1.5 寸，避开血管。艾条灸 5 ~ 10 分钟。

足下廉zúxiàlián 经穴别名。出《圣济总录》。即下巨虚，见该条。

足下热zúxiàrè 症名。指两足及足心有发热感觉。见《素问·刺热》。多因肾虚所致。《不居集·热症》："足心如烙者，虚火烁阴，涌泉涸竭也。澄按：足少阴其脉斜从小指趋至足心，出于然骨，循内踝入跟，为涌泉穴。此经原多气而少血，今虚劳之人，真阴不足，则涌泉渐干涸，故如火之烙，或足跟作痛，此水不制火之故也。"参见"五心烦热"条。

足小指zúxiǎozhǐ 出《素问·缪刺论》。指足的第五趾。

足小趾尖zúxiǎozhǐjiān 见《中国针灸学》。即手足小指穴之在足者。参"手足小指穴"条。

足心zúxīn 足底中心。其中心点为涌泉穴部位。《灵枢·经脉》："肾足少阴之脉，起于小趾之下，邪走足心……"

足心发zúxīnfā 病证名。出《医宗金鉴》卷七十一。即涌泉疽。见该条。

足心热zúxīnrè 症名。按足心较足背热，或病人自觉足心热。主阴虚火旺。《医学入门》："脚掌心热否，热则下虚火动。"

足心痛zúxīntòng 症名。《张氏医通》卷五："足心痛。足心及踝骨热疼者，为肾虚湿著，命门火不归经，肾著汤，下八味丸。肥人多湿痰流注，足心作痛，但久坐卧，起则痛甚，行动则缓，宜肾著汤合二妙散。"参见"脚心痛"条。

足心穴zúxīnxué 经外奇穴名。出《幼幼新书》。位于足底，当涌泉穴后 1 寸处。主治崩漏，头痛，眩晕，足底痛等。直刺 0.3 ~ 0.5 寸。艾炷灸 3 ~ 5 壮；或艾条灸 5 ~ 15 分钟。

足心痈zúxīnyōng 病证名。出《证治准绳·疡医》卷四。即涌泉疽。见该条。

足阳关zúyángguān 见"膝阳关"条。

足阳明zúyángmíng 十二经脉之一。出《灵枢·经水》。即足阳明胃经，见该条。

足阳明标本zúyángmíngbiāoběn 十二经标本之一。《灵枢·卫气》："足阳明之本，在厉兑；标在人迎颊下，上挟颃颡也。"颃颡，指喉头及咽峡部。

足阳明经别zúyángmíngjīngbié 十二经别之一。原称足阳明之正。《灵枢·经别》：足阳明之正，上至髀，入于腹里，属胃，散之脾，上通于心，上循咽出于口，上，还系目系，合于阳明也。"从足阳明胃经分出，经大腿前面进入腹腔，属于胃，分布于脾，上通于心，再向上沿着咽部出于口腔，上至鼻根、眼下，回过来联系目系——眼球通入颅腔的组织，复注入足阳明胃经。

足阳明经病zúyángmíngjīngbìng 病证名。即胃经病。十二经病之一。《灵枢·经脉》："是动则病洒洒振寒、善呻、数欠，颜黑，病至则恶人与火，闻木声则惕然而惊，心欲动，独闭户塞牖而处。甚则欲上高而歌，弃衣而走，贲响腹胀，是为骭厥。是主血所生病者，狂疟温淫，汗出，鼽衄，口㖞，唇胗，颈肿，喉痹，大腹水肿，膝膑肿痛，循膺乳、气冲、股、伏兔、骭外廉、足跗上皆痛，中趾不用，气盛则身以前皆热，其有余于胃、则消谷善饥，溺色黄；气不足则身以前皆寒慄，胃中寒则胀满。"

足阳明经筋zúyángmíngjīngjīn 十二经筋之一。《灵枢·经筋》："足阳明之筋，起于中三指，结于跗上，邪外上加于辅骨，上结于膝外廉，直上结于髀枢，上循胁属脊；其直者，上循骭，结于膝；其支者，结于外辅骨，合少阳；其直者，上循伏兔，上结于髀，聚于阴器，上腹而布，至缺盆而结，上颈，上夹口，合于，下结于鼻，上合于太阳，太阳为目上纲；阳明为目下纲；其支者，从颊结于耳前。"经筋从足中趾（或作三趾）起始，结于足背，斜行向外，到外辅骨（腓骨），结聚于膝的外侧，直上结于髀枢（股关节），上沿胁肋，入属脊柱；它直行的一支，上沿胫骨，结于膝部，分支结于腓骨部，并与足少阳经筋相合；它直行的一支，从伏兔部（股四头肌）向上，结于股前，与足三阴之筋聚于阴器（生殖器），上行分布于腹部，结于缺盆（锁骨上窝），上颈，夹口，会合于鼻旁，下边结于鼻，上边与足太阳经筋相合为目上纲（上睑）；阳明为目下纲（下睑）。另一条分支，从面颊部分出，结于耳前。

足阳明经筋病候zúyángmíngjīngjīnbìnghòu 病证名。又名季春痹。十二经筋病候之一。《灵枢·经筋》："足阳明之筋……其病足中指（趾）支胫转筋，脚跳坚，伏兔转筋，髀前肿，㿗疝，腹筋急，引缺盆及颊，卒口僻，急者目不合，热则筋纵，目不开；颊筋有寒则急，引颊移口，有热则筋弛纵，缓不胜收，故僻。"治宜马脂膏涂其急，以白酒和桂涂其弛缓。并可用按摩、针刺等法。

足阳明络脉zúyángmíngluòmài 十五络脉之一。原称足阳明之别。《灵枢·经脉》："足阳明之别，名曰丰隆，去踝八寸，别走太阴，其别者，循胫骨外廉，上络头项，合诸经之气，下络喉嗌。"本络脉发生病变，实则发狂；虚则为足胫部肌肉萎缩，弛缓不收。如脉气逆乱，可出现咽喉肿痛和失音。

足阳明疟zúyángmíngnüè 病证名。指疟发于足阳明者。《素问·刺疟篇》："足阳明之疟，令人先寒，洒淅洒淅，寒甚久乃热，热去汗出，喜见日月光火气乃快然，刺足阳明跗上。"方用大剂竹叶石膏汤等，参见"三阳疟"条。

足阳明胃经zúyángmíngwèijīng 十二经脉之一。代号 ST。《灵枢·经脉》："胃足阳明之脉，起于鼻之交頞中，旁纳（一本作约字）太阳之脉，下循鼻外，入上齿中，还出夹口，环唇，下交承浆，却循颐后下廉，出大迎，循颊车，上耳前，过客主人，循发际，至额颅；其支者，从大迎前下人迎，循喉咙，入缺盆，下膈，属胃，络脾；其直者，从缺盆下乳内廉，下夹脐，入气街中；其支者，起于胃口，下循腹里，下至气街中而合，以下髀关，抵伏兔，下膝膑中，下循胫外廉，下足跗，入中指内间；其支者，下廉三寸而别，下入中指外间；其支者，别跗上，入大趾间，出其端。"本经自鼻翼两旁起始，上至鼻根中，在内眼角处与足太阳膀胱经相交，沿鼻外侧（承泣、四白、巨髎）下行，入上齿中，回出来夹着口的两旁，环绕嘴唇，向下交会于任脉的承浆穴；然后退回来沿着下颌的后下方，浅出于本经的大迎穴，沿着下颌角（颊车），上至耳前，经过足少阳胆经的上关穴，沿鬓发边际，上抵头角（头维），行至额前（神庭）。它下行的支脉，从大迎穴前边直下人迎，沿喉咙，进入锁骨上窝（缺盆）。深入体腔，贯穿膈

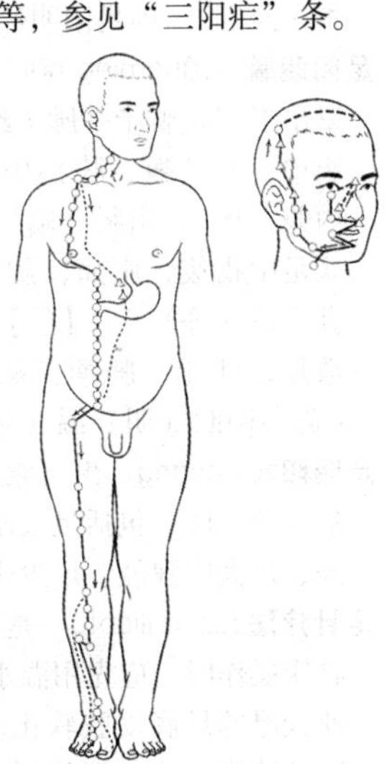
足阳明胃经

肌，入属胃府，联络脾脏。它外行的主干，从锁骨上窝向下，经乳部内侧向下夹着脐的两旁，进入到腹股沟（气街）部。它在腹内的一条支脉，从胃下口的幽门部开始，经腹至气街与外行的主干会合。自此合而下行，经大腿前边的髀关、伏兔，下至膝膑中，再向下沿胫骨外侧，走向足背，进入中趾内侧（厉兑）。另有一条支脉，从膝下3寸（足三里）处分出，向下到中趾外侧。它的又一条支脉，从足背部（冲阳）分出，至足大趾的内侧端（隐白）。脉气由此与足太阴脾经相接。本经发生病变主要表现为洒洒恶寒，面色发黑，癫狂，腹胀，鼻塞，衄血，口㖞颈肿，喉痛，颈部肿痛，沿胸、乳、股、胫外侧及足背部本经脉过处皆痛，饮食不化或消谷善饥等。

足阳明穴zúyángmíngxué 经外奇穴名。据《千金翼方》灸㶲退风半身不遂法载，穴在“足拇指奇三寸”。奇，指奇缝，即位于足背，当一、二趾趾缝端直上3寸处。也有说在拇趾尖端直上3寸者（《针灸经外奇穴图谱》）。艾炷灸3~5壮；或温灸5~10分钟。

足阳明之别zúyángmíngzhībié 十五络脉之一。出《灵枢·经脉》。即足阳明络脉，见该条。

足阳明之筋zúyángmíngzhījīn 足阳明的经筋。《灵枢·经筋》：“足阳明之筋，起于中三指，结于跗上，邪（斜）外上加于辅骨，上结于膝外廉，直上结于髀枢，上循胁属脊。其直者，上循骭，结于膝，其支者结于外辅骨，合少阳。其直者上循伏兔，上结于髀，聚于阴器，上腹而布，至缺盆而结。上颈上夹口，合于，下结于鼻，上合于太阳。太阳为目上纲，阳明为目下纲，其支者从颊结于耳前。”

足阳明之正zúyángmíngzhīzhèng 十二经别之一。出《灵枢·经别》。即足阳明经别，见该条。

足阳明温zúyángmíngmài 经脉名。即足阳明经。马王堆汉墓帛书《足臂十一脉灸经》：“足阳明（明）温（脉）：循胻中，上贯䣛（膝）中，出股，夹（挟）少腹，上出乳内兼（廉），出膉（嗌），夹（挟）口以上，之鼻。其病：病足中指废，胻痛，䣛（膝）中种（肿），腹种（肿），乳内兼（廉）痛，【□】外肿，頯痛，尣（鼽）洀（衄），数热，汗出，脞瘦，顔（颜）寒。诸病此物者，皆久（灸）阳明（明）温（脉）。”

足阴阳zúyīnyáng 出《素问·血气形志》。指循行经过下肢的六条经脉，包括足太阳膀胱经、足少阳胆经、足阳明胃经、足太阴脾经、足少阴肾经、足厥阴肝经。

足针疗法zúzhēnliáofǎ 是指针刺足部特定部位的治疗方法。临床操作时，应先用温水浸泡足部或以酒精反复擦拭，促使较厚的足底皮肤软化，减轻进针疼痛，并可清洁消毒，避免感染。选定部位后，快速进针，应注意不要刺伤骨膜，给予中强刺激，留针5~15分钟，可据情加用电针等刺激。本法适于神经衰弱、失眠、头痛、腰腿痛、三叉神经痛等。

足针疗法穴位表

穴号	位置	针刺方法	主治
1	在外踝与内踝连线足底之中点	直刺或斜向下刺0.5~1寸	神经衰弱，癔病，失眠，低血压
2	足跟后缘正中线前5寸外1寸	直刺或斜内透刺0.5~1寸	失眠，癔病，神经衰弱

续表

穴号	位置	针刺方法	主治
3	足跟后缘正中线前4寸外旁1.5寸	直刺或斜刺向下1~1.5寸	坐骨神经痛，腰腿痛
4	在足跟后缘正中线直上5寸	直刺或斜刺0.5~1寸	失眠，淤胆型肝炎，哮喘，大脑发育不全
5	足跟后缘正中线前5寸，内旁1寸	直刺或向下透刺1~1.5寸	痢疾，腹泻
8	5号穴前1寸	同上	痢疾，腹泻
10	足底三、四趾间后3寸	直刺或斜刺向内1.5寸	腹痛，急慢性胃肠炎，痛经
11	足底拇趾与次趾间直后3寸	直刺1寸	急慢性胃肠炎，胃痉挛
13	足底第四趾跟后3寸	斜向下刺或直刺0.5~1寸	坐骨神经痛，荨麻疹，肩痛
14	足底小趾后1寸	斜向下刺或直刺0.5~1寸	牙痛
15	解溪穴下0.5寸两旁凹陷中	透刺或斜向上下刺0.5~1寸	腰腿痛，腓肠肌痉挛
17	解溪穴下2.5寸	直刺或点刺0.1~0.5寸	心绞痛，哮喘，感冒
19	足内侧舟骨突起上凹陷中	直刺0.5寸	高血压，腮腺炎，急性扁桃体炎
20	足背第二、三趾间后3寸	直刺或斜向上刺2寸	急慢性胃肠炎，胃十二指肠溃疡
21	在足临泣与地五会连线的中点	直刺或斜刺0.5~1寸	坐骨神经痛，腮腺炎，扁桃体炎
23	足背三、四趾间后2寸	直刺或斜刺1.5寸	落枕
25	足背第一跖骨底内前凹陷中	斜刺或直刺1~2寸	急性腰扭伤
26	行间与太冲穴连线的中点	直刺或斜向上刺1~2寸	急性扁桃体炎，流行性腮腺炎
27	趾长伸肌腱内侧跖趾关节处	点刺或浅刺0.1~0.5寸	同上及湿疹，荨麻疹
29	在内踝正中直下2寸处	直刺或横刺1~2寸	功能性子宫出血
30	在内侧舟骨突起下后凹陷中	直刺1寸	痛经，功能性子宫出血，子宫附件炎
34	太白与公孙穴连线的中点	横刺1~2寸	癫痫，癔病，神经衰弱
35	昆仑穴直上1寸处	横刺或斜刺向上1~2寸	坐骨神经痛，头痛，腹痛
44	十趾第一横纹中点	横刺或斜向下刺0.5寸	遗尿，尿频
45	足底拇趾与第二趾间后1寸	直刺0.5~1寸	牙痛

续表

穴号	位置	针刺方法	主治
46	第二趾的第二趾关节内侧	点刺 0.1～0.3寸	头痛
47	第三趾的第二趾关节内侧赤白肉际处	点刺 0.1～0.3寸	头痛
48	第四趾的第二趾关节内侧赤白肉际处	点刺 0.1～0.3寸	头痛
49	足底后缘正中线直上1寸	直刺0.5寸	感冒，头痛，上颌窦炎，鼻炎
50	1号穴内旁1寸	直刺或斜刺0.5～1.5寸	三叉神经痛
51	3号穴直后1寸	直刺0.5寸	肋间神经痛，胸痛，胸闷

注：①足跟后缘与中趾跟部连线折为10寸。

②内、外踝中点与足底板平线各折为3寸。

③掌面第一跖趾关节赤白肉际处与第五跖趾关节赤白肉际处连线横为5寸

④足背同上。

⑤足跟部横折为3寸。

足针麻醉zúzhēnmázuì 针刺麻醉法之一。是在足针疗法的基础上发展起来的针刺麻醉方法。目前多用于眼部、口腔、颌面部、颈部手术。一般取对侧足底后1/3内侧"头""目"二穴；也可根据脏象学说选取相应穴位。操作方法参"足针疗法"条。

足针与足底反射区疗法zúzhēnyǔzúdǐfǎnshèqūliáofǎ 针灸疗法。是在中医基础理论和针灸理论的指导下，用针刺、艾灸、敷药或者按摩等方法刺激足部的穴位或特定区域以达到防病治病目的的一种方法。

足指发zúzhǐfā 病证名。出《外科大成》卷二。即敦疽。见该条。

足踵zúzhǒng 出《类经图翼》。位置同女膝穴，见该条。

卒zú ❶尽、终、全，引伸为终究。《灵枢·邪客》："愿卒闻之。"《备急千金要方》："莫不以养小为大，若无于小，卒不成大。"❷人死亡，称卒。❸众多。另见"卒 cù""卒 cuì"条。

阻病zǔbìng 病名。出《妇人良方大全》卷十二。即恶阻。详该条。

祖师麻zǔshīmá 中药材。见《陕西中药志》。又名大救驾。为瑞香科植物黄瑞香 *Daphne giraldii* Nitsche 的根皮或茎皮。分布于山西、陕西、甘肃、青海、四川等地。辛、苦，温，有小毒。祛风除湿，行瘀止痛。①治风湿痹痛，四肢麻木，跌打损伤，半身不遂，感冒头痛，胃痛及各种神经痛。煎服，3～6g。②痰核流注、疔疽发背、皮肤痒症，制成软膏或硬膏贴患处。制成酊剂外用，可作发泡剂。孕妇忌服。本品含瑞香素和瑞香苷，还含芫花素、β-谷甾醇等。瑞香素对小鼠有镇痛和镇静作用；皂苷部分有抗炎、消肿作用。瑞香素可降低动物血压，增加冠脉流量，对心肌缺血有保护作用。在体外对金黄色葡萄球菌，铜绿假单胞菌、福氏志贺菌及大肠埃希菌有抑制作用。祖师麻毒素虽也有中枢抑制作用，但应认为是一种毒性成分。

祖珽zǔtǐng 南北朝北齐官吏。字孝征。范阳狄道（治今甘肃临洮）人。博学善文，医药之术尤为所长。尝任尚药丞，后迁尚药典御。

祖先口述zǔxiānkǒushù 藏医学著作，一译《祖先口诫》（藏音《美布协隆》）。16世纪藏医学家舒卡·洛珠给布所著。其内容主要是对《四部医典》中的三部，即"根本医典""论说医典"及"后续医典"的注释。作者根据个人长期从事临床工作的经验体会，对这三部分经典著作做了最详尽的解释，是《四部医典蓝琉璃》问世之前最有影响的一部经典著作注释本，至今仍为学习藏医学重要的参考书。西藏人民出版社有排印本，国外还有新刻印的版本。

菹病zǔbìng 即恶阻，见《经效产宝》。详"恶阻"条。

zuan

钻齿疳zuānchǐgān 病名。出《外科正宗》："小儿钻齿疳，牙根穿出齿龈，内外芒刺，嘴唇作痛。"即钻牙疳。详该条。

钻地风zuāndìfēng 中药材。见《滇南本草》。为黄锁梅根之别名，详该条。

钻牙疳zuānyágān 病名。见《医宗金鉴·外科心法要诀》。又名攒牙疳、攒齿疳。多由肝胃二经热毒炽盛，复感风邪而发。多见于小儿。《喉科心法》卷上："生于牙根，不分上下，初起齿痛，牙根肉内忽透一骨，似牙尖锐，疼痛异常……小儿多生之。"治宜清热解毒、消肿止痛。芦荟消疳饮，龙胆泻肝汤等加减。参见牙疳有关各条。

攒齿疳zuānchǐgān 病证名。出《外科大成》卷三。即钻牙疳。详该条。

攒牙疳zuānyágān 病证名。出《喉科杓指》卷三。又名攒齿疳，即钻牙疳。详该条。

纂类本草zuǎnlèiběncǎo 本草著作。不著撰人，或疑即南宋陈言撰。约成书于乾道（1165—1173）中。此书取《嘉祐本草》常用药物，削冗举要，一反北宋主要本草层层加注的传统本草编书形式，不再区分经文与注文。原书佚，部分佚文存于《宝庆本草折衷》中。

钻石风zuànshífēng 中药材。❶见《江西草药》。又名铁牛钻石、石钻子。为清风藤科植物四川清风藤 *Sabia schumanniana* Diels 的根或茎。分布于四川、湖北、甘肃、江西、浙江等地。辛，温。止咳祛痰，祛风活血。治慢性气管炎，关节炎，腰痛，跌打损伤。煎服：9～30g。根含3-氧代-11，13（18）齐墩果二烯等。❷见《贵州民间药草》。为铁筷子之别名，详该条。

zui

最新实习西法针灸zuìxīnshíxíxīfǎzhēnjiǔ 针灸著作。见"西法针灸"条。

晬时zuìshí 即一周时。指一天的某一时辰至次日的同一时辰。《伤寒论·辨厥阴病脉证并治》："下利后脉绝，手足厥冷，晬时脉还，手足温者生，脉不还者死。"

醉草zuìcǎo 中药材。见《本草纲目》。为睡菜之别名，详该条。

醉乳zuìrǔ 乳母酒醉后哺儿，令儿致病。因酒性燥烈，儿饮其乳，故病恍惚多惊（《证治准绳》）。

Z

醉头风zuìtóufēng 病证名。痰饮眩晕的别称。《循经考穴编·足少阳之经》："痰饮头晕，呕吐不已，恶闻人声，名曰醉头风。"详"痰饮眩晕""痰晕"条。

醉消散zuìxiāosǎn 《疡医大全》卷七方。即神化丹，见该条。

醉鱼草zuìyúcǎo 中药材。出《本草纲目》。又名闹鱼花、药鱼子、鱼尾草。为马钱科植物醉鱼草 *Buddleja lindleyana* Fort. 的全草。分布于浙江、安徽、江苏、江西、福建、广东、广西、湖南、湖北、四川。辛、苦，温，有小毒。祛风，止咳，杀虫，活血。①治感冒，咳喘，风湿性关节炎，蛔虫病，钩虫病，跌打损伤。煎服：9～15g。②治创伤出血。研末敷。服用过量可引起头晕，呕吐，呼吸困难，四肢麻木和震颤等中毒现象。孕妇忌服。本品含醉鱼草黄酮醇苷（Buddleoflavonoloside）、醉鱼草苷等。煎剂在体外对金黄色葡萄球菌有抑制作用。

醉鱼草花zuìyúcǎohuā 中药材。出《本草纲目》。为马钱科植物醉鱼草 *Buddleja lindleyana* Fort. 的花。辛、苦，温，有小毒。①治痰饮寒喘，小儿疳积。煎服：9～15g。②治烫伤，痈疽疔毒。捣敷或研末调敷。本品含醉鱼草苷、刺槐素等多种黄酮类。

zun

尊经集zūnjīngjí 针灸著作。见"针方六集"条。

尊生导养编zūnshēngdǎoyǎngbiān 养生著作。1卷。清代张映汉撰。刊于1823年。作者介绍用自我按摩方法，由脐下（丹田）开始，按照头部、胸腹、上肢、背部、下肢的顺序结合经络经穴的位置与主治，依次操作。所用手法主要有搓、揉、挖、捏、握等，基本不谈理论，卷首有穴道图4幅。

尊生老人zūnshēnglǎorén 见"沈金鳌"条。

遵生八笺zūnshēngbājiān 养生著作。明代高濂著，二十卷，刊于公元1591年。全书分八个部分，内容较广，从养生出发，涉及衣、食、住等各方面，较有参考价值。

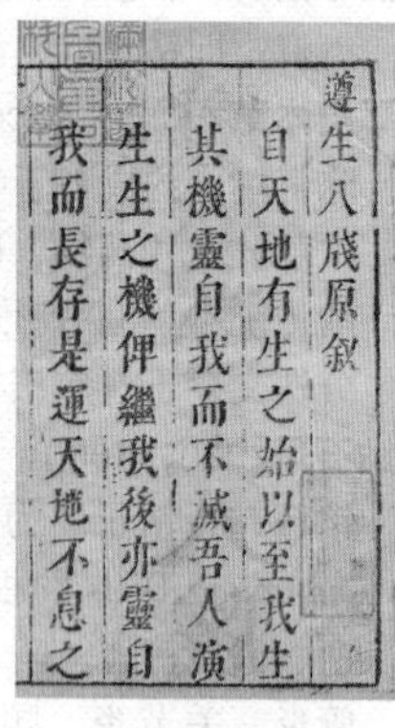
遵生八牋原叙
自天地有生之始以至我生
其機靈自我而不滅吾人演
生生之機俾繼我後亦靈自
我而長存是運天地不息之

遵生八笺

遵生集要zūnshēngjíyào 中医丛书。又名《醒医六书》。清代杨润、曹施周辑刊。收有吴有性《瘟疫论》、杜清碧《舌镜》、景冬阳《增补方论》、戴天章《存存书屋摘抄》、无名氏《咽喉总论》、倪东溟《产宝家传》等6种。现有嘉庆四年（1799）初刻本。

zuo

昨叶荷草zuóyèhécǎo 中药材。出《新修本草》。为瓦松之别名，详该条。

左慈丸zuǒcíwán 《饲鹤亭集方》方。即耳聋左慈丸，见该条。

左端正zuǒduānzhèng 推拿穴位。出《小儿推拿广意》。位于左手中指远端指骨的桡侧边缘。《厘正按摩要术·立法·针法》："端正在中指端两旁。"掐左端正，能止泻。《小儿推拿广意·中卷·杂症门》：眼"右视，掐左端正穴。"但《幼科推拿秘书·推拿病症分类·目疾门》："左视掐左端正。"

左归丸zuǒguīwán 《景岳全书·新方八阵》卷五十一方。熟地黄八两，炒山药、山茱萸、枸杞子、制菟丝子、鹿角胶（炒珠）、龟甲胶（炒珠）各四两，川牛膝（酒蒸）三两。为细末，先将熟地黄蒸烂杵膏，加蜜炼为丸，梧桐子大，每服百余丸，食前开水或淡盐汤送下。功能补益肾阴。治真阴肾水不足，不能滋养营卫，渐至衰弱，或虚热往来，自汗盗汗，或神不守舍，血不归原，或虚损伤阴，或遗淋不禁，或气虚昏晕，或眼花耳聋，或口燥舌干，或腰酸腿软。如真阴失守，虚火炎上者，去枸杞子、鹿角胶，加女贞子、麦冬各三两；火烁肺金，干枯多痰者，加百合三两；夜热骨蒸，加地骨皮三两；小便混浊不利，加茯苓三两；大便燥结，去菟丝子，加肉苁蓉三两；气虚者，加人参三至四两；血虚微滞，加当归四两；腰膝酸痛，加杜仲（盐水炒）三两；脏平无火，而肾气不充者，去龟甲胶，加补骨脂三两，莲子肉（去心）、胡桃肉各四两。

左归饮zuǒguīyǐn 《景岳全书·新方八阵》卷五十一方。熟地黄二钱至二两，山药、枸杞子各二钱，山茱萸一至二钱（畏酸者少用），茯苓一钱半，炙甘草一钱。水煎，食远服。功能补益肾阴。治真阴肾水不足，腰酸遗泄，眩晕耳鸣，口燥盗汗等症。如肺热而烦，加麦冬二钱；血滞者，加牡丹皮二钱；心热而躁，加玄参二钱；脾热易饥，加芍药二钱；肾热骨蒸，多汗者，加地骨皮二钱；血热妄动者，加生地黄二至三钱；阴虚不宁者，加女贞子二钱；上实下虚者，加牛膝二钱；血虚而燥滞者，加当归二钱。方中重用熟地为君，甘温滋肾以填真阴；臣以山茱萸、枸杞子养肝血，合君药以加强滋肾阴而养肝血之效；佐以茯苓、炙甘草益气健脾，山药益阴健脾滋肾。

左颊右颊zuǒjiáyòujiá 推拿穴位。《幼科推拿秘书·穴象手法·穴道图象·穴在面者》："左颊右颊，在颧之旁。"

左间气zuǒjiānqì 运气术语。指客气六步运动中，位于司天、在泉左侧的二气。参"间气"条。

左金丸zuǒjīnwán 《丹溪心法》卷一方。又名回令丸、萸连丸、古萸连丸、四金丸。黄连（一本作黄芩）六两，吴茱萸一两（或半两）。为末，和水为丸，或蒸饼为丸，每服五十丸，白水送下。功能清泻肝火，降逆止呕。治肝火犯胃，胁肋胀痛，呕吐吞酸，嘈杂嗳气，口苦咽干，舌红，脉弦数；近代也用于急、慢性胃炎而见上症者。方中黄连既清肝火，又清胃热，且能清心，有"实则泻其子"之意；然黄连苦寒呆滞，故少佐辛热疏利、直入肝经的吴茱萸，既可制约黄连寒凉凝滞、抑遏肝气、伤阳碍胃之弊，又可助黄连降逆止呕，为反佐药。二药合用，辛开苦降，一寒一热，相反相成。实验研究：本方对胃黏膜损伤具有明显的保护作用。

左经丸zuǒjīngwán ❶《太平惠民和剂局方》卷五方。生黑豆一斤（以斑蝥二十一个，去头足同煮，候豆胀为度，去斑蝥不用，取豆焙干），炮草乌四两，炮川乌、乳香各二两，没药一两半。为末，醋糊为丸，梧桐子大，每服三十丸，不拘时温酒送下。治半身瘫痪，手足颤掉，言语謇涩，周身疼痛，筋脉拘挛，不得屈伸，项背强直，行履艰难，骨节烦痛，不能转侧，跌仆损伤。❷《苏沈良方》卷二方。生草乌（去皮脐）、木鳖子（去壳）、白胶香、五灵脂各三两半，当归一两，斑蝥（去翅足，醋煮）一百个。为末，用黑豆去皮杵粉，取一斤醋煮糊为丸，芡实大，每服一丸，酒磨下。治筋骨诸痰，手足不随，不能行步运动。

左壳zuǒqiào 中药材。见《中药志》。为牡蛎之别名，详该条。

左牡蛎zuǒmǔlì 中药材。见《补缺肘后方》。为牡蛎之处方名，详该条。

左扭zuǒniǔ 中药材。见《河北药材》。为秦艽之别名，详该条。

左偏枯zuǒpiānkū 病证名。指左半身不遂。见《中藏经·论痹》。简称左枯，又名左瘫。《类证治裁·中风》："自丹溪以左枯属血虚，用四物汤。"参"半身不遂""左瘫右痪"条。

左秦艽zuǒqínjiāo 中药材。见《张聿青医案》。为秦艽之处方名，详该条。

左雀舌zuǒquèshé 病名。《喉科秘旨》卷下："左雀舌因多食煎炒炙煿之物，积毒于胃，故发于舌之旁，似生小舌，位近牙根"。指雀舌之发于舌左者。详"雀舌"条。

左肾右命zuǒshènyòumìng 《难经·三十六难》："肾两者，非皆肾也，其左者为肾，右者为命门。命门者，诸神精之所舍，原气之所系也，男子以藏精，女子以系胞，故知肾有一也。"这种左肾右命的说法不能机械地看成左边、右边，而是阐明了肾的多方面功能及其重要性。它突出命门的作用，有藏精神和系元气等重要生理功能，被认为是人体生命的根本。后世据此提出肾主水、命门主火的理论，并创用左归丸以补肾水，右归丸以壮肾阳的治则，使左肾右命之说成为脏象学说的组成部分。

左瘫右痪zuǒtānyòuhuàn 病证名。见《太平惠民和剂局方》卷一。半身不遂之证，在左侧者称左瘫，发于右侧肢体者称右痪。属于中风的范围。《素问·大奇论》论偏枯，有发于左者，有发于右者，亦即左瘫右痪。后世有以左瘫属血虚而中，治以四物汤加祛风、活血、化痰药；右痪属气虚而中，治以四君子汤加祛风、化痰之品。《寿世保元·中风》用上池饮统治左瘫右痪，可因血虚为主或气虚为主而随证加减。参"半身不遂"条。

左歪zuǒwāi 病证名。偏产的一种。员从云《产科一得》："临产儿头偏抵左旁也"。相当于左枕横位。参见"偏产"条。

左维垣zuǒwéiyuán 明代医家。泾县（今属安徽）人。尤精伤寒治法，屡起濒死患者，且不受酬金。万历（1573—1620）年间授太医院医官。

左胁痛zuǒxiétòng 病证名。指左侧胁痛。多由气滞血瘀、痰饮、食积、肝郁等所致。《医学入门》卷五："左为怒火与死血，大怒气逆及谋虑不决，或外感风邪，皆令肝火动甚，胁痛难忍，古萸连丸、当归龙荟丸，轻者小柴胡汤加黄连、牡蛎、枳壳。瘀血必归肝经，夜痛或午后发者小柴胡汤合四物汤加桃仁、红花、乳没。"《古今医彻·胁痛》："左者肝也，肝藏血，性浮，喜条达而上升，有以抑之，则不特木郁而火亦郁，故为痛。治之宜疏肝清火理血，左金兼桃仁、红花、钩藤、青皮之属。"亦可由肝虚所致。《证治准绳·胁痛》："左胁偏痛久，宿食不消，并目，昏风泪出，见物不审……宜补肝散。"《景岳全书·杂证谟》："有谓肝位于左而藏血，肺位于右而藏气，故病在左者为血积，病在右者为气郁。脾气亦系于右，故湿痰流注者亦在右。若执此说则左岂无气，右岂无血，食积痰饮岂必无涉于左乎？古无是说，此实后世之谬谈不足凭也。然则在气在血，何以辨之？但察其有形无形，可知之矣。盖血积有形而不移，或坚硬而拒按；气痛流行而无迹，忽倏聚而倏散。若食积痰饮皆属有形之证。第详察所因，自可辨识。"参"胁痛""右胁痛"条。

左阴疮zuǒyīnchuāng 病名。《喉科指掌》卷四："此症生于左颊车之下，内热外寒，皮色不变，身发寒热，肿大如鳗鲤瘟……右阴疮生于右颊车下，亦系阴疮，说与前症（指阴疮）相同，治法亦同。"治宜解毒消肿。用普济消毒饮、六味汤等加减。参见"瘟毒喉痹"条。

左右串zuǒyòuchuàn 病名。❶出《疮疡经验全书》卷五。又名搭串、左右搭。指有头疽生于肩部，由左向右蔓延，或由右向左蔓延者。证治同有头疽。❷出《外科大成》卷二。为上搭手之又名。

左右搭zuǒyòudā 病名。出《外科理例》卷一。即左右串。见该条。

左右开弓zuǒyòukāigōng 自我推拿方法。一手侧平举，一手向胸前屈曲如拉弓状，两目注视屈曲之手。左右手轮作。《寿世青编·十二段动功》："左右开弓：……将左手伸直，右手作攀弓状，以两目看右手。左右各三次，泻三焦火，可以去臂腋风邪积气。"

左右配穴法zuǒyòupèixuéfǎ 指左右两穴同时应用的方法。常用于内脏病变，如胃病取两侧胃俞，心悸取两侧神门，呕吐取两侧内关等。

左右偏头风zuǒyòupiāntóufēng 病证名。见《证治准绳·杂病》。左边头痛右不痛为左偏风；右边头痛左不痛为右偏风。古人经验认为本病若不早治，久则左发损左目，右发损右目。亦有左损反攻右，右损反攻左，而二目俱损者。一般来说，痛由内起止于外者，为祸迟；痛由外起止于内者，为祸速；由百会、上星、攒竹中入者，为祸烈。外有赤肿痛泪得外症（外障），内有昏惑妄见得内症（内障）。治宜用葱、艾炒米或盐，熨头顶及太阳穴。针刺风池、合谷、丝竹空等穴，再结合眼局部不同证候，分别施治。

左转藤zuǒzhuànténg 中药材。见《天宝本草》。为海金沙草之别名，详该条。

左转藤灰zuǒzhuànténghuī 中药材。见《四川中药志》。为海金沙之别名，详该条。

佐金平木zuǒjīnpíngmù 治法。运用"金克木"的五行相克理论，清肃肺气以抑制肝木的方法。肝气上冲于肺，肺气不得下降，常出现两胁窜痛，气喘不平，脉弦等症。用清肃肺气使肺气下降，肝气也随之条达疏畅。常用药如桑白皮（吴茱萸汁炒）、苏梗、杏仁、枇杷叶等。

佐脾丸zuǒpíwán 《丹溪心法》卷三方。山楂三两，半夏、茯苓各一两，连翘、陈皮、莱菔子各半两。为末，粥糊为丸。功能消食化积，燥湿祛痰。治食不消化，积聚痞闷。本方为保和丸加减而成。

佐药zuǒyào 方剂学名词。组方配伍中的一类药物。方剂中协助君、臣药以加强治疗作用；或用于治疗次要症状的；或制约君、臣药的毒性与峻烈之性的，或用作反佐的药物。佐药的药力小于臣药，一般用量较轻。参见"君臣佐使""反佐法"各条。

作强之官zuòqiángzhīguān 指肾。《素问·灵兰秘典论》："肾者作强之官，伎巧出焉。"张志聪注："肾藏志，志立则强于作用，能作用于内，则伎巧施于外矣。"马莳注："惟肾为能作强，而男女构精，人物化生，伎巧从是而出。"故肾气盛则精神健旺，筋骨强劲，动作敏捷；同时生殖能力正常，胎孕从而化生。

坐碍zuò'ài 见顾允若《妇科辑要》。指脐带绕颈造成的难产。详"碍产"条。

坐板疮zuòbǎnchuāng 病名。生于臀部的疮疡。出《外科启玄》卷七。又名痤疿疮、风疳，即古之痤疿疮。多因暑天坐日晒几凳，或久坐阴湿之地，以致暑湿热毒，凝滞肌肤而成，初起臀部皮损如粟米或豆粒大丘疹，色红发痒，进而焮赤肿痛如火燎，搔破流水，蔓延不止。治宜疏风清热凉血。内服消风散加凉血之药或服五味消毒饮加味。外用芫花、川椒、黄柏煎汤熏洗或用苦参汤坐浴。外敷青蛤散或三石散。相当于臀部疖病。

坐草zuòcǎo 出《经效产宝》。即临产。因古代产妇临产时，有的是坐在草蓐上分娩，故名。

坐产zuòchǎn 古代助产方法。杨子建《十产论》："坐产者，言儿之欲生，当从高处牢系手巾一条，令产母以手攀之，轻轻屈坐，令儿生下。不可坐，抵儿生路。"现已不用。

坐裆zuòdāng 练功方法。见上海中医学院附属推拿学校《推拿学》。两足交叉，盘膝而坐，臀部坐于足跟，上身微向前倾，两手后伸翘掌，肘微屈，两目平视。

坐罐法zuòguànfǎ 即留罐法，详该条。

坐马痈zuòmǎyōng 病名。见《外科大成》卷二。即生于尾骨上端的外痈。因其为坐马着力之处而得名。鹳口疽大多由此转化而成。参见该条。

坐婆zuòpó 出《世医得效方》卷四。古代对接生员的称呼。

坐起生花zuòqǐshēnghuā 眼科病证。见《银海精微》。即起坐生花，详该条。

坐蓐zuòrù 见《张氏医通》卷十。即临产。详该条。

坐舌莲花风zuòshéliánhuāfēng 病证名。《重楼玉钥》卷上："坐舌莲花风，舌下浮肿多痰涎，初生一二瓣，渐至五六瓣，形似莲花。"即莲花舌。详该条。

坐生zuòshēng 病证名。指臀位产。李小有《胎产护生篇》："产育三难……有先露臀而曰坐生。"详"坐臀生"条。

坐桶zuòtǒng 即分娩。张蕃芝《生生要旨》："妇人生产，往往坐盆而生，俗呼坐桶。"因古代妇女临产时，有的是坐在桶或盆上分娩，故名。

坐臀生zuòtúnshēng 病证名。亦名坐生。《张氏医通》卷十："儿臀先露，谓之坐臀生。"

坐忘zuòwàng 气功术语。练功中高度入静，忘记自己以至世间万物的存在，使意念与自然融为一体的炼功状态。出《庄子·大宗师》："堕肢体，黜聪明，离形去知，同于大通，此谓坐忘。"

坐位zuòwèi 指在不同坐势下取穴或施术。又分仰靠位（针灸颜面及颈前部）、侧倚位（针灸一侧颜面及颞部）、托颐位（针灸头额部）、伏案位（针灸项背及后头部）、屈肘仰掌位（针灸上肢屈侧）、屈肘俯掌位（针灸上肢伸侧）、屈肘拱手位（针灸上肢桡侧）、箕坐位（针灸下肢前面及内外侧）等。

坐药zuòyào 用药制成丸剂或锭剂、片剂，或用纱布包裹药末，塞入阴道或肛门内，以治疗白带、阴痒或痔等。如《金匮要略》蛇床子散。

坐药龙盐膏zuòyàolóngyángāo 《兰室秘藏·妇人门》方。茴香三分，枯矾五分，高良姜、当归尾、酒防己、木通各一钱，丁香、木香、炮川乌各一钱五分，龙骨、炒盐、红豆、肉桂各二钱，厚朴三钱，延胡索五钱，全蝎五个。为细末，炼蜜为丸，弹子大，绵裹，留一线在外，纳阴道内，每日换药一次。治赤白带。

坐引zuòyǐn 导引的一类。以跪坐为主要姿势。长沙马王堆出土的西汉帛画《导引图》中，记有"坐引八维"一势。

柞木皮zuòmùpí 中药材。出《本草拾遗》。为大风子科植物柞木 *Xylosma japonicum*（Walp.）A. Gray 的树皮或根皮。分布于陕西秦岭以南和长江以南各地。苦，微寒。清热利湿解毒，散瘀消肿止痛。治黄疸，水肿，痢疾，瘰疬，疮毒溃烂，跌打肿痛，骨折脱臼。煎服：12～18g。外用：捣烂敷，或用35%乙醇制成30%擦剂。孕妇忌服。

柞木仁zuòmùrén 中药材。见《四川中药志》。为山枝仁之别名，详该条。

柞木饮子zuòmùyǐn·zi 《外科精要》卷上方。干柞叶四两，萱草根、荷叶蒂、甘草节、地榆各一两。为粗末，每服五钱，水煎，分二次，早晚服。治痈疽，未成者能消，已成者能溃。

柞树皮zuòshùpí 中药材。见《吉林中草药》。为壳斗科植物蒙栎 *Quercus mongolica* Fisch. 的树皮。微苦、涩，平。清热，利湿，解毒。治肠炎，痢疾，小儿消化不良，黄疸，急、慢性支气管炎，痔疮。煎服：6～9g。本品含鞣质，有收敛止泻作用。

柞树叶zuòshùyè 中药材。见《黑龙江常用中草药手册》。为壳斗科植物蒙栎 *Quercus mongolica* Fisch. 的叶。分布于山东、河北、山西、内蒙古和东北。微苦、涩，平。清热，利湿，解毒。①治细菌性痢疾，肠炎，急慢性气管炎，痈疽肿毒。内服：煎汤，3～9g。②治小儿消化不良，研末炒焦，每次服0.5～1g，日服3～4次。

柞子zuòzǐ 中药材。见《本草纲目》。为橡实之别名，详该条。

座舌莲花zuòshéliánhuā 病证名。《喉科秘钥》卷下："此症因脾家热毒积久而发。生于牙根内面，走窜如莲花一座。"治宜解毒泻热。可选用清胃散、五味消毒饮等加减。或以刀针刺患处出血，外吹冰硼散。

笔画索引

九 画